Fraturas em adultos
de Rockwood e Green

OITAVA EDIÇÃO

Fraturas em adultos
de Rockwood e Green

OITAVA EDIÇÃO

EDITORES

Charles M. Court-Brown, MD, FRCS Ed (Orth)
Professor de Trauma Ortopédico
Royal Infirmary of Edinburgh
Edimburgo, Reino Unido

James D. Heckman, MD
Editor-Chefe
The Journal of Bone & Joint Surgery
Needham, Massachusetts
Professor Clínico de Cirurgia Ortopédica
Faculdade de Medicina de Harvard
Cirurgião Ortopédico Visitante
Departamento de Cirurgia Ortopédica
Hospital Geral de Massachusetts
Boston, Massachusetts

Margaret M. McQueen, MD, FRCS Ed (Orth)
Professor de Trauma Ortopédico
Universidade de Edimburgo
Edimburgo, Reino Unido

William M. Ricci, MD
Professor e Chefe
Serviço de Trauma Ortopédico
Departamento de Cirurgia Ortopédica
Faculdade de Medicina da Universidade Washington
St. Louis, Missouri

Paul Tornetta III, MD
Professor e Vice-Chefe
Departamento de Cirurgia Ortopédica
Faculdade de Medicina da Universidade de Boston
Diretor de Trauma Ortopédico
Centro Médico de Boston
Boston, Massachusetts

EDITOR ASSOCIADO

Michael D. McKee, MD, FRCS(C)
Professor
Serviço de Reconstrução de Membro Superior
Departamento de Cirurgia
Divisão de Ortopedia
Hospital St. Michael e Universidade de Toronto
Toronto, Canadá

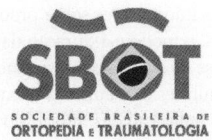 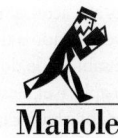

Título original em inglês: *Rockwood and Green's Fractures in Adults – 8th edition*

Copyright © 2015 Wolters Kluwer Health. Todos os direitos reservados.

Copyright © 2010 Wolters Kluwer Health / Lippincott Williams & Wilkins. Copyright © 2008 Lippincott Williams & Wilkins, a Wolters Kluwer business. Copyright © 2004, 2000 by Lippincott Williams & Wilkins. Copyright © 1996 by Lippincott-Raven Publishers. Copyright © 1992, 1988, 1984, 1980, 1975, 1970, 1964 by J. B. Lippincott Company.

Publicado mediante acordo com Lippincott Williams & Wilkins, EUA, mas sem sua participação na tradução.

Este livro contempla as regras do Novo Acordo Ortográfico da Língua Portuguesa.

Editor-gestor: Walter Luiz Coutinho
Editor: Enrico Giglio
Produção editorial: Luiz Pereira e Natália Aguillar

Tradução: Fernando Gomes do Nascimento

Revisão científica: Sociedade Brasileira de Ortopedia e Traumatologia
David Gonçalves Nordon
Médico pela Faculdade de Ciências Médicas e da Saúde de Sorocaba, Pontifícia Universidade Católica de São Paulo
Ortopedista pelo Instituto de Ortopedia e Traumatologia do Hospital das Clínicas da Faculdade de Medicina da Universidade de São Paulo

Editoração eletrônica: Luargraf Serviços Gráficos
Projeto gráfico de miolo e capa: departamento de arte da Editora Manole

Dados Internacionais de Catalogação na Publicação (CIP)
(Câmara Brasileira do Livro, SP, Brasil)

Fraturas em adultos de Rockwood & Green / editores Charles M. Court-Brown...[et al.] ; editor adjunto Michael D. McKee. – 8. ed. – Barueri, SP : Manole, 2016.

Título original: Rockwood and Green`s fractures in adults.
Outros editores: James D. Heckman, Margaret M. McQueen, William M. Ricci, Paul Tornetta
Vários autores.
Bibliografia.
ISBN 978-85-204-4384-2

1. Amputação 2. Fraturas 3. Fraturas - Cirurgia 4. Fraturas - Tratamento 5. Ortopedia 6. Traumatologia
I. Heckman, James D.. II. McQueen, Margaret M.. III. Ricci, William M.. IV. Tornetta, Paul. V. McKee, Michael D.

16-08472 CDD-617.15
NLM-WE 180

Índices para catálogo sistemático:
1. Fraturas : Ciências médicas 617.15

Todos os direitos reservados.
Nenhuma parte deste livro poderá ser reproduzida, por qualquer processo, sem a permissão expressa dos editores.
É proibida a reprodução por Xerox.

A Editora Manole é filiada à ABDR – Associação Brasileira de Direitos Reprográficos

Edição brasileira – 2017

Direitos em língua portuguesa adquiridos pela:
Editora Manole Ltda.
Av. Ceci – Tamboré
06460-120 – Barueri – SP – Brasil
Tel.: (11) 4196-6000 – Fax: (11) 4196-6021
www.manole.com.br
info@manole.com.br

Impresso no Brasil
Printed in Brazil

A Medicina é uma área do conhecimento em constante evolução. Os protocolos de segurança devem ser seguidos, porém novas pesquisas e testes clínicos podem merecer análises e revisões. Alterações em tratamentos medicamentosos ou decorrentes de procedimentos tornam-se necessárias e adequadas. Os leitores são aconselhados a conferir as informações sobre produtos fornecidas pelo fabricante de cada medicamento a ser administrado, verificando a dose recomendada, o modo e a duração da administração, bem como as contraindicações e os efeitos adversos. É responsabilidade do médico, com base na sua experiência e no conhecimento do paciente, determinar as dosagens e o melhor tratamento aplicável a cada situação. Os autores e os editores eximem-se da responsabilidade por quaisquer erros ou omissões ou por quaisquer consequências decorrentes da aplicação das informações presentes nesta obra.

*Dedicamos essa 8ª edição do Fraturas em Adultos de Rockwood e Green a
Charles A. Rockwood, Jr, MD, e David P. Green, MD, que foram nossa fonte de inspiração
e mentores durante a revisão e atualização desse livro.*

*Para Susan, por sua paciência e compreensão durante meus 30 anos de atuação no conselho editorial.
JDH*

*Ao futuro: Emily, Jessica, e Rosie.
CCB*

*Para meus filhos Sacha, Tyler, Robbin e Everett, por tornarem, a cada dia, mais rica a minha existência,
e à minha companheira Niloofar por seu amor e apoio.
MMcK*

*Para Caroline, Elizabeth e William, sem os quais a vida seria mais fácil – porém muito menos divertida.
MMcQ*

*Para Ann, Michael e Luke, as minhas razões para existir, por sua paciência, amor e apoio.
WMR*

*Para minha mãe Phyllis, que soube extrair o melhor nas pessoas, por sua perene e universal compreensão
e cuja visão, orientação e amor sempre me fizeram acreditar que tudo é possível.
PT3*

Sumário

Colaboradores ix
Prefácio ixx
Apresentação à edição brasileira xxi

Volume 1

SEÇÃO 1: PRINCÍPIOS GERAIS

ASPECTOS BÁSICOS

1 Biomecânica e fixação de fraturas 1
Mark J. Jo, Allan F. Tencer e Michael J. Gardner

2 Classificação de fraturas 43
Douglas R. Dirschl

3 Epidemiologia das fraturas e luxações 58
Charles M. Court-Brown

4 Consolidação óssea e cartilaginosa 107
Jesse Slade Shantz, Ralph Marcucio, Hubert T. Kim e Theodore Miclau III

5 Tecnologias biológicas e biofísicas para a promoção do reparo de fraturas 125
Eric Wagner, Thomas A. Einhorn e Sanjeev Kakar

PRINCÍPIOS DO TRATAMENTO

6 Princípios do tratamento conservador de fraturas 151
Charles M. Court-Brown

7 Princípios da fixação interna 189
Michael Schütz e Thomas P. Rüedi

8 Princípios da fixação externa 220
J. Tracy Watson

9 Tratamento do paciente politraumatizado 298
Hans Christoph Pape e Peter V. Giannoudis

10 Tratamento inicial das fraturas expostas 342
S. Rajasekaran, A. Devendra, R. Perumal, J. Dheenadhayalan e S.R. Sundararajan

11 Lesões por arma de fogo e lesões de guerra 385
Paul J. Dougherty, Romney C. Andersen e Soheil Najibi

12 Princípios de tratamento de membro mutilado 417
Sarina K. Sinclair e Erik N. Kubiak

13 Transtorno de estresse pós-traumático 440
Thomas Moore Jr., Carol North e Adam Starr

14 Amputações 448
William J. J. Ertl

15 Reconstrução de ossos e partes moles 459
Harvey Chim, Steven L. Moran e Alexander Y. Shin

16 Estudos dos desfechos na traumatologia 502
Mohit Bhandari

17 Imaginologia no trauma ortopédico 524
Andrew H. Schmidt e Kerry M. Kallas

18 Cirurgia ortopédica assistida por computador no trauma esquelético 557
Meir Liebergall, Rami Mosheiff e Leo Joskowicz

19 Osteoporose 590
Stuart H. Ralston

TIPOS DE FRATURA

20 Fraturas em pacientes idosos 602
Nicholas D. Clement e Leela C. Biant

21 Fraturas por estresse 630
Timothy L. Miller e Christopher C. Kaeding

22 Fraturas patológicas 645
Rajiv Rajani e Robert T. Quinn

23 Fraturas periprotéticas 668
William M. Ricci

COMPLICAÇÕES

24 Tromboembolismo venoso em pacientes com traumatismo ósseo 743
Robert Probe e David Ciceri

25 Princípios da síndrome da dor regional complexa 754
Roger M. Atkins

26 Infecções ortopédicas e osteomielite 768
Bruce H. Ziran, Wade R. Smith e Nalini Rao

27 Princípios do tratamento de pseudartroses 801
William M. Ricci e Brett Bolhofner

28 Princípios das consolidações viciosas 842
Mark R. Brinker e Daniel P. O'Connor

29 Síndrome compartimental aguda 867
Margaret M. McQueen

SEÇÃO 2: MEMBRO SUPERIOR

30 Fraturas e luxações da mão   887
Mark H. Henry

31 Fraturas e luxações do carpo   961
Andrew D. Duckworth e David Ring

32 Fraturas do terço distal do rádio e da ulna   1023
Margaret M. McQueen

33 Fraturas diafisárias do rádio e ulna   1089
Philipp N. Streubel e Rodrigo F. Pesántez

34 Fraturas e luxações do cotovelo   1146
Daphne M. Beingessner, J. Whitcomb Pollock e Graham J.W. King

35 Fraturas do terço distal do úmero   1194
George S. Athwal

36 Fraturas da diáfise do úmero   1251
Christos Garnavos

37 Fraturas do terço proximal do úmero   1304
Philipp N. Streubel, Joaquin Sanchez-Sotelo e Scott P. Steinmann

38 Fraturas da clavícula   1387
Michael D. McKee

39 Fraturas da escápula   1434
Jan Bartoníček

40 Instabilidade glenoumeral   1460
Andrew Jawa e Eric T. Ricchetti

41 Lesões da articulação acromioclavicular   1529
Cory Edgar, Anthony DeGiacomo, Mark J. Lemos e Augustus D. Mazzocca

42 Lesões na articulação esternoclavicular   1563
Anil K. Dutta, Aaron J. Bois, Michael A. Wirth e Charles A. Rockwood, Jr

Volume 2

SEÇÃO 3: COLUNA VERTEBRAL

43 Princípios do tratamento de traumas na coluna vertebral   1603
Adewale O. Adeniran, Adam M. Pearson e Sohail K. Mirza

44 Fraturas e luxações da coluna cervical   1635
Andrew J. Schoenfeld e Christopher M. Bono

45 Fraturas e luxações da coluna toracolumbar   1717
Christopher K. Kepler e Alexander R. Vaccaro

SEÇÃO 4: MEMBROS INFERIORES

46 Fraturas do anel pélvico   1754
Animesh Agarwal

47 Fraturas do acetábulo   1853
Berton R. Moed e Mark C. Reilly

48 Luxações do quadril e fraturas da cabeça do fêmur   1941
Michael S. Kain e Paul Tornetta III

49 Fraturas do colo do fêmur   1988
John F. Keating

50 Fraturas intertrocantéricas do quadril   2029
Thomas A. Russell

51 Fraturas subtrocantéricas do fêmur   2084
Adam A. Sassoon, Joshua Langford e George J. Haidukewych

52 Fraturas da diáfise femoral   2101
Sean E. Nork

53 Fraturas do fêmur distal   2179
Cory A. Collinge e Donald A. Wiss

54 Fraturas da patela e lesões do mecanismo extensor   2219
J. Stuart Melvin e Madhav A. Karunakar

55 Fraturas do platô tibial   2253
J. L. Marsh e Matthew D. Karam

56 Luxações do joelho   2317
Daniel B. Whelan e Bruce A. Levy

57 Fraturas das diáfises da tíbia e fíbula   2361
Christina Boulton e Robert V. O'Toole

58 Fraturas do pilão tibial   2419
David P. Barei

59 Fraturas do tornozelo   2483
Timothy O. White e Kate E. Bugler

60 Fraturas e luxações do tálus   2535
David W. Sanders

61 Fraturas do calcâneo   2581
Michael P. Clare e Roy W. Sanders

62 Fraturas e luxações do mediopé e do antepé   2630
Thomas A. Schildhauer, Marlon O. Coulibaly e Martin F. Hoffmann

Índice remissivo   I-1

Colaboradores

Adewale O. Adeniran, MD Residente, Departamento de Cirurgia do Centro Médico Dartmouth-Hitchcock, Lebanon, New Hampshire

Animesh Agarwal, MD Professor e Chefe do Departamento de Ortopedia, Divisão de Trauma Ortopédico, Centro de Ciências da Saúde da Universidade do Texas, Diretor de Trauma Ortopédico do Hospital Universitário, San Antonio, Texas

Devendra Agraharam, DNB Consultor Adjunto em Trauma do Hospital Ganga, Coimbatore, Índia

Romney C. Andersen, MD Professor Assistente Clínico de Ortopedia do Centro Médico da Universidade de Maryland, Baltimore, Maryland

George S. Athwal, MD, FRCSC Professor Adjunto de Cirurgia da Universidade Western, Consultor do Centro Roth-McFarlane para a Mão e Membro Superior, Centro de Saúde Joseph, Ontário, Canadá

Roger M. Atkins, MA, MB, BS, DM, FRCS Consultor em Cirurgia Ortopédica da Bristol Royal Infirmary, Bristol, Inglaterra

David P. Barei, MD, FRCSC Professor Associado do Departamento de Ortopedia, Centro Médico de Harborview, Universidade de Washington, Seattle, Washington

Jan Bartoníček MD, DSc Professor e Chefe do Departamento de Trauma Ortopédico, 1ª Faculdade de Medicina, Universidade Charles em Praga e Hospital Militar Central em Praga, Departamento de Anatomia, 1ª Faculdade de Medicina, Universidade Charles em Praga, Praga, República Tcheca

Daphne M. Beingessner, BMath, BSc, MSc, MD, FRCSC Professora Associada do Departamento de Ortopedia e Medicina Esportiva, Universidade de Washington, Ortopedia Traumatológica, Centro Médico Harborview, Seattle, Washington

Mohit Bhandari, MD, PhD, FRCSC Professor e Chefe da Divisão de Cirurgia Ortopédica, Vice-chefe de Pesquisa do Departamento de Cirurgia, Chefe de Pesquisas no Canadá em Trauma Musculoesquelético, Professor Associado do Departamento de Epidemiologia e Bioestatística Clínica, Universidade McMaster, Ontário, Canadá

Leela C. Biant, BSc(hons), MBBS, AFRCSEd, FRCS (Tr & Orth), MS(res)Lond Consultora em Cirurgia Traumatológica e Ortopédica da The Royal Infirmary of Edinburgh, Conferencista-Sênior Honorária da Universidade de Edimburgo, Bolsista de Ciências Clínicas NRS Career, Edimburgo, Escócia

Aaron J. Bois, MD, MSc, FRCSC Seção de Cirurgia Ortopédica, Departamento de Cirurgia, Universidade de Calgary, Alberta, Canadá

Brett Bolhofner, MD Diretor dos Serviços Traumato-Ortopédicos do Centro Médico Bayfront, Professor Clínico Assistente da Faculdade de Medicina, Universidade de South Florida, Saint Petersburg, Flórida

Christopher M. Bono, MD Professor Associado do Departamento de Cirurgia Ortopédica, Brigham and Women's Hospital, Faculdade de Medicina de Harvard, Boston, Massachusetts

Christina Boulton, MD Professora Assistente de Ortopedia do Departamento de Ortopedia, Centro de Choque e Trauma R. Adams Cowley, Departamento de Ortopedia, Faculdade de Medicina, Universidade de Maryland, Baltimore, Maryland

Mark R. Brinker, MD Diretor do Serviço de Trauma Agudo e Reconstrutivo, Co-Diretor do Centro para Fraturas Problemáticas e Restauração de Membro, Hospital Ortopédico do Texas, Grupo Ortopédico Fondren, Houston, Texas, Professor Clínico do Departamento de Cirurgia Ortopédica, Faculdade de Medicina, Universidade Tulane, New Orleans, Louisiana, Professor Clínico do Departamento de Cirurgia Ortopédica Joseph Barnhart, Faculdade de Medicina Baylor, Professor Clínico do Departamento de Cirurgia Ortopédica, Faculdade de Medicina da Universidade do Texas em Houston, Houston, Texas

Kate E. Bugler, BA, MRCS Secretária de Especialidade, Bolsista em Pesquisa Clínica da Unidade de Trauma Ortopédico, Royal Infirmary of Edinburgh, Edimburgo, Escócia

Harvey Chim, MBBS Bolsista em Cirurgia da Mão do Departamento de Cirurgia Ortopédica, Divisão de Cirurgia da Mão, Clínica Mayo, Rochester, Minnesota

David Ciceri, MD Professor Assistente de Anestesiologia, Diretor da Unidade de Terapia Intensiva, Scott & White HealthCare, Centro de Ciências da Saúde Texas A&M, Temple, Texas

Michael P. Clare, MD Diretor do Programa de Educação e Bolsas de Estudos, Bolsa de Estudos para Pé & Tornozelo, Instituto Ortopédico da Flórida, Tampa, Flórida

Nicholas D. Clement, MRCSEd Bolsista de Pesquisas Ortopédicas do Departamento de Trauma e Cirurgia Ortopédica, Royal Infirmary of Edinburgh, Edimburgo, Escócia

Cory A. Collinge, MD Diretor de Trauma Ortopédico, Hospital Harris Metodista de Fort, Equipe Clínica do Hospital John Peter Smith, Fort Worth, Texas

Marlon O. Coulibaly, MD Professor Assistente do Departamento de Cirurgia Geral e Traumatológica, Rhur-University Bochum, Cirurgião Ortopédico Responsável do Departamento de Cirurgia Geral e Traumatológica, Berufsgenossenschaftliches Universitäklinikum Bergmannshiel GmbH, Bochum, Alemanha

Charles M. Court-Brown, MD, FRCS Ed (Orth) Professor de Trauma Ortopédico da Royal Infirmary of Edinburgh, Edimburgo, Escócia

Anthony DeGiacomo, MD Residente de Cirurgia Ortopédica Residente da Universidade de Boston, Boston, Massachusetts

J. Dheenadhayalan, MS Consultor Sênior no Serviço de Trauma e Membro Superior do Hospital Ganga, Coimbatore, Índia

Douglas R. Dirschl, MD Professor e Chefe do Departamento de Cirurgia Ortopédica, Faculdade de Medicina e Ciências Biológicas da Universidade de Chicago, Chicago, Illinois

Paul J. Dougherty, MD Diretor do Programa de Residência do Centro Médico de Detroit, Detroit, Michigan, Professor Associado, Diretor de Residência do Departamento de Cirurgia Ortopédica, Universidade de Michigan, Ann Arbor, Michigan

Andrew D. Duckworth, MSc, MRCSEd Unidade de Trauma Ortopédico de Edimburgo, Royal Infirmary of Edinburgh, Edimburgo, Escócia

Anil K. Dutta, MD Professor Associado da Cátedra Fred G. Corley, MD em Ortopedia e Cirurgia do Ombro e do Cotovelo do Departamento de Ortopedia, Centro de Ciências da Saúde da Universidade do Texas, San Antonio, Texas

Cory Edgar, MD, PhD, Professor Assistente e Médico da Equipe, Universidade de Connecticut, Farmington, Connecticut

Thomas A. Einhorn, MD Chefe, Departamento de Cirurgia Ortopédica, Professor de Cirurgia Ortopédica, Bioquímica e Engenharia Biomédica do Departamento de Cirurgia Ortopédica, Centro Médico da Universidade de Boston, Boston, Massachusetts

William J. J. Ertl, MD Professor Associado do Departamento de Ortopedia e Reabilitação, Universidade de Oklahoma, Oklahoma City, Oklahoma

Michael J. Gardner, MD Professor Associado do Departamento de Cirurgia Ortopédica, Faculdade de Medicina da Universidade de Washington, St. Louis, Missouri

Christos Garnavos, MD, PhD Consultor em Cirurgia Ortopédica do Departamento de Ortopedia, Evangelismos General Hospital, Atenas, Grécia

Peter V. Giannoudis, MD, FRCS Professor de Trauma e Cirurgia Ortopédica, Faculdade de Medicina, Universidade de Leeds, Hospital Universitário, Leeds General Infirmary, Leeds, Inglaterra

George J. Haidukewych, MD Diretor de Trauma Ortopédico, Chefe do Serviço de Substituição de Complexos Articulares, Chefe Acadêmico de Prática de Medicina Ortopédica, Professor, Faculdade de Medicina, Universidade Central da Flórida, Orlando, Flórida

Mark H. Henry, MD Centro para a Mão e Punho de Houston, Houston, Texas

Martin F. Hoffman, MD Professor Assistente do Departamento de Cirurgia Geral e Traumatológica, Rhur-University Bochum, Cirurgião Ortopédico Responsável do Departamento Cirurgia Geral e Traumatológica, Berufsgenossenschaftliches Universitätsklinikum Bergmannshiel GmbH, Bochum, Alemanha

Andrew Jawa, MD Professor Assistente de Cirurgia Ortopédica, Faculdade de Medicina, Universidade de Boston, Boston, Massachusetts

Mark Jo, MD Ortopedia Huntington, Pasadena, Califórnia

Leo Joskowicz, PhD Professor, Faculdade de Engenharia e de Ciência da Computação, Universidade Hebraica de Jerusalém, Jerusalém, Israel

Christopher C. Kaeding, MD Centro de Medicina Esportiva da Universidade do Estado de Ohio, Professor da Cátedra Judson Wilson do Departamento de Ortopedia, Co-Diretor Médico do Centro de Medicina Esportiva, Médico-Chefe de Equipe do Departamento de Atletismo, Universidade do Estado de Ohio, Columbus, Ohio

Michael S. Kain, MD Diretor de Educação de Residentes do Departamento de Ortopedia, Hospital e Centro Médico Lahey, Burlington, Massachusetts

Sanjeev Kakar, MD, MRCS Professor Assistente do Departamento de Cirurgia Ortopédica, Clínica Mayo, Rochester, Minnesota

Kerry M. Kallas, MD Radiologista Musculoesquelético do Centro de Imagens Diagnósticas, Sartell, Minnesota

Matthew D. Karam, MD Professor Assistente de Cirurgia Ortopédica, Universidade de Iowa, Iowa City, Iowa

Madhav A. Karunakar, MD Professor Associado de Traumatologia Ortopédica do Departamento de Cirurgia Ortopédica, Centro Médico Carolinas, Charlotte, Carolina do Norte

John F. Keating, MPhil, FRCS(Ed) (Orth) Consultor em Cirurgia Ortopédica, Royal Infirmary of Edinburgh, Edimburgo, Escócia

Christopher K. Kepler, MD Departamento de Cirurgia Ortopédica, Universidade Thomas Jefferson, Filadélfia, Pensilvânia

Hubert T. Kim, MD, PhD Professor Associado e Vice-Chefe do Departamento de Cirurgia Ortopédica, Universidade de Califórnia, Diretor do Departamento de Cirurgia Ortopédica, Centro de Reparo e Regeneração de Cartilagem da UCSF, Instituto Ortopédico UCSF, San Francisco, Califórnia

Graham J.W. King, MD, MSc, FRCSC Professor, Departamentos de Cirurgia e Engenharia Biomédica, Universidade Western, Diretor do Centro Roth McFarlane para a Mão e Membro Superior, Centro de Saúde St. Joseph, London, Ontário, Canadá

Erik N. Kubiak, MD Professor Associado do Departamento de Ortopedia, Centro Médico, Universidade de Utah, Salt Lake City, Utah

Joshua Langford, MD Traumatologista Ortopédico, Ortopedia Nível I, Orlando Health, Orlando, Flórida

Meir Liebergall, MD Professor de Cirurgia Ortopédica, Universidade Hebraica, Chefe do Departamento de Cirurgia Ortopédica do Centro Médico, Universidade Hadassah-Hebraica, Jerusalém, Israel

Mark J. Lemos, MD Professor Adjunto de Cirurgia Ortopédica, Faculdade de Medicina, Universidade de Boston, Vice-Chefe do Departamento de Cirurgia Ortopédica, Diretor de Medicina Esportiva do Hospital e Centro Médico Lahey, Burlington, Massachusetts

Bruce A. Levy, MD Professor do Departamento de Ortopedia e Medicina Esportiva, Clínica Mayo, Rochester, Minnesota

Ralph Marcucio, PhD Professor Associado do Departamento de Cirurgia Ortopédica, Universidade da Califórnia, Diretor do Laboratório de Regeneração do Esqueleto, Cirurgia Ortopédica, Instituto de Trauma Ortopédico, UCSF/SFGH, Hospital Geral de San Francisco, San Francisco, Califórnia

J. L. Marsh, MD Professor de Cirurgia Ortopédica da Cátedra Carroll B. Larson, Universidade de Iowa, Iowa City, Iowa

Augustus D. Mazzocca, MS, MD Professor do Departamento de Cirurgia Ortopédica, Centro de Saúde UConn, Diretor do Departamento de Cirurgia Ortopédica, Divisão de Biomecânica Clínica, Diretor do Laboratório Bioskills, Farmington, Connecticut

Michael D. McKee, MD, FRCS(C) Professor do Serviço Reconstrutivo de Membro Superior, Departamento de Cirurgia, Divisão de Ortopedia, Hospital St. Michael e Universidade de Toronto, Toronto, Canadá

Margaret M. McQueen, MD, FRCS Ed (Orth) Professora de Trauma Ortopédico, Universidade de Edimburgo, Edimburgo, Escócia

J. Stuart Melvin, MD OrthoCarolina, Charlotte, North Carolina

Theodore Miclau III, MD Professor e Vice-Chefe do Departamento de Cirurgia Ortopédica, Universidade da Califórnia, Chefe de Serviço e Diretor do Instituto de Trauma Ortopédico, UCSF/SFGH, Departamento de Cirurgia Ortopédica, Hospital Geral de San Francisco, San Francisco, Califórnia

Timothy L. Miller, MD Médico de Equipe das Equipes de Atletismo e *Cross-Country*, Universidade do Estado de Ohio, Diretor Assistente da Equipe de Medicina de Endurance do Centro Médico, Centro de Medicina Esportiva da Universidade do Estado de Ohio, Columbus, Ohio

Sohail K. Mirza, MD Professor de Cirurgia Ortopédica, Professor do Instituto Dartmouth, Centro Médico Dartmouth-Hitchcock, Lebanon, New Hampshire

Berton Moed, MD Professor e Chefe do Departamento de Cirurgia Ortopédica, Faculdade de Medicina da Universidade de Saint Louis, St. Louis, Missouri

Thomas Moore Jr, MD Professor Assistente do Departamento de Ortopedia, Faculdade de Medicina da Universidade Emory, Sistemas de Saúde Grady, Clínica Ortopédica, Atlanta, Geórgia

Steven L. Moran, MD Professor de Ortopedia, Professor de Cirurgia Plástica, Departamentos de Ortopedia e Cirurgia Plástica, Clínica Mayo, Rochester, Minnesota

Rami Mosheiff Professor of Cirurgia Ortopédica, Faculdade de Medicina, Universidade Hadassah-Hebraica, Chefe da Unidade de Trauma Ortopédico, Departamento de Cirurgia Ortopédica, Centro Médico da Universidade Hadassah-Hebraica, Jerusalém, Israel

Soheil Najibi, MD, PhD Cirurgião Ortopédico Chefe de Equipe, Hospital Henry Ford, Detroit, Michigan

Sean E. Nork, MD Professor Associado do Departamento de Cirurgia Ortopédica, Centro Médico Harborview, Seattle, Washington

Carol North, MD Cátedra Nancy e Ray L. Hunt em Psiquiatria de Crise, Professora dos Departamentos de Psiquiatria e Cirurgia/Divisão, Medicina de Emergência/Seção de Segurança Interna, Centro Médico da Universidade Texas Southwestern, Dallas, Texas

Daniel P. O'Connor, PhD Professor Associado do Laboratório de Fisiologia Integrada, Universidade de Houston, Houston, Texas

Robert V. O'Toole, MD Professor Adjunto de Ortopedia do Centro Traumatológico e Choque R. Adams Cowley, Departamento de Ortopedia, Faculdade de Medicina da Universidade de Maryland, Baltimore, Maryland

Hans Christoph Pape, MD Professor de Trauma e Cirurgia Ortopédica, Departamento de Trauma Ortopédico e Cirurgia, Universidade Clínica de Aachen, Universidade RWTH de Aachen, Aachen, Alemanha

Adam M. Pearson, MD Professor Assistente do Departamento de Cirurgia Ortopédica, Centro Médico Dartmouth-Hitchcock, Lebanon, New Hampshire

R. Perumal, DNB Consultor Associado em Trauma, Hospital Ganga, Coimbatore, Índia

Rodrigo F. Pesántez, MD Chefe de Trauma Ortopédico, Departamento de Ortopedia e Traumatologia, Fundação Santa Fé de Bogotá, Universidade de los Andes, Bogotá, Colômbia

J. Whitcomb Pollock, MD, MSc, FRCSC Professor Assistente do Departamento de Cirurgia, Universidade de Ottawa, Ontario, Canadá, Campus Geral do Hospital de Ottawa, Ontário, Canadá

Robert Probe, MD Professor de Cirurgia, Chefe do Departamento de Cirurgia Ortopédica, Serviços de Saúde Scott & White, Centro de Ciências da Saúde Texas A&M, Temple, Texas

Robert H. Quinn, M.D. Professor e Chefe, Diretor do Programa de Residência, Cátedra John J. Hinchey M.D. e Kathryn Hinchey em Cirurgia Ortopédica, Oncologia Ortopédica, Departamento de Ortopedia, Faculdade de Medicina da Universidade de Texas, San Antonio, Texas

Rajiv Rajani, MD Professor Assistente do Departamento de Ortopedia, Faculdade de Medicina da Universidade de Texas, San Antonio, Texas

S. Rajasekaran, MS, FRCS, MCh, DNB, PhD Chefe do Departamento de Cirurgia Ortopédica e da Coluna Vertebral, Hospital Ganga, Coimbatore, Índia

Stuart H. Ralston, MB ChB, MD, FRCP, FRSE Professor de Reumatologia e Pesquisa em Artrite na Grã-Bretanha, Instituto de Genética e Medicina Molecular, Hospital Geral Western, Universidade de Edimburgo, Edimburgo, Escócia

Nalini Rao, MD, FACP, FSHEA Professora Clínica de Medicina e Ortopedia, Faculdade de Medicina da Universidade de Pittsburgh, Chefe da Divisão de Doenças Infecciosas (Campus de Shadyside), UPMC Presbyterian Shadyside, Diretor Médico, Controle de Infecções, UPMC Shadyside, Southside and Braddock, Pittsburgh, Pensilvânia

Mark C. Reilly, MD Professor Associado e Chefe do Serviço de Trauma Ortopédico do Departamento de Cirurgia Ortopédica, Faculdade de Medicina de New Jersey, Newark, New Jersey

Eric T. Ricchetti, MD Staff, Departamento de Cirurgia Ortopédica do Instituto Ortopédico e Reumatológico, Clínica Cleveland, Cleveland, Ohio

William M. Ricci, MD Professor, Chefe do Serviço de Trauma Ortopédico, Departamento de Cirurgia Ortopédica, Faculdade de Medicina da Universidade Washington, St. Louis, Missouri

David Ring, MD, PhD Chefe e Diretor de Pesquisa do Serviço da Mão e Membro Superior do Hospital Geral de Massachusetts, Professor Adjunto de Cirurgia Ortopédica, Faculdade de Medicina Harvard, Boston, Massachussets

Charles A. Rockwood, Jr, MD Professor e Chefe Emérito of Ortopedia, Diretor do Serviço de Ombro do Centro de Ciências da Saúde da Universidade do Texas, San Antonio, Texas

Thomas P. Rüedi, MD, FACS Professor Dr med, FACS, Membro Fundador da Fundação AO, Davos, Suíça

Thomas A. Russell, MD Professor de Cirurgia Ortopédica do Departamento de Cirurgia Ortopédica, Universidade do Tennessee e Clínica Campbell, Centro de Ciências da Saúde da Universidade do Tennessee, Centro Traumatológico Elvis Presley e Centro Médico Regional, Memphis, Tennessee

Joaquin Sanchez-Sotelo, MD PhD Professor Adjunto de Cirurgia Ortopédica, Departamento de Cirurgia Ortopédica, Clínica Mayo, Rochester, Minnesota

David W. Sanders, MD, MSc, FRCS(C) Professor Associado do Hospital Victoria, Universidade Western, Ontário, Canadá

Roy W. Sanders, MD Diretor do Serviço de Trauma Ortopédico, Instituto Ortopédico da Flórida, Chefe do Departamento de Cirurgia Ortopédica, Hospital Geral de Tampa, Tampa, Flórida

Adam A. Sassoon, MD Departamento de Cirurgia Ortopédica, Centro Médico Regional de Orlando, Orlando, Flórida

Thomas A. Schildhauer Professor Clínico do Departamento de Cirurgia Geral e Traumatológica, Rhur-University Bochum, Diretor Médico e Chefe do Departamento de Cirurgia Geral e Traumatológica, Berufsgenossenschaftliches Universitäklinikum Bergmannshiel GmbH, Bochum, Alemanha

Andrew H. Schmidt, MD Professor do Departamento de Cirurgia Ortopédica, Universidade de Minnesota, Diretor de Pesquisa Clínica, Departamento de Cirurgia Ortopédica, Centro Médico de Hennepin County, Minneapolis, Minnesota

Andrew J. Schoenfeld, MD Professor Assistente do Departamento de Cirurgia Ortopedia, Centro de Ciências da Saúde da Universidade Texas Tech, Centro Médico do Exército William Beaumont, El Paso, Texas

Michael Schüetz, FRACS, FAOrthA, Dr. med. (RWTH Aachem) Dr. med. habil (HU Berlin) Professor e Chefe de Trauma, Faculdade de Ciências e Engenharia, Instituto de Inovação Biomédica e na Saúde, Universidade de Tecnologia de Queensland, Diretor de Trauma do Departamento de Cirurgia, Hospital Princesa Alexandra, Queensland, Austrália

Jesse Slade Shantz, MD, MBA Bolsista de Trauma Ortopédico do Departamento de Cirurgia Ortopédica, Universidade da Califórnia, Bolsista de Trauma Ortopédico do Instituto de Trauma Ortopédico UCSF/SFGH, Hospital Geral San Francisco, San Francisco, Califórnia

Alexander Y. Shin, MD Professor e Consultor de Cirurgia Ortopédica, Departamento de Cirurgia Ortopédica, Divisão de Cirurgia da Mão, Clínica Mayo, Rochester, Minnesota

Sarina K. Sinclair, PhD Instrutora de Ortopedia - Pesquisa, Faculdade de Medicina da Universidade de Utah, Salt Lake City, Utah

Wade R. Smith, MD, FACS Professor de Cirurgia Ortopédica, Faculdade de Medicina da Universidade do Colorado, Cirurgião de Trauma Ortopédico dos Serviços Clínicos HCA Healthone, Mountain Trauma Ortopédico Surgeons at Swedish, Englewood, Colorado

Adam Starr, MD Professor do Departamento de Cirurgia Ortopédica, Centro Médico da Universidade de Texas Southwestern, Dallas, Texas

Scott P. Steinmann, MD Professor de Cirurgia Ortopédica do Departamento de Cirurgia Ortopédica, Clínica Mayo, Rochester, Minnesota

Philipp N. Streubel, MD Professor Assistente de Cirurgia de Mão e Membro Superior, Departamento de Cirurgia Ortopédica e Reabilitação, Centro Médico da Universidade de Nebraska, Omaha, Nebraska

S. R. Sundararajan, MS Consultor Sênior em Trauma e Artroscopia, Hospital Ganga, Coimbatore, Índia

Allan F. Tencer, PhD Professor Emérito do Departamento de Ortopedia e Medicina Esportiva, Universidade de Washington, Seattle, Washington

Paul Tornetta III, MD Professor e Vice-Chefe do Departamento de Cirurgia Ortopédica, Faculdade de Medicina da Universidade de Boston, Diretor de Trauma Ortopédico do Centro Médico de Boston, Boston, Massachusetts

Alexander R. Vaccaro, MD, PhD Professor de Cirurgia Ortopédica da Cadeira Everrett J. e Marion Gordon, Professor de Neurocirurgia, Universidade Thomas Jefferson, Vice-Chefe do Departamento de Cirurgia Ortopédica, Co-Diretor do Centro Regional de Lesões da Medula Espinhal de Delaware Valley, Co-Diretor de Cirurgia da Coluna Vertebral e do Programa de Bolsas de Estudo para a Coluna Vertebral, Hospital Universitário Thomas Jerfferson, Filadélfia, Pensilvânia

Eric Wagner, MD Bolsista em Pesquisa do Departamento de Ortopedia, Clínica Mayo, Rochester, Minnesota

J. Tracy Watson, MD Professor de Cirurgia Ortopédica, Chefe do Serviço de Trauma Ortopédico do Departamento de Cirurgia Ortopédica, Faculdade de medicina da Universidade de Saint Louis, Centro de Ciências da Saúde da Universidade de St. Louis, St. Louis, Missouri

Daniel B. Whelan, MD, MSc, FRCSC Professor Assistente do Programa de Medicina Esportiva da Universidade de Toronto, Divisão de Cirurgia Ortopédica, Hospital St. Michael, Ontário, Canadá

Timothy. O. White, MD, FRCSEd(Orth) Cirurgião Consultor em Trauma Ortopédico, Unidade de Trauma Ortopédico de Edimburgo, Royal Infirmary of Edinburgh, Edimburgo, Escócia

Michael A. Wirth, MD Professor/Charles A. Rockwood Jr., M.D., Chefe do Serviço de Ombro, Departamento de Ortopedia do Centro de Ciências da Saúde da Universidade do Texas, Divisão de Ortopedia, Hospital Audie Murphy de Veteranos, San Antonio, Texas

Donald A. Wiss, MD Diretor de Trauma Ortopédico, Centro Médico Cedars-Sinai, Los Angeles, Califórnia

Bruce H. Ziran, MD Diretor de Trauma Ortopédico do Programa de Residência Ortopédica, Centro Médico de Atlanta, Atlanta, Geórgia

Revisores científicos/SBOT

Aleksei Dickow Sato
Preceptor do serviço de Residência em Ortopedia e Traumatologia da Santa Casa de Curitiba, na área de reconstrucao, alongamento ósseo e cirurgia do pé e tornozelo.
Membro titular da SBOT
Membro do comitê ASAMI

Alfredo Honorio de Valois Coelho
Membro da Sociedade de Ortopedia e Traumatologia – SBOT

Allan Masashi Guimarães Kato
Membro da Sociedade de Ortopedia e Traumatologia – SBOT

Ana Cláudia Fernandez Onoue
Médica formada pela Faculdade de Ciências Médicas da Santa Casa de São Paulo
Ortopedista formada pela Santa Casa de Misericórdia de São Paulo "Pavilhão Fernandinho Simonsen"

Ayrton Andrade Martins Neto
Médico do serviço de ortopedia e traumatologia da Universidade Federal do Paraná
Membro do grupo de cirurgia do ombro e cotovelo do Hospital de Clinicas da Universidade Federal do Paraná.

Bruno Arnaldo Bonacin Moura
Chefe do grupo de pé e tornozelo do Hospital do Trabalhador - ufpr
Chefe do grupo de hanseníase do Hospital de Reabilitação
Coordenador da ortopedia de emergência do Hospital Vita – Curitiba/PR

Bruno Bellaguarda Batista
Doutor em Ortopedia pela Faculdade de Medicina de Ribeirão Preto – Universidade de São Paulo – FMRP-USP.
Chefe do grupo de joelho do Hospital Universitario Getúlio Vargas – HUGV-UFAM.
Professor Auxiliar da disciplina de Ortopedia e Traumatologia da Faculdade de Medicina da Universidade Federal do Amazonas – UFAM.

Bruno Borralho Gobbato
Chefe grupo de ombro e cotovelo – IOT Jaraguá

Caio Zamboni
Membro da Sociedade Brasileira de Trauma Ortopédico.
Assistente do grupo de trauma do Departamento de Ortopedia da Santa Casa de São Paulo.
Mestre em Medicina pela Faculdade de Ciências Médicas da Santa Casa de São Paulo.

Carlos Eduardo Saenz Pacheco
Membro da Sociedade de Ortopedia e Traumatologia – SBOT

Carlos Guilherme Dorileo Leite fº
Membro titular da SBOT
Professor do curso de Medicina e coordenador do Internato de Cirurgia da Universidade Nilton Lins – AM
Coordenador do serviço de Ortopedia da Fundação Hospital Adriano Jorge – AM

Carlos Henrique Ramos
Mestre em Clínica Cirúrgica Pela UFPR
Membro titular da SBOT
Professor do curso de Medicina e Coordenador do Internato de Cirurgia da Universidade Nilton Lins – AM

Cyro Pereira de Camargo Neto
Médico do serviço de Ortopedia e Traumatologia da Universidade Federal do Paraná.

Dan Carai Maia Viola
Mestre em Ortopedia e Traumatologia
Chefe do Grupo de Doenças Osteometabólicas – DOT/UNIFESP
Médico Assistente do Grupo de Tumores Ósseos - DOT/UNIFESP, IOP/GRAACC e HIAE

Daniel Kyubin Cho
Membro da Sbot e AbtPe
Cirurgião de Pé e Tornozelo
Chefe do Grupo do Tornozelo e Pé do Hospital de Reabilitação de Curitiba

Décio de Conti
Médico Ortopedista pela Sociedade Brasileira de Ortopedia e Traumatologia – SBOT
Especialista em Coluna Vertebral pela Sociedade Brasileira de Coluna - SBC
Chefe de Serviço da Residência Médica - SBOT/MEC do Hospital XV – Curitiba/PR

Diego Eduardo Rubio Jaramillo
Ortopedia e Traumatologia
Medicina do Esporte

Edilson Forlin
Ortopedista pediátrico do Hospital Pequeno Príncipe e Hospital de Clinicas da UFPR
Professor Adjunto de Ortopedia da UFPR
mestre e doutor pela UNIFESP

Fabiano Kupczik
Chefe do Grupo do Joelho do Hospital Universitário Cajuru – PUC-PR
Mestre em Cirurgia

Fernando Barone de Medeiros
Membro da Sociedade de Ortopedia e Traumatologia – SBOT

Fábio Correa Paiva Fonseca
Médico especializado em Cirurgia de Pé e Tornozelo pelo HC-FMUSP
Médico Assistente do Grupo de Cirurgia de Pé e Tornozelo do Hospital do Servidor Público Municipal de São Paulo

Flaviana Busignani da Silva
Membro da Sociedade Brasileira de Ortopedia e Traumatologia – SBOT
Membro da Sociedade Brasileira de Cirurgia da Mão
Membro do Serviço de Ensino e Treinamento em Cirurgia da Mão do Hospital Universitário Cajuru – PUC-PR

Gabriel Bonato Riffel
Ortopedista e traumatologista pelo Hospital de Clínicas de Curitiba
Especialista em Cirurgia de Ombro e Cotovelo pelo Hospital XV.
Médico Assistente do Grupo de Cirurgia de Ombro e Cotovelo da Santa Casa de Curitiba/PR.

Giro Alberto Yoshiyasu
Mestre em Clínica Cirúrgica no Hospital de Clinicas da Universidade Federal do Paraná – UFPR
Chefe do Grupo de Reconstrução e Alongamento Ósseo do Hospital do Trabalhador – Universidade Federal do Paraná – UFPR
Coordenador da Ortopedia e Traumatologia do Hospital da Cruz Vermelha – Universidade Positivo

Guilherme Bello Prestes
Graduação em Medicina pela Universidade Federal do Paraná – UFPR
Residência Médica em Ortopedia e Traumatologia pelo Hospital de Clínicas – UFPR
Especialista em Cirurgia do Quadril e Joelho pelo Hospital de Clínicas – UFPR

Guilherme Pelosini Gaiarsa
Médico Assistente dos Grupos de Trauma e Reconstrução e Alongamento Ósseo do IOT – HC-FMUSP
Mestre em Ciências pelo IOT – HC-FMUSP
Tesoureiro do comitê ASAMI da SBOT

Gustavo Schweigert
Ortopedia e Traumatologia
Cirurgia da Mão e Microcirurgia
Preceptor da Residência Médica do Hospital Santo Antônio – Blumenau/SC

Gustavo Tadeu Sanchez
Médico Assistente da disciplina de Trauma da Escola Paulista de Medicina – UNIFESP

Helio Jorge Alvachian Fernandes
Membro da Sociedade Brasileira de Ortopedia e Traumatologia – SBOT

João Luiz Vieira da Silva
Membro da Sociedade Brasileira de Ortopedia e Traumatologia – SBOT

José Marcos Lavrador Filho
Graduado em Medicina pela Universidade Federal do Paraná – UFPR
Fellow do Serviço de Cirurgia do Quadril e Joelho HC/UFPR
Membro da Sociedade Brasileira de Ortopedia e Traumatologia – SBOT

Julio César Bianchi Pereira Fº
Formado em Medicina pelo Centro Universitário Barão de Mauá
Especialista em Ortopedia e Traumatologia pela Faculdade de Medicina de Marília-FAMEMA
Membro Titular da Sociedade Brasileira de Ortopedia e Traumatologia – SBOT

Kaluan de Oliveira Costa
Ortopedista e Traumatologista
Graduado pela Faculdade São Lucas de Porto Velho – RO
Fellow em Cirurgia do Quadril e Joelho no Hospital de Clínicas Curitiba – UFPR

Leonardo Dau
Membro da Sociedade Brasileira de Ortopedia e Traumatologia – SBOT

Leonardo Mugnol
Graduado em Medicina pela Pontifícia Universidade Católica do Paraná – PUC-PR
Residência Médica em Ortopedia e Traumatologia pela Pontifícia Universidade Católica do Paraná – PUC-PR
Especialista em Cirurgia do Pé e Tornozelo pela Universidade Federal do Paraná – Hospital de Clínicas da UFPR.

Leonardo Oliveira Nobre
Médico Ortopedista com foco em Cirurgia do Ombro, Artroscopia, Ombro do Atleta e Reconstrução Glenoumeral.
Assistente do Grupo de Ombro e Cotovelo do Serviço de Ortopedia e Traumatologia do Hospital Universitário Cajuru – PUC-PR
Membro da SBOT, SBCOC, SBRATE, AAOS, ISAKOS e SLARD.

Luiz Fernando Bonaroski
Mestre em Cirurgia pela Universidade Federal do Paraná – UFPR
Membro do Grupo de Cirurgia de Pé e Tornozelo do Hospital do Trabalhador – UFPR
Especialista em Cirurgia de Pé e Tornozelo do Hospital de Clínicas –

Luiz Fernando Cocco
Chefe do Grupo de Trauma do DOT-UNIFESP

Luiz Gustavo Dal Oglio da Rocha
Membro Efetivo da Sociedade Brasileira de Coluna
Preceptor da Residência Médica do Hospital Universitário Cajuru – PUC-PR

Marcela Penna
Supervisora da Residência Médica em Ortopedia e Traumatologia da Santa Casa de Misericórdias de Curitiba – PR
Preceptora da Residência Médica em Ortopedia e Traumatologia do Hospital Angelina Caron – Curitiba/PR
Preceptora da Residência Médica em Cirurgia da Mão do Hospital das Clinicas – Curitiba/PR

Marcio Moura
Professor de Ortopedia e Traumatologia da Universidade Federal do Paraná – UFPR
Mestre e Doutor pela UNIFESP – EPM-SP

Marco Rudelli
Assistente do Grupo do Quadril da Santa Casa de São Paulo
Assistente do Ambulatório de Infectologia da Santa Casa de São Paulo

Marcos Gassen Martins
Médico ortopedista e traumatologista
Especialista em Cirurgia da Coluna Vertebral
Chefe do Serviço de Cirurgia da Coluna Vertebral do Hospital Universitário Getúlio Vargas da Universidade Federal do Amazonas – HUGV-UFAM

Marcos Vinicius Muriano da Silva
Assistente de ensino da Faculdade de Medicina de Marília
Doutor em Cirurgia
Membro da SBOT e da SBMEE

Ney Coutinho Pecegueiro do Amaral
Membro da Sociedade Brasileira de Ortopedia e Traumatologia – SBOT

Pietro Mannarino
Professor de Ortopedia da Faculdade de Medicina da UFRJ
Médico do Serviço de Traumato-ortopedia do HUCFF/UFRJ
Mestre em Educação Física - EEFD/UFRJ

Rafael Barban Sposeto
Médico Assistente do Grupo de Pé e Tornozelo e do Grupo de Trauma do Instituto de Ortopedia e Traumatologia do Hospital das Clínicas da Faculdade de Medicina da Universidade de São Paulo

Rafael Wei Min Leal Chang
Membro da Sociedade Brasileira de Ortopedia e Traumatologia – SBOT

Rodrigo Tissi Ribeiro
Membro titular da Sociedade Brasileira de Ortopedia e Traumatologia –SBOT.
Membro titular da Sociedade Brasileira de Cirurgia da Mão – SBCM.

Sandokan Cavalcante Costa
R4 Medicina Esportiva

Silvio Neupert Maschke
Cirurgião de quadril e joelho do Hospital de Fraturas XV e Hospital Nossa Senhora das Graças – Curitiba/PR
Presidente SBOT - Regional Paraná 2016

Thiago Sampaio Busato
Coordenador da Especialização em Cirurgia do Quadril do C.R.I.Ar./PR
Diretor Científico da SBQ/PR
Membro da American Academy of Orthopaedic Surgeons;

Victor Cardoso Vasques
Médico ortopedista do Hospital Universitário Getúlio Vargas - HUGV/UFAM – Manaus/AM.
Especialista em Cirurgia do Joelho pelo Instituto Nacional de Traumatologia e Ortopedia – INTO.
Membro da Sociedade Brasileira de Ortopedia e Traumatologia – SBOT.

Wagner Miyadi
Membro da Sociedade Brasileira de Ortopedia e Traumatologia – SBOT

Wesley Max Ramos
Mestre em Patologias do Quadril Adulto
Médico Adjunto do Grupo de Trauma Ortopédico da UNIFESP-EPM

Xavier Soler Graells
Mestre em Clinica Cirurgica pela UFPR
Chefe do Grupo de Coluna do Hospital de Clinicas/Hospital do Trabalhador – UFPR

Prefácio

A oitava edição do *Fraturas em Adultos de Rockwood e Green* preserva as mudanças que foram instituídas na sétima edição. Na presente edição, foram incluídos mais dois capítulos e 61 novos autores provenientes de três continentes e 11 países diferentes.

Além disso, muitos dos novos autores representam a próxima geração de cirurgiões de trauma ortopédico que estarão determinando a direção do tratamento traumatológico ao longo das próximas duas ou três décadas.

O trauma ortopédico continua sendo uma disciplina em processo de expansão, em que as mudanças ocorrem mais rapidamente do que frequentemente se acredita.

Quando os Drs. Rockwood e Green publicaram a primeira edição em 1975, virtualmente não existiam especialistas em trauma ortopédico na maioria dos países, geralmente as fraturas eram tratadas por procedimento conservador, e a mortalidade em seguida a trauma grave era considerável. Em uma geração, as mudanças na cirurgia ortopédica – como no restante da medicina – foram formidáveis. Nos esforçamos para que tais mudanças fossem incorporadas nessa edição. Nela, expandimos a cobertura das inevitáveis complicações que são enfrentadas por todos os cirurgiões ortopédicos e, além disso, incluímos capítulos sobre trauma geriátrico e os aspectos psicológicos do trauma.

A outra área do trauma ortopédico que se encontra em rápida expansão, particularmente nos países em desenvolvimento, é o tratamento de fraturas osteoporóticas (ou de fragilidade). Essas fraturas estão assumindo uma importância médica e política mais expressiva e, hoje em dia, os implantes ortopédicos estão sendo projetados especificamente para o tratamento de pacientes idosos. É provável que essa tendência vá continuar ao longo das próximas décadas; muitos dos capítulos constantes nessa edição refletem, em termos de ênfase, essa mudança.

Nesta 8ª edição, incluímos mudanças importantes na estrutura dos capítulos. Agora, cada um dos capítulos clínicos segue um modelo específico, que se inicia com o exame físico, classificação e estudos adicionais empregados no diagnóstico de cada problema. A isso segue-se uma descrição das medidas de resultado empregadas na avaliação de pacientes para a lesão especificamente em tela. As indicações e contraindicações para cada método terapêutico – conservador ou cirúrgico – são destacadas em tabelas, da mesma forma que os aspectos técnicos das cirurgias. Finalmente, nesta edição apresentamos o tratamento preferido pelo autor na forma de um algoritmo; esse formato permite que o leitor compreenda a linha de raciocínio do autor especialista, ao decidir sobre o tratamento para os vários subtipos de lesões descritas em cada capítulo. Acreditamos que esse formato permitirá que o leitor extraia o máximo de cada capítulo.

Estamos em dívida com especialistas por seus ingentes esforços, por seu tempo e pela possibilidade de compartilhar seu conhecimento e experiência com a nossa ampla rede de leitores. Esperamos firmemente que esta nova edição contribua em muito para o atendimento dos pacientes.

Charles M. Court-Brown, MD, FRCS Ed (Orth)
James D. Heckman, MD
Margaret M. McQueen, MD, FRCS Ed (Orth)
William M. Ricci, MD
Paul Tornetta III, MD

Apresentação à edição brasileira

O livro *Fraturas em Adultos de Rockwood e Green* acompanha há muito tempo a ortopedia brasileira e trás, nesta oitava edição, capítulos com novos assuntos e autores de uma nova geração de traumatologistas que vêm acompanhando a evolução no tratamento das fraturas. Esta obra é sinônimo de uma atualização científica de alta qualidade em trauma ortopédico desde sua primeira edição.

A SBOT, por meio de sua Comissão de Educação Continuada (CEC), novamente foi a responsável pela revisão científica da edição brasileira de *Fraturas em Adultos de Rockwood e Green*, com o objetivo de permitir e disponibilizar ao ortopedista brasileiro e aos médicos em especialização uma nova atualização de um livro texto utilizado por todos desde 1975, quando os doutores Rockwood e Green publicaram a primeira edição.

Temos certeza de que o uso destas orientações para o tratamento de fraturas em adultos irá trazer melhores resultados em nossos pacientes.

Façam bom proveito da leitura.

Roberto Luiz Sobania
Presidente da Comissão de Educação Continuada – CEC
Sociedade Brasileira de Ortopedia e Traumatologia – SBOT

Seção 1

Princípios gerais

1

Biomecânica e fixação de fraturas

Mark J. Jo
Allan F. Tencer
Michael J. Gardner

Introdução à biomecânica e à fixação de fraturas 3
Conceitos básicos 3
Biomecânica do osso intacto e do osso em consolidação 12
Biomecânica da fratura óssea 16
Biomecânica dos implantes em fraturas 18
Como evitar problemas mecânicos com dispositivos para fixação de fraturas 18
Aspectos biomecânicos da fixação de fraturas em locais específicos 34
Resumo 40

INTRODUÇÃO À BIOMECÂNICA E À FIXAÇÃO DE FRATURAS

"Biomecânica" é um termo complexo e globalizador que se aplica a muitos aspectos relacionados à cirurgia ortopédica e, especificamente, às fraturas e à fixação dessas lesões. A aplicação de princípios e conceitos biomecânicos é essencial para que se possa compreender como a fratura ocorreu, como tratar mais apropriadamente a lesão e como evitar falhas mecânicas do aparelho de fixação. É importante que os termos e conceitos relacionados à física mecânica sejam conhecidos. Tal conhecimento estabelece as bases que serão empregadas na aplicação desses conceitos ao campo da cirurgia ortopédica. As propriedades biomecânicas do osso e também a biomecânica da consolidação das fraturas são igualmente essenciais para que possamos compreender como o osso está lesionado e restaurar sua funcionalidade da forma mais adequada. Finalmente, o conhecimento das propriedades biomecânicas dos implantes de uso comum e das falhas observadas dará aos clínicos uma compreensão ampla que os ajudará nos cuidados ao paciente.

No estudo da biomecânica, no que tange à fixação das fraturas, permanece a pergunta mecânica fundamental: O sistema de fixação é estável e forte o suficiente para que seja possível a pronta mobilização do paciente, antes de completada a consolidação óssea? Tal mobilização deverá ocorrer de modo a não atrasar a consolidação, nem criar uma deformidade óssea, nem danificar o implante; contudo, deverá ser suficientemente flexível para permitir a transmissão de forças para a fratura em processo de consolidação, para que ocorra estimulação da união. Um adágio comum en tre ortopedistas ensina que "a consolidação de uma fratura é uma corrida entre a consolidação óssea e a falha do implante". Assim, é essencial que o clínico tenha um conhecimento profundo dos conceitos biomecânicos, no que se relacionam aos ossos, fraturas e implantes, para que possa oferecer o tratamento apropriado a seus pacientes com fraturas.

CONCEITOS BÁSICOS

Antes da descrição do desempenho dos sistemas de fixação das fraturas, é preciso que alguns conceitos básicos aplicados à biomecânica sejam devidamente compreendidos. Uma *força* faz com que um objeto acelere ou desacelere. A força tem *magnitude* (intensidade da força) e funciona em determinada direção, denominada *vetor*. Não importa qual a complexidade do sistema de forças que atua sobre um osso – cada força pode ser desmembrada em seus componentes vetoriais (que formam um triângulo de 90º com a força). Qualquer de seus vários componentes, atuando na mesma direção ou em direções diferentes, pode ser adicionado para gerar a *força resultante*. Conforme se pode observar na Figura 1.1, um exemplo simplificado da articulação do quadril demonstra que as forças atuantes na região do quadril são o peso do corpo, a força reativa da articulação e os abdutores do quadril. Considerando que o quadril, nesse exemplo, encontra-se em repouso, a força resultante deve ser igual a zero; portanto, se o peso do corpo e as forças dos abdutores do quadril forem conhecidos, a força reativa da articulação poderá ser calculada por meio dos componentes x e y de todas as forças. Do mesmo modo, o conhecimento das forças incidentes em torno de uma fratura ajudará o cirurgião a entender as forças deformantes, as manobras de redução e também a aplicação adequada dos implantes que melhor possam estabilizar a lesão. Tanto a escolha do modelo dos implantes como sua aplicação pelo cirurgião devem ser feitos com esses conceitos em mente, para que os implantes possam suportar as cargas mecânicas aplicadas sem que venha a ocorrer qualquer ruptura.

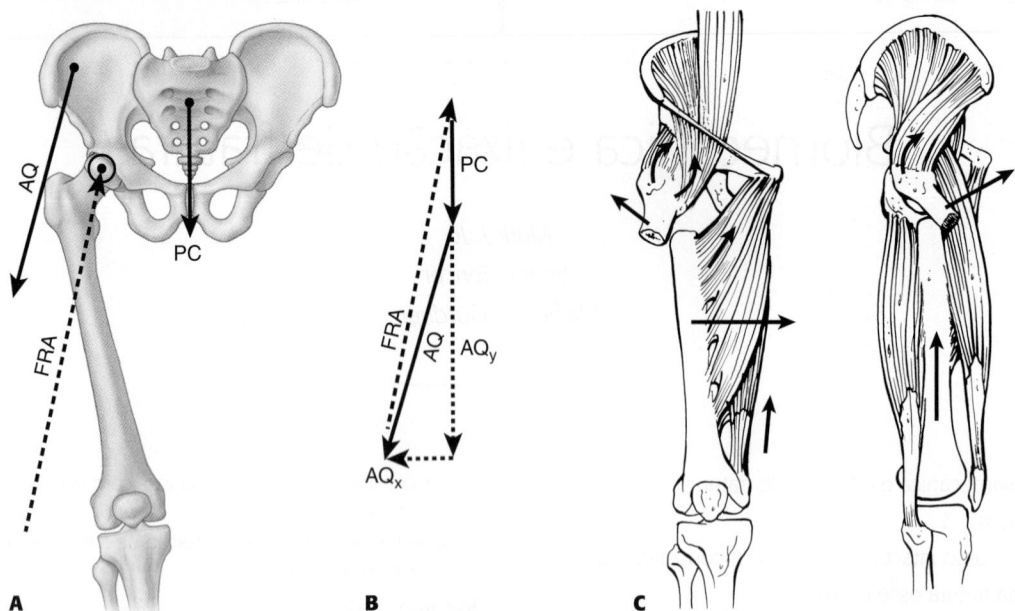

FIGURA 1.1 Os vetores de força atuantes em diferentes partes do corpo são uma culminação de forças dos músculos, tendões, ligamentos e de forças externas. **A:** Exemplo simplificado de vetores de força atuando na articulação do quadril. AQ, abdutores do quadril; PC, peso corporal; FRA, força reativa articular. **B:** Com o uso dos componentes vetoriais x e y, das forças atuantes na região do quadril, a força reativa articular (FRA) pode ser calculada, pois se o quadril estiver em repouso, o somatório de todas as forças deverá ser igual a zero. AQ_y (componente vertical da força AQ); AQ_x (componente horizontal da força AQ). **C:** A compreensão das forças que são aplicadas na área de uma fratura pode ajudar o cirurgião a entender as forças deformantes, ajudando-o nas estratégias de redução e fixação.

As duas cargas principais incidentes em um osso longo são aquelas causadoras do seu deslocamento em uma direção linear (translação) e as que provocam sua rotação ao redor do centro de uma articulação. Os músculos, normalmente, causam a rotação de um osso (p. ex., o bíceps faz com que o antebraço seja mobilizado em flexão e supinação, e o tibial anterior provoca dorsiflexão do pé). Quando uma força causa rotação, é denominada *momento*, e possui um *braço de momento*. O braço de momento é o braço da alavanca contra o qual a força atua para causar rotação. Trata-se da distância perpendicular da força muscular a partir do centro de rotação da articulação. Conforme mostra a Figura 1.2, o momento ou força rotacional é afetado não só pela magnitude da força aplicada, mas também por sua distância com relação ao centro de rotação. No exemplo, dois momentos atuam sobre o braço estendido. O peso transportado na mão, e também o peso da mão e do antebraço, fazem com que o braço faça rotação para baixo, enquanto a força muscular balanceadora rotaciona o antebraço para cima. O equilíbrio é alcançado pelo balanceamento dos momentos, de tal forma que o antebraço não faça rotação e o peso possa ser transportado. Devemos notar que, para que o equilíbrio seja alcançado, a força muscular deve ser oito vezes maior do que o peso do objeto, antebraço e mão, porque seu braço de momento, ou distância desde o centro da articulação, tem apenas um oitavo do comprimento.

As forças básicas – compressão, tensão, torção e encurvamento (ou angulação) – fazem com que o osso se comporte de maneira previsível. Uma *força compressiva* (Fig. 1.3) resulta em um encurtamento do comprimento do osso, enquanto a tensão faz com que ocorra alongamento. A *torção* faz com que o osso fique torcido em torno de seu eixo longitudinal, enquanto que a força de angulação faz com que o osso faça um arco no centro. Quando essas forças são suficientemente grandes a ponto de causar a fratura do osso, o resultado é representado por padrões de fratu-

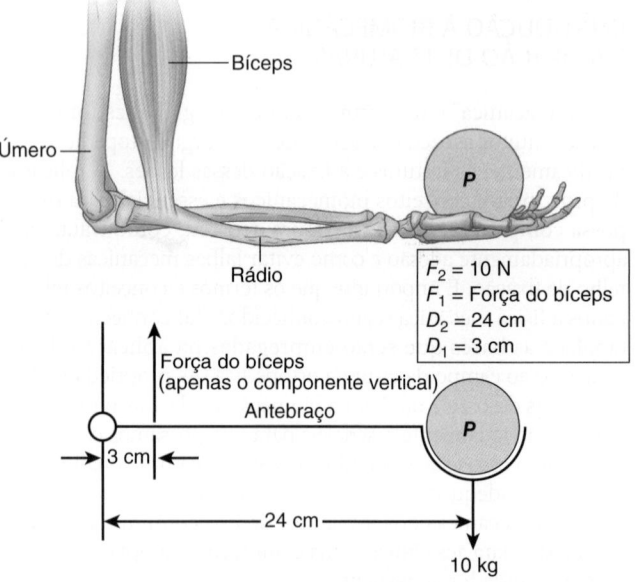

FIGURA 1.2 Neste exemplo simplificado de um diagrama corporal livre, o braço esticado é uma alavanca e se encontra em repouso. A força rotacional, ou o momento, está centrada na área do cotovelo. Esse momento é definido como o produto do peso (objeto + antebraço + mão) (F_2) e a distância desde o cotovelo (d_2). Esse momento precisa ser contrabalançado por um momento em uma direção oposta. Neste exemplo, o componente vertical da força do bíceps (F_1) é a força contraposta. O braço de alavanca dessa força é a distância que vai desde o cotovelo até a inserção do bíceps (d_1). A força do bíceps é calculada pela fórmula 10 kg × 24 cm = F_1 × 3 cm. Assim, F_1 = 80 N. A força do bíceps é muito maior do que o peso do objeto, do braço e da mão, porque seu braço de alavanca é menor.

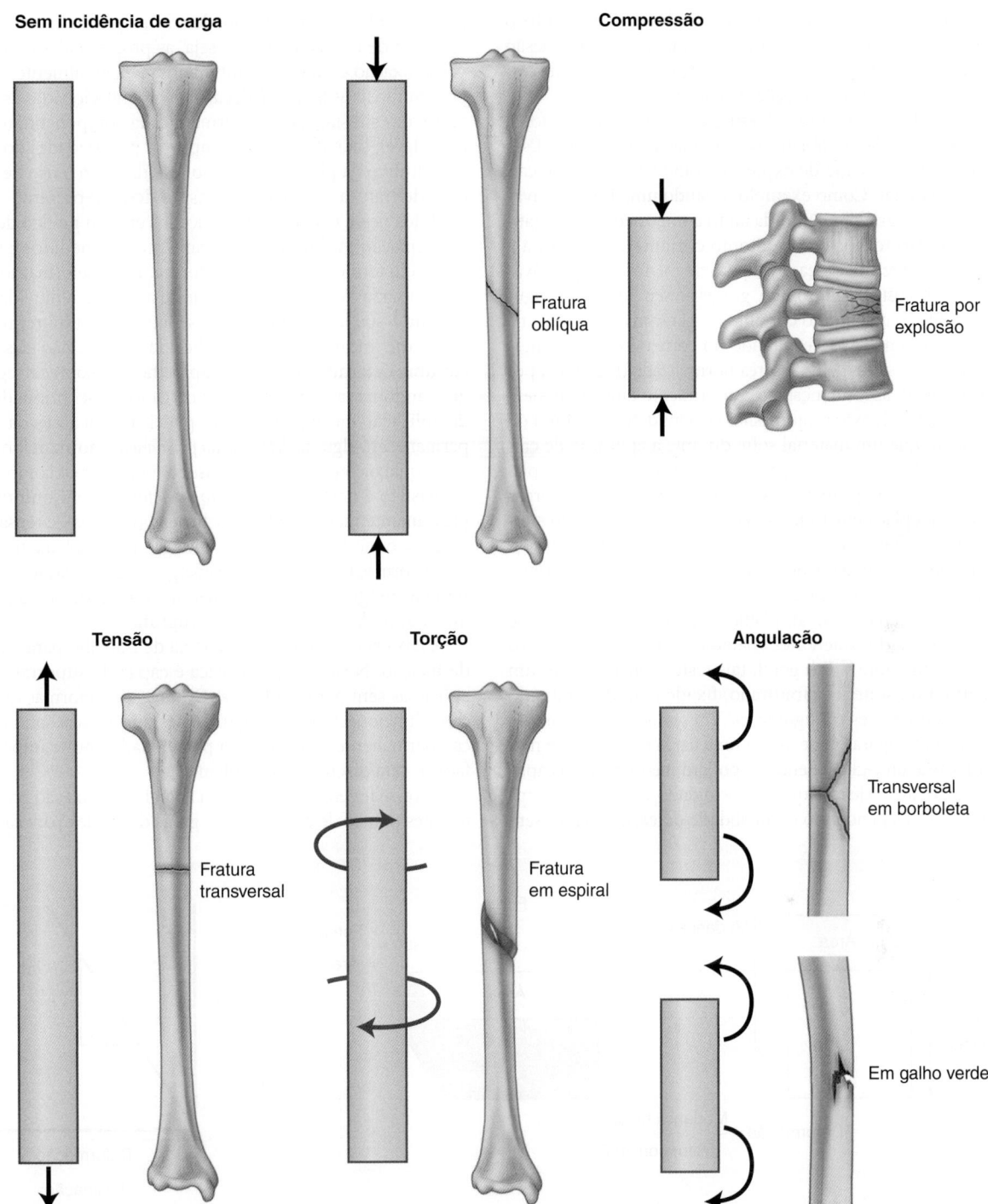

FIGURA 1.3 Forças básicas: Sem incidência de carga, a compressão diminui o comprimento e pode levar a uma linha de fratura oblíqua, ou à cominuição; a tensão pode acarretar uma fratura transversal. Em geral, as forças torcionais causam um padrão em espiral. As forças de angulação geram forças compressivas em um dos lados e forças tênseis no outro. Essa situação pode resultar em uma fratura transversal no lado da tensão e em cominuição (no clássico padrão "em borboleta") no lado da compressão. Na população pediátrica, as forças de angulação também podem resultar em fraturas incompletas ou "em galho verde".

ra característicos que podem ser identificados nas radiografias. A compreensão dessas forças pode ajudar a entender as circunstâncias das forças que estavam presentes por ocasião da fratura. As forças compressivas podem causar linhas de fratura oblíquas, ou podem resultar em cominuição e fragmentação do osso. Em geral, as forças *tênseis* causam linhas de fratura transversais, enquanto a torção pode causar fraturas em espiral. As forças de angulação causam tensão compressiva em um dos lados e resistência tênsil no outro. As forças de flexão também podem causar deformação plástica no osso imaturo ou flexível ou resultar em fraturas parciais. As fraturas parciais também são conhecidas como fraturas "em galho verde" e são comumente observadas na população pediátrica. Em um osso com maior rigidez, as forças tênseis resultam em uma linha de fratura transversal, e as forças compressivas provocam cominuição, normalmente exibindo o fragmento em borboleta característico. Em muitos casos, a lesão é causada por uma combinação dessas forças, e o padrão de fratura pode exibir uma combinação de padrões.

Conforme ilustra a Figura 1.4, *estresse* é simplesmente a força dividida pela área de um objeto sobre o qual a força incide. Essa é uma forma conveniente de expressar como a força afeta localmente um material. Como exemplo, quando uma força equivalente (golpe de martelo) é aplicada tanto a um osteótomo cortante como a outro rombo, o osteótomo cortante concentrará a mesma força sobre uma área de superfície menor, comparativamente à área do osteótomo rombo, graças ao seu fio de corte aguçado. Portanto, o osteótomo cortante irá gerar maior estresse na interface osteótomo-osso, resultando no corte do osso. Da mesma forma que o estresse é uma força normalizada (i. e., força por unidade de área), as mudanças no comprimento também podem ser normalizadas. Tensão é simplesmente a mudança da altura ou comprimento que um material sofre durante a aplicação de carga, dividida pela sua altura original ou comprimento. Se duas placas de diferentes comprimentos são, ambas, submetidas a cargas que alongam a placa em 1 cm, a placa mais curta terá sido submetida a maior deformação, pois a mudança no comprimento se alastra ao longo de uma distância menor, em comparação com o que ocorreu na placa mais longa.

Os testes mecânicos são amplamente empregados na análise das propriedades dos diferentes aparelhos, e também em novos modelos de implante.[67] Em geral, tais testes consistem em um osso (natural ou sintético) fraturado, fixado com determinado implante em diferentes configurações. Em seguida, esse aparelho é acoplado a um aparato que aplica uma carga específica de maneira constante ou cíclica. Sensores podem medir as forças aplicadas ao osso, além de qualquer deformidade, ou eventual ruptura (Fig. 1.5). Dependendo da finalidade do experimento, será possível coletar dados que medem as *propriedades estruturais* do aparelho de fixação óssea, ou seja, as propriedades do dispositivo de fixação e do osso combinados. Opcionalmente, os dados podem medir as *propriedades do material* relacionadas às propriedades das substâncias que formam cada componente (osso, aço inoxidável, titânio). Nesse exemplo, as propriedades do material constitutivo da placa estão sendo testadas com o uso de um modelo de fratura. O gráfico correspondente representa os dados medidos nesse experimento, lançados em um gráfico de tensão-deformação. A força e o deslocamento são medidos e normalizados em termos de tensão e deformação. A deformação inicial é denominada *elástica* porque, quando a carga é removida, a placa retorna à sua forma original. Esse fenômeno está representado pela parte linear do gráfico, conhecida como região elástica. Mas em uma determinada carga, o aparelho fica sobrecarregado, ingressando na faixa *plástica*. Se a carga for descontinuada depois da aplicação da carga na região plástica, mas antes da ruptura, permanecerá alguma *deformação permanente* no aparelho. O ponto no qual o comportamento elástico muda para o comportamento plástico é denominado *ponto de deformação*. Conforme já foi previamente mencionado, a inclinação da curva de tensão-deformação é o módulo elástico (de Young). A área sob a curva de tensão-deformação é denominada energia de deformação, que representa a energia absoluta. *Resistência* é o grau de energia que um material pode absorver antes da ruptura.

A faixa elástica representa a faixa de trabalho para o aparelho de fixação. Nessa região, a placa é capaz de suportar as forças aplicadas sem perder a forma. O ponto de deformação define a carga funcional máxima segura, antes que a placa sofra deformação permanente. Uma terceira propriedade, muito importante, a fadiga, será discutida mais adiante.

Deve-se ter em mente que um aparelho de fixação pode ter diferentes pontos de deformação e graus de rigidez para cargas atu-

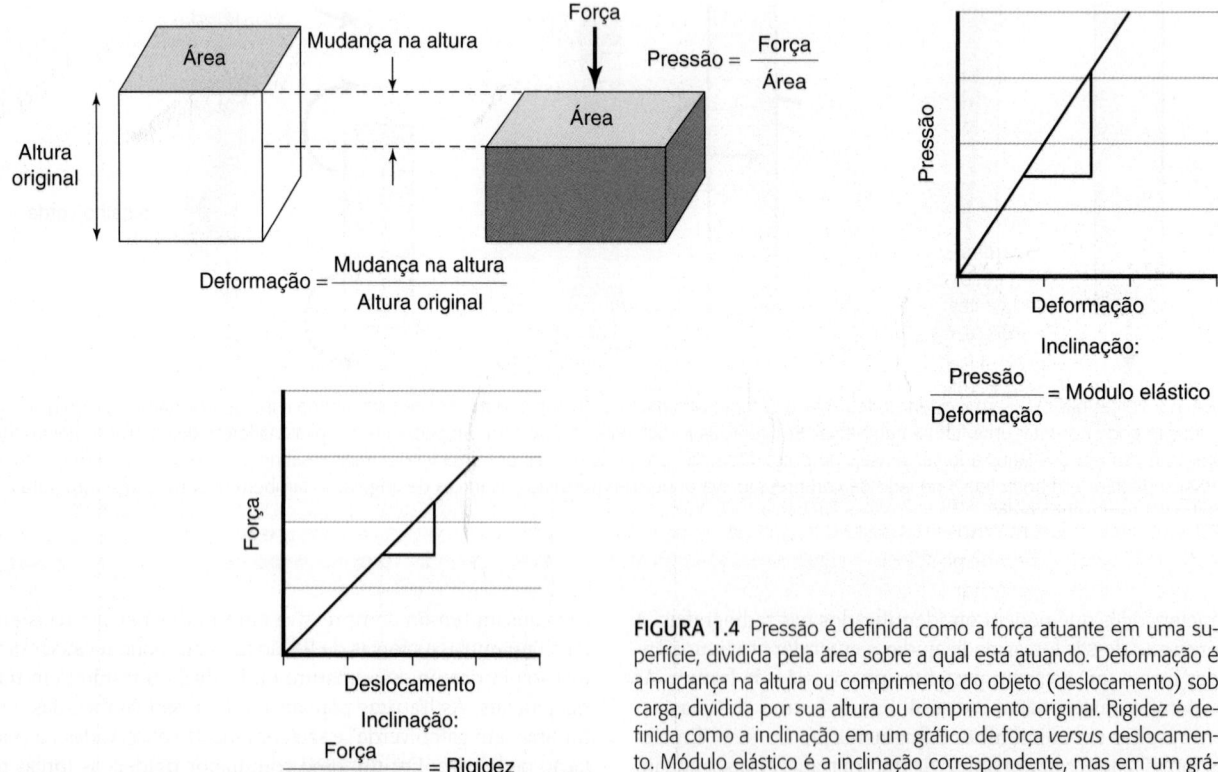

FIGURA 1.4 Pressão é definida como a força atuante em uma superfície, dividida pela área sobre a qual está atuando. Deformação é a mudança na altura ou comprimento do objeto (deslocamento) sob carga, dividida por sua altura ou comprimento original. Rigidez é definida como a inclinação em um gráfico de força *versus* deslocamento. Módulo elástico é a inclinação correspondente, mas em um gráfico de estresse *versus* deformação.

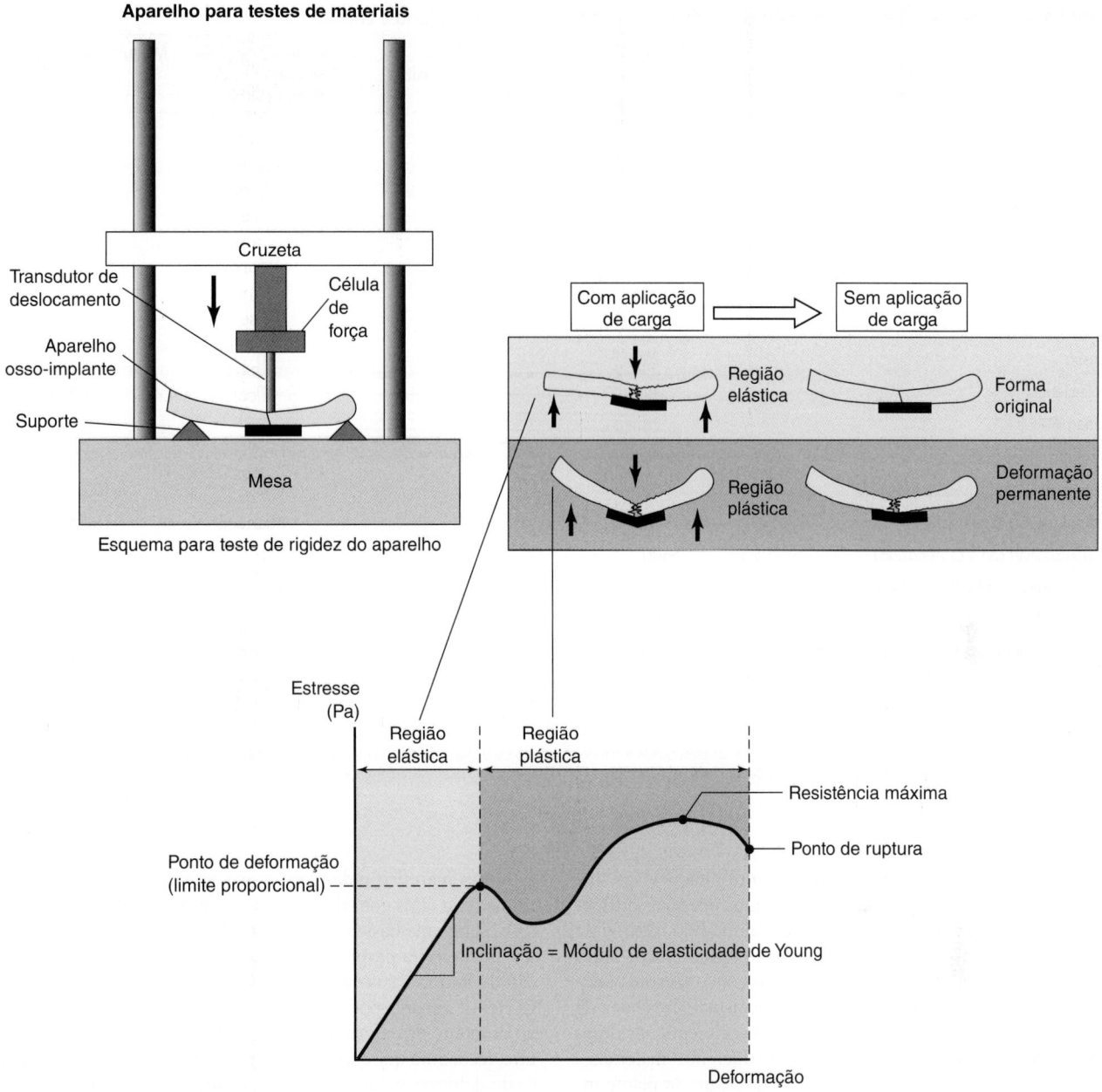

FIGURA 1.5 Ao alto, à esquerda: Esquema de uma máquina de fixação em uma máquina para testes mecânicos. Neste exemplo, um osso longo está fixado com uma placa e submetido a encurvamento. **Ao alto, à direita:** O aparelho durante a aplicação de carga, na região elástica e na região plástica. **Abaixo:** As mensurações resultantes obtidas com o uso do aparelho de teste, que mede o estresse e a deformação no ponto de aplicação da carga. O gráfico demonstra a região elástica, na qual a placa funciona como uma mola, retornando à sua forma original em seguida à descontinuação da carga; a região plástica, em que a placa pode sofrer deformação permanente; e a carga até a ruptura, em que a placa se quebra. A área por baixo da curva é a resistência do material, ou a quantidade de energia que o material pode absorver antes da ruptura.

antes em diferentes direções. Um exemplo é o aparelho com um fixador externo com semipinos aplicado à tíbia, com os pinos orientados na direção anterior-posterior. A rigidez é muito maior na angulação anterior-posterior (flexão/extensão), comparativamente à angulação medial-lateral (em varo/valgo) para esse aparelho. Outra propriedade que deve ser levada em consideração é o *trabalho realizado* na deformação de um aparelho de fixação. O produto da força aplicada pela distância de encurvamento do aparelho é definida como trabalho realizado, representado pela área sob a curva de força-deslocamento no gráfico da Figura 1.4. Um determinado material pode ser flexível e resistente (p. ex., borra-

cha, ou o osso de uma criança, que sofre deformação, mas é de difícil fratura), ou rígido e quebradiço (p. ex., vidro, o osso de um idoso), se não for capaz de absorver grande quantidade de deformação sem sofrer fratura.

Os fatores que governam a rigidez e o ponto de deformação são o material de que é feito o dispositivo de fixação e sua forma. Um aparelho manufaturado com materiais com módulo elástico mais alto será mais rígido (p. ex., o aço inoxidável é mais rígido do que o titânio) (Tabela 1.1). A rigidez de um aparelho é encontrada pela divisão da força aplicada pela deformação exibida pelo aparelho. O módulo *elástico* (ou *de Young*) é determinado pela di-

TABELA 1.1 Propriedades mecânicas básicas de materiais biológicos e implantes comuns

Material	Resistência tênsil máxima (MPa)	Resistência compressiva máxima (MPa)	Limite de elasticidade (defasamento de 0,2%) (MPa)	Módulo elástico (MPa)
Músculo	0,2			
Pele	8			50
Cartilagem	4	10		20
Fáscia	10			
Tendão	70			400
Osso cortical	100	175	80	15.000
Osso esponjoso	2	3		1.000
Gesso	70	75	20	
Polietileno	40	20	20	1.000
Teflon PTFE	25			500
Cimento ósseo acrílico	40	80		2.000
Titânio (puro, trabalhado a frio)	500		400	100.000
Titânio (Al-4V) (liga F 136)	900		800	100.000
Aço inoxidável (316 L) (recozido)	>500		>200	200.000
Aço inoxidável (trabalhado a frio)	>850		>700	200.000
Cromo cobalto (fundido)	>450		>50	20.000
Cromo cobalto (forjado, recozido)	>300		>300	230.000
Cromo cobalto (forjado, trabalhado a frio)	1.500		1.000	230.000
Superligas (CoNiMo)	1.800		1.600	230.000

(Resistência tênsil máxima, ou força máxima em tensão, limite de elasticidade a um defasamento de 0,2%, a resistência na qual a deformação no material [mudança no comprimento/comprimento original] é igual a 0,2%, um padrão habitual para metais, módulo elástico ou estresse/deformação.)

visão do estresse aplicado pela deformação resultante (Figs. 1.4 e 1.5). A Tabela 1.1 lista os módulos de alguns materiais ortopédicos comuns. Conforme podemos notar, o módulo elástico da liga de titânio equivale a aproximadamente metade daquele do aço inoxidável; assim, diante de duas placas com o mesmo tamanho e forma, a placa de titânio terá cerca de metade da rigidez da placa de aço inoxidável. Tal fato deve ser levado em consideração ao utilizar novos dispositivos feitos de diferentes materiais.

Outro conceito é como forma e tamanho de um implante influenciam a carga que o dispositivo pode suportar. Conforme mostra a Figura 1.6, uma placa típica utilizada na fixação de uma fratura é mais larga em comparação com sua espessura. Assim, a placa é efetivamente mais rígida quando a carga é aplicada à sua borda estreita, e não à superfície larga da placa. Isso ocorre porque, quando uma carga é aplicada à borda estreita da placa, o material que opõe resistência à carga se distribui até pontos mais distantes do seu centro (devemos observar que, nesse exemplo, o material da placa não mudou – apenas sua orientação com relação à carga aplicada). Esse conceito da distribuição do material se reflete na propriedade da forma – o *momento de inércia*. O momento de inércia proporciona uma medida de como o material está distribuído na secção transversal do objeto, com relação à carga a ele aplicada. Quanto mais distante o material estiver do centro da barra, maior será a sua rigidez. Barras em "I" de aço foram desenvolvidas com o objetivo de tirar partido desse conceito; ou seja, a aquisição de maior rigidez com a mesma quantidade de material. No caso de objetos cilíndricos sólidos, como as hastes, pinos ou parafusos, sua rigidez está relacionada à quarta potência do seu raio. Conforme está ilustrado na Figura 1.6, para as hastes manufaturadas com o mesmo material, uma haste intramedular (IM) com diâmetro de 16 mm é 1,7 vezes mais rígida do que uma haste com 14 mm $(8/7)^4 = 1,7$]).

Uma terceira propriedade importante de um aparelho de fixação de fratura é sua capacidade de resistir à *fadiga* sob uma carga cíclica. A carga pode ser aplicada de modo a permanecer abaixo do ponto de deformação do aparelho, mas mesmo assim criar uma rachadura que aumente progressivamente. Isso abaixa o ponto de deformação do material e os estresses locais acabarão por exceder o ponto da deformação, fazendo com que o aparelho apresente ruptura (Fig. 1.7). Alguns materiais possuem um *limite de fadiga*, de tal modo que podem suportar certo nível de carga indefinidamente, sem que ocorra ruptura. Um aspecto importante do desempenho, em termos de fadiga, de um aparelho de fixação é o efeito de um concentrador de estresse (*stress riser*). Em materiais completamente uniformes, os estresses serão praticamente idênticos em qualquer ponto do material. Mas os dispositivos de fixação de uso comum possuem orifícios, roscas de parafuso e outras características em que a forma muda, levando a uma mudança das propriedades do material. São os pontos de transição que criam um concentrador de estresse. É preciso também levar em consideração a interface na extremidade de um aparelho de fixação. A extremidade da placa ou da haste gera uma transição abrupta entre o metal e o osso, dando origem a um concentrador de estresse. Embora nem sempre isso possa ser evitado, o posicionamento da extremidade do implante em uma área de estresse intenso, por exemplo, a região subtrocantérica do fêmur, pode acarretar fraturas periprotéticas (Fig. 1.8). Essas fraturas podem ser secundárias a outro evento traumático, ou po-

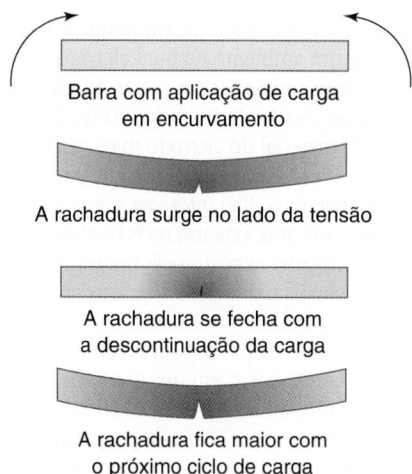

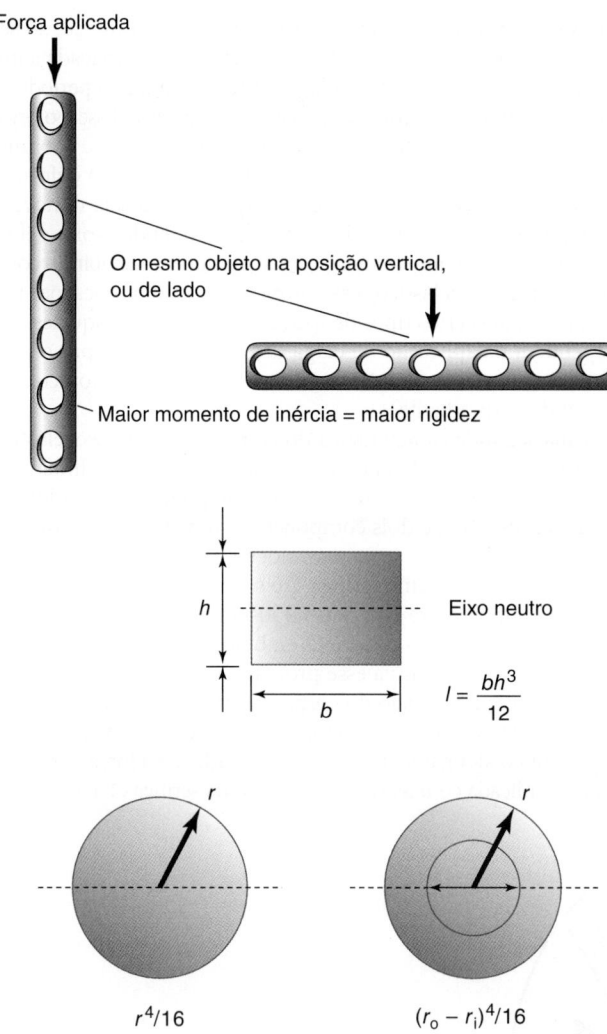

FIGURA 1.6 O conceito de momento de inércia, ou o efeito da geometria de um objeto em sua rigidez. **Acima:** Observando uma placa típica utilizada na fixação de fraturas, quando a carga é aplicada sobre a superfície mais larga, a placa demonstra menor rigidez do que quando a carga é aplicada sobre a superfície mais estreita. Isso ocorre porque a distribuição do material avança até um local mais distante, com relação ao ponto de aplicação da carga. **Abaixo:** Momento de inércia é um termo empregado para descrever como o material está distribuído em determinado objeto. No caso de um objeto retangular sólido como a placa, o momento de inércia (I) e a rigidez aumentam diretamente com a largura (b) da placa e com o cubo de sua altura (h). No caso de um cilindro sólido, como um pino ou parafuso, o momento de inércia aumenta com a quarta potência do seu raio (r). Portanto, uma haste IM de 16 mm de diâmetro tem rigidez 1,7 vezes maior do que uma haste de 14 mm, e é 2,3 vezes mais rígida do que uma haste de 13 mm, se todas as hastes forem manufaturadas com o mesmo material. No caso de um cilindro oco, por exemplo, uma haste intramedular, o raio do diâmetro interno (r_i) é subtraído do raio do diâmetro externo (r_o). O momento de inércia ainda aumenta pela quarta potência.

FIGURA 1.7 Um concentrador de estresse é uma região de um objeto na qual os estresses são mais intensos, em comparação com o material circunjacente. Utilizando o exemplo de uma placa para fixação de fratura submetida a encurvamento, a superfície inferior sofre alongamento sob carga. Na região das forças tênseis mais elevadas, um arranhão começa a evoluir para uma fissura, que se fecha quando a carga é descontinuada; em seguida, a fissura se abre novamente, dessa vez um pouco maior, com um novo ciclo de carga, e poderá crescer até que, finalmente, a placa sofra ruptura. O crescimento dessas fissuras e rachaduras fica acentuado pela corrosão decorrente do estresse, pelo mau contato osso-osso no local fraturado, e por cargas aplicadas por pacientes mais pesados.

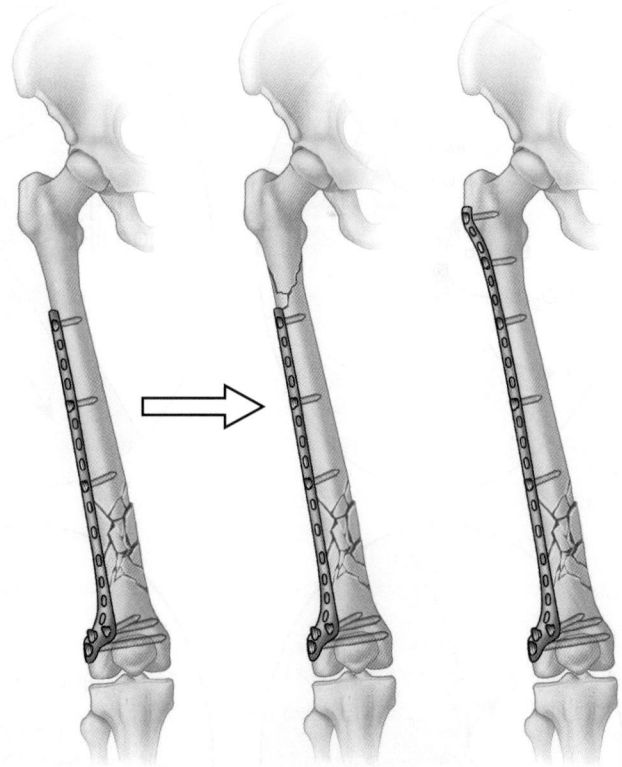

dem ser causadas pela aplicação de cargas cíclicas e por ruptura por fadiga no concentrador de estresse. Assim, nessa situação deve-se usar uma placa mais longa, que ultrapasse a área de estresse elevado, particularmente em áreas de má qualidade óssea.

Um arranhão também pode causar um pequeno concentrador de estresse local. Quando imerso no ambiente salino do corpo, pode ocorrer *corrosão por estresse*. A corrosão por estresse combina os efeitos do crescimento local da rachadura, resultante da apli-

FIGURA 1.8 A presença de um concentrador de estresse na extremidade de um aparelho de fixação de fratura pode causar problemas, se essa for uma região de estresse elevado. Neste exemplo, uma fratura de diáfise do fêmur está fixada com uma placa lateral. Se a extremidade da placa estiver situada na região subtrocantérica de estresse elevado, haverá o risco de que o concentrador de estresse contribua para a ocorrência de uma fratura periprotética. Para que essa complicação seja evitada, pode-se usar uma placa mais longa, que ultrapasse essa área de estresse elevado.

cação cíclica de cargas, com a corrosão galvânica. O termo *pilha galvânica* descreve um ambiente no qual elétrons fluem do material mais negativo para o mais positivo, quando imerso em um condutor líquido (nesse caso, solução salina) (Fig. 1.9). Na verdade, ocorre remoção de material do eletrodo mais negativo, por exemplo, a superfície da placa durante a corrosão galvânica. Em uma fratura fixada, os materiais diferentes são a superfície da placa (p. ex., de aço inoxidável), que cria um revestimento superficial oxidado, e o mesmo material exposto pela fissura de fadiga que ainda não formou a película oxidada. O líquido condutor é o sangue e a solução salina existentes nos tecidos circunjacentes. A corrosão galvânica pode acelerar a ruptura do implante, mesmo quando o implante está recebendo carga em um ponto bem abaixo do seu ponto de deformação, por aumentar a velocidade de crescimento da fissura. Isso ocorre porque, além da propagação mecânica no local da fissura, o material nessa fissura está sendo removido pelo processo corrosivo. Outro mecanismo de corrosão, denominado *atrito*, resulta quando ocorre fricção entre as superfícies de dois implantes, por exemplo, a cabeça de um parafuso contra a superfície da placa onde o implante está inserido. A *corrosão por fissura*, que não é comum em materiais ortopédicos modernos, decorre da formação de pequenas pilhas galvânicas na superfície do implante, resultando na formação de fissuras à medida que a corrosão do material vai avançando.[26]

Outra propriedade básica é a *viscoelasticidade* (Fig. 1.10). Os materiais biológicos não funcionam exclusivamente como molas, por ocasião da aplicação de uma carga. Uma mola sofre deformação sob carga e, em seguida, retorna à sua forma original, ao ser liberada a carga. Como exemplo, se uma carga for aplicada a um tendão, e se a carga for mantida durante determinado período, o tecido continuará a deformar, ou sofrerá *estiramento*. Esse é o princípio básico subjacente aos exercícios de alongamento. Sob uma carga constante, uma placa metálica de fixação sofrerá deformação e permanecerá nesse estado até que a carga seja removida (comportamento elástico). Por outro lado, o tendão sofre deformação elástica e também uma ação de estiramento, exibindo comportamento viscoelástico. Essa propriedade tem implicações importantes para certos tipos de fixação, especialmente aqueles que dependem da aplicação de carga dos tecidos moles, por exemplo, certos tipos de fixação da coluna vertebral (esse tópico será discutido mais adiante).

Uma segunda característica do comportamento viscoelástico é a *dependência da velocidade de aplicação da carga*. Em linhas gerais, o alongamento de um tecido mole pode ser considerado como a distensão de dois componentes, um elástico e outro viscoso. Exemplificando, vamos considerar uma mola conectada em série ao êmbolo de uma seringa. Ao ser aplicada uma força compressiva, a mola sofre compressão instantânea, o que representa a resposta elástica do tecido. O êmbolo da seringa começa seu deslocamento e continua esse processo, enquanto empurra o líquido através do orifício do corpo da seringa. Se a força permanecer constante, o êmbolo continuará com seu movimento, o que representa o alongamento viscoso do tecido. Se a força compressiva for aplicada com lentidão, o êmbolo da seringa oferecerá pou-

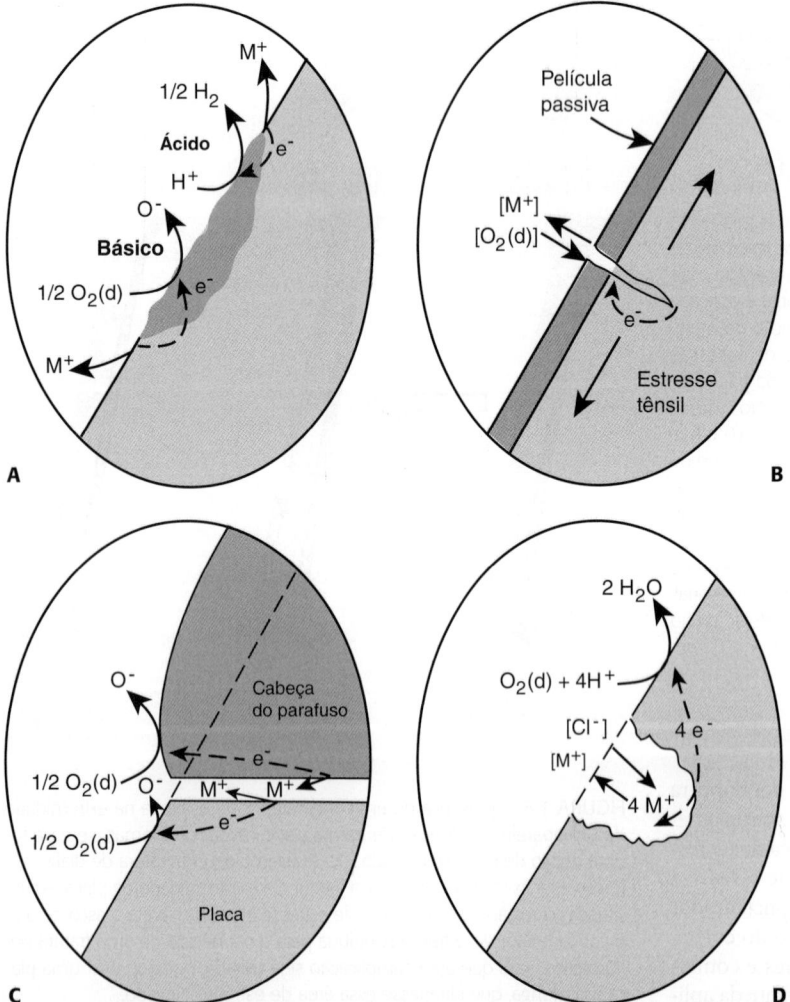

FIGURA 1.9 A: Ilustração de corrosão por fissura, em decorrência da presença de uma pilha galvânica causada por uma impureza na superfície da placa e pela liberação de íons, M^+; disso resulta a perda de material e formação de uma fissura. **B:** A corrosão por estresse ocorre pela formação de uma pilha galvânica localizada entre o material na ponta da fissura, que apenas se abriu e não sofreu oxidação, e a superfície restante da superfície da placa, que está oxidada. Os íons liberados promovem o crescimento da fissura decorrente da aplicação de carga. **C:** Corrosão por atrito, causada pela perda da camada oxidada na superfície da placa, resultante da fricção da base do parafuso contra a placa. **D:** Corrosão galvânica ocorrente em torno de um arranhão ou depressão na placa.[26]

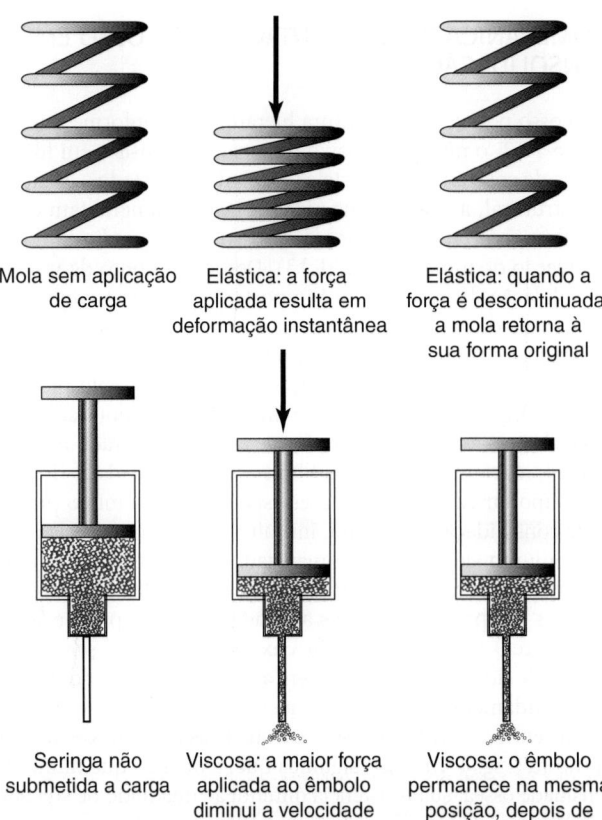

FIGURA 1.10 A resposta viscoelástica em um tecido biológico pode ser explicada se forem consideradas e combinadas as propriedades de dois dispositivos – uma mola simples e uma seringa cheia de líquido. O componente elástico – a mola – sofre compressão instantânea ao ser aplicada uma carga. Quando a carga é descontinuada, a mola retorna à sua forma original. Quando uma carga é aplicada ao componente viscoso – aqui representado pela seringa – o líquido é forçado para fora, através da agulha. Se a carga for descontinuada, o êmbolo não retornará, mas permanecerá em sua posição final, representando a propriedade de arrasto do tecido. Além disso, se a força for aplicada com maior velocidade ao êmbolo, haverá maior resistência ao movimento, o que explica a maior rigidez do tecido a cargas aplicadas com maior velocidade. Combinações desses componentes simples podem ser utilizadas na descrição das propriedades mecânicas dos tecidos biológicos.

ca resistência. À medida que a velocidade da aplicação de força for aumentando, aumentará a resistência da seringa ao movimento. Esse fenômeno representa o aumento na rigidez do tecido diante de velocidades mais altas de aplicação de carga. Em termos simples, a rigidez do tecido depende da velocidade de aplicação da carga.

Um exemplo bem conhecido de dependência da velocidade de aplicação de carga está relacionado à ruptura de ligamentos e ossos. Em baixas velocidades de aplicação de carga, o ligamento é uma estrutura mais fraca do que o osso e, em geral, o ligamento sofre ruptura em sua substância média. Por outro lado, sob velocidades mais altas de aplicação de carga, o ligamento se torna mais rígido, e a ruptura poderá ocorrer pela avulsão da inserção do ligamento ao osso. Ocorrerá *relaxamento de estresse* se a força aplicada, em vez de aumentar, permanecer constante. À medida que o líquido flui para fora da seringa, sem maior movimentação do êmbolo, a força interna diminui. Essas três propriedades – alongamento, relaxamento de estresse e de-

pendência da velocidade de aplicação de carga – compõem as três propriedades viscoelásticas básicas dos tecidos. Devemos ter em mente que o modelo empregado nessa discussão é um modelo de série linear simples, que se presta exclusivamente para as finalidades explicativas. Apesar disso, modelos mais complexos, que lançaram mão de combinações desses componentes básicos, já descreveram com sucesso as propriedades observadas dos tecidos. Outro exemplo de viscoelasticidade dos tecidos, além do tendão e de outros tecidos moles, pode ser observado no osso trabecular (p. ex., como se observa nas vértebras). Nesse caso, a estrutura trabecular funciona como o componente elástico (como a mola), enquanto que o processo de forçar o líquido intersticial através da matriz porosa, à medida que as trabéculas sofrem deformação, representa o componente viscoso. Em situações de velocidades mais altas de aplicação de carga, ocorre resistência ao fluxo, o que aumenta a pressão interna e, com isso, a rigidez da estrutura. Esses efeitos foram observados em altas velocidades de aplicação de carga, por exemplo, durante uma fratura (Fig. 1.11).[34]

Em resumo, ossos e articulações podem ser submetidos a forças variadas, mas essas forças podem ser desmembradas em componentes básicos que geram tensão, compressão, cisalhamento, torção e angulação. Essas forças provocam estresses internos, compressivos, tênseis e de cisalhamento no tecido. A rigidez de um aparelho de fixação aplicado com o objetivo de estabilizar uma fratura descreve o grau de deformação sob determinada carga incidente em uma direção específica. A rigidez pode variar com a direção, e depende muito da forma do apa-

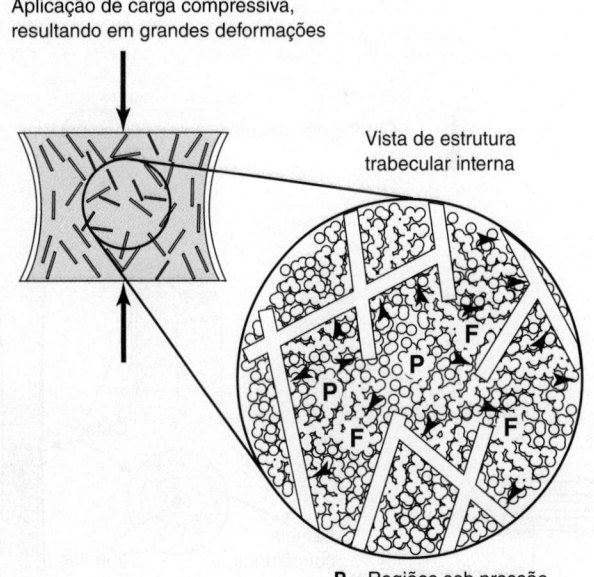

FIGURA 1.11 O osso trabecular exibe algumas características do modelo viscoelástico da mola e da seringa descrito na Figura 1.10, embora se deva ter em mente que este é um modelo idealizado. A estrutura trabecular funciona como o elemento elástico. Em condições de maiores velocidades de aplicação de carga, o líquido intersticial resiste ao fluxo através dos espaços trabeculares, provocando aumento da pressão interna e maior rigidez óssea. Essa característica anatômica permite que as vértebras e as extremidades metafisárias dos ossos longos resistam às cargas dinâmicas causadas por forças aplicadas com rapidez.[34]

relho de fixação. O efeito da forma é descrito no momento de inércia. Em combinação com o momento de inércia, o módulo elástico do material descreve o grau de rigidez que a fixação terá quando sob carga e sua capacidade de suportar as forças – por exemplo, o peso do paciente durante a deambulação. O insucesso da fixação resulta não apenas da aplicação de carga acima do ponto de deformação do aparelho, mas também como resultado de estresse repetitivo. A aplicação de carga repetida pode gerar o crescimento de uma fissura como concentrador de estresse, o que pode ser significativamente acentuado pela corrosão, quando o implante está mergulhado em líquidos corporais. Os tecidos biológicos se comportam de maneira viscoelástica, ou seja, eles sofrem estiramento sob carga constante, entram em um ciclo de estresse-relaxamento quando o alongamento é fixo, e aumentam sua rigidez à medida que vai aumentando a aplicação de carga. Neste capítulo, essas propriedades mecânicas serão descritas em unidades básicas de mensuração, que estão definidas na Tabela 1.2.

TABELA 1.2 Definições das unidades empregadas na descrição das propriedades básicas dos aparelhos em fraturas

Força, newtons (N) 1 N = 0,2246 lbs

Deslocamento, milímetros (mm)

Estresse, pressão, módulo, megapascals (MPa), em que 1 MPa = força de 1 N / área de 1 mm^2

Módulo = estresse / deformação, em que a unidades de estresse é o MPa; deformação não possui unidade

Deformação (não possui unidade); deformação = mudança no comprimento (mm) / comprimento original (mm)

BIOMECÂNICA DO OSSO INTACTO E DO OSSO EM CONSOLIDAÇÃO

O osso possui uma estrutura hierárquica. Conforme ilustra a Figura 1.12, o nível mais baixo da estrutura consiste em fibrilas únicas de colágeno com cristais de apatita incrustados. Neste nível estrutural, a alteração na razão colágeno-mineral tem efeito significativo no módulo elástico do osso,[32,34,41] que diminui com a depleção de minerais (Fig. 1.13). Desde um ponto de vista da consolidação da fratura, isso é importante, porque a mineralização do calo de consolidação avança ao longo de fases de crescente densidade mineral e de um correspondente aumento do módulo, à medida que a consolidação vai ocorrendo. No próximo nível de organização estrutural, é importante a orientação das fibrilas de colágeno.[9-12,57-59] Conforme está demonstrado na Figura 1.14, a orientação de suas fibras afeta a capacidade do osso para suportar cargas em direções específicas. Durante o processo de consolidação da fratura, inicialmente o calo se inicia como um conjunto aleatório e desorganizado de fibras, que progressivamente se reorganizam para obter maior rigidez ao longo das direções das principais cargas aplicadas (peso corporal e forças musculares) às quais o osso fica exposto. No nível seguinte, a densidade dos sistemas de Havers afeta a resistência do osso. Já foi repetidamente demonstrada a existência de uma lei das potências entre a densidade óssea e a sua resistência nesse nível de estrutura (Fig. 1.15). Isso significa que, à medida que diminui a densidade óssea, sua resistência diminui ao quadrado de sua densidade (ou seja, quando a densidade diminui pela metade, a resistência diminui por um fator de quatro). Isso forma a base para a previsão das mudanças na resistência do osso, como resultado de condições como a osteoporose. Analogamente, o módulo sofre mudança com a densidade óssea por uma potência equivalente a algo entre 2 e 3.[20,22,31,37,64] Foi demonstrado que medidas não

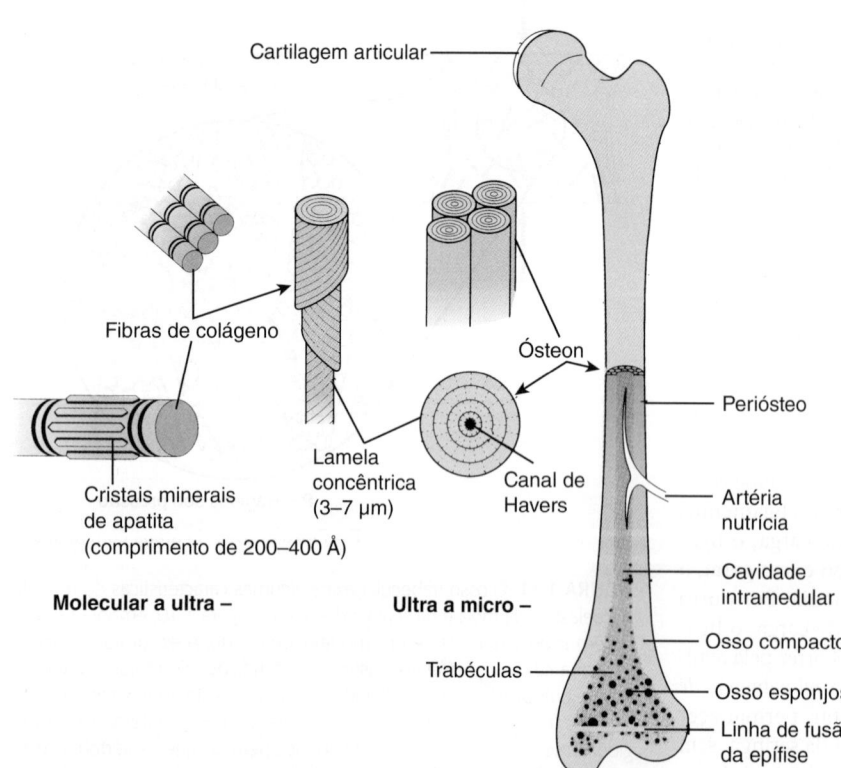

FIGURA 1.12 Demonstração da estrutura hierárquica do osso. No nível mais baixo de organização, a razão entre cristais de minerais e fibrilas de colágeno determina o módulo elástico do material combinado, conforme mostra a Figura 1.13. No nível seguinte, a orientação das fibras é fator importante para a determinação da diferença na resistência do osso em diferentes direções. No nível final, as lamelas das fibras ósseas formam sistemas de Havers que, sobretudo no osso cortical, estão orientadas na direção das maiores cargas que devem ser suportadas pelo osso.

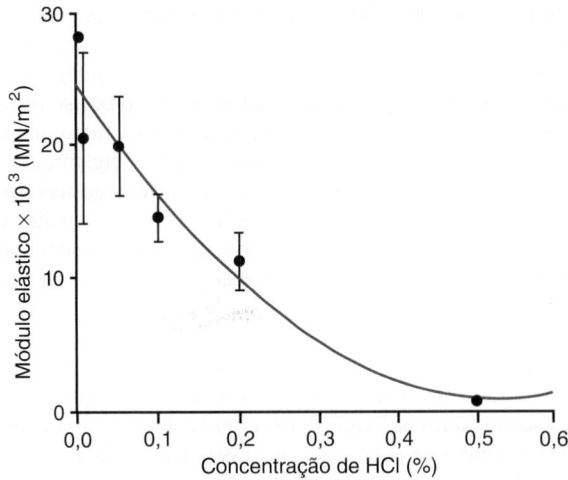

FIGURA 1.13 Módulo elástico de amostras de osso testadas em tensão em seguida à exposição a diferentes concentrações de HCl. Maiores concentrações de HCl desmineralizam progressivamente o osso, terminando por restar apenas o colágeno. Este diagrama ilustra a contribuição dos minerais ósseos ao módulo elástico tênsil do osso integral.[32]

invasivas de densidade óssea, por exemplo, a tomografia computadorizada quantitativa (TCQ), têm uma relação preditiva significativa com a resistência óssea.[2,45,46,108]

Vários fatores adicionais podem afetar a resistência do osso. Conforme já foi mencionado anteriormente, o osso é um material viscoelástico, cuja resistência e módulo aumentam com o aumento da velocidade de aplicação de carga (p. ex., na fratura, a aplicação de uma carga de impacto *versus* deambulação normal).[31,40,42,44,112,172] A geometria do osso, especificamente a área da secção transversal e a espessura da cortical, afeta seu momento de inércia e, portanto, sua resistência.[130] A idade também afeta as propriedades do osso. A força de angulação e o módulo aumentam com a mineralização do osso e sua maturação, desde a infância até a vida adulta, diminuindo lentamente desse ponto em diante,[44,45,166] e a capacidade de absorção da energia de impacto diminui com o envelhecimento,[43] à medida que o osso vai se tornando mais quebradiço. Defeitos ou orifícios no osso (p. ex., em decorrência da perfuração para a aplicação de parafusos) também afetam sua resistência.[29,32,49,102,111] A resistência do osso à torção

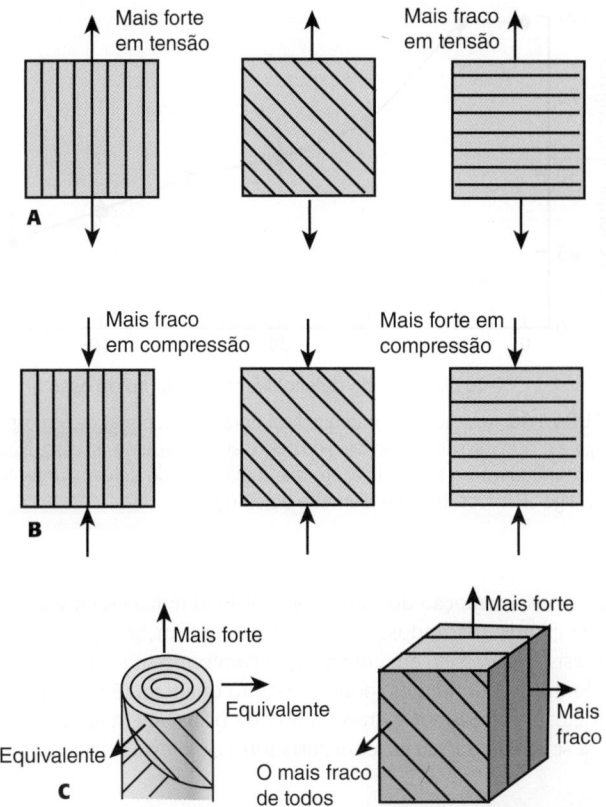

FIGURA 1.14 Efeitos da direção das fibras de colágeno na resistência a cargas aplicadas em diferentes direções. **A:** Sob carga tênsil, a disposição mais robusta é aquela em que as fibras de colágeno ficam paralelas à carga. **B:** Sob carga compressiva, o arranjo mais forte é o de fibras de colágeno perpendiculares à carga. **C:** No osso que precisa se adaptar a direções de carga diferentes, o arranjo do sistema de Havers gera uma direção mais forte ao longo do eixo, com forças aproximadamente iguais nas demais direções.[58]

diminui com o aumento do diâmetro do orifício ou defeito (Fig. 1.16). Com o aumento do diâmetro do orifício até 30% do diâmetro do osso, a resistência óssea diminui para algo em torno dos 50% da resistência do osso sem defeito. Uma consideração importante, aplicável nos casos de ressecção óssea (p. ex., em um caso de remoção de tumor), é a forma do orifício ou defeito resi-

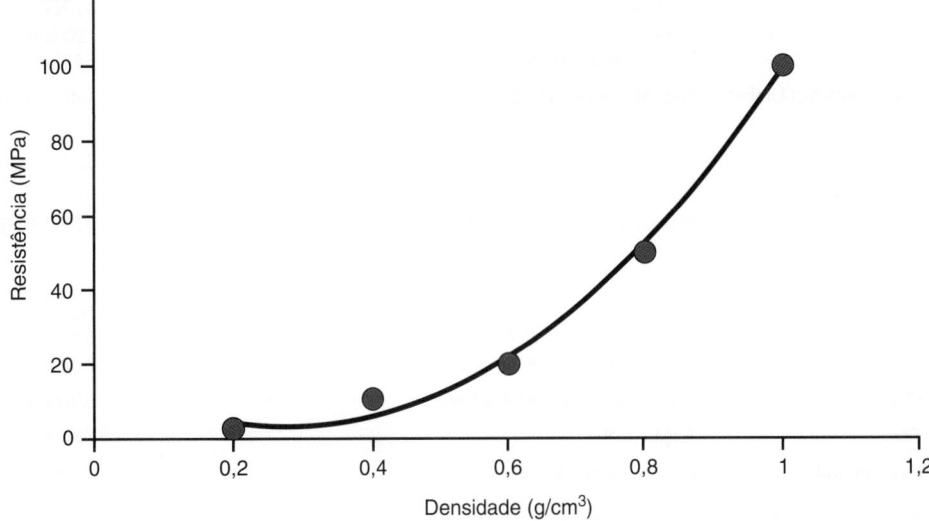

FIGURA 1.15 A relação entre a densidade do osso trabecular com a força compressiva e o módulo demonstra uma relação da lei das potências, de modo que essas propriedades diminuem por um fator aproximado de 4, quando a densidade cai pela metade.[34]

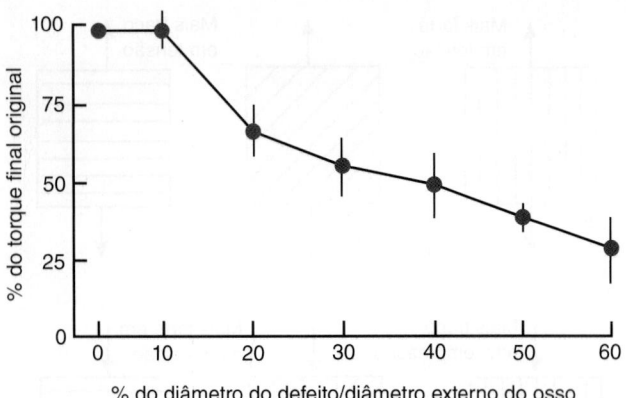

FIGURA 1.16 Relação entre o torque final (torque de ruptura) de um osso longo e o diâmetro do orifício dividido pelo diâmetro externo do osso. Não ocorre mudança no torque final até que o diâmetro do defeito aumente para algo além dos 10% do diâmetro do osso.[49]

dual após a remoção do tumor. Se o orifício remanescente apresenta cantos quadrados, ocorrerá uma diminuição significativa da resistência óssea, em comparação com o mesmo orifício com os cantos arredondados, porque o canto quadrado é um importante concentrador de estresse. Orifícios ovais ou circulares, embora sejam ainda, *per se,* concentradores de pressão, não contribuem para o efeito adicional do canto agudo.[36] A Tabela 1.3 resume as resistências de materiais ósseos corticais e trabeculares, além das resistências finais dos diversos ossos íntegros.

Conforme já foi discutido anteriormente, no processo de consolidação de uma fratura, a sua resistência fica afetada por mudanças em seu conteúdo mineral, diâmetro do calo e organização das fibras. O calo inicial se forma desde a superfície periosteal para o exterior, o que é mecanicamente benéfico, porque, à medida que o diâmetro externo da área de consolidação aumenta, seu momento de inércia – e portanto sua rigidez inicial – aumenta conforme ilustra a Figura 1.17.[128] A área da secção transversal aumenta progressivamente (conforme mostra a Fig. 1.18), da mesma forma que o conteúdo mineral do calo.[8] Os resultados mecânicos dessas mudanças no osso (ou seja, enquanto ocorre a consolidação da fratura) estão ilustrados na Figura 1.19. Com base nos testes de torção em ossos longos de coelho em processo de consolidação, foram observados aumentos progressivos em termos de rigidez e torque de pico até a ruptura com o passar do tempo.[168] Curiosamente, nesse experimento, a rigidez aparentemente alcançava valores normais antes do torque de pico até a fratura, demonstrando a existência de uma relação – embora não direta – entre a rigidez e a resistência. A Figura 1.19 demonstra que, depois de transcorridas quatro semanas (em ratos, cujos ossos consolidam rapidamente), a área da secção transversal começa a diminuir à medida que ocorre a remodelagem do osso para a forma normal, enquanto o tecido ósseo continua em seu processo de mineralização.

TABELA 1.3 Propriedades mecânicas do material ósseo e de ossos integrais em diferentes direções de aplicação de carga

Tipo de osso	Tipo de carga	Módulo elástico ($\times 10^9$ N/m²)	Estresse máximo ($\times 10^6$ N/m²)	Referência
Cortical	Tensão	11,4–19,1	107–146	57
				58
				93
				172
	Compressão	15,1–19,7	156–212	44
	Cisalhamento		73–82	
Esponjoso	Tensão	~0,2–5	~3–20	
	Compressão	0,1–3	1,5–50	34
				166
				64
	Cisalhamento		6,6 ± 1,7	157

Tipo de osso	Direção e tipo de carga	Resistência máxima	Referência
Coluna vertebral cervical	Impacto compressivo axial	980–7.400 N	93
	Extensão	57 N m	
	Flexão	120 N m	
	Encurvamento lateral	54 N m	
Coluna vertebral lombar	Impacto compressivo axial	1.400–9.000 N	22
			37
Articulação sacroilíaca	Impacto compressivo axial	3.450–3.694 N	
Colo do fêmur	Lateral a medial no trocanter	1.000–4.000 N	
	Impacto vertical na cabeça do fêmur	725–10.570 N	2
			103
			155
Fêmur	Torção	183 N m	
	De um impacto no joelho ao longo do eixo	6.230–17.130 N	
	Angulação em três pontos, posterior	21,2–31,3 N m	
Patela	Impacto perpendicular à anterior	6.900–10.012 N	
Tíbia	Torção axial	101 ± 35 N m	
Pé e tornozelo	Impacto perpendicular à sola	4.107–6.468 N	15
			63

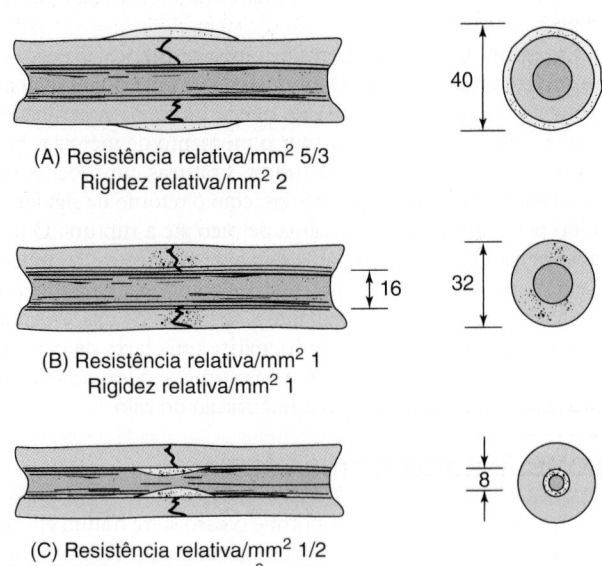

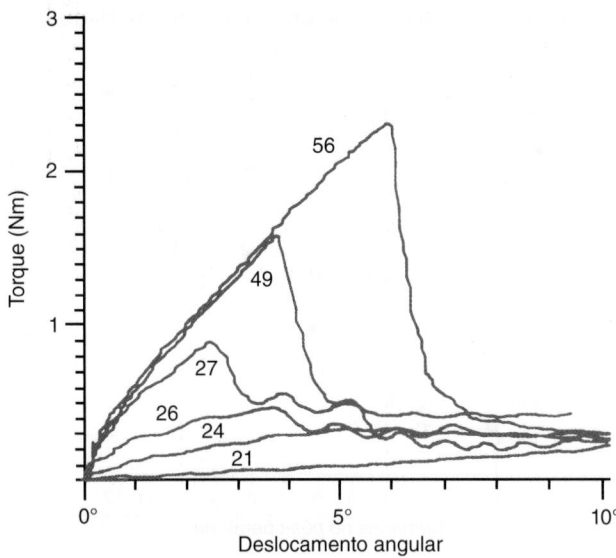

FIGURA 1.17 Comparação entre os momentos de inércia e as resistências resultantes quando o calo da fratura está situado (**A**) na superfície externa, (**B**) nas superfícies ósseas ou (**C**) no canal medular. A resistência e a rigidez ficam significativamente aumentadas quando o calo se situa sobre a superfície periosteal, em comparação com uma localização no interior do canal medular.[124]

FIGURA 1.19 Uma comparação de gráficos superpostos de torque-deslocamento angular, obtidos de estudos experimentais com ossos longos em diferentes estágios de consolidação, demonstra o aumento significativo na rigidez e também no torque de pico até a ruptura, com a maior duração do processo de consolidação. Os valores numéricos estão representados em tempo (em dias) após a fratura em coelhos.[168]

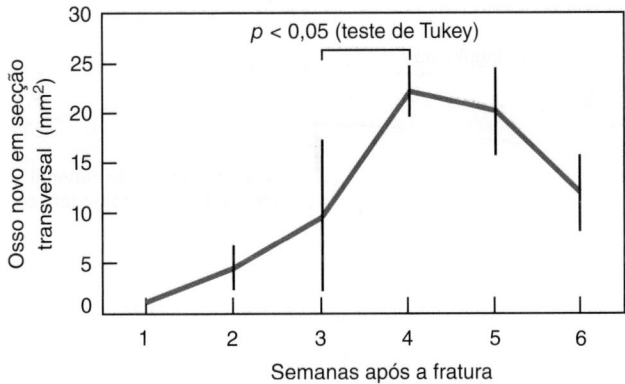

FIGURA 1.18 Mudanças na área da secção transversal de uma fratura do fêmur em processo de consolidação, que atinge um máximo e diminui lentamente. Ocorre aumento similar no conteúdo mineral. (Esses dados foram obtidos em estudos com ratos, cujos ossos consolidam mais rapidamente do que em seres humanos, o que é indicado pelo tempo de 4 semanas até o pico de mineralização.)[8]

A idade também desempenha um papel muito importante na consolidação do osso. O aumento da atividade osteoclástica, bem como uma proliferação vascular e de osteoide menos robusta, comprometem o processo de consolidação.[116] Embora o desenvolvimento dos modernos implantes e técnicas ortopédicas ajudem a aprimorar a fixação óssea e a rigidez mecânica, que podem melhorar os resultados da consolidação, a biologia do envelhecimento é o principal culpado.

Juntamente com a irrigação sanguínea disponível, o ambiente mecânico criado pelo sistema de fixação afeta o tipo de tecido formado em uma fratura em processo de consolidação. A teoria da deformação interfragmentar tenta relacionar os tipos de tecidos formados à quantidade de deformação sofrida pelo tecido entre os fragmentos ósseos em processo de consolidação.[128] Essa teoria é uma representação simples e não tem possibilidade de descrever os estresses complexos a que o tecido fica exposto durante a própria consolidação. Apesar disso, dentro das limitações da teoria, ao ocorrerem grandes deformações nos tecidos situados entre as superfícies ósseas em processo de consolidação, ocorre formação de tecido de granulação. Deformações em nível intermediário produzem cartilagem, e pequenas deformações resultam em consolidação óssea primária ou na deposição direta de tecido ósseo, com limitada formação de calo.

Entre as limitações dessa teoria, deve-se reconhecer que uma deformação zero não tem correlação com formação óssea máxima. Há necessidade de aplicação de carga e de alguma deformação resultante no âmbito da fratura em consolidação, para que a formação óssea seja estimulada. Em um estudo no qual foram aplicados diariamente deslocamentos compressivos controlados a ossos longos em processo de consolidação com o uso de um fixador externo, com mensuração do conteúdo mineral ósseo da fratura em consolidação ao longo do tempo, foi observado um deslocamento ideal, acima ou abaixo do qual ocorria a deposição de menor quantidade de mineral no calo da fratura (Fig. 1.20).[167] Além disso, a compressão – e não a tensão – é a direção de aplicação de carga preferida.[16] Aparelhos de fixação de fratura com diferentes graus de rigidez dentro de certa faixa geram fraturas consolidadas com propriedades mecânicas parecidas, embora possam chegar a esse ponto terminal por diferentes vias biológicas. Em um estudo de fixação femoral com uso de hastes IM com 5 ou 50% da rigidez torcional do fêmur intacto, os fêmures fixados com as hastes de menor rigidez produziram um calo estabilizador abundante, ao contrário dos fêmures fixados com maior rigidez; ver Figura 1.21. Mas em ambos os casos, em última análise, as propriedades mecânicas das fraturas consolidadas foram parecidas.[171] Com o desenvolvimento dos novos modelos de im-

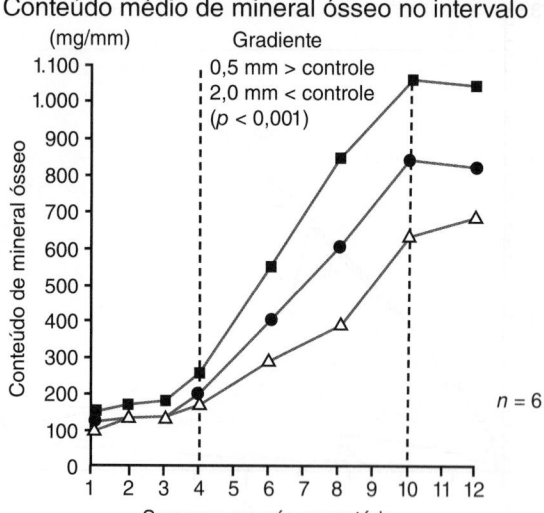

FIGURA 1.20 Efeito nos minerais ósseos de diferentes deslocamentos cíclicos diariamente aplicados em uma fratura em processo de consolidação (curva superior, 0,5 mm; curva do meio, 1 mm; curva inferior, 2 mm para 500 ciclos/dia). A figura mostra que algum deslocamento (neste experimento, 0,5 mm) estimula a formação de tecido ósseo, mas que deslocamentos maiores (1 e 2 mm) não promovem a formação óssea. Esses resultados apontam para uma faixa ideal de deslocamentos para a formação máxima de tecido ósseo.[167]

plantes e com o advento das placas bloqueadas, veio à tona a questão da excessiva rigidez dos aparelhos. Embora a compressão no local da fratura, juntamente com a fixação rígida, seja desejável no caso da redução anatômica, nos casos de fraturas cominuitivas, a fixação rígida pode causar pseudartroses. O uso excessivamente zeloso dos implantes bloqueados, com o objetivo de combater uma fixação inadequada em osso frágil, também pode fazer com que o aparelho implante-fratura fique excessivamente rígido para que ocorra uma consolidação ideal. A determinação do grau correto de rigidez do aparelho – o que, por sua vez, irá maximizar a consolidação da fratura – é ainda uma área de pesquisa ativa.[27,65,66]

Em resumo, diversos fatores afetam a resistência do osso e a consolidação das fraturas. O aumento do conteúdo mineral aumenta a rigidez da fratura. O calo que se forma na superfície periosteal é benéfico, por aumentar o momento de inércia e, portanto, a rigidez da região fraturada. Fraturas em processo de consolidação exibem vários estágios, com o retorno da rigidez seguido pela normalização da carga de pico até a ruptura. O osso vai se consolidar dentro de uma gama de ambientes mecânicos. Até certo ponto, o osso em processo de consolidação compensará a fixação mais flexível, mediante a formação de maior quantidade de calo de fratura; contudo, existe uma faixa de carga do calo em consolidação suficiente para estimular a formação de tecido ósseo, que aumenta com a maturação do calo.

BIOMECÂNICA DA FRATURA ÓSSEA

Para que se possa apreciar porque o osso sofre fratura em certos padrões, é preciso que tenhamos em mente que (conforme está demonstrado na Tabela 1.3) o osso está mais fragilizado em tensão e mais fortalecido em compressão. Portanto, quando uma força gera pressões tênseis em determinada região de um osso sob carga, em geral, a ruptura irá ocorrer primeiramente naquela região. O exemplo mais simples, ilustrado na Figura 1.22, é a fratura transversal que ocorre em um osso longo submetido a uma força puramente de flexão. Nesse exemplo, a superfície convexa superior sofre o maior alongamento e está submetida aos maiores estresses tênseis e à ruptura subsequente, o que fica indicado por uma fis-

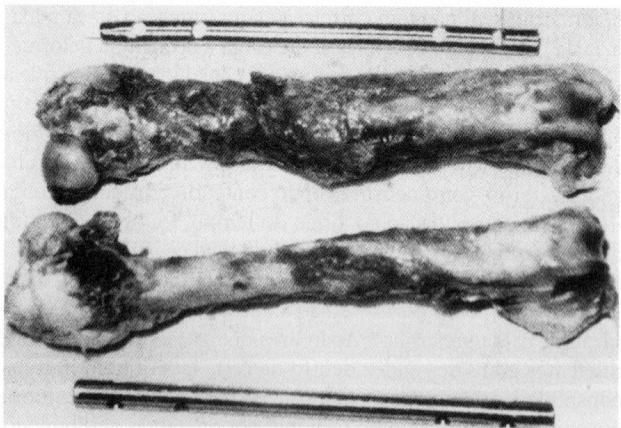

FIGURA 1.21 Comparação das diferentes respostas de consolidação de fêmures de cão com fraturas na região intermediária da diáfise fixadas com (acima) hastes IM com 5%, ou (abaixo) 50% da rigidez torcional do fêmur intacto. Os fêmures fixados com hastes de menor rigidez produziram mais calo, como estabilização extra contra cargas funcionais, mas no final não foi observada diferença nas propriedades mecânicas entre os fêmures fixados com hastes de diferentes graus de rigidez.[171]

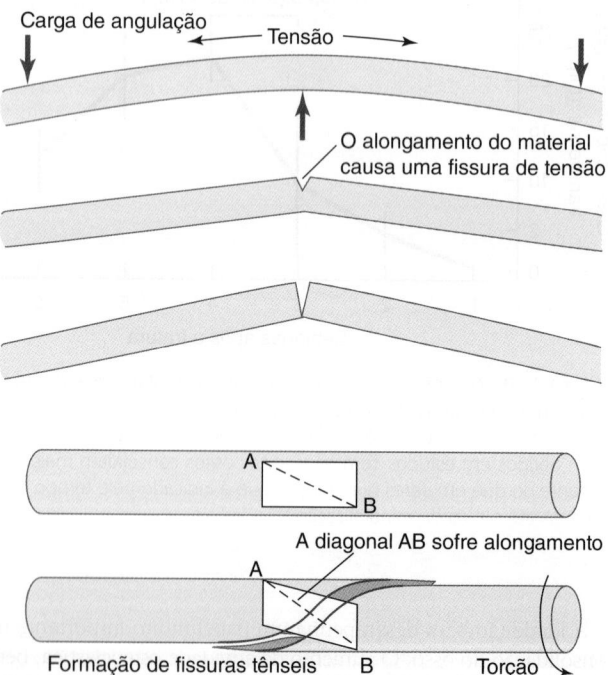

FIGURA 1.22 Acima: Uma fratura transversal foi criada pela progressiva falha em tensão do material ósseo, com início na superfície convexa, na qual o alongamento e, portanto, o estresse, são maiores; a rachadura progride até o lado côncavo. **Abaixo:** Foi criada uma fratura em espiral pela ruptura progressiva na tensão das fibras na superfície óssea ao longo da diagonal que sofre alongamento, à medida que ocorre distorção do material na superfície com a aplicação de torque. (Um retângulo na superfície se transforma em um paralelogramo, com o alongamento de uma diagonal. A fratura ocorrerá transversalmente à diagonal.)

sura cortical. Então, a fissura evolui transversalmente pelo material, e as camadas imediatamente abaixo da camada externa ficam submetidas a um elevado estresse tênsil, até também se romperem. Dessa forma, a fissura progride transversalmente ao longo do osso, até a ocorrência de uma fratura completa. A superfície côncava fica submetida à compressão, e assim a fissura não começa nesse ponto. Um segundo exemplo é a linha de fratura ou rachadura que ocorre quando um osso fica sujeito a uma força de torção (ou seja, rotação em torno do eixo do osso). Nesses casos, o resultado será uma fratura em espiral. Vamos considerar (conforme está ilustrado na Fig. 1.22) uma área retangular na superfície de um osso longo submetido a uma carga em torção. O retângulo sofre distorção enquanto o osso sofre torção; uma diagonal do retângulo fica alongada, enquanto a outra diagonal sofre encurtamento, dependendo da direção da torção. Uma fissura vai se formar perpendicularmente à diagonal que está sofrendo alongamento (ou sob tensão), avançando em torno do perímetro ósseo e resultando em uma fratura em espiral. Em geral, a região do osso com o menor diâmetro é a região de menor rigidez, o que resulta na maior distorção da superfície – e normalmente é o local da fratura. Isso explica porque as fraturas torcionais da tíbia ocorrem frequentemente no terço distal estreito.

A aplicação de uma carga compressiva resulta na ruptura de osso cortical por cisalhamento, que fica indicado por um deslizamento ao longo da diagonal, porque o osso demonstra maior fragilidade em situação de cisalhamento do que em compressão (Fig. 1.23). Em situações com aplicação de cargas muito intensas, por exemplo, durante as fraturas de impacto, também ocorre esmagamento ou cominuição óssea, especialmente nas extremidades metafisárias mais frágeis de um osso longo. O osso trabecular existente nas extremidades metafisárias é mais frágil em compressão, do que o osso cortical diafisário em cisalhamento. Por isso, não é provável que vá ocorrer ruptura por cisalhamento na diáfise, em decorrência de forças exclusivamente com-

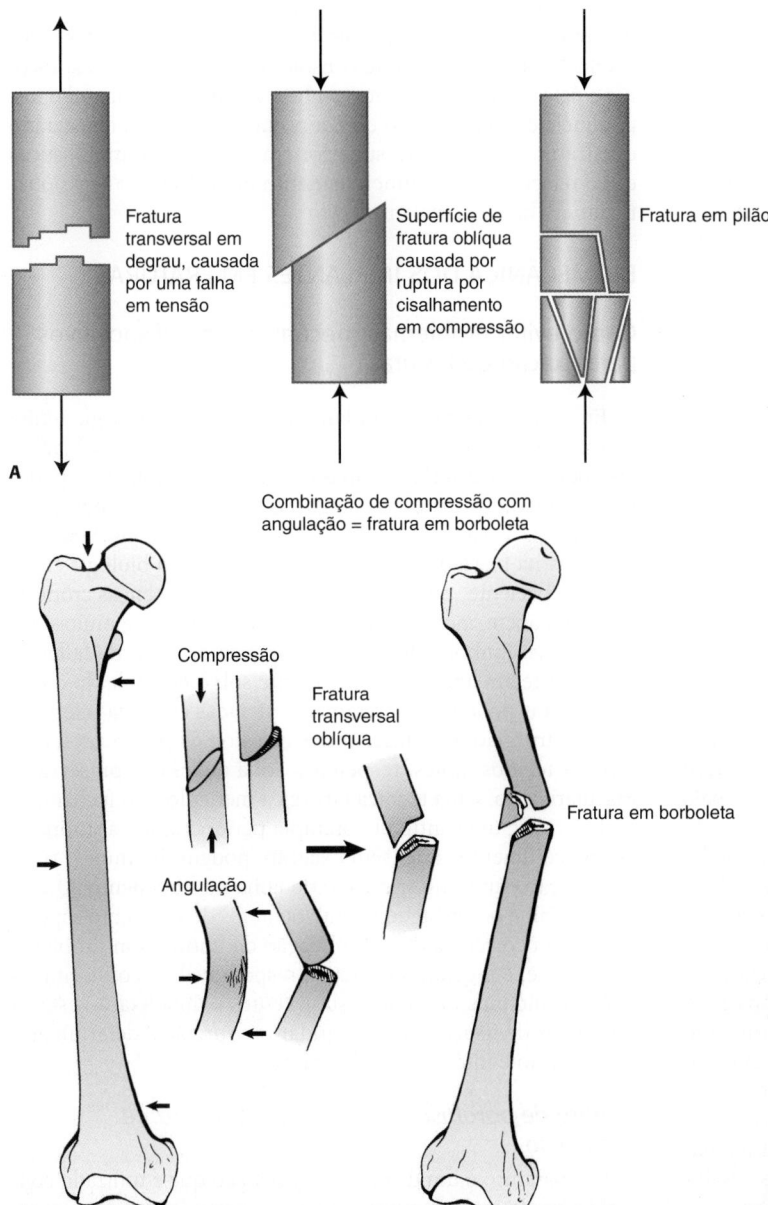

FIGURA 1.23 **A: À esquerda:** Uma fratura tênsil resulta em uma superfície em degrau, quando as fibras são separadas. A fissura avança e, em seguida, faz um degrau para uma região adjacente, na qual a ruptura tem continuidade. **À direita:** A exclusiva compressão do osso cortical resulta em ruptura por cisalhamento ou por deslizamento ao longo de superfícies oblíquas. Na realidade, a pura compressão de um osso longo (p. ex., em uma queda) resulta em esmagamento do osso trabecular metafisário, muito mais frágil, por exemplo, no caso de uma fratura em pilão ou do platô tibial. **B:** Algumas fraturas que combinam angulação e compressão exibem uma rachadura transversal como resultado do encurvamento, seguida por uma rachadura oblíqua característica da ruptura compressiva. Um exemplo desse mecanismo é a fratura em borboleta, que exibe uma divisão adicional do fragmento, secundária à fratura inicial.

pressivas. A fratura em borboleta (Fig. 1.23) resulta de cargas combinadas de angulação e compressão. A carga angular faz com que a fratura seja iniciada em tensão, com a produção de uma fissura transversal; mas com o avanço da rachadura e com o enfraquecimento do osso intacto remanescente, tem início uma fratura em compressão, que resulta em uma linha de fratura oblíqua (por cisalhamento). À medida que as extremidades do osso em processo de ruptura vão se aproximando, pode ocorrer a formação de um terceiro fragmento (a "borboleta") com a cisão do fragmento oblíquo. Provavelmente a produção de um fragmento em borboleta depende do momento e da magnitude das duas cargas básicas aplicadas: compressão e angulação.

O envelhecimento, sobretudo diante das alterações da osteoporose, altera tanto a força necessária para a fratura de um osso como os tipos de fraturas ocorrentes. Conforme está ilustrado na Figura 1.15, a rigidez do osso trabecular varia ao cubo (terceira potência) de sua densidade; e sua resistência varia aproximadamente com o quadrado de sua densidade.[34] Normalmente, a massa óssea atinge um máximo por volta dos 25-30 anos de idade; depois, diminui anualmente em até 1%. Se a densidade do osso trabecular diminuir em 30% em um indivíduo com 60-70 anos como resultado da osteoporose, a resistência óssea à compressão equivale a cerca de metade da resistência de um adulto com 30 anos. É típico que as fraturas decorrentes da osteoporose ocorram nas vértebras, terço distal do rádio e no colo do fêmur. Além disso, a osteoporose altera a forma da secção transversal dos ossos longos, o que diminui a espessura com o aumento do diâmetro endosteal, embora com o aumento do diâmetro periosteal. Se o diâmetro cortical externo – por exemplo, no fêmur – aumentasse e se a espessura cortical diminuísse na mesma velocidade, o momento de inércia da secção transversal do osso aumentaria. É por isso que, nas estruturas, um tubo delgado de maior diâmetro pode ser substituído por um tubo mais espesso de menor diâmetro (p. ex., os mastros dos veleiros), diminuindo o peso sem sacrifício da resistência. Mas no fêmur, a superfície interna da cortical também se torna mais irregular e porosa, o que diminui sua resistência material. Um resultado comum da perda da massa óssea femoral, em combinação com outros fatores (p. ex., um equilíbrio deficiente), é a fratura do quadril (geralmente resultante de uma queda).[1]

Colisões automobilísticas são causa comum de fraturas de alta energia, e alguns mecanismos específicos já foram observados ao longo do tempo. Fraturas do calcâneo, tálus ou fraturas da tíbia em pilão podem ocorrer por meio de uma combinação de um pé que é forçado contra o pedal de freio pelo peso do ocupante durante uma colisão frontal em alta velocidade, ou em combinação com o assoalho do automóvel que invade o espaço ocupado pelo pé.[134] Foi demonstrado que os motoristas que estavam freando durante uma colisão têm uma probabilidade muito maior de lesionar o pé direito, em comparação com o pé esquerdo.[15] Se o tendão calcâneo aplicar carga com o objetivo de opor resistência à dorsiflexão forçada do pé sobre o pedal de freio, a combinação dessas duas cargas pode resultar na aplicação de uma carga de angulação em três pontos no calcâneo, tendo a faceta posterior do tálus como o ponto de apoio. Inicia-se uma fissura no lado plantar ou tênsil do calcâneo; com isso, pode ocorrer uma fratura do tipo "em língua" nesse osso. É provável que a inversão ou eversão, em que o pé não está firmemente plantado sobre o pedal de freio e gira com a compressão, resulte em uma fratura maleolar,[63] embora não seja possível prever inteiramente as combinações de forças causadoras dessas fraturas de alta energia.

Um mecanismo importante das fraturas da parte média da diáfise do fêmur é o impacto com o painel de instrumentos do veículo em uma colisão frontal, especialmente no caso do condutor solto no assento, que desliza ou escorrega para a frente.[163] O retesamento do quadríceps e do isquiotibial durante uma colisão resulta em uma compressão extra significativa ao longo do fêmur.[163] O arco anterior do fêmur causa a força compressiva externa decorrente do contato do joelho com o painel de instrumentos, e as forças musculares internas encurvam o fêmur, resultando em angulação e em fratura transversal ou oblíqua. Se o fêmur do ocupante colidir com o painel de instrumentos em uma orientação de adução, o fêmur poderá ser deslocado do acetábulo, o que provocará uma fratura da parede posterior do acetábulo e luxação da articulação do quadril. Poderão ocorrer fraturas pélvicas como resultado da aplicação de carga em colisões com impacto lateral, nas quais a porta do veículo afunda e colide contra o quadril e a pelve. É provável que o próprio padrão de fratura da pelve posterior (sacro, articulação sacroilíaca, ou ambos) seja resultante do alinhamento específico da pelve com as cargas aplicadas no instante do impacto. Algumas classificações de fraturas pélvicas se fundamentam no mecanismo presumido de lesão e das forças específicas aplicadas.[147,148,175,176] Foi constatada a ocorrência de fraturas bilaterais do quadril em colisões nas quais o veículo possui um grande console central que tende a aprisionar a pelve quando uma força também é aplicada ao quadril oposto àquele que faz contato com a porta. Também foi constatado que fraturas do membro superior em colisões automobilísticas estão relacionadas ao funcionamento do *airbag* e ao aprisionamento do braço no volante.[70]

BIOMECÂNICA DOS IMPLANTES EM FRATURAS

Como evitar problemas mecânicos com dispositivos para fixação de fraturas

Em caso de falha do implante em fraturas antes que tenha ocorrido a consolidação da lesão, diversos problemas subjacentes poderão ser detectados; mas em geral, tais problemas poderão ser divididos em duas categorias: problemas biológicos ou mecânicos. As causas biológicas de retardos na consolidação e de falhas na fixação podem estar relacionadas à biologia sistêmica do paciente, por exemplo, o tabagismo, doenças crônicas como o diabete, medicamentos como os esteroides e muitas outras causas. Embora algumas etiologias biológicas da falha na fixação estejam apenas minimamente sob o controle do cirurgião, outras podem ser diretamente afetadas com sua intervenção. O cirurgião deve fazer todos os esforços para a preservação dos tecidos moles, respeitar a zona de lesão e preservar a vascularização. Uma técnica cirúrgica meticulosa, o fechamento da ferida e uma antibioticoterapia perioperatória apropriada são procedimentos que, sem exceção, podem diminuir o risco de infecção e minimizar o risco de falha no tratamento. Quando uma falha ocorre agudamente ou antes do momento esperado para a ocorrência da consolidação da fratura, um problema mecânico é, em geral, o principal responsável. O conhecimento dos princípios mecânicos subjacentes a uma fixação estável e às falhas de fixação poderá ajudar o cirurgião a determinar a investigação e intervenção apropriadas.[67]

Quebra de parafuso por cisalhamento durante a inserção

Um parafuso é um dispositivo mecânico que é utilizado com o objetivo de converter uma carga rotacional (torque) em compressão entre uma placa e um osso, ou entre fragmentos ósseos. A Figura 1.24 ilustra os componentes básicos de um parafuso.

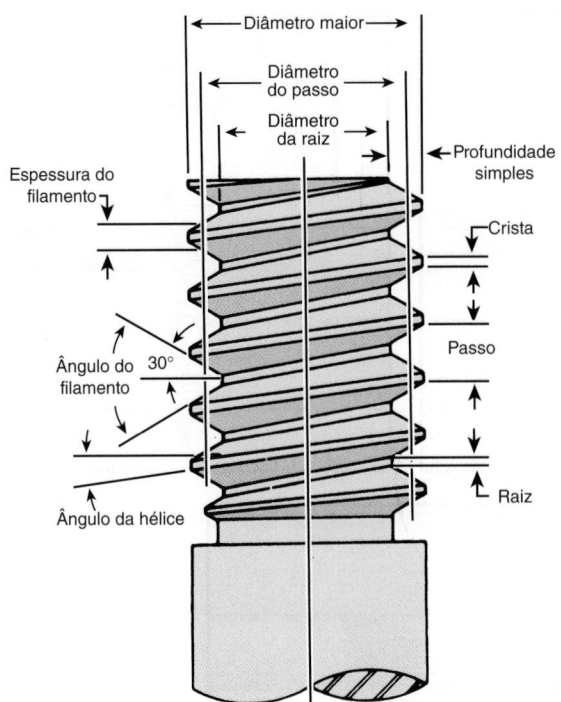

FIGURA 1.24 Nomenclatura dos parafusos. O diâmetro da raiz é o diâmetro interno do parafuso, e seu passo define a distância entre filamentos.

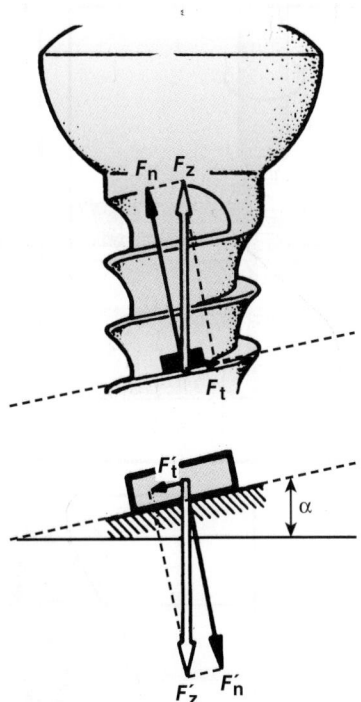

FIGURA 1.25 Um parafuso é um dispositivo mecânico que converte torque em compressão entre objetos. Na verdade, o filamento do parafuso é um plano inclinado que lentamente aproxima os objetos nos quais o dispositivo se insere. (F_n, força normal ou compressiva atuante contra a cabeça do parafuso; F_t, força tangencial ou friccional atuante ao longo do filamento do parafuso; F_z, resultante das duas forças; α, ângulo do filamento do parafuso. Quanto menor for o ângulo α [roscas mais finas], menor será a força friccional.)

Como está ilustrado na Figura 1.25, o filamento (rosca) de um parafuso, se estiver desatarraxado, funciona realmente como uma rampa ou plano inclinado que traciona o osso subjacente em direção à placa de fixação, causando compressão entre essas partes.[129] Para que esse efeito seja obtido, a cabeça do parafuso e seu corpo devem estar livres para girar na placa; em caso contrário, poderá haver limitação na força compressiva gerada (Fig. 1.26). Parafusos de bloqueio ficam rosqueados nos orifícios da placa e, embora essa interface fixa possa ser benéfica em circunstâncias clínicas específicas, isso impossibilita a compressão entre a placa e o osso.

É preciso machear o osso cortical, de modo que o torque aplicado pelo cirurgião seja convertido em compressão, em vez de machear o osso e gerar uma fricção excessiva entre a rosca do parafuso e o osso (F_t na Fig. 1.25) que está recebendo o implante (Fig. 1.27).[80] Em alguns casos, por exemplo, na inserção de um parafuso em osso denso, ou na inserção de parafusos com menor diâmetro, o uso de um macho em separado, seguido pela inserção do parafuso, poderá facilitar seu avanço pelo osso. Em sua maioria, os modelos modernos de parafusos possuem uma ponta autorroscante que vai abrindo caminho para a rosca, à medida que o parafuso vai sendo inserido. Ao que parece, os parafusos com vários machos de corte em sua extremidade são os de mais fácil inserção, além de exibirem a maior capacidade de pega.[174] O macheamento é menos vantajoso no osso esponjoso, pois tal procedimento pode diminuir a força de resistência ao arrancamento do parafuso nesse tipo de osso.[157] Em certas circunstâncias, a abertura de rosca no osso esponjoso poderá resultar em benefícios. Um exemplo clínico seria o do tratamento de fraturas do colo do fêmur em um paciente fisiologicamente mais idoso versus um paciente mais jovem; talvez seja preciso usar um macho para a criação das roscas no osso mais denso de um paciente mais jovem. A razão do uso do macho abre-roscas no osso denso é impedir que as forças friccionais causem rotação da cabeça do fêmur durante a inserção do parafuso, o que resultaria em uma redução defeituosa. Em ossos particularmente duros, as forças friccionais se tornam tão grandes que o avanço do parafuso se torna difícil.

Um problema que pode ocorrer durante a inserção de um parafuso é a ruptura do parafuso por cisalhamento; tipicamente, a cabeça é arrancada por torção e o corpo fica incrustado no osso, sendo difícil a sua remoção. Essa complicação pode ocorrer sobretudo quando o cirurgião não usou um macho abre-roscas antes da inserção, ou se estava inserindo parafusos menores (com diâmetro abaixo dos 4 mm) em osso denso. A rigidez e resistência de um parafuso estão relacionadas à quarta potência de seu raio (o efeito do momento de inércia para parafusos do mesmo material). Um parafuso com diâmetro de 6 mm tem uma rigidez aproximadamente cinco vezes maior do que um parafuso de 3 mm, e é 16 vezes mais resistente à ruptura por cisalhamento, devido à excessiva aplicação de torque no parafuso durante a sua inserção. A junção da cabeça do parafuso com a sua parte rosqueada é um ponto de transição em forma e diâmetro. Portanto, esse ponto funciona como concentrador de estresse, sendo habitualmente o local de quebra do parafuso.

Arrancamento do parafuso

Particularmente no osso esponjoso, a força máxima que um parafuso pode suportar ao longo de seu eixo, a resistência ao arrancamento, depende do diâmetro do parafuso e da densidade do osso onde o implante está inserido. Conforme mostra a Figura

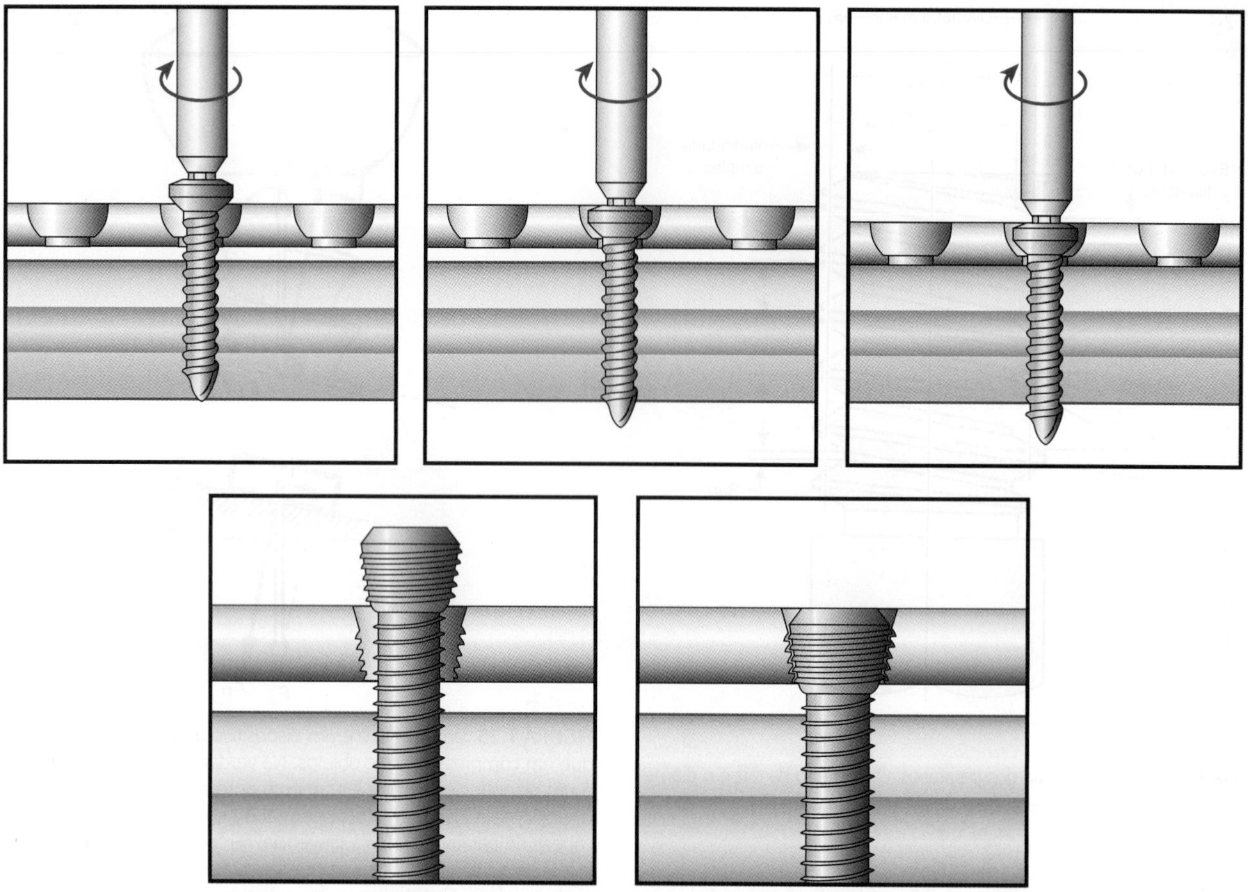

FIGURA 1.26 Comparação entre parafusos corticais e de bloqueio. **Acima:** Parafuso de compressão. À medida que o parafuso vai sendo inserido, a cabeça fica livre para girar no interior do orifício na placa e, com isso, permite a compressão da placa ao osso, enquanto as roscas do parafuso continuam a impulsioná-lo cada vez mais profundamente no osso. **Abaixo:** Parafuso de bloqueio. À medida que o parafuso vai sendo introduzido no osso, as roscas na cabeça do parafuso se encaixam e ficam completamente parafusadas na placa. Assim, o parafuso não pode aplicar uma força de compressão para juntar a placa e o osso.

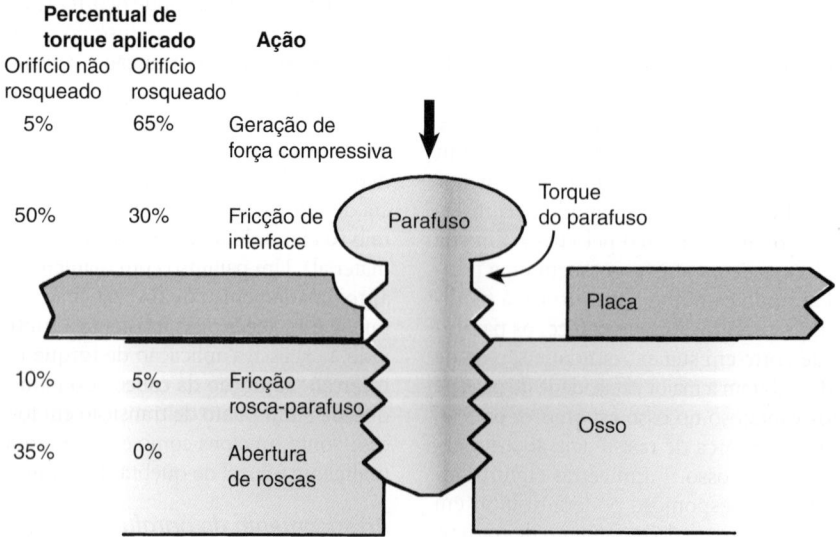

FIGURA 1.27 Diagrama esquemático demonstrando a distribuição aproximada do torque que age sobre um parafuso aplicado em osso cortical. Com um orifício pré-rosqueado, cerca de 65% do torque aplicado serve para gerar compressão, e os 35% restantes para suplantar a fricção associada ao parafusamento. Quando o orifício não está rosqueado, apenas 5% do torque são empregados na geração de compressão; o restante terá a função de suplantar a fricção e de abrir roscas no osso. Essas observações não são aplicáveis ao osso esponjoso.

1.28, quando a força atuante sobre o parafuso excede sua resistência ao arrancamento, o parafuso será puxado, ou "arrancado" do orifício, transportando em suas roscas o osso cisalhado, o que diminui consideravelmente o poder de pega e a força de fixação. A resistência ao arrancamento aumenta com o aumento do diâmetro do parafuso, com maior número de roscas por unidade de comprimento, e com a maior densidade do osso onde o parafuso está inserido.[35,47,59,142] Podemos considerar que o diâmetro e comprimento do parafuso inserido sejam os definidores da superfície externa de um cilindro, ao longo do qual o parafuso exerce sua ação de cisalhamento. Dado o estresse máximo que um osso com determinada densidade pode suportar, o aumento da área de superfície do cilindro do parafuso aumenta a resistência ao arrancamento (porque força = estresse × área sobre a qual a força atua). Para melhorar a pega do parafuso, deve-se considerar a introdução do parafuso com o maior diâmetro possível no osso da maior densidade, no maior comprimento de pega possível.[35,47] Mas em termos clínicos existem desvantagens com o uso do parafuso com o maior diâmetro possível. Parafusos mais calibrosos podem ocupar grande volume em pequenos fragmentos fraturados; podem limitar o número de pontos de fixação possíveis e podem propagar linhas de fratura adjacentes.

Em osso esponjoso, o arrancamento do parafuso passa a ser um problema mais significativo porque a porosidade desse tipo de osso diminui sua densidade e, com isso, a sua resistência ao cisalhamento.[157] A preparação dos orifícios, especificamente a perfuração (mas não a abertura de rosca) melhora a resistência ao arrancamento dos parafusos aplicados em osso esponjoso (p. ex., parafusos pediculares no corpo vertebral).[35] A razão pela qual a abertura de roscas diminui a resistência no osso esponjoso, conforme ilustra a Figura 1.29, é que a movimentação do macho abre-roscas, para dentro e para fora do orifício, remove osso, o que aumenta efetivamente o diâmetro do orifício e diminui a quantidade de material ósseo que irá interagir com as roscas do parafuso. O efeito prejudicial da abertura de roscas aumenta com a diminuição da densidade e pode reduzir a resistência ao arrancamento em algo entre 8 e 27%.[35] A resistência ao arrancamento também pode estar relacionada ao momento em seguida à inserção. À medida que o osso vai consolidando, pode ocorrer remo-

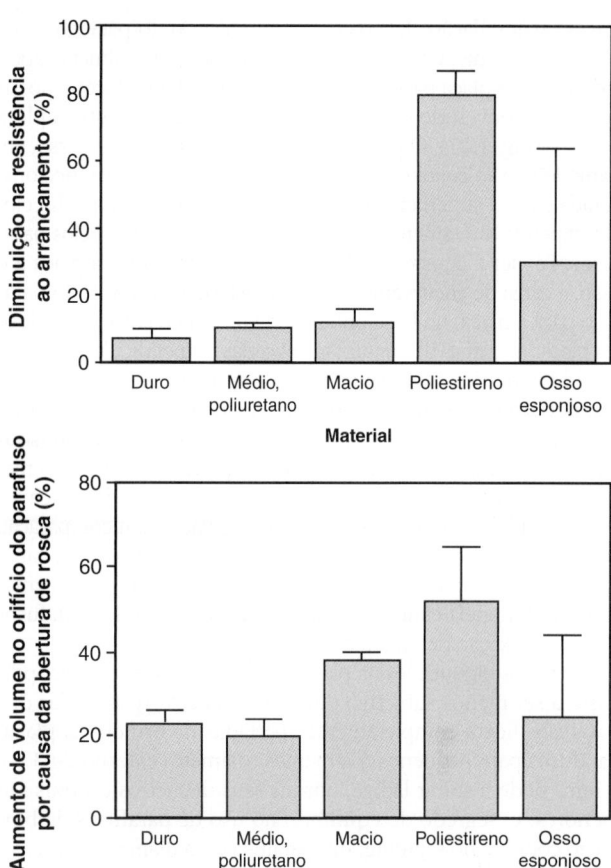

FIGURA 1.29 **Acima:** Diminuição na resistência ao arrancamento em vários tipos de espuma utilizada para testar parafusos ósseos, demonstrando o decréscimo percentual na resistência ao arrancamento entre parafusos introduzidos em orifícios que foram apenas perfurados, ou que foram perfurados e rosqueados. **Abaixo:** O aumento percentual em volume, na comparação de orifícios que foram apenas perfurados *versus* orifícios perfurados e rosqueados. A abertura de rosca no osso esponjoso aumenta o volume do orifício, o que diminui a força de arrancamento.[35]

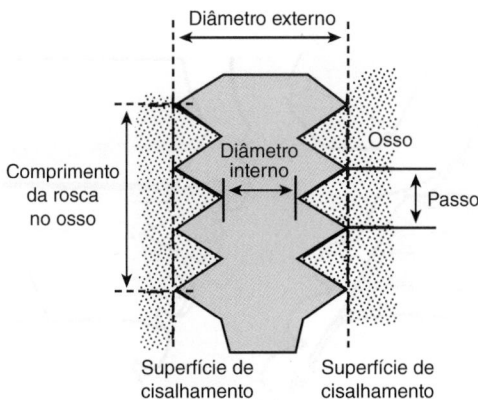

FIGURA 1.28 Os fatores que determinam a força de arrancamento de um parafuso são seu diâmetro externo e o comprimento de encaixe (isso define as dimensões de um cilindro ósseo que fica transportado nas roscas e que é arrancado por cisalhamento, quando o parafuso sofre arrancamento do osso) e a resistência ao cisalhamento do osso na interface parafuso-osso, o que está diretamente relacionado à sua densidade. Um parafuso com passo mais fino gera um pequeno ganho na pega.[35]

delagem em torno do parafuso, possivelmente dobrando sua resistência inicial ao arrancamento.[142]

Uma pesquisa recentemente publicada se concentrou na seguinte questão: a resistência ao arrancamento é uma medida apropriada de desempenho do parafuso no osso esponjoso?[131] Em um aparelho com placa não bloqueada e parafusos, grande parte da estabilidade do aparelho provém da fricção gerada pela compressão entre a placa e o osso. Com a inserção do parafuso no osso, se esse implante for capaz de gerar valores elevados de torque de inserção, o resultado será o aumento da compressão da placa ao osso e maior estabilidade. Ao ser alcançado o torque de inserção máximo e, em seguida, excedido, o parafuso afrouxará e perderá sua pega no osso. Embora exista uma relação entre torque de inserção máximo, passo das roscas do parafuso e forças de compressão, nesse estudo foi constatado que a resistência ao arrancamento não estava correlacionada com o torque de inserção máximo e nem com o passo do parafuso. Assim, essa pode ser uma maneira mais adequada de medir o desempenho do parafuso e de otimizar as suas características.

Quebra do parafuso pela aplicação de carga cíclica

Assim que os parafusos tiverem sido inseridos com sucesso e já com o aparelho finalizado, os parafusos passam a ficar sujeitos a forças de angulação cíclico com a mobilização do paciente (Fig. 1.30). Idealmente, um parafuso não bloqueado é inicialmente apertado contra a placa para que seja atingido o máximo torque possível, que é convertido em máxima força compressiva entre a placa e o osso (Fig. 1.27). O parafuso mantém a placa contra o osso, em parte devido ao contato friccional, que depende da força friccional gerada entre a superfície inferior da placa e o osso. A força friccional depende diretamente da força compressiva gerada pelos parafusos. Se vier a ocorrer qualquer deslizamento entre a placa e o osso, a carga de encurvamento será transferida da cabeça do parafuso para a placa, no local onde ocorre o contato entre o parafuso e a placa. As cargas de angulação aplicadas perpendicularmente ao eixo do parafuso, juntamente com possíveis corrosões por estresse e por atrito, podem fazer com que rapidamente ocorra ruptura do parafuso, em decorrência da fadiga. Zand et al.[177] demonstraram que parafusos apertados contra uma placa com 10 a 15% menos do que a força máxima se romperam em menos de mil ciclos de carga em decorrência da fadiga por angulação, em comparação com parafusos completamente apertados, que se revelaram capazes de suportar mais de 2,5 milhões de ciclos de carga. Isso enfatiza a importância clínica de se assegurar do aperto dos parafusos durante a fixação de uma placa.

Parafusos bloqueados na placa minimizam esse problema, pois passa a ser menos subjetivo quando as cabeças rosqueadas dos parafusos ficam completamente apertadas no orifício da placa. Parafusos para pequenos fragmentos (diâmetro externo de 3,5 a 4 mm) podem sofrer fadiga, porque seus diâmetros centrais são menores. O segredo do equilíbrio no uso de parafusos de bloqueio consiste no seguinte: um parafuso com diâmetro principal maior e com rosca mais rasa diminui a possibilidade de ruptura por fadiga, mas um diâmetro principal menor com rosca mais funda pode aumentar a força de pega no osso.[117] Parafusos com diâmetros principais menores entram em fadiga e se rompem mais rapidamente do que parafusos com diâmetros maiores. A resistência à fadiga do parafuso deve ser pesada contra o seu poder de pega, e também com o tamanho do parafuso em relação ao tamanho do fragmento ósseo. Em alguns casos o cirurgião deverá optar entre um parafuso com um diâmetro principal maior e com rosca mais rasa, que maximiza a resistência à fadiga, ou um parafuso com um diâmetro principal menor e com rosca mais profunda, que maximiza o seu poder de pega.

Parafusos canulados são empregados com fins de fixação quando a inserção de um fio-guia é útil para orientar a futura trajetória do parafuso. Mas a precisão de perfuração para o fio-guia diminui proporcionalmente com o aumento da densidade do osso e o uso de fios-guias mais longos e de menor diâmetro.[79] Os parafusos canulados estão regidos pelos mesmos princípios mecânicos dos parafusos sólidos, mas o material deve ser removido do centro do parafuso, para que o canal para o fio-guia fique desobstruído. É comum que os fabricantes aumentem o diâmetro principal (o diâmetro do parafuso na base da rosca) para compensar a perda desse material central. Em comparação com parafusos sólidos, geralmente parafusos canulados com mesmo diâmetro exibem menor profundidade de rosca. O resultado – dependendo do tamanho do parafuso – é menor resistência ao arrancamento. No caso de parafusos com diâmetro de 4 mm, parafusos canulados com o mesmo diâmetro externo têm cerca de 16% menos resistência ao arrancamento.[160] Por outro lado, para que a mesma profundidade de rosca seja mantida, o diâmetro externo do parafuso poderá ser aumentado. Uma consideração adicional é que os parafusos canulados são significativamente mais caros do que os parafusos sólidos.

Parafusos de tração de rosca completa

O parafuso de tração é um dispositivo bastante efetivo para a geração de grandes forças compressivas entre fragmentos fraturados e o local da fratura. É preciso que a cabeça e a parte superior do corpo do parafuso tenham condições de deslizar no fragmento fraturado proximal, de modo que o parafuso possa tracionar o fragmento fraturado distal em sua direção, para gerar compressão na superfície da fratura. Conforme ilustra a Figura 1.31, um parafuso de tração de rosca completa pode bloquear a ação de deslizamento entre os dois fragmentos fraturados. Uma comparação das forças compressivas atuantes ao nível da fratu-

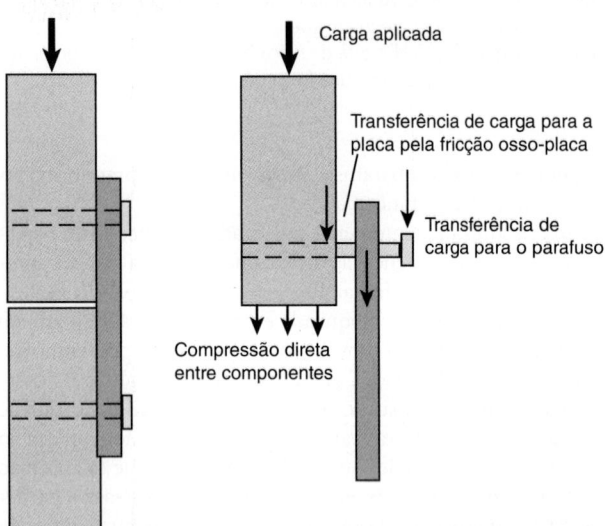

FIGURA 1.30 Ocorre um mecanismo para ruptura rápida de parafusos em situação de angulação cíclica quando o parafuso não foi suficientemente apertado, de modo a não permitir que a placa deslize ao longo da superfície do osso (para maior clareza, a lacuna entre placa e parafuso ilustrada nessa figura está exagerada). O resultado é que as cargas angulares são aplicadas transversalmente ao eixo do parafuso, o que – em combinação com a corrosão por atrito causada pelos parafusos em fricção contra a placa – resultará em uma ruptura prematura do parafuso.

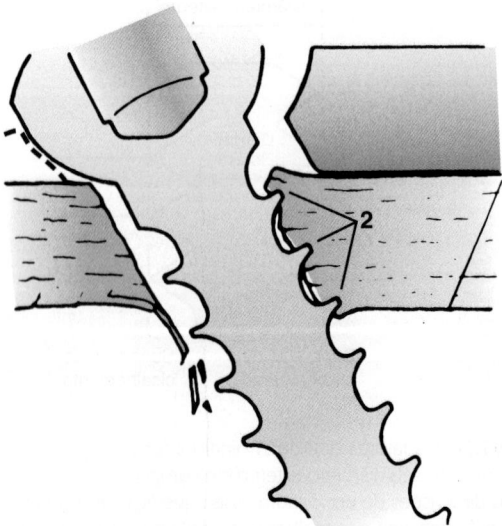

FIGURA 1.31 O uso de um parafuso de tração de rosca completa faz com que as roscas se encaixem no osso nos dois lados da fratura. Com isso, ocorre inibição do parafuso em comprimir e juntar os fragmentos ósseos.[91]

ra, com o uso de parafusos de tração de rosca parcial e completa, demonstrou que a força compressiva média na cortical oposta (i. e., a força no próprio parafuso) era aproximadamente 50% maior com o uso de um parafuso de rosca parcial.[91]

Quebra das placas de fixação da fratura

As placas de fixação de fraturas podem ser utilizadas para diversas funções diferentes, dependendo de como são aplicadas. Uma aplicação comum é o seu uso como "placa de compressão", na tentativa de obter uma estabilidade rígida. Nessa função, os fragmentos fraturados são levados a se juntar, com aplicação de compressão. Essa ação é benéfica para a consolidação da fratura, por melhorar a estabilidade, permitir a consolidação óssea primária com mínima formação de calo e por aumentar a resistência da placa à ruptura por fadiga de encurvamento. Na observação da secção transversal de um orifício oval em uma placa de compressão dinâmica para fraturas, a Figura 1.32 demonstra que uma borda do orifício possui efetivamente uma superfície inclinada em forma de taça. Quando a cabeça do parafuso avança em seu interior, em direção à superfície do osso, o parafuso e o fragmento ósseo ao qual está aderido deslizam na direção do centro da placa. Essa ação, que ocorre em ambos os componentes fraturados, faz com que as superfícies fraturadas se aproximem e se juntem,[4] além de gerar forças compressivas significativas ao longo das extremidades da fratura.[39] A compressão das extremidades da fratura melhora significativamente a estabilidade do aparelho e diminui os estresses angulares e torção aplicados à placa, o que aumenta a sua durabilidade. A estabilidade melhora porque as extremidades do osso opõem resistência às forças de angulação que fecham a lacuna existente no local fraturado, e ocorre resistência às cargas torcionais pelo atrito e força de bloqueio entre as extremidades dos componentes de fratura. Do mesmo modo, a lacuna criada pela fratura que deve consolidar fica menor.

É importante ter em mente que a placa é vulnerável à ruptura por angulação, porque as placas são objetos relativamente delgados e que se angulam com facilidade (em comparação com o osso) e possuem baixos momentos de inércia. Quando esses implantes são empregados na aplicação de força compressiva às extremidades da fratura, o osso estabilizado pode, então, opor resistência às cargas de angulação aplicadas durante o uso funcional. Se uma lacuna restar no lado oposto à placa (Fig. 1.33) – como ocorre ao ser empregada a técnica da placa em ponte –, o local

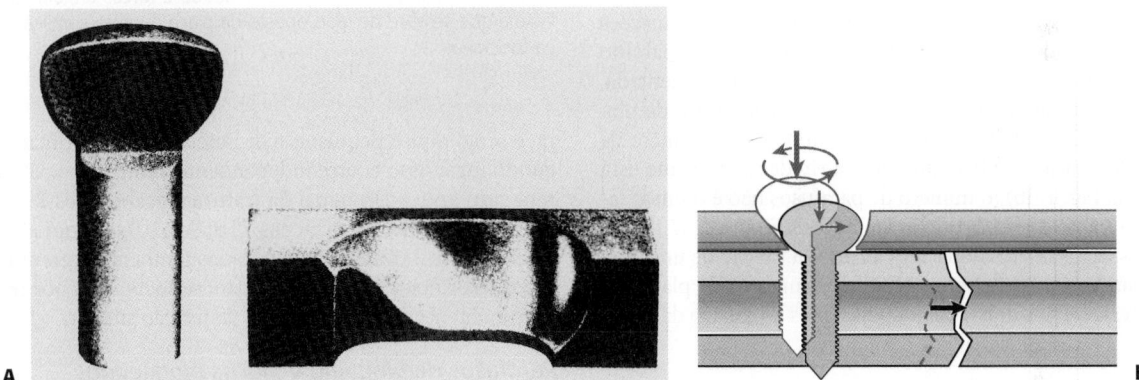

FIGURA 1.32 A: Secção transversal através da cabeça de um parafuso ósseo em uma placa de união de fratura, ilustrando a geometria. **B:** Com o aperto do parafuso, a cabeça desliza pela borda inclinada da placa, o que desloca lateralmente o parafuso e, com isso, o parafuso e o fragmento ósseo ao qual o parafuso está preso sofrem deslocamento em direção ao fragmento oposto.

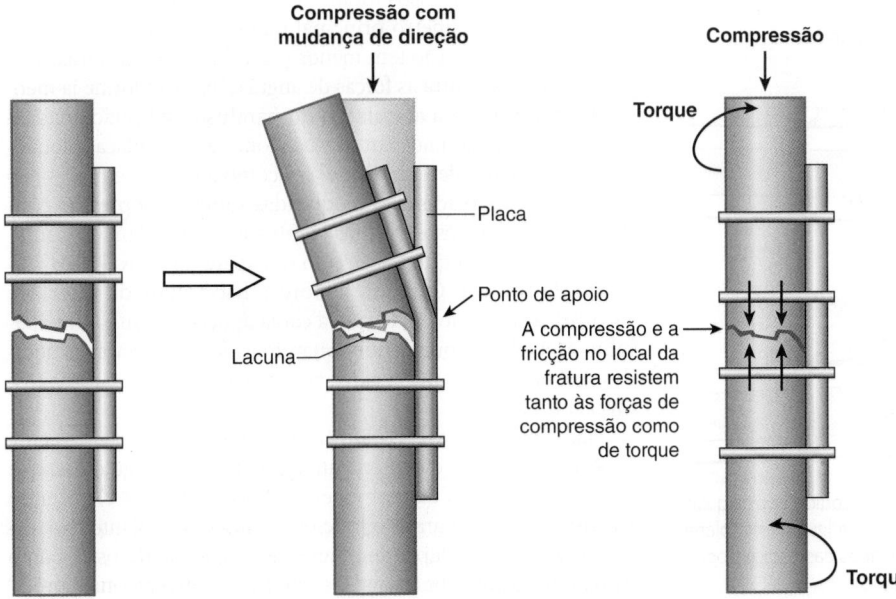

FIGURA 1.33 À esquerda: Quando o cirurgião deixa uma lacuna na cortical oposta àquela na qual a placa está fixada, o encurvamento da placa no local da fratura pode fazer com que o implante sofra ruptura rapidamente por flexão. **À direita:** A compressão das superfícies fraturadas não só permite que as corticais do osso oponham resistência às cargas de encurvamento, mas também que o contato friccional e a interdigitação resistam à torção.

da fratura pode se transformar em um ponto de apoio, em torno do qual a placa enverga devido à ação de cargas combinadas (de compressão e de angulação), como aquelas que ocorrem com as cargas axiais. Também pode ocorrer a formação de uma lacuna quando um segmento ósseo está faltando no local fraturado, ou se a placa não foi adequadamente modelada durante a aplicação. A Figura 1.34 demonstra como uma placa achatada, não modelada, comprimida contra a superfície plana de um osso fará com que surja um espaço na cortical oposta.[124] É por essa razão que a placa deve ser ligeiramente "modelada em excesso" - pré-tensão, para que seja criada uma lacuna inicial entre o implante e a superfície do osso onde se fará a sua aplicação.[73,125,143] Também irá se formar um espaço na fratura se a placa for aplicada ao lado predominantemente compressivo, em vez de no lado tênsil de um osso longo submetido a aplicação de carga funcional causadora de angulação. A Figura 1.35 demonstra que o posicionamento da placa no lado compressivo causará a abertura de uma lacuna em condições de carga.

As forças incidentes na placa ficam significativamente aumentadas pela presença de um espaço na fratura.[14] Em fraturas cominuitivas em que haja dificuldade de aproximação das extremidades fraturadas, pode-se recorrer a uma placa em ponte, e os parafusos poderão ser inseridos o mais perto possível ao longo do espaço existente na fratura, e deverão ser aplicados ao longo de uma placa longa, com o objetivo de minimizar as deformações da placa.[55] A rigidez torcional e de angulação em um aparelho para fixação de fratura pode ficar significativamente aumentada, implicando redução da deformação da placa, com o uso de placas de maior comprimento.[141] Embora o aumento do número de corticais de fixação também aumente a rigidez (conforme está ilustrado na Fig. 1.36), o número de parafusos não é o único fator determinante da rigidez do aparelho.[56] A Figura 1.37 ilustra diversos aspectos interessantes relacionados à fixação de uma placa com parafusos. Primeiramente, as deformações da placa são mais expressivas nos dois orifícios adjacentes ao espaço da fratu-

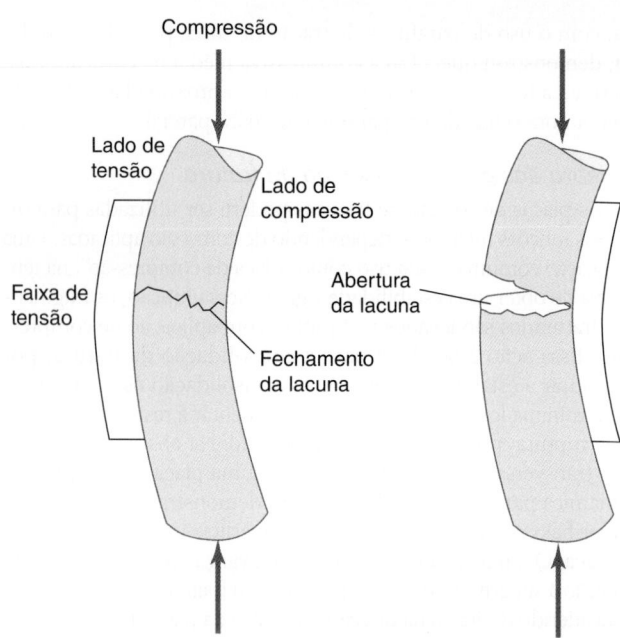

FIGURA 1.35 A aplicação de uma placa no lado compressivo, em vez de no lado tênsil, de um osso submetido a forças angulares cria uma lacuna que se abre no lado oposto da placa durante a aplicação de carga funcional.

ra, e serão muito pequenas à distância de cinco orifícios. Em segundo lugar, isso ocorre independentemente de os parafusos terem sido aplicados perto da fratura (localizações 2, 3, 4 e 5), longe da fratura (localizações 7, 8, 9 e 10) ou com alternância (localizações 2, 6 e 9).[55] Esses dados também sugerem que nem todos os orifícios da placa precisam ser ocupados por parafusos, para a obtenção de uma rigidez de fixação similar.

Parafusos de bloqueio e placas bloqueadas

Parafusos de bloqueio e placas bloqueadas são modelos novos de implantes que podem ser empregados no tratamento de fraturas. Em sua maioria, os parafusos de bloqueio têm roscas abertas na cabeça, que podem ser rosqueadas na placa; com isso, bloqueiam a placa e criam um dispositivo em ângulo fixo (Fig. 1.38). Além disso, os parafusos foram projetados com uma rosca mais fina e com um diâmetro principal maior, pois a geração de torque durante a inserção tem menos prioridade, sendo fundamental a resistência contra as forças de angulação.[55] Conforme já mencionado, a rigidez a angulação do parafuso está relacionada à quarta potência do raio. Em termos biomecânicos, placas bloqueadas funcionam diferentemente, em comparação com placas não bloqueadas. As placas não bloqueadas sofrem compressão contra os fragmentos ósseos pelos parafusos e dependem do contato osso-placa para que seja criado um aparelho estável para a fixação da fratura. Quando as forças friccionais da interface osso-placa são maiores do que a carga aplicada, resulta um aparelho estável. Por outro lado, quando as forças friccionais geradas são menores do que a carga aplicada, o aparelho se torna instável (Fig. 1.39).

Placas bloqueadas e parafusos de bloqueio estão rigidamente conectados à placa, o que cria um dispositivo em ângulo fixo que funciona como um fixador externo (Figs. 1.40 e 1.41).[62] Tendo em vista que cada parafuso funciona como um implante fixo, esses implantes não dependem tanto da qualidade do osso, como os parafusos convencionais. Os parafusos convencionais preci-

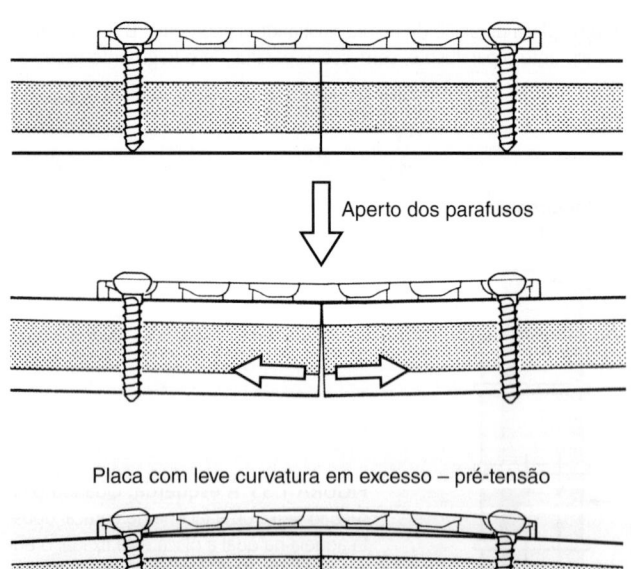

FIGURA 1.34 Demonstração da lacuna que ocorre na cortical oposta quando uma placa plana é aplicada a uma superfície óssea igualmente plana. Uma pré-tensão da placa faz com que as extremidades das corticais opostas sejam levadas a se juntar, ao ser aplicada a placa.[124]

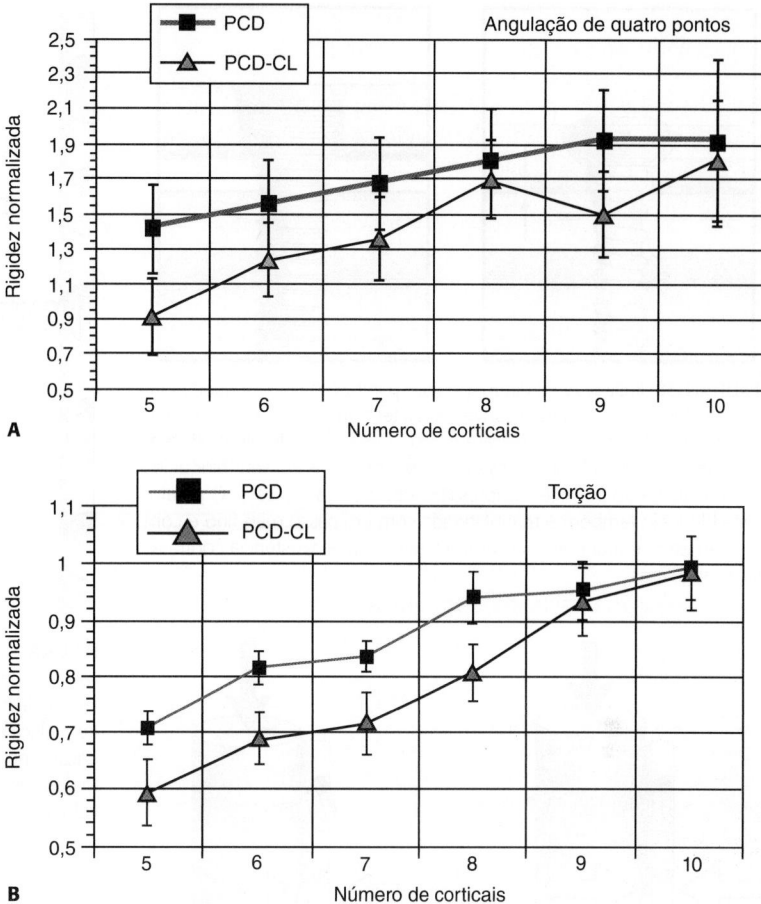

FIGURA 1.36 Rigidez relativa de um aparelho de placa-osso em (**A**) torção e (**B**) angulação como função do número de corticais através das quais os parafusos foram aplicados (placa de compressão dinâmica – PCD; placa de compressão dinâmica de contato limitado – PCD-CL).[54]

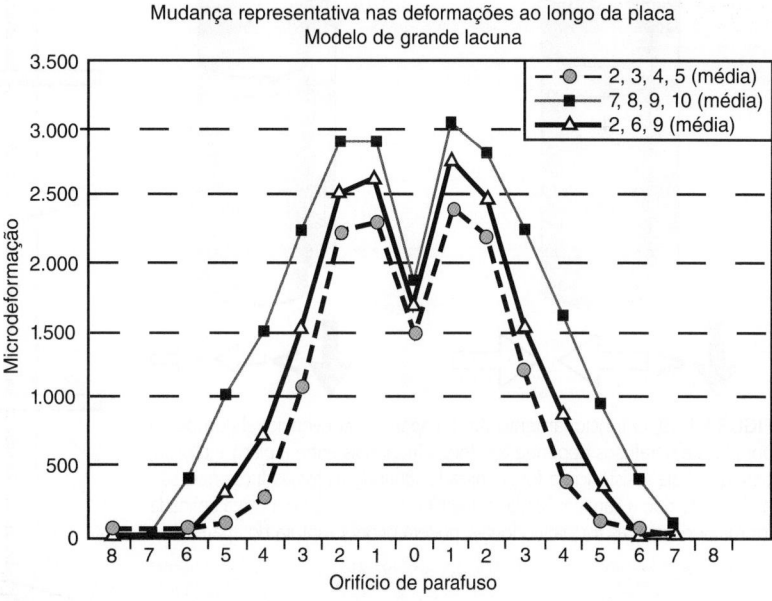

FIGURA 1.37 Distribuição da deformação (medida em microdeformação, ou deformação × 10^{-6}) em vários locais ao longo de uma placa, independentemente da aplicação dos parafusos em diferentes locais (orifícios 2, 3, 4, 5, orifícios 7, 8, 9, 10 ou orifícios 2, 6, 9).[56]

sam de uma boa pega óssea para que possa ser gerada a necessária compressão para a fixação do aparelho, enquanto os parafusos de bloqueio funcionam como dispositivos em ângulo fixo que dependem da interface placa-parafuso, da resistência do parafuso ao cisalhamento e da resistência à compressão do osso para a obtenção da estabilidade do aparelho (Fig. 1.42).

Os aparelhos com parafusos convencionais se rompem de maneira diferente, quando comparados com aparelhos com parafusos de bloqueio (Fig. 1.43). Quando um aparelho convencional se rompe, geralmente isso ocorre devido à perda da pega óssea dos parafusos e ao seu arrancamento sequenciado. Como o parafuso de bloqueio gera vários dispositivos em ângulo fixo, todos

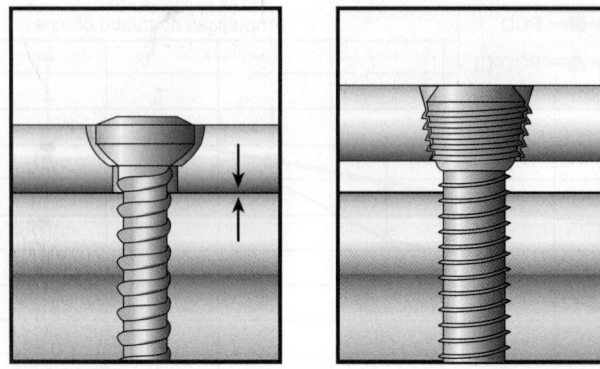

FIGURA 1.38 Ilustração da diferença entre parafuso convencional e parafuso de bloqueio. O parafuso convencional tem uma cabeça lisa que permite a compressão entre a placa e o osso. O parafuso de bloqueio tem uma cabeça rosqueada que encaixa na placa, promovendo seu "bloqueio". Esse parafuso não permite compressão entre a placa e o osso. O parafuso de bloqueio também é manufaturado com um passo mais fino e com um diâmetro central maior, de modo a aumentar a resistência contra as forças angulares.

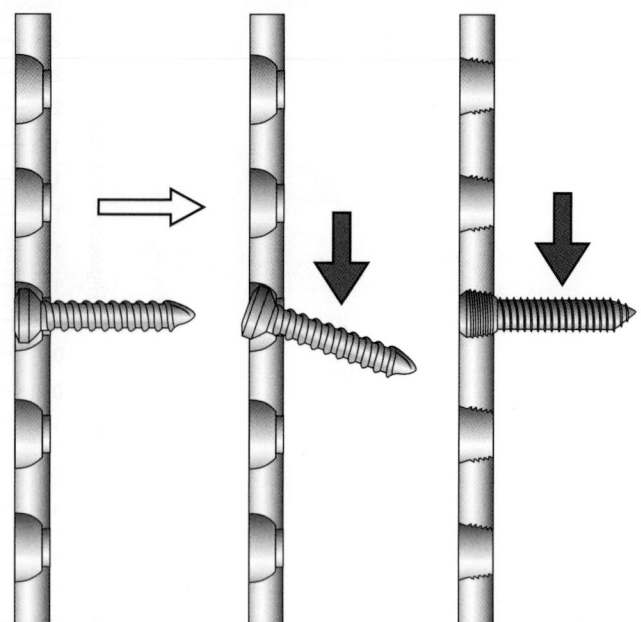

FIGURA 1.40 Tendo em vista que não ocorre encaixe do parafuso convencional na placa ao ser aplicada uma carga, o parafuso não possui estabilidade angular. Assim, este implante depende das forças friccionais entre a placa e o osso para alcançar estabilidade. O parafuso de bloqueio se encaixa na placa, sendo capaz de resistir à carga graças ao rosqueamento da cabeça na placa; assim, é considerado como um dispositivo em ângulo fixo.

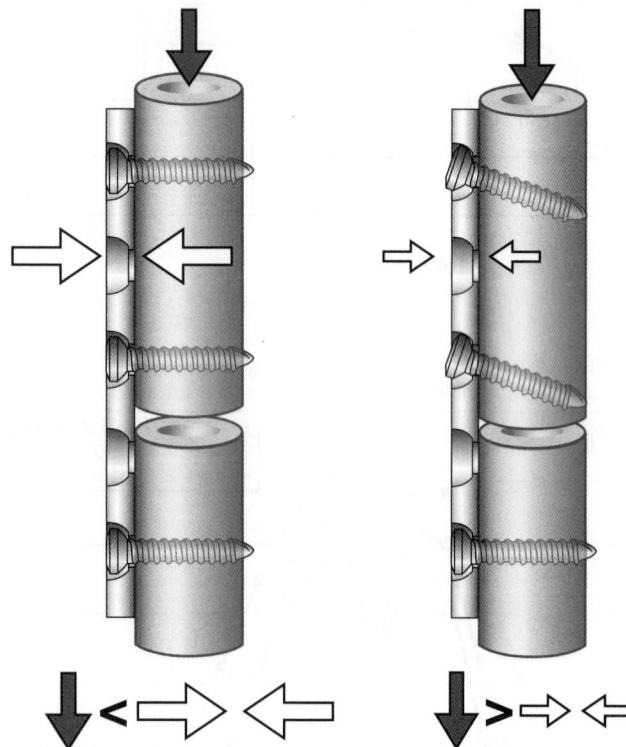

FIGURA 1.39 O funcionamento de um aparelho convencional composto por placa e parafusos depende das forças friccionais entre a placa e o osso, para que haja resistência à força aplicada. Quando as forças friccionais são maiores do que a carga aplicada, o aparelho fica estável. Se a carga aplicada for maior do que as forças friccionais, poderá ocorrer ruptura do aparelho.

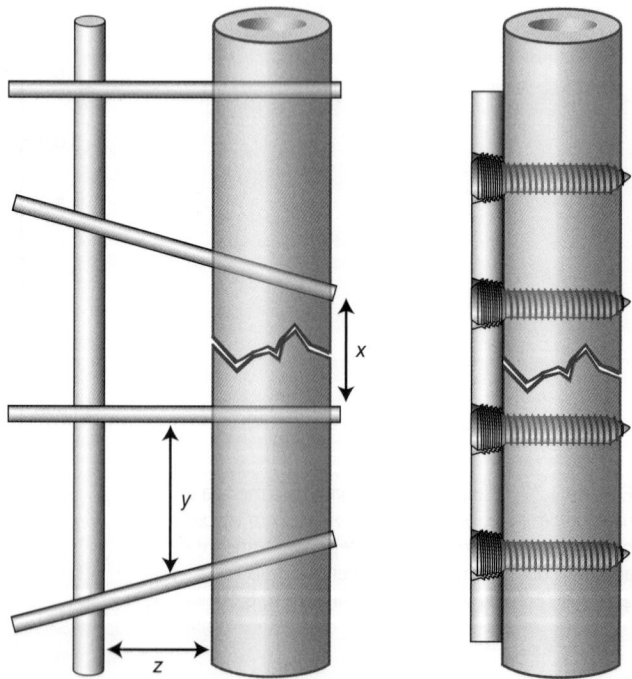

FIGURA 1.41 O aparelho composto por placa bloqueada-parafusos funciona como um fixador interno. A diminuição dos valores de x, y e z (X – distância entre o pino e a fratura; y – distância entre pinos; z – distância entre a barra e o osso) aumentará a rigidez em um aparelho em ângulo fixo. Uma placa bloqueada ajuda a alcançar esse objetivo mediante a redução do valor z. Os valores de x e y podem ser modulados pelo cirurgião, e também pela maneira como os pinos ou parafusos são aplicados.

os parafusos devem se romper simultaneamente, e o aparelho como um todo termina se soltando apenas em seguida à ruptura compressiva do osso. Conforme já foi dito anteriormente, o osso fica mais fraco em tensão e mais forte em compressão.

O aparelho bloqueado não depende da compressão entre a placa e o osso; portanto, a placa não precisa ficar repousando diretamente sobre o osso. Essa situação pode preservar o invólucro de tecido mole e o periósteo, provocando menor interferência nos

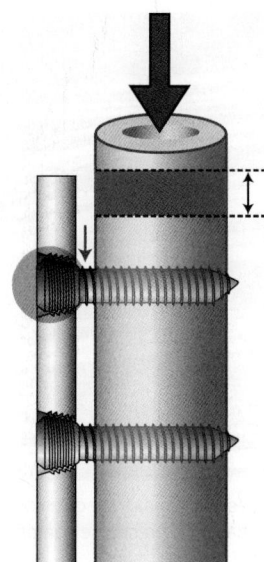

FIGURA 1.42 Ao ser aplicada uma carga (*seta superior*) a um aparelho bloqueado, a interface placa-parafuso (*círculo à esquerda*), que funciona como dispositivo em ângulo fixo, opõe resistência à carga. Do mesmo modo, o corpo do parafuso (*seta*) exposto entre a placa e o osso opõe resistência às forças de cisalhamento. E, graças ao aparelho em ângulo fixo, as forças aplicadas também são contrapostas pela compressão do osso (*retângulo escuro*).

processos biológicos da consolidação da fratura. Do mesmo modo, as placas bloqueadas proporcionam maior estabilidade em fraturas cominutivas,[151] nas quais é difícil obter aposição e compressão das corticais e, além disso, a estabilidade mecânica ocorre principalmente em função do implante.[52] Mas os parafusos de bloqueio não podem gerar compressão no local da fratura e, por isso, dependem de uma estabilidade relativa.

Os testes dinâmicos de fadiga já comprovaram que as placas bloqueadas possuem resistência à fadiga similar à de outros sistemas, sendo capazes de suportar cargas comparáveis ao peso corporal por dois milhões de ciclos, o que deve ser suficiente para uma consolidação normal da fratura. Considerando que a resistência ao arrancamento de um parafuso está relacionada diretamente ao comprimento da pega do parafuso na cortical óssea, parafusos unicorticais utilizados em alguns sistemas possuem menor resistência ao arrancamento, em comparação com parafusos bicorticais; por essa razão, os parafusos unicorticais devem ser evitados. Como ocorre com outros sistemas, as placas bloqueadas possuem sensibilidades mecânicas. Como exemplo, é importante uma aplicação precisa dos parafusos de bloqueio. Conforme ilustra a Figura 1.44, a angulação do parafuso provoca um encaixe incompleto da rosca na interface parafuso-placa e, portanto, menor estabilidade mecânica do aparelho. Com efeito, comparativamente, a estabilidade angular de uma placa bloqueada de 4,5 mm sofreu redução para 63% e 31%, respectivamente, diante de um desvio de 5 ou 10º do vetor de inserção do parafuso de bloqueio.[86] Embora alguns dos sistemas mais modernos realmente possibilitem o uso de trajetórias de bloqueio com ângulo variável, desvios com relação aos parâmetros do modelo resultarão na perda da estabilidade mecânica da interface parafuso-placa.

Ruptura da placa através de um orifício para parafuso

Muitas placas contêm numerosos orifícios para parafuso que proporcionam muitas opções de fixação, dependendo das necessidades específicas do padrão de fratura e da qualidade óssea. Não há necessidade de inserir parafusos em cada orifício da placa,[48] mas devemos ter uma boa compreensão dos efeitos do posicionamento dos parafusos na rigidez da fixação. Um orifício de parafuso não ocupado é uma área de elevado estresse na placa, a menos que, para compensação, a placa seja mais espessa nas proximidades de tal orifício, e é exatamente isso que ocorre com alguns implantes. O material da placa em torno dos orifícios apresentará estresses de material mais elevados, em comparação com os estresses ocorrentes nas regiões sólidas da placa. Em torno dos orifícios, a força atua através de menor área de secção transversal e, portanto, os estresses incidentes no material devem ser mais

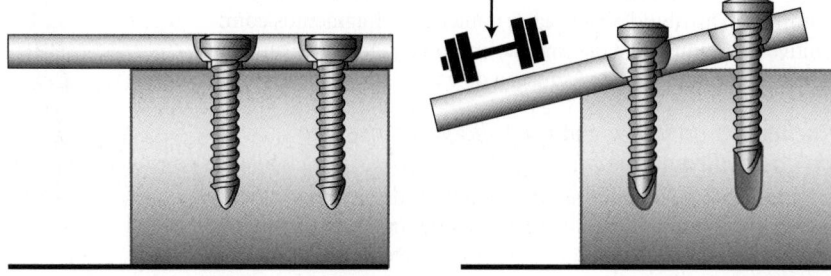

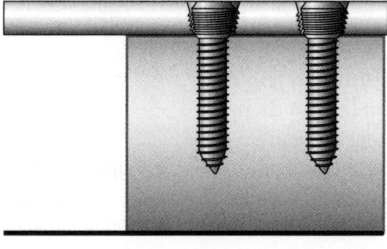
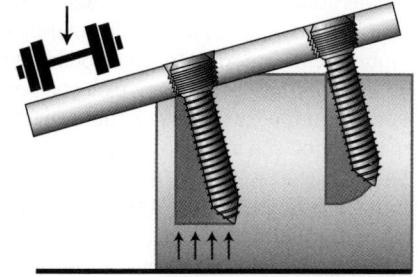

FIGURA 1.43 O aparelho convencional de parafusos sofre ruptura quando os parafusos perdem a pega no osso e são arrancados de sua posição. Deve-se notar que os parafusos se rompem de maneira sequenciada. O aparelho bloqueado funciona como dispositivo em ângulo fixo, e a ruptura ocorrerá quando o osso romper em compressão e todos os parafusos se romperem simultaneamente.

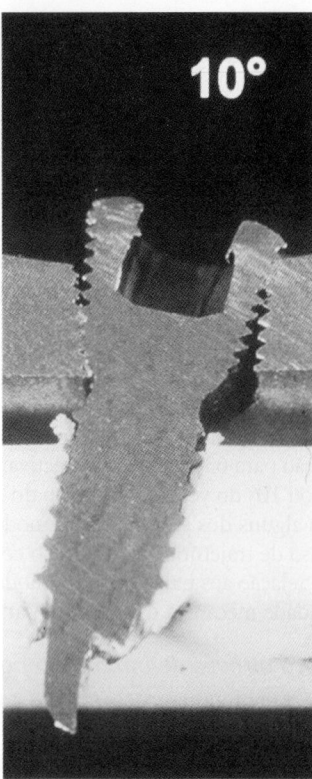

FIGURA 1.44 Demonstração da importância do posicionamento preciso de parafusos de bloqueio na placa.[86]

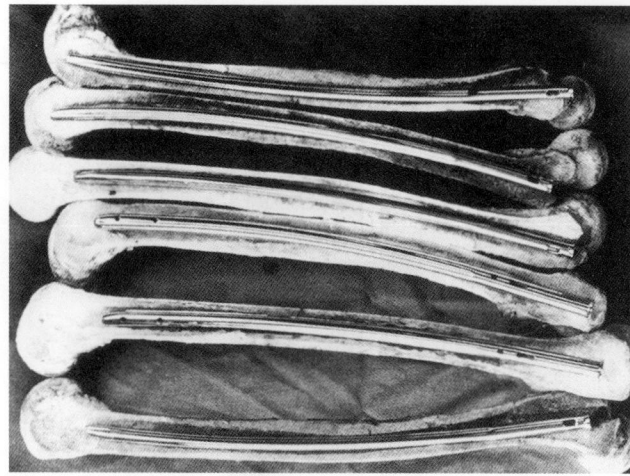

FIGURA 1.45 As secções transversais de diversos fêmures demonstram a curvatura à qual uma haste IM precisa se conformar, depois de ter sido completamente inserida.[178]

altos. Uma segunda consideração relacionada às placas contendo vários orifícios é que a separação dos parafusos – de tal modo que exista maior distância entre eles ao longo do local fraturado (ou seja, o aumento do "comprimento de trabalho" do aparelho) – resulta em menor rigidez do aparelho placa-fratura.[67] Diante de um comprimento de trabalho maior, uma determinada carga aplicada se distribui por um segmento mais longo da placa, o que diminui a quantidade de estresse por unidade de comprimento desse dispositivo. Esse fenômeno também pode representar ramificações biológicas benéficas, pois o movimento no local da fratura fica distribuído para maior número dos fragmentos cominutivos, diminuindo a deformação em cada fragmento e aumentando a probabilidade de formação do calo.

Rachadura do fêmur como resultado da inserção de haste intramedular

A inserção de uma haste IM no fêmur pode acarretar dificuldades, porque o fêmur exibe uma curvatura anterior significativa,[178] como mostra a Figura 1.45. As hastes femorais modernas possuem raios de curvatura que variam de 186 até 300 cm, em comparação com uma média de 120 ± 36 cm para uma grande amostra de espécimes de fêmur humano. Portanto, as hastes femorais atuais são consideravelmente mais retilíneas do que o fêmur humano médio, sobretudo em indivíduos idosos, em que o arqueamento anterior do fêmur pode estar aumentado.[51] A haste, que tem uma forma curva para que possa se acomodar ao arco femoral, também precisa se conformar à curvatura do fêmur à medida que sua inserção vai progredindo. A aplicação de uma haste – que é essencialmente uma mola curva – pelo canal do fêmur faz com que a haste sofra leve flexão, porque em geral o fêmur tem rigidez muito maior do que a haste (Fig. 1.46). De fato, a haste precisa se adaptar não só ao arco anterior-posterior, mas

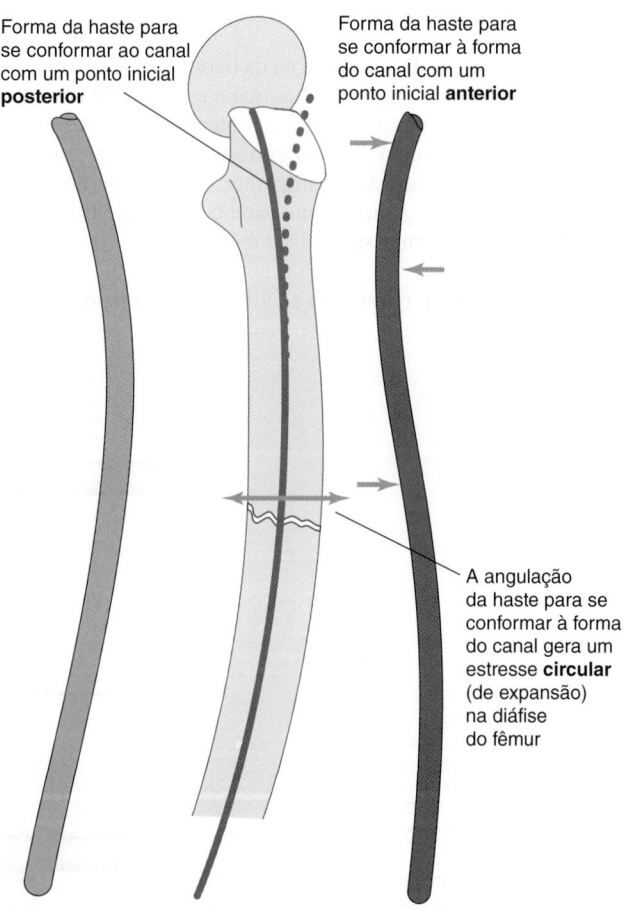

FIGURA 1.46 Uma divergência entre as curvaturas da haste IM e do canal medular resultará em pressões angulares que podem causar fratura do fêmur durante a inserção.[85]

também à curvatura do canal medial e lateralmente.[53] A Figura 1.47 demonstra que o contato da haste com as superfícies internas do fêmur gera forças que se opõem à inserção. As forças de contato haste-fêmur, ou "estresses circulares", direcionadas perpendicularmente à superfície do canal medular, fazem com que o fêmur se expanda, podendo resultar em estilhaçamento ou formação de fissuras, caso tais forças venham a ser excessivas.[85]

Os fatores que governam a quantidade de arqueamento da haste durante a inserção e as forças internas resultantes que atuam no interior do fêmur são a posição inicial proximal, o comprimento do fragmento proximal, a curvatura inicial da haste IM em comparação com a curvatura do fêmur e a rigidez ao encurvamento da haste. A rigidez da haste pode variar consideravelmente e depende muito do seu diâmetro e material.[139] Muitas das hastes atualmente em uso são de titânio, que é um metal com menor rigidez do que o aço inoxidável. A Figura 1.47 demonstra exemplos em que o posicionamento equivocado do ponto inicial proximal resultou em estilhaçamento do fêmur durante a inserção da haste.[85] Algumas das hastes IM mais modernas utilizam um arqueamento em valgo que deve ser empregado com um portal de entrada no trocanter do fêmur.[126] Foi constatado que o ponto de entrada ideal para a aplicação retrógrada de hastes se situa cerca de 1,2 cm anteriormente à origem femoral do ligamento cruzado posterior e no ponto intermediário do sulco intracondilar.[96]

Quebra de haste IM e de parafuso de bloqueio

Fraturas de hastes IM e de parafusos de bloqueio ocorrem ocasionalmente durante a consolidação. A situação mecânica mais exigente para a fixação do fêmur ou da tíbia com uma haste IM ocorre quando a fratura está situada muito distalmente. A Figura 1.48 compara as forças atuantes em fêmures idealizados com fraturas mais proximais e mais distais. Para uma localização específica da carga externa (carga muscular ou peso corporal), a fratura mais distal resulta em um braço de momento (a distância perpendicular desde a carga até o local fraturado) mais longo, o que gera um momento maior e, portanto, maiores estres-

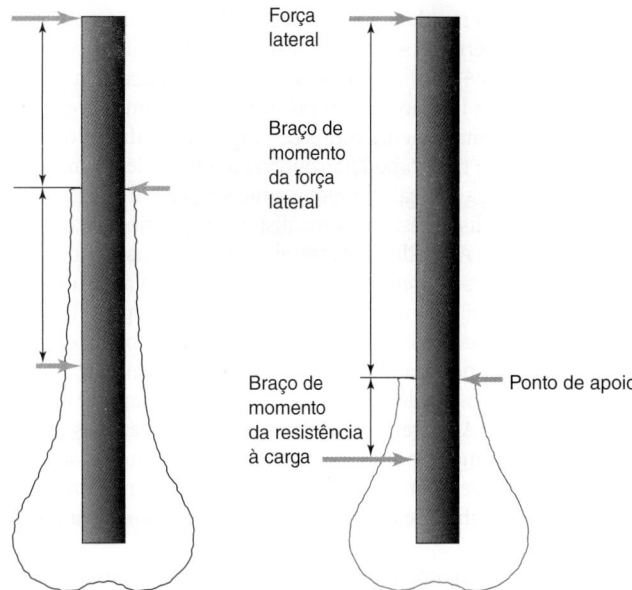

FIGURA 1.48 Se a mesma força atuar em hastes IM aplicadas em fêmures com fraturas mais proximais (**à esquerda**) ou mais distais (**à direita**), o braço de momento da força será mais longo no caso da fratura mais distal; com isso, o momento atuante sobre o implante no local da fratura será maior. No caso da fratura mais proximal, a região de intenso estresse próxima ao local fraturado também fica significativamente mais próxima dos orifícios para os parafusos de bloqueio distais, que são concentradores de estresse significativos.

ses no implante. Os estresses mais elevados incidentes na haste ocorrem nas proximidades do local fraturado. No caso de uma fratura distal, além do maior momento, os orifícios bloqueados – que são concentradores de estresse significativos – estão comumente localizados em uma área imediatamente distal ao local fraturado. Foi demonstrado que os estresses máximos atuantes na

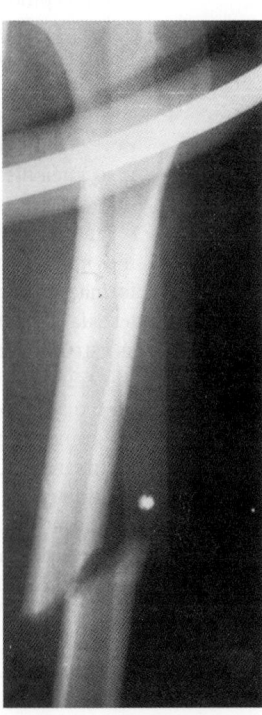 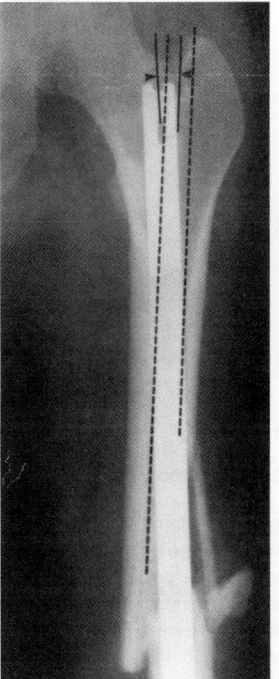 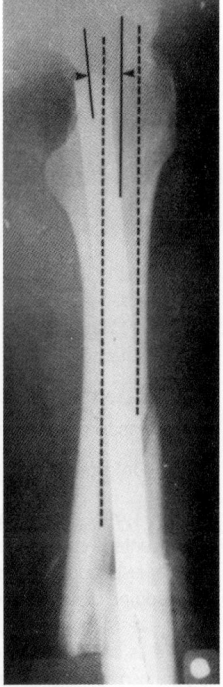

FIGURA 1.47 A posição inicial selecionada para a introdução da haste no canal medular afeta o grau em que o implante deve ser angulado e as forças internas geradas no fêmur. Uma posição inicial fora do eixo do canal medular, em conjunto com uma haste rígida e um segmento proximal mais longo, implicando maior angulação da haste durante a inserção, cria forças de inserção e forças femorais internas mais expressivas. Nesse exemplo de uma fratura na parte média da diáfise do fêmur (**à esquerda**), o orifício de entrada foi selecionado em um ponto medial com relação ao eixo do canal medular (**no meio**) e posteriormente (**à direita**). O canal medular está limitado por linhas tracejadas. Assim, a haste precisou ser angulada tanto medial como posteriormente, à medida que foi sendo inserida no canal, tendo gerado estresses internos que fraturaram a extremidade distal do segmento femoral proximal.[85]

haste aumentam rapidamente, tão logo a distância entre a fratura e o mais superior dos orifícios distais na placa diminua para algo abaixo dos 4 cm.[30] A aplicação de cargas cíclicas em pinos utilizados para a fixação de fraturas distais, com uma carga máxima de aproximadamente um peso corporal, confirma que as hastes de liga de titânio podem sobreviver a mais de um milhão de ciclos de carga nos casos em que o mais proximal dos parafusos bloqueado distais esteja a uma distância superior a 3 cm do local fraturado.[7] Além disso, a aplicação dos parafusos bloqueados distais pode ser tarefa difícil, porque esses implantes devem ser inseridos à mão livre, sob orientação fluoroscópica. Em alguns casos, o canto do orifício do parafuso na haste pode ter sido danificado pelo perfurador ou durante o parafusamento, o que cria um concentrador de estresse extra que pode acentuar o processo de fadiga. A percepção desses problemas potenciais levou a alterações de modelo, por exemplo, o fechamento da secção proximal da haste, a maior espessura do material em torno dos orifícios dos parafusos e a perfilagem a frio, que aumenta a resistência do material.

Também podem ocorrer angulação e quebra do parafuso. Quando parafusos distais são inseridos em osso com densidade relativamente baixa, a sustentação do parafuso se dá principalmente pelas corticais. A extremidade distal do fêmur se amplia rapidamente (Fig. 1.49); com isso, o comprimento não apoiado do parafuso entre as corticais pode ser bastante variável. Para o mesmo diâmetro e material, a rigidez e a resistência de um parafuso submetido a forças angulares diminui com a terceira potência de seu comprimento não apoiado (a distância entre corticais, supondo a inexistência de apoio pelo osso trabecular). Se o comprimento não sustentado de um parafuso é igual ao dobro do comprimento não sustentado de outro parafuso, e supondo que o osso trabecular não contribua para a sustentação do parafuso, pode-se esperar que a rigidez e a resistência do parafuso com o comprimento não sustentado mais longo sejam equivalentes a um oitavo da rigidez e resistência do parafuso com o menor comprimento entre os suportes corticais. Portanto, a deformação será oito vezes maior, sob a mesma carga. Essa situação cria efetivamente um dilema na fixação dessas fraturas com relação à inserção dos parafusos. Se os parafusos estiverem perto demais da fratura, os estresses incidentes na haste aumentam, mas, se estiverem localizados na área da expansão da metáfise, com osso trabecular escasso, o comprimento não apoiado aumenta, diminuindo sua rigidez e resistência. A vida útil dos parafusos bloqueados distais está diretamente relacionada ao diâmetro da raiz da rosca e ao momento de inércia resultante; diante disso, foi proposta a remoção das roscas, com o objetivo de aumentar a vida útil em 10 a 100 vezes.[78] Os estresses incidentes em parafusos de bloqueio também ficam significativamente aumentados em casos de fraturas cominutivas, em que não pode ser exercida carga pelas corticais no local fraturado, ao contrário do que ocorre com os padrões de fraturas transversais simples ou oblíquas curtas.

Afrouxamento dos pinos de fixação externa

Supõe-se que o afrouxamento de pinos fixados no osso seja resultante de várias causas. Por ser autorroscante, a forma da extremidade do próprio pino pode afetar o calor local gerado no osso durante a inserção, resultando potencialmente em necrose térmica em torno do local do orifício para o pino,[169] juntamente com microfraturas ósseas. Além disso, elevados estresses locais podem ocorrer nos pinos e no osso, se o orifício através do qual o pino é inserido tiver dimensões reduzidas.[82] Um terceiro mecanismo, ilustrado na Figura 1.50, é o micromovimento, que induz à reabsorção óssea na interface pino-osso, se o pino estiver frouxo no interior do orifício. Para que tais problemas sejam minimizados, foi preconizada a construção de orifícios ósseos ligeiramente menores (em cerca de 0,1 mm de diâmetro). Se o orifício ósseo estiver com seu diâmetro diminuído em 0,3 mm, o limite de escoamento do osso poderá ser excedido com a inserção do pino, o que resultará em fratura.[124]

Fixação externa excessivamente flexível

O fixador externo é uma montagem de pinos presos a fragmentos ósseos, juntamente com clampes e barras laterais que acoplam os pinos. Essa montagem permite uma variação considerável na síntese de uma estrutura, para se adaptar à fratura. Desconhece-se a rigidez ideal de um fixador considerada necessária para a estabilização da fratura e para a indução das mudanças de cura à medida que a fratura consolida. O fixador externo deve ser suficientemente rígido para suportar as forças aplicadas pelo paciente durante a deambulação, mas sem causar consolidação viciosa da fratura. No entanto, o fixador externo não deve ser tão rígido a ponto de se ter uma fratura protegida contra os movimentos necessários para a estimulação da consolidação pela formação do calo. Algumas orientações mecânicas básicas na síntese da estrutura (explicadas mais adiante) darão a certeza de que as estruturas estão adequadamente construídas para as cargas a que serão submetidas. A Figura 1.51 demonstra que, ao aumentar o diâmetro de um pino ou barra lateral, sua rigidez e resistência aumentam na quarta potência da mudança relativa em diâmetro (na verdade, a razão entre os diâmetros maior e menor). À medida que o comprimento (a distância entre a superfície óssea e a barra lateral) diminui, a rigidez e a resistência aumentam na terceira potência da mudança no comprimento. Esse princípio também é válido para os pinos que atravessam a fratura, o que afeta o comprimento não apoiado da barra lateral que abrange a fratura.

Na síntese de uma estrutura, é benéfico diminuir a distância entre a barra lateral e o osso (o que diminui os comprimentos

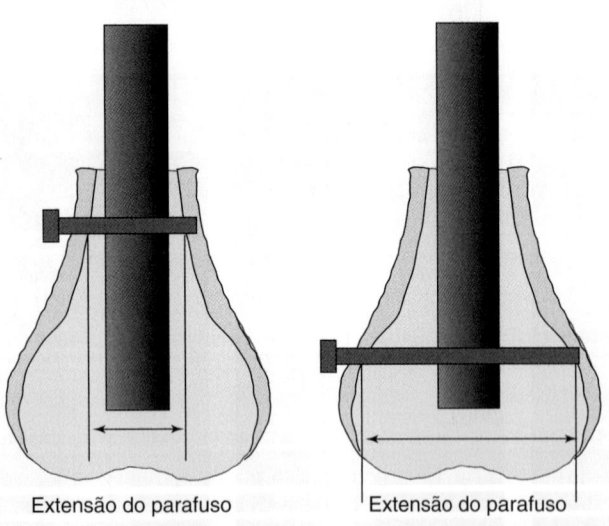

FIGURA 1.49 Considerando que a extremidade distal do fêmur se alarga rapidamente, o comprimento do parafuso de bloqueio necessário para bloquear a haste pode variar bastante. Se o parafuso não estiver devidamente suportado pelo osso trabecular, mas principalmente pela cortical, então sua rigidez e resistência diminuirão com a terceira potência de seu comprimento entre as corticais. Se o comprimento do parafuso dobrar, a deformação do parafuso sob a mesma carga aumentará por um fator de 8.

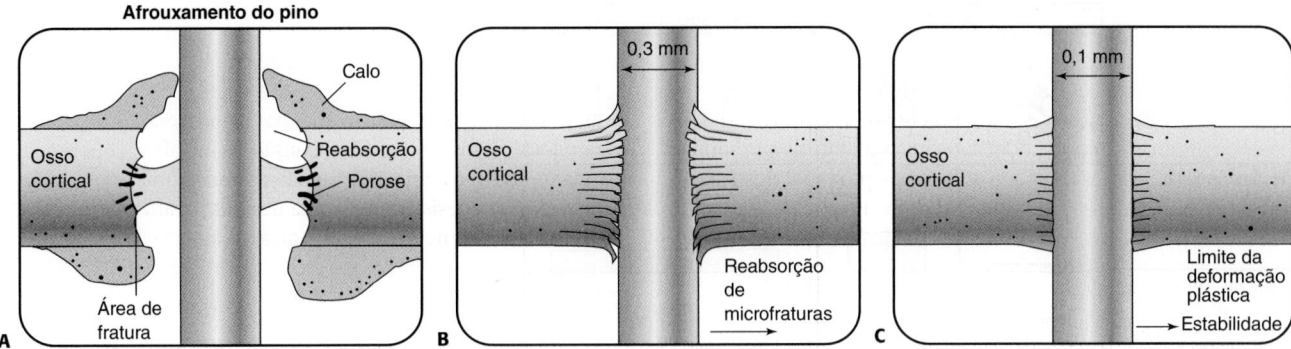

FIGURA 1.50 O mecanismo proposto para o afrouxamento de pinos para fixação externa envolve o aumento ou redução do diâmetro do pino, em relação ao orifício no osso. **A:** Se o pino e o orifício ósseo tiverem o mesmo diâmetro, poderão ocorrer micromovimentos, com reabsorção óssea. **B:** Se o diâmetro do pino for mais de 0,3 mm menor do que o orifício no osso, poderão ocorrer microfraturas durante a inserção. **C:** Se o diâmetro do orifício ósseo for cerca de 0,1 mm menor do que o diâmetro do pino, o osso será pré-estressado mas não sofrerá fratura; os micromovimentos serão eliminados e a estabilidade do pino será preservada.[124]

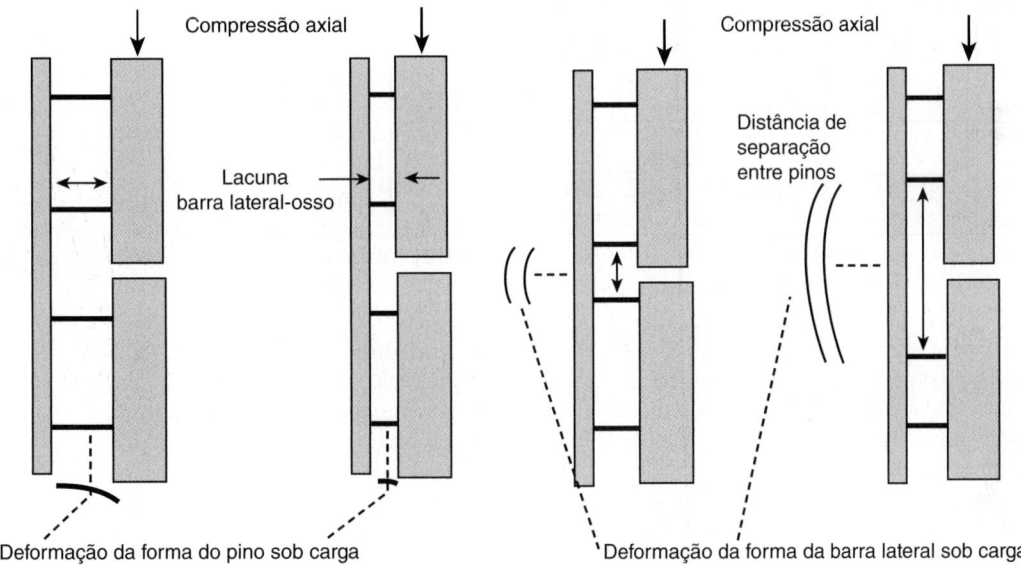

FIGURA 1.51 Para que seja obtida maior rigidez na síntese de um fixador externo, os princípios básicos que devem ser levados em consideração são os aplicáveis às barras laterais dos tipos pino e haste; a rigidez aumenta com a quarta potência da área de secção transversal (o momento de inércia, Fig. 1.7) e diminui com a terceira potência de sua extensão ou comprimento não apoiado (Fig. 1.44). Isso explica por que será benéfico diminuir a distância entre a barra lateral e o osso, aumentar o diâmetro do pino, aplicar os pinos mais próximos através do local fraturado e usar a barra lateral de maior diâmetro, ou várias barras laterais, na síntese da estrutura.[82,161]

não apoiados dos pinos), aumentar o diâmetro dos pinos e diminuir a distância entre os pinos que abrangem a fratura. Do mesmo modo, o aumento do número de pinos aplicados também aumenta a rigidez da estrutura. Em termos de efeitos reais na resistência a angulação, se a distância entre a barra lateral e o osso for dobrada, isso resultará em diminuição da rigidez da estrutura em aproximadamente 67%; e se a distância de separação dos pinos ao longo da fratura for dobrada, a rigidez da fratura diminuirá em 50%; finalmente, a diminuição do diâmetro do pino em 1 mm (p. ex., de 6 para 5 mm) diminui a rigidez da estrutura em cerca de 50%.[161] O uso de um pino parcialmente rosqueado e o completo sepultamento da parte rosqueada na cortical melhoram a rigidez do pino, porque o diâmetro menor da raiz da rosca do pino não fica exposto. Do mesmo modo, foi demonstrado que o uso de pinos para fixação externa revestidos por hidroxiapatita melhora a interface parafuso-osso[123] e a longevidade dos pinos e da fixação.

Os comentários nos parágrafos anteriores dizem respeito aos fixadores uniplanares, que são construídos de modo a resistir às principais cargas de compressão axial e de angulação anteroposterior que atuam em um osso longo, como a tíbia, durante a deambulação. Para que possa opor resistência à torção e a angulação não planar (medial-lateral), o fixador pode ser montado com pinos e barras laterais adicionais em outros planos. A Figura 1.52 ilustra uma comparação da rigidez relativa de diferentes montagens de fixadores. A estrutura com semipinos unilaterais com barras laterais montadas em ângulos retos proporciona a maior resistência global às cargas de angulação, compressão e torção.[21] Dispositivos de fixação híbrida têm adotado componentes de fixadores com barras unilaterais e tam-

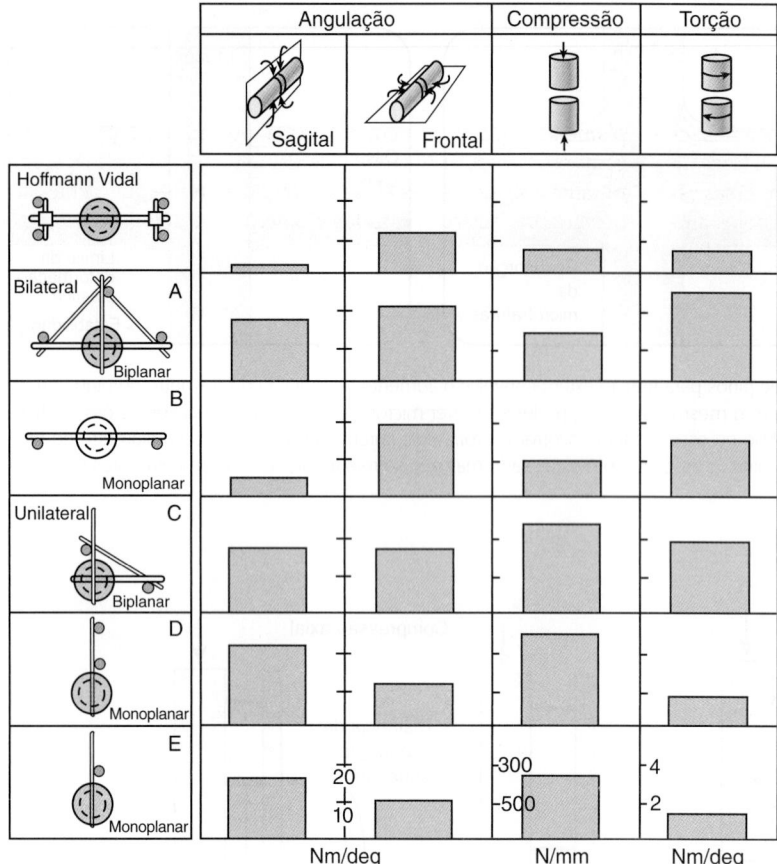

FIGURA 1.52 Comparação entre a rigidez de angulação, compressão e torção de diferentes aparelhos de fixação externa com relação à resistência a cargas multiplanares.[21]

bém de fixadores com anéis, juntamente com fios metálicos transfixantes de pequeno diâmetro. Foi constatado que tanto a rigidez por compressão axial como a rigidez torcional aumentam significativamente com o aumento no número e diâmetro dos fios transfixantes e com o pré-tensionamento dos fios.[33] Estudos constataram que um posicionamento mais anterior dos fios metálicos, além de um semipino anteromedial, aumentam a rigidez a angulação anteroposterior.[68] Testes de várias confi-gurações diferentes (Fig. 1.53) revelaram que o tipo *box* (dois anéis acima e dois abaixo da fratura, juntamente com semipinos anteriores, duas hastes conectoras e uma barra unilateral) foi a configuração com maior rigidez, em comparação com o uso exclusivo de uma estrutura unilateral, ou de uma estrutura unilateral com anéis aplicados apenas proximalmente ao local fraturado. O acréscimo de um semipino anterior aumentou significativamente a rigidez da fixação.[135]

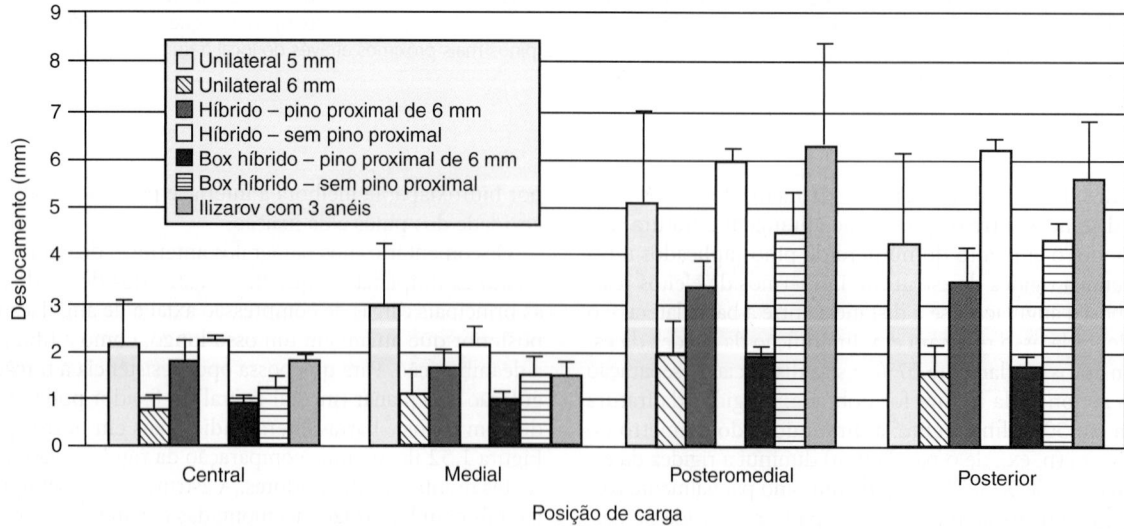

FIGURA 1.53 Comparação do deslocamento do fragmento proximal em uma fratura tibial simulada sob uma carga de 100 N, com diversos tipos de fixadores externos unilaterais e híbridos (o tipo *box* utiliza uma grande barra de conexão para estrutura unilateral e também duas hastes conectoras de menor diâmetro).[135]

Fixação no osso com osteoporose

A força de aderência de um dispositivo de fixação ao osso (p. ex., um parafuso) está diretamente relacionada à densidade óssea local. Considerando que uma característica mecânica dominante do osso com osteoporose é a baixa densidade, podemos recorrer a diversas estratégias com o intuito de melhorar a força de fixação, ao nos depararmos com um osso osteoporoso. Essas estratégias são o apoio cortical obtido por impactação; apoios amplos, que distribuem a carga ao longo de uma área de superfície maior; imobilizadores longos; melhor grau de fixação; e aumento da densidade óssea local pela injeção de uma substância mais densa, por exemplo, hidroxiapatita ou polimetilmetacrilato (PMMA); Figura 1.54.[76] Estratégias de impactação podem ser aplicadas em fraturas do terço distal do rádio, colo do fêmur e vértebras lombares. O parafuso dinâmico para o quadril é um exemplo de implante que permite uma impactação controlada da fratura do colo do fêmur. Em comparação com um parafuso condilar, uma placa-lâmina angulada, aplicada a fraturas supracondilares no fêmur, proporciona um apoio mais amplo – ou seja, uma área de superfície maior para contato com o osso. A imobilização com uma placa mais longa tem sido empregada em fraturas do úmero e do antebraço; e a haste IM bloqueada é outro exemplo de imobilização com implante longo. Uma placa bloqueada periarticular, que permite a aplicação de vários pontos de fixação em ângulo estável, é ainda outro exemplo da aplicação desse princípio.[23] A placa bloqueada, na qual os parafusos são rosqueados na placa e fixados de um modo que não permite rotação ou translação, pode ser particularmente útil para a estabilização de fraturas osteoporóticas, nos casos em que o apoio cortical não é praticável em decorrência da baixa densidade óssea e naquelas em que o implante de fixação deverá suportar a maior parte da carga incidente. Foi demonstrado que pinos revestidos com hidroxiapatita para fixação externa aumentam a estabilidade da interface parafuso-osso.[123] Parafusos de bloqueio, isto é, parafusos comuns com um orifício com angulação de 45° perfurado no corpo para a recepção de um pino de bloqueio, podem ser empregados para minimizar a possibilidade de extrusão do parafuso.[114] Modelos mais recentes de hastes IM também permitem o uso de parafusos de bloqueio "de ângulo estável", que são parafusados na haste, criando com isso uma interface de ângulo fixo – o que pode melhorar a fixação em osso com osteoporose.

Já foi estudado o reforço da densidade óssea local com o uso de cimento de PMMA ou, mais recentemente, de fosfato de cálcio, particularmente em relação à fixação de fraturas de fêmures e vértebras com osteoporose. A injeção de PMMA tem sido amplamente utilizada na vertebroplastia, por meio de uma abordagem transpedicular,[106] tendo sido demonstrado que esse material restaura a rigidez de vértebras fraturadas a níveis equivalentes aos de vértebras intactas. Estudos biomecânicos demonstraram um aumento significativo da resistência da fixação de fraturas do colo do fêmur, em até 170%,[154] e foram observados achados similares, por exemplo, diminuição do encurtamento e maior estabilidade, em casos de aplicação de cimento de hidroxiapatita a fraturas intertrocantéricas instáveis em três partes, fixadas com um parafuso dinâmico para o quadril.[54] Os cimentos de fosfato de cálcio empregados em vertebroplastias em lugar do PMMA também restauraram a rigidez de vértebras fraturadas a níveis intactos.[107] Foi demonstrado que a injeção de cimento de fosfato de cálcio no pedículo aumenta a rigidez angular de parafusos pediculares em até 125%.[18] Também foi comprovado que cimentos de fosfato de cálcio dão suporte a fragmentos elevados de fraturas metafisárias (i. e., no platô tibial) em diversos cenários, em estudos clínicos randomizados sobre tratamento de fraturas.[138]

Quebra de fio em cerclagem

O uso de fios metálicos em cerclagem vem sendo cada vez menos frequente para a fixação primária de fraturas, por causa dos efeitos negativos da compressão circunferencial do periósteo. Mas essa modalidade ainda é ocasionalmente empregada; por isso, é importante que entendamos seu comportamento mecânico, para que não ocorram falhas de fixação. Foi demonstrado que a resistência tênsil do fio metálico cirúrgico aumenta diretamente com seu diâmetro;[159] quando o fio sofre torção, o número ideal de torcidas fica entre quatro e oito.[140] Contudo, o fio metálico sólido é muito sensível a incisuras ou a arranhões. Testes demonstraram que incisuras de somente 1% do diâmetro do fio podem diminuir sua vida em fadiga em 63%.[140] Por essa razão, foi introduzido um cabo para as aplicações em cerclagem. Em comparação com o fio, o cabo apresenta um desempenho significativamente melhor para a fadiga, conforme mostra a Figura 1.55.[69] Tendo em vista que os cabos consistem em múltiplos filamentos de fios metálicos delgados isolados, o dano a qualquer desses filamentos não resulta-

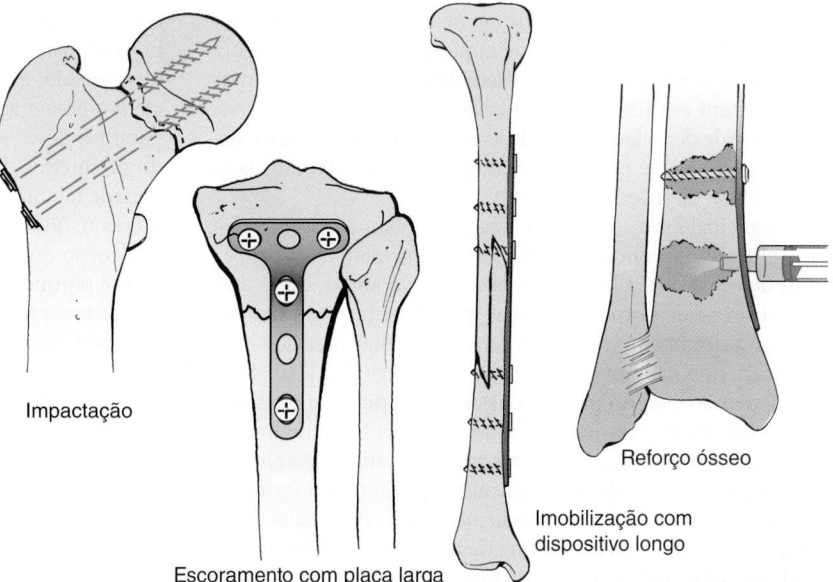

FIGURA 1.54 Algumas estratégias básicas para reforço da resistência da fixação em osso osteoporoso são: impactação dos componentes da fratura com o uso de um dispositivo que permita deslizamento, escoramento proporcionado por uma placa larga, aumento do comprimento da placa e reforço local do osso por injeção de metilmetacrilato ou com cimento de fosfato de cálcio.[76]

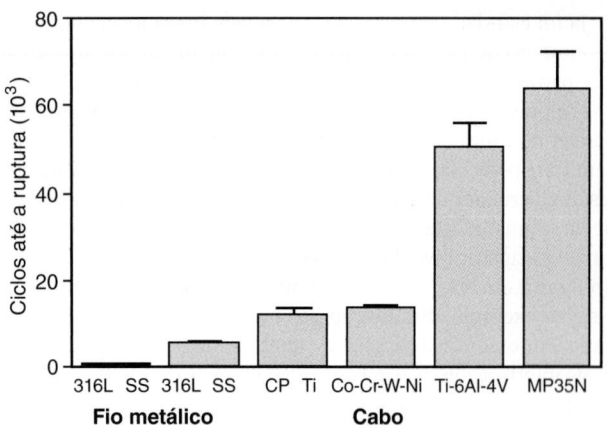

FIGURA 1.55 Comparação da resistência à fadiga de fios metálicos e cabos para os materiais indicados. Fio metálico, 316L SS (aço inoxidável), cabo Co-Cr-W-Ni, Ti-6Al-4V de cromo-cobalto, liga de titânio, MP35N, liga de níquel.[69]

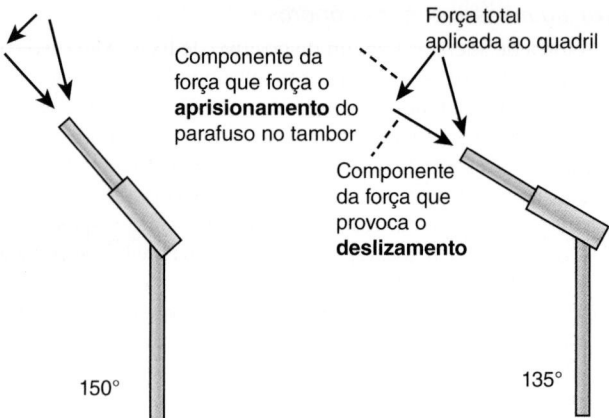

FIGURA 1.56 A força de reação articular ao nível da cabeça do fêmur pode ser dividida em dois componentes principais. O componente paralelo ao eixo do colo do fêmur promove deslizamento e impactação dos componentes da fratura, e o outro componente, transversal ao colo do fêmur, faz com que o componente "parafuso" do parafuso quadril-fêmur fique preso, opondo resistência ao deslizamento. O parafuso do quadril, com ângulo maior, tem um eixo mais proximamente alinhado com a força de reação articular; assim, o componente da força que gera o deslizamento é maior, enquanto o componente da força transversal que resiste ao deslizamento é menor.

rá em uma ruptura catastrófica do cabo como um todo. As alças simples de sutura como a Ethibond apresentam uma resistência de aproximadamente 30% em comparação com o fio de aço inoxidável #18 em tensão, e a fita Mersilene tem resistência aproximadamente 50% maior. Quatro voltas de Ethibond têm resistência tênsil equivalente à do fio de aço inoxidável.[75]

Aspectos biomecânicos da fixação de fraturas em locais específicos

Na discussão precedente, foram abordados problemas como o arrancamento de parafuso e quebra de placa, comuns em casos de fixação de fraturas, principalmente quando ossos longos estão envolvidos. Nesta seção, o enfoque recairá em problemas desafiadores específicos na fixação do colo do fêmur, platô tibial, pelve e coluna vertebral.

Fixação no terço proximal do fêmur

A fixação de fraturas do terço proximal do fêmur é um procedimento particularmente desafiador, porque a força compressiva atuante através da cabeça do fêmur pode variar desde quatro a oito vezes o peso corporal durante as atividades normais.[127] Essa força atua através de um braço de momento significativo (o comprimento do colo do fêmur), que impõe grandes cargas angulares sobre o implante de fixação. Além disso, muitas dessas fraturas ocorrem em idosos, que provavelmente possuem osso trabecular de densidade e qualidade mecânica baixas.[103] Além disso, em geral, não é possível obter a pega para os parafusos no osso cortical da cabeça do fêmur.

A principal força atuante em uma fratura basocervical do colo do fêmur, fixada com um parafuso deslizante para o quadril, é a força de reação articular através da cabeça do fêmur, que é derivada do peso do corpo e de forças geradas pela ação muscular durante a deambulação. A força de reação articular pode ser dividida em dois componentes. Um componente (Fig. 1.56) é perpendicular ao eixo do parafuso deslizante e provoca o cisalhamento das superfícies fraturadas ao longo da linha de fratura; disso resulta um deslocamento inferior e uma angulação em varo da cabeça do fêmur, além de aumentar a resistência do parafuso ao deslizamento. O outro componente se situa paralelamente ao parafuso, fazendo com que as superfícies se aproximem e melhorando a estabilidade por meio da fricção e da conexão mecânica

da fratura. Portanto, o objetivo dos sistemas de fixação de fraturas do colo do fêmur é a utilização do componente da força articular paralelo ao colo do fêmur, de modo a incentivar um deslizamento conjunto das superfícies fraturadas. Esse é o princípio básico, subjacente à seleção de um parafuso de ângulo maior para o quadril, quando possível.

Ao utilizar o parafuso de compressão (ou deslizamento) para o quadril, ou uma haste com um parafuso de tração deslizante, é importante ter a certeza de que o parafuso poderá deslizar livremente no tambor da placa lateral ou do orifício existente na haste. Os pontos a seguir, relacionados a parafusos deslizantes para o quadril, se aplicam também a aparelhos com hastes/parafusos de tração. Ao ocorrer o deslizamento do parafuso, o parafuso fica escorado no tambor, contra o encurvamento inferior da cabeça do fêmur, porque o aparelho está escorado pela interdigitação da fratura. A fidelidade a dois princípios mecânicos básicos melhorará a capacidade de deslizamento do parafuso no tambor da placa lateral ou da haste. Conforme foi anteriormente mencionado, o parafuso de ângulo maior para o quadril será mais efetivo para a adaptação do deslizamento. Do mesmo modo, o parafuso deve penetrar tão profundamente quanto seja profundo no interior do tambor. Para a mesma força atuante na extremidade femoral do parafuso, ocorrerá aumento da força interna no ponto onde o parafuso entra em contato com o tambor, se menos corpo do parafuso permanecer no interior do tambor. Isso ocorre porque o momento (carga de encurvamento) gerado pela força transversal ao eixo do parafuso (F_h na Fig. 1.57) na cabeça do fêmur atua sobre um braço de momento ou distância perpendicular L_e (força × distância perpendicular à borda do tambor, que é o ponto de apoio) mais longa. O braço de momento de equilíbrio, L_b, é mais curto porque um comprimento menor do parafuso permanece no interior do tambor. Como F_h atua sobre um braço de momento mais longo, enquanto F_e atua sobre um braço de momento mais curto, F_b aumenta. A força interna, F_b, no ponto onde o parafuso entra em contato com o tambor, gera uma força de resistência friccional maior, que vai exigir mais for-

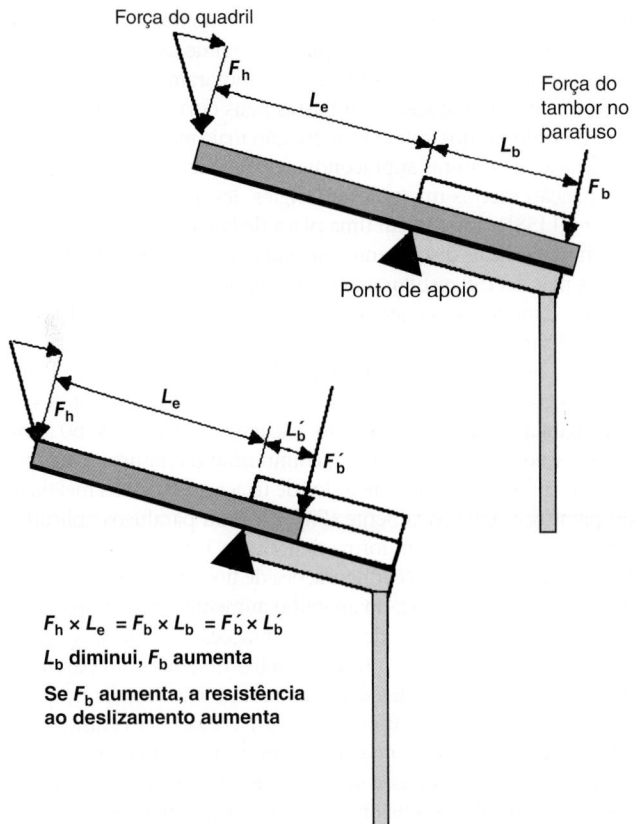

FIGURA 1.57 Quanto maior for o comprimento do parafuso deslizante no interior do tambor, menor será a resistência ao deslizamento. Neste diagrama, F_h é o componente da força de reação articular perpendicular ao eixo do parafuso. A borda inferior da extremidade do tambor é o local do ponto de apoio em encurvamento. Uma força interna, F_b, oriunda da superfície do tambor, atua contra o parafuso para se contrapor a F_h. Para obtenção de equilíbrio, os momentos produzidos por F_h ($F_h \times L_e$) e F_b ($F_b \times L_b$) devem ser iguais. Se L_b, a distância desde o ponto de aplicação da força interna F_b até o ponto de apoio, diminuir, F_b deverá aumentar para que seja gerado o mesmo momento. Se F_b for maior, a força friccional – e, portanto, a resistência ao deslizamento do parafuso – aumentará. (L_e é o comprimento do parafuso que ultrapassa o tambor.)[98]

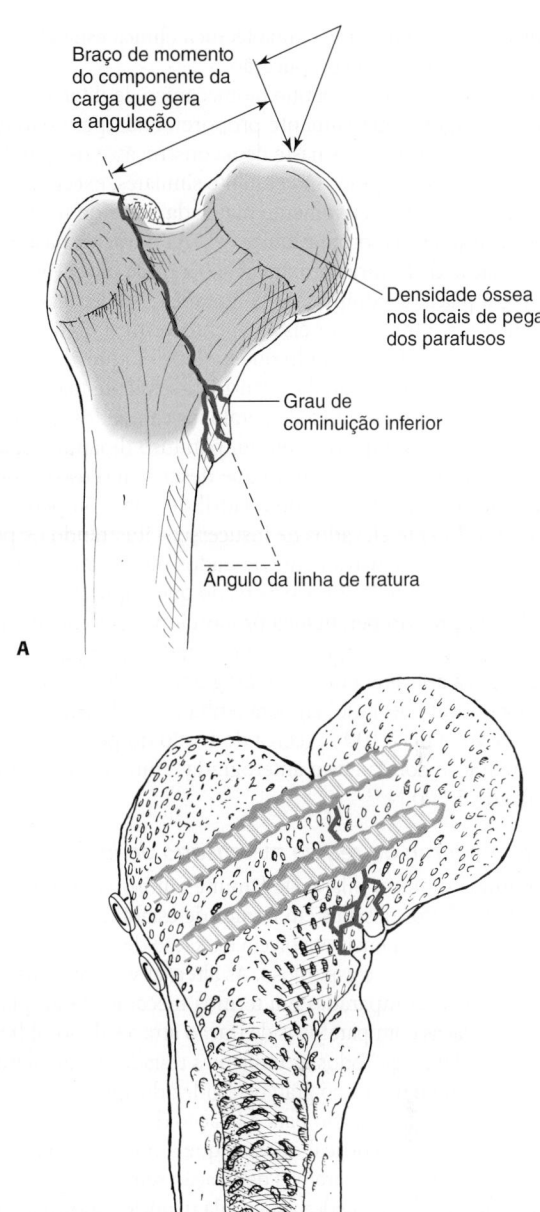

FIGURA 1.58 A: Alguns fatores que diminuem a resistência da fixação de fraturas do colo do fêmur são: diminuição da densidade óssea, uma superfície de fratura mais vertical (o que facilita o deslizamento dos componentes da fratura), cominuição na cortical inferior (o que reduz o apoio contra a angulação) e um braço de momento mais longo, ou maior distância do centro da cabeça do fêmur até a linha de fratura. **B:** Alguns mecanismos observados de falha na fixação do colo do fêmur por meio de parafusos são: angulação dos pinos, deslocamento das cabeças dos parafusos através da delgada cortical do trocânter maior, sobretudo nos casos em que arruelas não foram usadas, e rotação inferior dos parafusos através do osso esponjoso de baixa densidade da área do triângulo de Ward, até sua acomodação contra a cortical inferior.[155]

ça para superar a fricção e permitir o deslizamento.[98] Ao que parece, os parafusos deslizantes para o quadril com placas laterais de dois ou quatro orifícios proporcionam uma resistência equivalente à carga compressiva fisiológica.[115]

Diversos fatores afetam a resistência da fixação do colo do fêmur com o uso de vários parafusos, mas o número de parafusos empregados (três ou quatro) não é fator significativo.[164] Os fatores que aumentam a resistência desse tipo de fixação são: uma linha de fratura mais horizontal com relação aos eixos longitudinais dos parafusos,[50] a aplicação dos parafusos em áreas de maior densidade óssea na cabeça do fêmur,[155,158] fraturas com menos cominuição[136] e um braço de momento mais curto para a aplicação de carga à articulação (menor distância desde o centro da cabeça do fêmur até a linha de fratura).[155] No entanto, foi constatado que o principal fator é a qualidade da redução, por causa da importância da escora cortical na redução do deslocamento da fratura.[152] Sob cargas fisiológicas, foram observados diversos mecanismos de falha na fixação (Fig. 1.58). Em alguns casos, os parafusos envergam inferiormente, sobretudo se não tiver sido possível o escoramento das superfícies fraturadas inferiormente aos parafusos, por causa da cominuição presente. Foi constatado que as cabeças dos parafusos – se o cirurgião optou por não usar arruelas para a distribuição da carga do parafuso contra o osso – afundam através do córtex próximo ao trocânter maior nos pacientes com cortical delgada. Finalmente, se os parafusos não estiverem bem apoiados inferiormente, onde cruzam a fratura, podem sofrer rotação inferior, fazendo com que a cabeça do fêmur se desloque em uma orientação em varo.[155] O escoramento de pelo menos um parafuso contra a cortical inferior – uma técnica clínica estabelecida – pode ajudar a evitar essa complicação.

Com respeito ao desempenho biomecânico de diferentes dispositivos, a rigidez efetivamente proporcionada pelo parafuso deslizante para o quadril, a haste de reconstrução e os aparelhos que empregam vários pinos são bastante similares, exceto pela rigidez torcional significativamente maior da haste de reconstrução, por causa de sua forma tubular.[71,137] As novas técnicas aplicadas à fixação de fraturas proximais são a placa bloqueada para o fêmur e a placa de compressão percutânea. Na desafiadora tarefa de fixar uma fratura por cisalhamento vertical do terço proximal do fêmur, foi constatado que a placa bloqueada femoral proximal resultava em aparelhos consideravelmente mais rígidos do que os obtidos com o uso de parafusos canulados, um parafuso dinâmico para o quadril, ou um parafuso dinâmico condilar.[6] No entanto, uma série clínica que descreveu o uso da placa bloqueada no terço proximal do quadril demonstrou percentuais inaceitavelmente elevados de insucesso – ilustrando os perigos de depender exclusivamente de dados biomecânicos na escolha de um implante.[19,156] Foi observado que a aplicação de uma placa de compressão percutânea proporciona estabilidade adequada à angulação e à torção,[97] com resultado equivalente à heste trocantérica aplicada por via anterógrada, em termos de estabilidade no local fraturado, embora tenha ocorrido ruptura com forças por volta de 2.100 N (cerca do triplo do peso corporal), em comparação com a haste anterógrada, cujo defeito ocorreu por volta de 3.200 N.[72]

Fixação em torno da região metafisária do joelho

As fraturas supracondilares do fêmur e também as do platô tibial são verdadeiros desafios em termos de estabilização, pois essas fraturas com frequência envolvem a fixação de vários fragmentos de osso basicamente esponjoso. As alternativas para a fixação supracondilar já comparadas em termos mecânicos são: placas condilares, placas com parafusos de tração através do local fraturado e placas-lâminas. Todos os implantes testados aparentemente proporcionaram o mesmo grau de rigidez do aparelho. O fator mais importante identificado para a fixação da placa foi a manutenção do contato na cortical oposta àquela onde foi aplicado o dispositivo de fixação. Aparelhos de fixação sem contato cortical exibiam apenas 20% da rigidez observada naqueles implantes com escora cortical.[61,149] Foi constatado que o uso de uma haste IM supracondilar com inserção retrógrada resultou em aparelhos 14% menos rígidos em compressão axial e 17% menos rígidos em torção, comparativamente a uma placa lateral de ângulo fixo.[118] No entanto, hastes mais longas (36 cm) melhoraram a estabilidade da fixação, em comparação com hastes mais curtas (20 cm).[153] Foram descritos vários sistemas de fixação mais modernos para a estabilização de fraturas supracondilares do fêmur. O sistema de estabilização menos invasiva (em inglês, *less invasive stabilization system* [LISS]) consiste em uma placa de baixo perfil com parafusos monocorticais distalmente, que também ficam travados na placa. As placas LISS resultaram em aparelhos com mais deformação elástica e menos movimentação em comparação com os sistemas que utilizam um parafuso condilar ou uma placa de apoio.[110,165]

É um desafio a estabilização de fraturas do platô tibial. Considerados os desfechos de pacientes, foi observado que os fatores de risco para a perda da redução são: pacientes com mais de 60 anos, sustentação prematura do peso, cominuição da fratura e osteoporose grave.[3] Os diferentes métodos de fixação são os fios metálicos ou parafusos, exclusivamente (Fig. 1.59) ou parafusos aplicados através de uma placa em forma de L ou de T apoiando a cortical. Já foram testadas várias configurações de fios metálicos,[25] e foi demonstrado que a rigidez do aparelho aumenta com o número de fios, independentemente de suas orientações específicas. Conforme ilustra a Figura 1.59, a fixação exclusivamente com parafusos depende da resistência desses implantes às forças angulares, quando o fragmento tibial é submetido a cargas distais em compressão através da articulação. Com o acréscimo de uma placa, não apenas a carga se distribui por esse implante, mas também será possível a inserção de parafusos adicionais no osso cortical mais forte situado distalmente, na região metafisária da tíbia. Uma desvantagem do uso de uma placa de apoio é o desnudamento do tecido mole que deve ser feito para a aplicação, com a possibilidade de comprometimento da irrigação sanguínea. A fixação com placas em T e parafusos demonstrou a maior resistência a uma carga compressiva axial,[48] independentemente da configuração específica dos parafusos.[89] As investigações de diferentes configurações de placas constataram que, em casos de fraturas bicondilares do platô tibial, o uso de placas laterais duplas (lateral e medial) diminuiu a movimentação sob a aplicação de carga axial em cerca de 50%, comparativamente ao uso de placas bloqueadas laterais unilaterais.[77] Em casos de fraturas mediais do platô, a placa de apoio medial, que escora diretamente a carga, é significativamente superior em termos mecânicos *versus* a placa bloqueada lateral.[133] Uma nova alternativa é o uso de uma haste tibial proximal curta com vários parafusos de

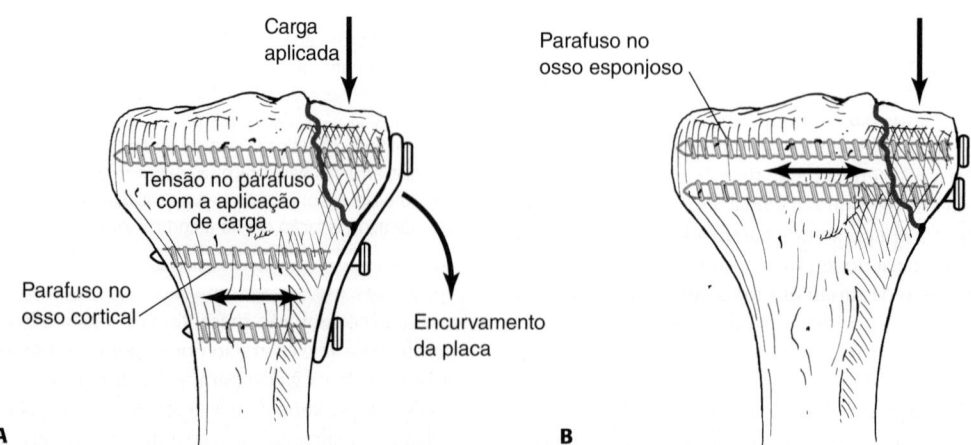

FIGURA 1.59 Dois métodos alternativos de fixação de fraturas do platô tibial: **(A)** parafusos transversais combinados com uma placa de apoio e **(B)** apenas parafusos transversais. A placa de apoio proporciona um suporte adicional angular, pois o componente da fratura tibial recebe carga em uma direção inferior e permite que os parafusos se encaixem no osso cortical mais distal (que é mais espesso).

bloqueio. Na aplicação de cargas axiais combinadas (angular e de rotação), a haste proporcionou uma estabilidade equivalente àquela do uso de placas duplas, e a estabilidade foi maior do que a obtida por aparelhos com uma placa bloqueada, fixador externo ou haste tibial convencional não fresada.[74] Esse sistema pode ser aplicável em casos que não exibam uma cominuição proximal (articular) significativa.

Fixação da coluna vertebral

O colete em halo é um dispositivo de fixação externa aplicável a lesões da coluna vertebral cervical estáveis em compressão. O colete estabiliza a coluna vertebral cervical lesionada principalmente em flexão, mas não em compressão. Os fatores que afetam seu desempenho mecânico são (Fig. 1.60) o ajuste do colete no dorso e as características friccionais do revestimento. Revestimentos de alta fricção diminuem o deslizamento na interface entre o revestimento do colete e o dorso do paciente, coletes mais rígidos diminuem a deflexão sob carga e superestruturas menos flexíveis diminuem, sem exceção, o movimento da coluna vertebral cervical ao nível da lesão. Embora o enrijecimento do colete melhore sua capacidade de estabilização da lesão, essa propriedade deve ser contrabalanceada com uma flexibilidade suficiente que proporcione conforto razoável para o usuário e também acomode a expansão e contração do tórax. Tendo em vista que o segmento cervical lesionado fica relativamente distante do colete, pequenos movimentos do colete podem resultar em deslocamentos relativamente grandes no local lesionado.[120] Uma superestrutura de halo muito rígida, unindo o colete ao halo, pode não aumentar a estabilidade da lesão se estiver conectada a um colete mal ajustado.

São vários os métodos à disposição para a reconstrução de lesões da coluna vertebral cervical. As principais diferenças entre esses métodos estão relacionadas à localização do próprio dispositivo de fixação na vértebra – anterior, lateral, ou posterior – e ao método pelo qual a fixação está presa ao osso. Em geral, a fixação mais rígida é aquela com o braço de momento mais longo, a partir do centro de rotação do segmento lesionado. Para determinado momento aplicado, por exemplo, flexão, uma fixação localizada posteriormente, por estar localizada a maior distância do centro de rotação, resultará em maior rigidez. A Figura 1.61 ilustra as localizações apropriadas dos centros de rotação em diferentes níveis da coluna vertebral cervical, assim que os elementos posteriores sofreram ruptura.[5] Em seguida à corpectomia, testes biomecânicos demonstraram que o uso de hastes posteriores proporcionam a maior estabilidade, enquanto que o uso exclusivo de placas anteriores oferece a menor estabilidade.[150] Analogamente, outro teste demonstrou que, depois de realizada a corpectomia, o movimento no plano sagital ficava mais rígido em seguida à suplementação com placas de massas laterais, menos rígido apenas com o uso de uma placa anterior e ainda menos rígido com o uso exclusivo de um enxerto estrutural.[90] Placas anteriores proporcionam uma estabilidade relativamente similar, sobretudo se esses implantes forem reforçados com um enxerto ósseo; contudo, em pacientes sub-

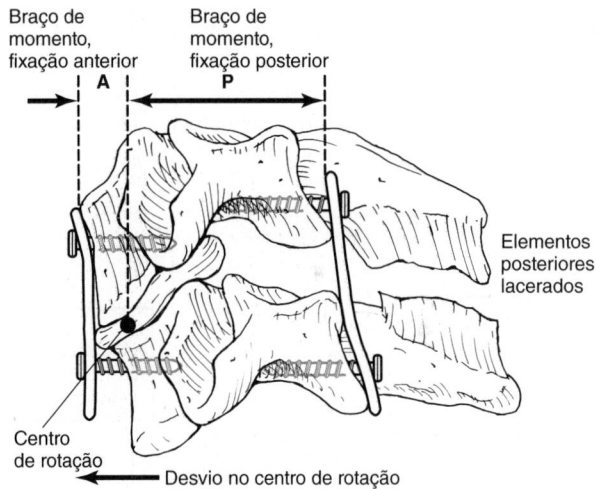

Nível espinhal	A*	P*
C2-3	0,27	0,73
C3-4	0,32	0,68
C4-5	0,36	0,64
C5-6	0,39	0,61
C6-7	0,44	0,56

*Em % do diâmetro anteroposterior da vértebra

FIGURA 1.61 Razões (em termos de diâmetro anteroposterior ou da vértebra) da localização do centro de rotação em cada nível vertebral, desde as superfícies anteroposteriores. Um dispositivo de fixação deve opor resistência aos momentos angulares causados pela flexão, extensão, angulação lateral e torção. O momento de resistência na fixação é o produto da força atuante na fixação (p. ex., na junção parafuso-placa) e a distância desse ponto na fixação até o centro de rotação do segmento em movimento. Quanto maior o braço de momento para a mesma carga angular, menor será a força incidente nos componentes da fixação. A fixação posterior, por sua localização, terá momentos menores em seus componentes.[5]

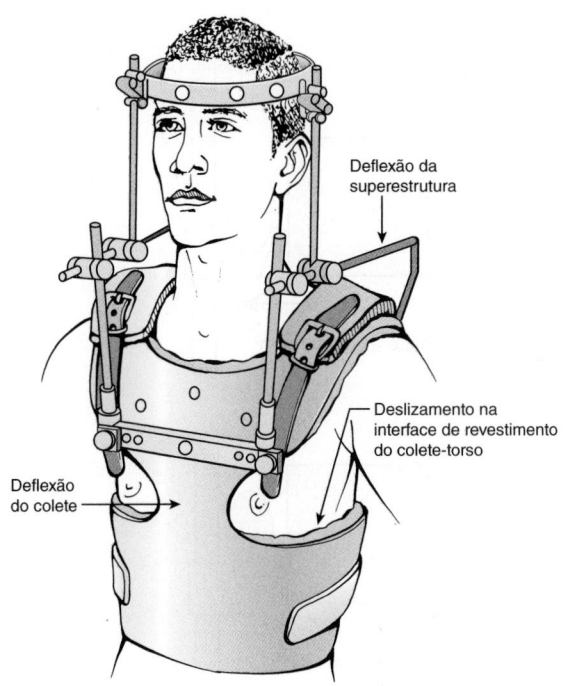

FIGURA 1.60 Diagrama esquemático ilustrando possíveis fontes de deformação no colete em halo. A grande distância desde o colete até os pontos no tórax em contato com o local da lesão cervical resulta em movimentos relativamente grandes no local lesionado, diante de pequenos movimentos do colete.[120]

metidos a corpectomias em vários níveis, os aparelhos com placas anteriores se revelaram mais propensos ao afrouxamento por fadiga em comparação com corpectomias em um só nível.[84] Placas anteriores semiconstritas mais recentes – a maioria das quais oferece meios para o bloqueio dos parafusos, como uma forma de evitar seu recuo – permitem a rotação dos parafusos, e isso resulta em maior compartilhamento das cargas com o enxerto.[131] Em comparação, foi estimado que a carga compressiva transmitida através do enxerto aumentou de 40% com um dispositivo completamente constrito para 80% nos casos em que foi usado um implante semiconstrito.[131] Geralmente, o uso de fio metálico ou de placa com parafusos pediculares laterais diminui em 20 a 70% o movimento anteroposterior ao longo do segmento fixo; assim, nenhuma dessas técnicas pode ser considerada como completamente rígida.[119]

O tipo de acoplamento do sistema de fixação à vértebra é fundamental para seu desempenho. Fios metálicos, ganchos, parafusos ou combinações desses implantes – todos geram diferentes tipos de transferência de força entre a fixação e a vértebra (Fig. 1.62).[38] Um fio metálico pode opor resistência apenas à tensão, enquanto um parafuso pode resistir a forças em todas as direções (tensão, compressão, encurvamento transversal ao eixo do parafuso), exceto para a rotação em torno de seu eixo longitudinal. Um gancho só resiste às forças que empurram sua superfície contra o osso e depende também da própria forma e da superfície do osso sobre o qual repousa. Por essa razão, os parafusos são biomecanicamente superiores às outras formas de inserções vertebrais.

Em geral, os parafusos pediculares resistem ao arrancamento da mesma forma que os parafusos ósseos descritos em outra parte. Portanto, a resistência ao arrancamento aumenta com o aumento da densidade do osso que recebeu o parafuso,[35,109,170,173] com maiores profundidades de inserção,[100] com o engajamento na cortical anterior[121] e com maiores diâmetros de parafuso. Parafusos simples aplicados em pedículos e submetidos a cargas em uma direção caudocefálica (situação que ocorre durante a flexão e a extensão das vértebras) ficam vulneráveis à própria oscilação e, finalmente, ao afrouxamento, mesmo diante de forças relativamente pouco importantes. Conforme está demonstrado na Figura 1.63, o parafuso tende a oscilar sua posição em torno da base do pedículo, que é a região mais rígida, pois está formada sobretudo por osso cortical. Essa oscilação tende a dilatar o orifício do parafuso de uma maneira semelhante ao trabalho de um "limpador de parabrisa".[13,100] Esse movimento oscilatório pode ser diminuído se a cabeça do parafuso estiver travada à placa ou à haste, e se a placa ou haste fizer contato com as vértebras ao longo de uma área mais ampla.[100]

Devemos considerar alguns princípios fundamentais ao aplicar a fixação na coluna vertebral lombar. Fixações mais longas, presas a maior número de vértebras, diminuem as forças atuantes nos parafusos, graças ao efeito do maior braço de alavanca de uma placa ou haste mais comprida. Uma fusão mais abrangente, embora biomecanicamente vantajosa, não será necessariamente benéfica do ponto de vista clínico, porque os movimentos vertebrais remanescentes ficam significativamente reduzidos. O acréscimo de um enxerto estrutural anterior ou de um espaçador de fusão é medida importante, porque escora um sistema de fixação posterior contra momentos de flexão, diminuindo as forças incidentes na fixação.[94] Barras pareadas, que conectam as hastes de fixação formando uma configuração em H, impedem que as hastes façam rotação medial ou lateral durante a aplicação de torção ao segmento em movimento, conforme ilustra a Figura 1.64. Essa situação aumenta significativamente a estabilidade torcional e de angulação lateral do implante.[77]

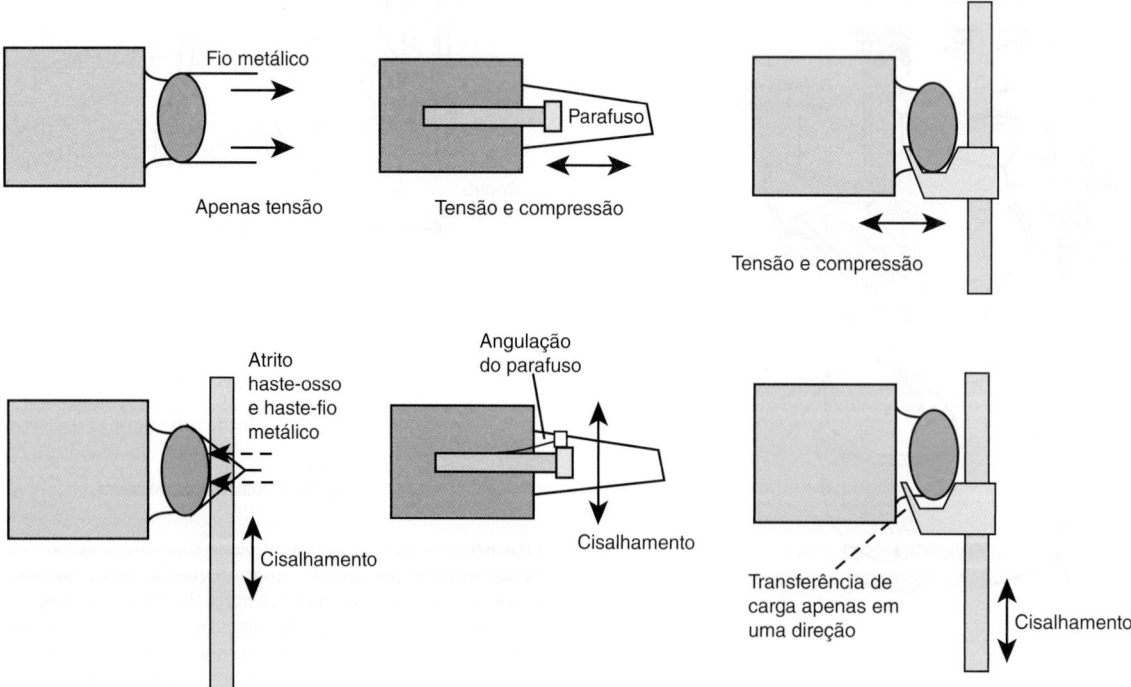

FIGURA 1.62 Comparações das forças que podem ser resistidas por diferentes métodos de acoplamento da fixação à vértebra. Um fio metálico sublaminar opõe resistência apenas à tensão, enquanto que um parafuso pode opor resistência a forças em todas as direções, exceto para a rotação em torno de seu eixo longitudinal. Um gancho resiste apenas às forças que impulsionam esse implante contra as superfícies ósseas.

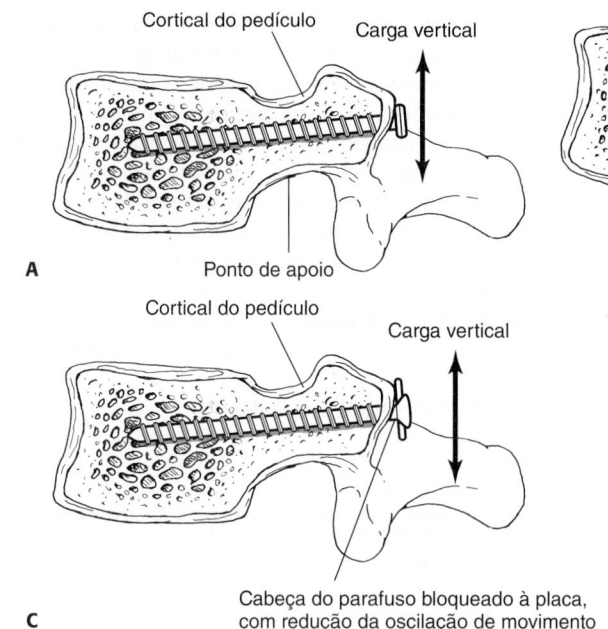
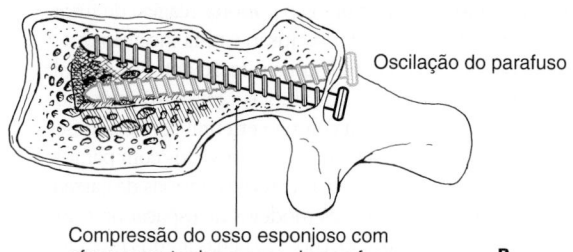

FIGURA 1.63 A: Mecanismo de oscilação da posição de um parafuso pedicular submetido a uma carga caudocefálica. **B:** O ponto de apoio está situado na base do pedículo, a região mais estreita, com pouco osso esponjoso. A oscilação do parafuso comprime o osso no interior do corpo vertebral. **C:** Esse problema ficará diminuído se a placa ou haste à qual o parafuso está conectado fizer contato com a vértebra em uma grande superfície, o que impedirá sua rotação, visto que a cabeça do parafuso está presa à placa ou haste.[100]

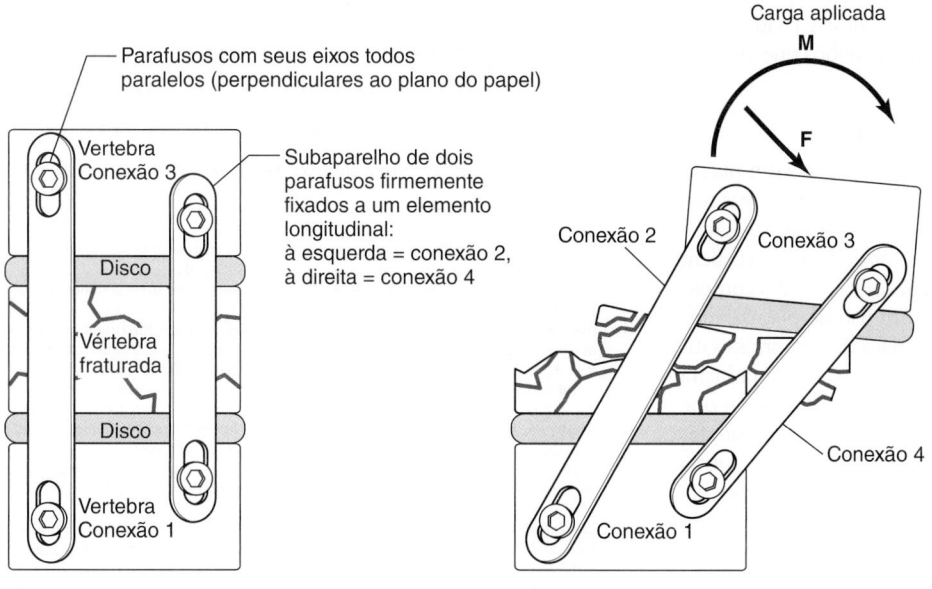

FIGURA 1.64 Sem o uso de uma barra de conexão entre duas hastes longitudinais (**à esquerda**), esses implantes podem sofrer rotação, por ocasião da aplicação de um momento lateral, ou torção axial (**à direita**). Uma barra que conecte as hastes longitudinais, de modo a formar uma configuração em H, diminui esse efeito.[77]

Testes exaustivos têm sido realizados com vários dispositivos de fixação toracolombar posterior e anterior, à medida que tais dispositivos vão sendo desenvolvidos. Testes de sistemas de fixação anterior, com e sem um enxerto estrutural de reforço, demonstraram que o compartilhamento de cargas com o enxerto variou de 63 a 89% para seis sistemas testados – três com placas e três com hastes bloqueadas. Esses testes demonstraram o efeito significativo do enxerto na estabilidade no plano sagital. Os sistemas com maior rigidez dependiam de uma placa rígida espessa ou de hastes robustas, embora esse fator possa não ter correlação com o desempenho clínico.[28] Em casos de retardo de consolidação ou de pseudartrose, o desempenho cíclico do implante pode ser muito importante – ainda mais importante do que sua rigidez estática ou carga máxima até a ruptura. Um teste comparativo de doze sistemas de fixação demonstrou que apenas três deles suportaram dois milhões de ciclos de carga com 600 N de força compressiva. Os dois aparelhos com a maior resistência a angulação não se romperam depois da série de ciclos. Mas não houve correlação entre a resistência a angulação e a ruptura cíclica para os outros dez sistemas, sugerindo que determinados aspectos do modelo poderiam causar ruptura por fadiga, independentemente da resistência estática.[93] Três dispositivos sofreram ruptura em menos de dez mil ciclos. Atualmente, quase todos os dispositivos posteriores aplicam essencialmente os mesmos princípios: parafusos pediculares com um clampe de interface até a haste, o que permite uma orientação variável do parafuso, uma montagem de perfil longo e interligações cruzadas. Esses dispositivos proporcionam uma rigidez de fixação parecida. A fixação lombossacral, com o uso de parafusos sacrais, foi a que se apresentou com maior rigidez, tendo demonstrado a menor deformação dos parafusos nos casos em que houve suplementação com parafusos ilíacos e foi mais efetiva do que o uso de parafusos em S1 complementados com parafusos em S2.[101]

As propriedades biomecânicas dos espaçadores (cages) de fusão já foram investigadas. Um espaçador de fusão é uma inserção oca e gradeada que pode ser aplicada desde uma direção anterior, lateral, ou posterior (com unidades simples ou duplas). Existem vários modelos de espaçador de fusão para a coluna vertebral cervical. Esses dispositivos se enquadram em três categorias: modelos com parafusos com um cilindro horizontal e roscas externas, formas de caixa e cilindros verticais. Em geral, todos os modelos de espaçadores aumentaram a rigidez à flexão em 130-180%. Apenas alguns modelos de caixa ou cilíndricos aumentaram a rigidez à extensão e os modelos de caixa demonstraram a maior eficácia em termos do aumento da rigidez à rotação axial e a angulação lateral, variando de 140-180% dos valores para estruturas intactas.[87] Testes de espaçadores de fusão lombares demonstraram que a aplicação de cargas em orientação lateral, posterolateral ou posterior tem pouco efeito na rigidez. A exceção foi para a aplicação de cargas torcionais com o posicionamento posterior do espaçadores, porque a inserção posterior lesionou as lâminas ou as facetas, o que reduziu a estabilidade torcional intrínseca do segmento mobilizado. A fixação exclusiva com espaçadores não aumentou significativamente a estabilidade do segmento lombar mobilizado; assim, em casos de instabilidade do segmento mobilizado lombar, haverá necessidade de reforçar a estrutura com uma fixação posterior. Considerando que a fixação por espaçador depende da combinação de distração dos tecidos moles e da resistência do osso esponjoso das vértebras, as propriedades desses tecidos terão um efeito significativo no desempenho dos aparelhos que utilizem implantes com espaçador.[162]

Fixação do úmero

As fraturas do terço proximal do úmero fixadas com placas bloqueadas proporcionaram maior estabilidade contra cargas torcionais, mas foram equivalentes aos aparelhos com placas-lâminas angulares, porque ambos os dispositivos de fixação recebem cargas como bandas de tensão em angulação.[122,145,146] Na comparação de diferentes tipos de aparelhos com uso de placas-lâminas, o aparelho mais rígido utilizou uma placa de compressão dinâmica de baixo contato com oito orifícios, modelada na configuração de lâmina e fixada com um parafuso diagonal que fazia triangulação com a extremidade da lâmina. Esse arranjo demonstrou uma rigidez consideravelmente maior do que outros aparelhos com placa-lâmina ou com placa em T e parafusos.[105] Um problema potencial é a penetração dos parafusos através do osso subcondral em pacientes com osteoporose. Devido à rigidez do aparelho com placa bloqueada-parafusos, se ocorrer qualquer "assentamento" do local da fratura, os parafusos de bloqueio podem penetrar na articulação. A incidência de penetração intra-articular por parafusos em casos de uso de placas bloqueadas no terço proximal do úmero é consideravelmente maior do que a incidência com implantes convencionais.[52]

RESUMO

Para que haja efetividade na fixação de uma fratura, é preciso levar em conta os aspectos biomecânicos das forças aplicadas a uma articulação ou osso lesionado, além dos mecanismos básicos pelos quais essas cargas são transferidas através da fixação em ponte e da interface implante-osso. Em particular, devemos enfatizar a importância da contribuição do contato cortical-cortical através do local fraturado, em termos da oposição de resistência às forças compressivas e angulares. Esse contato cria um apoio que contribui significativamente para a estabilidade do aparelho e para a vida funcional do implante. Muitas das observações empregadas na formulação desses princípios básicos foram realizadas em simulações laboratoriais experimentais em ossos de cadáveres, e as conclusões estão fundamentadas em comparações do aparelho mecanicamente mais rígido. Também devem ser levados em consideração outros aspectos, como o comprometimento do fluxo sanguíneo ou a extensão da incisão durante a colocação do material. Além disso, mesmo no caso de um aparelho exibir maior rigidez do que outro, dentro de uma certa faixa de rigidez mecânica, as duas estruturas poderão ter desempenho equivalente em termos da promoção da consolidação da fratura com alinhamento anatômico. É importante correlacionar as informações biomecânicas com as observações clínicas do desempenho do implante durante a consolidação da fratura.

REFERÊNCIAS BIBLIOGRÁFICAS

1. Aharonoff GB, Dennis MG, Elshinawy A, et al. Circumstances of falls causing hip fractures in the elderly. Clin Orthop Rel Res. 1998;348:10–14.
2. Alho A, Husby T, Hoiseth A. Bone mineral content and mechanical strength. An exvivo study on human femora at autopsy. Clin Orthop Rel Res. 1988;227:292–297.
3. Ali AM, El-Shafie M, Willett KM. Failure of fixation of tibial plateau fractures. J Orthop Trauma. 2002;16:323–329.
4. Allgower M. Cinderella of surgery-fractures? Surg Clin North Am. 1978;58:1071–1093.
5. Amevo B, Aprill C, Bogduk N. Abnormal instantaneous axes of rotation in patients with neck pain. Spine. 1992;17:748–756.
6. Aminian A, Gao F, Fedoriw WW, et al. Vertically oriented femoral neck fractures: Mechanical analysis of four fixation techniques. J Orthop Trauma. 2007;21:544–548.
7. Antekeier SB, Burden RL, Voor MJ, et al. Mechanical study of the safe distance between distal femoral fracture site and distal locking screws in antegrade intraduallary nailing. J Orthop Trauma. 2005;19:693–697.
8. Aro HT, Wippenman BW, Hodgson SF, et al. Prediction of properties of fracture callus by measurement of mineral density using microbone densitometry. J Bone Joint Surg Am. 1989;71A:1020–1030.
9. Ascenzi A, Bonucci E. The tensile properties of single osteons. Anat Rec. 1967;158:375–386.
10. Ascenzi A, Bonucci E. The compressive properties of single osteons. Anat Rec. 1968;161: 377–392.
11. Ascenzi A, Bonucci E. The shearing properties of single osteons. Anat Rec. 1972;172:499–510.
12. Ascenzi A, Bonucci E, Simkin A. An approach to the mechanical properties of single osteonic lamellae. J Biomech. 1973;6:227–235.
13. Ashman RB, Galpin RD, Corin JD, et al. Biomechanical analysis of pedicle screw instrumentation in a corpectomy model. Spine. 1989;14:1398–1405.
14. Askew MJ, Mow VC, Wirth CR, et al. Analysis of the intraosseus stress field due to compression plating. J Biomech. 1975;8:203–212.
15. Assal M, Huber P, Rohr E, et al. Are drivers more likely to injure their right or left foot in a frontal car crash: A car crash and biomechanical investigation. 46th Annual Proceedings, Association for the Advancement of Automotive Medicine. 2002:273–288.
16. Augat P, Merk J, Wolf S, et al. Mechanical stimulation by external application of cyclic tensile strains does not effectively enhance bone healing. J Orthop Trauma. 2001;15:54–60.
17. Ayerby SA, Ehteshami JR, McLain RF. Offset laminar hooks decrease bending moments of pedicle screws during in situ contouring. Spine. 1997;22:376–381.
18. Bai B, Kummer FJ, Spivak J. Augmentation of anterior vertebral body screw fixation by an injectable biodegradable calcium phosphate bone substitute. Spine. 2001;24:2679–2683.
19. Berkes MB, Little MT, Lazaro LE, et al. Catastrophic failure after open reduction internal fixation of femoral neck fractures with a novel locking plate implant. J Orthop Trauma. 2012;26:e170–e176.
20. Bartley MH Jr, Arnold JS, Haslam RK, et al. The relationship of bone strength and bone quantity in health, disease, and aging. J Gerontol. 1996;21:517–521.
21. Behrens F, Johnson WD. Unilateral external fixation methods to increase and reduce frame stiffness. Clin Orthop Rel Res. 1989;241:48–56.
22. Bell GH, Dunbar O, Beck JS, et al. Variations in strength of vertebrae with age and their relation to osteoporosis. Calcif Tissue Res. 1967;1:75–86.
23. Benirschke SK, Swiontkowski MF. Knee. In: Hansen ST, Swiontkowski MF, eds. Orthopedic Trauma Protocols. New York, NY: Raven Press, 1993.
24. Benjamin J, Bried J, Dohm M, et al. Biomechanical evaluation of various forms of fixation of transverse patellar fractures. J Orthop Trauma. 1987;1:219–222.
25. Beris AE, Glisson RR, Seaber AV, et al. Load tolerance of tibial plateau depressions reinforced with a cluster of K-wires. Paper presented at: 34th Annual Meeting of the Orthopedic Research Society; March 7–10, 1988; Atlanta, CA.
26. Black J. Orthopedic Biomaterials in Research and Practice. New York, NY: Churchill Livingstone; 1988.
27. Bottlang M, Lesser M, Koerber J, et al. Far cortical locking can improve healing of fractures stabilized with locking plates. J Bone Joint Surg Am. 2010;92(7):1652–1660.
28. Brodke DS, Gollogly S, Bachus KN, et al. Anterior thoracolumbar instrumentation: Stiffness and load sharing characteristics of plate and rod systems. Spine. 2003:1794–1801.
29. Brooks DB, Burstein AH, Frankel UH. The biomechanics of torsional fractures. J Bone Joint Surg Am. 1970;52A:507–514.
30. Bucholz RW, Ross SE, Lawrence KL. Fatigue fracture of the interlocking nail in the treatment of fractures of the distal part of the femoral shaft. J Bone Joint Surg Am. 1987; 69A:1391–1399.
31. Burstein AH, Reilly DL, Martens M. Aging of bone tissue: Mechanical properties. J Bone Joint Surg Am. 1976;58A:82–86.
32. Burstein AH, Zika IM, Heiple KG, et al. Contribution of collagen and mineral to the elastic-plastic properties of bone. J Bone Jt Surg Am. 1975;57A:956–961.

33. Calhoun JH, Li F, Ledbetter BR, et al. Biomechanics of Ilizarov for fracture fixation. Paper presented at: 37th Annual Meeting of the Orthopedic Research Society; March 4–7, Anaheim, CA.
34. Carter DR, Hayes WC. The compressive behavior of bone as a two-phase porous structure. *J Bone Joint Surg Am.* 1977;59A:954–962.
35. Chapman JR, Harrington RM, Lee KM, et al. Factors affecting the pullout strength of cancellous bone screws. *ASME J Biomech Eng.* 1996;118:391–398.
36. Clark CR, Morgan C, Sonstegard DA, et al. The effect of biopsy-hole shape and size on bone strength. *J Bone Joint Surg Am.* 1977;59A:213–217.
37. Cody DD, Goldstein SA, Flynn MJ, et al. Correlations between vertebral regional bone mineral density (rBMD) and whole bone fracture load. *Spine.* 1991;16:146–154.
38. Coe JD, Herzig MA, Warden KE, et al. Load to failure of spinal implants in osteoporotic spines; a comparison of pedicle screws, laminar hooks, and spinous process wires. Paper presented at: 35th Annual Meeting of the Orthopedic Research Society; March 1–4, Las Vegas, NV.
39. Cordey J, Florin P, Klaue K, et al. Compression achieved with the dynamic compression plate: Effects of the inclined sloping cylinder and inclination of the screw. In: Uhthoff HK, ed. *Current Concepts of Internal Fixation of Fractures.* Berlin: Springer-Verlag; 1980:192–200.
40. Crowninshield RD, Pope MH. The response of compact bone in tension at various strain rates. *Ann Biomed Eng.* 1974;2:217–225.
41. Currey JD. The mechanical consequences of variation in the mineral content of bone. *J Biomech.* 1969;2:1–11.
42. Currey JD. The effects of strain rate, reconstruction, and mineral content on some mechanical properties of bovine bone. *J Biomech.* 1975;8:81–86.
43. Currey JD. Changes in the impact energy absorption of bone with age. *J Biomech.* 1979;12:459–469.
44. Currey JD. *The Mechanical Adaptation of Bones.* Princeton, NJ: Princeton University Press; 1984.
45. Currey JD, Butler G. The mechanical properties of the bone tissue in children. *J Bone Joint Surg Am.* 1975;57A:810–814.
46. Dalen N, Hellstrom LG, Jacobson B. Bone mineral content and mechanical strength of the femoral neck. *Acta Orthop Scand.* 1976;47:503–508.
47. DeCoster TA, Heetderks DB, Downey DJ, et al. Optimizing bone screw pullout force. *J Orthop Trauma.* 1990;4:169–174.
48. Denny LD, Keating EM, Engelhardt JA, et al. A comparison of fixation techniques in tibial plateau fractures. Paper presented at: 30th Annual Meeting of the Orthopedic Research Society; February 6–9, Atlanta, GA..
49. Edgarton BC, An K-A, Morrey BF. Torsional strength reduction due to cortical defects in bone. *J Orthop Res.* 1990;8:851–855.
50. Edwards WT, Lewallen DG, Hayes WC. The effect of pin number and fracture pattern on immediate mechanical fixation of a subcapital hip fracture model. Paper presented at: 31st Annual Meeting of the Orthopedic Research Society; February 19–22, Las Vegas, NV.
51. Egol KA, Chang EY, Cvitkovic J, et al. Mismatch of current intramedullary nails with the anterior bow of the femur. *J Orthop Trauma.* 2004;18:410–415.
52. Egol KA, Kubiak EN, Fulkerson E, et al. Biomechanics of locked plates and screws. *J Orthop Trauma.* 2004;18:488–493.
53. Ehmke LW, Polzin BMI, Madey SM, et al. Femoral nailing through the trochanter: The reamer pathway indicates a helical shaped nail. *J Orthop Trauma.* 2006;20:668–674.
54. Elder S, Frankenberg E, Yetkilner DN, et al. Biomechanical evaluation of calcium phosphate cement augmented fixation of unstable intertrochanteric fractures. Paper presented at: 43rd Annual Meeting of the Orthopedic Research Society; March 16–19, New Orleans, LA.
55. Ellis T, Bourgeault CA, Kyle RF. Screw position affects dynamic compression plate strain in an in vitro fracture model. *J Orthop Trauma.* 2001;15:333–337.
56. El Maraghy AW, Elmaraghy MW, Nousiainen M, et al. Influence of the number of cortices on the stiffness of plate fixation of diaphyseal fractures. *J Orthop Trauma.* 2001;15:186–191.
57. Evans FG. Relations between the microscopic structure and tensile strength of human bone. *Acta Anat.* 1958;35:285–301.
58. Evans FG, Bang S. Differences and relationships between the physical properties and the structure of human femoral, tibial, and fibular cortical bone. *Am J Anat.* 1967;120:79–88.
59. Evans FG, Vincentelli R. Relation of collagen fiber orientation to some mechanical properties of human cortical bone. *J Biomech.* 1969;2:63–71.
60. Finlay JB, Jarada I, Boune RB, et al. Analysis of the pull-out strength of screws and pegs used to secure tibial components following total knee arthroplasty. *Clin Orthop Rel Res.* 1989;247:220–231.
61. Frankenburg EP, Robinson AP, Urquhart AG, et al. Supracondylar femur fractures: A biomechanical analysis of four fixation devices. Paper presented at: 38th Annual Meeting of the Orthopedic Research Society; February 17–20, Washington, DC.
62. Frigg R, Appenzeller A, Christensen R, et al. The development of the distal femur Less Invasive Stabilization System (LISS). *Injury.* 2001;32:S-C-24–S-C-31.
63. Funk JR, Tourret LJ, George SE, et al. The role of axial loading in malleolar fractures. *SAE Transactions.* 2000–01–0155, 2000.
64. Galante J, Rostoker W, Ray RD. Physical properties of trabecular bone. *Calcif Tissue Res.* 1970;5:236–246.
65. Gardner MJ, Nork SE, Huber Pet al. Stiffness modulation of locking plate constructs using near cortical slotted holes: A preliminary study. *J Orthop Trauma.* 2009;23(4):281–287.
66. Gardner MJ, Nork SE, Huber P, et al. Less rigid stable fracture fixation in osteoporotic bone using locked plates with near cortical slots. *Injury.* 2010;41(6):652–656.
67. Gardner MJ, Silva MJ, Krieg JC. Biomechanical testing of fracture fixation constructs: variability, validity, and clinical applicability. *J Am Acad Orthop Surg.* 2012;20:86–93.
68. Geller J, Tornetta P III, Tiburzi D, et al. Tension wire position for hybrid external fixation of the proximal tibia. *J Orthop Trauma.* 2000;14:502–504.
69. Georgette FS, Sander TW, Oh I. *The fatigue resistance of orthopedic wire and cable systems.* Washington, DC: Second World Congress on Biomaterials; 1984:146.
70. Goldman MW, MacLennan PA, McGwin G, et al. The association between restraint system and upper extremity injury after motor vehicle collisions. *J Orthop Trauma.* 2005;19:529–534.
71. Goodman SB, Davidson JA, Locke L, et al. A biomechanical study of two methods of internal fixation of unstable fractures of the femoral neck. *J Orthop Trauma.* 1992;6:66–72.
72. Gotfried Y, Cohen B, Rotem A. Biomechanical evaluation of the percutaneous compression plating system for hip fractures. *J Orthop Trauma.* 2002;16:644–650.
73. Gotzen L, Hutter J, Haas N. The prebending of AO plates in compression osteosynthesis. In: Uhthoff HK, ed. *Current Concepts of Internal Fixation of Fractures.* Berlin: Springer-Verlag; 1980:201–210.
74. Hansen M, Mehler D, Hessmann MH, et al. Intramedullary stabilization of extra-articular proximal tibial fractures: A biomechanical comparison of intramedullary and extramedullary implants including a new proximal tibial nail (PTN). *J Orthop Trauma.* 2007;21:701–709.
75. Harrell RM, Tong J, Weinhold PS, et al. Comparison of the mechanical properties of different tension band materials and suture techniques. *J Orthop Trauma.* 2003;17:119–122.
76. Hertel R, Jost B. Basic principles and techniques of internal fixation in osteoporotic bone. In: Yhu An, ed. *Internal Fixation in Osteoporotic Bone.* New York, NY: Thieme; 2002:108–115.
77. Higgans TF, Klatt J, Bachus KN. Biomechanical analysis of bicondylar tibial plateau fixation: How does lateral locking plate fixation compare to dual plate fixation? *J Orthop Trauma.* 2007;21:301–306.
78. Hou S-H, Wang J-L, Lin J. Mechanical strength, fatigue life, and failure analysis of two prototypes and five conventional tibial locking screws. *J Orthop Res.* 2002;16:701–708.
79. Hufner T, Geerling J, Oldag G, et al. Accuracy study of computer assisted drilling: The effect of bone density, drill bit characteristics, and use of a mechanical guide. *J Orthop Trauma.* 2005;19:317–322.
80. Hughes AN, Jordan BA. The mechanical properties of surgical bone screws and some aspects of insertion practice. *Injury.* 1972;4:25–38.
81. Huiskes R, Chao EYS. Guidelines for external fixation frame rigidity and stresses. *J Orthop Res.* 1986;4:68–75.
82. Huiskes R, Chao EYS, Crippen TE. Parametric analyses of pin-bone stresses in external fracture fixation. *J Orthop Res.* 1985;3:341–349.
83. Hungerford DS, Barry M. Biomechanics of the patellofemoral joint. *Clin Orthop Rel Res.* 1979;144:9–15.
84. Isomi T, Panjabi MM, Wang J-L, et al. Stabilizing potential of anterior cervical plates in multilevel corpectomies. *Spine.* 1999;24:2219–2223.
85. Johnson KD, Tencer AF, Sherman MC. Biomechanical factors affecting fracture stability and femoral bursting in closed intramedullary nailing of femoral shaft fractures, with illustrative case presentations. *J Orthop Trauma.* 1987;1:1–11.
86. Kaab MJ, Frenk A, Schmeling A, et al. Locked internal fixator, sensitivity of screwplate stability to the correct insertion angle of the screw. *J Orthop Trauma.* 2004;18:483–487.
87. Kandziora F, Pflugmacher R, Schafer J, et al. Biomechanical comparison of cervical spine interbody fusion cages. *Spine.* 2001;26:1850–1857.
88. Karnezis IA, Miles AW, Cunningham JL, et al. Biological internal fixation of long bone fractures: A biomechanical study of a noncontact plate system. *Injury.* 1998;29:689–695.
89. Karunaker MA, Egol KA, Peindl R, et al. Split depression tibial plateau fractures: A biomechanical study. *J Orthop Trauma.* 2002;16:172–177.
90. Kirkpatrick JS, Levy JA, Carillo J, et al. Reconstruction after multilevel corpectomy in the cervical spine. *Spine.* 1999;24:1186–1191.
91. Klaue K, Perren SM, Kowalski M. Internal fixation with a self-compressing plate and screw: Improvements of the plate hole and screw design. I. Mechanical investigation. *J Orthop Trauma.* 1991;5:280–288.
92. Korner J, Diederichs G, Arzdorf M, et al. A biomechanical evaluation of methods of distal humerus fracture fixation using locking compression plates versus conventional reconstruction plates. *J Orthop Trauma.* 2004;18:286–293.
93. Kotani Y, Cunningham BW, Parker LM, et al. Static and fatigue biomechanical properties of anterior thoracolumbar instrumentation systems. *Spine.* 1999;24:1406–1413.
94. Krag MH. Biomechanics of thoracolumbar spinal fixation. A review. *Spine.* 1991;16: S85–S98.
95. Krag MH, Beynnan BD, Pope MH, et al. An internal fixator for posterior application to short segments of the thoracic, lumbar, or lumbosacral spine. Design and testing. *Clin Orthop Rel Res.* 1986;203:75–98.
96. Krupp RJ, Malkani AL, Goodin RA, et al. Optimal entry point for retrograde femoral nailing. *J Orthop Trauma.* 2003;17:100–105.
97. Kubiak EN, Bong M, Park SS, et al. Intramedullary fixation of unstable intertrochanteric hip fractures. *J Orthop Trauma.* 2004;18:12–17.
98. Kyle RF, Wright TM, Burstein AH. Biomechanical analysis of the sliding characteristics of compression hip screws. *J Bone Joint Surg Am.* 1980;62A:1308–1314.
99. Laurence M, Freeman MA, Swanson SA. Engineering considerations in the internal fixation of fractures of the tibial shaft. *J Bone Joint Surg Am.* 1969;51B:754–768.
100. Law M, Tencer AF, Anderson PA. Caudo-cephalad loading of pedicle screws: Mechanisms of loosening and methods of augmentation. *Spine.* 1993;18:2438–2443.
101. Lebwohl NH, Cunningham BW, Dmitriev A, et al. Biomechanical comparison of lumbosacral fixation techniques in a calf spine model. *Spine.* 2002;27:2312–2320.
102. Leggon RE, Lindsey RW, Panjabi MM. Strength reduction and the effects of treatment of long bones with diaphyseal defects involving 50% of the cortex. *J Orthop Res.* 1988;6:540–546.
103. Leicher I, Margulies JY, Weinreb A, et al. The relationship between bone density, mineral content, and mechanical strength in the femoral neck. *Clin Orthop Rel Res.* 1982;163:272–281.
104. Leighton RK, Waddell JP, Bray TJ, et al. Biomechanical testing of new and old fixation devices for vertical shear fracture of the pelvis. *J Orthop Trauma.* 1991;5:313–317.
105. Lever JP, Aksenov SA, Zdero R, et al. Biomechanical analysis of plate osteosynthesis systems for proximal humerus fractures. *J Orthop Trauma.* 2008;22:23–29.
106. Liebschner MAK, Rosenberg WS, Keaveny TM. Effects of bone cement volume and distribution on vertebral stiffness after vertebroplasty. *Spine.* 2001;26:1547–1554.
107. Lim TH, Breback GT, Renner SM, et al. Biomechanical evaluation of an injectable calcium phosphate cement for vertebroplasty. *Spine.* 2002;27:1297–1302.
108. Lotz JC, Gerhart TN, Hayes WC. Mechanical properties of trabecular bone from the proximal femur by single-energy quantitative computed tomography. *J Comput Assist Tomogr.* 1990;14:107–114.
109. Mann KA, Bartel DL. A structural analysis of the fixation of pedicle screws to vertebrae. Paper presented at: 36th Annual Meeting of the Orthopedic Research Society; February 5–8, New Orleans, LA.
110. Marti A, Fankhauser C, Frenk A, et al. Biomechanical evaluation of the less invasive stabilization system for the internal fixation of distal femur fractures. *J Orthop Res.* 2001;15:482–487.
111. McBroom, RJ, Cheal EJ, Hayes WC. Strength reductions from metastatic cortical defects in long bones. *J Orthop Res.* 1988;6:369–378.
112. McElhaney JH. Dynamic response of bone and muscle tissue. *J Appl Physiol.* 1966;21: 1231–1236.

113. McElhaney JH, Alem NM, Roberts VL. A porous block model for cancellous bone. *Am Soc Mech Eng.* 1970;70-WA/BHF-2:1–9.
114. McKoy BE, Conner GS, An YH. An interlocking screw for fixation in osteoporotic bone. In: An YH, ed. *Internal Fixation in Osteoporotic Bone.* New York, NY: Thieme; 2002: 237–241.
115. McLoughlin SW, Wheeler DL, Rider J, et al. Biomechanical evaluation of the dynamic hip screw with two and four-hole side plates. *J Orthop Trauma.* 2000;14:318–323.
116. Mehta M, Strube P, Peters A, et al. Duda Influences of age and mechanical stability on volume, microstructure, and mineralization of the fracture callus during bone healing: Is osteoclast activity the key to age-related impaired healing? *Bone.* 2010;47(2): 219–228.
117. Merk BR, Stern SH, Cordes S, et al. A fatigue life analysis of small fragment screws. *J Orthop Trauma.* 2001;15:494–499.
118. Meyer RW, Plaxton NA, Postak PD, et al. Mechanical comparison of a distal femoral side plate and a retrograde intramedullary nail. *J Orthop Trauma.* 2000;14:398–404.
119. Mihara H, Cheng BC, David SM, et al. Biomechanical comparison of posterior cervical fixation. *Spine.* 2001;26:1662–1667.
120. Mirza SK, Moquin RR, Anderson PA, et al. Stabilizing properties of the halo apparatus. *Spine.* 1997;22:727–733.
121. Misenhimer GR, Peek RD, Wiltze LL, et al. Anatomic analysis of pedicle canal and cancellous diameter related to screw size. *Spine* 1989;14:367–372.
122. Molloy S, Jasper LE, Elliott DS, et al. Biomechanical evaluation of intramedullary nail versus tension band fixation for transverse olecranon fractures. *J Orthop Trauma.* 2004;18:170–174.
123. Moroni A, Aspenberg P, Toksvig-Larsen S, et al. Enhanced fixation with hydroxapatite coated pins. *Clin Orthop Rel Res.* 1998;346:171–177.
124. Muller ME, Allgower M, Schneider R, et al. *Manual of Internal Fixation.* Berlin: Springer-Verlag; 1979:85–96.
125. Nunamaker DM, Perren SM. A radiological and histological analysis of fracture healing using prebending of compression plates. *Clin Orthop Rel Res.* 1979;138:167–174.
126. Ostrum RF, Marcantonio A, Marburger R. A critical analysis of the eccentric starting point for trochanteric intramedullary femoral nailing. *J Orthop Trauma.* 2005;19:681–686.
127. Paul JP. Approaches to design, force actions transmitted by joints in the human body. *Proc Roy Soc London.* 1976;192:163–172.
128. Perren SM. Physical and biological aspects of fracture healing with special reference to internal fixation. *Clin Orthop Rel Res.* 1975;138:175–194.
129. Perren SM, Cordey J, Baumgart F, et al. Technical and biomechanical aspects of screws used for bone surgery. *Int J Orthop Trauma.* 1992;2:31–48.
130. Pierce MC, Valdevit A, Anderson L, et al. Biomechanical evaluation of dual energy A-ray absorptiometry for predicting fracture loads of the infant femur for injury investigation: An in vitro porcine model. *J Orthop Trauma.* 2000;14:571–576.
131. Rapoff AJ, Conrad BP, Johnson WM, et al. Load sharing in Premier and Zephir anterior cervical plates. *Spine.* 2003;28:2648–2651.
132. Ricci WM, Tornetta P III, Petteys T, et al. A Comparison of Screw Insertion Torque and Pullout Strength. *J Orthop Trauma.* 2010;24:374–378.
133. Ratcliff JR, Werner FW, Green JK, et al. Medial buttress versus lateral locked plating in a cadaver medial tibial plateau fracture model. *J Orthop Trauma.* 2007;21:444–448.
134. Richter M, Thermann H, Wippermann B, et al. Foot fractures in restrained front seat car occupants: A long-term study over 23 years. *J Orthop Trauma.* 2001;15:287–293.
135. Roberts CS, Dodds JC, Perry K, et al. Hybrid external fixation of the proximal tibia: Strategies to improve frame stability. *J Orthop Trauma.* 2003;17:415–420.
136. Rubin R, Trent P, Arnold W, et al. Knowles pinning of experimental femoral neck fractures: A biomechanical study. *J Trauma.* 1981;21:1036–1039.
137. Russell TA, Dingman CA, Wisnewski P. Mechanical and clinical rationale for femoral neck fracture fixation with a cephalomedullary interlocking nail. Paper presented at: 37th Annual Meeting of the Orthopedic Research Society; February 17–20, Washington, DC.
138. Russell TA, Leighton RK, Alpha-BSM Tibial Plateau Fracture Study Group. Comparison of autogenous bone graft and endothermic calcium phosphate cement for defect augmentation in tibial plateau fractures. A multicenter, prospective, randomized study. *J Bone Joint Surg Am.* 2008;90:2057–2061.
139. Russell TA, Taylor JC, LaVelle DG, et al. Mechanical characterization of femoral interlocking intramedullary nailing systems. *J Orthop Trauma.* 1991;5:332–340.
140. Sander TW, Treharne RW, Baswell I, et al. Development of a new orthopedic wire tester. *J Biomed Mat Res.* 1983;17:587–596.
141. Sanders R, Haidukewych GJ, Milne T, et al. Minimal versus maximal plate fixation techniques of the ulna: The biomechanical effect of number of screws and plate length. *J Orthop Res.* 2002;16:166–171.
142. Schatzker J, Sanderson R, Murnaghan JP. The holding power of orthopedic screws in vivo. *Clin Orthop Rel Res.* 1975;108:115–126.
143. Schawecker F. *The Practise of Osteosynthesis. A Manual of Accident Surgery.* Chicago, IL: Yearbook Medical Publishers; 1974.
144. Schildhauer TA, LeDoux WR, Chapman JR, et al. Triangular osteosynthesis and iliosacral screw fixation for unstable sacral fractures: A cadaveric and biomechanical evaluation under cyclic loads. *J Orthop Trauma.* 2003;17:22–31.
145. Schuster I, Korner J, Arsdorf M, et al. Mechanical comparison in cadaver specimens of three different 90-degree double-plate osteosyntheses for simulated C2-type distal humerus fractures with varying bone densities. *J Orthop Trauma.* 2008;22:113–120.
146. Siffri PC, Peindl RD, Coley ER, et al. Biomechanical analysis of blade plate versus locking plate fixation for a proximal humerus fracture: Comparison using cadaveric and synthetic humeri. *J Orthop Trauma.* 2006;20:547–554.
147. Simonian PT, Routt ML, Harrington RM, et al. The unstable iliac fracture: A biomechanical evaluation of internal fixation. *Injury.* 1997;28:469–475.
148. Simonian PT, Schwappach JR, Routt MLC Jr, et al. Evaluation of new plate designs for symphysis pubis internal fixation. *J Trauma.* 1996;41:498–502.
149. Simonian PT, Thomson GT, Emley W, et al. Angled screw placement in the lateral condyle buttress plate for supracondylar femur fractures. Paper presented at: 43rd Annual Meeting of the Orthopedic Research Society; March 16–19, New Orleans, LA.
150. Singh K, Vaccaro AR, Kim J, et al. Biomechanical comparison of cervical spine reconstructive techniques after a multilevel corpectomy of the cervical spine. *Spine.* 2003;28: 2352–2358.
151. Snow M, Thompson G, Turner PG. A mechanical comparison of the locking compression plate (LCP) and the low contact dynamic compression plate (DCP) in an osteoporotic bone model. *J Orthop Trauma.* 2008;22:121–125.
152. Spangler L, Cummings P, Tencer AF, et al. Biomechanical factors and failure of transcervical hip fracture repair. *Injury.* 2001;32:223–228.
153. Spears BR, Ostrum RF, Litsky AS. A mechanical study of gap motion in cadaver femurs using short and long supracondylar nails. *J Orthop Trauma.* 2004;18:354–360.
154. Stankewich CJ, Swiontkowski MF, Tencer AF, et al. Augmentation of femoral neck fracture fixation with an injectable calcium-phosphate bone mineral cement. *J Orthop Res.* 1996;14:786–793.
155. Stankewitz CJ, Chapman J, Muthusamy R, et al. Relationship of mechanical factors to the strength of proximal femur fractures fixed with cancellous screws. *J Ortho Trauma.* 1996;10:248–257.
156. Streubel PN, Moustoukas MJ, Obremskey WT. Mechanical failure after locking plate fixation of unstable intertrochanteric femur fractures. *J Orthop Trauma.* 2013;27:22–28.
157. Stone JL, Beaupre GS, Hayes WC. Multiaxial strength characteristics of trabecular bone. *J Biomech.* 1983;16:743–752.
158. Swiontkowski MF, Harrington RM, Keller TS, et al. Torsion and bending analysis of internal fixation techniques for femoral neck fractures: The role of implant design and bone density. *J Orthop Res.* 1987;5:433–444.
159. Taitsman J, Saha S. Tensile properties of reinforced bone cement. *J Bone Joint Surg Am.* 1976;59A:419–425.
160. Tencer AF, Asnis SE, Harrington RM, et al. Biomechanics of cannulated and noncannulated screws. In: Asnis SE, Kyle RF, eds. *Cannulated Screw Fixation, Principles, and Operative Techniques.* New York, NY: Springer-Verlag; 1996.
161. Tencer AF, Claudi B, Pearce S, et al. Development of a variable stiffness fixation system for stabilization of segmental defects of the tibia. *J Orthop Res.* 1984;l:395–404.
162. Tencer AF, Hampton D, Eddy S. Biomechanical properties of threaded inserts for lumbar interbody spinal fusion. *Spine.* 1995;20:2408–2414.
163. Tencer AF, Kaufman R, Ryan K, et al. Estimating the loads in femurs of occupants in actual motor vehicle crashes using frontal crash test data. *Accident Analysis and Prevention.* 2002;34(1):1–11.
164. Van Audekercke R, Martens M, Mulier JC, et al. Experimental study on internal fixation of femoral neck fractures. *Clin Orthop Rel Res.* 1979;141:203–212.
165. Watford KE, Kregor PJ, Hartsock LA. LISS plate fixation of periprosthtic supracondylar femur fractures. In: An YH, ed. *Internal Fixation in Osteoporotic Bone.* New York, NY: Thieme; 2002:271–278.
166. Weaver JK, Chalmers J. Cancellous bone: Its strength and changes with aging and an evaluation of some methods for measuring its mineral content 1. Age changes in cancellous bone. *J Bone Joint Surg Am.* 1966:48A:289–299.
167. White AA III, Panjabi MM, Southwick WO. Effects of compression and cyclical loading on fracture healing—a quantitative biomechanical study. *J Biomech.* 1977A;10:233–239.
168. White AA III, Panjabi MM, Southwick WO. The four biomechanical stages of fracture repair. *J Bone Joint Surg Am.* 1977B;59A:188–192.
169. Wikenheiser MA, Lewallen DG, Markel MD. In vitro mechanical, thermal, and microstructural performance of five external fixation pins. Paper presented at: 38th Annual Meeting of the Orthopedic Research Society; February 17–20, Washington, DC.
170. Wittenberg RH, Shea M, Swartz DE, et al. Importance of bone mineral density in instrumented spinal fusions. *Spine* 1991;16:648–652.
171. Woodard Pl, Self J, Calhoun JH, et al. The effect of implant axial and torsional stiffness on fracture healing. *J Orthop Trauma.* 1987;l:33l–340.
172. Wright TM, Hayes WC. Tensile testing of bone over a wide range of strain rates: Effects of strain rate, microstructure, and density. *Med Biol Eng.* 1976;14:671–680.
173. Wu S-S, Edwards WT, Zou D, et al. Transpedicular vertebral screws in human vertebrae: Effect on screw-vertebra interface stiffness. Paper presented at: 38th Annual Meeting of the Orthopedic Research Society; February 17–20, Washington, DC.
174. Yerby S, Scott CC, Evans NJ, et al. Effect of cutting flute design on cortical bone screw insertion torque and pullout strength. *J Orthop Trauma.* 2001;15:216–221.
175. Yinger K, Scalise J, Olson SA, et al. Biomechanical comparison of posterior pelvic ring fixation. *J Orthop Trauma.* 2003;17:481–487.
176. Young JWR, Burgess AR, Brumback RJ. Lateral compression fractures of the pelvis; the importance of plain radiographs in the diagnosis and surgical management. *Skeletal Radiol.* 1986:15:103–109.
177. Zand MS, Goldstein SA, Matthews LS. Fatigue failure of cortical bone screws. *J Biomech.* 1983;16:305–311.
178. Zuber K, Schneider E, Eulenberger J, et al. Form und Dimension der Markhohle menschlicher Femora in Hinblick auf die Passung von Marknagelimplantaten. *Unfallchirurg.* 1988;91:314–319.

2

Classificação de fraturas

Douglas R. Dirschl

Introdução 43
Finalidades dos sistemas de classificação des fraturas 43
História da classificação de fraturas 44
Tipos de sistemas de classificação de fraturas 45
   Exemplos de sistemas de classificação específicos para fraturas 45
   Sistemas de classificação genéricos ou universais 46

Classificações das lesões dos tecidos moles associadas a fraturas 48
   Limitações dos sistemas de classificação de fraturas 49
Utilidade atual dos sistemas de classificação de fraturas 55
Futuro dos sistemas de classificação de fraturas 55

INTRODUÇÃO

Os sistemas de classificação de fraturas existem praticamente desde que pessoas começaram a identificar fraturas; certamente tais sistemas são anteriores ao advento da radiografia. Mesmo no mais antigo texto existente sobre medicina – o Papiro de Edwin Smith – havia uma classificação rudimentar das fraturas. Se uma fratura pudesse ser classificada como "tendo uma ferida sobre ela, perfurando" – em outras palavras, uma fratura exposta – determinava-se que tal lesão "era uma doença que não devia ser tratada". Essa forma primitiva de um dos mais antigos sistemas de classificação de fraturas servia tanto para caracterizar a fratura como para orientar o tratamento – e esses são também dois objetivos dos modernos sistemas de classificação.

Ao longo do tempo, todos os sistemas de classificação de fraturas têm atendido a numerosas finalidades: caracterizar fraturas de acordo com certos aspectos gerais e específicos, orientar o tratamento das fraturas, e prever desfechos do tratamento das fraturas. Esse capítulo revisará as finalidades e objetivos da classificação das fraturas, a história do uso de tais sistemas, e os tipos gerais de sistemas de classificação de fraturas em uso comum atualmente. Também será proposta uma análise crítica da eficácia dos sistemas de classificação de fraturas, além de algumas das limitações desses sistemas. Finalmente, será comentado o possível futuro dos sistemas de classificação de fraturas.

FINALIDADES DOS SISTEMAS DE CLASSIFICAÇÃO DAS FRATURAS

A taxonomia, ou a denominação e categorização das coisas, não é algo que se limite exclusivamente à ortopedia ou às fraturas. A taxonomia é um fenômeno universal que ocorre em todos os campos das artes e das ciências. Um exemplo é a divisão da vida no mundo natural em três reinos: animais, vegetais e bactérias (Fig. 2.1). Essa taxonomia simples é um exemplo perfeito

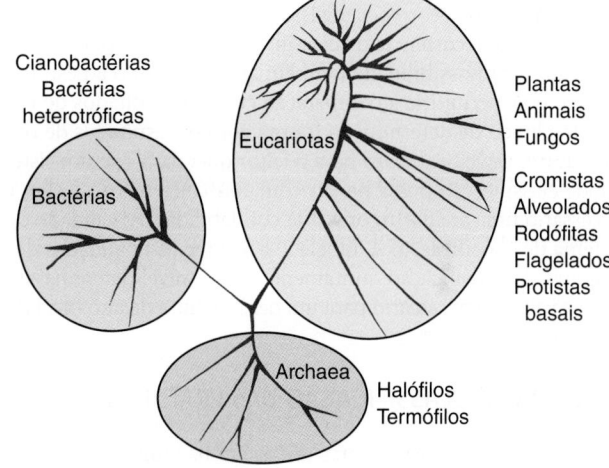

FIGURA 2.1 Diagrama de balão da taxonomia do mundo natural.

dos tipos de classificação que permeiam o mundo das artes e das ciências, e também da primeira finalidade geral dos sistemas de classificação – dar nome às coisas.

Uma segunda finalidade dos sistemas de classificação é proporcionar uma hierarquia de características e descrever as coisas de acordo com essas características. Descritores comuns também são criados, de modo que itens individuais possam ser segmentados em diversos grupos. Em seguida, os grupos são ordenados dentro de uma hierarquia, conforme uma definição de complexidade. Um exemplo simples desse aspecto é a filogenia empregada na descrição do reino animal; esse sistema descreve e agrupa os animais de acordo com características comuns e, em seguida, ordena esses grupos em uma hierarquia de complexidade do organismo. Em princípio, tal situação é análoga a muitos sistemas de classificação de fraturas, que agrupam as fraturas por uma série de descritores e, em seguida, ordenam os grupos conforme sua complexidade.

Uma terceira finalidade dos sistemas de classificação é a orientação das ações ou intervenções. Essa característica dos sistemas de classificação não é universalmente observada, estando geralmente presente apenas em sistemas de classificação de natureza diagnóstica. Esse aspecto introduz uma das distinções fundamentais entre os sistemas de classificação - a distinção entre sistemas utilizados na descrição e caracterização e aqueles usados para orientar ações e/ou prever desfechos. Exemplificando, o sistema de classificação para o reino animal denomina e classifica os animais, mas é apenas descritivo – não orienta o observador para qualquer ação sugerida. Mas na prática ortopédica, os médicos utilizam os sistemas de classificação das fraturas para ajudá-los a tomar decisões terapêuticas. Com efeito, muitos sistemas de classificação de fraturas foram planejados especificamente para a finalidade de orientar o tratamento. É preciso que se tenham expectativas mais ambiciosas quanto à validade e integridade dos sistemas que são utilizados para a orientação das ações, em comparação com aqueles utilizados exclusivamente como instrumentos descritivos, visto que podem ocorrer consequências das ações tomadas, enquanto que nenhuma consequência emergirá com a mera descrição de alguma coisa.

A quarta finalidade dos sistemas de classificação consiste em ajudar na previsão dos desfechos de uma intervenção ou tratamento. A capacidade de prever com confiança um desfecho com base em uma classificação de fratura seria de grande benefício, pois isso permitiria ao médico aconselhar seus pacientes, já desde o momento de ocorrência da lesão, acerca do desfecho esperado – tudo em decorrência da classificação da fratura por ocasião da lesão. Essa possibilidade também ajudaria muito a pesquisa clínica, pois permitiria a comparação entre os resultados de um estudo clínico de determinada fratura com os resultados de outro estudo. Deve ficar claro para o leitor que, para que um sistema de classificação possa prever com confiança um desfecho, é necessário uma análise rigorosa da confiabilidade e validade do sistema de classificação. A Tabela 2.1 resume as finalidades dos sistemas de classificação, juntamente com o nível de confiabilidade e validade necessário para um desempenho de alto nível do sistema.

HISTÓRIA DA CLASSIFICAÇÃO DAS FRATURAS

As classificações das fraturas já existem há muito mais tempo do que as radiografias. O Papiro de Edwin Smith, embora não faça uma distinção clara entre fraturas cominutivas e não cominuitivas, classifica com clareza as fraturas como expostas ou fechadas, tendo proporcionado orientações para o tratamento com base nessa classificação. As fraturas expostas, por exemplo, eram sinônimo de morte iminente no Antigo Egito, e essas fraturas eram "doenças que não deviam ser tratadas".

Nos séculos XVIII e XIX, antes ainda da descoberta das radiografias, havia sistemas de classificação de fraturas fundamentados no aspecto clínico do membro. A fratura de Colles no terço distal do rádio, em que o fragmento distal exibe deslocamento dorsal – causando o surgimento da deformação em garfo do rádio distal – era uma fratura comum. Qualquer fratura com essa deformidade clínica era considerada como sendo uma fratura de Colles e era tratada com a correção da deformidade e imobilização do membro.[15] Da mesma forma, a fratura de Pott, uma fratura do terço distal da tíbia e fíbula acompanhada de deformidade em varo, era uma classificação de fratura baseada exclusivamente no aspecto clínico do membro.[65] Esses são apenas dois exemplos de classificações de fraturas que eram adotadas e empregadas com sucesso antes do surgimento das imagens radiográficas.

Em seguida ao advento da radiografia, os sistemas de classificação de fraturas se expandiram numericamente e passaram a ser de uso comum. A radiografia alterou tanto a compreensão das fraturas e os métodos de tratamento dessas lesões que praticamente todos os sistemas de classificação de fraturas atualmente em uso estão baseados em uma caracterização dos fragmentos da fratura em radiografias simples. A maioria dos sistemas de classificação de fraturas modernos foi formulada com base em uma descrição do local, número e deslocamento das linhas de fraturas visualizadas nas radiografias, e não no aspecto clínico do membro fraturado. Embora um número incontável de sistemas de classificação de fraturas fundamentados em radiografias tenha sido descrito no século passado para fraturas em todas as partes do esqueleto, apenas os sistemas mais consistentes permanecem atualmente em uso. São exemplos desses sistemas de classificação duradouros os sistemas de classificação de Garden[31] e de Neer[56] para as fraturas do terço proximal do fêmur e do terço proximal do úmero, respectivamente. Esses e outros sistemas de classificação de fraturas de uso comum serão discutidos mais detalhadamente, em outra parte deste capítulo.

Praticamente todos os sistemas de classificação de fraturas atualmente em uso se fundamentam nos julgamentos e interpretações de observadores – normalmente médicos ortopedistas – com base na análise de radiografias simples do osso fraturado. Em geral, são empregadas radiografias anteroposterior (AP) e lateral, embora alguns sistemas de classificação de fraturas permitam, ou incentivem, o uso de outras incidências radiográficas, por exemplo, radiografias oblíquas, ou radiografias em rotação medial ou lateral. Deve ficar claro que cada decisão tomada no processo de classificação de uma fratura se baseia na interpretação humana dos padrões (frequentemente complexos) de sombras em uma radiografia simples do membro fraturado. Para tanto, é preciso que o observador tenha uma compreensão detalhada e fundamental da osteologia do osso que está sendo reproduzido nas imagens e da fratura em processo de classificação. O observador deve ter a capacidade de identificar de maneira precisa e completa todas as linhas de fratura, compreender a origem e natureza de todos os fragmentos fraturados, e delinear a relação de todos os fragmentos fraturados uns com os outros. Finalmente, o procedimento de classificação de uma fratura exige que o observador quantifique com precisão o grau de deslocamento ou de angulação de cada fragmento fraturado, sendo levada em conta a localização onde deveria estar na situação de osso intacto.

Mais recentemente, os estudos de tomografia computadorizada (TC) foram acrescentados por muitos observadores, com o intuito de ajudar na classificação das fraturas. Na maioria dos casos, os dados obtidos com a TC têm sido utilizados e aplicados a um sistema de classificação que foi projetado para uso exclusivamente com radiografias simples. Mas existem alguns sistemas de classificação de fraturas que foram especificamente projetados

TABELA 2.1 Finalidades dos sistemas de classificação

Dar nome	Não é exigido alto nível de validade e de confiabilidade
Descrever e comparar	Recomendável um alto nível de validade e de confiabilidade
Orientar a ação para a previsão dos resultados	

para uso com dados derivados de imagens de TC. O exemplo mais conhecido de tal sistema é o sistema de classificação de Sanders para fraturas do calcâneo,[67] planejado para uso com uma sequência semicoronal de TC cuidadosamente definida através da faceta posterior da articulação subtalar.

Até muito recentemente, quase todos os sistemas de classificação de fraturas repousavam exclusivamente em imagens radiográficas para a classificação da fratura, orientação do tratamento e previsão dos desfechos. Mas vem se tornando cada vez mais claro que fatores não radiográficos, por exemplo, a extensão da lesão aos tecidos moles nos casos em que coexistem outras lesões (esqueléticas ou não), comorbidades clínicas e vários outros fatores não radiográficos implicam grande efeito nas decisões terapêuticas e nos resultados do tratamento da fratura.[23,42] Entretanto, esses fatores não estão considerados nos sistemas radiográficos para a classificação de fraturas.

Ao revisar uma radiografia de uma fratura, é difícil apreciar integralmente a extensão da lesão ocorrida nos tecidos moles, e a imagem não fornece informações acerca da história clínica do paciente. Por exemplo, se o clínico examina uma radiografia de uma fratura em espiral da diáfise da tíbia, como a ilustrada na Figura 2.2, poderá concluir que se trata de uma lesão simples, causada por mecanismo de baixa energia. Mas nesse exemplo, a fratura ocorreu como resultado de um mecanismo de alta energia, e o paciente sofreu amplas lesões nos tecidos moles. Além disso, o paciente era um diabético dependente de insulina com grave neuropatia periférica e com úlceras cutâneas sobre o membro fraturado. Com base em radiografias simples ou na aplicação de uma classificação de fraturas baseada exclusivamente em radiografias, não há como levar em conta esses fatores extras. Houve necessidade de amputação para o paciente ilustrado nesse exemplo – um tratamento que não seria previsto com base exclusiva na revisão das radiografias. Mais adiante neste capítulo, será discutido o papel da classificações das lesões de tecidos moles na caracterização das fraturas.

TIPOS DE SISTEMAS DE CLASSIFICAÇÃO DAS FRATURAS

Os sistemas de classificações empregados na caracterização das fraturas podem ser agrupados em três categorias amplas: (i) aqueles específicos para determinada fratura, que evoluíram e foram gerados para a classificação de uma mesma fratura em determinado local no esqueleto; (ii) aqueles com classificação das fraturas em todas as partes do esqueleto humano; e (iii) aqueles que tentam classificar a lesão dos tecidos moles. Vai além dos objetivos deste capítulo uma discussão individualizada de todos os sistemas de classificação de fraturas atualmente em uso comum; mas é importante que o leitor compreenda as diferenças existentes entre os tipos gerais dos sistemas de classificação. Por essa razão, serão discutidos alguns exemplos de cada um dos três tipos de sistemas de classificação de fraturas.

Exemplos de sistemas de classificação específicos para fraturas

A classificação de Garden para fraturas do colo do fêmur[31] é um sistema de classificação de fraturas existente há muito tempo e que descreve o deslocamento e a angulação da cabeça do fêmur nas radiografias AP e lateral do quadril (ver Fig. 47.2). Essencialmente, trata-se de uma classificação descritiva, que descreve a localização e o deslocamento do colo e da cabeça do fêmur fraturados. Mas os tipos de fratura são ordenados de modo a indicar, em ordem crescente, a gravidade da fratura, a instabilidade da fratura e o risco de complicações diante das tentativas de redução e de estabilização da fratura. Essa característica de ordenar os tipos de fraturas por gravidade faz com que o sistema de classificação passe, de um tipo nominal, para um tipo ordinal. As fraturas dos tipos 1 e 2 de Garden são consideradas como lesões estáveis e são fraturas frequentemente tratadas com fixação interna percutânea. As fraturas dos tipos 3 e 4 de Garden foram agrupadas como padrões de fratura instáveis e, embora em algumas circunstâncias os cirurgiões optem pela redução fechada e fixação interna, quase todas as fraturas de Garden desses últimos tipos em pacientes idosos são tratadas com artroplastia.

A classificação de Schatzker para as fraturas do terço proximal da tíbia[68,69] é um exemplo de outro sistema de classificação descritivo de amplo uso; essa classificação se fundamenta na localização da linha de fratura principal na tíbia proximal e na presença ou ausência de um segmento deprimido da superfície articular da tíbia proximal (ver Fig. 53.9). Essa classificação das fraturas não depende do grau de deslocamento ou depressão

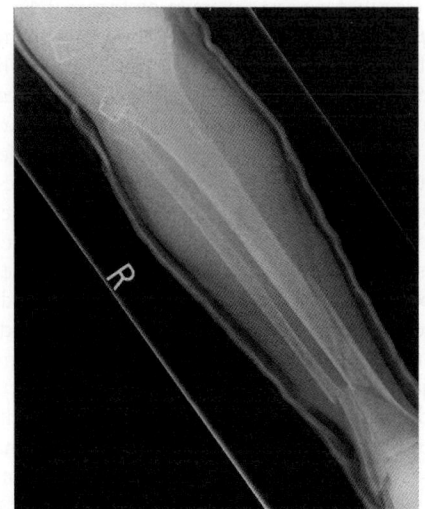
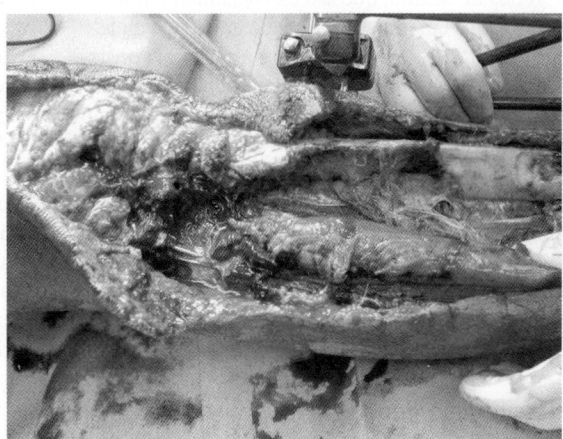

FIGURA 2.2 Fratura da tíbia visualizada em uma radiografia (**A**) e no intraoperatório (**B**). O aspecto radiográfico subestima enormemente a gravidade geral da lesão.

das fraturas articulares, mas apenas da localização das linhas de fratura. A classificação de Schatzker parece ser bastante simples, mas também revela algumas das áreas de confusão que podem resultar das classificações das fraturas. Como exemplo, o grupo de fraturas VI de Schatzker inclui as fraturas classificadas como tipos C1 e C3 pelo sistema AO/OTA (descrito mais adiante); com isso, o sistema de Schatzker demonstra uma área de inconsistência entre dois sistemas de uso comum, mas diferentes, para a classificação da mesma fratura – o que pode levar à confusão entre observadores.

O sistema de classificação de Neer para as fraturas do terço proximal do úmero[56] é um sistema de classificação de fraturas amplamente utilizado e ensinado (Fig. 2.3). O sistema de Neer se fundamenta no número de "partes" existentes da fratura – uma "parte" é definida como um fragmento fraturado que sofreu deslocamento superior a 1 cm ou angulação acima dos 45°. A classificação de Neer agrupa as fraturas em: sem deslocamento (uma parte), em duas partes, em três partes ou em quatro partes. Nesse sistema, as fraturas sem deslocamento podem exibir diversas linhas de fratura, mas nenhuma delas atende aos critérios de deslocamento ou de angulação, para que possa ser considerada como sendo uma "parte". As fraturas em duas partes no sistema de Neer podem representar tanto uma fratura através do colo cirúrgico do úmero como uma fratura da tuberosidade maior ou menor exibindo deslocamento. Classicamente, as fraturas em três partes envolvem a cabeça do úmero, com um fragmento da tuberosidade maior exibindo deslocamento ou angulação. As fraturas em quatro partes envolvem deslocamento ou angulação da cabeça do úmero e da tuberosidade maior e/ou menor. Deve-se ter em mente que, além da correta identificação dos fragmentos fraturados, esse sistema de classificação exige que o observador tome medidas cuidadosas e precisas do deslocamento e angulação do fragmento, para que possa determinar se o fragmento constitui uma parte.

A classificação de Lauge-Hansen para as fraturas maleolares do tornozelo[42] é um exemplo de um sistema em amplo uso que se fundamenta principalmente no mecanismo de lesão. O sistema lança mão do fato de que determinados mecanismos de lesão no tornozelo resultarão em padrões previsíveis de fratura nos maléolos. Assim, a aparência da fratura nas radiografias é empregada para inferir o mecanismo da lesão. As lesões são classificadas de acordo com a posição do pé na ocasião da lesão e com a direção da força deformante na ocasião da fratura. A posição do pé é descrita como em pronação ou supinação, e a força deformante é categorizada como de rotação lateral, inversão ou eversão. Isso origina seis tipos gerais de fratura, que são essencialmente nominais – não estão ordenados em grau crescente de gravidade da lesão. Mas dentro de cada tipo de fratura, existe uma escala ordinal, com graus variáveis de gravidade que são designados a cada tipo (1 até 4), de acordo com o padrão de fratura. Com esse sistema de classificação, a determinação correta do tipo de fratura pode orientar as manipulações necessárias para afetar a redução da fratura – o médico responsável pelo tratamento deve inverter a direção das forças lesivas, para que possa conseguir a redução. Exemplificando, é preciso aplicar uma rotação medial para obter a redução de um padrão de fratura em supinação-rotação lateral, e é preciso fazer abdução para a redução de uma lesão em supinação-adução.

Sistemas de classificação genéricos ou universais

Essencialmente, a classificação de fraturas AO/OTA (*Orthopaedic Trauma Association*)[48,62] é o único sistema genérico ou universal em amplo uso atualmente. É universal no sentido que o sistema de classificação pode ser aplicado a qualquer osso no corpo. Esse sistema de classificação foi projetado em seguida a um painel de consenso de traumatologistas ortopédicos que eram membros da OTA e se fundamenta em um sistema de classificação originalmente desenvolvido e proposto pelo grupo AO/ASIF na Europa.[53-55] A OTA acreditava na necessidade de um sistema universal detalhado para a classificação de fraturas, que permitisse a padronização das pesquisas e a comunicação entre cirurgiões ortopédicos.

Na aplicação do sistema de classificação de fraturas OTA, há cinco perguntas que devem ser respondidas para cada fratura.

1. *Qual é o osso?* Os principais ossos do corpo são numerados: úmero, número 1; antebraço, 2; fêmur, 3; tíbia, 4; etc. (Fig. 2.4).
2. *A fratura está localizada onde no osso?* A resposta a essa pergunta identifica um segmento específico no osso. Na maioria dos ossos longos, o segmento diafisário (2) está localizado entre os segmentos proximal (1) e distal (3). As linhas divisórias entre o segmento da diáfise e os segmentos proximal e distal ocorrem na metáfise do osso. Na tíbia, há um quarto segmento, que é o segmento maleolar. Um exemplo da aplicação de uma resposta às duas primeiras perguntas da classificação AO/OTA é que uma fratura da diáfise média do fêmur receberá uma classificação numérica de 32 (3 para fêmur, 2 para o segmento diafisário) (Fig. 2.4).
3. *Que tipo de fratura?* Nesse sistema, o tipo de fratura pode ser A, B, ou C; mas esses três tipos são definidos diferentemente nas fraturas diafisárias e nas fraturas em qualquer das extremidades do osso. No caso das fraturas diafisárias, o tipo de fratura A é uma fratura simples com dois fragmentos. A fratura diafisária do tipo B exibe alguma cominuição, mas ainda pode haver contato entre os fragmentos proximal e distal. A fratura diafisária do tipo C é uma lesão que exibe intensa cominuição ou é uma fratura segmentada, sem contato possível entre os fragmentos proximal e distal. Em casos de fraturas dos segmentos proximal e distal, as fraturas do tipo A são consideradas extra-articulares; as fraturas do tipo B são parcialmente articulares (resta alguma continuidade entre a diáfise e certa parte da superfície articular) e as fraturas do tipo C envolvem uma ruptura completa da superfície articular com relação à diáfise. Um exemplo dessa parte do sistema de classificação está ilustrado na Figura 2.4.
4. *A qual grupo as fraturas pertencem?* O agrupamento classifica as fraturas ainda mais, de acordo com detalhes descritivos mais específicos. Os grupos de fraturas não estão consistentemente definidos; ou seja, os grupos de fraturas são diferentes para cada tipo de fratura. Vai além dos objetivos deste capítulo uma descrição completa dos grupos de fraturas.
5. *A qual subgrupo?* Essa é a determinação mais detalhada no sistema de classificação AO/OTA. Como ocorre com os grupos, os subgrupos diferem, dependendo do osso, e dependem de aspectos-chave para qualquer osso considerado em sua classificação. Com relação aos subgrupos, pretende-se aumentar a precisão do sistema de classificação. Também está além dos objetivos deste capítulo estabelecer uma discussão aprofundada dessa classificação de fraturas; assim, o leitor deverá consultar as referências para obter descrições mais detalhadas desse sistema universal de classificação de fraturas.

O sistema de classificação AO/OTA é um sistema em evolução. Esse sistema está sendo continuamente avaliado por uma comis-

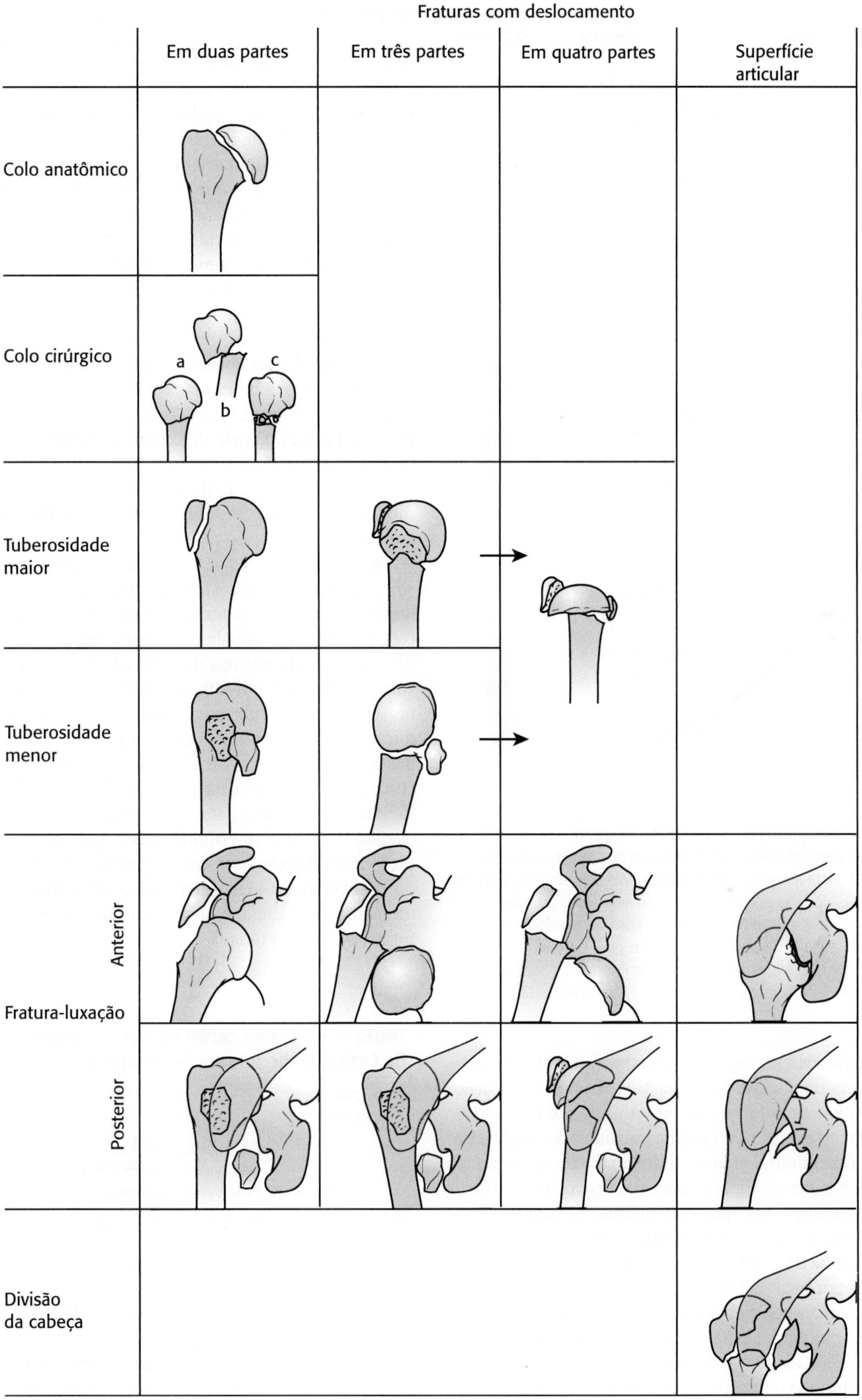

FIGURA 2.3 A classificação de Neer de quatro partes para as fraturas do terço proximal do úmero. Uma fratura é considerada com deslocamento se os fragmentos da fratura estiverem separados em 1 cm ou mais ou se a angulação entre os fragmentos fraturados for superior a 45°. Uma fratura com deslocamento é uma lesão em duas, três ou quatro partes. (Adaptado de: Neer CS. Displaced proximal humeral fractures: I. classification and evaluation. *J Bone Joint Surg*. 1970;52A:1077–1089, reproduzido com permissão do *Journal of Bone and Joint Surgery*.)

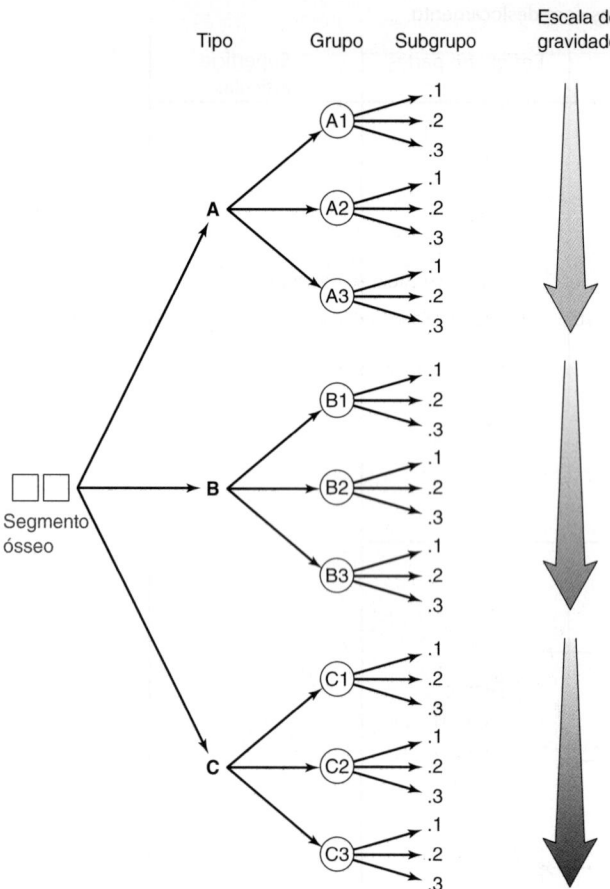

FIGURA 2.4 Classificação universal AO/ASIF para ossos longos, aplicada às fraturas do terço proximal do úmero. Esse sistema descreve três tipos de fraturas nessa localização (tipos A, B e C). As fraturas do tipo A são descritas como lesões extra-articulares unifocais (em dois segmentos); as do tipo B como lesões extra-articulares bifocais (em três segmentos); e as do tipo C como fraturas do colo anatômico ou com segmento articular. Cada tipo está constituído de três padrões de fratura, com nove subgrupos para cada tipo. A classificação em subgrupos indica o grau de deslocamento. (Adaptado de: Muller ME, Allgower M, Schneider R, et al. *Manual of Internal Fixation*. Nova York, NY: Springer-Verlag; 1991, com permissão.)

les do membro envolvido. Se o médico examinar uma radiografia demonstrando uma fratura cominuitiva, frequentemente pensará que se trata de uma lesão de alta energia. Contudo, outros fatores do paciente podem estar interferindo e devem ser levados em consideração, pois podem ter acarretado a fratura cominuitiva em decorrência de um mecanismo de menor energia. Isso pode ficar evidente em um paciente idoso que tenha sofrido uma queda ao nível do chão e que exibe uma fratura significativamente cominuitiva do terço distal do úmero. A energia da própria lesão resultou apenas da queda ao nível do solo, mas causou um tipo de fratura complexo, como resultado da presença de osteoporose no osso. Parte do valor de um sistema de classificação de tecidos moles está no planejamento do tratamento, além da previsão do seu resultado.

O exemplo mais óbvio de uma fratura associada a uma lesão de tecido mole é a fratura exposta. Os primeiros sistemas de classificação para fraturas expostas se concentravam apenas no tamanho da abertura na pele. Mas com o passar do tempo, ficou claro que a extensão da lesão muscular, os danos à vascularização local e o desnudamento do periósteo também são importantíssimos. Gustilo et al.[33,34] desenvolveram o sistema de classificação atualmente empregado pela maioria dos ortopedistas norte-americanos para a descrição de fraturas expostas. O sistema de classificação leva em conta a ferida na pele, a extensão da lesão e contaminação aos tecidos moles, e a gravidade do padrão de fratura (ver Tab. 12.2). Originalmente, o sistema de classificação de Gustilo consistia em fraturas dos tipos 1, 2 e 3. Mas esse sistema foi subsequentemente modificado para expandir as fraturas expostas do tipo 3 nos subtipos A, B e C. É importante ter em mente que a fratura do tipo 3-C é definida como qualquer fratura exposta na qual tenha ocorrido concomitantemente uma lesão vascular *que necessite de reparo*. O sistema de classificação de Gustilo tem sido aplicado a fraturas expostas em praticamente todos os ossos longos. É importante saber que esse sistema de classificação apenas poderá ser integralmente aplicado após a realização do desbridamento cirúrgico da fratura exposta. O sistema demonstrou sua utilidade na previsão do risco de infecção em fraturas expostas da tíbia.[33]

são da OTA, estando aberto para mudanças, sempre que for cabível. Deve-se ter em mente que o sistema AO/OTA de classificação de fraturas e seu precursor, o sistema AO/ASIF, foram projetados para o delineamento e registro da máxima quantidade possível de detalhes acerca do padrão de fratura individual e do seu aspecto nas radiografias. A suposição feita durante o desenvolvimento desses sistemas de classificação é que, com definições/diagramas específicos e com um elevado grau de detalhes, serão obtidos maior precisão e um sistema de classificação de fraturas superior, que poderá ser aplicado por qualquer cirurgião ortopédico. Acreditava-se então que tal sistema poderia resultar em melhores perspectivas prognósticas e de pesquisa. Como será visto mais adiante neste capítulo, maior especificidade nos detalhes em um sistema de classificação de fraturas não tem necessariamente boa correlação com bom desempenho do sistema de classificação.

Classificações de lesões de tecidos moles associadas a fraturas

A pele e o tecido mole representam um sistema de órgãos. A energia da lesão pode se refletir na lesão causada aos tecidos mo-

TABELA 2.2 Classificação de fraturas expostas da Orthopaedic Trauma Association

Fator essencial	Gravidade
Pele	1. Pode ser aproximada 2. Não pode ser aproximada 3. Desluvamento extenso
Músculo	1. Não há músculo na área ou não há necrose apreciável 2. Perda de massa muscular, função intacta, necrose localizada 3. Morte muscular, perda da função
Arterial	1. Sem lesão 2. Lesão arterial sem isquemia distal 3. Lesão arterial com isquemia distal
Contaminação	1. Mínima ou nenhuma contaminação 2. Contaminação superficial 3. Inserida no osso ou em tecidos profundos
Perda óssea	1. Nenhuma 2. Perda ou desvascularização óssea, mas ainda há contato entre os segmentos proximal e distal 3. Perda de segmento ósseo

A concordância entre observadores, com relação à classificação das fraturas expostas da tíbia conforme a classificação de Gustilo, foi investigada por Brumback e Jones,[10] que apresentaram radiografias e vídeos de desbridamentos cirúrgicos a um grupo de traumatologistas ortopédicos que classificaram as fraturas. Esses autores informaram uma concordância média interobservadores de 60%. Mas a variação de concordâncias foi ampla, desde 42% até 94%. O percentual de concordância foi melhor para as lesões mais graves e para as menos graves, e foi pior para as fraturas ocorridas na faixa média do sistema de classificação. O fato de que o sistema de classificação não teve confiabilidade semelhante ao longo do espectro de gravidade das lesões tem sido uma crítica a esse sistema de classificação como indicador prognóstico para qualquer fratura, exceto as menos e as mais graves.

Recentemente, o Grupo de Estudo de Fraturas Expostas da OTA publicou uma nova abordagem à classificação das fraturas expostas. Uma revisão sistemática da literatura, com o objetivo de identificar os fatores que supostamente são importantes no tratamento ou prognóstico para fraturas expostas, seguida pelo estabelecimento de prioridades para esses fatores por um painel de experientes cirurgiões traumatologistas ortopédicos e, finalmente, pela revisão, discussão e consenso pelo Grupo de Estudo de Fraturas Expostas, resultou na identificação de cinco categorias essenciais de avaliação da gravidade das fraturas expostas.[61] Essas categorias – lesão cutânea, lesão muscular, lesão arterial, contaminação e perda de massa óssea – receberam individualmente três níveis de gravidade (1, 2 ou 3) (Tab. 2.2). O resultado é uma classificação de fraturas expostas que não designa um grau global ou número à lesão, mas que, em vez disso, atribui certo grau de gravidade a cada um dos cinco fatores essenciais. O sistema foi prospectivamente testado pelo grupo de estudo para validade de conteúdo e facilidade de uso, com bons resultados. Acredita-se que o sistema se concentre nos fatores tidos como mais essenciais pelos especialistas para a orientação do tratamento e previsão do resultado. Encontram-se atualmente em andamento estudos de confiabilidade interobservadores e do valor preditivo no cotidiano de clínicas de grande porte. Recentemente, o uso desse sistema foi comparado à classificação de Gustilo, tendo demonstrado uma grande disparidade das lesões que estão agrupadas nos graus de Gustilo.[52]

Pode-se empregar a classificação de Oestern e Tscherne para a caracterização da gravidade de fraturas fechadas (Tab. 2.3).[59] Esse sistema continua a ser o único sistema de classificação publicado para as lesões de tecido mole associadas a fraturas fechadas. Nesse sistema, os autores atribuem às fraturas um de quatro graus, de 0 até 3. A Figura 2.5 é um exemplo de paciente com uma fratura fechada do platô tibial no grau 2 de Tscherne. Abrasões profundas da pele, contusão muscular, bolhas de fratura e inchaço generalizado dos tecidos moles, como ocorreu nesse paciente, podem fazer com que o cirurgião se afaste da imediata estabilização articular, pendendo em favor de uma fixação externa não transfixante temporária. Ainda não foi publicado estudo que determine a confiabilidade interobservadores do sistema de Tscherne para a classificação das lesões de tecido mole associadas às fraturas fechadas.

O valor de um sistema de classificação aumenta muito se puder ajudar na previsão dos resultados. Um estudo prospectivo realizado por Gaston et al.[32] avaliou diversos esquemas de classificação das fraturas contra diversas medidas de desfecho funcional validadas em pacientes com fraturas da diáfise da diáfise da tíbia. O sistema de classificação de Tscherne para as fraturas fechadas teve maior valor preditivo dos desfechos em comparação com os demais sistemas de classificação empregados. O sistema de Tscherne foi aquele com o maior peso preditivo para o tempo transcorrido até o retorno para caminhadas ou corridas longas.

TABELA 2.3 Classificação de Oestern e Tscherne para as fraturas fechadas

Grau	Lesão dos tecidos moles	Lesão óssea
Grau 0	Lesão mínima aos tecidos moles Lesão indireta ao membro	Padrão de fratura simples
Grau 1	Abrasão/contusão superficial	Padrão de fratura leve
Grau 2	Abrasão profunda, com contusão cutânea ou muscular Traumatismo direto ao membro	Padrão de fratura grave
Grau 3	Contusão cutânea extensa ou esmagamento Lesão grave ao músculo subjacente Avulsão subcutânea Síndrome compartimental pode estar presente	Padrão de fratura grave

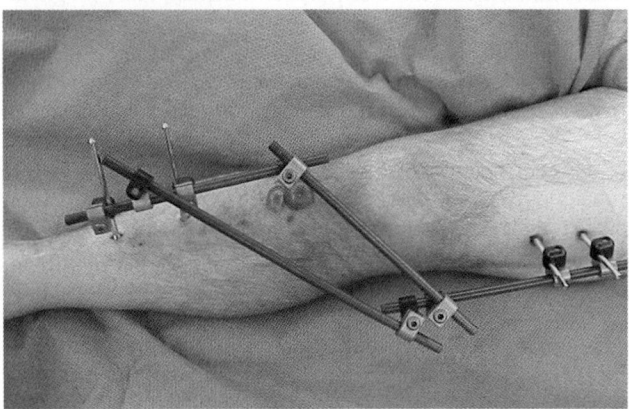

FIGURA 2.5 Exemplo de fratura de Tscherne II do terço proximal da tíbia.

Limitações dos sistemas de classificação de fraturas

Para que seja bem-sucedido e tenha valor como instrumento preditivo, um sistema de classificação deve ser confiável e também válido.[11,30,47] Confiabilidade reflete a capacidade que um sistema de classificação tem de retornar o mesmo resultado para as mesmas radiografias de fraturas apresentadas a vários observadores em ocasiões diferentes, ou ao mesmo observador, ao examinar a fratura em várias ocasiões. O primeiro caso é conhecido como confiabilidade interobservadores, ou a concordância entre diferentes observadores usuários do sistema de classificação na avaliação dos mesmos casos. O segundo caso é denominado reprodutibilidade intraobservador – a concordância na avaliação do mesmo observador, com o uso do sistema de classificação, para os mesmos casos em ocasiões repetidas. Tem-se discutido o uso apropriado dos termos "concordância" e "precisão" em referência ao desempenho dos sistemas de classificação de fraturas, e também sobre qual desses termos é a melhor medida do desempenho de um sistema. O termo "precisão" implica a existência de uma resposta correta, ou de um padrão de referência, contra o qual comparações podem ser feitas, validadas e determinadas como verdadeiras ou falsas. No entanto, o termo "concordância" indica que não existe um padrão de referência definido e que a concordância unânime entre todos os observadores que possam classificar determinada fratura é a mais alta medida de desempenho de um sistema de classificação. Esses dois termos não são congruentes e nem intercambiáveis. Cada um deles é testado por um método estatístico vastamente diferente; e a otimização de cada um desses conceitos exigiria um método radicalmente diferente para a geração e validação de um sistema de classificação de fraturas. Em certas circunstâncias, não ficou claro se os estudiosos que desenvolvem e aplicam atualmente sistemas de classificação estão esperando que a classificação funcione como um padrão de referência ou se estão meramente tentando desenvolver a classificação com o objetivo de obter uma concordância ideal entre observadores.

No final dos anos de 1980 e no início da década de 1990, surgiram alguns estudos na literatura ortopédica que avaliaram a confiabilidade interobservadores de diversos sistemas de classificação de fraturas.[2,3,29,39,58,66,73,79] Em um controverso editorial publicado em 1993, *Fracture Classification Systems: Do They Work and Are They Useful* (Sistemas de classificação de fraturas: realmente funcionam e são úteis?), Albert Burstein, PhD, coligiu alguns tópicos e considerações importantes para os sistemas de classificação de fraturas.[11] Esse autor afirmou que os sistemas de classificação são instrumentos e que a medida do funcionamento dessa ferramenta consiste em saber se ela gera o mesmo resultado ao longo do tempo nas mãos de qualquer profissional que utilize a ferramenta. Mais adiante, o Dr. Burstein declarou que "qualquer esquema de classificação – seja nominal, ordinal, ou escalar – deve ter comprovação como um instrumento que funciona antes que seja empregado de maneira discriminatória ou preditiva". Esse autor enfatizou que a distinção essencial para um sistema de classificação se situava entre seu uso para a descrição e caracterização das fraturas e seu uso como orientador de tratamento ou preditor de desfechos. É esse último uso que impõe a necessidade de ser testado e provado como ferramenta válida; o critério mínimo para um desempenho aceitável, qualquer que seja o sistema de classificação em vista, é a demonstração de um alto grau de confiabilidade interobservadores e de reprodutibilidade intraobservador.

Desde o surgimento do editorial do Dr. Burstein, numerosos estudos foram publicados, e praticamente todos concluíram que os sistemas de classificação das fraturas exibem uma substancial variabilidade interobservadores. Foi demonstrado que, entre outros, os sistemas de classificação para fraturas do terço proximal do fêmur,[2,29,58,63,70,79,81] terço proximal do úmero,[7,9,39,44,45,73,74] tornozelo,[16,57,66,70,71,79] terço distal da tíbia[22,47,77] e platô tibial[12,26,35,46,50,82–84] apresentavam leve ou baixa confiabilidade interobservadores. O mais antigo desses estudos buscou definir apenas o percentual observado de concordância – o percentual de vezes em que pares individuais de observadores categorizaram fraturas na mesma categoria. Mas estudos subsequentes empregaram com maior frequência um teste estatístico conhecido como estatística kappa, um teste que analisa comparações pareadas entre observadores, com aplicação do mesmo sistema de classificação a um conjunto específico de casos de fraturas. A estatística kappa foi originalmente introduzida por Cohen em 1960,[13] e a estatística kappa e suas variantes constituem os métodos mais reconhecidos e amplamente utilizados para a mensuração da confiabilidade dos sistemas de classificação de fraturas. A estatística kappa ajusta a proporção de concordância entre quaisquer dois observadores considerados, ao corrigir o percentual de concordância que possa ter ocorrido graças exclusivamente ao acaso. Os valores de kappa podem variar desde +1 (perfeita concordância), até 0 (concordância ao acaso) e até –1 (perfeita discordância) (Tab. 2.4).

TABELA 2.4 Variação da estatística kappa

Valor da estatística Kappa	Nível de concordância
+1,00	Concordância perfeita
0,00	Concordância igual ao acaso
−1,00	Discordância perfeita

A estatística kappa original é apropriada nos casos em que haja apenas duas escolhas de categorias de fraturas, ou quando o sistema de classificação de fraturas é nominal – todas as diferenças categóricas são igualmente importantes. Mas na maioria das situações, existem mais de duas categorias nas quais uma fratura pode ser classificada, e os sistemas de classificação das fraturas são ordinais – isto é, as diferenças categóricas são ordenadas de acordo com a gravidade da lesão, método de tratamento ou desfecho presumido. Nesses casos, a variante mais apropriada da estatística kappa a ser aplicada é a estatística kappa ponderada, descrita por Fleiss,[27,28] na qual se dá algum crédito à concordância parcial e em que nem todas as discordâncias são tratadas igualmente. Exemplificando, na classificação de Neer para as fraturas do terço proximal do úmero, a discordância entre uma fratura sem deslocamento e outra em duas partes tem menos implicações terapêuticas, comparativamente à discordância entre uma fratura sem deslocamento e outra em quatro partes. Com o uso dos valores ponderados de kappa, pode-se dar conta dos diferentes níveis de importância entre os níveis de discordância. Mas o uso mais apropriado da estatística kappa ponderada deve recair em uma clara explicação do esquema ponderado selecionado, pois os resultados da estatística kappa vão variar – até com as mesmas observações – se houver variação no esquema ponderado.[30] Assim, sem um conhecimento específico do esquema ponderado empregado, será difícil comparar os resultados da confiabilidade para o sistema de classificação de fraturas entre diferentes estudos.

Na maioria dos estudos, os autores têm lançado mão das orientações propostas por Landis e Koch[40] para a categorização dos valores de kappa; valores inferiores a 0,00 indicam baixa confiabilidade; 0,01-0,20, leve confiabilidade; 0,21-0,40, confiabilidade razoável, 0,41-0,60, confiabilidade moderada; 0,61-0,80, confiabilidade substancial e 0,81-1,00, concordância praticamente perfeita. Embora esses critérios tenham obtido ampla aceitação, os valores foram escolhidos arbitrariamente, e jamais se pretendeu que tais valores funcionassem como parâmetros de referência gerais. Um segundo conjunto de critérios, também arbitrários, foi proposto por Svanholm et al.[75]: abaixo de 0,50 indica baixa confiabilidade; 0,51-0,74, boa confiabilidade; e acima de 0,75, confiabilidade excelente.

Foi constatado que a variabilidade entre observadores, com uso da estatística kappa, é uma limitação de muitos sistemas de classificação de fraturas. Muitos estudos documentaram uma confiabilidade intraobservador apenas razoável a baixa para uma ampla gama de sistemas de classificação de fraturas. Entre outros, os sistemas testados foram o sistema de classificação de fraturas de Neer para as fraturas do terço proximal do úmero,[7,8,39,44,45,73] os sistemas de classificação de Garden para fraturas do terço proximal do fêmur,[2,29,58,63,70] os sistemas de Ruedi e Allgower e AO para as fraturas do terço distal da tíbia,[22,49,77] as classificações de Lauge-Hansen e de Weber para fraturas maleolares,[16,57,78,79] e o sistema de classificação de fraturas de Schatzker e da AO para as fraturas do terço proximal da tíbia.[12,26,35,46,50,82–84] Além disso, estudos demonstraram variabilidade entre observadores na classificação de diversas outras lesões ortopédicas, por exemplo, as fraturas do acetábulo,[6,63,80] terço distal do rádio,[1,3,37] escafoide,[20] coluna vertebral,[5,60] calcâneo,[36,41] e fraturas do fêmur por projétil de arma de fogo.[72]

Estudos mais recentes tentaram isolar as origens dessa variabilidade, mas a causa essencial para tal variabilidade ainda não foi identificada. Ainda não se sabe se qualquer sistema para a classificação das fraturas poderá funcionar com uma confiabilidade intraobservador excelente se for utilizado por muitos observadores. Foi proposta uma metodologia para validação de sistemas de classificação de fraturas, mas tal metodologia é muito detalhada e consome um enorme tempo; além disso, não se sabe se tal ferramenta poderá ser aplicada na prática.[4]

O uso da estatística kappa ponderada em estudos que avaliam a confiabilidade dos sistemas de classificação de fraturas deve definir com clareza o esquema ponderado empregado. Problemas metodológicos como esse foram avaliados em uma revisão sistemática de 44 estudos publicados que se debruçaram na confiabilidade dos sistemas de classificação de fraturas.[4] Foram vários os problemas metodológicos identificados, como inexistência de uma garantia de que a amostra de radiografias de fraturas no estudo era representativa do espectro e da frequência da gravidade da lesão para a fratura específica em 61% dos estudos, a inexistência de justificativa para o tamanho do grupo de estudo em 100% dos estudos e análises estatísticas inadequadas dos dados em 61% dos estudos. Embora os autores desse estudo tenham optado por critérios muito rígidos e talvez até excessivamente rigorosos na avaliação desses estudos, sua conclusão – de que os estudos de confiabilidade para a classificação de fraturas não podem ser facilmente comparados entre si – é válida e apropriada. O desenvolvimento e a adoção de uma abordagem metodológica sistemática à formulação e validação de novos sistemas de classificação de fraturas parecem ser procedimentos apropriados e necessários.

Até a presente data, apenas um estudo tentou determinar se um esquema de classificação de fraturas tem boa correlação com os resultados subsequentes ao tratamento de fraturas.[76] Em um estudo prospectivo multicêntrico, 200 pacientes com fraturas unilaterais e isoladas no membro inferior (acetábulo, fêmur, tíbia, tálus ou calcâneo) foram submetidos a diversas medidas de desfecho funcional aos 6 e 12 meses, inclusive o Sickness Impact Profile (Perfil de Impacto da Doença) e a classificação da Disfunção da AMA. A classificação de fraturas da AO/OTA para cada um desses pacientes foi correlacionada com as medidas de desfecho funcional. Embora o estudo indicasse algumas diferenças significativas em termos de desfecho funcional entre as fraturas dos tipos C e B, não foi observada diferença significativa entre as fraturas dos tipos C e A. Os autores concluíram que o código AO/OTA para a classificação das fraturas talvez não seja um bom instrumento preditor do desempenho nem de disfunção funcional após 6 e 12 meses para pacientes com fraturas isoladas no membro inferior.

Pesquisas adicionais mais detalhadas tentaram esclarecer algumas das razões para a variação interobservadores na classificação das fraturas. Em geral, esses estudos se concentraram em algumas variáveis específicas ou em tarefas envolvidas no processo de classificação das fraturas. Algumas dessas variáveis ou tarefas investigadas serão discutidas nos parágrafos a seguir.

Qualidade das radiografias de fraturas

A qualidade das radiografias varia normalmente na prática clínica e pode afetar a capacidade do observador em identificar e classificar a fratura com precisão ou reprodutibilidade. Muitos autores atribuíram a variabilidade intraobservador observada nos sistemas de classificação de fraturas a variações na qualidade das radiografias.[1,7,29,38,39,73] Mas alguns estudos que se debruçaram especificamente nessa variável não demonstraram que ela seja uma fonte significativa de variabilidade intraobservador.[16,22] Em um desses estudos, que envolveu a classificação de fraturas do pilão tibial com o uso do sistema de Ruedi e Allgower, os autores solicitaram a observadores que classificassem as fraturas, mas também pediram que esses profissionais determinassem se as radiografias tinham qualidade adequada para a classificação da fratura.[22] Nesse estudo, a concordância foi menor com respeito à qualidade das radiografias (média de kappa, 0,38 ± 0,046), em comparação com a classificação das próprias fraturas (média de kappa, 0,43 ± 0,048). Ademais, a extensão da concordância interobservadores com relação à qualidade das radiografias não teve correlação com a extensão da concordância na classificação das fraturas. Com base nos resultados de sua investigação, os autores do estudo concluíram ser pouco provável que a melhora da qualidade das imagens radiográficas simples aumentasse a confiabilidade da classificação das fraturas do pilão tibial.

Estudos futuros utilizando métodos de imagem avançados, como TC ou ressonância magnética (RM), em que imagens de alta qualidade devem ser sempre obtidos, não conseguiram demonstrar melhora na confiabilidade intraobservador em comparação com estudos que lançaram mão exclusivamente de radiografias simples. Bernstein et al.[7] verificaram que os estudos de TC não melhoraram a concordância interobservadores para a classificação de Neer das fraturas do terço proximal do úmero. Chan et al.,[12] em um estudo do impacto de uma tomografia computadorizada na determinação do plano de tratamento e na classificação de fratura do platô tibial, constataram que o uso das imagens de TC não melhoraram a concordância interobservadores em termos da classificação, mas realmente melhoraram a concordância com respeito ao plano terapêutico. Dois estudos, que investigaram o efeito do acréscimo das informações obtidas com a TC às radiografias simples na concordância interobservadores para a classificação de fraturas do platô e do pilão tibiais, não conseguiram demonstrar melhora significativa na concordância, em seguida à adição das informações obtidas com a TC.[12,50,51] Beaule et al.,[6] em seu estudo de fraturas do acetábulo, chegaram à mesma conclusão – os estudos de TC não melhoraram a concordância interobservadores ou intraobservador na classificação das fraturas. Humphrey et al.,[36] em seu estudo das fraturas do terço distal do rádio, observaram que a adição de um estudo de TC resultava ocasionalmente em mudanças nos planos terapêuticos e também aumentou a concordância entre observadores com relação ao plano cirúrgico para tratamento dessas lesões. Um estudo que investigou o uso de estudos de TC tridimensional em fraturas do terço distal do úmero concluiu que essa modalidade imaginológica não melhorou a reprodutibilidade intraobservador.[25] Dois estudos que investigaram a adição de imagens tridimensionais de TC para a classificação das fraturas do platô tibial tiveram resultados conflitantes; um estudo informou que as imagens avançadas melhoraram a confiabilidade interobservadores,[35] enquanto que o outro estudo não observou qualquer melhora.[26] As diferenças nesses relatos podem ter sido decorrentes do maior número de observadores e de fraturas avaliadas no segundo estudo; em termos estatísticos, é muito mais fácil demonstrar melhor concordância interobservadores com um número menor de observadores e de casos avaliados. Ao que parece, as informações obtidas com a TC podem ser um complemento útil no planejamento cirúrgico em casos graves de fratura articular, mas provavelmente essa modalidade não é necessária para as finalidades de classificação das fraturas.

Alguns dados contraditórios foram recentemente publicados na Alemanha.[18] Trinta e cinco fraturas do terço distal do rádio que tinham sido classificadas como sendo A2 e A3 no sistema AO/OTA (tipos extra-articulares) depois da revisão radiográfica foram avaliadas por TC. O estudo tomográfico revelou que 57% das fraturas tinham um componente intra-articular, tendo sido inadequadamente classificadas como fraturas do tipo A pelo sistema AO/OTA. O leitor deve ter em mente que esse estudo não tentou determinar a confiabilidade interobservadores da classificação, mas simplesmente que um observador isolado, ao revisar os estudos de TC, discordou da classificação original das fraturas em 57% dos casos. Ainda está por comprovar se os estudos de TC são adjuvantes importantes para melhorar a concordância interobservadores na classificação das fraturas.

Um estudo descreveu achados sobre o impacto da RM na confiabilidade interobservadores da classificação das fraturas do platô tibial, de acordo com o sistema de classificação de Schatzker.[84] Três cirurgiões traumatologistas ortopédicos classificaram fraturas do platô tibial primeiramente com radiografias simples e, em seguida, com a adição de uma TC ou de uma RM. Os valores de kappa foram, em média, de 0,68 com o uso exclusivo das radiografias simples, 0,73 com a adição de um estudo de TC e 0,85 com a adição da RM. Não foi descrita uma análise estatística que indicasse se a adição das informações obtidas com a TC e a RM resultou em uma melhora estatisticamente significativa na confiabilidade.

Dificuldade na identificação de linhas de fraturas nas radiografias

Todos os sistemas de classificação de fraturas dependem do uso de uma imagem diagnóstica, normalmente uma radiografia, na qual o observador precisa fazer observações e/ou tomar medidas. Mas mesmo de posse de radiografias de alta qualidade, fragmentos ósseos ou densidades superpostas podem dificultar a obtenção de uma identificação precisa de cada fragmento da fratura. A presença de osteopenia também pode aumentar a dificuldade para a precisa classificação das fraturas. O osso osteopênico lança uma "sombra" muito mais sutil nos filmes radiográficos, o que dificulta muito mais o delineamento dos detalhes articulares ou trabeculares finos para o observador. A osteopenia representa um parâmetro fisiológico que pode afetar os planos terapêuticos e desfechos, mas esse fator não é mencionado em nenhum sistema de classificação.

Também pode ser tarefa difícil a classificação precisa de fraturas periarticulares com base em radiografias simples. As fraturas articulares tendem a ocorrer em áreas do esqueleto com osteologia tridimensional complexa e podem estar intensamente cominuitivas. Além disso, os sistemas de classificação empregados para essas fraturas se baseiam na identificação precisa de cada fragmento fraturado e na determinação de sua relação com os demais fragmentos e/ou sua posição na situação de osso não fraturado. Seria de se esperar que a variabilidade do observador na identificação desses pequenos fragmentos fraturados em fraturas complexas levasse a uma baixa confiabilidade interobservadores para o sistema de classificação de fraturas. Dirschl e Adams investigaram a capacidade dos observadores em identificar pequenos fragmentos articulares na classificação de fraturas do pilão tibial, de acordo com a classificação de Ruedi e Allgower.[22] Observadores classificaram 25 fraturas do pilão tibial em radiografias e, em seguida, em desenhos lineares que tinham sido feitos com base nessas radiografias pelo autor sênior; a confiabilidade interobservadores não foi diferente nas duas situações. Em uma segunda sessão de classificação, solicitou-se aos observadores, em primeiro lugar, que classificassem as fraturas; em uma sessão final, os observadores classificaram as radiografias depois que os fragmentos fraturados tinham sido pré-marcados pelo autor sênior. A solicitação aos observadores para que marcassem os fragmentos fraturados não resultou em melhora na confiabilidade interobservadores para o sistema de classificação da fratura. Mas quando a identificação dos fragmentos articulares foi removida do processo de classificação das fraturas (i. é, quando os fragmentos foram pré-marcados pelo autor sênior), a confiabilidade interobservadores melhorou significativamente (a média de kappa aumentou de 0,43 para 0,54, $p < 0,025$). Segundo os autores, os resultados desse estudo indicaram que os observadores que classificaram as fraturas do pilão tibial têm grande dificuldade em identificar os fragmentos da superfície articular tibial nas radiografias. Os autores postularam que os sistemas de classificação de fraturas fundamentados na identificação do número e no deslocamento de pequenos fragmentos articulares podem ter resultado intrinsecamente pior nas análises de confiabilidade, por causa da dificuldade dos observadores em identificarem confiavelmente os fragmentos fraturados.

Variação na obtenção de medidas nas radiografias

De longa data, considera-se que a quantidade de deslocamento dos fragmentos fraturados, particularmente os fragmentos articulares, seja fator importante na caracterização das fraturas; tal fator tem sido empregado por muitos na tomada de decisões concernentes ao tratamento. Além disso, alguns sistemas de classificação para fraturas se fundamentam na capacidade do observador em identificar com precisão o grau de deslocamento e/ou angulação dos fragmentos fraturados; o sistema de classificação de Neer para fraturas do terço proximal do úmero é um exemplo. Finalmente, a qualidade do tratamento da fratura tem sido frequentemente considerada pela mensuração do grau de deslocamento de fragmentos em fraturas articulares, em radiografias obtidas após o tratamento.

Contudo, numerosos estudos demonstraram que existe variabilidade entre observadores na tomada de medidas em radiografias, e que essa pode ser uma das origens da variabilidade na classificação das fraturas. Um desses estudos avaliou o erro de mensuração da incongruência articular em fraturas do platô tibial.[51] Nesse estudo, cinco traumatologistas ortopédicos mediram a depressão articular máxima e o alargamento condilar máximo em 56 grupos de radiografias de fraturas do platô tibial. Em 38 dos casos, os observadores também contaram com um estudo de TC do joelho para ajudar na obtenção das medidas. Os resultados do estudo indicaram que os limites de tolerância de 95% para a mensuração da depressão articular máxima foram de ±12 mm e, para a mensuração do alargamento condilar máximo, foram de ±9 mm. Esse resultado sugere a existência de uma variabilidade substancial na obtenção dessas medidas aparentemente simples.

Certamente os limites de tolerância diminuirão à medida que a variação das medidas for diminuindo (a variação para a depressão articular no estudo supracitado foi de 35 mm). Assim, seria de se esperar que fossem obtidos limites de tolerância mais baixos da medição do platô tibial reduzido, em comparação com os limites observados no estudo citado, no qual as medidas foram obtidas nas radiografias da lesão. Mas em um estudo que se deteve nos limites de tolerância para a mensuração da congruência articular em fraturas consolidadas do terço distal do rádio, foram identificados limites de tolerância de ±3mm, quando a variação das medidas de congruência articular foi de apenas 4 mm.[37]

Foi sugerido que o uso da TC pode aumentar a confiabilidade das medidas de deslocamentos de fraturas articulares. Em um estudo de fraturas intra-articulares do terço distal do rádio, foi observada baixa correlação entre a medição das larguras dos espaços ou das deformidades em degrau nas radiografias simples, em comparação com os estudos de TC.[14] Praticamente um terço das medidas obtidas com base em radiografias simples foi significativamente diferente, em comparação com as medidas obtidas em estudos de TC. Outro estudo estendeu esses achados, mediante o exame de deslocamentos intra-articulares conhecidos, realizados em articulações do quadril em cadáveres.[8] Os autores observaram que os dados gerados pelos estudos de TC foram muito mais precisos e reprodutíveis do que os dados obtidos com base em radiografias simples. Moed et al.[53] descreveram seus achados em uma série de fraturas no aspecto posterior da parede acetabular tratadas com redução aberta e fixação interna, nas quais a redução foi avaliada tanto em radiografias simples como em estudos de TC. Dos 59 pacientes que foram classificados como tendo uma redução anatômica com base na avaliação das radiografias simples e para os quais foram obtidos estudos de TC pós-operatórios, 46 exibiam um espaço ou defasagem (i. e., degrau) superior a 2 mm. Esses resultados podem não ser característicos de todas as fraturas, pois pode ser mais difícil observar o perfil da parede posterior do acetábulo com o uso de radiografias simples, em comparação com a maioria das áreas de outras articulações.

Com base nesse estudo, fica sugerida uma variabilidade significativa entre observadores na mensuração de rotina da incongruência articular nas radiografias. Também parece ser altamente improvável que os observadores, ao usarem radiografias simples, possam medir com confiança pequenos graus de incongruência. Isso sugere a necessidade de evoluir em nossa capacidade de avaliar confiavelmente o deslocamento de fragmentos de fraturas, para que se possa diminuir a variabilidade na avaliação das fraturas articulares.

Complexidade na tomada de decisão na aplicação de uma classificação de fraturas

Alguns sistemas de classificação de fraturas são bastante complexos, fazendo com que o observador tenha que escolher entre muitas categorias possíveis para a caracterização de uma fratura. O sistema AO/OTA, por exemplo, tem até 27 classificações possíveis para uma fratura com apenas um segmento ósseo (três escolhas cada por tipo, grupo e subgrupo). Parece razoável que os observadores achem mais fácil classificar uma fratura se houver menor número de escolhas a serem feitas, e os estudos sobre o sistema de classificação de fraturas AO/OTA confirmaram essa suposição. Em praticamente todos os casos, e para fraturas variadas, a classificação do tipo pode ser feita de maneira muito mais confiável do que a classificação em grupos ou subgrupos.[16,37,47,50,63,77,82] Esses estudos concluíram que, para a obtenção de uma confiabilidade ideal, não era recomendável usar essa classificação além da caracterização de tipo.

Foi proposto também que a limitação das escolhas dos observadores para não mais do que duas para qualquer etapa da classificação das fraturas aprimoraria a capacidade do observador em classificar a fratura, melhorando a confiabilidade interobservadores. Em 1996, os desenvolvedores da classificação universal de fraturas (CUF) AO/ASIF modificaram-na para permitir a incorporação da tomada de decisão binária.[55] Os autores raciocinaram que, se o observador pudesse responder a uma série de perguntas do tipo "sim ou não" sobre a fratura, ele poderia classificar a fratura com maior precisão e confiabilidade. A modificação foi planejada, anunciada e implementada sem que houvesse qualquer tipo de validação, de que tal modificação alcançaria os desfechos desejdos ou que a tomada de decisão binária melhoraria a confiabilidade na classificação das fraturas.

Duas investigações de tipos específicos de fratura avaliaram se a tomada de decisão binária melhoraria a confiabilidade na classificação das fraturas. O primeiro desses estudos desenvolveu uma modificação binária da classificação de Ruedi e Allgower para fraturas do pilão tibial. O autor desse estudo fez com que observadores classificassem 25 fraturas segundo o sistema de classificação original e, em seguida, com uso da modificação binária.[22] A modificação binária foi rigidamente aplicada em sessões de classificação de fraturas que foram supervisionadas pelo autor; os observadores foram forçados a tomar decisões binárias com base em radiografias das fraturas, não permitindo que saltassem para a classificação final das fraturas. Os resultados desse estudo sugeriram que a modificação binária desse sistema de classificação não obteve resultados de maior confiabilidade versus resultados com o sistema clássico de classificação (média de kappa para a avaliação clássica, 0,43 ± 0,048 *versus* 0,35 ± 0,038 com a classificação binária). Outra investigação comparou a confiabilidade interobservadores para a classificação de fraturas maleolares da tíbia (segmento 44), de acordo com a classificação clássica e com a modificação binária da CUF AO/ASIF.[16] Seis observadores classificaram cinquenta fraturas maleolares de acordo com os sistemas clássico e binário, e não foi possível demonstrar qualquer diferença na confiabilidade interobservadores entre os dois sistemas (média de kappa para a avaliação clássica de 0,61 *versus* 0,62 para o sistema binário). Os autores desse estudo concluíram que a rígida aplicação da decisão binária não melhorou a confiabilidade na classificação de fraturas maleolares, de acordo com a CUF AO/ASIF. Os resultados desses dois estudos lançam dúvida sobre a eficácia da tomada de decisão binária, em termos de aumentar a confiabilidade interobservadores na classificação das fraturas.

Outro estudo testou a seguinte hipótese: a possibilidade de que o volume de informações para o observador possa ser avassalador, limitando a confiabilidade da classificação das fraturas.[36] Esse grupo testou a classificação de Sanders para as fraturas do calcâneo e, em vez de fornecer aos observadores o conjunto completo de dados de estudos de TC para cada um dos trinta casos, os autores forneceram a cada observador apenas uma imagem de TC cuidadosamente selecionada, com base na qual deveriam tomar uma decisão de classificação. Os resultados indicaram que a confiabilidade geral interobservadores não foi melhor com o uso de apenas uma imagem de TC *versus* o uso da série completa de secções de TC. Mas os resultados revelaram claramente que a concordância interobservadores foi muito melhor para as fraturas de maior/menor gravidade na série e a pior de todas para as fraturas localizadas na faixa intermediária de gravidade. É provável que esse achado seja aplicável a todos os esquemas de classificação, nos quais os observadores são muito melhores para diferenciar as fraturas "melhores" das "piores" do que ao se depararem com a parte intermediária do espectro de gravidade das lesões.

Categorização de uma variável contínua

Todos os sistemas de classificação de fraturas atualmente em uso comum são do tipo categórico; independentemente da natureza ou complexidade do sistema de classificação, as fraturas de cada grupo são agrupadas em categorias discretas. Mas as lesões em pacientes individuais ocorrem em um *continuum* de energia e de gravidade da lesão; as fraturas acompanham esse mesmo padrão, ocorrendo em um espectro de gravidade da lesão. Portanto, o processo de classificação de uma fratura pode ser pensado como um processo pelo qual uma variável contínua, por exemplo, a gravidade da fratura, se transforma em uma variável categórica. Essa "categorização" de uma variável contínua pode ser fonte de variabilidade intraobservador nos sistemas de classificação de fraturas.[20,49] Um estudo concluiu que "se tornou claro que essas deficiências estão relacionadas ao fato de que a infinita variação das lesões é uma variável contínua; e que, ao forçarmos essa variável contínua em um esquema de classificação – uma variável dicotômica isso se traduzirá nas discrepâncias que têm sido documentadas".[30] Os autores também sugeriram que "devem ser empregados vários classificadores que desconheçam o tratamento selecionado e os desfechos clínicos, e que também se deve usar uma metodologia de consenso com o objetivo de otimizar a utilidade dos esquemas de classificação de lesões, tanto para as finalidades de pesquisa e de publicação".

Em um esforço para tratar essa questão, alguns autores propuseram que, em vez de classificar as fraturas, talvez as fraturas devessem meramente ser classificadas por importância, isto é, desde a menos grave até a mais grave. Tal estratégia funcionaria como uma forma de preservar o *continuum* de gravidade da fratura, tendo sido proposta como uma forma de melhorar potencialmente a confiabilidade interobservadores. Um estudo preliminar, que empregou essa metodologia em fraturas do pilão tibial, se revelou promissor.[19] Vinte e cinco fraturas do pilão tibial foram classificadas por três traumatologistas ortopédicos, desde as menos graves até as mais graves, e o grupo demonstrou uma excepcional confiabilidade interobservadores, com uma estatística alfa de Cronbach[17] igual a 0,94 (i. e., concordância quase perfeita). Em um estudo subsequente, o conceito de classificação por importância foi expandido, e uma série de dez fraturas do pilão tibial foram ordenadas por 69 observadores.[21] O coeficiente de correlação intraclasse (CCI) foi de 0,62, representando concordância substancial, mas também representou certa deterioração com relação aos resultados obtidos com apenas três observadores. Com base nesses resultados, que são superiores àqueles da maioria dos sistemas de classificação de fraturas categóricos já avaliados, parece ser justificada a realização de novos estudos sobre esse tipo de sistema de classificação.

Foi postulado que uma forma de implementar um sistema de classificação de fraturas com ordenação dos casos em um *continuum* de gravidade da lesão consistiria em abordar esse assunto de maneira muito parecida com a determinação da idade óssea em crianças pelos clínicos.[21] Seria publicada uma série de radiografias representativas do espectro de gravidade da fratura, desde a menos grave até a mais grave; em seguida, um observador simplesmente revisaria esses exemplos e determinaria se a fratura sob exame se encaixa nesse espectro de gravidade. Esse conceito é significativamente diferente de qualquer dos esquemas atualmente utilizados na classificação das fraturas; seria improvável que esse conceito viesse a substituir completamente outros sistemas de classificação das fraturas e, além disso, ele pode ter pontos fracos que ainda não foram determinados. Antes que pudesse ser posto em prática, tal sistema dependeria de testes exaustivos e de validação.

Pouca atenção à classificação de fatores não radiográficos

A mensuração da gravidade de uma lesão e o prognóstico do resultado em seguida a uma fratura são aspectos que dependem de muito mais do que a mera avaliação de fatores radiográficos.[23,24,47] Recentemente, muitos profissionais começaram a questionar se os sistemas de classificação que se fundamentam exclusivamente em dados radiográficos exibirão alta confiabilidade ou alto valor preditivo para o desfecho de fraturas graves. Existem fortes evidências de que a extensão da lesão aos tecidos moles (cartilagem, músculo, tendão, pele etc.), a magnitude e duração da resposta fisiológica do paciente à lesão, a presença de condições comórbidas e as condições socioeconômicas do paciente e seu estilo de vida podem, sem exceção, desempenhar papéis críticos como fatores que influenciam os resultados, em seguida a fraturas graves.

Como exemplo, é do conhecimento geral que a lesão à cartilagem articular é um fator contributivo crítico e significativo para a gravidade geral de uma fratura articular, o que ficou evidenciado por estudos que documentaram desfechos sombrios em seguida à osteocondrite dissecante e outras lesões condrais. As informações presentes na literatura clínica ortopédica sugerem que a gravidade da lesão à superfície articular por ocasião da fratura desempenha papel importante no desfecho do caso e na eventual ocorrência de osteoartrose pós-traumática. Torna-se essencial um conhecimento mais adequado das lesões da cartilagem articular por impactação e do prognóstico de tais lesões, para que o médico tenha melhor compreensão e avalie mais adequadamente pacientes com fraturas intra-articulares graves. Infelizmente, no momento não existem modalidades imaginológicas que tenham sido validadas e que possam indicar ao clínico a extensão da lesão à cartilagem da superfície articular e/ou o potencial para reparo, ou ainda o risco de degeneração pós-traumática da cartilagem articular. As radiografias simples e os estudos de TC proporcionam pouquíssimas informações acerca da saúde atual e futura da cartilagem articular em uma articulação que sofreu fratura.

Variabilidade intrínseca em observações humanas

É de se esperar que observadores humanos, não importando o seu grau de treinamento, venham a exibir certo grau de variabilidade durante a aplicação de qualquer instrumento, por mais confiável que seja, na classificação de fraturas. A magnitude do nível "basal" da variabilidade humana intrínseca na classificação das fraturas é inteiramente desconhecida. Dessa forma, é extremamente difícil para os investigadores saber com precisão o que representa uma excelente confiabilidade interobservadores na classificação das fraturas. Há discordância com relação à melhor análise estatística a ser empregada na avaliação da confiabilidade, ou quanto ao nível de concordância considerado aceitável em estudos sobre classificação das fraturas. Instrumentos estatísticos como o CCI funcionam muito bem como indicadores de quando um exame laboratorial, como o hematócrito ou o nível sérico de cálcio, tem confiabilidade e reprodutibilidade aceitáveis. Não se sabe se o mesmo nível limítrofe de confiabilidade deve ser aplicado a um processo como a classificação das fraturas. Analogamente, a interpretação da estatística kappa ponderada para a classificação das fraturas apresenta certa dificuldade, pois o clínico conta com poucas orientações para ajudá-lo a interpretar seus resultados. Landis e Koch admitem que seus intervalos de referência para a estatística kappa, de ampla aceitação, foram escolhidos arbitrariamente. Além disso, aparentemente uma investigação recente indicou que o uso da estatística kappa com um pequeno número de observadores introduz a possibilidade de um "erro de amostragem", que provoca maior variância na própria estatística kappa.[4,64] O uso de muitos observadores diferentes provoca a estabilização do valor de kappa em torno de um "valor médio" para a concordância entre a população de observadores. Mas o uso de maior número de observadores invariavelmente resulta em um valor médio de kappa mais baixo, indicando pior confiabilidade interobservadores para o sistema de classificação em teste. Portanto, estudos com pequeno número de observadores que informaram confiabilidade excelente em sistemas de classificação de fraturas talvez estejam descrevendo resultados espuriamente elevados para a estatística kappa – resultados que seriam muito mais baixos, se um maior número de observadores tivesse sido utilizado. Infelizmente, no momento não existem métodos melhores ou mais confiáveis para a descrição e interpretação da confiabilidade interobservadores, do que o CCI ou a estatística kappa.

UTILIDADE ATUAL DOS SISTEMAS DE CLASSIFICAÇÃO DE FRATURAS

Os sistemas de classificação das fraturas são instrumentos de enorme utilidade para a descrição de fraturas, e esse tem sido um dos melhores usos para tais sistemas. O uso de uma classificação de fraturas amplamente conhecida para a descrição de uma fratura ao ortopedista ou a um colega que não pode examinar imediatamente as radiografias da fratura faz com que o ortopedista evoque uma imagem visual da lesão. Essa imagem visual, embora não seja altamente confiável para os testes estatísticos, facilita a comunicação entre os médicos ortopedistas.

Os sistemas de classificação de fraturas também têm utilidade como ferramentas educacionais. O treinamento de estagiários em ortopedia para sistemas de classificação de fraturas é extremamente importante, pois muitos sistemas são concebidos com base no mecanismo de lesão ou a consolidação anatômico dos fragmentos fraturados. Estes são instrumentos educacionais importantes para ajudar os estagiários em ortopedia a compreender mais adequadamente a osteologia das diferentes partes do esqueleto, e os diversos mecanismos de lesão que podem resultar na ocorrência de fraturas. Os sistemas educacionais que utilizam metodologias de classificação de fraturas podem ajudar os estagiários em ortopedia na formulação de um contexto no qual possam tomar decisões terapêuticas e, além disso, também podem proporcionar um importante contexto histórico dos cuidados com as fraturas e da classificação das fraturas na área da ortopedia.

Os sistemas de classificação de fraturas podem ter utilidade na orientação do tratamento, e essa é claramente a intenção de muitos sistemas de classificação de fraturas. Mas não ficou ainda esclarecido se os sistemas de classificação de fraturas são instrumentos válidos para a orientação do tratamento, com base em boa parte da literatura já publicada. A enorme variabilidade entre observadores na classificação das fraturas adiciona um elemento de dúvida aos estudos clínicos comparativos que têm empregado a classificação de fraturas como orientação ao tratamento.

Também já foi dito que os sistemas de classificação de fraturas têm utilidade na previsão de desfechos, em seguida aos cuidados com as fraturas. Mas a literatura ortopédica existente até a presente data não parece indicar com clareza que os sistemas de classificação de fraturas podem ser utilizados na previsão dos desfechos do paciente por qualquer forma válida ou reprodutível. A variabilidade interobservadores de muitos sistemas de classificação de fraturas é uma das razões principais pelas quais a literatura não pode demonstrar com clareza essa correlação. Mas uma exceção a essa situação é que, em sua maioria, os sistemas de classificação de fraturas possuem boa confiabilidade na caracterização das lesões mais graves e menos graves – aquelas que têm correlação com os melhores e piores desfechos. É na faixa intermediária de gravidade da lesão que os sistemas de classificação demonstram a mais baixa confiabilidade e a menor capacidade de prever resultados.

FUTURO DOS SISTEMAS DE CLASSIFICAÇÃO DE FRATURAS

O futuro nos oferecerá uma determinação mais abrangente da gravidade das lesões, em vez da mera classificação das fraturas com base em radiografias simples. Nos últimos anos, ficou claro que outras variáveis, além do aspecto radiográfico da fratura, desempenham um importantíssimo papel na determinação dos desfechos para o paciente, e essas variáveis serão empregadas em novos sistemas para determinação da gravidade da lesão em pacientes com fraturas. Um exemplo simples dessa situação é a classificação de fraturas expostas publicada pelo *Open Fracture Classification Study Group* (Grupo de Estudo para a Classificação de Fraturas Expostas) da OTA.[61] Em lugar de designar um grau ou número global para a lesão, esse sistema atribui certo grau de gravidade para cada um de cinco fatores essenciais (lesão cutânea, lesão muscular, lesão arterial, contaminação e perda de massa óssea), determinados pela análise sistemática da literatura e pelo consenso de especialistas. Esse sistema tenta objetivar outros fatores importantes, que não o aspecto radiográfico da fratura. As medidas objetivas da energia da lesão são: estudos de TC, modelos de elemento finito ou medidas volumétricas, medidas objetivas da reserva fisiológica do paciente e resposta à lesão, e níveis séricos de lactato também podem passar a fazer parte dos esquemas de classificação das fraturas. Uma avaliação do quadro geral da saúde e a existência de condições comórbidas também são modos que podem ser utilizados, em combinação com as radiografias, para tornar mais abrangente a determinação da gravidade de uma fratura.

Melhores modalidades imaginológicas também ajudarão a obter determinações e caracterizações melhores e mais confiáveis da gravidade da lesão em pacientes que sofreram fraturas. Usos mais modernos para os estudos de TC, imagens de RM e ultrassonografia podem ser essenciais para proporcionar ao cirurgião responsável pelo tratamento mais informações sobre a extensão da lesão aos tecidos moles, a saúde óssea e cartilaginosa, e a biologia da área fraturada. Exemplificando, com o uso de estudos de RM de energia muito alta, é possível determinar o conteúdo de proteoglicanos na cartilagem articular. Tendo em vista não ser possível obter imagens da cartilagem articular em estudos de TC ou nas radiografias simples, geralmente, o estado de saúde desse tecido tem sido excluído da classificação das fraturas. No entanto, no longo prazo, a saúde da cartilagem articular é crucial para os resultados do paciente que tenha sofrido uma lesão articular grave. No futuro, a possibilidade de empregar modalidades imaginológicas avançadas, com o objetivo de caracterizar mais adequadamente a saúde atual e de prever a saúde futura da cartilagem articular, pode aumentar em muito a capacidade de classificar com precisão as fraturas e de utilizar a classificação das fraturas como medida preditiva.

Serão elaborados esquemas de classificação de fraturas mais modernos, que servirão de maior garantia de que as fraturas podem ser medidas e caracterizadas em um *continuum*, que é como elas ocorrem. Esses novos sistemas de classificação representarão mais apropriadamente o *continuum* de ocorrência da gravidade da lesão, em comparação com os sistemas atualmente em uso, muitos dos quais foram criados com base exclusivamente em considerações anatômicas, não na gravidade da lesão. Ideias como a ordenação das fraturas em ordem de classificação, a colocação das fraturas em um *continuum,* o envio das fraturas para um centro de classificação de fraturas (para classificação por um ou apenas poucos observadores) são algumas das possíveis abordagens futuras para a promoção da classificação das fraturas, e para que este seja um processo mais reprodutível.

Haverá necessidade de maior consenso com respeito ao tipo de processo de validação pelo qual um sistema de classificação de fraturas deverá ser submetido antes que possa ser disponibilizado para uso geral. Quase todos os sistemas de classificação em uso geral não foram submetidos a uma validação *pre-hoc* formal. Na maioria dos casos, tais sistemas passaram a ter uso geral por causa da reputação ou influência da pessoa ou grupo responsável pela sua elaboração, ou talvez porque o sistema já se encontra em uso há tanto tempo que passou a ser parte integrante do vernáculo na classificação e tratamento das fraturas. Um estudo propôs uma metodologia formal, detalhada e que consome muito tempo para a validação de todos os sistemas de classificação de fraturas, bastante parecida àquela que foi implementada para medidas de desfecho baseadas no paciente, por exemplo, o instrumento *short form-36* e a avaliação funcional musculoesquelética.[4] Ainda não ficou esclarecido se esses métodos de validação melhorariam a confiabilidade interobservadores dos sistemas de classificação de fraturas. Mas ficou claro que tais métodos são complexos e consomem demasiado tempo e que, além disso, muitos cirurgiões ortopedistas não acreditam que uma validação tão detalhada seja necessária para os sistemas de classificação de fraturas.

O uso de técnicas de processamento e de análise de imagens promoverá o conhecimento e a capacidade de classificar fraturas. Avanços no processamento e na análise das imagens, talvez em associação com redes neurais e outras tecnologias de aprendizagem, poderão permitir que computadores sejam ensinados a classificar as fraturas com alto grau de confiabilidade e reprodutibilidade. Pode-se visualizar um sistema pelo qual as imagens digitais de uma fratura sejam automaticamente classificadas de acordo com qualquer dos vários sistemas de classificação por um sistema de computação no momento mesmo de obtenção das radiografias, de maneira bastante parecida com as leituras de um eletrocardiograma (ECG) geradas por um computador simultaneamente à obtenção do traçado cardíaco atual do paciente. Um exemplo rudimentar de tal situação é a mensuração computadorizada do deslocamento das fraturas sacrais em estudos de TC, com o uso de um sistema que se adapta à rotação pélvica em três planos.[43]

Finalmente, contaremos com validações mais rigorosas dos sistemas de classificação de fraturas. Serão desenvolvidos e implementados métodos estatísticos rigorosos – ou, pelo menos, metodologias estatísticas de consenso – que, embora detalhados, demorados e complexos, resultarão em validações muito mais aprimoradas de muitos sistemas de classificação de fraturas.

REFERÊNCIAS BIBLIOGRÁFICAS

1. Andersen DJ, Blair WF, Steyers CM, et al. Classification of distal radius fractures: An analysis of interobserver reliability and intraobserver reproducibility. *J Hand Surg.* 1996;21A:574–582.
2. Andersen E, Jorgensen LG, Hededam LT. Evans classification of trochanteric fractures: An assessment for the interobserver reliability and intraobserver reproducibility. *Injury.* 1990;21:377–378.
3. Anderson GR, Rasmussen JB, Dahl B, et al. Oldefs classification of Colle fractures: Good intraobserver and interobserver reproducibility in 185 cases. *Acta Orthop Scan.* 1991;62:463–464.
4. Audige L, Bhandari M, Kellam J. How reliable are reliability studies of fracture classifications? A systematic review of their methodologies. *Acta Orthop Scand.* 2004;75:184–194.
5. Barker L, Anderson J, Chesnut R, et al. Reliability and reproducibility of dens fracture classification with use of plain radiography and reformatted computer-aided tomography. *J Bone Joint Surg.* 2006;88:106–112.
6. Beaule PE, Dorey FJ, Matta JM. Letournel classification for acetabular fractures: Assessment of interobserver and intraobserver reliability. *J Bone Joint Surg Am.* 2003;85:1704–1709.
7. Bernstein J, Adler LM, Blank JE, et al. Evaluation of the Neer system of classification of proximal humeral fractures with computerized tomographic scans and plain radiographs. *J Bone Joint Surg Am.* 1996;78:1371–1375.
8. Borrelli J Jr, Goldfarb C, Catalano L, et al. Assessment of articular fragment displacement in acetabular fractures: A comparison of computed tomography and plain radiographs. *J Orthop Trauma.* 2002;16:449–456.
9. Brorson S, Bagger J, Sylvest A, et al. Low agreement among 24 doctors using the Neer classification; only moderate agreement on displacement, even between specialists. *Int Orthop.* 2002;26:271–273.
10. Brumback RJ, Jones AL. Interobserver agreement in the classification of open fractures of the tibia. *J Bone Joint Surg Am.* 1994;76:1162–1166.
11. Burstein AH. Fracture classification systems: Do they work and are they useful? *J Bone Joint Surg Am.* 1993;75:1743–1744.
12. Chan PSH, Klimkiewicz JJ, Luchette WT, et al. Impact of CT scan on treatment plan and fracture classification of tibial plateau fractures. *J Orthop Trauma.* 1997;11:484–489.
13. Cohen J. A coefficient of agreement for nominal scales. *Educ Psych Meas.* 1960;20:37–46.
14. Cole RJ, Bindra RR, Evanoff BA, et al. Radiographic evaluation of osseous displacement following intraarticular fracture of the distal radius: Reliability of plain radiographs versus computed tomography. *J Hand Surg Am.* 1997;22:792–800.
15. Colles A. On the fracture of the carpal extremity of the radius. *Edinb Med Surg J.* 1814;10:182–186.
16. Craig WL III, Dirschl DR. An assessment of the effectiveness of binary decision-making in improving the reliability of the AO/ASIF classification of fractures of the ankle. *J Orthop Trauma.* 1998;12:280–284.
17. Cronbach LJ. Coefficient alpha and the internal structure of tests. *Psychometrika.* 1951;16:297–334.
18. Dahlen HC, Franck WM, Sabauri G, et al. Incorrect classification of extra-articular distal radius fractures by conventional x-rays: Comparison between biplanar radiologic diagnostics and CT assessment of fracture morphology. *Unfallchirurg.* 2004;107(6):491–498.
19. DeCoster TA, Willis MC, Marsh JL, et al. Rank order analysis of tibial plafond fracture: Does injury or reduction predict outcome? *Foot Ankle Int.* 1999;20:44–49.
20. Desai VV, Davis TRC, Barton NJ. The prognostic value and reproducibility of the radiological features of the fractured scaphoid. *J Hand Surg Br.* 1999;5:586–590.
21. Dirschl DR, Ferry ST. Reliability of classification of fractures of the tibial plafond according to a rank order method. *J Trauma.* 2006;61:1463–1466.
22. Dirschl DR, Adams GL. A critical assessment of methods to improve reliability in the classification of fractures, using fractures of the tibial plafond as a model. *J Orthop Trauma.* 1997;11:471–476.
23. Dirschl DR, Dawson PA. Assessment of injury severity in tibial plateau fractures. *Clin Orthop Rel Res.* 2004;423:85–92.
24. Dirschl DR, Marsh JL, Buckwalter JA, et al. Articular Fractures. *J Am Acad Orthop Surg.* 2004;12(6):416–423.
25. Doornberg J, Lindenhovius A, Kloen P, et al. Two-and three-dimensional computed tomography for the classification and management of distal humeral fractures. *J Bone Joint Surg Am.* 2006;88:1795–1801.
26. Doornberg JN, Rademakers MV, van den Bekerom MP, et al. Two-dimensional and three-dimensional computed tomography for the classification and characterization of tibial plateau fractures. *Injury.* 2011;42:1416–1425.
27. Fleiss JL. *Statistical Methods for Rates and Proportions.* 2nd ed. New York, NY: John Wiley & Sons; 1981:218.
28. Fleiss JL, Stakter MJ, Fischman SL, et al. Inter-examiner reliability in caries trials. *J Dent Res.* 1979;58:604–609.
29. Frandsen PA, Andersen E, Madsen F, et al. Garden classification of femoral neck fractures: An assessment of interobserver variation. *J Bone Joint Surg Br.* 1988;70:588–590.
30. Garbuz DS, Masri BA, Esdaile J, et al. Classification systems in orthopaedics. *J Am Acad Orthop Surg.* 2002;10:290–297.
31. Garden RS. Low-angle fixation in fractures of the femoral neck. *J Bone Joint Surg Br.* 1961;43:647–663.
32. Gaston P, Will R, Elton RA, et al. Fractures of the tibia: Can their outcome be predicted? *J Bone Joint Surg.* 1999;81B:71–76.
33. Gustilo RB, Anderson JT. Prediction of infection in the treatment of 1025 open fractures in long bones. *J Bone Joint Surg.* 1976;58A:453–458.
34. Gustilo RB, Mendoza RM, Williams DN. Problems in the management of Type III (severe) open fractures: A new classification of type III open fractures. *J Trauma.* 1984;24(8):742–746.
35. Hu YL, Ye FG, Ji AY, et al. Three-dimensional computed tomography imaging increases the reliability of classification systems for tibial plateau fractures. *Injury.* 2009;40:1282–1285.
36. Humphrey CA, Dirschl DR, Ellis TJ. Interobserver reliability of a CT-based fracture classification system. *J Orthop Trauma.* 2005;19:616–622.
37. Katz MA, Beredjiklian PK, Bozentka DJ, et al. Computed tomography scanning of intraarticular distal radius fractures: Does it influence treatment? *J Hand Surg Am.* 2001;26(3):415–421.
38. Kreder HJ, Hanel DP, McKee M, et al. Consistency of AO fracture classification for the distal radius. *J Bone Joint Surg Br.* 1996;78:726–731.
39. Kristiansen B, Andersen ULS, Olsen CA, et al. The Neer classification of fractures of the proximal humerus: An assessment of interobserver variation. *Skeletal Radiol.* 1988;17:420–422.
40. Landis JR, Koch GG. The measurement of observer agreement for categorical data. *Biometrics.* 1977;33:159–174.
41. Lauder AJ, Inda DJ, Bott AM, et al. Interobserver and intraobserver reliability of two classification systems for intra-articular calcaneal fractures. *Foot Ankle Int.* 2006;27:251–255.
42. Lauge-Hansen N. Fractures of the ankle. III: Genetic roentgenologic diagnosis of fractures of the ankle. *AJR.* 1954;71:456–471.
43. Lien J, Lee J, Maratt J, et al. Computed Tomographic Measurement of Pelvic Landmarks in Minimally Displaced Lateral Compression Sacral Fractures: Comparison to Radiographic Measurements. Poster presentation at the 28th Annual Meeting of the Orthopaedic Trauma Association, Minneapolis, MN, October 3–6, 2012.
44. Mahadeva D, Dias RG, Deshpande SV, et al. The reliability and reproducibility of the Neer classification system – digital radiography (PACS) improves agreement. *Injury.* 2011;42:339–342.

45. Majed A, MacLeod I, Bull A, et al. Proximal humeral fracture classifications systems revisted. *J Shoulder Elbow Surg.* 2011;20:1125–1132.
46. Maripuri SN, Rao P, Manoj-Thomas A, et al. The classification systems for tibial plateau fractures: How reliable are they? *Injury.* 2008;39:1216–1221.
47. Marsh JL, Buckwalter J, Gelberman RC, et al. Does an anatomic reduction really change the result in the management of articular fractures? *J Bone Joint Surg.* 2002;84-A:1259–1271.
48. Marsh JL, Slongo TF, Agel J, et al. Fracture and dislocation classification compendium—2007. *F Orthop Trauma.* 2007;21:S1–S160.
49. Martin JS, Marsh JL. Current classification of fractures; rationale and utility. *Radiol Clin North Am.* 1997;35:491–506.
50. Martin JS, Marsh JL, Bonar SK, et al. Assessment of the AO/ASIF fracture classification for the distal tibia. *J Orthop Trauma.* 1997;11:477–483.
51. Martin J, Marsh JL, Nepola JV, et al. Radiographic fracture assessments: Which ones can we reliably make? *J Orthop Trauma.* 2000;14(6):379–385.
52. Major Extremity Trauma Research Consortium. *Apples to Apples: Moving to the New OTA Fracture Severity Classification in Extremity Trauma Research.* Poster presentation at the 28th Annual Meeting of the Orthopaedic Trauma Association, Minneapolis, MN, October 3–6, 2012.
53. Moed RB, Carr SEW, Watson JT. Open reduction and internal fixation of posterior wall fractures of the acetabulum. *Clin Orthop and Rel Res.* 2000;377:57–67.
54. Muller ME. The comprehensive classification of fractures of long bone. In: Muller ME, Allgower M, Schneider R, et al., eds. *Manual of Internal Fixation: Techniques Recommended by the AO-ASIF Group.* 3rd ed. Heidelberg: Springer-Verlag; 1991.
55. Muller ME, Nazarian S, Kack P. *CCF: Comprehensive Classification of Fractures.* Bern: Maurice E Muller Foundation; 1996.
56. Neer CS. Displaced proximal humeral fractures. Part I: Classification and evaluation. *J Bone Joint Surg Am.* 1970;52:1077–1089.
57. Nielsen JO, Dons-Jensen H, Sorensen HT. Lauge-Hansen classification of malleolar fractures: An assessment of the reproducibility of 118 cases. *Acta Orthop Scand.* 1990;61:385–387.
58. Oakes DA, Jackson KR, Davies MR, et al. The impact of the Garden classification on proposed operative treatment. *Clin Orthop Relat Res.* 2003;409:232–240.
59. Oestern HJ, Tscherne H. Pathophysiology and classification of soft tissue injuries associated with fractures. In: Tscherne H, ed. *Fracture with Soft Tissue Injuries.* New York, NY: Springer-Verlag; 1984:1–9.
60. Oner FC, Ramos LMP, Simmermacher RKJ, et al. Classification of thoracic and lumbar spine fractures: Problems of reproducibility. *Eur Spine J.* 2002;11:235–245.
61. Orthopaedic Trauma Association: Open Fracture Study Group. A new classification scheme for open fractures. *J Orthop Trauma.* 2010;24:457–465.
62. Orthopaedic Trauma Association Committee for Coding and Classification. Fracture and dislocation compendium. *J Orthop Trauma.* 1996;10(suppl 1):1–154.
63. Pervez H, Parker MJ, Pryor GA, et al. Classification of trochanteric fracture of the proximal femur: A study of the reliability of current systems. *Injury.* 2002;33:713–715.
64. Petrisor BA, Bhandari M, Orr RD, et al. Improving reliability in the classification of fractures of the acetabulum. *Arch Orthop Trauma Surg.* 2003;123:228–233.
65. Pott P. *Some Few General Remarks on Fractures and Dislocations.* London: Hawes L, Clarke W and Collins R; 1765.
66. Rasmussen S, Madsen PV, Bennicke K. Observer variation in the Lauge-Hansen classification of ankle fractures: Precision improved by instruction. *Actat Orthop Scand.* 1993;64:693–694.
67. Sanders R. Displaced intra-articular fractures of the calcaneus. *J Bone Joint Surg Am.* 2000;82(2):225–250.
68. Schatzker J. Fractures of the tibial plateau. In: Schatzker M, Tile M, eds. *Rationale of Operative Fractures Care.* Berlin: Springer-Verlag; 1988:279–295.
69. Schatzker J, McBroom R. Tibial plateau fractures: The Toronto experience 1968–1975. *Clin Orthop Relat Res.* 1979;138:94–104.
70. Schipper IB, Steyerberg EW, Castelein RM, et al. Reliability of the AO/ASIF classification for peritrochanteric femoral fractures. *Acta Orthop Scand.* 2001;72:36–41.
71. Seigel G, Podgor MJ, Remaley NA. Acceptable values of kappa for comparison of two groups. *Am J Epidemiol.* 1992;135:571–578.
72. Shepherd LE, Zalavras CG, Jaki K, et al. Gunshot femoral shaft fractures: Is the current classification system reliable? *Clin Orthop Relat Res.* 2003;408:101–109.
73. Sidor JL, Zuckerman JD, Lyon T, et al. The Neer classification system for proximal humeral fractures: An assessment of interobserver reliability and intraobserver reproducibility. *J Bone Joint Surg Am.* 1993;75:1745–1750.
74. Siebenrock KA, Gerber C. The reproducibility of classification of fractures of the proximal end of the humerus. *J Bone Joint Surg Am.* 1993;75:1751–1755.
75. Svanholm H, Starklint H, Gundersen HJ, et al. Reproducibility of histomorphologic diagnoses with special reference to the kappa statistic. *APMIS.* 1989;97:689–698.
76. Swiontkowski JF, Agel J, McAndrew MP, et al. Outcome validation of the AO/OTA fracture classification system. *J Orthop Trauma.* 2000;14:534–541.
77. Swiontkowski JF, Sands AK, Agel J, et al. Interobserver variation in the AO/OTA fracture classification system for pilon fractures: Is there a problem? *J Orthop Trauma.* 1997;11:467–470.
78. Thomsen NOB, Olsen LH, Nielsen ST. Kappa statistics in the assessment of observer variation: The significance of multiple observers classifying ankle fractures. *J Orthop Sci.* 2002;7:163–166.
79. Thomsen NOB, Overgaard S, Olen LH, et al. Observer variation in the radiographic classification of ankle fractures. *J Bone Joint Surg Br.* 1991;73:676–678.
80. Visutipol B, Chobrangsin P, Ketmalasiri B, et al. Evaluation of Letournel and Judet classification of acetabular fracture with plain radiographs and three-dimensional computerized tomographic scan. *J Orthop Surg.* 2000;8:33–37.
81. Van Embden D, Roukema GR, Rhemrev SJ, et al. The Pauwels classification for intracapsular hip fractures: Is it reliable? *Injury.* 2011;42:1238–1240.
82. Walton NP, Harish S, Roberts C, et al. AO or Schatzker? How reliable is classification of tibial plateau fractures? *Arch Orthop Trauma Surg.* 2003;123:396–398.
83. Wicky S, Blaser PF, Blanc CH, et al. Comparison between standard radiography and spiral CT with 3D reconstruction in the evaluation, classification and management of tibial plateau fractures. *Eur Radiol.* 2000;10:1227–1232. (showed change in surgical plan in 59% of cases, but no diff in classification).
84. Yacoubian SV, Nevins RT, Sallis JG, et al. Impact of MRI on treatment plan and fracture classification of tibial plateau fractures. *J Orthop Trauma.* 2002;16:632–637.

3

Epidemiologia das fraturas e luxações

Charles M. Court-Brown

Introdução 58
História 58
Incidência das fraturas 59
    Incidência das fraturas em adultos 61
    Gênero e idade 62
    Exclusão social 67
    Curvas de distribuição das fraturas 70
    Mudanças na epidemiologia 73
    Variação na epidemiologia 77
    Fraturas expostas 77
    Fraturas múltiplas 79
    Fraturas por fragilidade 80

Mecanismo de lesão 82
Tipos específicos de fraturas 85
Epidemiologia das fraturas em adolescentes 100
Epidemiologia das luxações 100
    Luxações do ombro 101
    Luxações esternoclaviculares e acromioclaviculares 102
    Luxações do cotovelo 102
    Luxações do punho e da mão 103
    Luxações do quadril 103
    Luxações do joelho 104
    Luxações do tornozelo e do pé 104

INTRODUÇÃO

Na sétima edição de Rockwood e Green,[26] foi analisada a epidemiologia das fraturas apresentadas na *Royal Infirmary* de Edimburgo em um período de 1 ano, de 2007 a 2008. Esse hospital é um tanto incomum, pois é o único centro a internar pacientes com trauma ortopédico provenientes de uma grande e bem definida população que vive na Cidade de Edimburgo, e nas áreas de Midlothian e East Lothian, na Escócia. A *Royal Infirmary* não trata de fraturas pediátricas, mas funciona como centro de referência secundário para fraturas complexas no Sudoeste da Escócia. Para as finalidades de uma análise epidemiológica, essas fraturas não foram consideradas, e os dados descritos neste capítulo são provenientes exclusivamente da área de influência do hospital. Isso permite uma análise acurada da epidemiologia das fraturas em adultos em um país desenvolvido, e os resultados serão aplicáveis a outras regiões com situação socioeconômica semelhante. Obviamente, isso não abrange todas as partes do mundo, mas é provável que nossos dados sejam aplicáveis a muitas áreas. Nesta edição do Fraturas em adultos de Rockwood e Green, a estrutura do capítulo foi alterada. Na sétima edição de Rockwood e Green,[26] a epidemiologia das fraturas da *Royal Infirmary* de Edimburgo foi comparada com a do *R. Adams Cowley Shock Trauma Center* em Baltimore, Estados Unidos, na suposição de que haveria uma diferença significativa na epidemiologia das fraturas entre um hospital de grande porte que lida com todos os traumas ortopédicos e um centro traumatológico especializado de nível 1 envolvido principalmente com traumas graves. Nesta edição, a epidemiologia das fraturas em adultos foi examinada mais de perto, e foram definidos os diferentes fatores que podem afetá-la. Além de uma discussão da epidemiologia das fraturas em adultos em um ano específico, também foi examinada a epidemiologia de fraturas em adolescentes, além da epidemiologia das fraturas expostas. A epidemiologia das luxações não tem recebido a devida atenção na literatura; por isso, neste capítulo será apresentada uma análise das luxações ao longo de um período de 1 ano.

O capítulo terá como base o princípio de que a epidemiologia das fraturas é afetada pelo gênero e pela idade, mas também é influenciada por diversas comorbidades sociais e clínicas que, até a presente data, ainda não foram precisamente definidas. No entanto, é provável que essas comorbidades possam ser analisadas mediante o exame do efeito da exclusão social na epidemiologia das fraturas. Essa estratégia também será seguida, na tentativa de proporcionar uma análise epidemiológica mais completa das fraturas em adultos.

HISTÓRIA

Cirurgiões vêm tratando fraturas há vários milênios, mas até o advento das radiografias, o diagnóstico de diferentes fraturas era baseado no conhecimento da anatomia humana, nos sinais clínicos e em observação. No entanto, alguns cirurgiões realmente levavam em conta a epidemiologia das fraturas em certo detalhamento; um bom exemplo é Malgaigne,[70] que analisou 2.377 fraturas no *Hôtel Dieu* em Paris entre 1806 e 1808 e entre 1830 e 1839. Ele analisou tais fraturas de acordo com idade, gênero, sazonalidade e localização da fratura. Malgaigne observou que as fraturas eram mais comumente observadas entre os 25 e 60 anos de idade. Ele compreendeu a importância de calcular a incidência, tendo demonstrado que, embora pacientes com idades de 25-30 e de 55-60 anos tivessem prevalência similar de fraturas, o número de indivíduos com 55-60 anos na população era inferior a 50% daqueles com 25-30 anos. Afirmou ser muito pequeno o número de fraturas em pacientes com idades acima dos 60 anos, mas também notou que pouquíssimas pessoas naquela faixa etária ainda estavam vivas.

Malgaigne[70] afirmou que as fraturas em homens excediam as fraturas em mulheres por um fator de 5:2, mas que essa proporção variava com a idade. Em crianças com 5 anos ou menos, as meninas apresentavam mais que o dobro de fraturas do que os meninos. Essa relação mudava com o aumento da idade, de modo que entre os 15-20 anos, ocorriam oito fraturas em rapazes para cada fratura nas meninas. A relação continuava a mudar, de tal modo que entre os 70-75 anos o percentual de fraturas era semelhante entre homens e mulheres. Dessa faixa etária em diante, as fraturas eram observadas com mais frequência em mulheres. Malgaigne não concordava com a concepção anterior de que as fraturas eram mais comuns no inverno porque o tempo frio tornava os ossos mais frágeis, tanto que, na verdade, o cientista registrou que as fraturas eram observadas mais comumente na primavera.

Uma revisão da epidemiologia das fraturas tratadas por Malgaigne[70] demonstrou que 46,9% eram fraturas de membro superior, 52% de membro inferior e os 1,1% restantes eram fraturas espinais ou pélvicas. Foi observada uma elevada prevalência de fraturas de úmero (14,4%), fêmur (10,1%) e parte inferior da perna (33,1%), e ele registrou que 5,3% das fraturas ocorriam no terço proximal do fêmur e que 1,3% envolviam o terço proximal do úmero. Evidentemente, Malgaigne e seus contemporâneos sabiam que diferentes fraturas ocorriam em diferentes idades e ele observou que, recentemente, tinha sido informado que fraturas da diáfise tendiam a ocorrer na vida adulta, enquanto fraturas intra-articulares ocorriam na velhice. Malgaigne acreditava que essa observação era essencialmente correta e declarou que fraturas do "*cervix femoris* e do *cervix humeri*" ocorriam na velhice e que as mulheres sofriam elevado percentual de fraturas da "extremidade carpal do rádio".

Análises mais exatas da epidemiologia das fraturas foram realizadas por Stimson[95] no *Hudson Street Hospital*, Nova York, entre 1894-1903 e por Emmett e Breck[37] de El Paso, Texas, em três ocasiões entre 1937 e 1956. Para serem mais rigorosas, essas análises não podem ser comparadas com os dados de Edimburgo, Escócia, pois simplesmente informam a carga de trabalho de suas respectivas instituições. No entanto, os dois hospitais recebiam uma grande gama de diferentes pacientes e condições, e trataram de muitos milhares de fraturas. Portanto, seus resultados são de interesse e não há, de fato, análise epidemiológica melhor para comparação com os dados modernos.

A Tabela 3.1 mostra uma comparação da prevalência de diferentes fraturas tratadas por Stimson et al.[95] e por Emmett e Breck et al.[37] Esses dois grupos trataram tanto de crianças como de adultos e, para finalidades comparativas, seus resultados foram comparados com aqueles da *Edimburgo Orthopaedic Trauma Unit* em 2000, pois naquele ano foram examinadas tanto fraturas em adultos como em crianças. Certamente é difícil comparar com precisão todas as fraturas. Isso é particularmente válido para as fraturas do antebraço, em que, com frequência, fraturas do terço proximal do rádio estão frequentemente combinadas com fraturas da diáfise do antebraço. Na Tabela 3.1, foram combinados todos os dados de Emmett e Breck para as fraturas do antebraço, pois seria difícil analisar a avaliação desses autores para cada tipo de fratura. Também é difícil diferenciar entre fraturas isoladas da fíbula e aquelas fraturas da fíbula associadas a fraturas do tornozelo, fraturas da diáfise tibial e fraturas dos terços proximal e distal da tíbia. Entretanto, os números gerais apontam para uma modificação nas tendências da epidemiologia das fraturas, refletindo as enormes mudanças sociais, econômicas e da saúde ocorridas na sociedade.

Uma revisão da Tabela 3.1 revela que, de 1894 a 1903, época em que os veículos motorizados eram extremamente raros e a expectativa de vida de ambos os sexos podia ser razoavelmente esperada por volta dos 50 anos de idade, ocorriam muitas fraturas que poderiam ser consideradas como lesões de alta energia. Na época, havia elevada prevalência de fraturas da escápula, tíbia e fíbula, e do tornozelo, e parece provável que muitas dessas fraturas estavam relacionadas ao trabalho, pois a legislação pertinente ao local de trabalho ainda era escassa. A prevalência das fraturas da tíbia e da fíbula foi particularmente alta de 1894 até 1903.

Infelizmente, Stimson[95] não separou fraturas do terço proximal do úmero e do terço proximal do fêmur de outras fraturas desses dois ossos, mas parece provável que, naquela época, a prevalência de fraturas por fragilidade era muito menor. Isso fica confirmado pela observação de que a prevalência de fraturas do terço distal do rádio dobrou nos últimos 100 anos e isso se deveu em grande parte pelo aumento no número de idosos na população. A Tabela 3.1 mostra que as prevalências de fraturas do terço proximal do úmero e do terço proximal do fêmur certamente aumentaram desde o período por volta da Segunda Guerra Mundial.

Outra diferença importante na epidemiologia das fraturas ao longo dos últimos 100 anos é a queda na prevalência de fraturas da mão. Stimson constatou que 29,2% das fraturas por ele tratadas envolviam a mão, em comparação com 23,7% em Edimburgo em 2000. Parece provável que essa diferença esteja relacionada aos ambientes de trabalho mais seguros da atualidade. Também é provável que a estimativa de Stimson para a prevalência de fraturas do carpo tenha sido subestimada, já que naquela época as radiografias ainda se encontravam na própria infância.

A Tabela 3.1 revela que a epidemiologia das fraturas está passando por mudanças, e não há dúvidas de que continuará a mudar. Recentemente, muitos autores comentaram sobre o aumento da incidência de fraturas por fragilidade, mas nada disso é novidade e vale lembrar das observações de Malgaigne,[70] cerca de 160 anos atrás: que as fraturas do terço proximal do úmero, terço proximal do fêmur e terço distal do rádio eram mais comuns em idosos e em mulheres.

INCIDÊNCIA DAS FRATURAS

É surpreendentemente difícil analisar com precisão a incidência das fraturas. Em muitas partes do mundo, não existem instalações que permitam uma análise acurada do que seria um problema médico comum. No entanto, mesmo em áreas mais prósperas, são notavelmente escassas as informações precisas acerca da incidência das fraturas. Pode ser pensado que a análise de todas as fraturas em determinada população durante um período específico seria relativamente fácil, mas em muitos países o trauma ortopédico é tratado em diferentes tipos de instituições, em que traumas graves são frequentemente tratados em centros traumatológicos de nível 1, ou em hospitais equivalentes, enquanto traumas menos graves são muitas vezes tratados em hospitais comunitários ou por cirurgiões em instituições privadas na comunidade. Diante disso, poucos hospitais cobrem toda a amplitude de traumas ortopédicos e, como normalmente há pouca comunicação entre hospitais, frequentemente é impossível obter uma análise acurada da incidência de fraturas.

Por essa razão, vários tipos diferentes de metodologias têm sido empregadas na tentativa de definir a epidemiologia das fraturas em adultos e crianças. A Tabela 3.2 mostra os resultados de diversas análises da epidemiologia das fraturas no Reino Uni-

TABELA 3.1 Prevalência de fraturas em três períodos ao longo dos últimos 100 anos

	Prevalência das fraturas (%)		
	1894–1903[95]	1937–1956[37]	2000[23,85]
Clavícula	5,9	6,2	4,3
Escápula	0,7	0,7	0,2
Úmero proximal	5,7*	2,6	4,8
Diáfise do úmero	5,7*	2	1
Úmero distal	5,7*	5,2	2,5
Ulna proximal	1,1	21,2*	0,8
Rádio proximal	9*	21,2*	3,8
Diáfises do rádio e da ulna	9*	21,2*	2,3
Rádio e ulna distais	11,2	21,2*	22,2
Carpo	0,2	2,4	2
Metacarpo	9,7	4,2	10,5
Falanges dos dedos da mão	19,3	7,6	11,2
Pelve	0,7	2,5	1,2
Fêmur proximal	4,7*	6,6	8,9
Diáfise do fêmur	4,7*	2,5	0,9
Fêmur distal	4,7*	0,6	0,4
Patela	1,7	1,8	0,8
Tíbia proximal	10,4*	7,3*	1
Diáfise da tíbia e da fíbula	10,4*	7,3*	2
Tíbia distal	10,4*	7,3*	1
Tornozelo	10,6	8,8	7,7
Tarso	1,5	3,5	1,6
Metatarso	2,8	4,1	6,4
Falanges dos dedos do pé	3,1	4,4	2
Outros	1,5	4,6	—
Número de fraturas	8.982	9.379	7.760

*Onde foi impossível separar a prevalência dos tipos individuais de fraturas na mesma área do corpo, foi atribuída a prevalência cumulativa, assinalada com um asterisco.

TABELA 3.2 Incidência de fraturas relatada em vários estudos

			Incidência (n/10⁵/ano)		
	Anos de estudo	País	Geral	Homens	Mulheres
Donaldson et al.[31]	1980–1982	Reino Unido	9,1	10	8,1
Johansen et al.[56]	1994–1995	Reino Unido	21,1	23,5	18,8
Court-Brown e Caesar,[23] Rennie et al.[85]	2000	Reino Unido	12,6	13,6	11,6
Donaldson et al.[32]	2002–2004	Reino Unido	36	41	31
Sahlin[87]	1985–1986	Noruega	22,8	22,9	21,3
Fife e Barancik[41]	1977	EUA	21	26	16

Para obtenção da incidência global na Escócia em 2000, as fraturas em adultos informadas por Court-Brown e Caesar[23] foram combinadas com as fraturas em crianças informadas por Rennie et al.[85]

do,[23,31,32,56,85] Noruega[87] e Estados Unidos.[41] A diferença nos resultados é espantosa. Todos os estudos mostrados na Tabela 3.2 incluem tanto adultos como crianças, mas diferentes metodologias foram empregadas e provavelmente esse fato conta para a ampla variação de resultados.

Donaldson et al.,[31] em seus estudos primários, examinaram geograficamente uma população bem definida na Inglaterra e analisaram tanto as fraturas de pacientes da área internados como os tratados em ambulatório. Os autores observaram que poderiam estar deixando de fora algumas fraturas dos dedos dos pés e da coluna vertebral, mas acreditavam que essa perda era relativamente pequena. Uma metodologia muito similar foi empregada por Court-Brown e Caesar[24] na sexta edição do Fraturas em adultos de Rockwood e Green. Esses autores avaliaram todas as fraturas de adultos tratadas na *Royal Infirmary* de Edimburgo em 2000[23] na mesma área de influência utilizada nesse estudo. Também foram analisadas as fraturas admitidas no hospital pediátrico em Edimburgo no mesmo ano,[83] e a incidência de fraturas em toda população dessa cidade está listada na Tabela 3.2. Tendo em vista o intervalo de 20 anos entre esses dois estudos, pode-se considerar que seus resultados foram muito parecidos.

Entretanto, a Tabela 3.2 revela que outros estudos produziram resultados muito diferentes. Os estudos realizados por Johansen et al.[56] no País de Gales, Sahlin na Noruega,[87] e Fife e Barancik[41] nos Estados Unidos registram incidências de fraturas semelhantes, e é interessante observar que, em geral, os diagnósticos dos diferentes tipos de fraturas foram coletados dos prontuários dos departamentos locais de atendimento de emergência. Muitos desses pacientes não teriam sido examinados por um cirurgião ortopédico, e teriam tido seu diagnóstico feito por um médico inexperiente e ainda em formação. Essa situação contrasta com o estudo de Edimburgo, onde todos os diagnósticos foram estabelecidos por cirurgiões traumato-ortopédicos. No Reino Unido, grande parte dos dados sobre fraturas utilizados na análise epidemiológica foi obtida do *General Practice Research Database*.[63,67] Os diagnósticos estabelecidos por cirurgiões não ortopédicos, nos departamentos de atendimento de emergência de diferentes hospitais, são transferidos para médicos de família locais, onde são registrados e, em seguida, analisados para a geração de informações epidemiológicas. Essa estratégia pode levar a uma estimativa incorreta do número de fraturas em uma comunidade, particularmente com relação àquelas fraturas sofridas em áreas onde lesões de tecido mole são relativamente comuns, como a mão, o punho, o tornozelo e o pé. Um exemplo desse problema foi observado no estudo de Johansen et al.[56] sobre fraturas nas populações pediátrica e adulta combinadas e tratadas em Gales do Sul em 1994. Johansen et al. afirmaram que a incidência geral de fraturas da mão e do pé, tornozelo e dedos das mãos, polegar e mão foram, respectivamente, 2,41/1.000/ano, 1,42/1.000/ano, e 4,41/1.000/ano. Os índices pediátrico e adulto combinados de Edimburgo em 2.000[24,85] para essas combinações de fraturas foram 1,3/1.000/ano, 0,9/1.000/ano, e 3/1.000/ano de fraturas do carpo, o que respectivamente sugere que médicos inexperientes tenderão a superestimar a prevalência das fraturas, muitas delas vistas em bases ambulatoriais. Um bom exemplo disso é a lesão de tecido mole "? escafoide", documentada com frequência como sendo uma fratura.

O terceiro tipo de metodologia enfatizado na Tabela 3.2 é o empregado por Donaldson et al.[32] em um estudo recente. Esses autores solicitaram que seus pacientes preenchessem um questionário para descobrir se tinham sofrido alguma fratura em determinado período. A Tabela 3.2 revela que essa metodologia gera resultados aproximadamente 300% maiores do que seria de se esperar. Se as incidências sugeridas nesse estudo fossem aplicadas à população do Reino Unido, ocorreriam cerca de 2,2 milhões de fraturas anualmente nesse país, o que simplesmente não corresponde à realidade. Esse é um problema evidentemente metodológico, pois muitos pacientes terão sido informados que uma dor recorrente ou contínua pode ser secundária a fraturas não diagnosticadas por médicos de família, fisioterapeutas, enfermeiros, osteopatas ou outros profissionais paramédicos, sem que exista qualquer prova para tal afirmativa.

Outros métodos foram empregados na tentativa de obtenção de estimativas da incidência das fraturas. Em países que contam com sistemas de saúde privatizados, tem-se recorrido aos registros dos sistemas de seguro-saúde. Esses registros podem ser muito extensos, mas tendem a apresentar uma visão desequilibrada da população. Brinker e O'Connor[11] examinaram uma grande coorte de pacientes com seguro-saúde privado, mas a média de idade era de 29 anos para homens e 28,7 anos para mulheres, o que não é representativo da população. Entretanto, isso explica porque 57% dessa população se apresentavam com fraturas de antebraço, mão e pé. Em uma coorte que considerasse toda a população, seria de se esperar um percentual de cerca de 42% (ver Tab. 3.3). Em um estudo semelhante, Orces e Martinez[80] examinaram a incidência de fraturas do punho e do antebraço nos Estados Unidos. Esses autores examinaram os registros de um grande número de serviços de emergência e concluíram que a incidência de fraturas do punho e do antebraço em homens e mulheres com ≥50 anos era de $78,2/10^5$/ano e $256,9/10^5$/ano, respectivamente. Parece provável que esses valores devessem ser muito maiores; os nossos são, respectivamente, $154/10^5$/ano e $642,6/10^5$/ano. Fica clara a necessidade de examinar a população inteira para que sejam obtidos números acurados. Bradley e Harrison[8] examinaram pacientes internados na Austrália com o objetivo de obter dados da incidência de fraturas, mas tendo em vista que 55-60% das fraturas são tratadas no ambulatório, não é possível obter valores precisos com o uso dessa metodologia.

Incidência das fraturas em adultos

Nesta edição do Fraturas em adultos de Rockwood e Green, foi analisado prospectivamente outro ano de fraturas em pacientes internados e ambulatoriais que se apresentaram à *Royal Infirmary* de Edimburgo. Na sexta edição,[24] foram analisadas todas as fraturas que chegaram ao hospital em 2000. Na sétima edição,[26] foi analisado 1 ano de fraturas, entre julho de 2007 e junho de 2008. Na presente edição, foi analisado mais 1 ano de fraturas, entre setembro de 2010 e agosto de 2011. A análise ficou confinada a pacientes com 16 anos ou mais, e o censo da Escócia em 2001[44] foi utilizado para o cálculo da incidência das fraturas, e esse foi o último censo realizado no país. Durante esse ano, lesões de tecido mole e luxações não foram estudadas prospectivamente, mas o capítulo inclui uma análise retrospectiva das luxações examinadas na Unidade Traumatológica em um período de 1 ano (2008/2009).

Durante o estudo, todas as fraturas foram analisadas, inclusive 104 fraturas espinais que chegaram à Unidade Traumato-ortopédica, mas essas fraturas não foram incluídas nas tabelas de epidemiologia, pois em Edimburgo esse tipo de lesão também é tratado por neurocirurgiões, e as lesões à medula espinal são tratadas no *National Spinal Injuries Centre* em Glasgow. No entanto, fraturas espinais foram incluídas sempre que tivessem ocorrido em associação com outras fraturas. Todos os pacientes residentes na área de influência do hospital ou que nela sofreram lesão foram incluídos, bem como aqueles indivíduos lesionados em outros locais, mas que vivem na área. Pacientes residentes fora da área não foram incluídos na análise. Nessa análise, foi estudado o efeito do gênero, da idade e da exclusão social na epidemiologia das fraturas; em decorrência disso, fraturas em homens e mulheres e fraturas nas faixas etárias de 16-35 anos, 36-64 anos e ≥65 anos serão apresentadas em separado. Fraturas em pacientes muito idosos serão discutidas no Capítulo 20.

A epidemiologia global das fraturas apresentadas durante o ano está listada na Tabela 3.3. A tabela revela que ocorreram 6.996

TABELA 3.3 Epidemiologia das fraturas tratadas no período de 1 ano

	N	%	n/10⁵/ano	Média de idade (anos)	≥65 anos (%)	≥80 anos (%)	M/F
Rádio/ulna distal	1.221	17,5	235,9	58,4	41,8	18,1	28/72
Metacarpo	781	11,2	150,9	33,6	8,2	3,1	80/20
Fêmur proximal	753	10,8	145,5	80,7	90,6	63,7	27/73
Tornozelo	713	10,2	137,7	49	23,8	6	46/54
Falanges dos dedos da mão	696	9,9	134,5	41,6	13,6	5,8	60/40
Úmero proximal	478	6,8	92,4	66,3	55,6	23	31/69
Metatarso	465	6,6	89,8	44,6	17	5,2	37/63
Antebraço proximal	378	5,4	73	45,6	17,2	5,8	46/54
Clavícula	257	3,7	49,7	44,5	21	9,7	70/30
Falanges dos dedos do pé	248	3,5	47,9	35,7	3,9	1	59/41
Carpo	194	2,8	37,5	38	7,7	1,5	64/36
Pelve	119	1,7	23	75,6	74,8	58,8	30/70
Diáfise do fêmur	82	1,2	15,8	70,2	67,1	39	48/52
Diáfise do úmero	70	1	13,5	56,8	42,8	20	47/53
Diáfise da tíbia	69	1	13,3	42,3	8,7	0	71/29
Calcâneo	65	0,9	12,6	41	9,2	3,1	74/26
Tíbia proximal	59	0,8	11,4	54,5	30,5	11,9	52/48
Diáfise do antebraço	55	0,8	10,6	48	27,3	16,4	69/31
Patela	49	0,7	9,5	64,8	55,1	28,6	41/59
Úmero distal	48	0,7	9,3	58,5	56,2	29,2	42/58
Tíbia distal	42	0,6	8,2	41,7	17,7	4,4	67/33
Fíbula	41	0,6	7,9	46,8	14,6	2,4	46/54
Escápula	37	0,5	7,1	54,8	32,4	16,2	76/24
Fêmur distal	36	0,5	7	67,3	52,8	38,9	17/83
Mediopé	28	0,4	5,4	39,4	7,1	0	61/39
Tálus	12	0,2	2,3	30,1	0	0	83/17
	6.996	100	1.351,7	53,2	34	17,3	47/53

As relações de número, prevalência, incidência e gênero estão listados juntamente com as médias de idade e percentuais de pacientes ≥65 e ≥80 anos.

fraturas durante o ano, o que resultou em uma incidência global de 1.351,7/10⁵/ano. A média de idade foi de 53,2 anos e 53% das fraturas ocorreram em mulheres. Em geral, 34% das fraturas ocorreram em pacientes com ≥65 anos e 17,3% em pacientes com ≥80 anos.

Gênero e idade

A importância do gênero e da idade para a epidemiologia das fraturas já foi consagrada há muitos anos. Em seu clássico estudo epidemiológico, Buhr e Cooke[13] enfatizaram o fato de que os homens têm uma distribuição bimodal das fraturas, enquanto as mulheres possuem uma distribuição unimodal, com significativo aumento progressivo na incidência das fraturas nos anos da pós-menopausa. Isso fica demonstrado nas curvas de distribuição geral das fraturas ilustradas na Figura 3.1. A análise dos dados de Edimburgo demonstra que homens entre 16-19 anos têm uma incidência de fraturas de 2.506,4/10⁵/ano, que cai para 937,4/10⁵/ano em homens com idade entre 50-59 anos, para então aumentar para 6.860,5/10⁵/ano em homens com ≥90 anos. Em mulheres, os números equivalentes são 792,1/10⁵/ano, 1.398,5/10⁵/ano e 7.769,8/10⁵/ano. Esses dados ilustram a considerável diferença na incidência das fraturas entre homens e mulheres.

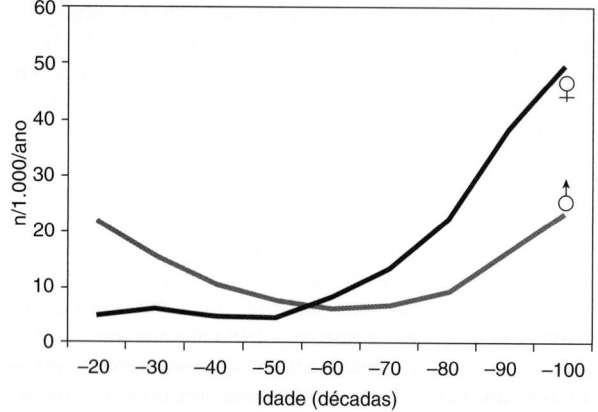

FIGURA 3.1 Curvas gerais de distribuição das fraturas por idade e gênero.

A diferença na epidemiologia das fraturas entre homens e mulheres fica ainda mais evidente pela comparação das Tabelas 3.4 e 3.5. Os dados epidemiológicos básicos para os homens são mostrados na Tabela 3.4 e na Tabela 3.5 para as mulheres. Em homens, a média de idade é de 42,4 anos e apenas 17,1% das fra-

TABELA 3.4 Epidemiologia das fraturas em homens

	N	%	n/10⁵/ano	Idade (anos)	≥65 anos (%)	≥80 anos (%)	Politraumatismo (%)	Fraturas expostas (%)
Metacarpo	624	19	255,6	30,3	4	1,8	9,2	0,6
Falanges dos dedos da mão	418	12,7	171,2	37,6	7,9	3,1	6,2	8,5
Rádio/ulna distal	340	10,4	139,3	44,2	15,9	5,3	6,2	0,6
Tornozelo	330	10	135,2	42,4	14,2	3	3	0,3
Fêmur proximal	205	6,2	84	78,5	87,8	54,6	4,4	0
Clavícula	180	5,5	73,7	38,2	10,6	3,3	6,1	0
Antebraço proximal	175	5,3	71,7	39,6	8,6	2,9	11	2,3
Metatarso	170	5,2	69,6	36,6	6,5	1,8	8,2	0
Úmero proximal	149	4,5	61	59,7	39,6	16,8	9,4	0
Falanges dos dedos do pé	146	4,4	59,8	37,1	1,4	0,7	5,5	8,2
Carpo	125	3,8	51,2	32,9	4,8	0,8	6,4	0
Diáfise da tíbia	49	1,5	20	41,6	10,2	0	6,1	24,5
Calcâneo	48	1,5	19,7	37,5	4,2	0	32,6	6,2
Diáfise do fêmur	39	1,2	16	63,9	51,3	30,8	18,9	5,1
Diáfise do antebraço	38	1,1	15,6	40,3	10,5	7,9	7,9	7,9
Pelve	36	1,1	14,7	65,2	55,5	36,1	22,2	2,8
Diáfise do úmero	33	1	13,5	51,5	30,3	18,2	3	0
Tíbia proximal	31	0,9	12,7	49	25,8	9,7	12,9	3,2
Escápula	28	0,9	11,5	48,5	17,9	0	44,4	0
Tíbia distal	28	0,9	11,5	35,2	7,1	0	29,6	17,9
Úmero distal	20	0,6	8,2	46,1	30	20	35	15
Patela	20	0,6	8,2	52,4	30	30	10	10
Fíbula	19	0,6	7,8	38,3	15,8	15,8	0	0
Mediopé	17	0,5	7	36,5	0	0	30,8	5,9
Tálus	10	0,3	4,1	28,5	0	0	40	10
Fêmur distal	6	0,2	2,5	55,3	50	50	0	0
	3.284	100	1.345,3	42,4	17,1	7,9	5,6	2,8

As relações de número, prevalência, incidência e gênero estão listados juntamente com as médias de idade e percentuais de pacientes ≥65 e ≥80 anos. Também está listada a prevalência de fraturas expostas.

turas ocorreram em homens com ≥65 anos de idade. Fraturas do metacarpo, falanges dos dedos da mão, terço distal do rádio e da ulna e tornozelo compreenderam 52,1% de todas as fraturas em homens. Em mulheres, a média de idade é de 61,8 anos e 48,8% das fraturas ocorreram em pacientes com ≥65 anos. A Tabela 3.5 destaca uma evidente tendência para maior frequência de fraturas por fragilidade em mulheres, o que mostra que fraturas do terço distal do rádio e da ulna e do terço proximal do fêmur correspondem a 38,5% de todas as fraturas em mulheres, e se forem incluídas as fraturas do tornozelo e do terço proximal do úmero, as quatro fraturas mais comuns em mulheres corresponderão a 57,7% de todas as fraturas.

As Tabelas 3.4 e 3.5 também contêm uma análise da prevalência de pacientes que se apresentaram com politraumatismo ou com fraturas expostas. A Tabela 3.4 mostra que 5,6% dos pacientes homens se apresentaram com politraumatismo. Esses casos serão discutidos com mais detalhes nas seções que tratam individualmente das fraturas, mas a Tabela 3.4 mostra que mais de 20% dos homens que se apresentaram com fraturas de calcâneo, pelve, escápula, terço distal da tíbia, terço distal do úmero, mediopé e tálus tinham sofrido politraumatismo. A Tabela 3.4 mostra ainda que pelo menos 10% das fraturas de diáfise tibial, terço distal da tíbia, terço distal do úmero, patela e tálus em homens eram lesões expostas. Em mulheres, 4,4% das pacientes tinham sofrido politraumatismo (ver Tab. 3.5), mas foi apenas nos casos de fraturas da escápula, mediopé e tálus que mais de 20% das pacientes sofreram politraumatismo. Em mulheres, ocorreu menor número de fraturas expostas e apenas em fraturas da diáfise tibial 10% das pacientes se apresentaram com fraturas expostas.

As Tabelas 3.6 a 3.8 ilustram a importância da idade na epidemiologia das fraturas em homens. A Tabela 3.6 lista a epidemiologia das fraturas para homens com 16-35 anos, a Tabela 3.7, para homens com 36-64 anos, e a Tabela 3.8, homens com ≥65 anos. Além de número, prevalência e incidência de cada fratura, também está listado o percentual de fraturas expostas em pacientes politraumatizados. Cada tabela também destaca as duas causas mais comuns de cada fratura.

As Tabelas 3.6 a 3.8 demonstram que a idade exerce efeito significativo nas fraturas em homens. Entre 16 e 35 anos, fraturas do metacarpo e das falanges dos dedos da mão representam 43,8% de todas as fraturas masculinas; e se forem incluídas as fraturas do terço distal do rádio e da ulna e as fraturas do tornozelo, es-

TABELA 3.5 Epidemiologia das fraturas em mulheres

	N	%	n/10⁵/ano	Idade (anos)	≥65 anos (%)	≥80 anos (%)	Politraumatismo (%)	Fraturas expostas (%)
Rádio/ulna distal	881	23,7	322,2	63,9	51,8	23	5,6	0,9
Fêmur proximal	548	14,8	200,4	81,6	91,8	67	6,2	0
Tornozelo	383	10,3	140,1	54,7	32,1	8,6	2,9	1,6
Úmero proximal	329	8,9	120,3	69,3	63,2	26,1	7,6	0
Metatarso	295	7,9	107,9	49,1	23,1	7,1	12,9	0
Falanges dos dedos da mão	278	7,5	101,7	47,6	20,5	9,3	7,9	4,9
Antebraço proximal	203	5,5	74,2	51,1	24,6	8,4	7,9	1,5
Metacarpo	157	4,2	57,4	46,8	24,8	8,3	9,4	1,3
Falanges dos dedos do pé	102	2,7	37,3	33,6	2	0	3,9	4,9
Pelve	83	2,2	30,4	79,8	83,1	68,7	12	0
Clavícula	77	2,1	28,2	79,8	45,5	24,7	3,9	1,3
Carpo	69	1,9	25,2	47,1	13	2,9	7,2	0
Diáfise do fêmur	43	1,2	15,7	76	81,4	46,5	4,7	0
Diáfise do úmero	37	1	13,5	61,6	54,1	21,6	0	2,7
Fêmur distal	30	0,8	11	69,6	53,3	36,7	13,3	3,3
Patela	29	0,8	10,6	73,4	72,4	37,9	0	3,4
Tíbia proximal	28	0,8	10,2	60,6	35,7	14,3	14,3	0
Úmero distal	28	0,8	10,2	67,4	75	35,7	10,7	0
Fíbula	22	0,6	8	54,8	13,6	4,5	13,6	0
Diáfise da tíbia	20	0,5	7,3	44,1	5	0	5	10
Calcâneo	17	0,5	6,2	51	23,5	11,8	11,8	0
Diáfise do antebraço	17	0,5	6,2	65,1	64,7	35,3	5,9	0
Tíbia distal	14	0,4	5,1	54,7	42,9	14,3	7,1	7,1
Mediopé	11	0,3	4	43,9	18,2	0	27,3	0
Escápula	9	0,2	3,3	74,5	77,8	66,6	22,2	0
Tálus	2	0,05	0,7	37,5	0	0	50	0
	3.712	100	1.357,5	61,8	48,8	25,4	4,4	1,2

As relações de número, prevalência, incidência e gênero estão listados juntamente com as médias de idade e percentuais de pacientes ≥65 e ≥80 anos. Também está listada a prevalência de fraturas expostas.

sas quatro fraturas representarão mais de 60% de todas as fraturas em homens com idades entre 16-35 anos. Na verdade, algumas das fraturas de alta energia comumente associadas a homens jovens, como as da diáfise do fêmur, terço distal da tíbia, e retropé, são relativamente incomuns, mas, quando ocorrem, estão associadas a uma elevada prevalência de fraturas expostas e de politraumatismos. A incidência relativamente baixa de fraturas da diáfise do fêmur, ilustrada na Tabela 3.6, pode surpreender alguns cirurgiões, mas nos últimos anos, ficou claro que a fratura da diáfise do fêmur é, essencialmente, uma fratura por fragilidade que ocorre principalmente em mulheres idosas. Isso está ilustrado na Tabela 3.11.

Como está ilustrado na Figura 3.1, homens de meia-idade exibem menor incidência de fraturas, e as Tabelas 3.6 a 3.8 demonstram que a incidência cai de 1.776,7/10⁵/ano na faixa etária de 16-35 anos para 977,5/10⁵/ano no grupo de 36-64 anos. As tabelas mostram um declínio acentuado na incidência de fraturas do metacarpo e das falanges dos dedos da mão, e que também ocorre ligeira queda na incidência de fraturas do terço distal do rádio e da ulna, e do tornozelo. As únicas fraturas com maior incidência em homens de meia-idade são as de terço proximal do úmero, escápula, terço proximal do fêmur e diáfise do fêmur. Boa parte da literatura sugere que as fraturas escapulares são simplesmente lesões de alta energia associadas a acidentes automobilísticos,[20] mas as Tabelas 3.7 e 3.8 demonstram que não é esse o caso. A incidência das fraturas do retropé e do terço distal da tíbia declina em homens de meia-idade.

Apesar da diminuição da incidência de fraturas em homens de meia-idade, a Tabela 3.7 demonstra que há uma prevalência mais alta de fraturas expostas, e que é maior o número de pacientes que se apresentam com politraumatismo. Não surpreende que as fraturas associadas à alta prevalência de fraturas expostas e de politraumatismo tendam a ser lesões de alta energia. Pode-se observar uma alta prevalência de fraturas expostas em fraturas da diáfise da tíbia, diáfises do antebraço, diáfise do fêmur, terço distal da tíbia e terço distal do úmero. A fratura associada com a mais alta prevalência de politraumatismo em homens de meia-idade é a fratura da escápula, embora fraturas do calcâneo, das diáfises do antebraço e do fêmur, da pelve, da patela, do terço distal da tíbia e do terço distal do úmero estejam associadas a politraumatismo em pelo menos 20% dos homens de meia-idade lesionados.

TABELA 3.6 Epidemiologia das fraturas em homens com 16-35 anos

	N	%	n/10⁵/ano	Politraumatismo (%)	Fraturas expostas (%)	Causas
Metacarpo	470	29,1	517,7	7,9	0,4	71,4% gd/agressão, 12,8% lesão esportiva
Falanges dos dedos da mão	237	14,7	261,2	5,5	6,3	44,7% lesão esportiva, 35,9% gd/agressão
Rádio/ulna distal	141	8,7	155,3	5	0	45,4% lesão esportiva, 29,1% quedas
Tornozelo	139	8,6	153,1	2,2	0,7	52,5% quedas, 33,1% lesão esportiva
Metatarso	100	6,2	110,1	5,4	0	48% quedas, 27,8% lesão esportiva
Clavícula	98	6,1	107,9	3,1	0	51% lesão esportiva, 23,5% quedas
Antebraço proximal	90	5,6	99,1	10,2	4,4	32,2% quedas, 30% lesão esportiva
Carpo	87	5,4	95,8	4,6	0	35,6% lesão esportiva, 33,3% quedas
Falanges dos dedos do pé	78	4,8	85,9	0	11,5	50% gd/agressão, 40,6% lesão esportiva
Calcâneo	26	1,6	28,6	39,1	7,7	76,9% queda de grande altura, 11,5% quedas de pequena altura
Diáfise da tíbia	21	1,3	23,1	0	14,2	57,1% lesão esportiva, 19% quedas
Diáfise do antebraço	19	1,2	20,9	0	0	57,9% lesão esportiva, 15,8% gd/agressão
Úmero proximal	15	0,9	16,5	0	0	26,6% lesão esportiva, 26,6% quedas
Tíbia distal	15	0,9	16,5	33,3	13,3	60% queda de grande altura, 13,3% AA
Fíbula	11	0,7	12,1	0	0	63,6% lesão esportiva, 9,1% AA
Diáfise do úmero	11	0,7	12,1	0	0	36,4% quedas, 36,4% gd/agressão
Úmero distal	9	0,6	9,9	22,2	11,1	33,3% AA, 22,2% lesão esportiva
Tíbia proximal	9	0,6	9,9	0	0	6,6% lesão esportiva, 22,2% quedas de pequena altura
Tálus	9	0,6	9,9	44,4	11,1	33,3% queda de grande altura, 33,3% lesão esportiva
Mediopé	6	0,4	6,6	20	0	50% lesão esportiva, 33,3% queda de grande altura
Diáfise do fêmur	5	0,3	5,5	40	0	60% queda de grande altura, 20% AA
Escápula	5	0,3	5,5	40	0	60% AA, 20% queda de grande altura
Pelve	4	0,2	4,4	50	0	50% queda de grande altura, 25% AA
Patela	3	0,2	3,3	0	33,3	66,6% AA, 33,3% lesão esportiva
Fêmur proximal	3	0,2	3,3	33,3	0	33,3% AA, 33,3% lesão esportiva
Fêmur distal	2	0,1	2,2	0	0	50% lesão esportiva, 50% AA
	1.613	100	1.776,7	4,9	2,2	32,9% gd/agressão, 30,3% lesão esportiva

Estão listados o número, a prevalência e a incidência das diferentes fraturas; também estão listadas a prevalência de fraturas expostas e a de pacientes com politraumatismo. Estão destacadas as duas causas mais comuns de cada fratura (gd = golpe direto; AA = acidente automobilístico).

A Tabela 3.8 mostra a ocorrência de considerável mudança na epidemiologia das fraturas em homens mais velhos. Fraturas do metacarpo e das falanges dos dedos da mão são muito menos comuns, e fraturas de terço proximal do fêmur, terço proximal do úmero, terço distal do rádio e da ulna e do tornozelo são responsáveis por mais de 60% de todas as fraturas nessa faixa etária. As fraturas da diáfise do fêmur alcançam maior incidência, embora nenhuma tivesse sido associada a uma lesão de alta energia. É mais comum que sejam observadas fraturas pélvicas, da diáfise do úmero e patelares, em comparação com fraturas da diáfise da tíbia e do retropé, que são lesões relativamente raras. Em geral, a incidência se eleva para 1.423,2/10⁵/ano em homens de 16-35 anos. Entretanto, a incidência continua a aumentar com o aumento da idade e, na população de homens com mais de 80 anos, a incidência das fraturas é de 3.302,7/10⁵/ano. A prevalência de fraturas expostas é muito baixa nessa faixa etária, embora seja importante ter em mente que 5,7% dos pacientes ainda se apresentaram com politraumatismo. Esse dado está relacionado à osteoporose nessa população de idosos.

Uma revisão das causas de fraturas em adultos do gênero masculino demonstra que, em homens mais jovens (ver Tab. 3.6), golpes diretos, agressões e lesões esportivas são responsáveis por praticamente dois terços de todas as fraturas, embora 12 (46,1%) tipos de fratura tenham tido como uma de suas duas causas principais acidentes automobilísticos ou quedas de locais altos. Em homens de meia-idade (Tab. 3.7), praticamente metade das fraturas foi causada por quedas da própria altura, embora 17% tivessem sido causadas por golpe direto ou agressão. Quinze (57,6%) dos tipos de fratura tiveram como uma de suas causas mais comuns acidentes automobilísticos ou quedas de locais altos. Em homens idosos (ver Tab. 3.8), 83,8% das fraturas foram causadas por quedas da própria altura, mas é interessante notar que os acidentes automobilísticos foram ainda a segunda causa mais comum de fratura.

TABELA 3.7 Epidemiologia das fraturas em homens com 36-64 anos

	N	%	n/10⁵/ano	Politraumatismo (%)	Fraturas expostas (%)	Causas
Falanges dos dedos da mão	146	13	127,3	5,8	14,1	47,4% gd/agressão, 21,5% quedas
Rádio/ulna distal	145	12,9	126,4	6,9	1,4	55,2% quedas, 20% lesão esportiva
Tornozelo	144	12,8	125,6	3,5	0	81,3% quedas, 9,7% lesão esportiva
Metacarpo	129	11,5	112,5	10,2	1,6	48,1% gd/agressão, 27,9% quedas
Úmero proximal	75	6,7	65,4	8	0	65,3% quedas, 10,7% lesão esportiva
Antebraço proximal	70	6,2	61	10,1	0	45,7% quedas, 22,8% AA
Clavícula	63	5,6	54,9	9,5	0	41,2% AA, 33,3% quedas
Falanges dos dedos do pé	63	5,6	54,9	15,4	11,1	73,1% gd/agressão, 11,5% quedas
Metatarso	59	5,3	51,4	12,7	0	55,9% quedas, 13,6% AA
Carpo	32	2,8	27,9	12,5	0	62,5% quedas, 12,5% AA
Diáfise da tíbia	23	2,1	20,1	8,7	30,4	52,2% quedas, 17,4% AA
Fêmur proximal	22	2	19,2	4,5	0	68,2% quedas, 18,2% lesão esportiva
Calcâneo	20	1,8	17,4	22,2	5	55% queda de grande altura, 25% queda de pequena altura
Escápula	18	1,6	15,7	52,9	0	33,3% AA, 22,2% quedas
Diáfise do antebraço	15	1,3	13,1	20	20	53,3% quedas, 20% AA
Diáfise do fêmur	14	1,2	12,2	30,8	14,3	42,9% AA, 28,6% quedas
Tíbia proximal	14	1,2	12,2	7,1	0	35,7% lesão esportiva, 21,4% AA
Pelve	12	1,1	10,5	33,3	8,3	33,3% AA, 33,3% quedas
Diáfise do úmero	12	1,1	10,5	0	0	41,7% quedas, 25% gd/agressão
Patela	11	1	9,6	18,2	9,1	45,5% quedas, 27,3% AA
Mediopé	11	1	9,6	37,5	9,1	45,5% queda de grande altura, 27,3% quedas
Tíbia distal	11	1	9,6	27,3	27,3	27,2% AA, 27,2% quedas
Úmero distal	5	0,4	4,4	60	40	40% quedas, 40% AA
Fíbula	5	0,4	4,4	0	0	20% lesão esportiva, 20% quedas
Tálus	1	0,09	0,9	0	0	100% quedas de grande altura
Fêmur distal	1	0,09	0,9	0	0	100% quedas
	1.121	100	977,5	6,2	4,7	45,5% quedas, 17,1% gd/agressão

Estão listados o número, a prevalência e a incidência das diferentes fraturas; também estão listadas a prevalência de fraturas expostas e a de pacientes com politraumatismo. Estão destacadas as duas causas mais comuns de cada fratura (gd = golpe direto; AA = acidente automobilístico).

As Tabelas 3.9 a 3.11 ilustram a diferente epidemiologia das fraturas em mulheres de diferentes idades. A Tabela 3.9 mostra que a incidência global das fraturas em mulheres com 16-35 anos é de 664,4/10⁵/ano, o que representa 37% da incidência em homens na mesma faixa etária. No entanto, as fraturas das falanges dos dedos da mão permanecem comuns em mulheres jovens, embora a incidência de fraturas metacarpais seja de apenas 13% do observado em homens. Fraturas de falanges dos dedos da mão, terço distal do rádio e da ulna, metatarso e falanges dos dedos do pé compreendem 56,1% de todas as fraturas observadas em mulheres jovens. A prevalência de fraturas expostas é muito parecida com a observada em homens jovens, mas apenas nas fraturas da diáfise da tíbia, onde mais de 10% eram fraturas expostas. Apenas 3,8% do grupo de mulheres jovens se apresentaram com politraumatismo, embora o espectro para o politraumatismo não tenha sido diferente do observado em homens jovens (ver Tab. 3.6).

No grupo de mulheres de meia-idade (ver Tab. 3.10), a incidência de fraturas é ligeiramente mais alta do que a observada em homens com idade equivalente (ver Tab. 3.7). A incidência de fraturas nessa faixa etária é 162% mais alta do que no grupo de mulheres mais jovens, mas a incidência de fraturas do terço distal do rádio e da ulna se eleva para 275%, e a incidência de fraturas do tornozelo, para 216%. A exemplo do que ocorre entre as mulheres jovens, quase todas as fraturas são lesões de baixa energia, sendo observada uma prevalência bastante baixa de fraturas expostas em mulheres de meia-idade, embora a prevalência de politraumatismos seja equivalente à observada em mulheres mais jovens.

Em mulheres com ≥65 anos (ver Tab. 3.11), a incidência de fraturas se eleva em mais 284%, chegando a 3.063,3/10⁵/ano. As fraturas de terço proximal do fêmur, terço distal do rádio e da ulna, terço proximal do úmero e tornozelo respondem por 72,4% de todas as fraturas, e a incidência das fraturas pélvicas aumenta em 1.200%, em comparação com mulheres de meia-idade. É interessante monitorar a crescente incidência das fraturas por fragilidade entre as Tabelas 3.9 e 3.10. A incidência de fraturas por fragilidade estabelecidas do terço distal do rádio e da ulna, terço proximal do fêmur e terço proximal do úmero aumenta com muita rapidez, mas também é preciso levar em conta o aumento na

TABELA 3.8 Epidemiologia das fraturas em homens com ≥65 anos

	N	%	n/10⁵/ano	Politraumatismo (%)	Fraturas expostas (%)	Causas
Fêmur proximal	180	32,7	465,8	3,9	0	92,2% quedas, 3,9% queda de pequena altura
Úmero proximal	59	10,7	152,7	13,6	0	94,9% quedas, 1,7% quedas de pequena altura
Rádio/ulna distal	54	9,8	139,7	9,3	0	94,4% quedas, 3,7% AA
Tornozelo	47	8,5	121,6	4,3	0	83% quedas, 6,4% lesão esportiva
Falanges dos dedos da mão	35	6,4	90,6	13,8	3,1	59,4% quedas, 18,7% gd/agressão
Metacarpo	25	4,5	64,7	41,2	0	72% quedas, 12% lesão esportiva
Pelve	20	3,6	51,8	10	0	90% quedas, 10% AA
Diáfise do fêmur	20	3,6	51,8	5	0	80% quedas, 15% patológica
Clavícula	19	3,5	49,2	10,5	0	63,2% quedas, 10,5% AA
Antebraço proximal	15	2,7	38,8	20	0	80% quedas, 6,6% AA
Metatarso	11	2	28,5	18,2	0	63,6% quedas, 18,2% gd/agressão
Diáfise do úmero	10	1,8	25,9	10	0	100% quedas
Tíbia proximal	8	1,5	20,7	37,5	12,5	50% quedas, 12,5% queda de grande altura
Úmero distal	6	1,1	15,5	33,3	0	66,6% quedas, 16,7% queda de grande altura
Carpo	6	1,1	15,5	0	0	100% quedas
Patela	6	1,1	15,5	0	0	83,3% quedas, 16,6% quedas de pequena altura
Escápula	5	0,9	12,9	20	0	40% quedas, 20% queda de grande altura
Falanges dos dedos do pé	5	0,9	12,9	0	0	80% gd/agressão, 20% quedas
Diáfise da tíbia	5	0,9	12,9	20	40	60% quedas, 40% AA
Diáfise do antebraço	4	0,7	10,4	0	0	75% quedas, 25% lesão esportiva
Fíbula	3	0,5	7,8	0	0	33,3% quedas, 33,3% gd/agressão
Fêmur distal	3	0,5	7,8	0	0	100% quedas
Calcâneo	2	0,4	5,2	50	0	50% queda de grande altura, 50% quedas de pequena altura
Tíbia distal	2	0,4	5,2	0	0	100% quedas
Mediopé	0	0	0	0	0	
Tálus	0	0	0	0	0	
	550	100	1.423,2	5,7	0,7	83,8% quedas, 4% AA

Estão listados o número, a prevalência e a incidência das diferentes fraturas; também estão listadas a prevalência de fraturas expostas e a de pacientes com politraumatismo. Estão destacadas as duas causas mais comuns de cada fratura (gd = golpe direto; AA = acidente automobilístico).

incidência de fraturas da diáfise do úmero, terço distal do úmero, antebraço proximal, diáfise do fêmur, terço distal do fêmur, patela, tornozelo e pelve.

Presume-se que 94,3% das fraturas em mulheres idosas sejam causadas por quedas da própria altura, com apenas 2,8% das fraturas nesse grupo causadas por mecanismos diferentes de uma queda da própria altura ou de pequena altura. A prevalência das fraturas causadas por quedas da própria altura em mulheres aumenta em aproximadamente 20% em cada faixa etária listada nas Tabelas 3.9 a 3.11.

Exclusão social

O outro fator que indubitavelmente afeta a incidência de fraturas é a exclusão social. Há boas evidências na literatura ortopédica de que a privação social tem correlação com dor musculoesquelética,[99] trauma de alta energia no membro inferior,[69] doença de Perthes[83] e com o resultado de uma artroplastia do quadril.[55] Também há evidências sugerindo que a exclusão social está associada a fraturas em crianças,[10,91,93] adolescentes[75] e homens jovens adultos.[72] Em adultos, foi demonstrado que esse fator está implicado em fraturas da diáfise da tíbia[25] e da mão,[52] mas se tornou claro que a exclusão social é um fator importante para a determinação da incidência em muitas fraturas em adultos.[27,29,76]

Foi realizado um estudo do efeito da exclusão social na incidência de fraturas utilizando os dados sobre as fraturas tratadas em Edimburgo entre julho de 2007 e junho de 2008,[29] o qual foi analisado na sétima edição do Fraturas em adultos de Rockwood e Green.[26] Na Escócia, a exclusão social é analisada com o uso do escore de Carstairs,[15] que se trata de um Z-escore que leva em conta cada código postal que, por sua vez, se fundamenta na superpopulação, desemprego masculino, situação doméstica e propriedade de um automóvel. O escore Carstairs tem sido empregado com êxito nas análises de exclusão em muitos ramos da medicina, inclusive na cirurgia ortopédica.[3,33,38,51] Com o uso do escore Carstairs, a população pode ser dividida em decis, em que o decil 1 é constituído pelo grupo mais rico, e o decil 10 constitui o grupo de pessoas menos ricas. O decil 10 contém os 10%

TABELA 3.9 Epidemiologia das fraturas em mulheres com 16-35 anos

	N	%	n/10⁵/ano	Politraumatismo (%)	Fraturas expostas (%)	Causas
Falanges dos dedos da mão	97	15,5	102,8	3,5	5,4	37,8% gd/agressão, 34,1% quedas
Rádio/ulna distal	94	15	99,6	3,2	1,1	72,3% quedas, 9,6% lesão esportiva
Metatarso	91	14,5	96,4	12,2	0	67% quedas, 12,1% gd/agressão
Falanges dos dedos do pé	70	11,1	74,1	0	5,7	55,2% gd/agressão, 40,9% quedas
Tornozelo	69	11	73,1	1,4	1,4	78,3% quedas, 15,9% lesão esportiva
Metacarpo	65	10,3	68,9	1,5	1,5	50,8% gd/agressão, 26,2% quedas
Antebraço proximal	53	8,4	56,2	1,9	0	79,2% quedas, 10,2% lesão esportiva
Carpo	19	3	20,1	0	0	84,2% quedas, 5,3% lesão esportiva
Clavícula	17	2,7	18	5,9	0	29,4% AA, 29,4% quedas
Úmero proximal	10	1,6	10,6	0	0	60% quedas, 20% lesão esportiva
Diáfise da tíbia	7	1,1	7,4	14,3	14,3	57,1% quedas, 28,6% lesão esportiva
Diáfise do úmero	6	1	6,4	0	0	66,6% quedas, 16,6% lesão esportiva
Mediopé	5	0,8	5,3	25	0	80% quedas, 20% lesão esportiva
Úmero distal	4	0,6	4,2	0	0	75% quedas, 25% escada/quedas de pequena altura
Calcâneo	4	0,6	4,2	25	0	75% queda de grande altura, 25% lesão esportiva
Diáfise do antebraço	4	0,6	4,2	0	0	75% quedas, 25% escada/quedas de pequena altura
Tíbia distal	3	0,5	3,2	33,3	0	66,7% queda de grande altura, 33,3% quedas
Pelve	2	0,3	2,1	50	0	50% AA, 50% lesão esportiva
Tíbia proximal	2	0,3	2,1	50	0	50% queda de grande altura, 50% quedas
Diáfise do fêmur	1	0,2	1,1	100	0	100% queda de grande altura
Patela	1	0,2	1,1	0	0	100% quedas
Fíbula	1	0,2	1,1	100	0	100% queda de grande altura
Fêmur distal	1	0,2	1,1	0	0	100% queda de grande altura
Tálus	1	0,2	1,1	0	0	100% lesão esportiva
Fêmur proximal	0	0	0	0	0	
Escápula	0	0	0	0	0	
	627	100	664,4	3,8	2,1	56,2% quedas, 18,6% gd/agressão

Estão listados o número, a prevalência e a incidência das diferentes fraturas; também estão listadas a prevalência de fraturas expostas e a de pacientes com politraumatismo. Estão destacadas as duas causas mais comuns de cada fratura (gd = golpe direto; AA = acidente automobilístico).

menos ricos da população. A Figura 3.2A ilustra a distribuição da população da área de influência da *Royal Infirmary* de Edimburgo, de acordo com os decis sociais, e a Figura 3.2B mostra a incidência de fraturas situadas dentro dos diferentes decis, tanto em homens como em mulheres. Pode-se perceber que existe uma diferença significativa entre a distribuição da população e suas fraturas. A análise estatística demonstra que não existe uma diferença significativa na incidência de fraturas em homens ou mulheres entre os decis 1 e 8, mas essa diferença passa a ser significativa nos decis 9 e 10. Além disso, ficou claro que o efeito da exclusão na incidência das fraturas é observado nos 10% mais socialmente excluídos da população.

A Tabela 3.12 lista a incidência de fraturas quando a exclusão social é levada em consideração. Com o ajuste dos números para idade, pode-se observar que, nos homens, a incidência global das fraturas nos indivíduos padecendo de grande exclusão social é cerca de 4 vezes a incidência para o restante da população; em mulheres, o índice equivalente é de aproximadamente 3,5. A diferença nas incidências é estatisticamente significativa para ambos os gêneros. A Tabela 3.12 também revela quais são as fraturas que, individualmente, exibem correlação entre incidência da fratura e exclusão social significativa.

Os tipos de fraturas mais comuns em homens excluídos são as do metacarpo, terço distal do rádio e ulna e falanges dos dedos das mãos, que constituem 55% de todas as fraturas na população socialmente excluída. Esse percentual contrasta com os 43% da população mais próspera. A Tabela 3.12 mostra que a incidência das fraturas da mão é significativamente mais alta no grupo excluído, em comparação com o grupo mais afluente, mas, é preciso ter em mente que, embora as fraturas da mão e do carpo constituam 35% do grupo mais excluído, tais lesões ainda constituem 30% para a população mais afluente. Presume-se que testosterona e álcool constituem fatores atuantes em todos os setores da população masculina.

Deve-se ter em mente que as fraturas da diáfise do fêmur em homens representam apenas a sexta fratura mais comum nos so-

TABELA 3.10 Epidemiologia das fraturas em mulheres com 36-64 anos

	N	%	n/10⁵/ano	Politraumatismo (%)	Fraturas expostas (%)	Causas
Rádio/ulna distal	331	25,4	273,7	4,3	0	89,7% quedas, 3,9% lesão esportiva
Tornozelo	191	14,6	157,9	1,6	1	88,5% quedas, 5,8% quedas de pequena altura
Metatarso	136	10,4	112,5	9,9	0	89,7% quedas, 4,4% gd/agressão
Falanges dos dedos da mão	122	9,4	100,9	6,7	4,5	41% quedas, 39,3% gd/agressão
Úmero proximal	111	8,5	91,8	5,4	0	88,3% quedas, 5,4% quedas de pequena altura
Antebraço proximal	100	7,7	82,7	7,1	1	80% quedas, 12% AA
Metacarpo	53	4,1	43,8	12,2	0	45,3% quedas, 39,6% gd/agressão
Fêmur proximal	45	3,5	37,2	6,7	0	77,8% quedas, 8,9% patológica
Carpo	41	3,1	33,9	9,8	0	87,8% quedas, 4,9% lesão esportiva
Falanges dos dedos do pé	27	2,1	22,3	20	6,1	85,2% gd/agressão, 14,8% quedas
Clavícula	25	1,9	20,7	0	3,7	44% quedas, 32% AA
Fíbula	18	1,4	14,9	0	0	77,7% quedas, 11,1% AA
Tíbia proximal	16	1,2	13,2	6,2	0	37,5% quedas, 18,7% lesão esportiva
Fêmur distal	13	1	10,7	18,2	0	100% quedas
Pelve	12	0,9	9,9	25	0	75% quedas, 16,6% AA
Diáfise da tíbia	12	0,9	9,9	0	0	66,6% quedas, 8,3% AA
Diáfise do úmero	11	0,8	9,1	0	0	90,9% quedas, 9,1% quedas de pequena altura
Calcâneo	9	0,7	9,1	0	0	44,4% quedas, 22,2% queda de grande altura
Diáfise do fêmur	7	0,5	5,8	0	0	85,7% quedas, 14,2% lesão esportiva
Patela	7	0,5	5,8	0	0	85,7% quedas, 14,2% quedas de pequena altura
Tíbia distal	5	0,4	4,1	0	0	80% quedas, 20% queda de grande altura
Mediopé	4	0,3	3,3	50	0	50% quedas, 25% quedas de pequena altura
Úmero distal	3	0,2	2,5	0	0	100% quedas
Diáfise do antebraço	2	0,2	1,7	0	0	50% lesão esportiva, 50% quedas de pequena altura
Escápula	2	0,2	1,7	50	0	50% quedas, 50% queda de grande altura
Tálus	1	0,1	0,8	100	0	100% quedas
	1.304	100	1.078,3	3,9	0,8	78,7% quedas, 9% quedas

Estão listados o número, a prevalência e a incidência das diferentes fraturas; também estão listadas a prevalência de fraturas expostas e a de pacientes com politraumatismo. Estão destacadas as duas causas mais comuns de cada fratura (gd = golpe direto; AA = acidente automobilístico).

cialmente excluídos e, de fato, são menos comuns do que as fraturas claviculares. Uma análise mais detalhada revela que 15,3% da população masculina mais próspera em Edimburgo se apresentam com fraturas do terço proximal do fêmur, em comparação com apenas 8,6% dos indivíduos mais excluídos. A análise também demonstra que os pacientes excluídos se apresentam com menos idade e com menor expectativa de vida. Ao que parece, mesmo em uma cidade próspera como Edimburgo, muitos dos homens socialmente excluídos não vivem o suficiente para sofrer uma fratura da diáfise do fêmur.[27]

Em mulheres, as incidências das fraturas do terço distal do rádio e da ulna e das fraturas do terço proximal do fêmur ascenderam para 295% e 232%, respectivamente, nas pessoas que sofriam grande exclusão social, e a Tabela 3.12 revela um aumento semelhante em outras fraturas. Na verdade, o maior aumento na incidência em fraturas das mulheres ocorre na fratura da diáfise do fêmur, em que foi observado um crescimento de 480% na incidência para a população socialmente muito excluída. Desconhece-se a razão para esse aumento considerável.

Em homens, a fratura da tíbia proximal teve aumento de 1.107%; as fraturas do terço distal do úmero, do mediopé e escápula tiveram aumentos de 940%, 835% e 723%, respectivamente. Parece ser sensato assumir que o efeito global da exclusão social é causado por várias comorbidades clínicas e sociais, que afetam tanto homens como mulheres, e que causarão aumento nos percentuais das fraturas, mas entre os homens, o comportamento mais agressivo pode explicar a maior diferença na incidência de uma série de fraturas.

Há evidências de que várias doenças estão relacionadas à exclusão social e foi demonstrado que a incidência das fraturas é afetada por fatores como domicílio rural ou urbano,[74,88] educação,[50] ocupação,[35] tipo de residência,[39] estado matrimonial,[39] e tabagismo e álcool.[4] Também há evidência de que a densidade mineral óssea (DMO) é afetada pela exclusão social.[9] Nos últimos anos, estudiosos têm demonstrado interesse no efeito da etnia na incidência das fraturas,[17,94] e vários autores alertaram para a diferente incidência de fraturas do terço proximal do fêmur em particular, em diferentes partes do mundo.[30,59,94] Também foi lem-

TABELA 3.11 Epidemiologia das fraturas em mulheres com ≥65 anos

	N	%	n/10⁵/ano	Politraumatismo (%)	Fraturas expostas (%)	Causas
Fêmur proximal	503	28,2	865,2	6,2	0	96,8% quedas, 1,8% quedas de pequena altura
Rádio/ulna distal	456	25,6	784,3	7,1	1,5	95,6% quedas, 2,9% quedas de pequena altura
Úmero proximal	208	11,7	357,8	9,2	0	93,8% quedas, 5,3% quedas de pequena altura
Tornozelo	123	6,9	211,6	5,7	2,4	95,1% quedas, 2,4% quedas de pequena altura
Pelve	69	3,9	118,7	8,7	0	97,1% quedas, 2,9% quedas de pequena altura
Metatarso	68	3,8	117	20	0	91,2% quedas, 4,4% quedas de pequena altura
Falanges dos dedos da mão	59	3,3	101,5	18	3,6	72,9% quedas, 15,3% gd/agressão
Antebraço proximal	50	2,8	86	16	4	94% quedas, 4% AA
Metacarpo	39	2,2	67,1	17,6	2,6	92,3% quedas, 2,4% quedas de pequena altura
Clavícula	35	2	60,2	5,7	0	91,4% quedas, 5,7% AA
Diáfise do fêmur	35	2	60,2	2,9	0	88,6% quedas, 5,7% patológica
Úmero distal	21	1,2	36,1	14,3	0	100% quedas
Patela	21	1,2	36,1	0	4,8	95,2% quedas, 4,8% gd/agressão
Diáfise do úmero	20	1,1	34,4	0	5	85% quedas, 10% patológica
Fêmur distal	16	0,9	27,5	12,5	6,2	81,2% quedas, 12,5% quedas de pequena altura
Diáfise do antebraço	11	0,6	18,9	9,1	0	90,9% quedas, 9,1% patológica
Tíbia proximal	10	0,6	17,2	20	0	70% quedas, 20% quedas de pequena altura
Carpo	9	0,5	15,5	11,1	0	88,9% quedas, 11,1% gd/agressão
Escápula	7	0,4	12	14,3	0	100% quedas
Tíbia distal	6	0,3	10,3	0	0	83,3% quedas, 16,6% quedas de pequena altura
Falanges dos dedos do pé	5	0,3	8,6	0	0	80% quedas, 20% gd/agressão
Calcâneo	4	0,2	6,9	25	0	100% quedas
Fíbula	3	0,2	5,2	63,3	0	66,6% quedas, 33,3% AA
Mediopé	2	0,1	3,4	0	0	50% queda de grande altura, 50% lesão esportiva
Diáfise da tíbia	1	0,06	1,7	0	100	100% quedas
Tálus	0	0		0	0	
	1.781	100	3.063,3	5	1,2	94,3% quedas, 2,9% quedas de pequena altura

Estão listados o número, a prevalência e a incidência das diferentes fraturas; também estão listadas a prevalência de fraturas expostas e a de pacientes com politraumatismo. Estão destacadas as duas causas mais comuns de cada fratura (gd = golpe direto; AA = acidente automobilístico).

brado que, nos Estados Unidos, homens afro-americanos e hispânicos que apresentam fraturas são mais jovens do que homens brancos.[94] Pressley et al.[84] chamaram a atenção para o paradoxo dos homens afro-americanos nos Estados Unidos: esses indivíduos apresentam maior DMO, mas também incidência mais elevada de fraturas do que homens brancos. É provável que esses achados tenham relação com a exclusão social. É difícil estudar a etnia na Escócia, mas foi demonstrada uma relação entre etnia e exclusão social em outras áreas da medicina,[14,98] sendo aparentemente provável que tal aspecto tenha importância na epidemiologia das fraturas.

Curvas de distribuição das fraturas

As mais antigas curvas de distribuição de fraturas, baseadas na idade e no gênero, foram propostas por Buhr e Cooke.[20] Esses autores analisaram 8.539 fraturas ao longo de um período de 5 anos em Oxford, Inglaterra, e propuseram cinco curvas básicas. A curva do tipo A afetava homens jovens e de meia-idade e foi batizada por seus autores como "a curva dos assalariados". Essa curva é equivalente à nossa curva do tipo B (Fig. 3.3). Buhr e Cooke sugeriram que essa curva ocorria em pacientes que se apresentavam com fraturas de mão, maléolo medial, metatarso, falanges do pé e coluna vertebral. Já a curva em forma de "J" afetava homens e mulheres com mais idade e obviamente descrevia fraturas por fragilidade ou por osteoporose. É equivalente à nossa curva do tipo F (Fig. 3.3). Buhr e Cooke afirmaram também que as fraturas do terço proximal do úmero, diáfise do úmero, terço proximal do fêmur e pelve, juntamente com as fraturas bimaleolares do tornozelo, resultavam em uma curva em forma de "J". A terceira curva era em forma de "L" que afetava homens e mulheres mais jovens e era equivalente à nossa curva do tipo C (Fig. 3.3). Essa curva, diziam, ocorria em fraturas do terço distal do úmero, da diáfise da tíbia e claviculares. Também descreveram duas curvas compostas com uma distribuição bimodal para os homens e unimodal para as mulheres, ou com uma distribuição unimodal para os homens e bimodal para as mulheres. Essas curvas são equivalentes às nossas curvas dos tipos D e G (Fig. 3.3). Buhr e Cooke informaram também que essas curvas descreviam fraturas do rádio proximal e distal, da diáfise do fêmur, do terço proximal da tíbia e da fíbula proximal e do maléolo lateral.

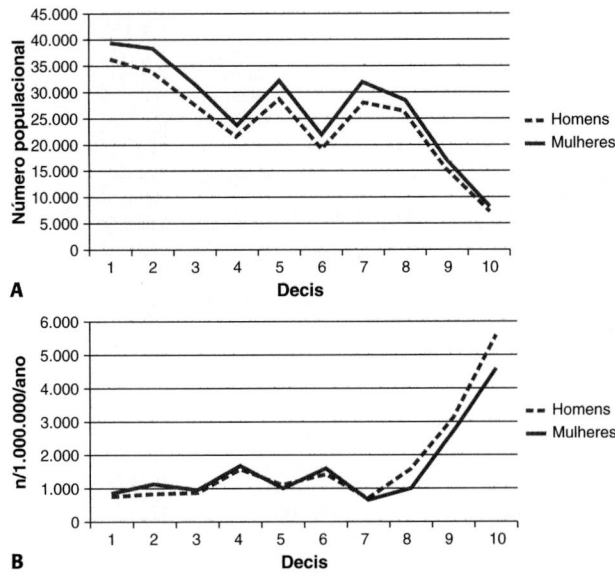

FIGURA 3.2 Números populacionais nos diferentes decis sociais na área de influência de Edimburgo (**A**) e números de fraturas na mesma área (**B**).

TABELA 3.12 Efeito da exclusão social na incidência de fraturas

	Incidência da fratura (n/10^5/ano)			
	Homens (1–8)	Homens (9–10)	Mulheres (1–8)	Mulheres (9–10)
Rádio/ulna distal	120,7	475,3	254,3	749,8[a]
Metacarpo	188,1	748,8[a]	44,1	153,1[a]
Fêmur proximal	80,8	219,7[a]	194,7	451,4[a]
Tornozelo	105,5	327,3[a]	103,3	345,5[a]
Falanges dos dedos da mão	159,6	457,3[a]	78	219,8[a]
Úmero proximal	54,6	197,3	106,9	341,5[a]
Metatarso	61,3	139[a]	78,8	251,2[a]
Antebraço proximal	58	206,3[a]	58,4	172,7[a]
Clavícula	71,3	228,7[a]	24,5	78,5[a]
Falanges dos dedos do pé	23,8	94,2[a]	18,8	47,1[a]
Carpo	48,5	179,3[a]	16,7	78,5[a]
Pelve	18,5	58,3[a]	22,9	82,4
Diáfise do fêmur	14,7	35,8[a]	13,9	66,7
Diáfise do úmero	11,9	44,8[a]	10,2	31,4
Diáfise da tíbia	21,8	67,3[a]	5,7	7,8
Calcâneo	13,3	62,8[a]	4,1	7,8
Tíbia proximal	8,1	89,7[a]	13,9	39,3[a]
Diáfise do antebraço	20	62,8[a]	4,9	15,7
Patela	6,2	22,4	11	39,3
Úmero distal	4,3	40,4[a]	11,4	19,6
Tíbia distal	12,8	35,9	6,5	11,8
Escápula	6,2	44,8[a]	8,6	31,4[a]
Fêmur distal	5,7	9[a]	7,3	31,4[a]
Mediopé	4,3	35,9	5,3	27,5[a]
Tálus	7,6	17,9	4,1	7,8
	1.078	3.918,9[a]	1.096,9	3.317,1[a]

A população foi dividida em decis 1-8 e decis 9-10 (ver texto).
[a]Fraturas em que há correlação estatística entre incidência e exclusão social.

Estudos mais recentes produziram curvas de distribuição semelhantes. Knowelden et al.[64] analisaram pacientes com mais de 35 anos em Dundee, Escócia, e Oxford, Inglaterra. Esses autores demonstraram que, sem exceção, as fraturas de úmero proximal, pelve e terço proximal do fêmur demonstravam uma curva osteoporótica do tipo F (Fig. 3.3). Interessa observar que esses autores tinham uma curva do tipo A (Fig. 3.3) para fraturas da diáfise do fêmur, mas registraram que a mais elevada incidência de fraturas da diáfise do fêmur ocorria em idosos. Donaldson et al.[31] elaboraram quatro curvas para fraturas do terço proximal do fêmur, terço proximal do úmero, terço distal do rádio e da diáfise da tíbia e fíbula, bastante parecidas com as curvas mostradas na Figura 3.3. Johansen et al.[56] construíram oito curvas abrangendo diferentes áreas do corpo: quadril, coluna vertebral, membro superior, pelve, antebraço e punho, tornozelo, mão, dedos da mão e polegar, e pé e dedos do pé. Essas curvas são muito parecidas com as curvas ilustradas na Figura 3.3.

A análise da incidência em diferentes tipos de fraturas demonstra que existem oito curvas de distribuição de fraturas básicas, que estão ilustradas na Figura 3.3. Quase todas as fraturas exibem distribuição unimodal, afetando pacientes mais jovens ou mais idosos, mas algumas fraturas exibem distribuição bimodal, em que pacientes mais jovens e mais idosos são afetados, mas com incidência mais baixa na meia-idade. Se for realizada uma análise em separado de homens e mulheres, será possível construir as curvas de distribuição ilustradas na Figura 3.3. Deve-se ter em mente que as curvas mostradas nessa figura são diagramáticas. As alturas relativas dos picos das curvas irão variar, mas os padrões gerais das curvas permanecerão apropriados para todas as fraturas.

Com frequência acredita-se que uma curva do tipo A seja uma curva típica para fraturas, com uma distribuição unimodal em homens mais jovens e em mulheres mais idosas. Em geral, o pico para homens jovens é mais alto do que o pico para mulheres idosas, embora isso não ocorra em todas as fraturas. Um exemplo é a fratura metatarsal, em que o pico para homens jovens e o pico para mulheres idosas se situam em uma altura parecida. Curvas do tipo A são observadas em fraturas de escápula, terço distal do rádio, diáfise da tíbia, tornozelo e metatarso. Nas curvas do tipo B, também ocorre distribuição unimodal para homens jovens, mas as fraturas em mulheres ocorrem em número relativamente pequeno ao longo das décadas. Em geral, as curvas do tipo B são observadas na mão e afetam carpo, metacarpo e dedos. No entanto, também são características das fraturas da cabeça do fêmur.

Em fraturas do tipo C, tanto homens como mulheres têm distribuição unimodal. Essas fraturas são raras após a meia-idade e tendem a ocorrer no pé, afetando dedos, mediopé e tálus. Nas fraturas do tipo D, nota-se uma distribuição unimodal para os homens jovens, mas a distribuição das mulheres é bimodal, afetando jovens e idosas. Em geral, o segundo pico tem início por volta da menopausa. As curvas do tipo D são observadas em fraturas do antebraço proximal, diáfises do antebraço e do teto tibial.

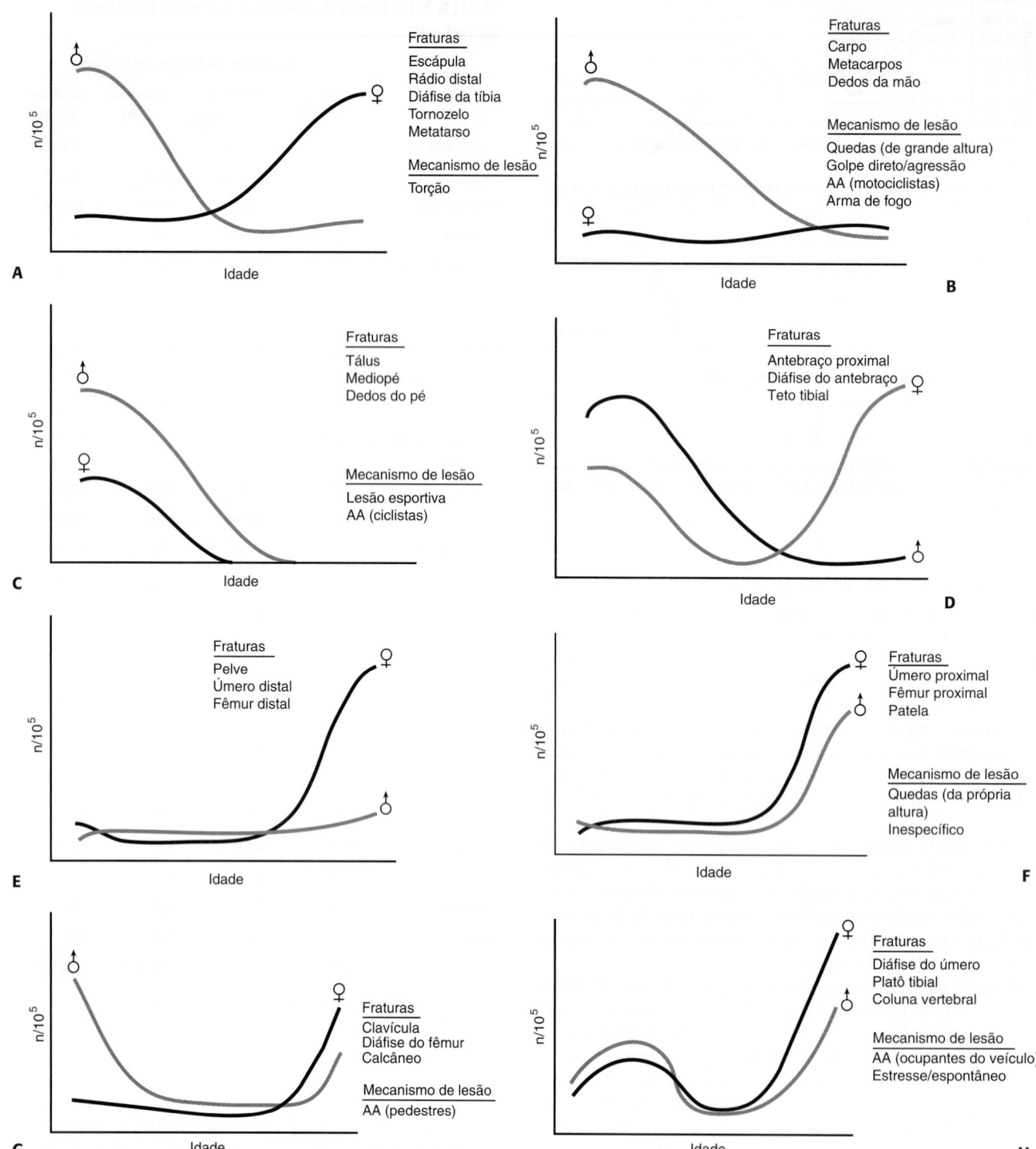

FIGURA 3.3 Curvas de distribuição de oito fraturas. Ver Tabela 3.13 para a lista de curvas de distribuição para diferentes fraturas. AA: acidente automobilístico.

As fraturas do tipo E são o oposto das fraturas do tipo B. Fraturas do tipo E exibem distribuição unimodal para as mulheres, sobretudo idosas, com incidência mais baixa e relativamente constante das fraturas em homens ao longo das décadas de vida. O padrão do tipo E é observado em fraturas pélvicas, fraturas do terço distal do úmero e fraturas do terço distal do fêmur. Isso talvez surpreenda alguns cirurgiões ortopédicos, acostumados em examinar pacientes jovens do gênero masculino com essas fraturas em seguida a um trauma de alta energia. No entanto, se a epidemiologia completa dessas fraturas for analisada na comunidade, passará a ser evidente que lesões de alta energia são relativamente raras, em comparação com lesões de mais baixa energia observadas mais para o final da vida.

As fraturas do tipo F são o oposto das fraturas do tipo C. Nas fraturas do tipo F, tanto homens como mulheres exibem distribuição unimodal, em que idosos são afetados e com uma incidência mais alta em mulheres. Esse padrão é característico das fraturas do terço proximal do úmero, terço proximal do fêmur e patela. Há alguma variação, quando ocorre aumento na incidência das fraturas. Em geral, essa variação ocorre mais precocemente em mulheres *versus* homens e normalmente se dá por volta da menopausa nas fraturas do terço proximal do úmero e nas fraturas da patela, mas um pouco mais tarde nas fraturas do terço proximal do fêmur.

Nas fraturas do tipo G, as mulheres exibem distribuição unimodal que afeta as idosas, e os homens exibem uma distribuição bimodal que afeta tanto jovens como idosos, com incidência mais alta nos jovens. Essa distribuição é observada em fraturas do calcâneo, da clavícula e da diáfise do fêmur. As fraturas do tipo H são peculiares, visto que tanto homens como mulheres exibem distribuição bimodal. Esse padrão de fratura é observado em fraturas da diáfise do úmero, platô tibial e coluna vertebral cervical.

Pode-se usar o sistema de oito curvas ilustrado na Figura 3.3 para a definição de outras fraturas. Embora a Tabela 3.13 demonstre que as fraturas do tornozelo têm distribuição do tipo A, a análise dos diferentes tipos dessas lesões demonstra que apenas as fraturas do maléolo lateral têm distribuição do tipo A. Fraturas do maléolo medial têm distribuição do tipo D, e as fraturas suprassindesmóticas do tornozelo têm distribuição do tipo C. Tanto fraturas bimaleolares como trimaleolares são fraturas por fragilidade, com distribuição do tipo E. Analogamente, as fraturas do antebraço proximal têm distribuição do tipo D ao serem consideradas em conjunto, mas uma análise mais aprofundada demonstra que as fraturas do colo do rádio têm distribuição do tipo A, enquanto as fraturas da cabeça do rádio têm distribuição do tipo H. Tanto as fraturas do olécrano como as do terço proximal do rádio e da ulna têm distribuição do tipo F, e devem ser consideradas como fraturas por fragilidade. As curvas de distribuição para as diferentes fraturas estão listadas na Tabela 3.13, que também relaciona as curvas de distribuição para os diferentes tipos de fraturas.

Mudanças na epidemiologia

Não há dúvida que a epidemiologia das fraturas está mudando com muita rapidez. Isso se deve a diversos fatores que refletem uma enorme mudança na situação econômica e da saúde de muitos países. É enorme o volume de artigos na literatura que estudam a crescente frequência das fraturas por fragilidade que, segundo se acredita, são secundárias às melhores condições de saúde e à expectativa de uma vida mais longa para os membros mais idosos da população.[5,48,57,61,62,73] No entanto, a mudança na epidemiologia das fraturas é muito mais ampla do que esses fatores deixam prever e reflete a importante legislação que trata da segurança industrial e de trânsito em muitos países desde a Segunda Guerra Mundial. As mudanças estão claramente ilustradas na Tabela 3.1 e também ficam evidentes na comparação entre nossa epidemiologia para o período de 2010-2011 com a epidemiologia de Buhr e Cooke,[13] que analisaram mais de 8.500 pacientes entre 1938 e 1956, em Oxford, Inglaterra. Esses autores prefaciaram seu artigo detalhando as mudanças em saúde com que tinham se deparado. Afirmaram que doenças como varíola, difteria, febres entéricas e raquitismo tinham sido praticamente eliminadas e que tinham sido substituídas por novas doenças virais, riscos da radiação e doenças degenerativas. Observaram ainda que, na população idosa, degeneração cardiovascular, acidente vascular encefálico (AVE), diabete, osteoartrite e fraturas representavam problemas tão urgentes como as grandes infecções de algumas décadas antes.

TABELA 3.13 Curvas de distribuição na Figura 3.3 aplicadas a diferentes fraturas

Localização da fratura			
Clavícula	G	Fêmur proximal	F
Medial	A	Cabeça	B
Diafisária	G	Colo	F
Lateral	A	Intertrocantérica	F
Escápula	A	Subtrocantérica	F
Intra-articular	A	Diáfise do fêmur	G
Extra-articular	A	Fêmur distal	E
Úmero proximal	F	Patela	F
Diáfise do úmero	H	Tíbia proximal	H
Úmero distal	E	Diáfises da tíbia e da fíbula	A
Antebraço proximal	D	Diáfise da tíbia	B
Cabeça do rádio	H	Diáfise da fíbula	A
Colo do rádio	A	Tíbia distal	D
Olécrano	F	Tornozelo	A
Rádio e ulna	F	Maléolo medial	D
Diáfises do antebraço	D	Maléolo lateral	A
Rádio	A	Bimaleolar	E
Ulna	H	Trimaleolar	E
Rádio e ulna	A	Suprassindesmótica	C
Rádio/ulna distal	A	Tálus	C
Ulna distal	A	Colo	C
Carpo	A	Corpo	C
Escafoide	B	Calcâneo	G
Piramidal	A	Intra-articular	B
Hamato	B	Extra-articular	G
Trapézio	B	Mediopé	C
Metacarpo	B	Metatarso	A
Falanges dos dedos da mão	B	Falanges dos dedos do pé	C
Pelve	E	Coluna vertebral cervical	H
Acetábulo	G	Coluna vertebral toracolombar	F
Tipos de fratura			
Periprotética	F		
Exposta	G		
Politraumatismo	A		
Por fadiga	C		
Por insuficiência	F		

Também estão mostradas as curvas de diferentes tipos de fratura. Nessa seção, o termo "Politraumatismo" se aplica a várias fraturas, e não a várias lesões.

Buhr e Cooke[13] identificaram com clareza os problemas que a osteoporose representava nas décadas de 1940 e 1950. Esses autores salientaram a prevalência de fraturas do terço proximal do fêmur, particularmente em mulheres, tendo ainda observado que, nas fraturas patológicas não malignas, um terço delas era causado pela "osteoporose senil".

No entanto, quando os resultados desses autores são examinados, fica claro que a situação mudou dramaticamente. Eles definiram cinco curvas de distribuição das fraturas. A curva do tipo A desses autores, dos "assalariados", correspondia à nossa curva do tipo B, que afeta homens jovens. A curva do tipo L, dos "pré-assalariados", equivalia à nossa curva do tipo C, afetando homens e mulheres mais jovens, e a curva do tipo J, dos "pós-assalariados", era igual à nossa curva F, que afeta homens e mulheres mais idosos. Buhr e Cooke também afirmavam que existiam duas curvas compostas com distribuições bimodais, que afetavam homens e mulheres. Essas curvas eram idênticas às nossas curvas D e H.

Esses autores categorizaram 22 fraturas diferentes, e uma comparação de sua distribuição com a nossa sugere diferenças sociais e médicas consideráveis entre os dois períodos. Buhr e Cooke[13] classificaram fraturas carpais, metacarpais, das falanges dos dedos da mão, do maléolo medial, tarsais, metatarsais, da falange dos dedos do pé e da coluna vertebral como fraturas do tipo B. A Tabela 3.13 demonstra que o intervalo de 50-60 anos alterou consideravelmente a situação e apenas as fraturas metacarpais e das falanges dos dedos da mão ainda exibem distribuição de tipo B. Atualmente, os cirurgiões atendem um número muito maior de mulheres com as outras fraturas.

Naquela época, as fraturas osteoporóticas do tipo F em mulheres eram semelhantes às nossas. Buhr e Cooke[13] perceberam que a fratura da diáfise do úmero era uma fratura osteoporótica e se a epidemiologia das fraturas da diáfise do úmero for comparada com as fraturas do terço distal do rádio e da ulna listadas na Tabela 3.3, aparentemente eles estavam corretos. Buhr e Cooke[13] listaram as fraturas do terço distal do úmero e da clavícula como lesões do tipo C e, também nesse caso, uma revisão da Tabela 3.11 mostra que, atualmente, a expectativa dos cirurgiões é de muitas mulheres idosas com essas fraturas. Portanto, a principal diferença entre os dois períodos está no número visto de fraturas em mulheres agora, mas que não eram observadas nas décadas de 1940 e 1950. Esse quadro deve refletir a mudança no papel exercido pelas mulheres na sociedade e também o fato de que, atualmente, um tratamento clínico e cirúrgico bem-sucedido, incluindo da artroplastia das articulações, permite que mulheres idosas sofram fraturas que não teriam sofrido no passado.

Outros estudos indicam que a maior incidência de fraturas atualmente observada se deve principalmente a um aumento significativo na incidência de fraturas em mulheres. Em um estudo realizado entre 1954 e 1958 em Dundee, Escócia, e em Oxford, Inglaterra, Knowelden et al.[64] examinaram a incidência de fraturas em pacientes com >35 anos e observaram que as incidências das fraturas listadas na Tabela 3.3 em homens e mulheres em Dundee foram 1.017,3 e 921,3/10^5/ano, respectivamente, com as equivalências em Oxford sendo de 811,4/10^5/ano e 871,5/10^5/ano. As incidências equivalentes em Edimburgo em 2010-2011 foram 1.062,5/10^5/ano e 1.711,6/10^5/ano. Portanto, em 50-55 anos a incidência de fraturas em homens na Escócia aumentou em 4,4%, enquanto a incidência de fraturas em mulheres aumentou em 85,7%. O aumento da incidência em homens é menor, mas o espectro de fraturas nos pacientes masculinos mudou consideravelmente ao longo desse período. Atualmente, ocorre um número muito menor de fraturas industriais e um número muito maior de fraturas relacionadas a quedas e, em consequência, é menor o número de fraturas da mão e do pé em homens.

A continuação na mudança da epidemiologia das fraturas nos últimos anos fica ilustrada pela referência à Tabela 3.14. Essa tabela mostra a incidência, média de idade e prevalência das quedas da própria altura como causa de seis tipos de fraturas tratadas em Edimburgo em três períodos. Os resultados foram coligidos de pacientes com ≥15 anos de idade em 3 anos estudados, ao longo de um período de 20 anos, com o uso de dados prospectivamente coletados na mesma área de influência. Quatro dos tipos de fraturas são as clássicas fraturas por fragilidade do terço proximal do úmero, terço distal do rádio e da ulna, pelve e terço proximal do fêmur, e os dois tipos restantes são as principais lesões diafisárias do membro inferior, as fraturas da diáfise do fêmur e da tíbia. A Tabela 3.14 mostra que existem diferenças consideráveis na epidemiologia de todas as fraturas, mas as mudanças variam entre diferentes fraturas. Fica bastante claro que a incidência global das fraturas do terço proximal do úmero e do terço distal do rádio aumentou ao longo dos últimos 20 anos, tanto em homens como em mulheres. Não é o caso das fraturas pélvicas nem da incidência global das fraturas do terço proximal do fêmur. No entanto, a Tabela 3.14 revela aumento significativo na incidência de fraturas do terço proximal do fêmur em homens nos últimos 20 anos, supostamente porque os homens estão vivendo por mais tempo.

A comparação das incidências de fraturas da diáfise do fêmur e da tíbia revela diferenças consideráveis em sua epidemiologia. A fratura da diáfise do fêmur não mudou em termos de incidência, mas a incidência das fraturas da diáfise da tíbia diminuiu sensivelmente nos últimos 20 anos. A incidência global declinou, de 24,4/10^5/ano para 13,3/10^5/ano, com declínio observado tanto em homens como em mulheres. É provável que essa diferença tenha ocorrido porque a fratura da diáfise do fêmur é essencialmente uma fratura por fragilidade, enquanto a fratura da diáfise da tíbia não é.

O exame da idade dos pacientes e da prevalência das fraturas causadas por uma queda da própria altura demonstra que não ocorreram diferenças importantes nas fraturas do terço proximal do úmero ou do terço distal do rádio nos últimos 20 anos. Contudo, a média de idade dos pacientes que se apresentam com fraturas pélvicas está aumentando, tanto em homens como em mulheres, embora esse aumento seja mais substancial nos homens. Isso ocorre porque atualmente estão ocorrendo menos fraturas pélvicas de alta energia e mais fraturas de menor energia em uma população masculina que está vivendo mais tempo. Essa suposição parece ser confirmada pelo aumento numérico das fraturas pélvicas causadas por quedas da própria altura. A média de idade dos homens que se apresentam com fraturas do terço proximal do fêmur também está aumentando, embora não tenham sido observadas outras diferenças.

As diferenças observadas em fraturas pélvicas se refletem na fratura da diáfise do fêmur, caso em que é claramente notado aumento da média de idade e maior prevalência de fraturas causadas por quedas da própria altura. O mesmo é observado na fratura da diáfise da tíbia, embora essa lesão seja peculiar, visto estar diminuindo a média de idade das mulheres que se apresentam com essa fratura.

A fratura da diáfise da tíbia é um exemplo muito bom da mudança ocorrente na epidemiologia de uma fratura não causada por fragilidade. Uma revisão das incidências das fraturas da diáfise da tíbia na Europa em épocas diferentes demonstra que essa lesão vem declinando consideravelmente. A análise da literatura fica complicada pelo fato de que, com frequência, diferentes faixas etárias dos pacientes são avaliadas e, em alguns casos, crianças e adolescentes são incluídos. No entanto, pelo cálculo das incidências nas faixas etárias equivalentes, podem aflorar tendências. Knowelden et al.[64] demonstraram uma incidência de fraturas da diáfise da tíbia de 17,3/10^5/ano em pacientes com >35 anos em Dundee, Escócia, em 1954-1958. A incidência equivalente em Edimburgo em 1991 foi de 18/10^5/ano e em 2010-2011, 12,3/10^5/ano. Tendências parecidas também foram observadas pela exa-

TABELA 3.14 Incidência, média de idade e prevalência das fraturas em pacientes ≥15 anos causadas por quedas da própria altura para seis fraturas comuns tratadas em três épocas diferentes

	Incidência (n/10⁵/ano)			Média de idade (anos)		Quedas da própria altura (%)	
	Geral	Homens	Mulheres	Homens	Mulheres	Homens	Mulheres
Úmero proximal							
1993	47,2	28,7	63,8	56	69,9	76,1	89,2
2000	65,1	41,4	86,3	57,4	68	71,3	84,7
2010/11	92,4	61	120,3	59,2	68,9	73,1	90,9
Rádio/ulna distal							
1991	158,3	87,3	221,5	42	64,2	54,4	83,5
2000	201,5	131,5	264	38	63,3	39,2	81,2
2010/11	235,9	139,3	322,2	43,7	63,4	50,6	91,3
Pelve							
1991	21,6	16,3	26,3	46	73,6	28,9	73,9
2000	17,6	11,1	23,4	50,4	77,8	29,6	84,4
2010/11	22,9	14,7	30,4	64,7	80,4	56,4	91,6
Fêmur proximal							
1991	143,8	57,4	220,8	71,9	80,2	86,6	91,2
2000	133,7	74,1	208,8	74,5	82,6	83,4	95,3
2010/11	145,5	84	200,4	78	81,1	88,3	95,3
Diáfise do fêmur							
1991	8,9	8,6	9,2	39,5	62	25	54,2
2000	10,4	7,8	12,8	35,9	78,4	35	80
2010/11	8,3	8,6	8	63,4	75,6	42,8	86,4
Diáfise da tíbia							
1991	24,4	37,2	13	32,8	60,7	16,1	52,9
2000	18,5	24,6	11	35,8	49,5	18,3	50
2010/11	13,3	20,1	7,3	41	43,6	36,7	65

minação da literatura da Suécia.[36,103] Emami et al.[36] compararam a incidência de fraturas da diáfise da tíbia em 1971-1975 e 1986-1990. Suas incidências em pacientes com ≥20 anos foram de 40,6 e 31,9/10⁵/ano, respectivamente. Em Edimburgo em 1991 a incidência de fraturas da diáfise da tíbia em pacientes com ≥20 anos foi de 24,7/10⁵/ano. Portanto, fica claro que a incidência dessas fraturas vem caindo desde a Segunda Guerra Mundial – e continua a cair.

Uma revisão da epidemiologia das fraturas da diáfise da tíbia em Edimburgo entre 1990/2007 revelou um declínio progressivo, tanto em homens como em mulheres. Em homens, a incidência caiu de 43,6/10⁵/ano para 25/10⁵/ano e, em mulheres, de 15,8/10⁵/ano para 6,2/10⁵/ano. A análise demonstrou a ocorrência de um declínio estatisticamente significativo na incidência em homens com idades de 15-34 anos, e em homens e mulheres com ≥65 anos. Uma revisão das fraturas expostas apresentadas entre 1990/2007 também revelou declínio estatisticamente significativo na incidência dessa fratura, tanto para homens como para mulheres, com o maior declínio na incidência observado em mulheres com ≥65 anos. Não foi observado decréscimo na incidência de fraturas de Gustilo do tipo I, mas isso ocorreu nas fraturas de Gustilo II e III, sendo que as fraturas de Gustilo III tiveram o maior declínio em incidência.

Uma revisão das causas de fraturas da diáfise da tíbia demonstrou declínio nas fraturas relacionadas a quedas da própria altura em mulheres com ≥65 anos e também nas fraturas por fragilidade relacionadas à prática de esportes e a acidentes automobilísticos. Os dados demonstraram um declínio significativo nas fraturas da tíbia entre pedestres homens com 35-64 anos e mulheres com ≥65 anos.

Os diversos estudos citados nesse capítulo demonstram que vem ocorrendo um declínio significativo nas fraturas da diáfise da tíbia desde a Segunda Guerra Mundial.[36,103] Inicialmente, presumia-se que esse declínio estava relacionado à legislação de segurança industrial e no local de trabalho; no entanto, ultimamente acredita-se que grande parte do declínio deva ser decorrente de uma redução nas fraturas associadas a acidentes automobilísticos. No entanto, também ocorreu declínio nas fraturas da tíbia relacionadas à prática de esportes e, em homens jovens, essa diminuição global pode simplesmente estar relacionada a um estilo de vida mais sedentário. Em mulheres idosas, supõe-se que a diminuição nas fraturas de pedestres esteja ligada à redução na idade ilustrada na Tabela 3.14. As fraturas da diáfise da tíbia são peculiares, pois foi observado em mulheres idosas um declínio na incidência e presume-se que tal fenômeno tenha relação com o fato de que as fraturas da tíbia não são fraturas osteoporóticas e que, além disso, as causas de tais fraturas estão mudando.

O declínio na incidência observado em diferentes fraturas teve efeito nas curvas de distribuição. Buhr e Cooke[13] definiram as fraturas da tíbia como pertencentes a uma curva do tipo C, mas à medida que as mulheres foram sendo mais afetadas, o traçado mudou para uma curva do tipo A. As Tabelas 3.9 a 3.11 e a Tabela 3.14 mostram declínio em mulheres idosas e aparentemente a curva de distribuição continua a mudar, podendo ocorrer que, no futuro, haja necessidade de uma nova curva com distribuição bimodal em homens e unimodal apenas em mulheres jovens.

Muito tem sido escrito sobre a epidemiologia das fraturas por fragilidade nos últimos 10-20 anos. A suposição é que as fraturas por fragilidade estão aumentando em termos de incidência, mas é surpreendentemente difícil saber se isso realmente está ocorrendo e, em caso afirmativo, se vale para todas as fraturas por fragilidade ou apenas para algumas delas. Um bom exemplo dessa confusão pode ser encontrado na literatura sobre fraturas do terço proximal do úmero. Não há dúvida que essas fraturas aumentaram em frequência desde a Segunda Guerra Mundial. Knowelden et al.,[64] em sua análise de pacientes com >35 anos em Dundee, Escócia, em 1954-1958, relataram uma incidência de 44/10^5/ano (32,8/10^5/ano em homens e 52,2/10^5/ano em mulheres). A Tabela 3.14 mostra a incidência da fratura do terço proximal do úmero na população de Edimburgo ao longo de um período de 18 anos, mas, se forem analisados os pacientes com >35 anos, a incidência dessas fraturas em 1993 é de 69,5/10^5/ano (39,9/10^5/ano em homens e 94,1/10^5/ano em mulheres). No período de 2010/2011, a incidência foi de 136,6/10^5/ano (88/10^5/ano em homens e 178,2/10^5/ano em mulheres). Portanto, houve uma elevação progressiva na incidência das fraturas do terço proximal do úmero na Escócia nos últimos 55-60 anos. Uma revisão da literatura da Suécia também revela elevação na incidência entre 1950/1982,[5] embora a incidência no início da década de 1950 tenha sido ligeiramente mais alta do que a registrada por Knowelden et al.[64] No entanto, Kannus et al.,[62] em um estudo das fraturas do terço proximal do úmero em mulheres com ≥80 anos na Finlândia entre 1970/2007, demonstraram que a incidência nessa faixa etária era de 88/10^5/ano em 1970 e de 304/10^5/ano em 1995, mas não ocorreu qualquer outra elevação e, em 2007, a incidência estava em 298/10^5/ano. É interessante notar que os números comparativos para as mulheres de Edimburgo foram 285,5/10^5/ano em 1993 e 497,7/10^5/ano em 2010-2011. Assim, a incidência em Edimburgo na década de 1990 não foi diferente da incidência finlandesa, mas a incidência de fraturas do terço proximal do úmero da Escócia continuou a aumentar. Tendo em vista as semelhanças entre a Finlândia e a Escócia, não é possível propor uma explicação óbvia para essa diferença, mas parece provável que a incidência esteja aumentando.

A fratura que tem recebido a maior atenção na literatura epidemiológica é a fratura do terço proximal do fêmur. Não há dúvida de que essa fratura também aumentou em incidência, mas nota-se considerável variação em sua atual incidência em todo o mundo e também se discute se, atualmente, a incidência das fraturas do terço proximal do fêmur está declinando nos países desenvolvidos.[19] As mais antigas incidências disponíveis são provenientes de Rochester, Minnesota, nos Estados Unidos, onde Melton et al.[73] estudaram as incidências das fraturas do terço proximal do fêmur em seis períodos distintos entre 1928-1992. Esses autores analisaram as incidências desse tipo de fratura na população inteira daquela cidade e observaram que, no período de 1928-1942, as incidências em homens e mulheres eram de 7,3/10^5/ano e 46,9/10^5/ano. Melton et al. documentaram elevação na incidência, tanto em homens como em mulheres, até 1963-1972, quando as incidências estavam em 69,3/10^5/ano e 125/10^5/ano, respectivamente. Dessa época em diante a incidência em homens continuou a aumentar até 1983-1992, quando do atingiu 82,2/10^5/ano, mas nas mulheres a incidência se estabilizou, ficando em 115,2/10^5/ano em 1983-1992. Contudo, Melton et al. também publicaram as incidências das fraturas do terço proximal do fêmur em Olmsted County, Minnesota,[74] e afirmaram que, em homens e mulheres com ≥35 anos de idade no período de 1989-1991, as incidências eram de 142 e 219/10^5/ano, respectivamente. As incidências parecem ser diferentes, mas pode ter ocorrido aumento nas incidências durante o período de 1983-1992. Knowelden et al.[64] afirmaram que no período de 1954-1958 em Dundee, Escócia, as incidências das fraturas do terço proximal do fêmur em homens e mulheres >35 anos eram de 43,4 e 105,4/10^5/ano, sendo mais baixas do que as incidências em Rochester, Minnesota, em período similar. As atuais incidências dessas fraturas em Edimburgo em homens e mulheres com >35 anos são 131,7/10^5/ano e 233,4/10^5/ano, respectivamente. Esses números são equivalentes aos obtidos em Olmsted County em 1989-1991. É difícil saber por que deveria haver uma diferença, mas isso pode refletir uma melhor saúde dos homens em Olmsted County.

A Tabela 3.15 mostra a incidência de fraturas do terço proximal do fêmur em diferentes partes do mundo e em diferentes épocas.[2,6,66,86] Todos os estudos abordaram pacientes com ≥50 anos e as populações eram compostas integralmente de brancos, ou foram ajustadas para a população estadunidense branca. Os resultados encerram muitos dos problemas existentes na definição da incidência das fraturas do quadril. Em comparação com o que ocorre em outras partes do mundo, os estudos escandina-

TABELA 3.15 Incidência de fraturas do terço proximal do fêmur, relatadas em diversas partes do mundo

País	Incidência (n/10^5/ano)		Comentários
	Homens	Mulheres	
Suécia[6]			
1993–1996	390	706	Incidência em declínio, exceto para mulheres ≥90 anos
2001–2005	317	625	
Suécia[86]			
1987 (rural)		710	Apenas mulheres
1987 (urbano)		750	Sem alteração na incidência
2002 (rural)		600	
2002 (urbano)		690	
Hong Kong[66]	180	459	Todas em 1997–1998
Singapura[66]	164	442	Idade ajustada para a população dos EUA
Malásia[66]	88	218	
Tailândia[66]	114	269	
Japão[2]			
1987–1988	59,2	245	Idade ajustada para a população dos EUA
2004	115,2	453,7	
Escócia			
1991	134,5	514,3	
2010–2011	224,7	494,4	

Todos os estudos[2,6,66,86] relataram pacientes com ≥50 anos e todos foram realizados com base em populações caucasianas, ou com a idade ajustada para a população caucasiana dos EUA.

vos[6,86] revelam incidências muito mais altas em homens e em mulheres, mas as duas pesquisas discordam quanto a estar, ou não, ocorrendo declínio na incidência das fraturas na Suécia. A incidência em homens japoneses é muito baixa[2] em comparação com a que ocorre em mulheres, e, em geral, a incidência em homens é mais alta no norte da Europa.[6,86]

Muitos outros estudos foram publicados sobre a incidência das fraturas do quadril, mas frequentemente as faixas etárias são diferentes. Chang et al.[18] demonstraram que a incidência das fraturas do terço proximal do fêmur na Austrália em pacientes com ≥60 anos era de $329/10^5$/ano em homens e $759/10^5$/ano em mulheres no período de 1989-2000 – valores não diferentes dos resultados na Suécia, mostrados na Tabela 3.15. Kanis et al.[59] conduziram uma revisão sistemática das incidências para fraturas do quadril em todo o mundo e padronizaram todos os resultados com os dados etários das Nações Unidas. Esses autores constataram uma diferença muito grande nas incidências, desde aproximadamente $20/10^5$/ano na África do Sul até cerca de $575/10^5$/ano na Dinamarca. É muito provável que em muitos países os sistemas de coleta de dados sejam deficientes, mas o artigo certamente enfatiza as enormes diferenças na incidência dessa fratura.

Evidentemente existem muitas outras fraturas cujas incidências provavelmente estão mudando com bastante rapidez, mas essas fraturas servem para destacar as enormes mudanças na epidemiologia das fraturas que vêm ocorrendo nos últimos 50-60 anos. Não existe uma razão lógica pela qual as mudanças epidemiológicas não tenham continuidade no futuro e os cirurgiões devem estar cientes de que algumas das fraturas que atualmente não são consideradas como fraturas por fragilidade provavelmente o serão nas próximas décadas.

Variação na epidemiologia

Já foi dito neste capítulo que a epidemiologia das fraturas varia amplamente. Não há dúvida que algumas das variações foram decorrentes dos diferentes métodos utilizados para coleta e diagnóstico das fraturas. No entanto, realmente existem diferenças significativas na incidência das fraturas em diferentes comunidades. Essas diferenças têm sido principalmente estudadas em fraturas por fragilidade, e a literatura é consistente em assinalar que a população da Escandinávia[6,12,59,61,86] apresenta a mais elevada incidência dessas fraturas. Desconhece-se a razão para tal situação. Contudo, há evidências de que a incidência das fraturas varia com o tipo racial,[17,97,101] domicílio,[46,48] estação do ano[54] e exclusão social.[25,75] A importância da exclusão social já foi discutida nesse capítulo, mas está claro que a razão para a variação em epidemiologia é mais complexa. Os países escandinavos são relativamente prósperos e seria de se esperar uma incidência menor das fraturas em países mais ricos. No entanto, outros fatores, como a expectativa de vida, claramente desempenharão algum papel na epidemiologia das fraturas por fragilidade. Parece provável que a exclusão social explica parte da variação na epidemiologia das fraturas atribuída à etnia, particularmente nos Estados Unidos. Nesse país, Pressly et al.[84] destacaram a aparente contradição de homens afrodescendentes jovens que se apresentam com um IMC mais alto, embora exibam incidências mais altas de fraturas. É provável que esse fenômeno esteja ligado à exclusão social. Em um estudo recentemente publicado, Cauley[17] afirmou que apesar do aumento da densidade óssea, mulheres afrodescendentes nos Estados Unidos tinham maior probabilidade de morrer em seguida a uma fratura do quadril, permaneciam por mais tempo no hospital, e tinham menor probabilidade de estar andando por ocasião da alta hospitalar.

Foi sugerida a existência de diferenças raciais nas incidências das fraturas. Esse aspecto foi principalmente estudado no Extremo Oriente por Wang e Seeman,[101] que sugeriram que, na população chinesa, as duas corticais são mais espessas e há maior volume de matriz óssea mineralizada. Contudo, parece provável que as diferenças raciais, como a maioria dos eventos ocorrentes na medicina, sejam multifatoriais, com envolvimento da expectativa de vida, exclusão social e outras comorbidades sociais e médicas.

Fraturas expostas

No ano estudado, fraturas expostas ocorreram em 1,9% dos casos. Uma análise mais aprofundada demonstra que 66% das fraturas eram do tipo I de Gustilo,[47] 19,7% eram do tipo II de Gustilo e as 13,6% restantes eram do tipo III de Gustilo. Uma revisão das duas edições anteriores do Fraturas em adultos de Rockwood e Green[24,26] revela que, em 2000, 3,1% das fraturas eram expostas, enquanto em 2007-2008 o percentual foi de 2,6%. Também parece que estamos vivenciando um declínio na prevalência de fraturas Gustilo III: 22,8% foram registradas em 2000, 19,9% em 2007-2008 e 13,6% em 2010-2011. Portanto, parece provável a existência de uma tendência que indica menor número/gravidade das fraturas expostas. Essa tendência talvez possa ser confirmada pelo exame da incidência das fraturas expostas da tíbia em Edimburgo ao longo dos últimos 20 anos. Em 1991, 34,7% das lesões da tíbia eram fraturas expostas, o que resultou em uma incidência de fraturas expostas tibiais de $8,5/10^5$/ano ($13,8/10^5$/ano em homens e $3,8/10^5$/ano em mulheres). Em 2010-2011, 20,3% das lesões da tíbia eram fraturas expostas, com incidência de $2,7/10^5$/ano ($4,9/10^5$/ano em homens e $0,7/10^5$/ano em mulheres). Em 1991, 42,9% das fraturas expostas da tíbia foram classificadas como Gustilo III, mas por volta de 2010-2011, a incidência tinha caído para 21,4%.

As Tabelas 3.6 a 3.11 mostram a prevalência das fraturas expostas em homens e mulheres de diferentes idades, mas diante da relativa raridade das fraturas expostas, particularmente em pacientes idosos, é difícil fazer uma análise significativa de tais lesões. Por essa razão, todas as fraturas expostas apresentadas na *Royal Infirmary* de Edimburgo ao longo de um período de 15 anos entre 1995-2009 foram analisadas.[28] Considerando que muitas fraturas expostas estão associadas a lesões mais graves, foi analisado o escore de gravidade da lesão (EGL) para cada paciente, além de ter sido criado um índice musculoesquelético (IM), que consiste no somatório de todas as fraturas e lesões graves de tecido mole, como rupturas de ligamento, luxações, lesões nervosas, lesões vasculares e lesões tendíneas. Todas receberam um escore igual a 1 e com o total obtido, foi realizada uma avaliação do grau de lesão musculoesquelética.

Nos 15 anos do estudo, foram tratadas 2.386 fraturas expostas, com uma incidência de $30,7/10^5$/ano. As lesões ocorreram em 2.206 pacientes; desses, 2.079 (94,2%) se apresentaram com uma fratura exposta simples, e os demais 127 (5,8%) tinham sofrido 2-7 fraturas expostas. A média de idade era de 45,5 anos. A análise demonstrou que 69,1% das fraturas ocorreram em homens com média de idade de 40,8 anos e 30,9% ocorreram em mulheres com média de idade de 56 anos. Em homens, 10,2% das fraturas ocorreram em pacientes com ≥65 anos e 2,1% em pacientes com ≥80 anos. Os percentuais equivalentes para as mulheres foram 42,9 e 18,6%, respectivamente.

As curvas de distribuição gerais para homens e mulheres relativas às fraturas expostas são diferentes de todas as fraturas ilustradas na Figura 3.1. As curvas para fraturas expostas estão mostradas na Figura 3.4. A figura mostra que, em homens adultos, a incidência mais alta de fraturas expostas ocorre entre os 15-19 anos e que, com o aumento da idade, há um declínio quase linear. A incidência de fraturas expostas em homens com 15-19 anos foi de $54,5/10^5$/ano, em comparação com $23,3/10^5$/ano no grupo com ≥90 anos. Em mulheres, observa-se uma distribuição unimodal de $9,2/10^5$/ano no grupo de 15 a 19 anos para $14,6/10^5$/ano no grupo de 50 a 59 anos. Dessa faixa etária em diante, ocorre rápido aumento da incidência, alcançando $53/10^5$/ano no grupo de 80 a 89 anos. O número de fraturas foi insuficiente para que fossem calculadas curvas para fraturas expostas da escápula, terço proximal do rádio, diáfise do rádio, carpo e terço proximal do fêmur. A Tabela 3.16 mostra as curvas de distribuição para as diferentes fraturas expostas. Ficou claro que a distribuição geral das fraturas é diferente da distribuição para fraturas fechadas. Para as fraturas expostas, homens jovens são o grupo mais afetado e, não raramente, sofrem suas fraturas expostas como resultado de lesões de alta energia. Em mulheres, a Figura 3.4 mostra que a curva de distribuição para as fraturas expostas não é diferente da curva de distribuição geral para fraturas em mulheres (ver Fig. 3.1), mas nota-se uma diferença significativa. A curva de distribuição geral para mulheres exibe aumento significativo na incidência na faixa etária dos 50 a 59 anos no período da pós-menopausa. No grupo das fraturas expostas, esse aumento ocorre uma década depois e é provável que tal fato não esteja apenas relacionado à osteoporose, mas à crescente fragilidade da mulher, que afeta tanto os tecidos moles como o ósseo. Também é verdade que, em pacientes idosos, a capacidade de evitar situações perigosas fica comprometida. Uma revisão das curvas de distribuição para fraturas expostas (Tab. 3.16) indica que, em fraturas expostas comumente causadas por lesões de alta energia como fraturas da pelve, diáfise do fêmur, terço distal do fêmur, patela, terço proximal da tíbia, terço distal do úmero e terço proximal da ulna, a distribuição muda, pendendo para maior frequência de fraturas expostas em pacientes jovens. Portanto, a curva de distribuição para fraturas da diáfise do fêmur passa de uma curva do tipo G para o tipo B, e isso demonstra que as fraturas expostas do fêmur são predominantemente observadas em homens jovens. Outras fraturas, como as do terço distal do fêmur, patela e terço proximal da tíbia, passam de uma curva unimodal que afeta pacientes mais idosos para outra curva bimodal, em que pacientes jovens são mais comumente afetados. Assim, as fraturas metacarpais e das falanges dos dedos da mão passam de uma curva unimodal que afeta pacientes jovens, para uma curva bimodal em que mulheres idosas também são afetadas. Tanto em fraturas do terço distal do rádio como em fraturas do tornozelo, ocorre mudança, de uma curva do tipo A em todas as fraturas para o tipo E em fraturas expostas, enfatizando a frequência de fraturas expostas em mulheres idosas. Uma análise mais aprofundada demonstra que 73,3% das fraturas expostas do terço distal do rádio e 20,8% das fraturas expostas do tornozelo ocorrem em mulheres com ≥80 anos. São várias as fraturas em que a curva de distribuição não muda. De qualquer forma, essas fraturas tendem a ser lesões que ocorrem sobretudo em pacientes jovens. Não ocorre mudança nas curvas para as diferentes fraturas do pé, mas enquanto as fraturas fechadas do tálus afetam tanto homens como mulheres, as fraturas expostas envolvendo esse osso parecem afetar principalmente homens jovens.

Os dados epidemiológicos básicos para todas as fraturas expostas tratadas entre 1995-2009 estão listados na Tabela 3.17. A tabela mostra que praticamente metade de todas as fraturas expostas envolvem os dedos da mão, e que as fraturas expostas dos dedos da mão, diáfise da tíbia, terço distal do rádio, dedos do pé e tornozelo foram responsáveis por cerca de três quartos de todas as fraturas expostas. A Tabela 3.17 também mostra que várias fraturas expostas são muito raras, sendo que dez tipos de fratura exposta ocorrem, em média, menos de uma vez por ano em uma unidade traumatológica muito movimentada. Em 15 anos, não ocorreram fraturas expostas do terço proximal do rádio.

A gravidade das diferentes fraturas expostas está ilustrada na Tabela 3.18. A classificação de Gustilo foi utilizada na definição da gravidade da fratura, e as ferramentas EGL e IM foram utilizadas na definição da lesão geral sofrida pelo paciente. No total, 75,9% dos pacientes sofreram uma fratura exposta isolada, sem outra lesão musculoesquelética, sendo que 81,3% das fraturas expostas de membro superior foram isoladas, em comparação com 62,8% das fraturas expostas do membro inferior. Globalmente, 26,8% das fraturas expostas foram classificadas como do tipo III de Gustilo, em comparação com 42,6% das fraturas do membro inferior. O EGL médio geral foi de 7,2; o EGL médio de pacientes com fraturas dos membros superior e inferior foi, respectivamente, 5,1 e 11,1. Em geral, 7,2% dos pacientes se apresentaram com EGL ≥16, e 2,5 e 13,8% dos pacientes com fraturas dos membros superior e inferior tiveram um EGL ≥16.

As Tabelas 3.17 e 3.18 mostram que as fraturas expostas do membro inferior tendem a ser mais graves do que as fraturas expostas do membro superior. Fraturas expostas de diáfise do fêmur, fêmur distal, patela, tíbia proximal, diáfise da tíbia, tálus e calcâneo tendem a estar associadas com EGL e IM mais altos e com a mais alta prevalência de fraturas do tipo III de Gustilo. A maioria dessas fraturas foi causada por lesões de alta energia, como, por exemplo, acidentes automobilísticos ou quedas de grande altura. A mais alta prevalência de fraturas Gustilo III pode

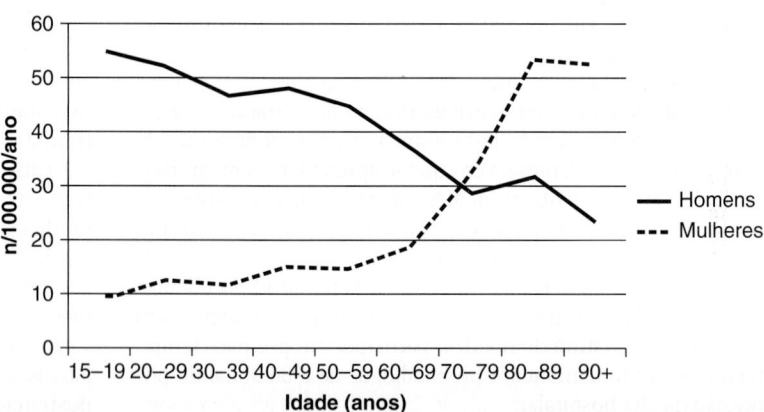

FIGURA 3.4 Curvas de distribuição de idade e gênero para fraturas expostas.

TABELA 3.16 Curvas de distribuição das fraturas para diferentes fraturas expostas

Curvas de distribuição das fraturas					
Membro superior			Esqueleto axial e membro inferior		
	Todas as fraturas	Fraturas expostas		Todas as fraturas	Fraturas expostas
Clavícula	G	C	Pelve	E	C
Úmero proximal	F	H	Diáfise do fêmur	G	B
Diáfise do úmero	H	F	Fêmur distal	E	A
Úmero distal	E	G	Patela	F	A
Ulna proximal	F	H	Tíbia proximal	H	A
Diáfise da ulna	H	D	Diáfises da tíbia e da fíbula	A	A
Diáfises do rádio e da ulna	A	G	Tíbia distal	D	D
Rádio e ulna distais	A	E	Tornozelo	A	E
Metacarpo	B	A	Tálus	C	C
Falanges dos dedos da mão	B	A	Calcâneo	G	G
			Mediopé	C	B
			Metatarso	A	A
			Falanges dos dedos do pé	C	C
Mecanismos de lesão (fraturas expostas)					
Lesões por esmagamento	A		Golpes diretos ou agressões	B	
Quedas da própria altura	F		Quedas de grande altura	C	
Acidentes automobilísticos	G		Quedas em escada	F	
Lesões por corte	B		Lesão esportiva	C	

Foram incluídas as curvas de distribuição global para efeito de comparação. Também estão mostradas as curvas de distribuição para os diferentes mecanismos de lesão causadores de fraturas expostas.

ser observada em fraturas do retropé e do mediopé, embora a incidência dessas fraturas seja de apenas 0,4/10^5/ano.

A análise do mecanismo de lesão demonstrou que a causa mais comum de fraturas expostas foi uma lesão por esmagamento com incidência de 93,8/10^5/ano. Dessas fraturas expostas, 83% foram fraturas das falanges dos dedos da mão. O segundo mecanismo de lesão mais comum foi uma queda da própria altura, com incidência de 59,4/10^5/ano. A média de idade desse grupo foi de 64,4 anos, e 60,9% tinham ≥65 anos de idade. As fraturas expostas causadas por quedas tendiam a ser isoladas e não particularmente graves. Apenas 0,7% dos pacientes que sofreram fratura exposta de membro superior relacionada a uma queda tiveram EGL ≥16 e IM médio = 1,2. Números semelhantes foram observados em fraturas expostas de membro inferior: 1,1% com EGL ≥16 e média de IM = 1,1. Entretanto, 3,2% das fraturas expostas de membro superior secundárias a uma queda da própria altura eram, com relação à gravidade, do tipo III de Gustilo, em comparação com 31,1% das fraturas expostas de membro superior.

Frequentemente assume-se que acidentes automobilísticos são responsáveis pela maioria das fraturas expostas, mas não é isso que ocorre. Nesse estudo, os acidentes automobilísticos causaram 15,9% das fraturas expostas, resultando em uma incidência de 48,8/10^5/ano. A média de idade desse grupo foi de 40 anos e 14% tinham ≥65 anos. Uma análise mais profunda demonstrou que 26,1% desses pacientes tiveram EGL ≥16 e, quanto à gravidade, 50,7% das fraturas foram classificadas no tipo III de Gustilo.

A análise dos politraumatismos com fraturas expostas demonstrou que 5,8% dos pacientes se apresentavam com várias fraturas expostas. Como seria de se esperar, as fraturas expostas de membro inferior estavam associadas a maior prevalência de politraumatismo, com várias fraturas expostas. Esse foi um problema especial nos casos de fraturas expostas do tálus (50%), terço distal do fêmur (44%), calcâneo (33,3%), patela (23,9%), terço proximal da tíbia (20,7%) e diáfise do fêmur (14%). No membro superior, 12,5% dos pacientes com fraturas da diáfise do úmero, 9,1% dos pacientes com fraturas do terço distal do úmero e 3% dos pacientes com fraturas do terço distal do rádio se apresentaram com várias fraturas expostas. Novamente esses resultados ilustram a maior gravidade das fraturas expostas de membro inferior.

Fraturas múltiplas

Os cirurgiões ortopédicos perceberão que, embora quase todas as fraturas se apresentem como lesões isoladas, os pacientes podem se apresentar com mais de uma fratura; além disso, existem certos padrões aceitos, como a associação entre fraturas do calcâneo e da coluna vertebral em uma queda de grande altura ou a associação entre fraturas do terço proximal do fêmur e fraturas do terço distal do rádio ou terço proximal do úmero em pacientes idosos que sofreram queda da própria altura. Com frequência, assume-se que o politraumatismo seja resultante de lesões de alta energia, mas com o crescente envelhecimento da população, é provável que os cirurgiões sejam convocados para tratar de um número maior de pacientes politraumatizados.

Globalmente, 4,8% dos pacientes no ano estudado se apresentaram com politraumatismo, e as Tabelas 3.4 e 3.5 demonstram que a prevalência de politraumatismo foi maior entre os homens. O número de fraturas nos casos de politraumatismo variou entre dois e oito, sendo que 77,3% dos pacientes politraumatizados tinham duas fraturas, 16,1% três fraturas, e os 6,5% restantes quatro ou mais fraturas. A Tabela 3.13 mostra

TABELA 3.17 Epidemiologia das fraturas expostas

	N	%	Idade (anos)	≥65 anos (%)	≥80 anos (%)	M/F
Falanges dos dedos da mão	1.090	45,7	43,9	13,4	4,2	79/21
Diáfise da tíbia	267	11,2	43,3	18	6,7	67/33
Rádio distal	184	7,7	67	67,4	30,4	23/77
Falanges dos dedos do pé	170	7,1	41,9	11,8	1,8	66/34
Tornozelo	126	5,3	56,7	42,9	14,3	43/57
Metacarpo	104	4,4	34,8	7,7	4,8	90/10
Ulna proximal	51	2,1	47,9	29,4	7,8	69/31
Metatarso	49	2,1	42,2	14,3	8,2	80/20
Patela	46	1,9	36,5	10,9	4,3	72/28
Rádio e ulna	44	1,8	40,9	20,5	6,8	74/26
Diáfise do fêmur	43	1,8	31,8	4,7	2,3	77/23
Tíbia distal	31	1,3	48,1	22,6	3,2	58/42
Tíbia proximal	29	1,2	47,7	24,1	10,3	59/41
Fêmur distal	25	1	40,6	20	12	48/52
Diáfise da ulna	25	1	43,2	16	0	68/32
Calcâneo	18	0,8	43,7	22,2	0	78/22
Úmero distal	18	0,8	48,5	33,3	11,1	78/22
Diáfise do úmero	16	0,7	51,3	37,5	12,5	75/25
Úmero proximal	12	0,5	56	25	8,3	50/50
Clavícula	9	0,4	44	11,1	11,1	78/22
Pelve	7	0,3	40,9	14,3	0	86/14
Tálus	6	0,3	31,3	0	0	83/17
Diáfise do rádio	5	0,2	44	20	0	80/20
Mediopé	5	0,2	28,2	0	0	100/0
Escápula	2	0,08	29,5	0	0	100/0
Rádio/ulna proximal	2	0,08	71	50	50	50/50
Fêmur proximal	1	0,04	45	0	0	100/0
Carpo	1	0,04	20	0	0	100/0
Total	2.386	100	45,5	20,3	7,2	69/31

Estão ilustradas as relações de número, prevalência e gênero, do mesmo modo que as médias de idade e percentuais de pacientes com ≥65 e ≥80 anos.

que os casos de politraumatismo exibem uma curva de distribuição do tipo A e isso foi enfatizado pela comparação da epidemiologia básica dos politraumatismos causados por quedas da própria altura versus politraumatismos causados por quedas de grande altura ou por acidentes automobilísticos. A análise revela que 5% dos pacientes lesionados em decorrência de uma queda de grande altura ou de um acidente automobilístico se apresentaram com politraumatismo. A média de idade desse grupo era de 63,5 anos e a proporção entre homens e mulheres, 25/75. Nos pacientes lesionados por uma queda da própria altura ou em um acidente automobilístico, 19,7% se apresentaram com politraumatismo. A média de idade era de 41,6 anos e a proporção entre homens e mulheres, 83/17. Os politraumatismos associados a cada fratura individual estão descritos nas seções específicas que tratam de cada tipo de fratura.

Fraturas por fragilidade

A importância das fraturas osteoporóticas já foi destacada por muitos autores, mas em um estudo recentemente publicado, Cauley et al.[16] compararam o risco absoluto das fraturas com o risco de diferentes eventos cardiovasculares e de câncer de mama em mulheres com 50-79 anos. Esses autores observaram que o número projetado de mulheres que poderiam sofrer uma fratura excedia o número combinado de mulheres que poderiam sofrer câncer de mama invasivo ou uma gama de diferentes eventos cardiovasculares em todos os grupos étnicos, exceto mulheres negras. Cauley et al. constataram que a incidência anual das fraturas era maior em mulheres brancas e índio-americanas e menor em mulheres negras.

Discute-se sobre quais fraturas são decorrentes de fragilidade osteoporótica. Tradicionalmente, quatro fraturas são consideradas como fraturas osteoporóticas ou por fragilidade: fraturas do terço proximal do fêmur, do terço distal do rádio, do terço proximal do úmero e fraturas toracolombares. Contudo, fica evidente que outras fraturas que ocorrem comumente no osso osteopênico ou osteoporótico também devem ser consideradas como fraturas por fragilidade. Buhr e Cooke,[13] em 1959, sugeriram que fraturas da diáfise do úmero, fraturas bimaleolares do tornozelo e fraturas pélvicas exibiam distribuição do tipo F, e também demonstraram que fraturas do terço proximal do rádio, da diáfise do fêmur, do terço

TABELA 3.18 Gravidade das fraturas expostas

	Gravidade da fratura		Escore de gravidade da lesão		Tecido mole	
	Fratura isolada (%)	IM	EGL (média)	EGL ≥ 16	Gustilo tipo III (%)	Principais mecanismos de lesão
Falanges dos dedos da mão	84,5	1,3	2,9	0,5	24,9	55,4% esmagamento, 31,5% corte
Tíbia e fíbula	71,9	1,7	13,5	15,3	44,6	46,1% AA
Rádio distal	78,3	1,3	10,9	6,5	2,2	71,2% queda
Falanges dos dedos do pé	67,6	1,8	3,3	3,5	17,1	45,3% esmagamento
Tornozelo	86,5	1,3	12,6	5,5	47,6	54,8% queda
Metacarpo	45,2	1,7	5,7	1,9	10,6	55,8% golpe direto ou agressão
Ulna proximal	82,3	1,5	11,3	5,9	13,7	43,1% queda
Metatarso	22,4	3,6	7,6	0	57,1	40,8% esmagamento, 36,7% AA
Patela	58,7	1,9	9,1	19,5	30,4	58,7% AA
Rádio e ulna	86,4	1,2	10,8	6,8	4,5	43,2% queda, 25% AA
Diáfise do fêmur	37,2	2,7	18,1	39,5	65,1	53,5% AA
Tíbia distal	83,9	1,4	13,1	12,9	45,2	51,6% queda de grande altura
Tíbia proximal	48,3	2,1	14,3	20,7	58,6	51,7% AA
Fêmur distal	25	2,7	18,6	40	72	80% AA
Diáfise da ulna	76	1,5	12	8	16	28% queda, 28% golpe direto ou agressão
Calcâneo	22,2	2,7	15	50	77,8	72,2% queda de grande altura
Úmero distal	72,2	1,5	13,6	11,1	44,4	33,3% queda, 33,3% AA
Diáfise do úmero	62,5	1,8	17,5	37,5	18,7	50% AA
Úmero proximal	91,6	1,1	10,2	0	8,3	41,7% queda, 33,3% AA
Clavícula	77,8	1,7	6,4	11,1	0	33,3% queda
Pelve	57,1	2	19	42,9	0	42,8% queda de grande altura
Tálus	50	3	10,2	33,3	50	50% AA
Diáfise do rádio	40	1,6	12,4	20	20	40% queda
Mediopé	20	5,8	14	40	80	40% AA, 40% queda de grande altura
Escápula	100	1	13	50	0	50% golpe direto/agressão, 50% queda de grande altura
Rádio proximal/ulna	50	2	25,5	50	0	50% queda, 50% queda de grande altura
Fêmur proximal	0	2	10	0	0	100% AA
Carpo	0	6	8	0	0	100% corte
Total	75,9	1,5	7,2	6,5	26,8	

IM: índice musculoesquelético; AA: acidente automobilístico.

proximal da tíbia e fraturas do maléolo lateral exibiam distribuição bimodal, em que um percentual significativo das fraturas ocorria em mulheres idosas. Outros autores também sugeriram a existência de um número considerável de fraturas que deveriam ser consideradas como fraturas por fragilidade.[23,57,64]

Kanis et al.[58] definiram fraturas osteoporóticas como aquelas lesões que ocorrem em um local associado com baixa DMO e que também aumentavam depois dos 50 anos. Com base nessa definição, Johnell e Kanis[57] propuseram que fraturas vertebrais, femorais, de punho e antebraço, umerais, costais, pélvicas, claviculares, escapulares e esternais devem ser consideradas como fraturas osteoporóticas. Também sugeriram que, em mulheres, as fraturas das diáfises da tíbia e da fíbula sejam consideradas como fraturas osteoporóticas.

Com base na Tabela 3.3 e na Figura 3.3, pode-se elaborar uma lista das fraturas por fragilidade passíveis de ocorrer em osso osteopênico ou osteoporótico. Essas fraturas estão listadas na Tabela 3.19. A Tabela 3.3 mostra que existem outras sete fraturas cujos pacientes têm média de idade mais alta do que pacientes com fratura do terço distal do rádio, que é amplamente aceita como fratura por fragilidade. Se essas fraturas forem combinadas com as fraturas com curvas de distribuição do tipo E ou F e com pacientes com >50 anos que se apresentam com fraturas por fragilidade dos tipos A, D, G e H, será possível obter uma estimativa da verdadeira escala das fraturas expostas em um país desenvolvido. Atualmente, todas as fraturas umerais e femorais, com exceção da raríssima fratura da cabeça do fêmur, devem ser conside-

TABELA 3.19 Lista de fraturas que devem ser consideradas como fraturas por fragilidade

Úmero proximal	Diáfise do fêmur
Diáfise do úmero	Fêmur distal
Úmero distal	Patela
Olécrano	Bimaleolar no tornozelo
Rádio proximal e ulna	Trimaleolar no tornozelo
Rádio distal	Pelve
Proximal fêmur	Coluna vertebral toracolombar

radas como fraturas por fragilidade, da mesma forma que muitas das fraturas de metáfise de osso longo. Com base nas fraturas relacionadas na Tabela 3.19 e nos pacientes que se apresentaram com fraturas por fragilidade dos tipos A, D, G e H e com >50 anos, em 2000 Court-Brown e Caesar[23] estimaram que possivelmente 30,1% das fraturas em homens e 66,3% das fraturas em mulheres eram causadas por fragilidade. Esses autores também destacaram que, em uma grande unidade traumato-ortopédica, 34,7% das fraturas atendidas no ambulatório e 70,4% das fraturas em pacientes internados eram, potencialmente, fraturas por fragilidade. Esses dados ilustram a magnitude desse atual problema, que possivelmente irá aumentar, e, diante do envelhecimento da população, outras fraturas passarão a ser consideradas como fraturas por fragilidade e serão acrescentadas à lista na Tabela 3.19. Embora a Tabela 3.5 relacione apenas oito tipos de fratura em mulheres atualmente com média de idade <50 anos, isso ilustra o problema potencial que futuramente terá que ser enfrentado pelos cirurgiões ortopédicos.

Mecanismo de lesão

Nesta edição do Fraturas em adultos de Rockwood e Green, os mecanismos de lesão foram divididos em oito categorias básicas: quedas da própria altura, quedas de pequena altura, inclusive escadas e ladeiras, e quedas de grande altura (definida como acima de 1,80 m). Os outros mecanismos de lesão são: golpes diretos, agressões ou lesões por esmagamento, lesões relacionadas à prática esportiva e acidentes automobilísticos e fraturas de estresse ou espontâneas. Os parâmetros epidemiológicos para esses mecanismos de lesão estão listados na Tabela 3.20. Na Escócia, lesões por arma de fogo são muito raras, e nenhuma foi tratada durante o ano do estudo. Em 0,4% dos pacientes a causa era desconhecida, geralmente porque o paciente estava embriagado.

A causa mais comum de lesão é uma queda da própria altura, responsável por 62,5% das fraturas tratadas durante o ano estudado. Essas lesões são mais comuns em pacientes idosos, sendo a causa mais frequente de fraturas por fragilidade. As outras causas comuns de fraturas são os golpes diretos, agressões ou lesões por esmagamento, o que representa cerca de 14% de todas as fraturas, e lesões decorrentes da prática de esportes, responsáveis por aproximadamente 11% de todas as fraturas. O consenso é que as lesões esportivas representem uma combinação de quedas, golpes diretos, lesões por esmagamento e quedas de grande altura, mas são convencionalmente agrupadas como lesões esportivas, e assim o é. Tanto golpes diretos como agressões e lesões esportivas tendem a ocorrer em pacientes jovens, com apenas 3-4% dos pacientes tendo ≥65 anos. São mais comuns em homens.

Com frequência, acidentes automobilísticos são percebidos como causadores da maioria das fraturas, mas a Tabela 3.20 demonstra que esse não é o caso. Em 2000, 7,2% de todas as fraturas em Edimburgo ocorreram como resultado de acidentes automobilísticos, mas atualmente esse percentual é de 5,2%, restando pouca dúvida de que o declínio no número de fraturas por acidente automobilístico seja responsável em parte pela incidência mais baixa de fraturas como as da diáfise da tíbia. O Reino Unido detém uma das mais baixas mortalidades por acidentes automobilísticos em todo o mundo, mas, até a presente data, não possuía um sistema traumatológico formal, como os existentes nos Estados Unidos, Alemanha e outros países. Isso confirma a importância da prevenção de acidentes.

É possível traçar curvas de idade e gênero para os mecanismos de lesão assim como para fraturas individuais, e as oito curvas ilustradas na Figura 3.3 podem ser utilizadas para descrever mecanismos de lesão.

Quedas da própria altura

Esse é o mecanismo de lesão mais comum, e as Tabelas 3.6 a 3.11 mostram que a maioria das fraturas por fragilidade ocorre como resultado desse mecanismo. Parece não haver dúvida

TABELA 3.20 Epidemiologia dos diferentes mecanismos de lesão

| | Prevalência % | Incidência n/10⁵/ano | Média de idade (anos) | | | ≥65 anos | ≥80 anos | Politraumatismo (%) | Fraturas expostas (%) | M/F (%) |
			Todos	Mulheres	Homens					
Queda (da própria altura)	62,5	836,4	62,3	65,7	54,3	38,9	20,6	1,5	0,5	30/70
Queda de pequena altura	4,2	57	51,7	55,2	48,2	27,1	10,8	6,8	3,1	51/49
Queda (de altura)	2,3	31,6	36	30	37,5	8,1	2,5	33	10,6	88/12
Golpe direto/agressão	13,6	182,6	33,3	40,1	31,1	3,6	1	5,7	5,8	75/25
Lesão esportiva	11,1	149,2	31,3	35,5	30,4	3	0,3	2,1	0,6	82/18
AA	5,2	69,6	42,6	45,8	41,7	10,2	3	17,4	6,4	78/22
Patológica	0,4	4,8	67,3	70,3	63,5	60	24	0	0	44/56
Estresse/espontânea	0,3	2,7	49,9	54	44,5	21,4	21,4	0	0	43/57

Estão mostradas as relações de prevalência, incidência e gênero e também os percentuais de fraturas expostas e a de pacientes com politraumatismo. Também estão mostradas as médias de idade e a prevalência de pacientes com ≥65 e ≥80 anos. Quedas de pequena altura são quedas de escadas e em ladeiras. Golpes diretos/agressões incluem lesões por esmagamento. AA: acidente automobilístico.

de que as fraturas resultantes desse mecanismo de lesão estão se tornando mais comuns e isso é confirmado pela comparação dos dados do estudo de 2000, documentados na sexta edição do Fraturas em adultos de Rockwood e Green,[24] com os dados do estudo desse ano. Em 2000, 51,3% das fraturas foram causadas por queda da própria altura ou por lesão por torção, em comparação com 62,5% em 2010-2011, mas os dois grupos tinham a mesma média de idade. Parece provável que a incidência das fraturas causadas por quedas da própria altura continuará a aumentar.

Uma análise mais aprofundada das fraturas causadas por quedas da própria altura demonstra que 40,7% das fraturas em homens resultaram de quedas nessa posição, em comparação com 85,4% das fraturas em mulheres. A Tabela 3.20 revela que as médias de idade eram muito diferentes e que cerca de 40% dos pacientes tinham ≥65 anos. Uma revisão da incidência de fraturas em seguida a uma queda da própria altura demonstra que a incidência global em homens e mulheres é de $530/10^5$/ano e $1.101,1/10^5$/ano, respectivamente, e que a incidência das fraturas em pacientes com ≥65 anos é de 1.182,6 e $2.880,9/10^5$/ano, o que ilustra que quedas da própria altura constituem um problema especial em pacientes idosos. Globalmente, as fraturas causadas por quedas da própria altura exibem distribuição do tipo F (ver Fig. 3.3). No entanto, esse tipo de queda pode causar fraturas em pacientes mais jovens. Os dados revelam que, em pacientes com 16-35 anos, as quedas da própria altura causaram 22% das fraturas em homens e 55,2% das fraturas em mulheres. No grupo de 36-64 anos, os percentuais equivalentes são 44,5 e 78,3% e no grupo ≥65 anos, esses percentuais são 81,6 e 94,2%. Como seria de se esperar, as Tabelas 3.6 a 3.11 mostram uma prevalência relativamente baixa de fraturas expostas em pacientes que se apresentam com politraumatismo decorrente de queda da própria altura.

Quedas de pequena altura

Nessa edição do Fraturas em adultos de Rockwood e Green, quedas em escadas foram combinadas com quedas de pequena altura e em ladeiras. A Tabela 3.20 demonstra que essas lesões foram responsáveis por 4,2% das fraturas no ano estudado e que, frequentemente, afetam pacientes idosos: cerca de 27% dos pacientes têm ≥65 anos. A média de idade de homens e mulheres lesionados em quedas de pequena altura foi de 44,8 e 54,4 anos, respectivamente. A incidência global dessas fraturas foi de $53,7/10^5$/ano em homens e de $51,6/10^5$/ano em mulheres. Ao ser considerada a população de pacientes com ≥65 anos, as incidências relativas são de $44/10^5$/ano e $89,4/10^5$/ano, o que sugere apenas pequena elevação na incidência em mulheres com ≥65 anos. Globalmente, as fraturas resultantes de quedas de pequena altura exibem uma curva de distribuição do tipo F. A Tabela 3.20 mostra que existem outras diferenças com relação às fraturas associadas a quedas da própria altura. Quedas de pequena altura estão associadas a uma prevalência mais alta de fraturas expostas e de politraumatismos, o que sugere que essas quedas estão associadas a lesões de maior energia, em comparação com quedas da própria altura.

Quedas de grande altura

Fraturas causadas por quedas de grande altura são relativamente pouco frequentes e são responsáveis por apenas 2,3% das fraturas observadas no ano estudado. Essas lesões afetam principalmente homens jovens e apenas 8% dos pacientes tratados durante o ano estudado tinham ≥65 anos. Portanto, essas fraturas exibem uma distribuição do tipo B (ver Fig. 3.3). As incidências globais dessas fraturas são $47,9/10^5$/ano em homens e $5,9/10^5$/ano em mulheres. Essa é a mais baixa incidência de fraturas em mulheres por qualquer mecanismo de lesão, exceto nos casos de fraturas patológicas ou de estresse. Apenas dez mulheres foram lesionadas por queda de grande altura durante o ano estudado e nenhuma tinha ≥65 anos. Também interessa observar que as 117 fraturas em homens ocorreram em 76 pacientes, e que apenas dez (8,5%) ocorreram em pacientes com ≥65 anos.

A Tabela 3.20 mostra que as quedas de grande altura estão associadas com maior prevalência de fraturas expostas e de politraumatismos, em comparação com acidentes automobilísticos. Não surpreende que 70,6% das fraturas expostas ocorreram no membro inferior e 83,3% dessas fraturas ocorreram no terço distal da tíbia, tornozelo ou pé. O número de politraumatismos variou entre 2 e 8. Classicamente, quedas de grande altura estão associadas a fraturas do retropé e da coluna vertebral e foi visto no estudo com a porcentagem de 32,7% das fraturas envolvendo o calcâneo. Embora as fraturas da coluna vertebral não tenham sido incluídas na análise epidemiológica global, a revisão dos dados demonstra que 14 (11%) pacientes se apresentaram com um total de 28 fraturas da coluna vertebral toracolombar, das quais 32,1% tinham localização torácica e 67,9% eram lombares. A área mais comumente fraturada foi o segmento T12-L1 com cinco (17,8%) fraturas de T12 e dez (35,7%) fraturas de L1 diagnosticadas no ano de estudo.

Golpes diretos, agressões ou lesões por esmagamento

Como as quedas de grande altura, esse mecanismo de lesão é mais comum em homens jovens e, portanto, exibe uma distribuição do tipo B (ver Fig. 3.3). Trata-se do segundo mecanismo de lesão mais frequente, depois das quedas da própria altura. Há consenso de que esses tipos de lesões abrangem várias causas diferentes de fraturas, e que nem sempre a história do paciente será precisa ou honesta. Nessa linha, uma análise mais aprofundada demonstrou que 50,8% das fraturas se seguiram a um golpe direto, 29,1% ocorreram em uma luta ou agressão, 11,3% foram resultantes de esmagamento e 7,3% decorreram de uma lesão por torção. Não surpreende que 48,1% eram fraturas metacarpais e 27,5%, fraturas de dedos da mão. Essas são fraturas comuns em adolescentes do gênero masculino e a Tabela 3.12 mostra que tais lesões estão comumente associadas à exclusão social. Com efeito, a análise da incidência de fraturas metacarpais e das falanges dos dedos da mão enquadradas nos decis 9 e 10 da população de Edimburgo resultou em uma incidência de $959,5/10^5$/ano. A incidência global das fraturas causadas por golpes diretos ou agressões em homens e mulheres foi de $291,7/10^5$/ano e $85,2/10^5$/ano, respectivamente.

A Tabela 3.20 demonstra que golpes diretos e agressões estão associados a um percentual relativamente alto de politraumatismos e fraturas expostas. Isso pode surpreender alguns cirurgiões diante da baixa energia envolvida na maioria dessas lesões. O fato de que 5,7% dos pacientes tinham sofrido politraumatismo tem relação com o fato de que 7,6% dos homens se apresentavam com várias fraturas metacarpais. Curiosamente, nenhuma mulher se apresentou com várias fraturas metacarpais em seguida a um golpe direto ou agressão. Quatro por cento dos homens com fratura em dedo da mão após um golpe direto ou agressão apresentavam várias fraturas nos dedos, em comparação com 3,1% das mulheres. A análise das fraturas expostas causadas por golpes diretos ou agressões demonstrou que 68,7% dos casos tinham ocorrido em dedos das mãos.

Lesões esportivas

As lesões esportivas ocorrem em um grupo muito heterogêneo de pacientes lesionados por quedas de diferentes tipos, golpes diretos e mesmo acidentes automobilísticos. Além disso, existe uma associação entre fraturas de estresse e o esporte. Em geral, as fraturas esportivas exibem uma distribuição do tipo C, em que homens e mulheres jovens são afetados, embora seja muito maior o número de homens jovens afetados, como mostra a Tabela 3.20. É de se prever um número muito pequeno de pacientes com ≥65 anos e, além disso, é relativamente baixo o número de fraturas expostas ou casos de politraumatismo.

Fica evidente a variação da epidemiologia das fraturas ligadas à prática de esportes em todo o mundo, dependendo do grau de prosperidade, disponibilidade de recursos e da popularidade dos diferentes esportes. Assim, a análise dos esportes no Reino Unido normalmente não incluirá esportes como beisebol, futebol americano, hóquei no gelo ou esqui *cross-country*, mas muitos esportes são universalmente populares e, durante o ano estudado, o futebol foi responsável por 39,5% das fraturas, rúgbi por 13%, ciclismo de pista/montanhismo por 11,8%, e os diferentes esportes de inverno por 10,1%. A incidência global de lesões relacionadas à prática de esportes em homens foi de $258,9/10^5$/ano, e em mulheres, foi de $51,2/10^5$/ano. Em homens com 16-34 anos, a incidência de fraturas relacionadas ao futebol americano foi de $594,9/10^5$/ano; e de $212,2/10^5$/ano, $106,1/10^5$/ano e $72,5/10^5$/ano registradas para a prática de rúgbi, ciclismo de pista/montanhismo e esportes de inverno, respectivamente. Para as mulheres na faixa etária de 16-35 anos, a mais elevada incidência estava relacionada a esportes de inverno com $29,2/10^5$/ano, e as incidências para o futebol americano e rúgbi foram iguais: $20,6/10^5$/ano. Disso, pode-se concluir que as mulheres não gostam de ciclismo de montanha ou são muito melhores nisso do que os homens, visto não terem ocorrido fraturas.

Acidentes automobilísticos

Frequentemente, o público leigo acredita que a maioria das fraturas é causada por acidentes automobilísticos. No entanto, a Tabela 3.20 demonstra que não é esse o caso. É provável que o número de fraturas causadas por acidentes automobilísticos seja ainda maior em outras partes do mundo, mas nos países desenvolvidos, o desenho dos automóveis, as restrições de velocidade e uma legislação aprimorada de combate ao alcoolismo resultaram em redução na incidência de fraturas. Em geral, as fraturas causadas por acidentes automobilísticos exibem uma distribuição do tipo B, com um pico unimodal para homens jovens e a Tabela 3.20 mostra que a incidência global das fraturas é de $69,6/10^5$/ano. A prevalência de casos de politraumatismo e de fraturas expostas se segue àquelas lesões associadas com quedas de grande altura. Uma análise mais aprofundada da incidência das fraturas que se seguem a acidentes automobilísticos demonstra que a incidência global de fraturas em homens é de $115,1/10^5$/ano e em mulheres é de $28,9/10^5$/ano. Obviamente, a incidência de fraturas relacionadas a acidentes automobilísticos irá variar com o exato envolvimento do paciente (no acidente). A Tabela 3.21 ilustra a epidemiologia básica dos diferentes tipos de envolvimento com esse tipo de acidente.

Ciclistas

A Tabela 3.21 mostra que a maior incidência das fraturas resultantes de acidentes automobilísticos ocorre em ciclistas, com incidência global de $32,5/10^5$/ano. Em homens, a incidência é de $55,7/10^5$/ano e, em mulheres, $11,7/10^5$/ano. Em geral, ocorre uma distribuição do tipo C que afeta homens e mulheres jovens, mas claramente a incidência em homens é cerca de 5 vezes maior do que a incidência em mulheres. Uma revisão das fraturas sofridas por ciclistas indica que tais lesões são principalmente fraturas do membro superior, em que a fratura mais comum ocorre na clavícula (20,8%), seguida pelas fraturas do terço proximal do rádio (16,7%) e do terço distal do rádio e da ulna (12,5%). Noventa por cento das fraturas expostas causadas pelo ciclismo ocorrem no membro superior.

Motociclistas

Recai aos motociclistas a segunda mais alta incidência de fraturas associadas a acidentes automobilísticos, $15,1/10^5$/ano (ver Tab. 3.21). A curva de distribuição global exibe um traçado do tipo B, indicando que essas fraturas ocorrem mais amiúde em homens jovens. A incidência de fraturas em homens é de $28,9/10^5$/ano, em comparação com $2,9/10^5$/ano em mulheres. Evidentemente muitas fraturas em motociclistas são muito graves e podem ser fatais, mas das lesões que se apresentaram ao hospital, a mais comum no ano estudado foi a fratura do terço distal do rádio e da ulna, 17,9%. Essa lesão foi seguida pela fratura da clavícula (14,1%). No entanto, uma revisão das fraturas expostas demonstra que 62,5% afetavam o membro inferior, com as fraturas mais comuns foram sendo as da patela (25%) e da diáfise da tíbia (25%).

Pedestres

A Tabela 3.21 mostra que os pedestres tendem a ser mais velhos e a se apresentarem com menor número de fraturas expostas, mas nesse grupo ocorre maior número de politraumatismos, em comparação com motociclistas. À primeira vista, aparentemente esses dados seriam improváveis, mas uma revisão das Tabelas 3.6 a 3.11 demonstra que um aumento na prevalência dos casos de politraumatismo tem correlação com idade mais avançada e osteopenia. A incidência global das fraturas em pedestres é de $12,2/10^5$/ano, mas é mais alta em homens ($16/10^5$/ano) do

TABELA 3.21 Epidemiologia das fraturas em diferentes indivíduos envolvidos em acidentes automobilísticos

	%	n/10⁵/ano	Média de idade (anos)	M/F (%)	Fraturas expostas (%)	Politraumatismo (%)
Ciclista	46,7	32,5	40,2	81/19	6	8,6
Motociclista	21,7	15,1	41	90/10	10,3	21,3
Pedestre	17,5	12,2	48,8	62/38	3,2	24,4
Motorista	10,2	7,1	47,2	76/24	8,1	34,8
Passageiro	2,2	1,5	29,6	50/50	0	16,7

Estão mostradas as relações de prevalência, incidência, média de idade e gênero e também os percentuais de fraturas expostas e a de pacientes com politraumatismo.

que em mulheres (8,8/10⁵/ano). As fraturas mais comumente observadas em pedestres foram fraturas metatarsais (23,8%), fraturas das falanges dos dedos da mão (11,1%) e fraturas da diáfise da tíbia e fíbula (11,1%). Os pacientes que se apresentam com fraturas da diáfise da tíbia e da fíbula tinham média de idade de 38,3 anos e a proporção entre homens e mulheres era de 86/14. Em geral, os pedestres exibem uma distribuição do tipo G para suas fraturas, com picos bimodais em homens e um pico unimodal em mulheres de mais idade.

Condutores de veículos

Os cirurgiões podem ficar surpresos com o fato de que os ocupantes de veículos motorizados se apresentam com a mais baixa prevalência das fraturas em acidentes rodoviários (ver Tab. 3.21). Em geral, 12,5% das fraturas ocorrentes em acidentes automobilísticos diziam respeito aos ocupantes do veículo e de fato esse valor é mais alto do que o obtido no estudo de 2007-2008, apresentado na sexta edição do Fraturas em adultos de Rockwood e Green,[24] quando a incidência tinha sido de 11,2%. Os motoristas dos veículos, a exemplo dos pedestres, têm média de idade mais alta, e cerca de um terço dos pacientes se apresentarão com politraumatismo. A taxa para as fraturas expostas também é mais alta do que a observada em pedestres. A incidência global das fraturas em motoristas foi de 7,1/10⁵/ano, e a incidência em homens e mulheres foi de 11,5/10⁵/ano e 3,3/10⁵/ano, respectivamente. A curva global de distribuição das fraturas para todos os ocupantes de veículos exibe um traçado do tipo H, com distribuições bimodais tanto em homens como em mulheres. Também é isso que ocorre com os motoristas, mas há um número demasiadamente pequeno de passageiros, para que se possa calcular uma curva com precisão. As duas fraturas mais comuns observadas em motoristas foram as metacarpais (16,2%) e claviculares (13,5%).

Passageiros de veículos

Fraturas em passageiros são surpreendentemente raras, e presume-se que esse achado seja um testemunho do *design* mais aprimorado dos automóveis e do uso de cintos de segurança e *airbags*. Apenas 2,2% das fraturas em acidentes automobilísticos ocorreram em passageiros e a Tabela 3.21 demonstra que afetaram adultos jovens. A distribuição de gêneros foi equivalente e não ocorreram fraturas expostas. As fraturas mais comuns ocorreram na coluna vertebral (37,5%), seguidas por fraturas do terço distal do rádio e da ulna (25%). Todos os pacientes que se apresentaram com politraumatismo tinham sofrido fraturas da coluna vertebral e do terço distal do rádio.

Fraturas patológicas

A Tabela 3.20 revela que 0,4% das fraturas no ano estudado eram do tipo patológico, tendo sido causadas pela presença de metástases. Não surpreende que esse grupo era formado por indivíduos mais idosos e não ocorreram fraturas expostas ou casos de politraumatismo. Uma análise mais aprofundada demonstrou que 76% das fraturas ocorreram no fêmur, e entre essas fraturas femorais patológicas, 57,9% tinham localização proximal e as 42,1% restantes ocorreram na diáfise. As fraturas restantes ocorreram na diáfise do úmero (8%), terço proximal do úmero (4%), diáfise do rádio (4%), coluna vertebral (4%) e terço distal da tíbia (4%). As fraturas patológicas exibiam uma distribuição do tipo F.

Fraturas de estresse e fraturas espontâneas

As fraturas restantes observadas durante o ano estudado foram fraturas de estresse ou de insuficiência, sem causa aparente. Apenas 0,3% das fraturas eram do tipo de estresse ou de insuficiência, o que resultou em uma incidência global de 2,7/10⁵/ano. Essas fraturas exibem uma distribuição do tipo H; as fraturas de estresse tendem a ocorrer em adultos jovens e as fraturas de insuficiência ocorrem na população idosa. Nesse grupo de pacientes, 63,6% das frações eram lesões metatarsais, com média de idade de 34,4 anos, e duas (18,2%) dessas fraturas ocorreram no terço proximal do fêmur e os pacientes afetados tinham média de idade de 82,5 anos. Ao considerar separadamente as fraturas de estresse e de insuficiência, as fraturas de estresse exibem uma distribuição do tipo C e as fraturas de insuficiência, uma distribuição do tipo F.

Outros mecanismos de lesão

Durante o ano estudado, 1,6% dos pacientes não sabiam ou não queriam admitir a causa de suas fraturas. A média de idade desse grupo foi de 39,1 anos e a proporção entre homens e mulheres foi de 57/43. É curioso notar que 47,6% das lesões foram fraturas metacarpais ou de dedos da mão, onde são comuns golpes diretos ou agressões.

Lesões por arma de fogo

Em comparação com os Estados Unidos, as fraturas civis por arma de fogo são menos comuns na Europa. A literatura norte-americana sugere que tais lesões exibem uma distribuição do tipo B e ocorrem mais comumente em homens jovens.[49] Na última edição do Fraturas em adultos de Rockwood e Green[26] foi realizada uma análise dos ferimentos por arma de fogo tratados no *R. Adams Cowley Shock Trauma Center* em Baltimore, Maryland. Nesse centro traumatológico de nível 1 extremamente atarefado, 6,5% de todas as fraturas foram causadas por ferimentos por arma de fogo em 2007. Os dados confirmaram uma distribuição do tipo B, em que 93% dos pacientes eram homens com média de idade de 28 anos. Também foram observadas diferenças raciais, com 83% dos pacientes sendo negros e 15%, caucasianos. O EGL médio foi de 16 e a mortalidade, 5%. Uma análise demonstrou que 7% dos pacientes tinham sofrido lesão ao sistema nervoso central, 30% exibiam lesão torácica, 33% lesão abdominal e 22% tinham sofrido lesão espinal associada. A Tabela 3.22 mostra a distribuição de lesões ocorridas por armas de fogo. As fraturas mais frequentes foram nas diáfises da tíbia e da fíbula, pelve e mão.

Tipos específicos de fraturas

Clavícula

A Tabela 3.3 revela que as fraturas da clavícula representam cerca de 4% de todas as fraturas. Em geral, essas fraturas exibem uma distribuição do tipo G e afetam principalmente homens jovens e idosos e mulheres idosas. Isso está ilustrado nas Tabelas 3.6 a 3.11. Se as fraturas da clavícula forem subdivididas de acordo com sua localização na clavícula, as fraturas dos terços medial e lateral desta exibem distribuição do tipo A, enquanto as fraturas do terço médio demonstram uma distribuição do tipo G. A Tabela 3.23 mostra que as fraturas do terço medial da clavícula são raras e deve-se lembrar que, em pacientes jovens, essas fraturas podem envolver a fise proximal. No ano estudado foi observada uma prevalência similar para as fraturas dos terços médio e lateral, enquanto que no estudo de 2007-2008, publicado na sétima edição de Fraturas em adultos de Rockwood e Green,[26] observou-se uma taxa mais alta de fraturas no terço médio. É provável que isso tenha sido fruto de coincidência, mas considerando que as fraturas do terço lateral tendem a ocorrer em pacientes idosos, é possível que futuramente se tornem mais comuns.

TABELA 3.22 Números e prevalência de fraturas causadas por arma de fogo em pessoas que se apresentaram ao R. Adams Cowley Shock Trauma Center em Baltimore em 2007

	N	%
Diáfise da tíbia e da fíbula	24	9,8
Pelve	23	9,4
Mão	23	9,4
Diáfise do antebraço	16	6,6
Coluna vertebral lombar	15	6,1
Diáfise do fêmur	13	5,3
Escápula	11	4,5
Úmero distal	10	4,1
Fêmur distal	10	4,1
Coluna vertebral cervical	9	3,7
Crânio	9	3,7
Coluna vertebral torácica	9	3,7
Antebraço proximal	9	3,7
Diáfise do úmero	8	3,3
Úmero proximal	8	3,3
Pé	8	3,3
Fêmur proximal	8	3,3
Face	7	2,9
Acetábulo	5	2
Clavícula	5	2
Tíbia proximal	5	2
Tornozelo	4	1,6
Calcâneo	1	0,4
Rádio distal	1	0,4

A Tabela 3.23 mostra que as quedas da própria altura, lesões esportivas e acidentes automobilísticos são as causas mais comuns das fraturas da clavícula. No entanto, a análise dos diferentes locais fraturados demonstra que 56,8% das fraturas do terço lateral resultaram de uma queda da própria altura, em comparação com 24,8% das fraturas do terço médio. A causa mais comum de fraturas do terço médio da clavícula é a prática de esportes (34,4%), seguida por acidentes automobilísticos (29,6%). Ciclismo ou motociclismo são, evidentemente, causas de fraturas claviculares, e, se todos os tipos de ciclismo forem combinados, fica evidente que o ciclismo causa cerca de um terço (33,6%) das fraturas do terço médio da clavícula e 25,7% de todas as fraturas nesse osso. As Tabelas 3.4 e 3.5 demonstram que fraturas expostas da clavícula são muito raras e que poucos pacientes exibindo fraturas claviculares se apresentam com politraumatismo. A Tabela 3.23 mostra que, quando os pacientes se apresentam com politraumatismo, as outras fraturas tendem a ter ocorrido na coluna vertebral ou no membro superior, em que 2,3% dos pacientes com fraturas da clavícula também sofreram simultaneamente uma fratura da escápula.

Escápula

As Tabelas 3.3 a 3.5 demonstram que as fraturas escapulares são raras e mais comumente observadas em homens. Grande parte da literatura relacionada às fraturas escapulares provém de centros traumatológicos de nível 1 e tais estudos reforçaram a visão de que as fraturas escapulares são invariavelmente lesões de alta energia, envolvendo sobretudo o corpo da escápula.[20] Na verdade, não é isso que ocorre; as fraturas escapulares exibem uma distribuição do tipo A e afetam homens jovens e mulheres idosas. A Tabela 3.5 mostra que, com efeito, a média de idade das pacientes mulheres com fraturas escapulares é de 74,5 anos e que 77,8% tinham ≥65 anos. Assim, é inquestionável que, em mulheres, as fraturas escapulares são fraturas por fragilidade.

As fraturas escapulares são divididas em fraturas do corpo e colo, glenoide, acrômio e coracoide. A epidemiologia dessas fraturas está demonstrada na Tabela 3.24. Certamente, fraturas do acrômio e do coracoide são muito raras, e as fraturas do glenoide são realmente mais comuns do que as fraturas do corpo e do colo, e estão frequentemente associadas a uma luxação. A Tabela 3.24 mostra que pacientes que se apresentam com fraturas do glenoide e pacientes com fraturas do colo e do corpo têm médias de idade semelhantes. A Tabela 3.24 também mostra que as causas mais comuns

TABELA 3.23 Características epidemiológicas básicas das fraturas da clavícula

	Prevalência (%)	Média de idade (anos)	Homens/ mulheres (%)
Terço medial	2,7	51,6	86/14
Terço médio	48,6	37,9	77/23
Terço lateral	48,6	49,6	62/38
Mecanismos de lesão comuns			
Queda (da própria altura)	40,5	56	54/46
Lesão esportiva	25,3	28	91/9
AA	22,2	41,1	74/26
Fraturas associadas			
Escápula	2,3		
Coluna vertebral	1,9		
Metacarpo	1,2		

AA: acidente automobilístico.

TABELA 3.24 Características epidemiológicas básicas das fraturas da escápula

	Prevalência (%)	Média de idade (anos)	Homens/ mulheres (%)
Acrômio	8,1	52	100/0
Coracoide	2,7	71	100/0
Glenoide	56,7	56	67/33
Colo e corpo	32,4	50,3	83/17
Mecanismos de lesão comuns			
Queda (da própria altura)	40,5	64,1	47/53
AA	27	43,9	100/0
Queda de pequena altura (escada)	13,5	56	100/0
Fraturas associadas			
Clavícula	16,2		
Coluna vertebral	10,8		
Rádio distal	8,1		

AA: acidente automobilístico.

das fraturas escapulares são quedas da própria altura, acidentes automobilísticos e quedas de pouca altura. Entretanto, uma análise mais aprofundada demonstra que 66,6% das fraturas do glenoide foram causadas por quedas da própria altura e por quedas de pouca altura, de baixa energia, enquanto 41,7% das fraturas do corpo resultaram de acidentes automobilísticos ou de quedas de grande altura, embora outros 33,3% das fraturas do corpo da escápula tenham sido decorrentes de quedas da própria altura. A média de idade desse último grupo era de 61,5 anos.

As fraturas expostas da escápula são incrivelmente raras e nenhuma dessas fraturas foi observada no estudo de 15 anos detalhado nesse capítulo. Parece provável que, em essência, fraturas escapulares expostas associadas a lesões contusas não são compatíveis com a vida. O fato de que a maioria das fraturas escapulares está associada à idade avançada implica que muitos dos pacientes que se apresentam com fraturas escapulares também terão sofrido politraumatismo. As Tabelas 3.6 a 3.11 demonstram que o politraumatismo é observado mais comumente em homens com idades de 36-64 anos. A Tabela 3.24 mostra que a distribuição global das fraturas associadas a fraturas escapulares não é diferente da distribuição para fraturas da clavícula, e as fraturas de membro superior e da coluna vertebral são as mais comumente examinadas.

Terço proximal do úmero

As fraturas do terço proximal do úmero são lesões comuns, representando cerca de 7% de todas as fraturas (ver Tab. 3.3). As Tabelas 3.4 e 3.5 mostram que a incidência em mulheres é o dobro da observada em homens. Globalmente, essas fraturas exibem uma distribuição do tipo F, que afeta principalmente homens e mulheres idosos, e a Tabela 20.8 mostra que, em pacientes com pelo menos 80 anos, são o terceiro tipo mais comum de fratura. A Tabela 3.25 ilustra a epidemiologia das fraturas do terço proximal do úmero. Essas lesões foram divididas, de acordo com a classificação OTA,[43] em fraturas extra-articulares unifocais (tipo A), extra-articulares bifocais (tipo B) e intra-articulares (tipo C). Cerca de dois terços das fraturas do terço proximal do úmero são do tipo extra-articular unifocal e apenas 8% são fraturas intra-articulares.

Na maioria das vezes, as fraturas do terço proximal do úmero ocorrem como resultado de uma queda da própria altura, embora em pacientes jovens as lesões esportivas possam causar esse tipo de lesão. Como ocorre com outras fraturas na região do ombro, 30% das fraturas do terço proximal do úmero relacionadas à prática de esportes foram causadas pelo ciclismo.

A Tabela 3.14 mostra que as fraturas do terço proximal do úmero vêm crescendo em incidência. Em 1993, a incidência global era de $47,2/10^5$/ano, e em 2000, $65,1/10^5$/ano; já no presente estudo, a incidência foi de $92,4/10^5$/ano. A incidência, tanto em homens como em mulheres, aumentou de forma parecida. Em homens, a incidência aumentou de 28,7 para $61/10^5$/ano, e em mulheres, de 63,8 para $120,3/10^5$/ano.

Como seria de se esperar de uma fratura por fragilidade causada por mecanismo de baixa velocidade, as fraturas expostas do terço proximal do úmero são extremamente raras; no ano estudado, nenhuma fratura desse tipo foi registrada. Como também ocorre com outras fraturas por fragilidade, nota-se uma crescente prevalência de politraumatismos com o aumento da idade. Isso está ilustrado nas Tabelas 3.6 a 3.11. As Tabelas 20.9 e 20.10 mostram que a prevalência de casos de politraumatismo continua a aumentar em indivíduos com maior idade avançada. A Tabela 3.25 revela que as duas fraturas mais frequentemente associadas são as outras fraturas por fragilidade comuns do terço

TABELA 3.25 Características epidemiológicas básicas das fraturas do úmero proximal

	Prevalência (%)	Média de idade (anos)	Homens/mulheres (%)
Unifocal, extra-articular	64,2	65,2	37/63
Bifocal, extra-articular	27,4	67,4	18/82
Intra-articular	8,4	65,3	27/73
Queda (da própria altura)	85,4	68,4	27/73
Queda de pequena altura (escada)	5,4	61,1	27/73
Lesão esportiva	4,2	45,4	65/35
Fraturas associadas			
Fêmur proximal	46,2		
Rádio distal	17,9		
Escápula	5,1		

proximal do fêmur e do terço distal do rádio, mas cerca de 5% dos pacientes com politraumatismo e com uma fratura do terço proximal do úmero também exibirão uma fratura escapular.

Diáfise do úmero

As fraturas da diáfise do úmero exibem uma curva de distribuição do tipo H, com uma distribuição bimodal tanto em homens como em mulheres. No entanto, é provável que a distribuição dessas fraturas esteja mudando. A análise dessas fraturas em 2010-2011 revela que houve baixa incidência em mulheres jovens (ver Tab. 3.9) e que, com o aumento da idade da população, parece provável que, nos próximos anos, as fraturas umerais venham a exibir uma curva de distribuição do tipo G. Pode-se observar na Tabela 3.3 que os pacientes que se apresentam com fraturas da diáfise do úmero têm médias de idade bastante parecidas com indivíduos que sofreram fraturas do terço distal do rádio e da ulna. A tabela também mostra grande semelhança entre as prevalências de pacientes com ≥65 anos e com ≥80 anos e que as fraturas da diáfise do úmero deveriam agora ser consideradas como fraturas por fragilidade. A idade da população que se apresenta com essas lesões explica o fato de que 71,4% das fraturas da diáfise do úmero ocorreram em seguida a uma queda da própria altura.

A Tabela 3.26 divide as fraturas da diáfise do úmero de acordo com sua localização nesse osso, ou se a fratura foi, ou não, periprotética. As fraturas no terço superior da diáfise do úmero tendem a ocorrer em pacientes idosos, com 77,3% sendo causadas por uma queda da própria altura e 18,2% por golpe direto ou agressão. Fraturas do terço médio do úmero tendem a ocorrer em pacientes mais jovens, embora 71% ainda tenham sido causadas por quedas da própria altura, com 12,9% sendo decorrentes da prática de esportes, das quais 50% são causadas pela prática de hipismo. Fraturas do terço distal do úmero ocorreram no grupo mais jovem de pacientes, com 64,7% decorrentes de quedas simples e 17,6% seguidas a um golpe direto ou agressão.

A Tabela 3.26 mostra que 5,7% das fraturas umerais eram do tipo periprotético, 50% ocorrendo em torno de uma prótese do ombro e os outros 50% em torno de uma placa previamente inserida. Essas fraturas ocorreram em pacientes idosos e todas se seguiram a uma queda da própria altura. Foi anotada apenas uma fratura patológica durante o ano estudado, mas é provável que tal tipo de lesão venha a ser mais frequente no futuro.

TABELA 3.26 Características epidemiológicas básicas das fraturas da diáfise do úmero

	Prevalência (%)	Média de idade (anos)	Homens/ mulheres (%)
Terço superior	30	67,7	57/43
Terço médio	40	52,4	46/54
Terço inferior	24,3	45,8	41/59
Periprotética	5,7	78,3	25/75
Mecanismos de lesão comuns			
Queda (da própria altura)	71,4	62,7	38/62
Golpe direto/agressão	11,4	40,4	87/13
Lesão esportiva	8,6	31,2	83/17
Fraturas associadas			
Rádio distal	1,4		

TABELA 3.27 Características epidemiológicas básicas das fraturas do úmero distal

	Prevalência (%)	Média de idade (anos)	Homens/ mulheres (%)
Extra-articular	50	54,1	54/46
Articular parcial	35,4	61,5	29/71
Articular completa	14,6	66	29/71
Mecanismos de lesão comuns			
Queda (da própria altura)	72,9	65,8	23/77
AA	10,4	37,4	100/0
Lesão esportiva	6,3	43,3	100/0
Fraturas associadas			
Ulna proximal	20		
Rádio proximal	20		
Rádio/ulna distal	20		

AA: acidente automobilístico.

O fato de que as fraturas da diáfise do úmero são principalmente causadas por algum mecanismo de baixa energia em pacientes idosos significa que a prevalência de fraturas expostas é baixa e apenas uma fratura exposta foi observada durante o ano estudado. A prevalência de casos de politraumatismo foi surpreendentemente baixa para uma fratura por fragilidade e apenas uma fratura da diáfise do úmero foi associada a uma fratura do terço distal do rádio.

Terço distal do úmero

Em adultos, as fraturas do terço distal do úmero são comparativamente raras; a Tabela 3.3 mostra que apenas 0,7% das fraturas no ano estudado envolveram esse segmento do osso. Globalmente, essas lesões apresentam uma distribuição do tipo E, o que pode surpreender alguns cirurgiões, pois um grande volume de estudos publicados na literatura tem se concentrado em fraturas intra-articulares de alta energia em pacientes mais jovens. No entanto, a Tabela 3.5 mostra que, em mulheres, a média de idade é de 67,4 anos e que 75% das fraturas ocorreram em pacientes com ≥65 anos. Portanto, as fraturas do terço distal do úmero devem ser consideradas como fraturas por fragilidade.

A Tabela 3.27 revela que a maioria das fraturas do terço distal do úmero estão efetivamente enquadradas como fraturas extra-articulares do tipo A na classificação OTA,[43] e que apenas 14,6% das lesões são fraturas intra-articulares do tipo C. Mesmo nesse grupo, é interessante perceber que a média de idade é relativamente alta, de 66 anos. De fato, 57,1% das fraturas do tipo C se seguiram a uma queda da própria altura em pacientes com média de idade de 76 anos e as 42,9% restantes foram causadas por acidentes automobilísticos ou quedas de grande altura, mas mesmo nesses casos a média de idade foi de 52,7 anos, o que sugere que muitas dessas fraturas ocorrem em pacientes idosos com melhor condicionamento.

Nos últimos anos, grande parte da literatura sobre fraturas do terço distal do úmero em idosos versou sobre a questão relativa à substituição ou reconstrução de fraturas do tipo C, mas tais lesões são relativamente raras. O subtipo mais comumente observado é a fratura metafisária extra-articular simples A2.3, que representou 25% de todas as fraturas do terço distal do úmero observadas no ano estudado. A média de idade desse grupo de pacientes foi de 74,3 anos e 91,7% das fraturas foram causadas por quedas da própria altura.

A Tabela 3.27 mostra que 10,4% das fraturas do terço distal do úmero ocorreram como resultado de um acidente automobilístico. Todas ocorreram em ciclistas e 16% eram fraturas articulares parciais B1.1. A análise revela que 40% das fraturas do terço distal do úmero causadas por acidentes automobilísticos estavam associadas a casos de politraumatismo e que 40% eram fraturas expostas. As Tabelas 3.4 e 3.5 demonstram que as fraturas expostas são mais comumente observadas em homens do que em mulheres, mas que casos de politraumatismo são razoavelmente comuns nos dois gêneros. A Tabela 3.27 mostra que pacientes que se apresentam com fraturas do terço distal do úmero e também com politraumatismo tendem a exibir fraturas no terço proximal do antebraço ou no terço distal do rádio.

Terço proximal do antebraço

As fraturas do terço proximal do antebraço são relativamente comuns; a Tabela 3.3 mostra que tais lesões respondem por 5,4% de todas as fraturas. Essas fraturas estão equitativamente distribuídas entre homens e mulheres e, globalmente, exibem distribuição do tipo D. Contudo, uma revisão dos quatro tipos básicos de fraturas do terço proximal do antebraço, mostrada na Tabela 3.13, indica que a epidemiologia das fraturas desse segmento difere um pouco da epidemiologia das fraturas do terço proximal da ulna e das fraturas conjugadas dos terços proximais da ulna e do rádio. Fraturas da cabeça do rádio têm distribuição do tipo H, e as fraturas do colo do rádio exibem distribuição do tipo A. Os dois tipos de fratura restantes, do terço proximal da ulna e do terço proximal do rádio e da ulna, exibem distribuição do tipo F e devem ser consideradas como fraturas por fragilidade.

As fraturas do terço proximal do rádio foram responsáveis por 74,3% de todas as fraturas ocorridas no terço proximal do antebraço. Em geral, 63,3% ocorreram como resultado de uma queda da própria altura, 12,8% por acidente automobilístico e 12,5% como resultado de uma lesão esportiva. As médias de idade desses grupos foram de 46,4 anos, 40 anos e 29,6 anos, respectivamente. A Tabela 3.28 revela que pacientes com fraturas do terço proximal da ulna tiveram a mais alta média de idade entre todos os pacientes que se apresentaram com fraturas do terço proximal do antebraço. Em geral, 66,6% das fraturas do terço proximal da ulna decorreram de uma queda e a média de idade dos pacientes foi de 62,5 anos. Outras 13,1% foram causadas por lesões es-

TABELA 3.28 Características epidemiológicas básicas das fraturas radiais e ulnares proximais

	Prevalência (%)	Média de idade (anos)	Homens/ mulheres (%)
Ulna proximal	22,2	54,2	50/50
Cabeça do rádio	59,5	42,4	44/56
Colo do rádio	14,8	42,4	44/56
Rádio e ulna proximais	3,4	50,1	38/62
Mecanismos de lesão comuns			
Queda (da própria altura)	64	50,4	30/70
Lesão esportiva	13	31,6	76/24
AA	10,8	40,4	76/24
Fraturas associadas			
Rádio/ulna distal	20,5		
Carpo	10,2		
Antebraço proximal bilateral	10,2		

AA: acidente automobilístico.

TABELA 3.29 Características epidemiológicas básicas das fraturas da diáfise do rádio e da ulna

	Prevalência (%)	Média de idade (anos)	Homens/ mulheres (%)
Diáfise da ulna	43,6	45,8	67/33
Diáfise do rádio	40	49,5	68/32
Diáfises do rádio e da ulna	16,4	46,9	78/22
Mecanismos de lesão comuns			
Queda (da própria altura)	49,1	60	52/48
Lesão esportiva	27,3	32,2	93/7
AA	7,3	40,7	100/0
Fraturas associadas			
Metacarpo	25		
Falange de dedo da mão	25		
Tíbia proximal	25		

AA: acidente automobilístico.

portivas em pacientes com média de idade de 34,8 anos. Uma análise mais aprofundada das fraturas do terço proximal da ulna demonstrou que 92,9% eram fraturas do olécrano e apenas 7,1% ocorreram no coracoide. Os pacientes com fraturas do coracoide tinham média de idade de 34,5 anos e está claro que essas lesões não são fraturas por fragilidade.

As fraturas tanto do terço proximal do rádio ou da ulna são relativamente raras: apenas 3,4% das fraturas do terço proximal do antebraço envolveram ambos os ossos. A análise revelou que 61,5% ocorreram em seguida a quedas da própria altura e que os pacientes tinham média de idade de 54,5 anos.

As Tabelas 3.4 e 3.5 demonstram que as fraturas expostas são relativamente raras, tanto em homens como em mulheres, mas 11% dos homens e 7,9% das mulheres tinham sofrido politraumatismo. A Tabela 3.28 mostra que 10% dessas lesões foram fraturas bilaterais do terço proximal do antebraço e que as duas outras fraturas comumente associadas eram as do terço distal do rádio e do carpo.

Diáfises do antebraço

Ao serem consideradas todas as fraturas em conjunto, fica evidente que as fraturas da diáfise do antebraço são relativamente raras. A Tabela 3.3 mostra que tais lesões representaram apenas 0,8% das fraturas examinadas no ano estudado. A Tabela 3.29 revela prevalências parecidas para fraturas isoladas da ulna e da diáfise do rádio. Esse achado é diferente do que se viu no estudo de 2007-2008, documentado na sétima edição do Fraturas em adultos de Rockwood e Green.[26] Nesse ano, ocorreu maior número de fraturas da diáfise do rádio, embora a prevalência das fraturas de ambos os ossos do antebraço tenha sido bastante parecida. A Tabela 3.29 mostra que a média de idade dos pacientes e a proporção entre homens e mulheres foram similares nos três tipos de fraturas do antebraço. Entretanto, as curvas de distribuição são diferentes. A curva de distribuição global para as fraturas do antebraço é do tipo D e afeta homens e mulheres jovens e mulheres idosas, mas as fraturas isoladas da ulna exibem uma distribuição do tipo H, enquanto a curva de distribuição das fraturas isoladas do rádio é do tipo A. Poucas mulheres sofreram fraturas tanto do rádio como da ulna, mas na última edição do Fraturas em adultos de Rockwood e Green[26] foi dito que as fra-

turas das diáfises do rádio e da ulna tinham distribuição do tipo A. É provável que esse ainda seja o caso.

As causas comuns dessas fraturas estão listadas na Tabela 3.29, mas se os três tipos de fraturas forem analisados em separado, fica claro que as causas são muito parecidas: 50% das fraturas da diáfise da ulna, 50% das fraturas da diáfise do rádio e 44,4% das fraturas de ambos os ossos ocorreram como resultado de uma queda da própria altura. Outros 25% das fraturas da diáfise da ulna, 36,4% das fraturas da diáfise do rádio e 11,1% das fraturas de ambos os ossos resultaram de lesões esportivas. A principal diferença foi que 33% das fraturas em ambos os ossos foram causadas por acidentes automobilísticos, em comparação com 4,2% das fraturas da diáfise da ulna e com nenhuma fratura radial.

A análise da morfologia das fraturas demonstra que não ocorreram fraturas do tipo OTA[43] C e é provável que isso tenha relação com a prevalência decrescente das fraturas associadas a acidentes automobilísticos. Com efeito, 83,6% das fraturas da diáfise do antebraço eram fraturas simples OTA A e 16,4% eram fraturas em cunha OTA B, mas as médias de idade eram bastante parecidas – 47,2 e 48,3 anos, respectivamente, embora as relações entre gêneros tenham sido de 33/67 e 22/78 respectivamente, o que sugere que as fraturas do tipo B estavam associadas a lesões de maior energia. Essa suposição foi confirmada pelo exame das prevalências das fraturas relacionadas a quedas, que representavam 52,2% das fraturas do tipo A e 33,3% das fraturas do tipo B.

As Tabelas 3.4 e 3.5 demonstram que todas as fraturas expostas da diáfise do antebraço ocorreram em homens, com 66,6% resultantes de acidentes automobilísticos. A Tabela 3.29 mostra que a prevalência de casos de politraumatismo foi relativamente baixa e quase todas essas lesões ocorreram nos membros superiores.

Terço distal do rádio e da ulna

Fraturas do terço distal do rádio são as fraturas mais comumente tratadas por cirurgiões ortopédicos. A Tabela 3.3 informa uma incidência de 235,9/10^5/ano e as Tabelas 3.4 e 3.5 mostram que a incidência é consideravelmente maior em mulheres do que em homens. As Tabelas 3.6 a 3.8 mostram que, em homens, a incidência é mais alta na faixa etária de 16-35 anos, embora aumente para

231,7/10⁵/ano em homens com ≥80 anos; já as Tabelas 3.9 a 3.11 mostram que a incidência em mulheres aumenta com a idade. Para essas fraturas, a incidência aumenta nos muito idosos, e, em mulheres com ≥80 anos, a incidência é de 1.174,4/10^5/ano.

Um número considerável de estudos foi publicado com o objetivo de estudar a incidência de fraturas do terço distal do rádio em diferentes partes do mundo, mas é bastante difícil comparar os resultados de tais estudos. Foram empregados métodos diferentes de coleta de dados e parece haver pouca dúvida de que alguns estudos se concentraram em internações hospitalares. Com isso, deixou de ser computada a maioria dos pacientes tratados no ambulatório. Os autores também optaram por faixas etárias diferentes, mas, mesmo quando são selecionadas dos estudos faixas etárias parecidas, observam-se grandes diferenças nas incidências, que são difíceis de explicar. Quase todos os estudos foram realizados em países desenvolvidos, com padrões de vida e sistemas de saúde semelhantes, mas, apesar disso, foi observada uma considerável variação na incidência das fraturas do terço distal do rádio. Sakuma et al.[89] registraram a incidência dessas fraturas em uma pequena população no Japão em 2004, com idades que variavam de 8 a 91 anos. Esses autores chegaram a uma incidência de 108,6/10^5/ano. A análise da incidência global adulta e pediátrica para as fraturas do terço distal do rádio em Edimburgo no ano de 2000 evidenciou uma incidência de 277,6/10^5/ano e parece improvável que a incidência japonesa seja muito menor, particularmente quando se considera que os japoneses têm a mais longa expectativa de vida no mundo.

A análise da incidência de fraturas em pacientes com ≥35 anos variou de 89/10^5/ano e 368/10^5/ano para homens e mulheres, respectivamente, no Reino Unido em 1997-1998[79] a 104/10^5/ano e 295/10^5/ano em Rochester, Minnesota, USA em 1989-1991.[74] Em nosso estudo, as incidências equivalentes foram de 131,7/10^5/ano e 441,2/10^5/ano em homens e mulheres, respectivamente. Um estudo recentemente publicado no Texas, EUA,[80] de fraturas do antebraço e do punho ocorridas entre 2001 e 2007 em pacientes com ≥50 anos, informa os valores de 78,2/10^5/ano e 256,9/10^5/ano para as incidências de fraturas do antebraço e punho em homens e mulheres, respectivamente. Esses números podem ser comparados com 136,9/10^5/ano e 631,8/10^5/ano em Edimburgo e 141,6/10^5/ano e 676,7/10^5/ano na Suécia Meridional em 2001.[12] Parece provável que as condições sociais em Edimburgo, Texas e Suécia não sejam muito diferentes e, como já foi informado anteriormente, as mudanças nas incidências em populações aparentemente semelhantes podem simplesmente estar refletindo os métodos empregados na coleta de dados.

A Tabela 3.30 mostra que, na maioria dos casos de fratura do terço distal do antebraço, a parte lesionada é o terço distal do rádio, com apenas 1,7% sendo fraturas isoladas do terço distal da ulna. Essas lesões exibem uma curva de distribuição do tipo A, mas um número maior de homens se apresenta com fraturas do terço distal da ulna e, além disso, a média de idade para esse gênero é mais baixa. Isso se reflete no fato de que, enquanto 80,8% das fraturas do terço distal do rádio são causadas por quedas da própria altura, 42,8% das fraturas do terço distal da ulna são causadas por golpe direto ou agressão e apenas 28,6% decorrem de uma queda da própria altura. Levando em consideração a natureza de baixa energia da maioria dessas fraturas, não deve surpreender que as Tabelas 3.4 e 3.5 indiquem que pouquíssimas dessas lesões são fraturas expostas. A análise das fraturas expostas demonstrou que 80% delas estavam classificadas como do tipo I de Gustilo[47] e que a média de idade dos pacientes era de 64,2 anos.

TABELA 3.30 Características epidemiológicas básicas das fraturas do terço distal do rádio e da ulna

	Prevalência (%)	Média de idade (anos)	Homens/ mulheres (%)
Rádio distal com ou sem ulna	98,3	58,2	27/73
Ulna distal	1,7	41,5	48/52
Mecanismos de lesão comuns			
Queda (da própria altura)	79,9	63	18/82
Lesão esportiva	9,5	32,3	80/20
Queda de pequena altura (escada)	3,8	50,3	34/66
Fraturas associadas			
Fêmur proximal	22,7		
Rádio/ulna distal bilateral	14,8		
Metacarpo	13,3		

Como se poderia esperar de uma fratura por fragilidade, as Tabelas 3.6 a 3.11 mostram que a prevalência dos casos de politraumatismo aumenta com a idade. A Tabela 3.30 mostra que a fratura coexistente mais comumente observada em pacientes que se apresentam com uma fratura do terço distal do rádio é a fratura do terço proximal do fêmur. No entanto, dez pacientes se apresentaram com fraturas bilaterais do rádio. A análise desse grupo demonstrou que a média de idade era de 65,4 anos, 90% em seguida a uma queda da própria altura, e a proporção entre homens e mulheres era de 10/90. Portanto, é provável que as fraturas bilaterais do terço distal do rádio sejam um sinal de aumento da fragilidade.

Carpo

Fraturas carpais são relativamente comuns e representaram 2,8% de todas as fraturas durante o ano estudado. A Tabela 3.31 demonstra que as fraturas do escafoide e do piramidal representam cerca de 95% de todas as fraturas carpais, e que fraturas dos demais ossos carpais ocorrem raramente, embora durante o ano estudado tenham sido observadas fraturas de hamato, pisiforme e trapézio. Em termos globais, os ossos carpais exibem uma curva de distribuição do tipo A, embora as fraturas de escafoide, hamato e trapézio tendam a ocorrer em homens jovens e exibam uma curva de distribuição do tipo B. Fraturas do piramidal são um pouco diferentes. Essas lesões demonstram uma curva de distribuição do tipo A, envolvendo homens jovens e mulheres idosas.

A Tabela 3.31 mostra que cerca de 60% de todas as fraturas carpais são resultado de uma queda da própria altura, e a maioria das demais fraturas foi causada por lesão esportiva ou golpe direto ou agressão. A análise das fraturas do escafoide demonstra que 56% se seguiram a uma queda ou a um golpe direto ou agressão. Os percentuais equivalentes para as fraturas do piramidal foram 63,6, 15,9 e 0%, o que sugere que mulheres idosas com fraturas do piramidal têm um estilo de vida bastante mais refinado. É curioso notar que 5,7% das fraturas do escafoide ocorreram em acidentes automobilísticos, em comparação com 11,4% das fraturas do piramidal.

Não ocorreram fraturas expostas do carpo durante o ano estudado, e as Tabelas 3.4 e 3.5 indicam um número relativamente pequeno de pacientes com politraumatismo; mas quando isso ocorreu, a Tabela 3.31 mostra que cerca de 80% se localizavam no terço distal ou proximal do rádio.

TABELA 3.31 Características epidemiológicas básicas das fraturas carpais

	Prevalência (%)	Média de idade (anos)	Homens/mulheres (%)
Escafoide	72,7	33,6	66/34
Piramidal	22,7	50,8	57/43
Hamato	2,1	29,7	75/25
Pisiforme	1,6	34	67/33
Trapézio	1	43	100/0
Mecanismos de lesão comuns			
Queda (da própria altura)	58,8	43,5	48/52
Lesão esportiva	18,6	25,8	92/8
Golpe direto/agressão	9,8	28,7	84/16
Fraturas associadas			
Rádio/ulna distal	38,5		
Rádio proximal	38,5		
Metacarpo	7,7		

TABELA 3.32 Características epidemiológicas básicas das fraturas do metacarpo

	Prevalência (%)	Média de idade (anos)	Homens/mulheres (%)
Polegar	5,8	39,7	87/13
Indicador	8,6	32	88/12
Médio	8,1	33,6	89/11
Anular	17	33,7	76/24
Mínimo	60,6	32,4	78/22
Mecanismos de lesão comuns			
Golpe direto/agressão	58,1	26,8	88/12
Queda (da própria altura)	23,8	48,8	59/41
Lesão esportiva	10,9	28	89/11
Fraturas associadas			
Dois metacarpais	62,7		
Três metacarpais	25,3		
Rádio/ulna distal	11,9		

Metacarpo

A Tabela 3.3 revela que, durante o ano estudado, as fraturas metacarpais constituíram a segunda fratura mais comum, vindo após as fraturas do terço distal do rádio, com 11,2% de todas as fraturas ocorrendo no metacarpo. Esse quadro difere das fraturas examinadas em 2007-2008 na sétima edição do Fraturas em adultos de Rockwood e Green,[26] em que as fraturas do terço proximal do fêmur ocupavam o segundo lugar em termos de frequência. Essa mudança pode estar indicando uma redução na incidência das fraturas do terço proximal do fêmur, como foi sugerido por diversas autoridades; mas desconhece-se se, de fato, é isso que está realmente ocorrendo. Tal achado também pode estar relacionado com um maior grau de exclusão social, fator que desempenha um papel significativo na incidência das fraturas metacarpais.[29]

As Tabelas 3.4 e 3.5 confirmam a considerável diferença na incidência de fraturas metacarpais entre homens e mulheres. Em homens, a incidência é cerca de 445% maior do que em mulheres, e as fraturas metacarpais são, de longe, as mais comumente observadas em homens, com cerca de um quinto de todas as fraturas em homens ocorrendo no metacarpo. A Tabela 3.4 mostra que essas fraturas estão associadas com a segunda média de idade mais jovem de todas as fraturas em homens, vindo em seguida à fraturas do tálus, e que apenas 4% ocorrem no grupo com ≥65 anos. Assim, essas lesões exibem uma curva de distribuição do tipo B.

A Tabela 3.32 revela que as fraturas metacarpais são menos comuns no metacarpo do polegar, passando a ser mais comuns à medida que se vai avançando em direção à borda ulnar da mão. Assim, 17% das fraturas metacarpais ocorrem no metacarpo do dedo anular e 60% no metacarpo do dedo mínimo. A média de idade é mais alta em pacientes que se apresentam com fraturas no metacarpo do polegar, e um número maior de mulheres se apresenta com fraturas metacarpais dos dedos anular e mínimo.

A Figura 3.5 ilustra a prevalência das fraturas metacarpais de acordo com sua localização no metacarpo. Os três locais mais comuns para as fraturas metacarpais estão, todos, situados no metacarpo do dedo mínimo; 36,1% de todas as fraturas metacarpais são "fraturas de Boxer", situadas distalmente no metacarpo do dedo mínimo. Durante o ano estudado, ocorreram 283 dessas

	V	IV	III	II	I
Falanges	32,8	26	14,3	9,1	18,4
Metacarpais	60,6	17	7,9	8,6	5,6

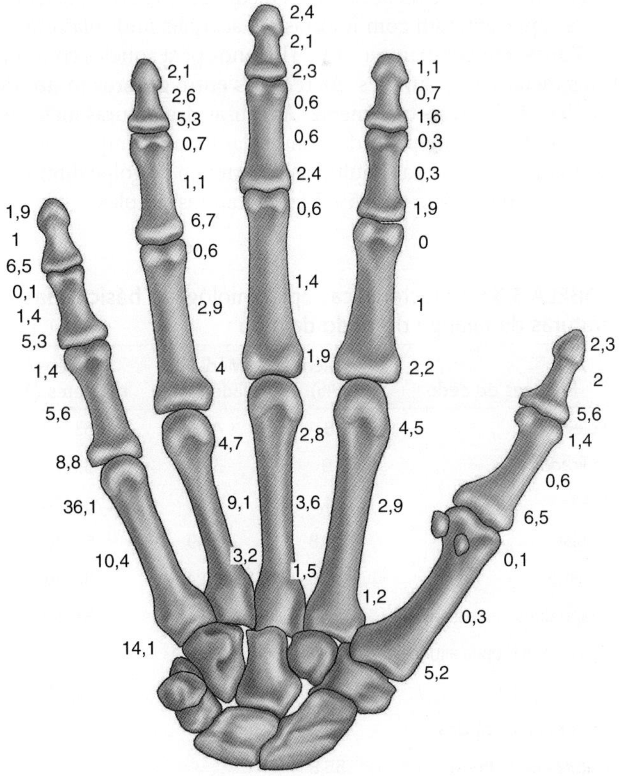

FIGURA 3.5 Prevalência de fraturas metacarpais e falângicas na mão. Estão divididas em fraturas basais, fraturas diafisárias e fraturas dos metacarpos distais e falanges. Também estão ilustradas as prevalências gerais em cada dedo da mão.

fraturas, e a Tabela 3.3 mostra que, se essa lesão fosse considerada como um tipo de fratura distinto, seria a nona fratura mais frequentemente apresentada aos cirurgiões ortopédicos. Nos demais dedos, a fratura metacarpal mais comum é a que ocorre na base do polegar, embora fraturas distais dos dedos indicador e anular tenham prevalências parecidas.

A Tabela 3.32 mostra que 58% das fraturas metacarpais tiveram como causa informada a ocorrência de golpes diretos, embora certamente a prevalência possa ser maior. Dependendo do metacarpo, o mecanismo de lesão irá variar. Nas fraturas do metacarpo do polegar, 31,1% foram causadas por acidentes automobilísticos e 31,1% por quedas da própria altura, com outros 20% seguidos a um golpe direto ou agressão. No metacarpo do dedo mínimo, 64,2% das fraturas foram decorrentes de um golpe direto ou agressão, 23,6% foram causadas por uma queda e 2,5% ocorreram como resultado de um acidente automobilístico. A diferença na população de pacientes fica enfatizada ao serem comparadas as médias de idade; 26,5 anos para fraturas do metacarpo do dedo mínimo causadas por um golpe direto e 48,5 anos para fraturas causadas por uma queda da própria altura.

As Tabelas 3.4 e 3.5 comprovam o baixíssimo percentual de fraturas expostas, tanto em homens como em mulheres. Há uma prevalência parecida para pacientes com politraumatismo, mas quase todas as fraturas nesses pacientes politraumatizados envolvem vários metacarpos, embora 11,9% dos pacientes que se apresentaram com politraumatismo tivessem sofrido fraturas do rádio e da ulna distais. A análise dos 708 pacientes que se apresentaram com fraturas metacarpais demonstrou que 42 (5,9%) foram diagnosticados com duas fraturas metacarpais e seis (0,8%) com três dessas fraturas. De longe, as fraturas metacarpais se localizavam mais frequentemente nos metacarpos dos dedos anular e mínimo; e 26 (61,9%) das fraturas metacarpais duplas envolveram esses dois metacarpos. A média de idade dos pacientes que se apresentaram com fraturas metacarpais múltiplas era de 39,4 anos, em comparação com 31,7 anos para aqueles com fraturas metacarpais simples. As relações entre gêneros foram de 85/15 e 79/21, respectivamente. As causas das fraturas metacarpais múltiplas foram parecidas com as das fraturas simples: 56,2% das fraturas metacarpais múltiplas decorreram de golpe direto ou agressão, comparado com 59,7% das fraturas simples.

TABELA 3.33 Características epidemiológicas básicas das fraturas da falange do dedo da mão

Falanges do dedo	Prevalência (%)	Média de idade (anos)	Homens/ mulheres (%)
Polegar	18,4	44,3	63/37
Indicador	9	38,9	58/42
Médio	14,3	39,3	64/36
Anular	25,8	38,9	60/40
Mínimo	32,5	42,4	56/44
Golpe direto/agressão	39,1	39,1	61/39
Queda (da própria altura)	29,5	52,7	37/63
Lesão esportiva	23,8	29,1	82/18
Fraturas associadas			
Fraturas de outro(s) dedo(s)	55,8		
Rádio/ulna distal	13,9		
Metacarpo	9,3		

Fraturas de falanges dos dedos das mãos

A Tabela 3.3 mostra que as fraturas de falanges dos dedos da mão representam cerca de 10% de todas as fraturas examinadas. Essas lesões ocupam a segunda posição entre as fraturas sofridas por homens e, em geral, exibem uma curva de distribuição do tipo B, por causa da grande incidência em homens jovens. As Tabelas 3.9 a 3.11 descrevem uma incidência razoavelmente constante de fraturas de dedos das mãos em mulheres de diferentes idades. A Tabela 3.33 oferece uma análise da epidemiologia das fraturas nos diferentes dedos da mão e, como ocorre com as fraturas metacarpais (ver Tab. 3.32), fica evidente que os dedos mínimo e anular são os mais afetados. A média de idade e a proporção entre homens e mulheres dos pacientes que se apresentam com fraturas nos diferentes dedos da mão não são dessemelhantes: todas exibem uma curva de distribuição do tipo B.

As causas das fraturas das falanges de dedos das mãos e das fraturas metacarpais são muito parecidas, embora maior número daquelas ocorra como resultado de uma lesão esportiva. Pode-se presumir que a média de idade dos pacientes lesionados por golpes diretos ou pela prática de esportes seja mais baixa do que a dos indivíduos lesionados por quedas da própria altura, e que a maioria seja constituída por homens. A prevalência das fraturas causadas por golpe direto ou agressão é mais alta no lado radial da mão: 34,3 e 33,9% das fraturas dos dedos mínimo e anular são causadas por golpe direto ou agressão, em comparação com 47,4, 50, e 43,4% das fraturas dos dedos médio, indicador e polegar, respectivamente. Maior número de fraturas dos dedos mínimo e anular foi causado por quedas e pela prática de esportes.

A Figura 3.5 ilustra a divisão das localizações das diferentes fraturas em cada falange de dedo da mão. A figura mostra que 23,4% das fraturas das falanges dos dedos da mão são fraturas basais das falanges proximais. A média de idade dos pacientes com essas fraturas era de 56,3 anos, e 51,9% ocorreram em seguida a quedas da própria altura. Outros 11,5% foram fraturas da diáfise das falanges proximais. A média de idade desse grupo era de 41,2 anos e a causa mais comum para as lesões foi um golpe direto ou agressão, o que causou 39,3% das fraturas. As fraturas distais das falanges proximais representaram apenas 4% das fraturas falângicas. A média de idade desse grupo era de 41,6 anos e 35,7% foram causadas por quedas.

A análise das fraturas das falanges médias dos dedos indicador, médio, anular e mínimo mostra que 16,3% de todas as fraturas das falanges dos dedos da mão foram do tipo basal nas falanges médias. A média de idade era de 39,1 anos e a causa mais comum foi a prática de esportes (40,4%). Apenas 3,4% das fraturas das falanges eram fraturas da diáfise das falanges médias, e os pacientes tinham média de idade de 34,7 anos. Todas ocorreram em seguida a uma queda. Apenas 1,7% das fraturas das falanges dos dedos das mãos eram fraturas distais das falanges médias. Também nesse caso todas se seguiram a uma queda, mas com média de idade de 50,2 anos. As fraturas da base das falanges distais de todos os cinco dedos foram responsáveis por 21,3% de todas as fraturas da falange. Os pacientes afetados tinham média de idade de 37,6 anos, e como seria de se esperar no caso de uma fratura falângica distal, a causa mais comum foi um golpe direto, explicando 41% das fraturas. Outros 8,4% das fraturas falângicas ocorreram nas diáfises das falanges distais, e esse grupo tinha uma média de idade de 43 anos. Dessas fraturas, 76,4% foram causadas por golpes diretos. Os restantes 9,8% das fraturas falângicas eram fraturas distais das falanges distais. Esse último grupo tinha a média de idade de 35,5 anos, e 85,7% dessas fraturas foram causadas por golpes diretos nas pontas dos dedos.

As Tabelas 3.4 e 3.5 mostram que fraturas expostas das falanges são relativamente comuns, e a mais alta prevalência foi observada em homens com 36-64 anos. Não deve surpreender que o local mais comumente afetado por fraturas expostas tenha sido as falanges distais, onde 25,3% das lesões eram fraturas expostas.

As Tabelas 3.6 a 3.11 revelam que, em pacientes mais jovens, 6-9% dos pacientes se apresentam com politraumatismo, embora esse percentual aumente com a idade. Em sua maioria, os casos de politraumatismo envolvem fraturas de membro superior, e a Tabela 3.33 mostra que cerca de 55% das demais lesões são fraturas falângicas. Dezoito (3,1%) dos pacientes tiveram duas fraturas falângicas e sete (1,2%) tinham sofrido três fraturas falângicas. O pacientes que se apresentaram com fraturas falângicas múltiplas tinham uma média de idade de 55,4 anos. A proporção entre homens e mulheres era de 50/50 e 50% tinham sofrido suas fraturas múltiplas em seguida a uma queda. Já as outras 41,6% ocorreram como resultado de um golpe direto.

Terço proximal do fêmur

Encontra-se em curso uma discussão acirrada sobre a epidemiologia das fraturas do terço proximal do fêmur em diferentes partes do mundo e essa questão já foi delineada na seção sobre a mudança na epidemiologia. A Tabela 3.15 ilustra alguns dos tópicos relacionados à incidência de fraturas do terço proximal do fêmur em diferentes países. Essa tabela realça as diferentes incidências em diferentes partes do mundo[2,19,66] e as incidências mais altas na Escandinávia.[6,59,86] Como já foi discutido anteriormente, parece provável que algumas das diferenças sejam atribuíveis a técnicas diferentes de coleta de dados, mas também existem diferenças consideráveis na expectativa de vida, exclusão social e outras comorbidades médicas e sociais em diferentes partes do mundo. Recentemente, Kanis et al.[59] examinaram as diferenças mundiais em termos de incidência das fraturas do terço proximal do fêmur. A Tabela 3.3 demonstra que as fraturas nesse segmento constituíram a terceira fratura mais comum, vindo depois das fraturas do terço distal do rádio e da ulna e das fraturas metacarpais. A incidência global foi de 145,5/10^5/ano, mas as Tabelas 3.4 e 3.5 mostram que a incidência varia consideravelmente, tanto em homens como em mulheres, e as Tabelas 3.6 a 3.11 indicam que essas são as fraturas menos comuns na faixa etária dos 16-35 anos, mas são as mais comuns na faixa etária com ≥65 anos. A Tabela 3.14 informa que a incidência em homens aumentou nos últimos 20 anos, bem como a média de idade dos homens que se apresentam com fraturas do terço proximal do fêmur.

A Tabela 3.34 demonstra que, no ano estudado, a maioria das fraturas do terço proximal do fêmur eram fraturas intracapsulares subcapitais. A média de idade para as fraturas subcapitais e intertrocantéricas foi parecida, embora a média de idade para pacientes com fraturas do trocanter maior tenha sido mais baixa, com maior número de homens. Virtualmente todas as fraturas do terço proximal do fêmur são lesões de baixa energia e a maioria delas é causada por uma queda da própria altura. As Tabelas 3.4 e 3.5 demonstram que alguns pacientes realmente se apresentam com politraumatismo, e a Tabela 3.34 mostra que, em geral, essas lesões são fraturas do terço proximal do úmero ou do terço distal do rádio. Fraturas expostas são extremamente raras e estarão associadas apenas a lesões de alta energia.

Em geral, as fraturas do terço proximal do fêmur exibem uma curva de distribuição do tipo F, e isso vale tanto para as fraturas intracapsulares como para as extracapsulares. A raríssima fratura da cabeça do fêmur está associada a uma luxação do quadril, e sua curva de distribuição é do tipo B. A seção sobre luxações indica que

TABELA 3.34 Características epidemiológicas básicas das fraturas do fêmur proximal

	Prevalência (%)	Média de idade (anos)	Homens/mulheres (%)
Trocanter maior	0,9	64,8	57/43
Subcapital	59,1	79,9	30/70
Intertrocantérica	39,2	81,2	22/78
Periprotética	0,8	78	67/33
Mecanismos de lesão comuns			
Queda (da própria altura)	93,3	81,1	26/74
Queda de pequena altura (escada)	2,7	78,5	35/65
Patológica	1,5	69,4	36/64
Fraturas associadas			
Úmero proximal	41,8		
Rádio/ulna distal	41,8		
Pelve	4,7		

quatro luxações do quadril foram internadas durante o ano estudado, uma delas (25%) associada a uma fratura da cabeça do fêmur.

Diáfise do fêmur

Tem ocorrido uma mudança considerável na epidemiologia das fraturas da diáfise do fêmur nos últimos 100 anos (ver Tab. 3.1). Essa fratura foi essencial para a mudança no tratamento de pacientes gravemente lesionados em diversos países nas décadas de 1960 e 1970. A mortalidade associada ao tratamento conservador de jovens lesionados em acidentes automobilísticos era inaceitável e, assim, novas técnicas para tratamento das fraturas foram adotadas e centros traumatológicos especializados foram fundados. Como resultado dessas ações, ainda se acredita que a fratura da diáfise do fêmur é principalmente uma fratura dos jovens, mas simplesmente esse não é o caso e, na verdade, a fratura da diáfise do fêmur é uma fratura por fragilidade. A mudança na epidemiologia das fraturas da diáfise do fêmur fica enfatizada ao se comparar a idade dos pacientes tratados em nossa área de influência em 1991 com os pacientes atuais (ver Tab. 3.14).

Nas duas edições precedentes do Fraturas em adultos de Rockwood e Green,[24,26] ficou demonstrado que as fraturas da diáfise do fêmur exibem uma curva de distribuição do tipo A, em que homens jovens e mulheres idosas são afetados, mas é incontestável que a situação mudou, sendo provável que atualmente essas fraturas tenham uma distribuição do tipo G. As Tabelas 3.6 a 3.11 informam uma incidência mais elevada em homens jovens do que em mulheres jovens, mas a incidência aumenta aceleradamente com o aumento da idade e a Tabela 20.8 lista a incidência dessas fraturas em homens e mulheres com ≥80 anos. A incidência de fraturas femorais em homens com 20-29 anos em 2010-2011 era de 8,5/10^5/ano, mas parece estar ocorrendo um declínio em muitos países desenvolvidos e é bem possível que, nos anos que estão por vir, fraturas da diáfise do fêmur passem a exibir uma curva de distribuição do tipo F.

A Tabela 3.35 mostra que as fraturas da diáfise do fêmur foram divididas em subtrocantéricas, diafisárias ou periprotéticas. A tabela mostra ainda que 69,5% dos pacientes sofreram suas fraturas consequentes a uma queda da própria altura, mas pela simples observação do que ocorreu nas fraturas subtrocantéricas, verifica-se que 76% sofreram lesões em uma queda da própria

TABELA 3.35 Características epidemiológicas básicas das fraturas da diáfise do fêmur

	Prevalência (%)	Média de idade (anos)	Homens/mulheres (%)
Subtrocantérica	30,5	74,1	36/64
Diafisária	52,4	64,6	49/51
Periprotética	17,1	78,2	64/36
Mecanismos de lesão comuns			
Queda	69,5	77,6	35/65
Patológica	9,8	65,1	75/25
AA	9,8	47,6	100/0
Fraturas associadas			
Pelve	33,3		
Tornozelo	22,2		
Úmero proximal	22,2		

AA: acidente automobilístico.

TABELA 3.36 Características epidemiológicas básicas das fraturas do fêmur distal

	Prevalência (%)	Média de idade (anos)	Homens/mulheres (%)
Fêmur distal	72,2	63,8	15/85
Periprotética	27,8	74,4	20/80
Mecanismos de lesão comuns			
Queda (da própria altura)	86,1	70,5	13/87
Queda de pequena altura (escada)	5,5	79	0/100
AA	3,6	26	100/0
Fraturas associadas			
Fêmur distal bilateral	50		
Tornozelo	25		
Úmero proximal	25		

AA: acidente automobilístico.

altura com adicionais 12% apresentando uma fratura patológica. No grupo de fraturas da diáfise, 58,1% dos pacientes apresentaram queda da própria altura e 11,6% apresentaram fratura patológica. No grupo das fraturas periprotéticas, 92,9% sofreram a lesão como resultado de uma queda da própria altura. Diante do popular equívoco de que as fraturas da diáfise do fêmur são principalmente lesões de alta energia, vale a pena notar que apenas 9,8% das fraturas resultaram de acidentes automobilísticos e que 62,5% dessas fraturas ocorreram em motociclistas. Esse grupo tinha uma média de idade de 47,6 anos e todos os pacientes eram homens. Uma análise das fraturas periprotéticas demonstrou que todas essas lesões tinham ocorrido em torno de substituições do quadril e que 42,9% se situavam no terço proximal do fêmur, com os restantes 57,1% se localizando no terço médio.

A mudança na epidemiologia das fraturas do fêmur significa que atualmente as fraturas expostas são observadas com menor frequência e que nenhuma delas ocorreu em mulheres durante o ano estudado. As Tabelas 3.6 a 3.8 revelam que, em homens, as fraturas expostas ocorreram na faixa etária de 36-64 anos. Como era de se prever, os casos de politraumatismo associados a fraturas da diáfise do fêmur foram muito mais comuns em homens com idades de 16-64 anos (ver Tabs. 3.6 a 3.8). Na Tabela 3.35, observa-se que, com maior frequência, os pacientes que se apresentaram com politraumatismo exibiam uma fratura pélvica, e dois (2,4%) pacientes se apresentaram com fraturas bilaterais da diáfise do fêmur.

Terço distal do fêmur

A fratura do terço distal do fêmur deve ser considerada como a clássica fratura das senhoras idosas. As Tabelas 3.3 a 3.5 mostram que tais fraturas raramente ocorrem em homens, mas quando isso acontece, habitualmente o paciente é mais velho. Assim, essas fraturas exibem uma curva de distribuição do tipo E e devem ser consideradas como fraturas por fragilidade. Atualmente, vem crescendo o número de fraturas periprotéticas e a Tabela 3.36 mostra que, em 2010-2011, 27,8% eram fraturas desse tipo. Esse percentual se compara com os 15,4% em 2007-2008. A revisão das fraturas periprotéticas demonstra que 70% ocorreram em torno de próteses do joelho e os 30% restantes, em torno de próteses de haste longa no quadril. Todas as fraturas periprotéticas foram resultantes de uma queda da própria altura. Fraturas expostas e casos de politraumatismo são muito raros. Pelo exame das Tabelas 3.6 a 3.11, observa-se que não ocorreram fraturas expostas ou politraumatismos em homens. Duas (5,5%) mulheres idosas tinham sofrido fraturas bilaterais do terço distal do fêmur e apenas uma (2,8%) mulher sofreu fratura exposta.

Patela

As fraturas patelares são relativamente raras; apenas 0,7% das fraturas no ano estudado ocorreram na patela. A Tabela 3.3 indica que são fraturas por fragilidade com uma média de idade de 64,8 anos e 55,1% ocorreram em pacientes com ≥65 anos. Essas lesões exibem uma curva de distribuição do tipo F. A Tabela 3.37 mostra que aproximadamente três quartos das fraturas resultaram de uma queda da própria altura. Existe uma pequena coorte de homens na qual as fraturas da patela são causadas por acidentes automobilísticos. A análise demonstra que 66,6% dessas fraturas resultaram de lesões envolvendo motociclistas ou ciclistas. Em mulheres, 93,1% das fraturas da patela resultaram de uma queda da própria altura. A tabela mostra ainda que 87,8% de todas as fraturas patelares foram fraturas intra-articulares.

TABELA 3.37 Características epidemiológicas básicas das fraturas da patela

	Prevalência (%)	Média de idade (anos)	Homens/mulheres (%)
Extra-articular/articular parcial	12,2	47,2	67/33
Intra-articular	87,8	66,8	37/63
Mecanismos de lesão comuns			
Queda (da própria altura)	75,5	70,9	27/73
AA	10,2	37,2	100/0
Queda de pequena altura (escada)	4,1	61	50/50
Fraturas associadas			
Acetábulo	25		
Tíbia distal	25		
Clavícula	25		

AA: acidente automobilístico.

As Tabelas 3.4 e 3.5 mostram que fraturas expostas da patela são mais comuns em homens, e, das fraturas patelares causadas por acidentes automobilísticos, 40% eram fraturas expostas. Houve apenas uma fratura exposta da patela em uma mulher lesionada em uma queda. Todos os pacientes que se apresentaram com uma associação de politraumatismo e fratura patelar tinham sofrido as lesões em acidentes automobilísticos, e a Tabela 3.37 revela que, em sua maioria, as fraturas associadas estavam localizadas nos membros inferiores.

Terço proximal da tíbia

Fraturas do terço proximal da tíbia representaram 0,8% das fraturas examinadas no ano estudado. As Tabelas 3.4 e 3.5 demonstram incidências semelhantes em homens e mulheres, mas com maior média de idade em mulheres. As fraturas do terço proximal da tíbia exibem uma curva de distribuição do tipo H, com picos bimodais tanto para homens como para mulheres. A média de idade global é de 54,5 anos, semelhante à média de idade para as fraturas do terço distal do rádio, sendo possível que nos próximos anos as fraturas do terço proximal da tíbia venham a ser consideradas como fraturas por fragilidade. A Tabela 3.38 mostra que, em sua maioria, as fraturas do terço proximal da tíbia eram fraturas articulares parciais, embora a média de idade mais alta seja observada no grupo com fraturas articulares completas. A Tabela 3.38 mostra que, embora as quedas da própria altura em pacientes idosos tenham sido a causa mais comum das fraturas do terço proximal da tíbia, cerca de um quarto delas foi causado por lesões esportivas e ocorreu em adultos mais jovens. Vários esportes estavam envolvidos nas lesões, mas 33,3% das fraturas foram causadas pela prática do futebol.

As fraturas expostas são relativamente raras e nenhuma ocorreu em mulheres durante o ano estudado, sendo que a única fratura exposta foi observada em um homem com 67 anos. No entanto, os casos de politraumatismo foram mais frequentes; 13,6% dos pacientes que se apresentaram com fraturas do terço proximal da tíbia tinham sofrido politraumatismo. Em sua maioria, os politraumatismos (75%) resultaram de lesões esportivas de alta energia, mas dois pacientes, com média de idade de 75,5 anos, sofreram politraumatismo em decorrência de uma queda da própria altura.

Fraturas da diáfise da tíbia

A mudança na epidemiologia das fraturas da diáfise da tíbia já foi discutida na seção que tratou desse tópico, mas uma revisão da Tabela 3.14 enfatiza não apenas a incidência em declínio, mas também a crescente média de idade em homens e a redução da média de idade em mulheres. Também foi enfatizado que o declínio na incidência das fraturas tibiais em mulheres idosas alterará, com o passar do tempo, a curva de distribuição, embora essa curva tenha sido mantida como do tipo A.

Atualmente, fraturas da diáfise da tíbia correspondem a apenas 1% das fraturas tratadas pelos cirurgiões ortopédicos. Uma epidemiologia em rápida mudança significa que os mecanismos de lesão estão mudando. Em 1988-1990, 37,5% das fraturas da diáfise da tíbia tratadas em nossa área de influência tinham sido causadas por acidentes automobilísticos, 30,9% por lesões esportivas e 17,8% por quedas da própria altura.[22] A Tabela 3.39 mostra que atualmente a situação é radicalmente diferente: hoje em dia, 44,9% dos pacientes com essa fratura sofreram uma queda da própria altura, mas as lesões esportivas são ainda razoavelmente comuns e uma análise mais aprofundada demonstra que o futebol foi responsável por 44,4% das fraturas da diáfise da tíbia no ano estudado. As fraturas expostas da tíbia sempre significaram verdadeiros desafios terapêuticos, e essas lesões têm ocorrido com relativa frequência. Como já foi dito anteriormente, a prevalência das fraturas expostas da tíbia está diminuindo, embora 20,2% das fraturas da diáfise da tíbia no ano estudado fossem expostas. As Tabelas 3.4 e 3.5 revelaram que houve menor número de casos de politraumatismo associados a essas fraturas, ao contrário do que muitos cirurgiões poderiam imaginar. Isso ocorreu por causa da mudança nos padrões de lesão. A Tabela 3.39 mostra que quando os pacientes se apresentam com politraumatismo, as lesões tendem a ocorrer nos membros inferiores.

Existe um importante subgrupo de fraturas da diáfise da tíbia – aquelas com a fíbula intacta. Na sétima edição do Fraturas em adultos de Rockwood e Green,[26] foi observado que essas lesões representavam 21,9% das fraturas tibiais tratadas em 2007-2008. No atual ano em estudo, apenas 11,6% das fraturas exibiam a fíbula intacta. Essas fraturas exibem uma curva de distribuição do tipo B e, em geral, ocorrem em homens jovens.

Fíbula

Fraturas isoladas da fíbula têm recebido pouca atenção na literatura ortopédica. Essas fraturas fibulares não são associadas a uma fratura da diáfise da tíbia, a uma fratura do terço proximal

TABELA 3.38 Características epidemiológicas básicas das fraturas da tíbia proximal

	Prevalência (%)	Média de idade (anos)	Homens/ mulheres (%)
Extra-articular	25,4	57,5	60/40
Articular parcial	62,7	51,4	54/46
Articular completa	11,9	59,6	29/71
Mecanismos de lesão comuns			
Queda (da própria altura)	33,9	64,9	30/70
Lesão esportiva	25,4	43	80/20
Queda de pequena altura (escada)	15,3	52,8	33/67
Fraturas associadas			
Metacarpo	25		
Úmero proximal	12,5		
Diáfise do fêmur	12,5		

TABELA 3.39 Características epidemiológicas básicas das fraturas da diáfise da tíbia

	Prevalência (%)	Média de idade (anos)	Homens/ mulheres (%)
Simples	65,2	43,3	71/29
Em cunha	24,6	42,1	70/30
Cominutiva/segmentar	10,1	40	71/29
Mecanismos de lesão comuns			
Queda (da própria altura)	44,9	49,1	58/42
Lesão esportiva	26,1	29,3	83/17
AA	15,9	44,2	91/9
Fraturas associadas			
Tornozelo	25		
Mediopé	25		
Diáfise do fêmur	25		

AA: acidente automobilístico.

ou distal da tíbia ou a uma fratura do tornozelo. São lesões relativamente raras, tendo representado apenas 0,6% das fraturas observadas no ano estudado. Na sétima edição do Fraturas em adultos de Rockwood e Green,[26] essas lesões foram definidas como tendo uma curva de distribuição do tipo B, mas as Tabelas 3.4 e 3.5 mostram que, na verdade, elas ocorrem tanto em homens jovens como em mulheres idosas e, por isso, devem ser redefinidas para uma distribuição do tipo A.

Há dois tipos de fratura isolada da fíbula; 65,8% são fraturas proximais, no colo da fíbula ou em um local adjacente ao colo da fíbula. Os restantes 34,2% são fraturas da diáfise. A Tabela 3.40 demonstra que uma queda da própria altura pode causar fraturas fibulares em mulheres idosas e que 68,4% das fraturas causadas por quedas ocorreram no colo da fíbula. Esses achados diferem muito das fraturas relacionadas à prática de esportes, onde 77,8% são fraturas da diáfise fibular que provavelmente são causadas por golpes diretos. Todas as fraturas fibulares causadas por acidentes automobilísticos se localizavam na fíbula proximal e 60% ocorreram em ciclistas ou motociclistas. Não foram anotadas fraturas expostas e foram registrados poucos casos de politraumatismo, embora os que ocorreram tivessem se situado no membro inferior.

Terço distal da tíbia

As fraturas do terço distal da tíbia recebem grande atenção na literatura ortopédica, mas são lesões comparativamente raras, e são responsáveis por apenas 0,6% de todas as fraturas. Essas lesões exibem uma curva de distribuição do tipo D, e afetam homens jovens e homens e mulheres idosos, mas a Tabela 3.41 indica que a fratura articular parcial OTA[43] B tende a ocorrer em pacientes mais jovens, enquanto a fratura extra-articular OTA A ocorre em pacientes idosos.

A exemplo de outras fraturas, as fraturas do terço distal da tíbia resultantes de uma queda da própria altura tenderam a ocorrer em pacientes mais idosos, e fraturas de alta energia resultantes de acidentes automobilísticos ou de quedas de grande altura ocorreram em pacientes mais jovens que, em sua maioria, eram homens. Sete (16,6%) das fraturas do terço distal da tíbia eram fraturas maleolares posteriores isoladas. Esses pacientes tinham uma média de idade de 29,4 anos e uma proporção entre homens e mulheres de 83/17. Quatro (57,1%) ocorreram em seguida a lesões por torção e três (42,9%) em resultado de acidentes esportivos.

TABELA 3.40 Características epidemiológicas básicas das fraturas da fíbula

	Prevalência (%)	Média de idade (anos)	Homens/ mulheres (%)
Fíbula proximal	65,8	49,2	41/59
Diáfise da fíbula	34,2	42	57/43
Mecanismos de lesão comuns			
Queda (da própria altura)	46,3	53,9	16/84
Lesão esportiva	22	32,8	100/0
AA	12,2	50,6	40/60
Fraturas associadas			
Tornozelo	2,4		
Tíbia proximal	2,4		
Diáfise do fêmur	2,4		

AA: acidente automobilístico.

TABELA 3.41 Características epidemiológicas básicas das fraturas da tíbia distal

	Prevalência (%)	Média de idade (anos)	Homens/ mulheres (%)
Extra-articular	33,3	58,9	50/50
Articular parcial	45,2	31,3	68/32
Articular completa	21,4	36,8	89/11
Mecanismos de lesão comuns			
Queda (da própria altura)	38,1	56,8	38/62
Queda de altura	33,3	28,5	79/21
AA	11,9	34,6	100/0
Fraturas associadas			
Calcâneo	33,3		
Tálus	22,2		
Tornozelo	22,2		

AA: acidente automobilístico.

As Tabelas 3.4 e 3.5 mostram que as fraturas expostas são relativamente comuns, sobretudo em homens. Uma análise mais aprofundada das fraturas expostas demonstrou que 83,3% ocorreram em homens, 66,6% foram resultantes de uma queda de grande altura e 66,6% eram fraturas articulares completas OTA do tipo C. As Tabelas 3.6 a 3.11 também demonstram que casos de politraumatismo são relativamente comuns, particularmente em homens e mulheres com 16-35 anos e em homens com 36-64 anos. A Tabela 3.41 indica que, quando presentes, os casos de politraumatismo são comumente observados no retropé e no tornozelo contralateral.

Tornozelo

As fraturas do tornozelo são muito comuns; a Tabela 3.3 mostra que essas lesões representam 10,2% de todas as fraturas. As Tabelas 3.4 e 3.5 indicam que a incidência é bastante parecida para homens e mulheres, mas as médias de idade são um pouco diferentes, pois homens jovens e mulheres idosas se apresentam com fraturas do tornozelo. Portanto, tais fraturas exibem uma curva de distribuição do tipo A, mas diferentes fraturas do tornozelo têm diferentes curvas de distribuição. As fraturas do maléolo lateral exibem uma curva de distribuição do tipo A, enquanto que para as fraturas do maléolo medial a curva é do tipo D. As fraturas suprassindesmais exibem uma curva de distribuição do tipo C, e tanto as fraturas bimaleolares como as trimaleolares têm uma curva de distribuição do tipo E; por isso, devem ser consideradas como fraturas por fragilidade. É instrutivo ter em mente que Buhr e Cooke,[13] em 1959 – há mais de 50 anos – chamaram a atenção para o número de fraturas bimaleolares e trimaleolares em idosos.

É provável que a incidência das fraturas do tornozelo esteja aumentando. Em 2000, a incidência era de $100,8/10^5$/ano,[24] enquanto que, atualmente, é de $137,7/10^5$/ano. Contudo, Kannus et al.[61] sugeriram que, na Finlândia, a incidência de fraturas do tornozelo está diminuindo em idosos, tendo atingido um pico de $169/10^5$/ano em 1997. Esses autores registraram uma incidência de $137/10^5$/ano em mulheres e $100/10^5$/ano em homens com idade ≥60 anos. Nossos números para a incidência de fraturas do tornozelo na faixa etária com ≥60 anos são $225,1/10^5$/ano e $122,5/10^5$/ano em mulheres e homens, respectivamente, o que indica que, na Escócia, há uma incidência muito maior de fraturas do tornozelo em idosos do que na Finlândia. É provável que a razão para essas diferenças seja metodológica, pois o estudo finlandês se debruçou apenas em pacientes internados.

A Tabela 3.42 lista as fraturas do tornozelo divididas de acordo com a classificação OTA.[43] A tabela mostra que as fraturas trans-sindesmóticas do tipo B representaram cerca de dois terços de todas as fraturas do tornozelo e que aproximadamente 80% de todas as fraturas ocorrem como resultado de uma queda da própria altura, embora seja bem possível que muitas dessas fraturas tenham ocorrido em função da lesão por torção que precedeu a queda. Globalmente, 77,3% das fraturas do tipo A, 79,6% do tipo B e 68,1% do tipo C foram causadas por quedas ou lesões por torção. Um exame das fraturas do tipo C revela que 20,8% foram causadas por lesões esportivas. A média de idade desse grupo foi de 32,5 anos e todos os pacientes eram homens. As Tabelas 3.4 e 3.5 demonstram que fraturas expostas do tornozelo e politraumatismos são relativamente raros. A Tabela 3.42 revela que, quando ocorre um caso de politraumatismo, a tendência é que afete o pé ou a coluna vertebral.

Tálus

As fraturas talares foram as lesões menos comumente observadas no ano estudado, representando apenas 0,2% do total (ver Tab. 3.3). Esse percentual é menor do que o dado obtido no estudo de 2007-2008, quando foram tratadas 32 fraturas. Não há explicação para a diferença, que simplesmente pode ter sido fruto de coincidência. As fraturas talares são observadas em homens e mulheres jovens e exibem uma curva de distribuição do tipo C. Na Tabela 3.43, as fraturas talares foram divididas de acordo com a classificação OTA.[43] As fraturas por avulsão, fraturas de processo e fraturas da cabeça do tálus foram combinadas e as fraturas do colo e do corpo foram registradas em separado. As fraturas do colo do tálus são as lesões mais comuns e todas as fraturas foram observadas em adultos jovens. As fraturas do colo e do corpo do tálus tendem a ser lesões de alta energia; 44,4% ocorreram como resultado de uma queda de grande altura, embora 33,3% também tenham sido causadas por lesões esportivas. Diante da gravidade dessas fraturas, não surpreende que 8,3% foram fraturas expostas e que 41,6% dos pacientes que se apresentaram com fraturas talares tivessem sofrido politraumatismo. A Tabela 3.43 mostra que os casos de politraumatismo ocorreram no pé e no terço distal da tíbia.

TABELA 3.43 Características epidemiológicas básicas das fraturas do tálus

	Prevalência (%)	Média de idade (anos)	Homens/ mulheres (%)
Avulsão, processo, cabeça	25	31	33/67
Colo	41,7	32,6	100/0
Corpo	33,3	24,5	100/0
Queda (da própria altura)	33,3	29	100/0
Lesão esportiva	33,3	29	75/25
Golpe direto/agressão	16,6	17,5	100/0
Fraturas associadas			
Mediopé	40		
Tornozelo	40		
Tíbia distal	20		

Calcâneo

As fraturas do calcâneo são relativamente raras, representando 0,9% das fraturas no ano estudado. As Tabelas 3.4 e 3.5 mostram que tais lesões são mais comumente observadas em homens, embora recentemente tenha ocorrido aumento das fraturas do calcâneo em mulheres idosas; além disso, globalmente essas fraturas exibem uma curva de distribuição do tipo G. Buhr e Cooke,[13] em 1959, sugeriram que as fraturas do retropé eram "fraturas de assalariados" e que afetavam sobretudo os homens. Kannus et al.[60] chamaram a atenção para a crescente incidência de fraturas de baixo trauma do calcâneo e do pé em pacientes finlandeses com ≥50 anos; portanto, fica claro que nos últimos 50-60 anos um maior número de pacientes idosos vem sofrendo fraturas do calcâneo.

Na Tabela 3.44, as fraturas do calcâneo foram divididas em fraturas extra-articulares da tuberosidade, fraturas extra-articulares do corpo e fraturas intra-articulares; nos últimos anos, essa última lesão tem recebido considerável atenção na literatura ortopédica. Em função desse recente interesse, a implicação é que, em sua maioria, as fraturas do calcâneo são intra-articulares, mas a Tabela 3.44 demonstra que as fraturas extra-articulares são relativamente comuns. As fraturas intra- e extra-articulares do calcâneo têm curvas de distribuição diferentes. As fraturas intra-ar-

TABELA 3.42 Características epidemiológicas básicas das fraturas do tornozelo

	Prevalência (%)	Média de idade (anos)	Homens/ mulheres (%)
Infrassindesmótica	24,1	50,7	38/62
Trans-sindesmótica	65,8	49,7	48/52
Suprassindesmótica	10,1	40,2	51/49
Mecanismos de lesão comuns			
Queda (da própria altura)	79,8	51,9	40/60
Lesão esportiva	11,2	32	78/22
Queda de pequena altura (escada)	4,3	45,5	42/58
Fraturas associadas			
Metatarso	23,8		
Calcâneo	14,2		
Coluna vertebral	14,2		

TABELA 3.44 Características epidemiológicas básicas das fraturas do calcâneo

	Prevalência (%)	Média de idade (anos)	Homens/ mulheres (%)
Tuberosidades	20	31,6	73/27
Corpo, extra-articular	24,6	38,5	81/19
Intra-articular	55,4	45,6	71/29
Mecanismos de lesão comuns			
Queda de grande altura	56,9	33,1	86/14
Queda (da própria altura)	18,5	57,7	33/67
Queda de pequena altura (escada)	16,9	47	82/18
Lesões associadas			
Calcâneo bilateral	31,3		
Coluna vertebral	31,3		
Tornozelo	12,5		

ticulares tendem a se apresentar em homens mais jovens, com uma distribuição do tipo B. Já as fraturas extra-articulares exibem uma distribuição do tipo G, em que homens e mulheres mais idosos também são afetados.

O mecanismo de lesão mais comum é uma queda de grande altura. As Tabelas 3.4 e 3.5 demonstram que as fraturas expostas tendem a ocorrer em homens, e no presente estudo, todas as fraturas expostas foram do tipo intra-articular, em decorrência de uma queda de grande altura. Como ocorre com outras fraturas de alta energia, não são raros os casos de politraumatismo, particularmente em homens. Na Tabela 3.43 pode-se observar que pacientes que se apresentaram com politraumatismo exibiam habitualmente fraturas bilaterais do calcâneo ou fraturas da coluna vertebral. Cinco pacientes (8,3%) se apresentaram com fraturas bilaterais do calcâneo, com média de idade de 32,8 anos; todos eram homens e todas as lesões tinham ocorrido como resultado de uma queda de grande altura.

Mediopé

As fraturas do mediopé também são comparativamente raras e foram responsáveis por apenas 0,4% de todas as fraturas no ano estudado. As Tabelas 3.6 a 3.11 mostram que essas lesões ocorrem em pacientes mais jovens, com uma distribuição do tipo C. A Tabela 3.45 revela que o osso cubóide teve a mais alta prevalência de fraturas e que as mulheres foram mais frequentemente afetadas. Já os homens se apresentaram com mais fraturas dos cuneiformes e do navicular. Os mecanismos de lesão globais estão listados na Tabela 3.45, mas, se os ossos forem examinados em separado, as fraturas do cuboide são causadas principalmente por quedas (27,3%) e por lesões esportivas (27,3%), enquanto as fraturas naviculares foram principalmente causadas por quedas (50%) e as fraturas dos cuneiformes por quedas de grande altura (44,4%). As fraturas expostas são raras, mas as Tabelas 3.4 e 3.5 demonstram que pacientes com fraturas do mediopé exibem alta prevalência de politraumatismo. A Tabela 3.45 mostra que nesses casos as fraturas afetam habitualmente outros ossos do mediopé, metatarso ou tálus.

Metatarso

As fraturas metatarsais são comuns e foram responsáveis por 6,6% das fraturas no ano estudado. As Tabelas 3.4 e 3.5 mostram que essas lesões tendem a ocorrer em homens mais jovens e em mulheres idosas, portanto, exibem uma distribuição do tipo A.

As fraturas metatarsais são principalmente causadas por uma queda da própria altura, com 83,1% das fraturas em mulheres sendo causadas por torção ou queda. Esse percentual se compara com os 51,8% das fraturas metatarsais em homens.

A Tabela 3.46 demonstra que as fraturas do metatarso do hálux foram as mais raras, e apenas 17,6% dessas lesões tinham sido causadas por uma queda da própria altura. Outras 29,4% resultaram de lesões esportivas e 29,4% foram causadas por golpe direto ou agressão. As fraturas metatarsais passam a ser mais comuns com o avanço na direção da borda lateral do pé e 69% de todas as fraturas metatarsais afetam o metatarso V. A média de idade é mais alta e a maioria das fraturas ocorre em mulheres. Uma análise mais aprofundada mostra que 78,8% das fraturas do metatarso V se seguiram a uma queda ou lesão por torção. A média de idade desse grupo é de 48,1 anos e a proporção entre homens e mulheres, 26/74.

O local mais comum para uma fratura do metatarso V é a base do metatarso. No estudo, foram registradas 274 dessas fraturas, ou seja, 58,9% de todas as fraturas metatarsais, e 87,7% de todas as fraturas do metatarso V eram fraturas basais. Esses percentuais fazem da fratura da base do metatarso V uma das dez fraturas que mais comumente são examinadas pelo cirurgião, e sua incidência é bastante parecida com a das fraturas distais do metacarpo V. Globalmente, 81,2% são causadas por lesões por torção ou queda, a média de idade é de 46 anos e a proporção entre homens e mulheres, 34/66.

Tendo em vista a frequência da ocorrência das fraturas metatarsais, talvez surpreenda a não ocorrência de fraturas expostas. A Tabela 3.46 demonstra que os pacientes que se apresentaram com politraumatismo normalmente exibiam várias fraturas metatarsais. Desses 31 pacientes, 11 (35,5%) tinham sofrido duas fraturas, 19 (61,3%) tinham três fraturas, e um (3,2%) tinha quatro fraturas metatarsais. A média de idade dos pacientes com várias fraturas metatarsais era de 43,6 anos, a proporção entre homens e mulheres era de 24/76, e 61,3% tinham sofrido a fratura em decorrência de uma lesão por torção ou de uma queda da própria altura.

Dedos do pé

As fraturas dos dedos do pé são relativamente comuns e representaram aproximadamente 3,5% das fraturas no ano estuda-

TABELA 3.45 Características epidemiológicas básicas das fraturas do mediopé

	Prevalência (%)	Média de idade (anos)	Homens/ mulheres (%)
Cuboide	39,3	43	36/64
Cuneiformes	32,1	30,4	78/22
Navicular	28,6	42,6	75/25
Queda (da própria altura)	32,1	39,4	67/33
Queda de grande altura	25	32,3	100/0
Lesão esportiva	17,9	32,3	60/40
Fraturas associadas			
Metatarso	57,1		
Politraumatismo nos ossos do mediopé	42,9		
Tálus	42,9		

TABELA 3.46 Características epidemiológicas básicas das fraturas metatarsais

	Prevalência (%)	Média de idade (anos)	Homens/ mulheres (%)
Hálux	3,7	40,5	59/41
Segundo	8,2	41	39/61
Terceiro	9,5	36,5	39/61
Quarto	9,7	43,8	36/64
Quinto	69	45,7	35/65
Queda (da própria altura)	71,6	47,4	26/74
Lesão esportiva	8,8	26,9	73/27
Golpe direto	8,6	37,7	50/50
Lesões associadas			
Outros metatarsos	47,8		
Mediopé	8,7		
Tornozelo	8,7		

do. Essas fraturas exibem uma distribuição do tipo C e afetam homens e mulheres mais jovens. Não surpreende que 61,8% foram causadas por golpes diretos.

Pelve e acetábulo

As fraturas da pelve e do acetábulo foram responsáveis por 1,7% de todas as fraturas no ano estudado. Ao longo dos últimos 25-30 anos, tem sido considerável o interesse em seu tratamento e, como ocorre com algumas fraturas, a implicação é que tais lesões são resultantes de trauma de alta energia. Evidentemente algumas fraturas realmente ocorreram por esse mecanismo, mas as Tabelas 3.6 e 3.9 demonstram que a incidência das fraturas pélvicas na faixa etária de 16-35 anos é muito baixa, embora a maioria tenha sido causada por lesões de alta energia. A incidência aumenta com a idade, de tal forma que a fratura pélvica a sétima mais comuns em homens com ≥65 anos (ver Tab. 3.8) e a quinta mais comum em mulheres ≥65 anos (ver Tab. 3.11). Globalmente, as fraturas pélvicas exibem uma distribuição do tipo E, mas se as fraturas acetabulares forem consideradas em separado, passam a ter uma distribuição do tipo G, afetando homens jovens e mulheres idosas.

A Tabela 3.47 mostra que, no ano estudado, cerca de 86% das fraturas acetabulares envolviam a pelve e 14% o acetábulo. A média de idade dos pacientes com fraturas acetabulares foi ligeiramente mais baixa, e a proporção entre homens e mulheres para os dois tipos de fratura foi significativamente diferente. Os mecanismos de lesão foram os esperados: a maioria das fraturas ocorreu em seguida a quedas da própria altura, embora 8,4% tivessem sido causadas por acidentes automobilísticos. As Tabelas 3.4 e 3.5 mostram a alta prevalência de pacientes com politraumatismo, que evidentemente ocorreram em lesões de alta energia. A Tabela 3.47 demonstra que, em geral, as fraturas associadas ocorreram no membro inferior.

As Tabelas 3.4 e 3.5 mostram que as fraturas expostas da pelve são raras; nenhuma foi observada em mulheres durante o ano estudado. Tratam-se de lesões de alta energia, associadas a uma mortalidade significativa. Os dados provenientes de um centro de trauma de nível 1 nos Estados Unidos[7] indicam que, mesmo em centros traumatológicos especializados, é baixa a prevalência das fraturas expostas da pelve. Em um estudo de 10 anos, os autores internaram 3.053 fraturas pélvicas, das quais 52 (1,7%) eram expostas. Dessas fraturas expostas, 43 (82,7%) ocorreram em homens. Os autores comentaram que lesões em motociclistas foram a causa mais comum de fraturas expostas da pelve.

Fraturas vertebrais

Não foi analisada a incidência de fraturas vertebrais durante o ano estudado, por causa da dificuldade em recuperá-las e também pela impossibilidade de obter números acurados. Parece provável que, de longe, as fraturas vertebrais são as mais comuns, pois as fraturas de osteoporose da coluna vertebral são extremamente comuns e a maioria jamais chega a ser examinada pelo médico, pois muitas mulheres idosas meramente se conformam com um pouco mais de dor nas costas.

A Tabela 3.48 traz uma análise das fraturas vertebrais de pacientes internados durante o ano estudado. Quase todas as lesões tinham ocorrido na região toracolombar e foram causadas por queda de grande altura ou por queda da própria altura. Em sua maioria, essas lesões foram observadas em homens, mas, conforme já foi dito, muitas mulheres idosas sofrem fraturas por fragilidade na coluna vertebral toracolombar e não buscam atendimento médico. Nos centros de trauma de nível 1, as fraturas toracolombares exibem uma distribuição do tipo A, mas globalmente a Tabela 3.13 indica uma distribuição do tipo F, graças aos inúmeros pacientes idosos com essa fratura. As fraturas da região cervical da coluna vertebral têm uma distribuição do tipo H. Fraturas expostas da coluna vertebral são extremamente raras; deve-se assumir que as fraturas expostas da coluna vertebral sejam frequentemente fatais. Globalmente, 57,5% dos pacientes internados com fraturas vertebrais tinham sofrido politraumatismo, e a Tabela 3.48 revela que, normalmente, ocorriam várias fraturas vertebrais ou fraturas do terço distal da tíbia e do retropé.

Cooper et al.[21] estimaram uma incidência (ajustada para idade e gênero) de $117/10^5$/ano para as fraturas vertebrais clinicamente diagnosticadas no período de 1985-1989 nos Estados Unidos. Grados et al.[45] analisaram a prevalência das fraturas vertebrais em mulheres idosas francesas. Esses autores constataram que 22,8% das mulheres com média de idade de 80,1 anos tinham uma fratura vertebral. A prevalência e o número das fraturas aumentavam com a idade; assim é que 41,4% das mulheres com ≥85 anos tinham sofrido fraturas vertebrais. Recentemente, foram feitas tentativas de avaliar a frequência de fraturas vertebrais em mulheres na pós-menopausa com o uso de técnicas radiológicas. El Moghraoui et al.[34] estudaram 228 mulheres na pós-menopausa e demonstraram que 25,6% tinham sofrido fraturas vertebrais. Ferrar et al.[40] conduziram

TABELA 3.47 Características epidemiológicas básicas das fraturas pélvicas e acetabulares

	Prevalência (%)	Média de idade (anos)	Homens/mulheres (%)
Pelve	85,7	77,5	21/79
Acetábulo	14,3	64,5	88/12
Mecanismos de lesão comuns			
Queda (da própria altura)	82,4	81,3	22/78
AA	8,4	51,4	70/30
Lesão esportiva	3,4	37,5	50/50
Lesões associadas			
Diáfise do fêmur	16,6		
Tíbia distal	16,6		
Calcâneo	11,1		

AA: acidente automobilístico.

TABELA 3.48 Características epidemiológicas básicas das fraturas vertebrais

	Prevalência (%)	Média de idade (anos)	Homens/mulheres (%)
Cervical	6,7	68,4	57/43
Torácica	42,3	57,1	61/39
Lombar	51	47	70/30
Mecanismos de lesão comuns			
Queda de grande altura	26,9	36	86/14
Queda (da própria altura)	23,1	69,7	71/29
Queda de pequena altura	22,1	67	83/17
Lesões associadas			
Duas fraturas vertebrais	20,6		
Calcâneo	10,3		
Tíbia distal	8,8		

AA: acidente automobilístico.

um estudo semelhante em mulheres na pré e na pós-menopausa. Esses autores diagnosticaram fraturas vertebrais em 1,4% das mulheres na pré-menopausa e em 6,8% das na pós-menopausa. Outros 3% das mulheres na pós-menopausa vieram a sofrer fraturas vertebrais dentro de 6 anos. Um estudo holandês[100] demonstrou que 30,7% das mulheres com ≥50 anos tinham uma fratura vertebral previamente não diagnosticada. Obviamente, esses estudos produziram resultados diferentes, mas se for assumida uma incidência de 25% em mulheres com ≥50 anos, a incidência global dessas fraturas será cerca de 18 vezes maior do que a incidência de todas as demais fraturas nesse segmento da população. Assim, torna-se evidente a necessidade de novas pesquisas.

Epidemiologia das fraturas em adolescentes

São poucas as informações disponíveis sobre fraturas em adolescentes.[75] Isso ocorre porque os estudos epidemiológicos tendem a se concentrar em fraturas em adultos ou em fraturas pediátricas com uma idade divisória de 14, 16 ou 18 anos. Infelizmente, as fraturas em adolescentes acabam se perdendo na divisão. Não obstante, formam um grupo importante, porque as fraturas em rapazes adolescentes em particular são comuns, e as curvas ilustradas na Figura 3.2 não enfatizam esse fato. Para um estudo da epidemiologia das fraturas em adolescentes, os dados epidemiológicos de 2000, apresentados na sexta edição do Fraturas em adultos de Rockwood e Green,[24] foram combinados com os dados pediátricos do mesmo ano.[85] As fraturas em adolescentes foram definidas como aquelas ocorridas entre os 10 e 19 anos. A Tabela 3.49 mostra as incidências de diferentes fraturas na população de adolescentes. Pode-se perceber que ocorre aumento significativo na incidência das fraturas em adolescentes dos 10 aos 19 anos, em comparação com as incidências em crianças e adultos. Rapazes adolescentes tiveram uma incidência de fraturas de 3.830/10^5/ano. Foi notado um decréscimo progressivo na incidência das fraturas em meninos depois dos 13 anos e em meninas depois dos 11 anos; e por volta dos 19 anos a incidência das fraturas em rapazes era 3,6 vezes maior do que a observada em moças. Em 2000, a incidência global em adolescentes era de 2.430/10^5/ano e a proporção entre rapazes e moças era de 72/28.

A Tabela 3.49 mostra as incidências das diferentes fraturas observadas em crianças, adolescentes e adultos em 2000. O que impressiona é a altíssima incidência das fraturas do terço distal do rádio, falanges dos dedos da mão, metacarpo, clavícula, metatarso e tornozelo em adolescentes. Algumas fraturas têm incidência mais baixa nessa população. Essas lesões tendem a ser fraturas por fragilidade, embora fraturas do calcâneo também sejam raras no período da adolescência. Em outras fraturas, como as fraturas do terço distal do úmero, o grupo de adolescentes fica nitidamente a meio caminho entre a elevada incidência observada na infância e a incidência mais baixa observada na vida adulta. Menon et al.[75] dividiram os adolescentes em grupos de meninos e meninas mais jovens e com mais idade (10-14 e 15-19 anos). Esses autores examinaram a influência da exclusão social nesses grupos e demonstraram a existência de uma correlação entre exclusão social e incidência de fraturas em adolescentes meninos e meninas de mais idade e mais jovens. Também constataram que a exclusão social era um preditor independente das fraturas da mão em rapazes adolescentes do grupo com mais idade, fraturas do membro superior em meninos adolescentes mais jovens, e em fraturas do membro superior e do terço distal do rádio em moças adolescentes do grupo com mais idade.

TABELA 3.49 Incidência de fraturas em adolescentes, crianças e adultos em 2000

	Adolescentes (10–19 anos)	Crianças (0–13 anos)	Adultos (≥14 anos)
Rádio distal	659	689,7	195,2
Falanges dos dedos da mão	439,9	294,7	107,3
Metacarpo	405,3	111,8	130,3
Clavícula	139,8	137,9	36,5
Metatarso	132,7	99,3	75,4
Tornozelo	118,6	60,6	100,8
Falanges dos dedos do pé	110,1	63,7	39,6
Carpo	69,2	19,9	29,7
Diáfise do antebraço	63,5	111,8	13,8
Antebraço proximal	55,1	59,6	55,5
Diáfise da tíbia	52,2	44,9	21,5
Tíbia distal	35,3	33,4	7,9
Úmero distal	32,5	166,2	5,8
Úmero proximal	29,7	38,7	63
Coluna vertebral	12,7	5,2	7,5
Tíbia proximal	11,3	4,2	13,3
Diáfise do úmero	11,3	5,2	12,9
Patela	9,9	4,2	10,7
Pelve	9,9	4,2	17
Diáfise do fêmur	8,5	16,7	10,3
Calcâneo	7,1	2,1	13,7
Mediopé	5,7	4,2	5
Tálus	5,7	1	3,2
Fêmur proximal	5,7	1	129,4
Fêmur distal	2,8	5,2	4,5
Escápula	2,8	0	3,2
	2.430,2	1.986,5	1.113,3

Os dados utilizados nessa tabela são de Court-Brown e Caesar[24] e de Rennie et al.[85]
Incidência = n/10^5/ano.

EPIDEMIOLOGIA DAS LUXAÇÕES

Paul Hindle e Eleanor K. Davidson

Essa é a primeira edição do Fraturas em adultos de Rockwood e Green a discutir a epidemiologia global das luxações. Obviamente, a avaliação da epidemiologia desse grupo está sujeita às mesmas considerações metodológicas já discutidas na seção sobre a epidemiologia das fraturas. A exemplo do que ocorre com as fraturas, são relativamente poucos os hospitais com uma população cativa, bem definida, que seja capaz de permitir uma avaliação epidemiológica acurada. Assim, frequentemente os cirurgiões têm lançado mão de um resumo das internações nos serviços de emergência,[102] ou analisado registros das empresas de seguro-saúde,[11] ou ainda, no caso das luxações do ombro e do joelho, utilizam os registros das forças armadas dos Estados Unidos.[53,81] Fica evidente que essa estratégia definirá a epidemiologia em um subgrupo específico, geralmente mais jovem, da população – mas não a população inteira. Até onde vai nosso conhecimento, ninguém tentou até agora avaliar a epidemiologia das luxações por meio de um questionário postal.

Existem ainda outras complicações na tentativa de avaliar a epidemiologia das luxações, que deixam de existir quando algum estudioso se propõe estimar a epidemiologia das fraturas. Pode ser subjetivamente difícil diferenciar entre uma subluxação e uma luxação e, simplesmente, a decisão do cirurgião deverá ser aceita. Esse é um problema específico em situações como as das fraturas-luxações das articulações do tornozelo ou de dedos da mão em que, consequente à fratura, pode existir uma luxação significativa. O outro problema que pode se revelar de impossível resolução é se a articulação estava luxada antes de ter sido reduzida por um médico, fisioterapeuta ou outra pessoa bem-intencionada. Certamente algumas das articulações terão sofrido luxação, mas outras não.

Nessa avaliação da epidemiologia das luxações, examinamos a incidência de luxações na área de influência de Edimburgo em um período de 1 ano entre novembro de 2008 e outubro de 2009. Incluímos tanto crianças como adultos tratados durante o ano em questão. Ao contrário da avaliação da epidemiologia das fraturas, esse foi um estudo retrospectivo em que os dados foram obtidos dos três hospitais na área de Edimburgo que tratam de traumas pediátricos e em adultos, ou que oferecem serviços de tratamento de emergência de pequenas lesões. A questão – se havia uma luxação antes da redução realizada antes da chegada ao hospital – foi resolvida da melhor maneira possível por meio de uma análise cuidadosa dos prontuários clínicos. Contudo, esse é um problema persistente no cenário da avaliação de luxações; portanto, aceitamos que alguns erros possam ter ocorrido.

É preciso enfatizar o baixíssimo número de estudos sobre a epidemiologia global das luxações. Yang et al.[104] estudaram a incidência de luxações em Taiwan no período de 2000-2005 utilizando dados do Programa Nacional de Seguro-Saúde daquele país. Os autores analisaram 1 milhão de pessoas aleatoriamente selecionadas do banco de dados nacional e afirmaram que as características demográficas da população selecionada eram similares às da população taiwanesa total. Yang et al.[104] estimaram a incidência de luxações de ombro, cotovelo, punho, dedos da mão, quadril, joelho, tornozelo e pé durante cada ano entre 2000 e 2005, tendo observado um aumento anual da incidência. Também analisaram as luxações, para verificar se eram do tipo simples ou fraturas-luxações e monitoraram a prevalência das luxações recorrentes. A incidência média global das luxações foi de 42,1/10⁵/ano, um valor relativamente baixo, e as incidências informadas para luxações das diferentes articulações são mais baixas do que as citadas em muitos outros estudos. Portanto – e a exemplo do que ocorre com a incidência das fraturas – fica-se sem saber se existe uma incidência diferente das luxações em todo o mundo, ou se as diferentes metodologias empregadas na avaliação da epidemiologia dão resultados diferentes.

Brinker e O'Connor,[11] em seu estudo fundamentado em dados de seguradoras nos Estados Unidos, procuraram avaliar as luxações comumente encaminhadas para os cirurgiões ortopédicos. Esses autores verificaram que a luxação mais comum era a da articulação patelofemoral, que compreendia 55% das luxações, e que 78% das luxações estudadas envolviam as articulações patelofemoral, do ombro e acromioclavicular. Na seção sobre epidemiologia das fraturas, foi informado que a média de idade da população recrutada era baixa, não sendo provável que representasse a população completa.

A epidemiologia básica das luxações tratadas no período de estudo de 1 ano está mostrada na Tabela 3.50. A tabela demonstra que a incidência global foi de 157,4/10⁵/ano, com uma incidência de 188/10⁵/ano em homens e 128/10⁵/ano em mulheres. No estudo, ocorreram 50 luxações em crianças e adolescentes com <15 anos, o que resultou em uma incidência global de 48,9/10⁵/ano para esse grupo, e em uma incidência de 53,6/10⁵/ano em meninos e 44,1/10⁵/ano em meninas. A incidência global de luxações em adultos foi de 178,/10⁵/ano, com 215,9/10⁵/ano registrada em homens e de 145,2/10⁵/ano em mulheres. A Tabela 3.50 exibe os números, prevalências, incidências, médias de idade e proporção entre homens e mulheres para todas as luxações na população. Também está ilustrada a curva de distribuição para todas as luxações, bem como o percentual de pacientes com ≥65 e ≥80 anos. Tendo em vista a grande frequência de luxações de prótese de quadril, essas lesões foram incluídas na análise. No entanto, se forem consideradas apenas as luxações de articulações nativas, a incidência global passa a ser de 138,4/10⁵/ano, com média de idade de 39,3 anos. O percentual de pacientes com ≥65 anos é de 15,5% e, para pacientes com ≥80 anos, 5,1%. A proporção entre homens e mulheres muda para 62/38.

Luxações do ombro

As luxações do ombro são as luxações mais comumente apresentadas aos cirurgiões ortopédicos. No ano estudado, foi registrada uma incidência global de 51,2/10⁵/ano, mas esse valor abrangia tanto luxações primárias como recorrentes. A incidência em homens foi de 63,1/10⁵/ano e em mulheres, 40,2/10⁵/ano. A Tabela 3.50 mostra que a curva de distribuição é do tipo H (ver Fig. 3.3), com picos bimodais tanto para homens como para mulheres. A Tabela 3.50 mostra também que, com exceção das luxações de prótese de quadril, as luxações do ombro exibem a mais alta prevalência em pacientes com ≥80 anos. Uma revisão das fraturas-luxações ocorridas durante o ano estudado demonstrou que essas lesões têm uma curva de distribuição diferente. Estas tendem a ocorrer em pacientes mais idosos e exibem uma curva do tipo F, afetando homens e mulheres idosos (ver Fig. 3.3). Já ficou devidamente estabelecido que luxações posteriores são muito menos comuns que luxações anteriores, e, no ano estudado, a incidência de luxações posteriores foi de 2,4/10⁵/ano.

Ao se considerar a epidemiologia, é importante que se faça uma diferenciação entre luxações primárias e secundárias, ou luxações recorrentes. No ano estudado, 58% das luxações do ombro eram primárias e os 42% restantes eram luxações recorrentes. Portanto, a incidência de luxações primárias foi de 29,7/10⁵/ano e a incidência de luxações recorrentes foi de 21,5/10⁵/ano. Esses números são muito parecidos com os publicados por Liavaag et al.,[68] que analisaram a incidência de luxações do ombro em Oslo, Noruega, em 2009. Esses autores registraram uma taxa de luxação de 56,3/10⁵/ano, com 26,2/10⁵/ano para as luxações primárias. As taxas de luxação desses autores para homens e mulheres foram um pouco diferentes das obtidas em nosso estudo (82,2/10⁵/ano e 30,9/10⁵/ano, respectivamente).

Liavaag et al.[68] chamaram a atenção para as diferenças nos percentuais publicados para as luxações do ombro ao longo dos últimos 40 anos. Alguns pesquisadores investigaram grupos específicos na população. Um exemplo é Owen et al.;[81] esses autores publicaram uma incidência global de 435/10⁵/ano para membros das forças armadas dos Estados Unidos, mas outros autores se debruçaram sobre a população total. Simont et al.[92] publicaram uma incidência de 11,2/10⁵/ano em homens e de 5/10⁵/ano em mulheres em Olmsted County, Minnesota, em 1970-1979. Kroner et al.[65] publicaram uma incidência de 12,3/10⁵/ano em 1989 e Zacchilli e Owens[105] informaram uma incidência de 23,9/10⁵/ano em 2002-2009, lançando mão de uma amostra randomizada de

TABELA 3.50 Prevalência, incidência e características epidemiológicas de diferentes luxações

Luxação	N	%	n/10⁵/ano	Média de idade (anos)	≥65 anos (%)	≥80 anos (%)	M/F	Curva de distribuição
Ombro	317	32,5	51,2	43	23,6	9,4	59/41	H
Mão (AMCF, AIFP e AIFD)	185	19	29,9	40,7	13,5	5,9	79/21	G
Patelofemoral	134	13,8	21,6	24,8	2,2	0	51/49	C
Prótese de quadril	114	11,7	19	75,9	87,7	35,1	30/70	F
Tornozelo	71	7,3	11,5	49,8	31	4,2	30/70	H
Acromioclavicular	55	5,6	8,9	37,1	5,4	0	87/13	B
Cotovelo	37	3,8	5,5	33,4	2,7	0	49/51	C
Dedos do pé (AMTF, AIFP e AIFD)	33	3,4	5,3	35,5	9,1	0	64/36	H
Carpometacarpal	9	0,9	1,5	27,2	11,1	0	67/33	C
Quadril nativo	4	0,4	0,6	22,5	0	0	75/25	C
Tarsometatarsal	4	0,4	0,6	25,5	0	0	75/25	C
Joelho	3	0,3	0,5	43	0	0	67/33	C
Perilunar	3	0,3	0,5	25,7	0	0	100/0	B
Radioulnar distal	2	0,2	0,3	44	0	0	50/50	?
Esternoclavicular	2	0,2	0,3	15,5	0	0	50/50	?
Subtalar	1	0,1	0,2	47	0	0	0/100	?
	974	100	157,4	43	23,9	8,6	57/43	H

As curvas de distribuição estão ilustradas na Figura 3.3
AMCF: articulação metacarpofalângica; AIFP: articulação interfalângica proximal; AIFD: articulação interfalângica distal; AMTF: articulação metatarsofalângica.

hospitais norte-americanos com serviços de emergência. Esses autores tiveram menor número de pacientes idosos com luxações do ombro do que o observado em Oslo ou Edimburgo, e não foram capazes de documentar os casos de recorrência; afirmaram que apenas 2,1% de suas luxações eram recorrentes. Aparentemente essa é uma subestimativa da prevalência de luxações recorrentes, mas bem pode ter acontecido que Zacchilli e Owens tenham registrado principalmente luxações primárias – o que explicaria a incidência mais baixa de luxações.

Pode muito bem acontecer que as luxações, a exemplo das fraturas, estejam aumentando em incidência. Existe um número crescente de idosos ativos na maioria das comunidades e, portanto, parece lógico assumir que o percentual das luxações, por exemplo, as luxações do ombro, esteja em crescimento. No período de 1970-1979, Simont et al.[92] observaram que 15,2% de seus pacientes tinham ≥40 anos, enquanto que Liavaag et al.[68] em 2009 constataram que 39,5% de seus pacientes tinham ≥40 anos. É de se supor que essa tendência tenha continuidade.

Luxações esternoclaviculares e acromioclaviculares

Foram observadas apenas duas luxações esternoclaviculares durante o ano estudado, o que resultou em uma incidência de 0,3/10⁵/ano. No entanto, as luxações acromioclaviculares são consideravelmente mais comuns, tendo representado 5,6% das luxações. As luxações do tipo I foram excluídas da análise por serem simples entorses articulares, mas incluímos as subluxações do tipo II, pois normalmente são referidas como luxações. A incidência global foi de 8,9/10⁵/ano e essas luxações exibem uma distribuição do tipo B, sendo mais comuns em homens jovens. Pouquíssimas dessas lesões ocorrem em mulheres.

A análise da gravidade das luxações acromioclaviculares durante o ano estudado demonstra que não ocorreram luxações do tipo VI, mas 28% das luxações eram do tipo II, 37% do tipo III, 2% do tipo IV e 33% do tipo V.

Luxações do cotovelo

A Tabela 3.50 mostra que as luxações do cotovelo são relativamente raras, com uma incidência de 5,5/10⁵/ano. Em geral, acreditamos que luxações simples do cotovelo, não acompanhadas por uma fratura, tenham uma distribuição do tipo C, que afeta homens e mulheres jovens. No entanto, no ano estudado coletamos tanto fraturas simples como fraturas-luxações, e as fraturas-luxações exibiam uma curva de distribuição do tipo G, com uma distribuição bimodal em homens e unimodal em mulheres idosas. Portanto, as fraturas tendem a ocorrer em pacientes mais idosos. Dos 35 pacientes com radiografias que confirmavam a lesão, 28 (80%) exibiam luxação tanto da articulação umerulnar como radiocapitelar, e os 7 (20%) pacientes restantes simplesmente exibiam luxação da articulação radiocapitelar.

Uma revisão de todas as luxações completas do cotovelo envolvendo ambas as articulações demonstrou que em 2 (7,1%) tinha ocorrido um deslocamento anterior, com observação de deslocamento posterior nas outras 26 (92,3%) luxações. Quinze (53,6%) das luxações do cotovelo estavam associadas a uma fratura. Quatro (57,1%) das luxações radiocapitelares estavam associadas a uma fratura. Duas (5,4%) das luxações do cotovelo eram lesões expostas.

Em uma análise prévia das luxações simples do cotovelo ao longo de um período de 10 anos em Edimburgo, foi registrada uma incidência global de 2,9/10⁵/ano.[1] A média de idade dos pacientes era de 38,8 anos e a proporção entre homens e mulheres, 54/46. As principais causas de luxações simples em homens foram: queda da própria altura (46%) ou lesão esportiva (24%), e 71% das luxações em mulheres foram causadas por uma queda da própria altura. Nos Estados Unidos, Stoneback et al.[96] analisaram a incidência de luxações simples do cotovelo. Esses autores obtiveram uma incidência global ligeiramente mais elevada, de 5,21/10⁵/ano, e observaram que a incidência era semelhante em homens e mulheres: 5,26/10⁵/ano em homens e 5,16/10⁵/ano em mulheres. Quase todas as luxações ocorreram como resultado da prática de esportes ou de atividade ginástica. Yang et al.[104] informaram uma incidência de 7,7/10⁵/ano em Taiwan, mas é provável que esses autores tenham incluído fraturas-luxações.

Luxações do punho e da mão

A Tabela 3.50 mostra que as luxações do punho e da mão são relativamente comuns, com uma incidência global de 32,2/10⁵/ano. As luxações dos dedos da mão são, de longe, as mais comuns e é surpreendente que haja, comparativamente, poucos escritos sobre essas lesões. Nesse ano de estudo, houve apenas duas luxações da articulação radiulnar distal e poucas informações úteis puderam ser extraídas sobre elas. Na seção sobre epidemiologia das fraturas no ano estudado, ocorreram três fraturas de Galeazzi associadas à luxação radiulnar distal. Todas essas lesões ocorreram em homens, com média de idade de 29 anos. Assim, a incidência global de fraturas de Galeazzi é de 0,6/10⁵/ano.

Ocorreram três luxações perilunares, que resultaram em uma incidência global de 0,5/10⁵/ano, embora todas tenham ocorrido em adultos e, portanto, a incidência em adultos foi de 0,6/10⁵/ano. Todas essas lesões estavam associadas a fraturas carpais ou do terço distal do rádio, mas já ficou devidamente estabelecido que luxações carpais podem ocorrer na ausência de uma fratura. Todas ocorreram em homens jovens; assim, a curva de distribuição é do tipo B. Foram observadas nove luxações carpometacarpais completas. É mais comum a observação de subluxações carpometacarpais, mas essas lesões não foram incluídas. A exemplo da maioria das lesões na mão, essas subluxações ocorreram em jovens adultos, com uma distribuição do tipo C. Das nove luxações, cinco (55,6%) eram simples e as quatro restantes envolviam duas ou três articulações. Cinco (55,6%) estavam associadas a uma fratura.

A segunda luxação mais comum, vindo em seguida à luxação do ombro, é a das articulações dos dedos da mão. A incidência global de luxações em todas as articulações metacarpofalângicas e interfalângicas é de 29,9/10⁵/ano, e a incidência em homens e mulheres é de 59,9/10⁵/ano e 12,1/10⁵/ano, respectivamente. Nota-se uma distribuição bimodal em homens e uma distribuição unimodal que afeta mulheres idosas. Portanto, as luxações da mão exibem uma curva de distribuição do tipo G. Em geral, 6,4% das luxações ocorreram em pacientes com <15 anos e a incidência global nesse grupo foi de 11,8/10⁵/ano, com incidências de 13,4/10⁵/ano e 10/10⁵/ano registradas em homens e mulheres, respectivamente. Em pacientes com ≥15 anos, a incidência global foi de 35,7/10⁵/ano, com incidências em homens e mulheres de 59,9/10⁵/ano e 14,3/10⁵/ano, respectivamente. Foram registradas 22 (11,9%) lesões expostas e 60 (32,4%) fraturas-luxações, o que resultou em uma incidência global de 11,6/10⁵/ano para as fraturas-luxações da mão.

A Figura 3.6 mostra a prevalência de luxações nas diferentes articulações da mão. Pode-se observar que 59,4% de todas as luxações envolviam as articulações do polegar ou do dedo mínimo; e os mais altos percentuais de luxação se situavam na articulação interfalângica proximal do dedo mínimo, na articulação metacarpofalângica do polegar e na articulação interfalângica proximal do dedo anular. A Figura 3.6 mostra que 58,4% de todas as luxações da mão afetam a articulação interfalângica do polegar ou

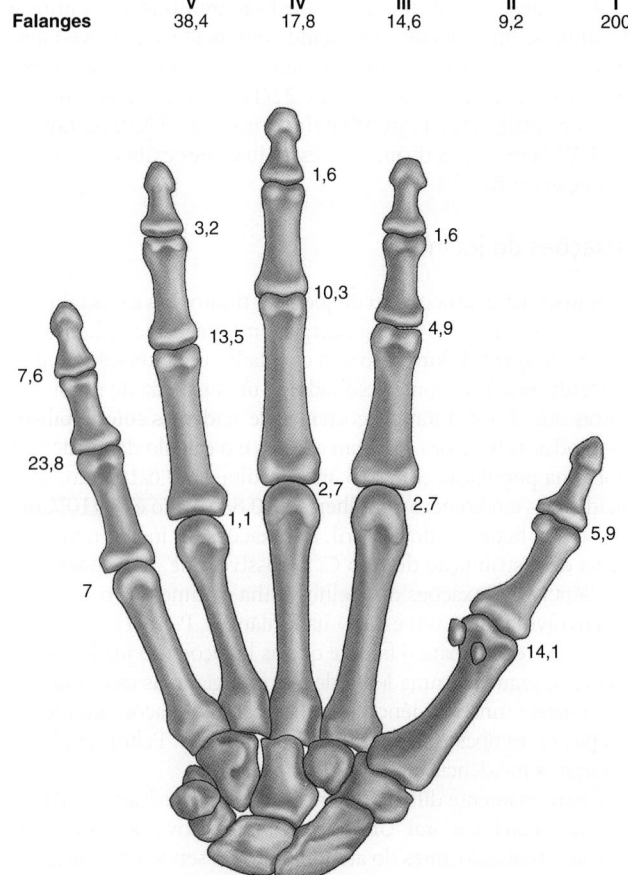

FIGURA 3.6 Prevalência de luxações metacarpofalângicas e interfalângicas. Também estão ilustradas as prevalências em cada dedo da mão.

as articulações interfalângicas proximais dos demais dedos; que 27,6% ocorrem nas articulações metacarpofalângicas e 14% nas articulações interfalângicas distais. Ao ser considerado o dedo afetado, não foi observada diferença significativa nas médias de idade ou nas proporções entre homens e mulheres.

A incidência de luxações nesse estudo é consideravelmente mais alta do que a registrada por Yang et al.[104] em Taiwan entre 2000 e 2005, que verificaram uma incidência de luxações dos dedos da mão de 4,6/10⁵/ano. Mall et al.[71] estudaram a incidência de luxações em jogadores de futebol americano e demonstraram que subluxações e luxações compreendiam 49% de todas as lesões nos dedos da mão. A exemplo de nossa série, o local mais comumente afetado por uma luxação de dedo foi a articulação interfalângica proximal.

Luxações do quadril

As luxações do quadril tendem a ser lesões de alta energia; a maioria delas é causada por acidentes automobilísticos, apesar de no ano estudado, uma luxação ocorreu em uma partida de rúgbi. Nesse ano, ocorreram quatro luxações do quadril; todas ocorreram em adultos, o que resultou em uma incidência em pacientes com ≥15 anos de 0,8/10⁵/ano e de 1,2/10⁵/ano e 0,4/10⁵/ano em homens e mulheres, respectivamente. Essa condição exibe uma curva de distribuição do tipo C. Três (75%) das luxações do quadril estavam associadas às seguintes fraturas: uma fratura de ambas as colunas, duas fraturas do lábio posterior e uma fratura da cabeça do fêmur.

As luxações de prótese de quadril são muito mais comuns e presume-se que estejam aumentando em incidência. Obviamente todas as lesões ocorreram em adultos e a incidência global em pacientes com ≥15 anos foi de 22/10⁵/ano; e em adultos homens e mulheres, as incidências foram de 13,9/10⁵/ano e 29,3/10⁵/ano, respectivamente. Essas luxações exibem uma distribuição do tipo F.

Luxações do joelho

A luxação da articulação do joelho é muito rara e é geralmente causada por lesões de alta energia, embora, a exemplo das luxações do quadril durante o ano estudado, uma luxação do joelho tenha ocorrido como resultado de uma partida de rúgbi e as outras duas lesões foram decorrentes de acidentes automobilísticos. Todas as luxações afetaram adultos e o cálculo da incidência global na população com ≥15 anos resulta em 0,6/10⁵/ano, com incidências em homens e mulheres de 0,8/10⁵/ano e 0,4/10⁵/ano. Como nas luxações do quadril, as luxações do joelho têm uma curva de distribuição do tipo C. É possível que, futuramente, a incidência de luxações do joelho venha a aumentar nos países desenvolvidos. Em um estudo na Finlândia, Peltola et al.[82] chamaram a atenção para o fato de que as luxações do joelho geralmente se seguem a uma lesão de alta energia, mas esses autores observaram uma incidência significativa de luxações do joelho em pacientes obesos, em seguida a uma queda. Peltola et al. estimaram a incidência em 0,1/10⁵/ano.

É extremamente difícil avaliar com precisão as luxações da articulação patelofemoral. Um número significativo de luxações já terá sido reduzido antes do atendimento no serviço de emergência e os pacientes já terão sido informados que sofreram uma luxação de joelho – sem qualquer boa evidência de que isso tenha realmente ocorrido. Também é muito difícil separar uma subluxação real, ou percebida, de uma luxação. Portanto, o melhor que pode ser feito é calcular a incidência com base naqueles pacientes tidos como tendo sofrido luxação, mas deve-se aceitar a possibilidade de imprecisões.

A Tabela 3.50 mostra o registro de uma incidência global de 21,6/10⁵/ano para a população total. A incidência global para pacientes com luxação primária foi de 11,9/10⁵/ano, com 9,7/10⁵/ano para pacientes com luxações secundárias ou recorrentes. As incidências globais de luxações em homens e mulheres foram de 22,9/10⁵/ano e 20,4/10⁵/ano, respectivamente. No entanto, esse é um problema comum em crianças e adolescentes, e as incidências para meninos e meninas nos grupos com <15 anos foram 21,1/10⁵/ano e 16/10⁵/ano, respectivamente. As incidências equivalentes para homens e mulheres nos grupos com ≥15 anos foram 23,8/10⁵/ano e 20,8/10⁵/ano. A curva de distribuição é do tipo C.

Uma revisão da literatura revela uma ampla variação nos resultados publicados, provavelmente por causa dos problemas já relatados. Em 1986, Nielsen e Yde[77] examinaram a incidência de luxações patelares na Dinamarca, tendo afirmado que a incidência global era de 30/10⁵/ano; para homens e mulheres, as incidências foram de 20/10⁵/ano e 50/10⁵/ano, respectivamente. Nietosvaara et al.[78] investigaram a incidência de luxações patelares em crianças e adolescentes com <16 anos no início da década de 1990 na Finlândia, e documentaram uma incidência de 43/10⁵/ano. Nos Estados Unidos, Fithian et al.[42] estudaram essa condição entre 1992 e 1997 em membros de um plano de saúde. A incidência global para pacientes com luxação primária foi de 5,8/10⁵/ano, e para pacientes com luxação secundária, 3,8/10⁵/ano. Os autores constataram que a incidência dependia da idade, e a incidência mais alta foi informada em meninas com luxações primárias e com idades entre 10-17 anos. Hsiao et al.[53] investigaram a luxação patelar em militares norte-americanos entre 1996-2007. Esses autores informaram uma incidência global de 69/10⁵/ano, com incidência mais elevada em mulheres e em pacientes com <20 anos. Uma incidência semelhante, de 77/10⁵/ano, foi informada em homens das forças armadas finlandesas,[90] enquanto que Yang et al.[104] relataram uma incidência de 1,4/10⁵/ano em Taiwan, embora esses autores não tenham sido específicos com relação à documentação conjunta de luxações patelofemorais e do joelho. Esses resultados demonstram a dificuldade em avaliar com precisão a incidência das luxações patelares.

Luxações do tornozelo e do pé

Uma análise da literatura sugere que, em sua maioria, as luxações do tornozelo são fraturas-luxações, e uma revisão das luxações do tornozelo durante o ano estudado confirmou essa suposição, visto que apenas quatro (5,6%) luxações não estavam associadas a uma fratura. A Tabela 3.50 mostra que a incidência global das fraturas do tornozelo é de 11,5/10⁵/ano, mas a incidência de luxações exclusivas em adultos é de apenas 0,8/10⁵/ano. A curva de distribuição para as fraturas-luxações é do tipo H, com distribuições bimodais tanto para homens como para mulheres, mas, para os casos apresentando exclusivamente luxações a curva é do tipo C, em que pacientes mais jovens são afetados. A Tabela 3.50 mostra que as fraturas-luxações do tornozelo são mais comuns em mulheres, e isso provavelmente se deve à natureza osteoporótica das fraturas bimaleolares e trimaleolares (ver Tab. 3.13). A incidência global de todas as luxações do tornozelo em homens é de 7,2 em comparação a 15,5/10⁵/ano em mulheres. Uma revisão das fraturas associadas a luxações do tornozelo demonstrou que 54% eram trimaleolares, 23% eram bimaleolares e 14% eram fraturas do maléolo lateral. As lesões restantes eram fraturas talares e do terço distal da tíbia. Seis (8,5%) das luxações do tornozelo eram lesões expostas.

As luxações do retropé são extremamente raras e há poucas informações disponíveis sobre a epidemiologia dessas lesões. Durante o ano estudado, ocorreu apenas uma luxação subtalar, que estava associada a uma fratura do colo do tálus. Não ocorreram luxações que afetassem a articulação de Chopart. Lesões de Lisfranc à articulação tarsometatarsal ocorrem mais comumente, embora seja difícil determinar a sua verdadeira epidemiologia, pois um número substancial dessas lesões permanece sem diagnóstico. Ocorreram quatro lesões de Lisfranc, todas em adultos, o que resultou em uma incidência global de 0,8/10⁵/ano na população com ≥15 anos. Três (75%) dessas luxações estavam associadas com fraturas-luxações de Lisfranc e exibiam uma distribuição do tipo C.

As luxações dos dedos do pé tiveram incidência global de 5,3/10⁵/ano. Essas lesões exibem uma distribuição do tipo H, com distribuições bimodais para homens e mulheres. A incidência global em homens e mulheres é de 7,1 e 3,7/10⁵/ano, respectivamente. A exemplo do que ocorre com as luxações de dedos da mão, o primeiro e quinto dedos do pé são os mais afetados: cada um desses dedos sofreu 27% das luxações. O primeiro e o quinto dedos foram seguidos pelo segundo (21%), terceiro (15%) e quarto (10%) dedos. Ainda a exemplo do que ocorre com as luxações de dedos da mão, as articulações interfalângicas proximais e a articulação interfalângica do hálux foram as mais afetadas (61%). Outros 27% das luxações ocorreram nas articulações interfalângicas. Ocorreram oito (24,2%) fraturas-luxações, e uma (3%) das luxações era lesão exposta.

REFERÊNCIAS BIBLIOGRÁFICAS

1. Anakwe RE, Middleton SE, Jenkins PJ, et al. Patient-reported outcomes after simple dislocation of the elbow. *J Bone Joint Surg Am.* 2011;93:1220–1226.
2. Arakaki H, Owan I, Kudoh H, et al. Epidemiology of hip fractures in Okinawa, Japan. *J Bone Miner Metab.* 2011;29:309–314.
3. Barakat K, Stevenson S, Wilkinson P, et al. Socioeconomic differentials in recurrent ischaemia and mortality after acute myocardial infarction. *Heart.* 2000;85:390–394.
4. Baron JA, Farahmand BY, Weiderpass E, et al. Cigarette smoking, alcohol consumption and risk of hip fracture in women. *Arch Intern Med.* 2001;161:983–988.
5. Bengnér U, Johnell O, Redlund-Johnell I. Changes in the incidence of fracture of the upper end of the humerus during a 30-year period. *Clin Orthop.* 1988;231:179–182.
6. Bergström U, Jonsson H, Gustafson Y, et al. The hip fracture incidence curve is shifting to the right. A forecast of the age-quake. *Acta Orthopaedica.* 2009;80:520–524.
7. Black EA, Lawson M, Smith S, et al. Open pelvic fractures: The University of Tennessee medical center at Knoxville experience over ten years. *Iowa Orthop J.* 2011;31:193–198.
8. Bradley C, Harrison J. Descriptive epidemiology of traumatic fractures in Australia. Injury Research and Statistics Series Number 17. Adelaide AIHW(AIHW cat no INJCAT 57), 2004.
9. Brennan SL, Henry MJ, Wluka AE, et al. Socioeconomic status and bone mineral density in a population-based sample of men. *Bone.* 2010;46:993–999.
10. Bridgeman S, Wilson R. Epidemiology of femoral fractures in children in the West Midlands region of England 1991 to 2001. *J Bone Joint Surg Br.* 2004;86B:1152–1157.
11. Brinker MR, O'Connor DP. The incidence of fractures and dislocations referred for orthopaedic services in a capitated population. *J Bone Joint Surg Am.* 2004;86-A:290–297.
12. Brogren E, Petranek M, Atroshi I. Incidence and characteristics of distal radius fractures in a southern Swedish region. *BMC Musculoskelet Disord.* 2007;8:48.
13. Buhr AJ, Cooke AM. Fracture patterns. *Lancet* 1959;1(7072):531–536.
14. Byrd GS, Edwards CL, Kelkar VA, et al. Recruiting intergenerational African American males for biomedical research studies: A major research challenge. *J Natl Med Assoc.* 2011;103:480–487.
15. Carstairs V, Morris R. Deprivation and health in Scotland. *Health Bull.* 1990;48:162–175.
16. Cauley JA, Wampler NS, Barnhart JN. Incidence of fractures compared to cardiovascular disease and breast cancer: The Women's Health Observational study. *J Bone Min Res.* 2004;19(4):532–536.
17. Cauley JA. Defining ethnic and racial differences in osteoporosis and fragility fractures. *Clin Orthop.* 2011;469:1891–1899.
18. Chang KP, Center JR, Nguyen TV, et al. Incidence of hip and other osteoporotic fractures in elderly men and women: Dubbo osteoporosis epidemiology study. *J Bone Miner Res.* 2004;19(4):532–536.
19. Chevally T, Guilley E, Herrmann FR, et al. Incidence of hip fracture over a 10-year period (1991-2000): Reversal of a secular trend. *Bone.* 2007;40(5):1284–1289.
20. Cole PA, Gauger EM, Schroder LK. Management of scapular fractures. *J Am Acad Orthop Surg.* 2012;20:130–141.
21. Cooper C, Atkinson EJ, O'Fallon WM, et al. Incidence of clinically diagnosed vertebral fractures: A population-based study in Rochester, Minnesota, 1985–1989.
22. Court-Brown CM, McBirnie J. The epidemiology of tibial fractures. *J Bone Joint Surg Br.* 1995;77B:417–421.
23. Court-Brown CM, Caesar B. Epidemiology of adult fractures; A review. *Injury.* 2006;30(11):691–697.
24. Court-Brown CM, Caesar B. The epidemiology of fractures. In: Heckman JD, Buchholz RW, Court-Brown CM, eds. *Rockwood and Green's Fractures in Adults.* 6th ed. Philadelphia, PA: Lippincott, Williams and Wilkins; 2006:95–113.
25. Court-Brown CM, Brydon A. Social deprivation and adult tibial diaphyseal fractures. *Injury.* 2007;38:750–754.
26. Court-Brown CM, Aitken SA, Forward D, et al. The epidemiology of fractures. In: Bucholz RW, Court-Brown CM, Heckman JD, Tornetta P, eds. *Rockwood and Green's Fractures in Adults.* 7th ed. Philadelphia, PA: Lippincott, Williams and Wilkins; 2010:95–113.
27. Court-Brown CM, Aitken SA, Ralston SH, et al. The relationship of fall-related fractures to social deprivation. *Osteoporos Int.* 2011;22:1211–1218.
28. Court-Brown CM, Bugler KE, Clement ND, et al. The epidemiology of open fractures in adults. A 15-year review. *Injury.* 2012;43:891–897.
29. Court-Brown CM, Aitken SA, Duckworth AD, et al. The relationship between social deprivation and the incidence of adult fractures. *J Bone Joint Surg Am.* 2013;95(6):e321–e327.
30. Dhanwal DK, Dennison EM, Harvey NC, et al. Epidemiology of hip fracture: Worldwide geographic variation. *Indian J Orthop.* 2011;45:15–22.
31. Donaldson LJ, Cook A, Thomson RG. Incidence of fractures in a geographically defined population. *J Epidemiol Community Health.* 1990;44(3):241–245.
32. Donaldson LJ, Reckless IP, Scholes S, et al. The epidemiology of fractures in England. *J Epidemiol Community Health.* 2008;62(2):174–180.
33. Dunn L, Henry J, Beard D. Social deprivation and adult head injury: A national study. *J Neurol Neurosurg Psychiatry.* 2003;74:1060–1064.
34. El Moghraoui A, Morjane F, Nouijai A, et al. Vertebral fracture assessment in Moroccan women: Prevalence and risk factors. *Maturitas.* 2009;62:171–175.
35. Elliot JR, Gilchrist NL, Wells JE. The effect of socioeconomic status on bone density in a male Caucasian population. *Bone.* 1996;18:371–373.
36. Emami A, Mjöberg B, Ragnarsson B, et al. Changing epidemiology of tibial shaft fractures. 513 cases compared between 1971-1975 and 1986-1990. *Acta Orthop Scand.* 1996;67:557–561.
37. Emmett JE, Breck LW. A review and analysis of 11,000 fractures seen in a private practice of orthopaedic surgery 1937–1956. *J Bone Joint Surg Am.* 1958;40A:1169–1175.
38. Evans JM, Newton RW, Ruta DA, et al. Socio-economic status, obesity and prevalence of type 1 and type 2 diabetes mellitus. *Diabet Med.* 2000;17:478–480.
39. Farahmand BY, Persson PG, Michaëlsson K, et al. Socioeconomic status, marital status and hip fracture risk: A population-based case-control study. *Osteoporos Int.* 2000;11:803–808.
40. Ferrar L, Roux C, Felsenberg D, et al. Association between incident and baseline vertebral fractures in European women: Vertebral fracture assessment in the Osteoporosis and Ultrasound Study (OPUS). *Osteoporos Int.* 2012;23:59–65.
41. Fife D, Barancik J. Northeastern Ohio Trauma Study III: Incidence of fractures. *Ann Emerg Med.* 1985;14(3);244–248.
42. Fithian DC, Paxton EW, Stone ML, et al. Epidemiology and natural history of acute patellar dislocation. *Am J Sports Med.* 2004;32:1114–1121.
43. Fracture and dislocation compendium (Orthopaedic Trauma Association Committee for coding and Classification). *J Orthop Trauma.* 1996;10(suppl 1):v–ix,1–154.
44. General Register Office for Scotland 2001 Census. Available at http://www.gro-scotland.gov.uk/census/censushm/index.html. Accessed May 18, 2012.
45. Grados F, Marcelli C, Dargent-Molina P, et al. Prevalence of vertebral fractures in French women older than 75 years from the EPIDOS study. *Bone.* 2004;34(2):362–367.
46. Guilley E, Chevally F, Herrmann D, et al. Reversal of the hip fracture secular trend is related to a decrease in the incidence of institution-dwelling elderly women. *Osteoporos Int.* 2008;19(12);1741–1748.
47. Gustilo RB, Mendoza RM, Williams DM. Problems in the management of type III (severe) open fractures. A new classification of type III open fractures. *J Trauma.* 1984;24(8):742–746.
48. Hagino H, Yamamoto K, Ohshiro H, et al. Changing incidence of hip, distal radius and proximal humerus fractures in Tottori Prefecture, Japan. *Bone.* 1999;24:265–270.
49. Hakanson R, Nussman D, Gorman RA, et al. Gunshot injuries: A medical, social and economic analysis. *Orthopaedics.* 1994;17:519–523.
50. Ho SC, Chen YM, Woo JLF. Educational level and osteoporosis risk in postmenopausal Chinese women. *Am J Epidemiol.* 2005;161:680–690.
51. Hole DJ, McArdle CS. Impact of socioeconomic deprivation on outcome after surgery for colorectal cancer. *Br J Surg.* 2002;89:586–589.
52. Horton TC, Dias JJ, Burke FD. Social deprivation and hand injury. *J Hand Surg Eur.* 2007;26:29–35.
53. Hsiao M, Owens BD, Burks R, et al. Incidence of acute traumatic patellar dislocation among active-duty United States military service members. *Am J Sports Med.* 2010;38:1997–2004.
54. Jacobsen SJ, Goldberg J, Miles TP, et al. Seasonal variation in the incidence of hip fracture among white persons aged 65 years or older in the United States, 1984-1987. *Am J Epidemiol.* 1991;133:996–1004.
55. Jenkins PJ, Perry PW, Ng CW, et al. Deprivation influences the functional outcome from hip arthroplasty. *Surgeon.* 2009;7:351–356.
56. Johansen A, Evans RJ, Stone MD, et al. Fracture incidence in England and Wales: A study based on the population of Cardiff. *Injury.* 1997;28:655–660.
57. Johnell O, Kanis J. Epidemiology of osteoporotic fractures. *Osteoporos Int.* 2005;16(suppl 2):S3–S7.
58. Kanis J, Oden A, Johnell O, et al. The burden of osteoporotic fractures: A method for setting intervention thresholds. *Osteoporsis Int.* 2001;12:417–427.
59. Kanis JA, Odén A, McCloskey EV, et al. A systematic review of hip fracture incidence and probability of fracture worldwide. *Osteoporos Int.* 2012;23(9):2239–2256.
60. Kannus P, Niemi S, Palvanen M, et al. Rising incidence of low-trauma fractures of the calcaneus and the foot among Finnish older adults. *J Gerontol A Biol A Sci Med Sci.* 2008;63:642–645.
61. Kannus P, Palvanen M, Niemi S, et al. Stabilizing influence of low-trauma ankle fractures in elderly people. Finnish statistics for 1970 to 2006 and prediction for the future. *Bone.* 2008;43:340–342.
62. Kannus P, Palvanen M, Niemi S, et al. Rate of proximal humeral fractures in older Finnish women between 1970 and 2007. *Bone.* 2009;44:656–659.
63. Kaye JA, Jick H. Epidemiology of lower limb fractures in general practice in the United Kingdom. *Inj Prev.* 2004;10:368–374.
64. Knowelden J, Buhr AJ, Dunbar O. Incidence of fractures in persons over 35 years of age. A report to the MRC working party on fractures in the elderly. *Brit J Prev Soc Med.* 1964;18:130–141.
65. Kroner K, Lind T, Jensen J. The epidemiology of shoulder dislocations. *Arch Orthop Trauma Surg.* 1989;108:288–290.
66. Lau EMC, Lee JK, Suriwongpaisal P, et al. The incidence of hip fracture in four Asian countries: The Asian osteoporosis study (AOS). *Osteoporos Int.* 2001;12:239–243.
67. Lawson DH, Sherman V, Hollowell J. The general practice research database. *Q J Med.* 1998;91:445–452.
68. Liavaag S, Svenningsen S, Reikerås O, et al. The epidemiology of shoulder dislocations in Oslo. *Scand Med Sci Sports.* 2011;21:3334–3340.
69. MacKenzie EJ, Bosse MI, Kellam JF, et al. Characterization of patients with high-energy lower extremity trauma. *J Orthop Trauma.* 2000;7:455–466.
70. Malgaigne JF. *A Treatise on Fractures.* Philadelphia, PA: JP Lippincott; 1859.
71. Mall NA, Carlisle JC, Matava MJ, et al. Upper extremity injuries in the national football league. *Am J Sports Med.* 2008;36:1938–1944.
72. Mattila VM, Jormanainen V, Sahi T, et al. An association between socioeconomic, health and health behavioural indicators and fractures in young adult males. *Ostoporos Int.* 2007;18:1609–1615.
73. Melton LJ, Therneau TM, Larson DR. Long-term trends in hip fracture prevalence: The influence of hip fracture incidence and survival. *Osteoporos Int.* 1998;8:68–74.
74. Melton LJ, Crowson CS, O'Fallon WM. Fracture incidence in Olmsted County, Minnesota: Comparison of urban with rural rates and changes in urban rates over time. *Ostoporos Int.* 1999;9:29–37.
75. Menon MRG, Walker JL, Court-Brown CM. The epidemiology of fractures in adolescents with reference to social deprivation. *J Bone Joint Surg Br.* 2008;90-B:1482–1486.
76. Navarro MC, Sosa M, Saavedra P, et al. Poverty is a risk factor for osteoporotic fractures. *Osteoporos Int.* 2009;20:393–398.
77. Nielsen AB, Yde J. Epidemiology of acute knee injuries: A prospective hospital investigation. *J Trauma.* 1991;31:1644–1648.
78. Nietosvaara Y, Aalto K, Kallio PE. Acute patellar dislocation in children: Incidence and associated ostechondral fractures. *J Pediatr Orthop.* 1994;14:513–515.
79. O'Neill TW, Cooper C, Finn JD, et al. Incidence of distal forearm fracture in British men and women. *Osteoporos Int.* 2001;12(7):555–558
80. Orces CH, Martinez FJ. Epidemiology of fall related forearm and wrist fractures among adults treated in US hospital emergency department. *Inj Prev.* 2011;17:33–36.
81. Owens BD, Dawson L, Burks R, et al. Incidence of shoulder dislocation in the united States military: Demographic considerations from a high-risk population. *J Bone Joint Surg Am.* 2009b:91:791–796.
82. Peltola EK, Lindahl J, Hietaranta H, et al. Knee dislocation in overweight patients. *AJR.* 2009;192:101–106.
83. Pillai A, Ativa S, Costigan PS. The incidence of Perthes' disease in Southwest Scotland. *J Bone Joint Surg (Br).* 2008;90B:1482–1486.
84. Pressley JC, Kendig TD, Frencher SK, et al. Epidemiology of bone fracture across the age span in blacks and whites. *J Trauma.* 2011;71:S541–S548.

85. Rennie L, Court-Brown CM, Mok JY, et al. The epidemiology of fractures in children. *Injury.* 2007;38:913–922.
86. Rosengren BE, Ahlborg HG, Gårdsell P, et al. Bone mineral density and incidence of hip fracture in Sweden urban and rural women 1987-2002. *Acta Orthopaedica.* 2010;81:453–459.
87. Sahlin Y. Occurrence of fractures in a defined population: A 1-year study. *Injury.* 1990;21:158–160.
88. Sanders KM, Nicholson GC, Ugoni AM, et al. Fracture rates lower in rural than urban communities: The Geelong osteoporosis study. *J Epidemiol Community Health.* 2002;56:466–470.
89. Sakuma M, Endo N, Oinuma T, et al. Incidence and outcome of osteoporotic fractures in 2004 in Sado City, Niigata Prefecture, Japan. *J Bone Miner Metab.* 2008;26:373–378.
90. Sillanpää P, Mattila VM, Livonen T, et al. Incidence and risk factors of acute traumatic primary patellar dislocation. *Med Sci Sports Exerc.* 2008;40:606–611.
91. Silversides JA, Gibson A, Glasgow JF, et al. Social deprivation and childhood injuries in North and West Belfast. *Ulster Med J.* 2005;74:22–28.
92. Simont WT, Melton LJ, Cofield RH, et al. Incidence of anterior shoulder dislocation in Olmsted County, Minnesota. *Clin Orthop.* 1984;186:186–191.
93. Stark AD, Bennet GC, Stone DH, et al. Association between childhood fractures and poverty: Population based study. *BMJ.* 2002;324:457.
94. Sterling RS. Gender and race/ethnicity differences in hip fracture incidence, morbidity, mortality, and function. *Clin Orthop Relat Res.* 2011;469;1913–1918.
95. Stimson LA. *A Practical Treatise on Fractures and Dislocations.* 4th ed. New York, NY, Philadelphia, PA: Lea Brothers & Co; 1905.
96. Stoneback JW, Owens BD, Sykes J, et al. Incidence of elbow dislocations in the United States population. *J Bone Joint Surg Am.* 2012;94:240–245.
97. Tracy JK, Meyer WA, Flores RH, et al. Racial differences in rate of decline in bone mass in older men: The Baltimore men's osteoporosis study. *J Bone Mine Res.* 2005;20:1228–1234.
98. Trauer T, Eagar K, Mellsop G. Ethnicity, deprivation and mental health outcomes. *Aust Health Rev.* 2006;30:310–321.
99. Urwin M, Symmons D, Allison T, et al. Estimating the burden of musculoskeletal disorders in the community: The comparative prevalence of symptoms at different anatomical sites, and the relation to social deprivation. *Ann Rheum Dis.* 1998;57:649–655.
100. van den Berg M, Verdiik NA, van den Bergh JP, et al. Vertebral fractures in women aged 50 years and older with clinical risk factors for fractures in primary care. *Maturitas.* 2011;70:74–79.
101. Wang X-F, Seeman E. Epidemiology and structural basis of racial differences in fragility fractures in Chinese and Caucasians. *Ostoporos Int.* 2012;23:411–422.
102. Waterman BR, Belmont PJ, Owens BD. Patellar dislocation in the United States: Role of sex, age, race, and athletic participation. *J Knee Surg.* 2012;25:51–57.
103. Weiss RJ, Montgomery SM, Ehlin A, et al. Decreasing incidence of tibial shaft fractures between 1998 and 2004: Information based on 10,627 Swedish inpatients. *Acta Orthop.* 2008;79:526–533.
104. Yang N-P, Chen H-C, Phan D-V, et al. Epidemiological survey of orthopedic joint dislocations based on nationwide insurance data in Taiwan, 2000-2005. *BMC Musculoskelet Disord.* 2011;12:253.
105. Zacchilli MA, Owens BD. Epidemiology of shoulder dislocations presenting to emergency departments in the United Stataes. *J Bone Joint Surg Am.* 2010;92A:542–549.

4

Consolidação óssea e cartilaginosa

Jesse Slade Shantz
Ralph Marcucio
Hubert T. Kim
Theodore Miclau III

Introdução: fundamentos para a compreensão da biologia das lesões 107
Componentes da consolidação da fratura 107
    Células e tecidos envolvidos na consolidação de fratura 108
    Scaffold 110
    Vascularização 110
    Moléculas 110
Tipos de consolidação óssea 112
    Endocondral 112
    Intramembranosa 112
Etapas do reparo das fraturas endocondrais 113
    Formação de hematoma 113
    Inflamação 113
    Calo mole 114
    Calo duro 115
    Remodelamento 115
Influências mecânicas na consolidação óssea 115

Insucesso na consolidação – etiologias e visão geral das estratégias terapêuticas 116
    Pseudartrose atrófica 116
    Pseudartrose hipertrófica 118
Tratamentos farmacológicos sistêmicos que influenciam a consolidação óssea 118
Consolidação cartilaginosa 118
    Resposta de consolidação cartilaginosa a uma lesão condral isolada 118
    Resposta de consolidação cartilaginosa a uma lesão osteocondral 118
    Fatores que influenciam a consolidação cartilaginosa 118
Resposta da cartilagem à lesão mecânica 120
Consequências da lesão cartilaginosa 120
Modificadores da lesão cartilaginosa 120
Resumo 120

INTRODUÇÃO: FUNDAMENTOS PARA A COMPREENSÃO DA BIOLOGIA DAS LESÕES

A consolidação óssea e de cartilagens é essencial para a prática de cirurgia ortopédica. Os tratamentos ortopédicos devem tentar aperfeiçoar as células, *scaffold*, moléculas e a vascularização imprescindíveis para a consolidação. Este capítulo descreverá os componentes necessários para uma consolidação bem-sucedida, detalhará o papel de cada fator e delineará as complexas interações que ocorrem durante os processos de consolidação óssea e cartilagens. Os processos celulares da consolidação óssea e cartilagens também serão examinados em detalhes, com foco nos processos dinâmicos de reparação, e os problemas que prejudicam o sucesso da consolidação, em particular no que se refere a fatores sob controle do cirurgião.

A importância clínica em compreender os princípios da consolidação óssea e de articulações é perceptível quando existem poucas evidências que orientem uma decisão terapêutica. Nessa época de medicina baseada em evidências, os cirurgiões podem ser obrigados a fundamentar suas decisões apoiados na ciência básica ao invés de em evidências clínicas. Tradicionalmente, a conversão dos resultados da ciência básica para a prática clínica tem sido aplicada em toda a prática de cuidados de fraturas, e isso pode ser apreciado nas obras de Urist e McLean,[104] Young,[119] Perren[82] e McKibbin.[66] Estas descobertas essenciais ainda formam as bases para o tratamento clínico e também para a compreensão científica das lesões ósseas e articulares.

COMPONENTES DA CONSOLIDAÇÃO DA FRATURA

A consolidação de uma fratura é um processo complexo e dinâmico. Uma das características singulares do reparo ósseo é que o osso consolida com tecido novo e indiferenciável de seu estado pré-lesional. Além disso, o reparo ósseo ocorre na vasta maioria dos casos, com quase todas as fraturas, tratadas por uma miríade de técnicas, evoluindo para a consolidação. No entanto, o retardo na consolidação e a pseudartrose permanecem sendo problemas significativos: aproximadamente 10% das fraturas sofrem algum grau de comprometimento da consolidação.[29] Exemplificando, foi informado que 4,5% das fraturas da tíbia sofrem atraso na consolidação e, no total, 2,5% das fraturas da tíbia não consolidam.[84] A consolidação de uma fratura ocorre por meio dos processos paralelos de ossificação endocondral e intramembranosa, e quase todas as fraturas exibem os dois tipos de consolidação. O processo de reparo de uma fratura é intimamente influenciado pelos ambientes mecânicos e biológicos no local da fratura. Embora muitos dos fatores causadores de comprometimento da consolidação não possam ser controlados pelo cirurgião, cada vez mais se percebe que o reparo ósseo pode ser afetado por abordagens cirúrgicas. Para que se tenha uma compreensão mais profunda da resposta de consolidação, os cirurgiões devem ter conhecimento dos componentes básicos do reparo celular e molecular. Esses componentes podem ser categorizados como células e tecidos, *scaffold*, vascularização e moléculas e seus receptores (resumidos na Tab. 4.1). As seções subsequentes descreverão a coordenação desses componentes no processo de consolidação da fratura e como as interrupções podem afetar negativamente a consolidação.

Células e tecidos envolvidos na consolidação de fratura

Células progenitoras (periósteo e endósteo)

As superfícies ósseas estão revestidas por camadas de tecidos chamadas periósteo (camada externa) e endósteo (camada interna), sendo ambas camadas fibrosas distintas, ricas em células e vasos sanguíneos. É reconhecido proximamente há um século que o periósteo responde à fratura por meio de intensa proliferação celular.[42] As células pluripotentes resultantes se diferenciam em osteoblastos ou condrócitos, dependendo dos sinais inflamatórios e do ambiente mecânico e vascular local, em que um aumento da estabilidade mecânica favorece a diferenciação osteogênica. Foi demonstrado que o periósteo fornece um suprimento de osteoblastos, e é a fonte principal de condrócitos,[21] durante a consolidação da fratura. Por outro lado, o endósteo é mais limitado em seu potencial e, aparentemente, dá origem principalmente a osteoblastos durante a consolidação da fratura.[41] Os resultados de um estudo de caso-controle mais antigo sugeriu que a integridade da vascularização e do periósteo em relação ao desvio inicial da fratura contribuía de alguma forma para um maior sucesso na consolidação da fratura.[67] Estudos subsequentes em animais investigaram a consolidação da fratura em seguida à dissecção extraperiosteal ou subperiosteal. Esses estudos constataram que o calo de locais de osteotomia com dissecção extraperiosteal demonstra menor mineralização e características mecânicas inferiores, semelhantes as de partes moles.[110] Elevação do manguito periosteal no local fraturado estão associadas a reduções do momento/rigidez de flexão em um modelo de fratura de fêmur de rato.[41] Na prática clínica, esses estudos levaram à crença de que a ruptura do periósteo acarreta problemas de consolidação, graças à invasão de tecido fibroso e à perda de conteúdo do hematoma da fratura para as partes moles circunjacentes. O conceito emergente de fixação biológica da fratura se propõe reduzir os efeitos potencialmente deletérios decorrentes do desnudamento do tecido mole no local fraturado.[108]

Condrócitos

Os condrócitos, enquanto habitualmente associados com a cartilagem articular, também desempenham um papel importante na consolidação das fraturas. A função dos condrócitos é produzir proteínas da matriz extracelular (MEC) como os proteoglicanos e colágeno e, durante a consolidação da fratura, condrócitos hipertróficos participam na ossificação endocondral por meio da síntese da matriz e deposição de cálcio intracelular.[32] No início do processo, os condrócitos são identificados pela expressão de colágeno de tipo II e SOX-9, e a atividade de síntese de condrócitos é determinada *in vitro* pela quantificação da produção de proteoglicanos e hidroxiprolina.[23]

Morfologicamente, os condrócitos no calo da fratura são células ovoides circundadas por MEC. Durante a consolidação da fratura, os condrócitos sofrem hipertrofia em sua diferenciação terminal e formam depósitos intracelulares de cálcio antes de sofrer apoptose. Subsequentemente, os condrócitos sofrem apoptose, deixando um leito de osso esponjoso que é invadido por vasos sanguíneos novos e remodelado por osteoblastos e osteoclastos.

Osteoblastos

O osteoblasto é definido por sua capacidade de produzir osteoide, o componente orgânico do osso, composto principalmente por colágeno de tipo I. Os osteoblastos revestem as superfícies do osso, onde desempenham suas funções de formação de matriz óssea e de regulação do processo de remodelagem óssea, por influenciar a atividade dos osteoclastos. Células diferenciadas no periósteo e no endósteo proporcionam uma fonte local de osteoblastos no local fraturado.

Em examinação histológica, os osteoblastos têm aspecto basofílico, como resultado do abundante retículo endoplasmático existente no citoplasma. Isso reflete o importante papel que essas células desempenham na produção de proteínas. Basicamen-

TABELA 4.1 Componentes essenciais de consolidação da fratura

	Componentes	Importância na consolidação da fratura
Células	Células inflamatórias	Desbridar o tecido necrosado
	Células progenitoras	Sinalizar para suprarregulação das funções de síntese
	Condrócitos	Formar tecidos de reparo
	Osteoblasto	Remodelar o osso consolidado para obtenção de uma relação resistência/peso ideal
	Osteoclasto	
	Células musculares	
Scaffold	Hematoma	Dar sustentação à função celular
	Colágeno	Quimiotaxia das células inflamatórias
	Proteínas não colagenosas	Dar suporte para a mineralização
Vascularização	Vasos sanguíneos	Fornecer células inflamatórias ao local lesionado
	Células de sustentação (pericitos)	Fornecer elementos básicos para os tecidos de reparo
		Reverter o ambiente hipóxico
Moléculas	Proteínas na matriz	Regular a função/proliferação celular durante o processo de consolidação da fratura
	Fatores localmente produzidos	
	Hormônios sistêmicos	

te, os osteoblastos produzem colágeno de tipo I, osteocalcina, sialoproteína óssea e outras proteínas da matriz associadas ao osso.[16] Além disso, os osteoblastos expressam fosfatase alcalina, uma enzima ligada à membrana, responsável pela desfosforilação, atividade enzimática esta que é frequentemente utilizada como teste para atividade do osteoblasto *in vitro*.

Osteoclastos

Os osteoclastos são a população celular responsável pela reabsorção do tecido ósseo, o que possibilita a remodelagem das fraturas. Os osteoclastos são derivados de células-tronco hematopoéticas pluripotentes da linhagem dos macrófagos/monócitos. Os osteoclastos são diferenciados de outras células pela expressão da fosfatase ácida tartarato-resistente (TRAP) e da catepsina K.[27] Outras proteínas associadas aos osteoclastos são o receptor da calcitonina e o ligante do receptor de ativação do fator nuclear kappa-beta (LRANK).[12]

Em um exame histológico, os osteoclastos são grandes células multinucleadas, formadas pela fusão de células mononucleares. Vesículas lisossômicas intracelulares e numerosas mitocôndrias pontilham o citoplasma dos osteoclastos e proporcionam a reabsorção da matriz óssea mineralizada. Nas superfícies ósseas, os osteoclastos residem nas lacunas de Howship, ou em depressões de reabsorção na superfície óssea.

Células inflamatórias

Diversas populações celulares inflamatórias estão associadas às respostas humorais e mediadas por células à lesão óssea. Dentro da primeira hora após a fratura é possível localizar plaquetas, neutrófilos, macrófagos e leucócitos no local fraturado.[96]

As plaquetas são pequenos fragmentos celulares derivados dos megacariócitos e estão presentes no sangue circulante e no baço. As plaquetas são ativadas, em seguida a uma fratura, pelo encontro de células epiteliais lesionadas com o colágeno exposto e com o fator de von Willebrand (FvW). A ativação desses fatores resulta na agregação das plaquetas, em coagulação sanguínea e na excreção do conteúdo dos grânulos, que incluiu o fator de crescimento derivado de plaqueta (FCDP), fator de crescimento endotelial vascular (FCEV), fator transformador do crescimento beta (FTC-β), fator de crescimento do fibroblasto (FCF), fator de crescimento similar à insulina-1 (FCI-1), e fator de crescimento endotelial derivado da plaqueta (FCEP). Todos esses fatores tróficos são mediadores hipotéticos da resposta de consolidação e, isoladamente, nenhum desses fatores exerce o efeito sinergístico da miríade de fatores de crescimento liberados pela plaqueta.[5] Portanto, as plaquetas tem ação tanto na hemostasia como no processo precoce de consolidação da fratura.

Os leucócitos polimorfonucleares (PMNs), ou neutrófilos, constituem a forma mais abundante de granulócitos no sangue periférico. Em uma análise histológica, essas células se distinguem por um núcleo multilobado e pela presença de grânulos citoplasmáticos. Em condições normais, os PMNs circulam na corrente sanguínea e constituem 75% da massa de leucócitos. Em seguida a um trauma tecidual, os PMNs chegam imediatamente ao local, e seus números continuam a aumentar por quatro horas após a lesão.[96] Os PMNs invadem tecidos traumatizados em resposta a sinais quimiotáxicos e a mecanismos de captura presentes na superfície das células endoteliais no local da lesão, por exemplo, seletinas e integrinas.[51] Após os PMNs ativados terem extravasado para o tecido-alvo, seu período de sobrevida será de apenas 1-2 dias. Os PMNs ativados desempenham tanto funções fagocíticas quanto de desgranulação no local traumatizado. A redução do número de PMNs no local fraturado resulta em diminuição da rigidez do calo em um modelo de osteotomia de fêmur de rato, o que sugere que as ações dos neutrófilos influenciam negativamente a ossificação endocondral.[39] Pode ser que esse efeito seja causado por um aumento das espécies de oxigênio reativo no local fraturado.[37] Opcionalmente, os PMNs podem estar emitindo um sinal inibitório, por meio de citocinas, para as células formadoras de tecido ósseo à medida que a consolidação da fratura progride, embora em geral acredite-se que as citocinas produzidas pelos PMNs, inclusive a quimiocina do motivo C-C 2 e interleucina (IL)-6 reforçam o reparo da fratura.[115,117]

Macrófagos e monócitos precursores seguem de perto os PMNs, chegando ao local fraturado transcorridas várias horas. É possível que até mesmo que os macrófagos teciduais residentes participem nos estágios mais iniciais de consolidação da fratura, graças à sua localização mais próxima ao local fraturado.[83] Macrófagos e monócitos são derivados da linhagem das células-tronco hematopoéticas e tradicionalmente acredita-se que desempenhem um papel no desbridamento dos locais de tecido lesionado. Os macrófagos também contribuem para a ativação do sistema imunológico adaptativo por meio da presença de antígenos na superfície da célula e pela secreção de citocinas. Macrófagos residentes em tecidos podem também exercer função na regulação da formação de ossos e em homeostase de tecido locais.[4]

Os linfócitos, inclusive as diversas subpopulações de células-B e T, constituem o sistema imune adaptativo. À medida que o tecido de granulação se forma no local fraturado, cerca de sete dias após a fratura, o número de células-T eclipsa o número de macrófagos. A principal contribuição dos linfócitos para a consolidação das fraturas parece ser o da produção de citocinas. Ao que parece, essa contribuição tem efeito inibidor, pois a ablação do sistema imune adaptativo resulta em melhor consolidação óssea endocondral em um modelo de rato.[102]

Células-tronco mesenquimais

Uma área de intenso interesse clínico é o potencial terapêutico das células-tronco mesenquimais (CTMs) em aplicações para consolidação de fraturas, como a pseudartrose e defeitos com dimensões críticas. Originalmente, as CTMs foram identificadas como uma população de células aderentes derivadas da medula, capazes de formação de colônia *in vitro*.[63] Subsequentemente, a definição de CTM foi alterada, de modo a incluir a necessidade de diferenciação *in vitro* das células nos tecidos ósseo, cartilaginoso e adiposo.[26] A diferenciação osteoblástica em cultura celular é estimulada pela inclusão de dexametasona, fosfato β-glicerol e ascorbato-2-fosfato no meio de cultura celular. A diferenciação condrogênica é incentivada pela cultura das células em um *pellet* em presença de dexametasona, insulina-transferrina-selenita de sódio (ITS), ascorbato-2-fosfato, piruvato de sódio, prolina e FTC-β3. A diferenciação adipogênica exige um meio contendo dexametasona, isobutilmetilxantina (IBMX) e insulina. As CTMs residem em reservatórios ou nichos teciduais definidos,[61] no interior do corpo, inclusive na medula óssea, tecido adiposo e revestimento sinovial. Além disso, pericitos vasculares[22] e células musculares[94] têm a capacidade de expressar marcadores osteogênicos diante do estímulo apropriado e, embora possam não ser consideradas como CTMs, também podem contribuir para a consolidação óssea.

Histologicamente, as CTMs são identificadas como células semelhantes ao fibroblasto, que crescem em confluência nas culturas e expressam antígenos de superfície celular específicos.[85] As CTMs participam na consolidação das fraturas por proporcionarem uma população celular capaz de diferenciar em condrócitos ou osteoblastos com base nas sequências de citocinas locais e ambientes mecânicos. As CTMs também estão presentes no local fraturado, pois residem em nichos da medula óssea adjacente. Portanto, as CTMs não são necessariamente recrutadas para o local fraturado; ao contrário, CTMs residentes podem proliferar e se diferenciar em resposta ao meio de citocinas circunjacente do hematoma da fratura.

Apesar das colocações insinuando benefício terapêutico com a injeção de CTMs na estimulação do reparo da fratura, evidências experimentais sugerem que essas células circulantes desempenham papel menor, ou mesmo nulo, na consolidação da fratura. Foram identificadas células circulantes que expressam marcadores de potencial osteogênico.[28] No entanto, a injeção de CTMs obtidas por cultura *ex vivo* e que expressam um marcador, a proteína fluorescente verde (PFV), em um modelo de fratura em coelho, não resultou em acúmulo das células marcadas no local fraturado.[97] Em um estudo mais definitivo, um camundongo que expressava constitutivamente PFV e outro camundongo com fratura compartilharam uma circulação comum. Durante a consolidação da fratura, o calo exibiu grande número de células marcadas com PFV, mas não houve evidência de osteoblastos ou condrócitos derivados de PFV no calo recém-formado, o que sugere que as CTMs circulantes não contribuem significativamente para a população celular no calo.[55]

Músculos

O invólucro muscular que circunda a maioria dos ossos desempenha um papel importante na consolidação da fratura. Esse fato fica evidenciado pelo comprometimento da consolidação observado em fraturas expostas, em que ocorre ruptura ou deficiência do músculo circunjacente. Estudos experimentais *in vivo* demonstraram que a ressecção de músculos circunjacentes a uma fratura do fêmur diminui as características mecânicas do calo de fratura.[106] Esses resultados experimentais são complementados por resultados clínicos, que propuseram que a imediata cobertura por tecido mole em fraturas expostas graves da tíbia resulta em consolidação mais rápida e na redução do número de procedimentos secundários.[46] Também tem sido demonstrado algum interesse na contribuição das células derivadas de músculo para a consolidação da fratura. Embora sejam escassas as evidências em favor do envolvimento direto das células-satélites musculares na consolidação da fratura, existe forte evidência da confirmação da capacidade das células musculares em expressar marcadores de formação óssea *in vitro* e *in vivo*.[94] Será importante que pesquisas futuras esclareçam a contribuição dos músculos para a consolidação das fraturas para que possa ser ampliado o entendimento da interação entre as fraturas e os músculos adjacentes.

Scaffold

A consolidação óssea é um processo tridimensional que depende de um *scaffold* que proporcione condições para o bom desempenho das funções dos componentes celulares do processo de consolidação. Esse *scaffold*, ou MEC, é responsável por conferir as propriedades estruturais de ossos e cartilagens, além de contribuir em algumas funções regulatórias das células. A MEC óssea se compõe principalmente (60-70%) de material inorgânico na forma de cristais minerais compostos de cálcio, fosfato e outros íons, incluindo sódio, magnésio e carbonato. A parte orgânica do osso (30-40%) consiste basicamente em colágeno do tipo I (90%) e o restante consiste em outros tipos de colágeno e em várias proteínas não colagenosas. As proteínas não colagenosas importantes, envolvidas diretamente na consolidação óssea, incluem osteocalcina, sialoproteína óssea, proteoglicanos e proteínas da matriz celular. Quando a fase orgânica do osso não está mineralizada, é denominada osteoide.

Imediatamente após a fratura, a conversão de fibrinogênio a fibrina cria um coágulo sanguíneo semissólido no local fraturado que proporciona o suporte inicial para a migração das células inflamatórias. Durante o restante do reparo da fratura, a MEC precisa ser constantemente remodelada para permitir a restauração da anatomia funcional. Um exemplo extremo, a ossificação endocondral é um processo em que um suporte cartilaginoso rico em colágeno do tipo II é completamente substituído por tecido ósseo. Para que seja possibilitada a rápida reorganização dos tipos de tecidos na MEC, metaloproteinases de matriz (MMPs) como as colagenases, gelatinases, estromelisinas e outras enzimas catabólicas como as catepsinas, devem estar presentes para operar em paralelo com os processos de síntese.[16] Com efeito, há evidências de que a ausência de MMPs, em particular MMP9, resulta em pseudartrose associada à incapacidade de substituição da cartilagem por osteoide no local fraturado.[20]

Vascularização

O papel essencial da vascularização na consolidação das fraturas é firmemente estabelecido.[24] Quando um osso é fraturado, os vasos sanguíneos locais se rompem criando uma área relativamente avascular e hipóxica no interior do hematoma da fratura e do calo de fratura inicial.[14] No ambiente hipóxico, o fator induzível por hipóxia (HIF)-1 promove a produção do fator de crescimento do endotélio vascular (FCEV) que, por sua vez, promove a revascularização.[33] A ausência de vasos sanguíneos competentes que cruzem o local fraturado implica a necessidade de angiogênese durante o processo de reparo ósseo. Para que o reparo vascular siga seu curso simultaneamente com a consolidação óssea, a matriz recém-formada deve ser degradada, em conjunto com a proliferação de células endoteliais. Mecanicamente, pode ser que a impossibilidade de substituição de cartilagem por tecido ósseo em comundongos Knockout MMP9 esteja relacionada a uma invasão vascular deficiente.[20]

Moléculas

Diante da complexidade da resposta de consolidação a uma fratura, um complicado sistema de comunicação deve estar em funcionamento para regular as ações das células participantes. Primariamente, as interações celulares são mediadas pelas ações de moléculas denominadas citocinas por meio de receptores existentes na superfície das células efetoras. Embora o detalhamento de todas as interações entre citocinas e receptores em ação durante a consolidação de uma fratura vá além dos objetivos deste capítulo, existem várias moléculas que merecem uma explicação detalhada do seu mecanismo de ação, graças ao seu uso em aplicações clínicas, ou a seu potencial futuro como alvos para que se consiga uma consolidação mais eficiente da fratura e para o tratamento da pseudartrose (ver Tab. 4.2).

É provável que as moléculas com a função mais controversa e clinicamente relevante na consolidação das fraturas sejam as proteínas morfogenéticas ósseas (BMPs). O conceito de osteoindução e o papel das BMPs nesse processo foram descobertos por Urist em 1965, quando observou que o osso desmineralizado implantado por via intramuscular induzia a formação ectópica de tecido ósseo.[104,105] Atualmente, o número de isoformas singulares de BMP, todas membros da superfamília de FTC-β, já ul-

TABELA 4.2 Moléculas importantes no processo de consolidação da fratura

	Células de origem	Células efetoras	Efeito na consolidação da fratura
Proteína morfogenética óssea-2 (BMP-2)	Camada cambial persistente, macrófagos, células osteoprogenitoras, osso e matriz cartilaginosa	Osteoblasto e osteócitos em osso reticulado novo	Estimula a diferenciação das células condroprogenitoras e osteoprogenitoras no início da consolidação da fratura
Ligante do receptor do ativador do fator nuclear kappa-beta (LRANK)	Osteoblasto, linfócitos	Osteoclasto Células precursoras	Induz reabsorção de cartilagem calcificada e estimula a atividade dos osteoclastos
Fator de crescimento semelhante à insulina-1 (FCI-1)	Células osteoprogenitoras, matriz óssea	Células osteoprogenitoras	Estimula a proliferação e a diferenciação dos osteoblastos
Fator de crescimento derivado da plaqueta (FCDP)	Plaquetas desgranuladas, macrófagos no hematoma da fratura	Células condroprogenitoras e osteoprogenitoras	Estimula a migração de células progenitoras e de osteoblastos
Fator transformador do crescimento beta (FTC-β)	Plaquetas, osso e matriz cartilaginosa	Células condroprogenitoras e osteoprogenitoras	Estimula a proliferação de células progenitoras
Fator de crescimento do fibroblasto (FCF)	Macrófagos, condrócitos e osteoblastos	Células condroprogenitoras e osteoprogenitoras	Estimula a proliferação de células progenitoras
Hormônio paratireoidiano (HPT)	Glândula paratireoidiana (células principais)	Condrócitos	Recruta e ativa condrócitos no calo de fratura inicial
Fator de crescimento do endotélio vascular (FCEV)	Plaquetas, condrócitos hipertróficos	Macrófagos, células endoteliais e granulócitos	Angiogênese, quimiotaxia para macrófagos e células endoteliais, e vasodilatação

trapassou os 16 membros. As BMPs funcionam nas células durante a consolidação da fratura por meio de heterodímeros de receptores de transmembrana dos tipos I e II, que são serina/treonina quinases. Em seguida à ligação das BMPs, os receptores de BMP ativados fosforilam as proteínas citoplasmáticas da família Smad, que, por sua vez, regulam a expressão dos genes-alvo *downstream* que afetam processos celulares como a proliferação e a diferenciação.[91]

As BMPs são antagonizadas pela *noggin*, uma proteína que liga BMP-2, BMP-4 e BMP-7, inativando essas moléculas. A expressão da proteína *noggin* aumenta nos osteoblastos, em resposta à ativação dos receptores de BMP-2 pela BMP-2; isso sugere que *noggin* e BMP-2 formam uma alça de *feedback* negativa.[1] Além disso, em modelos de pseudartrose em roedores a expressão de cordina, outro antagonista de BMP, está suprarregulada, o que sugere que o equilíbrio entre BMPs e antagonistas de BMP deve ser objeto de rígida regulação durante a consolidação da fratura, possivelmente representando um alvo terapêutico para a promoção da consolidação das fraturas.[78]

A ativação do receptor do ativador do fator nuclear kappa beta (RANK) por LRANK é a etapa final de sinalização na produção de osteoclastos a partir de células progenitoras. Tendo em vista o importante papel desempenhado pelos osteoclastos na remodelagem de ossos, esse par receptor-ligante tem sido alvo de estudos para o tratamento de osteoporose. Evidências experimentais sugerem que o antagonismo da sinalização de RANK não interfere com o processo inicial de consolidação da fratura e nem impede a formação do calo de ligação.[34] Nesse estudo, porém, ocorreu um atraso significativo na mineralização da cartilagem em fraturas estáveis. Os autores propuseram que o atraso na mineralização foi decorrente do reduzido número de vasos sanguíneos no calo. Outros chegaram a resultados semelhantes e confirmaram que a inibição da diferenciação dos osteoclastos por meio do antagonismo ou inibição da função de LRANK, obtida com o uso de bifosfonato em seguida à fratura, resulta em melhores propriedades mecânicas do calo de fratura, apesar do atraso na mineralização.[35]

Diante do crescente interesse nas aplicações clínicas do plasma rico em plaquetas no reparo musculoesquelético, os efeitos do FCDP no reparo das fraturas tem recebido alguma atenção. O FCDP é encontrado no local da fratura em seres humanos logo no início do processo de reparo.[8] Em nível celular, foi constatado que o FCDP está associado às plaquetas, macrófagos, fibroblastos, células endoteliais e à matriz óssea; isso sugere uma ampla gama de atividades. Também foram investigados, tanto *in vitro* como *in vivo*, os efeitos do FCDP no processo de consolidação óssea. Esses estudos demonstraram que o FCDP ativa os macrófagos e estimula a angiogênese,[90] atrai fibroblastos e promove a síntese de colágeno,[64] além de estimular a proliferação de células ósseas.[116] A suplementação exógena de FCDP no local fraturado também foi examinada em um modelo de osteotomia em coelho. Nesse estudo, os autores observaram aumento da mineralização e da força de flexão, em comparação com controles.[76] Outro estudo em ratos, objetivando comparar a consolidação de fraturas da tíbia em seguida à estabilização no grupo de controle e no grupo tratado com fios intramedulares revestidos por FCDP, demonstrou uma acelerada consolidação radiográfica das fraturas com FCDP, mas a fundamentação celular para essas diferenças não ficou clara.[11] Portanto, FCDP permanece sendo uma terapia experimental com uma futura promessa para uso clínico.

Buscou-se investigar o papel do hormônio do crescimento (GH) e de FCI-1 na consolidação das fraturas, diante da disponibilidade clínica do GH para o tratamento de indivíduos com baixa estatura.[103] O GH é liberado pela hipófise, por mediação do hormônio liberador de GH. A principal ação do GH é provocar a liberação sistêmica de FCI, que tem inúmeras atividades biológicas, inclusive a estimulação de osteoblastos. Tem particular interesse a atividade parácrina de FCI-1 como fator quimiotáxico para a migração de osteoblastos. Com o uso de uma linhagem celular de osteoblastos murinos primários em cultura, investigadores demonstraram que um gradiente de FCI-1 promovia a migração de osteoblastos.[74] Dado que os osteoblastos também produzem FCI-1, essa molécula pode ser um regulador importante do tráfego celular no local fraturado. Estudos com animais, que investigaram os possíveis papéis terapêuticos de GH e FCI-1, tanto a nível local como sistêmico, demonstraram resultados variáveis. Alguns estudos demonstraram melhora na consolidação das fraturas; já outros sugeriram que não houve efeito com a aplicação exógena de GH e FCI-1.[9,18,95,111]

Foi demonstrado que FTC-β se expressa constantemente durante a consolidação de uma fratura.[112] FTC-β, que se expressa em muitos tecidos, é membro de uma superfamília de proteínas que abrange as BMPs, fatores de crescimento e diferenciação (FCDs), ativinas e inibinas.[62] Primariamente, a expressão de FTC-β1 tem sido associada à ossificação endocondral, com uma expressão particularmente significativa no periósteo em seguida a uma fratura. Em fraturas humanas, foi demonstrado que os níveis séricos de FTC-β1 ficam significativamente mais baixos em pacientes com a consolidação comprometida em comparação com pacientes com consolidação normal, o que sugere que FTC-β1 pode ser um biomarcador para aumento do risco de pseudartrose.[121] No entanto, em termos clínicos, os amplos efeitos de FTC-β limitam o uso de FTC-β1 como forma de melhorar a consolidação das fraturas, em consequência ao temor de efeitos colaterais imprevisíveis em outros tecidos e populações celulares.

FCFs são membros de outra família de moléculas sinalizadoras que se expressam por todo o corpo. FCF ácido (FCF-1) e FCF básico (FCF-2) são as proteínas mais relevantes para o processo de consolidação das fraturas. Essas duas proteínas são conhecidas por suas propriedades angiogênicas e de ativação celular e têm havido interesse em sua aplicação clínica potencial para a melhora da consolidação das fraturas.[89] As ações dos FCFs são transduzidas por meio dos receptores transmembrana. Mutações ocorrentes nesses receptores foram identificadas como a causa genética de diversas displasias esqueléticas comuns, como a acondroplasia, que envolve uma mutação no receptor-3 de FCF (R-3FGF) e afeta gravemente a ossificação endocondral durante o desenvolvimento do esqueleto. Em um estudo com beagles, a injeção local de FCF-2 humana recombinante (FCF-2hr) acelerou a maturação inicial dos condrócitos e aumentou a proporção de ossificação intramembranosa durante a consolidação da fratura.[73] O tempo transcorrido até a remodelagem também diminuiu nos animais tratados com FCF-2hr, o que sugere que o tratamento acelerou todo o processo de consolidação da fratura, inclusive a remodelagem. Foi publicado um estudo randomizado e controlado que usou FCF-2hr como adjuvante no tratamento fechado de fraturas da tíbia.[50] Embora seus autores não tenham demonstrado diferença no percentual de procedimentos secundários no estudo, notaram uma aceleração da consolidação em fraturas tratadas com uma injeção percutânea de FCF-2hr. Além disso, não foram anotados eventos adversos entre os pacientes tratados, o que sugere segurança no tratamento, embora novos estudos devam ser publicados antes que se possa aceitar amplamente o uso clínico do FCF-2hr como um meio auxiliar no tratamento das fraturas.

TIPOS DE CONSOLIDAÇÃO ÓSSEA

Endocondral

Durante o desenvolvimento, o processo pelo qual um suporte cartilaginoso é substituído por osso é conhecido como ossificação endocondral. Caracteristicamente, esse processo ocorre quando os condrócitos residentes seguem seu processo de maturação e senescência, e vasos invadem a cartilagem. Sob muitos aspectos, a consolidação da fratura repete esse processo de desenvolvimento do esqueleto.[32] Em fraturas instáveis, a cartilagem é notada durante a fase inicial da consolidação da fratura e, conforme já foi dito anteriormente, os condrócitos hipertrofiam e são substituídos por osteoblastos, enquanto vasos sanguíneos invadem o calo cartilaginoso (ver Fig. 4.1). No passado, a predominância de ossificação endocondral era conhecida como consolidação óssea secundária, que evoluía ao longo de três fases sequenciais: calo mole, calo duro e remodelagem. Essa resposta de consolidação estava associada à movimentação no local fraturado, como pode ocorrer, por exemplo, com o tratamento com aparelho gessado ou em casos de estabilidade incompleta.

Intramembranosa

O processo de formação óssea direta sem um intermediário cartilaginoso é conhecido como ossificação intramembranosa.[107] Durante o desenvolvimento do esqueleto, a formação do osso intramembranoso envolve a deposição direta de osteoide por células de origem mesenquimal. Durante o reparo da fratura, ocorre consolidação intramembranosa, ou primária, ao ser abolido o movimento entre duas superfícies fraturadas com uma fixação interna rígida. Então, a consolidação avança sem que ocorra a formação de um calo de fratura visível. Em vez disso, os fragmentos são unidos pela passagem de cones cortantes contendo osteoclastos em seu ápice através do local fraturado, ao longo do eixo longitudinal do osso. O bordo de ataque do cone cortante é seguido por osteoblastos que restauram a arquitetura lamelar do osso cortical, o que fica evidenciado pela insuficiência de colágeno do tipo I no local fraturado.[101] Em termos clínicos, a consolidação óssea primária se manifesta como o desaparecimento da linha de fratura óbvia, com ausência de um calo de fratura visível nas radiografias pós-operatórias.[70]

Essas duas formas de consolidação óssea representam processos distintos. As modernas técnicas de fixação das fraturas são beneficiadas pelos dois tipos de consolidação em diferentes circunstâncias. Nenhuma das formas de reparo ósseo pode ser considerada como inferior; a maioria das fraturas consolida por meio

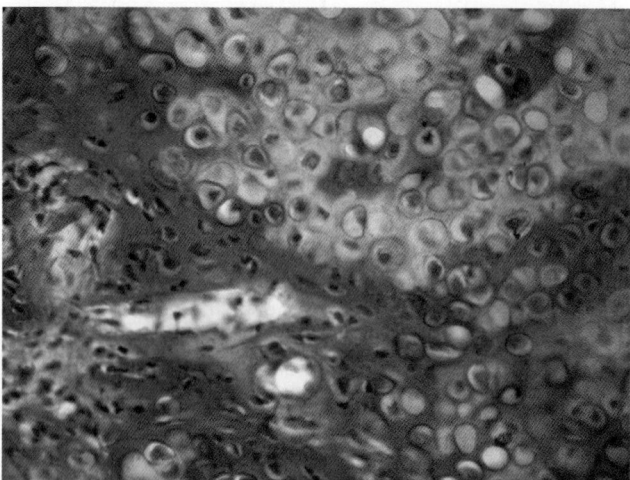

FIGURA 4.1 Ossificação do suporte cartilaginoso na ossificação endocondral. Nessa secção tetracolorada de Hall-Bryant de uma tíbia de camundongo, dez dias após a fratura (tetracoloração de Hall-Bryant), fica demonstrada a transição do calo cartilaginoso para tecido ossificado. Na parte superior à direita da microfotografia, podem ser vistos condrócitos típicos. Na parte inferior à esquerda, a matriz vermelha denota tecido calcificado envolvendo osteoblastos. Células parecidas com condrócitos, com depósitos de cálcio no citoplasma, podem ser visualizadas na transição entre o suporte cartilaginoso não ossificado e o ossificado.

de uma combinação dos dois tipos de consolidação. Ademais, o tempo que deverá ser consumido na restauração da integridade mecânica dos ossos não diminui com a consolidação – seja por ossificação endocondral, seja por ossificação intramembranosa. A influência de fatores mecânicos na biologia da consolidação das fraturas será detalhada em seguida.

ETAPAS DO REPARO DAS FRATURAS ENDOCONDRAIS

A ocorrência de uma fratura resulta em uma cascata de eventos que têm por objetivo a restauração da integridade mecânica ao segmento instável do membro. O modo convencional de definir esse processo é por meio de estágios distintos de consolidação encondral da fratura: inflamação, calo mole, calo duro e remodelagem (ver Figs. 4.2-4.4). Esses quatro estágios, precedidos pelo estágio inicial do hematoma, serão aqui apresentados em sequência, embora seja importantíssimo ter em mente que tais estágios podem sobrepor uns aos outros cronologicamente durante o processo de consolidação, e que diferentes partes de qualquer calo de fratura podem exibir diferentes estágios simultaneamente, dependendo do microambiente ao qual as células individuais estão expostas (ver Fig. 4.5).

Formação de hematoma

A primeira consequência de uma fratura é uma ruptura estrutural do osso e da medula associados, periósteo, musculatura circundante e vasos sanguíneos (ver Fig. 4.2). Esses eventos levam ao acúmulo de um hematoma de fratura composto de detritos dessas estruturas, bem como plaquetas, eritrócitos e células imunes extravasados dos vasos sanguíneos lacerados. Em decorrência da ausência de suporte vascular e do aumento da atividade celular, a tensão de oxigênio de um hematoma da fratura diminui de maneira significativa ao longo das primeiras 72 horas após a lesão.[31]

O hematoma da fratura é bioativo. O transplante de um hematoma em uma fratura de quatro dias para um local subperiosteal ou intramuscular remoto em ratos resultou na formação ectópica de osso e cartilagem, enquanto que a inserção de um coágulo de sangue periférico nesses locais não resultou em resposta semelhante.[69] Além disso, a remoção de um hematoma de fratura em uma fratura de fêmur de rato depois de transcorridos 2-4 dias resultou em consolidação mecanicamente inferior, e a remoção do hematoma depois de 30 minutos teve resultado semelhante.[40]

Outros autores demonstraram a atividade imunológica do hematoma da fratura.[45] Em comparação com o sangue periférico de pacientes com fratura, o hematoma da fratura contém uma quantidade sete vezes superior de fator de necrose tumoral alfa (FNT-α) ligado à membrana. A concentração de IL-6 e IL-8 no hematoma da fratura também é muito elevada, enquanto as citocinas inflamatórias praticamente não podem ser detectadas no plasma desses pacientes, após 24 e 48 horas. Esses resultados falam em favor de um papel para a resposta inflamatória local no reparo das fraturas, em contraste com a resposta sistêmica observada em pacientes politraumatizados. Não está claro qual o papel desempenhado pela inflamação sistêmica no ambiente local durante o reparo da fratura.

Inflamação

O estágio inflamatório do reparo de uma fratura domina a resposta celular durante a consolidação inicial. Embora frequentemente essa resposta à lesão tenha continuidade por períodos prolongados, é o ambiente pró-inflamatório inicial que influencia a progressão da consolidação. Como resultado da energia inicial transmitida durante uma fratura, ocorre lesão considerável ao osso e aos tecidos circunjacentes, cisalhamento de vasos sanguíneos locais e ruptura variável da integridade do periósteo. Como resultado, a área imediatamente adjacente ao local fraturado se torna relativamente hipotóxica, o que resulta em necrose localizada dos tecidos.[42]

A presença de detritos celulares inicia uma resposta inflamatória mediada por células inflamatórias locais e infiltrativas, inclusive plaquetas, células polimorfonucleares (PMN), macrófagos e linfócitos. Essas células auxiliam na orquestração do processo de consolidação subsequente mediante a fagocitose do tecido necrosado e produção de citocinas que influenciam o processo de

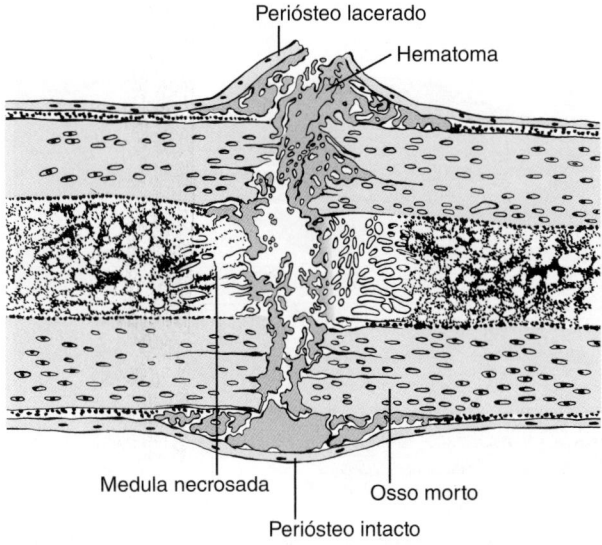 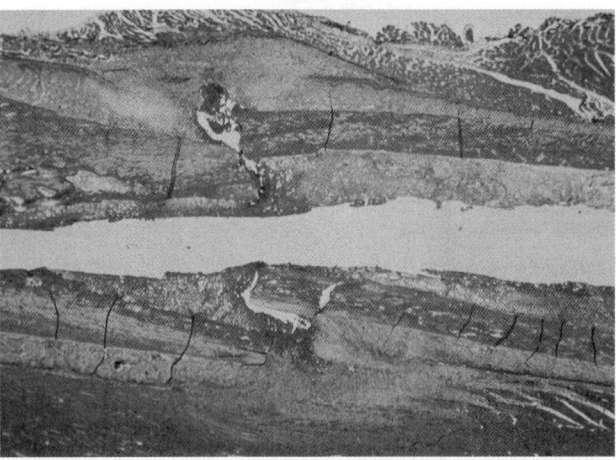

FIGURA 4.2 Eventos iniciais em seguida a uma fratura diafisária de osso longo. **A:** Desenho esquemático ilustrando periósteo lacerado em um local oposto ao ponto de impacto, que pode permanecer intacto no outro lado. Acúmulo de hematoma sob o periósteo e entre as extremidades fraturadas. Necrose de medula e osso cortical nas proximidades da linha de fratura. **B:** Microfotografia de fêmur de rato fraturado três dias depois da lesão, que mostra proliferação do tecido de reparo periosteal.

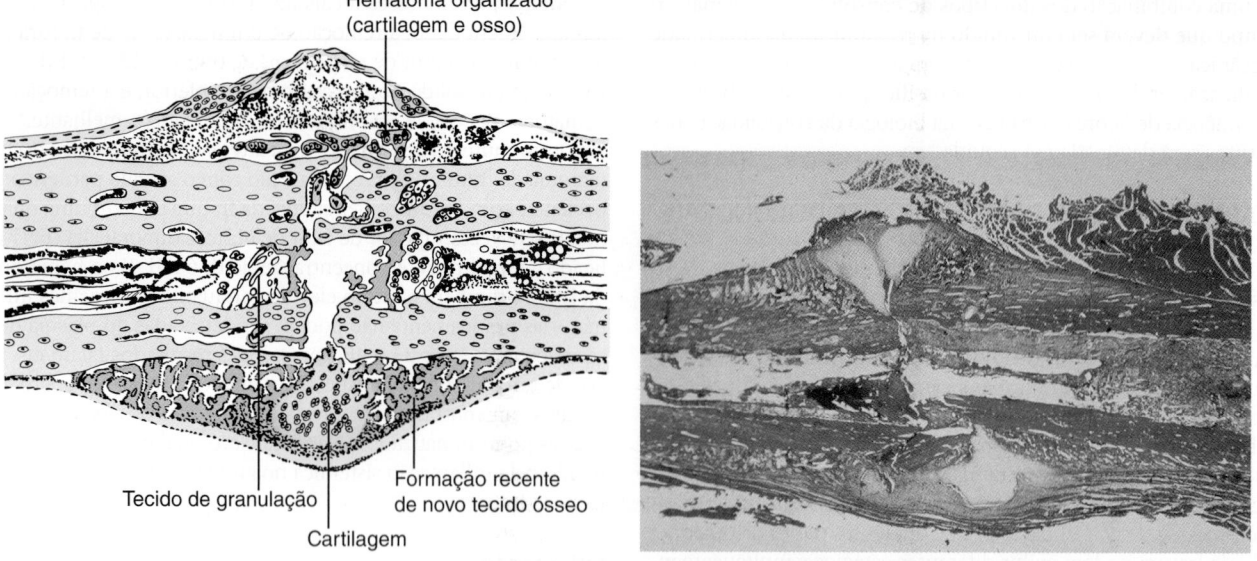

FIGURA 4.3 Reparo inicial de fratura diafisária de osso longo. **A:** Desenho esquemático ilustrando a organização do hematoma, formação inicial de osso reticulado nas regiões subperiosteal e formação de cartilagem em outras áreas. As células periosteais contribuem para a consolidação desse tipo de lesão. Se a fratura for rigidamente imobilizada, ou se ocorreu sobretudo em osso reticulado e as superfícies reticuladas estão em íntima aposição, haverá pouca evidência de calo de fratura. **B:** Microfotografia de fêmur de rato fraturado, nove dias depois da lesão, mostrando formação de tecido ósseo e cartilaginoso nas regiões subperiosteais. (Reproduzido com permissão de: Einhorn TA. The cell and molecular biology of fracture healing. *Clin Orthop Relat Res*. 1998;335(suppl):S7–S21.)

reparo. Os neutrófilos são as primeiras células a chegar ao local fraturado, e eles estão presentes, no mínimo, três horas após a fratura.[13] Mesmo nessa fase inicial da consolidação da fratura, marcadores de diferenciação osteogênica podem ser detectados no local, o que reforça o conceito de que os diversos estágios do reparo da fratura ocorrem em um *continuum*, e não em etapas distintas.[52] Os clínicos devem ter em mente que as intervenções cirúrgicas ocorrem caracteristicamente durante essa fase inicial da consolidação da fratura e, portanto, podem alterar os estágios do hematoma e/ou inflamatório da consolidação da fratura. Modelos animais demonstraram que a remoção precoce do hematoma durante o reparo da fratura (2-4 dias) e a repetição do desbridamento do local fraturado (para os 2 primeiros dias), depois da fratura, podem resultar em atraso na consolidação e também em pseudartrose.[40,52,80]

Calo mole

Na consolidação de uma fratura, o estágio de calo mole é anunciado pela diferenciação de células progenitoras em condrócitos

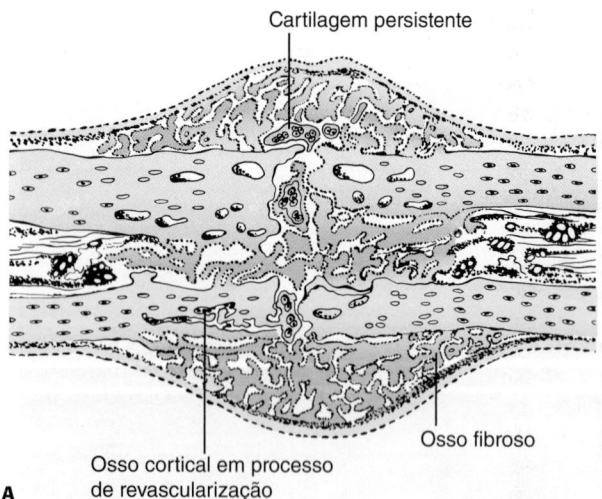
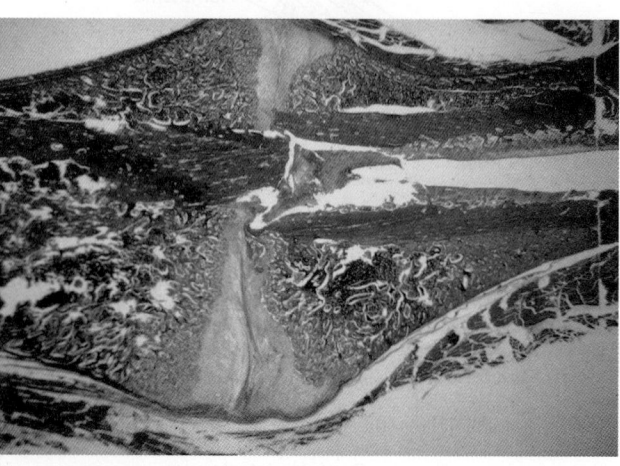

FIGURA 4.4 Consolidação progressiva de fratura pelo calo de fratura. **A:** Desenho esquemático ilustrando osso reticulado ou fibroso preenchendo a lacuna da fratura e unindo os fragmentos fraturados. A cartilagem permanece nas regiões mais distantes dos capilares que brotam no ambiente. Em muitos casos, os capilares estão circundados por osso novo. Vasos revascularizam o osso cortical no local fraturado. **B:** Microfotografia de fêmur de rato fraturado, 21 dias após a lesão, ilustrando a união dos fragmentos fraturados pelo calo de fratura. (Reproduzido com permissão de: Einhorn TA. The cell and molecular biology of fracture healing. *Clin Orthop Relat Res*. 1998;335(suppl):S7–S21.)

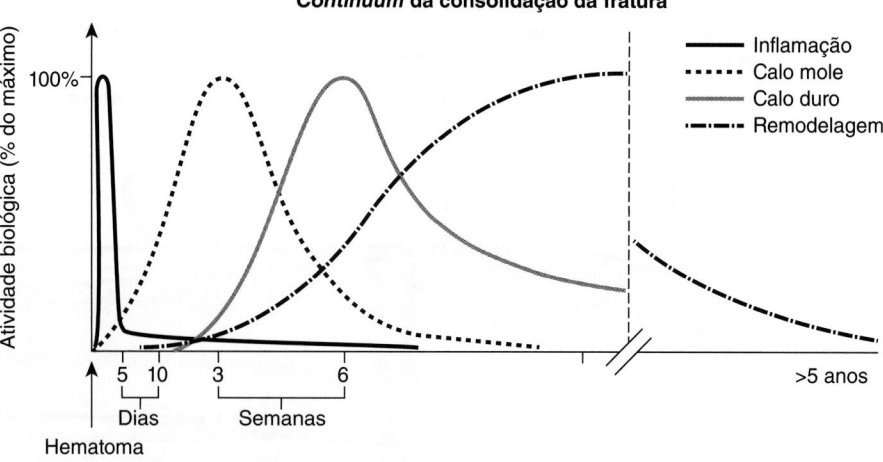

FIGURA 4.5 Superposição de estágios do reparo da fratura. A consolidação da fratura não pode ser separada em fases isoladas de atividade celular, mas deve ser considerada como um *continuum*. Embora em qualquer momento uma fase possa predominar, pesquisas de ciência básica sugerem que, no início da consolidação da fratura, todos os processos estão ocorrendo simultaneamente. A remodelagem tem continuidade por até seis anos após a lesão inicial, dependendo da modalidade terapêutica.

e osteoblastos (ver Fig. 4.3). Em um modelo murino, esse estágio tem início ao final da primeira semana após a fratura, e normalmente por volta de três semanas em humanos. Dependendo do ambiente mecânico e do aporte vascular ao local fraturado, o tecido predominante no calo passa a ser a cartilagem ou o osteoide, em substituição ao tecido fibroso e ao hematoma. O colágeno de tipo I e II é produzido para formar uma matriz que restaura a estabilidade às extremidades ósseas. Nesse estágio, provas mecânicas no calo da fratura revelam a estabilidade do tecido mole, não uma massa consolidada que confere estabilidade óssea; o local fraturado não aparenta consolidação radiográfica, mas um aspecto algodonoso do calo inicial em processo de mineralização pode começar a ser detectado.

Calo duro

O estágio de calo duro é definido pela conversão da cartilagem em matriz cartilaginosa calcificada, com diferenciação terminal dos condrócitos (ver Fig. 4.4). Esses fenômenos ocorrem durante a segunda semana em modelos murinos de fratura da tíbia, e várias semanas após a fratura em humanos. Simultaneamente com a onda de calcificação, condrócitos hipertróficos entram em processo de senescência e vasos sanguíneos invadem o calo. Diante da redução no número de condrócitos, os tipos de células dominantes durante a fase de calo duro são os osteoblastos e osteoclastos. A essa altura, o osso reticulado depositado pelos osteoblastos fortalece ainda mais o calo, mas não segue o padrão induzido pelo estresse observado no osso intacto circunjacente. A redução na tensão que ocorre nesse ponto no osso de consolidação parece ter um efeito molecular nos dois tipos celulares ósseos e nos vasos neoformados. Clinicamente, essa fase da consolidação é observada nas radiografias como calcificação e consolidação do calo da fratura. Durante o tratamento das fraturas por aparelho gessado ou tração, a fase do calo duro também é acompanhada pela diminuição clinicamente evidente da dor e pelo aumento da sensação de estabilidade no local fraturado.

Remodelamento

O remodelamento é a fase de consolidação óssea que faz com que o tecido previamente lesionado retorne a um estado mais próximo de sua situação pré-lesional. Durante o remodelamento, ocorre o restabelecimento da arquitetura canalicular do osso, com restauração do sistema de Havers com seus osteócitos. Esse processo tem início em concerto com a consolidação óssea e continua ao longo de meses ou anos após a obtenção de uma consolidação óssea sólida. Durante o remodelamento, uma complexa comunicação entre osteoblastos e osteoclastos leva à criação de osso lamelar, consistente com o estresse mecânico imposto sobre o osso pelas cargas, particularmente a sustentação do peso. Esse fenômeno, descrito pela lei de Wolff, envolve o fortalecimento da arquitetura interna e cortical dos ossos em resposta às cargas aplicadas.[114] Para que ocorra o remodelamento óssea induzida pelo estresse, osteoclastos e osteoblastos aliam suas ações na unidade funcional da remodelagem óssea – o cone cortante (ver Fig. 4.6). Cones cortantes são formados por osteoclastos que inicialmente removem o osso reticulado desorganizado. Em seguida, os osteoblastos entram em ação e depositam osso lamelar em um padrão organizado em torno de um vaso sanguíneo central. As atividades de reabsorção óssea pelos osteoclastos e de formação óssea pelos osteoblastos estão ligadas por meio das ações de RANK, LRANK e da osteoprotegerina (OPG).[43] Tendo em vista que LRANK existe basicamente como uma proteína ligada à membrana, habitualmente a ligação à RANK é limitada. A concentração de LRANK solúvel aumenta em presença de IL-1β, IL-6, FNT-α, vitamina D3, hormônio paratireoidiano (HPT) e outras citocinas e pela subsequente clivagem do LRANK ligado à membrana por processamento proteolítico ou por expressão gênica alterada. A ligação de LRANK a RANK resulta na diferenciação e ativação dos osteoclastos.[48] O papel da OPG nessa via é o de chamariz de receptor para LRANK. A OPG compete pela ligação a LRANK e, com isso, reduz efetivamente a atividade nos osteoclastos e nos progenitores de osteoclastos e diminui a reabsorção óssea.[118] Por meio dessa conexão molecular, o equilíbrio entre reabsorção e formação de tecido ósseo pode ser coordenada para que a integridade estrutural do tecido lesionado seja restaurada.

INFLUÊNCIAS MECÂNICAS NA CONSOLIDAÇÃO ÓSSEA

Observações clínicas mais antigas fizeram com que se acreditasse que a estabilidade da fratura influenciava a sua consolidação.[100] Evidências experimentais subsequentes demonstram que o ambiente mecânico influencia na determinação dos eventos celulares que definem o reparo ósseo. A instabilidade me-

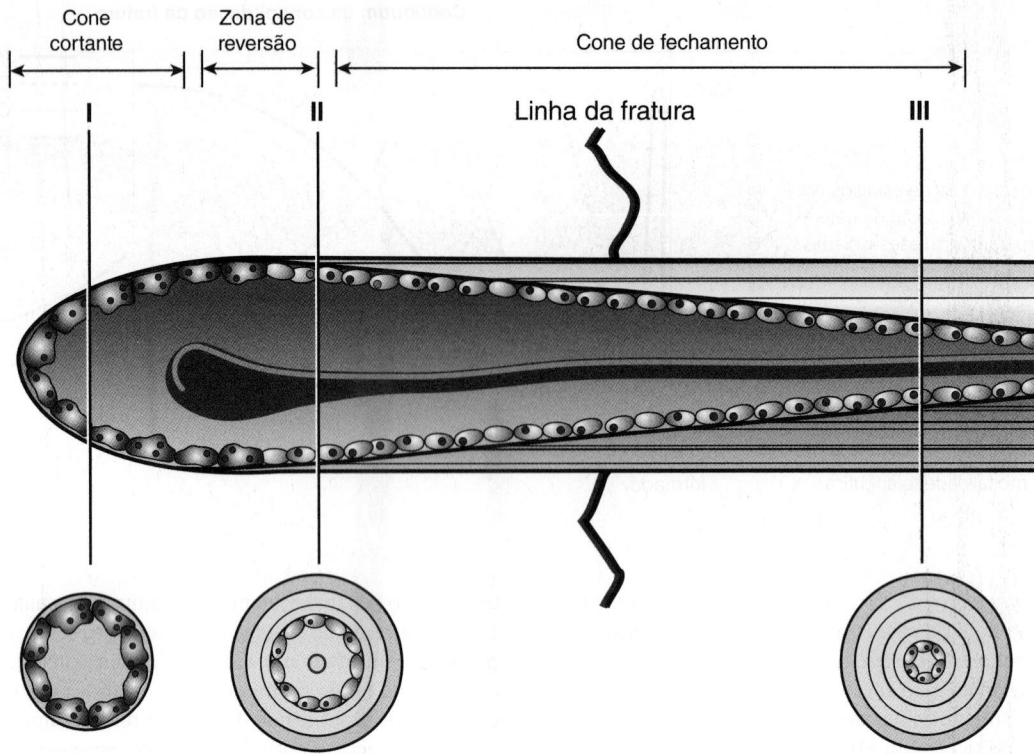

FIGURA 4.6 A consolidação óssea primária utiliza a formação de um cone cortante osteoclástico que atravessa a lacuna da fratura (*I*), seguido por reconstrução óssea pelos osteoblastos que se seguem (*II*, *III*).

cânica no local fraturado favorece a ossificação endocondral (i. é, a formação de cartilagem antes da ossificação), enquanto que a estabilidade mecânica resulta em consolidação da fratura por meio da ossificação intramembranosa (i. é, formação óssea direta ou primária) (ver Fig. 4.7).[58] O ensino clássico refere-se aos conceitos de consolidação óssea primária (direta) e secundária (indireta).[113] Tanto a consolidação óssea primária como a secundária desempenham papéis específicos no reparo de padrões de fratura e em tratamentos específicos.[81] Levando em consideração a ampla variedade de opções de implantes atualmente disponíveis para o tratamento das fraturas, é importante compreender as implicações biológicas das diversas formas de fixação.

Em um estudo, foi demonstrado que um atraso de dez dias na estabilização de fraturas em coelhos melhora a consolidação da fratura.[30] No entanto, em outro estudo realizado em camundongos, um atraso de quatro dias não melhorou o reparo da fratura e nem a mecânica do calo.[30,68] O exame histológico dos calos de fratura demonstrou maior predominância de cartilagem 14 dias após a fratura, nos casos em que a estabilização da fratura foi atrasada em 24 horas ou mais, o que sugere que o destino das células é determinado precocemente no processo de consolidação da fratura. Ao considerar o tratamento fechado de fraturas, é possível apreciar que os elementos celulares no hematoma da fratura já estavam atuando nas células progenitoras locais por ocasião do tratamento e que, portanto, deveria se esperar por certo grau de ossificação endocondral e um calo deveria ser visualizado nas radiografias. Depois da redução aberta e fixação interna rígida de fraturas, o hematoma inicial da fratura geralmente já foi removido e, portanto, uma nova população de células progenitoras responde ao ambiente alterado da fratura por meio da ossificação intramembranosa, com subsequente ausência de calo visível nas radiografias pós-operatórias.

INSUCESSO NA CONSOLIDAÇÃO – ETIOLOGIAS E VISÃO GERAL DAS ESTRATÉGIAS TERAPÊUTICAS

Insucessos na consolidação se enquadram em duas categorias amplas, com mecanismos celulares associados: falhas biológicas e mecânicas. As duas diferentes etiologias da pseudartrose são identificadas clinicamente pelo surgimento de pseudartroses atróficas ou hipertróficas, respectivamente. A história natural do insucesso na consolidação é a pseudartrose, um termo mal definido que pretende significar o insucesso de determinada fratura em alcançar estabilidade por meio de uma ponte óssea. A pseudartrose atrófica é definida pela ausência de qualquer formação de tecido ósseo nas radiografias. A pseudartrose hipertrófica é definida pela abundante formação de tecido ósseo, sem que ocorra a formação de uma ponte óssea de consolidação do local fraturado. A pseudartrose oligotrófica é definida como o insucesso em unir o local fraturado, com apenas uma formação moderada de tecido ósseo adjacente a uma linha de fratura visível. Retardo de consolidação representa a situação em que a consolidação é prolongada, em comparação com o esperado para dada localização anatômica.

Pseudartrose atrófica

Os principais fatores contributivos para a ocorrência de pseudartroses atróficas são infecção, deficiência nutricional, tabagismo, medicamentos e fatores controlados pelo cirurgião, como vascularização da fratura. A seguir, serão revisados os fatores de risco modificáveis, no caso de fratura com consolidação prejudicada.

O quadro nutricional permanece sendo um componente importante no exame de pacientes que se apresentam com pseudartrose atrófica. A consolidação de uma fratura é um processo ana-

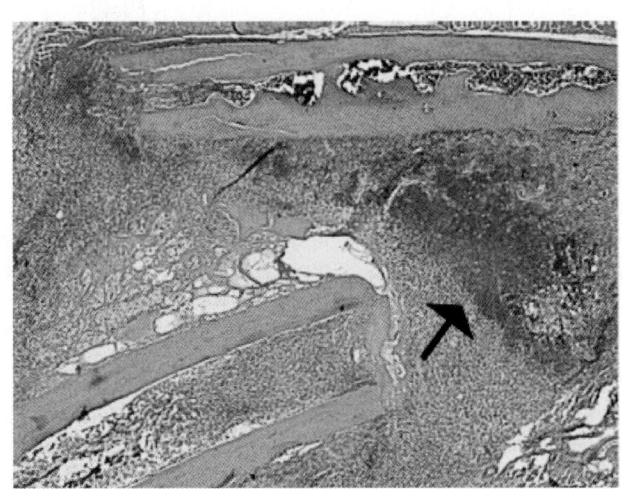 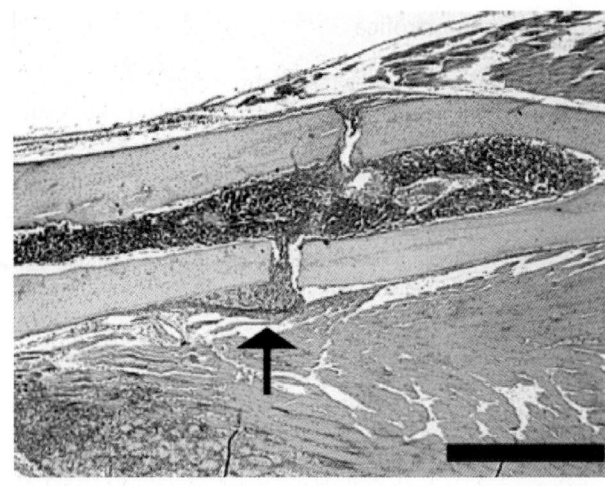

FIGURA 4.7 Consolidação da fratura em condições instáveis e estáveis. As fraturas tibiais foram criadas em camundongos C57 BL/6 por flexão em três pontos. **A:** Fraturas consolidadas sem estabilização exibem um grande calo, sete dias após a fratura. Pode-se observar a formação de cartilagem em torno das extremidades ósseas fraturadas (*áreas escuras indicadas pela seta*). **B.** Nas fraturas estabilizadas, a consolidação se faz sem calo apreciável. Depois de sete dias, não há cartilagem; no entanto, são observadas células osteoprogenitoras do periósteo e endósteo na lacuna da fratura. A seta indica reação periosteal. (Reproduzido com permissão de: Thompson Z, Miclau T, Hu D, et al. A model for intramembranous ossification during fracture healing. *J Orthop Res.* 2002;20(5):1091-1098.)

bólico, que exige a presença de elementos básicos, além de um aporte substancial de energia. Leung et al.[60] demonstraram que calos de fratura após duas semanas da lesão, em coelhos, contêm mil vezes mais trifosfato de adenosina do que em ossos normais. Um quadro de desnutrição também pode resultar em deficiência dos cofatores necessários para a catalisação de reações importantes durante a consolidação da fratura. Estudos demonstraram que até 18% dos pacientes com fratura do quadril estão desnutridos, e esses pacientes desnutridos permanecem internados por mais tempo e têm menor probabilidade de conseguir uma recuperação aos níveis funcionais pré-lesionais.[53] A desnutrição é indicada por baixos níveis séricos de albumina, baixa capacidade de ligação do ferro e queda nas contagens de linfócitos sistêmicos. A não correção de uma deficiência nutricional pode expor o paciente traumatizado a um risco aumentado de comprometimento na ferida e na consolidação da fratura, além de outras complicações.

O uso do tabaco foi implicado em atrasos na consolidação de fraturas expostas da tíbia e na consolidação de osteotomias realizadas para a correção da deformidade de hálux valgo.[2,54] O tabaco no cigarro contém mais de 4 mil agentes químicos; e o mais importante desses compostos é a nicotina, um estimulante colinérgico. Em estudos em animais, foi demonstrado que a administração de nicotina pura por via oral ou subcutânea aumenta a resistência do calo da fratura, e a administração subcutânea demonstrou também aumento na rigidez de flexão em um modelo de fratura de fêmur de rato.[44] O extrato de tabaco sem nicotina administrado por via oral, porém, diminuiu a resistência, assim como o torque final e o torque no ponto de cedência.[98] Uma revisão recentemente publicada postulou que a chave para o atraso na consolidação da fratura, observado em fumantes, pode ser por meio da via anti-inflamatória colinérgica e da inibição associada do FNT-α em fumantes.[19] Essa divergência de opinião sugere a necessidade de maiores esclarecimentos para que sejam determinados os efeitos dos componentes individuais dos produtos do tabaco no processo de consolidação das fraturas; e os fumantes devem ser orientados a se abster de fumar durante esse processo. No entanto, ainda não ficou esclarecido se os adesivos transdérmicos de nicotina são contraindicados como um meio adjuvante para as estratégias de cessação em pacientes fraturados que fumam.[98]

É sabido que o uso crônico de corticosteroides exerce efeitos prejudiciais na densidade mineral óssea em seguida a uma administração prolongada.[3] Os efeitos celulares dos corticosteroides são: inibição da diferenciação osteogênica das CTMs, apoptose de osteoblastos e osteócitos, e redução na síntese da matriz orgânica.[79,109] Em conjunto, esses efeitos dos corticosteroides devem interferir com processos fundamentais para a consolidação da fratura, resultando em maior suscetibilidade individual para a ocorrência de fraturas. No entanto, em estudos com animais, foram observados resultados discrepantes com relação aos efeitos dos corticosteroides na consolidação da fratura.[86] No mínimo, é fato que alterações na qualidade do osso em decorrência do uso prolongado desses agentes aumentam a dificuldade no tratamento operatório de fraturas associadas a corticosteroides, e os efeitos sistêmicos dessa classe de agentes terapêuticos expõem os pacientes a elevados níveis de complicações como resultado da imunossupressão.

Os agentes anti-inflamatórios não esteroides (AINEs) estão entre os medicamentos de consumo mais comuns. Dadas as dores e a inflamação associadas às lesões musculoesqueléticas, os AINEs podem ser uma boa adição ao arsenal analgésico dos médicos responsáveis pelo tratamento de fraturas. Embora o uso perioperatório de AINEs tenha sido associado ao comprometimento da consolidação em pacientes de fusão espinal,[92] uma metanálise recentemente publicada, envolvendo estudos clínicos disponíveis, não conseguiu apoiar convincentemente a hipótese de que o uso de AINEs aumenta o risco de pseudartrose.[25] Os AINEs reduzem a inflamação por meio da inibição das ciclo-oxigenases (COX). Foi demonstrado que a isoforma enzimática COX-2 estimula a formação de tecido ósseo por meio da ação da prostaglandina E_2 (PGE_2) e subsequente supra-regulação de Cbfa1 (ou Runx2), um fator de transcrição necessário para a osteoblastogênese.[120] Apesar da ligação entre a perda genética da atividade de COX-2 e o comprometimento da consolidação das fraturas, estudos com animais medicados com AINEs não demonstraram definitivamente comprometimento da consolidação, tanto com AINEs inespecíficos como com AINEs específicos para COX-2.[71] Assim, as orientações atuais sugerem que o clínico pese o atual risco teórico de comprometimento da consolidação da fratura contra os benefícios do maior alívio da dor.[86]

Pseudartrose hipertrófica

O desenvolvimento de uma pseudartrose hipertrófica está em geral relacionado à falta de estabilidade adequada no local fraturado. Conforme foi colocado em parágrafos anteriores, o movimento ao nível do local fraturado favorece a diferenciação das células progenitoras em condrócitos. Além disso, o movimento macroscópico dos fragmentos fraturados impede a invasão normal da vascularização e a senescência associada dos condrócitos e a mineralização da matriz cartilaginosa observada em fraturas com estabilidade ideal. Morfologicamente, as pseudartroses hipertróficas são identificadas por uma linha de fratura persistente, com um grande calo fusiforme que foi comparado à forma das patas de dois elefantes, sola com sola. Com uma cirurgia de revisão para proporcionar estabilidade adequada, em geral a pseudartrose hipertrófica evolui para uma consolidação sem maiores complicações e sem a necessidade de ampliar a biologia local com enxerto ósseo ou estimulação dos fatores de crescimento.

TRATAMENTOS FARMACOLÓGICOS SISTÊMICOS QUE INFLUENCIAM A CONSOLIDAÇÃO ÓSSEA

Os bifosfonatos são uma classe de agentes farmacológicos comumente utilizados com o objetivo de diminuir o risco de fratura em pacientes com baixa densidade mineral óssea.[65] A estrutura molecular dos bifosfonatos é semelhante à do pirofosfato, um componente essencial da fase mineral do osso. Os bifosfonatos são incorporados à estrutura em treliça do osso e inibem a função dos osteoclastos, o que limita a renovação óssea no estado de equilíbrio. Em seguida a uma fratura óssea, não parece que os bifosfonatos interfiram com as fases iniciais do reparo; em um estudo, o uso continuado de um bifosfonato resultou em um calo maior e mais forte.[17] Embora o tempo até a consolidação não tenha sido afetado, os autores do estudo observaram atraso significativo para completar a remodelagem e propuseram que o calo mais volumoso era uma adaptação para esse atraso.

Foi demonstrado em estudos com animais que o hormônio paratireoidiano (HPT), um regulador endógeno da homeostase do cálcio, fosfato e vitamina D, melhora a consolidação da fratura, quando administrado intermitentemente.[10] Também foi demonstrado que a teriparatida, a parte amino-terminal 1-34 da proteína endógena com 84 aminoácidos, possui atividade biológica semelhante à proteína nativa, e essa substância foi aprovada pela FDA para tratamento da osteoporose.[47,77] Foi constatado em um modelo de fratura do fêmur de rato que a teriparatida aumenta o volume do calo externo e melhora a carga final para fratura do calo da fratura femoral, ao mesmo tempo em que aumenta a densidade mineral óssea no fêmur contralateral.[7] Acredita-se que o mecanismo que leva à melhoria da consolidação da fratura com o tratamento com HPT tenha relação com um aumento nas células condroprogenitoras e osteoprogenitoras no calo de fratura inicial; entretanto, esse mecanismo ainda não foi completamente elucidado.[72] Pesquisas mais amplas demonstraram que os efeitos estimuladores da proliferação das células condroprogenitoras são percebidos no início do processo de consolidação da fratura, com normalização dos percentuais de proliferação e da expressão dos genes relacionados à maturação dos condrócitos (SOX-9, pro-1α (II) colágeno, pro-1α (X) colágeno e osteopontina) com a fase de calo mole da consolidação.[75] Ao nível molecular, a via canônica da Wnt parece impulsionar os efeitos benéficos da teriparatida na consolidação da fratura por meio da aceleração da maturação dos condrócitos por meio da localização nuclear das β-catenina.[49]

CONSOLIDAÇÃO CARTILAGINOSA

Resposta de consolidação cartilaginosa a uma lesão condral isolada

O corpo não consolida uma lesão cartilaginosa isolada com eficiência. Essa resposta de consolidação defeituosa é atribuível à carência de uma irrigação sanguínea necessária para o início e sustentação do processo de reparo, à inexistência de um número suficiente de células-tronco para a repopulação e reparo do defeito, e à morte celular de condrócitos na cartilagem circunjacente, o que compromete a integridade dos tecidos e interfere com a integração do tecido de reparo. Condrócitos viáveis nas proximidades da lesão podem proliferar, formar grupos de novas células e sintetizar matriz nova, mas não podem migrar rapidamente por meio do tecido cartilaginoso até o local lesionado; em geral os componentes da matriz sintetizados por essas células não são suficientes para preencher o defeito.

Resposta de consolidação cartilaginosa a uma lesão osteocondral

Lesões articulares que também causam danos ao osso subcondral iniciam o processo de consolidação da fratura no âmbito do osso subcondral, e o tecido de reparo proveniente do osso pode preencher o defeito cartilaginoso suprajacente. Em seguida, a consolidação cartilaginosa evolui ao longo da sequência de inflamação, reparo e remodelagem, como se observa no osso ou no tecido fibroso denso. O sangue proveniente de vasos subcondrais rompidos preenche o local lesionado com um hematoma que se estende desde a área de lesão óssea até invadir o defeito condral. As células inflamatórias migram por meio do coágulo, seguidas por fibroblastos que dão início à síntese de matriz colagenosa. No interior do tecido de reparo, algumas das células assumem uma forma arredondada e dão início à síntese de uma matriz que exibe algumas propriedades da cartilagem articular.

Dentro de algumas semanas após a lesão, o tecido de reparo que se formou no interior do defeito começa a sofrer diferenciação para os tecidos cartilaginoso e ósseo. Esse tecido cartilaginoso é uma mistura de fibrocartilagem e de quantidades variáveis de uma cartilagem similar à cartilagem hialina. Embora geralmente o reparo inicial de uma lesão osteocondral siga um curso previsível, mudanças subsequentes no tecido de reparo cartilaginoso variam consideravelmente entre defeitos semelhantes. Em alguns defeitos condrais, a produção de matriz cartilaginosa tem continuidade e as células podem preservar o aspecto e algumas das funções dos condrócitos articulares, inclusive a produção de algum colágeno do tipo II e de proteoglicanos. Mas a composição, estrutura e organização da cartilagem articular normal jamais serão recriadas. Em vez disso, o produto final é uma cicatriz fibrocartilaginosa que pode ainda proporcionar um funcionamento clinicamente satisfatório da articulação durante muitos anos. Infelizmente, em muitas lesões, o tecido de reparo cartilaginoso sofre deterioração mais rápida. As células perdem o aspecto de condrócitos e aparentemente se tornam mais fibroblásticas e a matriz fibrosa fibrila e se fragmenta (ver Fig. 4.8).

Fatores que influenciam a consolidação cartilaginosa

Lacuna: um objetivo primário da cirurgia é fechar a diástase entre os fragmentos fraturados, e é razoável esperar que a minimização do volume e da área de superfície de um defeito condral aumentaria a probabilidade de sucesso no reparo cartilaginoso.

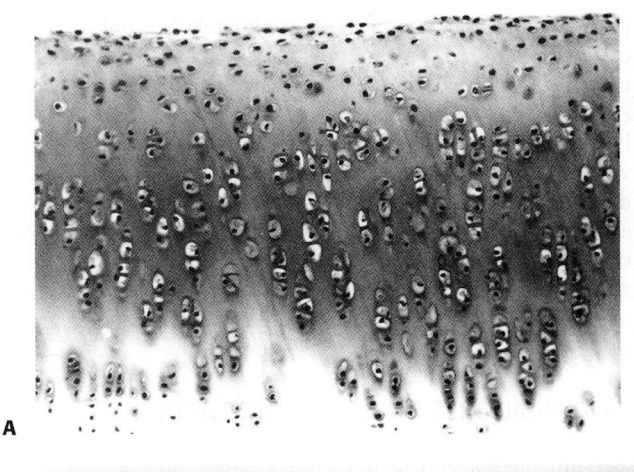
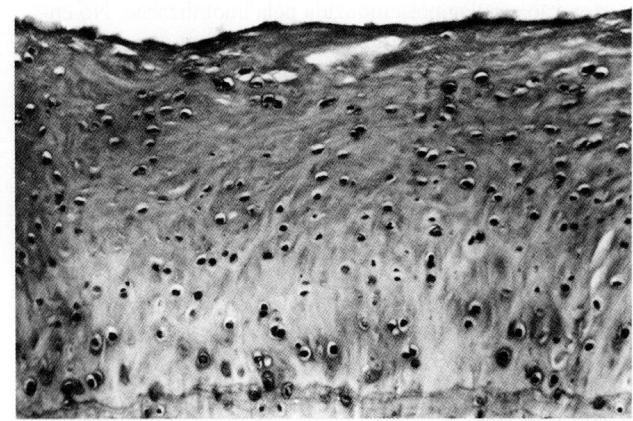
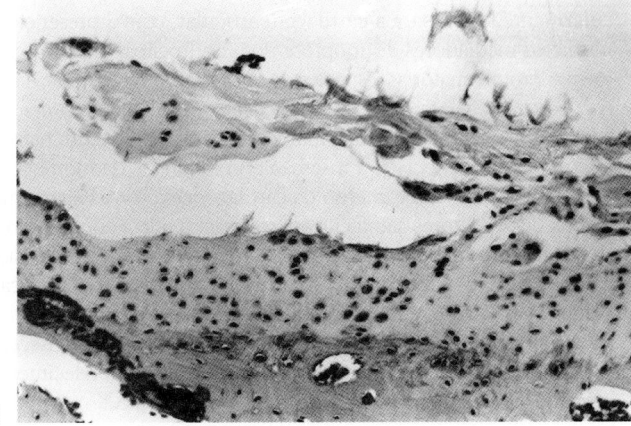

FIGURA 4.8 A: Cartilagem articular normal de coelho, mostrando matriz extracelular homogênea. Os condrócitos nas proximidades da superfície articular são relativamente pequenos e achatados; os localizados nas zonas intermediárias e mais profundas da cartilagem articular têm forma mais esférica. **B:** Cartilagem bem formada de reparo fibrocartilaginoso. Observar que a matriz extracelular é mais fibrilar e os condrócitos não exibem a mesma organização presente na cartilagem articular. Não obstante, essa cartilagem de reparo não preenche o defeito na superfície articular. Na maioria dos casos de lesão osteocondral, ocorre formação desse tipo de tecido dentro de 6-8 semanas. **C:** Microfotografia exibindo fibrilação e fragmentação do tecido de reparo fibrocartilaginoso. Tendo em vista que o tecido de reparo fibrocartilaginoso carece das propriedades mecânicas da cartilagem articular normal, frequentemente sofrerá degeneração com o passar do tempo. (Reproduzido com permissão de: Buckwalter JA, Mow VC. Cartilage repair and osteoarthritis. In: Moskowitz RW, Howell DS, Goldberg VM, Mankin HJ, eds. *Osteoarthritis Diagnosis and Medical/Surgical Management*. 2nd ed. Philadelphia, PA: WB Saunders, 1992:86–87.)

Um estudo experimental indica que defeitos de 1 mm ou menores tendem a consolidar com mais sucesso em comparação com defeitos maiores. No entanto, é possível que certa separação residual de fragmentos osteocondrais ou a perda de segmentos da superfície articular jamais venha a causar perturbações clinicamente significativas do funcionamento da articulação, e nem a rápida deterioração da cartilagem.[36] Ainda não foi definida a extensão tolerável de perda da superfície articular, e pode variar, dependendo da articulação.[36]

Incongruência articular: uma incongruência residual da superfície articular pode causar instabilidade, bloqueio, agarramento e limitação da amplitude de movimento. Graus menores de incongruência podem ser corrigidos por meio da remodelagem do tecido cartilaginoso; apesar disso, a incongruência articular excessiva está associada à progressiva deterioração da cartilagem articular, o que provavelmente se deve às pressões de contato suprafisiológicas nas áreas mais salientes. A pressão de contato anormal é um determinante fundamental, tanto para o reparo cartilaginoso como para a degeneração da cartilagem. Um estudo de aberrações da pressão de contato em seguida à redução pouco precisa de fraturas do platô tibial, simuladas em cadáveres humanos, demonstrou que, em geral, a pressão local de pico na cartilagem aumentava com o aumento da incongruência, mas os resultados variaram entre espécimes.[15] Na maioria dos espécimes, a pressão na cartilagem não aumentou significativamente até que a incongruência dos fragmentos excedesse 1,5 mm. No entanto, em alguns espécimes, incongruências de até somente 0,25 mm causaram elevações na pressão local de pico, o que sugere que os resultados podem variar, mesmo entre indivíduos com o mesmo grau de incongruência articular. O grau de incongruência articular tolerável, sem que seja causada deterioração articular em longo prazo, difere de uma articulação para outra. Uma regra prática comum é que a incongruência residual não deve exceder a espessura da cartilagem articular no local da lesão, mas é quase certo que essa regra exagera a quantidade de incongruência que pode ser aceita sem outras consequências.

Aplicação de carga e movimento: a imobilização prolongada de uma articulação em seguida a uma fratura intra-articular pode levar à formação de aderências, além da deterioração da cartilagem, o que resultaria em mau funcionamento da articulação. A mobilização imediata durante as fases de reparo e de remodelamento pode diminuir ou evitar a formação de aderências e a deterioração cartilaginosa induzida pela imobilização. No entanto, experimentos com animais demonstraram que a aplicação imediata de carga à articulação também aumenta a inflamação e leva à degeneração cartilaginosa.[38] O tecido de reparo cartilaginoso é particularmente vulnerável à lesão causada por cargas excessivas; assim, normalmente, uma estratégia rígida de não sustentação do peso é mantida por um mínimo de seis semanas. O papel do movimento passivo contínuo (MPC) permanece sendo ainda tópico em discussão, mas seu uso rotineiro em seguida a uma cirurgia de reparo da cartilagem em uma microfratura e os resultados de alguns estudos com animais falam em favor de sua inclusão no processo de reabilitação de pacientes que sofreram lesão cartilaginosa.[93]

Idade do paciente: os resultados em longo prazo de uma lesão traumaticamente induzida à cartilagem articular também podem depender da idade do paciente. Estudos recentes demonstraram diferenças específicas para grupos etários na resposta dos condrócitos à lesão mecânica, sendo a cartilagem imatura muito mais suscetível à lesão mecânica, em comparação à cartilagem madura.[56] Por outro lado, idades avançadas são associadas com frequência a resultados menos satisfatórios, em seguida ao tratamento de fraturas intra-articulares, possivelmente em consequência às alterações relacionadas à idade, que diminuem a capacidade de reparo das lesões ou de sustentação das alterações na carga causadas pela incongruência articular.[99]

RESPOSTA DA CARTILAGEM À LESÃO MECÂNICA

A lesão cartilaginosa associada a lesões traumáticas se caracteriza pela desagregação catastrófica da integridade e da estrutura da matriz cartilaginosa, morte disseminada de condrócitos na área da lesão cartilaginosa, e expansão dessa "zona de lesão", que é facilitada por mediadores difusíveis, como o óxido nítrico. A lesão inicial pode piorar em razão de uma sobrecarga mecânica persistente, em consequência à uma associação com incongruência articular, instabilidade e/ou consolidação viciosa do membro.[57] Estão em risco, sobretudo, os condrócitos na zona superficial da cartilagem articular. Dados in vitro demonstram que a extensão da lesão cartilaginosa está relacionada tanto à pressão de pico como à taxa de deformação.[88] Uma compressão lesiva promove a desagregação da estrutura colagenosa, resultando em menor capacidade de suportar cargas. A lesão mecânica também está associada à perda de proteoglicanos, tanto em decorrência de alterações na atividade de biossíntese dos condrócitos, como pela morte dessas células. A sobrecarga mecânica faz com que os condrócitos suprarregulem a expressão das enzimas de degradação da matriz, inclusive os membros da família ADAMTS e várias MMPs, o que pode influir significativamente na degeneração cartilaginosa subsequente.[59]

CONSEQUÊNCIAS DA LESÃO CARTILAGINOSA

Os resultados clínicos em seguida a uma lesão cartilaginosa dependem de muitos fatores, por exemplo, as dimensões e a localização da lesão. Com frequência, pequenas lesões e/ou lesões situadas fora das áreas de sustentação de peso do quadril, joelho e tornozelo são bem toleradas. No entanto, essa não é uma verdade universal, visto que, em muitos casos, pequenas lesões evoluem com o passar do tempo, particularmente se existirem lesões associadas a outras estruturas, como os meniscos ou os ligamentos estabilizadores. Além disso, lesões cartilaginosas, acompanhadas ou não por fraturas, são fatores de risco para ocorrência de osteoartrite. Embora a evolução da osteoartrite pós-traumática seja um processo multifatorial complexo, parece existir clara relação entre a gravidade da lesão ao osso subcondral e a subsequente degeneração articular. Essa relação é exemplificada mais adequadamente por estudos recentes que lançaram mão de dados de TC na estimativa da energia absorvida em fraturas do pilão tibial, que, em seguida, tiveram esses dados correlacionados com o subsequente desenvolvimento de artrite do tornozelo.[6] Foi obtida uma concordância de 88% entre a energia da fratura e o desenvolvimento de artrite, e uma análise de regressão linear demonstrou que a energia da fratura e cominuição articular explicaram 70% da variação na gravidade da artrite dois anos após a lesão.

MODIFICADORES DA LESÃO CARTILAGINOSA

A articulação agudamente traumatizada é um ambiente particularmente hostil para a cartilagem articular, com a presença de inúmeros mediadores de apoptose dos condrócitos, incluindo: citocinas proinflamatórias, espécies de oxigênio reativo, sangue e matriz lesionada. Além disso, a intervenção cirúrgica representa riscos adicionais de lesão cartilaginosa iatrogênica, em decorrência da lesão mecânica associada à inserção do implante e da morte celular causada pelo ressecamento da cartilagem exposta. Felizmente, alguns desses fatores são facilmente equacionados, enquanto outros constituem alvo para abordagens terapêuticas que estão surgindo mais recentemente. Atualmente, os mediadores de lesão cartilaginosa mais facilmente modificados são a hemartrose articular, que pode ser tratada por evacuação e/ou lavagem, e a dissecção cartilaginosa, que é efetivamente resolvida pelo reumedecimento periódico da superfície articular durante a operação.[87]

RESUMO

A biologia subjacente à consolidação óssea e cartilaginosa envolve processos complexos. É fundamental que o ortopedista tenha uma compreensão básica desses processos para que possa tratar racionalmente as fraturas, com o intuito de otimizar o ambiente para consolidações sem maiores complicações. Os principais componentes essenciais para a consolidação e cicatrização dos tecidos musculoesqueléticos são: células, MEC, pares de molécula bioativa-receptor, e irrigação sanguínea. O meio celular é responsável pela criação de novos tecidos. A MEC forma o *scaffold* sobre o qual essas células realizam suas funções de síntese. As moléculas bioativas permitem a comunicação entre os diversos tipos celulares descritos em parágrafos anteriores. A irrigação sanguínea fornece o combustível para esse processo de alto consumo de energia. Se, ao meditar sobre o tratamento de lesões, o cirurgião tiver em mente esses componentes, isso aumentará sua capacidade de promover a consolidação e evitará complicações durante o tratamento de seus pacientes.

REFERÊNCIAS BIBLIOGRÁFICAS

1. Abe E, Yamamoto M, Taguchi Y, et al. Essential requirement of BMPs-2/4 for both osteoblast and osteoclast formation in murine bone marrow cultures from adult mice: Antagonism by noggin. *J Bone Miner Res.* 2000;15(4):663–673.
2. Adams CI, Keating JF, Court-Brown CM. Cigarette smoking and open tibial fractures. *Injury.* 2001;32(1):61–65.
3. Adinoff AD, Hollister JR. Steroid-induced fractures and bone loss in patients with asthma. *N Eng J Med.* 1983;309(5):265–268.
4. Alexander KA, Chang MK, Maylin ER, et al. Osteal macrophages promote in vivo intramembranous bone healing in a mouse tibial injury model. *J Bone Miner Res.* 2011;26(7):1517–1532.
5. Alsousou J, Thompson M, Hulley P, et al. The biology of platelet-rich plasma and its application in trauma and orthopaedic surgery: A review of the literature. *J Bone Joint Surg Br.* 2009;91(8):987–996.
6. Anderson DD, Marsh JL, Brown TD. The pathomechanical etiology of post-traumatic osteoarthritis following intraarticular fractures. *Iowa Orthop J.* 2011;31:1–20.

7. Andreassen TT, Ejersted C, Oxlund H. Intermittent parathyroid hormone (1–34) treatment increases callus formation and mechanical strength of healing rat fractures. *J Bone Miner Res.* 1999;14(6):960–968.
8. Andrew JG, Hoyland JA, Freemont AJ, et al. Platelet-derived growth factor expression in normally healing human fractures. *Bone.* 1995;16(4):455–460.
9. Bak B, Jørgensen PH, Andreassen TT. The stimulating effect of growth hormone on fracture healing is dependent on onset and duration of administration. *Clin Orthop Relat Res.* 1991(264):295–301.
10. Barnes GL, Kakar S, Vora S, et al. Stimulation of fracture-healing with systemic intermittent parathyroid hormone treatment. *J Bone Joint Surg Am.* 2008;90(suppl 1): 120–127.
11. Bordei P. Locally applied platelet-derived growth factor accelerates fracture healing. *J Bone Joint Surg Br.* 2011;93(12):1653–1659.
12. Boyce BF, Xing L. Biology of RANK, RANKL, and osteoprotegerin. *Arthritis Res Ther.* 2007;9(suppl 1):S1.
13. Brighton CT, Hunt RM. Early histologic and ultrastructural changes in microvessels of periosteal callus. *J Orthop Trauma.* 1997;11(4):244–253.
14. Brighton CT, Hunt RM. Early histological and ultrastructural changes in medullary fracture callus. *J Bone Joint Surg Am.* 1991;73(6):832–847.
15. Brown TD, Anderson DD, Nepola JV, et al. Contact stress aberrations following imprecise reduction of simple tibial plateau fractures. *J Orthop Res.* 1988;6(6): 851–862.
16. Buckwalter JA, Einhorn TA, O'Keefe RJ. *American Academy of Orthopaedic Surgeons. Orthopaedic Basic Science : Foundations of Clinical Practice.* 3rd ed. Rosemont, IL: American Academy of Orthopaedic Surgeons; 2007.
17. Cao Y, Mori S, Mashiba T, et al. Raloxifene, estrogen, and alendronate affect the processes of fracture repair differently in ovariectomized rats. *J Bone Miner Res.* 2002;17(12):2237–2246.
18. Carpenter JE, Hipp JA, Gerhart TN, et al. Failure of growth hormone to alter the biomechanics of fracture-healing in a rabbit model. *J Bone Joint Surg Am.* 1992;74(3):359–367.
19. Chen Y, Guo Q, Pan X, et al. Smoking and impaired bone healing: Will activation of cholinergic anti-inflammatory pathway be the bridge? *Int Orthop.* 2011;35(9):1267–1270.
20. Colnot C, Thompson Z, Miclau T, et al. Altered fracture repair in the absence of MMP9. *Development.* 2003;130(17):4123–4133.
21. Colnot C. Skeletal cell fate decisions within periosteum and bone marrow during bone regeneration. *J Bone Miner Res.* 2009;24(2):274–282.
22. Covas DT, Panepucci RA, Fontes AM, et al. Multipotent mesenchymal stromal cells obtained from diverse human tissues share functional properties and gene-expression profile with CD146+ perivascular cells and fibroblasts. *Exp Hematol.* 2008;36(5): 642–654.
23. Dennis JE, Merriam A, Awadallah A, et al. A quadripotential mesenchymal progenitor cell isolated from the marrow of an adult mouse. *J Bone Miner Res.* 1999;14(5): 700–709.
24. Dickson KF, Katzman S, Paiement G. The importance of the blood supply in the healing of tibial fractures. *Contemp Orthop.* 1995;30(6):489–493.
25. Dodwell ER, Latorre JG, Parisini E, et al. NSAID exposure and risk of nonunion: A meta-analysis of case-control and cohort studies. *Calcif Tissue Int.* 2010;87(3): 193–202.
26. Dominici M, Le Blanc K, Mueller I, et al. Minimal criteria for defining multipotent mesenchymal stromal cells. The International Society for Cellular Therapy position statement. *Cytotherapy.* 2006;8(4):315–317.
27. Drake FH, Dodds RA, James IE, et al. Cathepsin K, but not cathepsins B, L, or S, is abundantly expressed in human osteoclasts. *J Biol Chem.* 1996;271(21):12511–12516.
28. Eghbali-Fatourechi GZ, Lamsam J, Fraser D, et al. Circulating osteoblast-lineage cells in humans. *N Engl J Med.* 2005;352(19):1959–1966.
29. Einhorn TA. Enhancement of fracture-healing. *J Bone Joint Surg Am.* 1995;77(6): 940–956.
30. Ellsasser JC, Moyer CF, Lesker PA, et al. Improved healing of experimental long bone fractures in rabbits by delayed internal fixation. *J Trauma.* 1975;15(10):869–876.
31. Epari DR, Schell H, Bail HJ, et al. Instability prolongs the chondral phase during bone healing in sheep. *Bone.* 2006;38(6):864–870.
32. Ferguson C, Alpern E, Miclau T, et al. Does adult fracture repair recapitulate embryonic skeletal formation? *Mech Dev.* 1999;87(1–2):57–66.
33. Ferrara N, Gerber HP, LeCouter J. The biology of VEGF and its receptors. *Nat Med.* 2003;9(6):669–676.
34. Flick LM, Weaver JM, Ulrich-Vinther M, et al. Effects of receptor activator of NFkappaB (RANK) signaling blockade on fracture healing. *J Orthop Res.* 2003;21(4): 676–684.
35. Gerstenfeld LC, Sacks DJ, Pelis M, et al. Comparison of effects of the bisphosphonate alendronate versus the RANKL inhibitor denosumab on murine fracture healing. *J Bone Miner Res.* 2009;24(2):196–208.
36. Giannoudis PV, Tzioupis C, Papathanassopoulos A, et al. Articular step-off and risk of post-traumatic osteoarthritis. Evidence today. *Injury.* 2010;41(10):986–995.
37. Göktürk E, Turgut A, Bayçu C, et al. Oxygen-free radicals impair fracture healing in rats. *Acta Orthop Scand.* 1995;66(5):473–475.
38. Green DM, Noble PC, Bocell JR Jr, et al. Effect of early full weight-bearing after joint injury on inflammation and cartilage degradation. *J Bone Joint Surg Am.* 2006;88(10):2201–2209.
39. Grøgaard B, Gerdin B, Reikerås O. The polymorphonuclear leukocyte: Has it a role in fracture healing? *Arch Orthop Trauma Surg.* 1990;109(5):268–271.
40. Grundnes O, Reikerås O. The importance of the hematoma for fracture healing in rats. *Acta Orthop Scand.* 1993;64(3):340–342.
41. Grundnes O, Reikerås O. The role of hematoma and periosteal sealing for fracture healing in rats. *Acta Orthop Scand.* 1993;64(1):47–49.
42. Ham AW. A histological study of the early phases of bone repair. *J Bone Joint Surg Am.* 1930;12(4):827–844.
43. Hanada R, Hanada T, Penninger JM. Physiology and pathophysiology of the RANKL/RANK system. *Biol Chem.* 2010;391(12):1365–1370.
44. Hastrup SG, Chen X, Bechtold JE, et al. Effect of nicotine and tobacco administration method on the mechanical properties of healing bone following closed fracture. *J Orthop Res.* 2010;28(9):1235–1239.
45. Hauser CJ, Zhou X, Joshi P, et al. The immune microenvironment of human fracture/soft-tissue hematomas and its relationship to systemic immunity. *J Trauma.* 1997;42(5):895–903; discussion 903–904.
46. Hertel R, Lambert SM, Müller S, et al. On the timing of soft-tissue reconstruction for open fractures of the lower leg. *Arch Orthop Trauma Surg.* 1999;119(1–2):7–12.
47. Hodsman AB, Bauer DC, Dempster DW, et al. Parathyroid hormone and teriparatide for the treatment of osteoporosis: A review of the evidence and suggested guidelines for its use. *Endocr Rev.* 2005;26(5):688–703.
48. Hsu H, Lacey DL, Dunstan CR, et al. Tumor necrosis factor receptor family member RANK mediates osteoclast differentiation and activation induced by osteoprotegerin ligand. *Proc Natl Acad Sci U S A.* 1999;96(7):3540–3545.
49. Kakar S, Einhorn TA, Vora S, et al. Enhanced chondrogenesis and Wnt signaling in PTH-treated fractures. *J Bone Miner Res.* 2007;22(12):1903–1912.
50. Kawaguchi H, Oka H, Jingushi S, et al. A local application of recombinant human fibroblast growth factor 2 for tibial shaft fractures: A randomized, placebo-controlled trial. *J Bone Miner Res.* 2010;25(12):2735–2743.
51. Klaus Ley, Carlo Laudanna, Myron I. Cybulsky & Sussan Nourshargh. *Nat Rev Immunol.* 2007;7:678–689.
52. Kolar P, Gaber T, Perka C, et al. Human early fracture hematoma is characterized by inflammation and hypoxia. *Clin Orthop Relat Res.* 2011;469(11):3118–3126.
53. Koval KJ, Maurer SG, Su ET, et al. The effects of nutritional status on outcome after hip fracture. *J Orthop Trauma.* 1999;13(3):164–169.
54. Krannitz KW, Fong HW, Fallat LM, et al. The effect of cigarette smoking on radiographic bone healing after elective foot surgery. *J Foot Ankle Surg.* 2009;48(5):525–527.
55. Kumagai K, Vasanji A, Drazba JA, et al. Circulating cells with osteogenic potential are physiologically mobilized into the fracture healing site in the parabiotic mice model. *J Orthop Res.* 2008;26(2):165–175.
56. Kurz B, Lemke A, Kehn M, et al. Influence of tissue maturation and antioxidants on the apoptotic response of articular cartilage after injurious compression. *Arthritis Rheum.* 2004;50(1):123–130.
57. Kurz B, Lemke AK, Fay J, et al. Pathomechanisms of cartilage destruction by mechanical injury. *Ann Anat.* 2005;187(5–6):473–485.
58. Le AX, Miclau T, Hu D, et al. Molecular aspects of healing in stabilized and non-stabilized fractures. *J Orthop Res.* 2001;19(1):78–84.
59. Lee JH, Fitzgerald JB, Dimicco MA, et al. Mechanical injury of cartilage explants causes specific time-dependent changes in chondrocyte gene expression. *Arthritis Rheum.* 2005;52(8):2386–2395.
60. Leung KS, Sher AH, Lam TS, et al. Energy metabolism in fracture healing. Measurement of adenosine triphosphate in callus to monitor progress. *J Bone Joint Surg Br.* 1989;71(4):657–660.
61. Li L, Xie T. Stem cell niche: Structure and function. *Annu Rev Cell Dev Biol.* 2005;21:605–631.
62. Lieberman JR, Daluski A, Einhorn TA. The role of growth factors in the repair of bone biology and clinical applications. *J Bone Joint Surg Am.* 2002;84(6):1032–1044.
63. Luria EA, Owen ME, Friedenstein AJ, et al. Bone formation in organ cultures of bone marrow. *Cell Tissue Res.* 1987;248(2):449–454.
64. Matsuda N, Lin WL, Kumar NM, et al. Mitogenic, chemotactic, and synthetic responses of rat periodontal ligament fibroblastic cells to polypeptide growth factors in vitro. *J Periodontol.* 1992;63(6):515–525.
65. McClung MR, Geusens P, Miller PD, et al. Effect of risedronate on the risk of hip fracture in elderly women. Hip Intervention Program Study Group. *N Engl J Med.* 2001;344(5):333–340.
66. McKibbin B. The biology of fracture healing in long bones. *J Bone Joint Surg Br.* 1978;60-B(2):150–162.
67. McNab I, de Haas WG. The role of periosteal blood supply in the healing of fractures of the tibia. *Clin Orthop Relat Res.* 1974;105:27–33.
68. Miclau T, Lu C, Thompson Z, et al. Effects of delayed stabilization on fracture healing. *J Orthop Res.* 2007;25(12):1552–1558.
69. Mizuno K, Mineo K, Tachibana T, et al. The osteogenetic potential of fracture haematoma. Subperiosteal and intramuscular transplantation of the haematoma. *J Bone Joint Surg Br.* 1990;72(5):822–829.
70. Morshed S, Corrales L, Genant H, et al. Outcome assessment in clinical trials of fracture-healing. *J Bone Joint Surg Am.* 2008;90(suppl 1):62–67.
71. Mullis BH, Copland ST, Weinhold PS, et al. Effect of COX-2 inhibitors and non-steroidal anti-inflammatory drugs on a mouse fracture model. *Injury.* 2006;37(9):827–837.
72. Nakajima A, Shimoji N, Shiomi K, et al. Mechanisms for the enhancement of fracture healing in rats treated with intermittent low-dose human parathyroid hormone (1–34). *J Bone Miner Res.* 2002;17(11):2038–2047.
73. Nakamura T, Hara Y, Tagawa M, et al. Recombinant human basic fibroblast growth factor accelerates fracture healing by enhancing callus remodeling in experimental dog tibial fracture. *J Bone Miner Res.* 1998;13(6):942–949.
74. Nakasaki M, Yoshioka K, Miyamoto Y, et al. IGF-I secreted by osteoblasts acts as a potent chemotactic factor for osteoblasts. *Bone.* 2008;43(5):869–879.
75. Nakazawa T, Nakajima A, Shiomi K, et al. Effects of low-dose, intermittent treatment with recombinant human parathyroid hormone (1–34) on chondrogenesis in a model of experimental fracture healing. *Bone.* 2005;37(5):711–719.
76. Nash TJ, Howlett CR, Martin C, et al. Effect of platelet-derived growth factor on tibial osteotomies in rabbits. *Bone.* 1994;15(2):203–208.
77. Neer RM, Arnaud CD, Zanchetta JR, et al. Effect of parathyroid hormone (1–34) on fractures and bone mineral density in postmenopausal women with osteoporosis. *N Engl J Med.* 2001;344(19):1434–1441.
78. Niikura T, Hak DJ, Reddi AH. Global gene profiling reveals a downregulation of BMP gene expression in experimental atrophic nonunions compared to standard healing fractures. *J Orthop Res.* 2006;24(7):1463–1471.
79. O'Brien CA, Jia D, Plotkin LI, et al. Glucocorticoids act directly on osteoblasts and osteocytes to induce their apoptosis and reduce bone formation and strength. *Endocrinology.* 2004;145(4):1835–1841.
80. Park S-H, Silva M, Bahk W-J, et al. Effect of repeated irrigation and debridement on fracture healing in an animal model. *J Orthop Res.* 2002;20(6):1197–1204.
81. Perren SM. Evolution of the internal fixation of long bone fractures. The scientific basis of biological internal fixation: Choosing a new balance between stability and biology. *J Bone Joint Surg Br.* 2002;84(8):1093–1110.
82. Perren SM. Physical and biological aspects of fracture healing with special reference to internal fixation. *Clin Orthop Relat Res.* 1979;(138):175–196.

83. Pettit AR, Chang MK, Hume DA, et al. Osteal macrophages: A new twist on coupling during bone dynamics. *Bone.* 2008;43(6):976–982.
84. Phieffer LS, Goulet JA. Delayed unions of the tibia. *J Bone Joint Surg Am.* 2006;88(1):205–216.
85. Pittenger MF. Multilineage potential of adult human mesenchymal stem cells. *Science.* 1999;284(5411):143–147.
86. Pountos I, Georgouli T, Blokhuis TJ, et al. Pharmacological agents and impairment of fracture healing: What is the evidence? *Injury.* 2008;39(4):384–394.
87. Pun SY, Teng MS, Kim HT. Periodic rewetting enhances the viability of chondrocytes in human articular cartilage exposed to air. *J Bone Joint Surg Br.* 2006;88(11):1528–1532.
88. Quinn TM, Allen RG, Schalet BJ, et al. Matrix and cell injury due to sub-impact loading of adult bovine articular cartilage explants: Effects of strain rate and peak stress. *J Orthop Res.* 2001;19(2):242–249.
89. Radomsky ML, Thompson AY, Spiro RC, et al. Potential role of fibroblast growth factor in enhancement of fracture healing. *Clin Orthop Relat Res.* [Research Support, Non-U.S. Gov't]. 1998(355 suppl):S283–S293.
90. Raines EW, Ross R. Platelet-derived growth factor. I. High yield purification and evidence for multiple forms. *J Biol Chem.* 1982;257(9):5154–5160.
91. Reddi AH. Initiation of fracture repair by bone morphogenetic proteins. *Clin Orthop Relat Res.* 1998(355 suppl):S66–S72.
92. Riew KD, Long J, Rhee J, et al. Time-dependent inhibitory effects of indomethacin on spinal fusion. *J Bone Joint Surg Am.* 2003;85-A(4):632–634.
93. Salter RB, Simmonds DF, Malcolm BW, et al. The biological effect of continuous passive motion on the healing of full-thickness defects in articular cartilage. An experimental investigation in the rabbit. *J Bone Joint Surg Am.* 1980;62(8):1232–1251.
94. Schindeler A, Liu R, Little DG. The contribution of different cell lineages to bone repair: Exploring a role for muscle stem cells. *Differentiation.* 2009;77(1):12–18.
95. Schmidmaier G, Wildemann B, Ostapowicz D, et al. Long-term effects of local growth factor (IGF-I and TGF-beta 1) treatment on fracture healing. A safety study for using growth factors. *J Orthop Res.* 2004;22(3):514–519.
96. Schmidt-Bleek K, Schell H, Kolar P, et al. Cellular composition of the initial fracture hematoma compared to a muscle hematoma: A study in sheep. *J Orthop Res.* 2009;27(9):1147–1151.
97. Shirley D, Marsh D, Jordan G, et al. Systemic recruitment of osteoblastic cells in fracture healing. *J Orthop Res.* 2005;23(5):1013–1021.
98. Skott M, Andreassen TT, Ulrich-Vinther M, et al. Tobacco extract but not nicotine impairs the mechanical strength of fracture healing in rats. *J Orthop Res.* 2006;24(7):1472–1479.
99. Tannast M, Najibi S, Matta JM. Two to twenty-year survivorship of the hip in 810 patients with operatively treated acetabular fractures. *J Bone Joint Surg Am.* 2012;94(17):1559–1567.
100. The classic. The aims of internal fixation. *Clin Orthop Relat Res.* 1979;(138):23–25.
101. Thompson Z, Miclau T, Hu D, et al. A model for intramembranous ossification during fracture healing. *J Orthop Res.* 2002;20(5):1091–1098.
102. Toben D, Schroeder I, El Khassawna T, et al. Fracture healing is accelerated in the absence of the adaptive immune system. *J Bone Miner Res.* 2011;26(1):113–124.
103. Trippel SB, Rosenfeld RG. Growth factor treatment of disorders of skeletal growth. *Instr Course Lect.* 1997;46:477–482.
104. Urist MR, McLean FC. Osteogenetic potency and new-bone formation by induction in transplants to the anterior chamber of the eye. *J Bone Joint Surg Am.* 1952;34-A(2):443–476.
105. Urist MR. Bone: Formation by autoinduction. *Science.* 1965;150(3698):893–899.
106. Utvåg SE, Iversen KB, Grundnes O, et al. Poor muscle coverage delays fracture healing in rats. *Acta Orthop Scand.* 2002;73(4):471–474.
107. Vu TH, Shipley JM, Bergers G, et al. MMP-9/gelatinase B is a key regulator of growth plate angiogenesis and apoptosis of hypertrophic chondrocytes. *Cell.* 1998;93(3):411–422.
108. Weber BG. *Minimax Fracture Fixation: Case Collection: Lower Leg, Ankle Joint, Nonunions, Autogenous Bone Transplantation.* 1st ed. New York, NY: Thieme; 2004.
109. Weinstein RS, Jilka RL, Parfitt AM, et al. Inhibition of osteoblastogenesis and promotion of apoptosis of osteoblasts and osteocytes by glucocorticoids. Potential mechanisms of their deleterious effects on bone. *J Clin Invest.* 1998;102(2):274–282.
110. Whiteside LA, Lesker PA. The effects of extraperiosteal and subperiosteal dissection. II. On fracture healing. *J Bone Joint Surg Am.* 1978;60(1):26–30.
111. Wildemann B, Lubberstedt M, Haas NP, et al. IGF-I and TGF-beta 1 incorporated in a poly(D,L-lactide) implant coating maintain their activity over long-term storage-cell culture studies on primary human osteoblast-like cells. *Biomaterials.* 2004;25(17):3639–3644.
112. Wildemann B, Schmidmaier G, Brenner N, et al. Quantification, localization, and expression of IGF-I and TGF-beta1 during growth factor-stimulated fracture healing. *Calcif Tissue Int.* 2004;74(4):388–397.
113. Willenegger H, Perren SM, Schenk R. [Primary and secondary healing of bone fractures]. *Chirurg.* 1971;42(6):241–252.
114. Wolff J. The classic: On the inner architecture of bones and its importance for bone growth. 1870. *Clin Orthop Relat Res.* 2010;468(4):1056–1065.
115. Xing Z, Lu C, Hu D, et al. Multiple roles for CCR2 during fracture healing. *Dis Model Mech.* 2010;3(7–8):451–458.
116. Yang D, Chen J, Jing Z, et al. Platelet-derived growth factor (PDGF)-AA: A self-imposed cytokine in the proliferation of human fetal osteoblasts. *Cytokine.* 2000;12(8):1271–1274.
117. Yang X, Ricciardi BF, Hernandez-Soria A, et al. Callus mineralization and maturation are delayed during fracture healing in interleukin-6 knockout mice. *Bone.* 2007;41(6):928–936.
118. Yasuda H, Shima N, Nakagawa N, et al. Identity of osteoclastogenesis inhibitory factor (OCIF) and osteoprotegerin (OPG): A mechanism by which OPG/OCIF inhibits osteoclastogenesis in vitro. *Endocrinology.* 1998;139(3):1329–1337.
119. Young RW. Cell proliferation and specialization during endochondral osteogenesis in young rats. *J Cell Biol.* 1962;14:357–370.
120. Zhang X. Cyclooxygenase-2 regulates mesenchymal cell differentiation into the osteoblast lineage and is critically involved in bone repair. *J Clin Invest.* 2002;109(11):1405–1415.
121. Zimmermann G, Henle P, Küsswetter M, et al. TGF-beta1 as a marker of delayed fracture healing. *Bone.* 2005;36(5):779–785.

5

Tecnologias biológicas e biofísicas para a promoção do reparo de fraturas

Eric Wagner
Thomas A. Einhorn
Sanjeev Kakar

Introdução   123
Enxertos ósseos e substitutos de enxerto ósseo   123
   Osso autólogo   124
   Osso alogênico   128
Método de tratamento preferido pelos autores   129
   Enxerto ósseo com osso esponjoso autólogo   129
   Substitutos de enxerto ósseo   130
Método de tratamento preferido pelos autores   133
   Substitutos de enxerto ósseo compostos de cálcio e cimentos de fosfato de cálcio   133
Melhora da consolidação das fraturas com terapias biológicas   133
   Células-tronco e células progenitoras mesenquimatosas   133
   Proteínas morfogênicas ósseas   134
   Proteínas Wnt   136
   Outras moléculas sinalizadoras de peptídeos   136
   Moduladores das prostaglandinas   138
   Agentes anti-inflamatórios não esteroides   139

Método de tratamento preferido pelos autores   140
   Proteínas morfogênicas ósseas   140
Promoção sistêmica da consolidação das fraturas   140
   Hormônio paratireoidiano   140
   Hormônio do crescimento e fator de crescimento I similar à insulina   141
   Estatinas   141
   Bifosfonatos e inibidores do osteoclasto   141
Método de tratamento preferido pelos autores   142
Promoção física do reparo esquelético   142
   Estimulação mecânica e biofísica   142
Método de tratamento preferido pelos autores   145
   Osteogênese por distração, estimulação elétrica, estimulação por ultrassom   145
Conclusões e futuras orientações   146

INTRODUÇÃO

O reparo de uma fratura é um processo biológico bem orquestrado que abrange diversas vias de sinalização e que é regulado tanto por fatores locais como sistêmicos. Mas qualquer anormalidade que ocorra dentro dessa bem orquestrada cascata tem o potencial de prejudicar a consolidação, fazendo com que algo entre 5 e 10% das fraturas não completem a consolidação.[96] Em muitos casos, desconhece-se a causa dessa deficiência, que pode estar ligada a uma redução inadequada, instabilidade,[73] ao estado sistêmico do paciente,[97,215] ou à natureza e extensão da energia associada ao próprio evento traumático.[245,326] Além disso, o ambiente local e a irrigação sanguínea são fatores predisponentes a um processo de consolidação anormal ou prejudicado. Exemplificando, fraturas expostas da tíbia apresentam ampla variação de percentuais de retardo de consolidação, entre 16 e 100%, dependendo do grau da lesão.[135] No escafoide e no colo do fêmur, a consolidação das fraturas depende de uma irrigação sanguínea intacta através de apenas um vaso; e a ruptura desse vaso resulta em elevados percentuais de pseudartrose.[83,137,255] Finalmente, a região subtrocantérica do fêmur se encontra em maior risco, pois as cargas mecânicas incidentes nessa área estão entre as mais altas no esqueleto.[162]

Embora a consolidação de uma fratura caracteristicamente ocorra sem maiores incidentes, as complicações relacionadas ao retardo de consolidação ou à pseudartrose podem ser graves quanto à morbidade do paciente e às despesas com o tratamento clínico. Por exemplo, Busse et al.[58] observaram que as despesas diretas associadas ao tratamento de uma pseudartrose tibial chegavam a 7.500 dólares, ainda que essa estimativa possa ultrapassar os 17 mil dólares ao serem levados em consideração os custos indiretos, como a perda da produtividade de trabalho. Para melhorar e acelerar o reparo, seria interessante considerar o uso de enxertos ósseos, agentes biológicos ou estimulação física. Este capítulo revisará o emprego atual e o desenvolvimento dessas abordagens na restauração da função do esqueleto.

ENXERTOS ÓSSEOS E SUBSTITUTOS DE ENXERTO ÓSSEO

Estimou-se que, anualmente, mais de 2,2 milhões de procedimentos de aplicação de enxerto ósseo são realizados em todo o mundo; nos Estados Unidos, esse número ultrapassa os 200 mil procedimentos.[147,201] Suas indicações são: consolidações viciosas, pseudartroses, artrodeses e procedimentos reconstrutivos.[239] O sucesso de sua incorporação depende de fatores de crescimento osteoindutivos, de uma matriz extracelular osteocondutiva e da presença de células-tronco pluripotentes osteogênicas residentes na medula óssea. *Osteoindução* refere-se a recrutamento e diferenciação de células-tronco mesenquimatosas (CTM) pluripotentes em células osteoprogenitoras formadoras de tecido ósseo, mediadas por fatores de crescimento derivados do enxerto, como a proteína morfogênica óssea (BMP, do inglês *bone morphogenetic protein*).[308,329] *Osteocondução* implica a criação de um suporte que dê sustentação ao crescimento de vasos sanguíneos e de tecido perivascular, bem como a aderência de células osteoprogenitoras. Isso ocorre em uma sequência ordenada, que depende da estrutura tridimensional do enxerto, da irrigação sanguínea local e das forças biomecânicas exercidas sobre o enxerto e tecidos circunjacentes.[308] *Osteogênese* refere-se ao processo de formação de tecido ósseo em seguida à diferenciação terminal das células progenitoras osteogênicas em osteoblastos maduros. Esses três processos geram os sinais, meios de suporte e células necessários para as fases iniciais da consolidação da fratura (Tab. 5.1).[239,308]

A aplicação de um enxerto ósseo estimula uma sequência de eventos similares aos ocorrentes, em geral, na regeneração de tecidos. Depois da formação do hematoma inicial, há liberação de citocinas, como os fatores de crescimento derivados da plaqueta (FCDP), fator transformador do crescimento beta (FTC-β) e fatores de crescimento de fibroblastos (FCF), que induzem ao recrutamento de células progenitoras circulatórias e à produção de fatores regenerativos, angiogênicos e inflamatórios.[42] Em seguida, as células recrutadas dão início ao processo de incorporação do enxerto, pois os osteoclastos reabsorvem o material de enxerto necrosado. As células mesenquimatosas pluripotentes respondem aos fatores de crescimento locais e se diferenciam em osteoblastos que sintetizam osteoide. Conquanto os osteoblastos e as células endosteais presentes na superfície do enxerto possam sobreviver ao transplante e contribuir para a consolidação, a contribuição principal do enxerto é funcionar como substrato osteoindutivo e osteocondutivo. Essas propriedades atendem às necessidades mecânicas e químicas imprescindíveis para dar suporte à aderência, proliferação, migração e diferenciação das células osteogênicas. Nesse processo, os estágios finais envolvem mineralização do osteoide, remodelagem do calo e incorporação do enxerto remanescente. O processo de remodelagem do calo (composto de osso esponjoso) compreende as atividades coordenadas de formação óssea pelos osteoblastos e de reabsorção óssea pelos osteoclastos; e o osso esponjoso termina substituído por osso lamelar.

A aplicação do enxerto ósseo autógeno é considerada padrão-ouro, pois esse procedimento lança mão de fatores de crescimento osteoindutivos, de uma matriz osteocondutiva e de células-tronco osteogênicas de modo a proporcionar resultados compatíveis com consolidação e integração.[38,198,285,305] Contudo, a morbidade associada à coleta do enxerto ósseo, como dor no local doador, lesão nervosa ou arterial e percentuais de infecção entre 8 e 10%,[23,111,134,317,349] bem como o número limitado de locais doadores e maior tempo operatório que deve ser consumido com a coleta, levaram à farta pesquisa em busca de alternativas. Uma alternativa que contorna muitas dessas limitações e complicações é o uso de aloenxertos ósseos.[53,88,138,153,291] Mas o enxerto alogênico fica limitado pela ausência de propriedades osteoindutivas[32] e pelo maior custo.[254] Além do mais, e talvez injustamente (pois o atual processo de seleção do doador diminuiu enormemente qualquer tipo de risco), muitos pacientes e cirurgiões ainda demonstram preocupação quanto ao risco de transmissão de doenças.[24,156] Como resultado, foram publicadas algumas investigações sobre substitutos do enxerto ósseo e outras estratégias de engenharia dos tecidos para o tratamento das fraturas.

Osso autólogo

A aplicação de enxertos ósseos autólogos ainda é considerada padrão-ouro com o qual são comparados todos os materiais e tecnologias que objetivam melhorar a consolidação óssea. Por possuir excelente potencial osteoindutivo, osteocondutivo e osteogênico, este é o enxerto ósseo ideal. Fica ainda eliminado o risco de doença do enxerto *versus* hospedeiro e de qualquer outra doença, visto que o osso pertence ao próprio paciente.

Pode-se coletar tanto osso trabecular como osso cortical, dependendo do procedimento. Em alguns pacientes, é importante reforçar a consolidação com um enxerto vascularizado, geralmente de fíbula, costela ou terço distal do fêmur. Também há necessidade de um cuidadoso planejamento que sirva como garantia de que o local proposto para a coleta conterá o tipo correto e a quantidade ideal de enxerto. Exemplificando, um grande defeito segmentar no rádio necessitaria de um grande enxerto cortical estrutural,[105,231] enquanto que uma fratura do platô tibial que exiba um fragmento deprimido talvez necessite apenas de pequena quantidade de enxerto de osso esponjoso. As fontes mais comuns e mais bem descritas de osso autólogo são a pelve, o terço distal do rádio,[315] a fíbula,[198] o terço proximal da tíbia,[248] as costelas,[208] o trocanter maior,[239] e o olécrano.[239]

Enxerto ósseo com osso esponjoso autólogo

O osso esponjoso é a fonte de enxerto ósseo mais comum, funcionando como material de enxerto efetivo para fraturas que não precisem de suporte estrutural imediato com o enxerto. Esse tipo

TABELA 5.1 Propriedades dos tipos de enxertos ósseos autólogos

Propriedade	Esponjoso	Cortical não vascularizada	Cortical vascularizada
Osteocondução	+++	+	+
Osteoindução	++[a]	+/–	+/–
Células osteoprogenitoras	+++	–	++
Resistência imediata	–	+++	+++
Resistência após meses	++	++, +++	+++
Resistência após 1 ano	+++	+++	+++

[a] Embora seja crença geral que o osso esponjoso seja osteoindutivo, não existem evidências para a demonstração crítica de que as proteínas indutivas e as citocinas tenham atividade em um enxerto ósseo esponjoso autólogo.

Reproduzido com permissão de: Finkemeier CG. Bone-grafting and bone graft substitutes. *J Bone J Surg Am*. 2002;84:454-464.

de material funciona como um suporte para a aderência de células do hospedeiro, além de propiciar as funções osteocondutiva e osteoindutiva necessárias para a deposição de osso novo. Mas o osso esponjoso não permite a estabilidade estrutural imediata e nem oferece resistência; portanto, não é capaz de suportar, sozinho, a transmissão de forças.

Mesmo que o enxerto de osso esponjoso não tenha resistência mecânica, sua principal vantagem é a tremenda atividade biológica proporcionada. As trabéculas do material do enxerto estão revestidas de células progenitoras pluripotentes capazes de diferenciação em diversas linhagens celulares diferentes, inclusive células produtoras de osteoide.[294] Sua grande área de superfície promove imediata incorporação do enxerto. No processo de consolidação da fratura, a fase inicial envolve o recrutamento e a proliferação de células progenitoras sob o controle da liberação das citocinas locais. Com a ocorrência da reabsorção, mais citocinas são liberadas, o que conduz à formação de tecido de granulação e à neoangiogênese, ou a formação de novos vasos sanguíneos. Essas citocinas também orientam a diferenciação das células osteoprogenitoras em células maduras formadoras de tecido ósseo. Nas primeiras 48 horas, o enxerto tem aspecto completamente vascularizado, e a formação óssea ocorrerá em semanas.[28,91]

O enxerto ósseo esponjoso também funciona como suporte para reabsorção, à medida que as células osteogênicas maduras depositam uma nova matriz osteoide.[308] Isso dá início à incorporação do enxerto, o que pode se prolongar por muitos meses, até que o processo se complete. Ao ser observada em radiografias, essa fase representa a perda gradual do nítido delineamento entre o osso nativo e as linhas de fratura, ou a incorporação do enxerto.[184] As propriedades mecânicas começam a ser restauradas depois das semanas iniciais de incorporação do enxerto. O processo pelo qual o enxerto é substituído por osso novo é conhecido como "substituição por arrasto",[306] geralmente completada em 1 ano (Fig. 5.1, Tab. 5.1).

Ainda que um enxerto de osso esponjoso não proporcione o suporte estrutural *per se*, com impactação e ajudado pela fixação interna, esse tipo de enxerto é empregado em áreas de perda óssea. São exemplos de tal uso o tratamento da perda de matéria óssea associada a fraturas do platô tibial com depressão, ou a revisão de artroplastias do quadril e do joelho.[322,323] Também já foram demonstrados resultados excelentes em pacientes com pseudartroses e artrodeses, graças à sua rápida incorporação e potencial de regeneração osteogênica (Fig. 5.2).[47,90,250]

Enxerto ósseo com osso cortical autólogo

O osso cortical pode oferecer bom suporte estrutural, mas esse material tem propriedades osteocondutivas e osteoindutivas muito mais fracas. É indicado para pacientes com necessidade imediata de suporte estrutural, mas a longo prazo o osso cortical tem limitado potencial de consolidação.[239] Isso se deve em parte à espessura da matriz cortical, que limita a difusão dos nutrientes e as subsequentes neovascularização e osteogênese (Tab. 5.1).[81] Essa densidade também limita o processo de remodelagem, e a incorporação do osso depende dos osteoclastos, não dos osteoblastos. Essa fase de reabsorção durante os primeiros meses provoca enfraquecimento mecânico progressivo, e é restaurada por volta de 1 ano após o procedimento.[108,132] A remodelagem tem prosseguimento e a substituição por arrasto talvez dependa de até 2 anos para que se complete.[56,104,295] Em geral, os enxertos de osso cortical são coletados de costelas, fíbula ou crista do ilíaco (na forma do chamado enxerto tricortical), e podem ser transplantados com ou sem um pedículo vascular (Tab. 5.1).

A biologia do enxerto ósseo vascularizado é diferente da do enxerto não vascularizado, não só em termos da velocidade de reparo, mas também pelo modo de ocorrência da remodelagem.[81] Quase todos esses enxertos são coletados da crista ilíaca juntamente com a artéria circunflexa profunda; da fíbula com ramos da artéria fibular; do aspecto medial do côndilo femoral com ramos da artéria genicular descendente; do terço distal do rádio com ramos da artéria suprarretinacular; ou das costelas com a artéria intercostal posterior.[51] Tão logo tenha sido implantado com seu pedículo vascular viável, a irrigação sanguínea independente causará uma atividade biológica significativa e um potencial de regeneração com retenção de até 90% dos osteócitos do enxerto.[108,239,247] Dell et al.[81] examinaram a histologia de enxertos vascularizados e não vascularizados, e classificaram a quantidade de necrose com base na presença ou ausência de osteócitos. Depois de transcorridas 2 semanas, o enxerto vascularizado permanecia viável em sua maior parte, e a única área de necrose foi observada na periferia, enquanto que os enxertos não vascularizados exibiam necrose difusa da cavidade medular e necessitavam de até 24 semanas para que se assemelhassem aos enxertos vascularizados. Maior sobrevida dos osteócitos e a rápida vascularização levam à pronta incorporação de um enxerto ósseo vascularizado.[130,295] As diferenças iniciais em termos de resistência decorrem dos processos de remodelagem. Embora os enxertos não vascularizados sejam incorporados por substituição por arrasto, os vascularizados não induzem a uma resposta inflamatória e angiogênica robusta, que comprometeria a resistência mecânica inicial.

Para tratamento de defeitos com dimensões críticas, ou de defeitos ósseos que não exibirão consolidação sem um enxerto, ficam indicados enxertos – tanto vascularizados como não vascularizados. Em defeitos com até 6 cm de comprimento, nos quais é desejável o uso imediato de um suporte estrutural, poderão ser aplicados autoenxertos corticais não vascularizados.[108] Existe controvérsia sobre a melhor alternativa para defeitos que meçam entre 6 e 12 cm, e defeitos superiores a 12 cm são bons candidatos a procedimentos com enxertos vascularizados.[81,105] Há indicação de enxertos vascularizados a casos de reconstrução de defeitos nos quais o microambiente do hospedeiro se revele inadequado para iniciar uma resposta biológica efetiva. São exemplos as lesões traumáticas recentes em que tenha ocorrido extenso dano

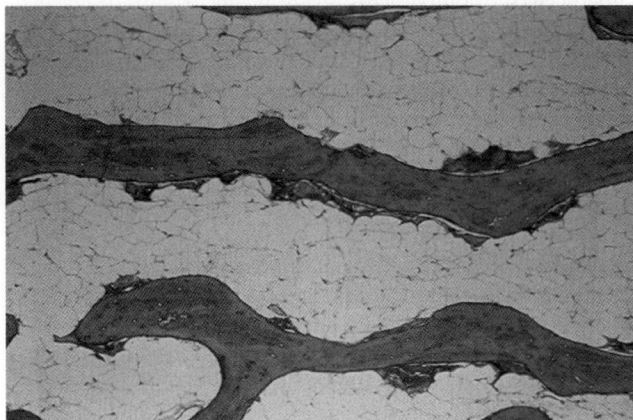

FIGURA 5.1 Microfotografia de baixa ampliação que exibe substituição por arrasto. Osso esponjoso formado *de novo*, contendo osteoblastos com núcleos basofílicos, vai sendo depositado sobre o osso lamelar morto, identificado por lacunas osteocíticas vazias (coloração hematoxilina-eosina, ampliação original 10×).

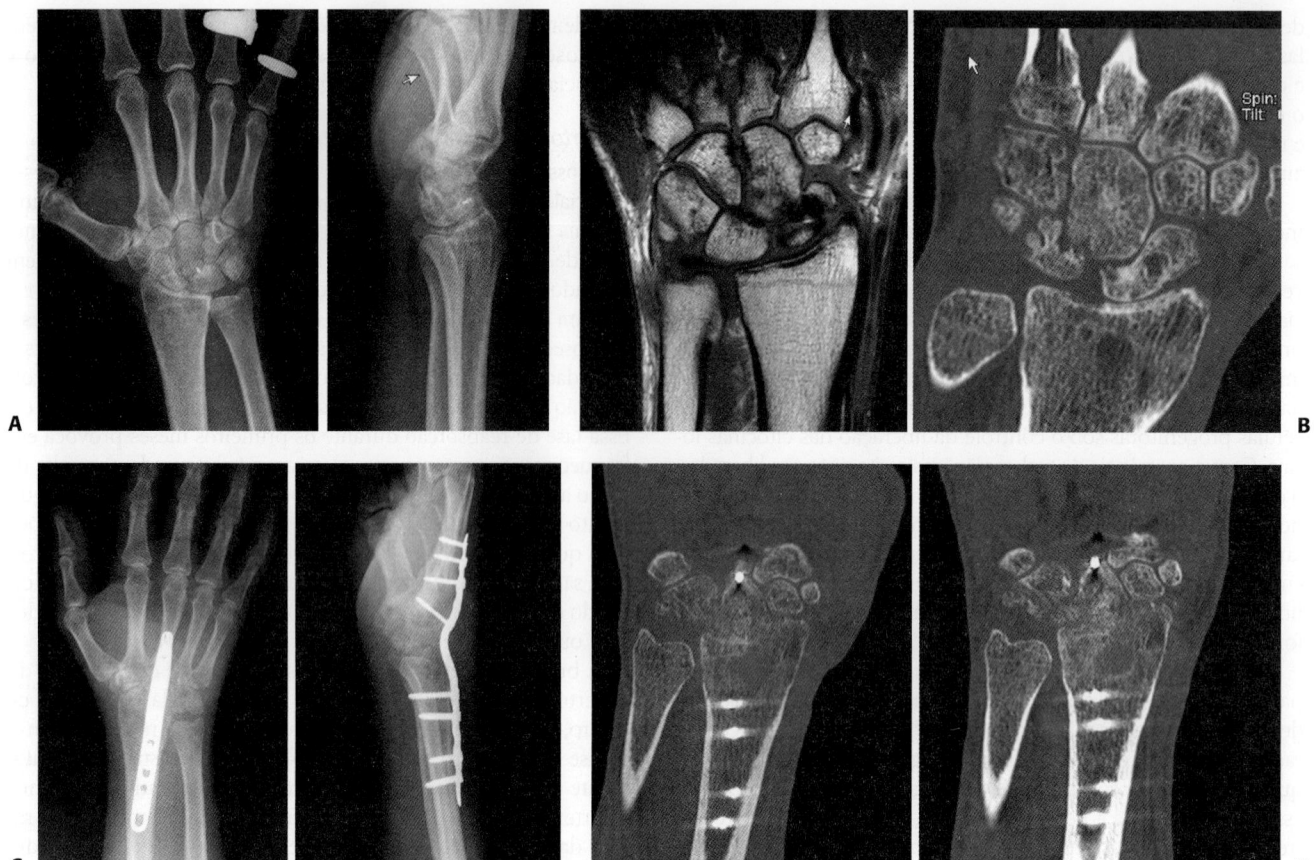

FIGURA 5.2 Operário com 52 anos exibia um colapso avançado do escafo lunar (CAEL) e pseudartrose do escafoide, ilustrados em radiografias simples (**A**), e também em TC e RM (**B**). Esse paciente foi submetido a uma artrodese total do punho, reforçada com enxerto ósseo de crista ilíaca; após 6 meses, o paciente demonstrava boa consolidação da fusão (**C**) e (**D**).

aos tecidos moles e comprometimento da irrigação sanguínea, pseudartroses atróficas, e em tecido irradiado ou com extenso processo cicatricial.[81,105] Retalhos vascularizados do aspecto medial do côndilo femoral têm sido empregados com sucesso no tratamento de muitas pseudartroses de membro superior, inclusive aquelas do terço distal do rádio, escafoide e diáfise do úmero (Fig. 5.3, Tab. 5.1).[65,172,173]

Complicações do enxerto autólogo

Além dos tempos operatórios mais longos associados à coleta de enxertos ósseos autólogos, a morbidade ligada aos locais doadores é preocupação significativa. O local doador mais escolhido para a coleta de autoenxertos é a crista ilíaca.[239] Arrington et al.[15] revisaram 414 casos de coleta de enxerto ósseo de crista ilíaca, e verificaram que os pacientes apresentavam vários hematomas superficiais e infecções, fora uma série de complicações significativas – quatro hematomas profundos, duas hérnias incisionais, seis lesões neurológicas, três lesões vasculares, duas fraturas da asa do ilíaco e sete infecções profundas. Outra revisão parecida de 243 casos de utilização de enxertos ósseos de crista ilíaca, realizada por Younger et al.,[349] demonstrou 57 (24%) complicações superficiais, como infecções ou hematomas, e 15 (6%) complicações profundas, como hematomas e infecções profundas. Outras revisões têm demonstrado percentuais semelhantes de eventos adversos e, entre as principais complicações, foram observadas lesões sacroilíacas, ureterais e vasculares, além de hematomas profundos, infecções e fraturas da crista ilíaca.[91,134,239]

De acordo com uma revisão da literatura por Myeroff e Archdeacon,[239] complicações superficiais ou menos importantes ocorrem em 7,1 a 39% dos pacientes e complicações importantes ou profundas afetam 1,8 a 10% deles.

Outros locais doadores comumente utilizados são os aspectos proximal e distal da tíbia, o terço distal do rádio, o trocanter maior e o côndilo medial do fêmur. Dor pós-operatória e hematomas superficiais são complicações relativamente comuns da coleta de material dessas áreas. Alguns eventos adversos significativos decorrentes da coleta de enxertos do terço proximal da tíbia são os hematomas e as infecções profundas, o comprometimento articular ou a fratura dessa parte da tíbia, além de lesões neurológicas permanentes que atingem 0,5 a 2% dos pacientes.[117,120,123,239] O local de coleta no terço distal do rádio está associado à tenossinovite de Quervain, lesão ao nervo radial superficial e fratura através do local doador.[256]

Uma técnica relativamente nova, desenvolvida em 2005 para contornar o problema da morbidade no local doador associada à coleta de enxertos ósseos autólogos, é o uso do fresador-irrigador-aspirador (do inglês *reamer-irrigator-aspirator*, RIA). Trata-se de um novo instrumento para fresagem intramedular (IM) utilizado para irrigar e aspirar o canal da medula óssea. Em princípio desenvolvido para redução da pressão IM e da embolia gordurosa associada à fresagem, suas indicações também passaram a incluir a coleta de medula óssea e de enxertos autólogos.[175,219,239] Em termos gerais, parece que este é um método seguro e efetivo para a coleta de enxertos ósseos autólogos, que resulta em me-

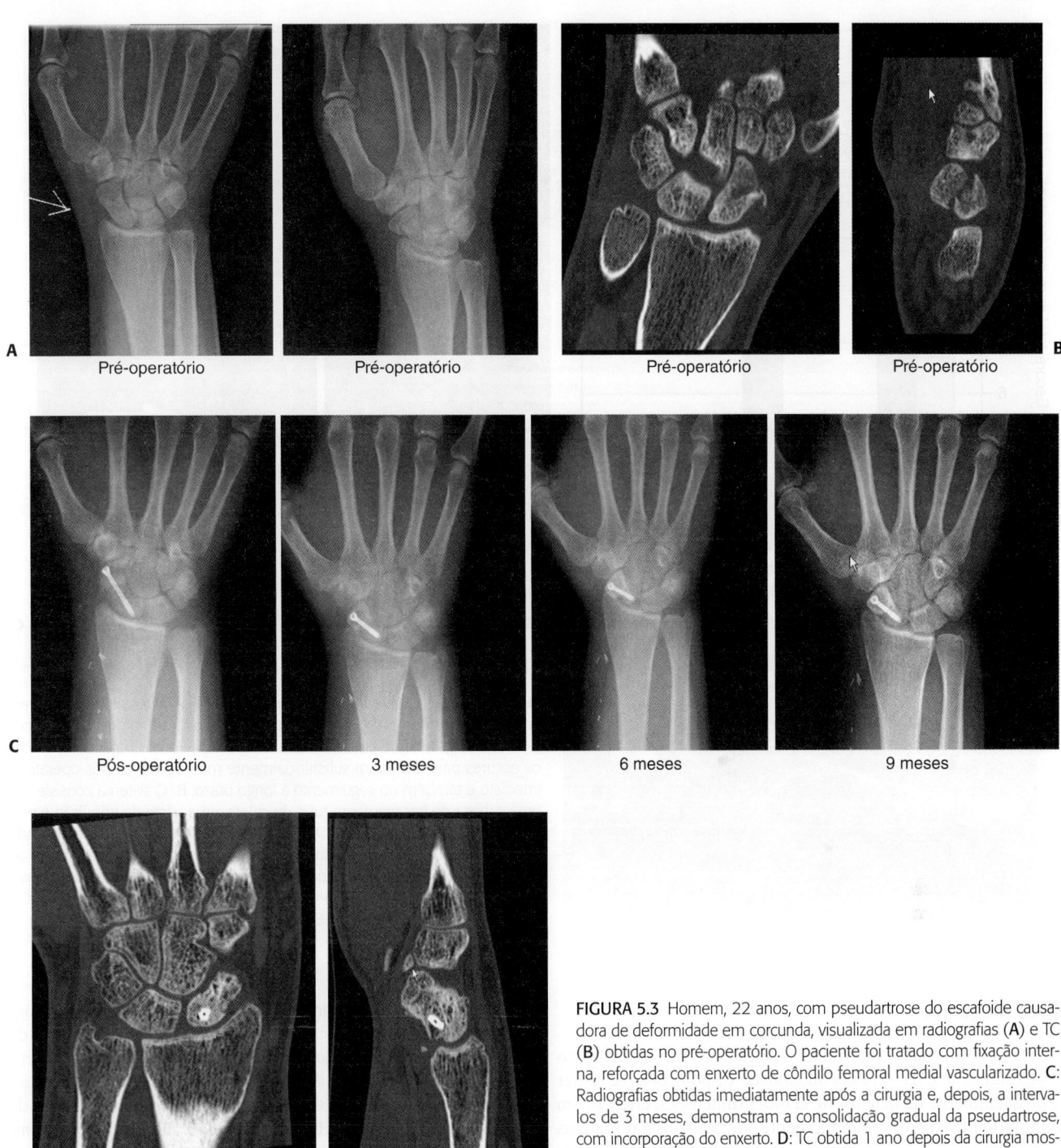

FIGURA 5.3 Homem, 22 anos, com pseudartrose do escafoide causadora de deformidade em corcunda, visualizada em radiografias (**A**) e TC (**B**) obtidas no pré-operatório. O paciente foi tratado com fixação interna, reforçada com enxerto de côndilo femoral medial vascularizado. **C**: Radiografias obtidas imediatamente após a cirurgia e, depois, a intervalos de 3 meses, demonstram a consolidação gradual da pseudartrose, com incorporação do enxerto. **D**: TC obtida 1 ano depois da cirurgia mostra boa consolidação da pseudartrose e incorporação do enxerto.

nor dor pós-operatória persistente.[33,175,219,239] Belthur et al.[33] compararam 41 pacientes tratados com RIA do fêmur ou tíbia *versus* coleta de enxerto ósseo de crista ilíaca. Aqueles tratados com RIA tiveram escores de dor mais baixos, em comparação com o grupo da crista ilíaca. O volume médio dos enxertos foi de 40,3 mL (25-75 mL) com o sistema RIA. Porter et al.[261] demonstraram que o aspirado obtido com o sistema RIA contém muitos fatores de crescimento osteogênicos, por exemplo, FCF-2, FCI-1 e FTC-β1, além de numerosas células progenitoras mesenquimatosas. Foram descritas complicações com seu emprego, inclusive fraturas no local doador (Fig. 5.4).[129,213,263]

Em conclusão, o enxerto ósseo autólogo permanece o padrão-ouro em termos de enxerto ósseo, graças às suas propriedades osteogênicas, osteoindutivas e osteocondutivas. Mas esse tipo de enxerto está associado a significativas complicações que devem ser consideradas antes da utilização dessa técnica. O sistema RIA é uma técnica relativamente recente que se revelou promissora para redução da dor pós-operatória persistente associada à coleta de autoenxertos. Entretanto, os estudos publicados ainda não são suficientes para que se faça uma avaliação completa de sua eficácia e dos eventos adversos associados porventura existentes.

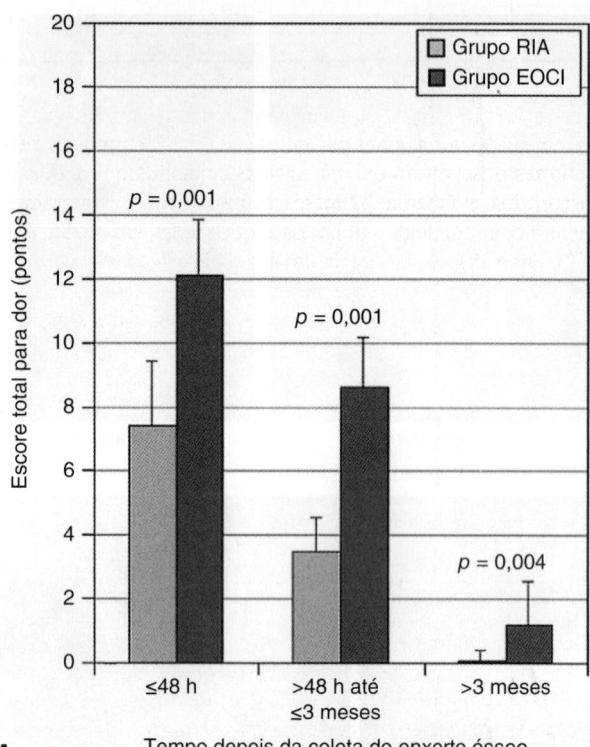
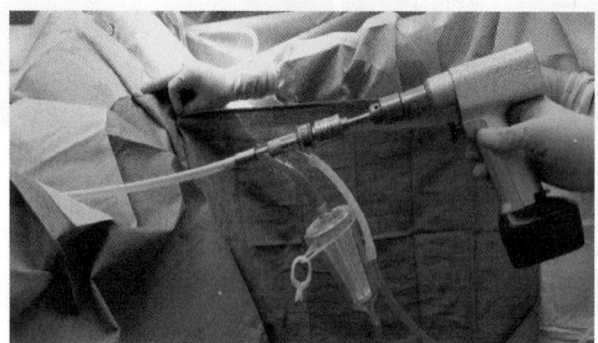
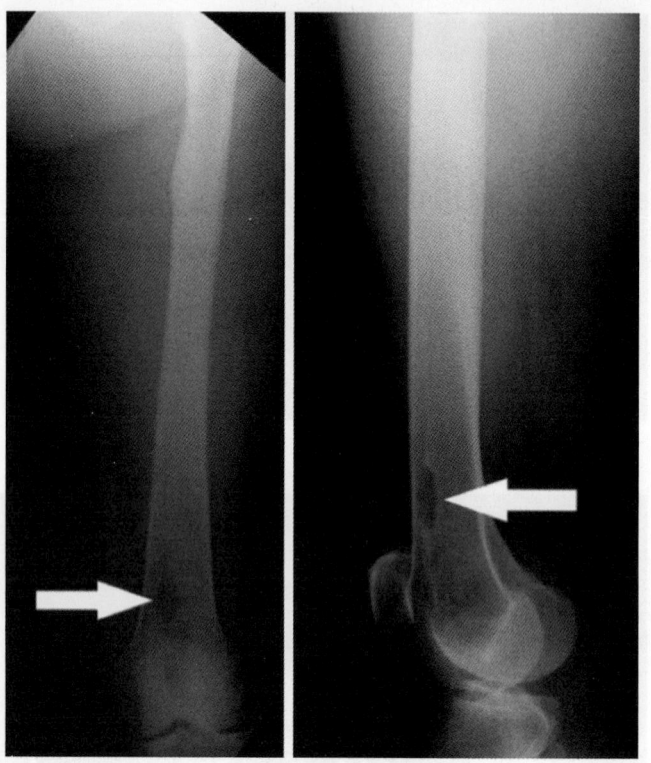

FIGURA 5.4 Sistema *reamer-irrigator-aspirator* (RIA) (fresador, irrigador, aspirador) e suas complicações. **A:** Escores totais para dor informados por pacientes nos grupos de autoenxerto e RIA. Nos pacientes tratados com RIA, os escores para dor foram substancialmente mais baixos no pós-operatório imediato e também no seguimento a longo prazo. **B:** O sistema consiste em uma cabeça de fresagem, um tubo de coleta, uma haste de impulsão e portas de aspiração e irrigação. **C:** As radiografias anteroposterior e lateral indicam uma perfuração no aspecto anterior da cortical do fêmur, decorrente do uso do sistema RIA. (Reproduzido com permissão de: Belthur MV, Conway JD, Jindal G et al. Bone graftharvest using a new intramedullary system. *Clinic Orthop Relat Res.* 2008;466(12): 2973–2980.)

Osso alogênico

Em decorrência da morbidade associada à coleta de enxerto ósseo autógeno e da limitada quantidade disponível ao se tentar o preenchimento de defeitos de grandes dimensões, crescem em popularidade e se revelam altamente promissoras alternativas como o enxerto ósseo alogênico.[71,153] A abundância dos modernos bancos de tecidos e as rígidas medidas impostas com o objetivo de garantir a segurança desses produtos promovem a utilização de centenas de milhares de aloenxertos ósseos a cada ano.[321] Esses procedimentos representam aproximadamente um terço dos enxertos ósseos realizados nos Estados Unidos. Os aloenxertos corticais são coletados de diversos locais, como pelve, costelas e fíbula. Com frequência, os aloenxertos são utilizados em cirurgias da coluna vertebral,[87] artroplastias,[103,232] e artrodeses dos membros superior e inferior, inclusive a artrodese total do punho.[65] Apesar do emprego disseminado nesses procedimentos eletivos, apenas recentemente eles vêm sendo investigados para reparo de pseudartroses ou de fraturas recentes.

Provavelmente, muitas das limitações da eficácia do osso alogênico como material para enxerto ósseo estão associadas à sua preparação. A fim de diminuir o risco de transmissão de doenças, o osso para aloenxerto é preparado e esterilizado por liofilização, congelamento ou irradiação. A liofilização, feita pela remoção de água e pela embalagem do tecido a vácuo, reduz significativamente a imunogenicidade.[115,351] Exemplificando, a liofilização reduz a expressão dos osteoblastos do antígeno do complexo principal de histocompatibilidade (MHC, do inglês *major histocompatibility complex*) de classe I, enfraquecendo a resposta imune do hospedeiro, normalmente modificada pelos antígenos do MHC.[115,154,351] Pelker et al.[258] demonstraram que esse tratamento do enxerto diminui sua integridade mecânica e, com isso, diminui também suas propriedades de carga. A irradiação tem efeito parecido na resistência mecânica, e a diminuição está ligada à dose.[169] Ademais, tanto a liofilização como a irradiação reduzem o potencial osteoindutivo do aloenxerto, ao induzir a morte de suas células osteogênicas.

Apesar de ocorrer mais lentamente do que com os autoenxertos, a incorporação dos aloenxertos se dá por um processo parecido com o da incorporação de um enxerto autógeno.[131] A incorporação tardia se deve, em parte, a uma resposta imune inibitória do hospedeiro ao aloenxerto, o que inibe a diferenciação osteoblástica.[184] Demonstrou-se que células mononucleares revestem os vasos sanguíneos em processo de desenvolvimento. Assim, uma revascularização inicial limitada, a substituição por arrasto e, em última análise, a remodelagem acarretam maior incidência de fraturas prematuras.[55,106,309,319] Enneking e Mindell[106] descreveram a avaliação histológica de 73 aloenxertos recuperados, 24 (33%) dos quais obtidos durante autopsias ou após amputações. Os investigadores comprovaram que a penetração dos vasos *de novo* raramente excedia a profundidade de 5 mm nos primeiros 2 anos e a aposição de tecido ósseo novo não ocupava mais do que 20% do enxerto. Tipicamente, a profundidade de penetração depois de transcorridos 2 anos era inferior a 10 mm, com persistência de tecido necrosado nos aspectos centrais do aloenxerto ao longo de todo o processo de remodelagem.

A natureza biológica do leito receptor do hospedeiro é um fator crítico para facilitação da incorporação do aloenxerto. A incorporação decorre da formação óssea aposicional esporádica e depende da neoangiogênese. Um leito bem vascularizado ajuda a incorporação do aloenxerto por meio da combinação de revascularização, osteocondução e remodelagem.[182] Mas a má vascularização, conforme se pode observar em alguns defeitos de grandes dimensões, leva ao processo de incorporação demorado e à significativa debilidade mecânica.

Uma técnica originalmente descrita por Wang e Weng[341] para combater a relativa inércia dos aloenxertos corticais compreende a aplicação de crista ilíaca autóloga coletada na interface do aloenxerto e do osso do hospedeiro. Esses autores trataram 13 pacientes com pseudartroses no fêmur por redução aberta e fixação interna, em combinação com aloenxertos corticais estruturais liofilizados. Foram usados sete aloenxertos unicorticais, cinco bicorticais e um tricortical, com comprimento médio de 10 cm. Os enxertos ósseos autógenos foram inseridos no defeito entre o aloenxerto e o fêmur do hospedeiro. Todas as pseudartroses evoluíram favoravelmente para consolidação em um período médio de 5 meses.

Matriz óssea desmineralizada

A matriz óssea desmineralizada (MOD) é produzida pela extração ácida de osso de aloenxerto.[330] Embora contenha colágeno do tipo I, proteínas não colagenosas e fatores de crescimento osteoindutivos, como as BMP e FTC-β, MOD proporciona – semelhantemente aos aloenxertos, pouco apoio estrutural.[214] No entanto, a abundância de fatores de crescimento empresta a esse material um potencial osteoindutivo superior ao dos aloenxertos.[110] São numerosas as formulações de MOD baseadas em refinamentos dos processos de manufatura. Esses materiais são comercializados na forma de pó liofilizado, grânulos, gel, massa ou tiras. Recentemente, diversas empresas combinaram MOD com copolímeros que ficam firmes quando aquecidos à temperatura do corpo.[184] Apesar dessas numerosas opções, os cirurgiões ortopedistas contam com um volume mínimo de dados clínicos em apoio à eficácia desses materiais. Ademais, existe variabilidade entre doadores na capacidade osteoindutiva da MOD; por isso, nos Estados Unidos, a Food and Drug Administration (FDA) determinou que cada lote de MOD fosse obtido de um só doador humano.[19] Bae et al.[18] examinaram dez lotes de produção de um mesmo produto de MOD e demonstraram variações significativas no conteúdo de BMP-2 e BMP-7 – e essas duas substâncias têm grande influência nos percentuais de fusão (Fig. 5.5).

Estudos em animais mostraram a ocorrência de infiltração de monócitos no enxerto em 18 horas e diferenciação cartilaginosa de células progenitoras na primeira semana após aplicação de um enxerto de MOD. Em seguida, há mineralização da cartilagem; subsequentemente, infiltração perivascular e, finalmente, formação de osteoblastos, levando à completa reabsorção da MOD e à formação de tecido ósseo.[308] Em seres humanos, diversas séries de casos evidenciaram que MOD é uma alternativa viável ao tratamento de pseudartroses e de fraturas recentes, artrodese e à fixação de implantes. Ziran et al.[352] seguiram 107 pacientes com fraturas recentes com perda de massa óssea ou com pseudartrose atrófica tratados com MOD e lascas de osso esponjoso alogênico; em sua maioria, esses pacientes (18 de 25) eram fumantes. Os autores observaram que 87 fraturas consolidaram depois de transcorridos, em média, 32 meses. Hatzokos et al.[142] trataram 43 pacientes com um defeito tibial ósseo que media, em média, 9,49 cm. O tratamento desses pacientes consistiu em osteogênese por distração, preenchimento dos defeitos com compressão fechada, autoenxerto, ou MOD e medula óssea. Embora o local da compressão fechada tivesse um tempo de consolidação prolongado, não foram encontradas diferenças entre autoenxerto e MOD, em relação ao tempo de cicatrização no local do encaixe.

Um estudo prospectivo não randomizado, que comparou o uso de autoenxerto e MOD humana (Grafton, Osteotech, Inc., Eatontown, Nova Jersey) em fusões da coluna vertebral cervical anterior, obteve percentuais mais altos de pseudartrose e de colapso do enxerto com a MOD, ainda que as diferenças não tivessem alcançado significado estatístico.[7] Ziran et al.[353] revisaram retrospectivamente 41 pacientes com pseudartroses atróficas e oligotróficas tratadas com MOD humana (AlloMatrix®; Wright MedicalTechnologies, Memphis, Tennessee). As complicações pós-operatórias foram numerosas: 51% dos pacientes tiveram complicações com a ferida, dos quais 32% precisaram de desbridamento cirúrgico. Dos 41 pacientes tratados, apenas 22 obtiveram a consolidação da pseudartrose sem a necessidade de um enxerto ósseo extra. Bibbo e Patel[38] estudaram um composto de MOD humana e de sulfato de cálcio (AlloMatrix® Wright Medical, Arlington, Tennessee) em combinação com vancomicina para o tratamento de fraturas do calcâneo. Os resultados desses autores indicaram que as fraturas tratadas com AlloMatrix® e vancomicina consolidaram após um período médio de 8,2 semanas *versus* 10,4 semanas para aqueles pacientes que não receberam enxerto. É digno de nota que, embora esse estudo não seja randomizado, as fraturas que foram tratadas com MOD e sulfato de cálcio representavam lesões mais significativas, por terem sofrido uma perda óssea substancial e, entre essas lesões, seis eram fraturas expostas (grau I de Gustilo). Hierholzer et al.[151] revisaram retrospectivamente os resultados do tratamento de 45 pseudartroses assépticas do úmero tratadas com autoenxerto ou aloenxerto de MOD (Grafton; Osteotech, Inc., Eatontown, Nova Jersey). O percentual de consolidações nos 45 pacientes tratados com o autoenxerto foi de 100%, resultado bem parecido com os 97% em 33 pacientes tratados com MOD. A dor no local doador foi um problema significativo nos pacientes que receberam autoenxerto; 44% tiveram dores prolongadas ou parestesias e um paciente sofreu infecção que precisou de desbridamento cirúrgico.

MÉTODO DE TRATAMENTO PREFERIDO PELOS AUTORES

Enxerto ósseo com osso esponjoso autólogo

Os autores preferem usar enxerto ósseo com osso esponjoso autólogo para tratamento de fraturas associadas à perda de matéria óssea, a pseudartroses e pequenos defeitos ósseos (p. ex., um cisto metafisário ou na parte intermediária da diáfise que tenha sido submetido à curetagem). Graças às suas propriedades osteocondutivas, osteoindutivas e osteogênicas, o material de enxerto autólogo tem um histórico bem estabelecido de sucesso na promo sção da consolidação de fraturas. Defeitos diafisários de até 12 cm podem ser tratados com autoenxertos não vascularizados e defeitos com mais de 12 cm serão tratados, com êxito, com enxertos vascularizados. Mas existem complicações significativas ligadas à coleta de autoenxertos, como infecções e hematomas profundos, lesões neurológicas ou vasculares, fraturas iatrogênicas, pseudartroses e dor pós-operatória persistente. A utilização do sistema RIA é uma nova técnica de coleta com potencial para contornar algumas dessas morbidades, mas que ainda não foi estudada com profundidade suficiente que possibilite sua recomendação.

Em relação ao osso alogênico, são limitadas as informações sobre seu uso em pseudartroses e fraturas recentes. Em combinação com um enxerto autólogo, recomenda-se o aloenxerto como reforço do volume do material de enxerto no tratamento de fraturas associadas a perdas de grande volume ou pseudartroses. A incorporação de enxertos estruturais alogênicos também pode ser melhorada pelo emprego de osso esponjoso autólogo aplicado na junção com o osso do hospedeiro.

A eficácia da MOD humana como material de enxerto ainda permanece obscura. Conquanto seja um produto amplamente disponível e que sabidamente contém BMP, os autores não acreditam haver evidência suficiente da eficácia do seu uso exclusivo para tratamento de pseudartroses ou fraturas recentes, ou reconstrução de defeitos ósseos. Mas quando MOD é empregada juntamente com osso esponjoso autólogo, exibe um tremendo potencial. Acreditam eles que MOD proporciona vantagem osteogênica, e que pode aumentar a eficácia de um volume fixo de enxerto autólogo ou de medula óssea.

Substitutos de enxerto ósseo

Um suporte osteocondutivo ideal deve ter a estrutura tridimensional apropriada que lhe permita promover osteocondução; além disso, deve também possibilitar osteointegração e invasão de células e vasos sanguíneos. Ademais, também deve ser biocompatível e biodegradável, apresentando propriedades biomecânicas similares àquelas do osso circunjacente.

Cerâmicas de fosfato de cálcio

O primeiro uso clínico da cerâmica de fosfato de cálcio para o reparo de defeitos ósseos foi descrito por Albee em 1920[5] e repetido em diversos estudos em animais. Apesar desses experimentos iniciais, não foi senão nos anos 1970 que os fosfatos de cálcio e, em particular, a hidroxiapatita (HA), foram sintetizados, caracterizados e clinicamente utilizados.[165,225,277] As cerâmicas de fosfato de cálcio são materiais osteocondutivos produzidos por um processo denominado sinterização, no qual sais minerais são aquecidos a temperaturas superiores a 1.000 °C. A sinterização diminui a quantidade de apatita carbonatada, uma forma instável e fracamente solúvel de HA, produzindo uma substância porosa sólida. Parte do potencial osteocondutivo do fosfato de cálcio depende da porosidade e do diâmetro dos poros (ideal: >150 μm).[79] São exemplos de cerâmicas de fosfato de cálcio HA, fosfato tricálcico (TCP, do inglês *tricalcium phosphate*) e composto de fosfato de cálcio-colágeno.

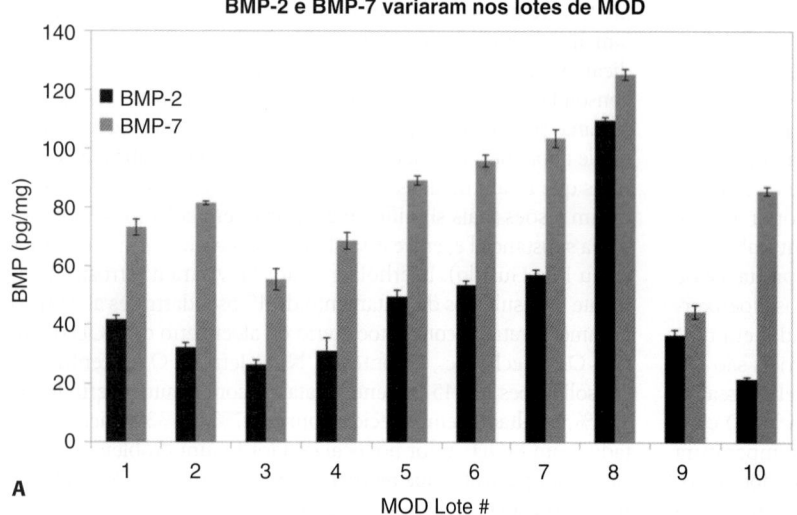

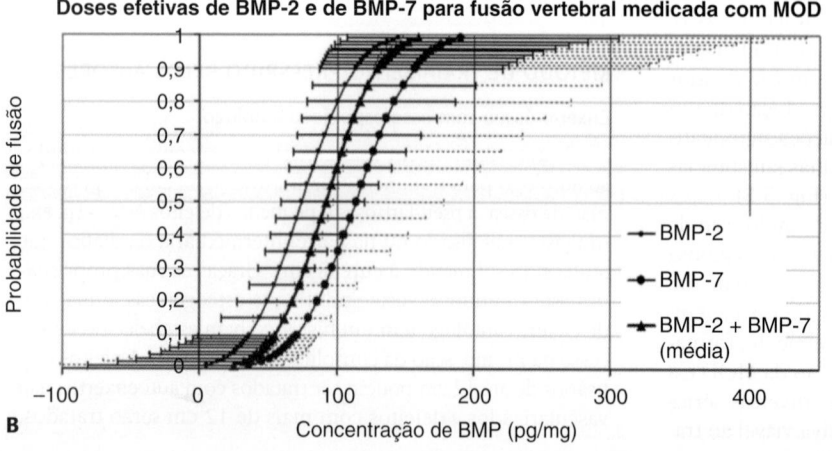

FIGURA 5.5 Conteúdo de proteína morfogênica óssea BMP-2 e de BMP-7 em 10 lotes de produção de um mesmo produto de matriz óssea desmineralizada (MOD). **A**: O conteúdo de BMP-2 e de BMP-7 varia significativamente nas diversas amostras dos lotes de MOD. O conteúdo de BMP-2 demonstrou correlação positiva com BMP-7 ($p < 0.0001$); isso sugere que as propriedades osteoindutivas de alguns produtos são significativamente maiores do que de outros. **B**: Doses efetivas de BMP-2 e de BMP-7 em MOD, como medida preditiva para os percentuais de fusão. As concentrações mais elevadas na MOD levaram a percentuais de fusão mais altos. (Reproduzido com permissão de: Bae H, Zhao L, Zhu D et al. Variability across ten production lots of a single demineralized bone matrix product. *J Bone Joint Surg Am*. 2010;92(2):427–435.)

Hidroxiapatita

As cerâmicas de fosfato de cálcio podem ser divididas nos tipos de lenta e rápida reabsorção. Isso é importante ao se considerar se o composto será aplicado para proporcionar apoio estrutural prolongado, ou funcionará como um preenchedores de espaço por perda de sustância que será rapidamente substituído.[108] HA é um composto de lenta reabsorção, derivado de diversas fontes, com origem tanto animal[218] como sintética.[145,270] A HA é degradada pelos osteoclastos em um período de 2 a 5 anos.[41] Interpore (Interpore International, Irvine, Califórnia) é uma HA coralina, e foi o primeiro substituto de enxerto ósseo composto a partir da HA a ser aprovado pela FDA. Um processo de tratamento hidrotérmico converte a HA de seu estado coral nativo para a forma de HA mais estável, com poros cujos diâmetros variam entre 200 e 500 μm – uma estrutura bastante parecida com o osso trabecular humano. Bucholz et al.[52] randomizaram 40 pacientes com fraturas do platô tibial para tratamento com HA Interpore ou enxerto ósseo autólogo. Após a inserção do enxerto, os fragmentos da fratura cortical foram reduzidos, e os autores utilizaram um parafuso interfragmentar AO comum e placa para estabilizar a redução. Com a média de 15,4 meses para o grupo tratado com autoenxerto e de 34,5 meses para o grupo que recebeu Interpore, as avaliações radiográficas e funcionais da articulação do joelho não revelaram diferenças entre os grupos. Mas as tentativas de uso da HA como implante independente para fixação de fraturas no terço distal do rádio não chegaram a resultados promissores.[167] Em comparação com a aplicação de fio de Kapandji, as fraturas tratadas apenas com HA exibiram perda substancial da redução em 6, 12 e 26 semanas. Os parâmetros clínicos também diminuíram nos pacientes tratados com HA, em relação à redução da força de preensão e da flexão palmar. Outra HA comercializada, Apapore 60, revelou-se um produto promissor em aplicações de enxerto de impactação para defeitos acetabulares. McNamara et al.[229] demonstraram sobrevida clínica de 100% para reconstruções totais do acetábulo, em seguimento médio de 5 anos, com aloenxerto ósseo irradiado em combinação com Apapore 60. Nesse estudo, 60% exibiram sinais radiográficos de incorporação, ao passo que apenas 4% demonstraram migração da cúpula antes da estabilização.

Fosfato tricálcico

O TCP sofre reabsorção parcial e parte desse agente pode ser convertido em HA depois de implantado no corpo. A composição do TCP é bastante parecida com a da fase de cálcio e fosfato do osso humano. Esse fato, juntamente com sua natureza porosa, parece facilitar sua incorporação ao osso do hospedeiro, tanto em animais como em humanos, depois de transcorridos cerca de 24 meses.[11,16] Estudos mostraram a eficácia do TCP como substituto do enxerto ósseo. McAndrew et al.[225] investigaram a utilidade do TCP no tratamento de defeitos ósseos em uma série de 43 pacientes com 33 fraturas recentes e 13 pseudartroses. Os pacientes foram acompanhados durante 1 ano, em média. Evidenciou-se consolidação em 90% dos pacientes com fratura e em 85% daqueles com pseudartrose. A análise radiográfica indicou reabsorção completa do TCP entre 6 e 24 meses após a implantação. Anker et al.[11] revisaram retrospectivamente 24 pacientes com 24 defeitos ósseos tratados com TCP. Em sua maioria, os defeitos se situavam em metáfises do membro inferior. O volume médio do defeito era de 43 cm³, e os pacientes foram seguidos durante 10 meses, em média. Aqueles com defeito no membro inferior estavam sustentando integralmente seu peso depois de 7 semanas, em média, e o seguimento radiográfico demonstrou que, transcorridos 6 meses, o enxerto tinha sido completamente reabsorvido em todos os defeitos com menos de 43 cm³.

Similarmente à hidroxiapatita, o TCP se revelou promissor em aplicações de enxerto no acetábulo para cirurgias de revisão do quadril. Numerosos estudos biomecânicos verificaram uma estabilidade superior, quando compostos de HA/TCP são mesclados ao aloenxerto, em comparação com o uso exclusivo do aloenxerto.[43,334] BoneSave é uma cerâmica bifásica composta de 80% de TCP e 20% de HA. Blom et al.[39] examinaram o emprego desse composto combinado com aloenxerto ósseo no tratamento de impactações no acetábulo com enxerto em revisões de artroplastia total do quadril em 43 pacientes. Depois de um seguimento médio de 2 anos, não tinham sido realizadas novas revisões e não havia evidência radiográfica de migração do implante. Em um grande estudo de fusão da coluna vertebral em animais, Solchaga et al.[303] relataram sua experiência sobre as propriedades de Augment (Biomimetic Therapeutics, Inc., FLRANKin, Tennessee), um material que combina FCDP recombinante e TCP, para facilitar a fusão em duplo nível, com o uso de um espaçador utilizado entre os corpos vertebrais. Os percentuais de fusão com essa combinação de fator de crescimento-TCP foram equivalentes àqueles obtidos em controles tratados com autoenxerto.

Cimentos de fosfato de cálcio

É possível utilizar cimentos de fosfato de cálcio (CFC) como preenchedores de espaço por perda de substância, no tratamento de defeitos ósseos associados a fraturas recentes. Cálcio e fosfato inorgânicos são combinados de maneira a formar uma pasta injetável que possa ser depositada no local da fratura. Após a injeção, o CFC endurece em minutos e atinge a resistência máxima à compressão depois de aproximadamente 4 horas. A resistência desse material é comparável à do osso esponjoso intacto. Mas ela diminui significativamente em situações de torção ou cisalhamento e, por isso, nesses casos, o CFC deve ser utilizado como meio auxiliar, não como método principal de fixação.[196]

Sanchez-Sotelo et al.[284] produziram um estudo randomizado controlado que examinou o uso de um CFC adquirido no comércio, o *Norian Skeletal Replacement System* (Norian SRS) (Norian Corporation, Cupertino, Califórnia), para tratamento de fraturas do terço distal do rádio. Cento e dez pacientes com idades entre 50 e 85 anos que tinham sofrido uma fratura do tipo A3 ou C2 AO do terço distal do rádio foram seguidos durante 12 meses. Os pacientes foram prospectivamente randomizados para tratamento com redução fechada com um aparelho gessado curto no braço durante 6 semanas, ou com redução fechada e estabilização com Norian SRS e imobilização com aparelho gessado durante 2 semanas. Os resultados demonstraram melhores desfechos funcionais e radiográficos nos pacientes tratados com Norian SRS. Em um estudo randomizado controlado subsequente, Cassidy et al.[66] compararam Norian SRS e redução fechada e a aplicação de um aparelho gessado ou fixação externa em 323 pacientes com fraturas do terço distal do rádio. Observaram diferenças significativas em 6 a 8 semanas pós-operatórias: a força de preensão, a amplitude de movimento de punho e dedos e o funcionamento da mão ficaram melhores e ainda houve menos inchaço nos pacientes tratados com Norian SRS. Por volta de 1 ano, essas diferenças tinham desaparecido.

À luz dos promissores resultados observados em fraturas do terço distal do rádio, Norian SRS tem sido empregado para tratamento de outras fraturas. Schildhauer et al.[288] descreveram seu emprego no tratamento de fraturas complexas do calcâneo. Trinta e seis fraturas articulares com depressão foram tratadas com

Norian SRS depois de redução aberta/fixação interna de rotina. Os pacientes tiveram permissão para sustentar completamente o peso em apenas 3 semanas após a cirurgia. Os resultados não mostraram diferença estatística nos escores de desfechos clínicos em pacientes com sustentação integral do peso corporal antes ou depois de 6 semanas pós-operatórias. Esse achado sugere que o cimento Norian SRS pode possibilitar a sustentação precoce e integral do peso em seguida ao tratamento cirúrgico dessa fratura. Outro estudo, de autoria de Thordarson e Bollinger, examinou o tratamento de quinze pacientes com fraturas intra-articulares do calcâneo, com a mesma técnica de CFC; as paredes do defeito foram impactadas com uma cureta e preenchidas com cimento SRS. Todas as fraturas exibiam menos de 2 mm de desnível nas TC pós-operatórias; esse estudo imaginológico também demonstrou o preenchimento completo do defeito ósseo com o cimento. Não obstante os protocolos de sustentação precoce do peso após 3 e 6 semanas, não se verificou perda da redução em acompanhamento médio de 13 meses.[320]

O CFC também tem sido empregado no tratamento de fraturas do terço proximal do úmero com impactação em valgo. Robinson e Page[273] demonstraram a ocorrência de consolidação completa sem qualquer sinal de osteonecrose ou de perda da redução em 29 pacientes com fraturas do terço proximal do úmero com grave impactação em valgo tratadas com parafusos ou placas de apoio reforçadas com CFC no espaço subcondral. Egol et al.[94] examinaram o tratamento de 92 pacientes com fraturas do terço proximal do úmero por meio de redução aberta e fixação interna sem utilização de reforço, com lascas de osso esponjoso, ou com CFC. Nas consultas de seguimento aos 3, 6 e 12 meses, o grupo tratado com CFC exibiu um grau significativamente menor de assentamento da fratura e penetração de parafusos intra-articulares.

As fraturas do platô tibial podem sofrer deslocamento, devido ao vazio ósseo subjacente à superfície articular. Com vista à promoção de uma sustentação precoce do peso sem que haja perda da redução, essas fraturas podem ser fixadas cirurgicamente com aplicação de enxerto na perda de sustância para sustentação de forças compressivas significativas. Embora não seja possível suportar tais forças com autoenxerto até que se tenha completado o processo de consolidação da fratura, diversos estudos biomecânicos indicam que CFC tem a necessária resistência à compressão para possibilitar a sustentação precoce do peso.[196,348] Além disso, vários estudos em animais demonstraram sua eficácia em termos da redução da subsidência do platô tibial com um seguimento prolongado após a fixação da fratura.[196,343]

Lobenhoffer et al.[210] utilizaram Norian SRS no tratamento de 26 fraturas do platô tibial (tipos B2, B3 e C3 OTA); essas lesões foram seguidas, em média, durante 19,7 meses. Desse total, ocorreu consolidação em 22 fraturas sem que houvesse deslocamentos ou complicações. Dois pacientes tiveram que passar por revisão prematura da ferida, em decorrência de uma drenagem estéril; e em dois outros houve perda parcial da redução da fratura entre 4 e 8 semanas após a cirurgia, implicando necessidade de cirurgia de revisão. A alta resistência mecânica do cimento permitiu que os pacientes logo passassem a sustentar o peso, depois de um período pós-operatório de 4,5 semanas. Resultados parecidos – que falam a favor do produto Norian SRS para preenchimento de defeitos metafisários no tratamento de fraturas do platô tibial com deslocamento – foram informados por outros autores.[155,178,343] Simpson e Keating[300] seguiram treze fraturas do platô tibial tratadas com fixação interna limitada e Norian SRS injetável, ou aplicação de placa de apoio e autoenxerto de osso esponjoso. Na consulta de seguimento de 1 ano, a subsidência média do grupo tratado com autoenxerto era de 4 mm, enquanto o grupo tratado com SRS exibia subsidência de somente 0,7 mm. Russell e Leighton[280] realizaram um estudo multicêntrico, prospectivo e randomizado de CFC *versus* autoenxerto em pacientes com fraturas recentes e instáveis do platô tibial. Observaram um percentual significativamente mais alto de subsidência articular entre 3 e 12 meses de seguimento no grupo tratado com autoenxerto *versus* fraturas tratado com CFC.

Conquanto quase todas as fraturas intertrocantéricas obtenham estabilidade em seguida à fixação interna, o uso do CFC se revelou promissor naqueles padrões que exibiam instabilidade intrínseca. Elder et al.[98] elaboraram um estudo biomecânico de fraturas intertrocantéricas instáveis com separação do trocanter menor; esse estudo comparou o uso exclusivo de parafusos deslizantes do quadril *versus* a combinação desse implante com o CFC Norian SRS. A rigidez da fratura, sua estabilidade e resistência máxima ficaram significativamente maiores com o emprego complementar de CFC. Mattsson et al.[221] realizaram um estudo multicêntrico, prospectivo e randomizado de 112 fraturas trocantéricas instáveis com separação de fragmentos posteromediais reforçadas com CFC Norian SRS, comparando esse tratamento com controles que não tiveram tal reforço. Em seguida à cirurgia, os pacientes tiveram permissão para sustentação precoce do peso corporal. O reforço com o CFC melhorou a dor do paciente no pós-operatório, os escores SF-36 para estilo de vida e a capacidade de retornar às atividades da vida diária. Um subgrupo desses pacientes foi submetido a uma análise biomecânica, a fim de demonstrar que o CFC diminuiu o deslocamento e a angulação em varo das fraturas.[223] Sua utilização também se revelou promissora como meio de reforço da fixação de fraturas do colo do fêmur, por estabilizar as roscas de parafusos canulados. Um estudo biomecânico mostrou melhora da estabilidade e da resistência dos parafusos ao arrancamento em fraturas reforçadas com CFC.[307] No entanto, esse mesmo grupo de estudo examinou o reforço, com CFC, da fixação interna de fraturas do colo do fêmur com deslocamento e não encontrou qualquer diferença no grupo reforçado com CFC em relação à dor, qualidade de vida ou a reoperações.[222]

Bajammal et al.[21] procederam a uma metanálise de catorze estudos randomizados controlados que avaliaram o CFC. Comprovaram que o uso do CFC estava associado à incidência mais baixa de dor, em comparação com os participantes do grupo-controle sem emprego do material de enxerto. Esses autores também verificaram redução de 68% do risco relativo de perda da redução da fratura, em comparação com fraturas suplementadas com autoenxerto. Apesar disso, em pelo menos três desses artigos, seus autores descreveram a ocorrência de uma drenagem serosa estéril.[209,220,331] Desconhece-se a causa exata da drenagem estéril, mas essa complicação pode estar ligada à reação local contra partículas do cimento, ou a corpos livres secundários à formação do hematoma, antes da secagem completa do cimento.

Sulfato de cálcio

Sulfato de cálcio, ou gesso de Paris, foi originalmente utilizado para enchimento de fraturas no início do século XX.[316] Esse material funciona como osteocondutivo, sofrendo completa reabsorção em 6 a 12 semanas, enquanto ocorre remodelagem de osso formado *de novo*, com restauração das características anatômicas e propriedades estruturais.[259]

Demonstrou-se que a utilização do sulfato de cálcio, isoladamente ou em combinação com enxerto ósseo autólogo, promove significativamente a consolidação da fratura. Em um estudo multicêntrico, prospectivo e randomizado, Kelly et al.[180] trataram 109 pacientes com defeitos ósseos com *pellets* de sulfato de cálcio exclusivamente ou misturados com aspirado não concentrado de medula óssea, osso desmineralizado ou autoenxerto. Transcorridos 6 meses, os resultados radiográficos mostraram que 99% dos *pellets* tinham sido reabsorvidos e que 88% dos defeitos tinham sido ocupados com osso trabecular. Borrelli et al.[45] trataram 26 pacientes com pseudartroses persistentes em ossos longos ou com defeitos ósseos depois de fratura exposta utilizando uma mistura de autoenxerto de crista ilíaca e sulfato de cálcio de qualidade médica. Vinte e dois pacientes foram beneficiados com a consolidação em seguida à cirurgia primária, enquanto em outros dois a consolidação ocorreu depois de um segundo procedimento. Em outros dois pacientes, os autores observaram persistência de pseudartrose. Kim et al.[186] preencheram espaços vazios ósseos remanescentes do tratamento de 56 pacientes com tumores ósseos variados com sulfato de cálcio injetável ou com MOD (28 pacientes em cada grupo). Os autores observaram o êxito da incorporação e fusão em 24 pacientes em cada grupo, com tempos até a completa consolidação de 17,3 *versus* 14,9 semanas nos grupos de sulfato de cálcio e MOD, respectivamente. Yu et al.[350] trataram 31 pacientes com fraturas do platô tibial com sulfato de cálcio injetável, seguido prontamente por exercícios de amplitude de movimento. Mesmo não sendo possível seguir três desses pacientes, todos os 28 foram beneficiados com uma consolidação completa da fratura, com evidências radiográficas de incorporação do osso esponjoso depois de transcorridos 6 meses a contar da cirurgia.

Apesar desses resultados animadores, Jepegnanam e von Schroeder[166] descreveram dois casos de insucesso com sulfato de cálcio após osteotomia corretiva do terço distal do rádio em pacientes com consolidação viciosa dessa parte do rádio. Os dois eram pacientes idosos com baixa qualidade do osso em questão. Isso enfatiza a importância de levar em conta pacientes não possuidores de propriedades osteoindutivas, como pode ser observado em muitos idosos.

O sulfato de cálcio também é comercializado na forma de cimento injetável. O cimento (CSC) tem boa biocompatibilidade, sua incorporação é rápida e o produto será reabsorvido após 70 dias.[179] Em um estudo prospectivo e randomizado, McKee et al.[228] trataram trinta pacientes com osteomielite crônica e com pseudartroses com cimento de polimetilmetacrilato (PMMA) impregnado de antibiótico ou com cimento de sulfato de cálcio para o preenchimento de espaços vazios no osso. Os ossos envolvidos foram fêmures, tíbias, úmeros e uma ulna. Houve erradicação da infecção em 86% dos pacientes nos dois grupos tratados para osteomielite. Sete entre oito pacientes foram beneficiados com a consolidação de suas pseudartroses no grupo tratado com PMMA. Aqueles medicados com cimento de PMMA exibiram um percentual significativamente mais alto de reoperações ($p = 0,04$).

MÉTODO DE TRATAMENTO PREFERIDO PELOS AUTORES

Substitutos de enxerto ósseo compostos de cálcio e cimentos de fosfato de cálcio

Os substitutos de enxerto ósseo baseados no cálcio são utilizados mais adequadamente como enchimento de espaços vazios no osso, sobretudo quando suplementados com osso autólogo. Os autores preferem seu uso em partes do esqueleto em que as pressões tênseis sejam baixas ou inexistentes, pois sua resistência à compressão é comparável à do osso esponjoso.[126] O sulfato de cálcio, uma substância reabsorvida com muito maior rapidez que os demais materiais baseados no cálcio, deve ser empregado em partes do esqueleto nas quais a resistência à compressão seja necessária apenas por curtos períodos. Esses materiais não devem ser utilizados para a consolidação de defeitos diafisários segmentares, ou como enxertos do tipo *onlay*, nos quais a maior parte da superfície fica exposta aos tecidos moles.

Cimentos com fosfato de cálcio em sua composição foram testados em diversos estudos clínicos randomizados e controlados. Com base nesses dados, o uso desses produtos com a finalidade de abreviar o tempo de aparelho gessado durante o tratamento de fraturas do terço distal do rádio, ou para reduzir o tempo até que o paciente possa suportar carga (p. ex., sustentação do peso) no reforço de fraturas do platô tibial, terço distal do rádio, terço proximal do úmero e do calcâneo, foi corroborado por evidências clínicas. Portanto, essa é uma opção terapêutica viável para tais indicações. Além disso, parece que reduz os níveis de dor pós-operatória *versus* pacientes sem enxerto, e o cimento de fosfato de cálcio também diminui o risco de perda da redução da fratura, em comparação com o autoenxerto. Poderá ser válido utilizar esse material em outras aplicações, por exemplo, fraturas acetabulares e fraturas do quadril; mas ainda não existem evidências suficientes que autorizem seu emprego em tais cenários.

MELHORA DA CONSOLIDAÇÃO DAS FRATURAS COM TERAPIAS BIOLÓGICAS

Células-tronco e células progenitoras mesenquimatosas

CTM adultas e células progenitoras pluripotentes são capazes de diferenciar em várias linhagens celulares musculosqueléticas. A diferenciação dessas células em osteoblastos maduros é controlada por interações complexas abrangendo hormônios sistêmicos, fatores de crescimento e moléculas de sinalização. Além da diferenciação, esses fatores também são essenciais para a regulação do crescimento celular e para o reparo dos tecidos. Essas moléculas exercem seus efeitos autócrinos, parácrinos ou endócrinos por intermédio de ações em células-alvo apropriadas. Além de promoverem a diferenciação celular, algumas dessas moléculas exercem efeitos diretos sobre aderência, proliferação e migração das células, ao modularem a síntese de proteínas, de outros fatores de crescimento e de receptores.[170]

Para que haja reparo de uma fratura, é preciso a presença ou o recrutamento de células até o local lesionado, de modo a proporcionar uma fonte para diferenciação em condroblastos e osteoblastos durante a osteogênese endocondral e intermembranosa. No sistema musculoesquelético, as CTM têm a propriedade de se diferenciar em diversos tipos de linhagens celulares ósseas e de tecido mole.[267] Essas células desempenham um papel fundamental na consolidação das fraturas. Mas em idosos, o *pool* de células disponíveis pode estar reduzido, o que acarretaria um atraso ou, possivelmente, o comprometimento da consolidação.[139,311]

Já se demonstrou que as CTM adultas obtidas da medula óssea constituem uma fonte de material para enxerto autólogo. Quando Muschler et al.[238] aspiraram CTM da crista ilíaca, observaram que a prevalência média de unidades formadoras de colônia que expressam fosfatase alcalina (UFC-FA), um marcador de progenitores do osteoblasto, era de $55/10^6$ células nucleadas. Os investigadores verificaram um declínio, relacionado à idade, do número de células progenitoras, tanto em homens como em mulheres. Quando considerado como material de enxerto, esses estudiosos demonstraram que o volume de aspirado utilizado para a aplicação de enxerto pode afetar o número de UFC-FA. Embora o número de UFC-FA aumente com o volume do aspirado, também aumenta a contaminação da amostra pelo sangue periférico. Exemplificando, o aumento do volume do aspirado de 1 para 4 mL provocou decréscimo aproximado de 50% da concentração final das UFC-FA.[237] Esses e outros achados resultaram na busca de alternativas à aplicação rotineira de enxerto de medula óssea autógena, como o uso de CTM alogênicas e a expansão de células autógenas *in vitro*.

Os primeiros relatos em pacientes com utilização de medula óssea não concentrada demonstraram resultados promissores.[150] Healey et al.[143] trataram oito pacientes com nove pseudartroses após ressecções de sarcomas no membro inferior; para tanto, injetaram medula óssea autóloga não concentrada recém-coletada. Os resultados mostraram que, em cinco de nove construtos, obteve-se consolidação e a formação de osso novo ficou evidente em sete dos pacientes. Mais recentemente, Hernigou et al.[147] aspiraram medula óssea autóloga da crista ilíaca de pacientes e concentraram as células progenitoras por centrifugação. Então injetaram, em 189 pacientes, concentrado de CTM durante a descompressão central para necroses avasculares da cabeça do fêmur e observaram que, com o aumento do concentrado celular, foram obtidos resultados gerais mais favoráveis. Em um estudo subsequente, Hernigou et al.[149] estudaram a injeção percutânea de medula óssea autóloga concentrada aspirada da crista ilíaca em 60 pacientes com pseudartroses estabelecidas da tíbia. Transcorridos 6 meses, a análise dos pacientes comprovou a ocorrência de consolidação óssea em 53 deles, de acordo com critérios clínicos e radiográficos. Uma análise retrospectiva da composição do enxerto indicou que a concentração de células progenitoras osteogênicas estava significativamente mais baixa (<1.000 células/cm^3) nos sete pacientes não beneficiados com a consolidação, em comparação com os 53 bem-sucedidos com o tratamento. À luz desses achados, os autores recomendaram empregar um número superior a 1.000 células progenitoras/cm^3 para tratamento de pseudartroses tibiais.

Além das células-tronco adultas, propôs-se a hipótese de que, durante a embriogênese, células-tronco embrionárias fossem depositadas em diversos órgãos, inclusive a medula óssea; e que tais células pudessem persistir nesses locais até a vida adulta, na forma de células-tronco pluripotentes.[122,193] Essas células têm a propriedade de responder a um processo de reparo normal no corpo e também de participar do reparo de tecidos moles e de ossos. São exemplos as células muito pequenas similares às embrionárias (VSEL, do inglês *very small embryonic-like cells*), células progenitoras adultas multipotentes (MAPC, do inglês *multipotent adult progenitor cells*), CTM e células induzidas de multilinhagens adultas isoladas de medula óssea (MIAMI, do inglês *marrow-isolated adult multilineage inducible cells*).[266] Ainda que pouco se saiba sobre o uso dessas células para enxertos no esqueleto, atualmente é grande o interesse em entender melhor o seu potencial, porque o emprego de células-tronco embrionárias em outros sistemas do organismo tem gerado resultados impressionantes.[268] Undale et al.[327] compararam a indução do reparo de fraturas com células-tronco embrionárias e derivadas de medula óssea em um modelo de pseudartrose em rato. Depois da fixação, fraturas suplementadas com células estromais de medula óssea de adulto mostraram maior torque e rigidez *versus* fraturas suplementadas com células-tronco embrionárias. Mas os dois grupos tratados com células tiveram maiores evidências radiográficas de consolidação das fraturas comparados com o grupo-controle.

A capacidade de derivar células progenitoras de células adultas representa uma fonte promissora de células-tronco. Kim et al.[185] isolaram células-tronco pluripotentes derivadas do tecido adiposo humano e avaliaram sua capacidade como indutoras de diferenciação osteogênica e produtoras de matriz osteoide, quando suplementadas com MOD em defeitos com dimensões críticas na calvária. Foi possível induzir o surgimento de fenótipos osteoprogenitores a partir de células-tronco derivadas de adipócito; ao ser feita a complementação com MOD, ocorreu uma consolidação óssea melhorada, em comparação com o uso exclusivo de MOD.

Proteínas morfogênicas ósseas

Desde a descoberta das propriedades osteoindutoras das BMP,[328] já ficou estabelecido que essas proteínas desempenham um papel importante no desenvolvimento osteogênico e no reparo ósseo.[72,170,271] As BMP consistem em um grupo de glicoproteínas não colagenosas pertencentes à superfamília dos FTC-β. Essas substâncias exercem seus efeitos por mecanismos autócrinos e parácrinos. Já foram identificadas 15 BMP diferentes em humanos e seus genes foram clonados.[78] As duas BMP já aprovadas para tratamento de pacientes humanos pela FDA são BMP-2 e BMP-7 (também denominada OP-1). No entanto, enquanto BMP-2 já obteve completa aprovação pré-comercialização para o tratamento de fraturas expostas da tíbia, a OP-1 apenas obteve licença de uso como Dispositivo com Isenção Humanitária para o tratamento de pseudartroses recalcitrantes em ossos longos. Esse tipo de aprovação limita as vendas de OP-1 para apenas 4 mil unidades por ano e exige que o cirurgião obtenha aprovação da Comissão de Revisão Institucional, para que possa utilizar a substância. Os estudos que conduziram a essas aprovações serão discutidos adiante.

Após a obtenção de resultados promissores em termos de desenvolvimento e regeneração do osso em estudos com animais, além de estudos da coluna vertebral e outras pesquisas de fusão articular, investigações recentes estabeleceram um papel essencial desempenhado pelas BMP na consolidação das fraturas. Kloen et al.[188] determinaram que, em seres humanos, o calo de fratura contém várias BMP, e seus receptores. O tecido foi obtido do local de fratura de consolidações viciosas em cinco pacientes submetidos à osteotomia corretiva. Realizou-se uma análise imunoistoquímica e os resultados mostraram uma coloração positiva consistente para todas as BMP e seus receptores, com maior intensidade para BMP-3 e BMP-7. Mais recentemente, Tsuji et al.[324] demonstraram a importância da BMP-2 na cascata de reparo das fraturas. Esses autores causaram fraturas tibiais em camundongos transgênicos, nos quais a BMP-2 foi deletada por um procedimento específico para o membro, antes do início do desenvolvimento do esqueleto. Ficou comprovado que camundongos heterozigotos para essa mutação exibiam deficiência de consolidação durante os primeiros estágios do reparo, com redução da reação periosteal e diminuição da formação de outras BMP envolvidas no processo de reparo (p. ex., BMP-4 e BMP-7). Mas, em camundongos homozigotos para essa mutação, ocorreu completa abolição da consolidação das fraturas. Esse estudo tornou evidente que a BMP-2 é essencial para a consolidação das fraturas.[324]

Diversas investigações clínicas testaram recombinantes humanas rhBMP (BMP sintetizadas por tecnologia de genes recombinantes utilizando DNA de BMP) para tratamento de fraturas e pseudartroses. Em um grande estudo multicêntrico, prospectivo e randomizado com metodologia parcialmente cega, Friedlaender et al.[116] avaliaram a eficácia de rhBMP-7 (OP-1) *versus* enxerto ósseo de crista ilíaca para tratamento de 122 pacientes com 124 pseudartroses tibiais tratados com fixação por haste IM. Transcorridos 9 meses, a avaliação clínica indicou percentuais equivalentes de consolidação (81% dos pacientes tratados com BMP-7 e 85% dos 61 pacientes do grupo-controle tratados com autoenxerto); a consolidação radiográfica foi constatada em 75 e 84%

desses pacientes, respectivamente. Tendo em vista que esses resultados demonstraram eficácia equivalente entre OP-1 e o enxerto com osso autógeno, os autores concluíram que OP-1 era uma alternativa segura e efetiva ao enxerto ósseo para tratamento de pseudartroses tibiais (Fig. 5.6).

Bong et al.[44] seguiram prospectivamente 23 pacientes com pseudartroses umerais tratados com fixação com placa e parafusos ou com haste IM acompanhada por diversas combinações de autoenxerto, aloenxerto, ou MOD, juntamente com rhOP-1. Conquanto todos os pacientes tenham obtido consolidação depois da média de 144,3 dias, esses autores concluíram que o uso de OP-1 em conjunto com aloenxerto e/ou MOD tinha sido equivalente ao autoenxerto para o tratamento de pseudartroses umerais. Esses achados foram corroborados por um estudo prospectivo de coorte realizado por Dimitriou et al.[85] com 25 pacientes com 26 pseudartroses nos membros superior e inferior, tratados com OP-1. Também foram utilizados enxertos ósseos autólogos em dez das 26 fraturas. Vinte e quatro de 26 pseudartroses evoluíram para consolidação em período médio de 4,2 meses; os dois pacientes com persistência da pseudartrose sofreram fraturas expostas precedentes, complicadas por infecção. Outro estudo prospectivo avaliou 45 pacientes com pseudartroses atróficas assépticas em úmero, fêmur ou tíbia e que foram tratados com aplicação de enxerto ósseo autólogo em combinação com BMP-7. Em 100% das ocorrências houve consolidação da fratura, com tempo médio de 5 meses. Os autores observaram melhora profunda da dor a longo prazo e dos escores funcionais.[127]

Outro membro da família do FTC-β, a BMP-2, se revelou promissor no tratamento de fraturas recentes em diversos estudos com seres humanos. O grupo de estudo BMP-2 Evaluation in Surgery for Tibial Trauma (BESTT) publicou um grande estudo multicêntrico, prospectivo, randomizado e controlado que avaliou os efeitos da rhBMP-2 sobre o tratamento de fraturas expostas da tíbia.[135] Um total de 450 pacientes com essas lesões foi randomizado para receber irrigação e desbridamento, seguida pelo tratamento apenas com fixação com haste IM, ou com fixação IM juntamente com um implante contendo 0,75mg/kg ou 1,5mg/kg de rhBMP-2. O implante foi posicionado sobre o local da fratura por ocasião da oclusão da ferida. Transcorrido 1 ano, houve menor número de intervenções secundárias (retornos à sala de operações para tratamento adicional) no grupo tratado com 1,5mg/kg de rhBMP-2. Os pacientes tratados com 1,5mg/kg de rhBMP-2 exibiram tempos acelerados até a consolidação, melhor cicatrização da ferida e percentuais mais baixos de infecção (Fig. 5.7). Swiontkowski et al.[313] realizaram uma análise de subgrupo nessa coorte; estudaram 113 pacientes com fraturas expostas do tipo IIIA ou IIIB, tendo incluído apenas aqueles que tinham recebido placebo (65 pacientes) ou 1,5 mg/mL de rhBMP-2 (66 pacientes). Os resultados demonstraram que o grupo de tratamento necessitou de um número significativamente menor de enxertos ósseos para obter a consolidação e que, além disso, tiveram incidência mais baixa de infecções. Outra análise de subgrupo efetuada por Jones et al.[171] comparou o tratamento de trinta pacientes com fraturas da diáfise da tíbia e com defeitos corticais associados significativos com fixação IM reforçada por autoenxerto ou por aloenxerto e rhBMP-2. Os percentuais de consolidação e os escores de desfecho funcional foram comparáveis, ao passo que a perda de sangue e o tempo operatório foram significativamente menores no grupo que recebeu rhBMP-2.

Apesar dos numerosos estudos que demonstraram os efeitos positivos das BMP em modelos animais e humanos de fraturas e de consolidação de pseudartroses, os resultados de BMP em muitos outros estudos clínicos ou em revisões foram menos espetaculares. Exemplificando, Aro et al.[12] fizeram um estudo randomizado e controlado de 277 pacientes com fraturas expostas da diáfise da tíbia de grau IIIB de Gustilo e Anderson[141] tratadas apenas com fixação por haste IM ou com reforço com uma esponja de colágeno contendo 1,5 mg/mL de rhBMP-2. Inicialmente, notaram ligeira diferença em termos de consolidação por volta da 13ª semana, com consolidação de 60% das fraturas no grupo de rhBMP-2 *versus* 48% no grupo-controle; entretanto, os percentuais de consolidação se tornaram equivalentes depois de transcorridas 20 semanas (68 e 67%, respectivamente). Trinta por cento dos pacientes no grupo de rhBMP-2 tiveram que passar por outro procedimento,

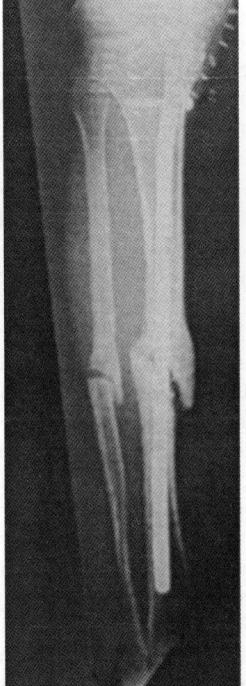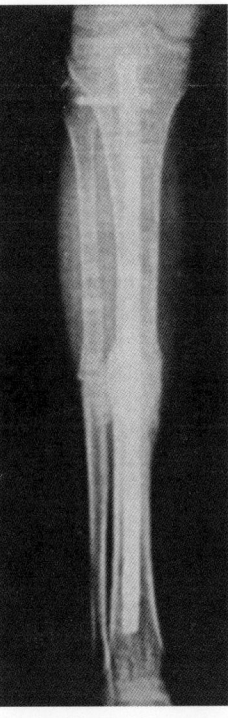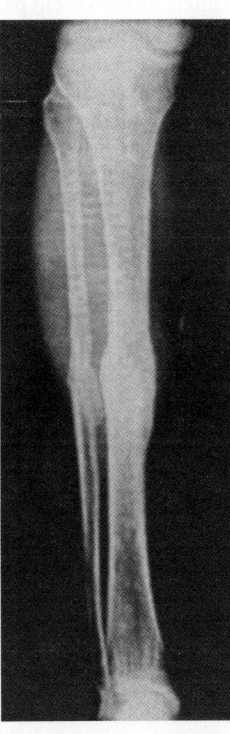

FIGURA 5.6 Radiografias sequenciadas de pseudartrose tibial tratada com OP-1 recombinante humana imediatamente pós-cirurgia e aos 9 e 24 meses depois da aplicação da haste intramedular. Notar o calo em ponte e a subsequente consolidação tibial. (Reproduzido com permissão de: Friedlaender GE, Perry CR, Cole JD et al. Osteogenicprotein 1 (bonemorphogenetic protein 7) in the treatment of tibial nonunions. *J Bone Joint Surg Am.* 2001;83:S151–S158.)

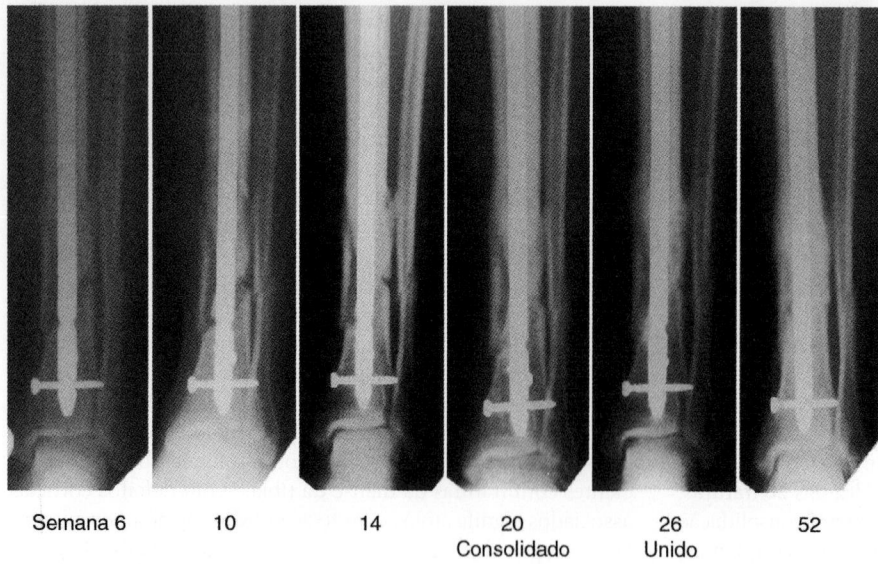

FIGURA 5.7 Radiografias de paciente que sofrera fratura exposta na tíbia esquerda (tipo IIIB de Gustilo e Anderson) e foi tratado com uma haste intramedular sem fresagem e com BMP-2 recombinante humana na dose de 1,50 mg/mL. A fratura foi considerada como clinicamente consolidada depois de transcorridas 20 semanas, e radiograficamente consolidada por volta de 26 semanas. (Reproduzido com permissão de: Govender S, Csimma C, Genant HK et al. Recombinant human bone morphogenetic protein 2 for the treatment of open tibial fractures. A prospective, controlled, randomized study of 450 patients. *J Bone Joint Surg Am.* 2002;84:2123–2134.)

em comparação com 57% no grupo-controle; mas essa e outras diferenças em eventos adversos não foram estatisticamente significativas. Uma possível explicação para os resultados conflitantes entre estudos pode estar relacionada à diferente resposta das células progenitoras mesenquimatosas às BMP. Diefenderfer et al.[84] cultivaram células de medula óssea de pacientes submetidos à substituição do quadril com ou sem dexametasona, e tratados com BMP. Os resultados mostraram não ter ocorrido resposta osteogênica significativa à presença de BMP-2, BMP-4, ou BMP-7, a menos que as células tivessem sido pré-tratadas com dexametasona. Ademais, mesmo quando as células tinham sido pré-tratadas, a resposta osteogênica às BMP foi de apenas 50% das culturas de células estromais de medula óssea de camundongo. Assim, a resposta às BMP pode diferir entre espécies e mesmo entre pacientes considerados individualmente.

Finalmente, em crianças a BMP-2 deve ser administrada com cautela. Não existem parâmetros devidamente estabelecidos para a dosagem e, com isso, existe a possibilidade de expor a população pediátrica a efeitos colaterais indesejados não observados na população adulta. Por exemplo, Ritting et al.[272] descreveram um caso de resposta inflamatória significativamente melhorada e subsequente reabsorção óssea depois de tratamento de uma criança com pseudartrose ulnar com BMP-2.

Proteínas Wnt

A via de sinalização Wnt é fundamental para a regulação da osteogênese e da formação de tecido ósseo. Os ligantes Wnt constituem um grupo secretado de proteínas que funcionam pela ligação aos receptores LRP 5/6. Essa ligação resulta na ativação de um complexo composto de vários fatores, inclusive GSK3, que provoca a translocação da B-catenina para o interior do núcleo, onde ocorrerá a indução da produção de fatores indutores da diferenciação osteogênica.[1,54] A cascata de sinalização Wnt é responsável pelos efeitos osteogênicos do hormônio paratireoidiano (HPT).[337]

A cascata de sinalização Wnt é regulada pelas proteínas secretadas Dkk1 esclerostina, que se ligam competitivamente aos receptores LRP 5/6 para a inibição da formação óssea (Fig. 5.8).[337] Animais com deficiência de esclerostina ou, em menor grau, de Dkk1, exibem massa óssea aumentada e maior formação óssea.[204,205,227,269] Demonstrou-se que esses inibidores da Wnt aumentam a formação óssea. Estudos em animais evidenciaram que anticorpos anti-Dkk1 e antiesclerostina aumentam a massa óssea, a formação de osso cortical e trabecular, e a densidade mineral óssea.[18,207] Também se verificou que células cultivadas de pseudartroses em seres humanos exibem níveis elevados de Dkk1.[20] Esses anticorpos se revelaram promissores no reparo das fraturas. Komatsu et al.[191] demonstraram que camundongos com fraturas fechadas do fêmur e tratados com anticorpos anti-Dkk1 exibiam maiores volume do calo de fratura, densidade mineral óssea e resistência geral. Ominsky et al.[251] observaram que ratos com fraturas fechadas do fêmur e macacos com osteotomias fibulares tratados com anticorpos antiesclerostina exibiam aumento no tamanho do calo, massa óssea e resistência da fratura. Outros estudos indicaram aumento da formação óssea e melhor reparo de fraturas na metáfise proximal da tíbia tratadas com anticorpos anti-Dkk1 e antiesclerostina.[2,3,227,333] Atualmente, esses dois anticorpos estão sendo avaliados em estudos clínicos de fase II referentes ao reparo de fraturas e de pseudartroses.

Outras moléculas sinalizadoras de peptídeos

Fator transformador do crescimento β

FTC-β tem estrutura e função similares às das BMP. Sabe-se que FTC-β influencia diversos processos celulares, inclusive a estimulação do crescimento e diferenciação das CTM e a promoção da síntese de colágeno e de outras proteínas da matriz celular. Também funciona como fator quimiotáxico para o recrutamento de fibroblastos e macrófagos.[183]

Diversos estudos mostraram que efeitos dependentes da dose de FTC-β melhoram o reparo das fraturas. Lind et al.[209] analisaram o uso de FTC-β em coelhos com defeitos tibiais tratados com fixação com placa, e evidenciaram que os animais tratados com a dose baixa melhoraram a rigidez, enquanto que os coelhos tratados com doses baixas e altas aumentaram a formação de calo. Critchlow et al.[77] determinaram, em um modelo de consolidação de defeito tibial em coelhos, que uma dose baixa de FTC-β teve efeito insignificante na formação do calo, e que uma dose alta resultou na formação de um calo maior.

Embora FTC-β pareça exercer influência apenas modesta e dose-dependente no reparo de fraturas, verificou-se que uma proteína

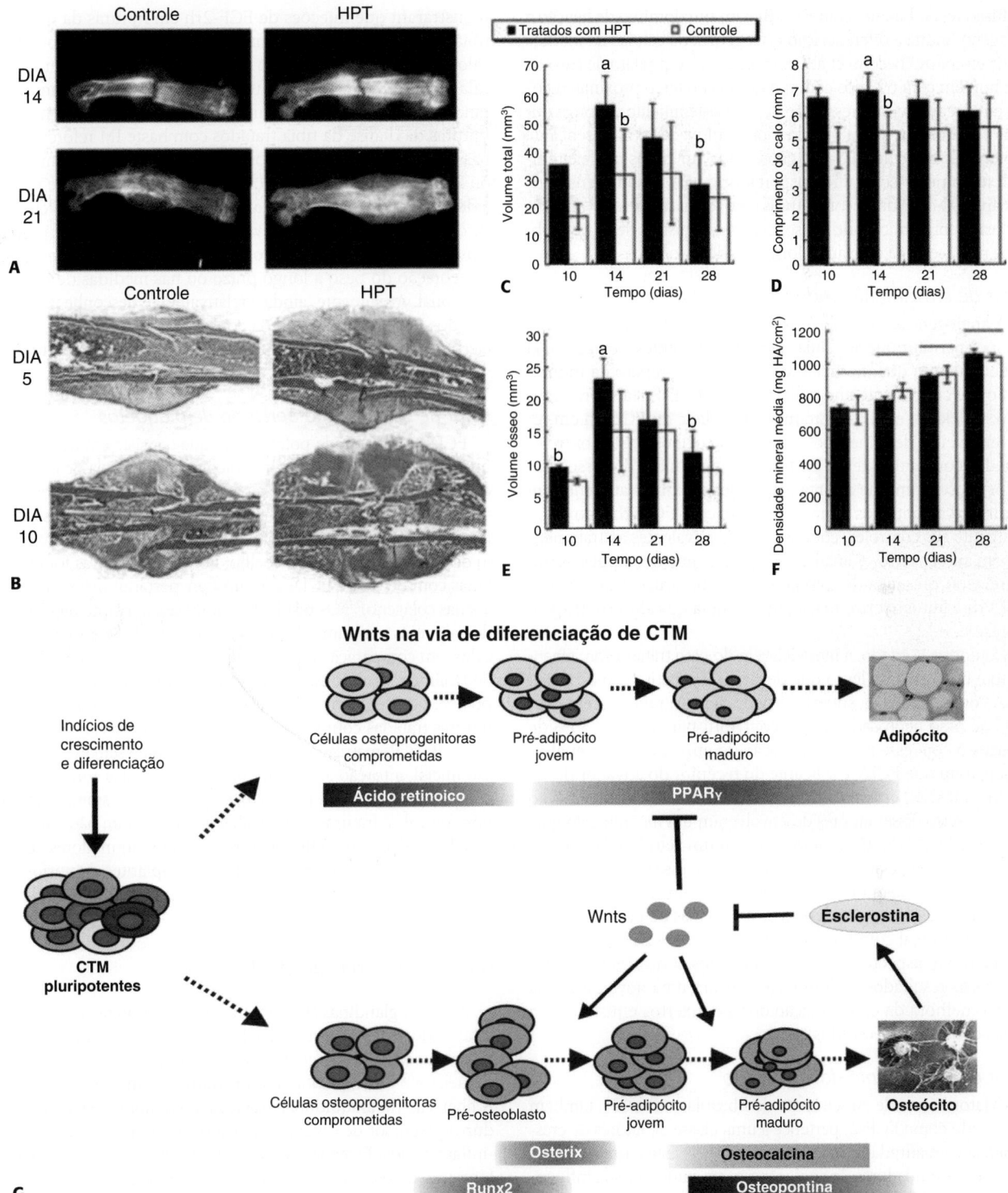

FIGURA 5.8 O hormônio paratireoidiano induz à consolidação da fratura por meio da modulação da via Wnt. A formação do calo total e a indução da condrogênese aumentaram em fraturas em ratos tratados com injeções diárias de HPT (1–34). **A:** Radiografias para exame da formação de calo nos fêmures de ratos, 2 e 3 semanas após a lesão. **B:** Coloração com safranina O de secções de fratura, 5 e 10 dias após a lesão. As células condrogênicas estão coradas em vermelho. **C-F:** Análise por microtomografia do calo e do volume ósseo e densidade mineral óssea. **G:** HPT exerce seus efeitos pela via Wnt por indução da diferenciação osteogênica e condrogênica hipertrófica das células progenitoras e, ao mesmo tempo, pela inibição da linhagem adipogênica. Esses efeitos são modulados pelo inibidor de Wnt, a esclerostina, que é secretada pelos osteócitos em uma alça de *feedback*. (Reproduzido com permissão de: Kakar, S, Einhorn TA, Vora S et al. Enhanced chondrogenesis and Wnt signaling in HPT-treated fractures. *J Bone Miner Res.* 2007;22(12):1903–1912; e de: Wagner E R, Zhu G, Zhang BQ et al. The therapeutic potential of the Wnt signaling pathway in bone disorders. *Curr Mol Pharmacol.* 2011;4(1):14–25.)

de fusão recombinante com FTC-β, com um domínio de ligação a colágeno, induz a diferenciação osteogênica de células da medula óssea em ratos.[8] Becerra et al.[29] apresentaram um relato de caso de um homem com 69 anos com um defeito no terço proximal da tíbia em decorrência da ressecção de uma osteomielite de longa duração. Células da medula óssea foram cultivadas em presença da proteína de fusão de FTC-β e, em seguida, aplicadas no defeito tibial, juntamente com um transportador de HA. As imagens obtidas após 90 dias foram compatíveis com formação de osso *de novo*, inclusive com um calo de consolidação; e amostras de biopsia obtidas na 8ª semana revelaram formação de osso novo.

Fator de crescimento endotelial vascular

A angiogênese é essencial para que ocorra a consolidação óssea, por permitir que as células recebam nutrientes e oxigênio. Já se demonstrou que, no início do processo de reparo da fratura, o fator de crescimento endotelial vascular FCEV está suprarregulado.[310] Eckardt et al.[92] testaram a capacidade do FCEVrh em resolver defeitos de dimensões críticas em coelhos *versus* controles tratados com autoenxerto. Os testes biomecânicos dos ossos tratados mostraram que a força e a rigidez máximas aumentaram significativamente nos animais tratados com FCEVrh, comparativamente aos controles, com números equivalentes ao tratamento com autoenxerto. A análise tomográfica microcomputadorizada revelou presença de calo abundante no grupo tratado com FCEVrh e autoenxerto, mas com ausência de calo nos grupos-controle.

Conforme já citado, a remodelagem do osso tratado com aloenxerto é um processo lento que decorre de substituição de arrasto. A consolidação da superfície pode deixar grandes áreas centrais de osso necrosado, o que contribui para os 25 a 35% de insucesso com esse tipo de aplicação do enxerto.[36,212] Ito et al.[163] observaram que FCEV e o ligante do receptor do ativador do fator kB (LRANK) estavam sub-regulados durante a consolidação do aloenxerto. Esses autores desenvolveram um método pelo qual LRANK e FCEV foram combinados com um vetor viral e acoplados à superfície de aloenxertos. Em seguida, esses aloenxertos foram empregados em um modelo de fratura em camundongo, no qual a análise histológica depois de 4 semanas demonstrou reabsorção periosteal com formação de osso novo e neovascularização medular, aspectos não observados nos controles não tratados. Esses resultados preliminares indicam uma nova estratégia para a melhora da consolidação dos aloenxertos e justificam a realização de novos estudos.

Fator de crescimento do fibroblasto

O fator básico de crescimento do fibroblasto (FbCF), também conhecido como FCF-2, pertence a uma classe de fatores de crescimento com afinidade para a heparina.[164,187] Este é um dos mais potentes estimuladores da angiogênese, em parte por sua influência sobre a migração das células endoteliais e a suprarregulação da expressão da integrina.[187] Seus efeitos mitogênicos nos osteoblastos, condrócitos e fibroblastos desempenham um papel fundamental durante o crescimento, cicatrização da ferida e reparo da fratura.[158,162]

Durante o reparo de uma fratura, FCF diferem em sua expressão temporal e espacial.[279] Nos primeiros estágios, FCF-1 e FCF-2 ficam localizados no periósteo proliferativo. Em seguida, essa expressão fica limitada aos osteoblastos durante a formação do osso intramembranoso, e aos condrócitos e osteoblastos durante a formação do osso endocondral. À luz de seu envolvimento ativo durante o reparo das fraturas, investigadores estudaram os possíveis papéis terapêuticos dos FCF na formação óssea. Chen et al.[68] demonstraram que injeções de FCF-2rh em fraturas da diáfise da tíbia em coelhos aumentaram a densidade óssea e o volume do calo da fratura, com aumento dos marcadores da proliferação celular. Recentemente, Kawaguchi et al.[177] realizaram um estudo randomizado e controlado para comparação de 70 pacientes com fraturas da diáfise da tíbia tratados com haste IM reforçada apenas com um hidrogel gelatinoso, ou em combinação com 0,8 mg ou 2,4 mg de FCF-2rh no local da fratura. O grupo que recebeu a dose alta mostrou percentuais significativamente mais elevados de consolidação radiográfica *versus* placebo, e 0 *versus* 4 pseudartroses, respectivamente. Não foram encontradas diferenças na sustentação do peso a longo prazo ou nas medidas de desfecho funcional. Atualmente, ainda é relativamente desconhecida a função dos FCF na promoção da consolidação das fraturas em pacientes, mas parece que essas substâncias exibem um perfil de segurança satisfatório.

Fator de crescimento derivado de plaquetas

FCDP é um grande polipeptídio que consiste em duas cadeias que compartilham 60% de homologia na sequência de aminoácidos.[304] Seu possível papel no reparo de fraturas está relacionado às suas propriedades mitogênicas e quimiotáxicas para os osteoblastos.[60,63] Um efeito positivo do FCDP ficou evidente em um modelo de osteotomia tibial em coelho, no qual as fraturas foram injetadas com 80 μg de FCDP em um transportador de colágeno, ou apenas colágeno.[242] Os resultados indicam aumento da formação do calo, mas nenhum efeito sobre as propriedades mecânicas dos calos, em comparação com os controles. Um estudo mais recente, de Hollinger et al.,[152] em um modelo geriátrico de rato com osteoporose, obteve ganhos significativos na resistência mecânica em fraturas tratadas com FCDP combinado com uma solução injetável de β-TCP–matriz colagenosa. Por volta de 5 semanas após a lesão inicial, a torção até fratura nas tíbias tratadas com FCDP era comparável à do membro intacto, ao passo que os animais dos grupos-controle e fraturas não tratadas permaneceram não consolidados. Esses dados pré-clínicos e os resultados animadores gerados por estudos clínicos de tratamento de implantes dentários com FCDP[244] e de úlceras de pé diabético[345] sugerem um possível papel para o FCDP em traumas esqueléticos.

Moduladores das prostaglandinas

As prostaglandinas (PG) abrangem um grupo de ácidos graxos insaturados que incluem PGE e PGF. Sabe-se que essas prostaglandinas têm efeitos osteogênicos, quando implantadas em partes do esqueleto[203,253] ou quando administradas em infusão sistêmica.[325] A liberação do araquidonato da alcil araquidonil fosfocolina produz o precursor de diversos mediadores pró-angiogênicos e pró-inflamatórios. Esses fatores são importantes nas fases iniciais da formação do osso, por funcionarem como mediadores da diferenciação osteogênica das células-tronco progenitoras. Assim, a inibição dessa cascata por medicamentos como os agentes anti-inflamatórios não esteroides (AINE) na fase aguda do reparo da fratura ou da formação do osso pode bloquear o recrutamento das células inflamatórias e a diferenciação das células-tronco.[233]

O ácido araquidônico é convertido até diversos tipos de PG por duas PG sintases (ciclooxigenases) conhecidas: COX-1 ou COX-2 induzível. Essas enzimas se ligam a um de quatro receptores EP: EP1, EP2, EP3 ou EP4. Em um estudo de fraturas da tíbia de coelho, Dekel et al.[80] demonstraram que PGE2 provocou estimulação (dose-dependente) para a formação do calo e aumento do conteúdo mineral ósseo total. Verificou-se que seus efeitos são maiores durante os estágios finais do reparo da fratura, o que sugere que o efeito primário possa ser a estimulação de osteoblastos e de células osteoprogenitoras, em vez de CTM indiferenciadas. A inibição de lipooxigenase, uma enzima que converte o ácido araquidônico em leucotrienos, pode melhorar o reparo ósseo. Cottrell and O'Connor[76] administraram inibidores da 5-lipooxigenase em ratos com fraturas fechadas do fêmur e observaram a ocorrência de mineralização e proliferação do calo, além de melhora significativa na finalização por ossificação endocondral. Além disso, camundongos que não exibem 5-lipooxigenase mostram uma consolidação das fraturas significativamente melhorada.[217]

Agentes anti-inflamatórios não esteroides

Os AINE são analgésicos efetivos e de uso comum. Esses medicamentos funcionam por ligação às enzimas do grupo COX e bloqueio da atividade enzimática, tendo como resultado a supressão da síntese de PG.[195] Esses agentes se direcionam seletivamente para COX-2 ou se direcionam não seletivamente tanto para COX-1 como para COX-2. O direcionamento para a enzima COX-2 com inibidores seletivos ou não seletivos promove a inibição de PGE2 e de PGF$_{2\alpha}$ impedindo, assim, sua capacidade de ativar os osteoblastos.[35,233] Embora o papel das PG no reparo agudo das fraturas já esteja devidamente estabelecido, ainda estão por ser obtidas evidências clínicas de que a inibição dessa via exerce um efeito adverso significativo.

Ficou demonstrado que tanto AINE seletivos como não seletivos atrasam a consolidação aguda das fraturas e aumentam o risco de pseudartroses.[50,195,236,269,312,344] Simon et al. trataram fraturas fechadas em fêmur de rato com diversas concentrações e durações de celecoxibe, um inibidor seletivo de COX-2.[236,297] Esses autores comprovaram que a administração precoce de celecoxibe diminuía as propriedades mecânicas do calo e aumentava o percentual de pseudartroses. Por outro lado, o tratamento pré-operatório com celecoxibe ou 14 dias após o procedimento, não afetava a consolidação da fratura. Outros estudos confirmaram esse achado, evidenciando diminuição do calo mineralizado e inibição da remodelagem haversiana, secundária à administração do AINE.[195,269,312,344] Outro estudo em ratos comprovou que a administração de AINE durante as fases agudas da consolidação de uma fratura provocava decréscimo significativo da densidade óssea, além de redução da resistência e rigidez do osso em geral.[335] Também ficou demonstrado que camundongos *knockout* (privados geneticamente) de COX-2 exibiam supressão de sua capacidade intrínseca para consolidação de fraturas.[336] Em coelhos, numerosos modelos mostraram que os inibidores de COX-2 prejudicam a consolidação das fraturas, o crescimento ósseo e a formação de calo.[86,101,140,236]

Alguns estudos já publicados oferecem dados conflitantes quanto aos efeitos negativos dos AINE sobre a consolidação das fraturas.[30,133,176,211,262] Goodman et al.[133] implantaram câmaras cilíndricas de titânio, denominadas centros de osteointegração, em tíbias de coelho e administraram rofecoxibe (um inibidor de COX-2) durante as 2 primeiras semanas da consolidação das fraturas, semanas 5 e 6 do processo de reparo, ou continuamente durante 6 semanas após a operação. Esses dispositivos de coleta de tecido ósseo contêm uma câmera interna/externa que permite medir a velocidade de crescimento ósseo. Os autores não notaram diferença no crescimento ósseo ou na osteointegração nas 2 semanas iniciais ou finais, mas conseguiram efetivamente demonstrar menor crescimento, se o tratamento prosseguisse continuamente 6 semanas. Karachalios et al.[176] compararam a administração de prednisolona, indometacina, meloxicam ou rofecoxibe durante 5 dias após osteotomia na diáfise média da ulna direita. Embora os parâmetros radiográficos e biomecânicos tivessem sido mais baixos nos grupos de prednisolona, indometacina e meloxicam, o rofecoxibe, um inibidor altamente seletivo de COX-2, não mostrou diferença significativa em termos de consolidação das fraturas *versus* grupo-controle. Dentro dessa mesma linha, Long et al.[211] verificaram que a velocidade de fusões da coluna vertebral em coelhos era negativamente afetada pela presença de indometacina, um inibidor não seletivo de COX, mas não com o celecoxibe, o inibidor de COX-2.

Esses resultados conflitantes podem decorrer dos efeitos de diferentes regimes de dosagem e da subsequente biodisponibilidade local do AINE. Bo et al.[40] examinaram o efeito do tratamento de fraturas fechadas e não imobilizadas da diáfise do fêmur em ratos com indometacina em concentrações variáveis. Esses autores demonstraram a supressão da consolidação da fratura, quando indometacina foi administrada em doses >2 mg/kg/dia. Muitos outros estudos confirmaram esse efeito de regimes de altas doses de inibidores seletivos e não seletivos de COX.[86,101,102,125] Contudo, e de maneira parecida com o que ocorre quanto ao momento da administração do AINE, parece haver controvérsia em relação aos efeitos dose-dependentes, pois muitos estudos com roedores não conseguiram mostrar qualquer supressão significativa da consolidação das fraturas.[4,86,233] Também parece que, depois da descontinuação do AINE, os níveis de PGE$_2$ retornam gradualmente ao normal, com diminuição de qualquer efeito que tenha incidido na consolidação da fratura. Gerstenfeld et al.[124] administraram cetorolaco, valdecoxibe ou uma dose de controle em um modelo de consolidação de fraturas em ratos durante 7 ou 21 dias. Ainda que se observasse uma tendência para percentuais mais elevados de pseudartroses depois dos protocolos de 7 e 21 dias, quando cada protocolo foi descontinuado por 14 dias o percentual de pseudartroses e os níveis gerais de PGE$_2$ se tornaram comparáveis aos dos controles.

Há considerável controvérsia em relação ao efeito dos AINE em pacientes com fraturas recentes.[95] Giannoudis et al.[128] examinaram, em retrospecto, o efeito de AINE em 32 pacientes com pseudartrose do fêmur, em comparação com 67 pacientes com fraturas da diáfise do fêmur consolidadas. Os AINE administrados primariamente foram ibuprofeno e diclofenaco. Grande parte dos pacientes com pseudartroses na fratura tinha sido medicada com AINE (62,4% vs. 13,4%) durante períodos mais longos (média de 21,2 semanas vs. 1 semana). Burd et al.[57] examinaram 112 pacientes com fraturas do acetábulo e que também tinham sofrido, simultaneamente, fraturas de osso longo e que foram randomizados para tratamento com radioterapia, uma dose elevada de indometacina (25 mg, 3 vezes/dia, durante 6 semanas) ou nenhuma profilaxia contra ossificação heterotópica. Os pacientes medicados com indometacina apresentaram um percentual significativamente mais alto de pseudartroses dos ossos longos, em comparação com qualquer dos outros grupos ($p = 0,004$). Outro estudo revisou uma coorte de 9.995 pacientes com fraturas da diáfise do úmero do banco de dados Medicare, observando-se que a prescrição de AINE utilizada em 90 dias após a ocorrência da fratura tinha correlação com aumento da incidência de pseudartroses.[37] Além dos efeitos dose-dependentes nos estudos citados, os autores perceberam aumento das pseudartroses entre pacientes que tomaram AINE no período de 61 a 90 dias após a ocorrência da lesão, mas esse efeito não foi visto nos períodos de 1 a 30 dias ou de 31 a 60 dias.

Conquanto pareça haver tendência a favor da diminuição do percentual de consolidações de fraturas em decorrência da administração de altas doses de AINE em estudos com animais, essa relação não foi demonstrada em estudos clínicos. Diante da carência de estudos prospectivos de grande porte e das inerentes deficiências com o grupo de estudos retrospectivos na literatura, ainda permanece obscuro o papel exato dos AINE durante a consolidação das fraturas. Seu efeito inibitório parece ser reversível e os níveis das PGE retornam ao normal em cerca de 1 a 2 semanas após a descontinuação do medicamento. Portanto, e conforme foi afirmado por Kurmis et al.,[195] o uso do AINE como analgésico parece ser seguro em curtos períodos (10 a 14 dias) depois de fraturas ou fusões da coluna vertebral, desde que essa medicação seja descontinuada em poucas semanas.

MÉTODO DE TRATAMENTO PREFERIDO PELOS AUTORES

Proteínas morfogênicas ósseas

Os autores recomendam o uso de OP-1 (BMP-7) para o tratamento de pseudartroses recalcitrantes de ossos longos e de BMP-2 para o tratamento de fraturas expostas da tíbia e para as fraturas com grandes defeitos corticais. Algumas das outras moléculas, por exemplo, os moduladores da via da Wnt e FCF-2, demonstraram resultados promissores em estudos pré-clínicos e em estudos clínicos preliminares, mas atualmente não se conta com suficiente corpo de evidências para fazer uma recomendação a favor ou contra seu uso.

Em relação à medula óssea recém-coletada, acredita-se que ainda são insuficientes as evidências a favor de seu emprego rotineiro em cirurgia ortopédica traumática ou reconstrutiva. Opcionalmente, o método de várias aspirações de pequeno volume da crista ilíaca, com concentração por centrifugação (concentrado de aspirado de medula óssea) se revelou capaz de otimizar a concentração das células osteoprogenitoras.[148,150] O autor sênior (TAE) já lançou mão dessa técnica com sucesso em diversos casos de pseudartrose em osso longo.

Embora o papel dos AINE em modelos animais pareça estar devidamente estabelecido, não existem dados clínicos cientificamente rigorosos a favor ou contra seus efeitos nas fases agudas da consolidação da fratura. Se houver esse efeito, parece ser do tipo dose-dependente e reversível, pois ele desaparece transcorridos 7 a 10 dias da descontinuação do AINE. Portanto, acredita-se que os AINE são medicamentos seguros para utilização como analgésico em curtos períodos (10 a 14 dias) após a ocorrência de uma fratura ou fusão da coluna vertebral. Contudo, recomenda-se cautela em pacientes com comorbidades, por exemplo, tabagismo, uso de glicocorticoides e em diabéticos.

PROMOÇÃO SISTÊMICA DA CONSOLIDAÇÃO DAS FRATURAS

Hormônio paratireoidiano

A homeostase do cálcio e do fosfato é um processo complexo que envolve numerosas vias de sinalização e sistemas de órgãos. O maior local de armazenamento de cálcio e fósforo é o sistema esquelético, e a liberação desses íons é regulada em grande parte por estimulação e supressão coordenadas de osteoblastos e osteoclastos. HPT é um importante regulador da homeostase dos minerais, que exerce seus efeitos pela sua ligação a um receptor existente nos osteoblastos.[274,275] É um peptídeo com 84 aminoácidos, sintetizado em resposta à depressão dos níveis séricos de cálcio. Seus principais efeitos atingem os rins, onde o cálcio regula a diurese de fosfato e a síntese da 1,25-diidroxivitamina D, com seu subsequente aumento da absorção do cálcio e fosfato gastrintestinais.[264] As ações do HPT no metabolismo ósseo podem ser tanto estimulantes como inibitórias. Estudiosos comprovaram que a liberação contínua do HPT provoca aumento do número e da atividade dos osteoclastos,[206] ao passo que a exposição intermitente resulta em maior formação óssea tanto em ratos como em humanos, mediante o recrutamento de osteoblastos e de células osteoprogenitoras.[82,243] Isso se dá por intermédio da ativação da via de sinalização Wnt no âmbito da diferenciação osteogênica.[261]

Atualmente, teriparatida (HPT [1–34]) é um tratamento para a osteoporose já aprovado pela FDA. Injeções intermitentes aumentam a formação óssea em todos os aspectos do osso, inclusive as matrizes cortical e esponjosa.[54,114] Estudos clínicos que utilizaram o HPT (1–34) demonstraram aumento da massa óssea em homens com osteoporose e aumento da densidade mineral óssea e redução nas fraturas vertebrais e em outras fraturas ligadas à osteoporose em mulheres na pós-menopausa.[82,243] Neer et al.[243] avaliaram a eficácia do uso intermitente do HPT (1–34) com o objetivo de melhorar a densidade mineral óssea em um estudo clínico que abrangeu 1.673 mulheres na pós-menopausa e que tinham sofrido previamente fraturas vertebrais não traumáticas. Os resultados mostraram que HPT aumentou a densidade mineral óssea e diminuiu o risco de fratura. Além disso, Saag et al.[282] verificaram que a teriparatida é mais efetiva para o tratamento da osteoporose induzida por glicocorticoide e a redução do risco de fraturas vertebrais, em comparação com os bifosfonatos raloxifeno e alendronato.

Com base nesse efeito anabólico do HPT sobre o esqueleto, foram publicados diversos estudos com animais que examinaram os efeitos do HPT sobre o reparo do osso. Todos esses estudos indicaram melhora da consolidação das fraturas, quando as doses foram administradas intermitentemente.[240,241] Kakar et al.[174] examinaram injeções sistêmicas diárias de HPT para o tratamento de fraturas da diáfise do fêmur em camundongos. As injeções de HPT aumentaram o volume do calo e sua densidade, com maior indução da condrogênese e hipertrofia dos condrócitos, o que ocorreu pela indução da via Wnt canônica (ver Fig. 5.8). Manabe et al.[216] estudaram o HPT em dezessete fêmeas de macaco cinomolgo submetidas a uma osteotomia femoral com fixação com placa e reforçada com HPT em baixa (0,77 µg/kg) ou alta (7,5 µg/kg) dose ou placebo, com administração 2 vezes por semana durante 3 semanas. Houve consolidação em todos os grupos por volta da 26ª semana; nos animais do grupo-controle, observou-se volume maior do calo ósseo, mas com menor densidade. A pressão máxima e os módulos elásticos da osteotomia consolidada foram significativamente mais elevados nos animais tratados com HPT. Alkhiary et al.[6] descreveram seus achados com o uso de HPT (1–34) no tratamento de fraturas experimentais do fêmur em ratos Sprague-Dawley. Os animais foram tratados com 5 ou 30 µg/kg/dia de HPT(1–34) por 35 dias, com início no momento da criação da fratura. Foram encontrados aumentos significativos da resistência e do conteúdo mineral ósseo no grupo de 30 µg/kg já na 3ª semana, e essas diferenças tinham se mantido no 85º dia.

Um estudo clínico sobre o emprego de HPT (1–34) para tratamento de fraturas do terço distal do rádio em seres humanos demonstrou que o tempo transcorrido até a consolidação da fratura foi mais curto para os pacientes tratados com HPT.[6] Aspenberg et al.[17] realizaram um estudo randomizado, duplo-cego, controlado e com grupo-placebo de 102 mulheres na pós-menopausa com fraturas do terço distal do rádio tratadas com teriparatida, com início em 10 dias após a ocorrência da fratura, tendo continuidade por 8 semanas. Embora a dose diária de 40 µg não tivesse melhorado significativamente os tempos até a consolidação das fraturas, notou-se que uma dose mais baixa, de 20 μg, realmente abreviou o tempo até a consolidação completa da fratura, embora sem significado estatístico. Outras séries de casos demonstraram melhora da consolidação das fraturas com o tratamento com teriparatida em pacientes com fraturas por fragilidade da pelve, e também com pseudartroses da diáfise do úmero e do esterno.[69,257] Em um estudo randomizado com grupo-controle, Peichl et al.[257] trataram 65 pacientes idosos com osteoporose que tinham sofrido fraturas por fragilidade da pelve com injeções diárias de HPT (1–84) ou placebo. Esses tratamentos abreviaram o tempo até a consolidação da fratura para 7,8 semanas *versus* 12,6 semanas para os controles. Esses achados sugerem que o HPT (1–34), e também outros fragmentos do HPT, pode ter um papel no tratamento clínico das fraturas, especialmente em ossos com osteoporose.

Hormônio do crescimento e fator de crescimento I similar à insulina

O hormônio do crescimento (GH) e os fatores de crescimento similares à insulina (FCI) exercem funções importantes no desenvolvimento e remodelagem do esqueleto. Atualmente, o GH é empregado para fins clínicos no tratamento de pacientes com baixa estatura[249] por estimular a ossificação endocondral, a formação de osso periosteal e o crescimento linear. O GH promove a mediação desses efeitos através do sistema FCI, que envolve ligantes, receptores, proteínas ligantes de FCI (PLFCI), proteases e ativadores das PFFCI, e inibidores das proteases de PLFCI. Por meio desses mediadores, o GH é capaz de induzir a diferenciação osteogênica e suprarregular a formação de tecido ósseo.

Já foram identificados dois FCI: FCI-I (somatomedina C) e FCI-II. Ainda que o FCI-II seja o fator de crescimento mais abundante no osso, o FCI-I mostra maior potência para a promoção do crescimento, tendo sido localizado em fraturas em processo de consolidação em humanos.[10,61,62] O FCI-I e o FCI-II promovem a formação de matriz óssea (colágeno do tipo I e proteínas de matriz não colagenosas) por osteoblastos completamente diferenciados, inibem a degradação do colágeno e promovem maturação e replicação dos osteoblastos.[64] A expressão de FCI-I aumenta com a expressão de GH[265] e provavelmente é responsável pelos efeitos anabólicos do GH.

Vários estudos informaram melhora moderada do reparo esquelético com o uso de GH[9,22,190] ou FCI-I.[318] Mazziotti et al.[224] observaram aumento das deformidades da coluna vertebral em pacientes com deficiência de GH, e menor risco de fraturas depois do tratamento com esse hormônio. Recentemente, Raschke et al.[265] realizaram um estudo clínico randomizado; nesse estudo, 406 pacientes com fraturas da tíbia foram diariamente tratados, ao longo de 26 semanas, com placebo *versus* concentrações gradualmente crescentes de GH, na tentativa de evitar eventos adversos, como retenção de água, tipicamente causados pelo GH. Conquanto não fosse observada diferença nos percentuais de consolidação radiográfica nas fraturas expostas, o risco relativo para o fechamento de uma fratura fechada foi maior no grupo tratado com a dose mais elevada de GH (60 μg/dia; risco relativo [RR] 1,44; intervalo de confiança [IC] de 95%, 1,01 a 2,05; $p = 0,045$). Embora os pacientes tratados com GH 60 μg/dia fossem capazes de sustentar completamente o peso mais cedo, nesse grupo, o número de eventos adversos foi maior: 58% no grupo tratado com GH 60 μg/dia *versus* 35% nos controles. Esses eventos adversos foram artralgia, edema e, em menor extensão, infecção da ferida. Dois outros estudos prospectivos, randomizados e controlados demonstraram que a administração de GH recombinante possibilitou que os pacientes retornassem mais cedo às atividades anteriores à fratura e ao funcionamento geral em pacientes idosos que tinham sofrido fraturas do quadril, ou nos que tinham sido submetidos a artroplastias totais do quadril.[333,342] Ao considerar o tratamento com GH para fraturas ou outras doenças do sistema musculoesquelético, é preciso levar em consideração o risco associado à administração de doses elevadas ou mesmo moderadas de GH, pois se demonstrou maior mortalidade em pacientes criticamente enfermos medicados com ele.[314]

Estatinas

Estatinas, inibidores da enzima HMG-CoA redutase, são medicamentos redutores de lipídios que bloqueiam a síntese do colesterol por meio da inibição da produção do ácido mevalônico. A conversão de HMG-CoA a ácido mevalônico ocorre cedo nessa via e também inibe a produção de farnesil pirofosfato (FPP) e de geranilgeranil pirofosfato (GGPP). Pequenas proteínas ligantes de GTP, por exemplo, Rho e Ras, dependem de GGPP e de FPP, respectivamente, para a translocação até a membrana plasmática.[197] A inibição desse processo pelas estatinas pode bloquear a maturação dos osteoclastos e o subsequente catabolismo ósseo.[295] Além disso, estudos demonstraram que as estatinas estimulam o promotor de BMP-2 nos osteoblastos, o que conduz à melhora da formação óssea.[234]

Em camundongos, Skoglund e Aspenberg[301] comprovaram que injeções diárias de sinvastatina não tiveram efeito sobre a consolidação de fraturas, mas a infusão sistêmica e a liberação local contínua melhoraram a resistência à fratura em 160 e 170%, respectivamente. Por outro lado, Chissas et al.[70] trataram 54 coelhos com sinvastatina em baixa ou alta dose, para comparação com um grupo-controle. A sinvastatina em alta dose reduziu a formação de calo e diminuiu a lacuna na fratura, em comparação com os grupos de baixa dose e controle. A administração local de estatinas, efetuada com hidrogéis ou pérolas contendo nanopartículas, se revelou promissora em termos de melhora do reparo das fraturas. Garrett et al.[121] empregaram pérolas de nanopartículas de poli(ácido lático-coglicolídeo) contendo concentrações variadas de lovastatina ao fim de melhorar o reparo de fraturas do fêmur em ratos. Após 4 semanas, os resultados desses autores mostraram que doses de 1 e 1,5 μg/dia aceleraram significativamente a consolidação das fraturas, conforme avaliação da lacuna da fratura e da resistência biomecânica. Também Fukui et al.[119] comprovaram que o hidrogel gelatinoso conjugado com sinvastatina aumentou a consolidação de uma pseudartrose femoral em ratos. O sucesso da aplicação local também indicou que os efeitos das estatinas sobre a consolidação das fraturas provavelmente consistem em indução localmente mediada, que independe dos efeitos sistêmicos redutores do colesterol exercidos por essas drogas.

Em recente metanálise de numerosas coortes e revisões, Bauer et al.[27] verificaram que as estatinas diminuem o risco de fratura no quadril e, em menor grau, na coluna vertebral. É provável que esse achado decorra do aumento da densidade mineral óssea resultante da terapia com estatinas, o que ficou demonstrado por Edwards et al.[93] em mulheres na pós-menopausa. No entanto, ainda são escassos os estudos prospectivos e controlados de boa qualidade que se debruçaram sobre os reais efeitos das estatinas sobre a consolidação das fraturas.

Bifosfonatos e inibidores do osteoclasto

Os bifosfonatos são agentes de uso comum no tratamento da osteoporose. Sua ação se faz pela ligação à hidroxiapatita e pela inibição da reabsorção óssea mediada pelos osteoclastos, em decorrência da indução da apoptose dessas células. Com isso, ocorre inibição da remodelagem óssea, o que aumenta a densidade mineral óssea.

Já na prevenção e reparo das fraturas, o papel desempenhado pelos bifosfonatos é menos claro. Numerosos estudos em animais demonstraram que os bifosfonatos promovem a formação do calo e aumentam a densidade mineral óssea; contudo, as fases de remodelagem e de mineração sofrem atraso ou ficam completamente inibidas.[54,202,226] Huang et al.[157] verificaram um atraso de 50% na consolidação em casos de fusão vertebral em ratos tratados com bifosfonatos. E, ao contrário dos efeitos observados com a administração de HPT, Sloan et al.[302] comprovaram que os bifosfonatos suprimem a consolidação das fraturas em 44%, em comparação com o controle. Curiosamente, Munns et al.[235] examinaram os efeitos do tratamento de pacientes pediátricos portadores de osteogênese imperfeita com pamidronato. Esses autores notaram um atraso significativo na consolidação de osteotomias de ossos longos, porém com mínimos atrasos na consolidação de fraturas recentes. Rozental et al.[278] revisaram 196 pacientes que tinham sofrido fratura no terço distal do rádio, 43 dos quais estavam sendo tratados com bifosfonatos por ocasião da lesão. As fraturas nos pacientes (tratados por procedimentos cirúrgicos e conservadores) que estavam sendo medicados com bifosfonatos demoraram mais até a consolidação.

Uma possível solução para os conhecidos perigos decorrentes do uso de bifosfonatos para prevenção ou tratamento de fraturas poderia ser a sua associação a um agente anabólico, por exemplo, BMP. Schindeler et al.[289] mostraram a ocorrência de aumento significativo do número e percentuais de osteossínteses em camundongos deficientes em neurofibromatose-1 (NF-1) com pseudartrose tibial tratados com uma associação de BMP e bifosfonato.

Outro agente antirreabsortivo recentemente aprovado para o tratamento da osteoporose é denosumabe, um anticorpo monoclonal. Esse anticorpo se liga ao ligante RANK produzido pelos osteoblastos, impedindo sua associação aos receptores de RANK nos osteoclastos. Conquanto nenhum estudo sobre consolidação das fraturas foi publicado ainda, evidenciou-se que esse anticorpo exerce efeito similar ao dos bifosfonatos, ao aumentar a formação do calo e retardar a remodelagem.[15] Mas, ao contrário dos bifosfonatos, o denosumabe aumentou a densidade mineral óssea no calo, e não apenas o conteúdo mineral ósseo.

> **MÉTODO DE TRATAMENTO PREFERIDO PELOS AUTORES**
>
> Ainda que todos os compostos citados se mostrem promissores para a promoção sistêmica da consolidação das fraturas, a não aprovação pela FDA implicaria um uso clínico não especificamente autorizado para o tratamento de fraturas. Devido a esse problema, atualmente os autores não os podem recomendar.

PROMOÇÃO FÍSICA DO REPARO ESQUELÉTICO

O ambiente mecânico exerce um impacto direto na consolidação das fraturas. Já se estabeleceu que a perturbação mecânica direta e modalidades biofísicas como a estimulação elétrica e por ultrassom afetam a consolidação das fraturas. Para que se possa promover o reparo das fraturas com essas medidas mecânicas, faz-se necessário um conhecimento profundo dos modos pelos quais o ambiente mecânico interfere na sinalização celular e molecular.

Estimulação mecânica e biofísica

As forças mecânicas desempenham um papel crucial no processo de consolidação. Sarmiento et al.[286] verificaram que a sustentação precoce do peso acelera o processo de consolidação das fraturas. Em ratos, a sustentação precoce do peso após uma fixação IM não rígida de rotina para fraturas do fêmur resultou em melhores parâmetros histológicos, radiográficos e mecânicos para a consolidação das fraturas. Os autores atribuíram esses achados à mobilização precoce, o que facilitou a maturação do tecido do calo produzido pela ossificação endocondral.

O grau de estabilidade no local fraturado influencia diretamente o processo de reparo. Lewallen et al.[200] demonstraram melhora da formação óssea com uma placa de compressão 120 dias após a lesão, em comparação com a fixação externa. Os pacientes tratados com os fixadores externos exibiam uma quantidade significativamente menor de formação de osso intracortical e endosteal *de novo* e maior porosidade óssea *versus* pacientes tratados com placas de compressão. A aplicação da placa de compressão aumentou a rigidez da fixação em praticamente todos os métodos. Assim, os autores concluíram que a rigidez da fixação é fundamental para a fase inicial da remodelagem da fratura. Por outro lado, vários investigadores tentaram mostrar que o micromovimento – conforme se observa com a utilização de placas de compressão – realmente modula a consolidação da fratura. Por exemplo, em um estudo clínico prospectivo e randomizado, Kenwright et al.[181] empregaram uma bomba pneumática para promover uma pequena quantidade cíclica de deslocamento axial, a fim de comparar os efeitos de micromovimentos controlados sobre a consolidação de fraturas da diáfise da tíbia em pacientes tratados com fixação externa. O micromovimento controlado melhorou significativamente tanto a consolidação clínica como a mecânica, em comparação com os pacientes tratados apenas com a fixação rígida, sem que houvesse aumento dos percentuais de complicações.

Osteogênese por distração

O alongamento de membros foi originalmente descrito por Codivilla,[74] em 1904, para o tratamento de discrepâncias no comprimento de membros. Mas não foi senão até a publicação dos estudos de Ilizarov et al.,[160,161] 50 anos depois, que a técnica de osteogênese por distração se popularizou como método de incrementar a regeneração óssea, tanto em operações ortopédicas como maxilofaciais.

A osteogênese por distração é dividida em três fases: latência, distração e consolidação. A fase de latência tem início imediatamente após a osteotomia, e está relacionada à robusta resposta inflamatória e ao recrutamento das moléculas implicadas nas fases iniciais do reparo de uma fratura. A fase de distração ocorre quando as forças longitudinais que criaram a lacuna fazem com que surja uma zona fibrosa central com condrócitos e progenitores do fibroblasto, juntamente com colunas de mineralização inicial.[14] Histologicamente, esse fenômeno lembra a ossificação endocondral nas fases iniciais, mas que gradualmente se transforma em ossificação intramembranosa nos estágios finais.[14,107,283] Tão logo cessa a fase de distração, tem início a fase de consolidação, com intensa produção de matriz óssea e de osteoide pelos osteoblastos.

Da distração controlada dos fragmentos ósseos resulta a expressão de diversos fatores do crescimento, inclusive os envolvidos na angiogênese. Pacicca et al.[252] demonstraram a expressão de várias dessas moléculas localizadas na borda de ataque da lacuna de distração. Os níveis mais expressivos foram observados durante a fase ativa, o que é compatível com a aposição de matriz óssea nova. Outros autores provaram a ocorrência de uma robusta angiogênese de recrutamento de células progenitoras, sob controle de FCEV, durante a fase ativa e de consolidação.[199]

Diversos investigadores empregaram a técnica de osteogênese por distração no ambiente clínico, com o objetivo de estimular a formação de osso novo. Kocaoglu et al.[189] trataram dezesseis pacientes com pseudartroses hipertróficas com o método de distração de Ilizarov. Todos eles exibiam pelo menos 1 cm de encurtamento, três apresentavam uma deformidade uniplanar, e o restante padecia de deformidade em dois planos. A distração teve início no primeiro dia do pós-operatório, na base de 0,25 mm/dia, tendo permanecido em ação até que pelo menos três de quatro corticais exibissem um calo de consolidação. Houve osteossíntese de todas as pseudartroses em um seguimento médio de 38,1 meses, com a correção de todas as desigualdades de comprimento observadas antes da operação, e as angulações de membros retornaram ao seu alinhamento normal. Um estudo semelhante com 17 pacientes acometidos de pseudartroses tibiais associadas à perda de massa óssea chegou a um tempo de tratamento médio de 8 meses, e os resultados funcionais foram considerados como excelentes em 15 pacientes e bons nos dois restantes.[292]

Fraturas expostas também têm sido tratadas com sucesso pela técnica de osteogênese por distração. Sen et al.[293] trataram 24 pacientes que tinham sofrido fraturas expostas da tíbia de grau III de Gustilo e Anderson[141] com compressão-osteogênese por distração com emprego de um fixador externo circular do tipo de Ilizarov. Depois de um seguimento médio de 30 meses, os autores obtiveram resultados excelentes em 21 pacientes e bons em três outros. Os escores de avaliação funcional foram considerados excelentes em 19, bons em quatro e razoáveis em um paciente.

Mas nem todos os estudos conseguiram uma formação óssea aceitável como resultado da osteogênese por distração. Muitos fatores foram associados a aumento do risco de fratura após a remoção dos fixadores externos, como idade, localização do alongamento e tabagismo.[13,159,299] Os percentuais de fratura podem chegar até 8 a 9% depois da remoção do fixador e do início da sustentação do peso.[299] Portanto, pode ser preciso reforçar a consolidação e a formação de osso com modalidades adicionais, por exemplo, ultrassom pulsado de baixa intensidade (USPBI), campo eletromagnético pulsado (CEMP), terapia com ondas de choque extracorpóreas (TOCE) ou agentes indutores de osteogênese.

Estimulação elétrica

Os potenciais elétricos foram originalmente descritos no osso submetido à carga mecânica por Fukada e Yasuda,[118] em 1957. Com essa descoberta, os investigadores começaram a estudar a influência que uma corrente elétrica poderia ter na consolidação óssea. Em 1971, Friedenberg et al.[113] verificaram que a osteossíntese de pseudartroses poderia ser afetada pelo uso de uma corrente direta. Em 5 anos, mais de 119 artigos tinham sido publicados, destacando a utilização da estimulação elétrica para crescimento e reparo do osso.[48] Acredita-se que seus efeitos decorram da estimulação da produção local de fatores de crescimento osteogênicos e mitogênicos, como, por exemplo, BMP-2 e BMP-4, e também de FTC-β.[67] Esses fatores induzem a osteogênese e recrutam osteoprogenitores para facilitação da formação óssea.

Atualmente, existem três métodos para a estimulação elétrica da consolidação óssea: (i) estimulação por corrente direta (CD) constante com eletrodos percutâneos ou implantados (invasivo); (ii) pareamento capacitivo (não invasivo); (iii) pareamento indutivo gerado por um campo magnético variável no tempo (não invasivo, também conhecido como estimulação CEMP). Na estimulação por CD, utilizam-se cátodos de aço inoxidável aplicados nos tecidos nas proximidades do local fraturado, com estimulação de formação de osso *de novo* de acordo com o nível de corrente aplicado, e com um nível limítrofe acima do qual poderá ocorrer necrose celular.[112] No caso da estimulação eletromagnética pulsada, bobinas externamente aplicadas geram uma corrente alternada, o que leva à formação de campos elétricos e magnéticos variáveis no tempo no interior do osso. Já nos campos elétricos com pareamento capacitivo (CCEF, do inglês *capacitively coupled electric fields*), ocorre a indução de um campo elétrico no osso por meio de um capacitor externo – ou seja, duas placas metálicas com carga elétrica aplicadas a cada lado de um membro.[109]

Basicamente, a estimulação elétrica tem sido empregada em ortopedia para o tratamento de pseudartroses. Brighton et al.[49] comprovaram que empregar uma CD para o tratamento de 178 pseudartroses em 175 pacientes resultou em um percentual de 84% de osteossínteses, independentemente da presença de dispositivos metálicos de fixação interna. Curiosamente, os investigadores verificaram que, mesmo havendo osteomielite, o percentual de consolidação ficou próximo dos 75%. Embora inicialmente metade dos pacientes tenha recebido uma dose mais baixa (10 µA), os autores observaram uma consolidação insatisfatória depois de transcorridas 12 semanas; então, todos os pacientes passaram a receber a dose mais alta de 20 µA. Quando esse estudo foi ampliado com a inclusão de outros centros, 58 de 89 pseudartroses adicionais obtiveram resultados similares. Os insucessos no tratamento foram atribuídos à eletricidade inadequada, à presença de uma pseudartrose sinovial ou de infecção e ao desalojamento dos eletrodos. As complicações foram de pequena monta, com exceção de pacientes que já tinham se apresentado com osteomielite. Os autores concluíram que, existindo parâmetros elétricos apropriados e de imobilização por aparelho gessado, seria possível obter um percentual de consolidação óssea comparável com o observado em pacientes tratados com aplicação cirúrgica de enxerto ósseo.

Scott and King[290] relataram ter obtido resultados parecidos em um estudo prospectivo e duplo-cego com pareamento capacitivo em pacientes com pseudartroses estabelecidas. Em uma população de 21 pacientes, foi obtida consolidação em 60% daqueles tratados com estimulação elétrica. Nos pacientes tratados com a unidade de placebo, observou-se completa ausência de formação óssea.

Bassett et al.[26] descreveram sua experiência com CEMP para tratamento de 127 fraturas da diáfise da tíbia que exibiam pseudartrose depois de imobilização com aparelho gessado longo. Os pacientes foram tratados com deambulação sem sustentação do peso e com um total diário de 10 horas de estimulação com CEMP. Ocorreu consolidação óssea em 87% dos pacientes, independentemente de idade ou gênero, número de operações prévias e presença de infecção ou de fixação por implante metálico. Tempos depois, Sharrard[296] conduziu um estudo multicêntrico e duplo-cego utilizando CEMP em pacientes que exibiam retardo de consolidação de uma fratura da tibial. Quarenta e duas fraturas da tíbia sem consolidação depois de mais de 16 semanas (porém com menos de 32) foram tratadas com imobilização em um aparelho gessado que incorporou as bobinas CEMP, com ativação em apenas 20 das 45 unidades. Os autores observaram evidências radiográficas de consolidação em nove das fraturas que tinham sido tratadas com estimulação eletromagnética, em comparação com apenas três das fraturas no grupo-controle. Simonis et al.[298] promoveram um estudo duplo-cego similar em

34 pacientes com pseudartroses tibiais tratadas com osteotomia fibular oblíqua e fixador externo. O percentual de consolidação para os pacientes tratados com estimulação elétrica foi de 89 *versus* 50% no grupo-controle.

Apesar dos promissores resultados observados em pacientes com pseudartrose e retardo de consolidação, ainda não se tem uma clara definição para a aplicação dessa tecnologia ao tratamento de fraturas recentes. Embora alguns estudos tenham mostrado que as bobinas CEMP influenciam favoravelmente a consolidação das fraturas em animais experimentais[112] e em osteotomias em pacientes,[46,215] outros estudos não conseguiram demonstrar clinicamente efeitos significativos.[26] Beck et al.[31] não encontraram diferenças no tempo até a consolidação em 44 pacientes que foram designados randomicamente para CCEF ou placebo.

Mollon et al.[230] empreenderam uma metanálise de onze estudos randomizados e controlados que avaliaram a eficácia da estimulação elétrica na osteossíntese de fraturas. Os autores chegaram à conclusão de que a estimulação elétrica resultava em benefício não significativo em casos de retardo de consolidação ou em pseudartroses de fraturas ($p = 0,15$), bem como na formação do calo em osteotomias intertrocantéricas no fêmur. Mas os benefícios alcançados em termos de alongamento do membro, tratamento conservador de fraturas de Colles, fraturas tibiais por estresse ou operações para pseudartrose foram mínimos ou inexistentes. Mesmo que alguns estudos tenham indicado um possível benefício com o emprego dessa tecnologia, existem limitações metodológicas na literatura contemporânea, e não há qualquer consenso unificado; portanto, não é possível detectar o impacto da estimulação elétrica no tratamento das fraturas.

Estimulação por ultrassom

Demonstrou-se que USPBI promove o reparo de fraturas e aumenta a resistência mecânica do calo da fratura tanto em estudos com animais[260,347] como em estudos clínicos.[144,192] Em estudos com animais, comprovou-se que USPBI aumenta a quantidade de osteoprogenitores recrutados até o local da fratura,[194] assim atuando como um modulador da osteoindução.

Em um estudo prospectivo, randomizado e duplo-cego, Heckman et al.[144] examinaram o USPBI como adjuvante ao tratamento convencional com um aparelho gessado em 67 pacientes com fraturas expostas ou fechadas da tíbia de grau I de Gustilo e Anderson.[141] Trinta e três fraturas foram tratadas com o dispositivo ativo e 34 com placebo. Com a aplicação de critérios clínicos e radiográficos, os autores observaram um decréscimo estatisticamente significativo do tempo até a consolidação (86 ± 5,8 dias no grupo de tratamento com USPBI *vs.* 114 ± 10,4 dias no grupo-controle) e do tempo até a cura geral (96 ± 4,9 dias no grupo com tratamento por ultrassom *vs.* 154 ± 13,7 dias nos controles). Não houve problemas com a cooperação dos pacientes no grupo de tratamento e nem foram informadas complicações graves.

Em um estudo multicêntrico, prospectivo, randomizado e duplo-cego subsequente, Kristiansen et al.[192] avaliaram a eficácia de USPBI no tratamento de fraturas do terço distal do rádio com angulação dorsal que tinham sido tratadas com redução fechada e um aparelho gessado. O tempo até a consolidação foi significativamente mais curto para as fraturas tratadas com USPBI *versus* controles (61 ± 3 dias *vs.* 98 ± 5 dias). Os autores também observaram que o tratamento com USPBI estava associado a uma perda significativamente menor da redução (20 ± 6% *vs.* 43 ± 8%), conforme ficou determinado pelo grau de angulação. Além disso, comprovou-se decréscimo significativo do tempo médio até que cessasse a perda da redução (12 ± 4 dias *vs.* 25 ± 4 dias).

São vários os fatores de risco conhecidos para o retardo de consolidação ou de pseudartrose, e um dos mais comuns é o tabagismo. Cook et al.[75] estudaram USPBI para o tratamento de fraturas recentes da tíbia e do terço distal do rádio em fumantes. Caracteristicamente, o tempo até a consolidação nessa população de pacientes é mais demorado: as fraturas tibiais e do terço distal do rádio necessitaram de 175 ± 27 dias e 98 ± 30 dias, respectivamente, para que ocorresse a consolidação óssea. Nos pacientes tratados com USPBI foi possível diminuir esse tempo para 103 ± 8,3 dias no grupo de fraturas da tíbia e para 48 ± 5,1 dias naqueles com fraturas do terço distal do rádio. O tratamento com USPBI também diminuiu substancialmente a incidência de retardo de consolidação nas tíbias de fumantes e não fumantes. Esses resultados são importantes por sugerirem que USPBI pode contornar alguns dos efeitos prejudiciais que o tabagismo causa na consolidação das fraturas. Rutten et al.[281] analisaram prospectivamente 71 casos de pseudartrose da tíbia, tendo observado que o tratamento com USPBI resultou em 73% de consolidações e que esse percentual foi significativamente mais alto do que aquele para as consolidações espontâneas. No âmbito dos subgrupos analisados, não houve diferença estatisticamente significativa en-

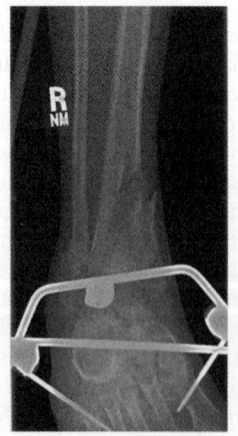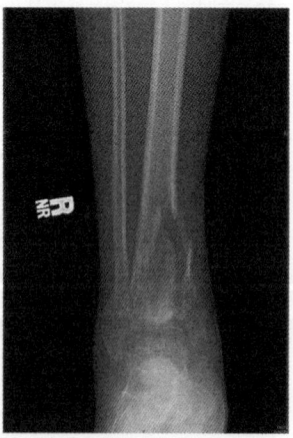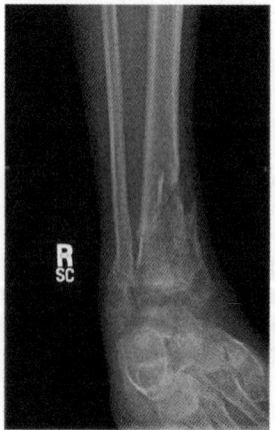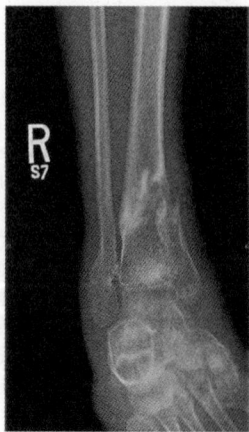

FIGURA 5.9 Radiografias sequenciadas de um paciente que sofreu fratura da tíbia de grau II, tratado com irrigação e desbridamento e com aplicação de fixador externo. **A**: Após 4 meses, o fixador externo foi removido e o paciente foi considerado como tendo uma consolidação retardada. Então, iniciou-se o tratamento diário com estimulação ultrassônica com Exogen® (Smith and Nephew, Memphis, Tennessee). **B**: Depois de 1 mês de tratamento, o paciente evoluiu para sustentação parcial do peso. **C**: Aos 2 meses, as radiografias demonstravam progressão contínua da consolidação. **D**: Aos 6 meses, o paciente se mostrava capaz de sustentar integralmente seu peso, sem dor. (Cortesia de Paul Tornetta III, MD.)

tre os percentuais de consolidações em fumantes e não fumantes. Diversos outros estudos comprovaram que USPBI é um tratamento bem-sucedido para pseudartroses, tendo resultado em percentuais de consolidação entre 75 e 86%; foram complicadores importantes o tempo a contar da cirurgia inicial, índice de massa corporal e hábito do tabagismo (Fig. 5.9).[146,168,246,276]

Contrastando com esses achados, os efeitos de USPBI sobre a consolidação das fraturas podem ser afetados pela presença de dispositivos de fixação. Emami et al.[100] observaram que, aparentemente, o ultrassom não exerce um papel estimulador no reparo de fraturas da tíbia em um estudo prospectivo, randomizado, controlado e duplo-cego que avaliou os efeitos dessa tecnologia em pacientes com fraturas recentes da tíbia e que foram tratados com uma haste IM fresada e estaticamente bloqueada. Todos os pacientes foram submetidos ao tratamento com um aparelho de ultrassom por 20 minutos diários durante 75 dias, sem que tivessem ideia de que o dispositivo estava ativo. USPBI não abreviou o tempo transcorrido até a consolidação, quando comparado ao controle inativo. Mas, quando em combinação com a osteogênese por distração, parece que a tecnologia melhorou o tempo até a consolidação. Em um estudo randomizado e com grupo-controle, em que os autores avaliaram o uso da osteogênese por distração isoladamente ou combinado com USPBI, Dudda et al.[89] verificaram que, para a maioria dos indicadores de consolidação, não foram notadas diferenças expressivas, embora USPBI tenha reduzido significativamente o período de gestação do fixador.

Em uma metanálise realizada por Bashardoust Tajali et al.,[25] foram identificados 23 estudos prospectivos ou de coorte que examinaram USPBI em fraturas recentes, ou em pseudartroses. Esses autores verificaram que o tempo transcorrido até a consolidação das fraturas ficava significativamente reduzido em fraturas recentes tratadas com USPBI. Isso ficou determinado por um aumento da reação periosteal ou da densidade radiográfica, além de a mais rápida melhora nas medidas de desfecho clínicas. Embora esses autores também tenham encontrado seis de sete estudos de pseudartroses que informaram maiores percentuais de consolidação das fraturas com estimulação por USPBI, havia carência de medidas de desfecho uniformes; assim, não lhes foi possível chegar a conclusões definitivas. Outra metanálise empreendida por Griffin et al.[136] examinou USPBI no tratamento de fraturas recentes. Foram vistos doze estudos randomizados com grupo-controle. Esses autores não observaram melhora significativa com o uso de USPBI em termos de redução do tempo até a consolidação no tratamento inicial das fraturas recentes. Mas foi mínimo o número de complicações associadas a essa terapia.

Terapia com ondas de choque extracorpóreas

A terapia com ondas de choque extracorpóreas (TOCE) compreende a produção de ondas sonoras isoladas e de alta amplitude, que originam tensão e forças em determinada área localizada. Essa ação estimula a formação óssea ao aumentar os fatores de crescimento inflamatórios e osteogênicos, tanto local como sistemicamente. A onda de choque se traduz na formação de hiperpolarização de membrana e na produção de fatores de crescimento. Wang et al.[340] detectaram concentrações sistêmicas de FTC-β1, FCEV, BMP-2 e óxido nítrico depois de tratamentos com TOCE. Esses efeitos são, em parte, estimulados pela criação de radicais livres que induzem essa resposta osteogênica.[339]

Vários estudos examinaram os efeitos da TOCE sobre pseudartroses. Em um estudo prospectivo e randomizado com grupo-controle, Cacchio et al.[59] trataram 126 pacientes com pseudartrose hipertrófica de osso longo com TOCE com densidade de fluxo de energia de 0,4 ou 0,7 mJ/mm^2, ou cirurgia. Após 6 meses, 70 a 71% das fraturas tinham evoluído para consolidação nos grupos tratados com TOCE *versus* 73% no grupo cirúrgico. Contudo, transcorridos 3 e 6 meses pós-tratamento, os grupos de TOCE tinham melhorado significativamente a dor e os escores de desfecho funcional, em comparação com os resultados do grupo cirúrgico. Não foi observada diferença após 1 ano. Em uma revisão retrospectiva realizada por Elster et al.[99] e que abrangeu 129 pseudartroses da tíbia tratadas com TOCE, 80% mostraram consolidação completa, com tempo médio até a conclusão da consolidação de 4 a 5 meses. São numerosos os estudos que apresentam eficácias similares de TOCE no tratamento de pseudartroses.[287,332,346] Wang et al.[338] trataram 72 pacientes com pseudartroses em fraturas de osso longo e demonstraram 80% de consolidações em seguimento de 1 ano. TOCE funcionou adequadamente em casos de pseudartroses hipertróficas, mas não se revelou tão eficiente em pacientes com pseudartroses atróficas. Embora tenham sido obtidos resultados preliminares promissores no tratamento de pseudartroses, ainda não foi publicado um corpo suficiente de estudos clínicos que permita avaliação da eficácia dessa tecnologia relativamente nova.

MÉTODO DE TRATAMENTO PREFERIDO PELOS AUTORES

Osteogênese por distração, estimulação elétrica, estimulação por ultrassom

O uso de micromovimentos controlados com o objetivo de melhorar a consolidação das fraturas, conforme descrito por Easley et al.,[90] não é amplamente praticado e os autores não têm experiência com esse método. É cabível empregar osteogênese por distração no tratamento de pseudartroses por cirurgiões experientes na técnica, mas existe um risco estabelecido de fraturas depois da remoção dos fixadores externos.

Há dados publicados em apoio à utilização da estimulação elétrica para o tratamento de pseudartroses e de retardos de consolidação. CD, pareamento capacitivo e CEMP são tecnologias que, sem exceção, revelaram potencial para estimulação da consolidação de pseudartroses. CEMP também podem ser utilizados para tratamento de retardos de consolidação. Mas limitações metodológicas e a grande heterogeneidade entre estudos tornam incerto o impacto da estimulação eletromagnética na consolidação das fraturas. Não se conta com evidências de que a estimulação elétrica (qualquer que seja o seu tipo) melhore a consolidação de fraturas recentes.

A estimulação por ultrassom pode ser empregada no tratamento de fraturas fechadas recentes do terço distal do rádio e da tíbia quando os pacientes são tratados com aparelho gessado ou dispositivo de fixação externa. Os autores também têm obtido bons resultados no tratamento de fraturas tibiais que evoluíram para retardo de consolidação. Ainda que essa terapia não tenha condições de diminuir o percentual de reoperações, aparentemente influencia o tempo até a consolidação das fraturas e os percentuais de consolidação. Até que existam evidências em apoio de USPBI em pacientes tratados com dispositivos de fixação, excetuando-se a osteogênese por distração, eles não recomendam o ultrassom para tratamento de fraturas de pacientes que tenham sido submetidos a uma operação envolvendo o implante de dispositivos de fixação.

TOCE é uma tecnologia relativamente nova, cujo potencial para a consolidação de fraturas ainda não conta com evidências suficientes que permitam uma avaliação favorável ou contrária para seu emprego.

CONCLUSÕES E FUTURAS ORIENTAÇÕES

Na maioria dos casos de lesões esqueléticas, o reparo das fraturas é um evento previsível. Mas existem circunstâncias em que esse reparo sofre retardo, ou simplesmente deixa de ocorrer. Com uma compreensão mais abrangente das vias intracelulares e extracelulares implicadas na consolidação óssea, a capacidade de melhorar, com sucesso, esse processo de reparo vem avançando constantemente.

Atualmente, é limitada a capacidade de promover a consolidação das fraturas. As opções adotadas são o retorno à sala cirúrgica para um procedimento aberto, suplementado com algum tipo de enxerto fisiológico ou sintético, rhOP-1 ou rhBMP-2, estimulação elétrica ou mecânica, ou o uso de USPBI. Os tratamentos sistêmicos, por exemplo, com estatinas ou hormônios, ainda se encontram nos estágios de desenvolvimento. É possível que, no futuro, os modernos avanços em curso, como métodos mais aprimorados para obtenção de CTM autógenas e alogênicas, desenvolvimento de mecanismos de distribuição para a terapia genética e progressos nos materiais sintéticos para utilização como enxerto ósseo venham a resultar em condições que possibilitem melhores reparos das fraturas.

REFERÊNCIAS BIBLIOGRÁFICAS

1. Agholme F, Aspenberg P. Wnt signaling and orthopedics, an overview. *Acta Orthop.* 2011;82(2):125–130.
2. Agholme F, Isaksson H, Kuhstoss S, et al. The effects of Dickkopf-1 antibody on metaphyseal bone and implant fixation under different loading conditions. *Bone.* 2011;48(5):988–996.
3. Agholme F, Isaksson H, Li X, et al. Anti-sclerostin antibody and mechanical loading appear to influence metaphyseal bone independently in rats. *Acta Orthop.* 2011;82(5):628–632.
4. Akman S, Gogus A, Sener N, et al. Effect of diclofenac sodium on union of tibial fractures in rats. *Adv Ther.* 2002;19(3):119–125.
5. Albee FH. Studies in bone growth: Triple calcium phosphate as a stimulus to osteogenesis. *Ann Surg.* 1920;71(1):32–39.
6. Alkhiary YM, Gerstenfeld LC, Krall E, et al. Enhancement of experimental fracture-healing by systemic administration of recombinant human parathyroid hormone (HPT 1-34). *J Bone Joint Surg Am.* 2005;87(4):731–741.
7. An HS, Simpson JM, Glover JM, et al. Comparison between allograft plus demineralized bone matrix versus autograft in anterior cervical fusion. A prospective multicenter study. *Spine.* 1995;20(20):2211–2216.
8. Andrades JA, Han B, Becerra J, et al. A recombinant human FTC-beta1 fusion protein with collagen-binding domain promotes migration, growth, and differentiation of bone marrow mesenchymal cells. *Exp Cell Res.* 1999;250(2):485–498.
9. Andreassen TT, Oxlund H. Local anabolic effects of growth hormone on intact bone and healing fractures in rats. *Calcif Tissue Int.* 2003;73(3):258–264.
10. Andrew JG, Hoyland J, Freemont AJ, et al. Insulinlike growth factor gene expression in human fracture callus. *Calcif Tissue Int.* 1993;53(2):97–102.
11. Anker CJ, Holdridge SP, Baird B, et al. Ultraporous beta-tricalcium phosphate is well incorporated in small cavitary defects. *Clin Orthop Relat Res.* 2005;(434):251–257.
12. Aro HT, Govender S, Patel AD, et al. Recombinant human bone morphogenetic protein-2: A randomized trial in open tibial fractures treated with reamed nail fixation. *J Bone Joint Surg Am.* 2011;93(9):801–808.
13. Aronson J. Limb-lengthening, skeletal reconstruction, and bone transport with the Ilizarov method. *J Bone Joint Surg Am.* 1997;79(8):1243–1258.
14. Aronson J, Good B, Stewart C, et al. Preliminary studies of mineralization during distraction osteogenesis. *Clin Orthop Relat Res.* 1990;(250):43–49.
15. Arrington ED, Smith WJ, Chambers HG, et al. Complications of iliac crest bone graft harvesting. *Clin Orthop Relat Res.* 1996;(329):300–309.
16. Artzi Z, Weinreb M, Givol N, et al. Biomaterial resorption rate and healing site morphology of inorganic bovine bone and beta-tricalcium phosphate in the canine: A 24-month longitudinal histologic study and morphometric analysis. *Int J Oral Maxillofac Implants.* 2004;19(3):357–368.
17. Aspenberg P, Genant HK, Johansson T, et al. Teriparatide for acceleration of fracture repair in humans: A prospective, randomized, double-blind study of 102 postmenopausal women with distal radial fractures. *J Bone Miner Res.* 2010;25(2):404–414.
18. Bae H, Zhao L, Zhu D, et al. Variability across ten production lots of a single demineralized bone matrix product. *J Bone Joint Surg Am.* 2010;92(2):427–435.
19. Bae HW, Zhao L, Kanim LE, et al. Intervariability and intravariability of bone morphogenetic proteins in commercially available demineralized bone matrix products. *Spine.* 2006;31(12):1299–1306; discussion 1307–1308.
20. Bajada S, Marshall MJ, Wright KT, et al. Decreased osteogenesis, increased cell senescence and elevated Dickkopf-1 secretion in human fracture non union stromal cells. *Bone.* 2009;45(4):726–735.
21. Bajammal SS, Zlowodzki M, Lelwica A, et al. The use of calcium phosphate bone cement in fracture treatment. A meta-analysis of randomized trials. *J Bone Joint Surg Am.* 2008;90(6):1186–1196.
22. Bak B, Jorgensen PH, Andreassen TT. The stimulating effect of growth hormone on fracture healing is dependent on onset and duration of administration. *Clin Orthop Relat Res.* 1991;(264):295–301.
23. Banwart JC, Asher MA, Hassanein RS. Iliac crest bone graft harvest donor site morbidity. A statistical evaluation. *Spine.* 1995;20(9):1055–1060.
24. Barriga A, Diaz-de-Rada P, Barroso JL, et al. Frozen cancellous bone allografts: Positive cultures of implanted grafts in posterior fusions of the spine. *Eur Spine J.* 2004;13(2):152–156.
25. Bashardoust Tajali S, Houghton P, MacDermid JC, et al. Effects of low-intensity pulsed ultrasound therapy on fracture healing: A systematic review and meta-analysis. *Am J Phys Med Rehabil.* 2012;91(4):349–367.
26. Bassett CA, Mitchell SN, Gaston SR. Treatment of ununited tibial diaphyseal fractures with pulsing electromagnetic fields. *J Bone Joint Surg Am.* 1981;63(4):511–523.
27. Bauer DC, Mundy GR, Jamal SA, et al. Use of statins and fracture: Results of 4 prospective studies and cumulative meta-analysis of observational studies and controlled trials. *Arch Intern Med.* 2004;164(2):146–152.
28. Bauer TW, Muschler GF. Bone graft materials. An overview of the basic science. *Clin Orthop Relat Res.* 2000;(371):10–27.
29. Becerra J, Guerado E, Claros S, et al. Autologous human-derived bone marrow cells exposed to a novel FTC-beta1 fusion protein for the treatment of critically sized tibial defect. *Regen Med.* 2006;1(2):267–278.
30. Beck A, Salem K, Krischak G, et al. Nonsteroidal anti-inflammatory drugs (NSAIDs) in the perioperative phase in traumatology and orthopedics effects on bone healing. *Oper Orthop Traumatol.* 2005;17(6):569–578.
31. Beck BR, Matheson GO, Bergman G, et al. Do capacitively coupled electric fields accelerate tibial stress fracture healing? A randomized controlled trial. *Am J Sports Med.* 2008;36(3):545–553.
32. Becker W, Becker BE, Caffesse R. A comparison of demineralized freeze-dried bone and autologous bone to induce bone formation in human extraction sockets. *J Periodontol.* 1994;65(12):1128–1133.
33. Belthur MV, Conway JD, Jindal G, et al. Bone graft harvest using a new intramedullary system. *Clin Orthop Relat Res.* 2008;466(12):2973–2980.
34. Beredjiklian PK, Hotchkiss RN, Athanasian EA, et al. Recalcitrant nonunion of the distal humerus: Treatment with free vascularized bone grafting. *Clin Orthop Relat Res.* 2005;(435):134–139.
35. Bergenstock M, Min W, Simon AM, et al. A comparison between the effects of acetaminophen and celecoxib on bone fracture healing in rats. *J Orthop Trauma.* 2005;19(10):717–723.
36. Berrey BH Jr, Lord CF, Gebhardt MC, et al. Fractures of allografts. Frequency, treatment, and end-results. *J Bone Joint Surg Am.* 1990;72(6):825–833.
37. Bhattacharyya T, Levin R, Vrahas MS, et al. Nonsteroidal antiinflammatory drugs and nonunion of humeral shaft fractures. *Arthritis Rheum.* 2005;53(3):364–367.
38. Bibbo C, Patel DV. The effect of demineralized bone matrix-calcium sulfate with vancomycin on calcaneal fracture healing and infection rates: A prospective study. *Foot Ankle Int.* 2006;27(7):487–493.
39. Blom AW, Wylde V, Livesey C, et al. Impaction bone grafting of the acetabulum at hip revision using a mix of bone chips and a biphasic porous ceramic bone graft substitute. *Acta Orthop.* 2009;80(2):150–154.
40. Bo J, Sudmann E, Marton PF. Effect of indomethacin on fracture healing in rats. *Acta Orthop Scand.* 1976;47(6):588–599.
41. Bohner M. Physical and chemical aspects of calcium phosphates used in spinal surgery. *Eur Spine J.* 2001;10(suppl 2):S114–S121.
42. Bolander ME. Regulation of fracture repair by growth factors. *Proc Soc Exp Biol Med.* 1992;200(2):165–170.
43. Bolder SB, Verdonschot N, Schreurs BW, et al. The initial stability of cemented acetabular cups can be augmented by mixing morsellized bone grafts with tricalciumphosphate/hydroxyapatite particles in bone impaction grafting. *J Arthroplasty.* 2003;18(8):1056–1063.
44. Bong MR, Capla EL, Egol KA, et al. Osteogenic protein-1 (bone morphogenic protein-7) combined with various adjuncts in the treatment of humeral diaphyseal nonunions. *Bulletin.* 2005;63(1–2):20–23.
45. Borrelli J Jr, Prickett WD, Ricci WM. Treatment of nonunions and osseous defects with bone graft and calcium sulfate. *Clin Orthop Relat Res.* 2003;(411):245–254.
46. Borsalino G, Bagnacani M, Bettati E, et al. Electrical stimulation of human femoral intertrochanteric osteotomies. Double-blind study. *Clin Orthop Relat Res.* 1988;(237):256–263.
47. Bradbury N, Hutchinson J, Hahn D, et al. Clavicular nonunion. 31/32 healed after plate fixation and bone grafting. *Acta Orthop Scand.* 1996;67(4):367–370.
48. Brighton CT, Friedenberg ZB, Mitchell EI, et al. Treatment of nonunion with constant direct current. *Clin Orthop Relat Res.* 1977;(124):106–123.
49. Brighton CT. Treatment of nonunion of the tibia with constant direct current (1980 Fitts Lecture A.A.S.T.). *J Trauma.* 1981;21(3):189–195.
50. Brown KM, Saunders MM, Kirsch T, et al. Effect of COX-2-specific inhibition on fracture-healing in the rat femur. *J Bone Joint Surg Am.* 2004;86-A(1):116–123.
51. Bruno RJ, Cohen MS, Berzins A, et al. Bone graft harvesting from the distal radius, olecranon, iliac crest: A quantitative analysis. *J Hand Surg Am.* 2001;26(1):135–141.
52. Bucholz RW, Carlton A, Holmes R. Interporous hydroxyapatite as a bone graft substitute in tibial plateau fractures. *Clin Orthop Relat Res.* 1989;(240):53–62.
53. Buecker PJ, Gebhardt MC. Are fibula strut allografts a reliable alternative for periarticular reconstruction after curettage for bone tumors? *Clin Orthop Relat Res.* 2007;461:170–174.
54. Bukata SV. Systemic administration of pharmacological agents and bone repair: What can we expect. *Injury.* 2011;42(6):605–608.
55. Burchardt H. Biology of bone transplantation. *Orthop Clin North Am.* 1987;18(2):187–196.
56. Burchardt H, Busbee GA 3rd, Enneking WF. Repair of experimental autologous grafts of cortical bone. *J Bone Joint Surg Am.* 1975;57(6):814–819.
57. Burd TA, Hughes MS, Anglen JO. Heterotopic ossification prophylaxis with indomethacin increases the risk of long-bone nonunion. *J Bone Joint Surg Br.* 2003;85(5):700–705.
58. Busse JW, Bhandari M, Sprague S, et al. An economic analysis of management strategies for closed and open grade I tibial shaft fractures. *Acta Orthop.* 2005;76(5):705–712.
59. Cacchio A, Giordano L, Colafarina O, et al. Extracorporeal shock-wave therapy compared with surgery for hypertrophic long-bone nonunions. *J Bone Joint Surg Am.* 2009;91(11):2589–2597.

60. Canalis E. Effect of platelet-derived growth factor on DNA and protein synthesis in cultured rat calvaria. *Metabolism.* 1981;30(10):970–975.
61. Canalis E, Centrella M, McCarthy TL. Regulation of insulin-like growth factor-II production in bone cultures. *Endocrinology.* 1991;129(5):2457–2462.
62. Canalis E, McCarthy T, Centrella M. Isolation and characterization of insulin-like growth factor I (somatomedin-C) from cultures of fetal rat calvariae. *Endocrinology.* 1988;122(1):22–27.
63. Canalis E, McCarthy TL, Centrella M. Effects of platelet-derived growth factor on bone formation in vitro. *J Cell Physiol.* 1989;140(3):530–537.
64. Canalis E, Pash J, Gabbitas B, et al. Growth factors regulate the synthesis of insulin-like growth factor-I in bone cell cultures. *Endocrinology.* 1993;133(1):33–38.
65. Carlson JR, Simmons BP. Wrist arthrodesis after failed wrist implant arthroplasty. *J Hand Surg Am.* 1998;23(5):893–898.
66. Cassidy C, Jupiter JB, Cohen M, et al. Norian SRS cement compared with conventional fixation in distal radial fractures. A randomized study. *J Bone Joint Surg Am.* 2003; 85-A(11):2127–2137.
67. Chalidis B, Sachinis N, Assiotis A, et al. Stimulation of bone formation and fracture healing with pulsed electromagnetic fields: Biologic responses and clinical implications. *Int J Immunopathol Pharmacol.* 2011;24(1 suppl 2):17–20.
68. Chen WJ, Jingushi S, Aoyama I, et al. Effects of FCF-2 on metaphyseal fracture repair in rabbit tibiae. *J Bone Miner Metab.* 2004;22(4):303–309.
69. Chintamaneni S, Finzel K, Gruber BL. Successful treatment of sternal fracture nonunion with teriparatide. *Osteoporos Int.* 2010;21(6):1059–1063.
70. Chissas D, Stamatopoulos G, Verettas D, et al. Can low doses of simvastatin enhance fracture healing? An experimental study in rabbits. *Injury.* 2010;41(7):687–692.
71. Chmell MJ, McAndrew MP, Thomas R, et al. Structural allografts for reconstruction of lower extremity open fractures with 10 centimeters or more of acute segmental defects. *J Orthop Trauma.* 1995;9(3):222–226.
72. Cho TJ, Gerstenfeld LC, Einhorn TA. Differential temporal expression of members of the transforming growth factor beta superfamily during murine fracture healing. *J Bone Miner Res.* 2002;17(3):513–520.
73. Claes L, Augat P, Suger G, et al. Influence of size and stability of the osteotomy gap on the success of fracture healing. *J Orthop Res.* 1997;15(4):577–584.
74. Codivilla A. On the means of lengthening, in the lower limbs, the muscles and tissues which are shortened through deformity. 1904. *Clin Orthop Relat Res.* 1994;(301):4–9.
75. Cook SD, Ryaby JP, McCabe J, et al. Acceleration of tibia and distal radius fracture healing in patients who smoke. *Clin Orthop Relat Res.* 1997;(337):198–207.
76. Cottrell JA, O'Connor JP. Pharmacological inhibition of 5-lipoxygenase accelerates and enhances fracture-healing. *J Bone Joint Surg Am.* 2009;91(11):2653–2665.
77. Critchlow MA, Bland YS, Ashhurst DE. The effect of exogenous transforming growth factor-beta 2 on healing fractures in the rabbit. *Bone.* 1995;16(5):521–527.
78. Croteau S, Rauch F, Silvestri A, et al. Bone morphogenetic proteins in orthopedics: From basic science to clinical practice. *Orthopedics.* 1999;22(7):686–695; quiz 696–697.
79. Daculsi G, Passuti N. Effect of the macroporosity for osseous substitution of calcium phosphate ceramics. *Biomaterials.* 1990;11:86–87.
80. Dekel S, Lenthall G, Francis MJ. Release of prostaglandins from bone and muscle after tibial fracture. An experimental study in rabbits. *J Bone Joint Surg Br.* 1981;63-B(2):185–189.
81. Dell PC, Burchardt H, Glowczewskie FP Jr. A roentgenographic, biomechanical, and histological evaluation of vascularized and non-vascularized segmental fibular canine autografts. *J Bone Joint Surg Am.* 1985;67(1):105–112.
82. Dempster DW, Cosman F, Parisien M, et al. Anabolic actions of parathyroid hormone on bone. *Endocr Rev.* 1993;14(6):690–709.
83. Dias JJ, Wildin CJ, Bhowal B, et al. Should acute scaphoid fractures be fixed? A randomized controlled trial. *J Bone Joint Surg Am.* 2005;87(10):2160–2168.
84. Diefenderfer DL, Osyczka AM, Garino JP, et al. Regulation of BMP-induced transcription in cultured human bone marrow stromal cells. *J Bone Joint Surg Am.* 2003;85-A(suppl 3):19–28.
85. Dimitriou R, Dahabreh Z, Katsoulis E, et al. Application of recombinant BMP-7 on persistent upper and lower limb non-unions. *Injury.* 2005;36(suppl 4):S51–S59.
86. Dimmen S, Nordsletten L, Engebretsen L, et al. Negative effect of parecoxib on bone mineral during fracture healing in rats. *Acta Orthop.* 2008;79(3):438–444.
87. Dodd CA, Fergusson CM, Freedman L, et al. Allograft versus autograft bone in scoliosis surgery. *J Bone Joint Surg Br.* 1988;70(3):431–434.
88. Dolan CM, Henning JA, Anderson JG, et al. Randomized prospective study comparing tricortical iliac crest autograft to allograft in the lateral column lengthening component for operative correction of adult acquired flatfoot deformity. *Foot Ankle Int.* 2007;28(1):8–12.
89. Dudda M, Hauser J, Muhr G, et al. Low-intensity pulsed ultrasound as a useful adjuvant during distraction osteogenesis: A prospective, randomized controlled trial. *J Trauma.* 2011;71(5):1376–1380.
90. Easley ME, Trnka HJ, Schon LC, et al. Isolated subtalar arthrodesis. *J Bone Joint Surg Am.* 2000;82(5):613–624.
91. Ebraheim NA, Elgafy H, Xu R. Bone-graft harvesting from iliac and fibular donor sites: Techniques and complications. *J Am Acad Orthop Surg.* 2001;9(3):210–218.
92. Eckardt H, Ding M, Lind M, et al. Recombinant human vascular endothelial growth factor enhances bone healing in an experimental nonunion model. *J Bone Joint Surg Br.* 2005;87(10):1434–1438.
93. Edwards CJ, Hart DJ, Spector TD. Oral statins and increased bone-mineral density in postmenopausal women. *Lancet.* 2000;355(9222):2218–2219.
94. Egol KA, Sugi MT, Ong CC, et al. Fracture site augmentation with calcium phosphate cement reduces screw penetration after open reduction-internal fixation of proximal humeral fractures. *J Shoulder Elbow Surg.* 2011;21(6):741–748
95. Einhorn TA. Cox-2: Where are we in 2003? - The role of cyclooxygenase-2 in bone repair. *Arthritis Res Ther.* 2003;5(1):5–7.
96. Einhorn TA. Enhancement of fracture-healing. *J Bone Joint Surg Am.* 1995;77(6): 940–956.
97. Einhorn TA, Bonnarens F, Burstein AH. The contributions of dietary protein and mineral to the healing of experimental fractures. A biomechanical study. *J Bone Joint Surg Am.* 1986;68(9):1389–1395.
98. Elder S, Frankenburg E, Goulet J, et al. Biomechanical evaluation of calcium phosphate cement-augmented fixation of unstable intertrochanteric fractures. *J Orthop Trauma.* 2000;14(6):386–393.
99. Elster EA, Stojadinovic A, Forsberg J, et al. Extracorporeal shock wave therapy for nonunion of the tibia. *J Orthop Trauma.* 2010;24(3):133–141.
100. Emami A, Petren-Mallmin M, Larsson S. No effect of low-intensity ultrasound on healing time of intramedullary fixed tibial fractures. *J Orthop Trauma.* 1999;13(4):252–257.
101. Endo K, Sairyo K, Komatsubara S, et al. Cyclooxygenase-2 inhibitor delays fracture healing in rats. *Acta Orthop.* 2005;76(4):470–174.
102. Endo K, Sairyo K, Komatsubara S, et al. Cyclooxygenase-2 inhibitor inhibits the fracture healing. *J Physiol Anthropol Appl Human Sci.* 2002;21(5):235–238.
103. Engh GA, Ammeen DJ. Use of structural allograft in revision total knee arthroplasty in knees with severe tibial bone loss. *J Bone Joint Surg Am.* 2007;89(12):2640–2647.
104. Enneking WF, Burchardt H, Puhl JJ, et al. Physical and biological aspects of repair in dog cortical-bone transplants. *J Bone Joint Surg Am.* 1975;57(2):237–252.
105. Enneking WF, Eady JL, Burchardt H. Autogenous cortical bone grafts in the reconstruction of segmental skeletal defects. *J Bone Joint Surg Am.* 1980;62(7):1039–1058.
106. Enneking WF, Mindell ER. Observations on massive retrieved human allografts. *J Bone Joint Surg Am.* 1991;73(8):1123–1142.
107. Fink B, Pollnau C, Vogel M, et al. Histomorphometry of distraction osteogenesis during experimental tibial lengthening. *J Orthop Trauma.* 2003;17(2):113–118.
108. Finkemeier CG. Bone-grafting and bone-graft substitutes. *J Bone Joint Surg Am.* 2002;84-A(3):454–464.
109. Fischgrund J, Paley D, Suter C. Variables affecting time to bone healing during limb lengthening. *Clin Orthop Relat Res.* 1994;(301):31–37.
110. Fleming JE Jr, Cornell CN, Muschler GF. Bone cells and matrices in orthopedic tissue engineering. *Orthop Clin North Am.* 2000;31(3):357–374.
111. Fowler BL, Dall BE, Rowe DE. Complications associated with harvesting autogenous iliac bone graft. *Am J Orthop.* 1995;24(12):895–903.
112. Friedenberg ZB, Andrews ET, Smolenski BI, et al. Bone reaction to varying amounts of direct current. *Surg Gynecol Obstet.* 1970;131(5):894–899.
113. Friedenberg ZB, Harlow MC, Brighton CT. Healing of nonunion of the medial malleolus by mans of direct current: A case report. *J Trauma.* 1971;11(10):883–885.
114. Friedl G, Turner RT, Evans GL, et al. Intermittent parathyroid hormone (HPT) treatment and age-dependent effects on rat cancellous bone and mineral metabolism. *J Orthop Res.* 2007;25(11):1454–1464.
115. Friedlaender GE. Immune responses to osteochondral allografts. Current knowledge and future directions. *Clin Orthop Relat Res.* 1983;(174):58–68.
116. Friedlaender GE, Perry CR, Cole JD, et al. Osteogenic protein-1 (bone morphogenetic protein-7) in the treatment of tibial nonunions. *J Bone Joint Surg Am.* 2001;83-A (suppl 1 Pt 2):S151–S158.
117. Frohberg U, Mazock JB. A review of morbidity associated with bone harvest from the proximal tibial metaphysis. *Mund Kiefer Gesichtschir.* 2005;9(2):63–65.
118. Fukada E, Yasuda I. On the piezoelectric effects of bone. *J Phys Soc Japan.* 1957; 12:1158.
119. Fukui T, Ii M, Shoji T, et al. Therapeutic effect of local administration of low dose simvastatin-conjugated gelatin hydrogel for fracture healing. *J Bone Miner Res.* 2012;27(5):1118–1131
120. Galano GJ, Greisberg JK. Tibial plateau fracture with proximal tibia autograft harvest for foot surgery. *Am J Orthop.* 2009;38(12):621–623.
121. Garrett IR, Gutierrez GE, Rossini G, et al. Locally delivered lovastatin nanoparticles enhance fracture healing in rats. *J Orthop Res.* 2007;25(10):1351–1357.
122. Garvin K, Feschuk C, Sharp JG, et al. Does the number or quality of pluripotent bone marrow stem cells decrease with age? *Clin Orthop Relat Res.* 2007;465:202–207.
123. Geideman W, Early JS, Brodsky J. Clinical results of harvesting autogenous cancellous graft from the ipsilateral proximal tibia for use in foot and ankle surgery. *Foot Ankle Int.* 2004;25(7):451–455.
124. Gerstenfeld LC, Al-Ghawas M, Alkhiary YM, et al. Selective and nonselective cyclooxygenase-2 inhibitors and experimental fracture-healing. Reversibility of effects after short-term treatment. *J Bone Joint Surg Am.* 2007;89(1):114–125.
125. Gerstenfeld LC, Einhorn TA. COX inhibitors and their effects on bone healing. *Expert Opin Drug Saf.* 2004;3(2):131–136.
126. Gheduzzi S, Webb JJ, Miles AW. Mechanical characterisation of three percutaneous vertebroplasty biomaterials. *J Mater Sci Mater Med.* 2006;17(5):421–426.
127. Giannoudis PV, Kanakaris NK, Dimitriou R, et al. The synergistic effect of autograft and BMP-7 in the treatment of atrophic nonunions. *Clin Orthop Relat Res.* 2009;467(12):3239–3248.
128. Giannoudis PV, MacDonald DA, Matthews SJ, et al. Nonunion of the femoral diaphysis. The influence of reaming and non-steroidal anti-inflammatory drugs. *J Bone Joint Surg Br.* 2000;82(5):655–658.
129. Giori NJ, Beaupre GS. Femoral fracture after harvesting of autologous bone graft using a reamer/irrigator/aspirator. *J Orthop Trauma.* 2011;25(2):e12–e14.
130. Goldberg VM, Shaffer JW, Field G, et al. Biology of vascularized bone grafts. *Orthop Clin North Am.* 1987;18(2):197–205.
131. Goldberg VM, Stevenson S. Natural history of autografts and allografts. *Clin Orthop Relat Res.* 1987;(225):7–16.
132. Goldberg VM, Stevenson S, Shaffer JW, et al. Biological and physical properties of autogenous vascularized fibular grafts in dogs. *J Bone Joint Surg Am.* 1990;72(6): 801–810.
133. Goodman SB, Ma T, Mitsunaga L, et al. Temporal effects of a COX-2-selective NSAID on bone ingrowth. *J Biomed Mater Res A.* 2005;72(3):279–287.
134. Goulet JA, Senunas LE, DeSilva GL, et al. Autogenous iliac crest bone graft. Complications and functional assessment. *Clin Orthop Relat Res.* 1997;(339):76–81.
135. Govender S, Csimma C, Genant HK, et al. Recombinant human bone morphogenetic protein-2 for treatment of open tibial fractures: A prospective, controlled, randomized study of four hundred and fifty patients. *J Bone Joint Surg Am.* 2002;84-A(12):2123–2134.
136. Griffin XL, Smith N, Parsons N, et al. Ultrasound and shockwave therapy for acute fractures in adults. *Cochrane Database Syst Rev.* 2012;2:CD008579.
137. Griffith JF, Yeung DK, Tsang PH, et al. Compromised bone marrow perfusion in osteoporosis. *J Bone Miner Res.* 2008;23(7):1068–1075.
138. Grogan DP, Kalen V, Ross TI, et al. Use of allograft bone for posterior spinal fusion in idiopathic scoliosis. *Clin Orthop Relat Res.* 1999;(369):273–278.
139. Gruber R, Koch H, Doll BA, et al. Fracture healing in the elderly patient. *Exp Gerontol.* 2006;41(11):1080–1093.
140. Gurgel BC, Ribeiro FV, Silva MA, et al. Selective COX-2 inhibitor reduces bone healing in bone defects. *Braz Oral Res.* 2005;19(4):312–316.

141. Gustilo RB, Anderson JT. Prevention of infection in the treatment of one thousand and twenty-five open fractures of long bones: Retrospective and prospective analyses. *J Bone Joint Surg Am.* 1976;58(4):453–458.
142. Hatzokos I, Stavridis SI, Iosifidou E, et al. Autologous bone marrow grafting combined with demineralized bone matrix improves consolidation of docking site after distraction osteogenesis. *J Bone Joint Surg Am.* 2011;93(7):671–678.
143. Healey JH, Zimmerman PA, McDonnell JM, et al. Percutaneous bone marrow grafting of delayed union and nonunion in cancer patients. *Clin Orthop Relat Res* 1990;(256):280–285.
144. Heckman JD, Ryaby JP, McCabe J, et al. Acceleration of tibial fracture-healing by non-invasive, low-intensity pulsed ultrasound. *J Bone Joint Surg Am.* 1994;76(1):26–34.
145. Hee SL, Nik Intan NI, Fazan F. Comparison of hydroxyapatite powders derived from different resources. *Med J Malaysia.* 2004;59(suppl B):77–78.
146. Hemery X, Ohl X, Saddiki R, et al. Low-intensity pulsed ultrasound for non-union treatment: A 14-case series evaluation. *Orthop Traumatol Surg Res.* 2011;97(1):51–57.
147. Hernigou P, Beaujean F. Treatment of osteonecrosis with autologous bone marrow grafting. *Clin Orthop Relat Res.* 2002;(405):14–23.
148. Hernigou P, Mathieu G, Poignard A, et al. Percutaneous autologous bone-marrow grafting for nonunions. Surgical technique. *J Bone Joint Surg Am.* 2006;88(suppl 1 Pt 2):322–327.
149. Hernigou P, Poignard A, Beaujean F, et al. Percutaneous autologous bone-marrow grafting for nonunions. Influence of the number and concentration of progenitor cells. *J Bone Joint Surg Am.* 2005;87(7):1430–1437.
150. Hernigou P, Poignard A, Manicom O, et al. The use of percutaneous autologous bone marrow transplantation in nonunion and avascular necrosis of bone. *J Bone Joint Surg Br.* 2005;87(7):896–902.
151. Hierholzer C, Sama D, Toro JB, et al. Plate fixation of ununited humeral shaft fractures: Effect of type of bone graft on healing. *J Bone Joint Surg Am.* 2006;88(7):1442–1447.
152. Hollinger JO, Onikepe AO, MacKrell J, et al. Accelerated fracture healing in the geriatric, osteoporotic rat with recombinant human platelet-derived growth factor-BB and an injectable beta-tricalcium phosphate/collagen matrix. *J Orthop Res.* 2008;26(1):83–90.
153. Hornicek FJ, Zych GA, Hutson JJ, et al. Salvage of humeral nonunions with onlay bone plate allograft augmentation. *Clin Orthop Relat Res.* 2001;(386):203–209.
154. Horowitz MC, Friedlaender GE. Induction of specific T-cell responsiveness to allogeneic bone. *J Bone Joint Surg Am.* 1991;73(8):1157–1168.
155. Horstmann WG, Verheyen CC, Leemans R. An injectable calcium phosphate cement as a bone-graft substitute in the treatment of displaced lateral tibial plateau fractures. *Injury.* 2003;34(2):141–144.
156. Hou CH, Yang RS, Hou SM. Hospital-based allogenic bone bank–10-year experience. *J Hosp Infect.* 2005;59(1):41–45.
157. Huang RC, Khan SN, Sandhu HS, et al. Alendronate inhibits spine fusion in a rat model. *Spine.* 2005;30(22):2516–2522.
158. Hurley MM, Abreu C, Harrison JR, et al. Basic fibroblast growth factor inhibits type I collagen gene expression in osteoblastic MC3T3-E1 cells. *J Biol Chem.* 1993; 268(8):5588–5593.
159. Ilizarov GA. The tension-stress effect on the genesis and growth of tissues: Part II. The influence of the rate and frequency of distraction. *Clin Orthop Relat Res.* 1989; (239):263–285.
160. Ilizarov GA, Khelimskii AM, Saks RG. [Characteristics of systemic growth regulation of the limbs under the effect of various factors influencing their growth and length]. *Ortop Travmatol Protez.* 1978;(8):37–41.
161. Ilizarov GA, Pereslitskikh PF, Barabash AP. [Closed directed longitudino-oblique or spinal osteoclasia of the long tubular bones (experimental study)]. *Ortop Travmatol Protez.* 1978;(11):20–23.
162. Ingber DE, Folkman J. Mechanochemical switching between growth and differentiation during fibroblast growth factor-stimulated angiogenesis in vitro: Role of extracellular matrix. *J Cell Biol.* 1989;109(1):317–330.
163. Ito H, Koefoed M, Tiyapatanaputi P, et al. Remodeling of cortical bone allografts mediated by adherent rAAV-LRANK and FCEV gene therapy. *Nat Med.* 2005;11(3):291–297.
164. Itoh N, Ornitz DM. Evolution of the FCF and FCFr gene families. *Trends Genet.* 2004;20(11):563–569.
165. Jarcho M, Kay JF, Gumaer KI, et al. Tissue, cellular and subcellular events at a bone-ceramic hydroxylapatite interface. *J Bioeng.* 1977;1(2):79–92.
166. Jepegnanam TS, von Schroeder HP. Rapid resorption of calcium sulfate and hardware failure following corrective radius osteotomy: 2 case reports. *J Hand Surg Am.* 2012;37(3):477–480.
167. Jeyam M, Andrew JG, Muir LT, et al. Controlled trial of distal radial fractures treated with a resorbable bone mineral substitute. *J Hand Surg Br.* 2002;27(2):146–149.
168. Jingushi S, Mizuno K, Matsushita T, et al. Low-intensity pulsed ultrasound treatment for postoperative delayed union or nonunion of long bone fractures. *J Orthop Sci.* 2007;12(1):35–41.
169. Jinno T, Miric A, Feighan J, et al. The effects of processing and low dose irradiation on cortical bone grafts. *Clin Orthop Relat Res.* 2000;(375):275–285.
170. Johnson EE, Urist MR, Finerman GA. Repair of segmental defects of the tibia with cancellous bone grafts augmented with human bone morphogenetic protein. A preliminary report. *Clin Orthop Relat Res.* 1988;(236):249–257.
171. Jones AL, Bucholz RW, Bosse MJ, et al. Recombinant human BMP-2 and allograft compared with autogenous bone graft for reconstruction of diaphyseal tibial fractures with cortical defects. A randomized, controlled trial. *J Bone Joint Surg Am.* 2006;88(7):1431–1441.
172. Jones DB Jr, Moran SL, Bishop AT, et al. Free-vascularized medial femoral condyle bone transfer in the treatment of scaphoid nonunions. *Plast Reconstr Surg.* 2010;125(4):1176–1184.
173. Kakar S, Duymaz A, Steinmann S, et al. Vascularized medial femoral condyle corticoperiosteal flaps for the treatment of recalcitrant humeral nonunions. *Microsurgery.* 2011;31(2):85–92.
174. Kakar S, Einhorn TA, Vora S, et al. Enhanced chondrogenesis and Wnt signaling in HPT-treated fractures. *J Bone Miner Res.* 2007;22(12):1903–1912.
175. Kanakaris NK, Morell D, Gudipati S, et al. Reaming irrigator aspirator system: Early experience of its multipurpose use. *Injury.* 2011;42(suppl 4):S28–S34.
176. Karachalios T, Boursinos L, Poultsides L, et al. The effects of the short-term administration of low therapeutic doses of anti-COX-2 agents on the healing of fractures. An experimental study in rabbits. *J Bone Joint Surg Br.* 2007;89(9):1253–1260.
177. Kawaguchi H, Oka H, Jingushi S, et al. A local application of recombinant human fibroblast growth factor 2 for tibial shaft fractures: A randomized, placebo-controlled trial. *J Bone Miner Res.* 2010;25(12):2735–2743.
178. Keating JF, Hajducka CL, Harper J. Minimal internal fixation and calcium-phosphate cement in the treatment of fractures of the tibial plateau. A pilot study. *J Bone Joint Surg Br.* 2003;85(1):68–73.
179. Kelly CM, Wilkins RM. Treatment of benign bone lesions with an injectable calcium sulfate-based bone graft substitute. *Orthopedics.* 2004;27(1 suppl):s131–s135.
180. Kelly CM, Wilkins RM, Gitelis S, et al. The use of a surgical grade calcium sulfate as a bone graft substitute: Results of a multicenter trial. *Clin Orthop Relat Res.* 2001;(382):42–50.
181. Kenwright J, Richardson JB, Goodship AE, et al. Effect of controlled axial micromovement on healing of tibial fractures. *Lancet.* 1986;2(8517):1185–1187.
182. Kerry RM, Masri BA, Garbuz DS, et al. The biology of bone grafting. *Instr Course Lect.* 1999;48:645–652.
183. Khan SN, Bostrom MP, Lane JM. Bone growth factors. *Orthop Clin North Am.* 2000;31(3):375–388.
184. Khan SN, Cammisa FP Jr, Sandhu HS, et al. The biology of bone grafting. *J Am Acad Orthop Surg.* 2005;13(1):77–86.
185. Kim HP, Ji YH, Rhee SC, et al. Enhancement of bone regeneration using osteogenic-induced adipose-derived stem cells combined with demineralized bone matrix in a rat critically-sized calvarial defect model. *Curr Stem Cell Res Ther.* 2012;7(3):165–172.
186. Kim JH, Oh JH, Han I, et al. Grafting using injectable calcium sulfate in bone tumor surgery: Comparison with demineralized bone matrix-based grafting. *Clin Orthop Surg.* 2011;3(3):191–201.
187. Klein S, Giancotti FG, Presta M, et al. Basic fibroblast growth factor modulates integrin expression in microvascular endothelial cells. *Mol Biol Cell.* 1993;4(10):973–982.
188. Kloen P, Di Paola M, Borens O, et al. BMP signaling components are expressed in human fracture callus. *Bone.* 2003;33(3):362–371.
189. Kocaoglu M, Eralp L, Sen C, et al. Management of stiff hypertrophic nonunions by distraction osteogenesis: A report of 16 cases. *J Orthop Trauma.* 2003;17(8):543–548.
190. Kolbeck S, Bail H, Schmidmaier G, et al. Homologous growth hormone accelerates bone healing–a biomechanical and histological study. *Bone.* 2003;33(4):628–637.
191. Komatsu DE, Mary MN, Schroeder RJ, et al. Modulation of Wnt signaling influences fracture repair. *J Orthop Res.* 2010;28(7):928–936.
192. Kristiansen TK, Ryaby JP, McCabe J, et al. Accelerated healing of distal radial fractures with the use of specific, low-intensity ultrasound. A multicenter, prospective, randomized, double-blind, placebo-controlled study. *J Bone Joint Surg Am.* 1997;79(7):961–973.
193. Kucia M, Machalinski B, Ratajczak MZ. The developmental deposition of epiblast/germ cell-line derived cells in various organs as a hypothetical explanation of stem cell plasticity? *Acta Neurobiol Exp (Wars).* 2006;66(4):331–341.
194. Kumagai K, Takeuchi R, Ishikawa H, et al. Low-intensity pulsed ultrasound accelerates fracture healing by stimulation of recruitment of both local and circulating osteogenic progenitors. *J Orthop Res.* 2012;30(9):1516-1521.
195. Kurmis AP, Kurmis TP, O'Brien JX, et al. The effect of nonsteroidal anti-inflammatory drug administration on acute phase fracture-healing: A review. *J Bone Joint Surg Am.* 2012;94(9):815–823.
196. Larsson S, Hannink G. Injectable bone-graft substitutes: Current products, their characteristics and indications, new developments. *Injury.* 2011;42(suppl 2):S30–S34.
197. Laufs U, Liao JK. Direct vascular effects of HMG-CoA reductase inhibitors. *Trends Cardiovasc Med.* 2000;10(4):143–148.
198. LeCroy CM, Rizzo M, Gunneson EE, et al. Free vascularized fibular bone grafting in the management of femoral neck nonunion in patients younger than fifty years. *J Orthop Trauma.* 2002;16(7):464–472.
199. Lee DY, Cho TJ, Kim JA, et al. Mobilization of endothelial progenitor cells in fracture healing and distraction osteogenesis. *Bone.* 2008;42(5):932–941.
200. Lewallen DG, Chao EY, Kasman RA, et al. Comparison of the effects of compression plates and external fixators on early bone-healing. *J Bone Joint Surg Am.* 1984;66(7):1084–1091.
201. Lewandrowski KU, Gresser JD, Wise DL, et al. Bioresorbable bone graft substitutes of different osteoconductivities: A histologic evaluation of osteointegration of poly(propylene glycol-co-fumaric acid)-based cement implants in rats. *Biomaterials.* 2000;21(8):757–764.
202. Li J, Mori S, Kaji Y, et al. Concentration of bisphosphonate (incadronate) in callus area and its effects on fracture healing in rats. *J Bone Miner Res.* 2000;15(10):2042–2051.
203. Li M, Ke HZ, Qi H, et al. A novel, non-prostanoid EP2 receptor-selective prostaglandin E2 agonist stimulates local bone formation and enhances fracture healing. *J Bone Miner Res.* 2003;18(11):2033–2042.
204. Li X, Ominsky MS, Niu QT, et al. Targeted deletion of the sclerostin gene in mice results in increased bone formation and bone strength. *J Bone Miner Res.* 2008;23(6):860–869.
205. Li X, Ominsky MS, Warmington KS, et al. Sclerostin antibody treatment increases bone formation, bone mass, bone strength in a rat model of postmenopausal osteoporosis. *J Bone Miner Res.* 2009;24(4):578–588.
206. Li X, Qin L, Bergenstock M, et al. Parathyroid hormone stimulates osteoblastic expression of MCP-1 to recruit and increase the fusion of pre/osteoclasts. *J Biol Chem.* 2007;282(45):33098–330106.
207. Li X, Warmington KS, Niu QT, et al. Inhibition of sclerostin by monoclonal antibody increases bone formation, bone mass, bone strength in aged male rats. *J Bone Miner Res.* 2010;25(12):2647–2656.
208. Lin CH, Wei FC, Levin LS, et al. Free composite serratus anterior and rib flaps for tibial composite bone and soft-tissue defect. *Plast Reconstr Surg.* 1997;99(6):1656–1665.
209. Lind M, Schumacker B, Soballe K, et al. Transforming growth factor-beta enhances fracture healing in rabbit tibiae. *Acta Orthop Scand.* 1993;64(5):553–556.
210. Lobenhoffer P, Gerich T, Witte F, et al. Use of an injectable calcium phosphate bone cement in the treatment of tibial plateau fractures: A prospective study of twenty-six cases with twenty-month mean follow-up. *J Orthop Trauma.* 2002;16(3):143–149.
211. Long J, Lewis S, Kuklo T, et al. The effect of cyclooxygenase-2 inhibitors on spinal fusion. *J Bone Joint Surg Am.* 2002;84-A(10):1763–1768.
212. Lord CF, Gebhardt MC, Tomford WW, et al. Infection in bone allografts. Incidence, nature, treatment. *J Bone Joint Surg Am.* 1988;70(3):369–376.
213. Lowe JA, Della Rocca GJ, Murtha Y, et al. Complications associated with negative pressure reaming for harvesting autologous bone graft: A case series. *J Orthop Trauma.* 2010;24(1):46–52.

214. Macey LR, Kana SM, Jingushi S, et al. Defects of early fracture-healing in experimental diabetes. *J Bone Joint Surg Am.* 1989;71(5):722–733.
215. Mammi GI, Rocchi R, Cadossi R, et al. The electrical stimulation of tibial osteotomies. Double-blind study. *Clin Orthop Relat Res.* 1993;(288):246–253.
216. Manabe T, Mori S, Mashiba T, et al. Human parathyroid hormone (1-34) accelerates natural fracture healing process in the femoral osteotomy model of cynomolgus monkeys. *Bone.* 2007;40(6):1475–1482.
217. Manigrasso MB, O'Connor JP. Accelerated fracture healing in mice lacking the 5-lipoxygenase gene. *Acta Orthop.* 2010;81(6):748–755.
218. Manjubala I, Sivakumar M, Sampath Kumar TS, et al. Synthesis and characterization of functional gradient materials using Indian corals. *J Mater Sci Mater Med.* 2000;11(11):705–709.
219. Masquelet AC, Benko PE, Mathevon H, et al. Harvest of cortico-cancellous intramedullary femoral bone graft using the Reamer-Irrigator-Aspirator (RIA). *Orthop Traumatol Surg Res.* 2012;98(2):227–232.
220. Matsumine A, Kusuzaki K, Matsubara T, et al. Calcium phosphate cement in musculoskeletal tumor surgery. *J Surg Oncol.* 2006;93(3):212–220.
221. Mattsson P, Alberts A, Dahlberg G, et al. Resorbable cement for the augmentation of internally-fixed unstable trochanteric fractures. A prospective, randomised multicentre study. *J Bone Joint Surg Br.* 2005;87(9):1203–1209.
222. Mattsson P, Larsson S. Calcium phosphate cement for augmentation did not improve results after internal fixation of displaced femoral neck fractures: A randomized study of 118 patients. *Acta Orthop.* 2006;77(2):251–256.
223. Mattsson P, Larsson S. Unstable trochanteric fractures augmented with calcium phosphate cement. A prospective randomized study using radiostereometry to measure fracture stability. *Scand J Surg.* 2004;93(3):223–228.
224. Mazziotti G, Bianchi A, Bonadonna S, et al. Increased prevalence of radiological spinal deformities in adult patients with GH deficiency: Influence of GH replacement therapy. *J Bone Miner Res.* 2006;21(4):520–528.
225. McAndrew MP, Gorman PW, Lange TA. Tricalcium phosphate as a bone graft substitute in trauma: Preliminary report. *J Orthop Trauma.* 1988;2(4):333–339.
226. McDonald MM, Dulai S, Godfrey C, et al. Bolus or weekly zoledronic acid administration does not delay endochondral fracture repair but weekly dosing enhances delays in hard callus remodeling. *Bone.* 2008;43(4):653–662.
227. McDonald MM, Morse A, Mikulec K, et al. Inhibition of sclerostin by systemic treatment with sclerostin antibody enhances healing of proximal tibial defects in ovariectomized rats. *J Orthop Res.* 2012;30(10):1541–1548.
228. McKee MD, Li-Bland EA, Wild LM, et al. A prospective, randomized clinical trial comparing an antibiotic-impregnated bioabsorbable bone substitute with standard antibiotic-impregnated cement beads in the treatment of chronic osteomyelitis and infected nonunion. *J Orthop Trauma.* 2010;24(8):483–490.
229. McNamara I, Deshpande S, Porteous M. Impaction grafting of the acetabulum with a mixture of frozen, ground irradiated bone graft and porous synthetic bone substitute (Apapore 60). *J Bone Joint Surg Br.* 2010;92(5):617–623.
230. Mollon B, da Silva V, Busse JW, et al. Electrical stimulation for long-bone fracture-healing: A meta-analysis of randomized controlled trials. *J Bone Joint Surg Am.* 2008; 90(11):2322–2330.
231. Moore JR, Weiland AJ, Daniel RK. Use of free vascularized bone grafts in the treatment of bone tumors. *Clin Orthop Relat Res.* 1983;(175):37–44.
232. Moucha CS, Einhorn TA. Enhancement of skeletal repair. In: Browner BD, Jupiter JB, Levine AM, eds. *Skeletal Trauma; Basic Science Management, and Reconstruction.* 3rd ed. Philadelphia, PA: Saunders; 2003:639
233. Mullis BH, Copland ST, Weinhold PS, et al. Effect of COX-2 inhibitors and non-steroidal anti-inflammatory drugs on a mouse fracture model. *Injury.* 2006;37(9): 827–837.
234. Mundy G, Garrett R, Harris S, et al. Stimulation of bone formation in vitro and in rodents by statins. *Science.* 1999;286(5446):1946–1949.
235. Munns CF, Rauch F, Zeitlin L, et al. Delayed osteotomy but not fracture healing in pediatric osteogenesis imperfecta patients receiving pamidronate. *J Bone Miner Res.* 2004;19(11):1779–1786.
236. Murnaghan M, Li G, Marsh DR. Nonsteroidal anti-inflammatory drug-induced fracture nonunion: An inhibition of angiogenesis? *J Bone Joint Surg Am.* 2006;88(suppl 3): 140–147.
237. Muschler GF, Boehm C, Easley K. Aspiration to obtain osteoblast progenitor cells from human bone marrow: The influence of aspiration volume. *J Bone Joint Surg Am.* 1997;79(11):1699–1709.
238. Muschler GF, Nitto H, Boehm CA, et al. Age- and gender-related changes in the cellularity of human bone marrow and the prevalence of osteoblastic progenitors. *J Orthop Res.* 2001;19(1):117–125.
239. Myeroff C, Archdeacon M. Autogenous bone graft: Donor sites and techniques. *J Bone Joint Surg Am.* 2011;93(23):2227–2236.
240. Nakajima A, Shimoji N, Shiomi K, et al. Mechanisms for the enhancement of fracture healing in rats treated with intermittent low-dose human parathyroid hormone (1-34). *J Bone Miner Res.* 2002;17(11):2038–2047.
241. Nakazawa T, Nakajima A, Shiomi K, et al. Effects of low-dose, intermittent treatment with recombinant human parathyroid hormone (1-34) on chondrogenesis in a model of experimental fracture healing. *Bone.* 2005;37(5):711–719.
242. Nash TJ, Howlett CR, Martin C, et al. Effect of platelet-derived growth factor on tibial osteotomies in rabbits. *Bone.* 1994;15(2):203–208.
243. Neer RM, Arnaud CD, Zanchetta JR, et al. Effect of parathyroid hormone (1-34) on fractures and bone mineral density in postmenopausal women with osteoporosis. *N Engl J Med.* 2001;344(19):1434–1441.
244. Nevins M, Camelo M, Nevins ML, et al. Periodontal regeneration in humans using recombinant human platelet-derived growth factor-BB (rhFCDP-BB) and allogenic bone. *J Periodontol.* 2003;74(9):1282–1292.
245. Nicoll EA. Fractures of the tibial shaft. A survey of 705 cases. *J Bone Joint Surg Br.* 1964;46:373–387.
246. Nolte PA, van der Krans A, Patka P, et al. Low-intensity pulsed ultrasound in the treatment of nonunions. *J Trauma.* 2001;51(4):693–702; discussion 702-3.
247. Nusbickel FR, Dell PC, McAndrew MP, et al. Vascularized autografts for reconstruction of skeletal defects following lower extremity trauma. A review. *Clin Orthop Relat Res.* 1989;(243):65–70.
248. O'Keeffe RM Jr, Riemer BL, Butterfield SL. Harvesting of autogenous cancellous bone graft from the proximal tibial metaphysis. A review of 230 cases. *J Orthop Trauma.* 1991;5(4):469–474.
249. Ohlsson C, Bengtsson BA, Isaksson OG, et al. Growth hormone and bone. *Endo Rev.* 1998;19(1):55–79.
250. Olsen BS, Vaesel MT, Sojbjerg JO. Treatment of midshaft clavicular nonunion with plate fixation and autologous bone grafting. *J Shoulder Elbow Surg.* 1995;4(5):337–344.
251. Ominsky MS, Li C, Li X, et al. Inhibition of sclerostin by monoclonal antibody enhances bone healing and improves bone density and strength of nonfractured bones. *J Bone Miner Res.* 2011;26(5):1012–1021.
252. Pacicca DM, Patel N, Lee C, et al. Expression of angiogenic factors during distraction osteogenesis. *Bone.* 2003;33(6):889–898.
253. Paralkar VM, Borovecki F, Ke HZ, et al. An EP2 receptor-selective prostaglandin E2 agonist induces bone healing. *Proc Natl Acad Sci U S A.* 2003;100(11):6736–6740.
254. Parikh SN. Bone graft substitutes: Past, present, future. *J Postgrad Med.* 2002;48(2): 142–148.
255. Parker MJ, Raghavan R, Gurusamy K. Incidence of fracture-healing complications after femoral neck fractures. *Clin Orthop Relat Res.* 2007;458:175–179.
256. Patel JC, Watson K, Joseph E, et al. Long-term complications of distal radius bone grafts. *J Hand Surg Am.* 2003;28(5):784–788.
257. Peichl P, Holzer LA, Maier R, et al. Parathyroid hormone 1-84 accelerates fracture-healing in pubic bones of elderly osteoporotic women. *J Bone Joint Surg Am.* 2011;93(17): 1583–1587.
258. Pelker RR, Friedlaender GE, Markham TC, et al. Effects of freezing and freeze-drying on the biomechanical properties of rat bone. *J Orthop Res.* 1984;1(4):405–411.
259. Peters CL, Hines JL, Bachus KN, et al. Biological effects of calcium sulfate as a bone graft substitute in ovine metaphyseal defects. *J Biomed Mater Res A.* 2006;76(3): 456–462.
260. Pilla AA, Mont MA, Nasser PR, et al. Non-invasive low-intensity pulsed ultrasound accelerates bone healing in the rabbit. *J Orthop Trauma.* 1990;4(3):246–253.
261. Porter RM, Liu F, Pilapil C, et al. Osteogenic potential of reamer irrigator aspirator (RIA) aspirate collected from patients undergoing hip arthroplasty. *J Orthop Res.* 2009;27(1):42–49.
262. Pountos I, Georgouli T, Blokhuis TJ, et al. Pharmacological agents and impairment of fracture healing: What is the evidence? *Injury.* 2008;39(4):384–394.
263. Quintero AJ, Tarkin IS, Pape HC. Technical tricks when using the reamer irrigator aspirator technique for autologous bone graft harvesting. *J Orthop Trauma.* 2010;24(1): 42–45.
264. Raisz LG. Physiology and pathophysiology of bone remodeling. *Clin Chem.* 1999;45(8 Pt 2):1353–1358.
265. Raschke M, Rasmussen MH, Govender S, et al. Effects of growth hormone in patients with tibial fracture: A randomised, double-blind, placebo-controlled clinical trial. *Eur J Endocrinol.* 2007;156(3):341–351.
266. Ratajczak MZ, Machalinski B, Wojakowski W, et al. A hypothesis for an embryonic origin of pluripotent Oct-4(+) stem cells in adult bone marrow and other tissues. *Leukemia.* 2007;21(5):860–867.
267. Ratajczak MZ, Zuba-Surma EK, Machalinski B, et al. Bone-marrow-derived stem cells– our key to longevity? *J Appl Genet.* 2007;48(4):307–319.
268. Ratajczak MZ, Zuba-Surma EK, Shin DM, et al. Very small embryonic-like (VSEL) stem cells in adult organs and their potential role in rejuvenation of tissues and longevity. *Exp Gerontol.* 2008;43(11):1009–1017.
269. Reikeraas O, Engebretsen L. Effects of ketoralac tromethamine and indomethacin on primary and secondary bone healing. An experimental study in rats. *Arch Orthop Trauma Surg.* 1998;118(1-2):50–52.
270. Rhee SH. Synthesis of hydroxyapatite via mechanochemical treatment. *Biomaterials.* 2002;23(4):1147–1152.
271. Ripamonti U, Duneas N. Tissue morphogenesis and regeneration by bone morphogenetic proteins. *Plast Reconstr Surg.* 1998;101(1):227–239.
272. Ritting AW, Weber EW, Lee MC. Exaggerated inflammatory response and bony resorption from BMP-2 use in a pediatric forearm nonunion. *J Hand Surg Am.* 2012; 37(2):316–321.
273. Robinson CM, Page RS. Severely impacted valgus proximal humeral fractures. *J Bone Joint Surg Am.* 2004;86-A(suppl 1 Pt 2):143–155.
274. Rouleau MF, Mitchell J, Goltzman D. Characterization of the major parathyroid hormone target cell in the endosteal metaphysis of rat long bones. *J Bone Miner Res.* 1990;5(10):1043–1053.
275. Rouleau MF, Mitchell J, Goltzman D. In vivo distribution of parathyroid hormone receptors in bone: Evidence that a predominant osseous target cell is not the mature osteoblast. *Endocrinology.* 1988;123(1):187–191.
276. Roussignol X, Currey C, Duparc F, et al. Indications and results for the Exogen ultrasound system in the management of non-union: A 59-case pilot study. *Orthop Traumatol Surg Res.* 2012;98(2):206–213.
277. Roy DM, Linnehan SK. Hydroxyapatite formed from coral skeletal carbonate by hydrothermal exchange. *Nature.* 1974;247(438):220–222.
278. Rozental TD, Vazquez MA, Chacko AT, et al. Comparison of radiographic fracture healing in the distal radius for patients on and off bisphosphonate therapy. *J Hand Surg Am.* 2009;34(4):595–602.
279. Rundle CH, Miyakoshi N, Ramirez E, et al. Expression of the fibroblast growth factor receptor genes in fracture repair. *Clin Orthop Relat Res.* 2002;(403):253–263.
280. Russell TA, Leighton RK. Comparison of autogenous bone graft and endothermic calcium phosphate cement for defect augmentation in tibial plateau fractures. A multicenter, prospective, randomized study. *J Bone Joint Surg Am.* 2008;90(10):2057–2061.
281. Rutten S, Nolte PA, Guit GL, et al. Use of low-intensity pulsed ultrasound for posttraumatic nonunions of the tibia: A review of patients treated in the Netherlands. *J Trauma.* 2007;62(4):902–908.
282. Saag KG, Zanchetta JR, Devogelaer JP, et al. Effects of teriparatide versus alendronate for treating glucocorticoid-induced osteoporosis: Thirty-six-month results of a randomized, double-blind, controlled trial. *Arthritis Rheum.* 2009;60(11):3346–3355.
283. Sailhan F. Bone lengthening (distraction osteogenesis): A literature review. *Osteoporos Int.* 2011;22(6):2011–2015.
284. Sanchez-Sotelo J, Munuera L, Madero R. Treatment of fractures of the distal radius with a remodellable bone cement: A prospective, randomised study using Norian SRS. *J Bone Joint Surg Br.* 2000;82(6):856–863.

285. Sanders RA, Sackett JR. Open reduction and internal fixation of delayed union and nonunion of the distal humerus. *J Orthop Trauma.* 1990;4(3):254-259.
286. Sarmiento A, Schaeffer JF, Beckerman L, et al. Fracture healing in rat femora as affected by functional weight-bearing. *J Bone Joint Surg Am.* 1977;59(3):369-375.
287. Schaden W, Fischer A, Sailler A. Extracorporeal shock wave therapy of nonunion or delayed osseous union. *Clin Orthop Relat Res.* 2001;(387):90-94.
288. Schildhauer TA, Bauer TW, Josten C, et al. Open reduction and augmentation of internal fixation with an injectable skeletal cement for the treatment of complex calcaneal fractures. *J Orthop Trauma.* 2000;14(5):309-317.
289. Schindeler A, Birke O, Yu NY, et al. Distal tibial fracture repair in a neurofibromatosis type 1-deficient mouse treated with recombinant bone morphogenetic protein and a bisphosphonate. *J Bone Joint Surg Br.* 2011;93(8):1134-1139.
290. Scott G, King JB. A prospective, double-blind trial of electrical capacitive coupling in the treatment of non-union of long bones. *J Bone Joint Surg Am.* 1994;76(6):820-826.
291. Segur JM, Torner P, Garcia S, et al. Use of bone allograft in tibial plateau fractures. *Arch Orthop Trauma Surg.* 1998;117(6-7):357-359.
292. Sen C, Eralp L, Gunes T, et al. An alternative method for the treatment of nonunion of the tibia with bone loss. *J Bone Joint Surg Br.* 2006;88(6):783-789.
293. Sen C, Kocaoglu M, Eralp L, et al. Bifocal compression-distraction in the acute treatment of grade III open tibia fractures with bone and soft-tissue loss: A report of 24 cases. *J Orthop Trauma.* 2004;18(3):150-157.
294. Sen MK, Miclau T. Autologous iliac crest bone graft: Should it still be the gold standard for treating nonunions? *Injury.* 2007;38(suppl 1):S75-S80.
295. Shaffer JW, Field GA, Goldberg VM, et al. Fate of vascularized and nonvascularized autografts. *Clin Orthop Relat Res.* 1985;(197):32-43.
296. Sharrard WJ. A double-blind trial of pulsed electromagnetic fields for delayed union of tibial fractures. *J Bone Joint Surg Br.* 1990;72(3):347-355.
297. Simon AM, O'Connor JP. Dose and time-dependent effects of cyclooxygenase-2 inhibition on fracture-healing. *J Bone Joint Surg Am.* 2007;89(3):500-511.
298. Simonis RB, Parnell EJ, Ray PS, et al. Electrical treatment of tibial non-union: A prospective, randomised, double-blind trial. *Injury.* 2003;34(5):357-362.
299. Simpson AH, Kenwright J. Fracture after distraction osteogenesis. *J Bone Joint Surg Br.* 2000;82(5):659-665.
300. Simpson D, Keating JF. Outcome of tibial plateau fractures managed with calcium phosphate cement. *Injury.* 2004;35(9):913-918.
301. Skoglund B, Aspenberg P. Locally applied Simvastatin improves fracture healing in mice. *BMC Musculoskelet Disord.* 2007;8:98.
302. Sloan AV, Martin JR, Li S, et al. Parathyroid hormone and bisphosphonate have opposite effects on stress fracture repair. *Bone.* 2010;47(2):235-240.
303. Solchaga LA, Hee CK, Aguiar DJ, et al. Augment bone graft products compare favorably with autologous bone graft in an ovine model of lumbar interbody spine fusion. *Spine.* 2012;37(8):E461-E467.
304. Solheim E. Growth factors in bone. *Int Orthop.* 1998;22(6):410-416.
305. Souter WA. Autogenous cancellous strip grafts in the treatment of delayed union of long bone fractures. *J Bone Joint Surg Br.* 1969;51(1):63-75.
306. Springfield DS. Massive autogenous bone grafts. *Orthop Clin North Am.* 1987;18(2):249-256.
307. Stankewich CJ, Swiontkowski MF, Tencer AF, et al. Augmentation of femoral neck fracture fixation with an injectable calcium-phosphate bone mineral cement. *J Orthop Res.* 1996;14(5):786-793.
308. Stevenson S. Biology of bone grafts. *Orthop Clin North Am.* 1999;30(4):543-552.
309. Stevenson S, Li XQ, Martin B. The fate of cancellous and cortical bone after transplantation of fresh and frozen tissue-antigen-matched and mismatched osteochondral allografts in dogs. *J Bone Joint Surg Am.* 1991;73(8):1143-1156.
310. Street J, Winter D, Wang JH, et al. Is human fracture hematoma inherently angiogenic? *Clin Orthop Relat Res.* 2000;(378):224-237.
311. Street JT, Wang JH, Wu QD, et al. The angiogenic response to skeletal injury is preserved in the elderly. *J Orthop Res.* 2001;19(6):1057-1066.
312. Sudmann E, Bang G. Indomethacin-induced inhibition of haversian remodelling in rabbits. *Acta Orthop Scand.* 1979;50(6 Pt 1):621-627.
313. Swiontkowski MF, Aro HT, Donell S, et al. Recombinant human bone morphogenetic protein-2 in open tibial fractures. A subgroup analysis of data combined from two prospective randomized studies. *J Bone Joint Surg Am.* 2006;88(6):1258-1265.
314. Takala J, Ruokonen E, Webster NR, et al. Increased mortality associated with growth hormone treatment in critically ill adults. *N Engl J Med.* 1999;341(11):785-792.
315. Tambe AD, Cutler L, Murali SR, et al. In scaphoid non-union, does the source of graft affect outcome? Iliac crest versus distal end of radius bone graft. *J Hand Surg Br.* 2006;31(1):47-51.
316. Tay BK, Patel VV, Bradford DS. Calcium sulfate- and calcium phosphate-based bone substitutes. Mimicry of the mineral phase of bone. *Orthop Clin North Am.* 1999;30(4):615-623.
317. Tessier P, Kawamoto H, Posnick J, et al. Complications of harvesting autogenous bone grafts: A group experience of 20,000 cases. *Plast Reconstr Surg.* 2005;116(5 suppl):72S-73S; discussion 92S-94S.
318. Thaller SR, Dart A, Tesluk H. The effects of insulin-like growth factor-1 on critical-size calvarial defects in Sprague-Dawley rats. *Ann Plast Surg.* 1993;31(5):429-433.
319. Thompson RC Jr, Pickvance EA, Garry D. Fractures in large-segment allografts. *J Bone Joint Surg Am.* 1993;75(11):1663-1673.
320. Thordarson DB, Bollinger M. SRS cancellous bone cement augmentation of calcaneal fracture fixation. *Foot Ankle Int.* 2005;26(5):347-352.
321. Tomford WW, Mankin HJ. Bone banking. Update on methods and materials. *Orthop Clin North Am.* 1999;30(4):565-570.
322. Toms AD, Barker RL, Jones RS, et al. Impaction bone-grafting in revision joint replacement surgery. *J Bone Joint Surg Am.* 2004;86-A(9):2050-2060.
323. Toms AD, McClelland D, Chua L, et al. Mechanical testing of impaction bone grafting in the tibia: Initial stability and design of the stem. *J Bone Joint Surg Br.* 2005;87(5):656-663.
324. Tsuji K, Bandyopadhyay A, Harfe BD, et al. BMP2 activity, although dispensable for bone formation, is required for the initiation of fracture healing. *Nat Genet.* 2006;38(12):1424-1429.
325. Ueda K, Saito A, Nakano H, et al. Cortical hyperostosis following long-term administration of prostaglandin E1 in infants with cyanotic congenital heart disease. *J Pediatr.* 1980;97(5):834-836.
326. Uhthoff HK, Rahn BA. Healing patterns of metaphyseal fractures. *Clin Orthop Relat Res.* 1981;(160):295-303.
327. Undale A, Fraser D, Hefferan T, et al. Induction of fracture repair by mesenchymal cells derived from human embryonic stem cells or bone marrow. *J Orthop Res.* 2011;29(12):1804-1811.
328. Urist MR. Bone: Formation by autoinduction. *Science.* 1965;150(3698):893-899.
329. Urist MR. Osteoinduction in undemineralized bone implants modified by chemical inhibitors of endogenous matrix enzymes. A preliminary report. *Clin Orthop Relat Res.* 1972;87:132-137.
330. Urist MR, Silverman BF, Buring K, et al. The bone induction principle. *Clin Orthop Relat Res.* 1967;53:243-283.
331. Uygur F, Ulkur E, Pehlivan O, et al. Soft tissue necrosis following using calcium phosphate cement in calcaneal bone cyst: Case report. *Arch Orthop Trauma Surg.* 2008;128(12):1397-1401.
332. Valchanou VD, Michailov P. High energy shock waves in the treatment of delayed and nonunion of fractures. *Int Orthop.* 1991;15(3):181-184.
333. Van der Lely AJ, Lamberts SW, Jauch KW, et al. Use of human GH in elderly patients with accidental hip fracture. *Eur J Endocrinol.* 2000;143(5):585-592.
334. van Haaren EH, Smit TH, Phipps K, et al. Tricalcium-phosphate and hydroxyapatite bone-graft extender for use in impaction grafting revision surgery. An in vitro study on human femora. *J Bone Joint Surg Br.* 2005;87(2):267-271.
335. Vane JR. Inhibition of prostaglandin synthesis as a mechanism of action for aspirin-like drugs. *Nat New Biol.* 1971;231(25):232-235.
336. Vuolteenaho K, Moilanen T, Moilanen E. Non-steroidal anti-inflammatory drugs, cyclooxygenase-2 and the bone healing process. *Basic Clin Pharmacol Toxicol.* 2008;102(1):10-14.
337. Wagner ER, Zhu G, Zhang BQ, et al. The therapeutic potential of the Wnt signaling pathway in bone disorders. *Curr Mol Pharmacol.* 2011;4(1):14-25.
338. Wang CJ, Chen HS, Chen CE, et al. Treatment of nonunions of long bone fractures with shock waves. *Clin Orthop Relat Res.* 2001;(387):95-101.
339. Wang CJ, Liu HC, Fu TH. The effects of extracorporeal shockwave on acute high-energy long bone fractures of the lower extremity. *Arch Orthop Trauma Surg.* 2007;127(2):137-142.
340. Wang CJ, Yang KD, Ko JY, et al. The effects of shockwave on bone healing and systemic concentrations of nitric oxide (NO), FTC-beta1, FCEV and BMP-2 in long bone non-unions. *Nitric Oxide.* 2009;20(4):298-303.
341. Wang JW, Weng LH. Treatment of distal femoral nonunion with internal fixation, cortical allograft struts, and autogenous bone-grafting. *J Bone Joint Surg Am.* 2003;85-A(3):436-440.
342. Weissberger AJ, Anastasiadis AD, Sturgess I, et al. Recombinant human growth hormone treatment in elderly patients undergoing elective total hip replacement. *Clin Endocrinol (Oxf).* 2003;58(1):99-107.
343. Welch RD, Zhang H, Bronson DG. Experimental tibial plateau fractures augmented with calcium phosphate cement or autologous bone graft. *J Bone Joint Surg Am.* 2003;85-A(2):222-231.
344. Wheeler P, Batt ME. Do non-steroidal anti-inflammatory drugs adversely affect stress fracture healing? A short review. *Br J Sports Med.* 2005;39(2):65-69.
345. Wieman TJ, Smiell JM, Su Y. Efficacy and safety of a topical gel formulation of recombinant human platelet-derived growth factor-BB (becaplermin) in patients with chronic neuropathic diabetic ulcers. A phase III randomized placebo-controlled double-blind study. *Diabetes care.* 1998;21(5):822-827.
346. Xu ZH, Jiang Q, Chen DY, et al. Extracorporeal shock wave treatment in nonunions of long bone fractures. *Int Orthop.* 2009;33(3):789-793.
347. Yang KH, Parvizi J, Wang SJ, et al. Exposure to low-intensity ultrasound increases aggrecan gene expression in a rat femur fracture model. *J Orthop Res.* 1996;14(5):802-809.
348. Yetkinler DN, McClellan RT, Reindel ES, et al. Biomechanical comparison of conventional open reduction and internal fixation versus calcium phosphate cement fixation of a central depressed tibial plateau fracture. *J Orthop Trauma.* 2001;15(3):197-206.
349. Younger EM, Chapman MW. Morbidity at bone graft donor sites. *J Orthop Trauma.* 1989;3(3):192-195.
350. Yu B, Han K, Ma H, et al. Treatment of tibial plateau fractures with high strength injectable calcium sulphate. *Int Orthop.* 2009;33(4):1127-1133.
351. Yu HB, Shen GF, Wei FC. Effect of cryopreservation on the immunogenicity of osteoblasts. *Transplant Proc.* 2007;39(10):3030-3031.
352. Ziran BH, Hendi P, Smith WR, et al. Osseous healing with a composite of allograft and demineralized bone matrix: Adverse effects of smoking. *Am J Orthop.* 2007;36(4):207-209.
353. Ziran BH, Smith WR, Morgan SJ. Use of calcium-based demineralized bone matrix/allograft for nonunions and posttraumatic reconstruction of the appendicular skeleton: Preliminary results and complications. *J Trauma.* 2007;63(6):1324-1328.

6

Princípios do tratamento conservador de fraturas

Charles M. Court-Brown

Introdução   151
História do tratamento conservador de fraturas   151
Epidemiologia do tratamento conservador de fraturas   152
Técnicas de tratamento conservador   158
    Tração   158
    Tração vertebral   160
    Imobilização gessada   161
    Órteses   166
    Gessos ou órteses?   170
    Tipoias, enfaixamentos e tiras de suporte   172

Fraturas específicas   173
    Fraturas do membro superior   173
    Fraturas do membro inferior   180
    Fraturas pélvicas e acetabulares   185
    Fraturas vertebrais   185
Tipos específicos de fraturas   185
    Fraturas periprotéticas   185
    Fraturas por estresse   186
    Fraturas metastásicas   187
O futuro do tratamento conservador de fraturas   187

INTRODUÇÃO

O tratamento conservador era o único método de tratamento de fraturas até cerca de 1750. Desde então, ocorreram avanços no tratamento cirúrgico de fraturas, com uma aceleração considerável depois da Segunda Guerra Mundial, graças às melhores técnicas cirúrgicas, ao tratamento anestésico e pós-operatório mais apropriado e à introdução dos antibióticos. Atualmente, o tratamento conservador continua sendo uma ferramenta muito importante no arsenal do cirurgião especializado em traumatismo ortopédico. Em muitos países, a concentração de lesões graves nos centros traumatológicos especializados melhorou inquestionavelmente seu tratamento, mas também fez com que os cirurgiões superestimassem o papel do tratamento cirúrgico no cenário global das fraturas. De fato, o tratamento conservador de fraturas permanece sendo o método mais comum para tratamento destas lesões, embora seu papel tenha mudado significativamente nos últimos 30 a 40 anos. Este capítulo apresenta uma análise epidemiológica do tratamento conservador de fraturas em um grande centro traumatológico, ilustra técnicas conservadoras comuns e discute as indicações para seu uso.

HISTÓRIA DO TRATAMENTO CONSERVADOR DE FRATURAS

Os antigos egípcios foram os primeiros a documentar como as fraturas deviam ser tratadas e a registrar os resultados básicos de seu tratamento.[69] O Papiro Edwin Smith data de 2800 a 3000 a.C. e foi traduzido em 1930 nos Estados Unidos.[12] Esse documento se compõe de uma série de relatos de casos de lesões específicas e seus prognósticos associados – bons e maus. O caso 37 descreve a coexistência de uma fratura umeral e uma ferida no braço. A descrição sugere que, se as duas lesões não estiverem conectadas, o braço deve ser imobilizado com talas, e deve ser feito um curativo na ferida. Se a fratura e o ferimento estiverem conectados, o prognóstico é sombrio, e a lesão não deve ser tratada. Naquela época, o processo de aplicação de talas se baseava no enfaixamento sobre talas de madeira e panos e na utilização de cola para enrijecer as bandagens.

Não parece ter ocorrido nenhum avanço significativo no tratamento de fraturas até o Império Grego Antigo, quando muitos avanços que, provavelmente, resultaram do trabalho clínico de muitos médicos foram creditados a Hipócrates. Este descreve seis métodos diferentes de aplicação de rolos de bandagem, dependendo da localização da fratura. As bandagens eram enrijecidas com cerato, uma pomada composta de banha de porco ou óleo misturado com cera, resina ou piche, para criar um imobilizador. Era costume adiar o tratamento definitivo, normalmente a manipulação da fratura, até que o inchaço tivesse diminuído, o que, em geral, levava cerca de 7 dias. É curioso observar que o retardo do tratamento ainda permanece popular no tratamento de certas fraturas. Os gregos antigos também utilizavam meios auxiliares mecânicos para facilitar a redução das fraturas e luxações, e atribui-se a Hipócrates a primeira contagem de tempo até a consolidação das fraturas. Entretanto, ou Hipócrates era um otimista, ou os gregos eram dotados de uma composição genética superior, porque ele declarou que fraturas femorais e tibiais se consolidavam em 50 e 40 dias, respectivamente![45]

Novos progressos ocorreram na Roma Antiga e na Ásia, mas é Albucasis, um médico árabe, o estudioso reconhecido pelo avanço do tratamento conservador de fraturas e por ter atuado como o eixo pelo qual as filosofias da Roma e da Grécia Antigas puderam ser transferidas para a Europa Ocidental. Albucasis evidentemente surpreendeu seus colegas ao sugerir que, nas fraturas da diáfise do fêmur, o joelho deveria ser posicionado em flexão completa.[69] Seu imobilizador era uma mistura de pó de moinho e claras de ovos, ou misturas de cereais, ervas, argila e claras de ovos, mantidas no lugar por bandagens. Albucasis também introduziu a prática – um tanto radical – de manter seus gessos por mais tempo, em vez de trocá-los a intervalos de poucos dias, como era habitual em sua época.

Após a introdução da pólvora em 1338, das balas de canhão em 1346 e dos projéteis de meia libra em 1364, tornou-se evidente que os cirurgiões iriam se deparar com um número cada vez maior de fraturas expostas. Como seria de se esperar, esses eventos estimularam a busca por inovações, e os cirurgiões começaram a questionar as opiniões vigentes de que se deveria deixar as feridas abertas supurarem, e que o "pus saudável" era essencial para a cicatrização das feridas. Paré e outros estudiosos demonstraram que as feridas podiam ser higienizadas e, em alguns casos, cicatrizavam primariamente. Paré descobriu que a limpeza primária das feridas com uma pasta de óleo de rosas, terebintina e gema de ovo dava melhores resultados do que com óleo fervente. Suas ideias foram muito influentes, e o tratamento de feridas abertas melhorou consideravelmente.[2] Ele e outros estudiosos perceberam que os fragmentos ósseos desvitalizados deviam ser removidos das feridas abertas, mas foram Desault e Larrey que introduziram o desbridamento no Hôtel-Dieu em Paris, ao final do século XVIII.[69]

Apesar do progresso considerável obtido no tratamento de feridas abertas, os cirurgiões ainda contavam essencialmente com os princípios de tratamento de fraturas delineados por Albucasis por volta de 1000 d.C. Seutin,[87] um cirurgião belga, tinha introduzido um método de aplicação de curativos rígidos que podiam permanecer aplicados durante mais tempo, mas foi a introdução das bandagens com gesso que revolucionou o tratamento de fraturas. Essas bandagens foram introduzidas por Pirogov da Rússia e por Mathijsen da Holanda no início do século XIX.[69] Um método mais adequado de tratamento de fraturas tornou-se essencial por causa da carnificina causada pelas Guerras Napoleônicas na Europa e pela urbanização cada vez maior associada à Revolução Industrial. Embora as bandagens de gesso não tenham sido utilizadas na Guerra Civil Americana, Sayre[85] e Stimson[93] em Nova York, juntamente a Scudder[86] em Boston, promoveram o uso dessas bandagens nos Estados Unidos. Na Europa, Volkmann[103] foi um defensor entusiasta do uso do gesso no tratamento de fraturas.

Como ocorre com todas as novas invenções, levou tempo para que a maioria dos cirurgiões aceitasse o enfaixamento com gesso; assim, o uso de talas de suporte como a tala de Thomas permaneceu popular no Reino Unido. Essas modalidades terapêuticas foram enfaticamente apoiadas por Hugh Owen Thomas[94] e Robert Jones.[50] Com o passar do tempo, os aparelhos gessados se transformaram no método de rotina para tratamento da maioria das fraturas, e as discussões entre cirurgiões se centraram na quantidade de acolchoamento que deveria ser utilizada, no uso precoce da sustentação do peso e na possibilidade de permitirem a movimentação precoce do membro afetado. Lorenz Böhler de Viena[7] foi um destacado defensor do tratamento com aparelhos gessados que acreditava na redução precisa, no uso de aparelhos bem justos e na fisioterapia intensiva. Ele também foi muito influente, tendo desenvolvido um sistema de tratamento de fraturas que foi adotado em todo o mundo.

Sarmiento[80-84] se destacou como defensor do tratamento conservador, particularmente de fraturas da tíbia. Ele introduziu uma órtese funcional para a perna que permitia a mobilização precoce da articulação. Sarmiento deve ser reconhecido por ter dado prosseguimento à popularização do tratamento conservador de fraturas diafisárias e por ter oferecido um contra-argumento para aqueles cirurgiões que acreditavam que sempre havia indicação para o tratamento cirúrgico. A órtese funcional tibial de Sarmiento se popularizou, mas sua introdução coincidiu com a explosão de interesse no tratamento cirúrgico de fraturas do membro inferior, que teve início nos anos de 1960.

O tratamento cirúrgico de fraturas teve seu início por volta de 1775 na França, e o primeiro livro de cirurgia que detalha técnicas de fixação de fraturas foi publicado por Bérenger-Féraud em 1870.[6] Esse autor descreveu seis métodos de tratamento de fraturas, dos quais três ainda estão em uso – fio em cerclagem, suturas interósseas e fixação externa. No século XX, o tratamento cirúrgico se popularizou rapidamente nos Estados Unidos e na Europa. Pioneiros como Lambotte, Hey-Groves, Lane, Hoffman, Kuntscher, Ilizarov e Müller et al., na Europa, e Parkhill, os irmãos Rush e Sherman, nos Estados Unidos, promoveram os conceitos de fixação interna e externa.[69] No entanto, foram a introdução dos antibióticos e o nascimento da moderna anestesia e de técnicas cirúrgicas mais aprimoradas que alteraram o modo pelo qual os cirurgiões ortopédicos consideravam o tratamento de fraturas. Hoje em dia, a prevalência do tratamento cirúrgico de fraturas aumentou significativamente, mas este método não se aplica a todas as lesões. É válido revisar o uso moderno do tratamento conservador de fraturas e compará-lo com o cenário de 50 ou 60 anos atrás, quando muitos cirurgiões estavam começando a pensar seriamente sobre o tratamento cirúrgico pela primeira vez.

EPIDEMIOLOGIA DO TRATAMENTO CONSERVADOR DE FRATURAS

Ainda não foi publicado qualquer estudo sobre o tratamento conservador em uma população definida de adultos, embora tenham sido publicados estudos sobre o uso do tratamento conservador em hospitais mais especializados, que não eram responsáveis pelo tratamento de todas as fraturas em uma comunidade inteira.[31,39,59,95] Esses estudos tratam principalmente de fraturas pediátricas,[39,59,95] mas, em 1958, Emmett e Breck[31] publicaram um artigo detalhando o tratamento de quase 11.000 fraturas recentes em El Paso, Texas. Para que fosse analisado o atual papel do tratamento conservador, foi realizado, em 2000, um estudo do tratamento primário de 7.863 fraturas consecutivas em Edimburgo, Escócia. Para que fosse possível examinar o papel do tratamento conservador na população inteira, as fraturas em adultos e crianças foram combinadas.

Os dados incluem todos os pacientes internados e ambulatoriais tratados na Royal Infirmary of Edinburgh e no The Royal Hospital for Sick Children, ambos em Edimburgo. Esses dois hospitais oferecem o único serviço traumatológico para uma população definida na Escócia Oriental. Em 2000, a população atendida da área era de 643.702 pacientes. No estudo, foram excluídos todos os pacientes tratados na área de abrangência mas que residiam fora dela, e foram incluídos todos os pacientes que tiveram o tratamento primário fora da área de abrangência e, subsequentemente, receberam tratamento nela. Foram incluídas todas as fraturas de pacientes internados e ambulatoriais, exceto fraturas vertebrais. Como ocorre em outros centros, em Edimburgo, essas fraturas são tratadas por cirurgiões ortopédicos e neurocirurgiões; os pacientes com lesão de medula espinal são transferidos para um centro nacional especializado, situado fora de Edimburgo.

Nesse estudo, a manipulação sob anestesia foi definida como tratamento conservador, mas a cirurgia dos tecidos moles, implícita no tratamento de fraturas expostas, foi definida como tratamento cirúrgico, independentemente de ter sido utilizado, ou não, algum tipo de fixação. Os procedimentos secundários não foram analisados e não foi levado em consideração o tratamento de pacientes exclusivamente com luxações e lesões de tecido mole. No estudo, pacientes com menos de 16 anos foram considerados crianças, e todos os pacientes com 16 anos ou mais foram definidos como adultos. Os detalhes demográficos básicos de todos os pacientes foram inseridos no banco de dados. O local da fratura foi definido usando descritores regionais conhecidos por todos os cirurgiões ortopédicos. Foram utilizados o sistema AO[34] para classificar todas as fraturas de ossos longos e o Índice de Carstairs e Morris[15] para definir privação social. Este índice vem sendo amplamente utilizado para investigar a correlação entre doença e privação social.[27,32] Nesse estudo, o índice foi utilizado para verificar se a privação social determinava a escolha do método de tratamento em diferentes fraturas. Foram empregadas várias medidas para analisar a gravidade das fraturas e a subsequente decisão de recorrer ao tratamento cirúrgico. A gravidade da fratura foi avaliada com o uso do sistema AO[34] de classificação nas fraturas metafisárias e intra-articulares dos ossos longos. As fraturas AO do tipo A são extra-articulares, as do tipo B são parcialmente articulares, e as do tipo C são fraturas articulares completas. Esse sistema não se aplica às fraturas proximais do úmero, da extremidade proximal do antebraço ou da extremidade proximal do fêmur; por isso, a gravidade da fratura foi avaliada em fraturas da extremidade distal do úmero e do rádio, da extremidade distal do fêmur e das extremidades proximal e distal da tíbia. Hoje em dia, o grau de gravidade de fraturas diafisárias frequentemente não é fator importante na determinação do tratamento. Isso vale particularmente para as fraturas diafisárias do membro inferior, para as quais é comum a prática de colocação de hastes intramedulares, independentemente do grau de desvio, cominuição ou lesão de tecido mole.

O tipo de tratamento de fraturas também foi avaliado em relação ao modo de lesão e à presença de fraturas múltiplas. Objetivando constatar se determinados modos de lesão estavam associados a uma prevalência mais alta de tratamento cirúrgico, foram examinados os sete modos de lesão mais comuns: acidentes com veículos motorizados, lesões por torção, quedas, quedas em escada ou plano inclinado, quedas de local elevado, agressões ou golpes diretos, e lesões esportivas. Também foi examinada a associação entre o tratamento cirúrgico e a presença de fraturas múltiplas.

A Tabela 6.1 demonstra que, em adultos, 67,6% das fraturas foram tratadas de modo conservador em 2000; 63% das fraturas em mulheres e 72,8% das fraturas em homens foram tratadas por procedimento conservador. Há uma diferença significativa entre fraturas dos membros superior e inferior: 81,7% das fraturas do membro superior e 46,8% das fraturas do membro inferior foram tratadas pelo método conservador. Ressalte-se ainda que 84,3% das fraturas pélvicas receberam o mesmo tipo de tratamento; contudo, a maioria dessas lesões eram fraturas dos ramos púbicos em pacientes idosos.

A idade é um preditor importante do papel do tratamento cirúrgico de fraturas, conforme ilustra a Figura 6.1. Para possibilitar uma análise completa da relação entre idade e a necessidade de tratamento cirúrgico de uma fratura, os dados pediátricos de 2000 foram combinados com os dados dos adultos. A Figura 6.1 ilustra um aumento gradual no tratamento cirúrgico com o avanço da idade. Apenas 7,3% dos pacientes com menos de 5 anos

TABELA 6.1 Número e prevalência de fraturas cirurgicamente tratadas em adultos, mostrando diferenças de gênero e região

		Tratados cirurgicamente	
	Número total	Número	%
Fraturas em adultos	5.576	1.804	32,4
Homens	2.650	720	27,2
Mulheres	2.926	1.084	37,0
Membro superior	3.232	590	18,3
Membro inferior	2.255	1.200	53,2
Pelve	89	14	15,7

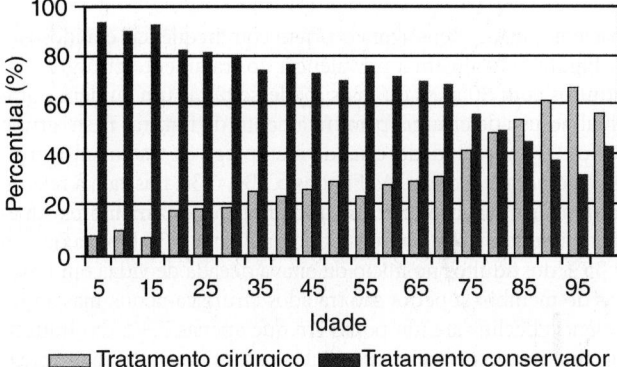

FIGURA 6.1 Prevalência de fraturas tratadas por cirurgia e conservadoramente, conforme a idade do paciente. Foram incluídos os dados de fraturas pediátricas e todos os pacientes foram divididos em faixas etárias de 5 anos.

receberam tratamento cirúrgico, em comparação com 56,9% dos pacientes com 95 anos ou mais. Por volta dos 80 anos, a prevalência do tratamento cirúrgico suplanta o tratamento conservador, e a mais elevada prevalência de tratamento cirúrgico é observada entre os 90 e 94 anos, faixa etária em que 67,4% dos pacientes foram tratados com algum tipo de cirurgia. A análise dos resultados equivalentes para homens e mulheres demonstra que os dois gêneros têm distribuição similar à distribuição geral ilustrada na Figura 6.1.

As Figuras 6.2A e 6.2B ilustram as curvas etárias equivalentes para as fraturas dos membros superiores e inferiores. Elas diferem muito da Figura 6.1, e também entre si. No membro superior (Fig. 6.2A), ocorre um aumento progressivo nas cirurgias de 9,1% em pacientes com menos de 5 anos até 27,9% em pacientes com 70 a 75 anos. Os pacientes idosos exibem uma redução gradual no tratamento cirúrgico. No membro inferior (Fig. 6.2B) não foram realizadas cirurgias em pacientes com menos de 5 anos, mas, em pacientes mais idosos, ocorreu aumento gradual no tratamento cirúrgico em até 95,1% em pacientes com 95 anos ou mais. A prevalência de tratamentos cirúrgicos no membro inferior supera o tratamento conservador entre os 65 e 70 anos. A análise das curvas específicas para gênero para as fraturas dos membros superior e inferior não revela diferença com relação às curvas de distribuição geral ilustradas na Figura 6.2.

Hoje em dia, ao considerar o tratamento de fraturas, é importante ter um cuidado especial com os idosos. Vem ocorrendo aumento na incidência de fraturas por osteoporose[23,48] e observa-se também que muitas fraturas que antigamente ocorriam em

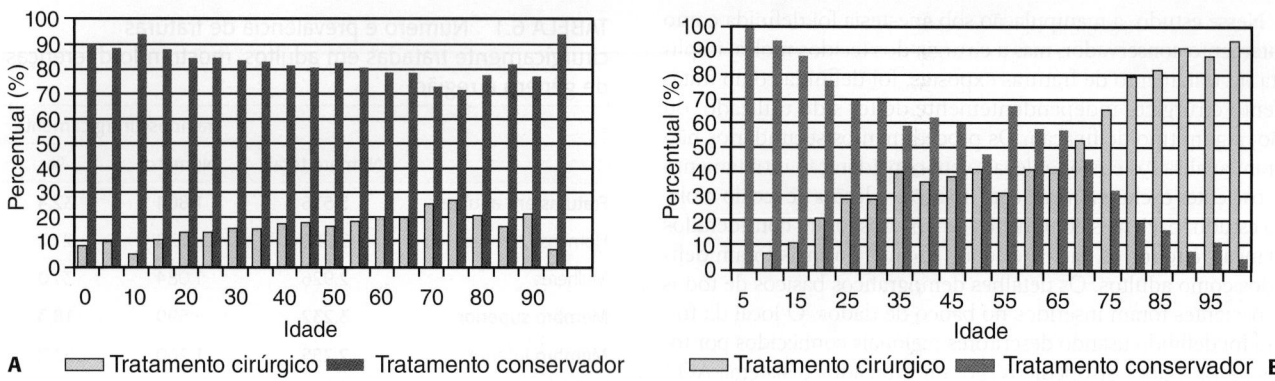

FIGURA 6.2 Prevalência de fraturas tratadas por cirurgia e conservadoramente no membro superior (**A**) e no membro inferior (**B**), conforme a idade do paciente. Os pacientes foram divididos em faixas etárias de 5 anos. Foram incluídos os dados de fraturas pediátricas aos dados de adultos.

pacientes mais jovens agora ocorrem com frequência em idosos.[21] A Figura 6.3A ilustra a prevalência do tratamento cirúrgico em adultos com 80 anos ou mais; pode-se notar um aumento gradual no uso de cirurgia para tratamento de fraturas neste grupo até os 93 anos de idade, quando o emprego de tratamento cirúrgico começa a declinar. As Figuras 6.3B e 6.3C ilustram a relação entre idade avançada e cirurgia nas fraturas dos membros superior e inferior. No membro superior, a Figura 6.3B mostra que 25 a 35% dos adultos no início da oitava década de vida com fraturas do membro superior são tratados cirurgicamente, mas a prevalência declina até um ponto em que apenas 7,4% das fraturas do membro superior em pacientes com 95 anos ou mais foram tratadas com cirurgia. A situação é muito diferente com relação às fraturas do membro inferior, e a Figura 6.3C revela que o tratamento cirúrgico de fraturas dessa região aumenta gradualmente na nona e décima décadas de vida.

A Tabela 6.2 mostra a prevalência do tratamento conservador em diferentes fraturas. Ela indica que praticamente todas as fraturas femorais proximais, diafisárias femorais e diafisárias tibiais são tratadas cirurgicamente, com uma prevalência muito alta de cirurgias em pacientes com fraturas diafisárias no antebraço. É muito baixa a prevalência de cirurgia nas fraturas umerais proximais, radiais proximais, claviculares, metatarsais e das falanges dos dedos do pé; nesse estudo não foi realizada nenhuma cirurgia escapular, embora fique óbvia a sua necessidade em alguns casos. Nas fraturas restantes listadas na Tabela 6.2, a prevalência do tratamento cirúrgico varia entre 11 e 71%, sugerindo que tanto o tratamento cirúrgico como o conservador são amplamente utilizados. Em todas as fraturas, fica evidente que o cirurgião terá que decidir se a fratura será tratada por procedimento cirúrgico ou conservador, com base em muitos critérios objetivos e subjetivos, incluindo a localização e gravidade da fratura e associação com qualquer lesão de tecido mole; a idade e o estado clínico do paciente; a capacidade de cooperar com um regime terapêutico pós-operatório; e qualquer hábito social, como o fumo, a ingestão de bebidas alcoólicas e o consumo de medicamentos ou drogas. As Tabelas 6.1 e 6.2 mostram que é maior o número de intervenções cirúrgicas realizadas em fraturas do membro inferior do que nas do membro supe-

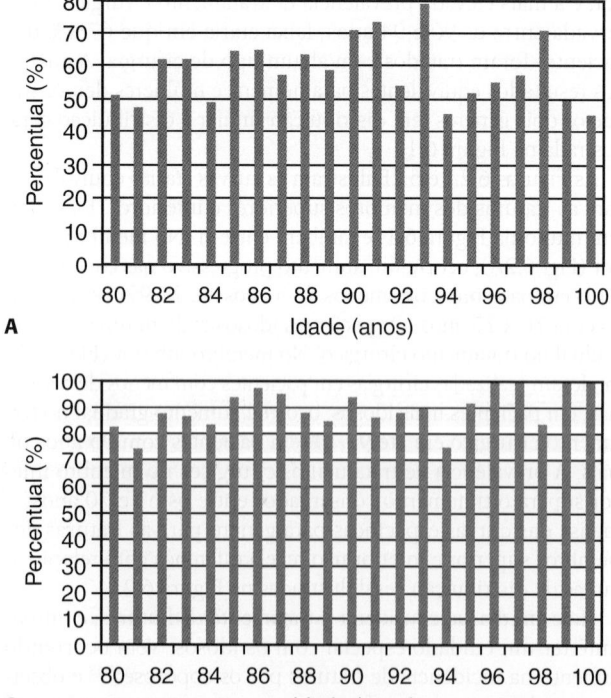

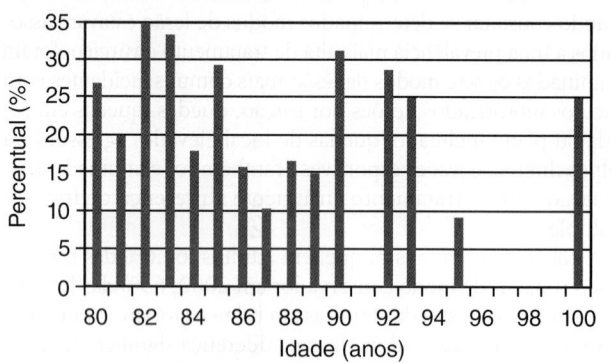

FIGURA 6.3 A: Prevalência do tratamento cirúrgico em adultos com 80 anos ou mais. **B, C:** Gráficos equivalentes para fraturas de membro superior (**B**) e membro inferior (**C**).

TABELA 6.2 Prevalência, em ordem decrescente, de fraturas tratadas por cirurgia em adultos

	Fraturas			Média de idade		
		Tratadas por cirurgia				
	Total	n	%	Cirurgia	Tratamento conservador	P
Fêmur proximal	693	676	97,5	80,4	79,7	N/S
Diáfise do fêmur	54	51	94,4	67,9	89	N/S
Diáfise da tíbia	102	96	94,1	42	62,7	0,022
Diáfises do rádio/ulna	10	9	90	33,5	16	N/S
Diáfise do rádio	11	9	81,2	46,2	54,5	N/S
Tíbia distal	35	25	71,4	43,6	44,9	N/S
Tíbia proximal	70	48	68,6	48,1	52,1	N/S
Ulna proximal	59	36	61	65,4	49,3	<0,001
Fêmur distal	23	14	60,9	61,7	65	N/S
Rádio/ulna proximal	12	7	58,3	60,3	64,8	N/S
Tálus	15	8	53,3	31,2	34,1	N/S
Úmero distal	28	14	50	60,5	61,1	N/S
Tornozelo	517	206	39,8	48	46,9	N/S
Diáfise do úmero	66	24	36,4	45,6	63	<0,001
Patela	56	20	35,7	55,1	58,5	N/S
Calcâneo	72	25	34,7	43,5	39,2	N/S
Diáfise da ulna	38	12	31,6	32,2	43	N/S
Mediopé	27	8	29,6	48	46,9	N/S
Rádio distal	977	285	29,2	61,8	56,9	<0,001
Pelve	89	14	15,7	56,1	73,2	<0,001
Carpo	151	18	15,7	26,7	34,9	N/S
Falanges dos dedos da mão	516	59	11,4	37,7	38,9	N/S
Metacarpo	626	69	11	28,8	32,1	N/S
Úmero proximal	336	25	7,4	61,5	65	N/S
Rádio proximal	223	14	6,3	44,4	41,5	N/S
Clavícula	162	9	5,6	42	43,2	N/S
Metatarso	381	15	3,9	42	44,4	N/S
Falanges dos dedos do pé	209	8	3,8	37,6	35,8	N/S
Escápula	17	0	–	–	–	–
Sesamoide	1	0	–	–	–	–

A média de idade dos pacientes tratados por cirurgia e conservadoramente está anotada, bem como a probabilidade de as diferenças de idade serem significativas.

rior. A Tabela 6.2 também aponta as cinco fraturas nas quais a idade era um preditor independente de tratamento, conforme análise multivariada. Em três fraturas – da diáfise da tíbia, da diáfise do úmero e da pelve – a idade mais avançada foi associada ao tratamento conservador, mas para fraturas da ulna proximal e do rádio distal, a idade avançada foi preditor de tratamento cirúrgico.

Empiricamente, parece clara a existência de uma relação entre a prevalência de procedimentos cirúrgicos e a gravidade da fratura tratada. É bastante difícil definir essa relação nas fraturas diafisárias, pois a Tabela 6.2 mostra que muitas dessas lesões tendem a ser tratadas atualmente por procedimentos cirúrgicos, não importando seu grau de gravidade. Isso não se aplica às fraturas isoladas da diáfise da ulna ou da diáfise do úmero, mas, hoje em dia, as fraturas diafisárias do fêmur e da tíbia e outras lesões do antebraço são tratadas por fixação interna. Por outro lado, uma análise da gravidade das cinco fraturas metafisárias ou intra-articulares classificadas pelo sistema AO[34] demonstra que a gravidade da fratura é preditor independente de cirurgia (Tab. 6.3). A única fratura que não parece ter tal relação é a fratura do fêmur distal; muitos dos pacientes que apresentam esta fratura são pessoas bastante idosas e fragilizadas. Também deve-se notar que as fraturas do tornozelo demonstram uma relação entre gravidade da fratura e necessidade de tratamento cirúrgico, embora a base da classificação seja diferente da utilizada para as fraturas listadas na Tabela 6.3. Nas 517 fraturas do tornozelo listadas na Tabela 6.2, 12,3% das fraturas do tornozelo AO tipo A foram tratadas por cirurgia, em comparação com 49,1% das fraturas do tipo B e 70% das fraturas do tipo C.

Uma análise do papel da cirurgia no tratamento de pacientes que apresentam múltiplas fraturas revela que 42,1% das fraturas

TABELA 6.3 Prevalência do tratamento cirúrgico em diferentes graus de gravidade de fraturas metafisárias e intra-articulares

	Tipo de fratura da classificação AO			
	Tipo A Extra-articular %	Tipo B Articular parcial %	Tipo C Articular completa %	P
Úmero distal	15,4	88,9	66,7	0,002
Rádio distal	28	10,7	51,8	<0,001
Fêmur distal	58,3	66,7	62,5	N/S
Tíbia proximal	18,2	78	77,8	<0,001
Tíbia distal	30	76,9	100	0,001

É mostrada a probabilidade de o aumento da complexidade da fratura ser fator preditivo para tratamento cirúrgico.

que ocorrem em adultos politraumatizados foram tratadas cirurgicamente. A análise estatística demonstrou que a presença de mais de uma fratura era preditor independente de cirurgias em fraturas do mediopé, rádio distal e metatarso. A Tabela 6.4 mostra a prevalência do tratamento cirúrgico para os sete modos mais comuns de lesão para aquelas fraturas nas quais a análise multivariada demonstrou que o modo de lesão era preditor independente de tratamento cirúrgico. Os sete modos de lesão mostrados na Tabela 6.4 foram responsáveis por 93,4% das fraturas em adultos. Como seria de se esperar, a prevalência mais alta de tratamento cirúrgico de fraturas está frequentemente, mas não exclusivamente, relacionada a acidentes com veículos motorizados. Fraturas do tornozelo que ocorreram após quedas foram tratadas mais vezes por procedimento cirúrgico do que fraturas do tornozelo resultantes de acidentes com veículos motorizados; contudo, uma análise mais aprofundada demonstrou maior prevalência de fraturas AO tipo C na população mais idosa com fratura do tornozelo resultante de queda. A única fratura em que a privação social determinou independentemente o tratamento foi a metacarpal. Essas fraturas ocorrem com frequência em adolescentes do gênero masculino que sofrem privação social; no estudo de Edimburgo, 46,3% decorreram de uma luta ou de algum tipo de agressão. Como ocorre em muitos centros traumatológicos, essas fraturas foram tratadas mais vezes por procedimento conservador.

É provável que muitos cirurgiões se surpreendam ao saber que, em 2000, 67,6% das fraturas foram tratadas por procedimentos conservadores em um importante centro traumatológico. Assume-se que a prevalência do tratamento conservador esteja declinando, e é quase certo que isso esteja ocorrendo; porém, esse estudo indica que, na verdade, o tratamento conservador é ainda, em todo o mundo, o método terapêutico mais comum para fraturas em geral. No entanto, o percentual global de 67,6% encobre as tendências gerais. As Figuras 6.2 e 6.3 mostram uma diferença entre as fraturas dos membros superior e inferior, particularmente em idosos. Seria interessante saber se a prevalência das cirurgias nas diferentes fraturas está mudando em resposta às mudanças na população e aos métodos de tratamento aprimorados.

Os dados existentes são insuficientes para que se possa avaliar uma mudança na prevalência. Ainda não foi publicado um estudo epidemiológico completo em adultos, mas, em um artigo importante, Emmet e Breck,[31] trabalhando em El Paso, Texas, antes, durante e depois da Segunda Guerra Mundial, analisaram

TABELA 6.4 Prevalência de tratamento cirúrgico em diferentes modos de lesão e a probabilidade de uma associação estatística

	Torção	Queda	Queda de escada	Queda de altura	Agressão/ golpe direto	Esportes	AVM	P
ADULTOS								
Úmero proximal	–	5,1	22,2	25	25	7,1	10,5	0,01
Diáfise do úmero	–	23,1	–	60	50	100	100	0,003
Rádio distal	0	28,2	39,4	32	11,1	21,9	56,1	0,001
Metacarpo	–	5,2	0	15,3	11,7	15,8	21,7	0,035
Tíbia distal	0	66,6	50	88,9	0	100	100	0,005
Tornozelo	22,4	52,8	33,3	36,4	52,2	48,9	38,1	<0,001
Mediopé	0	–	0	37,5	0	66	100	0,003
Metatarso	1,3	3,1	3,2	4,3	11,1	0	16,6	<0,001
CRIANÇAS								
Clavícula	–	0	0	0	0	0	10	0,011
Rádio proximal	0	3,6	–	9,1	100	0	0	0,015
Ulna proximal	–	0	100	–	0	–	–	0,012
Rádio distal	0	5,4	0	18,3	0	15,7	4,2	<0,001
Falanges dos dedos da mão	50	0	0	0	0	4,6	0	<0,001

Se a fratura não foi listada, não foi observada correlação entre tratamento da fratura e modo de lesão.
AVM: Acidente com veículo motorizado.

cerca de 11.000 fraturas recentes. Eles combinaram suas fraturas pediátricas e adultas e detalharam o tratamento de diferentes fraturas. A epidemiologia de sua população era diferente daquela da população de Edimburgo, mas eles analisaram um número enorme de fraturas e é interessante comparar seus resultados entre 1937 e 1955 com os resultados de Edimburgo em 2000. Para que isso fosse possível, os dados das fraturas pediátricas que foram tratadas em Edimburgo em 2000 foram combinados com os dados das fraturas em adultos.

Emmet e Breck categorizaram suas fraturas de maneira diferente das fraturas listadas na Tabela 6.2. Eles combinaram todas as suas fraturas tibiais, exceto fraturas do tornozelo, e também combinaram as fraturas talares, calcâneas e do mediopé como fraturas do tarso. Separaram as fraturas do antebraço em fraturas do rádio e da ulna, e também em fraturas isoladas do rádio e da ulna, mas combinaram em um mesmo grupo as fraturas proximais e diafisárias do antebraço. Utilizando os critérios para fraturas de Emmet e Breck, os dados comparativos entre 1937 e 1955 e 2000 estão registrados nas Tabelas 6.5 e 6.6.

A Tabela 6.5 ilustra as fraturas com aumento na prevalência de cirurgias em 2000 e a Tabela 6.6 descreve as fraturas para as quais não há evidência de maior frequência atualmente no tratamento operatório do que no início dos anos de 1950. A Tabela 6.5 indica que, hoje em dia, opera-se um número muito maior de fraturas diafisárias do que no início dos anos de 1950. A única exceção parece ser a fratura isolada do rádio (Tab. 6.6). Deve-se ter em mente que as fraturas do rádio proximal foram combinadas com as fraturas da diáfise do rádio; e, analisando a Tabela 6.2, torna-se óbvio que atualmente se opere um número muito maior de fraturas diafisárias do que nos anos de 1950.

TABELA 6.5 Comparação dos dados de Edimburgo com Emmet e Breck, fraturas com aumento na prevalência de cirurgias em 2000

	Emmet e Breck[21]			Edimburgo
	1937-1945 (%)	1946-1950 (%)	1951-1955 (%)	2000 (%)
Diáfise do úmero	22,2	10,6	20,8	33,3
Úmero distal	8,5	17,8	25,3	32,9
Rádio e ulna	6	13,6	14,9	26,4
Ulna	20,7	17,7	19,8	38,3
Rádio distal	6	4,2	4,6	20,3
Carpo	0	4,9	7,3	10,1
Fêmur proximal	47,1	72,3	73,3	97,4
Diáfise do fêmur	27,5	41,8	52,1	76,1
Fêmur distal	50	26,1	36	65,5
Tíbia e fíbula	27,5	22,9	30,4	61,8
Tornozelo	13	20,4	22,5	35,8
Tarso	4,3	5,9	17,4	35,2

Os dados de Edimburgo foram ajustados para corresponder às definições de fratura de Emmet e Breck. Consulte o texto para detalhes.

TABELA 6.6 Comparação dos dados de Edimburgo com Emmet e Breck, detalhando as fraturas sem aumento na prevalência de cirurgias em 2000

	Emmet e Breck[21]			Edimburgo
	1937-1945 (%)	1946-1950 (%)	1951-1955 (%)	2000 (%)
Clavícula	1,7	2,8	8,7	3
Escápula	0	0	3	0
Úmero proximal	2,9	7,9	9,6	6,9
Rádio	5,5	8,8	10,6	10,4
Metacarpo	7,9	15,7	16,6	9,2
Falanges dos dedos da mão	13,5	13,6	20,9	7,5
Patela	35,3	38,3	32,1	32,8
Metatarso	0	6,2	8,5	3,6
Falanges dos dedos do pé	0	8,4	7,6	3,2
Pelve	0	22,2	18,2	15,7
Total (Tabelas 6.5 e 6.6)	12,2	17,1	21,6	25,4

Os dados de Edimburgo foram ajustados para corresponder às definições de fratura de Emmet e Breck. Consulte o texto para detalhes.

A Tabela 6.5 também revela que se opera quatro ou cinco vezes a quantidade de fraturas do rádio distal, e essa diferença é indubitavelmente maior se forem considerados apenas os pacientes adultos.

Provavelmente, será mais instrutivo examinar a Tabela 6.6 e observar quais fraturas não se opera com mais frequência do que nos anos de 1950. Na verdade, parece que é menor o número de fraturas da mão tratadas por procedimentos conservadores; supõe-se que isso ocorra graças aos efeitos benéficos da legislação industrial, que diminuiu significativamente a incidência de lesões de esmagamento da mão em muitos países. No entanto, em algumas partes do mundo, lesões graves das mãos ainda são relativamente comuns; portanto, o tratamento cirúrgico será também mais comum.

Deve-se considerar que, com a possível exceção das fraturas dos dedos dos pés e da patela, atualmente os cirurgiões têm acesso a implantes e técnicas superiores, em comparação com os cirurgiões dos anos de 1950. Portanto, é interessante notar que o tratamento de fraturas da clavícula e do úmero proximal em particular parece ser muito semelhante ao que se fazia há 50 ou 60 anos. Foram publicados estudos sugerindo que mais fraturas como essas poderão ser tratadas futuramente por procedimentos cirúrgicos, mas apenas o tempo dirá se essa suposição é verdadeira.[14,62] Muitas fraturas claviculares exibem morfologia relativamente simples, e os resultados iniciais da aplicação de placas bloqueadas em fraturas do úmero proximal não foram tão animadores como se esperava[67] (ver Cap. 20). Portanto, é provável que o tratamento conservador de fraturas listadas na Tabela 6.6 continue a ser um método terapêutico popular. As fraturas listadas na Tabela 6.6 representam 46,2% de todas as fraturas tratadas em Edimburgo em 2000; isso explica o percentual global relativamente baixo de cirurgias para esse ano. As características demográficas do tratamento conservador de fraturas estão resumidas na Tabela 6.7.

TÉCNICAS DE TRATAMENTO CONSERVADOR

Atualmente, tende-se a utilizar técnicas conservadoras para o tratamento de fraturas estáveis, em vez de facilitar a redução e estabilização de fraturas instáveis. Essas técnicas tendem a ser utilizadas no tratamento de fraturas com mínimo ou nenhum desvio, ou em pacientes idosos, fragilizados, ou portadores de comorbidades clínicas ou sociais significativas. No entanto, em partes do mundo com menor acesso às técnicas de fixação cirúrgica, este permanece sendo um método de tratamento importante para todas as fraturas; assim, é crucial que os cirurgiões dominem o raciocínio subjacente ao uso de todas as técnicas conservadoras.

Houve vários avanços no tratamento conservador de fraturas nos últimos 20 a 30 anos, embora os princípios básicos do tratamento tenham permanecido inalterados. Os gessos de Paris ainda são muito utilizados, por serem baratos e de fácil aplicação. No entanto, atualmente, ataduras sintéticas vêm sendo empregadas com maior frequência, por serem mais leves e radiolucentes. Ressalte-se ainda que órteses plásticas, gessos e talas também são muito utilizados. Os modelos melhoraram, mas em geral suas funções permaneceram inalteradas.

Tração

Após a Segunda Guerra Mundial, o argumento inicial relativo ao papel da fixação interna de fraturas se concentrou nas fraturas da diáfise do fêmur. Gradualmente, a colocação de hastes intramedula-

TABELA 6.7 Aspectos demográficos essenciais do tratamento conservador

Prevalência do tratamento conservador (%)		
	Todos os adultos (>16 anos)	Idosos (>80 anos)
Geral	67,6	59,5
Homens	72,8	68,3
Mulheres	63,0	57,9
Membro superior	81,7	78,4
Membro inferior	46,8	12,2
Fraturas mais comumente tratadas		
Conservadoramente (>90%)		Por cirurgia (>70%)
Escápula		Fêmur proximal
Falanges dos dedos do pé		Diáfise do fêmur
Metatarso		Diáfise da tíbia
Clavícula		Diáfises do rádio e da ulna
Rádio proximal		Diáfise do rádio
Úmero proximal		Tíbia distal
Fatores que afetam a decisão de operar		
Idade		
Gravidade da fratura (fraturas metafisárias e intra-articulares)		
Fraturas múltiplas		
Modo de lesão (algumas fraturas)		

res se tornou mais popular e suplantou a tração como o tratamento de escolha para fraturas femorais nos anos de 1970 e 1980, mas a tração ainda é utilizada em certas partes do mundo, e os cirurgiões devem compreender o raciocínio subjacente a seu uso e suas complicações. Além do tratamento de fraturas da diáfise do fêmur, a tração era utilizada no tratamento de fraturas acetabulares e fraturas-luxações do quadril, assim como de fraturas cominutivas da tíbia distal e da diáfise da tíbia, embora, hoje em dia, seu papel no tratamento destas fraturas seja extremamente limitado, ficando basicamente restrito àquelas situações em que não se pode contar com técnicas de fixação interna e externa. A tração ainda é utilizada no tratamento agudo de fraturas da coluna vertebral cervical.

A Figura 6.4 ilustra os seis métodos básicos de tração esquelética. Quase todos os métodos dependem de uma tala sobre a qual a perna é posicionada. A extremidade proximal, ou anel da tala, fica posicionada na virilha do paciente e a tração é aplicada mediante a introdução de um pino transósseo através do fêmur distal ou da tíbia proximal. A tração fixa é efetuada quando o pino está fixado à extremidade distal da tala, por meio de tirantes de tração. No caso da tração equilibrada, a tala fica suspensa por um sistema de polias e um segundo sistema de polias é aplicado ao pino transósseo. Ao ser utilizado um peso variável, a tração altera a posição da fratura, sendo obtida uma contra-tração pelo posicionamento do paciente com a cabeça mais baixa e levantamento do pé da cama. Tão logo a tração tenha sido estabelecida, o alinhamento da fratura será radiologicamente verificado, e serão inseridos os coxins apropriados para que o fêmur seja alinhado corretamente. Quase sempre haverá necessidade de um coxim posterior sob o fêmur distal por causa do desvio posterior causado pelo efeito da gravidade.

Foram descritos muitos tipos de tração, mas a Figura 6.4 ilustra os seis tipos básicos. O primeiro deles é a tala de Thomas com

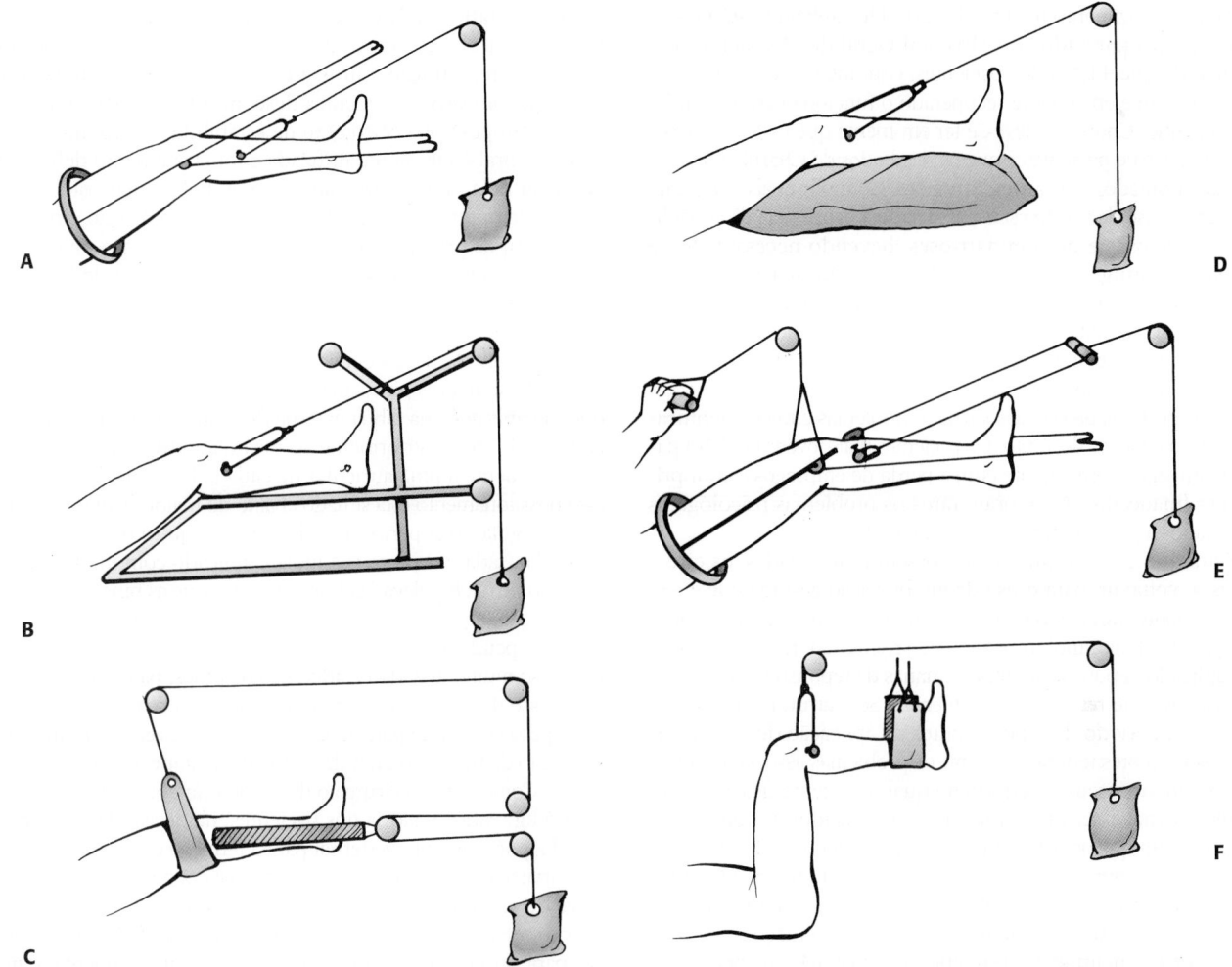

FIGURA 6.4 Seis métodos de tração esquelética. Ver texto para explicação.

uma peça para joelho de Pearson presa à tala (Fig. 6.4A). A tala de Thomas dá sustentação à perna, e é aplicada tração equilibrada. Depois de 4 a 6 semanas, o paciente recebe a peça do joelho, tendo início a mobilização da articulação. Esse era o aparelho de tração comumente usado.

Um segundo tipo de tração é a de Braun e um sistema de pesos e polias (Fig. 6.4B). Trata-se de um sistema de tração muito simples, que permite a tração no eixo longitudinal do fêmur. O controle dos fragmentos femorais era difícil. O sistema, que consiste em tração da pele e não do esqueleto, é ainda utilizado para a tração temporária antes de uma cirurgia da diáfise do fêmur.

Outro tipo de tração é a de Hamilton-Russell, que utiliza um sistema de uma polia para dar sustentação ao fêmur e aplicar tração (Fig. 6.4C). Teoricamente, a vantagem mecânica oferecida por duas polias no pé da cama significava que a tração longitudinal era o dobro da tração na direção para cima, e a tração resultante se situava em um eixo de 30° com a horizontal, aproximadamente em alinhamento com o fêmur. Esse método de tração não controla adequadamente o fragmento femoral; ele era utilizado em algumas ocasiões depois de um período de tração esquelética.

Um quarto tipo de tração é a de Perkins (Fig. 6.4D). Essencialmente, trata-se de uma tração direta ao longo do eixo do fêmur através de um pino proximal, mas sem uso de tala. O controle do alinhamento femoral era inadequado, e os casos de consolidação viciosa eram comuns. Perkins acreditava na mobilização precoce do joelho e defendia o uso de uma cama dividida na parte mais adiantada do tratamento de fraturas da diáfise do fêmur. Nesse sistema, o paciente sentava na cama com o joelho flexionado sobre o colchão, e o movimento do joelho era incentivado, ao mesmo tempo em que era mantida a tração longitudinal.

Uma quinta variedade de tração é a tração de Fisk (Fig. 6.4E). Esse método consiste de uma tala de Thomas curta e de uma peça articulada para o joelho. A tração exercida no eixo do fêmur era mantida com a ajuda de um pino transósseo na tíbia proximal, mas o paciente podia flexionar o quadril e o joelho puxando um tirante separado, preso na extremidade da tala da coxa.

Finalmente, há a tração 90-90 (Fig. 6.4F). Nesse método, a coxa é tracionada superiormente e tanto o quadril como o joelho ficam angulados em 90°. A vantagem desse método é que a gravidade não provoca desvio posterior dos fragmentos femorais. O método 90-90 era utilizado para as fraturas da diáfise do fêmur proximal, quando a fratura no fêmur proximal ficava flexionada pela ação do iliopsoas. Ele ainda é empregado em fraturas femorais pediátricas.

O tratamento de fraturas da diáfise do fêmur por tração deve ficar reservado para casos em que não haja outro método disponível. É considerável a morbidade associada a seu uso. As principais complicações são a incapacidade de manter um alinhamento femoral normal e uma rigidez significativa do joelho. Charnley[16] documentou 34 casos em pacientes com idades entre 20 e 45 anos com fraturas dos terços médio e distal da diáfise. Em média, a mobilização do joelho teve início depois de 10 a 25 semanas e a amplitude de movimento final foi de 120°. Ele também relatou resultados muito parecidos do Hospital Geral de Massachusetts, afirmando que 44,4% dos pacientes, com média de idade de 37 anos, tinham efetivamente recuperado o funcionamento completo do joelho. Contudo, deve-se ter em mente que essas são séries selecionadas de pacientes e que os resultados de Charnley não foram confrontados por outros cirurgiões. Connolly et al.[17] informaram que o uso de tração estava associado à ocorrência de consolidações viciosas e de pseudartroses, havendo necessidade de tratamento cirúrgico em 11 a 29% dos casos. Ocorreu encurtamento superior a 2 cm em 14 a 30% dos casos, e refratura em 4 a 17% dos casos. Esses autores ressaltaram que a complicação mais significativa era a rigidez do joelho, que ocorreu em 30 a 50% dos casos e afetou tanto jovens como idosos. Além dessas complicações, a tração prolongada está associada a problemas clínicos significativos e a úlceras de decúbito. Os pacientes mais jovens também padeceram significativamente com a perda de empregos e com privações financeiras. Não foram raros os problemas psicológicos associados à permanência prolongada no leito.

Para que essas complicações fossem minimizadas, os cirurgiões se voltaram para o uso de imobilização gessada que é, essencialmente, um gesso inguino-pédico com articulações no joelho para facilitar a mobilização desta articulação. Esse dispositivo era aplicado depois de algumas semanas de repouso no leito, mas estava longe de resolver os problemas. Se o cirurgião receitasse um longo período de repouso antes da aplicação do imobilizador, os pacientes tendiam a exibir os problemas associados à tração; se encurtassem o período no qual o paciente ficava em repouso, tornava-se difícil aplicar o imobilizador e mobilizar o paciente sem que ocorresse perda do alinhamento da fratura. Utilizando um regime de aplicação precoce do imobilizador (órtese) e de mobilização, Connolly et al.[17] documentaram uma prevalência de 0,7% de pseudartroses e de consolidações viciosas com 13% de encurtamento superior a 2 cm e 5,4% de perda sintomática dos movimentos do joelho, 2% de refraturas e 3% de êmbolos pulmonares. Eles consideraram o método particularmente útil para fraturas distais, fraturas cominutivas da diáfise média e fraturas expostas. Hardy[42] utilizou um regime parecido e relatou a ocorrência de alinhamento femoral imperfeito em 72,2% dos pacientes, disfunção significativa do joelho em 7,4% e instabilidade do joelho em 35,2% dos pacientes. Como ocorre com a tração femoral, atualmente a imobilização gessada praticamente desapareceu, devendo apenas ser utilizada nos casos em que não houver possibilidade de tratamento cirúrgico.

Não se deve usar a tração tibial. Essa técnica era utilizada em casos de cominuição da diáfise média, ou em determinadas fraturas do platô tibial consideradas demasiadamente complexas para tratamento cirúrgico. A tração era aplicada através de um pino transósseo no calcâneo. Infelizmente, foi demonstrado que o uso de tração excessiva aumenta o risco de síndrome compartimental[88] e, mesmo que esta complicação não ocorra, a tração está associada às mesmas complicações das fraturas femorais (alinhamento vicioso, rigidez articular e pseudartrose). Atualmente, não há indicação para tração tibial, a menos que não estejam disponíveis técnicas apropriadas de fixação interna ou de fixação externa.

Tração vertebral

Coluna cervical

Ao contrário da tração esquelética, a tração vertebral permanece sendo uma técnica popular e de amplo uso para o tratamento de fraturas e luxações cervicais. Foi demonstrado que a tração cervical é eficaz em diversos tipos de fraturas cervicais. Comumente, a tração é utilizada para reduzir uma fratura ou luxação; com isso, essa técnica descomprime os elementos nervosos e proporciona certo grau de estabilidade vertebral. A tração vertebral é raramente utilizada como tratamento definitivo; em lugar dela, usa-se um halo-gesso ou halo-colete, ou o cirurgião pode optar, mais adiante, por uma estabilização cirúrgica. Há dois tipos principais de tração cervical. Elas são pinças cranianas das quais as mais conhecidas são as pinças de Gardner-Wells e a tração com halo.

Pinças cranianas. As pinças cranianas consistem em uma estrutura semicircular com dois pinos angulados providos de molas (Fig. 6.5) que são aplicados na tábua externa do crânio em pontos situados cerca de 1 cm posteriormente ao meato auditivo externo e 1 cm superiormente à pina auricular de cada lado. Considerando que esse posicionamento está situado abaixo do maior diâmetro do crânio, a angulação superior dos pinos indica que a tração pode ser aplicada. Cada pino com sua mola é aplicado com um torque de inserção de 6 a 8 polegadas-libras, e assim que as pinças estiverem em posição, é possível acoplar um sistema de polias simples com um peso pendendo sobre a extremidade da estrutura, ou do leito. É preciso muito cuidado na aplicação de pesos, para que não ocorra excesso de distração e consequente lesão nervosa.

O peso necessário para a redução da coluna vertebral varia com a posição da fratura, o grau de lesão ligamentar e a estatura do paciente. Como regra, o cirurgião deve começar com um peso inicial de 4,5 kg. Para a maioria dos pacientes, há necessidade de cerca de 2 kg por segmento vertebral para a redução da fratura, embora isso sirva apenas como diretriz. Assim, haverá necessidade de uma carga de cerca de 18 kg para uma lesão no nível C5-C6, embora ocorra variação no peso exato e haja necessidade de imagens seriadas para verificar a posição, à medida que a carga aumenta. É importante obter uma radiografia lateral ou uma imagem fluoroscópica para que seja visualizada a redução da fratura.

Halos cranianos. Atualmente, os halos cranianos fechados ou abertos são mais populares para a tração cervical (Fig. 6.6), porque podem tolerar cargas maiores em comparação com as pinças cranianas e podem ser incorporados a um imobilizador, possibilitando o tratamento definitivo. O halo é fixado com quatro pinos: dois anteriores e dois posteriores. Os pinos devem ser inseridos abaixo do maior diâmetro do crânio; dois pinos anteriores são aplicados através de incisões perfurantes, sob anestesia local, em um ponto a cerca de 1 cm acima do terço lateral da borda orbital. Nesse local, os pinos ficam posicionados lateralmente aos nervos supraorbital e supratroclear. Os pinos posteriores são aplicados em um ponto a cerca de 1 cm acima da hélice da orelha; para evitar a necrose, eles não devem fazer con-

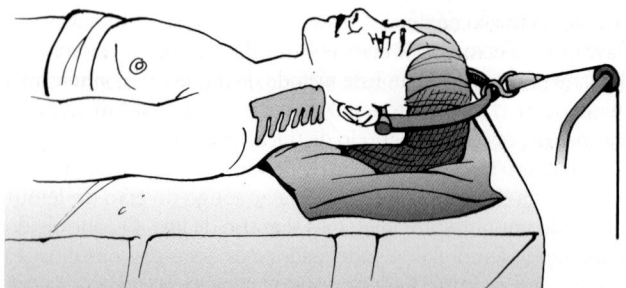

FIGURA 6.5 Uso de pinças cranianas para aplicação de tração.

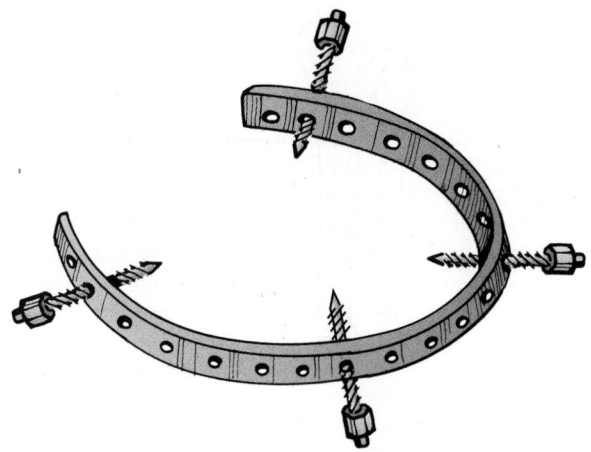

FIGURA 6.6 Halo craniano.

tato com a orelha. Os pinos opostos devem ser apertados simultaneamente para que não sejam deslocados, e então devem ser apertados de novo 24 a 48 horas após a aplicação inicial. Se um pino afrouxar, poderá ser apertado mais uma vez com torque de 8 polegadas-libras.

Fixação com halo-colete. O sistema original era um colete gessado preso a um halo. A estrutura foi planejada por Perry e Nickel.[70] Halos gesso ainda podem ter utilidade se o cirurgião não contar com materiais de estabilização apropriados, ou se o paciente não quiser cooperar; mas hoje em dia o halo é normalmente fixado a um colete ou órtese (Fig. 6.7) manufaturada em plástico e ajustada com fivelas ou correias. A órtese é fixada ao halo por duas barras anteriores e duas posteriores e é usada até que ocorra a consolidação, ou até que seja substituída por um estabilizador cervical.

Complicações. Como ocorre com a tração esquelética, a tração cervical está associada a diversas complicações. Foi estimado que os halo-coletes possibilitam até 31% do movimento normal da coluna vertebral cervical e cerca de 10% dos pacientes perdem a redução da fratura.[53] Portanto, é essencial a obtenção de radiografias seriadas durante o tratamento. Assim como na fixação externa esquelética, a infecção no trajeto dos pinos é um problema que ocorre em até 20% dos pacientes. Visto que a fixação é unicortical, outro problema é o afrouxamento dos pinos, tendo sido registrados percentuais de 36 a 60%.[35,60] Lesão nervosa, punção da dura-máter, perfuração do crânio e abscesso cerebral são complicações possíveis, e quando se utiliza a fixação com halo-colete em pacientes quadriplégicos, há grande incidência de feridas de pressão, úlceras de decúbito e complicações respiratórias.[35,60] Também foi informada a ocorrência de disfagia.

Coluna toracolombar

Não se usa tração no tratamento definitivo de fraturas toracolombares, embora ainda seja normal que o paciente fique em repouso durante longos períodos, apesar de uma prevalência cada vez maior da estabilização cirúrgica. A imobilização prolongada depende do uso de uma cama rotatória, por exemplo, a cama da Stryker, que é projetada para facilitar os cuidados com a pele, a fisioterapia e a higiene pessoal. As complicações possíveis são problemas respiratórios e úlceras de decúbito, e o paciente deve receber cuidados auxiliares intensivos. No caso de fraturas toracolombares menos graves, o

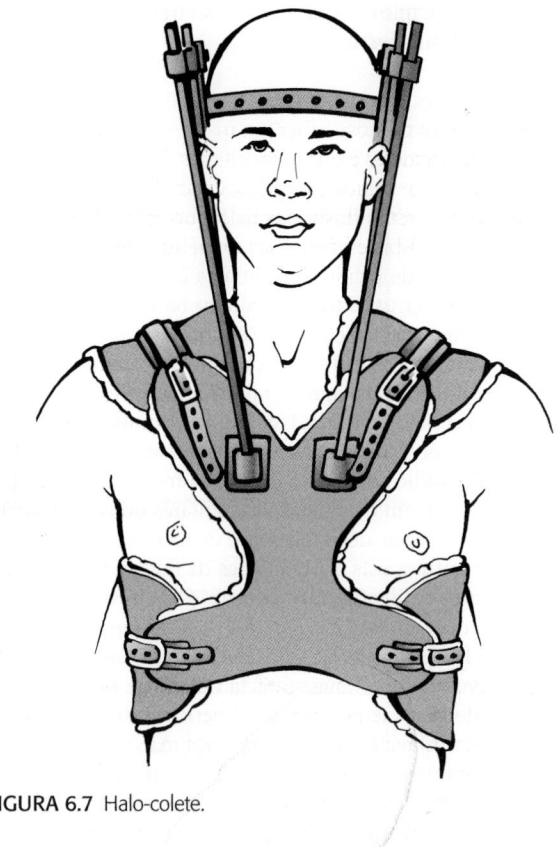

FIGURA 6.7 Halo-colete.

cirurgião pode optar por um breve período de repouso no leito, seguido pela estabilização cirúrgica ou pelo uso de um estabilizador ou órtese toracolombar.

Em alguns casos, antes da aplicação de um imobilizador toracolombar, o paciente passa por um breve período de tração toracolombar para reduzir as fraturas toracolombares e as fraturas por explosão na região lombar.[97] Essa técnica envolve o uso de uma estrutura de Cotrel durante alguns dias, para facilitar a redução da fratura. Hoje essa técnica não é mais tão utilizada.

Imobilização gessada

Ao contrário da tração esquelética, as imobilizações gessadas continuam sendo populares no tratamento de fraturas e provavelmente ainda são o método mais comum de tratamento de fraturas em todo o mundo. As Figuras 6.2 e 6.3 e a Tabela 6.2 mostram que os gessos são utilizados com mais frequência no tratamento de fraturas do membro superior, mas a Tabela 6.2 também indica que muitas fraturas menos graves do membro inferior continuam a ser tratadas dessa forma. Atualmente, os gessos são utilizados cada vez menos para o controle da posição de uma fratura diafisária depois de uma redução fechada, mas em algumas fraturas metafisárias e intra-articulares, como as fraturas do rádio distal e do tornozelo, este método de tratamento ainda tem ampla aceitação. Os gessos são frequentemente utilizados no tratamento da dor e para facilitar a mobilização de fraturas menos graves. Muitas vezes, a decisão entre tratamento com imobilizador e cirurgia é subjetiva e influenciada pela idade, condição física e estado mental do paciente e pelo seu grau de mobilidade antes da fratura. Nas próximas décadas, é provável que essa decisão se torne mais difícil, à medida que a idade dos pacientes aumenta e eles se tornam cada vez menos preparados fisicamente.

São três os princípios que se aplicam ao tratamento de fraturas instáveis com um gesso:

1. Utilização de tecidos moles intactos
2. Fixação em três pontos
3. Pressão hidrostática

Esses princípios estão ilustrados na Figura 6.8, com referência a uma fratura da tíbia e fíbula. Na teoria, frequentemente existirá uma dobradiça de tecido mole intacta em um dos lados da fratura, que pode ser utilizada para ajudar na redução da fratura. Se for aplicada uma fixação em três pontos através do imobilizador, a fratura será mantida em uma posição reduzida. Essa teoria é um pouco ingênua, embora possa funcionar bem na fratura tibial AO A3.3, ilustrada na Figura 6.8. Contudo, muitas fraturas tibiais não são transversais, e, obviamente, o conceito teórico de uma dobradiça de tecido mole será menos aplicável em fraturas em espiral, em borboleta, segmentares ou cominutivas. Além disso, pode haver desnudamento de tecido mole da diáfise adjacente à fratura, e as extremidades da fratura podem estar superpostas, o que dificultaria a redução. O último ponto a ser considerado é que, embora a dobradiça de tecido mole possa estar intacta em fraturas de baixa velocidade em pacientes mais jovens, é provável que não esteja intacta depois de uma lesão de alta energia ou em pacientes idosos. O periósteo fica mais adelgaçado com o envelhecimento; por isso, fica mais sujeito a lesão. Como muitas fraturas ocorrem em idosos, os conceitos de redução da fratura preconizados por Charnley[16] e outros são menos aplicáveis. Isso está ilustrado na Figura 6.9. Ela demonstra o uso teórico da dobradiça de tecido mole em uma fratura da metáfise do rádio distal, em comparação com a fratura do rádio distal em um idoso (que é mais comum) e que está associada a uma cominuição metafisária e a uma dobradiça de tecido mole de má qualidade ou ausente.

O princípio da pressão hidrostática está ilustrado na Figura 6.10. A pressão hidrostática depende do fato que os tecidos moles e a diáfise do osso não são estruturas compressíveis. Assim, quando estão envoltos por uma órtese ou gesso completo, tornam-se essencialmente rígidos e mantêm a posição da fratura. Como ocorre com a dobradiça de tecido mole, essa explicação é um tanto simplista, não levando em conta a contração muscular ativa em torno da fratura.

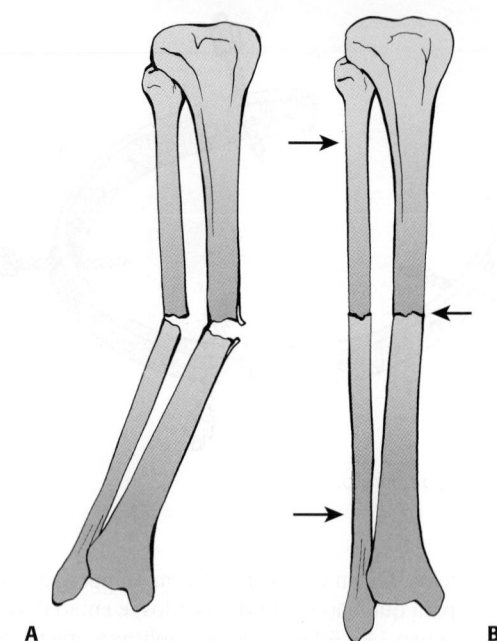

FIGURA 6.8 A: Fratura AO A3.3 com angulação em valgo. **B:** A pressão ou fixação em três pontos reduzirá a fratura, caso esteja presente uma dobradiça de tecido mole.

Aplicação de imobilização gessada

Todos os aparelhos gessados são aplicados de maneira parecida, não importando se está sendo utilizado o tradicional gesso de Paris ou a fibra de vidro, um material mais moderno. Esses dois tipos de material para confecção de imobilizações são comumente utilizados em forma de talas, que com frequência são aplicadas a um membro logo após a lesão, proporcionando apoio temporário. Raramente, um imobilizador completo será aplicado ao membro logo após a lesão, por causa da possibilidade de que o inchaço associado à lesão possa provocar uma síndrome compartimental, se o membro ficar "encerrado" em um imobilizador rígido. A aplicação das talas é feita usando uma camada protetora de malha tubular e camadas de manta de algodão sintético (Fig. 6.11). Em seguida, é cortada uma placa de comprimento apropriado e, depois de embebida, ela é aplicada ao membro. A loca-

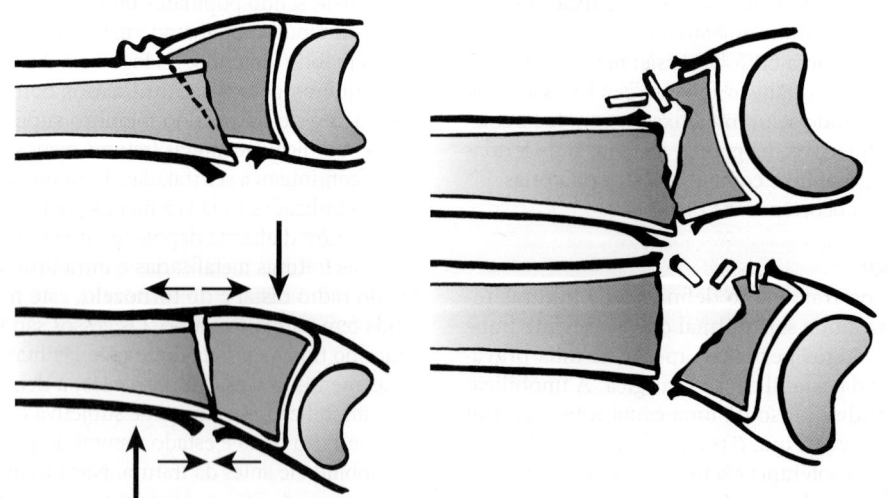

FIGURA 6.9 A: Uso de uma dobradiça intacta de tecido mole e fixação em três pontos em uma fratura do rádio distal em um paciente jovem. **B:** A mesma situação em um paciente mais idoso, com tecido mole de má qualidade e cominuição óssea.

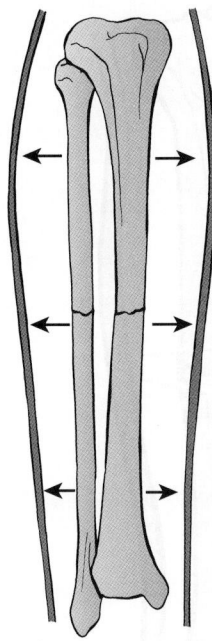

FIGURA 6.10 Princípio da pressão hidrostática no uso de gessos. Ver texto para explicação.

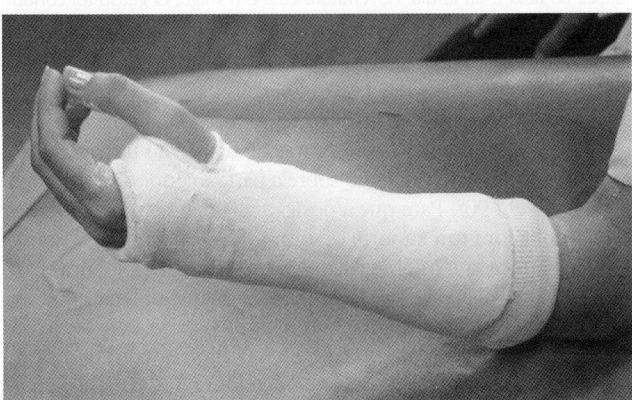

FIGURA 6.11 Tala posterior para antebraço utilizada no tratamento de uma fratura do rádio distal sem desvio.

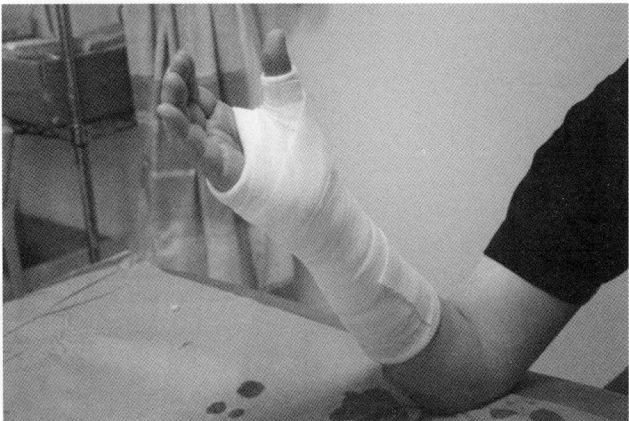

FIGURA 6.12 Imobilização para o escafoide em fibra de vidro.

lização da tala depende da fratura. No membro inferior, normalmente são utilizadas talas posteriores ou dorsais, que são aplicadas à parte posterior da perna e à panturrilha para dar sustentação à fratura até que um imobilizador completo possa ser aplicado, ou até que seja realizada a cirurgia. No membro superior, as fraturas da diáfise do úmero recebem frequentemente a proteção de uma tala lateral, fraturas em torno do cotovelo e do antebraço são mantidas por uma tala posterior, e fraturas do rádio distal e do carpo, por uma tala dorsal.

Os gessos completos são colocados enrolando bandagens de gesso ou de fibra de vidro em torno do membro, depois de terem sido aplicadas a malha tubular e a lã sintética (Fig. 6.12). Até cerca de 30 anos atrás, muito se discutia sobre o volume de acolchoamento que deveria ser utilizado, pois os cirurgiões reconheciam que o excesso de acolchoamento permitia o desvio secundário das fraturas; por outro lado, pouco acolchoamento causava problemas de pele e aumentava o risco de síndrome compartimental. Se o imobilizador estiver sendo utilizado para controlar a posição de uma fratura reduzida, deve-se evitar um volume excessivo de acolchoamento, pois poderá ocorrer redesvio da fratura. A aplicação do imobilizador deve ser feita cuidadosamente, mantendo as bandagens bem esticadas (lisas), para evitar lesão aos tecidos moles. Enquanto o gesso endurece, o cirurgião deve manipular a fratura, tomando cuidado para não provocar dobras no gesso, o que causaria compressão dos tecidos moles subjacentes. Também é preciso ter cuidado para não obstruir o movimento da articulação ou, se uma articulação estiver envolta pelo gesso, deve ser imobilizada na posição funcional. Depois da imobilização, devem ser obtidas radiografias para confirmar se a fratura está em uma posição aceitável. O tratamento de fraturas instáveis com gessos é muito trabalhoso. O acompanhamento precisa ser assíduo até que o calo comece a estabilizar a fratura, pois um desvio secundário da fratura poderá facilmente passar despercebido. Caso isso ocorra, a posição da fratura deverá ser corrigida imediatamente, pois a contratura dos tecidos moles ocorre com bastante rapidez e a redução secundária se torna cada vez mais difícil. Se isso ocorrer, é importante que o cirurgião saiba como resolver o problema.

Nas fraturas diafisárias, o mau alinhamento angular pode ser corrigido pela aplicação de uma cunha ao gesso. Nessa técnica (Fig. 6.13), são utilizadas radiografias, ou, de preferência, fluoroscopia, para identificar o local fraturado, e o gesso é cortado, deixando intacta uma dobradiça do imobilizador com 2 a 3 cm cuja localização depende da direção da correção necessária. Assim, se a fratura estiver em valgo, o cirurgião deixará uma dobradiça medial e aplicará uma força em varo à parte distal do imobilizador, para que a janela se abra. Uma vez aberta, a posição será mantida até que possa ser aplicado mais material de imobilização para firmar a posição reduzida. No passado, as salas de aplicação de gessos tinham um recipiente com pinos/calços de madeira para inserir na janela do imobilizador para que fosse mantida a posição reduzida da fratura enquanto o complemento de gesso secava. Teoricamente, a deformidade rotacional também pode ser corrigida pelo corte do imobilizador. Novamente faz-se um corte no imobilizador no nível da fratura e então a rotação é corrigida. No entanto, é fácil perder a posição e, em alguns casos, o procedimento mais adequado é remover o imobilizador e reaplicá-lo. Os cirurgiões devem estar cientes da dificuldade de manter a posição de uma fratura instável em um gesso; é por isso que os cirurgiões mais antigos definiam níveis de consolidação viciosa "aceitáveis". Se a posição da fratura não for mantida pela imobilização, deve-se pensar na possibilidade de um tratamento cirúrgico.

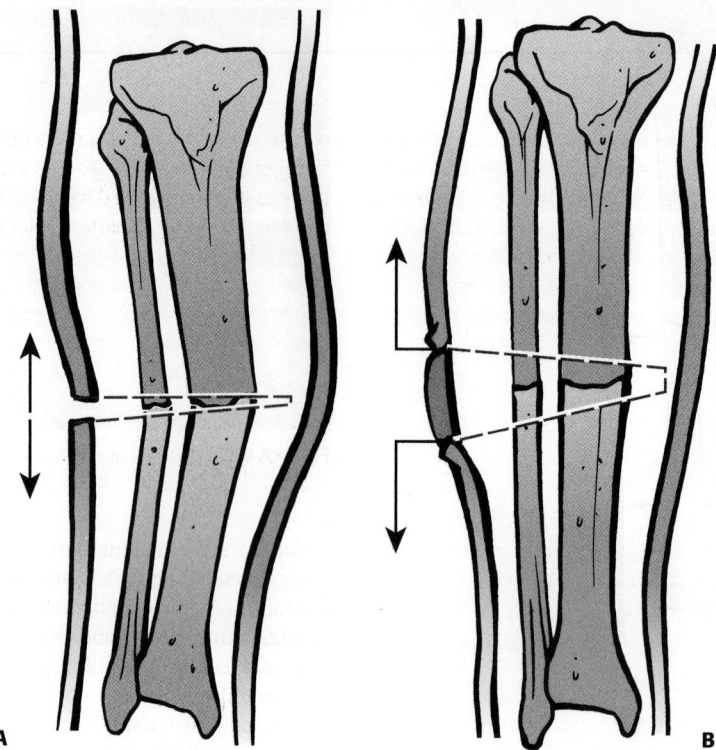

FIGURA 6.13 Aplicação de cunha a um gesso, para retificar uma fratura das diáfises da tíbia e da fíbula. **A:** A fratura está em valgo. O gesso foi cortado no nível da fratura para criar uma dobradiça medial. **B:** A fratura é retificada e a lacuna criada permanece aberta, enquanto o gesso é completado.

Tipos de imobilizações
Imobilizações para o membro superior

GESSO LONGO PARA O BRAÇO. Atualmente, o clássico imobilizador longo para o braço com o cotovelo em 90° e que inclui o pulso (Fig. 6.14) é menos utilizado, porque muitas vezes as fraturas do antebraço e do cotovelo recebem fixação interna; contudo, a técnica é ainda utilizada nas fraturas menos graves. A imobilização é aplicada a partir de um local imediatamente abaixo da axila até outro local imediatamente proximal às articulações metacarpofalângicas dos dedos, mas permitindo que o polegar fique livre. O pulso é posicionado em 30° de dorsiflexão e o cotovelo, em 90° de flexão. Nas fraturas menos importantes, talvez não haja necessidade de incluir o pulso; nesse caso, é aplicado um cilindro completo para o braço.

GESSO PENDENTE OU TALA EM U. Essas imobilizações são utilizadas habitualmente no tratamento de fraturas da diáfise do úmero na fase aguda. O braço é posicionado sobre a parte inferior do tórax, com o cotovelo em 90°. Para que a posição seja mantida, pode-se usar uma tipóia com um suporte de punho tipo "manguito". Em seguida, é aplicada a imobilização conforme ilustra a Figura 6.15, de modo que sua parte superior do componente umeral fique acima da fratura umeral. A gravidade é usada para recuperar o comprimento do úmero, e, teoricamente, o alinhamento da fratura pode ser ajustado mediante a alteração do comprimento da ti-

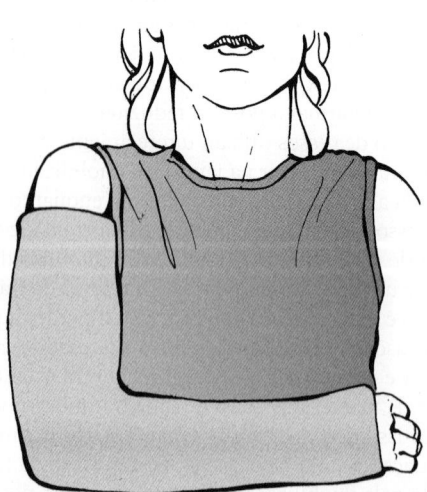

FIGURA 6.14 Gesso longo para o braço.

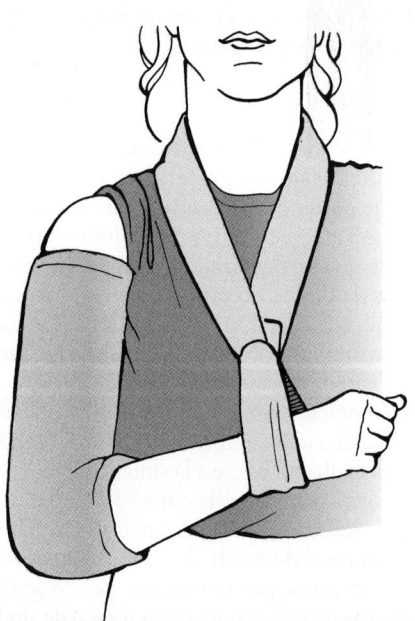

FIGURA 6.15 Gesso pendente.

póia. Quanto mais curto for o manguito, mais varo é aplicado à fratura. Uma alternativa ao imobilizador pendente é a tala em U, ou "em pinça" de confeiteiro – procedimento em que um técnico aplica uma tala de gesso de um ponto logo abaixo da axila no lado medial do braço, avança para baixo e contorna o cotovelo, e, então, retorna para cima até chegar a um ponto logo abaixo do ombro. Em seguida, a placa é enfaixada no lugar. Em pacientes com fraturas do úmero proximal, a placa pode se estender acima do ombro, mas os cirurgiões devem estar cientes de que esse procedimento irá anular qualquer efeito benéfico da gravidade na redução. Com frequência, esses gessos são substituídos por uma órtese funcional depois de 2 a 4 semanas (ver Fig. 6.23).

IMOBILIZAÇÃO DE COLLES (IMOBILIZAÇÃO PARA ANTEBRAÇO). O gesso de Colles ou de antebraço é a imobilização mais utilizada no membro superior, nas fraturas radiais e ulnares mais distais, e também em algumas lesões do carpo. Ele se estende desde um ponto abaixo do cotovelo até uma região imediatamente proximal aos colos metacarpais dos dedos e deixa o polegar livre (Fig. 6.16). Frequentemente, a aplicação do gesso de Colles é precedida pelo uso de uma tala de gesso dorsal, que é substituída por ele assim que o inchaço tiver diminuído.

IMOBILIZAÇÃO PARA O ESCAFOIDE. Normalmente, o gesso para o escafoide é utilizado no tratamento de fraturas deste osso e de dor na tabaqueira anatômica na margem radial do pulso, quando as radiografias não confirmam a presença de uma fratura. O pulso é posicionado em ligeira dorsiflexão e o polegar fica em abdução e em leve flexão – como se o paciente estivesse segurando um copo entre os dedos indicador e polegar (Fig. 6.17). O imobilizador é aplicado desde um ponto logo abaixo do cotovelo até um ponto imediatamente proximal aos colos metacarpais dos dedos. No polegar, o imobilizador se estende até um local imediatamente proximal à articulação interfalângica. Uma modificação do imobilizador para o escafoide é o imobilizador estendido para o escafoide, que pode ser utilizado em fraturas distais à articulação metacarpofalângica do polegar. Nesse imobilizador, o polegar inteiro é incluído.

IMOBILIZAÇÃO DE BRUNER. A imobilização de Bruner é uma variante da imobilização estendida para o escafoide, que é um pouco mais curto, para permitir que a articulação do pulso fique livre. A imobilização de Bruner é particularmente útil para o tratamento de lesões ligamentares da articulação metacarpofalângica do polegar, mas também pode ser utilizado para tratar pequenas fraturas por avulsão associadas.

IMOBILIZAÇÃO DE BURKHALTER. Essa imobilização é utilizada no tratamento de fraturas metacarpais ou falângicas. O punho é posicionado em 40° de extensão e as articulações metacarpofalângicas são posicionadas em 70 a 90° de flexão (Fig. 6.18). A imobilização repousa sobre as partes moles dorsais intactas dos dedos, funcionando como uma faixa de tensão ou uma dobradiça de tecido mole. Para a sua aplicação, normalmente coloca-se uma tala sobre o dorso do antebraço e da mão, com o pulso e dedos na posição correta, e, em seguida, aplica-se a imobilização de antebraço para firmar a tala. A tala dorsal não permite a extensão dos dedos, mas permite alguma flexão.

IMOBILIZADOR DE JAMES. Nessa imobilização, os dedos são mantidos na "posição de funcionamento" da mão. O pulso é mantido em 40° de extensão, com as articulações metacarpofalângicas em 90° e as articulações interfalângicas dos dedos em 70 a 90°. Nessa posição, os ligamentos colaterais das articulações metacarpofalângicas e as articulações interfalângicas ficam completamente esticados; assim, não ocorrerão contraturas (Fig. 6.19). Como ocorre com a imobilização de Burkhalter, a de James é, de fato, uma combinação de

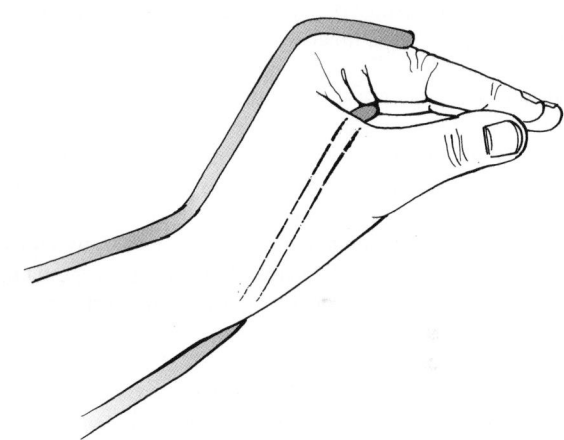

FIGURA 6.18 Imobilização de Burkhalter. Trata-se de uma combinação de um gesso de antebraço e uma tala dorsal.

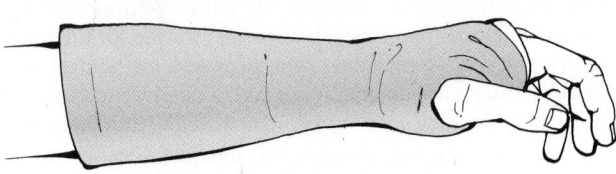

FIGURA 6.16 Imobilização de Colles, ou do antebraço.

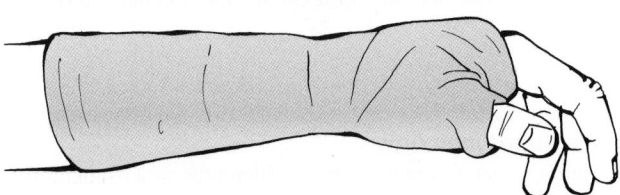

FIGURA 6.17 Imobilização para o escafoide.

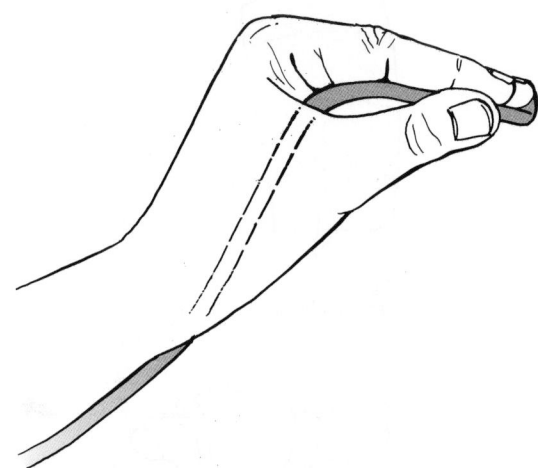

FIGURA 6.19 Imobilização de James. Trata-se de uma tala volar que pode ser complementada por uma imobilização de antebraço.

tala e gesso circular. Primeiro, aplica-se uma tala volar ao antebraço e à mão, com as articulações na posição correta. Em seguida, é aplicado um gesso circular no antebraço.

OUTRAS IMOBILIZAÇÕES PARA O MEMBRO SUPERIOR. Os cirurgiões costumavam utilizar "gessos toracobraquiais" para tratar fraturas ocorridas em torno do ângulo do membro superior. Estes eram aplicados principalmente em fraturas da clavícula ou do úmero proximal. Em alguns casos, o ombro era posicionado em 90° de abdução com o cotovelo em 90° de flexão e o antebraço em pronação, na posição de "mãos ao alto!" dos policiais. Atualmente, essas imobilizações são utilizadas apenas em raras circunstâncias; em geral, os cirurgiões preferem o tratamento cirúrgico para essas fraturas.

Imobilizações para o membro inferior

IMOBILIZAÇÃO ABAIXO DO JOELHO. Esse é o aparelho gessado mais comum para as lesões do membro inferior, inclusive fraturas do tornozelo, fraturas do pé e lesões dos tecidos moles. Ocasionalmente, é utilizado no tratamento de fraturas da diáfise tibial baixa sem desvio ou de pequenas fraturas do pilão tibial. O gesso é aplicado proximalmente a partir de um ponto abaixo do colo da fíbula até o nível das cabeças dos metatarsais distalmente, com o tornozelo em 90° e o pé em posição plantígrada (Fig. 6.20). A imobilização abaixo do joelho pode ser aplicada como primeiro estágio para um gesso longo para a perna utilizado no tratamento de uma fratura instável da diáfise tibial.

IMOBILIZAÇÃO LONGA PARA A PERNA. Normalmente, os cirurgiões utilizam uma imobilização longa para a perna para tratar fraturas instáveis da diáfise tibial na fase aguda, trocando por um gesso de suporte do tendão patelar (STP) depois de algumas semanas. Ele também pode ser utilizado no tratamento de fraturas em torno do joelho. Um gesso longo para a perna é mais efetivo quando se aplica uma imobilização abaixo do joelho, em seguida flexiona-se o joelho em cerca de 10° e, finalmente, estende-se a coxa (Fig. 6.21).

IMOBILIZAÇÃO DE SUPORTE DO TENDÃO PATELAR (STP). A outra variante da imobilização abaixo do joelho é o gesso de suporte do tendão patelar, normalmente utilizado no tratamento de fraturas da diáfise da tíbia, depois do tratamento com um gesso inguinopédico durante algumas semanas. Para a aplicação dessa imobilização, a extremidade proximal de um gesso abaixo do joelho é estendida para cima até o polo inferior na patela e moldada em torno do tendão patelar, proporcionando certo grau de estabilidade rotacional (Fig. 6.22). É preciso tomar cuidado para que não seja aplicada pressão sobre o nervo fibular comum que contorna o colo da fíbula.

IMOBILIZAÇÕES VERTEBRAIS. Hoje em dia as imobilizações vertebrais são raramente utilizadas. A imobilização básica é uma jaqueta de gesso que se estende desde a incisura esternal até a sínfise púbica, moldada cuidadosamente. Se a fratura a ser tratada for inferior a L3, o gesso deverá ser estendido para baixo até a inclusão de uma coxa. Se o tratamento de uma fratura cervical envolver o uso de imobilizador, este deverá ser estendido para cima, formando um colar. Entretanto, hoje em dia, o uso de imobilizações cervicais é extremamente raro e elas devem ser utilizadas somente se não houver outro método terapêutico disponível. As imobilizações toracolombares ainda são utilizadas por alguns cirurgiões,[97] mas os resultados não são melhores do que os associados a órteses vertebrais.

Órteses

Órteses para membros

Foram projetadas muitas órteses diferentes para os membros, mas elas se enquadram em quatro tipos principais, utilizadas no tratamento de fraturas da diáfise do úmero, rádio distal, me-

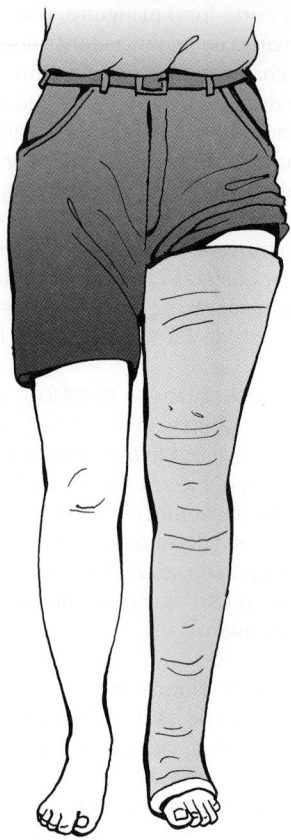

FIGURA 6.21 Imobilização longa para a perna.

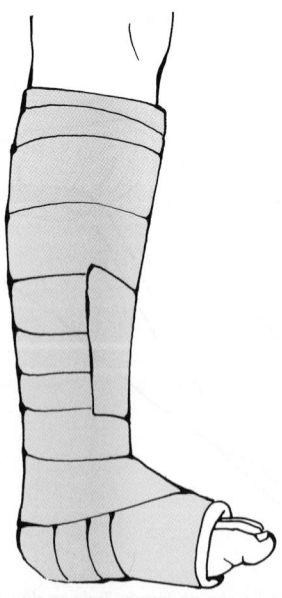

FIGURA 6.20 Imobilização abaixo do joelho.

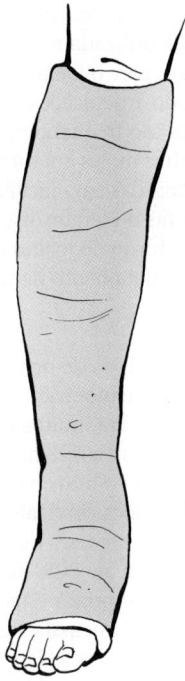

FIGURA 6.22 Gesso de suporte do tendão patelar (STP).

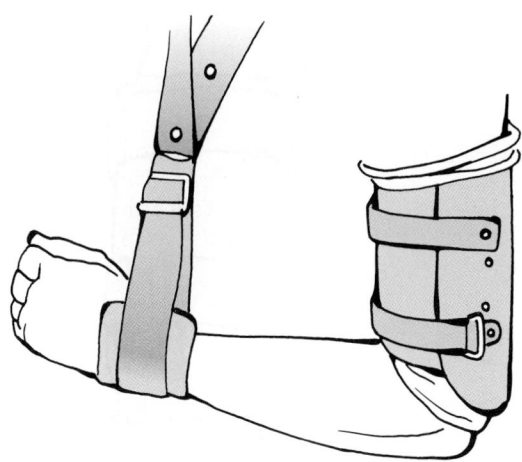

FIGURA 6.23 Órtese umeral. O comprimento da tipoia pode ser alterado para mudar a posição da fratura.

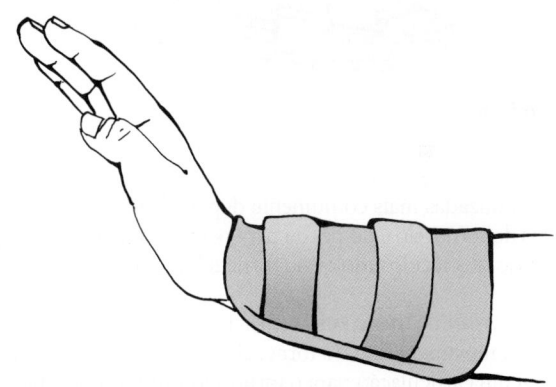

FIGURA 6.24 Órtese para antebraço distal. Uma modificação dessa órtese consiste em uma extensão até a região imediatamente proximal às articulações metacarpofalângicas, exceto o polegar.

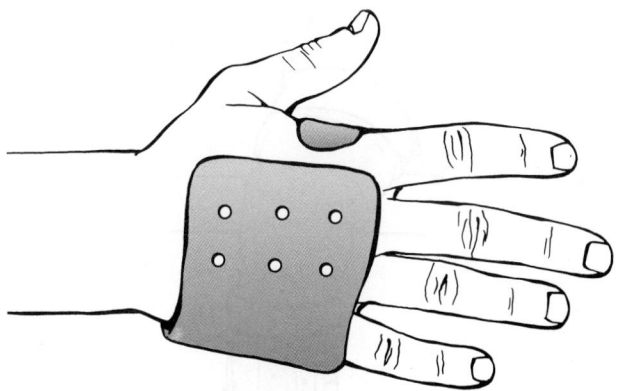

FIGURA 6.25 Órtese metacarpal.

tacarpo e perna. Quase todas as órteses são manufaturadas com polietileno ou plástico e fixados por velcro, correias plásticas e fivelas. As órteses tendem a ser mais leves que os gessos e frequentemente são utilizadas depois de um breve período de imobilização com gesso, assim que a fratura tenha adquirido maior estabilidade. Outras vantagens são que órteses podem ser ajustadas à medida que o edema for diminuindo, podendo ainda ser removidas para a higiene pessoal e avaliação radiológica da fratura.

Membro superior

ÓRTESE UMERAL. Frequentemente, utiliza-se uma órtese simples de polietileno ou plástico para tratar fraturas da diáfise do úmero após o tratamento inicial com um gesso. A órtese é colocada em torno do braço e normalmente é mais larga lateralmente do que medialmente para dar suporte ao úmero proximalmente (Fig. 6.23).

ÓRTESE PARA O ANTEBRAÇO DISTAL. Essa órtese é utilizado para tratar fraturas do rádio distal. Ela pode ser usada após um período de imobilização com gesso ou pode ser aplicada ao antebraço desde o início. Há dois tipos básicos. A Figura 6.24 ilustra uma órtese convencional para o antebraço distal, que se estende até a articulação radiocarpal. Opcionalmente, a órtese pode ter uma extensão dorsal até um ponto imediatamente proximal às articulações metacarpofalângicas de todos os dedos, exceto o polegar.

ÓRTESE METACARPAL. Comumente, as órteses metacarpais ou compõem-se de uma tira aplicada em torno da mão sob a qual aplica-se acolchoamento para manter a redução da fratura, ou assumem a forma de uma órtese de plástico termomoldado que é colocada em torno da mão e, em seguida, moldada na forma apropriada para que seja mantida a redução da fratura (Fig. 6.25). Elas podem ser utilizadas no tratamento primário de fraturas metacarpais[40] ou na proteção do metacarpo depois do tratamento cirúrgico da fratura.[55] Foram descritos casos de necrose cutânea.[36]

Membro inferior

ÓRTESE ABAIXO DO JOELHO. A órtese para membro inferior mais popular é equivalente ao gesso abaixo do joelho. Há muitos tipos disponíveis, mas, em geral, eles são feitos de plástico e fixados com velcro ou correias (Fig. 6.26). Eles têm as mesmas indicações dos gessos abaixo do joelho, podendo ser usados depois de um período inicial de tratamento com o gesso. As órteses abaixo do joe-

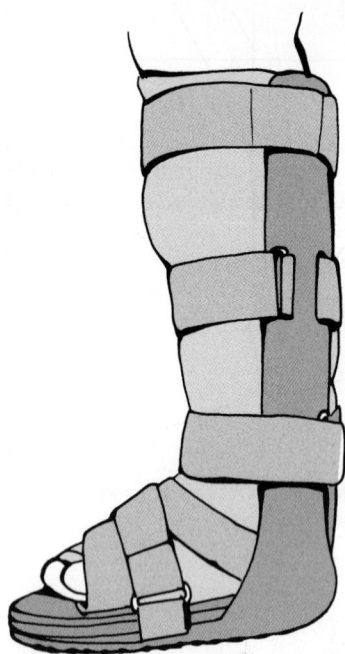

FIGURA 6.26 Órtese abaixo do joelho.

lho são utilizadas mais comumente depois da fixação interna de fraturas do tornozelo e do pé, ou para permitir a mobilização após uma lesão dos tecidos moles no tornozelo, retropé ou mediopé.

ÓRTESES DE SUPORTE DO TENDÃO PATELAR (STP). Equivale ao gesso PTB, mas permite a movimentação do tornozelo (Fig. 6.27). A órtese plástica tem uma articulação para o tornozelo e um receptáculo para o calcanhar; assim, ela pode ser usada no interior do calçado.

ÓRTESE PARA O JOELHO. Esta é a equivalente moderna do antigo gesso tubular, mas não é mais utilizada no tratamento de fraturas da diáfise do fêmur. A órtese para o joelho é manufaturada com material sintético, recebendo articulações integrais ajustáveis para o joelho (Fig. 6.28). Estas são frequentemente utilizadas no tratamento das lesões de partes moles em torno do joelho. No entanto, também podem ser usadas para facilitar a mobilização após a fixação interna de fraturas do fêmur distal ou da tíbia proximal. Em algumas fraturas em torno do joelho menos importantes, podem ser utilizadas como tratamento definitivo.

Órteses vertebrais

Órteses cervicais. São três os tipos de órteses cervicais: colares flexíveis e rígidos, órteses cervicotorácicas altas e órteses cervicotorácicas baixas (Fig. 6.29A). Há muitos modelos diferentes para esses três tipos, mas todos têm a mesma função básica. Em geral, os colares flexíveis e rígidos comuns não são utilizados no tratamento de fraturas ou luxações cervicais recentes, mas são úteis no tratamento de pequenas entorses de partes moles e de lesões em chicotada. Eles permitem até 80% dos movimentos cervicais normais; portanto, conferem pouca estabilidade à coluna vertebral cervical.[49,60] Sua função principal é atuar como estímulo proprioceptivo para que os pacientes se lembrem que devem tomar cuidado. Colares cervicais rígidos podem ser utilizados para a estabilização de emergência da coluna vertebral cervical lesionada, mas o modo mais efetivo de estabilização deste segmento consiste em prender com correias o queixo e a testa a uma prancha vertebral rígida.

Órteses cervicotorácicas altas (Fig. 6.29B) possuem suportes occipito-mandibulares moldados que se estendem até a parte superior do tórax. O exemplo mais conhecido dessa órtese é o colar de Filadélfia. Estudos sugerem que o colar de Filadélfia resiste a 71% da flexão e extensão cervicais normais, 34% da flexão lateral e 54% da rotação.[60] Outras órteses similares exibem resul-

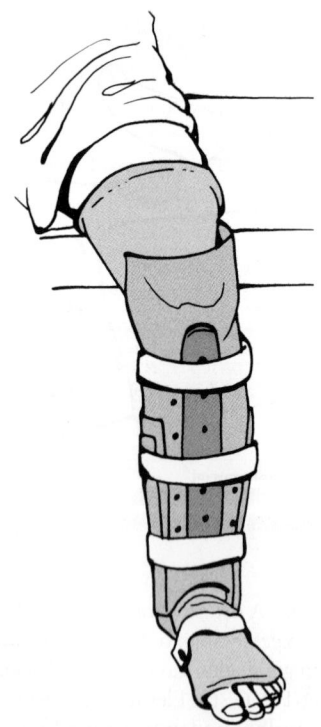

FIGURA 6.27 Órtese de suporte do tendão patelar (STP).

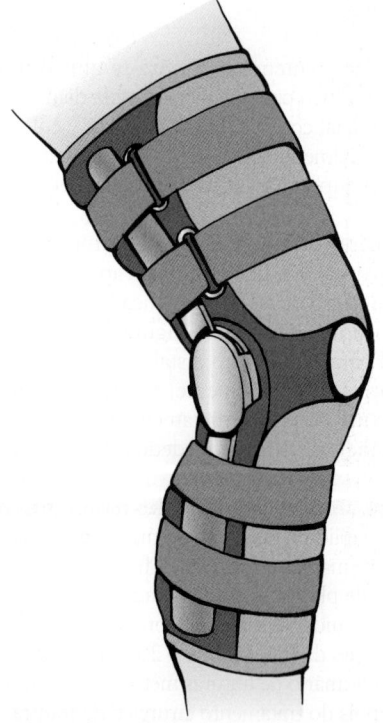

FIGURA 6.28 Órtese para o joelho.

tabilizador mal ajustado pode ser desconfortável e pode causar irritação e lesão à pele e aos tecidos moles.[60]

Órteses torácicas e lombares. O papel das órteses toracolombares é dar sustentação à coluna vertebral, por meio da limitação dos movimentos gerais do tronco, diminuição da atividade muscular, aumento da pressão intra-abdominal, resistência à aplicação de cargas à coluna vertebral e limitação dos movimentos vertebrais. Há vários modelos de órteses; o mais simples é um colete lombossacral e o mais complexo é uma órtese toracolombossacral moldada sob medida, confeccionada em plástico e ajustada por fivelas e correias (Fig. 6.30). Um estabilizador intermediário bastante útil é o estabilizador de Jewett (Fig. 6.31), que permite a fixação em três pontos e possibilita a extensão, mas não flexão, da coluna vertebral.

As cintas lombares, como os colares cervicais, são essencialmente proprioceptivas, tendo a função de lembrar ao paciente

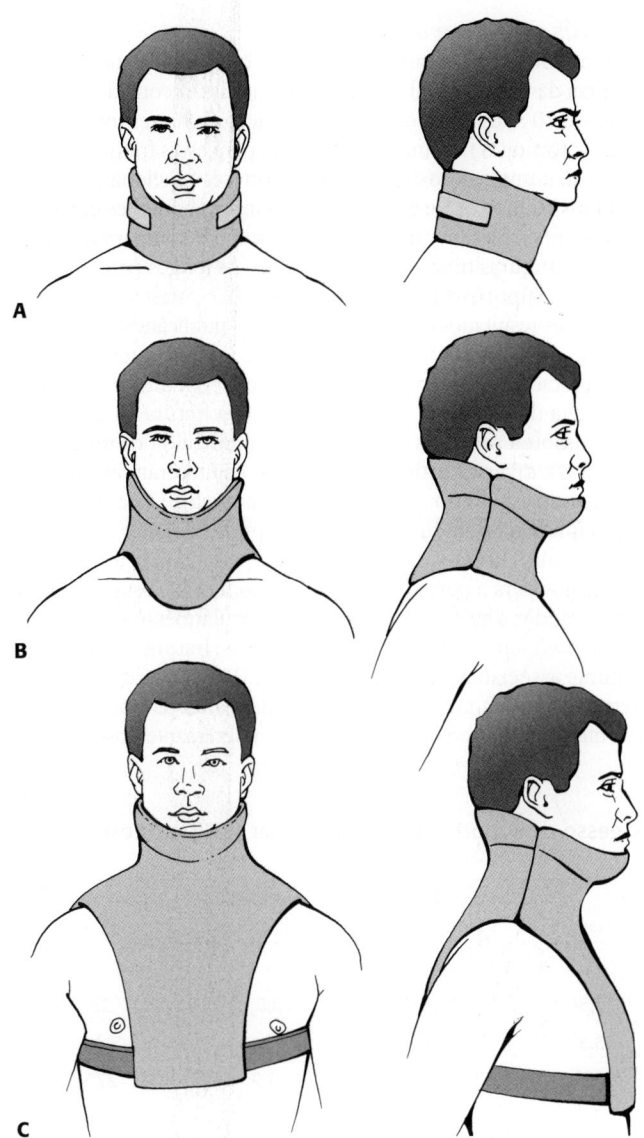

FIGURA 6.29 Diferentes tipos de órteses cervicais. **A:** Colar cervical. **B:** Órtese cervicotorácica alta. **C:** Órtese cervicotorácica baixa.

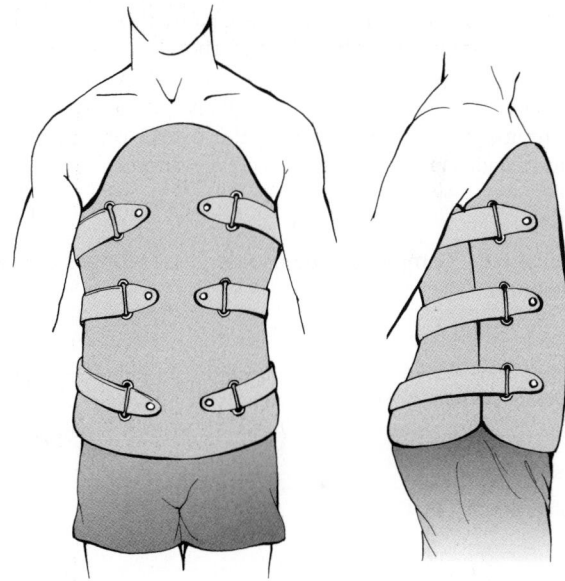

FIGURA 6.30 Órteses toracolombossacral.

tados parecidos. Esses tipos de órteses são úteis no tratamento de entorses cervicais ou para proporcionar imobilização temporária durante o transporte ou após a estabilização cirúrgica da coluna vertebral cervical.

Órteses cervicotorácicas baixas possuem o mesmo suporte superior moldado, mas se prolongam até a parte inferior do tórax (Fig. 6.29C). São exemplos os estabilizadores Minerva e SOMI (imobilizador esterno-occipito-mandibular). Com relação à resistência à rotação cervical e ao movimento sagital nos segmentos médio e inferior da coluna vertebral cervical, as órteses cervicotorácicas baixas são melhores do que as cervicotorácicas altas, mas não são capazes de impedir todos os movimentos cervicais. Se for utilizado qualquer tipo de estabilizador cervical para tratamento de uma fratura cervical instável ou potencialmente instável, deverão ser obtidas radiografias seriadas para verificar se a redução da fratura está sendo mantida até a consolidação.

Essencialmente, as complicações das órteses cervicais são iguais àquelas associadas ao uso de estabilizadores para os membros. Como o movimento cervical não é impedido, poderá ocorrer perda da redução em fraturas instáveis. Ressalte-se ainda que um es-

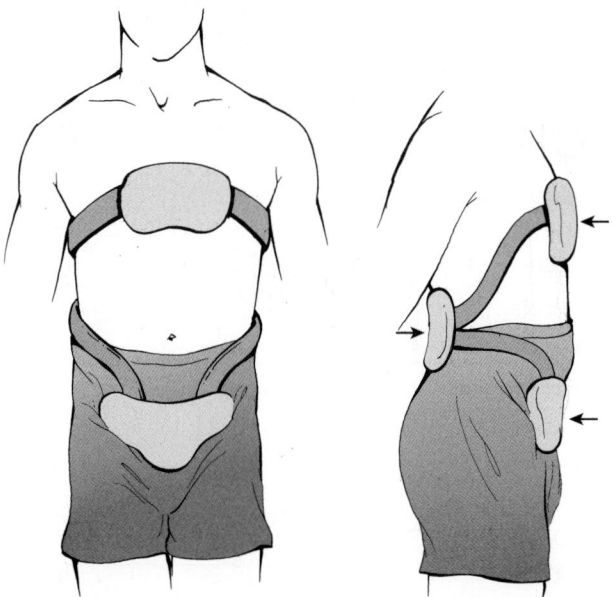

FIGURA 6.31 Colete de Jewett.

que deve ter cuidado. Elas são utilizadas no tratamento da dor lombar, mas, nas lesões vertebrais, sua única aplicação é no tratamento de pequenas fraturas estáveis ou de lesões do tecido mole. O estabilizador de Jewett é eficaz no tratamento de lesões entre T6 e L3, que ficam instáveis em flexão. Estudos demonstraram que ele reduz o movimento intersegmentar e a flexão na articulação toracolombar, enquanto a flexão lateral e a rotação axial permanecem inalteradas.[9] Esses dispositivos são mais efetivos no tratamento de fraturas vertebrais de uma e duas colunas do que no de três colunas. As órteses toracolombossacrais proporcionam maior estabilidade, mas não é possível garantir a manutenção da redução de fraturas toracolombares instáveis. Por isso, devem ser obtidas radiografias seriadas para confirmar a continuidade da redução da fratura.

Gessos ou órteses?

Muito se discute sobre qual é o dispositivo mais útil, gessos ou órteses, e qual tipo dá melhores resultados. O debate se concentra principalmente nas fraturas da diáfise da tíbia, do rádio distal e do tornozelo. Nas fraturas do tornozelo, a discussão tem privilegiado, principalmente, o tratamento de fraturas com fixação interna na fase pós-operatória, enquanto, nas outras fraturas, os cirurgiões têm comparado o uso de gessos e órteses em pacientes tratados por procedimentos conservadores.

Fraturas da diáfise da tíbia

A utilidade comparativa dos gessos e órteses no tratamento de fraturas da diáfise tibial foi objeto de discussão considerável até cerca de 20 anos atrás, quando a colocação de hastes intramedulares se tornou o tratamento de escolha para estas fraturas. Na literatura, a implicação é que o uso de órteses funcionais teve resultados melhores; Sarmiento et al. foram proponentes enfáticos do uso de órteses funcionais.[80-82] A Tabela 6.8 compara os resultados de fraturas tibiais tratadas com gessos longos para a perna, gessos de suporte do tendão patelar (STP) e órteses funcionais. Ela lista os resultados dos principais artigos publicados entre 1965 e 1992, quando os gessos de suporte do tendão patelar e as órteses funcionais eram populares. Deve-se ter em mente que a importância do resultado funcional após uma fratura da diáfise tibial passou a ser mais amplamente reconhecida durante esse período, e diversos artigos mais antigos enalteceram as virtudes do método escolhido, sem que fosse feita uma análise dos resultados funcionais em qualquer grau de profundidade.

Os artigos listados na Tabela 6.8 que discutem o uso de gessos longos para a perna confirmam que o método está associado a uma rigidez significativa do joelho, particularmente quando utilizado no tratamento de fraturas complexas, fraturas expostas ou fraturas associadas a uma pseudartrose. Poucos cirurgiões modernos tratariam uma fratura exposta da diáfise da tíbia com um imobilizador longo para a perna, mas é interessante observar que

TABELA 6.8 Comparação do uso de gessos longos para a perna, gesso de suporte do tendão patelar (STP) e órteses funcionais

	N.	Expostas (%)	Consolidação (semanas)	Consolidação viciosa (%)	Rigidez articular (%)
Gessos longos para a perna					
Nicoll[63]	674	22,5	15,9	8,6	25
Slätis e Rokkanen[90]	198	33,3	19,8	?	?
Karahaju et al.[51]	80	23,7	?	11,2	27,5
Steen Jensen et al.[91]	102	?	?	21	7
Van der Linden e Larsson[100]	50	12	17	50	24
Haines et al.[38]	91	36,3	16,3	25,3	33
Kay et al.[52]	79	22,8	19,1	9,1	?
Kyrö et al.[56]	165	21	13,7	30	42
Gessos de suporte do tendão patelar (STP)					
Sarmiento[80]	69	0	13,6	?	?
Austin[4]	132	11,4	16,7	39	?
Böstmann e Hanninen[10]	114	16	15,3	40	?
Puno et al.[73]	141	17	16,7	4,4	?
Oni et al.[66]	100	0	?	21	43
Hooper et al.[46]	33	21	18,3	27,3	15
Bone et al.[8]	25	0	26	27	Sim
Órteses funcionais					
Sarmiento[80]	135	24,4	15,5	?	?
Sarmiento[81]	780	31	18,7	13,7	?
Digby et al.[25]	82	20,7	17,4	9	45
Den Outer et al.[24]	94	11,7	?	40	?
Pun et al.[72]	97	7,2	17,1	23,7	28,9
Alho et al.[1]	35	31,4	17	8,6	26

Nicoll[63] informou a ocorrência de 60% de consolidações tardias ou pseudartroses em fraturas expostas da tíbia tratadas em um imobilizador longo para a perna em 1965. Ele também comunicou ter observado 25% de casos de rigidez articular, que aumentaram para 70% em pseudartroses tibiais associadas a uma fratura exposta. Os resultados do uso de gessos longos para a perna foram publicados até 1991, quando Kyrö et al.[56] analisaram seu uso em 165 fraturas tibiais consecutivas. Foi utilizada tração em fraturas expostas graves, e um pino calcâneo foi incorporado ao imobilizador de 23% dos pacientes. Observaram que, com relação à articulação do joelho, 26% dos pacientes exibiram limitação da flexão e 9% tiveram comprometimento da extensão. Além disso, 42% exibiram deficiência de flexão do tornozelo e 37% tiveram comprometidos os movimentos dos dedos do pé. Apenas 21% dos pacientes acreditavam ter obtido um resultado excelente. Os outros artigos listados na Tabela 6.8 mostram os problemas significativos da consolidação viciosa e da rigidez articular associados ao uso de gessos longos para a perna.

Não há dúvida de que o uso de gessos de suporte do tendão patelar (STP) e de órteses funcionais facilitou a mobilização do joelho, mas deve-se ter em mente que, durante o período de introdução destes métodos de tratamento, os cirurgiões tinham se voltado para o tratamento cirúrgico de fraturas expostas e fraturas fechadas mais graves. Assim, é possível que os resultados apresentados na Tabela 6.8 para gessos de suporte do tendão patelar e órteses funcionais tenham sido obtidos em fraturas menos complicadas do que as tratadas com gessos longos para a perna nos anos precedentes. Contudo, a comparação dos resultados de gessos de suporte do tendão patelar com gessos longos para a perna revela uma prevalência similar de consolidações viciosas e, provavelmente, de casos de rigidez articular. As órteses funcionais foram introduzidas para facilitar a mobilidade do retropé, mas também neste caso é importante lembrar que os pacientes analisados nesses estudos quase certamente apresentavam fraturas mais benignas do que as tratadas previamente com gessos longos para a perna. Sarmiento et al.[82] analisaram 780 pacientes tratados com uma órtese funcional, mas selecionaram pacientes ambulatoriais e excluíram fraturas com excessivo encurtamento inicial e fraturas que apresentaram deformidade angular crescente no imobilizador inicial. Seus resultados foram bons, mas não avaliaram as ocorrências de consolidação viciosa ou de rigidez articular. A Tabela 6.8 mostra que outros estudos alcançaram níveis significativos de consolidação viciosa e de rigidez articular. Digby et al.[25] revisaram 103 fraturas tibiais em adultos, tendo informado que 11% sofreram restrição dos movimentos do tornozelo e 45% tiveram redução da função subtalar. Esses resultados são compatíveis com os de outros artigos listados na Tabela 6.8; é salutar observar que uma comparação dos três métodos de aplicação de gessos e órteses não mostra que o uso de órteses funcionais dê resultados superiores, embora o uso de gessos longos para a perna esteja associado à ocorrência de maior rigidez articular.

Fraturas do rádio distal

Stewart et al.[92] realizaram um estudo prospectivo comparando um imobilizador de Colles convencional com um estabilizador-imobilizador acima do cotovelo e com um estabilizador-imobilizador abaixo do cotovelo no tratamento de fraturas do rádio distal com desvio. Tanto no engessamento acima do cotovelo como no abaixo do cotovelo, eles utilizaram uma extensão dorsal do estabilizador avançando além da articulação do pulso e chegando até as articulações metacarpofalângicas dos dedos. O estabilizador avançava apenas até a articulação carpometacarpal do polegar. Os autores fizeram uma análise radiográfica e funcional dos pacientes e não detectaram diferença estatística nos resultados radiográficos ou funcionais entre os três métodos de tratamento. Também não observaram diferença na prevalência de complicações entre os três grupos de pacientes. Segundo os autores, houve melhor tolerância dos pacientes tratados com gessos do que com estabilizadores; o principal problema do uso de estabilizadores era a pressão sobre a borda radial distal e a cabeça da ulna. Eles perceberam que, na maioria dos pacientes, não havia razão para trocar o imobilizador de Colles tradicional.

Em um estudo subsequente, Tumia et al.[99] compararam o imobilizador de Colles tradicional com uma órtese funcional para o antebraço sem a extensão além da articulação do pulso (ver Fig. 6.24). Eles trataram fraturas com mínimo desvio e que dispensavam manipulação, e fraturas com desvio que dependiam de manipulação. Os resultados foram avaliados utilizando um sistema de pontuação funcional e anatômica. Eles observaram que, depois de 12 semanas, os pacientes tratados com estabilizadores tiveram pontuações funcionais mais baixas do que o grupo tratado com gessos, mas a diferença não foi estatisticamente significativa. Depois de 24 semanas, os resultados eram parecidos. A princípio, a força de preensão estava mais alta tanto no grupo tratado com estabilizador e manipulação como no grupo sem manipulação, mas depois de 12 semanas, não havia diferença em relação às fraturas tratadas com imobilizador. Também foi observada maior dor associada ao uso de estabilizadores durante as primeiras 5 semanas, mas esta situação se normalizou posteriormente. A conclusão de Tumia et al. foi que um estabilizador poderia ser utilizado efetivamente no tratamento de fraturas de Colles. Em um estudo similar, O'Connor et al.[65] compararam um imobilizador plástico com uma tala leve removível em 66 pacientes com fraturas radiais com desvio mínimo. Também utilizaram sistemas de avaliação anatômica e funcional, e não observaram diferenças significativas entre os dois grupos, mas os pacientes tendiam a dar preferência ao estabilizador.

Fraturas do tornozelo

Foram publicados alguns estudos comparando o uso de gessos e estabilizadores após o tratamento cirúrgico de fraturas do tornozelo. Tropp e Norlon[98] compararam o uso de uma imobilização com gesso durante 6 semanas com um estabilizador para o tornozelo aplicado 1 a 2 semanas após a cirurgia. Eles permitiram a sustentação precoce do peso nos dois grupos demonstrando que, por volta da décima semana, o grupo tratado com a órtese exibia melhor condição funcional. A melhora desapareceu depois de 12 meses, mas foi observado um comprometimento da dorsiflexão no grupo tratado com o imobilizador em comparação com o grupo de órtese funcional.

DiStasio et al.[26] examinaram um grupo de militares dos Estados Unidos com fraturas do tornozelo tratadas por cirurgia. Eles compararam o uso de um imobilizador sem apoio durante 6 semanas com o uso de uma órtese removível também sem sustentação do peso e demonstraram que o grupo tratado com a órtese obteve melhores pontuações subjetivas para dor, função, cosmese e movimento 3 e 6 meses após a lesão. Contudo, não houve diferença na avaliação objetiva da função, quando os pacientes retornaram às suas tarefas. Simanski et al.[89] compararam o uso de uma órtese funcional com apoio precoce com uma imobilização gessada sem apoio, após a fixação do tornozelo. Os resultados foram bons nos dois grupos, e quase todos os pacientes retornaram a seus níveis de atividade anteriores à lesão. Os autores desses dois estudos confirmaram a utilidade dos estabilizares, mas enfatizaram a necessidade de contar com pacientes confiáveis e cooperativos. Em um estudo prospectivo e randomizado, Lehtonen et al.[57] compararam o uso de um imobilizador abaixo do joelho com uma órtese funcional em fraturas dos tipos A e B de Weber tratadas por cirurgia. Não foram observadas diferenças significativas entre os grupos de estudo nas avaliações subjetivas e objetivas finais, mas o número de complicações da ferida operatória foi maior no grupo tratado com o estabilizador. Em todos os estudos sobre gessos ou estabilizadores em fraturas do tornozelo tratadas por procedimento cirúrgico, as diferenças no resultado foram relativamente menores.

Os resultados comparativos do uso de gessos ou de estabilizadores em fraturas da diáfise tibial, do rádio distal e do tornozelo indicam não haver vantagem em favor de qualquer desses métodos. Os estudos sugerem que o retorno do movimento da articulação é ligeiramente mais rápido se for utilizado um estabilizador, mas não há evidência de que o funcionamento geral seja melhor nos usuários deste dispositivo. Também há evidências de que as complicações iniciais são mais numerosas em usuários de estabilizadores. A escolha entre estabilizador e imobilizador é determinada pelo cirurgião e pelo paciente. Evidentemente, os estabilizadores são úteis. A higiene pessoal é mais fácil e a fisioterapia, se houver indicação, poderá ser realizada com maior facilidade; mas os estabilizadores também são mais caros e não são facilmente obtidos em todos os países. A decisão deve se basear nesses fatores, mas também na confiabilidade do paciente. Os gessos têm uma grande vantagem: remoção difícil, embora não impossível. Assim, essa é uma opção vantajosa, particularmente no tratamento de muitos homens jovens.

Tipoias, enfaixamentos e tiras de suporte

Diversos tipos de lesões menos importantes, entorses de tecido mole e pequenas fraturas são tratados por suportes e analgesia, e, depois de um período relativamente curto, o paciente é incentivado a mobilizar a região afetada. Enfaixamentos tubulares elásticas de suporte são frequentemente utilizadas no tratamento de pequenas lesões do tecido mole, por exemplo, entorses do tornozelo e do pé, entorses do pulso ou pequenas lesões ligamentares em outras articulações. Certas fraturas do membro superior são tratadas com tipoias, que podem ser suplementadas por enfaixamentos.

Frequentemente, as fraturas da clavícula, do úmero proximal e da cabeça e colo do rádio são tratadas com uma tipoia, até que o desconforto diminua o bastante para permitir a movimentação da articulação. Vários métodos de enfaixamento têm sido utilizados no tratamento de fraturas da clavícula em uma tentativa de reduzir a dor e manter a redução da fratura. O enfaixamento em 8 ainda conserva sua popularidade no tratamento de fraturas da clavícula. Ele é aplicado anteriormente em torno dos dois ombros, com cruzamento no nível da coluna vertebral torácica superior. Teoricamente, a compressão da enfaixamento reduz e estabiliza a fratura, mas, infelizmente, ela afrouxa logo, e evidências clínicas sugerem que essa técnica não é superior ao uso de uma tipoia.[3] Nas fraturas da clavícula, do úmero proximal e do rádio proximal tratadas por método conservador, uma opção mais adequada é o uso de uma tipoia durante 2 semanas seguido pela mobilização da articulação afetada.

A aplicação de enfaixamentos também é útil no tratamento de fraturas das falanges da mão e do pé estáveis e sem desvio. Essas lesões podem ser tratadas pelo enfaixamento do dedo afetado, junto ao dedo contíguo (*buddy strapping*; Fig. 6.32). Normalmente, duas tiras de esparadrapo de um centímetro são aplicadas em torno das falanges proximal e média, com gaze protetora entre os dedos. As articulações devem ficar livres para permitir a mobilização. Deve-se ter em mente que esse tipo de enfaixamento afrouxa rapidamente; assim, a técnica de substituição deverá ser ensinada ao paciente, ou a alguém próximo.

O uso de uma enfaixamento do tipo *spica* no polegar com elastoplast (Fig. 6.33) pode ajudar no tratamento de entorses ou pequenas lacerações dos ligamentos colaterais deste dedo. Essa técnica também pode ser utilizada no tratamento das pequenas fraturas por avulsão correlatas. Essa enfaixamento é feita com fita elastoplast aplicada em torno do polegar e se estendendo até a área carpometacarpal. Como ocorre com a técnica de *buddy strapping*, essas enfaixamentos tendem a afrouxar rapidamente, devendo ser substituídas. Nem o *buddy strapping* nem os enfaixamentos do tipo *spica* com elastoplast devem ser utilizados no tratamento de fraturas instáveis.

Talas

São muitos os tipos de talas existentes, normalmente para tratamento de fraturas metacarpais ou falângicas. As duas talas mais populares são a tala metálica de alumínio com espuma (Fig. 6.34) e a tala para dedo em martelo (Fig. 6.35). As talas de alumínio com espuma são utilizadas em fraturas das falanges. Normalmente, são aplicadas aos aspectos volares ou dorsais dos dedos, para a imobilização de fraturas ou articulações em seguida à redução de uma luxação. Também são úteis para a imobilização do dedo com lesão do tecido mole, e uma tala volar pode ser particularmente útil na manutenção da extensão após uma lesão da placa volar. Nos casos de fraturas mais instáveis, o cirurgião pode optar pelo uso de uma tala de alumínio, do mesmo modo que usaria imobilização de Burkhalter (Fig. 6.18) ou de James (Fig. 6.19). Essa opção é válida para uma fratura isolada de dedo, e a tala deve ser estendida de forma a abranger a articulação do

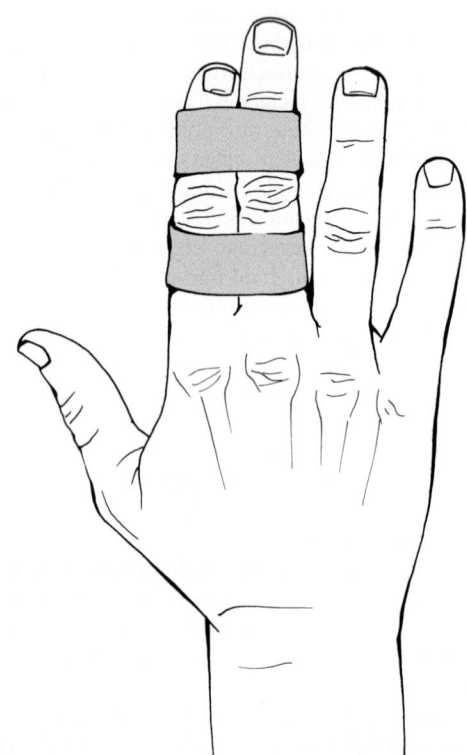

FIGURA 6.32 Aplicação de tala no dedo afetado, junto ao dedo contíguo (*buddy strapping*).

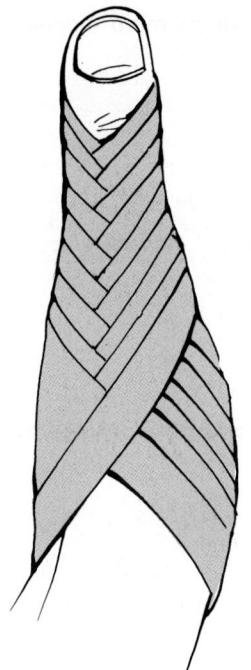

FIGURA 6.33 Enfaixamento do polegar do tipo *spica*.

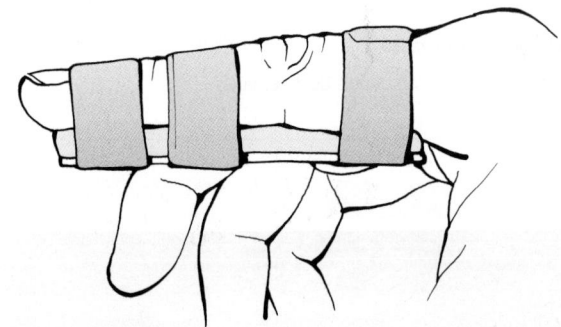

FIGURA 6.34 Tala metálica de alumínio com espuma.

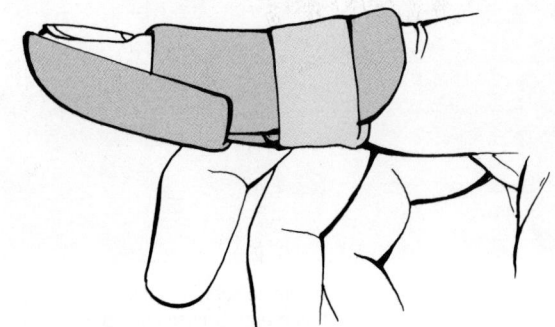

FIGURA 6.35 Tala para dedo em martelo.

punho, mantendo a posição do punho conforme foi descrito para a tala de Burkhalter ou de James.

Pacientes com dedo em martelo causado pela avulsão dos tendões dos extensores da falange distal ou por uma fratura da falange distal são tratados adequadamente com uma tala para dedo em martelo (Fig. 6.35). Uma tala de tamanho apropriado é aplicada ao dedo com a articulação interfalângica distal em completa extensão. Se esse método de tratamento for utilizado, o paciente deverá ser instruído para manter a articulação interfalângica distal estendida durante 6 semanas. O principal problema com essa técnica é o paciente que não consegue seguir o protocolo terapêutico e remove a tala prematuramente.

FRATURAS ESPECÍFICAS

Fraturas do membro superior

A Tabela 6.9 lista as orientações sugeridas para o tratamento conservador de fraturas do membro superior.

Cíngulo do membro superior

Clavícula. O tratamento de fraturas da clavícula está descrito com detalhes no Capítulo 38. Historicamente, quase todas as fraturas da clavícula eram tratadas por procedimento conservador (Fig. 6.36A) e a Tabela 6.2 mostra que esta prática continua. Nos últimos anos, tem havido interesse considerável na fixação interna primária de fraturas da clavícula, com uso de placas e também da colocação de pinos intramedulares.[14,37,64] Não surpreende que os cirurgiões ainda estejam divididos com relação ao melhor método de tratamento. Nordquist et al.[64] analisaram 225 fraturas claviculares consecutivas tratadas conservadoramente e mostraram que 185 pacientes eram sintomáticos, 39 tinham dor moderada e 1 teve resultado insatisfatório. Ocorreram sete pseudartroses em fraturas com desvio. Eles defenderam o tratamento conservador, assim como Grassi et al., que o compararam com a colocação de pinos intramedulares em 80 fraturas da clavícula.[37] Não foi notada diferença nas pontuações de resultados entre os dois grupos.

Recentemente, a Canadian Orthopaedic Trauma Society[14] chamou a atenção para o fato de que alguns estudos sugeriam altas prevalências de consolidações viciosas e pseudartroses sintomáticas após o tratamento conservador de fraturas da diáfise média da clavícula, e conduziu um estudo prospectivo comparando a fixação por placa com o tratamento conservador em fraturas da clavícula com desvio. Os autores desse estudo constataram que as pontuações de resultados melhoraram significativamente no grupo tratado cirurgicamente em todos os pontos temporais, e que nesse grupo foram menores o tempo até a consolidação e a prevalência de pseudartroses. Eles defenderam o uso de fixação por placa nas fraturas da diáfise média da clavícula com desvio completo em pacientes adultos ativos.

Parece provável que, no futuro, mais fraturas da diáfise média da clavícula serão tratadas primariamente com placa, mas é evidente a necessidade de mais pesquisas que estabeleçam as indicações precisas para o tratamento cirúrgico. Considerando que em muitas fraturas da clavícula não ocorre desvio, ou apenas desvio mínimo, o tratamento conservador continuará sendo um método terapêutico importante, mas é válido revisar os métodos alternativos.

Muitos cirurgiões usam uma tipoia no tratamento conservador de fraturas da clavícula. Normalmente, ela é usada durante 2 semanas e, em seguida, tem início a fisioterapia. A alternativa histórica à tipoia era o enfaixamento em 8. O raciocínio subjacente ao uso dessa técnica era que os ombros ficavam estendidos, o que facilitava a redução da fratura, mas estudos comparativos demonstraram que não há vantagem no uso do enfaixamento em 8 em relação ao de uma tipoia simples. Na verdade, Andersen et al.[3] constataram que a tipoia causava menor desconforto e menor número de complicações. Se for utilizado um tratamento con-

TABELA 6.9 Orientações para o tratamento conservador para diferentes fraturas do membro superior, se essa for a opção terapêutica*

Tipo de fratura	Tratamento conservador
Escápula	Tipoia e mobilização depois de 2 semanas
Clavícula	Tipoia e mobilização depois de 2 semanas
Úmero proximal	Tipoia e mobilização depois de 2 semanas
Diáfise do úmero	Tala em U pendente, ou imobilizador "em pinça de confeiteiro". Estabilizador depois de 2 a 3 semanas
Úmero distal	Imobilizador longo para o braço durante 4 a 8 semanas
Olécrano	Imobilizador longo para o braço durante 6 semanas
Rádio proximal	Tipoia e mobilização depois de 2 semanas
Diáfise do antebraço	
Os dois ossos (sem desvio)	Imobilizador longo para o braço. Imobilizador para o antebraço depois de 4 semanas
Apenas o rádio	Imobilizador para o antebraço durante 6 semanas
Apenas a ulna	Imobilizador para o antebraço durante 6 semanas
Rádio e ulna distais	Imobilizador ou estabilizador para o antebraço durante 6 semanas
Escafoide	Imobilizador para o escafoide durante 6 a 12 semanas
Outros ossos carpais	Imobilizador para o antebraço durante 3 a 6 semanas
Fraturas do metacarpo	
Sem desvio	Mobilização
Com desvio	Tala de Burkhalter ou de James. Mobilização depois de 3 semanas
Fraturas falângicas	
Falanges proximais e médias	
Sem desvio	Fixação ao dedo contíguo (*buddy strapping*) e mobilização
Com desvio	Tala de Burkhalter, de James ou de alumínio. Mobilização depois de 3 semanas
Falange distal	Mobilização ou tala para dedo em martelo

*Consulte os capítulos relevantes para tratamentos sugeridos para as diferentes fraturas.

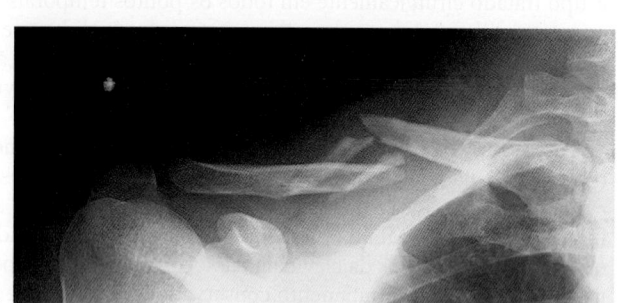
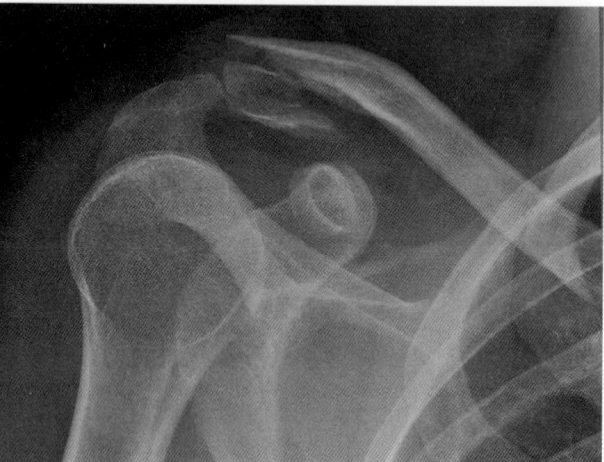

FIGURA 6.36 A: Fratura clavicular com dois grandes fragmentos intermediários, mas pouco encurtamento. Discute-se sobre o tratamento cirúrgico ou conservador para essas fraturas, mas, neste caso, a consolidação e uma boa função foram alcançadas com o tratamento conservador. **B:** Fratura do terço distal da clavícula do tipo I de Neer, tratada por método conservador. Foi obtida boa funcionalidade.

servador para uma fratura da clavícula, sugere-se que uma tipoia seja usada durante cerca de 2 semanas, quando então será instituído o regime fisioterápico.

Aproximadamente 28% das fraturas da clavícula se situam no terço distal do osso.[76] Como ocorre com as fraturas da diáfise média da clavícula, muito se discute sobre o modo de tratamento de fraturas claviculares, e o interesse se concentra nas fraturas da clavícula distal do tipo 2 de Neer associadas à transecção dos ligamentos coronoide e trapezoide. O tratamento dessa fratura será discutido com detalhes no Capítulo 36, mas a literatura sugere que o tratamento conservador é uma boa alternativa para as fraturas do terço lateral da clavícula, particularmente em pacientes de meia-idade e nos idosos.[76,77] Como ocorre com as fraturas da diáfise média da clavícula, se a opção de tratamento para uma fratura clavicular distal for conservadora, o paciente usará uma tipoia por cerca de 2 semanas, quando então será instituído o regime fisioterápico.

Fraturas da escápula. As fraturas da escápula são muito raras, sendo predominantemente tratadas por procedimentos conservadores. A implicação é que essas fraturas ocorrem em lesões de alta energia e foi documentado que elas ocorrem em 7% dos pacientes politraumatizados.[102] No entanto, o Capítulo 3 mostra que, na verdade, essas fraturas têm uma distribuição de tipo A, e uma parte das fraturas escapulares ocorre em idosos; em geral, o tratamento conservador é utilizado.

Há quatro tipos básicos de fraturas escapulares: fraturas intra-articulares e extra-articulares da cavidade glenoidal, fraturas do acrômio, fraturas da coracoide e fraturas do corpo da escápula (Fig. 6.37). Quase todas as fraturas escapulares dispensam tratamento cirúrgico; a exceção óbvia é a fratura da borda glenoidal com desvio associada à instabilidade da articulação glenoumeral. Em sua maioria, as fraturas da coracoide e do acrômio não exibem deslocamento, e poucas necessitam de tratamento cirúrgico. Ressalte-se, ainda, a pouca evidência em favor da necessidade de tratamento cirúrgico para as fraturas do corpo da escápula; uma metanálise de fraturas da escápula demonstrou que 99% das fraturas do corpo da escápula foram tratadas por procedimentos conservadores.[106] O mesmo estudo também demonstrou que 83% das fraturas do colo da escápula descritas na literatura são tratadas conservadoramente.[106] Van Noort e van Kampen[101] examinaram 13 pacientes com fraturas do colo da escápula, obtendo um escore de Constant[18] médio de 90 depois do tratamento conservador, sem que houvesse correlação entre desfecho funcional e consolidação viciosa. Pace et al.[68] confirmaram os bons resultados associados ao tratamento conservador, mas alertaram que a maioria dos pacientes tinha alguma dor ligada às atividades e uma pequena tendinopatia no manguito que, segundo os autores, tinham relação com uma consolidação viciosa do colo glenoidal.

É provável que a maioria das fraturas da escápula continuem a ser tratadas conservadoramente. Se essa for a opção, sugere-se o uso de uma tipoia durante cerca de 2 semanas para alívio da dor. Em seguida, deverá ser instituído um programa de fisioterapia. As fraturas escapulares são discutidas com detalhes no Capítulo 39.

Ombro flutuante. O nome "ombro flutuante" é dado a uma combinação de fraturas da clavícula e do colo da escápula. Inicialmente, pensava-se que a estabilização da clavícula minimizaria a consolidação viciosa do colo da escápula,[44] mas artigos subsequentes sugerem que o tratamento conservador do ombro flutuante dá resultados equivalentes ou ainda melhores. Egol et al.[29] compararam os tratamentos cirúrgico e conservador e mostraram que não havia diferença significativa entre os dois métodos. Eles perceberam que a rotações medial e lateral eram menores no grupo tratado por cirurgia, embora com melhora na flexão anterógrada. Edwards et al.[28] relataram resultados similares, mas enfatizaram que fraturas com desvio mais expressivo estavam associadas a resultados menos satisfatórios. Assim, a literatura sugere que, na maioria dos casos, os ombros flutuantes devem ser tratados conservadoramente com uma tipoia durante 2 semanas e, em seguida, deve ser instituído um período de fisioterapia.

Fraturas do úmero proximal

Em quase todas as fraturas do úmero proximal, o tratamento é conservador (Fig. 6.38) e uma comparação com a prevalência das cirurgias nos anos de 1950 (ver Tab. 6.6) sugere que houve

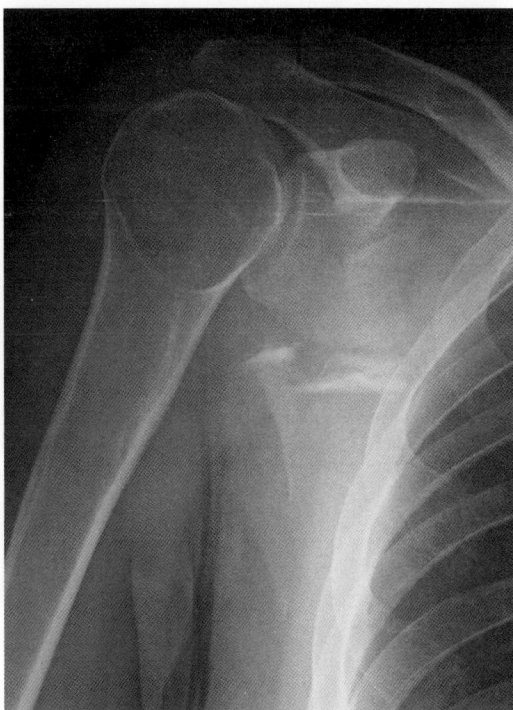

FIGURA 6.37 Fratura do corpo e colo da escápula em homem com 52 anos. O tratamento conservador foi escolhido e o paciente obteve um bom resultado, embora sentisse alguma dor nos limites extremos dos movimentos do ombro.

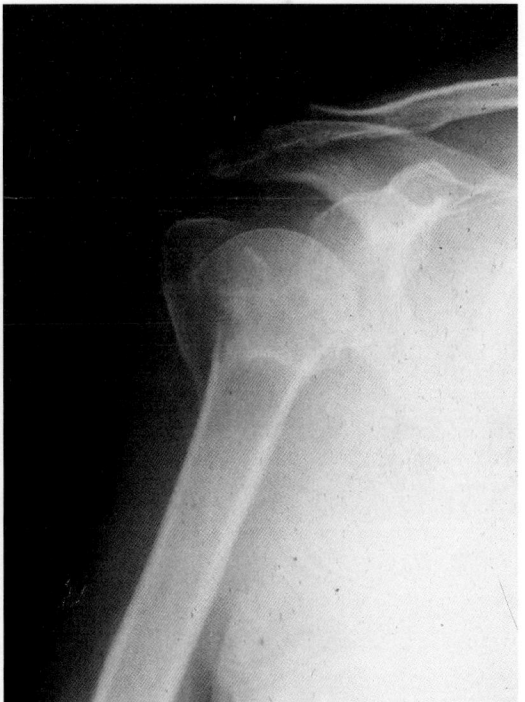

FIGURA 6.38 Fratura do úmero proximal em três partes e com impactação em valgo (AO B1.1) em mulher com 78 anos. Ocorreu consolidação da fratura e, transcorrido 1 ano, o escore de Neer era de 84 e o escore de Constant, 74.

pouca mudança durante um tempo considerável. A recente introdução de placas bloqueadas pode aumentar o percentual de tratamentos cirúrgicos, mas esta opção deve ser confrontada com a idade mais avançada e o maior número de enfermidades na população idosa, que tende a apresentar essa fratura. Parece lógico assumir que, no futuro próximo, a maioria das fraturas do úmero proximal continuará a ser tratada por procedimentos conservadores. Os procedimentos terapêuticos gerais dessa fratura estão discutidos no Capítulo 37.

A discussão sobre o tratamento de fraturas do úmero proximal se concentra nas fraturas em três e quatro partes e nas fraturas-luxações, que representam cerca de 12,5% das fraturas do úmero proximal.[20] Neer[61] afirmou que 85% das fraturas do úmero proximal eram fraturas com desvio mínimo, embora um estudo mais recente tenha demonstrado que 49% dessas fraturas tinham desvio mínimo.[19] É provável que a diferença esteja relacionada à maior incidência de fraturas osteopênicas e osteoporóticas na população desde a publicação do estudo de Neer. Essas fraturas devem ser tratadas conservadoramente. Muito se discute sobre o tratamento de fraturas em duas partes, particularmente com a introdução da placa bloqueada para o úmero proximal, mas essas placas obtiveram êxito apenas parcial,[67] e parece provável que muitas fraturas em duas partes continuarão a ser tratadas conservadoramente. Se houver necessidade de mais informações sobre os resultados do tratamento conservador de fraturas do úmero proximal em duas partes ou de fraturas-luxações, pode-se recorrer aos escores de 1 ano de Neer[61] e Constant[18] de todas as fraturas em duas partes classificadas conforme o sistema AO.[22] A Figura 6.38 ilustra uma fratura em três partes e com impactação em valgo (AO B1.1) em mulher com 78 anos e que obteve bons resultados com o tratamento conservador.

O tratamento conservador é feito pela aplicação de uma tipoia durante 2 semanas e, em seguida, pela introdução gradual de um programa de fisioterapia. O paciente deve ser avisado de que o progresso é lento e que, frequentemente, passa-se mais de um ano antes que sejam recuperados os movimentos máximos do ombro.

Fraturas da diáfise do úmero

A Tabela 6.2 mostra que, juntamente às fraturas isoladas da diáfise da ulna, as fraturas da diáfise do úmero são as únicas fraturas diafisárias ainda tratadas rotineiramente por procedimentos conservadores. A Tabela 6.2 também demonstra que existe uma diferença etária significativa entre os pacientes tratados por procedimento cirúrgico e os tratados conservadoramente; os pacientes mais jovens tendem a ser tratados cirurgicamente. Cerca de dois terços dos pacientes com fraturas da diáfise do úmero são tratados conservadoramente (Fig. 6.39) e essa fração é corroborada por uma análise da literatura. Em 1988, Zagorski et al.[105] fizeram um relatório sobre o uso de uma órtese funcional em fraturas da diáfise do úmero. Eles analisaram 170 pacientes e demonstraram que 167 tiveram resultados funcionais excelentes ou bons. Desde então, outros estudos[30,33,47,74,78,96] chegaram à mesma conclusão de que o tratamento conservador dá bons resultados, mas eles tentaram analisar quais as fraturas que possivelmente seriam tratadas mais adequadamente por procedimento cirúrgico. É evidente que fraturas expostas, fraturas irredutíveis, fraturas patológicas, fraturas em politraumatizados e cotovelos flutuantes podem ser tratados cirurgicamente, mas Ekholm et al.[30] também observaram que as fraturas AO A pareciam ter elevada prevalência de pseudartroses, frequentemente necessitando de cirurgia de revisão. Ring et al.[74] mostrou ponto de vista semelhante, afirmando que fraturas em espiral ou oblíquas do terço médio ou proximal tinham alto percentual de pseudartroses depois do tratamento com uma órtese funcional. Toivanen et al.[96] trataram 93 fraturas consecutivas com um estabilizador, mas concluíram que 23% necessitavam de cirurgia. Também nesse estudo eles se depararam com um percentual mais alto de pseudartroses em fraturas do terço proximal da diáfise.

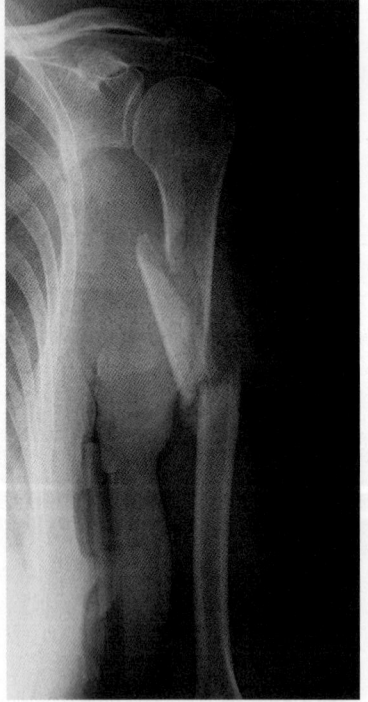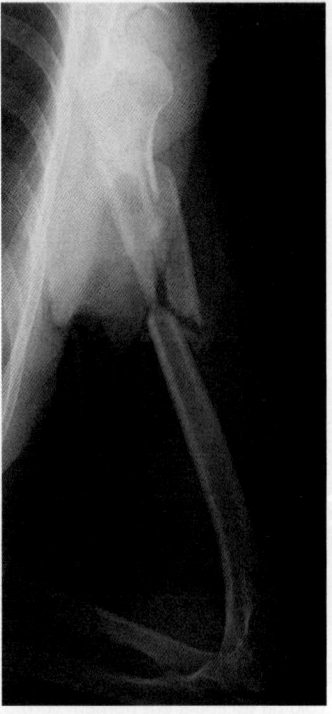

FIGURA 6.39 Radiografias AP e lateral de uma fratura de diáfise do úmero AO B2.1 em paciente com 68 anos. A fratura se prolonga até o terço proximal do úmero. A lesão foi tratada pela aplicação de um suporte ortopédico em U (*U-slab*), seguido por um sistema de imobilização; em seguimento, ocorreu consolidação da fratura.

A outra desvantagem do tratamento conservador, recentemente enfatizada, é o comprometimento da função do ombro. Fjalestad et al.[93] informaram que 38% dos pacientes tratados com um estabilizador umeral perderam a rotação lateral do ombro, o que atribuíram à má rotação no local da fratura. Rosenberg e Soudry[78] analisaram 15 pacientes tratados com estabilizadores e demonstraram que os escores de Constant para o ombro estavam significativamente mais baixos no ombro lesionado. A média de idade era de apenas 43 anos e somente 40% dos pacientes retornaram às suas atividades profissionais anteriores.

Tem havido especial interesse no tratamento de fraturas do terço distal da diáfise do úmero com estabilizadores. Pode ser difícil manter o alinhamento da fratura, e há preocupação com relação à rigidez do cotovelo.[47] Sarmiento et al.[83] analisaram 85 fraturas do terço distal, das quais 15% eram expostas. Eles registraram a ocorrência de 96% de consolidações sem infecções. Em um estudo recentemente publicado, Jawa et al.[47] compararam os tratamentos cirúrgico e conservador e chegaram a resultados muito parecidos, embora tenham afirmado que o tratamento cirúrgico proporciona um alinhamento mais previsível e, possivelmente, um retorno mais rápido às funções, mas com risco de lesão nervosa e de infecção.

É provável que a prevalência do tratamento cirúrgico para as fraturas da diáfise do úmero aumente. Com o refinamento cada vez maior dos estudos, está se tornando evidente que o tratamento cirúrgico é vantajoso em algumas fraturas. O tratamento conservador provavelmente continuará a ser um método terapêutico importante para fraturas fechadas do terço médio passíveis de redução, mas é provável que outros tipos de fraturas sejam tratados com mais frequência com cirurgia, em comparação com a situação atual. Se for selecionado um tratamento conservador, sugere-se o uso de uma órtese em U ou "em pinça de confeiteiro" durante cerca de 2 semanas, com subsequente aplicação de uma órtese funcional. Normalmente, o estabilizador é usado durante 8 a 12 semanas e radiografias seriadas são usadas para determinar a consolidação. Em geral, a movimentação ativa do cotovelo é permitida depois de aproximadamente 4 semanas. O tratamento de fraturas da diáfise do úmero é analisado no Capítulo 36.

Fraturas do úmero distal

Talvez seja surpreendente notar que a Tabela 6.2 mostra que apenas 50% das fraturas do úmero distal foram tratadas conservadoramente em um centro traumatológico importante no período de 1 ano. No entanto, a Tabela 6.3 revela que as cirurgias são consideravelmente diferentes, dependendo da classificação AO. Uma revisão das fraturas extra-articulares do úmero distal AO do tipo A demonstra que o tratamento conservador ficou principalmente reservado a fraturas supracondilares ou epicondilares sem desvio ou com desvio mínimo em idosos (Fig. 6.40). Quase todas as fraturas AO B e C foram tratadas cirurgicamente. A média de idade dos pacientes com fraturas do tipo C tratados conservadoramente era de 92 anos. Assim, a maioria das fraturas do úmero distal com desvio é tratada por procedimento cirúrgico.

Há poucos artigos publicados que estudam as fraturas extra-articulares do úmero distal do tipo A. Fraturas A1 que afetam o epicôndilo tendem a ocorrer em pacientes mais jovens, e fraturas supracondilares A2 e A3 tendem a ocorrer em idosos. Discute-se se essas fraturas devem ser tratadas conservadoramente, pois seu percentual de pseudartroses é relativamente alto. É provável que algumas fraturas do úmero distal do tipo A continuem a ser tratadas conservadoramente. Se uma fratura A1 for tratada conservadoramente, um imobilizador longo para o braço deverá ser usado durante 4 a 6 semanas. Se uma fratura A2 ou A3 for tratada em um idoso, talvez o imobilizador deva ser usado por até 8 semanas. As fraturas do úmero distal estão analisadas no Capítulo 35.

Fraturas do antebraço proximal

Fraturas do rádio proximal. A Tabela 6.2 mostra que muitas das fraturas da cabeça e do colo do rádio continuam a ser tratadas con-

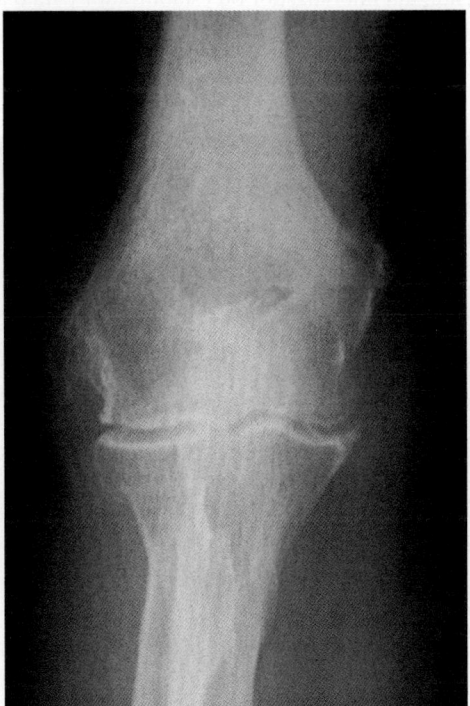
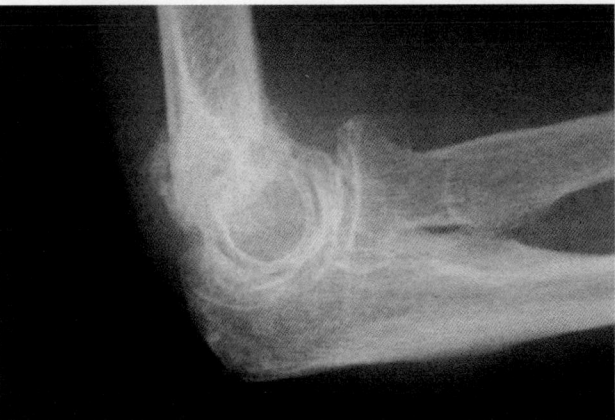

FIGURA 6.40 Radiografias AP e lateral de uma fratura da região supracondilar do úmero, sem desvio, do tipo AO A2.3, em paciente com 89 anos. A consolidação pode ser conseguida com tratamento conservador, mas é alto o percentual de pseudartroses em pacientes com fraturas supracondilares desviadas.

servadoramente e uma revisão da Tabela 6.6 sugere que o tratamento pouco mudou em muitos anos. Os 6,3% referentes a cirurgias primárias listados na Tabela 6.2 diziam respeito principalmente às fraturas-luxações complexas do cotovelo e às relativamente raras fraturas AO C2 e C3. Quase todos os cirurgiões aceitam que a maioria das fraturas do rádio proximal devem ser tratadas conservadoramente. Se esse for o método escolhido, somente será preciso uma tipoia, e a mobilização da articulação terá início assim que a dor permitir.

Fraturas do olécrano. A Tabela 6.2 mostra que quase todas as fraturas do olécrano são tratadas por fixação interna. Também mostra que aquelas fraturas tratadas conservadoramente tenderam a ocorrer em pacientes mais jovens. Normalmente, o tratamento conservador é realizado em fraturas sem desvio ou em uma pequena fratura com avulsão da ponta do olécrano. Se uma fratura do olécrano potencialmente instável for tratada conservadoramente, um imobilizador longo para o braço deverá ser usado por 6 semanas, e, em seguida, será instituído um regime fisioterápico. Se ocorreu uma pequena fratura por avulsão da ponta do olécrano, o tratamento deverá ser sintomático e a mobilização terá início cerca de 2 semanas depois da fratura. O tratamento de fraturas do antebraço proximal está discutido no Capítulo 34.

Fraturas do antebraço

Quase todas as fraturas do antebraço são tratadas por fixação interna, conforme está detalhado no Capítulo 33. A Tabela 6.2 demonstra que mais de 80% das fraturas isoladas da diáfise radial e 90% das fraturas das diáfises do rádio e da ulna serão tratadas por procedimento cirúrgico. As únicas exceções são as fraturas estáveis, sem desvio, que podem ser tratadas em um imobilizador ou estabilizador. Com frequência, as fraturas isoladas da diáfise da ulna são tratadas por procedimento conservador; a Tabela 6.2 indica que cerca de 30% dessas fraturas são tratadas cirurgicamente. Muitas fraturas isoladas da diáfise da ulna estão com mínimo ou nenhum desvio, e o uso de um imobilizador ou estabilizador dará bons resultados. Sarmiento et al.[84] avaliaram 287 fraturas da diáfise da ulna, tendo registrado 99% de consolidações. Eles observaram que as fraturas do terço proximal da ulna estavam associadas a uma perda média de 12° da pronação, mas em geral foram obtidos resultados bons ou excelentes em 96% dos pacientes. Se uma fratura do rádio e da ulna sem desvio for tratada conservadoramente, deverá ser aplicado um imobilizador longo para o braço que poderá ser convertido em um imobilizador ou estabilizador para o antebraço, se houver necessidade de continuar a imobilização, depois de aproximadamente 6 semanas. No caso de fraturas do rádio isoladas e sem desvio, poderá ser usado um imobilizador ou estabilizador para o antebraço, normalmente durante 6 semanas, e se for escolhido o tratamento conservador para fraturas isoladas da ulna, poderá ser aplicado um imobilizador ou estabilizador para o antebraço por 6 semanas.

Fraturas do rádio distal

A Tabela 6.2 mostra que cerca de 70% das fraturas do rádio distal são tratadas conservadoramente (Fig. 6.41) e a Tabela 6.5 demonstra que aumentou o número de tratamentos cirúrgicos nos últimos anos. Cada vez mais é levada em consideração a importância da redução das fraturas e do alinhamento carpal, e é cada vez maior o número de fraturas do rádio distal tratadas por procedimentos cirúrgicos. A introdução de placas bloqueadas e de tipos de fixação externa variados mudou o tratamento dessas fraturas, mas muitas fraturas do rádio distal são estáveis e continuarão a ser tratadas conservadoramente. Como ocorre em outras fraturas osteopênicas e osteoporóticas, a epidemiologia das fraturas do rádio distal mudará significativamente em uma população que vem envelhecendo rapidamente e que apresentará maior número de comorbidades clínicas. Como resultado dessa mudança na demografia dos pacientes, é muito provável que, no futuro, um número cada vez maior de fraturas do rádio distal será tratado conservadoramente. O tratamento de fraturas do rádio distal está discutido no Capítulo 32.

Se uma fratura estável do rádio distal for tratada conservadoramente, um imobilizador ou estabilizador para o antebraço deverá ser usado durante 6 semanas, e, depois da remoção, será instituído um programa de reabilitação. Se uma fratura instável

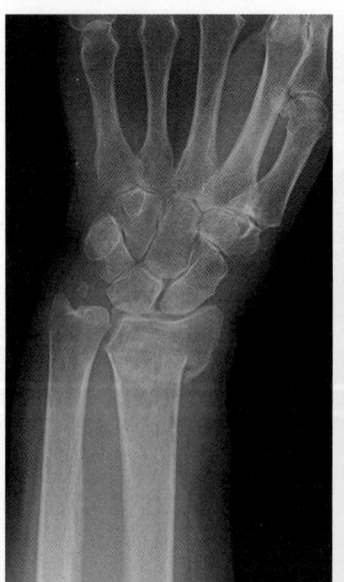
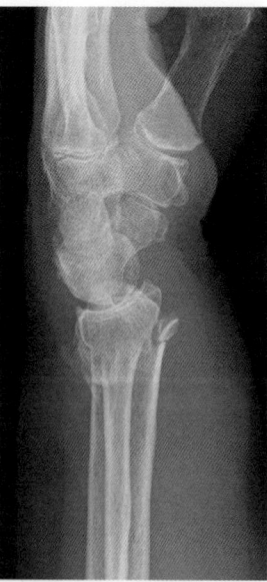
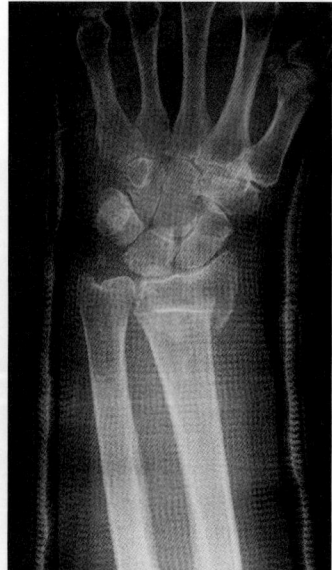
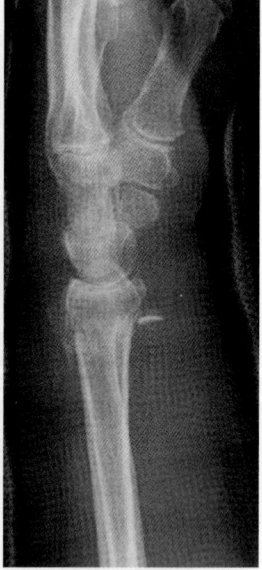

FIGURA 6.41 A: Radiografias AP e lateral de fratura do terço distal do rádio em mulher fragilizada com 70 anos. Notar a presença de cominuição dorsal e volar. **B:** Foi efetuada uma manipulação fechada e radiografias AP e lateral obtidas 6 semanas após demonstram a manutenção de um bom alinhamento, embora ainda persista algum encurtamento radial. A paciente obteve boa funcionalidade.

for tratada conservadoramente, a redução deverá ser feita com bloqueio do hematoma, bloqueio regional ou anestesia geral. A técnica de redução clássica consiste em aplicar tração, flexão e desvio ulnar e em verificar a posição da fratura em radiografias ou fluoroscopia. Se não ocorrer redução da fratura, poderá ser aplicada a manobra de Agee (Fig. 6.42). Tão logo a fratura tenha sido reduzida, uma tala dorsal ou um imobilizador curto para o antebraço será aplicado. A fratura deverá ser radiografada 7 a 10 dias depois da redução inicial, para verificar se ela foi mantida. Se a redução não tiver sido mantida, o cirurgião deverá decidir como prosseguirá com o tratamento da fratura, levando em conta a idade do paciente, seu estado funcional e a presença de comorbidades clínicas. Em geral, manipular a fratura de novo não terá êxito em pacientes idosos e, na maioria dos casos de redesvio, o cirurgião terá que considerar o tratamento cirúrgico, embora, em pacientes muito idosos e dementes, um procedimento frequente seja deixar a fratura em redução insatisfatória. Se a posição da fratura tiver sido mantida, o imobilizador ou estabilizador será completado e usado por 6 semanas. Alternativamente, pode ser utilizado uma órtese funcional. Depois da remoção do imobilizador ou do estabilizador, será instituído um regime de fisioterapia.

Fraturas do carpo

A Tabela 6.2 mostra que cerca de 15% das fraturas do carpo são tratadas por procedimento cirúrgico e a Tabela 6.5 indica que recentemente aumentou a prevalência deste tipo de tratamento. Vem crescendo o interesse na fixação primária do escafoide após uma fratura, e parece provável que, no futuro, aumentará o número de fraturas deste osso tratadas por cirurgia. Entretanto, muitas fraturas do escafoide são pequenas fraturas estáveis, sendo provável que o tratamento conservador continue a ser popular. Uma análise recente[20] demonstrou que as fraturas do escafoide representam cerca de 82% das fraturas do carpo, sugerindo que o tratamento conservador continuará sendo usado nessas fraturas. Outros 9% das fraturas do carpo eram fraturas do piramidal, que também recebem tratamento conservador. Certamente, as luxações e fraturas complexas do carpo deverão ser tratadas cirurgicamente, mas estas lesões são relativamente incomuns.

Se o tratamento conservador for escolhido, será aplicado um imobilizador para o escafoide (ver Fig. 6.17). Normalmente, ele precisa ser usado durante 6 a 8 semanas, mas a consolidação poderá ser lenta e talvez seu uso tenha que se prolongar por até 12 semanas. Se outras fraturas do carpo forem tratadas, normalmente os pacientes usarão um imobilizador ou estabilizador durante 3 a 6 semanas, dependendo do tipo de fratura. Em geral, as fraturas em lascas do piramidal precisam de apenas 3 semanas em um imobilizador para o antebraço. O tratamento de fraturas do carpo está discutido no Capítulo 31.

Fraturas do metacarpo

As fraturas do metacarpo são peculiares, pois, ao que parece, elas são tratadas atualmente mais vezes por procedimento conservador do que eram há 60 anos, apesar da disponibilidade de miniplacas e minifixadores. A Tabela 6.2 mostra que, em uma grande unidade traumatológica, apenas cerca de 11% das fraturas do metacarpo tiveram tratamento cirúrgico em 2000. É provável que a diminuição de casos tratados cirurgicamente se deva ao aprimoramento da legislação de segurança industrial e nos locais de trabalho em muitos países. Mãos esmagadas são muito menos comuns do que no período do pós Segunda Guerra Mundial; uma análise das fraturas do metacarpo em 2000 demonstra que elas são, principalmente, fraturas de baixa energia e cerca de 50% delas são causadas por um golpe direto. Aproximadamente 60% das fraturas afetam o metacarpal do dedo mínimo (Fig. 6.43) e 54% afetam o colo metacarpal.[20]

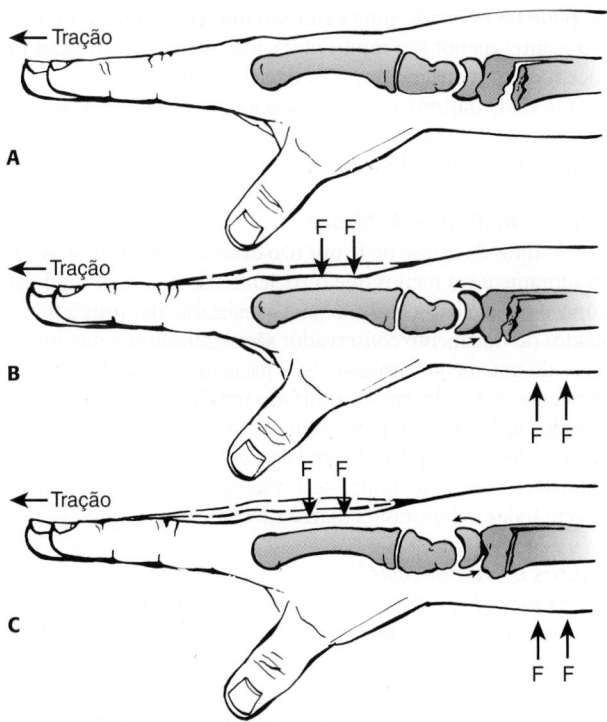

FIGURA 6.42 Manobra de Agee. Essa manobra aplica uma força de translação volar sobre o fragmento radial distal, o que permite que o semilunar incline o fragmento distal em uma direção volar.

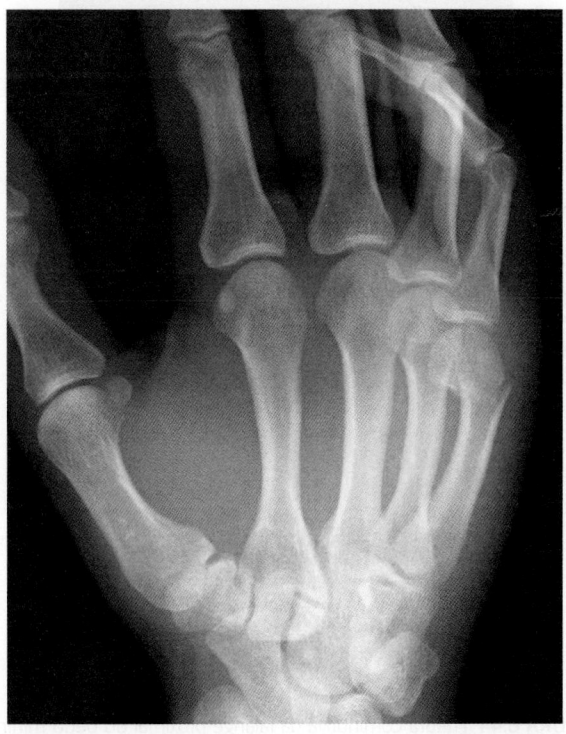

FIGURA 6.43 Fratura do colo do metacarpal do dedo mínimo. Quase todas essas fraturas são tratadas por procedimento conservador.

Normalmente, o tratamento conservador de fraturas metacarpais isoladas, estáveis, com mínimo ou nenhum desvio consiste na aplicação de tala no dedo afetado junto ao dedo contíguo (*buddy strapping*) e de mobilização, mas não é raro que mesmo este enfaixamento de suporte seja completamente dispensado. Se houver necessidade de uma redução fechada, isso poderá ser feito com flexão da articulação metacarpofalângica em 90° e uso da falange proximal para empurrar dorsalmente a cabeça do metacarpal e controlar a rotação (técnica de Jahss). As indicações para redução da fratura se relacionam principalmente com angulação, rotação e encurtamento, e são discutidas no Capítulo 30. Cirurgiões talvez prefiram tratar fraturas inadequadamente reduzidas ou instáveis por procedimento cirúrgico, mas se for escolhido o tratamento conservador, poderão ser utilizados uma tala ou um imobilizador do tipo de Burkhalter ou de James. Normalmente, estes são mantidos durante cerca de 3 semanas, e em seguida é instituído um regime de fisioterapia. As fraturas do colo, diáfise ou base dos metacarpais são tratadas por procedimento parecido, mas as fraturas ou fraturas-luxações basais do metacarpal do polegar podem ser tratadas satisfatoriamente pela aplicação do imobilizador de Brunner, que poderá ser utilizado por 4 a 6 semanas.

Fraturas das falanges

A prevalência do tratamento cirúrgico de fraturas das falanges é similar à de fraturas dos metacarpais (Tab. 6.2) e, como ocorre com estas últimas, a comparação com os dados de Emmett e Breck de 60 anos atrás[31] revela que atualmente recorre-se menos a procedimentos cirúrgicos. Supõe-se que, como ocorre com as fraturas dos metacarpais, isso se dê graças ao declínio da incidência de mãos esmagadas e de lesões graves da mão, que resulta sobretudo do aperfeiçoamento da legislação nos locais de trabalho. Como nas fraturas dos metacarpais, muitas fraturas das falanges são estáveis (Fig 6.44), necessitando apenas do *buddy strapping* ou da aplicação de uma tala metálica de alumínio com espuma para minimizar a dor e a possibilidade de desvio secundário. Se as fraturas falângicas estabilizarem depois da redução, poderão ser tratadas com uma tala do tipo de Burkhalter ou de James, ou com uma tala de alumínio e espuma mais longa, dobrada para manter o dedo na mesma posição que seria conseguida pela tala. Também nesse caso, a tala será mantida durante 2 a 3 semanas.

Com frequência, as fraturas das falanges distais são tratadas por procedimento conservador. Fraturas da tuberosidade e fraturas fechadas da diáfise tendem a ficar estáveis e frequentemente são tratadas pela aplicação local de uma tala para aliviar a dor. Em muitos casos, as fraturas basais da falange distal são instáveis, mas muitas vezes podem ser tratadas na posição de completa extensão em uma tala durante 4 semanas. As lesões ósseas em martelo são tratadas analogamente, usando uma tala para dedo em martelo. Para outras informações sobre o tratamento de fraturas falângicas, ver Capítulo 30.

Fraturas do membro inferior

As orientações sugeridas para o tratamento conservador de fraturas do membro inferior estão listadas na Tabela 6.10.

Fraturas do colo do fêmur

A Tabela 6.2 indica que as fraturas do fêmur proximal são tratadas cirurgicamente, a menos que o estado clínico do paciente contraindique o tratamento cirúrgico. Em fraturas intracapsulares do colo do fêmur sem desvio, as prevalências de pseudartroses, necroses avasculares e desvios são maiores em fraturas tratadas conservadoramente.[20] Além disso, tratamento conservador significa que um paciente idoso, frequentemente com comorbidades clínicas significativas, ficará confinado ao leito durante 4 a 6 semanas, o que é obviamente indesejável. A única fratura do fêmur proximal para a qual o tratamento de escolha é conservador é a fratura do trocanter maior, com pouco ou nenhum desvio. Mesmo nessas fraturas, os cirurgiões devem estar cientes de que pode ter ocorrido uma extensão intertrocantérica. Fraturas do trocanter menor são muito raras, mas podem ser tratadas por procedimento conservador. Em pacientes idosos, deve-se assumir que essas fraturas são metastásicas, a menos que haja prova em contrário. O tratamento de fraturas do fêmur proximal é discutido nos Capítulos 48 a 50.

Fraturas da diáfise do fêmur

As fraturas da diáfise do fêmur não devem mais ser tratadas conservadoramente, a menos que o paciente não seja bom candidato cirúrgico ou não haja condição para a realização da cirurgia. Os resultados do tratamento conservador são significativamente inferiores aos do tratamento cirúrgico. Se o paciente for tratado conservadoramente, então deverá ser utilizado um dos métodos de tração ilustrados na Figura 6.4. Provavelmente, não existe outra fratura na qual seja tão forte o consenso em favor de determinado método de tratamento e, em geral, utiliza-se a colocação de hastes intramedulares em todas as fraturas da diáfise do fêmur (ver Cap. 52).

Fraturas do fêmur distal

A Tabela 6.2 mostra que a maioria das fraturas do fêmur distal é tratada cirurgicamente, o que seria de se esperar, embora, nos últimos anos, tenha ocorrido uma mudança significativa na epidemiologia dessas fraturas. Hoje em dia, elas ocorrem normalmente em idosos e a revisão epidemiológica no Capítulo 3 chegou a uma média de idade de 55,3 anos em homens e 61,6 anos em mulheres. Muitos dos pacientes que se apresentam com fraturas do terço distal do fêmur também sofreram outras comorbi-

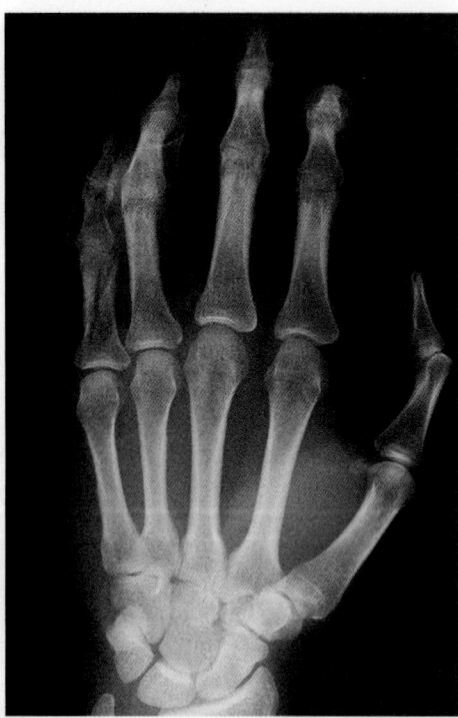

FIGURA 6.44 Fratura cominutiva da falange proximal do dedo mínimo. Essa lesão foi tratada com uma tala de alumínio forrada por espuma. Foram obtidos bom alinhamento e funcionalidade.

TABELA 6.10 Orientações para o tratamento conservador para diferentes fraturas do membro inferior, se essa for a opção terapêutica*

Tipo de fratura	Tratamento conservador
Pelve	
Fratura de insuficiência (paciente idoso)	Mobilização, conforme a dor permitir
APC tipo I e LC tipo I	Mobilização, conforme a dor permitir
Acetábulo sem desvio (exceto o tipo transtectal)	Mobilização, conforme a dor permitir
Fêmur proximal	Não recomendado
Diáfise do fêmur	Não recomendado
Fêmur distal (sem desvio)	Estabilizador articulado no joelho durante 6 a 8 semanas
Patela (sem desvio)	Estabilizador ou imobilizador cilíndrico longo para a perna. Mobilização depois de 4 a 6 semanas.
Tíbia proximal (sem desvio)	Estabilizador articulado no joelho durante 6 a 8 semanas
Diáfise da tíbia	Imobilizador longo para a perna. Estabilizador ou imobilizador de suporte do tendão patelar (STP) depois de 4 a 6 semanas.
Tíbia distal (sem desvio)	Estabilizador ou imobilizador para a perna durante 6 a 8 semanas
Tornozelo	Estabilizador ou imobilizador para a perna durante 6 semanas
Tálus	Estabilizador ou imobilizador para a perna durante 6 semanas
Calcâneo	Estabilizador ou imobilizador para a perna durante 6 semanas
Mediopé	Estabilizador ou imobilizador para a perna durante 4 a 6 semanas
Metatarsal	Mobilização ou estabilizador ou imobilizador para a perna durante 4 a 6 semanas
Dedos do pé	Fixação ao dedo contíguo e mobilização

*Consulte os capítulos relevantes para tratamentos sugeridos para as diferentes fraturas.

dades clínicas. Conforme está detalhado na Tabela 6.2, uma revisão dos 39,1% de fraturas do fêmur distal que receberam tratamento conservador demonstra que praticamente todas eram lesões sem desvio, em pacientes idosos ou clinicamente enfermos. Portanto, hoje o tratamento conservador é utilizado em geral em fraturas de baixa energia sem desvio e que normalmente ocorrem em pacientes idosos. Com frequência, o tratamento conservador consistirá na aplicação de um imobilizador longo para a perna durante cerca de 4 semanas; em seguida, poderá ser aplicado um estabilizador articulado no joelho. Considerando que normalmente as fraturas tratadas conservadoramente não exibem desvio, a consolidação poderá ocorrer com razoável rapidez. Isso

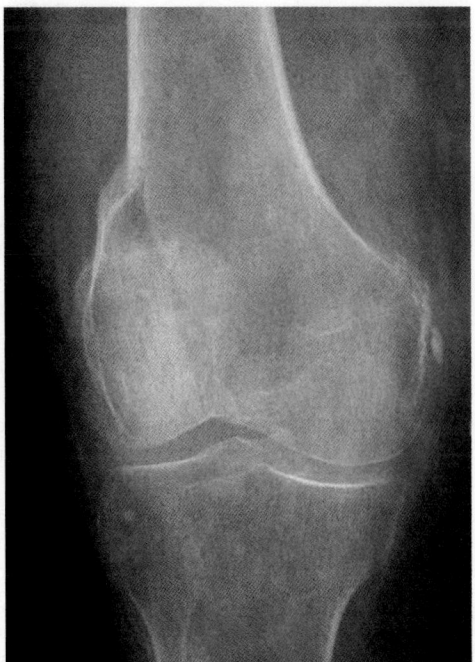
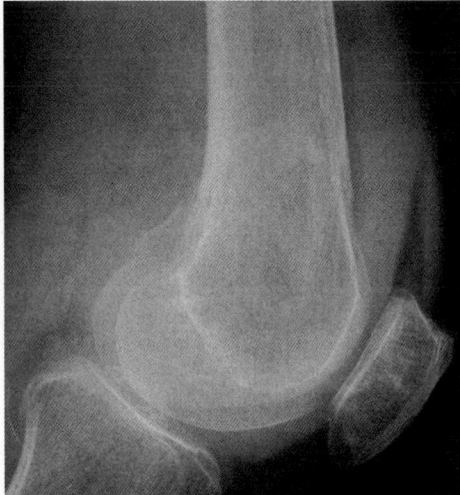

FIGURA 6.45 Radiografias AP e lateral de uma fratura condilar lateral AO B1.1 em uma mulher com 82 anos com comorbidades clínicas significativas e sem mobilização. Foi utilizado um gesso inguinopédico.

é particularmente válido para as fraturas articulares parciais AO B (Fig. 6.45), que muitas vezes exibem pouco ou nenhum desvio. Nessas circunstâncias, talvez o único tratamento necessário seja um imobilizador ou estabilizador, que deverá ser utilizado durante 6 a 8 semanas. O tratamento de fraturas do fêmur distal está detalhado no Capítulo 53.

Fraturas da patela

As fraturas da patela estão discutidas no Capítulo 54. Quase todas ocorrem em pacientes idosos, como resultado de uma queda.[20] Por isso, fraturas da patela com mínimo ou nenhum desvio são relativamente comuns e normalmente são tratadas por procedimento conservador. A Tabela 6.2 mostra que cerca de 35 a 40% das fraturas da patela são tratadas cirurgicamente e correspondem às fraturas mais graves. Normalmente, o tratamento conservador consiste no uso de um imobilizador cilíndrico longo para a perna ou de um estabilizador durante cerca de 6 semanas. Em seguida, deverá ser instituído um programa de fisioterapia.

Fraturas da tíbia proximal

As fraturas da tíbia proximal têm uma distribuição bimodal um tanto incomum, tanto em homens como em mulheres (Cap. 3). Cerca de 48% das fraturas detalhadas na Tabela 6.2 eram lesões de alta energia em pacientes mais jovens, o que explica a maior incidência de tratamentos cirúrgicos, em comparação com os casos de fratura do fêmur distal, sendo quase 70% dos pacientes tratados cirurgicamente. Como ocorre com as fraturas do fêmur distal, os pacientes tratados conservadoramente tendem a apresentar fraturas com mínimo ou nenhum desvio. Se for utilizado um tratamento conservador para as fraturas da tíbia proximal, deverá ser aplicado um estabilizador articulado no joelho durante 6 a 8 semanas. Se não houver possibilidade de usar esse estabilizador, poderá ser aplicado um imobilizador cilíndrico longo para a perna. O tratamento de fraturas da tíbia proximal está discutido no Capítulo 55.

Fraturas da diáfise da tíbia

O tratamento de fraturas da diáfise da tíbia mudou consideravelmente nos últimos 20 anos. Até há pouco tempo, os procedimentos terapêuticos dessas fraturas foram objeto de muita discussão. Gessos longos para a perna, gessos de suporte do tendão patelar (STP) e estabilizadores funcionais eram utilizados no tratamento de fraturas fechadas e expostas da diáfise da tíbia (Tab. 6.8), mas os resultados eram relativamente insatisfatórios, e a colocação de hastes intramedulares se tornou o tratamento de escolha para essas fraturas. Esse tópico está discutido no Capítulo 57. A Tabela 6.2 mostra que aproximadamente 94% das fraturas da diáfise da tíbia foram tratadas cirurgicamente em Edimburgo, e o tratamento conservador ficava reservado, principalmente, para fraturas tibiais transversas estáveis AO A3.1 com uma fíbula intacta, que ocorrem principalmente em pacientes mais jovens. Essas fraturas se consolidam com rapidez e são tratadas com um imobilizador abaixo do joelho.

Se em um caso de fratura instável da diáfise da tíbia a opção terapêutica for conservadora, recomenda-se que inicialmente seja aplicado um imobilizador longo para a perna e, 4 a 6 semanas depois, um imobilizador de suporte do tendão patelar (STP) ou estabilizador. Deverão ser obtidas radiografias seriadas para determinar o momento da ocorrência da consolidação e, consequentemente, o momento adequado para retirar o imobilizador. A tração não deve ser usada para estabilizar fraturas da diáfise da tíbia, pois essa manobra está associada a um aumento da pressão intracompartimentar e aos efeitos de um repouso prolongado no leito. Atualmente não há indicação para tração. Se não for possível usar fixação interna no tratamento de uma fratura da diáfise da tíbia, normalmente será possível recorrer à fixação externa.

Fraturas da tíbia distal

Boa parte da literatura que trata de fraturas do pilão tibial ou da tíbia distal estuda fraturas de alta energia com desvio em pacientes mais jovens. Essas fraturas são tratadas por procedimento cirúrgico, conforme está detalhado no Capítulo 58. Uma análise mais detida das fraturas da tíbia distal listadas na Tabela 6.2 revela que cerca de 40% delas eram fraturas extra-articulares AO A e 31% eram fraturas articulares parciais AO B. A Tabela 6.3 mostra a prevalência das cirurgias nos diferentes tipos de fraturas na classificação AO e percebe-se que, embora a maioria das fraturas do tipo B e todas do tipo C fossem tratadas cirurgicamente, apenas 30% das fraturas do tipo A receberam esse tipo de tratamento. Desses pacientes, 47% tinham 14 a 16 anos e tinham sofrido fraturas fisárias e os 53% restantes tinham média de idade de 59 anos e apresentaram principalmente fraturas de baixa energia com mínimo ou nenhum desvio. Assim, como ocorre com outras fraturas do membro inferior, há uma nítida diferença no tratamento de fraturas com base na idade, modo de lesão e desvio da fratura. Se a opção para uma fratura do pilão tibial AO A ou B com mínimo ou nenhum desvio for o tratamento conservador, bastará um estabilizador ou imobilizador abaixo do joelho sem sustentação do peso; talvez seja necessário utilizá-lo durante 8 a 10 semanas, dependendo da velocidade da consolidação. Em pacientes mais jovens com fraturas fisárias, será adequado o uso de um imobilizador ou estabilizador durante 4 a 6 semanas.

Fraturas do tornozelo

A Tabela 6.2 mostra que, em geral, cerca de 40% das fraturas do tornozelo são tratadas por procedimento cirúrgico. Como dito anteriormente, a prevalência do tratamento cirúrgico de fraturas metafisárias e intra-articulares varia com o grau de gravidade da fratura, conforme definido pelo sistema AO (Tab. 6.3). Esse princípio também se aplica às fraturas do tornozelo, embora a classificação AO para essas lesões seja um pouco diferente das classificações das fraturas mostradas na Tabela 6.3. Uma análise mais aprofundada das fraturas do tornozelo mostradas na Tabela 6.2 revela que cerca de 12% das fraturas infrassindesmóticas do tipo A foram tratadas por procedimento cirúrgico e eram principalmente fraturas isoladas do maléolo medial. Esse percentual se compara aos 49% das fraturas trans-sindesmóticas do tipo B e com os 70% das fraturas suprassindesmóticas do tipo C. Então, a maioria das fraturas do tipo A e cerca de metade das fraturas do tipo B serão tratadas conservadoramente. Uma revisão dos pacientes que apresentaram fraturas do tipo C mas que foram tratados por procedimento conservador demonstra que quase todos tinham lesões com rotação lateral, e não por abdução, e a impressão era de que os ligamentos tibiofibulares posteriores estavam intactos. As fraturas foram consideradas estáveis depois da aplicação de um imobilizador. Se esse método de tratamento for o escolhido, deverão ser obtidas radiografias seriadas, para que se tenha certeza de não haver evidência de alargamento sindesmótico tardio.

A análise das fraturas do tipo B demonstra que 84,3% das fraturas bimaleolares e 94,3% das fraturas trimaleolares foram tratadas cirurgicamente. Uma revisão da fratura do maléolo lateral associada a desvio talar, a fratura AO B2.1, demonstrou que 91,4% das fraturas foram tratadas por procedimento cirúrgico, mas uma análise da prevalência do tratamento cirúrgico na fratura em espiral do maléolo lateral AO B1.1, uma lesão comum causada por rotação lateral, demonstra que apenas 16,8%

dessas fraturas foram tratadas cirurgicamente. É importante ter em mente que fraturas do tipo B1.1 associadas a 2 a 3 mm de desvio não necessitam de tratamento cirúrgico e que é possível obter um resultado excelente pelo tratamento com imobilizador ou estabilizador (Fig. 6.46).[5,54] É importante ter a certeza de que o paciente não está com uma fratura do tipo AO B2.1 com desvio talar; por isso, devem ser obtidas radiografias após a aplicação do imobilizador e também 2 semanas depois, para que essa verificação seja feita. Se o tratamento conservador de uma fratura do tornozelo for escolhido, deverá ser aplicado um imobilizador abaixo do joelho ou um estabilizador durante 6 semanas. Muitos cirurgiões proíbem a sustentação do peso nas 6 semanas seguintes à aplicação do imobilizador, mas não há boas evidências em favor deste regime[41] e, na maioria das fraturas do tornozelo, o apoio poderá ser permitido. As fraturas do tornozelo estão discutidas no Capítulo 59.

Fraturas do tálus

As fraturas do tálus são relativamente incomuns, mas a Tabela 6.2 mostra que 50% delas são tratadas por procedimento cirúrgico. Uma revisão da epidemiologia das fraturas do tálus demonstrou que cerca de 70% são fraturas do corpo e 30%, do colo.[20] Uma análise mais aprofundada das fraturas do corpo demonstra que cerca de 42% são lesões por cisalhamento ou esmagamento, mas 50% são fraturas dos processos lateral ou posterior, que em muitos casos são tratadas conservadoramente. Fraturas não desviadas do corpo do tálus são relativamente raras, mas podem ser tratadas por método conservador (Fig. 6.47).

Uma revisão das fraturas do colo do tálus demonstrou que cerca de 30% eram do tipo I da classificação de Hawkins[43], normalmente também tratadas por procedimento conservador. Assim, embora seja comum o tratamento cirúrgico de fraturas do colo e do corpo do tálus com desvio, existem diversas fraturas do tálus que são tratadas conservadoramente. Se a opção for pelo tratamento conservador, recomenda-se o uso de um imobilizador abaixo do joelho sem sustentação do peso ou de um estabilizador, durante 6 a 8 semanas. Depois de sua remoção, deverá ser instituído um regime de fisioterapia. As fraturas do tálus estão discutidas no Capítulo 60.

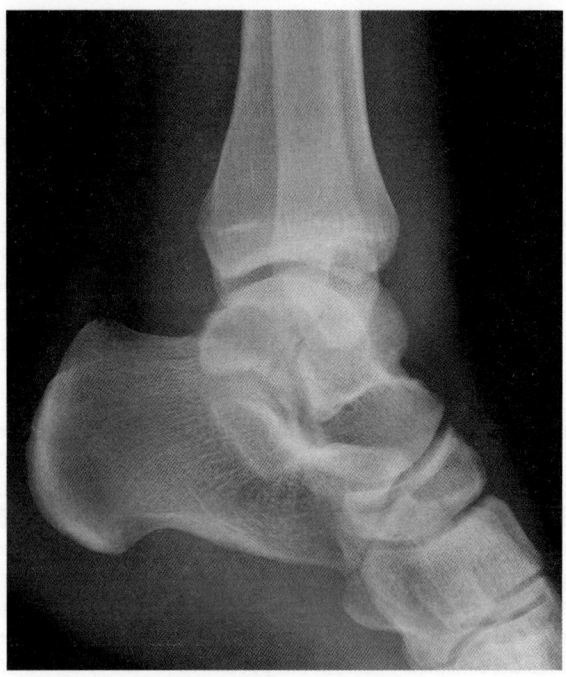

FIGURA 6.47 Radiografia lateral de fratura não desviada do corpo do tálus em homem com 26 anos. A lesão foi tratada com um aparelho gessado abaixo do joelho e foram obtidos bons resultados.

Fraturas do calcâneo

Recentemente tem-se discutido sobre o tratamento de fraturas do calcâneo.[13,71] Com frequência, são fraturas intra-articu-

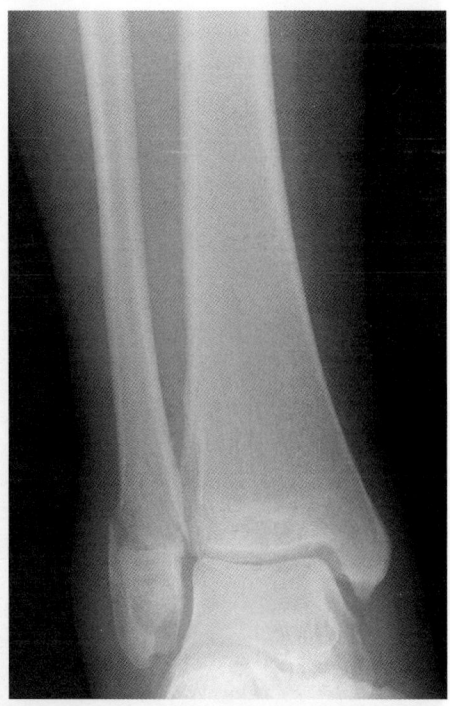
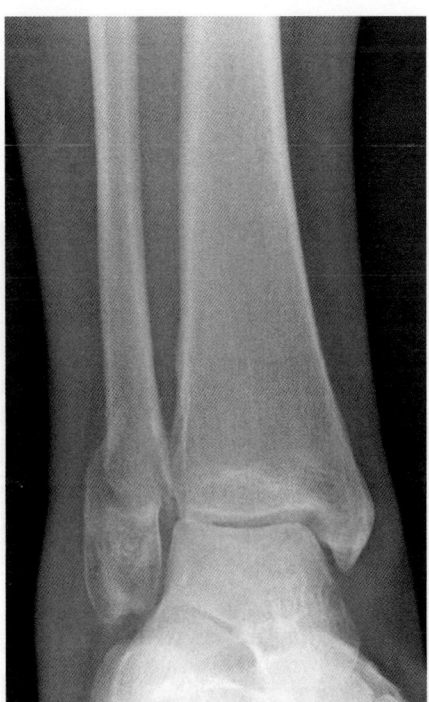

FIGURA 6.46 A: Fratura do tornozelo AO B1.1 em uma mulher com 50 anos. Note a ligeira translação lateral da fíbula distal. **B:** Não há necessidade de cirurgia. A consolidação ocorreu com bom funcionamento do tornozelo.

lares com desvio e, portanto, devem ser beneficiadas com o tratamento cirúrgico. Ainda há um debate sobre as indicações para cirurgia, e muitas fraturas do calcâneo continuam a ser tratadas conservadoramente.[13] A Tabela 6.2 mostra que, em uma unidade traumatológica na qual a fixação de fraturas intra-articulares do calcâneo é procedimento rotineiro, cerca de 35% das fraturas são tratadas por fixação cirúrgica primária. Como ocorre também com as fraturas talares, é importante compreender a epidemiologia das fraturas do calcâneo, para que se possa entender por que apenas 35% das fraturas são tratadas por procedimentos cirúrgicos. A análise das fraturas do calcâneo listadas na Tabela 6.2 demonstra que cerca de 60% são intra-articulares; os 40% restantes são fraturas extra-articulares do corpo do calcâneo ou fraturas do processo anterior, medial ou lateral, ou da tuberosidade posterior.[20] Muitas dessas fraturas são tratadas por procedimento conservador. Além disso, uma análise de tipos de fraturas intra-articulares do calcâneo, utilizando a classificação de Sanders,[79] demonstrou que cerca de 16% das fraturas intra-articulares do calcâneo são do tipo 1 sem desvio e dispensam cirurgia (Fig. 6.48). Ressalte-se, ainda, que há outros fatores que afetam a escolha do tratamento em pacientes com fraturas do calcâneo. Assume-se que as fraturas intra-articulares do calcâneo ocorram em pacientes jovens, e isso é válido para muitas delas, mas vem crescendo a prevalência dessas fraturas em idosos: 12,7% das fraturas do calcâneo listadas na Tabela 6.2 ocorreram em pacientes com pelo menos 65 anos. Com frequência, os cirurgiões tratam esses pacientes com procedimentos conservadores.

Se for escolhido o tratamento conservador para uma fratura do calcâneo, sugere-se o uso de um imobilizador abaixo do joelho sem apoio ou um estabilizador durante 6 semanas, seguido por sustentação do peso e pela instituição de um regime de fisioterapia. As fraturas do calcâneo estão discutidas no Capítulo 61.

Fraturas do mediopé

A Tabela 6.2 indica que cerca de 30% das fraturas do mediopé são tratadas cirurgicamente. Uma revisão da epidemiologia das fraturas do mediopé demonstra a existência de quatro tipos básicos de fraturas: por avulsão, por cisalhamento, uniarticulares por impactação e biarticulares por impactação.[20] Cerca de 45% das fraturas do mediopé são fraturas por avulsão, geralmente tratadas por procedimento conservador, pois o tratamento cirúrgico tende a ser utilizado principalmente para as fraturas por cisalhamento ou para a manutenção do comprimento nas colunas medial e lateral do mediopé, nas fraturas ou fraturas-luxações mais graves. A outra indicação para o tratamento cirúrgico ocorre nos casos em que a fratura está associada a uma luxação de Lisfranc da articulação tarsometatarsal. Assim, as lesões do mediopé consideradas mais graves tendem a ser tratadas cirurgicamente. Se for usado o tratamento conservador, normalmente ele é indicado para lesões de menor gravidade, e, neste caso, é adequado o uso de um imobilizador sem sustentação do peso ou de um estabilizador durante 6 semanas. As fraturas do mediopé estão discutidas no Capítulo 62.

Fraturas metatarsais

As fraturas metatarsais são relativamente comuns, mas a Tabela 6.2 mostra que pouquíssimas são tratadas por cirurgia. Cerca de 90% das fraturas metatarsais são lesões isoladas e aproximadamente 70 a 75% afetam o quinto metatarsal.[20] Quase todas são lesões de baixa energia, sendo tratadas por procedimento conservador (Fig. 6.49). Algumas fraturas múltiplas ou fraturas associadas a desvio significativo ou a uma luxação de Lisfranc da articulação tarsometatarsal devem ser tratadas cirurgicamente, mas tais lesões frequentemente estão associadas a lesões de alta energia do pé. Não são raras as fraturas por estresse do metatarsal, que também são tratadas conservadoramente. Essencialmente,

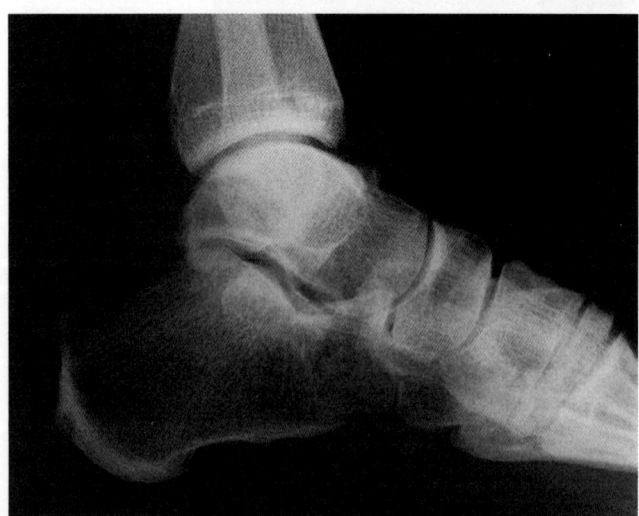
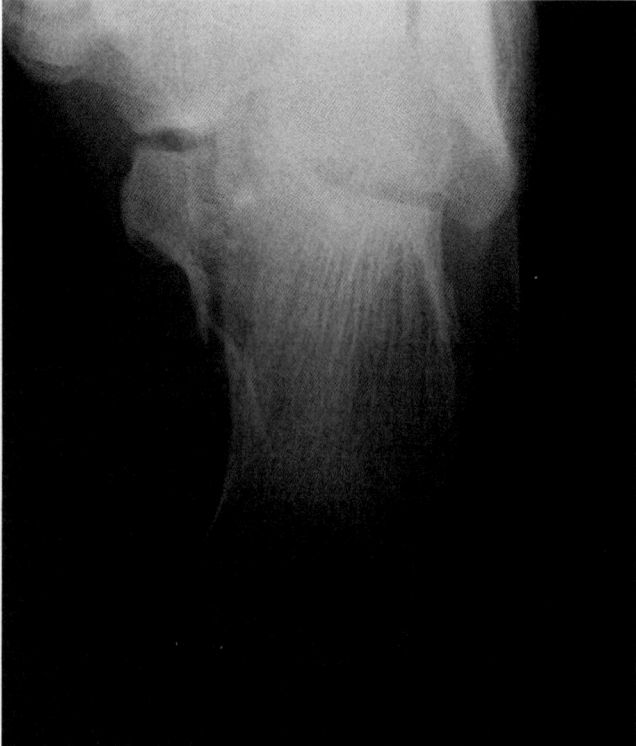

FIGURA 6.48 Radiografias axial e lateral de uma fratura não desviada do calcâneo e que dispensa cirurgia.

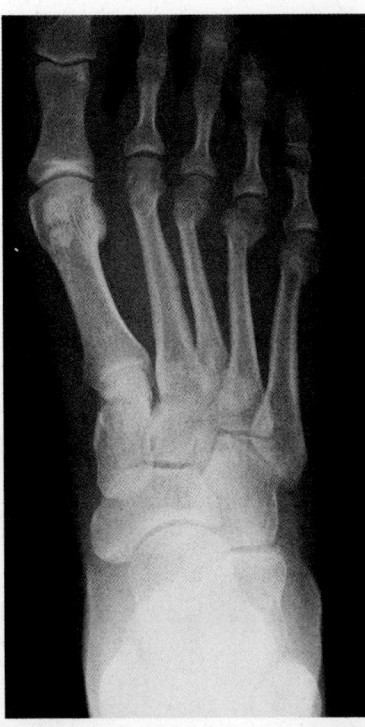

FIGURA 6.49 Fraturas com mínimo desvio dos colos dos metatarsais III, IV e V em mulher com 43 anos. Essas lesões devem ser tratadas conservadoramente.

o tratamento de fraturas metatarsais é sintomático. Não há necessidade de tratamento se o paciente puder se movimentar sem sentir desconforto significativo. Se a fratura for dolorosa, sugere-se que seja aplicado um imobilizador abaixo do joelho ou estabilizador durante 3 semanas e, se a dor persistir, deve-se reaplicá-lo. A mobilização será permitida quando o paciente puder lidar com isso. As fraturas metatarsais são dicutidas no Capítulo 62.

Fraturas de dedos do pé

A Tabela 6.2 mostra que, do mesmo modo que nas fraturas dos metatarsais, é muito comum o tratamento conservador de fraturas de dedos do pé. A análise das fraturas das falanges dos dedos do pé na Tabela 6.2 mostra que cerca de 20% envolviam o hálux, e que cinco das oito fraturas tratadas cirurgicamente estavam localizadas nesse dedo. Para lesões localizadas nos demais dedos, raramente haverá necessidade de tratamento cirúrgico. Se for utilizado o tratamento conservador, em geral bastará um procedimento de aplicação de tala no dedo lesionado junto ao dedo contíguo (*buddy strapping*), embora normalmente o tratamento seja sintomático e, com frequência, não haja necessidade de qualquer tipo de tratamento.

Fraturas pélvicas e acetabulares

A Tabela 6.2 mostra que é relativamente baixa a prevalência do tratamento cirúrgico de fraturas pélvicas e acetabulares. Isso pode ser surpreendente para os cirurgiões que trabalham em centros traumatológicos de nível I, mas deve-se ter em mente que quase todas as fraturas que envolvem a pelve são fraturas de insuficiência dos ramos púbicos e ocorrem em idosos. Nos últimos 30 anos, houve uma explosão de interesse no tratamento cirúrgico de fraturas pélvicas e acetabulares. As fraturas pélvicas em pacientes mais jovens e que ainda são frequentemente tratadas por procedimentos conservadores são as lesões de tipo I por compressão anteroposterior e as lesões de tipo I por compressão lateral.[104] O tratamento consiste na restrição do apoio, dependendo do grau de desconforto. A maioria das fraturas acetabulares é tratada cirurgicamente; o tratamento conservador fica reservado às fraturas sem desvio, com a exceção das fraturas transversais transtectais, que podem sofrer desvio tardio.[20] O tratamento consiste na restrição do apoio durante 10 a 12 semanas e em um programa de fisioterapia. As fraturas pélvicas e acetabulares estão discutidas nos Capítulos 46 e 47.

Fraturas vertebrais

Pouco se sabe sobre a prevalência do tratamento conservador de todas as fraturas cervicais e toracolombares, mas este é um método muito comum de tratamento, apesar de muitas das supostas vantagens da fixação vertebral não terem sido comprovadas em estudos clínicos. O tratamento de fraturas vertebrais está discutido com detalhes nos Capítulos 43 e 45.

TIPOS ESPECÍFICOS DE FRATURAS

Fraturas periprotéticas

O aumento da longevidade, com a osteopenia e a osteoporose associadas e juntamente à maior utilização da artroplastia e da fixação de fraturas, levou a um rápido aumento na incidência de fraturas periprotéticas. Essas fraturas ocorrem normalmente em pacientes mais idosos e seu tratamento pode ser muito difícil. Muitas fraturas periprotéticas serão tratadas cirurgicamente, mas, em certas circunstâncias, há um papel para o tratamento conservador. A maioria das fraturas periprotéticas associadas à artroplastia ocorrerá no fêmur, em seguida à substituição do quadril ou do joelho. A classificação e o tratamento dessas fraturas estão detalhados no Capítulo 23, mas se for utilizada a classificação de Vancouver[11] para as fraturas periprotéticas do fêmur proximal, quase todas as fraturas dos tipos B e C serão tratadas por procedimento cirúrgico, e o tratamento conservador ficará reservado para fraturas do tipo A estáveis (Fig. 6.50). O princípio básico do tratamento conservador é que as fraturas devem exibir mínimo ou nenhum desvio e o implante não deve estar frouxo. Se essas condições forem atendidas, as fraturas periprotéticas do fêmur proximal do tipo A poderão ser tratadas com um período de limitação do apoio.

O mesmo princípio básico se aplica às fraturas periprotéticas que afetam o acetábulo ou o fêmur distal. Em alguns casos, as fraturas acetabulares perioperatórias menores sem desvio são causadas pela inserção da prótese de hemiartroplastia no tratamento de fraturas do fêmur proximal. Essas lesões podem ser tratadas por procedimento conservador, com um período de limitação do apoio. Normalmente, as fraturas acetabulares mais graves com desvio são tratadas cirurgicamente. No fêmur distal, as fraturas do tipo I de Lewis e Rorabeck[58] podem ser tratadas conservadoramente, pois são lesões estáveis e sem desvio, mas o melhor tratamento para fraturas dos tipos II e III é o cirúrgico. Também nesses casos é indicado um período de limitação do apoio. Os mesmos princípios se aplicam às fraturas periprotéticas da patela e da tíbia proximal.

Pode ser muito difícil tratar fraturas periprotéticas do úmero. Elas ocorrem em pacientes idosos e a análise da falha dos implantes demonstrou que é relativamente rara a ocorrência de afrouxamento.[75] Assim, o cirurgião pode se ver diante de uma fratura periprotética do tipo B[104] em osso osteopênico e com um implante estável. Um exemplo dessa situação está ilustrado na Figura

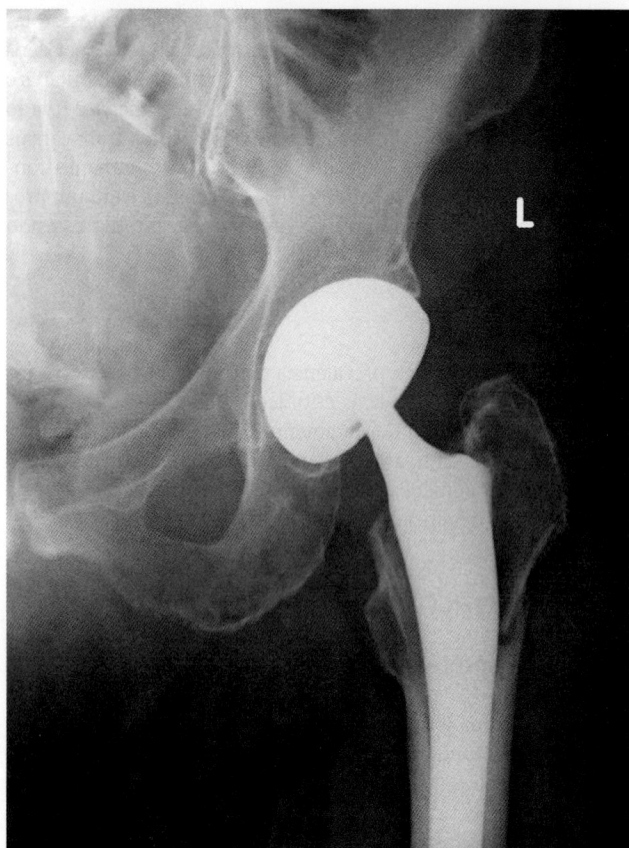

FIGURA 6.50 Fratura do tipo A de Vancouver em torno da haste proximal de uma prótese bipolar estável. Em geral, esse tipo de fratura periprotética dispensa tratamento cirúrgico.

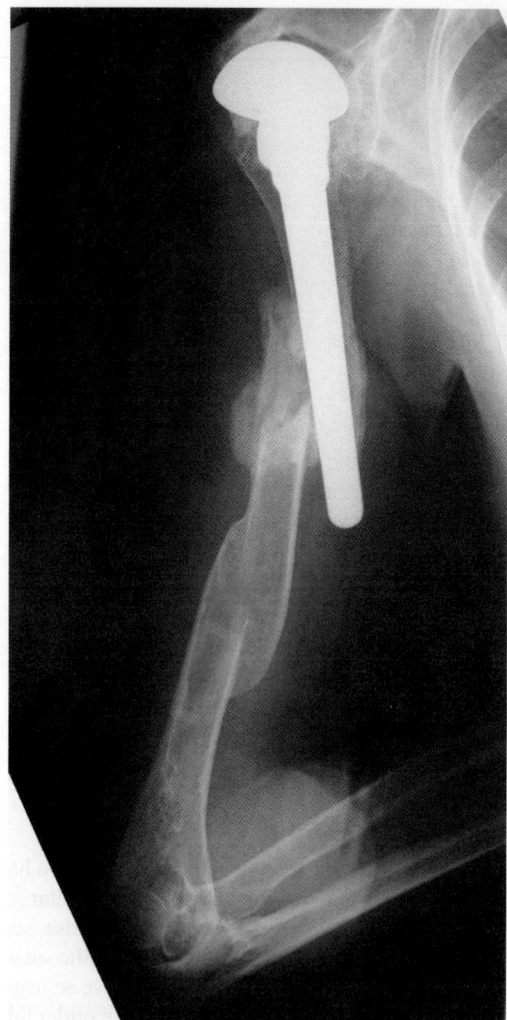

FIGURA 6.51 Fratura periprotética virtualmente impossível de ser tratada por cirurgia. Uma fratura do tipo B de Vancouver em um úmero com uma antiga fratura diafisária tratada conservadoramente em uma mulher com 89 anos. O ombro já estava muito rígido.

6.51, em que também tinha ocorrido anteriormente uma fratura da diáfise do úmero. Nessas circunstâncias, o tratamento conservador talvez seja a única opção realista. As fraturas periprotéticas associadas a artroplastias do cotovelo ou do tornozelo são tratadas pela aplicação dos princípios básicos já descritos para o desvio das fraturas e a estabilidade do implante.

Nos últimos anos, vem crescendo a prevalência de fraturas femorais associadas à fixação de uma fratura do fêmur proximal. Mais comumente, essas lesões estão associadas ao uso de hastes femorais proximais, mas podem ocorrer depois do uso de parafusos de compressão e de parafusos dinâmicos no quadril. Normalmente, essas fraturas estão desviadas e o tratamento conservador praticamente não se aplica.

Fraturas por estresse

Há dois tipos de fraturas por estresse: fraturas de fadiga e fraturas de insuficiência. Normalmente, as fraturas de fadiga ocorrem em pacientes mais jovens e, com a exceção de algumas fraturas do fêmur proximal, diáfise do fêmur, fêmur distal e diáfise da tíbia, em geral são lesões sem desvio, tratadas por procedimento conservador (Fig. 6.52). Os princípios gerais do tratamento são os mesmos descritos para outras fraturas, e devem ser seguidos os mesmos regimes terapêuticos resumidos nas Tabelas 6.9 e 6.10. As fraturas de insuficiência ocorrem no osso anormal; obviamente, as causas mais comuns para essas fraturas são osteopenia e osteoporose. Muitas dessas fraturas não exibem desvio, devendo ser utilizado o tratamento conservador. Devem ser seguidos os tratamentos delineados nas Tabelas 6.9 e 6.10.

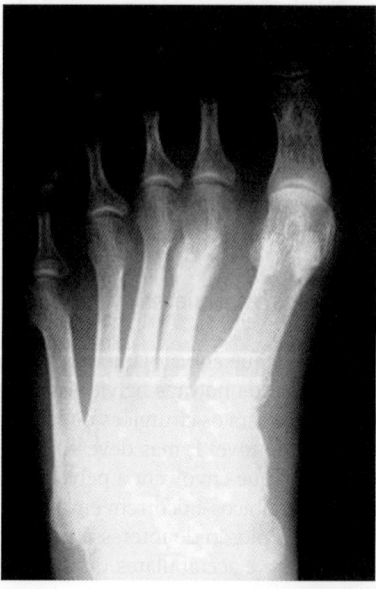

FIGURA 6.52 Fratura por estresse do segundo metatarsal. O tratamento é conservador.

Fraturas metastásicas

As fraturas metastásicas estão discutidas no Capítulo 22. É difícil determinar o papel do tratamento conservador, pois sua escolha dependerá, em grande parte, da localização da fratura, do tipo do tumor e do estado clínico do paciente. Em geral, a maioria das fraturas metastásicas é tratada por procedimento cirúrgico, a menos que o paciente tenha uma expectativa de vida muito curta, pois a estabilização cirúrgica diminuirá a dor e melhorará a qualidade do restante de vida do paciente.

O FUTURO DO TRATAMENTO CONSERVADOR DE FRATURAS

Existem dois fatores competitivos principais que determinarão, no futuro, o papel do tratamento conservador de fraturas. É provável que as técnicas de fixação de fraturas se tornem mais sofisticadas, e as fraturas que atualmente são tratadas conservadoramente talvez tenham, no futuro, resultados melhores se forem tratadas por procedimento cirúrgico. É certo que, em muitas partes do mundo, a população que apresentará fraturas é constituída de pessoas idosas, sendo muito provável que os pacientes que apresentarem fraturas nos próximos anos serão mais idosos e menos saudáveis do que os pacientes atuais. As futuras pesquisas sobre fraturas deverão determinar o papel do tratamento cirúrgico em pacientes idosos que já tenham algum comprometimento funcional e comorbidades clínicas significativas. Parece provável que, à medida que se evolui para uma população de "superidosos", será reavaliado o papel do tratamento conservador em muitas fraturas.

Os cirurgiões analisaram as propriedades do osso osteoporótico, na crença de que métodos de fixação mais aprimorados melhorarão o resultado de fraturas em idosos, mas também deve ser levado em consideração o efeito do envelhecimento nos tecidos moles e em sua recuperação após a lesão e a cirurgia. Pode ser que o efeito do maior envelhecimento nos músculos, tendões, ligamentos e outros tecidos moles anule qualquer vantagem obtida com uma fixação cirúrgica mais aperfeiçoada, mas apenas o tempo esclarecerá este aspecto.

Em geral, parece que a prevalência do tratamento cirúrgico aumentará, mas provavelmente não tão rápido quanto nos últimos 30 a 40 anos. Modelos de veículos motorizados mais eficazes, juntamente a uma legislação industrial mais aprimorada, limites de velocidade e leis sobre direção de veículos e bebidas alcoólicas provavelmente reduzirão a incidência de lesões graves, mas não há dúvida de que os cirurgiões ortopédicos terão que enfrentar uma epidemia de lesões menos graves em idosos.

REFERÊNCIAS BIBLIOGRÁFICAS

1. Alho A, Benterud JG, Hogevold HE, et al. Comparison of functional bracing and locked intramedullary nailing in the treatment of displaced tibial shaft fractures. Clin Orthop 1992;277:243-250.
2. Ambroise Paré. The Apologie and Treatise of Ambroise Paré. Geoffrey Keynes, ed. London: Falcon, 1951.
3. Andersen K, Jensen PO, Lauritzen J. Treatment of clavicular fractures. Figure-of-eight bandage versus a simple sling. Acta Orthop Scand 1987;58:71-74.
4. Austin RT. The Sarmiento tibial plaster: a prospective study of 145 tibial fractures. Injury 1981;13:12-22.
5. Bauer M, Jonsson K, Nilsson B. Thirty-year follow-up of ankle fractures. Acta Orthop Scand 1985;56:103-106.
6. Bérenger-Féraud LJB. Traité de l'immobilisation directe. Paris. Adrien Delahaye. 1870.
7. Böhler L. The Treatment of Fractures. New York: Grune and Stratton, 1956.
8. Bone LB, Sucato D, Stegemann PM, et al. Displaced isolated fractures of the tibial shaft treated with either a cast or intramedullary nailing. J Bone Joint Surg (Am) 1997;79A: 1336-1341.
9. Bono CM, Rinaldi M. Thoracolumbar fractures and dislocations. In: Court-Brown CM, McQueen MM, Tornetta P, eds. Trauma. Philadelphia: Lippincott Williams and Wilkins, 2006:226-237.
10. Böstmann O, Hänninen A. Tibial shaft fractures caused by indirect violence. Acta Orthop Scand 1982;53:981-990.
11. Brady OH, Kerry R, Masri BA, et al. The Vancouver classification of periprosthetic fractures of the hip: a rational approach to treatment. Tech Orthop 1999;14:107-114.
12. Breasted JF. The Edwin Smith Papyrus. Chicago: University of Chicago Press, 1930.
13. Buckley R, Tough S, McCormack R, et al. Operative compared with nonoperative treatment of displaced intra-articular calcaneal fractures: a prospective, randomized, controlled multicenter trial. J Bone Joint Surg (Am) 2002;84A:1733-1744.
14. Canadian Orthopaedic Trauma Society. Nonoperative treatment compared with plate fixation of displaced midshaft clavicular fractures. A multicenter, randomized clinical trial. J Bone Joint Surg (Am) 2007;89:1-10.
15. Carstairs V, Morris R. Deprivation and health in Scotland. Health Bulletin 1990;48: 162-175.
16. Charnley J. The closed treatment of common fractures. 3rd Ed. Edinburgh: E&S Livingstone, 1972.
17. Connolly JF, Dehne E, Lafollette B. Closed reduction and early cast-brace ambulation in the treatment of femoral fractures. Part II: results in one hundred and forty-three fractures. J Bone Joint Surg (Am) 1973;55A:1581-1599.
18. Constant CR. Age related recovery of shoulder function after injury. Thesis. University College, Cork, 1986.
19. Court-Brown CM, Garg A, McQueen MM. The epidemiology of proximal humeral fractures. Acta Orthop Scand 2001;72:365-371.
20. Court-Brown CM, McQueen MM, Tornetta P. Trauma. Philadelphia: Lippincott Williams and Wilkins, 2006.
21. Court-Brown CM, Caesar B. The epidemiology of adult fractures: a review. Injury 2006; 37:691-697.
22. Court-Brown CM, McQueen MM. Two-part fractures and fracture dislocations. Nand Clin 2007;23:397-414.
23. Dennison E, Cooper C. Epidemiology of osteoporotic fractures. Horm Res 2000; 54(Suppl 1):58-63.
24. Den Outer AG, Meeuwis JD, Hermans J, et al. Conservative versus operative treatment of displaced noncomminute tibial shaft fractures. Clin Orthop 1990;252:231-237.
25. Digby JM, Holloway GMN, Webb JK. A study of function after tibial cast bracing. Injury 1993;14:432-439.
26. DiStasio AJ, Jaggears FR, DePasquale LV, et al. Protected early motion versus cast immobilization in postoperative management of ankle fractures. Contemp Orthop 1994;29:273-277.
27. Dunn L, Henry J, Beard D. Socal deprivation and adult head injury: a national study. J Neurol Neurosurg Psychiatry 2003;74:1060-1064.
28. Edwards SG, Whittle AP, Wood GW. Nonoperative treatment of ipsilateral fractures of the scapula and clavicle. J Bone Joint Surg (Am) 2000;82A:774-780.
29. Egol KA, Connor PM, Karunakar MA, et al. The floating shoulder: clinical and functional results. J Bone Joint Surg (Am) 2001;83A:1188-1194.
30. Ekholm R, Tidermark J, Törnkvist H, etc. Outcome after closed functional bracing of humeral shaft fractures. J Orthop Trauma 2006;20:591-596.
31. Emmett JE, Breck LW. A review and analysis of 11,000 fractures seen in a private practice of orthopaedic surgery 1937-1956. J Bone Joint Surg (Am) 1958;40: 1169-1175.
32. Evans JMM, Newton RW, Ruta DA, et al. Socioeconomic status, obesity, and prevalence of Type 1 and Type 2 diabetes mellitus. Diabetic Med 2000;17:478-480.
33. Fjalestad T, Strømsøe K, Salvesen P, et al. Functional results of braced humeral diaphyseal fractures; why do 38% lose external rotation of the shoulder? Arch Orthop Trauma Surg 2000;120:281-285.
34. Fracture and dislocation classification compendium. J Trauma 2007;21:10(Suppl).
35. Garfin SR. Botte MJ, Centeno RS, et al. Osteology of the skull as it affects halo pin placement. Spine 1985;10:696-698.
36. Geiger KR, Karpman RR. Necrosis of the skin over the metacarpal as a result of functional fracture-bracing. J Bone Joint Surg (Am) 1989;71:1199-1202.
37. Grassi FA, Tajana MS, D'Angelo F. Management of midclavicular fractures: comparison between nonoperative reatment and open intramedullary fixation in 80 patients. J Trauma 2001;50:1096-1100.
38. Haines JF, Williams EA, Hargadon ES, et al. Is conservative treatment of displaced tibial shaft fractures justified? J Bone Joint Surg (Br) 1984;66B:84-88.
39. Hanlon CR, Estes WL. Fractures in childhood. A statistical analysis. Am J Surg 1954; 87:312-323.
40. Hansen PB, Hansen TB. The treatment of fractures of the ring and little metacarpal necks. A prospective randomized study of three different types of treatment. J Hand Surg (Br) 1998;23B:245-247.
41. Harager K, Hviid K, Jensen CM, et al. Successful immediate weight-bearing of internally fixated ankle fractures in a general population. J Orthop Sci 2000;5:52-54.
42. Hardy AE. The treatment of femoral fractures by cast-brace application and early ambulation. A prospective review of 106 patients. J Bone Joint Surg (Am) 1983;65A:56-65.
43. Hawkins LG. Fractures of the neck of the talus. J Bone Joint Surg (Am) 1970;52A: 991-1002.
44. Herscovici D, Fiennes AG, Allgöwer M, et al. The floating shoulder: ipsilateral clavicle and scapular neck fractures. J Bone Joint Surg (Br) 1992;74B:362-364.
45. Hippocrates. The Genuine Works of Hippocrates, trans Francis Adams. Baltimore: Williams and Wilkins, 1939.
46. Hooper GJ, Keddell RG, Penny ID. Conservative management or closed nailing for tibial shaft fractures. A randomized prospective trial. J Bone Joint Surg (Br) 1991;73B: 83-85.
47. Jawa A, McCarty P, Doornberg J, et al. Extra-articular distal-third diaphyseal fractures of the humerus. A comparison of functional bracing and plate fixation. J Bone Joint Surg (Am) 2006;88A:2343-2347.
48. Johnell O, Kanis JA. An estimate of the worldwide prevalence and disability associated with osteoporotic fractures. Osteoporos Int 2006;17:1726-1733.
49. Johnson RM, Hart DL, Simmons BF, et al. Cervical orthoses: a study comparing their effectiveness in restricting cervical movement in normal subjects. J Bone Joint Surg (Am) 1977;59A:332-339.
50. Jones R. An orthopaedic view of the treatment of fractures. Am J Orthop 1913;11:314.
51. Karaharju EO, Alho A, Neimenen J. Results of operative and nonoperative management of tibial fractures. Injury 1979;7:49-52.
52. Kay L, Hansen BA, Raaschou HO. Fractures of the tibial shaft conservatively treated. Injury 1986;17:P5-11.
53. Koch RA, Nickel VL. The halo vest: An evaluation of motion and forces across the neck. Spine 1978;3:103-107.
54. Kristensen KD, Hansen T. Closed treatment of ankle fractures. Stage II supinationeversion fractures followed for 20 years. Acta Orthop Scand 1985;56:107-109.

55. Küntscher M, Blazek J, Brüner S, et al. Functional bracing after operative treatment of metacarpal fractures. Unfallchirurg 2002;105:1109-1114.
56. Kyrö A, Tunturi T, Soukka A. Conservative treatment of tibial fractures. Results in a series of 163 patients. Ann Chir Gynaecol 1991;80:294-300.
57. Lehtonen H, Järvinen TLN, Honkonen S, et al. Use of a cast compared with a functional ankle brace after operative treatment of an ankle fracture: a prospective, randomized study. J Bone Joint Surg (Am) 2003;85A:205-211.
58. Lewis PL, Rorabeck CH. Periprosthetic fractures. In: Engh GA, Rorabeck CH, eds. Revision Total Knee Arthroplasty. Baltimore: Wiliams and Wilkins, 1997.
59. Lichtenberg RP. A study of 2532 fractures in children. Am J Surg 1954;87:330-338.
60. Lindsay RW, Pneumaticos SG, Gugala Z. Management techniques for spinal injuries. In: Browner BD, Jupiter JB, Levine AM, et al., eds. Skeletal Trauma. 3rd Ed. Philadelphia: WB Saunders, 2003:746-776.
61. Neer CS. Displaced proximal humeral fractures. I. Classification and evaluation. J Bone Joint Surg (Am) 1970;52A:1077-1089.
62. Nho SJ, Brophy RH, Barker JU, et al. Management of proximal humeral fractures based on current literature. J Bone Joint Surg 2007;89(Suppl 3):44-58.
63. Nicoll EA. Fractures of the tibial shaft. A survey of 705 cases. J Bone Joint Surg (Br) 1965;46B:373-387.
64. Nordqvist A, Pettersson CJ, Redlund-Johnell I. Midclavicle fractures in adults: end result study after conservative treatment. J Orthop Trauma 1998;12:572-576.
65. O'Connor D, Mullett H, Doyle M, et al. Minimally displaced Colles fractures: a prospective randomized trial of treatment with a wrist splint or a plaster cast. J Hand Surg (Br) 2003;28:50-53.
66. Oni OOA, Hui A, Gregg PJ. The healing of closed tibial shaft fractures. J Bone Joint Surg (Br) 1988;70B:787-790.
67. Owsley KC, Gorczyca JT. Fracture displacement and screw cutout after open reduction and locked plate fixation of proximal humeral fractures. J Bone Joint Surg (Am) 2008; 90:233-240.
68. Pace AM, Stuart R, Brownlow H. Outcome of glenoid neck fractures. J Shoulder Elbow Surg 2005;14:585-590.
69. Peltier LF. Fractures. A History and Short Iconography of their Treatment. San Francisco: Norman Publishing, 1990.
70. Perry J, Nickel VL. Total cervical spine fusion for neck paralysis. J Bone Joint Surg (Am) 1959;41A:37-60.
71. Poeze M, Verbruggen JP, Brink PR. The relationship between the outcome of operatively treated calcaneal fractures and institutional fracture load. A systematic review of the literature. J Bone Joint Surg (Am) 2008;90A:1013-1021.
72. Pun WK, Chow SP, Fang D, et al. A study of function and residual joint stiffness after functional bracing of tibial shaft fractures. Clin Orthop 1991;267:157-163.
73. Puno RM, Teynor JT, Nagano J, et al. Critical analysis of results of treatment of 201 tibial shaft fractures. Clin Orthop 1986;212:113-121.
74. Ring D, Chin K, Taghinia AH, et al. Nonunion after functional brace treatment of diaphyseal humerus fractures. J Trauma 2007;62:1157-1158.
75. Robinson CM, Page RS, Hill RM. Primary hemiarthroplasty for treatment of proximal humerus fractures. J Bone Joint Surg (Am) 2003;85A:1215-1223.
76. Robinson CM. Cairns DA. Primary nonoperative treatment of displaced lateral fractures of the clavicle. J Bone Joint Surg 2004;86A:778-782.
77. Rokito AS, Zuckerman JD, Shaari JM, et al. A comparison of nonoperative and operative treatment of type II distal clavicle fractures. Bull Hosp Jt Dis 2002;61:32-39.
78. Rosenberg N, Soudry M. Shoulder impairment following treatment of diaphyseal fractures of humerus by functional brace. Arch Orthop Trauma Surg 2006;126:437-440.
79. Sanders R, Fortin P, DiPasquale T, et al. Operative treatment in 120 displaced intraarticular calcaneal fractures: results using a prognostic computed tomography scan classification. Clin Orthop 1993;290:87-95.
80. Sarmiento A. A functional below-the-knee cast for tibial fractures. J Bone Joint Surg 1967;49A:855-875.
81. Sarmiento A. A functional below-the-knee cast for tibial fractures. J Bone Joint Surg (Am) 1970;52A:295-311.
82. Sarmiento A. Gersten LM, Sobol PA. Tibial shaft fractures treated with functional braces. Experience with 780 fractures. J Bone Joint Surg (Br) 1989;71B:602-609.
83. Sarmiento A, Horowitch A, Aboulafia A, et al. Functional bracing for comminuted extra-articular fractures of the distal third of the humerus. J Bone Joint Surg (Br) 1990; 72B:283-287.
84. Sarmiento A, Latta LL, Zych GA, et al. Isolated ulnar shaft fractures treated with functional braces. J Orthop Trauma 1998;12:420-423.
85. Sayre LA. Report on fractures. Trans Am Med Assoc 1874;25:301.
86. Scudder CL. The ambulatory treatment of fractures. Boston Med Surg J 1898;138:102.
87. Seutin LJG. Du traitement des fractures par l'appareil inamovible. Bruxelles. 1835.
88. Shakespeare DT, Henderson NJ. Compartment pressure changes during calcaneal traction in tibial fractures. J Bone Joint Surg (Br) 1982:64:498-499.
89. Simanski CJ, Maegele MG, Lefering R, et al. Functional treatment and early weightbearing after an ankle fracture: a prospective study. J Orthop Trauma 2006;20:108-114.
90. Slátis P, Rokkanen P. Conservative treatment of tibial shaft fractures. Acta Chir Scand 1967;134:41-47.
91. Steen Jensen J, Wang Hansen S, Johansen J. Tibial shaft fractures: a comparison of conservative treatment and internal fixation with conventional plates or AO compression plates. Acta Orthop Scand 1977;48:204-212.
92. Stewart HD, Innes AR, Burke FD. Functional cast-bracing for Colles fractures. A comparison between cast-bracing and conventional plaster casts. J Bone Joint Surg (Br) 1984;66B:749-753.
93. Stimson LA. A treatise on fractures. Philadelphia: Henry C. Lea, 1883.
94. Thomas HO. The principles of the treatment of fractures and dislocations. London: HK Lewis, 1886.
95. Thompson GH, Wilber JH, Marcus RE. Internal fixation of fractures in children and adolescents. Clin Orthop 1984;188:10-20.
96. Toivanen JAK, Niemenen J, Laine HJ, et al. Functional treatment of closed humeral shaft fractures. Int Orthop 2005;29:10-13.
97. Tropiano P, Huang RC, Louis CA, et al. Functional and radiographic outcome of thoracolumbar and lumbar burst fractures managed by closed orthopaedic reduction and casting. Spine 2003;28:2459-2465.
98. Tropp H, Norlin R. Ankle performance after ankle fracture: a randomized study of early mobilization. Foot Ankle Int 1995;16:79-83.
99. Tumia N, Wardlaw D, Hallett J, et al. Aberdeen Colles brace as a treatment for Colles fracture. A multicenter, prospective, randomized, controlled trial. J Bone Joint Surg (Br) 2003;85:78-82.
100. Van der Linden W, Larsson K. Plate fixation versus conservative treatment of tibial shaft fractures. A randomized trial. J Bone Joint Surg (Am) 1979;61A:873-878.
101. Van Noort A, van Kampen A. Fractures of the scapula surgical neck: outcome after conservative treatment in 13 cases. Arch Orthop Trauma Surg 2005;125:696-700.
102. Veysi VT, Mittal R, Agarwal S, et al. Multiple trauma and scapula fractures: so what? J Trauma 2003;55:1145-1147.
103. Volkmann R. Verletzungen der knochen (knochenbruchen und knochenwunden). In: Pithia and Billroth, eds. Handbuch der Allemeinen und Speziellen Chirurgie. vol 2. Erlangen: Ferdinand Enke, 1865.
104. Young JWR, Burgess AR, Brumback RJ, et al. Pelvic fractures: value of plain radiography in early assessment and management. Radiology 1986;160:445-451.
105. Zagorski JB, Latta LL, Zych GA, et al. Diaphyseal fracture of the humerus. Treatment with prefabricated braces. J Bone Joint Surg (Am) 1988;70A:607-610.
106. Zlowodzki M, Bhandari M, Zelle BA, et al. Treatment of scapula fractures: systematic review of 520 fractures in 22 case series. J Orthop Trauma 2006;20:230-233.

7

Princípios da fixação interna

Michael Schütz
Thomas P. Rüedi

Base histórica e objetivos da fixação interna   189
Influência da biologia e da biomecânica na consolidação da fratura   190
Lesão de partes moles e consolidação da fratura   191
Planejamento pré-operatório   192
Cuidados pré, intra e pós-operatórios   193
   Técnica de planejamento no papel   193
   Profilaxia antibiótica e tromboembólica   194
   Cuidados pós-operatórios e reabilitação   195
Redução da fratura   195
   Redução direta   195
   Redução indireta   195
   Redução aberta   196
   Redução fechada   196

Técnicas e instrumentos para redução da fratura   197
   Tração e distração   197
   Pinça de redução   197
Técnicas e instrumentos para fixação interna   200
   Parafusos   200
   Placas   203
Aplicação de placa bloqueada – princípio do fixador interno   208
Técnicas de fixação intramedular   212
   Introdução e história   212
   Mecânica da osteossíntese intramedular   214
   Fisiopatologia da osteossíntese intramedular com hastes   214
Princípio da banda de tensão   217

BASE HISTÓRICA E OBJETIVOS DA FIXAÇÃO INTERNA

Por volta de 3.000 a.C., os antigos egípcios já sabiam que a imobilização de um membro fraturado não só reduzia a dor, mas também auxiliava no processo de consolidação. Os primeiros relatos sobre técnicas modernas de fixação interna foram publicados, entretanto, há cerca de 100 anos. Os irmãos belgas Elie e Albin Lambotte descreveram com detalhes os aspectos essenciais do que denominaram "osteossíntese" de fraturas com placas e parafusos, laçadas com fio metálico e fixadores externos. Albin Lambotte (1866-1955) enfatizou a importância da redução anatômica e da fixação estável das fraturas articulares como a única forma de readquirir a adequada função da articulação.[44] Embora Albin tenha planejado o tratamento das fraturas, também enfatizou a importância da cuidadosa manipulação das partes moles, para preservar a vascularização e prevenir infecções. Seu pupilo Robert Danis (1880-1962) introduziu a expressão "*soudure autogène*", ou consolidação óssea primária sem calo visível, observada quando a fratura era reduzida anatomicamente e fixada com uma placa que produzia a compressão entre os fragmentos fraturários e que foi idealizada por ele. Em 1950, o cirurgião ortopédico suíço Maurice Müller, então com 32 anos, passou somente um dia na clínica de Danis e ficou muito impressionado com os resultados da aplicação da placa de compressão. Após seu retorno a Fribourg, Suíça, Müller teve permissão do seu chefe para tratar um paciente com a nova técnica e com placas de compressão, que logo modificou e aprimorou tecnicamente. Em conjunto com outros 13 jovens cirurgiões suíços, Müller fundou em 1958 o Arbeitsgemeinschaft für Osteosynthesefragen (AO). Seus principais representantes são Martin Allgöwer, Walter Bandi, Robert Schneider e Hans Willenegger.[55] O grupo AO estabeleceu como sua meta a melhora dos desfechos para o paciente lesionado, mediante a definição de orientações com vistas ao tratamento cirúrgico de fraturas. Esses cirurgiões chegaram a um consenso e colocaram em prática as regras e os princípios da cirurgia de fratura. Com base no acompanhamento meticuloso de cada fratura, documentaram seus resultados e aprenderam com os erros e as complicações. Simultaneamente ao grupo AO suíço, Gerhard Küntscher (1900-1972), na Alemanha, desenvolveu a técnica da osteossíntese intramedular, que logo revolucionou o tratamento das fraturas diafisárias, sobretudo do fêmur e da tíbia.[45] Ao contrário da fixação rígida por compressão interfragmentar, a osteossíntese intramedular era uma técnica de imobilização interna que permitia certo movimento no local da fratura e, portanto, consolidação pela formação de calo. Com frequência, a fixação rígida, e a osteossíntese intramedular mais elástica, têm sido consideradas técnicas concorrentes, mas na verdade são técnicas complementares, cada qual com seus prós e contras e indicações específicas.

Os objetivos máximos da fixação cirúrgica das fraturas são a obtenção de uma restauração completa da função do membro lesionado e o retorno do paciente a seu estado de atividade anterior à ocorrência da lesão, além da minimização do risco e da incidência de complicações. As finalidades do uso de implantes são proporcionar suporte temporário, manter o alinhamento durante a consolidação da fratura e permitir a reabilitação funcional.

INFLUÊNCIA DA BIOLOGIA E DA BIOMECÂNICA NA CONSOLIDAÇÃO DA FRATURA

Neste capítulo, serão abordadas a influência da biologia e da mecânica no tratamento das fraturas. Qualquer procedimento alterará o ambiente biológico e biomecânico para a consolidação da fratura, o qual todos os cirurgiões responsáveis pelo tratamento de fraturas devem estar familiarizados. De um ponto de vista mecânico e biológico, o osso fraturado precisa de certo grau de imobilização, uma irrigação sanguínea satisfatoriamente preservada e estímulos biológicos ou hormonais para que possa ocorrer a consolidação. Os três fatores são importantes, mas a parte mecânica é a de mais fácil quantificação. Pode-se distinguir dois tipos de estabilidade determinada pela osteossíntese: absoluta e relativa. A estabilidade absoluta é definida como uma fixação rígida que não permite qualquer micromovimento entre os fragmentos fraturados sob solicitação fisiológica. Esse tipo de fixação ocorre de forma mais satisfatória pela compressão interfragmentar, e se baseia na pré-carga e na fricção. A fixação mais elástica, proporcionada pela osteossíntese interna ou externa do osso, é definida como uma estabilidade relativa que permite movimentos limitados no local fraturado sob solicitação funcional. O grau de estabilidade determinará o tipo de consolidação da fratura, que se fará por remodelação óssea primária ou direta (Fig. 7.1) ou por consolidação secundária ou indireta, com formação de calo. A consolidação indireta da fratura com formação de calo ocorre na maioria das condições mecânicas, em comparação com a remodelação óssea primária ou direta (Fig. 7.2). Não ocorrerá formação do calo se não houver movimento; no entanto, o excesso de movimento irá igualmente retardar a consolidação.

A teoria do *strain*[13,64] descreve, de maneira simplificada, o que ocorre em um traço de fratura no nível celular. *Strain* é a defor-

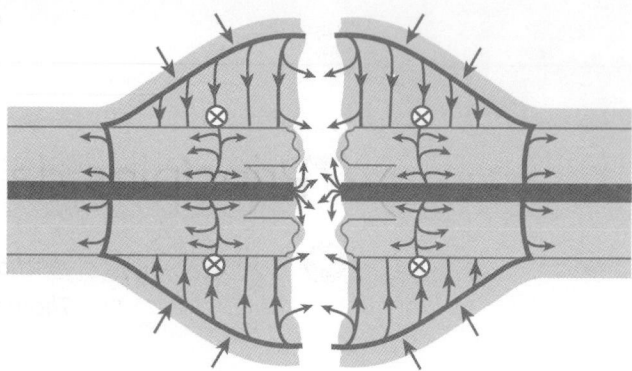

FIGURA 7.2 Consolidação secundária com formação de calo, observada com estabilidade relativa. Desenho esquemático de crescimento vascular a partir da periferia, na direção do hiato da fratura.

mação percentual de um material (p. ex., tecido de granulação no interior do hiato) quando determinada força é aplicada em relação à sua forma original; assim, *strain* é uma quantidade adimensional. A quantidade de deformação tolerada por determinado tecido antes de sua ruptura (i. e., fratura) varia muito. A deformação do osso intacto normal até que ocorra fratura é "baixa", cerca de 2%, enquanto o tecido de granulação tem alta tolerância, de 100%.[64] Na fratura com espaço estreito entre os fragmentos, certa força de movimentação promoverá a ruptura do calo em seu interior (Fig. 7.3), mas a mesma força aplicada a um espaço maior entre os fragmentos ósseos ocupado por tecido de granulação apenas deformará este tecido, não causando qualquer ruptura no tecido cicatricial em formação (Fig. 7.3B). Se atentarmos para determinado tipo de fratura, podemos apreciar que, no caso de uma fratura transversal simples ou oblíqua curta, no caso das fraturas com traço único, qualquer força deformante atua basicamente no nível local no único espaço, determinando a concentração de tensões, enquanto em fraturas multifragmentadas complexas, a mesma força se distribuirá ao longo dos numerosos traços fraturários ou fragmentos da fratura (distribuição das tensões). Pela aplicação da teoria do *strain*, pode-se deduzir que, em uma fratura diafisária simples é encontrada uma situação de "*strain* elevado". Portanto, será melhor reduzir anatomicamente essa fratura fixando-a por compressão interfragmentar (parafuso de tração e placa), um método que gera alto grau de estabilidade ou mesmo estabilidade absoluta (Fig. 7.4).

Por outro lado, uma fratura diafisária multifragmentada corresponde a uma situação de "*strain* reduzido", que é beneficiada com o alinhamento axial e rotacional correto e com fixação menos rígida (haste intramedular bloqueada, placa em ponte ou fixador externo), que proporciona estabilidade relativa (Fig. 7.5). Ao que parece, nos tipos de fraturas simples tratadas com fixação rígida, é mais importante evitar a diástase entre os fragmentos no local fraturado, enquanto nas fraturas complexas tratadas com fixação menos rígida, esses hiatos podem ser tolerados (Tab. 7.1). Bhandari[71] e Audigé[2] demonstraram independentemente que diástases de fratura persistentes superiores a aproximadamente 2 mm estavam associadas a um atraso na consolidação da fratura ou a pseudartrose.

Nas fraturas articulares, deve-se restaurar a congruência anatômica da superfície articular, e os fragmentos devem ser rigidamente fixados por compressão interfragmentar, enquanto a cominuição metafisária ou uma extensão diafisária da fratura poderão ser estabilizadas de maneira correta por uma técnica de estabilidade relativa (ver Fig. 7.30).

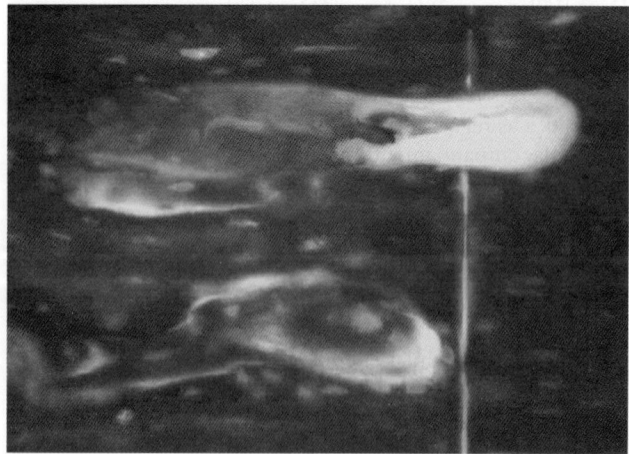

FIGURA 7.1 Consolidação direta ou primária de fratura, observada com estabilidade absoluta. Um novo ósteon de Havers está atravessando a osteotomia; portanto, faz interdigitação através da linha da osteotomia.

LESÃO DE PARTES MOLES E CONSOLIDAÇÃO DA FRATURA

Toda fratura está associada a uma lesão aos tecidos que circundam o osso. A energia, a direção e a concentração das forças indutoras da fratura determinarão seu tipo e as lesões correlatas nas partes moles.[58] Como resultado do deslocamento dos fragmentos, os vasos sanguíneos periosteais e endosteais podem sofrer ruptura, com avulsão do periósteo.[74] Há a afirmação de que "toda fratura é uma lesão da parte mole em que o osso é, por acaso, fraturado", o que ressalta a grande importância das partes moles na fisiologia do tecido ósseo. Lamenta-se que, em muitos casos, as partes moles ainda não sejam adequadamente avaliadas durante o tratamento cirúrgico das lesões do esqueleto.

O processo de consolidação de uma fratura tem início com a formação do tecido de granulação no interior do hematoma fraturário, dependendo da preservação ou restauração da irrigação sanguínea para a área. Quanto mais extensas forem a zona de lesão e a destruição dos tecidos, maior será o risco de atraso no processo de consolidação ou de outras complicações. Dependendo do mecanismo e da magnitude ou da energia do trauma, podem ser diferenciados mecanismos de fratura diretos e indiretos, dedutíveis pelo aspecto radiográfico da fratura. Um mecanismo de fratura indireto, por exemplo, por rotação ou flexão, causará uma fratura em espiral ou em asa de borboleta, respectivamente, com lesão pouco relevante às partes moles. Quando reduzidas com cuidado e imobilizadas por procedimentos incruentos ou cirúrgicos, essas fraturas costumam se consolidar sem maiores problemas (Fig. 7.4). Por outro lado, um golpe direto induzirá, no mínimo, uma contusão local da pele, frequentemente associada à fratura exposta transversal ou do tipo em cunha, com uma lesão extensa às partes moles (Fig. 7.6). Em fraturas expostas, a gravidade ou extensão da lesão costuma ficar muito mais evidente do que em fraturas fechadas.[19] Entretanto, esse último tipo de lesão também pode envolver estrutu-

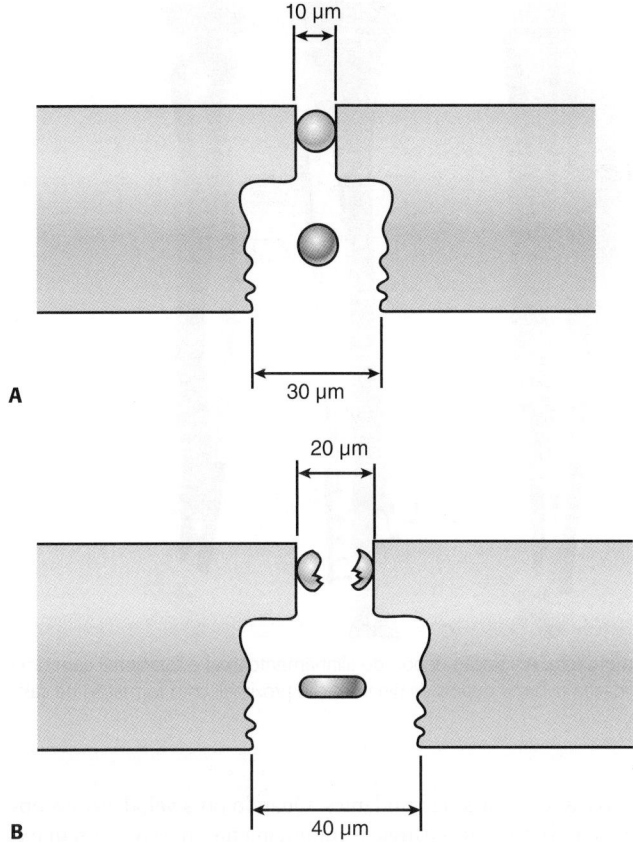

FIGURA 7.3 Teoria do *strain* de Perren. **A:** No interior de uma lacuna estreita (10 μm), uma célula isolada sofrerá ruptura diante de mínima distração (alta tensão). **B:** Em uma lacuna de dimensões consideráveis (30 μm) com espaço para várias camadas de células, o mesmo grau de distração terá como efeito apenas a deformação ou o estiramento dessas células (baixa tensão).

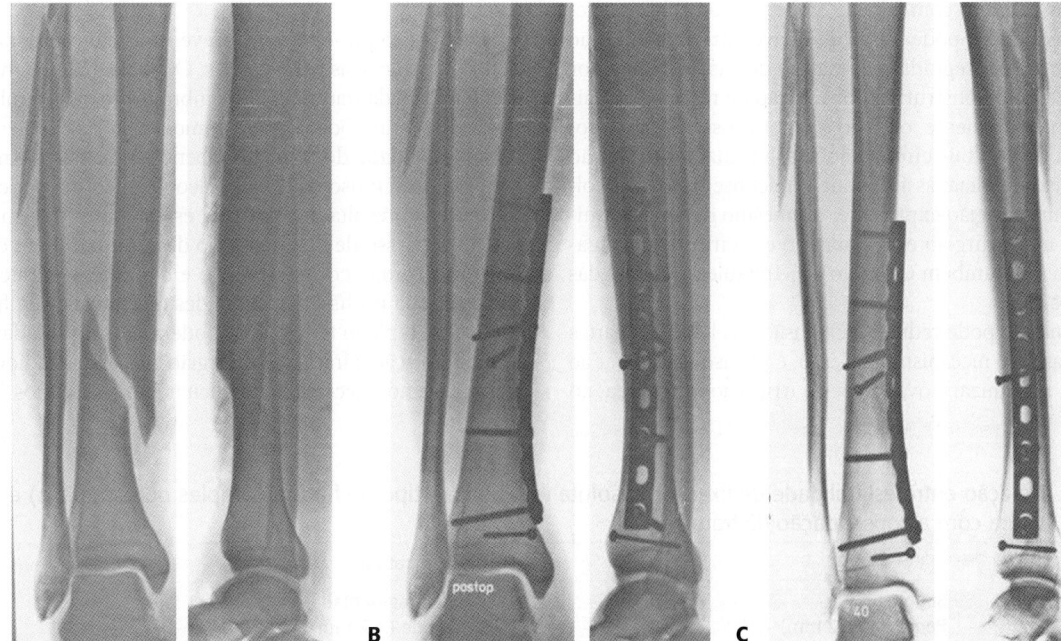

FIGURA 7.4 Fratura simples em espiral da tíbia e da fíbula, causada por traumatismo indireto **(A)**, está reduzida anatomicamente e foi fixada com compressão interfragmentar (parafuso de tração e placa de proteção), proporcionando estabilidade absoluta **(B)**. **(C):** No acompanhamento de 1 ano, nota-se que a consolidação ocorreu sem formação de calo.

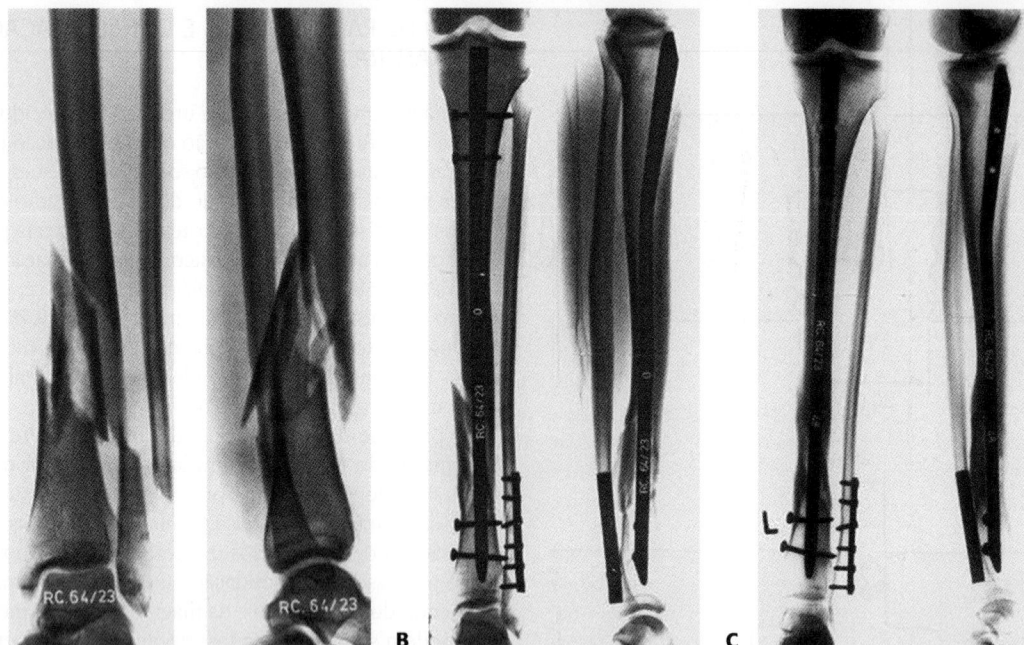

FIGURA 7.5 Fraturas complexas da tíbia e fíbula distais, causadas por traumatismo direto. **A.** Fixação depois do alinhamento axial e rotacional com uma haste intramedular bloqueada, proporcionando estabilidade relativa. **B.** A consolidação ocorreu depois da dinamização proximal, com formação de calo. **C.** A fratura fibular foi fixada, por estar na vizinhança da articulação do tornozelo.

ras neurovasculares importantes que circundam o osso. Assim, é mais comum que as lesões ocultas não sejam notadas nas fraturas fechadas.[52] Portanto, no planejamento, é muito importante realizar um cuidadoso processo de avaliação, classificação e documentação da fratura e da lesão às partes moles, sobretudo para determinar o momento correto da cirurgia. Como regra e se houver qualquer dúvida quanto à extensão da lesão às partes moles, é muito mais seguro imobilizar por um período temporário a zona de lesão por tração ou, ainda melhor, por um fixador externo; e a fixação definitiva deve ser adiada até a recuperação das partes moles (Fig. 7.6).

Em fraturas expostas com falha de cobertura ou com uma lesão vascular associada, pode ser aconselhável fazer uma fixação óssea de emergência, seguida pelo reparo da vasculatura e por um procedimento reconstrutivo por rotação de retalhos ou microcirurgia (imediatamente, ou logo que for possível) para a solução das lesões. Em tais circunstâncias, a tomada de decisão exige grande experiência; assim, pode ser aconselhável o envolvimento de um cirurgião experiente, ou mesmo de toda a equipe, inclusive um cirurgião especializado em cirurgia plástica-reconstrutiva (ver também Capítulo 10, Tratamento inicial das fraturas expostas).

Visto que não se pode reduzir a extensão das lesões às partes moles causadas pelo mecanismo da lesão, é preciso se esforçar ao máximo para minimizar novas lesões à irrigação sanguínea, ao osso e às estruturas circundantes. Quando possível, devemos optar por abordagens cirúrgicas minimamente invasivas e sem exposição da fratura, por técnicas indiretas de redução e por dispositivos de fixação que não causem maiores danos à irrigação sanguínea ao osso.

PLANEJAMENTO PRÉ-OPERATÓRIO

Toda fratura depende de um processo de avaliação e planejamento pré-operatórios, essencial para obter um resultado previsível e evitar problemas, riscos e atrasos intraoperatórios desnecessários.

A avaliação pré-operatória deve levar em consideração o paciente, a fratura e as partes moles. O planejamento envolve a avaliação não só da fratura e do membro *per se*, mas também do paciente como um todo. Fatores como a história e o mecanismo do acidente, a idade do paciente, doenças vasculares e metabólicas preexistentes, o uso de drogas, álcool e nicotina podem influenciar muito o resultado. Portanto, esses fatores devem ser incluídos no processo de determinação da conduta. Além disso, é importante tomar conhecimento e avaliar as expectativas do paciente, sua profissão e atividades recreativas. Em função desses dados, o plano terapêutico poderá passar por adaptações.

Com relação à fratura, o cirurgião avaliará as radiografias simples e, havendo necessidade, solicitará novos estudos de imagens.

TABELA 7.1 Relação entre estabilidade de fixação (absoluta *vs.* relativa), tipo de fratura (simples ou complexa) e tamanho do hiato da fratura com a consolidação da fratura

	Hiato da fratura	
	Simples Pequeno (< 2 mm)	Multifragmentada Grande (> 2 mm)
Estabilidade relativa	Reabsorção óssea, atraso ou ausência da consolidação	Consolidação óssea secundária (calo)
Estabilidade absoluta	Consolidação óssea primária, remodelagem osteonal	Reabsorção óssea, atraso ou ausência da consolidação

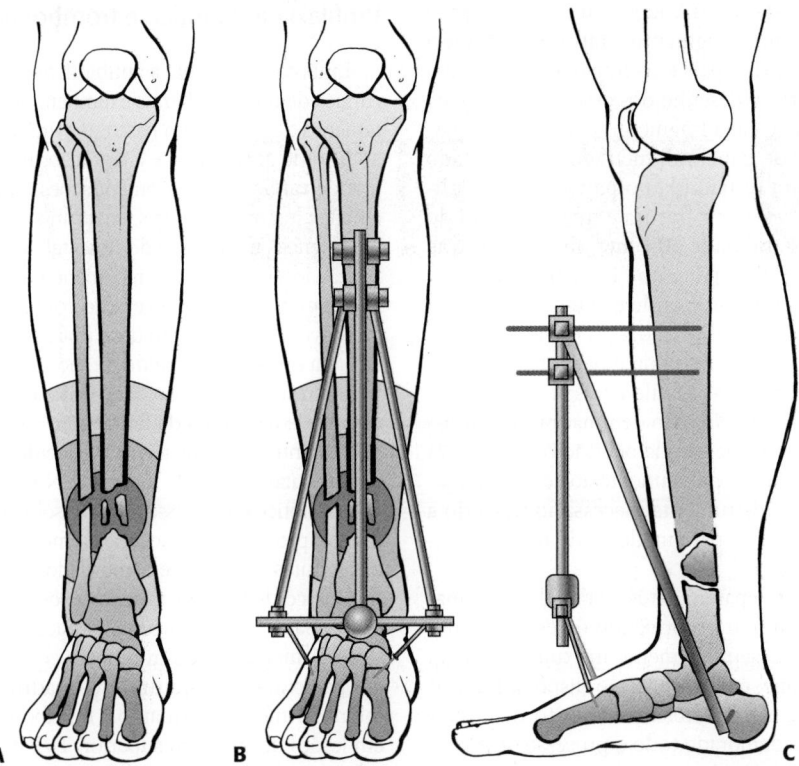

FIGURA 7.6 Desenho esquemático ilustrando a zona de lesão em torno de uma fratura da tíbia e da fíbula causada por traumatismo direto. **(A)** Fixador externo em ponte, para proteção da zona de lesão em uma fratura da tíbia distal com grave contusão **(B, C)**.

Os estudos de tomografia computadorizada (TC) com reconstrução bidimensional ou tridimensional costumam ser mais informativos,[12,48,60] enquanto as projeções de tração ainda podem ter utilidade em casos de fraturas articulares com grande desvio. A classificação da fratura ajudará a comunicação e discussão do tipo de tratamento, avaliar os problemas e formular o prognóstico para o resultado. Em seguida, o cirurgião deverá avaliar com cuidado as partes moles e as condições neurovasculares, pois mesmo nas fraturas fechadas pode haver grave envolvimento destas estruturas. O diagnóstico oportuno de uma síndrome compartimental e seu tratamento correto podem salvar um membro criticamente lesionado. Com frequência, a avaliação e a classificação da lesão às partes moles constituem tarefa mais árdua do que a avaliação e a classificação da fratura *per se*; para tanto, é preciso que o cirurgião tenha muita experiência.

Os componentes do plano pré-operatório são os seguintes:

- Momento da cirurgia
- Abordagem cirúrgica
- Manobras de redução
- Montagem do dispositivo de fixação
- Geração de imagens intraoperatórias
- Oclusão/cobertura da ferida
- Cuidados pós-operatórios
- Reabilitação

CUIDADOS PRÉ, INTRA E PÓS-OPERATÓRIOS

Embora a localização anatômica e o padrão de uma fratura possam ditar o método de fixação a ser utilizado (p. ex., uma fratura articular completa deve ser tratada com redução aberta e fixação interna – RAFI – estável), outros tipos de fraturas poderão ser abordados por diferentes técnicas de fixação ou mesmo por um tratamento conservador. O estado das partes moles, por exemplo, um inchaço intenso ou uma contusão cutânea, pode impedir a imediata realização da cirurgia, sendo então recomendável um procedimento em estágios. Depois de estabelecidos a indicação e o melhor momento para a cirurgia, as equipes é anestésica e ortopédica devem discutir prós e contras sobre tipo de anestesia, posicionamento do paciente, uso (ou não) de um torniquete, necessidade de antibioticoterapia profilática ou de enxerto ósseo, bem como o método de fixação, a abordagem, os meios auxiliares para a redução, o tipo de implante e a geração de imagens intraoperatórias. Quanto mais complexos forem a fratura e o procedimento, mais detalhado deverá ser o planejamento. O desenho dos limites da fratura em papel milimetrado ajudará a identificar o número, a forma, a posição e a relação entre os diferentes fragmentos. Com isso, o cirurgião experiente poderá avaliar as características e os desafios representados pela fratura e poderá decidir sobre o processo de redução e fixação, com o objetivo de causar o mínimo dano possível à irrigação sanguínea extremamente vulnerável da região.

Técnica de planejamento no papel

Há necessidade de boas incidências ortogonais de raio x do lado lesionado e também do lado intacto com inclusão das articulações adjacentes, papel milimetrado, canetas coloridas, gabaritos dos implantes, um conjunto de goniômetros e um écran radiográfico para que seja feito o planejamento pré-operatório no papel. Em uma primeira etapa, são traçados os limites do(s) osso(s) intactos(s). Em seguida, são traçados os limites do osso(s) fraturado(s), com os diferentes fragmentos fraturários. Na terceira etapa, os fragmentos principais e os fragmentos intermediários são remontados sobre o desenho dos ossos intactos. Para que essa etapa seja realizada, cada fragmento poderá ser copiado em diferentes pedaços de papel milimetrado, ou recortado com uma tesoura. A fratura restaurada no papel ajuda a indicar a melhor maneira de reduzir a fratura e qual a função do dispositivo de fixação (estabilidade absoluta ou relativa) que será utilizada (Fig. 7.7). O planejamento também indica o tamanho do implante a ser utilizado e onde e como aplicá-lo ou introduzi-lo, para que sejam minimizadas as novas lesões às partes moles. Por fim, a fratura reduzida é desenhada com o implante no lugar, e são numeradas as diferentes etapas de aplicação do dispositivo de fixação. No caso de uma fratura exposta, o cirurgião deve resolver a questão da oclusão ou cobertura da ferida. É conveniente solicitar previamente ao centro de materiais todos os implantes e instrumental necessário, visando a evitar improvisos e imperfeições pelo inadequado fornecimento na sala cirúrgica.

Em muitos dos modernos departamentos de radiologia, a imagem radiográfica digital vem se transformando no equipamento padrão, e estão em fase de desenvolvimento instrumentos para planejamento e gabaritos que, em breve, serão disponibilizados *online*. A expectativa é que esses meios auxiliares tornem mais atrativo, mais fácil e menos demorado todo o processo de planejamento nos *laptops* pessoais. Um bom plano pré-operatório reduzirá o tempo na sola cirúrgica, aumentará a eficiência do procedimento e, com isso, beneficiará o paciente.

Profilaxia antibiótica e tromboembólica

Embora atualmente a antibioticoterapia profilática na fixação cirúrgica de fraturas abertas e também de fraturas fechadas seja o tratamento de rotina com base em evidências,[8,60] a discussão se refere ao tipo de antibiótico e à duração da aplicação. Considerando a grande variação nas recomendações, que dependem de fatores nacionais, regionais e locais, sugerimos uma consulta ao especialista em doenças infecciosas do hospital em questão para determinar o padrão local. Em geral, é recomendável a administração de uma cefalosporina de segunda geração com amplo espectro; essa medicação deve ser aplicada em dose única, 30 minutos antes do início da cirurgia ou em um período de, no máximo, 24 a 48 horas no pós-operatório. Além disso, também é recomendável a aplicação frequente de irrigações da ferida com solução salina durante a cirurgia ("mantenha os tecidos umedecidos e eles ficarão satisfeitos"), para reduzir o risco de infecção.[4] No entanto, é discutível a adição de antibióticos ou antissépticos às soluções de irrigação, e ainda não foi comprovada a eficácia desta medida. O tratamento detalhado das fraturas expostas será abordado no Capítulo 10.

O risco de tromboembolia venosa depende de diversos fatores, como idade, tipo de cirurgia, duração da imobilização e predisposição. A incidência de trombose venosa profunda (TVP) é elevada em pacientes com fraturas do quadril, pelve, coluna vertebral e membro inferior, enquanto a trombose raramente será originária em lesões do membro superior. TVP exibe morbidade considerável e complicações e mortalidade significativas. No entanto, e como também acontece com os antibióticos, as recomendações para a profilaxia tromboembólica variam muito de uma instituição para

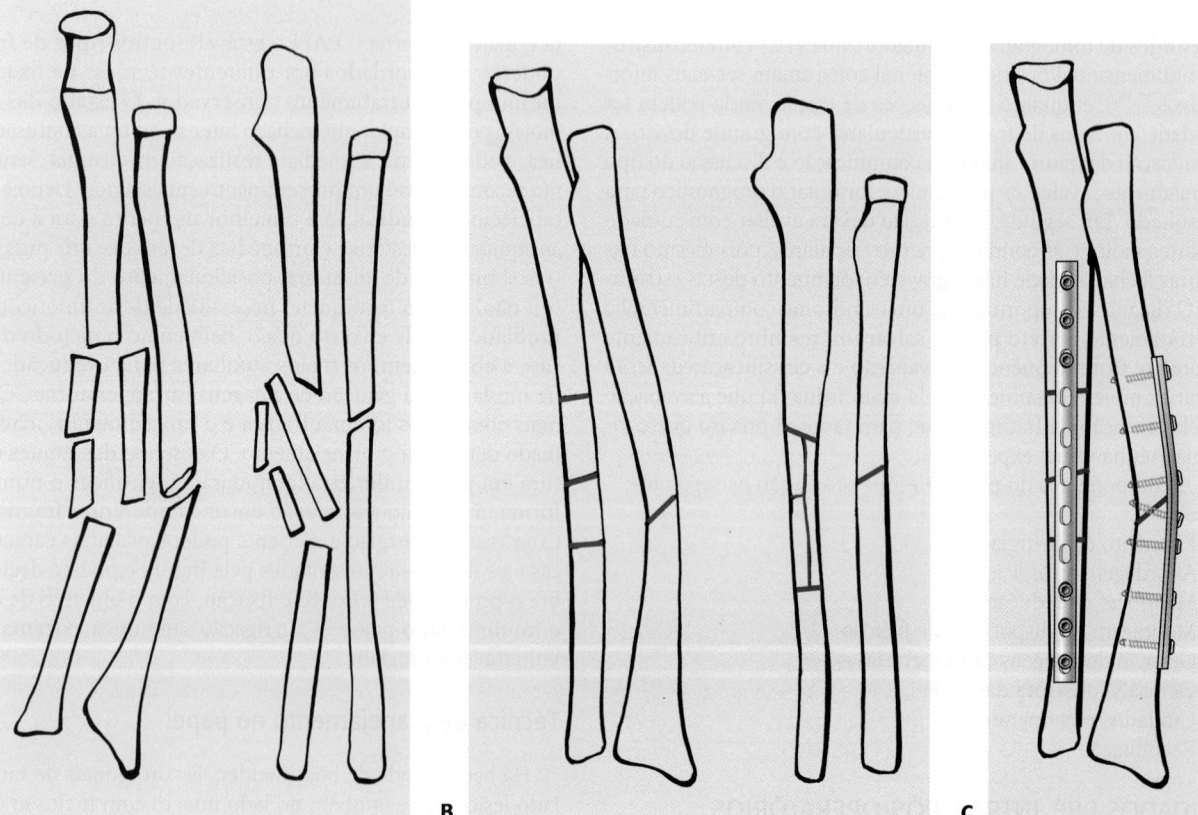

FIGURA 7.7 Planejamento no papel. **A:** Em primeiro lugar, os diferentes fragmentos da fratura são desenhados separadamente em papel milimetrado. **B:** Os fragmentos podem ser recortados com uma tesoura para serem novamente montados, ou podem ser copiados em sobreposição aos perfis dos ossos intactos apresentados ao lado oposto. **C:** Por fim, os implantes são aplicados na posição, comprimento e função corretos, proporcionando estabilidade absoluta (compressão) ou relativa (em ponte).

outra. É provável que a profilaxia mais efetiva consista na rápida mobilização pós-operatória do paciente como um todo, embora nem sempre isso seja possível. Heparina de baixo peso molecular, aspirina, dispositivos de compressão intermitente aplicados aos pés, além de varfarina ou cumarina, são medidas recomendadas por alguns profissionais, mas também rejeitadas por outros, pois não há evidência da superioridade de qualquer desses métodos, quando considerados de forma isolada.

Cuidados pós-operatórios e reabilitação

Os cuidados pós-operatórios têm início com o enfaixamento e/ou imobilização gessada ou não da ferida, o posicionamento do membro lesionado e a iniciação da fisioterapia. Um objetivo geral é a mobilização, tão logo seja possível, das articulações, do membro lesionado e do paciente como um todo, em geral 24 horas após a cirurgia, desde que a fixação da fratura esteja estável e as partes moles aguentem o tratamento. No caso de lesões no membro inferior em pacientes cooperativos, o cirurgião formulará um plano que possibilite a pronta sustentação parcial do peso. Naqueles pacientes que não cooperarem (idosos, perturbações mentais), a fixação deverá permitir a pronta sustentação total do peso; caso contrário, a fratura terá que ser externamente suportada por uma órtese gessada ou não.

REDUÇÃO DA FRATURA

A redução cuidadosa e atraumática da fratura não é apenas uma das etapas mais importantes e desafiadoras do tratamento – tanto operatório como conservador – das fraturas, mas é provável que também seja a parte mais difícil para o ensino e a prática. O objetivo da redução é restaurar as relações anatômicas do osso fraturado e do membro, mediante a reversão do mecanismo de deslocamento dos fragmentos durante a lesão. Na realidade, parece que, por causa das inserções musculares ao osso, a fratura tende a sofrer redesvio na direção e grau do desvio original. Assim, é importante que o cirurgião faça uma avaliação cuidadosa dos estudos de imagens e também leve em conta os vetores e as forças do deslocamento dos fragmentos decorrentes da tração muscular (Fig. 7.8).

Seja qual for o tipo de fratura – simples, multifragmentada ou com falha óssea – a restauração correta do comprimento, do alinhamento axial e da rotação na diáfise é considerada uma redução adequada. Contudo, no segmento epifisário, cabe uma reconstrução anatômica meticulosa da superfície e da congruência da articulação, para que seja obtido um bom resultado funcional. Nesse cenário, em alguns casos é difícil concretizar esses objetivos ambiciosos sem risco, por exemplo, incisões longas e uma exposição significativa. O cirurgião deve buscar um equilíbrio cuidadoso entre a reconstrução perfeita e o necessário respeito pela biologia das partes moles. Ressalte-se, ainda, que uma lesão irreparável à cartilagem articular pode ser um fator limitante.

Mast et al.[49] forjaram a expressão "fixação biológica da fratura", que se refere não apenas ao método de fixação, mas também às técnicas de redução. Em consequência, nos parágrafos seguintes serão estabelecidas distinções entre redução direta e indireta e também entre redução aberta e fechada. Embora costume haver associação entre as técnicas de redução direta e aberta e de redução indireta e fechada, elas não são sinônimos. Por fim, é essencial que qualquer redução ou manipulação dos fragmentos seja atraumática e realizada com cuidado, minimizando qualquer dano adicional à vascularização já comprometida dos fragmentos fraturados e do envoltório de partes moles.

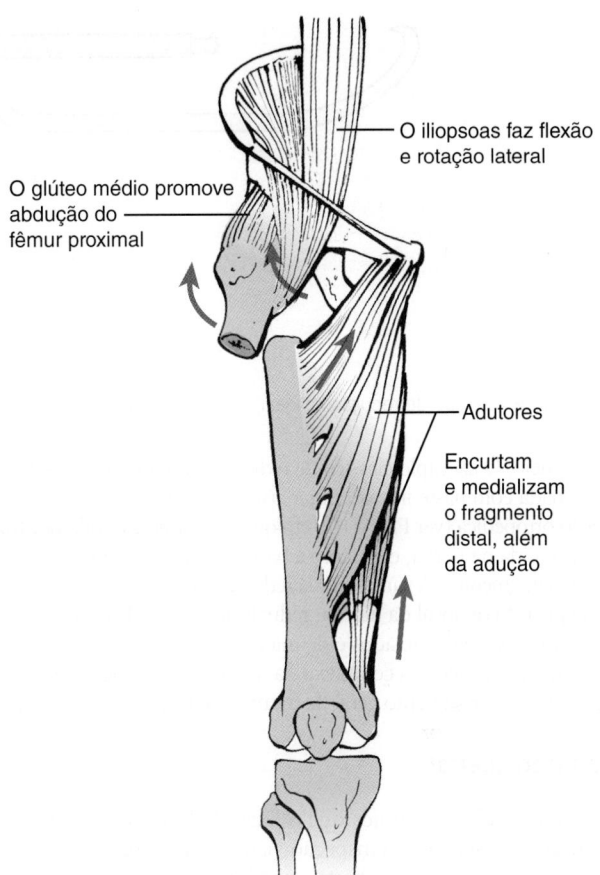

FIGURA 7.8 Desvio típico de uma fratura subtrocantérica com rotação lateral, abdução e flexão do fragmento proximal e adução do fragmento distal.

Redução direta

Redução direta significa que os fragmentos da fratura devem ser manipulados diretamente pela aplicação de diferentes instrumentos ou das mãos, o que em geral depende de uma exposição aberta do local da fratura. Alguns instrumentos e dispositivos recém-desenvolvidos também podem, entretanto, ser aplicados diretamente ao osso por meio de incisões muito pequenas e sem ampla exposição da fratura, como *joysticks,* grandes pinças de pontas finas para redução, o grampo colinear (Fig. 7.9) ou novos instrumentos para aplicação de fio de cerclagem. A aplicação dessas novas técnicas é denominada cirurgia minimamente invasiva; ou, quando aplicado à inserção de uma placa, osteossíntese minimamente invasiva com placa, apesar da manipulação direta dos fragmentos, graças ao novo instrumental.

Uma das vantagens da redução direta é a restauração precisa da anatomia, embora à custa de maior interferência na biologia do osso e das partes moles. Maior risco de infecção e, possivelmente, um atraso na consolidação óssea que acompanha o divulsionamento das partes moles são algumas das desvantagens dessa técnica.

Redução indireta

Redução indireta significa que a redução e o alinhamento dos fragmentos da fratura são alcançados sem que haja exposição do local da fratura, graças à aplicação indireta de forças de redução – pelo envoltório de tecido mole – até os fragmentos principais por meio da tração manual ou esquelética, uso de um distrator ou por qualquer

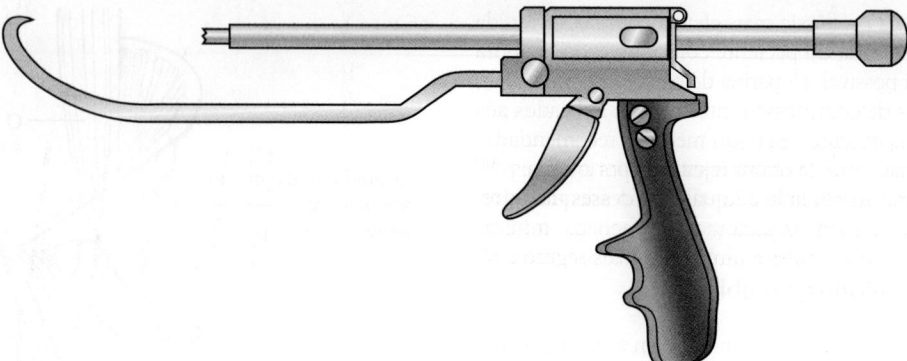

FIGURA 7.9 Grampo de redução colinear, para abordagens minimamente invasivas.

outro meio. O exemplo clássico de redução indireta é a osteossíntese fechada com haste intramedular aplicada com o uso de mesa de tração ortopédica (ver Fig. 7.10), em que a redução é obtida por tração exercida na perna, enquanto a haste permite o alinhamento final dos fragmentos. A vantagem da redução indireta é que quase não há exposição do local da fratura, reduzindo o risco de outras lesões à vascularização dos tecidos e de infecção. As desvantagens são as inerentes a uma técnica complexa e a maior dificuldade de avaliar a correção do alinhamento geral da fratura, sobretudo em rotação.

Redução aberta

Redução aberta implica que o local da fratura fica exposto, permitindo o exame e a inspeção visual da adequação da redução. Em geral, a redução aberta é combinada com a manipulação direta de alguns fragmentos, mas também pode envolver técnicas indiretas, como o uso de um distrator articular em ponte, no caso de uma fratura articular.

As indicações para reduções abertas são as seguintes:

- Fraturas articulares com desvio e impactação da superfície articular
- Fraturas que requerem alinhamento axial exato (p. ex., fraturas do antebraço e fraturas metafisárias simples)
- Insucesso da redução fechada, por causa de interposição de tecido mole
- Atraso na cirurgia, nos casos em que houver remoção de tecido de granulação ou de calo prematuro
- Casos de alto risco para lesão às estruturas neurovasculares
- Casos de impossibilidade de acesso, ou de acesso limitado, às imagens perioperatórias para verificação da redução.

É essencial que o cirurgião faça um cuidadoso planejamento pré-operatório com o uso da geração de imagens adequadas, para que sejam escolhidos a melhor abordagem, os instrumentos para uma redução cuidadosa e o implante apropriado. Nas fraturas articulares, normalmente é suficiente a observação no interior da articulação para a cuidadosa desobstrução de hematomas e debris e para avaliação da lesão cartilaginosa, além da qualidade da redução depois da reconstrução. Quando possível, o periósteo e quaisquer inserções de tecido mole devem ser preservados, e incisões percutâneas distintas podem ajudar no posicionamento de grampos de redução de ponta fina, fios de Kirschner temporários ou na inserção de parafusos de compressão.

Redução fechada

A redução fechada depende inteiramente de um alinhamento indireto dos fragmentos por ligamentotaxia ou por tração do envoltório de tecido mole. A tração longitudinal é a principal força que pode ser modificada por adução ou abdução, flexão ou extensão e por rotação, além de travesseiros de apoio etc. Essas ma-

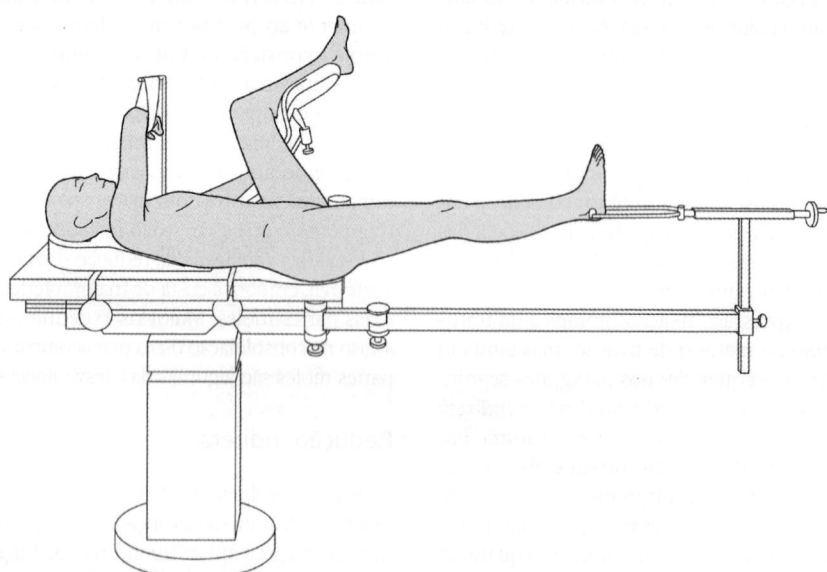

Figura 7.10 Mesa ortopédica com paciente em supino para aplicação de haste intramedular. (©AO Foundation, Suíça.)

nobras podem ser bastante exigentes e costumam depender da presença de um intensificador de imagens. São pré-requisitos para a redução fechada um profundo conhecimento da anatomia (localização da inserção muscular e da direção da tração muscular) e um cuidadoso planejamento. Poderão ter utilidade *joysticks* aplicados percutaneamente, além de outros instrumentos especiais.[18,43] Se tais meios auxiliares forem aplicados de modo adequado, resultarão nas seguintes vantagens para redução fechada: mínima ampliação da lesão às partes moles e um reparo mais seguro e rápido da fratura, além de um risco mais baixo de infecção.

As indicações para a redução fechada são:

- A maioria das fraturas diafisárias, em que a correção do alinhamento axial, do comprimento e da rotação é considerada suficiente para um bom resultado
- Fraturas com desvio mínimo, apropriadas para fixação percutânea
- Em idosos, fraturas do colo do fêmur, fraturas trocantéricas, fraturas umerais subcapitulares e certas fraturas do rádio distal

O tamanho da incisão não será indicativo da intensidade da lesão à biologia de uma fratura. Muitos danos podem ser infligidos com uma incisão curta; por outro lado, uma exposição mais ampla pode causar poucos danos. O mais importante é a sutileza das mãos do cirurgião e sua habilidade na condução do processo de redução.

TÉCNICAS E INSTRUMENTOS PARA REDUÇÃO DA FRATURA

Tração e distração

Tração é o meio mais comum de reduzir uma fratura. A tração pode ocorrer manualmente, com a ajuda de uma mesa de tração ou ortopédica, ou mediante a aplicação de um distrator diretamente nos principais fragmentos de um osso longo; ou, no caso de uma fratura articular, através da articulação (Fig. 7.11). Embora a tração longitudinal costume corrigir o encurtamento, pode ser difícil alinhar os fragmentos nos planos sagital e coronal. Foram descritos vários truques para contornar esse problema. A mesa de tração tem a desvantagem de que, em geral, a tração é aplicada através da articulação e são limitadas as possibilidades de movimentar o membro. Já o distrator oferece muitas possibilidades e maior liberdade de movimento, mas trata-se de um instrumento muito difícil de manipular, que requer considerável prática (Fig. 7.12).[3,5]

Pinça de redução

É grande a variedade de pinças de redução disponíveis, algumas para uso geral, outras para aplicações bastante específicas

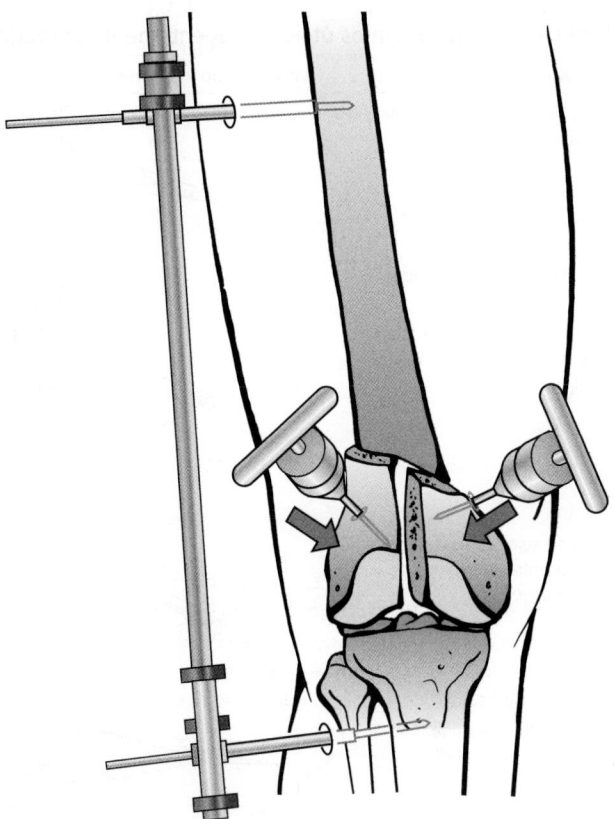

FIGURA 7.11 Distrator de ponte articular para manter a redução de uma fratura do fêmur distal com *joysticks*.

(Tab. 7.2). A pinça de redução com pontas (pinça de Weber) (Fig. 7.13) é o instrumento mais utilizado pelo fato de possuir muitos tamanhos. As pontas proporcionam um excelente ponto de apoio nos fragmentos, sem que o periósteo seja desnudado ou comprimido; mas em osso osteopênico. essas pontas podem penetrar através da cortical adelgaçada. Ocasionalmente, terá utilidade o uso de um pequeno orifício, feito com um perfurador ou fio de Kirschner, para que haja "pega" para a ponta do instrumento. A pinça pode ser aplicada diretamente através da ferida cirúrgica, ou por via percutânea através de incisões perfurantes.

Duas pinças especiais (Faraboeuf e Jungbluth) foram originalmente desenvolvidas para fraturas pélvicas e acetabulares. Esses dois instrumentos são aplicados às cabeças de dois parafusos que são inseridos em cada lado da fratura (Fig. 7.14). A pinça de redução mais moderna é a pinça colinear, que não exibe mais a estrutura de uma dobradiça entre os dois ramos; em vez disso, tem um mecanismo deslizante que permite um movimento linear (ver Fig. 7.9). Graças

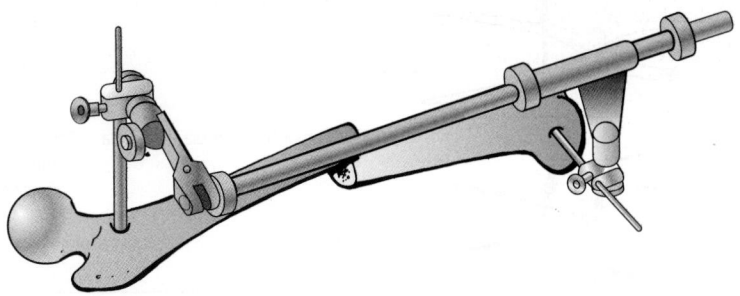

FIGURA 7.12 Distrator femoral aplicado em dois planos, permitindo um alinhamento axial e rotacional, por exemplo, para a inserção de haste intramedular ou para a aplicação de placa com procedimento minimamente invasivo.

TABELA 7.2 Instrumentos úteis e frequentemente utilizados para redução

Instrumento	Imagem do instrumento	Descrição	Técnica de aplicação, graus de liberdade
Pinça de redução com pontas finas (pinça de Weber)		Diferentes tamanhos e angulações dos ramos disponíveis; diferentes mecanismos	Técnica em pinça, técnica com duas pinças, três graus de liberdade linear e dois graus de liberdade rotacional
Pinça de redução denteada		Diferentes tamanhos	Utilizada principalmente para alinhamento da placa em osso diafisário e para redução
Pinça de sujeição óssea com autocentragem (pinça de Verbrugge)		Quatro tamanhos diferentes	
Pinça separadora de ossos		Diferentes tamanhos e angulações	Apenas para distração; um grau de liberdade linear
Pinça de redução colinear		Diferentes ramos (ganchos) intercambiáveis	Apenas para compressão; um grau de liberdade linear
Pinça de redução pélvica com pontas esféricas ("King tong", "Queen tong")		Simétrica e assimétrica, com duas e três espículas, arruela denteada montável	
Pinça angulada de redução pélvica (pinça de Matta)		Pequena e grande	
Pinça para redução pélvica (pinça de Faraboeuf)		Diferentes tamanhos, parafusos de 3,5 e 4,5 mm	
Pinça para redução pélvica (pinça de Jungbluth)		Dois tamanhos diferentes, parafusos de 3,5 e 4,5 mm	Pode ser utilizada em diferentes direções, pois o parafuso liga diretamente a pinça ao fragmento ósseo
Pinça de redução periarticular com pontas esféricas ("pinça de gelo", "King Kong")		Vários tamanhos, arruela denteada montável	Principalmente usada em fraturas periarticulares; seu grande raio impede o esmagamento de tecido mole

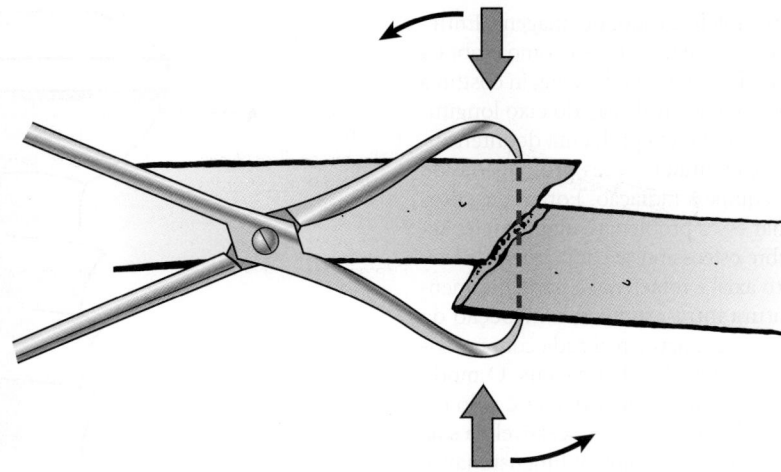

FIGURA 7.13 A pinça de redução com pontas finas (pinça de Weber) permite uma fixação segura do osso sem avulsão do periósteo. Fazendo a manipulação com a pinça (*setas*), uma fratura oblíqua simples pode ser facilmente reduzida.

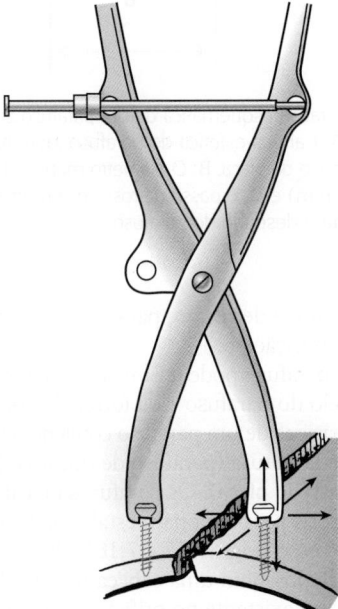

FIGURA 7.14 A pinça de Jungbluth é aplicada com a ajuda das cabeças de dois parafusos que são inseridos nas proximidades da fratura. Podem ser realizados movimentos de distração e também de translação, o que é particularmente útil na pelve.

a isso, esse novo instrumento de redução pode ser introduzido através de incisões muito curtas ou de aberturas estreitas na pelve, tornando-o ideal para técnicas minimamente invasivas.

Outros instrumentos de redução utilizados são *joysticks* (de preferência parafusos de Schanz), afastadores de Hohmann para manipulação intrafocal e fios de cerclagem, embora qualquer cirurgião conte sempre com instrumentos e truques adicionais em seu arsenal pessoal (Fig. 7.15).

Além disso, há situações em que o cirurgião pode utilizar um implante, haste intramedular, placa ou fixador externo modular para a redução e a fixação simultâneas. Ao se usar, sobretudo, implantes convencionais, placas não bloqueadas, placas angulares com lâmina fixa e placas pré-moldadas, pode-se, com técnica adequada, reduzir os fragmentos tracionando-os até a placa.

A cirurgia assistida por computador, com um *software* de navegação, promete abrir aplicações completamente novas, sobretudo para substituição do quadril e do joelho; no entanto, esta técnica atualmente ainda se encontra em desenvolvimento para a redução e tratamento das fraturas.[31,36]

Avaliação intraoperatória e pós-operatória da redução

Depois da redução de uma fratura, os fragmentos devem permanecer temporariamente estabilizados com fios de Kirschner e/ou uma pinça; em seguida, o cirurgião deverá avaliar com cuidado a reconstrução e o alinhamento axial pelo menos em dois

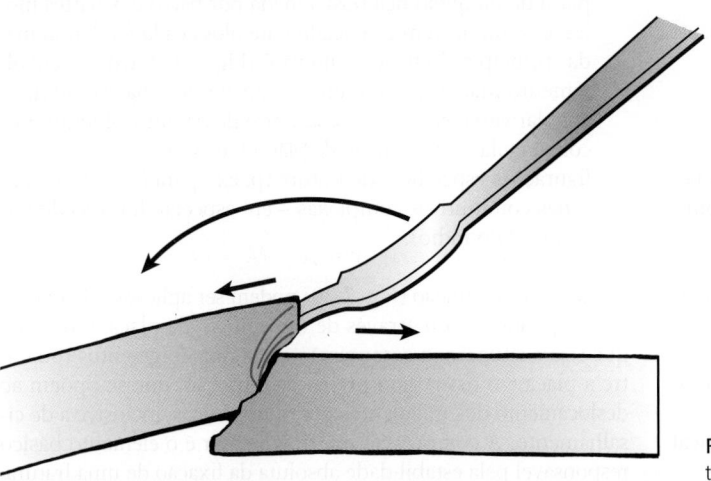

FIGURA 7.15 Afastador de Hohman para redução direta de uma fratura simples.

planos, e de preferência com o intensificador de imagens. Entretanto, a resolução das imagens não é tão precisa como a obtida nas radiografias, e o tamanho do campo ou da imagem costuma ser muito pequeno para possibilitar a avaliação do eixo longitudinal de um osso, ou sua rotação. Outro problema do intensificador de imagens é a exposição, muitas vezes prolongada, do paciente, do cirurgião e da equipe à radiação. Foram descritos vários truques para contornar esses problemas, alguns deles serão descritos no capítulo sobre osteossíntese com haste intramedular, em que o alinhamento axial e rotacional é particularmente difícil. Nos casos de fratura intra-articular, a inspeção da superfície articular será mais efetivamente realizada com nossos próprios olhos, ou com o intensificador de imagens. O modo mais confiável de avaliar uma reconstrução articular é pelo estudo de TC, que está se tornando cada vez mais acessível na sola cirúrgica, integrada aos novos fluoroscópios bidimensionais e tridimensionais. Alguns autores também defenderam o uso da artroscopia para o controle cirúrgico minimamente invasivo das fraturas articulares.[30,50] Essa tecnologia oferece vantagens na avaliação de meniscos e ligamentos, assim como da consistência da cartilagem articular; mas em relação ao alinhamento axial, a redução aberta costuma parecer superior.

TÉCNICAS E INSTRUMENTOS PARA FIXAÇÃO INTERNA

A fixação cirúrgica das fraturas pode ser realizada com dispositivos aplicados externa (por via percutânea) ou internamente (por baixo da cobertura de tecido mole). Quanto aos fixadores externos, muitos tipos serão descritos no Capítulo 8. Os implantes de fixação interna estabilizam o osso a partir do interior do canal medular (hastes intramedulares) ou são fixados no exterior do osso (parafusos e placas convencionais não bloqueadas e placas de furos bloqueados, além de fios em banda de tensão).

Parafusos

Os parafusos constituem o instrumento mais eficiente e básico para osteossíntese, sobretudo em combinação com placas. O parafuso é um elemento poderoso, que converte força aplicada em rotação em movimento linear.

Os desenhos de quase todos os parafusos possuem aspectos em comum (Fig. 7.16).

- Uma haste central que proporciona força
- Uma rosca que se prende ao osso e é responsável pela função e pela retenção do parafuso
- Uma ponta que pode ser obtusa ou afilada e que é autocortante ou autorrosqueante/autocortante
- Uma cabeça que se engaja no osso ou em uma placa
- Uma reentrância na cabeça, que recebe a chave de fenda

Os parafusos podem ser obtidos em diferentes formas, diâmetros e materiais. Caracteristicamente, os parafusos são denominados em função de seu modelo, função ou modo de aplicação.

- Modelo (de rosca parcial ou completa, canulado, automacheante etc.)
- Dimensão do diâmetro da rosca maior (os de uso mais comum: 1,5 mm, 2 mm, 2,4 mm, 2,7 mm, 3,5 mm, 4,5 mm, 6,5 mm, 7,3 mm etc.)
- Área de aplicação típica (cortical, osso esponjoso, bicortical ou monocortical)

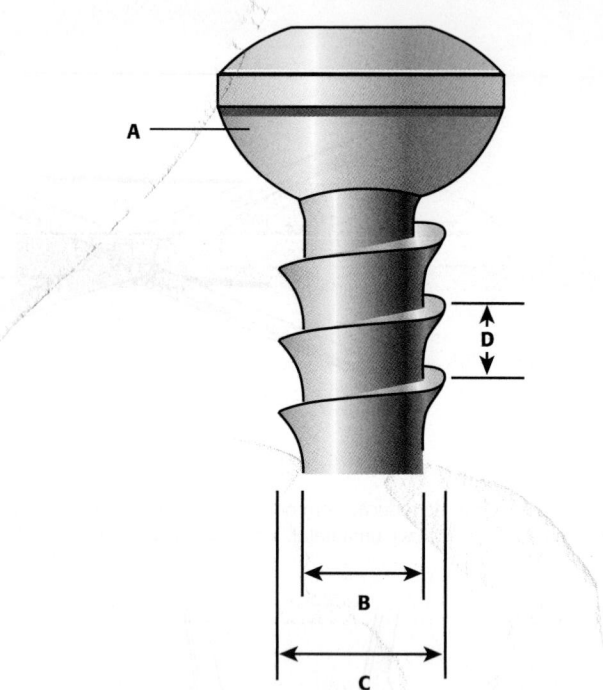

FIGURA 7.16 Ilustração esquemática de um parafuso cortical convencional de 4,5 mm. **A:** Cabeça esférica do parafuso, permitindo um encaixe congruente no orifício da placa. **B:** O diâmetro menor (3,2 mm) **C:** O diâmetro maior (4,5 mm) e **D:** o passo da rosca é comumente o parâmetro recomendado para o desenho do parafuso.

- Função (parafuso de tração, parafuso de cabeça bloqueada, parafuso de posição etc.)
- Um mesmo parafuso pode ter funções diferentes, dependendo do modelo do parafuso e da forma de aplicação. Os dois princípios básicos de um parafuso convencional são: comprimir o plano da fratura (parafuso de tração) e fixar a placa ao osso (parafuso de placa). Os parafusos de cabeça bloqueada mais modernos proporcionam estabilidade angular entre o implante e o osso (Figs. 7.17 e 7.18). Os parafusos de cabeça bloqueada possuem uma cabeça rosqueada que se fixa à rosca recíproca existente no orifício da placa.[15] Isso cria um conjunto parafuso-placa com estabilidade angular. O aperto do parafuso bloqueado não comprime a placa contra a superfície óssea. A transferência de carga ocorre através dos parafusos bloqueados e da placa, de forma parecida com um fixador externo, e não por fricção e pré-carga. Visto que a placa de bloqueio fica posicionada por baixo das partes moles, essa montagem essencialmente bloqueada foi denominada "princípio do fixador interno" (Fig. 7.19). Um desenvolvimento mais recente oferece a opção de uma estabilidade angular variável, que permite o uso de parafusos bloqueados com angulação no orifício da placa, para o tratamento de configurações específicas de fratura (p. ex., para fraturas metafisárias cominutivas complexas – em especial, fraturas do terço distal do rádio).

Parafusos de tração (Fig. 7.20) podem ser aplicados de maneira independente, ou através de um orifício da placa. Qualquer que seja a situação, a compressão entre dois fragmentos (ou entre a placa e o osso) gera pré-carga e fricção, que se opõem ao deslocamento dos fragmentos por outras forças, inclusive a de cisalhamento. A compressão interfragmentar é o elemento básico responsável pela estabilidade absoluta da fixação de uma fratura.

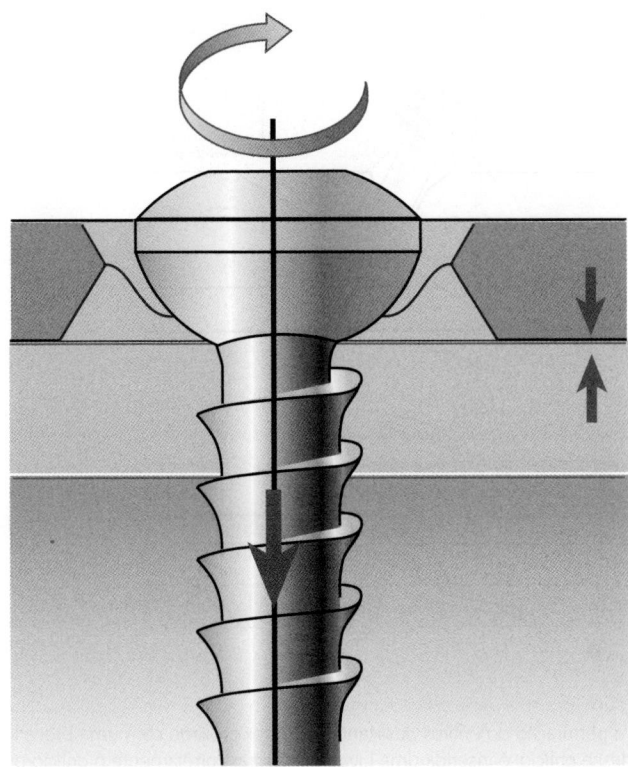

FIGURA 7.17 Um parafuso cortical convencional aplicado como parafuso de placa. O parafuso pressiona a placa contra a superfície óssea; com isso, cria fricção e pré-carga.

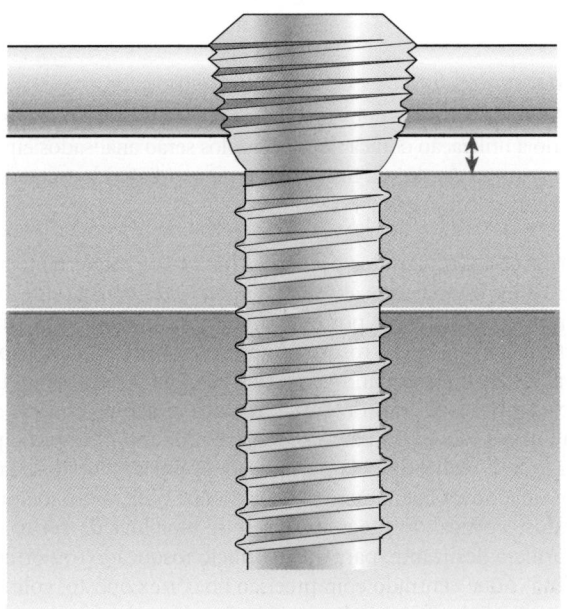

FIGURA 7.18 Parafuso com cabeça bloqueada. A cabeça do parafuso fica firmemente travada no orifício próprio, sem que a placa seja pressionada contra o osso. Esse parafuso proporciona estabilidade angular.

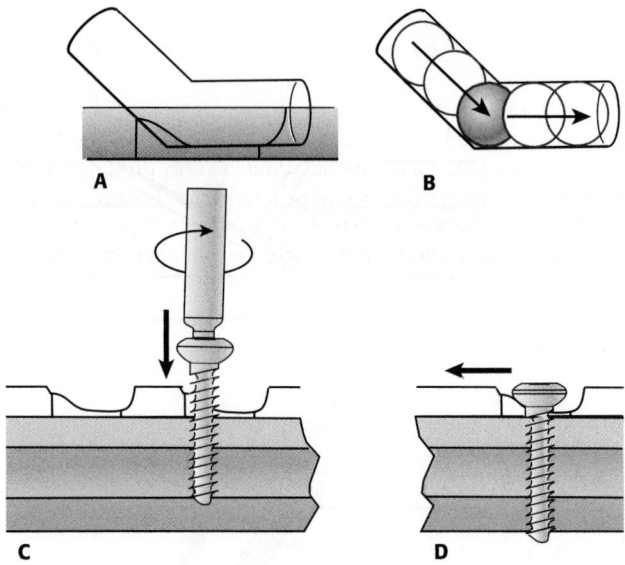

FIGURA 7.19 Princípio da compressão dinâmica: os orifícios da PCD têm a forma de um cilindro inclinado e transversal. **(A)** Como se fosse uma esfera, a cabeça do parafuso desliza pelo cilindro inclinado. **(B)** Por causa da forma do orifício da placa, o implante vai sendo mobilizado horizontalmente, em relação ao osso, durante a introdução do parafuso **(C, D)**.

Para a inserção de um parafuso, o cirurgião faz um orifício no osso com uma broca de diâmetro ligeiramente maior do que o menor diâmetro do parafuso selecionado. Para que o parafuso fique retido com segurança, é recomendável abrir rosca com um macho de tamanho apropriado antes da inserção do parafuso, especialmente no osso cortical e no osso esponjoso rígido de pacientes jovens. No osso de qualidade mais maleável (p. ex., osso esponjoso), a inserção do parafuso pode ser feita sem necessidade da abertura da rosca. Como opção, também podem ser utilizados parafusos automacheantes, que diminuem o tempo de inserção, mas que exigem certa prática. O aperto do parafuso inserido no osso gera fricção. Assim, ocorre geração de calor, o que, por sua vez, pode provocar necrose térmica do osso adjacente. O modelo do parafuso e a técnica para sua inserção influenciam o grau da lesão causada e, em última análise, o poder de retenção do parafuso. Poderá ocorrer também necrose térmica causada pelo uso de machos cegos, ou pela inserção de pinos e fios com diâmetro superior a 2 mm sem pré-perfuração com broca, o que poderá causar afrouxamento e sequestro anular ao redor da rosca do parafuso. O cirurgião é responsável pela preparação criteriosa dos orifícios.

Em geral, são diferenciados três tipos distintos de parafusos:

1. A rosca do parafuso cortical é projetada para uso no osso cortical (ver Fig. 7.16). De modo característico, esse parafuso exibe rosca completa, mas pode ser apenas parcialmente rosqueado; em geral, esse implante é comercializado nos diâmetros de 1 a 4,5 mm. Cada diâmetro tem um par de brocas correspondentes aos diâmetros maior e menor, além de um macho abre-roscas. A broca correspondente ao diâmetro maior é utilizada para a perfuração do orifício deslizante para um parafuso de tração, enquanto a broca correspondente ao diâmetro menor é utilizada para perfurar o orifício rosqueado. Hoje, pode-se contar com parafusos corticais automacheantes; esses implantes também são recomendáveis, exceto para uso no osso cortical de adultos jovens. Alguns desses parafusos também podem ser adquiridos em versão canulada.

2. Em comparação com os parafusos corticais, o parafuso para osso esponjoso possui rosca mais profunda, um passo maior e, de modo característico, um diâmetro externo maior (4 a 8 mm). Os parafusos esponjosos são utilizados no osso esponjoso metaepifisário. O parafuso pode ter rosca par-

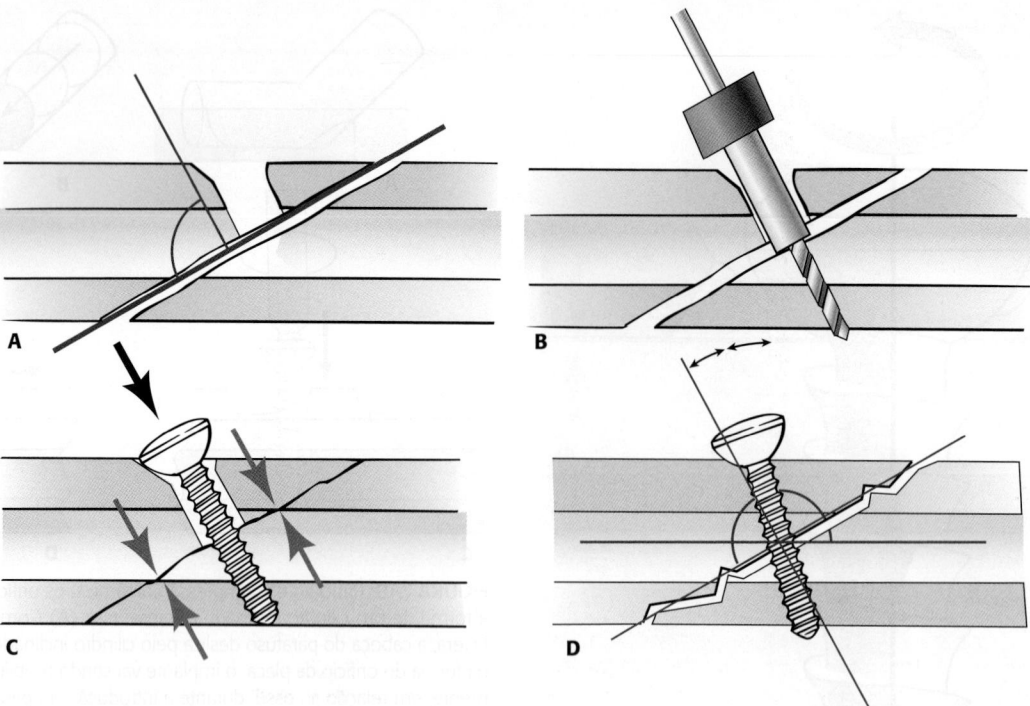

FIGURA 7.20 A primeira etapa da inserção de um parafuso de tração envolve a perfuração do orifício deslizante no córtex próximo com uma broca ligeiramente mais calibrosa que o maior diâmetro do parafuso. **(A)**. No interior desse orifício, é inserida uma luva para centrar corretamente o orifício-piloto ou o orifício rosqueado no córtex oposto (i. e., córtex remoto), que é perfurado com uma broca de diâmetro igual ao diâmetro menor do parafuso. **(B)**. Depois de determinar o comprimento do parafuso com o medidor de profundidade e abrir a rosca no córtex remoto, o cirurgião insere o parafuso cortical. Com a introdução do parafuso, as superfícies da fratura ficam comprimidas (compressão interfragmentar) **(C)**. Embora a direção ideal do parafuso para a geração de compressão seja a de um ângulo reto com o plano da fratura, apenas em raros casos isso será possível. Assim, o parafuso é direcionado entre as perpendiculares ao plano da fratura e ao plano do osso **(D)**.

cial ou completa. Recomenda-se que o osso cortical e o osso denso em adultos jovens sejam perfurados com broca e rosqueados.

3. Basicamente, os parafusos com cabeça bloqueada utilizados nos sistemas de placa de bloqueio (ver Fig. 7.18) se caracterizam pela cabeça rosqueada do parafuso. Esses parafusos podem ter maior diâmetro da haste e uma rosca relativamente rasa, com um gume obtuso. Esse desenho aumenta a força e a interface entre o parafuso e o osso cortical, em comparação com os parafusos convencionais. Os parafusos de bloqueio são utilizados em combinação com placas que contenham orifícios capazes de acomodar a cabeça rosqueada do parafuso. Os parafusos bloqueados com ângulo variável possibilitam o mesmo princípio de bloqueio; mas, além disso, permitem que os parafusos bloqueados possam ser angulados em certa medida. Certas fraturas metafisárias cominutivas necessitavam da fixação de pequenos fragmentos, ainda propiciando estabilidade angular. Esse desenvolvimento passou a ser mais universalmente disponibilizado especialmente em casos de fixação de fraturas metafisárias complexas (instáveis ou desviadas) do terço distal do rádio,[62] terço proximal do úmero,[40,81] terço distal do fêmur[22,59,84] e terço proximal da tíbia.[21,56] Esses tipos de parafusos certamente proporcionam maior versatilidade e flexibilidade, tanto na aplicação de parafusos como de placas; mas, ao mesmo tempo, promovem redução da resistência final à fadiga. Assim, em termos do uso clínico, é preciso levar em consideração que o aumento na angulação do parafuso poderá diminuir a força do bloqueio, com consequente quebra por carga.[29,84]

As diferentes funções de um parafuso

A Tabela 7.3 apresenta os tipos e as funções dos parafusos segundo a utilização clínica. Três exemplos serão analisados em detalhes, em razão de sua importância no cotidiano do tratamento cirúrgico das fraturas.

Parafuso de tração. Um dos princípios básicos da moderna fixação interna é a estabilidade absoluta, graças à compressão interfragmentar proporcionada por um parafuso de tração.[65] O parafuso cortical convencional, rosqueado por completo, funciona como parafuso de tração quando a rosca é inserida apenas na cortical oposta à linha de fratura (córtex remoto) e não na cortical que fica junto à cabeça do parafuso (córtex próximo). Em princípio, essa ação é realizada pela perfuração de um orifício deslizante com uma broca ligeiramente maior do que o diâmetro maior do parafuso cortical. Em seguida, insere-se uma luva de perfuração no orifício deslizante, para que o orifício rosqueado (ou orifício-piloto) fique centrado com precisão no córtex oposto, colinearmente com o orifício deslizante, que é perfurado com uma broca menos calibrosa (correspondente ao diâmetro menor do parafuso). Depois de determinar o comprimento do parafuso com um medidor de profundidade, abre-se a rosca no córtex remoto com um macho, ou então insere-se um parafuso automachante. Com o avanço do parafuso pelo orifício rosqueado, a cabeça se insere no córtex próximo e gera pré-carga e compressão entre os dois fragmentos. É aconselhável aplicar apenas cerca de dois terços do torque possível a um parafuso de tração, o que corresponde a aproximadamente 2.000 a 3.000 N.[68,75] A direção ideal de um parafuso de tração para a geração de força compressiva é a perpendicular ao plano da fratura. Como nem sempre isso é

TABELA 7.3 As diversas funções dos parafusos e exemplos clínicos

	Função	Exemplo clínico
Nome	**Mecanismo**	
Parafuso de placa não bloqueado	São aplicadas pré-carga e fricção para gerar força entre a placa e o osso	Aplicação de placa ao antebraço
Parafuso de tração	O orifício de deslizamento permite a compressão entre os fragmentos ósseos	Fixação de um fragmento em borboleta ou cuneiforme, ou fratura do maléolo medial
Parafuso de posição	Mantém as partes anatômicas na relação correta entre si, sem compressão (i. e., apenas orifício rosqueado, sem orifício deslizante)	Parafuso sindesmótico
Parafuso de cabeça bloqueada	Utilizado exclusivamente com placas bloqueadas; as roscas na cabeça do parafuso permitem o acoplamento mecânico a uma rosca recíproca na placa, proporcionando estabilidade angular	Fratura metafisária complexa Osteoporose
Parafuso de bloqueio variável	Empregado exclusivamente com placas bloqueadas especiais; a mesma estabilidade angular mecânica obtida com o parafuso de cabeça bloqueada; mas permite certa variabilidade na angulação do parafuso no interior do orifício da placa	Fraturas metafisárias cominutivas complexas e fraturas periprotéticas
Parafuso de bloqueio	Acopla uma haste intramedular ao osso, para que sejam mantidos o comprimento, o alinhamento e a rotação	Haste intramedular femoral ou tibial bloqueada
Parafuso de ancoragem	Um ponto de fixação utilizado para ancoragem de uma alça com fio metálico, ou sutura robusta	Ancoragem por banda de tensão em uma fratura do úmero proximal
Parafuso *push-pull* (i. e., "entra-sai")	Ponto de fixação temporário, utilizado para a redução da fratura por distração e/ou compressão	Uso de um dispositivo de compressão articulado
Parafuso de redução	Parafuso convencional passado através de uma placa para tracionar os fragmentos da fratura na direção da placa; depois de obtido o alinhamento, o parafuso pode ser removido ou trocado	Técnica de osteossíntese minimamente invasiva com placa, para redução de fratura multifragmentada à placa
Parafuso *poller*	Parafuso utilizado como ponto de apoio para redirecionamento de uma haste intramedular	Fratura na tíbia proximal durante a colocação de uma haste intramedular

possível, o cirurgião costuma optar por uma inclinação a meio caminho entre as perpendiculares ao plano da fratura e ao eixo longitudinal do osso (ver Fig. 7.20). A cabeça de um parafuso de tração independente deve ficar chanfrada no córtex subjacente, pois isso aumenta a área de contato entre o parafuso e o osso, além de reduzir o risco de rachaduras radiais na cortical ao redor da cabeça do parafuso. Outra vantagem da chanfradura consiste na redução da protuberância da grande cabeça do parafuso sob a pele (p. ex., sobre a crista tibial).

O parafuso de rosca parcial para osso esponjoso também promove compressão interfragmentar, desde que a rosca se engaje apenas no fragmento oposto ao plano da fratura. Uma arruela poderá evitar que a cabeça do parafuso afunde no fino córtex metafisário (Fig. 7.21).

Parafusos de placas. Os parafusos não bloqueados convencionais utilizados na fixação de uma placa ao osso são chamados parafusos de placa. Esses parafusos são introduzidos com um guia de perfuração que se adapta ao orifício existente na placa, em uma posição central ou excêntrica, dependendo da necessidade de compressão axial. A broca deve ter o diâmetro igual ao diâmetro menor do parafuso (que poderá ser do tipo automacheante, ou não). Com a introdução desse tipo de parafuso, a placa fica pressionada contra o osso, gerando pré-carga e fricção entre as duas superfícies.

Parafuso de posicionamento. O parafuso de posicionamento é um parafuso completamente rosqueado que une duas partes anatômicas a uma distância definida, sem resultar em compressão. Assim, a rosca deve ser aberta nas duas corticais. Um exemplo é o parafuso aplicado entre a fíbula e a tíbia em uma fratura maleolar, para fixação dos ligamentos sindesmóticos (Fig. 7.22).

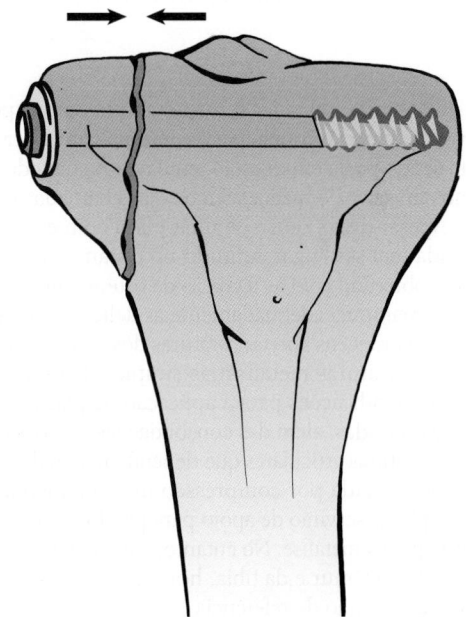

FIGURA 7.21 Um parafuso para osso esponjoso parcialmente rosqueado com 6,5 mm de diâmetro funcionará como parafuso de tração desde que a rosca tenha se fixado apenas opostamente à linha de fratura.

Placas

Além do parafuso de tração como princípio básico de fixação cirúrgica de fraturas, o uso de placas de compressão convencionais é outro princípio que propicia estabilidade absoluta e promove uma consolidação óssea primária ou direta, sem formação

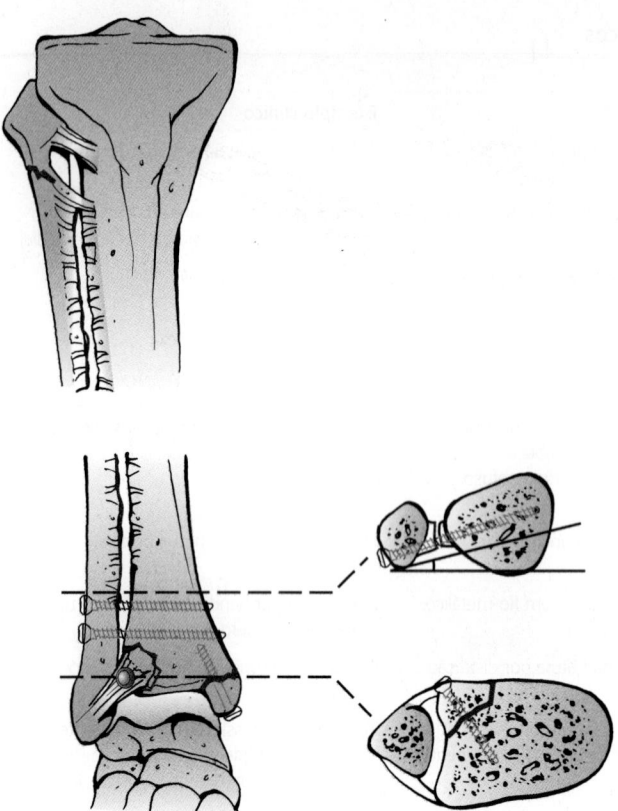

FIGURA 7.22 Exemplo de parafuso cortical na função de parafuso de posição entre a fíbula e a tíbia, para fixação de uma sindesmose rompida. Abre-se rosca em todos os corticais; com isso, não ocorrerá compressão entre os dois ossos.

de calo visível. Hoje, a clássica redução aberta com exposição considerável da fratura e com a fixação interna com placas e parafusos está sendo posta em questão, em favor de métodos de fixação menos invasivos e mais elásticos – as chamadas técnicas biológicas. Apesar disso, o uso de uma placa com estabilidade absoluta ainda tem seu lugar definido no tratamento cirúrgico das fraturas, sobretudo com as técnicas de osteossíntese biológica, quando se manipula adequadamente as delicadas partes moles durante as abordagens abertas. Fraturas dos ossos do antebraço, assim como fraturas metafisárias simples de outros ossos longos, são boas indicações para a aplicação de placas convencionais não bloqueadas, além das consolidações viciosas e pseudartroses. Nas fraturas articulares que dependem de redução anatômica e fixação rígida por compressão interfragmentar, com frequência as placas servirão de apoio para parafusos de tração e/ou de suporte para a metáfise. No entanto, para a maioria das fraturas diafisárias do fêmur e da tíbia, hoje em dia o uso de haste intramedular é o padrão de referência.

A estabilidade absoluta resulta em consolidação direta da fratura, um processo que, em geral, leva mais tempo que a consolidação por calo. Não se deve esperar pelo surgimento do calo depois de uma tentativa de fixação rígida com placa; este é um sinal de instabilidade não planejada que pode resultar em quebra do implante, demora na consolidação ou em pseudartrose da fratura. A técnica clássica de aplicação de placas de compressão se baseia na compressão da placa à superfície óssea, mas isso pode prejudicar o fluxo sanguíneo na cortical subjacente à placa, causando necrose cortical local. Essa chamada "pegada" da placa induz uma lenta remodelação cortical por substituição progressiva e revascularização. O que no passado era considerado resultado da proteção contra o esforço, hoje é interpretado como uma perturbação isquêmica da cortical. A solução está nos novos modelos de placa com contato ósseo limitado, ou mais efetivamente pelo princípio do fixador interno, em que não ocorre compressão direta entre a placa e o osso.[67]

Modelo da placa

As primeiras placas modernas tinham orifícios redondos nos quais a cabeça cônica do parafuso se encaixava firmemente. A compressão axial era feita com um dispositivo removível, chamado de compressor ou "macaquinho". Em 1967, a placa de compressão dinâmica (PCD) projetada por Perren introduziu um novo princípio de aplicação de compressão axial, possível com a interação de uma cabeça de parafuso semiesférica e um orifício oval e inclinado para encaixe do parafuso (ver Fig. 7.19). O orifício oval também permitia a angulação do parafuso em diferentes direções.[66] O uso de guias de perfuração especiais levava ao posicionamento preciso dos parafusos em relação ao orifício da placa no modo neutro ou em modo de compressão. Essas características da PCD ampliaram e facilitaram muito as possibilidades de utilização das placas.

Embora as placas originais fossem todas retas e fornecidas apenas em dois tamanhos (4,5 mm, estreita e larga), logo sugiram tamanhos menores e também modelos diferentes para aplicações especiais, como as placas lâminas anguladas para o fêmur proximal e distal, placas tubulares, placas de reconstrução, parafusos deslizantes para o quadril, parafusos condilares dinâmicos e vários outros modelos de placas (Fig. 7.23).

Outro avanço foi a PCD de contato limitado (PCD-CL), que, ao modificar o desenho da superfície inferior, reduzia a área de contato entre a placa e o osso, com o intuito de minimizar os efeitos adversos da pressão e da fricção na vascularização da cortical óssea (Fig. 7.24). Essa geração de placas, projetada com a ajuda da análise de elementos finitos, permitia a distribuição homogênea da resistência ao longo de toda a sua extensão, independentemente dos orifícios existentes na placa. Em geral, todas as placas convencionais tinham de ser moldadas para que se ajustassem à forma do osso, uma vez que a placa precisava ser pressionada contra o osso. Havia necessidade de os contornos serem semelhantes, senão os fragmentos ósseos ficariam desalinhados quando presos à placa.

As mudanças de desenho mais recentes e revolucionárias nas modernas placas, que também introduziram princípios de fixação completamente novos – os fixadores internos ou placas para parafusos com cabeça bloqueada –, serão discutidas em uma seção própria, ainda neste capítulo.

Funções da placa

Embora sejam muitos os modelos e dimensões das placas, a função que é designada a uma placa pelo cirurgião e seu modo de aplicação são decisivos para o resultado. Qualquer que seja a placa, ela tem cinco modos ou funções essenciais. Para designar uma função específica a uma placa, o planejamento pré-operatório deve levar em conta o padrão da fratura, sua localização, as partes moles e o ambiente biomecânico circundante.

As cinco funções são:

1. Neutralização ou proteção
2. Compressão
3. Escoramento
4. Banda de tensão
5. União

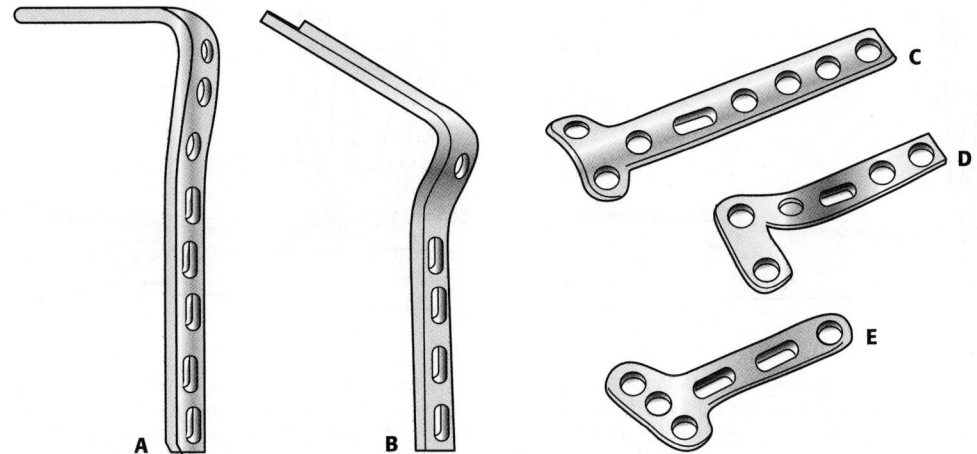

FIGURA 7.23 Tipos e formas das placas mais antigas: placas laminares anguladas em 95° **(A)** e em 130° **(B)**, placas T **(C)** e placas L **(D)** e placas para pequeno fragmento no rádio distal de 3,5 mm **(E)**.

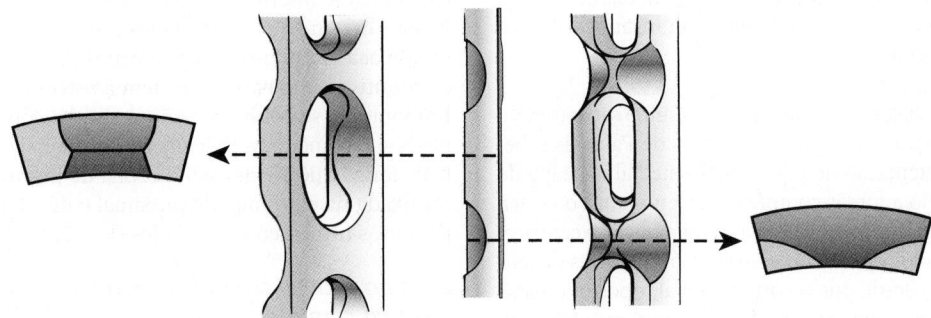

FIGURA 7.24 Os modelos de placas mais recentes (como a PCD de contato limitado – PCD – CL) apresentam uma unidade de compressão dinâmica e possuem filetes entre os orifícios para os parafusos, para reduzir a área de contato entre a placa e o osso. Esse modelo de placa tem resistência uniforme em toda a sua extensão.[69]

Placa de neutralização ou de proteção para estabilidade absoluta. Uma fratura diafisária ou metafisária simples, por torção ou em borboleta causada por forças rotacionais indiretas terá uma redução anatômica melhor e será fixada mais adequadamente por um ou dois parafusos de tração, proporcionando compressão interfragmentar. Em geral, recomenda-se que a fixação com os parafusos de tração seja protegida com a adição de uma placa, que determine proteção ou neutralização de qualquer força rotacional ou de cisalhamento, aumentando a estabilidade (Fig. 7.25). Esse tipo de aplicação clássica da placa pode também ser realizado com mínima exposição do local da fratura e por redução percutânea, com a ajuda de uma pinça de redução com pontas finas.

Placa de compressão. O cirurgião obterá maior eficácia na compressão axial de uma fratura transversal de um osso do antebraço com o uso de uma placa de compressão. Com um encurvamento ligeiramente exagerado da placa em relação à forma do osso e com a aplicação excêntrica dos parafusos, será obtida a compressão axial. Em fraturas oblíquas curtas, além da compressão axial, um parafuso de tração inserido através da placa e transversalmente à fratura oblíqua aumentará de modo significativo a estabilidade da fixação. Em pacientes com fraturas oblíquas, a placa deverá ser primeiramente fixada ao fragmento com um ângulo obtuso, para que o fragmento fique preso na depressão entre a placa e o osso, depois da aplicação da compressão no lado oposto da fratura (Fig. 7.26).

Placa anticisalhamento (função antideslizamento). Em fraturas articulares como as do maléolo, do platô tibial ou do rádio distal, pode-se observar como um grande fragmento sofre deslocamento em decorrência das forças de cisalhamento.[9] Para neutralizar essas forças e manter o fragmento reduzido no lugar, a melhor prática consiste em aplicar a placa em uma posição que bloqueie a extremidade do fragmento no seu local de origem; isso impedirá

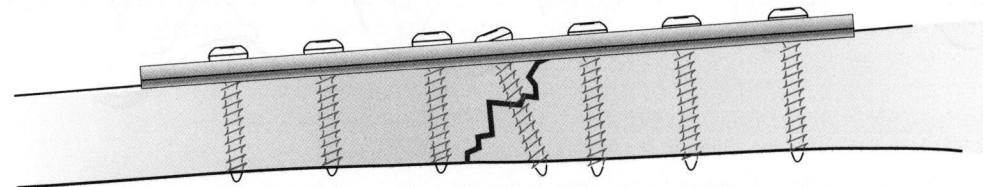

FIGURA 7.25 Placa de proteção ou neutralização para proteção de fratura simples do rádio. O parafuso oblíquo inserido através da placa é um parafuso de tração que atravessa o plano de fratura; isso aumenta a estabilidade absoluta da fixação.

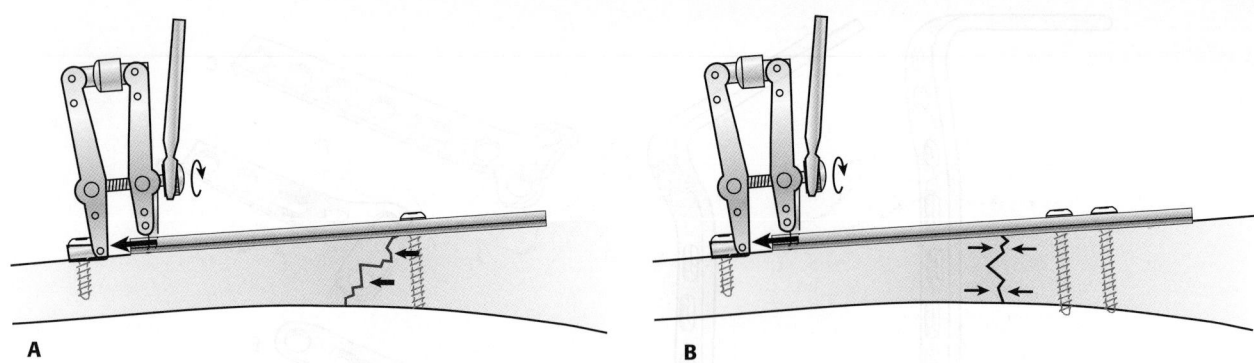

FIGURA 7.26 Pode-se obter compressão axial com uma placa se for utilizado o dispositivo de tensão articulado removível. Primeiramente, a placa é fixada em um dos lados da fratura e, em seguida, comprimida na direção axial. No caso de uma fratura oblíqua **(A)** um parafuso de tração atravessando o plano da fratura aumentará a estabilidade e comprimirá o córtex oposto. Para que seja obtida uma compressão igual nos dois corticais de uma fratura transversal, **(B)** deve-se exagerar ligeiramente no contorno da placa, antes da aplicação da compressão axial.

qualquer cisalhamento ou deslizamento do fragmento. Com frequência, as placas anticisalhamento são combinadas com parafusos de tração, aplicados através da placa ou inseridos de maneira independente (Fig. 7.27).

Placa em banda de tensão. Certos ossos (p. ex., fêmur) são submetidos a cargas excêntricas. A partir dos estudos de Pauwels sabe-se[63] que, com a sustentação do peso, o lado medial côncavo do fêmur fica submetido a forças compressivas, enquanto o córtex lateral convexo fica sob tensão. Em teoria, uma placa excentricamente aplicada ao lado convexo do osso converterá forças de tensão em compressão, desde que o córtex medial, oposto à placa, esteja estável e, portanto, em contato. Em uma fratura subtrocantérica fixada com placa, esse implante funcionará como uma banda de tensão, desde que o córtex medial oposto à placa tenha sido anatomicamente reduzido e desde que não tenha restado diástase entre os fragmentos (Fig. 7.28).

Placa em ponte. Desde a introdução dos conceitos de osteossíntese biológica utilizando redução indireta e de técnicas minimamente invasivas, em que fixações elásticas proporcionam esta-

bilidade relativa, a placa também pode ser aplicada como osteossíntese interna (i. e., "em ponte"), de modo análogo a um fixador externo.[24,79] As melhores indicações para a aplicação de uma placa em ponte[9] são as fraturas diafisárias ou metafisárias cominutivas que não se prestem à osteossíntese intramedular. Embora não se conheça com precisão o comprimento ideal da placa, é recomendável escolher uma que seja cerca de três vezes mais longa que a extensão da zona de fratura, e a placa deverá ser fixada na extremidade proximal e distal apenas com alguns parafusos firmemente ancorados (Fig. 7.29).

De uma fixação biológica até a fixação minimamente invasiva com placa

Embora os protagonistas da moderna fixação cirúrgica das fraturas, começando com Albin Lambotte, tenham enfatizado há 100 anos a importância da cuidadosa manipulação das partes moles e da mínima avulsão do periósteo para a preservação da vascularização óssea, aparentemente a necessidade da redução anatômica conflitava com este princípio. Em mãos pouco experientes, exposições muito amplas e extensos desnudamentos ósseos ocorriam com excessiva frequência, resultando em ca-

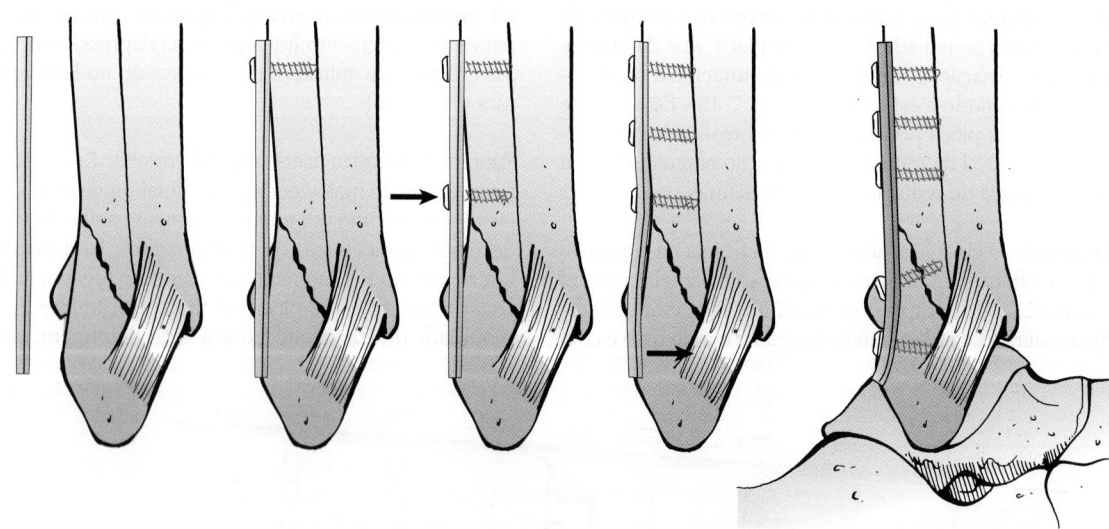

FIGURA 7.27 A placa anticisalhamento ou antideslizamento tem a função de prevenir qualquer desvio secundário de uma fratura oblíqua na metáfise de um osso. O exemplo ilustra a aplicação em uma fratura maleolar, onde a placa fica posicionada no aspecto posterolateral da fíbula distal. Estão ilustradas as diferentes etapas e a sequência de introdução dos parafusos.

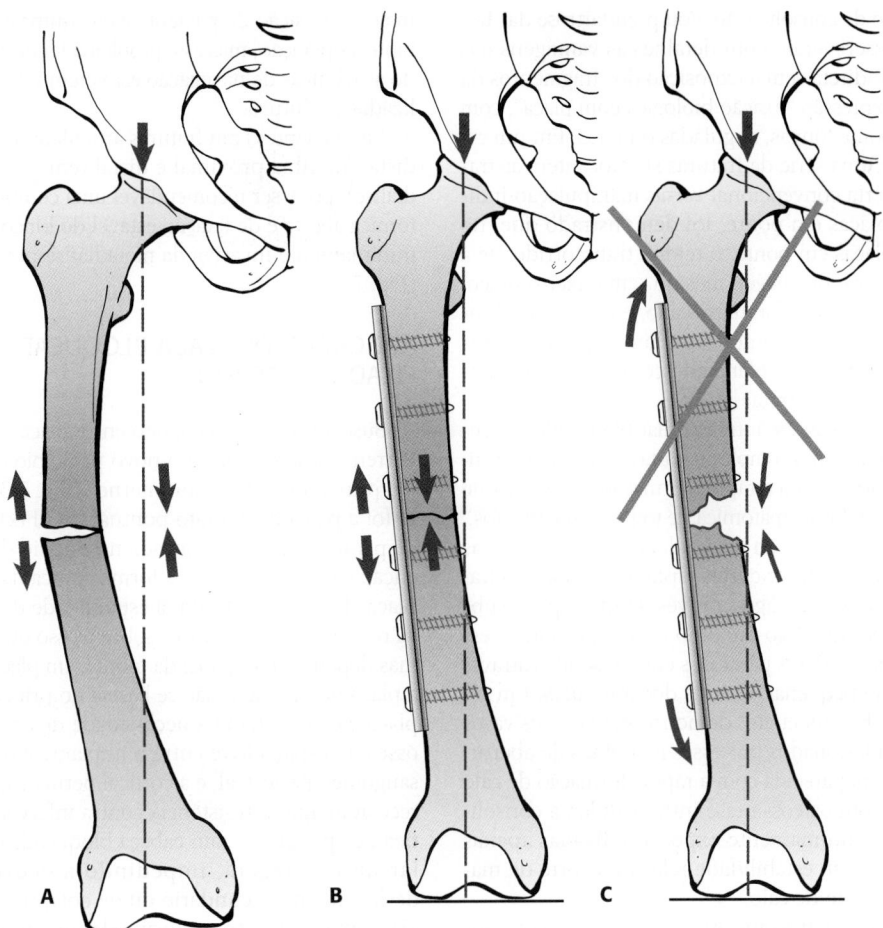

FIGURA 7.28 Em uma fratura transversal do fêmur **(A)**, a aplicação de uma placa à face lateral do osso **(B)** submeterá esse implante a forças tênseis que, em teoria, são convertidas em compressão no local da fratura. Uma pré-condição é que o osso situado opostamente à placa esteja com um íntimo contato, para que possa resistir às forças compressivas. Se não houver o apoio medial essencial, é provável que a placa se quebre em decorrência da fadiga **(C)**.

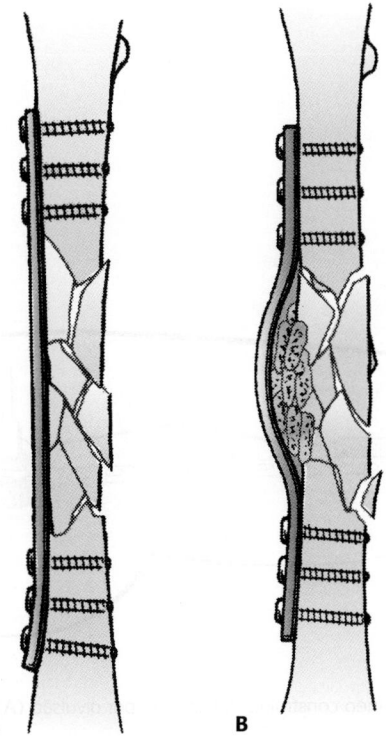

FIGURA 7.29 A, B. A aplicação de uma placa em ponte pode ser realizada com qualquer placa de comprimento adequado. Ainda assim, os novos sistemas de placas de bloqueio são considerados idealmente apropriados para montagens no sistema de placa em ponte, simplificando a técnica de aplicação minimamente invasiva. A placa em ponte deve ter cerca de 3 vezes o comprimento da zona de fratura, para proporcionar estabilidade relativa.

tástrofes como retardo de consolidação e/ou pseudartrose das fraturas. Mast et al.[49] descreveram com detalhes as vantagens das técnicas de redução indireta sem a exposição dos fragmentos da fratura e forjaram a expressão "fixação biológica com placa", com o uso de placas em ponte longas, anguladas ou retas. Em um estudo comparativo de uma série de fraturas subtrocantéricas tratadas pela técnica aberta convencional *versus* manipulação indireta e aplicação de placas em ponte, foi demonstrado que, no grupo tratado com placas em ponte, o tempo transcorrido até a consolidação foi menor e previsível, mesmo sem enxerto ósseo, o percentual de complicações foi mais baixo, e o desfecho funcional mais satisfatório.[37] No entanto, como pré-requisito importante, o procedimento devia ser planejado com cuidado e realizado com técnica cirúrgica correta.

Com a prática da osteossíntese intramedular bloqueada, aprende-se que nas fraturas diafisárias complexas basta obter o alinhamento axial e rotacional correto para a rápida formação de calo, e que não há necessidade da redução anatômica de todos os fragmentos.

Krettek et al.[44] desenvolveram essas ideias ao minimizar as abordagens para incisões bastante curtas, distantes do foco da fratura, e ao inserir placas extralongas através de um espaço submuscular preparado por divulsão próximo ao osso, visando a estabilizar a fratura (Fig. 7.30). Os parafusos eram inseridos através de incisões igualmente pequenas, através dos músculos. Em estudos com cadáveres, Farouk et al.[14] demonstraram que os vasos perfurantes não eram lesionados por essas manobras de abertura de túneis. De maneira parecida com a rápida formação de calo nas fraturas tratadas com osteossíntese intramedular, a consolidação dessas fraturas minimamente expostas e fixadas apenas com placas em ponte, com estabilidade relativa, ocorre de maneira rápida com formação de calo.

O inconveniente das técnicas minimamente invasivas é a incidência maior dos desvios rotacionais e axiais, como na osteossíntese intramedular,[77] sobretudo do fêmur. Ressalte-se, ainda, a maior exposição do paciente e da equipe cirúrgica à radiação durante a operação, mas este problema tende a ser minimizado quando as técnicas de navegação estiverem refinadas e forem mais utilizadas no futuro.

Em pacientes com fraturas articulares de alta energia no fêmur distal, na tíbia proximal e distal (em geral com extensões até a diáfise), pode ser recomendável uma combinação de redução anatômica aberta e de fixação estável do bloco articular, com fixação minimamente invasiva da metadiáfise por um sistema em ponte (Fig. 7.31).

APLICAÇÃO DE PLACA BLOQUEADA – PRINCÍPIO DO FIXADOR INTERNO

Buscando abolir o contato entre placa e cortical óssea, Tepic e Perren[80] descreveram um novo princípio de fixação das fraturas – o princípio do "fixador interno" (Fig. 7.32). O primeiro modelo foi a placa de contato pontual (PC-Fix), na qual cada cabeça de parafuso ficava bloqueada no orifício da placa através de um encaixe bem justo entre a forma cônica da cabeça e o orifício da placa (Fig. 7.33). Assim, a estabilidade da fixação não se baseava na compressão da placa sobre o osso ou na pré-carga e fricção, mas dependia da rigidez da montagem placa-parafusos. Visto que a placa de bloqueio não se baseia no princípio da fricção entre a placa e o osso, não há necessidade de contato com a superfície óssea. O espaço livre entre o implante e o osso preserva o fluxo sanguíneo periosteal, e a cortical permanece vitalizada, o que parece aumentar a resistência contra infecção.[1,80] Outra característica dos parafusos com cabeça bloqueada é a estabilidade angular da montagem, impedindo a ocorrência de qualquer deslocamento secundário ou de colapso da fixação. Se o cirurgião optar pelo uso exclusivo de uma montagem de placa bloqueada, não haverá necessidade de modelagem (i. e., contorno) da placa que não fica comprimida contra a superfície do osso

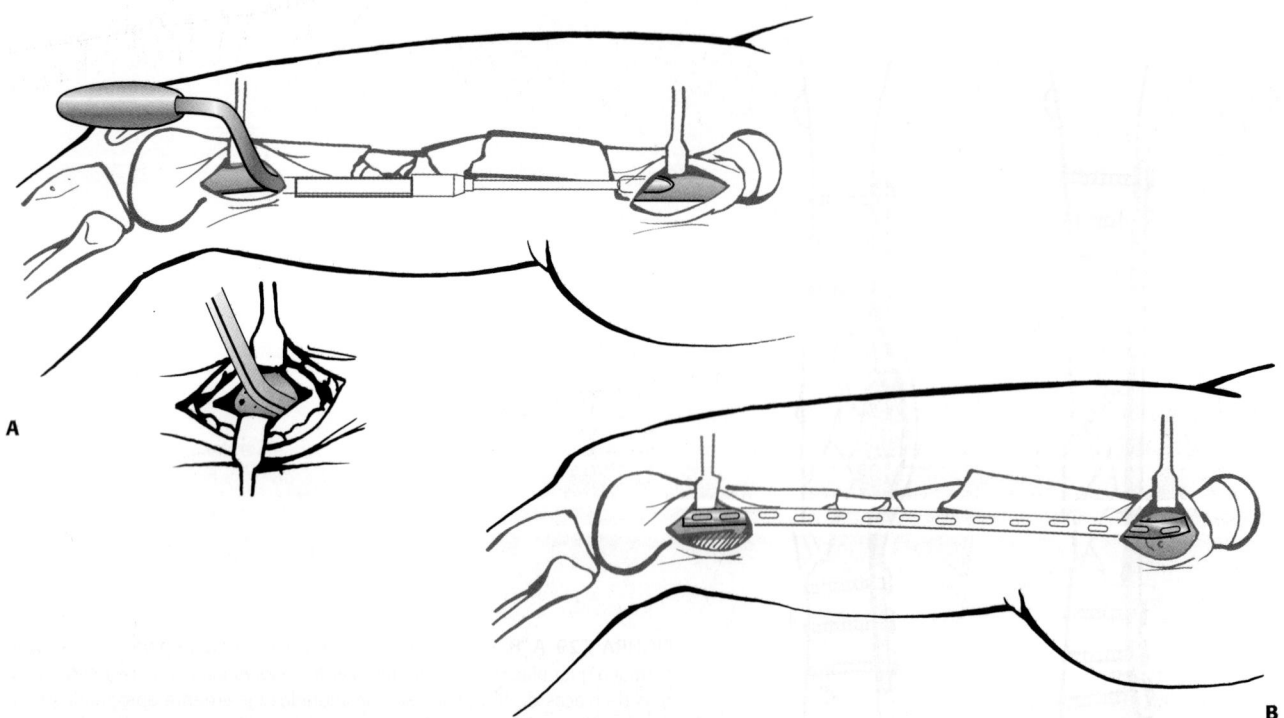

FIGURA 7.30 Osteossíntese minimamente invasiva com placa, através de um túnel percutâneo construído distalmente por divulsão **(A)** e inserção de uma placa, sem exposição da zona da fratura cominutiva proximalmente **(B)**.

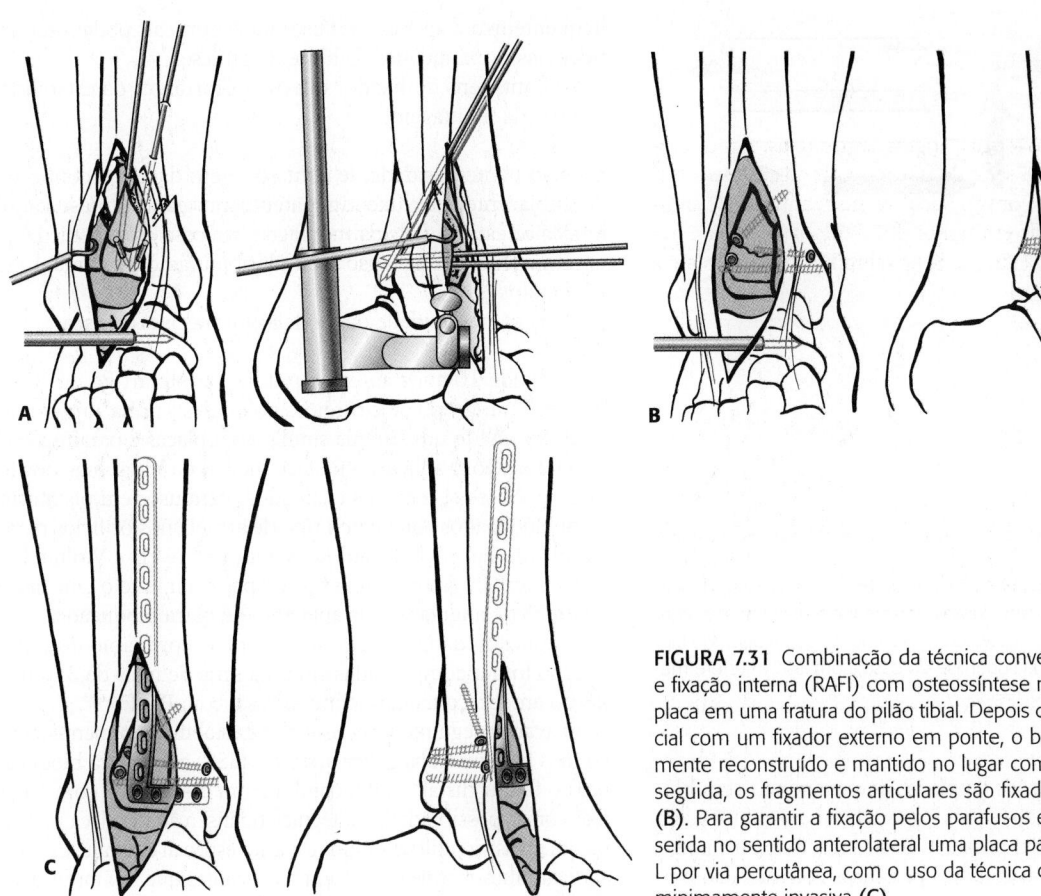

FIGURA 7.31 Combinação da técnica convencional de redução aberta e fixação interna (RAFI) com osteossíntese minimamente invasiva com placa em uma fratura do pilão tibial. Depois do tratamento provisório inicial com um fixador externo em ponte, o bloco articular é anatomicamente reconstruído e mantido no lugar com fios de Kirschner **(A)**. Em seguida, os fragmentos articulares são fixados por parafusos de tração **(B)**. Para garantir a fixação pelos parafusos e a união da metáfise, é inserida no sentido anterolateral uma placa para pilão tibial em forma de L por via percutânea, com o uso da técnica de osteossíntese com placa minimamente invasiva **(C)**.

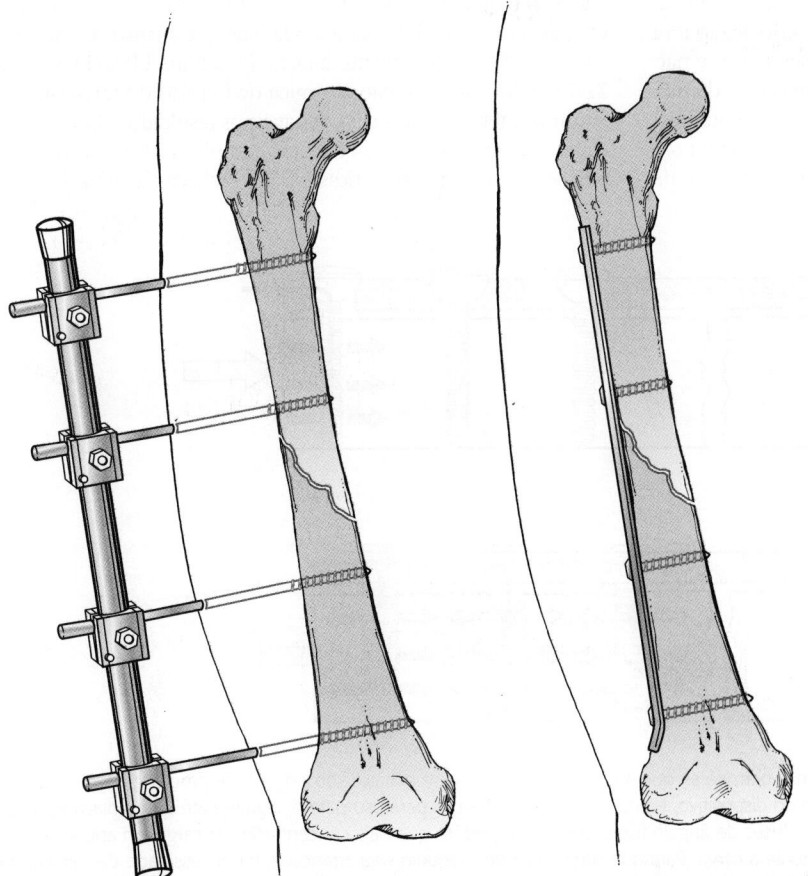

FIGURA 7.32 O princípio do "fixador interno" se baseia na mobilização de um fixador externo **(A)** junto ao osso e por baixo do envoltório de tecido mole **(B)**. Uma placa substitui a haste longitudinal, e os parafusos de cabeça bloqueada proporcionam a estabilidade angular dos grampos e dos parafusos de Schanz.

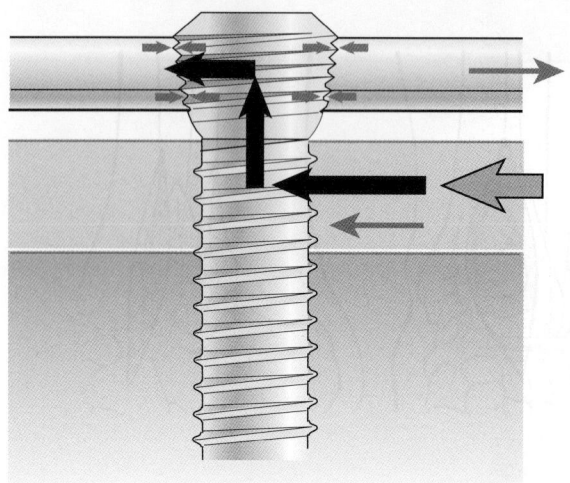

FIGURA 7.33 No princípio do fixador interno, a transferência de força ocorre principalmente através dos parafusos de cabeça bloqueada que passam pela placa e atravessam a fratura. A transferência de força não depende da pré-carga nem da fricção, como ocorre nas fraturas tratadas com placas convencionais, mas da rigidez do dispositivo fixador. A placa de bloqueio não precisa encostar na superfície do osso; com isso, interfere menos no fluxo sanguíneo periosteal.[82]

(como ocorre nas aplicações de placas convencionais sem bloqueio). Por último, mas não menos importante, os parafusos com cabeça bloqueada em geral possuem haste com diâmetro maior (p. ex., 4 mm e não 3 mm como os parafusos corticais não bloqueados do material padrão), o que aumenta sua resistência. Por outro lado, a rosca pode ser rasa, pois esta parte do parafuso quase não influi na resistência ao arrancamento do material com estabilidade angular dos parafusos. Qualquer força de flexão terá que deslocar e arrancar todo o conjunto parafusos-placa, e não um parafuso depois do outro, como ocorre nas aplicações de placas convencionais (Fig. 7.34). Essa característica se revelou muito útil em pacientes com osso de menor resistência, como na osteoporose, bem como em fraturas periprotéticas, nas quais frequentemente apenas parafusos monocorticais podem ser inseridos nas proximidades da haste da prótese.[33]

As vantagens do fixador interno decorrentes da estabilidade angular da montagem são:

- Não há necessidade de contato direto da placa com o osso subjacente, e o fluxo sanguíneo periosteal fica preservado
- Maior estabilidade da montagem em osso osteopênico
- Resistência ao colapso secundário ou ao deslocamento dos parafusos
- Não há necessidade da modelagem precisa da placa

Cerca de 10 anos antes da publicação do artigo de Tepic e Perren,[80] um grupo de cirurgiões poloneses[70] tinha supostamente desenvolvido um sistema similar com placas e parafusos convencionais com aplicação na face medial da tíbia, mas por fora da pele. Nesse sistema, os chamados "parafusos em plataforma" eram bloqueados com algum tipo de arruela nos orifícios para os parafusos (Fig. 7.35). Paul Reinhold, em 1931, e Wolter[85], em 1987, também já tinham descrito aparentemente o conceito de estabilidade angular ou de aplicação de placa bloqueada.

A aplicabilidade clínica e a validade do princípio do fixador interno foram comprovadas em uma série de mais de 350 fraturas do antebraço fixadas, com sucesso, com PC-Fix.[20]

O avanço seguinte foi o sistema de estabilização menos invasivo (*less invasive stabilization system* – LISS) com placa bloqueada para o fêmur distal.[41] LISS combina um dispositivo com ângulo fixo com a possibilidade da técnica de inserção de placa minimamente invasiva, utilizando um gabarito especial e parafusos monocorticais autorrosqueantes e automacheantes que são introduzidos através de pequenas incisões percutâneas. As vantagens dos parafusos monocorticais foram notadas na inserção precisa e em apenas uma etapa, através de incisões perfurantes e com a ajuda de um gabarito e também diante do fato de que a irrigação sanguínea endosteal fica praticamente intacta. O sistema LISS (Figs. 7.36 e 7.37) melhorou a fixação cirúrgica de fraturas do terço distal do fêmur por ter tornado mais confiáveis os resultados clínicos, especialmente em situações de fraturas complexas, fraturas de osteoporose e fraturas periproteticas.[41,43,44,77] Embora o sistema LISS ape-

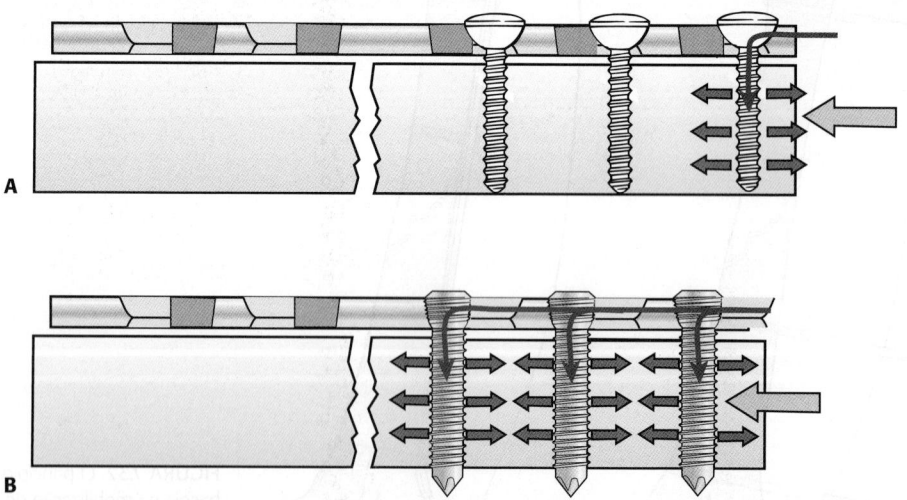

FIGURA 7.34 A. Na aplicação de uma placa convencional, permite-se que a cabeça do parafuso se encaixe sob carga. Esse processo de concentração de carga tem início no parafuso aplicado à extremidade do dispositivo, tendo continuidade de um parafuso para o seguinte até que a placa seja completamente arrancada. **B.** Nas placas de bloqueio, os parafusos de ângulo fixo e estáveis impedem que haja concentração de carga em apenas uma interface osso-parafuso, por distribuir mais homogeneamente a carga. Para que uma placa de bloqueio seja arrancada, há necessidade de forças muito maiores, pois todos os parafusos devem ser afrouxados de modo simultâneo.[17,71]

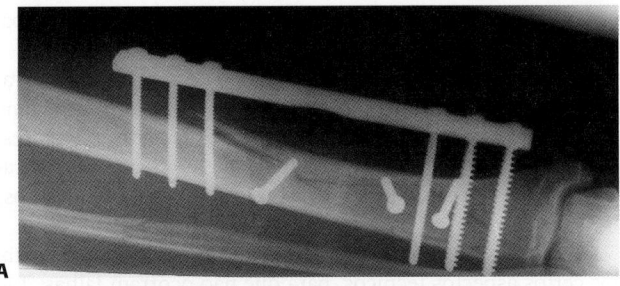
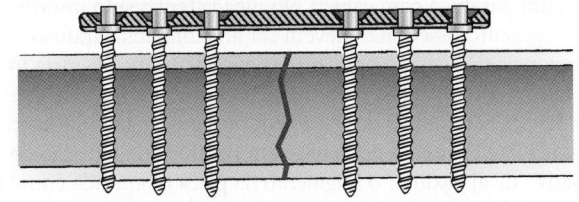

FIGURA 7.35 Placa de bloqueio desenvolvida pelo grupo polonês Zespol nos anos de 1980; a placa permanece fora do revestimento cutâneo (A). Os parafusos são bloqueados com um tipo especial de arruela nos orifícios da placa (B).

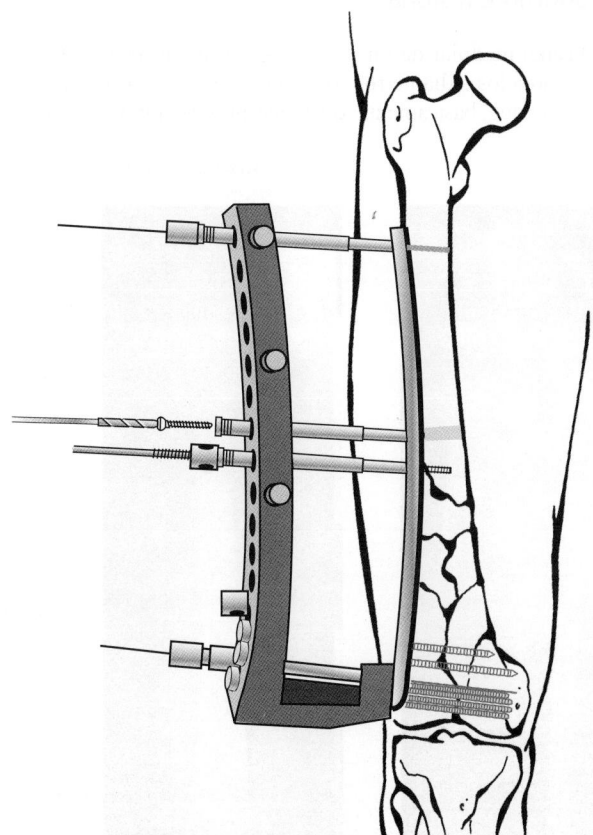

FIGURA 7.36 Fixação de placa de bloqueio para fraturas do fêmur distal. Depois da reconstrução e da fixação preliminar dos componentes da fratura articular sob visão direta, a placa pode ser inserida em um espaço submuscular, com a ajuda de um gabarito especial. Os parafusos de cabeça bloqueada são introduzidos percutaneamente através do gabarito.

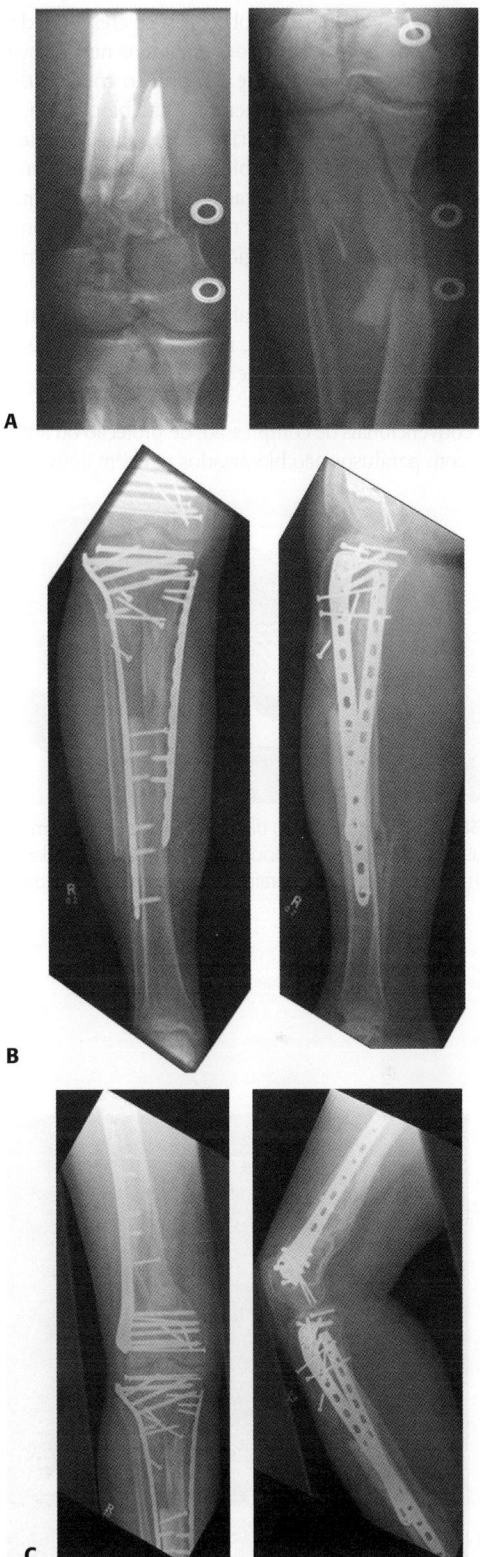

FIGURA 7.37 Exemplo clínico de um "joelho flutuante", combinação de fraturas da tíbia proximal e do fêmur distal, estendendo-se às duas diáfises e com extensa lesão exposta das partes moles (A); as fraturas foram fixadas com placas de bloqueio (B). Depois da reconstrução da congruência articular com parafusos de tração, as placas de bloqueio foram aplicadas percutaneamente à face lateral da tíbia. C. Acompanhamento depois de 1 ano, com boa restituição da função.

nas aceite parafusos bloqueados, observou-se crescente demanda pelo uso potencial de parafusos convencionais nessa nova placa. Esse cenário resultou na criação de um orifício combinado,[43] que pode receber um parafuso convencional (não bloqueado, liso) ou um parafuso de cabeça bloqueada (Fig. 7.38); disso resultou o surgimento da placa de compressão bloqueada (PBD).[15] Com o subsequente desenvolvimento das placas bloqueadas, um número cada vez maior de placas passaram a ser manufaturadas com pré-modelagem, para que se ajustem às regiões anatômicas periarticulares (Fig. 7.39).

Hoje em dia, as placas comercializadas abrangem a gama completa de funções desse dispositivo, inclusive as vantagens da aplicação de placas com e sem bloqueio.[23]

- Placas convencionais de compressão, de proteção ou anticisalhamento com parafusos não bloqueados também convencionais
- Aplicação exclusiva de placas de bloqueio com todos os parafusos com cabeça bloqueada
- Aplicação de placas híbridas, com uma combinação de parafusos não bloqueados convencionais (a placa é utilizada como gabarito para a redução) e parafusos bloqueados (com acesso às vantagens de um suporte de ângulo fixo para fraturas de segmento distal e melhor fixação em ossos osteoporosos)

Ao utilizar uma técnica de placa híbrida, devem ser respeitados certos aspectos técnicos, para que não ocorram falhas. Tão logo um parafuso com cabeça bloqueada tenha sido inserido em um segmento ósseo, não devem ser adicionados parafusos convencionais no mesmo segmento, pois esta prática geraria forças de tensão indesejáveis, tanto na placa como no osso. A sequência deve ser "parafuso de tração em primeiro lugar, bloqueio em seguida." O cirurgião pode usar um parafuso de redução com o objetivo de aproximar o fragmento da placa bloqueada como ferramenta de redução indireta; mas o parafuso não deve ser aplicado no modo de compressão depois da aplicação de um parafuso bloqueado ao mesmo fragmento da fratura, pois tal procedimento contrabalançaria o efeito de união (em ponte) e encurvaria a placa ou racharia o osso.

TÉCNICAS DE FIXAÇÃO INTRAMEDULAR

Introdução e história

O canal medular de um osso longo aceita implantes de diferentes modelos e diâmetros para sua fixação. As principais vantagens são que, basicamente, qualquer implante intramedular uti-

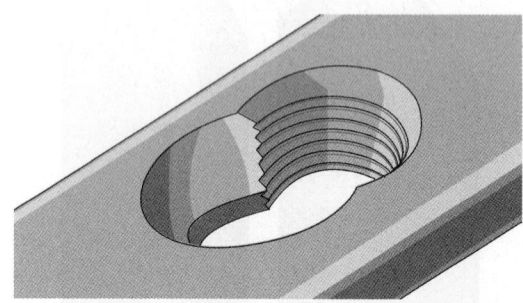

FIGURA 7.38 O orifício combinado da placa de bloqueio dinâmico (PBD) permite o uso de parafusos convencionais na parte lisa da unidade de bloqueio dinâmico do orifício e de parafusos de cabeça bloqueada na parte rosqueada.

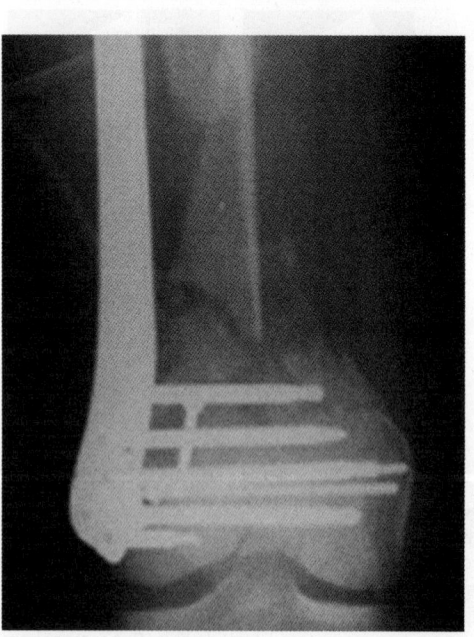
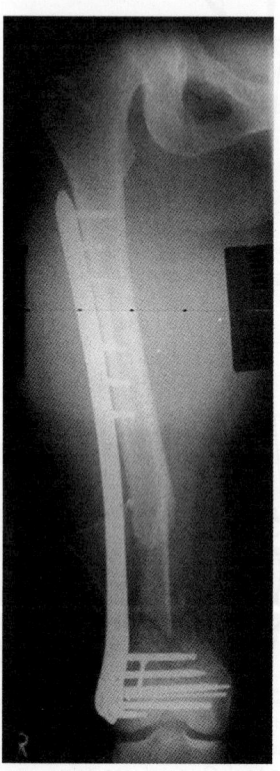
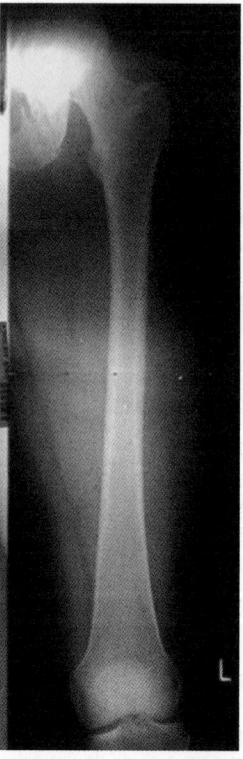

FIGURA 7.39 Implantes pré-moldados, como a placa de bloqueio para o fêmur distal, podem facilitar a redução em situações de fraturas complexas (**A**). Essa fratura exposta exibia perda metafisária significativa. De acordo com o encaixe anatômico da placa, os parafusos distais foram aplicados paralelamente à linha articular anteroposterior do fêmur distal. Em conformidade com essa orientação intraoperatória, as radiografias pós-operatórias (**B**) demonstram bom alinhamento, similar ao do lado contralateral intacto (**C**) (houve necessidade da aplicação de um enxerto ósseo secundário para a consolidação do defeito).

lizado fará algum contato ósseo entre os fragmentos principais, resultando em compartilhamento – e não sustentação – do peso. Apenas nos casos em que tenha ocorrido fratura de diáfise com grande cominuição a haste funcionará como dispositivo de sustentação de peso, sem que ocorra transferência do peso pelas estruturas ósseas.

Por outro lado, um problema importante é como controlar o deslocamento axial ou como neutralizar as forças rotacionais. As técnicas de bloqueio ajudaram a solucionar boa parte desses inconvenientes. Dependendo da anatomia, normalmente a inserção pode ocorrer em um ambiente fechado, sem exposição do foco da fratura, em uma direção anterógrada ou retrógrada. Para a realização de um procedimento fechado, deve-se ter acesso a um intensificador de imagens na sala cirúrgica, para a redução e o bloqueio.

Hoje, as hastes intramedulares são o implante preferido para tratamento das fraturas das diáfises femoral e tibial, e, recentemente, com o advento dos novos modelos de hastes, a possibilidade para indicações foi ampliada, mesmo para fraturas intra--articulares da tíbia e do fêmur (Fig. 7.40). No caso da diáfise

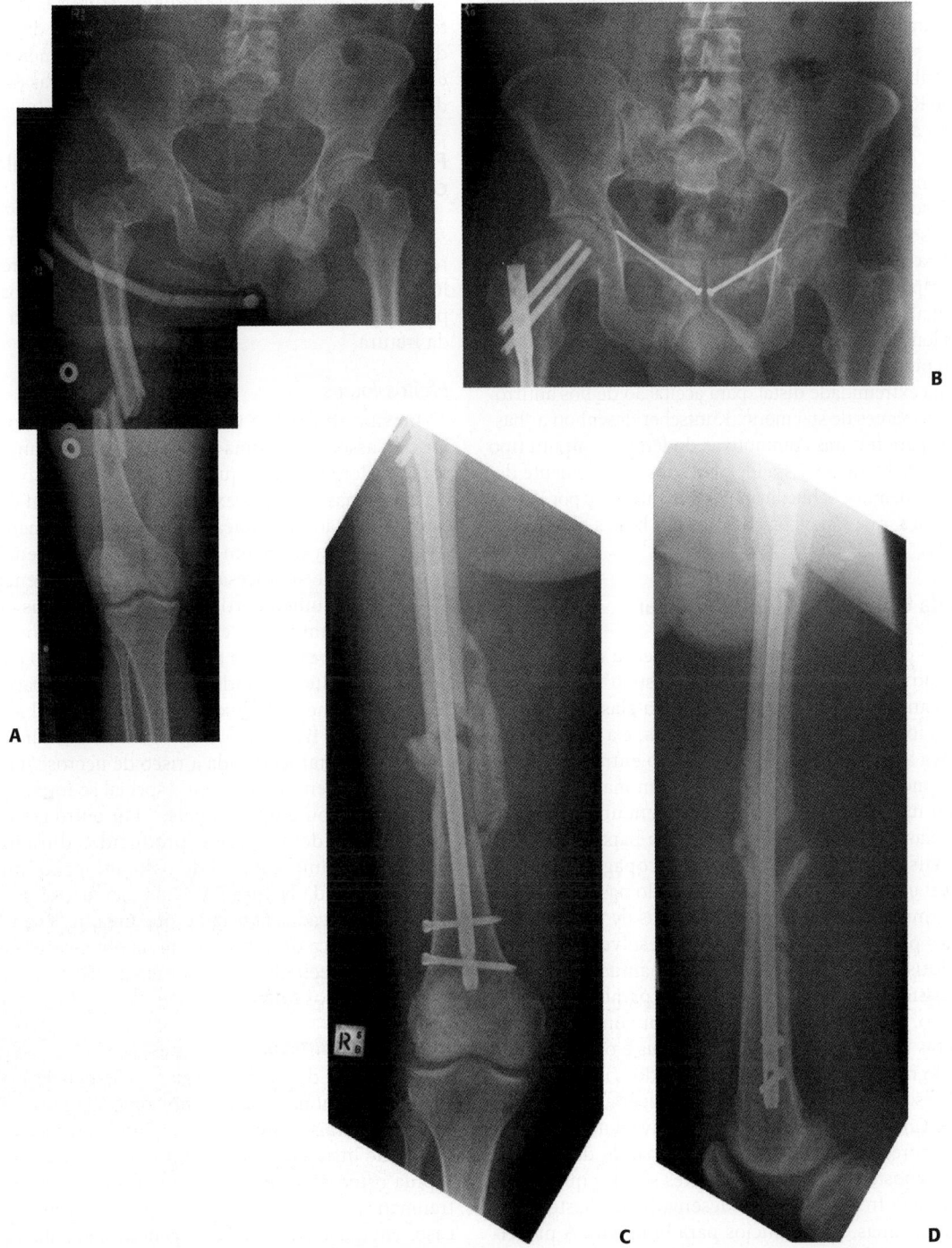

FIGURA 7.40 Os sistemas de haste intramedular oferecem possibilidades para a estabilização simultânea de fraturas trocantéricas e diafisárias ipsilaterais. **A.** Paciente politraumatizado, de 38 anos, estabilizado com uma haste femoral anterógrada e com bloqueio retrógrado. **B-D.** A consolidação das duas fraturas já se revelava confiável depois de transcorridas 14 semanas.

umeral, as hastes intramedulares concorrem com as técnicas de aplicação de placa, ainda muito populares e mais versáteis. Para as fraturas da clavícula, foi preconizado o uso de hastes flexíveis utilizadas em fraturas pediátricas,[46] enquanto a osteossíntese intramedular dos ossos do antebraço ainda não se revelou igual ou superior às placas, por causa da dificuldade de controlar as forças rotacionais sobre os fragmentos ósseos do rádio e da ulna.

Historicamente, a primeira descrição de osteossíntese intramedular com cavilhas de marfim ocorreu no século XIX.[78] Hey-Groves[27] utilizou hastes metálicas sólidas para fraturas do fêmur, tendo enfatizado a rápida consolidação, a preservação das partes moles e do periósteo e também a eliminação da imobilização prolongada em um aparelho de gesso. Em 1927, os irmãos Rush[72] apresentaram sua técnica com vários pinos intramedulares flexíveis. As contribuições mais importantes para a fixação intramedular veio de Küntscher (1900-1972)[45] que realizou vários experimentos em animais e aperfeiçoou não apenas a técnica de osteossíntese com haste intramedular, mas também a forma e o modelo dos implantes. Küntscher propôs um encaixe justo entre a haste e o osso, para que fosse obtida maior estabilidade e mais compressão, sobretudo nas fraturas transversas sob solicitação mecânica. Para que a área de contato no interior da cavidade medular fosse ampliada, Küntscher iniciava o procedimento pela fresagem do canal, para possibilitar a inserção de hastes mais calibrosss, mais longss e com ranhuras tipo trevo. Em 1950, Herzog[26] introduziu o pino tibial com uma curvatura proximal e com fendas laterais na extremidade distal, para aceitação de fios antirrotacionais. Pouco antes de sua morte, Küntscher desenhou a "haste detentora" para fraturas cominutivas do fêmur, com um tipo de dispositivo de bloqueio. Essa ideia foi subsequentemente desenvolvida por Klemm e Schnellmann[39] na Alemanha e por Kempf et al.[35] na França, que são os precursores das hastes bloqueadas hoje utilizadas.

Mecânica da osteossíntese intramedular

O conceito original de Küntscher se baseava no princípio da deformação elástica ou do "bloqueio elástico" da haste no interior do canal medular. Para aumentar a elasticidade, da haste oca em forma de trevo exibia ranhuras, e a fresagem do canal alargava a área de contato e de fricção entre a haste e o osso (comprimento operacional). Hastes com maiores diâmetros exibiam maior rigidez torsional e ao encurvamento. O ponto fraco das primeiras hastes era ainda a baixa resistência às forças axiais, que determinavam a telescopagem e consequente encurtamento, e de rotação, sobretudo nas fraturas cominutivas. A introdução de parafusos e porcas de bloqueio nas extremidades proximal e distal das hastes resolveu de maneira bastante satisfatória esses problemas, mas ainda resta o problema da resistência e da fixação firme dos parafusos de bloqueio no osso. Esse problema ainda não foi completamente resolvido, pois lâminas torcidas ou helicoidais e o aumento do diâmetro e do número dos parafusos utilizados (i. e., orifícios maiores e mais numerosos) podem enfraquecer as extremidades da haste. Com base na experiência positiva e nos dados de Lottes,[47] que apresentou percentuais muito baixos de infecção em fraturas expostas com o uso de hastes sólidas que foram introduzidas sem fresagem, foram desenvolvidas hastes sólidas tibiais mais finas, com orifícios para bloqueio. A princípio, essas hastes delgadas eram para ser inseridas sem fresagem, com bloqueio obrigatório em fraturas expostas da tíbia.[73] Experimentos em animais demonstraram que, depois da inserção da haste, não ocorria destruição da irrigação sanguínea endosteal com a intensidade observada nas cavidades medulares fresadas. Esses experimentos também demonstraram que a resistência à infecção era muito superior com as hastes sólidas, em comparação com as hastes ocas.[51] A experiência clínica com relação ao percentual de infecção em fraturas expostas foi extremamente animadora, mas o tempo transcorrido até a consolidação foi maior, sobretudo como na maioria dos casos em que não foi respeitado o conceito original de troca secundária da haste por outra mais calibrosa. O entusiasmo inicial com as novas hastes que dispensam fresagem ampliou rapidamente suas indicações e usos, também para as fraturas fechadas e complexas da tíbia e do fêmur. Essa prática resultou em uma incidência mais alta de retardo da consolidação e de pseudartrose das fraturas em razão da menor rigidez mecânica da montagem, em especial nas fraturas de ossos longos do membro inferior.[11,73]

Fisiopatologia da osteossíntese intramedular com hastes

Dependendo da técnica cirúrgica, do modelo da haste e da região anatômica, o uso de hastes intramedulares terá efeitos locais e sistêmicos: alguns deles serão benéficos, mas outros poderão ser prejudiciais para o paciente e para a consolidação da fratura.

Efeitos locais

Inevitavelmente, a inserção de uma haste no canal medular está associada a uma lesão da irrigação sanguínea endosteal; foi demonstrado que esse dano é reversível dentro de 8 a 12 semanas.[76] Dados experimentais também demonstraram que a perfusão sanguínea cortical reduz de maneira significativa depois da fresagem do canal medular, em comparação com uma série sem fresagem.[38] Por consequência, o retorno do fluxo sanguíneo cortical demora bem mais depois da fresagem, em comparação com casos não fresados. Isso pode ter influência na resistência à infecção, sobretudo em fraturas expostas. Ressalte-se, ainda, que hastes de encaixe justo parecem comprometer o fluxo sanguíneo cortical em maior grau do que hastes frouxas.[32] A fresagem de um canal medular estreito pode estar associada a risco de necrose térmica do osso e dos tecidos envoltórios, em especial se forem utilizadas fresas rombas e/ou um torniquete.[57] Por outro lado, foi demonstrado que os debris ósseos produzidos durante a fresagem funcionam como enxerto de osso autógeno, promovendo a consolidação da fratura.[16,28] Uma metanálise dos estudos clínicos já publicados constatou que uma fresagem "suave" é superior à técnica de subfresagem na obtenção da consolidação das fraturas fechadas ou expostas de baixo grau de lesão tecidual em ossos longos.[11]

Resposta sistêmica

A fresagem do canal medular foi associada à ocorrência de embolia pulmonar, transtornos da coagulação e reações humorais, neurais, imunológicas e inflamatórias. O desenvolvimento de insuficiência respiratória pós-traumática após uma rápida osteossíntese intramedular femoral no paciente politraumatizado com lesão torácica parece ser mais frequente nos casos em que é feita uma fresagem do canal medular, em comparação com casos sem fresagem.[61] Em estudos clínicos e experimentais, foi demonstrado o trânsito de grandes trombos até a circulação pulmonar por ecocardiografia intraoperatória, em especial durante o processo de fresagem e, em menor grau, durante a introdução da guia da fresa.[83] Medições da pressão intramedular resultaram em valores entre 420 e 1.510 mmHg durante os procedimentos de fresagem, em comparação com 40 a 70 mmHg quando hastes sólidas e delgadas foram inseridos sem fresagem.[53,54] Apesar disso, permanece a controvérsia entre os defensores da colocação de hastes com fresagem também no paciente politraumatizado e os que estão recomendando o uso de hastes canuladas ou sólidas mais delgadas, sem recorrer à fresagem. O adulto jovem, em especial, com uma fratura transversal simples da diáfise femoral e com um elevado escore de gravidade da lesão (ISS > 25) parece ter mais risco de sofrer complicações pulmonares; daí a recomendação de um procedimento de osteossíntese em estágios, de acordo com o conceito de cirurgia para controle de danos (CCD) em tais circunstâncias. A CCD deve ter início tão logo seja possível, com a estabilização da fratura da diáfise femoral com um fixador externo, seguida pela conversão para uma haste intramedular depois de 5 a 10 dias (janela de oportunidade).[34] As respostas sistêmicas descritas para a osteossíntese intramedular de fraturas da diáfise femoral parecem ser muito mais críticas do que em casos de fraturas da diáfise tibial, em que tais efeitos quase nunca foram observados.

Implantes para osteossíntese intramedular

É grande a variedade das hastes intramedulares e de sistemas completos de osteossíntese intramedular para uso no fêmur, na tíbia e no úmero. Também foram comercializadas hastes para o antebraço, mas até agora esses implantes não se revelaram superiores ou tão versáteis como a fixação com placas. Originalmente, as hastes intramedulares eram oferecidos em forma tubular, em geral com ranhuras; hoje, são mais populares hastes sólidas, sobretudo as canuladas. Em crianças, de acordo com Ligier et al.,[46] as hastes elásticas passaram a ser o implante de escolha para as fraturas de ossos longos. O material do implante é aço inoxidável ou uma liga de titânio. Em geral, os orifícios ou as aberturas para os dispositivos de bloqueio estão situados nas duas extremidades do implante, e orientados em diferentes direções; algumas hastes também permitem o bloqueio ao longo de toda a sua extensão.

Por consequência, aumentaram as possibilidades para indicações no tratamento das fraturas originalmente da parte média da diáfise para fraturas que envolvem as partes proximais e distais do fêmur e da tíbia, assim como o úmero proximal.

O modelo da haste e suas dimensões devem ser adaptados às formas da cavidade medular e do osso. O cirurgião deve selecionar antecipadamente o diâmetro e comprimento corretos da haste; é necessário considerar a precisão limitada dos gabaritos. Provavelmente, a melhor ferramenta para aferição das medidas para a escolha da haste intramedular ainda é uma régua radiolucente colocada sobre o membro contralateral intacto, sob controle do arco em C, ou a determinação do comprimento com o fio-guia intramedular.

Um aspecto muito importante é que o ponto de entrada e a trajetória inicial da haste estejam corretos; isso varia de um tipo de haste para outro (Fig. 7.41).

Um ponto inicial mal posicionado pode levar a um alinhamento vicioso axial e/ou rotacional, normalmente de difícil correção; já foi descrita mesmo a ocorrência de fraturas de estresse por causa deste erro. Assim, é aconselhável que o cirurgião estude com cuidado o manual técnico de cada tipo específico de implante e verifique o ponto de entrada exato e a direção correta do fio-guia com o intensificador de imagens, de preferência em dois planos.

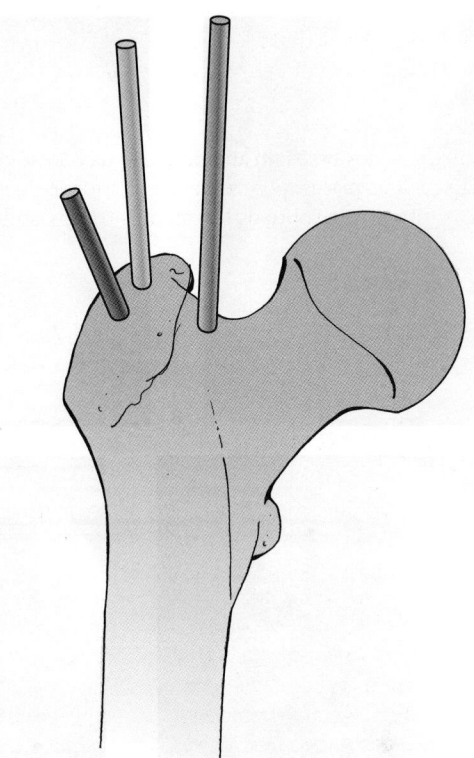

FIGURA 7.41 O ponto de entrada correto é fator crucial, mas pode variar, dependendo do tipo de haste. (Sempre estude as recomendações do fabricante quanto ao ponto de entrada apropriado da haste.)

Posicionamento do paciente para a osteossíntese intramedular e para a redução

Cada cirurgião tem suas predileções com relação ao modo de aplicar uma haste a um osso específico, contando ou não com uma mesa de tração ou com a ajuda de um afastador em uma posição supina ou em decúbito lateral etc. Considerando que cada uma dessas escolhas tem seus prós e contras, muito dependerá da experiência da equipe da sala cirúrgica e do cirurgião. Ao que parece, qualquer que seja o posicionamento do paciente, é mais importante que o ponto de entrada da haste seja nitidamente visualizado em duas projeções com o braço em C; isso também vale para o procedimento de bloqueio distal.

Em raros casos, a redução de fraturas diafisárias recentes será problemática. Em geral, o fio-guia pode ser inserido com facilidade no fragmento oposto, ou pode-se utilizar uma haste sólida ou dispositivo de redução, por exemplo, um *joystick*. Em um caso de fratura de metáfise, o alinhamento correto poderá ser muito mais difícil, em especial na tíbia proximal ou distal. Parafusos bloqueadores ou *poller*[42] podem ajudar a orientar a haste na direção correta (Fig. 7.42). A técnica dos parafusos *poller* pode ser utilizada para diminuir a largura funcional de uma cavidade metafisária ampla, ou para forçar e redirecionar a haste para determinada direção, em busca de melhor alinhamento ou estabilização. O uso do parafuso pode ser temporário ou definitivo. Essa técnica é especialmente útil para conduzir a haste em outra direção "correta", depois de um mau posicionamento na primeira tentativa.

Técnica de bloqueio

Muitas hastes são inseridas com a ajuda de um guia especial que também funciona como dispositivo apontador para bloqueio da extremidade-guia das hastes com porcas, lâminas

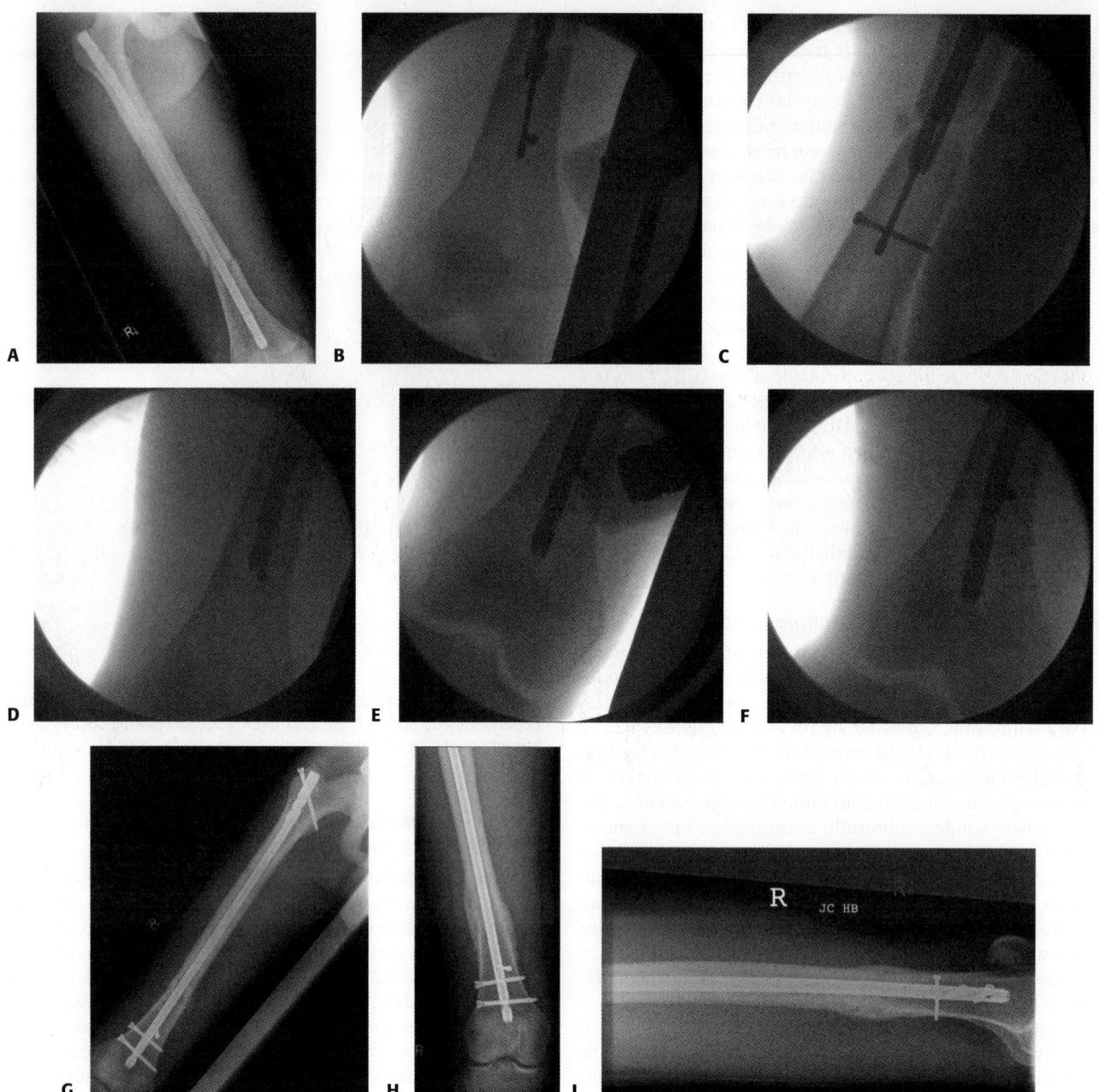

FIGURA 7.42 Exemplo de parafusos Poller para correção de um alinhamento vicioso do fragmento distal em valgo (A). Depois que a haste foi recuada, foi aplicado um parafuso cortical de 3,5 mm (B,C) para guiar a haste na posição apropriada (D-F). Controle pós-operatório e consolidação depois de 1 ano (G-I). Nesse caso, para a correção do valgo com um parafuso de bloqueio, o parafuso deve ser aplicado lateralmente à haste e perto da fratura, ou medialmente à haste e longe da fratura.

ou mais comumente como parafusos de bloqueio. Em geral, a aplicação do dispositivo de bloqueio remoto é mais difícil porque, durante a inserção, quase todas as hastes ficam mais ou menos deformadas; assim, os orifícios de bloqueio não estão mais no alinhamento original. Em consequência, o bloqueio remoto deve ser realizado com uma técnica "à mão livre" ou com a ajuda de dispositivos apontadores, normalmente montados no perfurador ósseo. Hastes de encaixe muito ajustado tendem a promover distração das fraturas, resultando em falhas ósseas – o que pode levar a um aumento na pressão intracompartimental, além de retardo da consolidação ou mesmo pseudartrose da fratura.[6] Portanto, é recomendável que o cirurgião faça, em primeiro lugar, o bloqueio na extremidade remota; em seguida, a haste será retrotracionada e, depois, a extremidade do osso em que a haste é introduzida será bloqueada. Por fim, o bloqueio pode ser realizado em modo estático ou dinâmico, embora seja aconselhável usar pelo menos dois parafusos de bloqueio em cada extremidade da haste, para controle confiável da rotação. O bloqueio estático é recomendável para fraturas complexas, para que não ocorra telescopagem; já o bloqueio dinâmico é aconselhável em casos de fraturas oblíquas curtas ou transversais, para permitir a compressão da fratura durante a sustentação do peso.

Avaliação do alinhamento axial e da rotação na osteossíntese intramedular

Em pacientes com fraturas simples, o alinhamento axial não é um problema. No entanto, em fraturas mais complexas, segmentadas ou cominutivas, ou nas lesões com joelho flutuante, pode ser difícil avaliar corretamente o alinhamento axial. O indicador intraoperatório mais útil de um alinhamento aceitável no plano coronal é quando o ponto de entrada da haste está correto e o implante fica centralmente posicionado no fragmento distal (ou no segmento proximal, se for utilizada a osteossíntese com técnica retrógrada). No membro inferior, o cabo longo de um eletrocautério, um arco em C e o posicionamento do paciente em supino ajudarão a avaliar a direção correta. O cabo fica centrado com relação à cabeça do fêmur e, distalmente, com relação ao meio da articulação do tornozelo, sob visualização de raio X. Ao realizar o exame de imagem do joelho, o cabo deve também passar exatamente através do centro da articulação. Qualquer desvio percebido é sinal de alinhamento axial vicioso no plano coronal.

A avaliação clínica da rotação durante a operação é tarefa mais difícil e de menor precisão. São vários os sinais radiológicos (p. ex., as proporções do diâmetro de dois fragmentos adjacentes ou a projeção do trocanter maior em relação à patela na projeção anteroposterior), mas esses sinais não são muito confiáveis. Com o paciente ainda na mesa da cirúrgia, o cirurgião pode fazer a rotação medial e lateral, para verificar a rotação em comparação com o lado intacto. A avaliação mais precisa é obtida com alguns cortes de TC através das articulações do joelho e do quadril, possibilitando uma comparação com o lado intacto.[25]

A osteossíntese intramedular para fixação das fraturas da diáfise dos ossos longos é o padrão ouro atualmente. Trata-se de um procedimento minimamente invasivo, permitindo que o paciente possa logo sustentar seu peso sobre o membro fraturado; além disso, essa técnica representa uma boa chance de consolidação da fratura com rapidez e sem maiores problemas.

PRINCÍPIO DA BANDA DE TENSÃO

Pauwels foi o primeiro a observar que uma estrutura tubular curva, quando submetida a uma carga axial, sempre apresenta um lado de tensão na convexidade e de compressão na concavidade. O mesmo ocorre quando um tubo ou osso retilíneo é submetido a um esforço excêntrico, como ocorre no fêmur, onde as forças tênseis se encontram no lado lateral e a compressão se situa no lado medial. Ao aplicar lateralmente um dispositivo em banda de tensão, essas forças tênseis são convertidas em forças de compressão, contanto que a parede óssea contralateral à banda de tensão esteja estabilizada e com bom contato entre os fragmentos.

Nas fraturas em que a tração muscular tende a deslocar os fragmentos (p. ex., olécrano, patela ou fraturas por avulsão da tuberosidade maior do úmero), a aplicação de uma banda de tensão neutralizará as forças de distração; durante a flexão da articulação, os fragmentos ficarão comprimidos (Fig. 7.43). Assim, falamos de bandas de tensão dinâmica que proporcionam estabilidade absoluta e incentivam a realização regular de exercícios de flexão pelos pacientes com uma dessas articulações fixada por esta técnica.

Em princípio, qualquer implante para osteossíntese, placa, alça de fio metálico e mesmo um fixador externo (se aplicado corretamente para a tensão de um osso fraturado) pode atuar como uma banda de tensão. O dispositivo em banda de tensão deve suportar forças tênseis, o osso deve opor resistência às forças compressivas e o córtex oposto à banda de tensão deve estar reduzido, sem nenhum hiato.

O fio metálico de 1,4 ou 1,6 mm de diâmetro, o mais utilizado, pode ser inserido através de um orifício broqueado no osso que o ancora ao osso, ou pode ser aplicado através das fibras de Sharpey de inserção de um tendão (p. ex., na patela), ou pode ser passado em alça em torno de uma cabeça de parafuso ou de um fio de Kirschner. A alça de fio metálico sempre deverá ser aplicada excentricamente com relação ao eixo da carga (p. ex., à frente da patela, e não em torno desta estrutura) (Fig. 7.43). O fio suporta com bastante eficiência as forças tênseis, mas se forem adicionadas forças de flexão, o fio se partirá com facilidade. O mesmo vale para qualquer tipo de placa.

Em consolidações viciosas e pseudartroses, com frequência se observa uma deformidade angular. Assim, qualquer dispositivo de fixação deve ser aplicado ao lado convexo da deformidade, desde que possível, considerando a disposição das estruturas anatômicas, de tal forma que funcione como banda de tensão – induzindo de forma automática uma compressão e melhorando a consolidação óssea (Fig. 7.44).

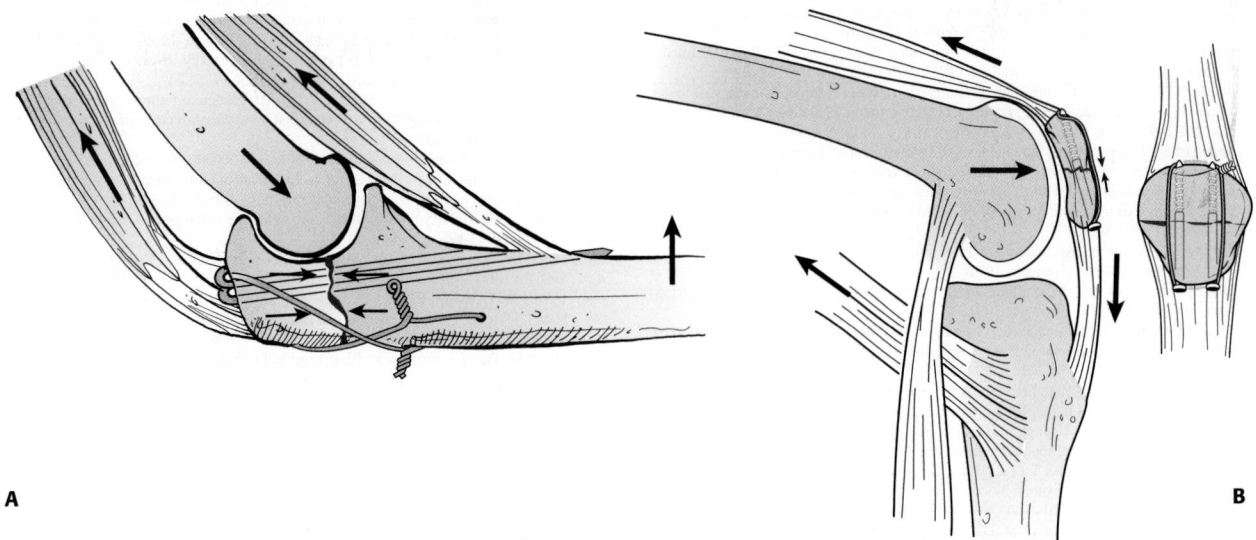

FIGURA 7.43 A. Exemplo atípico de fixação por banda de tensão do olécrano com dois fios de Kirschner e aplicação de fio metálico em 8 em banda de tensão. **B.** Fixação por banda de tensão de uma fratura transversal da patela com uma alça de fio em banda de tensão. Observe que o implante em banda de tensão deve se situar excentricamente, sobre o lado tênsil do osso, e que sua fixação dinâmica fica reforçada pela flexão da articulação.

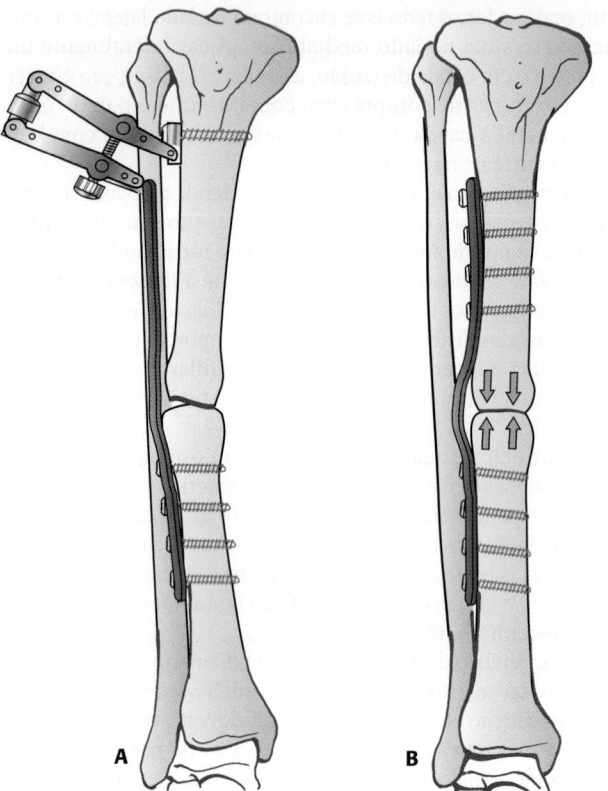

FIGURA 7.44 Em consolidações viciosas e em pseudartroses acompanhadas de deformidade, a placa aplicada ao lado convexo (ou de tensão) **(A)** do osso funciona como banda de tensão e comprime as extremidades ósseas **(B)**.

REFERÊNCIAS BIBLIOGRÁFICAS

1. Arens S, Eijer H, Schlegel U, et al. Influence of the design for fixation implants on local infection: Experimental study of dynamic compression plates versus point contact fixators in rabbits. *J Orthop Trauma*. 1999;13(7):470–476.
2. Audigé L, Griffin D, Bhandari M, et al. Path analysis of factors for delayed healing and nonunion in 416 operatively treated tibial shaft fractures. *Clin Orthop Relat Res*. 2005;438:221–232.
3. Babst R, Hehli M, Regazzoni P. LISS Tractor. Kombination des less invasive stabilization systems (LISS) mit dem AO-Distraktor fuer distale Femur- und proximale Tibiafrakturen. *Unfallchirurg* 2001;104:530–535.
4. Badia JM, Torres JM, Tur C, et al. Saline wound irrigation reduces the postoperative infection rate in guinea pigs. *J Surg Res*. 1996;63(2):457–459.
5. Baumgaertel F, Dahlen C, Stiletto R, et al. Technique of using the AO-femoral distractor for femoral IM nailing. *J Orthop Trauma*. 1994;8:315–321.
6. Bhandari M, Guyatt GH, Tong D, et al. Reamed versus nonreamed IM nailing of lower extremity long bone fractures: A systematic overview and meta-analysis. *J Orthop Trauma*. 2000;14:2–9.
7. Bhandari M, Tornetta P 3rd, Sprague S, et al. Predictors of reoperation following operative management of fractures of the tibial shaft. *J Orthop Trauma*. 2003;17(5):353–361.
8. Boxma H, Broekhuizen T, Patka P, et al. Randomised controlled trial of singledose antibiotic prophylaxis in surgical treatment of closed fractures: The Dutch Trauma Trial. *Lancet*. 1996;347:1133–1137.
9. Brunner CF, Weber BG. Antigleitplatte. In: Brunner CF, Weber BG, eds. *Besondere Osteosynthesetechniken*. Berlin: Springer; 1981.
10. Brunner CF, Weber BG. Wellenplatte. In: Brunner CF, Weber BG, eds. *Besondere Osteosynthesetechniken*. Berlin: Springer; 1981.
11. Canadian Orthopedic Trauma Society. Nonunion following intramedullary nailing of the femur with and without reaming. Results of a multicenter randomized clinical trial. *J Bone Joint Surg Am*. 2003;85-A(11):2093–2096.
12. Chan PS, Klimkiewicz JJ, Luchetti WT, et al. Impact of CT scan on treatment plan and fracture classification of tibial plateau fractures. *J Orthop Trauma*. 1997;11(7):484–489.
13. Claes LE, Augat P, Suger G, et al. Influence of size and stability of the osteotomy gap on the success of fracture healing. *J Orthop Res*. 1997;15(4):577–584.
14. Farouk O, Krettek C, Miclau T, et al. Minimally invasive plate osteosynthesis: Does percutaneous plating disrupt femoral blood supply less than the traditional technique? *J Orthop Trauma*. 1999;13(6):401–406.
15. Frigg R. Locking compression plate (LCP). An osteosynthesis plate based on the dynamic compression plate and the point contact fixator (PC-Fix). *Injury*. 2001;32(suppl 2):63–66.
16. Frolke JP, Bakker FC, Patka P, et al. Reaming debris in osteotomized sheep tibiae. *J Trauma*. 2001;50:65–69.
17. Gautier E, Sommer C. Guidelines for the clinical application of the LCP. *Injury*. 2003;34(suppl 2):B63–B76.
18. Georgiadis GM, Burgar AM. Percutaneous skeletal joysticks for closed reduction of femoral shaft fractures during IM nailing. *J Orthop Trauma*. 2001;15:570–571.
19. Gustilo RB, Mendoza RM, Williams DN. Problems in the management of type III (severe) open fractures: A new classification of type III open fractures. *J Trauma*. 1984;24:742–746.
20. Haas N, Hauke C, Schutz M, et al. Treatment of diaphyseal fractures of the forearm using the Point Contact Fixator (PC-Fix): Results of 387 fractures of a prospective multicentric study (PC-Fix II). *Injury*. 2001;32(suppl 2):B51–B62.
21. Haidukewych G, Sems SA, Huebner D, et al. Results of polyaxial locked-plate fixation of periarticular fractures of the knee. Surgical technique. *J Bone Joint Surg Am*. 2008;90(suppl 2 pt 1):117–134.
22. Haidukewych G, Sems SA, Huebner D. Results of polyaxial locked-plate fixation of periarticular fractures of the knee. Surgical technique. *J Bone Joint Surg Am*. 2008;90(suppl 2 pt 1):117–134.
23. Haidukewych GJ, Ricci W. Locked plating in orthopaedic trauma: A clinical update. *J Am Acad Orthop Surg*. 2008;16(6):347–355.
24. Heitemeyer U, Kemper F, Hierholzer G, et al. Severely comminuted femoral shaft fractures: Treatment by bridging-plate osteosynthesis. *Arch Orthop Trauma Surg*. 1987;106:327–330.
25. Hernandez RJ, Tachdjian MO, Poznanski AK, et al. CT determination of femoral torsion. *AJR Am J Roentgenol*. 1981;137:97–101.
26. Herzog K. Die Technik der geschlossenen Marknagelung frischer Tibiafrakturen mit dem Rohrschlitznagel. *Chirurg*. 1958;29(11):501–506.
27. Hey-Groves EW. Ununited fractures with special reference to gunshot injuries and the use of bone grafting. *J Bone Joint Surg [Br]*. 1918;6:203–228.
28. Hoegel F, Mueller CA, Peter R, et al. Bone debris: Dead matter or vital osteoblasts. *J Trauma*. 2004;56(2):363–367.
29. Hoffmeier KL, Hofmann GO, Mückley T. The strength of polyaxial locking interfaces of distal radius plates. *Clin Biomech*. 2009;24(8):637–641.
30. Holzach P, Matter P, Minter J. Arthroscopically assisted treatment of lateral tibial plateau fractures in skiers: Use of a cannulated reduction system. *J Orthop Trauma*. 1994;8(4):273–281.
31. Hüfner T, Gebhard F, Grützner PA, et al. Which navigation when? *Injury*. 2004;35(suppl 1):S-A30–34.
32. Hupel TM, Aksenov SA, Schemitsch EH. Cortical bone blood flow in loose- and tightfitting locked unreamed IM nailing: A canine segmental tibia fracture model. *J Orthop Trauma*. 1998;12(2):127–135.
33. Kaab MJ, Stockle U, Schutz M, et al. Stabilisation of periprosthetic fractures with angular stable internal fixation: A report of 13 cases. *Arch Orthop Trauma Surg*. 2006;126(2):105–110.
34. Keel M, Trentz O. Pathophysiology of polytrauma. *Injury*. 2005;36(6):691–709.
35. Kempf I, Jaeger JH, North J, et al. L'enclouage centro-medullaire du femur et du tibia selon la technique de Kuntscher. Interet du verrouillage du clou. Etude experimentale. *Acta Orthop Belg*. 1976;42(suppl 1):29–43.
36. Kendoff D, Citak M, Gardner MJ, et al. Navigated femoral nailing using noninvasive registration of the contralateral intact femur to restore anteversion. Technique and clinical use. *J Orthop Trauma*. 2007;21(10):725–730.
37. Kinast C, Bolhofner BR, Mast JW, et al. Subtrochanteric fractures of the femur. Results of treatment with the 95 degrees condylar blade-plate. *Clin Orthop Relat Res*. 1989;(238):122–130.
38. Klein MP, Rahn BA, Frigg R, et al. Reaming versus non-reaming in medullary nailing: Interference with cortical circulation of the canine tibia. *Arch Orthop Trauma Surg*. 1990;109(6):314–316.
39. Klemm K, Schellmann WD. Dynamische und statische Verriegelung des Marknagels. *Monatsschr Unfallheilkd Versicher Versorg Verkehrsmed*. 1972;75(12):568–575.
40. Königshausen M, Kuebler L, Godry H, et al. Clinical outcome and complications using a polyaxial locking plate in the treatment of displaced proximal humerus fractures. A reliable system? *Injury*. 2012;43(2):223–231.
41. Kregor PJ, Hughes JL, Cole PA. Fixation of distal femoral fractures above total knee arthroplasty utilizing the less invasive stabilization system (L.I.S.S.). *Injury*. 2001;32(suppl 3):SC64–SC75.
42. Krettek C, Miclau T, Schandelmaier P, et al. The mechanical effect of blocking screws ("Poller screws") in stabilizing tibia fractures with short proximal or distal fragments after insertion of small-diameter IM nails. *J Orthop Trauma*. 1999;13(8):550–553.
43. Krettek C, Muller M, Miclau T. Evolution of minimally invasive plate osteosynthesis (MIPO) in the femur. *Injury*. 2001;32(suppl 3):SC14–SC23.
44. Krettek C, Schandelmaier P, Miclau T, et al. Transarticular joint reconstruction and indirect plate osteosynthesis for complex distal supracondylar femoral fractures. *Injury*. 1997;28(suppl 1):A31–A41.
45. Küntscher G. *Praxis der Marknagelung*. Stuttgart: Schattauer; 1962.
46. Ligier JN, Metaizeau JP, Prevot J, et al. Elastic stable intramedullary nailing of femoral shaft fractures in children. *J Bone Joint Surg [Br]*. 1988;70(1):74–77.
47. Lottes JO. Medullary nailing of the tibia with the triflange nail. *Clin Orthop Relat Res*. 1974;(105):53–66.
48. Magid D, Michelson JD, Ney DR, et al. Adult ankle fractures: Comparison of plain films and interactive two- and three-dimensional CT scans. *AJR Am J Roentgenol*. 1990;154(5):1017–1023.
49. Mast J, Jakob R, Ganz R. *Planning and Reduction Technique in Fracture Surgery*. Berlin, Heidelberg: Springer-Verlag; 1996.
50. Mehta JA, Bain GI, Heptinstall RJ. Anatomical reduction of intra-articular fractures of the distal radius. An arthroscopically-assisted approach. *J Bone Joint Surg [Br]*. 2000;82:79–86.
51. Melcher GA, Metzdorf A, Schlegel U, et al. Influence of reaming versus nonreaming in intramedullary nailing on local infection rate: Experimental investigation in rabbits. *J Trauma*. 1995;39(6):1123–1128.
52. Mubarak SJ, Hargens AR. Acute compartment syndromes. *Surg Clin North Am*. 1983;63(3):539–565.
53. Muller C, Frigg R, Pfister U. Effect of flexible drive diameter and reamer design on the increase of pressure in the medullary cavity during reaming. *Injury*. 1993;24(suppl 3):S40–S47.
54. Muller C, McIff T, Rahn BA, et al. Influence of the compression force on the IM pressure development in reaming of the femoral medullary cavity. *Injury*. 1993;24(suppl 3):S36–S39.
55. Muller ME, Allgower M, Schneider R, et al. *Manual of Internal Fixation*. Heidelberg: Springer; 1991.

56. Nikolaou VS, Tan HB, Haidukewych G, et al. Proximal tibial fractures: Early experience using polyaxial locking-plate technology. *Int Orthop.* 2011;35(8):1215–1221.
57. Ochsner PE, Baumgart F, Kohler G. Heat-induced segmental necrosis after reaming of one humeral and two tibial fractures with a narrow medullary canal. *Injury.* 1998;29(suppl. 2): B1–B10.
58. Oestern HJ, Tscherne H. Pathophysiology and classification of soft tissue injuries associated with fractures. In: Tscherne H, Gotzen L, eds. *Fractures with Soft Tissue Injury.* Berlin, Heidelberg, New York: Springer; 1984.
59. Otto RJ, Moed BR, Bledsoe JG, et al. Biomechanical comparison of polyaxial-type locking plates and a fixed-angle locking plate for internal fixation of distal femur fractures. *J Orthop Trauma.* 2009;23(9):645–652.
60. Paiement GD, Renaud E, Dagenais G, et al. Double-blind randomized prospective study of the efficacy of antibiotic prophylaxis for open reduction and internal fixation of closed ankle fractures. *J Orthop Trauma.* 1994;8:64–66.
61. Pape HC, Giannoudis PV, Grimme K, et al. Effects of IM femoral fracture fixation: What is the impact of experimental studies in regards to the clinical knowledge? *Shock.* 2002;18:291–300.
62. Park JH, Hagopian J, Ilyas AM. Variable-angle locking screw volar plating of distal radius fractures. *Hand Clin.* 2010;26(3):373–380.
63. Pauwels F. *Biomechanics of the Locomotor Apparatus.* Berlin: Springer; 1980.
64. Perren SM, Cordey J. *The Concept of Interfragmentary Strain.* Berlin, Heidelberg, New York: Springer-Verlag; 1980.
65. Perren SM, Frigg R, Hehli M, et al. Lag screw. In: Rüedi TP, Murphy WM, eds. *AO principles of fracture management.* NewYork: Thieme; 2001.
66. Perren SM, Russenberger M, Steinemann S, et al. A dynamic compression plate. *Acta Orthop Scand Suppl.* 1969;125:31–41.
67. Perren SM. Evolution of the internal fixation of long bone fractures. The scientific basis of biological internal fixation: choosing a new balance between stability and biology. *J Bone Joint Surg Br.* 2002;84(8):1093–1110.
68. Perren SM. Force measurements in screw fixation. *J Biomech.* 1976;9:669–675.
69. Perren SM. The concept of biological plating using the limited contact-dynamic compression plate (LC-DCP). Scientific background, design and application. *Injury.* 1991;22 (suppl. 1):1–41.
70. Ramotowski W, Granowski R. Das "Zespol"-Osteosynthesesystem: Mechanische Grundlage und klinische Anwendung. *Orthop Praxis.* 1984;9:750–758.
71. Ricci WM, Loftus T, Cox C, et al. Locked plates combined with minimally invasive insertion technique for the treatment of periprosthetic supracondylar femur fractures above a total knee arthroplasty. *J Orthop Trauma.* 2006;20(3):190–196.
72. Rush LV, Rush HC. A reconstruction operation for a comminuted fracture of the upper third of the ulna. *Am J Surg.* 1937;38:332–333.
73. Schandelmaier P, Krettek C, Tscherne H. Biomechanical study of nine different tibia locking nails. *J Orthop Trauma.* 1996;10:37–44.
74. Schaser KD, Zhang L, Haas NP, et al. Temporal profile of microvascular disturbances in rat tibial periosteum following closed soft tissue trauma. *Langenbecks Arch Surg.* 2003;388:323–330.
75. Schatzker J, Sanderson R, Murnaghan JP. The holding power of orthopedic screws in vivo. *Clin Orthop.* 1975;115–126.
76. Schemitsch EH, Kowalski MJ, Swiontkowski MF, et al. Cortical bone blood flow in reamed and unreamed locked IM nailing: a fractured tibia model in sheep. *J Orthop Trauma.* 1994;8:373–382.
77. Schutz M, Muller M, Krettek C, et al. Minimally invasive fracture stabilization of distal femoral fractures with the LISS: A prospective multicenter study. Results of a clinical study with special emphasis on difficult cases. *Injury.* 2001;32(suppl 3):SC48–SC54.
78. Stimson LA. *A Treatise on Fractures.* Philadelphia: H.C. Lea's son & co; 1883.
79. Sturmer KM. Die elastische Plattenosteo-synthese, ihre Biomechanik, Indikation und Technik im Vergleich zur rigiden Osteosynthese. *Unfallchirurg* 1996;99:816–829.
80. Tepic S, Perren SM. The biomechanics of the PC-Fix internal fixator. *Injury.* 1995;26(suppl 2):5–10.
81. Voigt C, Geisler A, Hepp P. Are polyaxially locked screws advantageous in the plate osteosynthesis of proximal humeral fractures in the elderly? A prospective randomized clinical observational study. *J Orthop Trauma.* 2011;25(10):596–602.
82. Wagner M. General principles for the clinical use of the LCP. *Injury.* 2003;34:31–42.
83. Wenda K, Runkel M, Degreif J, et al. Pathogenesis and clinical relevance of bone marrow embolism in medullary nailing: Demonstrated by intraoperative echocardiography. *Injury.* 1993;24(suppl 3):S73–S81.
84. Wilkens KJ, Curtiss S, Lee MA, et al. Polyaxial locking plate fixation in distal femur fractures: A biomechanical comparison. *J Orthop Trauma.* 2008;22(9):624–628.
85. Wolter D, Reckert L, Kortmann H-R, et al. Der Plattenfixateur interne zur Wirbelsäulenstabilisierung (Operationstechnik und erste Ergebnisse). *Langenbecks Archiv für Chirurgie.* 1987;372(1):926.

8

Princípios da fixação externa

J. Tracy Watson

Perspectiva Histórica 220
   Origens da fixação externa monolateral 220
   Uso da fixação externa na II guerra mundial 224
Evolução da fixação externa monolateral contemporânea 224
   Fixação externa circular 225
Tipos de estruturas, biomecânica e componentes 227
   Fixação com pinos calibrosos 228
   Tipos de montagens monolaterais 233
   Fixação por estrutura circular com fios
      metálicos pequenos 244
Fixadores híbridos 247
Biologia da fixação externa e histogênese por distração 248
   Biologia básica 248
   Dinamização 249
   Consolidação da fratura com redução aberta e fixação interna
      limitadas com fixação externa 249
   Biologia da osteogênese por distração 250

Aplicações dos modernos fixadores externos 253
   Fixação externa como controle de danos ortopédicos 253
   Tratamento de fraturas específicas com o uso
      de fixação externa 260
   Aplicações monolaterais 263
   Fraturas da tíbia 271
   Fixação externa com fios finos 272
   Transporte ósseo 275
   Fixadores do tipo hexápode 279
Tratamento com estrutura de fixação externa 284
   Técnica de inserção dos pinos 284
   Cuidados com os pinos 286
   Remoção dos fixadores 287
   Reutilização dos fixadores 291
Complicações relacionadas ao uso de fixadores 292
   Infecção 292
Conclusão 293

PERSPECTIVA HISTÓRICA

A fixação externa foi abordada por Hipócrates há quase 2.400 anos, quando ele descreveu um método de imobilização de uma fratura da tíbia que permitia a inspeção das lesões aos tecidos moles. A fixação era feita pelo enfaixamento das partes proximal e distal da tíbia com tiras de couro, "como as correias utilizadas em pessoas confinadas e manietadas; devem ter um revestimento mais espesso em cada lado e devem ser bastante acolchoadas e com boa adaptação, uma acima do tornozelo e a outra abaixo do joelho". "Quatro barras flexíveis feitas de madeira de abrunheiro (corniso europeu) de igual comprimento devem ser aplicadas entre os enfaixamentos do joelho e do tornozelo. Se essas coisas forem devidamente realizadas, deverão resultar em uma extensão apropriada e regular, em linha reta. E as barras ficam comodamente arranjadas a cada lado do tornozelo, para que não interfiram com a posição do membro; a ferida poderá ser facilmente examinada e tratada" (Fig. 8.1).[133,229]

A história da moderna fixação externa começa no século XIX com a descrição de Malgaigne para um mecanismo engenhoso, que consiste em um clampe que aproximava quatro projeções metálicas ("dentes") transcutâneas para uso na redução e manutenção das fraturas da patela. Esse dispositivo foi descrito em 1843, 12 anos antes da introdução das técnicas de aplicação do aparelho gessado.[116,229]

ORIGENS DA FIXAÇÃO EXTERNA MONOLATERAL

A descrição original do tratamento de fraturas de ossos longos com o uso de um fixador externo é atribuída a um cirurgião britânico, Keetley, em 1893.[34,118] Em um esforço para reduzir as consolidações viciosas e as pseudartroses do fêmur, pinos rígidos eram inseridos percutaneamente no interior do fêmur e presos a um sistema de imobilização externa. "Um pino de aço cromado cuidadosamente purificado, manufaturado para introdução através de uma punção na pele e limpo com igual cuidado" era passado através de orifícios perfurados, um em cada fragmento principal. Os dois ramos horizontais de cada dispositivo, apropriadamente chanfrados ao longo das bordas, eram unidos por fio torcido e, em seguida, o aparelho era envolto em um curativo de gaze com iodofórmio (Fig. 8.2).

Em 1897, Clayton Parkhill, um cirurgião norte-americano de Denver e diretor da Escola de Medicina da Universidade do Colorado (1895-1897), relatou os resultados de nove pacientes

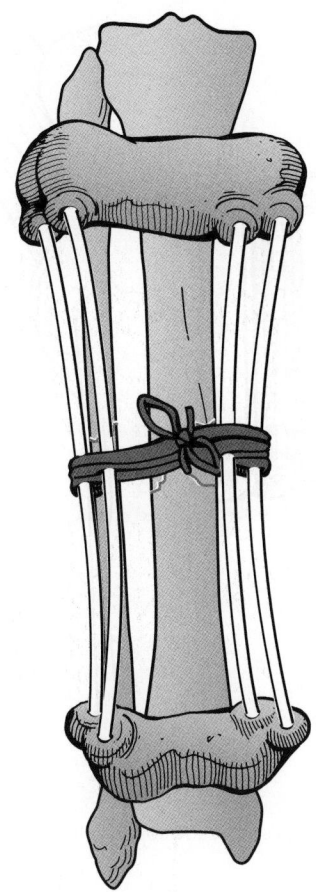

FIGURA 8.1 Os "grilhões" de Hipócrates: dispositivo externo para manter a estabilidade de uma fratura da tíbia.

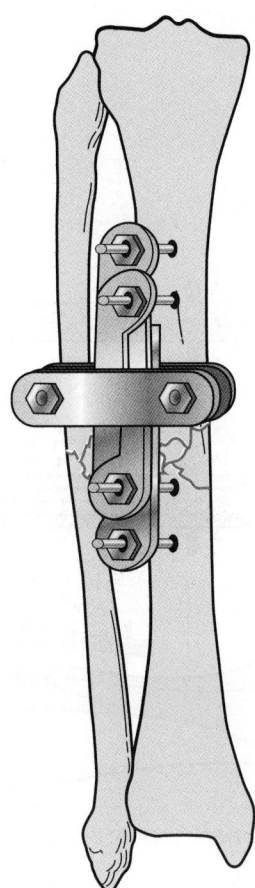

FIGURA 8.3 Fixador externo de Parkhill para fraturas da tíbia.

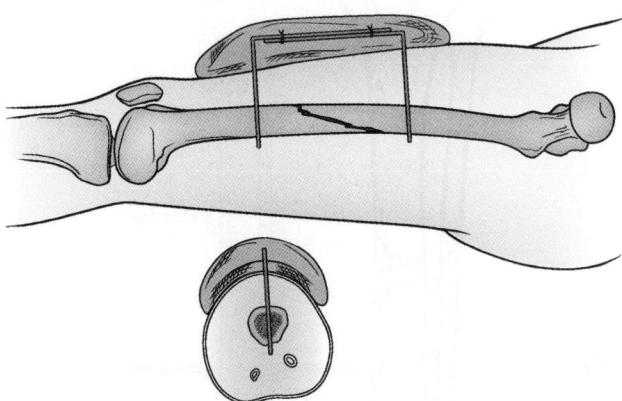

FIGURA 8.2 O fixador de Keetley consistia em pinos implantados e conectados por fio metálico e, em seguida, envoltos com gaze.

tratados com um dispositivo externo de maneira similar a um moderno fixador externo monolateral simples de quatro pinos. Seu primeiro caso foi realizado em 1894 e seu dispositivo consistia em quatro parafusos, dois dos quais foram inseridos em cada fragmento acima e abaixo da fratura. As extremidades dos parafusos foram fixadas conjuntamente por placas e porcas de bloqueio. A armação necessitava de imobilização gessada adicional para aumentar a sua estabilidade (Fig. 8.3). Parkhill tratou oito pseudartroses e uma fratura instável da diáfise tibial. Em oito dos nove pacientes, ocorreu consolidação das fraturas.[225,226] Infelizmente, a carreira desse pioneiro terminou abruptamente, com sua morte por apendicite. Embora fosse um cirurgião, Parkhill não foi tratado cirurgicamente pelas suas condições clínicas e faleceu em Denver em 1902.

Leonard Freeman foi contemporâneo de Parkhill, pois ambos foram professores de cirurgia no Departamento de Medicina da Universidade do Colorado. Freeman desenvolveu seu próprio sistema de fixação externa, acredita que era muito mais simples que o dispositivo de Parkhill. Pinos eram inseridos acima e abaixo da fratura ou pseudartrose, e eram conectados entre si com o uso de uma chapa metálica externa com placas de madeira que firmemente prendiam os corpos dos pinos (Fig. 8.4A). Freeman foi o primeiro a desenvolver um sistema de instrumentação com a finalidade de inserir os pinos aplicados através de pequenas incisões, e esse pesquisador revisou cuidadosamente a técnica de inserção "limpa", com o uso de um trocarte e uma luva para proteger os tecidos moles durante a pré-perfuração dos orifícios de fixação. Também utilizou uma "manivela em T" para a cuidadosa inserção dos pinos no osso. Freeman recomendava que os pinos fossem inseridos "a certa distância da fratura, em tecidos normais, através de pequenas aberturas na pele." Apesar do fato de ter continuado a valorizar o trabalho de Parkhill, Freeman acreditava que o clampe de Parkhill, e "outros dispositivos que surgiram eram complicados e de difícil aplicação, em decorrência das várias asas, porcas e ajustes que dificultavam o seu uso. O fixador de Freeman era descrito [...] é tão simples que sempre poderá ser inserido com rapidez e facilidade".[100-104] A princípio, Freeman descreveu o tratamento de uma pseudartrose proximal no colo do fêmur e duas pseudartroses tibiais com o uso dessa técnica (Fig. 8.4B).[100]

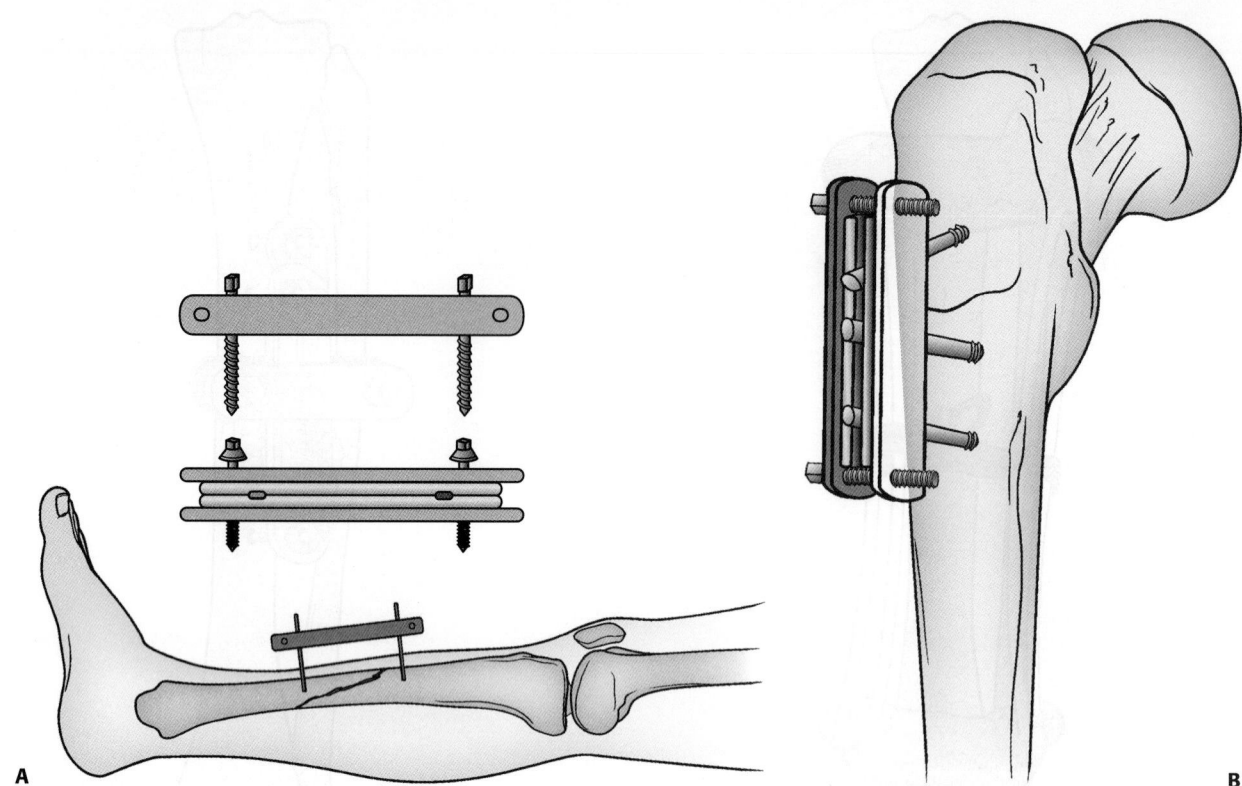

FIGURA 8.4 A: Fixador de Freeman. **B:** Dispositivo de Freeman empregado na estabilização de fraturas e pseudartroses no terço proximal do fêmur.

Lambotte, um cirurgião belga, teve conhecimento do trabalho de Parkhill, mas não conseguiu obter uma cópia do seu artigo. Em 1902, Lambotte fez avançar ainda mais a fixação externa, tendo sido o primeiro a aplicar uma estrutura unilateral simples de maneira sistemática; percebeu, ainda, que os pinos metálicos que penetravam no osso e se salientavam através da pele eram notavelmente bem tolerados e que podiam ser conectados a um dispositivo externo com clampes, permitindo a estabilização desses pinos e, portanto, dos fragmentos ósseos aos quais estavam presos (Fig. 8.5).[172] Os conceitos e desenhos originais de Lambotte evoluíram, chegando a possibilitar ajustes na estrutura, inclusive a compressão e distração no local da fratura.

Na Europa, os conceitos originais de Lambotte estavam se expandindo significativamente e, em 1938, Raul Hoffmann começou a utilizar com os fixadores externos associado com redução aberta antes da aplicação do fixador. Lambotte desenvolveu sua própria técnica para fixação de fraturas, que ele denominou "osteotaxia", uma palavra grega que significa "por os ossos no lugar." Hoffman também era doutor em teologia e carpinteiro em seu tempo livre e seu fixador externo incorporava uma junta esférica que conectava a esfera externa do fixador a robustos grampos de preensão dos pinos. Essa junta universal possibilitava a redução da fratura nos três planos. Hoffman usava uma barra de compressão-distração deslizante conectando os grampos de preensão dos pinos; isso permitia a compressão interfragmentar ou restauração do comprimento (Fig. 8.6).[134,135] Em 1938, Hoffmann publicou sua nova técnica e a apresentou no Congresso de Cirurgia realizado na França.[247]

Nos Estados Unidos, Roger Anderson projetou um aparelho para a redução mecânica de fraturas utilizando pinos transcutâneos conectados a clampes metálicos. O conceito original de Anderson dependia da aplicação de pinos completamente transfi-

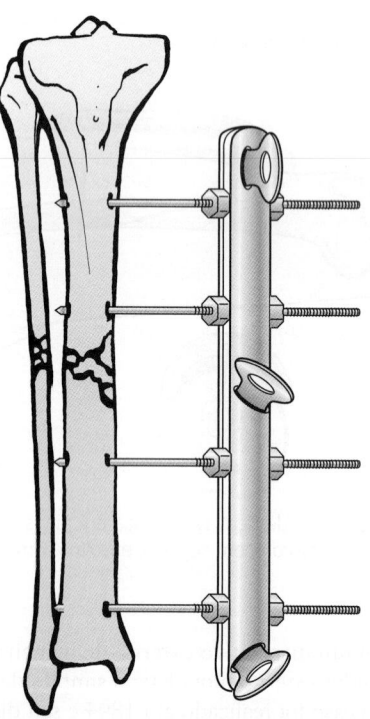

FIGURA 8.5 Fixador externo de Lambotte, utilizando pinos simples e um dispositivo provido de clampes.

xantes. Isso permitia um ajuste multiplanar dos fragmentos da fratura e também a compressão no local fraturado. Em seguida à redução, Anderson aplicava um aparelho gessado sobre o membro.[7] O dispositivo externo era removido e reutilizado em outros

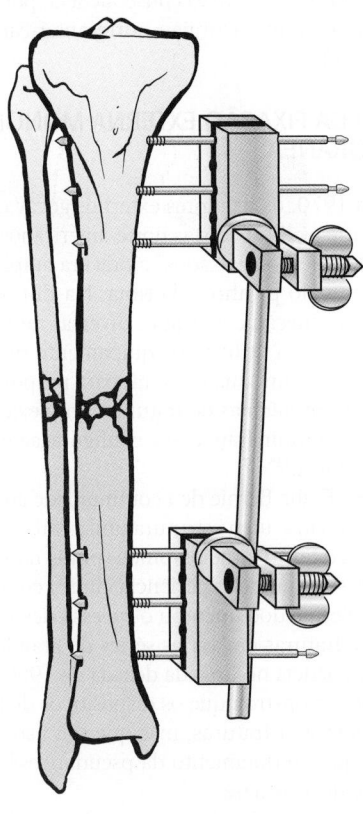

FIGURA 8.6 Fixador externo de Hoffman com pinos e clampes.

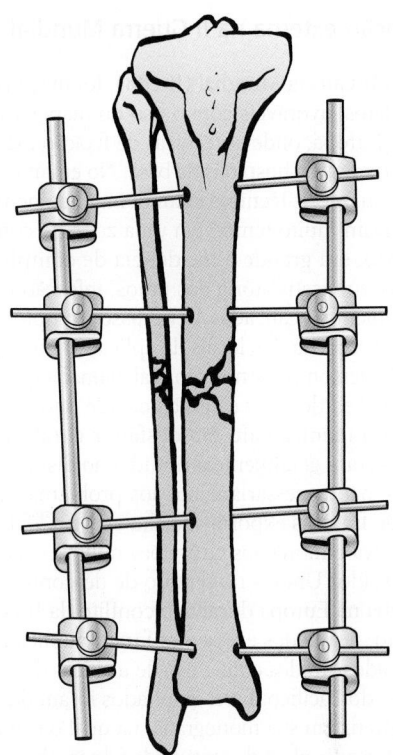

FIGURA 8.7 Dispositivo de Anderson com pinos transfixantes completos.

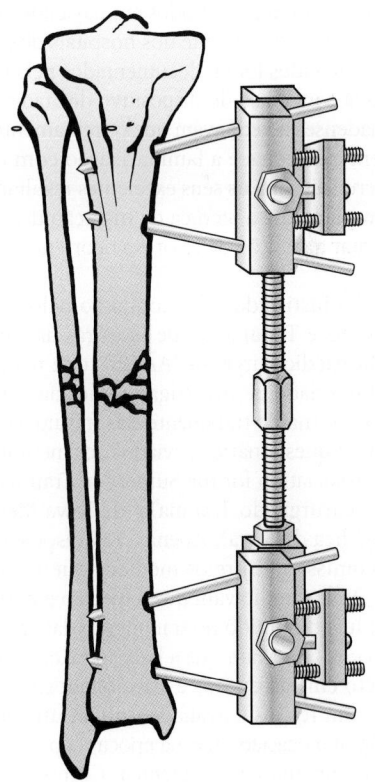

FIGURA 8.8 Dispositivo de Stader.

pacientes. Tempos depois, Anderson estendeu esse conceito, tendo projetado um sistema externo completo que conectava pinos transcutâneos a barras, dispensando o uso do aparelho gessado (Fig. 8.7).[115]

Em 1937, Otto Stader projetou um sistema para tratamento de fraturas para uso em clínicas veterinárias. Esse sistema permitia a estabilização de fraturas e também a redução independente dos fragmentos fraturados em três planos.[115,229] O trabalho de Stader foi avaliado por cirurgiões do Hospital Bellevue na cidade de Nova York, que persuadiram Stader a adaptar seu fixador para uso em humanos; assim, o dispositivo de Stader recebeu refinamentos e teve seu tamanho aumentado para o tratamento de ossos longos humanos. Em 1942, Lewis e Briedenbach publicaram sua experiência com o dispositivo de Stader no tratamento de vinte pacientes com fraturas de ossos longos no Hospital Bellevue. Eles ficaram entusiasmados com a capacidade de obtenção de um alinhamento excelente e de deambulação precoce com o uso dessa estrutura, sem necessidade do uso adjuvante de aparelhos gessados. (Fig. 8.8).[184] Lewis e Briedenbach foram os primeiros a descrever a técnica de aplicação de pinos com a máxima distância possível da fratura, evitando a colocação de pinos perto do local fraturado. Esse procedimento objetivava aumentar a estabilidade do fixador, em que era efetuada a redução dos fragmentos ósseos de maneira gradual da extremidade mal alinhada, mediante ajustes feitos no dispositivo. Esses autores acreditavam que a grande distância entre os pinos aumentava a estabilidade mecânica geral da estrutura. Lewis e Briedenbach também estão entre os primeiros investigadores – juntamente a Schanz, Riedel e Anderson – a enfatizar as vantagens da inserção de pinos de fixação angulados entre si (i. e., não paralelos), como modo de obter um controle mais efetivo dos fragmentos ósseos.[184,229]

Uso da fixação externa na II Guerra Mundial

Durante a II Guerra Mundial (II GM), foram publicados inicialmente relatos favoráveis com o uso do dispositivo de Roger Anderson na Europa, onde as técnicas de fixação externa tinham sido demonstradas em hospitais de base. No entanto, a experiência demonstrou que as técnicas eram demasiadamente especializadas e tomavam muito tempo em uma zona de combate ativo. Por outro lado, era grande a incidência de complicações, por exemplo, fixação insatisfatória dos pinos, infecção no trajeto do pino e osteomielite localizada. Além disso, a copiosa drenagem purulenta que escorria dos locais de aplicação dos pinos do dispositivo de Anderson se tornou tão mal afamada que foi apelidada de "soro de Seattle", por causa da cidade onde Anderson clinicava.[247] Essa técnica caiu em desfavor geral porque essas complicações eram geralmente atribuídas ao dispositivo de fixação externa e não necessariamente aos problemas inerentes ao tratamento de fraturas expostas de alta energia.[120] Isso resultou em uma diretiva emitida aos cirurgiões militares das Forças Armadas dos Estados Unidos no sentido de descontinuar o uso da fixação externa na Europa durante o conflito da II GM.[115]

No entanto, resultados excelentes foram publicados pela Marinha dos Estados Unidos com o uso de técnicas de fixação externa no conflito do Pacífico. Esses resultados foram documentados por Shaar e Kreuz em sua monografia, na qual o uso do procedimento foi delineado, além dos resultados do imobilizador de Stader.[266,267] Esses autores descrevem o uso desse fixador para uma ampla gama de fraturas, inclusive no fêmur, tíbia, úmero, antebraço e mesmo em fraturas faciais e mandibulares. Basicamente, esses procedimentos eram realizados em navios-hospitais de evacuação, distante do caos reinante nos hospitais de campo.

Resultados parecidos foram documentados pela Unidade Blindada do Canadá com o uso do dispositivo de Stader, no início de 1942. Os canadenses acreditavam que o treinamento prévio com a aplicação em cadáveres e a familiarização com o dispositivo eram fatores cruciais para os seus excelentes resultados. Também discutiram amplamente a técnica de inserção dos pinos com o objetivo de evitar a geração de calor e a ocorrência de sequestros anulares.[250]

Em 1950, foi instituída uma Comissão pelo Comitê de Cirurgia do Trauma e Tratamento de Fraturas da American Academy of Orthopaedic Surgeons (AAOS), que realizaria um estudo com a finalidade de investigar a eficácia e as indicações para a fixação externa no tratamento das fraturas. O estudo teve como base 3.082 questionários enviados aos membros da AAOS, da American Association for the Surgery of Trauma (Associação Americana de Cirurgia do Trauma) e da Iowa Medical Society (Sociedade Médica de Iowa). Apenas 395 respostas foram analisadas pela comissão. Entre os médicos que responderam ao questionário, 28% acreditavam que a fixação externa do esqueleto tinha um lugar definido no tratamento das fraturas, ao passo que 29,4% consideravam que a fixação externa não era aconselhável, exceto em casos raros e selecionados.[140] Mais de 43% dos médicos com resposta avaliada tinham utilizado a fixação externa em alguma ocasião, mas na época da pesquisa já tinham abandonado completamente a técnica. Com base nos resultados da pesquisa e nas preocupações que os clínicos tinham em relação às dificuldades mecânicas potenciais associadas a essas estruturas, bem como a possibilidade de converter uma fratura fechada em uma fratura exposta, a comissão concluiu que qualquer médico que desejasse utilizar a fixação externa esquelética necessitaria de treinamento especial sob a supervisão de um cirurgião que já tivesse tratado de pelo menos duzentos pacientes com o método.[115,271] Como consequência, por volta de 1950, praticamente nenhum cirurgião norte-americano estava utilizando essa técnica.

EVOLUÇÃO DA FIXAÇÃO EXTERNA MONOLATERAL CONTEMPORÂNEA

De 1950 a 1970, os fixadores externos gozavam de baixa popularidade entre os ortopedistas norte-americanos, embora a técnica "pinos e aparelhos gessados" ainda era amplamente utilizada para fraturas do punho e da tíbia. Na Europa, Vidal et al. realizaram testes mecânicos com as diversas montagens de fixadores externos. Vidal utilizou o equipamento de Hoffman, mas projetou uma estrutura quadrilateral para proporcionar estabilização rígida em problemas de fraturas complexas. Seus estudos biomecânicos determinaram que a configuração em quadrilátero era bastante estável.[115,287]

Por sua vez, Franz Bernie deu continuidade ao conceito original do Dr. Hoffman – uma estrutura unilateral utilizando apenas uma barra de conexão e meios-pinos (pinos não transfixantes). Com base em sua grande experiência clínica com a estrutura de meios-pinos, Bernie documentou o sucesso desse dispositivo no tratamento de fraturas em várias séries de grande porte.[40,41] Na Europa, a experiência no final da década de 1960 e início da década de 1970 demonstrou que os dispositivos de fixação externa podiam não só tratar fraturas, mas que seu uso também poder ser estendido para o tratamento da pseudartrose, além de casos de infecções e de artrodese.

Durante os anos 1970, De Bastiani desenvolveu o "Fixador Axial Dinâmico" e Gotzen projetou o "Monofixador". Esses dispositivos consistiam em estruturas simples com quatro pinos, em que pinos de grande diâmetro ficavam posicionados nas duas extremidades do osso. Em seguida, os pinos eram conectados entre si por uma barra tubular telescópica (de encaixe) igualmente de grande diâmetro (Fig. 8.9). Tal inovação permitia que os fixadores fossem melhor tolerados pelos pacientes, em comparação com os complexos fixadores de Vidal-Adrey. Esses fixadores permitiam a transmissão de carga axial em uma situação de sustentação total do peso, acentuando os micromovimentos e a dinamização no local fraturado e promovendo a consolidação.

A excepcional produção de estudos de ciências básicas sobre fixação externa e os resultados clínicos obtidos em instituições na Europa no início da década de 1970, estimularam o interesse no uso dessas técnicas na América do Norte. Essa eclosão coincidiu com a publicação da segunda edição do Manual AO (*Arbeitsgemeinschaft für Osteosynthesenfragen*) em 1977.[132] Foi nessa época que a fixação externa passou a ser recomendada para o tratamento das fraturas expostas agudas. Simultaneamente às recomendações encontradas no segundo Manual AO, foi produzido um novo sistema monolateral tubular de fixação externa. O sistema tubular da Association for the Study of Internal Fixation (ASIF, Associação para o Estudo da Fixação Interna) obteve aceitação muito rápida e generalizada por causa dos aprimoramentos no desenho dos pinos e na biomecânica do fixador, além das indicações precisas para seu uso. Todos esses fatores contribuíram para que muitos cirurgiões norte-americanos reanalisassem e adotassem a técnica com bons resultados clínicos (Fig. 8.10).

A fixação externa vivenciou seu renascimento nos últimos dez anos, com a adoção das técnicas de controle de danos ortopédicos (CDO) e dos conceitos de fixação externa abrangente temporária para o tratamento de lesões periarticulares complexas. Essas metodologias terapêuticas enfatizam a aplicação de fixadores

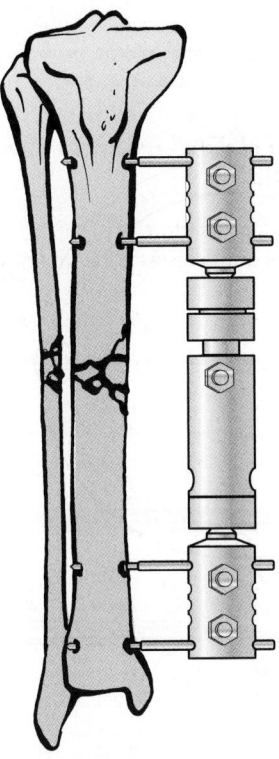

FIGURA 8.9 Fixador externo monotubular volumoso.

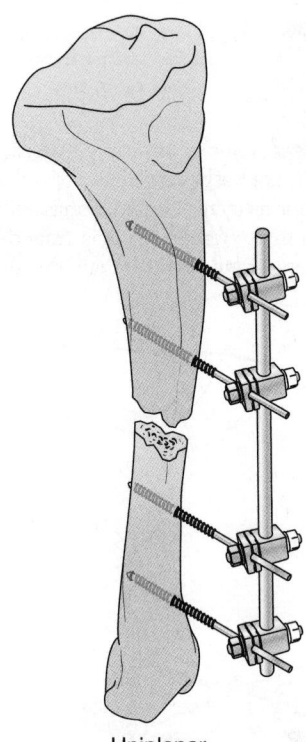

Uniplanar

FIGURA 8.10 Sistema de fixação externa "monolateral simples" com diversos componentes; ajudou a renovar o interesse nas modernas técnicas de fixação externa.

externos monolaterais simplificados, com o objetivo de facilitar o tratamento inicial de lesões articulares complexas ou de fraturas de ossos longos no paciente politraumatizado.[234] Estruturas minimamente invasivas, em combinação com a fixação definitiva com o uso de placas bloqueadas e hastes intramedulares, passaram a ser consideradas como o padrão terapêutico na maioria dos centros que tratam de tais pacientes.

Fixação externa circular

O crédito para o estabelecimento da fixação externa circular como método de redução das fraturas e alongamento do membro deve ser dado a Joseph E. Bittner MD, um cirurgião-geral de Yakima, Washington. Esse cirurgião desenvolveu um sistema de anéis circulares com fios metálicos transfixantes que eram tensionados mediante a expansão de um anel articulado com o fio preso entre as dobradiças. Com a expansão do diâmetro do anel, aumentava a tensão incidente nos fios metálicos (Fig. 8.11). Bittner publicou seu trabalho em uma revista científica alemã em 1933 e, cerca de 1 ano depois, patenteou o aparelho, em 1934. A isso, se seguiu uma pletora de fixadores circulares russos e europeus, a começar por Pertsovsky em 1938, seguido por outros cirurgiões russos, inclusive Gudushauri e Kalnbertz. Todos esses dispositivos se assemelhavam ao conceito original de Bittner, qual seja, de anéis circulares com fios metálicos tensionados.[116,141]

Como modalidade para o tratamento de fraturas, a fixação externa continuou a ter viabilidade na Rússia depois da IIGM. Em vez de se concentrarem nas configurações do tipo de semipinos e na monolateralidade que eram populares nos Estados Unidos, suas técnicas continuaram a se concentrar no uso dos fios de transfixação tensionados para a manutenção da fixação dos segmentos ósseos. Em 1948, Gavril Abramovich Ilizarov desenvolveu sua versão de um fixador circular, que permitia ao cirurgião estabilizar os fragmentos ósseos com técnicas de distração e que, além disso, também possibilitava reconstruções tridimensionais. Em 1950 Ilizarov se mudou para a cidade de Kurgan, onde continuou a explorar os meios de obter melhores resultados para a consolidação óssea, tendo patenteado o seu aparelho em 1954. Pela afixação desses fios a anéis distintos, os anéis podiam ser individualmente manipulados, de modo a proporcionar três planos de correção, de forma similar aos conceitos pioneiros de Hoffman, Bernie, Vidal e Bittner. Essa capacidade de conseguir um posicionamento preciso dos anéis resultou em uma flexibilidade significativa do dispositivo (Fig. 8.12). Graças ao percentual de sucesso informado por Ilizarov para problemas complexos, aparelhos similares à estrutura circular de Ilizarov começaram a surgir em outras áreas da União Soviética.[141] O dispositivo de Gudushauri era um semi-anel (arco) planejado no Central Institute of Traumatology and Orthopedics (CITO, Instituto Central de Traumatologia e Ortopedia em 1955. Tempos depois, o dispositivo de Gudushauri recebeu o sinal verde e passou a ser considerado como o aparelho externo "oficial" utilizado em Moscou durante muitos anos. Em meados dos anos de 1960, a estrutura do poder central em Moscou não desejava dar o crédito para um simples "médico de província" da Sibéria (Ilizarov) com relação a esses revolucionários conceitos.[141]

O Dr. Mstislav V. Volkoff, chefe do CITO foi uma das figuras-chave a se empenhar ativamente contra a aceitação universal da metodologia de Ilizarov na União Soviética. Juntamente com o Dr. Oganesyan, esses personagens patentearam um dispositivo similar e lançaram mão de seu prestígio para promover o aparelho durante muitos anos.[141] Em 1975, Volkoff e Oganesyan publicaram uma série de pacientes tratados com artroplastia por distração no joelho e no cotovelo rígidos, que foram reabilitados,

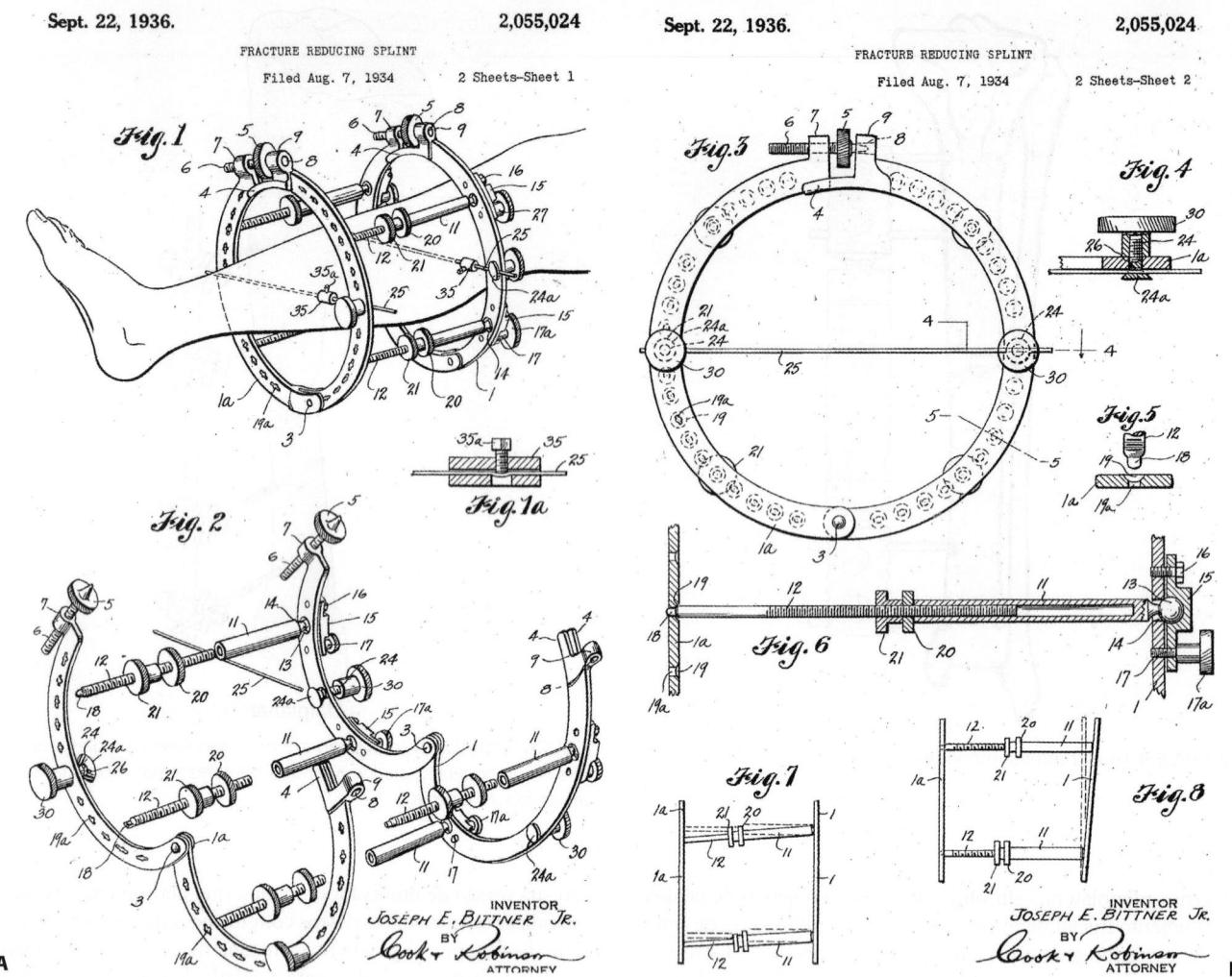

FIGURA 8.11 A, B: Registro de patente original para o fixador externo circular de Bittner, com o princípio dos fios metálicos finos para fixação.

utilizando fixadores externos circulares com fios finos, semelhantes aos de Ilizarov. Esse estudo passou praticamente despercebido na América do Norte, embora tenha sido publicado no American Journal of Bone and Joint Surgery.[290]

Depois de tomar conhecimento do trabalho realizado com o aparelho circular de Volkoff, Dr. David Fisher projetou um fixador circular. Em vez de usar fios metálicos finos tensionados, como no dispositivo russo, desenhou uma estrutura de fixador que permitia uma separação significativa entre os pinos, o desvio dos pinos em vários ângulos e uma configuração semicircular, com o uso de semipinos de Schanz mais calibrosos. Dr. Fisher determinou que a estabilidade no local da fratura poderia ser aumentada utilizando esses conceitos de configuração circular.[94,115]

Visto que os dispositivos soviéticos tradicionais do tipo Ilizarov eram bastante incômodos e complicados em comparação com os fixadores mais simples dos tipos tubular AO e Hoffman, em 1978, Kroner refinou e modificou as estruturas russas utilizando componentes e pinos transfixantes plásticos, em lugar dos fios metálicos finos utilizados pela técnica de Ilizarov.[1,115,140]

Durante muitos anos, o método de Ilizarov se restringia à região de Kurgan, na Sibéria. Em 1980, a técnica foi introduzida na Europa Ocidental, graças à persistência de Carlo Mauri, o famoso explorador italiano. Mauri viajou à Rússia especificamente por causa da técnica, tendo sido tratado de pseudartrose tibial infectada com sucesso por Ilizarov. Sua fratura tinha ocorrido há dez anos em um acidente de escalada de montanha. Graças à amizade estabelecida por Mauri com o Professor Ilizarov, a técnica foi apresentada aos cirurgiões responsáveis pelo tratamento de Mauri e, subsequentemente, Ilizarov foi convidado a fazer uma conferência na XXII Conferência Italiana da AO, em Bellagio, Itália. Essa foi a primeira apresentação clínica de Ilizarov sobre suas técnicas fora da Cortina de Ferro. Os cirurgiões italianos logo perceberam a importância de seus métodos e fizeram com que a técnica fosse introduzida na Itália sob a orientação do Professor Roberto Cattaneoto e seus colaboradores, Villa, Catagni e Tentori. Esse grupo deu início aos primeiros estudos clínicos de osteossíntese transóssea realizados no Ocidente, com uso do fixador de Ilizarov em Lecco, Itália, em 1981.[1,140,141]

Quando o clima político na União Soviética mudou sob as diferentes lideranças nos anos 1980, as possibilidades do método de Ilizarov, que até então permaneciam desconhecidas no Ocidente, passaram a ser divulgadas. No início dos anos 1980, essas técnicas foram apresentadas em vários congressos ortopédicos na Itália e em outros países na Europa Ocidental.[115,135,140,141] Victor H. Frankel (à época presidente do Hospital for Joint Diseases) tomou conhecimento em uma exibição científica durante sua participação em um congresso na Espanha. Ele aprofundou sua investigação e, tempos depois, viajou até Kurgan para visitar o centro de Ilizarov, juntamente com o Dr. Stuart Green em 1987. Isso deu início a uma evolução entre os cirurgiões norte-ameri-

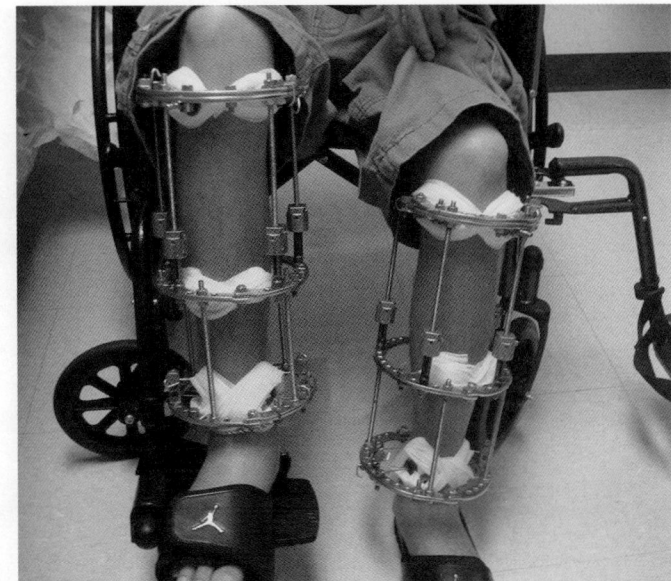
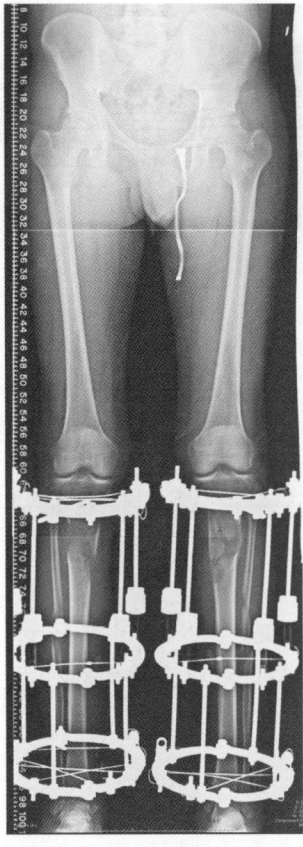

FIGURA 8.12 A: Fixadores circulares de Ilizarov com uso de pequenos fios tensionados presos a anéis individuais. Observar os pinos envoltos em gaze para proporcionar estabilização à interface pino-pele. **B:** Radiografias demonstram o alongamento tibial bilateral com o uso das clássicas estruturas com fios finos de Ilizarov.

canos, notadamente Victor Frankel, James Aronson, Dror Paley e Stewart Green, que foram apresentados ao trabalho de Ilizarov. Esses cirurgiões reconheceram o potencial dessa metodologia, em sua aplicação a difíceis problemas ortopédicos modernos, e todos começaram a aplicar clinicamente o método de Ilizarov em meados dos anos de 1980.[140,141] Em 1989, Ilizarov confiou a Stewart Green, que tinha experiência significativa no tratamento de pseudartroses e de osteomielites com técnicas de fixação externa, a tradução para o inglês de seu trabalho científico básico original. A tradução foi publicada na revista Clinical Orthopaedics and Related Research, em 1989.[1,138-141]

A experiência foi popularizada por um pequeno grupo de cirurgiões norte-americanos no final dos anos 1980. Em um esforço para simplificar e possibilitar a aplicação dessas técnicas à traumatologia, o conceito dos fios metálicos finos tensionados presos a anéis foi combinado ao conceito do fixador unilateral; assim, foi desenvolvido o fixador externo híbrido para atendimento de lesões periarticulares com preservação de todas as vantagens dos fios tensionados, ao mesmo tempo em que ficavam minimizadas as desvantagens da retenção das grandes unidades musculotendíneas decorrentes das configurações que utilizavam fios transfixantes completos (Fig. 8.13).[1,117] Contudo, esse "avanço" teve vida relativamente curta, em decorrência da sua biomecânica inferior.

Uma inovação significativa na correção das deformidades e na precisão das reduções das fraturas, fruto do trabalho de Charles Taylor e outros investigadores, possibilitou a correção de deformidades complexas por meio do uso de fixadores anelares simples, usando os pinos como elementos de fixação ao osso. Esses fixadores "hexápodes" contêm anéis interconectados e manipulados por um sistema de tirantes ajustáveis, permitindo a correção dos fragmentos ósseos em múltiplos planos (Fig. 8.14).[246,262,263] O desenvolvimento desse conceito, bem como a capacidade de estabelecer uma interface entre a correção da deformidade e o software na *web*, simplificou em muito a construção da estrutura, sendo a base para as técnicas modernas de fixação externa circular atualmente em uso.

TIPOS DE ESTRUTURAS, BIOMECÂNICA E COMPONENTES

Os sistemas de fixação externa atualmente em uso clínico podem ser categorizados de acordo com o tipo de ancoragem utilizada. Essa ancoragem é conseguida com pinos rosqueados calibrosos parafusados no osso ou pela perfuração e introdução de fios metálicos transfixantes de pequeno diâmetro através do osso e pela colocação dos fios sob tensão para manter a posição dos fragmentos ósseos.

Esses elementos de fixação (pinos ou fios) metálicos são interconectados mediante o uso de barras longitudinais ou de anéis circulares. Assim, estabelece-se uma diferenciação entre fixação externa monolateral (barras de conexão longitudinais) e fixação externa circular (fios metálicos e/ou pinos conectados aos anéis). A fixação circular pode utilizar tanto pinos rosqueados como fios metálicos finos tensionados para prender o osso à estrutura. A fixação monolateral é conseguida pelo uso de pinos rosqueados com diâmetros variados; contudo, ocasionalmente, esse tipo de fixação pode envolver o uso de pinos de transfixação completa com rosca central.

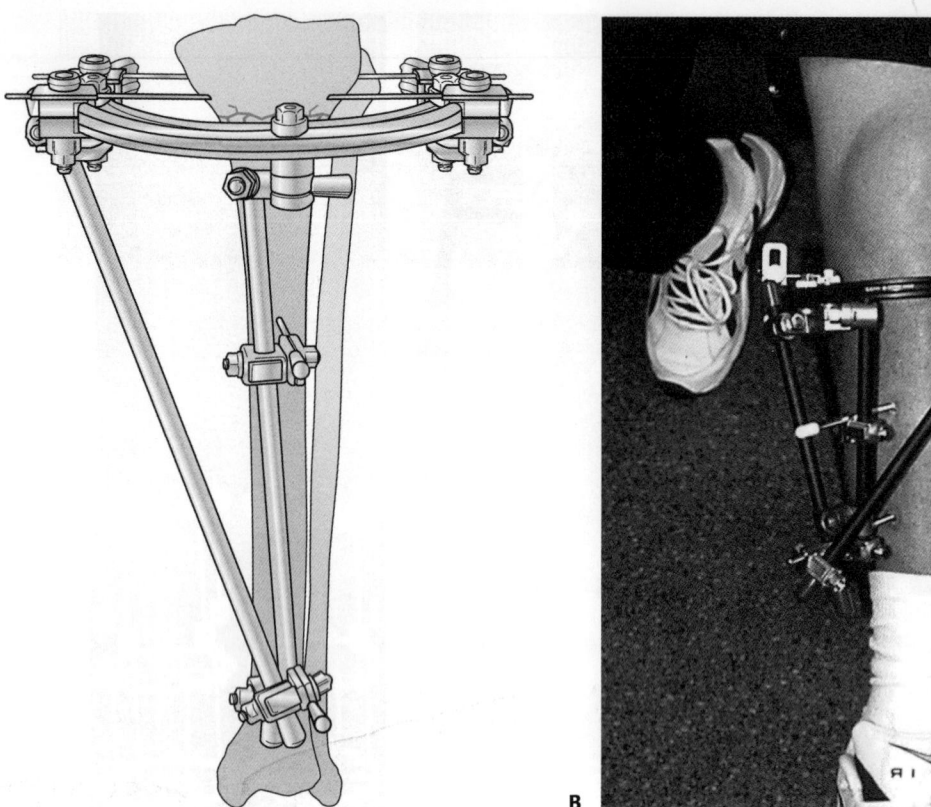

FIGURA 8.13 A: Versão antiga de um fixador externo híbrido, combinando fios tensionados periarticulares e configurações de pinos aplicados à diáfise. **B:** Fotografia clínica do fixador híbrido em um paciente com fratura do platô tibial.

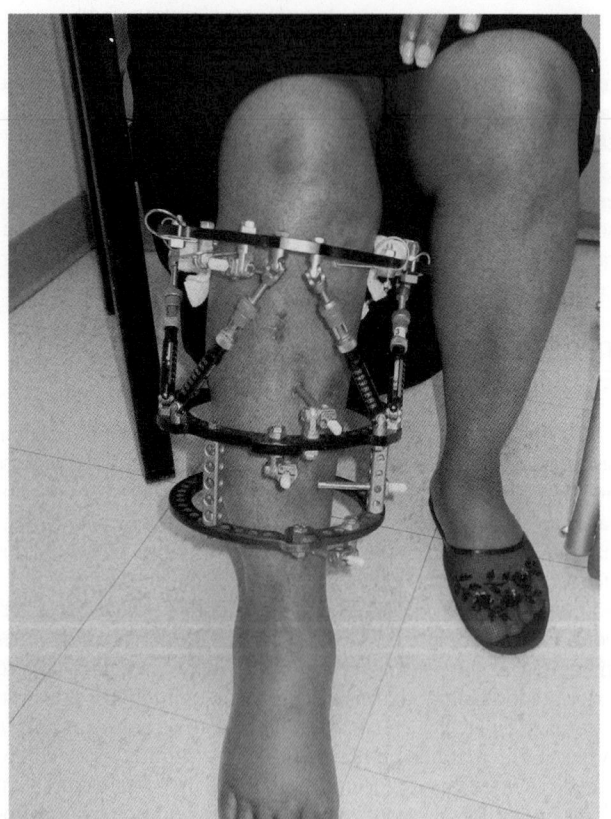

FIGURA 8.14 Fixador externo do tipo hexápode, com vários tirantes oblíquos de conexão, por meio dos quais os segmentos do membro podem ser manipulados, objetivando a correção simultânea de várias deformidades.

Fixação com pinos calibrosos

As configurações de fixadores com pinos calibrosos são presas ao osso com pinos de diâmetro variado com rosca terminal. Os pinos com rosca parcial têm grande variedade de diâmetros, desde 2 mm até 6 mm; todos os diâmetros intermediários são comercializados. Ressalte-se, ainda, que há pinos de grande diâmetro com roscas na parte média do implante (pinos com rosca central) para uso em montagens do tipo transfixante (configurações de Hoffman/Vidal) (Fig. 8.15 A-E).

São numerosas as indicações básicas para a fixação esquelética externa com pinos calibrosos. A própria função biomecânica que será desempenhada por um fixador monolateral dependerá do posicionamento dos pinos e da orientação das barras de conexão aplicadas. Esses fatores e também a patologia esquelética inerente que está sendo tratada se combinam para emprestar uma função biomecânica específica à estrutura de fixação. A capacidade de neutralizar as forças deformantes é o princípio mecânico mais comumente explorado pelo uso da fixação externa. Isso vale especialmente para as fraturas acompanhadas por lesões graves dos tecidos moles. A fixação monolateral permite o tratamento dos tecidos moles no período pós-traumático/pós-operatório imediato.[90] Depois da cicatrização da lesão dos tecidos moles, procedimentos secundários como o enxerto ósseo ou a fixação interna em segundo tempo podem ser realizados. A principal função dos fixadores utilizados dessa forma é proporcionar estabilidade relativa para manutenção da redução temporária da fratura e para que não ocorra colapso da estrutura utilizada na fratura (Fig. 8.16). Mas deve-se ter em mente que esse tipo de estabilização é provisório, pois nem sempre determina a estabilidade necessária para a consolidação óssea primária através da fixação externa monolateral.

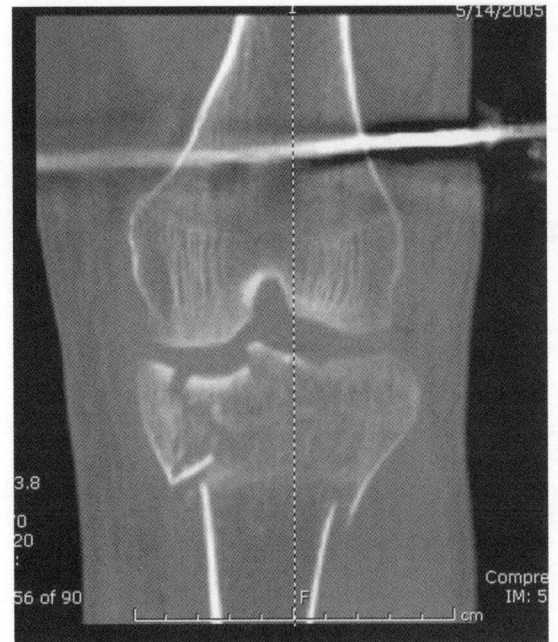
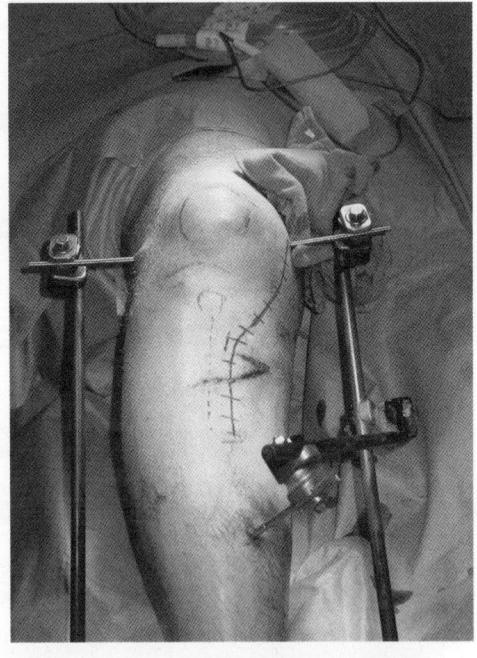
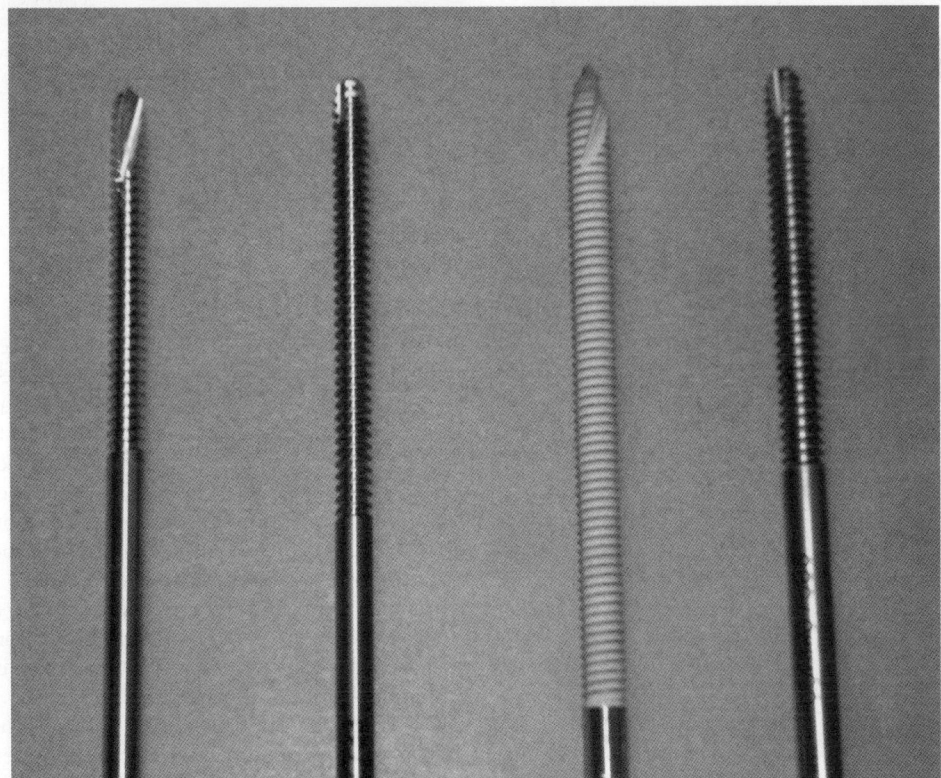

FIGURA 8.15 A: Um robusto pino de Schanz com rosca central, aplicado como pino transfixante no terço distal do fêmur em um fixador externo temporário trans-articular do joelho, conforme pode ser observado nas radiografias. Imagem clínica do pino transfixante proximal e da estrutura quadrilátera abrangente com um semipino intercalado no aspecto intermediário da tíbia. **B-E:** Vários tipos de pinos; **(B)** pinos autorroscante de 5 mm com roscas curtas e com pré-perfuração, **(C)** pino autorroscante de 5 mm com roscas longas e com pré-perfuração, **(D)** pino autorroscante de hidroxiapatita de 6 mm e **(E)** pino de titânio autorroscante de 6 mm com pré-perfuração.

(continua)

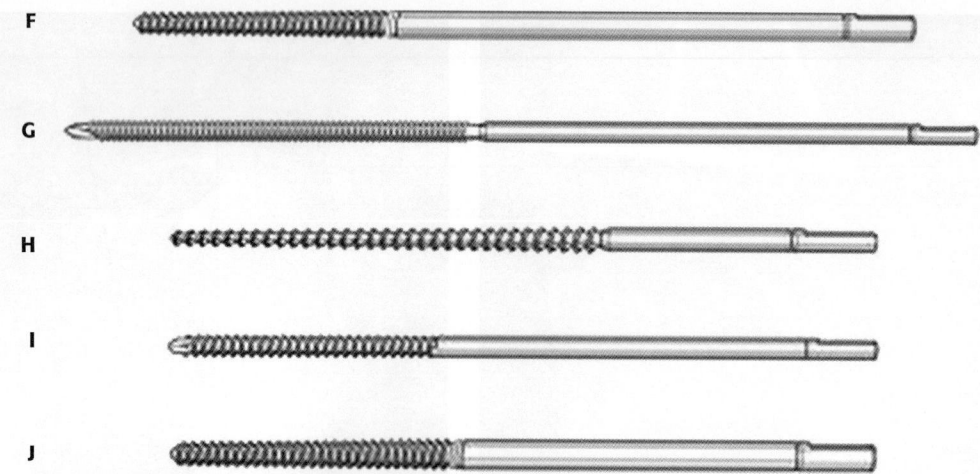

FIGURA 8.15 *(continuação)* **F-J:** Diversos modelos de roscas são utilizados para finalidades específicas: **(F)** o uso de pinos cônicos facilita uma subsequentemente remoção do pino; **(G)** pinos autoperfurantes com ponta do tipo perfurante; **(H)** pinos com diâmetro roscado maior, adequados para a inserção em osso esponjoso; **(I)** pinos com pequeno ângulo de passo e diâmetro estreito da parte roscada são aplicados em osso cortical; e **(J)** pinos revestidos com hidroxiapatita melhoram a interface pino-osso, por incentivar a aposição direta e o crescimento do osso.

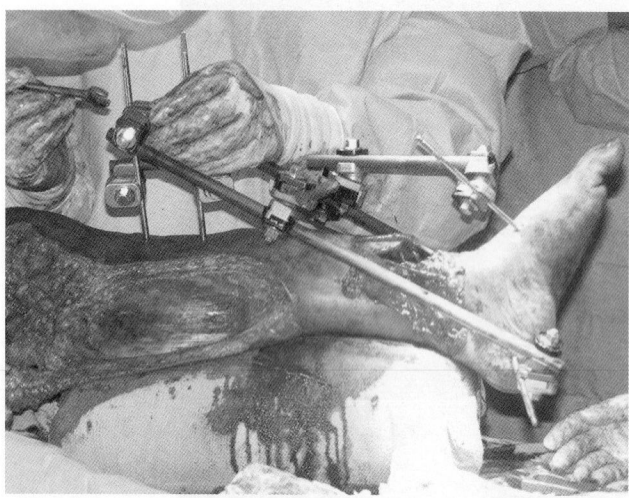

FIGURA 8.16 Fixador trans-articular do tornozelo para uma lesão tibial distal, com um pino transfixante através da tuberosidade do calcâneo e dois pinos no aspecto medial da tíbia. Essa configuração mantém a redução, mas não é "rígida"; por isso é utilizado de forma temporária até a fixação definitiva.

Também é possível utilizar os fixadores monolaterais, assim como as estruturas circulares, para a aproximação e contato íntimo de áreas de osso metafisário ou metadiafisário por meio do uso de técnicas de compressão. Essa estratégia é válida em casos de artrodese, osteotomia ou de reparo de pseudartroses (Fig. 8.17).[187,221] É possível também aplicar forças de distração por meio de grupos de pinos para a correção de uma deformidade, para o transporte ósseo intercalar ou para o alongamento de um membro.

Componentes

Independente da função biomecânica do tipo de estrutura, os fatores mais importantes relacionados à longevidade e ao desempenho da estrutura são a força e competência da interface entre o pino e o osso. O afrouxamento de pinos, com subsequente infecção no trajeto do pino, ainda é problemático. São muitos os fatores biomecânicos já avaliados para a prevenção dos problemas no trajeto dos pinos:[14,25,64,111,114,126]

1. Geometria do pino e modelo de rosca
2. Biomateriais utilizados na fabricação do pino e biocompatibilidade
3. Técnicas de inserção dos pinos e mecânica da interface pino-osso

Modelos de pinos

Já foi determinado que tanto o modelo de rosca do parafuso como o tipo de extremidade cortante têm efeito significativo no poder de retenção dos pinos. O diâmetro do parafuso é crucial para a determinação da rigidez do fixador e também para a determinação do risco de uma fratura de estresse na porta de entrada do pino. A rigidez do pino ao envergamento aumenta em função do raio do pino elevado à quarta potência ($S = r^4$). A abertura de um orifício para parafuso superior a 20-30% do diâmetro do osso aumentará substancialmente o risco para uma fratura no orifício do pino. É importante que o cirurgião adeque o diâmetro do pino e o diâmetro do osso em processo de estabilização. Em geral, é recomendável que se erre em favor do uso de um pino com menor diâmetro.

Cálculos determinaram que, no osso adulto, um diâmetro de pino de 6 mm é o máximo que pode ser utilizado na obtenção de um implante estável, sem incorrer nas consequências de uma fratura de estresse através do próprio orifício do pino.[47,232,265] Esse risco desaparecerá em 6-8 semanas, graças à remodelagem óssea depois da remoção do pino. Contudo, o local do pino permanece sendo uma área de aumento de tensão, até que possa ocorrer a completa remodelagem do local do pino.

Além do diâmetro variável do pino, a rosca do parafuso também pode ter ângulo e altura do passo diferentes. Na escolha do tipo de pino, o cirurgião deve levar em conta a qualidade e a localização do osso ao qual o implante será aplicado. Normalmente, pinos com altura e ângulo do passo pequenos são aplicados em regiões de osso cortical denso, por exemplo, a diáfise do fêmur ou da tíbia (Fig. 8.15F-J).

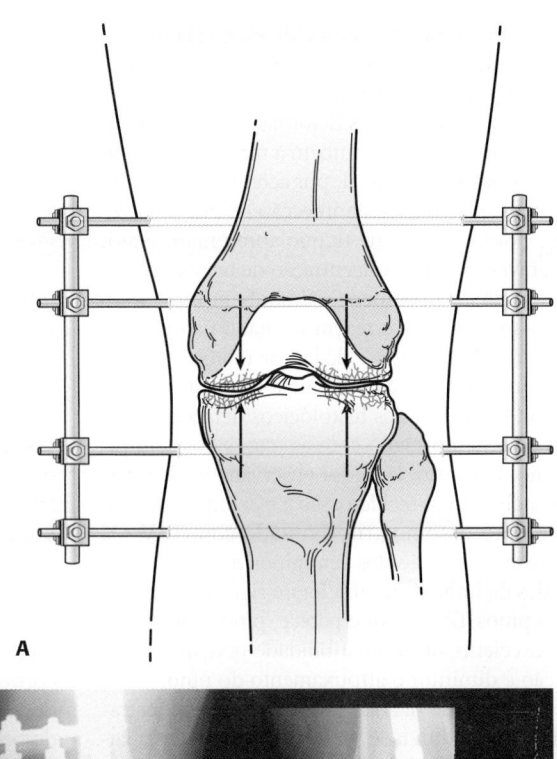

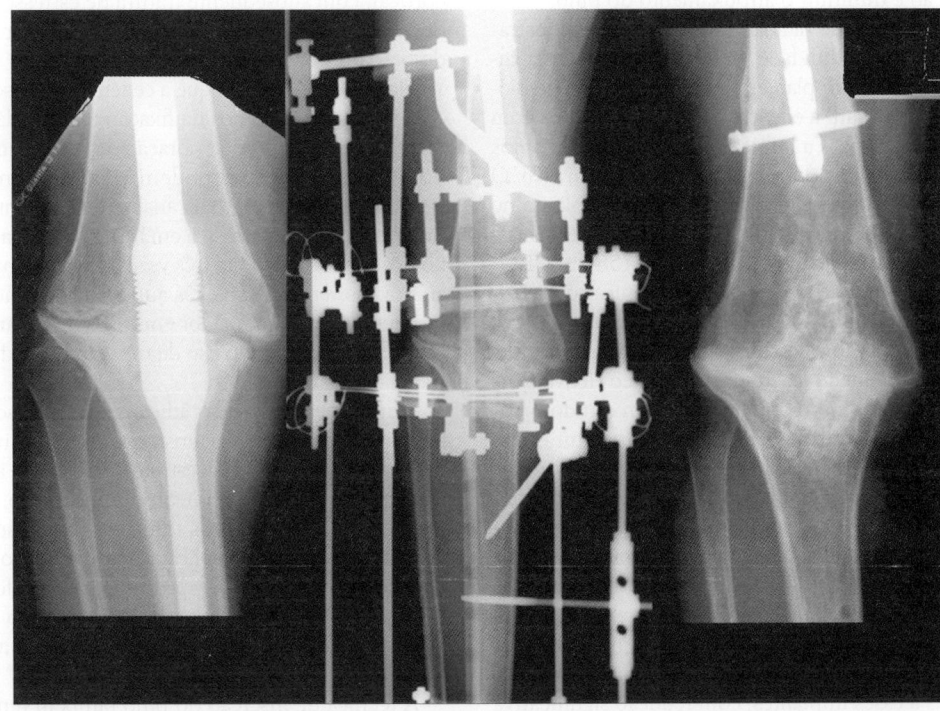

FIGURA 8.17 A: Sistema de "compressão" monolateral simples construído com o objetivo de promover a artrodese do joelho. **B:** Fixador externo circular complexo para efetuar forças de compressão similares para um pino intramedular infectado em uma artrodese de joelho. Foi obtida uma artrodese sólida em seguida à remoção do fixador, desbridamento e tratamento por compressão.

Com o aumento do ângulo do vértice do passo e da curvatura e do diâmetro da rosca, a área capturada por cada rosca fica maior. Isso aumenta a probabilidade de aplicação em osso esponjoso em vez de osso cortical duro. Os pinos cônicos foram desenhados de tal forma que as roscas afilam e aumentam de diâmetro, da ponta até o corpo do pino. Esse desenho permite que os pinos aumentem sua capacidade de "pega" (sua vantagem mecânica), teoricamente, por abrirem uma nova trajetória no osso a cada avanço do pino. Esse afilamento cônico também gera aumento gradual na pré-carga radial; com isso, o contato entre o parafuso e o osso fica otimizado (Fig. 8.15F-J). Esse desenho evita o micromovimento típico de um parafuso cilíndrico reto.[175,206,208]

Biomateriais dos pinos e biocompatibilidade

Tradicionalmente, os pinos utilizados em fixadores externos eram fabricados em aço inoxidável, o que resultava em considerável rigidez.[151] As análises de elementos finitos na interface entre o pino e o osso cortical próximo revelou valores de deformação que aumentavam significativamente pelo uso de roscas profundas e do aço inoxidável, ao contrário do que ocorre nos pinos de titânio. O titânio tem um módulo de elasticidade mais baixo. Entretanto, em razão da melhor biocompatibilidade conseguida com o uso de implantes de titânio ou de suas ligas, alguns pesquisadores dão preferência às deformações mais baixas na interface entre o pino e o osso (e também à maior biocompatibilidade) com a utilização deste metal, por acreditarem que resultará em percentuais mais baixos de infecção de pino. Os semipinos confeccionados com liga de titânio apresentam maior deformação recuperável e menor concentração de tensões na interface pino-osso. Análises por micro-TC também indicaram maior volume e qualidade do osso recém-formado na interface pino-osso no grupo tratado com pinos de liga de titânio em comparação com um pino com núcleo de titânio e revestimento superficial de vanádio (TAV). Estudos histológicos demonstraram boa integração do osso neoformado com as roscas dos semipinos de liga de titânio. Por outro lado, foi observada uma camada de tecido necrosado entre o tecido ósseo e o semipino de vanádio na interface pino-osso no grupo tratado com TAV. Os valores de torque para a extração dos semipinos de liga de titânio nas proximidades da linha de fratura foram significativamente mais altos *versus* pinos TAV. Ao que parece, pinos com baixo módulo elástico e excelente biocompatibilidade podem melhorar a osteointegração e diminuir o afrouxamento do pino.[322]

As vantagens percebidas do titânio, em termos da demonstração de excelente biocompatibilidade, podem existir graças à camada de óxido formada nos implantes de titânio. Estudos de biocompatibilidade compararam a eficácia de pinos revestidos com dióxido de titânio (TiO_2) para a inibição da infecção com pinos de aço inoxidável (grupo de controle) em um estudo *in vivo*. O percentual de inibição da infecção no contato osso-implante no grupo tratado com pinos revestidos por TiO_2 foi significativamente mais alto (71,4%) do que no grupo de controle (58,2%). TiO_2 foi bem-sucedido na redução da infecção, tanto clínica como histomorfométricamente.[161]

Esse melhor desempenho pode ter ocorrido graças a muitos fatores, inclusive um fenômeno de crescimento ósseo efetivamente observado na interface pino-osso.[186,201,202,206] Um estudo prospectivo examinou oitenta pacientes (320 pinos) com fraturas instáveis no terço distal do rádio e que foram tratadas com fixadores externos no punho. Os pinos eram manufaturados em aço inoxidável ou liga de titânio. Os percentuais de remoção prematura do fixador em decorrência de infecção grave do trajeto do pino (5% vs. 0%) e de afrouxamento de pino (10% vs. 5%) foram mais altos no grupo tratado com pinos de aço inoxidável. Os autores concluíram que, com o uso de pinos de liga de titânio no fixador externo em fraturas do rádio distal, pode-se diminuir as complicações relacionadas a esses implantes, com redução significativa dos níveis de dor, quando comparados com os pacientes que utilizavam fixadores com pinos de aço inoxidável.[232]

Entre as muitas técnicas existentes para melhorar a fixação na interface entre o pino e o osso, uma das mais efetivas é o revestimento dos pinos com hidroxiapatita (HA).[20,43,202]

Moroni et al.[205] demonstraram que o uso de pinos cônicos revestidos com HA melhorou a capacidade de fixação na interface entre o pino e o osso, com percentual menor de infecção no trajeto do pino. O revestimento de HA proporciona a aposição direta ao osso significativamente maior e foi observada redução na interposição de tecido fibroso na interface entre o pino e o osso. Foi observada uma incidência significativamente mais baixa de afrouxamento de pino em estudos que compararam pinos revestidos por HA *versus* grupos tratados com pinos de outros materiais.[256] Essas vantagens do revestimento com HA parecem ser clinicamente relevantes quando esses pinos são utilizados no osso esponjoso (ver Fig. 8.15B-E).[43,203,204] Em estudos subsequentes, foi demonstrado que o revestimento de pinos com HA é mais importante para a fixação do que as diversas variáveis que determinaram os múltiplos modelos de pinos (i. e., passo da rosca, configuração da rosca, pino cônico ou não etc.).[200]

Técnica de inserção de pino e mecânica na interface pino-osso

A aplicação de pré-carga na interface entre o pino e o osso tem influência no afrouxamento dos pinos. "Pré-carga radial" é o aparecimento de tensão circunferencialmente na interface entre o pino e o osso e não apenas em uma direção.[30,78] Os pinos do fixador são aplicados com leve descompasso entre o diâmetro maior da rosca e o diâmetro do orifício realizado com broca. Essa pequena diferença, diâmetro do pino e orifício, aumenta os torques para a inserção e remoção, com diminuição nos sinais de afrouxamento da fixação do pino ao osso na prática clínica. Há um ponto em que a inserção dos pinos com descompasso superior a 0,4 mm pode resultar em lesão microscópica significativa no osso que envolve o pino, chamada de fratura radial. Graus elevados de pré-carga radial ou uma grande diferença nos diâmetros do pino e do orifício, excederão a elasticidade do osso cortical, com subsequente fratura de estresse da cortical. Assim, deve-se questionar o uso de pinos desproporcionais, causadores de pré-cargas radiais excessivas.[30,105,149]

No entanto, é sabido que a cedência do osso na interface pino-osso para os semipinos da fixação externa dá início ao afrouxamento do fixador. A deterioração das propriedades do osso devido a idade e doenças podem levar ao aumento do risco de afrouxamento dos pinos. A análise de elementos finitos demonstrou que a reabsorção óssea em torno do implante – isto é, em torno dos pinos – aumenta três vezes, numa comparação entre casos em jovens *versus* idosos. Os autores recomendam que sejam feitas modificações no fixador em casos de tratamento de pacientes idosos, por exemplo, o uso de três, em lugar de dois, semipinos a cada lado da fratura.[75]

Outras recomendações adicionais são o uso de aparelhos com fios metálicos pequenos tensionados em indivíduos gravemente osteopênicos, como uma estratégia de evitar a reabsorção na interface pino-osso e subsequente afrouxamento. O volume de reabsorção óssea em todas as interfaces fio-osso diminuiu com o aumento na pré-tensão aplicada aos fios. A não ocorrência de uma reabsorção contínua da espessura cortical oferece uma explicação para a observação clínica de que a fixação com fios e anéis de Ilizarov pode proporcionar uma fixação estável para a fratura, mesmo em um osso com alta porosidade.[75,76]

A técnica de inserção do pino também tem influência na interface entre o pino e o osso. De modo geral, os pinos são manufaturados em dois tipos: os que necessitam de perfuração prévia e pinos autoperfurantes (ver Fig. 8.15B-E). Os pinos com perfuração prévia, como o nome indica, dependem do uso de uma broca para a abertura de um orifício *antes* da inserção do pino. O orifício tem um diâmetro igual ou um pouco menor do que o diâmetro central do próprio pino.[137,265] Melhores orifícios serão obtidos se a perfuração for feita com uma broca bem afiada e precisa, isto tem reflexo na pré-carga radial e influência – afetando também a resistência geral de arrancamento. As vantagens da pré-perfuração com o uso de brocas bem afiadas para a abertura de orifícios minimizam o risco de necrose térmica e de alguma lesão óssea subsequente.[78] O uso de pinos corticais autorroscantes permite que cada rosca "agarre" o osso à medida que o pino vai avançando lentamente durante a introdução manual (ver Fig. 8.15B-E).[57,64]

Pinos autoperfurantes têm ponta em forma de broca; são introduzidos no osso com perfurador e ocorre a fixação das roscas no osso cortical ou esponjoso. Ao utilizar pinos autoperfurantes, há certa preocupação de que a rosca na cortical proximal possa ficar "espanada" por ocasião da penetração da broca do pino na cortical oposta. Enquanto a ponta do pino em forma de broca gira para cortar o osso na cortical oposta, a rosca recém-aberta no osso próximo fica espanada, com consequente comprometimento da estabilidade do pino (Fig. 8.15F-J). Alguns estudos indicam uma redução de 25% na "pega" dos pinos autoperfurantes e autorroscantes em comparação com a vantagem mecânica dos pinos aplicados com pré-perfuração.[22] Essa redução também implica a necessidade de uma profundidade de inserção significativamente maior para que seja conseguida uma "pega" semelhante ao pino autoperfurante.[190] Para que as duas corticais fiquem completamente fixadas à rosca, o pino deve ultrapassar a cortical contralateral o suficiente para que a parte completamente rosqueada do pino seja fixada, deixando livre a ponta perfurante cônica. Essa manobra pode resultar em saliência da ponta do pino de 2 a 3 mm – o que pode ser problemático em certas áreas anatômicas nas quais estruturas neurovasculares se situa diretamente adjacentes ao osso (Fig. 8.18).

Uma redução no comprimento da parte perfurante do pino significa que uma porção menor da ponta do pino deverá se projetar através da cortical oposta, antes que o pino fique firmemente fixado no osso. As ranhuras para rosqueamento do osso avançam em uma direção oblíqua-retrógrada no corpo do pino. A natureza helicoidal ou espiral das ranhuras impulsiona os detritos ósseos para trás, ao longo dos pinos e para fora do osso, até chegar ao tecido mole. É imperioso que esse tecido ósseo seja removido para que não ocorra compactação e retenção dos detritos ósseos, pois isso comprometeria a capacidade de corte gerando calor de inserção.[105]

As possíveis desvantagens dos pinos autoperfurantes são: maior calor de inserção; maior ocorrência de microfraturas nas duas corticais, especialmente na cortical proximal com aumento na reabsorção óssea; e subsequente redução da capacidade de fixação do pino.[57,206] Estudos têm mostrado uma elevação da temperatura no local de inserção dos pinos com esta técnica, tão altas e superiores a 55 °C durante a inserção de pinos autoperfurantes.[193] Temperaturas que excedam os 50 °C podem resultar em morte celular, com consequente aumento no risco de afrouxamento nos locais de aplicação dos pinos. O uso de um perfurador com broca afiada, resfriado a água e em velocidades de torque mais baixas poderá diminuir o risco de necrose térmica.[113,193] A possibilidade de necrose térmica em determinar o afrouxamento secundário pela reabsorção do osso necrótico (detrito) é uma complicação possível (Fig. 8.19). Mas clinicamente, ainda está por ser confirmado um aumento na incidência de infecção no trajeto do pino ou outras complicações com o uso de pinos autoperfurantes.[264]

Tipos de montagens monolaterais

Os fixadores monolaterais são subdivididos em fixadores cujos componentes são fornecidos em separado (i. e., barras, clampes de acoplamento para barras e pinos, clampes de união entre barras e pinos de Schanz separados). As estruturas "monolaterais simples" possibilitam uma grande amplitude de flexibilidade, com capacidade de "montagem" e de "desmontagem". Esses componentes podem ser adquiridos em várias configurações, assim como barras de conexão com diâmetros variáveis e também vários tamanhos de clampes e configurações de acoplamento do pino ao clampe. Estes dispositivos também são disponíveis em "mini" configurações para estabilização de pequenas ossos (p. ex., o envolvimento dos dedos, do punho e da mão ou do pé e do tornozelo; Fig. 8.20). Conforme foi observado acima, os diâmetros dos pinos devem ser subdimensionados, especialmente em casos de estabilização de ossos com menor diâmetro (Fig. 8.21). A variedade de configurações permite a aplicação de uma estrutura específica para as necessidades clínicas e biomecânicas da patologia em tratamento (Fig. 8.22).

A outra categoria importante das estruturas monolaterais é um fixador mais constrito, que é fornecido já pré-montado com um clampe multipinos em cada extremidade de um longo corpo tubular rígido. O tubo de encaixe possibilita a compressão axial ou

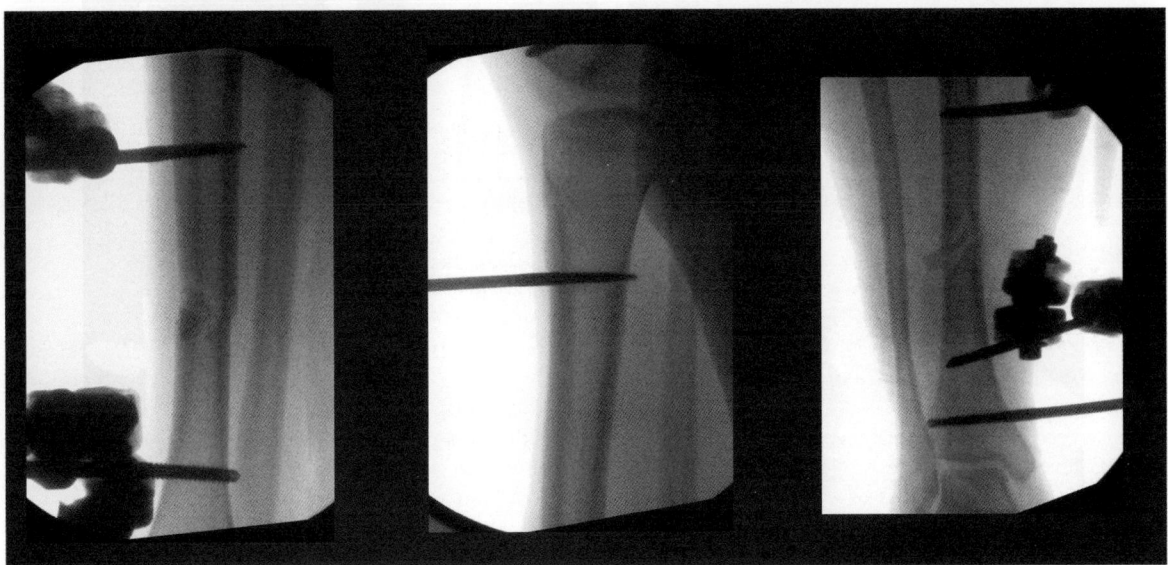

FIGURA 8.18 Na técnica de inserção de pino, deve ser incluída a avaliação da interface entre a cortical oposta e o pino, para que seja determinada a profundidade apropriada de penetração do pino. Uma penetração excessiva pode resultar em lesão neurovascular se o pino autoperfurante "for empurrado" longe demais para obter uma "pega" adequada das roscas. Os pinos ilustrados estão aplicados corretamente, não há protusão excessiva cortical oposta.

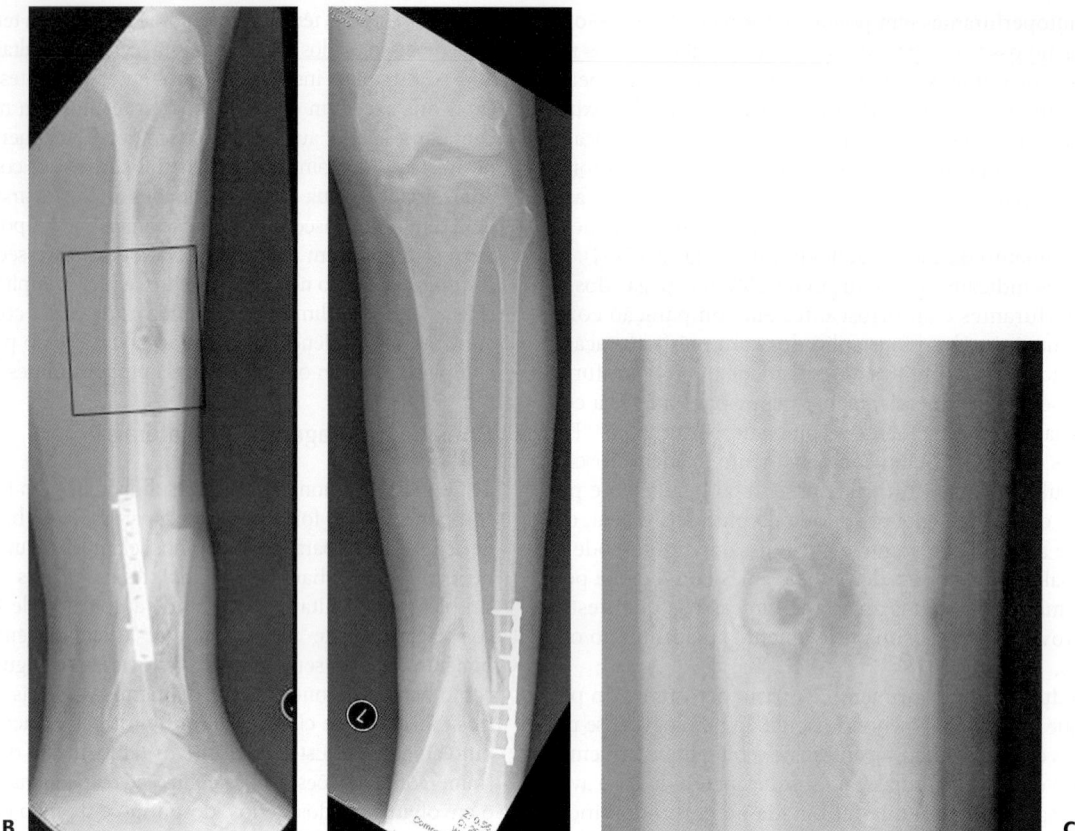

FIGURA 8.19 A, B: Pseudartrose tibial distal com deformidade em varo, depois do insucesso com uma fixação externa híbrida. O uso de pinos autoperfurantes na diáfise resultou em sequestro anelar no local de inserção proximal do pino (*dentro do quadrado*). **C:** Osso esclerótico (desvitalizado) em um local antigo de inserção de pino, com a lucência circunferencial característica de um sequestro anelar. Essa complicação tornou necessária a excisão do sequestro infectado.

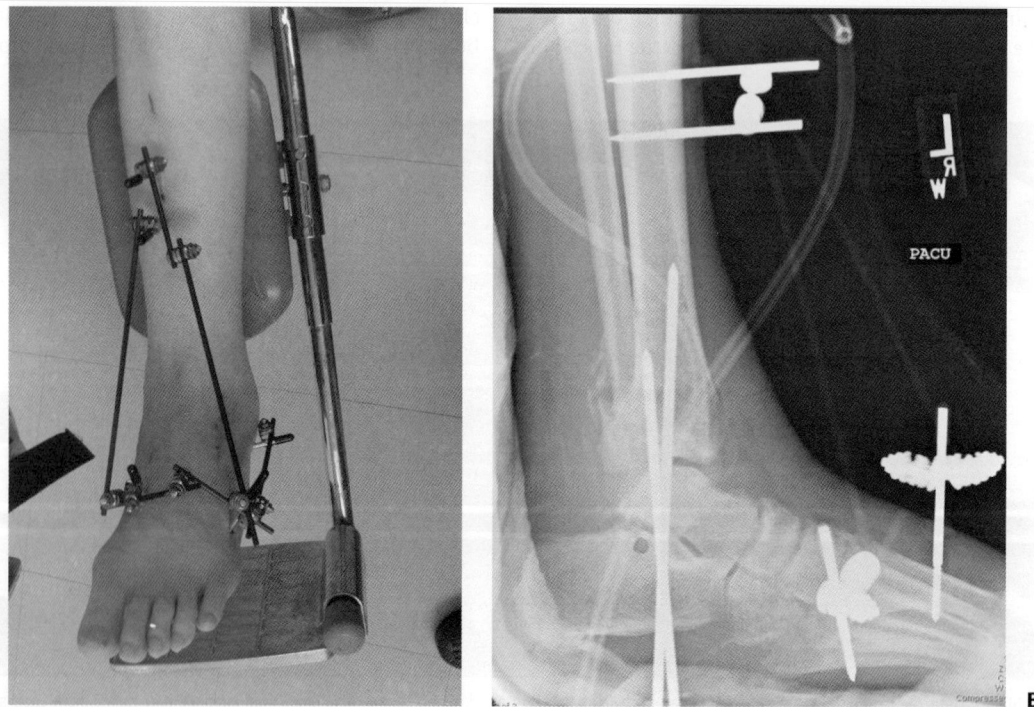

FIGURA 8.20 A: Miniestrutura monolateral utilizada para abranger o tornozelo. **B:** Pinos de 4 mm empregados para dar estabilização do tornozelo em posição neutra.

(continua)

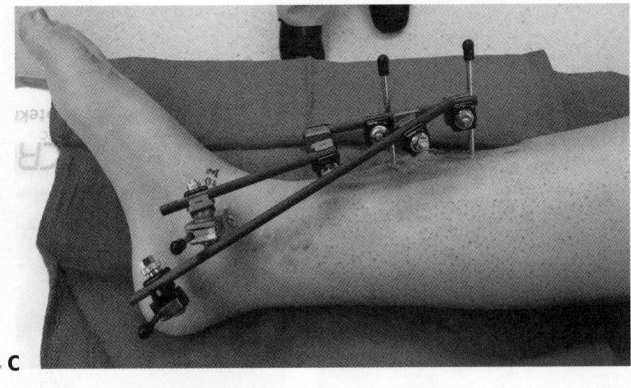
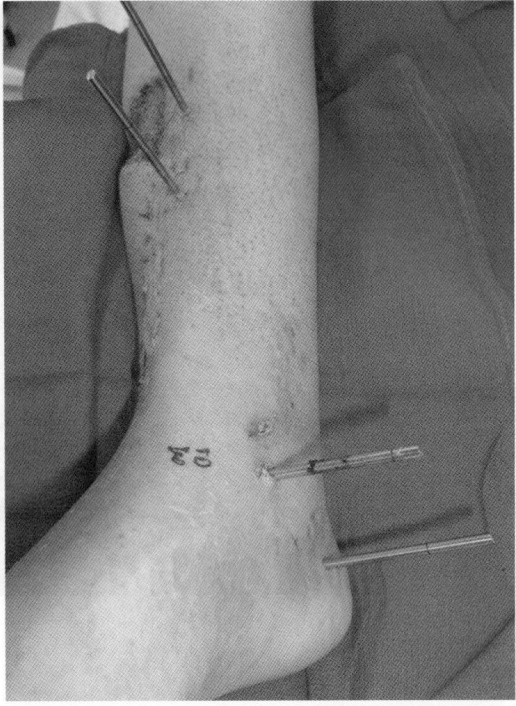

FIGURA 8.20 *(continuação)* **C:** Minifixador que abrange o colo do tálus e calcâneo com minibarras de conexão. **D:** Pinos de fixação de 4 mm de titânio por ocasião da remoção da estrutura; observar a excelente biocompatibilidade na interface pino-pele com o uso de pinos de Titânio.

distração desse fixador do tipo "monotubo". Os "fixadores monolaterais simples" têm a óbvia vantagem de permitir a aplicação de pinos individuais em diferentes ângulos e em obliquidades variáveis, preservando a capacidade de conexão à barra. Isso ajuda quando o cirurgião altera a posição dos pinos com relação às áreas de comprometimento dos tecidos moles. A vantagem do fixador do tipo monotubular é sua simplicidade. A disposição dos pinos fica predeterminada pelos clampes com desenho fixo para vários pinos. O afrouxamento das articulações universais entre o corpo do fixador e os clampes permite que essas estruturas sejam facilmente manipuladas para a redução da fratura. Do mesmo modo, é possível fazer compressão (dinamização) ou distração por meio de um ajuste simples do corpo monotubular (ver Fig. 8.9).

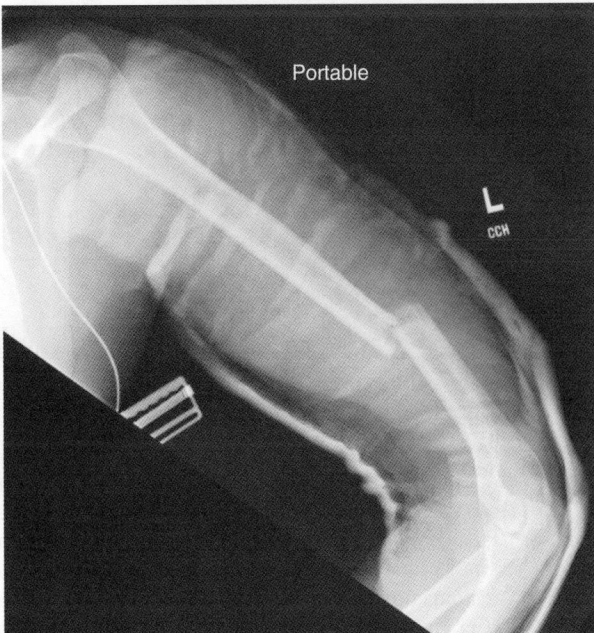
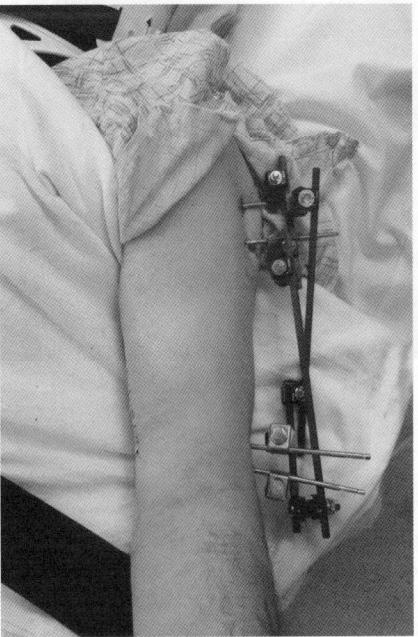

FIGURA 8.21 A: Diáfise umeral de pequeno diâmetro, com fratura e ruptura arterial. **B-D:** Fratura estabilizada com um minifixador, o que possibilita o reparo arterial. O diâmetro dos pinos empregados foi escolhido para se ajustar ao diâmetro relativamente pequeno da diáfise umeral.

(continua)

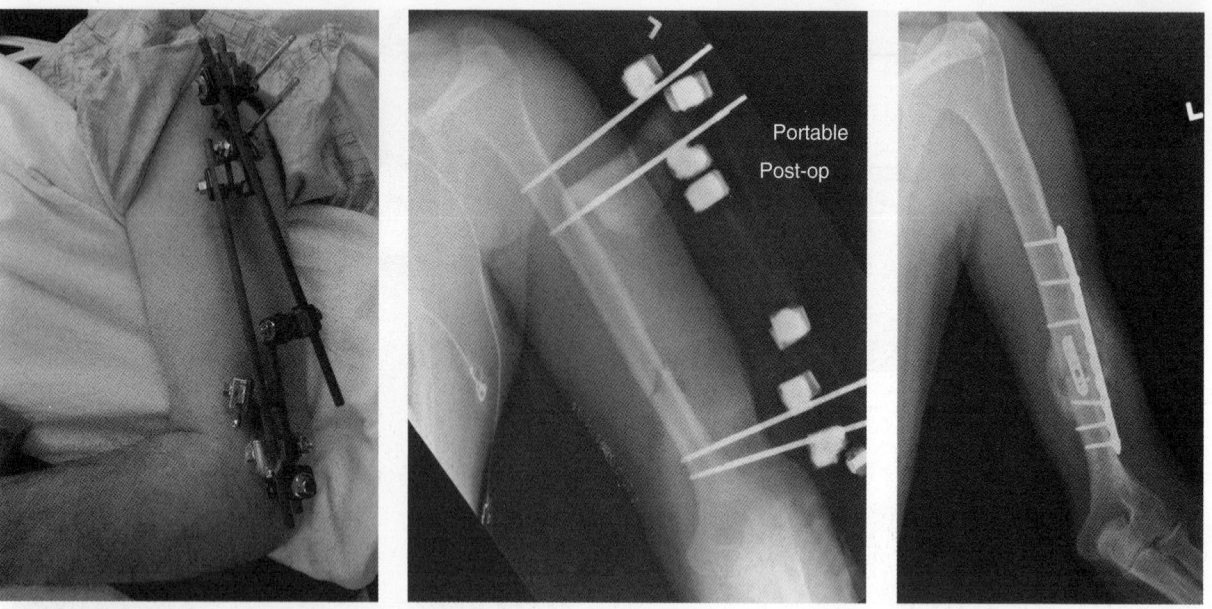

FIGURA 8.21 (*continuação*) **E:** Em seguida à recuperação dos tecidos moles e do sucesso com o reparo arterial, foi feita a conversão do fixador para uma placa, 7 dias após a lesão inicial, tendo sido obtida excelente consolidação.

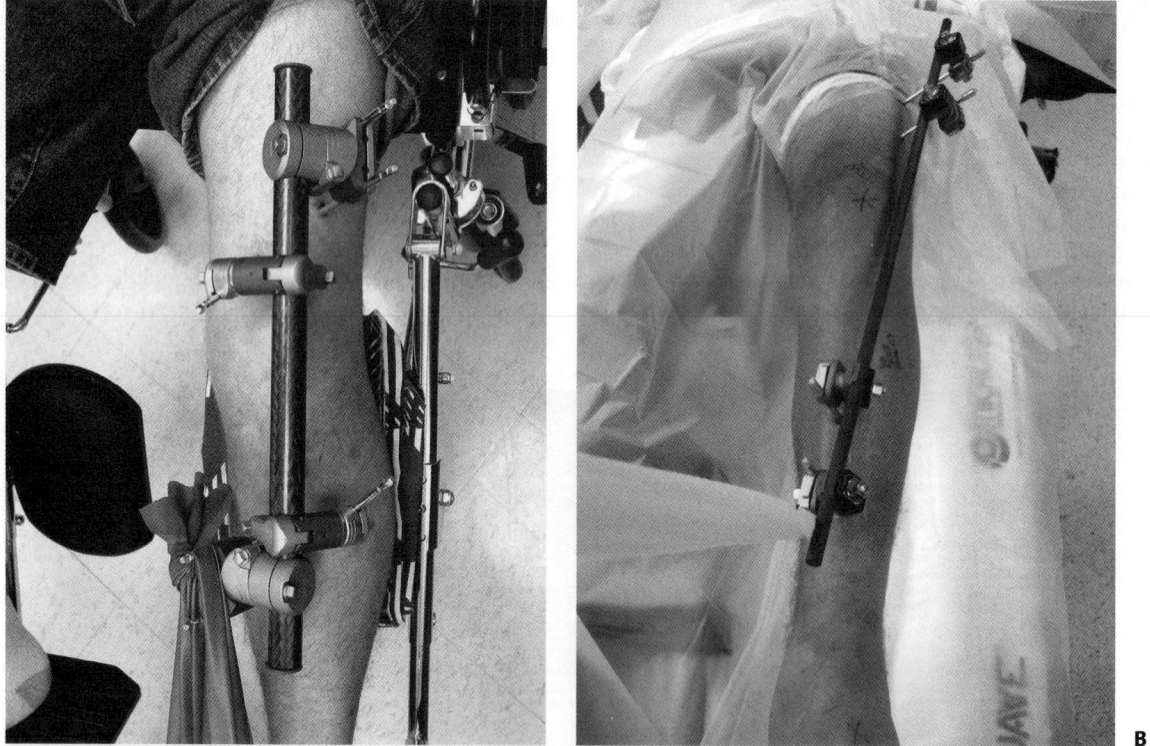

FIGURA 8.22 A, B: Dois fixadores externos monolaterais similares, trans-articulares, usados em luxações do joelho. Observar os componentes parecidos: clampes e barras distintos.

Fixadores monolaterais "simples"

A estabilidade de todos os fixadores monolaterais foi estabelecida na montagem de quatro pinos e um tubo. O número de pinos, a distância entre pinos e a proximidade dos pinos com relação ao local fraturado, além da distância entre o osso e a barra e o diâmetro dos pinos e das barras de conexão, são fatores que influenciam a estabilidade mecânica da estrutura do fixador externo (Fig. 8.23).

A maioria das estruturas monolaterais simples permite a aplicação individual de pinos antes da aplicação das barras de conexão. Essa configuração também permite que o cirurgião aplique pinos fora da zona cutânea comprometida ou em pontos distantes do hematoma no foco da fratura. A versatilidade dos modernos clampes para pino/barra tem vários graus de liberdade pertinentes ao clampe, permitindo que apenas uma barra se prenda a todos os quatro clampes, mas com preservação da capacidade de redução da fratura. Não é preciso que os pinos sejam aplicados em um alinhamento

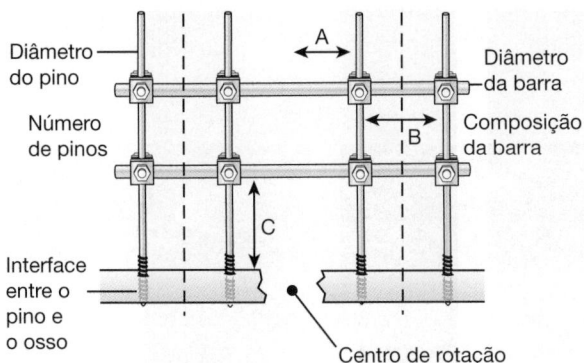
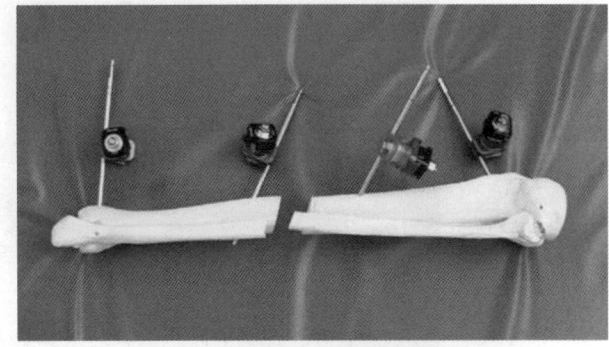

FIGURA 8.23 Os fatores que afetam a estabilização da fixação externa monolateral são: distância entre o pino e o local de fratura, separação entre pinos, distância entre o osso e a barra, diâmetro e composição da barra de conexão, diâmetro do pino, número de pinos e interface entre o pino e o osso. **A:** Do pino ao centro de rotação; **B:** Separação entre pinos; **C:** Distância entre o osso e a barra.

preciso, ao contrário do que ocorria com os modelos mais antigos de estruturas monolaterais (Fig. 8.24). Se houver contraindicação para um alinhamento dos pinos aplicados (p. ex., por causa dos tecidos moles ou de outros fatores), as fraturas ainda poderão ser reduzidas simplesmente pela adição de mais barras de conexão e pelo uso dos grupos de pinos proximais e distais como cabos de redução; tão logo seja obtida a redução da fratura o clampe de união entre barras será apertado e a redução será mantida (Fig. 8.25).

A rigidez de um sistema simples com quatro pinos pode ser aumentada mediante a maximização da distância de separação entre pinos a cada lado do local fraturado, e também pelo número de pinos empregados. No caso de um sistema de quatro pinos, dois pinos em cada segmento do membro, com máximo distanciamento entre pinos e a minimização da distância entre o osso e a barra de conexão também são medidas que aumentam a estabilidade (Fig. 8.23).[215,216] Behrens demonstrou configurações unilaterais com características de rigidez similares àquelas montagens biplanares mais rígidos e facilmente construídos com o uso da "estrutura de quatro pinos" como módulo de base para o aparelho (Figs. 8.23-24).[25-27] Sob o ponto de vista mecânico, as armações mais efetivas foram as configurações no plano "delta", quando dois fixadores simples de quatro pinos são aplicados em ângulo reto entre si e, em seguida, conectados (Fig. 8.26). Mas as estruturas anteriores de quatro pinos com barra simples ou com duas barras empilhadas exibem a melhor combinação de estabilidade mecânica na prática clínica (Fig. 8.27).

As complexas montagens em delta permitem a retirada progressiva, gradual e racional da estrutura, para que haja uma transferência progressiva de mais carga para o osso. Essa redução escalonada da montagem possibilita a transformação das configurações unilaterais mais rígidas para estruturas que permitem mais transmissão de forças no local fraturado, sem deixar de determinar proteção adequada contra os movimentos de envergamento sagital.[25-27] Estudos demonstraram que uma montagem unilateral biplanar em delta sem pinos transfixantes tem uma rigidez geral tão satisfatória como a conseguida com um dispositivo bilateral do tipo transfixante.[280]

Quando distanciamos a barra de conexão e o osso, diminui a estabilidade do implante. Esse aspecto é clinicamente significativo no tratamento de pacientes que se apresentam com grandes áreas de comprometimento dos tecidos moles, impedindo a colocação da barra de conexão junto à margem subcutânea do osso. Para que isso não ocorra, deve-se reforçar um fixador comum de

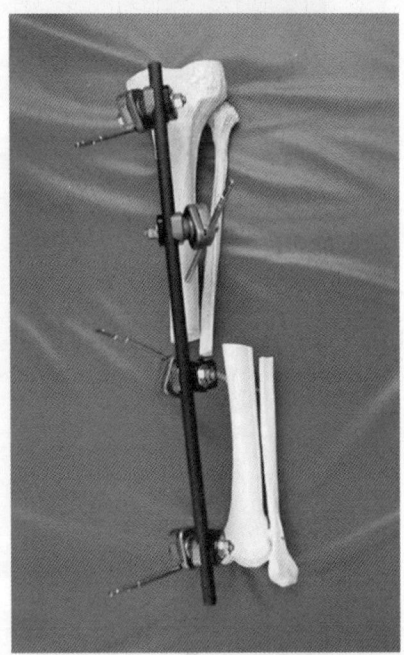
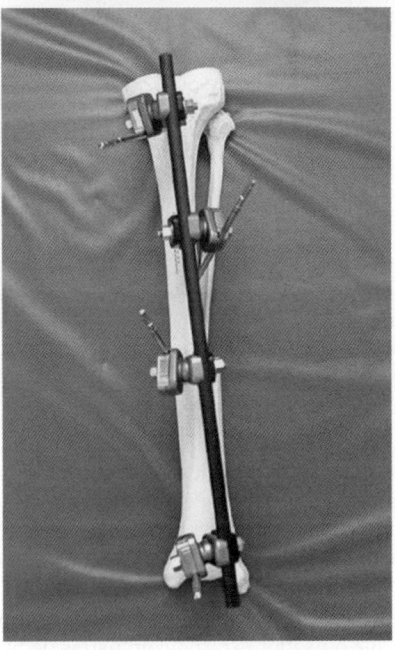

FIGURA 8.24 A: Demonstração da versatilidade de uma estrutura monolateral. Os pinos podem ficar em posição extraplanar, uns em relação aos outros. **B:** Uma barra de conexão solitária é capaz de se conectar a todos os clampes de fixação de pinos. **C:** A redução pode ser obtida mediante a manipulação de cada segmento do membro e, em seguida, pelo aperto dos clampes, para que a redução fique satisfatoriamente bloqueada.

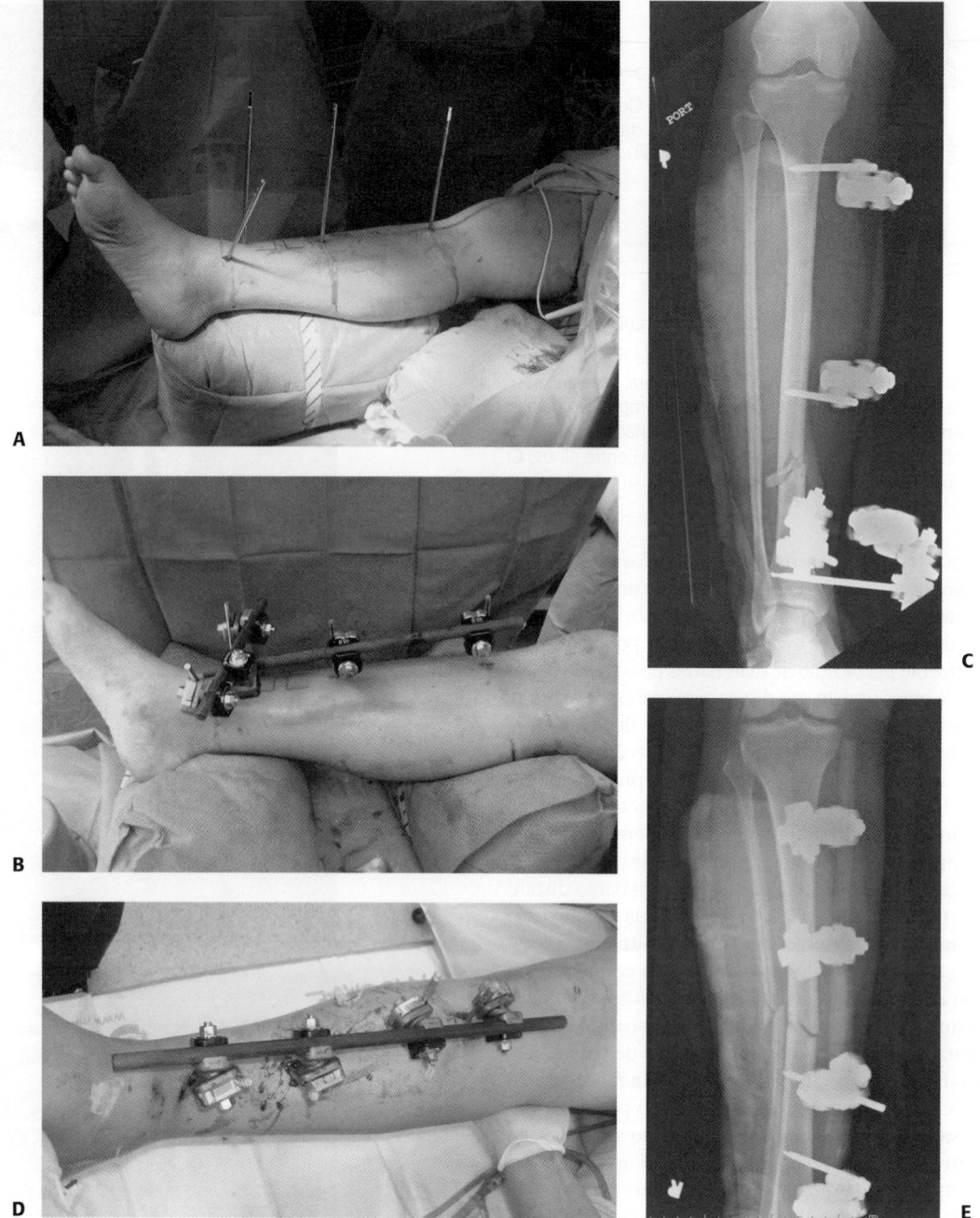

FIGURA 8.25 A: Esta fratura da tíbia foi provisoriamente reduzida com a aplicação de dois pinos acima e dois abaixo do local da fratura. **B:** Cada segmento com seus dois pinos está conectado a apenas uma barra. A redução é ajustada e duas barras são conectadas entre si para o bloqueio da redução. **C:** Radiografia final depois da redução, demonstrando dois pinos em cada segmento do membro. **D:** Monofixador de quatro pinos com pinos não coplanares entre si. **E:** Redução temporária com uma estrutura de quatro pinos.

quatro pinos mediante o aumento do número de pinos aplicados a cada segmento da fratura (Fig. 8.27).[36]

O material com o qual as barras de conexão são construídas tem efeito significativo na estabilidade geral da estrutura. Kowalski et al.[162] demonstraram que barras de fibras de carbono eram aproximadamente 15% mais rígidas do que os tubos de aço inoxidável e que o fixador externo com barras de fibra de carbono chegava a 85% da rigidez de fixação em comparação com a rigidez alcançada com tubos de aço inoxidável. Esses autores acreditavam que a redução na rigidez da estrutura da fibra de carbono provavelmente se devia à menor eficiência dos clampes em fixar as barras de fibra de carbono aos pinos.

A parte mais débil do sistema é a junção entre o corpo do fixador e o clampe ou entre o clampe de fixação e os pinos de Schanz. Uma força de preensão insuficiente aplicada a um pino por um clampe poderá resultar em menor rigidez geral de fixação, aumento nos movimentos e maior reação do osso cortical na interface entre o pino e o osso.[11] Foi demonstrado que a aplicação cíclica de cargas aos fixadores externos afrouxa os parafusos de aperto nos clampes de fixação dos pinos. Assim, é preciso que o cirurgião conheça bem as características de rendimento mecânico dos clampes, barras e pinos durante todo o período de tratamento.[79]

Por causa da fadiga gradual dos componentes e do afrouxamento das conexões dos pinos à barra e entre barras, deve se

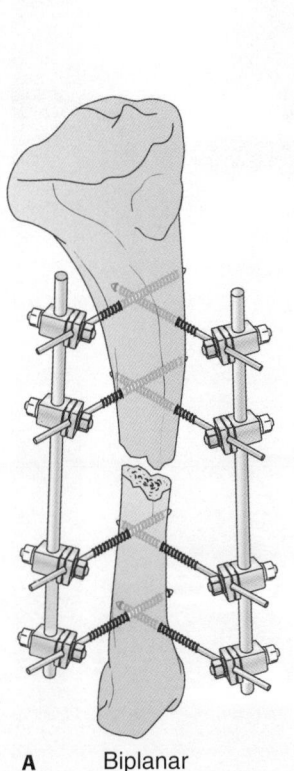
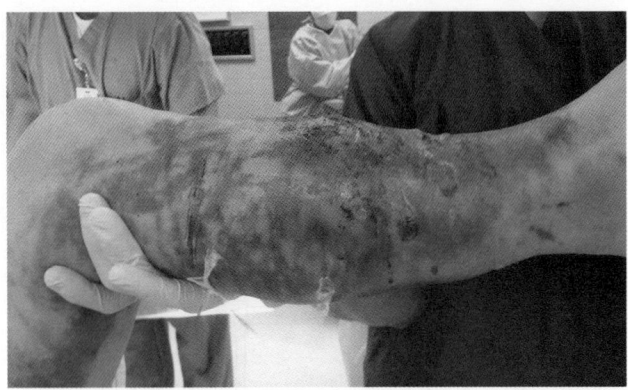
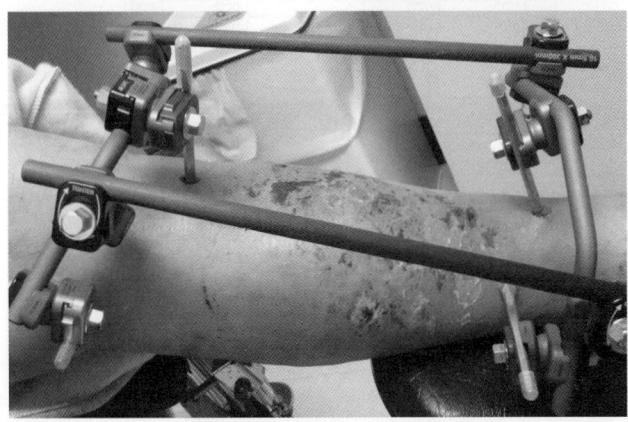

A Biplanar **B**

FIGURA 8.26 A: Uma configuração em delta se compõe de duas estruturas "simples" de quatro pinos que formam um ângulo de 90° entre si. **B:** Exame clínico de uma lesão por esmagamento grave na tíbia, com comprometimento dos tecidos moles. **C:** Fratura estabilizada com uma configuração em delta (modificada) com duas estruturas não coplanares a cada lado da fratura e duas barras de conexão. Notar a recuperação dos tecidos moles com o uso do fixador.

transformar em rotina a prática clínica de um aperto regular do dispositivo durante o período de tratamento.[79,126,313]

Fixadores monotubulares

Em comparação com os fixadores monolaterais mais simples, a estabilidade dos grandes fixadores monotubulares é conseguida de maneira nitidamente diferente. Quase todos os fixadores monotubulares têm localização fixa para seus pinos montados em grupos. Esses pinos ficam conectados ao corpo e, assim, a capacidade de variação na localização dos pinos é substancialmente menor em comparação com os fixadores monolaterais simples. Visto que os grupos de pinos são fixados em cada uma das extremidades do corpo monotubular, a capacidade de maximizar o afastamento entre pinos em relação ao local da fratura fica limitada pelo comprimento do monotubo. Também são limitadas as possibilidades de aproximação da grande barra de conexão monotubular com relação ao osso, em busca de maior estabilidade. Essas estruturas são muito estáveis e sua rigidez intrínseca é determinada pelo grande diâmetro do corpo de conexão monotubular, normalmente cerca de três a quatro vezes o diâmetro das barras de conexão monolaterais mais simples. Por causa dessa configuração (um corpo muito calibroso), esses dispositivos oferecem maior resistência ao entortamento, uma rigidez torcional equivalente e uma rigidez axial variável em comparação com as estruturas quadrilaterais de Hoffman-Vidal comuns com pinos transfixantes (Fig. 8.28).[36,51,131,145,147]

Essas estruturas estão providas de juntas esféricas em cada extremidade; as juntas conectam os corpos fixadores às suas respectivas configurações de clampes e pinos. Há certa preocupação com respeito à capacidade de obter estabilidade, por causa do mecanismo de bloqueio esférico. Chao verificou que o mecanismo excêntrico de bloqueio da junta esférica e o clampe com parafuso de fixação devem ser periodicamente apertados durante a aplicação clínica, para que não ocorra perda da rigidez da estrutura com a aplicação repetida de carga. Mas ainda não foram descritos insucessos clínicos óbvios com esses tipos de configurações com juntas esféricas.[12,51,131]

Na tentativa de proporcionar as conveniências do uso de um clampe multipinos, atualmente, a maioria dos fabricantes de estruturas monolaterais oferece um grande clampe que pode receber quatro a seis pinos de Schanz aplicados diretamente através do clampe, que funciona como um gabarito. Em seguida, esses clampes são conectados às barras monolaterais distintas e a outros componentes modulares. Essas estruturas pretendem combinar a facilidade da inserção dos pinos com uma biomecânica excelente. Mas ainda não se tem certeza acerca de qual é exatamente o desempenho mecânico dessas estruturas (Fig. 8.29).[219]

Uma força de preensão insuficiente em um pino no interior de um clampe para pino apertado poderá resultar em menor rigidez geral da estrutura e também na movimentação do pino na interface entre o pino e o osso. Essa é uma desvantagem evidente, em comparação com as estruturas monolaterais simples com apenas um componente, em que cada pino tem seu próprio clampe de união ao osso.[12] Em pacientes com fixadores monotubulares, o uso de seis pinos aumentou a rigidez torcional, mas essa configuração deixa de ser eficaz diante de cargas de envergamento menores em comparação com a configuração de quatro pinos, refletindo a força de preensão desigual do clampe de fixação em três pinos.[12]

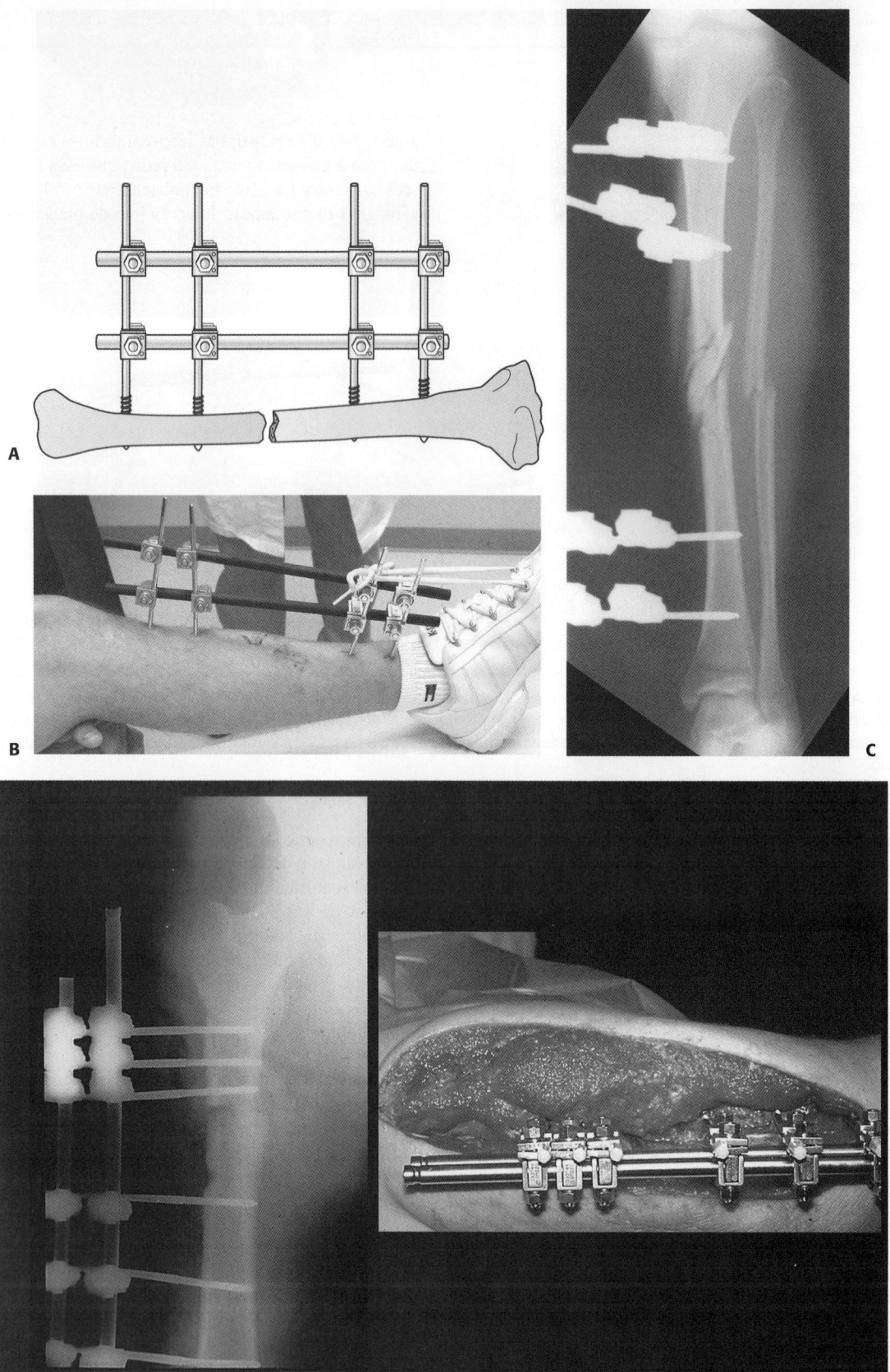

FIGURA 8.27 A: A estabilidade de uma estrutura "simples" com quatro pinos pode ser aumentada pelo acréscimo de uma segunda barra de conexão. Estrutura "de dupla barra". **B:** A distância entre o osso e a barra de conexão foi aumentada, para que não ocorresse colisão de tecido mole nas barras. Em razão da maior distância até o osso, foi acrescentada mais uma barra de conexão para aumentar a estabilização da estrutura. **C:** A redução foi mantida com uma estrutura "simples" com quatro pinos numa configuração com dupla barra. Observa-se uma consolidação precoce nessa fratura exposta cominutiva. **D:** No tratamento dessa fratura femoral infectada, acompanhada por grave lesão aos tecidos moles e perda de tecido ósseo, houve necessidade do uso de mais pinos (6) e de uma estrutura com duas barras para obtenção da estabilidade.

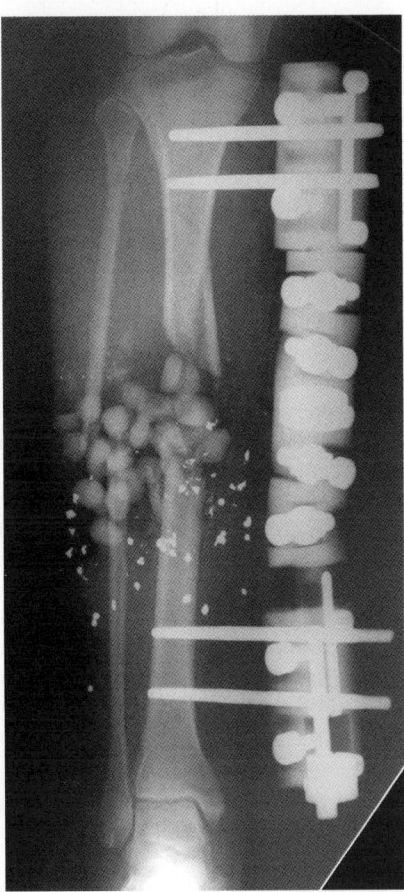

FIGURA 8.28 Fixador "monotubo" com pinos calibrosos. O dispositivo tem clampes proximais e distais para fixação dos pinos e um grande corpo de encaixe.

Orientação monolateral dos pinos e estabilidade da montagem

A rigidez de um sistema de meios-pinos é máxima no plano dos pinos e mínima em ângulo reto com esse plano. Assim, uma estrutura simples com quatro pinos aplicada ao longo da borda anterior da tíbia resistirá às forças anteriores e posteriores geradas com a passada normal, ao passo que essa mesma estrutura será mais fraca na flexão mediolateral.[280,283,310] Isso demonstra as vantagens biomecânicas do acréscimo de mais dois a quatro pinos aplicados perpendicularmente (90°) aos pinos anteriores (Figs. 8.25 e 8.26).

A estabilidade também melhora quando os pinos são aplicados em uma posição não ortogonal (i. é, não a 90° com o eixo longitudinal da tíbia).[316] Se metade dos pinos estiver orientada não coplanarmente com relação aos pinos restantes, essa configuração diminuirá a resistência geral da estrutura no plano primário dos pinos; mas esse inconveniente seria compensado pela maior resistência da estrutura no plano perpendicular.[26,27,268] Portanto, ocorreria aumento da rigidez global da montagem.

Shear e Eagan demonstraram um sistema no qual os pinos foram aplicados formando um ângulo de 60° entre si, com vantagens substanciais. Esse aumento na rigidez torcional é mantido em um ângulo de divergência entre pinos de 30°; em seguida, a estabilidade torcional diminui rapidamente. Diante de uma separação de apenas 10° entre os ângulos dos pinos, houve uma redução de 97% no deslocamento e na resposta ao estresse torcional. Os efeitos nas forças compressivas são muito menores. Quando os pinos fixadores foram "abertos", a força de resistência a deslocamentos angulares e à torção aumentou em 91%, em comparação com a orientação monolateral tradicional.[268] Entretanto, uma opção preferível à mera redução da rigidez em todos os planos é a montagem que imita a biomecânica do osso normal. Um fixador externo que permita um ângulo de divergência de 60° entre pinos demonstra a ca-

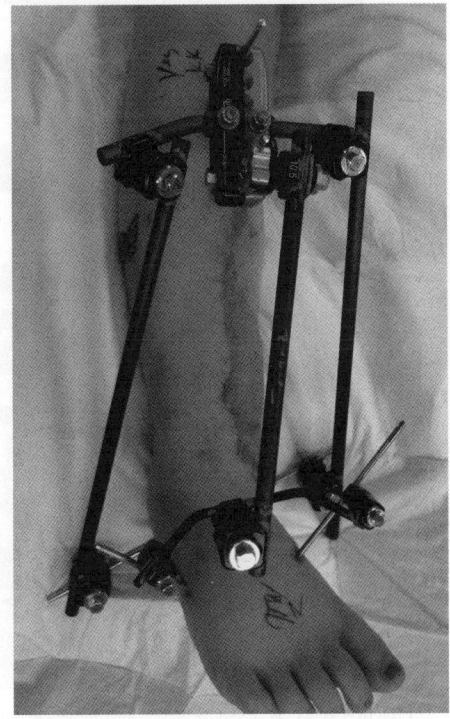 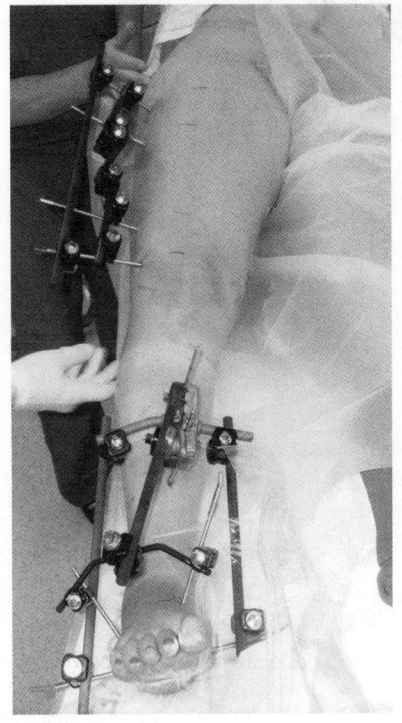

FIGURA 8.29 **A:** Estrutura monolateral para abranger o tornozelo; nota-se proximalmente um clampe multipinos e componentes do minifixador no pé. **B:** Paciente politraumatizado com uma estrutura femoral do tipo dupla barra, para obtenção de maior estabilidade. Fixador trans-articular do tornozelo com clampe multipinos proximal, componentes do minifixador que abrangem o tornozelo e uma configuração similar à "delta" para a conexão das barras no componente tibial.

pacidade de equilibrar as forças nos planos sagital e coronal, proporcionando estímulos mecânicos similares aos que normalmente ocorrem nesses planos (Fig. 8.30).[52,198,215,216,260,268]

Atualmente, muitos pesquisadores estão examinando alternativas no posicionamento dos pinos como uma forma de obter máxima estabilidade da fratura, com relativa simplicidade estrutural.[26,27,198,280,283,310] Foi demonstrado que a montagem com dois anéis simplificada, utilizando três meios-pinos de 6 mm, aumenta a estabilidade da estrutura circular em comparação com sínteses anelares mais complexas. Os pinos para essas estruturas simples foram aplicados em ângulos divergentes de pelo menos 60° com relação à perpendicular. Em termos de micromovimento axial e de deflexão angular, estruturas divergentes com meios-pinos de 6 mm demonstraram desempenho mecânico parecido ao das estruturas padronizadas com fios tensionados e com vários meios-pinos de 5 mm.[177]

Um estudo recentemente publicado avaliou as características de rigidez de uma estrutura espacial de Taylor (*Taylor Spatial Frame,* TSF) simples, fixada com fios de 1,8 mm transversais ou com semipinos de 6,5 mm revestidos com HA em ângulos de divergência de 45, 60, 75 e 90°. Foi observado aumento na rigidez axial e torcional com o aumento do ângulo de divergência entre os fios ou pinos ($p < 0,05$). Os semipinos simples proporcionam maior rigidez às estruturas TSF, além de também permitirem micromovimentos axiais.[159] Portanto, a tomada de decisão clínica com relação ao uso de fios transversais tensionados, em comparação com o uso de semipinos, nos casos em que a opção foi pelo fixador circular, pode ser fundamentada nas limitações ósseas ou de tecidos moles, sem o temor de incorrer em uma biomecânica inferior com o uso de estruturas com semipinos.

Com base nas evidências disponíveis, o desempenho mecânico dessas estruturas simplificadas com semipinos divergentes é equivalente, senão superior, às tradicionais estruturas com fios transfixantes. Os cirurgiões podem agora aumentar com segurança a estabilidade das estruturas mediante a simples aplicação de pinos não coplanares ao eixo longitudinal do osso (Fig. 8.31).

A estabilidade da estrutura torna-se mais problemática quando se tratam de fraturas intensamente cominutivas ou de fraturas com significativa obliquidade e submetidas a forças de cisalhamento maiores. Uma configuração de rotina de meios-pinos, com os pinos inseridos perpendicularmente ao eixo longitudinal do osso, não consegue se opor diretamente ao vetor da força de cisalhamento, porque os pinos são aplicados obliquamente a este vetor. Assim, não ocorre neutralização das forças de cantiléver* induzidas por esse rotineiro ângulo de inserção dos pinos.

Quando semipinos são aplicados paralelamente à linha de fratura, são conhecidos como pinos de direcionamento. Portanto, pinos de direcionamento aplicados paralelamente à linha de fratura se situam em direta oposição com o vetor de força de cisalhamento. A força de cisalhamento é ativamente convertida em um momento compressivo dinâmico direcionado para a borda dos fragmentos fraturados (Fig. 8.32). Dessa forma, a compressão *depende* da carga axial; e o fenômeno de cisalhamento fica dramati-

---

*N.R.C.: Força aplicada a alguma estrutura como uma trave, fixada em uma das extremidades, deixando a outra livre, que suporta um peso.

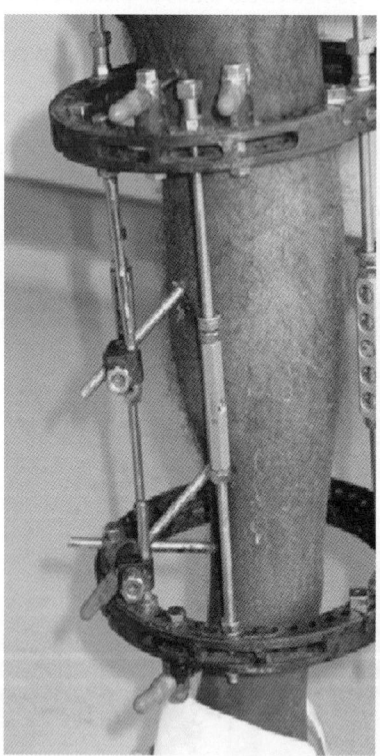

FIGURA 8.30 As estruturas com posicionamento não linear dos pinos neutralizam as forças semelhantes àquelas que normalmente incidem na tíbia. Essa montagem demonstra que os pinos não são coplanares entre si, nas orientações transversal e sagital. Foram utilizados pinos revestidos de hidroxiapatita com diâmetro de 6 mm, proporcionando a essa estrutura simples uma mecânica muito estável, com necessidade de apenas três pinos de cada lado da linha da fratura.

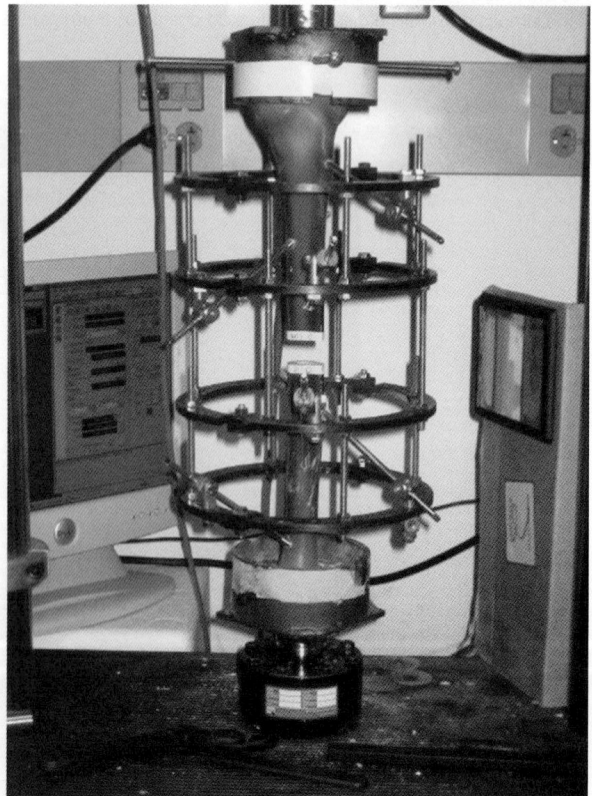

FIGURA 8.31 A: Essa síntese para teste de pinos oblíquos (não coplanares) confirma que a orientação oblíqua dos pinos possibilita menor uso desses implantes, sem que ocorra declínio na estabilização relativa do fixador.

(continua)

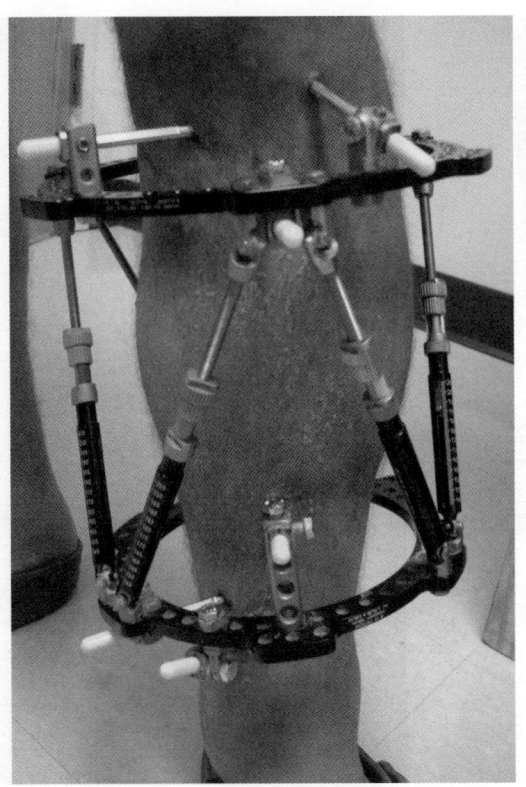
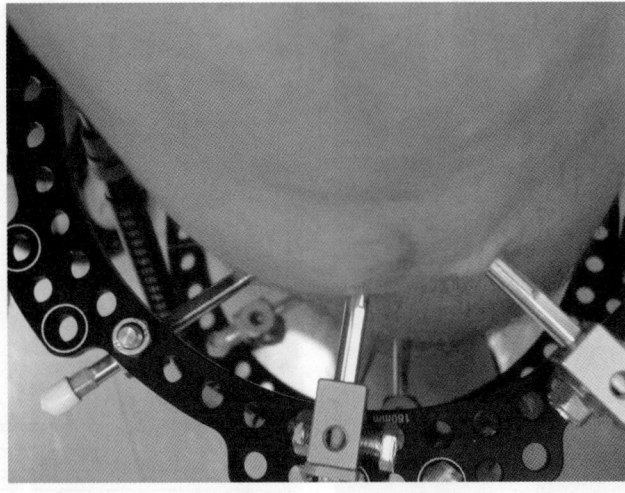

FIGURA 8.31 *(continuação)* **B,C:** Síntese "simples" com apenas pinos de 3 a 6 mm acima e abaixo da pseudartrose. Todos os pinos foram aplicados não coplanarmente entre si, o que permitiu maior afastamento entre os pinos, conferindo maior estabilidade.

camente reduzido, resultando em uma força de cisalhamento praticamente nula. Para obliquidades de fraturas inferiores ou iguais a 30° observa-se uma estabilidade intrínseca, de tal modo que os modos rotineiros de fixação poderão ser utilizados sem maiores preocupações.[132,185,316] Mas em obliquidades de fraturas superiores a 30°, o cisalhamento intrínseco está presente nas extremidades da fratura com cargas axiais. Assim, deve-se levar em consideração as etapas suplementares que ajudem a minimizar esse componente de cisalhamento (por exemplo, a aplicação do conceito de pino orientador). Em obliquidades de fraturas superiores a 60°, o cisalhamento é a força dominante e o cirurgião deve saber que, mesmo com o uso de pinos orientadores (pinos aplicados paralelamente às linhas de fratura), as forças envolvidas podem ser extremas. As estruturas devem ser modificadas de modo a funcionarem exclusivamente como dispositivos de neutralização, pois será difícil conseguir uma compressão interfragmentar, mesmo com o uso de configurações mais complexas (Fig. 8.32).[132]

Foi desenvolvido um método alternativo de fixação externa monolateral que usa placas de compressão bloqueadas metafisárias com modelagem anatômica como fixadores externos (Fig. 8.33). As placas bloqueadas são aplicadas fora do invólucro de tecido mole, depois de realizada a redução fechada. As placas funcionam como barras de conexão monolaterais externas e os parafusos bloqueados fixam o osso à placa externa. As placas de compressão bloqueadas funcionam satisfatoriamente como fixadores externos, considerando a sua fixação estável por parafusos angulares, de maneira muito parecida com os pinos de Schanz, que também ficam bloqueados em seus clampes de conexão. Em uma série de sete pacientes tratados para problemas agudos ou pós-traumáticos da tíbia ("aplicação de placa supracutânea"), fixadores externos com placas de compressão bloqueadas (LCP, do inglês locking compression plate) facilitaram a mobilização e possibilitaram melhor manipulação, além de terem sido considera-

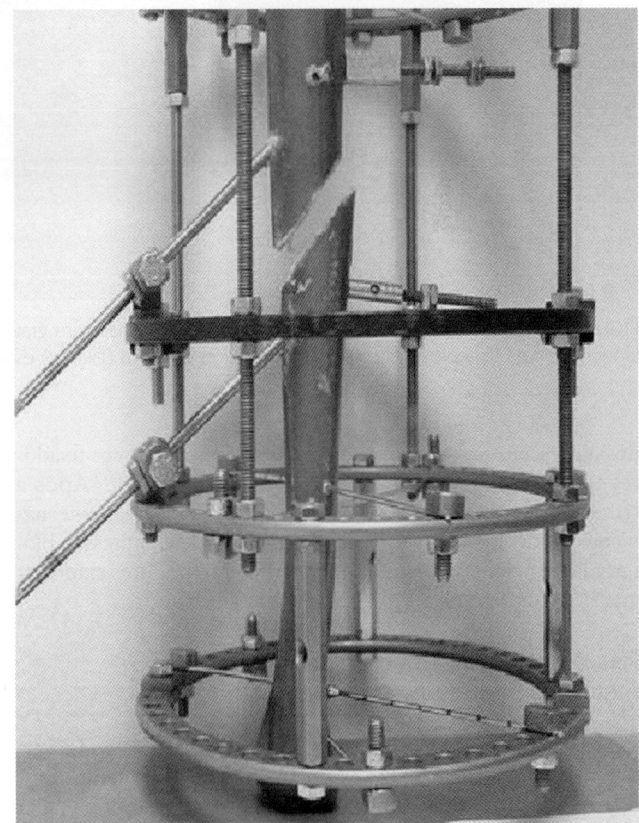

FIGURA 8.32 Montagem experimental de pinos-guias, demonstrando pinos aplicados paralelamente à linha de fratura principal. Essa configuração reduz dramaticamente as forças de cisalhamento e acentua as forças compressivas durante a sustentação do peso axial. Cortesia de David Lowenberg, MD.

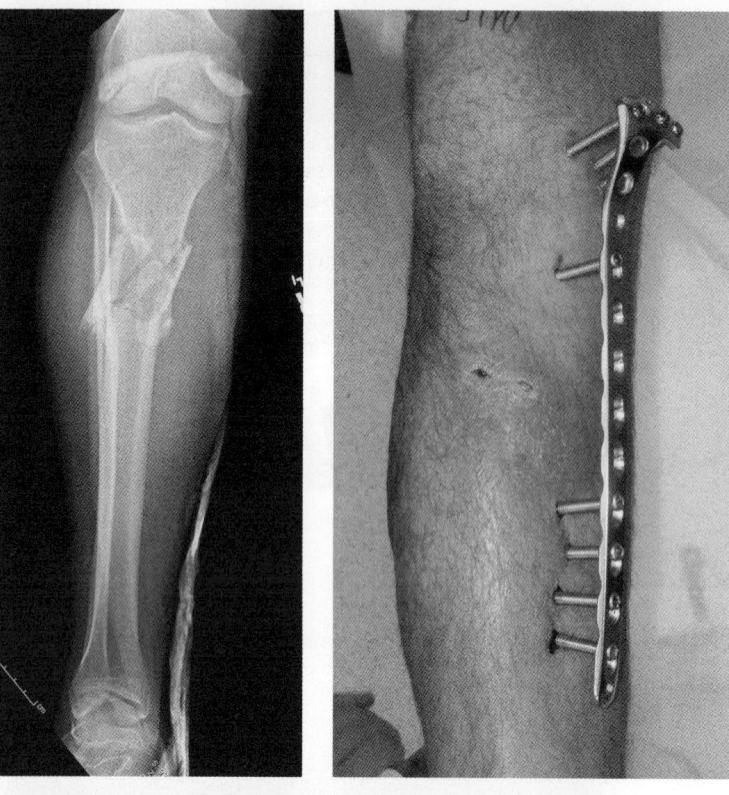
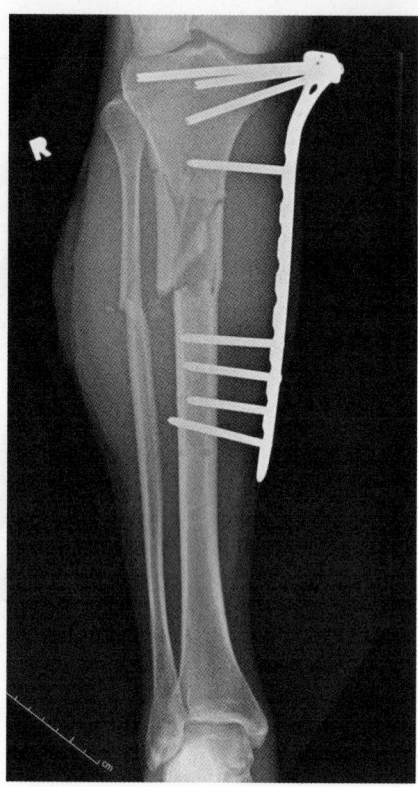
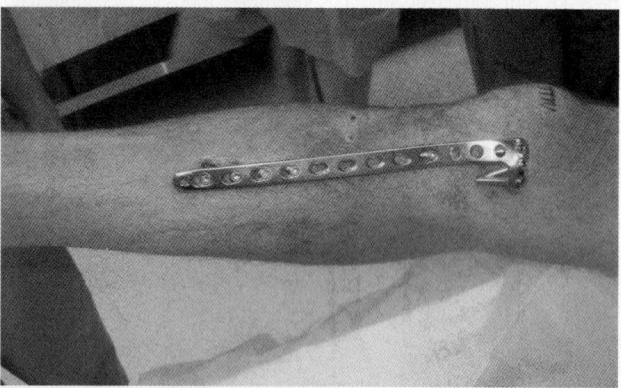

FIGURA 8.33 A: Fratura fechada cominuitiva da tíbia proximal, com grave lesão de partes moles, que impediam a fixação interna. **B, C:** Uso de placa bloqueada para tíbia proximal como fixador externo. **D:** Placa (fixador) está estabilizando a fratura cominutiva.

dos mais aceitáveis esteticamente em comparação com os fixadores tradicionais com barra-pinos de Schanz.[160,286,312] Após a redução fechada, as placas bloqueadas foram aplicadas externamente ao invólucro de tecido mole. As placas de compressão bloqueadas funcionaram satisfatoriamente como fixadores externos, graças à fixação estável com parafusos angulares.

Fixação por estrutura circular com fios metálicos pequenos

Uma vantagem importante de um sistema monolateral é que este sistema pode ser aplicado de maneira uniplanar, minimizando a transfixação dos tecidos moles. Os sistemas do tipo anelar têm a desvantagem do aprisionamento dos tecidos moles pelos fios transfixantes, pois estes implantes atravessam o membro de um lado ao outro.[115,140] Considerando o menor diâmetro do fio, o trauma dos tecidos moles, a reação e a intolerância do osso aos fios aplicados ficam minimizados. Os fixadores monolaterais que utilizam pinos calibrosos dependem de pinos rígidos para a obtenção da estabilidade da estrutura. Em situação de solicitação mecânica, esses pinos funcionam como cantiléveres e efetivamente geram características de carga excêntrica. As forças de cisalhamento são consideradas como inibidoras da consolidação da fratura e da formação de tecido ósseo e isso pode ficar acentuado em certos tipos de estabilização monolateral por meios-pinos, especialmente quando os pinos estão alinhados.[10,11,13,19,50,224,314] Os fixadores circulares ou semicirculares permitem o uso de vários planos de fixação; isso minimiza os efeitos prejudiciais da carga em cantiléver e das forças de cisalhamento, enquanto acentua o micromovimento axial e a dinamização.[94,185,194,216,233,310,311]

Componentes

Os fixadores circulares são construídos com barras de conexão longitudinais e com anéis, aos quais são fixados os fios de pequeno diâmetro sob tensão. Alternativamente, os fragmentos ósseos podem ser fixados aos anéis por meios-pinos. As barras de conexão podem incorporar juntas universais; assim, essas estruturas permitem ajustes axiais e angulares multiplanares graduais.

Há vários fatores relacionados aos componentes que podem ser manipulados para a obtenção de uma montagem de fixação anelar com maior estabilidade:

1. Aumento do diâmetro do fio metálico
2. Aumento da tensão do fio
3. Aumento do ângulo de cruzamento dos pinos, ficando perto dos 90°
4. Redução do diâmetro dos anéis (distância do anel até o osso)
5. Aumento do número de fios
6. Uso de fios olivados/perolados
7. Proximidade dos anéis a cada lado do local fraturado (ou da patologia)
8. Centralização do osso no meio do anel

Fios metálicos

Fios metálicos lisos e finos, com diâmetros de 1,5, 1,8 e 2 mm, constituem o componente básico utilizado em um fixador circular com fios finos (Fig. 8.34A). A resistência e a rigidez do fio aumentam na razão do quadrado do diâmetro do fio ($S = d^2$). Quando esses fios são tensionados, proporcionam maior estabilidade. Isso ocorre graças ao aumento da rigidez dos fios, ao mesmo tempo em que fica diminuída a excursão axial dos fios durante a aplicação de carga. O grau de tensão nos fios afeta diretamente a rigidez da estrutura. A resistência à compressão e ao envergamento aumenta em função da tensão dos fios, com aumento gradual da tensão até 130 kg de tração. Além desse limite, fica difícil aumentar o tensionamento dos fios, porque os aparelhos de tensionamento comercializados não são capazes de interromper o resvalamento do fio no dispositivo durante seu tensionamento.[16,245]

Os fios metálicos olivados desempenham muitas funções especializadas. Durante a inserção, a oliva fica justaposta ao osso cortical. Quando a parte distante do fio é tensionada, ocorre compressão da "oliva" na cortical próxima. Por isso, pode-se conseguir a compressão interfragmentar com a inserção de fios olivados e essa característica é empregada no tratamento das fraturas (Fig. 8.35). Esses fios funcionam como uma fonte de força transversal suplementar, corrigindo deformidades nas consolidações viciosas ou nas pseudartroses, além de proporcionar apoio a um segmento do membro – tarefa que não pode ser cumprida por um fio liso.[1,40]

Tensão no fio metálico

Ao ser realizado um alongamento do membro, a tensão no fio será intrinsecamente produzida a partir das forças dos tecidos mo-

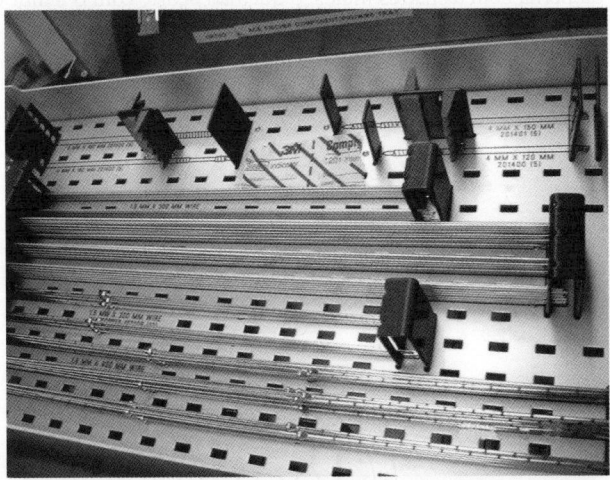
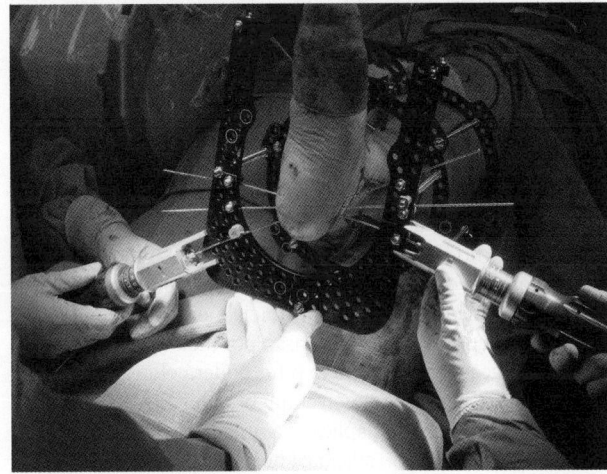
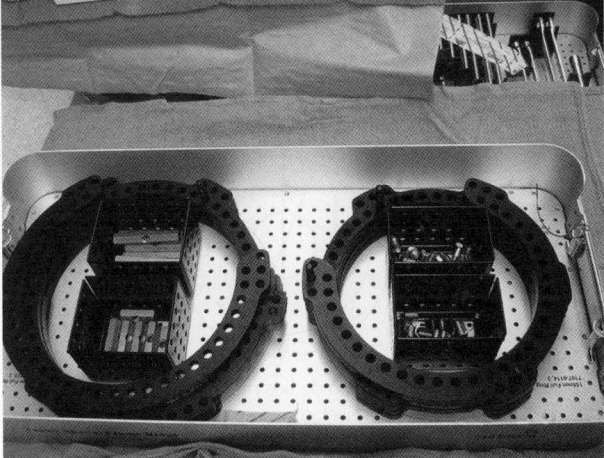

FIGURA 8.34 A: Fios lisos e olivados são comumente fabricados nos diâmetros de 1,5, 1,8 e 2 mm. **B:** Uso de um instrumento para tensionamento de fio metálico, para aumentar a rigidez global da estrutura. **C:** Os anéis são fabricados em vários diâmetros, para que possam se adequar ao diâmetro do membro afetado. Anéis demasiadamente grandes aumentam a distância entre o osso e o anel, fazendo com que a estrutura fique menos rígida.

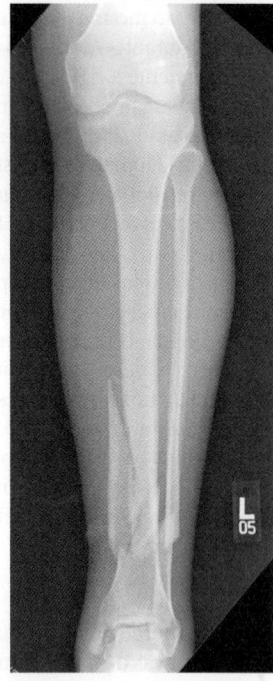
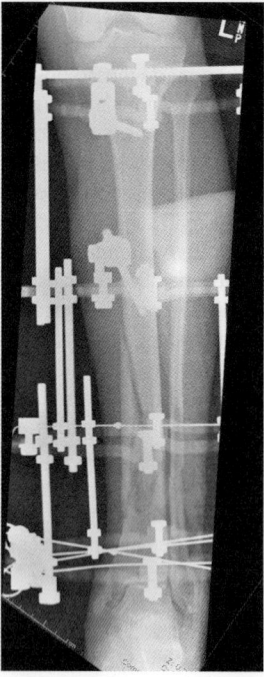

FIGURA 8.35 A: Fratura estendendo-se ao longo do terço distal da tíbia, com um grande fragmento em borboleta; essa é uma indicação ideal para um fixador com fios finos. **B:** Foram utilizados fios olivados como "parafuso de compressão", para que fosse obtida maior estabilidade do fragmento em borboleta e também distalmente na região metafisária.

Orientação dos fios metálicos

Fios aplicados em paralelo e paralelamente às forças aplicadas oferecem pouca resistência à deformação. O osso pode "escorregar" ao longo de seu eixo de maneira muito parecida com o eixo central de uma roda. Nas forças de envergamento, as estruturas são muito menos rígidas por causa do arqueamento dos fios transversais e do escorregamento do osso ao longo desses fios. A configuração mais estável ocorre quando dois fios intersectam em um ângulo de 90°. A rigidez ao envergamento no plano do fio metálico fica diminuída por um fator de 2 quando os ângulos entre os fios convergem de 90 para 45° (Fig. 8.36). Portanto, a mudança na orientação dos fios para um ângulo menos agudo diminui a rigidez ao envergamento anteroposterior (AP), mas tem menor efeito no envergamento lateral, na torção e na compressão axial.[44,45,97,218]

Clinicamente, deve-se buscar um ângulo de divergência de pelo menos 60° entre fios. Visto que nem sempre isso será possível por causa de limitações anatômicas na passagem dos fios transfixantes, o uso de fios olivados ou a adição de um fio a certa distância do anel primário (*drop wires*) melhora a rigidez ao envergamento. O uso de fios olivados no mesmo nível, porém em direções opostas, aumenta a resistência às forças de cisalhamento, graças ao "bloqueio" do segmento (Fig. 8.35).[44,45,97,119,140,233,300,301,305]

Posicionamento do membro em relação ao anel

A tíbia tem situação excêntrica quando se considera o volume da perna com as partes moles, o que não ocorre com o fêmur e o úmero. Isso é importante para a aplicação de anéis em torno do

les geradas por meio da distração. Essas forças podem formar uma tensão máxima de 50 kg no fio. Se houver sustentação do peso e se o membro for submetido a uma carga, então ocorrerá maior deflexão (i. e., tensão) do fio. Como resultado, ocorre geração de tensão adicional no fio metálico. Também foi demonstrado aumento da rigidez global da estrutura (chamado "efeito de autoenrijecimento dos fios tensionados"). Se o fio for inicialmente tensionado até 130 kg e se for acrescentada mais tensão por meio do alongamento e da sustentação do peso, então o fio poderá chegar perto do ponto de ruptura, com sua possível quebra (ver Fig. 8.34B). Essencialmente, uma estrutura aplicada a uma fratura é um fixador estático, no qual uma tensão adicional nos fios apenas ocorrerá por meio da sustentação do peso. Assim, o grau de tensão inicial aplicada ao fio deve levar em consideração a patologia que está sendo tratada e as forças geradas pelo próprio tratamento.[15,44,45,59]

Diâmetro do anel

O diâmetro do anel também influencia a rigidez da montagem; à medida que o diâmetro do anel aumenta, também aumenta a distância entre o anel e o osso, de maneira parecida ao que ocorre na distância entre uma barra e o osso (descritos para fixadores monolaterais com meios-pinos) (ver Fig. 8.34C). A estabilidade diminui com o aumento dessa distância. O diâmetro do anel e a tensão dos fios têm efeito dramático na estabilidade geral da estrutura. Com o aumento do diâmetro do anel, diminui o efeito da maior tensão dos fios na rigidez e também no deslocamento da fenda. Em comparação com o simples aumento da tensão nos fios, anéis com diâmetros menores têm maior efeito em todas as variáveis. Embora o efeito da tensão dos fios metálicos diminua com o aumento do diâmetro dos anéis, é importante aplicar tensão aos fios em estruturas com anéis maiores, porque essas configurações são intrinsecamente menos rígidas por causa dos fios metálicos mais longos.[15,42,44,45,59]

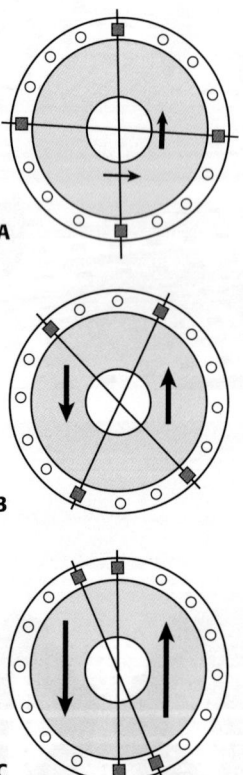

FIGURA 8.36 A: O cruzamento de fios metálicos em ângulo reto proporciona a configuração mais estável, com pequenas translações mediolaterais e uma estrutura rígida. **B:** Um ângulo de convergência dos fios de 45 a 60° possibilita a ocorrência de quantidades aceitáveis de translação, com uma estabilidade satisfatória da estrutura. **C:** Com a redução do ângulo de convergência, a translação aumenta dramaticamente, até um ponto em que o osso "escorrega" ao longo de um mesmo eixo. Fios aplicados paralelamente promovem uma configuração visivelmente instável da estrutura.

segmento em questão. O centro do anel aplicado talvez não esteja localizado sobre o centro real do osso, que pode ficar posicionado excentricamente com respeito ao anel, afetando a rigidez global da montagem. Se o osso estiver em uma localização excêntrica, esta posição proporcionará maior rigidez contra cargas em compressão axial em comparação com uma montagem na qual o centro do anel fica posicionado exatamente sobre o osso. Essa configuração centro/centro determina menor força axial no local da fratura durante a aplicação de cargas axiais.[15,42,44,45,47,86,218] Clinicamente, considerando que as estruturas tibiais são mais comuns, normalmente isso não causa problema, porque, como rotina, o osso fica excêntrico no anel, desde que o anel esteja centrado na própria perna. A localização excêntrica dos compartimentos musculares garante essa posição desalinhada do osso. Para a aplicação de uma estrutura na tíbia com a orientação centro/centro, seria necessário utilizar um anel de grande diâmetro, o que aumentaria enormemente a distância entre o anel e o osso, reduzindo ainda mais a estabilidade da montagem (Fig. 8.37).

Uma montagem característica de três ou quatro anéis consiste em oito fios cruzados, dois fios em cada nível, e de quatro anéis com tirantes de suporte conectando dois anéis a cada lado da fratura (Fig. 8.12). Quando essa estrutura circular foi testada, comparando-a com a montagem quadrilateral básica de Hoffman-Vidal com fios transfixantes, observou-se que a estrutura do tipo circular ficou rígida em situação de compressão. Mas os fixadores circulares são menos rígidos, comparativamente a todos os demais fixadores do tipo monolateral em todas as modalidades de carga e, mais particularmente na compressão axial.[15,45,59] Essa situação pode se revelar clinicamente benéfica por permitir micromovimentos axiais e por facilitar a consolidação óssea secundária.[80] O fixador de Ilizarov permitia um movimento axial significativamente maior no local da fratura durante a compressão axial em comparação com os outros fixadores testados: entretanto o dispositivo controlava o cisalhamento no local da fratura, além das demais estruturas com meios-pinos.[80,147] No fixador externo de Ilizarov, a rigidez global e a rigidez contra forças de cisalhamento são parecidas com as observadas nos fixadores com meios-pinos contra o envergamento e a torção.[95,140,158,194,233,258,311]

Parafusos de conexão de fios metálicos

O "escorregamento" mecânico entre o fio metálico e o parafuso de fixação é a principal razão para a perda da tensão nos fios e, portanto, da instabilidade da estrutura. A mudança na rigidez dos fios pode ser explicada principalmente como um resultado do deslizamento dos fios, mas a deformação plástica e o afrouxamento do material também são fatores contributivos.[108] Estudos demonstram que, ao prender um fio à estrutura por meio de um clampe, a tensão do fio sofre redução de aproximadamente 7%.[260] Esse efeito pode ser decorrente da deformação dos fios pelos parafusos; com isso, pode ocorrer redução da tensão dos fios durante a montagem do fixador.[306,307] O escorregamento pode ser evitado pela aplicação de um torque adequado ao parafuso de fixação (i. e., superior a 20 newton-metros [Nm]). A elasticidade do material e algum escorregamento do fio nos clampes são os fatores responsáveis pela redução da tensão na interface entre o fio e o clampe (Fig. 8.38). A modificação relativamente simples decorrente de uma interface fio-porca de fixação áspera resultou em maior capacidade de preensão e de enrijecimento do fio; hoje em dia, esses dispositivos de fixação estão clinicamente disponíveis.[108] Embora a tensão inicial aplicada ao fio exerça um efeito apreciável na sua rigidez, não afetará a faixa de cargas elásticas do sistema formado por clampes e fios. Na prática clínica, para que seja evitado o escorregamento do sistema de clampes e fios, o fixador deve ser montado com um número suficiente de fios, como garantia de que a carga transmitida a cada fio pelo paciente não exceda 15 N.[313] A adição de mais fios aumenta a estabilidade da montagem em uma escala diretamente proporcional ao número de fios no sistema. A rigidez de uma configuração de Ilizarov depende mais da pré-carga do osso do que do número de fios, tipo de fio utilizado ou do modelo da estrutura. A rigidez de pré-carga pode ser aumentada simplesmente pela compressão dos anéis e contato ósseo.[15,16,42,44,47,97]

FIXADORES HÍBRIDOS

Por causa da complexidade na montagem de um fixador circular completo, foram desenvolvidas configurações híbridas para ti-

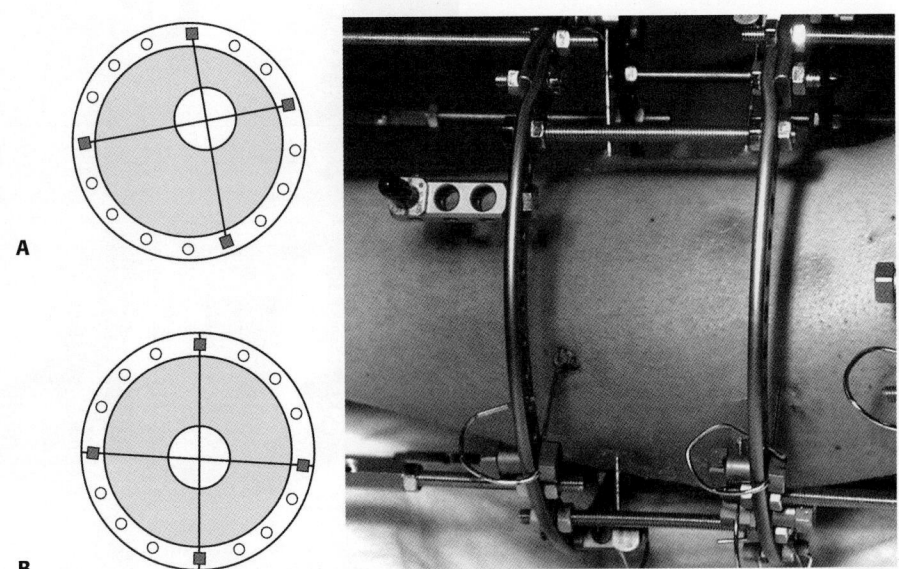

FIGURA 8.37 A: Localização excêntrica do osso no anel, simulando uma montagem tíbial. **B:** Localização centro/centro do osso na montagem do anel, com simulação de uma montagem femoral ou umeral. **C:** Posição central da tíbia em um anel demasiadamente pequeno – resulta em colisão com o tecido mole posterior. Nesse caso, deveria ter sido empregado um anel de maior diâmetro, para centralização do osso no interior do anel, com vistas à evitar problemas de partes moles.

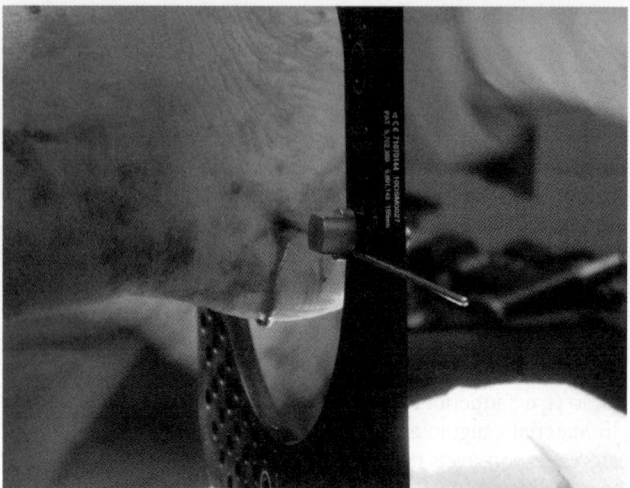

FIGURA 8.38 Porca de fixação do fio, que captura o fio e impede que ele "escorregue", depois de efetuado o seu tensionamento.

rar partido da capacidade dos fios tensionados em estabilizar fraturas periarticulares complexas. Os primeiros modelos conjugavam um anel periarticular com alguns fios tensionados a uma barra monolateral conectada à diáfise, utilizando de dois a três meios-pinos. Infelizmente, ficou demonstrado que essas estruturas simples eram mecanicamente inferiores em sua capacidade de resistir às cargas em cantiléver, o que teve como resultado uniões viciosas/pseudartroses (ver Fig. 8.13B).[158,236,237,246,301] A instabilidade mecânica se tornava especialmente pronunciada quando as estruturas eram aplicadas com erros específicos na técnica: (1) inserção de apenas dois fios transfixantes em localizações periarticulares (devido a limitações anatômicas, os fios não podem ser aplicados em um ângulo de 90° entre si na maioria das localizações periarticulares). Conforme já foi dito, se os dois fios não estiverem posicionados em 90°, então haverá grande possibilidade de ocorrer translação do osso ao longo dos dois fios; (2) meios-pinos aplicados a uma distância excessiva do local da patologia, havendo necessidade de uma tensão significativa nos clampes conectores para manutenção da estabilidade da estrutura (Fig. 8.39).

A expressão "técnicas híbridas", quando aplicada à fixação externa, denota o uso de meios-pinos e de fios metálicos na mesma montagem estrutural, além de uma combinação de anéis e barras de conexão monolaterais. As estruturas híbridas estáveis devem contar com um anel que incorpore vários níveis de fixação no fragmento periarticular. Essa configuração pode ser montada com um mínimo de três fios tensionados; e, se for possível, acrescentar um nível extra de fixação periarticular (mediante a utilização de meios-pinos auxiliares).[5,6,15,38,158]

O uso de uma barra solitária conectando a diáfise ao anel periarticular resulta em tensões significativas no clampe conector simples e em uma acentuação das forças extra-axiais prejudiciais geradas com a sustentação do peso. É preferível utilizar várias barras de conexão ou uma estrutura circular completa, com um mínimo de quatro meios-pinos fixados ao componente diafisário.[5,6,42,236,237,246,311]

BIOLOGIA DA FIXAÇÃO EXTERNA E HISTOGÊNESE POR DISTRAÇÃO

Biologia básica

O processo de reparo de uma fratura prossegue ao longo de estágios fisiológicos constantes, dependendo das forças externas transmitidas ao local da fratura. Foram identificados quatro tipos

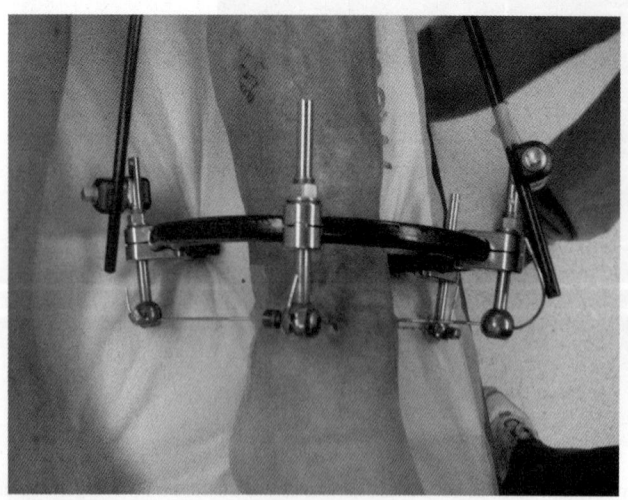
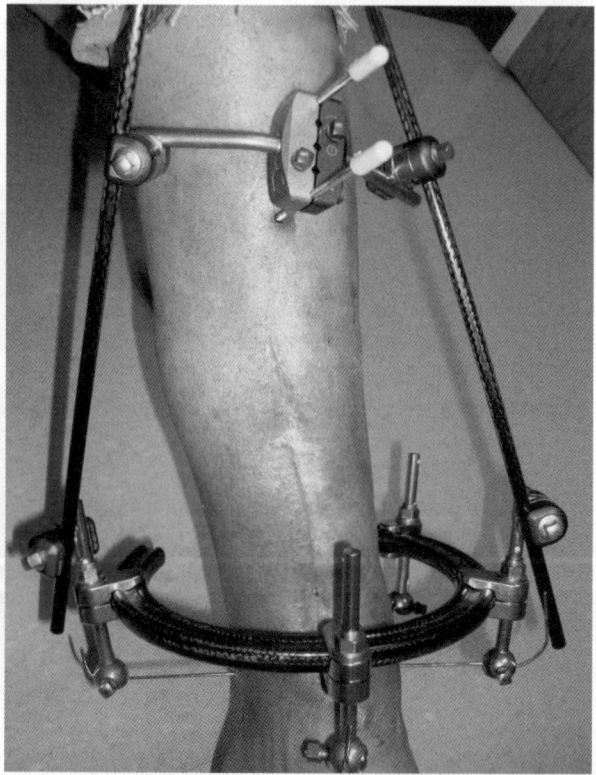

FIGURA 8.39 Essa estrutura "híbrida" demonstra instabilidade mecânica com apenas dois fios periarticulares tensionados no anel distal e duas barras monolaterais finas conectando apenas dois meios-pinos diafisários a uma distância extrema da fratura. A fixação instável da fratura resultou em pseudartrose.

distintos de consolidação das fraturas. O uso do fixador externo facilita a formação do calo externo de união.

O calo externo de união fica sob amplo controle de fatores mecânicos e biológicos, dependendo muito da integridade do envoltório de tecido mole. As células essenciais para a consolidação são derivadas dos tecidos moles circunjacentes e da resposta de revascularização que ocorre durante a fase inflamatória da consolidação da fratura.[39,138,139] Esse tipo de consolidação da fratura tem a capacidade de unir grandes hiatos, com grande tolerância ao movimento. Isso resulta na formação de um grande calo, com formação de cartilagem em decorrência da maior resposta inflamatória causada pelo aumento dos micromovimentos dos fragmentos.[155,174] As células mesenquimais que migram das áreas circunjacentes chegam até as extremidades da fratura, onde irão se diferenciar em vários tipos celulares, principalmente cartilagem. A cartilagem é formada no tecido de granulação bem vascularizado, graças à sua capacidade de repelir os vasos. Esses elementos cartilaginosos iniciais passam por remodelagem durante o processo de formação do osso endocondral. Sabe-se que esse tipo de consolidação óssea indireta ocorre em condições menos rígidas de estabilização interfragmentar.[154-156] A velocidade desse tipo de consolidação e a extensão do calo nesse tipo de reparo podem ser moduladas pelas condições mecânicas no local da fratura.[183] Foi demonstrado que a aplicação de micromovimentos interfragmentares cíclicos durante curtos períodos influencia o processo de reparo, resultando em uma área maior de formação de calo, em comparação com as fraturas com fixação rígida.* Alternativamente, os esforços para reduzir os micromovimentos com aumento da rigidez da estrutura podem resultar em redução significativa na velocidade de consolidação.[21,50,310,314]

Movimentos interfragmentares mais amplos levam à formação de maior quantidade de fibrocartilagem e também ao aumento no número de vasos sanguíneos.[56,292] Mas, com o aumento da quantidade de fibrocartilagem, simultaneamente diminui a capacidade de remodelagem e de formação de tecido ósseo. Ao que parece, existe algum limite no qual o grau de micromovimento passa a inibir este processo de remodelagem, podendo ocorrer pseudartrose hipertrófica. Entretanto, devemos ter em mente que as fraturas que dependem de fixação externa geralmente são mais complexas, o que pode se traduzir em um percentual mais elevado intrinsicamente de pseudartroses. Os problemas de consolidação observados nessas lesões graves podem refletir a gravidade nos tecidos moles locais e na lesão periosteal e não devem ser atribuídos exclusivamente às características intrínsecas do dispositivo de fixação externa.

A consolidação óssea não se completará até que a fratura tenha remodelado. Nesse estágio, as linhas de fratura visíveis no calo diminuem, desaparecendo em seguida. O osso transmite forças mecânicas ao calo, à medida que o tecido vai se diferenciando – de tecido de granulação para colágeno, para cartilagem hialina e, em seguida, para osso intramedular reticulado, mediante o processo de formação de osso endocondral.[140,293]

Dinamização

A dinamização visa converter um fixador com função estática – que neutraliza todas as forças (inclusive o movimento axial) – em uma construção, que permite a passagem de forças controladas através do local da fratura. À medida que a elasticidade do calo vai diminuindo, a rigidez e a resistência do osso aumentam. Com isso, o osso poderá suportar cargas maiores. Assim, a dinamização axial tem as vantagens de ajudar na restauração do contato cortical e de produzir um padrão de fratura estável com a sustentação mecânica intrínseca. Aro et al. descreveram uma distribuição uniforme do calo em seguida à dinamização, tendo observado este fenômeno como uma "consolidação por contato secundário".[11,13] Ao aumentar o contato cortical, a dinamização tenta diminuir as forças de cisalhamento translacional.[10,11,13] Muitos investigadores entendem essas forças como o fator principal na produção de uma predominância do tecido fibroso no local da fratura e o resultado será um retardo de consolidação ou uma pseudartrose.[19,26,42,52]

Os fixadores externos são estáticos ou dinâmicos. A dinamização ativa ocorre com a sustentação do peso ou com a aplicação de cargas, quando ocorre fechamento progressivo do hiato da fratura. Em geral, isso ocorre pela realização de ajustes nos clampes da barra de preensão dos pinos em casos de uso de fixadores monolaterais simples. Isso pode ser resolvido com o afrouxamento da parte do clampe que está presa à barra; isso possibilita o deslizamento da barra no interior do clampe. A parte do pino ainda está apertada; assim, a fratura pode "deslizar" e fazer compressão ou dinamização, ao mesmo tempo em que o alinhamento é mantido pela parte do pino que ainda está firmemente presa. No caso de grandes fixadores monotubulares, o corpo telescópico pode ser afrouxado e se permite que as partes "rebocadas" façam compressão através da fratura. A dinamização também diminui as tensões na interface pino-osso e prolonga a vida útil da estrutura.[147,152,192]

Há uma "corrida" entre a capacidade de transporte de carga gradualmente crescente do osso em consolidação e quebras/fraturas na interface entre o pino e o osso. Em fraturas instáveis, podem ocorrer tensões muito elevadas nessa interface, o que pode gerar uma quebra/fratura localizada por cedência. Nas estruturas com meios-pinos, essas altas tensões são principalmente geradas na entrada da cortical, podendo ocorrer quebras relacionadas à tensão na interface entre o pino e o osso – sobretudo neste local.[231] Atualmente, aceita-se que o movimento relativo das extremidades do osso no local da fratura é um parâmetro muito importante na consolidação da fratura. Mas ainda desconhecemos o limite que, se ultrapassado, torna esse movimento deletério.[60,140]

Consolidação da fratura com redução aberta e fixação interna limitadas com fixação externa

Ocasionalmente, será vantajoso realizar uma fixação interna limitada em combinação com o uso de um fixador externo. Enquanto esse tipo de metodologia tenha grande utilidade no osso metafisário e funcione bem em fraturas periarticulares (conforme foi demonstrado), deve-se questionar seu uso em regiões diafisárias. Com o uso de parafusos interfragmentares, o cirurgião tenta obter uma consolidação óssea direta por meio de uma compressão constante. A consolidação cortical primária ocorre apenas quando a imobilização mecânica é absoluta e a aposição óssea perfeita. Esse tipo de consolidação tem baixíssima tolerância ao movimento e independe dos tecidos moles. Ressalte-se ainda que a consolidação cortical primária é muito lenta e não tem a capacidade de cruzar hiatos, ao contrário do que ocorre nos calos de união externos.[127,154] Em muitos aspectos, esse tipo de consolidação representa a consolidação óssea por meio de uma remodelagem gradual. A consolidação cortical primária se caracteriza pela presença de traves cortantes sequenciados, formadas por osteoclastos, que atravessam a

---

* Referências 10,11,56,80,110,111,123,147,154-156,224,230.

linha de fratura, resultando no restabelecimento de novos ósteons. A vascularização se desenvolve por um processo de brotamento, "germinando" dos vasos sanguíneos intramedulares, que são muito frágeis e com baixa tolerância ao movimento. O fixador externo não elimina inteiramente as forças externas, mas procura limitar o grau de micromovimento.[56,127,132,140,147,154,292] Portanto, visto que o osso fica rigidamente fixado com parafusos de compressão, ocorre a formação de um calo de união muito limitado. Considerando que os fixadores não promovem rigidez absoluta, a consolidação cortical torna-se insuficiente, demonstrando a inadequação da associação da compressão interfragmentária com a fixação externa na diáfise dos ossos longos.[224] A associação dessas técnicas foi abandonada nas regiões diafisárias por causa do aumento na incidência de pseudartroses. A princípio, uma combinação de fixação interna e de fixação externa para as fraturas diafisárias pode parecer desejável, mas, na verdade, é uma opção frequentemente desastrosa; por isso, deve ser evitada.[274]

Biologia da osteogênese por distração

Osteogênese por distração é a indução mecânica do osso novo, que ocorre entre superfícies ósseas gradualmente afastadas por tração. Ilizarov descreveu esse fenômeno como "um efeito de tensão-estresse".[138-140] Em um osso tracionado, a osteogênese no hiato ocorre pela formação de uma estrutura semelhante à fise. O osso novo se forma em colunas paralelas que se estendem em ambas as direções a partir de uma região de crescimento central conhecida como *interzona* (Fig. 8.40A). O recrutamento das células formadoras de tecido para a interzona têm origem no periósteo.[15,16,140] Sob a influência da tensão-estresse, as células fibroblásticas encontradas no meio da zona de crescimento desenvolvem uma forma alongada e se orientam, durante a distração, ao longo do vetor de tensão-estresse.

Circundando as células fibroblásticas, encontramos fibras de colágeno que se alinham paralelamente à direção do vetor de tensão. As células fibroblásticas se transformam em osteoblastos, que passam a depositar tecido osteóide sobre essas fibras de colágeno. Em seguida, as células se diferenciam e se transformam em osteócitos no interior da matriz óssea depositada sobre os feixes longitudinais de colágeno. Essas células serão incorporadas em sua própria matriz de hidroxiapatita à medida que os feixes de colágeno forem sendo consolidados em tecido ósseo. Esse tecido se funde gradualmente nas novas trabéculas ósseas formadas, *regenerando* as regiões mais distantes e afastadas da interzona central. Assim, o osso recém-formado cresce tanto na direção proximal como na direção distal, afastando-se do meio da zona de distração durante o alongamento. Eventualmente, essas colunas ósseas atravessarão a interzona fibrosa, estabelecendo a união das superfícies osteogênicas depois da distração (Fig. 8.40B).[138-140]

Obtida uma fixação estável, a osteogênese na zona de distração prosseguirá por meio de ossificação intramembranosa direta, não ocorrendo a fase cartilaginosa característica da ossificação endocondral. A osteogênese por distração também proporciona um efeito significativo de neovascularização. Os precursores de fibroblastos estão concentrados em torno dos capilares sinusoidais. O crescimento desses capilares formados sob a influência do efeito de tensão-estresse ocorre com muita rapidez e, em alguns casos, suplanta o desenvolvimento da distração óssea, resultando em um "abraço" por essa tremenda resposta capilar. Essa rede densa de células sanguíneas recém-formadas tem orientação longitudinal, fazendo conexão com os vasos do tecido mole circundante por numerosas artérias que perfuram o osso regenerado. Assim, a lacuna de distração regenerada é muito vascularizada, exibindo grandes canais vasculares que circundam cada coluna longitudinal de colágeno distracionado. A neovascularização se estende a partir da superfície de cada extremi-

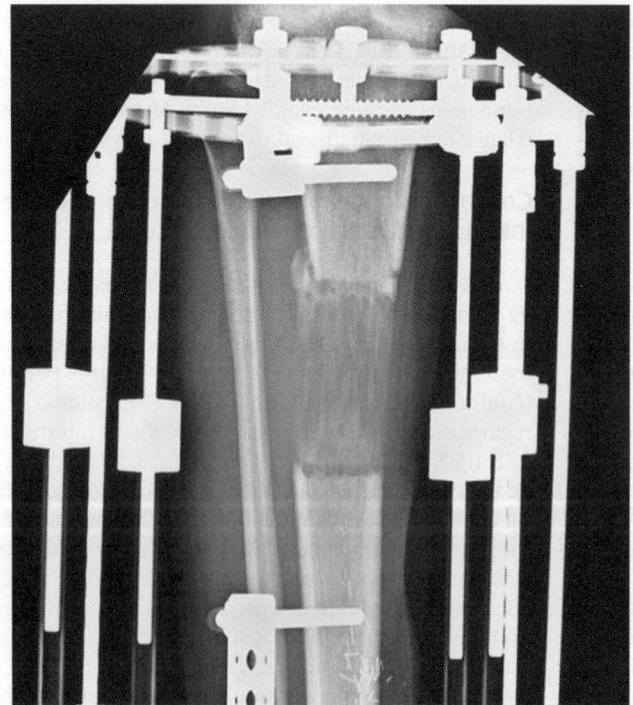
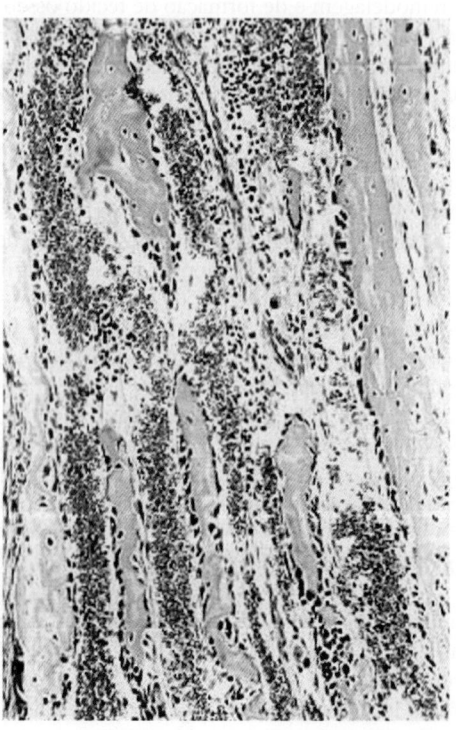

FIGURA 8.40 A: Interzona (no retângulo) é a região de crescimento central envolvida na gênese da formação de osso novo durante a distração. **B:** Fibrilas de colágeno se alinham ao longo do vetor de distração. Osteoblastos revestem os feixes de colágeno, formando osso novo. São observados grandes canais vasculares circundando cada feixe de colágeno.

dade óssea, em direção à interzona fibrosa central. Essa formação intensa de vasos sanguíneos novos sob a influência do efeito de tensão-estresse ocorre não apenas no osso, mas também nos tecidos moles. Tais vasos possuem um fino revestimento de células endoteliais de maneira muito parecida com a resposta neovascular que ocorre de maneira centrípeta durante a consolidação rotineira das fraturas (Fig. 8.40B).

Em seguida à histogênese por distração, a velocidade e o ritmo da distração são cruciais para a obtenção de tecido viável. Estudos histológicos e bioquímicos determinaram que uma velocidade igual ou inferior a 0,5 mm por dia conduz à consolidação prematura do osso em alongamento, enquanto a velocidade de distração igual ou superior a 2 mm frequentemente resulta em alterações indesejáveis no seio dos tecidos distracionados. Velocidades maiores de distração causarão ruptura dos pequenos canais vasculares, podendo ocorrer áreas de formação de cistos que inibem a mineralização.[15,16,138-140] Para que a osteogênese prossiga com maior rapidez, é fundamental que os tecidos periosteais, a medula óssea e a irrigação sanguínea do tecido mole circundante estejam bem preservados por ocasião da osteotomia.[1,40,299] O osso e os tecidos moles se formam paralelamente ao vetor de tensão, mesmo quando este vetor é perpendicular ao eixo mecânico global do membro.

Estudos documentaram a ocorrência de uma regeneração óssea superior quando se emprega uma técnica de osteoclase em energia muito baixa, para a produção de uma corticotomia. Esse objetivo é alcançado mediante a osteotomização das corticais anterior, anterolateral e anteromedial e, em seguida pela realização de uma manobra de osteoclase fechada à cortical posterior, com a máxima preservação possível dos tecidos periosteais.[164] Ilizarov recomendou que a velocidade a ser atingida fosse de 1 mm de distração total por dia. O número de distrações (ritmo da distração) deve ser de quatro por dia no mínimo e a distração diária total deverá ser efetuada em quatro doses separadas. A pesquisa de Ilizarov também demonstrou que a distração constante ao longo de um período de 24 horas promove aumento significativo na qualidade do material regenerado em comparação com outras variáveis.[138-140]

Nesse contexto, quando há movimento no local da fratura, sempre ocorre reabsorção óssea. Quanto maior for o movimento interfragmentar no local da fratura, maior será a reabsorção do fragmento e menor a sua consolidação. O processo de consolidação depende da revascularização arterial; se os fragmentos da fratura estiverem com mobilidade excessiva, a irrigação sanguínea local ficará lesada pela movimentação das extremidades fraturadas do osso.[56,212,292] A instabilidade causada pelo cisalhamento translacional através do hiato de distração resultará na formação de uma pseudartrose fibrosa atrófica que exibe uma mescla de cartilagem e de canais vasculares incompletos, entremeados com colunas longitudinais de colágeno. Nessas áreas de instabilidade mecânica, a ossificação intramembranosa fica irregular, podendo ser observadas ilhas de ossificação endocondral; e se a vascularização local não for suficiente, ocorrerá inibição da mineralização, resultando em áreas fibrosas necrosadas ou em cistos vasculares.

As montagens circulares dos fixadores externos são capazes de limitar a magnitude das forças anormais, se forem aplicadas em compressão.[15,16,80,158] Essa técnica estabiliza as extremidades dos fragmentos ósseos e os pequenos vasos sanguíneos proliferam na neutralização das forças com potencial destrutivo para a região neovascular,[15,16] permitindo também que a remodelagem óssea endocondral tenha prosseguimento.

A osteossíntese por compressão, em que ocorre uma compressão constante no osso, não suprime o processo de reparação nem causa lesão ou reabsorção dos tecidos ósseos. Em condições de compressão e distração e com a presença de uma fixação estável, ocorre a formação ativa de tecido ósseo pelos elementos celulares do endósteo, da medula óssea e do periósteo. A atividade osteogênica do tecido conjuntivo é estimulada pelo efeito de tensão-estresse quando o tecido está estabilizado. Uma vez encerrado o processo de distração, o tecido conjuntivo será substituído por osso. Assim, a compressão ou a dinamização podem facilitar a consolidação de retardos de união ou de pseudartroses nesse ambiente mecânico. O aumento na carga axial é acompanhado por irrigação sanguínea mais efetiva, capaz de ativar a osteogênese.[138-140,292] Muitos autores demonstraram os efeitos benéficos da carga axial, em combinação com a atividade muscular, na formação de osso novo.[154-156,174]

Conforme foi observado por Ilizarov, todos os tecidos responderão à lenta aplicação de uma tensão prolongada com metaplasia e com diferenciação no tipo de tecido correspondente. O osso é o tecido de melhor resposta, seguido pelo músculo, ligamento e tendões, nessa ordem. As estruturas neurovasculares responderão com a formação gradual de vasos novos e certo grau de alongamento dos nervos e vasos. Mas essas estruturas respondem com muita lentidão, não tolerando forças de distração agudas.[138-140,179]

O crescimento muscular resulta do efeito de tensão-estresse, mediante o aumento do número de miofibrilas no músculo preexistente. O músculo também responde à formação de tecido muscular novo com um aumento numérico das células-satélite musculares, com o surgimento de mioblastos e sua fusão em miotubos. No interior das fibras musculares recém-formadas também ocorre formação ativa de miofibrilas e de sarcômeros.[138-140] O tecido muscular liso e as paredes dos vasos sanguíneos também são estimulados pelo efeito de tensão-estresse. A atividade e a proliferação do músculo liso são acompanhadas por um aumento na extensão e no número de contatos intercelulares entre miócitos e pela formação de estruturas elásticas novas. Essas mudanças morfológicas na ultraestrutura das células musculares lisas da parede arterial lembram as mudanças observadas nas paredes das artérias alongadas durante o crescimento ativo na fase pré-natal e na fase pós-natal imediata.[138-140]

O tecido conjuntivo da fáscia, do tendão e da derme também exibe resposta similar. O número de fibroblastos aumenta durante a distração e ocorre multiplicação da densidade das junções intracelulares, fenômeno característico dos fibroblastos no tecido conjuntivo em desenvolvimento de embriões, fetos e neonatos de animais. Os vasos sanguíneos adventícios situados no epineuro e no perineuro dos grandes troncos nervosos também passam por mudanças semelhantes.[138-140]

A distração feita com a fixação circular ou com uma configuração monotubular estável inicia a histogênese do osso, músculo, nervo e pele.[15,16,138-140,180] Isso facilita o tratamento de doenças ortopédicas complexas, inclusive condições patológicas como a osteomielite e a displasia fibrosa. Outras condições que historicamente têm se revelado refratárias aos tratamentos de rotina (como a pseudartrose congênita e hemimelias graves) também podem ser tratadas.*

Os métodos de transporte ósseo podem reparar grandes defeitos esqueléticos por uma estrutura óssea sadia, bem vascularizada e relativamente não sujeita às fraturas de estresse. Esses métodos são ainda mais interessantes pela possibilidade de corrigir simultaneamente deformidades angulares, translacionais e axiais significativas por meio de técnicas percutâneas, inclusive tardiamente no acompanhamento ambulatorial (Figs. 8.41 e 8.42).**

---

*Referências 61,64,140,150,196,211,253,275,281.
**Referências 55,81,118,119,140,148,187,220,257,258,285,295,298-300,302.

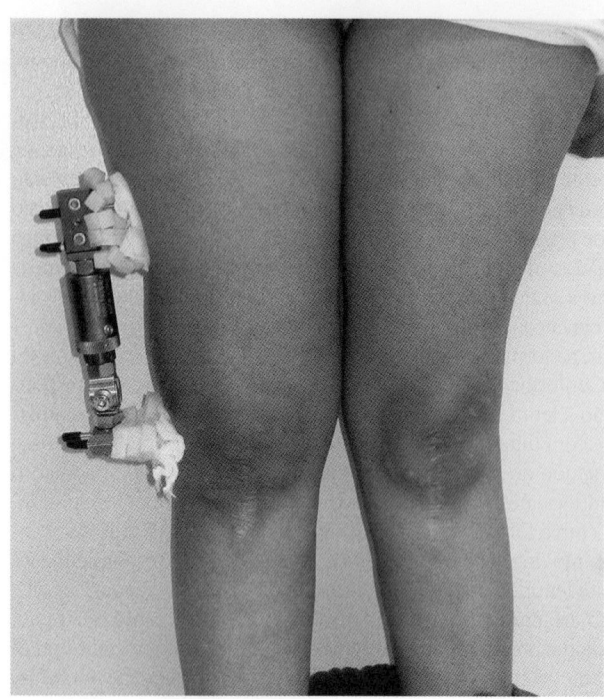

FIGURA 8.41 Dispositivo monotubular empregado para a correção de deformidade em valgo no joelho direito (comparar com o joelho esquerdo). Esse procedimento é realizado por meio de uma distração gradual em uma corticotomia femoral distal.

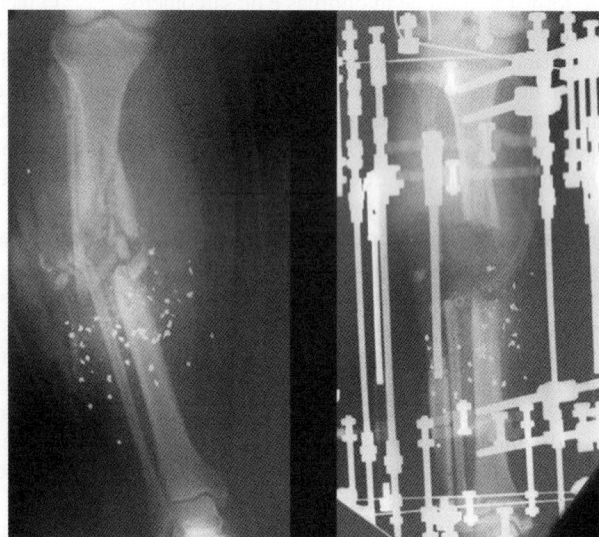

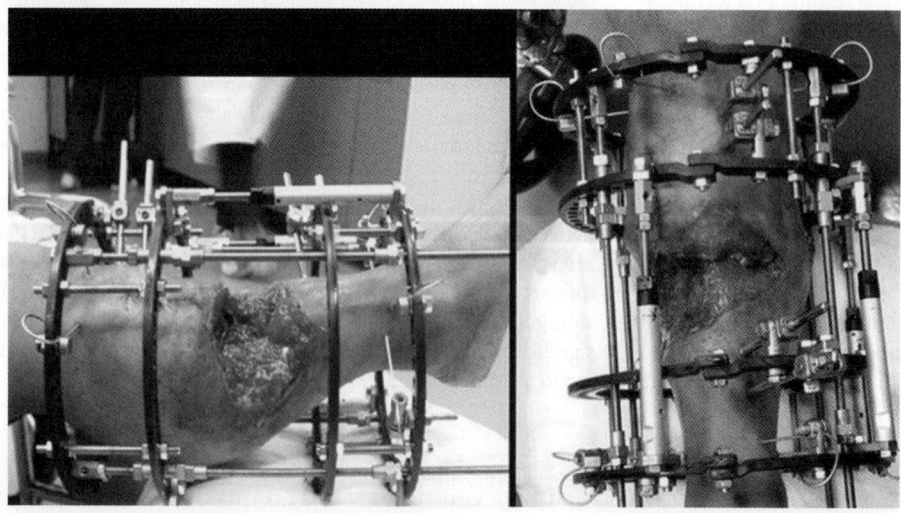

FIGURA 8.42 A: Grave perda de material ósseo e de tecido mole estabilizada com um fixador circular. **B:** Uma compressão gradual oclui progressivamente o defeito, por meio do transporte de tecido.

(continua)

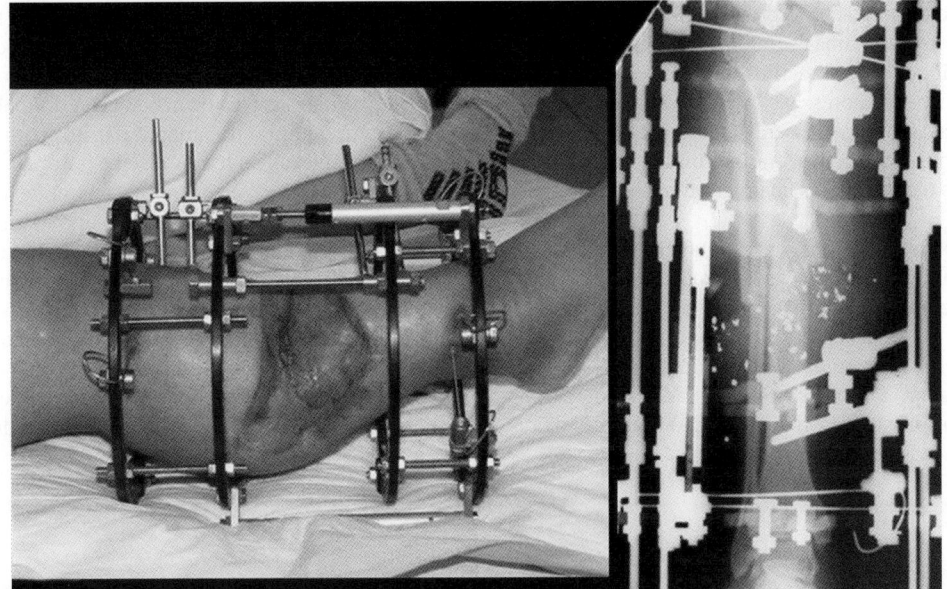

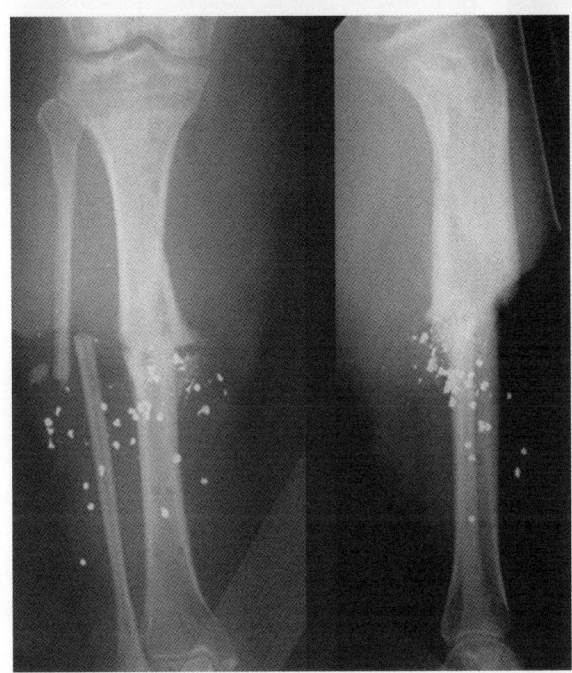

FIGURA 8.42 (*continuação*) **C:** Foi realizada uma enxertia cutânea sobre os tecidos moles reconstruídos depois de completado o acoplamento das extremidades do osso. **D:** Subsequentemente, a tíbia consolidada foi tratada com alongamento de membro.

APLICAÇÕES DOS MODERNOS FIXADORES EXTERNOS

Tradicionalmente, a fixação interna tem sido empregada principalmente para problemas traumáticos, por exemplo, o tratamento de fraturas expostas e de fraturas fechadas com elevado grau de lesão aos tecidos moles ou com síndrome compartimental. Além disso, a fixação externa tem sido empregada em pacientes criticamente enfermos, com várias fraturas de ossos longos, como método para estabilização temporária dessas lesões.

Depois da aplicação das técnicas circulares e híbridas, as indicações na traumatologia foram ampliadas, passando a incluir o tratamento definitivo de lesões periarticulares complexas, inclusive fraturas de alta energia do platô tibial e fraturas do pilão tibial distal. Com a introdução de técnicas minimamente invasivas em combinação com tecnologias com uso de placas e parafusos bloqueados, diminuíram as indicações da fixação circular para a fixação definitiva de fraturas periarticulares. Hoje, na maioria das vezes, o uso do fixador circular em lesões periarticulares se restringe aos padrões de fraturas mais graves com cominuição intensa, perda de tecido ósseo ou lesão crítica aos tecidos moles.

Considerando as vantagens mecânicas e biológicas da fixação externa, seu uso na ortopedia reconstrutiva obteve aceitação maior e, atualmente, esta técnica é utilizada em alongamento de membro, em osteotomias, na artrodese, correção de deformidade e também no transporte ósseo para reconstrução de defeitos ósseos.[37,119,170,221,246,298,300]

Fixação externa como controle de danos ortopédicos

O conceito de fixação temporária abrangente para lesões articulares complexas obteve ampla aceitação. A capacidade de obter a redução inicial por ligamentotaxia diminui substancialmente o volume do inchaço e do edema relacionado à lesão, com redução da deformidade. É importante que se faça uma rápida redução, pois um atraso de mais do que alguns dias resultará na impossibilidade de desimpactação dos fragmentos metafisários deslocados. Ao ser tentada uma estabilização definitiva, a redução será mais difícil por procedimentos indiretos e talvez dependa de tipos de incisões maiores.[227,270,294,296,302,303] Com a fixação temporária já aplicada, o paciente será então capaz de passar por outros procedimentos ou exames, enquanto uma efetiva distração é mantida e os tecidos moles ficam em uma situação de repouso (Fig. 8.43).

Foram descritos muitos tipos de "montagens dos fixadores com função temporária de fixação dos fragmentos de uma fratura". Os tipos mais comumente utilizados são as configurações em ponte para joelho ou tornozelo. A montagem pode ser do tipo quadrilateral simples, construída com a aplicação de barras externas (medial e lateral) radiolucentes conectadas a pinos transfixantes rosqueados proximais e distais aplicados através da respectiva articulação. O cirurgião faz distração manual e também a redução por ligamentotaxia (Fig. 8.44). Pode-se utilizar uma estrutura monolateral anterior simples com o objetivo de manter redução similar através da articulação do joelho; com isso, ganha-se tempo para o tratamento das luxações dessa articulação, fraturas complexas do fêmur distal e fraturas do platô tibial (Fig. 8.58).[227,270,294,296,297,303] Uma montagem monolateral simples pode ser configurada em uma armação do tipo triangular em torno das regiões tibial distal e do tornozelo para se determinar a estabilização relativa. Em geral, esses tipos de estrutura são construídos com dois ou três pinos nos aspectos médio/distal da tíbia, juntamente com um pino com rosca central, aplicado transversalmente na tuberosidade do calcâneo. Em seguida, esses pinos tibiais são conectados de forma triangular com aplicação de distração no pino do calcâneo, o que resulta em uma redução por ligamen-

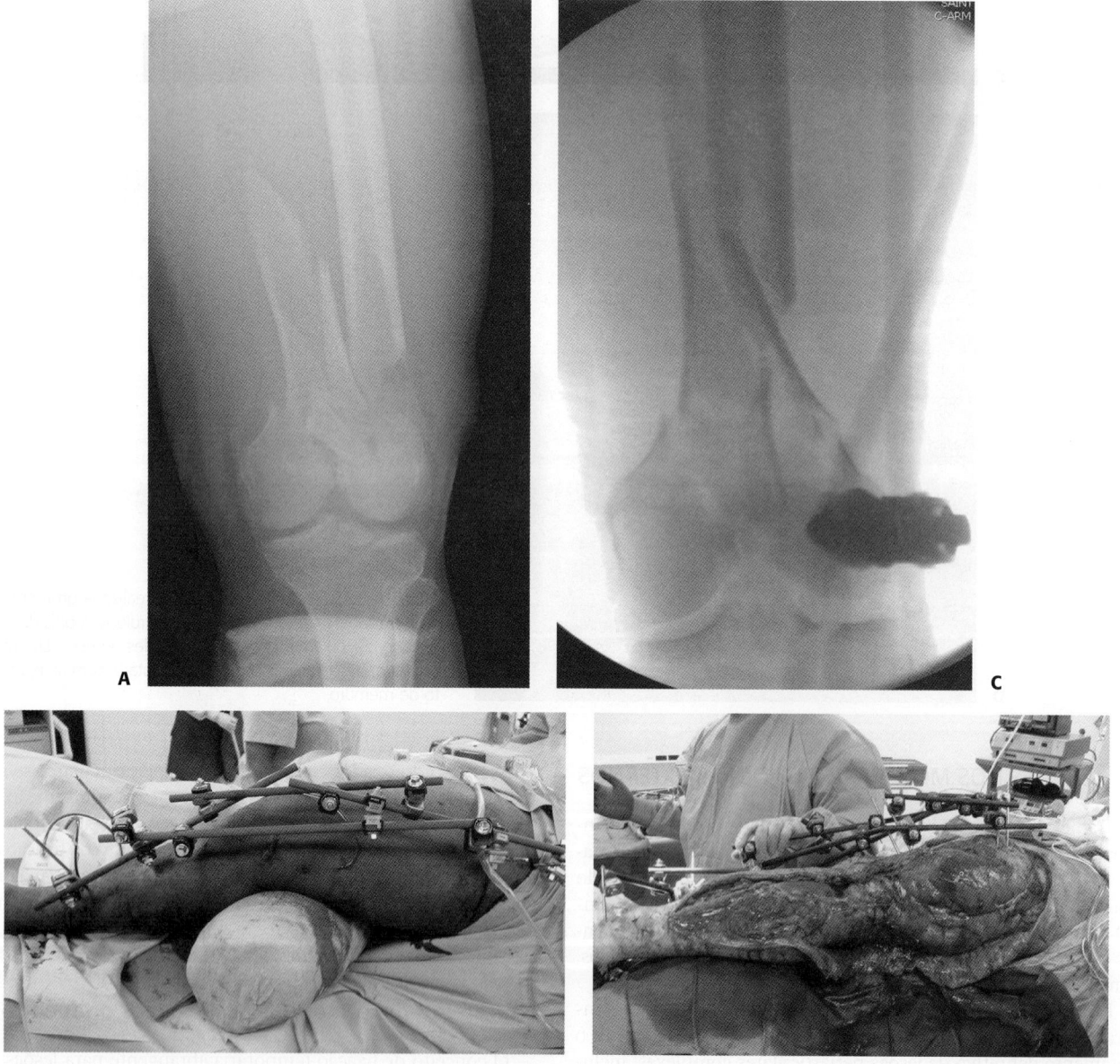

FIGURA 8.43 A: Paciente politraumatizado com lesão complexa no joelho, com fratura no fêmur distal e tíbia proximal. **B:** Fixador externo transarticular temporário do joelho, aplicada nesse paciente. Notar as diversas barras de conexão como compensação para esse paciente obeso. **C:** Abrangência das fraturas do joelho com a estrutura, para manutenção do comprimento, na espera da reconstrução definitiva, tão logo o estado desse paciente melhore. **D:** Fasciíte necrosante em outro paciente politraumatizado que tinha sofrido uma grave lesão por esmagamento em todo o membro inferior. O fixador externo transarticular permite estabilizar as fraturas ipsilaterais, com síndrome compartimental associada. O membro inteiro foi estabilizado pela estrutura, de modo a incluir o joelho e o tornozelo desse paciente.

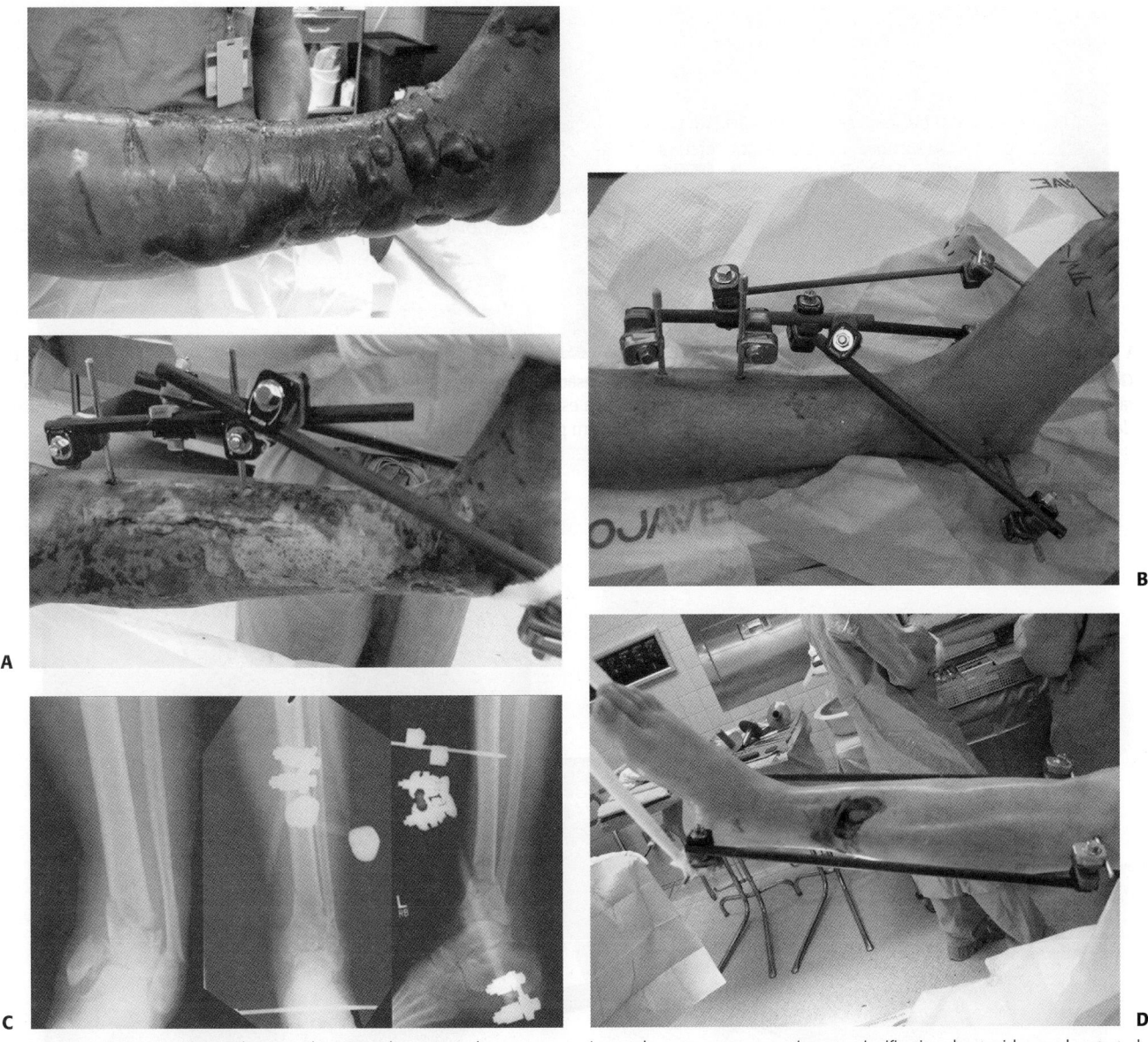

FIGURA 8.44 A: Grave fratura-luxação do tornozelo com síndrome compartimental e com comprometimento significativo dos tecidos moles; tratada com um fixador externo transarticular do tornozelo (*acima*). A redução obtida com a estrutura simples facilita os procedimentos reconstrutivos definitivos, tão logo tenha ocorrido a recuperação dos tecidos moles e as incisões de fasciotomia tenham cicatrizado (*abaixo*). **B:** Fratura de pilão estabilizada com uma estrutura cruzando o tornozelo. O antepé foi mantido na posição neutra, com a adição de um pino metatársico. **C:** Uma redução por ligamentotaxia manteve o alinhamento e permitiu a reconstrução definitiva, depois que os tecidos moles se recuperaram. **D:** Fixador simples para dois pinos que abrange uma fratura exposta da tíbia, de modo a permitir um desbridamento seriado e finalmente a introdução de uma haste intramedular, tão logo tenha sido definida a zona lesionada.

totaxia no terço distal da tíbia (Figs. 8.44 e 8.45). Essa construção típica com fixador externo pode obliterar o local da lesão nas radiografias; e considerando que o tornozelo pode girar em torno do pino solitário aplicado no calcâneo, muitas complicações têm sido atribuídas a esse local instável do pino. Infecções do trato do pino, afrouxamento da fixação do pino do calcâneo e úlceras no calcanhar já foram descritas.[323] As estratégias com vistas à prevenção das complicações no calcâneo são a aplicação de dois pinos no eixo longitudinal no sentido posterior-anterior no corpo do calcâneo, para que não ocorra rotação. Em seguida, esses pinos são conectados a uma barra tubular em U em torno do aspecto posterior do calcâneo. Feito isso, o pino do calcâneo que está conectando à barra deve ser fixado a diáfise tibial/barra, com distração aplicada na articulação do tornozelo. Como outra opção, a aplicação de pinos no antepé e a estabilização do pé em

posição neutra não só evita a rotação como evita o afrouxamento do pino do calcâneo, mantém o pé em uma posição neutra e evita a complicação comum do antepé em equino (Fig. 8.46).[24]

A distração temporária da coluna é técnica útil em fraturas complexas do pé. Usa-se componentes do sistema mini fixador externo para a aplicação de distração através de lesões da coluna medial, por exemplo, fraturas cominutivas do navicular,[162] fraturas do cuneiforme medial e fraturas-luxações da base de metatarso, em que a morfologia da fratura resulta em encurtamento significativo da coluna medial. Dentro dessa mesma linha, minifixadores de coluna lateral podem ser empregados com o objetivo de manter o comprimento em casos de fraturas-luxações cominutivas do cubóide, do cuneiforme lateral e da base lateral de metatarso. O cirurgião aplica mini-fixadores simples para dois pinos, aplicados proximalmente (habitualmente no aspecto me-

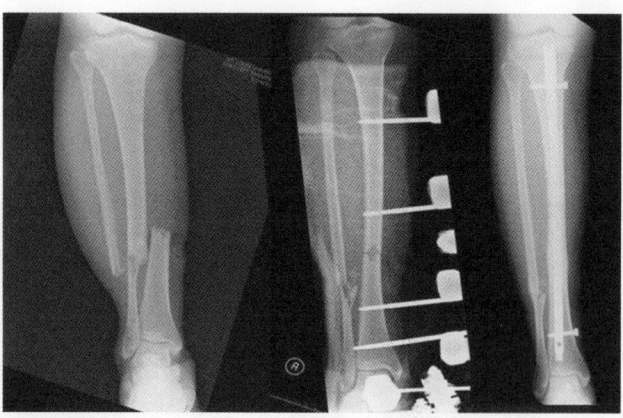 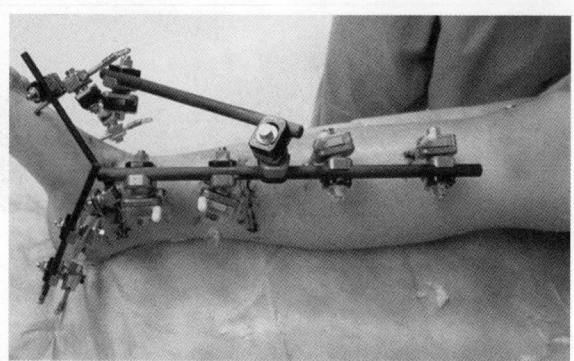

FIGURA 8.45 A: Fratura exposta da diáfise tibial acompanhada de uma lesão complexa do pé, temporariamente estabilizada com um fixador monolateral transarticular. **B:** Foi conseguida a redução anatômica, mantida com a estrutura. Dez dias após a lesão e depois da recuperação dos tecidos moles e da estabilização do estado do paciente, a estrutura foi convertida para um pino intramedular.

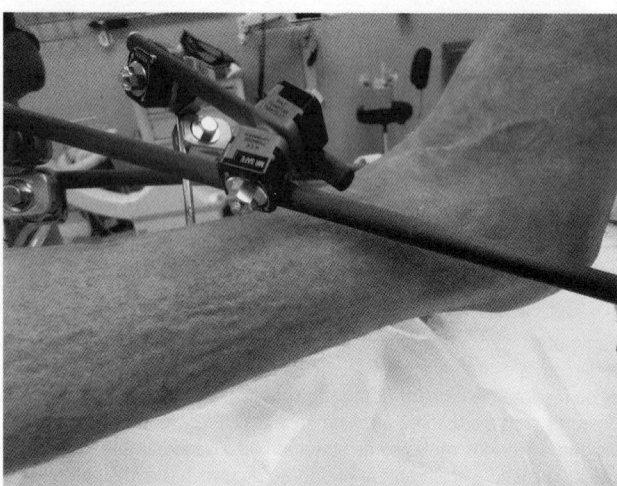 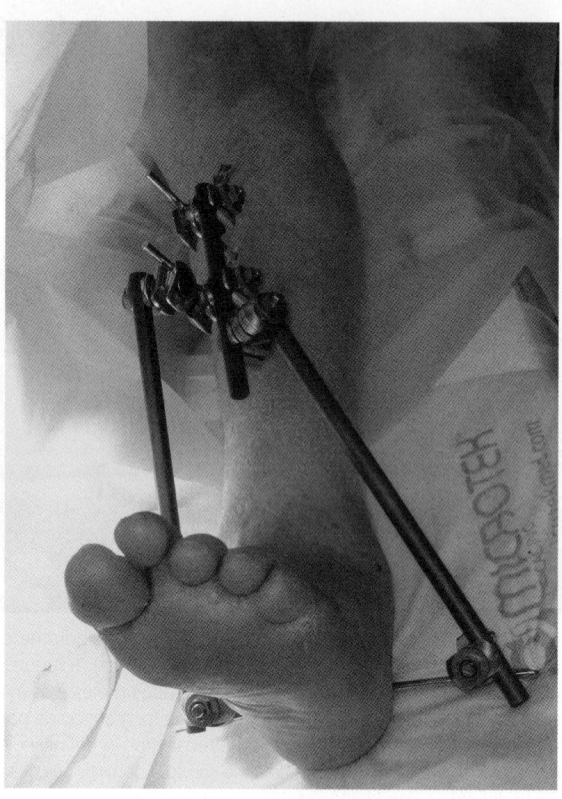

FIGURA 8.46 A: Fixador transarticular do tornozelo, aplicado com o objetivo de promover distração da fratura do pilão tibial e permitir que os tecidos moles se recuperem. Notar as excelentes pregas cutâneas, o que denota disponibilidade dos tecidos moles para a cirurgia. **B:** O paciente não recebeu qualquer pino no antepé nem fixação do calcâneo como procedimento auxiliar, o que permitia a rotação do calcanhar em torno do eixo do pino aplicado nessa parte do pé. Isso poderá resultar em afrouxamento prematuro do pino e em uma posição em equino.

dial do colo do tálus ou no aspecto lateral do calcâneo), com fixação distal até a diáfise do I ou V metatarso e com uma barra de distração simples fixada com o objetivo de manter o comprimento (Fig. 8.47). Tão logo tenha ocorrido a recuperação dos tecidos moles, o cirurgião poderá efetuar a fixação definitiva com a redução inicialmente conseguida e mantida (Fig. 8.48).[32,49,71,217]

Vale a pena aplicar essas técnicas em pacientes politraumatizados, quando há necessidade de uma rápida estabilização em paciente criticamente lesionado e fisiologicamente instável – as chamadas técnicas de controle de danos ortopédicos (CDO). Fixadores monotubulares ou monolaterais simples podem ser aplicados rapidamente, abrangendo lesões de ossos longos e proporcionando estabilização adequada para facilitar o tratamento e a ressuscitação.[121,279] Em pacientes tratados com essas fixações temporárias cruzando a articulação, deve-se evitar a tração transarticular excessiva. Com a superdistração dessas extremidades, os compartimentos musculares podem ficar distendidos, o que certamente causará compressão dos compartimentos, provocando a síndrome compartimental.[84] No entanto, a complicação mais comumente observada com a utilização da fixação externa temporária com abrangência da articulação é a impossibilidade de restaurar o comprimento. Da mesma forma, poderá

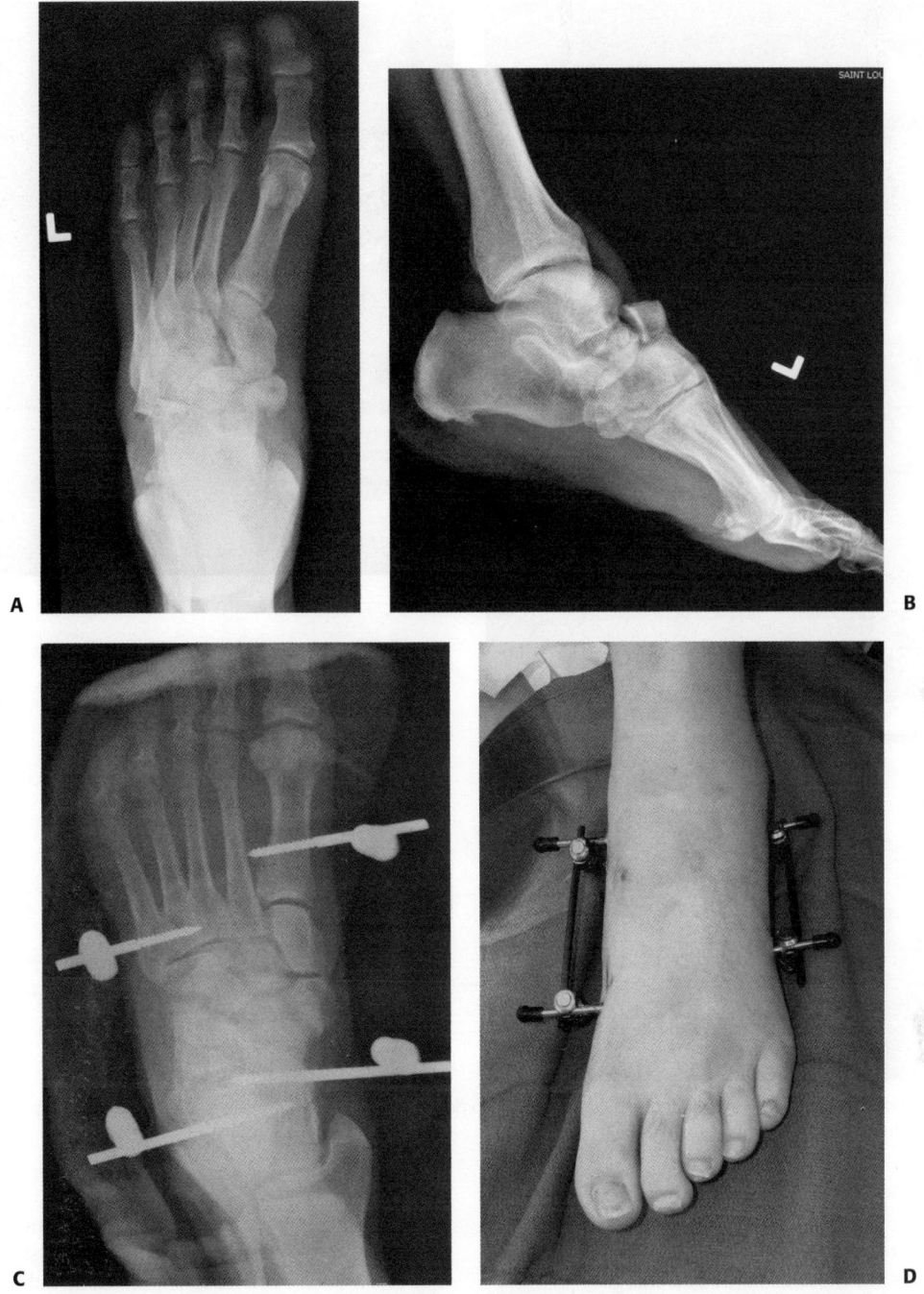

FIGURA 8.47 A, B: Lesão complexa no antepé com luxação do mediopé e fratura do navicular. **C, D:** A distração das colunas medial e lateral foi conseguida com o uso de componentes do minifixador.

(continua)

ocorrer "deslizamento" do fixador ou afrouxamento gradual de seus componentes antes da reconstrução definitiva; isso fará com que a redução e o alongamento iniciais se percam.[214] Caso ocorra um atraso superior a 1 semana antes da reconstrução definitiva, o cirurgião deverá obter nesse intervalo radiografias e, no caso de ter ocorrido perda do comprimento, repetirá o procedimento de redução.

No caso de fraturas periarticulares, normalmente, a decisão de converter para a osteossíntese interna definitiva está fundamentada na condição dos tecidos moles. Deve-se respeitar um período de latência mínimo de 10 a 14 dias, para permitir que os tecidos moles se recuperem até a viabilização de fixação definitiva com segurança. Muitas séries relataram a obtenção de resultados excelentes com a abordagem em estágios. Primeiramente, faz-se a pronta estabilização da fratura com o uso da fixação externa transarticular; essa etapa é seguida por um cuidadoso planejamento pré-operatório, com base em estudos de tomografia computadorizada sob tração e em uma avaliação clínica criteriosa da lesão aos tecidos moles, antes da realização da fixação interna definitiva.[4,181,223,227,270,303] Ao aplicar uma fixação externa temporária com abrangência de articulação, havia a preocupação de que a superposição de pinos de fixação externa e a incisão definitiva aumentaria os percentuais de infecção, devendo, portanto ser evitada. Os investigadores avaliaram que a super-

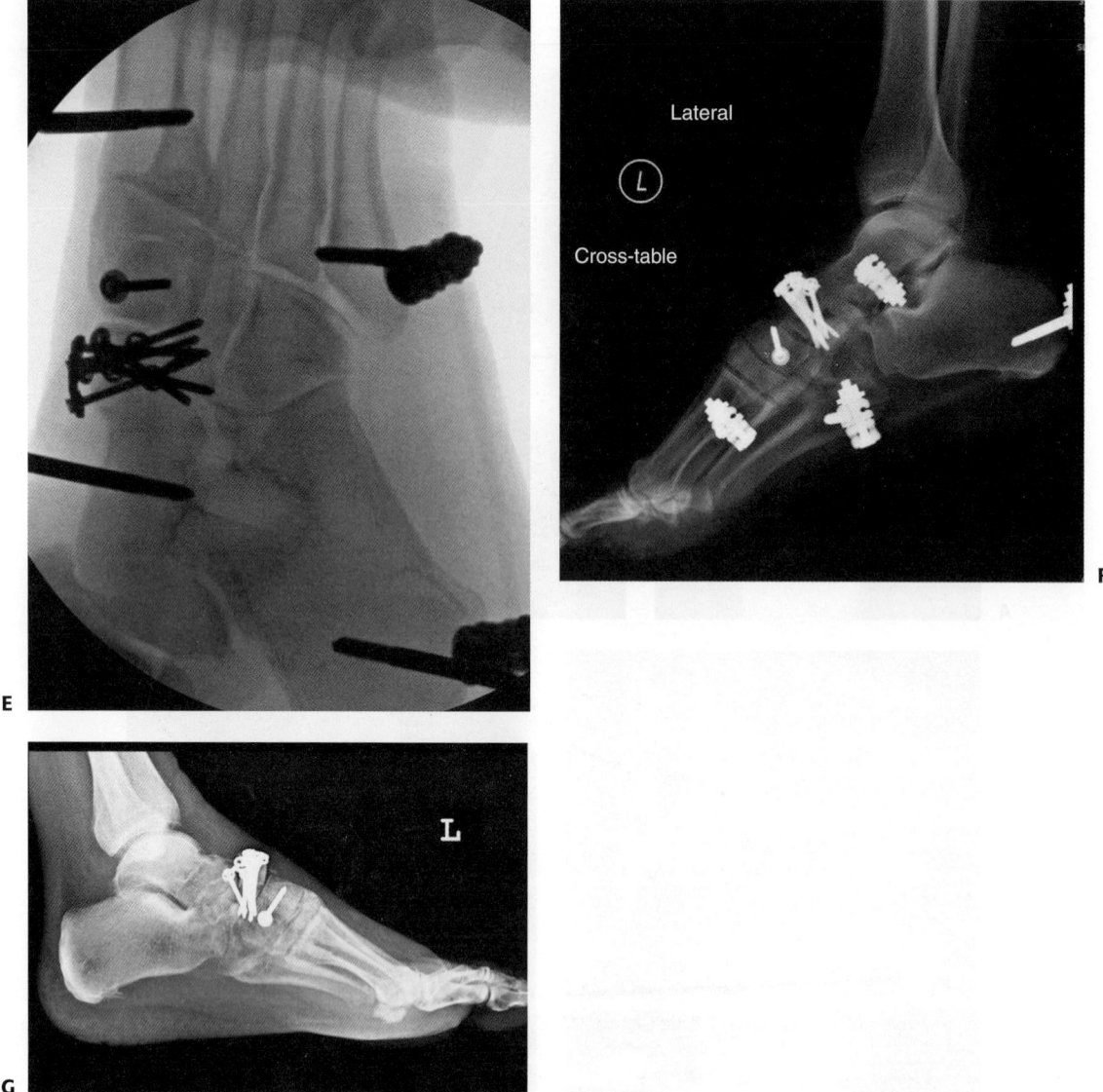

FIGURA 8.47 (*continuação*) **E, F:** Fixador mantido durante a reconstrução definitiva, para que houvesse estabilidade extra no pós-operatório. **G:** Estruturas removidas aproximadamente 3 semanas após a RAFI.

posição entre os pinos do fixador externo temporário e a fixação definitiva por placa tem correlação com infecção em fraturas do platô tibial causadas por mecanismo de alta energia.

Não foi observada correlação entre qualquer infecção profunda ligada ao uso de uma placa e a distância do pino até a placa, distância de superposição entre o pino e a placa, tempo de uso do fixador externo, fratura exposta, classificação da fratura, gênero do paciente, idade do paciente ou estado de higidez da fratura.[171] Aparentemente, não têm fundamento clínico os temores de contaminação no local de fixação definitiva da fratura pelo uso de pinos do fixador externo. Portanto, a fixação externa temporária com aplicação de pinos proporciona a melhor redução e estabilidade da fratura, independentemente dos planos para futura cirurgia, sendo recomendável o seu uso (Fig. 8.49).

O momento ideal de conversão de um fixador externo aplicado no controle do dano para uma haste intramedular será determinado pelo estado dos tecidos moles e pela condição clínica geral do paciente. No caso da estabilização temporária de fraturas de ossos longos, a conversão definitiva para a osteossíntese intramedular demonstrou sucesso variável, especialmente na tíbia.[67] Muitos autores sugerem a conversão rápida (dentro das primeiras 2 a 3 semanas da aplicação do fixador) para a haste intramedular, para que seja evitada a colonização do canal medular pelos pinos de um fixador externo. Os percentuais de infecção foram mais altos em pacientes cuja conversão foi feita depois de duas semanas, a contar da fixação externa. Foi demonstrado que quanto mais tempo o fixador externo permanecer aplicado, maior será o risco de ocorrência de complicações depois da conversão para dispositivos intramedulares, especialmente se a remoção dos pinos e a troca ocorrerem no mesmo cenário operatório (Fig. 8.50).[143,196]

No fêmur, a conversão da fixação externa para a haste intramedular resultou em percentuais de sucesso satisfatórios quando a troca foi feita em um paciente em melhores condições físicas gerais. Em pacientes sem evidência de infecção do trecho dos pinos, é preferível fazer conversão aguda para um dispositivo intramedular no fêmur em apenas um procedimento. Estudos demonstraram que as taxas de infecção pós-controle do dano para fraturas femorais são comparáveis às taxas pós-uma haste intramedular primária. Um estudo sugeriu que havia maior risco em pacientes com fraturas femorais tratados inicialmente com fixa-

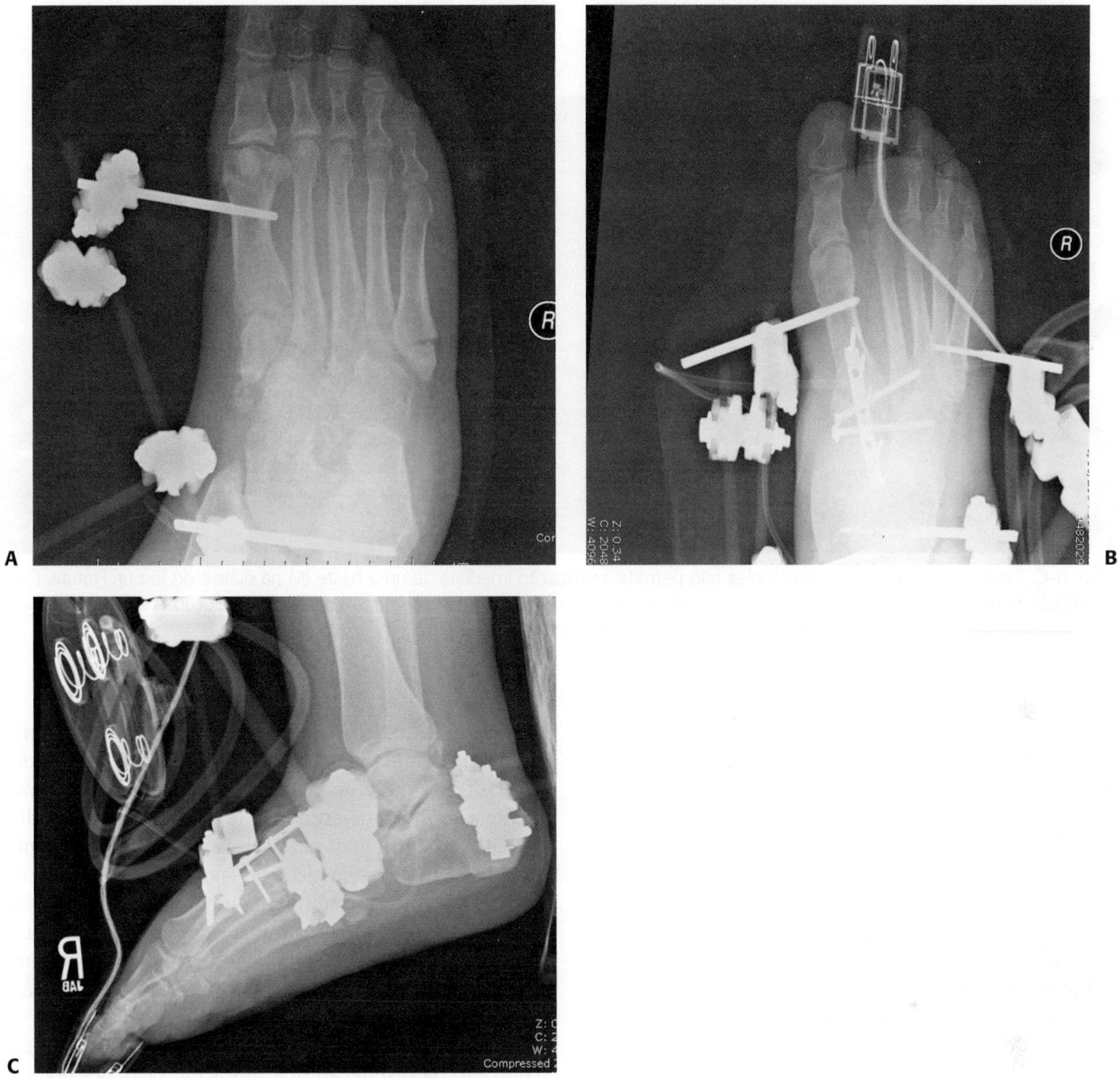

FIGURA 8.48 A: Fratura-luxação de Lisfranc complexa do mediopé, inicialmente estabilizada com distração da coluna medial. **B, C:** Projeções pós-operatórias de fixação por placa transarticular para lesão da coluna medial, com a adição de um distrator de coluna lateral, com o objetivo de manter a posição reduzida.

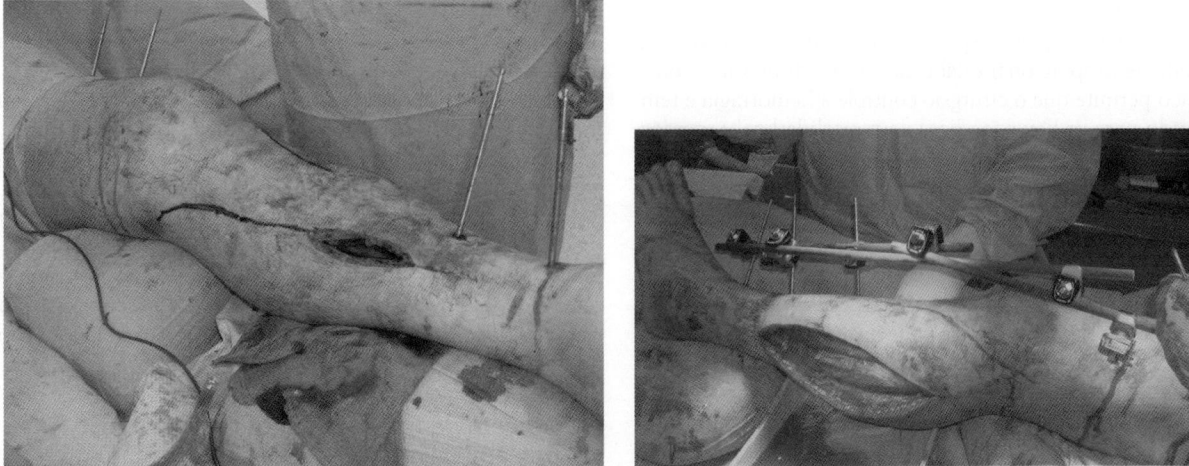

FIGURA 8.49 A, B: Fratura complexa do platô bicondilar em associação com síndrome compartimental e feridas de fasciotomia medial e lateral. Notar que a localização das incisões potenciais para uma eventual RAFI foi medial e lateralmente marcada na pele. Esse procedimento é realizado para a aplicação dos pinos e barras de conexão fora da área proposta para a fixação.

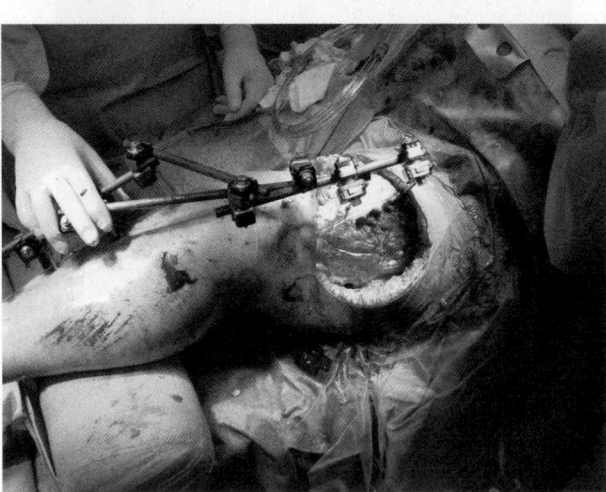
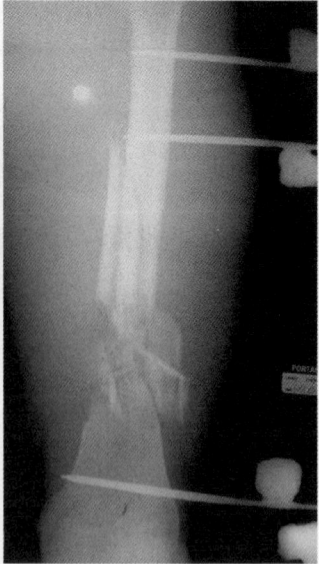
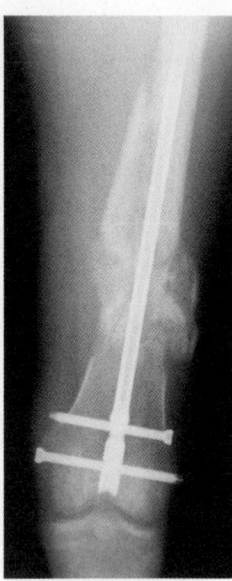

FIGURA 8.50 A-C: Uma lesão grave aos tecidos moles não permite a aplicação imediata de uma haste IM na diáfise do fêmur. Fratura. Para a obtenção de estabilidade, houve necessidade de uma fixação que abrangia a articulação do joelho para manutenção da redução. A conversão secundária para haste intramedular ocorreu 12 dias após a lesão; não foi observada infecção secundária.

ção externa em comparação com pacientes tratados com tração.[259] Scannell et al.[259] constataram, em um estudo comparativo, que o grupo com tração inicial de fraturas femorais apresentou percentual mais baixo de sepse (8,3% vs. 31,6%, $p = 0,0194$) e menor tempo de internamento hospitalar mais curto (26,5 dias vs. 36,2 dias, $p = 0,0237$) versus grupo com fixação externa inicial. Mas parece não haver contraindicação para a implementação, nos casos apropriados, de uma abordagem de controle de danos para pacientes gravemente lesionados com fraturas da diáfise do fêmur inicialmente submetidos à anestesia geral para a realização de procedimentos de estabilização. A contaminação do trato do pino é mais comum em pacientes cujo fixador femoral está no lugar por mais de 2 semanas. Para pacientes tratados com CDO ou controle de danos ortopédicos, a conversão para a fixação definitiva deve ser realizada em um momento oportuno.[29,128]

A estabilização de fraturas pélvicas instáveis pode ser conseguida com a rápida aplicação da fixação externa simples no período inicial da ressuscitação. A aplicação do fixador externo possibilita redução significativa no volume da pelve verdadeira, bem como a estabilização do movimento das grandes superfícies de osso esponjoso ao longo do aspecto posterior do anel pélvico. A capacidade de proporcionar estabilização e de diminuir o volume pélvico permite que o cirurgião controle a hemorragia e tem contribuído para os baixos índices de mortalidade observados com essas lesões.[63,153]

As montagens dos fixadores externos pélvicos anteriores proporcionam fixação excelente e adequada e as montagens tradicionais incluem aplicações de pinos solitários e múltiplos em diversas localizações, em cada crista ilíaca. Mas a aplicação do fixador anterior pode ser problemática, especificamente os pinos para a crista ilíaca ântero-superior que avançam entre as tábuas ilíacas interna e externa. Algumas vezes torna-se difícil aplicar essas estruturas em um paciente obeso e de grande estatura.[122] Além disso, os pinos podem afrouxar com muita rapidez, devido à fixação variável dos pinos no osso esponjoso (Fig. 8.51).

Um estudo recentemente publicado comparou a estabilidade proporcionada por um fixador de dois pinos aplicado à crista ilíaca versus estabilidade proporcionada por um dispositivo comercializado de união *pelvic binder* (dispositivo ortótico pélvico para trauma [T-POD®, do inglês *trauma pelvic orthotic device*]). Testes mecânicos simularam o rolamento do paciente e a realização de transferências de e para a maca. O dispositivo T-POD® conferiu maior estabilidade em todos os planos de movimento, embora sem alcançar significância estatística. Esse estudo efetivamente documenta a equivalência dos dispositivos T-POD®, sugere que os traumatologistas preconizem a imediata estabilização temporária de lesões pélvicas com um dispositivo de união e, em seguida, a conversão para a fixação interna, tão logo o estado clínico do paciente permita.[223]

Os recentes estudos biomecânicos e anatômicos têm se concentrado na instalação dos pinos em posições mais baixas na pelve, especificamente na região supra-acetabular. Nessa localização, os pinos são biomecanicamente mais estáveis, por causa da melhor fixação no osso cortical duro da coluna posterior do acetábulo (Fig. 8.52). Esse posicionamento dos pinos permite a redução pélvica no plano transversal da deformidade; também possibilita uma redução mais apropriada dos elementos posteriores. Ressalte-se ainda que a localização dos pinos e da estrutura pode facilitar procedimentos de laparotomia simultâneos ou subsequentes.[106,178]

Os fixadores são extremamente úteis para pacientes com fraturas do anel pélvico estáveis verticalmente.[195] Uma fratura com instabilidade rotacional, como as lesões por compressão AP e por compressão lateral, podem ser estabilizadas com um fixador anterior.[63] Em alguns casos, a aplicação de uma montagem anterior pode ser complicada, incômoda e demorada e talvez não seja indicada como aplicação de emergência. Por essa razão, utiliza-se uma modificação da fixação externa pélvica, o clampe em C, para proporcionar estabilidade temporária nos pacientes com ruptura no anel pélvico e com hemorragia.

Tratamento de fraturas específicas com o uso de fixação externa

A escolha do tipo de fixador externo depende da localização e da complexidade da fratura e também do tipo de ferida pre-

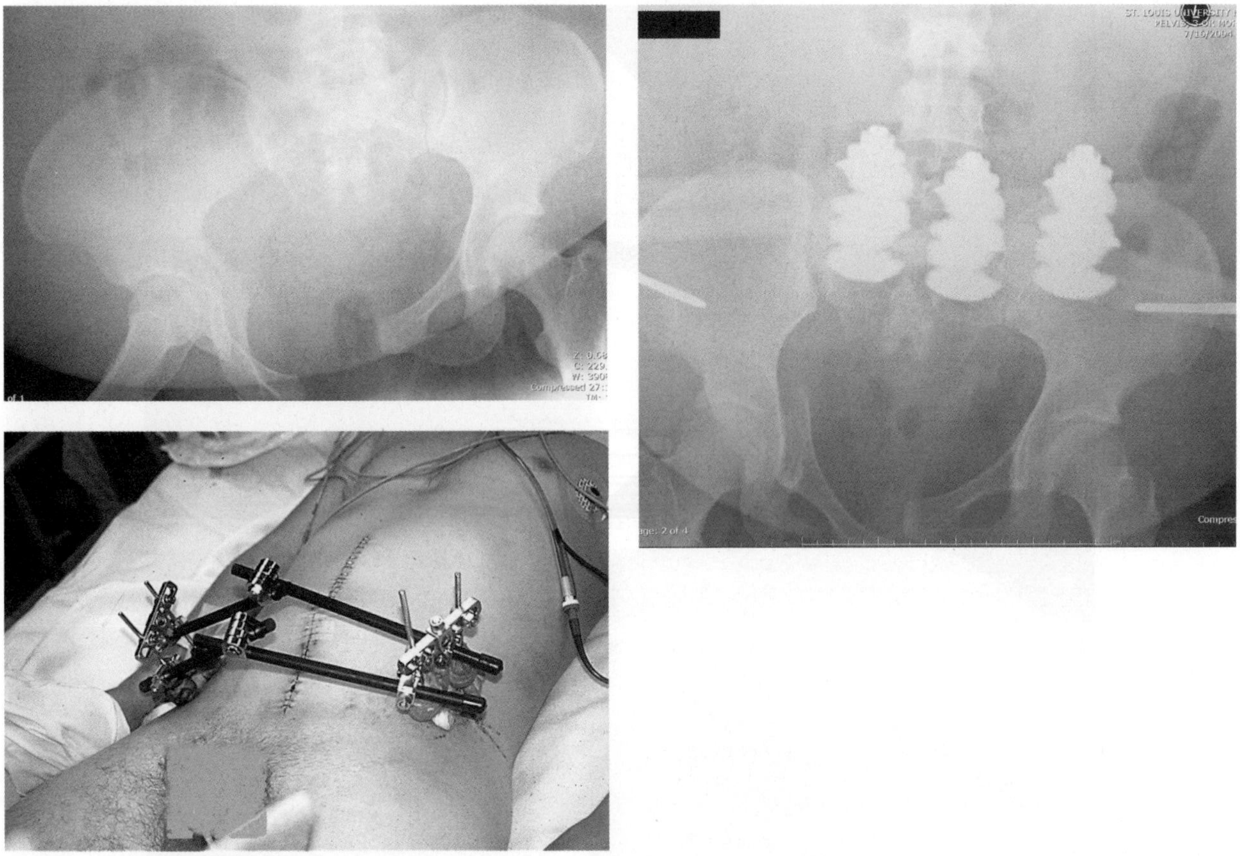

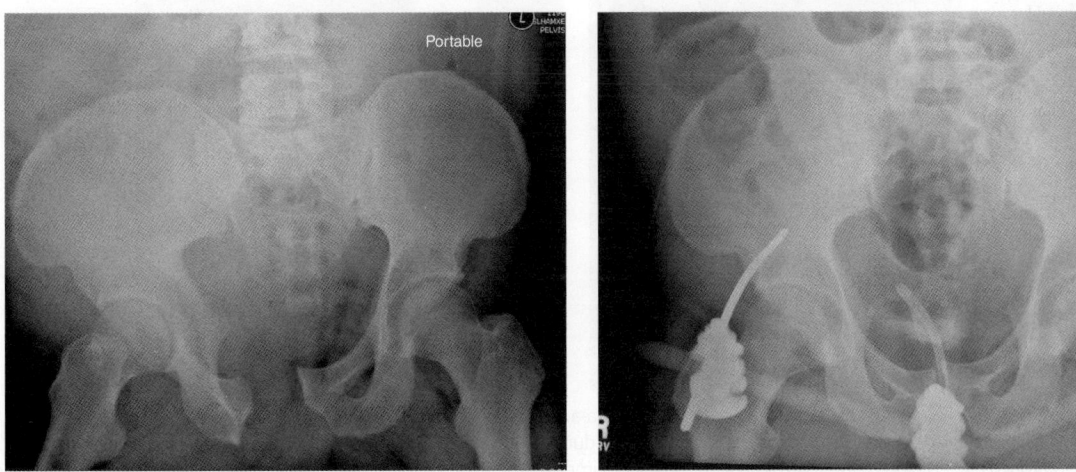

FIGURA 8.51 A: Lesão pélvica com ruptura anterior e posterior e instabilidade hemodinâmica. Notar o grande volume abdominal que não permite a aplicação de pinos supra-acetabulares. **B:** Estrutura anterior simples aplicadas com o objetivo de auxiliar na ressuscitação do paciente e proporcionar uma estabilidade pélvica temporária. **C:** Estruturas anteriores aplicadas às asas do ílio podem ser modificadas com pinos extras aplicados às cristas e barras adicionais para maior estabilidade.

sente nos casos de lesões expostas. Quanto menos estável for o padrão da fratura, mais estável deverá ser a estrutura aplicada para controle do movimento nas extremidades da fratura. Se possível, deve-se promover a sustentação do peso. Caso tenha ocorrido uma extensão ou envolvimento periarticular, a capacidade de unir a articulação ao fragmento proximal do membro pelo fixador externo determinará uma configuração satisfatória, tanto para os tecidos rígidos como para os tecidos moles. É importante que a montagem seja construída e aplicada de modo a permitir os desbridamentos que se façam necessários e a subsequente reconstrução dos tecidos moles. Isso implica que os pinos deverão ser introduzidos longe da zona lesionada, para que não ocorram contaminações na lesão aberta (Fig. 8.49). Nesse contexto, os fixadores circulares têm uma vantagem potencial

FIGURA 8.52 A: Lesão pélvica grave com lesão anterior e posterior. **B:** Pinos supra-acetabulares aplicados e redução do volume pélvico. Notar o encurvamento significativo desses pinos – o que é necessário para manutenção da sínfise.

(continua)

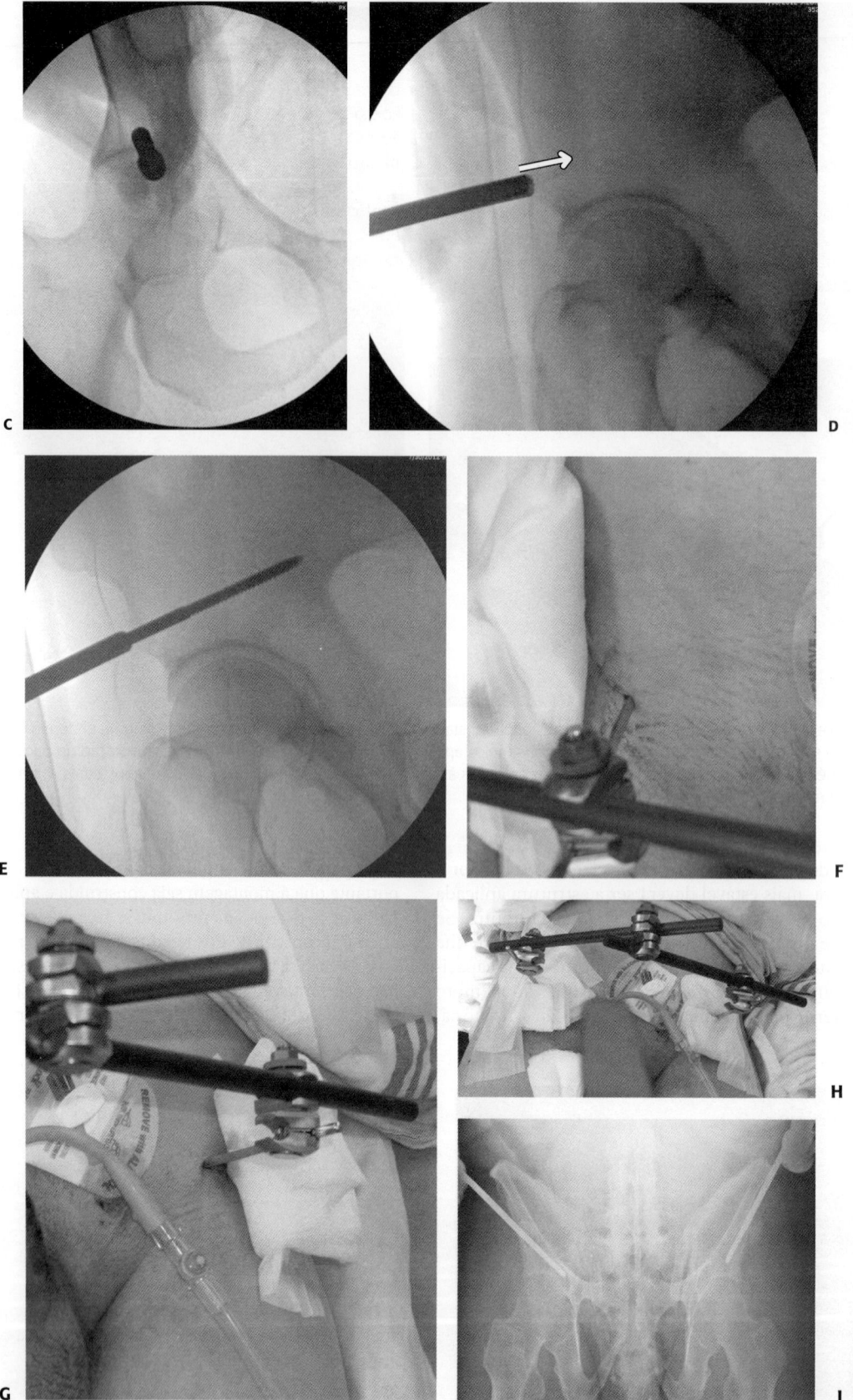

FIGURA 8.52 (*continuação*) **C, D:** Técnica correta de aplicação de pinos supra-acetabulares com o uso de um trocarte e de uma manga protetora para perfuração, com o objetivo de proteger as estruturas anteriores de tecido mole durante a inserção. A trajetória do pino deve seguir paralelamente à cúpula acetabular superior (*seta branca*). **E:** Os pinos atravessam a área em um ponto imediatamente superior à cúpula da articulação do quadril e adquirem pega no osso cortical denso da coluna posterior. **F, G:** Localização de pinos supra-acetabulares aplicados com o uso de incisões de 1,5 cm, que são suturadas em seguida à inserção. **H:** A barra de conexão se localiza numa posição baixa com relação aos pinos e não colide com os tecidos abdominais. **I:** Pinos perfeitamente localizados, imediatamente acima das cúpulas acetabulares nos dois quadris, com obtenção de excelente redução da sínfise.

para as lesões extra-articulares por permitirem a sustentação imediata do peso; além disso, esses dispositivos podem corrigir gradualmente a deformidade e a consolidação viciosa. Com seu uso, pode-se obter compressão ou distração ativa no local da fratura.

Aplicações monolaterais

A principal indicação para o uso de estruturas monolaterais no tratamento das fraturas ocorre no rádio distal e na diáfise tibial. Logo em seguida, vem a aplicação temporária de estruturas de trauma para lesões complexas das diáfises do fêmur e do úmero. É muito menos provável que estruturas monolaterais sejam utilizadas em lesões do antebraço.

Fixação externa do punho

Fixadores específicos foram projetados para uso no rádio distal; podem ser do tipo trans-articular ou de preservação da articulação. Em seguida à restauração da inclinação palmar por manipulação fechada da fratura, o punho pode ser ajustado na posição neutra ou de extensão para ajudar a evitar a rigidez dos dedos e a síndrome do túnel do carpo, sem comprometimento da redução da fratura. No caso de fraturas instáveis, foi demonstrado que a ampliação da configuração do fixador com vários pinos percutâneos dorsais e radiais corrige a inclinação dorsal e preserva a redução naquelas fraturas cuja manutenção se torna difícil exclusivamente pela ligamentotaxia por distração (Fig. 8.53).[188,208]

O uso de dispositivos de fixação externa dinâmica através do punho, que permitem a mobilização durante a consolidação de fraturas instáveis do terço distal do rádio demonstrou resultados variáveis. O conceito consistia em obter redução por ligamento-taxia e a diminuição do percentual de rigidez mediante a implementação imediata de exercícios de amplitude de movimento por meio do desacoplamento do dispositivo.[74,113,167] Nos casos de fraturas do terço distal do rádio com desvio metafisário, mas com congruência articular, melhores resultados funcionais, clínicos e radiográficos são obtidos quando estas lesões são tratadas pela imediata fixação externa e pelo uso opcional de fixação por fios de Kirschner em comparação com abordagens mais conservadoras, como o uso de pinos e gesso e redução fechada e aplicação de aparelho gessado.

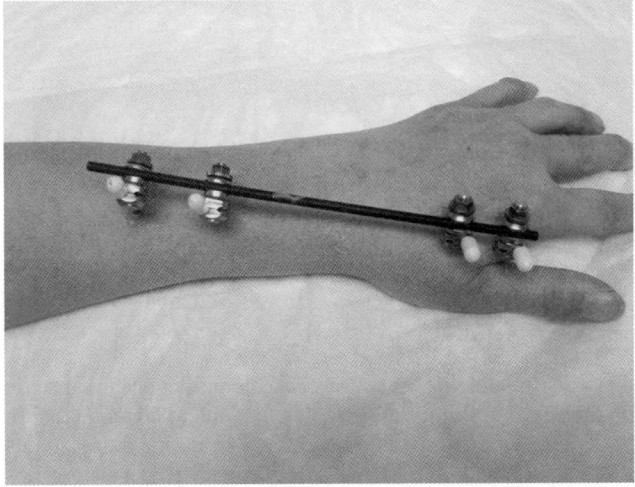

FIGURA 8.53 Fixador trans-articular do punho com 2 pinos no II metacarpo e 2 pinos no rádio distal.

A fixação auxiliar por meio de fios de Kirschner é válida em casos com má qualidade óssea ou em casos nos quais a articulação sofreu intensa cominuição, resultando em pequenos fragmentos articulares (Fig. 8.54). Os fios de Kirschner são empregados como um suporte para a manutenção da congruência articular, ao mesmo tempo em que o fixador externo mantém o comprimento metafisário e sua orientação.[228]

Embora as evidências sejam insuficientes para que se possa confirmar um desfecho funcional melhor, a fixação externa diminui a perda da redução e oferece resultados anatômicos melhores em comparação com o uso de pinos e de gesso ou de outras modalidades conservadoras. Em sua maioria, as complicações relacionadas à cirurgia são de pequena expressão e provavelmente estão ligadas à meticulosa técnica de inserção dos pinos.[124,165,182,276] Os dispositivos de fixação externa funcionam mais adequadamente com o restabelecimento do comprimento do rádio.[208]

A fixação externa trans-articular em ponte da articulação permite que o comprimento do rádio seja restaurado com o fixador. Entretanto, a redução anatômica de fragmentos articulares e a restauração da inclinação volar normal podem ser difíceis de serem alcançadas. Um método de fixação externa que não cruza a articulação em combinação com a pinagem percutânea facilita a redução da fratura e permite a livre movimentação do punho (Fig. 8.55). Os fios de Kirschner cruzados estabilizam os fragmentos maiores, ao mesmo tempo em que funcionam como suportes para os fragmentos menores.

Essa técnica foi modificada e, atualmente, combina a tradicional fixação dos fragmentos distais por pinos cruzados com um fixador externo que não envolve a articulação. A configuração de fios de Kirschner cruzados é construída com pinos aplicados em direções multiplanares e multiangulares, o que cria uma montagem rígida. Em seguida, esses pinos cruzados são fixados a uma estrutura externa, que bloqueia esses implantes em posição. A fixação dos fios cruzados a um fixador externo aumenta significativamente a estabilidade da fratura e permite a rápida mobilização do punho e a retomada das atividades habituais.[199] Essa técnica é simples, e, em sua maioria, os cirurgiões ortopédicos estão familiarizados com ela. Não foram notadas diferenças clínicas quando esse método foi utilizado em fraturas intra e extra-articulares do rádio distal em comparação com a fixação do punho transarticular.[18,114,166,212] Contudo, foi demonstrado radiograficamente que a fixação não transarticular diminui o risco de consolidação viciosa dorsal em comparação com a fixação externa transarticular.[130] Os percentuais de complicações importantes são baixas e a técnica é aplicável à maioria das fraturas instáveis do terço distal do rádio. Em sua maioria, os autores recomendam o uso da fixação externa não transarticular em casos em que não haja espaço para os pinos no fragmento distal. A capacidade de manter a redução e minimizar a carga total transmitida desde a articulação do punho até o local da fratura varia de acordo com o fixador, que diferirá dependendo do fabricante.[315]

Não há consenso com relação ao tratamento cirúrgico de fraturas instáveis do terço distal do rádio. Em uma revisão sistemática e metanálise, foram coletados dados de estudos que compararam a fixação externa e a redução aberta e fixação interna (RAFI) para essa lesão. Nos casos de fraturas instáveis do terço distal do rádio, a prática de RAFI demonstrou desfechos funcionais significativamente melhores, supinação do antebraço e restauração da inclinação volar anatômica. No entanto, a fixação externa resultou em melhor força de preensão e de flexão do punho e permanece sendo uma alternativa cirúrgica viável.[228,309]

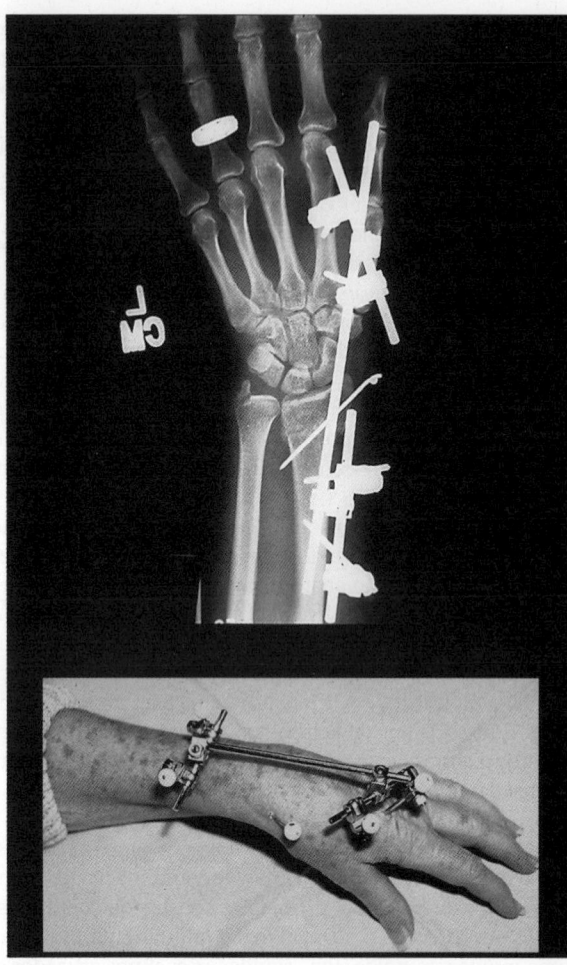
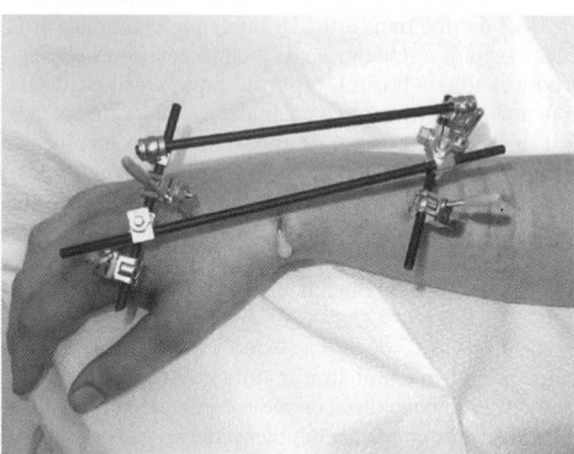

FIGURA 8.54 A: Minifixador utilizado em combinação com pinos percutâneos para manutenção da redução de uma fratura do rádio distal. Barra de conexão solitária aplicada entre os pinos metacarpais e radiais. **B:** Configuração alternativa, utilizando uma armação estrutural quadrilateral com pinos percutâneos.

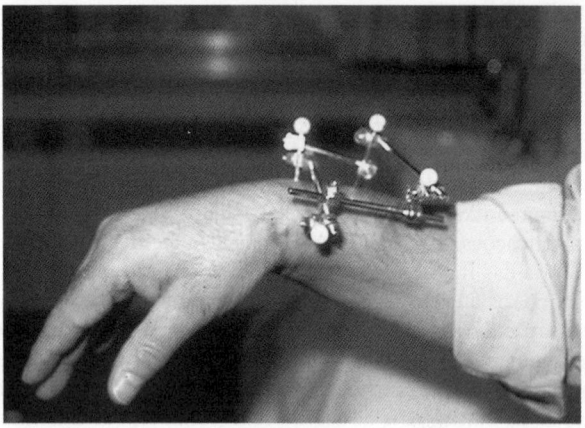
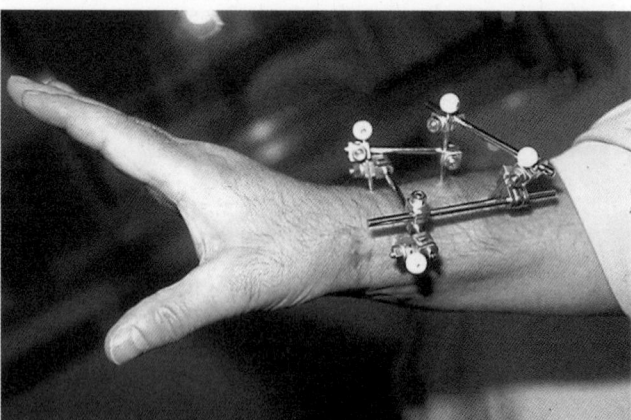

FIGURA 8.55 O fixador nas fraturas do rádio distal com preservação da articulação do punho permite a amplitude de movimentos sem perda da estabilidade. Essa configuração de preservação da articulação fica indicada em certas fraturas que exibem um fragmento distal de tamanho suficiente para a fixação com pinos.

Fixação externa do fêmur

Basicamente, o uso da fixação externa para o tratamento de fraturas recentes do fêmur se limita às indicações pediátricas, fraturas com comprometimento significativo dos tecidos moles ou neurovasculares ou ainda nos pacientes gravemente lesionados que não podem tolerar uma cirurgia mais extensa (controle do dano). Normalmente, as aplicações femorais envolvem o uso de quatro pinos aplicados ao longo da face anterolateral da diáfise do fêmur. Foi demonstrado que essas montagens monolaterais simples permitem uma estabilização adequada para a maioria dos padrões complexos de fraturas femorais (Fig. 8.50 e 8.56).[6,31] Os fixadores que permitem aplicar os pinos não alinhados permitem

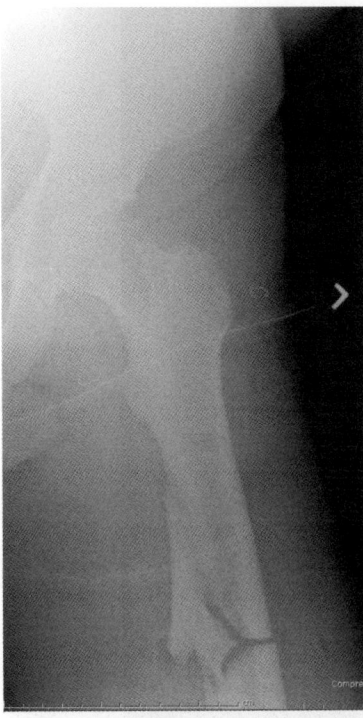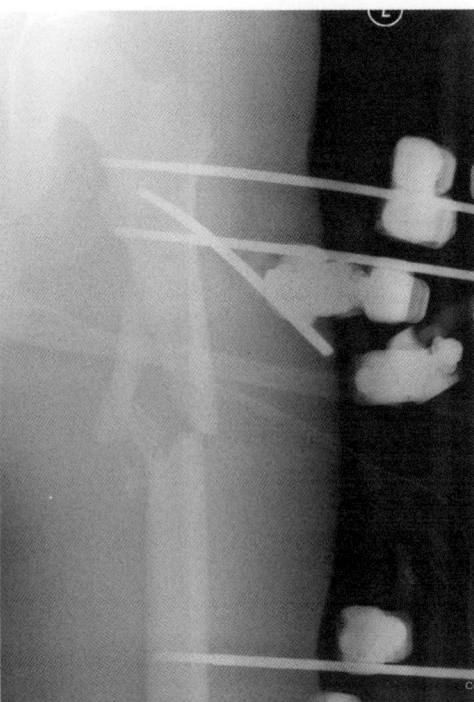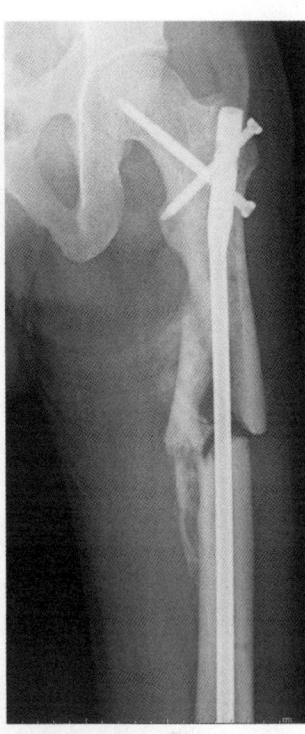

FIGURA 8.56 A-C: Fratura no terço proximal da diáfise do fêmur em paciente politraumatizado. Houve necessidade de recorrer a medidas de controle de dano ortopédico; a aplicação de um fixador externo simples manteve o comprimento e o alinhamento, enquanto o paciente se recuperava de suas outras lesões. Catorze dias depois de sua lesão inicial, foi realizada a conversão para haste IM.

que os pinos sejam inseridos com maior segurança e maior estabilidade, quando comparados aos monotubulares ou monolaterais simples, em que os pinos são aplicados em linha reta.[33,77]

Em muitos países em desenvolvimento, frequentemente, a fixação externa das fraturas da diáfise do fêmur é o tratamento definitivo. Os fixadores monolaterais ou monotubulares são utilizados com configurações de quatro ou seis pinos (Fig. 8.57). A infecção do trajeto do pino com seu afrouxamento é a complicação mais comum. Embora ocorra frequentemente, esse não é um problema grave, podendo ser tratado topicamente com antibioticoterapia e remoção do pino nos casos em que houver necessidade. O problema mais comum é a diminuição na amplitude de movimento do joelho, difícil de tratar. É o inconveniente para o uso dessa técnica como fixação definitiva quando houver outros métodos disponíveis.[87,309] Outra complicação possível é o elevado percentual de refratura em seguida à remoção do fixador, especialmente quando utilizada nas crianças como tratamento definitivo de fraturas da diáfise do fêmur.[48,238]

Luxação do joelho

A luxação do joelho é sempre uma lesão de difícil tratamento, principalmente com relação às estruturas que foram lesionadas. Uma luxação do joelho no paciente politraumatizado é também problemática, em especial quando há uma luxação exposta da articulação ou estiver associada à ruptura de artéria poplítea ou à síndrome compartimental.

Em um esforço para manter a redução e permitir reparos arteriais, a liberação do compartimento ou o tratamento de outras lesões, a fixação externa estendendo do fêmur à tíbia é uma opção válida. Fixadores monotubulares ou monolaterais simples cruzando o joelho podem ser facilmente aplicados com dois pinos acima do joelho localizados no fêmur distal e dois pinos na parte média da tíbia. O joelho é reduzido sob fluoroscopia e o fixador é bloqueado, mantendo a redução. Com isso, são facilitados outros procedimentos e é impedido o redeslocamento, que pode ocorrer quando essas graves lesões são estabilizadas temporariamente com aparelho gessado (Fig. 8.58). Em um estudo biomecânico, a montagem mais estável para a fixação externa em um caso de luxação do joelho consistiu em dois pinos femorais anterolaterais e duas barras monolaterais conectadas a dois semipinos tibiais (em comparação com uma grande barra monotubular e uma estrutura circular). Essa montagem mais rígida pode proporcionar melhor desfecho clínico; essa configuração estrutural foi recomendada pelos autores.[197]

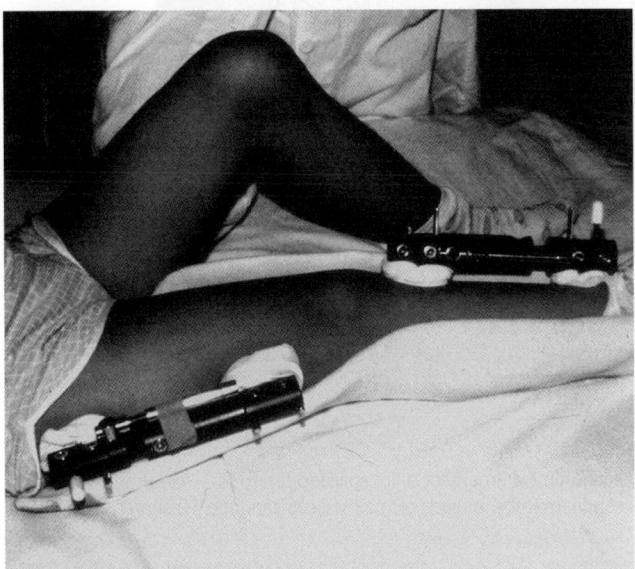

FIGURA 8.57 Paciente pediátrico com fraturas dos terços proximais das diáfises do fêmur e da tíbia, tratado definitivamente com grandes fixadores de corpo monotubular.

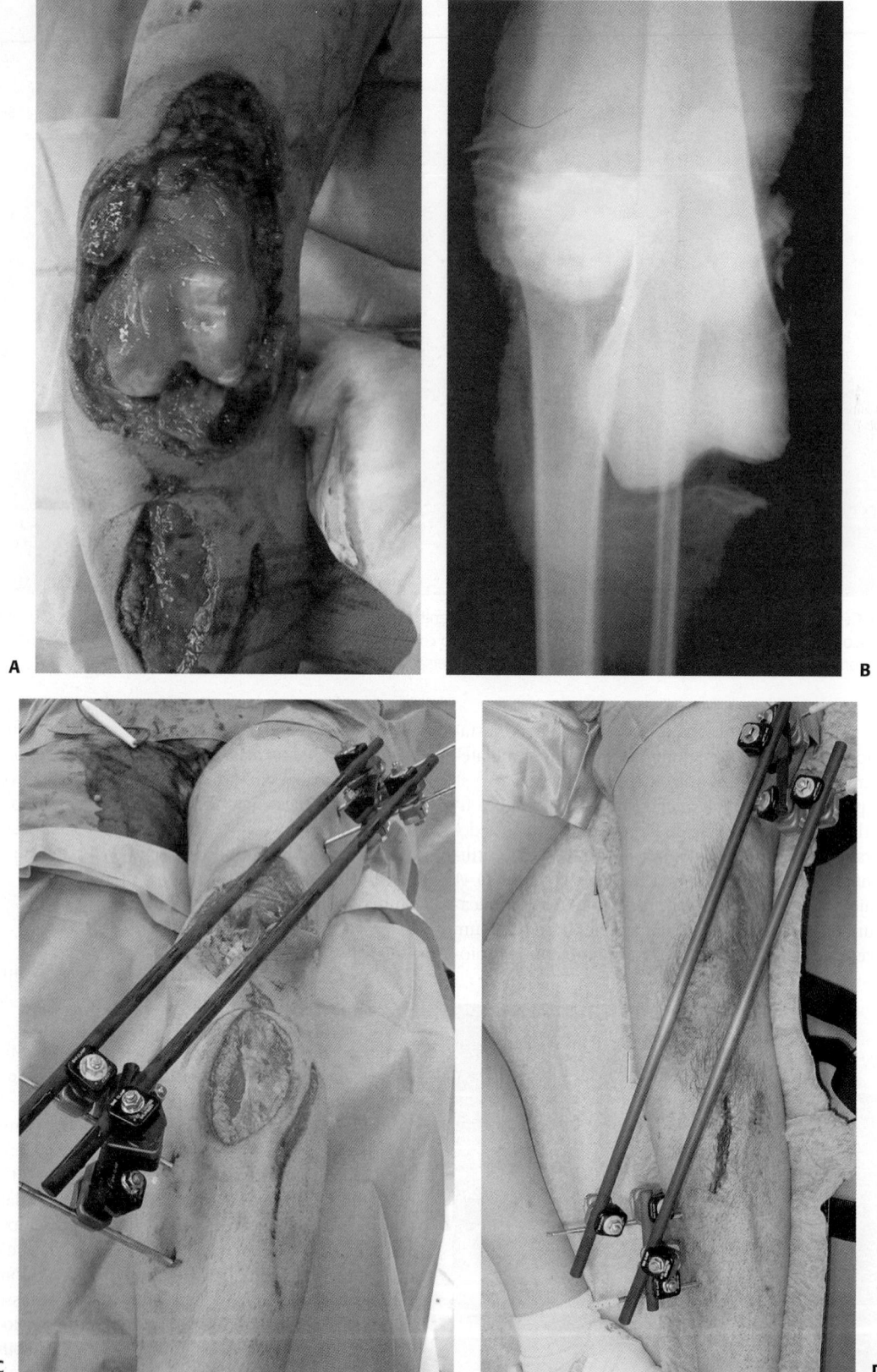

FIGURA 8.58 A, B: Grave luxação exposta do joelho, associada com lesão arterial. **C, D:** Na emergência, foi aplicado um fixador cruzando o joelho por ocasião do tratamento cirúrgico inicial, que envolveu o reparo arterial e vários desbridamentos. A ferida terminou cicatrizando; e 10 semanas depois da lesão, o paciente foi submetido a reconstrução ligamentar.

Depois do reparo cirúrgico definitivo de lesões ligamentares associadas do joelho globalmente instável, alguns investigadores defendem a aplicação imediata de um fixador articulado para o joelho. A fixação externa articulada tem sido proposta como método para proteção das reconstruções de ligamentos, ao mesmo tempo em que permite uma reabilitação pós-operatória agressiva e imediata, após uma luxação de joelho.[144,321] Estudos mecânicos avaliaram a estabilidade adicional proporcionada ao joelho por essas estruturas mono ou bilaterais articuladas.[273] A aplicação de fixadores externos articulados a espécimes com ligamentos intactos reduziu significativamente as forças do ligamento cruzado nos testes de Lachman, da gaveta anterior e da gaveta posterior, respectivamente. Portanto, existem evidências biomecânicas de que uma fixação externa articulada do joelho pode diminuir os estresses incidentes nos ligamentos cruzados em seguida a reconstruções multiligamentares; além disso, podem diminuir a translação anteroposterior no joelho com deficiência ligamentar.[96]

Fixação externa do úmero

A fixação externa é uma opção pouco frequente para o tratamento das fraturas recentes da diáfise umeral. Ao contrário da tíbia, em que pinos não transfixantes podem ser aplicados perpendicularmente à face anteromedial da tíbia subcutânea, frequentemente na fixação externa no úmero é necessário evitar a transfixação de unidades musculotendíneas cruciais. As complicações podem incluir sequelas no trajeto dos pinos e a limitação funcional dos movimentos do ombro e do cotovelo. Mas, com o uso dos dispositivos de fixação modernos, vem crescendo o número de indicações para utilização no úmero. Além de seu emprego inicial para as fraturas da diáfise, muitas séries descrevem tratamentos bem-sucedidos de fraturas supracondilares e do úmero proximal com fixadores monolaterais, circulares e articulados.[53,120,191]

A indicação mais frequente da fixação externa no úmero é a estabilização de fraturas expostas intensamente contaminadas ou de fraturas expostas causadas por trauma contuso ou por arma de fogo associadas à lesão vascular (Fig. 8.21 e 8.59). A rápida aplicação de um fixador externo simples com quatro pinos proporciona excelente estabilidade; com isso, o membro pode ser manipulado durante o reparo neuro e/ou vascular subsequente sem a preocupação de perda do reparo. Juntamente à fixação externa, o desbridamento radical reduziu a incidência das infecções

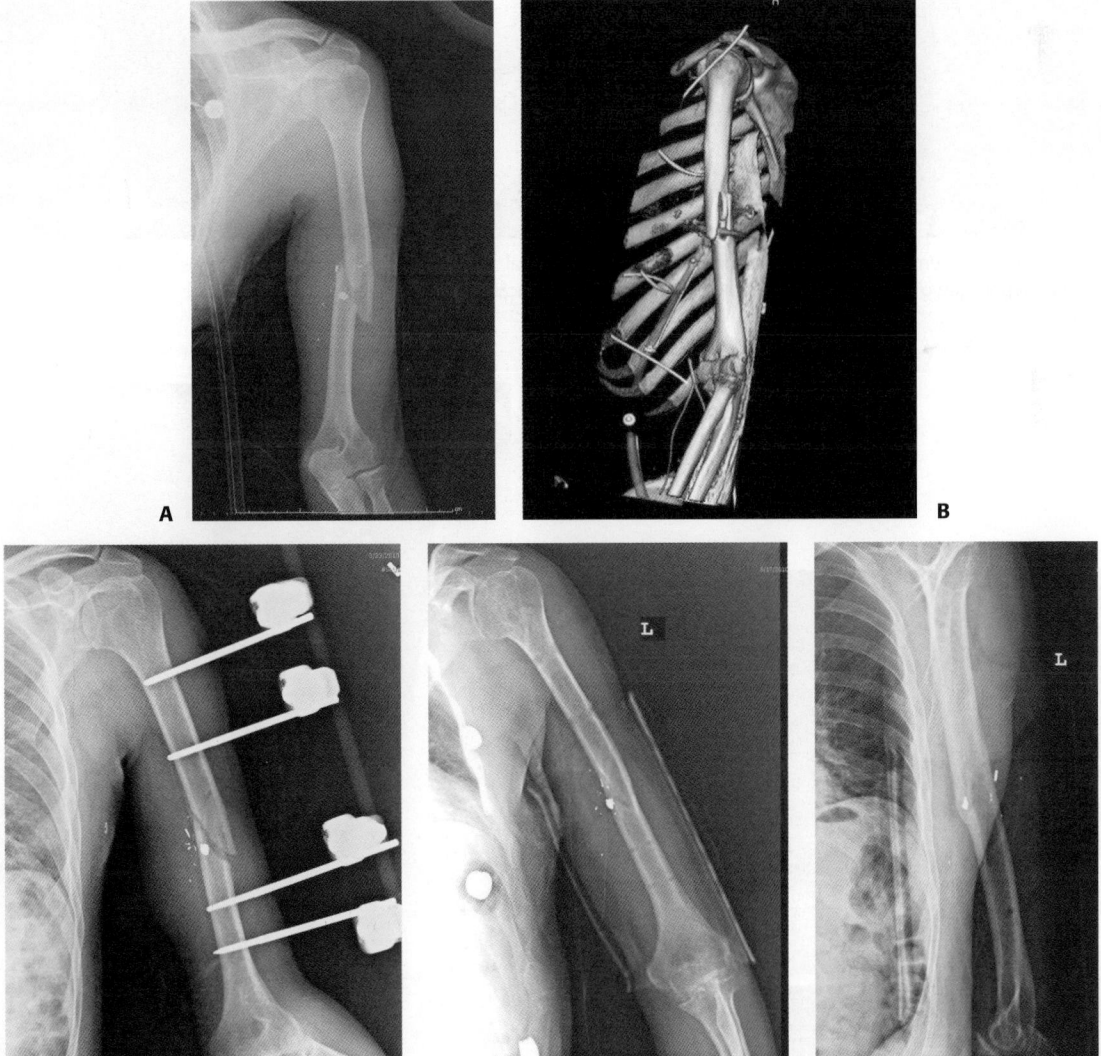

FIGURA 8.59 A, B: Fratura do úmero causada por ferimento por arma de fogo, em associação com uma lesão arterial. **C:** O úmero foi estabilizado em regime de urgência com um fixador externo; em seguida, foi realizado o reparo arterial. **D, E:** A estrutura foi removida 11 semanas após a lesão, com consolidação completa.

crônicas e melhoraou o prognóstico para o reparo vascular (Fig. 8.60). A duração média de uso do fixador depende das lesões associadas nos membros; para essas lesões graves, foi relatada uma média de 16 semanas. Os procedimentos cirúrgicos secundários para a reconstrução dos tecidos moles e dos tecidos ósseos ficam facilitados e os percentuais de infecção do trajeto dos pinos são relativamente baixos.[207]

Por ocasião do tratamento de pacientes politraumatizados ou com várias lesões, a imediata fixação externa e uma planejada conversão para a fixação interna de fraturas da diáfise umeral é uma opção no tratamento de lesões graves dos tecidos moles associadas e de pacientes gravemente lesionados (Fig. 8.60). Uma revisão recentemente publicada dessa técnica não conseguiu documentar complicações sistêmicas em seguida à conversão da fixação externa para a fixação interna, com excelentes percentuais de consolidação, em seguida à aplicação de placa. Os autores sugeriram que a planejada conversão para a fixação por placa dentro de 2 semanas da aplicação do fixador externo demonstrou ser uma abordagem segura e efetiva para o tratamento de fraturas da diáfise umeral nesses pacientes selecionados.[278]

Pode-se ganhar tempo em pacientes com fraturas-luxações supracondilares, intracondilares e de outra ordem na região do cotovelo pela aplicação de um fixador provisório com abrangência dessa articulação. Esse procedimento restaura o comprimento, com redução dos fragmentos, além de manter a redução de uma luxação visivelmente instável do cotovelo. Depois da melhora clínica do paciente ou após a recuperação dos tecidos moles, será possível realizar a fixação definitiva das lesões (Fig. 8.61).

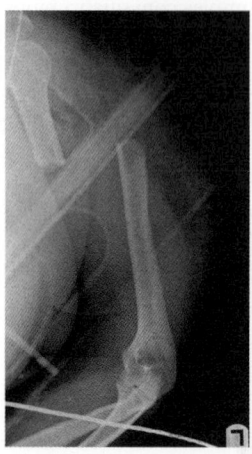 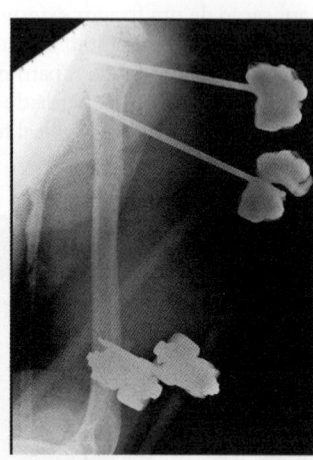 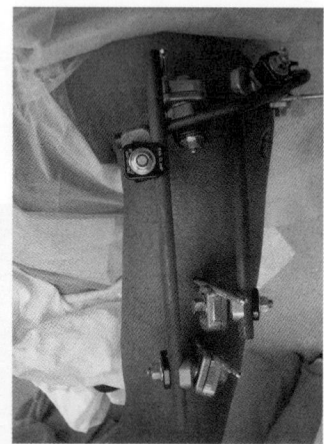 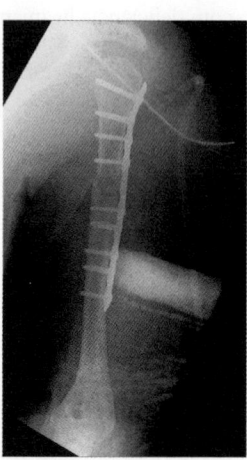

FIGURA 8.60 Paciente politraumatizado com fratura exposta do úmero proximal. Como medida de controle de danos, foi aplicado um fixador externo cruzando a fratura. Depois que o paciente se recuperou das lesões iniciais, a fixação definitiva foi realizada 9 dias depois da lesão por fixação com placa.

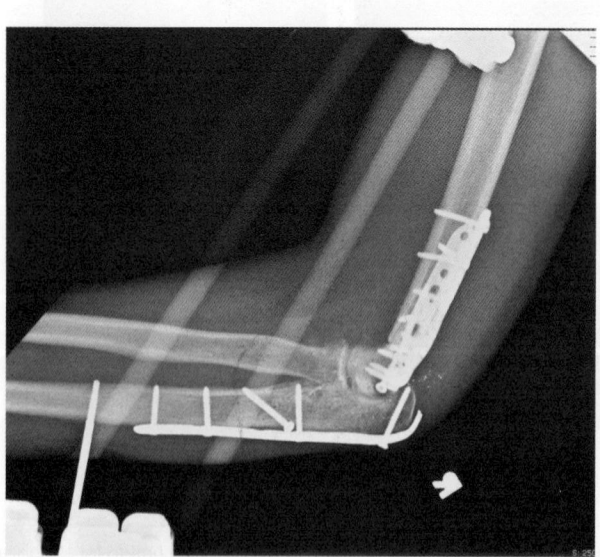 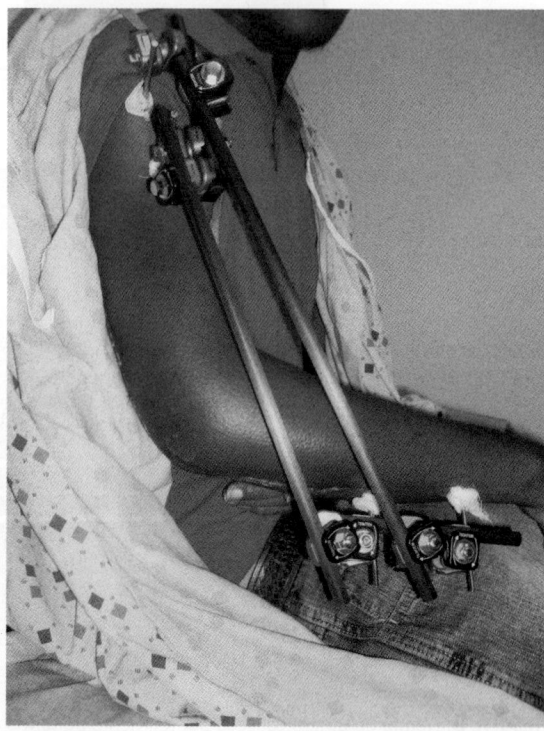

FIGURA 8-61 A, B: Lesão exposta grave no cotovelo, com grave lesão articular. A estabilidade foi mantida com um fixador transarticular, antes e depois da cirurgia definitiva. O fixador foi removido 3 semanas após a realização de RAFI e do início dos exercícios de amplitude de movimento.

Em lesões graves selecionadas do cotovelo tratadas com fixação interna, a estabilidade pode ser aumentada mediante a aplicação de um fixador de cotovelo do tipo articulado ou de um fixador estático que abranja essa articulação. A aplicação de um fixador externo articulado para fixação suplementar de fraturas do úmero distal pode ser efetiva nos casos em que a fixação interna esteja gravemente comprometida pela cominuição, pela perda de tecido ósseo ou em conjunção com uma articulação do cotovelo instável.[68] Outras indicações para a aplicação de um fixador articulado ao cotovelo estão relacionadas à instabilidade dessa articulação como patologia primária. Essas indicações são a luxação ou subluxação recorrente do cotovelo depois do reparo ou uma fixação débil de grandes fraturas do coronoide causadas por cominuição ou osteopenia (Fig. 8.62). O fixador arti-

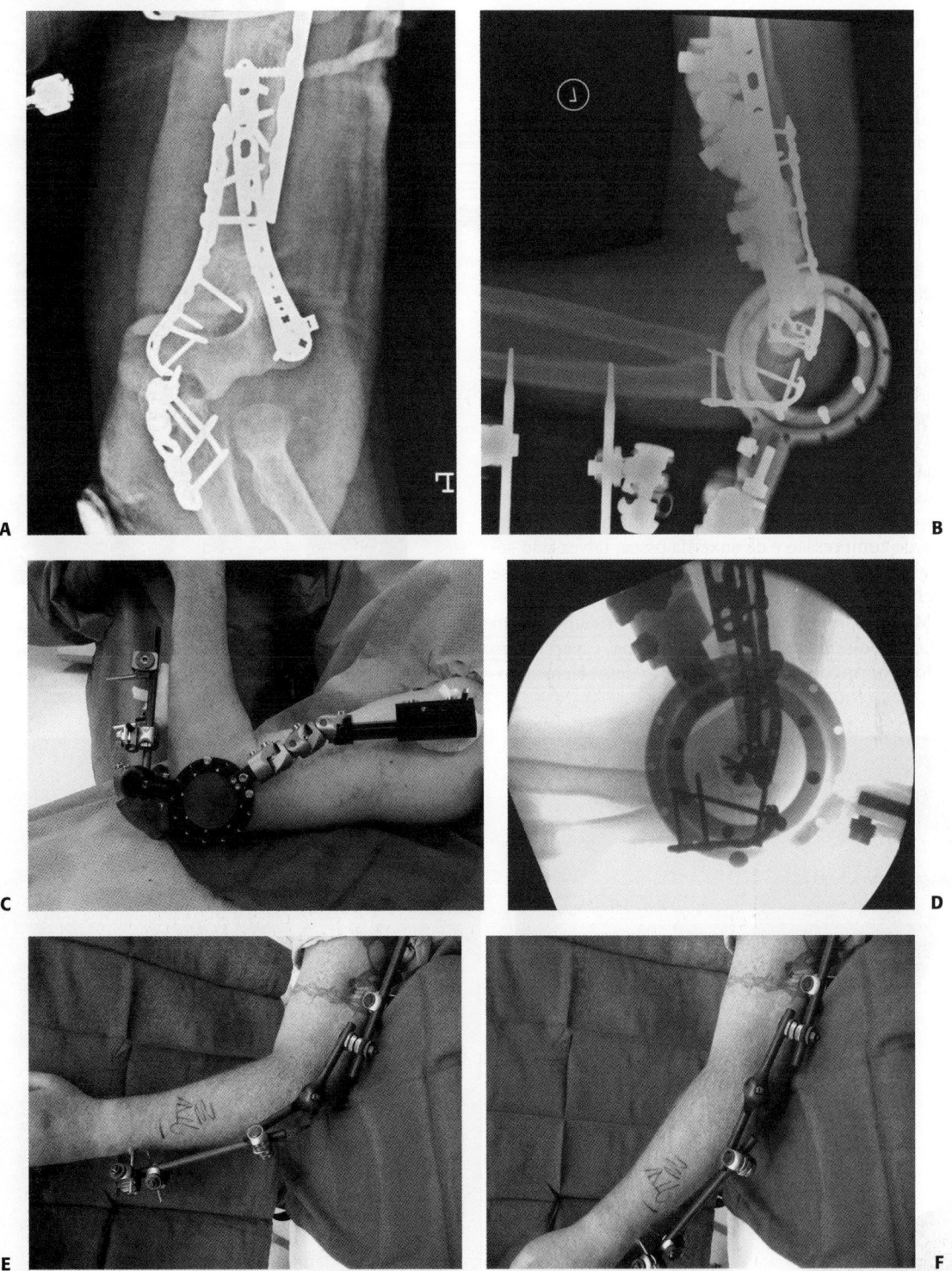

FIGURA 8.62 A, B: Fratura-luxação complexa com instabilidade residual no pós-operatório. O fixador articulado foi aplicado para proporcionar estabilidade concêntrica e permitir amplitude de movimento. **C, D:** Imagens intraoperatórias que demonstram a natureza precisa do posicionamento da junta articulada exatamente no centro de rotação do cotovelo. **E, F:** Um fixador articulado simples para o cotovelo, fixado aos componentes umerais e ulnares do fixador monolateral, com o objetivo de proporcionar uma amplitude de movimento estável.

culado também tem sido utilizado para ampliar a reconstrução dos estabilizadores ósseos, capsuloligamentares e/ou musculotendíneos em seguida à estabilização aberta da articulação. Uma indicação relativa para o uso de um fixador articulado no cotovelo é a estabilização da articulação depois de uma artroplastia com fáscia muscular, se o desbridamento desestabilizar o cotovelo (Figs. 8.63 e 8.64).[210,242,243,319]

Uma das dificuldades com que o cirurgião se depara com o uso de fixadores articulados para o cotovelo é a capacidade de um posicionamento preciso do pino no centro de eixo de rotação, para a reprodução precisa e preservação dos movimentos concêntricos do cotovelo, em seguida à aplicação do fixador. Estudos recentemente publicados sugerem que, em comparação com o método convencional à mão livre para aplicação do pino axial para um fixador do cotovelo, uma orientação bidimensional com base em imagens virtuais (navegação assistida por computador) permitirá que seja reduzido o número das tentativas de perfuração necessárias. Ademais, em termos de angulação AP e da distância lateral com relação a um posicionamento ideal definido, a precisão será melhor, na comparação com o posicionamento obtido com a técnica convencional (Figs. 8.62 a 8.64).[83] Muitos investigadores que usaram fixadores articulados documentaram a restauração da estabilidade e movimentos excelentes em seguida à relocação de luxação crônica do cotovelo. Os bons resultados também demonstraram sua utilidade como instrumento a ser aplicado em seguida à reconstrução de instabilidade recente e crônica do cotovelo ou após a instabilidade decorrente de uma fratura-luxação (Fig. 8.64).

Em alguns casos de pseudartrose da diáfise umeral, as opções terapêuticas de rotina, como a haste intramedular ou a aplicação de placa de compressão e de enxertia óssea, talvez não sejam recomendáveis por existir infecção persistente, osteoporose grave, má cobertura de tecido mole ou outras complicações desfavoráveis. Muitos autores têm defendido o desbridamento em um estágio, com ou sem enxertia óssea autógena, e a aplicação de um fixador externo de Ilizarov. Com o uso dessa técnica, fo-

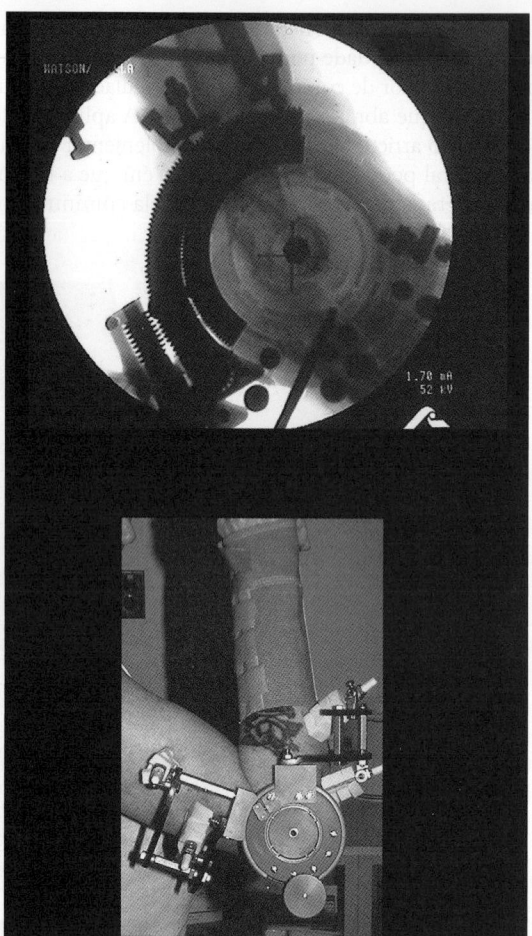

FIGURA 8.64 Dobradiça para o cotovelo, aplicada para proteger o reparo de um cotovelo cronicamente luxado. A dobradiça ajuda a proporcionar redução concêntrica enquanto ocorre a cicatrização do reparo. O paciente foi capaz de continuar com a terapia, sem o temor de novas luxações.

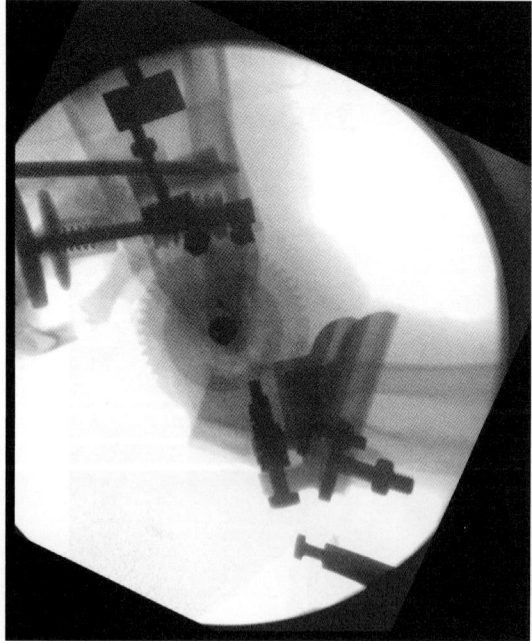
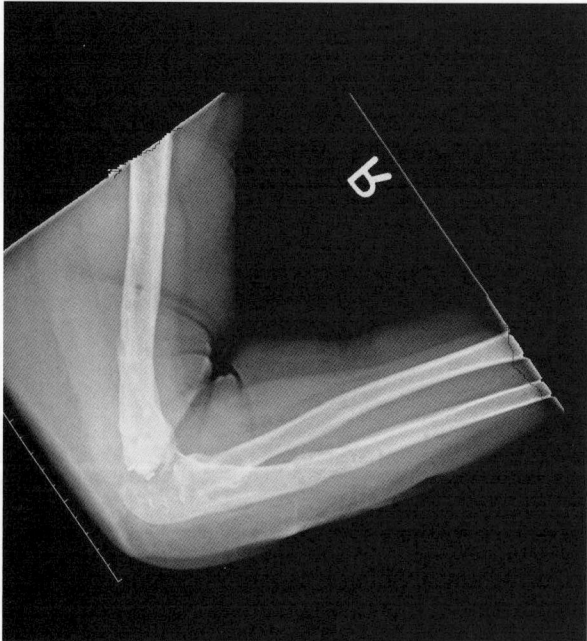

FIGURA 8.63 Fixador articulado para o cotovelo, empregado para proporcionar estabilidade ao cotovelo e facilitar a fisioterapia, em seguida a uma artroplastia fascial da articulação do cotovelo. Fundamental para a aplicação é a localização precisa do pino no centro de rotação, conforme pode ser constatado na fluoroscopia.

ram realizados tratamentos bem-sucedidos de pseudartroses dos terços distal e médio da diáfise umeral, anteriormente malsucedidos com a fixação interna.[37,239,284]

Fraturas da tíbia

Basicamente, as fraturas expostas da diáfise tibial são tratadas com a haste intramedular; mas há ocasiões em que há indicação para fixação externa. A fixação externa deve ser escolhida diante de um quadro de contaminação significativa e de lesão grave aos tecidos moles ou quando a configuração da fratura se estende até a junção metafisária/diafisária tornando inadequada a haste intramedular. Nesse contexto, a fixação externa monolateral permite a obtenção de uma redução com rapidez, o que também ajuda a limitar o tempo cirúrgico e a perda de sangue. Além disso, essa técnica pode ajudar pacientes com lesões múltiplas ou aqueles para os quais há contra-indicação de anestesia prolongada. Um fixador unilateral simples com uma ou duas barras permite a aplicação independente dos pinos, enquanto as estruturas monotubulares permitem uma aplicação rápida com pares de pinos fixos.[29,54,82,91,94]

Os modernos fixadores monolaterais simples possuem clampes que permitem ajustes independentes em cada interface pino-barra, permitindo grande versatilidade na aplicação dos pinos, o que ajuda a evitar áreas de tecido comprometido. Em geral, primeiramente são inseridos o pino mais proximal e o pino mais distal, o mais distante possível da linha de fratura; em seguida, a barra de conexão é acoplada. A barra é posicionada junto ao osso para aumentar a resistência do sistema. Em seguida, podem ser inseridos os pinos intermediários, utilizando os clampes multiaxiais de fixação dos pinos como guias orientados pelas luvas de perfuração. Depois da aplicação desses dois pinos adicionais, a redução poderá ser conseguida com mínima dificuldade (Figs. 8.24 e 8.25). Alternativamente, os dois pinos proximais podem ser conectados a uma barra solitária e os dois pinos distais conectados a outra barra solitária. A seguir, tanto a barra proximal como a barra distal são utilizadas como ferramentas de redução, para que a fratura possa ser manipulada até ficar alinhada. Após a redução da fratura, conecta-se mais uma barra às duas iniciais, determinando um bloco único, conectando-se as duas barras iniciais.

O uso dos grandes fixadores monotubulares facilita a rápida aplicação desses dispositivos; o par de orifícios fixos funciona como gabarito para os pinos. Dois pinos são aplicados através do par de orifícios dos fixadores proximais à fratura e mais dois pinos são aplicados através do par de orifícios que ficam distais à fratura. Nesse ponto, deve-se ter o cuidado de permitir um comprimento adequado da estrutura antes da redução final e antes do aperto que estabilizará o corpo do fixador (Fig. 8.65).

Quase todos os corpos monotubulares têm diâmetro muito grande, o que limita a quantidade dos movimentos de cisalhamento, de torção e de envergamento do sistema de fixação. A compressão axial é obtida pela liberação do mecanismo de telescopagem. A sustentação dinâmica do peso é iniciada em um estágio precoce, tão logo a fratura seja considerada estável. Em fraturas cominutivas, a sustentação do peso será adiada até que se forme um calo visível quando o contato entre os fragmentos prin-

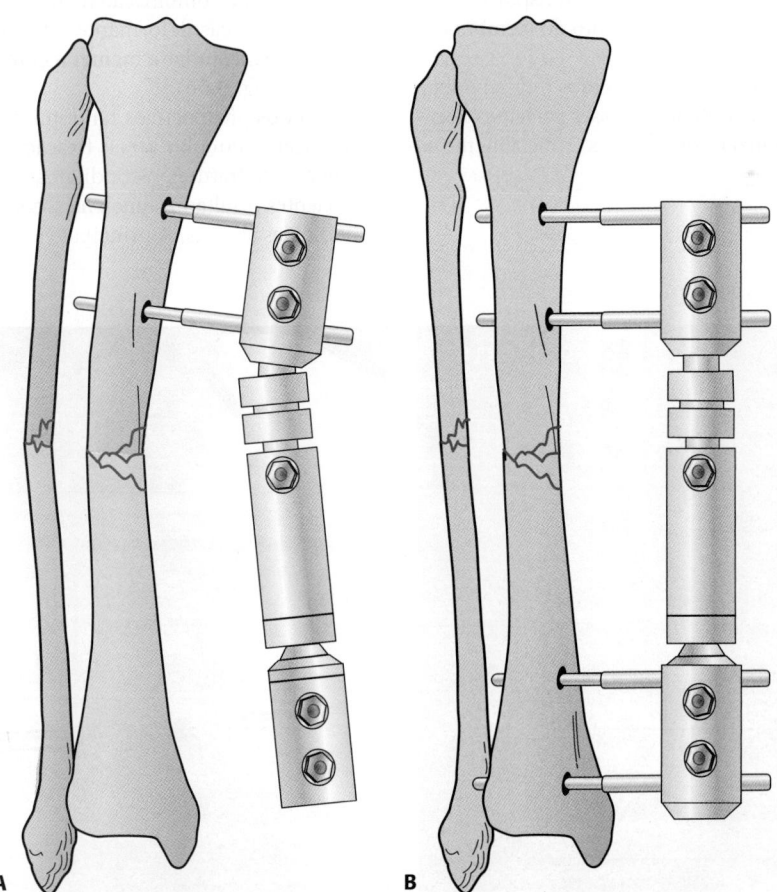

FIGURA 8.65 A: O fixador monotubular permite uma redução/estabilização rápida de fraturas complexas da tíbia. Os conectores de fixação dos pinos funcionam como gabaritos para a aplicação dos pinos proximais. **B:** Em seguida, são aplicados os pinos distais através do clampe distal para esses pinos. O fixador permite a redução em todos os três planos. Depois de conseguida a redução, o fixador é bloqueado para manutenção da redução.

cipais estiver suficientemente estável. O corpo telescopado permite a compressão axial dinâmica tão logo tenha sido iniciada a sustentação do peso; e isso funciona estimulando a rápida formação do calo periosteal.[12-14]

Considerando que os fixadores externos têm a possibilidade de exercer compressão ativa através dos fragmentos fraturados e os hiatos da fratura secundários à cominuição e também as perdas ósseas mínimas podem ser diretamente ocluídos por essa manobra. Os hiatos da fratura secundários a um alinhamento defeituoso poderão ser corrigidos durante a consolidação óssea. Isso pode ser feito com a maioria dos fixadores monolaterais, circulares e com outros tipos de ajuste entre as porções proximal e distal do fixador.[13,14,220,241]

Em média, a consolidação de fraturas tibiais fechadas tratadas com fixação externa ocorrerá em 4 a 5 meses. Em um esforço para acelerar esse processo, muitos proponentes da fixação externa das fraturas tibiais acreditam na dinamização precoce ou na desmontagem* gradual da estrutura como uma tentativa de transferir a carga para a fratura e promover a formação do calo secundário. Os estudos experimentais e clínicos têm sido inconclusivos com relação às vantagens da dinamização progressiva e tardia. Mas a dinamização parece facilitar a consolidação da fratura, se este procedimento for utilizado dentro das primeiras 6 a 8 semanas pós-fratura. Kenwright demonstrou uma melhora significativa no tempo até a consolidação com o uso da dinamização ativa.[153-155] Caso exista um grande defeito ósseo no local da fratura, a dinamização poderá ter como resultado um encurtamento permanente. Se for previsto um encurtamento superior a 1,5-2 cm, então a dinamização ficará contraindicada. Quase todos os fixadores externos têm capacidade de transporte, como uma opção para a manutenção do comprimento do membro e da continuidade esquelética.[295,298-300,302]

As fraturas tibiais com lesão grave aos tecidos moles também podem exibir lesões concomitantes no pé. Esses pacientes necessitam de vários procedimentos reconstrutivos e inicialmente serão tratados com técnicas de fixação externa que incluem o tornozelo. É vantajoso estender essas montagens até o retropé e o antepé para evitar a deformidade em equino, uma complicação comum. Com o passar do tempo, essa deformidade poderá afetar os pacientes com lesões extensas, resultando em contraturas no compartimento posterior e de outros tecidos (Figs. 8.29, 8.45 e 8.46).

Fixação externa com fios finos

As lesões na diáfise de ossos longos são tratadas mais adequadamente com o uso de técnicas de pinos não transfixantes. Esse tratamento é realizado com facilidade quando a fratura ocorre na parte média do osso longo, permitindo que a diáfise acima e abaixo da fratura sejam utilizadas na estabilização com pinos não transfixantes. Esse procedimento proporciona uma sólida fixação (vantagem mecânica) bicortical dos pinos ao osso. Entretanto, considerando que muitas fraturas de alta energia envolvem as regiões das metáfises tibiais, as técnicas de transfixação com o uso de fios metálicos finos tensionados são ideais para essa área, por demonstrarem uma estabilidade mecânica e longevidade superiores. A melhor estabilidade desses fios metálicos periarticulares tensionados pode eliminar a necessidade de abrangência da articulação do tornozelo ou do joelho. Em caso de necessidade, os fios finos tensionados podem ser utilizados juntamente a uma redução aberta limitada. Fios olivados podem ser utilizados para obter e manter a "fixação por compressão por tensão" por meio de pequenos fragmentos metafisários, de modo parecido com o efeito obtido com pequenos parafusos de compressão. Portanto, utiliza-se uma combinação de fios lisos e fios olivados para neutralizar as forças deformantes exercidas nas linhas de fratura e também para ajudar a manter a compressão dos fragmentos fraturários (Fig. 8.66).[140]

Estudos prospectivos randomizados que compararam a fixação externa circular *versus* fixação interna de rotina para o tratamento de fraturas bicondilares do platô tibial demonstraram excelentes resultados funcionais, comparáveis às tradicionais metodologias abertas. A principal vantagem das técnicas circulares

---

*N.R.C.: Desestabilização ou menor rigidez na fixação da fratura.

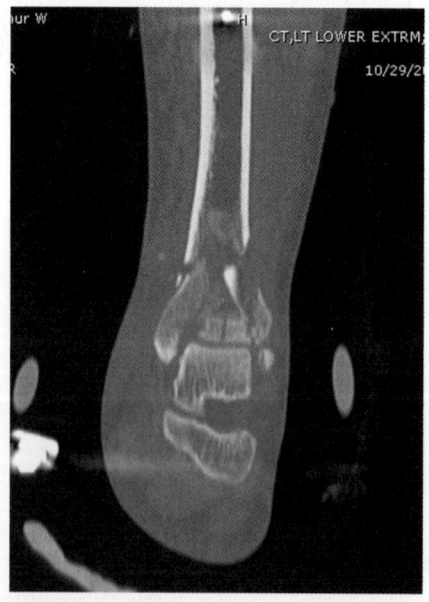
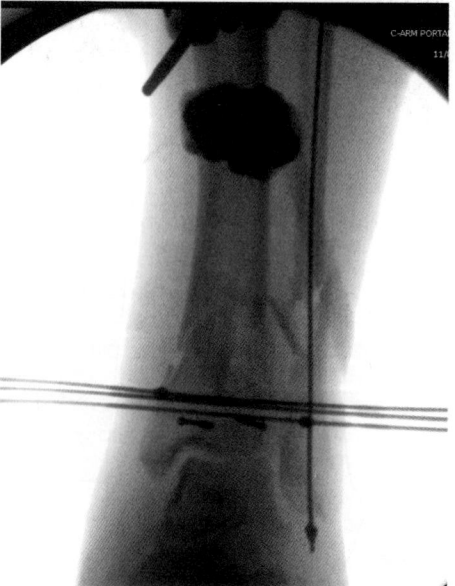

FIGURA 8.66 A: Fratura do pilão tibial cominuitiva com envolvimento articular e metafisário.

(continua)

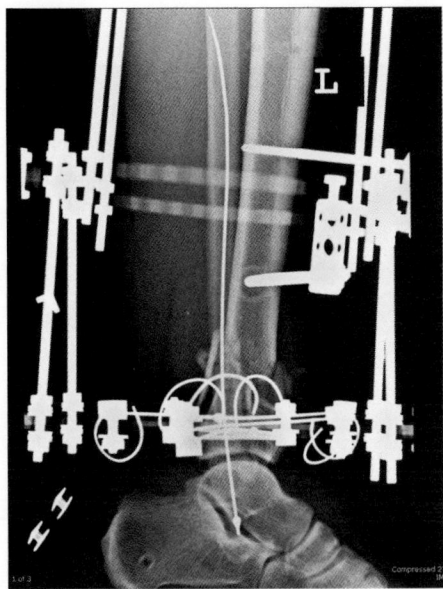
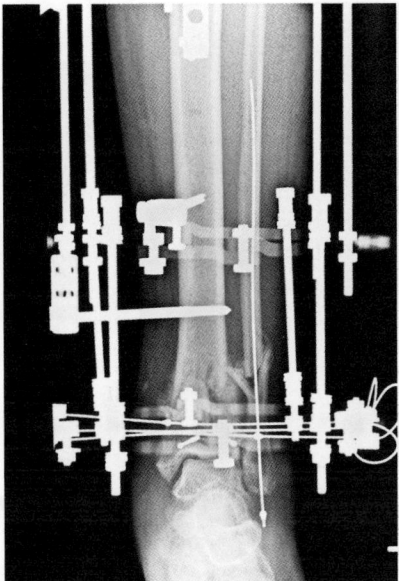
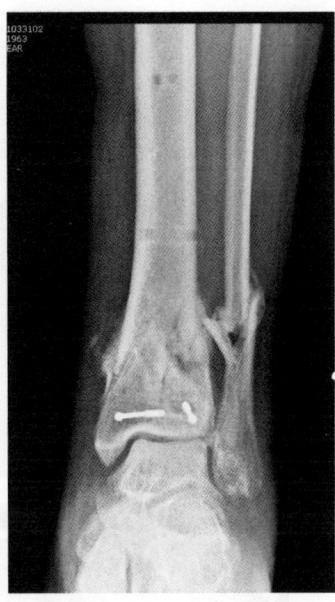

C, D **E**

FIGURA 8.66 (*continuação*) **B-D:** Fixador externo circular com um anel distal com fios lisos e olivados tensionados, para estabilização de pequenos fragmentos de fratura periarticular na articulação. A zona de lesão fica abrangida com os anéis proximais. **E:** Após a retirada do fixador; nota-se consolidação articular e metafisária.

foi a diminuição das complicações de tecidos moles e infecções, tradicionalmente associadas a procedimentos abertos. Contrastando com outras técnicas híbridas, uma estrutura completamente circular oferece maior ajustabilidade e resistência superior à deformação pela ação de forças mecânicas prejudiciais, por exemplo, a flexão em cantiléver. A montagem "híbrida" evoluiu até incluir uma barra diafisária monolateral tradicional presa a um anel periarticular circular solitário. É preferível uma estabilização com anéis completos em lugar da estabilização monolateral da diáfise, por causa da carga em cantiléver que fica acentuada com o uso desta configuração. Especificamente na tíbia proximal, esse tipo de configuração estrutural funciona de modo parecido com um trampolim, gerando altos esforços na junção entre a metáfise e a diáfise, resultando em pseudartroses ou consolidações viciosas.[4-6,296,297,299,305,318] Se forem utilizadas adaptações monolaterais, é recomendável que pelo menos três barras de conexão divergentes sejam acopladas ao anel periarticular.[5] As barras devem ser orientadas de maneira a chegar a um mínimo de 270° de separação, para que as cargas em cantiléver sejam minimizadas. Outra desvantagem dessa armação "híbrida" é sua incapacidade de dinamizar o fixador.[236,237,301,311]

A aplicação cirúrgica de um fixador periarticular híbrido circular pode ser feita com o paciente em uma mesa de tração ou em uma mesa radiolucente, com tração por um pino aplicado ao calcâneo ou à tíbia distal. Em seguida à redução dos fragmentos metafisários por ligamentotaxia, podem-se utilizar fios olivados ou parafusos de pequeno fragmento aplicados percutaneamente para obter a compressão interfragmentar desses fragmentos da metáfise. Em caso de necessidade, são feitas incisões limitadas para a elevação dos fragmentos articulares deprimidos, bem como para a aplicação de enxerto ósseo nos defeitos subcondrais. Foi demonstrada a necessidade de pelo menos três fios periarticulares, para que essas lesões sejam estabilizadas. Quase todos os autores usuários de técnicas com fios finos recomendam a inserção do maior número possível de fios, desde que em região de segurança anatômica para obter a máxima estabilidade.[6,88,289,303] Dados biomecânicos favorecem o uso da fixação por fios tensionados na estabilização de fraturas complexas da tíbia proximal. A estabilização obtida com uma montagem com quatro pinos é comparável à obtida com a aplicação de duas placas nas fraturas bicondilares do platô tibial.[23,297,305]

Com a utilização de fios transfixantes, o cirurgião deverá tomar o cuidado de evitar a reflexão capsular na tíbia proximal e a penetração da cápsula da articulação do tornozelo.[107,289,291] Isso mantém os fios em uma posição extra-articular e evita a contaminação secundária das articulações, o que poderia resultar em sepse do joelho ou tornozelo (Fig. 8.67).

Em certas situações, pode-se usar um fixador externo circular multiplanar para que sejam evitadas maiores deformidades, ao mesmo tempo em que o paciente terá permissão para a sustentação do peso em casos de fratura do tornozelo em pacientes com diabetes. Pode-se também empregar essa técnica para tratamento de fraturas complexas do tornozelo em pacientes com artropatia de Charcot, que demonstram a tendência para futuras complicações e possível perda do membro (Fig. 8.68).[70,91]

O tratamento de lesões metafisárias da tíbia também inclui o uso de fixadores externos monolaterais simples e fixadores mono-

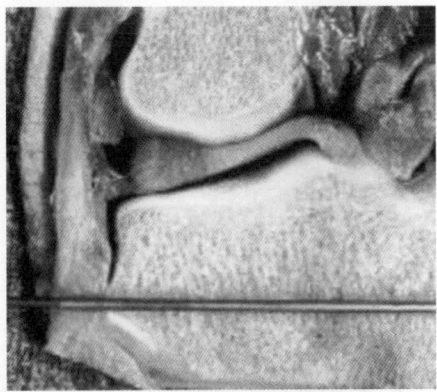

FIGURA 8.67 Espécime anatômico que demonstra as reflexões capsulares em torno da articulação do joelho. O cirurgião deverá tomar o cuidado de evitar sua penetração, ao introduzir fios periarticulares em torno do joelho. (Cortesia de Spence Reid, MD.)

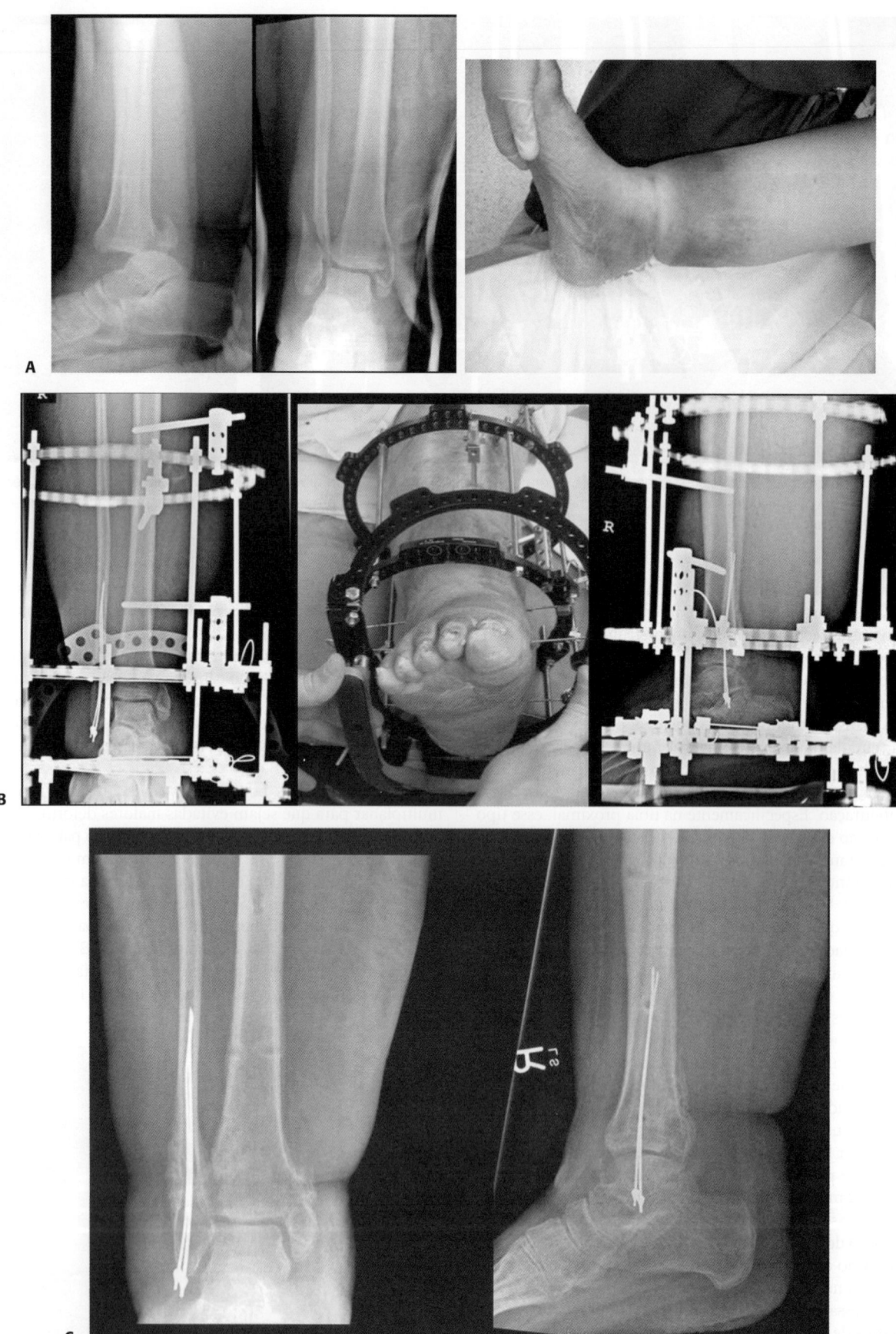

FIGURA 8.68 A: Fratura bimaleolar do tornozelo com tecidos moles em mau estado em paciente diabético, com desenvolvimento inicial de Charcot. Não foi possível manter a redução em um aparelho gessado ou imobilizador. B: Foi aplicada uma estrutura circular de acordo com técnicas percutâneas, com o objetivo de obter a redução das fraturas e manter a estabilidade, possibilitando a sustentação do peso pelo paciente. C: A estrutura foi removida depois de transcorridas 10 semanas, com excelente congruência articular e estabilidade do tornozelo.

tubulares transarticulares para o tornozelo.[35,95] Essas configurações são aplicadas com o objetivo de conseguir uma redução por distração através de suas respectivas articulações, seguida por uma RAFI limitada (Figs. 8.69 A-B). A vantagem do uso das estruturas monotubulares para fraturas do platô ou do pilão tibial é que a fixação articular é conseguida e mantida sem a necessidade de usar fios tensionados finos; com isso, a possibilidade de contaminação articular é evitada (Fig. 8.69A).[236]

Transporte ósseo

O tratamento da perda recente de tecido ósseo em consequência de fraturas graves da diáfise tibial continua sendo um problema de reconstrução complexo. Muitos procedimentos são descritos para a reconstrução e obtenção da consolidação da fratura e de um membro funcional e estável. A aplicação de um enxerto esponjoso, diretamente no defeito ou mediante uma abordagem posterolateral, tem sido o método mais comumente utilizado; mas com frequência esta técnica depende de numerosos procedimentos de enxertia.[54,55,282] O *bypass* fibular, a sinostose tibiofibular, a transferência fibular direta ipsilateral, assim como a transferência de fíbula vascularizada livre são procedimentos que têm sido utilizados na reconstrução desses grandes defeitos.[9,55,82,89] O transporte ósseo interno foi desenvolvido como método primário de reconstrução óssea em pacientes com fratura aguda da tíbia com perda óssea. Essa técnica é indicada para a reconstrução de defeitos maiores que 4 cm.*

O transporte ósseo pode ser realizado com um fixador monolateral modificado monotubo que tenha um mecanismo deslizante intercalado para transporte do segmento ósseo. Do mesmo modo, certos fixadores circulares também podem ser configurados para realizar um transporte ósseo intercalado bem-sucedido.

A estrutura de transporte básica que utiliza um fixador circular consiste em três anéis. Blocos anelares (proximal e distal) estáveis são aplicados nas metáfises proximal e distal da tíbia. Um anel de transporte é aplicado na parte média da tíbia. A orientação da estrutura com relação à tíbia é um aspecto crucial para que o cirurgião tenha certeza de que o local proposto para o acoplamento esteja alinhado e proporcionando contato cortical suficiente para que ocorra a consolidação. Da mesma forma, o alinhamento apropriado com o uso de fixador monotubular também é um aspecto crítico, como garantia do alinhamento do local de acoplamento. O componente de transporte intercalado é fixado ao osso por meio de fios transfixantes ou por técnicas com pinos não transfixantes. Um espaçador de cimento com antibiótico também pode ser utilizado no defeito ósseo. Esse bloco proporciona estabilidade adicional ao conjunto formado pela estrutura e o osso, tendo a ação de preservar espaço para transporte. Essa técnica é bastante parecida com a técnica de Masquelet e permite o desenvolvimento de um manguito de tecido mole bem circunscrito, através do qual o segmento de transporte pode se desenvolver. O espaçador permanecerá aplicado ao local até que seja realizado o desbridamento final, acompanhado de um retalho microcirúrgico ou não ou fechamento tardio da ferida (Figs. 8.70A-C).

Na ocasião da cobertura definitiva da ferida, o bloco espaçador contendo antibiótico é removido, podendo ser utilizado pérolas de cimento com antibiótico. As pérolas criam e mantêm um "espaço potencial" ou túnel fibroso, através do qual o segmento transportado se deslocará. Esse espaço permite um movimento relativamente livre do segmento transportado por baixo do pedículo. Se não houver necessidade de usar o pedículo, inicialmente a ferida será suturada e as pérolas de cimento antibiótico serão ainda utilizadas para a manutenção do espaço potencial e também para que não ocorra invaginação do envoltório de tecido mole intacto na trajetória de transporte (Figs. 8.70D-I).** Além disso, esse manguito de transporte bem vascularizado e "similar" a Masquelet facilita a consolidação do local de acoplagem.[281]

Se a cobertura de tecido mole for considerada adequada, então será possível o transporte do tecido mole, juntamente com o transporte ósseo.[55,69,138,139] Uma perda de tecido com exposição de osso não se presta ao transporte combinado de tecido mole e de osso, sem tratamento prévio do osso exposto. Essa etapa é feita pela transferência de tecido mole livre ou rotacional. Alternativamente, o osso poderá ser resseccionado até um ponto em que o tecido mole esteja revestindo o segmento ósseo.[198,250,298,299] Com isso, será possível um encurtamento agudo ou gradual, permitindo que o defeito de tecido mole cicatrize sem qualquer outro procedimento de cobertura. Depois da cicatrização do tecido mole, poderá ser feito um alongamento ou a correção da deformidade com a ajuda da estrutura.

O transporte será adiado por pelo menos três semanas após a cobertura com um pedículo livre. Esse adiamento permite a cicatrização do pedículo sobre o defeito ósseo e a neovascularização da zona de lesão, dando tempo também para que o local de anastomose do pedículo livre fique completamente epitelizado;

---

*Referências 17,55,69,119,140,148,220,252,295,298,299,302.

**Referências 118,119,140,258,298,299,302.

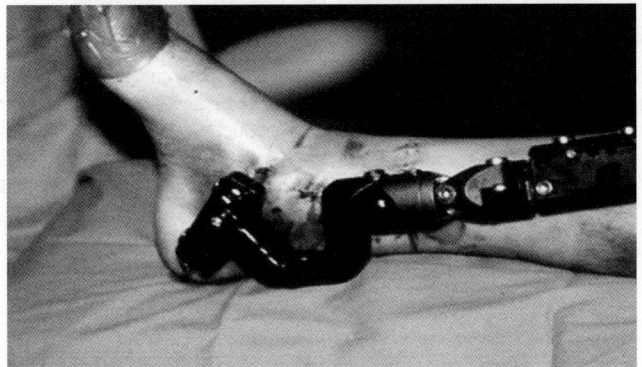
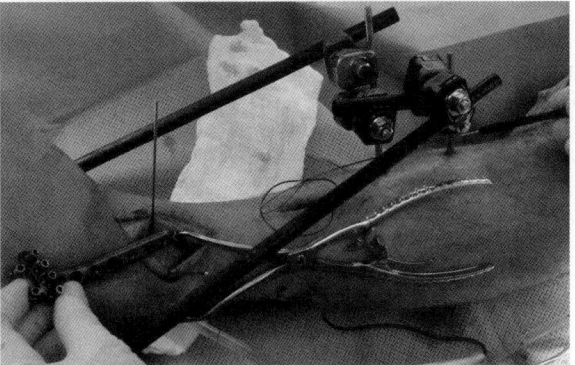

FIGURA 8.69 A: Fixador monotubular transarticular aplicado ao tornozelo com o objetivo de proporcionar distração, juntamente com uma fixação interna limitada para fraturas do pilão tibial. **B:** Foi realizada uma RAFI limitada para uma fratura do pilão tibial associada com um fixador externo transarticular, que auxilia na redução da fratura durante o procedimento cirúrgico.

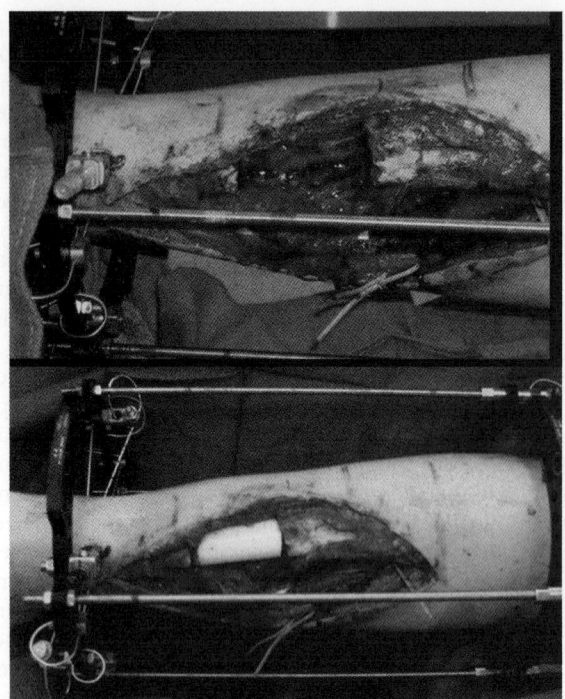
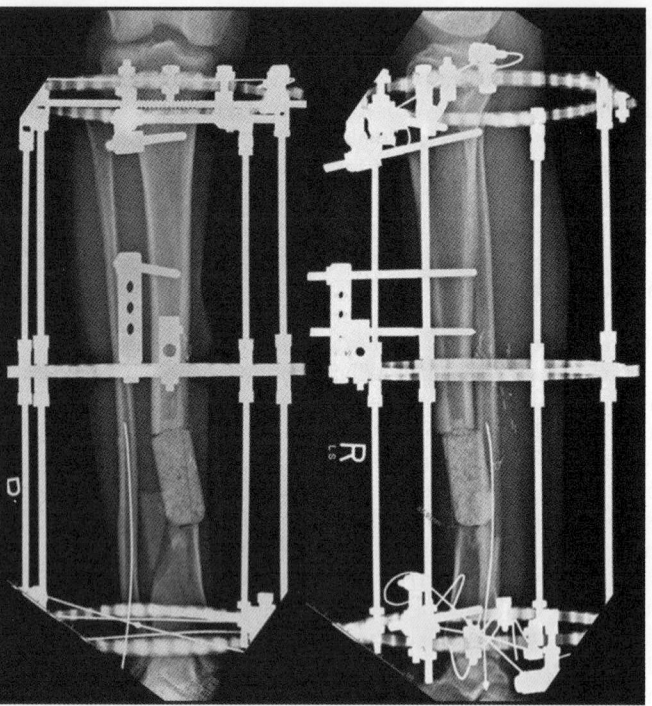
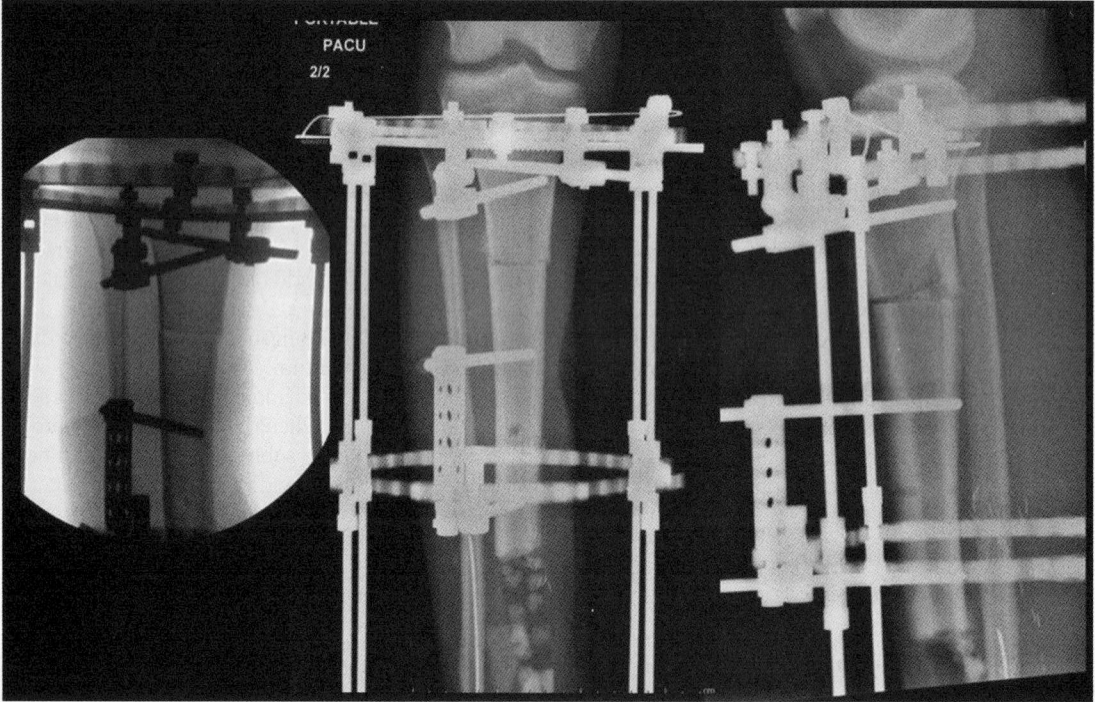

FIGURA 8.70 A, B: Estrutura de transporte que abrange a lesão segmentar, com preenchimento do defeito com um espaçador contendo antibiótico; a deficiência de tecido mole foi tratada com um retalho livre. A estrutura é presa ao osso com o uso de uma combinação de pinos ou fios transfixantes. **C:** Em seguida à maturação do retalho, o espaçador contendo antibiótico deve ser removido e substituído por um pequeno colar de pérolas antibióticas; nessa ocasião, o cirurgião fará uma corticotomia proximal.

(continua)

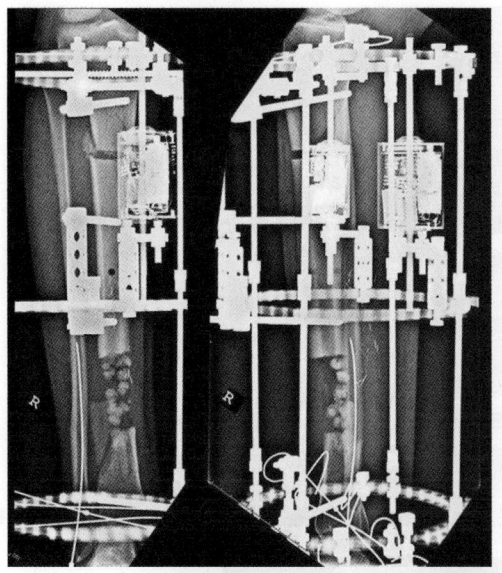
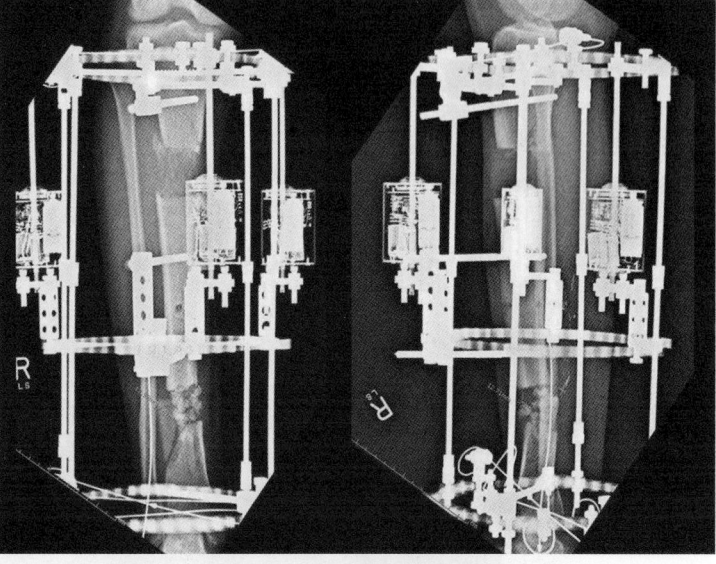
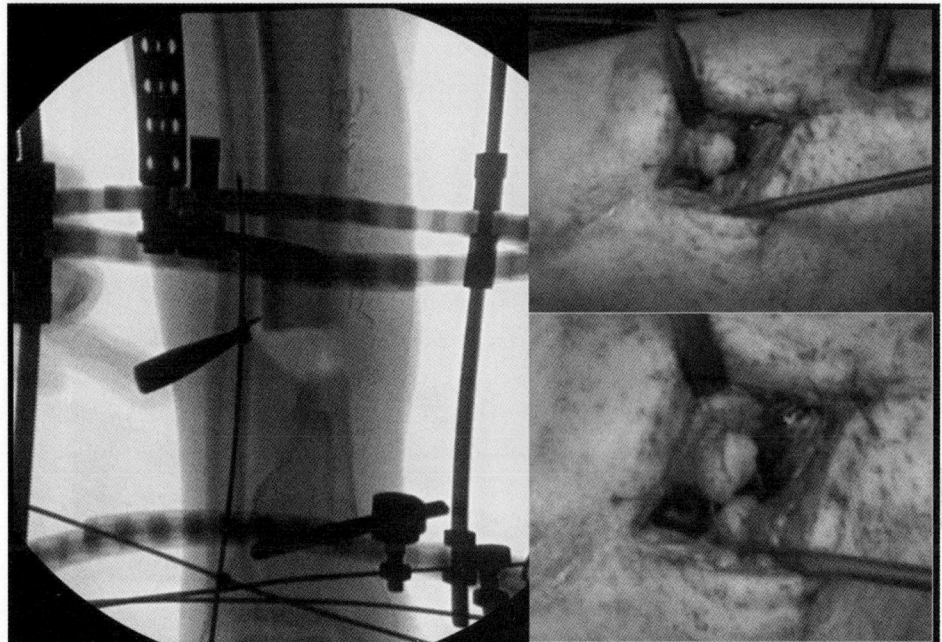

FIGURA 8.70 (*continuação*) **D, E:** O transporte é iniciado com o uso de autodistratores. Com a continuidade da distração, o local de acoplamento sofre encurtamento gradual e comprime as pérolas. **F:** Perto do acoplamento, as pérolas antibióticas serão removidas e o cirurgião aplicará um enxerto ósseo no local de acoplamento.

(*continua*)

com isso, a região será capaz de suportar as inevitáveis forças de tensão às quais será submetida durante o processo de transporte ósseo.[140] Se o cirurgião não recorrer a um retalho, a corticotomia e o transporte poderão ser efetuados imediatamente no momento da sutura da ferida. Os pinos de Schanz usados no transporte devem estar localizados na parte inferior do segmento a ser transportado para que o osso seja "puxado" até a posição do acoplamento, em vez de "empurrar" o segmento a ser transportado, pois isso ocorreria se os pinos estivessem localizados mais proximalmente no segmento de transporte. Essa configuração resultaria em uma situação instável, com tendência de desvio do segmento transportado durante o transporte.[118,119,140,299]

Após a fixação do segmento transportado, o cirurgião faz uma corticotomia proximal ou distal. Após a uma fratura exposta da tíbia, poderá estar presente uma ampla zona de lesão; é preferível que a corticotomia seja efetuada num local distante dessa área possivelmente comprometida. Antes de iniciar o transporte, permite-se um período de latência de 7 a 10 dias. A velocidade de distração inicial é lenta, cerca de 0,25 a 0,5 mm por dia. Inicialmente, é recomendável uma velocidade de distração mais lenta por causa da grande variabilidade nos padrões de lesão e na vascularização do membro. Em pacientes com fraturas mais extensas e com grande zona de lesão, o transporte deverá ser feito lentamente e só depois que o osso regenerado for visualizado aproximadamente 2 a 3 semanas pós-corticotomia. A velocidade de distração poderá ser ajustada, dependendo da qualidade do osso regenerado. Nas fraturas recentes, o transporte deve ser realizado numa velocidade menor, de 0,5 a 0,75 mm por dia, não na velocidade recomendada de 1 mm por dia, que é tipicamente utilizada nos alongamentos de membro.

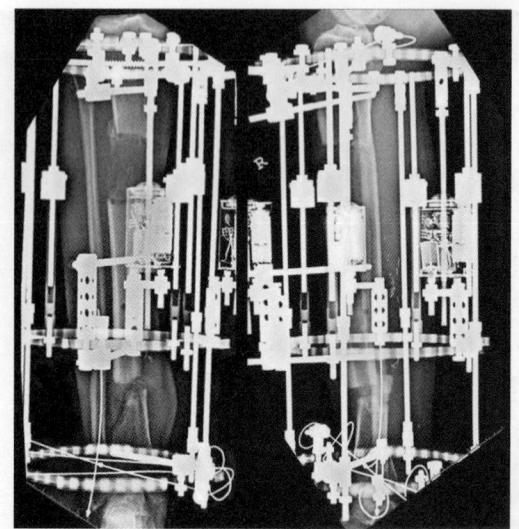
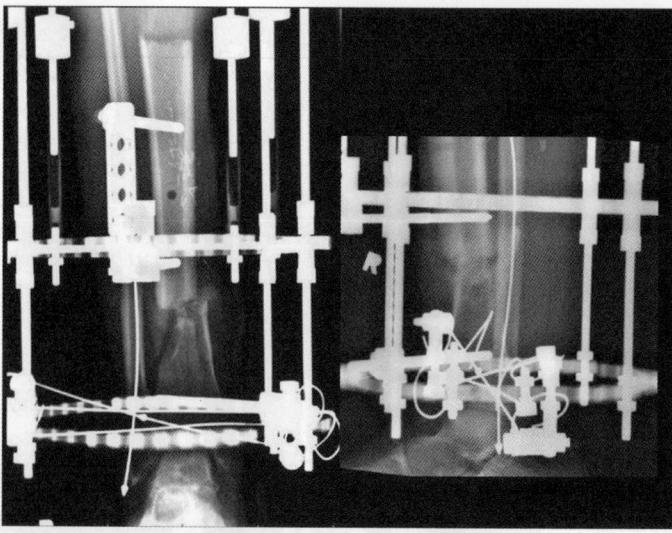
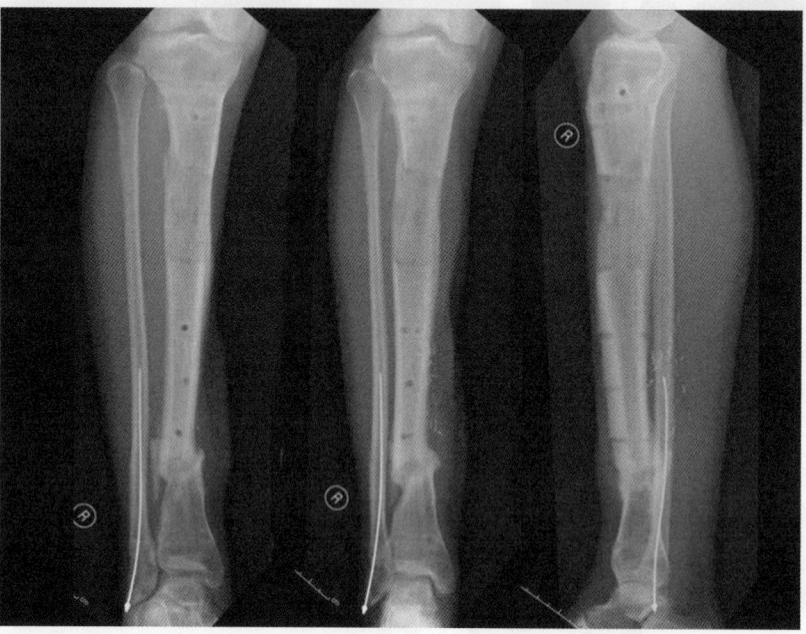

FIGURA 8.70 (*continuação*) **G, H:** Em seguida, o transporte tem continuidade, com completa compressão do enxerto. Com isso, obtém-se um local de acoplamento estável. **I:** A estrutura foi removida com sucesso, sem que tivesse ocorrido pseudartrose no local de acoplamento nem deformidade tardia do material ósseo regenerado.

Para reduzir a distância de transporte, o membro poderá ser imediatamente encurtado por ocasião da aplicação do fixador externo.[55,295,299,302] Esse encurtamento ajuda no revestimento de tecido mole, por diminuir a tensão e os hiatos nos tecidos moles. Pode-se fazer um encurtamento agudo com segurança em fraturas com defeitos de até 3 a 4 cm na tíbia ou no úmero e 5 a 7 cm no fêmur. Em algumas situações, será mais vantajoso diminuir a distância (e, portanto, o tempo do paciente) de transporte ósseo. O encurtamento ajuda na cobertura de tecido mole, por diminuir as tensões e os hiatos na ferida aberta; essa abordagem, combinada com o fechamento assistido a vácuo (FAV), possibilita a oclusão de feridas por fechamento primário tardio, sua cicatrização em segunda intenção ou ainda pela aplicação de um enxerto cutâneo simples. Com essa técnica, pode-se evitar a necessidade de coberturas extensas por retalhos livres.[55,69,138,139,209,254,295]

Mas atenção: não é recomendável o uso de encurtamentos agudos superiores a 4 cm, pois a distorção dos elementos neurovasculares resultará na formação de edema e na impossibilidade de funcionamento apropriado das unidades musculotendíneas (Fig. 8.42).[295,299,302] O transporte ósseo continuará até que tenha ocorrido a compressão das pérolas de cimento antibiótico (na largura de uma pérola). Nessa ocasião, o paciente retorna à cirurgia para exposição do local do acoplamento. As pérolas são removidas e as extremidades ósseas revitalizadas para que sejam obtidas superfícies com sangramentos pontuais. Pode-se utilizar uma broca de alta velocidade para moldar superfícies congruentes nas extremidades dos segmentos do acoplamento proposto. Isso garante o máximo contato cortical e aumenta a estabilidade no local do acoplamento. Concomitantemente, aplica-se osso autógeno (crista ilíaca) diretamente no local onde o osso foi coletado e o transporte distal será reiniciado dentro de 24 horas após o procedimento (Figs. 8.70F-I).[55,118,119,295,298-300,302]

O local do acoplamento é impactado e gradualmente comprimido (0,25 mm a cada 48 horas), até exibir consolidação radiográfica. Muitos autores verificaram que a aplicação de enxerto no local atrofiado do acoplamento ajuda na velocidade de consolidação. Com isso, diminui o tempo total de permanência do fixador.[55,118,119,295] O transporte ósseo é uma técnica confiável; mas consome muito tempo e depende de uma cooperação extrema do paciente.

Outras estratégias foram desenvolvidas com o objetivo de diminuir o tempo de uso do fixador no paciente durante essas difíceis reconstruções. Recentemente, um estudo descreveu o transporte de segmento ósseo para o tratamento de grandes defeitos ósseos tibiais, mediante a aplicação de uma placa transarticular bloqueada e transporte com uma estrutura de fixação externa monolateral.[109] Essa técnica permite a correção do comprimento e do alinhamento, estabiliza o membro e facilita uma remoção mais rápida da estrutura. Pode-se obter uma rápida distração e, tão logo tenha ocorrido acoplamento do defeito, surge a oportunidade de uma compressão extra e de estabilização do segmento transportado, mediante o uso de parafusos não bloqueados e/ou bloqueados através da placa. Essa técnica foi modificada de modo a incluir um transporte rápido ou alongamento de um segmento de membro; assim que a patologia tenha sido corrigida, a inserção de uma placa bloqueada permite a remoção mais rápida do fixador externo durante a consolidação. Realiza-se a inserção da placa através de uma zona limpa e isenta de pinos (o que evita a contaminação) e antes da remoção da estrutura (Fig. 8.71).[125,142]

O transporte ósseo sobre hastes intramedulares também foi empregado para casos de defeitos femorais e tibiais mais expressivos.[213,240] A técnica do "monotrilho" é parecida ao transporte sobre placas; mas a capacidade de compressão do local de acoplamento é problemática e alguns autores preconizaram a aplicação de uma pequena placa de compressão a essa área, para que não venha a ocorrer o retorno do segmento de transporte. Isso ocorre quando o segmento de transporte sofre recuo e se afasta gradualmente do local de acoplamento, tão logo tenha sido descontinuada a força distrativa. Esses transportes híbridos, que lançam mão de combinações de fixação interna e externa, têm aplicabilidade limitada e os resultados publicados são, na melhor das hipóteses, limitados. Assim, o cirurgião deverá se cercar de muita cautela com o uso dessas combinações e isso será tentado sob circunstâncias ideais. A combinação de um fixador circular que faça o transporte sobre uma placa bloqueada aplicada percutaneamente apresenta todas as vantagens proporcionadas pelo alongamento/transporte sobre uma haste intramedular. Mas essa técnica elimina a preocupação relativa às infecções profundas, que podem ocorrer no canal medular pela presença da haste intramedular. A técnica também pode ser aplicada a virtualmente qualquer osso em qualquer faixa etária de pacientes, sem qualquer preocupação com relação à ocorrência de necrose avascular, embolia gordurosa ou lesão à fise.[142] Devemos aderir estritamente aos princípios de transporte, que são: um sistema de fixação externa estável acima e abaixo do defeito e uma ferida biologicamente saudável no local de transporte.

Fixadores do tipo hexápode

Com a sofisticação cada vez maior dos dispositivos e técnicas de fixação externa, a capacidade de corrigir simultaneamente uma deformidade complexa com um dispositivo simples passou a ser mais atrativa. A Estrutura Espacial de Taylor foi projetada para permitir a correção simultânea em seis eixos (angulação e translação coronal, angulação e translação sagital, rotação e encurtamento). Para que esse objetivo seja viável com estruturas convencionais, seria necessário o uso de uma estrutura complexa e personalizada. Ressalte-se, ainda, que a montagem dessas estruturas tradicionais teria razoável grau de dificuldade, pois os anéis devem ficar posicionados paralelamente às respectivas articulações de referência e também perpendiculares ao eixo longitudinal do membro. Nos casos de deformidade ou de fratura, isso poderia ser muito problemático. As montagens do tipo hexápode permitem que os anéis sejam posicionados em qualquer orientação no âmbito de seu respectivo segmento do membro (i. e., qualquer local proximal e distal à fratura). Não é preciso que os anéis fiquem paralelos com relação às articulações ou perpendiculares ao eixo longitudinal dos ossos. A técnica foi simplificada com o uso do fixador "hexápode", com seis eixos.[262,263]

O hexápode é uma estrutura de fixação, com anéis do tipo de Ilizarov e uma configuração que consiste em seis distratores e 12 articulações esféricas, permitindo seis graus de liberdade de deslocamento dos fragmentos ósseos. Pelo ajuste dos distratores simples, podem ser feitas correções tridimensionais graduais ou reduções agudas sem a necessidade de recorrer a mecanismos estruturais complicados.[263]

Como dispositivo de fixação, o hexápode é singular, pois a correção da deformidade depende de um programa de computador. Em seguida à montagem dos anéis, os parâmetros de deformidade são calculados com relação à angulação e à translação, tanto no plano coronal como no plano sagital. Também são inseridas informações adicionais acerca da consolidação rotacional e axial. Em seguida, esses parâmetros de deformidade são lançados no programa do computador, juntamente aos parâmetros de montagem da estrutura. Parâmetros de montagem da estrutura são dados pontuais, como a distância entre a estrutura e o local da deformidade ou da fratura. Outra variável é o comprimento total dos seis tirantes, que também entra nos cálculos do programa de computador. O programa calcula os valores dos distratores necessários para a obtenção de um alinhamento corrigido do membro. Ressalte-se, ainda, que também podem ser calculados os ajustes diários do distrator, o que permite uma correção bastante gradual durante determinado período, de acordo com os planos do cirurgião. O alinhamento final também pode ser refinado utilizando o mesmo programa de computador, pela inclusão no programa de parâmetros similares de deformidade e dos distratores.[249]

Nas aplicações recentes, essa configuração permite o uso de uma estrutura relativamente simples em regime de emergência. A estrutura pode ser fixada por fios transfixantes ou por um mínimo de três pinos não transfixantes em cada fragmento da fratura. Nesse ponto é possível conseguir a redução aproximada durante a cirurgia e a redução final poderá ser conseguida em pouco tempo com a ajuda do programa de computador e por meio de um ajuste gradual dos seis distratores no pós-operatório (Figs. 8.72A-B). As estruturas do tipo hexápode juntamente ao programa oferecem a vantagem de um controle bastante eficaz e preciso de muitos tipos de deformidade, sem a necessidade de dissecção significativa dos tecidos moles. Para que essas correções sejam feitas, aplica-se um dispositivo externo relativamente direto e simples.

Atualmente, estudos têm documentado a capacidade das estruturas hexápodes em obter um realinhamento gradual de fraturas pediátricas complexas, deformidades e procedimentos complexos de reconstrução do pé. As abordagens cirúrgicas reconstrutivas tradicionais envolvem grandes incisões abertas, com o objetivo de remover tecido ósseo e o uso da fixação interna, na tentativa de promover a artrodese de articulações luxadas. Essas operações podem resultar em encurtamento do pé e/ou em uma

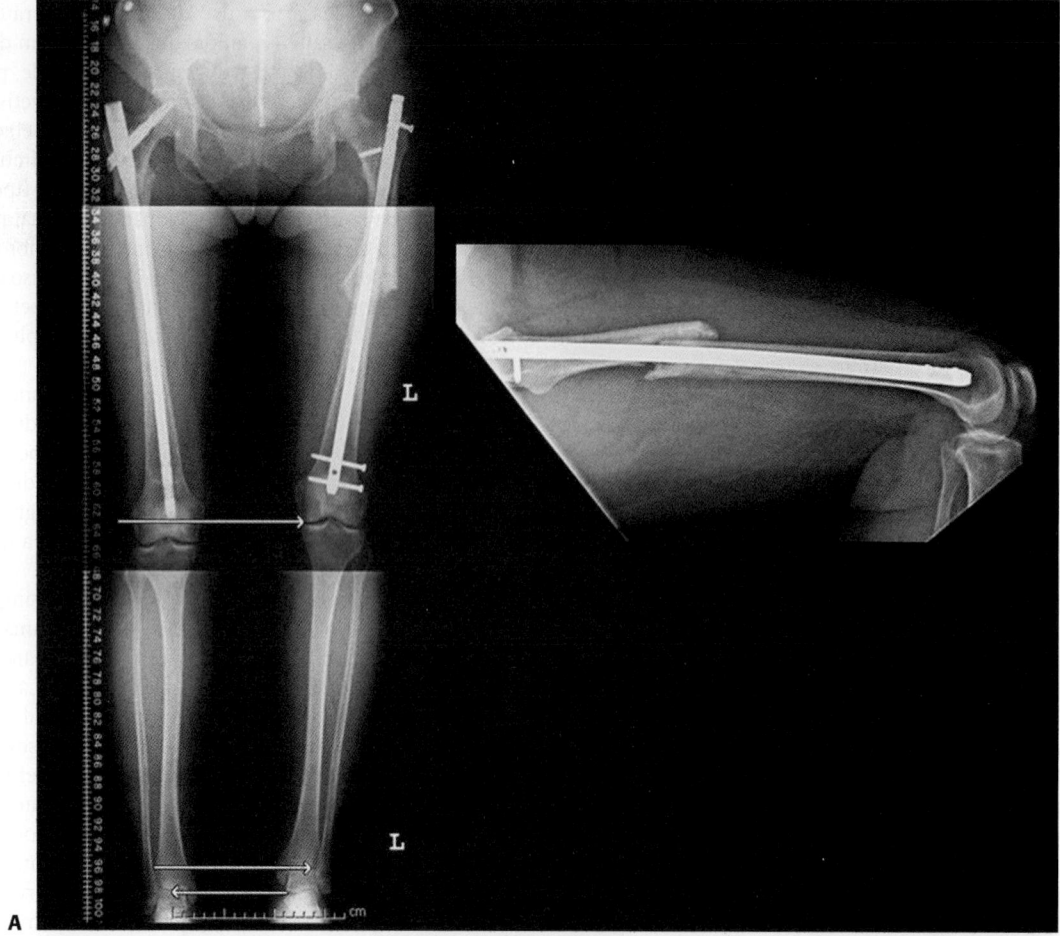

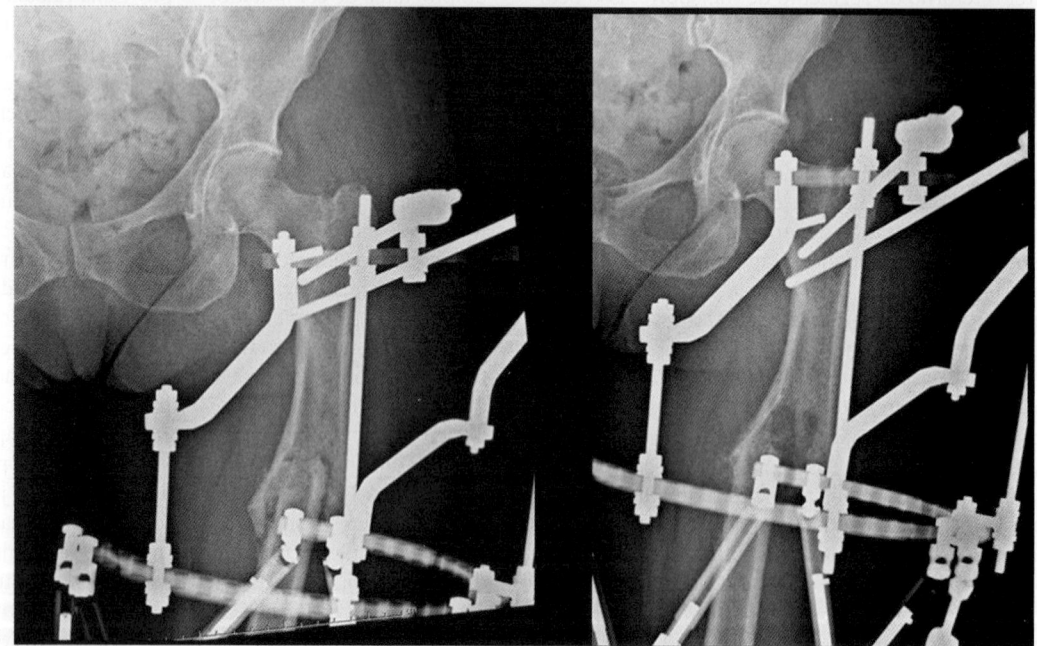

FIGURA 8.71 A: Fratura femoral atípica, relacionada ao uso de bifosfonatos, com resultante pseudartrose e 5 cm de encurtamento, depois do insucesso com o uso de haste bloqueada. **B:** Após a remoção da haste, foi efetuada uma distração gradual. O comprimento do membro foi restabelecido lentamente, ao longo de 4 semanas.

(continua)

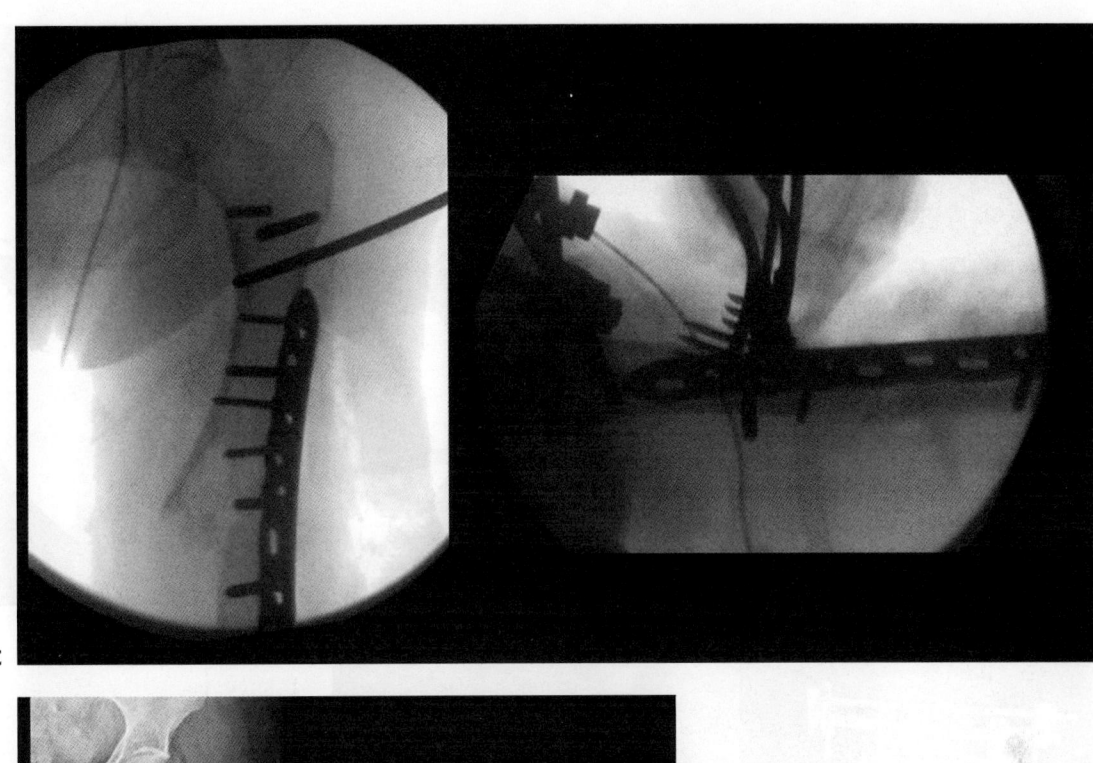

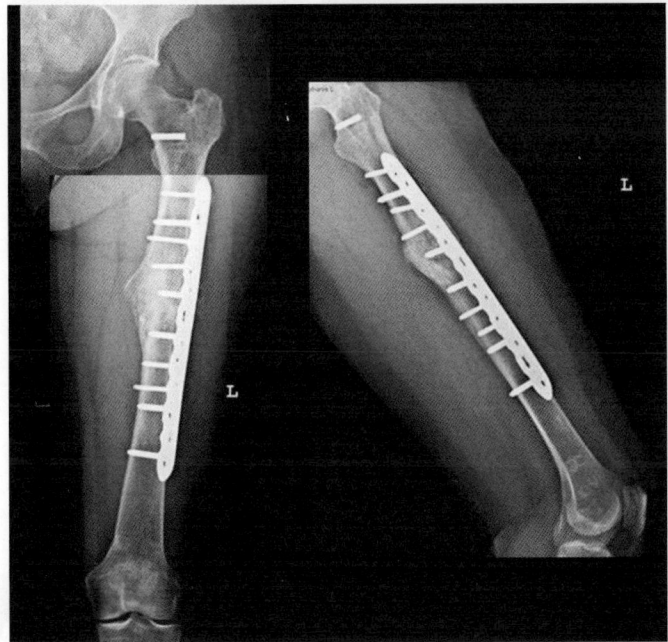

FIGURA 8.71 (*continuação*) **C:** Foi efetuada a aplicação percutânea de uma placa ao final do processo de distração LOP (alongamento sobre a placa); em seguida, a estrutura foi removida. **D:** Consolidação do fêmur com a placa.

correção incompleta da deformidade, erro de fixação, problemas de cicatrização da incisão, infecção e uso prolongado de aparelhos gessados ou de órteses. É vantajoso ter-se a capacidade de reduzir gradualmente uma deformidade cronicamente luxada do tornozelo ou do pé em um cenário de artropatia diabética grave ou de artropatia de Charcot sem a necessidade de grandes incisões.[173] Com frequência pode haver contraindicação para uma redução aberta extensa, devido às condições locais da pele e a contraturas (Fig. 8.68).[173]

É possível abordar de maneira abrangente as pseudartroses tibiais com a estrutura espacial de Taylor (TSF, do inglês Taylor spatial frame). Essa estrutura é particularmente útil em um cenário de pseudartrose hipertrófica rígida, infecção, perda óssea, discrepância no comprimento das pernas e má qualidade do envoltório de tecido mole. Alguns pesquisadores determinaram que pacientes com pseudartroses previamente infectadas estão em maior risco de fracasso em comparação com casos sem infecção, o que é consistente com a maioria dos estudos sobre esse tópico.[238,239] O singular é a capacidade das estruturas do tipo hexápode em resolver deformidades múltiplas e em restaurar a igualdade de comprimento das pernas com a aplicação de uma estrutura relativamente simples (Fig. 8.73).[92,251,254,263,290]

A correção de uma deformidade tibial grave, decorrente de uma pseudartrose da tíbia, pode ser conseguida por meio de uma lenta correção gradual, o que permite a adaptação dos tecidos comprometidos. Estudos demonstraram que pacientes com uma pseudartrose hipertrófica ou oligotrófica da tíbia acompanhada por deformidade são os melhores candidatos para a aplicação do

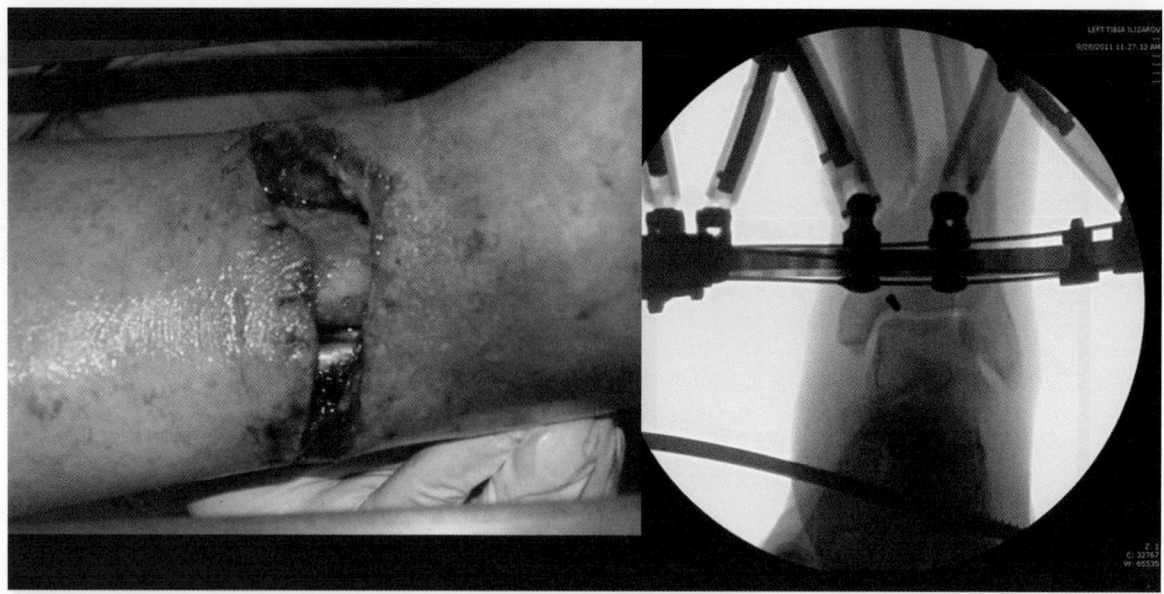
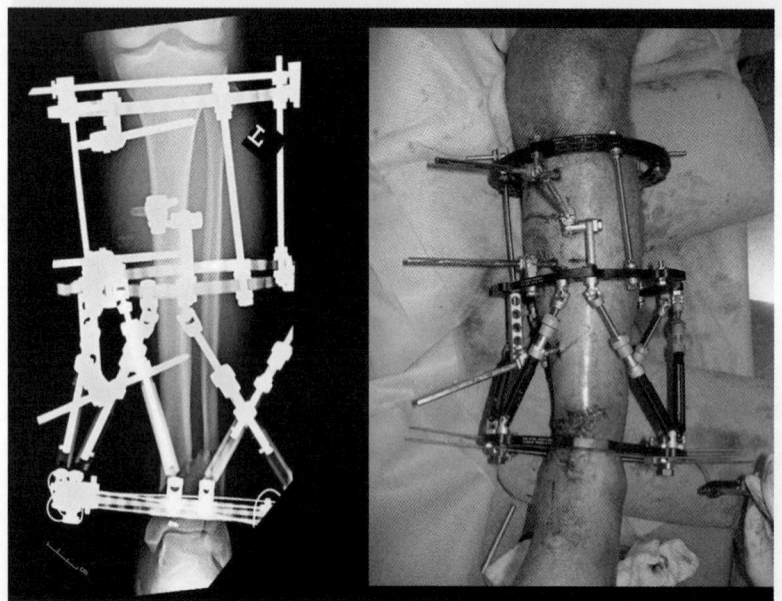
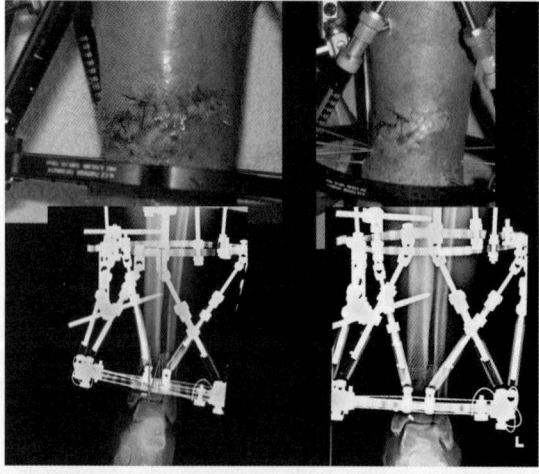
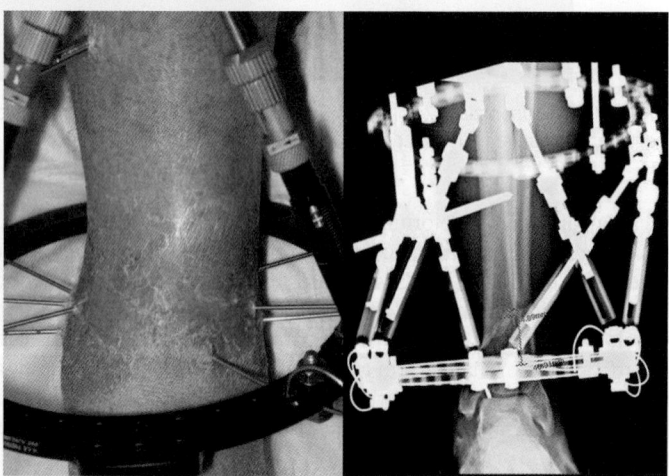

FIGURA 8.72 A, B: Fratura exposta complexa da tíbia distal com uma grande ferida aberta, que possivelmente necessitaria de cobertura com retalho. O tratamento imediato com a conversão do fixador transarticular para um fixador TSF, com encurtamento e criação de uma deformidade em varo intencionais, para ajudar no fechamento primário da ferida. **C, D:** Assim que a ferida tinha sido estabilizada, procedeu-se à gradual correção da deformidade induzida. Observa-se a cicatrização completa da ferida.

(continua)

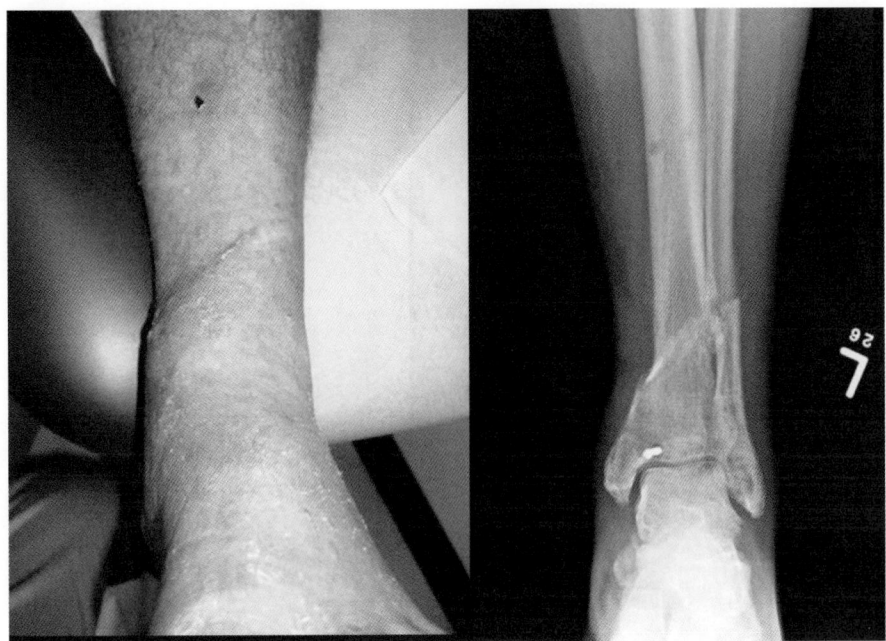

FIGURA 8.72 (*continuação*) **E:** Depois da remoção do fixador e no seguimento subsequente, a pele tem aspecto normal.

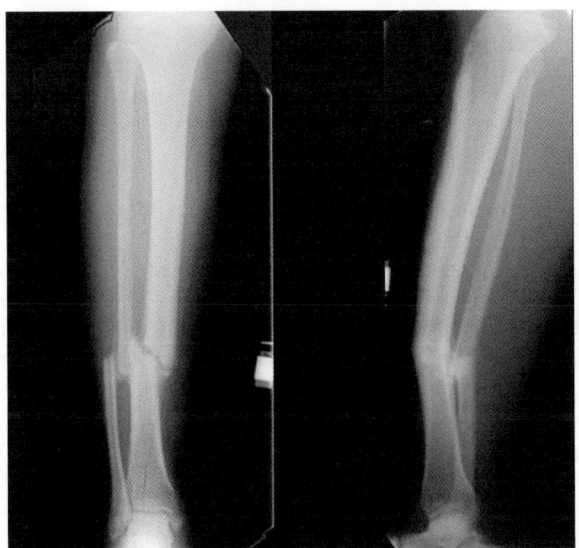

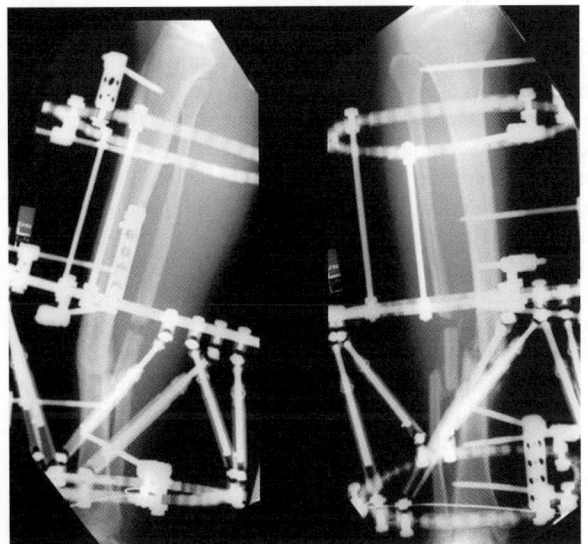

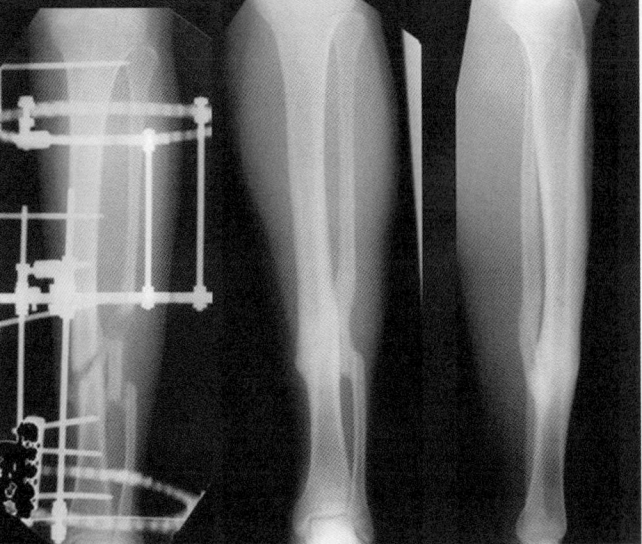

FIGURA 8.73 A: Pseudartrose complexa da tíbia com desvio rotacional, angulação, translação e discrepância no comprimento dos membros. **B:** TSF aplicado ao membro, basicamente por meio de fixações com semipinos. O autoajuste das seis estruturas oblíquas pelo próprio paciente. **C:** Realinhamento completo e consolidação por meio de uma osteogênese por distração gradual; não houve necessidade de aplicação de enxerto para que esses resultados fossem alcançados.

(continua)

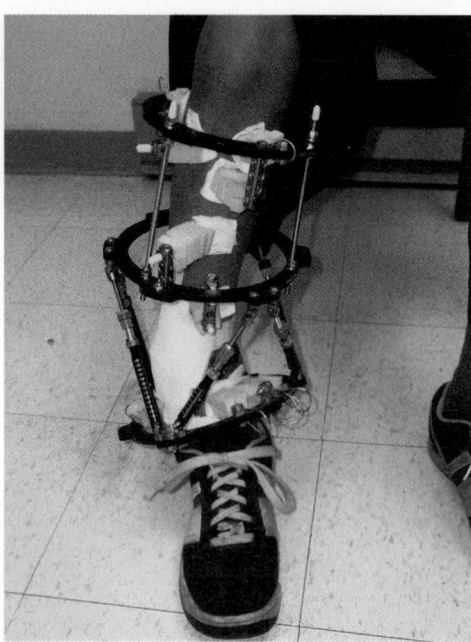 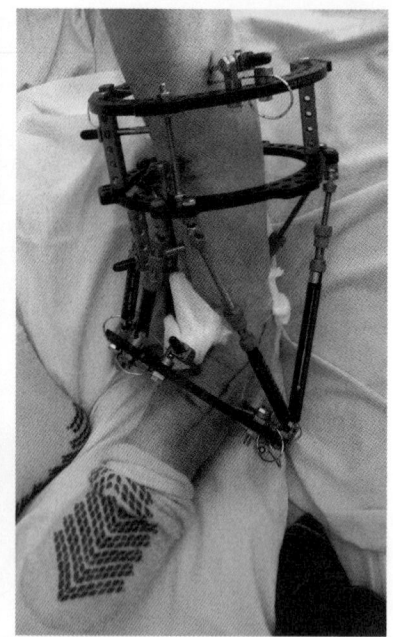

FIGURA 8.73 (*continuação*) **D, E:** Fotografias clínicas do TSF aplicado às deformidades combinadas, ambas consistindo em varo, antecurvato, translação lateral e rotação lateral.

TSF. Dentro dessa mesma linha, pacientes com deformidade tridimensional e pseudartrose também poderão ter seus defeitos corrigidos por meio do uso de corticotomias selecionadas e de distração gradual com um TSF.[251,254]

Conforme foi observado previamente nesse capítulo, foi demonstrado que o encurtamento agudo com um fixador externo circular ajuda no tratamento de fraturas expostas da tíbia com perda simultânea de tecido ósseo e de tecido mole. Isso é particularmente verdadeiro nos casos de transporte ósseo axial, em que os defeitos longitudinais são fechados pelo recrutamento de tecido mole que acompanha o segmento transportado. Mas, na maioria dos casos, o defeito de tecido mole excede consideravelmente a perda óssea e pode depender de um procedimento com tecidos moles realizado simultaneamente. Nesses casos, são várias as dificuldades potenciais com o uso de retalhos pediculados vascularizados e de retalhos de tecido livre, por exemplo, complicações com anastomoses, necrose parcial do retalho e deiscência do retalho. Graças à versatilidade do TSF, fraturas expostas podem ser agudamente deformadas, com relação ao encurtamento e à angulação, para que o fechamento primário da ferida seja facilitado.[209] Essa distorção do membro é temporária e dispensa a realização simultânea de um procedimento reconstrutivo nos tecidos moles para a obtenção de cobertura (Fig. 8.72A-B). Tão logo a ferida tenha cicatrizado, a deformidade no membro e seu comprimento são gradualmente corrigidos por distração com o uso do módulo Direct Scheduler do *software* do TSF, encontrado na *web* (Fig. 8.72C-E). Foi descrita uma estrutura relativamente simples (dois anéis) para uso dessas técnicas, no tratamento de fraturas complexas da diáfise tibial com lesões simultâneas nos tecidos moles.[6]

TRATAMENTO COM ESTRUTURA DE FIXAÇÃO EXTERNA

Procedimentos secundários são frequentemente necessários durante o tratamento com fixadores externos. Esses procedimentos podem ser a cobertura com tecido mole ou aplicação de enxerto ósseo tardio. Quase todas as estruturas de fixação externa podem ser modificadas com facilidade ou podem ser aplicadas fora da zona de lesão. Em sua maioria, os cirurgiões consideram problemático proteger o fixador com colocação de campo cirúrgico longe do campo operatório e manter a esterilidade dessa área excepcionalmente pequena durante todo o procedimento. A preparação segura do fixador externo prévia ao procedimento no campo operatório é vantajosa porque a redução da fratura poderá ser mantida durante os procedimentos secundários de conversão; além disso, o tempo e os custos materiais diminuem, bem como a frustração decorrente das tentativas de colocação de campo cirúrgico seguro do fixador longe do campo operatório. Foi demonstrado que, depois da implementação do protocolo padronizado, incluindo uma pré-higienização da estrutura de fixação externa, lavagem com álcool e a preparação, pincelagem e aspersão sequenciadas de iodopovidona, seguidas pela secagem com jato de ar e pela aplicação de campo cirúrgico ao membro e ao fixador diretamente no campo operatório, permitirão a realização de outras cirurgias adicionais sem que haja risco de aumentar o percentual de infecção pós-operatória da ferida.[115,304] É possível a rotação de retalhos com pedículos livres e fazer outros procedimentos com tecidos moles diretamente em torno dos pinos de fixação externa, contanto que os pinos não se comuniquem diretamente com o local operatório.

Técnica de inserção dos pinos

A integridade da interface entre o pino e o osso é o elo crítico na estabilidade do sistema de fixação externa. Com frequência, os pinos de fixação externa aplicados no osso metafisário esponjoso afrouxam com o passar do tempo, resultando em defeitos de fixação e em maior risco de infecção. Em regiões corticais/diafisárias, o pino de fixação pode permanecer intacto e livre de infecções durante longos períodos. Assim, todos os pinos na montagem do fixador devem ser continuamente avaliados em relação a esses problemas potenciais, para que o fixador permaneça estável. A técnica de inserção correta envolve a incisão da pele diretamente no local de inserção do pino. Depois de uma incisão suficientemente ampla, a dissecção é feita diretamente até o osso;

em seguida, faz-se a incisão do periósteo, onde seja anatomicamente possível. Usa-se um pequeno elevador do tipo Penfield para rebater cuidadosamente o periósteo, afastando-o do osso no local de inserção. O cirurgião deve evitar a retenção e a necrose de tecido mole mediante cuidados com os tecidos moles no local de inserção. E deve introduzir um trocarte e um protetor de partes moles para a perfuração diretamente até chegar ao osso; essa manobra minimiza o aprisionamento do tecido durante a pré-perfuração. A luva de perfuração deve ficar centrada na parte média do canal medular (Fig. 8.74A-D). É preciso garantir que a trajetória dos pinos atravesse a cortical próxima e, em seguida, o canal medular; finalmente, a trajetória terminará depois de deixar a cortical óssea oposta. Desse modo, evita-se o uso de um pino unicamente na cortical óssea, que é um concentrador de estresse e que pode ser local de fratura depois da remoção do fixador. O cirurgião também deverá utilizar uma luva de perfuração, se tiver selecionado um pino autoperfurante e, depois da pré-perfuração, introduzirá um pino de comprimento apropriado para conseguir a fixação bicortical; qualquer tecido mole aprisionado deverá ser liberado com um pequeno bisturi (Figs. 8.74D-I).[115]

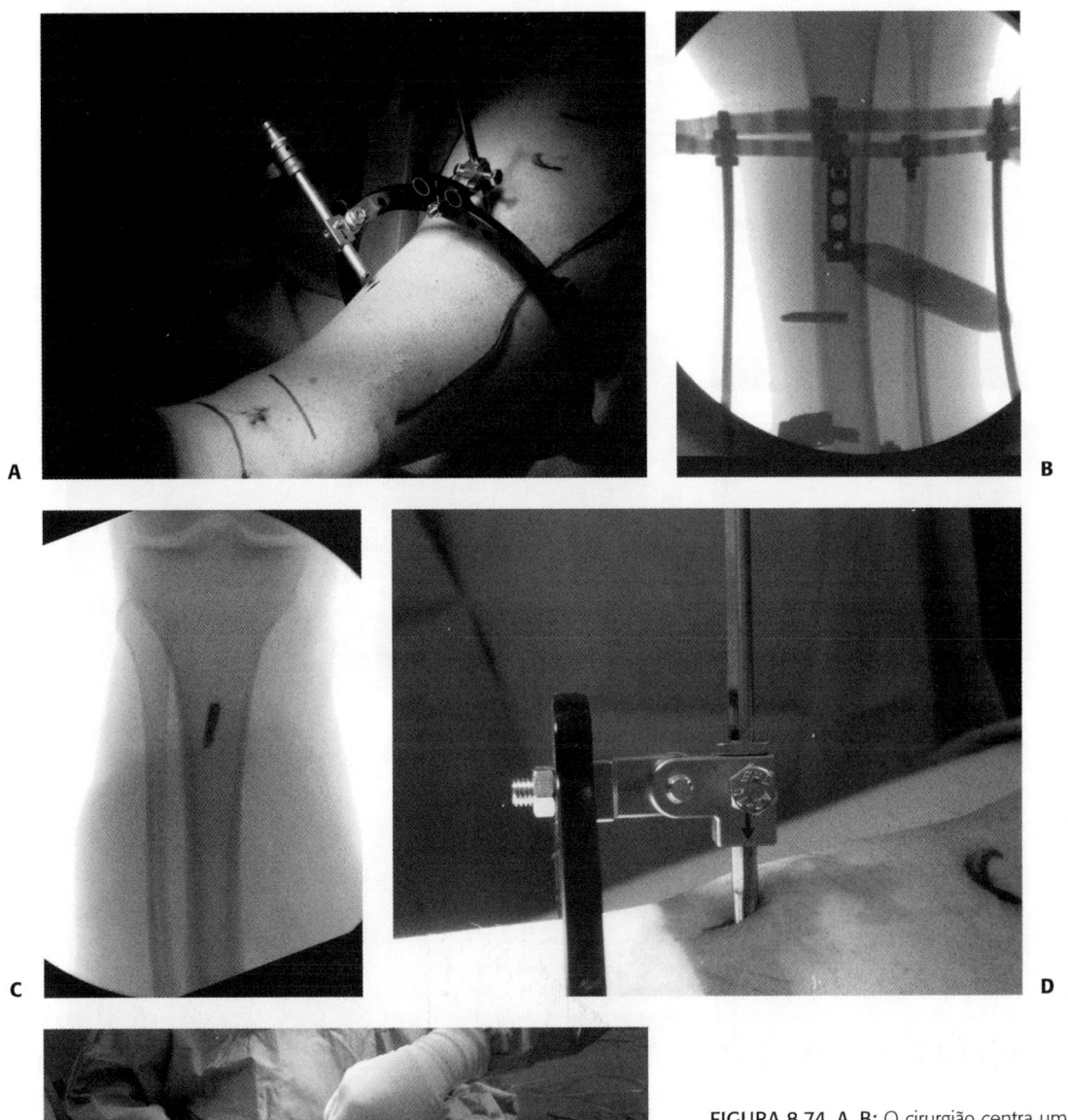

FIGURA 8.74 A, B: O cirurgião centra um trocarte e uma luva de proteção para perfuração no osso, sob controle fluoroscópico, para ter a certeza de que o pino não está em localização excêntrica e que atravessa ambas as corticais, além de atravessar o canal medular. **C:** O pino deve se encaixar na cortical posterior, em posição central no osso para que não ocorra fratura por estresse após a aplicação do fixador, em decorrência de um trajeto de pino transcortical mal posicionado. Notar a localização central do pino diafisário. **D, E:** Em seguida à inserção do pino, pode ocorrer certo grau de aprisionamento dos tecidos moles. Devido a possibilidade de interposição tecidual, a aplicação dos pinos à mão livre com um cabo em T limita qualquer lesão aos tecidos moles durante a inserção do pino.

(continua)

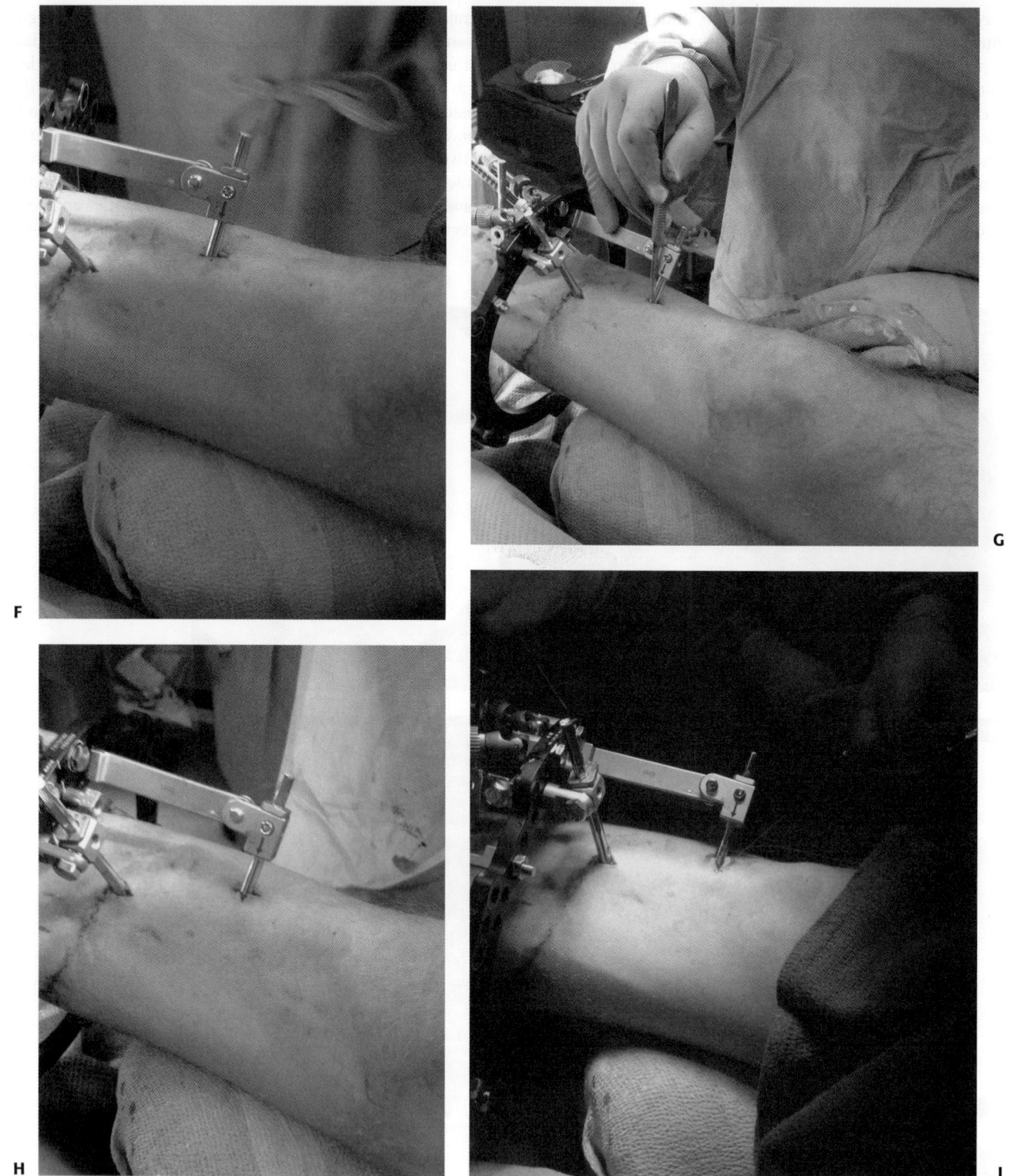

FIGURA 8.74 (*continuação*) **F, G:** A pele pode ser liberada com o uso de uma lâmina de bisturi nº 11. **H, I:** O aprisionamento dos tecidos é aliviada; o cirurgião pode empregar uma pequena sutura para uma aproximação frouxa da pele.

Cuidados com os pinos

Não existe consenso na literatura com relação ao regime apropriado para os cuidados no orifício dos pinos e para a prevenção da infecção. Um estudo prospectivo, randomizado e controlado intra-observadores recentemente publicado comparou os cuidados diários no trajeto dos pinos *versus* nenhum cuidado dos pinos. As medidas de desfecho avaliadas nesse estudo foram a integridade da interface entre pino/pele e tecidos moles, estabilidade dos pinos – inclusive a estabilidade torcional, determinada com um torquímetro, presença radiográfica de osteólise no local de aplicação dos pinos e presença de dor no local de aplicação dos pinos. Não foram observadas diferenças estatisticamente significativas entre os dois grupos (i. e., cuidados no trajeto dos pinos *versus* nenhum cuidado), ao serem comparados os tecidos de granulação e a drenagem no local do pino (36% *vs.* 35%), estabilidade dos pinos (20 *vs.* 25 pinos com afrouxamento), osteólise (7 *vs.* 6 pinos) ou torque por ocasião da extração (media de 0,75 Nm e máximo de 3,05 Nm *vs.* media de 0,6 Nm e máximo de 3,55 Nm). Esse estudo sugeriu pela não necessidade de cuidados rotineiros específicos para os tratos dos pinos, desde que sejam mantidas a higiene diária do paciente e a estrutura.[46] Assim, ainda está por ser identificado um padrão universal para cuidados dos pinos. Com maior frequência, as recomendações para os locais dos pinos são baseadas mais na preferência clínica, não em achados específicos em pesquisas.[94] Deve-se ter em mente que a técnica correta de inserção do pino suprime a maioria dos fatores causadores de infecção no trajeto do pino e do subsequente afrouxamento do implante.[8,115,222] Se o cirurgião utilizou a técnica correta de inserção, os locais de inserção dos pinos cicatrizarão completamente em torno de cada implante, de forma bastante parecida com a cicatrização de uma perfuração na orelha para uso de brincos. Depois da cicatrização, bastará lavar a área com uma ducha, sendo dispensado qualquer outro procedimento de limpeza dos pinos.[307] Talvez seja útil a remoção ocasional de uma crosta serosa em torno dos pinos, o que será feito com uma solução de peróxido de hidrogênio diluído em solução salina.[28,112,116]

Em geral, recomenda-se como agente de limpeza a solução salina normal com peróxido de hidrogênio diluído.[112,116] Foi feita uma revisão do banco de dados Cochrane, com relação ao regime mais efetivo de cuidados com os pinos. Foram avaliados todos os estudos randomizados e controlados comparando o efeito de diferentes métodos de limpeza ou de curativos de locais ortopédicos de inserção percutânea de pinos nos percentuais de infecção e de outras complicações. Três estudos compararam um regime de limpeza *versus* nenhum tipo de limpeza; dois estudos compararam soluções de limpeza; um estudo comparou cuidados idênticos no local de inserção dos pinos, mas com frequências diferentes (diária ou semanal); e quatro estudos compararam curativos. Um desses estudos informou percentuais de infecção mais baixos (9%) com um regime de limpeza com peróxido de hidrogênio a 50% e aplicação de um curativo Xeroform™ *versus* outros regimes.[180] Outros estudos recomendaram o envolvimento dos pinos com gaze impregnada de poliexametileno biguanida, sulfadiazina de prata ou iodopolivinilpirrolidona a 10% (Polyod) com o objetivo de diminuir o risco de infecção em trato de pino em comparação com gaze embebida em solução salina normal aplicada no pino.[58,65,176,320] Mas os autores concordam com as conclusões de outros pesquisadores, de que são insuficientes as evidências que permitem uma opção segura por determinada estratégia simples de cuidados nos locais dos pinos, capaz de minimizar os percentuais de infecção.[85,180] O uso de pomadas não é recomendado para os curativos pós-limpeza, pois esses produtos tendem a inibir a flora cutânea normal e podem acarretar superinfecção ou colonização dos locais de inserção do pino.[189] É importante remover o acúmulo do material crostoso, que tende a endurecer a interface entre o pino e a pele e a aumentar as forças de cisalhamento na interface entre o pino e o osso (Fig. 8.75A). Essas consequências levam à formação de maior quantidade de tecido necrosado e acúmulo de líquido em torno do pino.[58] No pós-operatório imediato, deve-se aplicar um curativo compressivo aos locais de inserção dos pinos, para que a interface entre o pino e a pele fique estabilizada; com isso, ficam minimizados os movimentos da pele, o que poderia resultar em maior volume de detritos necrosados. Com o tempo, a pele no local de inserção do pino permanece estável.[140] Isso permite que a pele cicatrize em torno do pino sem maiores problemas. Os curativos compressivos podem ser removidos dentro de 10 dias a 2 semanas, assim que os tratos dos pinos tenham cicatrizado (Figs. 8.75B-C). No caso de secreção no local do pino, o local deverá ser tratado três vezes por dia. Esses cuidados também podem envolver a aplicação de novos curativos e a compressão do local afetado, em um esforço de minimizar o movimento anormal da interface entre o pino e a pele (Figs. 8.12A, 8.75B-C).[140]

A revisão de grandes registros de locais de inserção de pinos documentou uma diferença significativa nos percentuais de infecção do trato do pino entre pinos de Schanz mais calibrosos *versus* fios transfixantes finos. No caso do uso de fixadores para fixação aguda de fraturas, o risco de infecção do trato do pino nos pacientes tratados com fixadores externos híbridos foi similar ao risco nos pacientes tratados com fixadores unilaterais. O percentual de infecção no grupo tratado com fixadores circulares (com fios transfixantes finos) foi significativamente mais baixo do que nos grupos tratados com fixadores externos híbridos e com fixadores unilaterais (basicamente com utilização de pinos de Schanz).[222] Registros de pinos que avaliaram os percentuais de infecção no trato do pino em procedimentos de alongamento de membros chegaram a resultados parecidos. O percentual de infecção nos locais de inserção de pinos foi significativamente mais alto ($p < 0,05$) nos usuários de fixadores com pinos (100%) em comparação com fixadores híbridos (78%) e uma combinação de fios finos e pinos. Quando pinos foram comparados exclusivamente com fios finos, foi notada uma incidência significativamente mais alta ($p < 0,05$) de infecção (78%) dos locais de aplicação de pinos (33%).[8] Esses achados enfatizam a necessidade da inserção de pinos com técnica correta (descrita anteriormente), para que sejam evitados tensão excessiva na pele, aprisionamento de tecidos moles ou formação de tecido necrosado no local de inserção dos pinos. Em geral, parece que um plano simples, barato e fácial para o paciente nos cuidados no local dos pinos equivale a planos mais complexos ou dispendiosos.

Remoção dos fixadores

O tratamento definitivo com um fixador externo exige a inspeção minuciosa das radiografias para que o cirurgião tenha certeza, antes da remoção da montagem, de que ocorreu consolidação completa do local da fratura ou da distração. Muitos autores descreveram técnicas diferentes (por exemplo, estudos de tomografia computadorizada, ultrassonografia e densitometria óssea) para determinar a adequação da consolidação da fratura.[16,17,140] Em geral, o paciente deve estar em condições de sustentação completa do peso com mínima dor percebida no local da fratura. A estrutura deve estar completamente dinamizada, de tal modo que a carga esteja sendo suportada pelo membro do paciente, e não pelo fixador externo (Fig. 8.76). Nos pacientes tratados com osteogênese por distração, as radiografias são visualizadas nos planos anteroposterior e lateral. O cirurgião deve observar três de quatro corticais na zona de reconstituição regenerativa, para ter certeza de que o osso esteja mecanicamente estável e seja capaz de tolerar a remoção do fixador externo (Fig. 8.77).[15,17,118,119] É muito comum a ocorrência de deformidade tardia em seguida à remoção do fixador; normalmente, essa deformidade é resultado de uma consolidação incompleta do material regenerado pela distração.[140] Na tíbia isso ocorre porque, anteriormente, a borda subcutânea tem cobertura de tecido mole menos volumosa e, em consequência, irrigação sanguínea mais limitada. Mas a estabilidade mecânica depende da reconstituição de apenas três de quatro corticais. Em casos do uso de técnicas de rotina para fixação externa, devem ser seguidas precauções similares, para

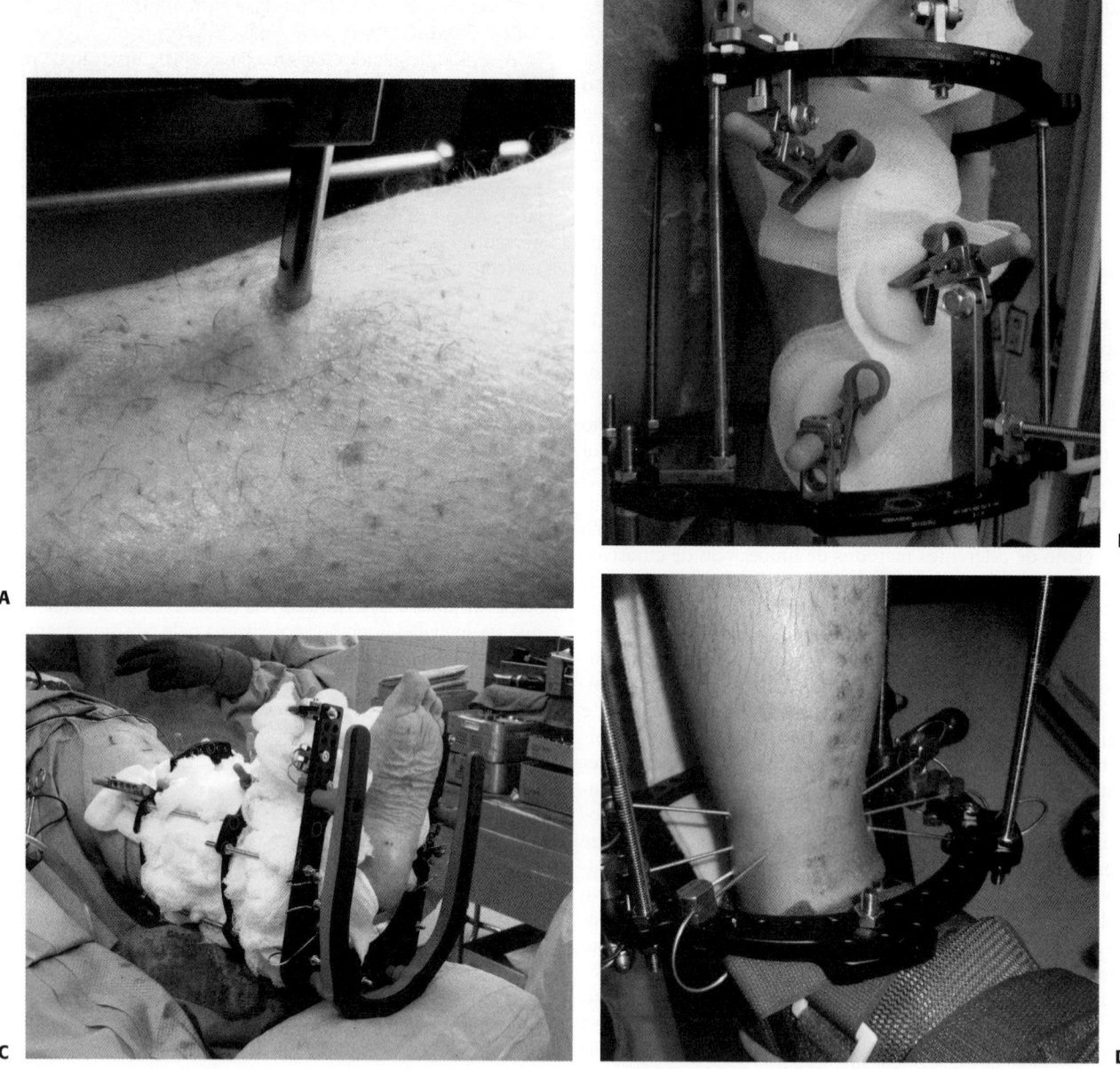

FIGURA 8.75 A: Embora os locais de aplicação dos pinos tenham cicatrizados, um líquido seroso exsuda desse local e forma uma crosta que deve ser removida com peróxido diluído ou sabão neutro e água. **B:** A interface pino-pele deve ser comprimido e estabilizado, de modo a minimizar os movimentos e subsequente ocorrência de material necrosado. Depois da cicatrização dos locais de aplicação dos pinos, pode-se usar curativos de gaze em torno dos pinos ou esponjas que proporcionem estabilização. **C:** Como curativo no pós-operatório imediato, pode-se usar curativos compressivos em torno de todos os pinos, com o objetivo de comprimir e estabilizar a interface pino-pele. **D:** Os locais de aplicação dos pinos já cicatrizados dispensam cuidados especiais, além do uso de um sabão neutro e água. Não há necessidade de aplicar pomadas ou antissépticos para a manutenção de um local de aplicação de pino que esteja cicatrizado/vedado.

(continua)

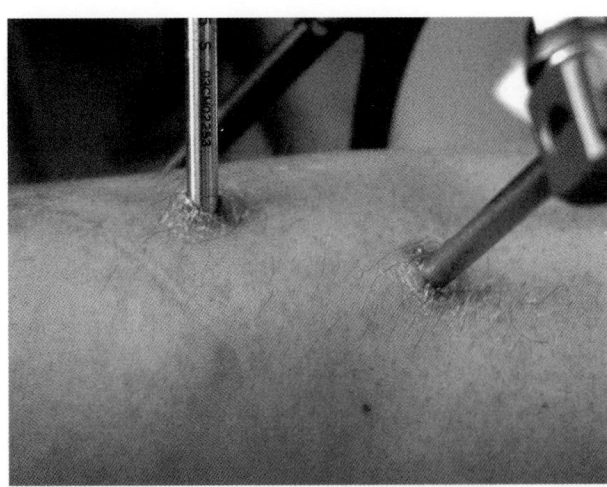
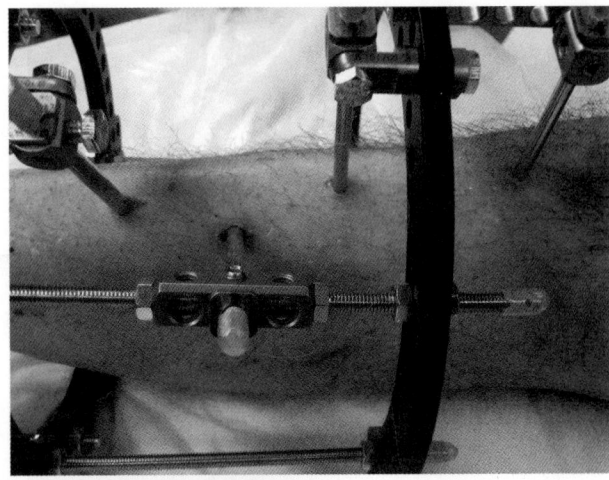
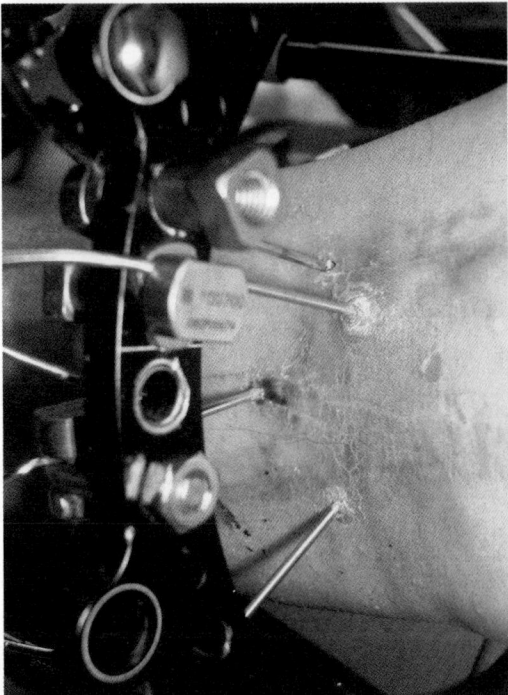
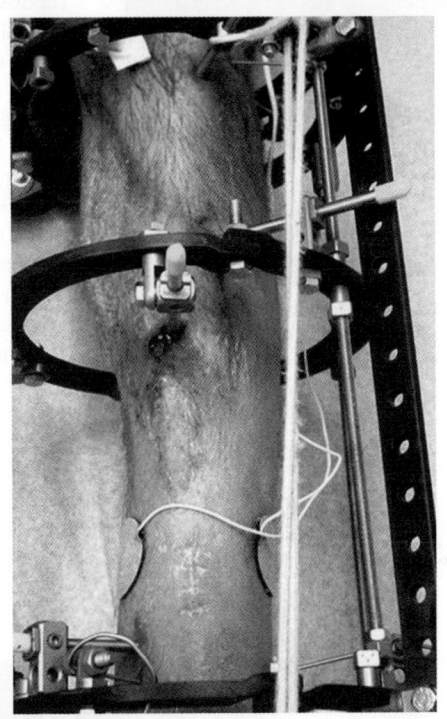
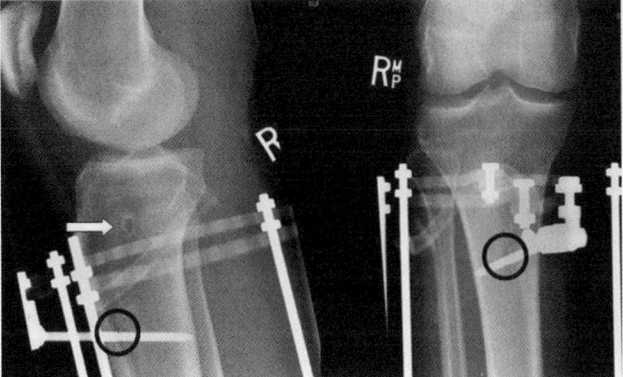

FIGURA 8.75 (*continuação*) **E:** Local de inserção de pino levemente inflamado, com drenagem do tipo seroso. No longo prazo, esses pinos podem vir a causar uma ceratose hipertrófica dolorosa em torno dos locais de aplicação dos pinos, que deverá ser excisada por ocasião da remoção dos pinos. **F, G:** Infecção de trato de pino de grau IV com drenagem seropurulenta e rubor; seus cuidados devem ser agressivos e o paciente será medicado com antibióticos. **H:** Infecção de trato de pino de grau V; em torno do implante, nota-se eritema e inflamação e o local apresenta drenagem purulenta. As radiografias dessa região devem ser examinadas em busca de sinais radiográficos sugestivos de afrouxamento de pino. **I:** As evidências radiográficas de sepse e afrouxamento de pino são: sequestro de pino (*seta branca*) e lucências corticais (*círculo preto*).

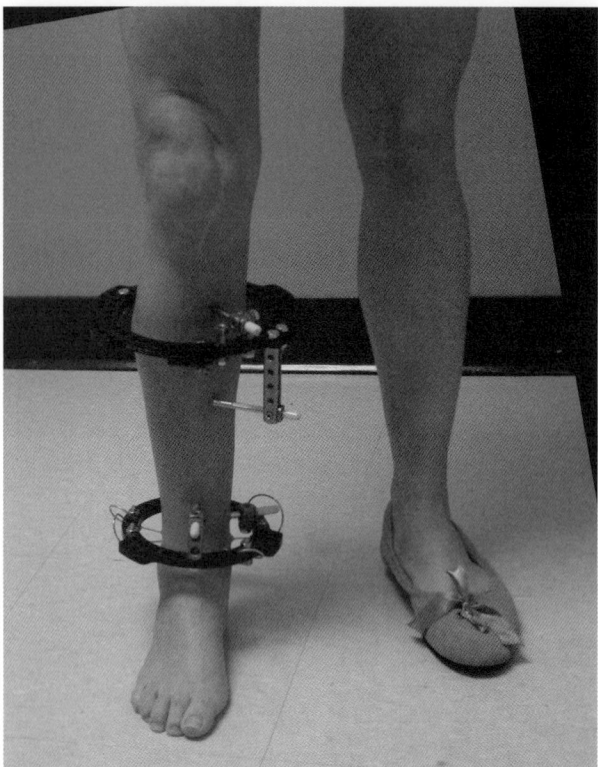

FIGURA 8.76 Antes da remoção da estrutura, todas as barras de conexão foram removidas; permanecem apenas os anéis. A estrutura foi completamente dinamizada e o paciente teve permissão de andar sustentando completamente o peso. O paciente também foi instruído para ficar atento a qualquer sinal de dor ou deformidade – indício de consolidação incompleta. Se isso ocorrer, as barras de conexão poderão ser facilmente reaplicadas e a estrutura não será removida nessa ocasião.

que se evitem refraturas ou a ocorrência de pseudartrose. O cirurgião deverá obter várias projeções radiográficas do membro, para que seja determinada a adequação da consolidação da fratura antes da remoção da estrutura. Podem estar presentes linhas de fratura não consolidadas e fora do plano e esses problemas poderão passar despercebidos se o cirurgião obtiver apenas projeções AP e laterais ortogonais para a confirmação da consolidação da fratura. Além das projeções de rotina, também devem ser solicitadas projeções oblíquas, que ajudarão na identificação de qualquer lacuna residual na fratura.

A facilidade de remoção do fixador em um cenário ambulatorial ou no consultório irá variar dependendo do tipo de pinos utilizados. Um estudo avaliou a capacidade de remoção de fixadores com pinos de aço inoxidável no consultório em pacientes não anestesiados. A remoção específica desses fixadores externos sem anestesia foi bem tolerada pela grande maioria dos pacientes. A infecção nos locais de inserção dos pinos foi associada a um maior desconforto durante a remoção do fixador externo. Apesar da pontuação mais alta na escala de dor, quase todos os pacientes com inflamação no local de inserção do pino disseram que repetiriam o procedimento sem anestesia.[255] Esse estudo confirma o conceito de que, normalmente, os pinos de aço inoxidável são facilmente removidos; mas os novos modelos de pinos, inclusive os de titânio e também os pinos revestidos com HA, são mais problemáticos. Com a natureza de fixação biológica desses biomateriais, a remoção frequentemente é difícil, exigindo o uso de força suficiente para afrouxar (quebrar) a interface intacta entre o pino e o osso. O paciente pode sentir uma dor considerável, o que pode impedir a realização do procedimento no consultório.[202,206,256] Em pacientes cujo tempo de tratamento foi prolongado, ocorre uma ceratose heterotópica exuberante, acumulada em torno dos locais de inserção dos pinos. Se não for removida, essa complicação poderá deixar uma cicatriz dolorosa e de mau aspecto; portanto, a ceratose deve ser excisada no momento da remoção do pino (Fig. 8.78).

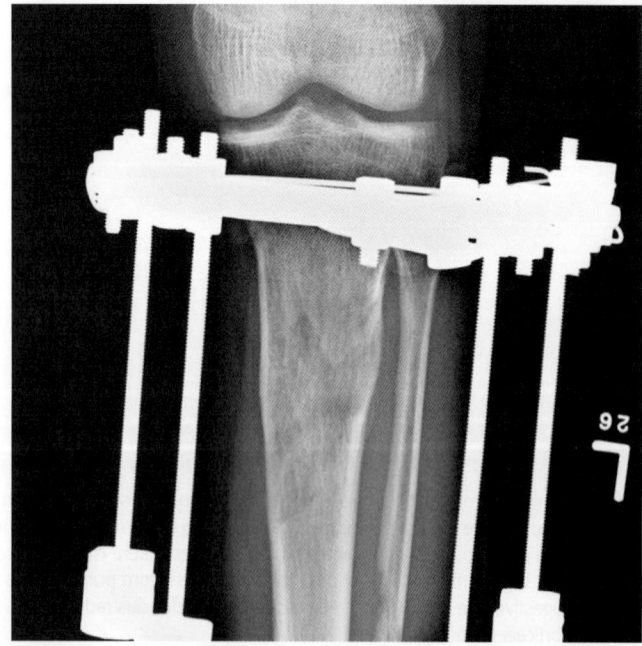 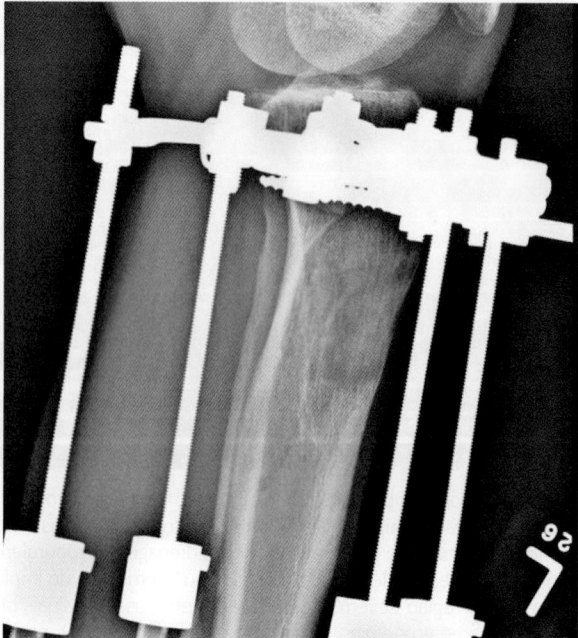

FIGURA 8.77 A, B: A reconstituição das corticais medial e lateral na projeção AP, além das corticais anterior e posterior na projeção lateral, demonstra consolidação completa do osso regenerado; nesse ponto, o fixador pode ser removido com segurança.

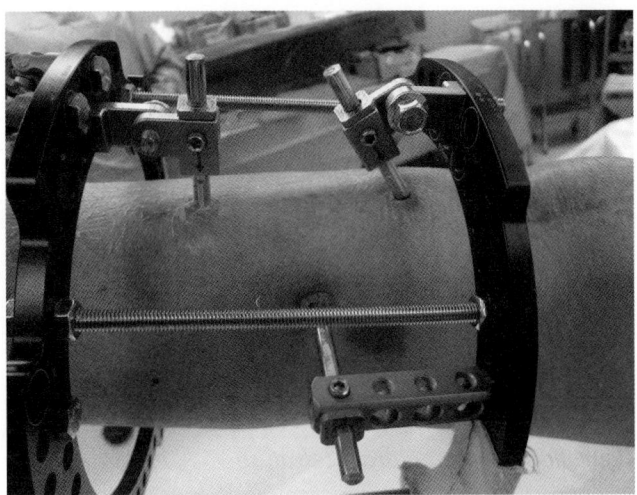

FIGURA 8.78 Ocorre ceratose hipertrófica no local de aplicação de pino nos pacientes com aplicação de fixador durante longos períodos; no momento da remoção da estrutura, a ceratose deve ser excisada com bisturi, para que seja evitada a formação de cicatrizes de má aparência.

Reutilização dos fixadores

Nesta época de contenção de despesas na prestação de serviços de saúde, faz sentido a prática de reciclagem de componentes de fixadores externos. Dirschl e Smith descreveram a experiência de uma instituição que implantou um programa de reutilização. Os componentes em bom estado retornavam ao estoque da sala operatória para reutilização, enquanto os componentes que exibam sinais de desgaste eram descartados. Nenhum componente foi utilizado mais de três vezes. A instituição cobrava dos pacientes uma "taxa de empréstimo" igual ao custo do hospital para inspeção, processamento e reciclagem dos componentes dos fixadores. Como resultado desse programa, o custo hospitalar médio para um fixador diminuiu 34%. Não foram observadas diferenças nos percentuais de reoperações ou de complicações antes e depois da instituição do programa de reutilização. Não houve nenhum caso de falha/quebra mecânica de um componente novo ou reutilizado.[72,73,169] Muitos pesquisadores avaliaram as propriedades mecânicas dos componentes de fixadores reciclados.[72,73,136,169] Um exame minucioso das estruturas clinicamente removidas, inclusive com a realização de testes mecânicos estáticos, não demonstrou redução no desempenho nem falhas mecânicas das partes recicladas que não exibiam sinais visuais de desgaste. Um estudo realizado no Exército dos Estados Unidos e recentemente publicado avaliou barras de conexão reprocessadas de um sistema de fixação externa de uso comum. A resistência ao encurvamento e a rigidez de flexão dessas barras foram determinadas com o uso de um teste de encurvamento de quatro pontos. Foi notado o local de ruptura da barra. As condições de teste simulavam as condições utilizadas pelo fabricante para a liberação de novas barras. Não houve diferença estatisticamente significativa em termos de resistência ao encurvamento, mas ocorreu uma redução de 6% na rigidez de flexão das barras usadas em comparação com as barras novas; o significado desse achado ainda não foi elucidado. Treze barras usadas recuperadas se partiram em locais onde previamente haviam sido aplicados os clampes.[244] Assim, antes de serem reutilizadas, é recomendável que as barras passem por um minucioso exame em busca de sinais de presença de chanfros ou de desgaste excessivo. A poupança potencial de custos, juntamente à segurança documentada dos componentes reciclados, torna a prática de reutilização desses dispositivos atraente.

O mês de agosto de 2000 assinalou uma mudança significativa nos hospitais e empresas que fazem reprocessamento *in loco* de dispositivos médicos de uso único (tal como componentes do fixador externo). Nos Estados Unidos, a Food and Drug Administration (FDA) anunciou novas orientações para os hospitais e também para as empresas de terceirização de reprocessamento. Essas orientações obrigam que as empresas e hospitais sigam as mesmas normas rigorosas de apresentação para avaliação pré-comercialização seguidas pelos fabricantes. Qualquer que seja o dispositivo a ser reprocessado, o hospital deverá apresentar informações ao FDA demonstrando a segurança e eficácia do dispositivo reprocessado. Isso significa que, atualmente, os hospitais se veem diante de difíceis escolhas, em que devem ser levados em consideração muitos fatores (p. ex., responsabilidade pelos custos, garantia de qualidade e acompanhamento do dispositivo). Desde que essas normas entraram em vigor, muitos hospitais concluíram que não têm recursos para o atendimento das enormes exigências de apresentação para avaliação pré-comercialização (aprovação 510K da FDA). Os hospitais que faziam seu próprio reprocessamento foram forçados a decidir se continuariam com a reciclagem, agora com suas enormes despesas, se deviam interromper a utilização de dispositivos reprocessados ou se terceirizavam o serviço para uma empresa de pré-processamento. Muitas instituições optaram por terceirizar o serviço.

O reprocessamento, seja *in loco* ou por terceirização, pode resultar em economia de dinheiro em comparação com o preço de compra de componentes novos. Atualmente, os dados disponíveis sugerem que essa opção não compromete o padrão de serviços nem o resultado para os pacientes. Um estudo recentemente publicado na Universidade de Boston avaliou a reutilização de fixadores externos reprocessados por ocasião da remoção, considerando a eficácia do funcionamento e as possíveis complicações.[277] Os autores não encontraram diferenças estatísticas na incidência de infecções do trato do pino, perda da fixação ou afrouxamento dos componentes *versus* pacientes tratados com fixadores novos. O estudo demonstrou que esse tipo de programa de reutilização era seguro e efetivo, com economia potencial de 25% em comparação com o custo de montagens novas.

Antes de sua recondução aos estoques do hospital, os dispositivos devem ser testados e recertificados. Quando esse programa foi instituído, Horwitz et al.,[136] utilizando um percentual conservador de aprovação dos componentes e supondo um máximo de três recertificações para cada componente, calcularam a quantia total potencial economizada pelo hospital para os componentes de fixação externa. Os componentes foram retornados ao fabricante original para reprocessamento. Para o reprocessamento inicial, a taxa de primeira aprovação foi de 76%. A taxa de segunda aprovação (o percentual para componentes que já tinham sido recertificados uma vez e que foram enviados para uma segunda recertificação) foi de 83%. Com base em uma estimativa conservadora de 75% para a taxa de aprovação, o número médio previsto de utilizações de um componente reciclável foi de 2,7. Os componentes recertificados foram revendidos à instituição por 50% do preço original. Visto que as barras de fibra de carbono e os pinos não foram reciclados, 85% das despesas com novos componentes de fixação externa foram destinadas às partes do sistema passíveis de reciclagem. A economia total potencial com componentes reutilizáveis chegou a 32%, com economia total de 27% para o sistema inteiro de fixação externa. Os pesquisadores observaram que nenhum componente recertificado falhou em uso clínico durante o período de estudo.

Esses estudos comprovam as economias reais associadas a programas de testes e recertificações diretamente no fabricante. Mas ainda estão por ser equacionados os problemas da participação voluntária em programas de reúso pelo paciente, além do consentimento informado para o uso de componentes reprocessados, propriedade do componente impacto das economias nas despesas do paciente.

COMPLICAÇÕES RELACIONADAS AO USO DE FIXADORES

Infecção

As complicações ocorrentes com fios e pinos são: inflamação no local de aplicação do pino, infecção crônica, afrouxamento ou quebra por fadiga do metal. Quase todos os autores concordam que os percentuais de infecções decorrentes do uso de pinos para fixação externa vêm diminuindo consistentemente, à medida que a tecnologia de manufatura dos pinos vai se aprimorando; entretanto, esses percentuais estão significantes.[60] Em muitos estudos, em relação à fixação externa os percentuais de infecção evidente no trajeto de pino têm se baseado em relatos anedóticos. O principal problema inerente a todos os estudos sobre fixadores externos tem sido a definição exata de um local de pino infectado. O exame histológico dos tecidos circunjacentes ao local de inserção inflamado pode levar à conclusão de que praticamente todos os trajetos de pinos estão infectados. Atualmente, as complicações mais comuns nos locais de introdução de fios e pinos são escalonadas pela classificação descrita por Dahl et al.[62] (Tab. 8.1).

Pinos de *grau 0* têm aspecto normal, fora um eritema marginal; precisam apenas de cuidados semanais (Figs. 8.75D-E).

Infecção de *grau 1* exibe inflamação marginal; mas não há evidência de secreção e o tratamento consiste em cuidados mais frequentes com os pinos, como limpeza diária utilizando sabão neutro ou com solução salina contendo peróxido a 50%. Infecção de *grau 2* do trajeto do pino consiste em inflamação do local do pino acompanhada por uma secreção do tipo serosa. Infecção de *grau 3* do trajeto do pino consiste em inflamação do local do pino acompanhada por uma secreção purulenta. Tanto as infecções de *grau 2* como de *grau 3* implicam a necessidade de antibioticoterapia e de cuidados diários e contínuos dos pinos.

Infecção de *grau 4* do trajeto do pino consiste na secreção serosa ou seropurulenta, acompanhada de rubor e inflamação; as radiografias demonstram osteólise das corticais proximal e distal (ver Figs. 8.75F-G). Tão logo a osteólise possa ser visualizada, demonstrando envolvimento bicortical, a remoção do pino causador do problema deverá ser feita imediatamente. Os tecidos moles locais no trajeto do pino devem ser desbridados; a região é irrigada com peróxido ou outra solução adstringente. Não há necessidade de tratamento cirúrgico formal, desde que não sejam observadas radiolucências óbvias nas radiografias.

Inflamação de *grau 5* do trajeto do pino consiste em secreção purulenta inflamatória e osteólise, além da presença de sequestros observados em torno desses abscessos no interior do canal medular. Ocorre a presença de infecção profunda, exigindo procedimentos formais de irrigação e desbridamento e uma antibioticoterapia específica baseada na cultura (Figs. 8.75H-I). Em um esforço para evitar o colapso da montagem da fixação externa e o estabelecimento de instabilidade biomecânica na estrutura, o processo de troca de pinos deve ser realizado juntamente ao processo de remoção dos pinos.

Consolidação prematura e refratura

Em pacientes tratados com técnicas de osteogênese por distração, o problema da consolidação prematura é diagnosticado mais normalmente como a não abertura e o não alongamento do local da corticotomia, em seguida ao início da distração. Na verdade, em quase todos os casos o problema é uma osteotomia incompleta, não a consolidação prematura do local da osteotomia.[140,295] Quando isso ocorre na tíbia, a causa é a incompleta osteotomia da cortical lateral posterior. Quase todos os cirurgiões experientes fazem a corticotomia e, em seguida, a distração manual aguda do local da corticotomia por cerca de 1 a 2 mm, sob controle fluoroscópico, para garantir uma corticotomia completa e que pode ser manualmente submetida à distração. Utilizando os pinos fixadores (acima e abaixo da corticotomia) como *joysticks,* os segmentos do membro podem ser rotacionados um contra o outro sob fluoroscopia, para assegurar uma osteotomia completa.[117-119,140,295]

A consolidação prematura ocorre com maior frequência em uma população pediátrica na qual a distração deve ter início muito mais cedo, em comparação com pacientes adultos. Normalmente, essa ocorrência se deve a um período de latência prolongado, permitindo a formação de um calo significativo que une o local da corticotomia em ponte. Esse problema é observado clinicamente como uma excessiva deflexão dos fios ou meios-pinos, com ausência concomitante de um hiato de distração nas radiografias. Se essa situação for identificada logo na fase de tratamento, poderá ser feita uma distração lenta e contínua, até que ocorra ruptura da área de consolidação prematura.[140] Mas o paciente deve ser alertado que poderá ouvir ruídos súbitos e estalidos ou que terá uma sensação dolorosa no membro, acompanhada por dor súbita e inchaço simultâneo. Se isso ocorrer, o paciente de-

TABELA 8.1 Classificação de Dahl do local de inserção do pino

Grau	Inflamação	Secreção	Achados radiográficos	Tratamento
0	Nenhuma, ou marginal	Nenhuma	Nenhum	Cuidados semanais
1	Inflamação marginal	Nenhuma	Nenhum	Cuidados frequentes do pino com sabão neutro ou com peróxido a 50%
2	Inflamado	Serosa	Nenhum	O mesmo que para o grau 1 + antibióticos orais
3	Inflamado	Purulenta	Nenhum	O mesmo que para o grau 2
4	Inflamado com endurecimento	Soropurulenta	Osteólise nas corticais próxima e distante	Remoção do pino e cuidados locais da ferida
5	Inflamado com endurecimento, sensibilidade, eritema circunjacente	Secreção visivelmente purulenta	Sequestro e abscesso medular	Desbridamento cirúrgico formal com antibióticos específicos para a cultura

verá reverter imediatamente a distração e comprimir a região até que a dor cesse. Se o paciente continuar com a distração em seguida à fratura da zona de consolidação prematura, será criada uma diástase significativa no hiato de distração, provocando ruptura dos canais neovasculares; o que poderá resultar na formação de cistos, com formação incompleta do tecido de regeneração e sua possível ruptura.[15,16,138-140,220] Se não for possível promover a ruptura da consolidação prematura com a distração lenta, o paciente deverá retornar à sala cirúrgica, onde, em alguns casos, uma manobra de manipulação fechada poderá ter êxito na obtenção de uma corticotomia completa. Se esse procedimento fracassar, será feita outra corticotomia.

As causas mais comuns de consolidação incompleta do tecido regenerado são a ruptura do periósteo e dos tecidos moles durante a corticotomia, uma distração excessivamente rápida e a instabilidade da estrutura.[15,16,138-140]

A velocidade e o ritmo da distração devem ser modulados de acordo com a visualização radiográfica do osso regenerado, inclusive a formação da interzona e a orientação longitudinal do osso trabecular. Qualquer evidência de ruptura ou de orientação não linear do osso trabecular deve ser considerada como sinal claro de que ocorreu instabilidade da estrutura. Deverá ser inspecionado cada pino, fio e conexão de anel e, se necessário, serão acrescentados mais pinos ou fios, para garantir a estabilidade adequada da estrutura. Isso ajudará a evitar a formação de elementos cartilaginosos intercalados.

A refratura do osso regenerado ou uma deformidade tardia em seguida à remoção do aparelho se apresenta como um desvio gradual do membro. Isso frequentemente ocorre como resultado de que chamamos de "estafa no tratamento" por parte do paciente e do cirurgião, resultando na remoção prematura do fixador, antes da completa consolidação do osso regenerado ou da fratura.[140] A estrutura deve continuar aplicada durante mais tempo, como forma de assegurar que ocorreu a consolidação da fratura. É rara a ocorrência de uma refratura no local do acoplamento; normalmente, essa complicação é resultante de uma consolidação incompleta. O que ocorre mais vezes é a fratura de estresse em osso osteoporoso ou no orifício onde previamente estava inserido um pino ou fio. Ao ocorrer uma deformidade tardia ou um colapso do osso regenerado, normalmente o paciente terá um resultado insatisfatório, a menos que o colapso tenha sido detectado em tempo hábil, com consequente reaplicação do tratamento. Se qualquer desses eventos não for tratado, a consolidação viciosa resultante implicará a necessidade de uma osteotomia secundária.

Comumente, as fraturas nos locais de inserção de pinos e fios e também as refraturas ocorridas no local da fratura ou do acoplamento podem ser tratadas com um aparelho gessado se forem prontamente detectadas, antes que tenha ocorrido desvio do segmento ósseo. Mas, nos casos complexos, o fixador terá que ser reaplicado.

Contraturas

Normalmente, as contraturas musculares são resultado da distração articular excessiva e ocorrem quando os tecidos elásticos e os elementos contráteis não são capazes de suportar as mudanças no comprimento. Esses problemas podem ocorrer ao longo de um extenso período de tempo em pacientes com um fixador monotubular em ponte aplicado ao tornozelo ou com um dispositivo transarticular do joelho ou tornozelo.[269] Uma complicação comum com o uso de fixadores externos no membro inferior é a ocorrência de contraturas em equino do pé e tornozelo. Para que isso não ocorra, pode-se fazer com que a estrutura tibial inclua o antepé em posição neutra.

Da mesma forma, a contratura do joelho em extensão pode ocorrer por causa do alongamento femoral ou pela lesão dos mecanismos do quadríceps em decorrência de uma fixação externa monolateral prolongada. Os exercícios de flexão do joelho, com o objetivo de alongar a contratura com a fisioterapia, podem ser efetivos; no entanto, longos períodos deverão transcorrer para que haja resultado; além disso, esses exercícios aumentam o estresse na articulação patelofemoral. Contraturas em extensão podem ser corrigidas se forem prontamente manipuladas, com uso de anestesia geral. Mas uma contratura de longa data poderá ser corrigida com uma quadricepsplastia formal ou limitada aberta.[157]

A contratura ocorre quando o comprimento do músculo em repouso se torna relativamente curto ao comprimento do osso recém-alongado. Assim, alongamentos tibiais ou transportes ósseos podem causar contraturas de flexão no joelho e contraturas em equino no tornozelo. Devem ser tomadas medidas para prevenir contraturas musculares graves, nos casos de correção de discrepância no comprimento da perna.[140] Isso também ocorre durante a correção de uniões viciosas ou de pseudartroses em que, depois da correção da deformidade, é restaurado o comprimento relativo. As medidas preventivas são: evitar a transfixação de tendões e maximizar a excursão do músculo antes da aplicação de fios ou meios-pinos transfixantes. A instituição da fisioterapia durante todo o período de tratamento ajudará, bem como a imobilização e a manutenção do pé plantígrado em uma posição neutra e do joelho em completa extensão quando o paciente estiver em repouso.

CONCLUSÃO

As complicações tradicionais da fixação externa têm sido ligadas à complexidade dos dispositivos externos, aos longos tempos de tratamento com a estrutura em uso e aos insatisfatórios desfechos de pseudartrose, consolidação viciosa e infecção relacionada aos pinos. Em grande parte essas complicações foram eliminadas, graças aos avanços nos desenhos dos pinos modernos e dos fixadores, como resultado de inovações nos biomateriais e na ortobiologia, e também à melhor compreensão da biomecânica das fraturas. Atualmente, as estruturas para fixação externa podem ficar aplicadas por períodos prolongados sem que ocorra degradação da interface pino-osso e a rigidez das estruturas pode ser adaptada de modo a atender às demandas clínicas da aplicação em questão. Montagens de estrutura simplificadas ampliaram as indicações para o uso desses dispositivos, não apenas para o tratamento de fraturas recentes, mas também para a reconstrução de problemas pós-traumáticos complexos. Hoje em dia, tecnologias avançadas, como as interfaces por *software* com a radiografia digital, ajustes descomplicados da estrutura e dispositivos para distração automatizada, podem promover a restauração anatômica dos membros – coisa que, em épocas passadas, não poderia ser conseguida com os dispositivos externos.[168] A fixação externa continua a ser uma modalidade poderosa para o tratamento de diversas lesões complexas, pouco agressiva e invasiva.

REFERÊNCIAS BIBLIOGRÁFICAS

1. A.S.A.M.I. Group; Maiocchi AB, Aronson J, eds *"OPERATIVE PRINCIPLES OF ILIZAROV: Fracture Treatment, Nonunion, Osteomyelitis, Lengthening, Deformity Correction*. Williams and Wilkins Baltimore; 1991.
2. Agee JM. External fixation. Technical advances based upon multiplanar ligamentotaxis. *Orthop Clin North Am.* 1993;24(2):265–274.
3. Ali AM, Burton M, Hashmi M, et al. Outcome of complex fractures of the tibial plateau treated with a beam-loading ring fixation system. *J Bone Joint Surg Br.* 2003;85(5):691–699.

4. Ali AM, Saleh M, Bolongaro S, et al. The strength of different fixation techniques for bicondylar tibial plateau fractures–a biomechanical study. *Clin Biomech (Bristol, Avon)*. 2003; 18(9):864–870.
5. Ali AM, Yang L, Hashmi M, et al. Bicondylar tibial plateau fractures managed with the Sheffield Hybrid Fixator. Biomechanical study and operative technique. *Injury*. 2001; 32(Suppl 4):SD86–SD91.
6. Al-Sayyad MJ. Taylor Spatial Frame in the treatment of pediatric and adolescent tibial shaft fractures. *J Pediatr Orthop*. 2006;26(2):164–170.
7. Anderson R. An automatic method of treatment for fractures of the tibia and the fibula. *Surg Gynecol Obstet*. 1936;62:865–869.
8. Antoci V, Ono CM, Antoci V Jr, et al. Pin-tract infection during limb lengthening using external fixation. *Am J Orthop*. 2008;37(9):E150–E154.
9. Apard T, Bigorre N, Cronier P, et al. Two-stage reconstruction of post-traumatic segmental tibia bone loss with nailing. *Orthop Traumatol Surg Res*. 2010;96(5):549–553.
10. Arazi M, Yalcin H, Tarakcioglu N, et al. The effects of dynamization and destabilization of the external fixator on fracture healing: a comparative biomechanical study in dogs. *Orthopedics*. 2002;25(5):521–524.
11. Aro HT, Chao EY. Bone-healing patterns affected by loading, fracture fragment stability, fracture type, and fracture site compression. *Clin Orthop Relat Res*. 1993;(293):8–17.
12. Aro HT, Hein TJ, Chao EY. Mechanical performance of pin clamps in external fixators. *Clin Orthop Relat Res*. 1989;(248):246–253.
13. Aro HT, Kelly PJ, Lewallen DG, et al. The effects of physiologic dynamic compression on bone healing under external fixation. *Clin Orthop Relat Res*. 1990;(256):260–273.
14. Aro HT, Markel MD, Chao EY. Cortical bone reactions at the interface of external fixation half-pins under different loading conditions. *J Trauma*. 1993;35(5):776–785.
15. Aronson J, Harp JH Jr. Mechanical considerations in using tensioned wires in a transosseous external fixation system. *Clin Orthop Relat Res*. 1992;(280):23–29.
16. Aronson J, Harrison B, Boyd CM, et al. Mechanical induction of osteogenesis: the importance of pin rigidity. *J Pediatr Orthop*. 1988;8(4):396–401.
17. Aronson J, Johnson E, Harp JH. Local bone transportation for treatment of intercalary defects by the Ilizarov technique. Biomechanical and clinical considerations. *Clin Orthop Relat Res*. 1989;(243):71–79.
18. Atroshi I, Brogren E, Larsson GU, et al. Wrist-bridging versus non-bridging external fixation for displaced distal radius fractures: a randomized assessor-blind clinical trial of 38 patients followed for 1 year. *Acta Orthop*. 2006;77(3):445–453.
19. Augat P, Burger J, Schorlemmer S, et al. Shear movement at the fracture site delays healing in a diaphyseal fracture model. *J Orthop Res*. 2003;21(6):1011–1017.
20. Augat P, Claes L, Hanselmann KF, et al. Increase of stability in external fracture fixation by hydroxyapatite-coated bone screws. *J Appl Biomater*. 1995;6(2):99–104.
21. Augat P, Merk J, Wolf S, et al. Mechanical stimulation by external application of cyclic tensile strains does not effectively enhance bone healing. *J Orthop Trauma*. 2001;15(1):54–60.
22. Awndrianne Y, Wagenknecht M, Donkerwolcke M, et al. External fixation pin: an in vitro general investigation. *Orthopedics*. 1987;10(11):1507–1516.
23. Babis GC, Evangelopoulos DS, Kontovazenitis P, et al. High energy tibial plateau fractures treated with hybrid external fixation. *J Orthop Surg Res*. 2011;6:35–41.
24. Barrett MO, Wade AM, Della Rocca GJ, et al. The safety of forefoot metatarsal pins in external fixation of the lower extremity. *J Bone Joint Surg Am*. 2008;90(3):560–564.
25. Behrens F. General theory and principles of external fixation. *Clin Orthop Relat Res*. 1989; 241:15–23.
26. Behrens F, Johnson W. Unilateral external fixation. Methods to increase and reduce frame stiffness. *Clin Orthop Relat Res*. 1989;(241):48–56.
27. Behrens F, Johnson WD, Koch TW, et al. Bending stiffness of unilateral and bilateral fixator frames. *Clin Orthop Relat Res*. 1983:178;103–110.
28. Bereton V. Pin-site care and the rate of local infection. *J Wound Care*. 1998;7(1):42–44.
29. Bhandari M, Zlowodzki M, Tornetta P 3rd, et al. Intramedullary nailing following external fixation in femoral and tibial shaft fractures. *J Orthop Trauma*. 2005;19(2):140–144.
30. Biliouris TL, Schneider E, Rahn BA, et al. The effect of radial preload on the implant–bone interface: a cadaveric study. *J Orthop Trauma*. 1989;3(4):323–332.
31. Blasier RD, Aronson J, Tursky EA. External fixation of pediatric femur fractures. *J Pediatr Orthop*. 1997;17(3):342–346.
32. Borrelli J Jr, De S, VanPelt M. Fracture of the cuboid. *J Am Acad Orthop Surg*. 2012; 20(7):472–477.
33. Bosse MJ, Holmes C, Vossoughi J, et al. Comparison of the Howmedica and Synthes military external fixation frames. *J Orthop Trauma*. 1994;8(2):119–126.
34. Bosworth DM. Skeletal distraction. *Surg Gynecol Obstet*. 1931;52:893.
35. Bottlang M, Marsh JL, Brown TD. Articulated external fixation of the ankle: minimizing motion resistance by accurate axis alignment. *J Biomech*. 1999;32(1):63–70.
36. Briggs BT, Chao EY. The mechanical performance of the standard Hoffmann-Vidal external fixation apparatus. *J Bone Joint Surg Am*. 1982;64(4):566–573.
37. Brinker MR, O'Connor DP, Crouch CC, et al. Ilizarov treatment of infected nonunions of the distal humerus after failure of internal fixation: an outcomes study. *J Orthop Trauma*. 2007;21(3):178–184.
38. Bronson DG, Samchukov ML, Birch JG. Stabilization of a short juxta-articular bone segment with a circular external fixator. *J Pediatr Orthop B*. 2002;11(2):143–149.
39. Broos PLO, Sermon A. From unstable internal fixation to biological osteosynthesis: A historical overview of operative fracture treatment. *Acta Chir Belg*. 2004;104:396–400.
40. Burny F. Elastic external fixation of fractures of the long bones. *Arch Putti Chir Organi Mov*. 1986;36:323–329.
41. Burny F, Bourgois R. [Biomechanical study of the Hoffman external fixation device]. *Acta Orthop Belg*. 1972;38(3):265–279.
42. Caja VL, Larsson S, Kim W, et al. Mechanical performance of the Monticelli-Spinelli external fixation system. *Clin Orthop Relat Res*. 1994;(309):257–266.
43. Caja VL, Piza G, Navarro A. Hydroxyapatite coating of external fixation pins to decrease axial deformity during tibial lengthening for short stature. *J Bone Joint Surg Am*. 2003; 85-A(8):1527–1531.
44. Calhoun JH, Li F, Bauford WL, et al. Rigidity of half-pins for the Ilizarov external fixator. *Bull Hosp Jt Dis*. 1992;52(1):21–26.
45. Calhoun JH, Li F, Ledbetter BR, et al. Biomechanics of the Ilizarov fixator for fracture fixation. *Clin Orthop Relat Res*. 1992;(280):15–22.
46. Camathias C, Valderrabano V, Oberli H. Routine pin tract care in external fixation is unnecessary: a randomised, prospective, blinded controlled study. *Injury*. 2012;43(11):1969–1973.
47. Capper M, Soutis C, Oni OO. Pin-hole shear stresses generated by conical and standard external fixation pins. *Biomaterials*. 1993;14(11):876–878.
48. Carmichael KD, Bynum J, Goucher N. Rates of refracture associated with external fixation in pediatric femur fractures. *Am J Orthop*. 2005;34(9):439–444; discussion 444.
49. Chandran P, Puttaswamaiah R, Dhillon MS, et al. Management of complex open fracture injuries of the midfoot with external fixation. *J Foot Ankle Surg*. 2006;45(5):308–315.
50. Chao EY, Aro HT, Lewallen DG, et al. The effect of rigidity on fracture healing in external fixation. *Clin Orthop Relat Res Relat Res*. 1989;(241):24–35.
51. Chao EY, Hein TJ. Mechanical performance of the standard Orthofix external fixator. *Orthopedics*. 1988;11(7):1057–1069.
52. Chao EY, Kasman RA, An KN. Rigidity and stress analyses of external fracture fixation devices–a theoretical approach. *J Biomech*. 1982;15(12):971–983.
53. Chaudhary S, Patil N, Bagaria V, et al. Open intercondylar fractures of the distal humerus: Management using amini-external fixator construct. *J Shoulder Elbow Surg*. 2008;17(3):465–470.
54. Christian EP, Bosse MJ, Robb G. Reconstruction of large diaphyseal defects, without free fibular transfer, in grade IIIB tibial fractures. *J Bone Joint Surg*. 1989;71A:994–1002.
55. Cierny G, Zorn KE. Segmental tibial defects. Comparing conventional and Ilizarov methodologies. *Clin Ortho*. 1994;301:118–123.
56. Claes L, Eckert-Hubner K, Augat P. The effect of mechanical stability on local vascularization and tissue differentiation in callus healing. *J Orthop Res*. 2002;20(5):1099–1105.
57. Clary EM, Roe SC. In vitro biomechanical and histological assessment of pilot hole diameter for positive-profile external skeletal fixation pins in canine tibiae. *Vet Surg*. 1996; 25(6):453–462.
58. Clasper JC, Cannon LB, Stapley SA, et al. Fluid accumulation and the rapid spread of bacteria in the pathogenesis of external fixator pin track infection. *Injury*. 2001;32(5)377–381.
59. Cross AR, Lewis DD, Murphy ST, et al. Effects of ring diameter and wire tension on the axial biomechanics of four-ring circular external skeletal fixator constructs. *Am J Vet Res*. 2001;62(7):1025–1030.
60. Cunningham JL, Evans M, Harris JD, et al. The measurement of stiffness of fractures treated with external fixation. *Eng Med*. 1987;16(4):229–232.
61. Dahl MT. The gradual correction of forearm deformities in multiple hereditary exostoses. *Hand Clin*. 1993;9(4):707–718.
62. Dahl MT, Gulli B, Berg T. Complications of limb lengthening a learning curve. *Clin Orthop Relat Res*. 1994;301:10–18.
63. Dahners LE, Jacobs RR, McKenzie EB, et al. Biomechanical studies of an anterior pelvic external fixation frame intended for control of vertical shear fractures. *South Med J*. 1986; 79(7):815–817.
64. Degernes LA, Roe SC, Abrams CF Jr. Holding power of different pin designs and pin insertion methods in avian cortical bone. *Vet Surg*. 1998;27(4):301–306.
65. DeJong ES, DeBerardino TM, Brooks DE, et al. Antimicrobial efficacy of external fixator pins coated with a lipid stabilized hydroxyapatite /chlorhexidine complex to prevent pin tract infection in a goat model. *J Trauma*. 2001;50(6):1008–1014.
66. De la Huerta F. Correction of the neglected clubfoot by the Ilizarov method. *Clin Orthop Relat Res*. 1994;(301):89–93.
67. Della Rocca GJ, Crist BD. External fixation versus conversion to intramedullary nailing for definitive management of closed fractures of the femoral and tibial shaft. *J Am Acad Orthop Surg*. 2006;14(10 Suppl):S131–S135.
68. Deuel CR, Wolinsky P, Shepherd E, et al. The use of hinged external fixation to provide additional stabilization for fractures of the distal humerus. *J Orthop Trauma*. 2007;21(5):323–329.
69. D'Hooghe P, Defoort K, Lammens J, et al. Management of a large post-traumatic skin and bone defect using an Ilizarov frame. *Acta Orthop Belg*. 2006;72(2):214–218.
70. DiDomenico LA, Brown D, Zgonis T. The use of Ilizarov technique as a definitive percutaneous reduction for ankle fractures in patients who have diabetes mellitus and peripheral vascular disease. *Clin Podiatr Med Surg*. 2009;26(1):141–148.
71. DiGiovanni CW. Fractures of the navicular. *Foot Ankle Clin*. 2004;9(1):25–63.
72. Dirschl DR, Obremskey WT. Mechanical strength and wear of used EBI external fixators. *Orthopaedics*. 2002;25(10):1059–1062.
73. Dirschl DR, Smith IJ. Reuse of external fixator components: Effects on costs and complications. *J Trauma*. 1998;44(5):855–858.
74. Dodds SD, Cornelissen S, Jossan S, et al. A biomechanical comparison of fragment-specific fixation and augmented external fixation for intra-articular distal radius fractures. *J Hand Surg Am*. 2002;27(6):953–964.
75. Donaldson FE, Pankaj P, Simpson AH. Bone properties affect loosening of half-pin external fixators at the pin–bone interface. *Injury*. 2012A;43(10):1764–1770.
76. Donaldson FE, Pankaj P, Simpson AH. Investigation of factors affecting loosening of Ilizarov ring-wire external fixator systems at the bone-wire interface. *J Orthop Res*. 2012B; 30(5):726–732.
77. Dougherty PJ, Vickaryous B, Conley E, et al. A comparison of two military temporary femoral external fixators. *Clin Orthop Relat Res*. 2003;(412):176–183.
78. Doyle J, Hayes P, Fenlon G. Experimental analysis of effects of pin pretensioning on external fixator rigidity. *Arch Orthop Trauma Surg*. 1988;107(6):377–380.
79. Drijber FL, Finlay JB. Universal joint slippage as a cause of Hoffmann half-frame external fixator failure [corrected]. *J Biomed Eng*. 1992;14(6):509–515.
80. Duda GN, Sollmann M, Sporrer S, et al. Interfragmentary motion in tibial osteotomies stabilized with ring fixators. *Clin Orthop Relat Res*. 2002;(396):163–172.
81. Easley ME, Montijo HE, Wilson JB, et al. Revision tibiotalar arthrodesis. *J Bone Joint Surg Am*. 2008;90(6):1212–1223.
82. Edwards CC. Staged reconstruction of complex open tibial fractures using Hoffmann external fixation: clinical decisions and dilemmas. *Clin Orthop Relat Res*. 1983;178:130–161.
83. Egidy CC, Fufa D, Kendoff D, et al. Hinged external fixator placement at the elbow: navigated versus conventional technique. *Comput Aided Surg*. 2012;17(6):294–299.
84. Egol KA, Bazzi J, McLaurin TM, et al. The effect of knee-spanning external fixation on compartment pressures in the leg. *J Orthop Trauma*. 2008;22(10):680–685.
85. Egol KA, Paksima N, Puopolo S, et al. Treatment of external fixation pins about the wrist: a prospective, randomized trial. *J Bone Joint Surg Am*. 2006;88(2):349–354.
86. Eidelman M, Bialik V, Katzman A. Correction of deformities in children using the Taylor Spatial Frame. *J Pediatr Orthop B*. 2006;15(6):387–395.
87. Eidelman M, Keren Y, Katzman A. Correction of residual clubfoot deformities in older children using the Taylor spatial butt frame and midfoot Gigli saw osteotomy. *J Pediatr Orthop*. 2012;32(5):527–533.

88. El Hayek T, Daher AA, Meouchy W, et al. External fixators in the treatment of fractures in children. *J Pediatr Orthop B*. 2004;13(2):103–109.
89. Endres T, Grass R, Biewener A, et al. [Advantages of minimally invasive reposition, retention, and hybrid Ilizarov fixation for tibial pilon fractures with particular emphasis on C2/C3 fractures.] *Unfallchirurg*. 2004;107(4):273–284.
90. Enneking WF, Eady JL, Burchardt H. Autogenous cortical bone grafts in the reconstruction of segmental skeletal defects. *J Bone Joint Surg Am*. 1980;62(7):1039–1058.
91. Etter C, Burri C, Claes L, et al. Treatment by external fixation of open fractures associated with severe soft tissue damage of the leg. Biomechanical principles and clinical experience. *Clin Orthop Relat Res*. 1983;(178):80–88.
92. Facaros Z, Ramanujam CL, Stapleton JJ. Combined circular external fixation and open reduction internal fixation with pro-syndesmotic screws for repair of a diabetic ankle fracture. *Diabet Foot Ankle*. 2010;(1):13–19.
93. Feldman DS, Madan SS, Koval KJ, et al. Correction of tibia vara with six-axis deformity analysis and the Taylor Spatial Frame. *J Pediatr Orthop*. 2003;23(3):387–391.
94. Fischer DA. Skeletal stabilization with a multiplane external fixation device. Design rationale and preliminary clinical experience. *Clin Orthop Relat Res*. 1983;(180):50–62.
95. Fitzpatrick DC, Foels WS, Pedersen DR, et al. An articulated ankle external fixation system that can be aligned with the ankle axis. *Iowa Orthop J*. 1995;15:197–203.
96. Fitzpatrick DC, Sommers MB, Kam BC, et al. Knee stability after articulated external fixation. *Am J Sports Med*. 2005;33(11):1735–1741.
97. Fleming B, Paley D, Kristiansen T, et al. A biomechanical analysis of the Ilizarov external fixator. *Clin Orthop Relat Res*. 1989;(241):95–105.
98. Flinkkila T, Ristiniemi J, Hyvonen P, et al. Nonbridging external fixation in the treatment of unstable fractures of the distal forearm. *Arch Orthop Trauma Surg*. 2003;123(7):349–352.
99. Floerkemeier T, Stukenborg-Colsman C, Windhagen H, et al. Correction of severe foot deformities using the Taylor spatial frame. *Foot Ankle Int*. 2011;32(2):176–182.
100. Freeman L. The union of ununited fractures of the neck of the femur by open operation. *Ann Surg*. 1904;40(4):561–570.
101. Freeman L. "Discussion on surgical treatment of fractures." Surgical vol., Transactions of Amer. Medical Assoc. 1909;317.
102. Freeman L. The treatment of oblique fractures of the tibia and other bones by means of external clamps inserted through small openings in the skin. *Trans Am Surg Assoc*. 1911A; 28:70–93.
103. Freeman L. The treatment of oblique fractures of the tibia and other bones by means of external clamps inserted through small openings in the skin. *Ann Surg*. 1911B; 54(3):381–389.
104. Freeman L. The application of extension to overlapping fractures, especially of the tibia by means of bone screws and a turnbuckle, without open operation. *Ann Surg*. 1919; 70(2):231–235.
105. Gantous A, Phillips JH. The effects of varying pilot hole size on the holding power of miniscrews and microscrews. *Plast Reconstr Surg*. 1995;95(7):1165–1169.
106. Gardner MJ, Nork SE. Stabilization of unstable pelvic fractures with supra-acetabular compression external fixation. *J Orthop Trauma*. 2007;21(4):269–273.
107. Geller J, Tornetta P 3rd, Tiburzi D, et al. Tension wire position for hybrid external fixation of the proximal tibia. *J Orthop Trauma*. 2000;14(7):502–504.
108. Gessmann J, Jettkant B, Königshausen M, et al. Improved wire stiffness with modified connection bolts in Ilizarov external frames: a biomechanical study. *Acta Bioeng Biomech*. 2012;14(4):15–21.
109. Girard PJ, Kuhn KM, Bailey JR, et al. Bone transport combined with locking bridge plate fixation for the treatment of tibial segmental defects: A report of two cases. *J Orthop Trauma*. 2013;27:e220–e226.
110. Goodship AE, Cunningham JL, Kenwright J. Strain rate and timing of stimulation in mechanical modulation of fracture healing. *Clin Orthop Relat Res*. 1998;355(Suppl):S105–S115.
111. Goodship AE, Watkins PE, Rigby HS, et al. The role of fixator frame stiffness in the control of fracture healing. An experimental study. *J Biomech*. 1993;26(9):1027–1035.
112. Gordon JE, Kelly-Hahn J, Carpenter CJ, et al. Pin site care during external fixation in children: results of nihilistic approach. *J Pediatr Orthop*. 2000;20(2):163–165.
113. Goslings JC, DaSilva MF, Viegas SF, et al. Kinematics of the wrist with a new dynamic external fixation device. *Clin Orthop Relat Res*. 2001;(386):226–234.
114. Gradl G, Jupiter JB, Gierer P, et al. Fractures of the distal radius treated with a nonbridging external fixation technique using multiplanar k-wires. *J Hand Surg Am*. 2005;30(5):960–968.
115. Green SA. *Complications of External Skeletal Fixation: Causes, Prevention, and Treatment*. Charles C Thomas, Springfield IL; 1981.
116. Green SA. Book review: external fixation joint deformities and bone fractures. *Techniques in Orthop*. 1988;3(2):87–88.
117. Green SA. The Ilizarov method: Rancho technique. *Orthop Clin North Am*. 1991;22(4):677–688.
118. Green SA. Skeletal defects: A comparison of bone grafting and bone transport for skeletal defects. *Clin Orthop Relat Res*. 1994;310:111–117.
119. Green SA, Jackson JM, Wall DM, et al. Management of segmental defects by the Ilizarov intercalary bone transport method. *Clin Orthop Relat Res*. 1992;280:136–142.
120. Haasper C, Jagodzinski M, Krettek C, et al. Hinged external fixation and closed reduction for distal humerus fracture. *Arch Orthop Trauma Surg*. 2006;126(3):188–191.
121. Haidukewych GJ. Temporary external fixation for the management of complex intra- and periarticular fractures of the lower extremity. *J Orthop Trauma*. 2002;16(9):678–685.
122. Haidukewych GJ, Kumar S, Prpa B. Placement of half-pins for supra-acetabular external fixation: an anatomic study. *Clin Orthop Relat Res*. 2003;(411):269–273.
123. Hampton OP, ed. Orthopaedic Surgery in the Mediterranean theatre of Operations (Washington, D.C.: Office of the Surgeon General, Department of the Army, 1957), 203–210: Charles Bradford and Phillip D Wilson, "Mechanical Skeletal fixation in War Surgery, with a Report of 61 Cases," SGO 75 (1942): 486–76.
124. Handoll HH, Huntley JS, Madhok R. Different methods of external fixation for treating distal radial fractures in adults. *Cochrane Database Syst Rev*. 2008;(1):CD006522.
125. Harbacheuski R, Fragomen AT, Rozbruch SR. Does lengthening and then plating (LAP) shorten duration of external fixation? *Clin Orthop Relat Res Relat Res*. 2012;470(6):1771–1781.
126. Harer T, Hontzsch D, Stohr E, et al. [How much are external fixator nuts tightened in general practice]. *Aktuelle Traumatol*. 1993;23(4):212–213.
127. Hart MB, Wu JJ, Chao EY, et al. External skeletal fixation of canine tibial osteotomies. Compression compared with no compression. *J Bone Joint Surg Am*. 1985;67(4):598–605.
128. Harwood PJ, Giannoudis PV, Probst C, et al. The risk of local infective complications after damage control procedures for femoral shaft fracture. *J Orthop Trauma*. 2006;20(3):181–189.
129. Hassan A, Letts M. The management of the neglected congenital foot deformity in the older child with the Taylor spatial frame. *J Pediatr Orthop*. 2012;32(1):85–92.
130. Hayes AJ, Duffy PJ, McQueen MM. Bridging and non-bridging external fixation in the treatment of unstable fractures of the distal radius: a retrospective study of 588 patients. *Acta Orthop*. 2008;79(4):540–547.
131. Hein TJ, Chao EY. Biomechanical analysis of the Orthofix axial external fixator. *Biomed Sci Instrum*. 1987;23:39–42.
132. Hierholzer G, Ruedi Th, Allgower M, Schatzker J, eds. *Manual on the AO/ASIF Tubular External Fixator*. Berlin: Springer-Verlag; 1985.
133. Hippocrates. An abridged report on external skeletal fixation. *Clin Orthop Relat Res*. 1989; 241:3–4.
134. Hoffmann R. Closed osteosynthesis with special references to war surgery. *Acta Chir Scand*. 1942;86:255–261.
135. Hoffman R. *Osteotaxis: Transcutaneous Osteosynthesis by Means of Screws and Ball and Socket Joints*. Paris, Gead; 1953.
136. Horwitz DS, Schabel KL, Higgins TF. The economic impact of reprocessing external fixation components. *J Bone Joint Surg Am*. 2007;89(10):2132–2136.
137. Hutchinson DT, Bachus KN, Higgenbotham T. External fixation of the distal radius: to predrill or not to predrill. *J Hand Surg Am*. 2000;25(6):1064–1068.
138. Ilizarov GA. The tension-stress effect on the genesis and growth of tissues: Part II. The influence of the rate and frequency of distraction. *Clin Orthop Relat Res*. 1989A;(239):263–285.
139. Ilizarov GA. The tension-stress effect on the genesis and growth of tissues. Part I. The influence of stability of fixation and soft-tissue preservation. *Clin Orthop Relat Res*. 1989B;(238):249–281.
140. Ilizarov GA. Transosseous Osteosynthesis. In: Stuart Green ed. *Theoretical and Clinical Aspects of the Regeneration and Growth of Tissue*. Berlin: Springer Verlag;1992.
141. Ilizarov S. The Ilizarov method: History and scope. In: Rozbruck SR, Ilizarov S. Informa, eds. *Limb Lengthening and Reconstructive Surgery*. New York, NY: 2007:1–18.
142. Iobst CA, Dahl MT. Limb lengthening with submuscular plate stabilization: a case series and description of the technique. *J Pediatr Orthop*. 2007;27(5):504–509.
143. Jackson M, Topliss CJ, Atkins RM. Fine wire frame-assisted intramedullary nailing of the tibia. *J Orthop Trauma*. 2003;17(3):222–224.
144. Jagodzinski M, Haasper C, Knobloch C, et al. [Treatment of chronic knee dislocation with an external fixator]. *Unfallchirurg*. 2005;108(7):597–600.
145. Jaskulka RA, Egkher E, Wielke B. Comparison of the mechanical performance of three types of unilateral, dynamizable external fixators. An experimental study. *Arch Orthop Trauma Surg*. 1994;113(5):271–275.
146. Johnson HF, Stovall SL. External fixation of fractures. *J Bone Joint Surg*. 1950;32A:466–471.
147. Juan JA, Prat J, Vera P, et al. Biomechanical consequences of callus development in Hoffmann, Wagner, Orthofix and Ilizarov external fixators. *J Biomech*. 1992;25(9):995–1006.
148. Kabata T, Tsuchiya H, Sakurakichi K, et al. Reconstruction with distraction osteogenesis for juxta-articular nonunions with bone loss. *J Trauma*. 2005;58(6):1213–1222.
149. Karnezis IA, Miles AW, Cunningham JL, et al. Axial preload in external fixator half-pins: a preliminary mechanical study of an experimental bone anchorage system. *Clin Biomech (Bristol, Avon)*. 1999;14(1):69–73.
150. Kashiwagi N, Suzuki S, Seto Y, et al. Bilateral humeral lengthening in achondroplasia. *Clin Orthop Relat Res*. 2001;(391):251–257.
151. Kasman RA, Chao EY. Fatigue performance of external fixator pins. *J Orthop Res*. 1984; 2(4):377–384.
152. Keetley CB. On the prevention of shortening and other forms of malunion after fracture, by the use of metal pins passed into the fragments subcutaneously. *Lancet*. 1893;10:137.
153. Kellam JF. The role of external fixation in pelvic disruptions. *Clin Orthop Relat Res*. 1989;(241):66–82. Review.
154. Kenwright J, Gardner T. Mechanical influences on tibial fracture healing. *Clin Orthop Relat Res*. 1998;355(Suppl):S179–S190.
155. Kenwright J, Goodship AE. Controlled mechanical stimulation in the treatment of tibial fractures. *Clin Orthop Relat Res*. 1989;(241):36–47.
156. Kenwright J, Richardson JB, Cunningham JL, et al. Axial movement and tibial fractures. A controlled randomised trial of treatment. *J Bone Joint Surg Br*. 1991;73(4):654–659.
157. Khakharia S, Fragomen AT, Rozbruch SR. Limited quadricepsplasty for contracture during femoral lengthening. *Clin Orthop Relat Res*. 2009;467(11):2911–2917.
158. Khalily C, Voor MJ, Seligson D. Fracture site motion with Ilizarov and "hybrid" external fixation. *J Orthop Trauma*. 1998;12(1):21–26.
159. Khurana A, Byrne C, Evans S, et al. Comparison of transverse wires and half pins in Taylor Spatial Frame: a biomechanical study. *J Orthop Surg Res*. 2010;5:23–31.
160. Kloen P. Supercutaneous plating: use of a locking compression plate as an external fixator. *J Orthop Trauma*. 2009;23(1):72–75.
161. Koseki H, Asahara T, Shida T, et al. Clinical and histomorphometrical study on titanium dioxide-coated external fixation pins. *Int J Nanomedicine*. 2013;8:593–599.
162. Kowalski TC, Mader K, Siedek M, et al. Minimal invasive treatment of a comminuted os naviculare body fracture using external fixation with limited open approach. *J Trauma*. 2008;65(6):E58–E61.
163. Kowalski M, Schemitsch EH, Harrington RM, et al. Comparative biomechanical evaluation of different external fixation sidebars: stainless-steel tubes versus carbon fiber rods. *J Orthop Trauma*. 1996;10(7):470–475.
164. Krawczyk A, Kuropka P, Kuryszko J, et al. Experimental studies on the effect of osteotomy technique on the bone regeneration in distraction osteogenesis. *Bone*. 2007;40(3):781–791. Epub 2006 Nov 30.
165. Kreder HJ, Agel J, McKee MD, et al. A randomized, controlled trial of distal radius fractures with metaphyseal displacement but without joint incongruity: closed reduction and casting versus closed reduction, spanning external fixation, and optional percutaneous K-wires. *J Orthop Trauma*. 2006;20(2):115–121.
166. Krishnan J, Wigg AE, Walker RW, et al. Intra-articular fractures of the distal radius: a prospective randomized controlled trial comparing static bridging and dynamic non-bridging external fixation. *J Hand Surg Br*. 2003;28(5):417–421.
167. Krukhaug Y, Ugland S, Lie SA, et al. External fixation of fractures of the distal radius: a randomized comparison of the Hoffman compact II non-bridging fixator and the Dynawrist fixator in 75 patients followed for 1 year. *Acta Orthop*. 2009;80(1):104–108.
168. Kucukkaya M, Karakoyun O, Armagan R, et al. Calculating the mounting parameters for Taylor Spatial Frame correction using computed tomography. *J Orthop Trauma*. 2011; 25(7):449–452.

169. Kummer FJ, Frankel VH, Catagni MA. *Reuse of Ilizarov frame components: A potential cost savings? Contemp Orthop.* 1992;25(2):125–128.
170. Lai D, Chen CM, Chiu FY, et al. Reconstruction of juxta-articular huge defects of distal femur with vascularized fibular bone graft and Ilizarov's distraction osteogenesis. *J Trauma.* 2007;62(1):166–173.
171. Laible C, Earl-Royal E, Davidovitch R, et al. *Infection after spanning external fixation for high-energy tibial plateau fractures: is pin site-plate overlap a problem? J Orthop Trauma.* 2012;26(2):92–97.
172. Lambotte A. The operative treatment of fractures: report of fractures committee. *Br Med J.* 1912;2:1530.
173. Lamm BM, Gottlieb HD, Paley D. A two-stage percutaneous approach to Charcot diabetic foot reconstruction. *J Foot Ankle Surg.* 2010;49(6):517–522.
174. Larsson S, Kim W, Caja VL, et al. Effect of early axial dynamization on tibial bone healing: a study in dogs. *Clin Orthop Relat Res.* 2001;(388):240–251.
175. Lavini FM, Brivio LR, Leso P. Biomechanical factors in designing screws for the Orthofix system. *Clin Orthop Relat Res.* 1994;(308):63–67.
176. Lee CK, Chua YP, Saw A. Antimicrobial gauze as a dressing reduces pin site infection: a randomized controlled trial. *Clin Orthop Relat Res.* 2012;470(2):610–615.
177. Lenarz C, Bledsoe G, Watson JT. Circular External Fixation Frames with Divergent Half Pins: A pilot biomechanical Study. *Clin Orthop Relat Res relat Res.* 2008;466(12): 2933–2939.
178. Lerner A, Fodor L, Keren Y, et al. External fixation for temporary stabilization and wound management of an open pelvic ring injury with extensive soft tissue damage: case report and review of the literature. *J Trauma.* 2008;65(3):715–718.
179. Lerner A, Ullmann Y, Stein H, et al. Using the Ilizarov external fixation device for skin expansion. *Ann Plast Surg.* 2000;45(5):535–537.
180. Lethaby A, Temple J, Santy J. Pin site care for preventing infections associated with external bone fixators and pins. *Cochrane Database Syst Rev.* 2008;(4):CD004551.
181. Leung F, Kwok HY, Pun TS, et al. Limited open reduction and Ilizarov external fixation in the treatment of distal tibial fractures. *Injury.* 2004;35(3):278–283.
182. Leung F, Tu YK, Chew WY, et al. Comparison of external and percutaneous pin fixation with plate fixation for intra-articular distal radial fractures. A randomized study. *J Bone Joint Surg Am.* 2008;90(1):16–22.
183. Lewallen DG, Chao EY, Kasman RA, et al. Comparison of the effects of compression plates and external fixators on early bone-healing. *J Bone Joint Surg Am.* 1984;66(7): 1084–1091.
184. Lewis KM, Breidenbach L, Stader O. The Stader reduction splint for treating fractures of the shafts of the long bones. *Ann Surg.* 1942;116:623–631.
185. Lowenberg DW, Nork S, Abruzzo FM. Correlation of shear to compression for progressive fracture obliquity. *Clin Orthop Relat Res Relat Res.* 2008;466(12):2947–2954.
186. Magyar G, Toksvig-Larsen S, Moroni A. Hydroxyapatite coating of threaded pins enhances fixation. *J Bone Joint Surg Br.* 1997;79(3):487–489.
187. Manzotti A, Pullen C, Deromedis B, et al. Knee arthrodesis after infected total knee arthroplasty using the Ilizarov method. *Clin Orthop Relat Res.* 2001;(389):143–149.
188. Markiewitz AD, Gellman H. Five-pin external fixation and early range of motion for distal radius fractures. *Orthop Clin North Am.* 2001;32(2):329–335, ix.
189. Marotta JS, Coupe KJ, Milner R, et al. Long-term bactericidal properties of a gentamicin-coated antimicrobial external fixation pin sleeve. *J Bone Joint Surg Am.* 2003;85-A(Suppl 4):129–131.
190. Marti JM, Roe SC. Biomechanical comparison of the trocar tip point and the hollow ground tip point for smooth external skeletal fixation pins. *Vet Surg.* 1998;27(5):423–428.
191. Martin C, Guillen M, Lopez G. Treatment of 2- and 3-part fractures of the proximal humerus using external fixation: a retrospective evaluation of 62 patients. *Acta Orthop.* 2006;77(2): 275–278.
192. Matsushita T, Nakamura K, Ohnishi I, et al. Sliding performance of unilateral external fixators for tibia. *Med Eng Phys.* 1998;20(1):66–69.
193. Matthews LS, Green CA, Goldstein SA. The thermal effects of skeletal fixation-pin insertion in bone. *J Bone Joint Surg.* 1984;66A:1077–1083.
194. McCoy MT, Chao EY, Kasman RA. Comparison of mechanical performance in four types of external fixators. *Clin Orthop Relat Res Relat Res.* 1983;(180):23–33.
195. Mears DC, Rubash HE. External and internal fixation of the pelvic ring. *Instr Course Lect.* 1984;33:144–158.
196. Menon DK, Dougall TW, Pool RD, et al. Augmentative Ilizarov external fixation after failure of diaphyseal union with intramedullary nailing. *J Orthop Trauma.* 2002;16(7): 491–497.
197. Mercer D, Firoozbakhsh K, Prevost M, et al. Stiffness of knee-spanning external fixation systems for traumatic knee dislocations: a biomechanical study. *J Orthop Trauma.* 2010;24(11):693–696.
198. Metcalfe AJ, Saleh M, Yang L. Techniques for improving stability in oblique fractures treated by circular fixation with particular reference to the sagittal plane. *JBJS Br.* 2005;87B:868–872.
199. Mirza A, Jupiter JB, Reinhart MK, et al. Fractures of the distal radius treated with cross-pin fixation and a nonbridging external fixator, the CPX system: a preliminary report. *J Hand Surg Am.* 2009;34(4):603–616.
200. Moroni A, Cadossi M, Romagnoli M, et al. A biomechanical and histological analysis of standard versus hydroxyapatite-coated pins for external fixation. *J Biomed Mater Res B Appl Biomater.* 2008;86B(2):417–421.
201. Moroni A, Caja VL, Maltarello MC, et al. Biomechanical, scanning electron microscopy, and microhardness analyses of the bone-pin interface in hydroxyapatite coated versus uncoated pins. *J Orthop Trauma.* 1997;11(3):154–161.
202. Moroni A, Faldini C, Marchetti S, et al. Improvement of the bone–pin interface strength in osteoporotic bone with use of hydroxyapatite-coated tapered external-fixation pins. A prospective, randomized clinical study of wrist fractures. *J Bone Joint Surg Am.* 2001;83-A(5):717–721.
203. Moroni A, Faldini C, Pegreffi F, et al. Fixation strength of tapered versus bicylindrical hydroxyapatite-coated external fixation pins: an animal study. *J Biomed Mater Res.* 2002;63(1):61–64.
204. Moroni A, Faldini C, Pegreffi F, et al. Dynamic hip screw compared with external fixation for treatment of osteoporotic pertrochanteric fractures. A prospective, randomized study. *Bone Joint Surg Am.* 2005;87(4):753–759.
205. Moroni A, Heikkila J, Magyar G, et al. Fixation strength and pin tract infection of hydroxyapatite-coated tapered pins. *Clin Orthop Relat Res.* 2001;(388):209–217.
206. Moroni A, Vannini F, Mosca M, et al. State of the art review: techniques to avoid pin loosening and infection in external fixation. *J Orthop Trauma.* 2002;16(3):189–195.
207. Mostafavi HR, Tornetta P 3rd. Open fractures of the humerus treated with external fixation. *Clin Orthop Relat Res.* 1997;(337):187–197.
208. Nakata RY, Chand Y, Matiko JD, et al. External fixators for wrist fractures: a biomechanical and clinical study. *J Hand Surg Am.* 1985;10(6 Pt 1):845–851.
209. Nho SJ, Helfet DL, Rozbruch SR. Temporary intentional leg shortening and deformation to facilitate wound closure using the Ilizarov/Taylor spatial frame. *J Orthop Trauma.* 2006;20(6):419–424.
210. Nolla J, Ring D, Lozano-Calderon S, et al. Interposition arthroplasty of the elbow with hinged external fixation for post-traumatic arthritis. *J Shoulder Elbow Surg.* 2008;17(3):459–464.
211. Noonan KJ, Price CT. Pearls and pitfalls of deformity correction and limb lengthening via monolateral external fixation. *Iowa Orthop J.* 1996;16:58–69.
212. Ochman S, Frerichmann U, Armsen N, et al. [Is use of the fixateur externe no longer indicated for the treatment of unstable radial fracture in the elderly?]. *Unfallchirurg.* 2006;109(12):1050–1057.
213. Oh CW, Song HR, Roh JY, et al. Bone transport over an intramedullary nail for reconstruction of long bone defects in tibia. *Arch Orthop Trauma Surg.* 2008;128(8):801–808.
214. Oh JK, Hwang JH, Sahu D, et al. Complication rate and pitfalls of temporary bridging external fixator in periarticular communited fractures. *Clin Orthop Relat Res Surg.* 2011;3(1):62–68.
215. Oni OO, Capper M, Soutis C. A finite element analysis of the effect of pin distribution on the rigidity of a unilateral external fixation system. *Injury.* 1993;24(8):525–527.
216. Oni OO, Capper M, Soutis C. External fixation of upper limb fractures: the effect of pin offset on fixator stability. *Biomaterials.* 1995;16(3):263–264.
217. Ooi KS, Tang HM, Yap V. Management of talonavicular fracture dislocation with external fixator. *ANZ J Surg.* 2011;81(6):492.
218. Orbay GL, Frankel VH, Kummer FJ. The effect of wire configuration on the stability of the Ilizarov external fixator. *Clin Orthop Relat Res.* 1992;(279):299–302.
219. Orsak JE, Watson JT. Biomechanics of external fixation. In: Cooper P, Polyzios, Zgonis T, eds. *External Fixators of the Foot and Ankle.* Philadelphia, PA: KW/Lippincott Williams and Wilkins; 2013:33–40.
220. Paley D, Catagni MA, Argnani F, et al. Ilizarov treatment of tibial nonunions with bone loss. *Clin Orthop Relat Res.* 1989;(241):146–165.
221. Paley D, Lamm BM, Katsenis D, et al. Treatment of malunion and nonunion at the site of an ankle fusion with the Ilizarov apparatus. Surgical technique. *J Bone Joint Surg Am.* 2006;88(Suppl 1 Pt 1):119–134.
222. Parameswaran AD, Roberts CS, Seligson D, et al. Pin tract infection with contemporary external fixation: how much of a problem? *J Orthop Trauma.* 2003;17(7):503–507.
223. Parekh AA, Smith WR, Silva S, et al. Treatment of distal femur and proximal tibia fractures with external fixation followed by planned conversion to internal fixation. *J Trauma.* 2008;64(3):736–739.
224. Park SH, O'Connor K, McKellop H, et al. The influence of active shear or compressive motion on fracture-healing. *J Bone Joint Surg Am.* 1998;80(6):868–878.
225. Parkhill C. A new apparatus for the fixation of bones after resection and in fractures with a tendency to displacement. *Trans Am Surg Assoc.* 1897;15:251–256.
226. Parkhill C. Further observations regarding the use of the bone clamp in ununited fractures, fractures with malunion and recent fractures with tendency to displacement. *Ann Surg.* 1898;27:553–570.
227. Patterson MJ, Cole JD. Two-staged delayed open reduction and internal fixation of severe pilon fractures. *J Orthop Trauma.* 1999;13:85–91.
228. Payandeh JB, McKee MD. External fixation of distal radius fractures. *Hand Clin.* 2010; 26(1):55–60.
229. Peltier LM. External skeletal fixation for the treatment of fractures. In: Peltier LM, ed. *Fractures: A History and Iconography of their Treatment.* Novato, CA: Norman Publishing; 1990:183–196.
230. Pettila MH, Sarna S, Paavolainen P, et al. Short-term external support promotes healing in semirigidly fixed fractures. *Clin Orthop Relat Res.* 1997;(343):157–163.
231. Pettine KA, Chao EY, Kelly PJ. Analysis of the external fixator pin–bone interface. *Clin Orthop Relat Res.* 1993;(293):18–27.
232. Pieske O, Geleng P, Zaspel J, et al. Titanium alloy pins versus stainless steel pins in external fixation at the wrist: a randomized prospective study. *J Trauma.* 2008;64(5):1275–1280.
233. Podolsky A, Chao EY. Mechanical performance of Ilizarov circular external fixators in comparison with other external fixators. *Clin Orthop Relat Res Relat Res.* 1993;(293):61–70.
234. Possley DR, Burns TC, Stinner DJ, et al. Temporary external fixation is safe in a combat environment. *J Trauma.* 2010;69(Suppl 1):S135–S139.
235. Prasarn ML, Horodyski M, Conrad B, et al. Comparison of external fixation versus the trauma pelvic orthotic device on unstable pelvic injuries: a cadaveric study of stability. *J Trauma Acute Care Surg.* 2012;72(6):1671–1675.
236. Pugh KJ, Wolinsky PR, Dawson JM, et al. The biomechanics of hybrid external fixation. *J Orthop Trauma.* 1999;13(1):20–26.
237. Pugh KJ, Wolinsky PR, Pienkowski D, et al. Comparative biomechanics of hybrid external fixation. *J Orthop Trauma.* 1999;13(6):418–425.
238. Ramseier LE, Bhaskar AR, Cole WG, et al. Treatment of open femur fractures in children: comparison between external fixator and intramedullary nailing. *J Pediatr Orthop.* 2007;27(7):748–750.
239. Raschke M, Khodadadyan C, Maitino PD, et al. Nonunion of the humerus following intramedullary nailing treated by Ilizarov hybrid fixation. *J Orthop Trauma.* 1998;12(2):138–141.
240. Raschke MJ, Mann JW, Oedekoven G, et al. Segmental transport after unreamed intramedullary nailing. Preliminary report of a "Monorail" system. *Clin Orthop Relat Res Relat Res.* 1992;(282):233–240.
241. *Redento Mora Nonunion of the Long Bones: Diagnosis and Treatment with Compression-distraction Techniques preface.* Milan berlin, Heidelberg new York: Springer;2006:1.
242. Ring D, Hotchkiss RN, Guss D, et al. Hinged elbow external fixation for severe elbow contracture. *Bone Joint Surg Am.* 2005;87(6):1293–1296.
243. Ring D, Jupiter JB. Compass hinge fixator for acute and chronic instability of the elbow. *Oper Orthop Traumatol.* 2005;17(2):143–157.

244. Robbins J, Gerlinger TL, Ward JA. *Can the carbon fiber rods for the Hoffmann II external fixation system be reused? Am J Orthop (Belle Mead NJ).* 2012;41(12):551–553.
245. Roberts CS, Antoci V, Antoci V Jr, et al. The accuracy of fine wire tensioners: a comparison of five tensioners used in hybrid and ring external fixation. *J Orthop Trauma.* 2004;18(3):158–162.
246. Roberts CS, Dodds JC, Perry K, et al. Hybrid external fixation of the proximal tibia: strategies to improve frame stability. *J Orthop Trauma.* 2003;17(6):415–420.
247. Rochman R, Jackson Hutson J, Alade O. Tibiocalcaneal arthrodesis using the Ilizarov technique in the presence of bone loss and infection of the talus. *Foot Ankle Int.* 2008;29(10):1001–1008.
248. Rödl R, Leidinger B, Böhm A, et al. [Correction of deformities with conventional and hexapod frames–comparison of methods]. *Z Orthop Ihre Grenzgeb.* 2003;141(1):92–98.
249. Rogers MJ, McFadyen I, Livingstone JA, et al. Computer hexapod assisted orthopaedic surgery (CHAOS) in the correction of long bone fracture and deformity. *J Orthop Trauma.* 2007;21(5):337–342.
250. Ross JW. O.B.E., E.D. External Fixation In Fractures. *Can Med Assoc J.* 1944;51:543–546.
251. Rozbruch SR, DiPaola M, Blyakher A. Fibula lengthening using a modified Ilizarov method. *Orthopedics.* 2002;25(11):1241–1244.
252. Rozbruch SR, Fragomen AT, Ilizarov S. Correction of tibial deformity with use of the Ilizarov-Taylor spatial frame. *J Bone Joint Surg Am.* 2006;88(Suppl 4):156–174.
253. Rozbruch SR, Pugsley JS, Fragomen AT, et al. Repair of tibial nonunions and bone defects with the Taylor Spatial Frame. *J Orthop Trauma.* 2008;22(2):88–95.
254. Rozbruch SR, Weitzman AM, Watson JT, et al. Simultaneous treatment of tibial bone and soft-tissue defects with the Ilizarov method. *J Orthop Trauma.* 2006;20(3):197–205.
255. Ryder S, Gorczyca JT. Routine removal of external fixators without anesthesia. *J Orthop Trauma.* 2007;21(8):571–573.
256. Saithna A. The influence of hydroxyapatite coating of external fixator pins on pin loosening and pin track infection: a systematic review. *Injury.* 2010;41(2):128–132.
257. Sakurakichi K, Tsuchiya H, Uehara K, et al. Ankle arthrodesis combined with tibial lengthening using the Ilizarov apparatus. *J Orthop Sci.* 2003;8(1):20–25.
258. Saleh M, Rees A. Bifocal surgery for deformity and bone loss after lower-limb fractures. Comparison of bone-transport and compression-distraction methods. *J Bone Joint Surg Br.* 1995;77(3):429–434.
259. Scannell BP, Waldrop NE, Sasser HC, et al. Skeletal traction versus external fixation in the initial temporization of femoral shaft fractures in severely injured patients. *J Trauma.* 2010;68(3):633–640.
260. Schuind FA, Burny F, Chao EY. Biomechanical properties and design considerations in upper extremity external fixation. *Hand Clin.* 1993;9(4):543–553.
261. Schwechter EM, Swan KG. Raoul Hoffmann and his external fixator. *J Bone Joint Surg Am.* 2007;89(3):672–678.
262. Seide K, Wolter D. [Universal 3-dimensional correction and reposition with the ring fixator using the hexapod configuration]. *Unfallchirurg.* 1996;99(6):422–424.
263. Seide K, Wolter D, Kortmann HR. Fracture reduction and deformity correction with the hexapod Ilizarov fixator. *Clin Orthop Relat Res Relat Res.* 1999;(363):186–195.
264. Seitz WH Jr, Froimson AI, Brooks DB, et al. External fixator pin insertion techniques: biomechanical analysis and clinical relevance. *J Hand Surg Am.* 1991;16(3):560–563.
265. Seligson D, Donald GD, Stanwyck TS, et al. Consideration of pin diameter and insertion technique for external fixation in diaphyseal bone. *Acta Orthop Belg.* 1984;50(4):441–450.
266. Shaar CM, Kreuz FP, (eds). Manual of fractures. *Treatment by External Skeletal Fixation.* Philadelphia, PA: WB Saunders; 1943:1–300.
267. Shaar CM, Kreuz FP, Jones DT. End results of treatment of fresh fractures by the use of the Stader apparatus. *J Bone Joint Surg.* 1944;26:471–474.
268. Shearer J, Egan J. Computerized analysis of pin geometry. In: Coombs R, Green SA, Sarmeinto A, eds. *External Fixation and Functional Bracing.* Orthotext, London; 1989:129–135.
269. Simpson AH, Cunningham JL, Kenwright J. The forces which develop in the tissues during leg lengthening. A clinical study. *J Bone Joint Surg Br.* 1996;78(6):979–983.
270. Sirkin M, Sanders R, DiPasquale T, et al. A staged protocol for soft tissue management in the treatment of complex pilon fractures. *J Orthop Trauma.* 1999;13:78–84.
271. Sisk DT. External fixation: Historical review, advantages, disadvantages, complications and indications. *Clin Orthop Relat Res.* 1983;180:15–22.
272. Sluga M, Pfeiffer M, Kotz R, et al. Lower limb deformities in children: two-stage correction using the Taylor spatial frame. *J Pediatr Orthop B.* 2003;12(2):123–128.
273. Sommers MB, Fitzpatrick DC, Kahn KM, et al. Hinged external fixation of the knee: intrinsic factors influencing passive joint motion. *J Orthop Trauma.* 2004;18(3):163–169.
274. Spiegel PG, VanderSchilden JL. Minimal internal and external fixation in the treatment of open tibia fractures. *Clin Orthop Relat Res.* 1983;(178):96–102.
275. Stanitski DF, Dahl M, Louie K, et al. Management of late-onset tibia vara in the obese patient by using circular external fixation. *J Pediatr Orthop.* 1997;17(5):691–694.
276. Strauss EJ, Banerjee D, Kummer FJ, et al. Evaluation of a novel, nonspanning external fixator for treatment of unstable extra-articular fractures of the distal radius: biomechanical comparison with a volar locking plate. *J Trauma.* 2008;64(4):975–981.
277. Sung JK, Levin R, Siegel J, et al. Reuse of external fixation components: a randomized trial. *J Orthop Trauma.* 2008;22(2):126–301.
278. Suzuki T, Hak DJ, Stahel PF, et al. Safety and efficacy of conversion from external fixation to plate fixation in humeral shaft fractures. *J Orthop Trauma.* 2010;24(7):414–419.
279. Taeger G, Ruchholtz S, Zettl R, et al. Primary external fixation with consecutive procedural modification in polytrauma. *Unfallchirurg.* 2002;105(4):315–321.
280. Tencer AF, Claudi B, Pearce S, et al. Development of a variable stiffness external fixation system for stabilization of segmental defects of the tibia. *J Orthop Res.* 1984;1(4):395–404.
281. Tetsworth KD, Paley D. Accuracy of correction of complex lower-extremity deformities by the Ilizarov method. *Clin Orthop Relat Res.* 1994;(301):102–110.
282. Thakur AJ, Patankar J. Open tibial fractures. Treatment by uniplanar external fixation and early bone grafting. *J Bone Joint Surg Br.* 1991;73(3):448–451.
283. Thordarson DB, Markolf KL, Cracchiolo A 3rd. External fixation in arthrodesis of the ankle. A biomechanical study comparing a unilateral frame with a modified transfixion frame. *J Bone Joint Surg Am.* 1994;76(10):1541–1544.
284. Tomić S, Bumbasirević M, Lesić A, et al. Ilizarov frame fixation without bone graft for atrophic humeral shaft nonunion: 28 patients with a minimum 2-year follow-up. *J Orthop Trauma.* 2007;21(8):549–556.
285. Tsuchiya H, Uehara K, Abdel-Wanis ME, et al. Deformity correction followed by lengthening with the Ilizarov method. *Clin Orthop Relat Res.* 2002;(402):176–183.
286. Tulner SA, Strackee SD, Kloen P. Metaphyseal locking compression plate as an external fixator for the distal tibia. *Int Orthop.* 2012;36(9):1923–1927.
287. Vidal J. External fixation. *Clin Orthop Relat Res.* 1983;180:7–14.
288. Viskontas DG, MacLeod MD, Sanders DW. High tibial osteotomy with use of the Taylor Spatial Frame external fixator for osteoarthritis of the knee. *Can J Surg.* 2006;49(4):245–250.
289. Vives MJ, Abidi NA, Ishikawa SN, et al. Soft tissue injuries with the use of safe corridors for transfixion wire placement during external fixation of distal tibia fractures: an anatomic study. *J Orthop Trauma.* 2001;15(8):555–559.
290. Volkov MV, Oganesian OV. Restoration of function in the knee and elbow with a hinge-distractor apparatus. *J Bone Joint Surg Am.* 1975;57(5):591–600.
291. Vora AM, Haddad SL, Kadakia A, et al. Extracapsular placement of distal tibial transfixation wires. *J Bone Joint Surg Am.* 2004;86-A(5):988–993.
292. Wallace AL, Draper ER, Strachan RK, et al. The vascular response to fracture micromovement. *Clin Orthop Relat Res.* 1994;(301):281–290.
293. Wang ZG, Peng CL, Zheng XL, et al. Force measurement on fracture site with external fixation. *Med Biol Eng Comput.* 1997;35(3):289–290.
294. Watson JT. High energy fractures of the tibial plateau. *Ortho Clin of N Amer.* 1994;25: 723–752.
295. Watson JT. Bone transport. *Techniques in Orthopaedics.* 1996A;11(2):132–143.
296. Watson JT. Tibial pilon fractures. *Techniques in Orthopaedics.* 1996B;11(2):150–159.
297. Watson JT. Hybrid external fixation for tibial plateau fractures. *Am J Knee Surg.* 2001; 14(2):135–140.
298. Watson JT. Distraction osteogenesis. *Journal of AAOS.* 2006;14(10):168–174.
299. Watson JT. Nonunion with extensive bone loss: Reconstruction with Ilizarov techniques and orthobiologics. *Op Tech in Orthop.* 2009:18(2);95–107.
300. Watson JT, Anders M, Moed BR. Bone loss in tibial shaft fractures: Management strategies. *Clin Ortho.* 1995;316:1–17.
301. Watson JT, Karges DE, Cramer KE, et al. Analysis of failure of hybrid external fixation techniques for the treatment of distal tibial pilon fractures. Abstract Procedings 16th Annual Meeting Orthopaedic Trauma Association San Antonio, TX Oct. 12–14, 1999.
302. Watson JT, Kuldjanov D. Bone Defects. Rozbruck SR, Ilizarov S eds. Book Chapter in: *Limb Lengthening and Reconstructive Surgery.* Informa, New York: 2007:184–202.
303. Watson JT, Moed BR, Karges DE, et al. Pilon fractures: Treatment protocol based on severity of soft tissue injury. *Clin Orthop Relat Res.* 2000;375:78–90.
304. Watson JT, Occhietti M, Parmar V. Rate of Postoperative Wound Infections in Patients with Pre-existing External Fixators Treated with Secondary Open Procedures. Abstract Procedings 15th Annual Meeting Orthopaedic Trauma Association Charlotte, North Carolina Oct. 22–24, 1999.
305. Watson JT, Ripple S, Hoshaw SJ, et al. Hybrid external fixation for tibial plateau fractures: clinical and biomechanical correlation. *Orthop Clin North Am.* 2002;33(1):199–209.
306. Watson MA, Mathias KJ, Maffulli N, et al. The effect of clamping a tensioned wire: implications for the Ilizarov external fixation system. *Proc Inst Mech Eng H.* 2003;217(2):91–98.
307. Watson MA, Matthias KJ, Maffulli N, et al. Yielding of the clamped-wire system in the Ilizarov external fixator. *Proc Inst Mech Eng H.* 2003;217(5):367–374.
308. W-Dahl A, Toksvig-Larsen S, Lindstrand A. No difference between daily and weekly pin site care: a randomized study of 50 patients with external fixation. *Acta Orthop Scand.* 2003;74(6):704–708.
309. Wei DH, Poolman RW, Bhandari M, et al. External fixation versus internal fixation for unstable distal radius fractures: A systematic review and meta-analysis of comparative clinical trials. *J Orthop Trauma.* 2012;26(7):386–394.
310. Williams EA, Rand JA, An KN, et al. The early healing of tibial osteotomies stabilized by one-plane or two-plane external fixation. *J Bone Joint Surg Am.* 1987;69(3):355–365.
311. Windhagen H, Glockner R, Bail H, et al. Stiffness characteristics of composite hybrid external fixators. *Clin Orthop Relat Res.* 2002;(405):267–276.
312. Woon CY, Wong MK, Howe TS. LCP external fixation–external application of an internal fixator: two cases and a review of the literature. *J Orthop Surg Res.* 2010;5:19.
313. Wosar MA, Marcellin-Little DJ, Roe SC. Influence of bolt tightening torque, wire size, and component reuse on wire fixation in circular external fixation. *Vet Surg.* 2002;31(6): 571–576.
314. Wu JJ, Shyr HS, Chao EY, et al. Comparison of osteotomy healing under external fixation devices with different stiffness characteristics. *J Bone Joint Surg Am.* 1984;66(8): 1258–1264.
315. Yamako G, Ishii Y, Matsuda Y, et al. Biomechanical characteristics of nonbridging external fixators for distal radius fractures. *J Hand Surg Am.* 2008;33(3):322–326.
316. Yang W, Watson JT, Zheng Y, et al. Optimizing Half Pin Placement of Mono-lateral External Fixation Frames for Superior Stability. Paper presentation. In Abstracts: The Seventh International Congress of Chinese Orthopaedic Association, November 15–18, 2012, Beijing, China.
317. Yasui N, Nakase T, Kawabata H, et al. A technique of percutaneous multidrilling osteotomy for limb lengthening and deformity correction. *J Orthop Sci.* 2000;5(2):104–107.
318. Yildiz C, Atesalp AS, Demiralp B, et al. High-velocity gunshot wounds of the tibial plafond managed with Ilizarov external fixation: a report of 13 cases. *J Orthop Trauma.* 2003; 17(6):421–429.
319. Yu JR, Throckmorton TW, Bauer RM, et al. Management of acute complex instability of the elbow with hinged external fixation. *J Shoulder Elbow Surg.* 2007;16(1):60–67.
320. Yuenyongviwat V, Tangtrakulwanich B. Prevalence of pin-site infection: the comparison between silver sulfadiazine and dry dressing among open tibial fracture patients. *J Med Assoc Thai.* 2011;94(5):566–569.
321. Zaffagnini S, Iacono F, Lo Presti M, et al. A new hinged dynamic distractor, for immediate mobilization after knee dislocations: Technical note. *Arch Orthop Trauma Surg.* 2008; 128:1233–1237.
322. Zheng K, Li X, Fu J, et al. Effects of Ti2448 half-pin with low elastic modulus on pin loosening in unilateral external fixation. *J Mater Sci Mater Med.* 2011;22(6):1579–1588.
323. Ziran BH, Morrison T, Little J, et al. A new ankle spanning fixator construct for distal tibia fractures: optimizing visualization, minimizing pin problems, and protecting the heel. *J Orthop Trauma.* 2013;27(2):e45–e49.
324. Zlowodzki M, Prakash JS, Aggarwal NK. External fixation of complex femoral shaft fractures. *Int Orthop.* 2007;31(3):409–413. Epub 2006 Aug 15.

9

Tratamento do paciente politraumatizado

Hans Christoph Pape
Peter V. Giannoudis

Epidemiologia do politraumatismo 298
    Incidência e mortalidade 298
    Efeitos da legislação 299
    Modelos de veículos automotivos/Segurança e prevenção passiva integrada no veículo 300
Impacto econômico na sociedade 300
    Sistemas de tratamento do trauma 300
    Reembolso e evolução dos custos 301
Fisiopatologia e resposta imune ao trauma 304
    Resposta inflamatória local e sistêmica 304
    Genética e trauma 306
Sistemas de pontuação 307
    Escalas e sistemas de pontuação com base anatômica 307
    Escores com base fisiológica 308
    Escores combinados 309
Avaliação e tratamento iniciais 310
    Princípios do Suporte Avançado de Vida no Trauma 310
    Avaliação da função respiratória 311
    Avaliação do estado de volume 311
    Avaliação do estado neurológico 314
    Estágios do estado fisiológico do paciente 314
    Estágios dos períodos de tratamento do paciente 315
Imagens 316
    Radiografia convencional: radiografias simples 316
    Ultrassonografia 317
    Tomografia computadorizada 317
    Angiografia 317
Prioridades para as cirurgias de salvação da vida 318
    Trauma torácico 318
    Trauma abdominal 319
    Trauma pélvico 319
Momento da estabilização definitiva de fraturas importantes: indicação para a fixação definitiva precoce 322
Padrão terapêutico para o tratamento de lesões esqueléticas 324
Situações especiais 329
    Trauma geriátrico 329
Unidade de terapia intensiva 330
    Estratégias de ventilação 330
    Síndrome da angústia respiratória do adulto 330
    Síndrome da disfunção de múltiplos órgãos 331
    Reabilitação 331
    Pacientes com trauma craniano 331
Resultado em segundo tempo após politraumatismo 331
    Lesões do membro superior 332
    Fraturas pélvicas 332
    Fraturas do membro inferior 332

EPIDEMIOLOGIA DO POLITRAUMATISMO

Incidência e mortalidade

O traumatismo é uma causa importante de morte e de incapacitação em todo o mundo, que afeta sobretudo adultos jovens.[427] De acordo com a Segunda Conferência Global de Alto Nível sobre Segurança no Trânsito da Organização Mundial da Saúde (OMS), que envolveu 178 países, mais de 1,2 milhões de pessoas morrem a cada ano em todo o mundo em decorrência de lesões de trânsito.[440,441] Contudo, apenas 10% dessas fatalidades ocorrem em países de alta renda. A OMS prevê que o percentual de lesões fatais aumentará nas próximas décadas. Além disso, todos os anos algo entre vinte e cinquenta milhões de pessoas sofrem alguma lesão nas rodovias do mundo. Lesões graves impactam significativamente a sociedade e os sistemas de saúde. Nos países ocidentais, foram estabelecidos registros de traumas com fins de documentação da epidemiologia, padrão e causas de morte, o que melhora os sistemas de tratamento dos traumatismos.

A definição de politraumatismo varia entre os cirurgiões de diferentes especialidades e de diferentes centros e países. Essa variação levou ao desenvolvimento de sistemas de pontuação padronizados que permitem uma estratificação comparável de lesões entre centros e também uma ajuda no prognóstico para a morbidade e a mortalidade.

Politraumatismo é um termo que descreve pacientes lesionados em mais de uma região do corpo ou sistema do organismo e, dentre as quais, pelo menos um representa risco para a vida. A gravidade cumulativa dessa carga traumática na anatomia e fisiologia do paciente lesionado é normalmente expressa com o uso do escore de gravidade do trauma (EGL, do inglês *injury severity score* – ISS), em que politraumatismo é definido como um EGL ≥16 ou ≥18.[5,383] Trentz enfatizou o impacto sistêmico fisiopatológico do politraumatismo, definindo essa situação como "síndrome de múltiplas lesões que excedem uma gravidade definida (EGT ≥17) com reações sistêmicas sequenciadas (síndrome da resposta inflamatória sistêmica – SRIS – durante pelo menos 1 dia), capaz de levar à disfunção ou falência de órgãos-alvo e sistemas vitais, que não foram diretamente lesionados por eles mesmos".[199,415]

Há cerca de 30 anos, Trunkey introduziu o conceito de uma distribuição trimodal das mortes.[417] As mortes ocorriam na cena do acidente; em até 60 minutos, no serviço de emergência ou na sala cirúrgica; dentro de 1 a 4 horas; ou mais tarde, depois de transcorrida 1 semana. Lesão cerebral grave e exsanguinação foram documentadas como as principais causas de morte dentro das primeiras 6 horas. Entretanto, estudos epidemiológicos recentemente publicados pelo Registro de Traumas da Sociedade Alemã de Cirurgia Traumatológica (TR-DGU) e da Trauma Audit and Research Network (TARN, Reino Unido) demonstram uma distribuição bimodal da mortalidade, com um primeiro e um segundo pico ocorrentes dentro de 0 a 6 horas e de 1 a 6 dias, respectivamente. Hemorragia abundante e grave lesão cerebral ainda são as causas mais comuns de morte nas primeiras 6 horas. As mortes mais tardias estão associadas à idade avançada e a complicações como sepse e falência orgânica.

A TR-DGU foi estabelecida em 1993 e documenta dados de 367 clínicas participantes em sete países europeus.[220] O relatório anual, de 2011, envolveu uma avaliação epidemiológica de 67.782 pacientes traumatizados. Possível necessidade de terapia intensiva e internação na sala de trauma foram os principais critérios de inclusão. O paciente tipicamente politraumatizado é homem (71,5%), com média de idade de 43,4 anos.[221] Traumas contusos representam 95,2% de todos os casos e as lesões relacionadas a acidentes de tráfego com envolvimento de automóveis representam 57,3% de todos os casos. Em seguida, vêm as quedas (>3 metros = 16,3%; <3 metros = 15,1%) e tentativas de suicídios (5,1%). A análise da distribuição das lesões, levando em conta a região do corpo e com o uso da escala abreviada de lesões (EAL) ≥2 demonstra que as lesões craniocerebrais e os traumas torácicos estão presentes em 60,7% e 61,9%, respectivamente. Lesões do membro superior (34,7%), membro inferior (31,8%), pelve (22%) e coluna vertebral (34,2%) foram menos comuns.

Dados recentemente publicados demonstram que o lapso de tempo desde a lesão inicial até a internação no serviço de emergência foi de aproximadamente 70 minutos (média de 20 minutos até a chegada + 30 minutos no local + 20 minutos para o transporte do paciente até o hospital).[451] O protocolo SAET (sonografia abdominal com enfoque no trauma) inicial foi realizado, em média, 6 minutos após a internação. Os tempos transcorridos até as primeiras radiografias torácicas e pélvicas foram de, respectivamente, 13 e 17 minutos. A tomografia computadorizada (TC) da cabeça e um estudo de TC de corpo inteiro foram realizados depois de 24 a 28 minutos a contar da chegada da vítima. As intervenções cirúrgicas de emergência foram iniciadas em aproximadamente 79 minutos após a chegada à sala de trauma.

De acordo com o registro de traumas da TR-DGU, há um decréscimo contínuo no percentual de mortalidade de pacientes politraumatizados nas últimas décadas.[352] A mortalidade dentro das primeiras 24 horas após a internação foi de 7%, e aproximadamente 13,2% morreram durante a estadia hospitalar. Nessa base de dados, também podem ser observadas mudanças demográficas na sociedade. A população idosa torna-se cada vez mais ativa. A média de idade aumentou de 38 anos em 1990 para 43 anos em 2011; e 25% dos pacientes traumatizados tinham mais de 65 anos.[221] Essa maior prevalência é importante, já que os idosos frequentemente apresentam reserva fisiológica diminuída, além de comorbidades significativas associadas, que merecem considerações especiais. É provável que a distribuição das lesões e o tipo de mecanismo lesional sejam diferentes em uma população com alta incidência de osteoporose. Pacientes idosos podem sofrer politraumatismo depois de traumas de baixa energia e essas lesões podem ter resultados mais sérios. Embora tenha sido informado que as quedas representam apenas 9 a 11% das mortes ligadas a lesões na população geral, por exemplo, elas representam mais de 50% das mortes por trauma em indivíduos com mais de 65 anos.[10] Pacientes com capacidade mental ou física limitada também estão mais propensos a se envolver em acidentes, por serem mais lentos na identificação e resposta a situações perigosas.[195,213] Também é preciso que se considere a probabilidade de uma emergência clínica como, por exemplo, um infarto do miocárdio (IM) ou um derrame que precipite um acidente, o que torna imperioso o tratamento dessa patologia, além das lesões do paciente.

Efeitos da legislação

Em 1997, nos Estados Unidos, os acidentes automobilísticos resultaram em 41.967 mortes (16/100 mil/ano) e 3,4 milhões de lesões não fatais (1270/100 mil/ano).[94] As lesões relacionadas a acidentes automobilísticos foram a causa principal de morte entre pessoas com idades entre 1 e 24 anos.[94]

Entre 1982 e 2001, em uma revisão de 858.741 mortes ligadas ao tráfego nos Estados Unidos, foi observado que cinco fatores de risco contribuíam para a mortalidade: (a) consumo de álcool por motoristas e pedestres (43%), (b) falta de uso do cinto de segurança (30%), (c) inexistência do *airbag* (4%), (d) não uso de capacete pelo motociclista (1%) e (e) falta de uso do capacete pelo ciclista (1%).[82] Ao longo desse período de 20 anos, os percentuais de mortalidade atribuídos a cada fator de risco declinaram, em virtude da legislação. Nesse tocante: (1) 153.168 vidas foram salvas pela diminuição do consumo de bebidas ao conduzir veículos, (2) 129.297 pelo maior uso de cintos de segurança, (3) 4.305 pelo aumento de carros equipados com *airbags*, (4) 6.475 pelo aumento do uso de capacete pelos motociclistas, e (5) 239 pelo aumento do uso de capacete pelos ciclistas.

Pesquisas têm demonstrado a eficácia das leis redutoras dos níveis de álcool no sangue para motoristas jovens e inexperientes e de programas de treinamento e intervenção para os fornecedores de bebidas alcoólicas.[444] Todos os cinquenta estados norte-americanos e o Distrito de Columbia têm leis que definem como crime dirigir com uma concentração de álcool no sangue (CAS) ≥0,08%.

Os cintos de segurança param o ocupante juntamente com o automóvel e, com isso, evitam que o corpo seja ejetado quando o carro para. A energia de desaleração é distribuída ao longo de partes capazes de maior absorção de energia do corpo, como a pelve, tórax e ombros. Os cintos de segurança constituem, isoladamente, a forma mais efetiva de redução de lesões fatais e não fatais em colisões automobilísticas; assim, é muito provável que as leis de obrigatoriedade primária para o uso do cinto de segurança, em que a força policial tem a permissão de parar um motorista e multá-lo apenas por que a pessoa não está usando esse equipamento, serão mais efetivas do que as leis secundárias, que permitem que os ocupantes ou condutores que não estejam com o cinto sejam multados apenas depois de terem sido parados por outra violação de trânsito.[287,340,379,380] De acordo com a National Highway Traffic Safety Administration (NHTSA)[286] nos Estados Unidos, o uso do cinto de segurança em todo o país era de 82% em 2007, variando de 63,8% em New Hampshire até 97,6% no Havaí. Vinte e oito estados norte-americanos tinham então leis de obrigatoriedade primária para o uso do cinto de segurança. No entanto, praticamente 70% das fatalidades de ocupantes de veículos entre 16 e 34 anos de idade, mortos durante as horas noturnas, não usavam o cinto.[286] Todos os estados tinham leis de proteção para passageiros crianças, que variavam muito em termos de exigências para idade e porte físico, da mesma forma que as penalidades em caso de descumprimento. O uso da contenção em 1996 foi de 85% para crianças com menos de 1 ano e de 60% para crianças de 1 a 4 anos. Desde 1975, as fatalidades entre crianças menores de cinco anos diminuíram em 30%, para 3/100 mil/ano, mas a taxa de mortes na faixa etária de 5 a 15 anos diminuiu apenas 11 a 13%.[285] Em um estudo que revisou acidentes que envolveram 4.243 crianças com idades entre 4 a 7 anos, entre 1998 e 2002, as lesões ocorreram entre 1,81% de todas essas crianças, sendo 1,95% daquelas contidas por cintos de segurança e 0,77% das que estavam sentadas em bancos elevatórios para posicionamento do cinto. As probabilidades de lesão foram 59% mais baixas para as crianças usuárias de bancos elevatórios para posicionamento do cinto em comparação com as usuárias de cinto de segurança apenas. As primeiras não sofreram lesões no abdome, coluna vertebral ou membros inferiores, enquanto as crianças usuárias exclusivamente do cinto de segurança sofreram lesões em todas as regiões do corpo.[99,100]

Modelos de veículos automotivos/Segurança e prevenção passiva integrada no veículo

Foi demonstrado que os *airbags* do motorista diminuem a mortalidade em 8%, independentemente do uso do cinto de segurança pelo condutor. Contudo, o uso de cintos de segurança proporciona uma proteção muito maior e diminui o risco de morte em 65% (ou em 68% quando combinado com *airbag*).[81] Não foram observadas diferenças no risco de mortes por colisão frontal entre ocupantes adultos com *airbags* mais modernos (*sled-certified*) e *airbags* de primeira geração. Junto aos relatos de redução nas mortes relacionadas ao *airbag,* também foram informadas reduções significativas em mortes frontais entre crianças sentadas na posição do carona em veículos com *airbags* mais modernos (*sled-certified*).[40] Foi informado que os *airbags* estão associados à diminuição da mortalidade de vítimas hospitalizadas e em menor gravidade das lesões.[442] Em uma revisão sistemática, foi demonstrado que os capacetes reduzem o risco de morte em 42% e o risco de lesão craniana em aproximadamente 69% em condutores de motocicleta.[231]

As evidências atuais favorecem o ponto de vista de que a redução dos limites de velocidade, radares e medidas de moderação da velocidade no tráfego diminuem substancialmente o número de mortes no trânsito, uma tendência evidenciada no Reino Unido, Austrália, França e em outros países.[336] Também há evidências de que os dispositivos para controle da velocidade constituem um método promissor para a redução do número de lesões e mortes rodoviárias.[444] Mas deve-se considerar que, nos Estados Unidos, não existem radares para controle da velocidade.[336]

Com relação aos pedestres, carros e veículos leves de carga (vans, picapes, e veículos utilitários esportivos) são responsáveis pela maioria das mortes de pedestres (85,2%) nos Estados Unidos. Caminhões pesados, ônibus e motocicletas são responsáveis pelas fatalidades restantes.[318] Os ônibus matam oito vezes mais pedestres do que os carros por quilômetro de deslocamento do veículo. É provável que características do veículo como massa, modelo da parte frontal, visibilidade[66] e grau de interação com os pedestres determinem seu risco por quilômetro.[318] Assim, uma opção com vistas à redução das fatalidades de pedestres poderia ser a modificação dos veículos motorizados. Mas cada tipo de automóvel teria de ser avaliado, caso a caso. O rebaixamento da parte frontal dos caminhões leves e, em consequência, do ponto de impacto com o corpo do pedestre, poderia reduzir a probabilidade de lesões cranianas e torácicas graves.[64]

Com o objetivo de investigar a relação entre as mudanças nos mecanismos e padrões lesionais em relação às vítimas de traumas veiculares com modelos modernos, foi feita a comparação entre ocupantes de veículos com uso de contenção (i. é, cinto de segurança), ciclistas e pedestres lesionados entre 1973 e 1978 e entre 1994 e 1999 em uma região específica da Alemanha.[337] Durante o segundo período, para todos os grupos considerados foram medidos escore de gravidade da lesão (EGL; 5,0 vs. 12,1) médios menores e percentuais mais baixos de politraumatismo (4,5% vs. 15%) e de mortalidade (3,4% vs. 14%). Essa análise demonstrou que a gravidade da colisão/atropelamento permaneceu inalterada entre os dois períodos e as reduções ocorreram graças ao aprimoramento no desenho dos veículos e não exclusivamente por causa do uso do cinto de segurança.[337]

IMPACTO ECONÔMICO NA SOCIEDADE

Sistemas de tratamento do trauma

O tratamento organizado de traumas em civis nos Estados Unidos tem suas origens no final da década de 1960, quando foi declarado que a qualidade do tratamento organizado de traumas em civis estava abaixo do padrão em zonas de combate no Vietnã: "se gravemente lesionado, as probabilidades de um civil sobreviver seriam maiores na zona de combate do que na rua de uma cidade mediana". Um sistema de trauma proporciona toda uma gama de cuidados coordenados a todos os pacientes lesionados em uma área geográfica definida. O sistema inclui a prevenção contra lesões, cuidados pré-hospitalares e com o paciente internado, além da reabilitação. Os conceitos do tratamento organizado do trauma[320] se revelaram como um dos mais importantes avanços no tratamento do paciente lesionado nos últimos 30 anos.[170,226] O número de estados norte-americanos com um sistema de trauma aumentou de sete, em 1981, para 36 em 2002.[377] Não obstante, em 2000, aproximadamente 40% da população norte-americana ainda vivia em estados sem sistema de trauma.[281]

O uso de uma rede de sistema de trauma estabelecida também poderia facilitar o cuidado de vítimas de desastres naturais[307] ou de ataques terroristas.[180] O desempenho de hospitais e provedores de saúde em um sistema de trauma está sujeito à revisão, tanto com como sem o sistema.[247,276,321] Há necessidade de pesquisas e de uma constante reavaliação para que haja uma avaliação contínua do sistema e aprimoramento de seus resultados e eficiência.[227,377] De acordo com uma revisão sistemática de evidências publicadas[245] sobre a eficácia dos sistemas de trauma nos Estados Unidos, até 1999, a implementação de sistemas de trauma diminuiu a mortalidade hospitalar de pacientes que tinham sofrido graves lesões para aproximadamente 15%.[48,193,239,245,275] O risco relativo de morte em decorrência de acidentes automobilísticos foi 10% mais baixo nos estados com sistemas de trauma organizados *versus* estados sem tais sistemas.[281] Contudo, foi preciso que 10 anos transcorressem para que fosse estabelecido que um sistema de trauma organizado tinha eficácia em termos da redução da mortalidade. Nathens et al. concluíram que essa situação era consistente com a maturação e desenvolvimento dos protocolos de triagem para trauma, acordos de transferência entre hospitais, organização de centros de trauma e garantia de qualidade permanente.[280] Municípios com disponibilidade de especialidades cirúrgicas 24 horas por dia, aparelhos de TC e salas cirúrgicas são beneficiados com mortalidade mais baixa relacionada às colisões de veículos motorizados em comparação com municípios sem tais recursos. Municípios com centros traumatológicos designados apresentam percentuais mais baixos de mortalidade relacionados a veículos motorizados.[257] Dados, prospectivamente coletados e recentemente publicados, que compararam a mortalidade em centros traumatológicos a de centros não traumatológicos demonstraram uma redução de 25% na mortalidade em pacientes com menos de 55 anos, tratados em um centro traumatológico.[236] É evidente que os resultados dependem de cada elo constituinte da cadeia no sistema de trauma, bem como da interação entre esses elementos; por outro lado, não há evidências relativas à compreensão da contribuição de cada um desses componentes na eficácia do sistema. Mas ao que parece, os protocolos de notificação pré-hospitalar e os programas de aprimoramento do desempenho estão mais associados às menores probabilidades de morte ajustadas ao risco.[226] Com relação aos cuidados do trauma na fase pré-hospitalar, encontram-se em curso debates e estudos nacionais e internacionais para que se decida qual o melhor sistema[39,95] e como se pode melhorar os cuidados do trauma antes da admissão do paciente no hospital.[47,68,108,138,328] Análises demonstram que, em todo o mundo, existem três tipos diferentes de sistemas de cuidado do trauma pré-hospitalar. São:

1. Sistemas de suporte básico de vida (SBV)
   - cuidados não invasivos de suporte para pacientes traumatizados por técnicos de medicina para atendimento de emergência (imobilização)
   - transporte rápido de pacientes traumatizados para uma instalação de atendimento médico
2. Sistemas de suporte avançado de vida por paramédicos (SAVPARA)
   - realização de procedimentos invasivos, como entubação e terapia com líquidos intravenosos (IV), administração de medicação
3. Sistemas de suporte avançado de vida por médicos (SAVMED)

Nos Estados Unidos, o sistema de trauma pré-hospitalar decorre da experiência na guerra do Vietnã, onde o paramédico treinado era responsável pelo tratamento inicial na zona de combate, enquanto os médicos eram considerados mais bem aproveitados em um cenário hospitalar.[279] Era praticamente impossível a prestação de cuidados médicos abrangentes na cena, em decorrência dos combates, de modo que foram privilegiados os conceitos de "pegar e sair" e de "pegar e correr." Por outro lado, os sistemas franco-alemães[95] de atendimento médico de emergência são orientados para o médico e, na maioria dos casos, prefere-se períodos mais longos na cena do acidente ("ficar e agir"), com o objetivo de estabilizar o paciente antes de transportá-lo para um hospital apropriado.

Um estudo internacional comparativo desses sistemas,[279] mediante o uso dos percentuais de choque no Serviço de Emergência (SE) e de fatalidade traumatológica precoce como parâmetros de resultado para avaliar os desfechos pré-hospitalares, constatou que o percentual de choque SE não variou significativamente entre os sistemas SAVMED e SAVPARA. O percentual de fatalidade traumatológica precoce foi significativamente mais baixo em sistemas SAVMED do que em sistemas SAVPARA. Por isso, a presença de um médico na cena de combate pode estar associada a percentuais mais baixos de fatalidade traumatológica precoce. Contudo, com frequência inexistem dados que possibilitem comparações apropriadas de resultados entre os sistemas médicos de emergência de diferentes países.[95]

Entretanto, vários outros estudos e revisões que se concentraram em sistemas de cuidado do trauma pré-hospitalar concluíram que inexistem evidências em apoio ao suporte avançado do trauma pré-hospitalar (SAV). Praticamente todos esses estudos utilizaram a fatalidade traumatológica hospitalar como o principal parâmetro de desfecho e somente compararam os sistemas SAV ao SBV.[51,224,225,349] Outro estudo também comparou SAVPARA em Montreal à SAVMED em Toronto e SBV em Quebec, com o uso da mortalidade hospitalar como o parâmetro de resultado.[225] O sistema SAVMED não foi associado a uma diminuição no risco de morte em ambiente hospital; assim, seus autores concluíram que, em centros urbanos com centros traumatológicos de nível I de alta especialização, não há benefício em ter um SAV local para o tratamento pré-hospitalar de pacientes traumatizados.[225]

Ademais, foi questionado se o sistema de trauma dita as prioridades cirúrgicas nos cuidados de trauma. Em um estudo recentemente publicado, seus autores compararam o momento de fixação e o tratamento de fraturas importantes em pacientes politraumatizados entre centros traumatológicos de nível I nos Estados Unidos e na Alemanha. Essa análise de pares combinados demonstrou que o momento da fixação da fratura é comparável entre uma coorte tratada em um centro traumatológico de nível I nos Estados Unidos e o Registro de Trauma da Alemanha (Tab. 9.1).[314,368]

Reembolso e evolução dos custos

Trauma é problema global e continua a causar um enorme impacto nos sistemas de saúde. As despesas associadas ao trauma têm sido calculadas por numerosos grupos de estudo.[19,78,146,255,290,327] Contudo, diante da heterogeneidade dos sistemas de saúde e de trauma e das diferenças metodológicas, é difícil compará-las. Estudos enfatizam a importância dos cálculos dos custos dos cuidados de trauma, por indicarem que, de posse desses dados, torna-se possível não só a estimativa do ônus nacional das lesões, mas também a identificação de estratégias terapêuticas ineficien-

TABELA 9.1 Comparação do tempo médio transcorrido para tratamento definitivo de fraturas importantes em pacientes politraumatizados nos Estados Unidos e na Alemanha

Duração até o tratamento definitivo	EUA n = 77	ALEMANHA n = 93	Valor de p
Todas as fraturas	5,5 ± 4,2 d	6,6 ± 8,7 d	n.e.
Fraturas do úmero	5 ± 3,7 d	6,6 ± 6,1 d	n.e.
Fraturas do rádio	6 ± 4,7 d	6,1 ± 8,7 d	n.e.
Fraturas do fêmur	7,9 ± 8,3 d	5,5 ± 7,9 d	n.e.
Fraturas da tíbia	6,2 ± 5,6 d	6,2 ± 9,1 d	n.e.
Fraturas da pelve	5 ± 2,8 d	7,1 ± 9,6 d	n.e.

d = dias
Schreiber V, Tarkin IS, Hildebrand F, et al. The timing of definitive fixation for major fractures in polytrauma—a matched pair comparison between a US and European level I centers: analysis of current fracture management practice in polytrauma. *Injury.* 2011;42(7):650–654.

tes e a avaliação da evolução dos custos.[19,78,146,255,290,327] Foi sugerida a realização de análises padronizadas para efeito da comparação dos diferentes sistemas de trauma. Esses dados podem ser cruciais para a tomada de decisões políticas. Foi demonstrado que os custos do cuidado de trauma em países desenvolvidos são similares aos custos para o câncer e para o derrame.[254] Diante da realidade de uma sociedade envelhecida, espera-se um imenso aumento das despesas associadas ao trauma. O ônus causado por essas lesões nos Estados Unidos excede os 400 bilhões de dólares em custos de atendimento médico, mas 80% desses custos estão relacionados à perda da produtividade.[78] Foi sugerido que a produtividade e a capacidade de trabalho sejam empregadas como parâmetros de desfecho em longo prazo para pacientes politraumatizados. Foi demonstrado que a ocupação e a independência financeira estão associados a uma qualidade de vida superior em longo prazo.[78] Por isso, atualmente, o aspecto econômico em relação à saúde é tópico de discussão importante em cada Sistema Nacional de Saúde em todo o mundo. Em pacientes politraumatizados, o problema do reembolso ainda não foi resolvido e, ultimamente, tem sido o centro de uma discussão considerável.

Na maioria dos casos, os sistemas de saúde continuam em déficit, como resultado de seu financiamento desproporcionado e da inadequação das políticas de reembolso.[146,203,327,348,363,383,388] Mas antes que se decida avaliar o custo real do tratamento de um procedimento específico para o Sistema Nacional de Saúde, é preciso estar familiarizado com os elementos que devem ser incluídos em uma análise econômica detalhada. Tal tipo de análise econômica para qualquer problema médico mede custos diretos, indiretos e intangíveis.[196,403] Essa análise deve incorporar tanto custos fixos como variáveis; as despesas monetárias diretas e as despesas indiretas associadas à duração da terapia, o desfecho funcional, as pensões por invalidez e a qualidade monetizada dos aspectos da vida.[85,200,330]

Os custos fixos estão relacionados às despesas hospitalares gerais e são aqueles sobre os quais o clínico tem menor controle. Os custos variáveis estão basicamente ligados à prática clínica e, assim, foram estudados mais profundamente. É mais fácil registrar os custos médicos e não médicos diretos em comparação com os custos indiretos, e a maior parte dos estudos publicados na literatura se concentra nos custos diretos. Considera-se que os custos indiretos e intangíveis oferecem maiores dificuldades para sua estimativa e dependem de acompanhamento mais longo dos pacientes. Contudo, tais custos podem ser significativamente mais altos do que os diretos. Assim, uma grande deficiência das evidências nos estudos existentes sobre a economia da saúde é a ausência de uma "análise global dos custos."

Na saúde, os aspectos econômicos relacionados ao trauma ortopédico se baseiam consideravelmente nos recursos e na experiência que permeiam todo o sistema traumatológico, com a inclusão dos cuidados pré-hospitalares, hospitalares e pós-hospitalares. As implicações financeiras são muito difusas e não possibilitam uma avaliação fácil. Em pacientes politraumatizados, uma avaliação econômica completa é tarefa ainda mais complicada. Envolve as despesas relacionadas aos serviços pré-hospitalares e de emergência, a intensidade da carga de trabalho das equipes médica e de enfermagem, que variam de acordo com cada paciente e o elemento da "disponibilidade para o trauma".[103] O conceito de "disponibilidade para o trauma" refere-se à contínua evolução da experiência do pessoal, à eficiência da infraestrutura e à eficácia da coordenação das equipes de trauma. Já foi demonstrado que as despesas decorrentes da manutenção de uma equipe de trauma dedicada 24 horas por dia constituem o parâmetro econômico de mais difícil avaliação e reembolso.[402] Ao longo dos anos, vários autores tentaram resolver os problemas dos custos do trauma e do politraumatismo.[80,164,191,206,261,291,382,430] Em todos os estudos, ficou evidente que os instrumentos convencionais para verificação dos custos eram inadequados, a despeito dos recentes avanços no "gerenciamento operacional" e na economia da saúde. Os componentes necessários de uma análise econômica global de um sistema de trauma foram originalmente delineados no Plano-Modelo de Sistemas de Cuidado do Trauma publicado pelu U.S. Bureau of Health Resources Development em 1992.[101] A Tabela 9.2 lista uma descrição dos diferentes aspectos da economia da saúde relacionada ao trauma.

Considerando as dificuldades na tarefa de estimativa de custos, as despesas médicas para lesões nos Estados Unidos, em 1987, alcançaram 64,7 bilhões de dólares. Em 2000, essas despesas foram responsáveis por 10,3% dos gastos médicos totais e chegaram a 117,2 bilhões de dólares. O considerável aumento nos gastos com traumas também pode ser observado em estudos provenientes do Reino Unido, da Alemanha, Suíça e do restante da Europa.[18,114,135,278,294,295,299,353,398]

TABELA 9.2 Diferentes aspectos da economia da saúde que precisam ser avaliados em um perfil financeiro totalmente abrangente do tratamento de trauma

| Custos diretos | | Custos indiretos | Custos intangíveis |
Médicos	Não médicos		
Despesas com pessoal	Transporte	Perda de produtividade	Qualidade de vida (dor, sofrimento, desgosto/angústia)
Despesas com insumos	Alojamento dos pacientes e parentes	Perda de rendimentos	
Duração da hospitalização		Pensões por invalidez	Avaliação de anos perdidos de vida ajustados pela qualidade (QALY)
Intervenções diagnósticas			
Medicamentos		Cuidados de enfermagem residencial	Parâmetros psicossociais
Intervenções cirúrgicas		Encargos de seguro	
Atendimento ambulatorial		Despesas legais	
Reabilitação			
Despesas pré-hospitalares			
Disponibilidade para o trauma			
Treinamento de trauma			

Ao considerar os aspectos acima, pode-se facilmente apreciar as razões pelas quais não é viável oferecer serviços para esses casos. O problema do reembolso ainda não foi resolvido e foi o centro de uma discussão recente. Quase todas as organizações que lidam com cuidados de saúde e os sistemas de trauma cobram uma taxa pré-determinada para seus serviços de trauma, que não tem relação com os custos médicos e não médicos, diretos ou indiretos, para cada paciente lesionado. Assim, não surpreende que, sobretudo para casos complexos e para pacientes politraumatizados, as estimativas de custos têm se revelado inadequadas e imprecisas. A comparação global dos custos diretos reais do politraumatismo e o reembolso relativo resultam em um balanço negativo de 80 a 900% para os diferentes sistemas de saúde.[383] Além disso, é praticamente certo que a ausência de uma rede única de trauma formal e a existência de muitas redes informais de pequeno porte centradas no ensino ou em grandes hospitais gerais compromete os esforços para a obtenção de uma avaliação financeira completa dos serviços de trauma proporcionados. Sem uma avaliação precisa dos serviços globalmente proporcionados, o reembolso e a justificativa de recursos adequados ficam prejudicados.

A carga de trabalho dos hospitais traumatológicos nessas redes varia significativamente, frequentemente passa despercebida e é subfinanciada pelas autoridades. Em muitos casos, essas unidades funcionam sob pressão significativa. A utilização contínua e intensa dos recursos de infraestrutura (tempo de sala cirúrgica, leitos da unidade de terapia intensiva – UTI etc.) para pacientes traumatizados e politraumatizados prolonga as listas de espera e limita o nível de serviços oferecidos aos pacientes locais para os tratamentos eletivos de rotina, que são mais recompensadores e que obtêm melhores níveis de reembolso.[83,90,185,316] Assim, com frequência, esses centros apresentam um perfil menos "saudável," de acordo com critérios financeiros e gerenciais rígidos, em comparação com hospitais menores com uma carga de trabalho menor para casos de trauma. No Reino Unido, foi demonstrado que as receitas do National Health Service (NHS) provenientes de casos ortopédicos eletivos são mais expressivas do que as dos casos recentes de trauma – o que novamente destaca o problema de tarifas inadequadas para os traumatológicos.[24] Infelizmente, à medida que aumenta o número de casos de trauma, o enfoque administrativo se direciona mais para as listas de espera eletivas e, com isso, diminuem os recursos dos serviços traumatológicos especializados como, por exemplo, as unidades pélvicas e de coluna vertebral,[24] embora as fraturas pélvicas constituam a terceira causa mais comum de morte decorrente de acidentes automobilísticos.[198]

A questão da economia da saúde para pacientes com trauma pélvico foi avaliada em 2004.[24] Os autores desse estudo identificaram que uma das principais razões para as dificuldades financeiras inerentes ao tratamento de traumas e politraumas pélvicos em centros terciários, no Reino Unido, era o estabelecimento de um sistema de transferência fora de área (OATS, do inglês "Out of Area Transfer System) em 1999. De acordo com essa análise, o reembolso obtido cobria apenas 60% dos casos tratados, devido ao fato de o cálculo ser realizado de maneira retrospectiva e referir-se a cargas de trabalho traumatológicas de anos anteriores. O crescente número de casos de trauma nesses centros exige, entretanto, uma estimativa mais precisa e atualizada do real volume dos serviços de cuidado do trauma e de seus custos.

É digno de nota que, atualmente, não existe uma avaliação abrangente e completa das implicações financeira do politraumatismo. A avaliação do custo-benefício de qualquer sistema de trauma deve correlacionar o retorno das vítimas de trauma a uma vida produtiva. A complexidade e multiplicidade dos diferentes aspectos do tratamento e da reabilitação nesses pacientes constituem a principal razão para a deficiência da literatura contemporânea sobre a economia na saúde. Contudo, não é demais enfatizar a necessidade de uma boa literatura sobre a economia na saúde, para que haja possibilidade de desenvolver e monitorar os serviços proporcionados, e também de avaliar a deficiência das estruturas financeiras correlatas. Os centros traumatológicos devem identificar e conhecer sua estrutura de custos, não apenas para melhorar sua eficiência, mas também para sobreviver. Nesse contexto, os pesquisadores nos campos médico e das finanças devem se concentrar em todos os diferentes aspectos das despesas de politraumatizados. Mais especificamente, podem ser feitas as seguintes recomendações:

1. As despesas médicas diretas devem incluir todos os procedimentos e intervenções diagnósticas e terapêuticas nesses pacientes e devem evitar as limitações impostas pela "tarifa do politrauma." A meta deve ser a obtenção de uma avaliação precisa de todas as despesas dos serviços hospitalares relativos ao trauma, para que se possa reivindicar um reembolso satisfatório.

2. O conceito de "disponibilidade para o trauma" é particularmente importante para o pessoal e os serviços hospitalares. A variabilidade e intensidade da carga de trabalho para o trauma não podem ser comparadas às de qualquer outro serviço médico. A disponibilidade da equipe de trauma durante 24 horas por dia e as implicações financeiras dessa situação precisam ser incluídas em qualquer análise econômica de trauma e, em seguida, reembolsadas.

3. Os custos dos serviços pré-hospitalares relacionados ao trauma e ao politrauma também devem ser avaliados em termos prospectivos e totalmente inclusivos, considerando os aspectos da "disponibilidade" e também do transporte secundário de cada paciente politraumatizado até centros terciários especializados com unidades estabelecidas para atendimento pélvico e de coluna vertebral.

4. As autoridades de saúde devem avaliar os centros traumatológicos terciários de referência com critérios e algoritmos financeiros diferentes dos centros hospitalares de referência. As "metas da lista de espera" e a "duração da internação hospitalar" desses hospitais devem ser comparadas às de centros traumatológicos similares com carga de trabalho para traumatizados e com disponibilidade multidisciplinar proporcionais e não com as de hospitais que proporcionam serviços de natureza mais eletiva.

5. As dificuldades na avaliação dos fatores mais complexos, como a monetização da qualidade de vida e os custos psicossociais do trauma e do politrauma não devem desanimar os pesquisadores. Um estudo prospectivo que acompanhe esses pacientes, de modo que se tenha conhecimento de seus resultados finais, deve ser iniciado tão logo seja possível. Tal estudo poderia proporcionar todas as informações necessárias acerca do ônus socioeconômico real e não identificado dos traumas que ocorrem atualmente para a administração do Serviço de Saúde. Então, tais informações poderiam ser empregadas como justificativa para as solicitações de recursos mais volumosos às autoridades tomadoras de decisões políticas.

6. Também se deve evitar a multifragmentação dos serviços de saúde e das redes de trauma. As conclusões e as decisões tomadas após uma avaliação totalmente inclusiva das implicações financeiras devem considerar todos os provedores de serviços de saúde envolvidos no cuidado aos politraumatizados.

FISIOPATOLOGIA E RESPOSTA IMUNE AO TRAUMA

Resposta inflamatória local e sistêmica

Fraturas estão associadas a lesões a ossos, periósteo e tecidos moles adjacentes, como os músculos e tecido conjuntivo. Os vasos sanguíneos adjacentes sangram para a área afetada e causam a formação de hematomas. A seguir, o conteúdo da medula óssea, na forma de células-tronco e de células precursoras, ganha acesso ao hematoma. A limitada oxigenação e a restrição no aporte de nutrientes induzem a necrose do tecido circunjacente. A análise do hematoma da fratura já foi exaustivamente estudada, mas seu conteúdo ainda não foi completamente esclarecido. É certo que o hematoma da fratura desempenha um papel crucial na regeneração óssea e dos tecidos.[208] A remoção do hematoma está associada a um prolongamento no tempo de consolidação da fratura.[147,264,317] Por outro lado, sua implantação no tecido remoto à fratura leva à formação de osso novo.[147,264,317] Sabe-se que a lesão aos tecidos locais estimula a liberação de padrões moleculares associados à lesão (DAMPs, do inglês *damage-associated molecular patterns*), quimiocinas e alarminas, o que leva ao alastramento sistêmico e à ativação da resposta imune sistêmica.[199,249] A ativação adicional da cascata do complemento inicia a quimiotaxia dos leucócitos e neutrófilos.[282] Surpreendentemente, estudos demonstram que a pele e o tecido muscular humanos têm uma ativação limitada (expressão das citocinas [IL-1β, IL-6 e TNF-α] e migração de neutrófilos) como resultado de uma fratura femoral adjacente causada por lesão contusa.[421] Em contraste, foi identificada uma pronunciada resposta imune pró e anti-inflamatória no tecido adiposo.[421] Os autores postularam que as citocinas são principalmente produzidas pelo tecido adiposo que circunda a fratura após um trauma contuso. Assim, é possível que, depois do trauma, ocorra disparo da resposta inflamatória local e sistêmica. Caso tenha ocorrido lesão a tecido muscular, nota-se discrepância na composição celular do hematoma muscular em comparação com o hematoma da fratura.[364] A velocidade inicial de migração dos neutrófilos estava reduzida no hematoma da fratura em comparação com os níveis medidos no hematoma muscular.[364] Além disso, o hematoma da fratura foi associado a percentuais mais altos de células T *helper* CD4+ e a percentuais reduzidos de células citotóxicas CD8+.[364] Não é possível deduzir, com base nesses estudos, se essas diferenças afetam a resposta imune local e sistêmica.

No último século, foi descrita a resposta fisiológica à lesão, com exibição de três fases: (1) Uma fase de diminuição hipodinâmica (choque), em que nosso corpo inicialmente tenta limitar a perda de sangue e manter a perfusão para os órgãos vitais; (2) a segunda, de fluxo hiperdinâmico que se prolonga por até 2 semanas, caracterizada pelo aumento do fluxo sanguíneo, para a remoção dos produtos residuais e também para que os nutrientes possam alcançar o local lesionado, para reparo; e (3) uma fase de recuperação, que dura meses, para permitir que o corpo humano tente retornar ao seu nível pré-lesional.[118] Contudo, diante do conhecimento acumulado nos últimos 20 anos, logo se percebeu que a resposta fisiológica à lesão não era tão simples como se pensava inicialmente, mas que representava um fenômeno complexo com envolvimento do sistema imune e, mesmo hoje em dia, ainda não completamente elucidado. Com os avanços feitos em todos os campos da medicina e, em particular, nas disciplinas da biologia e medicina moleculares, atualmente é possível caracterizar e quantificar os elementos celulares e mediadores moleculares envolvidos nesse processo fisiológico dinâmico.

A primeira reação fisiológica depois de uma lesão envolve o sistema neuroendócrino, pelo aumento da liberação de adrenocorticosteroides e de catecolaminas.[55] Subsequentemente, o estudo de Hans Selye ilustrou com mais detalhes a importância dessa resposta neuroendócrina ao trauma, ao apontar que essa resposta estava envolvida no que ele denominou "síndrome de adaptação geral".[374] Atualmente, essa resposta é considerada como precursora da SRIS.[30] Essa ativação do sistema neuroendócrino é responsável pelo aumento da frequência cardíaca e da respiratória (FR), por febre e pela leucocitose, observado em pacientes traumatizados depois uma lesão importante. Além do trauma, a SRIS pode ser induzida por outros eventos, como queimaduras, infecção ou cirurgia importante e é considerada presente quando se aplicam dois ou mais critérios (temperatura corporal: >38° ou <36° C; frequência cardíaca: >90/min; FR: >20/min ou $PaCO_2$ <32 mm Hg; contagem de leucócitos: >12.000 ou <4.000/mm^3 ou >10% de células em bastão).[30]

Depois de um evento traumático, a ativação do sistema imune é necessária para a hemostasia, proteção contra microrganismos invasores e para o início do reparo dos tecidos e sua cicatrização. A restauração da homeostase depende da magnitude da lesão sofrida e da vulnerabilidade do hospedeiro, que pode se apresentar com uma resposta imune local e sistêmica anormal ou defeituosa, que não consegue controlar o processo destrutivo. Várias alterações nas funções inflamatória e imunológica foram demonstradas em situações clínicas e experimentais depois de traumas e hemorragias, o que sugere uma cascata de anormalidades que, em última análise, conduz à síndrome da angústia respiratória do adulto (SARA) e a síndrome da disfunção múltipla dos órgãos (SDMO) inicia logo após a lesão.[126,130,132,133,159] A perda de sangue e a lesão aos tecidos causadas pelas fraturas e por lesões a tecidos moles por esmagamento induzem hipoxemia generalizada na totalidade do leito vascular do corpo. Hipoxemia é a causa principal de lesão, por fazer com que todas as membranas endoteliais alterem sua forma. Subsequentemente, o sistema imune circulante, ou seja, os sistemas de defesa dos neutrófilos e macrófagos, identifica essas membranas alteradas. As parees das células endoteliais lesionadas, ao tentarem vedar o tecido lesionado, induzem a ativação do sistema de coagulação (Fig. 9.1). Isso explica por que esses pacientes apresentam uma contagem plaquetária baixa. Outros mecanismos em cascata, como a ativação do sistema complemento, o sistema das prostaglandinas, o sistema imune específico e outros, são postos em ação.

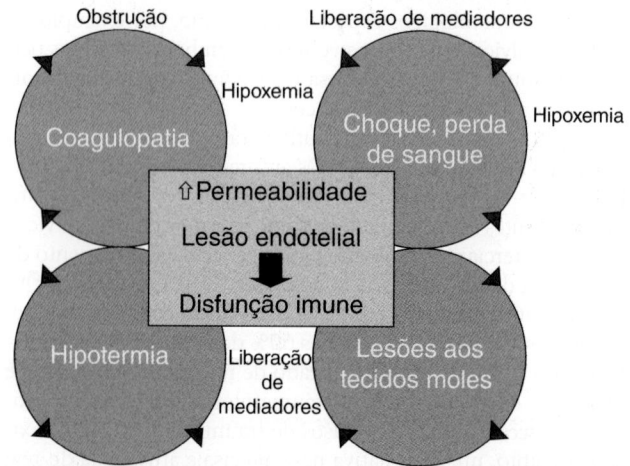

FIGURA 9.1 Quatro ciclos demonstram as cascatas fisiopatológicas associadas à ocorrência de disfunção imune pós-traumática e lesão endotelial. A exaustão dos mecanismos compensatórios resultam na ocorrência de complicações como SARA/SDMO.

A liberação de mediadores de natureza proinflamatória e também anti-inflamatória depende principalmente da gravidade do "fenômeno do primeiro golpe" (trauma acidental) e, secundariamente, da ativação das diversas cascatas moleculares durante as intervenções terapêuticas ou diagnósticas, procedimentos cirúrgicos, e complicações pós-traumáticas/pós-operatórias ("segundo" ou "terceiro" golpes).[119,127] Os mediadores envolvidos nas sequelas dos eventos pós-traumáticos são liberados das populações celulares localmente, no local da lesão e, depois sistemicamente. O sequestro e a ativação, sobretudo dos granulócitos polimorfonucleares (PMN), monócitos e linfócitos, disparam um processo molecular e fisiopatológico multifocal. O mecanismo patológico da ativação do complemento, leucostasia, e ativação dos macrófagos foram associados ao conceito da "síndrome de baixo fluxo"[332] e, mais recentemente, com a ativação endotelial e dos leucócitos PMN.[168,223] As células interagem e aderem ao endotélio via moléculas de aderência como a L-selectina, ICAM-1 e integrina β2 (representantes das superfamílias das selectinas, imunoglobulinas e integrinas, respectivamente). Após uma firme aderência, os leucócitos PMN podem extravasar e, ao perderem seus mecanismos de autorregulação, podem liberar enzimas tóxicas, que causarão lesões a órgãos-alvo na forma de SARA e SDMO.[127,159]

Se a resposta imune sistêmica não for capaz de restaurar a integridade do hospedeiro, ocorrerá desregulação do sistema imune, o que levará, inicialmente, a uma inflamação sistêmica exagerada e, em um estágio mais tardio, à paralisia imune.[31] Contudo, estudos recentemente publicados analisaram a expressão genômica de leucócitos no período pós-lesão, favorecem a ideia de uma indução simultânea do sistema inato e a supressão do sistema imune adaptativo[452] (Fig. 9.2). A análise da resposta genômica ao trauma revelou uma "tempestade genômica", com a ativação de um número superior a 5.136 genes.[452] O trauma estimulou a expressão de genes envolvidos na imunidade inata, reconhecimento microbiano ou inflamação. Em contraste, a expressão diminuiu em genes para a função das células T e de apresentação de antígeno. Ademais, foi registrada uma resposta genética comparável em consequência de traumas contusos graves, queimaduras intensas, e endotoxemia de baixa dose. Esses resultados sugerem que a resposta imune subsequente ao trauma e também à sepse tem início através de vias comuns (p. ex., TLR-4). Esse estudo também revelou que a expressão gênica entre pacientes com recuperação clínica complicada em relação à descomplicada não é qualitativa, mas quantitativa. Pacientes com recuperação descomplicada foram associados a uma sub-regulação de genes no período de sete a catorze dias após o trauma.[452]

A disponibilidade de técnicas para a mensuração dos mediadores moleculares permite a diferentes grupos de pesquisa a procura por marcadores inflamatórios que possam detectar pacientes em estado limítrofe e que estejam em risco de sofrer complicações pós-traumáticas. Nesses casos, o tratamento apropriado poderá prevenir o surgimento de sequelas adversas. Os marcadores séricos de reatividade imune podem ser seletivamente agrupados em marcadores de reagentes de fase recente, de atividade mediadora e de atividade celular (Tab. 9.3).[122,256,284,312,397]

A interleucina-6 (IL-6) talvez seja o mais útil e mais amplamente empregado desses mediadores, em parte devido ao seu padrão de expressão mais consistente e à sua meia-vida plasmática.[315] Uma determinação >500 pg/dL, combinada a uma cirurgia realizada prontamente, foi associada a resultados adversos.[315] Os parâmetros clínicos também têm utilidade nessa avaliação; o escore SRIS foi desenvolvido para essa finalidade.[243] Embora ambos os sistemas tenham sido previamente correlacionados com a gravidade da lesão, em que uma elevação precoce é associada a resultados adversos,[343] são poucos os estudos que examinam de forma detalhada a relação entre essas duas avaliações. Em um estudo recente, foi constatado que, na fase inicial, tanto IL-6 como SRIS estão intimamente correlacionados ao novo escore de gravidade da lesão (nEGT) e entre si. Foi demonstrado que um valor de corte de 200 pg/dL era significativo no diagnóstico de um "estado de SRIS." Também foram demonstradas correlações significativas entre eventos adversos, nível de IL-6 e estado de SRIS.[121]

Ultimamente, a busca pela descoberta de novos biomarcadores da reatividade imune levou à descoberta de substâncias sinalizadoras denominadas alarminas, assim denominadas por serem sinais de perigo.[22] As alarminas são moléculas endógenas capazes de ativar as respostas imunes inatas como um sinal de lesão tecidual e celular. Nesse grupo de substâncias disparadoras endógenas, enquadram-se moléculas como as do grupo box 1 de alta mobilidade (HMGB1), proteínas do choque térmico (HSPs), defensinas, catelicidina, neurotoxina derivada de eosinófilo (EDN), além de outras. Essas proteínas estruturalmente diferentes funcionam como mediadores endógenos da imunidade inata, qui-

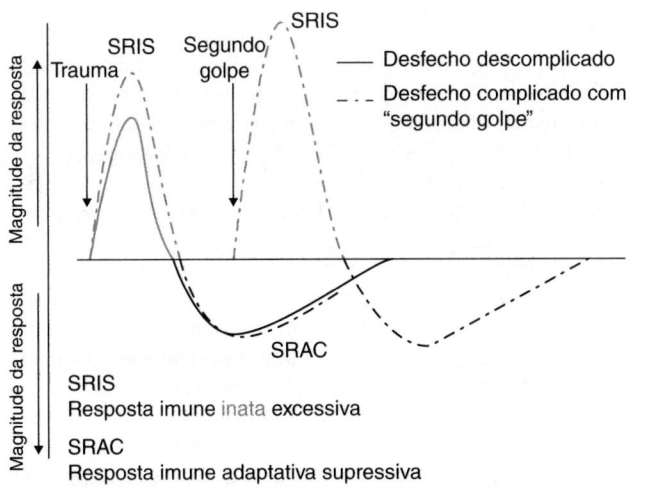
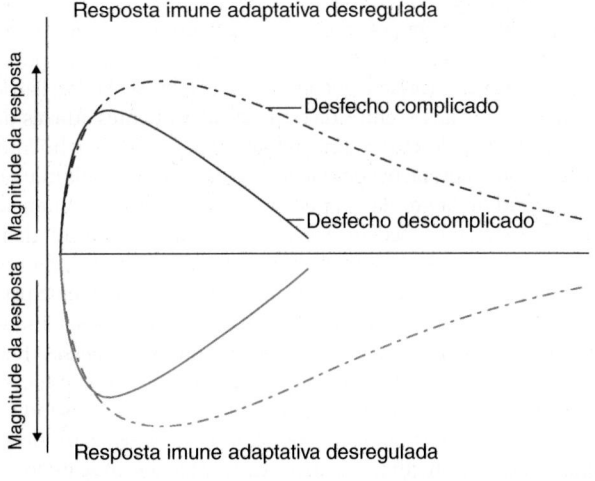

FIGURA 9.2 A: O paradigma atual demonstra a resposta pró-inflamatória inicial associada ao desenvolvimento da resposta inflamatória sistêmica e à imunossupressão retardada, também conhecida como síndrome da resposta anti-inflamatória compensatória (SRAC). **B:** Dados recentes demonstram uma indução simultânea de genes pró- e anti-inflamatórios e a supressão do sistema imune adaptativo depois do trauma (Xiao W, Mindrinos MN, Seok J, et al. A genomic storm in critically injured humans. *J Exp Med*. 2011;208(13):2581-2590.).

TABELA 9.3 Marcadores séricos pro e anti-inflamatórios[314]

Citocinas proinflamatórias	Fontes celulares	Função na inflamação
TNF	Monócitos/macrófagos, mastócitos, células epiteliais linfócitos T	Estimula a suprarregulação das moléculas de adesão endotelial. Indução de outras citocinas, quimioquinas, e secreção de oxido nítrico. O indutor da resposta de fase recente. Induz febre. Breve meia-vida, não é marcador útil da resposta inflamatória após trauma.
IL-1	Monócitos/macrófagos, linfócitos T, células endoteliais, algumas células epiteliais	Similar ao TNF.
IL-6	Monócitos/macrófagos, linfócitos T, células endoteliais	Indutor de resposta de fase recente. Estimula a proliferação de linfócitos T e B. Longa meia-vida, o melhor marcador prognóstico de complicações pós--traumáticas (SRIS, sepse, falência múltipla dos orgãos).
Quimioquinas (IL-8)	Macrófagos, células endoteliais, linfócitos T, mastócitos	Função de quimioatraente ativação de leucócitos. Com utilidade para marcadores diagnósticos de SARA.
Citocinas anti-inflamatórias	**Fontes celulares**	**Função na inflamação**
IL-10	Monócitos/macrófagos, linfócitos T	Inibe a secreção de citocinas proinflamatórias, produção de radical oxigênio, expressão de moléculas de adesão, e proliferação de linfócitos Th-1. Promove a sobrevida, proliferação e produção de anticorpos pelos linfócitos B. Os níveis de IL-10 estão correlacionados à gravidade da lesão e ao risco de ocorrência de sepse, SARA, e falência múltipla dos orgãos.
IL-6	Consultar a tabela de citocinas anti--inflamatórias	Redução da síntese de TNF e de IL-1. Regula a liberação de IL-1Ra e de sTNF-Rs.

mioatraentes e ativadores de células apresentadoras de antígeno (APC).[300] HMGB1 é uma proteína nuclear que influencia as transações nucleares e desempenha um papel na sinalização em decorrência da lesão tecidual. Em contraste com as alarminas, os chamados padrões moleculares associados a patógeno (PAMPs, do inglês *pathogen-associated molecular patterns*) representam moléculas inflamatórias de natureza microbiana e são reconhecidas pelo sistema imune como estranhas, devido a seus peculiares padrões moleculares. Atualmente, tanto os PAMPs como as alarminas são considerados pertencentes à família maior dos DAMPs.[22] PAMPs e DAMPs são reconhecidos por nosso sistema imune pela expressão de receptores multiligantes como os receptores *toll-like* (TLRs).[453] Em geral, as moléculas acima representam uma superfamília recém-documentada de sinais de perigo e são capazes de ativar respostas imunes inatas depois de um trauma. O número de moléculas categorizadas nessa superfamília se encontra em expansão, mas sua contribuição fisiopatológica na ativação sistêmica induzida pelo trauma ainda é investigada.

A evolução da biologia molecular possibilitou aos cientistas a monitoração de diferentes variáveis relacionadas à ativação das células endoteliais e ao processo de interação. Atualmente, é possível obter a caracterização e quantificação da resposta endotelial ao trauma inicial e aos eventos de estresse subsequentes através do monitoramento do curso clínico do paciente.[110,228] Atualmente, está claro que o problema do tratamento de pacientes politraumatizados mudou da pronta e efetiva ressuscitação para o tratamento da resposta do hospedeiro à lesão. A quantificação da atividade resultante da variedade de mediadores circulatórios pode prenunciar um desastre potencial, mas não contribui necessariamente para a salvação do paciente em risco. A questão é: uma resposta imune excessiva, ou uma resposta imune insuficiente? Qual dessas duas situações opostas é pior ou melhor? Podemos intervir e, em caso afirmativo, em que estágio, em qual direção, em quais dos indivíduos afetados? A real questão pode ser se todos esses marcadores e moléculas constituem tão somente epifenômenos ou se estão relacionados ao resultado. Atualmente, pesquisas tentam compreender melhor todos os processos e a cascata de eventos que regulam essas respostas. Os estudos buscam descrever respostas para cirurgia no nível molecular e tentam desenvolver e avaliar técnicas para a modificação das respostas ao estresse cirúrgico. Os cirurgiões devem considerar os mecanismos de liberação da resposta ao estresse cirúrgico, além dos fatores que poderiam amplificar a resposta. A gravidade da lesão, o tipo de anestesia, a administração de um adequado alívio da dor, o tipo de procedimento cirúrgico, o momento de realização e a duração da cirurgia, as condições comórbidas preexistentes, qualquer influência genética que cause um resultado adverso, a experiência da equipe no centro cirúrgico e a experiência do cirurgião são alguns dos importantes fatores a serem considerados.

Genética e trauma

Tivemos a oportunidade de observar que ainda há pacientes que não "obedecem" aos papéis estabelecidos pelos parâmetros preditivos decorrentes do trauma. Alguns pacientes se saem pior, outros melhor do que o previsto. No início dos anos 1990, reconheceu-se que essas diferenças no curso clínico dos pacientes e nos resultados estão sujeitos à variação biológica, no contexto do trauma ou da cirurgia.[148] A variação biológica depende muito da constituição genética, e é incontestável a importância dos genes como causa de doenças ou como fatores predisponentes. Os polimorfismos observados são de tipos diferentes. Alguns deles são mutações localizadas no âmbito de sítios de restrição das endonucleases, enquanto outros são SNPi, ou consistem em inserções ou deleções de fragmentos maiores, conforme detectado pela técnica de reação em cadeia de polimerase.[131] O polimorfismo pode estar localizado no gene ou na região promotora. Polimorfismos são alelos diferentes e nenhum deles é predominante na população. Uma variação de polimorfismo específica pode estar associada a uma doença genética. O polimorfismo também pode interagir com o ambiente e exercer ações deletérias.

Com a disponibilidade de técnicas diagnósticas moleculares, aumenta o interesse em realizar estudos "de associação doença-gene" que determinam o papel das variações genéticas na resposta inflamatória à lesão e à infecção. A existência de genótipos suscetíveis para a sepse pós-operatória não é mais um mito. Atualmente, um crescente conjunto de evidências sugere que a suscetibilidade genética influencia o desenvolvimento da sepse cirúrgica e de suas sequelas de SARA e SDMO. A identificação de polimorfismos funcionais, em vários genes de citocinas e em outras moléculas importantes, proporciona um possível mecanismo em que essas variações possam existir. Diversos estudos descreveram a relação entre diferentes variantes polimórficas e o risco de ocorrência de complicações pós-traumáticas.[137,139,194,232,334,369,435]

Contudo, durante a investigação dos polimorfismos genéticos, não basta apenas determinar a presença de um polimorfismo. É preciso que vários critérios sejam considerados. Os pacientes realmente demonstram evidências de diferentes constituições genéticas. A investigação dos polimorfismos ligados à doença pode ficar distorcida pela variação genética existente. Portanto, é preciso determinar a constelação genética global da população sob investigação. Ademais, o valor do estudo precisa ser suficiente para possibilitar resultados específicos. É também preciso considerar se há envolvimento de outros genes, pois eles podem ser a real causa das diferenças sob investigação. Nesse caso, o gene investigado será apenas um epifenômeno e, por isso, é importante estudar simultaneamente a genética familiar. A constituição da família pode revelar mais acerca dos genes subjacentes envolvidos no processo da doença. Se as diferenças nos desfechos da doença estiverem ligadas a um ou mais polimorfismos genéticos, será preciso realizar um estudo posterior em outra coorte, que demonstre uma ligação similar de genes com o desfecho. Atualmente, os estudos mencionados acima e também outras pesquisas[232,341,369] sugerem a influência de variantes polimórficas específicas de genes importantes no desenvolvimento da sepse pós-traumática. Mas a maioria dos estudos publicados tem sido realizada em pequenas populações, com diferenças geográficas, mas não necessariamente étnicas, o que torna mais difícil a interpretação dos resultados. Devido aos limitados grupos examinados e também ao fato de que nem todos os estudos aderiram a critérios específicos para a associação genética, a aplicação da informação genética a pacientes aleatórios dependerá da existência de estudos multicêntricos e multinacionais.

As futuras pesquisas deverão se concentrar em uma ampla gama de genes. Os ensaios de genotipagem de SNP podem cumprir essa tarefa, além de categorizar os pacientes. A identificação precoce de pacientes em risco permitiria a aplicação de intervenções diretas com modificadores da resposta biológica, na tentativa de melhorar os percentuais de mortalidade e morbidade. Os primeiros resultados parecem ter sido obtidos em pacientes sépticos. Nesses pacientes, a terapia orientada para objetivo, a complementação com baixas doses de esteroides, o controle da glicemia e a terapia com proteína C ativada parecem estar associados a melhores desfechos após a sepse.[84,341,342] Espera-se que, no futuro, feitos similares possam ser obtidos em pacientes recentemente traumatizados.

SISTEMAS DE PONTUAÇÃO

Os pacientes traumatizados constituem uma população muito heterogênea. A necessidade de uma análise comparativa dos parâmetros relacionados à lesão, ao tratamento e ao desfecho de diferentes grupos de pacientes, hospitais, estratégias de cuidado do trauma e sistemas de saúde estimulou o desenvolvimento de muitos sistemas e escalas de pontuação para o trauma ao longo dos últimos 40 anos.[11,38,42,59,205,439]

Esses sistemas de pontuação representam um meio de quantificação das lesões que foram sofridas, junto a inúmeros outros parâmetros independentes, tais como comorbidades, idade e mecanismo lesional. Esses instrumentos funcionam como um idioma comum entre clínicos e pesquisadores. Inicialmente, tais sistemas e escalas foram projetados para a finalidade de triagem em campo e, nesse sentido, precisavam ser simples e de fácil utilização. Na sequência, evoluíram para sistemas mais complexos e mais centrados na pesquisa. Aqui, o conceito subjacente se fundamenta na conversão de muitos fatores independentes em um valor numérico unidimensional que, idealmente, representa o grau de enfermidade crítica do paciente. Com frequência, esses instrumentos baseiam-se em complexos modelos matemáticos derivados de grandes conjuntos de dados e registros, como o *Major Trauma Outcome Study* (MTOS, Estudo de Resultados para Traumas mais Importantes) e *Trauma Audit & Research Network* (TARN, Rede de Auditoria e Pesquisa do Trauma).[61,413]

Idealmente, um sistema completo para pontuação do trauma deve refletir a gravidade anatômica do trauma, o nível da resposta fisiológica, as reservas inerentes do paciente em termos de comorbidades e idade, e – conforme recentemente comprovado – devem incorporar os aspectos imunológicos e os parâmetros de predisposição genética.[15,117,128,129,131,132,386] A variedade das aplicações potenciais desses sistemas de pontuação oscila da triagem básica pré- e inter-hospitalar e da previsão de mortalidade até outros parâmetros prognósticos, como a duração da internação hospitalar e o risco de incapacitação. Esses sistemas podem ser empregados como uma ferramenta para comparação de métodos diagnósticos e terapêuticos, assim como para a auditoria do tratamento do trauma.

Os sistemas de pontuação de lesão existentes podem ser classificados em escalas baseadas em parâmetros anatômicos. São exemplos dessas escalas os instrumentos da escala abreviada da lesão (AIS, do inglês *abbreviated injury scale*),[9] o escore de gravidade da lesão (EGL),[11] a escala abreviada de gravidade máxima da lesão (MAIS, do inglês *maximum abbreviated injury scale*),[9] nEGL,[301] o perfil anatômico (PA),[77] o perfil anatômico modificado (PAm),[355] a escala de lesão a órgãos (ELO)[4] e o escore de gravidade de lesão CID-9 (EGL CID-9).[354] Outros sistemas de pontuação se fundamentam em parâmetros fisiológicos. São exemplos desses sistemas o escore do trauma (ET),[62] o escore do trauma revisado (ETR)[63] e a avaliação da fisiologia recente e da saúde crônica (APACHE, do inglês *acute physiology and chronic health evaluation*).[456] Alguns sistemas de pontuação se baseiam em combinações desses parâmetros: o escore de gravidade da lesão e do trauma (EGLT),[42] (ASCOT, do inglês *a severity characterization of trauma*)[205] e o escore fisiológico de trauma (EFT).[214] Numerosos estudos avaliaram a acurácia, confiabilidade e especificidade dos diferentes escores para o trauma (ETs).[60,202]

Escalas e sistemas de pontuação com base anatômica

O escore AIS foi originalmente introduzido em 1971[73] e revisado em várias ocasiões, é continuamente monitorado e sua evolução ficou a cargo de uma comissão da Association of Advancements of Automotive Medicine (AAAM).[131] Sua versão mais recente foi publicada em 2005,[116] mas as versões mais utilizadas na moderna literatura são a AIS90 e AIS98. Em geral, o AIS é um sistema de pontuação para gravidade global baseado em consenso e que classifica cada lesão por região do corpo, segundo sua significância relativa. Todas as diferentes lesões anatômicas são combinadas com um diferente código numérico de sete dígitos. As lesões são classificadas (1) pela região do corpo afetada (primeiro algarismo, com região do corpo, 1 = cabeça, 2 = face, 3 = pescoço, 4 = tórax, 5 = abdome, 6 = coluna vertebral, 7 = membros superiores, 8 = pelve e membros inferiores e 9 = lesões externas e térmicas); (2) pelo tipo de estrutura anatômica (segundo algarismo, variação de 1 a 6); (3) a estrutura anatômica específica (terceiro e quarto algarismos, variação de 02 a 90); e (4) o nível da lesão (quinto e sexto algarismos, variação de 00 a 99). O último algarismo de cada código de 7 dígitos do AIS aparece depois de um ponto e representa a gravidade da lesão específica em uma escala de 1 a 6 (1 = leve, 2 = moderada, 3 = séria, 4 = grave, 5 = crítica e 6 = lesão máxima, atualmente sem possibilidade de tratamento). Esse último algarismo de gravidade foi criado por um consenso de muitos especialista e é continuamente monitorado pela comissão.

O instrumento EGL foi introduzido por Baker et al. em 1974.[11] Cada lesão no paciente tem alocada um código AIS e, em seguida, os códigos são agrupados em seis regiões do corpo para EGL: cabeça e pescoço, face, tórax, abdome, membros e pelve, e região externa. Utiliza-se apenas o escore mais alto de gravidade do AIS (algarismo após o ponto – sétimo algarismo do código AIS) em cada região corporal do EGL. O EGL é o somatório dos quadrados dos escores AIS das três regiões corporais do EGL mais gravemente lesionadas. O somatório pode representar valores de 1 até 75. Um valor de 75 pode ser designado pela soma de três gravidades 5 do AIS em três diferentes regiões corporais do EGL, ou pela presença de pelo menos uma gravidade 6 no AIS. Qualquer paciente com uma gravidade 6 no AIS, em qualquer região do corpo, recebe automaticamente um EGL = 75, independentemente de quaisquer outras lesões. O escore EGL é virtualmente o único sistema de pontuação anatômica em amplo uso e foi validado em numerosas ocasiões, demonstrando uma correlação linear com mortalidade, morbidade, estadia hospitalar e outras medidas de gravidade da lesão. Atualmente, esse instrumento representa o padrão-ouro dos sistemas de pontuação anatômica do trauma.[36,238,258] Contudo, o EGL tem certas deficiências, pois qualquer erro na codificação do AIS ou na pontuação aumenta o erro do EGL. Ademais, o sistema não é ponderado em relação às diferentes regiões do corpo e padrões de lesão e frequentemente subestima a lesão anatômica global, particularmente em casos de traumas penetrantes ou em politraumatismos de uma região do corpo. O EGL não tem utilidade na triagem, pois inicialmente não oferece uma descrição completa das lesões do paciente.

O MAIS é outro escore anatômico para lesão frequentemente empregado na prática clínica cotidiana e na pesquisa; ele também tem sua origem no AIS. Este é o mais alto código AIS em um paciente politraumatizado e costuma ser empregado por pesquisadores com o objetivo descrever a lesão global de determinada região do corpo e também para comparar frequências de lesões específicas e sua gravidade relativa.[184,262]

Com o objetivo de resolver algumas das desvantagens do EGL, Osler et al.[301] descreveram o novo EGL (nEGL) em 1997. Esse instrumento é calculado pela soma dos quadrados dos três escores de gravidade mais altos do AIS, independentemente das regiões corporais do EGL. Foi constatado que esse novo instrumento é melhor do que o EGL, especialmente para lesões penetrantes e traumas ortopédicos.[13,14,158,181] Contudo, o nEGL ainda não foi extensamente avaliado e tem a desvantagem de depender de um diagnóstico preciso da lesão, antes que possa ser efetuado um cálculo exato.

O PA[76,117] também foi introduzido para resolver os pontos fracos do EGL. Esse instrumento foi descrito como um dos componentes do ASCOT e inclui todas as lesões graves (gravidade ≥3 no AIS) de todas as regiões corporais. O instrumento também tem maior peso atribuído à cabeça e ao torso. Todas as lesões graves são agrupadas em quatro categorias (A = cabeça e coluna vertebral, B = tórax e parte anterior do pescoço, C = todas as lesões graves remanescentes e D = todas as lesões não graves). A raiz quadrada da soma dos quadrados dos escores AIS de todas as lesões em cada uma das quatro categorias é computada e, pela análise de regressão logística, é calculada a probabilidade de sobrevivência. Foi demonstrado que o PA é superior ao EGL em discriminar os sobreviventes dos não sobreviventes. Contudo, seu complexo modelo computacional ainda limita suas aplicações e usos.

Em seguida, foi introduzido um PAm.[355] Este instrumento é uma caracterização da lesão que consiste em quatro números. Esses quatro números são a gravidade (MAIS) em todas as regiões do corpo, e os escores modificados dos componentes A, B e C do parâmetro anatômico (PAnat) original (mA = cabeça e coluna vertebral, mB = tórax e pescoço e mC = todas as outras lesões graves).[76] Os valores dos escores dos componentes do PAm (A, B, C) são equivalentes à raiz quadrada do somatório dos quadrados dos valores AIS para todas as lesões graves (AIS 3 a 6) nos grupos da região corporal especificada. Esse cálculo resulta em um escore PA, um número isolado que é definido como o somatório ponderado dos quatro componentes do PAm, cujos coeficientes são derivados da análise de regressão logística de 14.392 internações consecutivas a centros traumatológicos de nível I do estudo MTOS.[61]

O ELO é uma escala anatômica de lesões em um sistema do organismo ou em uma estrutura do corpo. Esse instrumento foi originalmente estruturado em 1987. Possibilita uma linguagem comum entre os cirurgiões traumatológicos, mas não foi planejado para ter correlação com os resultados do paciente. A comissão de escalas de lesões de órgãos da American Association for the Surgery of Trauma (AAST) é o órgão responsável por revisar e auditar as tabelas do ELO, que podem ser encontradas no site da AAST.[4] A gravidade de cada lesão a órgão pode ser classificada de 1 a 6 com o uso das subcategorias de gravidade do AIS. As lesões também podem ser divididas por mecanismo em: lesão contusa ou penetrante; ou por descrição anatômica: hematoma, laceração, contusão, vascular.

Recentemente, foi introduzido outro sistema de pontuação anatômica para lesões baseado no sistema de codificação da classificação internacional das doenças (CID-9), e não no AIS. O CID-9 é uma taxonomia padrão utilizada pela maioria dos hospitais e pelos provedores de serviços de saúde. O ICISS[354] utiliza as razões risco-sobrevida (SRR, do inglês *survival risk ratio*) calculados para cada diagnóstico CID-9 de alta hospitalar. As SRRs são calculadas mediante o relacionamento do número de sobreviventes de cada CID-9 diferente ao número total de pacientes com tal lesão. O produto de todas as diferentes SRRs das lesões de determinado paciente resulta no ICISS. Redes neurais têm sido empregadas para aumentar ainda mais a precisão do ICISS. Foi demonstrado que esse instrumento é melhor do que EGL e apresenta melhor desempenho em relação ao TRISS quanto à identificação de resultados e à utilização dos recursos. Contudo, em vários estudos, os escores PAm, PA e nEGL parecem suplantar o ICISS na previsão da mortalidade hospitalar.[156,269,270,396]

Escores com base fisiológica

Inicialmente, os sistemas de pontuação do trauma baseados em parâmetros fisiológicos foram introduzidos como instrumentos de triagem em campo e têm como característica básica o fato de serem comparativamente simples, mas também dependentes do tempo. Em 1981, Champion et al.[62] propuseram que as mortes causadas imediatamente por trauma fossem associadas a um dos três sistemas básicos: nervoso central, cardiovascular e respiratório. Esses autores planejaram um sistema de pontuação, o escore do trauma (ET), baseado em uma grande coorte de pacientes traumatizados e centrado em cinco parâmetros: a *Glasgow coma scale* (GCS) a FR não assistida, a expansão respiratória, a pressão arterial sistólica (PAS) e o tempo de reenchimento capilar. Todos esses parâmetros contribuíram equitativamente no cálculo desse escore, que se mostrou útil no prognóstico de sobrevida, com boa confiabilidade inter-avaliadores, mas que também demonstrou subestimar as lesões na cabeça e incorporar parâmetros de difícil avaliação em campo, como a expansão respiratória e o reenchimento capilar.[63]

Em consequência, 8 anos depois foi desenvolvido um escore de trauma revisado (ETr) pelos mesmos autores.[63] Este instrumento foi internacionalmente adotado e ainda está em uso clínico, tanto como ferramenta de triagem no campo como nas pesquisas clínicas. O ETr inclui três variáveis (GCS, FR e PAS), para os quais atribui um valor codificado de 0 a 4 (Tab. 9.4). O escore ETr pode variar de 0 a 12, sendo que escores mais baixos representam um quadro mais crítico. Em sua validação inicial, esse sistema identificou 97% dos indivíduos fatalmente lesionados como aqueles aos quais foi atribuído um ETr ≤11. O sistema também indicava certos pontos fracos, o que sugeria que o instrumento poderia ser aplicado em combinação com um escore de base anatômica.[271,347] Atualmente, o limite de 11 é empregado como instrumento de tomada de decisão para a transferência de um paciente lesionado para um centro traumatológico dedicado.

O ETr é utilizado em sua forma ponderada nas pesquisas clínicas, auditorias e no prognóstico de resultados acurados, sob a denominação ETr codificado (ETrc). Esse instrumento é calculado com a aplicação da fórmula matemática a seguir, o que permite fazer uma avaliação ponderal dos três fatores contributivos (GCS, FR, PAS) e de seu significado.

$$ETrc = 0{,}9368\ GCS + 0{,}2908\ FR + 0{,}7326\ PAS$$

O escore ETrc enfatiza o significado do trauma na cabeça e varia de 0 a 7,8408; valores mais baixos representam transtorno fisiológico pior. O limite para a transferência para centros traumatológicos dedicados para o ETrc é 4. Além das evidentes dificuldades de cálculo que essa fórmula representa, o uso do instrumento ETr ou do ETrc fica comprometido pelo fato de que a GCS não pode ser estimada em pacientes entubados e com ventilação mecânica, ou em pacientes embriagados. Além disso, o valor calculado pode variar de acordo com os parâmetros fisiológicos, que frequentemente mudam rápido. Qualquer desses dois instrumentos também pode subestimar a gravidade do trauma em um paciente bem ressuscitado.

O instrumento APACHE foi introduzido em 1981[207] e sua última revisão em 2006 (APACHE IV) representa o mais moderno sistema de pontuação utilizado no exigente ambiente da UTI e, portanto, também em unidades de terapia intensiva do trauma (UTIT). Os parâmetros avaliados incluem a idade do paciente lesionado, qualquer comorbidade crônica, diversos elementos fisiológicos exigidos para o cálculo do escore fisiológico recente (EFR),[456] a anterior duração da internação na UTIT, cirurgia de emergência, origem da internação e diagnóstico durante a admissão na UTIT. Esses parâmetros são responsáveis tanto pela complexidade do escore APACHE como por sua precisão prognóstica superior.

TABELA 9.4 Escore de trauma revisado, não ponderado, conforme uso em triagem de campo

GCS	FResp (por minuto)	PAS (mm Hg)	Valor codificado
13-15	10-29	>89	4
9-12	>29	76-89	3
6-8	6-9	50-75	2
4-5	1-5	1-49	1
3	0	0	0

GCS, Glasgow coma scale; FR, frequências respiratórias; PAS, pressão arterial sistólica.

Escores combinados

As deficiências individuais das escalas anatômicas e dos ET com base na fisiologia para a formulação de abordagens combinadas, como uma forma de traduzir com maior precisão o volume global de lesões em uma vítima traumatizada em um único escore ou valor. O instrumento TRISS[38] usa tanto o EGL como o ETr e também a idade do paciente, para prever a sobrevida. A probabilidade de sobrevida (Ps) é expressa pelo uso da fórmula $Ps = 1/(1 + e^{-b})$, na qual e é uma constante (aproximadamente 2,718282) e $b = b_0 + b_1(ETr) + b_2(EGL) + b_3(\text{fator idade})$. Os coeficientes b são derivados por análise regressiva efetuada com base no banco de dados do estudo MTOS.[61] De acordo com esse modelo, a probabilidade de sobrevida varia de 0 a 1.000 para um paciente com 100% de expectativa de sobrevida. Este instrumento tem sido utilizado em inúmeros estudos.[34,35,50,93,241,298,389,433] Foi demonstrado que seu valor como preditor de sobrevida ou morte se situa entre 75 e 90%, dependendo do banco de dados usado para os pacientes. Contudo, as deficiências que norteiam os instrumentos EGL e ETr também foram observadas em seu derivado, o TRISS – em particular, a incapacidade de abranger várias lesões na mesma região anatômica, a variabilidade do valor de ETr e a incapacidade de calcular um valor em pacientes entubados, devido à imprecisão da GCS e FR, a dificuldade de avaliar comorbidades e a reserva fisiológica do paciente lesionado, incentivaram os pesquisadores em sua busca por um ET melhor.

Em 1990, foi introduzido outro sistema mais inclusivo de pontuação do trauma. O instrumento ASCOT[59] tenta incorporar parâmetros anatômicos e fisiológicos (ETr), bem como a idade do paciente, de maneira mais eficiente do que TRISS. O escore ASCOT é derivado da mesma fórmula ($Ps = 1/(1 + e^{-b})$) aplicada no caso de TRISS, mas tem coeficientes diferentes para lesões contusas e penetrantes. A principal vantagem propalada do instrumento ASCOT foi o uso do PA, em lugar do EGT, o que refletiu mais adequadamente o volume cumulativo de lesões anatômicas do paciente. Embora o desempenho preditivo do ASCOT tenha se revelado marginalmente melhor do que o desempenho preditivo do TRISS, sua complexidade é consideravelmente maior.[155,246,302]

Em 2002, foi descrito o escore fisiológico do trauma (EFT). O instrumento EFT incorporava o escore SRIS por ocasião da internação do paciente (variação: 0 a 4, um ponto para a presença de cada um dos seguintes itens: T >38° ou <36ºC; FC >90/min; FR < 20/min; contagem de neutrófilos >12 mil ou <400/mm³, ou a presença de 10% de bastonetes), idade e GCS em um mesmo cálculo, com o objetivo de prever a mortalidade. Esse novo modelo estatístico era aparentemente preciso e comparável ao TRISS ou ao ICISS em estudos subsequentes.[214]

Apesar do considerável esforço dispendido em projetar essas diferentes metodologias e modelos matemáticos de avaliação, é muito difícil transferir os problemas multifatoriais inerentes a um paciente lesionado em apenas um número ou escore; e todos os sistemas de pontuação terão suas vantagens e desvantagens. No futuro, é provável que fatores adicionais sejam avaliados e incorporados em novos sistemas de pontuação do trauma. São exemplos óbvios as respostas imunológicas ao trauma e, possivelmente, a predisposição genética. Até que seja desenvolvido um modelo de pontuação "ideal", devemos ter boa dose de cautela em nossas conclusões, em relação aos sistemas existentes e ao prognóstico de resultado para o paciente lesionado.

AVALIAÇÃO E TRATAMENTO INICIAIS

Princípios do Suporte Avançado de Vida no Trauma

O tratamento do paciente politraumatizado pode ser dividido em duas fases: pré-hospitalar e hospitalar. A probabilidade de sobrevida e a extensão da recuperação dependem extremamente dos cuidados médicos subsequentes à lesão. A velocidade com que os processos letais são identificados e interrompidos faz a diferença entre a vida e a morte, entre a recuperação e a incapacitação. O tempo é um fator desafiador independente e cínico para qualquer médico com a responsabilidade de tratar pacientes politraumatizados. Assim, a abordagem adotada para esse cenário clínico peculiar deve se fundamentar em acertar o máximo possível e errar muito pouco. Em decorrência das imperfeições intrínsecas da natureza humana do pessoal médico, essa abordagem deve tomar por base princípios simples, bem organizados e padronizados.

Começando nas fases pré-hospitalares de desembaraço e transferência das vítimas para o hospital, a avaliação e tratamento iniciais, a despeito de suas limitações inerentes ao pouco tempo e meios escassos, tem se revelado como uma atitude decisiva para os pacientes gravemente lesionados.[304] O efeito do rápido desembaraço da vítima na sobrevida,[443] o tratamento inicial proporcionado por pessoal de emergência treinado (médicos ou paramédicos)[189,375,407] e, igualmente importante, a rápida transferência para centros traumatológicos designados[338,405] são aspectos já avaliados e enfatizados em inúmeros estudos. O conceito de Suporte Avançado de Vida no Trauma (SAVT) foi originalmente introduzido por um cirurgião ortopédico em cooperação com a Universidade de Nebraska em 1978.[7,57] Depois de ter sofrido um desastre aéreo com sua família, esse médico constatou, a existência de graves deficiências na educação médica e também inconsistências no oferecimento dos cuidados para traumatizados nos Estados Unidos. Essa iniciativa incentivou cirurgiões e clínicos em Nebraska a desenvolverem um curso de treinamento regional que consistia em palestras e demonstrações de salva-vidas. Um ano depois, a Comissão de Trauma do American College of Surgeons adotou esse curso e o aperfeiçoou de modo a criar um programa educacional orientado à prática. O principal objetivo desse curso era treinar os médicos com o fito de padronizar o processo de atendimento a pacientes lesionados. Em particular, uma abordagem efetiva à avaliação inicial e as habilidades clínicas exigidas para um bom tratamento inicial devem ser ensinadas aos cirurgiões no início de seu treinamento.

O conceito de SAVT permaneceu muito simples. A regra do ABCDE possibilita uma avaliação padronizada e ordenada dos pacientes.[6] As maiores ameaças à vida devem ser identificadas em primeiro lugar e tratadas de maneira eficiente e adequada. O diagnóstico definitivo não é imediatamente importante e jamais deverá impedir a aplicação do tratamento necessário. As intervenções clínicas necessárias devem ser prontamente implementadas. Portanto, as habilidades clínicas requeridas são ensinadas em "estações de habilidade", nas quais são simulados vários cenários de emergência. Durante o exame preliminar, devem ser consideradas as etapas conforme abaixo.

A: Manutenção da via aérea com proteção da coluna vertebral cervical

A avaliação da via aérea deve ser imediatamente realizada. Uma obstrução das vias aéreas em decorrência de fraturas faciais, corpos estranhos ou sangramento deverá ser identificada com a maior rapidez possível. Em pacientes com lesões graves na cabeça (GCS <8) ou inconscientes, em geral, haverá necessidade do tratamento definitivo. Durante a avaliação inicial, deve-se imobilizar a coluna vertebral cervical, com sua manutenção como uma forma de evitar maiores lesões da medula espinhal.

B: Respiração e ventilação

Lesões aos pulmões, parede torácica e diafragma podem comprometer as trocas gasosas. Por isso, tão logo quanto possível, deve-se fazer exames clínico e radiográfico, que incluam uma radiografia torácica, a fim de identificar lesões que possam comprometer a ventilação – em geral, um pneumotórax de tensão, tórax instável com contusão pulmonar, hemotórax abundante e pneumotórax aberto. Deve-se iniciar imediatamente o tratamento adequado e efetivo do transtorno respiratório.

C: Circulação com controle da hemorragia

O choque hemorrágico é causa comum de morte em pacientes gravemente lesionados. Sangramentos ocultos são mais prováveis no tórax, abdome, pelve ou nos ossos longos. Em pacientes com sinais clínicos ou radiológicos de sangramento torácico ou abdominal, deve-se iniciar a ressuscitação volumétrica IV com o uso de cristaloides ou produtos sanguíneos; o paciente deve ser investigado, no caso de necessitarem de cirurgia para o controle do sangramento. Em casos de lesões pélvicas, pode-se obter estabilização pélvica com cintos pélvicos aplicados no setor de trauma.

D: Incapacitação (avaliação neurológica)

Aqueles com estabilidade hemodinâmica e respiratória devem ser avaliados para a presença de déficits neurológicos. Em vítimas traumatizadas, caso haja suspeitas de lesão cerebral, há necessidade de repetidas avaliações do diâmetro pupilar e do nível de consciência. Uma redução do nível de consciência pode ser um sinal clínico de diminuição da perfusão cerebral ou de um trauma cerebral direto. Assim, os pacientes inconscientes devem ser reavaliados para a manutenção das vias aéreas e para oxigenação, ventilação e quadro circulatório adequados.

E: Exposição/controle ambiental

O paciente deve ser completamente despido, com o objetivo de identificar sinais clínicos de lesões ocultas. O reaquecimento do paciente com cobertores aquecidos evita a hipotermia e as complicações correlatas como, por exemplo, coagulopatia, disfunção circulatória, oxigenação inadequada e surgimento de arritmia cardíaca.

Se houver demonstração de funções vitais e se o exame preliminar foi completado, um segundo exame poderá começar dentro de 12 a 24 horas da lesão. Durante a pesquisa secundária, deve-se proceder com um exame completo, da cabeça aos pés, o que inclui a avaliação da história completa (quando tal ação for possível), medicações, alergias e enfermidades prévias. Em particular, deve-se pesquisar ativamente a presença de lesões ocultas.

Depois desses princípios e da avaliação diagnóstica inicial estruturada do paciente traumatizado, as prioridades da via aérea, respiração, circulação e incapacitação (déficit neurológico) se revelaram o padrão-ouro. Em conjunto, a triagem direta para o centro médico apropriado, proteção da coluna vertebral, ressuscitação pré-hospitalar agressiva e imediata, telemedicina e informática modernas, avanços nos transportes e racionalização da localização dos centros traumatológicos resultaram em uma minimização dos óbitos pré-hospitalares e em percentuais de mortalidade mais baixos do que os dos modelos matemáticos de prognóstico (TRISS,

ASCOT).[47,303,358] Com referência ao período pré-hospitalar no curso do tratamento do paciente traumatizado, alguns dos importantes aspectos atualmente debatidos são

1. O tratamento da via aérea
   A. entubação endotraqueal (IET) pré-hospitalar ou não[45,87,96]
   B. uso de agentes bloqueadores neuromusculares[86,88]
   C. efeito da hiperventilação, que é comum no cenário pré-hospitalar, no resultado de pacientes em choque[244] ou com traumatismo cerebral[71]
2. Controle da hemorragia e ressuscitação circulatória
   D. controle da hemorragia externa com curativos modernos[283]
   E. pontos finais de ressuscitação hídrica pré-hospitalar – ressuscitação hídrica limitada *versus* estratégia de rotina agressiva,[23,65] tipo ideal de fluidos para ressuscitação.[46,75,140,142,344,428] Fluidos cristaloides de rotina (SN 0,9%, R/L) *versus* fluidos hipertônicos (SN 7,5% ± 6%) Dextrana 70 *versus* substitutos do sangue com hemoglobina polimerizada.)
3. Tratamento de possíveis lesões da coluna vertebral
   As orientações universalmente adotadas implicam proteção da coluna vertebral na hipótese de qualquer suspeita de lesão espinhal pelo mecanismo de lesão ou pelos achados clínicos. Contudo, recentemente foram relatadas algumas preocupações referentes ao livre uso dessas orientações.[20,43,160] Contudo, hoje em dia, a falta de evidências robustas ao promover uma proteção pré-hospitalar livre da coluna vertebral apoia a abordagem mais conservadora e tradicional.
4. Triagem aprimorada
   Diante das atuais limitações financeiras e da demanda por um gerenciamento ideal dos recursos e instalações,[123] é crucial o papel da transferência de cada vítima de trauma para o hospital mais adequado, de acordo com o grau de lesão e das reservas relacionadas ao paciente. Os instrumentos básicos para a concretização dessa tarefa são as diferentes escalas e escores de triagem.[236] Tem considerável interesse o uso de modelos que combinam dados baseados na fisiologia junto a parâmetros relacionados ao paciente ou ao mecanismo lesional.[74,174,175]

Avaliação da função respiratória

Foi demonstrado que, em geral, a obstrução da via aérea se deve às lesões ou problemas descritos a seguir.

1. Fraturas da parte média da face com obstrução da nasofaringe
2. Fraturas mandibulares com obstrução da faringe pela base da língua
3. Lesão direta à laringe ou traqueia
4. Aspiração de sangue ou vômito
5. Corpos estranhos (p. ex., dentaduras)

O tratamento deve priorizar a remoção de qualquer obstrução porventura presente. Se a obstrução for subglótica, a realização de uma cricotireoidotomia ou de uma traqueostomia de emergência poderá salvar vidas. A obstrução da traqueia na região do mediastino pode causar grave comprometimento respiratório. Isso poderá levar a um enfisema mediastínico grave e à perfuração do tubo endotraqueal.

A prioridade seguinte consiste na manutenção da respiração, que pode estar comprometida por disfunção torácica ou do sistema nervoso central. Transtornos do sistema respiratório podem ser clinicamente diagnosticados com base em sinais e sintomas como dispneia, cianose, estridor, nível de consciência reduzido, expansão torácica anormal e presença de lesões torácicas importantes. A lesão torácica pode causar disfunções respiratórias recentes, tais como, contusão pulmonar, pneumotórax de estresse, e hemotórax. O pneumotórax de estresse é uma ameaça à vida e representa uma ameaça grave. O tratamento do pneumotórax e do hemotórax deve incluir a inserção de um dreno torácico para descompressão do tórax.

Um edema pulmonar pode ser causado por disfunção cardíaca decorrente de um trauma cardíaco direto[419] ou de um IM secundário. Opcionalmente, um trauma torácico contuso isolado pode causar edema de alta pressão, uma complicação que também tem sido observada após a compressão torácica. O tratamento desses dois problemas difere, pois um depende da terapia de reposição de líquido e o outro, do uso de diuréticos. Mas o tratamento inicial desses dois tipos de edema envolve uma sucção contínua e o uso de pressão expiratória final positiva (PEEP, do inglês *positive end expiratory pressures*).

Uma lesão grave na cabeça pode causar comprometimento respiratório central e o choque grave poderá resultar em séria hipóxia cerebral e em subsequente comprometimento respiratório. É importante que o médico do serviço de emergência não subestime o efeito do choque hemorrágico. Nesses casos, é possível justificar uma observação contínua do paciente com lesões menores e que esteja respirando espontaneamente. Em um paciente gravemente lesionado ou politraumatizado, ficam indicadas a imediata entubação e ventilação para uma oxigenação adequada. Um volume corrente de 8 a 10 mL/kg do peso corporal, PEEP de 5 mL e 50% de saturação de O_2 do ar são pré-requisitos para uma ventilação adequada.

Avaliação do estado de volume

Com o uso de uma abordagem paralela, é comum iniciar o tratamento imediato do choque pós-traumático durante a avaliação completa dos quadros respiratório, neurológico e cardiovascular. Um choque prolongado pode levar a mais complicações pós-traumáticas, com consequente influência negativa no prognóstico do paciente. Devem ser inseridas duas cânulas IV calibrosas durante a fase pré-clínica e a terapia de reposição hídrica deverá ter início assim que possível. Em geral, as cânulas são aplicadas à fossa antecubital, devendo ser firmemente presas, para que não sejam desalojadas.

Na chegada à sala de emergência, outras linhas IV poderão ser inseridas, de acordo com a necessidade. As linhas isoladas na veia jugular interna ou na veia subclávia apresentam a desvantagem de serem demasiadamente longas e estreitas para permitir rápida transfusão de grandes volumes de líquido. Se não for viável a aplicação de linhas nas veias periféricas, poderá ser efetuada uma flebotomia; para tanto, será utilizada a longa veia safena no tornozelo.

A escolha para o líquido para a ressuscitação de pacientes traumatizados permanece ainda um tópico controverso.[268] Historicamente, soluções cristaloides são consideradas inadequadas, por se perderem rapidamente na circulação; por isso, é preferível usar plasma ou soro. Nos anos 1960, constatou-se que a ressuscitação com soluções cristaloides estava associada a percentuais mais baixos de comprometimento renal e mortalidade. Na época, os estudiosos consideraram que perdas para o espaço intersticial ocorriam em decorrência da formação de edema, o que implicava reposição extra de líquido. Diante disso, foi recomendada a infusão de uma combinação de cristaloide e sangue em uma proporção de 3:1. A aplicação desses princípios, particularmente em conflitos militares, coincidiu com o surgimento da "síndrome da angústia respiratória no adulto" ou do pulmão de choque como entidade clínica em sobreviventes de traumas importantes. Não ficou esclarecido se tal problema era uma consequência da infusão de grandes volumes do cristaloide. Assim, foi renovado o interesse no uso de produtos coloidais. Entretanto, os resultados iniciais foram conflitantes, em parte devido a falhas no desenho dos estudos. Metanálises desses estudos de menor porte revelaram que não existia diferença no percentual de insuficiência pulmonar depois da ressuscitação com quaisquer dos tipos de líquido. Ademais, ao ser considerada, a mortalidade final, sobretudo no subgrupo de pacientes de trauma, foi observada uma melhora significativa no percentual global de sobrevida no grupo tratado com cristaloide.[67,362] Portanto, o líquido cristaloide é considerado a primeira escolha terapêutica na maioria dos centros médicos, principalmente nos centros traumatológicos dos Estados Unidos. Lactato de Ringer Lactato apresenta diversas vantagens teóricas sobre a solução salina isotônica, embora estudos clínicos publicados não tenham demonstrado diferenças em termos de resultados. Há pesquisas em curso sobre a seleção do fluido para a ressuscitação, que consideram, particularmente, boa parte das evidências preliminares no uso da albumina como coloide. Mais recentemente, foram disponibilizados novos produtos com pesos moleculares mais altos; tais produtos podem ser mais eficientes em termos da manutenção do líquido no espaço extravascular. No entanto, existem evidências de que, em casos de choque hemorrágico grave, o aumento da permeabilidade capilar permite que essas moléculas vazem para o interstício, o que piora o edema tecidual e a liberação do oxigênio.[268]

Estudos em animais demonstraram que a administração de solução salina hipertônica em pequenos bolos tinha tanta eficácia quanto a infusão de grande volume de cristaloide e suscitou um interesse considerável com relação às possíveis aplicações clínicas.[267] Esse efeito ficou realçado pela combinação com dextrana.[384] Embora tenham sido observadas melhoras na circulação microvascular, esse efeito também aumentou aparentemente o sangramento. Uma metanálise dos estudos clínicos preliminares revelou que a solução salina hipertônica não oferecia vantagem em relação à ressuscitação de rotina com cristaloide, embora a combinação de solução salina hipertônica e dextrana fosse vantajosa.[428] Esse efeito foi particularmente notável em pacientes com lesão craniana fechada; além disso, outros estudos em animais revelaram que a solução salina hipertônica podia aumentar a perfusão cerebral, enquanto reduzia o edema cerebral.[376]

O controle de danos com o uso de uma ressuscitação hipotensiva é um novo conceito no controle da hemorragia em pacientes lesionados. Esse conceito evoluiu da experiência militar e se baseia no argumento de que a ressuscitação agressiva promove o deslocamento do coágulo, coagulopatia dilucional e, em consequência, mais sangramento. A moderna abordagem de ressuscitação com controle de danos refere-se à prevenção da lesão iatrogênica com a ressuscitação (ressuscitação hipotensiva) seguida pela correção da hipercoagulopatia e pelo controle cirúrgico do sangramento (i. e., com minimização da perda de sangue antes da intervenção cirúrgica). Essa meta se concretiza mediante a manutenção de uma pressão arterial mais baixa que a normal e a utilização de transfusão de hemácias, plasma e plaquetas em uma relação de 1:1:1, juntamente com fatores da coagulação como o fator VIIIa recombinante, concentrados de fibrinogênio e crioprecipitado.

Origens frequentes de hemorragia

Normalmente, a perda sanguínea externa é achado evidente, embora, em geral, não se saiba ao certo qual o volume perdido antes da internação do paciente. Por outro lado, a identificação de locais externos de hemorragia não devem desviar a atenção do examinador de uma rigorosa busca por sangramentos internos, cuja identificação pode ser mais problemática. Qualquer que seja o paciente, deve-se suspeitar de uma perda de sangue interna, sobretudo nos casos em que o choque é recalcitrante. Em geral, essa perda ocorre no tórax, abdome ou pelve. Normalmente, a diferenciação do local de sangramento interno pode ser efetuada pelo uso de uma combinação de avaliação clínica, radiografias AP do tórax e da pelve, e ultrassonografia abdominal, que deve ser realizada dentro dos primeiros minutos após a chegada do paciente à sala de emergência (quando o serviço contar com esse equipamento). Cada vez mais as equipes do departamento de emergência e do serviço traumatológico vem sendo treinadas para realizar exame ultrassonográfico e o equipamento apropriado, diponibilizado.

Pontos finais da terapia de volume

Para uma resposta clínica adequada, há necessidade de melhoras do pulso, pressão arterial, reenchimento capilar e excreção urinária. Naquele paciente gravemente lesionado ou complexo, deve-se considerar o uso de técnicas invasivas, como, por exemplo, monitoração arterial invasiva e registro da pressão venosa central ou da artéria pulmonar, em estágio inicial. Embora ainda restem controvérsias em relação a situações específicas, os objetivos vigentes são a normalização dos sinais vitais e a manutenção da pressão venosa central entre 8 e 15 mm Hg. Foi demonstrado que o registro dos parâmetros acidobásicos – o excesso de base e o lactato sérico em especial – tem particular utilidade na avaliação da resposta ao tratamento e na detecção da presença de hipoperfusão oculta em pacientes aparentemente estáveis.[26,69,259] Deve-se monitorar constantemente a necessidade de transfusão de sangue pela determinação periódica da concentração de hemoglobina. Esse valor pode ser rapidamente estimado, quando necessário, com o uso da maioria dos analisadores de gases do sangue arterial existentes junto ao leito. A continuação de uma necessidade excessiva de líquido ou de sangue deverá sempre estimular uma busca mais detalhada para origens de hemorragia. O tratamento do choque é um processo dinâmico e, em casos de sangramento contínuo, frequentemente haverá indicação para intervenção cirúrgica.

Mais recentemente, foram introduzidos diversos métodos para aprimoramento da monitoração do quadro cardiovascular, como tonometria gástrica, espectroscopia de infravermelho próximo, impedância transtorácica, cardiografia, oximetria venosa central, e estimativa acidobásica do músculo esquelético. Muitas dessas técnicas ainda são experimentais e, atualmente, não estão amplamente disponibilizadas. Certos centros podem disponibilizar esses modernos recursos, mas é essencial que seu uso seja orientado por especialista.

Reposição de produtos do sangue e da coagulação

De forma secundária à manutenção do volume intravascular, é essencial a preservação da capacidade de transporte do oxigênio. Em casos de hemorragia abundante, tal situação inevitavelmente exigirá a reposição de hemácias. Por outro lado, a perda, depleção e diluição dos componentes da cascata da coagulação também deverão ser repostas. Mas deve-se considerar que cada vez mais se torna evidente que, em vítimas de trauma (sobretudo quando saudáveis e jovens), são toleradas concentrações de hemoglobina muito mais baixas do que anteriormente se considerava como o ideal e que, na verdade, tais concentrações podem ser benéficas.[150] Não só o sangue é um recurso precioso, mas a transfusão também traz consigo o risco de diversas complicações, inclusive a transmissão de agentes infecciosos. Tradicionalmente, tem-se defendido concentrações-alvo de hemoglobina da ordem de 10 g/L, mas há pouco tempo foi demonstrado que concentrações de até somente 5 g/L são aceitáveis em voluntários saudáveis e normovolêmicos.[437] Estudos randomizados com pacientes normovolêmicos selecionados em terapia intensiva demonstraram que a manutenção de concentrações de hemoglobina entre 7 e 9 g/L resultou em desfechos equivalentes, talvez superiores, à manutenção de concentrações acima de 10 g/L;[166,242] também ficou demonstrado que a necessidade de transfusão constitui um fator de risco independente para a mortalidade no trauma.[165] Esse achado pode estar ligado à possibilidade da ocorrência de uma resposta inflamatória no receptor, causada pelos produtos do sangue.[3,165]

Em casos de grave perda de sangue, não existe um ponto claro no qual se torna fútil a continuação da administração.[423] Idealmente, deve-se usar sangue totalmente compatível, mas em uma emergência pode-se administrar sangue O negativo (doador universal) imediatamente. Mas antes da administração, deve-se coletar uma amostra para tipagem/compatibilidade, pois a transfusão do sangue O negativo pode interferir em análises subsequentes. O banco de sangue deve ser capaz de fornecer sangue de tipo específico dentro de 15 a 20 minutos a contar da chegada do paciente à sala de emergência. Esse sangue não foi integralmente tipado/compatibilizado e, assim, ainda comporta um risco relativo de reação transfusional. Na maioria dos casos, deve-se contar com sangue totalmente tipado dentro de 30 a 40 minutos. A administração de plaquetas, plasma fresco congelado e outros produtos sanguíneos deve ser orientada pelos resultados laboratoriais e pela avaliação clínica. Frequentemente haverá necessidade da orientação de um hematologista.[92,157] A terapia procoagulante ainda se encontra no campo experimental, mas os resultados preliminares se revelaram promissores.

Os custos e os possíveis efeitos adversos de uma transfusão sanguínea autóloga tornam-se cada vez mais relevantes; mas até agora não foram encontradas evidências convincentes de que a hemoglobina humana polimerizada tetramérica possa ser rotineiramente utilizada.[268] Por outro lado, o uso do fator VII parece ser uma alternativa promissora em pacientes que se apresentem com coagulopatia incontrolável, caso inexista uma origem cirúrgica de sangramento.[248,367]

Diagnóstico diferencial do choque hemorrágico

O choque hemorrágico deve ser diferenciado de outras causas, como os choques cardiogênico e neurogênico. A presença de veias jugulares achatadas pode ser indício da presença de choque hemorrágico. A presença de uma pressão na veia jugular (PVJ) pode ser diagnóstica de choque cardiogênico, causado por uma coronariopatia, IM, contusão cardíaca, pneumotórax de estresses ou tamponamento cardíaco. Para estabelecer esse diagnóstico, pode haver necessidade de inserir um cateter na artéria pulmonar.

A. *Choque neurogênico:* Hipovolemia relativa é a causa do choque neurogênico. Em geral, esse problema se deve a uma lesão na coluna vertebral. A perda da inervação autônoma acarreta diminuição no tônus vascular, com acúmulo de sangue na periferia. Esse acúmulo pode ocorrer sem perda significativa de sangue. O aumento resultante da perfusão cutânea leva ao aquecimento periférico e à diminuição do fluxo sanguíneo central. Pode ser difícil distinguir entre esse tipo de choque e a hipovolemia.

B. *Choque cardiogênico:* O choque cardiogênico exige atenção imediata e, com frequência, imediata intervenção cirúrgica. O coração pode ser prejudicado pelo tamponamento cardíaco, pneumotórax de estresse e hemotórax; ou, em raros casos, por sangramento intra-abdominal. Diante dessas patologias, pode haver necessidade de uma intervenção cirúrgica imediata, inclusive com a aplicação de um dreno torácico, pericardiocentese ou toracotomia de emergência. Se houver comprometimento indireto da função cardíaca, deve-se iniciar o tratamento clínico, com restauração da normovolemia. Em um caso de choque cardiogênico, uma elevação da pressão venosa jugular pode ser resultante de insuficiência cardíaca do lado direito. Esse quadro pode ser confirmado pela determinação da pressão venosa central. O comprometimento da função cardíaca direita pode resultar em um acúmulo de sangue na vascularização pulmonar. Pode ser difícil distinguir entre essa situação e a perda sanguínea periférica. Esses dois eventos podem coexistir e prejudicar a função cardíaca. Essas condições são o tamponamento cardíaco, pneumotórax de estresse, IM e contusão cardíaca.

A presença de trauma cardíaco penetrante em associação com pressão central elevada e queda na pressão sistêmica periférica deve alertar o médico responsável para a possibilidade de tamponamento cardíaco. Uma radiografia normal não descartará essa possibilidade, mas o ultrassom pode fornecer um diagnóstico imediato. O tratamento dessa condição deve consistir em uma pericardiocentese de emergência. Depois da punção aspirativa de 10 mL de fluido do saco pericárdico, observa-se uma melhora imediata do volume sistólico, junto ao aumento na perfusão sistêmica periférica. Apenas raramente haverá indicação para uma toracotomia de emergência. Em caso de necessidade, essa operação poderá ser realizada através de uma incisão entre a quarta e quinta costelas no lado esquerdo e, em seguida, pela abertura do pericárdio em uma direção craniocaudal, para que seja evitada uma lesão ao nervo frênico. A aplicação de um ou dois pontos transmurais permitirá um fechamento cardíaco temporário; em seguida, poderá ser realizada uma massagem cardíaca.

O pneumotórax de estresse provoca uma cianose, que aumenta rapidamente, e também uma rápida deterioração da função respiratória. Esse problema pode também causar insuficiência aguda do ventrículo direito. À medida que essa condição avança, o aumento da pressão intratorácica diminui o retorno venoso para o lado direito do coração. Com a ocorrência do desvio mediastínico, a dobra ou obstrução da veia cava pode acarretar obstrução completa, que resultaria em parada cardíaca. Um diagnóstico rapidamente estabelecido, seguido por descompressão imediata, é medida de salvação da vida do paciente.

A insuficiência cardíaca pode causar IM, independentemente do trauma. Esse diagnóstico deve ser considerado em pessoas idosas após acidente automobilístico em estradas. Nesses pacientes, IM pode ser causado por hipovolemia, hipóxia ou pela liberação aguda de catecolaminas na ocasião do acidente. Em outros casos, IM pode ter ocorrido como um incidente isolado, resultando no acidente. O diagnóstico de IM pode ser confirmado com base nas alterações agudas no ECG e pela elevação dos marcadores sanguíneos. O tratamento do IM deve consistir em farmacoterapia para controle de arritmias. Pacientes que sofreram IM devem ser tratados na UTI sob monitoração contínua da equipe médica.

Pode ser difícil distinguir entre uma contusão cardíaca e IM. Normalmente, a contusão pode ser observada depois de um trauma contuso da parede torácica anterior em associação a uma fratura do esterno. A diferenciação dessa condição do IM, em um cenário recente, tem importância secundária para o tratamento inicial, pois ambos os diagnósticos devem ser tratados de maneira similar e incluem o controle das arritmias cardíacas e da insuficiência cardíaca, com monitoração invasiva contínua.

Avaliação do estado neurológico

Se determinado paciente precisa ser entubado e sedado, será importante que o médico responsável pelo atendimento de emergência avalie completamente seu quadro neurológico. O diâmetro e a reação das pupilas são indicadores importantes da presença de qualquer comprometimento central. O reflexo luminoso reflete a função dos segundo e terceiro nervos cranianos; o reflexo oculocefálico depende da integridade dos terceiro e quarto nervos cranianos; e o reflexo corneal representa os quinto e sétimo nervos cranianos intactos. A GCS também proporciona informações importantes, no que diz respeito ao quadro neurológico dos pacientes, particularmente nos casos em que há possibilidade de obter medidas seriadas. Esse instrumento pode ser de grande ajuda no processo de tomada de decisão clínica; alguns autores argumentaram que é importante a obtenção de um estudo de TC nos pacientes cuja GCS seja inferior a 10; se a GCS estiver abaixo de 8, poderá haver necessidade de monitoração contínua da pressão intracraniana. Essas indicações são apenas estimativas; portanto, o médico também deverá empregar a gravidade do impacto e o estado clínico do paciente na avaliação.

Estágios do estado fisiológico do paciente

Tão logo a avaliação e a intervenção inicial estejam completas, o paciente deve ser classificado em uma das quatro categorias, a fim de orientar a abordagem subsequente de seu tratamento. Essa categorização se faz com base na gravidade global da lesão, na presença de lesões específicas, e no atual estado hemodinâmico, conforme detalhado abaixo (Tab. 9.5).[133] É preciso que três dos quatro parâmetros sejam atendidos, para que o paciente possa ser classificado em determinada categoria. Os pacientes que responderam à ressuscitação podem ser tratados com cuidados definitivos para as fraturas, desde que sejam evitadas cirurgias prolongadas.

Qualquer deterioração no quadro clínico ou nos parâmetros fisiológicos do paciente deve levar a uma rápida reavaliação, com os devidos ajustes à abordagem terapêutica. Tem fundamental importância alcançar os pontos finais da ressuscitação, para que se possa fazer a estratificação do paciente na categoria apropriada. Os pontos finais da ressuscitação são: hemodinâmica estável, saturação de oxigênio estável, nível de lactato <2 mmol/L, ausência de transtornos da coagulação, temperatura normal, excreção urinária >1mL/kg/hora, e não exigência para suporte inotrópico.

Paciente estável

Pacientes estáveis não exibem lesões que ameacem imediatamente a sua vida, respondem ao tratamento inicial e possuem estabilidade hemodinâmica sem suporte inotrópico. Não há evidência de perturbação fisiológica como coagulopatia ou angústia respiratória e nem contínua hipoperfusão oculta, que se apresentam como anormalidades do quadro acidobásico. Esses indivíduos não exibem hipotermia e possuem reserva fisiológica que lhes permite suportar uma intervenção cirúrgica prolongada (quando couber) e, além disso, podem ser tratados com uma abordagem de tratamento total imediato (TTI), com reconstrução de lesões complexas.

Paciente limítrofe (em risco)

Pacientes limítrofes obtiveram estabilização em resposta às tentativas iniciais de ressuscitação, mas se apresentam com caracte-

TABELA 9.5 Sistemas de classificação para a avaliação clínica do paciente

	Parâmetro	Estável (Grau I)	Limítrofe (Grau II)	Instável (Grau III)	*In extremis* (Grau IV)
Choque	Pressão arterial (mm Hg)	≥100	80-100	60-90	<50-60
	Unidades de sangue (2 h)	0-2	2-8	5-15	>15
	Níveis de lactato	Faixa normal	~2,5	>2,5	Acidose grave
	Déficit de base (mmol/L)	Faixa normal	Sem dados	Sem dados	>6-8
	Classificação SAVT	I	II–III	III-IV	IV
Coagulação	Contagem de plaquetas (μg/mL)	>110	90-110	<70-90	<70
	Fatores II e V (%)	90-100	70-80	50-70	<50
	Fibrinogênio (g/dL)	1	~1	<1	CID
	D-dímero	Faixa normal	Anormal	Anormal	CID
Temperatura		<33 °C	33-35 °C	30-32 °C	≤30 °C
Lesões aos tecidos moles	Função pulmonar; PaO$_2$/FiO$_2$	350-400	300-350	200-300	<200
	Escores de trauma torácico; AIS	AIS 1 ou 2	AIS ≥2	AIS ≥2	AIS ≥3
	Escore de gravidade do trauma torácico; EGTT	0	I-II	II-III	IV
	Trauma abdominal (Moore)	≤ II	≤ III	III	III ou >III
	Trauma pélvico (class. AO)	Tipo A (AO)	B ou C	C	C (abdução por esmagamento, capotamento)
	Membros	AIS I-II	AIS II-III	AIS III-IV	Esmagamento, capotamentos

rísticas clínicas ou combinações de lesões, que frequentemente estão associadas a um resultado sombrio e que os colocam em risco de deterioração rápida. Essas características foram definidas como segue.

- EGT >40
- Hipotermia <35°C
- Pressão arterial pulmonar média inicial >24 mm Hg ou uma elevação >6 mm Hg na pressão arterial pulmonar durante a aplicação da haste intramedular ou de outra intervenção cirúrgica
- Lesões múltiplas (EGT >20) associadas ao trauma torácico (AIS >2)
- Lesões múltiplas associadas à lesão abdominal ou pélvica grave e choque hemorrágico na apresentação (PA sistólica <90 mm Hg)
- Evidência radiográfica de contusão pulmonar
- Pacientes com fratura femoral bilateral
- Pacientes com lesões moderadas ou graves na cabeça (AIS ≥3)

Inicialmente, esse grupo de pacientes pode ser tratado com uma abordagem com TTI, mas essa opção deve ser escolhida com cautela e a estratégia cirúrgica merece muita reflexão, caso o paciente necessite de uma rápida mudança de tratamento. Além disso, a monitoração invasiva será instituída e deverão ser criadas condições para a internação na UTI. Ao primeiro sinal de deterioração, deve-se converter para uma abordagem de controle de danos ao tratamento.

Paciente instável

O paciente que permanece com instabilidade hemodinâmica, apesar da intervenção inicial, apresenta risco muito maior de sofrer deterioração rápida, subsequente falência múltipla dos órgãos e morte. O tratamento desses casos evoluiu para a utilização de uma abordagem de "controle de danos". Tal estratégia se vincula à rápida realização de cirurgias essenciais para a salvação da vida e a uma oportuna transferência para a UTI, para subsequente estabilização e monitoramento. Sempre que possível, deve ser preconizada a estabilização temporária das fraturas com o uso de fixação externa, controle das hemorragias e exteriorização das lesões gastrintestinais. Os procedimentos reconstrutivos complexos devem ser adiados até que seja obtida a estabilidade e a resposta imunoinflamatória recente à lesão seja reduzido. Essa linha de raciocínio tem por objetivo reduzir a magnitude do "segundo golpe" da intervenção operatória ou, pelo menos, adiá-lo até que o paciente esteja fisiologicamente equipado para enfrentar tais eventos.

Paciente in extremis

Geralmente, esses pacientes se encontram muito próximos da morte; sofreram lesões graves e, em muitos casos, apresentam hemorragia não controlada. Permanecem gravemente instáveis, apesar dos contínuos esforços de ressuscitação e normalmente sofrem os efeitos da "tríade da morte" de hipotermia, acidose e coagulopatia. Certamente. deve-se apelar para uma abordagem de controle de danos. Serão tentados apenas procedimentos que absolutamente objetivem a salvação da vida, para que seja evitada a exaustão de sua reserva biológica. Em seguida, os pacientes devem ser transferidos diretamente para a UTI para uma monitoração invasiva e suportes hematológico, pulmonar e cardiovascular avançados. As lesões ortopédicas podem ser rapidamente estabilizadas no departamento de emergência ou na UTI com o uso de fixação externa; mas tais procedimentos não devem retardar os demais tratamentos. Qualquer cirurgia reconstrutiva que se faça necessária será também adiada e poderá ser realizada se o paciente sobreviver.

Estágios dos períodos de tratamento do paciente

O período de internação hospitalar, no qual são realizadas as avaliações e tratamentos do paciente traumatizado, é dividido em quatro diferentes períodos, que são:

1. Período recente de "reanimação" (1 a 3 horas)
2. Período primário de "estabilização" (1 a 48 horas)
3. Período secundário de "regeneração" (2 a 10 dias)
4. Período terciário de "reconstrução e reabilitação" (semanas)

Esta divisão permite que os cirurgiões antecipem os problemas potenciais e tomem decisões sensatas em relação ao momento apropriado para as intervenções cirúrgicas, com o uso de uma abordagem sistemática.

Período recente de "reanimação"

Essa fase cobre o tempo transcorrido desde a internação até o controle dos problemas recentes com risco para a vida. Deve-se fazer uma rápida e sistemática avaliação com vistas à identificação imediata de problemas que possam ameaçar a vida do paciente. O diagnóstico deve ser seguido pelo tratamento prioritário da via aérea e de qualquer transtorno respiratório, seguindo-se o suporte circulatório estabelecido no SAVT. Essas ações são seguidas pela "busca secundária", um *check-up* diagnóstico recente completo; mas isso apenas será efetuado se não existir qualquer situação de risco para a vida, o que tornaria necessária a realização imediata da cirurgia. Nesses casos, essa avaliação secundária tem o objetivo de identificar todas as lesões para as quais o tratamento definitivo deverá ser adiado até que seja obtida uma estabilização adequada do paciente.

Período primário de "estabilização"

Esta fase tem início quando todas as ameaças recentes para a vida foram remediadas e os sistemas respiratório, hemodinâmico e neurológico estão completamente estáveis. Habitualmente, essa é a fase em que lesões importantes dos membros são tratadas, inclusive com o tratamento recente das fraturas associadas a lesões arteriais, ou o tratamento de síndrome compartimental recente. As fraturas podem ser temporariamente estabilizadas com fixação externa e, quando cabível, faz-se a liberação dos compartimentos. O período primário se prolonga por cerca de 48 horas.

Período secundário de "regeneração"

Nessa fase, ocorre a estabilização e monitoração do estado geral do paciente. É vital que se façam reavaliações periódicas do quadro clínico em constante evolução, para que se evite qualquer impacto prejudicial causado pela terapia intensiva ou qualquer problema associado a procedimentos operatórios complexos. Durante a fase de resposta recente, logo após o trauma, não se deve realizar intervenções cirúrgicas desnecessárias. Podem ser utilizados sistemas de pontuação fisiológica e de terapia intensiva, como monitoração do progresso clínico. Na presença de inflamação sistêmica e de SDMO, medidas auxiliares apropriadas deverão ser implementadas em uma UTI.

Período terciário de "reconstrução e reabilitação"

Esse período de reabilitação final ocorre no momento em que deverá ser realizado qualquer procedimento cirúrgico que se faça necessário como, por exemplo, medidas reconstrutivas finais. Apenas ao ser demonstrada uma recuperação adequada, serão completados os procedimentos cirúrgicos complexos. Essas intervenções consistem no tratamento definitivo de fraturas complexas da parte média do rosto, fraturas pélvicas ou da coluna vertebral ou reconstruções articulares.

Originalmente, o período recente de "reanimação" incluía as primeiras 3 horas a contar do momento da internação, mas devido ao progresso dos cuidados traumatológicos pré-hospitalares, atualmente considera-se que tal período se prolonga desde a chegada dos serviços de emergência na cena do acidente até que os problemas recentes tenham sido controlados. Em grande número de países, esse primeiro período de tratamento do trauma é governado pelos princípios do SAVT.[422] O conceito de uma equipe dedicada de trauma coordenada por algum profissional com experiência em tratamento de traumas e de casos de emergência foi adotado pela maioria dos centros traumatológicos.[141,297,331] É feita uma rápida avaliação primária e, simultaneamente, são imediatamente iniciadas intervenções que visam o controle da via aérea e da coluna vertebral cervical, a facilitação da respiração e a manutenção da circulação. Depois de estabelecida uma situação de risco não imediato à vida do paciente, terá início uma pesquisa secundária com um exame minucioso que objetiva a identificar todas as lesões e problemas clinicamente relevantes.

Durante esse tratamento, o clínico deve lançar mão de exames diagnósticos apropriados que o ajudem no processo de tomada de decisão.[162,216,230,333,426,449] Foi demonstrado que o uso de protocolos diagnósticos e terapêuticos padronizados melhora as oportunidades, a qualidade e os desfechos clínicos gerais do processo terapêutico.[457] Também foi demonstrado que o uso de algoritmos pré-definidos e validados ajuda o profissional pouco experiente e diminui a mortalidade, sobretudo nos casos de pacientes com graus moderadamente graves de politraumatismo (EGL 20-50).[25] O objetivo primário do tratamento inicial consiste em diagnosticar rapidamente e tratar imediatamente todas as condições que representam risco para a vida, como a obstrução da via aérea, ou qualquer lesão, como o trauma na laringe, que provoque asfixia, hemo/pneumotórax de estresse, tamponamento cardíaco, trauma torácico aberto ou tórax instável e hemorragia interna ou externa abundante. O tratamento recente dessas condições talvez dependa de uma transferência urgente para a sala de cirurgia; o que retardará o uso de algoritmos diagnósticos e a pesquisa secundária. Um exemplo seria uma hemorragia intra-abdominal ou pélvica negligenciada durante as tentativas de resolver uma lesão grave em membro. De especial importância é o fato de que o estado de um paciente politraumatizado é dinâmico e pode se tornar instável a qualquer momento. É essencial que a equipe responsável pelo tratamento se lembre disso, para que tenha flexibilidade em mudar o processo terapêutico.[44,70,136,346,391]

A avaliação inicial de pacientes politraumatizados continua a evoluir, da mesma forma que o debate acerca dos protocolos SAVT. Em geral, a monitoração contínua da pressão arterial, a eletrocardiografia, o uso da oximetria de pulso para monitoração da saturação de oxigênio, a avaliação da frequência respiratória, a inserção de cateter urinário e/ou gástrico, a avaliação do hemograma completo inicial, dos gases sanguíneos arteriais e da tipagem do sangue do paciente são adotados como objetivos importantes da fase aguda. Também se discute acerca da utilidade das radiografias e de outras imagens nos primeiros estágios da avaliação e tratamento do paciente. A versão atual do manual SAVT recomenda radiografias AP torácica, AP pélvica e lateral da coluna vertebral cervical e o uso de lavagem peritonial profunda (LPP) ou ultrassonografia abdominal.

A introdução das modernas modalidades de imagem como, por exemplo, a tomografia computadorizada *multslice* (TCMS)[27] e as radiografias digitais de corpo inteiro[28] provocou mudança nos protocolos de avaliação radiográfica inicial em muitos centros traumatológicos e certo grau de confusão entre as equipes de trauma e de emergência. A necessidade das radiografias AP da pelve[201,293] e lateral da coluna vertebral cervical[197,424] tem sido questionada pelos defensores dessas novas técnicas de imagem. No entanto, estudos[105,109,329,381] demonstraram resultados promissores no uso dessas novas modalidades de estudos de imagem e, ao que parece, apesar de seu custo adicional, os benefícios esperados serão significativos em termos de aumento da eficácia do tratamento a pacientes traumatizados. As vantagens e desvantagens dessas novas modalidades ainda esperam uma avaliação completa e comparada à prática atual.

IMAGENS

O uso da TCMS revolucionou a radiologia diagnóstica precoce na maioria dos centros de trauma de nível I. Atualmente, a disponibilidade de tais imagens constitui o padrão terapêutico nessas instituições. Não obstante, existem muitos outros instrumentos diagnósticos para uso na obtenção de um quadro completo de todas as lesões. Embora o exame e o julgamento clínicos ainda proporcionem a base fundamental para o tratamento do trauma em nossos dias, o papel da radiologia de emergência continua a expandir.

No moderno cenário traumatológico e de emergência, considera-se essencial a disponibilidade 24 horas por dia e também a imediata proximidade de unidades radiológicas de emergência (URE) em relação aos departamentos de acidentes e de emergências (A&E). O projeto arquitetônico e o planejamento da infraestrutura exigem uma íntima coordenação dos quatro componentes dos serviços de trauma recente – a sala de ressuscitação, a URE, a sala cirúrgica traumatológica e a UTIT.[106,446]

Radiografia convencional: radiografias simples

Atualmente, a radiografia convencional é empregada na maioria das instituições que adotaram o conceito SAVT, que, basicamente, consiste em três projeções de rotina (AP torácica, AP pélvica e lateral da coluna vertebral cervical), normalmente obtidas com equipamentos portáteis junto ao leito do paciente durante a avaliação primária. A seguir, obtém-se uma ultrassonografia abdominal e, em muitos casos, um estudo de TC e radiografias simples extras dos membros. Esse protocolo padrão é adotado em todos os centros de trauma e em hospitais gerais que tratam de vítimas de trauma.

A radiografia lateral da coluna vertebral cervical, obtida inicialmente, é considerada necessária caso seja preciso entubar o paciente com urgência e quando a GCS do paciente não permite uma triagem clínica. Esse exame é considerado suficientemente preciso para o diagnóstico de fraturas graves ou instáveis ou de fratura-luxações, mas se mostra menos efetivo na identificação de fraturas mais sutis ou na liberação da área toracocervical.[212,306]

A radiografia torácica na posição de supino permanece sendo a projeção radiográfica mais importante das três imagens iniciais obtidas junto ao leito do paciente, pois tem alta sensibilidade (>95%) para identificar um hemotórax de grandes dimensões, tórax instável, pneumotórax, hemomediastino, contusões pulmonares e lacerações. No entanto, sua especificidade é muito baixa, sendo provável que diversas lesões como, por exemplo, rupturas do diafragma e hemotórax de pequenas dimensões, não sejam diagnosticadas.[52,371,390]

O uso rotineiro da radiografia AP da pelve na primeira fase da avaliação e tratamento do trauma tem recebido algumas críticas. O trauma pélvico pode ser utilizado como paradigma do politraumatismo,[120] por refletir a gravidade da lesão em uma população politraumatizada, com possível comprometimento hemodinâmico. Depois que o uso da TC na avaliação secundária de pacientes moderada ou gravemente traumatizados tornou-se procedimento comum, considerou-se que a radiografia pélvica de rotina obtida junto ao leito de pacientes com estabilidade hemodinâmica poder ser abandonada. Contudo, em pacientes com instabilidade hemodinâmica, esse recurso de estudo de imagem é ainda considerado ferramenta útil para triagem, a fim de possibilitar a imediata notificação da equipe ortopédica e do radiologista intervencional. Essa projeção radiográfica também facilita o uso de técnicas como cintos pélvicos, o uso de lençóis simples e a manutenção dos membros inferiores aduzidos em rotação medial, para a redução da pelve rompida.[311,335]

Aparentemente, a introdução das imagens radiográficas digitais oferece certas vantagens, mesmo na sala de ressuscitação.[52] Recentemente, foi introduzido o uso de radiografias de corpo inteiro na avaliação imediata de pacientes politraumatizados. Apesar do papel cada vez mais importante da moderna TC, essa nova tecnologia parece oferecer, com rapidez, informações vitais adicionais na sala de ressuscitação. A tecnologia se fundamenta em um aparelho aprimorado, com um *slot* linear capaz de gerar imagens radiográficas biplanares do corpo inteiro, com alta qualidade e em qualquer tamanho, em questão de segundos. A técnica foi avaliada em diversos centros[17,274] e há expectativa para confirmação de sua utilidade em um futuro próximo.

Ultrassonografia

A ultrassonografia desempenha um papel significativo no cenário de trauma recente e é atualmente considerada uma ferramenta vital nas mãos do médico de emergência e do cirurgião traumatológico treinados em seu uso.[351] Embora essa técnica dependa do cirurgião, suas vantagens são flexibilidade, velocidade, não invasibilidade e facilidade de repetição.

A SAET, introduzida em 1990, oferece um método rápido, abrangente e sensível para a detecção de fluido intra-abdominal livre ou de efusão pericárdica. O método consiste em:

A. Vista subxifoíidea transversal (efusão pericárdica, lóbulo esquerdo do fígado)
B. Vista longitudinal do quadrante superior direito (lóbulo direito do fígado, rim direito, fluido livre no fundo de saco de Morrison)
C. Vista longitudinal do quadrante superior esquerdo (baço, rim esquerdo, fluido livre)
D. Vistas suprapúbicas transversal e longitudinal (bexiga, fluido livre no fundo de saco de Douglas)
E. Vistas torácicas longitudinais bilaterais (efusões pleurais)

A sensibilidade descrita para o fluido livre intra-abdominal é elevada (70% a 98%), mas altamente dependente do volume do fluido livre e da realização do estudo em todas as áreas.[41,204,209]

A sensibilidade da SAET é baixa para o diagnóstico de lesões em órgãos sólidos (45% a 85%).[289] Contudo, o instrumento tem alta especificidade para líquido livre e lesões viscerais (86% a 100%).[41,204] Foi demonstrado que SAET tem maior sensibilidade no diagnóstico de pneumotórax em comparação com radiografias simples,[387] e sua eficácia foi registrada como excelente (97 a 100%) na detecção de lesões cardíacas e coleções pericárdicas.[350] Suas limitações são percebidas sobretudo na identificação de lesões em órgãos sólidos. Mas deve-se considerar que a técnica depende muito do cirurgião[58] e que há necessidade de livre acesso às áreas anatômicas previamente descritas. Além disso, o movimento do paciente pode afetar a precisão da técnica.[277,360]

Tomografia computadorizada

Desde que o uso generalizado da TC no tratamento do trauma se tornou comum nos anos de 1980, sua contribuição tem sido imensa. A TC é a técnica adjuvante básica da avaliação secundária do SAVT e o padrão-ouro para as imagens da cabeça, coluna vertebral, tórax e abdome. Suas desvantagens são o tempo necessário para a transferência do paciente, obtenção do *scan* e avaliação das imagens, sua imprecisão em pacientes não cooperativos e sua dose de radiação.[445] Atualmente, em certos centros de trauma seu uso é feito desde as fases mais iniciais do tratamento do trauma recente. O uso da intensificação por contraste IV, os avanços dos modernos *softwares* e a possibilidade de reconstrução das imagens dos aparelhos modernos melhoraram significativamente a qualidade e abreviam consideravelmente a duração de um *scan* de corpo inteiro obtido em pacientes de trauma. A moderna TCMS é capaz de produzir imagens de alta qualidade do corpo inteiro em apenas alguns minutos.[438]

Em comparação com a TCMS, as técnicas tradicionais de avaliação diagnóstica aguda para traumas contusos têm certas desvantagens. O exame clínico fundamental tem precisão diagnóstica para os traumas abdominais de aproximadamente 60% a 65%.[240,373] Apesar da sua alta sensibilidade, a LPP tinha baixa especificidade e foi substituída pela SAET porque apenas proporcionava uma visão geral do trauma intra-abdominal, não um diagnóstico preciso. Os estudos de corpo inteiro fornecem informações diagnósticas relativas a traumas da cabeça, coluna vertebral, pelve e tórax. A TCMS minimiza o tempo de obtenção de um diagnóstico adequado, particularmente em pacientes com estabilidade hemodinâmica.[167] As vantagens dessa nova modalidade de estudo de TC também podem ser aproveitadas na sequência de uma abordagem mais tradicional ou da obtenção de uma radiografia torácica inicial junto ao leito do paciente, um *scan* SAET, a ressuscitação inicial do paciente instável ou, até mesmo, depois de uma cirurgia de urgência em pacientes *in extremis*.[310,345] As evidências disponíveis ligadas aos novos protocolos baseados na TCMS são animadoras, sobretudo para pacientes intubados, sedados e com estabilidade hemodinâmica. Não obstante, há necessidade de mais provas, que deverão ser obtidas com a realização de bem planejados estudos prospectivos randomizados, antes que os protocolos SAVT estabelecidos possam ser radicalmente mudados.

Angiografia

A angiografia por TC assumiu um papel essencial no diagnóstico e tratamento de pacientes lesionados. Trata-se do melhor método para detecção de lesões traumáticas aórticas e vasculares. Além da detecção dessas lesões que representam risco para a vida, na presença de um radiologista vascular treinado, essa técnica oferece a possibilidade de intervenção para a interrupção da hemorragia.[112,154] As desvantagens inerentes à angiografia TC são a necessária infraestrutura, as reações alérgicas ao contraste, a dificuldade em encontrar um radiologista vascular experiente (como resultado dos horários inconsistentes de ocorrência de traumas) e, mais importante, sua duração, em razão do tempo necessário para a transferência do paciente lesionado até a suíte angiográfica, realização da investigação e efetivação de qualquer intervenção que se faça necessária.

Inicialmente, a indicação para a angiografia e subsequente intervenção se voltavam para pacientes com estabilidade hemodinâmica.[152,370] Subsequentemente, as indicações se ampliaram para a inclusão dos "respondentes temporários" à ressuscitação hídrica[153] e, ultimamente, também para a inclusão daqueles casos em que a instabilidade hemodinâmica persiste, mesmo após a realização de uma laparotomia, toracotomia ou da aplicação de compressas como procedimento de salvação.[356,409] Seu uso bem-sucedido está frequentemente associado a trauma pélvico,[414,425] lesão a uma artéria[149,322,414] e lesões a órgãos sólidos no abdome.[21,229,266,366,385]

As práticas intervencionais radiológicas atualmente disponíveis, empregadas no tratamento recente do trauma são a embolização de vasos de calibre moderado a pequeno e de órgãos sólidos lesionados, mediante o uso de uma suspensão ou de espirais de *gelfoam* ou a aplicação endovascular percutânea de *stent* com balão expansível para vasos mais calibrosos. Elas são consideradas procedimentos de mínimo risco, especialmente no cenário do tratamento do trauma, no qual representam intervenções que podem salvar vidas. Atualmente, os protocolos angiográficos, com ou sem intervenção radiográfica, diferem significativamente dependendo do centro médico e do sistema de tratamento do trauma. Os principais tópicos controversos se relacionam à dificuldade e aos gastos de proporcionar um serviço de radiologia vascular 24 horas por dia, além da necessidade de evidências que atestem ser este um serviço compensador.

PRIORIDADES PARA AS CIRURGIAS DE SALVAÇÃO DA VIDA

Em pacientes politraumatizados, decidir qual lesão deve ser inicialmente tratada pode representar a salvação da vida do paciente. Entre os tratamentos operatórios de emergência que não permitem procedimentos diagnósticos prolongados estão o tratamento do tamponamento cardíaco, lesões arteriais a vasos importantes e trauma craniano com herniação iminente. Além desses eventos, lesões a cavidades associadas a hemorragia abundante e choque devem ser imediatamente tratadas. Por isso, em uma abordagem multidisciplinar, uma comunicação eficiente é um aspecto crucial.

Trauma torácico

Hemotórax

Em geral, o hemotórax é facilmente diagnosticado pelas radiografias torácicas, embora o diagnóstico possa ser dificultado pela presença de extensas contusões pulmonares ou de atelectasia. A ultrassonografia pode identificar fluido torácico livre, embora a TC permaneça padrão-ouro, com frequência, para identificar a origem do sangramento.[1]

Um sangramento significativo para o interior da cavidade pleural, com resultante hemotórax, deve ser tratado durante a inspeção primária com a inserção de um tubo torácico. Normalmente, a decisão é tomada depois de uma revisão das radiografias torácicas e, apenas ocasionalmente, os achados clínicos serão a única indicação para a inserção de um tubo torácico, já que as radiografias torácicas podem ser obtidas com muita rapidez. A prática cirúrgica de rotina consiste na inserção do tubo torácico na linha axilar média, no quinto espaço intercostal. Uma inserção mais baixa representará risco para o diafragma ou para órgãos intra-abdominais. Com o uso da divulsão, será possível evitar a ocorrência de lesões estruturais; além disso, é importante recorrer à divulsão mesmo nos casos em que o cirurgião esteja confiante do posicionamento, pois lesões intra-abdominais podem acarretar aumento da pressão intra-abdominal e elevação – ou mesmo ruptura – do diafragma. Para a drenagem de um hemotórax, deve ser empregado um tubo torácico tradicional com calibre, no mínimo, 28. Não devem ser empregados os modernos drenos percutâneos utilizados na medicina torácica. O diâmetro maior diminui o perigo de coagulação, possibilita uma rápida evacuação do sangue e, além disso, o cirurgião pode ficar relativamente confiante de que o conteúdo drenado é representativo da perda de sangue torácica. A prática usual consiste em direcionar o tubo caudalmente para a drenagem do sangue e cranialmente, se um pneumotórax estiver presente.

A presença de hemotórax não é achado diagnóstico de hemorragia torácica importante. Na maioria dos casos, o sangramento é resultante de lesão a um vaso intercostal que, em geral, parará espontaneamente. As indicações para a toracotomia no departamento de emergência permanecem controversas, embora as indicações já identificadas sejam a parada traumática e uma hipotensão profunda recalcitrante em casos de trauma penetrante, exsanguinação rápida (>1.500 mL inicialmente ou 250 mL/hora) e uma hipotensão que não responde em casos de trauma torácico contuso. Como último recurso, a toracotomia pode ser tentada para o controle de uma hemorragia subdiafragmática catastrófica, mediante a pinçagem transversal da aorta. Essas intervenções serão inúteis em pacientes com trauma torácico contuso, em casos de parada cardíaca em que não se presencia débito cardíaco e em pacientes com lesões cranianas graves. Recentemente, foram publicadas evidências em favor do uso de maior cautela antes de se recorrer a uma toracotomia de emergência em pacientes que sofreram trauma contuso, qualquer que seja a indicação, particularmente no serviço de emergência, devido ao percentual relativamente elevado de procedimentos não terapêuticos e de resultados ruins.[12,178]

Hemorragia mediastínica e lesão à aorta torácica

Comumente, as hemorragias mediastínicas decorrentes de lesão à aorta torácica são diagnosticadas de forma errada, devido à má qualidade das radiografias torácicas que são frequentemente obtidas em situações de emergência. A dilatação do mediastino, observada em uma radiografia torácica, é achado inespecífico. Nesse contexto, o clínico deve atentar cuidadosamente para a presença de dilatação das veias jugulares, o que ajuda na diferenciação entre lesões cardíacas e aórticas. Não obstante, deverão ser rapidamente obtidas novas imagens torácicas de TC melhoradas por contraste no paciente com estabilidade hemodinâmica. Embora os estudos de TC tradicionais levem, em alguns casos, a resultados falso-positivos e a angiografia frequentemente seja considerada uma técnica que proporciona melhor diagnóstico, muitos centros têm por política dar preferência à TC espiral de alta resolução com intensificação por contraste.[56,97,365]

A ocorrência de ruptura da aorta torácica é achado excepcionalmente raro em pacientes que sobrevivam por tempo suficiente para chegar à sala de emergência ainda vivos. Na maioria dos casos, ocorre preservação da adventícia e maiores perdas de sangue intratorácico deixam de ocorrer, impedidas pela pleura parietal. Ademais, crescem as evidências de que o reparo poderá ser adiado na presença de outras lesões que ameacem a vida do paciente e que, ocasionalmente, o tratamento conservador pode obter sucesso.[176,218,401] Mas esses pacientes sempre deverão ser tratados em um centro médico provido de um centro cirúrgico torácico agudo. O tratamento conservador de rupturas incompletas da aorta em pacientes com estabilidade hemodinâmica consiste em uma hipotensão permissiva ou na redução ativa da pressão sanguínea enquanto, ao mesmo tempo, faz-se o controle para a diferença na pressão arterial entre as partes superior e inferior do corpo. As indicações para uma intervenção imediata são a ocorrência de instabilidade hemodinâmica sem uma explicação alternativa, hemorragia através dos tubos torácicos (>500 mL/hora) ou um gradiente de pressão arterial entre os membros superior e inferior que acarrete comprometimento da perfusão dos membros inferiores (i. é, uma diferença na pressão arterial média >30 mm Hg). Considerando a elevada mortalidade dos reparos de emergência em casos de lesão aórtica traumática, cresce o interesse no uso de *stents* endovasculares em tais situações.[182,217,357]

Se a situação clínica tiver uma suspeita mais consistente de lesão cardíaca em presença de uma anormalidade radiográfica do mediastino, em geral, o diagnóstico será o de tamponamento cardíaco. Deve-se fazer uma pericardiocentese. Se estiver presente um quadro agudo de descompensação, ficará indicada uma toracocentese de emergência. Nessa situação com risco imediato para a vida, a realização de outros exames diagnósticos consumiria tempo demasiado. Se o paciente ainda estiver hemodinamicamente estável, um exame de grande sensibilidade e que pode ser imediatamente realizado é o ecocardiograma transtorácico.

O escore de gravidade do trauma (EGT) torácico é um método padronizado para a avaliação de lesões torácicas.[169] Esse sistema de pontuação independente da TC avalia parâmetros anatômicos e fisiológicos no momento da internação (Tab. 9.6). O escore EGL torácico varia de zero a 25, e consiste nos seguintes parâmetros: relação PaO_2:FiO_2 (0 a 5 pontos), presença de fraturas costais (0 a 5 pontos), contusão pulmonar (0 a 5 pontos), lesões pulmonares (hemotórax/pneumotórax; 0 a 5 pontos) e idade do paciente (0 a 5 pontos).

Trauma abdominal

Hemorragia abdominal de exsanguinação versus hematoma intracraniano expansivo

Há controvérsia em relação ao modo de tratamento dessa difícil combinação de lesões. Crescem as evidências para o tratamento conservador de lesões abdominais, exceto nos pacientes mais instáveis; além disso, deve-se considerar que, em muitos casos, a hemorragia intra-abdominal terá origem pélvica. Evidentemente, será uma medida fútil a evacuação de um hematoma intracraniano se o paciente estiver sofrendo exsanguinação. Contudo, também haverá pouco – e alguns estudiosos diriam menor – benefício em salvar a vida do paciente se o resultado for uma lesão cerebral profundamente incapacitante ou a morte decorrente de herniação tentorial. Tão logo os mecanismos de autorregulação e de compensação tenham sido suplantados, ocorrerá rápida elevação da pressão intracraniana. Há evidências de que, em pessoas com lesão craniana, é pouco comum a ocorrência de óbito causado exclusivamente por lesão extracraniana. Em um estudo de quase 50 mil pacientes de trauma, 70% das mortes foram atribuídas exclusivamente à lesão craniana e apenas 7% a traumas extracranianos. O restante dos óbitos foi causado por uma combinação desses dois tipos.[115] Contudo, não se deve fazer uma craniotomia sem que o cirurgião conte com imagens que confirmem uma lesão operável, exceto na mais rara das circunstâncias. Os estudos de TC consomem tempo e podem resultar em um atraso significativo no tratamento. Esse tempo poderia ser melhor aproveitado na tentativa de uma rápida estabilização hemodinâmica. Também há evidência de que, em pacientes hipotensos submetidos a uma TC da cabeça, uma laparotomia de emergência será muito mais necessária do que uma craniotomia (21% vs. 2,5%).[447] Por outro lado, foram demonstrados resultados piores em pacientes com lesão craniana e em choque; o que sugere que a pronta correção da hipotensão poderá minimizar a lesão cerebral secundária.[429]

Fica claro que, nesses pacientes, é fundamental a rápida tomada de decisões terapêuticas complexas; além disso, é essencial contar com experiência clínica. Felizmente, tais dilemas são raros. Em uma revisão de oitocentos pacientes com lesões cranianas e abdominais significativas, 52 necessitaram de craniotomia, quarenta de laparotomia e apenas três, de ambas as operações.[406]

Trauma pélvico

Fraturas pélvicas são observadas frequentemente em conjunto com trauma polissistêmico e podem levar à rápida hemorragia oculta. O tratamento deve ser considerado parte do esforço de ressuscitação e a pronta intervenção poderá salvar a vida do paciente (Fig. 9.3).[125] Normalmente, o sangramento se origina em numerosos locais de pequenas dimensões, não da lesão de vasos importantes. Em casos graves, não é comum que a hemorragia seja espontaneamente interrompida, devido ao grande volume do retroperitônio.[145] Além disso, é comum a ruptura do retroperitônio durante a lesão, o que enfraquece ainda mais a barreira para uma contínua expansão do hematoma. O tratamento com veste pneumática anti-choque ou com cintos pélvicos pode resultar em certa estabilização temporária,[432] mas os resultados são inconclusivos e graves complicações em relação ao uso desses dispositivos foram relatadas.

Embora o interesse no uso da angiografia seletiva aumente nesses casos, com o intuito de embolizar vasos hemorrágicos, frequentemente essa intervenção consome tempo para sua organização e realização. O paciente deverá estar relativamente estável, sendo crucial uma cuidadosa seleção. A embolização pode ser empregada como meio auxiliar para outras intervenções quando

TABELA 9.6 Escore de gravidade de trauma torácico

Grau	PO_2/FiO_2	Fraturas de costelas	Contusão pulmonar	Lesão pleural	Idade (anos)	Pontos
0	>400	0	Nenhuma	Nenhuma	<30	0
I	300-400	1-3 unilateral	1 lobo unilateral 1 lobo, bilateral	Pneumotórax	30-40	1
II	200-300	4-6 unilateral	2 lobos, unilateral	Hemotórax/hemopneumotórax, unilateral	41-54	2
III	150-200	>3 bilateral	<2 lobos, bilateral ≥2 lobos, bilateral	Hemotórax/hemopneumotórax, bilateral	55-70	3
IV	<150	Tórax instável		Pneumotórax de estresse	>70	5

Descrito por Hildebrand F, van Griensven M, Garapati R, et al. Diagnostics and scoring in blunt chest trauma. Eur J Trauma Emerg Surg. 2002;28(3):157–167.

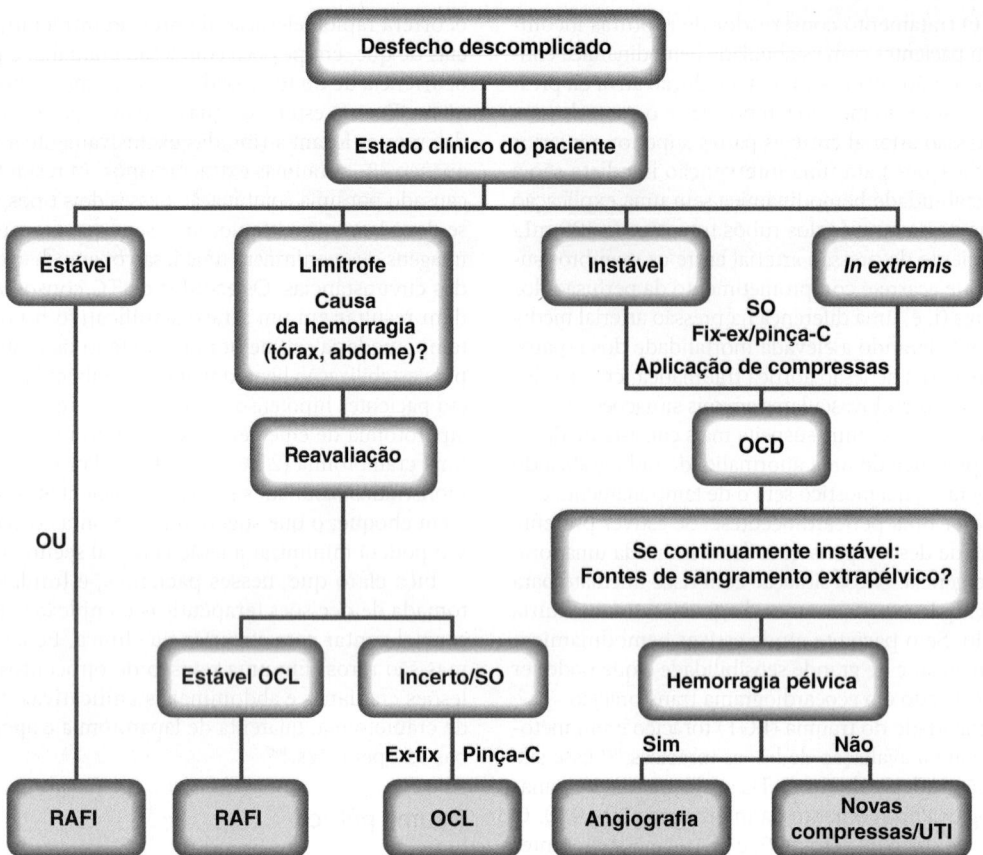

FIGURA 9.3 Algoritmo de tratamento para pacientes com fraturas pélvicas e instabilidade hemodinâmica.

há suspeita de hemorragia arterial contínua. Em pacientes que sofreram graves lesões e que exibem profunda instabilidade hemodinâmica, recomenda-se a fixação externa, o uso de pinças-C pélvicas e o tamponamento aberto com a aplicação de compressas.[395,404] Com o paciente na posição supina, faz-se a preparação desde a margem subcostal até a sínfise púbica, com exposição completa do abdome e da pelve. Se já tiver sido aplicada uma pinça-C devido à instabilidade pélvica posterior, o cirurgião deverá torná-la móvel. Em um caso de instabilidade pélvica vertical (lesão do tipo C), o cirurgião deverá ter acesso ao membro inferior apropriado, para possibilitar procedimentos de redução, caso haja necessidade.

Se havia evidência prévia de fluido intraperitonial livre após a aplicação de um dispositivo de fixação externa, deverá ser realizada uma laparotomia na linha média, seguida pelo exame dos órgãos intra-abdominais em busca de sangramentos; para tanto, o cirurgião seguirá os protocolos terapêuticos de rotina para traumas abdominais contusos. Mas se as imagens diagnósticas iniciais não demonstrarem evidência de fluido intra-abdominal e se houver suspeita de origem hemorrágica importante na região pélvica, o cirurgião poderá fazer uma laparotomia na linha média baixa. A atenção deve se direcionar inicialmente para o retroperitônio. Em seguida à incisão cutânea, geralmente, os tecidos moles pélvicos rompidos ficam imediatamente à mostra. Qualquer hematoma existente deve ser evacuado e o espaço paravesical será explorado em busca de pontos de sangramento. Quando possível, grandes vasos hemorrágicos devem ser ligados. No caso de sangramento difuso, recomenda-se o tamponamento por meio de compressas devidamente aplicadas, com estabilização externa (Fig. 9.4).

Nos casos em que ficou evidente que a hemorragia se origina em um ponto dorsal profundo, sobretudo em casos de instabilidade pélvica posterior, as tentativas de uma exploração extraperitonial mais minuciosa deverão ser feitas na região pré-sacral. Grandes fontes de sangramento podem ser identificadas e tratadas apropriadamente. No caso de uma hemorragia arterial catastrófica, pode-se obter controle temporário pelo pinçamento transversal da aorta. Frequentemente, em casos de hemorragia venosa, não será possível identificar uma única fonte de sangramento. Em geral, o sangramento se origina da ruptura do plexo venoso pré-sacral ou do próprio local fraturado. Também nesse caso, a precisa aplicação de compressas frequentemente poderá controlar adequadamente a hemorragia. Estudos recentemente publicados informaram percentuais de mortalidade entre 25 e 30% após o tamponamento pélvico em pacientes instáveis.[79,411]

Após essa intervenção, o cirurgião deve prosseguir com um fechamento temporário do abdome e a correção dos distúrbios fisiológicos deverá ser prioritária, sem demora, com especial atenção à coagulopatia e à hipotermia. As compressas do tamponamento ficam in situ e rotineiramente serão trocadas após 24 a 48 horas, embora em casos com suspeita de continuação da hemorragia e de choque recalcitrante se deva considerar uma reintervenção mais precoce. Durante a revisão planejada, a cavidade deverá ser desbridada, conforme a necessidade. Qualquer hematoma residual deverá ser removido e, em seguida, o local deve ser cuidadosamente examinado, em busca de locais de continuação da hemorragia. Outros pontos de sangramento poderão ser tratados, mas se houver persistência da hemorragia difusa, outras compressas deverão ser aplicadas e, mais tarde, será realizada uma revisão cirúrgica.

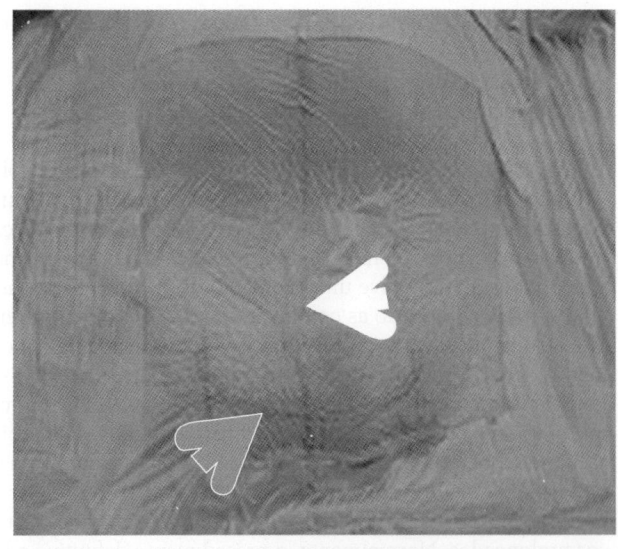
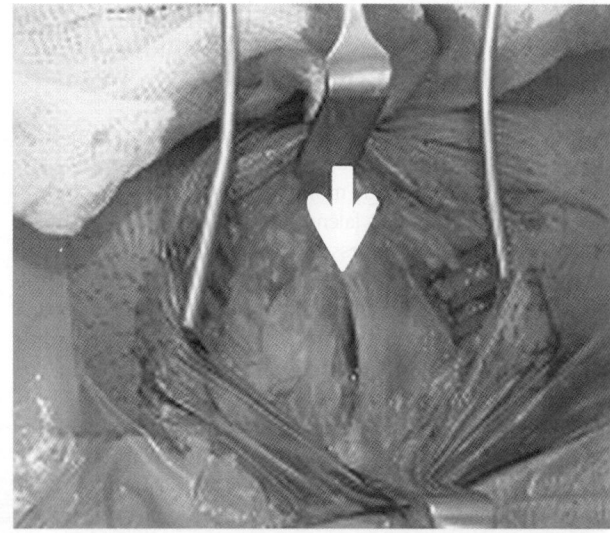
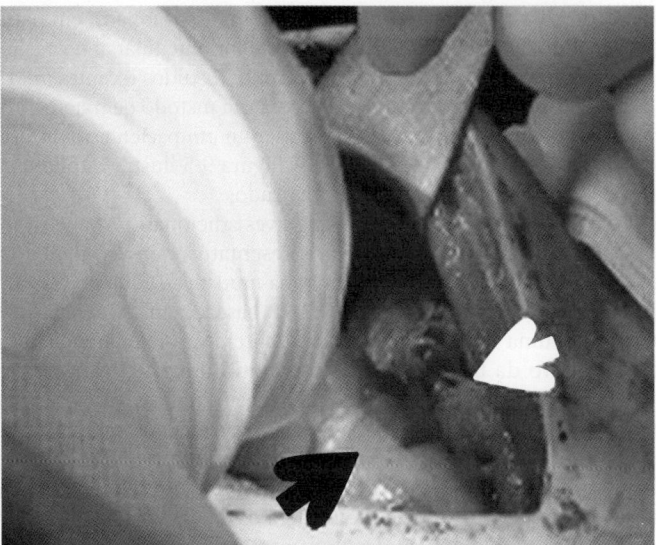
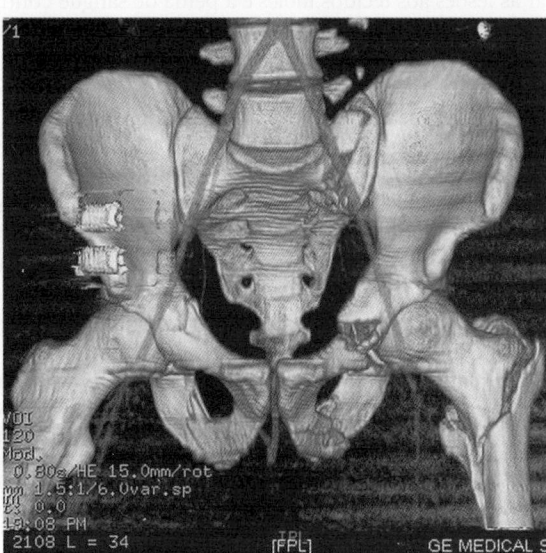
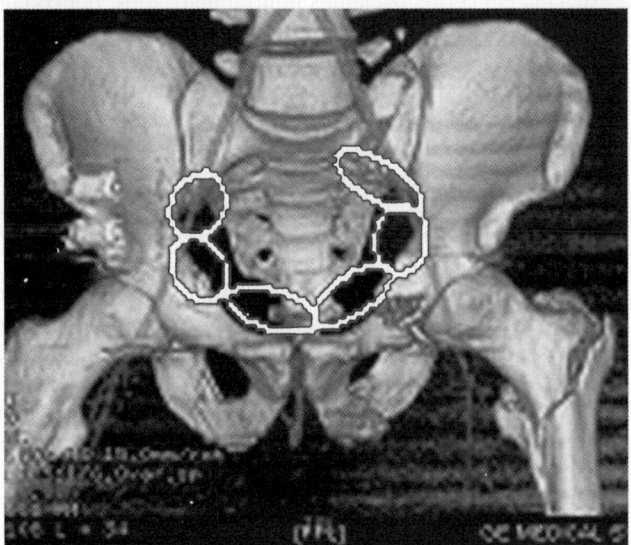

FIGURA 9.4 Aplicação de compressas retroperitoniais da pelve. **A:** Demonstração de incisão vertical na linha média (*seta branca*); a *seta cinza* representa a incisão transversal mais baixa no abdome. **B:** Incisão na *linea alba* (*seta branca*). **C:** Afastamento da bexiga para um dos lados (*seta preta*) e aplicação de esponjas de laparotomia na pelve verdadeira (*seta branca*). Nota-se que a primeira esponja de laparotomia é aplicada em local adjacente à articulação sacroilíaca e a próxima deve ser aplicada anteriormente à metade da cavidade pélvica e do espaço retropúbico. **D:** Imagem de TC da pelve que revela um padrão de fratura por compressão lateral. **E:** Representação esquemática da posição das esponjas em torno do assoalho pélvico.

MOMENTO DA ESTABILIZAÇÃO DEFINITIVA DE FRATURAS IMPORTANTES: INDICAÇÃO PARA A FIXAÇÃO DEFINITIVA PRECOCE

Antes que a fixação das fraturas em pacientes politraumatizados fosse efetuada como rotina, os pacientes tinham resultados ruins e elevado percentual de mortalidade secundário à síndrome de embolia gordurosa e à falência de órgão(s). O maior temor dos cirurgiões ao tratarem esses pacientes era a ocorrência da síndrome de embolia gordurosa. Disfunção pulmonar é a característica marcante desse problema e ocorre alguns dias após o trauma. Tão logo a síndrome de embolia gordurosa se instale completamente, frequentemente, o tratamento será malsucedido, com relatos de percentuais de mortalidade em torno dos 50%.[16]

Foi observado que a síndrome era causada pela gordura e pelo conteúdo intramedular liberados de uma fratura não estabilizada. Assim, os estudiosos concluíram que a fixação de fraturas importantes poderia contornar essa complicação, além de minimizar as lesões aos tecidos moles e a perda de sangue contínua. Inúmeros autores informaram ter presenciado melhoras dramáticas no estado clínico nos casos em que a fixação das fraturas era praticada rotineiramente.[188,339,418]

Foram informados redução na incidência de pneumonia e SARA, menores períodos de internação na UTI e melhores percentuais de sobrevida. O primeiro estudo prospectivo randomizado de Bone et al.[29] demonstrou as vantagens da rápida estabilização das fraturas, atualmente conhecida como cuidado total imediato (CTI). Pacientes, cujas fraturas sofreram estabilização em segundo tempo, tiveram períodos mais longos de terapia ventilatória e permaneceram por mais tempo na terapia intensiva e no hospital.[29,339] Por isso, houve consenso de que um importante objetivo do tratamento a pacientes politraumatizados com fraturas era a rápida estabilização das lesões pélvicas e dos membros. Um pré-requisito essencial para a CTI era a otimização das condições de resgate do paciente e a diminuição do tempo de resgate. Ademais, os avanços na medicina de terapia intensiva, com melhor monitoração cardiovascular e com instalações mais adequadas para um suporte ventilatório prolongado, facilitaram a consecução de uma abordagem cirúrgica mais agressiva.

A rígida aplicação do CTI, mesmo em pacientes com EGL alto, com lesão cerebral ou com trauma torácico grave, limitou a discussão sobre o melhor tratamento para esses pacientes politraumatizados. À medida que passou a ficar evidente que esses subgrupos específicos de pacientes politraumatizados não são beneficiados com o CTI, foram identificados pacientes limítrofes. Foi demonstrado que esses pacientes se encontravam em particular risco para um futuro resultado ruim. As características clínicas e laboratoriais do paciente limítrofe já foram descritas.[133]

O conceito de controle de danos ortopédicos (CDO) propiciou uma solução para o tratamento desses pacientes limítrofes, juntamente com pacientes em condição instável ou *limite*. A expressão "controle de danos" foi inicialmente descrita pela Marinha dos Estados Unidos, como a capacidade do navio em absorver danos e preservar a integridade da missão. No paciente politraumatizado, esse conceito de tratamento cirúrgico pretende controlar, mas não reparar definitivamente, as lesões induzidas pelo trauma logo após sua ocorrência. Depois da restauração da fisiologia normal (temperatura central, coagulação, hemodinâmica, quadro respiratório), faz-se o tratamento definitivo das lesões.[378] O conceito de controle dos danos consiste em três componentes distintos:

1. Cirurgia para ressuscitação, com vistas a um rápido controle da hemorragia
2. Restauração dos parâmetros fisiológicos normais
3. Tratamento cirúrgico definitivo

No âmbito da estrutura do OCD, o primeiro estágio envolve a pronta estabilização temporária de fraturas instáveis e o controle das hemorragias. O segundo estágio consiste na ressuscitação dos pacientes na UTI e na otimização de seu estado. Finalmente, o terceiro estágio envolve um adiamento do tratamento definitivo das fraturas, quando as condições do paciente o permitirem. O instrumento favorito do cirurgião traumatológico para a obtenção de uma estabilização temporária da pelve ou de um osso longo fraturado é o fixador externo. A fixação externa é um método rápido e minimamente invasivo para obtenção da estabilização; esse método pode ser empregado com muita eficiência na obtenção da estabilização imediata da fratura e para protelar os estresses biológicos extras decorrentes de procedimentos cirúrgicos prolongados. Normalmente, o procedimento definitivo adiado para a estabilização de fraturas em ossos longos, em particular do fêmur, é a aplicação de haste intramedular, a ser realizada quando o estado do paciente permitir. Estudos recentes informaram que a abordagem do OCD era um método de tratamento seguro para fraturas da diáfise do fêmur em pacientes politraumatizados selecionados.[288,313,361] A Figura 9.5 ilustra a aplicação do OCD em pacientes politraumatizados.

Em pacientes com lesões graves adicionais na cabeça, tórax e pelve e com hemorragia representativa de risco para a vida, poderá ocorrer rapidamente uma mudança aguda no estado clínico. O grupo de trabalho EAST, baseado em evidências, realizou uma revisão sistemática da literatura relacionada ao momento da fixação das fraturas em diferentes subgrupos de pacientes politraumatizados.[98] Especificamente, esse grupo concluiu que não existem evidências convincentes de que a rápida estabilização de ossos longos melhore ou piore o resultado em pacientes com lesão craniana grave ou em pacientes com trauma pulmonar associado. Embora os dados disponíveis sugiram que a rápida fixação das fraturas pode reduzir a morbidade associada em certos pacientes politraumatizados, pouco faltou para que o grupo de trabalho recomendasse a fixação precoce para todos os pacientes. A Figura 9.6 ilustra um algoritmo para o tratamento desses pacientes.

A prática de atrasar a cirurgia definitiva na OCD propõe diminuir a carga biológica do trauma cirúrgico em um paciente já traumatizado. Essa hipótese foi avaliada em um estudo prospectivo randomizado que mediu as citocinas proinflamatórias. Pacientes clinicamente estáveis com EGL >16 e com uma fratura da diáfise do fêmur foram randomizados para CTI (aplicação primária de haste intramedular no fêmur em 24 horas) *e* OCD (estabilização temporária inicial do fêmur com fixador externo e subsequente aplicação de haste intramedular). A manutenção da resposta inflamatória (i. e., de níveis altos de IL-6) foi medida depois da instrumentação primária do fêmur com haste intramedular (<24 horas), mas não depois da fixação externa inicial, ou após a conversão secundária para o implante intramedular. Os autores concluíram que a cirurgia com o conceito OCD parece minimizar o impacto cirúrgico extra induzido pela estabilização aguda do fêmur.[312]

Outros aspectos que foram discutidos em relação ao conceito de OCD são o momento ideal em que se deve fazer a cirurgia definitiva secundária e se há segurança na conversão de um fixador externo para uma haste intramedular ou se tal opção está associada a um percentual inaceitavelmente alto de infecção? Foi demons-

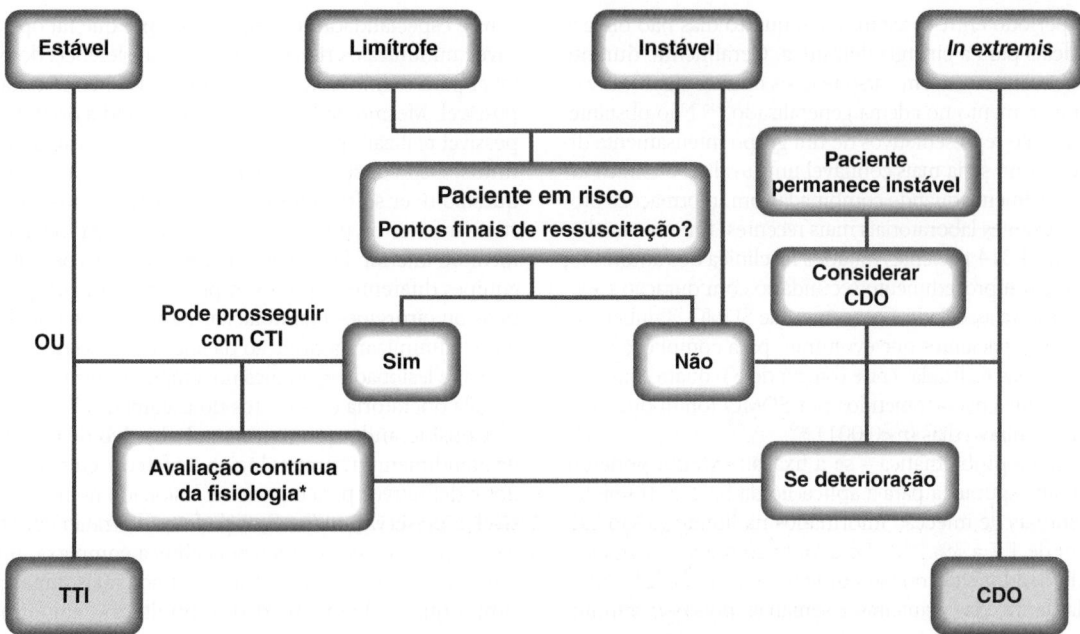

*Lactato, pressão arterial, excreção urinária, oxigenação, temperatura, perfil de coagulação.

FIGURA 9.5 Tratamento de pacientes gravemente lesionados com o algoritmo da ortopedia de controle de danos (CDO). O cuidado total imediato (CTI) com a estabilização definitiva das fraturas pode se aplicar a pacientes estáveis. Pacientes instáveis devem ser abordados com controle de danos ortopédicos e fixação externa temporária das fraturas. "Pacientes em risco" são aqueles pacientes com elevado escore de gravidade de lesão (EGL), hipovolemia, lactato >2,5 mmol/L, e lesões torácicas e abdominais associadas. Esses pacientes precisam de agressiva ressuscitação e repetidas avaliações, para que se defina a abordagem mais indicada: se CDO ou CTI.

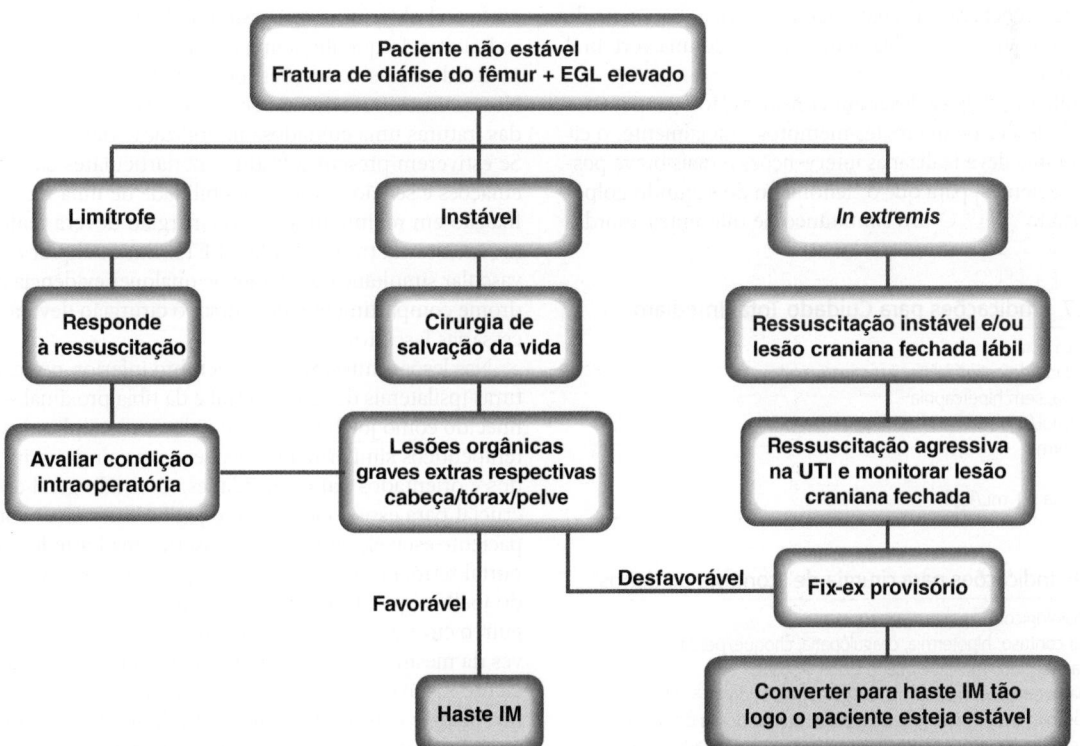

FIGURA 9.6 Tratamento de lesões ortopédicas em pacientes com lesões associadas (p. ex., lesão cerebral traumática).

trado que o período entre o segundo e o quarto dias não oferece condições ideais para a cirurgia definitiva. Geralmente, durante esse período encontram-se em curso reações imunes significativas, além de um incremento no edema generalizado.[436] Não obstante, esses pacientes são representativos de um grupo intensamente diversificado e, assim, seria mais confiável uma avaliação clínica individual, especialmente quando combinada com informações provenientes dos exames laboratoriais mais recentes. Em uma análise retrospectiva de 4.314 pacientes tratados na clínica dos autores foi constatado que um procedimento secundário com duração superior a 3 horas estava associado à ocorrência de SDMO. Também foi observado que os pacientes que evoluíram para complicações tiveram suas cirurgias realizadas entre o segundo e o quarto dias, enquanto os pacientes não acometidos por SDMO foram operados entre o sexto e o oitavo dias ($p <0,001$).[309]

Com relação à problemática – se a fixação externa pode ser convertida com segurança para a aplicação da haste intramedular, os percentuais de infecção informados na literatura são baixos, e variam de 1,7 a 3%.[288,361] De acordo com esses estudos, a conversão do fixador externo para uma haste intramedular deve ser realizada dentro das primeiras 2 semanas, pois isso minimizará o risco de ocorrência de sepse profunda.

Em termos gerais, foi demonstrado que a mensuração dos mediadores inflamatórios tem sensibilidade para a previsão do curso clínico, morbidade e mortalidade em pacientes traumatizados.[72,183,219] Com base nos mais recentes estudos publicados, as recomendações a seguir poderão ser feitas em termos de seleção dos pacientes para TTI e OCL (Tab. 9.7 e 9.8).

PADRÃO TERAPÊUTICO PARA O TRATAMENTO DE LESÕES ESQUELÉTICAS

A sequência do tratamento das fraturas em pacientes politraumatizados com lesões multifocais em um membro é parte crucial do conceito terapêutico. Algumas partes do corpo demonstram a tendência para uma progressiva lesão aos tecidos moles em decorrência de sua anatomia. Por isso, a sequência de tratamento recomendada é: tíbia, fêmur, pelve, coluna vertebral e membro superior.

Nesse contexto, deve-se levar em consideração o tratamento simultâneo de lesões de diferentes membros. Inicialmente, o cirurgião de trauma deve realizar as intervenções o mais breve possível nesses pacientes, para que o "fenômeno do segundo golpe" seja minimizado".[117,118] O uso simultâneo de diferentes abordagens e especialidades cirúrgicas, sempre que tal opção for praticável, minimiza os riscos e facilita a transferência do paciente instável para o ambiente controlado da UTI com a maior rapidez possível. Mesmo na fase reconstrutiva tardia do tratamento, será possível realizar operações simultâneas em locais anatômicos distintos. Isso constituirá uma solução objetiva se o paciente em questão tiver sofrido fraturas contralaterais dos membros superior e inferior ou uma combinação de trauma facial, torácico e de membro inferior. Essas combinações de lesões permitem que duas equipes diferentes – por exemplo, cirurgiões ortopédicos e plásticos ou cirurgiões maxilofaciais e torácicos – trabalhem juntas, o que minimizará a duração da anestesia, o estresse cirúrgico no paciente lesionado e, ao mesmo tempo, otimizará o tempo de uso da sala operatória e os custos do tratamento.[118,123,311]

Considerando que o principal objetivo de qualquer sistema de atendimento traumatológico é oferecer cuidados especializados e definitivos para o paciente lesionado no menor tempo possível, a preservação dos altos padrões do tratamento traumatológico recente exige competência clínica complexa, uma logística específica para a infraestrutura e – ainda mais importante – algoritmos que facilitem atividades simultâneas em termos de diagnóstico e tratamento.

Infelizmente, as evidências relativas ao papel da cirurgia simultânea para pacientes politraumatizados não existem em qualidade e quantidade adequadas que justifiquem conclusões generalizadas. Contudo, pode-se antecipar que, no futuro, novas pesquisas surgirão e definirão melhor esses papéis. Também é importante que consideremos que o tipo de osteossíntese utilizada em pacientes politraumatizados não só depende do estado do osso e dos tecidos moles, mas também – e muito mais – do quadro geral, pulmonar e hemodinâmico do paciente.

Tratamento de padrões de fraturas unilaterais

Diante de lesões multifocais do membro inferior, o cirurgião deve conhecer a distribuição geral das fraturas, em lugar de considerar apenas cada fratura como problema isolado. Embora seja preferível obter uma osteossíntese definitiva e rápida para todas as fraturas, frequentemente, o estado geral do paciente politraumatizado ou as condições locais da fratura não permitem isso. Nesses casos, recomenda-se como primeira fase do tratamento das fraturas uma cuidadosa imobilização das fraturas diafisárias. Se estiverem presentes fraturas periarticulares das grandes articulações e se não houver possibilidade de uma redução aberta e fixação em regime urgente, o cirurgião deverá realizar uma fixação externa transarticular (FET). Em qualquer caso de lesão vascular simultânea ou diante de qualquer evidência de uma síndrome compartimental em curso, o cirurgião deverá fazer as necessárias fasciotomias.

Nas lesões multifocais do membro inferior, por exemplo, fraturas ipsilaterais do fêmur distal e da tíbia proximal – o que é conhecido como joelho flutuante – devem ser aplicados protocolos terapêuticos similarmente flexíveis, mas ainda assim, estruturados e orientados para prioridades. O estado geral do paciente é crucial para esse conceito. Se o joelho flutuante ocorrer em um paciente estável, será possível inserir uma haste femoral por um portal retrógrado através de uma pequena incisão na articulação do joelho (que deve estar posicionado em flexão de 30º). A seguir, o cirurgião poderá inserir uma haste tibial anterógrada através da mesma incisão. Já o mesmo padrão de fratura em um paciente instável será tratado mais adequadamente com o uso de um fixador externo transarticular, de modo a abranger as duas fraturas. Feito isso, será possível realizar uma osteossíntese definitiva como procedimento secundário quando o paciente tiver se

TABELA 9.7 Indicações para Cuidado Total Imediato

Hemodinâmica estável
Sem necessidade de estimulação vasoativa/inotrópica
Sem hipoxemia, sem hipercapnia
Lactato <2 mmol/L
Coagulação normal
Normotermia
Excreção urinária >1 mL/kg/h

TABELA 9.8 Indicações para cirurgia de "controle de danos"

1. Critérios fisiológicos
   - Trauma contuso: hipotermia, coagulopatia, choque/perda de sangue, lesão aos tecidos moles = quatro ciclos viciosos
   - Trauma penetrante: hipotermia, coagulopatia, acidose = "tríade letal"
2. Padrão complexo de lesões graves: expectativa de perda de sangue importante e de um procedimento reconstrutivo prolongado em um paciente fisiologicamente instável

recuperado das lesões iniciais com risco para a sua vida. É muito importante uma boa comunicação entre o anestesiologista e o cirurgião, pois talvez haja necessidade de adaptar o procedimento a qualquer mudança nos parâmetros vitais do paciente.

Em casos de fraturas metafisárias e periarticulares, frequentemente, as prioridades do tratamento são ditadas pelo estado dos tecidos moles. Deve ser dada alta prioridade às fraturas da cabeça do fêmur e do tálus. Outras fraturas periarticulares terão prioridade mais baixa, a menos que estejam complicadas por fatores como disfunção vascular, síndrome compartimental ou ferida aberta. Não se deve desprezar fraturas aparentemente menores na mão e em seus dedos, no tarso e nos dedos do pé. Essas lesões devem ser consideradas, no conceito de tratamento global, e tratadas apropriadamente.

Tratamento dos padrões de fraturas bilaterais

Em casos de fraturas bilaterais, é ideal que o tratamento seja realizado simultaneamente. Isso é particularmente válido para as fraturas bilaterais da tíbia, em que as duas pernas são preparadas para a cirurgia e recebem os campos cirúrgicos ao mesmo tempo. Contudo, o procedimento operatório é realizado de forma sequenciada, por causa dos problemas inerentes ao uso da fluoroscopia. Se vier a ocorrer deterioração dos sinais vitais do paciente durante a cirurgia, a segunda perna poderá ser estabilizada temporariamente com o uso de um fixador externo. Então, a osteossíntese definitiva poderá ser adiada até que o estado geral do paciente se estabilize novamente. No tratamento de padrões de fraturas bilaterais, as prioridades devem acompanhar a avaliação da gravidade da lesão e as mais graves deverão ser tratadas primeiro.

Lesões do membro superior

Em geral, o tratamento das fraturas do membro superior em pacientes politraumatizados é realizado de forma secundária ao tratamento de lesões da cabeça, tronco ou membro inferior. Se o paciente apresentar uma fratura fechada do membro superior sem qualquer lesão associada como, por exemplo, uma lesão vascular ou nervosa ou uma síndrome compartimental, fraturas proximais do cíngulo do membro superior, parte proximal do úmero e diáfise do úmero, poderão ser estabilizadas por uma bandagem corporal com abrangência do ombro. Em caso de necessidade de uma osteossíntese definitiva, o procedimento poderá ser realizado durante o tratamento secundário, possivelmente depois da obtenção de novas imagens. A fixação externa é uma alternativa para a estabilização temporária de fraturas da diáfise do úmero e o cirurgião poderá recorrer a uma FET para estabilizar as fraturas no nível do cotovelo para os casos em que a estabilização definitiva tem de ser adiada. Com frequência, o tratamento primário de fraturas do antebraço, punho e mão consiste na aplicação de um aparelho gessado, mas a lesão também poderá ser tratada por fixação externa.

Lesões do membro inferior

Nossa experiência sugere que fraturas de ossos longos associadas à lesão grave na cabeça ou à trauma torácico devem ser tratadas com uma estratégia especialmente modificada. Recomendamos enfaticamente a monitoração ampliada da função respiratória, ventilação (capnografia) e da hemodinâmica pulmonar. Além disso, é indispensável que se monitore a pressão intracraniana em pacientes com lesão craniana grave.[48]

Lesões pélvicas instáveis

O tratamento da lesão pélvica instável, de rara ocorrência, será muito mais fácil se for seguido um protocolo padronizado. Na avaliação de lesões pélvicas, é essencial um exame clínico e radiográfico minucioso. Em geral, essa avaliação é efetuada na fase inicial de exame. Em seguida, talvez seja possível apenas se chegar a uma classificação aproximada da lesão pélvica. Mas o uso de classificações sofisticadas de lesões pélvicas nesse contexto não será de grande valia. Em seu lugar, o uso da classificação AO, o sistema A B C (Fig. 9.7), poderá ajudar no processo de tomada de decisão.[273] Nessa classificação, as lesões do tipo A são fraturas estáveis como as da cavidade pélvica, as por avulsão e as do aspecto anterior do anel pélvico que não desviadas. A cavidade posterior não está absolutamente lesionada. As lesões do tipo B compreendem fraturas em que as estruturas posteriores estão apenas parcialmente intactas e nas quais luxações rotacionais podem estar presentes. Em alguns casos, essa lesão pode, a princípio, ser uma luxação com rotação medial, o que resulta em compressão óssea significativa e consequente estabilização da pelve. Entretanto, essas lesões estão associadas a um alto risco de lesão intra-abdominal. Se a lesão resultou em uma fratura em livro aberto com as duas abas em rotação lateral, haverá uma possibilidade muito maior de lesão urogenital e de complicações hemorrágicas.

Considerando que a diferenciação entre lesões AO dos tipos B e C pode ser difícil, recomenda-se, enfaticamente, um estudo de TC da pelve. Se não houver essa modalidade de estudo de imagem, as radiografias diagonais de entrada e de saída da pelve poderão funcionar como alternativas. Nas lesões do tipo C, a pelve exibe instabilidade translacional do anel pélvico dorsal, visto que as estruturas estabilizadoras estão todas divididas (Fig. 9.8). Ocor-

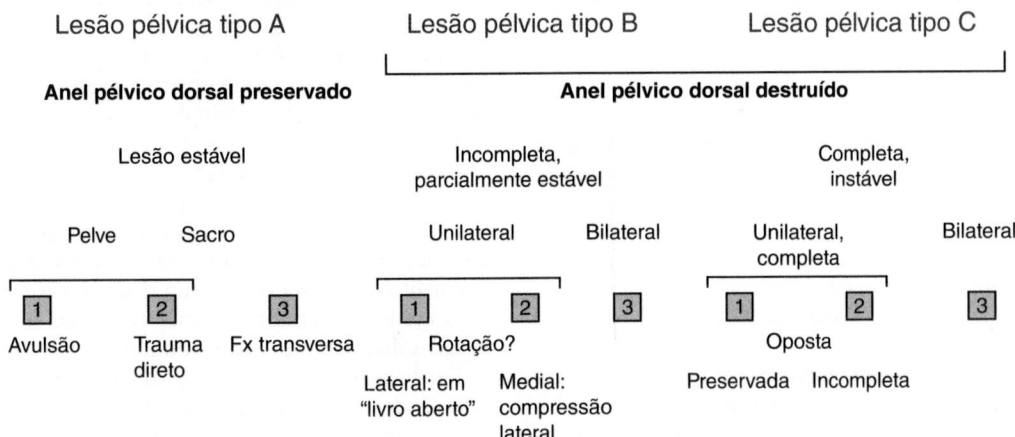

FIGURA 9.7 Classificação das fraturas do anel pélvico em fraturas dos tipos A, B, e C, similar à classificação AO.

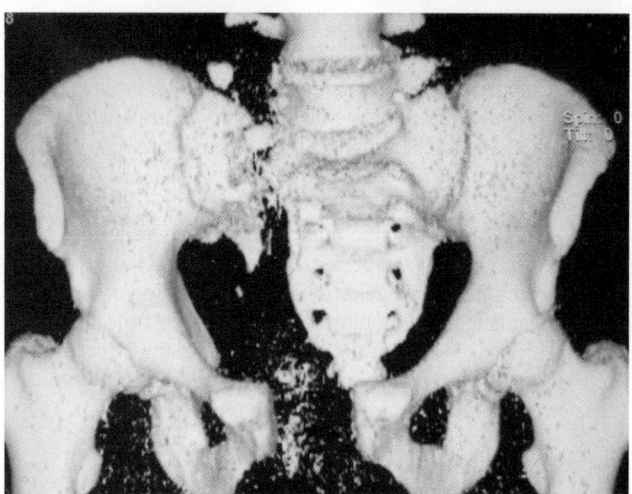

FIGURA 9.8 Fratura pélvica tipo C. Tomografia computadorizada tridimensional.

re separação de uma ou de ambas as hemipelves em relação ao tronco. Essa lesão está associada a um percentual extremamente elevado de complicações hemorrágicas e de outras lesões pélvicas. A simples classificação AO terá implicações terapêuticas significativas. Nas lesões do tipo A, em geral, não há necessidade de tratamento cirúrgico, enquanto, nas lesões do tipo B, uma estabilização adequada é obtida apenas com a osteossíntese do anel pélvico anterior. Por outro lado, as lesões do tipo C dependem de osteossíntese anterior e posterior, a fim de que seja estabilizada de forma adequada.

A diferenciação dos diversos setores lesionados também se revelou útil. Fraturas transsinfisárias, transpúbicas, transacetabulares e transilíacas devem ser diferenciadas de fraturas transiliossacrais e transsacrais. Esse processo é de fácil memorização e depende de uma cuidadosa análise das radiografias. Para cada uma das regiões lesionadas, há recomendações padronizadas para a osteossíntese. Assim, existe um plano terapêutico adequado para o pequeno número de fraturas pélvicas instáveis que chegarão à mesa do cirurgião. Considerando que mais de 80% das fraturas pélvicas instáveis estão associadas a politraumatismo, prefere-se técnicas de estabilização que poderão ser levadas a efeito com o paciente na posição de supino durante o período primário. Além disso, a posição de supino facilita a reconstrução de rupturas da sínfise e da região iliossacral. Em termos gerais, recomenda-se que fraturas do anel pélvico sejam estabilizadas tão logo haja possibilidade, para evitar uma contínua perda de sangue e para simplificar os cuidados na UTI e permitir a deambulação do paciente de forma mais rápida.[125]

Lesões pélvicas complexas

As lesões pélvicas associadas a qualquer outra lesão a órgãos pélvicos locais são denominadas lesões pélvicas complexas.[32] Essas lesões compreendem cerca de 10% das lesões pélvicas e estão associadas a percentuais de mortalidade significativamente mais altos, entre 30 e 60%, em comparação com lesões pélvicas simples. Na fase inicial, hemorragias constituem a causa mais comum de morte. Mais adiante, ocorrem SARA e SDMO em decorrência da perda de sangue.

Durante a fase de tratamento agudo, apenas protocolos de tratamento orientados para prioridade imediata salvarão as vidas desses pacientes gravemente lesionados e melhorarão seus prognósticos. Na literatura, são discutidos diversos métodos para controle da hemorragia em pacientes com lesões pélvicas. Junto a essas técnicas, foram desenvolvidos diversos protocolos terapêuticos complexos. A própria experiência dos autores resultou em um algoritmo bastante simples que requer a tomada de três decisões nos primeiros 30 minutos após a internação. O objetivo terapêutico se fundamenta em uma estratégia combinada de tratamento intensivo do choque, rápida estabilização do anel pélvico, e possível controle operatório da hemorragia e tamponamento com compressas, em vez de uma simples opção terapêutica. Tão logo se tenha conseguido controlar a hemorragia, as lesões urogenitais e intestinais associadas poderão ser tratadas rapidamente, para que não ocorram complicações sépticas.

Nas lesões urogenitais, o objetivo primário é a obtenção de uma drenagem confiável da urina. Durante a primeira laparotomia, faz-se o reparo das rupturas intraperitoniais da bexiga. Nos casos com lesão uretral, é recomendável que a uretra seja imobilizada com um cateter transuretral na fase inicial e que o procedimento reconstrutivo definitivo seja realizado durante o período secundário, como forma de diminuir a incidência de futuras constrições. Se não for possível realizar prontamente o realinhamento, então o cirurgião deverá inserir um cateter suprapúbico.

Em casos de fraturas expostas da pelve acompanhadas de lesões do reto ou ânus, em geral, uma colostomia temporária do cólon transverso assegurará a excreção apropriada e protegerá o processo de cura na pelve. Ao final do procedimento, acredita-se que uma lavagem anterógrada extensa do cólon distal diminuirá a carga microbiana. Qualquer possível necrose muscular ou cutânea porventura presente deverá ser tratada com desbridamento radical, para que seja minimizado o risco de infecção.

Lesões instáveis da coluna vertebral

Em geral, é imprescindível que se faça o tratamento cirúrgico de lesões instáveis da coluna vertebral em pacientes politraumatizados, ainda que apenas com finalidade de facilitar os cuidados intensivos de enfermagem. Nesses pacientes politraumatizados, não cabe o tratamento cirúrgico com jaqueta de gesso ou fixador de colete com halo, pois a imobilização está associada a alto risco de complicações. Não só os procedimentos de cuidados de enfermagem intensivos ficam muito facilitados após à estabilização interna, mas também o período de imobilização e o tempo de internação para cuidados intensivos são significativamente reduzidos. Normalmente, fraturas da coluna vertebral associadas a uma disfunção neurológica são estabilizadas simultaneamente com a descompressão da medula espinhal. Mas, pelas mesmas razões, nos últimos anos, nota-se uma tendência em favor da estabilização de lesões vertebrais mais instáveis em pacientes que se apresentem sem sintomas neurológicos. Geralmente, depois do diagnóstico de uma lesão instável da coluna vertebral em um paciente que não tenha sintomas neurológicos, deve-se fazer uma redução fechada nos casos em que tenha ocorrido fratura da coluna vertebral cervical ou lesão rotacional AO do tipo C da coluna vertebral torácica baixa ou lombar. Diante de qualquer outra lesão, a redução será realizada na sala operatória, imediatamente antes do próprio procedimento. É importante considerar que, mesmo nos casos em que o cirurgião suspeite levemente de estreitamento do canal espinhal por um fragmento da fratura ou por um disco intervertebral protruso após a redução fechada, deverão ser obtidas antes da operação imagens diagnósticas com TC ou RM.

Em pacientes politraumatizados em particular, a redução fechada poderá ser difícil, em razão de lesões coexistentes nos membros. Nesses casos, deve-se obter, durante a operação, um alinhamento axial e rotacional correto. Caso tenha ocorrido interposição de um fragmento ósseo ou de um disco intervertebral, indica-se a redução aberta, com o objetivo de evitar a compressão da medula espinhal.

Como rotina, utiliza-se a abordagem anterior para o tratamento cirúrgico das colunas vertebrais cervical superior (C1 a C3) e inferior (C4 a C7). A cabeça do paciente deve ficar fixada a um aparelho de redução especial com o uso da borda do fixador em halo. Nos casos de lesões da coluna vertebral torácica ou lombar, é preciso considerar as lesões associadas ao tórax e abdome. Não obstante, na experiência dos autores, as lesões que necessitam de estabilização anterior normalmente poderão ser fixadas com fixador interno posterior no período de tratamento agudo. Dependendo do quadro geral do paciente, a estabilização anterior poderá ser realizada como procedimento secundário. Mesmo lesões intratorácicas ou intra-abdominais não são necessariamente uma contraindicação ao uso da posição de pronação, exigida para a instrumentação posterior. A posição de pronação pode ser utilizada com sucesso até em pacientes com lesão pulmonar grave.

Avaliação da gravidade das fraturas

Fraturas fechadas. Em pacientes politraumatizados, as fraturas tratadas com abordagem por CTI ou OCD devem ser estabilizadas antes de sua internação na UTI. As fraturas estabilizadas não só diminuem a dor, mas também minimizam a liberação do material intramedular na circulação, bem como a lesão secundária aos tecidos moles. Além disso, os cuidados de enfermagem ficam facilitados e torna-se possível dar pronto início ao tratamento funcional.

Frequentemente, é tarefa difícil avaliar o grau de lesão aos tecidos moles em fraturas fechadas. Uma contusão cutânea sobre uma fratura que, sob os demais aspectos, é considerada do tipo fechado pode representar mais problemas terapêuticos e prognósticos do que uma ferida puntiforme de dentro para fora em uma fratura exposta. Embora a ferida na pele possa não ser particularmente notável, esse tipo de lesão contusa pode acarretar danos significativos à pele. Considerando que a necrose é a principal complicação de uma contusão de pele, pode ocorrer uma infecção secundária, particularmente na UTI. Esse problema tem sido atribuído ao desenvolvimento de um sistema de classificação que possibilita ao clínico decidir qual a abordagem terapêutica apropriada e que traria benefícios para o estado geral do paciente. A Tabela 9.9[296] detalha a classificação de Tscherne para fraturas fechadas.

Fraturas expostas. Em pacientes politraumatizados, tem importância fundamental a imediata avaliação e tratamento de fraturas expostas, o que envolve avaliação cuidadosa da lesão aos tecidos moles, desbridamento radical, ampla irrigação e fixação estável da fratura. Na evolução de uma estratégia terapêutica, a primeira etapa a ser cumprida é a avaliação cuidadosa da gravidade da lesão. Devem ser considerados o momento da lesão e o mecanismo lesional, a energia da força causadora e a gravidade da fratura. Também têm grande importância a extensão de qualquer lesão vascular e nervosa e o estado geral do paciente. Diante de um trauma de alta energia, os tecidos moles podem ter ficado gravemente lesionados e podem precisar de cuidadosa avaliação e um extenso desbridamento durante o exame inicial.

Em geral, fraturas expostas resultantes de trauma de alta energia estão associadas a menor lesão aos tecidos moles e podem quase ser tratadas como lesões fechadas. Depois do desbridamento inicial, a fratura poderá ser adequadamente estabilizada. Com frequência, fraturas expostas resultantes de trauma de alta energia exibem danos extensos aos tecidos moles em combinação com uma significativa destruição óssea. Esse tipo de lesão deve ser abordado com um programa terapêutico sequenciado. O plano terapêutico consiste em um desbridamento adequado, estabilização temporária inicial e finalmente pela estabilização secundária definitiva e fechamento da ferida. Nossa experiência com esse tipo de lesão sugere que cada fratura se apresentará com características praticamente singulares, que necessitarão de tratamento individualizado. Em pacientes politraumatizados, devemos considerar a gravidade geral das lesões, da mesma forma que o grau de choque e a perda de sangue inicial. Tão logo tais fatores tenham sido considerados, deve-se estabelecer objetivamente um plano terapêutico definido para cada paciente. As fraturas expostas são discutidas com maiores detalhes nos Capítulos 10, 11 e 12.

TABELA 9.9 Classificação das lesões de tecido mole em fraturas fechadas

Fraturas fechadas C0: Nenhuma lesão ou lesão muito pequena no tecido mole. A classificação C0 abrange fraturas simples causadas por mecanismos indiretos.

Fraturas fechadas C1: Abrasões superficiais ou contusões decorrentes da pressão de fragmento interno. Inclui fraturas simples a moderadas.

Fraturas fechadas C2: Lesões profundas contaminadas ou contusões dérmicas ou musculares locais. Uma síndrome compartimental incipiente também é classificada como fratura C2. Em geral, essas lesões são causadas por forças diretas, que resultam em tipos de fraturas moderadas a graves. A fratura fechada e segmentada da diáfise da tíbia é um bom exemplo de uma fratura C2.

Fraturas fechadas C3: Contusões cutâneas extensas ou grande lesão muscular, desenluvamento subcutâneo e síndrome compartimental clínica em qualquer fratura fechada são classificadas como fraturas C3. Fraturas graves e cominutivas ocorrem nesse subgrupo.

Fraturas fechadas C4: As mesmas lesões listadas na classificação das fraturas C3, mas o grupo C4 está associado a uma lesão vascular significativa que necessita de tratamento cirúrgico.

Oestern HJ, Tscherne H. *Pathophysiology and Classification of Soft Tissue Injuries Associated with Fractures.* Berlin: Springer-Verlag; 1984.

Classificação dos danos aos tecidos moles. Ao longo dos anos, já foram propostas diversas classificações para a gradação das fraturas expostas, mas o sistema padrão de classificação do componente de tecido mole de uma fratura permanece sendo o de Gustilo e Anderson.[151] Apesar das dúvidas levantadas em relação à sua confiabilidade, parece provável que esse sistema permanecerá em uso comum, por ser simples de lembrar e aplicar.

Em pacientes politraumatizados, uma avaliação completa das lesões nos tecidos moles é ainda mais crucial. Nesse grupo, o prognóstico para a lesão aos tecidos moles depende de inúmeros parâmetros, como a hipóxia dos tecidos, acidose, e hipoperfusão dos membros, devido a choque hemorrágico. Todos esses fatores devem ser considerados na ocasião da tomada de decisão e do planejamento.

Reconstrução versus amputação? Graças aos avanços na transferência de tecido livre e nas técnicas microcirúrgicas, além da melhor apreciação da utilização da técnica de Ilizarov para a preservação dos membros, especialmente em casos de fraturas de Gustilo graus IIIb e IIIc do membro inferior, a reconstrução do membro inferior é mais comumente tentada nos dias de hoje. Em geral, a cirurgia reconstrutiva de ossos e tecidos moles depende de repetidas operações, longas permanências no hospital e períodos de tratamento prolongados. O cirurgião precisa lembrar de que essa situação é muito difícil tanto para o paciente como para sua família e que, geralmente, haverá consequências sociais e econômicas significativas. Assim, vários autores buscam critérios que ajudem na orientação dos cirurgiões em sua decisão entre a reconstrução e a amputação de um membro gravemente lesionado. Do ponto de vista cirúrgico, a tentativa de preservação do membro frequentemente parece ser a melhor decisão para o paciente. Mas, do ponto de vista econômico, as inúmeras e prolongadas estadias hospitalares podem exercer um efeito deletério no paciente. O prejuízo financeiro para o paciente, em função das prolongadas internações no hospital e do tempo de ausência do trabalho, pode ser maior do que o associado a uma amputação primária; e não raramente, as numerosas tentativas de reconstrução deixam o paciente incapaz de se sustentar durante mais de 2 anos.[372] Ademais, deve-se ter em mente que, com frequência, muitos pacientes com membros reconstruídos constatam ser absolutamente difícil ou mesmo impossível retornar às suas ocupações.

Se um paciente gravemente lesionado sobreviveu a uma amputação primária, a dúvida que surge é se a amputação foi inevitável ou se havia possibilidade de reconstrução. Se o paciente falecer, a questão será outra: se a gravidade das lesões foi inicialmente subestimada e se uma amputação imediata teria salvado sua vida. Por último, se o paciente sobreviveu depois da reconstrução primária, mas padece de complicações que necessitam de tratamento prolongado, a questão será se o mau desfecho justificou as despesas assumidas.

Foram desenvolvidos diversos sistemas de classificação com o objetivo de ajudar o cirurgião em seu processo de tomada de decisão.[143,163,179] Recentemente, McNamara et al. avaliaram o escore de gravidade de membro mutilado (EGMM) mediante o estudo retrospectivo de 24 pacientes com fraturas de Gustilo IIIc. Os resultados confirmaram uma elevada previsibilidade. Para que o valor preditivo aumentasse, os autores incluíram lesões nervosas. O novo escore resultante desse estudo recebeu o nome de escore de lesões nervosas, isquemia, lesão aos tecidos moles, lesão esquelética, choque e idade (NISSSA, do inglês *nerve injury, ischemia, soft tissue injury, skeletal injury, shock, and age score*). Foi demonstrado que o NISSSA tem sensibilidade de 81,8% e especificidade de 92,3%.[252] As amputações são discutidas mais detalhadamente no Capítulo 14.

Desbridamento. Depois da decisão em favor da salvação do membro, um desbridamento cuidadoso e extenso é o primeiro passo no plano do tratamento cirúrgico. Todos os tecidos moles devem ser considerados. Se o desbridamento for excessivamente cauteloso, ele poderá acarretar a deterioração do estado do paciente e até a falência orgânica. É essencial que o cirurgião faça uma exposição cirúrgica adequada da lesão, tanto para avaliar como para tratar a lesão aos tecidos moles. Em pacientes politraumatizados, é grande o risco de necrose tardia de tecido mole, secundária ao comprometimento da perfusão desse tecido – o que pode ocorrer diante do edema pós-traumático, aumento da permeabilidade capilar, ressuscitação de volume abundante e instabilidade circulatória. Por isso, em muitos pacientes será preciso realizar periodicamente explorações cirúrgicas. Essas cirurgias para um segundo exame permitem que os tecidos moles sejam continuamente avaliados. Essa estratégia permite que o cirurgião, caso necessário, faça novos procedimentos de desbridamento a cada 48 horas. Tão logo o desbridamento tenha se completado, o tratamento deverá prosseguir com o planejamento e realização de uma completa estabilização da(s) fratura(s) e do reparo dos tecidos moles.

Estratégia cirúrgica, de acordo com a gravidade global da lesão. Fica evidente que a capacidade do paciente politraumatizado em tolerar a cirurgia reconstrutiva depende principalmente de seu estado geral e da extensão de qualquer lesão coexistente. Qualquer procedimento reconstrutivo ou de reimplante que seja demorado poderá prejudicar o paciente e, além disso, induzir uma situação de risco para a sua vida. Também é preciso que o cirurgião fique atento ao prognóstico, em longo prazo, de uma lesão aberta no paciente politraumatizado. Todas essas variáveis devem ser levadas em consideração durante a elaboração do plano terapêutico.

Pacientes com EGL de 1 até 15 ou de 16 até 25 e lesões aos tecidos moles Gustilo de grau IIIa, b, ou c. Neste subgrupo de pacientes politraumatizados, fica indicada a reconstrução. Atualmente, o processo cirúrgico está em grande parte padronizado. Após um desbridamento radical, a segunda etapa consiste no reparo vascular, se houver necessidade de tal procedimento. Para tanto, talvez seja preciso usar um enxerto venoso de interposição. Feito isso, as fraturas deve ser estabilizadas, idealmente com o uso da osteossíntese por implante intramedular, pois eles são muito menos lesivos aos tecidos moles que a osteossíntese direta. Ocorre menor volume de divulsão dos tecidos moles e apenas mínimo comprometimento da circulação do osso.[211]

O fechamento de qualquer defeito de tecido mole porventura associado dependerá da extensão da lesão. Na maioria dos casos, a ferida será temporariamente coberta com enxertos de pele sintética ou sistemas a vácuo, antes do fechamento final com o uso de técnicas de cirurgia plástica reconstrutiva. Esses tópicos são discutidos em mais detalhes no Capítulo 15. Em geral, o resultado esperado de uma estratégia de salvação de membro por reconstrução deve ser melhor do que o de uma amputação.

Pacientes com EGL de 1 até 15 ou de 16 até 25 com amputações completas ou incompletas. O tratamento cirúrgico dessas lesões é bastante parecido. É preciso considerar a opção do reimplante e, para tanto, talvez haja necessidade de encaminhamento do paciente para um centro especializado. Se o reimplante for antecipado, deverão ser feitas as preparações cabíveis. A hemorragia deve ser interrompida por elevação e aplicação de uma bandagem compressiva. O tratamento do membro amputado segue clara orientação da medicina de emergência.[399]

Pacientes com EGL de 26 até 50 pontos, ou com >50 pontos. Nos últimos anos, os centros traumatológicos de nível I aprimoraram suas técnicas de cuidados críticos e de tratamento das fraturas e, atualmente, obtêm sucesso em termos da salvação da maioria dos membros gravemente traumatizados. Mas, infelizmente, alguns desses membros ainda necessitarão de amputação secundária.[187] Em pacientes com lesões muito graves e com lesões em membro, a preservação do membro não deve ser absolutamente tentada. Deve prevalecer o princípio da "vida antes do membro" e as indicações para a amputação são abundantes. Se for tomada a decisão de amputar um membro, idealmente, o próprio procedimento deverá ser realizado com presteza através de tecido saudável, com o uso de um método de guilhotina. Em tais circunstâncias, o fechamento primário está associado a um percentual extremamente elevado de complicações, por não ser possível estimar a extensão global dos danos aos tecidos moles e nem do edema pós-traumático.

Fraturas abertas intra-articulares. Tem sido defendida uma estratégia em duas etapas para o tratamento de fraturas abertas intra-articulares. Inicialmente, a lesão deve ser desbridada e a superfície articular reconstruída com o uso de uma técnica de osteossíntese minimamente invasiva. A seguir, a articulação deve ser imobilizada com fixação externa em ponte ou transarticular. A osteossíntese definitiva é realizada secundariamente, após a cicatrização dos tecidos moles. Nesse procedimento, o segmento articular previamente reconstruído deve ser fixado à metáfise. Em certos casos será preciso aceitar um encurtamento do osso, pelo menos temporariamente, para que ocorra o fechamento de possíveis defeitos ósseos ou de tecido mole. Em tais circunstâncias, com frequência se recorre ao fixador de Ilizarov. Esse aspecto será discutido com maior profundidade no Capítulo 15.

Momento oportuno para a reconstrução de defeitos de tecido mole

Em muitos pacientes politraumatizados, o fechamento primário das feridas representa má prática. A relativa hipóxia dos tecidos pode causar uma cicatrização comprometida e retardada dos tecidos moles, além de maior risco de infecção das feridas. Em pequenas lesões de tecido mole, recomenda-se fechamento secundário da ferida, depois de sua cobertura com pele artificial até que o edema diminua. Um pré-requisito absoluto para o fechamento da ferida é a cobertura completa dos implantes com tecidos moles com boa perfusão. Nesses defeitos, faz-se primariamente a cobertura com pele artificial e a ferida é fechada secundariamente após alguns dias. Em alguns casos selecionados, também haverá a opção de um fechamento contínuo da ferida. Esse tópico está discutido com mais detalhes no Capítulo 10.

Em defeitos de tecido mole de dimensões médias, frequentemente, o fechamento secundário é conseguido pela transposição de tecido mole local depois mobilização apropriada dos tecidos moles. Diante de defeitos de tecido mole extensos associados à exposição óssea, com lesão periosteal significativa, será preciso que os tecidos moles empregados na cobertura do defeito tenham uma perfusão muito boa. A reconstrução dos tecidos moles deve ser efetuada dentro de 72 horas a contar do trauma ou haverá o perigo de novos danos.

Os grandes defeitos de tecido mole causados por trauma constituem um grande desafio para o cirurgião; tais lesões dependem de uma estratégia terapêutica bem definida. O conceito geral de cobertura de tecido mole depende da extensão dos ossos, tendões e nervos descobertos. No caso de um osso associado com desnudamento significativo do periósteo, estruturas neurovasculares lesionadas e lesões que envolvem articulações abertas, torna-se essencial a cobertura de tecido mole com tecidos bem perfundidos. Para que sejam obtidos resultados satisfatórios, serão essenciais a comunicação nos momentos necessários e uma cooperação contínua entre o cirurgião traumatológico e o cirurgião plástico.

Reconstrução por tecido mole

São numerosos os retalhos locais e distantes descritos na literatura para a cobertura de defeitos de tecido mole. Consultar o Capítulo 15.

Retalhos locais. Retalhos rotacionais são utilizados na cobertura de defeitos de tecido mole pequenos e médios. Esses retalhos consistem em diferentes combinações de músculo, fáscia e pele. São estruturas muito adaptáveis, mas associadas a diversas desvantagens. Em pacientes politraumatizados, pode ser difícil o uso de retalhos locais por causa das lesões coexistentes aos tecidos moles adjacentes. É fundamental que se faça um planejamento pré-operatório meticuloso. Os retalhos locais são discutidos com mais detalhes no Capítulo 15.

Retalhos distantes. Pelas razões já colocadas anteriormente, retalhos distantes são utilizados com frequência em pacientes politraumatizados. Mas, em muitos casos, a escolha do retalho é difícil. Por um lado, o paciente talvez precise de um fechamento urgente dos tecidos moles, mas, por outro lado, pode haver contraindicação para um procedimento prolongado. É essencial que haja um planejamento cuidadoso (ver Capítulo 15).

SITUAÇÕES ESPECIAIS

Trauma geriátrico

Espera-se que a incidência de pacientes idosos com trauma grave aumente no futuro próximo. Essa suposição está ligada ao aumento da expectativa de vida e ao estilo de vida mais saudável e ativo de pessoas de idade avançada. Além disso, as mudanças associadas ao processo de envelhecimento, como a atrofia muscular, doenças cardiovasculares e neurovasculares, osteoporose e alterações nos sentidos, como visão e audição, fazem com que pacientes idosos tendam a sofrer lesões mais graves em decorrência de traumas de baixa energia. Observa-se uma incidência crescente de hipertensão, obesidade, diabete melito e doença cardíaca entre pacientes com 55 anos de idade ou mais.[107,272] Mas deve-se considerar que o processo de envelhecimento está sujeito a considerável variação individual. Assim, a idade cronológica pode não se refletir na idade biológica. A distribuição de lesões e os mecanismos lesionais são diferentes dos das vítimas jovens de trauma.[215] Pacientes idosos sofrem quedas mais frequentes e estão mais envolvidos em lesões causadas por acidentes automobilísticos como motoristas e também como pedestres.[215] Foi demonstrado que a prevalência de lesões graves (AIS ≥3) no tórax, abdome e membros diminui com a idade, o que contrasta com o aumento das lesões cranianas em idosos.[215]

A avaliação primária de pacientes idosos politraumatizados pode ser tarefa muito desafiadora. Foi sugerido que uma rápida monitoração invasiva e um pronto tratamento adequado sejam realizados em centros traumatológicos dedicados, para evitar complicações.[215] Os princípios da avaliação inicial são parecidos com os que se aplicam a pacientes mais jovens. Devem ser consideradas diversas características dos pacientes idosos que serão resumidas a seguir.

Manutenção da via aérea com proteção da coluna vertebral cervical

A via aérea deve ser examinada a fim de evitar qualquer obstrução. A presença de transtornos neurológicos relacionados ao envelhecimento ou à demência pode estar associada à perda dos reflexos protetores da via aérea. Líquidos ou vômito podem ser aspirados para o interior do pulmão, o que causará pneumonia e complicações respiratórias. Além disso, dentaduras podem funcionar como corpos estranhos na cavidade oral. A imobilização e proteção da coluna vertebral cervical são procedimentos cruciais. A presença de doença degenerativa crônica pode facilitar as fraturas na coluna vertebral cervical.

Respiração e ventilação

No pulmão, o processo de envelhecimento se caracteriza pela perda da elasticidade, redução da complacência pulmonar e perda de alvéolos.[251] Doenças pulmonares preexistentes, como a doença pulmonar obstrutiva crônica ou o enfisema, limitam as trocas gasosas no interior dos pulmões. Frequentemente um trauma torácico contuso resultará em politrauma relacionada à osteoporose e em rigidez torácica na população idosa; esses transtornos podem comprometer significativamente a ventilação mecânica e a oxigenação do paciente.

Circulação com controle da hemorragia

Pacientes mais jovens compensam a perda de sangue com um aumento da frequência cardíaca e da contratilidade do miocárdio. A rigidez do miocárdio e a redução da função de bomba em pacientes idosos diminui a reserva cardíaca e a resposta à hipovolemia. Assim, pode ocorrer rapidamente uma descompensação circulatória. Ademais, os sinais clínicos de hipovolemia podem ficar mascarados por β-bloqueadores e outros medicamentos para o coração.

Incapacitação (avaliação neurológica)

Com frequência ocorrem lesões cerebrais em pacientes idosos traumatizados e esta é a causa principal de morte. Os pacientes sofrem hemorragia intracraniana por causa da maior vulnerabilidade dos vasos cerebrais com o processo de envelhecimento. Essa lesão pode ficar complicada pela terapia anticoagulante. É crucial que sejam efetuadas repetidas reavaliações do quadro neurológico. No caso de déficit neurológico, é importante diferenciar se essa complicação está relacionada a problemas preexistentes, como derrame ou demência, ou ao próprio trauma.

Lesões ortopédicas

Em pacientes com fraturas, deve-se considerar a atrofia muscular e a osteoporose na elaboração da estratégia terapêutica. Implantes decorrentes de fraturas prévias, próteses articulares e a presença de artrite podem fazer com que o tratamento das fraturas se constitua um grande desafio. Além disso, alterações do sistema imune, diminuição da circulação da pele e doenças metabólicas preexistentes podem afetar a cicatrização das feridas.

Em pacientes estáveis, deverá ser realizada uma avaliação completa (da cabeça aos pés). Essa avaliação secundária permite que o cirurgião identifique qualquer lesão que tenha passado despercebida e qualquer sinal clínico de operações ou doenças precedentes. A reavaliação de medicações, alergias e de qualquer história médica relevante é fundamental em pacientes idosos – e isso deverá ser realizado assim que possível.

UNIDADE DE TERAPIA INTENSIVA

Um dos aspectos mais importantes da trajetória clínica do paciente politraumatizado durante a fase em que sua sobrevivência é crítica é o tratamento no ambiente da UTI. Esse tratamento é oferecido quando os órgãos vitais do paciente necessitam de suporte e as estratégias terapêuticas farmacológicas são implementadas com o objetivo de regular a resposta do hospedeiro às lesões.

Estratégias de ventilação

Frequentemente, pacientes politraumatizados se apresentam com trauma torácico contuso e padecem de graus variáveis de insuficiência respiratória. As estratégias terapêuticas para esses pacientes devem começar na ocasião de sua chegada ao centro traumatológico. O objetivo é iniciar imediatamente o tratamento, com o fito de minimizar o risco de ocorrência de atelectasia e/ou lesão parenquimatosa. A ventilação mecânica deve facilitar o recrutamento alveolar e melhorar a distribuição gasosa intrapulmonar. Frequentemente, a situação ideal será o emprego das modernas estratégias de ventilação, com baixo volume corrente (4 a 8 mL/kg), a melhor PEEP possível, baixas pressões nas vias aéreas (<35 cm H_2O) e uma concentração de oxigênio inspiratório de 55% a 60%. Pode-se permitir a presença de hipercapnia até certa medida. A isso se denomina hipercapnia permissiva (HCP).[420] HCP é bem tolerada em pacientes com SARA e com pCO_2 de 60 a 120 mm Hg. A experiência clínica demonstra que a ventilação com controle da pressão com uma ventilação em relação inversa (I:E [1:1 a 4:1]), baixos volumes correntes (4 a 8 mL/kg), frequências de 10 a 15/min, HCP (pCO_2 ~70 mm Hg), PEEP individual de 5 a 12 cm H_2O, elevada concentração de oxigênio (FiO_2 <0,5) e pressão elevada nas vias aéreas poderá evitar que os pulmões sofram maiores danos com a ventilação.[448] As primeiras experiências com o uso de outras estratégias de ventilação, como, por exemplo, pressão positiva na via aérea em dois níveis (BIPAP, do inglês *bilevel positive airway pressure*), demonstraram que tais estratégias também são aplicáveis, embora possa haver problema com a BIPAP nos casos em que haja necessidade de sedação por longo período. Um dos mais recentes conceitos desenvolvidos para a prevenção da insuficiência pulmonar é o recrutamento dos alvéolos, mediante o aumento temporário na pressão positiva expiratória final (conceito do pulmão aberto).[2] Esse procedimento não causa efeitos colaterais persistentes no sistema cardiovascular e também não acarreta o surgimento de fístulas broncopleurais. Mas a relevância clínica desse novo conceito ainda está por ser comprovada em séries de maior porte.[263]

Recentemente, um novo estudo comparou uma estratégia estabelecida de ventilação com baixo volume corrente a uma estratégia experimental baseada na "abordagem de pulmão aberto" original, com a combinação de baixo volume corrente, manobras de recrutamento pulmonar e pressão positiva expiratória final. Os autores do estudo concluíram que, para pacientes que sofreram lesão pulmonar aguda e SARA aguda, uma estratégia ventilatória polifacetada, projetada para o recrutamento e abertura do pulmão, resultou na não ocorrência de uma diferença significativa na mortalidade hospitalar ou nos barotraumas, em comparação com uma estratégia estabelecida de ventilação com baixo volume corrente. Ao que parece, essa estratégia "de pulmão aberto" realmente melhora os pontos finais secundários relacionados à hipoxemia e ao uso de terapias de resgate.[253]

Síndrome da angústia respiratória do adulto

Lesões agudas do pulmão podem ser causadas por uma pneumonia ou trauma grave, e SARA é a sua forma mais crítica. Em casos de SARA, os pulmões ficam inchados com água e proteína e a respiração se torna impossível – e o resultado é a morte em 3 a 40% dos casos. Células sanguíneas ativadas, citocinas, toxinas, detritos celulares e lesões aos tecidos locais facilitam a lesão às células endoteliais, o que acarreta descompensação da drenagem linfática e ao edema intersticial pulmonar. Pacientes com SARA apresentam elevados percentuais de mortalidade hospitalar e redução, em longo prazo, das funções pulmonares e da qualidade de vida. SARA é tratada com ventilação mecânica, que pode proporcionar suporte vital, mas com frequência à custa de lesão pulmonar extra. A ventilação que utiliza baixo volume corrente inalado a cada respiração diminui o risco de morte em pacientes criticamente enfermos com SARA. O uso de esteroides é controverso, apesar de estudos publicados apoiarem a administração de corticosteroides em doses baixas a moderadas no tratamento das fases inicial e tardia de SARA.[89] Também tem sido avaliado o impacto dos fatores de risco clínicos na conversão de uma lesão pulmonar aguda para um caso agudo de SARA em pacientes gravemente politraumatizados. Foi demonstrado que o impacto da contusão pulmonar, o escore APACHE II e a coagulação intravascular disseminada podem ajudar a prever a conversão de uma lesão pulmonar aguda para SARA em casos de politraumatismo grave.[450] Historicamente, foram diferenciadas três fases de SARA e a terceira conduz a um estado de formação de cicatrizes do tecido pulmonar e, frequentemente, perda irreversível da função do órgão. Atualmente, acredita-se que a formação do tecido cicatricial é, em muitos casos, o resultado das elevadas pressões intra-alveolares, em decorrência de técnicas de ventilação inadequadas. Graças aos aprimoramentos ocorridos nas estratégias de ventilação descritos acima, normalmente, essa última forma não é mais observada.[323]

Síndrome da disfunção de múltiplos órgãos

A SDMO é o resultado de uma resposta inflamatória generalizada inadequada do hospedeiro a uma série de eventos. Atualmente, acredita-se que na fase inicial da SDMO, citocinas circulantes causam lesões endoteliais universais nos órgãos. Na fase avançada da SDMO, a super-expressão de mediadores inflamatórios no espaço intersticial de vários órgãos é considerada mecanismo principal de lesão parenquimatosa. A diferença na expressão constitutiva e a suprarregulação das moléculas de adesão em leitos vasculares e a densidade e potência das células inflamatórias intrínsecas em diferentes órgãos são os fatores principais que determinam a sequência e a gravidade da disfunção dos órgãos.[411] A sequência da falência dos órgãos é variável. A sequência mais frequentemente informada é a falência pulmonar seguida pelas falências hepática e intestinal.[91,102]

Reabilitação

Os cuidados subsequentes em pacientes politraumatizados deve ter início no período pós-operatório imediato. Para tanto, há necessidade de mobilização dos membros durante o curso da terapia intensiva. Pode-se usar movimentos contínuos passivos, mas é preciso que todas as articulações principais sejam mobilizadas, e isso deve fazer parte de um programa de reabilitação padronizado. Depois do retorno do paciente à enfermaria geral, essas medidas deverão ter continuidade e, além disso, poderão ser acompanhadas por exercícios ativos (executados pelo paciente). Esses exercícios devem ser realizados sob a supervisão de um fisioterapeuta treinado. Os modos de mobilização e o grau de sustentação do peso devem ser cuidadosamente discutidos entre o cirurgião responsável pelo tratamento e o fisioterapeuta. Os pacientes tendem a se mostrar cautelosos em relação à mobilização, e frequentemente demonstram especial temor à sustentação do peso. Esse temor pode ser explicado pelo intenso impacto psicológico induzido pelo evento traumático. Um fator adicional importante consiste em estimular a confiança no paciente para que seja possível obter uma mobilização adequada. Esses fatores são importantes não só em relação à manutenção da mobilidade articular, mas também para evitar osteoporose induzida por imobilidade. É crucial que os pacientes percebam a importância da atividade muscular, da mobilidade das articulações e da sustentação do peso em relação às funções neuromusculares e à manutenção de uma microestrutura óssea ideal.

Pacientes com trauma craniano

No tratamento de pacientes com trauma craniano significativo, é preciso especial cuidado para evitar lesão cerebral secundária. Esses pacientes também são beneficiados com rápidas medidas de reabilitação. É aconselhável a transferência para um centro de reabilitação apropriado. Embora seja considerado apropriado iniciar o tratamento no centro primário, os pacientes ainda se encontram sob a influência de sedativos ou ainda demonstram sintomas de supressão desses agentes farmacológicos. Nessa situação, não será possível obter exames diagnósticos completos e o treinamento cognitivo será inútil. Em uma situação ideal, a transferência para um centro especializado pode se superpor com a normalização dos sintomas de supressão, formando, portanto, a base de um início oportuno do programa de reabilitação.

RESULTADO EM SEGUNDO TEMPO APÓS POLITRAUMATISMO

Tradicionalmente, a avaliação da eficácia dos cuidados ao paciente traumatizado se concentrava nos percentuais de mortalidade, na incidência de mortes evitáveis, nos percentuais de complicações, morbidade no hospital e duração da internação hospitalar.[38,354] Contudo, graças aos avanços no tratamento do trauma recente e aos percentuais melhores de sobrevida testemunhados ao longo das últimas décadas, a recuperação funcional em longo prazo, a qualidade de vida ligada à saúde, o retorno ao trabalho e a satisfação do paciente foram acrescentados aos resultados na avaliação clássica do trauma.

Em longo prazo, o resultado de um trauma importante reflete o resultado de várias fases e fatores, inclusive procedimentos diagnósticos, intervenções terapêuticas, características intrínsecas do paciente e a eficácia dos serviços traumatológicos durante longo período de tempo, ou seja, desde o momento do acidente até a reabilitação, ou mesmo depois. É o resultado desse sistema multifatorial e complicado que causa maior preocupação ao paciente. Nas duas últimas décadas, foi reconhecida a importância do ponto de vista do paciente e de sua percepção dos resultados relacionados à saúde, o que levou à formulação de grande número de escores de resultado funcionais e ligados ao paciente.[37]

Contudo, a prioridade cada vez mais alta da avaliação do resultado funcional do trauma em longo prazo não pode se fundamentar apenas nas preocupações dos pacientes, pois uma avaliação apropriada facilita a formulação e aprimoramento das orientações terapêuticas, o planejamento da alta e da reabilitação e uma alocação ideal dos recursos. Ademais, o resultado em longo prazo do tratamento do trauma tem implicações sociais e econômicas significativas.[37]

Com frequência, a recuperação que se segue ao politraumatismo é prolongada e, assim, normalmente, o intervalo de tempo apropriado para a avaliação dos resultados de longo prazo é mais extenso do que o lapso costumeiro de 2 anos. Em particular, a reabilitação social, que inclui o retorno ao trabalho ou às atividades recreativas, a mudança de ocupação ou mesmo a aposentadoria costuma ser um processo demorado. Essa situação sugere que a avaliação dos resultados funcionais depois de politraumatismo deve se basear em um período de monitoração alongado; e a essa altura a revisão ambulatorial das cirurgias é esporádica, se é que ainda ocorre. Esse fato, junto à complexidade dos parâmetros associados ao resultado do politraumatismo, explica a dificuldade de uma avaliação em longo prazo e a escassez de estudos clínicos abrangentes e de dados adequados.

Atualmente, a avaliação dos resultados em longo prazo dos cuidados para o trauma engloba parâmetros ligados à qualidade de vida, o retorno ao trabalho ou à prática esportiva, queixas físicas ou psicológicas persistentes e limitações e deficiências adquiridas. A expressão "qualidade de vida" ingressou no Index Medicus in 1977.[144,455] Para que esse conceito possa ser aplicado no cenário clínico específico do trauma, devem ser consideradas quatro áreas básicas, que são: função física, função psicológica, função social e sintomas.[416] A característica peculiar dessa avaliação de resultados é que ela se baseia em grande parte em variáveis subjetivas, avaliadas pelos próprios pacientes.

São muitos os sistemas de pontuação validados utilizados na quantificação dos resultados para lesões (sobretudo isoladas) em praticamente todas as áreas anatômicas. No caso do politraumatismo, frequentemente, esses escores são utilizados na quantificação objetiva dos componentes anatômicos e físicos do resultado final. São exemplos os escores de Lysholm e de Merle d'Aubigne. Para pacientes com vários transtornos musculoesqueléticos, foram desenvolvidas escalas avaliadas pelo paciente; essas escalas descrevem as queixas autoinformadas e os parâmetros subjetivos. Além dessas escalas, foram criados numerosos sistemas de pontuação com o objetivo de determinar o resultado psicológico depois do trauma.

Na maioria das séries de grande porte, são as lesões musculoesqueléticas do membro inferior abaixo do joelho,[372,412,435] juntamente com as lesões da coluna vertebral,[124,161,221] pelve[308,410] e lesões cerebrais[222,237] que são identificadas como as que mais influenciam o resultado funcional em longo prazo para pacientes politraumatizados.[393] De acordo com a maioria das séries publicadas, tais lesões parecem determinar uma parte importante da qualidade de vida do paciente com respeito ao estado funcional e dor.

Também foram relatados preditores de incapacitação, como o mecanismo de lesão, gênero, gravidade da lesão, estado sociodemográfico, suporte social e sequelas psicológicas.[49,173,177] Comprometimentos psicológicos clinicamente relevantes como ansiedade, depressão e transtorno de estresse pós-traumático já foram descritos, sobretudo no primeiro ano após a lesão, quando tais problemas têm prevalência de 30 a 60%. Nos anos subsequentes, essa prevalência diminui, com relatos de 7 a 22%.[260] A importância dos desfechos psicológicos, particularmente o transtorno do estresse pós-traumático (TEPT), tem sido enfatizada em muitas séries.[359,394] Esse problema foi descrito como um transtorno da ansiedade que pode ocorrer após a exposição do indivíduo a um evento apavorante ou a uma provação com a ocorrência (ou ameaça de ocorrência) de um dano físico grave.

Lesões do membro superior

São raras as publicações que tratam do resultado em longo prazo de lesões do membro superior. Normalmente, os estudos se concentram em fraturas isoladas do membro superior.[104] É provável que esses resultados sejam diferentes em comparação com os de pacientes politraumatizados que sofreram trauma de alta energia. Foram relatados resultados superiores em longo prazo em pacientes com lesões do membro superior, o que contrasta com os resultados para fraturas do membro inferior.[53,235] Contudo, estudos demonstram que as lesões vasculares e neurológicas associadas afetam negativamente o resultado funcional em longo prazo.[190] Uma análise da recuperação musculoesquelética depois de 5 anos em 158 pacientes politraumatizados e tratados entre 1989 e 1990 demonstrou que aproximadamente 50% dos pacientes com lesões do cíngulo do membro superior sofreram comprometimento funcional e uma incapacitação persistente.[265] Ademais, 45% das vítimas de trauma com fraturas do cíngulo do membro superior e 62% dos pacientes com fraturas de membro superior informaram dor crônica.[265] A ocorrência de fraturas desviadas e de fraturas intra-articulares ou uma combinação de fraturas do cíngulo e de diáfise de membro superior foram associadas a resultados ruins em longo prazo. No estudo Hannover Rehabilitation Study, foram avaliados 637 pacientes politraumatizados (EGL >15) com um acompanhamento de 10 anos (média, 17,5 anos).[227] Esse estudo obteve resultados piores em longo prazo em pacientes que tinham sofrido uma combinação de fraturas intra-articulares e diafisárias no membro superior. Uma explicação possível para essa situação poderia ser a complexidade inerente à reconstrução de traumas intra-articulares e de politraumatismos. Ademais, lesões simultâneas podem interferir no processo de reabilitação e afetar, de forma deletéria o resultado em longo prazo.

Fraturas pélvicas

Em geral, as lesões pélvicas resultam de trauma de alta energia e frequentemente estão associadas a inúmeras lesões coexistentes.[113,408] É difícil saber se são as lesões que acompanham as lesões pélvicas ou se são as próprias lesões pélvicas as principais responsáveis pelos resultados sombrios em longo prazo. Pesquisas demonstraram que a presença de lesões associadas e a estabilidade ou instabilidade das fraturas pélvicas contribuem para os resultados sombrios em longo prazo.[325] Em particular, foi demonstrado que a dor crônica e o comprometimento neurológico influenciam o resultado.[326] Pohlemann et al.[324-326] documentaram a ocorrência de dor crônica em todos os grupos de classificação de fraturas pélvicas. Esses autores demonstraram que 45% dos pacientes com fraturas do tipo A sofriam dores crônicas *contra* 59% dos pacientes com fraturas do tipo B e 63% daqueles com fraturas do tipo C. Além disso, foi demonstrado que sequelas neurológicas como, por exemplo, lesões de nervos periféricos, incontinência e disfunção sexual têm correlação com resultados ruins em longo prazo e foram identificadas como a razão principal de incapacitação para o trabalho.[400]

Fraturas do membro inferior

Com frequência as fraturas do membro inferior estão associadas, em longo prazo, a comprometimento significativo e à perda da função.[53,372] Foi demonstrado que pacientes de trauma que sofreram essas lesões exibem os mais baixos percentuais de recuperação completa e de satisfação global.[265,292] No estudo LEAP, um projeto multicêntrico prospectivo de avaliação do membro inferior,[33,233,234] foi estudado o resultado funcional em longo prazo de 601 pacientes que tinham sofrido trauma de alta energia abaixo do fêmur distal. Os resultados foram comparáveis em pacientes que tiveram os membros salvos e aqueles tratados com amputação. Apenas 58% dos que trabalhavam antes de terem sofrido a lesão foram capazes de retornar às suas ocupações em 7 anos. E também não houve melhoras significativas nos resultados após 7 anos de acompanhamento quando comparado com o seguimento aos 2 anos.

O estudo Hannover Rehabilitation Study, em um seguimento de 10 anos, demonstrou que 30 a 50% dos pacientes padeciam de dores crônicas e que 10 a 30% informaram comprometimento da amplitude de movimento. Os pacientes que tinham sofrido fraturas da diáfise do fêmur obtiveram resultados superiores em longo prazo quando comparados a pacientes com fraturas intra-articulares e do fêmur proximal.[319] Pacientes com fraturas abaixo do joelho tiveram resultados piores do que os com fraturas acima da articulação do joelho. O delgado invólucro de tecido mole e a limitada irrigação sanguínea foram sugeridos como possíveis fatores conducentes a resultados inferiores (Tab. 9.10).[453]

Independentemente das diferenças no padrão lesional, gravidade da lesão, práticas de cuidados do trauma, e reabilitação, contamos com evidências robustas de que a qualidade de vida e o resultado global ficam significativamente comprometidos depois de um trauma importante. No passado, o principal objetivo do tratamento era a prevenção de uma futura falência de órgãos e da morte. Em contraste com essas metas, atualmente, o objetivo final dos cuidados de vítimas de trauma é a restauração do estado funcional precedente à lesão e o retorno a seus papéis na sociedade. A determinação exata dos resultados funcionais ainda carece de precisão, mas a Tabela 9.11 lista os resultados de diversos estudos que descreveram o resultado funcional em pacientes de politraumatismo.[8,111,171,172,192,210,305,316] A Tabela 9.12 lista os escores de resultado funcional de uso comum.[134,186,392,434] Antecipamos que, num futuro próximo, poderemos contar com uma melhor avaliação do resultado do tratamento do paciente politraumatizado.

TABELA 9.10 Resultado funcional, em longo prazo, de fraturas de membros inferiores após politraumatismo

	Acetábulo N = 20 (%)	Fêmur prox. N = 20 (%)	Diáfise do fêmur N = 107 (%)	Joelho[a] N = 48 (%)	Diáfise da tíbia N = 34 (%)
Dor persistente	50	45	32,7	43,8	26,5
Deambulação anormal	35[b,c]	20[b]	3,7	8,3	14,7[b]
Incapacitação para o trabalho	27,8[b,d,e]	10	7,6	19,8	8,8
Reabilitação bem-sucedida	70	60[b]	80,4	56,3[b]	67,7

[a]Joelho: inclusive fraturas do fêmur distal e tíbia proximal.
[b]Resultado significativamente pior *versus* fraturas da diáfise do fêmur (p <0,05).
[c]Resultado significativamente pior *versus* lesões na articulação do joelho (p <0,05).
[d]Resultado significativamente pior *versus* fraturas do aspecto proximal do fêmur (p <0,05).
[e]Resultado significativamente pior *versus* fraturas da diáfise da tíbia (p < 0,05).
Pfeifer R, Zelle B, Kobbe P, et al. Impact of isolated acetabular and lower extremity fractures on long-term outcome. *J Trauma Acute Care Surg.* 2012;72(2):467–472.

TABELA 9.11 Estudos focados nos resultados em longo prazo de pacientes com trauma grave

Autores, origem, ano	Número de pacientes	EGT – Seguimento	Parâmetros de resultado	Conclusões
Bull,[125] Birmingham, Reino Unido, 1975	1.268	N/a; na alta hospitalar	• Incapacitação — escala de 5 pontos	• Dos 1.268 casos, 264 sofreram alguma incapacitação residual • A escala EGL pode ser medida útil de prováveis incapacitações, quando o instrumento é aplicado a grupos de casos; contudo, EGL deve ser utilizado com muito cuidado na previsão do desfecho de um paciente individualizado
MacKenzie et al.,[429] Baltimore, EUA, 1986	473	N/a; 6 meses	• Atividades da vida diária (AVD) • Atividades instrumentais da vida diária (AIIVD) • Mobilidade	• AIS de lesões mais graves de membro e da coluna vertebral têm um peso consideravelmente maior ao ser prognosticado o estado funcional em comparação com escores AIS de lesões em qualquer outra região do corpo
Horne e Schemitsch,[145] Wellington, Nova Zelândia, 1989	90	EGL médio 23,3; média 3,2 anos	• Escala de Glasglow modificada	• Correlação entre o desfecho e a gravidade da lesão cerebral, gravidade das lesões esqueléticas e a escala EGL • EGL <24: sem comprometimento físico • EGL 25-30: leve comprometimento • EGL >30: pelo menos um comprometimento moderado
Gaillard et al.,[16] Creteil, França, 1990	250	EGL médio 25; mínimo 2 anos	• Pesquisa em longo prazo	• Não foi observado paralelismo entre sequelas objetivas e duração da interrupção do trabalho e gravidade das lesões (EGL)
Jurkovich et al.,[339] Seattle, Baltimore, Nashville, EUA, 1995	329	N/a; 12 meses	• Perfil de impacto da doença (PID)	• 48% apresentavam alguma forma de incapacitação, mesmo depois de 12 meses • Incapacitação presente para um amplo espectro de atividades da vida diária como, por exemplo, deambulação, saúde psicossocial, sono, gestão da casa, e retorno ao trabalho e às atividades recreativas • Necessidade de intervenção psicológica e de apoio social durante muito tempo no período de recuperação de pacientes que, em princípio, não pareciam necessitar de tal ajuda
Ott et al.,[188] Nuremberg, Alemanha, 1996	73	EFT ≥ 40; variação; 1-13 anos	• Escore de Aachen para desfechos em longo prazo (ALOS) • Índice Spitzer (IS) • Autoavaliação • Retorno ao trabalho	• Predominantemente, as deficiências foram resultantes de incapacitação física permanente, em particular dos membros inferiores • Lesões cefálicas, trauma nos membros, gravidade da lesão e mais idade tiveram correlação com desfecho pior

(continua)

TABELA 9.11 (*continuação*) Estudos focados nos resultados em longo prazo de pacientes com trauma grave

Autores, origem, ano	Número de pacientes	EGL; Seguimento	Parâmetros de resultado	Conclusões
Anke et al.,[416] Oslo, Noruega, 1997	69	EGT médio 25 (variação: 17-50); 35 ± 4 meses	• Lista de verificação para rede social • Ocorrência de comprometimentos e incapacitações	• 74% exibiam comprometimento físico, cerca de um terço (32%) dos participantes demonstravam comprometimento cognitivo. • Correlação significativa entre EGL e graus de comprometimento • Alta prevalência de comprometimento após politraumatismo grave
Holbrook et al.,[29] San Diego, EUA, 1999	780	EGT médio 13 ± 8,5-18 meses	• Escala de qualidade do bem-estar (QWB) • Escore de incapacitação funcional • Escala de depressão do Center for Epidemiologic Studies (CES-D) • Escala de impacto dos eventos	• Depressão, transtorno do estresse pós-traumático e grave lesão a membro(s) desempenham papel importante na determinação do desfecho • Foi identificado um nível prolongado e profundo de limitação funcional após trauma importante nos acompanhamentos por 12 e 18 meses
Korosec-Jagodic et al.,[378] Celje, Eslovênia, 2000	98	APACHE II 14,3 ± 6,6-2 anos	• Questionário EuroQol 5D • Qualidade de vida relacionada à saúde (HRQOL)	• Pacientes traumatizados exibiam uma tendência para ansiedade e depressão • Sobrevida e qualidade de vida depois de uma enfermidade crítica são independentes
Holbrook et al.,[361] San Diego, EUA, 2001	1.048	EGL médio 13,5-18 meses	• Escala de qualidade do bem-estar (QWB) • Escala de Depressão do Center for Epidemiologic Studies (CES-D) • Escala de impacto dos eventos	• O gênero pode desempenhar um papel importante e independente no prognóstico do desfecho funcional e na qualidade de vida após um trauma importante • Desfecho funcional e qualidade de vida foram significativamente mais prejudicados em mulheres, quando comparado aos homens, conforme medição pela escala QWB
Stalp et al.,[406] Hannover, Alemanha, 2002	254	EGL médio 24 ± 6; média 2,1 ± 0,1 ano	• Escore de Hannover para desfecho do politraumatismo (HASPOC) • Avaliação da função musculoesquelética (AFM) • Pesquisa de saúde de 12 itens (SF-12) • Medida de independência funcional (MIF) • Escala de desfechos de Glasgow • Avaliação de regiões específicas do corpo	• O comprometimento mais grave no desfecho funcional ocorre em decorrência de lesões do membro inferior, coluna vertebral e pelve • Os principais problemas em pacientes politraumatizados com lesões esqueléticas 2 anos após o trauma foram secundárias às lesões do membro inferior abaixo do joelho, da coluna vertebral e da pelve
Tran and Thordarson,[401] Los Angeles, EUA, 2002	24	EGL médio 17; mínimo 12 meses	• Pesquisa de saúde de 36 itens (SF-36) • Membro inferior, AAOS • Escore do pé e do tornozelo	• Impacto negativo significativo no desfecho em pacientes politraumatizados que também sofreram lesão no pé • Pacientes politraumatizados com lesões no pé sofreram significativamente mais limitações nas atividades físicas e sociais e maior dor corporal
Zelle et al.,[365] Hannover, Alemanha, 2005	637	EGL médio 20,7 ± 9,7; média: 17,5 (variação: 10-28)	• Escore de Hannover para desfecho do politraumatismo (HASPOC) • Pesquisa de saúde de 12 itens (SF-12) • Necessidade autoinformada de meios auxiliares e dispositivos médicos • Necessidade autoinformada de reabilitação de paciente internado • Duração autoinformada de reabilitação • Aposentado em decorrência da lesão	• Fatores psicossociais desempenham papel importante para a recuperação após politraumatismo • Os pacientes com indenizações por acidente de trabalho tinham probabilidade significativamente maior de usar meios auxiliares e dispositivos médicos, de se aposentarem em decorrência de suas lesões e de aderir à reabilitação com internação • A situação de indenização por acidente de trabalho causou impacto significativo nos desfechos subjetivos e objetivos decorrentes do politraumatismo em longo prazo

(*continua*)

TABELA 9.11 (*continuação*) Estudos focados nos resultados em longo prazo de pacientes com trauma grave

Autores, origem, ano	Número de pacientes	EGL; Seguimento	Parâmetros de resultado	Conclusões
Zelle et al.,[176] Hannover, Alemanha, 2005	389	EGL médio 20,2 ± 4,3; EFT médio 29,5 ± 13,3; média: 17,3 ± 4,8 anos	• Medidas de resultado específicas para membro inferior • Escore de Hannover para desfecho do politraumatismo (HASPOC) • Pesquisa de saúde de 12 itens (SF-12) • Escore de atividade de Tegner • Incapacitação para o trabalho	• As lesões abaixo do joelho causam grande impacto na recuperação funcional depois de um politraumatismo • A análise das medidas gerais de desfecho e dos desfechos específicos para o membro inferior sugere que os pacientes com fraturas acima da articulação do joelho obtêm desfechos superiores aos pacientes com fraturas abaixo da articulação do joelho
Pape et al.,[411] Hannover, Alemanha, 2006	637	EGL médio 20,7 (variação: 4-54); média 17,5 (variação: 0-28) anos	• Medidas de resultado específicas para membro inferior • Medidas gerais de resultado • Pesquisa de saúde de 12 itens (SF-12) • Incapacitação para o trabalho • Questionários de resultados subjetivos	• A lesão mais frequentemente responsável por incapacitação física foi o trauma craniano, seguido por lesões dos membros inferiores • Pode-se recrutar um elevado percentual de pacientes para acompanhamento mesmo depois de transcorridos 10 anos do politraumatismo

TABELA 9.12 Escores de resultado funcional de uso comum em cenário clínico de politraumatismo

Nome (abreviatura)	Características	Faixa de valores	Estudos que utilizaram os escores
Escala de qualidade do bem-estar (QWB)	1 escala de sintomas e 3 escalas funcionais (mobilidade, atividade física, atividade social)	0-1,0 Morte a assintomático, funcionalidade integral	29.361
Escala de resultados de Glasgow (GOS)	Escore com 5 itens	1-5 Morte a boa recuperação	145.288.406
Escala das atividades da vida diária (AVD)	21 itens de capacidades básicas de autocuidado (ABVD) e de níveis mais altos de desempenho (AIVD)	0-21 Pior-melhor	418.429
Perfil de Impacto da Doença (PID)	12 categorias físicas e psicossociais	0-210 Pior-melhor	313.339
Medida de independência funcional (MIF)	13 itens motores e 5 itens cognitivos	1-7 Totalmente assistido a independência completa	406
Escore de Hannover para desfecho do politraumatismo (HASPOC)	1ª parte (113 perguntas) questionário para o paciente (HASPOC-subjetivo) e 2ª parte (191 perguntas) exame físico (HASPOC-objetivo)	5-411 pontos Pior-melhor	98.176.406
Pesquisa de saúde abreviada com 36 ou 12 itens (SF-36/12)	36/12 aspectos relacionados à saúde	0-100 pontos	176.411.436
Questionário EuroQol 5D (EQ-5D)	1ª parte: sistema descritivo 2ª parte: escala analógica visual 3ª parte: Índice EuroQol 5D	-0,11-1 Pior do que a morte a saúde perfeita	378

REFERÊNCIAS BIBLIOGRÁFICAS

1. Abboud PA, Kendall J. Emergency department ultrasound for hemothorax after blunt traumatic injury. J Emerg Med. 2003;25(2):181–184.
2. Agro F, Barzoi G, Doyle DJ, et al. Reduction in pulmonary shunt using the Open Lung Concept. Anaesthesia. 2004;59(6):625–626.
3. Aiboshi J, Moore EE, Ciesla DJ, et al. Blood transfusion and the two-insult model of post-injury multiple organ failure. Shock. 2001;15(4):302–306.
4. American Association for the Surgery of Trauma O-A. Organ Injury Scale. http://www.aast.org. 2008.
5. American College of Surgeons Committee on Trauma 2005. American College of Surgeons (Committee of Trauma. National Trauma Data Bank Annual Report 2005).
6. American College of Surgeons Committee on Trauma 2008. Advanced Trauma Life Support for Doctors. 8th ed. Chicago, IL: 2008.
7. American College of Surgeons. Trauma Programs. History of the ATLS Program. http://www.facs.org/trauma/atls/history.html. 2012.
8. Anke AG, Stanghelle JK, Finset A, et al. Long-term prevalence of impairments and disabilities after multiple trauma. J Trauma. 1997;42(1):54–61.
9. Association of Advancements of Automotive Medicine. http://www.aaam.org
10. Baker SP, Harvey AH. Fall injuries in the elderly. Clin Geriatr Med. 1985;1(3):501–512.
11. Baker SP, O'Neill B, Haddon W Jr, et al. The injury severity score: a method for describing patients with multiple injuries and evaluating emergency care. J Trauma. 1974;14(3):187–196.
12. Balkan ME, Oktar GL, Kayi-Cangir A, et al. Emergency thoracotomy for blunt thoracic trauma. Ann Thorac Cardiovasc Surg. 2002;8(2):78–82.
13. Balogh Z, Offner PJ, Moore EE, et al. NISS predicts postinjury multiple organ failure better than the ISS. J Trauma. 2000;48(4):624–627.
14. Balogh ZJ, Varga E, Tomka J, et al. The new injury severity score is a better predictor of extended hospitalization and intensive care unit admission than the injury severity score in patients with multiple orthopaedic injuries. J Orthop Trauma. 2003;17(7):508–512.
15. Barber RC, Chang LY, Purdue GF, et al. Detecting genetic predisposition for complicated clinical outcomes after burn injury. Burns. 2006;32(7):821–827.
16. Beck J, Colins J. Theoretical and clinical aspects of post traumatic fat embolism syndrome. AAOS Instr Course letters. 1973;22:38–44.
17. Beningfield S, Potgieter H, Nicol A, et al. Report on a new type of trauma full-body digital X-ray machine. Emerg Radiol. 2003;10(1):23–29.

18. Berg J, Tagliaferri F, Servadei F. Cost of trauma in Europe. Eur J Neurol. 2005;12(suppl 1): 85–90.
19. Berg J. Economic evidence in trauma: a review. Eur J Health Ecconom. 2004;(suppl 1): S84–S91.
20. Bernhard M, Gries A, Kremer P, et al. Spinal cord injury (SCI)–prehospital management. Resuscitation. 2005;66(2):127–139.
21. Bessoud B, Duchosal MA, Siegrist CA, et al. Proximal splenic artery embolization for blunt splenic injury: clinical, immunologic, and ultrasound-Doppler follow-up. J Trauma. 2007;62(6):1481–1486.
22. Bianchi ME. DAMPs, PAMPs and alarmins: all we need to know about danger. J Leukoc Biol. 2007;81(1):1–5.
23. Bickell WH, Wall MJ Jr, Pepe PE, et al. Immediate versus delayed fluid resuscitation for hypotensive patients with penetrating torso injuries. N Engl J Med. 1994;331(17): 1105–1109.
24. Bircher M, Giannoudis PV. Pelvic trauma management within the UK: a reflection of a failing trauma service. Injury. 2004;35(1):2–6.
25. Bishop M, Shoemaker WC, Avakian S, et al. Evaluation of a comprehensive algorithm for blunt and penetrating thoracic and abdominal trauma. Am Surg. 1991;57(12):737–746.
26. Blow O, Magliore L, Claridge JA, et al. The golden hour and the silver day: detection and correction of occult hypoperfusion within 24 hours improves outcome from major trauma. J Trauma. 1999;47(5):964–969.
27. Boehm T, Alkadhi H, Schertler T, et al. [Application of multislice spiral CT (MSCT) in multiple injured patients and its effect on diagnostic and therapeutic algorithms]. Rofo. 2004;176(12):1734–1742.
28. Boffard KD, Goosen J, Plani F, et al. The use of low dosage X-ray (Lodox(Statscan) in major trauma: comparison between low dose X-ray and conventional x-ray techniques. J Trauma. 2006;60(6):1175–1181.
29. Bone LB, Johnson KD, Weigelt J, et al. Early versus delayed stabilization of femoral fractures. A prospective randomized study. J Bone Joint Surg Am. 1989;71(3): 336–340.
30. Bone RC, Balk RA, Cerra FB, et al. Definitions for sepsis and organ failure and guidelines for the use of innovative therapies in sepsis. The ACCP/SCCM Consensus Conference Committee. American College of Chest Physicians/Society of Critical Care Medicine. Chest. 1992;101(6):1644–1655.
31. Bone RC. Toward a theory regarding the pathogenesis of systemic inflammatory response syndrome: What we do and do not know about cytokine regulation. Crit Care Med. 2008;24:163–172.
32. Bosch U, Pohlemann T, Tscherne H. [Primary management of pelvic injuries]. Orthopade. 1992;21(6):385–392.
33. Bosse MJ, MacKenzie EJ, Kellam JF, et al. An analysis of outcomes of reconstruction or amputation after leg-threatening injuries. N Engl J Med. 2002;347(24):1924–1931.
34. Bothig R. [TRISS–a method of assessment of the prognosis in multiple trauma patients]. Zentralbl Chir. 1991;116(14):831–844.
35. Bouamra O, Wrotchford A, Hollis S, et al. A new approach to outcome prediction in trauma: A comparison with the TRISS model. J Trauma. 2006;61(3):701–710.
36. Bouillon B, Lefering R, Vorweg M, et al. Trauma score systems: Cologne Validation Study. J Trauma. 1997;42(4):652–658.
37. Bouillon B, Neugebauer E. Outcome after polytrauma. Langenbecks Arch Surg. 1998; 383(3–4):228–234.
38. Boyd CR, Tolson MA, Copes WS. Evaluating trauma care: the TRISS method. Trauma Score and the Injury Severity Score. J Trauma. 1987;27(4):370–378.
39. Braver ER, Kyrychenko SY, Ferguson SA. Driver mortality in frontal crashes: comparison of newer and older airbag designs. Traffic Inj Prev. 2005;6(1):24–30.
40. Braver ER, Scerbo M, Kufera JA, et al. Deaths among drivers and right-front passengers in frontal collisions: redesigned air bags relative to first-generation air bags. Traffic Inj Prev. 2008;9(1):48–58.
41. Brenchley J, Walker A, Sloan JP, et al. Evaluation of focussed assessment with sonography in trauma (FAST) by UK emergency physicians. Emerg Med J. 2006;23(6):446–448.
42. Brenneman FD, Boulanger BR, McLellan BA, et al. Measuring injury severity: time for a change? J Trauma. 1998;44(4):580–582.
43. Brouhard R. To immobilize or not immobilize: that is the question. Emerg Med Serv. 2006;35(5):81–86.
44. Bruns B, Lindsey M, Rowe K, et al. Hemoglobin drops within minutes of injuries and predicts need for an intervention to stop hemorrhage. J Trauma. 2007;63(2):312–315.
45. Bulger EM, Copass MK, Maier RV, et al. An analysis of advanced prehospital airway management. J Emerg Med. 2002;23(2):183–189.
46. Bulger EM, Jurkovich GJ, Nathens AB, et al. Hypertonic resuscitation of hypovolemic shock after blunt trauma: a randomized controlled trial. Arch Surg. 2008;143(2): 139–148.
47. Bulger EM, Maier RV. Prehospital care of the injured: what's new. Surg Clin North Am. 2007;87(1):37–53.
48. Bulger EM, Nathens AB, Rivara FP, et al. Management of severe head injury: institutional variations in care and effect on outcome. Crit Care Med. 2002;30:1870–1876.
49. Bull J. The Injury Severity Score of road traffic casualties in relation to mortality, time of death, hospital treatment time and disability. Accid Anal Prev. 1975;7:249–255.
50. Bull JP, Dickson GR. Injury scoring by TRISS and ISS/age. Injury. 1991;22(2):127–131.
51. Bunn F, Kwan I, Roberts IRW. Effectiveness of prehospital trauma care. Cochrane Injuries Group. 2001.
52. Burger C, Zwingmann J, Kabir K, et al. [Faster diagnostics by digital X-ray imaging in the emergency room: a prospective study in multiple trauma patients]. Z Orthop Unfall. 2007;145(6):772–777.
53. Butcher JL, MacKenzie EJ, Cushing B, et al. Long-term outcomes after lower extremity trauma. J Trauma. 1996;41(1):4–9.
54. Cales RH. Trauma mortality in Orange County: the effect of implementation of a regional trauma system. Ann Emerg Med. 1984;13(1):1–10.
55. Cannon W. The emergency function of the adrenal medulla in pain and the major emotions. Am J Physiol. 1914;356–372.
56. Cardarelli MG, McLaughlin JS, Downing SW, et al. Management of traumatic aortic rupture: a 30-year experience. Ann Surg. 2002;236(4):465–469.
57. Carmont M. The Advanced Trauma Life Support Course: a history of its development and review of related literature. Postgtad Med J. 2005;81:87–91.
58. Catalano O, Siani A. Focused assessment with sonography for trauma (FAST): what it is, how it is carried out, and why we disagree. Radiol Med. 2004;108(5–6):443–453.
59. Champion HR, Copes WS, Sacco WJ, et al. A new characterization of injury severity. J Trauma. 1990;30(5):539–545.
60. Champion HR, Copes WS, Sacco WJ, et al. Improved predictions from a severity characterization of trauma (ASCOT) over Trauma and Injury Severity Score (TRISS): results of an independent evaluation. J Trauma. 1996;40(1):42–48.
61. Champion HR, Copes WS, Sacco WJ, et al. The Major Trauma Outcome Study: establishing national norms for trauma care. J Trauma. 1990;30(11):1356–1365.
62. Champion HR, Sacco WJ, Carnazzo AJ, et al. Trauma score. Crit Care Med. 1981; 9(9):672–676.
63. Champion HR, Sacco WJ, Copes WS, et al. A revision of the Trauma Score. J Trauma. 1989;29(5):623–629.
64. Chawla A, Mohan D, Sharma V. Safer truck front design for pedestrian impacts. J Crash Prev Inj Cont. 2000;33–43.
65. Chesnut RM, Marshall SB, Piek J, et al. Early and late systemic hypotension as a frequent and fundamental source of cerebral ischemia following severe brain injury in the Traumatic Coma Data Bank. Acta Neurochir Suppl (Wien). 1993;59:121–125.
66. Choi CB, Park P, Kim YH, et al. Comparison of visibility measurement techniques for forklift truck design factors. Appl Ergon. 2009;40(2):280–285.
67. Choi PT, Yip G, Quinonez LG, et al. Crystalloids vs. colloids in fluid resuscitation: a systematic review. Crit Care Med. 1999;27(1):200–210.
68. Ciesla DJ, Sava JA, Street JH III, Jordan MH. Secondary overtriage: a consequence of an immature trauma system. J Am Coll Surg. 2008;206(1):131–137.
69. Claridge JA, Crabtree TD, Pelletier SJ, et al. Persistent occult hypoperfusion is associated with a significant increase in infection rate and mortality in major trauma patients. J Trauma. 2000;48(1):8–14.
70. Cocchi MN, Kimlin E, Walsh M, et al. Identification and resuscitation of the trauma patient in shock. Emerg Med Clin North Am. 2007;25(3):623–642.
71. Coles JP, Minhas PS, Fryer TD, et al. Effect of hyperventilation on cerebral blood flow in traumatic head injury: clinical relevance and monitoring correlates. Crit Care Med. 2002;30(9):1950–1959.
72. Collighan N, Giannoudis PV, Kourgeraki O, et al. Interleukin 13 and inflammatory markers in human sepsis. Br J Surg. 2004;91(6):762–768.
73. Committee on Medical Aspects of Automotive Safety. Rating the severity of tissue damage. JAMA. 1971;215:277–280.
74. Cooke WH, Salinas J, Convertino VA, et al. Heart rate variability and its association with mortality in prehospital trauma patients. J Trauma. 2006;60(2):363–370.
75. Cooper DJ, Myles PS, McDermott FT, et al. Prehospital hypertonic saline resuscitation of patients with hypotension and severe traumatic brain injury: a randomized controlled trial. JAMA. 2004;291(11):1350–1357.
76. Copes WS, Champion HR, Sacco WJ, et al. Progress in characterizing anatomic injury. J Trauma. 1990;30(10):1200–1207.
77. Copes WS, Champion HR, Sacco WJ, et al. The Injury Severity Score revisited. J Trauma. 1988;28(1):69–77.
78. Corso P, Finkelstein E, Miller T, et al. Incidence and lifetime costs of injuries in the United States. Injury Prevention. 2006;12:212–218.
79. Cothren CC, Osborn PM, Moore EE, et al. Preperitonal pelvic packing for hemodynamically unstable pelvic fractures: a paradigm shift. J Trauma. 2007;62(4):834–839.
80. Cummings G, O'Keefe G. Scene disposition and mode of transport following rural trauma: a prospective cohort study comparing patient costs. J Emerg Med. 2000;18(3):349–354.
81. Cummings P, McKnight B, Rivara FP, et al. Association of driver air bags with driver fatality: a matched cohort study. BMJ. 2002;324(7346):1119–1122.
82. Cummings P, Rivara FP, Olson CM, et al. Changes in traffic crash mortality rates attributed to use of alcohol, or lack of a seat belt, air bag, motorcycle helmet, or bicycle helmet, United States, 1982–2001. Inj Prev. 2006;12(3):148–154.
83. Curtis K, Zou Y, Morris R, et al. Trauma case management: improving patient outcomes. Injury. 2006;37(7):626–632.
84. Dahabreh Z, Dimitriou R, Chalidis B, et al. Coagulopathy and the role of recombinant human activated protein C in sepsis and following polytrauma. Expert Opin Drug Saf. 2006;5(1):67–82.
85. Dahabreh Z, Dimitriou R, Giannoudis PV. Health economics: a cost analysis of treatment of persistent fracture non-unions using bone morphogenetic protein-7. Injury. 2007;38(3):371–377.
86. Davis DP, Ochs M, Hoyt DB, et al. Paramedic-administered neuromuscular blockade improves prehospital intubation success in severely head-injured patients. J Trauma. 2003;55(4):713–719.
87. Davis DP, Stern J, Sise MJ, et al. A follow-up analysis of factors associated with head-injury mortality after paramedic rapid sequence intubation. J Trauma. 2005;59(2):486–490.
88. Davis DP, Valentine C, Ochs M, et al. The Combitube as a salvage airway device for paramedic rapid sequence intubation. Ann Emerg Med. 2003;42(5):697–704.
89. Deal EN, Hollands JM, Schramm GE, et al. Role of corticosteroids in the management of acute respiratory distress syndrome. Clin Ther. 2008;30(5):787–799.
90. DeBritz JN, Pollak AN. The impact of trauma centre accreditation on patient outcome. Injury. 2006;37(12):1166–1171.
91. Deitch EA. Multiple organ failure. Adv Surg. 1993;26:333–356.
92. Deloughery TG. Coagulation defects in trauma patients: etiology, recognition, and therapy. Crit Care Clin. 2004;20(1):13–24.
93. Demetriades D, Sofianos C. Penetrating trauma audit–TRISS analysis. S Afr J Surg. 1992;30(4):142–144.
94. Department of Transportation NHTSA. (NHTSA), U. D. o. T. N. H. T. S. A.: Traffic Safety Facts 1997. Washington, DC: 1998.
95. Dick WF. Anglo-American vs. Franco-German emergency medical services system. Prehosp Disaster Med. 2003;18(1):29–35.
96. Doran JV, Tortella BJ, Drivet WJ, et al. Factors influencing successful intubation in the prehospital setting. Prehosp Disaster Med. 1995;10(4):259–264.
97. Downing SW, Sperling JS, Mirvis SE, et al. Experience with spiral computed tomography as the sole diagnostic method for traumatic aortic rupture. Ann Thorac Surg. 2001;72(2):495–501.
98. Dunham CM, Bosse MJ, Clancy TV, et al. Practice management guidelines for the optimal timing of long-bone fracture stabilization in polytrauma patients: the EAST Practice Management Guidelines Work Group. J Trauma. 2001;50(5):958–967.

99. Durbin DR, Elliott MR, Winston FK. Belt-positioning booster seats and reduction in risk of injury among children in vehicle crashes. JAMA. 2003;289(21):2835–2840.
100. Durbin DR, Runge J, Mackay M, et al. Booster seats for children: closing the gap between science and public policy in the United States. Traffic Inj Prev. 2003;4(1):5–8.
101. Durham R, Pracht E, Orban B, et al. Evaluation of a mature trauma system. Ann Surg. 2006;243(6):775–783.
102. Durham RM, Moran JJ, Mazuski JE, et al. Multiple organ failure in trauma patients. J Trauma. 2003;55(4):608–616.
103. Eastman AB, Bishop GS, Walsh JC, et al. The economic status of trauma centers on the eve of health care reform. J Trauma. 1994;36(6):835–844.
104. Ekholm R, Tidermark J, Törnkvist H, et al. Outcome after closed functional treatment of humeral shaft fractures. J Orth Trauma. 2006;20:591–596.
105. Exadaktylos AK, Benneker LM, Jeger V, et al. Total-body digital X-ray in trauma. An experience report on the first operational full body scanner in Europe and its possible role in ATLS. Injury. 2008;39(5):525–529.
106. Finefrock SC. Designing and building a new emergency department: the experience of one chest pain, stroke, and trauma center in Columbus, Ohio. J Emerg Nurs. 2006;32(2):144–148.
107. Ford E, Giles W, Dietz W. Prevalence of the metabolic syndrome among US adults: findings from the third National Health and Nutrition Examination Survey. JAMA. 2002;287:356–359.
108. Frink M, Probst C, Hildebrand F, et al. [The influence of transportation mode on mortality in polytraumatized patients. An analysis based on the German Trauma Registry]. Unfallchirurg. 2007;110(4):334–340.
109. Fung Kon Jin PH, Goslings JC, Ponsen KJ, et al. Assessment of a new trauma workflow concept implementing a sliding CT scanner in the trauma room: the effect on workup times. J Trauma. 2008;64(5):1320–1326.
110. Furst DE, Breedveld FC, Kalden JR, et al. Updated consensus statement on biological agents, specifically tumour necrosis factor {alpha} (TNF{alpha}) blocking agents and interleukin-1 receptor antagonist (IL-1ra), for the treatment of rheumatic diseases, 2005. Ann Rheum Dis. 2005;64(suppl 4):iv2–iv14.
111. Gaillard M, Pasquier C, Guerrini P, et al. [Short- and long-term outcome of 250 patients admitted in surgical intensive care units after multiple injuries]. Agressologie. 1990;31(9):633–636.
112. Gansslen A, Giannoudis P, Pape HC. Hemorrhage in pelvic fracture: who needs angiography? Curr Opin Crit Care. 2003;9(6):515–523.
113. Gansslen A, Pohlemann T, Paul C, et al. Epidemiology of pelvic ring injuries. Injury. 1996;27(suppl 1):S13–S20.
114. Ganzoni D, Zellweger R, Trentz O. [Cost analysis of acute therapy of polytrauma patients]. Swiss Surg. 2003;9(6):268–274.
115. Gennarelli TA, Champion HR, Sacco WJ, et al. Mortality of patients with head injury and extracranial injury treated in trauma centers. J Trauma. 1989;29(9):1193–1201.
116. Gennarelli TA, Wodzin E. AIS 2005: a contemporary injury scale. Injury. 2006;37(12):1083–1091.
117. Giannoudis PV, Abbott C, Stone M, et al. Fatal systemic inflammatory response syndrome following early bilateral femoral nailing. Intensive Care Med. 1998;24(6):641–642.
118. Giannoudis PV, Dinopoulos H, Chalidis B, et al. Surgical stress response. Injury. 2006;37(suppl 5):S3–S9.
119. Giannoudis PV, Fogerty S. Initial care of the severely injured patient: predicting morbidity from sub-clinical findings and clinical proteomics. Injury. 2007;38(3):261–262.
120. Giannoudis PV, Grotz MR, Tzioupis C, et al. Prevalence of pelvic fractures, associated injuries, and mortality: the United Kingdom perspective. J Trauma. 2007;63(4):875–883.
121. Giannoudis PV, Harwood PJ, Loughenbury P, et al. Correlation between IL-6 levels and the systemic inflammatory response score: can an IL-6 cutoff predict a SIRS state? J Trauma. 2008;65(3):646–652.
122. Giannoudis PV, Hildebrand F, Pape HC. Inflammatory serum markers in patients with multiple trauma. Can they predict outcome? J Bone Joint Surg Br. 2004;86(3):313–323.
123. Giannoudis PV, Kanakaris NK. The unresolved issue of health economics and polytrauma: the UK perspective. Injury. 2008;39(7):705–709.
124. Giannoudis PV, Mehta SS, Tsiridis E. Incidence and outcome of whiplash injury after multiple trauma. Spine (Phila Pa 1976). 2007;32(7):776–781.
125. Giannoudis PV, Pape HC. Damage control orthopaedics in unstable pelvic ring injuries. Injury. 2004;35(7):671–677.
126. Giannoudis PV, Pape HC. Trauma and immune reactivity: too much, or too little immune response? Injury. 2007;38(12):1333–1335.
127. Giannoudis PV, Smith RM, Banks RE, et al. Stimulation of inflammatory markers after blunt trauma. Br J Surg. 1998;85(7):986–990.
128. Giannoudis PV, Smith RM, Perry SL, et al. Immediate IL-10 expression following major orthopaedic trauma: relationship to anti-inflammatory response and subsequent development of sepsis. Intensive Care Med. 2000;26(8):1076–1081.
129. Giannoudis PV, Smith RM, Windsor AC, et al. Monocyte human leukocyte antigen-DR expression correlates with intrapulmonary shunting after major trauma. Am J Surg. 1999;177(6):454–459.
130. Giannoudis PV, Tosounidis TI, Kanakaris NK, et al. Quantification and characterisation of endothelial injury after trauma. Injury. 2007;38(12):1373–1381.
131. Giannoudis PV, van GM, Tsiridis E, et al. The genetic predisposition to adverse outcome after trauma. J Bone Joint Surg Br. 2007;89(10):1273–1279.
132. Giannoudis PV. Current concepts of the inflammatory response after major trauma: an update. Injury. 2003;34(6):397–404.
133. Giannoudis PV. Surgical priorities in damage control in polytrauma. J Bone Joint Surg Br. 2003;85(4):478–483.
134. Gilson BS, Gilson JS, Bergner M, et al. The sickness impact profile. Development of an outcome measure of health care. Am J Public Health. 1975;65(12):1304–1310.
135. Goldfarb MG, Bazzoli GJ, Coffey RM. Trauma systems and the costs of trauma care. Health Serv Res. 1996;31(1):71–95.
136. Goldschlager T, Rosenfeld JV, Winter CD. 'Talk and die' patients presenting to a major trauma centre over a 10 year period: a critical review. J Clin Neurosci. 2007;14(7):618–623.
137. Gong MN, Zhou W, Williams PL, et al. -308GA and TNFB polymorphisms in acute respiratory distress syndrome. Eur Respir J. 2005;26(3):382–389.
138. Gonzalez RP, Cummings GR, Phelan HA, et al. Does increased emergency medical services prehospital time affect patient mortality in rural motor vehicle crashes? A statewide analysis. Am J Surg. 2009;197(1):30–34.
139. Gordon AC, Lagan AL, Aganna E, et al. TNF and TNFR polymorphisms in severe sepsis and septic shock: a prospective multicentre study. Genes Immun. 2004;5(8):631–640.
140. Gould SA, Moore EE, Hoyt DB, et al. The life-sustaining capacity of human polymerized hemoglobin when red cells might be unavailable. J Am Coll Surg. 2002;195(4):445–452.
141. Green SM, Steele R. Mandatory surgeon presence on trauma patient arrival. Ann Emerg Med. 2008;51(3):334–335.
142. Greenburg AG, Kim HW. Hemoglobin-based oxygen carriers. Crit Care. 2004;8(suppl 2):S61–S64.
143. Gregory RT, Gould RJ, Peclet M, et al. The mangled extremity syndrome (M.E.S.): a severity grading system for multisystem injury of the extremity. J Trauma. 1985;25(12):1147–1150.
144. Grieco A, Long CJ. Investigation of the Karnofsky Performance Status as a measure of quality of life. Health Psychol. 1984;3(2):129–142.
145. Grimm MR, Vrahas MS, Thomas KA. Pressure-volume characteristics of the intact and disrupted pelvic retroperitoneum. J Trauma. 1998;44(3):454–459.
146. Grotz M, Schwermann T, Lefering R, et al. [DRG reimbursement for multiple trauma patients—a comparison with the comprehensive hospital costs using the German trauma registry.] Unfallchirurg. 2004;107(1):68–75.
147. Grundnes O, Reikeras O. The importance of the hematoma for fracture healing in rats. Acta Orthop Scand. 1993;64:340–342.
148. Guillou PJ. Biological variation in the development of sepsis after surgery or trauma. Lancet. 1993;342(8865):217–220.
149. Gunn M, Campbell M, Hoffer EK. Traumatic abdominal aortic injury treated by endovascular stent placement. Emerg Radiol. 2007;13(6):329–331.
150. Gunter P. Practice guidelines for blood component therapy. Anesthesiology. 1996;85(5):1219–1220.
151. Gustilo RB, Mendoza RM, Williams DN. Problems in the management of type III (severe) open fractures: a new classification of type III open fractures. J Trauma. 1984;24(8):742–746.
152. Haan J, Scott J, Boyd-Kranis RL, et al. Admission angiography for blunt splenic injury: advantages and pitfalls. J Trauma. 2001;51(6):1161–1165.
153. Hagiwara A, Murata A, Matsuda T, et al. The efficacy and limitations of transarterial embolization for severe hepatic injury. J Trauma. 2002;52(6):1091–1096.
154. Hagiwara A, Murata A, Matsuda T, et al. The usefulness of transcatheter arterial embolization for patients with blunt polytrauma showing transient response to fluid resuscitation. J Trauma. 2004;57(2):271–276.
155. Hannan EL, Mendeloff J, Farrell LS, et al. Validation of TRISS and ASCOT using a non-MTOS trauma registry. J Trauma. 1995;38(1):83–88.
156. Hannan EL, Waller CH, Farrell LS, et al. A comparison among the abilities of various injury severity measures to predict mortality with and without accompanying physiologic information. J Trauma. 2005;58(2):244–251.
157. Hardy JF, de MP, Samama M. Massive transfusion and coagulopathy: pathophysiology and implications for clinical management. Can J Anaesth. 2004;51(4):293–310.
158. Harwood PJ, Giannoudis PV, Probst C, et al. Which AIS based scoring system is the best predictor of outcome in orthopaedic blunt trauma patients? J Trauma. 2006;60(2):334–340.
159. Harwood PJ, Giannoudis PV, van GM, et al. Alterations in the systemic inflammatory response after early total care and damage control procedures for femoral shaft fracture in severely injured patients. J Trauma. 2005;58(3):446–452.
160. Hauswald M, Ong G, Tandberg D, et al. Out-of-hospital spinal immobilization: its effect on neurologic injury. Acad Emerg Med. 1998;5(3):214–219.
161. Hebert JS, Burnham RS. The effect of polytrauma in persons with traumatic spine injury. A prospective database of spine fractures. Spine (Phila Pa 1976). 2000;25(1):55–60.
162. Heinzelmann M, Imhof HG, Trentz O. [Shock trauma room management of the multiple-traumatized patient with skull-brain injuries. A systematic review of the literature]. Unfallchirurg. 2004;107(10):871–880.
163. Helfet DL, Howey T, Sanders R, et al. Limb salvage versus amputation. Preliminary results of the Mangled Extremity Severity Score. Clin Orthop Relat Res. 1990;(256):80–86.
164. Helling TS, Watkins M, Robb CV. Improvement in cost recovery at an urban level I trauma center. J Trauma. 1995;39(5):980–983.
165. Hensler T, Heinemann B, Sauerland S, et al. Immunologic alterations associated with high blood transfusion volume after multiple injury: effects on plasmatic cytokine and cytokine receptor concentrations. Shock. 2003;20(6):497–502.
166. Herbert P, Wells G, Blajchmann M. A multicenter randomised controlled clinical trial of transfusion requirements in critical care. N Engl J Med. 1999;54(5):898–905.
167. Herzog C, Ahle H, Mack MG, et al. Traumatic injuries of the pelvis and thoracic and lumbar spine: does thin-slice multidetector-row CT increase diagnostic accuracy? Eur Radiol. 2004;14(10):1751–1760.
168. Hildebrand F, Pape HC, Krettek C. [The importance of cytokines in the posttraumatic inflammatory reaction]. Unfallchirurg. 2005;108(10):793–803.
169. Hildebrand F, van Griensven M, Garapati R, et al. Diagnostics and scoring in blunt chest trauma. Eur J Trauma Emerg Surg. 2002;28(3):157–167.
170. Hoff WS, Schwab CW. Trauma system development in North America. Clin Orthop Relat Res. 2004;5(422):17–22.
171. Holbrook TL, Anderson JP, Sieber WJ, et al. Outcome after major trauma: 12-month and 18-month follow-up results from the Trauma Recovery Project. J Trauma. 1999;46(5):765–771.
172. Holbrook TL, Hoyt DB, Anderson JP. The importance of gender on outcome after major trauma: functional and psychologic outcomes in women versus men. J Trauma. 2001;50(2):270–273.
173. Holbrook TL, Hoyt DB, Stein MB, et al. Gender differences in long-term posttraumatic stress disorder outcomes after major trauma: women are at higher risk of adverse outcomes than men. J Trauma. 2002;53(5):882–888.
174. Holcomb JB, Niles SE, Miller CC, et al. Prehospital physiologic data and lifesaving interventions in trauma patients. Mil Med. 2005;170(1):7–13.

175. Holcomb JB, Salinas J, McManus JM, et al. Manual vital signs reliably predict need for life-saving interventions in trauma patients. J Trauma. 2005;59(4):821–828.
176. Holmes JH, Bloch RD, Hall RA, et al. Natural history of traumatic rupture of the thoracic aorta managed nonoperatively: a longitudinal analysis. Ann Thorac Surg. 2002;73(4):1149–1154.
177. Horne G, Schemitsch E. Assessment of the survivors of major trauma accidents. Aust N Z J Surg. 1989;59(6):465–470.
178. Hoth JJ, Scott MJ, Bullock TK, et al. Thoracotomy for blunt trauma: traditional indications may not apply. Am Surg. 2003;69(12):1108–1111.
179. Howe HR Jr, Poole GV Jr, Hansen KJ, et al. Salvage of lower extremities following combined orthopedic and vascular trauma. A predictive salvage index. Am Surg. 1987;53(4):205–208.
180. Hoyt DB, Coimbra R. Trauma systems. Surg Clin North Am. 2007;87(1):21–35, v–vi.
181. Husum H, Strada G. Injury Severity Score versus New Injury Severity Score for penetrating injuries. Prehosp Disaster Med. 2002;17(1):27–32.
182. Iannelli G, Piscione F, Di TL, et al. Thoracic aortic emergencies: impact of endovascular surgery. Ann Thorac Surg. 2004;77(2):591–596.
183. Iba T, Gando S, Murata A, et al. Predicting the severity of systemic inflammatory response syndrome (SIRS)-associated coagulopathy with hemostatic molecular markers and vascular endothelial injury markers. J Trauma. 2007;63(5):1093–1098.
184. Ivarsson BJ, Crandall JR, Okamoto M. Influence of age-related stature on the frequency of body region injury and overall injury severity in child pedestrian casualties. Traffic Inj Prev. 2006;7(3):290–298.
185. Jameson S, Reed MR. Payment by results and coding practice in the National Health Service. The importance for orthopaedic surgeons. J Bone Joint Surg Br. 2007;89(11):1427–1430.
186. Jennett B, Snoek J, Bond MR, et al. Disability after severe head injury: observations on the use of the Glasgow Outcome Scale. J Neurol Neurosurg Psychiatry. 1981;44(4):285–293.
187. Johansen K, Daines M, Howey T, et al. Objective criteria accurately predict amputation following lower extremity trauma. J Trauma. 1990;30(5):568–572.
188. Johnson KD, Cadambi A, Seibert GB. Incidence of adult respiratory distress syndrome in patients with multiple musculoskeletal injuries: effect of early operative stabilization of fractures. J Trauma. 1985;25(5):375–384.
189. Jones JH, Murphy MP, Dickson RL, et al. Emergency physician-verified out-of-hospital intubation: miss rates by paramedics. Acad Emerg Med. 2004;11(6):707–709.
190. Joshi V, Harding GE, Bottoni DA. Determination of functional outcome following upper extremity arterial trauma. Vasc Endovascular Surg. 2007;41:111–114.
191. Joy SA, Lichtig LK, Knauf RA, et al. Identification and categorization of and cost for care of trauma patients: a study of 12 trauma centers and 43,219 statewide patients. J Trauma. 1994;37(2):303–308.
192. Jurkovich G, Mock C, MacKenzie E, et al. The Sickness Impact Profile as a tool to evaluate functional outcome in trauma patients. J Trauma. 1995;39(4):625–631.
193. Jurkovich GJ, Mock C. Systematic review of trauma system effectiveness based on registry comparisons. J Trauma. 1999;47(suppl 3):S46–S55.
194. Kahlke V, Schafmayer C, Schniewind B, et al. Are postoperative complications genetically determined by TNF-beta NcoI gene polymorphism? Surgery. 2004;135(4):365–373.
195. Kallin K, Jensen J, Olsson LL, et al. Why the elderly fall in residential care facilities, and suggested remedies. J Fam Pract. 2004;53(1):41–52.
196. Kanakaris NK, Giannoudis PV. The health economics of the treatment of long-bone non-unions. Injury. 2007;38(suppl 2):S77–S84.
197. Kanz KG, Korner M, Linsenmaier U, et al. [Priority-oriented shock trauma room management with the integration of multiple-view spiral computed tomography]. Unfallchirurg. 2004;107(10):937–944.
198. Katsoulis E, Giannoudis PV. Impact of timing of pelvic fixation on functional outcome. Injury. 2006;37(12):1133–1142.
199. Keel M, Trentz O. Pathophysiology of polytrauma. Injury. 2005;36(6):691–709.
200. Kelsey JL, White AA III, Pastides H, et al. The impact of musculoskeletal disorders on the population of the United States. J Bone Joint Surg Am. 1979;61(7):959–964.
201. Kessel B, Sevi R, Jeroukhimov I, et al. Is routine portable pelvic X-ray in stable multiple trauma patients always justified in a high technology era? Injury. 2007;38(5):559–563.
202. Kim Y, Jung KY, Kim CY, et al. Validation of the International Classification of Diseases 10th Edition-based Injury Severity Score (ICISS). J Trauma. 2000;48(2):280–285.
203. Kinzl L, Gebhard F, Arand M. [Polytrauma and economics]. Unfallchirurgie. 1996;22(4):179–185.
204. Kirkpatrick AW, Sirois M, Laupland KB, et al. Prospective evaluation of hand-held focused abdominal sonography for trauma (FAST) in blunt abdominal trauma. Can J Surg. 2005;48(6):453–460.
205. Kirkpatrick JR, Youmans RL. Trauma index. An aide in the evaluation of injury victims. J Trauma. 1971;11(8):711–714.
206. Kizer KW, Vassar MJ, Harry RL, et al. Hospitalization charges, costs, and income for firearm-related injuries at a university trauma center. JAMA. 1995;273(22):1768–1773.
207. Knaus WA, Zimmerman JE, Wagner DP, et al. APACHE-acute physiology and chronic health evaluation: a physiologically based classification system. Crit Care Med. 1981;9(8):591–597.
208. Kolar P, Gaber T, Perka C, et al. Human early fracture hematoma is characterized by inflammation and hypoxia. Clin Orthop Rel Res. 2011;469:3118–3126.
209. Korner M, Krotz MM, Degenhart C, et al. Current Role of Emergency US in Patients with Major Trauma. Radiographics. 2008;28(1):225–242.
210. Korosec JH, Jagodic K, Podbregar M. Long-term outcome and quality of life of patients treated in surgical intensive care: a comparison between sepsis and trauma. Crit Care. 2006;10(5):R134.
211. Krettek C, Schandelmaier P, Rudolf J, et al. [Current status of surgical technique for unreamed nailing of tibial shaft fractures with the UTN (unreamed tibia nail)]. Unfallchirurg. 1994;97(11):575–599.
212. Kristinsson G, Wall SP, Crain EF. The digital rectal examination in pediatric trauma: a pilot study. J Emerg Med. 2007;32(1):59–62.
213. Krueger PD, Brazil K, Lohfeld LH. Risk factors for falls and injuries in a long-term care facility in Ontario. Can J Public Health. 2001;92(2):117–120.
214. Kuhls DA, Malone DL, McCarter RJ, et al. Predictors of mortality in adult trauma patients: the physiologic trauma score is equivalent to the Trauma and Injury Severity Score. J Am Coll Surg. 2002;194(6):695–704.
215. Kuhne CA, Ruchholtz S, Kaiser GM, et al. Mortality in severely injured elderly trauma patients—when does age become a risk factor? World J Surg. 2005;29:1476–1482.
216. Kuhne CA, Ruchholtz S, Sauerland S, et al. [Personnel and structural requirements for the shock trauma room management of multiple trauma. A systematic review of the literature]. Unfallchirurg. 2004;107(10):851–861.
217. Kwok PC, Ho KK, Chung TK, et al. Emergency aortic stent grafting for traumatic rupture of the thoracic aorta. Hong Kong Med J. 2003;9(6):435–440.
218. Langanay T, Verhoye JP, Corbineau H, et al. Surgical treatment of acute traumatic rupture of the thoracic aorta a timing reappraisal? Eur J Cardiothorac Surg. 2002;21(2):282–287.
219. Lausevic Z, Lausevic M, Trbojevic-Stankovic J, et al. Predicting multiple organ failure in patients with severe trauma. Can J Surg. 2008;51(2):97–102.
220. Lefering R, DGU. Trauma Register DGU: Jahresbericht 2011. 2011.
221. Lefering R, Paffrath T. [Reality of care based on the data from the Trauma Registry of the German Society of Trauma Surgery]. Unfallchirurg. 2012;115(1):30–32.
222. Lehmann U, Gobiet W, Regel G, et al. [Functional, neuropsychological and social outcome of polytrauma patients with severe craniocerebral trauma]. Unfallchirurg. 1997;100(7):552–560.
223. Leone M, Boutiere B, Camoin-Jau L, et al. Systemic endothelial activation is greater in septic than in traumatic-hemorrhagic shock but does not correlate with endothelial activation in skin biopsies. Crit Care Med. 2002;30(4):808–814.
224. Liberman M, Branas C, Mulder DS. Advanced versus basic life support in the prehospital setting—the controversy between the scoop and run and the stay and play approach to the care of the injured patient. Int J Disaster Med. 2004;2:1–9.
225. Liberman M, Mulder D, Lavoie A, et al. Multicenter Canadian study of prehospital trauma care. Ann Surg. 2003;237(2):153–160.
226. Liberman M, Mulder DS, Jurkovich GJ, et al. The association between trauma system and trauma center components and outcome in a mature regionalized trauma system. Surgery. 2005;137(6):647–658.
227. Liberman M, Mulder DS, Lavoie A, et al. Implementation of a trauma care system: evolution through evaluation. J Trauma. 2004;56(6):1330–1335.
228. Lin E, Calvano SE, Lowry SF. Inflammatory cytokines and cell response in surgery. Surgery. 2000;127(2):117–126.
229. Lin WC, Chen YF, Lin CH, et al. Emergent transcatheter arterial embolization in hemodynamically unstable patients with blunt splenic injury. Acad Radiol. 2008;15(2):201–208.
230. Lindner T, Bail HJ, Manegold S, et al. [Shock trauma room diagnosis: initial diagnosis after blunt abdominal trauma. A review of the literature]. Unfallchirurg. 2004;107(10):892–902.
231. Liu BC, Ivers R, Norton R, et al. Helmets for preventing injury in motorcycle riders. Cochrane Database Syst Rev. 2008;(1):CD004333.
232. Lowe PR, Galley HF, Abdel-Fattah A, et al. Influence of interleukin-10 polymorphisms on interleukin-10 expression and survival in critically ill patients. Crit Care Med. 2003;31(1):34–38.
233. MacKenzie EJ, Bosse MJ, Pollak AN, et al. Long-term persistence of disability following severe lower-limb trauma. Results of a seven-year follow-up. J Bone Joint Surg Am. 2005;87(8):1801–1809.
234. MacKenzie EJ, Bosse MJ. Factors influencing outcome following limb-threatening lower limb trauma: Lessons learned from the Lower Extremity Assessment Project (LEAP). J Am Acad Orthop Surg. 2006;14:S205–S210.
235. MacKenzie EJ, Morris JA, Jurkovich GJ, et al. Return to work following injury: the role of economic, social, and job-related factors. Am J Public Health. 1998;88:1630–1637.
236. MacKenzie EJ, Rivara FP, Jurkovich GJ, et al. A national evaluation of the effect of trauma-center care on mortality. N Engl J Med. 2006;354(4):366–378.
237. MacKenzie EJ, Shapiro S, Moody M, et al. Predicting posttrauma functional disability for individuals without severe brain injury. Med Care. 1986;24(5):377–387.
238. MacKenzie EJ, Steinwachs DM, Shankar B. Classifying trauma severity based on hospital discharge diagnoses. Validation of an ICD-9CM to AIS-85 conversion table. Med Care. 1989;27(4):412–422.
239. MacKenzie EJ. Review of evidence regarding trauma system effectiveness resulting from panel studies. J Trauma. 1999;47(suppl 3):S34–S41.
240. Mackersie RC, Tiwary AD, Shackford SR, et al. Intra-abdominal injury following blunt trauma. Identifying the high-risk patient using objective risk factors. Arch Surg. 1989;124(7):809–813.
241. Maimaris C, Brooks SC. Monitoring progress in major trauma care using TRISS. Arch Emerg Med. 1990;7(3):169–171.
242. Malone DL, Dunne J, Tracy JK, et al. Blood transfusion, independent of shock severity, is associated with worse outcome in trauma. J Trauma. 2003;54(5):898–905.
243. Malone DL, Kuhls D, Napolitano LM, et al. Back to basics: validation of the admission systemic inflammatory response syndrome score in predicting outcome in trauma. J Trauma. 2001;51(3):458–463.
244. Manley GT, Hemphill JC, Morabito D, et al. Cerebral oxygenation during hemorrhagic shock: perils of hyperventilation and the therapeutic potential of hypoventilation. J Trauma. 2000;48(6):1025–1032.
245. Mann NC, Mullins RJ, MacKenzie EJ, et al. Systematic review of published evidence regarding trauma system effectiveness. J Trauma. 1999;47(suppl 3):S25–S33.
246. Markle J, Cayten CG, Byrne DW, et al. Comparison between TRISS and ASCOT methods in controlling for injury severity. J Trauma. 1992;33(2):326–332.
247. Markovchick VJ, Moore EE. Optimal trauma outcome: trauma system design and the trauma team. Emerg Med Clin North Am. 2007;25(3):643–654.
248. Martinowitz U, Holcomb JB, Pusateri AE, et al. Intravenous rFVIIa administered for hemorrhage control in hypothermic coagulopathic swine with grade V liver injuries. J Trauma. 2001;50(4):721–729.
249. Matsuda N, Hattori Y. Systemic inflammatory response syndrome (SIRS): molecular pathophysiology and gene therapy. J Pharmacol Sci. 2006;101(3):189–198.
250. McLain RF. Functional outcomes after surgery for spinal fractures: return to work and activity. Spine (Phila Pa 1976). 2004;29(4):470–477.
251. McMahon D, Schwab CW, Kauder DR. Comorbidity and the elderly trauma patient. World J Surg. 1996;20:1113–1120.
252. McNamara MG, Heckman JD, Corley FG. Severe open fractures of the lower extremity: a retrospective evaluation of the Mangled Extremity Severity Score (MESS). J Orthop Trauma. 1994;8(2):81–87.

253. Meade MO, Cook DJ, Guyatt GH, et al. Ventilation strategy using low tidal volumes, recruitment maneuvers, and high positive end-expiratory pressure for acute lung injury and acute respiratory distress syndrome: a randomized controlled trial. JAMA. 2008;299(6):637–645.
254. Meerding WJ, Bonneux L, Polder JJ, et al. Demographic and epidemiological determinants of healthcare costs in Netherlands: costs of illness study. BMJ. 1998;317(7151):111–115.
255. Meerding WJ, Mulder S, van Beek EF. Incedence and costs of injures in the Netherlands. Eur J Publ Health. 2006;16(3):271–277.
256. Meisner M, Adina H, Schmidt J. Correlation of procalcitonin and C-reactive protein to inflammation, complications, and outcome during the intensive care unit course of multiple-trauma patients. Crit Care. 2005;10(1):R1.
257. Melton SM, McGwin G Jr, Abernathy JH III, et al. Motor vehicle crash-related mortality is associated with prehospital and hospital-based resource availability. J Trauma. 2003;54(2):273–279.
258. Meredith JW, Evans G, Kilgo PD, et al. A comparison of the abilities of nine scoring algorithms in predicting mortality. J Trauma. 2002;53(4):621–628.
259. Meregalli A, Oliveira RP, Friedman G. Occult hypoperfusion is associated with increased mortality in hemodynamically stable, high-risk, surgical patients. Crit Care. 2004;8(2):R60–R65.
260. Michaels AJ, Michaels CE, Moon CH, et al. Psychosocial factors limit outcomes after trauma. J Trauma. 1998;44(4):644–648.
261. Miller TR, Levy DT. The effect of regional trauma care systems on costs. Arch Surg. 1995;130(2):188–193.
262. Miltner E, Wiedmann HP, Leutwein B, et al. Technical parameters influencing the severity of injury of front-seat, belt-protected car passengers on the impact side in car-to-car side collisions with the main impact between the front and rear seats (B-pillars). Int J Legal Med. 1992;105(1):11–15.
263. Miranda DR, Gommers D, Papadakos PJ, et al. Mechanical ventilation affects pulmonary inflammation in cardiac surgery patients: the role of the open-lung concept. J Cardiothorac Vasc Anesth. 2007;21(2):279–284.
264. Mizuno K, Mineo K, Tachibana T, et al. The osteogenetic potential of fracture haematoma. Subperiosteal and intramuscular transplantation of the haematoma. J Bone Joint Surg Br. 1990;72(5):822–829.
265. Mkandawire NC, Boot DA, Braithwaite IJ, et al. Musculoskeletal recovery 5 years after severe injury: long term problems are common. Injury. 2002;33:111–115.
266. Mohr AM, Lavery RF, Barone A, et al. Angiographic embolization for liver injuries: low mortality, high morbidity. J Trauma. 2003;55(6):1077–1081.
267. Moore EE. Hypertonic saline dextran for post-injury resuscitation: experimental background and clinical experience. Aust N Z J Surg. 1991;61(10):732–736.
268. Moore FA, McKinley BA, Moore EE. The next generation in shock resuscitation. Lancet. 2004;363(9425):1988–1996.
269. Moore L, Lavoie A, Bergeron E, et al. Modeling probability-based injury severity scores in logistic regression models: the logit transformation should be used. J Trauma. 2007;62(3):601–605.
270. Moore L, Lavoie A, Le SN, et al. Consensus or data-derived anatomic injury severity scoring? J Trauma. 2008;64(2):420–426.
271. Moore L, Lavoie A, LeSage N, et al. Statistical validation of the Revised Trauma Score. J Trauma. 2006;60(2):305–311.
272. Morris J, McKenzie E, Damiano A. Mortality in trauma patients: the interaction between host factor and severity. J Trauma. 1990;30:1476–1482.
273. Mueller M, Allgower M, Schneider R, et al. Manual of Osteosynthesis. Heidelberg, New York, NY: Springer-Verlag; 1970.
274. Mulligan ME, Flye CW. Initial experience with Lodox Statscan imaging system for detecting injuries of the pelvis and appendicular skeleton. Emerg Radiol. 2006;13(3):129–133.
275. Mullins RJ, Mann NC. Population-based research assessing the effectiveness of trauma systems. J Trauma. 1999;47(suppl 3):S59–S66.
276. Mullins RJ. A historical perspective of trauma system development in the United States. J Trauma. 1999;47(suppl 3):S8–S14.
277. Myers J. Focused assessment with sonography for trauma (FAST): the truth about ultrasound in blunt trauma. J Trauma. 2007;62(suppl 6):S28.
278. Nast-Kolb D, Ruchholtz S, Waydhas C, et al. [Is maximum management of polytrauma patients financially assured?]. Langenbecks Arch Chir Suppl Kongressbd. 1996;113:323–325.
279. Nathens AB, Brunet FP, Maier RV. Development of trauma systems and effect on outcomes after injury. Lancet. 2004;363(9423):1794–1801.
280. Nathens AB, Jurkovich GJ, Cummings P, et al. The effect of organized systems of trauma care on motor vehicle crash mortality. JAMA. 2000;283(15):1990–1994.
281. Nathens AB, Jurkovich GJ, Rivara FP, et al. Effectiveness of state trauma systems in reducing injury-related mortality: a national evaluation. J Trauma. 2000;48(1):25–30.
282. Neher M, Weckbach S, Flierl M, et al. Molecular mechanisms of inflammation and tissue injury after major trauma—is complement the "bad guy"? J Biomed Science. 2011;18(90):1–16.
283. Neuffer MC, McDivitt J, Rose D, et al. Hemostatic dressings for the first responder: a review. Mil Med. 2004;169(9):716–720.
284. Neumaier M, Scherer MA. C-reactive protein levels for early detection of postoperative infection after fracture surgery in 787 patients. Acta Orthop. 2008;79(3):428–432.
285. (NHTSA), U. D. o. T. N. H. T. S. A.: Research note. National occupant protection use survey, 1996-controlled intersection study. Washington DC: 1997.
286. (NHTSA), U. D. o. T. N. H. T. S. A.: Traffic Safety Facts. Seat Belt Use in 2007—Use Rates in the States And Territories. Washington, DC: 2008.
287. nh-Zarr TB, Sleet DA, Shults RA, et al. Reviews of evidence regarding interventions to increase the use of safety belts. Am J Prev Med. 2001;21(suppl 4):48–65.
288. Nowotarski PJ, Turen CH, Brumback RJ, et al. Conversion of external fixation to intramedullary nailing for fractures of the shaft of the femur in multiply injured patients. J Bone Joint Surg Am. 2000;82(6):781–788.
289. Nural MS, Yardan T, Guven H, et al. Diagnostic value of ultrasonography in the evaluation of blunt abdominal trauma. Diagn Interv Radiol. 2005;11(1):41–44.
290. O'Donnell ML, Creamer M, Elliott P, et al. Health costs following motor vehicle accidents: The role of posttraumatic stress disorder. J Trauma Stress. 2005;18(5):557–561.
291. O'Kelly TJ, Westaby S. Trauma centres and the efficient use of financial resources. Br J Surg. 1990;77(10):1142–1144.
292. O'Toole RV, Castillo RC, Pollak AN, et al. Determinants of patient satisfaction after severe lower-extremity injuries. J Bone Joint Surg Am. 2008;90:1206–1211.
293. Obaid AK, Barleben A, Porral D, et al. Utility of plain film pelvic radiographs in blunt trauma patients in the emergency department. Am Surg. 2006;72(10):951–954.
294. Obertacke U, Neudeck F, Wihs HJ, et al. [Emergency care and treatment costs of polytrauma patients]. Langenbecks Arch Chir Suppl Kongressbd. 1996;113:641–645.
295. Oestern HJ, Schwermann T. [Quality and economy—contradictory demands]. Kongressbd Dtsch Ges Chir Kongr. 2002;119:937–940.
296. Oestern HJ, Tscherne H. Pathophysiology and Classification of Soft Tissue Injuries Associated with Fractures. Berlin: Spinger-Verlag; 1984.
297. Oestern HJ. [Management of polytrauma patients in an international comparison]. Unfallchirurg. 1999;102(2):80–91.
298. Offner PJ, Jurkovich GJ, Gurney J, et al. Revision of TRISS for intubated patients. J Trauma. 1992;32(1):32–35.
299. Oppe S, De Charro FT. The effect of medical care by a helicopter trauma team on the probability of survival and the quality of life of hospitalised victims. Accid Anal Prev. 2001;33(1):129–138.
300. Oppenheim JJ, Yang D. Alarmins: chemotactic activators of immune responses. Curr Opin Immunol. 2005;17(4):359–365.
301. Osler T, Baker SP, Long W. A modification of the injury severity score that both improves accuracy and simplifies scoring. J Trauma. 1997;43(6):922–925.
302. Osterwalder JJ, Riederer M. [Quality assessment of multiple trauma management bu ISS, TRISS or ASCOT]?. Schweiz Med Wochenschr. 2000;130(14):499–504.
303. Osterwalder JJ. Can the "golden hour of shock" safely be extended in blunt polytrauma patients? Prospective cohort study at a level I hospital in eastern Switzerland. Prehosp Disaster Med. 2002;17(2):75–80.
304. Osterwalder JJ. Mortality of blunt polytrauma: a comparison between emergency physicians and emergency medical technicians—prospective cohort study at a level I hospital in eastern Switzerland. J Trauma. 2003;55(2):355–361.
305. Ott R, Holzer U, Spitzenpfeil E, et al. [Quality of life after survival of severe trauma]. Unfallchirurg. 1996;99(4):267–274.
306. Padayachee L, Cooper DJ, Irons S, et al. Cervical spine clearance in unconscious traumatic brain injury patients: dynamic flexion-extension fluoroscopy versus computed tomography with three-dimensional reconstruction. J Trauma. 2006;60(2):341–345.
307. Papadopoulos IN, Kanakaris N, Triantafillidis A, et al. Autopsy findings from 111 deaths in the 1999 Athens earthquake as a basis for auditing the emergency response. Br J Surg. 2004;91(12):1633–1640.
308. Papakostidis C, Kanakaris NK, Kontakis G, et al. Pelvic ring disruptions: treatment modalities and analysis of outcomes. Int Orthop. 2009;33(2):329–338.
309. Pape H, Stalp M, Griensven M, et al. [Optimal timing for secondary surgery in polytrauma patients: an evaluation of 4,314 serious-injury cases]. Chirurg. 1999;70(11):1287–1293.
310. Pape HC, Giannoudis P, Krettek C. The timing of fracture treatment in polytrauma patients: relevance of damage control orthopedic surgery. Am J Surg. 2002;183(6):622–629.
311. Pape HC, Giannoudis PV, Krettek C, et al. Timing of fixation of major fractures in blunt polytrauma: role of conventional indicators in clinical decision making. J Orthop Trauma. 2005;19(8):551–562.
312. Pape HC, Grimme K, van GM, et al. Impact of intramedullary instrumentation versus damage control for femoral fractures on immunoinflammatory parameters: prospective randomized analysis by the EPOFF Study Group. J Trauma. 2003;55(1):7–13.
313. Pape HC, Rixen D, Morley J, et al. Impact of the method of initial stabilization for femoral shaft fractures in patients with multiple injuries at risk for complications (borderline patients). Ann Surg. 2007;246(3):491–499.
314. Pape HC, Sanders R, Borrelli J. The Poly-Traumatized Patient with Fractures - A Multi-Disciplinary Approach. Heidelberg, New York, NY: Springer, 2011.
315. Pape HC, van GM, Rice J, et al. Major secondary surgery in blunt trauma patients and perioperative cytokine liberation: determination of the clinical relevance of biochemical markers. J Trauma. 2001;50(6):989–1000.
316. Pape HC, Zelle B, Lohse R, et al. Evaluation and outcome of patients after polytrauma–can patients be recruited for long-term follow-up? Injury. 2006;37(12):1197–1203.
317. Park S, Silva M, Bahk W, et al. Effect of repeated irrigation and debridement on fracture healing in an animal model. J Orthop Res. 2002;20:1197–1204.
318. Paulozzi LJ. United States pedestrian fatality rates by vehicle type. Inj Prev. 2005;11(4):232–236.
319. Pfeifer R, Zelle B, Kobbe P, et al. Impact of isolated acetablar and lower extremity fractures on long-term outcome. J Trauma Acute Care Surg. 2012;72(2):467–472.
320. Physicians ACoE. Guidelines for trauma care systems. Ann Emerg Med. 1987;16:459–463.
321. Physicians ACoE. Trauma care systems development, evaluation, and funding. Ann Emerg Med Clin North Am. 1999;34:308.
322. Pitton MB, Herber S, Schmiedt W, et al. Long-term follow-up after endovascular treatment of acute aortic emergencies. Cardiovasc Intervent Radiol. 2008;31(1):23–35.
323. Plotz FB, Slutsky AS, van Vught AJ, et al. Ventilator-induced lung injury and multiple system organ failure: a critical review of facts and hypotheses. Intensive Care Med. 2004;30(10):1865–1872.
324. Pohlemann T, Bosch U, Gansslen A, et al. The Hannover experience in management of pelvic fractures. Clin Orthop Relat Res. 1994;(305):69–80.
325. Pohlemann T, Gansslen A, Schellwald O, et al. [Outcome evaluation after unstable injuries of the pelvic ring]. Unfallchirurg. 1996;99(4):249–259.
326. Pohlemann T, Tscherne H, Baumgartel F, et al. [Pelvic fractures: epidemiology, therapy and long-term outcome. Overview of the multicenter study of the Pelvis Study Group]. Unfallchirurg. 1996;99(3):160–167.
327. Polinder S, Meerding WJ, van Baar ME, et al. Cost estimation of injury-related hospital admissions in 10 European countries. J Trauma. 2005;59(6):1283–1291; discussion 1290–1291.
328. Probst C, Hildebrand F, Frink M, et al. [Prehospital treatment of severely injured patients in the field: an update]. Chirurg. 2007;78(10):875–884.
329. Prokop A, Hotte H, Kruger K, et al. [Multislice CT in diagnostic work-up of polytrauma]. Unfallchirurg. 2006;109(7):545–550.
330. Puleo D. Biotherapeutics in orthopaedic medicine: accelerating the healing process? Bio Drugs. 2003;17(5):301–314.

331. Rainer TH, Cheung NK, Yeung JH, et al. Do trauma teams make a difference? A single centre registry study. Resuscitation. 2007;73(3):374–381.
332. Redl H, Schlag G, Hammerschmidt DE. Quantitative assessment of leukostasis in experimental hypovolemic-traumatic shock. Acta Chir Scand. 1984;150(2):113–117.
333. Regel G, Bayeff-Filloff M. [Diagnosis and immediate therapeutic management of limb injuries. A systematic review of the literature]. Unfallchirurg. 2004;107(10):919–926.
334. Reid CL, Perrey C, Pravica V, et al. Genetic variation in proinflammatory and anti-inflammatory cytokine production in multiple organ dysfunction syndrome. Crit Care Med. 2002;30(10):2216–2221.
335. Rice PL Jr, Rudolph M. Pelvic fractures. Emerg Med Clin North Am. 2007;25(3):795–802.
336. Richter ED, Berman T, Friedman L, et al. Speed, road injury, and public health. Annu Rev Public Health. 2006;27:125–152.
337. Richter M, Pape HC, Otte D, et al. Improvements in passive car safety led to decreased injury severity–a comparison between the 1970s and 1990s. Injury. 2005;36(4):484–488.
338. Ringburg AN, Spanjersberg WR, Frankema SP, et al. Helicopter emergency medical services (HEMS): impact on on-scene times. J Trauma. 2007;63(2):258–262.
339. Riska EB, von BH, Hakkinen S, et al. Primary operative fixation of long bone fractures in patients with multiple injuries. J Trauma. 1977;17(2):111–121.
340. Rivara FP, Thompson DC, Cummings P. Effectiveness of primary and secondary enforced seat belt laws. Am J Prev Med. 1999;16(suppl 1):30–39.
341. Rivers EP, Nguyen HB, Huang DT, et al. Early goal-directed therapy. Crit Care Med. 2004;32(1):314–315.
342. Rivers EP. Early goal-directed therapy in severe sepsis and septic shock: converting science to reality. Chest. 2006;129(2):217–218.
343. Rixen D, Siegel JH, Friedman HP. "Sepsis/SIRS," physiologic classification, severity stratification, relation to cytokine elaboration and outcome prediction in posttrauma critical illness. J Trauma. 1996;41(4):581–598.
344. Rizoli SB. Crystalloids and colloids in trauma resuscitation: a brief overview of the current debate. J Trauma. 2003;54(suppl 5):S82–S88.
345. Roberts CS, Pape HC, Jones AL, et al. Damage control orthopaedics: evolving concepts in the treatment of patients who have sustained orthopaedic trauma. Instr Course Lect. 2005;54:447–462.
346. Rockswold GL, Leonard PR, Nagib MG. Analysis of management in thirty-three closed head injury patients who "talked and deteriorated". Neurosurgery. 1987;21(1):51–55.
347. Rodenberg H. Effect of aeromedical aircraft on care of trauma patients: evaluation using the Revised Trauma Score. South Med J. 1992;85(11):1065–1071.
348. Rogers FB, Osler TM, Shackford SR, et al. Financial outcome of treating trauma in a rural environment. J Trauma. 1997;43(1):65–72.
349. Roudsari BS, Nathens AB, Cameron P, et al. International comparison of prehospital trauma care systems. Injury. 2007;38(9):993–1000.
350. Rozycki GS, Feliciano DV, Schmidt JA, et al. The role of surgeon-performed ultrasound in patients with possible cardiac wounds. Ann Surg. 1996;223(6):737–744.
351. Rozycki GS. Surgeon-performed ultrasound: its use in clinical practice. Ann Surg. 1998;228(1):16–28.
352. Ruchholtz S, Lefering R, Paffrath T, et al. Reduction in mortality of severely injured patients in Germany. Dtsch Arztebl Int. 2008;105(13):225–231.
353. Ruchholtz S, Nast-Kolb D, Waydhas C, et al. [Cost analysis of clinical treatment of polytrauma patients]. Chirurg. 1995;66(7):684–692.
354. Rutledge R, Osler T, Emery S, et al. The end of the Injury Severity Score (ISS) and the Trauma and Injury Severity Score (TRISS): ICISS, an International Classification of Diseases, ninth revision-based prediction tool, outperforms both ISS and TRISS as predictors of trauma patient survival, hospital charges, and hospital length of stay. J Trauma. 1998;44(1):41–49.
355. Sacco WJ, MacKenzie EJ, Champion HR, et al. Comparison of alternative methods for assessing injury severity based on anatomic descriptors. J Trauma. 1999;47(3):441–446.
356. Sadri H, Nguyen-Tang T, Stern R, et al. Control of severe hemorrhage using C-clamp and arterial embolization in hemodynamically unstable patients with pelvic ring disruption. Arch Orthop Trauma Surg. 2005;125(7):443–447.
357. Sam A, Kibbe M, Matsumura J, et al. Blunt traumatic aortic transection: endoluminal repair with commercially available aortic cuffs. J Vasc Surg. 2003;38(5):1132–1135.
358. Sanson G, Di BS, Nardi G, et al. Road traffic accidents with vehicular entrapment: incidence of major injuries and need for advanced life support. Eur J Emerg Med. 1999;6(4):285–291.
359. Sayer NA, Chiros CE, Sigford B, et al. Characteristics and rehabilitation outcomes among patients with blast and other injuries sustained during the Global War on Terror. Arch Phys Med Rehabil. 2008;89(1):163–170.
360. Scalea T, Rodriguez A, Chiu W, et al. Focused Assessment with Sonography for Trauma (FAST): results from an international consensus conference. J Trauma. 1999;46(3):466–472.
361. Scalea TM, Boswell SA, Scott JD, et al. External fixation as a bridge to intramedullary nailing for patients with multiple injuries and with femur fractures: damage control orthopedics. J Trauma. 2000;48(4):613–621.
362. Schierhout G, Roberts I. Fluid resuscitation with colloid or crystalloid solutions in critically ill patients: a systematic review of randomised trials. BMJ. 1998;316(7136):961–964.
363. Schmelz A, Ziegler D, Beck A, et al. [Costs for acute, stationary treatment of polytrauma patients]. Unfallchirurg. 2002;105(11):1043–1048.
364. Schmidt-Bleek K, Schell H, Kolar P, et al. Cellular composition of the initial fracture hematoma compared to a muscle hematoma: a study in sheep. J Orthop Res. 2009;27(9):1147–1151.
365. Schoder M, Prokop M, Lammer J. Traumatic injuries: imaging and intervention of large arterial trauma. Eur Radiol. 2002;12(7):1617–1631.
366. Schonholz CJ, Uflacker R, De Gregorio MA, et al. Stent-graft treatment of trauma to the supra-aortic arteries. A review. J Cardiovasc Surg (Torino). 2007;48(5):537–549.
367. Schreiber MA, Holcomb JB, Hedner U, et al. The effect of recombinant factor VIIa on coagulopathic pigs with grade V liver injuries. J Trauma. 2002;53(2):252–257.
368. Schreiber V, Tarkin HI, Hildebrand F, et al. The timing of definitive fixation for major fractures in polytrauma—a matched pair comparison between a US and European level I centers: analysis of current fracture management practice in polytrauma. Injury. 2011;42(7):650–654.
369. Schroder O, Laun RA, Held B, et al. Association of interleukin-10 promoter polymorphism with the incidence of multiple organ dysfunction following major trauma: results of a prospective pilot study. Shock. 2004;21(4):306–310.
370. Sclafani SJ, Weisberg A, Scalea TM, et al. Blunt splenic injuries: nonsurgical treatment with CT, arteriography, and transcatheter arterial embolization of the splenic artery. Radiology. 1991;181(1):189–196.
371. Sears BW, Luchette FA, Esposito TJ, et al. Old fashion clinical judgment in the era of protocols: is mandatory chest X-ray necessary in injured patients? J Trauma. 2005;59(2):324–330.
372. Seekamp A, Regel G, Bauch S, et al. [Long-term results of therapy of polytrauma patients with special reference to serial fractures of the lower extremity]. Unfallchirurg. 1994;97(2):57–63.
373. Self ML, Blake AM, Whitley M, et al. The benefit of routine thoracic, abdominal, and pelvic computed tomography to evaluate trauma patients with closed head injuries. Am J Surg. 2003;186(6):609–613.
374. Selye H. The general adaptation syndrome and the diseases of adaptation. Am J Med. 1951;10:549–555.
375. Sethi D, Kwan I, Kelly AM, et al. Advanced trauma life support training for ambulance crews. Cochrane Database Syst Rev. 2001;(2):CD003109.
376. Shackford SR. Effect of small-volume resuscitation on intracranial pressure and related cerebral variables. J Trauma. 1997;42(suppl 5):S48–S53.
377. Shafi S, Nathens AB, Elliott AC, et al. Effect of trauma systems on motor vehicle occupant mortality: A comparison between states with and without a formal system. J Trauma. 2006;61(6):1374–1378.
378. Shapiro MB, Jenkins DH, Schwab CW, et al. Damage control: collective review. J Trauma. 2000;49(5):969–978.
379. Shults RA, Elder RW, Sleet DA, et al. Primary enforcement seat belt laws are effective even in the face of rising belt use rates. Accid Anal Prev. 2004;36(3):491–493.
380. Shults RA, Nichols JL, nh-Zarr TB, et al. Effectiveness of primary enforcement safety belt laws and enhanced enforcement of safety belt laws: a summary of the Guide to Community Preventive Services systematic reviews. J Safety Res. 2004;35(2):189–196.
381. Siebers C, Stegmaier J, Kirchhoff C, et al. [Analysis of failure modes in multislice computed tomography during primary trauma survey]. Rofo. 2008;180(8):733–739.
382. Siegel JH, Mason-Gonzalez S, Dischinger PC, et al. Causes and costs of injuries in multiple trauma patients requiring extrication from motor vehicle crashes. J Trauma. 1993;35(6):920–931.
383. Sikand M, Williams K, White C, et al. The financial cost of treating polytrauma: implications for tertiary referral centres in the United Kingdom. Injury. 2005;36(6):733–737.
384. Smith GJ, Kramer GC, Perron P, et al. A comparison of several hypertonic solutions for resuscitation of bled sheep. J Surg Res. 1985;39(6):517–528.
385. Smith HE, Biffl WL, Majercik SD, et al. Splenic artery embolization: Have we gone too far? J Trauma. 2006;61(3):541–544.
386. Smith RM, Giannoudis PV. Trauma and the immune response. J R Soc Med. 1998;91(8):417–420.
387. Soldati G, Testa A, Sher S, et al. Occult traumatic pneumothorax: diagnostic accuracy of lung ultrasonography in the emergency department. Chest. 2008;133(1):204–211.
388. Southard PA. Trauma economics: realities and strategies. Crit Care Nurs Clin North Am. 1994;6(3):435–440.
389. Spence MT, Redmond AD, Edwards JD. Trauma audit—the use of TRISS. Health Trends. 1988;20(3):94–97.
390. Sriussadaporn S, Luengtaviboon K, Benjacholamas V, et al. Significance of a widened mediastinum in blunt chest trauma patients. J Med Assoc Thai. 2000;83(11):1296–1301.
391. Stafford RE, Linn J, Washington L. Incidence and management of occult hemothoraces. Am J Surg. 2006;192(6):722–726.
392. Stalp M, Koch C, Regel G, et al. [Development of a standardized instrument for quantitative and reproducible rehabilitation data assessment after polytrauma (HASPOC)]. Chirurg. 2001;72(3):312–318.
393. Stalp M, Koch C, Ruchholtz S, et al. Standardized outcome evaluation after blunt multiple injuries by scoring systems: a clinical follow-up investigation 2 years after injury. J Trauma. 2002;52(6):1160–1168.
394. Stein DJ, Seedat S, Iversen A, et al. Post-traumatic stress disorder: medicine and politics. Lancet. 2007;369(9556):139–144.
395. Stein DM, O'Toole R, Scalea TM. Multidisciplinary approach for patients with pelvic fractures and hemodynamic instability. Scand J Surg. 2007;96(4):272–280.
396. Stephenson SC, Langley JD, Civil ID. Comparing measures of injury severity for use with large databases. J Trauma. 2002;53(2):326–332.
397. Strecker W, Gebhard F, Perl M, et al. Biochemical characterization of individual injury pattern and injury severity. Injury. 2003;34(12):879–887.
398. Sturm JA. [Polytrauma and the hospital structure]. Langenbecks Arch Chir Suppl Kongressbd. 1997;114:123–129.
399. Sudkamp N, Haas N, Flory PJ, et al. [Criteria for amputation, reconstruction and replantation of extremities in multiple trauma patients]. Chirurg. 1989;60(11):774–781.
400. Suzuki T, Shindo M, Soma K, et al. Long-term functional outcome after unstable pelvic ring fracture. J Trauma. 2007;63(4):884–888.
401. Symbas PN, Sherman AJ, Silver JM, et al. Traumatic rupture of the aorta: immediate or delayed repair? Ann Surg. 2002;235(6):796–802.
402. Taheri PA, Butz DA, Lottenberg L, et al. The cost of trauma center readiness. Am J Surg. 2004;187(1):7–13.
403. Task Force on Principles for Economic Analysis of Health Care Technology. Economic analysis of health care technology. A report on principles. Ann Intern Med. 1995;123:61–70.
404. Thannheimer A, Woltmann A, Vastmans J, et al. [The unstable patient with pelvic fracture]. Zentralbl Chir. 2004;129(1):37–42.
405. Thomas SH. Helicopter emergency medical services transport outcomes literature: annotated review of articles published 2000–2003. Prehosp Emerg Care. 2004;8(3):322–333.
406. Thomason M, Messick J, Rutledge R, et al. Head CT scanning versus urgent exploration in the hypotensive blunt trauma patient. J Trauma. 1993;34(1):40–44.
407. Timmermann A, Russo SG, Hollmann MW. Paramedic versus emergency physician emergency medical service: role of the anaesthesiologist and the European versus the Anglo-American concept. Curr Opin Anaesthesiol. 2008;21(2):222–227.
408. Tornetta P III, Matta JM. Outcome of operatively treated unstable posterior pelvic ring disruptions. Clin Orthop Relat Res. 1996;(329):186–193.

409. Totterman A, Dormagen JB, Madsen JE, et al. A protocol for angiographic embolization in exsanguinating pelvic trauma: a report on 31 patients. Acta Orthop. 2006;77(3):462–468.
410. Totterman A, Glott T, Soberg HL, et al. Pelvic trauma with displaced sacral fractures: functional outcome at one year. Spine (Phila Pa 1976). 2007;32(13):1437–1443.
411. Totterman A, Madsen JE, Skaga NO, et al. Extraperitoneal pelvic packing: a salvage procedure to control massive traumatic pelvic hemorrhage. J Trauma. 2007;62(4):843–852.
412. Tran T, Thordarson D. Functional outcome of multiply injured patients with associated foot injury. Foot Ankle Int. 2002;23(4):340–343.
413. Trauma Audit & Research Network T. Available at: http://www.tarn.ac.uk. 2008.
414. Travis T, Monsky WL, London J, et al. Evaluation of short-term and long-term complications after emergent internal iliac artery embolization in patients with pelvic trauma. J Vasc Interv Radiol. 2008;19(6):840–847.
415. Trentz OL. Polytrauma: Pathophysiology, Priorities, and Management. Stuttgart, New York, NY: Thieme; 2007.
416. Troidl H. Quality of life: definition, conceptualization and implications—a surgeon's view. Theor Surg. 1991;6:138–142.
417. Trunkey DD, Lim RC. Analysis of 425 consecutive trauma fatalities. J Am Coll Emerg Phys. 1974;3:368–371.
418. Tscherne H, Oestern HJ, Sturm J. Osteosynthesis of major fractures in polytrauma. World J Surg. 1983;7(1):80–87.
419. Tsoukas A, Andreades A, Zacharogiannis C, et al. Myocardial contusion presented as acute myocardial infarction after chest trauma. Echocardiography. 2001;18(2):167–170.
420. Tuxen DV. Permissive hypercapnic ventilation. Am J Respir Crit Care Med. 1994;150(3):870–874.
421. van der Laan N. Acute Lical Inflammation After Blunt Trauma. University Groningen, 2001.
422. Various A. ATLS, Advanced Trauma Life Support, Student's Manual. Chicago, IL: American College of Surgeons; 1997.
423. Vaslef SN, Knudsen NW, Neligan PJ, et al. Massive transfusion exceeding 50 units of blood products in trauma patients. J Trauma. 2002;53(2):291–295.
424. Velmahos GC, Theodorou D, Tatevossian R, et al. Radiographic cervical spine evaluation in the alert asymptomatic blunt trauma victim: much ado about nothing. J Trauma. 1996;40(5):768–774.
425. Velmahos GC, Toutouzas KG, Vassiliu P, et al. A prospective study on the safety and efficacy of angiographic embolization for pelvic and visceral injuries. J Trauma. 2002;53(2):303–308.
426. Voggenreiter G, Eisold C, Sauerland S, et al. [Diagnosis and immediate therapeutic management of chest trauma. A systematic review of the literature]. Unfallchirurg. 2004;107(10):881–891.
427. W.H.O. World Health Statistics World Health Organisation - WHO 2006. (Last accessed 9 January 2008). www.who.int/whosis. 2006.
428. Wade CE, Kramer GC, Grady JJ, et al. Efficacy of hypertonic 7.5% saline and 6% dextran-70 in treating trauma: a meta-analysis of controlled clinical studies. Surgery. 1997;122(3):609–616.
429. Wald SL, Shackford SR, Fenwick J. The effect of secondary insults on mortality and long-term disability after severe head injury in a rural region without a trauma system. J Trauma. 1993;34(3):377–381.
430. Waller JA, Payne SR, McClallen JM. Trauma centers and DRGs–inherent conflict? J Trauma. 1989;29(5):617–622.
431. Wang H, Ma S. The cytokine storm and factors determining the sequence and severity of organ dysfunction in multiple organ dysfunction syndrome. Am J Emerg Med. 2008;26(6):711–715.
432. Ward LD, Morandi MM, Pearse M, et al. The immediate treatment of pelvic ring disruption with the pelvic stabilizer. Bull Hosp Jt Dis. 1997;56(2):104–106.
433. Wardrope J. Traumatic deaths in the Sheffield and Barnsley areas. J R Coll Surg Edinb. 1989;34(2):69–73.
434. Ware J Jr, Kosinski M, Keller SD. A 12-Item Short-Form Health Survey: construction of scales and preliminary tests of reliability and validity. Med Care. 1996;34(3):220–233.
435. Watanabe E, Hirasawa H, Oda S, et al. Cytokine-related genotypic differences in peak interleukin-6 blood levels of patients with SIRS and septic complications. J Trauma. 2005;59(5):1181–1189.
436. Waydhas C, Nast-Kolb D, Trupka A, et al. Posttraumatic inflammatory response, secondary operations, and late multiple organ failure. J Trauma. 1996;40(4):624–630.
437. Weiskopf RB, Viele MK, Feiner J, et al. Human cardiovascular and metabolic response to acute, severe isovolemic anemia. JAMA. 1998;279(3):217–221.
438. Weninger P, Mauritz W, Fridrich P, et al. Emergency room management of patients with blunt major trauma: evaluation of the multislice computed tomography protocol exemplified by an urban trauma center. J Trauma. 2007;62(3):584–591.
439. West TA, Rivara FP, Cummings P, et al. Harborview assessment for risk of mortality: an improved measure of injury severity on the basis of ICD-9-CM. J Trauma. 2000;49(3):530–540.
440. WHO. 2nd Global Status Report on Road Safety. 2012.
441. WHO. Global status report on road safety: time for action. 2009.
442. Williams RF, Fabian TC, Fischer PE, et al. Impact of airbags on a Level I trauma center: injury patterns, infectious morbidity, and hospital costs. J Am Coll Surg. 2008;206(5):962–968.
443. Wilmink AB, Samra GS, Watson LM, et al. Vehicle entrapment rescue and pre-hospital trauma care. Injury. 1996;27(1):21–25.
444. Wilson C, Willis C, Hendrikz JK, et al. Speed enforcement detection devices for preventing road traffic injuries. Cochrane Database Syst Rev. 2006;19(2):CD004607.
445. Winslow JE, Hinshaw JW, Hughes MJ, et al. Quantitative assessment of diagnostic radiation doses in adult blunt trauma patients. Ann Emerg Med. 2008;52(2):93–97.
446. Wintermark M, Poletti PA, Becker CD, et al. Traumatic injuries: organization and ergonomics of imaging in the emergency environment. Eur Radiol. 2002;12(5):959–968.
447. Wisner DH, Victor NS, Holcroft JW. Priorities in the management of multiple trauma: intracranial versus intra-abdominal injury. J Trauma. 1993;35(2):271–276.
448. Wolter TP, Fuchs PC, Horvat N, et al. Is high PEEP low volume ventilation in burn patients beneficial? A retrospective study of 61 patients. Burns. 2004;30(4):368–373.
449. Woltmann A, Buhren V. [Shock trauma room management of spinal injuries in the framework of multiple trauma. A systematic review of the literature]. Unfallchirurg. 2004;107(10):911–918.
450. Wu JS, Sheng L, Wang SH, et al. The impact of clinical risk factors in the conversion from acute lung injury to acute respiratory distress syndrome in severe multiple trauma patients. J Int Med Res. 2008;36(3):579–586.
451. Wutzler S, Westhoff J, Lefering R, et al. [Time intervals during and after emergency room treatment. An analysis using the trauma register of the German Society for Trauma Surgery]. Unfallchirurg. 2010;113(1):36–43.
452. Xiao W, Mindrinos MN, Seok J, et al. A genimic storm in critically injured humans. J Exp Med. 2011;208(13):2581–2590.
453. Zedler S, Faist E. The impact of endogenous triggers on trauma-associated inflammation. Curr Opin Crit Care. 2006;12(6):595–601.
454. Zelle BA, Brown SR, Panzica M, et al. The impact of injuries below the knee joint on the long-term functional outcome following polytrauma. Injury. 2005;36(1):169–177.
455. Zelle BA, Panzica M, Vogt MT, et al. Influence of workers' compensation eligibility upon functional recovery 10 to 28 years after polytrauma. Am J Surg. 2005;190(1):30–36.
456. Zimmerman JE, Kramer AA, McNair DS, et al. Acute Physiology and Chronic Health Evaluation (APACHE) IV: hospital mortality assessment for today's critically ill patients. Crit Care Med. 2006;34(5):1297–1310.
457. Zintl B, Ruchholtz S, Nast-Kolb D, et al. [Quality management in early clinical multiple trauma care. Documentation of treatment and evaluation of critical care quality]. Unfallchirurg. 1997;100(10):811–819.

10

Tratamento inicial das fraturas expostas

S. Rajasekaran
A. Devendra
R. Perumal
J. Dheenadhayalan
S. R. Sundararajan

Introdução   353
Fisiopatologia   354
Avaliação   356
    Avaliação inicial   356
    Exame físico   357
    Papel das culturas na sala de emergência   360
    Antibióticos   360
    Imagens radiográficas e outros estudos diagnósticos   360
    Papel dos marcadores bioquímicos   361
    Classificações e escores para fraturas expostas   363
    Salvação ou amputação?   367
Opções terapêuticas   367
    Desbridamento e lavagem   367
    Estabilização óssea   376
    Aparelhos gessados e tração   376
    Fixação óssea externa   376
    Fixação interna primária   377
    Tratamento agudo da perda óssea   379

Cobertura das feridas   382
    Fechamento primário de feridas   382
    Momento da cobertura das feridas   385
    Zona de lesão   385
    Origem da infecção em fraturas expostas   386
    Momento da cobertura de partes moles   386
    Tipo de cobertura   387
    Terapia das feridas por pressão negativa   389
Tratamento preferido pelos autores   392
    Fixação e fechamento primário   392
    Fixação e fechamento em segundo tempo   393
    Fixação e aplicação de enxerto de pele   393
    Fixação e aplicação imediata do retalho   393
    Fixação e aplicação de retalho em segundo tempo   393
    Reconstruções em estágios   393

INTRODUÇÃO

Define-se fratura exposta como uma lesão em que a fratura e seu hematoma se comunicam com o ambiente externo através de um defeito traumático nos tecidos moles circunjacentes e pele suprajacente. Deve-se enfatizar que o defeito cutâneo pode não se localizar diretamente sobre o local da fratura; em alguns casos, apresenta-se com localização distante. O defeito pode se comunicar com a fratura sob a pele desluvada. Assim, qualquer fratura associada a uma ferida na mesma região deve ser considerada como fratura exposta até prova em contrário com a exploração cirúrgica.

Com frequência, fraturas expostas são lesões de alta energia e associadas a politraumatismos que representam risco para a vida. Essas lesões são tratadas mais apropriadamente com uma abordagem em equipe, em centros que contem com instalações adequadas para a ressuscitação e para um atendimento de multiespecialidades.[48,95,121,171,181] Afora o grave envolvimento de ossos e tecidos moles, essas lesões trazem consigo outros fatores de risco, como desluvamento da pele, esmagamento de tecido mole, contaminação com sujidades e detritos e lesão a estruturas neurovasculares. Assim, as fraturas expostas estão associadas a alto risco de complicações, inclusive amputação. Desenvolvimentos recentes como os avanços no tratamento de politraumatizados, a disponibilidade de antibióticos poderosos, o refinamento das técnicas de desbridamento radical, a estabilização óssea e a reconstrução imediata dos tecidos moles têm ajudado consideravelmente a melhorar os resultados. O atual desafio que se apresenta ao cirurgião traumatologista não é simplesmente salvar o membro, mas a restauração da máxima funcionalidade. Pacientes com um membro desfigurado ou dolorido frequentemente se mostram bastante insatisfeitos com os resultados do tratamento, e podem optar pela amputação ao fim de um prolongado regime terapêutico.

Os princípios do tratamento das lesões expostas evoluíram gradualmente ao longo dos séculos e muitos avanços ocorreram em função da experiência adquirida no tratamento de lesões de guerra. Tscherne[186] agrupou os desenvolvimentos em quatro períodos:

preservação da vida, preservação do membro, prevenção da infecção e restauração funcional. O problema da contaminação foi reconhecido no século XVI por Ambroise Paré, que enfatizou a necessidade de limpar as feridas com a retirada de todo e qualquer corpo estranho e tecido necrosado e de deixar a ferida exposta.[110,146] O termo "desbridamento" foi cunhado por Desault no século XVIII para descrever um procedimento que envolvia a extensão cirúrgica da ferida e a remoção de todos os tecidos necrosados e contaminados.[88,189] Na ausência de antibióticos e de técnicas cirúrgicas assépticas, a incidência de mortalidade e de amputações em seguida à infecção era muito elevada. "Perder um membro e salvar uma vida" era um ditado terapêutico corrente, visto que infecções visíveis de lesões expostas frequentemente levavam à gangrena, septicemia e morte. Na guerra franco-prussiana de 1870, foram realizadas mais de 13 mil amputações terapêuticas.[194] Billroth (1829-1894) informou um percentual de mortalidade de 39% após lesões expostas, um achado que levou esse estudioso a comentar: "Acredito não existir nenhum outro tratamento que me dê tanta satisfação como o de uma fratura exposta tratada com sucesso."[18]

A Primeira Guerra Mundial testemunhou o bem-sucedido início da "era da preservação da vida", quando a mortalidade foi consideravelmente reduzida, graças à aplicação dos princípios da boa ressuscitação, desbridamento completo, estabilização e o não fechamento das feridas. A sobrevida continuou a melhorar com o aperfeiçoamento das sulfonamidas e de outros antibióticos na Segunda Guerra Mundial; e mais antibióticos ainda foram empregados durante a Guerra da Coreia.

Os anos 1970 presenciaram importantes avanços, tanto em cirurgia ortopédica como em cirurgia plástica, sendo então introduzida a "era da preservação do membro". O refinamento dos princípios e técnicas de fixação externa permitiu uma estabilização rápida e efetiva do esqueleto, em presença de padrões complexos de fraturas. O advento do transporte de material ósseo e dos fixadores anulares ensejou a possibilidade de uma bem-sucedida regeneração óssea, mesmo havendo grande perda óssea. Avanços simultâneos em cirurgia plástica, com a evolução de numerosos retalhos em diferentes regiões do corpo, juntamente com o desenvolvimento da transferência de tecido livre microvascular tornou possível a reconstrução de perdas teciduais complexas. Esses avanços fizeram da reconstrução de membros uma possibilidade técnica, mesmo em situações desafiadoras.

A disponibilidade de antibióticos e o entendimento de que havia necessidade de desbridamentos agressivos e da cobertura imediata dos tecidos moles ajudaram a controlar as infecções, fazendo emergir a "era do controle das infecções". Nesse meio tempo, os princípios do tratamento estavam sendo constantemente refinados. Gustilo e Anderson[80,84,85] publicaram seu histórico esquema de classificação para fraturas expostas, o que chamou a atenção para a importância da ferida e para a necessidade da imediata cobertura dos tecidos moles. A obra seminal de Godina enfatizava com clareza as vantagens de uma pronta cobertura dos tecidos moles.[72-74] Com frequência, a fonte da infecção era identificada no ambiente hospitalar; com isso, desenvolveram-se o princípio do "fixar e aplicar retalho" e as indicações e vantagens da sutura primária da pele. A enorme variabilidade na apresentação e os desafios inerentes ao tratamento de lesões IIIb de Gustilo promoveram o desenvolvimento do Escore de Fraturas Expostas do Hospital Ganga (*Ganga Hospital Open Injury Score* – GHOIS), que dispõe orientações específicas para salvação e reconstrução de lesões do tipo IIIb.[154] Recentemente, a disponibilidade de curativos de espuma a vácuo (CEV) com tratamento das feridas por pressão negativa (TFPN) também se revelou bastante útil para feridas que não possam ser prontamente cobertas. Funciona como uma ponte entre o procedimento primário e o definitivo, de cobertura do tecido mole.

O entendimento de que fraturas expostas não pertencem ao domínio de qualquer especialidade considerada isoladamente e que tais lesões devem ser tratadas com abordagem combinada ajudou na obtenção de melhores resultados. Atualmente, a "abordagem ortoplástica,"[25,43] em que as equipes ortopédica e plástica funcionam conjuntamente a partir do estágio do desbridamento da ferida, é reconhecida como o padrão terapêutico e está implementada em todos os centros onde tais lesões são habitualmente tratadas. Esse protocolo permite que os cirurgiões pratiquem um desbridamento meticuloso, sem que haja preocupação com os problemas da futura reconstrução. A abordagem ortoplástica enfatiza a necessidade da pronta cobertura dos tecidos moles e resulta em melhores desfechos, mediante a minimização de complicações como infecção e pseudartrose.

Atualmente, o tratamento das lesões expostas se encontra na "era da restauração funcional". A restauração funcional é ajudada por um desbridamento agressivo da ferida, pela pronta e definitiva estabilização da fratura e pela oclusão imediata da ferida ou sua cobertura, para que se obtenha a osteossíntese e a cicatrização dos tecidos moles com a maior presteza possível. Hoje em dia, os cirurgiões já perceberam que o sucesso no tratamento de lesões expostas não consiste meramente na salvação e que não devem sucumbir à ideia do "triunfo da técnica em detrimento da razão". Com frequência, os pacientes se mostrarão insatisfeitos se, ao final do tratamento, forem deixados com um membro inferior deformado ou dolorido, em geral optando por uma amputação secundária. O futuro se concentrará na identificação e compreensão dos fatores que afetam a consolidação dos ossos e a cicatrização dos tecidos moles nos níveis molecular e genético, de modo que o tratamento possa ser adaptado a cada paciente e que se evitem amputações secundárias. Também se tem enfatizado o desenvolvimento de protocolos seguros para a reconstrução que facilitará o melhor funcionamento e a estética no mais curto período de tempo possível.

FISIOPATOLOGIA

Afirmou-se que as fraturas expostas de ossos longos ocorrem com frequência de 11,5 por 100 mil habitantes por ano.[39,44,57,99] A incidência deve ser muito mais elevada nos países em desenvolvimento, onde abundam os acidentes de trânsito e nos locais de trabalho, aumentando cotidianamente. Em muitos países, os acidentes com motocicleta constituem a causa mais comum de fraturas expostas de ossos longos; há maior número de fraturas nos membros inferiores do que nos membros superiores.[74] As fraturas expostas da diáfise da tíbia constituem a fratura exposta de osso longo mais comum; contudo, as fraturas expostas da diáfise e do terço distal do fêmur e do terço proximal da tíbia são frequentes. Em geral, as fraturas expostas de membros inferiores estão associadas a lesões menos graves dos tecidos moles e a menos lesões musculoesqueléticas. A Figura 10.1 mostra o espectro de fraturas expostas que se apresentam na unidade terapêutica dos autores.

Fraturas expostas podem decorrer de lesões de baixa velocidade, quando as extremidades aguçadas do osso fraturado perfuram a pele e os tecidos moles; porém, é mais frequente que tais lesões sejam resultantes de lesões de alta energia. A quantidade de energia absorvida pelo membro lesionado fica determinada pela equação $KE = MV^2/2$, em que KE é a energia cinética absorvida, M é a massa e V é a velocidade.[37,78] Alguns exemplos de energia absorvida em diferentes mecanismos de energia estão ilustrados

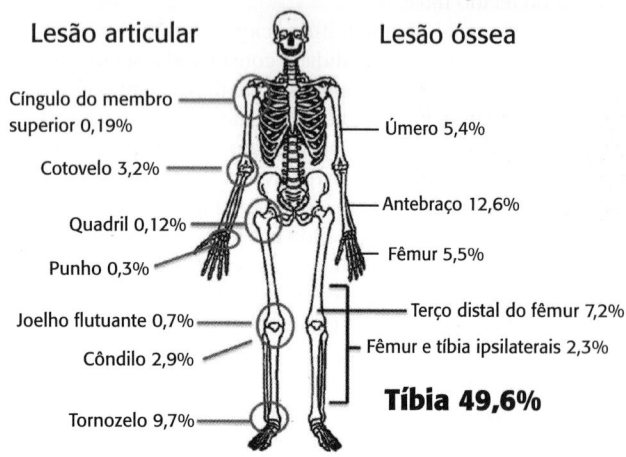

FIGURA 10.1 Distribuição de fraturas expostas em 1.554 casos consecutivos tratados em nossa instituição. As lesões de membro inferior são mais comuns e as fraturas expostas da tíbia representam quase 50% de todas as fraturas expostas.

Tabela 10.1 Energia transmitida pelo mecanismo lesional (pés-lb)[37]

• Queda do meio-fio	100
• Lesão ao esquiar	300-500
• Ferimento de alta velocidade por projétil de arma de fogo (somente um projétil)	2.000
• Lesão com o para-choque a 20 mph (assume que o para-choque golpeia um alvo fixo)	100.000

na Tabela 10.1. O osso e os tecidos moles do membro absorvem a energia; mas quando o limite é excedido, ocorre cominuição significativa do osso, acompanhada de desnudamento periosteal e lesão dos tecidos moles. Quase sempre, os pontiagudos fragmentos ósseos cominuitivos não apresentam inserções de tecido mole e podem sofrer deslocamento com uma velocidade que resultará em mais lesões aos tecidos moles e às estruturas neurovasculares. Quando a pele sofre laceração, pode-se criar um vácuo temporário que "suga" todo o material estranho adjacente. Essas sujidades e detritos podem ser depositados nas partes profundas da ferida, nos planos intermusculares profundos, terminando por se situar na cavidade intramedular do osso. Deve-se ter esse fato em mente durante o desbridamento da ferida, quando se deve efetuar um meticuloso exame de todas as possíveis áreas de contaminação.

Alguns fatos merecem ênfase. O tamanho e a natureza da ferida externa talvez não reflitam a lesão às estruturas mais profundas (Fig. 10.2). É comum pequenas feridas laceradas estarem associadas a um extenso desluvamento oculto, juntamente com grave lesão aos tecidos moles e cominuição óssea. As fraturas expostas podem lesionar um ou mais compartimentos do membro, mas o intenso inchaço pode resultar em síndrome compartimental dos outros compartimentos intactos do mesmo membro.[128] Deve-se ter em mente que a presença de uma lesão aberta não impede a ocorrência de uma síndrome compartimental no membro lesionado. Também é preciso considerar que a extensão da lesão aos tecidos moles e ao osso talvez não fique completamente explicitada no primeiro dia e a própria "zona de lesão" poderá ser revelada tão somente nos dias seguintes. Isso tem implicações importantes na escolha do momento oportuno e na natureza da reconstrução dos tecidos moles. É preciso compreender ainda que uma fratura exposta não é apenas a combinação simples de uma fratura e uma ferida. Outros fatores como a contaminação com sujidades e detritos e a desvitalização dos tecidos moles aumentam o risco de infecção e de outras complicações.

FIGURA 10.2 Com frequência, a gravidade da ferida cutânea não tem relação com a extensão da lesão aos tecidos mais profundos. Uma fratura exposta da diáfise da tíbia com pequena ferida cutânea (A) estava associada a significativas lesões ósseas (B, D) e dos tecidos moles (C). Eventualmente, houve necessidade de usar um enxerto fibular livre (E) e um retalho de tecido mole (F) para o tratamento da ferida.

(continua)

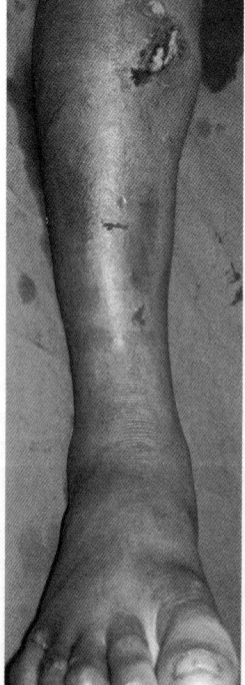
A, B

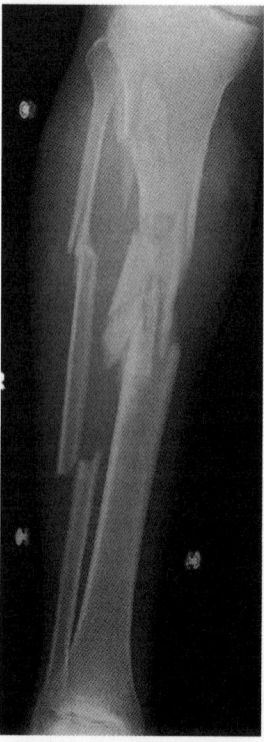

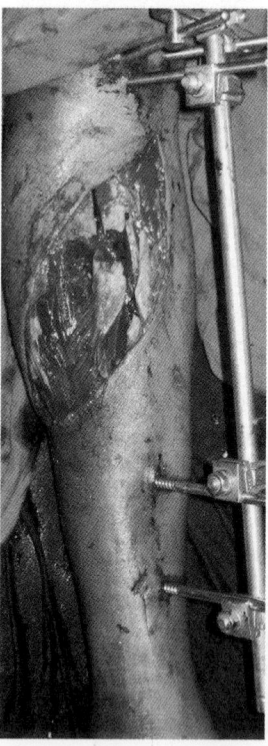
C

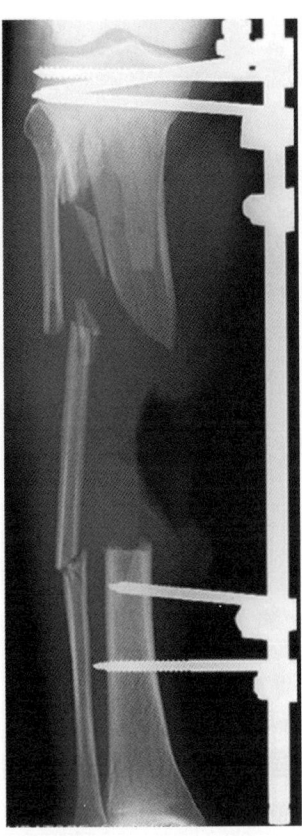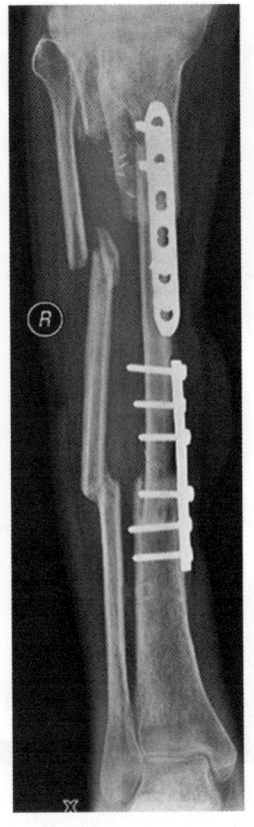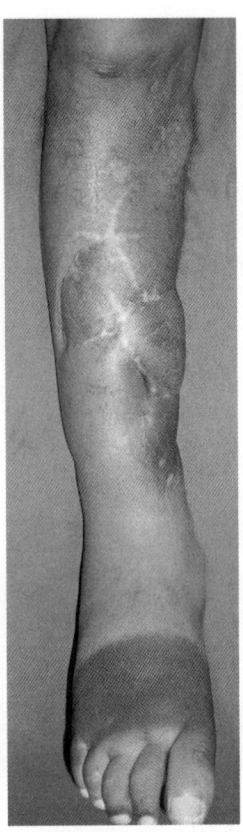

D, E **F** FIGURA 10.2 *(continuação)*

AVALIAÇÃO

Avaliação inicial

Toda fratura exposta é uma emergência ortopédica e o sucesso de seu tratamento dependerá de uma avaliação inicial minuciosa e de um tratamento que deve ter início na sala de emergência.

Uma lesão aberta sempre se apresenta dramaticamente e tem a capacidade de distrair o profissional não treinado em relação à avaliação das lesões ocultas, mais graves, que podem por em risco a vida do paciente (Fig. 10.3). Trinta por cento dos pacientes com fraturas expostas sofrem mais de uma lesão; deve-se evitar a tentação de centrar a atenção no sangramento. O médico de serviço na sala de emergência não deve limitar sua atenção à lesão evidente, mas deve promover uma avaliação completa, em conformidade com os protocolos do Suporte Avançado de Vida no Trauma (ATLS, sigla em inglês). O paciente deverá passar por avaliação completa, com atenção às vias respiratórias, respiração e circulação. Também podem ter ocorrido diversas lesões que passam despercebidas; portanto, é cabível a obtenção de um rápido estudo de TC de corpo inteiro, que ajudará a identificar lesões em cabeça, pescoço, coluna vertebral, tórax e pelve.

O médico deverá obter rapidamente uma estimativa da perda de sangue e, em caso de necessidade, instituir imediatamente as medidas para a ressuscitação do paciente. Uma ressuscitação inadequada é causa significativa de morte (que poderia ser evitada) e de futuras comorbidades como infecção, retardo na cicatrização das feridas e complicações pulmonares. Com frequência, acidose, hipotermia e coagulopatia – a chamada tríade mortal em pacientes traumatizados – estão presentes em pacientes com fraturas expostas; essas complicações devem ser identificadas e rapidamente corrigidas.[27,106,169] Atualmente, sabe-se que a simples monitoração dos sinais vitais pode não ser suficiente para determinar a adequação da ressuscitação; além disso, regimes terapêuticos que objetivam apenas os sinais vitais podem ser nocivos em um cenário de politraumatismo.[53,136,167] Os cirurgiões devem considerar a ortopedia de controle de danos como parte integrante do processo de ressuscitação.[94,141,179] Esse tópico está discutido no Capítulo 9.

Tão logo o paciente tenha sido estabilizado, é importante que as circunstâncias do acidente e a história do paciente sejam meticulosamente documentadas. A documentação tem início com uma história minuciosa que deve incluir detalhes do acidente, o momento da lesão, qualquer eventual perda da consciência e outras evidências de lesão craniana, paralisia parcial ou temporária, a provável velocidade da lesão, o uso de cintos de segurança e capacetes protetores e a atenção médica de emergência que a vítima recebeu no local do acidente. Testemunhas e membros da família presentes podem fornecer informações úteis sobre a natureza da lesão. Informações acerca do estado do paciente e as medidas de ressuscitação implementadas por passageiros no veículo também servirão de subsídio para esclarecimento das circunstâncias do acidente.

Deve-se dar especial atenção à documentação de qualquer comorbidade do paciente, pois sua presença pode influenciar sobremodo as decisões terapêuticas e o resultado final.[155,154] (Fig. 10.4). Qualquer enfermidade sistêmica, histórico de tabagismo, medicação e alergias pertinentes devem ser documentados. Doenças como diabetes melito, artrite reumatoide e transtornos do tecido conjuntivo que estão associadas à osteoporose e a transtornos do sangramento devem ser registradas, da mesma forma que o uso de medicamentos, como a fenitoína, que podem causar osteomalácia ou osteoporose. Qualquer história de cirurgia prévia também deverá ser documentada. O tabagismo está associado a aumento percentual de insucesso com aplicação de retalhos, re-

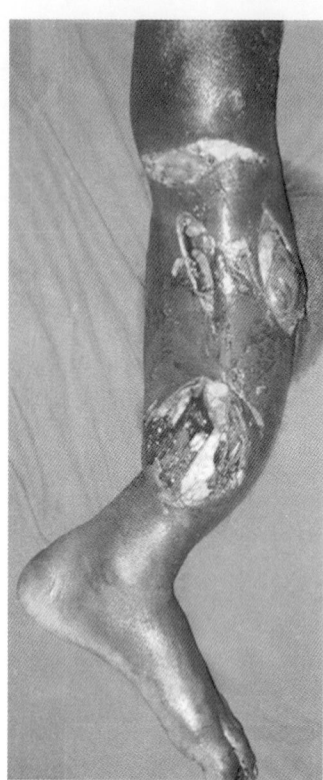 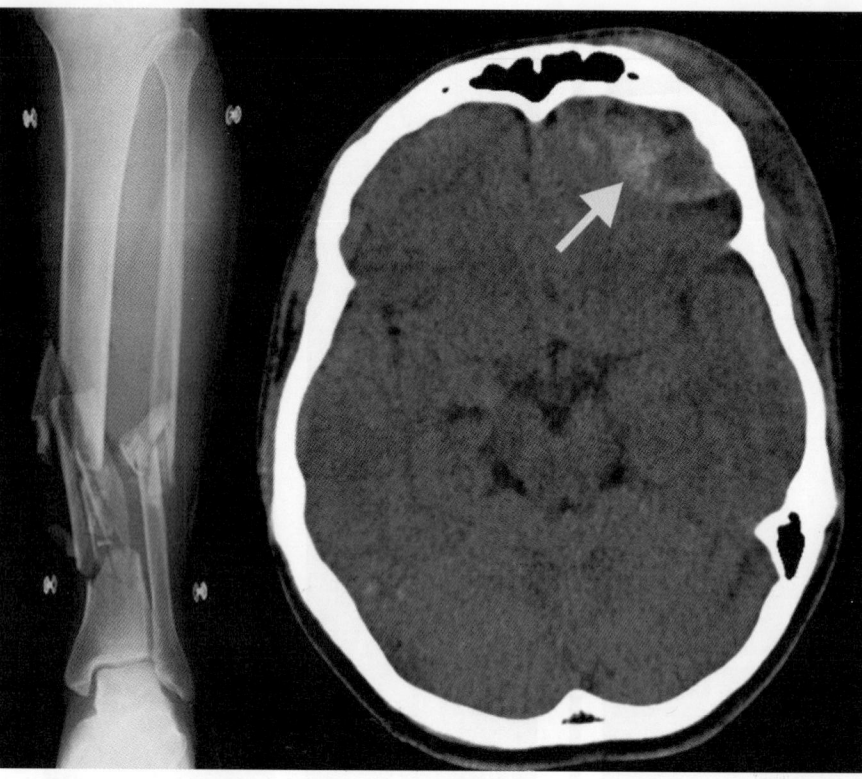

FIGURA 10.3 Em geral, as fraturas expostas são lesões de alta energia que apresentam graus variáveis de danos à pele, tecidos moles e osso (A, B). Em muitos casos, as fraturas expostas estão associadas a graves lesões que representam risco para a vida, por exemplo, a hemorragia intracraniana observada nesse paciente (C).

tardo de consolidação e pseudartrose; isso também deve ser registrado no prontuário clínico. Pacientes fumantes devem ser instados a parar de fumar durante o processo de tratamento.[2,35]

Exame físico

É importante um exame físico completo do paciente. Ele deve ter o corpo adequadamente despido, para que possam ser observadas quaisquer equimoses ou contusões em outras partes, sugestivas de lesão mais significativa. Isso é particularmente importante em pacientes que não estejam completamente conscientes ou que estejam sob a influência de bebida alcoólica. Todas as roupas apertadas devem ser removidas e o médico examinará a vascularização e os movimentos dos quatro membros. Um membro lesionado que não se mostre visivelmente deformado ou encurtado deverá ser cuidadosamente reduzido e imobilizado, de modo que não ocorra comprometimento da vascularização. A presença de "tendas" de pele causadas por fragmentos ósseos pontiagudos ou por articulações luxadas pode provocar avascularização e subsequente destruição de pele e essas lesões devem ser consideradas como fraturas expostas iminentes, mesmo nos casos em que inexistam feridas (Fig. 10.5). A luxação persistente de uma articulação, sobretudo da articulação do joelho e do tornozelo, também pode causar comprometimento vascular; essas articulações devem ser reduzidas em regime de urgência na sala de emergência. O membro também precisa ser examinado em busca de qualquer sinal de síndrome compartimental (ver Cap. 29).

O tamanho e a gravidade da ferida e a relação entre ferida e fratura são aspectos que devem ser cuidadosamente examinados. Embora a maioria das fraturas expostas, sobretudo as do tipo III de Gustilo, exponha uma ou ambas as extremidades do osso fraturado, a ferida pode estar localizada num ponto distante e pode não haver exposição direta da fratura (Fig. 10.6). Qualquer ferida, não importa o quão pequena seja ou distante esteja da fratura, deverá ainda ser considerada como indicativa de fratura exposta. Com frequência, a comunicação com o próprio local da fratura, em decorrência da ruptura da fáscia ou do desluvamento da pele, fica evidente durante o desbridamento. Um exsudato persistente por uma pequena laceração, especialmente se contiver glóbulos de gordura, será indício de um hematoma de fratura em processo de drenagem.

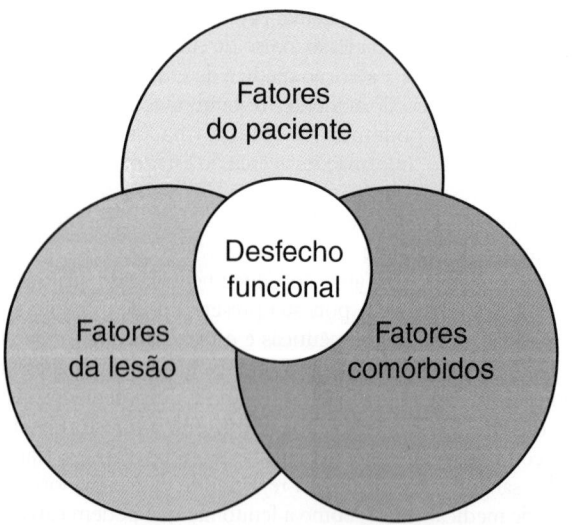

FIGURA 10.4 O desfecho funcional em uma lesão do tipo IIIb depende de uma tríade de fatores relacionados ao paciente, a alguma comorbidade que possa estar presente e à gravidade da lesão.

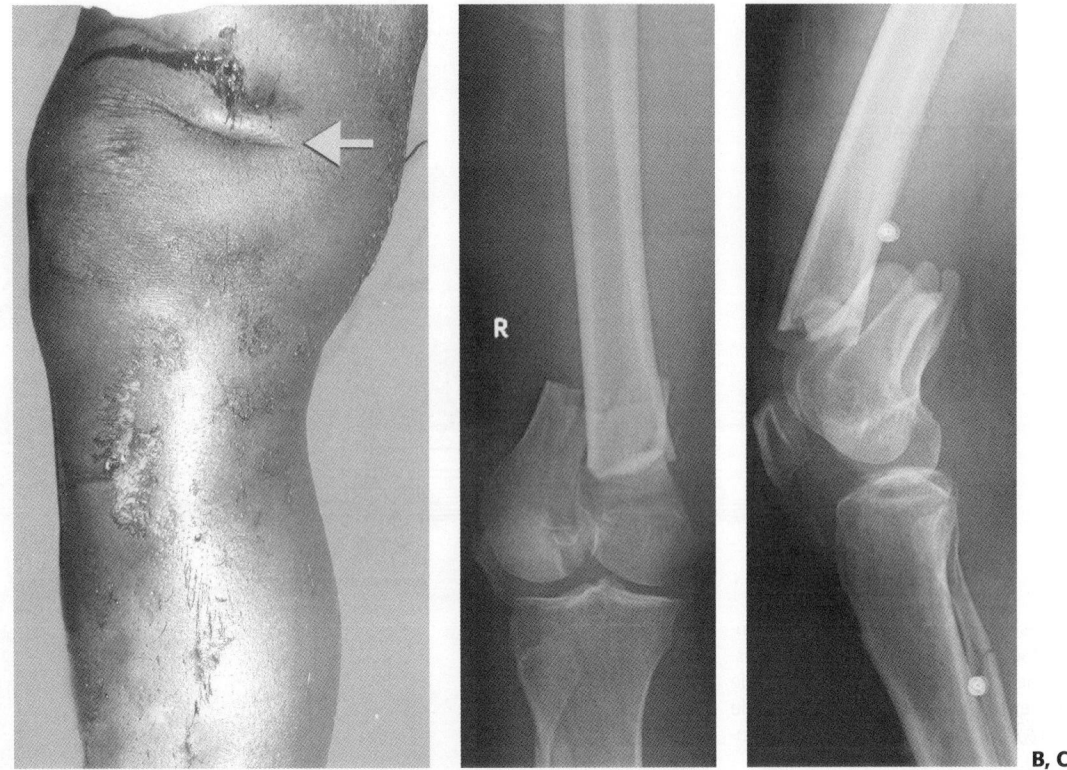

FIGURA 10.5 As extremidades pontiagudas do osso fraturado podem causar retenção da pele, o que põe em risco seu aporte vascular (**A**). As extremidades do osso também podem causar pressão sobre estruturas neurovasculares locais, o que resulta em avascularização distal. Neste paciente, o fragmento distal flexionado (**B, C**) provocou pressão vascular local, resultando na ausência de pulsos distais. Houve restabelecimento da vascularização distal logo em seguida à redução do osso pela cuidadosa aplicação de tração.

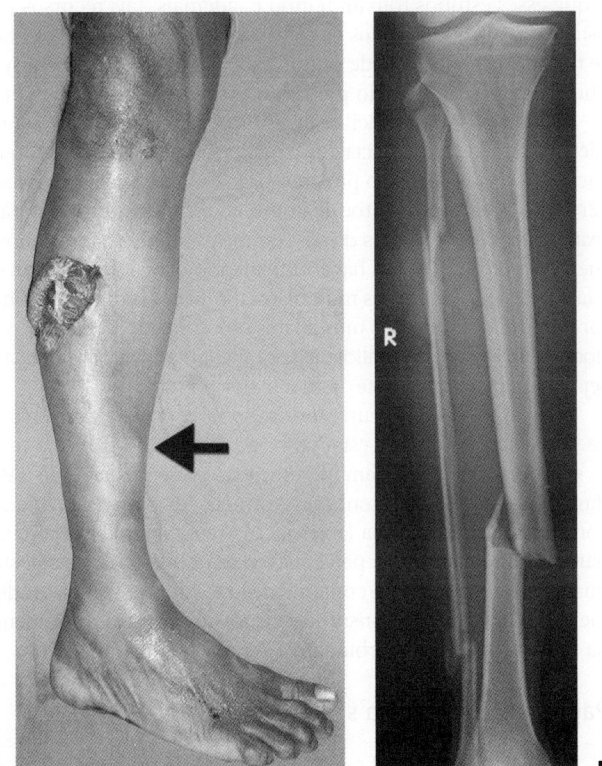

FIGURA 10.6 Neste paciente, a ferida cutânea, embora localizada proximalmente à fratura (**A**), se comunicava com a lesão por baixo da pele desluvada (**B**).

Na sala de emergência, o exame da ferida deve consistir na determinação de tamanho e localização, orientação (para que fique definido se é uma ferida longitudinal, transversal ou irregular) e profundidade; e também da ocorrência de exposição de osso, tendão e músculo. O médico deve dar atenção ao estado da pele adjacente à ferida. Se houver lesão extensa ou contusões na pele em torno da ferida, poderá existir avascularização cutânea significativa – portanto, perda de pele durante o desbridamento (Fig. 10.7).

Idealmente, deve-se obter documentação fotográfica da ferida. Isso é importante, pois uma boa documentação visual é melhor do que qualquer descrição escrita e, além disso, terá imenso valor durante os exames de seguimento do paciente e para finalidades de pesquisa.[132] Deve-se contar com uma câmera digital na sala de emergência onde ocorre a recepção das fraturas expostas.[174] Em seguida à avaliação e documentação iniciais, a ferida deve ser imediatamente coberta com um curativo estéril. Na verdade, sondagem ou excessiva manipulação da ferida pode ser um procedimento desvantajoso, pois pode provocar sangramento desnecessário e aumentar a probabilidade de contaminação secundária e de infecção nosocomial.

Sangramentos significativos podem ser controlados com aplicação de um curativo compressivo e bandagens firmes, com elevação do membro. Na maioria dos pacientes, isso será suficiente para parar o sangramento. O cirurgião não deve tentar pinçar às cegas, na sala de emergência, uma veia ou artéria que esteja sangrando, pois isso poderá resultar no inadvertido pinçamento de uma estrutura neurovascular importante nas adjacências, acarretando um déficit neurológico permanente e irreversível. O san-

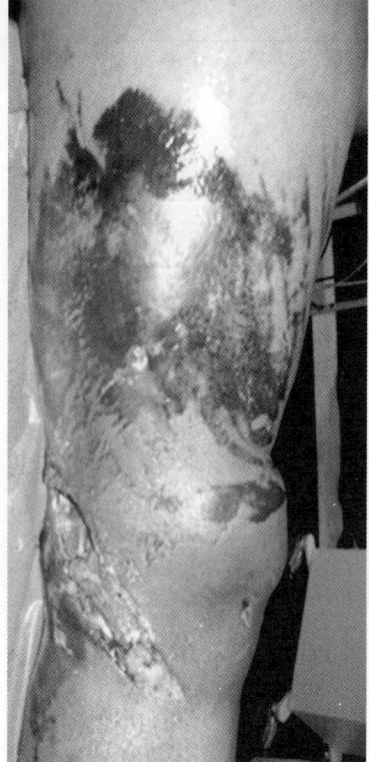
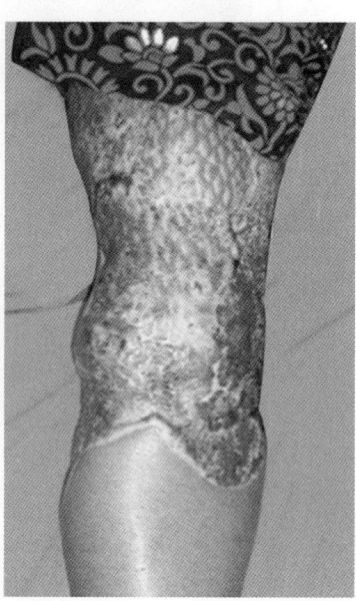

FIGURA 10.7 Desluvamento fechado é um dos principais fatores de risco para ocorrência de extensa avascularização cutânea. Neste caso, houve um grande defeito cutâneo em seguida ao desbridamento de pele não viável (**A**). Ele teve que ser revestido de enxerto cutâneo (**B**).

gramento descontrolado por uma ferida poderá ser interrompido com a ajuda de um torniquete. Em seguida, o paciente deverá ser transportado até a sala de operação com a maior rapidez possível.

É essencial que o médico estabeleça e documente uma vascularização intacta em todos os membros fraturados e, em especial, em membros gravemente mutilados. Os sinais de lesão vascular estão listados na Tabela 10.2. Afora a presença de exame de pulso positivo, enchimento adequado das veias, sinal positivo para o tempo de enchimento capilar e uma parte distal de membro quente e com coloração normal também são achados indicativos de circulação intacta. Se os pulsos estiverem ausentes, o médico deverá reexaminar o membro depois que os demais estiverem anatomicamente alinhados e imobilizados, pois o encurtamento e a angulação do esqueleto fraturado podem resultar em dobras e oclusão dos vasos. Se os pulsos ainda estiverem ausentes, deve-se suspeitar de uma lesão vascular, a menos que haja prova em contrário. Não se deve estabelecer um diagnóstico de espasmo vascular, pois a inevitável perda de tempo até o início do tratamento poderá acarretar amputação. Talvez haja necessidade de recorrer a outras investigações como Doppler arterial e TC/angiografia. As TC/angiografias são particularmente úteis pois, além de indicar localização e tipo do bloqueio, revelam o estado e a adequação da circulação colateral (Fig. 10.8). Mas a desvantagem é que esses estudos tomam tempo e, ademais, tais recursos não estão disponíveis em todos os centros. A dose elevada de contraste necessária também pode causar lesão renal em um paciente em choque intenso, podendo precipitar insuficiência renal aguda.

Embora possa ser difícil realizar um exame neurológico completo em sala de emergência devido à dor, a documentação do quadro neurológico distal é o próximo passo. O médico poderá recorrer tanto à sensação ao toque como ao teste da alfinetada para examinar os dermátomos distais; também poderá testar os movimentos motores. Poderá haver dificuldade para determinação da exata potência dos grupos musculares. Se, por qualquer razão, não for possível testar grupos musculares específicos, o médico deverá documentar tal impossibilidade, para que uma avaliação adequada seja realizada mais adiante, com a maior presteza possível.

O cirurgião deve procurar feridas sobre tórax, abdome ou pelve. Essas feridas podem estar associadas a um prognóstico muito sombrio, caso não sejam identificadas e adequadamente tratadas, pois podem representar comunicações com as cavidades corporais. Na pelve, uma laceração de reto, vagina ou trato urinário significa fratura da pelve, havendo necessidade de colostomia para que não ocorra contaminação fecal. Negligência e adiamento do tratamento constituem causas frequentes de aumento da mortalidade e da morbidade.

Papel das culturas na sala de emergência

Infecção é a principal complicação, levando à necessidade de procedimentos secundários, à ocorrência de pseudartroses, retalhos malogrados e mesmo amputações. Essa realidade funcionou como estímulo para as tentativas de identificação das bactérias

---

TABELA 10.2 Sinais de lesão vascular

Sinais de gravidade
- Ausência ou diferença significativa nas pulsações em comparação com o lado normal
- Hemorragia intensa pela ferida
- Hematoma em expansão ou pulsátil
- Sopros ou frêmitos

Sinais associados
- Dormência e déficit neurológico associados
- Diferença na temperatura da pele distalmente à lesão
- Ausência de enchimento venoso
- Ausência de pulso à leitura do oxímetro. Ausência de branqueamento capilar

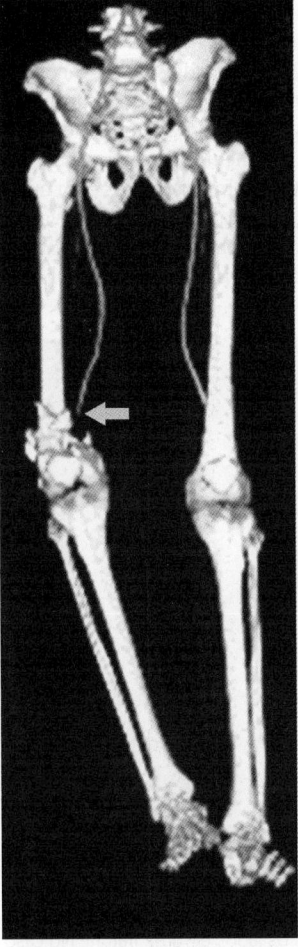
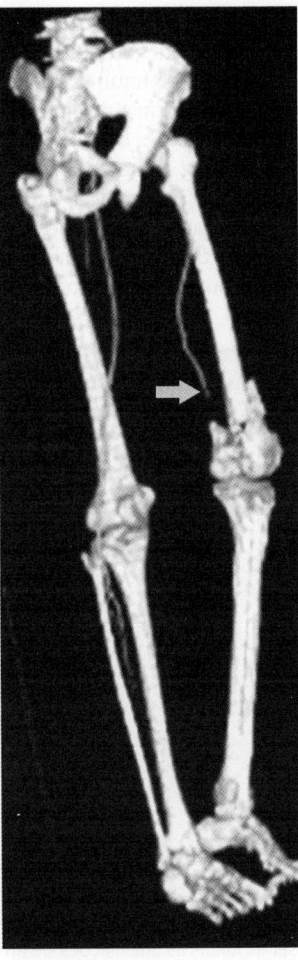

FIGURA 10.8 Na ausência dos pulsos distais, se não houver contraindicação à sua realização, uma CT/angiografia não só revelará o nível e a gravidade do bloqueio, mas também demonstrará o estado dos vasos colaterais. Aqui, ocorreu bloqueio completo da artéria, em decorrência de uma fratura supracondilar do fêmur, com irrigação sanguínea colateral insuficiente.

causadoras de contaminação das feridas. Mas os estudos publicados demonstraram baixa correlação entre a presença de culturas positivas e o subsequente percentual de infecção clínica.[131] Existe disparidade entre os microrganismos que crescem nas culturas com base nos esfregaços iniciais da ferida e aqueles que crescem subsequentemente,[129,192] depois do desenvolvimento da infecção da ferida. Os microrganismos comumente isolados em infecções estabelecidas são *Staphylococcus aureus*, *Pseudomonas* spp. e *Escherichia coli*.[148] Com frequência, essas bactérias decorrem da contaminação hospitalar[34] e jamais são isoladas do ambiente em que tiveram lugar os acidentes. Não se defende mais a prática rotineira da obtenção de culturas da ferida – antes ou depois do desbridamento.[111,116,138,188] Atualmente, o consenso é que, além da contaminação, a infecção é influenciada por diversos fatores relacionados à ferida, ao hospedeiro e ao ambiente.

Antibióticos

Tão logo o membro tenha sido adequadamente imobilizado, já com o sangramento controlado e com a ferida coberta com um curativo umedecido com solução salina, o paciente deverá ser medicado com antibióticos intravenosos apropriados. A antibioticoterapia deve ser considerada como um procedimento terapêutico, não profilático; além disso, deve ser instituída com a maior presteza possível,[26,148,179] pois todas as fraturas expostas exibem certo grau variável de contaminação.[72,87,81,82] Na ausência de contaminação por material orgânico ou por esgoto, normalmente os pacientes, antes de deixarem a sala de emergência, são medicados com cefalosporinas de primeira ou segunda geração por via intravenosa.[77,81,137,162,184,185] Para pacientes com fraturas do tipo III de Gustilo, deve-se acrescentar um aminoglicosídeo. Deve-se administrar penicilina, com ou sem metronidazol, a pacientes com visível contaminação por material orgânico. A Tabela 10.3 lista as recomendações para administração de antibióticos intravenosos. A situação do paciente referente ao tétano deve ser documentada e, se necessário, serão administradas injeções complementares. Deve-se ter em mente não haver indicação ao uso prolongado de antibióticos, que acarretará a formação de microrganismos resistentes.[71] A Tabela 10.4 lista as orientações para utilização de antibióticos intravenosos.

Imagens radiográficas e outros estudos diagnósticos

Na maioria dos casos, o recurso das radiografias simples é suficiente para identificação da extensão da lesão e elaboração do plano de tratamento. Minimamente, devem-se obter incidências radiográ-

TABELA 10.3 Antibioticoterapia intravenosa para fraturas expostas[26]

As recomendações mais recentes da British Orthopaedic Association (Open fractures of lower limb – setembro de 2009)
• Administrar antibióticos com a maior presteza possível (dentro de 3 h)
• Agente de escolha: amoxilina-clavulanato (1,2 g, 8/8 h) ou uma cefalosporina (p. ex., cefuroxima 1,5 g, 8/8 h); até o primeiro desbridamento (excisão)
• Por ocasião do primeiro desbridamento, deve-se administrar amoxilina-clavulanato (1,2 g) ou uma cefalosporina (p. ex., cefuroxima 1,5 g) e gentamicina (1,5 mg/kg); e a medicação com amoxilina-clavulanato/cefalosporina terá continuidade até o fechamento do tecido mole ou até o máximo de 72 horas, o que ocorrer primeiro
• Gentamicina 1,5 mg/kg e vancomicina 1 g ou teicoplanina 800 mg devem ser administradas por ocasião da indução da anestesia, no momento da estabilização esquelética e do fechamento definitivo do tecido mole. Essa medicação não deverá ter continuidade no pós-operatório. Idealmente, iniciar a infusão de vancomicina pelo menos 90 minutos antes da cirurgia
• Alergia verdadeira à penicilina (anafilaxia): clindamicina (600 mg, IV no pré-operatório/4x/dia) em lugar de amoxilina-clavulanato/cefalosporina. Reações alérgicas menos intensas à penicilina (erupção, etc.): considera-se que cefalosporina é opção segura e o agente de escolha

TABELA 10.4 Antibioticoterapia intravenosa[71]

As evidências apoiam
- Administração de antibióticos intravenosos com a maior presteza possível, de preferência na sala de emergência
- Uso de metronidazol e aminoglicosídeos em feridas intensamente contaminadas
- Eficácia equivalente de antibióticos orais/parenterais durante o seguimento do paciente (se houver necessidade)

As evidências não apoiam
- Uso prolongado e contínuo de antibióticos
- Continuação dos antibióticos enquanto os drenos estão aplicados
- Continuação do regime empírico de antibioticoterapia até que a ferida exiba drenagem
- Profilaxia antibiótica como prevenção de infecções dos tratos dos pinos
- Antibioticoterapia como substituto para o desbridamento se houver material necrosado e contaminado

ficas anteroposterior e perfil do osso lesionado, com inclusão das articulações acima e abaixo da fratura. Com frequência, as fraturas expostas são lesões de alta velocidade e podem se estender até as articulações adjacentes ou podem estar presentes lesões das superfícies articulares. Assim, são essenciais radiografias que incluam as articulações adjacentes. Em casos de lesões de alta energia que envolvam o fêmur, são importantes radiografias da pelve que exibam a situação das articulações sacroilíacas, da sínfise púbica e dos dois quadris (Fig. 10.9). Quando necessário, deverá haver verificação radiográfica da coluna vertebral cervical e da toracolombar.

A presença de ar nos tecidos subcutâneos, planos intramusculares e cavidades articulares, e a visualização de corpos estranhos são indícios de fraturas expostas. Ar nos tecidos subcutâneos em feridas puntiformes ou em pequenas lacerações indica desluvamento cutâneo grave. Evidências radiográficas de contaminação intensa com lama, vidro estilhaçado ou fragmentos metálicos sugerem contaminação significativa (Fig. 10.10). Em pacientes com apresentação tardia, a presença de gás nas radiografias deve levantar suspeitas de infecção estabelecida por microrganismos produtores de gás, por exemplo, *Clostridium perfringens* ou *Escherichia coli*.[29,157]

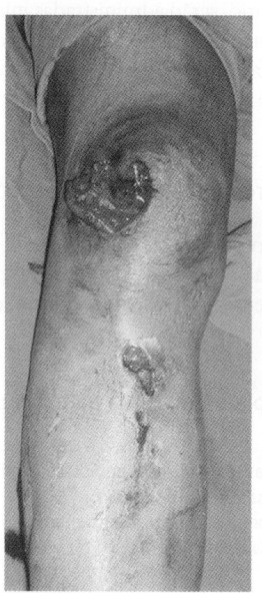
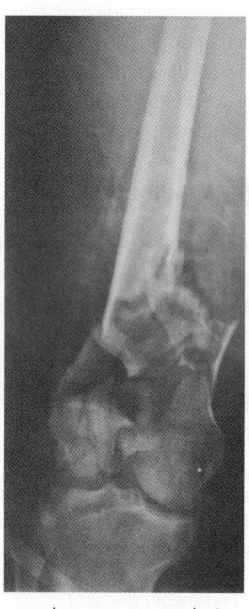
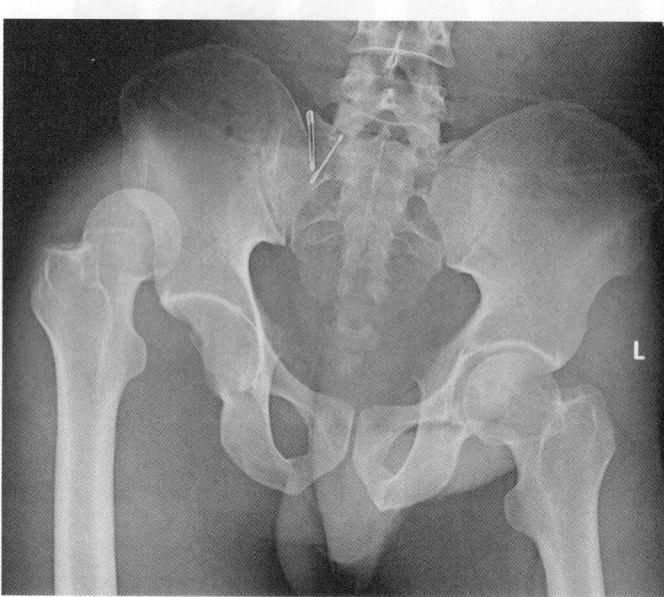

FIGURA 10.9 Nas radiografias de um membro gravemente lesionado, devem ser incluídas as articulações de ambos os lados de uma fratura. No caso ilustrado, uma fratura exposta da articulação do joelho (**A, B**) estava associada a uma luxação não diagnosticada do quadril direito (**C**), que foi detectada apenas depois de transcorridas 48 horas.

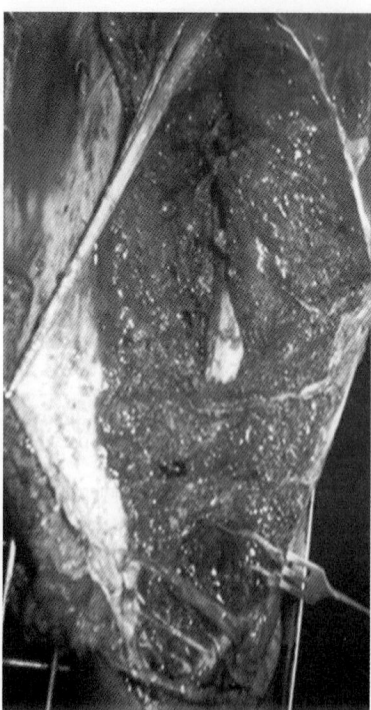
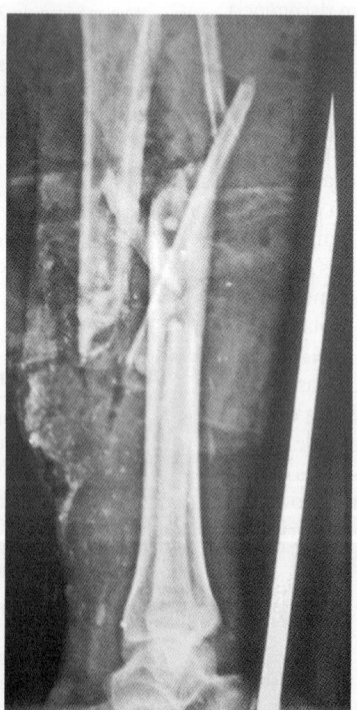
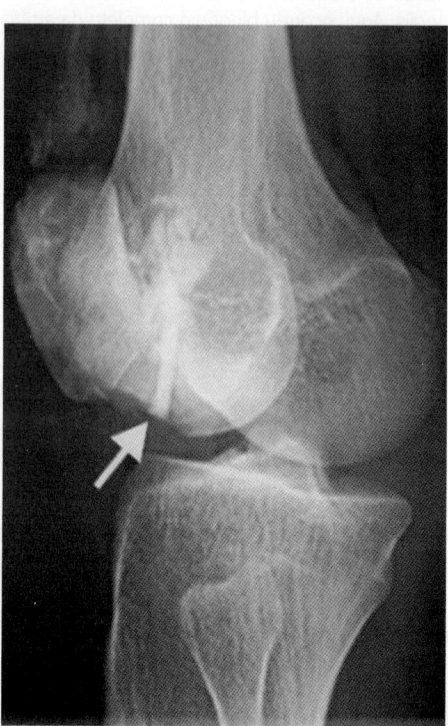

FIGURA 10.10 Fraturas expostas significativas frequentemente exibem contaminação profunda na ferida. Isso pode ser observado nas radiografias. Neste caso, uma fratura exposta do tipo IIIb de tíbia e fíbula exibia extensa contaminação com lama e sujidades nos planos intramusculares (**A, B**). Nas radiografias, também foi possível identificar fragmentos de vidro e ar na articulação (**C**).

Não existindo lesões que representem risco de morte, uma TC pode se revelar de grande utilidade, particularmente em casos de fraturas intra-articulares da articulação de tornozelo e joelho. Esse estudo identificará a orientação tridimensional dos planos de fratura, além de qualquer distorção das margens articulares. Tal conhecimento facilitará a redução da fratura e a estabilização esquelética em seguida ao desbridamento durante a cirurgia primária. Se o estado do paciente não permitir a realização de uma TC, o cirurgião poderá recorrer à fixação externa temporária durante o procedimento primário; mais tarde, poderá obter uma TC detalhada das articulações. Ressonância magnética do membro ou de corpo inteiro tem mínima influência num cenário agudo; por isso, tal estudo raramente é solicitado.

Papel dos marcadores bioquímicos

As lesões significativas ativam inúmeros mecanismos em cascata humoral e celular que envolvem mediadores inflamatórios e mecanismos complexos da defesa do hospedeiro.[10,63,67,140] Eles abrangem aumento de lesão e permeabilidade capilar, síndrome da disfunção de múltiplos órgãos (SDMO) e mesmo mortalidade. Encontra-se sob investigação o valor dos marcadores para identificação da síndrome de resposta inflamatória sistêmica (SRIS) e previsão de desfechos[20,69,143-145] (Tab.10.5). A identificação de um marcador solitário ideal para casos de trauma é tarefa difícil; na verdade, pode ser mesmo impossível, diante da ampla diversidade de pacientes lesionados e da enorme gama de lesões e comorbidades subjacentes.

Os marcadores a seguir encontram-se sob investigação.[63,65,182]

1. Proteína C-reativa (PCR)

    Normalmente, a PCR é empregada na prática clínica; esse marcador é amplamente disponível. No entanto, tem a desvantagem de não ser capaz de diferenciar infecção de inflamação e ainda não demonstra aumento proporcional à lesão. Com isso, o marcador não é capaz de prever o desfecho dos casos. Entretanto, a PCR encontra-se ainda em amplo uso, pois níveis elevados desse marcador podem indicar infecção ou inflamação grave – ambas com importantes implicações na decisão sobre futura reconstrução.

2. Interleucinas

    Muitas interleucinas (IL) vêm sendo investigadas graças à sua relevância em traumas significativos, e a IL-6 foi identificada como marcador confiável e consistente de inflamação sistêmica.[68,102,103,156] A IL-6 é uma citocina com propriedades pró-inflamatórias e anti-inflamatórias, e o aumento da sua concentração no sangue periférico constitui um marcador precoce da gravidade das lesões subsequentes ao traumatismo. Mesmo na fase aguda da resposta inflamatória, há domínio das propriedades pró-inflamatórias de IL-6, pois esse marcador sub-regula as respostas pró-inflamatórias do fator de necrose tumoral alfa (FNT-α) e da IL-1.[65,69,117]

    Stensballe et al.[177] concluíram por uma boa correlação entre as respostas inflamatórias sistêmicas iniciais medidas com IL-6 e IL-10 e a gravidade da lesão e a mortalidade aos 30 dias após o trauma. O limite de detecção (dose detectável mínima) de IL-6 foi 0,039 pg/mL e de IL-10 foi de 0,5 pg/mL. Para o uso desses indicadores, faz-se necessária uma estimativa seriada 6, 12 e 24 horas após a lesão.[2,3,6]

    Tschoeke et al.[187] estudaram o fenômeno do "segundo trauma" imediato no tratamento de traumas em relação à resposta pró-inflamatória em indivíduos politraumatizados, concluindo que o tratamento cirúrgico imediatamente praticado provoca um estresse cirúrgico extra que poderia promover complicações pós-traumáticas. As implicações exatas da elevação de IL-6 ainda não estão devidamente esclarecidas, mas estudos recentes confirmaram uma associação significativa entre níveis alterados e mortalidade e morbidade. O interesse atual se concentra em saber se o nível de IL-6 proporcionaria informações para a identificação de janelas seguras para uma reconstrução secundária dos tecidos moles em fraturas expostas, sobretudo quando associadas a outras lesões importantes.[153]

TABELA 10.5 Marcadores bioquímicos utilizados em traumatismos[63]

	Níveis normais	Níveis significativos	Usos	Desvantagens
Lactato sérico	0,5-2,22 mmol/L	>2,5 mmol/L	• Níveis elevados sugerem hipóxia celular com hipoperfusão e metabolismo anaeróbico • Retardo no retorno à normalidade indica prognóstico sombrio • Elevação contínua e persistente, apesar da ressuscitação, indica grande probabilidade de SDMO e de mortalidade	Estimativa seriada
Interleucina-6	<7 pg/mL	>200 pg/mL	• Níveis elevados nos estágios iniciais indicam SRIS • Níveis elevados indicam situação não favorável para cirurgia de reconstrução definitiva • Níveis elevados indicam alto risco de mortalidade	• Tem ação pró-inflamatória inicial bimodal, com ação de sub-regulação nos estágios mais avançados • Ainda não foi definido o uso exato em lesões isoladas de membro • Não está facilmente disponível em todas as instituições • Dispendioso; há necessidade de estimativas seriadas
Proteína C reativa	<3 µg/mL	>30 µg/mL	• Facilmente disponível • Mais barato • Elevação em estados inflamatórios e infecciosos	• Não pode diferenciar estados inflamatórios de infecciosos

3. Lactato sérico

Outra abordagem com o objetivo de identificar uma lesão fisiológica presente é a estimativa de produtos da hipoperfusão tecidual e do metabolismo anaeróbico, como a acidose láctica.[1,112,122] O lactato sérico é um bom método de triagem para a hipoperfusão oculta e a presença simultânea de um nível elevado e persistente de lactato é indicador preditivo de falência orgânica e de aumento da mortalidade. O tempo necessário até a normalização do lactato em seguida à ressuscitação é também um importante indicador prognóstico e um nível de lactato persistente ou crescente pode ser dos primeiros sinais de SDMO.[9,89,127] Alguns estudos revelaram níveis médios de lactato mais altos em não sobreviventes, em comparação com sobreviventes, ao serem considerados pacientes traumatizados e com sepse significativa.

Ainda que os estudos citados nos parágrafos anteriores tenham se concentrado, sem exceção, na importância dessas alterações em casos de politraumatismo, a relevância desses marcadores em casos isolados de lesões significativas ainda não ficou devidamente estabelecida. Em um estudo preliminar realizado nos Estados Unidos e que envolveu 285 pacientes com lesões IIIb de Gustilo, comprovou-se aumento sérico proporcional, tanto de lactato como de IL-6, mesmo em lesões isoladas de membros, quando a gravidade foi mensurada pelo Escore do Hospital Ganga. É preciso que a implicação clínica desse fenômeno seja investigada com maior profundidade.

Classificações e escores para fraturas expostas

Em 1976, Gustilo e Anderson propuseram uma classificação para as fraturas expostas que ainda é o sistema mais empregado em todo o mundo.[84] As fraturas expostas foram divididas em três tipos. As lesões de tipo I foram associadas à mínima lesão dos partes moles; as do tipo II, à lesão moderada; e as do tipo III eram lesões graves com exposição do local fraturado e que estavam associadas a lesões musculares e ao desnudamento periosteal. Em 1984, as fraturas expostas do tipo III foram ainda subdivididas em três tipos, na dependência de natureza e dimensões da ferida cutânea, grau de lesão muscular, extensão da contaminação, grau de desnudamento periosteal e presença de lesão arterial.[85] A Tabela 10.6 lista essa classificação.

A contribuição de Gustilo constituiu um marco no tratamento das fraturas expostas por ter enfatizado a importância da lesão aos tecidos moles e a contaminação da ferida. Gustilo informou que o percentual de infecções em lesões do tipo I era de 1,9% e, nas do tipo II, de 8%; mas esse percentual aumentou para 41% em lesões do tipo III.[86] O trabalho desses autores enfatizava a necessidade de pronta cobertura das feridas e de rápida cirurgia plástica intervencional.

Entretanto, foram muitas as desvantagens expostas com o uso da classificação de Gustilo e Anderson. Esses aspectos estão listados na Tabela 10.7. Qualquer sistema de classificação terá utilidade na prática rotineira tão somente se for capaz de agrupar de maneira consistente e confiável as lesões, em conformidade com sua gravidade. Tal classificação deve formar uma base sobre a qual possam ser formuladas orientações para o tratamento e ser previstos desfechos finais; além disso, essa classificação deverá estimular a realização de estudos que permitam comparações de resultados obtidos em diferentes instituições. A classificação de Gustilo demonstra deficiência em muitos dos aspectos citados;[22,151-155] e foram observadas as deficiências a seguir.

A. Desde a sua descrição original, a classificação passou por muitas modificações conducentes a diferentes interpretações por diversos autores, o que resultou na perda de uniformidade em sua aplicação global.
B. Lesões do tipo IIIb, por definição, abrangem um amplo espectro, desde aquelas de fácil tratamento até as praticamente não passíveis de salvação (Fig. 10.11). Portanto, a classificação não pode oferecer orientações uniformes para o tratamento e nem permite comparações dos resultados publicados em diferentes instituições.
C. Originalmente, Gustilo propôs a classificação com base na gravidade da ferida, mas atualmente a descrição se fundamenta, com frequência, no tratamento. Na América do Norte qualquer ferida – independentemente de suas dimensões e natureza – será classificada como de tipo IIIa, se for fechada e como IIIb se tratada com um retalho. Portanto, em vez de orientar o tratamento, ela se transformou em uma classificação retrospectiva.
D. A classificação se fundamenta mais na natureza e nas dimensões da ferida, não considerando em mesmo grau de igualdade a gravidade das lesões às estruturas miotendíneas e esque-

TABELA 10.7 Desvantagens da classificação de Gustilo e Anderson

- A definição passou por muitas modificações e não há uniformidade em sua aplicação
- Abrange amplo espectro de lesões no grupo das fraturas do tipo IIIb
- Depende principalmente do tamanho da ferida cutânea
- Não avalia a gravidade das lesões cutâneas, ósseas e miotendíneas separadamente
- Não trata da questão de salvação
- Pouca confiabilidade interobservadores

TABELA 10.6 Classificação de Gustilo e Anderson[84,85]

Tipo	Ferida	Nível de contaminação	Lesão aos tecidos moles	Lesão óssea
I	<1 cm de comprimento	Limpo	Mínima	Simples, cominuição mínima
II	>1 cm de comprimento	Moderado	Moderada; alguma lesão muscular	Cominuição moderada
IIIa	Normalmente >10 cm	Alto	Grave, com esmagamento	Normalmente cominuitiva; é possível fazer a cobertura do osso com partes moles
IIIb	Normalmente >10 cm	Alto	Perda muito grave de cobertura	Cobertura óssea insuficiente; normalmente é necessária cirurgia reconstrutiva de partes moles
IIIc	Normalmente >10 cm	Alto	Perda muito grave de cobertura e lesão vascular que precisa ser reparada	Cobertura óssea insuficiente; normalmente é necessária cirurgia reconstrutiva de partes moles

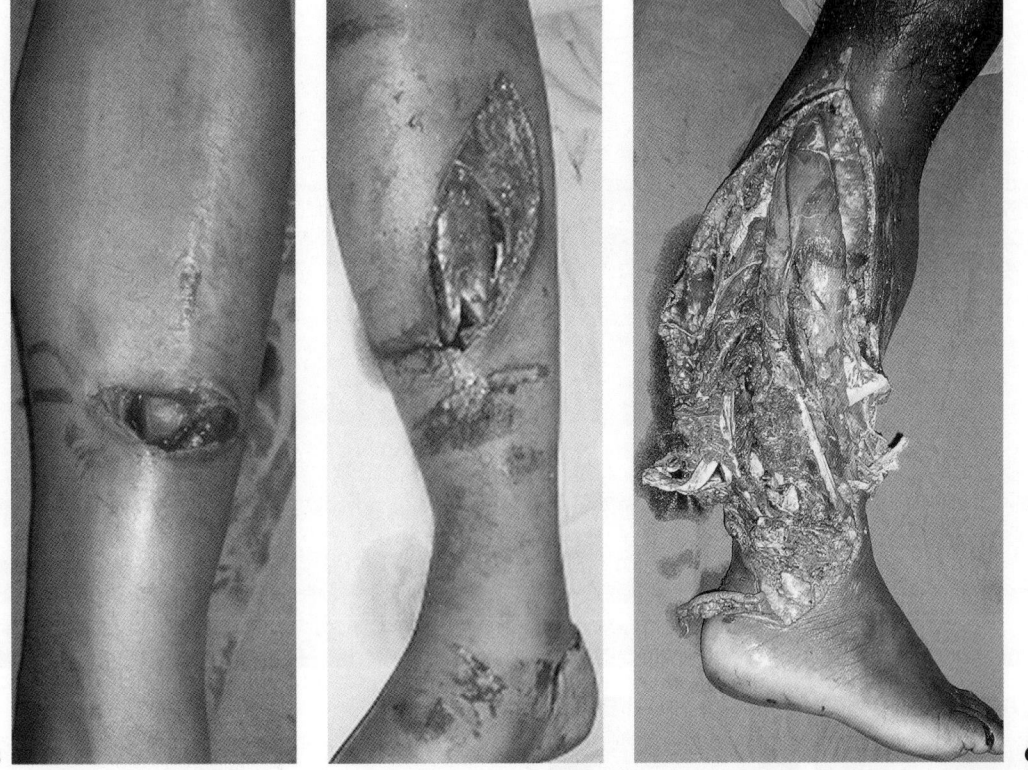

FIGURA 10.11 O grupo IIIb de Gustilo abrange ampla variedade de fraturas. Por definição, as fraturas **A**, **B** e **C** são lesões do tipo IIIb. Mas sua gravidade varia, desde aquelas de fácil tratamento até as que praticamente não podem ser salvas.

léticas. Na prática, as lesões aos músculos, nervos e ossos são mais cruciais do que a natureza da ferida, em termos de previsão da funcionalidade e ao de decidir se vale a pena ou não salvar o membro (Fig. 10.12).

E. A classificação não permite a definição de um escore para os fatores comórbidos que influenciam oportunidade e segurança dos principais procedimentos reconstrutivos.

F. O sistema depende de uma descrição subjetiva como, por exemplo, "desnudamento periosteal significativo" e "lesão extensa aos tecidos moles"; isso acarreta uma variação significativa na interpretação e avaliação entre cirurgiões. Foram publicados dois estudos importantes que informaram, ambos, baixo percentual de concordância interobservadores, de apenas 60%. A concordância variou amplamente, conforme a experiência do cirurgião e o tipo de lesão, visto que algumas dessas lesões exibiam dificuldades intrínsecas para sua classificação.[30,83,98,184]

G. Por ser uma classificação e não um escore, a classificação de Gustilo não trata de, e nem propõe, orientações para a salvação.

Atualmente, os cirurgiões reconhecem a necessidade de um método mais preciso e objetivo para avaliação dessas lesões desafiadoras.

Desde então, têm sido propostos muitos escores de gravidade da lesão, como o escore de gravidade de membro mutilado (*Mangled Extremity Severity Score*, MESS),[104] o índice de salvação de membro (*lim salvage index*, LSI),[161] o índice preditivo de salvação (*predictive salvage index*, PSI),[100] o escore de lesão nervosa, isquemia, lesão de tecido mole, lesão esquelética, choque e idade do paciente (*nerve injury, ischemia, soft tissue injury, skeletal injury, shock and age patient*, NISSSA)[126] e a escala de fraturas de Hannover (*Hannover fracture scale*, HFS).[180] Os componentes dos diferentes sistemas de pontuação de lesões no membro inferior estão listados na Tabela 10.8. Esses escores tentam avaliar o grau de lesão para diferentes tecidos em separado e incluem alguns fatores externos que influenciam o resultado.[168] Nesses escores, o modelo retrospectivo, os pequenos tamanhos das amostras e um viés dos criadores de escores na seleção do componente, além do peso dos índices, têm sido identificados como desvantagens.[21,22,55,114] Eles também foram planejados para abranger membros com lesões ortopédicas e vasculares combinadas, não sendo apropriados para avaliação de lesões do tipo IIIb de Gustilo. Um membro gravemente lesionado, com grande perda óssea e esmagamento dos tecidos moles (portanto, má escolha para salvação) terá um valor ponderal visivelmente menor ao ser avaliado pelos escores citados, caso inexista uma lesão vascular. Essa deficiência nos modelos fará com que o cirurgião responsável pelo tratamento tenda para a tentativa de salvação, o que resultará em maior incidência de amputações secundárias.[155] Uma avaliação prospectiva de seu uso clínico documentou desempenho sofrível quando esses escores foram aplicados a lesões do tipo IIIb de Gustilo. Não é tarefa fácil a aplicação desses escores; assim, eles não são habitualmente utilizados na prática.

Escore de gravidade de membro mutilado

O escore MESS,[104] embora originalmente planejado para uso em membros com lesão vascular, é bastante utilizado para previsão da probabilidade de amputação em lesões do tipo IIIb de Gustilo. O sistema se baseia em quatro critérios: a energia do trauma, que decide a extensão da lesão esquelética e dos tecidos moles; presença e duração da isquemia no membro; presença de choque; e idade do paciente (Tab.10.9). Relatou-se que escores >7 são preditores precisos de amputação, tanto em estudos retrospectivos como em estudos prospectivos.[104] Mas esse resultado não foi replicado em outras séries prospectivas, nas quais se informou sensibilidade geral de 46%, com aumento para 72% quando foram considerados apenas membros isquêmicos.[22] Nossa experiência com

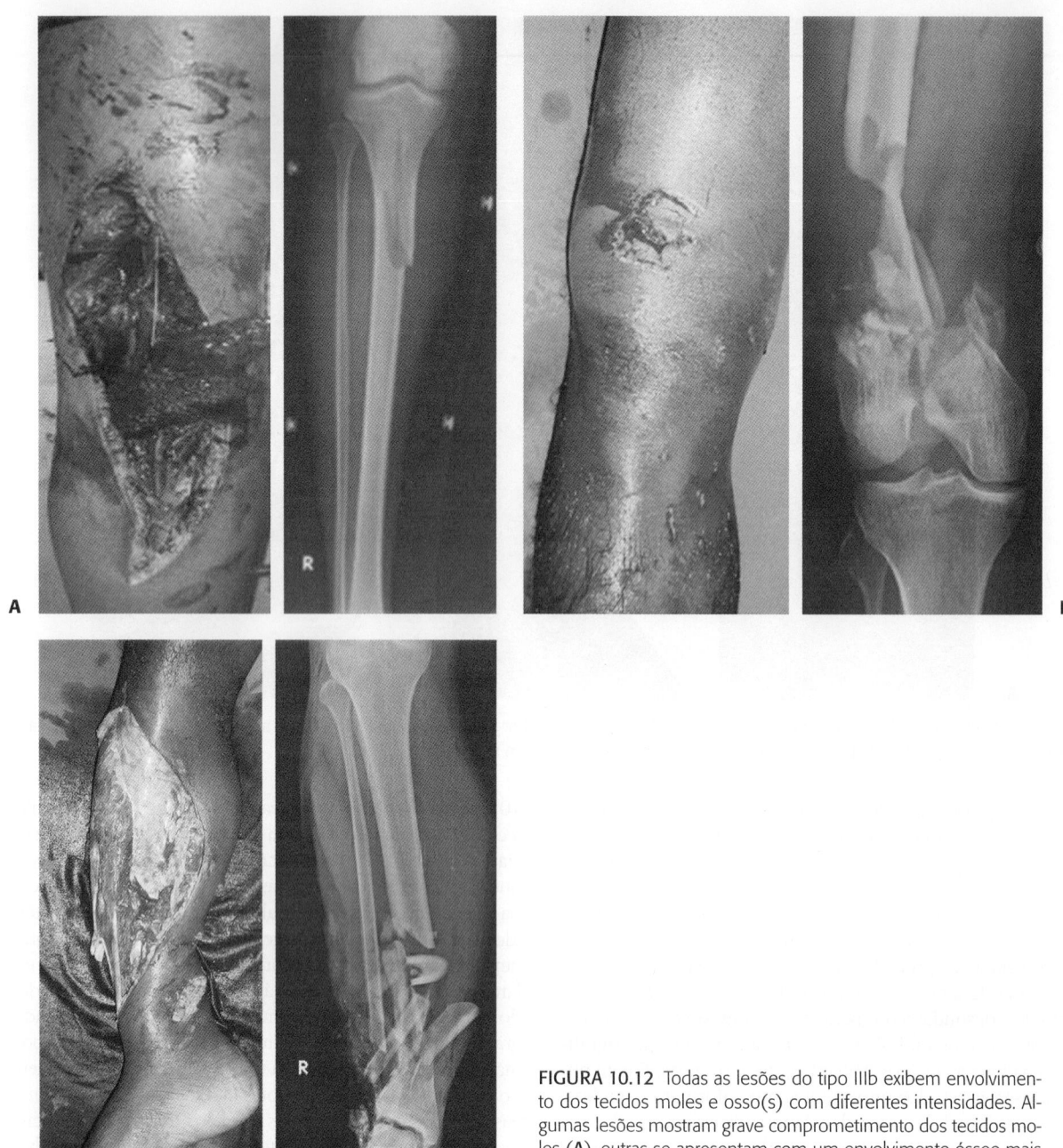

FIGURA 10.12 Todas as lesões do tipo IIIb exibem envolvimento dos tecidos moles e osso(s) com diferentes intensidades. Algumas lesões mostram grave comprometimento dos tecidos moles (**A**), outras se apresentam com um envolvimento ósseo mais grave (**B**) e ainda outras padecem de lesões graves tanto nos ossos como nos tecidos moles (**C**).

esse escore tem sido idêntica. Na ausência de déficit vascular, membros gravemente lesionados que dificilmente são passíveis de salvação costumam exibir escores inferiores a 7, o que leva a tentativas de salvação. Tal situação pode aumentar o número de pacientes que necessitarão de amputação secundária.[168]

Escore de fraturas expostas do Hospital Ganga

O escore de fraturas expostas do Hospital Ganga (GHOIS, do inglês *Ganga Hospital Open Injury Score*) foi descrito em 2005, por Rajasekaran et al.,[154] com o objetivo específico de resolver o problema da salvação e dos modos de reconstrução em lesões do tipo IIIb. Esse sistema está ilustrado na Tabela 10.10. A base para esse escore é que os três componentes de um membro – cobertura dos tecidos (pele), tecidos estruturais (ossos) e tecidos funcionais (músculos, tendões e nervos) sofrem lesões com diferentes intensidades em qualquer lesão do tipo III, sendo, por isso, classificadas separadamente por pontos que variam de 1 até 5 (Fig. 10.13-10.15). Além disso, atribuem-se dois pontos a cada uma das sete comorbidades que sabidamente influenciam os desfechos. O escore total é empregado na avaliação da necessidade, ou não, de amputação; e os escores individuais propiciam orientações para o tratamento, por exemplo, a necessidade de um retalho ou de transporte ósseo. Essa pontuação implica avaliação detalhada do grau lesional dos diferentes componentes do membro; assim, ela deverá ser efetuada depois do desbridamento.

Em um estudo inicial de 109 lesões consecutivas do tipo IIIb, todos os membros com escore ≤14 obtiveram sucesso com a salvação. Todos os membros com escore ≥17 necessitaram de amputação.[154] As lesões com escores iguais a 15 e 16 foram categorizadas como situadas em uma zona cinzenta. O aspecto singular

TABELA 10.8 Componentes dos sistemas de pontuação para gravidade de lesões do membro inferior[22,168]

	Sistemas de pontuação[a]					
	MESS	LSI	PSI	NISSSA	HFS-97	GHOIS
Idade	X			X		X
Choque	X			X	X	X
Tempo de isquemia quente	X	X	X	X	X	X
Lesão óssea		X	X		X	X
Lesão muscular		X	X			X
Lesão cutânea		X			X	X
Lesão nervosa		X		X	X	
Lesão venosa profunda		X				
Lesão esquelética/das partes moles	X			X		
Contaminação				X	X	X
Tempo transcorrido até o tratamento			X			
Condições comórbidas						X

[a]MESS, escore de gravidade de membro mutilado; LSI, índice de salvação de membro; PSI, índice preditivo de salvação; NISSSA, escore de lesão nervosa, isquemia, lesão de tecido mole, lesão esquelética, choque e idade do paciente; HFS-97, escala de fraturas de Hannover (versão de 1997); GHOIS, escore de fraturas expostas do Hospital Ganga.

TABELA 10.9 Escore de gravidade de membro mutilado (MESS)[104]

Tipo	Definição	Pontos
A	**Lesão esquelética/dos tecidos moles**	
	• Baixa energia (perfurante; fratura simples; ferimento por projétil de arma de fogo [PAF] "civil")	1
	• Média energia (fraturas expostas ou polifraturas; luxações)	2
	• Alta energia (projétil de arma de fogo à queima-roupa ou PAF "militar"; lesão por esmagamento)	3
	• Energia muito alta (o item anterior e contaminação visível; avulsão de tecido mole)	4
B	**Isquemia de membro** (* Duplicar o escore para isquemia >6 horas)	
	• Redução ou ausência de pulso, mas com perfusão normal	1*
	• Ausência de pulso; parestesia; diminuição do enchimento capilar	2*
	• Frio; paralisado; sem sensibilidade; dormente	3*
C	**Choque**	
	• PA sistólica sempre >90 mm Hg	0
	• Hipotensão temporária	1
	• Hipotensão persistente	2
D	**Idade (anos)**	
	• >30	0
	• 30-50	1
	• <50	2

TABELA 10.10 Escore de fraturas expostas do Hospital Ganga (GHOIS)[154]

Estruturas de cobertura: pele e fáscia
- Ferida sem perda de pele e não situada sobre o local fraturado — 1
- Ferida sem perda de pele e sobre o local fraturado — 2
- Ferida com perda de pele e não situada sobre o local fraturado — 3
- Ferida com perda de pele e sobre o local fraturado — 4
- Ferida com perda cutânea circunferencial — 5

Tecidos funcionais: unidades miotendíneas e nervosas
- Lesão parcial à unidade miotendínea — 1
- Lesão completa, mas passível de reparação, a unidades miotendíneas — 2
- Lesão irreparável às unidades miotendíneas, perda parcial de um compartimento ou lesão completa ao nervo tibial posterior — 3
- Perda de um compartimento de unidades miotendíneas — 4
- Perda de dois ou mais compartimentos ou amputação subtotal — 5

Estruturas esqueléticas: osso e articulações
- Fratura transversal ou oblíqua ou fragmento em borboleta com <50% da circunferência — 1
- Grande fragmento em borboleta com >50% da circunferência — 2
- Cominuição ou fraturas segmentares sem perda óssea — 3
- Perda óssea <4 cm — 4
- Perda óssea >4 cm — 5

Condições comórbidas: adicionar 2 pontos para cada condição presente
- Lesão conducente a intervalo para desbridamento >12 horas
- Contaminação por esgoto ou por material orgânico ou lesões rurais
- Idade >65 anos
- Diabetes melito dependente de medicação ou doenças cardiorrespiratórias que resultem em maior risco anestésico
- Politraumatismo que afete tórax ou abdome, com escore de gravidade da lesão >25 ou embolia gordurosa
- Hipotensão com pressão arterial sistólica <90 mm Hg à apresentação
- Outra lesão significativa ao mesmo membro ou síndrome compartimental

- Em lesões com escore ≤14, é aconselhável a salvação
- Lesões com escore ≥17 normalmente evoluem para amputação
- Lesões com escore de 15 e 16 se situam em uma zona cinzenta e a decisão será tomada individualmente – isto é, dependerá do paciente

do GHOIS foi reconhecer que não poderia haver apenas um escore de discriminação em uma situação clínica tão complexa como a representada por uma fratura exposta. Os autores, mesmo tendo recomendado a salvação em todas as lesões com escore <14 e que a amputação deveria ser considerada em lesões com escore >17, enfatizaram existir uma zona cinzenta (com escores 15 e 16) em que a decisão entre salvação e amputação teria que se fundamentar em fatores como lesões associadas, experiência da equipe responsável pelo tratamento, contexto social, educacional e cultural do paciente, personalidade do paciente e considerações relativas ao custo, quando cabível.

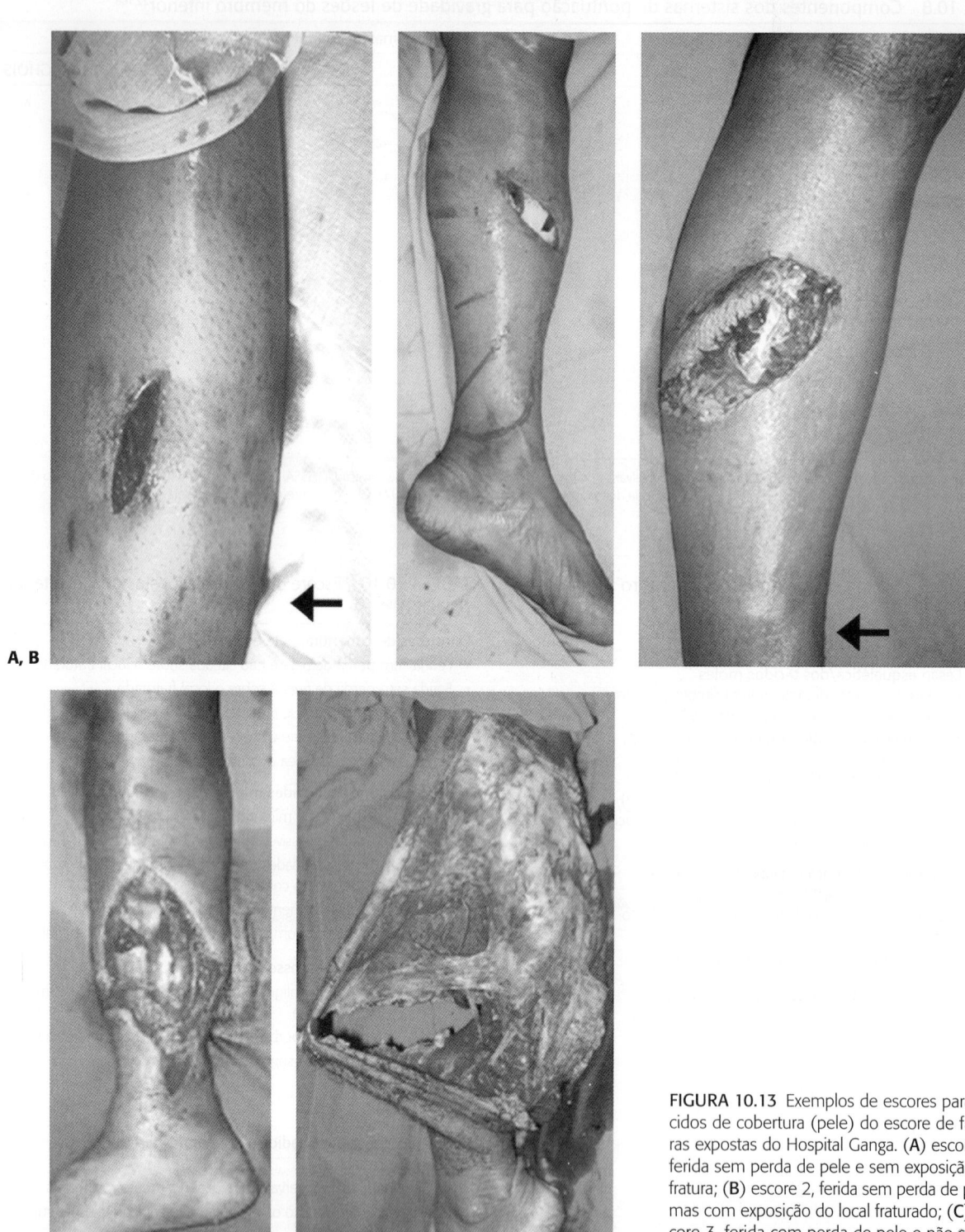

FIGURA 10.13 Exemplos de escores para tecidos de cobertura (pele) do escore de fraturas expostas do Hospital Ganga. **(A)** escore 1, ferida sem perda de pele e sem exposição da fratura; **(B)** escore 2, ferida sem perda de pele, mas com exposição do local fraturado; **(C)** escore 3, ferida com perda de pele e não situada sobre o local fraturado; **(D)** escore 4, ferida com perda de pele e situada sobre o local fraturado; e **(E)** escore 5, ferida circunferencial, com osso circunferencialmente exposto.

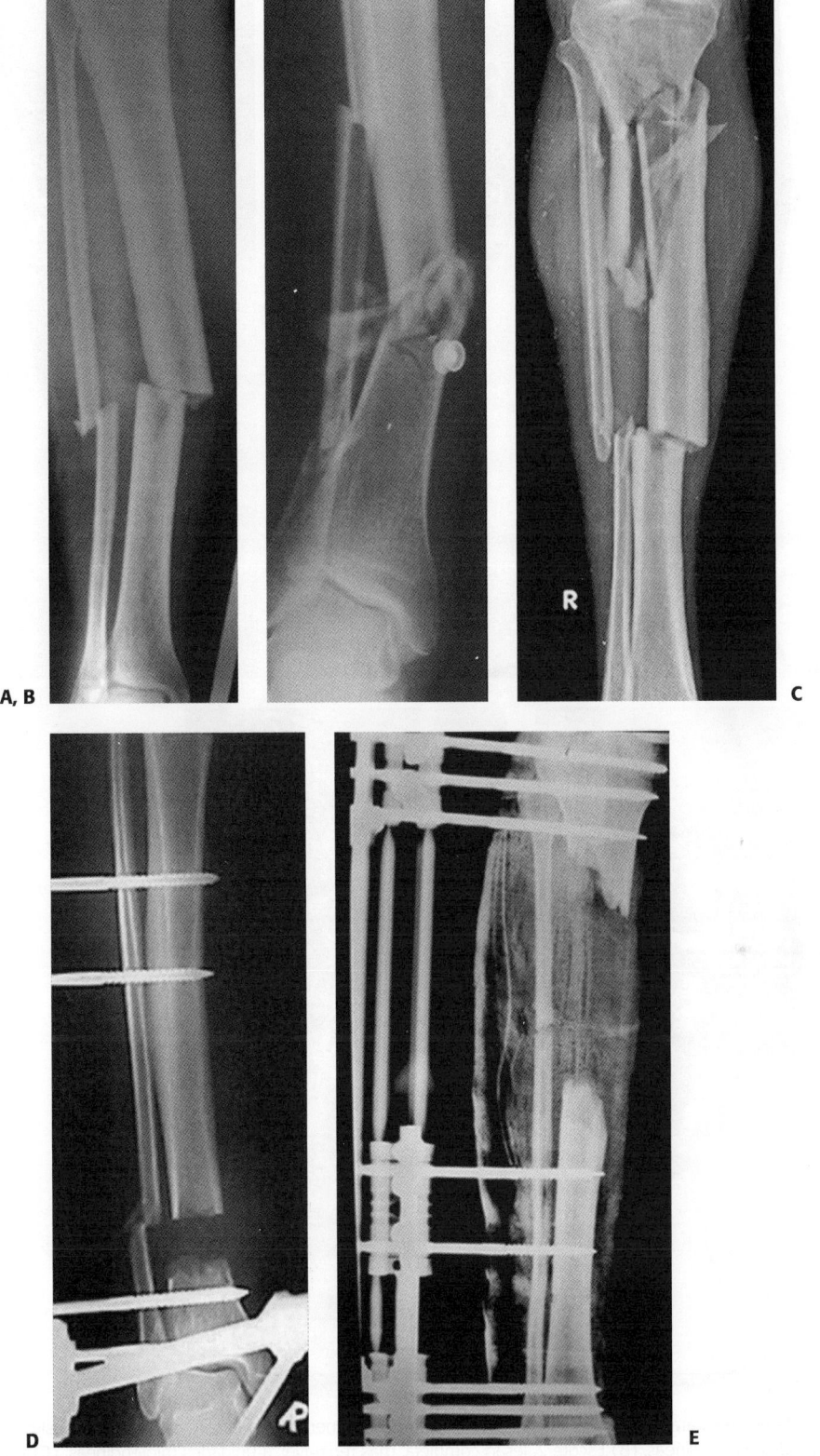

FIGURA 10.14 Exemplos de escores para tecidos estruturais (osso) do escore de fraturas expostas do Hospital Ganga. (**A**) Escore 1, fraturas transversais ou oblíquas ou um fragmento em borboleta afetando menos de 50% da circunferência. (**B**) Escore 2, presença de grande fragmento em borboleta acometendo mais de 50% da circunferência. (**C**) Escore 3, fraturas com cominuição intensa ou fraturas segmentares sem perda óssea. (**D**) Escore 4, perda óssea primária ou secundária inferior a 4 cm. (**E**) Escore 5, perda superior a 4 cm.

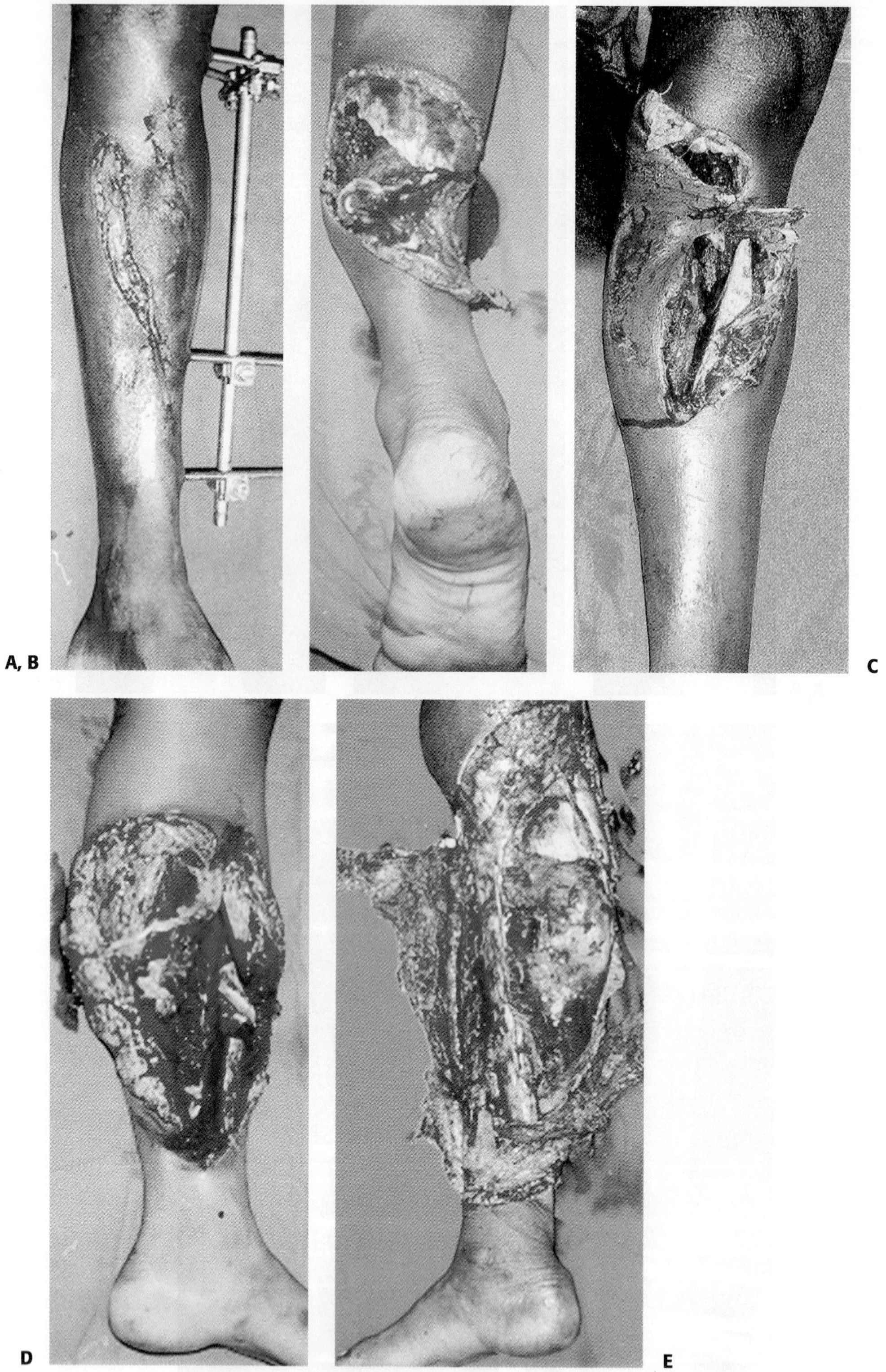

FIGURA 10.15 Exemplos de escores para tecidos funcionais (músculos, tendões e nervos) do escore de fraturas expostas do Hospital Ganga. (**A**) Escore 1, lesão parcial a unidades miotendíneas. (**B**) Escore 2, lesão completa, mas reparável, a unidades miotendíneas. (**C**) Escore 3, lesão irreparável a unidades miotendíneas com envolvimento de um ou mais músculos em um compartimento ou com lesão completa ao nervo tibial posterior. (**D**) Escore 4, perda de um compartimento inteiro. (**E**) Escore 5, perda de dois ou mais compartimentos ou amputação subtotal.

Na prática, o GHOIS tem muitas vantagens em comparação com a classificação de Gustilo e MESS. Essas vantagens estão listadas na Tabela 10.11. No escore-limite de 14, observou-se que o escore tinha maior precisão do que MESS em termos de se prever a necessidade de amputação e em se evitar amputações secundárias.[155] Verificou-se que os escores individuais do GHOIS tinham peso preditivo para a necessidade de cobertura dos tecidos moles e de procedimentos complexos envolvendo retalhos.[155] Noventa e cinco por cento dos pacientes com escore para a pele <3 foram tratados, com êxito, com cuidados simples da ferida, seja por fechamento primário da pele, ou pela aplicação de enxerto cutâneo. Em comparação, 92% dos pacientes com escore ≥4 precisaram de cobertura com retalho. O escore para o esqueleto foi de utilidade como preditivo para a natureza dos procedimentos de reconstrução exigidos.[155] Comprovou-se que lesões com escore ≤2 tiveram elevado percentual de consolidação, sem a necessidade de aplicação de enxerto ósseo. Lesões com escore ósseo igual a 4 e 5 tiveram maior tempo até a consolidação, sendo precisos procedimentos cirúrgicos extras. Lesões com escore ósseo igual a 4 puderam ser tratadas exclusivamente com enxerto ósseo, visto que o defeito media menos de 4 cm, ao passo que lesões com escore ósseo igual a 5 necessitaram de procedimento de transporte ósseo ou de enxerto fibular livre, pois o defeito era demasiadamente grande para tratamento apenas com enxerto.

Salvação ou amputação?

Amputar ou salvar um membro gravemente lesionado é uma decisão importante, mas quase sempre espinhosa, que depende de experiência.[90,91,190] A disponibilidade de técnicas avançadas de reconstrução de tecido mole com microcirurgia e de dispositivos para reconstrução do esqueleto tornou tecnicamente possível a salvação de membros, mesmo em casos extremos. Se não for objeto de uma cuidadosa escolha, o paciente poderá ser submetido a prolongadas tentativas de reconstrução com várias cirurgias, para finalmente sofrer uma amputação secundária.[22,23,68,92,190,196] Todos os esforços devem ser envidados para evitar o "triunfo da técnica sobre a razão" e a decisão relativa à probabilidade de amputação deve ser tomada durante o procedimento primário ou pelo menos antes de ser tentado o procedimento definitivo de reconstrução dos tecidos moles.

Em certos pacientes, pode ser óbvia a necessidade de amputação primária (Tabela 10.12). Contudo, muitos membros lesionados se situam em uma zona cinzenta, em que a disponibilidade de critérios objetivos de avaliação seriam úteis. O instrumento GHOIS, ao contrário dos demais escores, que foram descritos para lesões ortopédicas e vasculares combinadas, tem melhor sensibilidade e especificidade como fatores de predição de amputação em pacientes com lesões do tipo IIIb.[154,155] Deve-se ter em mente que nenhum escore é infalível e que a decisão final deverá depender de uma combinação de fatores, como a gravidade da lesão, o estado de saúde geral do paciente, a experiência técnica da equipe responsável pelo tratamento e a capacidade do paciente diante de procedimentos cirúrgicos prolongados. E em todos os estágios, o paciente e sua família também devem ser ativamente envolvidos na decisão.

Tabela 10.11 Vantagens do escore de fraturas expostas do Hospital Ganga

- Especificamente projetado para lesões do tipo IIIb
- Avalia separadamente a gravidade das lesões à pele, ao músculo e ao osso
- O escore total tem valor preditivo para amputação
- O escore individual fornece orientações para reconstrução
- A pontuação inclui comorbidades, o que influencia o resultado
- Melhor concordância intra e interobservadores, quando comparado com a classificação de Gustilo

Tabela 10.12 Indicações à amputação primária

- Tempo de isquemia quente superior a 8 horas e membro completamente inviável
- Lesão vascular não passível de reparação e sem fluxo colateral, em conformidade com as arteriografias
- O membro está gravemente esmagado, com mínimo tecido viável
- Presença de doença sistêmica grave e debilitante, numa situação em que procedimentos cirúrgicos demorados para a preservação do membro colocarão em risco a vida do paciente
- Presença de várias lesões polissistêmicas com escore de gravidade da lesão ≥25, em que a salvação poderá acarretar SDMO e morte
- A lesão é tão grave que o funcionamento final será menos satisfatório do que com o uso de uma prótese
- Escore de gravidade das fraturas expostas do Hospital Ganga ≥17

OPÇÕES TERAPÊUTICAS

Desbridamento e lavagem

Para que o risco de infecção seja minimizado, é importante que se faça um desbridamento completo. Desbridamento é um procedimento cirúrgico ativo e não apenas a lavagem da ferida. Todos os corpos estranhos e tecidos contaminados ou sob suspeita de avascularização devem ser sistematicamente removidos; portanto, o que restar será tecido vivo e vascularizado, isento de contaminação. Um objetivo secundário do desbridamento é a minimização dos fatores de risco para infecção, por exemplo, espaços mortos ou presença de hematoma, para que fique reduzida a incidência de infecção.

O desbridamento deve ser efetuado tão logo seja possível após a ocorrência da lesão e o tradicionalmente ensinado era que, de preferência, tal procedimento fosse completado dentro de 6 horas. O objetivo consistia em impedir que a contaminação se transformasse em infecção; e o pronto desbridamento impediria a colonização das bactérias no interior dos tecidos. A regra das 6 horas baseava-se em estudos com animais, nos quais um limite de 10^3 microrganismos foi considerado crítico para o estabelecimento de uma infecção.[159] Esse limite foi atingido em 5,17 horas. Outros autores documentaram que uma contagem de colônias de tal magnitude pode suplantar as defesas imunes, resultando em infecção.[42] Tais circunstâncias levaram à prática do desbridamento, mesmo no meio da noite, quando não se poderia, em geral, contar com uma força de trabalho experiente. A regra das 6 horas tem sido questionada por muitos estudos recentes.[32,45,149,164,183] A moderna literatura sugere que não existem vantagens óbvias na realização do desbridamento dentro de 6 horas, em comparação com o desbridamento entre 6 e 24 horas após a lesão.[45] Mas o efeito do adiamento para além de 24 horas ainda não ficou bem claro.[193] Embora o desbridamento deva ser feito tão logo possível com segurança, seu grau de minúcia parece ser mais importante que o momento de sua realização. Também interferem outros fatores locais e sistêmicos que influenciam infecção e cicatrização da ferida. Esses fatores estão listados na Tabela 10.13.

O desbridamento deve ser executado por uma equipe experiente, constituída tanto de cirurgiões ortopédicos como plásticos. Uma "abordagem ortoplástica", com envolvimento do cirurgião plástico desde o momento do desbridamento, representa numerosas vantagens. A experiência combinada desses dois es-

TABELA 10.13 Fatores que aumentam o risco de infecção

Fatores locais
- Contaminação por material orgânico, rural ou de esgoto
- Desbridamento imperfeito, com retenção de corpos estranhos e de tecido inviável
- Estabilização inadequada do esqueleto
- Presença de espaço morto
- Desbridamento com atraso superior a 24 horas

Fatores sistêmicos
- Presença de choque e de síndrome da angústia respiratória do adulto (SARA)
- Fatores comórbidos como idade acima de 65 anos, transtornos metabólicos como o diabetes melito, história de tabagismo
- Síndrome compartimental e tecidos hipovasculares
- Estada hospitalar prolongada e exposição a microrganismos resistentes
- Desnutrição

Tabela 10.14 Lavagem da ferida em fraturas expostas

As evidências apoiam
- Deve-se usar um volume adequado de líquido para a lavagem Normalmente, pelo menos 9 L de líquido são empregados em fraturas do tipo IIIb
- A lavagem elimina coágulos sanguíneos, tecidos inviáveis e detritos dos planos teciduais e dos espaços mortos
- A lavagem reduz a população bacteriana
- Não há vantagem em adicionar soluções antissépticas ou antibióticos ao líquido de lavagem
- O uso de peróxido de hidrogênio, solução alcoólica, iodopovidona e outros agentes químicos pode comprometer as funções dos osteoblastos, inibir a cicatrização da ferida e causar lesões à cartilagem
- A lavagem pulsátil sob alta pressão pode reduzir em 100 vezes a contaminação bacteriana, mas tem a desvantagem de causar lesões microscópicas ao osso, considerável lesão aos tecidos moles e, além disso, pode empurrar a contaminação bacteriana para planos teciduais mais profundos
- A lavagem pulsátil sob baixa pressão (14 psi/550 pulsações por minuto) tem eficácia equivalente à lavagem pulsátil sob alta pressão (70 psi/1.050 pulsações por minuto), com efeitos menos prejudiciais aos tecidos

pecialistas na avaliação das lesões dos tecidos moles e do esqueleto melhorará o desbridamento e favorecerá a reconstrução imediata, sem que haja comprometimento de uma futura reconstrução.[25,43] Em feridas intensamente contaminadas, antes de fazer o planejamento do membro, é aconselhável uma lavagem minuciosa com quantidades copiosas de solução salina. Utilizam-se *trolleys* especialmente confeccionados para a lavagem da ferida antes da aplicação dos campos cirúrgicos e *meshtrays* de diferentes tamanhos com *outlettubing* para a lavagem depois da aplicação dos campos cirúrgicos. Pode-se usar uma escova macia para ajudar na limpeza de partículas de sujidades e detritos. É preferível aplicar um torniquete no membro antes da lavagem. Isso permitirá que hemorragias graves, que podem ocorrer em raras ocasiões durante o estágio de lavagem (pelo deslocamento de um coágulo ou por lesão a uma veia exposta e parcialmente lesionada), sejam prontamente controladas.

Lavagem

A lavagem é efetuada antes e depois do desbridamento, pois esse procedimento elimina os detritos e o hematoma e propicia uma exposição ideal, além de diminuir a contaminação e a contagem bacteriana.[6,4,46,108,134,158] Deve-se usar um volume adequado de líquido de lavagem para a limpeza, dentro do princípio de que "a solução para a poluição é a diluição." Normalmente, devem-se usar mais de 9 L de líquido em lesões do tipo IIIb. Na Tabela 10.14 estão listadas evidências em apoio à lavagem em fraturas expostas. Tem sido considerável a discussão concernente ao uso de soluções contendo sabão,[5,41] à adição de antibióticos ao líquido de lavagem[52,160] e ao uso da lavagem de alta e baixa pressão.[12,15,28,51,54,115] Evidências atuais indicam que se deve usar rotineiramente solução salina normal, pois não há vantagem em se acrescentar qualquer tipo de sabão, antisséptico ou antibiótico ao líquido.[46] O emprego de betaistina também não resultou em vantagem, mas essa substância tem a desvantagem de manchar os tecidos e obscurecer a contaminação e pequenas partículas de sujidades.[24,70,120] Betaistina possivelmente seja tóxica para bainhas tendíneas, cartilagem e periósteo. A lavagem sob alta pressão, que outrora era procedimento popular, não é atualmente empregada, por não demonstrar qualquer vantagem. Além disso, pode ter a desvantagem de lesionar tecidos como o periósteo e as bainhas tendíneas, e deslocar as sujidades e detritos para pontos mais profundos dos tecidos. É preferível a lavagem à baixa pressão com solução salina normal.[46] O desbridamento deve ser efetuado de modo sistemático, com a devida atenção à completa remoção dos tecidos desvitalizados. A Tabela 10.15 ilustra essa técnica.

TABELA 10.15 Princípios do desbridamento

Princípios do desbridamento
- Deve ser realizado por uma equipe experiente e com a maior rapidez possível
- Abordagem ortoplástica, com envolvimento de cirurgiões plásticos já por ocasião da cirurgia primária

Etapas
- Antes do desbridamento, obtêm-se fotografias em diferentes ângulos
- O uso de um torniquete permite trabalhar em um campo limpo e exangue

Pele e fáscia
- As feridas devem ser longitudinalmente ampliadas, para proporcionar visualização adequada das estruturas mais profundas
- As margens devem ser aparadas até a derme com sangue vivo, para que seja criada uma margem de ferida limpa
- Cuidadoso manuseio da pele e prevenção do desluvamento são essenciais
- Toda fáscia avascularizada deve ser submetida à excisão

Músculos
- Todos os músculos no compartimento devem ser avaliados para viabilidade (os 4 Cs: cor, consistência, contratilidade e capacidade de sangrar) e desbridados

Ossos
- As extremidades do osso e a cavidade medular devem ser cuidadosamente examinadas em busca de tinta impregnada, lama e material orgânico
- Todos os fragmentos sem inserções de tecido mole devem ser excisados

Lavagem
- A opção preferível é um volume adequado de líquido, com lavagem pulsátil sob baixa pressão

Conclusão
- Deflação do torniquete e avaliação da viabilidade de todas as estruturas preservadas
- Avaliação da perda de tecidos e documentação fotográfica para referência/planejamento futuros
- Tomada de decisão sobre método e momento do fechamento ou cobertura da ferida e estabilização óssea
- Documentação da sequência de reconstrução
- Em pacientes com perda de tecido muito grande, pode-se usar fechamento assistido à vácuo (*vacuum-assisted closure*, VAC) como procedimento em ponte, até que eles estejam prontos para a cobertura com retalho

Uso de torniquetes

Há controvérsias em relação ao emprego do torniquete durante o desbridamento. Os ensinamentos tradicionais indicam não o utilizar, pois esse dispositivo pode lesionar os tecidos já hipóxicos e interferirá na avaliação da viabilidade muscular.[166] Mas a experiência dos autores sugere o oposto; assim, utilizam rotineiramente o torniquete, pois ele melhora o grau de completude do desbridamento e evita uma perda de sangue desnecessária. Em um membro que não apresente déficit vascular, não há prova de que a aplicação do torniquete durante o período de desbridamento, que varia de 30 a 60 minutos, tenha qualquer efeito deletério nos tecidos viáveis preservados. Sem o torniquete, os tecidos lesionados sangrarão com facilidade se forem tocados; e esse sangramento incômodo oblitera a visão do cirurgião e oculta a contaminação, especialmente nos planos musculares mais profundos. Por outro lado, um campo exangue ajuda a identificar a contaminação, a proteger as estruturas vitais, a explorar as cavidades articulares, além de poupar perda de sangue desnecessária em um paciente que talvez já esteja em estado de choque. Ao final do desbridamento, o torniquete é desfeito e a viabilidade dos tecidos preservados poderá ser verificada de maneira confiável. Os músculos viáveis assumem um aspecto pálido sob a ação do torniquete e se avermelham imediatamente quando liberados, ao passo que músculos avascularizados ficam com aspecto vermelho-escuro sob a ação do torniquete e não mudam depois de sua liberação. Com a experiência, comprovaram que é muito mais fácil identificar músculos não viáveis sob um torniquete do que em um campo sanguinolento. Atribuíram seu alto percentual de sucesso com as reconstruções imediatas, com baixos níveis de infecção, ao protocolo de rotina, de efetuar o desbridamento sob a ação do torniquete. A utilização de lupas também facilita a identificação de sujidades e de contaminação e ajuda a melhorar a qualidade do desbridamento.

Desbridamento superficial

O desbridamento da pele tem início com a avaliação da orientação da ferida, suas margens, a qualidade da pele circunjacente e da presença de qualquer retalho ou desluvamento fechado. Independentemente da orientação inicial, a ferida deverá ser estendida por meio de incisões de extensão, para que se possa proceder a uma inspeção adequada dos tecidos mais profundos. O comprimento da incisão dependerá da natureza da lesão. Caracteristicamente, há necessidade de incisões mais longas para feridas mais intensamente contaminadas e para aquelas sobre uma articulação, de modo a permitir inspeção apropriada de todas as partes da articulação. A extensão da incisão cutânea deverá ser efetuada sem que a pele seja separada da fáscia profunda, pois essa ocorrência diminuiria a viabilidade e aumentaria a formação do hematoma. O desbridamento da pele deve ser executado sem usar torniquete, pois em geral a extensão da ressecção é decidida pela presença de bordas de pele com sangue vivo. Todas as margens cutâneas inviáveis, retalhadas e irregulares devem ser gradualmente aparadas, para que reste apenas pele saudável. Embora a pele inviável não deva ser preservada, deve-se evitar a remoção indiscriminada de retalhos cutâneos. Retalhos cutâneos viáveis podem cobrir o osso exposto e ajudar a limitar a extensão da necessária reconstrução do tecido mole. Retalhos cutâneos com base distal terão menor vascularização, comparados com os retalhos com base proximal; no entanto, retalhos com uma grande base costumam estar suficientemente vascularizados de modo a permitir uma boa cicatrização (Fig. 10.16). Sempre que houver dúvida quanto à viabilidade de um retalho cutâneo, será melhor preservar a pele para desbridamento durante o procedimento secundário. É preciso que se dê especial atenção ao desbridamento da fáscia, pois a retenção de fáscia inviável quase sempre causará infecção. Uma fáscia que esteja descolada, recortada, ou que seja inviável – mesmo com certo grau de dúvida – deverá ser eliminada por excisão.

Desbridamento profundo

O cirurgião deve se cercar de grande cuidado ao fazer o desbridamento dos músculos e estruturas mais profundas. É preciso adotar uma abordagem agressiva no desbridamento dos músculos, pois a retenção de músculo necrosado é um importante meio de crescimento para bactérias, além de aumentar significativamente o risco de infecção anaeróbica. Classicamente, a viabilidade do músculo é avaliada pelos 4 Cs: contratilidade, cor, consistência e capacidade de sangrar.[148] Diferentes autores já consideraram diversamente a importância relativa desses quatro parâmetros. Os autores acreditam que avaliações acuradas virão com a experiência, mas nos casos em que haja dúvida será mais criterioso excisar o tecido, em vez de se tentar preservar um músculo dubiamente vascularizado. Se o cirurgião tiver optado pelo uso de torniquete, os músculos viáveis assumirão aspecto pálido e um tom avermelhado imediatamente após a liberação do dispositivo, os músculos avascularizados ficarão com aspecto vermelho-escuro mesmo com o torniquete e não ocorrerá alteração após a soltura do dispositivo.

Os músculos podem ter sido lesionados de maneira bastante intensa, mesmo existindo pequena ferida externa. É preciso que se faça um cuidadoso exame de todos os músculos dos diferentes compartimentos, para que se possa excluir a possibilidade de lesão muscular. No antebraço, é comum a ocorrência de avulsão proximal de ventres musculares inteiros, acompanhada pela desvascularização total dos músculos. Esse problema deve ser identificado, pois exigirá a excisão total dos ventres musculares; contudo, os tendões podem ser preservados e fixados em músculos intactos em um procedimento reconstrutivo subsequente. Mas o cirurgião deve ter em mente que tendões e bainhas tendíneas demonstram alta suscetibilidade à secagem e ao dessecamento; então, deverá ter o cuidado de proteger essas estruturas sob retalhos cutâneos ou de sepultá-los sob uma camada muscular.

Osso

As lesões ósseas variam consideravelmente no local da lesão, e podem não ter ligação com a lesão aos tecidos moles. A decisão de reter ou descartar osso lesionado será tomada com base na vascularização e se os fragmentos forem provenientes da diáfise, metáfise ou das margens articulares. A retenção de osso avascularizado gera uma rica fonte de infecção; assim, é preciso remover os fragmentos diafisários sem inserções de tecido mole, independentemente de suas dimensões (Fig. 10.17). Não ficou ainda esclarecido qual a quantidade de tecido mole necessária para a viabilidade; mas fragmentos com menos de 50% de inserção de tecido mole devem ser considerados como de baixa viabilidade. Se forem preservados, tais fragmentos deverão ser cuidadosamente examinados durante a cirurgia observacional subsequente, para que sua viabilidade seja reavaliada. Grandes fragmentos ósseos podem ser utilizados temporariamente para a obtenção de comprimento e alinhamento, depois de efetuada uma limpeza minuciosa. Assim que a estabilização tenha sido realizada, esses fragmentos poderão ser descartados. Em contraste com os ossos diafisários, os ossos metafisários, que são exclusivamente esponjosos, têm maior capacidade de revascularização e de integração; poderão ser preservados, desde que não estejam intensamente contaminados. Em geral, o osso esponjoso em torno da

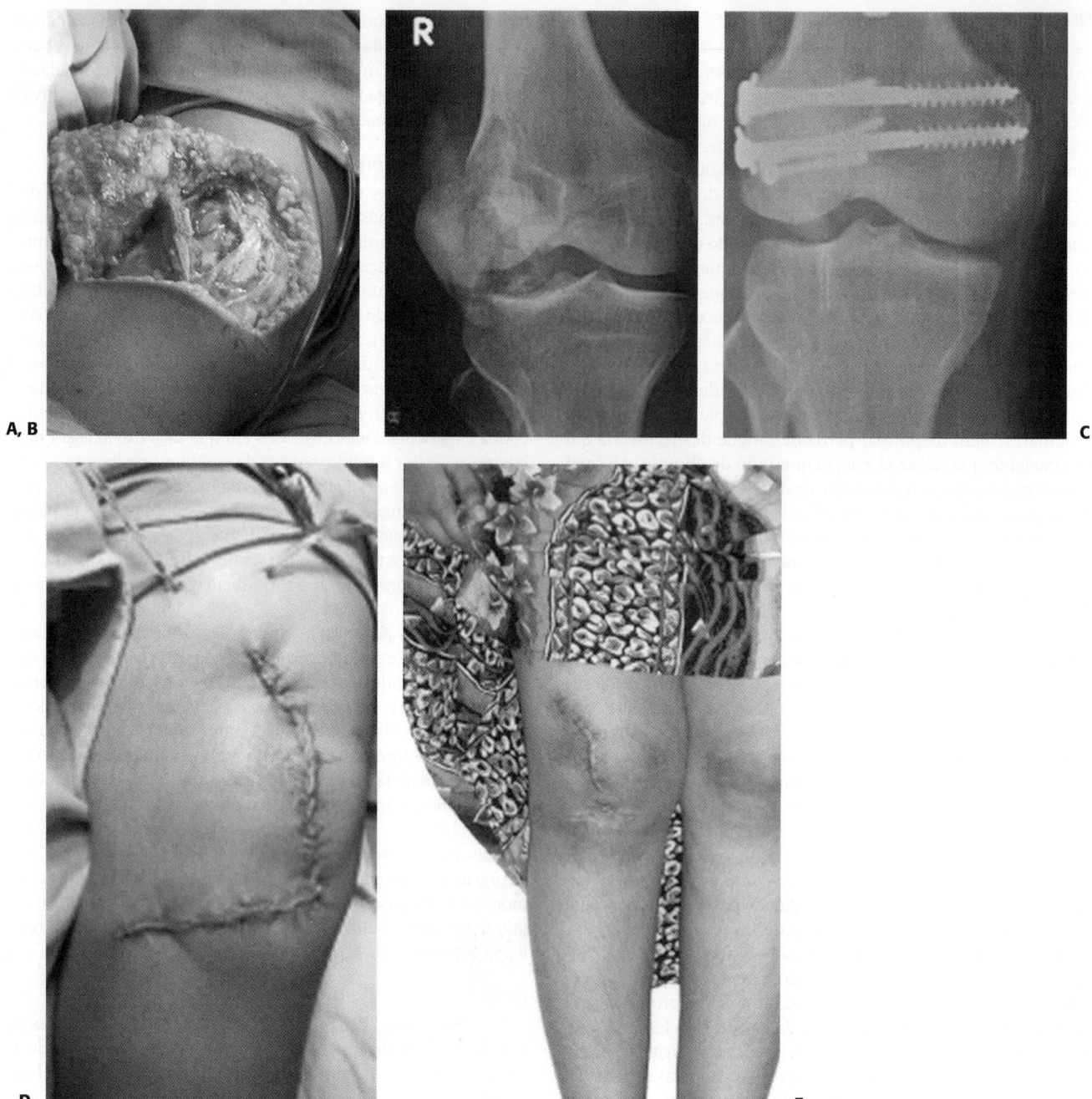

FIGURA 10.16 Grandes retalhos cutâneos, especialmente sobre as articulações, podem ser viáveis e preservados, beneficiando em muito o paciente. Aqui, em uma fratura exposta da extremidade distal do fêmur, nota-se grande retalho (**A, B**) que atendeu às necessidades de um fechamento primário, o que foi realizado após fixação interna adequada (**C, D**). Houve cicatrização primária da pele (**E**) e consolidação óssea primária.

superfície articular fica preservado, para que seja possibilitada a reconstrução da superfície articular[139] (Fig. 10.18). Nas regiões do tornozelo, pé e carpo, em alguns casos ossos tarsais e carpais podem sofrer completa extrusão. Com frequência, os autores têm preservado tais ossos (desde que não exibam intensa contaminação) com bons resultados. Se tiver havido cominuição metafisária adjacente a uma articulação, os fragmentos ósseos preservados deverão ser fixados de maneira estável, para que sejam minimizadas as complicações de perda óssea secundária, incongruência articular e infecção.

Em lesões nas quais as extremidades fraturadas dos ossos sofreram exposição, é possível que haja profunda impregnação de tinta, lama e outros materiais orgânicos nas extremidades do osso. Muitas vezes, é tarefa difícil a remoção completa desses materiais pela limpeza; idealmente, o osso contaminado deve ser resseccionado para limpeza. Em lesões esportivas e rurais, pode estar presente uma quantidade considerável de lama e sujidades no interior do canal medular, que deverá ser cuidadosamente curetado e limpo. Caso contrário, o paciente poderá sofrer uma infecção profunda fulminante, que poderá terminar em amputação.

É importante que, durante o desbridamento, a equipe cirúrgica se concentre apenas na adequação deste, sem se preocupar com a facilidade da reconstrução. Os métodos modernos de reconstrução microvascular de tecidos moles e de transporte ósseo permi-

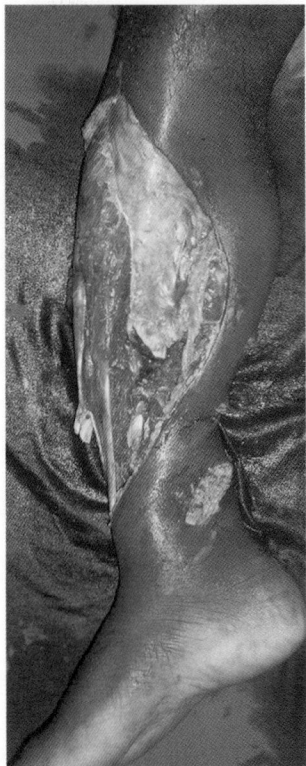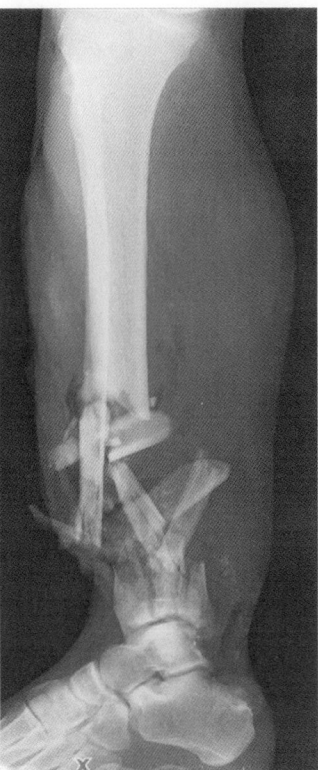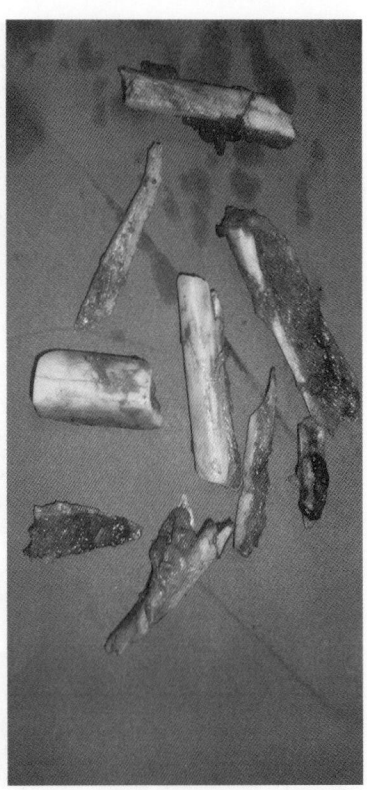

FIGURA 10.17 Fragmentos cominuitivos de osso cortical sem inserções de tecido mole são avasculares e inviáveis. **(A, B)** Tais fragmentos devem ser removidos **(C)**, pois sua preservação pode resultar em infecção.

tem uma bem-sucedida reconstrução, mas apenas em um campo cirúrgico isento de infecção. Uma ferida grande e limpa tem maior probabilidade de resultar em reconstrução bem-sucedida, se comparada com uma ferida menor, mas inadequadamente desbridada. Nesse estágio, erros de julgamento por médicos menos experientes constituem causa importante de complicações e fracasso.

Estabilização óssea

A boa prática manda que os instrumentos e a mesa utilizados durante o desbridamento sejam descartados e que seja empregado um novo conjunto de instrumentos esterilizados para a estabilização esquelética, como forma de evitar a contaminação. Em pacientes que exibam intensa contaminação orgânica, também é aconselhável que o membro receba novo campo cirúrgico e que a equipe volte a se paramentar antes de realizar a reconstrução.

Deve-se obter uma estabilização esquelética segura, pois isso ajudará a aliviar a dor e a evitar novas lesões aos tecidos moles. Durante o procedimento, o cirurgião deverá restaurar o comprimento do membro, pois tal medida restaurará a tensão correta aos tecidos moles, além de diminuir o edema, melhorar a circulação e facilitar o retorno venoso e linfático. A restauração do comprimento do membro também aumenta o conforto do paciente durante a inspeção da ferida, além de possibilitar a reabilitação e o movimento das articulações mais rapidamente.

A estabilização esquelética deve ser executada com rapidez, sobretudo em um cenário de déficit vascular; além disso, deve ser planejada de modo a tornar possível a futura reconstrução dos tecidos moles. Existem diversos métodos de estabilização, e a escolha depende da morfologia da fratura e dos procedimentos reconstrutivos planejados. Em lesões de alta energia associadas à contaminação, a preferência dos autores recai no uso temporário de um fixador externo, seguido pela fixação interna secundária, em uma operação em segundo tempo.

Naquelas situações em que existe um bom invólucro de partes moles, por exemplo, nas fraturas de membro superior e do fêmur, ou em situações nas quais a cobertura tecidual possa ser obtida em 48 a 72 horas, pode-se pensar em um procedimento de fixação interna primária. A escolha entre uma placa ou uma haste dependerá da localização da lesão. Como regra geral, os autores verificaram ser preferível a fixação por placa em todas as fraturas expostas no membro superior e para lesões periarticulares, com ou sem envolvimento de superfície articular. Habitualmente, as fraturas diafisárias de membro inferior são tratadas com haste intramedular (IM), como procedimento primário ou secundário. Mas são muitas as exceções a essas regras; é preciso que o cirurgião tome sua decisão com uma análise criteriosa de cada caso.

Aparelhos gessados e tração

Hoje em dia, raramente os aparelhos gessados e a tração são utilizados em pacientes com fraturas expostas. A inspeção das feridas e os curativos se tornam muito difíceis e a contaminação do aparelho gessado pode ser desagradável, além de aumentar o risco de infecção. Os aparelhos gessados também comprometem a detecção precoce de uma síndrome compartimental, de bolhas cutâneas e de necrose de pele. Puno et al.[150] relataram percentual de infecção >15% e de consolidação viciosa de até 70% em fraturas da tíbia tratadas com imobilização por aparelho gessado. Pode-se empregar tração esquelética em fraturas expostas da pelve em adição à fixação externa; ou em fraturas expostas do fêmur durante um curto período, até que o cirurgião tenha escolhido o tratamento definitivo.

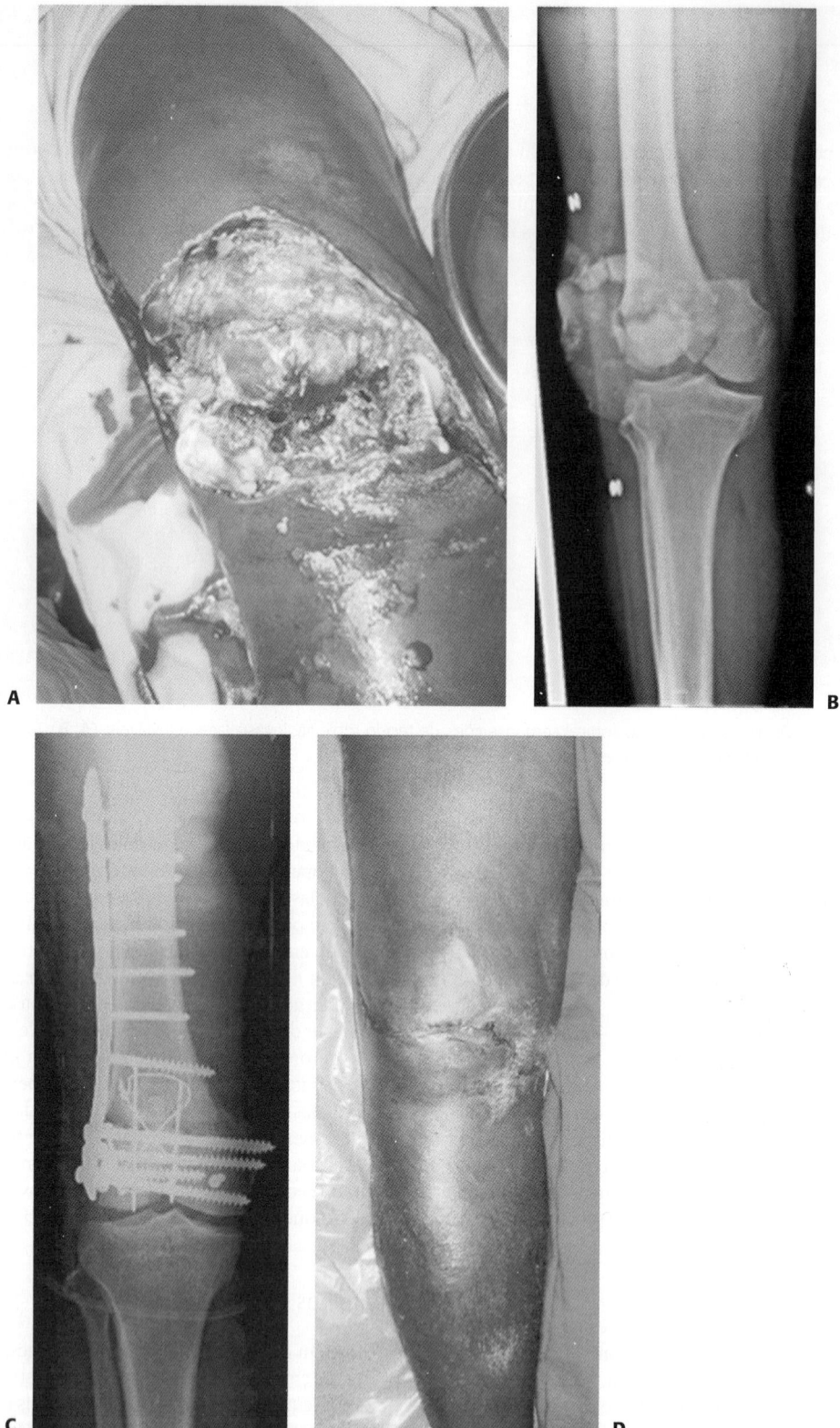

FIGURA 10.18 Fragmentos metafisários que apresentarem superfícies articulares aderidas poderão ser preservados, mesmo quando não houver inserção de tecidos moles. Neste paciente, comprovou-se que os fragmentos de côndilo femoral estavam livremente flutuantes, sem inserções de tecido mole (**A, B**). A extremidade distal do fêmur foi reconstruída e, em seguida, o cirurgião fez um fechamento cutâneo primário. Houve evolução para osteossíntese e cicatrização dos tecidos moles (**C, D**).

Fixação externa

A fixação externa, especialmente com estruturas unilaterais com semipinos, é o "cavalo de batalha" para a estabilização óssea em pacientes com fraturas expostas, por proporcionar um método rápido e versátil para obtenção de estabilidade, sem a necessidade de exposição adicional ou de desnudamento periosteal, mesmo em situações mais exigentes.[11] Os fixadores anulares de Ilizarov e outros fixadores com anéis são empregados sobretudo em fraturas justa-articulares acompanhadas por lesão aos tecidos moles e em fraturas nas quais tenha ocorrido perda de matéria óssea.

Os fixadores externos são usados principalmente como estabilizadores temporários, com conversão para fixação interna realizada no momento apropriado. O cirurgião poderá optar por um fixador externo como tratamento definitivo em pacientes nos quais tenha sido obtida uma configuração de fratura estável, com redução de boa qualidade e com contato circunferencial (Fig. 10.19). Em uma metanálise sobre o tratamento de fraturas expostas da diáfise tibial, Giannoudis et al.[66] descreveram percentual de consolidações de 94% no período médio de 37 semanas e percentual geral de infecções de 16,2%. Desenvolveu-se osteomielite crônica em 4,2% das fraturas. Os fixadores externos também exibem elevados percentuais de complicações[62,172] e as mais comuns são afrouxamento de pino, infecção e consolidação viciosa. A infecção de trato do pino é a complicação mais frequente em pacientes tratados com fixação externa e acomete até 32% dos pacientes. Tal complicação poderá resultar em osteomielite crônica, dificultando futura conversão para a haste IM. O cirurgião deverá se cercar do máximo cuidado na aplicação dos pinos e também durante o seguimento dos pacientes.[62]

Os pontos a seguir merecem ênfase.

1. Sempre que uma fixação externa tiver que ser mantida durante longo período, deve-se fazer uma pré-perfuração, a fim de minimizar a necrose térmica, pois isso poderá levar ao afrouxamento do pino e à infecção.[33,197]
2. Os pinos devem ser aplicados criteriosamente, para possibilitar a subsequente reconstrução das partes moles. É importante contar com um cirurgião plástico durante o desbridamento, para o planejamento da reconstrução dos tecidos moles e para o posicionamento adequado dos pinos.
3. Os pinos devem ser aplicados através de partes moles intactos e não através da ferida aberta.[118]
4. Em presença de desluvamento, um novo desbridamento poderá causar maior perda secundária de pele e necessidade de mudar os locais de inserção dos pinos.
5. Os fixadores externos devem ser aplicados num cenário de boa redução da fratura. Quando a fratura estiver situada distante da ferida aberta, poderão ser feitas pequenas incisões para os pinos e se deverá consultar o cirurgião plástico.
6. Sempre que a conversão para fixação interna tiver sido planejada antecipadamente, o cirurgião deverá tomar o cuidado de evitar o posicionamento dos pinos na linha de futuras incisões cirúrgicas.
7. Em fraturas com envolvimento de superfície articular, especialmente em torno de joelho e cotovelo, o cirurgião deverá obter a congruência articular no primeiro dia, utilizando uma fixação interna apropriada, pois não haverá, em geral, possibilidade de uma reconstrução em segundo tempo da superfície articular.
8. Os pinos devem ser aplicados por um profissional que domine completamente a anatomia regional, para se evitar lesões às estruturas neurovasculares.
9. Na introdução dos pinos, o cirurgião deverá evitar articulações e os rebatimentos capsulares das articulações, pois qualquer infecção resultará em artrite séptica.[101] Como exemplo, os pinos no terço proximal da tíbia devem ser aplicados em um ponto situado 14 mm distalmente à superfície articular, para que não ocorra aplicação intra-articular.

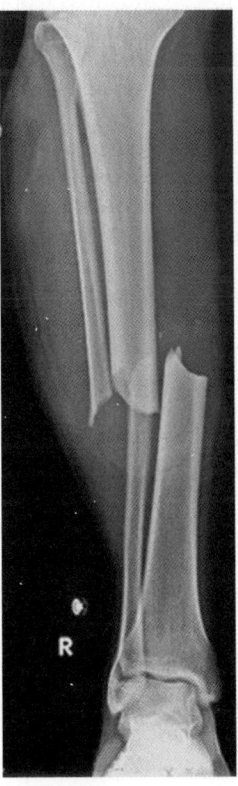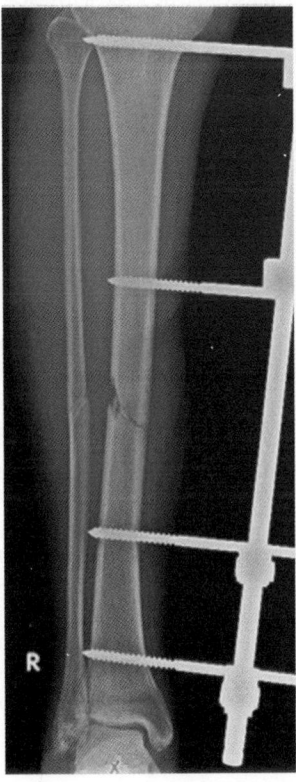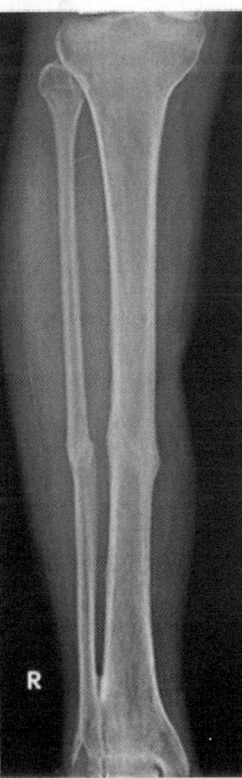

FIGURA 10.19 Em pacientes que exibem bom contato ósseo circunferencial e redução estável, a fixação externa poderá ser mantida até que venha a ocorrer a osteossíntese.

10. O cirurgião deverá evitar o empalamento de músculo e tendão, pois unidades miotendíneas aprisionadas limitarão os movimentos e causarão dor e desconforto.[56] Deverão ser empregadas camisas de perfuração e a dissecção dos tecidos moles deverá ser realizada apropriadamente, de modo a evitar empalamento de tecidos moles essenciais.

É muito importante que se tenha meticuloso cuidado com os tratos dos pinos, para evitar infecções. A limpeza dos tratos dos pinos deve ser feita com peróxido de hidrogênio e todos os dias se deve fazer o curativo com solução de clorexidina ou de iodopovidona. Mesmo poucos dias de negligência nessas tarefas poderão resultar em infecção profunda de trato do pino, o que complicará o tratamento da fratura e retardará o processo de reconstrução.

A conversão para fixação interna, quando necessária, deve ser realizada, desde que não haja contraindicações. Na experiência dos autores,[152,154,155] idealmente, a fixação interna definitiva com uma haste bloqueada ou placa será executada antes do estágio da cobertura definitiva de tecido mole. Tão logo o cirurgião tenha efetuado o procedimento com o retalho, a conversão terá que ser adiada, de modo a dar tempo para que o retalho "pegue", o que poderá ocorrer entre 3 e 4 semanas. Nesse período, será grande a probabilidade de colonização por bactérias através dos tratos dos pinos.[7,19,123-125] Em uma metanálise,[16] demonstrou-se que a conversão da fixação externa para uma haste IM em pacientes com fraturas expostas da tíbia e do fêmur em 28 dias resultou em diminuição do percentual de infecções – apenas 3,7% versus 22% nos casos em que o procedimento foi realizado mais tarde. Nas conversões mais tardias, também foi aconselhado um intervalo de 10 a 14 dias entre a remoção do fixador externo e a fixação interna.

Fixação interna primária

A fixação interna primária era considerada como procedimento inaceitável,[38,165] mesmo há duas décadas, devido ao medo de aumentarem os percentuais de infecção e de lesão à irrigação sanguínea durante o processo de fixação. Mas, com o refinamento das técnicas de desbridamento, estabilizações ósseas primárias com hastes bloqueadas e placas na fixação, vêm sendo cada vez mais realizada, e com bons resultados.[61,107] Como regra geral, a fixação por placa é a escolha ideal para fraturas do membro superior. A escolha entre uma haste bloqueada e uma placa para os ossos do membro inferior será decidida levando-se em consideração a morfologia da fratura, a instrumentação disponível e a preferência do cirurgião.

Fixação com placa

A fixação interna com placas[8,40] peca pela desvantagem de necessitar de maior exposição dos tecidos moles e do desnudamento periosteal, mas esses problemas podem ser, em grande parte, minimizados pela experiência e pelo emprego de uma técnica cuidadosa. A fixação com placa é o método de escolha na maioria das fraturas expostas de membro superior, fraturas do fêmur que envolvam as regiões periarticular e articular, de todas aquelas intra e justa-articulares e das fraturas expostas em que haja envolvimento vascular (Fig. 10.20). Se o cirurgião optar pela fixação com placa, um fator crítico para a maximização das chances de sucesso é a realização da cobertura da ferida dentro de 3 dias. As placas bloqueadas proporcionam fixação interna com maior estabilidade, mas se deve ter em mente que não foram ainda publicadas grandes séries que informem sobre os resultados ou a superioridade desses implantes.

Hastes intramedulares

Com frequência, as hastes intramedulares são a primeira escolha para fixação de fraturas de diáfise no membro inferior, pois esses implantes proporcionam condições biomecânicas superiores e também preservam o comprimento e a rotação do membro (Fig. 10.21). São idealmente apropriadas para lesões dos tipos I e II de Gustilo e mesmo para lesões do tipo III nas quais o nível de contaminação seja mínimo e cujo desbridamento tenha sido eficazmente realizado. Giannoudis et al.[66] chegaram a um percentual de consolidação de 95% com hastes não fresadas e de 97% com hastes fresadas em pacientes com fraturas expostas da tíbia, o que demonstrou a segurança e a superioridade desse método de fixação esquelética, mesmo em fraturas expostas. A análise demonstrou que 15,5% dos pacientes necessitaram de enxerto ósseo e 32% tiveram que passar por um procedimento extra para obtenção da osteossíntese. O percentual geral de infecções variou entre 6 e 7%. Kakar e Tornetta[105] obtiveram um percentual muito baixo de infecções, apenas 3%; atualmente, a literatura conta com muitos estudos que comprovam as vantagens da fixação primária com haste em pacientes com fraturas expostas.[79,105,119]

Já se discutiu sobre utilizar hastes fresadas ou não fresadas, mas atualmente há muitos estudos publicados que demonstram a superioridade da haste fresada.[75] Algumas das vantagens e desvantagens citadas estão listadas na Tabela 10.16. As hastes sem fresagem parecem ser biologicamente mais defensáveis,[64] por causarem menor desvascularização,[163] pela maior rapidez de implantação e pela incidência mais baixa de embolia gordurosa e de necrose térmica.[142] Contudo, esses dispositivos têm a desvantagem de apresentar maior percentual de falhas de implante, com quebra de parafusos e de hastes, ruptura da fratura durante a cirurgia e pelo percentual mais elevado de pseudartroses e consolidações viciosas. O consenso geral pende em favor das hastes fresadas, mas é preciso que fresagens excessivas sejam evitadas, para que não venham a ocorrer necrose térmica e infecção. Uma fresagem cuidadosa e apropriada permitirá o uso de hastes de maior diâmetro, que propiciarão maior estabilidade e percentuais menores de quebra de implante. Os produtos da fresagem também estimulam a osteogênese no local da fratura, o que promove a consolidação da fratura. Em um estudo com cães, Klein et al.[109] documentaram a ocorrência de lesão ao fluxo sanguíneo cortical de até 70% com hastes fresadas, mas de somente 31% com hastes não fresadas. Contudo, muitos estudos, inclusive o SPRINT[13] e diferentes metanálises,[14] não conseguiram demonstrar qualquer superioridade significativa da haste sem fresagem versus com fresagem em termos de obtenção da osteossíntese.

Tratamento agudo da perda óssea

A perda de matéria óssea em graus variáveis pode decorrer da perda óssea primária por ocasião do acidente ou durante o desbridamento primário ou secundário. Com frequência, é preciso haver considerável experiência sobre retenção de fragmentos ósseos cominutivos, pois não existe uma indicação clara quanto à quantidade de tecido mole que deve estar aderida para que seja preservada a viabilidade dos fragmentos. Embora seja aconselhável um limite baixo para a retenção de fragmentos corticais, em geral os fragmentos metafisários contendo osso esponjoso e fragmentos contendo margens articulares são preservados em seguida a uma limpeza adequada, mesmo quando inexistam inserções de tecido mole. Embora grandes lacunas ósseas possam fazer com

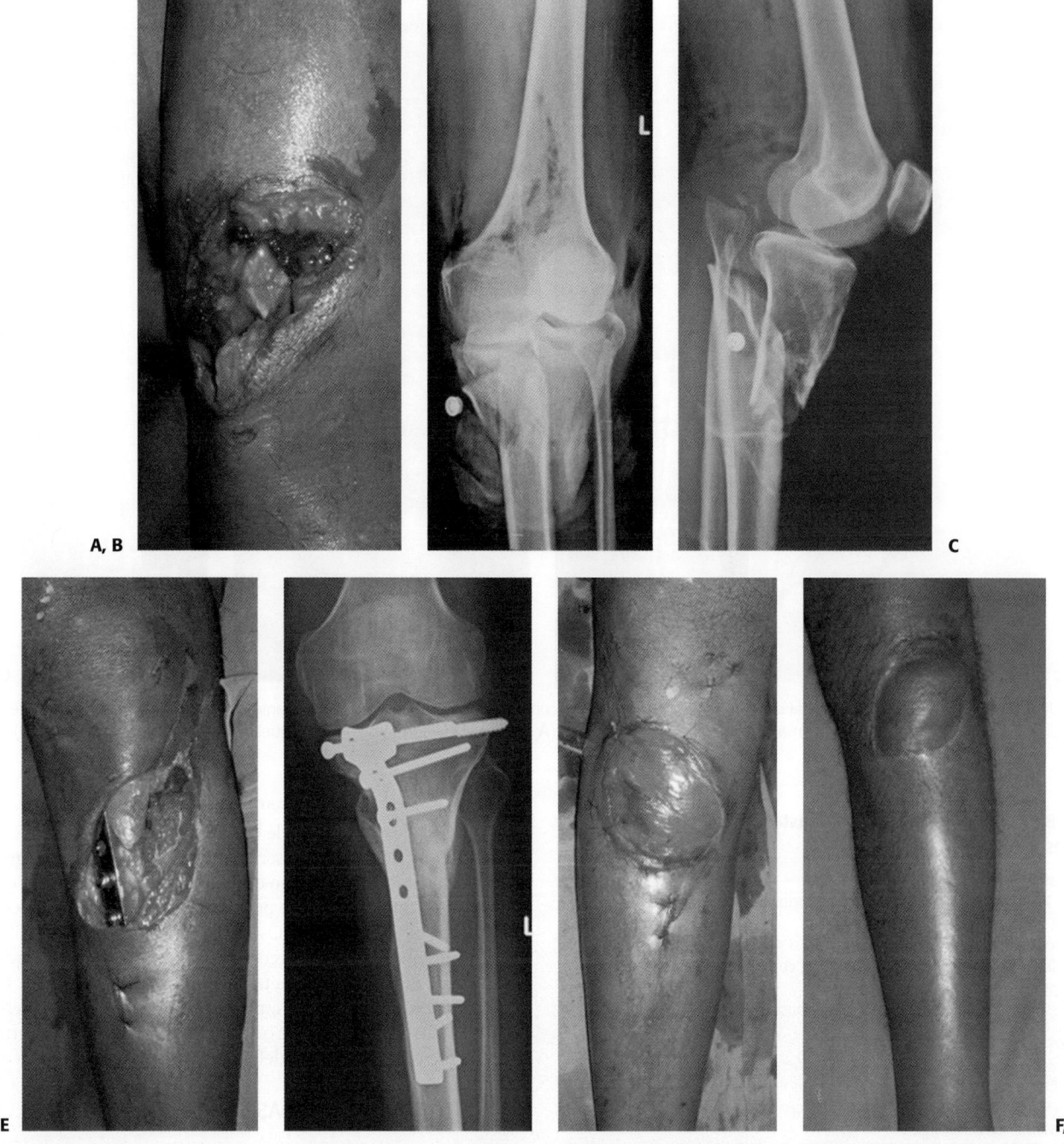

FIGURA 10.20 Fixação com placa é a forma preferida de estabilização esquelética em pacientes com fraturas metafisárias e articulares de fêmur e tíbia. A figura ilustra uma fratura exposta do tipo IIIb do terço proximal da tíbia (**A, B, C**), que foi estabilizada com uma placa (**D, E**). O cirurgião recorreu a um retalho de gastrocnêmio medial para cobertura dos tecidos moles (**F, G**).

que a balança penda em favor da amputação em muitos pacientes, também é preciso ter em mente a noção de ser preferível uma grande lacuna óssea sem infecção, em detrimento de uma lacuna menor com osso inviável.

Geralmente, as lacunas ósseas no membro superior podem ser tratadas por encurtamento ósseo seguido pela aplicação de enxerto ósseo. Sempre que tiver ocorrido perda óssea, as extremidades do osso podem ser aparadas de maneira apropriada, para que se faça um bom contato, para uma fixação estável. No úmero, a experiência dos autores é que os pacientes podem conviver com um encurtamento de até 4 cm com bastante conforto. Raramente, haverá qualquer enfraquecimento residual em sequência a um tratamento adequado. No antebraço, o encurtamento ósseo precisa ser feito com muito cuidado, por existirem dois ossos. Diferença de até 2 cm na perda em um osso poderá ser facilmente tratada com aplicação de enxerto ósseo no defeito. Se tiver acontecido perda muito grande do rádio ou da ulna, a reconstrução para a criação de um antebraço com osso único será uma opção viável. Em muitos membros mutilados, essa opção não só permitiu uma reconstrução rápida e precoce, mas também tornou possível a salvação do membro, o que evitou sua amputação (Fig. 10.22).

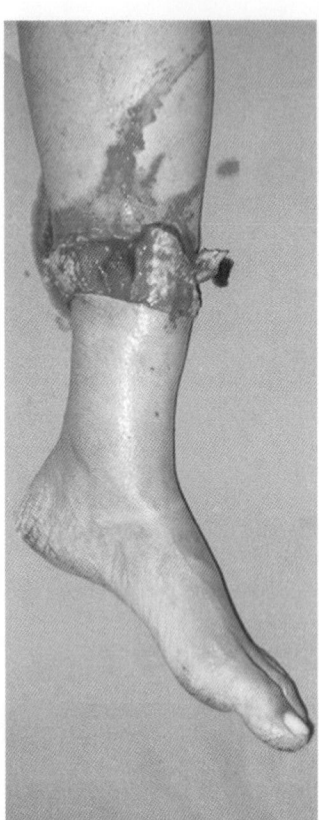
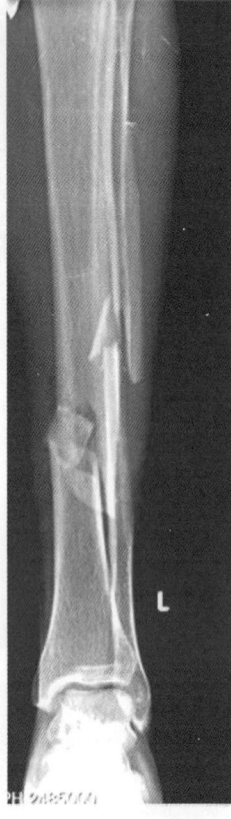
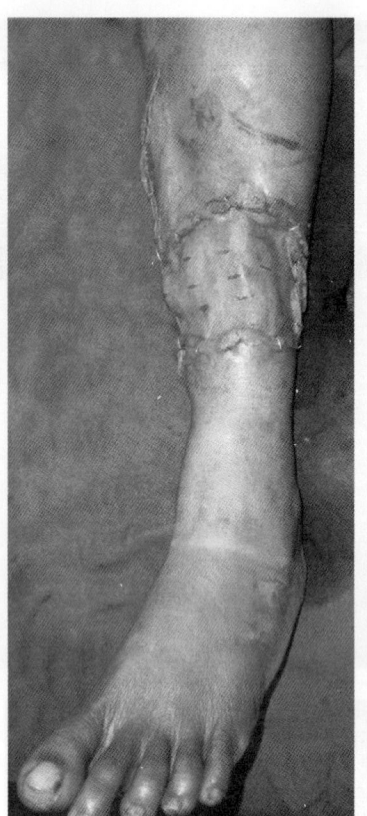
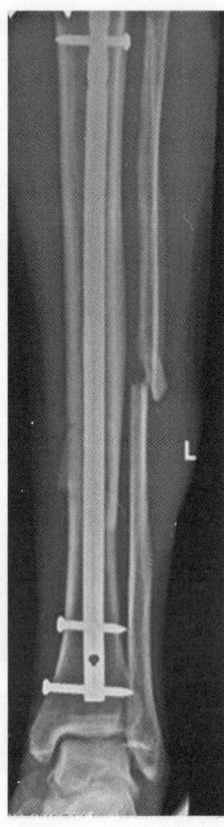

A, B **C, D**

FIGURA 10.21 Idealmente, as fraturas da diáfise da tíbia são estabilizadas com hastes bloqueadas, pois tais implantes proporcionam tanto estabilidade longitudinal como rotacional. Neste caso, uma fratura cominutiva do tipo IIIb (**A, B**) foi tratada com uma haste bloqueada e um retalho rotacional (**C, D**).

TABELA 10.16   Aplicação de haste com *versus* sem fresagem

Haste com fresagem
- O material resultante da fresagem funciona como enxerto ósseo autólogo
- Induz aumento igual a 6 vezes ao fluxo sanguíneo periosteal
- Tempo mais curto até a consolidação, com menor número de pseudartroses
- Permite a inserção de hastes mais robustas, com maior estabilidade

Haste sem fresagem
- Percentual mais elevado de intervenções secundárias
- Complicações patelofemorais são mais comuns
- Hastes de menor diâmetro com redução da estabilidade
- Menor tempo cirúrgico

No membro inferior, a extensão da perda óssea determinará as opções de reconstrução. Perda inferior a 2 cm é bem tolerada e, assim, é possível realizar um encurtamento primário com segurança. Quando a perda se deve à remoção de um grande fragmento cominutivo ou quando a perda circunferencial é inferior a 3 cm, normalmente o enxerto ósseo de crista ilíaca será suficiente. O momento para a realização do enxerto ósseo será determinado pelo estado do leito e da cobertura de tecido mole. Relatou-se que o uso precoce ou mesmo imediato do enxerto ósseo deu bons resultados, dependendo do momento da cobertura de tecido mole. Quando a perda for superior a 4 cm, o cirurgião terá que decidir entre o encurtamento ósseo primário, com subsequente alongamento (Fig. 10.23) ou a união, por uma ponte, da lacuna por meio de transporte ósseo (Fig. 10.24). Embora não haja dúvida de que os fixadores anulares proporcionem excelente estabilidade e versatilidade quanto ao transporte ósseo, esses dispositivos não costumam ser a primeira escolha na fase aguda. A aplicação de tal estrutura no cenário agudo pode consumir tempo, ser algo incômodo e que pode interferir nos futuros procedimentos de cirurgia plástica. Os sistemas de reconstrução unilateral do membro não só oferecem as vantagens da facilidade e velocidade de aplicação, mas também são mais bem aceitos, tanto pelo paciente como pelo cirurgião, além de igualmente efetivos no transporte ósseo (ver o Capítulo 15 para outras informações sobre o tratamento de defeitos ósseos).

COBERTURA DAS FERIDAS

Fechamento primário de feridas

Embora haja controvérsia, estudos relatam cada vez mais bons resultados com o fechamento primário da pele,[31,36,50,58,72,76,93,96,130,166,173,184] um conceito que já era preconizado em 1948. Em uma série de fraturas tibiais pediátricas, Hope e Cole[97] informaram um percentual de infecções de 7,8% com o fechamento primário e de 14,6% com o fechamento secundário. Cullen et al.[47] revisaram os prontuários de 83 crianças com fraturas expostas da metáfise e da diáfise da tíbia, em que 57 feridas foram fechadas com procedimento primário. Apenas duas crianças evoluíram para uma infecção superficial.

Recentemente, Rajasekaran et al.[152] relataram seus resultados do fechamento cutâneo primário em lesões do tipo III com critérios rígidos de inclusão e exclusão que estão listados na Tabela 10.17. Esses autores informaram resultados excelentes, com apenas 3% de infecções profundas. Enfatizaram também a impor-

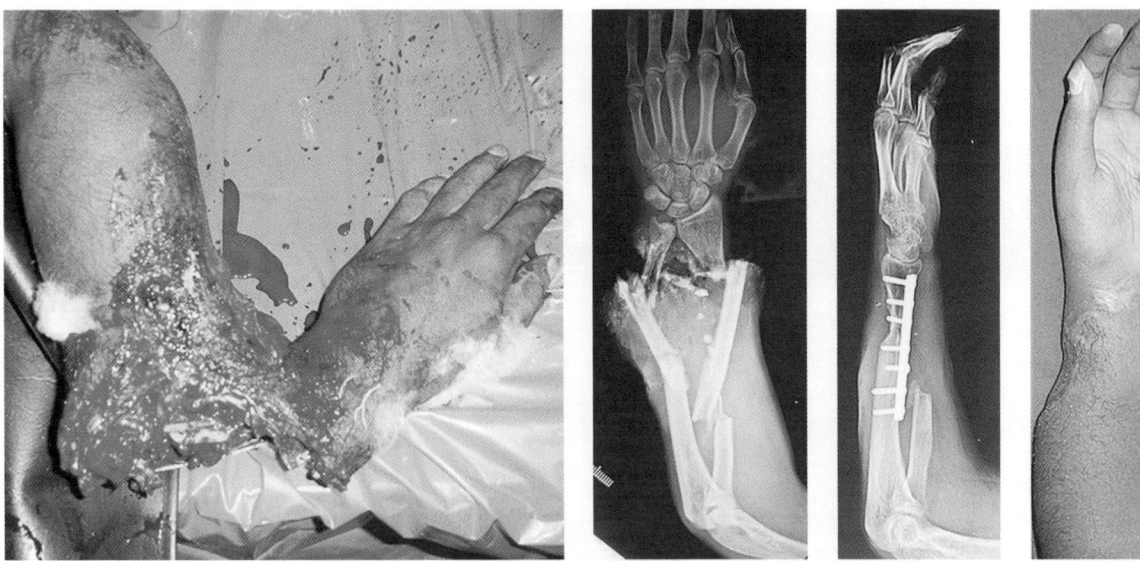

FIGURA 10.22 Este paciente se apresentou com uma grave lesão mutilante do antebraço e com significativa perda de tecido ósseo que envolvia tanto o rádio como a ulna (**A, B**). O cirurgião optou por um procedimento de reconstrução de apenas um osso, com bons resultados (**C, D**).

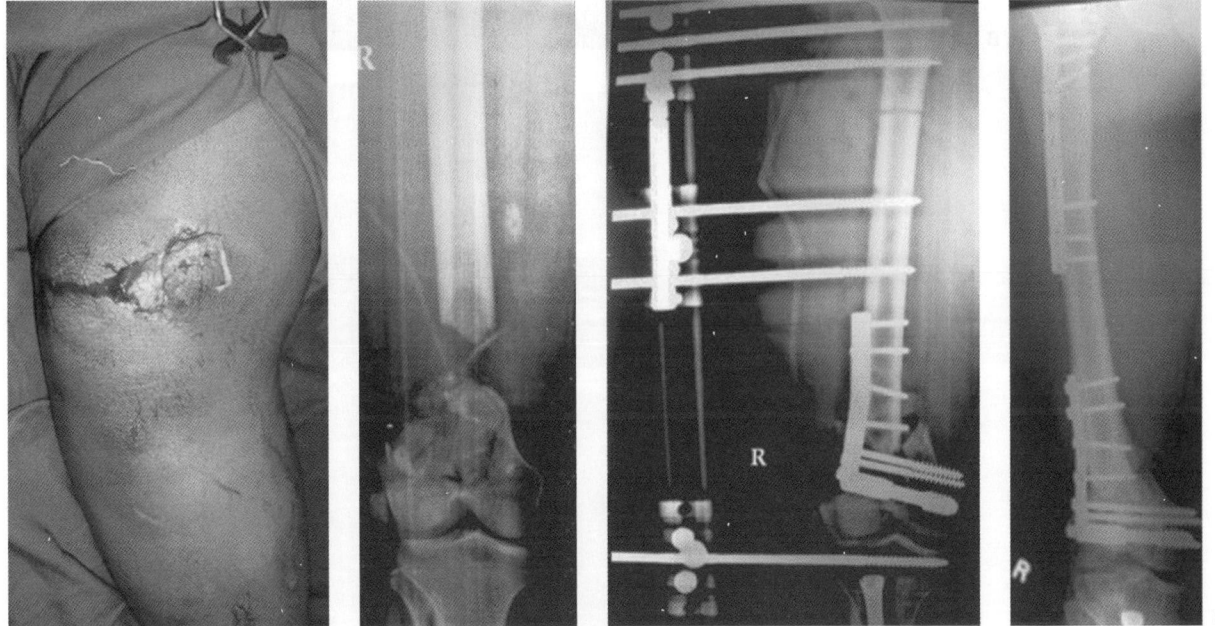

FIGURA 10.23 Encurtamento e alongamento agudos de ossos. O paciente se apresentou com fratura exposta supracondilar femoral do tipo IIIb, com perda óssea primária (**A, B**). Foi tratado com encurtamento agudo e alongamento na região subtrocantérica (**C, D**).

tância de escore de pele GHOIS de 1 ou 2, escore total inferior a 10, presença de margens das feridas com sangue vivo que possam ser aproximadas sem tensão e fixação esquelética estável (Fig. 10.25). Um bem-sucedido fechamento imediato foi possível em 32% dos pacientes, mas os autores alertaram para o fato de que as feridas deveriam ser deixadas abertas sempre que houvesse dúvida quanto à adequação para o fechamento.

Para que o fechamento primário obtenha sucesso, é preciso ter em mente os seguintes pontos.

1. Quando, inicialmente, o paciente se apresenta na sala de emergência, praticamente todas as lesões aparentam perda de pele. Devido ao encurtamento ou à angulação no local fraturado, a ferida lacerada quase sempre fica "aberta", o que expõe estruturas mais profundas e ossos. Em muitos casos, as margens poderão ser aproximadas com facilidade, após a redução da fratura e da restauração do comprimento do membro (Fig. 10.26). Assim, a perda de pele e a capacidade de aproximar a pele sem tensão apenas deverão ser avaliadas depois da redução da fratura.

2. O comprimento da ferida não tem correlação com a facilidade de sua oclusão por fechamento primário. Feridas laceradas sem perda de pele podem ser fechadas, independentemente do seu tamanho, desde que a pele possa ser aproximada sem tensão (Fig. 10.27).

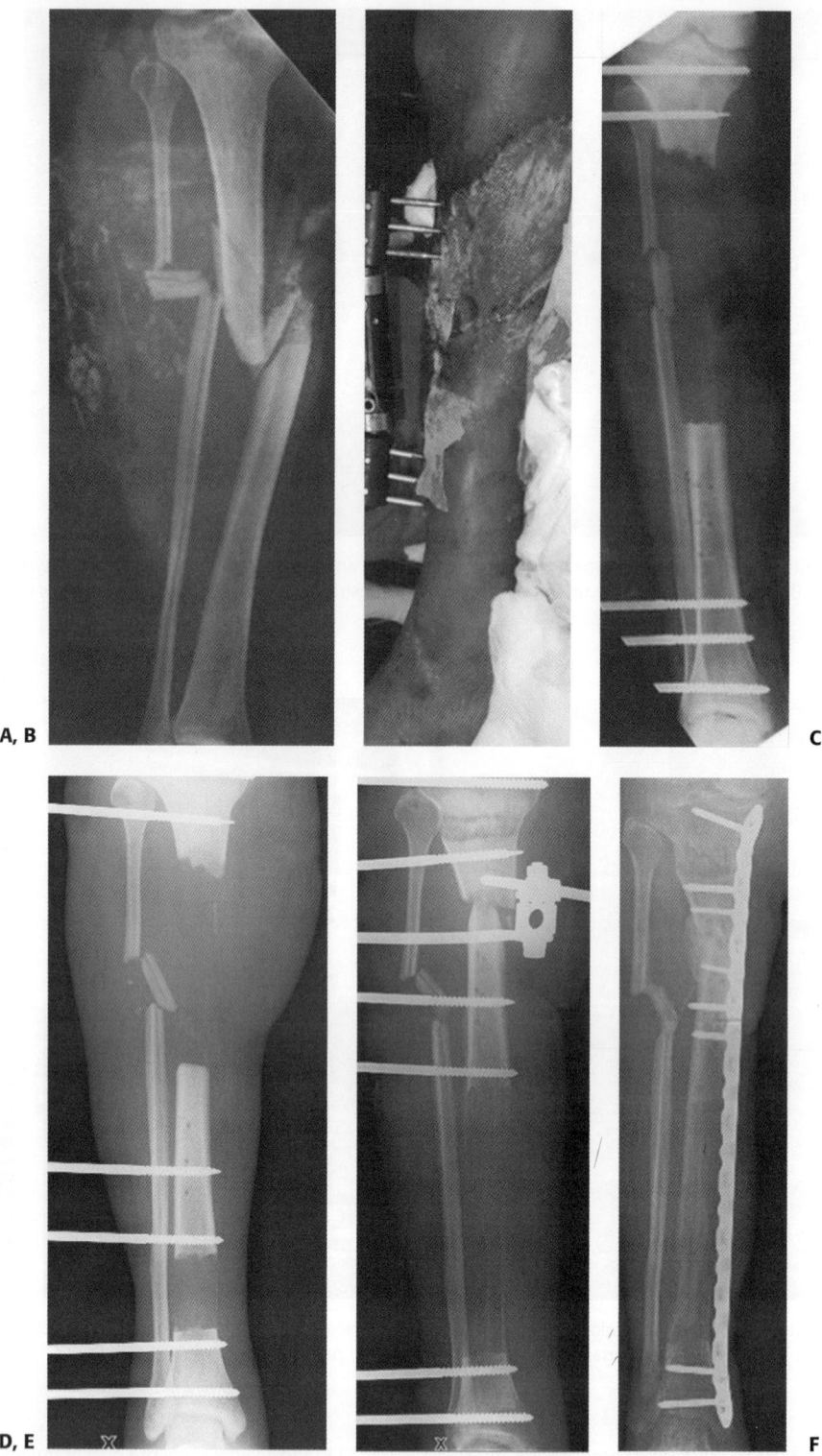

FIGURA 10.24 Grandes lacunas ósseas superiores a 4 cm não podem ser tratadas com encurtamento agudo. Idealmente, essas lesões são tratadas com transporte ósseo. Este paciente se apresentou com fratura do tipo IIIb, grande perda de tecido mole e cominuição da fratura (**A, B**). Em seguida ao desbridamento, observou-se um defeito ósseo considerável (**C**). Essa lesão foi tratada com transporte ósseo (**D, E**) e subsequente aplicação de placa (**F**).

TABELA 10.17 Fechamento primário de fraturas expostas[155]

Indicações

- Fraturas expostas dos tipos I e II e lesões dos tipos IIIa e b de membros sem déficit vascular
- Feridas sem perda cutânea primária ou perda cutânea secundária após desbridamento
- Escore de pele do Hospital Ganga igual a 1 ou 2 e escore total ≤10
- Intervalo entre a lesão e o desbridamento inferior a 12 horas
- Presença de margens da ferida com sangue vivo possibilita aposição das margens sem tensão
- Obtém-se fixação estável tanto com fixação interna como com fixação externa

Contraindicações

- Lesões do tipo IIIc
- Escore de pele do Hospital Ganga ≥3 e escore total >10
- Feridas em pacientes gravemente politraumatizados e escore de gravidade da lesão >25
- Contaminação por esgoto ou material orgânico/lesões rurais
- Doenças vasculares periféricas/tromboangiite obliterante
- Diabetes melito dependente de medicação/transtornos do tecido conjuntivo/vasculite periférica

3. GHOIS ≥10 denota lesão de alta energia, possivelmente com um componente de esmagamento. A zona de lesão pode não ficar evidente no primeiro dia ou durante o procedimento primário. Esses membros tendem a inchar nos dias seguintes; assim, não são apropriados para fechamento primário.

4. É preciso fazer uma avaliação cuidadosa em pacientes com retalhos cutâneos. Retalhos são comuns, especialmente em feridas periarticulares, em que existe pele frouxa no aspecto extensor. Quando a articulação é flexionada, esses retalhos sofrem retração, o que faz com que a ferida fique com um aspecto muito grande. Muitos desses retalhos, se viáveis, podem ser tratados com fechamento primário quando a articulação está estendida.

5. É importante que retalhos sejam diferenciados do desluvamento fechado, por ser muito pequena a viabilidade da pele sobre tecido desluvado. Lacerações adjacentes a um desluvamento fechado ou em associação a uma contusão extensa da pele não são apropriadas para fechamento primário.

6. Feridas tratadas com fechamento primário devem receber um dreno profundo, para que não surja um hematoma subjacente. Essas lesões devem ser cuidadosamente observadas a fim de que qualquer infecção seja prontamente diagnosticada e que o cirurgião intervenha oportunamente, se houver necessidade.

7. Uma sábia política é: "sempre que estiver em dúvida, não feche." Quando houver dúvida, será preferível retardar o fechamento primário; a decisão de fechar a ferida será adiada até a cirurgia de reexame, 48 a 72 horas depois. As indicações a uma "second look" estão listadas na Tabela 10.18.

Momento da cobertura das feridas

Em seguida ao desbridamento e à estabilização esquelética apropriados, os fatores mais importantes para a determinação do resultado são o momento e o método de cobertura da ferida. É essencial que uma cobertura adequada da ferida exposta com pele ou tecido mole viável seja realizada com a maior rapidez possível.

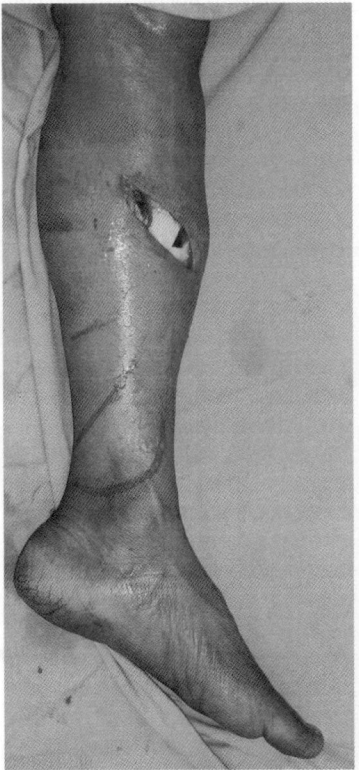
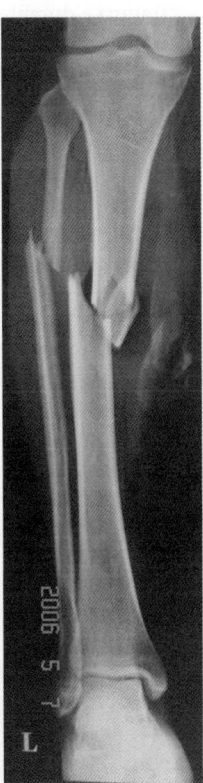
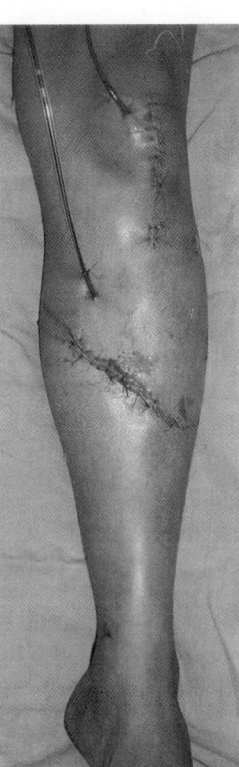
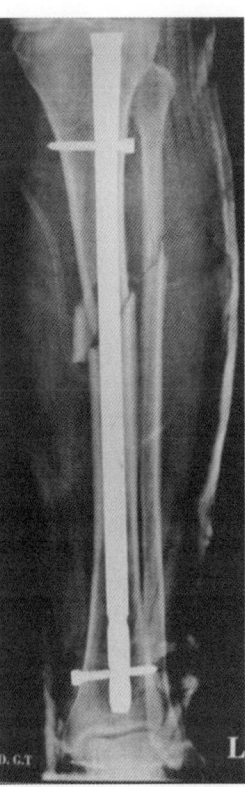

FIGURA 10.25 Fratura exposta da tíbia com escore GHOIS = 6 (pele 2, osso 2 e MTN 2) (**A, B**). Essa lesão foi tratada com fechamento primário e aplicação de uma haste bloqueada por ocasião do procedimento primário (**C, D**). Obteve-se bom desfecho funcional, sem qualquer complicação (**E, F**).

(continua)

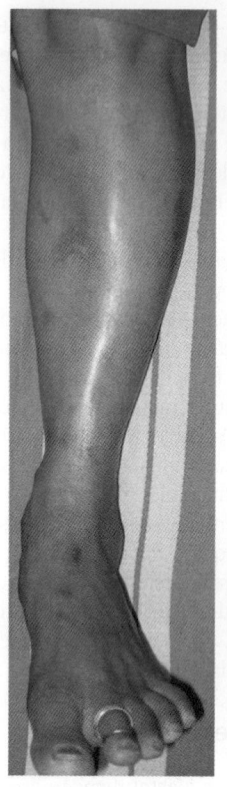
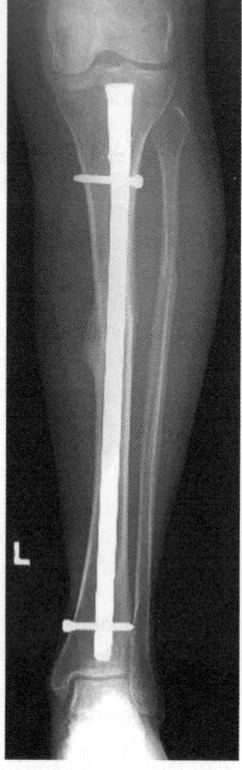

FIGURA 10.25 *(continuação)*

A exposição e o ressecamento podem resultar rapidamente em necrose de muitas estruturas importantes mais profundas, como o periósteo, a cartilagem articular, o paratendão e a fáscia. Adiamentos também aumentam as chances de contaminação e infecção, que podem afetar deleteriamente o processo de reconstrução, resultando até em amputação. Mas ainda existe uma controvérsia considerável em relação ao momento e método ideais de revestimento da ferida e diferentes autores empregam diferentes definições. A Tabela 10.19 lista as definições sugeridas. É importante compreender o conceito da zona de lesão e as fontes de infecção antes que se possa discutir o momento oportuno para a cobertura da ferida.

Zona de lesão

Comparadas com lesões penetrantes, as contusões e expostas que tenham um elemento de esmagamento exibem maior área de impacto e destruição de tecidos.[74,76,88] A extensão da lesão, especialmente até os tecidos mais profundos, pode ser muito maior que o que inicialmente parece. Esse fato deu origem ao conceito de zona de lesão (Fig. 10.28). Foram descritas três zonas de lesão típicas. A área de contato por trauma direto é a zona central, ou "zona de necrose", e se situa diretamente abaixo da ferida. Em torno dessa zona, localiza-se a "zona de lesão", que se prolonga até a zona viável periférica intacta. A extensão dessas zonas depende da quantidade de energia transferida pelos tecidos no momento do impacto e da anatomia da área de impacto. Essa zona de lesão se caracteriza por tecido mole edemaciado e inflamatório, cuja microcirculação está alterada. Depois de um impacto significativo, a zona pode ter um aspecto viável por ocasião do desbridamento inicial, mas nos dias que se seguem poderá mostrar evidência de inviabilidade parcial ou completa e de perda de tecido. Com frequência, é difícil fazer uma clara diferenciação entre a zona e os tecidos hígidos adjacentes imediatamente após um trauma e durante o desbridamento inicial. Isso tem considerável importância clínica, porque os pedículos vasculares dos retalhos

FIGURA 10.26 A avaliação da perda de pele depende de experiência e deve ser realizada apenas depois da restauração do comprimento esquelético. Na sala de emergência e durante o desbridamento, todas as feridas laceradas parecem ter sofrido perda de pele por causa da abertura da lesão decorrente do encurtamento e da angulação do(s) osso(s) **(A)**.

(continua)

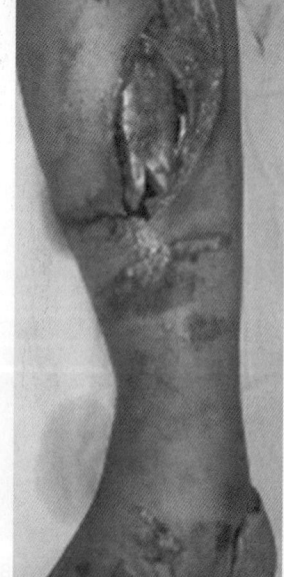
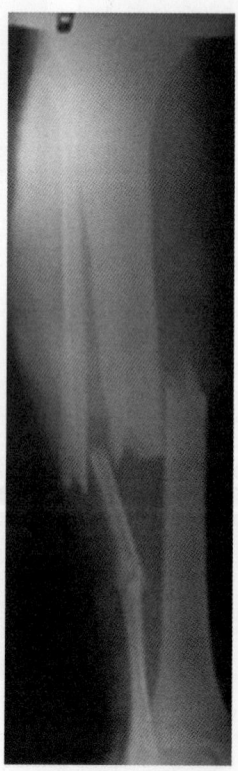
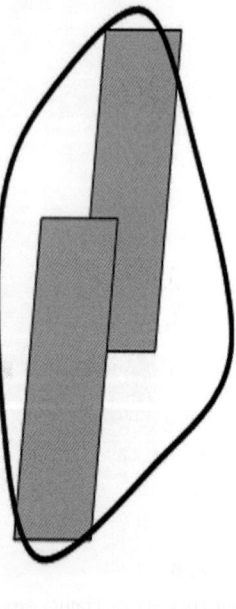

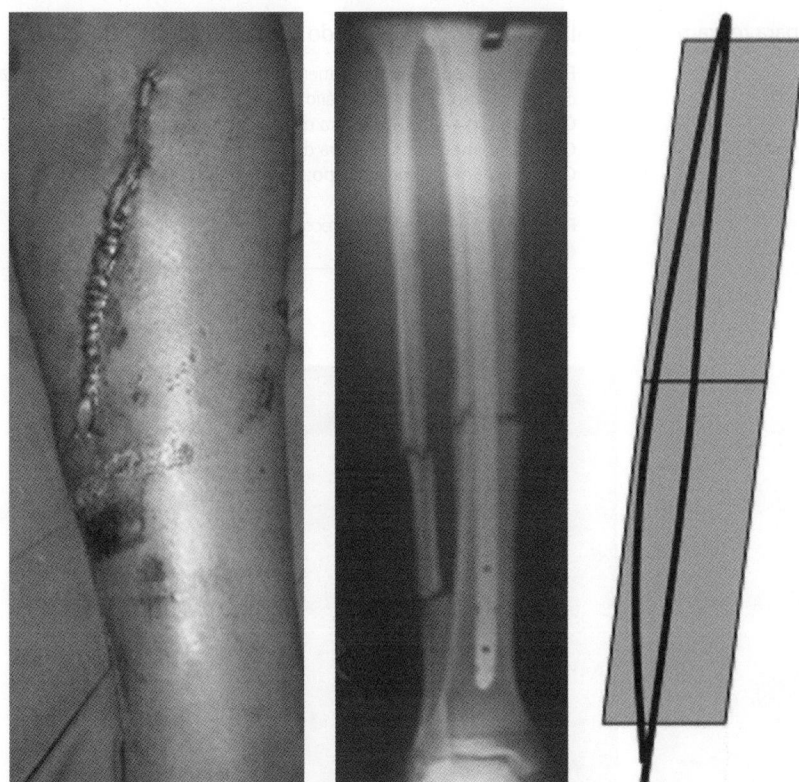

FIGURA 10.26 *(continuação)* Tão logo se obtenha a redução, normalmente as margens da ferida se aproximam, tornando possível o fechamento primário em praticamente um terço das lesões (**B**).

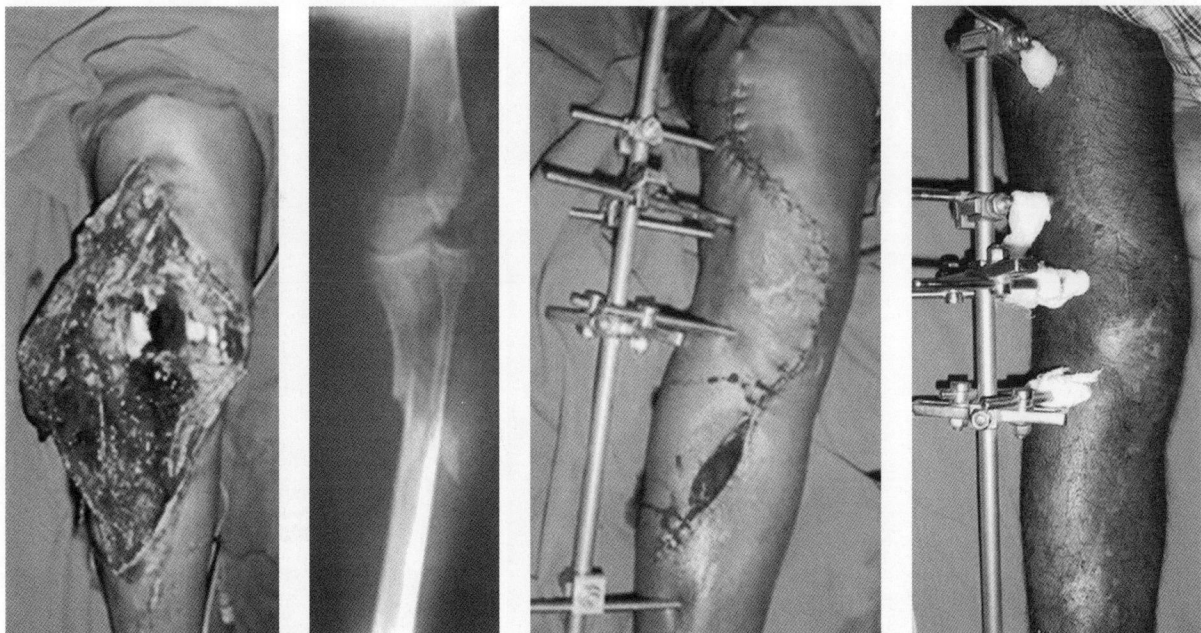

FIGURA 10.27 Fratura exposta com cominuição tibial e exposição das superfícies articulares (**A, B**). Embora a ferida medisse 31 cm, não ocorreu perda de pele e as margens cutâneas viáveis e exibindo sangue vivo puderam ser aproximadas sem que houvesse tensão (**C**). Obteve-se fechamento primário da ferida (**D**). Se a ferida fosse deixada aberta, haveria o risco de grave infecção articular e ressecamento da cartilagem articular. Além disso, a reconstrução dos tecidos moles com um retalho implicaria um procedimento complicado.

TABELA 10.18 Necessidade de desbridamento para reexame

- Lesões de alta energia por explosão
- Contaminação intensa ou contaminação rural ou por esgoto
- Apresentação com retardo >12 horas
- Evidência de infecção durante o desbridamento
- Desbridamento inicial considerado insatisfatório

Tabela 10.19 Momento do fechamento da ferida

- **Fechamento primário:** fechamento da ferida por sutura cutânea direta durante o procedimento primário
- **Cobertura imediata:** cobertura de partes moles dentro de 48 horas
- **Cobertura imediata:** cobertura de partes moles dentro de 1 semana
- **Cobertura em segundo tempo:** cobertura de partes moles dentro de 3 semanas
- **Reconstrução em estágios:** reconstrução de tecido mole depois de 3 semanas

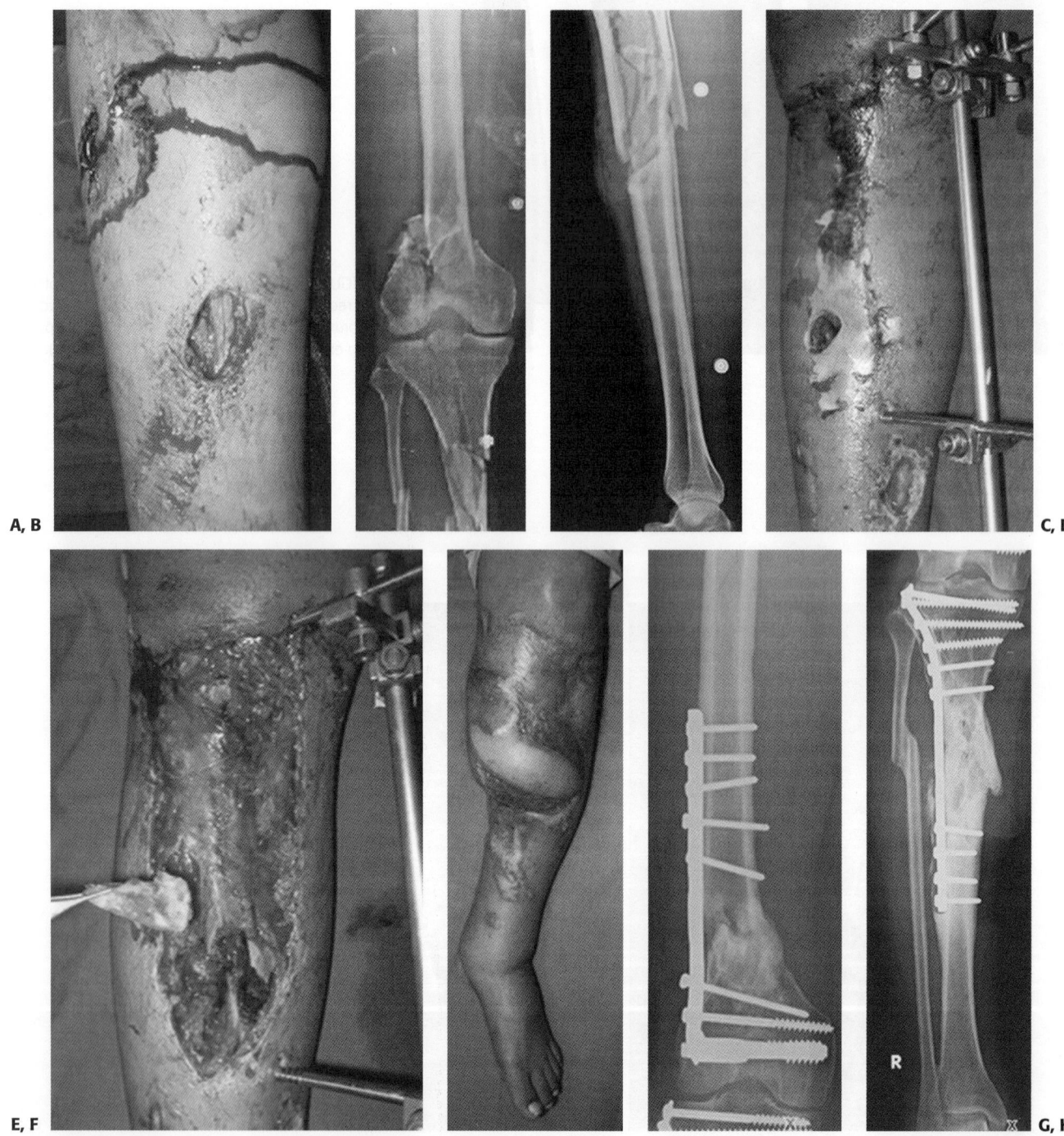

FIGURA 10.28 O caso demonstra o conceito de "zona de lesão". A lesão resultou em fratura cominuitiva de fêmur e tíbia. À apresentação, a ferida era enganosamente pequena (**A, B, C**). Ocorreu grande destruição de pele e de outros tecidos ao longo dos 3 dias subsequentes, à medida que a zona de lesão ia se revelando (**D**). Tal situação exigiu um desbridamento secundário (**E**) e uso de um retalho livre de grande dorsal para seu tratamento (**F**). As fraturas foram tratadas com fixação primária por placa (**G, H**)

com base nessa zona de lesão, ou as anastomoses microvasculares criadas nessa área, estão associados a aumento do percentual de insucesso. O não reconhecimento desse fenômeno resultará em insucesso da reconstrução dos tecidos moles e poderá impossibilitar outros procedimentos reconstrutivos.

Sempre que houver suspeita de um elemento de esmagamento grave, será melhor prática realizar qualquer reconstrução de tecido mole em estágios, de modo que a zona de lesão fique evidenciada ao longo dos dias seguintes; então, todos os procedimentos de reconstrução de tecido mole serão planejados, com o cirurgião de posse do conhecimento da extensão da zona hígida. Na experiência dos autores, sempre que GHOIS >9 é preferível fazer a reconstrução dos tecidos moles em estágios.

Origem da infecção em fraturas expostas

Embora a presença de infecção realmente resulte em contaminação da ferida, sobretudo se seu desbridamento tiver sido insatisfatório, hoje em dia conta-se com fortes evidências de que quase todas as infecções agudas subsequentes a fraturas expostas resultam de patógenos adquiridos no hospital e não no local onde ocorreu a lesão.[3,13,14,130,155] Em um estudo prospectivo de 326 fraturas expostas, Gustilo et al.[85] mostraram que oito pacientes sofreram infecção, dos quais cinco tinham sido secundariamente acometidos no hospital. Esses autores concluíram que "durante os longos intervalos em que tais feridas ficaram abertas, infecções – geralmente com microrganismos gram-negativos – podem ser problemáticas, pois habitualmente é difícil controlar tais microrganismos exclusivamente com antibióticos." Em um estudo prospectivo, Patzakis et al.[147] verificaram que apenas 18% das infecções tinham sido causadas pelo microrganismo inicialmente isolado no período perioperatório. Tendo em vista ser provável que o local da fratura e a ferida de tecido mole alcancem maior grau de esterilidade depois de um desbridamento adequado realizado por um cirurgião experiente, esse é um momento oportuno para fazer a cobertura de tecido mole.

Momento da cobertura do tecido mole

O momento ideal para a reconstrução dos tecidos moles em fraturas expostas ainda é um tópico impreciso e, até a presente data, não foram publicados estudos de nível 1 que tenham explorado o momento oportuno da cobertura dos tecidos moles. Tradicionalmente, na maioria das instituições o protocolo consiste em limitar o procedimento cirúrgico inicial ao desbridamento e à estabilização esquelética. A reconstrução definitiva dos tecidos moles e dos ossos fica adiada para uma data subsequente. O argumento em favor de procedimentos em estágios gira em torno da necessidade de um desbridamento para reexame, pois qualquer incerteza acerca da presença de tecido traumatizado e desvascularizado implicará a necessidade de reexame que possibilite uma ressecção adequada. Godina[72-74] deu início à tendência em favor da pronta cobertura de tecido mole; esse autor observou uma diferença significativa entre feridas reconstruídas em 72 horas após a lesão e aquelas reconstruídas mais tarde. Os percentuais de infecção (1,5%) e de insucesso com retalho livre (0,75%) em feridas tratadas com reconstrução microvascular em 72 horas após a lesão foram significativamente mais baixos que os percentuais (2% para infecção, 12% para insucesso com o retalho) para as feridas reconstruídas entre 72 horas e 3 meses após a lesão. Recentemente, descreveu-se o protocolo "fixar e aplicar retalho", em que as feridas foram reconstruídas com retalhos musculares já nas primeiras 72 horas após a ocorrência da lesão.[76] Em uma revisão de pacientes tratados com desbridamento e cobertura com retalho muscular realizados prontamente, os pacientes que receberam a cobertura em 72 horas tiveram percentual de infecção de apenas 6%. Esse percentual foi significativamente mais baixo que os 29% de infecções profundas em pacientes que receberam a cobertura de tecido mole depois de transcorridas 72 horas. Existe um corpo considerável de evidências na literatura em favor da reconstrução imediata com tecido mole. Hertel et al.[93] relataram os resultados de 29 fraturas tibiais expostas consecutivas (24 do tipo IIIb e 5 do tipo IIIc), das quais 14 foram imediatamente reconstruídas e 15 sofreram atraso médio de 4,4 dias (variação: 1 até 9 dias). No grupo com reconstrução adiada, o tempo transcorrido até a sustentação integral do peso sem proteção ($p = 0,021$), o tempo até a consolidação definitiva ($p = 0,004$), o número de reoperações ($p = 0,0001$) e o percentual de infecções ($p = 0,037$) foram significativamente maiores. O melhor desfecho em todos os parâmetros considerados estava relacionado à não ocorrência de infecção óssea no grupo de reconstrução imediata. Esses autores defendem que, sempre que possível e quando o estado do paciente o permita, a implementação de um "protocolo de zero atraso" poderá ser válido para maximizar os resultados.

A prática de desbridamento com preservação exclusiva de tecidos viáveis e a facilidade de cobertura de grandes defeitos de tecidos moles e ósseos, graças aos modernos procedimentos microcirúrgicos de transporte de material ósseo e de tecido mole, têm permitido a imediata realização das reconstruções. Segundo Godina,[73] "Um desbridamento amplo, imediato e realizado por mãos experientes até alcançar tecido evidentemente sadio e a pronta cobertura com retalho muscular livre ou rotacional podem ser opções melhores em mãos experientes que o desbridamento sequenciado e fechamento em segundo tempo".

Tipo de cobertura

Em pacientes com perda de pele estabelecida, são muitas as opções para proporcionar cobertura cutânea ao local fraturado – desde incisões para liberação até transferência de tecido livre por procedimento microvascular. Tradicionalmente, esse procedimento é considerado como uma "escada reconstrutiva", cujo primeiro degrau representa os enxertos de pele parcial simples, progredindo para os retalhos fasciocutâneos, retalhos musculares rotacionais e retalhos musculares livres (Fig. 10.29). Cada degrau da escada oferece uma opção para cobertura da ferida com crescente complexidade e o conselho tradicional era tomar a opção mais simples como primeira escolha para cobertura de tecido mole. Mas, recentemente, essa abordagem tem sido questionada, graças aos grandes avanços em microcirurgia. Atualmente, procedimentos com retalhos livres são realizados com elevado percentual de sucesso; essa opção tem a vantagem de promover uma cobertura cutânea versátil, com tecido vascularizado. Assim, alguns autores sugeriram que o conceito de escada reconstrutiva deve ser substituído pelo de "elevador reconstrutivo", pois a opção referente ao degrau mais alto da escada é, com frequência, aquela que proporciona a melhor cicatrização da ferida. Em vez de adotar um algoritmo em degraus para a cobertura das feridas, agora os cirurgiões escolhem o método apropriado (Fig. 10.30). Recentemente, preconizou-se o conceito de "escada reconstrutiva revisada",[195] em que foram incorporados novos desenvolvimentos, por exemplo, a terapia de fechamento por pressão negativa-vácuo (do inglês *vacuum-assisted wound closure*, VAC), o encurtamento imediato do osso e o transporte ósseo.

As lesões do tipo III estão associadas a feridas de tamanho e complexidade variáveis. A reconstrução deve ser adaptada à ferida e também à experiência do cirurgião. Cada cirurgião tem suas pró-

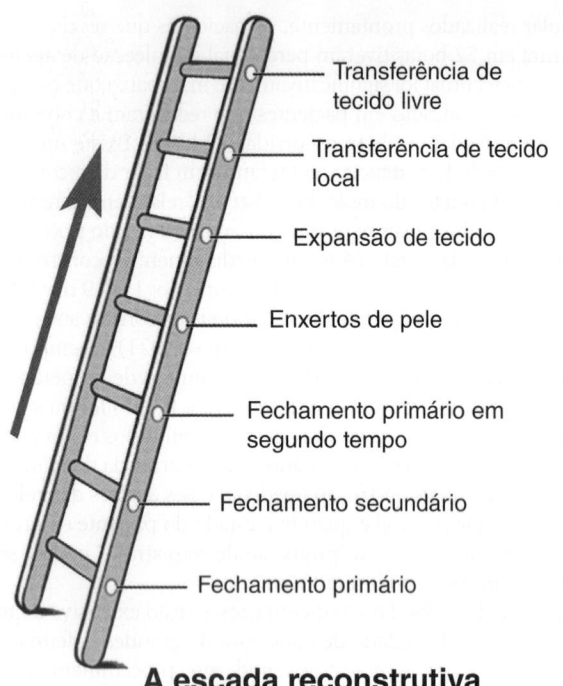

FIGURA 10.29 A tradicional "escada reconstrutiva" propõe um plano para reconstrução em que cada degrau denota uma reconstrução de crescente complexidade a partir do fechamento primário. Originalmente, sugeria-se que o cirurgião optasse pelo degrau mais baixo possível que se adequasse ao defeito, mas atualmente esse conceito não é mais seguido.

prias preferências em termos de técnicas de reconstrução, mas em geral as orientações a seguir permanecem válidas. Feridas laceradas sem perda de pele, que possam ser aproximadas sem tensão, podem ser tratadas com sutura primária. Em pequenas feridas verticais lineares situadas sobre o osso e com mínima perda de tecido mole, a cobertura poderá ser com uma incisão cutânea de liberação efetuada paralelamente; isso permitirá o fechamento direto da laceração. A incisão cutânea de liberação deve ser realizada sobre um bom leito muscular ou sobre fáscia, para que seja possível a aplicação de um enxerto de pele no defeito. Em geral, feridas não situadas diretamente sobre o osso e que contam com um leito muscular hígido podem ser tratadas com aplicação de um enxerto de pele parcial, com bons resultados. Pequenos defeitos na pele situados diretamente sobre o osso e que estejam expondo implantes poderão ser revestidos, com sucesso, de retalhos fasciocutâneos rotacionais, com base proximal ou distal (Fig. 10.31). O defeito comumente observado sobre a superfície subcutânea da tíbia pode ser tratado com retalho rotacional, desde que não tenha ocorrido desluvamento e que a zona de lesão não seja muito grande. Normalmente, faz-se um retalho de base distal para defeitos na parte anterior da perna, pois essa opção cria uma área doadora sobre músculos saudáveis da panturrilha, que "pegam" bem enxertos cutâneos. Defeitos maiores e lesões com exposição de osso e tendões devem ser revestidos de tecido vascularizado e a melhor opção é um retalho muscular coberto com um enxerto de pele parcial. Um bom exemplo é o retalho rotacional de gastrocnêmio, utilizado em lesões localizadas nas proximidades do terço proximal da tíbia. O gastrocnêmio medial é particularmente útil por ter boa irrigação sanguínea proveniente do ramo superior da artéria

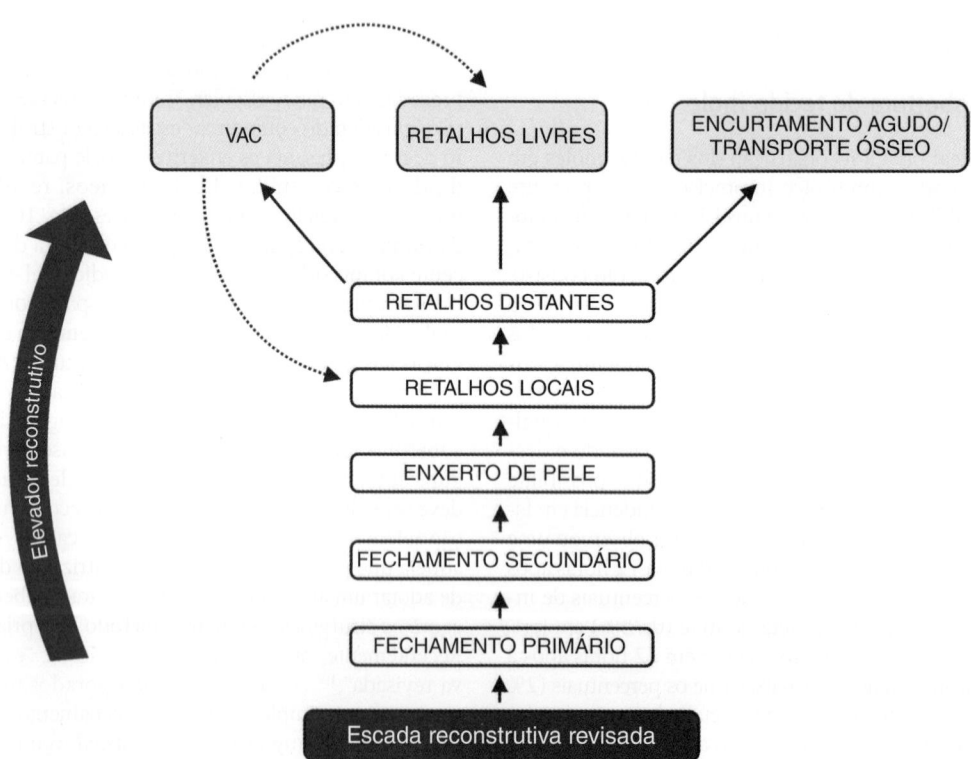

FIGURA 10.30 A escada reconstrutiva revisada inclui os métodos mais recentes de reconstrução, como a terapia das feridas por pressão negativa (TFPN) e o encurtamento/transporte ósseo agudo. Atualmente, o conceito de "elevador reconstrutivo" goza de maior popularidade, pois agora o método de cobertura mais apropriado e efetivo passa a ser a primeira escolha, não mais importando o quão complexo seja esse método.

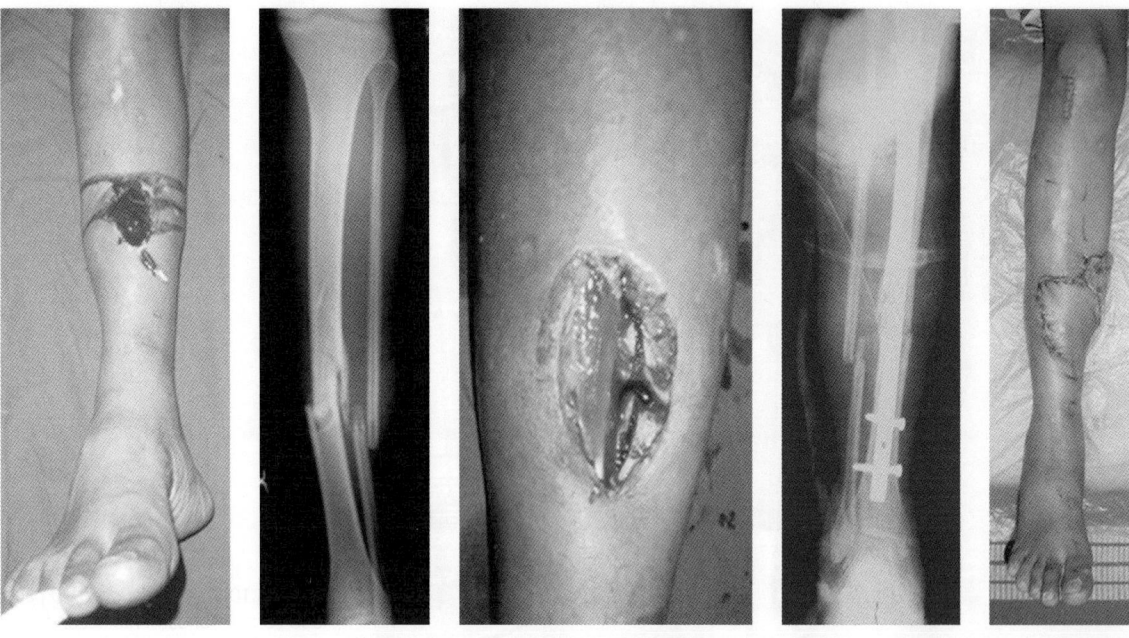

FIGURA 10.31 Fratura exposta da tíbia com perda de tecido mole e exposição do local fraturado, com escore GHOIS = 8 (**A, B, C**). Essa lesão foi tratada com haste e com pronta aplicação de um retalho fasciocutâneo (**D, E**). Um baixo escore total permitiu a imediata e bem-sucedida cobertura com o retalho.

poplítea, que normalmente fica intacta em fraturas da tíbia. Mesmo em pacientes que necessitem de amputação, em decorrência de grave esmagamento dos tecidos moles na panturrilha, o gastrocnêmio costuma permanecer viável, podendo ser empregado com eficácia na cobertura do coto de amputação. É muito raro que um retalho de gastrocnêmio venha a deteriorar, a menos que tenha havido lesão aos vasos poplíteos ou que o pedículo contendo a irrigação sanguínea tenha sido danificado durante a dissecção. Feridas para as quais não seja adequada a opção do retalho pediculado, ou que sejam demasiadamente extensas para serem tratadas com um retalho pediculado, devem ser tratadas com transferência de tecido livre por procedimento microvascular (Fig. 10.32). Embora seja complexo e dependa da presença de um cirurgião microvascular experiente, frequentemente esse procedimento é a melhor

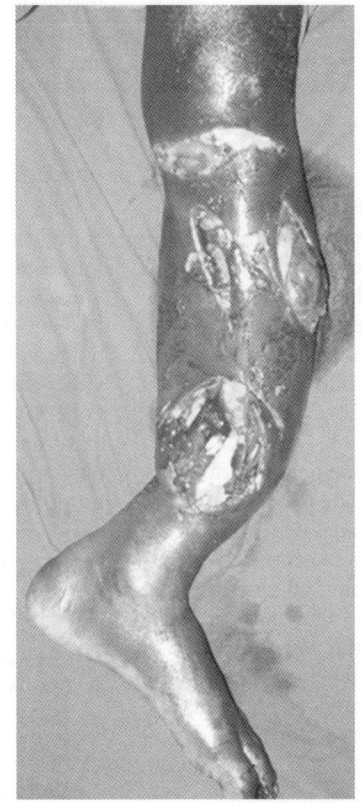
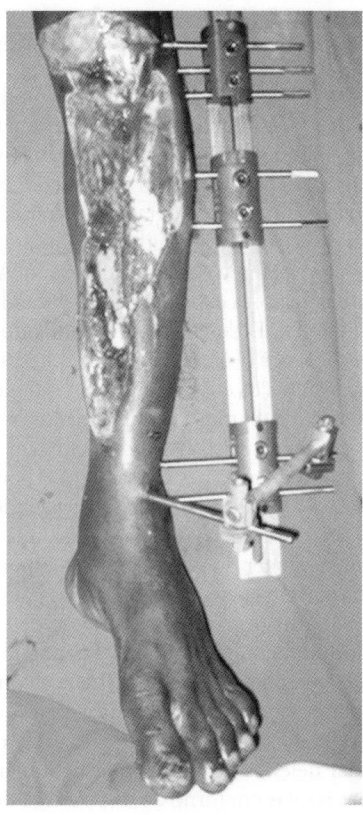

FIGURA 10.32 Grave fratura exposta da perna com escore GHOIS = 13. Durante o desbridamento, houve perda significativa de tecido mole (**A, B**).

(continua)

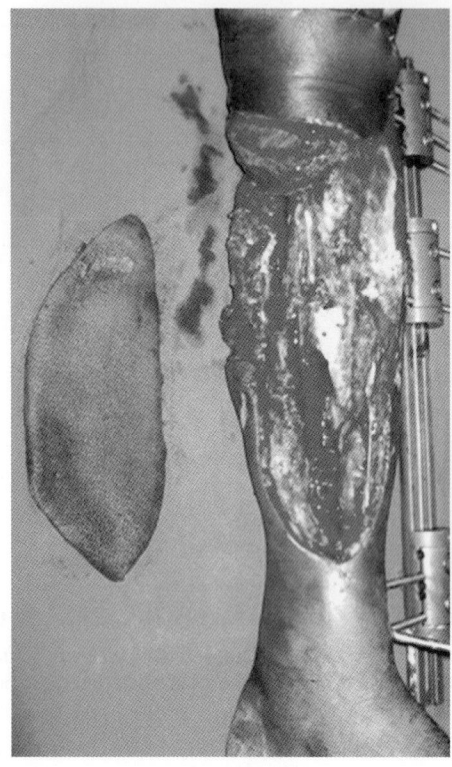
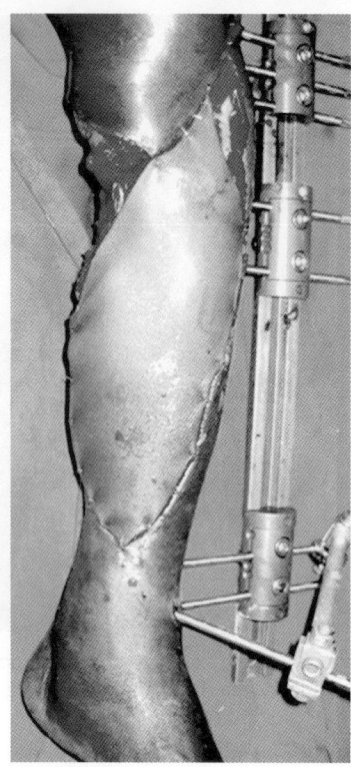

FIGURA 10.32 *(continuação)* O paciente foi tratado com desbridamento secundário e aplicação de retalho livre em segundo tempo, realizada depois de 1 semana (**C, D**). Um escore ≥10 indica lesão muito grave a todos os compartimentos do membro, ficando contraindicada a reconstrução imediata dos tecidos moles.

opção para casos de lesões complexas e poderá fazer a diferença entre amputação e salvação. O "cavalo de batalha" para as lesões em membros inferiores é o retalho livre de grande dorsal, seguido pelos retalhos de reto e grácil. A escolha dependerá das dimensões da ferida e do músculo a ser utilizado. O Capítulo 15 oferece outras informações sobre reconstrução de tecido mole.

Terapia das feridas por pressão negativa

Uma opção terapêutica válida para todas as lesões para as quais não haja possibilidade de imediata cobertura de tecido mole é a terapia das feridas por pressão negativa-vácuo (TFPN/VAC). Em geral, a TFPN substituiu a terapia com curativo úmido na maioria das instituições que tratam de grande número de fraturas expostas. Os curativos úmidos devem ser trocados com frequência e isso toma tempo e tem custo elevado. A repetição dos curativos provoca maiores exposição e suscetibilidade ao risco de infecção nosocomial. Desde a época do primeiro relato clínico de TFPN em 1993, por Fleischmann et al.,[59,60] estudos já descreveram seus mecanismo e os efeitos benéficos no tratamento de diferentes defeitos de tecido mole, acompanhados ou não por infecção.[178]

Conquanto existam no comércio numerosos sistemas de TFPN, seus componentes básicos são uma esponja de poros abertos, um curativo semioclusivo e uma fonte geradora de pressão negativa. As esponjas comercializadas são manufaturadas com álcool polivinílico ou éter de poliuretano. As esponjas são cortadas no formato correto e, em seguida, fixadas com panos adesivos que vedam a ferida e permitem a criação de um vácuo efetivo. Esses panos também interrompem a perda de proteína, minimizam o ressecamento da ferida e previnem a contaminação adicional do ambiente hospitalar. Na prática, panos cirúrgicos impregnados de iodóforo são úteis porque podem ser cortados de modo a acomodar defeitos de tecido mole de dimensões variadas, além de vedar feridas em torno de dispositivos de fixação externa.

A pressão negativa é proporcionada por bombas de vácuo comercializadas, que possibilitam a regulação da magnitude e duração da pressão negativa. Em modelos animais, demonstrou-se que uma pressão de -125 mm Hg, aplicada durante 5 minutos a intervalos de 7 minutos, resulta no efeito mais benéfico para formação de tecido de granulação, além de aumentar em praticamente quatro vezes o fluxo sanguíneo nos tecidos circunjacentes. A pressão negativa contínua aumenta o tecido de granulação em apenas 63%, em comparação com os 103% alcançados com a aplicação de pressão negativa intermitente. Os numerosos efeitos benéficos da TFPN estão listados na Tabela 10.20.[178]

Aplicação do dispositivo para TFPN

Antes da aplicação do aparelho VAC, é preciso que o cirurgião compreenda bem as orientações do FDI e as indicações e contraindicações para a TFPN[178] (Tabela 10.21). Deve-se enfatizar que o VAC não é substituto para bons princípios cirúrgicos. A ferida deverá ser minuciosamente desbridada, com a retirada de todos os detritos e tecidos infectados; o sangramento deve ser devidamente controlado antes da aplicação da pressão negativa. Pode haver contraindicação à aplicação de um aparelho VAC se existirem tendões expostos, anastomose cirúrgica de um nervo ou vaso, ou quando se antecipa a ocorrência de sangramento ou transudação intensa.

TABELA 10.20 Efeitos benéficos da terapia com VAC[178]

- Promove contração da ferida e aumenta a probabilidade de fechamento primário em segundo tempo
- Remove continuamente o excesso de líquido edematoso
- Provoca aumento reativo no fluxo sanguíneo e promove a cicatrização
- Remove proteínas e eletrólitos prejudiciais à cicatrização da ferida
- Diminui a contaminação bacteriana
- Causa microdeformação celular e campos elétricos favoráveis, que estimulam a resposta celular e os fatores de crescimento

TABELA 10.21 Terapia com VAC[178]

Indicações
- Lesões que exibam grave esmagamento e não sejam apropriadas à cobertura imediata do tecido mole
- Feridas que dependam de tratamento de espaços mortos
- Exposição de osso com desluvamento da pele
- Exposição de tendões e ligamentos
- Lesões articulares expostas acompanhadas por perda de tecido mole

Contraindicações
- Presença de pele necrosada com escaras
- Osteomielite não tratada
- Exposição de feixe neurovascular
- Exposição de anastomose vascular

Normalmente, a esponja é comprimida contra a ferida; com isso, o exsudato ou sangue proveniente da ferida cria um molde na esponja. Em seguida, a esponja é aparada até o tamanho necessário, aplicada sobre a ferida e mantida no lugar com aplicação de um curativo adesivo em pequenas tiras, para minimizar a formação de pregas (Fig. 10.33). Manter a pele seca ajuda os curativos adesivos a firmar a esponja. Deve-se evitar a aplicação circunferencial dos curativos adesivos, para que não haja efeito de torniquete. Depois, o cirurgião deve cortar um orifício de 1,5 a 2 cm no centro do curativo sobre a esponja e a almofada de sucção fica firmemente presa sobre o orifício criado. A almofada de sucção deve ser conectada ao aparelho VAC e qualquer vazamento residual deverá ser resolvido aplicando-se outras tiras adesivas. Se o paciente se queixar de dor com o protocolo de sucção intermitente, o sistema poderá ser mudado para o modo de sucção contínua. O aparelho VAC permanecerá 2 ou 3 dias, depois do que a ferida poderá ser inspecionada, com continuidade da sucção.

Efeitos clínicos

Diversos estudos já atestaram os efeitos benéficos da TFPN e um estudo randomizado e controlado comparou essa terapia com curativos úmidos comuns.[175] Fraturas tratadas com TFPN precisaram de menos 0,8 dia para o fechamento definitivo, comparadas com fraturas tratadas com curativos comuns. Além disso, o percentual de infecções no grupo tratado com TFPN foi de apenas 5,4% contra 28% no grupo-controle; essa diferença alcançou significado estatístico. Mouës et al.[135] realizaram um estudo randomizado com 54 pacientes com feridas de espessura completa. Esses autores analisaram o tempo necessário para que a ferida formasse um leito de tecido de granulação limpo que estivesse "pronto para a terapia cirúrgica," na opinião de um examinador que tinha conhecimento da modalidade terapêutica. Não foi observada diferença significativa entre os dois

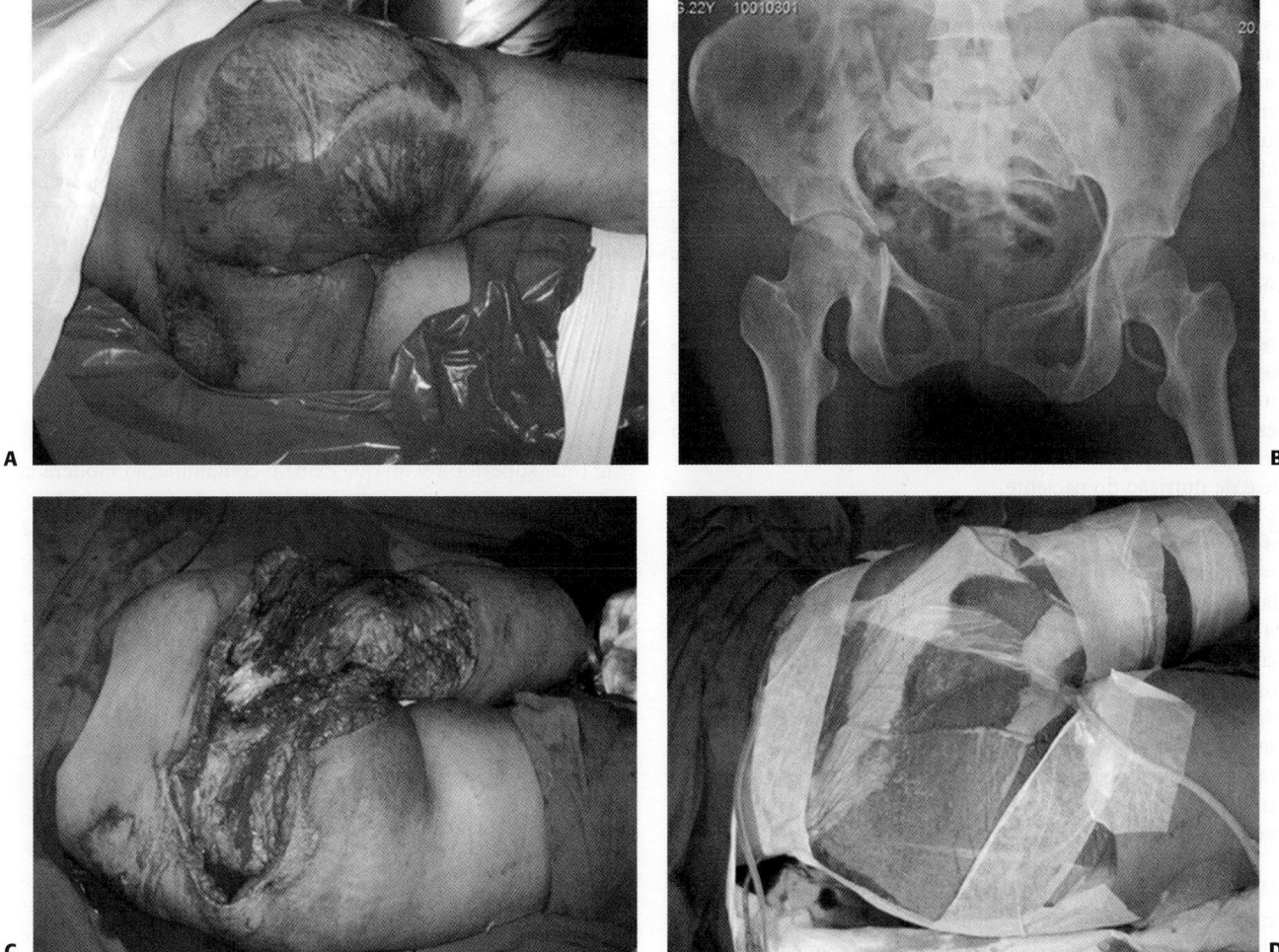

Figura 10.33 Extensa lesão de desluvamento das nádegas (**A**) com uma fratura pélvica (**B**). O paciente exibia um grande defeito depois do desbridamento (**C**). Defeitos de tão grande porte permitem o tratamento imediato com VAC (**D**), o que, no caso, facilitou um rápido início da formação de tecido de granulação e um enxerto de pele.

grupos. No entanto, no grupo de TFPN verificou-se redução de 3,8% na superfície da ferida, comparados com apenas 1,7% no grupo-controle. Esse achado foi estatisticamente significativo. Contudo, deve-se ter em mente que o examinador não desconhecia a modalidade de tratamento. Em outro estudo recentemente publicado, no qual Dedmond et al.[49] descreveram sua experiência com 50 fraturas expostas da tíbia do tipo III tratadas com TFPN, tendo informado a ocorrência de infecção superficial em quatro pacientes (8%) e de infecção profunda em dez (20%). A prevalência de infecção em lesões dos tipos IIIa, IIIb e IIIc foi de 8,3, 45,8 e 50%, respectivamente – o que se assemelha a estudos que usaram TFPN. A redução da colonização bacteriana das feridas e a eliminação das bactérias das lesões são achados frequentemente citados como benefícios da TFPN. Mas a literatura não revela uma visão uniforme. Alguns estudos demonstraram redução da carga bacteriana[133] e outros não chegaram a qualquer diferença ou mesmo relataram aumento global da carga bacteriana.[113,135,191]

Os percentuais de infecção parecem estar ligados ao momento da cobertura, pois adiamentos afetam a capacidade da TFPN em reduzir esses percentuais. Em uma análise retrospectiva de 38 pacientes, aqueles que tiveram suas feridas definitivamente cobertas em menos de 7 dias após a lesão tiveram apenas 12,5% de infecções, contra 57% em pacientes nos quais a cobertura definitiva foi realizada depois de transcorridos 7 dias.[17] Por outro lado, estudos realizados por Steiert[176] e por Fleischmann[60] não encontraram a mesma diferença nos percentuais de infecção. O uso da TFPN deve ser mantido em nível mínimo e a cobertura imediata com retalhos deverá ser efetuada no paciente fisiologicamente estável. Se, por algum motivo, houver necessidade de atrasar a cirurgia, então a TFPN poderá ter continuidade com segurança, até que haja possibilidade de uma cobertura em segundo tempo.

Ainda que publicados muitos estudos animadores, não existem evidências conclusivas em apoio à superioridade da TFPN sobre os curativos úmidos comuns, em termos de evitar infecção da ferida e a necessidade de uma cobertura por retalho. Também ainda não foram publicados estudos comparativos entre TFPN e outros métodos de tratamento, como o uso de bolsas contendo pérolas com antibióticos que, segundo alguns estudos, também foram considerados como opções úteis. O resultado geral é afetado pela natureza da ferida, adequação do desbridamento, presença de comorbidades e pelo estado de saúde e de nutrição do paciente.

Complicações

Estudos relataram a ocorrência de 12 mortes ligadas ao uso da TFPN, como resultado de sangramento, quando essa técnica foi empregada em feridas nas proximidades da região inguinal ou na região pré-esternal ou quando aplicada sobre enxertos vasculares.[170] TFPN também está contraindicada a pacientes medicados com anticoagulantes e àqueles que exibam aderências significativas entre o leito da ferida e os curativos, por ocasião da sua remoção. O sangramento pode ser reduzido com curativos não aderentes ou esponjas de álcool polivinílico aplicadas na base da ferida.

A perda da sucção e a não manutenção do vácuo pelo sistema VAC aumentarão o risco de infecção da ferida. O curativo adesivo deve ser aplicado à pele seca, para que possa ocorrer vedação adequada e manutenção da sucção. O puncionamento do curativo oclusivo e o entupimento da esponja ou da tubulação poderão resultar em descontinuação da sucção. Portanto, é essencial que haja monitoração contínua do sistema TFPN.

TABELA 10.22 Modos definitivos de reconstrução de membro[155]

- Protocolo de "fixar e fechar"
- Protocolo de "fixar, enxerto ósseo e fechar"
- Protocolo de "fixar e aplicar retalho"
- Protocolo de "fixar e aplicar retalho em segundo tempo"
- Protocolo de "estabilizar, observar, avaliar e reconstruir"

TRATAMENTO PREFERIDO PELOS AUTORES[151-155]

A cada ano, a instituição gerida pelos autores trata de mais de 300 lesões do tipo IIIb e a escolha de procedimento de reconstrução é orientada pelo instrumento GHOIS. Em uma análise de 965 lesões tratadas no período de 3 anos, observou-se que o caminho selecionado para a reconstrução de um membro seguia uma das várias opções listadas na Tabela 10.22. É preciso ter em mente que uma exigência essencial para o sucesso é o desbridamento completo, realizado por equipe "ortoplástica" experiente. A estabilização óssea deve se adequar às exigências da fratura e a cobertura cutânea será levada a cabo com a maior presteza possível. Para a escolha da cobertura da ferida, aplica-se o escore individual para pele; e o escore total orientará o momento do tratamento (Fig. 10.34).

Fixação e fechamento primário

As lesões com escore para pele igual a 1 ou 2 não exibem perda de pele no momento da lesão ou durante o desbridamento. Quando a contaminação é de baixo nível e o desbridamento foi considerado satisfatório, os pacientes são bons candidatos à sutura direta. O escore total deve ficar abaixo de 9, por ser indicativo de lesão de baixa energia e de pouca probabilidade de inchaço ou de síndrome compartimental no pós-operatório. Os pré-requisitos para o fechamento primário são fixação esquelética estável e margens da ferida com sangue vivo e que possam ser aproximadas sem tensão. Deve-se ter em mente que, nesse tocante, o comprimento da ferida não é um critério a ser empregado (Fig. 10.33).

Fixação e fechamento em segundo tempo

Lesões com escore para pele igual a 1 ou 2, mas com escore total superior a 9 ou que exibam contaminação moderada ou intensa não devem ser tratadas com fechamento primário. Um escore acima de 9 sugere lesão de alta energia; deve-se reavaliar após 48 a 72 horas. A ferida será tratada com fechamento em segundo tempo se as suas características por ocasião do desbridamento de reexame o permitirem. Se houver necessidade de novo desbridamento à "segunda olhada", resultando em maior ressecção de pele e de tecido mole, o paciente deverá ser tratado conforme um protocolo de retalhos em estágios.

Fixação e aplicação de enxerto de pele

Escore para pele igual a 3 indica perda de pele por ocasião da lesão ou durante o desbridamento. Em pacientes com escore para pele igual a 3, a ferida não expõe o local fraturado, ou existe cobertura adequada de tecido mole. Um exemplo clássico é o das fraturas expostas do fêmur, nas quais normalmente o cirurgião conta com boa cobertura de tecido mole em seguida à estabilização esquelética. Nesse caso, será possível o simples tratamento da ferida com enxerto de pele parcial.

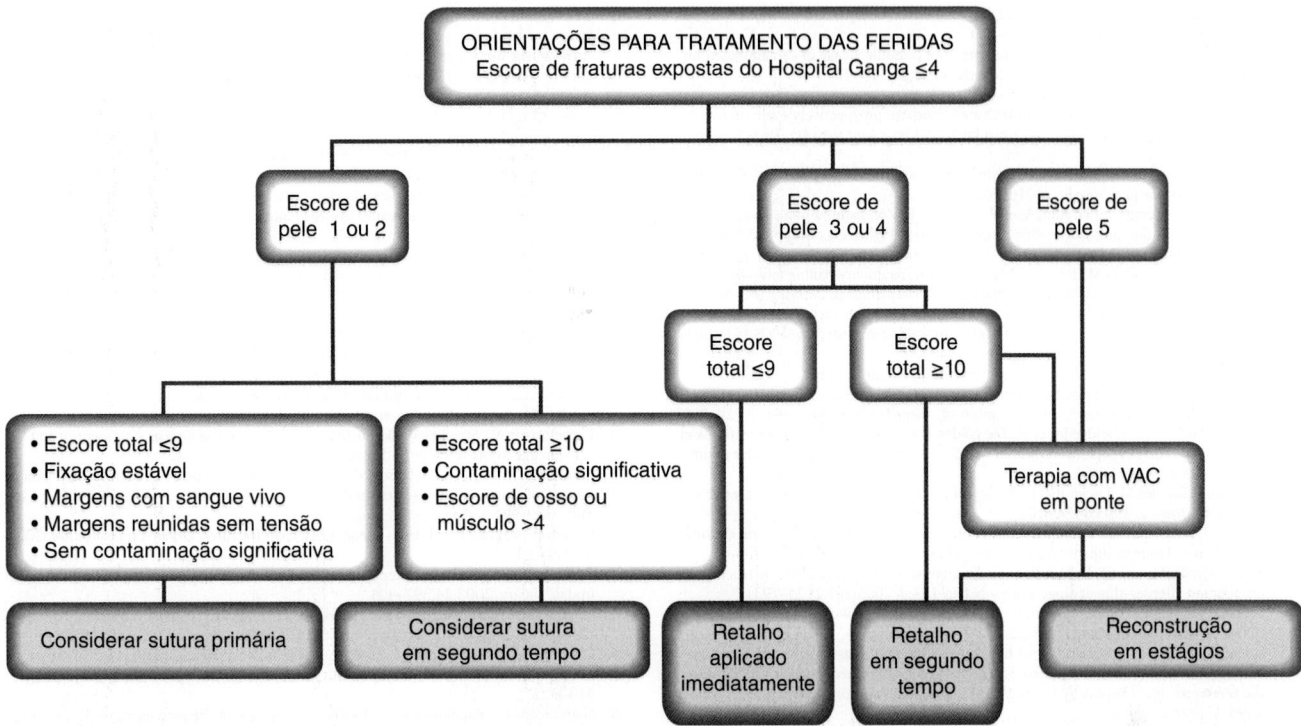

FIGURA 10.34 Algoritmo terapêutico derivado do escore de fraturas expostas do Hospital Ganga. O algoritmo assume a realização de desbridamento meticuloso e satisfatório, e fixação esquelética estável para que seja possível a reconstrução dos tecidos moles.

Fixação e aplicação imediata do retalho

Um escore para pele de 3 ou 4 indica perda de pele no momento da lesão ou durante o desbridamento. Se a ferida estiver pondo à mostra osso, cartilagem articular, tendões ou um local de anastomose vascular, será necessário recorrer a um retalho. O tipo de retalho será determinado pela localização e dimensões do defeito e pelas estruturas expostas. Também nesse caso, o momento do fechamento será orientado pelo escore total de GHOIS. Pode-se aplicar um retalho precoce se o escore total for inferior a 9. Tal situação indica lesão de mais baixa energia e uma zona lesionada mais definível.

Os autores não favorecem a filosofia tradicional da escada reconstrutiva; bem ao contrário, optam pelo procedimento mais apropriado à lesão, levando em consideração os defeitos ósseos e de tecido mole. Com frequência, uma transferência de tecido livre bem realizada dará melhores resultados funcionais, e poderá fazer a diferença entre salvação e amputação.

Fixação e aplicação de retalho em segundo tempo

Opta-se por um protocolo de fixação e aplicação de retalho em segundo tempo sempre que se depara com contaminação intensa ou com escore total superior a 10. A duração do adiamento dependerá do estado da ferida, do edema dos tecidos moles circunjacentes e da presença de infecção. Se, durante o procedimento de "segunda olhada" for determinado que a ferida não tem condições para receber a cobertura com o retalho, uma opção atrativa é a TFPN em seguida a outro desbridamento.

Reconstruções em estágios

Escore de 5 em qualquer das pontuações para tecidos e escore total superior a 9 refletem um membro não apropriado para reconstrução imediata ou mesmo precoce. Esses membros exibem lesão ou perda considerável de matéria óssea e de tecido mole. É frequente a ferida não estar pronta para a reconstrução mesmo depois de transcorridas algumas semanas. Nesses casos, deve-se considerar seriamente a aplicação imediata ou precoce da TFPN no procedimento inicial. Também é essencial contar com a experiência de uma equipe habilitada em cirurgia plástica com especialização em reconstrução microcirúrgica, além de uma equipe ortopédica capaz de aplicar técnicas de reconstrução e regeneração óssea. Se tal material humano não estiver disponível, esses pacientes deverão ser imediatamente transferidos para uma instituição que conte com tais recursos. A escolha do método de reconstrução e do momento de sua aplicação deve ser feita caso a caso.

REFERÊNCIAS BIBLIOGRÁFICAS

1. Abramson D, Hitchcock R, Trooskin S, et al. Lactate clearance and survival following injury. *J Trauma.* 1993;35:584–588.
2. Adams CI, Keating JF, Court-Brown CM. Cigarette smoking and open tibial fractures. *Injury.* 2001;32:61–65.
3. Al-Arabi YB, Nader M, Hamidian-Jahromi AR, et al. The effect of the timing of antibiotics and surgical treatment on infection rates in open long-bone fractures: A 9-year prospective study from a district general hospital. *Injury.* 2007;38:900–905.
4. Anglen JO. Wound irrigation in musculoskeletal injury. *J Am Acad Orthop Surg.* 2001; 9:219–226.
5. Anglen JO. Comparison of soap and antibiotic solutions for irrigation of lower-limb open fracture wounds. A prospective, randomized study. *J Bone Joint Surg Am.* 2005;87: 1415–1422.
6. Anglen JO, Apostoles PS, Christensen G, et al. Removal of surface bacteria by irrigation. *J Orthop Res.* 1996;14:251–254.
7. Antich-Adrover P, Marti-Garin D, Murias-Alvarez J, et al. External fixation and secondary intreamdullary nails of open tibial fractures. A Randomised, prospective trial. *J Bone Joint Surg Br.* 1997;79:433–437.
8. Bach AW, Hansen ST Jr. Plates versus external fixation in severe open tibial shaft fractures. A randomized trial. *Clin Orthop Relat Res.* 1989;241:89–94.
9. Bakker J, Gris P, Coffernils M, et al. Serial blood lactate levels can predict the development of multiple organ failure following septic shock. *Am J Surg.* 1996;171:221–226.
10. Baue AE. Multiple organ failure, multiple organ dysfunction syndrome, and the systemic inflammatory response syndrome-where do we stand? *Shock.* 1994;2:385–397.

11. Behrens F, Searls K. External fixation of the tibia. Basic concepts and prospective evaluation. *J Bone Joint Surg Br.* 1986;68:246–254.
12. Bhandari M, Adili A, Lachowski RJ. High pressure pulsatile lavage of contaminated human tibiae: An in vitro study. *J Orthop Trauma.* 1998;12:479–484.
13. Bhandari M, Guyatt G, Tornetta P 3rd, et al. Randomized trial of reamed and unreamed intramedullary nailing of tibial shaft fractures. Study to prospectively evaluate reamed intramedullary nails in patients with tibial fracture. *J Bone Joint Surg Am.* 2008;90:2567–2578.
14. Bhandari M, Guyatt GH, Swiontkowski MF, et al. Treatment of open fractures of the shaft of the tibia. *J Bone Joint Surg Br.* 2001;83:62–68.
15. Bhandari M, Schemitsch EH, Adili A, et al. High and low pressure pulsatile lavage of contaminated tibial fractures: An in vitro study of bacterial adherence and bone damage. *J Orthop Trauma.* 1999;13:526–533.
16. Bhandari M, Zlowodzki M, Tornetta P 3rd, et al. Intramedullary nailing following external fixation in femoral and tibial shaft fractures. *J Orthop Trauma.* 2005;19:140–144.
17. Bhattacharyya T, Mehta P, Smith M, et al. Routine use of wound vacuum-assisted closure does not allow coverage delay for open tibia fractures. *Plast Reconstr Surg.* 2008;121:1263–1266.
18. Billroth. *Clinical Surgery.* London: The new Sydenham Society; 1881.
19. Blachut PA, Meek RN, O'Brien PJ. External fixation and delayed intramedullary nailing of open fractures of tibial shaft. A sequential protocol. *J Bone Joint Surg Am.* 1990;72:729–735.
20. Blow O, Magliore L, Claridge JA, et al. The golden hour and the silver day: Detection and correction of occult hypoperfusion within 24 hours improves outcome from major trauma. *J Trauma.* 1999;47:964–969.
21. Bonanni F, Rhodes M, Lucke JF. The futility of predictive scoring of mangled lower extremities. *J Trauma.* 1993;34:99–104.
22. Bosse MJ, MacKenzie EJ, Kellam JF, et al. A prospective evaluation of the clinical utility of the lower-extremity injury-severity scores. *J Bone Joint Surg Am.* 2001;83-A:3–14.
23. Bosse MJ, MacKenzie EJ, Kellam JF, et al. An analysis of outcomes of reconstruction or amputation after leg-threatening injuries. *N Engl J Med.* 2002;347:1924–1931.
24. Brennan SS, Leaper DJ. The effect of antiseptics on the healing wound: A study using the rabbit ear chamber. *Br J Surg.* 1985;72:780–782.
25. British Orthopaedic Association and British Association of Plastic Surgeons. The Early Management of Severe Tibial Fractures: The Need for Combined Plastic and Orthopaedic Management: A Report by the BOA/BAPS Working Party on Severe Tibial Injuries, 1993; London.
26. British Orthopaedic Association recommendations (Open fractures of lower limb). Online Recommendations September 2009.
27. Brohi K, Cohen MJ, Davenport RA. Acute coagulopathy of trauma: Mechanism, identification and effect. *Curr Opin Crit Care.* 2007;13:680–685.
28. Brown LL, Shelton HT, Bornside GH Jr. Cohn I. Evaluation of wound irrigation by pulsatile jet and conventional methods. *Ann Surg.* 1978;187:170–173.
29. Brown PW, Kinman PB. Gas gangrene in a metropolitan community. *J Bone Joint Surg Am.* 1974;56:1445–1451.
30. Brumback RJ, Jones AL. Interobserver agreement in the classification of open fractures of the tibia. The results of a survey of two hundred and forty-five orthopaedic surgeons. *J Bone Joint Surg Am.* 1994;76:1162–1166.
31. Byrd HS, Spicer TE, Cierney G 3rd. Management of open tibial fractures. *Plast Reconstr Surg.* 1985;76:719–730.
32. Calhoun JH. Optimal timing of operative debridement: A known unknown: commentary on an article by Mara L. Schenker, MD, et al.: "Does timing to operative debridement affect infectious complications in open long-bone fractures? A systematic review". *J Bone Joint Surg Am.* 2012;94:e90.
33. Carroll EA, Koman LA. External fixation and temporary stabilization of femoral and tibial trauma. *J Surg Orthp Adv.* 2011;20:74–81.
34. Carsenti-Etesse H, Doyon F, Desplaces N, et al. Epidemiology of bacterial infection during management of open leg fractures. *Eur J Clin Microbiol Infect Dis.* 1999;18:315–323.
35. Castillo RC, Bosse MJ, MacKenzie EJ, et al. Impact of smoking on fracture healing and risk of complications in limb-threatening open tibia fractures. *J Orthop Trauma.* 2005; 19:151–157.
36. Caudle RJ, Stern PJ. Severe open fractures of the tibia. *J Bone Joint Surg Am.* 1987; 69-A:801–807.
37. Chapman M. Role of bone stability in open fractures. *Instr Course Lect.* 1982;31:75–87.
38. Chapman MW. The use of immediate internal fixation in open fractures. *Orthop Clin North Am.* 1980;11:579–591.
39. Chung KC, Saddawi-Konefka D, Haase SC, et al. A cost-utility analysis of amputation versus salvage for Gustilo IIIB and IIIC open tibial fractures. *Plast Reconstr Surg.* 2009;124:1965–1973.
40. Clifford RP, Beauchamp CG, Kellam JF, et al. Plate fixation of open fractures of the tibia. *J Bone Joint Surg Br.* 1988;70:644–648.
41. Conroy BP, Anglen JO, Simpson WA, et al. Comparison of castile soap, benzalkonium chloride, and bacitracin as irrigation solutions for complex contaminated orthopaedic wounds. *J Orthop Trauma.* 1999;13:332–337.
42. Cooney WP, Fitzgerald RH Jr, Dobyns JH, et al. Quantitative wound cultures in upper extremity trauma. *J Trauma.* 1982;22:112–117.
43. Court-Brown CM, Cross AT, Hahn DM, et al. *The Management of Open Tibial Fractures.* in BOA/BAPS Working Party September 1997: London.
44. Court-Brown CM, Rimmer S, Prakash U, et al. The epidemiology of open long bone fractures. *Injury.* 1998;29:529–534.
45. Crowley DJ, Kanakaris NK, Giannoudis PV. Debridement and wound closure of open fractures: the impact of the time factor on infection rates. *Injury.* 2007;38:879–889.
46. Crowley DJ, Kanakaris NK, Giannoudis PV. Irrigation of the wounds in open fractures. *J Bone Joint Surg Br.* 2007;89:580–585.
47. Cullen MC, Roy DR, Crawford AH, et al. Open fracture of the tibia in children. *J Bone Joint Surg [Am].* 1996;78-A:1039–1047.
48. Dabezies EJ, D'Ambrosia RD. Treatment of the multiply injured patient: Plans for treatment and problems of major trauma. *Instr Course Lect.* 1984;33:242–252.
49. Dedmond BT, Kortesis B, Punger K, et al. The use of negative-pressure wound therapy (NPWT) in the temporary treatment of soft-tissue injuries associated with high-energy open tibial shaft fractures. *J Orthop Trauma.* 2007;21:11–17.
50. DeLong W, Born CT, Wei SY, et al. Aggressive treatment of 119 open fracture wounds. *J Trauma.* 1999;46:1049–1054.
51. Di Pasquale DJ, Bhandari M, Tov A, et al. The effect of high and low pressure pulsatile lavage on soft tissue and cortical blood flow: a canine segmental humerus fracture model. *Arch Orthop Trauma Surg.* 2007;127:879–884.
52. Dirschl DR, Wilson FC. Topical antibiotic irrigation in the prophylaxis of operative wound infections in orthopedic surgery. *Orthop Clin North Am.* 1991;22:419–426.
53. Dollery W, Driscoll P. Resuscitation after high energy polytrauma. *Br Med Bull.* 1999; 55:785–805.
54. Draeger RW, Dahners LE. Traumatic wound debridement: A comparison of irrigation methods. *J Orthop Trauma.* 2006;20:83–88.
55. Durham RM, Mistry BM, Mazuski JE, et al. Outcome and utility of scoring systems in the management of the mangled extremity. *Am J Surg.* 1996;172:569–573.
56. Edwards CC, Simmons SC, Browner BD, et al. Severe open tibial fractures. Results treating 202 injuries with external fixation. *Clin Orthop Relat Res.* 1988:98–115.
57. Emami A, Mjoberg B, Ragnarsson B, et al. Changing epidemiology of tibial shaft fractures. 513 cases compared between 1971–1975 and 1986–1990. *Acta Orthop Scand.* 1996;67:557–561.
58. Fischer MD, Gustilo RB, Varecka TF. The timing of flap coverage, bone-grafting, and intramedullary nailing in patients who have a fracture of the tibial shaft with extensive soft-tissue injury. *J Bone Joint Surg Am.* 1991;73:1316–1322.
59. Fleischmann W, Becker U, Bishoff M, et al. Vacuum sealing: Indication, technique and results. *Eur J Orthop Surg Traumatol.* 1995;5:37–40.
60. Fleischmann W, Strecker W, Bombelli M, et al. Vacuum sealing as treatment of soft tissue damage in open fractures. *Unfallchirurg.* 1993;96:488–492.
61. Franklin JL, Johnson KD, Hansen ST. Immediate internal fixation of open ankle fractures. Report of thirty-eight cases treated with a standard protocol. *J Bone Joint Surg Am.* 1984;66:1349–1356.
62. French B, Tornetta P 3rd. High energy tibial shaft fractures. *Orthop Clin North Am.* 2002; 33:211–230.
63. Giannoudis PV. Current concepts of the inflammatory response after major trauma: An update. *Injury.* 2003;34:397–404.
64. Giannoudis PV, Furlong AJ, MacDonald DA, et al. Reamed against unreamed nailing of the femoral diaphysis: A retrospective study of healing time. *Injury.* 1997;28:15–18.
65. Giannoudis PV, Hildebrand F, Pape HC. Inflammatory serum markers in patients with multiple trauma. Can they predict outcome? *J Bone Joint Surg Br.* 2004;86: 313–323.
66. Giannoudis PV, Papakostidis C, Roberts C. A review of the management of open fractures of the tibia and femur. *J Bone Joint Surg Br.* 2006;88:281–289.
67. Giannoudis PV, Perry S, Smith RM. Systemic response to trauma. *Curr Orthop.* 2001;15: 176–183.
68. Giannoudis PV, Smith MR, Evans RT, et al. Serum CRP and IL-6 levels after trauma. Not predictive of septic complications in 31 patients. *Acta Orthop Scand.* 1998;69: 184–188.
69. Giannoudis PV, Smith RM, Banks RE, et al. Stimulation of inflammatory markers after blunt trauma. *Br J Surg.* 1998;85:986–990.
70. Gilmore OJ, Sanderson PJ. Prophylactic interparietal povidone-iodine in abdominal surgery. *Br J Surg.* 1975;62:792–799.
71. Glass GE BS, Sanderson F, Pearse MF, et al. The microbiological basis for a revised antibiotic regimen in high-energy tibial fractures: Preventing deep infections by nosocomial organisms. *J Plast Reconstr Aesthet Surg.* 2011;64:375–380.
72. Godina M. Early microsurgical reconstruction of complex trauma of the extremities. *Plast Reconstr Surg.* 1986;78:285–292.
73. Godina M. The tailored latissimus dorsi free flap. *Plast Reconstr Surg.* 1987;80: 304–306.
74. Godina M, Arnez ZM, Lister GD. Preferential use of the posterior approach to blood vessels of the lower leg in microvascular surgery. *Plast Reconstr Surg.* 1991;88:287–291.
75. Gopal S, Giannoudis PV. Prospective randomized study of reamed versus unreamed femoral intramedullary nailing: An assessment of procedures. *J Orthop Trauma.* 2001;15:458–460.
76. Gopal S, Majumder S, Batchelor AG, et al. Fix and flap: The radical orthopaedic and plastic treatment of severe open fractures of the tibia. *J Bone Joint Surg Br.* 2000;82:959–966.
77. Gosselin RA, Roberts I, Gillespie WJ. Antibiotics for preventing infection in open limb fractures. *Cochrane Database Syst Rev.* 2004;(1):CD003764.
78. Gregory CF, Chapman MW, Hansen ST. Open fractures. In: Rockwood CA, Green DP eds. *Fractures in Adults.* Philadelphia, PA: J.B. Lippincott; 1984: 169–218.
79. Grosse A, Christie J, Taglang G, et al. Open adult femoral shaft fracture treated by early intramedullary nailing. *J Bone Joint Surg Br.* 1993;75:562–565.
80. Gustilo RB. Management of open fractures. An analysis of 673 cases. *Minn Med.* 1971;54:185–189.
81. Gustilo RB. Use of antimicrobials in the management of open fractures. *Arch Surg.* 1979;114:805–808.
82. Gustilo RB. Management of infected fractures. *Instr Course Lect.* 1982;31:18–29.
83. Gustilo RB. Interobserver agreement in the classification of open fractures of the tibia. The results of a survey of two hundred and forty-five orthopaedic surgeons. *J Bone Joint Surg Am.* 1995;77:1291–1292.
84. Gustilo RB, Anderson JT. Prevention of infection in the treatment of one thousand and twenty-five open fractures of long bones: Retrospective and prospective analyses. *J Bone Joint Surg Am.* 1976;58:453–538.
85. Gustilo RB, Mendoza RM, Williams DN. Problems in the management of type III (severe) open fractures: A new classification of type III open fractures. *J Trauma.* 1984;24:742–746.
86. Gustilo RB, Corpuz V, Sherman RE. Epidemiology, mortality and morbidity in multiple trauma patients. *Orthopedics.* 1985;8:1523–1528.
87. Gustilo RB, Gruninger RP, Davis T. Classification of type III (severe) open fractures relative to treatment and results. *Orthopedics.* 1987;10:1781–1788.
88. Guthrie HC, Clasper JC. Historical origins and current concepts of wound debridement. *J R Army Med Corps.* 2011;157:130–132.
89. Guyette F, Suffoletto B, Castillo JL, et al. Prehospital serum lactate as a predictor of outcomes in trauma patients: A retrospective observational study. *J Trauma.* 2011;70: 782–786.
90. Hansen ST Jr. The type-IIIC tibial fracture. Salvage or amputation. *J Bone Joint Surg Am.* 1987;69:799–800.

91. Hansen ST Jr. Overview of the severely traumatized lower limb. Reconstruction versus amputation. *Clin Orthop Relat Res.* 1989:17–19.
92. Has B, Nagy A, Pavic R, et al. External fixation and infection of soft tissues close to fracture localization. *Mil Med.* 2006;171:88–91.
93. Hertel R, Lambert SM, Muller S, et al. On the timing of soft tissue reconstruction for open fractures of the lower leg. *Arch Orthop Trauma Surg.* 1999;119.
94. Hildebrand F, Giannoudis PV, Kretteck C, et al. Damage control: Extremities. *Injury.* 2004;35:678–689.
95. Hoff WS, Reilly PM, Rotondo MF, et al. The importance of the command-physician in trauma resuscitation. *J Trauma.* 1997;43:772–777.
96. Hohmann E, Tetsworth K, Radziejowski MJ, et al. Comparison of delayed and primary wound closure in the treatment of open tibial fractures. *Arch Orthop Trauma Surg.* 2007;127.
97. Hope PG, Cole WG. Open fractures of the tibia in children. *J Bone Joint Surg Br.* 1992;74-B:546–553.
98. Horn BD, Rettig ME. Interobserver reliability in the Gustilo and Anderson classification of open fractures. *J Orthop Trauma.* 1993;7:357–360.
99. Howard M, Court-Brown CM. Epidemiology and management of open fractures of the lower limb. *Brit J Hosp Med.* 1997;57:582–587.
100. Howe HR Jr, Poole GV Jr, Hansen KJ, et al. Salvage of lower extremities following combined orthopedic and vascular trauma. A predictive salvage index. *Am Surg.* 1987;53:205–208.
101. Hyman J, Moore T. Anatomy of the distal knee joint and pyarthrosis following external fixation. *J Orthop Trauma.* 1999;13:241–246.
102. Jawa RS, Anillo S, Huntoon K, et al. Interleukin 6 in Surgery, Trauma, and Critical Care–Part II: Clinical Applications. *J Intensive Care Med.* 2010.
103. Jawa RS, Anillo S, Huntoon K, et al. Analytic review: Interleukin-6 in surgery, trauma, and critical care: part I: basic science. *J Intensive Care Med.* 2011;26:3–12.
104. Johansen K, Daines M, Howey T, et al. Objective criteria accurately predict amputation following lower extremity trauma. *J Trauma.* 1990;30:568–572.
105. Kakar S, Tornetta P 3rd. Open fractures of the tibia treated by immediate intramedullary tibial nail insertion without reaming: A prospective study. *J Orthop Trauma.* 2007;21:153–157.
106. Kashuk JL, Moore EE, Millikan JS, et al. Major abdominal vascular trauma–a unified approach. *J Trauma.* 1982;22:672–679.
107. Ketenjian AY, Shelton ML. Primary internal fixation of open fractures: A retrospective study of the use of metallic internal fixation in fresh open fractures. *J Trauma.* 1972;12:756–763.
108. Klein MB, Hunter S, Heimbach DM, et al. The Versajet water dissector: A new tool for tangential excision. *J Burn Care Rehabil.* 2005;26:483–487.
109. Klein MP, Rahn BA, Frigg R, et al. Reaming versus non-reaming in medullary nailing: Interference with cortical circulation of the canine tibia. *Arch Orthop Trauma Surg.* 1990;109:314–316.
110. Kocher MS. Early limb salvage: Open tibia fractures of Ambroise Pare (1510-1590) and Percivall Pott (1714-1789). *World J Surg.* 1997;21:116–122.
111. Kreder HJ, Armstrong P. The significance of perioperative cultures in open pediatric lower-extremity fractures. *Clin Orthop Relat Res.* 1994:206–212.
112. Krishna U, Joshi SP, Modh M. An evaluation of serial blood lactate measurement as an early predictor of shock and its outcome in patients of trauma or sepsis. *Indian J Crit Care Med.* 2009;13:66–73.
113. Lalliss SJ, Stinner DJ, Waterman SM, et al. Negative pressure wound therapy reduces pseudomonas wound contamination more than Staphylococcus aureus. *J Orthop Trauma.* 2010;24:598–602.
114. Lange RH. Limb reconstruction versus amputation decision making in massive lower extremity trauma. *Clin Orthop Relat Res.* 1989:92–99.
115. Lee EW, Dirschl DR, Duff G, et al. High-pressure pulsatile lavage irrigation of fresh intraarticular fractures: Effectiveness at removing particulate matter from bone. *J Orthop Trauma.* 2002;16:162–165.
116. Lee J. Efficacy of cultures in the management of open fractures. *Clin Orthop Relat Res.* 1997:71–75.
117. Lenz A, Franklin GA, Cheadle WG. Systemic inflammation after trauma. *Injury Int J Care Injured.* 2007;38:1336–1345.
118. Lethaby A, Temple J, Santy J. Pin site care for preventing infections associated with external bone fixators and pins. *Cochrane Database Syst Reviews.* 2008;(4):CD004551.
119. Lhowe DW, Hansen ST. Immediate nailing of open fractures of the femoral shaft. *J Bone Joint Surg Am.* 1988;70:812–820.
120. Lineaweaver W, McMorris S, Soucy D, et al. Cellular and bacterial toxicities of topical antimicrobials. *Plast Reconstr Surg.* 1985;75:394–396.
121. Lu WH, Kolkman K, Seger M, et al. An evaluation of trauma team response in a major trauma hospital in 100 patients with predominantly minor injuries. *The Aust N Z J Surg.* 2000;70:329–332.
122. Mannikis P, Jankowski S, Zhang H, et al. Correlation of serial lactate levels to organ failure and mortality after trauma. *Am J Emerg Med.* 1995;13:619–622.
123. Marshall PD, Saleh M, Douglas DL. Risk of deep infection with intramedullary nailing following the use of external fixators. *J Roy Coll Surg Edin.* 1991;36:268–271.
124. Maurer DJ, Merkow RL, Gustilo RB. Infection after intramedullary nailing of severe open tibial fractures initially treated with external fixation. *J Bone Joint Surg Am.* 1989;71:835–828.
125. McGraw JM, Lim EV. Treatment of open tibial-shaft fractures. External fixation and secondary intramedullary nailing. *J Bone Joint Surg Am.* 1988;70:900–911.
126. McNamara MG, Heckman JD, Corley FG. Severe open fractures of the lower extremity: A retrospective evaluation of the Mangled Extremity Severity Score (MESS). *J Orthop Trauma.* 1994;8:81–87.
127. McNelis J, Marini CP, Jurkiewicz A, et al. Prolonged lactate clearance is associated with increased mortality in the surgical intensive care unit. *Am J Surg.* 2001;182:481–485.
128. McQueen MM, Gaston P, Court-Brown CM. Acute compartment syndrome: Who is at risk? *J Bone Joint Surg Br.* 2000;82:200–203.
129. Merritt K. Factors increasing the risk of infection in patients with open fractures. *J Trauma.* 1988;28:823–827.
130. Moola F, Jacks D, Reindl R, et al. Safety of primary closure of soft tissue wounds in open fractures. *J Bone Joint Surg Br.* 2008;90-B:94.
131. Moore TJ, Mauney C, Barron J. The use of quantitative bacterial counts in open fractures. *Clin Orthop Relat Res.* 1989:227–230.
132. Morgan BW, Read JR, Solan MC. Photographic wound documentation of open fractures: An update for the digital generation. *Emerg Med J.* 2007;24:841–842.
133. Morykwas MJ, Argenta LC, Shelton-Brown EI, et al. Vacuum-assisted closure: A new method for wound control and treatment. Animal studies and basic foundation. *Ann Plast Surg.* 1997;38:553–562.
134. Mosti G, Iabichella ML, Picerni P, et al. The debridement of hard to heal leg ulcers by means of a new device based on Fluidjet technology. *Int Wound J.* 2005;2:307–314.
135. Moués CM, Vos MC, van den Bemd GJ, et al. Bacterial load in relation to vacuum-assisted closure wound therapy: A prospective randomized trial. *Wound Repair Regen.* 2004;12:11–17.
136. Murray MJ. We can't go home again: Advances in the resuscitation of patients with polytrauma. *Anesth Analg.* 2012;115:1263–1264.
137. Nusem I, Otremski I. Prophylactic antibiotics in orthopedic practice. Part II: Closed and open fractures. *Harefuah.* 1999;136:316–317.
138. Okike K, Bhattacharyya T. Trends in the management of open fractures. A critical analysis. *J Bone Joint Surg Am.* 2006;88:2739–2748.
139. Olson SA, Schemitsch EH. Open fractures of the tibial shaft: An update. *Instr Course Lect.* 2003;52:623–631.
140. Pape HC, Griensven MV, Hildebrand FF, et al. Systemic inflammatory response after extremity or truncal fracture operations. *J Trauma.* 2008;65:1379–1384.
141. Pape HC, Grimme K, Van Griensven M, et al. Impact of intramedullary instrumentation versus damage control for femoral fractures on immunoinflammatory parameters: Prospective randomized analysis by the EPOFF Study Group. *J Trauma.* 2003;55:7–13.
142. Pape HC, Regel G, Dwenger A, et al. Influences of different methods of intramedullary femoral nailing on lung function in patients with multiple trauma. *J Trauma.* 1993;35:709–716.
143. Pape HC, Schmidt RE, Rice J, et al. Biochemical changes after trauma and skeletal surgery of the lower extremity: Quantification of the operative burden. *Critical Care Med.* 2000;28:3441–3448.
144. Pape HC, Tornetta P 3rd, Tarkin I, et al. Timing of fracture fixation in multitrauma patients: The role of early total care and damage control surgery. *J Am Acad Orthop Surg.* 2009;17:541–549.
145. Pape HC, van Griensven M, Rice J, et al. Major secondary surgery in blunt trauma patients and perioperative cytokine liberation: Determination of the clinical relevance of biochemical markers. *J Trauma.* 2001;50:989–1000.
146. Paré A. *The Works of That Famous Chirurgion Ambrose Paré.* London; 1634.
147. Patzakis MJ, Bains RS, Lee J, et al. Prospective, randomized, double-blind study comparing single-agent antibiotic therapy, ciprofloxacin, to combination antibiotic therapy in open fracture wounds. *J Orthop Trauma.* 2000;14:529–533.
148. Patzakis MJ. Orthopedics-epitomes of progress: The use of antibiotics in open fractures. *West J Med.* 1979;130:62.
149. Pollak AN. Timing of debridement of open fractures. *J Am Acad Orthop Surg.* 2006; 14:S48–S51.
150. Puno RM, Teynor JT, Nagano J, et al. Critical analysis of results of treatment of 201 tibial shaft fractures. *Clin Orthop Relat Res.* 1986;212:113–121.
151. Rajasekaran S. Early versus delayed closure of open fractures. *Injury.* 2007;38: 890–895.
152. Rajasekaran S, Dheenadhayalan J, Babu JN, et al. Immediate primary skin closure in type-III A and B open fractures: Results after a minimum of five years. *J Bone Joint Surg Br.* 2009;91:217–224.
153. Rajasekaran S, Giannoudis PV. Open injuries of the lower extremity: issues and unknown frontiers. *Injury.* 2012;43:1783–1784.
154. Rajasekaran S, Naresh Babu J, Dheenadhayalan J, et al. A score for predicting salvage and outcome in Gustilo type-IIIA and type-IIIB open tibial fractures. *J Bone Joint Surg Br.* 2006;88:1351–1360.
155. Rajasekaran S, Sabapathy SR. A philosophy of care of open injuries based on the Ganga hospital score. *Injury.* 2007;38:137–146.
156. Raman R, Pape HC, Giannoudis PV. Cytokines in orthopaedic practice: A review. *Curr Orthop.* 2003;17.
157. Raunest J, Derra E. Clostridium perfringens infection following intramedullary nailing of an open femur shaft fracture. *Aktuelle Traumatol.* 1990;20:254–256.
158. Rennekampff HO, Schaller HE, Wisser D, et al. Debridement of burn wounds with a water jet surgical tool. *Burns.* 2006;32:64–69.
159. Robson MC, Duke WF, Krizek TJ. Rapid bacterial screening in the treatment of civilian wounds. *J Surg Res.* 1973;14:426–430.
160. Rosenstein BD, Wilson FC, Funderburk CH. The use of bacitracin irrigation to prevent infection in postoperative skeletal wounds. An experimental study. *J Bone Joint Surg Am.* 1989;71:427–430.
161. Russell WL, Sailors DM, Whittle TB, et al. Limb salvage versus traumatic amputation. A decision based on a seven-part predictive index. *Ann Surg.* 1991;213: 473–480.
162. Saveli CC, Belknap RW, Morgan SJ, et al. The role of prophylactic antibiotics in open fractures in an era of community-acquired methicillin-resistant Staphylococcus aureus. *Orthopedics.* 2011;34:611–616.
163. Schemitsch EH, Turchin DC, Kowalski MJ, et al. Quantitative assessment of bone injury and repair after reamed and unreamed locked intramedullary nailing. *J Trauma.* 1998;45:250–255.
164. Schenker ML, Yannascoli S, Baldwin KD, et al. Does timing to operative debridement affect infectious complications in open long-bone fractures? A systematic review. *J Bone Joint Surg Am.* 2012;94:1057–1064.
165. Schmidt AH, Swiontkowski MF. Pathophysiology of infections after internal fixation of fractures. *J Am Acad Orthop Surg.* 2000;8:285–291.
166. Scully RE, Artz CP, Sako Y. An evaluation of the surgeon's criteria for determining the viability of muscle during debridement. *Arch Surg.* 1956;73:1031–1035.
167. Shafi S, Kauder DR. Fluid resuscitation and blood replacement in patients with polytrauma. *Clin Orthop Relat Res.* 2004:37–42.
168. Shanmuganathan R. The utility of scores in the decision to salvage or amputation in severely injured limbs. *Indian J Orthop.* 2008;42:368–376.
169. Shapiro MB, Jenkins DH, Schwab CW, et al. Damage control: Collective review. *J Trauma.* 2000;49:969–978.
170. Silver S. Update on Serious Complications Associated With Negative Pressure Wound Therapy Systems. US Food and Drug Administration: FDA Safety Communication February 24, 2011.

171. Simons R, Eliopoulos V, Laflamme D, et al. Impact on process of trauma care delivery 1 year after the introduction of a trauma program in a provincial trauma center. *J Trauma.* 1999;46:811–815.
172. Sims M, Saleh M. Protocols for the care of external fixator pin sites. *Prof Nurse.* 1996;11:261–264.
173. Sinclair JS, McNally MA, Small JO, et al. Primary free-flap cover of open tibial fractures. *Injury.* 1997;28:581–587.
174. Solan MC, Calder JD, Gibbons CE, et al. Photographic wound documentation after open fracture. *Injury.* 2001;32:33–35.
175. Stannard JP, Robinson JT, Anderson ER, et al. Negative pressure wound therapy to treat hematomas and surgical incisions following high-energy trauma. *J Trauma.* 2006;60:1301–1306.
176. Steiert AE, Gohritz A, Schreiber TC, et al. Delayed flap coverage of open extremity fractures after previous vacuum-assisted closure (VAC) therapy: Worse or worth? *J Plast Reconstr Aesthet Surg.* 2009;62:675–683.
177. Stensballe J, Christiansen M, Tonnesen E, et al. The early IL-6 and IL-10 response in trauma is correlated with injury severity and mortality. *Acta Anaesthesiol Scand.* 2009;53:515–521.
178. Streubel PN, Stinner DJ, Obremskey WT. Use of negative-pressure wound therapy in orthopaedic trauma. *J Am Acad Orthop Surg.* 2012;20:564–574.
179. Stubig T, Mommsen P, Krettek C, et al. Comparison of early total care (ETC) and damage control orthopedics (DCO) in the treatment of multiple trauma with femoral shaft fractures: Benefit and costs. *Unfallchirurg.* 2010;113:923–930.
180. Suedkamp NP, Barbey N, Veuskens A, et al. The incidence of osteitis in open fractures: an analysis of 948 open fractures (a review of the Hannover experience). *J Orthop Trauma.* 1993;7:473–482.
181. Sugrue M, Seger M, Kerridge R, et al. A prospective study of the performance of the trauma team leader. *J Trauma.* 1995;38:79–82.
182. Svoboda P, Kantorova I, Ochmann J. Dynamics of interleukin 1, 2, and 6 and tumor necrosis factor alpha in multiple trauma patients. *J Trauma.* 1994;36:336–340.
183. Swiontkowski MF. Commentary on an article by Christopher J. Lenarz, MD, et al.: "Timing of wound closure in open fractures based on cultures obtained after debridement". *J Bone Joint Surg Am.* 2010;92:e12.
184. Templeman DC, Gulli B, Tsukayama DT, et al. Update on the management of open fractures of the tibial shaft. *Clin Orthop Relat Res.* 1998:18–25.
185. Tkachenko SS, Rabinovich IM, Poliak MS, et al. Use of antibiotics in open fractures of the bones of the extremities. *Voen Med Zh.* 1975:20–23.
186. Tscherne H. [Management of open fractures]. *Hefte zur Unfallheilkunde.* 1983;162:10–32.
187. Tschoeke SK, Hellmuth M, Hostmann A, et al. The early second hit in trauma management augments the proinflammatory immune response to multiple injuries. *J Trauma.* 2007;62:1396–1403; discussion 1403–1404.
188. Valenziano CP, Chattar-Cora D, O'Neill A, et al. Efficacy of primary wound cultures in long bone open extremity fractures: Are they of any value? *Arch Orthop Trauma Surg.* 2002;122:259–261.
189. Wangensteen O, Wangensteen S. *The Rise of Surgery from Empiric Craft to Scientific Discipline.* Minneapolis: University of Minnesota Press; 1978.
190. Webb LX, Bosse MJ, Castillo RC, et al. Analysis of surgeon-controlled variables in the treatment of limb-threatening type-III open tibial diaphyseal fractures. *J Bone Joint Surg Am.* 2007;89:923–928.
191. Weed T, Ratliff C, Drake DB. Quantifying bacterial bioburden during negative pressure wound therapy: Does the wound VAC enhance bacterial clearance? *Ann Plast Surg.* 2004;52:276–280.
192. Weitz-Marshall AD, Bosse MJ. Timing of closure of open fractures. *J Am Acad Orthop Surg.* 2002;10:379–384.
193. Werner CM, Pierpont Y, Pollak AN. The urgency of surgical debridement in the management of open fractures. *J Am Acad Orthop Surg.* 2008;16:369–375.
194. Yannascoli S. The Urgency of Surgical Debridement and Irrigation in Open Fractures: A Systematic Review of the 6-hour Rule. *University of Pennsylvania Orthopaedic Journal (UPOJ).* 2011;21.
195. Yehuda U, et al. The Revised Reconstructive Ladder and its applications for high energy injuries to the extremities. *Ann Plast Surg.* 2006;56:401–405.
196. Yokoyama K, Uchino M, Nakamura K, et al. Risk factors for deep infection in secondary intramedullary nailing after external fixation for open tibial fractures. *Injury.* 2006;37:554–560.
197. Ziran BH, Smith WR, Anglen JO, et al. External fixation: how to make it work. *J Bone Joint Surg Am.* 2007;89:1620–1632.

11

Lesões por arma de fogo e lesões de guerra

Paul J. Dougherty
Romney C. Andersen
Soheil Najibi

Introdução   385
Armas civis e militares   385
　Armas de pequeno porte   385
　Munições explosivas   387
Baixas em equipes de veículos blindados   392
Epidemiologia   392
　Ferimentos à bala em civis   392
　Visão geral das baixas em batalha   394
Evacuação médica   394
Balística dos ferimentos   395
Tratamento de ferimentos em tecido mole   398
　Avaliação do paciente   398
　Lesões cutâneas   399
　Lesões da musculatura esquelética   400
Infecção de ferimento   400
Método de tratamento preferido pelos autores   401
　Recomendações de antibioticoterapia para ferimentos à bala não militares   401

Lesão articular   401
　Fisiopatologia da toxicidade por chumbo   401
　Princípios do tratamento   402
　Lesões de ombro   402
　Lesões de cotovelo   403
Método de tratamento preferido pelos autores   403
　Tratamento recomendado para suspeita de lesão na articulação do cotovelo   403
　Lesões de quadril   405
　Lesões de joelho   406
　Lesões de tornozelo   408
Fraturas de ossos longos   408
　Fraturas de úmero   408
　Fraturas de antebraço   409
　Fraturas de fêmur   409
　Fraturas de tíbia   413
　Lesões nos pés   413
Conclusões   414
Método de tratamento preferido pelos autores (lesões ligadas à vida militar)   414

INTRODUÇÃO

As lesões por arma de fogo permanecem sendo parte significativa da carga de trabalho para alguns centros traumatológicos urbanos nos Estados Unidos e também são comuns em regiões devastadas pela guerra em todo o mundo. A finalidade deste capítulo é revisar epidemiologia, fisiopatologia e tratamento dos ferimentos por arma de fogo e lesões de guerra. Pretende-se não só ajudar aqueles que avaliam ferimentos por arma de fogo como a parte principal de sua prática, mas também os cirurgiões ortopédicos que ocasionalmente, se veem diante de pacientes com tais lesões.

ARMAS CIVIS E MILITARES

Há diferenças entre armas utilizadas em cenários civis e militares. As armas de fogo presentes em cenários não militares são revólveres e pistolas, rifles e espingardas.[8,33,81,83,142] As armas militares convencionais podem ser divididas nas categorias de pequenas armas e de munições explosivas. *Pequenas armas* consistem em pistolas, rifles e metralhadoras. *Munições explosivas* consistem em peças de artilharia, granadas, bombas, morteiros, minas terrestres e dispositivos explosivos improvisados (DEI). As baixas em equipes de veículos blindados representam um subgrupo especial de lesões observadas naqueles indivíduos que trabalham e lutam no interior e à volta de veículos blindados.

Armas de pequeno porte

Trata-se de armas que disparam um projétil (i. é, uma bala) de um cano estriado até determinado alvo. Em geral, o projétil está contido em um cartucho, compondo uma só unidade (Fig. 11.1). Armas portáteis e rifles são classificados pelo diâmetro (tamanho) do cilindro (9 mm, 0,45 polegada, 7,62 mm). As armas portáteis usadas pelos militares são idênticas às empregadas pela polícia civil e por outras pessoas no que diz respeito a tamanho, forma e calibre. São armas semiautomáticas, o que significa que uma bala é disparada a cada vez que o gatilho é acionado e enquanto houver munição no tambor ou na câmara da arma.[8,33,81]

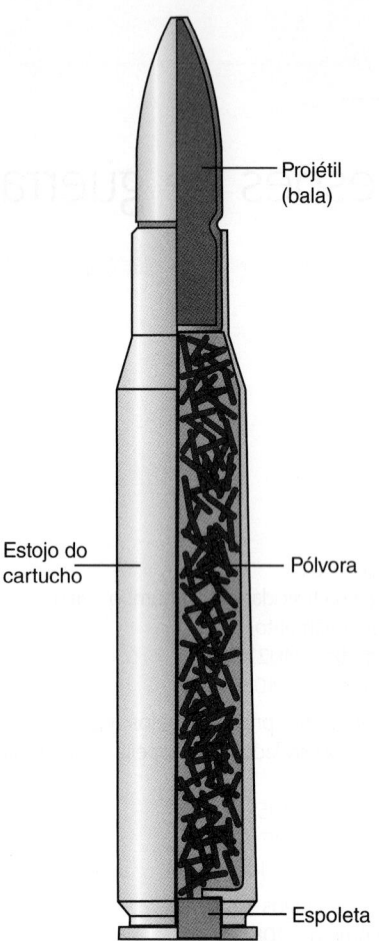

FIGURA 11.1 Desenho esquemático de um cartucho. O cartucho completo se compõe do estojo do cartucho, do projétil (a bala), de uma espoleta e da pólvora em pó. Quando percutida, a espoleta inicia a queima da pólvora, o que vai gerar a necessária pressão para propulsão da bala em seu deslocamento.

Armas portáteis são as armas de fogo mais associadas a lesões em civis. Elas têm pequenas dimensões e se prestam a disparos a curta distância. Os dois tipos mais comuns de armas portáteis são as pistolas e os revólveres (Fig. 11.2). A pistola tem uma câmara (carregador) que contém cartuchos, que são municiados (ou *ciclados*) no cano a cada vez que o gatilho é acionado. O revólver contém um cilindro (tambor) com câmaras que abrigam os cartuchos. O tambor gira de tal modo que o cartucho fica alinhado com o cano, quando o atirador aciona o gatilho.[81,142]

Rifles são armas disparadas ao nível do ombro e que têm por objetivo atingir um alvo localizado a uma distância superior àquela que pode ser alcançada com uma arma portátil ou espingarda (Fig. 11.3). Em geral, o cano é mais longo e está provido de estrias (ou raias) que provocam um movimento giratório ao projétil. As raias consistem em sulcos espiralados na parte interna do cano; elas "capturam" o projétil e fazem com que gire em torno do eixo longitudinal, promovendo estabilidade giroscópica no ar. Os projéteis disparados por rifles têm forma mais aerodinâmica em comparação com os disparados de pistolas. Assim, sua trajetória no ar tem maior precisão. Os projéteis fabricados para armas civis podem se apresentar com uma ponta aberta ou com o "nariz mole", para permitir sua expansão no momento em que atinge o alvo. Os projéteis militares são completamente revestidos de metal para limitar a deformação ou fragmentação, o que diminui os danos causados no ferimento. Já o objetivo das metralhadoras é o disparo em modo completamente automático; isso significa disparo repetido de tiros enquanto o gatilho permanecer pressionado, ao contrário do fogo semiautomático descrito em parágrafos anteriores. Em geral, as metralhadoras pesam mais do que os rifles e estão instaladas sobre veículos e aeronaves.[86,142]

Os modernos rifles militares são amiúde "rifles de assalto" e têm a capacidade de disparar nos modos completamente automático e semiautomático. Em um esforço de redução do recuo, os cartuchos utilizados nessas armas não são os cartuchos de rifle com carga completa manufaturados para os rifles de caça ci-

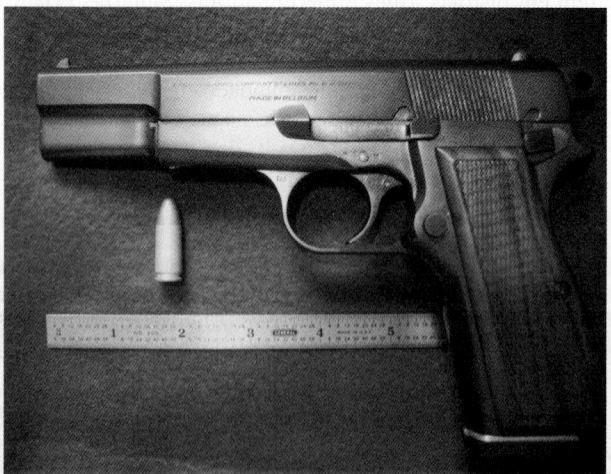
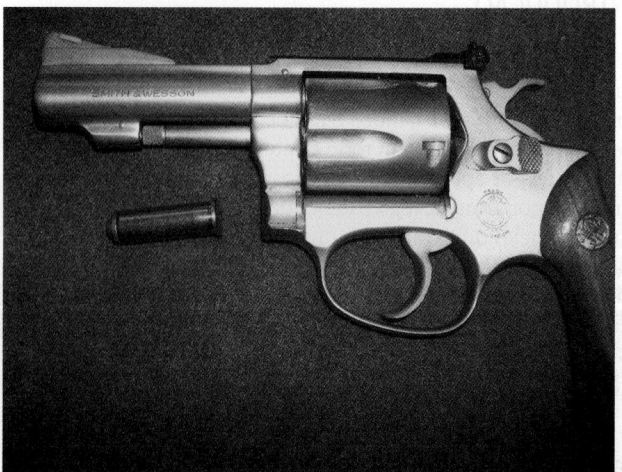

FIGURA 11.2 Tipos de arma de fogo portátil. **A**: Pistola Browning P-35 de 9 mm empregada em vários países como arma militar pessoal. Também pode ser adquirida no mercado civil. A fabricação dessa arma de fogo teve início nos anos 1930. **B**: Revólver; o tambor gira de modo a ficar alinhado com o cano, para cada cartucho.

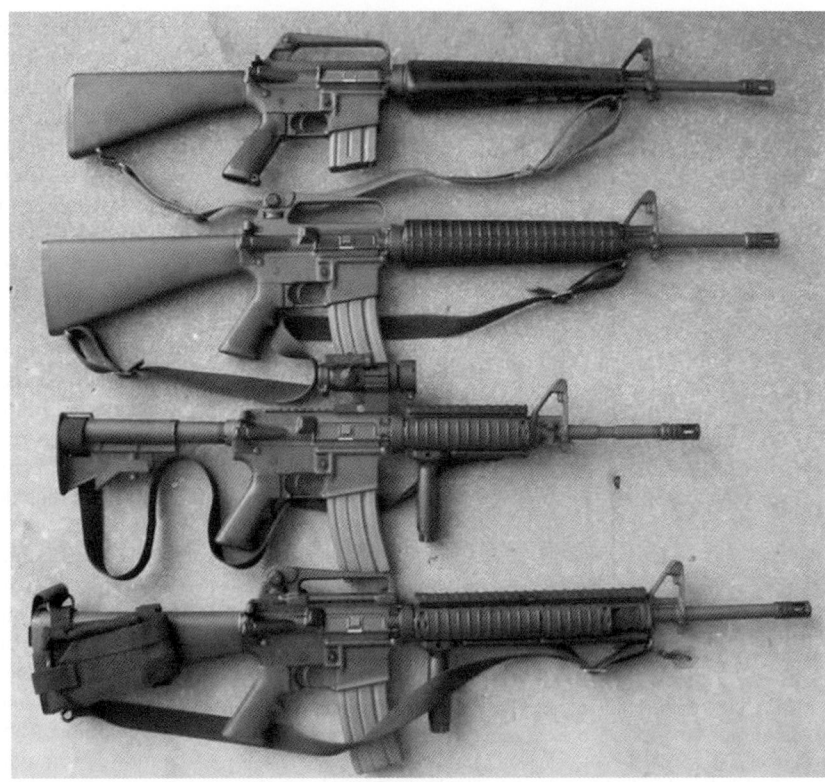

FIGURA 11.3 Rifles militares da série M16 (de cima para baixo): M16A1, M16A2, M4A1 e M16A4.

vil ou em armas militares da primeira metade do século XX.[130,142] As espingardas são armas para tiro com posicionamento no ombro e têm cano liso (Fig. 11.4). Os calibres das espingardas são inversamente proporcionais ao diâmetro do cano. O calibre expressa o inverso do diâmetro da esfera de chumbo capaz de ser disparada pela espingarda. Como exemplo, uma espingarda calibre 12 pode disparar uma esfera de chumbo de 1/12 libra, enquanto uma espingarda de calibre 20 pode disparar uma esfera de chumbo de 1/20 libra. Por esse motivo, não é uma coisa intuitiva perceber que uma espingarda "calibre 12" é mais letal que uma espingarda "calibre 20". Embora as espingardas tenham a capacidade de disparar uma esfera sólida de chumbo e vários outros tipos de cargas, é mais frequente que esse tipo de arma dispare vários projéteis (a carga ou, vulgarmente, *chumbinhos*), que variam em diâmetro desde 0,012 até 0,36". Normalmente, os chumbinhos ficam contidos em uma bucha ou chumaço que os mantém juntos e que impulsiona o disparo para fora do cano (Fig. 11.5). Os chumbinhos começam a se espalhar à medida que vão se deslocando, depois de terem deixado o cano.[83,136] A dispersão dos chumbinhos em determinada distância depende do calibre da arma, do comprimento do cano e do grau de "estrangulamento" no cano. Estrangulamento é uma constrição na extremidade do cano que provocará menor dispersão do tiro em determinada distância. Uma medida padronizada de estrangulamento é a quantidade de chumbinhos que se inserem em um círculo posicionado à distância de 36,5 m (40 jardas). Um estrangulamento completo deve ser capaz de inserir 70% de seus chumbinhos no círculo e um estrangulamento de "cilindro aprimorado" deve colocar 50%. Ao atirar a distância de um metro ou mais do cano, a dispersão do tiro é desprezível.[8,83]

Munições explosivas

São munições explosivas as utilizadas pela artilharia: granadas, morteiros, minas terrestres, bombas e DEI.[8,34] Constituem os agentes que mais ferem soldados no campo de batalha, a começar

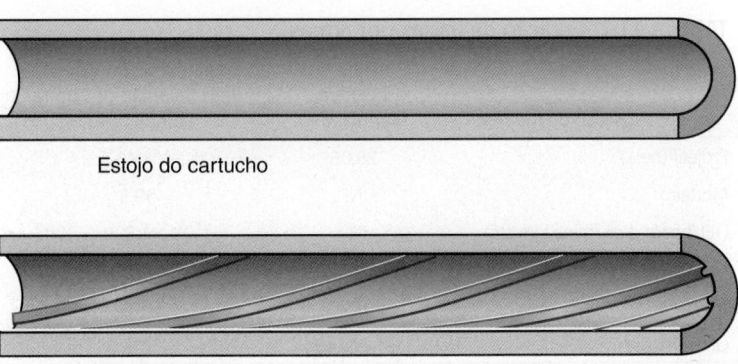

FIGURA 11.4 Tipos de cano: liso (espingarda) e estriado. Normalmente, canos lisos são usados em espingardas, e canos estriados são empregados tanto em rifles como em revólveres e pistolas.

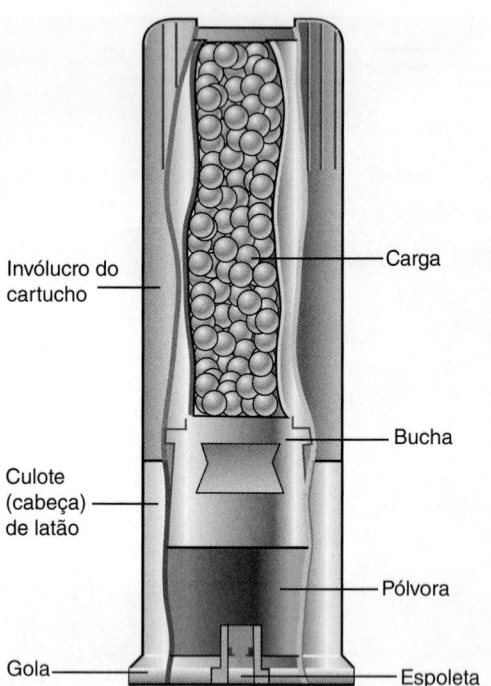

FIGURA 11.5 Cartucho de espingarda. Um cartucho completo de espingarda consiste em espoleta, pólvora, cartucho e carga ("chumbinho"). Todo esse material está contido no estojo ou cápsula. Quando a queima da pólvora é iniciada pela espoleta, a bucha propele a carga ao longo do cano até o exterior.

pela I Guerra Mundial (1914-1918), quando a artilharia se tornou mais presente nos campos de batalha. A Tabela 11.1 descreve o percentual relativo de diferentes tipos de armas que causaram baixas nos campos de batalha em diversas guerras durante os séculos XX e XXI.

As munições explosivas causam ferimentos por meio de um ou mais de quatro mecanismos: balístico, de detonação, térmico ou translacional (Fig. 11.6). *Lesões balísticas* resultam de fragmentos de munições explosivas ou são causadas por material em torno do dispositivo explosivo. *Lesões por detonação* ocorrem pela ação de uma onda de detonação temporária causada pelas munições ao explodirem. *Lesões térmicas* são provocadas pelo aumento temporário da temperatura local como resultado da explosão. *Lesões translacionais* surgem quando o indivíduo é projetado e sofre trauma contuso em decorrência da explosão. Com freqüência, os pacientes sofrem lesões fechadas, como resultado dessas lesões translacionais.

As lesões explosivas, balísticas e térmicas são similares às observadas em lesões em civis; mas o mecanismo de detonação é específico das lesões em militares. Os efeitos de detonação e térmicos ocorrem em área relativamente próxima às munições explosivas, ao passo que as lesões balísticas também podem ocorrer a distância do dispositivo.[12,34,118] As distâncias das munições nas quais podem ser observados os diferentes efeitos (balístico, de detonação, térmico) irão variar com o tipo de dispositivo e com o ambiente. Uma explosão em um espaço confinado, por exemplo, aumentará os efeitos da superpressão de detonação. Um indivíduo que tenha sofrido o ferimento mais perto de munições explosivas poderá exibir uma combinação de efeitos balísticos, térmicos e de detonação, em comparação com alguém que tenha sido lesionado mais a distância. Uma cápsula de morteiro típica, quando detonada em uma área aberta, pode exercer seus efeitos térmicos num raio de algumas dezenas de centímetros do ponto da detonação. A onda de detonação ou de pressão pode causar lesões auditivas num raio de 9,5 m (30 pés). Mas os fragmentos poderão ainda provocar lesões em distâncias superiores a 91 m (100 jardas) a contar do ponto de detonação.

As lesões por detonação tendem a infligir grandes ferimentos em tecido mole, associados a fraturas. O percentual de infecções é significativamente mais alto em lesões induzidas por detonação em comparação com as lesões contusas. Isso se deve ao mecanismo "de fora para dentro" da lesão por detonação *versus* o típico mecanismo "de dentro para fora" de uma lesão contusa. Em fraturas causadas por lesões contusas, frequentemente o osso se parte e a ponta aguçada do osso lacera a pele, o que expõe a fratura à contaminação – "de dentro para fora". Por outro lado, a lesão por detonação exibe quantidades significativas de corpos estranhos depositados profundamente no tecido, tanto no local da fratura como ao seu redor – "de fora para dentro."

As armas da artilharia consistem em canhões que disparam grandes projéteis de longo alcance. Os projéteis podem ter destinação antiveículos, podem conter fósforo branco ou explosivos. O diâmetro dos canos dos canhões da artilharia militar dos Estados Unidos varia de 105 mm até cerca de 20 cm. Os projéteis ocupados por explosivos são mais empregados contra soldados de infantaria. Quando detonados, geram fragmentos de forma e dimensões variáveis, que causam ferimentos. Os fragmentos produzidos dependem do estojo da salva de artilharia. Os modernos estojos de artilharia se rompem de modo a criar fragmentos mais uniformes sobre determinada área. Quanto ao peso, os fragmentos podem variar de alguns miligramas até muitos gramas. Depois da detonação, inicialmente os fragmentos podem se deslocar à velocidade de milhares de metros por segundo. Essa

TABELA 11.1 Geração de baixas por armas

Agente causador do ferimento	I Guerra Mundial (%)	Campanha de Bougainville, Ilhas Salomão (II Guerra Mundial) (%)	Conflito do Vietnã (estudo Wound Data and Munitions Effectiveness Team [WDMET]) (%)	Guerras no Afeganistão e Iraque (%)
Projétil (bala)	28,06	34	30	12,8
Morteiro	NI	39,5	19	NI
DEI/*booby trap*/mina terrestre	ND	1,9	17	74,3
Granada de mão	1,21	12,7	11	0,2
Artilharia	70,4	11	3	8,3
GIF	ND	ND	12	4,4

ND, não disponível; NI, não informado; GIF, granada impulsionada por foguete.

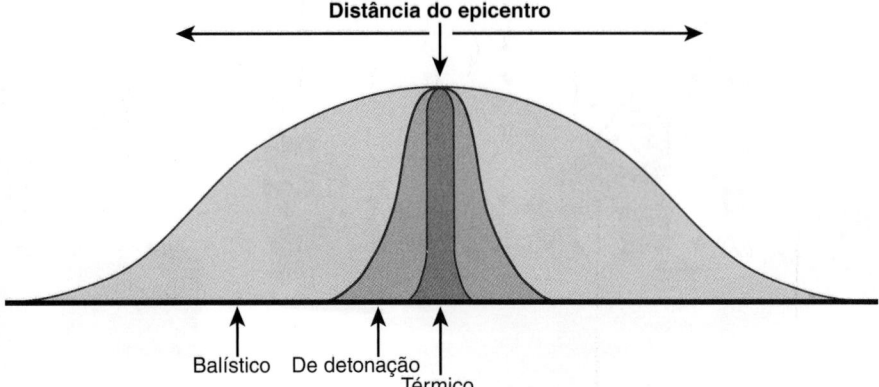

Figura 11.6 Mecanismos lesionais com munição explosiva. São três os mecanismos lesionais: balístico, de detonação e térmico. Os efeitos balísticos ocorrem a uma distância muito maior em relação ao local da explosão, se comparados aos efeitos de detonação e térmico.

velocidade inicial rapidamente diminui, devido à forma irregular dos fragmentos.[8,12,34,118]

Granadas são pequenos dispositivos ocupados por explosivo que podem ser arremessados ou disparados de um lançador especial (Fig. 11.7). Elas podem gerar fumaça para sinalização ou ter como objetivo incapacitar ou destruir tanques ou soldados. Como ocorre com as cápsulas de artilharia, o tipo de fragmento gerado dependerá da composição do recipiente. A maioria dos modernos tipos de granadas apresenta estojo com incisuras ou pré-fragmentado que produz fragmentos de dimensões uniformes quando a granada é detonada.[8,12,34,118]

Morteiros são armas cujo cano objetiva gerar um arco de grande altura para originar fogo indireto. Os projéteis disparados de morteiros podem produzir fumaça, fósforo branco ou fragmentos explosivos. Essas armas são menores e têm alcance mais limitado se comparados com o canhão. Como acontece com as outras armas descritas anteriormente, os fragmentos produzidos pelas cápsulas explosivas dependerão da composição do seu estojo.[8,9,12]

Há dois tipos principais de minas terrestres: antipessoal e antiveículo. As minas terrestres *antipessoal* são os dispositivos cujo objetivo é causar lesão a soldados individualmente. As minas terrestres *antiveículo* pretendem destruir ou desativar veículos, por exemplo, tanques. As minas terrestres antipessoal são classificadas, pelo Exército dos Estados Unidos, como estáticas, saltatórias ou de fragmentação horizontal (Fig. 11.8). Outra categoria, a dos dispositivos não convencionais ou improvisados, será estudada em separado, ainda nesta seção. Atualmente, é

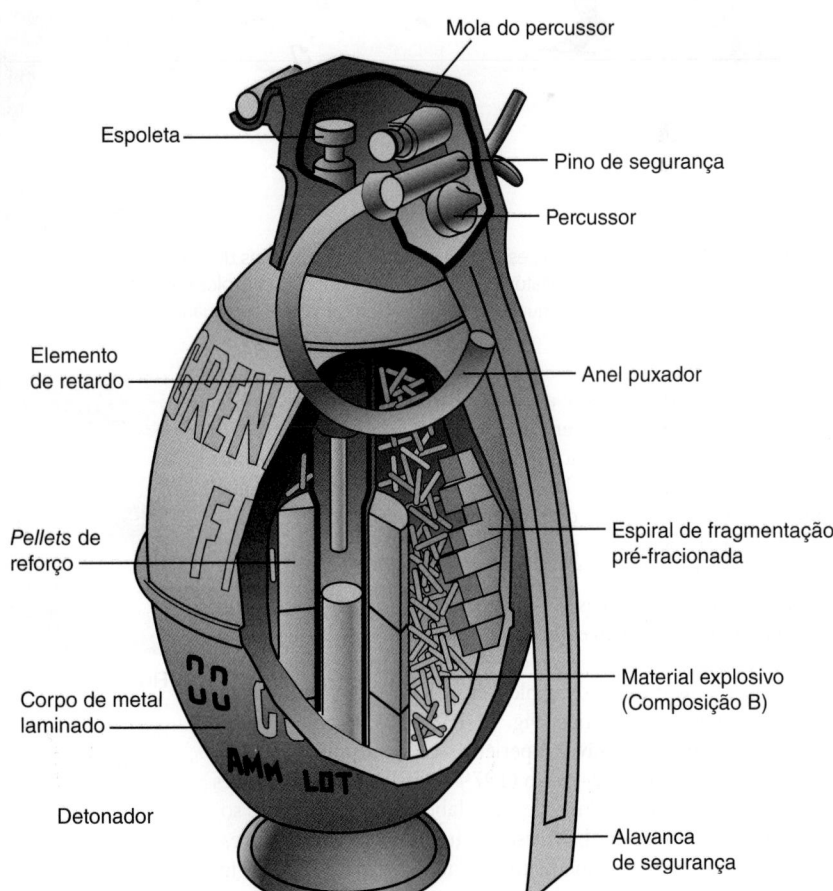

FIGURA 11.7 Granada. Este corte ilustra o invólucro, que se compõe de fios chanfrados, que produzem fragmentos quando o dispositivo é detonado. O material explosivo fica armazenado no interior do invólucro, sofrendo ignição pelo detonador.

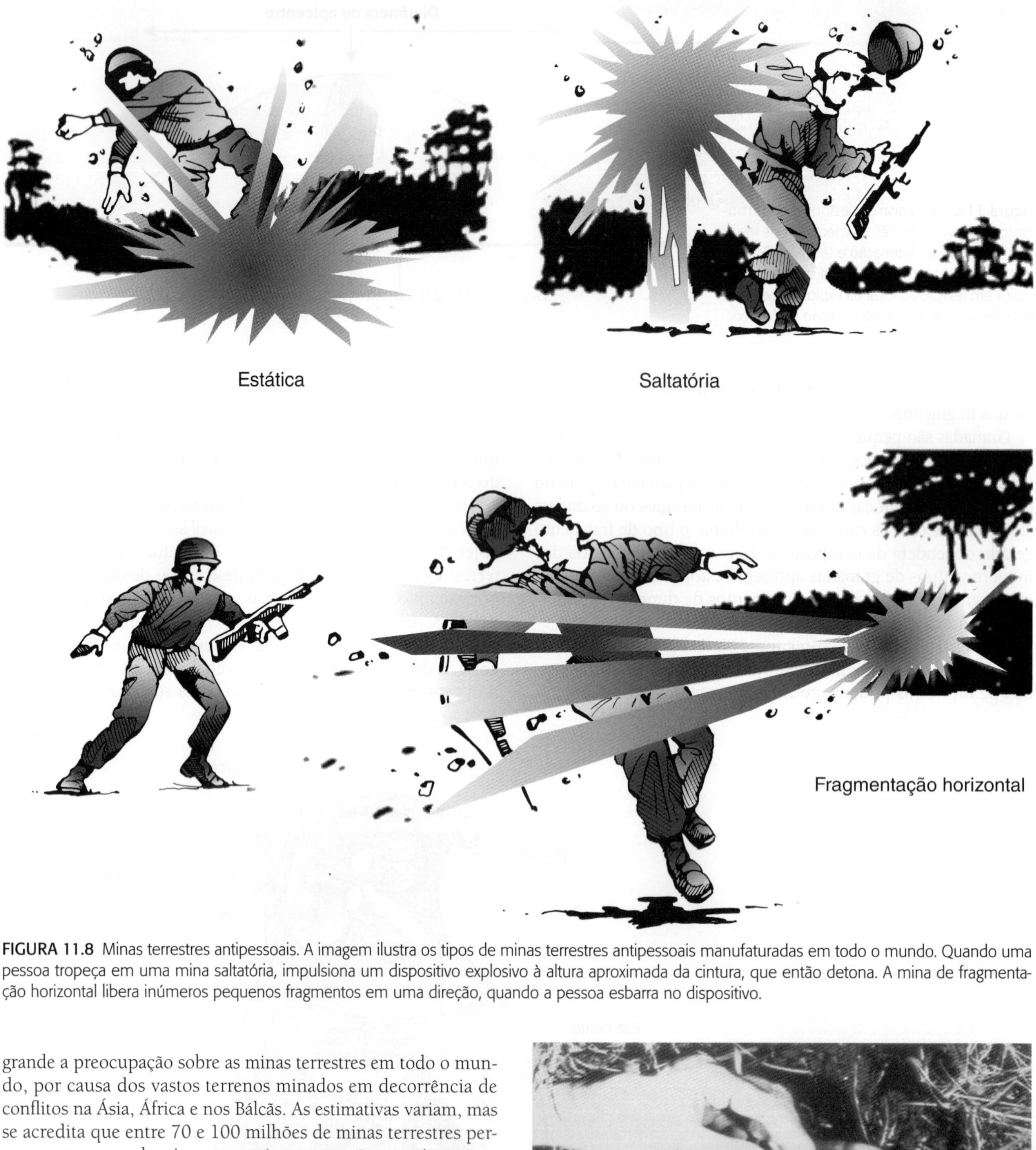

FIGURA 11.8 Minas terrestres antipessoais. A imagem ilustra os tipos de minas terrestres antipessoais manufaturadas em todo o mundo. Quando uma pessoa tropeça em uma mina saltatória, impulsiona um dispositivo explosivo à altura aproximada da cintura, que então detona. A mina de fragmentação horizontal libera inúmeros pequenos fragmentos em uma direção, quando a pessoa esbarra no dispositivo.

grande a preocupação sobre as minas terrestres em todo o mundo, por causa dos vastos terrenos minados em decorrência de conflitos na Ásia, África e nos Bálcãs. As estimativas variam, mas se acredita que entre 70 e 100 milhões de minas terrestres permanecem nesses locais – que, até sua remoção, continuarão a representar risco para as populações que vivem ou trabalham na área (Fig. 11.9).[1,7,8,12,34,110,118]

Minas terrestres estáticas são os dispositivos depositados sobre o solo ou nele enterradas e que são detonadas quando alguém os pisa; este é o tipo mais comum de mina. As minas estáticas contêm pequena quantidade de explosivo (100-200 g) e causam um padrão lesional característico (Fig. 11.10).[110] Os cirurgiões soviéticos obtiveram considerável experiência com as minas terrestres durante a guerra no Afeganistão (1979-1988); esse conflito lhes permitiu a realização de investigações laboratoriais e clínicas sobre o mecanismo lesional. As lesões causadas por minas terrestres estáticas ocorrem principalmente no membro inferior (Fig. 11.11). São três as áreas de lesão. Há uma área de *mutilação* ou

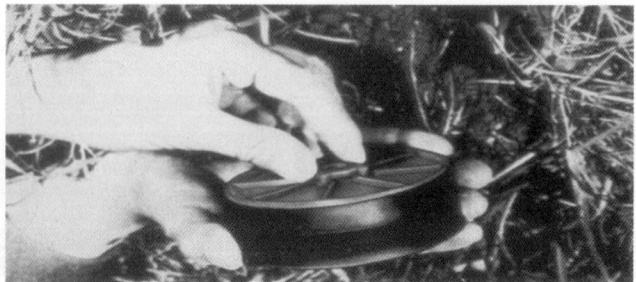

FIGURA 11.9 Pequena mina terrestre estática. Observe o pequeno tamanho dessa mina terrestre, em comparação com a mão. Em geral, esses dispositivos são manufaturados com um mínimo de componentes metálicos, para evitar sua detecção.

avulsão (amputação traumática) no mediopé ou na porção distal da tíbia. Em uma segunda área, os *tecidos moles são separados* do osso ao longo dos planos fasciais da perna (*brisant*). Essa é uma

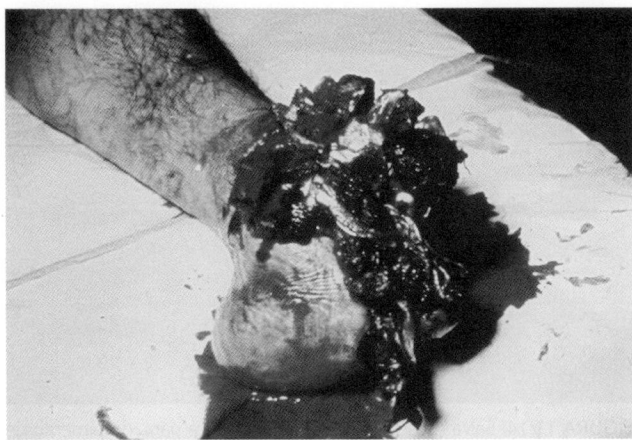

FIGURA 11.10 Fotografia de um pé lesionado por pequena mina terrestre plantada. A mina estava por baixo do antepé e o paciente estava calçado.

área divisória em termos de sobrevida dos tecidos; o tecido fica comprometido, mas pode sarar. Na terceira área, mais proximalmente (joelho ou acima dessa articulação), as lesões podem decorrer de *fragmentos* ou *detritos* impulsionados pela mina terrestre, mas não necessariamente em razão dos efeitos diretos da própria detonação. O grau de lesão dependerá do tamanho e da forma do membro do indivíduo, do tipo de calçado e da roupa em uso, da quantidade e do tipo de solo por cima da mina terrestre, e do tamanho da própria mina.[1,110]

Minas saltatórias são minas terrestres que, quando alguém tropeça nelas, ejetam um pequeno dispositivo, similar a uma granada, a 1 a 2 metros de altura. Em seguida, o dispositivo explode, originando inúmeros ferimentos causados pelos pequenos fragmentos – parecidos, quanto à sua natureza, com aqueles provocados por uma granada.[110]

Minas terrestres de fragmentação horizontal são dispositivos que, quando alguém tropeça nelas, disparam fragmentos em uma direção. Essas minas terrestres podem ser utilizadas para proteção de um perímetro ou durante uma emboscada. A mina Claymore é um exemplo desse tipo. Esse dispositivo dispara unidirecionalmente cerca de 700 esferas de aço que pesam cerca de 0,65 g (10 grãos) cada. Os fragmentos desse tipo de arma causam inúmeros ferimentos ao pessoal exposto nas proximidades (Fig. 11.12).[110]

Dispositivos não convencionais ou *improvisados* formam outra categoria de mina terrestre. Essas minas são fabricadas com outras peças de munição não explodida, por exemplo, uma granada ou estojo de morteiro. Esses dispositivos são planejados para detonar quando o indivíduo pisa em um deles, quando uma pessoa puxa um fio de ativação ou então são disparados remotamente por rádio ou por fios de controle. Esses dispositivos improvisados podem também ser manufaturados a partir do material à mão. Sua construção varia, desde dispositivos antipessoais menores até grandes aparelhos explosivos contendo vários quilogramas de explosivo, capazes de inativar ou destruir veículos (Fig. 11.13).

Em sua maioria, os dispositivos explosivos utilizados nos conflitos no Afeganistão e no Iraque são DEI. Uma das maiores minas antipessoais usadas contra civis é o *homem-bomba suicida*. Assim se denomina aquele indivíduo que transporta uma grande carga de explosivo para ser detonada *in loco* em meio a uma multidão ou em um edifício, a fim de causar um número máximo de baixas. Um dos tipos mais comuns dessa bomba é o uso de um colete contendo explosivo juntamente com material para fragmentos. Os fragmentos aumentam o potencial lesivo do dispositivo, e consistem em objetos como esferas de rolamentos ou pregos. A utilização de grandes minas terrestres antiveículo tem dificultado o transporte e a movimentação de tropas.[1,8,34,126,127]

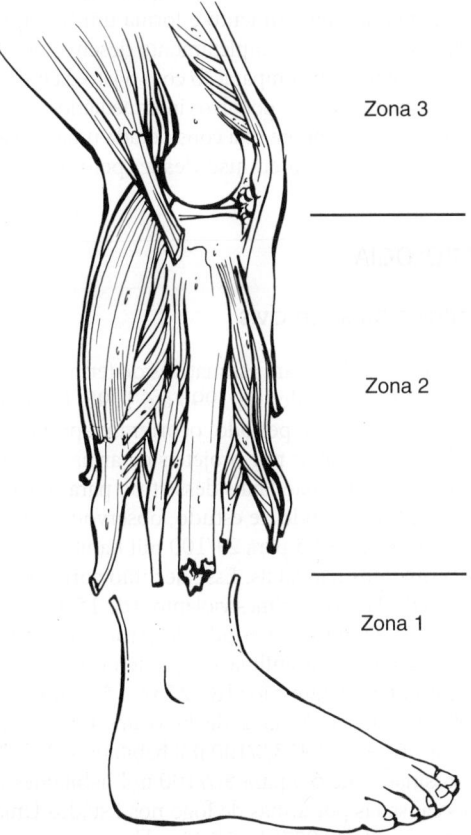

FIGURA 11.11 Lesão causada por uma pequena mina terrestre estática. A figura ilustra as três regiões de lesões sofridas pela ação de pequena mina terrestre estática. Primeiramente, há uma área de avulsão ou amputação; em segundo lugar, há uma área de desnudamento dos tecidos moles, em que o tecido pode ou não sobreviver. Em terceiro lugar, proximalmente a essa segunda área, podem ocorrer ferimentos fragmentares provocados por detritos ou pela própria mina terrestre ou lesões decorrentes da rápida translação, quando a pessoa é impulsionada para cima pela mina.

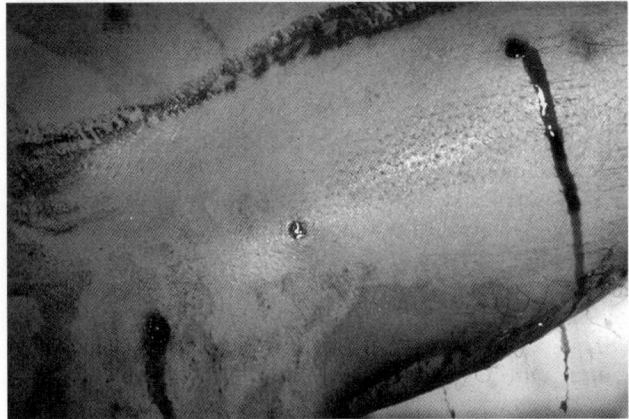

FIGURA 11.12 Lesão causada por uma mina Claymore. A fotografia ilustra vários pequenos ferimentos por fragmentos na coxa de paciente lesionado por uma mina Claymore.

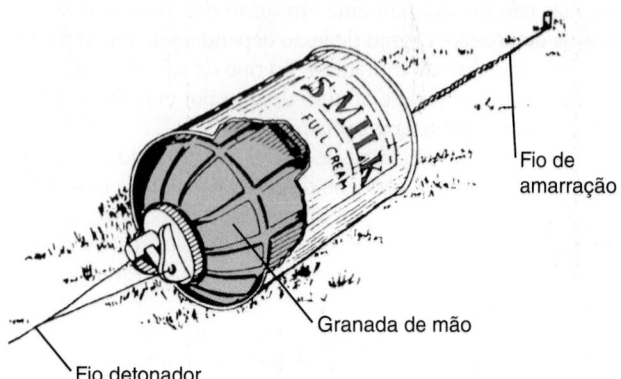

FIGURA 11.13 Dispositivo explosivo improvisado (DEI). O desenho ilustra um DEI (armadilha ou *booby trap*) manufaturado a partir de uma granada inserida em uma lata. Quando a pessoa tropeça no fio, a granada explode. Esse desenho foi tirado de um manual dos Comandos Britânicos na II Guerra Mundial. DEI é o tipo mais comum de mina terrestre ou de armadilha utilizada nos conflitos do Vietnã, Iraque e Afeganistão.

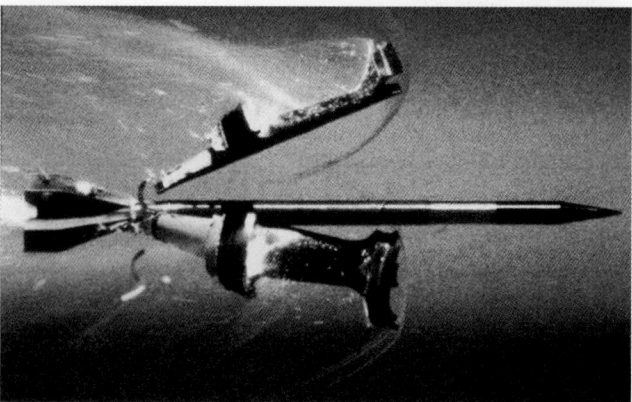

FIGURA 11.14 Salva (descarga) de energia cinética para rompimento de blindagem. Essa ilustração mostra o dispositivo de penetração de metal denso, em forma de seta, e as "pétalas" da *sapata* que circundam o dispositivo de penetração, que caem.

Bombas são dispositivos explosivos lançados de aeronaves. Podem consistir em um grande dispositivo explosivo ou transportar submunições que se distribuem mais uniformemente sobre uma área-alvo. Bombas de fragmentação são um exemplo desse último dispositivo.[9,12,118]

BAIXAS EM EQUIPES DE VEÍCULOS BLINDADOS

Quase todos os exércitos do mundo possuem tanques, veículos de combate de infantaria e veículos blindados de reconhecimento em seus inventários. Lesões aos membros das suas equipes ocorrem tanto no interior como à volta dos veículos. Os soldados lesionados fora do veículo sofrem lesões parecidas com as dos soldados da infantaria. Dois tipos de armas são empregados para perfurar o invólucro dos veículos blindados, com o objetivo de causar lesões aos membros das equipes (minas terrestres antitanque podem ser consideradas como um terceiro tipo).

Primeiramente, há a salva (ou descarga) de energia cinética (Fig. 11.14), uma peça de metal denso, por exemplo, tungstênio ou urânio empobrecido, que é disparada de um canhão em alta velocidade. Os projéteis atualmente empregados têm formato longo e estreito e provocam alta concentração de pressão em uma área de secção transversal muito pequena, para romper a chapa de blindagem. Se a descarga penetrar até o compartimento da tripulação, as lesões poderão ser causadas pela penetração do próprio projétil, por detritos deslocados do interior do veículo, ou por fragmentos da blindagem. Considerando que as salvas de penetração são grandes, as lesões individuais tendem a ser catastróficas.[33]

Cargas moldadas são outro tipo de arma presente nos campos de batalha (Fig. 11.15). Compõem uma ogiva montada em torno de uma peça metálica (de cobre ou alumínio) cônica invertida. Ao ocorrer a detonação, o invólucro se rompe, seguido pela geração de um jato que se desloca à velocidade de até 3.500 m (10 mil pés) por segundo. O jato cria uma região de alta temperatura e pressão em uma área de secção transversal muito pequena. Quando o jato penetra na couraça, resulta em duas áreas de detritos além da blindagem. Primeiramente, há o jato da carga moldada. O jato causará ferimentos catastróficos, caso atinja diretamente um dos tripulantes. Em segundo lugar, há uma área de detritos que ultrapassaram a blindagem denominada *spall*, que consiste no material arrancado do lado interno da própria placa de blindagem. Muitos dos modernos veículos blindados têm revestimento que não permite a formação de detritos de *spall*.[33,110]

Uma variação da munição moldada é o "projétil explosivamente formado (PEF)" (Fig. 11.16). Esse dispositivo possui uma concavidade rasa para o revestimento e forma um "espaçador" (em inglês, *slug*), não um jato completamente desenvolvido para penetração do veículo. Em comparação com o jato da munição moldada, o *slug* é menos afetado por alvos intermediários, por exemplo, sujidades e detritos. Embora seja considerada uma inovação, essa tecnologia já se encontra em uso desde, pelo menos, os anos 1930.[2]

EPIDEMIOLOGIA

Ferimentos à bala em civis

Gotsch et al.[55] publicaram estimativas de ferimentos por arma de fogo nos Estados Unidos de 1993 até 1998. Os autores estimaram que, durante esse período, ocorreram aproximadamente 180.533 ferimentos fatais por projéteis de arma de fogo e cerca de 411 mil ferimentos não fatais desse tipo para o período de 6 anos. Ao longo do período de estudo, observou-se um declínio de cerca de 40% (de 40,5 para 24/100 mil habitantes) no índice anual de ferimentos não fatais. Esse declínio correspondeu à redução global de 21% dos crimes violentos (de 15,4 para 12,1/100 mil habitantes). Durante o período do estudo, o número anual médio de fatalidades autoinfligidas excedeu o número de fatalidades decorrentes de agressão (18.227 *vs.* 15.371/ano).[55]

De 1998 a 2006, verificou-se declínio ainda maior dos crimes violentos, de 566,4 para 473,5/100 mil habitantes (16,5%); quanto aos assassinatos, de 6,3 para 5,7/100 mil habitantes (9,5%).[77] As mortes causadas por armas de fogo nos Estados Unidos também diminuíram, de 35.957 (13,5/100 mil habitantes) para 29.569 (10,5/100 mil habitantes).[125]

Gotsch et al.[55] também comprovaram que, comparados com as mulheres, os homens tinham probabilidade sete vezes maior de sofrer uma lesão por arma de fogo. Homens negros com idades entre 20 e 24 anos detinham o mais elevado percentual anual de lesões relacionadas a armas de fogo para os grupos de fatalidades e de não fatalidades (166,7 e 690/100 mil habitantes, respectivamente). Esses números foram amplamente desfavorá-

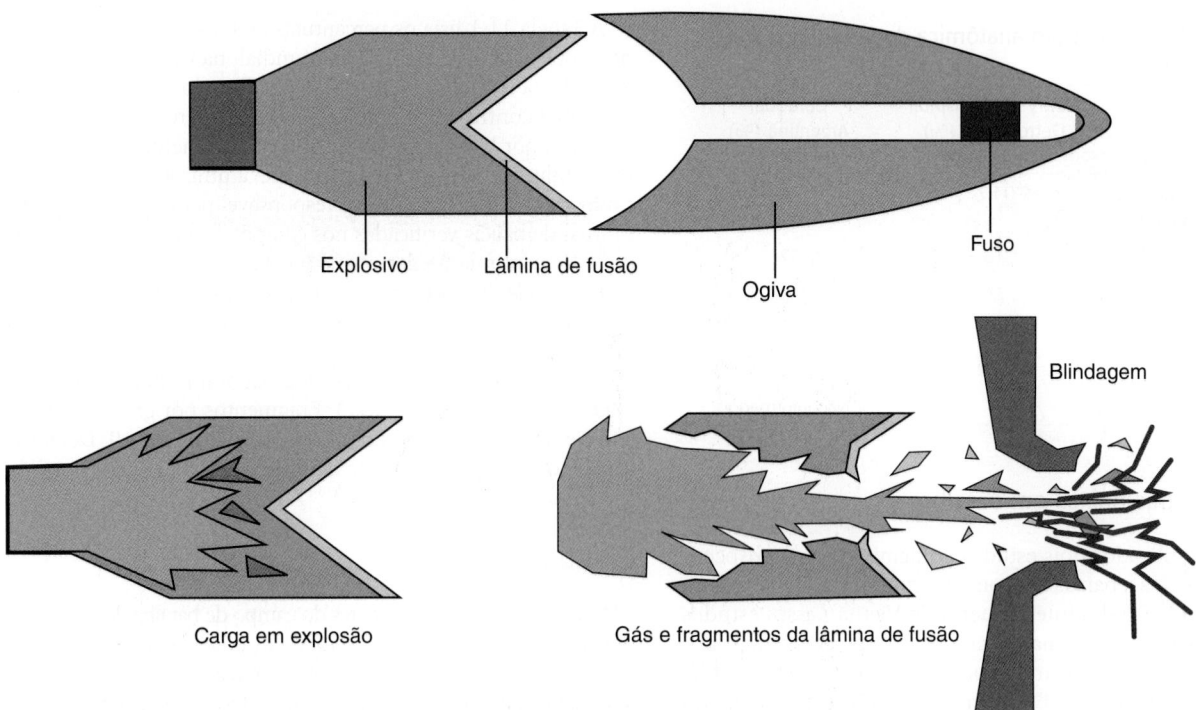

FIGURA 11.15 Carga moldada, ou salva (descarga) antitanque altamente explosiva (HEAT, do inglês *high-explosive anti-tank*). O explosivo fica em torno de um revestimento metálico em forma de cone invertido, denominado lâmina de fusão. Ao ser detonado, o explosivo gera um jato de alta temperatura e pressão que destrói a blindagem, graças à deformação plástica ou elástica.

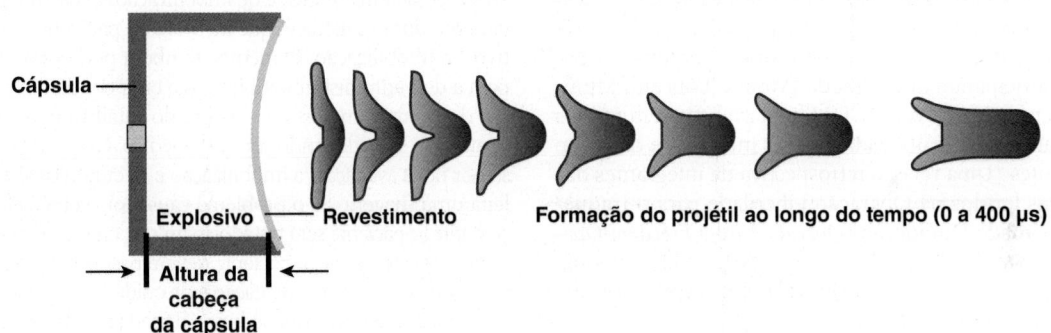

FIGURA 11.16 Projétil explosivamente formado (PEF). Uma modificação da carga moldada, o revestimento do PEF tem uma concavidade rasa que impele um "espaçador" (ou *slug*) em alta velocidade. Em comparação com o jato da munição moldada, é menos provável que o *slug* seja afetado por alvos intermediários ou detritos.

veis quando comparados com a taxa de lesões por arma de fogo de 13,4/100 mil habitantes (fatalidades) e 30,1/100 mil habitantes (não fatalidades) para a população como um todo. Esses dados demográficos também explicam por que a concentração de pacientes com ferimentos por arma de fogo é maior em centros traumatológicos de cidades com grandes populações negras, como Detroit, Los Angeles, Filadélfia, Chicago e Nova Orleans.[55,60,77]

Existe um ônus econômico, bem como humano, nos cuidados de pacientes com ferimentos por arma de fogo.[23,60,154] Hakanson et al.[60] informaram que a despesa média para o tratamento de uma lesão ortopédica por arma de fogo é de 13.108 dólares por paciente. Brown et al.[23] relataram sua experiência com pacientes ortopédicos tratados de ferimentos por arma de fogo em Nova Orleans, em um centro traumatológico de nível I em área central da cidade. Verificaram que pacientes com ferimentos por arma de fogo representavam 24% de todas as internações e 26% de todos os casos cirúrgicos de traumas ortopédicos. Os locais onde mais ocorreram ferimentos não fatais por arma de fogo são os membros (Tabela 11.2). Gotsch et al.[55] notificaram que os ferimentos nos membros representavam 46% das lesões não fatais causadas por agressões e 71,8% dos ferimentos não intencionais. Uma série da cidade de Córdoba, Argentina, verificou que 63% das vitimas de arma de fogo tinham sofrido lesões nos membros superiores ou inferiores.[14] Uma revisão dos prontuários no Hospital Henry Ford, em Detroit (Michigan, EUA) de 2001 até 2006, comprovou que 42,4% de todos os pacientes internados com diagnóstico de ferimento por arma de fogo tinham sofrido lesões em membros. Esse percentual aumenta para 50,2% se forem incluídas lesões pélvicas e da coluna vertebral.

Muitos pacientes com ferimentos por arma de fogo também são tratados em departamentos de emergência, sem internação.[21,55,116] As estimativas para o número de pacientes tratados ambulatorialmente variam de 45 a 60%.[13,116,122,125]

Tabela 11.2 Distribuição anatômica de ferimentos por arma de fogo

	Henry Ford Hospital Detroit, EUA (%) (n = 1.505)	Córdoba, Argentina (%) (n = 1.326)
Cabeça, orelhas, olhos, nariz, garganta	11,7	12
Tórax (peito)	16	12
Abdome/pelve	24	13
Membro superior	16,2	18
Membro inferior	26,2	45
Coluna (espinha)	5	Não informado

Visão geral das baixas em batalha

Foram publicados dois estudos epidemiológicos prospectivos relacionados a baixas em combate (um durante a II Guerra Mundial e o outro durante a Guerra do Vietnã); esses estudos coletaram dados sobre a natureza tática circunjacente aos ferimentos e baixas, tipo de arma, localizações anatômicas dos ferimentos e mortalidade.[9,118] O primeiro estudo foi realizado durante a campanha de Bougainville, nas Ilhas Salomão, durante a II Guerra Mundial, para avaliar as lesões dos pacientes com base na arma e nas circunstâncias táticas.[118] No total, 1.569 baixas foram seguidas ao longo dos cuidados cirúrgicos iniciais, para conhecimento dos desfechos. Um segundo estudo foi elaborado durante o Conflito do Vietnã, para avaliação de 7.964 baixas em um período de 18 meses durante o conflito. Os pacientes que participaram desse estudo (Wound Data and Munitions Effectiveness Team [WDMET]) foram avaliados em termos da situação tática, armas utilizadas, lesões infligidas e desfecho para os pacientes.[9] Uma revisão retrospectiva de integrantes das forças armadas feridos na Operação Liberdade para o Iraque/Operação Liberdade Duradoura (*Operation Iraqi Freedom/Operation Enduring Freedom* [OIF/OEF])[119] de 2001 a 2005 demonstrou que 54% das lesões eram ferimentos em membros e que 82% delas eram fraturas expostas.

A distribuição anatômica dos ferimentos entre os feridos de guerra é relativamente constante, talvez porque as lesões causadas no campo de batalha tendam a se constituir em um evento aleatório (Tabela 11.3). Entre 60 e 70% dos pacientes feridos e internados em um hospital para tratamento tinham ferimentos em membros e cerca de 21% dos internados tinham sofrido fraturas. O uso de equipamento de proteção para o corpo dos soldados e dos aviadores foi estudado na II Guerra Mundial e no Conflito da Coreia; verificou-se que ele diminuiu o número de ferimentos torácicos e abdominais.[13,37,72,99,119,122,127]

A Tabela 11.1 lista os percentuais de baixas causadas por vários tipos de armas na I Guerra Mundial, na Campanha de Bougainville na II Guerra Mundial, no Conflito do Vietnã e na Guerra Global contra o Terrorismo.[9,99,118,119] O percentual de lesões causadas por balas tem se mantido relativamente constante de um conflito para outro. Recentemente, a utilização de munições explosivas de fragmentação foi responsável pelo aumento do percentual de baixas verificadas nos campos de batalha. A expectativa é de continuação dessa tendência.

Letalidade de uma arma é definida como a probabilidade de ocorrência de morte em seguida a um ferimento com essa arma (Tabela 11.4). Os dados coletados em Bougainville e do estudo WDMET indicaram que a letalidade de um ferimento por bala era de aproximadamente 0,33. Fragmentos por granadas, morteiros e de peças de artilharia variaram de 0,05 a 0,10. Demonstrou-se que morte decorrente de tropeço em mina terrestre é de aproximadamente 33%.[7,9,97,98,118,148]

EVACUAÇÃO MÉDICA

Soldados feridos provenientes do campo de batalha devem ser simultaneamente tratados e mobilizados ao longo da cadeia de evacuação (Fig. 11.17). Todos os exércitos principais em todo o mundo já têm planos para tratamento de soldados feridos. O primeiro tratamento de um soldado ferido no campo de batalha consiste em autocuidados ou em cuidados prestados por um companheiro. O primeiro passo pode ser a procura de abrigo do fogo hostil. O tratamento para ferimentos em membros é a interrupção da hemorragia, com aplicação de um curativo e de imobilização. O passo seguinte é o tratamento por um médico, que irá avaliar o paciente e ajustará o curativo e a imobilização. O médico também pode proporcionar alívio para a dor, administrar antibióticos e criar condições para a evacuação da vítima. Um posto de socorro do batalhão pode ser o primeiro contato do soldado ferido com um médico. No posto, o paciente passa por nova avaliação, a imobilização e os curativos são ajustados e é feita uma triagem. Se o problema causador da baixa for pouco importante, o paciente será tratado assim que chegar. Se, por outro lado, o problema for grave, o paciente deverá passar pela triagem para alocação dos recursos de evacuação e de cuidados cirúrgicos. Idealmente, a triagem deve ocorrer ao longo de toda a cadeia de evacuação. Se o estado do paciente piorar, sua prioridade poderá aumentar.[97,98]

Caracteristicamente, uma instalação médica com maiores recursos é o escalão terapêutico seguinte no esquema de evacuação. Essa instalação tem a possibilidade de fazer transfusões de sangue e limitados recursos radiográficos. Essa unidade é o primeiro nível de cuidado capaz de acomodar a vítima em um leito. Adjacentemente à companhia clínica, pode estar instalada uma equipe cirúrgica avançada (ECA), que proporcionará o primeiro atendimento cirúrgico possível nas proximidades do campo de batalha. A finalidade dessa unidade é oferecer cuidados cirúrgicos para aqueles pacien-

Tabela 11.3 Percentual de distribuição anatômica de ferimentos (soldados dos EUA feridos e sobreviventes)

Área anatômica	Guerra Civil Norte-americana (%)	I Guerra Mundial (%)	II Guerra Mundial (%)	Campanha de Bougainville (%)	OIF/OEF (%)
Cabeça, face, pescoço	9,1	11,4	16,1	20,7	30
Tórax	11,7	3,6	9,8	12,4	6
Abdome	6	3,4	5,6	5,7	11
Membro superior	36,6	36,2	28,3	27,4	54 (membros superior e inferior)
Membro inferior	36,6	45,4	40,3	33,8	

Tabela 11.4 Letalidade por arma

Arma	Campanha de Bougainville	Conflito do Vietnã WDMET
Projétil (bala)	0,32	0,39
Morteiro	0,12	0,13
Granada	0,05	0,13
Artilharia	0,11	0,25
Mina terrestre	0,38	0,31

tes cujo desfecho ficaria comprometido com a evacuação para outro local de atendimento cirúrgico. São exemplos os pacientes que deveriam ter recebido atendimento cirúrgico da ECA e aqueles com ferimentos abdominais penetrantes que estejam em estado de choque e soldados com amputação traumática significativa. Devido à missão de tratar pacientes de emergência, a ECA se compõe de um cirurgião ortopédico e dois cirurgiões gerais. A presença de um cirurgião ortopédico é importante para a tomada de decisões relativas a amputações e para o tratamento de combatentes politraumatizados. Frequentemente, os pacientes politraumatizados se apresentam com ferimentos importantes nos membros. Tendo em vista que a ECA não conta com instalações para manutenção dos pacientes no leito, a alocação destes deve ser para uma companhia médica que complete sua missão. Os objetivos da cirurgia são a estabilização dos pacientes e sua preparação para a evacuação. O escalão de tratamento seguinte no campo de batalha consiste em uma estrutura permanente com leitos para internação; essa estrutura está aparelhada com uma unidade de terapia intensiva, salas cirúrgicas e laboratórios. Além disso, conta com cirurgiões ortopédicos e com cirurgiões gerais, internistas e médicos de atendimento de urgência. Esse tipo de instalação é o primeiro escalão cirúrgico para a maioria dos pacientes oriundos do campo de batalha, inclusive aqueles com lesões ortopédicas. Os objetivos terapêuticos nesse hospital (que idealmente se localiza nas proximidades do campo de batalha) são a estabilização dos pacientes e sua preparação para a evacuação da zona de combate. São exemplos de cuidados para os pacientes que chegam a essas instalações: tratamento de tecidos moles, estabilização de fraturas com aparelhos gessados ou aplicação de fixadores externos e o tratamento de uma amputação parcial ou completa. Os pacientes podem ser deslocados para uma dessas instalações cirúrgicas diretamente vindos do campo de batalha, dependendo da gravidade da lesão e da possibilidade de transferência diante da situação tática. Em situações mais estacionárias, como no Conflito do Vietnã, tal situação ocorre com maior frequência.[117,146] Durante esse conflito, as forças armadas dos Estados Unidos controlavam o espaço aéreo e era pequena a movimentação geográfica de hospitais ou tropas, ao contrário do que houve durante a II Guerra Mundial. Devido a essa situação, algumas instalações na cadeia de evacuação eram "saltadas", para que os pacientes fossem imediatamente levados a um hospital permanente, capaz de proporcionar cuidados mais adequados.

BALÍSTICA DOS FERIMENTOS

Balística dos ferimentos é a ciência que estuda os efeitos da penetração de projéteis no corpo.[27,35,36,38,40,41,43,45,46,56,57,65–68,77,88,102,105,131] São três os fenômenos observáveis quando uma bala colide com o tecido. Em primeiro lugar, o tecido é esmagado pelo projétil ao longo de seu avanço, o que resulta em uma área localizada de necrose celular proporcional ao tamanho do projétil. Essa área da trajetória do projétil é denominada rastro permanente ou cavidade permanente (Fig. 11.18).

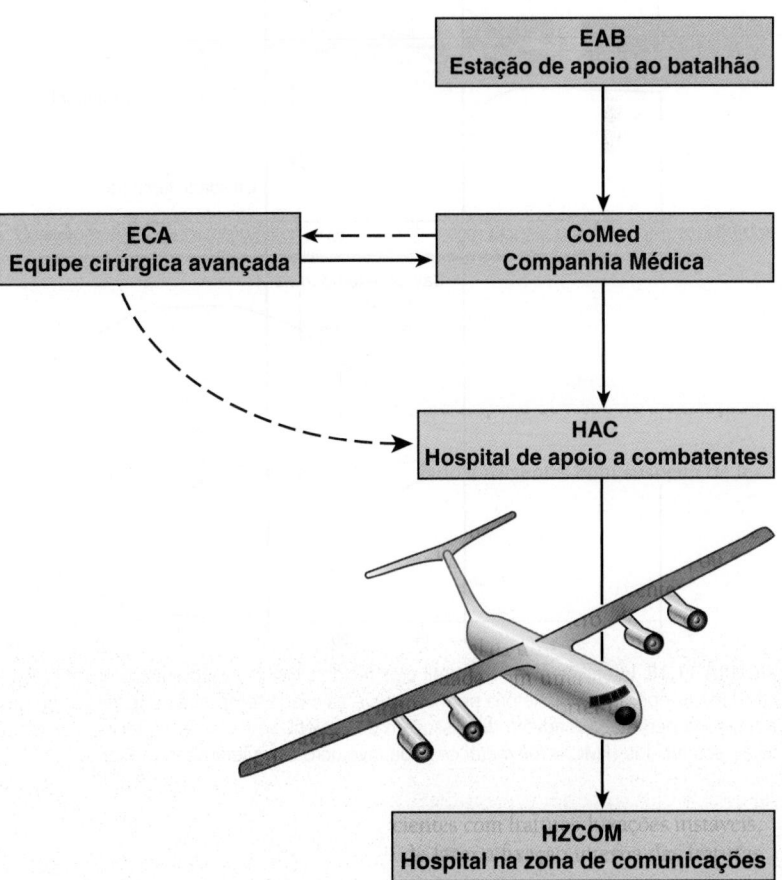

FIGURA 11.17 Evacuação médica de vítimas militares. Esquema de evacuação para soldados feridos atualmente em uso pelas modernas forças armadas. O tratamento cirúrgico por cirurgiões ortopédicos acontece na área da equipe cirúrgica avançada (ECA), em hospital de apoio a combatentes (HAC) ou em hospital na zona de comunicações (HZCOM).

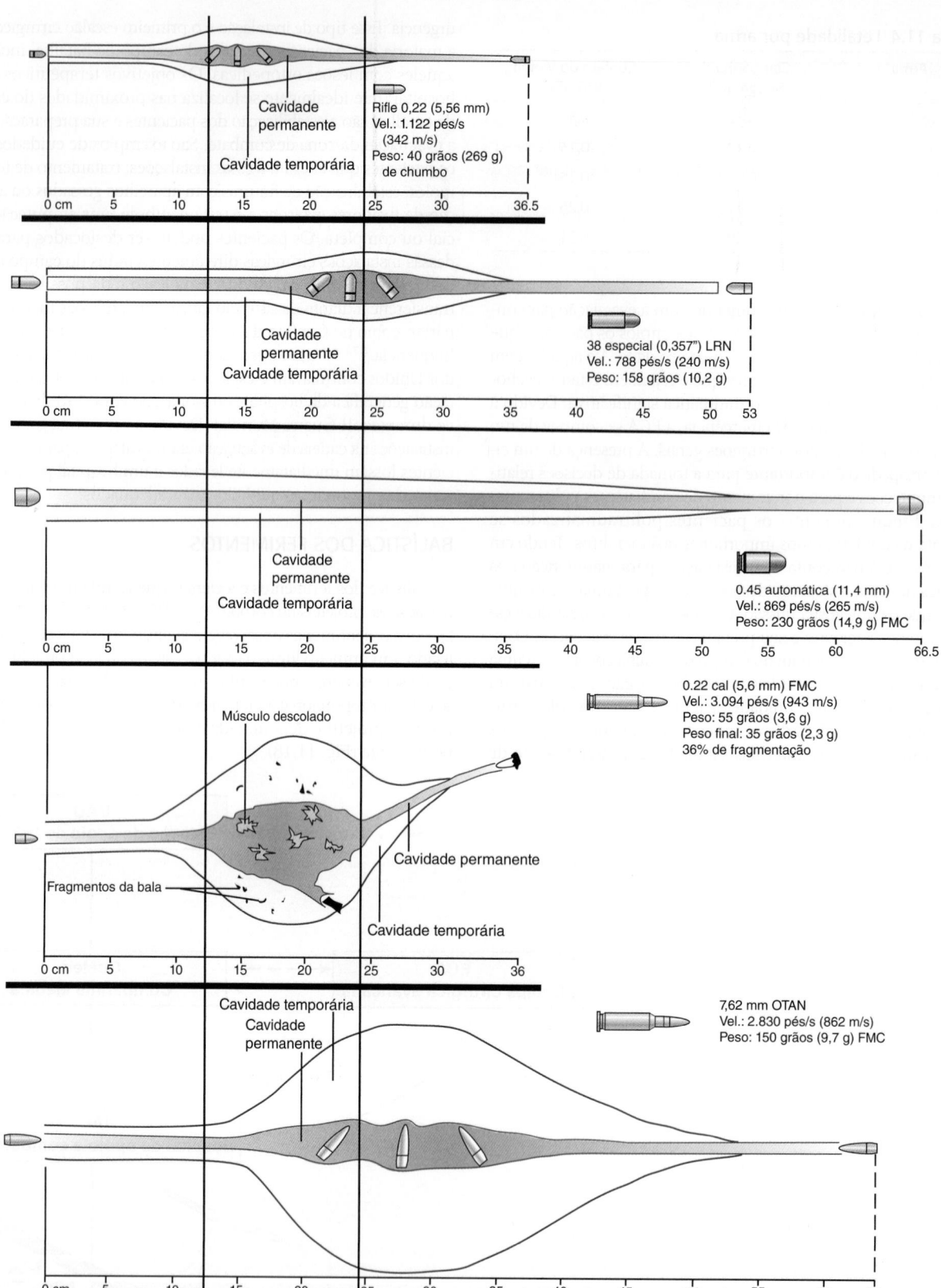

FIGURA 11.18 Interação entre o projétil e os tecidos. Na interação entre o projétil e os tecidos podem ser mensuradas três áreas: a onda sônica, a cavidade temporária e a trajetória permanente. A cavidade temporária é resultado de um deslocamento lateral temporário dos tecidos (dilatação), e a trajetória permanente advém da passagem do projétil, ao esmagar os tecidos. Embora mensurável, não se demonstrou que a onda sônica cause lesão aos tecidos (FMC = *full metal case* ou invólucro completamente metálico).

Existe uma segunda área em que o tecido elástico é distendido, o que resulta na formação de uma cavidade temporária.[35,36,45,75,78,88,102] Essa dilatação resulta de um deslocamento lateral do tecido, que se segue à passagem do projétil. Há um aumento temporário da pressão, de 4 a 6 atmosferas (atm) com a duração de alguns milissegundos. Esse deslocamento lateral temporário do tecido elástico, por exemplo, a musculatura esquelética, vasos e nervos, fica evidenciado na forma de trauma contuso, enquanto o tecido inelástico, como o osso, pode sofrer fratura.

Um terceiro componente, conhecido como "onda de choque", é uma onda de pressão que se desloca à velocidade do som e que precede o projétil no tecido. Essa onda de pressão dura apenas alguns microssegundos, mas pode gerar pressões de até 100 atm de magnitude.[45,65,66] Não se demonstrou que a onda de choque cause lesão aos tecidos.

Os dois mecanismos lesionais (esmagamento e dilatação) exercem efeitos diversos na pele e também nos demais tecidos.[35,36,66,68,77,88,102] Quando um projétil colide com a pele e cria uma cavidade permanente, produz pequena quantidade de necrose que é proporcional às dimensões do projétil. A cavidade temporária cinde a pele, com a geração de maior abertura de tecido. Grundfest et al.[56] utilizaram pele de cadáver esticada sobre uma estrutura para testar as velocidades-limite de penetração. Para tanto, os autores empregaram esferas de aço de rolamentos com diâmetros de 1/16" a 1/4"; também usaram esferas de chumbo de 11/64" disparadas com uma espingarda de ar comprimido. Descobriram que, com o aumento do diâmetro do projétil, era preciso aumentar a velocidade necessária para a perfuração da pele.

Fackler et al.[41] estudaram a cicatrização de tecidos moles com um grande modelo animal (suínos). Esses investigadores utilizaram um projétil sólido e indeformável de 5,56 mm, tendo disparado a bala nas coxas dos animais e comprovaram ferimentos de saída maiores em comparação com os ferimentos de entrada, como resultado das fragmentações na pele causadas pela cavidade temporária maior, produzida enquanto a bala ziguezagueava no tecido. A ferida maior possibilitou uma exposição mais adequada da trajetória do ferimento e a livre drenagem das feridas. Os autores também verificaram vasoespasmo cutâneo, que causa branqueamento, logo em seguida à produção do ferimento. Não ocorreu revascularização dessa área durante algumas horas. Se a destruição da irrigação sanguínea é critério para excisão, a natureza temporária do branqueamento demonstra que tecidos viáveis poderiam ser sacrificados nessa região, se a avaliação for realizada imediatamente após o ferimento.

Em outro estudo, Fackler et al.[39] verificaram que o formato do projétil era importante para determinar o aspecto de um ferimento cutâneo. Os autores dispararam uma bala sólida e indeformável inicialmente com a ponta para a frente e, em seguida, com a base para a frente, e perceberam o aspecto diferente do ferimento cutâneo em cada caso. As balas foram disparadas a velocidades superiores a cerca de 1.750 m/s. No caso do disparo feito com a base do projétil à frente, houve grandes fragmentos cutâneos por uma cavidade temporária prematura. Esse efeito não foi observado quando as balas foram disparadas com a ponta voltada para a frente.

Harvey et al.,[66] Dziemian et al.,[36,102] Mendelson e Glover,[102] Fackler et al.,[45] Brien et al.[20] e Fackler[45,48] estudaram lesões à musculatura esquelética usando modelos animais. O músculo que entra em contato com o projétil no trato permanente apresenta uma borda microscópica de tecido efetivamente necrosado. Esse tecido – no caso de a irrigação sanguínea ao músculo permanecer intacta – poderá cicatrizar com o passar do tempo, sem necessidade de intervenção cirúrgica. A área de morte celular sofre esfacelamento e, desde que o ferimento tenha possibilidade de drenar, também cicatrizará espontaneamente.

Em torno da trajetória existe uma área lesionada, como resultado da dilatação causadora da cavidade temporária, que pode provocar divisões ao longo dos planos fasciais. Essa área tem aspecto macroscópico de tecido machucado ou contundido. Microscopicamente, ocorre ruptura de fibras da musculatura esquelética e de capilares. Depois de determinado período, surge infiltração de leucócitos, seguida por inflamação e pelo processo de cicatrização.[35,44,48,65,102]

Quando um projétil sofre fragmentação, formam-se muitas trajetórias permanentes; assim, a região dilatada pela cavidade temporária fica perfurada em vários locais. Com frequência, o tecido enfraquecido por essas perfurações diminutas sofre divisão pela dilatação da cavidade temporária e fragmentos situados entre as perfurações acabam se soltando. Esse fenômeno aumenta muito as dimensões da cavidade permanente.[45]

Se a boca de uma arma de fogo estiver fazendo contato com um corpo vivo no momento do disparo, o gás a alta pressão que impulsiona o projétil para fora do cano penetrará nos tecidos através do orifício formado pelo projétil – frequentemente aumentando muito os deslocamentos e rupturas dos tecidos.

Lesões ósseas são comuns em indivíduos que apresentam ferimentos por arma de fogo em seus membros.[27,57,75,76,105,131] Uma fratura pode decorrer de dois mecanismos: diretamente, quando o projétil colide com o osso (Fig. 11.19) ou, mais raro, indiretamente pela cavidade temporária. Devido à densidade e ao comportamento relativamente inelástico do osso, a propagação da

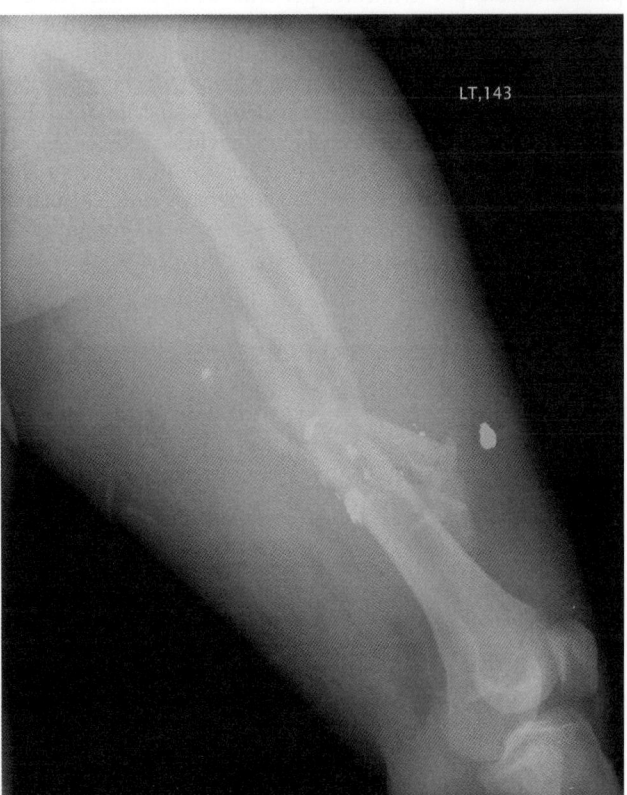

FIGURA 11.19 Fratura direta. O osso cortical é muito denso; assim, quando um projétil colide com esse tecido, as linhas de fratura se propagam em afastamento da trajetória da bala, causando cominuição. A cavidade temporária pode originar um deslocamento ainda maior.

linha de fratura poderá chegar até pontos bem distantes da área esmagada pelo próprio projétil, o que acarretará cominuição óssea e a geração de projéteis secundários, provenientes do próprio osso. Tendo em vista que os projéteis ósseos secundários provocam ruptura dos tecidos antes mesmo que estes sejam dilatados pela cavidade temporária, esse fenômeno tem o efeito de aumentar a cominuição em torno da trajetória da bala e pode causar maior ruptura dos tecidos moles, o que lembra o sinergismo entre a fragmentação da bala e a dilatação da cavidade temporária.

Fraturas indiretas (Fig. 11.20) podem ocorrer quando um projétil passa nas proximidades do osso no tecido mole; então, há uma pressão de tal grau a ponto de causar uma fratura. Quase sempre, as fraturas indiretas exibem um padrão simples (Fig. 11.20). Em termos clínicos, as fraturas indiretas no osso são raras em comparação com as formadas quando um osso é atingido diretamente pelo projétil.[3,47,70,74,99] A Figura 11.20 ilustra a trajetória do tiro a cerca de 8 mm da borda do osso diafisário em gel de testes balísticos, mostrando o aspecto das fraturas indiretas. A trajetória do projétil é perpendicular à página do livro; isto é, está se afastando do leitor.

Clasper et al.[27] utilizaram fêmures e membros posteriores de carneiro em seu estudo sobre a contaminação de fraturas diretas e indiretas. Os autores dispararam a arma através de gaze embebida em fluoresceína aplicada sobre a superfície da pele, a fim de determinar o grau de contaminação do local fraturado que ocorria a cada tiro. Detectaram uma enorme contaminação com fluoresceína em fraturas diretas; mas apenas 3 de 14 ossos com fraturas indiretas exibiram contaminação medular com fluoresceína. A contaminação periosteal foi menos intensa em fraturas indiretas *versus* fraturas diretas.

Rose et al.[131] propuseram uma classificação de fraturas incompletas causadas por ferimentos por arma de fogo, com a descrição de fraturas "em buraco de broca" e "em torrão". As fraturas "em buraco de broca" são observadas em perfuração das duas corticais pela bala, embora com mínima cominuição circundando o trato do projétil. Essas fraturas acometem osso metafisário. A fratura "em torrão" foi descrita como uma perfuração excêntrica da diáfise de um osso longo, geralmente causando um defeito unicortical. Apesar do que exibem as radiografias simples, podem estar presentes lesões mais extensas e a lesão "em torrão" pode ser, na verdade, uma fratura completa oculta em osso diafisário.

Essas fraturas devem ser tratadas como completas, a menos que outras determinações radiográficas, por exemplo, um estudo de TC, tenham demonstrado uma fratura incompleta.

São comuns a ocorrência de concepções equivocadas sobre balística dos ferimentos.[48] Em primeiro lugar, alguns autores têm exagerado os efeitos da velocidade, a ponto de incluir esse fator como o único critério para a exacerbação da lesão ou como uma forma de classificar ferimentos por arma de fogo. A velocidade é apenas um dos vários fatores envolvidos na produção do ferimento. A introdução do rifle M16 no Conflito do Vietnã foi anunciada como capaz de produzir ferimentos equivalentes ou de causar "incapacitação" equivalente, graças à maior velocidade na boca do cano da arma – segundo se propalava, cerca de 1.120 m/s. Testes subsequentes no laboratório comprovaram que a maior gravidade dos ferimentos observados em alguns casos com o M16A1 era resultante da fragmentação do projétil e não dos modestos 10% de aumento da velocidade. Com efeito, o maior aumento da velocidade determinada na boca do cano para os rifles militares ocorreu no final do século XIX, quando as forças armadas de diversas nações passaram a usar projéteis com revestimento de metal, em vez dos projéteis de chumbo sólido: isso dobrou a velocidade na boca do cano, o que resultou em aumento de aproximadamente 350 a 700 m/s.[48] Mas a troca das armas de fogo acarretou menor gravidade dos ferimentos, pois a deformação da bala ficava limitada pela jaqueta metálica.

Uma segunda concepção equivocada, também comum,[48] é a ideia de que "energia cinética" ou "energia depositada" é algo diretamente proporcional à gravidade do ferimento. Energia cinética é a quantidade de energia potencial disponível para trabalho. "Energia depositada" é uma descrição de quanta energia se perdeu ou ficou "depositada" no tecido. Embora seja possível medir a velocidade do projétil e o seu peso no momento da penetração no corpo ou no meio tecidual, e de sua saída, esse valor não descreve o modo como a energia potencial é utilizada. A energia potencial pode ser utilizada para o esmagamento ou para a dilatação, mas também pode ser consumida em processos mecânicos que não causam qualquer lesão aos tecidos. Alguns exemplos em que a energia pode ser consumida sem causar lesão aos tecidos são: onda de choque, aquecimento do projétil e deformação do projétil.

TRATAMENTO DE FERIMENTOS EM TECIDO MOLE

Avaliação do paciente

A avaliação inicial de um paciente que tenha sofrido qualquer tipo de ferimento por arma de fogo deve consistir em história minuciosa e exame físico completo. O membro deve ser inspecionado para que seja determinado tanto o ferimento de entrada como de saída, depois de terem sido removidas todas as roupas. O membro também deve ser inspecionado para presença de inchaço, deformidade ou encolhimento, e equimose. Deve ser palpado para crepitação. Deve-se também fazer um exame em busca de pulsos distais, para uma avaliação do estado vascular. Em um paciente desperto, ainda se deve avaliar o quadro motor e sensitivo nas áreas distais à lesão. Se o paciente estiver impossibilitado de cooperar, essa situação deverá ser documentada, com uma anotação para nova inspeção do paciente, se seu estado melhorar. A prática rotineira de registrar "neurovascular intacto" para um paciente que não possa ser adequadamente examinado deve ser desencorajada.

Devem ser obtidas radiografias biplanares do membro lesionado; as imagens devem abranger a trajetória do projétil. Devem-

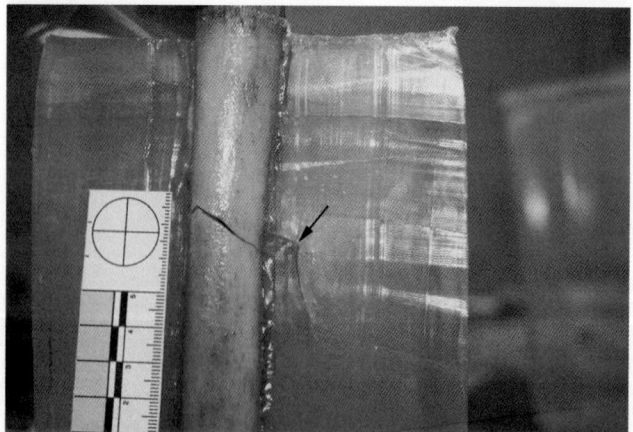

FIGURA 11.20 Fratura indireta. Pode ocorrer fratura sem que a bala colida com o osso. A ilustração mostra uma trajetória de bala (*seta*) a 8 mm da extremidade do osso. A trajetória da bala é perpendicular ao plano dessa página e ela se afasta do leitor. Houve uma fratura simples em decorrência dos efeitos da cavidade temporária.

-se obter radiografias comuns para ossos longos, bem como das articulações acima e abaixo do osso se estiverem inclusas na trajetória da bala. Se houver suspeita de um ferimento articular, devem ser obtidas também incidências de rotina da articulação.

As lesões mais comuns em decorrência de ferimentos por arma de fogo são os tecidos moles da pele, a gordura subcutânea e o músculo esquelético.

Lesões cutâneas

Os ferimentos cutâneos causados por arma de fogo seguem três padrões gerais. No primeiro, nota-se um ferimento puntiforme com o mesmo diâmetro da bala que penetrou (Fig. 11.21). No segundo padrão, observa-se um ferimento que contém divisões na pele, mas com perda desprezível de pele e que pode, eventualmente, ser fechado sem que haja necessidade de recorrer à aplicação de enxertos de pele ou de cobertura com retalho cutâneo (Fig. 11.22). Finalmente, o terceiro padrão é representado por um ferimento em que ocorreu perda de pele, tornando imperiosa a cobertura com enxertos de pele parcial ou de retalho cutâneo (Fig. 11.23).

Ferimentos não articulares perfurantes sem fratura ou lesão vascular podem ser candidatos a tratamento ambulatorial.[25,118]

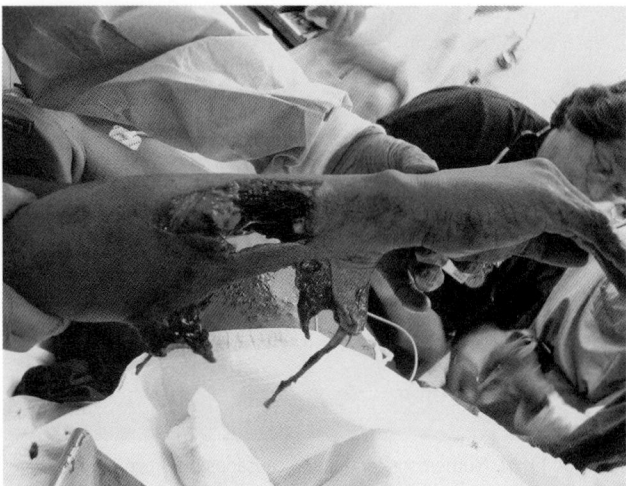

FIGURA 11.23 Defeito na pele. Pode surgir um defeito na pele por projéteis secundários criados por fragmentos ósseos ou pelos numerosos fragmentos ou projéteis. Este caso ilustra um ferimento por espingarda à queima-roupa.

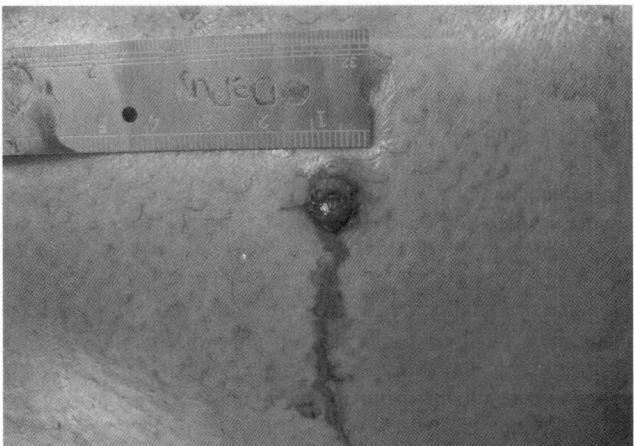

FIGURA 11.21 Ferimento perfurante simples. A imagem mostra um ferimento simples causado pela perfuração da bala.

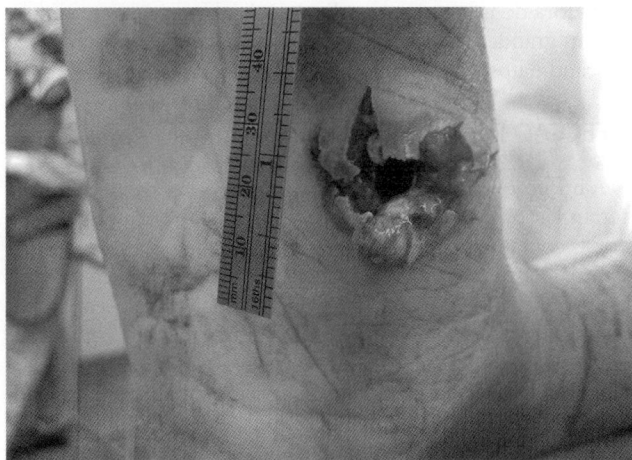

FIGURA 11.22 Rompimento da pele. A ruptura da pele pode ser causada por fragmentos ósseos, detritos ou pela dilatação da cavidade temporária.

Em circunstâncias controladas, ficou demonstrado que ferimentos perfurantes simples podem ser curados sem maiores problemas com a simples troca de curativos.[49,67,102] O tratamento bem-sucedido com cuidados tópicos já foi descrito por vários autores.[25,31,62,100,108] Da mesma forma, também é bem-sucedido o tratamento de fraturas simples associadas à mínima ruptura de tecido mole apenas com cuidados tópicos e estabilização com aparelho gessado ou tala de imobilização.[85,92,100,158]

As rupturas simples na pele são causadas pela dilatação resultante da cavidade temporária formada por um projétil que está se deslocando de lado e que apresenta o seu eixo longitudinal à pele, ou pelo próprio osso da vítima, que se transforma em um projétil secundário, cujo resultado é a formação de um ferimento mais extenso. Essas divisões originam um ferimento de saída que permitirá a livre drenagem da ferida e, com isso, deixa de ocorrer a formação de abscesso ou hematoma.

Ferimentos mais extensos, acompanhados por perda de pele, podem ser causados pelos *pellets* de espingarda, balas ou pela fragmentação do osso. O tratamento inicial das feridas mais extensas deve ser realizado na sala cirúrgica. O cirurgião deverá fazer incisões longitudinais da pele e da fáscia subjacente para aliviar a pressão, remover o hematoma e detritos, e expor o músculo subjacente. Raramente haverá indicação à remoção de pele na cirurgia inicial, além da apara das margens irregulares. Conforme já descrito, o branqueamento poderá dar a falsa impressão de pele inviável se o fenômeno for observado logo em seguida à lesão – o que poderia levar o cirurgião a promover a excisão de pele viável.

Em contraste, os ferimentos causados por fragmentos são os tipos mais encontrados em tempo de guerra. As lesões variam, desde ferimentos provocados por apenas um fragmento até inúmeros ferimentos ocasionados por fragmentos e acompanhados por grande destruição de tecido mole (Fig. 11.24). Com frequência, a vítima exibe numerosos ferimentos por fragmentos na pele, gordura subcutânea e músculo esquelético do membro, embora sem lesão significativa ao osso ou às estruturas vasculares ou nervosas.[9,118,148] Em certas circunstâncias controladas, ferimentos causados por pequenos fragmentos podem ser tratados por método conservador.[17,77]

Sugeriu-se terapia das feridas com pressão negativa (TFPN) para tratamento inicial de ferimentos mais graves, com o objetivo

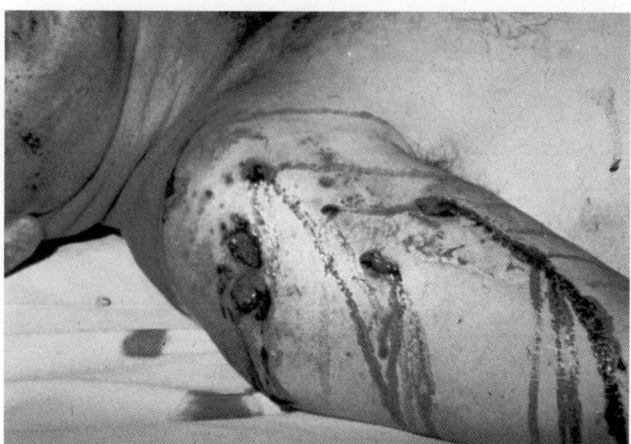

FIGURA 11.24 Numerosos ferimentos causados por fragmentos. A fotografia mostra vários ferimentos de pequenas dimensões na pele, que ocorrem com muitas munições explosivas. Com frequência, atingem pele, gordura subcutânea e musculatura esquelética.

de reduzir as dimensões do defeito a ser coberto, promover os fatores de crescimento locais e remover os detritos e o tecido inviável da ferida. Um estudo randomizado que comparou TFPN versus trocas de curativos de rotina em pacientes com fratura "de alto risco" demonstrou queda da incidência de deiscência da ferida e do total de infecções no grupo tratado com TFPN.[91,117,143]

Os defeitos grandes originados de lesões aos tecidos moles que não possam ser tratados com fechamento primário poderão sê-lo com enxerto de pele parcial, se houver estrutura muscular adequada para a sustentação do enxerto. Em geral, áreas de exposição de tendões ou ossos devem ser tratadas com transferências de tecido; mas alguns autores obtiveram certo sucesso com o uso de substitutos dérmicos, seguidos pela aplicação do enxerto de pele.[70] Deve-se logo consultar um cirurgião plástico com experiência em cobertura de tecido mole em membros. Antes que se proceda à cobertura de tecido mole, a ferida deverá ter sido estabilizada.

Lesões da musculatura esquelética

Um dos aspectos mais controversos no tratamento de ferimentos por arma de fogo é o tratamento da musculatura esquelética. Mendelson e Glover,[102] Brien et al.,[20] Dziemian e Herget,[35] Fackler,[46] Harvey et al.[66] e Helgeson et al.[70] demonstraram a existência de apenas uma margem relativamente mínima de necrose no músculo esquelético se a irrigação sanguínea continuar intacta. Foi recomendada a excisão de tecido em casos de músculo esquelético morto; contudo, permanece imprecisa a identificação dos tecidos que devem ser excisados. Artz et al.[3] e Heitmann et al.[69] avaliaram sessenta espécimes de biopsia obtidos da excisão inicial dos ferimentos de doze lesões de guerra durante o Conflito na Coreia. A cirurgia ocorreu num lapso de tempo entre 3 e 8 horas a contar do momento da lesão. As amostras foram classificadas pelo cirurgião quanto à presença dos 4 Cs: cor, consistência, contratilidade e circulação (i. é, sangramento). Em seguida, as amostras foram avaliadas por um patologista que classificou o grau de lesão às fibras musculares. Os autores notaram uma correlação entre a lesão microscópica e consistência, contratilidade e sangramento. Não comprovaram correlação entre cor e grau de lesão aos tecidos moles. Além disso, não concluíram que o tempo fosse um fator interveniente na determinação da viabilidade dos tecidos.

Nos ferimentos em que se nota uma perfuração simples do membro, existe uma pequena borda de células mortas; se for possível a drenagem da ferida, essa borda terminará por cicatrizar sem maiores complicações.[41,67,102] Em ferimentos nos quais tenha havido lesão mais extensa ao músculo esquelético, justifica-se uma exploração mais formal da ferida. O ferimento pode ser ampliado com incisões cutâneas longitudinais, conforme descrito anteriormente. Uma avaliação macroscópica do músculo esquelético ajudará a determinar quais os tecidos que devem ser removidos. Entre os cirurgiões, uma analogia simples é "músculo que parece com hambúrguer deve ser excisado; músculo que parece com bife deve ser preservado."

A palavra *desbridamento* é derivada do verbo francês *débrider*, que significa "liberar".[29,47,52,65,74,94] Conforme observaram Harvey et al.[65] e Fackler,[47] a tradução original dos estudos das Guerras Napoleônicas por Larrey e Desault demonstrou que a incisão para permitir a livre drenagem da ferida e minimizar o inchaço (pressão compartimental) era a técnica utilizada por esses cirurgiões para ferimentos nos membros.

Hampton publicou uma descrição parecida: "Em qualquer ferimento, o desbridamento objetiva aliviar a área da excessiva tensão, livrá-la do tecido morto e de grandes hematomas e proporcionar uma drenagem excelente. *Possivelmente, a redução da tensão seja a contribuição mais importante do desbridamento do ferimento*".[62]

Síndrome compartimental ocorre quando existe inchaço dentro de um espaço relativamente fechado, por exemplo, o compartimento anterior da perna, que está circundado por fáscia e osso. O inchaço decorre de trauma direto, hemorragia, hematoma ou isquemia, e o diagnóstico de síndrome compartimental ainda permanece basicamente clínico.

Síndromes compartimentais associadas a ferimentos por arma de fogo já foram diagnosticadas em antebraço,[37,107] perna[151] e coxa.[11,52] A do antebraço está devidamente documentada; essa complicação surge em até 10% dos pacientes com ferimentos por projétil de arma de fogo (FPAF) no antebraço.[107] Desde os tempos de Napoleão, os cirurgiões militares recomendam a prática da incisão longitudinal para liberar a pressão no interior do compartimento e expor os tecidos.[47]

O grau de inchaço em um compartimento depois de um ferimento por arma de fogo pode variar desde um edema mínimo até um inchaço que envolva o compartimento inteiro. Essa última circunstância (i. é, o envolvimento do compartimento inteiro) é rara, mas pode ser observada quando o paciente tiver sofrido uma ampla lesão aos tecidos moles ou uma lesão vascular causadora de isquemia. À avaliação inicial, pacientes que apresentem grande hematoma, lesão vascular ou excessivo inchaço são candidatos à liberação cirúrgica formal da fáscia.

INFECÇÃO DE FERIMENTO

A infecção foi documentada em 1,5 a 5% das pessoas que sofreram lesão por arma de fogo. Os ferimentos por projéteis são feridas contaminadas. As próprias balas, quando disparadas, não se tornam "estéreis" graças ao aquecimento e à fricção em sua passagem pelo cano. LaGarde[89] criou feridas contaminadas ao disparar balas contaminadas com antraz em um modelo animal. Os animais sofreram infecção por essa bactéria. Dziemian e Herget[35] aplicaram um corante de sulfato de bário na superfície de um bloco de gelatina para testes balísticos. Depois dos disparos através da superfície da gelatina, o corante revestiu completamente a trajetória do projétil, o que demonstrou que o material da superfície é transportado até a ferida.

Simchen et al.[138] e Simchen e Sacks[139] avaliaram 420 soldados israelenses feridos, em seguida à guerra de outubro de 1973. Esses autores encontraram um percentual global de infecções de 22% para todos os feridos. Os ferimentos decorrentes de munições explosivas têm maior percentual de infecções, se comparados com ferimentos causados exclusivamente por projéteis de arma de fogo. Oito de vinte (40%) soldados com fraturas do fêmur evoluíram para infecção. Além das fraturas do fêmur, os autores verificaram que queimaduras que cobriam mais de 25% da área da superfície corporal e feridas abdominais com penetração do cólon eram fatores de risco.

Simchen et al.[138] avaliaram ainda os fatores de risco em ferimentos de guerra depois da guerra de 1982 no Líbano. Os autores compararam 1 mês de internações hospitalares para soldados israelenses feridos durante as guerras de 1973 e 1982 e comprovaram que os percentuais globais de infecções eram parecidos entre os dois grupos (31,5 e 30,4%, respectivamente). Observou-se que drenos abertos, amputações, lesões polissistêmicas e fêmur fraturado eram fatores de risco para infecções no local fraturado.

A descoberta da penicilina, em 1929, por Sir Alexander Fleming levou ao uso desse fármaco para tratamento dos feridos durante a II Guerra Mundial. Fisher et al.[51] compararam 3.471 soldados feridos com 436 soldados que tinham sofrido ferimentos "em risco" de ocorrência de gangrena gasosa (fraturas expostas, lesões mais graves aos tecidos moles, longos atrasos até o atendimento, feridas nas nádegas ou coxas). Os soldados com feridas em risco foram tratados com penicilina, enquanto aqueles sem feridas em risco não receberam essa medicação. Houve infecção em 28 de 3.471 (cinco com gangrena gasosa) ferimentos não tratados, e em 2 de 436 (zero com gangrena gasosa) ferimentos tratados com penicilina.

Em uma série recentemente publicada de fraturas militares em ossos longos tratadas com fixação intramedular, observou-se um percentual de 40% de infecções, com ocorrência de osteomielite em 17%. Notou-se também que lesões por detonação exibiam um número significativamente maior de infecções. Em uma série recente de fraturas expostas na tíbia tratadas com fixação externa com anéis circulares, o percentual de infecções ficou em 8%.[82]

Patzakis et al.[121] dividiram 310 pacientes com fraturas expostas (78 causadas por ferimentos por arma de fogo) em três grupos de tratamento: não administração de antibióticos; penicilina e estreptomicina; e cefalotina. Quatro de 78 ferimentos (5%) ficaram infectados – um deles com osteomielite. Os autores atribuíram a infecção à gravidade da lesão em três dos pacientes que tinham ferimentos por arma de fogo com grande lesão aos tecidos moles. Uma quarta infecção ocorreu no grupo que não recebeu antibióticos.

Hansraj et al.[63] compararam o uso de uma dose única de 1 g de ceftriaxona IV versus 1 g de cefazolina IV administrada 3 vezes/dia durante 3 dias para fraturas causadas por arma de fogo com mínima destruição de tecido mole (ferida com <1 cm) tratadas com método conservador. Cada grupo contou com cinquenta pacientes, com seguimento de 59%. Os autores informaram não ter ocorrido infecções (com base nas culturas coletadas no serviço de emergência), concluindo que o regime de dose única de 1 g de ceftriaxona teve melhor custo-benefício em comparação com o regime de cefazolina durante 3 dias.

Knapp et al.[85] publicaram um estudo prospectivo na instituição onde trabalham abrangendo 186 pacientes com 218 fraturas por arma de fogo. Todas as fraturas foram tratadas com método conservador e consideradas "de baixa velocidade", com base no aspecto da ferida e na história. Ferimentos com mais de 1 cm associados a fraturas foram excluídos. Os autores compararam o uso de antibióticos orais (ciprofloxacino 750 mg 2 vezes/dia) versus antibióticos intravenosos (cefapirina sódica 2 g de 4/4 horas e gentamicina 80 mg de 8/8 horas). Foram anotadas duas infecções em cada grupo. Todas as infecções foram associadas a fraturas do terço distal da tíbia.

É baixa a prevalência de ferimentos por arma de fogo infectados no cenário civil. Esses estudos demonstraram que inexistem diferenças nos percentuais de infecção com qualquer regime antibiótico em particular; bem ao contrário, foi o uso dos antibióticos que ajudou a reduzir a infecção. Os percentuais de infecções em decorrência de ferimentos de guerra permanecem mais elevados em comparação com os percentuais decorrentes exclusivamente de ferimentos por arma de fogo em civis, graças a vários fatores, como os ferimentos causados por arma de fogo com maiores velocidades dos projéteis, munições explosivas e o atraso no atendimento, por causa da evacuação médica.[53,59,161]

MÉTODO DE TRATAMENTO PREFERIDO PELOS AUTORES

Recomendações de antibioticoterapia para ferimentos à bala não militares

As recomendações atuais dos autores em relação ao uso de antibióticos (Tabela 11.5) para ferimentos por arma de fogo em civis dependem da gravidade da lesão. Inicialmente, os ferimentos perfurantes isolados apenas nos tecidos moles, não acompanhados por lesão vascular, ou aqueles pacientes com fraturas simples isoladas podem ser tratados tanto com internação como ambulatorialmente. Os pacientes com lesões mais extensas e com destruição de tecido mole podem ser beneficiados com a adição de um aminoglicosídeo. Se houver alergia à penicilina, usa-se clindamicina ou vancomicina.

LESÃO ARTICULAR

As lesões causadas por arma de fogo em articulações estão associadas à elevada mortalidade se comparadas com outros ferimentos por arma de fogo. As lesões intra-articulares podem resultar em artrite secundária ao trauma e aos efeitos degenerativos do próprio chumbo, caso ocorra retenção de um fragmento do projétil no interior da articulação. Embora possam ser detectados níveis séricos elevados de chumbo em pacientes com ferimentos por arma de fogo com localização extra-articular, os relatos mais comuns são de fragmentos de projéteis retidos no interior da articulação.[95,136]

Fisiopatologia da toxicidade por chumbo

O chumbo é um metal solúvel no líquido sinovial; já se demonstrou que esse material induz sinovite e artrite degenerativa plúmbea.[15,64,93,95,136] Projéteis retidos no interior de uma articulação não apenas causam sinovite e artrite plúmbea, mas também intoxicação sistêmica por chumbo. Estudos em animais mostraram uma significativa degeneração articular com a implantação de chumbo em joelhos de coelho versus controles.[15] As alterações iniciais (1 a 2 semanas) são hiperplasia sinovial, leve inflamação e formação de fendas na superfície articular. As alterações tardias (3 a 6 semanas) são surgimento de células gigantes e de partículas de corpo estranho (fragmentos de chumbo e osso) na sinóvia, proliferação focal de condrócitos, duplicação da "marca da maré" e desorganização colunar dos condrócitos.[15,164] A implantação de *pellets* de chumbo em joelhos de coelho induz uma degeneração significativamente mais expressiva nas superfícies articulares do

Tabela 11.5 Regime antibiótico recomendado

Local	Antibiótico	Dose
Tecido mole	Cefalosporina de primeira geração	1 g, IV na sala de emergência, seguido por VO se for paciente ambulatorial
Tecido mole (espingarda) com defeito	Cefalosporina de primeira geração; considerar aminoglicosídeo por período similar	Verificar função renal
Articulação	Cefalosporina de primeira geração	1 g, IV, a cada 8 h durante 48 h
Articulação com defeito de tecido mole	Cefalosporina de primeira geração; considerar aminoglicosídeo por período similar	Verificar função renal
Fratura de osso longo; mínimo deslocamento com mínima lesão aos tecidos moles, paciente ambulatorial	Cefalosporina de primeira geração ou fluoroquinolonas orais	1 g, IV, cefazolina seguida por cefalexina 500 mg, VO, 3x/dia ou ciprofloxacino 750 mg, 2x/dia
Fratura de osso longo com fixação interna	Cefalosporina de primeira geração	1 g, IV, a cada 8 h durante 48 h
Fratura de osso longo + lesão significativa aos tecidos moles	Cefalosporina de primeira geração; considerar aminoglicosídeos	Verificar função renal

Em caso de alergia às cefalosporinas ou penicilinas, considerar clindamicina (600 mg, IV, 3x/dia) ou vancomicina (dose individualizada).
VO: via oral.

fêmur e da tíbia, nos meniscos medial e lateral, e na sinóvia por volta das semanas 4, 6, 10 e 14.[15,64,93,95,136]

O nível normal de chumbo para adultos varia de 0 a 19 μg/dL. Praticamente 95% das reservas de chumbo no corpo se situam nos ossos. A meia-vida do chumbo na corrente sanguínea é inferior a 2 meses, em comparação com 20 a 30 anos nos ossos.[95]

Princípios do tratamento

O chumbo é, ainda, o principal componente dos projéteis para rifles, pistolas e revólveres, e pode ser fonte potencial de intoxicação. O aço tem substituído o chumbo em muitas áreas do mundo, na tentativa de reduzir a agressão causada pelo chumbo à vida selvagem. No Canadá, o chumbo tem sido substituído por munição de bismuto. Assim, as modernas espingardas podem disparar projéteis de aço, não de chumbo. Independentemente de se saber que o projétil é manufaturado com chumbo, o trauma causado por uma bala, *pellet* ou fragmento ainda trará consequências adversas à articulação; em sua maioria, os projéteis intra-articulares devem ser removidos. Há necessidade de irrigação/desbridamento completos da cavidade articular para a remoção de todos os corpos estranhos, inclusive fragmentos de pele e de roupa.

A presença de um ferimento perfurante em uma cavidade articular, mesmo quando não tenha havido fratura, deverá receber tratamento cirúrgico. Fragmentos de roupa e outros detritos do exterior podem ter ficado retidos no interior da articulação. É comum a ocorrência de lesão cartilaginosa, apesar do aspecto radiográfico normal da articulação.[149]

A artroscopia já foi descrita como técnica para o tratamento de pacientes com lesões intra-articulares por projétil de arma de fogo em ombro, cotovelo, quadril e joelho. As vantagens dessa técnica são: melhor visualização da superfície articular e possibilidade de fazer um reparo mais fácil dos fragmentos osteocondrais, lacerações ligamentares ou lesões meniscais. As desvantagens da artroscopia são aumento no tempo operatório e nos preparativos para a cirurgia,[146] além da possibilidade de uma síndrome compartimental em decorrência do extravasamento do líquido de lavagem, particularmente quando utilizada uma bomba de pressão. É preciso cercar-se de cautela ao empregar essa técnica para que se tenha a certeza de que o equipamento está disponível; além disso, o cirurgião responsável pela operação deverá estar familiarizado com seu uso.

Lesões de ombro

São relativamente comuns lesões em toda a região do ombro por arma de fogo; uma série informou incidência de 9%.[117] Mas as lesões que envolvem a própria articulação do ombro variaram de 1 a 2% em uma série global.[24,29,109,116,117,146] São comuns lesões associadas – lesões penetrantes na região do ombro, em que são observadas lesões arteriais, venosas e nervosas. Lesões vasculares estão presentes em 15% desses casos. O risco de uma lesão vascular no ombro é quatro vezes superior em pacientes com uma fratura significativa em comparação com pacientes sem tal fratura.[158,161] As lesões nervosas são o determinante mais importante para o funcionamento do membro a longo prazo. A literatura fala a favor da artroscopia ou de técnicas cirúrgicas abertas para a remoção do projétil ou de seus fragmentos da articulação do ombro e do espaço subacromial.[24,29,116,117,146] Em casos nos quais a cápsula articular sofreu violação pela bala e o projétil atravessou a articulação, é possível que fragmentos de roupa, pele e outros detritos tenham sido transportados para o interior da articulação. Mesmo sem fragmentos intra-articulares do projétil, justifica-se o uso de irrigação/desbridamento da articulação.

Fraturas que não exibam deslocamento ou que possam ser reduzidas com facilidade podem ser estabilizadas com técnicas artroscópicas. Fragmentos pequenos e inviáveis devem ser removidos.[26] Fraturas instáveis e aquelas que envolvem a superfície articular devem ser tratadas com redução aberta e fixação interna. Grandes fragmentos osteocondrais podem ser estabilizados com pinos bioabsorvíveis, parafusos sem cabeça ou com uma combinação desses dispositivos (Fig. 11.25). Se houver deslocamento de fratura intra-articular, cominuição e dissociação metafisária-diafisária, recorrer-se-á a uma técnica aberta com abordagem deltopeitoral para a reconstrução da superfície articular. Fraturas do colo cirúrgico e da diáfise podem ser tratadas com fixação interna, com uma placa bloqueada e parafusos. A hemiartroplastia é uma opção para fraturas não passíveis de reconstrução.

Lesões do plexo braquial e lesões nervosas podem ocorrer em vítimas de ferimento por arma de fogo na região do ombro.[144] Em uma série de 58 pacientes com lesões penetrantes no plexo braquial, foram anotadas seis lesões ao nervo ulnar, doze ao nervo mediano, duas ao nervo radial, cinco ao nervo musculocutâneo, uma ao nervo axilar e três ao nervo supraescapular. Na mesma coorte, foram diagnosticadas treze lesões à 5ª raiz cervical, dez à

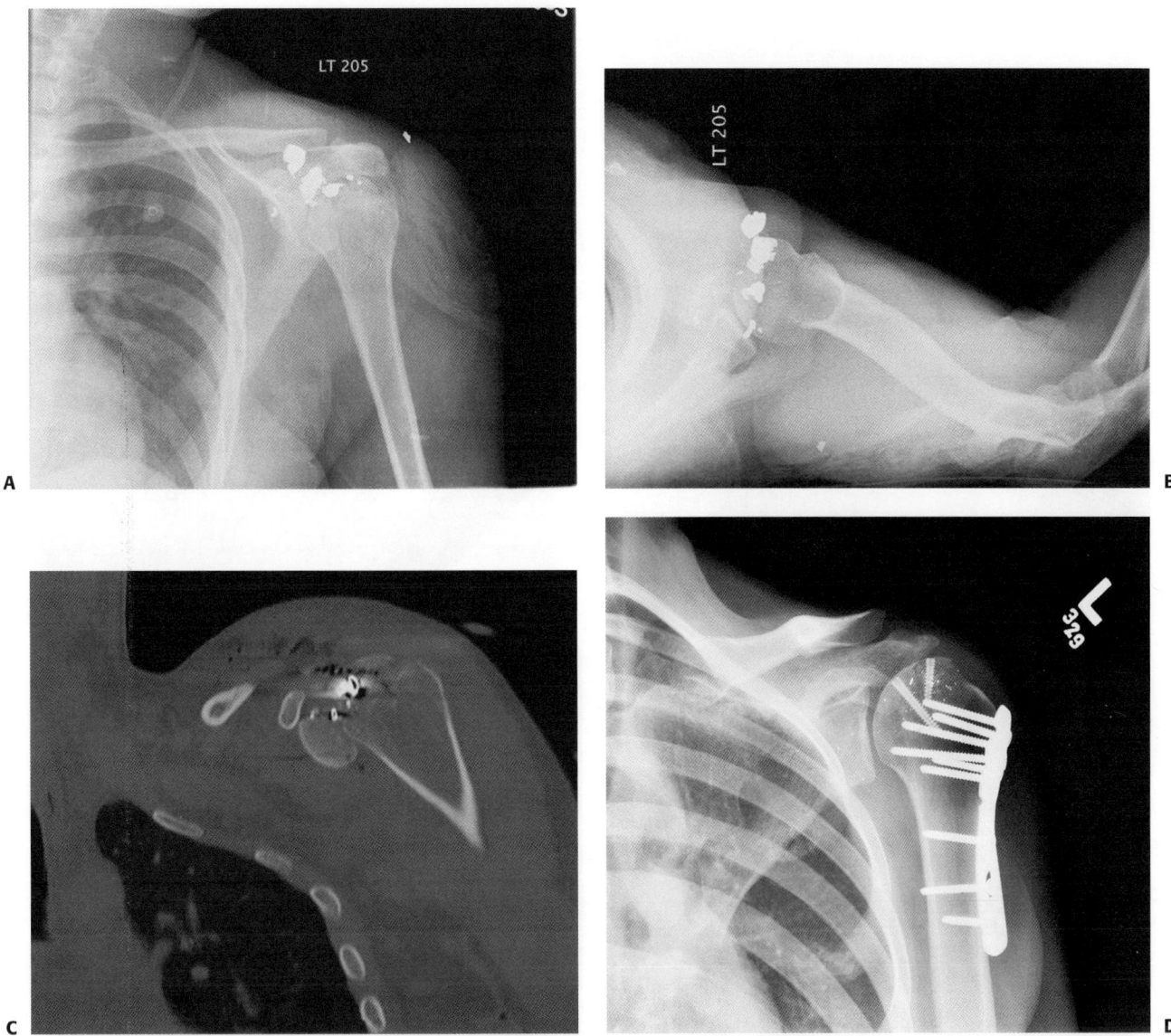

FIGURA 11.25 Radiografias pré-operatórias anteroposterior (A) e lateral (B) e estudo de tomografia computadorizada (C) do ombro, demonstrando uma lesão intra-articular causada por munição de espingarda. D: radiografia pós-operatória ilustrando a redução com placa e parafusos e remoção dos fragmentos dos projéteis no interior da articulação. Foram aplicados parafusos sem cabeça para os fragmentos articulares.

6ª raiz cervical, dez à 7ª raiz cervical, cinco à 8ª raiz cervical e dez lesões à 1ª raiz torácica. Também foram anotadas oito lesões ao cordão lateral, seis ao cordão medial, e dez ao cordão posterior. No tronco, as lesões diagnosticadas foram: sete no tronco superior, três no tronco médio e três no tronco inferior. Em 36 dos 58 pacientes dessa série, um ou mais elementos do plexo passou por reparo. Foram obtidos três (8%) resultados bons, 23 (64%) razoáveis e oito (22%) insatisfatórios.[144] As principais complicações são rigidez, infecção e dor.

Lesões de cotovelo

A incidência de ferimentos por arma de fogo no cotovelo pode estar subestimada na literatura.[18,24,30,78,101,141] As lesões associadas são fraturas periarticulares, lesões nervosas e lesões arteriais e venosas.[24,115] Naqueles raros casos em que uma bala ou *pellet* isolado ficou retido na articulação do cotovelo, a irrigação, o desbridamento e a remoção do projétil poderão ser realizados por técnica artroscópica.[78]

MÉTODO DE TRATAMENTO PREFERIDO PELOS AUTORES

Tratamento recomendado para suspeita de lesão na articulação do cotovelo

O tratamento recomendado a pacientes com suspeita de lesão na articulação do cotovelo por ferimento de arma de fogo é a irrigação e o desbridamento da articulação na lesão aberta e a remoção dos corpos estranhos, fragmentos do projétil, ou pequenos fragmentos ósseos livres, caso estejam presentes. Em seguida a uma fratura do terço distal do úmero, do terço proximal do rádio ou do terço proximal da ulna, a estabilização inicial do cotovelo poderá ser efetuada com uma tala. Em casos de maior cominuição da fratura, pode-se recorrer temporariamente à fixação externa de modo a abranger o cotovelo. Em seguida à estabilização, um estudo com TC ajudará à avaliação da fratura e da articulação do cotovelo para sua definitiva fixação (Fig. 11.26A-D). Em pacientes com fraturas-luxações instáveis, pode haver necessidade de fazer a fixação interna das fraturas

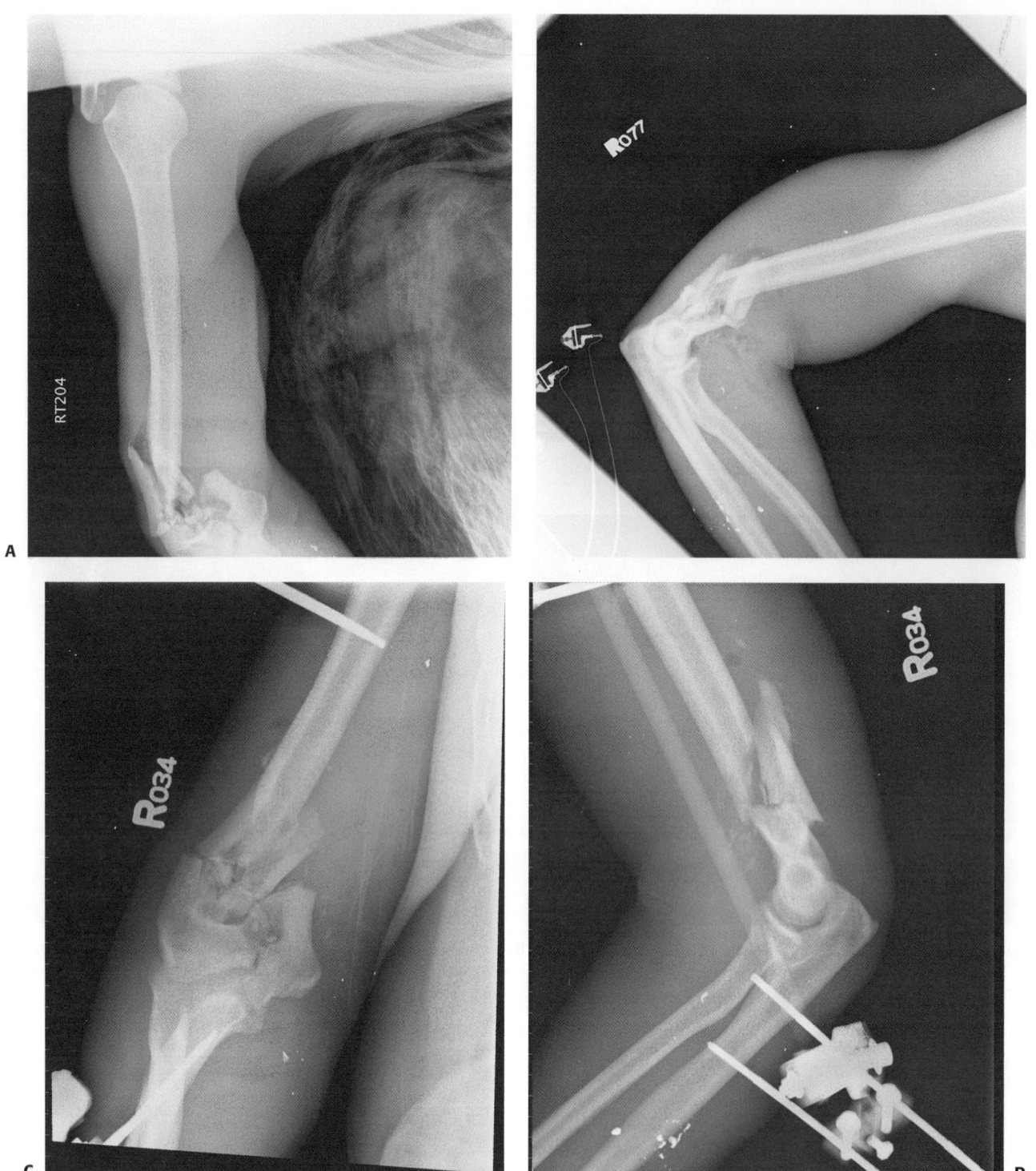

FIGURA 11.26 Incidências pré-operatórias anteroposterior (A) e lateral (B) de uma fratura do terço distal do úmero com extensão intra-articular. C, D: o estudo de tomografia computadorizada demonstra a fratura condilar femoral lateral; os *scans* de TC que ilustram o caso são do terço distal do fêmur em vários níveis.

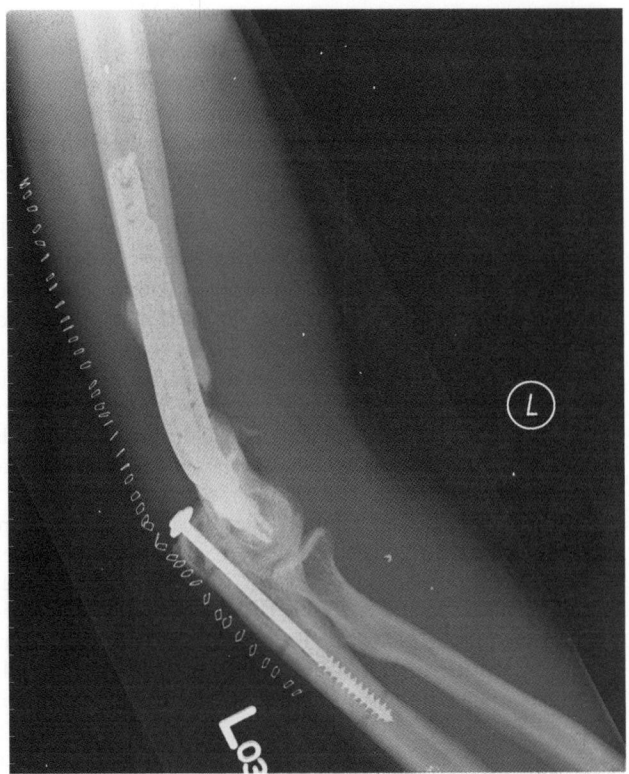 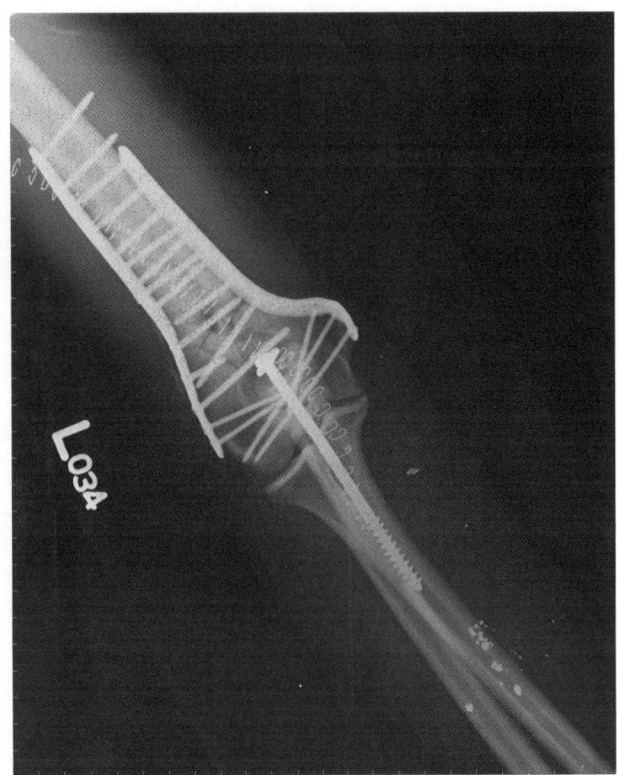

FIGURA 11.26 (*continuação*) **E, F**: o paciente recebeu um fixador externo e, em seguida, foi feita a fixação com placa bicolunar, depois que o inchaço do membro diminuiu. Os pinos do fixador externo devem ser aplicados fora (1) da zona de lesão e (2) do campo cirúrgico antecipado.

em regime de urgência, isolada ou juntamente com uma fixação externa que abarque a articulação.[18]

O tratamento definitivo pode abranger uma combinação de diversas técnicas, inclusive a fixação interna e/ou uma fixação externa articulada (Fig. 11.26E-F). Pode-se salvar uma articulação gravemente lesionada por meio de artrodese do cotovelo com uma placa de compressão[101] ou, em pacientes idosos e de baixa demanda, pode-se apelar para a artroplastia.[30] Pacientes jovens e ativos não são bons candidatos à artroplastia. Em um estudo, um seguimento na faixa intermediária de 8 a 12 anos após a artroplastia revelou insucesso em cinco de sete (71%) dos participantes. Pode haver indicação à artrodese de uma articulação do cotovelo não passível de salvação e na qual esteja presente um bom funcionamento do membro distal. Isso é particularmente válido se o paciente for jovem, exibir reserva óssea razoável, má cobertura de tecido mole e em um cenário de inexistência de infecção.[101] Algumas das complicações dos ferimentos por arma de fogo são: rigidez, consolidação viciosa, pseudartrose, infecção e lesão nervosa.[115] Em uma coorte de 44 pacientes na instituição do autor, quatro morreram por outras causas e seis se perderam para seguimento. Dos 34 pacientes restantes, dezenove (56%) tinham sofrido lesão nervosa.[115] Foram anotadas oito lesões no nervo ulnar, onze no nervo radial e duas no nervo mediano. Dois pacientes apresentavam uma combinação de lesões. Dois nervos (um radial e o outro ulnar) foram reparados, tendo ocorrido retorno parcial do funcionamento. Duas lesões completas do nervo radial foram tratadas com transferências de tendão. Quatro pacientes (12%) tinham sofrido lesão à artéria braquial, que precisou de reparo. Quatro pacientes (12%) evoluíram para infecções profundas, tratadas com irrigação e desbridamento na sala cirúrgica. Três pacientes receberam enxerto ósseo secundário para que ocorresse osteossíntese da fratura.

Lesões de quadril

Em série dos autores (Tabela 11.2), a prevalência de ferimentos por arma de fogo na articulação do quadril foi de 2% entre todos os ferimentos por arma de fogo em todos os membros e de 4% dos ferimentos por arma de fogo nos membros inferiores. A prevalência de ferimentos por arma de fogo na região do quadril (colo do fêmur, região peritrocantérica) foi de 9% entre os ferimentos por arma de fogo em todos os membros e de 17% dos ferimentos por arma de fogo nos membros inferiores.

O diagnóstico de violação da articulação do quadril é uma etapa importante do tratamento dessas lesões. A trajetória do projétil ou de seus fragmentos pode atravessar abdome, intestino e/ou bexiga, antes que ocorra a violação da articulação do quadril. O projétil pode penetrar na cápsula da articulação do quadril sem que haja fratura do acetábulo ou do terço proximal do fêmur, ou pode violar o acetábulo. Na ausência de fratura o diagnóstico de violação da articulação do quadril pode ser tarefa espinhosa. O diagnóstico se fundamenta nos achados radiográficos e de estudos com TC. Inexistindo fraturas, ou quando as radiografias são inconclusivas, um artrograma assistido por fluoroscopia é o exame mais sensível para detecção da violação articular.[20,96] É importante que cada caso seja documentado, para que seja determinada a necessidade de cirurgia para lavagem da articulação. Um artrograma negativo exclui a necessidade de cirurgia em decorrência da contaminação articular.

Os ferimentos transabdominais resultantes de arma de fogo que atingem a articulação do quadril representam risco elevado de infecção e devem ser tratados em regime de urgência com artrotomia, irrigação e desbridamento. As lesões no intestino e na bexiga devem ser tratadas por cirurgiões gerais e urologistas; o procedimento deve consistir, respectivamente, em reparo direto ou em colostomia de desvio, e desvio para o trato urinário.[6,20,32]

A remoção do projétil pode ser feita por artrotomia ou artroscopia.[28,54,96,103,104,106,140,147,163] Para uma artroscopia do quadril, há necessidade de equipamento especial e de experiência do cirurgião com a técnica. Uma mesa de tração e fluoroscopia ajudam a realização da artroscopia do quadril. Esse procedimento traz consigo o risco de extravasamento de líquido intra-abdominal e de síndrome compartimental abdominal.[6] Em casos de fraturas acetabulares, é preciso tomar extremas precauções com a mensuração do influxo e efluxo do líquido da artroscopia. Se houver descompasso entre o influxo e o efluxo, é provável que esteja ocorrendo extravasamento do líquido para pelve e abdome – o que poderá resultar em parada cardiopulmonar.[96]

É recomendável que o tratamento das fraturas associadas se faça por redução aberta e fixação interna. Para fraturas recentes do colo do fêmur, pode-se recorrer a técnicas de rotina, como a dos parafusos de compressão e placa lateral, naquelas lesões com mínima cominuição (Fig. 11.27). Fraturas cominuitivas do colo do fêmur podem ser tratadas com dispositivos em ângulo fixo, como uma placa bloqueada, ou placa-lâmina.

Pacientes que sofreram uma lesão mais extensa à superfície articular da cabeça do fêmur ou do acetábulo representam problemas clínicos difíceis. Num cenário agudo, não é recomendável recorrer à artroplastia ou artrodese do quadril.[109,112] Esses procedimentos devem ficar reservados como procedimentos de salvação eletivos. Em presença de cominuição grave, em que o osso disponível para fixação interna é inadequado, pode-se fazer uma artroplastia de ressecção imediata. Algumas das complicações dos ferimentos por arma de fogo no quadril são artrose, infecção, formação de fístula,[115,132] pseudartrose, consolidação viciosa e osteonecrose.

Lesões de joelho

Ferimentos por arma de fogo na região do joelho, com inclusão do terço distal do fêmur e terço proximal da tíbia, são relativamente frequentes nas séries publicadas que tratam de lesões desse tipo.[9,24,120,122-124,149] Perry et al.[122] e Guo e Chiou-Tan,[58] com base em 67 fraturas do joelho decorrentes de arma de fogo, descreveram 37 intra-articulares e 27 extra-articulares. Foram anotadas 29 fraturas do fêmur, 29 fraturas da tíbia e nove fraturas da patela. Vinte e três pacientes fizeram arteriogramas, devido à suspeita de lesão vascular; seis resultaram positivos. Cinco membros necessitaram de reparo vascular (um caso cada) para a artéria poplítea comum, um ramo da artéria femoral comum, as artérias fibular e tibial posterior, e a artéria femoral superficial. Dois pacientes exibiam lesão ao nervo fibular comum. Também foram diagnosticadas duas infecções: uma superficial e a outra, profunda.

Pode ser tarefa difícil diagnosticar uma lesão exposta à articulação do joelho sem evidência radiográfica de detritos intra-articulares, ar ou presença de fraturas. Um artrograma salino (com ar ou corante) poderá ajudar o diagnóstico se o exame tiver resultado positivo, embora possa haver necessidade de grandes volumes de solução salina (75 a 100 mL). Mas tradicionalmente esses exames têm baixa sensibilidade, algo em torno dos 40%; assim, um artrograma negativo não exclui a possibilidade de uma lesão articular aberta.[128,148] Estudos mais recentes revelaram sensibilidades mais elevadas com o aumento do volume de solução salina injetada.[87]

Os objetivos do tratamento cirúrgico inicial consistem na prevenção da infecção e na estabilização do membro. Se existirem fraturas intensamente cominuitivas e instáveis, será recomendável o tratamento com fixação externa que envolva a articulação. Tão logo o membro tenha sido estabilizado, será possível uma reconstrução articular tardia. Para fraturas mais significativas, deve-se recorrer à artrotomia com redução aberta e fixação interna (Fig. 11.28).

A fraturas instáveis ou outras lesões associadas, não se recomenda a reconstrução aguda dos ligamentos. Nesses casos, depois da consolidação da fratura e da reabilitação, será possível fazer uma reconstrução tardia. Lacerações de menisco, lacerações de ligamento com avulsões ósseas e grandes fragmentos osteocondrais podem ser imediatamente fixados.

O papel da artroscopia no tratamento de ferimentos por arma de fogo em joelho foi estudado por Tornetta e Hui[149] e Nowotarski e Brumback.[114] Em uma revisão de 33 ferimentos em joelho por arma de fogo sem evidência de lesão, a artroscopia revelou cinco lesões condrais, catorze lesões de menisco e cinco com detritos intra-articulares – que não foram detectados nas radiografias. Com base nesses achados, a pacientes com ferimentos por arma de fogo no joelho, indicam-se artroscopia diagnóstica e remoção do projétil por técnica artroscópica assistida, além de irrigação e desbridamento.

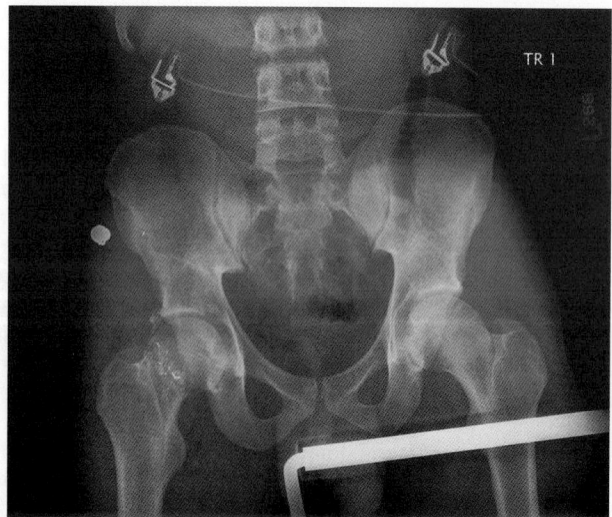
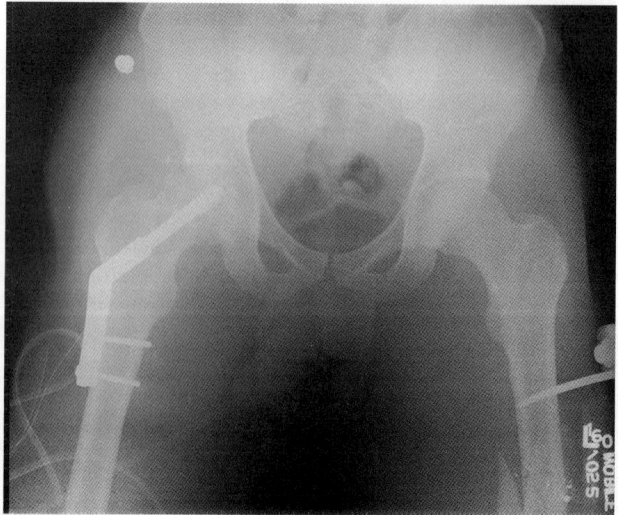

FIGURA 11.27 Radiografias anteroposteriores pré-operatória (**A**) e pós-operatória (**B**) de uma fratura do colo do fêmur causada por descarga de espingarda. As fraturas do colo do fêmur por espingardas tendem a ser cominuitivas.

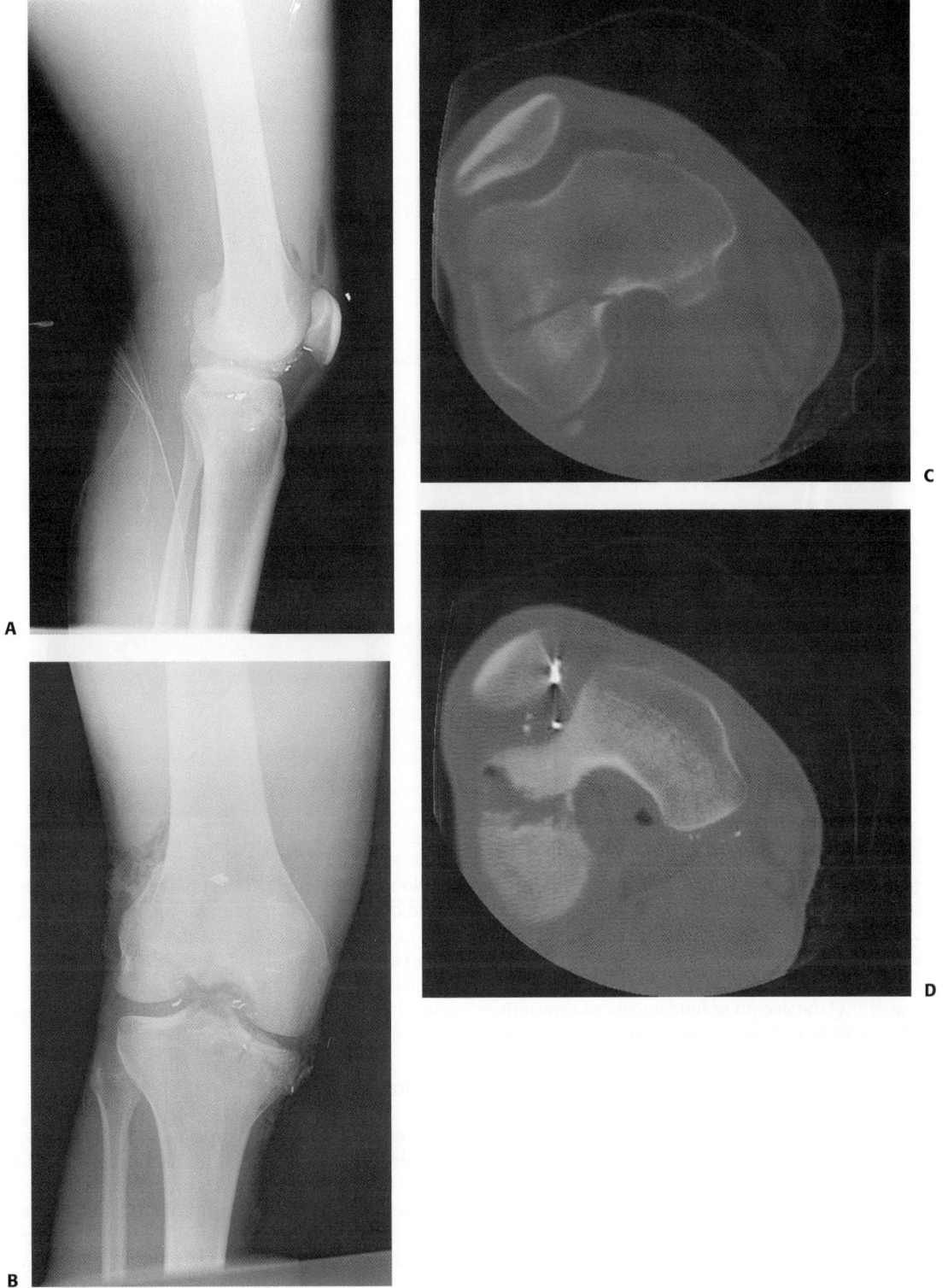

FIGURA 11.28 Radiografias pré-operatórias anteroposterior (**A**) e lateral (**B**) em um joelho. **C** e **D**: o estudo de tomografia computadorizada revela fratura do côndilo femoral lateral e fraturas do terço proximal da tíbia.

(*continua*)

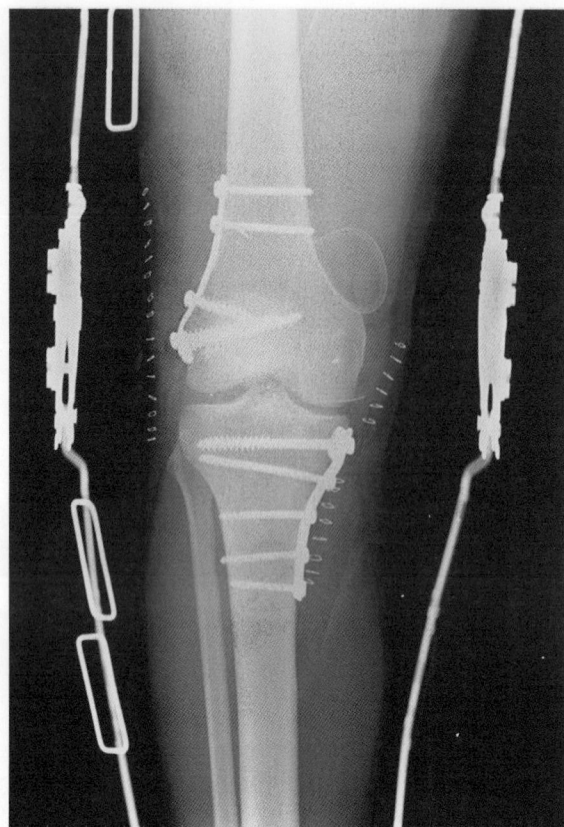
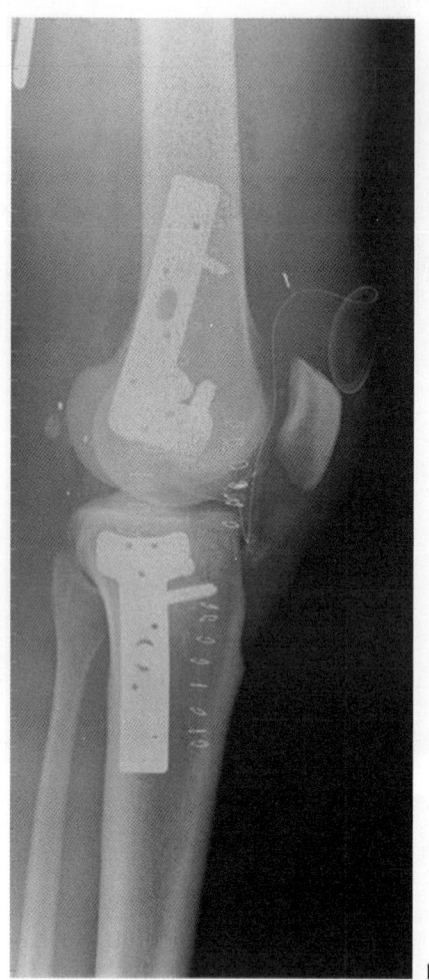

FIGURA 11.28 (*continuação*) **E** e **F**: o paciente foi tratado com redução aberta e fixação interna de suas fraturas e irrigação/desbridamento da articulação.

Lesões de tornozelo

Na série dos autores, a prevalência de ferimentos por arma de fogo em tornozelo é de 0,5% entre todas as lesões ao membro inferior. As lesões associadas são fraturas e lesões nervosas, vasculares e tendíneas.[16,160] O tratamento se fundamenta na característica da fratura; o paciente pode ser tratado com fixação externa abrangente e/ou fixação interna para lesões de baixa velocidade. Para pacientes com lesões ósseas e/ou dos tecidos moles mais graves deve-se levar em consideração a possibilidade de artrodese ou mesmo de amputação. A artroscopia terá uso limitado, em razão do limitado espaço do tornozelo, do bom acesso através de incisões convencionais e da prevalência de fraturas que dependem de desbridamento ou reparo aberto.

FRATURAS DE OSSOS LONGOS

As fraturas de ossos longos causadas por ferimentos por arma de fogo ainda representam um problema clínico significativo para os cirurgiões ortopédicos, tanto na guerra como na paz. No campo de batalha, os cuidados das vítimas compreende o transporte e o tratamento. A evacuação dos pacientes pode implicar longas distâncias, voos em aeronaves e atraso do tratamento definitivo. Nesse cenário, o tratamento inicial de fraturas por arma de fogo abrange a estabilização temporária com subsequente evacuação, seguida por fixação definitiva tão logo o paciente tenha chegado a um hospital estabelecido. A estabilização temporária envolve o uso de fixador externo que abranja o segmento fraturado.

No ambiente civil, em geral os pacientes são examinados e atendidos na mesma instituição, em um ambiente clínico estável sem as complexidades decorrentes do transporte de pacientes ao longo dos vários escalões terapêuticos. Na maioria dos ambientes civis, a rotina terapêutica consiste na estabilização definitiva e imediata para pacientes com fraturas de ossos longos por arma de fogo.

Fraturas de úmero

Fraturas de ossos longos no membro superior são menos prevalentes que desse tipo no membro inferior; em geral, as fraturas na diáfise do úmero provocadas por arma de fogo constituem a terceira fratura diafisária mais observada. Complicações como lesões nervosas[58,115,137] são relativamente comuns em pacientes que sofreram ferimentos por arma de fogo no úmero. A prevalência de lesões nervosas associadas ao terço distal do úmero é maior, quando comparadas com lesões mais proximais.[4,5,61,79,80,84,86,132,133,155,162]

Há controvérsias sobre o tratamento de fraturas umerais, tanto em tempos de guerra como de paz. Os métodos terapêuticos descritos são utilização de órteses, fixação externa e fixação interna. Não foram ainda publicados estudos prospectivos que comparem os diversos métodos de tratamento para pacientes com ferimentos por arma de fogo.[5,80,84,132,133,155,162]

Empregar órtese ou imobilizador de coaptação é cabível em pacientes que tenham sofrido mínima lesão aos tecidos moles e nos quais a fratura possa ser mantida em alinhamento com esse meio. Com frequência, fraturas proximais ou muito distais não são tratáveis com esse método terapêutico.[5,132,133]

Já foi relatado o uso da fixação externa em pacientes com lesões mais extensas nos tecidos moles, por exemplo, os ferimentos militares. Zinman et al.[162] descreveram sua experiência com 26 baixas de guerra israelenses com fraturas expostas do úmero tratadas com fixação externa. Esses autores aplicaram fixadores externos monolaterais e obtiveram osteossíntese em quinze pacientes (57,7%). Para os demais, os autores recorreram à conversão para placas de compressão (cinco pacientes) ou para um aparelho gessado (seis pacientes). Foram identificados cinco retardos de consolidação, dos quais quatro foram tratados com aplicação de placa e enxerto ósseo. Quinze pacientes sofreram um total de vinte lesões nervosas. Uma delas foi causada pela aplicação de um pino lateral distal que lesionou o nervo radial. Nessa série, realizaram-se quatro reparos de artéria braquial e dois de artéria radial. Dos 23 pacientes com 6,5 anos de seguimento, observaram-se resultados excelentes em catorze; resultados bons em quatro; razoáveis em três e insatisfatórios em dois. No final, houve consolidação de todas as fraturas. Na opinião dos autores, a fixação externa foi a melhor opção para estabilização das fraturas e também para possibilitar o acesso às feridas para os devidos cuidados. Para lesões no terço distal do úmero, os autores recomendam aplicação aberta de pinos, se forem empregados pinos laterais; ou se os pinos forem aplicados desde uma direção posterior.

Em 1995, a Cruz Vermelha avaliou o tratamento de refugiados que tinham sofrido fraturas do úmero por arma de fogo. Keller[84] estudou 37 pacientes tratados em um hospital da Cruz Vermelha na fronteira do Sudão. Em média, eles foram examinados 9,5 dias após terem sofrido a lesão; àquela altura, 89% dos ferimentos estavam infectados. Nessa série, oito pacientes tinham sofrido paralisia nervosa secundária à lesão. Vinte e três pacientes foram tratados com uma órtese funcional com gesso e imobilizador, e sete foram submetidos à tração esquelética com fixação externa. Aqueles tratados com imobilizador ficaram imobilizados durante 35,8 dias, em média; e em 90% deles se comprovou um alinhamento adequado. Os autores também informaram oito reoperações em quatro pacientes. Os sete pacientes tratados com fixação externa tiveram a estrutura aplicada, em média, durante 46,3 dias; em 60% se obteve uma angulação adequada. Relataram-se ainda um percentual de 71,5% de pseudartroses e onze reoperações em cinco dos pacientes. Também foi empregada tração em sete pacientes, com imobilização média de 27,7 dias; desses pacientes, houve osteossíntese em cinco e, em três, houve necessidade de seis reoperações. Embora os resultados mais favoráveis tenham sido conseguidos em pacientes tratados com imobilização, os autores informaram que aqueles tratados com fixação externa e tração tinham sofrido as piores lesões.

Keller et al.[84] relataram sua experiência com 37 pacientes que tinham sofrido fraturas umerais por arma de fogo e sido tratados em um hospital da Cruz Vermelha na fronteira do Sudão. Os pacientes foram examinados com atraso (média de 9,5 dias após a ocorrência da lesão) e perto de 90% estavam infectados. O grupo foi tratado com três métodos terapêuticos: (1) órtese funcional ($n = 23$, média de 35 dias de tratamento); (2) fixação externa ($n = 7$, média de 46,3 dias de tratamento); (3) tração esquelética ($n = 7$, média de 28 dias de tratamento). Segundo os autores, os melhores resultados foram obtidos com a órtese funcional, mas informaram que os pacientes mais gravemente lesionados tinham sido tratados com fixação externa e tração.

Hall e Pankovich[61] trataram 89 fraturas do úmero com pinos de Ender; desse total, 22 lesões tinham sido causadas por ferimentos por arma de fogo (quatro ferimentos por espingarda). Os autores informaram que, com o uso dessa técnica, obtiveram bons resultados. Desconhece-se qualquer outro estudo com pinos de Ender desde a publicação desse relato de 1987. Essa técnica foi superada por outros métodos.

Em fraturas simples com mínima destruição de tecido mole, utilizar uma órtese funcional depois da imobilização por coaptação parece dar resultados aceitáveis, tanto para o tratamento inicial como para o definitivo.[5,132,133] A lesões mais extensas, por exemplo, por tiro de espingarda à queima-roupa, recomenda-se um fixador externo de estabilização temporária que promova a estabilização inicial para o paciente.[80,86,155,162] É mais comum que se recorra a um fixador externo de estabilização temporária para fraturas distais. Quando tanto o membro como o paciente estiverem estáveis, o cirurgião poderá planejar a estabilização da fratura e a cobertura de tecido mole.

O tratamento definitivo de defeitos ósseos ou de tecido mole graves pode ser tarefa desafiadora. As trocas de curativos e a manutenção do alinhamento da fratura são tarefas espinhosas em pacientes tratados com órtese/imobilização. Para extensa cominuição/lesão dos tecidos moles, informou-se que um pequeno fixador por pinos obteve sucesso.[4,141] Em pacientes com defeitos esqueléticos, descreveu-se o uso de uma gaiola, juntamente com aplicação de aloenxerto[4] ou de um retalho osteosseptocutâneo fibular.[69]

Fraturas de antebraço

São relativamente escassas as descrições de tratamento e resultados de ferimentos por arma de fogo no antebraço.[37,42,53,59,71,129,130,159] Tem-se relatado um elevado percentual de lesões nervosas associadas a ferimentos por arma de fogo nessa região e um percentual de 10% de síndrome compartimental.[37,59,107] O objetivo do tratamento das fraturas é a restauração do comprimento, do alinhamento e do arco radial. O tratamento de fraturas das diáfises do antebraço depende da gravidade das lesões aos tecidos moles e ossos, como é o caso das fraturas expostas não associadas à arma de fogo.[37,42,53,59,71,107,129,130,144,159] Os pacientes com fraturas isoladas e relativamente estáveis da ulna causadas por arma de fogo e com mínimo trauma aos tecidos moles podem ser tratados com aplicação de um aparelho gessado após tratamento apropriado do ferimento. Fraturas com deslocamento devem ser tratadas com redução aberta e fixação com placa, tão logo o estado dos tecidos moles o permita.

Em pacientes que sofreram perda de matéria óssea, a estabilização inicial com fixação externa deve ser realizada quando houver envolvimento de ambos os ossos do antebraço.[53,59] Se a lesão atingiu apenas o rádio ou a ulna, é possível haver necessidade apenas de imobilização. Pode-se usar um espaçador impregnado de antibiótico no tecido mole para o tratamento inicial do espaço vazio.[53] Subsequentemente, o paciente será tratado com um procedimento em segundo tempo, a fim de reconstruir os defeitos ósseos, assim que o membro estiver estável. Estudos descreveram o uso de enxerto de osso autólogo para preenchimento dos defeitos. Ainda está à espera de descrição o emprego de aloenxerto e de substâncias bioativas, como a proteína morfogênica óssea (PMO) ou matriz óssea desmineralizada (MOD).

Fraturas de fêmur

As fraturas da diáfise do fêmur são as fraturas de ossos longos mais associadas a ferimentos por arma de fogo.[10,19,26,73,111,112,114,128,134,150,152,156] Nos últimos 50 anos, a tração esquelética balanceada vem sendo o princípio do tratamento para fraturas do fêmur, tanto em tempos de guerra como de paz.[150,152] Ainda hoje se pode recorrer à estabilização temporária com tração esquelética balanceada como uma forma de estabilização até que se possa oferecer um tratamento mais definitivo, particularmente para pacientes incapazes de suportar procedimentos mais extensos e definitivos na sala cirúrgica.[135,156]

A fixação externa tem sido empregada no campo de batalha em pacientes com fraturas expostas. Reis et al.[128] relataram sua experiência em dezenove fraturas femorais tratadas com fixação externa até a ocorrência de osteossíntese. Seis tratamentos foram convertidos para órtese/aparelho gessado por infecção do trato dos pinos; outros cinco fêmures foram tratados com redução aberta e fixação interna (um deles em decorrência de refratura). Catorze dos fêmures foram tratados com aplicação de enxerto ósseo. Os autores observaram que não foram realizados outros procedimentos até que o membro estivesse livre de uma infecção evidente. O tempo médio até a consolidação foi de 19 semanas.

Recentemente, foi empregada a fixação externa em pacientes fisiologicamente incapazes de sofrer uma cirurgia mais extensa.[114,134,135] O conceito do uso da fixação externa temporária como uma "ponte" entre a lesão e a estabilização definitiva da fratura passou a ser considerado como padrão para a estabilização inicial da fratura. Também recentemente, Scannell et al.[135] revisaram 79 pacientes que tinham sofrido fraturas do fêmur por trauma contuso, com um Escore de Gravidade da Lesão ≥17. Dezenove desses pacientes foram tratados com fixação externa e sessenta foram inicialmente tratados com tração esquelética como medida contemporizadora antes da aplicação de haste intramedular no fêmur. Concluíram que, a menos que o paciente tivesse sido encaminhado à sala de operações por outras razões, a tração esquelética balanceada oferecia uma forma segura de "dar tempo" ao paciente.[135]

O uso de hastes intramedulares em fraturas femorais complexas ou de consolidação viciosa, pseudartrose e infecção associada a ferimentos por arma de fogo se disseminou depois da II Guerra Mundial, o que foi influenciado pelo estudo pioneiro de Küntscher.[26,101]

Hollman e Horowitz[73] revisaram 26 pacientes com fraturas devidas a ferimentos por arma de fogo de "baixa velocidade" e que tinham sido tratados com hastes intramedulares depois de transcorridos 9 dias (em média) a contar da lesão. Dezenove desses pacientes foram seguidos até a osteossíntese, que se deu, em média, 4,5 meses após a lesão. Dois pacientes receberam as hastes por procedimento aberto e os dezessete restantes por procedimento fechado.

Bergman et al.[10] revisaram uma série de 65 pacientes que tinham sofrido fraturas femorais por arma de fogo no Kings County Hospital Center, Brooklyn, Nova York. Os pacientes foram tratados com aplicação de haste intramedular fresada cerca de 2 dias (variação: 0 a 14 dias) em média após a lesão; foram seguidos, em média, 2 anos após a lesão (variação: 9,5 meses a 6 anos). Os autores comprovaram a consolidação de todas as fraturas depois de 18 meses, em média (variação: 13 a 31 semanas). Em dois pacientes notou-se drenagem persistente, que desapareceu com um ciclo de antibióticos orais após 2 e 3 semanas.

Tornetta e Tiburzi[150] revisaram 38 de 55 pacientes com fraturas femorais causadas por arma de fogo e tratadas com haste intramedular; esses pacientes foram seguidos, em média, durante 2 anos (variação: 14 a 36 meses). O tempo médio até a consolidação foi de 8,6 semanas (variação: 5 a 22 semanas). Nicholas e McCoy[111] revisaram 12 pacientes com 14 fraturas do fêmur tratados imediatamente (i. é, em 8 horas) com aplicação de haste intramedular. Três foram submetidos a reparos vasculares e dois tinham sofrido lesões do nervo ciático. O tempo médio até a consolidação foi de 5,5 meses (variação: 3 a 8 meses). Não ocorreu nenhuma infecção. Wiss et al.[156] procederam a uma revisão retrospectiva de 77 pacientes com fraturas femorais por arma de fogo, dos quais 56 tinham adequados registros de seguimento. Inicialmente, os pacientes foram tratados com tração esquelética durante 10 a 14 dias; a aplicação da haste intramedular foi feita depois da cicatrização das trajetórias no ferimento. Não foram anotadas infecções profundas na ferida. O tempo médio até a consolidação foi de 23 semanas (variação: 14 a 40 semanas) e o seguimento médio foi de 16 meses (variação: 12 a 29 meses). Cinco pacientes exibiam discrepância no comprimento dos membros superior >1 cm e um mostrava angulação de 15°.

Essa revisão demonstra que hastes intramedulares fresadas bloqueadas, com aplicação anterógrada, podem ser utilizadas com segurança em pacientes com fraturas da diáfise do fêmur causadas por arma de fogo. O procedimento pode ser efetuado imediatamente ou em um segundo tempo, na dependência do estado do paciente e do grau de lesão aos tecidos moles. Fraturas mais proximais, por exemplo, as fraturas subtrocantéricas, podem ser tratadas mais adequadamente com hastes de reconstrução para se obter mais estabilização para a fratura proximal (Fig. 11.29).

O uso de hastes retrógradas se tornou uma técnica popular para tratamento de fraturas da diáfise do fêmur, sobretudo aquelas nas proximidades do joelho. Inicialmente, era opinião geral que uma fratura exposta seria um risco demasiadamente grande de sepse do joelho com o emprego de hastes retrógradas. Recentemente, o grupo de trabalho dos autores publicou uma série de 196 fraturas femorais por arma de fogo, das quais 56 foram tratadas com haste retrógrada (Fig. 11.30). Não se observou aumento do percentual de infecções com esse método de tratamento, tanto no local da fratura como na articulação do joelho. Portanto, comparativamente ao uso de hastes anterógradas, a utilização de hastes retrógradas em pacientes com fraturas da diáfise do fêmur causadas por arma de fogo não parece resultar em aumento do percentual de infecções.

Complicações

Wiss et al.[156] descreveram cinco de 56 pacientes que necessitaram de reparo vascular, além do tratamento da fratura femoral. Esses autores também relataram três lesões do nervo ciático associadas: uma completamente recuperada, outra com recuperação parcial e a terceira sem recuperação. Dois pacientes sofreram paralisia do nervo fibular e em um deles houve recuperação. A ocorrência de infecção é pouco frequente entre os pacientes civis que sofreram fraturas femorais por arma de fogo. Wiss et al.[156] informaram não ter observado infecções profundas em 56 pacientes durante seu seguimento. Hollman e Horowitz[73] também afirmaram a não ocorrência de infecções depois do tratamento com haste intramedular. Bergman et al.[10] citaram drenagem persistente em dois pacientes e Nicholas e McCoy[111] relataram que nenhum de seus catorze pacientes tratados com aplicação imediata de haste sofreu infecção.

A síndrome compartimental é uma complicação pouco frequente das fraturas da diáfise do fêmur. Verifica-se que três de 102 pacientes tratados por ferimentos diafisários por arma de fogo no período de 2001 a 2006 no Henry Ford Hospital tiveram diagnóstico de síndrome compartimental na coxa. Esses pacientes foram tratados com liberação dos compartimentos anterior e lateral da coxa por meio de incisão, durante sua cirurgia primária.

Consolidação viciosa é ocorrência pouco frequente em pacientes tratados com haste intramedular. Wiss et al.[156] relataram

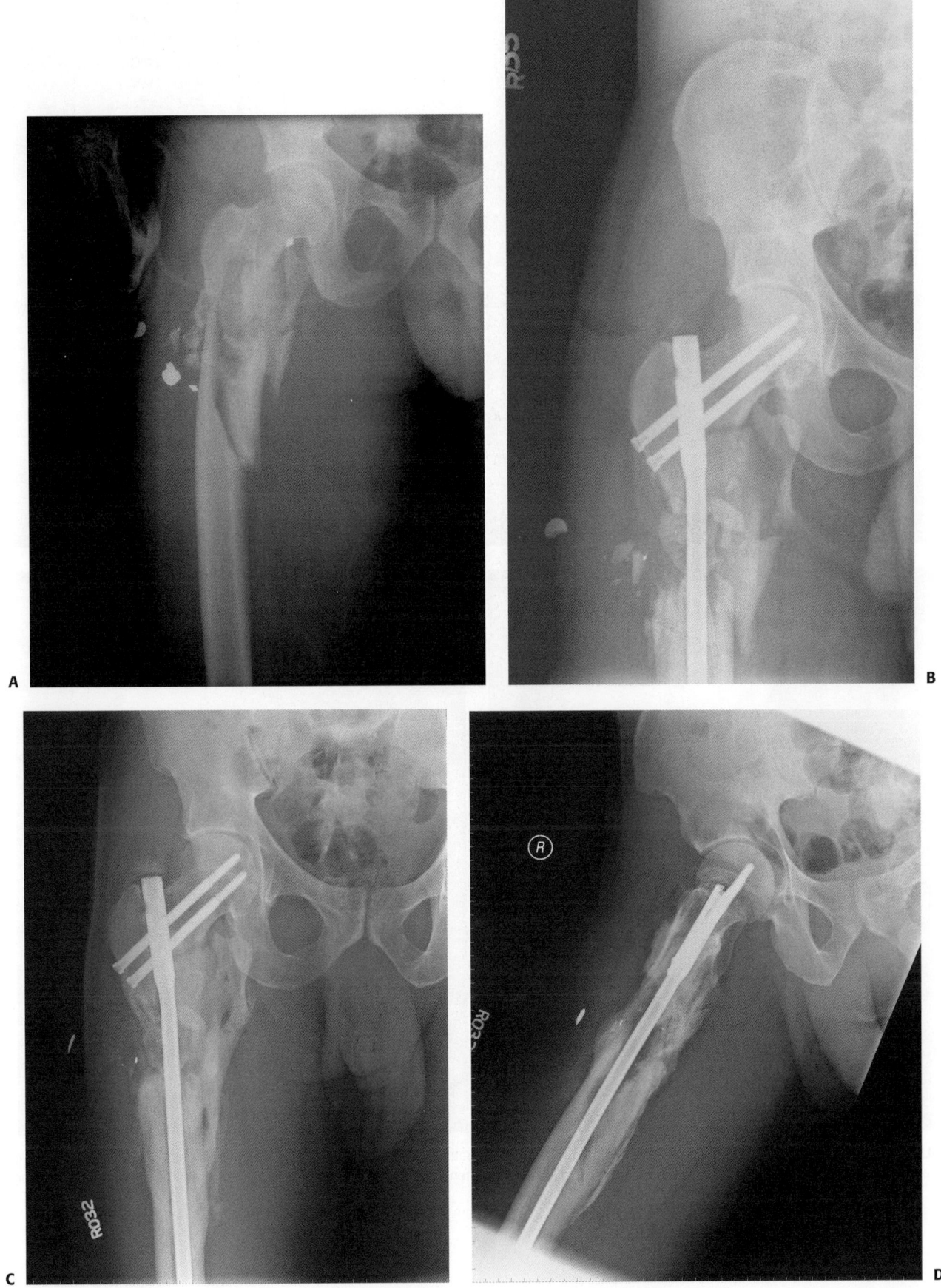

FIGURA 11.29 Incidências anteroposteriores pré (**A**) e pós-operatórias (**B-D**) de uma fratura subtrocantérica. O paciente foi tratado com uma haste de reconstrução; transcorridos 6 meses, o calo mostrou boa formação na zona lesionada. Caso permaneçam relativamente "quietos", o manguito periosteal e o invólucro tecidual permitirão a rápida formação de tecido ósseo, apesar de não ter sido feita uma redução anatômica dos mesmos fragmentos.

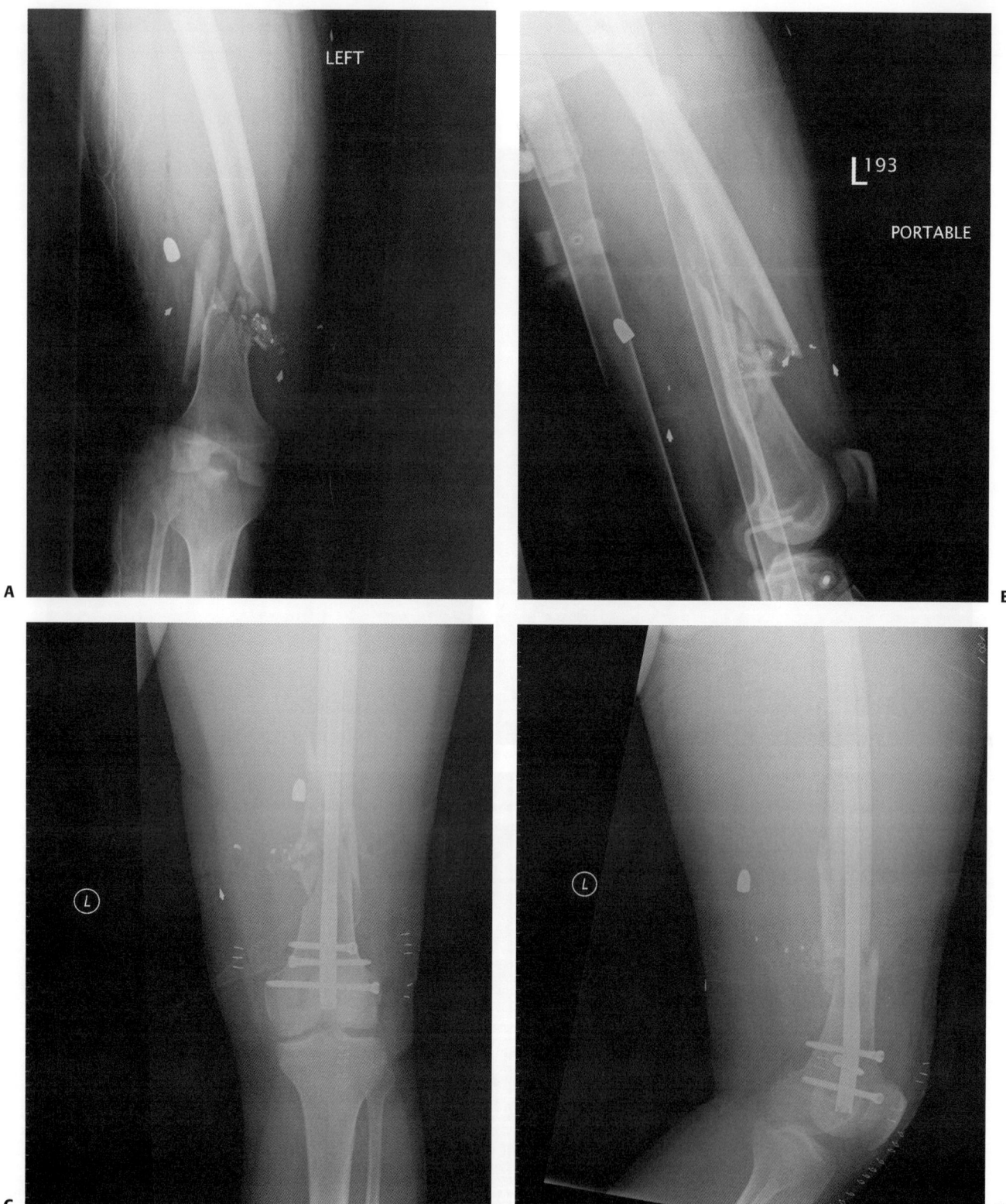

FIGURA 11.30 Radiografias pré (**A** e **B**) e pós-operatórias (**C** e **D**) de uma fratura do terço distal do fêmur resultante de um tiro de "baixa velocidade". O paciente foi tratado com a imediata aplicação de uma haste intramedular, tendo obtido excelente restauração de comprimento, angulação e rotação.

deformidade por angulação de 15° em um de 56 pacientes, deformidade rotacional em um paciente e discrepância no comprimento das pernas superior a 1 cm em cinco pacientes.

Atualmente, a aplicação imediata de hastes intramedulares é procedimento habitual em muitos hospitais que tratam rotineiramente de fraturas femorais causadas por arma de fogo em civis. A haste intramedular permite melhor alinhamento, menor discrepância no comprimento dos membros e retorno mais rápido à deambulação, sem que haja aumento do percentual de infecções. A fixação externa temporária no tratamento inicial de pacientes com ferimentos mais extensos nos tecidos moles, lesões sistêmicas graves ou fraturas sofridas em ambientes austeros, possibilita que o paciente seja estabilizado antes de passar por cirurgia mais extensa. A tração esquelética é uma opção para estabilização a curto prazo de uma fratura, antes do tratamento definitivo.

No tratamento de fraturas femorais durante os recentes conflitos do Iraque e do Afeganistão, os cirurgiões procediam em estágios. Para os soldados da coalizão internacional, a fratura era estabilizada com um fixador externo e o paciente transportado para o local de tratamento definitivo, onde se daria a fixação secundária com haste intramedular.

Fraturas de tíbia

Em termos de incidência, a tíbia é o segundo osso longo mais fraturado por arma de fogo em seguida ao fêmur.[21,22,50,90,157] Já foram descritos diversos métodos de tratamento, inclusive aparelho gessado ou órtese na fratura, fixação externa e haste intramedular.

Witschi e Omer[157] descreveram o tratamento ambulatorial com um aparelho gessado e, em seguida, com órtese de fratura em 84 pacientes que sofreram fraturas da tíbia causadas por lesões com mísseis. Todas as fraturas nessa série apresentavam certo grau de cominuição. Apesar disso, os autores informaram a ocorrência de menos de 1 cm de encurtamento em 48 de 58 pacientes com lesão isolada e em mais três pacientes com 1 cm de encurtamento. Afirmaram também que sete pacientes sofreram osteomielite, o que aumentou o tempo até a osteossíntese. Brown e Urban[22] descreveram sua experiência com 63 fraturas em sessenta pacientes vítimas de lesões de guerra e que foram tratados de maneira parecida. Transcorridas 19 semanas (em média), houve consolidação das fraturas. O encurtamento foi, em média, 9 mm, com variação de 2 a 38 mm em comparação com o membro contralateral. Em 27 das fraturas não houve encurtamento. Em quatro dos 63 pacientes ocorreu drenagem persistente. Sarmiento[132,133] relatou 32 fraturas tibiais por arma de fogo tratadas com uma órtese para fratura. O tempo médio transcorrido até a consolidação foi de 17,5 semanas; ocorreu uma pseudartrose e pouca deformação residual.

Leffers e Chandler[90] procederam a uma revisão retrospectiva de quarenta pacientes com 41 fraturas tibiais por arma de fogo. Trinta e cinco fraturas foram tratadas com aparelho gessado, seguido por uma órtese para fratura. Outras cinco fraturas foram tratadas com fixação externa, em virtude da gravidade da lesão; depois, esses pacientes receberam uma órtese funcional nos primeiros 2 meses. Um paciente tinha sido tratado com pinos e gesso. Naqueles tratados com aparelho gessado, a consolidação se deu, em média, após 12 semanas e os tratados com fixação externa ficaram curados depois de transcorridas 21 semanas, em média. Oito pacientes exibiam drenagem persistente pela ferida e dois deles passaram por um procedimento cirúrgico para tratamento do ferimento. Esse estudo teve suas limitações, por ter informado o seguimento de apenas 27% do número total dos pacientes examinados com esse diagnóstico na instituição.

Ferraro e Zinar[50] publicaram uma revisão retrospectiva de 90 de 133 pacientes com fraturas da tíbia por arma de fogo, tratadas no Harbor/UCLA Medical Center. A estabilização foi obtida com um aparelho gessado longo em 58 pacientes, com fixação externa em 17 e com aplicação de haste intramedular sem fresagem em 15 pacientes. Os autores comprovaram que, nas fraturas classificadas como Winquist 0, 1 ou 2, a consolidação ocorreu em 12 a 14 semanas; já naquelas classificadas como Winquist 3, 4 ou 5 e tratadas com haste intramedular, houve consolidação em uma média de 18 semanas; aquelas tratadas com fixação externa demoraram em média 27 semanas para consolidar.

Atualmente, o tratamento de fraturas da diáfise da tíbia causadas por arma de fogo depende dos graus de cominuição óssea e de lesão aos tecidos moles. Pacientes com fraturas da diáfise da tíbia que exibam cominuição, lesão aos tecidos moles, deslocamento e angulação mínimos podem ser tratados com sucesso por meio de cuidados locais da ferida no setor de emergência e da aplicação de um aparelho gessado, seguido por órtese funcional. Fraturas com maior cominuição serão tratadas mais apropriadamente com uma haste intramedular. Nos casos em que tenha havido significativa lesão aos tecidos moles que exija transferência de tecido mole, deve-se considerar o uso da fixação externa até a reconstrução e estabilização dos tecidos moles; a essa altura, o fixador poderá ser removido e o cirurgião deverá inserir uma haste intramedular. Em razão das preocupações quanto a sepse no trato do pino, a fixação externa deverá ser empregada por períodos limitados – geralmente inferiores a 2 semanas, se for antecipada uma fixação definitiva com haste intramedular.

Lesões nos pés

No universo dos ferimentos civis por arma de fogo, as lesões nos pés são pouco frequentes. Houve somente 39 lesões de pé e tornozelo (1,7%) em 2.277 lesões sofridas por 1.505 pacientes com ferimentos por arma de fogo examinados no Henry Ford Hospital, entre 2001 e 2006. As lesões dos dedos e dos metatarsais variam quanto ao grau de lesões aos tecidos moles e ossos. Fraturas com deslocamento mínimo, e particularmente quando isoladas, podem ser tratadas sem necessidade de estabilização cirúrgica. Após o tratamento dos tecidos moles, um período de uso de um calçado de sola dura no pós-operatório, juntamente com trocas de curativos, possibilitará um bom resultado.

Pacientes com várias fraturas metatarsais ou nos quais se deu perda de tecido ósseo são candidatos à estabilização cirúrgica. Nesses pacientes, podem-se usar fios de Kirschner ou um método de fixação externa para a estabilização cirúrgica primária.[16,153] As lesões do mediopé tendem a apresentar maior cominuição se comparadas às lesões metatarsais; em consequência, dependem de estabilização cirúrgica. Em lesões recentes com perda óssea, a fixação externa é empregada de modo a abranger o defeito representado pela fratura, seguida pela reconstrução do osso com placas em pacientes cujo membro esteja estável. É menos provável que as fraturas do tálus e do calcâneo necessitem de estabilização cirúrgica, a menos que tenha havido perda óssea. O tratamento de fraturas isoladas dependerá do grau de lesão óssea e de tecido mole. Quando houver mínima ruptura de tecido mole/óssea, o melhor resultado será obtido com o tratamento dos tecidos moles, seguido pela aplicação de um aparelho gessado. Infecções são mais comuns em lesões nos pés do que em outras regiões anatômicas. Boucree et al.[16] informaram que doze de 101 pacientes com ferimentos por arma de fogo sofreram infecção; esta é uma incidência mais elevada que a relatada para outras regiões anatômicas.

Em tempo de guerra, as lesões no pé são comuns e, com maior frequência, resultam de explosões de minas. Nikolic et al.[113] relataram que 250 de 1.860 baixas de guerra (13,4%) tratadas na instituição dos autores na ex-República da Iugoslávia apresentavam lesões no pé. Foram realizadas amputações em 76 (26,5%) dos pés.

Fraturas fechadas graves são citadas em pacientes no interior de veículos atingidos por minas de grande porte. Esses "traumas contusos com proteção da blindagem" se parecem com as lesões observadas em graves acidentes com veículos motorizados e podem ser tratados com o mesmo procedimento definitivo.[110]

CONCLUSÕES

Os ferimentos por arma de fogo permanecem ainda um grande problema clínico, tanto na guerra como na paz. Os cuidados de pacientes em regiões devastadas pela guerra ainda são tarefa desafiadora. Com frequência, os pacientes são tratados inicialmente em circunstâncias de grande perigo, antes e durante o transporte para os cuidados definitivos. As lesões por arma de fogo constituem parte significativa dos problemas de saúde para os hospitais em grandes cidades de todo o mundo. O cirurgião ortopédico deve ter conhecimentos sólidos sobre o curso clínico e o desfecho de pacientes que tenham sofrido ferimentos por arma de fogo, de modo a proporcionar os cuidados completos, minuciosos e eficientes dentro do contexto de seu sistema médico.

MÉTODO DE TRATAMENTO PREFERIDO PELOS AUTORES (LESÕES LIGADAS À VIDA MILITAR)

Em geral, as lesões por detonação e os ferimentos por arma de fogo relacionados ao combate são mais contaminadas que lesões similares observadas no setor civil; portanto, faz-se necessário maior foco em um desbridamento adequado. As lesões causadas por detonação, em particular, ficam muito mais contaminadas, pois quantidades significativas de corpos estranhos são impulsionadas até os tecidos moles profundos. O *Emergency War Surgery Handbook* recomenda especificamente um desbridamento imediato e agressivo, e desaconselha o fechamento precoce das feridas. Com frequência, a natureza da lesão por detonação faz com que o tecido fique friável e que as feridas tendam a progredir ao longo de muitos dias após a lesão inicial. O princípio do tratamento consiste na realização de desbridamentos em dias alternados, até que as feridas tenham se estabilizado e estejam limpas. A fixação de ossos longos em um cenário de perigo também deve ser evitada; nesses casos, deve-se recorrer à fixação externa, não apenas para controle dos danos, mas também para servir como uma estrutura de estabilização que ajudará na transferência do soldado ferido até um ambiente médico estável. A estabilização definitiva varia pouco em relação aos padrões civis; mas as fraturas tibiais de grau elevado têm menor probabilidade de se infectar ao ser empregada uma fixação externa circular.[82] O tratamento dos tecidos moles também costuma ser desafiador; em muitos casos, são necessárias grandes transferências de tecido mole. Não raramente, a lesão ao membro é tão grande que o paciente opta por uma amputação eletiva. Com os progressos obtidos com as próteses e com os cuidados do amputado, tem-se observado pequenas melhoras nos resultados em pacientes amputados, comparativamente ao que ocorre com a salvação do membro.[145]

REFERÊNCIAS BIBLIOGRÁFICAS

1. Aboutanos MB, Baker SP. Wartime civilian injuries: Epidemiology and intervention strategies. *J Trauma.* 1997;43(4):719–726.
2. Anonymous. *Improvised Explosive Device/Booby Trap.* 2008.
3. Artz CP, Sako Y, Scully RE. An evaluation of the surgeon's criteria for determining the viability of muscle during debridement. *AMA Arch Surg.* 1956;73(6):1031–1035.
4. Attias N, Lehman RE, Bodell LS, et al. Surgical management of a long segmental defect of the humerus using a cylindrical titanium mesh cage and plates: A case report. *J Orthop Trauma.* 2005;19(3):211–216.
5. Balfour GW, Marrero CE. Fracture brace for the treatment of humerus shaft fractures caused by gunshot wounds. *Orthop Clin North Am.* 1995;26(1):55–63.
6. Bartlett CS, DiFelice GS, Buly RL, et al. Cardiac arrest as a result of intra-abdominal extravasation of fluid during arthroscopic removal of a loose body from the hip joint of a patient with an acetabular fracture. *J Orthop Trauma.* 1998;12(4):294–299.
7. Bellamy RF, Zajtchuk R, eds. Assessing the effectiveness of conventional weapons. *Conventional Warfare: Ballistic Blast and Burn Injuries.* Washington, DC: Borden Institute, Office of the Surgeon General; 1991:53–82.
8. Bellamy RF, Zajtchuk R. The weapons of conventional land warfare. In: *Conventional Warfare: Ballistic Blast and Burn Injuries.* Washington, DC: Borden Institute, Office of the Surgeon General; 1991:1–52.
9. Bellamy RF. Combat trauma overview. In: Zajtchuck R, ed. *Anesthesia and Perioperative Care of the Combat Casualty.* Washington, DC: Borden Institute, Office of the Surgeon General; 1995.
10. Bergman M, Tornetta P, Kerina M, et al. Femur fractures caused by gunshots: Treatment by immediate reamed intramedullary nailing. *J Trauma.* 1993;34(6):783–785.
11. Best IM, Bumpers HL. Thigh compartment syndrome after acute ischemia. *Am Surg.* 2002;68(11):996–998.
12. Beyer JC, Arima JK, Johnson DW. Enemy ordnance material. In: Beyer JC, ed. *Wound Ballistics.* Washington, DC: Office of the Surgeon General; 1962: 1–90.
13. Beyer JC, Enos WF, Holmes RH. Personal protective armor. In: Beyer JC, ed. *Wound Ballistics.* Washington, DC: Office of the Surgeon General; 1962.
14. Biasutto SN, Moral AL, Bella JA. Firearm-related injuries: Clinical considerations on 1326 cases. *Int Surg.* 2006;91(1):39–43.
15. Bolanos AA, Vigorita VJ, Meyerson RI, et al. Intra-articular histopathologic changes secondary to local lead intoxication in rabbit knee joints. *J Trauma.* 1995;38(4):668–671.
16. Boucree JB Jr, Gabriel RA, Lezine-Hanna JT. Gunshot wounds to the foot. *Orthop Clin North Am.* 1995;26:191–197.
17. Bowyer GW, Cooper GJ, Rice P. Small fragment wounds: Biophysics and pathophysiology. *J Trauma.* 1996;40(3 suppl):S159–S164.
18. Brannon JK, Woods C, Chandran RE, et al. Gunshot wounds to the elbow. *Orthop Clin North Am.* 1995;26(1):75–84.
19. Brav EA. Further evaluation of the use of intramedullary nailing in the treatment of gunshot fractures of the extremities. *J Bone Joint Surg Am.* 1957;39-A(3):513–520.
20. Brien EW, Brien WW, Long WT, et al. Concomitant injuries of the hip joint and abdomen resulting from gunshot wounds. *Orthopedics.* 1992;15(11):1317–1319; discussion 1319–1320.
21. Brien WW, Kuschner SH, Brien EW, et al. The management of gunshot wounds to the femur. *Orthop Clin North Am.* 1995;26(1):133–138.
22. Brown PW, Urban JG. Early weight-bearing treatment of open fractures of the tibia. An end-result study of sixty-three cases. *J Bone Joint Surg Am.* 1969;51(1):59–75.
23. Brown TD, Michas P, Williams RE, et al. The impact of gunshot wounds on an orthopaedic surgical service in an urban trauma center. *J Orthop Trauma.* 1997;11(3): 149–153.
24. Burkhalter A, Ballard WE, eds. Orthopedic surgery in Vietnam. In: *Medical Department, United States Army, Surgery in Vietnam.* Washington, DC: Office of the Surgeon General and Center for Military History; 1994.
25. Byrne A, Curran P. Necessity breeds invention: A study of outpatient management of low velocity gunshot wounds. *Emerg Med J.* 2006;23(5):376–378.
26. Carr CR, Turnipseed D. Experiences with intramedullary fixation of compound femoral fractures in war wounds. *J Bone Joint Surg Am.* 1953;35-A(1):153–171.
27. Clasper JC, Hill PF, Watkins PE. Contamination of ballistic fractures: An in vitro model. *Injury.* 2002;33(2):157–160.
28. Cory JW, Ruch DS. Arthroscopic removal of a .44 caliber bullet from the hip. *Arthroscopy.* 1998;14(6):624–626.
29. Davis GL. Management of open wounds of joints during the Vietnam war. A preliminary study. *Clin Orthop Relat Res.* 1970;68:3–9.
30. Demiralp B, Komurcu M, Ozturk C, et al. Total elbow arthroplasty in patients who have elbow fractures caused by gunshot injuries: 8- to 12-year follow-up study. *Arch Orthop Trauma Surg.* 2008;128(1):17–24.
31. Depage A. The peace lessons of war surgery. *Br Med J.* 1919;2(3077):820–821.
32. DiGiacomo JC, Schwab CW, Rotondo MF, et al. Gluteal gunshot wounds: Who warrants exploration? *J Trauma.* 1994;37(4):622–628.
33. Dougherty P. Armored vehicle crew casualties. *Mil Med.* 1990;155:417–420.
34. Dougherty PJ, Hetz SP, Fackler ML. Weapons and weapons effects. In: Lounsbury DE, ed. *Emergency War Surgery Handbook.* 4th ed. Washington, DC: Office of the Surgeon General; 2004.
35. Dziemian AJ, Herget CM. Physical aspects of primary contamination of bullet wounds. *Mil Surg.* 1950;106:294–299.
36. Dziemian AJ, Mendelson JA, Lindsey D. Comparison of the wounding characteristics of some commonly encountered bullets. *J Trauma.* 1961;1:341–353.
37. Elstrom JA, Pankovich AM, Egwele R. Extra-articular low-velocity gunshot fractures of the radius and ulna. *J Bone Joint Surg Am.* 1978;60(3):335–341.
38. Fackler M. Missile-caused wounds. In: Bowen TF, Bellamy RF, eds. *Emergency War Surgery.* 2nd Am. Rev. Washington, DC: Office of the Surgeon General; 1988:13–34.
39. Fackler ML, Bellamy RF, Malinowski JA. A reconsideration of the wounding mechanism of very high velocity projectiles—importance of projectile shape. *J Trauma.* 1988; 28(1 suppl):S63–S67.
40. Fackler ML, Bellamy RF, Malinowski JA. The wound profile: Illustration of the missile-tissue interaction. *J Trauma.* 1988;28(1 suppl):S21–S29.

41. Fackler ML, Breteau JP, Courbil LJ, et al. Open wound drainage versus wound excision in treating the modern assault rifle wound. *Surgery.* 1989;105(5):576–584.
42. Fackler ML, Burkhalter WE. Hand and forearm injuries from penetrating projectiles. *J Hand Surg Am.* 1992;17(5):971–975.
43. Fackler ML, Dougherty PJ. Theodor Kocher and the scientific foundation of wound ballistics. *Surg Gynecol Obstet.* 1991;172(2):153–160.
44. Fackler ML, Malinowski JA. Internal deformation of the AK-74; a possible cause for its erratic path in tissue. *J Trauma.* 1988;28(1 suppl):S72–S75.
45. Fackler ML, Surinchak JS, Malinowski JA, et al. Bullet fragmentation: A major cause of tissue disruption. *J Trauma.* 1984;24(1):35–39.
46. Fackler ML, Surinchak JS, Malinowski JA, et al. Wounding potential of the Russian AK-74 assault rifle. *J Trauma.* 1984;24(3):263–266.
47. Fackler ML. Misinterpretations concerning Larrey's methods of wound treatment. *Surg Gynecol Obstet.* 1989;168(3):280–282.
48. Fackler ML. Wound ballistics. A review of common misconceptions. *JAMA.* 1988; 259(18):2730–2736.
49. Ferguson LK, Brown RB, Nicholson JT, et al. Observations on the treatment of battle wounds aboard a hospital ship. *US Nav Med Bull.* 1943;41:299–305.
50. Ferraro SP Jr, Zinar DM, Management of gunshot fractures of the tibia. *Orthop Clin North Am.* 1995;26(1):181–189.
51. Fisher GH, Florey ME, Adelaide. M. B, et al. Penicillin in clostridial infections. *Lancet.* 1945;245(6344):395–399.
52. Foster RD, Albright JA. Acute compartment syndrome of the thigh: Case report. *J Trauma.* 1990;30(1):108–110.
53. Georgiadis GM, DeSilva SP. Reconstruction of skeletal defects in the forearm after trauma: Treatment with cement spacer and delayed cancellous bone grafting. *J Trauma.* 1995;38(6):910–914.
54. Goldman A, Minkoff J, Price A, et al. A posterior arthroscopic approach to bullet extraction from the hip. *J Trauma.* 1987;27(11):1294–1300.
55. Gotsch KE, Annest JL, Mercy JA, et al. Surveillance for fatal and nonfatal firearm-related injuries: United States, 1993–1998. *MMWR Morb Mortal Wkly Rep.* 2001;50: 1–31.
56. Grundfest H, Korr IM. McMillen JH, et al. *Ballistics of the Penetration of Human Skin by Small Spheres.* Washington, DC: Office of Scientific Research and Development; 1945.
57. Grundfest H. *Penetration of Steel Spheres into Bone.* Washington, DC: Office of Scientific Research and Development; 1945.
58. Guo Y, Chiou-Tan FY. Radial nerve injuries from gunshot wounds and other trauma: Comparison of electrodiagnostic findings. *Am J Phys Med Rehabil.* 2002;81(3): 207–211.
59. Hahn M, Strauss E, Yang EC. Gunshot wounds to the forearm. *Orthop Clin North Am.* 1995;26(1):85–93.
60. Hakanson R, Nussman D, Gorman RA, et al. Gunshot fractures: A medical, social, and economic analysis. *Orthopedics.* 1994;17(6)519–523.
61. Hall RF Jr, Pankovich AM. Ender nailing of acute fractures of the humerus. A study of closed fixation by intramedullary nails without reaming. *J Bone Joint Surg Am.* 1987;69(4):558–567.
62. Hampton OP Jr. The indications for debridement of gunshot (bullet) wounds of the extremities in civilian practice. *J Trauma.* 1961;1:368–372.
63. Hansraj KK, Weaver LD, Todd AO, et al. Efficacy of ceftriaxone versus cefazolin in the prophylactic management of extra-articular cortical violation of bone due to low-velocity gunshot wounds. *Orthop Clin North Am.* 1995;26:9–17.
64. Harding NR, Lipton JF, Vigorita VJ, et al. Experimental lead arthropathy: An animal model. *J Trauma.* 1999;47(5):951–955.
65. Harvey EN, Korr IM, Oster G, et al. Secondary damage in wounding due to pressure changes accompanying the passage of high velocity missiles. *Surgery.* 1947;21(2): 218–239.
66. Harvey EN, Mcmillan JH, Butler EG. Mechanism of wounding. In: Beyer JC, ed. *Wound Ballistics.* Washington, DC: Office of the Surgeon General; 1962:143–235.
67. Harvey EN. Studies on wound ballistics. In: Andrus EC, Keefer CS, et al. eds. *Advances in Military Medicine.* Boston, MA: Little, Brown, and Co; 1948:191–205.
68. Harvey EN. The mechanism of wounding by high velocity missiles. *Proc Am Philos Soc.* 1948;92(4):294–304.
69. Heitmann C, Erdmann D, Levin LS. Treatment of segmental defects of the humerus with an osteoseptocutaneous fibular transplant. *J Bone Joint Surg Am.* 2002;84-A(12):2216–2223.
70. Helgeson MD, Potter BK, Evans KN, et al. Bioartificial dermal substitute: A preliminary report on its use for the management of complex combat-related soft tissue wounds. *J Orthop Trauma.* 2007;21(6):394–399.
71. Hennessy MJ, Banks HH, Leach RB, et al. Extremity gunshot wound and gunshot fracture in civilian practice. *Clin Orthop Relat Res.* 1976(114):296–303.
72. Herget CM, Coe GB, Beyer JC. Wound ballistics and body armor in Korea. In: Beyer JC, ed. *Wound Ballistics.* Washington, DC: Office of the Surgeon General; 1962:691–767.
73. Hollmann MW, Horowitz M. Femoral fractures secondary to low velocity missiles: Treatment with delayed intramedullary fixation. *J Orthop Trauma.* 1990;4(1): 64–69.
74. Hoover NW, Ivins JC. Wound debridement. *Arch Surg.* 1959;79:701–710.
75. Huelke DF, Harger JH, Buege LJ, et al. An experimental study in bio-ballistics femoral fractures produced by projectiles. *J Biomech.* 1968;1(2):97–105.
76. Huelke DF, Harger JH, Buege LJ, et al. An experimental study in bio-ballistics: Femoral fractures produced by projectiles–II. Shaft impacts. *J Biomech.* 1968;1(4):313–321.
77. Investigation, F.B.o. *Uniformed crime reports.* 2012.
78. Jamdar S, Helm AT, Redfern DR. Arthroscopic removal of a shotgun pellet from the elbow joint. *Arthroscopy.* 2001;17(7):E30.
79. Johnson EC, Strauss E. Recent advances in the treatment of gunshot fractures of the humeral shaft. *Clin Orthop Relat Res.* 2003;408:126–132.
80. Joshi A, Labbe M, Lindsey RW. Humeral fracture secondary to civilian gunshot injury. *Injury.* 1998;29(suppl 1):SA13–SA17.
81. Josserand MH, Stevenson J. *Pistols, Revolvers, and Ammunition.* New York, NY: Bonanza Books; 1972.
82. Keeling JJ, Gwinn DE, Tintle SM, et al. Short-term outcomes of severe open wartime tibial fractures treated with ring external fixation. *J Bone Joint Surg Am.* 2008;90(12): 2643–2651.
83. Keith E. *Shotguns.* Harrisburg, PA: Stackpole Books; 1950.
84. Keller A. The management of gunshot fractures of the humerus. *Injury.* 1995;26(2): 93–96.
85. Knapp TP, Patzakis MJ, Lee J, et al. Comparison of intravenous and oral antibiotic therapy in the treatment of fractures caused by low-velocity gunshots. A prospective, randomized study of infection rates. *J Bone Joint Surg Am.* 1996;78(8):1167–1171.
86. Kömürcü M, Yanmiş I, Ateşalp AS, et al. Treatment results for open comminuted distal humerus intra-articular fractures with Ilizarov circular external fixator. *Mil Med.* 2003;168(9):694–697.
87. Konda SR, Howard D, Davidovitch RI, et al. The saline load test of the knee redefined: A test to detect traumatic arthrotomies and rule-out periarticular wounds not requiring surgical intervention. *J Orthop Trauma.* 2013;27(9):491–497. [Epub ahead of print].
88. Krause M. Studies in wound ballistics: Temporary cavity effects in soft tissues. *Mil Med.* 1957;121:221–231.
89. LaGarde L. Poisoned wounds by the implements of warfare. *JAMA.* 1903;40:984–1067.
90. Leffers D, Chandler RW. Tibial fractures associated with civilian gunshot injuries. *J Trauma.* 1985;25(11):1059–1064.
91. Leininger BE, Rasmussen TE, Smith DL, et al. Experience with wound VAC and delayed primary closure of contaminated soft tissue injuries in Iraq. *J Trauma.* 2006; 61(5):1207–1211.
92. Lenihan MR, Brien WW, Gellman H, et al. Fractures of the forearm resulting from low-velocity gunshot wounds. *J Orthop Trauma.* 1992;6(1):32–35.
93. Leonard MH. The solution of lead by synovial fluid. *Clin Orthop Relat Res.* 1969;64: 255–261.
94. Lewis DD. Debridement. *JAMA.* 1919;73:377–383.
95. Linden M, Manton W, Stewart R, et al. Lead poisoning from retained bullets. Pathogenesis, diagnosis, and management. *Ann Surg.* 1982;195(3):305–313.
96. Long WT, Brien EW, Boucree JB, et al. Management of civilian gunshot injuries to the hip. *Orthop Clin North Am.* 1995;26:123–131.
97. Lounsbury DE. Levels of medical care. In: Lounsbury DE, ed. *Emergency War Surgery.* 4th ed. Washington, DC: Borden Institute, Office of the Surgeon General; 2004:1–11.
98. Lounsbury DE. *Triage.* In: Lounsbury DE, ed. *Emergency War Surgery.* 4th ed. Washington D C: Borden Institute, Office of the Surgeon General; 2004:1–17.
99. Love AG. *Statistics.* The Medical Department of the United States in the World War. Vol 15. Washington, DC: Office of the Surgeon General; 1925.
100. Marcus NA, Blair WF, Shuck JM, et al. Low-velocity gunshot wounds to extremities. *J Trauma.* 1980;20(12):1061–1064.
101. McAuliffe JA, Burkhalter WE, Ouellette EA, et al. Compression plate arthrodesis of the elbow. *J Bone Joint Surg Br.* 1992;74(2):300–304.
102. Mendelson JA, Glover JL. Sphere and shell fragment wounds of soft tissues: Experimental study. *J Trauma.* 1967;7(6):889–914.
103. Meyer NJ, Thiel B, Ninomiya JT. Retrieval of an intact, intra-articular bullet by hip arthroscopy using the lateral approach. *J Orthop Trauma.* 2002;16(1):51–53.
104. Mineo RC, Gittins ME. Arthroscopic removal of a bullet embedded in the acetabulum. *Arthroscopy.* 2003;19(9):E121–E124.
105. Ming L, Yu-Yuan M, Rong-Xiang F, et al. The characteristics of the pressure waves generated in the soft target by impact and its contribution to indirect bone fractures. *J Trauma.* 1988;28:s104–s109.
106. Miric DM, Bumbasirevic MZ, Senohradski KK, et al. Pelvifemoral external fixation for the treatment of open fractures of the proximal femur caused by firearms. *Acta Orthop Belg.* 2002;68(1):37–41.
107. Moed BR, Fakhouri AJ. Compartment syndrome after low-velocity gunshot wounds to the forearm. *J Orthop Trauma.* 1991;5(2):134–137.
108. Morgan MM, Spencer AD, Hershey FB. Debridement of civilian gunshot wounds of soft tissue. *J Trauma.* 1961;1:354–360.
109. Najibi S, Dougherty PJ, Morandi M. Management of gunshot wounds to the joints. *Techniques in Orthopaedics.* 2006;21(3):200–204.
110. Nechaev EA, Gritsanov AI, Fomin, NF, et al. *Mine blast trauma. Experience from the war in Afghanistan.* Stockholm: Falths Tryckeri; 1995.
111. Nicholas RM, McCoy GF. Immediate intramedullary nailing of femoral shaft fractures due to gunshots. *Injury.* 1995;26(4):257–259.
112. Nikolić D, Jovanović Z, Turković G, et al. Subtrochanteric missile fractures of the femur. *Injury.* 1998;29(10):743–749.
113. Nikolic D, Jovanovic Z, Vulovic R, et al. Primary surgical treatment of war injuries of the foot. *Injury.* 2000;31(3):193–197.
114. Nowotarski P, Brumback RJ. Immediate interlocking nailing of fractures of the femur caused by low- to mid-velocity gunshots. *J Orthop Trauma.* 1994;8(2):134–141.
115. Omer GE Jr. Injuries to nerves of the upper extremity. *J Bone Joint Surg Am.* 1974; 56(8):1615–1624.
116. Ordog GJ, Wasserberger J, Balasubramanium S, et al. Civilian gunshot wounds–outpatient management. *J Trauma.* 1994;36(1):106–111.
117. Otero F, Cuartas E. Arthroscopic removal of bullet fragments from the subacromial space of the shoulder. *Arthroscopy.* 2004;20(7):754–756.
118. Oughterson AW, Hull HC, Sutherland FA, et al. Study on wound ballistics: Bougainville campaign. In: Beyer JC, ed. *Wound Ballistics.* Washington, DC: Office of the Surgeon General; 1962: 281–436.
119. Owens BD, Kragh JF Jr, Macaitis J, et al. Characterization of extremity wounds in Operation Iraqi Freedom and Operation Enduring Freedom. *J Orthop Trauma.* 2007; 21(4):254–257.
120. Parisien JS, Esformes I. The role of arthroscopy in the management of low-velocity gunshot wounds of the knee joint. *Clin Orthop Relat Res.* 1984(185):207–213.
121. Patzakis MJ, Harvey JP Jr, Ivler D. The role of antibiotics in the management of open fractures. *J Bone Joint Surg Am.* 1974;56(3):532–541.
122. Perry DJ, Sanders DP, Nyirenda CD, et al. Gunshot wounds to the knee. *Orthop Clin North Am.* 1995;26(1):155–163.
123. Petersen W, Beske C, Stein V, et al. Arthroscopical removal of a projectile from the intra-articular cavity of the knee joint. *Arch Orthop Trauma Surg.* 2002;122(4):235–236.
124. Pool EH, Lee BJ, Dineen PA. Surgery of the soft parts, bones, and joints, at a front hospital. *Surg Gynecol Obstet.* 1919:289–311.
125. Prevention, C.C.f.D.C.a. *WISQARS fatal injuries: Mortality reports.* 2012; http://webappa.cdc.gov/sasweb/ncipc/mortrate.html.

126. Ramasamy A, et al. Blast mines: Physics, injury mechanisms and vehicle protection. *J R Army Med Corps.* 2009;155(4):258–264.
127. Ramasamy A, Hill AM, Clasper JC. Improvised explosive devices: Pathophysiology, injury profiles and current medical management. *J R Army Med Corps.* 2009;155(4):265–272.
128. Reis ND, Zinman C, Besser MI, et al. A philosophy of limb salvage in war: Use of the fixateur externe. *Mil Med.* 1991;156(10):505–520.
129. Robert RH. Gunshots to the hand and upper extremity. *Clin Orthop Relat Res.* 2003;408:133–144.
130. Rodrigues RL, Sammer DM, Chung KC. Treatment of complex below-the-elbow gunshot wounds. *Ann Plast Surg.* 2006;56(2):122–127.
131. Rose SC, Fujisaki CK, Moore EE. Incomplete fractures associated with penetrating trauma: Etiology, appearance, and natural history. *J Trauma.* 1988;28(1):106–109.
132. Sarmiento A, Latta L. The evolution of functional bracing of fractures. *J Bone Joint Surg Br.* 2006;88(2):141–148.
133. Sarmiento A, Zagorski JB, Zych GA, et al. Functional bracing for the treatment of fractures of the humeral diaphysis. *J Bone Joint Surg Am.* 2000;82(4):478–486.
134. Scalea TM, Boswell SA, Scott JD, et al. External fixation as a bridge to intramedullary nailing for patients with multiple injuries and with femur fractures: Damage control orthopedics. *J Trauma.* 2000;48(4):613–621.
135. Scannell BP, Waldrop NE, Sasser HC, et al. Skeletal traction versus external fixation in the initial temporization of femoral shaft fractures in severely injured patients. *J Trauma.* 2010;68(3):633–640.
136. Sclafani SJ, Vuletin JC, Twersky J. Lead arthropathy: Arthritis caused by retained intra-articular bullets. *Radiology.* 1985;156(2):299–302.
137. Shao YC, Harwood P, Grotz MR, et al. Radial nerve palsy associated with fractures of the shaft of the humerus: A systematic review. *J Bone Joint Surg Br.* 2005;87(12):1647–1652.
138. Simchen E, Raz R, Stein H, et al. Risk factors for infection in fracture war wounds (1973 and 1982 wars, Israel). *Mil Med.* 1991;156(10):520–527.
139. Simchen E, Sacks T. Infection in war wounds: Experience during the 1973 October War in Israel. *Ann Surg.* 1975;182(6):754–761.
140. Singleton SB, Joshi A, Schwartz MA, et al. Arthroscopic bullet removal from the acetabulum. *Arthroscopy.* 2005;21(3):360–364.
141. Skaggs DL, Hale JM, Buggay S, et al. Use of a hybrid external fixator for a severely comminuted juxta-articular fracture of the distal humerus. *J Orthop Trauma.* 1998;12(6):439–442.
142. Smith WHB. *Small Arms of the World.* Harrisburg, PA: Stackpole Books; 1983.
143. Stannard JP, Volgas DA, McGwin G 3rd, et al. Incisional negative pressure wound therapy after high-risk lower extremity fractures. *J Orthop Trauma.* 2012;26(1):37–42.
144. Stewart MP, Birch R. Penetrating missile injuries of the brachial plexus. *J Bone Joint Surg Br.* 2001;83(4):517–524.
145. Stinner DJ, Burns TC, Kirk KL, et al. Prevalence of late amputations during the current conflicts in Afghanistan and Iraq. *Mil Med.* 2010;175(12):1027–1029.
146. Tarkin IS, Hatzidakis A, Hoxie SC, et al. Arthroscopic treatment of gunshot wounds to the shoulder. *Arthroscopy.* 2003;19(1):85–89.
147. Teloken MA, Schmietd I, Tomlinson DP. Hip arthroscopy: A unique inferomedial approach to bullet removal. *Arthroscopy.* 2002;18(4):E21.
148. Tornetta P 3rd, Boes MT, Schepsis AA, et al. How effective is a saline arthrogram for wounds around the knee? *Clin Orthop Relat Res.* 2008;466(2):432–435.
149. Tornetta P 3rd, Hui RC. Intra-articular findings after gunshot wounds through the knee. *J Orthop Trauma.* 1997;11(6):422–424.
150. Tornetta P 3rd, Tiburzi D. Anterograde interlocked nailing of distal femoral fractures after gunshot wounds. *J Orthop Trauma.* 1994;8(3):220–227.
151. Turen CH, Burgess AR, Vanco B. Skeletal stabilization for tibial fractures associated with acute compartment syndrome. *Clin Orthop Relat Res.* 1995(315):163–168.
152. Urist MR, Quigley TB. Use of skeletal traction for mass treatment of compound fractures; a summary of experiences with 4,290 cases during World War II. *AMA Arch Surg.* 1951;63(6):834–844.
153. Verheyden CN, McLaughlin B, Law C, et al. Through-and-through gunshot wounds to the foot: The "Fearless Fosdick" injury. *Ann Plast Surg.* 2005;55(5):474–478.
154. Weaver LD, Hansraj KK, Idusuyi OB, et al. Gunshot wound injuries. Frequency and cost analyses in south central Los Angeles. *Orthop Clin North Am.* 1995;26(1):1–7.
155. Wisniewski TF, Radziejowski MJ. Gunshot fractures of the humeral shaft treated with external fixation. *J Orthop Trauma.* 1996;10(4):273–278.
156. Wiss DA, Brien WW, Becker V Jr. Interlocking nailing for the treatment of femoral fractures due to gunshot wounds. *J Bone Joint Surg Am.* 1991;73(4):598–606.
157. Witschi TH, Omer GE Jr. The treatment of open tibial shaft fractures from Vietnam War. *J Trauma.* 1970;10(2):105–111.
158. Woloszyn JT, Uitvlugt GM, Castle ME. Management of civilian gunshot fractures of the extremities. *Clin Orthop Relat Res.* 1988(226):247–251.
159. Wu CD. Low-velocity gunshot fractures of the radius and ulna: Case report and review of the literature. *J Trauma.* 1995;39(5):1003–1005.
160. Yildiz C, Ateşalp AS, Demiralp B, et al. High-velocity gunshot wounds of the tibial plafond managed with Ilizarov external fixation: A report of 13 cases. *J Orthop Trauma.* 2003;17(6):421–429.
161. Zellweger R, Hess F, Nicol A, et al. An analysis of 124 surgically managed brachial artery injuries. *Am J Surg.* 2004;188(3):240–245.
162. Zinman C, Norman D, Hamoud K, et al. External fixation for severe open fractures of the humerus caused by missiles. *J Orthop Trauma.* 1997;11(7):536–539.
163. Zura RD, Bosse MJ. Current treatment of gunshot wounds to the hip and pelvis. *Clin Orthop Relat Res.* 2003(408):110–114.

12

Princípios de tratamento de membro mutilado

Sarina K. Sinclair
Erik N. Kubiak

Introdução 417
Base histórica 418
Princípios do tratamento 418
    Avaliação inicial 418
    Avaliação vascular 420
    Desbridamento cirúrgico e estabilização 420
    Estabilização óssea 421
    Oxigênio hiperbárico 422
    Cobertura de partes moles 423
Avaliação do paciente e tomada de decisão 423
    Capacidade de sobrevivência 424
    Sensibilidade plantar 425
    Protocolos de tomada de decisão e escores para salvação de membro 425

Lesões simultâneas no pé e no tornozelo 428
    O pé mutilado 429
    Tabagismo 429
    Caracterização do paciente 430
Desfechos: amputação *versus* salvação do membro 431
Considerações da prática clínica 433
Considerações psicológicas 434
Tratamento de trauma militar 435
Reabilitação do membro mutilado 435
Membro superior 435
Resumo 437

INTRODUÇÃO

O termo "membro mutilado" refere-se a uma lesão de tal forma grave a um membro que, com frequência, a viabilidade do membro é posta em questão e a perda do membro é um desfecho provável. O membro mutilado foi previamente definido como uma fratura complexa com envolvimento adicional de pelo menos dois dos seguintes tecidos: artéria, tendão, nervo ou partes moles (pele, gordura e músculo).[35,43] Essa lesão é sempre resultante de um trauma de alta energia causado por alguma combinação de esmagamento, cisalhamento e/ou detonação. Em geral, as fraturas associadas validam as forças de alta energia do mecanismo lesional pela exibição de padrões de cominuição extensa, frequentemente resultantes de uma combinação de forças atuantes em três pontos – flexão, carga axial e torção – aplicadas ao membro. Com frequência a pele sofre desluvamento, podendo existir grandes áreas de destruição secundárias a avulsão ou isquemia, e tipicamente os compartimentos fasciais são abertos de maneira incompleta por explosão ou laceração. Caracteristicamente, os músculos sofrem lesões tanto a nível local como regional, tanto por danos diretos como indiretos. Além disso, em geral os planos de partes moles exibem ampla ruptura e, quando presentes, normalmente os contaminantes se infiltram por todos esses planos histológicos (Fig. 12.1). Não apenas os próprios padrões lesionais são complexos, mas os impactos clínicos, psicológicos e socioeconômicos causados por essas lesões no paciente fazem com que seu tratamento seja uma tarefa árdua, mesmo nas mãos mais experientes.

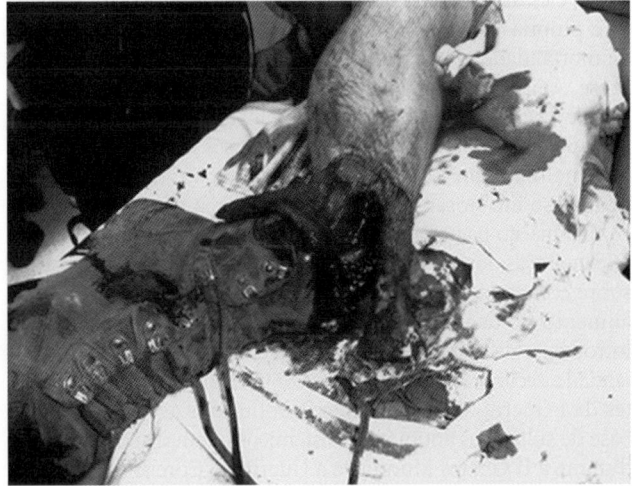

FIGURA 12.1 Lesão de partes moles que demonstra visível contaminação em vários planos histológicos. É preciso cautela no estabelecimento de determinações de viabilidade antes do desbridamento e da irrigação no ambiente controlado da sala cirúrgica.

Embora a maioria dos avanços que ocorreram no tratamento do membro mutilado tenha ocorrido em tempos de guerra, quase todas as lesões com risco para o membro examinadas hoje em dia são resultantes de colisões automobilísticas em alta velocidade. As lesões nos membros inferiores e superiores ocorrem mais frequentemente do que as lesões cranianas em colisões envolvendo motocicletas.[59] A modificação dos meios de contenção dos passageiros, a engenharia de segurança dos veículos e a legislação dos cintos de segurança e da proteção com *airbags* parecem estar diminuindo o percentual de mortalidade associado a colisões automobilísticas. Como resultado, a incidência de traumas graves no membro inferior pode estar aumentando. Nos Estados Unidos, as lesões no membro inferior são responsáveis por 250 mil internações hospitalares anuais para pacientes com 18 a 54 anos. Estima-se que mais da metade dessas internações seja resultante de mecanismos de alta energia.[45] Uma análise do maior registro disponível de pacientes traumatizados nos Estados Unidos, o *National Trauma Data Bank*, constatou que 1% de todos os pacientes traumatizados sofreu uma amputação entre 2000 e 2004.[7] Embora menos frequentes do que no membro inferior, 90% das amputações no membro superior são resultantes de trauma.[6] Com base nesses números publicados, fica claro que uma grande população de pacientes com traumas nos membros não sofre amputação e, por isso, tais indivíduos devem passar por tratamentos de longa duração, com o objetivo da restauração funcional aos níveis pré-lesionais. Os cirurgiões ortopédicos que realizam cobertura em serviços de emergência devem ter um bom entendimento dos conceitos históricos circunjacentes ao tratamento dessas complexas lesões, além de conhecerem as recentes modificações desses conceitos, fundamentadas em numerosos avanços na tecnologia, em combinação com uma compreensão mais aprofundada dos desfechos clínicos desses padrões lesionais no longo prazo.

BASE HISTÓRICA

Desde os tempos de Hipócrates, o tratamento das lesões de membro inferior com risco para o membro tem atormentado os pacientes – e também os cirurgiões. Até a implementação da amputação, quase todas as fraturas expostas graves resultavam em sepse, e essas lesões eram frequentemente fatais.[4] Historicamente, a própria amputação estava associada a elevados percentuais de mortalidade, decorrente, com frequência, de hemorragia ou sepse. Amputações realizadas durante as Guerras Franco-prussiana e Civil Norte-americana resultaram em percentuais de mortalidade que variaram de 26% até espantosos 90%.[28,112] À medida que melhoravam as técnicas de amputação, também houve progresso em nosso conhecimento acerca dos conceitos de contaminação bacteriana e de infecção. Em meados dos anos de 1880, graças aos trabalhos pioneiros de Pasteur, Koch e Lister sobre contaminação bacteriana e infecção, ocorreu um rápido aumento no uso de agentes antissépticos, logo seguidos pela introdução de métodos assépticos, e com isso, as taxas de mortalidade declinaram rapidamente.[150] Subsequentemente, logo antes da I Guerra Mundial, foram introduzidos agentes tópicos à base de sulfa, e os antibióticos sistêmicos foram disponibilizados durante a II Guerra Mundial e a Guerra da Coreia.[112,114] Graças aos avanços na técnica cirúrgica, e também diante de um entendimento mais aprofundado da profilaxia microbiana e do tratamento, as lesões em membros – outrora consideradas como riscos à vida – atualmente resultam, para dizer o mínimo, na sobrevivência dos pacientes.[39]

Apesar do relativo sucesso da cirurgia de amputação em termos de redução da mortalidade no tratamento de pacientes que sofreram lesão com risco para a vida ou para perda do membro, historicamente muitos pacientes e médicos consideravam a amputação como um fracasso terapêutico, tendo se esforçado enormemente para a salvação do membro mutilado. Embora tenha sido um pioneiro no campo da amputação, sabe-se que Ambroise Paré colocou em risco a sua própria vida, em detrimento do membro, ao insistir no tratamento conservador de sua própria fratura exposta da tíbia, em lugar da amputação. Não apenas Paré sobreviveu à lesão, mas sua documentação com relação ao tratamento conservador de uma lesão que representava risco potencial ao membro e à vida permanece como o primeiro caso documentado de "salvação de membro."[119] Não obstante, nos anos seguintes as lesões mais complexas em membros eram rotineiramente tratadas com amputação. Depois da II Guerra Mundial, o treinamento médico/cirúrgico passou a ser mais especializado e numerosos progressos na área médica civil resultaram em uma revolução no tratamento de lesões de guerra com risco para membros – revolução essa que, hoje em dia, orienta nosso tratamento. Reparos e *by-passes* das artérias foram tentados em ampla escala durante as Guerras da Coreia e do Vietnã, o que subsequentemente diminuiu os percentuais de amputação nos membros com lesão vascular de 50% para 13%.[69,70,71,112,126] Nos campos de batalha do Iraque e do Afeganistão, o uso de blindagens corporais, o amplo uso de torniquetes e as técnicas de ressuscitação aplicadas em pleno campo de guerra salvaram um percentual mais elevado de vítimas em combate, em comparação com os desfechos em qualquer conflito militar precedente com envolvimento dos Estados Unidos;[120] no entanto, devido aos modelos de blindagem corporal utilizados, com frequência os membros são deixados expostos. O mecanismo lesional por explosão de alta energia, decorrente de dispositivos explosivos improvisados (DEI), resultou em alta prevalência de membros "mutilados", com graves danos aos tecidos rígidos e moles. Já nos conflitos mais recentes, a incidência de amputações na população militar dos Estados Unidos dobrou, em comparação com as guerras precedentes.[127] O exemplo de soldados com forte desejo de retornar à ativa em seguida à sua lesão fez recrudescer um forte interesse na salvação de membros.[121] Avanços em todos os aspectos do tratamento de ferimentos e fraturas melhoraram nossa capacidade de reconstruir membros gravemente lesionados. Hoje em dia, membros que, há 25 anos atrás, seriam tratados com amputação, são rotineiramente tratados conforme protocolos de reconstrução complexos. O desenvolvimento de antibióticos de segunda e terceira geração, as transferências microcirúrgicas de tecido[18,81,133,146] e o uso de *shunts* vasculares intraluminais,[74] estratégias de irrigação das feridas e métodos de fixação de fraturas "amigáveis" para os tecidos foram combinados de modo a tornar exequível, na maioria dos casos, a salvação do membro como opção inicial. Além disso, com o amplo uso de enxertos autógenos e/ou de materiais osteoindutivos,[26,44,54,77,83] além do uso da técnica de transporte ósseo,[32,105,118,128] a reconstrução de grandes defeitos ósseos segmentares em segundo tempo passou a ser prática de rotina. Embora a salvação de membros tenha se tornado tecnicamente realizável, a avaliação e o tratamento iniciais do paciente e da lesão são fundamentais na tomada de decisão quanto ao acerto da salvação, ou não, do membro.

PRINCÍPIOS DO TRATAMENTO

Avaliação inicial

A maioria das lesões com risco para o membro pode ser impressionante à apresentação, podendo levar o cirurgião responsável pelo tratamento e a equipe médica a desviarem sua atenção. Considerando que essas lesões geralmente resultam de um mecanismo de alta energia, devem ser seguidos os protocolos traumatológicos de rotina que primeiramente cuidem do paciente como um todo, e não apenas do membro lesionado, porque 10-17%

desses pacientes exibirão alguma lesão associada a risco para a vida.[22,88] A avaliação deve ter início seguindo-se os princípios do suporte avançado de vida no trauma (ATLS). Tão logo o paciente tenha sido estabilizado e depois de concluídas as avaliações traumatológicas primária e secundária, é obrigatória a realização de uma avaliação ortopédica completa (Tab. 12.1).

É preciso que sejam determinados o mecanismo lesional, a idade do paciente e a presença de qualquer outra comorbidade social ou clínica. Deve-se fazer uma profilaxia antibiótica tão logo seja possível; além disso, deve-se administrar a profilaxia antitetânica, se for indicado. Primeiramente, o membro lesionado deve ser avaliado para perfusão vascular adequada e, em caso de suspeita de lesão vascular, deve-se fazer uma consulta com o cirurgião vascular. Tem grande importância a determinação do momento de ocorrência da lesão, para que se possa avaliar a duração da isquemia no membro. O ferimento de partes moles deve ser inspecionado, com a anotação do padrão de lesão aos tecidos moles e da contaminação. Se possível, antes da cobertura das feridas e da imobilização do membro, deve-se fazer uma remoção superficial de qualquer contaminação visível por meio de irrigação, sobretudo se o médico responsável considerar necessária a redução da fratura ou da articulação, antes que o paciente seja transportado para a sala cirúrgica para o desbridamento inicial da ferida. Também deve ser realizado e documentado um exame detalhado das áreas motora e sensitiva, tanto antes como depois de qualquer manipulação do membro. Deve-se considerar a possibilidade, e excluir, a presença de uma síndrome compartimental concomitante, uma complicação que ocorre em 1-10% das fraturas expostas.[84] A avaliação radiográfica deve consistir em duas incidências ortogonais de qualquer articulação ou osso longo envolvido, além da articulação acima e abaixo de qualquer fratura confirmada. Sempre que possível, devem ser obtidas fotografias do membro, com a devida permissão do paciente ou representante legal. Essas imagens podem funcionar como inestimável documentação da extensão da lesão inicial e, durante o curso do tratamento, funcionarão como registro visual do progresso para a salvação funcional – ou não – do membro,[37] sempre tendo em mente que o direito à privacidade do paciente não deve ser violado.

Não apenas o exame ortopédico deve incluir o membro em questão, como deverá ser realizado um exame musculoesquelético abrangente, para que seja excluída qualquer lesão musculoesquelética simultânea. No caso de um paciente politraumatizado com um membro mutilado, o esquema diagnóstico inicial e o tratamento preliminar de qualquer lesão que represente risco para a vida frequentemente serão demorados e precederão o tratamento do membro lesionado. Portanto, deve-se aplicar um curativo estéril a todas as feridas; além disso, o membro deverá ser imobilizado tão logo seja possível. Com isso, evita-se qualquer lesão em partes moles até que os procedimentos apropriados de desbridamento e estabilização no ambiente controlado da sala cirúrgica possam ser realizados.

TABELA 12.1 Abordagem algorítmica atual para tomada de decisão em relação a membro mutilado, conforme definição pelo Comitê de Fraturas Expostas da *Orthopaedic Trauma Association*, 2012[2]

Tratamento do membro mutilado	

Critérios para amputação imediata
• Lesão ao membro com risco para a vida
• Instabilidade hemodinâmica
• Isquemia prolongada do membro (>6 horas no membro inferior, >8 horas no membro superior)
• Perda grave de partes moles sem opção para reconstrução por retalho livre
• Lesão óssea não passível de reconstrução
• Perda de massa muscular que afete mais de dois compartimentos da perna
• Perda óssea que envolva mais de um terço do comprimento da tíbia
 	
Etapas do tratamento depois da estabilização do paciente
• Desbridamento e estabilização pelo cirurgião sênior
  • Zonas de lesão: central, estase marginal, minimamente afetada
  • Necessidade de desbridamentos seriados
  • Deve-se ser conservador com os músculos no primeiro desbridamento
• Documentar fotograficamente a lesão
• Avaliação de 5 áreas principais de preocupação
 	
Discussão com o paciente
• Apresentar todas as informações e recomendações objetivas
• Discutir os dados de desfechos da amputação *vs.* salvação
• Fatores psicossociais que devem ser levados em consideração: tipo de trabalho, sistema de suporte, acesso a instalações clínicas e de reabilitação
• Autoeficácia
 	
Salvação do membro
• Numerosos procedimentos
• Se houve sucesso, 30-50% são bem utilizados em 2 anos
• 30% de amputações tardias
 	
Amputação
• Benéfica no curto prazo
• Permanente
• Problemas com próteses para o resto da vida
• No nível mais distal possível
• Preservar o máximo possível de tecido viável
	Principais áreas de preocupação
	1. Pele
	• Padrão de lesão as partes moles
	• Extensão dos danos
	• Disponibilidade de tecido para reconstrução
	• A reconstrução deve ser realizada dentro de 14 dias
	
	2. Músculos
	• Necrose muscular (4 Cs)
	• Grau de funcionalidade muscular
	• Unidade miotendínea
	
	3. Artérias
	• Lesão vascular com ou sem isquemia distal
	• Duração da isquemia:
	  Limites para o membro inferior
	    Fria >10 horas
	    Quente >6 horas
	  Limites para o membro superior
	    Quente >8 horas
	• Procurar por sinais sutis e evidentes de lesão vascular
	• Índices de pressão arterial <0,9 ou ausência de pulso distal: consultar cirurgião vascular
	
	4. Contaminação
	• Superficial *versus* incrustada nos tecidos
	• Proveniente de ambiente de alto risco (i.e., fecal)
	
	5. Perda de massa óssea
	• Tamanho do defeito
	• O defeito de dimensões críticas é demasiadamente grande para a aplicação de enxerto ou para transplante

É importante que o paciente tome a decisão com relação ao tratamento	

Avaliação vascular

Com frequência as lesões com risco para o membro estão associadas a insulto vascular. Em geral as lesões arteriais se apresentam com sinais visíveis ou sutis sugestivos de lesão. Os exemplos de sinais visíveis que devem ser documentados e investigados são: sangramento pulsátil, presença de um hematoma em rápida expansão, frêmito palpável, sopro audível, e também a presença de qualquer dos sinais clássicos de oclusão arterial óbvia (ausência de pulso, palidez, parestesia, dor, paralisia, pecilotermia). Os sinais sutis de lesão arterial são: histórico de sangramento arterial, hematoma não expansivo, déficit de pulso na ausência de isquemia, déficit neurológico originário de um nervo adjacente a uma artéria conhecida, ferimento penetrante, fratura ou luxação nas proximidades de uma artéria conhecida.[109] Além da observação desses sinais visíveis ou sutis de lesão vascular, o médico responsável deverá realizar um exame vascular formal. A cor da pele e o tempo necessário para reenchimento dos capilares da pele da parte distal do membro devem ser comparados e documentados *versus* esses indicadores no lado contralateral não lesionado. A parte distal do membro deve ser avaliada para a presença de pulsos periféricos palpáveis e/ou sinal Doppler. O membro que exibe visível deformidade secundária à fratura ou luxação e com pulsos questionavelmente palpáveis, ou com redução do fluxo Doppler audível, deve ser imediatamente tratado com uma cuidadosa redução, em um esforço para aliviar possíveis dobras ou compressões das estruturas vasculares. Subsequentemente, em seguida a qualquer manobra de redução, o médico deverá avaliar novamente e documentar os pulsos do membro distal. Também devem ser obtidos os índices de pressão arterial (IPA) em caso de história de ausência de pulso no membro, ou se o quadro vascular do membro distal permanece obscuro, mesmo depois de feitas tentativas de redução com o objetivo de restaurar um alinhamento razoável para o membro. Os IPA são obtidos primeiramente pela identificação das artérias dorsal do pé e tibial posterior do membro lesionado com o uso de uma sonda Doppler. Em seguida, aplica-se um aparelho de pressão arterial proximalmente ao nível da lesão; depois de posicionado, o aparelho deve ser inflado até um nível suprassistólico, o que provocará a cessação do sinal Doppler normal. Em seguida, o aparelho é lentamente desinsuflado e a pressão em que o sinal Doppler retorna identifica a pressão sistólica no tornozelo para o membro lesionado. Em seguida, esse procedimento deve ser repetido no membro contralateral e também no braço (pressões braquiais). Então, a pressão no membro lesionado deve ser comparada com a pressão no braço ou no membro intacto, sendo informada como uma relação entre a pressão sistólica normal (p. ex., se a pressão sistólica braquial = 120 mmHg e a pressão sistólica no membro lesionado = 90 mmHg, então IPA = 0,75). Se o IPA for inferior a 0,9 ou se, apesar da redução, os pulsos distais permanecerem ausentes, haverá indicação para angiografia e/ou uma consulta ao cirurgião vascular.

Tão logo tenha sido identificado o local de uma lesão arterial, primeiramente o tratamento deverá se voltar para a restauração do fluxo arterial e para a estabilização esquelética. Em pacientes com membro sem pulso mas com perfusão, a prioridade e sequência do reparo vascular/ortopédico dependerão principalmente da experiência e disponibilidade das equipes ortopédica e vascular. Em certas circunstâncias, se a fratura estiver relativamente estável e se depender de pouca manipulação, o reparo arterial imediato deverá preceder a estabilização óssea. Contudo, se a fratura estiver exibindo excessiva cominuição, desvio ou encurtamento, deverá ser efetuada uma rápida estabilização óssea, antes de qualquer tentativa de reparo vascular. Não só essa medida ajudará na exposição da lesão vascular, mas sua realização fará com que o membro retorne ao seu comprimento normal em repouso, o que funciona como garantia de que o reparo vascular terá comprimento suficiente para a subsequente manipulação/redução do membro, com menos risco de complicações vasculares em seguida à realização do reparo.[73]

Naquele paciente que tenha passado por um período de isquemia prolongada, a restauração do fluxo arterial deverá receber a mais alta prioridade, e o cirurgião deverá considerar a realização de um *shunt* vascular intraluminal temporário do membro.[74,36,111] A inserção de um *shunt* intraluminal poderá restaurar com rapidez o fluxo arterial, além de permitir um exame mais detalhado para que se possa determinar com maior certeza a extensão da lesão e se o membro pode ser, de fato, salvo. Tendo em vista que o *shunt* resistirá a uma manipulação razoavelmente vigorosa, também permitirá um desbridamento mais minucioso e a estabilização apropriada do osso e das partes moles. Tão logo o desbridamento tenha sido efetuado e a lesão óssea temporária ou definitivamente estabilizada, o cirurgião poderá fazer imediatamente o reparo vascular, ou poderá optar por um reparo em segundo tempo, se o paciente permanecer *in extremis*.

Não é rara a ocorrência de síndrome compartimental em seguida à restauração do fluxo arterial em um membro isquêmico e traumatizado. O fluxo arterial reduzido durante o período isquêmico, em combinação com a "lesão de reperfusão" que ocorre em seguida ao reparo arterial, pode resultar em vazamento de líquido intersticial e no aumento das pressões compartimentais. Deve-se realizar fasciotomias depois de qualquer procedimento de revascularização no membro mutilado.[88,90,103] Embora em sua maioria os cirurgiões vasculares e gerais estejam adequadamente treinados para a realização de fasciotomias descompressivas, idealmente essas cirurgias devem ser realizadas pelo cirurgião ortopédico, ou sob sua supervisão, para que haja certeza de uma descompressão adequada do compartimento, além de um posicionamento apropriado da fasciotomia, que não vá comprometer futuramente os procedimentos reconstrutivos de partes moles e ossos.

Desbridamento cirúrgico e estabilização

Assim que o membro tenha sido avaliado no serviço de emergência e tenham sido obtidas fotografias para o prontuário clínico, qualquer ferimento aberto presente deve ser cuidadosamente lavado com um volume copioso de solução salina; em seguida, o ferimento receberá um curativo com gaze estéril.[29] Os curativos devem permanecer aplicados até que o paciente chegue à sala operatória para o desbridamento definitivo.

Na sala cirúrgica, o cirurgião deve aplicar um torniquete estéril para prevenir a possibilidade de exsanguinação, a menos que o torniquete perturbe a preparação estéril do membro. O torniquete não deverá ser inflado, a menos que haja necessidade absoluta, para que não venha a ocorrer maior lesão isquêmica ao membro. Tão logo o dispositivo tenha sido aplicado, o cirurgião removerá o imobilizador e os curativos, e o membro será novamente examinado para perfusão. Embora a prática seja normalmente conhecida como "irrigação e desbridamento," o primeiro e mais importante passo para a sua realização é o desbridamento completo da ferida (Fig. 12.2). Esse procedimento deve ser realizado de maneira metódica para que haja garantia de uma remoção adequada de qualquer material contaminante e tecido desvitalizado presente. A pele e o tecido subcutâneo devem ser abor-

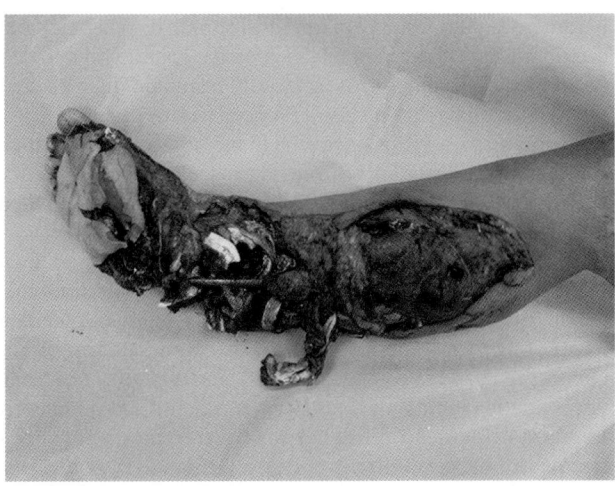 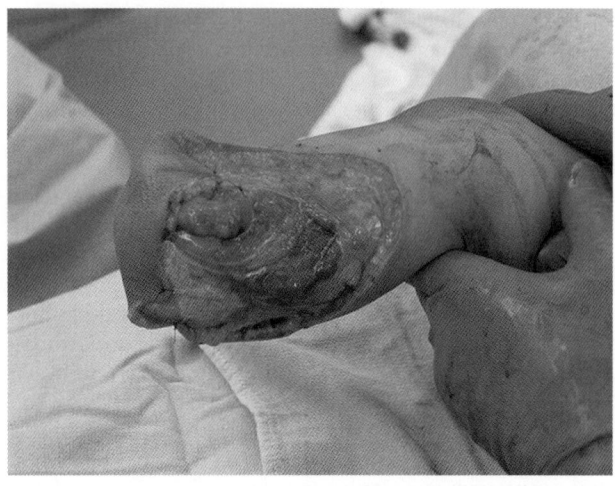

FIGURA 12.2 Uma criança de 8 anos escorregou e caiu por baixo de um cortador de grama, tendo sofrido lesão extensa às partes moles com intensa contaminação (**A**). Depois de um exaustivo desbridamento, os tecidos foram preservados o máximo possível (**B**); em seguida, foi realizado o fechamento com aplicação de enxerto de pele em segundo tempo.

dados em primeiro lugar. Embora as feridas cutâneas abertas iniciais estejam evidentes, a energia transmitida por ocasião da lesão caracteristicamente gera uma onda de choque que causa desnudamento das partes moles e que em geral resulta nas chamadas zonas de lesão. Um gradiente de energia se estende perifericamente a partir do local do impacto, lesionando de forma variável os tecidos em sua trajetória. Existe uma zona central de tecido necrosado no ponto de impacto e de maior lesão, e em torno desse local. Em geral, esses tecidos são inviáveis, independentemente da intervenção. Circundando essa área existe uma zona de estase marginal. A penumbra isquêmica consiste em tecido variavelmente lesionado e que poderá, ou não, sobreviver, apesar de uma intervenção apropriada. Finalmente, na periferia da lesão existe uma zona de tecido intacto ou minimamente lesionado que, embora não afetado pela lesão primária, pode estar em risco devido às respostas fisiológicas retardadas à área de lesão primária.[56,90] Para abordar essas zonas de lesão, as feridas abertas devem ser estendidas, ou então o cirurgião deverá fazer extensas incisões separadas para uma avaliação/desbridamento adequados da ferida. Essas incisões devem manter um alinhamento axial, sendo criteriosamente aplicadas de modo a não criar retalhos "em risco" nem impedir os futuros esforços de reconstrução.

Depois da ampliação das feridas cutâneas, todo músculo, gordura, fáscia e pele necrosados e qualquer outro tecido não viável na área da zona central da lesão deverão ser removidos. Os músculos devem ser testados para viabilidade com base em sua contratilidade, consistência, cor e sangramento capilar (os quatro Cs), e se for determinada uma evidente inviabilidade do músculo, ele deverá ser desbridado, independentemente da perda funcional esperada. Um músculo que exiba viabilidade marginalmente questionável deverá ser preservado durante o desbridamento inicial. Embora o grau de lesão tecidual observado no desbridamento inicial possa ser bastante extenso, a quantidade de necrose tecidual decorrente da resposta retardada à lesão dentro da zona de estase marginal poderá exceder – de longe – a perda e a destruição causadas pela lesão traumática inicial. Tendo em vista a impossibilidade de determinar o grau exato de perda tecidual/necrose esperada por ocasião do desbridamento inicial, haverá necessidade de desbridamentos seriados, até que todos os tecidos inviáveis tenham sido identificados e removidos, e até que tenha sido alcançada a homeostase do ferimento.

Estabilização óssea

A estabilização óssea é uma meta extremamente importante no tratamento inicial do membro em risco. A estabilização do esqueleto ósseo impede a continuação das lesões aos tecidos moles, promove a cicatrização das feridas e, acredita-se, protege contra a infecção. Em um estudo com animais, Worlock et al.[159] examinaram o percentual de infecção e de osteomielite associado à estabilidade e à instabilidade da fixação óssea. Esses autores informaram que o percentual de infecção no grupo com instabilidade foi praticamente o dobro do percentual no grupo com estabilização esquelética.

A escolha da estabilização óssea depende da localização da lesão óssea, grau de lesão às partes moles e estado geral do paciente por ocasião do tratamento cirúrgico inicial. As opções para estabilização variam, desde a imobilização por tala ou tração transesquelética, até a fixação interna ou externa. Embora nenhuma técnica tenha se revelado superior às demais em todas as situações clínicas, em geral quanto mais grave for a lesão, maior será a necessidade de fixação esquelética direta, visando a proporcionar um acesso mais adequado ao ferimento traumático. Em fraturas dos tipos I, II e III, a imediata estabilização intramedular, ou a fixação por placa, permanece sendo uma estratégia terapêutica aceitável. No entanto, quase todas as lesões que representem ameaça à preservação do membro se apresentam como fraturas expostas do tipo IIIB ou IIIC. É provável que essas lesões sejam tratadas mais criteriosamente com uma fixação externa temporária. Nesse cenário, a fixação externa oferece muitas vantagens. Essa opção pode ser aplicada com relativa rapidez e sem o uso da fluoroscopia, embora ainda proporcione excelente estabilidade e alinhamento do membro, até que se possa fazer a fixação definitiva. A fixação externa também permite o redesvio dos fragmentos da fratura, para que se faça avaliação/desbridamento mais completos das partes moles durante qualquer novo procedimento. Em seguida à obtenção da homeostase do ferimento, pode-se obter subsequentemente a conversão para uma fixação interna definitiva (num procedimento em segundo tempo), com bons desfechos.[5,136,137] A fixação externa também pode ser a opção escolhida como forma de fixação definitiva para fraturas da diáfise, mas numerosos estudos constataram que essa abordagem exibe percentuais de complicações ligeiramente mais altos e desfechos menos satisfatórios, quando diretamente comparada com a fixação intramedular (Fig. 12.3). Em um estudo prospectivo, Henley et al.[63] compararam a aplicação de haste intramedular sem fresagem com a fixação externa em pacientes com fraturas expostas da diáfise da tíbia dos tipos II, IIIA e IIIB. Os dois grupos receberam cuidados idênticos para os tecidos moles, antes e depois da fixação esquelética. Esses autores demonstraram que os pacientes do grupo de fixação por haste intramedular tiveram um número significativamente menor de incidências de alinhamento vicioso e tiveram que passar por menos procedimentos subsequentes, em comparação com os pacientes no grupo de fixação externa. Tornetta et al.[151] também descreveram os desfechos preliminares de um estudo prospectivo randomizado que comparou a fixação externa com o uso de hastes bloqueadas sem fresagem em fraturas expostas da tíbia do tipo IIIB. Também nesse caso, os dois grupos tiveram o mesmo tratamento inicial, procedimentos de partes moles e a aplicação imediata de enxerto ósseo. Esses autores constataram que o grupo tratado com haste intramedular foram beneficiados com uma mobilização ligeiramente melhor do joelho e do tornozelo, com menor angulação final no local fraturado. Também concluíram que as fraturas tratadas demonstravam sistematicamente maior facilidade de tratamento, sobretudo em termos dos procedimentos de partes moles e de aplicação de enxerto ósseo. Além disso, Tornetta et al. tiveram a impressão de que seus pacientes preferiam o tratamento com haste intramedular e que essa opção não necessitava do mesmo elevado grau de cooperação, em comparação com a fixação externa. Com o uso de dados obtidos no *Lower Extremity Assessment Project* (LEAP), Webb et al.[156] revisaram 156 pacientes com uma combinação de fratura de tíbia e um membro inferior mutilado. Cento e cinco pacientes com 17 fraturas tibiais do tipo IIIA, 84 com o tipo IIIB e 4 com o tipo IIIC foram monitorados por até 2 anos. Os autores constataram que o tratamento definitivo com uma haste obteve melhores desfechos *versus* tratamento definitivo com fixação externa. Nessa série, os pacientes tratados com fixação externa tiveram probabilidade significativamente maior de ocorrência de infecção e de pseudartrose.

Oxigênio hiperbárico

O uso do oxigênio hiperbárico (OHB) permite que os pacientes respirem oxigênio a 100% em uma câmara sob maior pressão barométrica. Isso resulta em um nível suprafisiológico de saturação do oxigênio arterial, o que gera uma expansão no raio de difusão para o oxigênio pelos tecidos. O resultado disso é a maior liberação de oxigênio na periferia de certos ferimentos. Em decorrência disso, acredita-se que OHB melhore a liberação do oxigênio a tecidos afetados por ruptura vascular, trombose, edema citogênico e vasogênico e hipóxia celular, como resultado de um trauma ao membro.

Acredita-se que essa liberação de oxigênio mais adequada seja extremamente benéfica na zona de lesão periférica, onde o tecido, que se encontra em graus variáveis de lesão, poderá, ou não, sobreviver – apesar de outras intervenções apropriadas. Nessa área, as células lesionadas, mas viáveis, têm maior necessidade de oxigênio, no exato momento em que ocorreu queda na liberação do gás, em decorrência da ruptura da circulação microvascular.[72,117] Dessa forma, OHB pode ser administrado, em um esforço de atenuar esse processo de lesão secundária em pacientes com traumas em membros e de minimizar a resultante perda de tecido em diferentes pontos, tanto no processo patológico, como de recuperação.[56]

Em sua maioria, os estudos clínicos sobre terapia com OHB no tratamento de traumas em membros são do tipo observacional; foram publicados relatos anedóticos sobre sua eficácia, mas em 1996, Bouachour et al.[15] realizaram um estudo randomizado e controlado por placebo de OHB em humanos, em que essa opção foi empregada como adjuvante ao tratamento de lesões por esmagamento em membros. Nesse estudo, 36 pacientes com lesões por esmagamento foram alocados randomicamente, dentro de 24 horas após a cirurgia, para tratamento com OHB (sessão de 21% de O^2 a 1,1 atm durante 90 minutos, 2 vezes/dia, ao longo de 6 dias). Os dois grupos de tratamento (grupo OHB, n = 18; grupo placebo, n = 18) eram equivalentes em termos de idade; fatores de risco; número, tipo ou localização das lesões vasculares, lesões neurológicas ou fraturas; e tipo, localização ou momento da ocorrência de procedimentos cirúrgicos. Os autores observaram completa cicatrização das feridas sem que ocorresse necrose tecidual em 17 dos 18 pacientes tratados com OHB e em dez dos 18 pacientes de controle. Embora dois pacientes no grupo de controle terminassem necessitando de amputação, nenhum dos pacientes do grupo OHB precisou de tal procedimento extremo. Além disso, houve necessidade de menor número de procedimentos cirúrgicos, como retalhos cutâneos e enxertos, cirurgia vascular ou eventuais amputações para os pacientes no grupo OHB, em comparação com o grupo placebo. Uma análise de subgrupo de pacientes equiparados para idade e gravidade da lesão demonstrou que OHB foi particularmente efetivo em pacientes com mais de 40 anos e com graves lesões de partes moles. Os autores concluíram que OHB melhorou a cicatrização das feridas e diminuiu o número de procedimentos cirúrgicos extras necessários para o tratamento da lesão; também foi concluído que essa opção pode ser considerada como meio adjuvante útil no tratamento de lesões graves de membros por esmagamento, especialmente em pacientes com mais de quarenta anos.

Até o momento, experimentos controlados com animais, séries selecionadas de casos em humanos e pequeno número de estudos randomizados parecem sugerir que há um possível benefício da terapia com OHB como adjuvante ao tratamento do membro gravemente traumatizado. Contudo, caso seja realmente eficaz, o uso do OHB no paciente com membro mutilado será seletivo, pois muitos pacientes se encontram em estado crítico e frequentemente não são capazes de se deslocar para receber e tolerar a terapia com OHB. Presentemente, há necessidade de um maior corpo de dados e investigações clínicas detalhadas, para

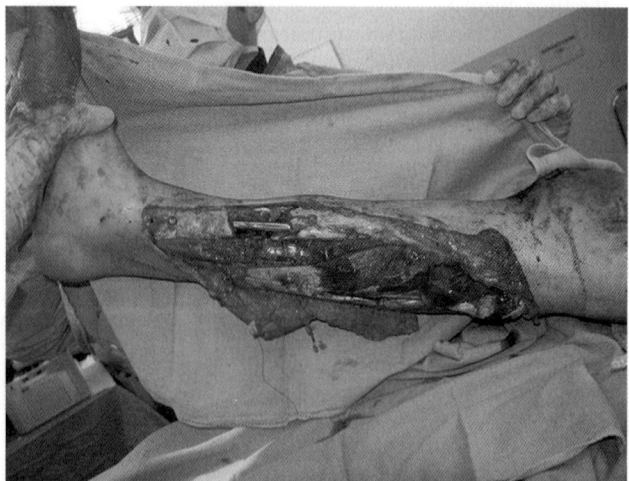

FIGURA 12.3 Pode-se usar uma haste intramedular, tanto para estabilização provisória como definitiva da tíbia, durante as várias fases da salvação do membro.

que possam ser determinadas as indicações exatas para a terapia com OHB, o momento ideal para seu uso e a duração e dose apropriadas desse tratamento, antes que ele possa ser recomendado nos cuidados de rotina de lesões complexas do membro. Encontra-se em curso um estudo randomizado e controlado que está abordando o reparo de fraturas expostas da tíbia com envolvimento de grave lesão às partes moles, com ou sem um curso concorrente de OHB (identificador em Clinical Trials: NCT00264511). Os pacientes randomizados para o grupo experimental (OHB) receberão um curso de OHB além dos cuidados habituais para traumatizados por um total de 12 sessões ao longo de 8 dias, com o objetivo de medir a incidência de complicações agudas em seguida à lesão, como ponto final primário. É provável que os achados desse estudo venham a proporcionar uma visão mais acurada com relação ao uso dessa tecnologia no tratamento de membros mutilados.

Cobertura de partes moles

O Capítulo 15 aborda em maior profundidade a questão do fechamento das feridas e da reconstrução das partes moles, mas vale a pena discutir alguns princípios no presente capítulo. O primeiro princípio diz respeito ao tipo de cobertura de partes moles selecionada na trajetória da reconstrução. Embora sejam muitas as opções para cobertura, por exemplo, enxertos de pele, retalhos locais ou retalhos livres, com cada uma delas poderão ocorrer complicações. Pollak et al.[123] constataram que 27% das lesões tibiais de alta energia que necessitam de reconstrução de partes moles tiveram pelo menos uma complicação na ferida dentro dos primeiros 6 meses após a lesão. Esses autores também verificaram que o percentual de complicações diferia, dependendo do tipo de cobertura com retalho. Para os membros que exibiam a lesão óssea mais grave (fraturas do tipo C da classificação OTA), é 4,3 vezes mais provável que a aplicação de um retalho rotacional venha a causar uma complicação lesional operatória, em comparação com um retalho livre. O percentual de complicações para os membros com lesão óssea menos grave não diferiu significativamente com relação à seleção da cobertura de partes moles. Com base nessas informações, deve-se ter muita cautela ao selecionar um retalho local em pacientes com traumas de alta energia, pois o retalho, embora originalmente de aspecto saudável, pode, na verdade, estar incluído na zona lesional inicial.

Um segundo – e talvez mais controverso – princípio é o momento de realização do procedimento de reconstrução dos tecidos moles. O argumento principal para a imediata reconstrução das partes moles é a diminuição do risco de contaminação nosocomial, por causa das repetidas exposições da ferida – que está vulnerável – ao ambiente hospitalar. Alguns dados mais recentes têm questionado a eficácia da imediata reconstrução das partes moles. Na análise de um subgrupo de pacientes com fraturas expostas da tíbia em associação a um membro mutilado, Webb et al.[156] não conseguiram detectar qualquer vantagem relacionada à realização da cobertura da ferida com retalho muscular realizada nas primeiras 72 horas após a lesão. Por outro lado, diversos autores demonstraram que a reconstrução precoce (dentro de 72 horas) diminui os percentuais de infecção pós-operatória, insucesso com o retalho e de pseudartrose, além do risco de ocorrência de osteomielite.[46,51,53,64] Outros autores recomendaram a cobertura com retalho muscular em um segundo tempo (7-14 dias).[160] Recentemente, com o advento da terapia de ferimentos por pressão negativa (TFPN) e diante da menor disponibilidade de cirurgiões treinados em retalhos rotacionais e em transferências de partes moles, parece haver uma tendência em favor de que transcorra mais tempo até a realização dos procedimentos reconstrutivos de partes moles definitivos. Embora a TFPN possa ser um instrumento muito efetivo no tratamento inicial dos tecidos moles em casos de fraturas expostas de alta energia, não foi constatado que seu uso rotineiro em fraturas expostas da tíbia diminui os percentuais gerais de infecção, em comparação com controles históricos; nem foi demonstrado que essa opção reduz a necessidade de transferência de partes moles ou da cobertura com retalho muscular rotacional nessas lesões.[34] Bhattacharyya et al.[8] avaliaram se o uso da TFPN pode abrir espaço para um adiamento na cobertura por retalho em pacientes com fraturas expostas da tíbia, sem que ocorra um subsequente aumento no percentual de infecção. Esses autores concluíram que, apesar do uso rotineiro da TFPN antes da reconstrução definitiva das partes moles em pacientes com fraturas do tipo IIIB de Gustilo, aqueles pacientes que foram tratados com cobertura definitiva das partes moles dentro de 7 dias tiveram percentuais significativamente diminuídos de infecção *versus* pacientes com cobertura das partes moles 7 ou mais dias após a lesão (12,5% *versus* 57%).

Apesar dos maiores esforços, frequentemente atrasos na reconstrução de partes moles são inevitáveis; mas com base em evidências predominantes, ainda há a ideia de que a cobertura de partes moles deve ser realizada com a maior presteza possível, tão logo o paciente e o leito da ferida pareçam estar suficientemente estáveis para tal procedimento.

AVALIAÇÃO DO PACIENTE E TOMADA DE DECISÃO

Em 1943, N. T. Kirk, major-general do Exército dos Estados Unidos e um líder no campo da amputação durante a I e II Guerras Mundiais, escreveu "Lesão, incapacitação, ou deformação incompatíveis com a vida indicam amputação. O cirurgião deve usar seu melhor julgamento na decisão de amputar, ou não, um membro, e a que nível tal procedimento poderá ser realizado com segurança".[82] Desde aquela época, numerosos médicos responsáveis pelo tratamento de pacientes com membro mutilado delinearam um enorme número de fatores clínicos para que se tenha uma orientação mais abalizada no processo de tomada de decisão diante de lesões em membros passíveis de salvação *versus* casos perdidos (Tab. 12.2).[89]

Em 2002, Swiontkowski[147] e o grupo de estudo LEAP estudaram os fatores que influenciavam o processo de tomada de decisão no tratamento do membro mutilado. Cirurgiões ortopédicos e cirurgiões traumatologistas gerais responsáveis pelo tratamento de membros mutilados foram entrevistados com o objetivo de determinar os fatores tipicamente empregados na tomada de decisão terapêutica entre reconstrução e amputação. Mais de 33% dos cirurgiões ortopédicos indicaram que a sensibilidade plantar era o determinante mais importante para a salvação do membro. Seguiram-se, em importância, gravidade da lesão às partes moles (17%) e isquemia no membro (15%). Nenhum cirurgião ortopédico classificou o escore de gravidade da lesão (EGL) como fator crítico. Por outro lado, 33 cirurgiões traumatológicos gerais que operavam nos mesmos centros classificaram o EGL como o determinante mais crítico (31%), seguido por isquemia no membro (27%) e sensibilidade plantar (21%). Uma análise das características do paciente, da lesão e do cirurgião determinou que lesão às partes moles (i.e., extensão da lesão muscular, lesão venosa profunda, defeitos cutâneos e contaminação) e ausência da sensibilidade plantar foram os fatores considerados como mais importantes no momento da previsão da amputação. Ao que parece, as características do paciente e o nível de experiência do cirurgião não influenciavam o processo de tomada de decisão. É digno de

TABELA 12.2 Variáveis para tomada de decisão para salvação de membro

Variáveis do paciente
Idade
Doenças crônicas subjacentes (p. ex., diabetes)
Considerações ocupacionais
A vontade do paciente e de sua família

Variáveis do membro
Mecanismo lesional (cinética da lesão às partes moles)
Padrão de fratura
Lesão arterial/venosa (localização)
Neurológica (situação anatômica)
Situação do pé ipsilateral em termos de lesão
Zona isquêmica intercalada em seguida à revascularização

Variáveis associadas
Magnitude da lesão associada (escore de gravidade da lesão)
Gravidade e duração do choque
Tempo de isquemia quente

nota que, em todos os casos, o cirurgião ortopédico era o responsável pela decisão terapêutica inicial. Os cirurgiões traumatológicos gerais participavam no processo de tomada de decisão em 58% das vezes; já os cirurgiões plásticos contribuíam para o processo em 26% das vezes. Embora todas essas variáveis desempenhem um papel fundamental no processo de tomada de decisão pelo cirurgião ortopédico e pela equipe de trauma, algumas delas merecem uma análise mais aprofundada, pois evidências recentes sugerem que sua importância deve ser reconsiderada. Na análise final, a salvação do membro depende da possibilidade de reconstrução do invólucro de partes moles – o que depende tanto da qualificação/recursos dos profissionais envolvidos como dos recursos do paciente, pois quase sempre é possível reconstruir o osso. Um dos recursos profissionais indispensáveis é a disponibilidade de uma equipe adequadamente treinada para o tratamento das partes moles. Do mesmo modo, são recursos importantes do paciente as suas reservas fisiológicas e psicológicas intrínsecas.

Capacidade de sobrevivência

Frequentemente, a decisão de amputar um membro gravemente lesionado pode ser algo difícil, demorado e que se arrasta tanto para o paciente como para o cirurgião responsável. No entanto, em raras ocasiões, a decisão em favor da amputação pode ser bastante simples (Fig. 12.4). Em geral, a amputação é a única opção terapêutica em casos de um membro gravemente lesionado, com uma lesão vascular irreparável ou em um cenário de uma prolongada isquemia quente (de duração superior a 6 horas para um membro inferior e de 8 horas para um membro superior).[88] Em certas circunstâncias, quando a vida do paciente pode ficar ameaçada por tentativas de salvação do membro, o ditado que preconiza "a vida acima do membro" ultrapassa a questão da exequibilidade da salvação do membro, e a amputação deve ser a única opção, apesar da presença de um membro que potencialmente possa ser salvo. Também se deve considerar a amputação imediata em pacientes criticamente lesionados que exibam instabilidade hemodinâmica significativa, coagulopatia ou uma cons-

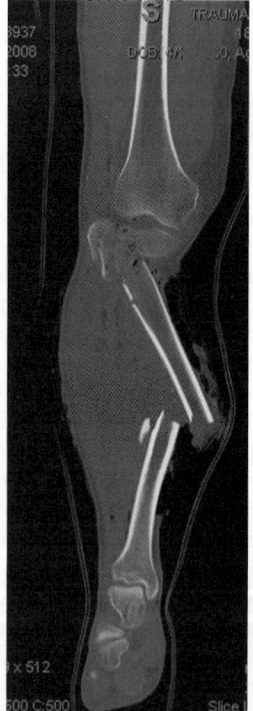
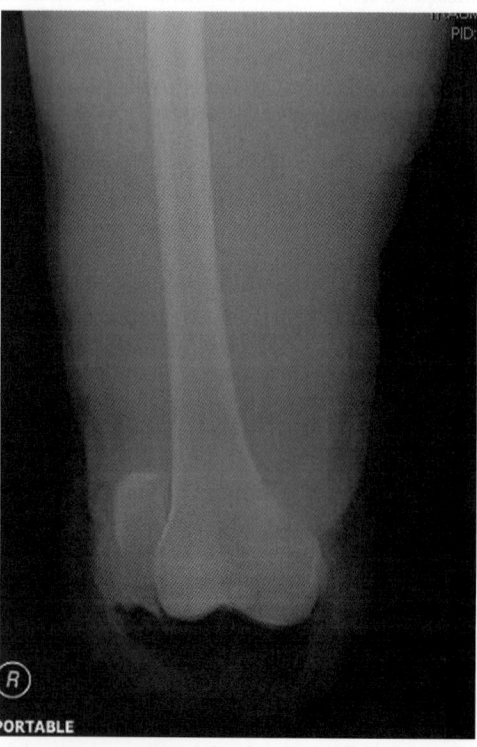
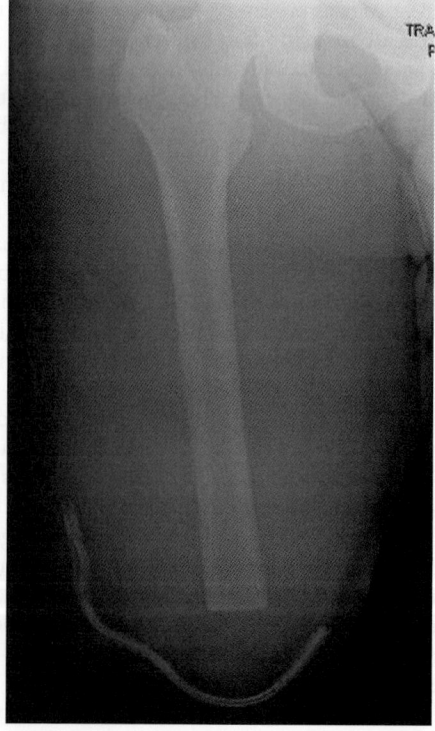

FIGURA 12.4 Uma mulher de 38 anos envolvida em um acidente automobilístico com capotamento foi apresentada *in extremis* com pressão arterial apenas temporariamente responsiva à administração de fluido IV. Um estudo de TC demonstra uma fratura tibial segmentada, cominutiva e instável (**A**). Em decorrência da enorme lesão aos tecidos moles da perna e da instabilidade hemodinâmica, foi realizada uma amputação através do joelho (**B**) por ocasião da laparotomia pós-traumática para controle da hemorragia intra-abdominal. Em um segundo tempo, foi realizada uma amputação acima do joelho (**C**) como procedimento definitivo.

telação de lesões que proibiria as várias cirurgias necessárias para a salvação do membro.[88,89] Nesses casos, realiza-se uma amputação aberta imediata (e não uma amputação "em guilhotina", que não é mais realizada) com o objetivo de minimizar a área da ferida de partes moles. Na perna, a amputação inicial é realizada – se possível – num local situado 2 a 3 cm distalmente ao prolongamento mais distal do músculo gastrocnêmio, deixando um osso longo, sem transeccionar os ventres musculares. Subsequentemente, essa amputação será revisada para um fechamento formal, tão logo o estado do paciente tenha melhorado.

Sensibilidade plantar

É difícil traçar a origem do conceito informando que a sensibilidade plantar inicial é fundamental para a salvação de um membro. Embora a análise de tomada de decisão do grupo de estudo LEAP[147] tenha apoiado a inclusão e a importância percebida da sensibilidade plantar, o fato de que, na época do estudo, esse era um axioma terapêutico estabelecido, pode ter induzido um fenômeno de profecia autorrealizável. Tendo em vista que os cirurgiões acreditavam que a ausência de sensibilidade plantar era razão para a amputação do membro, eles agiam dentro dessa suposição. Com efeito, a literatura anterior a 1980 alerta para úlceras neuropáticas e complicações crônicas associadas à ausência da sensibilidade plantar. No entanto, Johansen et al.,[75] Howe et al.[68] e Russell et al.[130] descrevem uma avulsão ou transecção completa *confirmada* do nervo tibial como a definição de ausência de sensibilidade plantar nos seus algoritmos de salvação de membro. Lange et al.[88] consideraram que a presença de ruptura completa do nervo tibial em adultos era indicação absoluta para amputação.

Porém, na maioria dos cenários clínicos, a avaliação do membro é realizada no serviço de emergência. Uma vez na sala cirúrgica, em geral considera-se desaconselhável uma dissecção extra do compartimento posterior profundo com o intuito de avaliar o nervo tibial, já que a exploração cirúrgica do nervo no âmbito da zona lesional está contraindicada porque tal prática poderá causar maior lesão às partes moles. Portanto, em muitas instituições, a ausência da sensibilidade plantar inicial tem sido considerada como equivalente a uma ruptura fisiológica do nervo. Isquemia, compressão, contusão e estiramento podem afetar temporariamente o funcionamento do nervo tibial. Tão logo esses fatores tenham sido resolvidos, normalmente o nervo volta a funcionar. Além disso, em casos de não retorno da sensibilidade, os cirurgiões ortopédicos têm demonstrado com sucesso a capacidade de cuidar do pé sem sensibilidade em pacientes com outros problemas (diabetes ou lesões incompletas da coluna vertebral) por meio da educação e modificações dos calçados. Por outro lado, a literatura oncológica ortopédica tem documentado casos de salvação de membro em casos de tumores, com desfechos aceitáveis em seguida à ressecção de nervo ciático, fibular ou tibial.[9,16]

Em um esforço de melhor compreender a real importância da sensibilidade plantar no membro mutilado, Bosse et al.[14] empregaram as variações nos padrões de prática clínica para explorar os desfechos de pacientes admitidos no estudo LEAP com ausência de sensibilidade plantar. Esses autores examinaram os desfechos de um subgrupo de 55 pacientes sem sensibilidade plantar por ocasião da apresentação inicial. Os pacientes foram divididos em dois grupos, na dependência de seu tratamento hospitalar (i. e., grupo de amputados com insensibilidade [n = 26] e grupo de salvação com insensibilidade, o grupo em estudo com interesse primário [n = 29]). Além disso, foi montado um grupo de controle proveniente da coorte-matriz, de modo a permitir também comparações com um grupo de pacientes com sensibilidade plantar e cujos membros foram reconstruídos. O grupo de controle com sensibilidade consistiu em 29 indivíduos que foram compatibilizados com os 29 pacientes do grupo de salvação com insensibilidade em quatro características de gravidade da lesão ao membro (i. e., gravidade da lesão muscular, venosa e óssea, e também presença de uma lesão associada no pé). As características dos pacientes e das lesões e os desfechos para a qualidade de vida relacionada à funcionalidade e à saúde 12 e 24 meses após a lesão foram comparados entre os participantes no grupo de salvação sem sensibilidade e os demais grupos em estudo.

Os pacientes de salvação com insensibilidade não informaram ou exibiram desfechos significativamente piores aos 12 ou 24 meses após a lesão, em comparação com os pacientes no grupo de amputados com insensibilidade ou na coorte de controle (com sensibilidade). Entre aqueles com salvação do membro (grupos de salvação com insensibilidade e de controle com sensibilidade), percentuais iguais (55%) exibiam sensibilidade normal do pé 2 anos após a lesão, independentemente de terem informado a sensibilidade plantar como intacta (grupo de controle com sensibilidade) ou ausente (grupo de salvação com insensibilidade) por ocasião da internação. Dor, situação de sustentação do peso e o percentual de pacientes que retornaram ao trabalho foram similares para os participantes no grupo de salvação com insensibilidade, em comparação com os indivíduos nos grupos de amputados com insensibilidade e de controle com sensibilidade. Ademais, não foram observadas diferenças significativas nos escores gerais, físicos ou psicológicos do perfil de impacto da doença (PID) entre indivíduos sem sensibilidade plantar e cujos membros foram salvos (grupo de salvação com insensibilidade) e indivíduos que sofreram amputação (grupo de amputados com insensibilidade) ou indivíduos com sensibilidade intacta e cujos membros foram salvos (grupo de controle com sensibilidade). Mais de metade dos pacientes que se apresentaram inicialmente com um pé sem sensibilidade e que foram tratados com reconstrução do membro readquiriram sensibilidade normal após 2 anos. Transcorrido esse período, apenas dois pacientes no grupo de salvação com insensibilidade e um paciente no grupo de controle com sensibilidade exibiam ausência de sensibilidade plantar. Nessa coorte, a sensibilidade plantar inicial não foi considerada, no longo prazo, como fator prognóstico para os desfechos do estado de sensibilidade plantar ou de desfechos funcionais. Com base nesses dados, os autores concluíram que a sensibilidade plantar não deveria ser incluída como fator no processo de tomada de decisão para salvação de membro em pacientes com traumas de membro inferior.

Protocolos de tomada de decisão e escores para salvação de membro

Devido à dificuldade em se tomar uma decisão de amputar ou salvar um membro inferior gravemente lesionado, diversos estudiosos tentaram enumerar certas indicações para amputação ou quantificar a gravidade do trauma, de modo a estabelecer orientações numéricas para a decisão de amputar ou salvar o membro. Sem exceção, esses sistemas de pontuação das lesões (SPL) do membro inferior variam em termos dos fatores considerados como relevantes para a salvação do membro e os pesos relativos designados para cada elemento. Esses sistemas de pontuação foram validados pelos desenvolvedores e demonstraram alta sensibilidade/especificidade na previsão da salvação do membro por ocasião de seu planejamento. É impossível conseguir uma acurácia de 100% com o uso de um sistema de pontuação em um ambiente clínico, e qualquer avaliação métrica deve ser cuidadosamente pesada, juntamente com o conhecimento das habilidades cirúrgicas do clínico, as instalações técnicas disponíveis e dos fatores subjetivos que podem influenciar no sucesso geral do tratamento.

Em 1985, Lange et al.[88] propuseram um protocolo para tomada de decisão para amputação primária em pacientes com fraturas tibiais expostas do tipo IIIC. Esses autores sugeriram que a ocorrência de uma entre duas indicações absolutas (ruptura completa do nervo tibial em um adulto ou lesão por esmagamento com um tempo de isquemia quente superior a 6 horas) ou pelo menos duas de três indicações relativas (associação a politraumatismo grave, trauma grave ao pé ipsilateral ou a projeção de um período prolongado até a recuperação completa) justificaria a amputação. No entanto, esse protocolo apresentava várias limitações, visto que apenas uma minoria dos casos poderia ser resolvida com base nas indicações absolutas, e que as indicações relativas eram bastante subjetivas. Além disso, esse protocolo não levava em conta as variáveis individuais dos pacientes, como idade, comorbidades clínicas ou fatores ocupacionais e outros fatores psicológicos que podem ter um efeito significativo no resultado geral; e não foram publicados subsequentemente outros estudos clínicos para validação desse protocolo.

Começando em 1985, equipes de pesquisa relataram suas tentativas de quantificação do grau de gravidade de lesões em membros com sistemas de pontuação. Ao longo de um período de 10 anos, foram publicados seis sistemas de pontuação que avaliavam diferentes componentes lesionais como sendo essenciais para a tomada de decisão terapêutica (Tab. 12.3).[57,62,68,75,106,130,145] Foram atribuídos pesos arbitrários a esses componentes, e o somatório dos escores foi utilizado para o estabilização de "pontos de virada" para salvação ou amputação do membro.

Gregory et al.[57] publicaram o primeiro sistema de classificação para o membro amputado, o *Mangled extremity syndrome index* (MESI). Nesse estudo, os autores incluíram 17 pacientes ao longo de um período de 3 anos que atendiam os critérios para uma síndrome de membro amputado (definida por três ou quatro órgãos/sistemas do corpo – tegumento, nervos, vasos, ossos – lesionados no mesmo membro). Os prontuários desses pacientes foram revisados prospectivamente e suas lesões, classificadas de acordo com um sistema de pontuação fundamentado no grau de lesão tegumentar, nervosa, vascular e óssea. Outros esquemas de pontuação também foram criados com o objetivo de considerar a idade do paciente, o tempo transcorrido até o tratamento, comorbidades clínicas preexistentes e a presença ou ausência de choque. Em sua série, esses autores constataram que 100% dos pacientes com escore MESI superior a 20 sofreram amputação primária ou secundária. Com base em seus dados, os autores sugeriram que, se aplicado prospectivamente, o MESI poderia ter sido aplicado para a identificação daqueles pacientes, em sua série, que terminariam sofrendo amputação, ajudando na orientação do tratamento já por ocasião da avaliação inicial. Gregory et al. sugeriram que seu sistema de pontuação poderia ajudar na identificação do membro passível *versus* não passível de salvação. Infelizmente, o MESI tinha numerosas deficiências, e cinco dos 17 casos estudados eram lesões do membro superior. O sistema também pode ser trabalhoso e, de certa forma, é de natureza subjetiva, o que o torna mais propenso à variabilidade interobservadores e de difícil aplicação durante a avaliação inicial do paciente. Esses fatores foram um obstáculo para sua ampla aceitação e aplicação na prática ortopédica.

O *Predictive salvage index* (PSI)[68] foi introduzido em 1987 como outro sistema de pontuação com o objetivo de ajudar na previsão da amputação *versus* salvação do membro em pacientes que apresentassem uma combinação de lesões musculosqueléticas e vasculares do membro inferior. O PSI atribui pontos com base em informações provenientes de quatro categorias essenciais (nível de lesão arterial, grau de lesão óssea, grau de lesão muscular e intervalo entre a lesão e o tratamento). Na análise retrospectiva inicial, todos os 12 pacientes do grupo de salvação tinham escores PSI inferiores a 8, enquanto que sete dos nove pacientes no grupo de amputados tiveram escores iguais ou superiores a 8. Os autores concluíram que o PSI determinava a probabilidade de amputação com uma sensibilidade de 78% e especificidade de 100%. Embora menos complexo do que o MESI, o PSI ainda padecia de problemas parecidos, visto que muitos dos escores atribuídos eram de natureza subjetiva e, portanto, estavam propensos à variabilidade interobservadores. Além disso, como ocorre com o MESI, pode ser difícil averiguar com rapidez as informações necessárias para completar a pontuação durante a avaliação inicial do paciente.

Em 1990, publicações de Johansen et al.[75] e Helfet et al.[62] propuseram e consideraram como instrumento útil o *Mangled extremity severity score* (MESS) (Tab. 12.4). Como o PSI, o sistema MESS também se baseia em quatro critérios clínicos (lesão esquelética/de partes moles, choque, isquemia e idade do paciente), tendo sido desenvolvidos com base na revisão retrospectiva de 26 fraturas expostas graves de membro inferior acompanhadas por comprometimento vascular. Em seguida, o sistema MESS foi

TABELA 12.3 Domínios dos índices

MESI	PSI	MESS	LSI	NISSSA	HFS 98
Escore de gravidade da lesão	Isquemia	Isquemia	Isquemia	Isquemia	Isquemia
Ossos	Ossos	Ossos/tecidos	Ossos	Ossos	Ossos
Idade	Músculos	Idade	Músculos	Músculos	Músculos
Lesão tegumentar	Momento	Choque	Pele	Pele	Pele
Nervos			Nervos	Nervos	Nervos
Tempo transcorrido até a operação			Veias	Idade	Contaminação
Doença preexistente				Choque	Bactérias
Choque					Início do tratamento

MESI, *Mangled extremity syndrome index*; MESS, *Mangled extremity severity score*; NISSSA, *Nerve injury, ischemia, soft tissue injury, skeletal injury, shock, and age of patient score*; HFS 98, *Hanover fracture scale 98*; PSI, *Predictive salvage index*; LSI, *Limb salvage index*.

TABELA 12.4 Sistema de pontuação da gravidade de membro mutilado (MESS)

Critério	Escore
Lesão esquelética/de partes moles	
Baixa energia	1
Média energia	2
Alta energia	3
Energia muito alta	4
Isquemia de membro	
Pulso reduzido ou ausente, mas perfusão normal	1[a]
Sem pulso, diminuição do tempo de reenchimento capilar	2[a]
Frio, paralisado, sem sensibilidade, dormente	3[a]
Choque	
PAS sempre >90 mmHg	0
PAS temporariamente <90 mmHg	1
PAS persistentemente <90 mmHg	2
Idade (anos)	
<30	0
30–50	1
>50	2

[a]Dobrar o valor, se a duração da isquemia ultrapassar as 6 horas.
PAS, pressão arterial sistólica

validado em um estudo prospectivo que envolveu 26 pacientes em duas instituições traumatológicas distintas. Tanto nos estudos prospectivos como nos estudos retrospectivos, todos os membros salvos tinham escores iguais ou inferiores a 6 e um escore MESS igual ou superior a 7 tinha valor preditivo positivo de 100% para amputação.

Logo em seguida à publicação do sistema de pontuação MESS, Russell et al.[130] propuseram o *Limb salvage index* (LSI). Nesse estudo, os autores realizaram uma revisão retrospectiva de 5 anos de 70 membros em 67 pacientes. Esses autores propuseram que o índice era ligeiramente mais complexo, pois ele quantificava a probabilidade de salvação em conformidade com a presença e gravidade de lesões arterial, nervosa, óssea, cutânea, muscular e venosa, além da presença e duração da isquemia quente. Russell et al. informaram que todos os 59 membros com escore LSI inferior a 6 tiveram sucesso com os procedimentos de salvação de seus membros, enquanto que todos os 19 pacientes com escore LSI igual ou superior a 6 tiveram amputações. As críticas do LSI são que esse sistema é muito detalhado e exige uma avaliação operatória aprofundada para que seja obtida a pontuação inicial. Além disso, tendo em vista que, para a obtenção de um escore acurado da categoria "pele" há necessidade de conhecimento prévio do tratamento e do desfecho final, basicamente o LSI não tem eficácia durante as fases iniciais do tratamento.

Em 1994, McNamara et al.[106] modificaram o MESS com a inclusão das lesões nervosas no sistema de pontuação, e pela separação das lesões de partes moles e esqueléticas. A modificação desses autores recebeu a denominação de sistema de pontuação NISSSA (*Nerve injury, ischemia, soft tissue injury, skeletal injury, shock, and age of patient*, i.e., lesão nervosa, isquemia, lesão às partes moles, lesão esquelética, choque e idade do paciente). Subsequentemente, os autores aplicaram os sistemas MESS e NISSSA a dados retrospectivos de 24 pacientes previamente tratados para lesões com risco para seus membros. Os autores constataram que os escores MESS e NISSSA tinham grande precisão para a previsão de amputação. Também constataram que o escore NISSSA tinha maior sensibilidade (81,8% *versus* 63,6%) e especificidade (92,3% *versus* 69,2%) *versus* MESS em sua população de pacientes. Apesar dos melhores desfechos estatísticos na comparação de NISSSA *versus* MESS, NISSSA reserva todos os defeitos do sistema de pontuação MESS e aumenta a sua complexidade. Além disso, o sistema NISSSA ainda não foi validado em estudos clínicos prospectivos.

Por último, uma versão do *Hanover fracture scale* (HFS) foi originalmente publicada em 1980; essa versão consistia em 13 variáveis ponderadas, com inclusão de uma análise das colônias bacterianas presentes na ferida, tendo recebido um viés para lesões vasculares.[40,134] Tempos depois, Krettek et al.[85] simplificaram o HFS de modo a incluir apenas oito domínios; esses autores rebatizaram o sistema com o nome de HFS 98. Foi constatado que o sistema HFS 98 tinha maior sensibilidade e sua especificidade era equivalente, ao ser comparado com as escalas NISSSA e MESS, quando esses sistemas foram prospectivamente aplicados a 87 fraturas expostas de ossos longos.[85]

Embora a introdução desses sistemas de pontuação tenha ajudado no esclarecimento de certos fatores-chave considerados relevantes para a salvação dos membros, cada sistema *per se* não está isento de suas próprias limitações. Em primeiro lugar, embora esses sistemas de pontuação tenham sido validados por seus desenvolvedores e demonstrado alta sensibilidade/especificidade para a previsão da salvação de membros em seus respectivos estudos, o desenvolvimento dos SPL para membro inferior foi prejudicado, devido ao uso de modelos retrospectivos e pelas pequenas amostras. Em cada estudo – com a exceção das pequenas séries prospectivas nas quais o sistema MESS foi validado –, cada sistema de classificação proposto foi aplicado retrospectivamente a pacientes com desfechos conhecidos, em vez de prospectivamente a pacientes com desfechos ignorados. Outra falha importante no desenvolvimento dos sistemas de pontuação se situa no fato de que, em todos os índices, a seleção dos componentes e seu peso foram afetados pelo viés clínico dos desenvolvedores desses instrumentos de avaliação. Os sistemas NISSSA e LSI consideram o resultado do exame neurológico plantar inicial. Idade, presença de choque, grau de intensidade da contaminação e tempo transcorrido até o tratamento foram incluídos em algumas das outras estratégias de pontuação. Embora cada um desses fatores desempenhe um papel essencial na tomada de decisão, a rigorosa observância a certos critérios em detrimento de outros, por decorrência da confiança irrestrita em determinado sistema de pontuação, poderia acarretar amputações prematuras em um quadro que poderia ser uma situação de possível salvação, se avaliada de maneira diferente. Como exemplo, MESS, um sistema comumente citado, atribui um ponto extra se o paciente tiver mais de 29 anos, um ponto para perfusão normal, mas com diminuição de pulso, e pontos para hipotensão temporária ou persistente sem causa qualificante ou resposta ao tratamento. O escore-limite sugerido para o sistema MESS para amputação do membro é 7. Portanto, com o uso desse sistema, por exemplo, em um paciente de 30 anos (1 ponto) com uma fratura exposta de tíbia causada por mecanismo de alta energia (3 pontos), com perfusão normal mas com diminuição de pulso secundária a espasmo ou compressão (1 ponto) e que se apresente com hipotensão persistente antes da laparotomia, relacionada a uma lesão esplênica (2 pontos) sofreria amputação à conclusão da laparotomia, apesar do fato de que a perfusão do membro provavelmente iria retornar ao normal e que uma esplenectomia e procedimentos apropriados de ressuscitação resolveriam a hipotensão do paciente.

Desde a época de sua publicação original, diversos outros autores tentaram validar vários dos sistemas de pontuação propostos. Em um estudo mais recente, Lin et al.[91] sugeriram que as tentativas de salvação deveriam ser feitas para escores MESS ≤9, devido aos progressos ocorridos nas técnicas clínicas e nos cuidados dos pacientes.

Em apoio para um ponto de virada mais alto, Soni et al.[143] publicaram um estudo retrospectivo de 15 anos de pacientes com fraturas do tipo III de Gustilo que também constataram que o escore MESS era preditor positivo de desfechos funcionais.

Roessler et al.[129] e Bonanni et al.[10] tentaram aplicar MESI retrospectivamente para cada população de pacientes seus. Os dois autores determinaram que o sistema MESI era preditor pouco acurado de amputação *versus* salvação. Além disso, esses autores verificaram que, na melhor das hipóteses, os escores MESI frequentemente eram apenas aproximativos, porque muitas das variáveis dependiam de intervenção cirúrgica para uma determinação acurada dos escores, o que diminuía em muito a sua utilidade como ferramenta de previsão na fase aguda da avaliação e do tratamento.

Bonanni et al.[10] também avaliaram as estratégias de pontuação para salvamento de membro MESS, LSI e PSI. Esses autores aplicaram retrospectivamente cada sistema de pontuação para salvamento de membro a 58 tentativas de salvamento de membro inferior ao longo de um período de 10 anos. Insucesso do esforço de reconstrução foi definido como uma amputação, ou insucesso funcional, depois de 2 anos. O membro era considerado como insucesso funcional com base na capacidade de caminhar pela distância de 45 m sem ajuda, subir 12 degraus ou fazer transferências de maneira independente. Com base em seus dados, os autores não foram capazes de corroborar o uso de qualquer dos três escores avaliados para determinar o tratamento dos membros.

Na tentativa de obter maior esclarecimento quanto à utilidade clínica de qualquer dos escores de salvação de membro, o estudo LEAP coligiu prospectivamente todos os elementos dos instrumentos MESS, LSI, PSI, NISSSA e HFS[145] por ocasião da avaliação inicial de cada paciente e no processo crítico de tomada de decisão.[13] Os elementos foram coletados de tal forma a não proporcionar ao avaliador um "escore" ou impacto no processo de tomada de decisão. A análise não validou a utilidade clínica de qualquer dos SPL para o membro inferior, mas a alta especificidade dos escores realmente confirmou que baixos escores poderiam ser empregados para prever o potencial de salvação do membro. No entanto, o inverso não era verdade, e a baixa sensibilidade dos índices não conseguiu manter a validade dos escores como preditores de amputação (Tab. 12.5). Os autores concluíram que os SPL para o membro inferior em nível igual ou superior ao do limite para amputação deveriam ser utilizados com cautela pelos cirurgiões responsáveis pela tomada de decisão dos destinos de um membro inferior mutilado.

Idealmente, um índice de salvação de membro lesionado por trauma deveria ter sensibilidade igual a 100% (i.e., todos os membros salvos terão escores abaixo do limite). Na decisão com relação à amputação, é importante que se tenha alta especificidade, como garantia de que apenas um pequeno número (idealmente, nenhum caso) de membros passíveis de salvação recebeu um escore incorreto, acima do limite de decisão de amputar. Uma alta sensibilidade também é importante como proteção contra atrasos inadequados na amputação, quando, no final das contas, realmente não for possível salvar o membro. Infelizmente, são poucos os sistemas de pontuação clínica com desempenho ideal – e os sistemas de pontuação para o membro inferior não são exceção.

Em última análise, é da responsabilidade do médico responsável pelo tratamento, em comum acordo com o paciente e sua família, decidir com relação a quando salvar e quando amputar. Historicamente, temos nos apoiado em inúmeros médicos em grande número de especialidades (cirurgia vascular, cirurgia geral traumatológica, ortopedia e/ou cirurgia plástica) para que possamos coincidir naquelas circunstâncias em que a lesão está pondo em risco a vida do paciente. Naquelas circunstâncias em que a lesão não está ameaçando imediatamente a vida, observamos que a fixação temporária (fixador externo ou haste intramedular) e desbridamentos seriados, em combinação com a simultânea orientação do paciente, constituem a melhor forma de se determinar se uma longa tentativa de salvação de membro irá, ou não, obter sucesso.

Lesões simultâneas no pé e no tornozelo

Ao discutir pacientes com membro mutilado ou com trauma intenso em membro inferior, a lesão prototípica é uma grave fratura exposta da tíbia. Na realidade, essas lesões frequentemente

TABELA 12.5 Utilidade clínica dos escores para salvação de membro

Escore	Todas as fraturas do tipo III de Gustilo (n = 357)[a]	Fraturas do tipo IIIB de Gustilo (n = 214)[a]	Fraturas do tipo IIIC de Gustilo (n = 59)[a]
MESS			
Sensibilidade	0,45 (0,35–0,55)	0,17 (0,1–0,3)	0,78 (0,64–0,89)
Especificidade	0,93 (0,9–0,95)	0,94 (0,89–0,97)	0,69 (0,39–0,91)
PSI			
Sensibilidade	0,47 (0,37–0,57)	0,35 (0,22–0,51)	0,61 (0,45–0,75)
Especificidade	0,84 (0,79–0,88)	0,85 (0,79–0,9)	0,69 (0,39–0,91)
LSI			
Sensibilidade	0,51 (0,41–0,61)	0,15 (0,10–0,28)	0,91 (0,79–0,98)
Especificidade	0,97 (0,94–0,99)	0,98 (0,95–1)	0,69 (0,39–0,91)
NISSSA			
Sensibilidade	0,33 (0,24–0,43)	0,13 (0,05–0,25)	0,59 (0,43–0,73)
Especificidade	0,98 (0,96–1)	1 (0,98–1)	0,77 (0,46–0,95)
HFS-97			
Sensibilidade	0,37 (0,28–0,47)	0,1 (0,04–0,23)	0,67 (0,52–0,81)
Especificidade	0,98 (0,95–1)	1 (0,97–1)	0,77 (0,46–0,95)

[a]Intervalos de confiança de 95% entre parênteses.
MESS, *Mangled extremity severity scoring system*; PSI, *Predictive salvage index*; LSI, *Limb salvage index*; NISSSA, *Nerve injury, ischemia, soft tissue injury, skeletal injury, shock, and age of patient score*; HFS-97, *Hanover fracture scale*.

ocorrem em conjunto com lesões graves do tipo de esmagamento no tornozelo, retropé e antepé; assim, esse fator também deve ser cuidadosamente levado em conta, ao se optar pela salvação *versus* amputação. Myerson et al.[110] e outros autores[155,157] demonstraram que, apesar da salvação e do tratamento bem-sucedidos de lesões por esmagamento no pé, um percentual substancial desses pacientes continuará a sentir dor, frequentemente de natureza neuropática, com desfechos funcionais ruins.

Turchin et al.[153] também avaliaram o efeito das lesões do pé nos desfechos funcionais em pacientes politraumatizados. Esses autores confrontaram 28 pacientes politraumatizados com lesão no pé *versus* outros 28 pacientes politraumatizados sem lesão no pé, e compararam seus desfechos com o uso dos instrumentos *Short Form-36* (SF-36), o *Western Ontario and McMaster Universities arthritis index* (WOMAC) e o *Boston Children's Hospital grading system* modificado. Ao aplicar qualquer dessas três medidas de desfecho, esses autores constataram que o resultado dos pacientes politraumatizados com lesão no pé foi significativamente pior do que o dos pacientes não lesionados nessa região. A avaliação pós-lesional também demonstrou que os escores físicos não apenas foram afetados nos pacientes que também tinham sofrido lesão no pé, mas que as percepções da dor e da saúde social e emocional ficaram dramaticamente reduzidas, quando comparadas com uma população de controle de pacientes traumatizados sem lesões no pé. Com o uso do SF-36, os pacientes nesse estudo eram similares aos pacientes com problemas crônicos debilitantes sobejamente conhecidos, como insuficiência cardíaca congestiva, cardiopatia isquêmica ou doença pulmonar obstrutiva crônica. Em um estudo parecido, Tran e Thordarson,[152] ao empregarem instrumentos de desfecho validados como o SF-36, o questionário básico para membro inferior da *American Academy of Orthopaedic Surgeons* (AAOS) e o questionário para pé e tornozelo da AAOS,[76,116] constataram que os pacientes politraumatizados que também tinham sofrido lesão no pé em seu estudo exibiam escores dramaticamente mais baixos para função física (38,9 *versus* 80,7), papel físico (a percepção de sua função física, 41,1 *versus* 87,5), dores no corpo (50,6 *versus* 81,8), e função social (67,9 *versus* 96,6), em comparação com o grupo de controle constituído por pacientes politraumatizados que não tinham sofrido lesão no pé. Com o uso do questionário da AAOS, esse estudo também se voltou para os pontos finais musculoesqueléticos do membro inferior. Todas essas cinco escalas também demonstraram escores significativamente mais baixos para fatores como dor, expectativas quanto ao tratamento, satisfação com os sintomas e conforto com o calçado naqueles pacientes que também tinham sofrido lesão no pé.

Municiado com essas informações e tendo conhecimento da gravidade da lesão ao pé ipsilateral, o médico deverá avançar com cautela, ao recomendar a salvação em casos de graves lesões por esmagamento do pé. Nessa situação, uma lesão tibial ou membro inferior "mutilado", acompanhada com lesões graves ao pé, talvez não seja o ambiente capaz de proporcionar um funcionamento razoável do membro, apesar da exequibilidade do salvamento; na verdade, no longo prazo, a amputação poderá ser uma opção melhor.

O pé mutilado

Lesões graves em pés mutilados são raras entre a população civil e essas lesões não têm sido amplamente estudadas.[41,80,135] Tanto clínicos civis como militares determinaram que a extensão das lesões aos tecidos moles é o principal fator a ser considerado na decisão entre salvação *versus* amputação do pé mutilado. Keeling et al.[80] sugeriram que uma avaliação de pelo menos dois cirurgiões com experiência em salvação de membros será a forma mais consistente de decidir se um membro tem possibilidade de ser salvo. Ellington et al.[41] descreveram sua experiência com 174 fraturas expostas graves do retropé ou do tornozelo que faziam parte do estudo LEAP, de modelo prospectivo, das quais 116 foram salvas e 58 tiveram amputação abaixo do joelho (AAJ). Com o uso do PID como a principal medida de desfecho após 2 anos, os pacientes com lesões no pé e que foram tratados com retalhos ou fusões de tornozelo obtiveram desfechos significativamente piores do que os pacientes com AAJ.[41] Shawen et al.[135] também observaram que as lesões no pé que precisaram ser tratadas com retalhos livres e pacientes cujo manejo da dor impunha o uso de grandes doses de narcóticos ou de bloqueios nervosos, tiveram os piores desfechos clínicos.

A literatura não é suficiente para que se possa determinar o que poderá ser salvo no pé e em que nível a amputação deverá ser efetuada. Em nossas mãos, quase todos os pacientes com pés mutilados e com graves lesões de partes moles raramente serão tratados com cobertura por retalho livre. A razão mais frequente para tal decisão é o baixo percentual de sucesso da anastomose microvascular no membro inferior distal. Diante dos elevados percentuais de infecção no cenário de um invólucro de partes moles no pé gravemente lesionado e sem possibilidade de reconstrução, muitos pacientes terminam sendo tratados com AAJ.

Tabagismo

Não apenas o hábito do cigarro é um marcador para comorbidades clínicas potenciais, como a doença arterial coronariana e a doença pulmonar obstrutiva crônica em um paciente que tenha sofrido uma lesão de membro de risco potencial, mas também pode ser preliminarmente empregado como variável prognóstica para ajudar a informar ao paciente as possíveis complicações de um tratamento prolongado; pode mesmo orientar mais adequadamente as recomendações terapêuticas. Tanto as pesquisas das ciências básicas como estudos clínicos têm documentado consistentemente ligações entre o uso do cigarro e complicações do processo de consolidação das fraturas. Diversos estudos têm fornecido evidências preliminares de uma ligação entre o fumo e retardos na consolidação óssea e pseudoartroses,[1,12,17,25,27,58,61,87,102,113,132] infecção[48,102,148] e osteomielite.[48,138] Estudos laboratoriais também demonstraram que a nicotina diminui a vascularização e inibe o metabolismo das células ósseas nos locais de osteossíntese, e em modelos animais isso está associado ao retardo na consolidação.[31,67,78,154] O tabagismo também já foi associado à queda na função imune.[79,92,139]

Uma preocupação com muitos dos estudos clínicos recentemente publicados tem sido a presença de muitas variáveis potencialmente complicadoras que também podem ter afetado os desfechos, o que refuta o impacto global do tabagismo em tais desfechos negativos, como retardo na consolidação, pseudartrose e infecção. Foi demonstrado que idade, educação e situação socioeconômica do paciente, sem exceção, exercem efeitos deletérios no estado de saúde em geral, no acesso ao tratamento, na cooperação com as terapias e outros comportamentos ligados à saúde, que podem ter afetado os percentuais mais elevados de complicações observados em algumas das coortes de fumantes. Em um esforço para levar em consideração esses aspectos, Castillo et al.[19] utilizaram dados do projeto LEAP com o objetivo de determinar se o hábito de fumar cigarros aumentava o risco de complicações em pacientes com fratura exposta tibial com risco para o membro, com ajustes para os fatores complicadores previamente mencionados. Esses autores puderam demonstrar que a situação de fumante ativo, e mesmo uma história de ex-fumante, colocavam independentemente o paciente em maior risco para pseudartrose e para complicações infecciosas. Os fumantes ativos e ex-fumantes tinham 37% e 32% de menor probabilidade, respectivamente, para serem beneficiados com a osteossíntese *versus* não fumantes. Os autores também observaram que os fumantes ativos tinham probabilidade duas vezes maior de sofrer infecção e 3,7 vezes maior de sofrer osteomielite, em comparação com os não fumantes. Além disso, ex-fumantes também tinham uma probabilidade 2,8 vezes maior de sofrer osteomielite *versus* pacientes sem história prévia de tabagismo.

Já foi demonstrado que o hábito do cigarro tem correlação com aumento nas complicações para a consolidação óssea no paciente com lesão que represente risco para o membro; além disso, o fumo também pode ameaçar significativamente a probabilidade de sucesso da parte de partes moles do esforço reconstrutivo. O fumo está associado a uma redução significativa no fluxo sanguíneo periférico. Sarin et al.[131] demonstraram que o fluxo sanguíneo para as mãos fica reduzido em até 42% em seguida ao consumo de apenas um cigarro. Também foi demonstrado que o uso do cigarro afeta negativamente o fluxo sanguíneo periférico em retalhos transversais do reto abdominal.[11] Microcirurgiões informaram desfechos ruins em seguida ao reimplante de dedos em fumantes. Chang et al.[24] observaram que aproximadamente 80-90% dos fumantes de cigarro perderão seus dedos reimplantados, se o uso do tabaco tiver ocorrido dentro de 2 meses antes da cirurgia. Também foi demonstrado que o uso do cigarro provoca necrose de retalhos locais e de enxertos de pele totais, em comparação com o que ocorre em não fumantes.[52] Além disso, o fumo também afeta adversamente os percentuais de sucesso e de complicações associadas à transferência microvascular de tecido livre. Reus et al.[125] estudaram a incidência de sobrevida de transferências de tecido livre e de complicações em não fumantes, em fumantes ativos e em fumantes que pararam de fumar antes da intervenção cirúrgica. Nessa série, os autores constataram maior frequência na ocorrência de complicações nos fumantes ativos, e que essas complicações ocorriam mais frequentemente na interface entre o retalho e seu leito, ou num enxerto cutâneo suprajacente. Os autores também verificaram que os fumantes necessitavam de maior número de procedimentos cirúrgicos secundários no local receptor, para que pudesse ser obtido o fechamento da ferida. Lovich e Arnold[93] examinaram o efeito do tabagismo em vários procedimentos de transposição muscular. Esses autores realizaram uma revisão retrospectiva de 300 procedimentos com retalhos miocutâneos, tendo determinado que os fumantes ativos estavam sujeitos a um percentual significativamente maior de complicações *versus* não fumantes e ex-fumantes. Não só o tabagismo está associado ao aumento nos percentuais de complicações no local receptor, como também foi demonstrado que os fumantes exibem percentuais mais elevados de complicações no local doador.[23]

Fica então evidente que tanto uma história de uso prévio do cigarro como de tabagismo ativo coloca o paciente que tenha sofrido uma lesão de risco para seu membro em maior perigo para a ocorrência de complicações das partes moles e tecidos ósseos. Esses fatores devem ser exaustivamente discutidos e avaliados de maneira muito cuidadosa com o paciente, antes que o cirurgião penda para um curso terapêutico prolongado para a salvação de um membro mutilado.

Caracterização do paciente

O tratamento bem-sucedido do membro mutilado e o retorno do paciente a um nível de desempenho e de interação social o mais próximo possível do que ocorria antes da lesão dependem da interação do paciente, do seu ambiente, da lesão e do curso terapêutico. É fundamental que se tenha uma boa compreensão do impacto potencial dos elementos externos ao controle do cirurgião – o paciente e seu ambiente – para que seja possível implementar um plano de tratamento efetivo. Com base em dados obtidos pelo grupo de estudo LEAP, Mackenzie et al.[98] foram capazes de caracterizar e ampliar o conhecimento da comunidade médica sobre o tipo de paciente que se vê diante do desafio que é decidir entre amputação e salvação, num cenário de lesão com risco para o membro. Homens (77%) brancos (72%) entre vinte e 45 anos (71%) constituíam a maioria dos pacientes nesse estudo. Mais frequentemente esses pacientes tinham menos escolaridade, pois apenas 70% tinham curso secundário, em comparação com um percentual nacional de 86%. É significativo que um percentual maior de pacientes (25%) morava em casas com rendimentos abaixo da linha de pobreza federal, em comparação com o percentual nacional (16%). Nessa coorte de pacientes, o percentual de indivíduos não segurados era mais alto (38%) e, além disso, representava o dobro da média nacional de consumidores exagerados de bebidas alcoólicas. Em geral, esses pacientes se apresentam com desafios socioeconômicos e, além disso, muitos terão problemas psicológicos e psicossociais, o que pode tornar ainda mais difícil a tarefa de organizar um plano terapêutico e de recuperação. Também foi constatado que, em comparação com a população geral, os pacientes que participaram do estudo de Mackenzie et al. eram ligeiramente mais neuróticos e extrovertidos e menos abertos a novas experiências. Não foram observadas diferenças significativas entre as características dos pacientes que ingressaram nos grupos de reconstrução ou amputação. Curiosamente, em uma revisão aprofundada das publicações relacionadas ao estudo LEAP, Higgins et al.[66] concluíram que a característica isoladamente mais importante para o sucesso do paciente em seguida ao tratamento para um membro mutilado é a "autoeficácia" do paciente e sua capacidade de enfrentar mudanças.[66]

Embora o estudo LEAP seja considerado ainda o estudo mais abrangente sobre o tópico de traumas em membro mutilado, ele foi realizado há mais de 15 anos, tendo se limitado aos centros traumatológicos de nível I. Entre 2007 e 2009, de Mestral et al.[35] realizaram uma análise retrospectiva de pacientes com traumas em membro inferior com base no *National Trauma Database*, que inclui uma ampla variedade de centros traumatológicos de níveis I e II nos Estados Unidos.[35] Foram examinados 1.354 prontuários clínicos em busca de informações sobre a frequência e o momento de ocorrência da amputação, tendo sido constatados percentuais praticamente iguais: imediata (<24 horas), 9% e tardias (>24 horas), 11%. Nessa coorte, a caracterização dos pacientes imediatamente amputados mostrou que os fatores de lesão ao membro (i.e., mecanismo de energia mais alta, choque no serviço de emergência, lesão craniana grave) foram os determinantes mais decisivos para a imediata amputação, enquanto que idade do paciente não foi determinante.[35]

Esses achados são importantes para o planejamento do tratamento para pacientes com membros inferiores mutilados. Em comparação com a população geral, pacientes com lesões de risco para o membro têm menos recursos, o que pode limitar seu acesso aos serviços de reabilitação e afetar sua capacidade de acomodação à incapacitação residual. Normalmente esses pacientes estão empregados em trabalhos com maiores demandas físicas, o que pode funcionar como obstáculo a seu retorno ao trabalho; além disso, têm hábitos de saúde menos adequados, o que pode complicar sua recuperação. Os traços de personalidade identificados nessa população também podem funcionar como fatores predisponentes para uma recuperação mais difícil.

DESFECHOS: AMPUTAÇÃO *VERSUS* SALVAÇÃO DO MEMBRO

O desafio clínico com que se depara o cirurgião em cada caso consiste em decidir – com a maior rapidez possível – o caminho terapêutico correto para o paciente em questão. O cirurgião deve levar em consideração o fato que, na maioria dos casos, a reconstrução do membro será possível, desde que as modernas técnicas sejam corretamente aplicadas; deve também comparar o resultado esperado com a salvação do membro contra o que será possível com a amputação. As inovações da bioengenharia com relação às próteses melhoraram significativamente a funcionalidade e o conforto dos amputados no membro inferior. Em sua maioria, as séries que descrevem desfechos da salvação de membros ou sua amputação são pequenas, realizadas em apenas uma instituição, e retrospectiva. Suas conclusões nos permitem uma breve visão da complexidade do processo de tomada de decisão clínica, mas isoladamente esses estudos não devem servir de base para orientar as decisões clínicas.

Várias dessas séries têm falado em favor da amputação como a opção de tratamento ideal num cenário de membro mutilado. Georgiadis et al.[50] compararam retrospectivamente os desfechos funcionais de 26 pacientes com fraturas expostas tibiais de grau IIIB com reconstrução bem-sucedida *versus* desfechos de 18 pacientes tratados imediatamente com AAJ. Cinco pacientes no grupo de reconstrução tiveram que sofrer amputação para tratamento de complicações de infecção. Os pacientes do grupo de reconstrução tiveram maior número de operações e complicações e períodos de hospitalização mais longos, em comparação com os pacientes imediatamente tratados com amputação. Esses autores constataram que os pacientes do grupo de reconstrução levaram mais tempo para conseguir sustentar completamente o peso, e demonstravam menor vontade ou menos capacidade para retornar ao trabalho. Em um subgrupo de pacientes, foram empregados instrumentos validados para avaliação de desfecho, com o objetivo de avaliar a qualidade de vida. Um número significativamente maior de pacientes com salvação de membro se consideravam como gravemente incapacitados e com comprometimento tanto para atividades ocupacionais como recreacionais. Os autores concluíram que a AAJ imediata resultou em uma recuperação mais rápida e com incapacitação menos prolongada. Ly et al.[94] tentaram empregar os sistemas de pontuação para membros previamente descritos (MESS, LSI, PSI, NISSSA, HFS-98) como preditores da situação de desfecho funcional. Com uma coorte de 407 pacientes com salvação de membro provenientes do estudo LEAP com desfechos bem-sucedidos após 6 meses, os escores do PID (componente físico) foram comparados com os escores de salvação de membro aos 6 e 24 meses. Os autores determinaram que os escores para as lesões não eram capazes de prever a recuperação funcional de pacientes submetidos a bem-sucedidas reconstruções de membro.[94]

Francel et al.,[49] em uma revisão retrospectiva de 72 fraturas expostas tibiais de grau IIIB ocorridas recentemente e que necessitaram de reconstrução dos tecidos moles entre 1983 e 1988, também demonstraram que, embora a salvação do membro possa ser bem-sucedida, mais de 50% dos pacientes no grupo de salvação exibiam limitações severas no membro preservado com base em medições objetivas dos movimentos; e que 48% dos pacientes no grupo de salvação necessitavam, pelo menos intermitentemente, do uso de um dispositivo de ajuda para a deambulação, depois da completa cicatrização. Também constataram que, no grupo de salvação, o percentual de emprego permanente era de 25%, e nenhum paciente tinha retornado ao trabalho depois de dois anos de desemprego. Por outro lado, durante o mesmo período, 68% dos amputados de membro inferior em decorrência de trauma que foram tratados na instituição dos autores retornaram ao trabalho dentro de 2 anos.

Com base nesses estudos, os proponentes da amputação imediata afirmam que os pacientes assim tratados frequentemente têm hospitalizações iniciais mais curtas, despesas hospitalares iniciais menores, e maior probabilidade de retornar a empregos remunerados, o que diminui a carga financeira representada por essa lesão capaz de modificar tão significativamente a vida do paciente.

Hertel et al.[65] também compararam retrospectivamente amputados abaixo do joelho com pacientes tratados com reconstruções complexas em seguida a uma fratura exposta tibial de grau IIIB ou IIIC. Também concluíram que, para os primeiros quatro anos após a lesão, a amputação resultou em custos hospitalares anuais médios mais baixos *versus* pacientes tratados com reconstrução, e os pacientes amputados necessitaram de 3,5 intervenções e 12 meses de reabilitação, em comparação com uma média de oito intervenções e 30 meses de reabilitação para os pacientes de reconstrução. Contudo, foi também informado que os pacientes de amputação representavam um custo (em dólares) mais elevado para a sociedade – um valor que era inflacionado pelo acréscimo do grau de incapacitação permanente atribuído aos amputados, em comparação com pacientes de reconstrução. Apesar desse fato, os autores chegaram à conclusão de que o desfecho funcional baseado na dor, amplitude de movimento, enfraquecimento do quadríceps e capacidade de deambulação foi melhor no grupo de reconstrução *versus* amputação e que, portanto, seria aconselhável optar pela reconstrução (embora os dados em apoio a essa conclusão não fossem consistentes; além disso, não foram empregadas medidas de desfecho baseadas no paciente).

Dagum et al.[33] também reconheceram na reconstrução a opção preferida no tratamento do membro mutilado. Esses autores avaliaram retrospectivamente 55 fraturas tibiais de graus IIIB e IIIC ao longo de um período de 12 anos. Esses autores usaram o instrumento SF-36 como medida de desfecho primário. Embora os dois grupos tivessem escores de desfecho com a aplicação do SF-36 (componente físico) tão ou mais baixos do que os escores para muitas enfermidades clínicas graves, os pacientes com salvação bem-sucedida tiveram escores significativamente melhores para a subescala física *versus* amputados. Ambos os grupos tiveram subescores psicológicos similares aos de uma população saudável. Além disso, 92% dos seus pacientes preferiram ter a perna salva, em lugar da amputação, em qualquer estágio de suas lesões, e nenhum teria preferido uma amputação primária. Com base em seus achados, os autores sugeriram que a AAJ era uma opção inferior a uma perna com reconstrução bem-sucedida.

Embora alguns autores tenham constatado que a amputação pode ser menos dispendiosa no curto prazo, a reconstrução pode ter melhor custo-benefício, em comparação com a amputação, ao serem levados em consideração os custos com próteses durante todo o resto da vida do paciente. Smith et al.[141] revisaram prontuários hospitalares e registros de protéticos para 15 de 20 pacientes que sobreviveram ao trauma inicial e que terminaram submetidos à AAJ isolada desde 1980 até 1987. Com o uso dos prontuários médicos e dos registros de faturamento do protético, esses autores calcularam o número de próteses fabricadas e as despesas globais com próteses desde a amputação inicial. Verificaram que durante os primeiros 3 anos, o número médio de próteses adquiridas por paciente foi 3,4 (variação, 1 a 5), com uma despesa total média com as próteses de 10.829 dólares (variação, 2.558 a 15.700 dólares). Ao longo dos primeiros 5 anos, o número médio de próteses adquiridas por paciente aumentou para 4,4 (variação, 2 a 8), com uma despesa total média com as próteses de 13.945 dólares (variação, 6.203 a 20.070 dólares). Williams[158] também comparou as despesas hospitalares e os honorários profissionais de 10 pacientes com reconstrução de membro com o fixador de Ilizarov *versus* despesas hospitalares, honorários profissionais e custos com próteses de três pacientes com amputação imediata e três pacientes com amputação tardia de membro inferior. O tempo de tratamento médio foi mais longo no grupo de reconstrução com Ilizarov. As despesas hospitalares e os honorários profissionais para o grupo de amputados foi de, em média, 30.148 dólares sem os custos referentes às próteses, enquanto que a despesa total da reconstrução de membro com Ilizarov foi de, em média, 59.213 dólares. No entanto, com a inclusão das despesas com próteses projetadas para o resto da vida do paciente, Williams estimou que as despesas médias de longo prazo para o amputado seriam de 403.199 dólares. Assim, esse autor concluiu que, ao serem levados em consideração os custos com próteses no longo prazo, a reconstrução do membro com o fixador de Ilizarov tem melhor custo-benefício como opção de tratamento, em comparação com a amputação.

O problema das despesas do tratamento de pacientes amputados *versus* com reconstrução do membro tem sido analisado mais adequadamente com a ajuda de informações coletadas do estudo LEAP. MacKenzie et al.[100] compararam as despesas diretas com o tratamento durante 2 anos e projetaram os custos de saúde para toda a vida do paciente, associados às duas estratégias de tratamento. As despesas calculadas por paciente consistiam na hospitalização inicial, em todas as novas hospitalizações para tratamento agudo relacionado à lesão no membro, qualquer tipo de reabilitação com o paciente internado, consultas ambulatoriais ao médico, fisioterapia e terapia ocupacional a nível ambulatorial e a compra e manutenção de qualquer dispositivo protético. Quando as despesas associadas às novas hospitalizações e aos cuidados pós-fase aguda foram acrescentadas às despesas da hospitalização inicial, os custos de 2 anos para reconstrução e para amputação foram similares. No entanto, ao serem acrescentadas as despesas ligadas às próteses, foi observada uma diferença substancial entre os dois grupos (81.316 dólares para pacientes tratados com reconstrução e 91.106 dólares para pacientes tratados com amputação). Além disso, as despesas projetadas para os cuidados de saúde para o resto da vida de pacientes amputados foi três vezes superior às despesas para pacientes tratados com reconstrução (509.275 e 163.282 dólares, respectivamente). Com base nessas estimativas, esses autores concluíram que os esforços para melhorar o percentual de reconstruções bem-sucedidas são meritórios, e que não só a reconstrução é um objetivo razoável, mas também poderá resultar em menores despesas para o resto da vida do paciente.

Conquanto a maioria das conclusões publicadas nos estudos precedentes ofereça uma importante compreensão dos diversos argumentos em favor da amputação ou da salvação do membro mutilado, essas conclusões também são um pouco contraditórias – o que, provavelmente, é um resultado do modelo retrospectivo e das pequenas amostras em muitas das séries. Não foi possível, para as equipes de pesquisa, fazer uma avaliação ou controle adequado para as variáveis da lesão, do tratamento, do paciente e do ambiente do paciente, que poderiam influenciar o resultado.

O estudo LEAP comparou prospectivamente os desfechos funcionais de uma grande coorte de pacientes em oito centros traumatológicos de nível I que foram tratados com reconstrução ou amputação, em seguida a uma fratura exposta da diáfise da tíbia.

A hipótese proposta foi que, depois do controle para a gravidade da lesão ao membro, a presença e a gravidade de outras lesões e as características do paciente, a amputação se revelaria como tendo melhor desfecho funcional, em comparação com a reconstrução. Para cada paciente, foram coletados dados detalhados pessoais, do ambiente do paciente, da lesão e do tratamento (hospitalar e ambulatorial).[97] O PID é uma medida multidimensional do quadro de saúde por informação pessoal (os escores variam de 0 a 100; os escores para a população geral são, em média, 2 a 3; escores superiores a 10 representam incapacitação grave). Os desfechos secundários foram a situação do membro e a presença ou ausência de uma grande complicação que tornou imperiosa uma nova hospitalização. No total, 569 pacientes foram monitorados ao longo de 2 anos. Não foi detectada diferença significativa, depois de transcorridos 2 anos, nos escores do PID entre os pacientes amputados *versus* com reconstrução. Depois do ajuste para as características dos pacientes e de suas lesões, os pacientes tratados com amputação tiveram desfechos que foram similares àqueles tratados com reconstrução do membro.[12,60,66,95,124]

No estudo LEAP, a análise de todas as variáveis do paciente, da lesão, do tratamento e do ambiente também identificou vários preditores de escores piores no PID. Os fatores negativos foram a nova hospitalização de um paciente em decorrência de uma complicação importante, baixo nível educacional, etnia não caucasiana, pobreza, falta de seguro de saúde privado, rede de assistência social inadequada, baixa autoeficácia (a confiança do paciente em ser capaz de retomar as atividade da sua vida), tabagismo e envolvimento em litígio para indenização por invalidez (Tab. 12.6). Para enfatizar a influência combinada desses vários fatores no resultado, foram estimados escores PID ajustados para dois subgrupos de pacientes. Pacientes com curso secundário ou menor escolaridade, assistência social deficiente e nova hospitalização em decorrência de complicação importante tiveram um escore PID ajustado de 15,8. Para pacientes com alguma educação universitária, assistência social consistente e recuperação sem maiores complicações, o escore PID ajustado comparável foi de 8,3. Embora não fosse possível aos pacientes com recursos econômicos e sociais substanciais e sem complicações ter uma funcionalidade ao mesmo nível de um adulto saudável de idade e gênero similares (PID tipicamente inferior a 4), ainda assim esses indivíduos obtiveram desfechos significativamente melhores do que pacientes que não contavam com tais recursos.

O estudo também constatou que pacientes tratados com reconstrução tinham maior probabilidade de ser novamente hospitalizados, em comparação com os que sofreram amputação (47,6% *versus* 33,9%). Pseudartrose e infecção da ferida foram as complicações mais comumente informadas.[60] Ocorreu osteomielite em 7,7% dos casos do estudo LEAP. O grupo com salvação do membro exibiu risco mais alto de complicação. Após 2 anos, pseudartroses tinham ocorrido em 10,9% dos pacientes do grupo de reconstrução, e 9,4% tinham sido diagnosticados com os-

TABELA 12.6 Preditores de desfechos sombrios observados no estudo LEAP em seguida ao ajuste para extensão da lesão

- Complicação importante
- Nível educacional: secundário ou menos
- De etnia não caucasiana
- Baixos rendimentos e sem seguro privado
- Fumante ativo
- Baixa autoeficácia/assistência social
- Envolvimento com o sistema legal

teomielite. Houve necessidade de operações adicionais para 14,5% dos pacientes de amputação, para revisão do coto, e os pacientes de reconstrução necessitaram do dobro de operações.[60] Os níveis de incapacitação medidos pelo PID foram elevados em ambos os grupos. Mais de 40% dos pacientes tiveram um escore PID superior a 10, o que reflete incapacitação grave. Exceto para os escores na subescala psicossocial, com o passar do tempo ocorreu melhora significativa nos escores nos dois grupos de tratamento. Quanto ao retorno ao trabalho, o sucesso foi desapontador. Depois de transcorridos 24 meses, apenas 53% dos pacientes tratados com amputação e 49,4% dos tratados com reconstrução tinham retornado ao trabalho.

Subsequentemente à publicação dos dados originais do estudo LEAP, MacKenzie et al.[99] reexaminaram os desfechos de pacientes originalmente recrutados no estudo, com o objetivo de determinar se seus desfechos melhoraram depois de 2 anos e se surgiram diferenças, em conformidade com o tipo de tratamento. No total, 397 dos 569 pacientes que originalmente tinham sido tratados com amputação ou reconstrução do membro inferior foram entrevistados por telefone por volta de 84 meses, em média, depois da lesão. Os desfechos funcionais foram avaliados com o uso dos subescores físico e psicossocial do PID, tendo sido comparados com os escores obtidos aos 24 meses. Na média, o funcionamento físico e psicossocial sofreu deterioração entre 24 e 84 meses após a lesão. Aos 84 meses, metade dos pacientes tinha um subescore físico do PID de 10 ou mais pontos, indicativo de incapacitação substancial, e apenas 34,5% tinham um escore típico da população geral com idade e gênero similares. Há poucas diferenças significativas nos desfechos dos dois grupos, de acordo com o tipo de tratamento, com duas exceções. Em comparação com os pacientes tratados com reconstrução para uma fratura da diáfise da tíbia, aqueles que tinham sofrido apenas uma lesão grave de partes moles na perna tinham probabilidade 3,1 vezes maior de ter um subescore físico do PID de 5 pontos; os pacientes tratados com amputação através do joelho tinham probabilidade 11,5 vezes maior de apresentar um subescore físico de 5. Não foram observadas diferenças significativas nos desfechos psicossociais, de acordo com o grupo de tratamento. No seguimento de 7 anos, as características dos pacientes que estavam significativamente associadas a desfechos mais sombrios eram idade mais avançada, gênero feminino, etnia não caucasiana, nível educacional mais baixo, viver em um lar pobre, ser fumante ativo ou ex-fumante, baixa autoeficácia, estado de saúde ruim (por informação pessoal) antes da lesão e envolvimento com o sistema legal, na tentativa de obter ressarcimento para invalidez. Exceto para a idade, os preditores de um desfecho insatisfatório foram similares aos 24 e 84 meses após a lesão. Esses desfechos confirmaram a conclusão precedente do estudo LEAP de que a reconstrução do membro resulta em desfechos funcionais equivalentes aos da amputação. Os desfechos também demonstraram que, independentemente da opção de tratamento, é provável que, no longo prazo, os desfechos funcionais sejam ruins.

CONSIDERAÇÕES DA PRÁTICA CLÍNICA

Devemos nos acautelar contra a generalização dos achados do estudo LEAP para além dos centros traumatológicos de nível I. No centro traumatológico de nível I, os cirurgiões devem alertar seus pacientes com mutilação em membro inferior que os desfechos funcionais da reconstrução são equivalentes aos da amputação. O processo de reconstrução dependerá de mais operações e hospitalizações, e está associado a percentuais mais altos de complicações. Depois de transcorridos 2 anos, os dois grupos de pacientes demonstravam incapacitação significativa, e apenas 48% tinham retornado ao trabalho. Os dois grupos de pacientes demonstram evidências de incapacitação psicossocial persistente. Diante da "inexistência de diferença de desfechos" depois de transcorridos 2 anos, os pacientes e cirurgiões podem ficar à vontade para recomendar ou selecionar a cirurgia de preservação do membro. Os esforços para minimização das complicações e aceleração da consolidação da fratura podem melhorar o resultado em pacientes de reconstrução (Fig. 12.5).

Os desfechos do estudo LEAP também sugerem que as principais melhoras no resultado podem depender de maior ênfase em intervenções não clínicas, como uma avaliação preliminar por conselheiros de reabilitação vocacional. O estudo também confirma pesquisas anteriores, pelas quais a autoeficácia e a assistência social são determinantes importantes do resultado.[42,101] As intervenções que objetivam melhores redes de apoio e o crescimento da autoeficácia podem beneficiar aqueles pacientes que têm que enfrentar uma recuperação desafiadora. Também é preciso que os

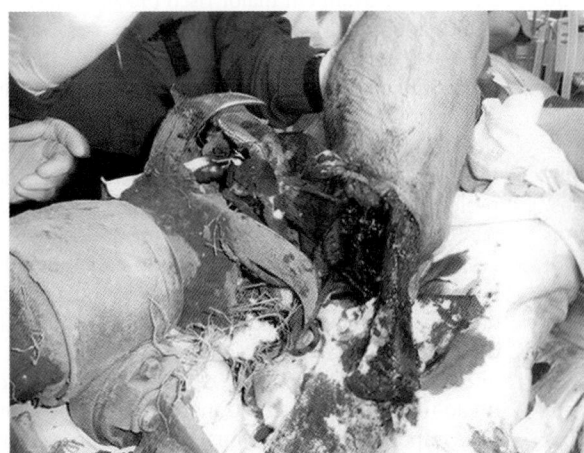
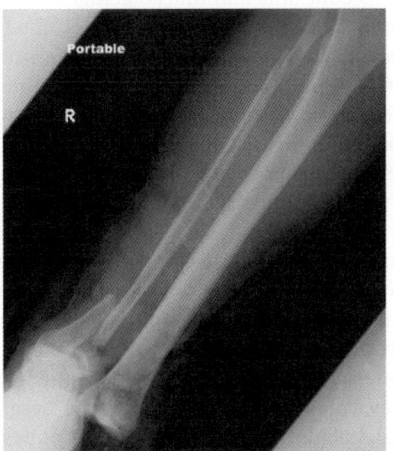

FIGURA 12.5 Um homem de 54 anos teve a perna atingida pela lâmina do rotor de um implemento agrícola. A lâmina foi removida da máquina e o paciente foi transferido para tratamento definitivo em um hospital regional, onde o membro foi extraído da lâmina (**A**). As radiografias demonstram uma fratura simples do tornozelo e não refletem adequadamente a enorme lesão às partes moles (**B**).

(continua)

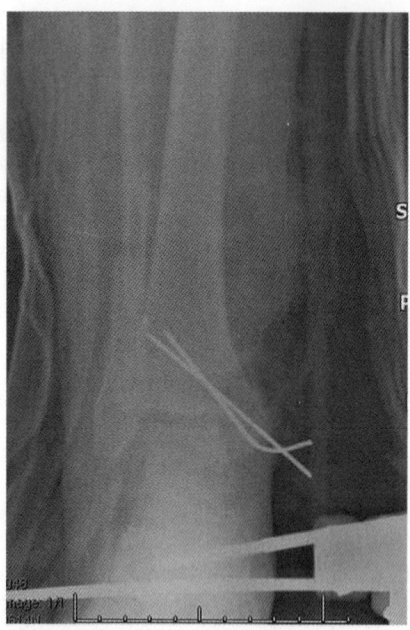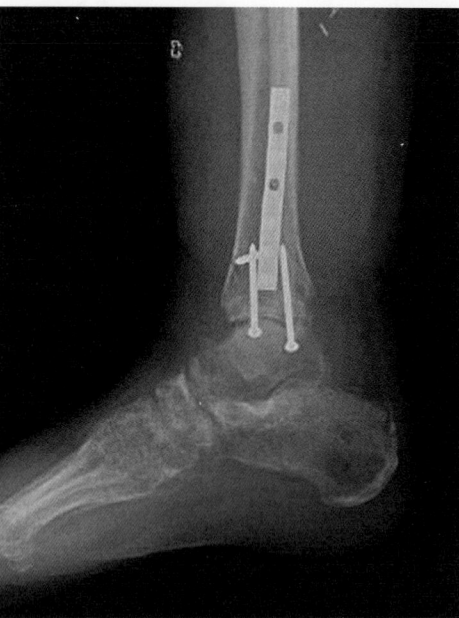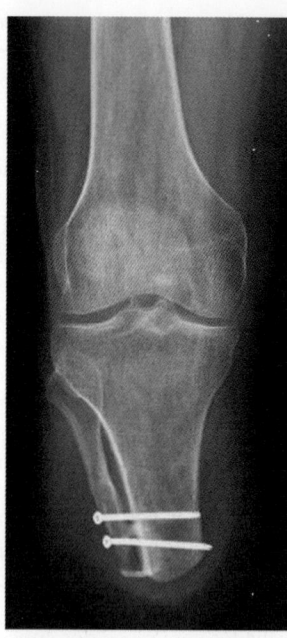

FIGURA 12.5 (*continuação*) Foram realizadas uma fixação externa abrangente e fixação temporária do maléolo medial com pinos (**C**). Depois de uma conversa com a família e com o paciente, foi estabelecido um plano para prosseguimento até a salvação do membro. A fixação definitiva das fraturas foi realizada 10 dias depois da lesão inicial e, simultaneamente, foi aplicado um retalho livre do latíssimo para proporcionar cobertura anterior por partes moles (**D**). Ao longo dos 2 anos seguintes, o paciente sofreu três infecções profundas que exigiram desbridamento e antibioticoterapia intravenosa; a essa altura, o paciente optou por fazer a amputação abaixo do joelho (**E**).

cirurgiões tenham em mente a incapacitação psicossocial no longo prazo associada ao membro mutilado, independentemente do tratamento. A triagem para o transtorno do estresse pós-traumático e o encaminhamento apropriado dos pacientes para o tratamento devem constituir uma parte proativa do plano terapêutico pós-operatório.[104,107,108,144]

Para os pacientes submetidos à amputação de membro, o estudo LEAP também identificou vários aspectos clínicos que podem ser utilizados pelo cirurgião no planejamento do nível da amputação e da cobertura do coto. Não foram observadas diferenças significativas entre amputações acima ou abaixo do joelho nos percentuais de retorno ao trabalho, dor ou escores PID. Pacientes com amputações através do joelho tiveram escores PID 40% piores do que os escores para aqueles pacientes que não foram tratados com uma amputação acima ou abaixo do joelho. Os pacientes com amputações através do joelho também demonstraram velocidades de deambulação significativamente mais lentas. Os médicos ficaram menos satisfeitos com a recuperação clínica, estética e funcional das amputações através do joelho, em comparação com amputações acima e abaixo do joelho. Portanto, sempre que possível, deve-se evitar uma amputação através do joelho na população de adultos traumatizados.

Fechamentos de ferimento atípicos, enxertos cutâneos e retalhos não afetaram adversamente o resultado nesse estudo; isso sugere que valem a pena os esforços para a preservação do joelho.[96] Além disso, os desfechos para os pacientes não foram afetados pela sofisticação técnica da prótese, embora pacientes usuários de próteses de maior tecnologia demonstrassem maior sofisticação. Esses achados funcionam como um desafio para o médico que, atualmente, opta pelo uso de uma prótese sofisticada (e cara) para o paciente, e os desfechos sublinham a necessidade de estudos controlados que examinem as relações entre o tipo de prótese, a adaptação do dispositivo e seus desfechos funcionais.[30,96]

CONSIDERAÇÕES PSICOLÓGICAS

Quase todos os estudos que analisam as opções terapêuticas para o membro mutilado têm enfatizado os desfechos funcionais e as complicações associadas a cada procedimento. Embora essas sejam as áreas mais óbvias de preocupação para os clínicos, o bem-estar psicológico do paciente também deve ser explorado, ao ser levada em consideração qual a melhor abordagem. Dados sobre depressão, ansiedade e dor também foram coletados de pacientes recrutados para o estudo LEAP, com aplicação de uma escala psicológica de sintomas autoinformados. Os pacientes foram categorizados como portadores de depressão ou ansiedade normal (58,4%), moderada (15,8%) ou grave (25,7%) na consulta de seguimento de 3 meses. Na última categoria, foi observado que 21 pacientes estavam em maior risco (40%) para sofrer dor crônica 7 anos após a alta hospitalar, depois do ajuste da intensidade da dor aos 3 meses ($p < 0,001$). Os autores sugeriram que o pronto encaminhamento para a intervenção psicológica para aqueles pacientes considerados como com níveis moderados e graves de ansiedade ou depressão dentro de 3 meses após a ocorrência da lesão poderia ser benéfico, por reduzir o risco de sofrimento prolongado por causa da dor. Dois anos após a lesão, os participantes do estudo LEAP foram novamente entrevistados com vistas à sua satisfação com o tratamento para o membro inferior.[115] Foi constatado que o nível de satisfação independia dos detalhes da lesão, opção terapêutica, aspectos demográficos do paciente ou de seu perfil psicológico. O'Toole et al.[115] listaram função física, intensidade da dor, ausência de depressão e capacidade de retorno ao trabalho depois de transcorridos 2 anos como os fatores mais importantes que afetam a satisfação do paciente.

Alula et al.[3] realizaram uma metanálise sistemática de 11 estudos analisados por pares e que se concentraram na amputação *versus* salvação de membro inferior mutilado, com o objetivo de comparar os dois tratamentos com base na perspectiva do paciente sobre qualidade de vida. A análise considerou apenas estudos que tivessem realizado o SF-36 e PID (amplamente validados) com o objetivo de estabelecer qual o método de tratamento das lesões que resultava em melhores desfechos psicológicos. Os autores compilaram os 11 estudos de modo a incluir 1.138 casos que envolviam trauma unilateral a membro inferior, dos quais houve 769 casos de amputação e 369 de salvação do membro. Os achados dessa singular análise falam em favor de conclusões precedentes, de que não havia diferença significativa na recuperação física entre as duas modalidades terapêuticas; contudo, os pacientes com reconstrução de membro se saíram melhor do que os amputados na comparação dos desfechos psicológicos. Os desfechos desses estudos destacam a importância do uso de uma abordagem sistemática ao tratamento do paciente que tenha sempre em vista tanto os aspectos físicos como mentais sua recuperação.

TRATAMENTO DE TRAUMA MILITAR

É uma trágica realidade o fato de que os conflitos militares levam a avanços no campo do tratamento de traumas. Um subgrupo específico de pacientes com membro mutilado emergiu dos conflitos mais recentes, em decorrência de lesões por explosões em combate. Quase todos os soldados afortunados por terem sobrevivido a um ataque por um DEI se apresentam com um membro mutilado, que representa 54-71% de todas as lesões traumáticas de combate.[47] O processo sistemático pelo qual esses pacientes são estabilizados no campo e evacuados para instalações hospitalares de nível variabilidade tornou a reconstrução uma opção viável em muitos casos. A salvação do membro é abordada da mesma forma que nas populações civis, embora em muitos casos o cirurgião vá contar com menor quantidade de tecido para a reconstrução, o que aumenta a necessidade do uso de enxertos ósseos, substitutos do osso e opções por materiais não tradicionais durante o reparo. Quando inexiste a opção de reconstrução, deve-se evitar o recurso da amputação em guilhotina, com o objetivo de preservar o máximo possível de tecido viável.[47] Em hospitais militares, o sistema de tratamento para pacientes vítimas de combate não corresponde ao que se faz na comunidade civil.[55] Os cuidados para esses pacientes com trauma em membro envolvem longos períodos no *campus* médico e cuidados intensivos de enfermagem, intervenções terapêuticas (para a mente e o físico) e o uso das melhores órteses e próteses disponíveis. Um aspecto exclusivo do tratamento militar de membros traumatizados é que a maior parte dos cuidados é realizada em instalações voltadas ao tratamento em grupo. Um grupo abrangente de médicos, protéticos, fisioterapeutas e terapeutas ocupacionais trabalha em conjunto, com o uso de um protocolo padronizado de cinco fases desenvolvido para o tratamento de amputados: (1) tratamento agudo e cicatrização da ferida; (2) introdução ao treinamento com a prótese; (3) treinamento intensivo com a prótese; (4) treinamento funcional avançado; e (5) planejamento de alta hospitalar.[142] A cada fase, diferentes terapias são introduzidas com o objetivo de atender às necessidades individuais e de fazer o soldado avançar para a terapia ocupacional. O tratamento da dor e o apoio psicológico também são aspectos importantes do protocolo militar.

O estudo *Military extremity trauma amputation/limb salvage* (METALS) consistiu em uma pesquisa retrospectiva abrangente de uma coorte de membros ativos ou de reservistas das forças armadas dos Estados Unidos que tinham sofrido lesão importante a membro durante o serviço no Afeganistão ou no Iraque no período entre 2003 e 2007, com o objetivo de comparar as duas opções terapêuticas.[38] Doukas et al.[38] relataram os achados para 324 pacientes com lesão ao membro inferior que tinham sido incluídos no estudo METALS. Os níveis de incapacitação nos pacientes militares eram comparáveis àqueles observados no estudo LEAP, uma coorte civil; contudo, ao contrário do que ocorreu no estudo LEAP, foi informado um nível significativamente mais alto de funcionalidade para os pacientes amputados militares *versus* soldados tratados com procedimentos de salvação do membro ($p < 0,01$). Foi constatado que os amputados militares tinham probabilidade 2,6 vezes maior de alcançarem níveis elevados de atividade, em comparação com o grupo de reconstrução. Esses desfechos podem ser indicativos do intensivo programa de reabilitação a que são submetidos os militares amputados, para que sigam o procedimento com a maior rapidez possível; e também pelo acesso dessa população a próteses e cuidados de última geração. Os pacientes militares tratados com salvação do membro não ficam expostos aos mesmos protocolos organizados de reabilitação e passam por períodos de recuperação mais longos, o que pode ter contribuído para seus desfechos funcionais inferiores, observados na monitoração de 2 anos.

REABILITAÇÃO DO MEMBRO MUTILADO

Atualmente, o setor civil não conta com um sistema instalado que implique um volume específico de reabilitação do paciente internado por causa de trauma grave no membro. Ainda restam dúvidas acerca da eficácia da reabilitação, e é grande a variabilidade nos métodos e medidas de desfecho utilizados nos estudos que examinaram essa problemática. Uma análise secundária de participantes no estudo LEAP constatou que a fisioterapia trazia benefícios para os pacientes, e que esses indivíduos identificaram que a ausência do fisioterapeuta resultava em menos melhora (com significado estatístico) com o passar do tempo em cinco medidas de comprometimento físico.[20] Pezzin et al.[122] examinaram o efeito da reabilitação de pacientes internados com amputação traumática de membro no Centro de Trauma e Choque da Universidade de Maryland entre 1984 e 1994. Os autores revisaram retrospectivamente os prontuários médicos e administraram o instrumento SF-36 ($n = 78$, 68% de respostas) e determinaram que a reabilitação do paciente internado melhorava significativamente os desfechos em termos de percentuais de retorno ao trabalho e de perspectivas funcionais e vocacionais. Os fatores que influenciaram a alta para reabilitação no centro traumatológico de nível I foram: idade, gênero e etnia; contudo, esses achados não se refletiram nos desfechos mais amplos, em nível estadual, para Maryland, quando se constatou que esses fatores não afetavam a alta para a reabilitação do paciente internado. Também foi constatado que a situação em termos de seguro-saúde não era fator interveniente na determinação do grau de reabilitação proporcionada para pacientes internados. Esses estudos independentes, juntamente com os recentes avanços ocorridos no âmbito da população de pacientes militares traumatizados, sugerem a necessidade do estabelecimento de melhores padrões para a prescrição de terapias de reabilitação nos centros médicos para atendimento de civis.

MEMBRO SUPERIOR

Embora as lesões traumáticas no membro superior não ocorram tão frequentemente, são a causa principal de amputações na população civil.[124,142] Prasarn et al.[124] discutiram algumas diferenças importantes entre os membros superior e inferior em termos de cuidados para traumas. O tempo de isquemia crítico é mais dilatado para os braços, por volta de 8-10 horas *versus* 6 horas para o membro inferior. As reconstruções de nervos têm sido mais bem-sucedidas no membro superior, e o encurtamento de membro é um efeito menos interveniente na funcionalidade pós-operatória bem-sucedida, em comparação com o que ocorre no membro inferior.[39,142] Em comparação com o que ocorre no membro inferior, a salvação da extremidade em casos ocorridos no membro superior traz consigo um conjunto diferente de considerações, visto que um membro superior com graves limitações para as funções motoras e/ou sensitivas pode ainda ter maior utilidade para o paciente do que uma prótese. Ainda em comparação com o que ocorreu no membro inferior, não foram tão expressivos os avanços não ocorreram nos sistemas de próteses para o membro superior, e a fixação e usabilidade dos aparelhos ainda constituem um grande problema para essa população de pacientes.[39] Kumar et al.[86] relataram baixo percentual de infecções (8%) e elevado percentual de sucesso com a aplicação de retalhos (96%) em um grupo de 26 pacientes militares com membro superior mutilado e com ferimentos que tiveram que ser tratados com cobertura por partes moles, mediante reconstrução com retalhos (transferência de retalho miocutâneo ou de tecido livre). O "protocolo de salvação de membro de Bethesda" desses autores enfatizava a importância da cobertura vascularizada de uma ferida limpa, em detrimento do tipo específico de retalho empregado; eles obtiveram 100% de coberturas sem amputação. Antes da tentativa de reconstrução, os pacientes passaram, em média, por seis desbridamentos e/ou lavagens das feridas; todos foram encaminhados imediatamente (≤5 dias) para a terapia ocupacional para a mão, além da fisioterapia (protocolos de imobilização pós-operatória ativa e passiva supervisionada), medicina física e avaliações para uso de prótese dentro de 30 dias.

Embora o MESS tenha sido originalmente planejado com o intuito de avaliar lesões do membro inferior, Slauterbeck et al.[140] aplicaram esse instrumento em pacientes que tinham sofrido lesões de alta energia do membro superior. Em sua série, esses autores revisaram retrospectivamente os dados de 37 pacientes com 43 membros superiores mutilados, tendo constatado que todas as nove lesões de membro superior com MESS ≥7 foram amputadas, e que 34 de 34 lesões com MESS <7 obtiveram sucesso com a salvação do membro. Com base em seus achados, esses autores concluíram que o sistema MESS era preditor acurado de amputação *versus* salvação, quando aplicado ao membro superior. Por outro lado, Togawa et al.[149] também aplicaram retrospectivamente o MESS a pacientes com lesões graves do membro superior em associação a envolvimento arterial. Nessa série, os autores tiveram êxito na salvação de duas de três lesões de membro superior com escore MESS ≥7, com obtenção de bons desfechos funcionais. Togawa et al.[149] concluíram que, em decorrência do menor volume de massa muscular no membro superior (em comparação com o membro inferior) e da circulação colateral mais rica e da maior tolerância à isquemia observada no membro superior, o escore MESS não era apropriado para aplicação ao membro superior.

Em nossa instituição, tentaremos salvar sempre todas as lesões de membro superior mutilado. O reparo vascular tem precedência sobre os reparos nervoso e ósseo, que poderão ser realizados em estágios. O serviço microvascular (mão/plástica) fica imediatamente envolvido no tratamento dessas lesões, pois frequentemente haverá necessidade de transferências de tendão, enxertos nervosos e transferências de partes moles, para a recriação de uma mão funcional (Fig. 12.6). Em muitas circunstâncias, uma mão parcialmente funcional poderá ser utilizada para o posicionamento

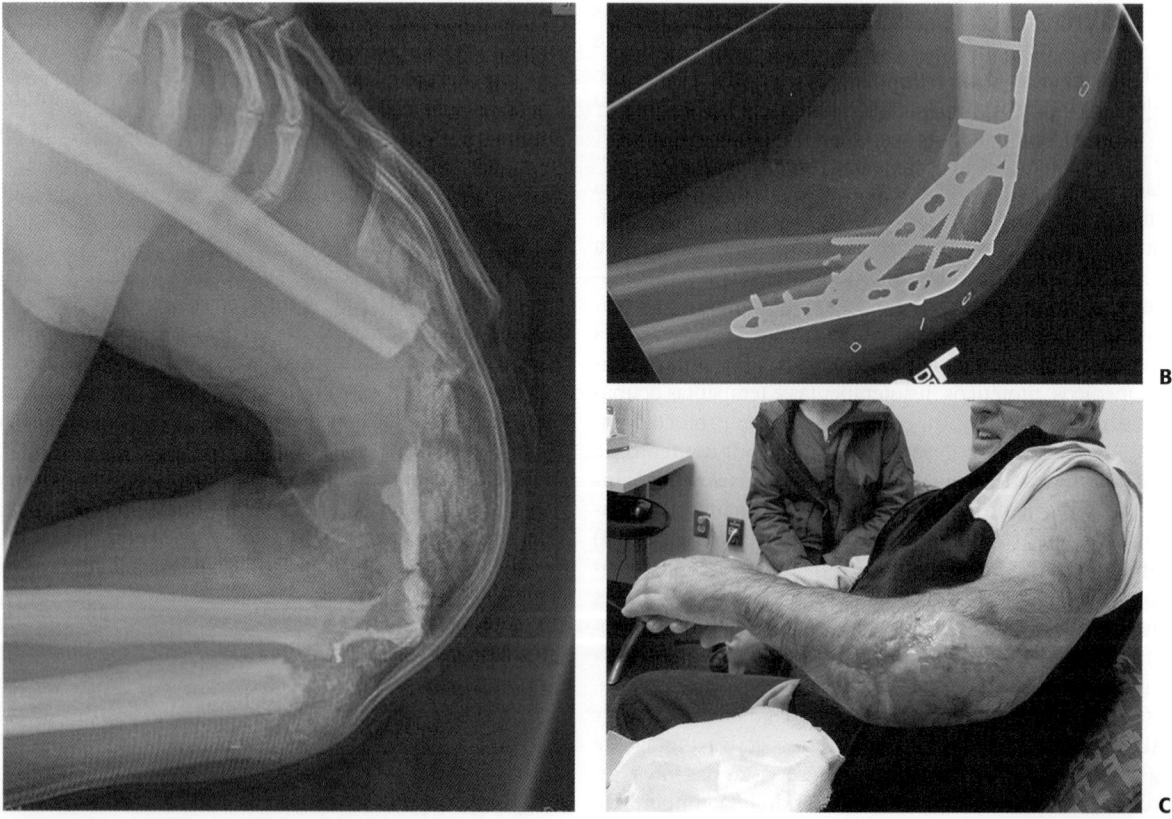

FIGURA 12.6 Um homem de 51 anos sofreu fratura-luxação exposta do cotovelo esquerdo em uma colisão automobilística (**A**). Dezesseis meses após a lesão inicial, a radiografia lateral (**B**) demonstra fusão do cotovelo, e a imagem clínica da mão e do antebraço (**C**) demonstra excelente cobertura de partes moles.

de objetos; além disso, a preensão tem maior funcionalidade do que a obtida com a prótese.

RESUMO

É muito difícil decidir entre amputar e salvar um membro inferior gravemente lesionado; tal escolha se baseia não apenas na experiência do cirurgião ortopédico, mas também nas informações provenientes de colegas de subespecialidades (cirurgiões gerais traumatológicos, cirurgiões vasculares e cirurgiões plásticos) e do paciente. A decisão entre reconstruir ou amputar um membro não pode depender de escores de salvação de membro, pois todos esses sistemas demonstraram ter pouca utilidade clínica. Com o uso da moderna tecnologia e da experiência clínica de instituições traumatológicas ortopédicas de nível I, em combinação com o apoio das várias especialidades pertinentes, os dados atualmente disponíveis parecem sugerir que os desfechos da reconstrução de membro são equivalentes àqueles da amputação em seguida a um grave trauma de membro inferior, e essa observação deve incentivar os contínuos esforços de reconstrução de membros gravemente lesionados. Idealmente, o paciente com um membro mutilado deve ser encaminhado para um centro com experiência em membros lesionados, onde as estratégias que objetivem minimizar complicações, que cuidem de possível transtorno do estresse pós-traumático, melhorem a autoeficácia do paciente e sejam direcionadas para o imediato retreinamento vocacional possam melhorar os desfechos a longo prazo em pacientes com essas lesões que tanto interferem em suas vidas.

REFERÊNCIAS BIBLIOGRÁFICAS

1. Adams CI, Keating JF, Court-Brown CM. Cigarette smoking and open tibial fractures. *Injury.* 2001;32:61–65.
2. Agel J, Evans AR, Marsh JL, et al. The OTA open fracture classification: a study of reliability and agreement. *J Orthop Trauma.* 2013;27:379–384.
3. Akula M, Gella S, Shaw CJ, et al. A meta-analysis of amputation versus limb salvage in mangled lower limb injuries–the patient perspective. *Injury.* 2011;42:1194–1197.
4. Aldea PA, Shaw WW. The evolution of the surgical management of severe lower extremity trauma. *Clin Plast Surg.* 1986;13:549–569.
5. Antich-Adrover P, Marti-Garin D, Murias-Alvarez J, et al. External fixation and secondary intramedullary nailing of open tibial fractures. A randomized, prospective trial. *J Bone Joint Surg Br.* 1997;79:433–437.
6. Atroshi I, Rosberg HE. Epidemiology of amputations and severe injuries of the hand. *Hand Clin.* 2001;17:343–350.
7. Barmparas G, Inaba K, Teixeira PG, et al. Epidemiology of post-traumatic limb amputation: a National Trauma Databank analysis. *Am Surg.* 2010;76:1214–1222.
8. Bhattacharyya T, Mehta P, Smith M, et al. Routine use of wound vacuum-assisted closure does not allow coverage delay for open tibia fractures. *Plast Reconstr Surg.* 2008;121:1263–1266.
9. Bickels J, Wittig JC, Kollender Y, et al. Sciatic nerve resection: is that truly an indication for amputation? *Clin Orthop.* 2002;399:201–204.
10. Bonanni F, Rhodes M, Lucke JF. The futility of predictive scoring of mangled lower extremities. *J Trauma.* 1993;34:99–104.
11. Booi DI, Debats IB, Boeckx WD, et al. Risk factors and blood flow in the free transverse rectus abdominis (TRAM) flap: smoking and high flap weight impair the free TRAM flap microcirculation. *Ann Plast Surg.* 2007;59:364–371.
12. Bosse MJ, MacKenzie EJ, Kellam JF, et al. An analysis of outcomes of reconstruction or amputation after leg-threatening injuries. *N Engl J Med.* 2002;347:1924–1931.
13. Bosse MJ, MacKenzie EJ; the LEAP Study Group. A prospective evaluation of the clinical utility of the lower-extremity injury severity scores. *J Bone Joint Surg.* 2001;83:3–14.
14. Bosse MJ, McCarthy ML, Jones AL, et al. The insensate foot following severe lower extremity trauma: an indication for amputation? *J Bone Joint Surg Am.* 2005;87A:2601–2608.
15. Bouachour G, Cronier P, Gouello JP, et al. Hyperbaric oxygen therapy in the management of crush injuries: a randomized double-blind placebo-controlled clinical trial. *J Trauma.* 1996;41:333–339.
16. Brooks AD, Gold JS, Graham D, et al. Resection of the sciatic, peroneal, or tibial nerves: assessment of functional status. *Ann Surg Oncol.* 2002;9:41–47.
17. Brown CW, Orme TJ, Richardson HD. The rate of pseudarthrosis (surgical nonunion) in patients who are smokers and patients who are nonsmokers: a comparison study. *Spine.* 1986;11:942–943.
18. Byrd HS, Spicer TE, Cierney G III. Management of open tibial fractures. *Plast Reconstr Surg.* 1985;76:719–730.
19. Castillo RC, Bosse MJ, MacKenzie EJ, et al. Impact of smoking on fracture healing and risk of complications in limb-threatening open tibia fractures. *J Orthop Trauma.* 2005;19:151–157.
20. Castillo RC, MacKenzie EJ, Archer KR, et al. Evidence of beneficial effect of physical therapy after lower-extremity trauma. *Arch Phys Med Rehabil.* 2008;89:1873–1879.
21. Castillo RC, MacKenzie EJ, Wegener ST, et al. Prevalence of chronic pain seven years following limb threatening lower extremity trauma. *Pain.* 2006;124:321–329.
22. Caudle RJ, Stern PJ. Severe open fractures of the tibia. *J Bone Joint Surg Am.* 1987;69A:801–807.
23. Chang DW, Reece GP, Wang B, et al. Effect of smoking on complications in patients undergoing free TRAM flap breast reconstruction. *Plast Reconstr Surg.* 2000;105:2374–2380.
24. Chang LD, Buncke G, Slezak S, et al. Cigarette smoking, plastic surgery, and microsurgery. *J Reconstr Microsurg.* 1996;12:467–474.
25. Chen F, Osterman AL, Mahony K. Smoking and bony union after ulna-shortening osteotomy. *Am J Orthop.* 2001;30:486–489.
26. Christian EP, Bosse MJ, Robb G. Reconstruction of large diaphyseal defects, without free fibular transfer, in Grade-IIIB tibial fractures. *J Bone Joint Surg Am.* 1989;71A:994–1004.
27. Cobb TK, Gabrielsen TA, Campbell DC, et al. Cigarette smoking and nonunion after ankle arthrodesis. *Foot Ankle Int.* 1994;15:64–67.
28. Colton C. The history of fracture treatment. In: Browner BD, Jupiter JB, Levine AM, Trafton PG, eds. *Skeletal Trauma.* Philadelphia, PA: Saunders; 2003:3–28.
29. Crowley DJ, Kanakaris NK, Giannoudis PV. Irrigation of the wounds in open fractures. *J Bone Joint Surg Br.* 2007;89B:580–585.
30. Cyril JK, MacKenzie EJ, Smith DG, et al. Prosthetic device satisfaction among patients with lower extremity amputation due to trauma. Toronto, Ontario, Canada:Orthopaedic Trauma Association 18th Meeting Abstracts. 2002.
31. Daftari TK, Whitesides TE Jr, HellerJG, et al. Nicotine on the revascularization of bone graft. An experimental study in rabbits. *Spine.* 1994;19:904–911.
32. Dagher F, Roukoz S. Compound tibial fractures with bone loss treated by the Ilizarov technique. *J Bone Joint Surg Br.* 1991;73B:316–321.
33. Dagum AB, Best AK, Schemitsch EH, et al. Salvage after severe lower-extremity trauma: are the outcomes worth the means? *Plast Reconstr Surg.* 1999;103:1212–1220.
34. Dedmond BT, Kortesis B, Punger K, et al. The use of negative-pressure wound therapy (NPWT) in the temporary treatment of soft-tissue injuries associated with high-energy open tibial shaft fractures. *J Orthop Trauma.* 2007;21:11–17.
35. de Mestral C, Sharma S, Haas B, et al. A contemporary analysis of the management of the mangled lower extremity. *J Trauma Acute Care Surg.* 2013;74:597–603.
36. Ding W, Wu X, Li J. Temporary intravascular shunts used as a damage control surgery adjunct in complex vascular injury: collective review. *Injury.* 2008;39(9):970–977.
37. Dirschl DR, Dahners LE. The mangled extremity: when should it be amputated? *J Am Acad Orthop Surg.* 1996;4:182–190.
38. Doukas WC, Hayda RA, Frisch HM, et al. The Military Extremity Trauma Amputation/Limb Salvage (METALS) study: outcomes of amputation versus limb salvage following major lower-extremity trauma. *J Bone Joint Surg Am.* 2013;95:138–145.
39. Durham RM, Mistry BM, Mazuski JE, et al. Outcome and utility of scoring systems in the management of the mangled extremity. *Am J Surg.* 1996;172:569–573.
40. Durrant CA, Mackey SP. Orthoplastic classification systems: the good, the bad, and the ungainly. *Ann Plast Surg.* 2011;66:9–12.
41. Ellington JK, Bosse MJ, Castillo RC, et al. The mangled foot and ankle: results from a 2-year prospective study. *J Orthop Trauma.* 2013;27:43–48.
42. Ewart CK, Stewart KJ, Gillilan RE, et al. Self-efficacy mediates strength gains during circuit weight training in men with coronary artery disease. *Med Sci Sports Exerc.* 1986;18:531–540.
43. Feliciano D. Management of the Mangled Extremity. American College of Surgeons Committee on Trauma. In Trauma ACoSCo ed. Online Publications, 2001.
44. Finkemeier CG. Bone-grafting and bone-graft substitutes. *J Bone Joint Surg Am.* 2002;84A:454–464.
45. Finklestein EA, Corso PS, Miller TR, Associates. *Incidence and Economic Burden of Injuries in the United States.* New York, NY: Oxford University Press; 2006.
46. Fischer MD, Gustilo RB, Varecka TF. The timing of flap coverage, bone-grafting, and intramedullary nailing in patients who have a fracture of the tibial shaft with extensive soft-tissue injury. *J Bone Joint Surg Am.* 1991;73A:1316–1322.
47. Fleming ME, Watson JT, Gaines RJ, et al. Evolution of orthopaedic reconstructive care. *J Am Acad Orthop Surg.* 2012;20(Suppl 1):S74–S79.
48. Folk JW, Starr AJ, Early JS. Early wound complications of operative treatment of calcaneus fractures: analysis of 190 fractures. *J Orthop Trauma.* 1999;13:369–372.
49. Francel TJ, Vander Kolk CA, Hoopes JE, et al. Microvascular soft-tissue transplantation for reconstruction of acute open tibial fractures: timing of coverage and long-term functional results. *Plast Reconstr Surg.* 1992;89:478–487.
50. Georgiadis GM, Behrens FF, Joyce MJ, et al. Open tibial fractures with severe soft-tissue loss. Limb salvage compared with below-the-knee amputation. *J Bone Joint Surg Am.* 1993;75A:1431–1441.
51. Godina M. Early microsurgical reconstruction of complex trauma of the extremities. *Plast Reconstr Surg.* 1986;78:285–292.
52. Goldminz D, Bennett RG. Cigarette smoking and flap and full-thickness graft necrosis. *Arch Dermatol.* 1991;127:1012–1015.
53. Gopal S, Majumder S, Batchelor AG, et al. Fix and flap: the radical orthopaedic and plastic treatment of severe open fractures of the tibia. *J Bone Joint Surg Br.* 2000;82B:959–966.
54. Govender S, Csimma C, Genant HK, et al. Recombinant human bone morphogenetic protein-2 for treatment of open tibial fractures. *J Bone Joint Surg.* 2002;84:2123–2134.
55. Granville R, Menetrez J. Rehabilitation of the lower-extremity war-injured at the center for the intrepid. *Foot Ankle Clin.* 2010;15:187–199.
56. Greensmith JE. Hyperbaric oxygen therapy in extremity trauma. *J Am Acad Orthop Surg.* 2004;12:376–384.
57. Gregory RT, Gould RJ, Peclet M, et al. The mangled extremity syndrome (M.E.S.): a severity grading system for multisystem injury of the extremity. *J Trauma.* 1985;25:1147–1150.
58. Hak DJ, Lee SS, Goulet JA. Success of exchange reamed intramedullary nailing for femoral shaft nonunion or delayed union. *J Orthop Trauma.* 2000;14:178–182.
59. Hanna R, Austin, R. Lower-Extremity Injuries in Motorcycle Crashes. In Mathematical Analysis Division NCfSaA, NHTSA. ed. Washington, DC, 2008.
60. Harris AM, Althausen PL, Kellam J, et al. Complications following limb-threatening lower extremity trauma. *J Orthop Trauma.* 2009;23:1–6.

61. Harvey EJ, Agel J, Selznick HS, et al. Deleterious effect of smoking on healing of open tibia-shaft fractures. *Am J Orthop.* 2002;31:518–521.
62. Helfet DL, Howey T, Sanders R, et al. Limb salvage versus amputation. Preliminary results of the Mangled Extremity Severity Score. *Clin Orthop Relat Res.* 1990;(256):80–86.
63. Henley MB, Chapman JR, Agel J, et al. Treatment of type II, IIIA, and IIIB open fractures of the tibial shaft: a prospective comparison of unreamed interlocking intramedullary nails and half-pin external fixators. *J Orthop Trauma.* 1998;12:1–7.
64. Hertel R, Lambert SM, Muller S, et al. On the timing of soft-tissue reconstruction for open fractures of the lower leg. *Arch Orthop Trauma Surg.* 1999;119:7–12.
65. Hertel R, Strebel N, Ganz R. Amputation versus reconstruction in traumatic defects of the leg: outcome and costs. *J Orthop Trauma.* 1996;10:223–229.
66. Higgins TF, Klatt JB, Beals TC. Lower Extremity Assessment Project (LEAP)–the best available evidence on limb-threatening lower extremity trauma. *Orthop Clin North Am.* 2010;41:233–239.
67. Hollinger JO, Schmitt JM, Hwang K, et al. Impact of nicotine on bone healing. *J Biomed Mater Res.* 1999;45:294–301.
68. Howe HR Jr, Poole GV Jr, Hansen KJ, et al. Salvage of lower extremities following combined orthopedic and vascular trauma. A predictive salvage index. *Am Surg.* 1987;53:205–208.
69. Hughes CW. Acute vascular trauma in Korean War casualties; an analysis of 180 cases. *Surg Gynecol Obstet.* 1954;99:91–100.
70. Hughes CW. The primary repair of wounds of major arteries; an analysis of experience in Korea in 1953. *Ann Surg.* 1955;141:297–303.
71. Hughes CW. Arterial repair during the Korean war. *Ann Surg.* 1958;147:555–561.
72. Hunt TK, Pai MP. The effect of varying ambient oxygen tensions on wound metabolism and collagen synthesis. *Surg Gynecol Obstet.* 1972;135:561–567.
73. Iannacone WM, Taffet R, DeLong WG Jr, et al. Early exchange intramedullary nailing of distal femoral fractures with vascular injury initially stabilized with external fixation. *J Trauma.* 1994;37:446–451.
74. Johansen K, Bandyk D, Thiele B, et al. Temporary intraluminal shunts: resolution of a management dilemma in complex vascular injuries. *J Trauma.* 1982;22:395–402.
75. Johansen K, Daines M, Howey T, et al. Objective criteria accurately predict amputation following lower extremity trauma. *J Trauma.* 1990;30:568–572.
76. Johanson NA, Liang MH, Daltroy L, et al. American Academy of Orthopaedic Surgeons lower limb outcomes assessment instruments. Reliability, validity, and sensitivity to change. *J Bone Joint Surg Am.* 2004;86A:902–909.
77. Jones AL, Bucholz RW, Bosse MJ, et al. Recombinant human BMP-2 and allograft compared with autogenous bone graft for reconstruction of diaphyseal tibial fractures with cortical defects. A randomized, controlled trial. *J Bone Joint Surg Am.* 2006;88A:1431–1441.
78. Kallala R, Barrow J, Graham SM, et al. The in vitro and in vivo effects of nicotine on bone, bone cells and fracture repair. *Expert Opin Drug Saf.* 2013;12:209–233.
79. Kalra R, Singh SP, Savage SM, et al. Effects of cigarette smoke on immune response: chronic exposure to cigarette smoke impairs antigen-mediated signaling in T cells and depletes IP3-sensitive Ca(2 +) stores. *J Pharmacol Exp Ther.* 2000;293:166–171.
80. Keeling JJ, Hsu JR, Shawen SB, et al. Strategies for managing massive defects of the foot in high-energy combat injuries of the lower extremity. *Foot Ankle Clin.* 2010;15:139–149.
81. Khouri RK, Shaw WW. Reconstruction of the lower extremity with microvascular free flaps: a 10-year experience with 304 consecutive cases. *J Trauma.* 1989;29:1086–1094.
82. Kirk NT. The classic amputations. *Clin Orthop Relat Res.* 1989;(243):3–16.
83. Kobbe P, Tarkin IS, Frink M, et al. [Voluminous bone graft harvesting of the femoral marrow cavity for autologous transplantation: an indication for the "Reamer-Irrigator-Aspirator" (RIA-) technique.]. *Unfallchirurg.* 2008;111:469–472.
84. Kostler W, Strohm PC, Sudkamp NP. Acute compartment syndrome of the limb. *Injury.* 2004;35:1221–1227.
85. Krettek C, Seekamp A, Köntopp H, et al. Hannover Fracture Scale '98–re-evaluation and new perspectives of an established extremity salvage score. *Injury.* 2001;32:317–328.
86. Kumar AR, Grewal NS, Chung TL, et al. Lessons from the modern battlefield: successful upper extremity injury reconstruction in the subacute period. *J Trauma.* 2009;67:752–757.
87. Kyro A, Usenius JP, Aarnio M, et al. Are smokers a risk group for delayed healing of tibial shaft fractures? *Ann Chir Gynaecol.* 1993;82:254–262.
88. Lange RH, Bach AW, Hansen ST Jr, et al. Open tibial fractures with associated vascular injuries: prognosis for limb salvage. *J Trauma.* 1985;25:203–208.
89. Lange RH. Limb reconstruction versus amputation decision making in massive lower extremity trauma. *Clin Orthop Relat Res.* 1989;(243):92–99.
90. Langworthy MJ, Smith JM, Gould M. Treatment of the mangled lower extremity after a terrorist blast injury. *Clin Orthop Relat Res.* 2004;(422):88–96.
91. Lin CH, Wei FC, Levin LS, et al. The functional outcome of lower-extremity fractures with vascular injury. *J Trauma.* 1997;43:480–485.
92. lister-Sistilli CG, Caggiula AR, Knopf S, et al. The effects of nicotine on the immune system. *Psychoneuroendocrinology.* 1998;23:175–187.
93. Lovich SF, Arnold PG. The effect of smoking on muscle transposition. *Plast Reconstr Surg.* 1994;93:825–828.
94. Ly TV, Travison TG, Castillo RC, et al. Ability of lower-extremity injury severity scores to predict functional outcome after limb salvage. *J Bone Joint Surg Am.* 2008;90:1738–1743.
95. MacKenzie EJ, Bosse MJ. Factors influencing outcome following limb-threatening lower limb trauma: lessons learned from the Lower Extremity Assessment Project (LEAP). *J Am Acad Orthop Surg.* 2006;14:S205–S210.
96. MacKenzie EJ, Bosse MJ, Castillo RC, et al. Functional outcomes following trauma-related lower-extremity amputation. *J Bone Joint Surg Am.* 2004;86A:1636–1645.
97. MacKenzie EJ, Bosse MJ, Kellam JF, et al. Characterization of patients with high-energy lower extremity trauma. *J Orthop Trauma.* 2000;14:455–466.
98. MacKenzie EJ, Bosse MJ, Kellam JF; LEAP Study Group. Characterization of the patients undergoing amputation versus limb salvage for severe lower extremity trauma. *J Orthop Trauma.* 2000;14:455–466.
99. MacKenzie EJ, Bosse MJ, Pollak AN, et al. Long-term persistence of disability following severe lower-limb trauma. Results of a 7-year follow-up. *J Bone Joint Surg Am.* 2005;87A:1801–1809.
100. MacKenzie EJ, Jones AS, Bosse MJ, et al. Health-care costs associated with amputation or reconstruction of a limb-threatening injury. *J Bone Joint Surg Am.* 2007;89A:1685–1692.
101. MacKenzie EJ, Morris JA Jr, Jurkovich GJ, et al. Return to work following injury: the role of economic, social, and job-related factors. *Am J Public Health.* 1998;88:1630–1637.
102. Marsh DR, Shah S, Elliott J, et al. The Ilizarov method in nonunion, malunion, and infection of fractures. *J Bone Joint Surg Br.* 1997;79B:273–279.
103. McCabe CJ, Ferguson CM, Ottinger LW. Improved limb salvage in popliteal artery injuries. *J Trauma.* 1983;23:982–985.
104. McCarthy ML, MacKenzie EJ, Edwin D, et al. Psychological distress associated with severe lower-limb injury. *J Bone Joint Surg Am.* 2003;85A:1689–1697.
105. McKee MD, Yoo DJ, Zdero R, et al. Combined single-stage osseous and soft tissue reconstruction of the tibia with the Ilizarov method and tissue transfer. *J Orthop Trauma.* 2008;22:183–189.
106. McNamara MG, Heckman JD, Corley FG. Severe open fractures of the lower extremity: a retrospective evaluation of the Mangled Extremity Severity Score (MESS). *J Orthop Trauma.* 1994;8:81–87.
107. Michaels AJ, Michaels CE, Moon CH, et al. Psychosocial factors limit outcomes after trauma. *J Trauma.* 1998;44:644–648.
108. Michaels AJ, Michaels CE, Moon CH, et al. Posttraumatic stress disorder after injury: impact on general health outcome and early risk assessment. *J Trauma.* 1999;47:460–466.
109. Modrall JG, Weaver FA, Yellin AE. Diagnosis of vascular trauma. *Ann Vasc Surg.* 1995;9:415–421.
110. Myerson MS, McGarvey WC, Henderson MR, et al. Morbidity after crush injuries to the foot. *J Orthop Trauma.* 1994;8:343–349.
111. Nichols JG, Svoboda JA, Parks SN. Use of temporary intraluminal shunts in selected peripheral arterial injuries. *J Trauma.* 1986;26:1094–1096.
112. Noe A. Extremity injury in war: a brief history. *J Am Acad Orthop Surg.* 2006;14:S1–S6.
113. Nolte PA, van der KA, Patka P, et al. Low-intensity pulsed ultrasound in the treatment of nonunions. *J Trauma.* 2001;51:693–702.
114. Olson SA, Willis MD. Initial management of open fractures. In: *Rockwood and Green's Fractures in Adults.* 6th ed. Philadelphia, PA: Lippincott Williams & Wilkins;2006:390–391.
115. O'Toole RV, Castillo RC, Pollak AN, et al. Determinants of patient satisfaction after severe lower-extremity injuries. *J Bone Joint Surg Am.* 2008;90:1206–1211.
116. Outcomes instruments and information: lower extremity instruments. American Association of Orthopaedic Surgeons web site. Retrieved February 24,. 2009, from http://www.aaos.org/research/outcomes/outcomeslower.asp.
117. Pai MP, Hunt TK. Effect of varying oxygen tensions on healing of open wounds. *Surg Gynecol Obstet.* 1972;135:756–758.
118. Paley D, Maar DC. Ilizarov bone transport treatment for tibial defects. *J Orthop Trauma.* 2000;14:76–85.
119. Pare A. *Dix Livres de la Chirurgie avec la Magasin des instruments Necessaires a Icelle.* 7, Chapter 13. Paris: Jean le Royer; 1564.
120. Pasquina PF. Guest Editorial: Optimizing care for combat amputees: Experiences at Walter Reed Army Medical Center. *J Rehabil Res Dev.* 2004;41:vii-xii.
121. Patzkowski JC, Blanck RV, Owens JG, et al. Comparative effect of orthosis design on functional performance. *J Bone Joint Surg Am.* 2012;94:507–515.
122. Pezzin LE, Dillingham TR, MacKenzie EJ. Rehabilitation and the long-term outcomes of persons with trauma-related amputations. *Arch Phys Med Rehabil.* 2000;81:292–300.
123. Pollak AN, McCarthy ML, Burgess AR. Short-term wound complications after application of flaps for coverage of traumatic soft-tissue defects about the tibia. The Lower Extremity Assessment Project (LEAP) Study Group. *J Bone Joint Surg Am.* 2000;82A:1681–1691.
124. Prasarn ML, Helfet DL, Kloen P. Management of the mangled extremity. *Strategies Trauma Limb Reconstr.* 2012;7:57–66.
125. Reus WF III, Colen LB, Straker DJ. Tobacco smoking and complications in elective microsurgery. *Plast Reconstr Surg.* 1992;89:490–494.
126. Rich NM, Baugh JH, Hughes CW. Acute arterial injuries in Vietnam: 1,000 cases. *J Trauma.* 1970;10:359–369.
127. Robbins CB, Vreeman DJ, Sothmann MS, et al. A review of the long-term health outcomes associated with war-related amputation. *Mil Med.* 2009;174:588–592.
128. Robert RS, Weitzman AM, Tracey WJ, et al. Simultaneous treatment of tibial bone and soft-tissue defects with the Ilizarov method. *J Orthop Trauma.* 2006;20:197–205.
129. Roessler MS, Wisner DH, Holcroft JW. The mangled extremity. When to amputate? *Arch Surg.* 1991;126:1243–1248.
130. Russell WL, Sailors DM, Whittle TB, et al. Limb salvage versus traumatic amputation. A decision based on a seven-part predictive index. *Ann Surg.* 1991;213:473–480.
131. Sarin CL, Austin JC, Nickel WO. Effects of smoking on digital blood-flow velocity. *JAMA.* 1974;229:1327–1328.
132. Schmitz MA, Finnegan M, Natarajan R, et al. Effect of smoking on tibial shaft fracture healing. *Clin Orthop Relat Res.* 1999;184–200.
133. Seyfer AE, Lower R. Late results of free-muscle flaps and delayed bone grafting in the secondary treatment of open distal tibial fractures. *Plast Reconstr Surg.* 1989;83:77–84.
134. Shanmuganathan R. The utility of scores in the decision to salvage or amputation in severely injured limbs. *Indian J Orthop.* 2008;42:368–376.
135. Shawen SB, Keeling JJ, Branstetter J, et al. The mangled foot and leg: salvage versus amputation. *Foot Ankle Clin.* 2010;15:63–75.
136. Siebenrock KA, Gerich T, Jakob RP. Sequential intramedullary nailing of open tibial shaft fractures after external fixation. *Arch Orthop Trauma Surg.* 1997;116:32–36.
137. Siebenrock KA, Schillig B, Jakob RP. Treatment of complex tibial shaft fractures. Arguments for early secondary intramedullary nailing. *Clin Orthop Relat Res.* 1993;269–274.
138. Siegel HJ, Patzakis MJ, Holtom PD, et al. Limb salvage for chronic tibial osteomyelitis: an outcomes study. *J Trauma.* 2000;48:484–489.
139. Singh SP, Kalra R, Puttfarcken P, et al. Acute and chronic nicotine exposures modulate the immune system through different pathways. *Toxicol Appl Pharmacol.* 2000;164:65–72.
140. Slauterbeck JR, Britton C, Moneim MS, et al. Mangled extremity severity score: an accurate guide to treatment of the severely injured upper extremity. *J Orthop Trauma.* 1994;8:282–285.
141. Smith DG, Horn P, Malchow D, et al. Prosthetic history, prosthetic charges, and functional outcome of the isolated, traumatic below-knee amputee. *J Trauma.* 1995;38:44–47.
142. Smurr LM, Gulick K, Yancosek K, et al. Managing the upper extremity amputee: a protocol for success. *J Hand Ther.* 2008;21:160–175.
143. Soni A, Tzafetta K, Knight S, et al. Gustilo IIIC fractures in the lower limb: our 15-year experience. *J Bone Joint Surg Br.* 2012;94:698–703.
144. Starr AJ, Smith WR, Frawley WH, et al. Symptoms of posttraumatic stress disorder after orthopaedic trauma. *J Bone Joint Surg Am.* 2004;86A:1115–1121.

145. Suedkamp NP, Barbey N, Veuskens A, et al. The incidence of osteitis in open fractures: an analysis of 948 open fractures (a review of the Hannover experience). *J Orthop Trauma.* 1993;7:473–482.
146. Swartz WM, Mears DC. Management of difficult lower extremity fractures and nonunions. *Clin Plast Surg.* 1986;13:633–644.
147. Swiontkowski MF, MacKenzie EJ, Bosse MJ, et al. Factors influencing the decision to amputate or reconstruct after high-energy lower extremity trauma. *J Trauma.* 2002; 52:641–649.
148. Thalgott JS, Cotler HB, Sasso RC, et al. Postoperative infections in spinal implants. Classification and analysis—a multicenter study. *Spine.* 1991;16:981–984.
149. Togawa S, Yamami N, Nakayama H, et al. The validity of the mangled extremity severity score in the assessment of upper limb injuries. *J Bone Joint Surg Br.* 2005;87B:1516–1519.
150. Toledo-Pereyra LH, Toledo MM. A critical study of Lister's work on antiseptic surgery. *Am J Surg.* 1976;131:736–744.
151. Tornetta P III, Bergman M, Watnik N, et al. Treatment of grade-IIIb open tibial fractures. A prospective randomised comparison of external fixation and nonreamed locked nailing. *J Bone Joint Surg Br.* 1994;76B:13–19.
152. Tran T, Thordarson D. Functional outcome of multiply injured patients with associated foot injury. *Foot Ankle Int.* 2002;23:340–343.
153. Turchin DC, Schemitsch EH, McKee MD, et al. Do foot injuries significantly affect the functional outcome of multiply injured patients? *J Orthop Trauma.* 1999;13:1–4.
154. Ueng SW, Lee SS, Lin SS, et al. Hyperbaric oxygen therapy mitigates the adverse effect of cigarette smoking on the bone healing of tibial lengthening: an experimental study on rabbits. *J Trauma.* 1999;47:752–759.
155. Vora A, Myerson MS. Crush injuries of the foot in the industrial setting. *Foot Ankle Clin.* 2002;7:367–383.
156. Webb LX, Bosse MJ, Castillo RC, et al. Analysis of surgeon-controlled variables in the treatment of limb-threatening type-III open tibial diaphyseal fractures. *J Bone Joint Surg Am.* 2007;89A:923–928.
157. Westphal T, Piatek S, Schubert S, et al. [Quality of life after foot injuries.]. *Zentralbl Chir.* 2002;127:238–242.
158. Williams MO. Long-term cost comparison of major limb salvage using the Ilizarov method versus amputation. *Clin Orthop Relat Res.* 1994;156–158.
159. Worlock P, Slack R, Harvey L, et al. The prevention of infection in open fractures: an experimental study of the effect of fracture stability. *Injury.* 1994;25:31–38.
160. Yaremchuk MJ, Brumback RJ, Manson PN, et al. Acute and definitive management of traumatic osteocutaneous defects of the lower extremity. *Plast Reconstr Surg.* 1987;80:1–14.

13

Transtorno de estresse pós-traumático

Thomas Moore Jr.
Carol North
Adam Starr

Introdução   440
Magnitude do problema   441
Impacto do problema   443
Resolução do problema   444

INTRODUÇÃO

O transtorno de estresse pós-traumático (TEPT) vem evoluindo como diagnóstico, tanto no nome, como em sua descrição dos sinais e sintomas. Seus primeiros critérios diagnósticos formais surgiram na 3ª edição do *Manual diagnóstico e estatístico de transtornos mentais* (DSM-III; American Psychiatric Association, 1980), que detalhava sintomas psiquiátricos característicos após exposição a um evento traumático. A evolução desse diagnóstico pode ser rastreada até se chegar aos médicos que descreveram reações agudas de combate, que variavam desde perturbações do sono até perda de apetite e palpitações. Em 1678, médicos noruegueses denominaram de "nostalgia" esta constelação de sintomas. O TEPT também já foi chamado de neurastenia, exaustão de combate, reação aguda de estresse, síndrome do coração irritável, neurose de guerra e síndrome de resposta ao estresse, e suspeita-se que essa condição já tenha acometido muitos personagens históricos e literários. Este transtorno psiquiátrico foi bem documentado na II Guerra Mundial e nas forças combatentes do Vietnã; mas, mais recentemente, o TEPT também foi identificado em associação a eventos traumáticos não relacionados a combate, inclusive colisões de veículos motorizados e outros traumas ortopédicos.

Os critérios do DSM-IV[1] para o diagnóstico de TEPT descrevem sintomas que ocorrem após um evento no qual se tenha vivenciado, ou diretamente testemunhado, morte ou ameaça de morte, lesão grave ou ameaça à integridade física do indivíduo ou de terceiros. A resposta do indivíduo a este evento traumático se traduz por medo, impotência ou horror. Além disso, há necessidade da presença de manifestações específicas do transtorno, com base em três grupos de sintomas para o estabelecimento do diagnóstico de TEPT. O primeiro grupo de sintomas é a re-experiência intrusiva, que consiste de sonhos recorrentes, uma sensação de revivescência da experiência traumática (p. ex., *flashbacks*) e angústia psicológica em resposta a lembranças do evento traumático. O segundo grupo de sintomas é a esquiva e o entorpecimento, que envolvem esforços para evitar atividades, lugares, memórias ou pensamentos associados ao evento traumático. O terceiro grupo de sintomas é a hiperexcitabilidade, que inclui dificuldades para dormir, irritabilidade, dificuldade de concentração e resposta exagerada de alarme. Após exposição a um evento traumático qualificado, o TEPT pode ser diagnosticado em indivíduos com um ou mais sintomas de intrusão, três ou mais sintomas de esquiva/entorpecimento, e dois ou mais sintomas de hiperexcitabilidade associados ao evento; e tais sintomas persistem por mais de 1 mês e resultam em prejuízo à vida social ou ocupacional, ou em angústia clinicamente significativa.

Apesar de a inclusão formal do diagnóstico de TEPT em critérios diagnósticos oficiais ser relativamente recente, possíveis exemplos dessa enfermidade podem ser encontrados ao longo da história. No Antigo Testamento, o livro de Jó fala de um homem que padece de agonia mental depois de ser posto à prova pelo Diabo; muitos acreditam que essa história descreve os sinais e sintomas característicos do TEPT.[17] Do mesmo modo, no livro de Jonathan Shay, *Achilles in Vietnam, Combat Trauma and the Undoing of Character*, o autor descreve a semelhança entre a "cólera de Aquiles" na *Ilíada* e a experiência de muitos veteranos do Vietnã com TEPT. A profunda tristeza de Aquiles, depois que Heitor trucidou seu amigo Pátroclo, e sua reação de encontrar, matar e profanar o corpo do guerreiro troiano também são exemplos postulados de respostas emocionais pós-traumáticas, inclusive TEPT.[39]

O diagnóstico de TEPT foi estabelecido com base nas experiências de combate de soldados e veteranos de guerra, mas também há exemplos históricos de TEPT não relacionados a combate. Muitos acreditam que o escritor Charles Dickens padecia de TEPT, depois que um trem no qual viajava descarrilou, o que resultou na morte de dez pessoas e em ferimentos a muitas outras. Dickens procurou socorrer mortos e feridos; mais tarde, descreveu a cena como "inimaginável" e relembrou sua "presença de espírito... e mão firme" durante o incidente. Tempos depois, ao escrever sobre o incidente, explicou: "Não estou muito por dentro, mas acredito que isso seja um efeito da agitação na ferrovia... Estou melhorando, embora ainda esteja com a pressão baixa e muito nervoso." Dickens foi acometido por uma fobia de viajar de trem, e escreveu depois do incidente: "Estou curiosamente debilitado — debilitado como se estivesse me recuperando de uma longa doença." Esse evento afetou sua ocupação e produtividade — que, sabidamente, ocorre em pacientes com TEPT.[43]

A imagem estereotipada de um indivíduo com TEPT é a de um veterano de guerra que luta com pesadelos e *flashbacks* ao voltar para casa, como já retratado em inúmeros filmes de Hollywood. Foi constatado que aproximadamente 15% dos veteranos da Guerra do Vietnã atendem aos critérios diagnósticos para TEPT relacionado a combate.[19] Um estudo mais recente estima que os percentuais de TEPT em soldados que retornaram da guerra no Iraque se situam entre 12 e 20%.[18] É imenso o ônus imposto aos veteranos militares pelo TEPT.

Incidentes traumáticos vivenciados por pacientes de trauma ortopédico transformam suas vidas, não apenas em termos do tempo perdido durante a hospitalização, cirurgia ou reabilitação, mas também pela perda da capacidade funcional e de trabalho. Normalmente, pacientes de trauma ortopédico sofrem danos em vários sistemas do organismo, inclusive cérebro, abdome e trato geniturinário, que muitas vezes acarretam dor crônica, disfunção sexual, incapacidade e angústia psicológica. Há vasta gama de reações emocionais a eventos traumáticos e à dor, e a capacidade das pessoas para lidar com esses eventos varia. Aqueles que se esforçam para enfrentá-los podem ter sintomas não reconhecidos de TEPT.

O TEPT é um diagnóstico em evolução, em parte por ser um transtorno relativamente novo e também pela complexidade dos componentes do diagnóstico. A definição de um evento traumático, o modo como é vivenciado e os sintomas relacionados vêm mudando ao longo das diferentes edições e revisões de texto do DSM, desde a inclusão original do diagnóstico. Ao mesmo tempo, o atendimento a pacientes de trauma ortopédico também está em processo de evolução. A angústia psicológica, que inclui o TEPT, é cada vez mais identificada nesses pacientes, e esforços para melhorar o diagnóstico, o tratamento e mesmo a prevenção da psicopatologia nesses pacientes estão em andamento.

MAGNITUDE DO PROBLEMA

Os cirurgiões ortopédicos não são especificamente treinados para identificar o TEPT em seus pacientes e, portanto, é pouco provável que tratem essa condição. O foco de sua atenção recai na lesão física e nos danos causados aos tecidos. Assim, frequentemente, é difícil identificar uma doença psiquiátrica como o TEPT. É evidente a ênfase no visual (ou no palpável), mesmo nas primeiras descrições de populações traumatizadas. Durante um período histórico de rápidos aumentos nas lesões em massa causadas por acidentes ferroviários e de trânsito, aumentaram os casos de "transtorno de espinha ferroviária". Mais tarde denominada doença de Erichson, esta síndrome foi considerada uma lesão neurológica que poderia persistir por muito tempo depois que as lesões físicas fossem curadas. Suas manifestações variavam, mas eram muito semelhantes às modernas descrições de TEPT.[14] Um distúrbio conhecido como "neurose de guerra" em militares foi inicialmente atribuído a lesões neurológicas sofridas por indivíduos próximos a uma detonação explosiva. Em 1940, Myers[28] escreveu sobre a neurose de guerra e sugeriu que essa condição era resultante de um evento psicológico, e não de dano físico ou neurológico.

Já foram propostas explicações biológicas para esse problema psicológico. Entender os processos químicos e as funções cerebrais envolvidos na evolução de TEPT pode ajudar na elucidação das opções terapêuticas e, possivelmente, na prevenção da doença também. Yehuda et al.[47] sugeriram que o TEPT representa uma resposta fisiológica aberrante ao estresse ou ao trauma, arraigado a "rupturas na cascata normal da resposta de medo, e em sua resolução." Esses pesquisadores observaram níveis mais baixos de cortisol e uma frequência cardíaca mais alta, tanto na emergência, como 1 semana depois, entre os pacientes que eventualmente desenvolveram TEPT.[47] Eles propuseram que aberrações no eixo hipotálamo-hipófise-suprarrenal (HHS) podem desempenhar papel essencial na evolução de TEPT. Eventos intensamente estressantes precipitam a liberação de cortisol e epinefrina, cuja ação consiste em exacerbar a excitação e em se preparar para a ação, em uma "resposta de luta ou fuga". Acredita-se que alterações no funcionamento do eixo HHS estejam no centro da patologia do TEPT, mas até o momento as pesquisas não explicitaram um modelo consistente de perturbação nesse sistema.

Do ponto de vista anatômico, as partes do cérebro envolvidas na resposta de condicionamento do medo foram postuladas como envolvidas na fisiopatologia do TEPT. Foi demonstrado que a amídala e outras estruturas paralímbicas, inclusive o córtex pré-frontal e o córtex cingulado anterior, estão envolvidas na resposta emocional e desreguladas em pacientes com TEPT. A tomografia por emissão de pósitrons (PET), a ressonância magnética (RM) funcional e a tomografia computadorizada (TC) por emissão de fóton único têm sido usadas para identificar áreas cerebrais ativas ou hipoativas em pacientes com TEPT, o que confirma o envolvimento da amídala na memória emocional, na evolução do TEPT. Estudos de RM também demonstraram redução no volume do hipocampo em pacientes com vulnerabilidade pré-traumática ao TEPT, embora essa constatação seja inespecífica e possa ser observada em muitas condições distintas.[16]

Também foi sugerido que processos pró-inflamatórios desempenham algum papel na evolução de TEPT. Um estudo comparativo de marcadores inflamatórios no soro de pacientes com TEPT e de indivíduos saudáveis demonstrou que IL-1β e TNF-α, ambos marcadores pró-inflamatórios, estavam elevados em pacientes com TEPT. Também foi observado que os níveis de IL-4, uma citocina anti-inflamatória, estavam mais baixos em pacientes com TEPT, quando comparados a indivíduos saudáveis.[45]

Predisposições genéticas também foram postuladas em casos de TEPT. Por exemplo, um estudo de históricos familiares de 6.744 gêmeos masculinos da época do Vietnã constatou que o risco de exposição a eventos traumáticos estava associado a histórico familiar de transtorno de humor, transtorno de humor preexistente ou história de abuso de drogas. O estudo também demonstrou que o risco de TEPT depois de uma exposição a evento traumático não seguiu o histórico familiar, mas relacionava-se a carências educacionais e a um histórico de desvio de conduta, transtorno de ansiedade generalizada ou, principalmente, depressão.[20] Assim, existe uma interação complexa entre outros distúrbios psiquiátricos e TEPT, além de não terem sido ainda inteiramente elucidadas as vias neurobiológicas e os fatores genéticos que contribuem especificamente para sua ocorrência. Também foi sugerida uma predisposição genética para TEPT em padrões alterados de expressão gênica no eixo HHS. Por exemplo, níveis mais baixos de FKBP5 e STAT5b, que são proteínas de sinalização de glicocorticoides, e de certas proteínas do complexo de histocompatibilidade principal de tipo II, foram detectados em pacientes com TEPT em comparação a controles saudáveis. Esse achado sugere sensibilidade elevada, geneticamente expressa, dos receptores de glicocorticoides em pacientes com TEPT.[48]

A alta prevalência de sintomas de TEPT e de angústia psicológica entre pacientes com trauma ortopédico ficou constatada por uma breve revisão da literatura, apresentada na Tabela 13.1. Na literatura, nota-se que as estimativas de prevalência de TEPT

Tabela 13.1 Problemas psiquiátricos em pacientes ortopédicos/de trauma

Estudo	População de pacientes	Instrumento de avaliação	Prevalência	Efeito psicológico no resultado
Amostras de adultos				
Zatzick et al. (2002)	73 pacientes de trauma	Lista de controle de TEPT	30% tinham níveis elevados de sintomas de TEPT após 1 ano	Triagem positiva para TEPT foi o mais forte preditor de medida adversa de resultado no SF-36
Michaels et al. (1999)	100 pacientes de trauma	*Civilian Mississippi Scale* para TEPT, BSI	42% tinham níveis elevados de sintomas de TEPT após 6 meses	Triagem positiva para TEPT foi independentemente e inversamente relacionada ao resultado para a saúde geral, medida por SF-36
Feinstein e Dolan (1991)	48 pacientes com fratura de fêmur, tíbia ou fíbula	*Impact of Event Scale*, lista de controle de TEPT	14% tiveram triagem positiva para TEPT após 6 meses	Não estudado
Starr et al. (2004)	580 pacientes de trauma ortopédico	*Revised Civilian Mississippi Scale* para TEPT	51% (295/580) tiveram triagem positiva para TEPT após 1 ano	Não estudado
METALS, Doukas et al. (2013)	324 membros do serviço militar com trauma grave em membro inferior	Lista de controle de TEPT—versão militar	18% tinham sintomas de TEPT e 38% tinham sintomas depressivos	Não estudado
NSCOT, Zatzick et al. (2008)	2.707 pacientes cirúrgicos de trauma hospitalizados nos Estados Unidos	Lista de controle de TEPT	21% tiveram triagem positiva para TEPT e 7% tiveram triagem positiva para depressão após 12 meses	OR = 3,2 para não retorno ao trabalho em pacientes com triagem positiva para TEPT; OR = 5,6 em pacientes com triagem positiva para depressão
Crichlow et al. (2006)	161 pacientes de trauma ortopédico	*Beck Depression Inventory*	45% tiveram triagem positiva para depressão após 3-12 meses	Triagem positiva para depressão estava relacionada a desfechos funcionais piores
LEAP, McCarthy et al. (2003)	385 pacientes com trauma grave em membro inferior	BSI	20% tinham ansiedade fóbica grave e 42% tiveram triagem positiva para provável transtorno psicológico após 24 meses	Não estudado
Daubs et al. (2010)	400 pacientes tratados em um centro terciário de atendimento da coluna	Método de Avaliação de Angústia e Risco	64% tinham angústia psicológica	Não estudado
Amostras pediátricas				
Wallace et al. (2012)	76 pacientes pediátricos de trauma, ou pacientes com fraturas isoladas do membro superior	Escala de Sintomas de TEPT para Crianças	33% tinham níveis elevados de sintomas de TEPT	Crianças com triagem positiva para TEPT tiveram disfunção significativamente maior, em comparação com crianças sem TEPT
Sanders et al. (2005)	400 pacientes pediátricos ortopédicos	Escala de Sintomas de TEPT para Crianças	33% tinham níveis elevados de sintomas de TEPT	Não estudado
Onen et al. (2006)	49 pacientes pediátricos com ruptura uretral posterior por trauma pélvico	Entrevista Psiquiátrica Diagnóstica	43% (em média) com transtorno psiquiátrico após 12 anos da lesão. TEPT em 12% e depressão maior em 4%	Não diretamente avaliado
Subasi et al. (2004)	55 pacientes pediátricos tratados sem operação para fraturas pélvicas instáveis	Entrevista Psiquiátrica Diagnóstica	56% (em média) com transtorno psiquiátrico após 7,4 anos da lesão. TEPT em 11% e depressão maior em 7%	Não diretamente avaliado

TEPT, transtorno do estresse pós-traumático; METALS, *Military extremity trauma amputation/limb salvage*; NSCOT, *National Study of the Costs and Outcomes of Trauma*; BSI, *Brief symptom inventory*; SF-36, *Short form health survey*; OR, *Odds ratio*.

em pacientes de trauma variam de 15 a 42% após 6 meses[15,26] e de 21 a 51% depois de 1 ano.[41,49,51] Todos esses estudos se fundamentaram em medidas de sintomas autoinformados, que sabidamente superestimam a prevalência de TEPT; há necessidade de novos estudos que utilizem métodos completos para avaliação diagnóstica, para que sejam obtidas estimativas de prevalência mais definitivas.

Em um estudo de traumas importantes de membro inferior, sofridos por combatentes em seu retorno do Afeganistão e do Iraque, a triagem para TEPT foi positiva em 18%, e 38% tiveram avaliação positiva para depressão.[12] Pacientes amputados demonstraram propensão 57% menor para uma triagem positiva para TEPT e probabilidade quase três vezes maior de se envolverem em esportes vigorosos ou em atividades recreativas, quando comparados a pacientes cujos membros foram salvos. A ênfase na reabilitação dos pacientes militares hospitalizados e um programa estruturado de próteses imediatamente disponível podem ajudar a explicar o porquê de os amputados se saírem melhor do que os militares cujos membros foram salvos.

Pacientes pediátricos com trauma representam uma categoria distinta de vítimas de trauma estudada separadamente dos pacientes adultos com trauma, porque, em pacientes pediátricos, a prevalência de TEPT e os fatores de risco podem ser diferentes dos adultos. Cerca de um terço dos pacientes pediátricos com trauma tiveram uma triagem positiva para TEPT em dois estudos que utilizaram escalas de sintomas.[35,46] Pacientes pediátricos com trauma não diferiram em seus níveis de sintomas pós-traumáticos, quando comparados a crianças com fraturas isoladas não operatórias no membro superior.[46] Ainda em pacientes pediátricos, foi constatado que a hospitalização provocada por lesão representa um fator de risco independente para sintomas pós-traumáticos.[35]

As consequências do trauma para a saúde mental podem se apresentar de diferentes formas, e vários estudos documentaram evidências de altos percentuais de depressão e de outros transtornos psiquiátricos após o trauma, bem como TEPT. Em um estudo, 45% dos pacientes de trauma ortopédico tiveram avaliação positiva para depressão em uma escala de sintomas;[10] e em outro estudo que envolveu pacientes com trauma ortopédico de membro inferior (que também utilizou uma escala de sintomas), foi estimado que 42% dos pacientes apresentaram distúrbio psicológico, 24 meses após a lesão.[24] Dois estudos envolvendo pacientes pediátricos com fraturas pélvicas estimaram que 43 e 56%, respectivamente, apresentaram distúrbio psiquiátrico, com base em entrevistas psiquiátricas diagnósticas.[33,42] Estes estudos demonstraram ser frequente a coexistência de TEPT com depressão maior, problemas de abuso de drogas, distúrbios do sono e outras condições psiquiátricas em pacientes com trauma. A ocorrência de vários distúrbios psiquiátricos agrava a morbidade global e resulta em uma psicopatologia mais grave e piores desfechos psiquiátricos e clínicos, em comparação com pacientes acometidos por apenas um transtorno psiquiátrico.

Até agora, todos os estudos que envolveram pacientes de trauma ortopédico com TEPT investigaram esse transtorno logo após a ocorrência do trauma. Ainda não houve estudo sobre TEPT de surgimento tardio em pacientes ortopédicos. A duração do TEPT pode variar, mas geralmente, na maioria dos estudos de trauma ortopédico, tende a seguir um curso crônico. A duração do TEPT foi estudada em populações expostas a desastres.[31] Um estudo de sobreviventes do bombardeio à cidade de Oklahoma constatou que em 76% deles os sintomas de TEPT surgiram no dia do atentado; em 94%, na primeira semana; e dentro do primeiro mês após o bombardeio em 98% dos sobreviventes diretamente expostos.[30] Estudos que envolvem pacientes de TEPT relacionado a combate e sobreviventes de abuso sexual descobriram que essas populações podem estar mais propensas a sofrer TEPT de surgimento tardio (definido pelo DSM-IV como TEPT de sintomas iniciados mais de 6 meses após o evento incitante), mas as definições de início tardio e outros aspectos metodológicos destes estudos variam, possivelmente não permitindo comparação direta com os achados de estudos de desastres.

Os estudos revisados nos parágrafos anteriores demonstraram uma prevalência substancial de TEPT, depressão maior e outras enfermidades psiquiátricas após traumas ortopédicos. Muitas vezes, a ocorrência desses distúrbios não tem sido devidamente apreciada na prática ortopédica; em consequência disso, a capacidade do ortopedista em detectar doenças psiquiátricas em seus pacientes é historicamente limitada.[11] As bases fisiopatológicas exatas para os transtornos psiquiátricos em pacientes de trauma ortopédico ainda não foram totalmente esclarecidas, mas atualmente há um esforço conjunto com o objetivo de compreender, identificar e tratar estes distúrbios, quando ocorrerem em pacientes de trauma ortopédico.

IMPACTO DO PROBLEMA

O TEPT não é apenas surpreendentemente prevalente em pacientes de trauma ortopédico, mas também está associado à incapacitação funcional e a uma significativa utilização de serviços clínicos e de saúde mental – o que não foi ainda devidamente reconhecido na literatura sobre tratamento ortopédico. São medidas de desfecho ortopédico comuns a capacidade de retorno ao trabalho e de realizar atividades da vida diária (AVD), além de pontuações para a dor. Essas medidas de desfecho ortopédico não medem diretamente a angústia psicológica, mas são adversamente afetadas em pacientes com TEPT. Não só a prevalência de TEPT em pacientes de trauma ortopédico é mais elevada do que se pensava, mas também é substancial o impacto desse transtorno nos desfechos funcionais. Foi constatado que enfermidades psiquiátricas como a depressão maior e TEPT têm forte correlação com a qualidade de vida relacionada à saúde em pacientes de trauma,[2] ainda mais do que a gravidade da lesão, presença de problemas clínicos crônicos, idade ou histórico de abuso de álcool.[49]

Foi demonstrado que o TEPT em pacientes de trauma ortopédico é uma das variáveis de desfecho funcional mais preditivas, depois de uma lesão ortopédica.[51] No estudo *National Study on the Costs e Outcomes of Trauma* (NSCOT) realizado por Zatzick et al.,[51] foi prospectivamente constatado que o TEPT estava associado a uma probabilidade 3,2 vezes maior de não retorno ao trabalho. O TEPT também foi associado, 12 meses após o trauma, com disfunção em termos de capacidade de comer, tomar banho, usar o vaso sanitário, fazer compras, preparar as refeições e pagar contas. Em pacientes com TEPT, também são observados comprometimento funcional em AVD e em AVD instrumentais, escores elevados de dor musculoesquelética e disfunção geral da saúde.[34,51] Em uma metanálise, Pacella et al.[34] verificaram que os sintomas de TEPT estavam associados a sintomas gerais da saúde, sintomas cardiorrespiratórios, frequência e gravidade da dor e desarranjo gastrintestinal. Um estudo de utilização de serviços de saúde para veteranos de guerra, que recrutou pacientes com e sem TEPT, constatou uma utilização significativamente mais alta de serviços de saúde clínica e mental em pacientes com TEPT.[9]

Com frequência, TEPT e problemas de dor são concomitantes, como demonstrado por um estudo sobre queixas de dor musculoesquelética associado ao TEPT em veteranos militares[25] e por um estudo prospectivo de pacientes de trauma com previsão de

TEPT depois de quatro a oito meses, com base em dores sintomáticas em 24-48 horas.[29] Outros estudos produziram resultados conflitantes relacionados à associação entre TEPT e dor.[27] Foi demonstrado que a terapia comportamental cognitiva melhora a gravidade de TEPT, a incapacitação cervical e o funcionamento físico, emocional e social em pacientes com síndrome de chicote crônica e o TEPT, mesmo na ausência de alterações documentadas na sensibilidade ou intensidade da dor.[13] Não ficou demonstrado que o tratamento de TEPT melhora a dor em pacientes ortopédicos.

Em última análise, medidas de desfecho derivadas do paciente se fundamentam em mais do que achados objetivos do exame físico. O estado emocional do paciente é importante para a interpretação do resultado. Por exemplo, um paciente envolvido em uma colisão de trânsito e que tem pesadelos com o acidente e fobia de viajar pode não perceber seu resultado como satisfatório, mesmo que as fraturas tenham consolidado em uma posição anatômica, com cicatrização funcional dos tecidos moles. Em muitas circunstâncias, o cirurgião ortopédico é o único médico a tratar desses pacientes depois de sua lesão, e isso representa a única oportunidade de identificar as sequelas psiquiátricas da exposição ao trauma, que são altamente pertinentes ao resultado funcional do paciente.

RESOLUÇÃO DO PROBLEMA

As intervenções para síndromes relacionadas ao trauma, inclusive TEPT, variam ao longo da história, desde a negligência pura e simples e o uso de remédios à base de plantas até a alocação de psiquiatras clínicos na linha de frente da batalha para repreender os indivíduos afetados. Ao inspecionar um hospital militar na Sicília, o general Patton perguntou a um paciente sobre seus ferimentos, e depois de ouvir: "São meus nervos", o militar esbofeteou o soldado e o chamou de covarde. Essa resposta refletia claramente a falta de compreensão das dificuldades emocionais que se seguem à exposição a trauma naquela época. Da mesma forma, durante a Guerra do Vietnã, se um soldado tivesse uma "síndrome de resposta ao estresse" com duração superior a 6 meses, o problema era considerado preexistente e, portanto, o diagnóstico não era conectado ao serviço militar.[38] Esta mentalidade persistiu até que o TEPT fosse mais bem compreendido e que formas mais bem-sucedidas de tratamento fossem disponibilizadas.

O problema do TEPT pode ser encaminhado por meio de esforços voltados para sua prevenção e tratamento. Uma abordagem consagrada para a prevenção de problemas psicológicos pós-traumáticos entre sobreviventes de trauma é a prática do *debriefing* psicológico. No entanto, essa técnica não tem se mostrado eficaz para a prevenção ou tratamento de TEPT; além de poder ser prejudicial a seus pacientes.[7] Em um estudo randomizado e controlado que examinou vítimas de acidentes rodoviários, o *debriefing* psicológico se revelou ineficaz na redução dos sintomas de TEPT; e em um acompanhamento de 3 anos, constatou piora nos sintomas intrusivos e de esquiva dos indivíduos submetidos ao *debriefing* psicológico.[22]

A identificação de pacientes em risco de TEPT pode ajudar na formulação de estratégias precoces de prevenção. Os fatores de risco de TEPT em populações traumatizadas incluem a gravidade do trauma e a intensidade da exposição, gênero feminino, baixo nível socioeconômico, carência de apoio social e psicopatologia preexistente, como o uso de polissubstâncias.[6,32,37] Não foi constatado que a aplicação do instrumento *Higher Injury Severity Scores* (ISS) em pacientes com trauma ortopédico tem correlação com uma eventual ocorrência de TEPT; ao contrário, verificou-se a suscetibilidade de pacientes com angústia emocional observada imediatamente após a lesão e com dores físicas mais intensas aos sintomas de TEPT.[50]

Identificar pacientes com risco de TEPT e diagnosticar o distúrbio são aspectos importantes do tratamento de pacientes ortopédicos com TEPT. Esse processo pode ter início com a aplicação de questionários de triagem de sintomas. Em um estudo de pacientes de cirurgia da coluna, a aplicação de um questionário identificou maior número de pacientes com angústia psicológica, comparado ao número obtido com o uso exclusivo da observação clínica habitual.[11] Um instrumento clínico usado para identificação de problemas psiquiátricos em pacientes de trauma ortopédico é o grau de concordância desses pacientes com a afirmação "Os problemas emocionais causados pela lesão têm sido mais difíceis do que os problemas físicos." Um estudo realizado por Starr et al.[41] constatou uma probabilidade de 78% para que pacientes com TEPT potencial obtivessem pontuações altas para esta afirmativa, em uma escala de Likert de 5 pontos. Embora os instrumentos de triagem ajudem na identificação de risco de TEPT, o diagnóstico desse transtorno depende da cuidadosa determinação da presença dos critérios de TEPT, de acordo com os critérios diagnósticos vigentes de um profissional de saúde mental qualificado.

Embora seja escassa a literatura sobre o tratamento de pacientes de trauma ortopédico portadores de TEPT, a literatura psiquiátrica mais geral contém muitas opções terapêuticas para esse transtorno. Foi demonstrado que inibidores seletivos da recaptação de serotonina (ISRS), como a paroxetina e a sertralina, aprovados pela FDA para a indicação de TEPT, reduzem os sintomas em pacientes com essa doença.[5,23] A psicoterapia, em conjunto com terapia cognitivo-comportamental, terapia de exposição e terapia de suporte, demonstrou reduzir significativamente os níveis de sintomas de TEPT.[3,4,8] A terapia de exposição é um método de dessensibilizar de forma controlada o paciente para os aspectos do evento traumático. A terapia cognitivo-comportamental ajuda o paciente a desenvolver respostas mais adaptativas ao medo e aos pensamentos de eventos traumáticos prévios. Estas estratégias terapêuticas são administradas ao longo do tempo por um profissional de saúde mental. Portanto, um encaminhamento adequado ao profissional de saúde mental é uma intervenção importante ao cuidar de pacientes com TEPT.

Outros medicamentos usados para reforçar o tratamento de certos sintomas de TEPT são a prazosina para tratar pesadelos pós-traumáticos,[21] α-2 agonistas, α-1 antagonistas, anticonvulsivantes e lítio, para maior abrangência no tratamento de TEPT. Também já foram publicados estudos que investigam a prevenção farmacológica de TEPT no período imediatamente pós-lesional, com o objetivo de evitar ou atenuar a cascata fisiológica de eventos conducentes ao TEPT, por meio de medicamentos como β-bloqueadores, ISRSs benzodiazepínicos e corticosteroides para promover "inoculação" ou "*debriefing* molecular", com graus variados de sucesso.[36,40,44]

Os problemas psiquiátricos entre pacientes de trauma ortopédico estão bem estabelecidos nesta população. Nesses pacientes, a doença psiquiátrica está associada a resultados clínicos adversos; contudo, alguns cirurgiões ortopédicos possuem formação ou inclinação para tentar identificar e tratar doenças psiquiátricas em seus pacientes. Conforme ficou explicitado neste capítulo, uma atitude atenta aos sinais, sintomas e fatores de risco de TEPT pode ajudar o ortopedista a identificar pacientes em risco de TEPT e de outros transtornos psiquiátricos entre seus pacientes, e também pode afetar todos os aspectos do atendimento.

REFERÊNCIAS BIBLIOGRÁFICAS

1. American Psychiatric Association. *Diagnostic and Statistical Manual of Mental Disorders.* 4th ed, text revision. Washington DC: American Psychiatric Association; 2000.
2. Bhandari M, Busse JW, Hanson BP, et al. Psychological distress and quality of life after orthopedic trauma: An observational study. *Can J Surg.* 2008;51:15–22.
3. Bisson JI, Shepherd JP, Joy D, et al. Early cognitive behavioral therapy for posttraumatic stress symptoms after physical injury. Randomised controlled trial. *Br J Psychiatry.* 2004;184:63–69.
4. Blanchard E, Hickling E, Devineni T, et al. A controlled evaluation of cognitive behavioral therapy for posttraumatic stress in motor vehicle accident survivors. *Behav Res Ther.* 2003;41(1):79–96.
5. Brady K, Pearlstein T, Asnis GM, et al. Efficacy and safety of sertraline treatment of posttraumatic stress disorder: A randomized controlled trial. *JAMA.* 2000;283:1837–1844.
6. Brewin CR, Andrews B, Valentine JD. Meta-analysis of risk factors for posttraumatic stress disorder in trauma-exposed adults. *J Consult Clin Psychol.* 2000;68(5):748–766.
7. Bryant RA. Early intervention for post-traumatic stress disorder. *Early Interv Psychiatry.* 2007;1(1):19–26.
8. Bryant RA, Harvey AG, Dang ST, et al. Treatment of acute stress disorder: A comparison of cognitive-behavioral therapy and supportive counseling. *J Consult Clin Psychol.* 1998;66:862–866.
9. Calhoun PS, Bosworth HB, Grambow SC, et al. Medical service utilization by veterans seeking help for posttraumatic stress disorder. *Am J Psychiatry.* 2002;159(12):2081–2086.
10. Crichlow RJ, Andres PL, Morrison SM, et al. Depression in orthopaedic trauma patients. Prevalence and severity. *J Bone Joint Surg Am.* 2006;88:1927–1933.
11. Daubs MD, Patel AA, Willick SE, et al. Clinical impression versus standardized questionnaire: The spinal surgeon's ability to assess psychological distress. *J Bone Joint Surg Am.* 2010;92(18):2878–2883.
12. Doukas CR, Hayda CR, Frisch HM, et al. The Military Extremity Trauma Amputation/Limb Salvage (METALS) Study: Outcomes of amputation versus limb salvage following major lower-extremity trauma. *J Bone Joint Surg Am.* 2013;95(2):138–145.
13. Dunne RL, Kenardy J, Sterling M. A randomized controlled trial of cognitive-behavioral therapy for the treatment of PTSD in the context of chronic whiplash. *Clin J Pain.* 2012;28(9):755–765.
14. Erichsen J. *On Railway and other Injuries of the Nervous System.* Philadelphia, PA: Henry C. Lea; 1867.
15. Feinstein A, Dolan R. Predictors of post-traumatic stress disorder following physical trauma: An examination of the stressor criterion. *Psychol Med.* 1991;21:85–91.
16. Gilbertson MW, Shenton ME, Ciszewski A, et al. Smaller hippocampal volume predicts pathologic vulnerability to psychological trauma. *Nat Neurosci.* 2002;5(11):1242–1247.
17. Haughn C, Gonsiorek J. The Book of Job: Implications for construct validity of posttraumatic stress disorder diagnostic criteria. *Mental Health, Religion, & Culture.* 2009;12(8):833–845.
18. Hoge CW, Castro CA, Messer SC, et al. Combat duty in Iraq and Afghanistan, mental health problems, and barriers to care. *N Engl J Med.* 2004;351(1):13–22.
19. Jordan BK, Schlenger WE, Hough R, et al. Lifetime and current prevalence of specific psychiatric disorders among Vietnam veterans and controls. *Arch Gen Psychiatry.* 1991;48(3):207–215.
20. Koenen KC, Harley R, Lyons MJ, et al. A twin registry study of familial and individual risk factors for trauma exposure and posttraumatic stress disorder. *J Nerv Ment Dis.* 2002;190(4):209–218.
21. Kung S, Espinel Z, Lapid MI. Treatment of nightmares with prazosin: A systematic review. *Mayo Clin Proc.* 2012;87(9):890–900.
22. Mayou RA, Ehlers A, Hobbs M. Psychological debriefing for road traffic accident victims: Three-year follow-up of a randomized controlled trial. *Br J Psychiatry.* 2000;176:589–593.
23. Marshall RD, Beebe KL, Oldham M, et al. Efficacy and safety of paroxetine treatment for chronic PTSD: A fixed-dose, placebo-controlled study. *Am J Psychiatry.* 2001;158:1982–1988.
24. McCarthy ML, MacKenzie EJ, Edwin D, et al. Psychological distress associated with severe lower-limb injury. *J Bone Joint Surg Am.* 2003;85:1689–1697.
25. Magruder KM, Yeager DE. Patient factors relating to detection of posttraumatic stress disorder in Department of Veterans Affairs primary care settings. *J Rehabil Res Dev.* 2008;45(3):371–381.
26. Michaels AJ, Michaels CE, Moon CH, et al. Posttraumatic stress disorder after injury: Impact on general health outcome and early risk assessment. *J Trauma.* 1999;47:460–466.
27. Moeller-Bertram T, Keltner J, Strigo IA. Pain and post traumatic stress disorder – Review of clinical and experimental evidence. *Neuropharmacology.* 2012;62:586–597.
28. Myers CS. *Shell-Shock in France 1914-1918.* Based on a War Diary kept by C. S. Myers. Cambridge: Cambridge University Press; 1940.
29. Norman SB, Stein MB, Dimsdale JE, et al. Pain in the aftermath of trauma is a risk factor for post-traumatic stress disorder. *Psychol Med.* 2008;38:533–542.
30. North CS, Nixon SJ, Shariat S, et al. Psychiatric disorders among survivors of the Oklahoma City bombing. *JAMA.* 1999;282(8):755–762.
31. North CS, Oliver J. Analysis of the longitudinal course of PTSD in 716 survivors of 10 disasters. *Soc Psychiatry Psychiatr Epidemiol.* 2013;48(8):1189–1197.
32. North C, Yutzy S. *Goodwin and Guze's psychiatric diagnosis.* 6th ed. New York, NY: Oxford University Press; 2010.
33. Onen A, Subasi M, Arslan H, et al. Long-term urologic, orthopaedic, and psychological outcome of posterior urethral rupture in children. *Urology.* 2005;66(1):174–179.
34. Pacella ML, Hruska B, Delahanty DL. The physical health consequences of PTSD and PTSD symptoms: A meta-analytic review. *J Anxiety Disord.* 2013;27(1):33–46.
35. Sanders MB, Starr AJ, Frawley WH, et al. Posttraumatic stress symptoms in children recovering from minor orthopaedic injury and treatment. *J Orthop Trauma.* 2005;19(9):623–628.
36. Schelling G, Briegel J, Roozendaal B, et al. The effect of stress doses of hydrocortisone during septic shock of posttraumatic stress disorder in survivors. *Biol Psychiatry.* 2001;50:978–985.
37. Schnyder U, Moergeli H, Klaghofer R, et al. Incidence and prediction of posttraumatic stress disorder symptoms in severely injured accident victims. *Am J Psychiatry.* 2001;158(4):594–599.
38. Scott WJ. *Vietnam Veterans Since the War: The Politics of PTSD, Agent Orange, and the National Memorial.* Norman: University of Oklahoma Press; 2004.
39. Shay J. *Achilles in Vietnam: Combat Trauma and the Undoing of Character.* New York, NY: Touchstone; 1995.
40. Stahl SM. Can psychopharmacologic treatments that relieve symptoms also prevent disease progression? *J Clin Psychiatry.* 2002;63(11):961–962.
41. Starr AJ, Smith WR, Frawley WH, et al. Symptoms of posttraumatic stress disorder after orthopaedic trauma. *J Bone Joint Surg Am.* 2004;86:1115–1121.
42. Subasi M, Arslan H, Necmioglu S, et al. Long-term outcomes of conservatively treated paediatric pelvic fractures. *Injury.* 2004;35:771–781.
43. Trimble MR. *Post-traumatic Neurosis.* Chicester: Wiley; 1981.
44. Vaiva G, Ducrocq F, Jezequel K, et al. Immediate treatment with propranolol decreases posttraumatic stress disorder two months after trauma. *Biol Psychiatry.* 2003;54(9):947–949.
45. von Känel R, Hepp U, Kraemer B, et al. Evidence for low-grade systemic proinflammatory activity in patients with posttraumatic stress disorder. *J Psychiatr Res.* 2007;41(9):744–752.
46. Wallace M, Puryear A, Cannada LK. An evaluation of posttraumatic stress disorder and parent stress in children with orthopaedic injuries. *J Orthop Trauma.* 2013;27(2):e38–e41.
47. Yehuda R, MacFarlane A, Shalev A. Predicting the development of posttraumatic stress disorder from the acute response to a traumatic event. *Biol Psychiatry.* 1998;44(12):1305–1313.
48. Yehuda R, Cai G, Golier JA, et al. Gene expression patterns associated with posttraumatic stress disorder following exposure to the World Trade Center attacks. *Biol Psychiatry.* 2009;66(7):708–711.
49. Zatzick DF, Jurkovich GJ, Gentilello L, et al. Posttraumatic stress, problem drinking, and functional outcomes after injury. *Arch Surg.* 2002;137:200–205.
50. Zatzick DF, Rivara FP, Nathens AB, et al. A nationwide US study of post-traumatic stress after hospitalization for physical injury. *Psychol Med.* 2007;37(10):1469–1480.
51. Zatzick D, Jurkovich GJ, Rivara FP, et al. A national US study of posttraumatic stress disorder, depression, and work and functional outcomes after hospitalization for traumatic injury. *Ann Surg.* 2008;248(3):429–437.

14

Amputações

William J. J. Ertl

Introdução   446
Aspectos históricos   446
Objetivos da amputação   447
Sistemas de pontuação do membro lesado   447
Avaliação clínica do paciente que necessita de amputação   448
    Avaliação na urgência   448
    Avaliação eletiva   448

Técnicas cirúrgicas   449
    Membro superior   449
    Membro inferior   450
Terapia orientada para o paciente   456
Resumo   457

INTRODUÇÃO

Este capítulo tem por objetivo fornecer ao cirurgião que lida com traumas e fraturas ortopédicas uma base para a cirurgia de amputação. A amputação é um dos procedimentos cirúrgicos mais antigos que se conhece, mas, na última geração de cirurgiões, essa especialidade teve sua importância diminuída, particularmente com relação ao manejo cirúrgico adequado dos membros residuais. Isso pode ter ocorrido pelo estigma que acompanha as amputações como um procedimento de fracasso, ou seja, representa a incapacidade de reconstrução vascular, reconstrução articular ou salvamento do membro. A amputação deve ser considerada como um procedimento reconstrutivo que restaura a funcionalidade do membro, com a prótese atuando como sua extensão; não se deve considerar o membro apenas como um local de fixação da prótese. Neste capítulo, busca-se instilar um interesse renovado na cirurgia de amputação no paciente traumatizado.

ASPECTOS HISTÓRICOS

Enquanto técnica cirúrgica, a amputação tem suas raízes fincadas desde os tempos pré-históricos. A documentação mais antiga conhecida de uma amputação como ato ritualístico foi observada em desenhos das paredes de cavernas datando de aproximadamente 5.000 a.C. Os arqueólogos notaram que um esqueleto de homem de Neandertal, encontrado no Iraque moderno, fornece evidência de que esse indivíduo sobreviveu a uma amputação acima do cotovelo.[56] As indicações para a amputação foram ampliadas por Hipócrates e Celsius, com a inclusão do tratamento de infecções, redução da invalidez, remoção de membros inúteis e como procedimento de salvamento da vida em circunstâncias especiais. Foi só mais tarde que os antigos cirurgiões Arquígenes e Heliodoro, por sua vez, expandiram as indicações com a inclusão de lesões traumáticas e a utilização de bandagens proximais apertadas para o controle da hemorragia, semelhantes ao moderno torniquete.[56] No século XVI, Paré reintroduziu a importância das ligaduras para controle da hemorragia, e credita-se a Clowes a realização da primeira amputação transfemoral bem-sucedida. Com a introdução das armas de fogo em meados do século XIV, as lesões no campo de batalha se tornaram mais graves e mutiladoras, fazendo ressurgir o interesse no tratamento das lesões nos membros com amputação. Durante o final do século XVIII e início do século XIX, o cirurgião inglês George Guthrie e o cirurgião francês Dominique-Jean Larrey questionaram a prática do retardo das amputações para lesões no campo de batalha por 3 semanas ao defenderem uma rápida amputação primária para essas lesões. A mudança resultou, na prática, em menor número de mortes por lesão severa no membro. Larrey também promoveu o transporte rápido dos soldados feridos do campo de batalha com sua "ambulância voadora".

O desenvolvimento das técnicas de amputação tem se concentrado em conflitos armados. Como consequência dos progressos nos armamentos, soldados que sobreviviam às outras lesões deles decorrentes frequentemente sofriam lesões significativas nos membros, necessitando de amputação. Tendo sido enfatizada a importância na rapidez do transporte e da amputação, a atenção foi orientada para os esforços de reconstrução do membro residual. Isso se deve, em parte, aos desenvolvimentos efetivos da anestesia e da cirurgia asséptica, aos antibióticos e próteses, e ao entendimento da fisiologia básica do membro inferior. Um objetivo primário da reconstrução da amputação era preservar o comprimento e manter a capacidade de sustentação de carga da extremidade do membro residual, conforme enfatizado por Chopart e Lisfranc no nível do mediopé, e por Pirogoff, Boyd e Syme no nível do tornozelo. Durante o final do século XIX, Bier tentou a reconstrução osteoplástica, ao aplicar um bloco ósseo entre a tíbia e a fíbula, com fixação por parafusos. A única amputação transtibial capaz de sustentação do peso com a extremidade foi desenvolvida por Ertl.[18-20] A sustentação do peso com a extremidade foi conseguida mediante a combinação dos conceitos de reconstrução óssea (osteoplastia) e de reconstrução com tecido mole (mioplastia), para a criação de uma amputação osteomioplástica no nível transtibial. Os mesmos conceitos de cirurgia reconstrutiva foram também aplicados aos níveis transmetatársico e transfemoral. Ertl[20] foi capaz de aplicar suas técnicas de reconstrução em aproximadamente 13 mil pacientes ao longo dos anos, entre a Primeira e a Segunda Guerras Mundiais. Dederich continuou a promover a estabilização dos tecidos moles, demonstrando as vantagens da restauração da vascularidade normal ao membro, depois da amputação mioplástica no nível transfemoral.[13] Gottschalk et al.[23,24] esclareceram ainda mais a importância da reconstrução mioplástica, com a caracterização de um melhor alinhamento e da marcha no nível transfemoral quando utilizam essa técnica.

Com os materiais modernos especiais e os princípios da engenharia, ocorreu um rápido avanço no campo protético, na arte e ciência da fabricação de próteses. Atualmente, é possível a adaptação de muitos pacientes com amputações malfeitas com uma prótese funcional. Assim, com o passar do tempo, a ênfase na técnica cirúrgica apropriada e o enfoque na amputação como procedimento reconstrutivo foram lentamente caindo no esquecimento. No restante deste capítulo, será enfatizada – novamente – a necessidade de uma abordagem cirúrgica consistente do membro residual, com a revisão de resultados e procedimentos cirúrgicos.

OBJETIVOS DA AMPUTAÇÃO

O objetivo final da amputação é restaurar e proporcionar funcionalidade ao paciente. A cirurgia não é – nem deve ser – o único enfoque. O cirurgião deve ter em mente os efeitos causados pela perda de um membro no paciente, e deve ser também capaz de oferecer a ele todos os recursos necessários para a reaquisição da máxima funcionalidade. Essa meta dependerá de uma abordagem em equipe, com o paciente como centro das atenções.[39] A equipe deverá ser formada pelo paciente, cirurgião, técnico de próteses e pelo especialista em reabilitação; deve-se buscar o apoio de outros amputados, a ajuda da família do paciente e mesmo de psicólogo. Burgess[9] acreditava que o membro residual deveria funcionar como um novo órgão. Dentro desse enfoque, o cirurgião responsável pelo paciente deve se esforçar para oferecer um tratamento abrangente e completo.

SISTEMAS DE PONTUAÇÃO DO MEMBRO LESADO

Com a evolução das técnicas cirúrgicas ortopédicas e vasculares ao longo das duas últimas décadas, houve um ressurgimento no interesse pelo salvamento de membros traumatizados. Entretanto, nossa capacidade de prever qual membro pode ser recuperado e quais pacientes seriam beneficiados com uma amputação imediata permanece muito subjetiva e ainda bastante limitada. Gregory et al. foram os primeiros a tentar a criação de um sistema de pontuação, o índice *Mangled Extremity Syndrome* (MES) (síndrome do membro esmagado), em uma revisão retrospectiva com 60 pacientes. Utilizando esse sistema de pontuação, os autores acreditavam que os pacientes poderiam ser identificados, no pré-operatório, para recuperação ou amputação do membro lesionado.[25] Um segundo sistema de pontuação, o *Mangled Extremity Severity Score* (MESS) (escore de gravidade do membro esmagado), foi utilizado por Johansen et al.,[30] considerado como simples e de valor prognóstico. Pouco tempo depois, Helfet et al.[27] aplicaram prospectivamente esse sistema de pontuação, considerando-o simples e acurado no que se refere à determinação de membros que poderiam ser salvos e de membros que deveriam ser tratados por amputação primária. O American College of Surgeons[1] simplificou a definição de um membro esmagado como aquele em que "a transferência de alta energia, ou o esmagamento, causa uma combinação de lesões nas artérias, ossos, tendões, nervos e/ou tecido mole". Também foram formulados outros sistemas de pontuação, inclusive o *Predictive Salvage Index* (PSI) (índice de previsão de salvamento),[28] o *Limb Salvage Index* (LSI) (índice de salvamento do membro),[54] o escore *Nerve injury, Ischemia, Soft-tissue injury, Skeletal injury, Shock and Age of patient* (NISSSA) (lesão neurológica, isquemia, lesão dos tecidos moles, choque e idade do paciente)[40] e a *Hannover Fracture Scale* (HFS) (escala de fratura de hannover).[61] Cada sistema de pontuação enfatizava diferentes componentes do membro e desenvolvia critérios variados para amputação ou salvamento. Atualmente, o sistema em uso nos Estados Unidos é o MESS.

Embora os defensores dos diversos sistemas de pontuação tenham anunciado sua facilidade e aplicabilidade, surgiram dúvidas sobre sensibilidade e especificidade. A revisão de Robertson,[52] com 152 pacientes, sugeriu baixa sensibilidade do MESS, pois alguns pacientes com escores abaixo do limiar para amputação acabaram tendo seu membro amputado. Bonanni et al. revisaram retrospectivamente uma experiência de 10 anos de 58 tentativas de salvamento de membros utilizando o *Mangled Extremity Severity Index* (MESI) (índice de gravidade do membro esmagado), o MESS, o PSI e o LSI. Sua revisão sugeriu pouca utilidade prognóstica para salvamento de membros para os quatro sistemas de pontuação em sua população de pacientes.[3] Poole et al. tentaram prever o salvamento de membros com uma combinação de lesões ósseas, vasculares e dos tecidos moles, independentemente de qualquer sistema de pontuação. Houve grande inter-relação entre a gravidade da lesão aos tecidos moles e a lesão nervosa, mas não houve correlação entre a lesão aos tecidos moles e a gravidade da lesão óssea. Ressalte-se, ainda, que não foi possível prever com precisão o salvamento ou a amputação do membro, independentemente da variável ou grupo de variáveis estudado. Devido às alterações dinâmicas que podem ocorrer nesses pacientes, os autores sugeriram o salvamento inicial do membro, seguido por observação e pela amputação retardada, quando houvesse indicação.[50] Dirschl e Dahners revisaram exaustivamente os sistemas MESI, MESS, NISSSA, LSI e PSI. Nenhum desses sistemas de pontuação teve valor prognóstico para o salvamento ou amputação do membro. Esses autores propuseram que os sistemas de pontuação fossem utilizados para documentação e como orientação na tomada de decisão clínica, mas não como indicadores absolutos para salvamento ou amputação.[14] Durham et al. avaliaram retrospectivamente os sistemas MESI, MESS, PSI e LSI ao longo de um período de 10 anos. Embora houvesse significativa variabilidade no prognóstico para "amputação *versus* salvamento", nenhum sistema de pontuação se revelou capaz de prever o desfecho funcional.[16] Thuan et al.[58] demonstraram que nenhum sistema de pontuação da lesão poderia ditar o prognóstico do desfecho funcional em pacientes tratados com salvamento do membro. Bosse et al. (grupo LEAP) avaliaram prospectivamente a utilização de vários sistemas de pontuação: MESS, LSI, PSI, NISSSA e a escala de fraturas de Hannover-97 (HFS-97). A análise global demonstrou que escores mais baixos tinham especificidade para potencial de salvamento do membro, mas a baixa sensibilidade desses sistemas de pontuação não os validava como prognosticadores de amputação. Os autores recomendaram cautela no uso desses sistemas de pontuação no nível do limiar de amputação, ou acima desse limiar.[4] Em comparação, Krettek et al. reavaliaram o HFS, rebatizando-o como HFS-98, e aplicaram prospectivamente o novo sistema de pontuação a 87 fraturas expostas de ossos longos. Esses autores concluíram que HFS-98 era um sistema de pontuação confiável para salvamento do membro.[31]

O trauma em um membro inferior é singular para cada paciente, no qual o espectro de lesões a cada sistema do organismo (pele e tecido subcutâneo, músculos, estruturas neurovasculares e ossos) é variável. Não foi ainda demonstrado um valor prognóstico para amputação, resultado ou funcionalidade para nenhum sistema de pontuação. Os escores de prognóstico de amputação podem ter utilidade, mas deve-se tomar muito cuidado com relação à identificação de um limiar de amputação específico. Os sistemas de pontuação podem ser utilizados como instrumento de documentação e como um modo de facilitar a comunicação entre cirurgiões. Na maioria dos casos deve-se estabelecer, em primeiro lugar, tentativas iniciais de salvamento do membro – o que permitirá uma avaliação completa do paciente e a obtenção de informações sobre as possíveis opções cirúrgicas. Ressalte-se, ainda, que essas tentativas permitirão que o paciente se envolva no processo de tomada de decisão quanto a salvamento versus amputação. Embora pacientes tratados com salvamento de um membro gravemente lesionado possam necessitar de hospitalizações frequentes, os resultados de 2 e 7 anos de amputação versus salvamento de membro demonstram desfechos similares, segundo o *Sickness Impact Profile* (SIP) (perfil de impacto da doença).[5,37] Estima-se que os custos projetados para a vida de pacientes após a amputação sejam três vezes superiores aos custos para pacientes com salvamento do membro, em razão dos custos com equipamentos protéticos.[35]

AVALIAÇÃO CLÍNICA DO PACIENTE QUE NECESSITA DE AMPUTAÇÃO

Avaliação na urgência

Em situação de emergência, a avaliação do membro traumatizado e do paciente tem início com uma história detalhada e exame físico completo, na medida do possível, utilizando o algoritmo do Suporte Avançado de Vida no Trauma (ATLS) do American College of Surgeons. Logo após o término dos exames iniciais e de posse de um inventário completo da lesão, deve ser feito um segundo exame, repetido a intervalos de 4 a 6 horas, especialmente no paciente com alteração no nível de consciência e/ou entubado. Outras informações podem ser obtidas questionando-se os profissionais que prestaram os primeiros socorros com relação à apresentação inicial do paciente, o tempo gasto com o resgate, exposição aos elementos, volume de sangue perdido no trauma, possível grau de contaminação das feridas, esforços de ressuscitação e o tempo total transcorrido no trajeto do local do acidente até o hospital. Essas informações podem resultar em uma avaliação clínica muito mais completa do paciente, servindo como orientação para o cirurgião em sua tomada de decisão. Após a avaliação do paciente, o tratamento das lesões que representavam risco para a vida e a instituição da ressuscitação, poderá ser realizado um exame focalizado no membro. Uma inspeção geral do membro deve considerar seu aspecto e a presença de feridas abertas. Traumas fechados aos tecidos moles podem ser graves, devendo ser identificadas segundo a classificação de Tscherne;[60] as feridas abertas associadas à fratura devem ser identificadas de acordo com o sistema de classificação de Gustilo-Anderson para fraturas expostas.[26,44] Após qualquer manobra de redução, os pulsos periféricos devem ser cuidadosamente monitorados e documentados. Luxações e fraturas devem ser reduzidas – e mantidas em redução – com imobilização apropriada. Também deve ser documentada a funcionalidade motora e sensitiva da maneira mais completa possível, tanto antes como depois da manipulação do membro. Na ausência de pulsos palpáveis, deve ser realizado um exame Doppler simples de todo o membro. Um exame Doppler completo pode identificar lesões ocultas em locais remotos da zona de lesão principal, que estejam afetando a perfusão e colocando sob risco a viabilidade do membro. Diante de pulsos distais diminuídos ou ausentes, deve ser determinado o índice tornozelo-braquial (ITB) da seguinte maneira: aplica-se um manguito de pressão arterial em torno da musculatura do membro em questão. O manguito é inflado até que o pulso Doppler seja inaudível. Em seguida, a pressão do manguito é lentamente liberada e, tão logo seja auscultado um pulso, anota-se a pressão arterial. Repete-se o procedimento para o membro superior; faz-se então uma relação (i. e., o índice) entre a pressão no membro inferior/membro superior. Se não houver lesão vascular, o índice obtido deve ser igual ou superior a 0,9. Valores abaixo de 0,9 são sugestivos de lesão vascular. Nesses casos, talvez haja necessidade de uma análise mais profunda (p. ex., angiografia) ou de intervenção. Esse teste simples provou seu valor em pacientes com luxação do joelho e com fraturas de alta energia no platô tibial.[43] Antes da angiografia também pode ser feito o exame Doppler duplex simples do sistema arterial. A angiografia deve ficar reservada para a determinação do local exato da lesão arterial e orientação de uma possível intervenção, como a aplicação de um *stent* intraluminal. Se for diagnosticada uma lesão vascular específica, deverá ser feita a revascularização para preservação da viabilidade do membro. Se o membro estiver instável em razão de fratura ou lesão ligamentar, o cirurgião poderá aplicar rapidamente um fixador externo uniplanar simples para manutenção do comprimento e alinhamento do membro, e também para proporcionar estabilidade provisória durante a revascularização.[21] Então, a estabilização esquelética poderá ser estadiada, sempre que se julgar apropriado.

Avaliação eletiva

Em pacientes sem indicações de amputação de urgência ou com indicações que podem ser adiadas, é imperativa a realização de um exame físico detalhado, pois podem apresentar necrose progressiva dos tecidos moles e infecção (Fig. 14.1). Frequentemente esses pacientes apresentam comprometimento funcional, dor significativa e se mostram desejosos de reingressar na participação social.[51] Em geral, há necessidade de inspeção das feridas com o objetivo de determinar a extensão de possível infecção superficial e/ou profunda, pois esse procedimento pode estabelecer o nível definitivo de amputação. Também deve ser feito um exame vascular não invasivo. Um ITB <0,45 sugere improbabilidade de cicatrização distal.[15] Contudo, em pacientes com arteriosclerose calcificante, os valores podem estar falsamente elevados e, por isso, deve-se ter cautela ao avaliar esse teste em tais pacientes. Outros exames úteis são o Doppler duplex do sistema arterial e as determinações da tensão transcutânea do oxigênio ($TcPO_2$). O Doppler duplex caracterizará a anatomia arterial e as determinações de $TcPO_2$ auxiliarão no estabelecimento do potencial de cicatrização das feridas cirúrgicas. Valores de $TcPO_2$ abai-

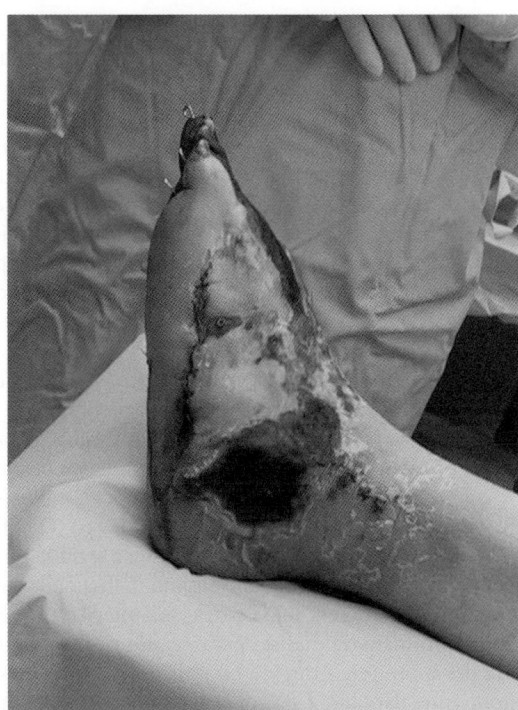

FIGURA 14.1 O último estágio da deterioração de uma ferida, devido a uma lesão por esmagamento do pé. Esse paciente sofreu múltiplas fraturas dos metatarsais, que foram tratadas por fixação com pinos percutâneos. O pé apresentava pulso palpável e as feridas estavam fechadas; mas o invólucro de tecido mole não sobreviveu, quando então foi feita uma amputação transtibial.

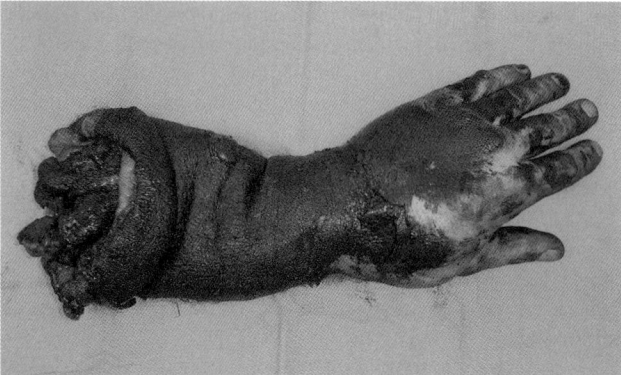

FIGURA 14.2 Um perfurador de poços de petróleo sofreu amputação traumática durante uma operação de perfuração. Uma contaminação significativa dos tecidos moles e um enorme descolamento impediram o reimplante. O rádio e a ulna permaneceram presos ao braço, enquanto os tecidos moles da mão e o antebraço foram completamente descolados.

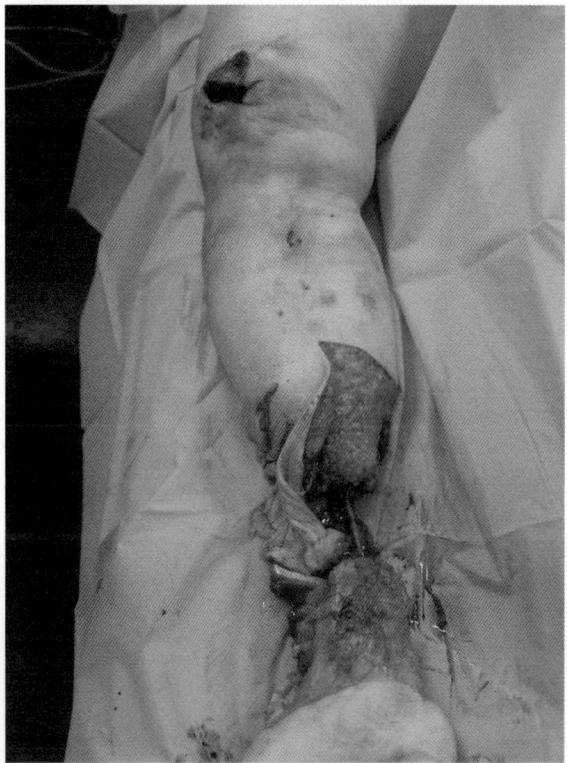

FIGURA 14.3 Um motociclista com lesões na perna esquerda que colocam o membro em risco. Ocorreu perda de segmento ósseo e grande destruição de tecido mole; o pé estava sem pulso. Não foi possível uma reconstrução vascular. Lesões como essa devem ser tratadas com amputação em estágios. Primeiramente, deve ser feita uma amputação aberta que preserve ao máximo o comprimento do membro. Em seguida ao cuidado intensivo da ferida, faz-se uma amputação definitiva quando o leito da ferida apresentar aspecto estável.

xo de 20 mmHg são indicativos de não cicatrização e valores ≥40 mmHg são indicativos de cicatrização. Entre esses valores, o cirurgião deverá considerar as comorbidades preexistentes, a anatomia arterial e o quadro nutricional do paciente. De acordo com a experiência do autor, para um paciente que recebeu um *bypass* vascular distal abaixo do joelho, normalmente uma amputação abaixo do joelho fracassará por causa da dominância univascular do membro inferior. O objetivo dessa avaliação clínica é proporcionar informações, tanto para o paciente como para o cirurgião, que possam ser utilizadas para determinar o nível ideal de amputação que facilite o planejamento do uso de uma prótese e também para estimar as demandas da reabilitação. Deve-se lançar mão de uma combinação de testes com o objetivo de determinar o nível da amputação, pois ainda não existe teste que se tenha revelado específico ou sensível o suficiente para que se possa prognosticar o nível da amputação.

TÉCNICAS CIRÚRGICAS

Membro superior

Amputação imediata versus temporizada

Os pacientes que se apresentam com uma amputação completa do membro raramente serão capazes de suportar um reimplante bem-sucedido, em geral porque a lesão subjacente nos tecidos moles é muito grave, em comparação com a lesão óssea (Fig. 14.2). Membros traumatizados com uma lesão vascular não passível de reconstrução devem ser tratados com amputação (Fig. 14.3). O fator mais importante referente ao salvamento do membro *versus* amputação será a gravidade da lesão aos tecidos moles.[36] Com frequência, esses pacientes exibem uma diversidade óbvia de lesões que estão além da possibilidade de reconstrução. Nos casos em que é preferível uma amputação imediata, todos os tecidos moles viáveis devem ser preservados, pois poderão ser utilizados mais tarde para o fechamento definitivo da ferida. Obviamente o tecido isquêmico e desvitalizado deve passar por um desbridamento agressivo e completo. As estruturas ósseas devem ser ressecadas, inicialmente no nível da ressecção dos tecidos moles. Em seguida, deve ser instituído o tratamento da ferida com desbridamentos seriados, até que se consiga um leito estável. O tratamento da ferida sob pressão negativa pode desempenhar um papel adjuvante na criação de tecido de granulação, o que pode ajudar na cicatrização da ferida (Fig. 14.4). Durante esse período, deve ser implementada a educação do paciente e uma consulta ao técnico de próteses deve ser feita, para que o paciente permaneça envolvido em seu progresso terapêutico. Ressalte-se, ainda, que o acompanhamento clínico deverá ter continuidade, para que seja determinado o nível ideal de amputação, como ocorre com os pacientes em casos de amputação não emergenciais.

Os pacientes que se apresentam sem evidência definida de amputação imediata devem ser inicialmente tratados por procedimentos de temporização. Esses procedimentos podem consistir na utilização de fixação externa temporária e de desbridamentos seriados da ferida. O enfoque principal do tratamento temporizado inicial é conseguir, e manter, a perfusão do membro antes dos procedimentos reconstrutivos, extensos e esgotantes. Se não for possível manter a viabilidade do membro, ou se o salvamento por reconstrução for considerado como inexequível, então deverá ser feita uma amputação eletiva.

Amputação abaixo do cotovelo

A preservação da funcionalidade da articulação do cotovelo é vital, pois essa articulação atua no posicionamento da mão no espaço. A manutenção do comprimento do membro e de uma articulação do cotovelo funcional melhorará substancialmente o desfecho funcional a esse nível de amputação. Se possível, a preservação do pronador quadrado permitirá ao paciente manter dois terços da rotação ativa do antebraço, e, a esse nível, pode-se aplicar uma prótese mobilizada pelo corpo (i. e., biônica). Se for utilizada uma prótese mioelétrica, o comprimento ideal se situará na junção dos terços médio e distal do antebraço. A reconstrução dos tecidos moles deve ficar estável, podendo ser feita por miodese (músculo suturado ao osso) ou por uma combinação de miodese da camada mais profunda e de mioplastia (músculos antagônicos unidos por sutura) da camada superficial (com o uso da técnica de sutura em jaquetão). Esse procedimento permitirá uma cobertura adequada de tecido mole distalmente com retalhos volares e dorsais, além de possibilitar uma musculatura residual ativa e dinâmica, o que resultará em um forte sinal mioelétrico. Embora não faça parte da rotina cirúrgica, o procedimento de Krukenberg divide o rádio e a ulna, criando um mecanismo de tenazes. Esse procedimento tem sido recomendado para pacientes cegos com amputações bilaterais abaixo do cotovelo, ou em países em desenvolvimento, onde os recursos protéticos são limitados.[56]

Amputação transumeral

Se não for possível preservar a articulação do cotovelo, então será feita uma amputação transumeral. A desarticulação do cotovelo é um procedimento difícil, tanto para a adaptação da prótese como para o aspecto final, pois o cotovelo protético ficará mais distal do que o cotovelo nativo contralateral; por causa disso, raramente esse nível de amputação será selecionado. O comprimento ideal do úmero para uma prótese biônica se situa no nível imediatamente proximal à junção metafisária-diafisária distal, mas se for utilizada uma prótese mioelétrica, será preciso transeccionar o úmero no meio da diáfise, para permitir uma adaptação adequada dessa prótese. Atingir a estabilização dos tecidos moles é importante, para que haja cobertura óssea distal e também um membro residual com função muscular dinâmica. Esses objetivos podem ser concretizados pela fixação da camada mais profunda por miodese e da camada superficial por mioplastia, com o uso da técnica em jaquetão.

Os percentuais de uso geral de próteses e da satisfação com a amputação transumeral são muito mais baixos do que para a amputação abaixo do cotovelo.[15] Recentemente, a reinervação orientada vem demonstrando ser técnica promissora para melhorar o funcionamento de próteses mioelétricas.[32,33,41] Essa técnica, aplicada a um número limitado de pacientes, usa o implante seletivo de nervos para vários músculos, com o objetivo de melhorar a sinalização mioelétrica até a prótese. A técnica continua em seu processo de evolução; com sua aplicação, espera-se melhor funcionamento da prótese no paciente amputado de membro superior proximal.

Membro inferior

Desarticulação do tornozelo

A desarticulação do tornozelo foi desenvolvida como método para preservar a capacidade do membro de manter carga terminal. A desarticulação mais conhecida é a amputação de Syme (Fig. 14.5), mas há variações: amputação de Pirogoff envolvendo uma artrodese calcaneotibial,[49] amputação de Boyd (parecida com a de Pirogoff),[7] modificação de Lefort-Neff do método de Pirogoff[56] e modificação de Camilleri do método de Pirogoff.[10] Uma exigência para esse nível de amputação é a existência de um retalho de tecido mole plantar que seja capaz de proporcionar cobertura estável e fechamento da ferida. Tais objetivos talvez não sejam possíveis em um paciente com comprometimento dos tecidos moles como resultado da antiga lesão. Ressalte-se ainda que, nesses pacientes, o ajustamento da prótese pode ser tarefa desafiadora, e as opções de próteses são limitadas, em comparação com as disponíveis para uma amputação abaixo do joelho. Uma possível limitação da amputação de Syme é a migração do coxim do calcanhar depois da cirurgia. Isso pode ocorrer em 7,5 a 45% dos pacientes.[57] Dez em 11 pacientes obtiveram sucesso na eliminação desse problema com uma tenodese do tendão calcâneo à tíbia distal através de suturas aplicadas por orifícios perfurados com broca.[57]

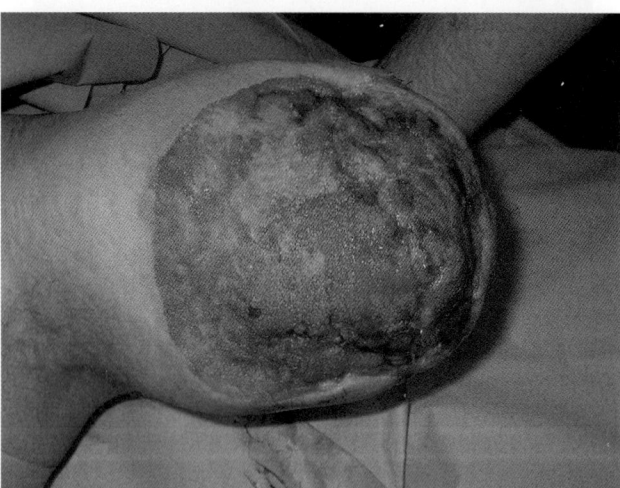

FIGURA 14.4 A terapia da ferida sob pressão negativa é uma modalidade adjuvante poderosa para a criação de tecido de granulação saudável em um leito de ferida estável. Nessa amputação transumeral, o comprimento foi preservado com a manutenção da cobertura de músculos sobre o úmero e pela aplicação de curativo por pressão negativa na ferida, até a formação de um leito de tecido de granulação sadio. Foi aplicado, com êxito, um enxerto cutâneo de espessura parcial; eventualmente, o paciente recebeu uma prótese mioelétrica.

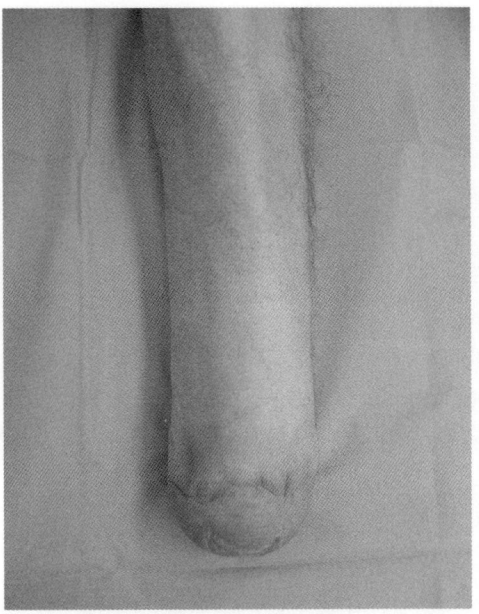
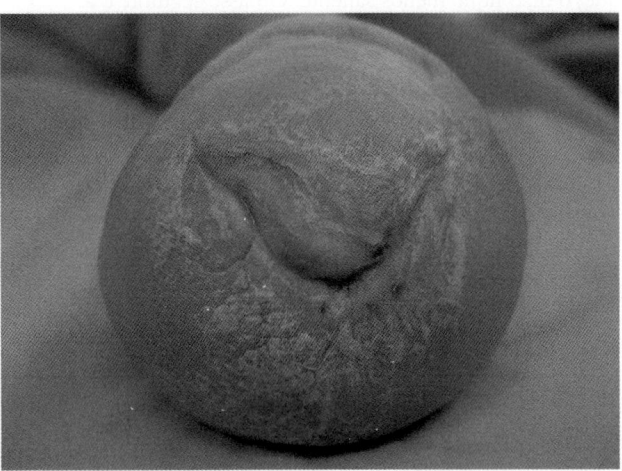

FIGURA 14.5 A. Fotografia frontal de um paciente com uma amputação de Syme madura, demonstrando a atrofia dos tecidos moles regionais que pode ocorrer com o passar do tempo, com instabilidade do coxim do calcanhar. A tíbia distal ficou muito saliente e o paciente relatou dor na prótese. **B.** A extremidade distal dessa amputação de Syme demonstra um calo hipertrófico com fissuras, que se formaram como resultado da instabilidade do coxim do calcanhar.

A abordagem cirúrgica para uma amputação de Syme se baseia na exaustiva descrição de Smith et al.[56] Faz-se a marcação de uma incisão transversal, passando pela articulação anterior do tornozelo em um ponto situado 1 cm distal aos maléolos. A marcação é interrompida em um ponto situado 1 cm anterior aos maléolos. Em seguida, faz-se uma incisão vertical na direção distal, a partir de cada maléolo, até o aspecto plantar do pé, anterior ao coxim do calcanhar. Os tendões dos extensores longos são transeccionados e os nervos fibulares são isolados e transeccionados, o que permite sua retração para o interior da ferida. As estruturas vasculares anteriores devem ser isoladas e ligadas por suturas. Em seguida, o pé é colocado em flexão plantar, os ligamentos colaterais são transeccionados e o tendão flexor longo do hálux é isolado. O procedimento tem continuação com o desnudamento do calcâneo das inserções de tecido mole; localiza-se o tendão calcâneo, que será cuidadosamente descolado da tuberosidade do calcâneo. Deve-se evitar a penetração dos tecidos moles posteriores à inserção do tendão calcâneo. Em seguida, a origem da fáscia plantar é transeccionada e o pé, desarticulado. Os maléolos devem ser adelgaçados para diminuir a possibilidade de um membro distal bulboso. O fechamento deve ser meticuloso e o coxim do calcanhar fixado à tíbia distal, para que haja garantia de estabilidade dos tecidos moles. Também recomenda-se uma tenodese do tendão calcâneo para a estabilidade do coxim do calcanhar.[57]

Amputação transtibial

A amputação transtibial mais comum é realizada pelo método do retalho miocutâneo posterior. Historicamente, essa abordagem foi proposta pela primeira vez por Verduyn em 1696, objetivando proporcionar melhor cobertura sobre a tíbia distal residual. Credita-se a Bickel o uso desse tipo de amputação nos Estados Unidos, em 1943; através dos esforços educacionais de Burgess, a técnica adquiriu grande aceitação nos Estados Unidos.[8,56] A amputação transtibial teve diversas variações propostas: retalho posterior,[8] retalho posterior estendido,[2] retalhos anterior/posterior simétricos,[17] retalhos medial/lateral (sagitais) simétricos,[46] retalhos sagitais oblíquos[53] e retalho medial,[29] além da sustentação distal da extremidade através de uma sinostose tibiofibular.[19,20] Diante de uma amputação bem elaborada, os pacientes terão desfechos previsíveis, com uso favorável da prótese.[55] A seleção do nível de amputação segue orientações similares àquelas válidas descritas anteriormente para o exame urgente ou eletivo, quando serão obtidas determinações de $TcPO_2$ e a caracterização da anatomia vascular por ultrassonografia arterial Doppler duplex. Pode haver necessidade de tratamento do membro traumatizado em estágios, para a determinação do nível ideal de amputação. Isso talvez não seja possível até que o invólucro de tecido mole tenha se estabilizado – o que pode significar uma espera de semanas.[2] Sempre deve-se ter como objetivo a preservação da articulação do joelho; muitos pacientes podem ter boa função com um coto residual curto abaixo do joelho. Talvez seja preciso recorrer a uma variedade de técnicas cirúrgicas, listadas anteriormente, para o salvamento de um nível de amputação abaixo do joelho. Finalmente, a meta geral é proporcionar um membro residual cilíndrico (não cônico) que tenha um invólucro de tecido mole estável, com sensibilidade e perfusão adequadas. Com isso, o coto poderá aceitar uma prótese para que seu funcionamento seja maximizado.

Depois de observar o potencial regenerativo do periósteo em uma reconstrução craniofacial,[18] Ertl[19,20] aplicou o conceito de retalhos osteoperiosteais à cirurgia de amputação, combinando a reconstrução óssea (osteoplastia, com a criação de uma sinostose entre a tíbia e a fíbula, distalmente) com a reconstrução dos tecidos moles (mioplastia). Com efeito, essa técnica criou a amputação osteomioplástica, combinando dois procedimentos em um. Para formar a sinostose, dois retalhos são elevados de todas as superfícies da tíbia e fíbula distais até o nível planejado de ressecção de cada um desses ossos. Esse procedimento pode implicar apenas na ressecção de 3 cm de osso, pois a distância do córtex tibial medial até o córtex fibular lateral é de aproximadamente 5 a 6 cm. Nas amputações primárias, o periósteo tibial é bastante espesso e o cirurgião pode utilizar apenas retalhos osteoperiosteais tibiais para a criação da sinostose. No máximo, haverá necessidade de até 6 cm de tecido; além disso, o procedimento não encurta indevidamente o membro.[1] Em seguida, a tíbia e a fíbula são transeccionadas no mesmo nível, e o córtex anterior da tíbia é chanfrado, para que o osso fique menos saliente. O passo seguinte é a sutura dos retalhos osteoperiosteais entre si, para a criação de uma sinostose entre a tíbia e a fíbula. Com o passar do tempo, o retalho regenera o osso, ocorrendo maturação da ponte óssea com a progressiva sustentação do peso. Outras abordagens alternativas foram empregadas. Em uma delas, foi incorporado um segmento de fíbula na bainha com articulação em seu tecido periosteal; em outra, foi aplicada uma secção completa da fíbula entre a tíbia e a fíbula; e uma terceira abordagem consistiu na fixação do enxerto fibular por parafusos.[11,45,47,48] Uma preocupação dos cirurgiões é a proteção contra o estresse *shielding* sobre o material de síntese nos pacientes tratados com fixação por parafusos; foi defendida a remoção desses dispositivos tão logo ocorra a sinostose. Aplicou-se uma técnica modificada a um grupo de militares amputados, com o uso de um segmento de fíbula e diversos métodos de fixação interna. Foi observada a ocorrência de 32% de complicações com a ponte óssea,[59] e esse resultado levantou dúvidas, com relação à alteração da técnica original descrita por Ertl.

Em seguida, faz-se a estabilização dos tecidos moles para proporcionar cobertura distal sobre as estruturas ósseas residuais. A manipulação dos nervos deve ser meticulosa, com atenção para realizar uma ressecção proximal dos nervos fibulares (profundos e superficiais) e do nervo tibial, permitindo que sofram retração. Dessa forma, os nervos se afastarão de qualquer possível força compressiva externa. O sepultamento dos nervos coloca essas estruturas sob tensão, podendo resultar na formação de neuromas (Fig. 14.6). Deve ser feito um fechamento meticuloso em camadas, com remoção de qualquer tecido redundante e das "orelhas" existentes, para que o membro residual resultante assuma uma forma cilíndrica (Figs. 14.7 a 14.10).[34]

A técnica do retalho posterior para a amputação transtibial se baseia no compartimento posterior superficial para a cobertura da região distal do coto com tecidos moles (Figs. 14.11 a 14.14). O cirurgião marca uma incisão no membro, com um ponto de referência anterior situado 10 a 15 cm distalmente à articulação do joelho. Em seguida, mede a largura do membro no sentido anterior-posterior. Na junção do terço anterior e dos dois terços posteriores do membro, o retalho posterior é mobilizado, se estendendo distalmente ao longo da perna para essa distância medida; deve-se acrescentar 1 cm para a técnica com retalho posterior tradicional, ou 5 cm para a técnica com retalho posterior estendido. No ponto de referência anterior, o cirurgião faz uma incisão transversal parcial até a linha que se estende distalmente; em seguida, a incisão tem continuidade distalmente ao final planejado do retalho. Os compartimentos anterior e lateral são expostos e o cirurgião transecciona os músculos. Vasos calibrosos devem ser ligados. Os nervos devem ser ressectados por bisturi e o cirurgião permitirá que sofram retração proximal. Em seguida, o cirurgião transecciona a tíbia; a fíbula deve ser transeccionada em um nível não mais elevado do que 1,5 a 2 cm proximalmente à borda de corte da tíbia. Isso possibilitará a manutenção de um membro residual cilíndrico. Se a fíbula ficar demasiadamente encurtada com relação à tíbia, o membro assumirá uma forma cônica; já uma fíbula demasiadamente longa resultará em irritação distal do invólucro de tecido mole e em desconforto com o uso da prótese. Tal situação acarretará dificuldades para o ajuste da prótese. Define-se o intervalo entre os compartimentos profundo e superficial e, então, os músculos do compartimento profundo são transeccionados. Os vasos do compartimento posterior

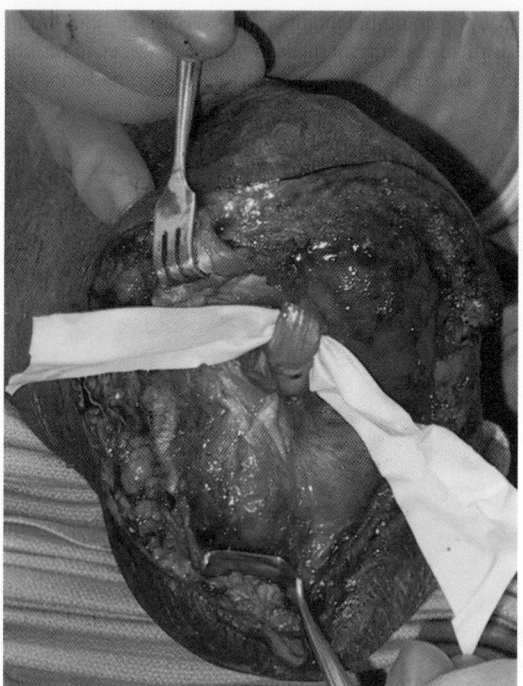

FIGURA 14.6 Revisão de uma amputação transtibial demonstrando o nervo tibial, que originalmente tinha sido sepultado diretamente na extremidade da tíbia residual. O paciente sentia dor neurogênica aguda durante a deambulação. Os nervos transeccionados não devem ser sepultados, colocados sob tração ou comprimidos, pois qualquer dessas ocorrências fará com que surja um neuroma pós-operatório. Os nervos devem ser simplesmente transeccionados a bisturi, permitindo-se que sofram retração proximal para o interior dos tecidos moles.

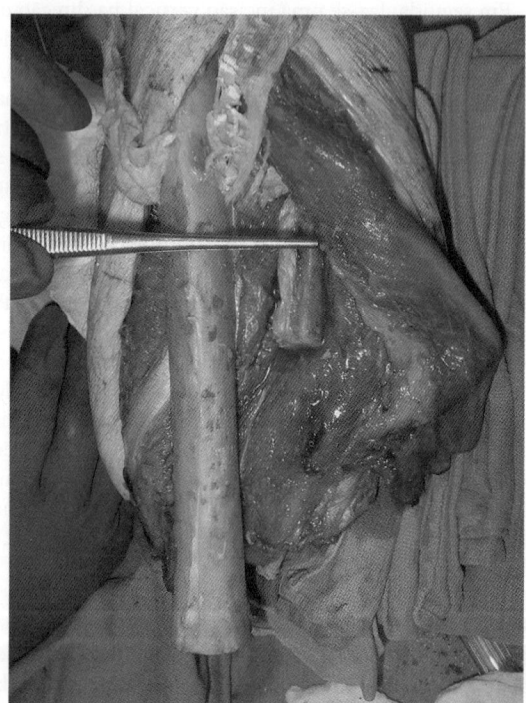

FIGURA 14.7 Amputação osteomioplástica primária. A pinça demonstra o nível da transecção tibial e fibular planejada. Observe os retalhos osteoperiosteais que foram elevados de todas as superfícies da tíbia. Se for utilizado um segmento da fíbula, o osso deverá ser transeccionado cerca de 2 a 2,5 cm a contar do nível da secção tibial. Em seguida, a fíbula pode ser osteotomizada, articulada em sua bainha periosteal medial e incorporada nos retalhos osteoperiosteais que criam a sinostose.

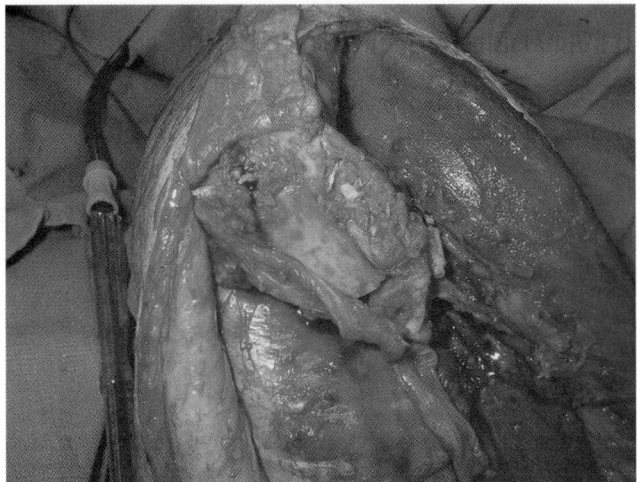

FIGURA 14.8 A ponte é criada pela sutura dos retalhos osteoperiosteais à fíbula. A parte fibular pode ser incorporada no retalho. Pode-se aplicar um enxerto de osso esponjoso autógeno na sinostose criada. As extremidades de corte dos retalhos osteoperiosteais devem ser imbricadas, para que não ocorra formação de exostoses da camada de câmbio.

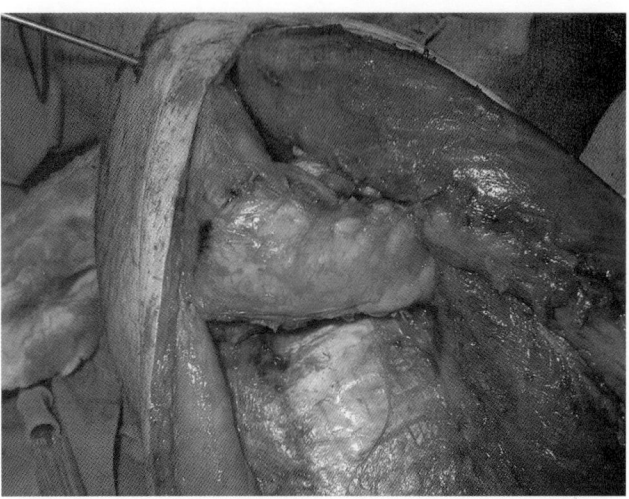

FIGURA 14.9 Formação completa da ponte entre a tíbia e a fíbula.

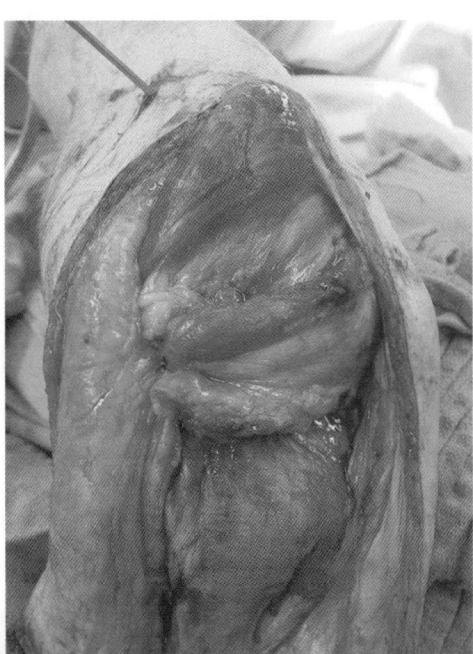
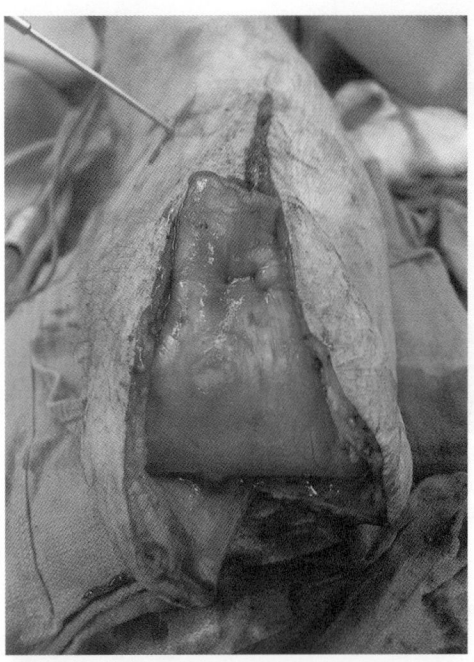

FIGURA 14.10 A. A estabilização dos tecidos moles para a amputação osteomioplástica tem início com a sutura dos compartimentos anterior e lateral na fáscia profunda, proporcionando cobertura com os tecidos moles anteriores e distais. **B.** Depois do desbaste do compartimento posterior profundo, o compartimento posterior superficial é mobilizado sobre a extremidade do membro residual e fixado com suturas. O procedimento final de fechamento é realizado mediante o fechamento da fáscia sobre a mioplastia, excisão da pele redundante e realização de um meticuloso fechamento cutâneo.

também são amarrados com ligadura por suturas. O plano situado entre os dois compartimentos posteriores é desenvolvido e, em seguida, faz-se a transecção do compartimento posterior superficial. Há vários vasos perfurantes provenientes do compartimento profundo até o compartimento superficial; talvez seja preciso aplicar suturas para ligadura da hemostasia. O córtex anterior da tíbia deve ser biselado, para que se evite qualquer saliência óssea. Faz-se orifícios tibiais com uma broca, e obtém-se a estabilização dos tecidos moles profundos do retalho posterior pela ancoragem de sua fáscia profunda com suturas passantes por esses orifícios. Em seguida, faz-se um fechamento meticuloso em camadas, observando a remoção de qualquer tecido redundante para que o membro assuma uma forma cilíndrica. Se for utilizada a técnica do retalho posterior estendido, o aspecto anterior do membro será substancialmente volumoso; mas, com o passar do tempo, ocorrerá atrofia.

Amputação através do joelho

Uma amputação através do joelho, ou desarticulação do joelho, preserva a capacidade de sustentação da extremidade do fêmur, além do alinhamento mecânico e anatômico do osso. A desarticulação do joelho tem sido indicada para o paciente vasculopata,

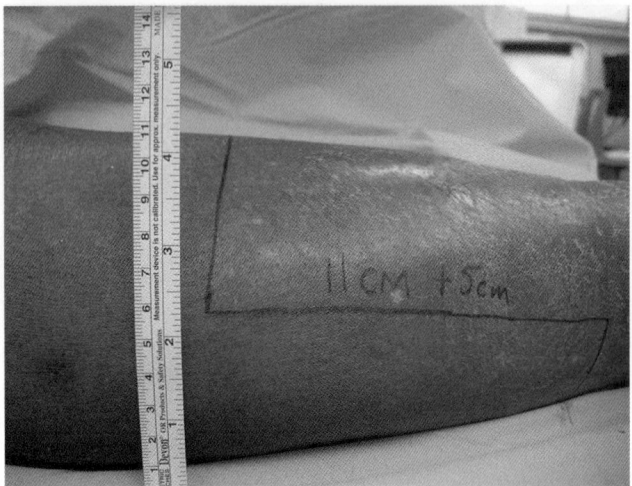

FIGURA 14.11 Amputação transtibial com retalho posterior longo estendido. Mede-se a largura anteroposterior do membro no nível da transecção tibial; em seguida, são traçadas linhas distais com o mesmo comprimento da largura anteroposterior (nesse caso, 11 cm), com acréscimo de 5 cm.

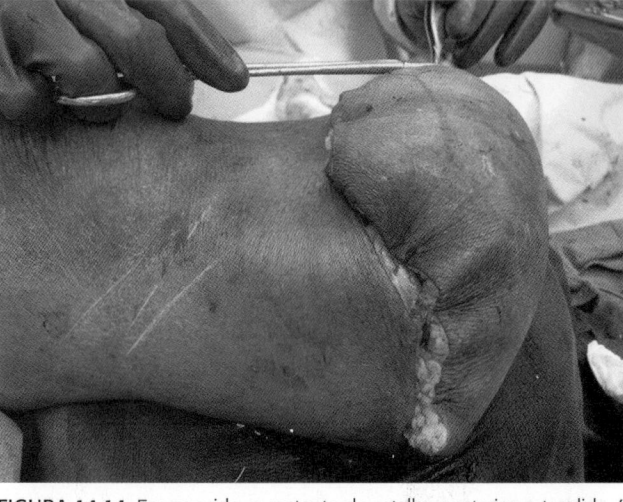

FIGURA 14.14 Em seguida, o restante do retalho posterior estendido é fechado em camadas. Inicialmente, esse procedimento fará com que a extremidade distal do membro residual tenha um aspecto volumoso, mas com o passar do tempo esse tecido atrofiará, proporcionando uma proteção adequada de tecido mole para a tíbia anterior.

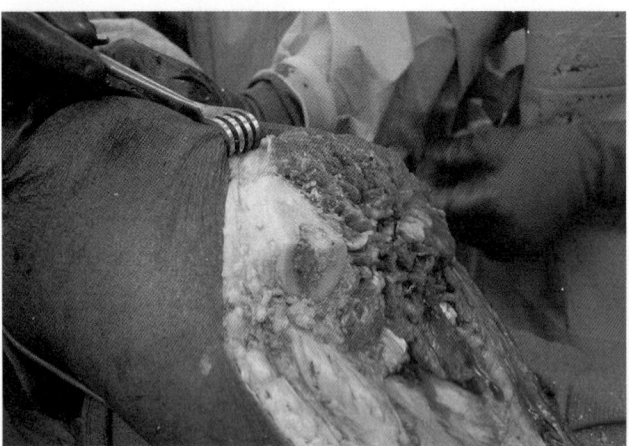

FIGURA 14.12 O retalho posterior estendido proporciona tecido miofasciocutâneo adequado para fechamento e cobertura anterior. Em todos os casos, o córtex anterior da tíbia deverá ser chanfrado.

crianças, pacientes acamados, não deambuladores e com amputações traumáticas. No paciente não deambulador, o braço longo da alavanca do membro residual pode ajudar nas transferências. Por se tratar de um amputado traumático, deve-se ter cautela, pois o resultado funcional com uma amputação através do joelho é inferior ao da amputação transtibial ou transfemoral.[35]

A abordagem cirúrgica utiliza os retalhos sagitais descritos por Wagner,[63] ou um retalho miofasciocutâneo posterior longo.[6] Com a técnica do retalho posterior (Figs. 14.15 a 14.17) no nível da articulação do joelho, faz-se uma incisão anterior transversal até a linha coronal média, medial e lateralmente. Em seguida, a incisão cutânea é estendida de forma distal até a junção da parte combinada dos músculos gastrocnêmio e solear. Anteriormente, a dissecção é conduzida até o platô tibial, sendo construído um retalho dermoepidérmico anterior. A articulação do joelho é invadida e os ligamentos colaterais e cruzados são transeccionados. Em seguida, faz-se uma dissecção posterior, com transecção da cápsula e dos isquiotibiais medial e lateral. Esse

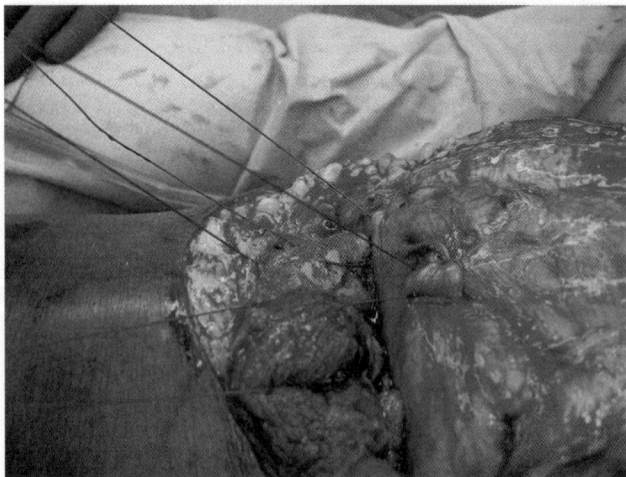

FIGURA 14.13 São feitos orifícios no córtex tibial tranterior com uma broca, para que as suturas possam ser passadas através desses orifícios e ancorar a fáscia profunda do retalho posterior.

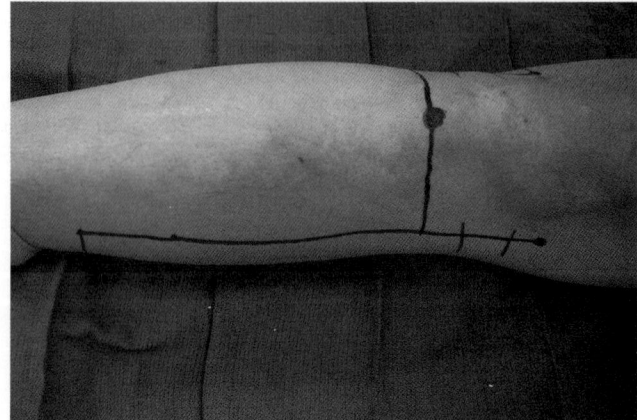

FIGURA 14.15 Os pontos de referência básicos para uma desarticulação do joelho com uso de um retalho posterior longo são o tubérculo tibial anterior e os epicôndilos medial e lateral a cada lado do fêmur distal. Proximalmente, a incisão não deve se estender muito além dos epicôndilos. Se isso ocorrer, o procedimento criará grandes "orelhas" de difícil controle cirúrgico.

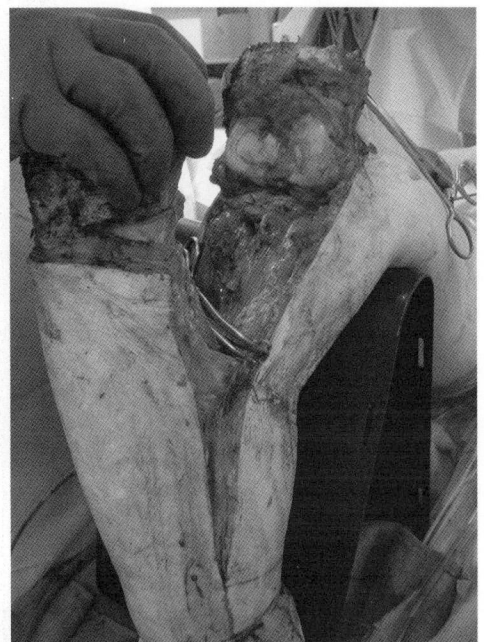 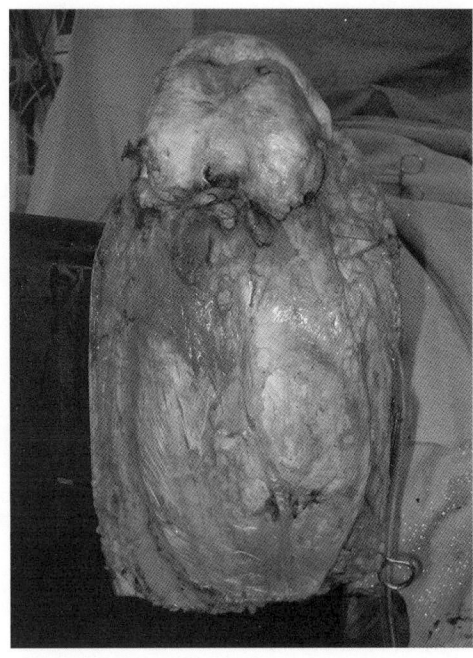

FIGURA 14.16 A. Foi feita a elevação de um retalho anterior, inclusive com a elevação do mecanismo extensor e a dissecção até a articulação do joelho. Os ligamentos cruzados e colaterais são transeccionados, os vasos "ligados" e os nervos transeccionados a bisturi. O cirurgião deve dissecar o plano entre os músculos gastrocnêmio e sóleo, conforme mostra a figura. Esse plano deve ser maximamente estendido na direção distal. **B.** Com a remoção da parte distal do membro, é criado um longo retalho miofasciocutâneo posterior.

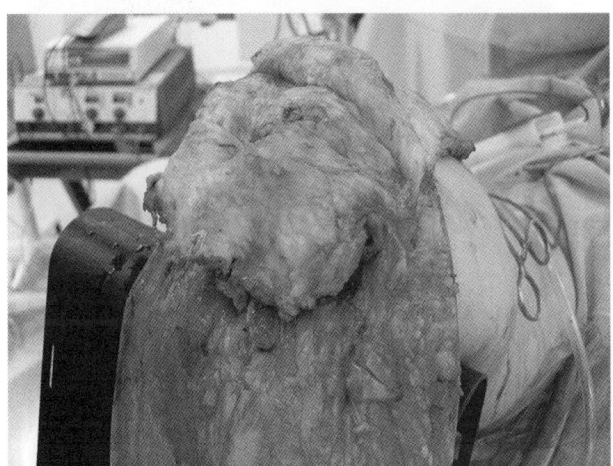 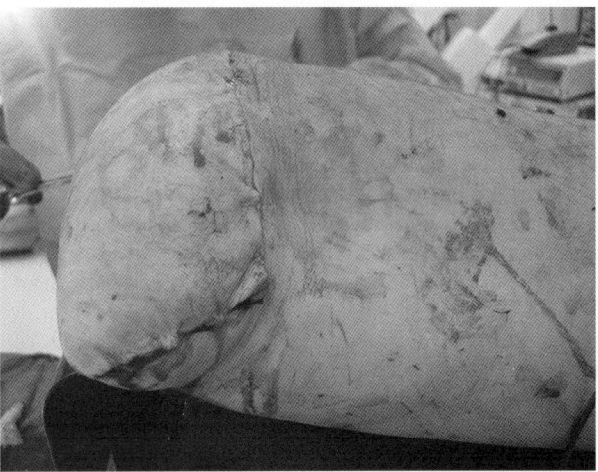

FIGURA 14.17 A. O quadríceps deve ser ancorado com sutura nos ligamentos cruzados remanescentes. **B.** O fechamento final resulta num invólucro distal com abundância de tecido mole.

procedimento expõe as estruturas neurovasculares. Os vasos são isolados e controlados com ligadura por suturas. Os nervos tibial e fibular devem ser isolados e transeccionados para sua retração proximal até o interior do tecido mole. O intervalo entre o músculo gastrocnêmio e os músculos do compartimento posterior profundo deve ser desenvolvido e distalmente prolongado. Talvez haja necessidade de controlar os vasos perfurantes profundos com ligadura por suturas. Por fim, uma incisão transversal posterior feita distalmente permite a remoção em bloco da parte inferior da perna. A patela poderá ser preservada ou removida. A remoção da patela gera um comprimento adicional para o quadríceps, que deve ser suturado aos restos dos ligamentos cruzados e da cápsula posterior. Os isquiotibiais (medial e lateral) podem ser suturados aos remanescentes capsulares, para manutenção de suas funções como extensores do quadril. Em seguida, o retalho posterior é mobilizado sobre a extremidade distal do fêmur residual por uma técnica em jaquetão. A pele do retalho anterior pode ser removida, para acomodar o comprimento do retalho posterior. O nervo sural deve ser identificado e transeccionado no ponto mais alto possível, para minimizar o risco de formação de neuroma pós-cirúrgico.

Amputação transfemoral

A chave para a amputação transfemoral é a restauração do alinhamento mecânico e anatômico do fêmur residual.[23,24] Pode-se utilizar um retalho medial longo[22] ou retalhos anterior/posterior iguais; ou, ocasionalmente no paciente traumatizado, o cirurgião utilize qualquer tecido mole residual viável para o fechamento da ferida (Fig. 14.18). Em geral, os retalhos de tecido mole devem ser criados com o maior comprimento possível, para que seja mi-

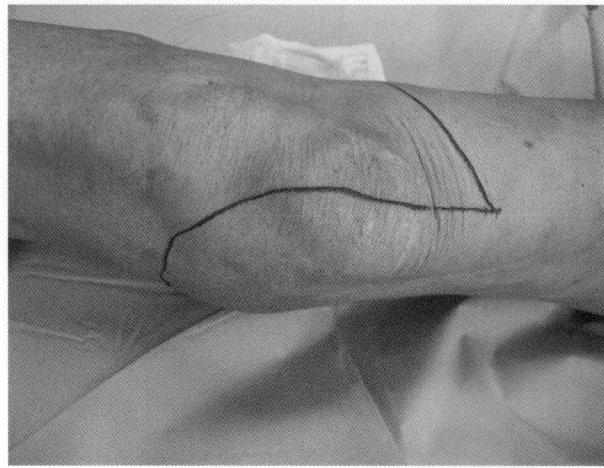 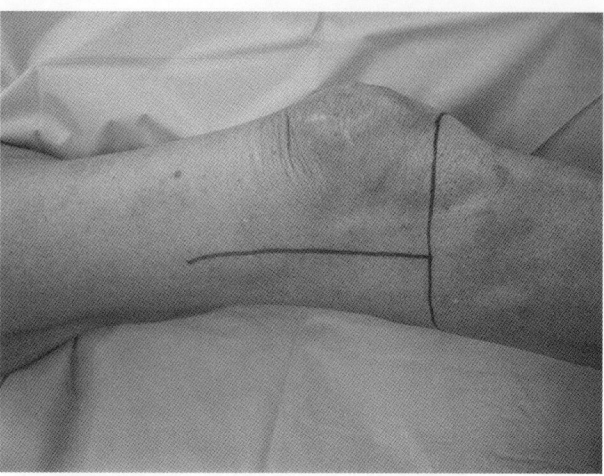

FIGURA 14.18 A. Retalho de base medial para uma amputação transfemoral, conforme descrição de Gottschalk. **B.** Retalhos anterior e posterior iguais, para uma amputação transfemoral.

nimizada a possibilidade de tensão indevida por ocasião do fechamento, e também para que não haja necessidade de encurtar o fêmur em razão do comprimento inadequado do retalho. Uma reconstrução adequada de tecido mole cria uma extremidade residual dinâmica, melhora a vascularidade do membro residual e ajuda a manter o alinhamento do fêmur residual – o que, por sua vez, melhora a marcha.[12,13,19,20,23,24]

Durante uma amputação transfemoral primária, pode-se fazer primeiramente a desarticulação do joelho. Esse procedimento preservará os tecidos moles necessários para o fechamento. No paciente traumatizado, todo tecido viável deve ser preservado para o fechamento da ferida. Os três grupos musculares (adutores, quadríceps e isquiotibiais) são isolados e proximalmente rebatidos para a exposição do fêmur distal. As estruturas vasculares são isoladas e controladas com ligadura por suturas, de preferência suturas duplas. Em seguida, o fêmur distal é transeccionado no nível que permita um ajustamento adequado da prótese. Em geral, o espaço mínimo exigido para alcançar a simetria dos joelhos é de 5 cm (2 polegadas) a contar do final do membro residual. Portanto, dependendo da técnica escolhida, será preciso que o cirurgião considere a quantidade de espaço necessária para a reconstrução com os tecidos moles, adicionando esse valor à quantidade de fêmur removido. Os nervos ciático e obturador devem ser isolados e proximalmente transeccionados; ocorrerá, assim, a retração de seus remanescentes para o interior do tecido mole. Sob nenhuma hipótese os nervos devem ser sepultados em osso ou fixados, pois esse procedimento pode gerar tensão crônica e possível formação de neuromas (Fig. 14.19). A reconstrução com o tecido mole tem início com a fixação da musculatura medial à extremidade distal do fêmur, em geral com suturas passadas através de dois orifícios perfurados com broca; com isso, restaura-se o alinhamento anatômico/mecânico apropriado do membro residual. O quadríceps também pode ser fixado distalmente à extremidade do fêmur com o quadril em extensão, por meio de suturas passadas através de novos orifícios broqueados. Por fim, os isquiotibiais são fixados posteriormente. Em seguida, deve ser feito um fechamento meticuloso em camadas, para que o membro residual possa assumir uma forma cilíndrica.

Ertl[19,20] descreveu um método de tratamento alternativo para o fêmur. Retalhos osteoperiosteais são elevados e separados do fêmur. Depois do encurtamento deste osso até o nível apropriado, os retalhos osteoperiosteais são suturados sobre a extremida-

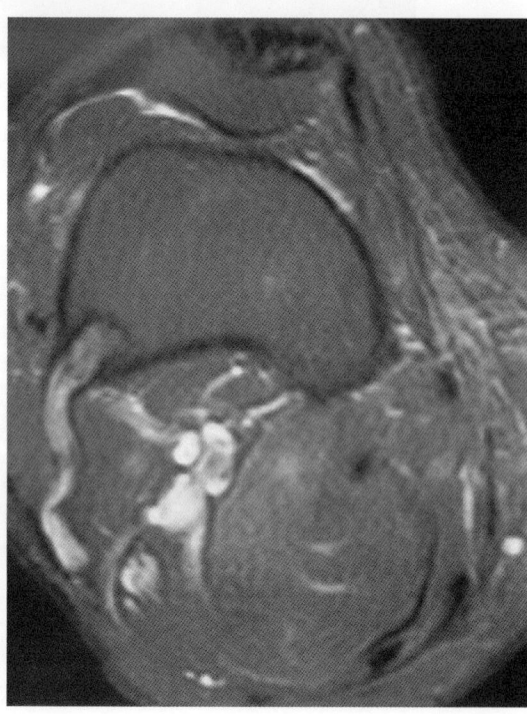

FIGURA 14.19 RM demonstrando nervo na região posterior do fêmur distal com formação de neuroma.

de do fêmur, fechando o canal medular (Figs. 14.20 e 14.21). Em seguida, procede-se à reconstrução com os tecidos moles, conforme descrito anteriormente.

TERAPIA ORIENTADA PARA O PACIENTE

Em seguida à amputação, o processo de recuperação completa deve consistir em um programa abrangente de reabilitação que vise a restauração funcional máxima. O principal objetivo do programa de reabilitação é fazer o paciente retornar a um estado funcional e, também, ao convívio da sociedade em seu cotidiano. É essencial a combinação de um procedimento cirúrgico criterioso, de uma aplicação adequada da prótese e de uma reabilitação abrangente. Na fase aguda, o controle da dor é fundamental, e pode ser obtido por meio de narcóticos orais ou intravenosos, bloqueios

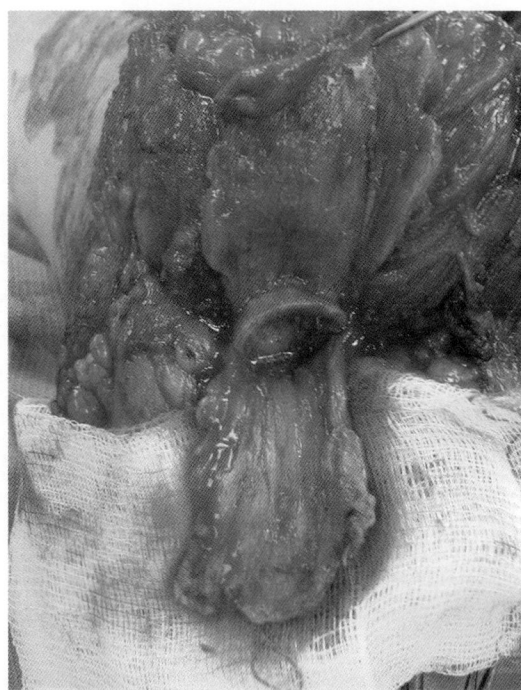

FIGURA 14.20 Elevação de retalhos osteoperiosteais para a amputação transfemoral osteomioplásica.

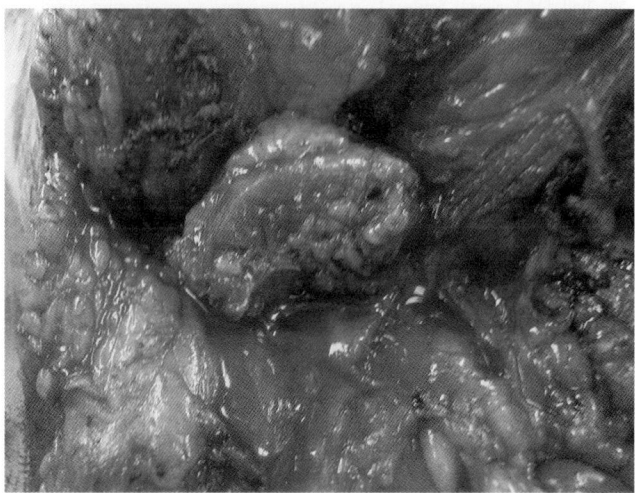

FIGURA 14.21 Fechamento do canal medular em uma amputação osteomioplástica, realizado pela sutura dos retalhos osteoperiosteais sobre a extremidade do fêmur residual. O canal femoral também pode ser preenchido com enxerto de osso esponjoso, para ampliar o fechamento com os retalhos osteoperiosteais.

nervosos periféricos, analgesia controlada pelo paciente (ACP) ou pela administração de medicação analgésica via cateter epidural. Nessa fase, a fisioterapia inclui cuidados com a ferida, mobilização básica, controle do edema, mobilização da articulação e prevenção de contraturas, dessensibilização, fortalecimento dos membros superiores e treinamento muscular isométrico do membro residual.

Talvez o paciente deseje consultar um profissional técnico em próteses, caso não tenha feito isso antes da cirurgia, para saber mais sobre sua prótese e para formular uma linha cronológica para sua manufatura e aplicação – em geral cerca de 6 semanas depois da cirurgia. Tão logo o edema tenha diminuído e as feridas tenham cicatrizado, o paciente será avaliado para a aplicação do soquete. Caracteristicamente, o paciente receberá uma prótese preparatória manufaturada com o objetivo de dar início à fisioterapia e ao treinamento da marcha.

Não é suficiente dizer ao paciente para começar a andar; é preciso contar com a ajuda de um fisioterapeuta qualificado que ensine a ele a mecânica corporal adequada, sua postura durante a marcha e como utilizar um programa básico de fortalecimento. O treinamento do equilíbrio e a confiança com o equilíbrio podem ser desafiadores para amputados, e o grau de dificuldade varia com o nível da amputação e com a indicação para essa cirurgia.[42] Após a fase aguda, deve ser instituída uma terapia avançada para a educação do paciente além das funções básicas, na sua preparação para o retorno ao trabalho ou às práticas esportivas. Todos os pacientes com amputação de membro necessitam de um curso completo de terapia ocupacional para as instruções das atividades do dia a dia e para uso das tecnologias assistivas. Finalmente, deve ser considerada a implementação da terapia cognitiva e de suporte psicológico para todos os amputados, especialmente os pós-traumáticos.

RESUMO

A amputação resultante de um trauma não deve ser encarada como um fracasso de intervenção. Deparado à ocorrência de um trauma grave em um membro, o cirurgião deve planejar uma amputação funcional e dinâmica que possa aceitar uma prótese e melhorar a funcionalidade e mobilidade do paciente. A amputação deve ser reconstrutiva, com forte ênfase aplicada no potencial de reabilitação do paciente.

AGRADECIMENTOS

O autor agradece a ajuda de Janos P. Ertl, MD; FAAOS; Christian W. Ertl, MD, FACS, por suas sugestões sobre técnicas cirúrgicas e Carol Dionne, PT, PhD, OCS, Cert MDT; e Jonathan Day, CPO, por suas oportunas sugestões com relação à reabilitação do amputado e à aplicação de próteses.

REFERÊNCIAS BIBLIOGRÁFICAS

1. American College of Surgeons Committee on Trauma. Advanced Trauma Life Support Courses. Chicago, IL: American College of Surgeons; 1985.
2. Assal M, Blanck R, Smith DG. Extended posterior flap for transtibial amputation. Orthopedics. 2005;28(6):542–546.
3. Bonanni F, Rhodes M, Lucke JF. The futility of predictive scoring of mangled lower extremities. J Trauma. 1993;34(1):99–104.
4. Bosse MJ, MacKenzie EJ, Kellam JF, et al. A prospective evaluation of the clinical utility of the lower-extremity injury-severity scores. J Bone Joint Surg Am. 2001;83-A(1):3–14.
5. Bosse MJ, MacKenzie EJ, Kellam JF, et al. An analysis of outcomes of reconstruction or amputation after leg-threatening injuries. N Engl J Med.2002;347(24):1924–1931.
6. Bowker JH, San Giovanni TP, Pinzur MS. North American experience with knee disarticulation with use of a posterior myofasciocutaneous flap: Healing rate and functional results in seventy-seven patients. J Bone Joint Surg Am. 2000;82-A(11):1571–1574.
7. Boyd HB. Amputations of the foot with calcaneotibial arthrodesis. J Bone Joint Surg. 1939;21(4):997–1000.
8. Burgess EM. The below-knee amputation. Bull Prosthet Res. 1968;10:19–25.
9. Burgess EM. The stabilization of muscles in lower extremity amputations. J Bone Joint Surg. 1968;50A(7):1486–1487.
10. Camilleri A, Anract P, Missenard G, et al. Apurations et désarticulations des members: Membre inférieur. In: Encyclopédie Médico-Chirurgicale. Paris, France: Scientifiques et Médicales Elsevier, SAS; 2000:6–8.
11. DeCoster TA, Homedan S. Amputation osteoplasty. Iowa Orthop J. 2006;26:54–59.
12. Dederich R, Van De Weyer KH. [Arteriographic studies of muscle plastic surgery in amputation stump correction]. Arztl Wochensch. 1959;14(11):208–211 (German).
13. Dederich R. Plastic treatment of the muscles and bone in amputation surgery. A method designed to produce physiologic conditions in the stump. J Bone Joint Surg Br. 1963;45-B:60–66.
14. Dirschl DR, Dahners LE. The mangled extremity: When should it be amputated? J Am Acad Orthop Surg. 1996;4(4):182–190.
15. Dirschl DR, Tornetta P III, Sims SH. Amputations and prosthetics (Chapter 15). In: Koval KJ, ed. Orthopaedic Knowledge Update. Rosemont, IL: American Academy of Orthopaedic Surgeons; 2002.

16. Durham RM, Mistry BM, Mazuski JE, et al. Outcome and utility of scoring systems in the management of the mangled extremity. Am J Surg. 1996;172(5):569–573.
17. Epps CH. Amputation of the lower limb. In: Evarts SM, ed. Surgery of the Musculoskeletal System. 2nd ed. New York, NY: Churchill Livingstone; 1990.
18. Ertl J. Die Chirurgie der Gesichts – und Kieferdefekte. Berlin/Wien: Urban & Schwarzenberg; 1918.
19. Ertl J. Regeneration. Ihre Ahnwendung in der Chirurgie. Leipzig: Ambrosius Barth; 1939.
20. Ertl J. Über Amputationstümpfe. Chirurgie. 1949;20:218–224.
21. Ertl W, Henley MB. Provisional external fixation for periarticular fractures of the tibia. Tech Orthop. 2002;12(2);135–144.
22. Gottschalk F. Transfemoral amputation: Biomechanics and surgery. Clin Orthop. 1999; 361:15–22.
23. Gottschalk FA, Kouroush S. Stills M, et al. Does socket configuration influence the position of the femur in above-knee amputation? J Prosthet Orthot. 1989;2:94–102.
24. Gottschalk FA, Stills M. The biomechanics of trans-femoral amputation. Prosthet Orthot Int. 1994;18:12–17.
25. Gregory RT, Gould RJ, Peclet M, et al. The mangled extremity syndrome (M.E.S.): A severity grading system for multisystem injury of the extremity. J Trauma. 1985;25(12): 1147–1150.
26. Gustilo RB, Anderson JT. Prevention of infection in çthe treatment of 1025 open fractures of long bones. J Bone Joint Surg Am. 1976;58-A:453–458.
27. Helfet DL, Howey T, Sanders R, et al. Limb salvage versus amputation. Preliminary results of the Mangled Extremity Severity Score. Clin Orthop Relat Res. 1990;(256):80–86.
28. Howe HR Jr, Poole GV Jr, Hansen KJ, et al. Salvage of lower extremities following combined orthopedic and vascular trauma. A predictive salvage index. Am Surg. 1987; 53:205–208.
29. Jain AS, Stewart CP, Turner MS. Trans-tibial amputations using a medially based flap. J R Coll Surg Edinb. 1995;40:263–265.
30. Johansen K, Daines M, Howey T, et al. Objective criteria accurately predict amputation following lower extremity trauma. J Trauma. 1990;30(5):568–572.
31. Krettek C, Seekamp A, Köntopp H, et al. Hannover Fracture Scale '98–re-evaluation and new perspectives of an established extremity salvage score. Injury. 2001;32(7):611.
32. Kuiken TA, Dumanian GA, Lipschutz RD, et al. The use of targeted muscle reinnervation for improved myoelectric prosthesis control in a bilateral shoulder disarticulation amputee. Prosthet Orthot Int. 2004;28(3):245–253.
33. Kuiken TA, Li G, Lock BA, et al. Targeted muscle reinnervation for real-time myoelectric control of multifunction artificial arms. JAMA. 2009;301(6):619–628.
34. Loon HE. Biological and biomechanical principles in amputation surgery. In: International Prosthetics Course, Second Proceedings. Committee on Prosthesis, Braces, and Technical Aids. Copenhagen; 1960:41–58.
35. MacKenzie EJ, Bosse MJ, Castillo RC, et al. Functional outcomes following traumarelated lower-extremity amputation. J Bone Joint Surg Am. 2004;86-A(8):1636–1645.
36. MacKenzie EJ, Bosse MJ, Kellam JF, et al. Factors influencing the decision to amputate or reconstruct after high-energy lower extremity trauma. J Trauma. 2002;52(4):641–649.
37. MacKenzie EJ, Bosse MJ, Pollak AN, et al. Long-term persistence of disability following severe lower-limb trauma. Results of a seven year follow-up. J Bone Joint Surg Am. 2005;87(8):1801–1809.
38. MacKenzie EJ, Jones AS, Bosse MJ, et al. Health-care costs associated with amputation or reconstruction of a limb-threatening injury. J Bone Joint Surg Am. 2007;89(8):1685–1692.
39. Malone JM, Moore W, Leam JM, et al. Rehabilitation for lower extremity amputation. Arch Surg. 1981;116:93–98.
40. McNamara MG, Heckman JD, Corley FG. Severe open fractures of the lower extremity: A retrospective evaluation of the Mangled Extremity Severity Score (MESS). J Orthop Trauma. 1994;8:81–87.
41. Miller LA, Stubblefield KA, Lipschutz RD, et al. Improved myoelectric prosthesis control using targeted reinnervation surgery: A case series. IEEE Trans Neural Syst Rehabil Eng. 2008;16(1):4–50.
42. Miller WC, Speechley M, Deathe AB. Balance confidence among people with lower-limb amputations. Phys Ther. 2002;82(9):856–865.
43. Mills WJ, Barei DP, McNair P. The value of the ankle-brachial index for diagnosing arterial injury after knee dislocation: A prospective study. J Trauma. 2004;56(6):1261–1265
44. Oestern HJ, Tscherne HJ. Pathophysiology and classification of soft tissue injuries associated with fractures. In: Tscherne H, Gotzen L, eds. Fractures with Soft Tissue Injuries. Berlin, Germany: Springer-Verlag; 1984:1–19.
45. Okamoto AM, Guarniero R, Coelho RF, et al. The use of bone bridges in transtibial amputations. Rev Hosp Clin Fac Med Sao Paulo. 2000;55(4):1–13.
46. Persson BM. Sagittal incision for below-knee amputation in schaemic gangrene. J Bone Joint Surg Br. 1974;56:110–114.
47. Pinto MA, Harris WW. Fibular segment bone bridging in trans-tibial amputation. Prosthet Orthot Int. 2004;28(3):220–224.
48. Pinzur MS, Pinto MA, Schon LC, et al. Controversies in amputation surgery. Instr Course Lect. 2003;52:445–451.
49. Pirogoff NI. Osteoplastic elongation of the bones of the leg in amputation of the foot. Voyenno Med J. 1854;68:83.
50. Poole GV, Agnew SG, Griswold JA, et al. The mangled lower extremity: Can salvage be predicted? Am Surg. 1994;60(1):50–55.
51. Quon DL, Dudek NL, Marks M, et al. A qualitative study of factors influencing the decision to have an elective amputation. J Bone Joint Surg Am. 2011;93:2087–2092.
52. Robertson PA. Prediction of amputation after severe lower limb trauma. J Bone Joint Surg Br. 1991;73-B(5):816–818.
53. Robinson K. Skew flap myoplastic below-knee amputation: A preliminary report. Br J Surg. 1982;69:554–557.
54. Russell WL, Sailors DM, Whittle TB, et al. Limb salvage verses traumatic amputation. A decision based on a seven-part predictive index. Ann Surg. 1991;213:473–481.
55. Smith DG, Horn P, Malchow D, et al. Prosthetic history, prosthetic charges, and functional outcome of the isolated traumatic below-knee amputation. J Trauma. 1995;38:44–47.
56. Smith DG, Michael JW, Bowker JH, eds. Atlas of Amputations and Limb Deficiencies. 3rd ed. Rosemont, IL: American Academy of Orthopaedic Surgeons. 2004.
57. Smith DG, Sangeorzan BJ, Hansen ST Jr, et al. Achilles tendon tenodesis to prevent heel pad migration in the Syme's amputation. Foot Ankle Int. 1994;15(1):14–17.
58. Thuan VL, Travison TG, Castillo RC, et al. Ability of lower-extremity injury severity scores to predict functional outcome after limb salvage. J Bone Joint Surg Am. 2008;90(8):1738–1743.
59. Tintle SM, Keeling JJ, Forsberg JA, et al. Operative complications of combat-related transtibial amputations: A comparison of the modified burgess and modified Ertl tibiofibular synostosis techniques. J Bone Joint Surg Am. 2011;93:1016–1021.
60. Tscherne H, Gotzen L. Fractures with Soft Tissue Injuries. Berlin, Germany: Springer-Verlag; 1984.
61. Tscherne H, Oestern HJ. [A new classification of soft-tissue damage in open and closed fractures]. Unfallheilkunde. 1982;85:111–115 (German).
62. Varnell RM, Coldwell CM, Sangeorzan BJ, et al. Arterial injury complicating knee disruption. Am Surg. 1989;55(12):699–704.
63. Wagner FW Jr. Management of the diabetic-neuropathic foot: Part II. A classification and treatment program for diabetic, neuropathic, and dysvascular foot problems. Instr Course Lect. 1979;28:143–165.

15

Reconstrução de ossos e partes moles

Harvey Chim
Steven L. Moran
Alexander Y. Shin

Introdução 459
História 459
Lesões musculoesqueléticas complexas 460
Tratamento inicial de lesões musculoesqueléticas complexas 460
   Tomada de decisão 460
   Princípios terapêuticos 460
Reconstruir ou não reconstruir: amputação *versus* salvação do membro 462
Reconstrução óssea 462
   Osteogênese por distração (técnica de ilizarov) 462
   Enxertos ósseos não vascularizados 463
   Enxertos ósseos vascularizados 463
Reconstrução de partes moles 469
   Classificação das lesões de parte mole 469
   Cicatrização da ferida 469
   Desbridamento 472
   Fechamento com uso de pressão negativa 474
   Terapia com oxigênio hiperbárico 475
Momento da reconstrução de tecidos moles 475
Opções para cobertura da ferida 475
   Aplicação de enxerto de pele 475
   Retalhos 476
Algoritmos para reconstrução de partes moles por região 477
   Opções reconstrutivas para o membro inferior 477
   Parte superior da coxa, região inguinal e pelve 477

Joelho e terço proximal da tíbia 478
Terço médio da tíbia 479
Terço distal da tíbia/tornozelo 480
Dorso do pé 483
Planta do pé 483
Retalhos livres para a cobertura do membro inferior 483
Opções reconstrutivas para o membro superior 486
Aplicação de enxerto cutâneo 486
Retalhos fasciocutâneos 487
Retalhos fasciocutâneos livres 488
Retalhos pediculados distantes 490
Cuidados pós-operatórios e monitoração de pacientes após transferência de retalho 490
   Métodos convencionais de monitoração de retalhos 490
   Considerações de anticoagulação na cirurgia com retalhos livres 493
   Tratamento hemodinâmico 493
   Insucessos com retalhos e seu tratamento 493
Reconstrução nervosa 494
   Lesões nervosas associadas a fraturas 494
   Lesões do plexo braquial 494
Avanços recentes na cirurgia reconstrutiva dos membros 495
   Melhoras estéticas na cirurgia reconstrutiva dos membros 495
   Retalhos com vaso perfurante e retalhos livres 495
   Novas modalidades para cobertura de tecido mole 496

INTRODUÇÃO

As fraturas expostas associadas as lesões de partes moles são de difícil tratamento e, frequentemente, dependerão de uma abordagem multidisciplinar para os cuidados com a ferida. Essas lesões representam encargo financeiro para o paciente e para a sociedade por causa da prolongada incapacitação deste paciente. Apesar da grande diversidade entre indivíduos que sofrem fraturas expostas, em sua maioria esses pacientes são adultos ativos jovens propensos a sofrer lesão em colisões de automóveis ou motocicletas, ou durante a prática de atividades esportivas.[66]

O tratamento bem-sucedido das fraturas expostas e das lesões de partes moles depende do tratamento das lesões ósseas e também destas lesões. O progresso nas ténicas microcirúrgicas e nosso conhecimento da anatomia vascular dos membros abriram caminho para novos avanços na cobertura das feridas, que possibilitarão a rápida cobertura destas e a reposição/substituição de ossos, nervos e músculos lesionados. Nesse capítulo será revisada uma abordagem multidisciplinar para o tratamento de lesões ósseas e de lesões moles, com uma combinação das experiências em cirurgia ortopédica, neurocirurgia e cirurgia plástica, além de apresentar ao leitor uma série de opções reconstrutivas para o tratamento das fraturas expostas de membro superior e inferior.

HISTÓRIA

Os avanços na reconstrução vascular, em fixações externas e internas e em agentes antimicrobianos têm maximizado o percentual de salvação de membros em consequência a lesões graves neles. Os avanços contínuos no campo da microcirurgia, inclusive o refinamento e desenvolvimento de novos retalhos com vaso perfurante para transferência de tecido livre, bem como uma melhor visão da fisiopatologia da ferida, melhoraram a capacidade dos cirurgiões em obter uma rápida cobertura das feridas, o que permite aos pacientes o retorno à deambulação e ao trabalho. No entanto, ainda restam muitos desafios, e o paciente ainda poderá apresentar uma infecção local ou a outras complicações de partes moles ou ósseas, evoluindo para amputação deste membro.

LESÕES MUSCULOESQUELÉTICAS COMPLEXAS

A ferida exposta deve ser cuidadosamente inspecionada, com documentação do padrão do ferimento e de qualquer contaminação. Se possível, a documentação fotográfica ajudará muito. As feridas não devem ser exploradas no serviço de emergência. Em vez disso, a exploração deve ser realizada, sempre que possível, nas condições estéreis de um centro cirúrgico. Em casos de politraumatismo, em que os cuidados de outras lesões assumem prioridade em detrimento do tratamento da fratura exposta/lesões de partes moles, um cuidadoso tamponamento da ferida com uma gaze umedecida com solução salina e solução antisséptica diluída (Betadine ou clorexidina) evitará o ressecamento dos tecidos ósseos e moles expostos, até que o paciente possa ser tratado formalmente na sala cirúrgica.

TRATAMENTO INICIAL DE LESÕES MUSCULOESQUELÉTICAS COMPLEXAS

Tomada de decisão

Por definição, as fraturas expostas constituem uma lesão Multisistêmica e, com frequência, o tratamento das partes moles é tão importante quanto o tratamento da própria fratura.[338] Historicamente, o desfecho do tratamento de fraturas expostas era determinado normalmente pelo defeito de partes moles. Em 1966, Carpenter[41] afirmava que "se as partes moles suprajacentes à tíbia não forem preservados, qualquer esperança de osteossíntese primária da fratura subjacente se perderá para sempre". Embora Carpenter estivesse se referindo à tíbia, a importância do invólucro de partes moles para a consolidação óssea é válida e aplicável a todas as demais partes do corpo. Se a reconstrução das partes moles for bem-sucedida nessas lesões, frequentemente o osso passará a ser a área problemática, e o desfecho final dependerá da extensão da desvascularização e contaminação óssea.[132]

Frequentemente o temor de não ser capaz de cobrir uma ferida tem feito com que os cirurgiões ortopédicos não realizem um desbridamento adequado das partes moles. Isso tem resultado em um tratamento "com expectativa" das partes moles – uma abordagem que, infelizmente, ainda é prevalente hoje em dia para alguns cirurgiões. A opção de esperar que o tecido desvitalizado "se declare" prolongará o tratamento definitivo da fratura, aumentará o risco de infecção e atenuará a resposta inflamatória. A obtenção de retalhos pediculados e transferências de tecido livre são procedimentos capazes de cobrir grandes defeitos de partes moles, o que dará ao cirurgião a liberdade de realizar um desbridamento inicial amplo e minucioso. A imediata colaboração multidisciplinar e a pronta comunicação com cirurgiões especializados em tais técnicas são cruciais para a obtenção de resultados bem-sucedidos.

O princípio básico do tratamento de lesões musculoesqueléticas complexas tem início com a aplicação de protocolos de suporte avançado de vida no trauma (SVAT).[5] Assim que os aspectos básicos do SVAT tiverem sido atendidos, será possível realizar uma avaliação completa de cada ferimento. A compreensão do mecanismo lesional e da singular história clínica e social do paciente são dados obrigatórios. Sempre que possível, as opções reconstrutivas deverão ser discutidas com o paciente e sua família.

Princípios terapêuticos

Durante o tratamento de qualquer lesão musculosquelética complexa, existem diversos princípios que se deve ter em mente para a agilidade do tratamento e maximização dos resultados para o paciente em questão (Tab. 15.1).

Princípio 1

O primeiro princípio é *evitar novas lesões*. Depois de tomar ciência do mecanismo lesional, o cirurgião deve determinar se pode estar ocorrendo uma síndrome compartimental[107] ou se o paciente sofreu comprometimento vascular. Qualquer ideia de salvação de membro depende da prevenção de novas lesões ou da neutralização da lesão presente, tenha ela origem química, mecânica ou traumática.

Princípio 2

Ao ser realizado o desbridamento do tecido lesionado, é essencial que o cirurgião realize um agressivo *desbridamento de todo tecido necrosado e inviável*, inclusive osso – como se o desbridamento estivesse sendo feito em um tumor.[111] Com frequência essa é considerada a etapa isoladamente mais importante no tratamento de traumas de partes moles; esse tópico será discutido com maiores detalhes mais adiante, neste capítulo. Frequentemente os planos reconstrutivos impedem a realização de um desbridamento adequado das partes moles, pois o cirurgião teme desperdiçar ainda mais as partes moles, o que dificultaria ou complicaria mais a reconstrução.

TABELA 15.1 Os oito princípios gerais do tratamento de lesões de partes moles associadas a fraturas

Princípio 1:	Evitar novas lesões.
Princípio 2:	Ao ser realizado o desbridamento do tecido lesionado, é essencial que esse procedimento seja agressivo (como se faz para tumores) e retire todo o tecido necrosado e inviável, inclusive osso.
Princípio 3:	Obter estabilidade óssea.
Princípio 4:	Quando possível, empenhar-se na obtenção de cobertura imediata do osso.
Princípio 5:	Não ignorar as necessidades reconstrutivas secundárias ao tratar da cobertura óssea inicial (i. e., planejar os futuros procedimentos reconstrutivos).
Princípio 6:	Quando possível, substituir os tecidos lesionados por tecidos similares (substituir "similar por similar").
Princípio 7:	Saber quando um procedimento de salvação, como a amputação, pode ser a melhor opção de reconstrução.
Princípio 8:	Saber quando o caso ultrapassou suas possibilidades técnicas e procurar ajuda e orientação.

Princípio 3

Depois da realização de um desbridamento adequado das partes moles, o cirurgião deverá obter *estabilidade óssea*. A estabilidade óssea pode ser conseguida por meio da fixação externa, fixação interna ou por uma combinação dessas duas opções. Em ferimentos altamente contaminados ou em feridas com escassa cobertura de partes moles, frequentemente dá-se preferência à fixação externa. Em feridas que tenham sido adequadamente desbridadas e que contêm boa cobertura de partes moles para o osso, pode-se recorrer à fixação interna.

Princípio 4

Nos casos que dependam de *cobertura de partes moles*, deve-se considerar a *pronta realização da cobertura*. O uso da escada reconstrutiva[163,204] pode ajudar na reconstrução do membro lesionado (Fig. 15.1). Quando a cobertura de partes moles é considerada, o cirurgião deve avaliar o tipo mais simples de procedimento necessário para a realização dessa tarefa; a complexidade do procedimento apenas aumentará se houver necessidade. A escada reconstrutiva avança conforme se segue: *Fechamento primário, aplicação de enxerto de pele, retalhos cutâneos locais, retalhos de transposição fasciocutâneos, retalhos fasciais em ilha ou retalhos fasciocutâneos, transposição muscular ou miocutânea local ou distante em estágio único, retalhos pediculares distantes temporários, e transferência microvascular de tecido livre.* Na avaliação da ferida para possíveis opções de cobertura, é imperativo que o cirurgião leve em consideração os fatores do paciente; a gênese do defeito; localização, tamanho e profundidade do defeito; estruturas expostas; estruturas que precisam de reconstrução; grau de contaminação; e qualidade dos tecidos circunjacentes.

O conceito da realização da cobertura das feridas dentro de 72 horas foi popularizado por Godina.[118] Embora os dados apresentados por esse autor sejam atrativos, a realização da cobertura de uma ferida dentro de 72 horas pode ser tarefa difícil em decorrência de problemas do sistema hospitalar (disponibilidade da sala cirúrgica e de cirurgião) e de fatores do próprio paciente. Graças aos avanços no tratamento das feridas com curativos de fechamento por pressão negativa (i.e., *vacum-assisted closure* [VAC]) (Fig. 15.2) e com receptáculos contendo pérolas antibióticas, atualmente a cobertura da ferida poderá ser efetuada depois das 72 horas inicialmente recomendadas, sem que venham a ocorrer complicações indesejadas.[111]

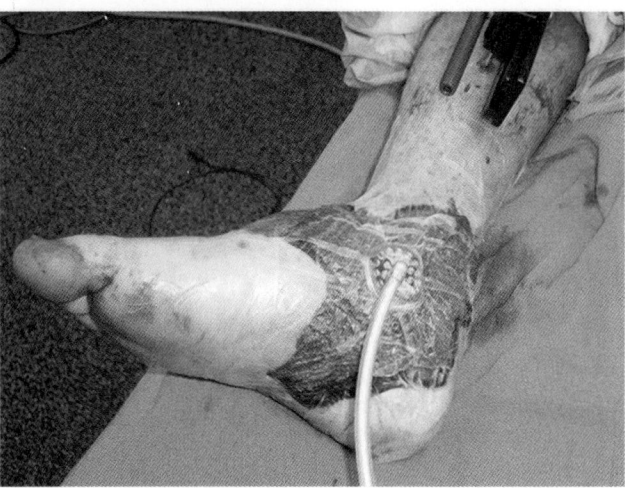

FIGURA 15.2 Dispositivo de fechamento assistido por pressão negativa adequadamente aplicado a uma ferida, em seguida ao seu desbridamento.

Princípio 5

Quando a tarefa inicial do cirurgião é a cobertura da ferida, as *necessidades reconstrutivas secundárias* são frequentemente ignoradas. É importante que tais necessidades sejam determinadas antes da realização da cobertura de partes moles e do procedimento reconstrutivo inicial. Se no futuro houver necessidade da aplicação de enxertos nervosos, sempre que possível, o pedículo vascular do retalho livre deverá ficar posicionado num ponto distante dos locais de enxerto nervoso. Se futuramente houver necessidade da aplicação de enxerto ósseo (vascularizado ou convencional) ou de algum procedimento em tendão, será preciso planejar de imediato o local do retalho livre ou pediculado, para que subsequentemente não venha a ocorrer lesão à irrigação vascular do retalho, o que poderia comprometer sua viabilidade ou a cobertura com partes moles.

Princípio 6

Nos casos em que ocorreu perda de partes moles compostas, o cirurgião deverá considerar a *reconstrução com partes moles composto*. Reconstrução composta refere-se ao uso de retalhos que contêm mais de um tipo de tecido. Um exemplo desse tipo de reconstrução é o uso de um retalho osteocutâneo, como uma fíbula livre, que pode conter osso, pele e músculo. Então, esse fragmento de tecido composto poderá ser utilizado para substituir defeitos segmentares da tíbia e, simultaneamente, também para a reposição de qualquer perda cutânea suprajacente. O conceito de repor tecido perdido com tecido similar, quando possível, pode ser aplicado também a lesões do membro superior. Como regra geral, nos casos em que haja necessidade de tecido ósseo, muscular e cutâneo, o cirurgião deverá sempre considerar a possibilidade de reconstrução do defeito com um retalho composto.

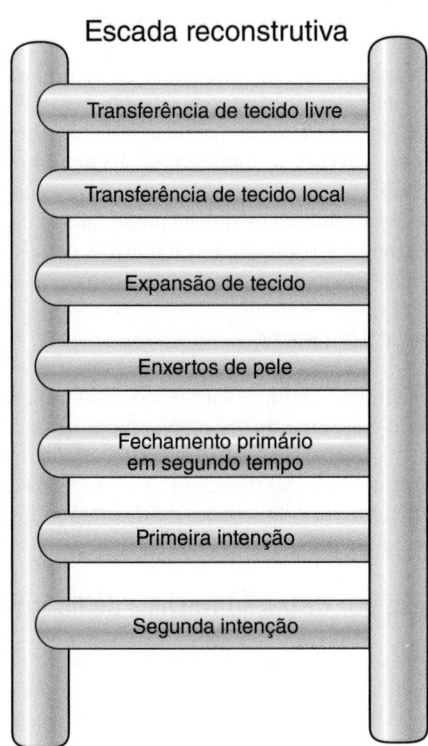

FIGURA 15.1 Escada reconstrutiva.

Princípio 7

Um *procedimento de salvação,* por exemplo, amputação, pode ser uma solução razoável em situações selecionadas. Embora tecnicamente exequíveis, alguns esforços heroicos visando à reconstrução de um membro poderão resultar em tempos de recuperação prolongados, acompanhados por perda de trabalho remunerado, problemas psicológicos e aumento da morbidade para o paciente.

Princípio 8

O cirurgião deve saber quando determinado caso está além de suas possibilidades e, em tais circunstâncias, deve *procurar ajuda e orientação.* Esse é o mais humilhante dos princípios, mas pode ser também um dos mais importantes. Em casos difíceis, a colaboração com outros cirurgiões pode ser extremamente proveitosa. Com frequência, uma perspectiva diferente poderá mudar drasticamente os resultados para o paciente.

Normalmente, os pacientes com fraturas expostas ou fraturas fechadas em associação a uma lesão grave das partes moles são indivíduos politraumatizados nos quais vários sistemas do organismo foram afetados. Assim, suas fraturas e lesões de partes moles devem ser consideradas no contexto do politraumatismo, com a percepção do paciente como um todo. Os cuidados desses pacientes e de suas lesões avançam em três fases: estabilização aguda, reconstrução e reabilitação. A *fase aguda* consiste em desbridamento da ferida, estabilização da fratura, reconstrução das partes moles e implementação do funcionamento dos músculos e da mobilidade das articulações. A *fase reconstrutiva* está orientada para sequelas indiretas da lesão, por exemplo, pseudartroses, infecções e consolidações viciosas. Finalmente, a *fase de reabilitação* se concentra no retorno do paciente à sociedade.

RECONSTRUIR OU NÃO RECONSTRUIR: AMPUTAÇÃO *VERSUS* SALVAÇÃO DO MEMBRO

Em casos complexos de lesões dos membros, o médico responsável deve tomar duas decisões críticas logo no início do processo reconstrutivo. A primeira é determinar se é tecnicamente possível salvar o membro lesionado, e a segunda é determinar se a salvação do membro atende aos melhores interesses do paciente. É provável que uma perna sem sensibilidade, dolorida ou cronicamente instável não proporcione qualquer benefício, em comparação com uma prótese. Historicamente, muitos fatores passaram a ser levados em conta na tomada dessas decisões, por exemplo, a idade do paciente, lesões comórbidas e a situação de deambulação do paciente antes da lesão. Diversos algoritmos foram criados com o objetivo de ajudar o cirurgião nesse processo de tomada de decisão.[197,244]

As indicações absolutas para a amputação de membro inferior em um adulto são: transecção do nervo ciático e lesão vascular não passível de reparo. As indicações relativas para a amputação são: trauma polissistêmicos com risco para a vida, tempo de isquemia quente superior a 6 horas, planta do pé sem sensibilidade, pé esmagado acompanhado por cominuição de fratura, grande destruição óssea, ruptura articular múltipla com lesão em vários níveis, vasculopatia periférica avançada e problemas com a reabilitação.[149,167,233]

Antes que um membro amputado seja descartado, deve-se considerar a salvação de partes moles não lesionados, com o objetivo de manter o comprimento máximo do membro e articulações funcionais, porque isso minimizará o gasto de energia durante a deambulação. Exemplificando, a planta glabra do pé pode proporcionar uma cobertura duradoura para o coto, e uma articulação do tornozelo intacta pode ser rotacionada de modo a simular a articulação do joelho perdida.[175,380] Frequentemente essas partes salvas podem ser transferidas sem a necessidade da microcirurgia, se sua inervação e irrigação vascular permanecerem intactas.

Alguns investigadores sugeriram que, em muitas ocasiões, o funcionamento de um membro salvo é pior do que o conseguido com uma amputação imediata e com a adaptação de uma prótese.[69,95,104,316] O *Lower Extremity Assessment Project* (LEAP) foi um estudo prospectivo multicêntrico que avaliou traumas graves em membros inferiores na população civil dos Estados Unidos, com o objetivo de responder a essa dúvida. Os pesquisadores coletaram prospectivamente dados de desfecho de pacientes com fraturas expostas de graus IIIB e IIIC de Gustilo. Os desfechos dos pacientes foram avaliados com o uso do instrumento *Sickness Impact Profile*, que é um questionário sobre o estado de saúde, respondido pelo próprio paciente. Por volta de 2 e 7 anos após a lesão, pacientes que tinham sido tratados com amputação exibiam desfechos funcionais similares àqueles dos pacientes submetidos à reconstrução. Os preditores de desfecho sombrio em seguida à reconstrução foram: baixo nível educacional, raça não caucasiana, estado de pobreza, inexistência de seguro-saúde privado, situação de fumante, rede assistencial social deficiente e envolvimento em litígio para indenização por invalidez. Aproximadamente 50% dos pacientes em cada grupo foram capazes de retornar ao trabalho após 2 anos.[29,217]

Um achado adicional desse estudo sugeriu que a sensibilidade no membro lesionado não influenciava nos resultados de longo prazo. Pacientes com a extremidade sem sensibilidade por ocasião da apresentação não demonstraram resultados significativamente piores após 2 anos quando comparados aos pacientes que se apresentaram com sensibilidade no pé. Aproximadamente 55% daqueles com sensação plantar ausente ou anormal recuperaram a sensação normal 2 anos após a lesão. Esse estudo também sugeriu que a sensibilidade plantar inicial não é fator prognóstico para sensibilidade plantar no longo prazo; portanto, esse dado não deve ser utilizado como componente do algoritmo de tomada de decisão para salvação do membro.[30]

Em geral, aparentemente os achados do estudo indicam que o desfecho é mais significativamente afetado pelos recursos econômicos, sociais e pessoais do paciente, em comparação com a lesão óssea ou o nível de amputação. Se diante disso o paciente ainda se mostrar inflexível com relação à salvação do seu membro e se tem conhecimento de que há possibilidade de futuras cirurgias, trabalha-se ativamente nas tentativas de salvar o membro gravemente lesionado.

RECONSTRUÇÃO ÓSSEA

Nos casos em que exista defeito ósseo, conta-se com três opções básicas de reconstrução: osteogênese por distração (técnica de Ilizarov), aplicação de enxerto ósseo não vascularizado e aplicação de enxerto ósseo vascularizado. A técnica especificamente utilizada dependerá das dimensões do defeito, da qualidade do invólucro de partes moles e da localização do defeito.

Osteogênese por distração (técnica de Ilizarov)

A osteogênese por distração foi popularizada por Ilizarov que, em Kurgan, uma cidade do oeste da Sibéria, descobriu que tecido normal poderia ser gerado em condições de tensão cuidadosamente aplicada.[156–159] O efeito de tensão-estresse no osso resultou em neovascularização, aumento da atividade metabólica e proliferação celular, de maneira parecida – mas não idêntica – à ossificação endocondral normal ao nível da fise. O tecido fibroso resultante situado entre os segmentos ósseos submetidos à distração ossifica de maneira ordenada, o que resulta em osso estruturalmente saudável. Simultaneamente, as partes moles crescem linearmente, em resposta à tensão aplicada.[162]

A técnica de Ilizarov utiliza um sistema modular de anéis que são mantidos no lugar por finos fios metálicos que se cruzam e são fixados ao anel. Os fios são tensionados com cargas entre 60 e 130 kg. Constrói-se uma série de anéis, que são unidos entre si com barras rosqueadas, cada qual com um dispositivo de distração ou de compressão que pode ser ajustado de algumas em algumas horas. Já foram descritas muitas modificações desse sistema.

Quando esse sistema é aplicado em casos de perda de tecido ósseo, o defeito de ossos longos pode ser preenchido por dois métodos: pelo encurtamento agudo do osso e, em seguida, por seu alongamento gradual, visando à restauração do comprimento original do osso; ou pelo transporte de osso próximal ou distal ao defeito ósseo, com o objetivo de preencher gradualmente o defeito.[51,78,79,123]

Além da aplicação do aparelho fixador com anéis externos, pode-se fazer uma transferência de tecido livre para tratamento de lesões ósseas complexas no membro inferior associadas a defeitos significativos de partes moles. Em um caso agudo, o fixador por anéis externos (ou modificações dos fixadores com fios metálicos finos) pode ser aplicado como tratamento primário da fratura. Com a aplicação desses dispositivos, é imperativo que, no caso de haver necessidade de cobertura de parte moles, o microcirurgião e o cirurgião ortopédico discutam o problema no início do atendimento ao membro lesionado. A presença de um fixador de anéis pode tornar a microcirurgia extremamente complicada; nesse caso, é preferível o uso de fixadores externos retilíneos em lugar do aparelho de Ilizarov.[51]

Enxertos ósseos não vascularizados

Nos enxertos ósseos não vascularizados, podem-se usar autoenxertos e também aloenxertos. Essa solução é ideal para pequenos defeitos e espaços; o material pode ser obtido de diversos locais anatômicos e normalmente tem composição esponjosa ou corticoesponjosa. Em geral, os autoenxertos são superiores ao material de aloenxerto. Na maioria dos casos de defeitos ósseos com menos de 6 cm e com um leito satisfatoriamente vascularizado, cobertura adequada de partes moles e ausência de infecção, geralmente recomenda-se o uso de um enxerto ósseo esponjoso ou corticoesponjoso convencional.[26] As áreas mais comumente utilizadas para a coleta de osso para autoenxerto não vascularizado são a crista ilíaca (anterior ou posterior), o terço distal do rádio e o olécrano.[372] O osso esponjoso possui maior capacidade indutiva *versus* osso cortical; assim, deve-se usar o osso esponjoso, a menos que haja necessidade de estabilidade mecânica.

O processo de incorporação do enxerto ósseo se faz por "substituição rastejante", um processo no qual ocorre um gradual crescimento vascular, com reabsorção e substituição do enxerto ósseo necrosado por osso viável.[156] A substituição rastejante resulta em rápida revascularização em enxertos esponjosos de pequenas dimensões, mas esse fenômeno é lento e incompleto no osso cortical. Até 40-50% do osso lamelar permanece necrosado e o processo de revascularização que chega a ocorrer provoca um enfraquecimento mecânico significativo, devido à reabsorção óssea entre os 6-12 meses.[26,35,315] Os aloenxertos, como os autoenxertos, também devem ser substituídos por osso vivo. Essas estruturas são substituídas de forma mais lenta e menos completa; além disso, promovem uma resposta imune local e sistêmica que diminui o estímulo para a formação de osso novo. Esse efeito pode ser minimizado pelo congelamento, liofilização, irradiação ou descalcificação do enxerto, ou pode ser eliminado pelo uso de medicamentos imunossupressivos.[119,120,151,161,264,265,308,372] Enxertos ósseos não vascularizados estruturais de todos os tipos apresentam problemas substanciais; pode ocorrer fratura por fadiga, mesmo anos após sua implantação. A aplicação bem-sucedida de um enxerto depende de um leito devidamente vascularizado, de imobilização adequada e de proteção contra o excesso de estresse, por meio de uma fixação interna rígida.[91]

Enxertos ósseos vascularizados

Ao contrário dos enxertos ósseos convencionais, os elementos celulares de um enxerto ósseo vascularizado permanecem vivos e dinâmicos em seu novo local. Graças à sua circulação preservada, a viabilidade celular é maior do que nos enxertos convencionais,[10,23] o que dispensa a necessidade da substituição gradual por arrasto do osso não vascularizado por osso vivo.[26,35,170] Durante a consolidação, não se observa uma osteopenia intensa com o uso de enxertos ósseos vascularizados, ao contrário do que se verifica com enxertos ósseos não vascularizados.[24,43,86,114,199,304,379,382] A incidência de fratura por estresse é mais baixa do que em casos tratados com autoenxertos ou aloenxertos estruturais muito grandes.[134,268,317,355] Finalmente, a osteossíntese é mais rápida, e com o passar do tempo pode ocorrer hipertrofia óssea em resposta ao estresse aplicado.[109] É mais provável que ocorra consolidação óssea em circunstâncias difíceis, inclusive com leitos cicatriciais ou irradiados, ou em um leito ósseo avascularizado.[105,106]

Além da sobrevida celular superior, manutenção da circulação e melhores propriedades mecânicas, os enxertos vascularizados têm outras vantagens significativas em comparação com os enxertos convencionais. Essas vantagens são: a possibilidade de restaurar o crescimento longitudinal mediante a inclusão da placa de crescimento,[235,335,378] revascularização do osso necrosado,[154,203,221,229,280,307,324,340,341] melhora do fluxo sanguíneo local em leitos cicatriciais de partes moles[269,299] e reconstrução da perda de tecido composto em um procedimento, mediante a inclusão de pele, músculo, tendão, nervo e outros tecidos com o enxerto ósseo.

Indicações para enxertos ósseos vascularizados

Com base nas informações relatadas nos parágrafos precedentes, nota-se que, na maioria das circunstâncias, os autoenxertos vascularizados seriam ideais para os casos que necessitassem de um enxerto. Contudo, seu uso em transferências de tecido livre é tecnicamente exigente, e frequentemente os enxertos pediculares têm dimensões mais limitadas e menores comprimentos do pedículo. Com isso, há limitações quanto às suas indicações. Tempos operatórios prolongados e dissecções exaustivas aumentam o risco de complicações, e a morbidade no local doador pode ser significativa. Portanto, nos defeitos ósseos que meçam menos de 6-8 cm e em presença de partes moles normais, as técnicas convencionais permanecem sendo o método de escolha em muitas circunstâncias.

Material de crista ilíaca pode ser usado como enxerto ósseo vascularizado pediculado. As principais vantagens do enxerto autógeno vascularizado de crista ilíaca são sua natureza amplamente esponjosa e a grande quantidade de partes moles que pode ser obtida junto com material ósseo, na forma de um retalho osteomusculocutâneo combinado. Nesses retalhos, pode-se obter um retalho cutâneo mais confiável com a inclusão de vasos ilíacos circunflexos superficiais e profundos. As vantagens desse retalho osteocutâneo são a capacidade de (i) fornecer osso vascularizado a um local que frequentemente exibe um leito receptor deficiente para um enxerto ósseo, (ii) reconstruir simultaneamente os defeitos das partes moles e ósseos, e (iii) uso em instalações sem condições de realizar cirurgias microvasculares, quando a peça é empregada como retalho pediculado em membros superiores.[278] Esse retalho osteocutâneo também pode ser utilizado em defeitos menores.

Perda de segmento ósseo

Há indicação de transferência vascularizada em defeitos ósseos segmentares que meçam mais de 6-8 cm por causa de ressecção de tumor,[1,59,87,115,202,237,245,276,331,370] perda óssea traumática,[27,93,155,208,220,255,258,362] osteomielite ou pseudoartrose infectada.[27,141,142,171,173,238,246]

O uso de transferência vascularizada em defeitos menores é medida razoável em casos nos quais haja probabilidade de ocorrência de um "defeito biológico" na osteossíntese ou nos quais tal defeito já tenha ocorrido.[250] São exemplos a pseudoartrose persistente em seguida ao tratamento convencional, osso e/ou seu leito de partes moles deficientemente vascularizado em decorrência de cicatrização, infecção ou irradiação e pseudoartrose congênita.[6,228,259,343,356]

Outras indicações são a osteonecrose, a perda de tecido composto que exija uma reconstrução complexa, artrodese articular em circunstâncias excepcionais e a necessidade de crescimento longitudinal com transferência de fise.

Fíbula

A fíbula é o enxerto ósseo vascularizado de uso mais comum, porque sua estrutura e forma são apropriadas para a reconstrução de diáfises (Fig. 15.3). É possível coletar um segmento retilíneo de 26-30 cm de comprimento, sendo possível conseguir com segurança a osteossíntese ao osso receptor. Normalmente, a irrigação sanguínea da fíbula – como ocorre com os demais ossos longos – é derivada de uma artéria nutrícia através de ramos radialmente orientados que penetram na cortical e fazem anastomoses com os vasos periosteais. O fluxo sanguíneo resultante tem orientação centrífuga, da cavidade medular para a cortical. Essa disposição é o normal para a fíbula, que possui apenas um vaso nutrício que penetra em seu terço médio proveniente da artéria fibular. Outros ramos periosteais provenientes das artérias fibular e tibial anterior também irrigam a diáfise.[360] A epífise proximal é irrigada por uma arcada de vasos, dos quais o vaso genicular inferior lateral é o mais importante.[235] Caso se pretenda que ocorra crescimento fisário em seguida à transferência da cabeça da fíbula, esse vaso deverá ser anastomosado.[106,235]

O osso vascularizado pode ser transferido com uma camada de pele fasciocutânea de até 10 a 20 cm. Isso se torna possível porque normalmente uma série de vasos perfurantes fasciocutâneos ou miocutâneos provenientes da artéria fibular perfuram o músculo sóleo, adjacente ao septo intermuscular lateral.[189,377] A localização desses vasos perfurantes pode ser determinada na sala cirúrgica, antes da incisão cutânea, com o uso de uma sonda de ultrassonografia Doppler. Também podem ser obtidos retalhos osteomusculares com inclusão do músculo flexor longo do hálux (FLH) ou de partes do músculo sóleo ou fibular, com o uso do mesmo pedículo de artéria fibular.[25,49,361] O pedículo da artéria fibular tem comprimento de 6 a 8 cm e um diâmetro arterial de 1,5 a 3 mm.

Numerosas séries relataram salvações bem-sucedidas nos membros superior e inferior com o uso de retalho livre de fíbula em casos de osteomielite,[352] fratura patológica[296] e perda de segmento ósseo do fêmur,[352] tíbia,[363] rádio e ulna,[3,368] úmero[368] e pelve (Fig. 15.4).[2] O osso tem a capacidade de hipertrofiar com o passar do tempo, por meio de um processo de fratura e consolidação com formação de calo.[248] Além disso, é possível realizar osteotomias numerosas ou isoladas no osso, desde que o cirurgião preserve uma camada periosteal e o vaso nutrício. Se atendidas, essas condições permitem uma reconstrução estrutural dupla com uso da fíbula, em casos de lesões ósseas segmentares.[47,352]

Caracteristicamente, o retalho é coletado sob controle de um torniquete, através de uma abordagem lateral com o paciente em posição supina ou lateral. Os estudos vasculares pré-operatórios, embora sujeitos a controvérsias na literatura, têm se revelado de grande utilidade para nosso grupo no planejamento pré-operatório em casos de reconstrução pós-traumática e em pacientes com vasculopatia periférica.[84,216] Solicita-se uma angiografia por TC em todos os pacientes em preparação para transferência de fíbula livre vascularizada. Ao contrário da angiografia formal, a angiografia por TC não promove morbidade adicional e, ao mesmo tempo, proporciona informações sobre os vasos aferentes e eferentes nas duas pernas. Em 10% da população, a artéria fibular é responsável pela irrigação arterial dominante para a perna, sendo conhecida como artéria fibular magna; nesses casos, o cirurgião deverá considerar a perna contralateral para a coleta do retalho.[84,216]

A incisão deve ficar centrada sobre a margem posterior da fíbula, em uma linha que avança desde a cabeça da fíbula até o maléolo lateral. Constata-se a utilidade de sempre incluir uma camada de pele na estrutura do retalho; isso facilita o fechamento e também a monitoração pós-operatória do retalho. A inclusão de uma camada de músculo sóleo ou de músculo FLH pode melhorar a confiabilidade dessa camada de pele, se os vasos perfurantes da pele forem pequenos. A dissecção é iniciada entre o plano dos músculos sóleo e fibulares. Tão logo a fíbula seja lateralmente visualizada, o cirurgião deve identificar o nervo fibular, protegendo-o enquanto a dissecção avança superficialmente ao periósteo em uma direção medial (Fig. 15.5). Prosseguindo, o cirurgião faz uma incisão na membrana interóssea; o osso é então dividido proximal e distalmente com o uso de uma serra de Gigli ou serra sagital, com o cuidado de proteger as estruturas neurovasculares circunjacentes. Seis centímetros da parte distal da fíbula devem permanecer intactos, para estabilização do tornozelo. Em pacientes esqueleticamente imaturos, depois da coleta da fíbula, sempre se realiza uma sinostose no maléolo lateral.[251] Também preserva-se 6 cm de osso da fíbula proximalmente (abaixo da cabeça da fíbula), para preservação da estabilização do joelho. Isso se consegue mediante a manutenção da inserção da tíbia à fíbula e das inserções do músculo bíceps femoral e do ligamento colateral lateral à cabeça da fíbula. A parte proximal da fíbula abriga partes das origens dos músculos fibular longo, extensor longo do hálux, sóleo e tibial posterior. A minimização da dissecção ao nível da cabeça da fíbula também ajudará a evitar lesões do nervo fibular.

Tão logo o cirurgião tenha feito a divisão do osso, deve identificar a artéria fibular distal e profundamente ao músculo posterior da tíbia e num plano imediatamente dorsal ao FLH. A artéria é dividida e distalmente ligada. A dissecção tem prosseguimento proximalmente à bifurcação arterial fibular-tibial posterior. Nesse ponto, a artéria deve ser ligada distalmente à junção, com preservação da artéria tibial posterior. Em todos os casos o cirurgião deverá verificar a posição do nervo tibial e da artéria tibial posterior antes da ligação dos vasos fibulares.

Se o cirurgião coletou uma camada de pele juntamente com o enxerto de fíbula, sempre deverá usar um enxerto cutâneo em

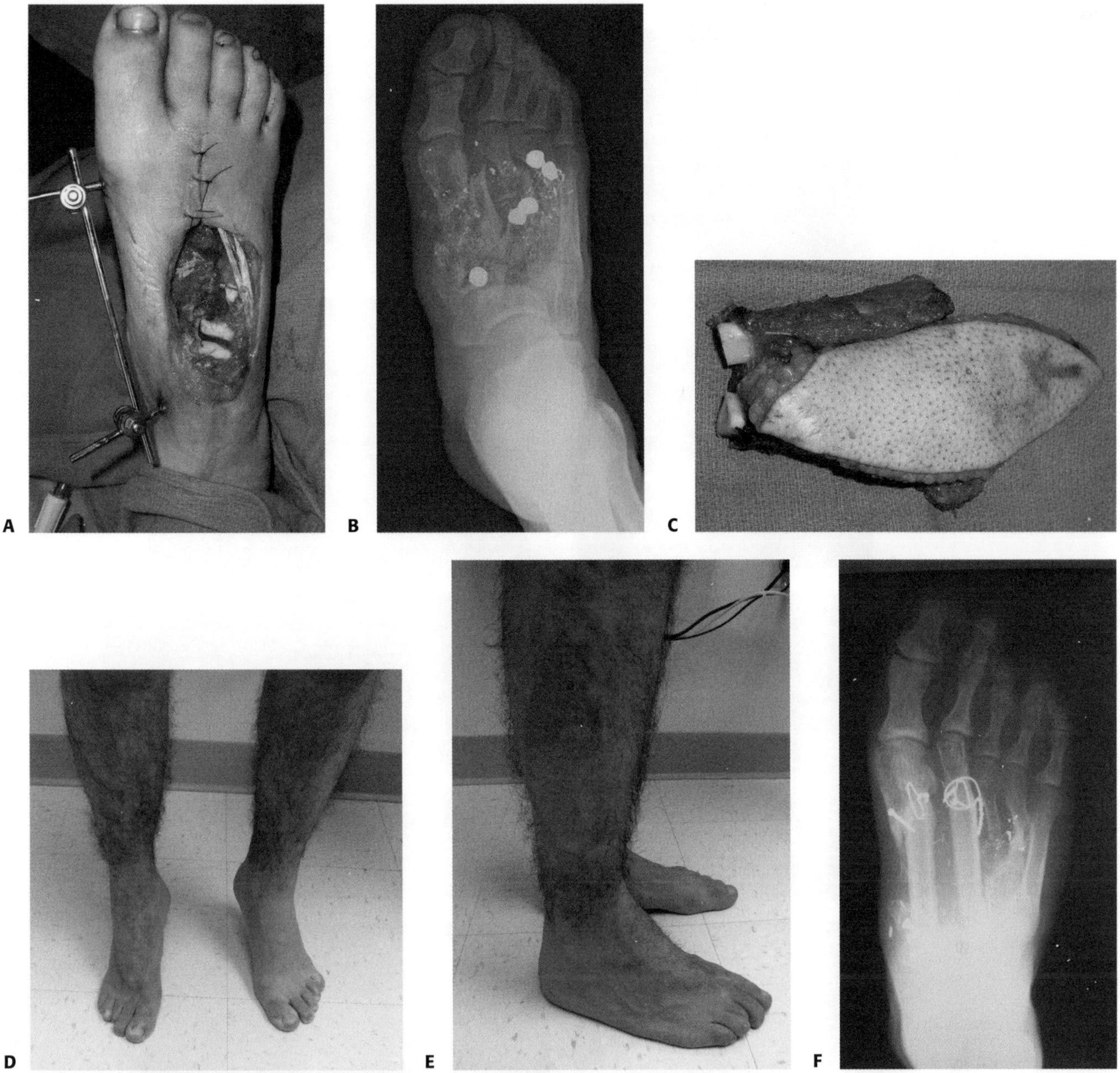

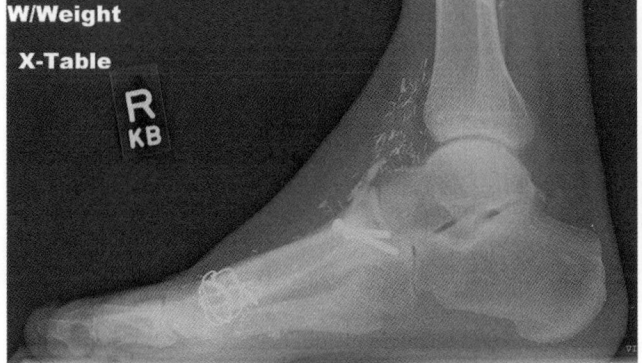

FIGURA 15.3 A, B: Após um ferimento no pé por projétil de arma de fogo, ocorreu perda do primeiro e segundo metatarsais e grande ferida na parte dorsal do pé. **C:** Vista intraoperatória do retalho osteocutâneo fibular com uma fíbula longitudinalmente dividida. **D–G:** Fotografias clínicas e radiografias 16 meses após a aplicação do retalho osteocutâneo livre de fíbula para a reconstrução dos raios do primeiro e segundo metatarsais. O paciente foi capaz de andar sem dificuldade e de jogar futebol.

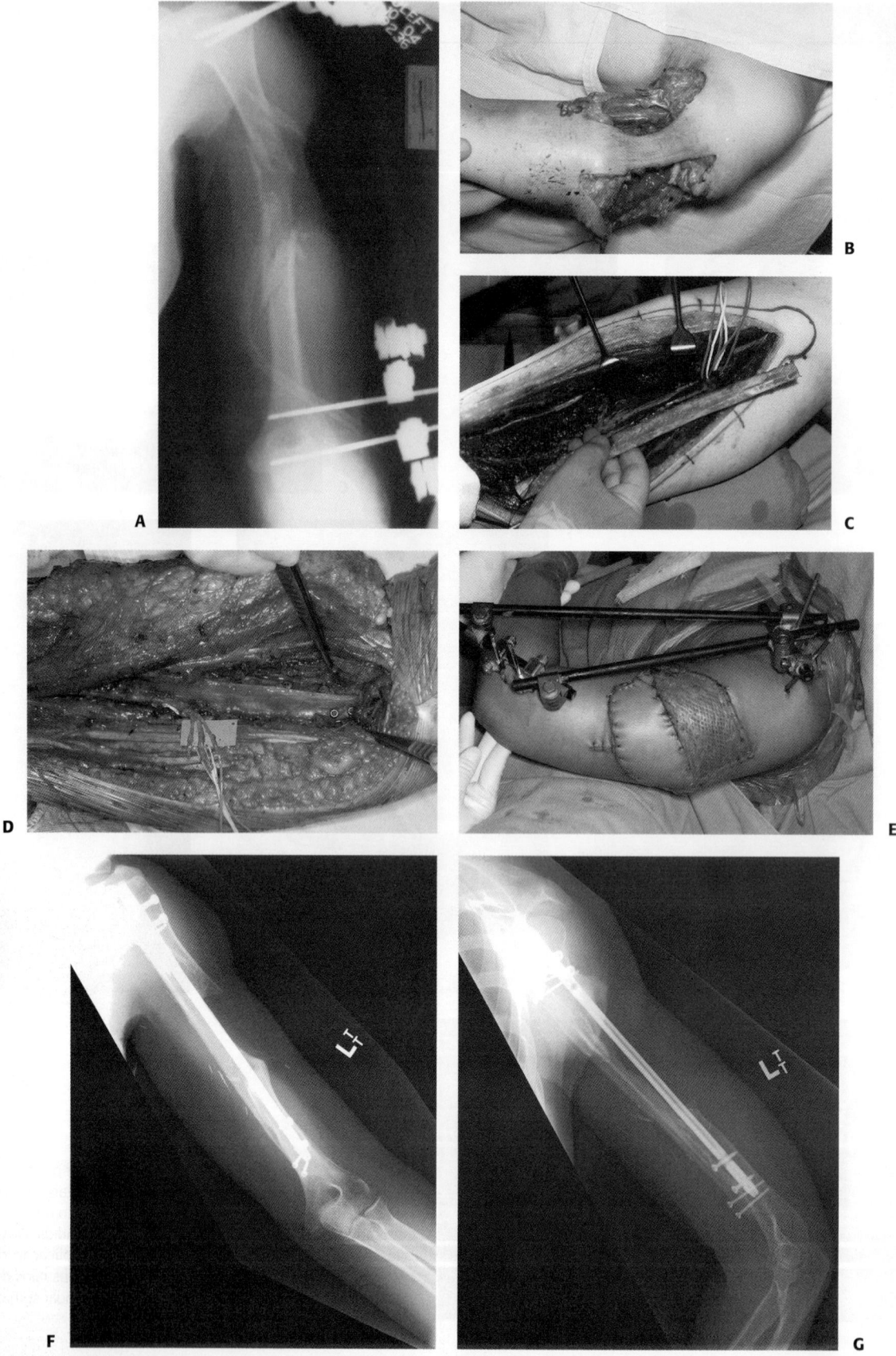

FIGURA 15.4 A, B: Mulher, 44 anos; sofreu ferimento por arma de fogo no úmero esquerdo, que resultou em grandes feridas de entrada e de saída (com mais de 15 cm cada), com perda óssea segmentar do úmero com mais de 10 cm de comprimento. As fraturas foram temporariamente estabilizadas com fixação externa e o defeito de partes moles foi tratado com um retalho livre do latíssimo do dorso ipsilateral. **C–E:** Após a estabilização das partes moles, foi utilizada uma fíbula vascularizada livre para a união do defeito ósseo, em seguida à aplicação de uma haste intramedular. **F, G:** Transcorridos 3 meses, a fíbula tinha sido incorporada às extremidades proximal e distal do úmero, o que resultou na salvação de um membro superior com grande funcionalidade.

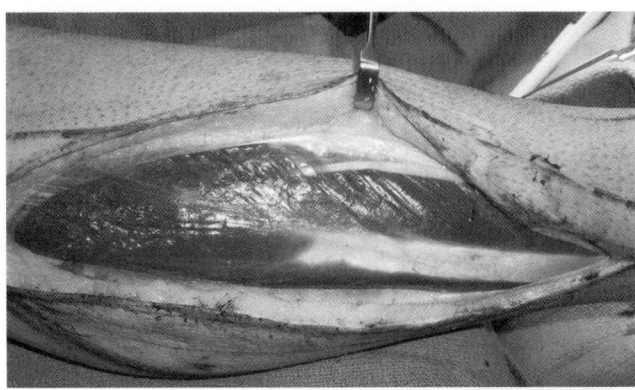

FIGURA 15.5 A fotografia clínica ilustra o nervo fibular superficial no compartimento lateral da perna direita durante a coleta do retalho osteosseptocutâneo livre de fíbula.

malha para a cobertura do local doador; um fechamento primário sob tensão poderá aumentar o risco de síndrome compartimental na perna doadora; portanto, isso deve ser evitado. É essencial um fechamento meticuloso do local doador, com particular atenção ao músculo FLH, para que seja minimizada a morbidade no membro doador. Caracteristicamente os pacientes poderão voltar a andar com sustentação do peso e sem dor cerca de 4 a 6 semanas após a coleta da fíbula.

É preciso que a fixação óssea com o uso de um enxerto de fíbula seja realizada com cuidado, pois a aplicação inadvertida de um parafuso pode lesionar ou provocar a avulsão dos vasos pediculares ou nutrícios. Placas aplicadas à superfície da fíbula devem ser fixadas por meio de parafusos unicorticais, e idealmente a placa e os parafusos devem ser posicionados sobre a superfície lateral da fíbula, distante do pedículo vascular. Não se deve desnudar o periósteo na interface osso/placa e, nos pontos de inserção dos parafusos, o desnudamento periosteal deverá ser mantido ao mínimo. O contato de osso-com-osso entre a fíbula e o local receptor pode ser maximizado mediante a criação de cortes em degrau; ou a fíbula pode ser telescopada no interior do osso receptor nos casos em que os diâmetros sejam adequados, por exemplo, no fêmur ou úmero. As placas abrangentes são ideais, por permitirem uma firme fixação acima e abaixo da fíbula intercalada e, além disso, esses implantes permitem a pega unicortical da fíbula, para obtenção da estabilização.[329]

Crista ilíaca

A crista ilíaca é duplamente irrigada, pelas artérias circunflexas ilíacas profunda (ACIP) e superficial.[315] Desses dois sistemas vasculares, a ACIP é a mais importante.[296] Vasos perfurantes musculocutâneos que penetram na parede abdominal a 1 cm proximalmente à crista ilíaca proporcionam sua nutrição. Na experiência de diversos autores, a camada de pele tem se revelado menos confiável, em comparação com um retalho convencional inguinal, particularmente se estiver ligeiramente rotacionado em relação ao osso subjacente.[234,294] Suas dimensões, quando baseado na ACIP, variam consideravelmente, oscilando entre 7-10 cm e 15-30 cm. Entretanto, o osso ilíaco inteiro é satisfatoriamente irrigado pela ACIP por meio de numerosas artérias perfurantes nos pontos de inserção muscular.[260] Esse permanece sendo o pedículo de escolha para retalhos osteocutâneos, embora tenham sido descritos retalhos pediculares duplos com o emprego de ambos vasos ilíacos circunflexos (superficial e profundo) que, em alguns casos, podem constituir a opção desejável.[189]

Embora a totalidade da crista possa ser coletada, essa estrutura tem um limite prático de 10 cm de comprimento para uso como enxerto vascularizado, por causa de sua forma encurvada. Em comparação com a fíbula, a crista ilíaca é relativamente menos apropriada para a reconstrução de diáfises, pois sua remodelação com o intuito de tolerar a sustentação do peso é processo prolongado. Além disso, a osteossíntese é difícil e frágil.

Enxertos periosteais vascularizados

Foi demonstrado experimentalmente que os enxertos periosteais promovem uma formação previsível de osso longo, desde que estejam adequadamente vascularizados.[186,327] A formação de tecido ósseo em seguida à transferência de periósteo vascularizado livre pode ser melhorada pelo envolvimento de um enxerto de osso esponjoso em um invólucro de periósteo.[283] Já foram identificados vários locais doadores, por exemplo, clavícula, fíbula, ílio, úmero, tíbia e fêmur, entre outros.[67,85,201,267] No membro superior, foi demonstrada a grande utilidade de enxertos corticoperiosteais finos e de pequenos enxertos de osso periosteal coletados da região supracondilar do fêmur baseados na artéria/veia genicular descendente ou na artéria/veia genicular superior medial (Fig. 15.6). Esse enxerto tem elasticidade e pode se amoldar rapidamente à forma de pequenos ossos tubulares. O enxerto já foi empregado com sucesso para aplicações na clavícula, úmero e antebraço, inclusive em fraturas patológicas decorrentes de necrose por radiação e em outras pseudartroses recalcitrantes.[85]

Enxertos estruturais vascularizados de côndilo medial do fêmur

Enxertos ósseos vascularizados provenientes do côndilo femoral medial são particularmente úteis para o tratamento de pseudoartroses, que com frequência ocorrem em áreas pouco vascularizadas. O côndilo medial do fêmur passou a ser um local doador popular por proporcionar grande quantidade de enxerto ósseo esponjoso de qualidade e densidade excelentes e com uma irrigação sanguínea robusta; além disso, esse enxerto é tecnicamente fácil de coletar.[169] O periósteo do côndilo medial do fêmur é irrigado pela artéria genicular descendente (AGD) e pela artéria genicular superomedial (AGS).

O enxerto é coletado com o paciente na posição supina, com a perna em rotação lateral e com flexão do quadril e joelho. O cirurgião faz uma incisão longitudinal ao longo da borda posterior do vasto medial, com prolongamento proximalmente ao hiato do adutor. O cirurgião deve afastar anteriormente o vasto medial a fim de expor os vasos geniculares descendentes subjacentes, que emergem proximalmente do hiato do adutor. O cirurgião utilizará a AGD ou a AGS como pedículo para o enxerto ósseo, dependendo de qual delas for maior.[17] Pode ser coletado um enxerto ósseo com até 8 cm de comprimento e 6 cm de largura, mas deve-se tomar o cuidado de preservar a inserção do periósteo ao osso subjacente. O tamanho do retalho corticoperiosteal que pode ser coletado fica limitado anteriormente pela faceta medial da patela, posteriormente pela borda posterior do fêmur, distalmente pela origem do ligamento colateral medial, e proximalmente pela expansão do côndilo medial do fêmur.[108] O cirurgião deve ter cautela ao coletar enxertos ósseos maiores, pois poderão resultar em fratura do fêmur.

Enxertos ósseos vascularizados de côndilo medial do fêmur foram empregados com sucesso para o tratamento de pseudoartroses do escafoide,[169] clavícula,[108] metacarpos,[295] úmero, rádio, fêmur e tíbia,[17,54] tendo sido constatado que o uso desses materiais resulta em osteossíntese mais rápida em comparação aos enxertos pediculares radiais distais, quando empregados no tratamento de pseudoartroses da cintura escapular.[168]

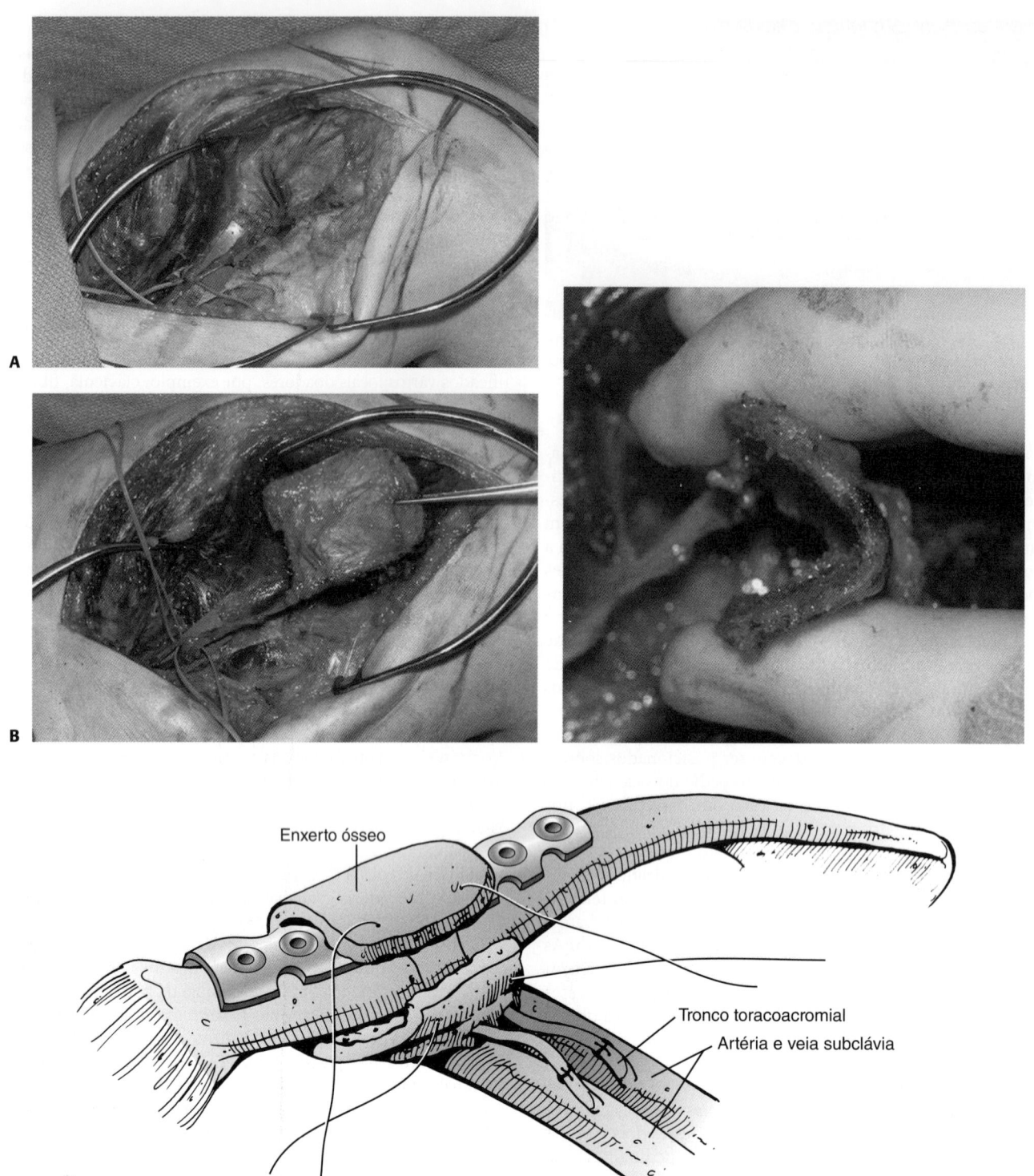

FIGURA 15.6 É possível usar enxertos corticoperiosteais de côndilo medial do fêmur para o preenchimento de defeitos mais curtos ou para a aplicação em torno de fraturas difíceis, de modo a proporcionar uma opção de enxerto ósseo vascularizado. Depois da elevação do vasto medial, o côndilo medial do fêmur é exposto para a demonstração de um anel de vasos periosteais baseados na artéria/veia genicular descendente ou na artéria/veia genicular superior medial **(A)**; e faz-se a elevação de um enxerto corticoesponjoso **(B)**. O enxerto é bastante flexível e pode ser moldado em torno dos ossos no local receptor **(C, D)**.

Costela + Serrátil e latíssimo do dorso

Embora empregada em estudos mais antigos,[139] geralmente a costela não é material apropriado para a reconstrução do membro superior, por causa de sua estrutura frágil e membranosa e de sua forma curva. Quando esse material tem a irrigação sanguínea proporcionada pela artéria mamária interna ou pela supracostal, apenas os vasos periosteais são aproveitados.[139] O enxerto costal posterior, que contém sua artéria nutrícia, depende da ligação do ramo dorsal da artéria intercostal posterior. Considerando que esse vaso irriga a medula espinal, existe a possibilidade de ocorrência de paraplegia. Além disso, sua dissecção é difícil e em geral implica a realização de uma toracotomia.

Os enxertos ósseos vascularizados compostos, com inclusão de um retalho muscular com um enxerto ósseo vascularizado em um único pedículo, são vantajosos por diversos motivos, inclusive pela possibilidade de se contar com um enxerto ósseo vascularizado, com subsequente cobertura com músculo saudável. Um desses enxertos ósseos vascularizados compostos com retalho muscular é o retalho de costela, serrátil anterior e latíssimo do dorso.[182,212,254,266,328,375] Com base no vaso toracodorsal e em seus ramos para os músculos serrátil e latíssimo do dorso, será possível coletar até duas costelas não adjacentes com o músculo serrátil suprajacente, que proporciona a vascularização do osso. Pode-se coletar um comprimento significativo de costela e, ao efetuar uma corticotomia no seu lado côncavo, a costela curva pode ser retificada, para sua aplicação a um osso longo ou a um defeito de osso longo (Fig. 15.7). Em comparação com um enxerto fibular, ocorre hipertrofia da costela com o passar do tempo.

RECONSTRUÇÃO DE PARTES MOLES

Classificação das lesões de parte mole

A lesão de partes moles pode ser classificada em diversas variedades: lacerações, abrasões, contusões, lesões desenluvantes e queimaduras. Além disso, uma lesão a partes moles pode ocorrer na ausência de lacerações cutâneas evidentes e pode resultar em dano aos tecidos ainda mais extenso do que o observado em fraturas expostas.[336,337] As lesões fechadas associadas a contusões cutâneas, abrasões profundas, queimaduras ou a uma franca separação entre a camada dérmica e os tecidos subcutâneos foram classificadas por Tscherne et al. (Tab. 15.2).[336,337] Embora não criticamente validado, esse sistema de classificação reforçou nossa percepção da importância das lesões às partes moles associadas a fraturas fechadas.

O mecanismo lesional também fornecerá pistas relacionadas à gravidade da lesão das partes moles subjacentes. Uma lesão penetrante causará trauma local e imediato ao tecido circunjacente; portanto, caracteristicamente o desbridamento cirúrgico exigido ficará limitado à região de penetração circunjacente. Uma força contusa resultante de colisões com veículos motorizados ou quedas provocará traumas mais extensos às partes moles e possível lesão neurovascular associada, juntamente com maior contusão muscular, desvascularização e necrose. Normalmente, uma lesão por mecanismo oscilatório ou por compressão terá um prognóstico menos favorável, em decorrência da quantidade de lesão ocorrente nos tecidos. Lesões elétricas associadas a fraturas podem ter aspecto inócuo, mas sempre estarão associadas a uma lesão significativa às partes moles subjacente.

Cicatrização da ferida

Para que seja integralmente apreciada a natureza da lesão de partes moles, o cirurgião deve ter algum conhecimento do processo normal de cicatrização das feridas. Feridas induzidas por cirurgia cicatrizam em vários estágios. A ferida passa pelas fases de coagulação, inflamação, síntese e deposição de matriz, angiogênese, fibroplasia, epitelização, contração e remodelagem. Esses processos foram divididos em três estágios principais: inflamação, fibroplasia e maturação. A interrupção de qualquer desses estágios pode levar a complicações na cicatrização da ferida.[165]

A fase inflamatória da cicatrização da ferida envolve respostas celulares para livrar o ferimento de *debris* e tecido desvitalizado. O aumento da permeabilidade capilar e a infiltração de leucócitos ocorrem secundariamente à ação dos mediadores inflamatórios e substâncias vasoativas. As células inflamatórias livram a ferida de bactérias nocivas e do tecido desvitalizado. A deposição de fibronectina e de hialuronato provenientes dos fibroblastos nas primeiras 24-48 horas proporciona uma base para a subsequente migração dessas células.[96,318]

A fase de proliferação dos fibroblastos tem início dentro dos primeiros 2 a 3 dias, à medida que grandes populações de fibroblastos migram em direção à ferida. Há necessidade da secreção de uma série de substâncias para a cicatrização da ferida, o que envolve grandes quantidades de glicosaminoglicanos e colágeno. Os níveis de colágeno se elevam por aproximadamente 3 semanas, o que corresponde ao aumento da resistência da ferida à tração. Depois de transcorridas 3 semanas, a velocidade de degradação do colágeno iguala a velocidade de deposição da substância. A angiogênese é um aspecto importante da fase de proliferação dos fibroblastos, por ajudar na sustentação de novas células na ferida em processo de cicatrização.

A fase de maturação tem início por volta de 3 semanas, se prolongando por até 2 anos. Essa fase se caracteriza pela remodelagem do colágeno e fortalecimento da ferida. O colágeno é o principal "tijolo de construção" do tecido conjuntivo, e pode ser observado em pelo menos 13 tipos diferentes. As feridas em fase inicial se compõem de uma parte majoritária de colágeno do tipo III. À medida que vai ocorrendo a maturação do colágeno, o tipo III é substituído pelo colágeno do tipo I. A interligação do colágeno aumenta a resistência à tração. Por volta de 6 meses, ocorre rápido aumento na resistência da ferida, ocasião em que a ferida chega aos 70% da resistência do tecido normal. Em seguida, a ferida se acomoda gradualmente a um platô que representa 80% da resistência normal, mas jamais retornará aos níveis pré-lesionais.[165]

A reepitelização da ferida ocorre quando células adjacentes migram em uma sequência de mobilização, migração, mitose e diferenciação celular das células epiteliais. A contração da ferida tem início depois de cerca de 1 semana. A contração fica facilitada pela transformação de certos fibroblastos em miofibroblastos. Essas células aderem às margens da ferida e também entre si e promovem a contração da ferida. Esses estágios são essenciais para que ocorra uma cicatrização adequada da ferida, pois a interrupção desses processos resultará em complicações crônicas para o ferimento.[96,318]

Feridas grandes, ou feridas não passíveis de cicatrização primária, cicatrizam por meio de um processo de "cicatrização da ferida em segunda intenção", em que predominam a contração e reepitelização da ferida. Se a conclusão do processo de reepitelização estiver sendo inibida por infecção, isquemia ou por algum trauma persistente, a ferida ingressará em um demorado estado inflamatório.[266] Nessas feridas crônicas, o ambiente exibe predomínio de neutrófilos, com maior produção de enzimas proteolíticas.[81] Na maioria das situações, para que ocorra cicatrização, a ferida crônica deverá ser convertida em uma ferida aguda e limpa por meio do desbridamento cirúrgico. O desbridamento cirúrgico restabelece um ambiente normal para a cicatrização e permite que a ferida cicatrize por primeira ou segunda intenção.

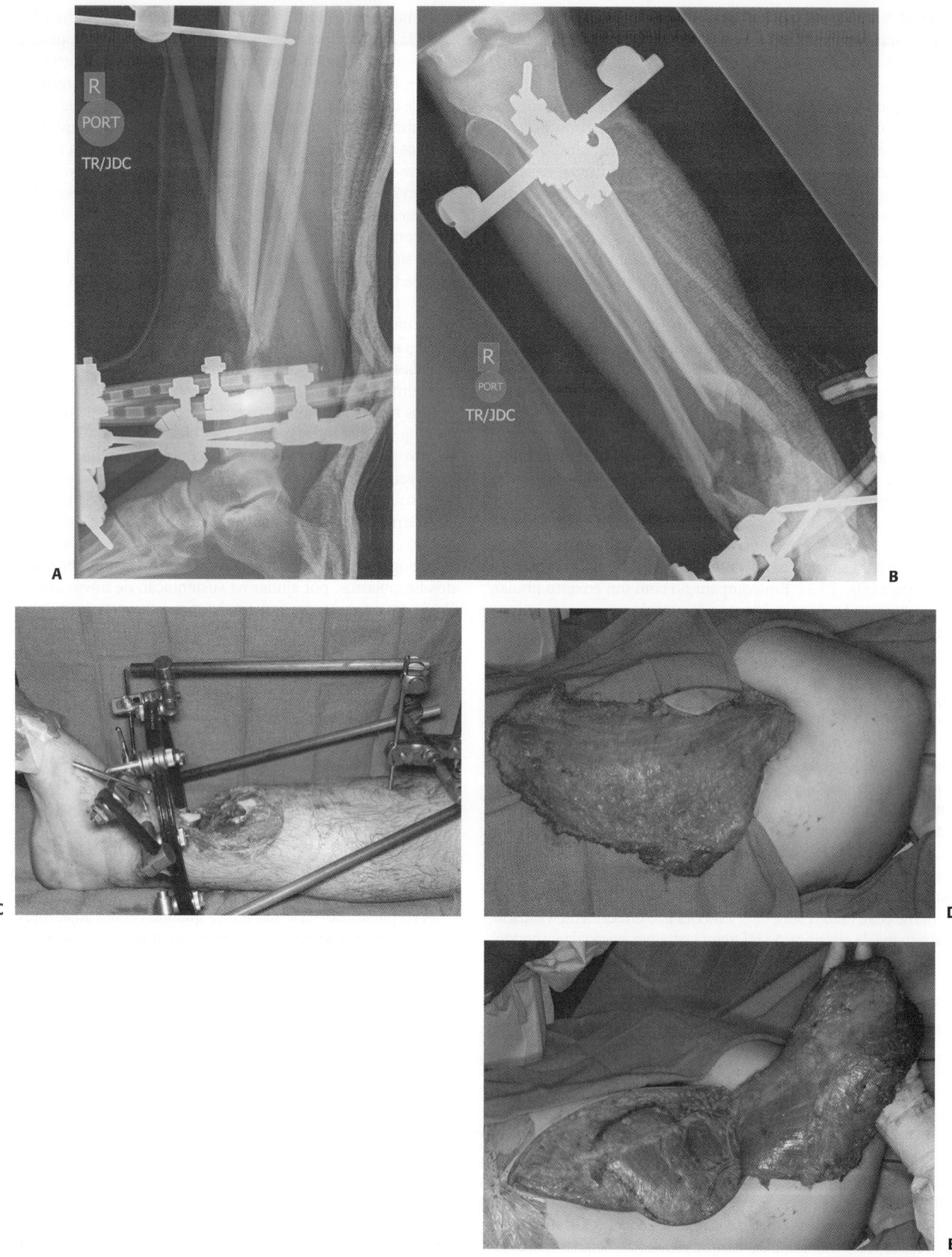

FIGURA 15.7 A–C: Esse homem de 19 anos sofreu fraturas expostas nos terços distais da tíbia e fíbula com perda significativa de partes moles e de tecido ósseo. A lesão foi inicialmente estabilizada com um fixador externo. A zona de lesão da fratura exposta se estendia para muito além das margens da ferida, e diante da perda óssea segmentar, da perda de pele e da grande lesão às partes moles, foi tomada a decisão de usar um retalho composto de costela, serrátil e latíssimo do dorso. O latíssimo do dorso foi coletado com um retalho cutâneo **(D)** e, em seguida à elevação, o serrátil e seu ramo da artéria/veia toracodorsal foram identificados sobre a quarta e sexta costelas **(E)**.

(continua)

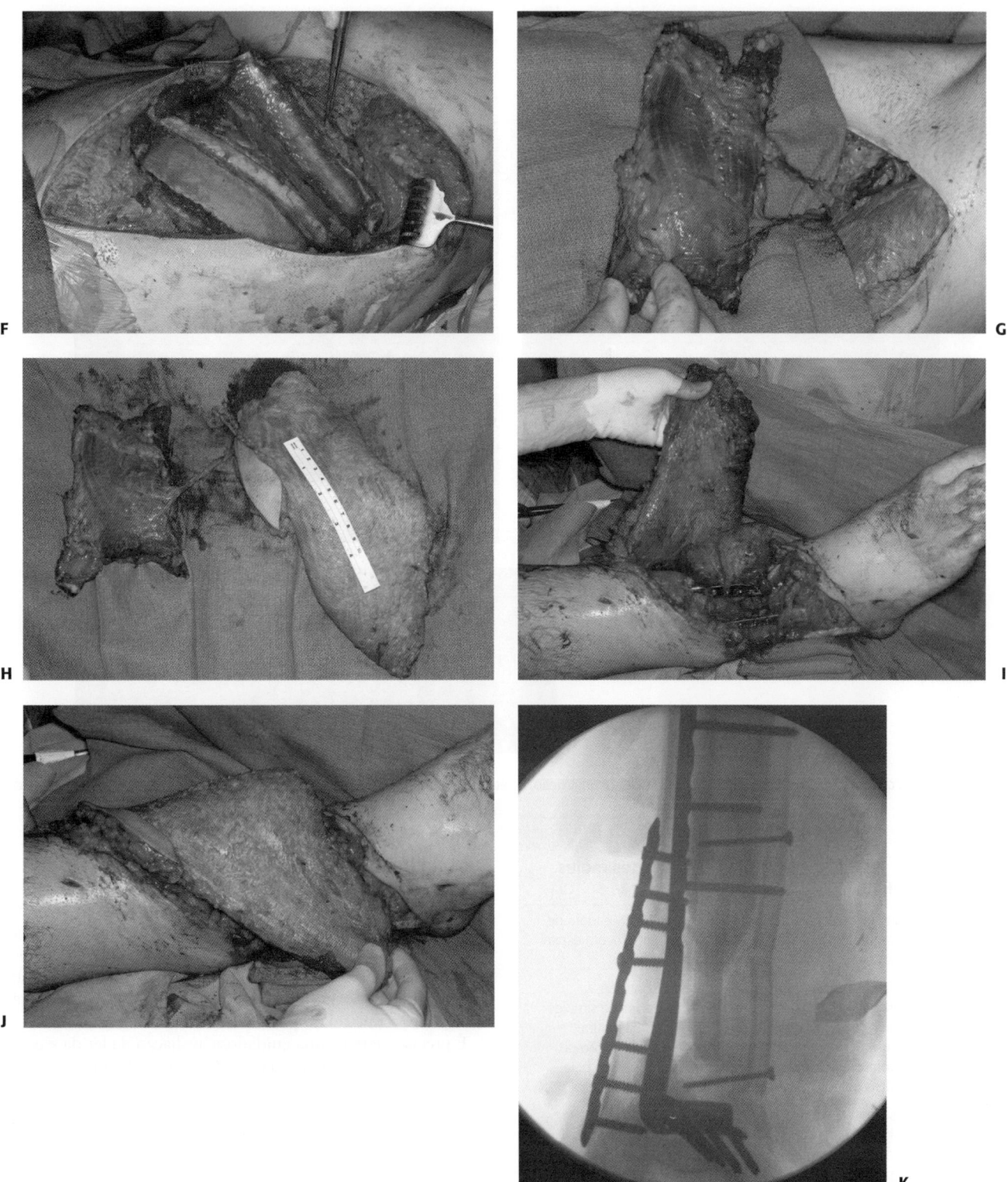

FIGURA 15.7 *(continuação)* **F, G:** A sexta e quarta costelas foram elevadas extraperiostealmente, deixando intactas as inserções do serrátil. O retalho inteiro está ilustrado em **(H)**. **I–K:** As costelas foram inseridas no defeito ósseo.

(continua)

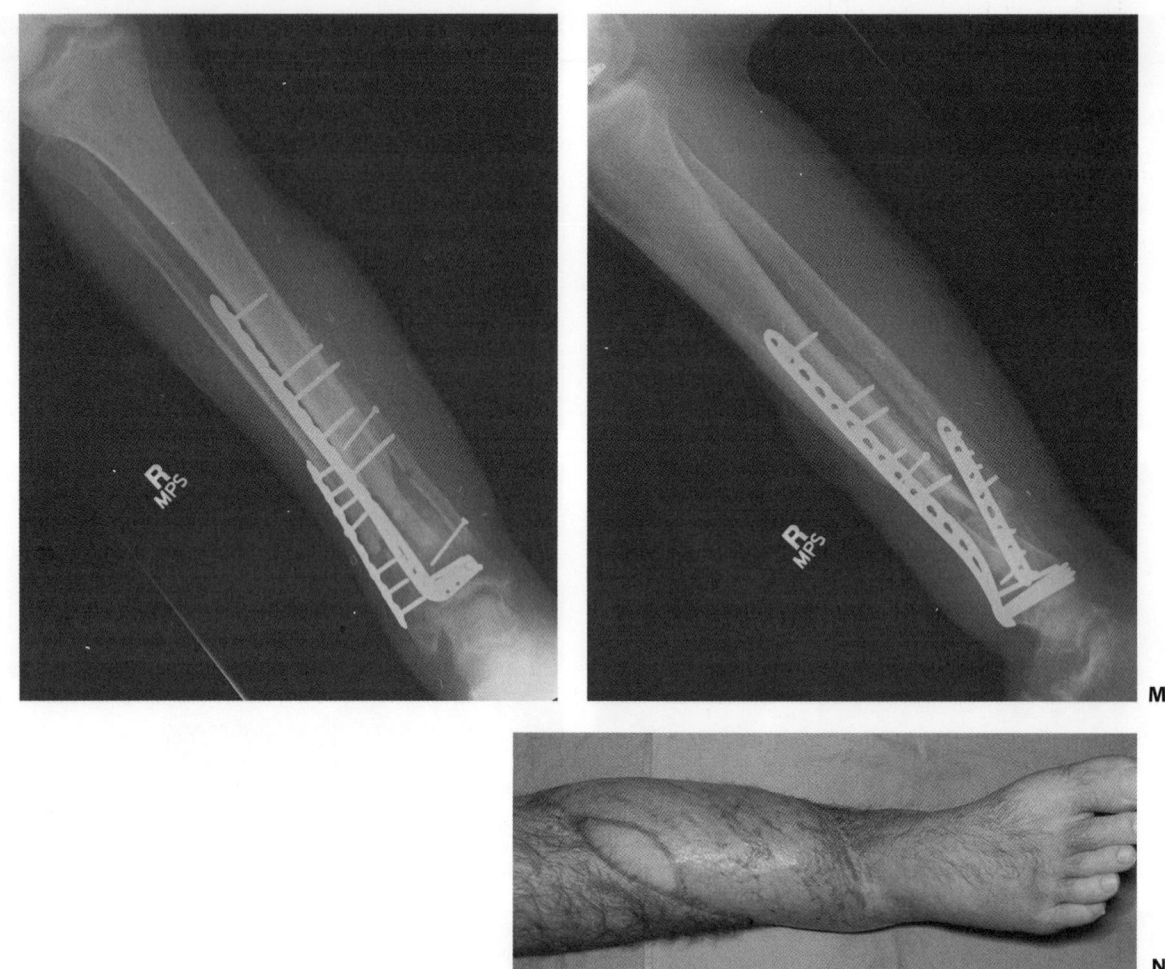

FIGURA 15.7 *(continuação)* **L–N:** Sete meses depois da reconstrução, o retalho exibia um contorno satisfatório e tinha ocorrido consolidação das costelas à tíbia.

TABELA 15.2	Classificação das lesões de partes moles associadas a fraturas fechadas
Grau 0	Mínima lesão às partes moles, lesão indireta causadora de fratura simples. Um exemplo típico é a fratura em espiral da tíbia em uma lesão de esquiador.
Grau 1	Lesão causada desde o interior, abrasão/contusão superficial, resultando em fraturas de gravidade simples ou média/grave. Um exemplo típico é uma fratura-luxação por pronação-rotação lateral da articulação do tornozelo, com lesões às partes moles causadas pela pressão dos fragmentos ao nível do maléolo medial.
Grau 2	Lesão direta com contusões cutâneas ou musculares localizadas, lesão mais extensa das partes moles ou abrasões com contaminação profunda. A lesão resulta em padrões de fratura transversais ou complexos. Um exemplo típico é uma fratura segmentar da tíbia, causada por um golpe direto do paralama de um automóvel. Síndromes compartimentais iminentes também se enquadram nesse grupo.
Grau 3	Desenluvamento grave, acompanhado por destruição de músculo e/ou tecido subcutâneo e por extensas contusões da pele. Os padrões de fratura são complexos. Esse grau inclui os casos manifestos de síndrome compartimental e lesões vasculares.

Adaptado de: Tscherne H, Gotzen L. *Fractures with Soft Tissue Injuries*. Berlim: Springer-Verlag; 1984 e Tscherne H, Oestern HJ. Die Klassifizierung des Weichteilschadens bei offenen und geschlossenen Frakturen. *Unfallheilkunde*. 1982;85:111–115.

Desbridamento

O desbridamento é a base do sucesso para o tratamento de qualquer ferida traumática. Para que se tenha um desbridamento adequado, é preciso que se faça a completa remoção de corpos estranhos e do tecido desvitalizado. Um desbridamento inadequado pode promover infecção da ferida, retardo na cicatrização cirúrgica e atenuação do processo inflamatório.

É preciso efetuar uma cuidadosa avaliação da ferida e o seu desbridamento, tão logo seja possível após a lesão, com o paciente sob anestesia geral na sala cirúrgica. Com frequência o desbridamento realizado no serviço de emergência ou na enfermaria será inadequado, pois esse procedimento fica limitado pela má iluminação e pela analgesia inadequada do paciente. O desbridamento na sala cirúrgica também permite que o cirurgião tenha à mão os instrumentos cirúrgicos apropriados para a remoção de partes moles e tecido ósseo desvitalizado e para a obtenção da hemostasia.

Para todos os pacientes traumatizados, o cirurgião deve determinar a "zona de lesão", que se refere a área ao longo da qual ocorreu o trauma. Nem sempre a extensão da zona de lesão fica evidenciada na avaliação inicial, particularmente em casos de lesões de desenluvamento, esmagamento e por eletricidade. Se o médico não puder ter certeza da completa excisão de todo tecido necrosado, a reconstrução das partes moles e de tecido ósseo deverá ser adiada; nesses casos, um segundo desbridamento deverá ser planejado para dentro de 24 horas. Deve ser considerada a necessidade de uma fasciotomia por ocasião do primeiro desbridamento. Lesões sofridas em ambientes agrícolas ou com equipamento industrial estão sujeitas a contaminação mais intensa e profunda. Lesões que envolvam máquinas com cilindros que resultem em esmagamento, avulsão ou desenluvamento também terão como resultado danos mais graves aos tecidos, e seu prognóstico é pior do que o para traumas contusos ou lesões do tipo em guilhotina.[33,125,126,179] Como rotina, essas lesões devem passar por desbridamentos seriados ao longo de 48 horas, como garantia de que todo tecido desvitalizado será removido, antes que tenha início a reconstrução das partes moles.

Em seguida ao desbridamento, todas as feridas devem ser irrigadas com o objetivo de remover *debris* soltos e também para reduzir a contaminação bacteriana. Existem diversas soluções para irrigação. Soluções antibióticas (bacitracina, neomicina e polimixina) e detergentes (sabão de Castile, cloreto de benzalcônio) são empregados por muitos cirurgiões, na tentativa de minimizar os percentuais de infecção. Embora a irrigação da ferida com solução antibiótica tenha sido procedimento efetivo em alguns estudos experimentais,[82,284] ainda não se contam com dados clínicos convincentes de que esses procedimentos sejam mais benéficos, quando comparados a lavagem exclusivamente com sabão.

O fluxo a alta pressão, embora benéfico por reduzir as contagens bacterianas, deve ser empregado com prudência. Ao optar pela irrigação a alta pressão, deve-se evitar que os corpos estranhos sejam impulsionados mais profundamente no leito da ferida, a ocorrência de hidrodissecção de áreas intactas e a insuflação dos tecidos.[113,232] A irrigação a alta pressão deve ser empregada criteriosamente na mão, pois o jato de água pode lesionar ou causar avulsão de nervos ou vasos digitais. Nesses casos, bastará o uso de copiosos volumes de irrigação com o uso da gravidade, juntamente com um cuidadoso desbridamento.

Novos dispositivos de desbridamento foram projetados de modo a exercer pressão variável durante todo o processo de desbridamento. Dispositivos como o *Versajet Hydrosurgery System* (Smith e Nephew, EUA) utilizam um jato controlado de líquido que permite um desbridamento preciso ao longo dos tendões, além de um desbridamento mais geral de feridas recentes e crônicas.[39,187,303] Em um estudo prospectivo, foi demonstrado que esse dispositivo diminuía os tempos operatórios e possibilitava maior precisão durante o processo de desbridamento.[122]

Com frequência um desbridamento inadequado pode ser decorrente das preocupações do cirurgião com relação ao fechamento da ferida. Se o cirurgião tiver algum tipo de preocupação com respeito ao fechamento da ferida, deverá prontamente consultar um cirurgião plástico ou outro especialista em cuidados de feridas, de modo a possibilitar uma abordagem multidisciplinar ao tratamento da ferida. Tais colaborações afastarão as preocupações e permitirão um desbridamento inicial agressivo, o que minimizará complicações tardias com a ferida.

Desbridamento de ferimentos agudos

O primeiro passo em qualquer esforço reconstrutivo é um desbridamento adequado. A cada desbridamento, o objetivo do cirurgião deve ser a remoção de todos os corpos estranhos e tecidos necrosados. O desbridamento da ferida e uma cuidadosa avaliação da lesão deverão ter lugar tão logo seja possível após a ocorrência da lesão, com o paciente sob anestesia geral e na sala cirúrgica. O processo de desbridamento tem início com uma limpeza cuidadosa da ferida, com o uso de uma escova cirúrgica e de sabão ou solução iodada estéril, seguido pela irrigação com 4 a 8 litros de solução salina estéril, idealmente aquecida a 37°C para evitar excessivo resfriamento do paciente. Diante de um sangramento excessivo, o cirurgião poderá aplicar um torniquete antes do processo de irrigação.

As estruturas importantes, por exemplo, nervos e vasos, devem ser identificadas, marcadas e protegidas antes do desbridamento das partes moles inviáveis com bisturi. Jamais se deve desbridar os principais nervos motores; bem ao contrário, essas estruturas devem ser dissecadas do tecido necrosado e preservadas. Fragmentos ósseos livres que estejam inteiramente desnudados de inserções de partes moles – e, portanto, avascularizados – devem ser removidos da ferida. Frequentemente as partes que sofreram avulsão podem ser utilizadas como fonte de "partes sobressalentes" para feridas que necessitem de fechamento com enxertos cutâneos ou retalhos; essa opção sempre deverá ser levada em consideração antes que tais estruturas sejam descartadas.[32] Em seguida ao desbridamento, a avaliação final da viabilidade dos tecidos deverá ser realizada com o torniquete deflacionado.

Deve-se remover a pele sem sensibilidade e que não branqueia nem sangra nas bordas da ferida. Vênulas entupidas são sinal de desvitalização da pele; assim, deve-se fazer o seu desbridamento com a pele e partes moles circunjacentes. O músculo saudável tem cor vermelha viva e brilhosa e se contrairá ao ser aplicada uma pinça. Se houver qualquer dúvida com relação à viabilidade do músculo, a estrutura pode ser estimulada com o eletrocautério; se não houver evidência de contração, o músculo deverá ser desbridado.

Se o cirurgião removeu todos os corpos estranhos e o tecido desvitalizado, poderá pensar em uma imediata reconstrução. Deve-se usar um conjunto de instrumentos cirúrgicos limpos, idealmente de uma bandeja cirúrgica distinta, pois foi demonstrado que os instrumentos empregados no desbridamento contêm uma concentração bacteriana superior a 10^3 microrganismos.[14] Se não for possível garantir a completa excisão de todo tecido necrosado, a reconstrução deverá ser adiada, com planejamento de um segundo desbridamento dentro de 24 horas. O desbridamento deverá ter continuidade a intervalos de 24-48 horas, até que a ferida esteja limpa e pronta para a reconstrução.

Desbridamento de ferimentos crônicos

Conforme já foi discutido, uma ferida crônica é aquela ferida que não evoluiu ao longo dos estágios normais da cicatrização e que permanece estacionada no estágio inflamatório.[14,165] Em casos traumáticos, tais feridas existem por causa de uma infecção associada à retenção de algum sequestro, implante ou outro corpo estranho. Para que essas feridas possam cicatrizar, é imperioso que todo material necrosado e infectado seja removido antes de qualquer tentativa de reconstrução de partes moles. Assim, é preciso que o cirurgião transforme a ferida crônica em uma ferida aguda por meio do processo de um minucioso desbridamento. A única ressalva a essa recomendação é a remoção do implante que esteja proporcionando fixação essencial e estável para a fratura. Se não for possível a aplicação de um fixador externo, o implante poderá ser mantido no interior de um campo infectado, até que seja possível obter uma fixação mais definitiva, ou até que tenha ocorrido a consolidação do osso, desde que o paciente esteja sendo medicado com antibióticos sistêmicos e que o implante esteja revestido por tecido suficientemente vascularizado.[38,279]

As feridas crônicas são desafios maiores, pois com frequência as estruturas vitais estão ocultas no interior do tecido cicatricial e no tecido de granulação. O desbridamento deve se estender para além da zona de lesão, até o tecido normal, para que haja certeza da completa ressecção de todo tecido contaminado. O uso de um torniquete no início do caso é medida importante para que o cirurgião tenha melhor visualização e evite causar lesão a estruturas vitais, como nervos e vasos sanguíneos. O torniquete deverá ser liberado antes do fechamento ou da aplicação do curativo, para que seja confirmada a remoção de todo tecido desvascularizado.

Deve-se optar por uma abordagem centrípeta, operando desde os tecidos superficiais para os tecidos profundos e das margens para o centro da ferida. O cirurgião deverá envidar todos os seus esforços para a preservação de nervos e vasos sanguíneos que cruzam a zona de lesão. Se algum nervo tiver que ser transeccionado, deverá ser marcado com uma sutura monofilamentar colorida, com documentação no prontuário cirúrgico, para que a estrutura possa ser identificada com maior facilidade durante futuros desbridamentos da ferida ou nos esforços reconstrutivos. O tecido coletado da ferida sempre deverá ser enviado ao laboratório para cultura bacteriana e também para a análise patológica, para exclusão da possibilidade de osteomielite ou vasculite.[14]

Meios auxiliares para o desbridamento

O tratamento da ferida entre desbridamentos é um tópico digno de alguma discussão. Curativos úmidos com solução salina normal e curativos secos têm sido a forma mais comum de aplicação de curativos nas feridas, em seguida ao desbridamento cirúrgico. Esses curativos ajudam a prevenir o ressecamento das partes moles e obliteram os espaços mortos; além disso, as trocas de curativos criam uma oportunidade para a vigilância contínua da ferida, além de proporcionar um excelente desbridamento mecânico da ferida. Uma desvantagem é o desconforto do paciente com as trocas de curativos, o que pode ser minimizado pelo umedecimento da gaze antes de sua remoção. Nas feridas contaminadas imediatamente em seguida à lesão, pode-se usar (criteriosamente) a solução de Dakin ou de Betadine. A solução de Dakin tem efeito bacteriostático, e a de Betadine é bactericida. O uso dessas soluções é motivo de controvérsia, especialmente se forem usadas durante mais de 3 dias, por causa da toxicidade às partes moles e por seus efeitos negativos na cicatrização da ferida.[18,190] Em casos de infecção estabelecida, foi demonstrado que a aplicação de antibióticos tópicos, como sulfadiazina de prata, acetato de mafenida, e nitrato de prata, diminui as contagens bacterianas.[103,194] Em casos de infecção por *Pseudomonas spp.*, pode-se usar ácido acético a 0,25% para diminuir as contagens bacterianas superficiais. Em tais casos, recomenda-se a consulta a um especialista em doenças infecciosas.

A vantagem dessas formas de troca de curativos é que elas possibilitam uma monitoração consistente do local da lesão. Isso contrasta especificamente com o uso do dispositivo VAC, em que comumente a esponja não é trocada por cerca de 2 a 4 dias, o que impede a vigilância da ferida pelo cirurgião que irá realizar a reconstrução.

Coberturas do tipo emoliente para partes moles com diversos géis para uso em feridas, películas semipermeáveis ou mesmo pomadas impregnadas de antibióticos podem ser utilizadas em casos nos quais ocorreu avulsão da superfície dérmica, porém sem causar danos à musculatura subjacente. Os curativos podem ser em forma de um hidrogel, gaze impregnada com antibiótico ou uma simples película semipermeável. Películas semipermeáveis e hidrogéis semioclusivos são impermeáveis à água e às bactérias, mas permeáveis ao oxigênio e ao vapor de água. Hidrocoloides oclusivos são impermeáveis mesmo ao vapor de água e ao oxigênio. Assim, esses curativos não são tão úteis em feridas que devam ser tratadas com desbridamento mecânico ou em feridas exsudativas, por causa do acúmulo de líquido por baixo do curativo.

Qualquer que seja a circunstância, os vasos e nervos expostos na ferida devem ser cobertos com uma gaze não aderente ou com um curativo de hidrogel, com o objetivo de proteger essas estruturas até que possa ser obtida uma cobertura de partes moles. Reparos nervosos e de vasos sanguíneos devem ser cobertos com partes moles locais imediatamente após o reparo, para possibilitar um ambiente umedecido para a cicatrização; não se deve usar curativos de gaze.

Fechamento com uso de pressão negativa

Se a ferida estiver limpa e se sua reconstrução não for realizada imediatamente – seja por causa de lesões simultâneas que representem risco para a vida do paciente ou por outros problemas médicos –, pode-se usar um curativo de pressão negativa até o fechamento definitivo. Um VAC aplicado à ferida pode ajudar na remoção do edema circunjacente, além de diminuir as metaloproteinases locais e outros inibidores da cicatrização da ferida. Ao mesmo tempo, o VAC cria condições para a angiogênese.[11,253]

O VAC consiste em uma esponja aberta de éter de poliuretano, em alguns casos impregnada com prata para as feridas mais contaminadas, vedada com um tecido adesivo impermeável e ligada a um dispositivo de sucção. Todos os poros da esponja se comunicam; assim, a pressão negativa aplicada à esponja pela sucção é igual e completamente aplicada a toda a superfície da ferida. São vários os efeitos do VAC na ferida. A aplicação da pressão negativa faz a esponja entrar em colapso na direção de seu centro. Assim, forças de tração são aplicadas ao perímetro da ferida; o resultado é a tração progressiva das bordas da ferida em direção ao centro, o que torna a ferida menor. A esponja do VAC deve ser cortada, de modo a se encaixar no interior da ferida, para que sejam maximizadas essas forças de tração exercidas sobre as suas bordas. A esponja não deve se superpor à pele intacta, pois poderá ocorrer maceração cutânea. Além disso, o VAC remove os líquidos do edema causado pela ferida e, ao que parece, aumenta a circulação e diminui as contagens bacterianas (Fig. 15.2).[253]

O uso do VAC em feridas traumáticas no membro inferior foi associado à diminuição da necessidade de enxertos cutâneos, transferências de tecido livre e de cobertura com retalhos.[74,99] Herscovici et al. descreveram sua experiência com 21 pacientes, 16 dos quais tinham sofrido ferimentos no membro inferior causados por trauma de alta energia. Por ocasião da apresentação inicial, todas as feridas "necessitavam de cobertura com retalho"; contudo, depois de 19 dias (em média) de tratamento com VAC, 12 das feridas não necessitavam mais de procedimentos com retalhos para sua cobertura.[143]

A terapia em ambiente de pressão negativa deve ser empregada com cautela sobre tendões e nervos, pois a sucção contínua pode causar ressecamento e lesão a essas estruturas. Quando estruturas neurovasculares estão expostas, a ferida deverá ser coberta em regime de urgência com tecido normal ou com retalho, para que não ocorra ressecamento. Se a contaminação da ferida persistir, apesar do desbridamento cirúrgico, podem ser aplicados curativos úmidos-secos a intervalos de 8 horas, até o próximo desbridamento cirúrgico marcado, ou até que a ferida esteja suficientemente limpa para aceitação do VAC.

Terapia com oxigênio hiperbárico

A terapia com oxigênio hiperbárico (TOHB) envolve a inalação intermitente de oxigênio a 100% em câmaras especiais e em pressões superiores àquela ao nível do mar (>1 atmosfera absoluta, ATA). Os protocolos típicos recomendados pela *Undersea and Hyperbaric Medical Society* (UHMS) para tratamento de feridas expõem o paciente a pressões de 2 a 2,5 ATA durante 90 a 120 minutos por sessão, por aproximadamente 40 tratamentos. As tensões de oxigênio podem chegar próximo dos 500 mmHg nas partes moles e dos 200 mmHg no osso.[178]

Foi demonstrado que membros e ossos traumatizados e com osteomielite ficam hipóxicos, com pressão parcial de 20 a 25 mmHg em modelos animais; assim, o conteúdo de oxigênio poderá ser drasticamente aumentado em condições hiperbáricas.[219] As condições hipóxicas no osso enfermo diminuem a capacidade dos neutrófilos em gerar as espécies de oxigênio reativo necessárias para o extermínio das bactérias. Portanto, o oxigênio hiperbárico (OHB) promove a atividade bactericida, por aumentar a tensão de oxigênio nos tecidos.[21] Os processos de síntese de colágeno e de osteogênese também ficam inibidos em um estado hipóxico; e alguns estudos sugeriram que uma tensão de oxigênio mais adequada pode normalizar, ou ao menos melhorar, essas funções.[188] Uma revisão de 57 estudos que examinaram a TOHB[350] concluíram que essa terapia podia exercer efeitos adjuvantes benéficos, como nos casos de feridas diabéticas cronicamente abertas, enxertos de pele comprometidos, osteorradionecrose, radionecrose de partes moles, gangrena gasosa e osteomielite crônica. Contudo, o valor definitivo da TOHB ainda está por ser determinado por meio de estudos prospectivos randomizados.

MOMENTO DA RECONSTRUÇÃO DE PARTES MOLES

O momento da reconstrução dos partes moles em um cenário de trauma é motivo frequente de discussão, e diferentes autores defenderam diferentes escalas de tempo, por exemplo, fechamento imediato (de emergência),[214] fechamento precoce (antes de 5 dias) e fechamento tardio (6 a 21 dias).[80] Em nossa opinião, os pré-requisitos para o fechamento de uma ferida não devem ser diferentes ao fazer o tratamento com fechamento primário, retalhos pediculados ou transferência de tecido livre; ou seja, as feridas devem estar livres de tecido necrosado e de infecção. Já foram publicadas evidências experimentais e clínicas de que a bacteriologia quantitativa realizada imediatamente antes do fechamento da ferida tem correlação com a probabilidade de uma infecção subsequente.[44,64] Breidenbach e Trager[31] avaliaram 50 transferências de retalho livre realizadas em casos de fechamentos complexos de feridas nos membros, com o objetivo de determinar preditores de infecção subsequente, tendo constatado que as culturas quantitativas tiveram valor preditivo positivo (89%), valor preditivo negativo (95%), sensibilidade e especificidade mais elevadas. O mecanismo lesional, tipo e grau de contaminação, localização da ferida e fatores sistêmicos como diabetes, uso de corticosteroides, imunossupressão, idade avançada e desnutrição também afetaram a probabilidade de infecção clínica.

Em 1986, Godina publicou os resultados de 532 retalhos livres aplicados para reconstrução de membros. Nesse estudo, o autor foi capaz de diminuir o percentual de infecções pós-operatórias em pacientes com fraturas expostas para 1,5% em um subgrupo de pacientes tratados com reconstrução dentro de 72 horas.[118] Muitos estudos subsequentes falam em favor desses dados e, quando houver necessidade de uma transferência de retalho livre, a reconstrução dentro de 5 dias a contar da lesão é uma orientação comumente adotada. Essa abordagem foi extrapolada para a prática geral da reconstrução de traumas. A reconstrução "de emergência" com retalho livre no membro superior (dentro de 24 horas após a lesão) pode abrir caminho para uma reabilitação mais rápida e para uma resolução mais precoce da resposta inflamatória em seguida ao trauma. Diversos autores publicaram séries bem-sucedidas do uso emergencial de retalhos livres no membro superior.[48,214,256] Não obstante, não foram ainda publicados estudos prospectivos comparativos que examinem os benefícios de coberturas muito precoces *versus* coberturas tardias, com relação ao desfecho ou à funcionalidade. Contrastando com esse quadro, estudos demonstraram que a reconstrução com retalhos realizada depois de transcorrido o intervalo crítico (e frequentemente citado) de 72 horas, com ou sem cobertura temporária por VAC, dá resultados similares àqueles obtidos com a reconstrução imediata, isto é, dentro dos 3 primeiros dias.[176,319]

Yaremchuk[373] propôs que o tratamento do membro inferior gravemente lesionado seja efetuado em quatro fases distintas: (i) avaliação de emergência, estabilização ortopédica e desbridamento das estruturas e tecidos evidentemente desvitalizados; (ii) tratamento da ferida com desbridamento seriado; (iii) cobertura com partes moles; e (iv) reconstrução óssea em segundo tempo. A cobertura com partes moles e a reconstrução óssea podem ser realizadas simultaneamente, com o uso de retalhos osteocutâneos. Em suma, a ferida deve ser fechada quando estiver limpa. Quanto mais rapidamente o cirurgião tornar a ferida limpa, mais rapidamente a reconstrução poderá ser efetuada. Quando o cirurgião tiver certeza da remoção de todo material necrosado da ferida, então deverá dar prosseguimento à reconstrução.

OPÇÕES PARA COBERTURA DA FERIDA

Assim que a ferida estiver limpa e depois de tomada a decisão em favor da salvação do membro, o cirurgião poderá prosseguir com a fixação óssea definitiva e com a cobertura da ferida. A cobertura da ferida pode ser obtida por diversas maneiras, por exemplo, fechamento primário, retalhos locais e transferência de tecido livre. À medida que foram aumentando a experiência e o sucesso com as transferências de retalho livre, os cirurgiões se afastaram gradativamente da escada reconstrutiva clássica e, atualmente, dão preferência à reconstrução de defeitos com procedimentos mais complexos, desde que tais procedimentos possam oferecer uma solução reconstrutiva mais rápida e completa.[225] A seguir, serão discutidas com detalhes as técnicas reconstrutivas mais comuns.

Aplicação de enxerto de pele

A aplicação de um enxerto de pele envolve a transferência dos elementos epidérmicos (mais superficiais) e dérmicos da pele para um novo local onde o enxerto será capaz de restabelecer o fluxo sanguíneo. Enxertos de pele podem ser coletados com espessura parcial (com inclusão apenas de parte da derme) ou total (com inclusão da derme em sua totalidade).[231] Os enxertos de espessura total exibem maiores percentuais de contratura *primária* (a quantidade de enrolamento ou encolhimento inicial do enxerto, depois de sua coleta), por causa do percentual mais alto de elastina preservada no interior do enxerto; entretanto, é menos provável que os enxertos de pele de espessura total sofram contração *secundária* (depois de ocorrida a cicatrização), graças a maior preservação da arquitetura dérmica profunda, em comparação com enxertos de pele de espessura parcial.[300,347] O retorno à sensibilidade é também superior, em comparação com os enxertos de pele de espessura parcial.[4]

Os enxertos de pele de espessura parcial possuem menos componentes dérmicos e, com isso, sofrem percentuais menores de contratura primária, mas exibem percentuais maiores de contratura secundária. Em decorrência dos elevados percentuais de contratura secundária, deve-se evitar o uso de enxertos de pele de espessura parcial sobre articulações (Fig. 15.8). É mais provável que os enxertos de pele de espessura parcial "peguem" em leitos comprometidos *versus* enxertos de pele de espessura total.[65] O local doador de um enxerto de pele de espessura parcial cicatriza por meio de um processo de reepitelização e contração, com a migração dos queratinócitos originários dos folículos pilosos retidos no local doador.[19,298] Por outro lado, o local doador de um enxerto de pele de espessura total cicatriza por primeira intenção.

Os enxertos de pele dependem de um leito com bom aporte sanguíneo para que possam sobreviver e não darão um bom resultado em uma área de franca infecção nem quando aplicados sobre tendão sem paratendão, osso ou cartilagem. Em ferimentos nos quais haja predomínio dessas estruturas, será preciso recorrer a transferências de tecido local, regional ou livre para a obtenção de um bem-sucedido fechamento da ferida. Além disso, deve-se evitar a aplicação de um enxerto de pele em áreas que possam necessitar de uma cirurgia secundária para aplicação de enxerto ósseo ou nervoso. Os maiores riscos de insucesso com o enxerto são: infecção, cisalhamento, movimento no local do enxerto, acúmulo de seroma ou hematoma por baixo do enxerto e, finalmente, uma vascularização deficiente no leito da ferida.[231]

Enxertos de pele sobrevivem nos primeiros dias graças a um processo denominado embebição sérica. Durante esse estágio da cicatrização, o enxerto obtém nutrientes do leito da ferida subjacente por meio de um processo de difusão. Isso comumente ocorre nas primeiras 24 a 48 horas. Ultrapassado esse período, o enxerto de pele passa por um processo de revascularização, graças ao crescimento de botões capilares, principalmente com origem no leito da ferida.[22,62,63] Clinicamente, quase todos os enxertos terão aderido ao leito da ferida por volta do quarto a quinto dia do pós-operatório.

O leito da ferida ou local receptor deve ser submetido a desbridamento e limpeza antes de qualquer tentativa de aplicação de um enxerto de pele. Infecção é uma das principais causas de insucesso com enxertos de pele. Tendo em vista que, para sua nutrição, os enxertos de pele são completamente dependentes do leito da ferida para onde são transplantados, essas estruturas não possuem qualquer capacidade intrínseca de resolução da infecção.[192]

A expansão de tecidos pode desempenhar algum papel no revestimento de feridas tratadas com enxerto de pele subsequentemente para a otimização do resultado estético, mas não tem qualquer papel na cobertura aguda das feridas.

Retalhos

Classificação dos retalhos

Um retalho consiste em tecido transferido de um local anatômico para outro. O retalho pode ter como base um suprimento sanguíneo aleatório ou de padrão axial. Retalhos aleatórios não possuem irrigação sanguínea nomeada ou definida. Essas estruturas são criadas em um plano subdérmico ou subfascial e dependem do plexo vascular subdérmico da pele para sua circulação. Para que haja certeza de uma circulação adequada, os retalhos aleatórios devem se limitar a comprimentos não superiores a 2,5 vezes a largura de sua base, que consiste na borda não seccionada do retalho. Essa relação pode ficar ainda mais limitada em membros com perfusão deficiente. Os retalhos de padrão aleatório assumem formas variadas: zetaplastia, zetaplastia com quatro retalhos, retalho romboide, retalho em bandeira, retalhos de avanço em V-Y e retalhos rotacionais.

Retalhos de padrão axial podem ser retalhos regionais pediculados elevados ou podem ser empregados na forma de transferência de retalho livre. Os retalhos podem conter mais de um tipo de tecido. Os retalhos fasciocutâneos contêm pele e a fáscia subjacente; os retalhos musculocutâneos contêm pele, fáscia e músculo; e os retalhos osteocutâneos contêm osso, fáscia e pele.

Os retalhos musculares são classificados com base em cinco padrões de circulação muscular.[227] O músculo escolhido para a transferência de retalho livre deve ser capaz de sobreviver com base em um pedículo vascular que seja dominante e que irá manter a massa muscular em sua totalidade. A classificação (com exemplos) é a seguinte:

Tipo I: um pedículo vascular (extensor curto dos dedos ou tensor da fáscia lata)

Tipo II: um pedículo dominante e pedículos secundários (músculo grácil)

Tipo III: dois pedículos dominantes (músculo reto do abdome)

Tipo IV: pedículos vasculares segmentares (esternocleidomastoideo)

Tipo V: um pedículo dominante e pedículos vasculares secundários (latíssimo do dorso, peitoral maior)

Estudos em animais demonstraram que os retalhos musculares são capazes de controlar uma contagem bacteriana 10 vezes mais alta em comparação com os retalhos fasciocutâneos; além

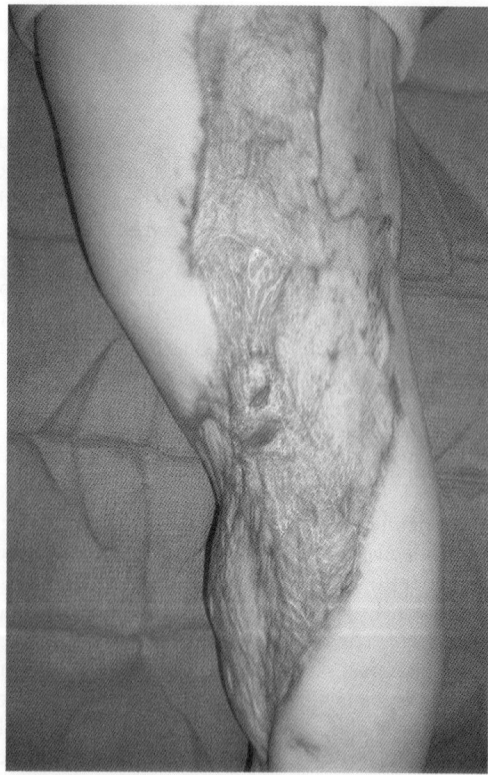

FIGURA 15.8 Efeitos tardios da aplicação de enxerto de pele sobre a fossa poplítea. Embora a ferida tenha cicatrizado, o enxerto de pele de espessura parcial não proporcionou uma cobertura durável e está sujeito a rupturas crônicas com a extensão do joelho.

disso, os retalhos musculares melhoram a liberação dos antibióticos para o local da ferida.[37] Embora as possíveis vantagens antimicrobianas dos retalhos musculares também tenham sido demonstradas clinicamente, um estudo recentemente publicado por Yazar et al.,[374] comparando feridas no membro inferior reconstruídas com retalhos fasciocutâneos e com retalhos musculares livres em um total de 177 casos, não demonstrou diferença nos resultados nem nos percentuais de infecção. Esses achados enfatizam o papel importante de um desbridamento adequado, independentemente do tipo de retalho empregado.

Retalhos livres

Historicamente, a cobertura de feridas traumáticas nos membros tem sido realizada com o uso de retalhos rotacionais pediculados, locais ou distantes. Contudo, diante de defeitos demasiadamente grandes ou que envolvam várias estruturas, por exemplo, nervo, osso ou músculo, o uso de uma transferência de retalho livre composto é uma forma de reconstrução confiável e em apenas um tempo.

Os benefícios da transferência de retalho livre para o membro são: a transferência de tecido vascularizado extra para a área lesionada, a capacidade de transportar nervo, osso, pele e músculo vascularizados para a área lesionada em um mesmo procedimento, e o fato de não se causar qualquer déficit funcional extra ao membro lesionado que possa ocorrer com o uso de um retalho local ou pediculado. Retalhos livres não estão presos por uma de suas extremidades (ao contrário do que ocorre com os retalhos pediculados); isso permite maior liberdade no posicionamento e inserção do retalho. Os retalhos fasciocutâneos e com vaso perfurante, mais recentemente desenvolvidos, também permitem o fechamento primário dos locais doadores com mínimo sacrifício do músculo no local doador. Com o concurso das modernas técnicas microcirúrgicas, os percentuais de perda de retalhos livres varia entre 1-4% para as reconstruções eletivas com retalhos de tecido livre.[16,180] O membro superior se presta particularmente às transferências de tecido livre, pois a maioria dos vasos sanguíneos receptores utilizados para a anastomose se localizam nas proximidades da pele e têm calibre relativamente grande.

As principais indicações para a transferência de tecido livre são: (i) cobertura primária de grandes feridas traumáticas com exposição de osso, articulação, tendões, ou implante; (ii) cobertura de defeitos compostos complexos que necessitem de reposição de partes moles e tecido ósseo; (iii) cobertura de déficits de partes moles resultantes da liberação de contraturas ou de tecido cicatricial de trauma prévio; e (iv) cobertura de grandes lesões elétricas ou por queimadura.[191,205,206,286,297]

Existem poucas contraindicações absolutas para a transferência de retalho livre para o membro superior e inferior e, em muitos casos, a transferência de tecido livre pode ser a única opção para a salvação do membro após uma grave perda de partes moles. Apesar disso, também há algumas *contraindicações relativas para a transferência de tecido livre*: história de estado de hipercoagulação, história de trombose venosa profunda recente em membro superior e evidência de infecção em andamento no defeito traumático. Outra contraindicação seria um vaso receptor inadequado para a anastomose do retalho. Não levando em consideração os erros técnicos, o estado do vaso receptor utilizado para a anastomose do retalho poderá ser o principal fator para o insucesso com o retalho; vasos receptores no interior da zona de lesão demonstram uma tendência para trombose pós-operatória e intraoperatória. Idealmente, os vasos receptores para transferência microvascular devem estar localizados fora da zona de lesão e das áreas de radiação ou de infecção. Manchas petequiais da adventícia, um aspecto de fita dos vasos receptores e um fluxo deficiente por ocasião da arteriotomia são achados que, sem exceção, sugerem lesão vascular; assim, o cirurgião deverá procurar por vasos alternativos como vasos receptores, para a anastomose microvascular. Raramente poderão ser criadas fístulas arteriovenosas proximalmente, na área do membro superior ou da axila, com o uso da veia cefálica ou safena. Essas fístulas podem ser conduzidas para a zona de lesão e divididas, para proporcionar influxo e efluxo adequados para uma transferência de tecido livre.[210] Os vasos receptores comumente empregados no membro superior são as artérias toracodorsal, toracoacromial, circunflexa escapular, cervical transversa, braquial, circunflexa umeral, colateral ulnar superior, colateral radial, ulnar, radial e digital.[359] Os vasos receptores comumente empregados no membro inferior são as artérias femoral superficial, poplítea, tibial posterior e tibial anterior.[207]

Na escolha do retalho, deve-se levar em conta tanto as exigências funcionais como a experiência do cirurgião. Retalhos musculares têm utilidade para grandes defeitos tridimensionais, nos casos em que haja necessidade de volumes de parte moles; contudo, a cobertura direta de tendões com retalhos musculares é incentivo para a formação de densas aderências, o que limita a excursão pós-operatória dos tendões. Em geral, retalhos fasciais ou fasciocutâneos têm maior uso para a cobertura de tendões expostos e em áreas nas quais deve-se preservar um plano tecidual deslizante.

ALGORITMOS PARA RECONSTRUÇÃO DE PARTES MOLES POR REGIÃO

Opções reconstrutivas para o membro inferior

Historicamente, a reconstrução do membro inferior segue um algoritmo que se fundamenta na localização do defeito (Tab. 15.3). O retalho de músculo gastrocnêmio tem sido empregado na cobertura de defeitos em torno do joelho e no terço proximal da tíbia; o retalho do músculo sóleo tem sido empregado na cobertura de defeitos na área do terço médio da tíbia, e retalhos livres têm sido reservados para a cobertura de defeitos suprajacentes ao terço inferior da tíbia e tornozelo. Apesar disso, diante dos contínuos avanços em microcirurgia, atualmente conta-se com diversos retalhos fasciocutâneos e retalhos livres confiáveis que podem ser empregados para defeitos proximais e distais, além das opções de rotina. A seguir, o leitor terá uma visão geral das opções de rotina, com uma subsequente explicação das abordagens mais recentes para cobertura de partes moles.

Parte superior da coxa, região inguinal e pelve

Feridas na pelve e parte superior da coxa raramente necessitarão de cobertura com retalhos. Nessa área, o osso está coberto com quantidade suficiente de partes moles, de modo que a maioria dos defeitos poderá ser revestida com enxertos de pele. Nos casos em que o tamanho do defeito tornar proibitivo o fechamento primário ou a aplicação de enxerto de pele, pode-se recorrer a um retalho de músculo reto do abdome ou de reto femoral na forma de pedículo; tal solução será capaz de cobrir a maioria dos defeitos nessa região. Também podem ser empregados o retalho anterolateral da coxa (ALC) e o músculo tensor da fáscia lata para a cobertura de feridas circunjacentes ao fêmur e trocanter maior.

TABELA 15.3 Opções reconstrutivas para o membro inferior	
Pelve/região inguinal	Músculo reto do abdome Músculo reto do fêmur Retalho miocutâneo transversal de reto do abdome Tensor da fáscia lata Retalho livre
Coxa	Retalho pediculado anterolateral da coxa Músculo reto do abdome Músculo reto do fêmur Tensor da fáscia lata Vasto lateral Grácil Sartório Retalho livre
Joelho/terço proximal da tíbia	Músculo gastrocnêmio Retalho de coxa anterolateral de fluxo reverso Retalho com vaso perfurante tibial anterior Retalho livre
Terço médio da tíbia	Sóleo Retalho livre
Terço inferior da tíbia/tornozelo	Retalho livre Retalho de artéria sural em ilha Retalho com vaso perfurante tibial posterior Retalho tibial posterior Retalho de músculo sóleo de fluxo reverso
Pé/aspecto dorsal	Retalho livre Retalho de artéria sural em ilha
Pé/aspecto plantar	EOEP/EOET Retalhos livres Retalho plantar medial em ilha Músculo abdutor do hálux

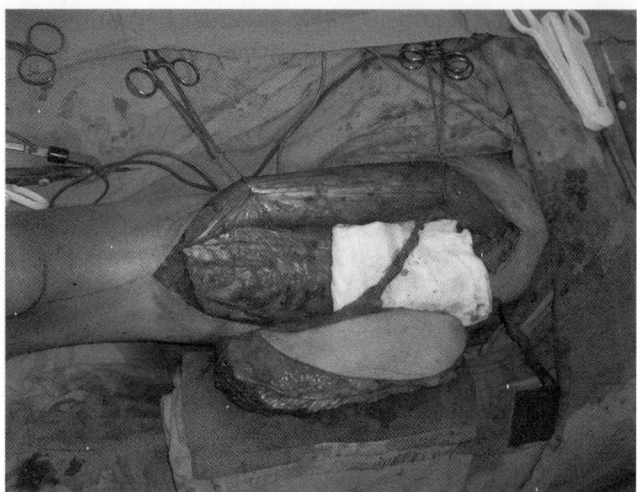

FIGURA 15.9 Retalho do aspecto anterolateral da coxa com um componente de músculo vasto lateral, antes da divisão do pedículo.

Retalho anterolateral da coxa

O retalho ALC é um retalho versátil coletado da região anterolateral da coxa. Mais frequentemente, esse retalho é utilizado como retalho livre para lesões do terço inferior da perna ou para a reconstrução nos membros superiores, mas também pode ser coletado em forma pediculada para a cobertura de defeitos na região inguinal e coxa. Sua irrigação sanguínea se faz através do ramo descendente da artéria circunflexa femoral lateral. Vários ramos desse vaso irrigam a pele suprajacente. Esses vasos cutâneos são do tipo septocutâneo ou seguem seu curso através do músculo vasto lateral antes de irrigar a pele.[196] A inclusão do nervo cutâneo femoral lateral permite que o retalho se torne sensível. O comprimento do pedículo é de aproximadamente 8 cm, mas poderá ter maior comprimento efetivo quando a camada de pele é planejada de tal forma que o vaso perfurante fique localizado excentricamente. O retalho é de fácil definição, podendo medir até 40 × 20 cm (Fig. 15.9). A pele é relativamente flexível e o retalho pode ser submetido ao emagrecimento sem que haja comprometimento da irrigação sanguínea. Esse retalho também pode ser empregado como retalho do tipo *flow-through*, que mantém a irrigação sanguínea distal no membro,[9] o que é particularmente útil em membros que exibam comprometimento de um ou mais vasos.[110,224]

O retalho ALC pode ser dissecado de forma a incluir diversos componentes teciduais, como músculo (vasto lateral ou reto femoral), fáscia e pele em diversas combinações.[52] Esse retalho tem desvantagens, como a divergência de cores (ao serem reconstruídos defeitos em locais distantes) e a presença de pelos em alguns pacientes. Nos casos de reconstrução de grandes defeitos, haverá necessidade da aplicação de enxertos de pele no local doador. A morbidade no local doador será mínima nos casos em que o local doador é tratado por fechamento primário; observa-se algum déficit funcional residual nos casos em que tenha sido utilizado um grande enxerto de pele.[195] Em caso de necessidade, o retalho poderá ser emagrecido até uma espessura de 5 mm. Isso possibilitará uma reconstrução esteticamente satisfatória, ao mesmo tempo em que proporciona uma superfície deslizante para os tendões (em caso de necessidade).

O retalho ALC também pode ser coletado na forma de retalho adipofascial, para uso em áreas com pele adequada, mas com escassez de partes moles. Então, esse tipo de retalho pode ser sepultado ou aplicado como enxerto de pele. Na reconstrução de defeitos no membro inferior, o retalho deve ser planejado tendo em vista os tipos de tecidos que adaptem às necessidades do local receptor. Certas regiões como o pé e o tornozelo devem receber retalhos cutâneos delgados, enquanto outras áreas necessitarão de maior volume de tecido. Para os defeitos mais próximos à coxa, por exemplo, a região inguinal ou o joelho, um retalho pediculado poderá ser elevado de forma que o pedículo se situe proximal ou distalmente. Um retalho ALC distalmente pediculado tem fluxo sanguíneo retrógrado, proveniente do ramo descendente da artéria circunflexa femoral lateral, com o ponto de giro situado a mais de 2 cm acima do joelho. Podem-se obter pedículos mais longos; para tanto, o retalho deve ser planejado mais proximalmente, na parte superior da coxa.

Esse retalho também é de extrema utilidade na reconstrução do membro inferior.[261,262,376] Regiões como o pé e o tornozelo, que dependem de um retalho delgado e flexível para a cobertura do defeito, podem ser cobertas com um retalho cutâneo. Coletado como retalho miocutâneo, esse tipo pode ser empregado na cobertura de cotos de amputação. Pode-se incorporar uma tira de fáscia lata com o retalho, para uso na reconstrução de tendões.[46] Para regiões em que tenha ocorrido exposição de tecido ósseo ou grande perda de partes moles, frequentemente a parte cutânea se presta à reconstrução[147]; contudo, em caso de necessidade, pode-se recorrer a um retalho miocutâneo.

Joelho e terço proximal da tíbia

Lesões no terço proximal da tíbia e lesões ocorridas em torno do joelho podem ser cobertas com o retalho de músculo gastrocnêmio medial ou lateral. Esses retalhos podem ser empregados em conjunto para a cobertura de grandes defeitos. A cabeça medial do gastrocnêmio revestirá a *parte inferior da coxa, o joelho e o terço proximal da tíbia*; esse retalho é usado mais frequentemente do que a cabeça lateral, por ter maiores dimensões. A cabeça lateral pode também ser empregada isoladamente ou em combinação com a cabeça medial para a cobertura de *defeitos no aspecto lateral do joelho e em feridas do aspecto lateral do terço distal da coxa*. A margem inferior tendínea do músculo gastrocnêmio pode ser empregada como reforço do reparo de um tendão de quadríceps lesionado. Para a cobertura de defeitos extremamente extensos, ou em situações nas quais o comprometimento dos músculos gastrocnêmios irá prejudicar a deambulação, pode-se recorrer a um retalho livre para a cobertura do terço proximal. Outra opção não microcirúrgica para a cobertura do terço proximal é o retalho ALC com fluxo reverso.

Gastrocnêmio

O músculo gastrocnêmio está localizado no compartimento posterior superficial e tem como funções a flexão do joelho e a flexão plantar do pé. Esse músculo tem duas cabeças, que se situam superficialmente ao sóleo. Esse músculo poderá ser dispensado apenas se o músculo sóleo estiver intacto. Sua irrigação sanguínea se faz através das artérias surais medial e lateral, que são ramos da artéria poplítea. Esse é um músculo do tipo I e o comprimento do pedículo é de 6 cm. Idealmente, basta apenas uma cabeça do gastrocnêmio para a reconstrução em torno do joelho; mas podem ser empregadas as duas cabeças, dependendo das necessidades de reconstrução. Cada cabeça é considerada como uma unidade distinta para as finalidades do planejamento do retalho. A cabeça medial é mais longa e suas fibras musculares se estendem mais inferiormente. O tendão sóleo distal se junta ao gastrocnêmio para formar o tendão calcâneo. Em casos de defeitos ocorridos ao nível da parte média da tíbia, o gastrocnêmio pode proporcionar cobertura adequada, mas dá-se preferência ao músculo sóleo para a cobertura.

As contraindicações ao uso de retalhos de músculo gastrocnêmio são a presença de infecção ativa e/ou ruptura significativa das partes moles e/ou pedículo vascular. Outras contraindicações para esse retalho são qualquer procedimento ou lesão que possa ter traumatizado ou lesionado a artéria sural, por exemplo, um reparo prévio de laceração de artéria poplítea ou reparo de um aneurisma poplíteo. Ocasionalmente, a presença de síndrome compartimental grave pode tornar o músculo fibrosado e imprestável para a transferência.

Embora as cabeças medial e lateral do gastrocnêmio possam suportar uma camada de pele, comumente o cirurgião não opta por essa solução devido à pouca confiabilidade e à limitação nas dimensões da pele. O gastrocnêmio medial deve ser dissecado através de uma incisão na linha média posterior. O nervo sural e a veia safena menor são dois pontos de referência essenciais, que podem ser visualizados superficialmente ao ventre muscular e preservados. A fáscia muscular deve ser dividida e, em seguida, o cirurgião faz uma incisão na junção entre as duas cabeças (Fig. 15.10). Cuidadosamente, o cirurgião usa o dedo para divulsionar no plano entre o gastrocnêmio e o sóleo. A seguir, faz uma dissecção superficial e o músculo é distalmente transeccionado com uma faixa de tendão aderida, para uso na fixação à borda da ferida. O túnel através do qual o músculo é introduzido deve ter diâmetro adequado, para que não ocorra constrição da irrigação sanguínea do retalho. Para a expansão da área muscular, a fáscia pode ser incisada; o cirurgião deverá ter extremo cuidado para não lesionar o músculo subjacente. O retalho pode ser utilizado como retalho de avanço para cobrir parte de um coto de amputação ou defeitos no terço distal da tíbia, ou como retalho cruzado na perna.

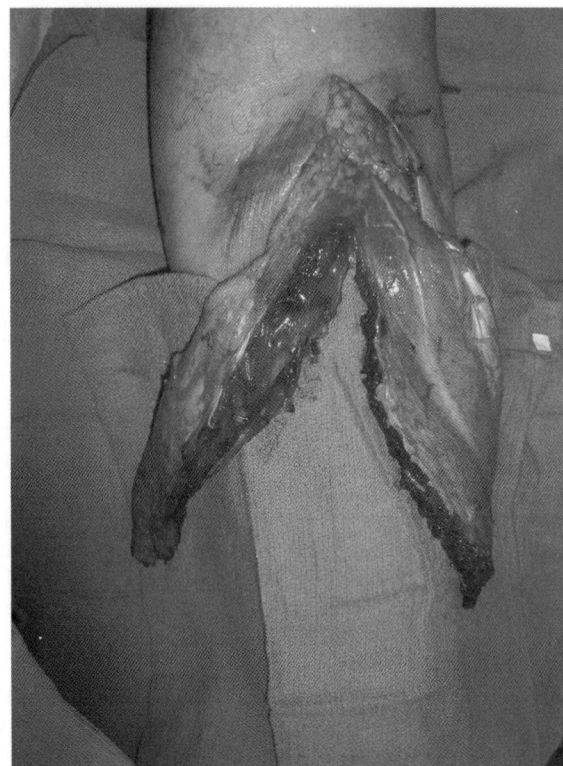

FIGURA 15.10 Retalho de músculo gastrocnêmio em seguida à separação das cabeças medial e lateral ao longo da rafe.

Terço médio da tíbia

Historicamente, o sóleo tem sido o músculo de escolha para a reconstrução de defeitos do terço médio da tíbia; mas raramente usamos esse retalho e frequentemente optamos pela cobertura com tecido livre nessa região, sobretudo se ocorreu cominuição óssea.[53] Existem vários fatores que podem impedir uma transferência bem-sucedida do músculo sóleo: (i) o tamanho do defeito, (ii) o estado do músculo, e (iii) o estado dos tecidos circunjacentes e do osso.[200] O retalho de sóleo de rotina pode cobrir a maioria dos defeitos com menos de 75 cm². Defeitos maiores que ocupem a maior parte dos terços médio e inferior da perna serão tratados mais apropriadamente com uma transferência de tecido livre. O sóleo pode ser empregado em conjunto com o músculo gastrocnêmio medial ou lateral para o revestimento de defeitos maiores que abranjam o aspecto superior da perna, mas essa opção comprometerá a flexão plantar ativa.

Tendo em vista que o músculo sóleo está intimamente aderido à superfície posterior profunda da membrana interóssea, tíbia e fíbula, é frequente que ele seja traumatizado em casos de fraturas cominutivas da tíbia e fíbula. Em muitos casos, durante a avaliação e o desbridamento iniciais da ferida, o músculo pode ser inspecionado através do defeito de partes moles. Se o músculo estiver muito lacerado por fragmentos da fratura, ou se contiver um hematoma intramuscular significativo, deverá ser empregado outro retalho para a cobertura de partes moles. Além disso, qualquer lesão associada às artérias poplítea, fibular ou tibial posterior poderá afetar adversamente a sobrevivência do músculo sóleo.[200]

Sóleo

O músculo sóleo é um músculo do tipo II, com pedículos dominantes com base nas artérias tibial posterior, poplítea e fibular e com pedículos segmentares menores com base na artéria tibial posterior. O músculo tem origem na superfície posterior da tíbia, membrana interóssea e terço proximal da fíbula. O músculo sóleo se situa no compartimento posterior superficial, profundamente ao músculo plantar e, distalmente, se junta ao músculo gastrocnêmio para, em comum, formarem o tendão calcâneo. Trata-se de um músculo bipenado em que os ventres musculares medial e lateral recebem aporte neurovascular independente; isso permite que as partes lateral e medial sejam independentemente mobilizadas, ainda com preservação de alguma funcionalidade do músculo sóleo remanescente. A cabeça medial tem origem na tíbia e recebe a maior parte de sua irrigação sanguínea da artéria tibial posterior. A cabeça lateral tem origem na fíbula e recebe a maior parte de sua irrigação sanguínea da artéria fibular. Caracteristicamente, o músculo sóleo é empregado como retalho com pedículo proximal (Fig. 15.11). A divisão do músculo no sentido longitudinal ao nível do septo permite a elevação de retalhos hemissóleos medial e lateral; contudo, a dissecção proximal é tipicamente mais tediosa porque em muitos casos a diferenciação entre as duas cabeças não é tarefa fácil.

No terço distal do músculo, o sóleo recebe perfurantes arteriais segmentares provenientes da artéria tibial posterior. Os vasos perfurantes tibiais podem estar ausentes em até 26% dos pacientes; nesses casos, a perfusão distal ao músculo é proporcionada pelo fluxo sanguíneo axial proveniente dos vasos perfurantes mais proximais. Há variação no diâmetro e na posição desses vasos perfurantes distais; mas se esses vasos estiverem presentes e se tiverem calibre suficientemente grande, isso possibilitará a coleta de uma parte do músculo com fluxo reverso (Fig. 15.12).

A mobilização do joelho e do tornozelo poderá ter início tão logo o enxerto de pele tenha aderido ao no leito muscular subjacente. A situação de sustentação do peso será determinada pela estabilização das fraturas subjacentes. Em um estudo de 29 retalhos de sóleo realizado por Hallock, 24 retalhos foram empregados para a cobertura de defeitos causados por impacto de alta energia. Todos os retalhos nesse estudo tinham pedículo proximal. O percentual de complicações foi baixo (13,8%) e não houve casos de perda total do retalho.[131] Resultados parecidos foram obtidos por Pu e Tobin,[217,332] num estudo em que os autores utilizaram um retalho de base proximal.

Terço distal da tíbia/tornozelo

Historicamente, a transferência de retalho livre tem sido recomendada para coberturas no terço distal da tíbia; contudo, há outras opções não microcirúrgicas para o fechamento de partes moles em defeitos do tornozelo, por exemplo, o retalho sóleo com fluxo reverso (descrito anteriormente) e o retalho de artéria sural.

Retalho de artéria sural

O retalho de artéria sural com pedículo distal é perfundido por fluxo reverso, através da anastomose entre a artéria sural superficial e o vaso perfurante mais inferiormente situado da artéria fibular. Esse retalho tem sido empregado para bem-sucedidas coberturas de defeitos das superfícies posterior e inferior do calcanhar, tendão calcâneo, terços médio e distal da perna, dorso do pé e maléolos medial e distal. O retalho está contraindicado em

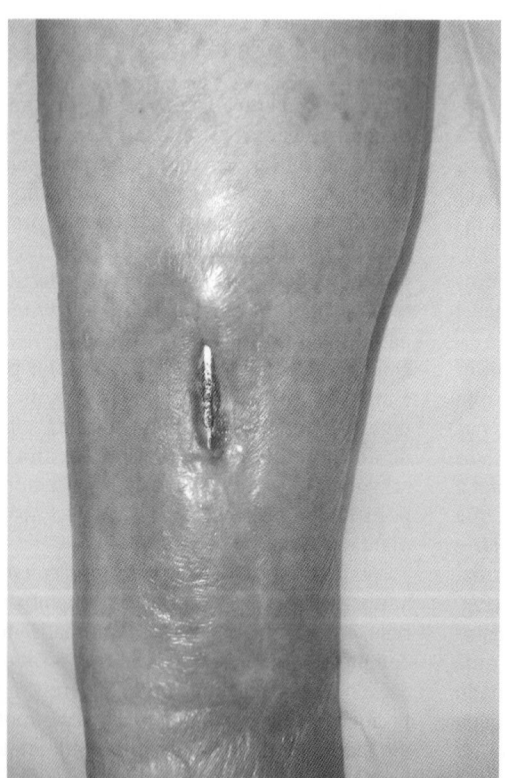
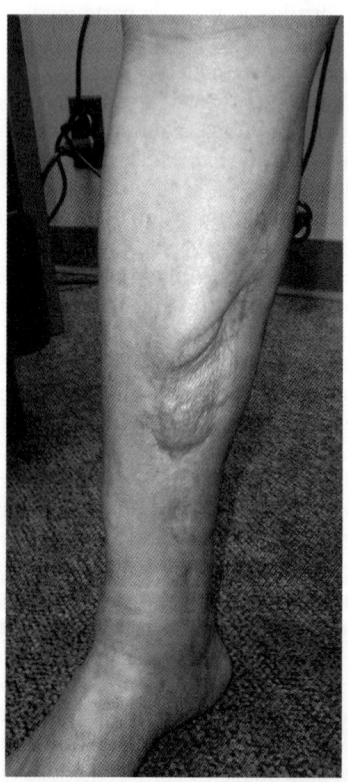

FIGURA 15.11 Um retalho hemissóleo medial foi empregado para a cobertura dessa fratura de tíbia infectada e cicatrizada em mulher diabética de 75 anos, depois da remoção do implante. **A:** Imagem pré-operatória. **B:** Fotografia pós-operatória depois de 6 meses. A infecção foi curada e a paciente está andando sem dificuldade.

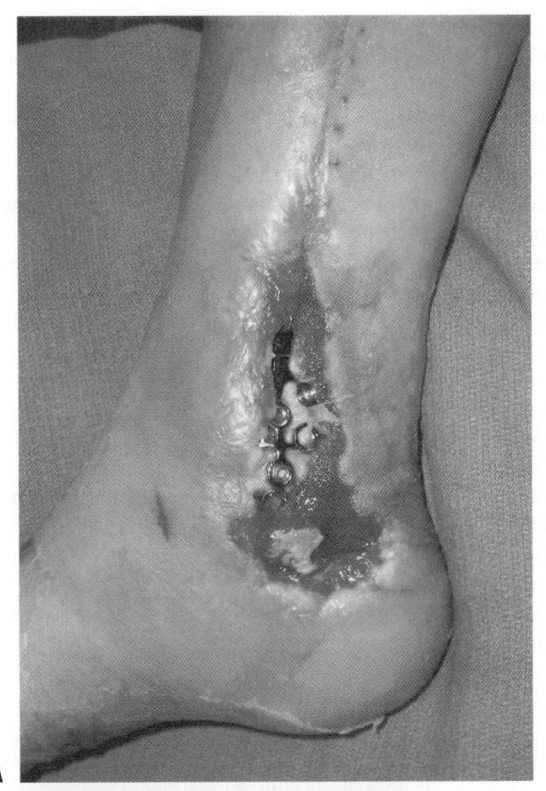
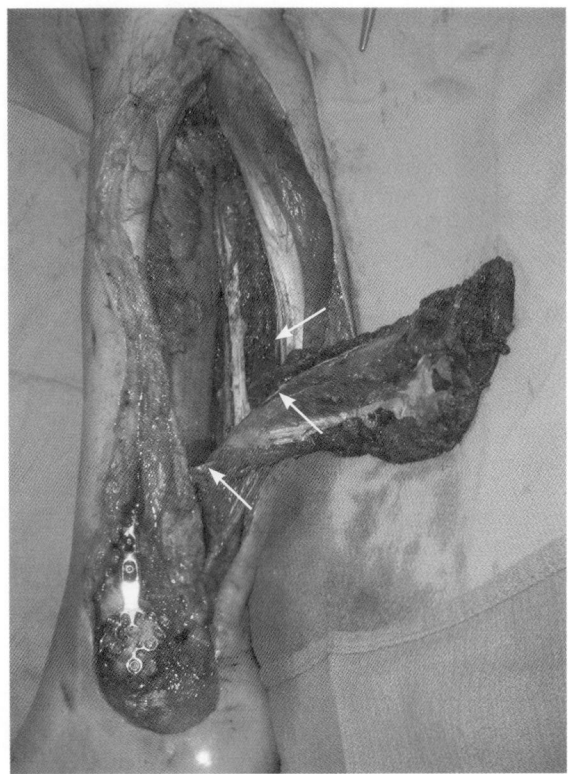
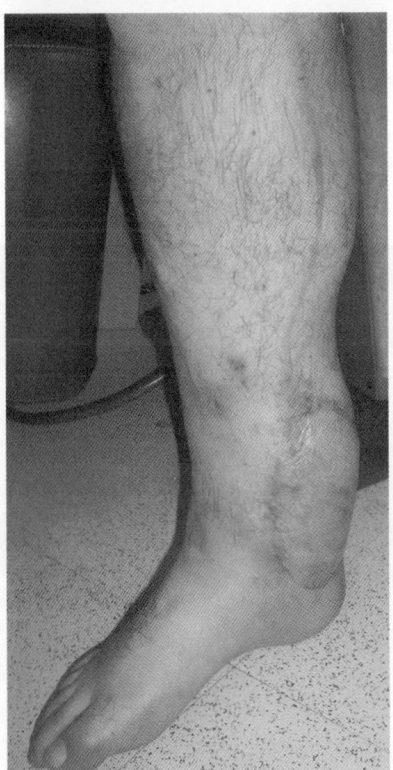

FIGURA 15.12 **A:** Fratura infeccionada da fíbula/tíbia distal do tipo IIIB de Gustilo depois da redução aberta e fixação interna. **B:** Fotografia intraoperatória. Observa-se o retalho de hemissóleo direito com base distal. As setas indicam os vasos perfurantes com base distal, provenientes da artéria tibial posterior. **C:** Um ano depois da cirurgia, a ferida está cicatrizada.

pacientes que sofreram destruição do pedículo vascular ou do vaso perfurante mais inferior da artéria fibular. O sacrifício do nervo sural resulta em hipossensibilidade da borda lateral do pé; além disso, pode-se antecipar maior percentual de complicações em pacientes com problemas de comorbidade, como vasculopatia periférica, diabetes melito e insuficiência venosa. Nessa população de pacientes, pode-se realizar um procedimento em segundo tempo (no qual o retalho é incidido ao longo de seus limites, mas não elevado até uma segunda cirurgia, realizada subsequentemente, cerca de 2 a 3 semanas mais tarde, para a otimização da irrigação sanguínea através de seu pedículo) com o objetivo de melhorar seu percentual de sobrevida.

Já foram descritos muitos métodos distintos para a coleta de retalho, todos no esforço de diminuir o principal problema: a congestão vascular. Nossa técnica, em linhas gerais, é a seguinte:

- O paciente fica na posição de pronação.
- O cirurgião traça uma linha axial desde o aspecto superior do maléolo lateral até o ponto médio da prega de flexão poplítea. A ilha de pele, situada pelo menos 2 a 3 cm distalmente à prega de flexão poplítea, fica centrada nesse eixo e é planejada de acordo com o tamanho do defeito.
- O ponto de giro do pedículo subcutâneo deve ficar à largura de pelo menos três dedos (4 a 6 cm) superiormente, desde o aspecto mais superior do maléolo lateral.
- O pedículo subcutâneo deve ter pelo menos 3 a 4 cm de largura, e a pele elevada sobre o pedículo subcutâneo deve ser muito delgada, para que o pedículo não sofra dano.
- A dissecção deve ser efetuada em um plano profundo à fáscia, por meio de uma incisão que isole a camada de pele e divida a irrigação sanguínea proximal, caso não tenha sido planejado um procedimento em segundo tempo (Fig. 15.13).
- Em seguida, o retalho sural com pedículo distal é transferido para o local receptor, normalmente com a divisão da ponte cutânea interveniente, como uma forma de minimizar qualquer compressão do pedículo subcutâneo.
- Os enxertos de pele são empregados liberalmente sobre o pedículo do retalho e também no local doador do retalho.

No pós-operatório, o aspecto mais importante é a prevenção da congestão ou compressão do pedículo vascular. Isso pode ser conseguido por uma posição adequadamente elevada da perna e/ou pelo uso de imobilizadores convencionais com um espaço sobre o retalho; contudo, alguns autores preferem o uso de dispositivos de fixação externa que funcionam não apenas na imobilização do membro, mas também dispensam a necessidade de curativos compressivos apertados. A fixação externa também permite o tratamento de fraturas concomitantes e impede a ocorrência de deformidade em equino, além de facilitar a elevação do membro.

O monitoramento da perfusão do retalho em termos de fluxo arterial e também venoso deve ser feito regularmente durante os primeiros dias do pós-operatório. Depois da cirurgia, o tempo de reenchimento capilar deve ser testado a intervalos de algumas horas, para que possam ser realizadas intervenções para evitar a perda do retalho. Se for identificado qualquer sinal de má perfusão arterial ou de congestão venosa, deverá ser efetuado um procedimento de revisão. Ainda há controvérsia com respeito à administração de anticoagulantes no período pós-operatório, depois de ter sido realizada a reconstrução do retalho pediculado; contudo, como rotina usamos terapia de anticoagulação, por exemplo, heparina e/ou aspirina em casos com retalhos levemente congestos, e reservamos a terapia com sanguessugas para aqueles pacientes com congestão mais significativa.[50,241] Se ficar evidente um comprometimento grave do retalho, este poderá ser retornado ao local doador como último recurso – essencialmente criando um retalho em segundo tempo.

O paciente deverá ficar em um rígido esquema de completo repouso na cama durante aproximadamente 4 a 5 dias após o procedimento, com um protocolo gradual de membro pendente para avaliar a tolerância do tecido. Se ficarem evidenciados sinais de edema significativo ou de comprometimento venoso no tecido do retalho depois de deixar o membro pendente durante 10 a 15 minutos, o repouso na cama com elevação do membro deverá ser prolongado por mais alguns dias, até que o retalho possa tolerar a posição pendente. Em geral, a morbidade no local doador é baixa; o achado mais comum é a cicatrização e o neuroma de nervo sural. Neuromas causadores de dor e que sejam significativamente an-

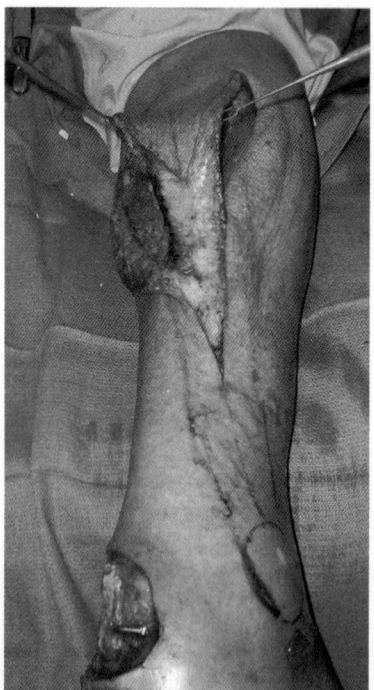
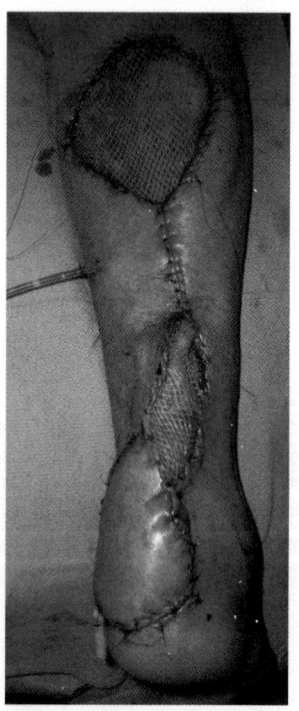
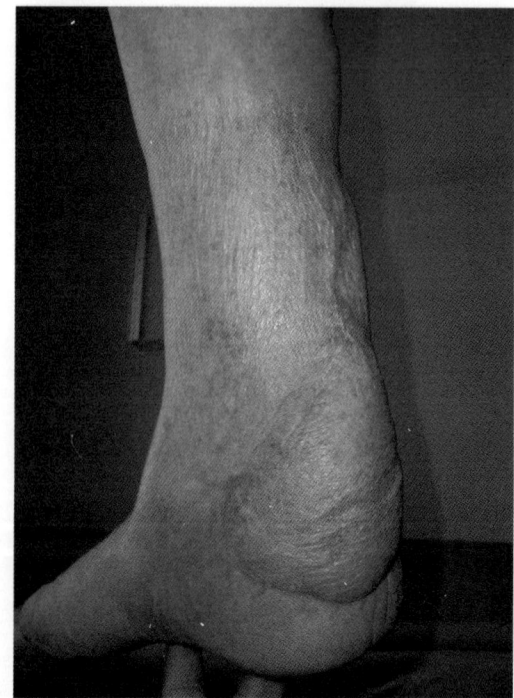

FIGURA 15.13 A: Fotografia intraoperatória de um retalho sural com base distal que está sendo elevado para cobertura de uma ferida no calcanhar. Observar que a ponte cutânea superior não foi dividida. **B:** Fotografia intraoperatória do retalho sural com base distal por ocasião da inserção do retalho, com divisão da ponte cutânea sobre o pedículo e uso liberal de enxertos de pele sobre o pedículo do retalho e o local doador. **C:** Fotografia do retalho sural de base distal cicatrizado, 16 meses após a cirurgia.

gustiantes para o paciente podem ser resseccionados e o coto do nervo deve ser sepultado no músculo gastrocnêmio.

Dorso do pé

Quase todas as feridas no dorso do pé podem ser tratadas com um enxerto de pele de espessura parcial, se não ocorreu exposição de tendão ou osso. Retalhos digitais locais em tiras podem cobrir defeitos distais menores. Pode-se pensar em uma amputação transmetatarsal se o paciente tiver sofrido simultaneamente uma extensa lesão aos dedos do pé. Nesses casos, a superfície plantar pode ser avançada, com o objetivo de cobrir o defeito dorsal remanescente. Diante de exposição de tendão ou osso, uma transferência de tecido livre proporcionará a forma mais confiável de obter uma cobertura durável e, além disso, essa opção preserva a funcionalidade restante do pé. Defeitos menores podem ser tratados com o retalho de artéria sural.

Planta do pé

Retalhos livres são boas opções para ferimentos no calcanhar e também para defeitos que abarquem a maior parte da superfície plantar do pé. Outra opção para a cobertura do calcanhar é o retalho de artéria plantar medial, que proporciona uma cobertura (com sensibilidade) de defeitos do calcanhar sem necessidade de recorrer à microcirurgia. Esse retalho tem sua irrigação sanguínea proveniente da artéria plantar medial. Também é possível estender um retalho de artéria sural para a cobertura de defeitos do calcanhar com dimensões moderadas (Fig. 15.14).

Retalhos livres para a cobertura do membro inferior

Pode-se constatar que retalhos de músculo latíssimo do dorso, de músculo grácil, de ALC e retalhos escapulares são os mais versáteis para a cobertura de lesões no membro inferior. Nos casos de defeitos osteocutâneos, utiliza-se com maior frequência um retalho fibular livre ou um retalho fibular em combinação com um retalho de músculo latíssimo do dorso. Nos casos de defeitos do tornozelo de dimensões moderadas, o músculo grácil é nosso retalho de escolha, por causar mínima morbidade no local doador e, além disso, poder ser moldado apropriadamente à região maleolar, não interferindo com o uso de calçados normais.

Latíssimo do dorso

O latíssimo do dorso se revelou um músculo muito confiável para a cobertura dos defeitos de partes moles para o tórax, om-

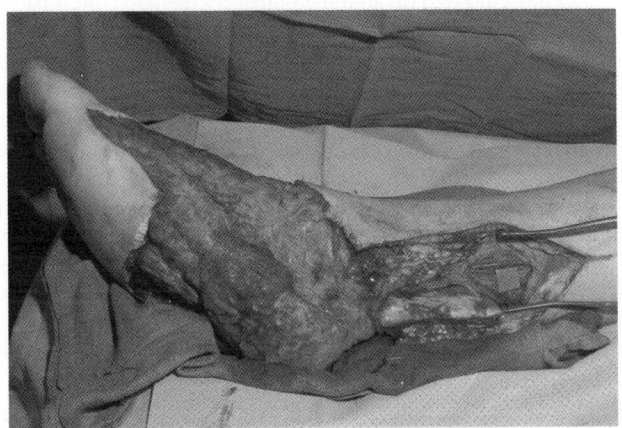
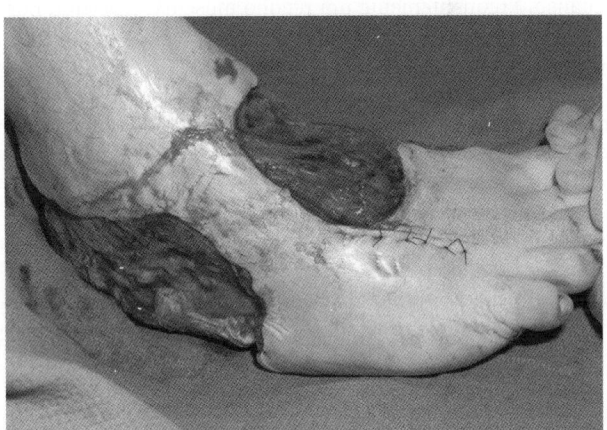
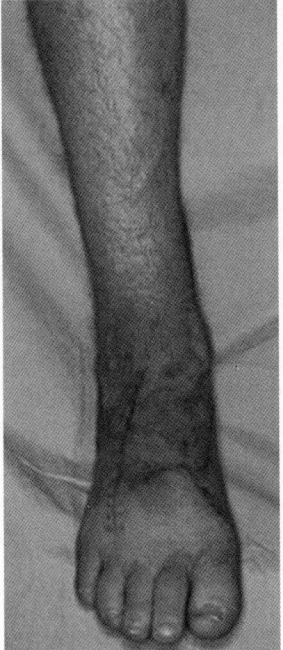
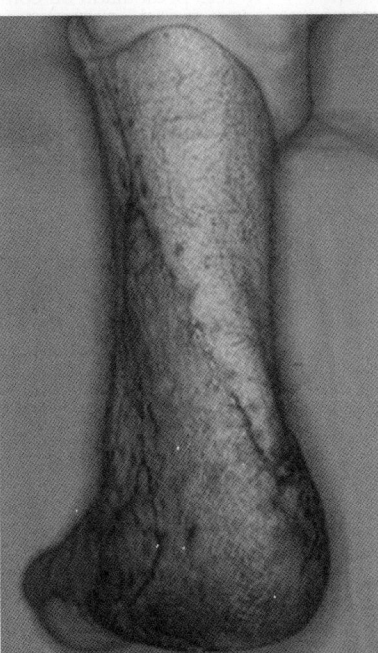
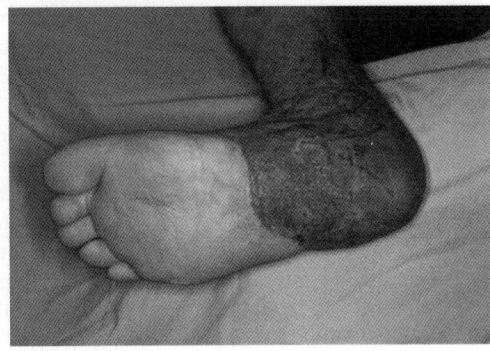

FIGURA 15.14 Defeitos do pé e tornozelo com dimensões pequenas a moderadas podem ser cobertos com um retalho de artéria sural. **A:** Esse homem com 55 anos sofreu deiscência da ferida em seguida à fixação de uma fratura do tornozelo. **B:** O retalho de artéria sural é coletado e pediculado, com o objetivo de cobrir o defeito. **C:** Aplicação de enxerto de pele no local doador. **D, E:** O retalho permite uma cobertura delgada e flexível da área; futuramente, permitirá o uso de calçados normais.

bro e cotovelo. O músculo é o mais utilizado entre os retalhos para a cobertura de membros, e sua irrigação provém da artéria toracodorsal como pedículo principal e de ramos das artérias intercostais e lombares como vasos segmentares secundários. Trata-se de um músculo do tipo IV e possibilita um pedículo com comprimento entre 8 e 12 cm, que pode ser obtido pela dissecção dos vasos toracodorsais proximalmente, na direção da artéria/veia axilar. Sua inervação é feita pelo nervo toracodorsal, que é um ramo direto do plexo braquial; esse nervo entra no músculo num ponto situado a 10 cm do ápice da axila. Antes da operação, é importante identificar a borda anterior do músculo; para tanto, solicita-se que o paciente contraia o músculo com a mão apoiada no quadril, na posição de pé. Também é útil fazer, no pré-operatório, a marcação da pele sobre a espinha ilíaca posterossuperior e a ponta da escápula.

A indicação para o uso desse retalho é a cobertura de um grande defeito de pele e partes moles que não possa ser resolvido com retalhos locais. Lesão prévia ou, em alguns casos, linfadenectomia axilar são contraindicações para o uso desse retalho. A cirurgia para câncer de mama e, em particular, a dissecção de nodos axilares podem lesionar o nervo ou a irrigação arterial; caso isso ocorra, o músculo ficará fibrosado e inadequado para transferência.

O retalho de latíssimo do dorso pode ser coletado não apenas como um retalho muscular, mas também como retalho musculocutâneo. Frequentemente um retalho muscular revestido por um enxerto de pele de espessura parcial será menos volumoso e poderá dar conta de defeitos profundos (Fig. 15.15), enquanto os retalhos musculocutâneos resultam em reconstruções esteticamente melhores, porque a camada de pele pode se moldar à textura da pele dos tecidos circunjacentes, sobretudo quando essa opção é empregada como retalho pediculado.

Técnica

O paciente sob anestesia geral é colocado em uma posição de decúbito lateral, com o uso de um coxim axilar. A dissecção será efetuada com maior facilidade se for iniciada na borda anterior do músculo; esse método permite uma rápida identificação do pedículo. Se o cirurgião optou por uma camada de pele, então este fragmento poderá ser orientado ao longo das fibras musculares, com o cuidado de centrar o enxerto sobre o ventre muscular. Em caso contrário, o cirurgião elevará os retalhos cutâneos (normalmente em uma orientação paralela às fibras musculares) para exposição das origens e inserções do músculo. O músculo é liberado da fáscia lombossacral e da crista ilíaca. Em seguida, o cirurgião identifica o pedículo e o ramo do serrátil é dividido, de modo que o músculo possa ser rebatido na direção da axila. A dissecção do pedículo deve ser realizada com ampliação por lupa (≥2,5×). Se o procedimento for uma transferência muscular funcional, o cirurgião deverá aplicar suturas de marcação ao longo do eixo longitudinal do músculo, o que permitirá um ajuste adequado da tensão no local receptor. O músculo pode ser longitudinalmente dividido em metades irrigadas pelos ramos medial e lateral da artéria toracodorsal, que se bifurca ao ingressar no músculo.

Por ocasião da dissecção do pedículo neurovascular, o cirurgião divide a inserção do músculo no úmero. Se o pedículo estiver sendo empregado como retalho pediculado para reconstrução de membro, também será possível obter uma cobertura distal extra, mediante a liberação de sua inserção do sulco intertubercular do úmero. Nos casos em que o retalho do latíssimo do dorso é transferido como retalho livre, o pedículo vascular deve ser dividido na junção com a artéria e veia axilares para que seja obtido o máximo comprimento do pedículo. Deve-se deixar grandes drenos de sucção por baixo dos retalhos cutâneos e na axila, para que não ocorram problemas com a formação de hematomas ou seromas no pós-operatório. Muitas vezes é difícil elevar o retalho simultaneamente à preparação do local doador, particularmente quando o retalho vai ser empregado na reconstrução do membro superior. Além disso, em pacientes obesos, a estrutura poderá ser excessivamente espessa se for utilizada como retalho musculocutâneo.

Um seroma no local doador é a complicação mais comum em seguida à coleta de um retalho de latíssimo do dorso. Os seromas podem ser minimizados por meio de aspirações frequentes e pelo uso de roupas compressivas. É inevitável que ocorra formação de tecido cicatricial sobre o local doador; pode-se fazer a coleta endoscópica com a meta de minimizar a subsequente formação de cicatriz.[366] A necrose total do retalho é uma complicação rara quando são empregados retalhos pediculados, contudo não é incomum a ocorrência de necrose parcial do retalho, em decorrência de uma irrigação sanguínea inconsistente para o terço inferior do músculo. Se for intenso, deve-se verificar o sangramento na borda distal do retalho. Dobras e tensões no pedículo podem causar perturbações na circulação para a estrutura; esses problemas devem ser imediatamente identificados.

Reto do abdome

O músculo reto do abdome pode ser coletado com o paciente na posição supina. Esse músculo do tipo III (dois pedículos vasculares dominantes) com orientação vertical se estende entre a margem costal e a região púbica e está envolvido pelas bainhas dos retos anterior e posterior. A irrigação sanguínea superior provém da artéria epigástrica superior, que é um prolongamento da artéria mamária interna. Distalmente, a irrigação sanguínea provém da artéria epigástrica inferior, que é um ramo da artéria ilíaca externa. Pode-se obter um pedículo com comprimento de 5 a 7 cm superiormente e 8 a 10 cm inferiormente. Devido ao maior calibre da artéria epigástrica inferior e das *venae comitantes*, essa parte é utilizada mais frequentemente como transferência de retalho livre. Grandes defeitos da coxa, onde as partes moles locais não tenham área suficiente ou estejam imprestáveis por causa da radiação, por exemplo, podem ser cobertos apenas com músculo reto pediculado ou com retalhos miocutâneos (Fig. 15.16).

A inervação motora é proveniente dos nervos intercostais VII-XII que penetram pela superfície profunda do músculo em seus aspectos médio a lateral. O músculo tem uma área de até 25 × 6 cm^2. O território cutâneo que pode ser coletado mede 21 × 14 cm^2 e sua irrigação sanguínea depende de vasos perfurantes musculocutâneos. O local doador, criado através da incisão fascial na bainha anterior do reto para acesso a um retalho exclusivamente muscular, pode ser fechado primariamente com uma sutura contínua ou interrompida com material absorvível ou não absorvível montado em agulha de ponta cônica. Durante a coleta de um retalho miocutâneo, uma parte da bainha anterior do reto é coletada juntamente com o retalho; e pode-se usar uma malha ou implante biológico como reforço do fechamento da fáscia da parede abdominal para evitar a ocorrência de hérnia ou protuberância. Em geral, drenos são aplicados por baixo dos retalhos cutâneos elevados, em seguida à coleta do músculo. Pode-se usar um adesivo biológico na parede abdominal para ajudar na recuperação pós-operatória nos casos de transferência de tecido livre. Embora o músculo reto do abdome seja considerado como o "burro de carga" dos retalhos, sua popularidade diminuiu ligeiramente por causa da baixa morbidade nos locais doadores que outros retalhos musculares e não musculares têm a oferecer.

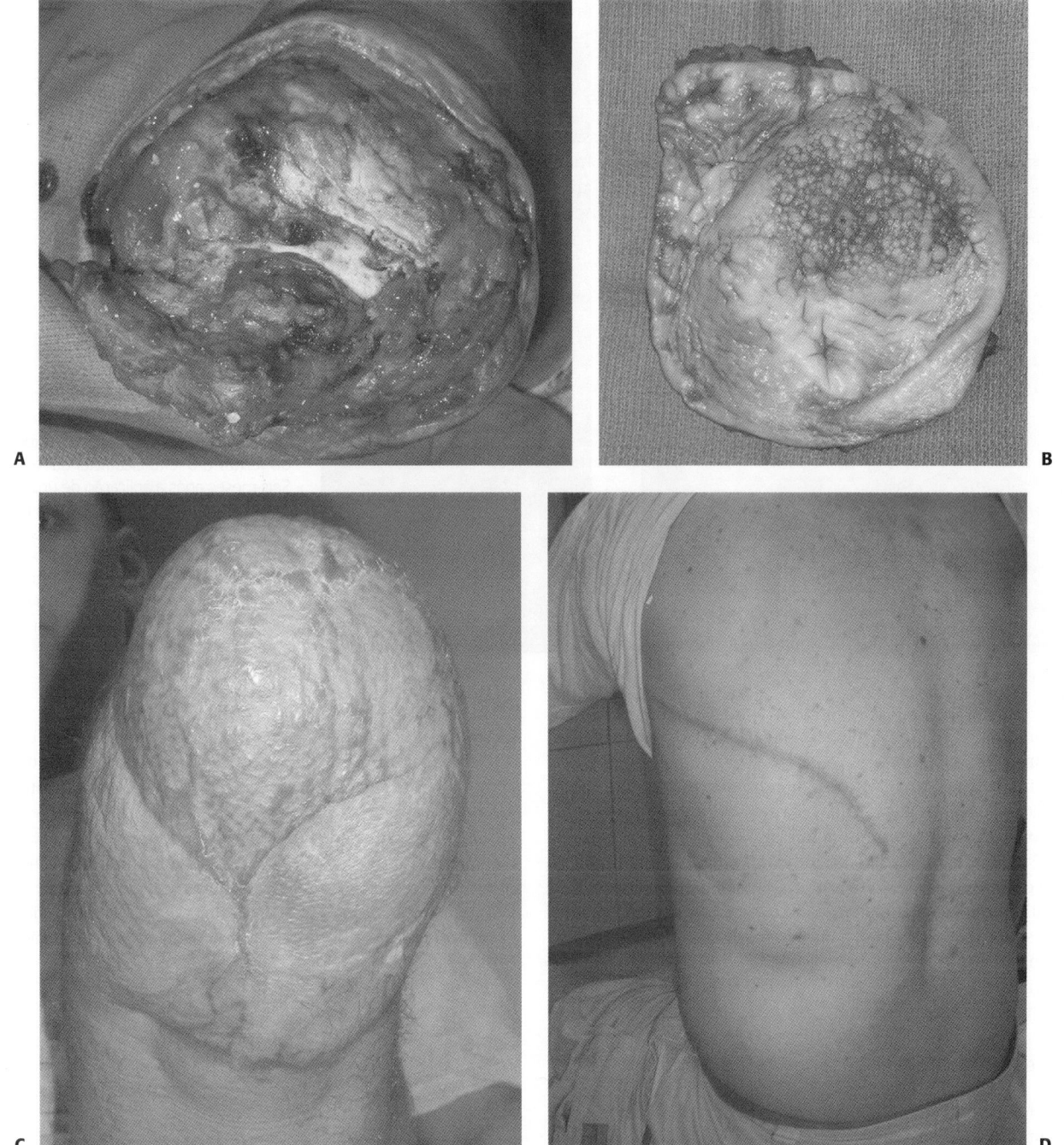

FIGURA 15.15 A: Coto de amputação abaixo do joelho em seguida à ressecção de pele de má qualidade. **B:** Após o completo desbridamento da osteomielite no terço distal da tíbia, o coto foi revestido com um retalho de músculo latíssimo do dorso e um enxerto de pele de espessura parcial. **C:** Seis meses depois da operação, o coto está perfeitamente revestido. **D:** Local doador do retalho de latíssimo do dorso após 6 meses.

Grácil

O músculo grácil é um local doador escolhido com muita frequência para a transferência de tecido livre para cobertura de defeitos de partes moles do pé e tornozelo.[277] Caracteristicamente, escolhe-se o membro ipsilateral, de modo que apenas um membro ficará imobilizado. A irrigação sanguínea ao músculo provém da artéria circunflexa femoral medial, que tem origem na artéria femoral profunda. O pedículo principal pode ser identificado num local situado 8 a 10 cm inferiormente ao tubérculo púbico. O retalho também possui um pedículo arterial secundário, que penetra no músculo ao nível da parte média da coxa. Essa arté-

ria tem origem na artéria femoral superficial. O músculo recebe sua inervação do ramo anterior do nervo obturatório. Esse ramo pode ser coletado com o músculo, se houver necessidade de uma transferência muscular funcional.

O músculo fica exposto através de uma incisão no aspecto medial da coxa, no local onde se situa entre os músculos adutor longo medialmente e semitendíneo inferiormente. O músculo se situa superficialmente ao adutor magno. O grácil pode ser confundido com o sartório e é diferenciado deste pela identificação de sua parte miotendínea. Ao nível do côndilo medial do fêmur, o grácil consiste em músculo e tendão, enquanto o semi-

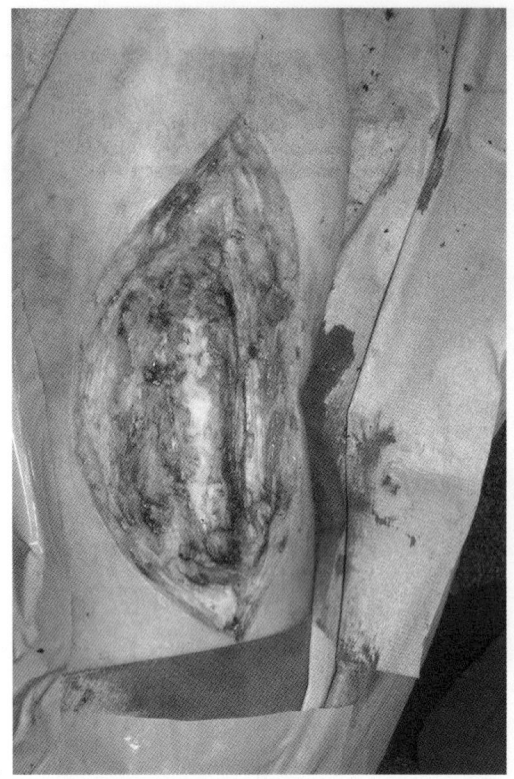
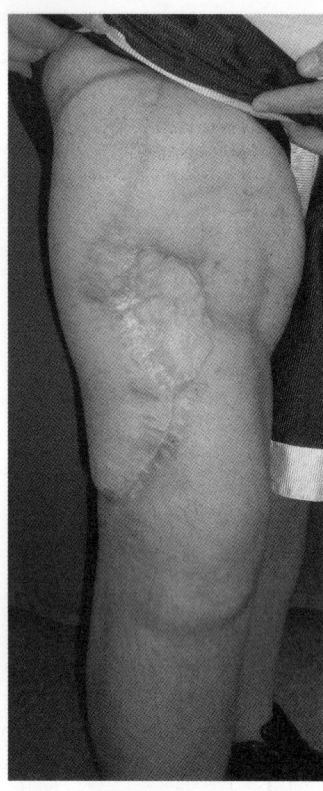

FIGURA 15.16 A: Após o ressecção de um lipossarcoma recorrente em um campo irradiado na coxa, nota-se grande exposição do fêmur e o leito cicatricial da ferida. **B:** Seis meses após a aplicação de um retalho miocutâneo vertical pediculado de reto do abdome para cobertura com partes moles. Anteriormente, foi aplicado um enxerto de pele sobre uma parte do retalho, com o objetivo de minimizar as dimensões da camada de pele e também para facilitar o fechamento da parede abdominal.

membranáceo se compõe inteiramente de tendão, e o sartório é inteiramente muscular.

Assim que o pedículo principal tenha sido identificado com ampliação por lupa e depois que o cirurgião determinou sua adequação para uma anastomose microvascular, o pedículo secundário é dividido. Em seguida, o cirurgião divide a origem do músculo e o ramo do nervo obturatório. O músculo é deixado em seu pedículo principal para perfusão até que os vasos receptores tenham sido preparados para a anastomose microvascular. Antes da transferência do músculo, o cirurgião faz um desbridamento definitivo e final no local do defeito e, a seguir, faz a transferência do retalho (Fig. 15.17).

Opções reconstrutivas para o membro superior

Ao longo das últimas três décadas, os avanços na microcirurgia ampliaram nosso arsenal reconstrutivo e, atualmente, existem numerosas opções para a maioria dos defeitos de partes moles (Tab. 15.4). Com a continuação das inovações nos modelos de retalhos, os algoritmos reconstrutivos vão se afastando da tradicional escada reconstrutiva, em favor da produção de retalhos compostos com o objetivo de proporcionar a melhor solução reconstrutiva possível.[45] Embora os retalhos livres sejam frequentemente escolhidos como o método preferido de reconstrução, os cirurgiões devem estar familiarizados com outras opções para a reconstrução do membro superior. Os principais fatores determinantes da escolha do retalho são a localização, o tamanho e o envolvimento dos tecidos.[144]

Aplicação de enxerto cutâneo

Conforme já discutido anteriormente, ferimentos nos quais tenha ocorrido exposição de músculo e tecido subcutâneo aceitarão enxertos de pele; contudo, a exposição de estruturas vitais como os tendões desnudados de seu paratendão, nervos, vasos, ossos e implantes necessitarão de cobertura com retalhos. Embora um enxerto de pele de espessura parcial (Fig. 15.18) normalmente *a sobreviva* ao ser aplicado sobre nervos e vasos importantes e sobre periósteo e paratendão, grandes áreas de osso exposto necessitam de cobertura durável, nervos e vasos precisam ter uma proteção robusta, e a preservação da excursão dos tendões exige que o tecido suprajacente não esteja firmemente aderente ao paratendão. A cobertura com retalhos também fica indicada em situações nas quais haja necessidade de restauração da sensibilidade.

TABELA 15.4 Opções reconstrutivas para o membro superior

Palma	Retalho radial de antebraço
	Retalho ulnar de antebraço
	Retalho livre
	Retalho inguinal
Aspecto dorsal da mão	Retalho radial de antebraço
	Retalho interósseo posterior
	Retalho livre
	Retalho inguinal
Antebraço	Retalho radial de antebraço
	Retalho interósseo posterior
	Retalho livre
Cotovelo	Retalho radial de antebraço
	Retalho interósseo posterior
	Retalho pediculado de latíssimo do dorso
	Retalho de músculo ancôneo
	Retalho lateral de braço de fluxo reverso
	Retalho livre
Úmero	Retalho pediculado de latíssimo do dorso
	Retalho escapular
	Retalho paraescapular

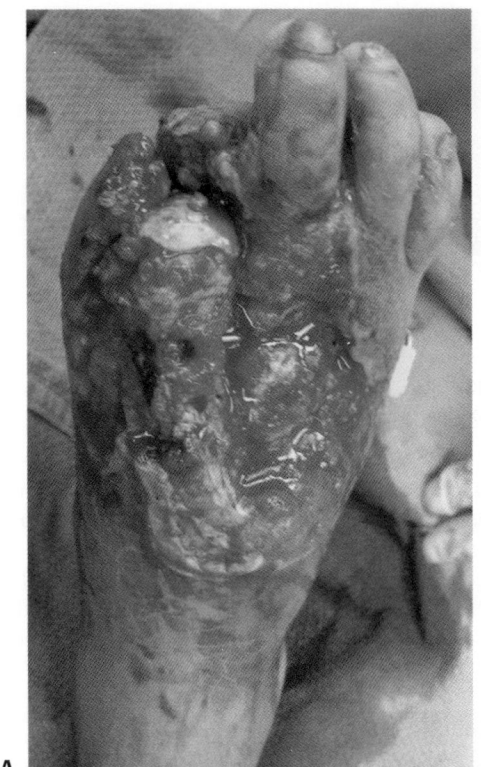
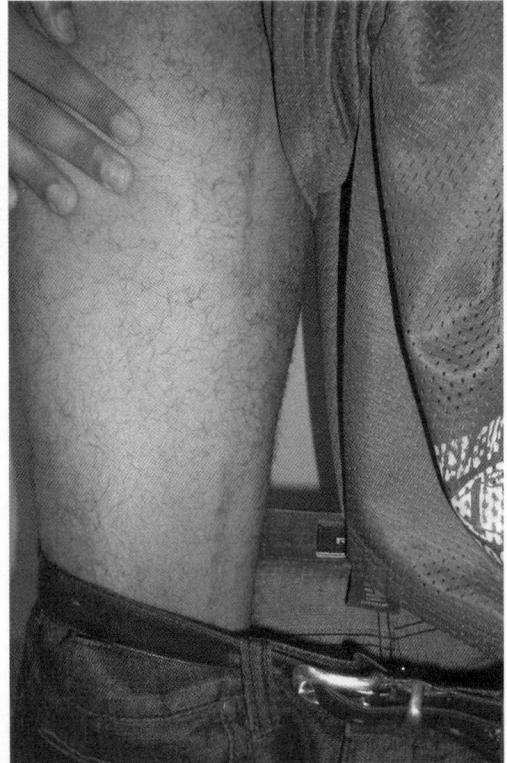
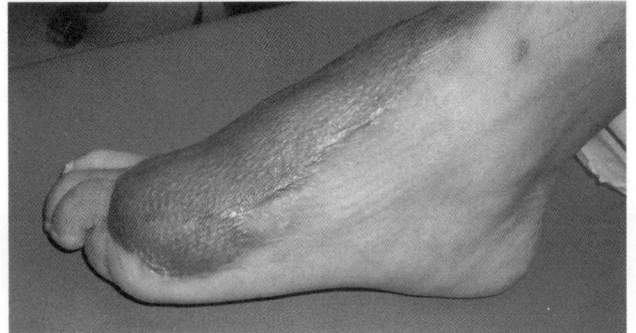

FIGURA 15.17 A: Ferimento por arma de fogo no dorso do pé, com cominuição grave dos metatarsos e perda do hálux e do segundo dedo. **B:** Local doador depois da coleta de músculo grácil, com uso de duas incisões e preservação de uma ponte cutânea central. **C:** Um ano e meio depois da transferência de músculo grácil para cobertura da ferida no aspecto dorsal do pé.

Retalhos fasciocutâneos

Em casos ocorridos no membro superior, os retalhos fasciocutâneos podem ser pediculados ou livres. Os dois retalhos fasciocutâneos pediculados mais comumente empregados no membro superior são o retalho radial de antebraço e o retalho interósseo posterior. Ambos podem ser empregados de modo anterógrado ou retrógrado e, com seu uso, pode-se obter uma cobertura delgada e flexível para a maioria dos defeitos que envolvam o *dorso da mão, a palma, o antebraço e o cotovelo*.

Retalho do aspecto radial do antebraço

Esse retalho pode ser utilizado como retalho pediculado local ou como retalho livre coletado no membro contralateral (Fig. 15.19). A artéria radial emite vasos perfurantes fasciocutâneos ao longo de seu comprimento para a irrigação dos dois terços radiais da pele do antebraço e também emite ramos para a metade distal do rádio. Pode-se elevar um retalho de até 15 × 35 cm para uso como retalho fascial, um retalho fasciocutâneo ou um retalho osteocutâneo, por procedimento anterógrado ou retrógrado.[177] Também podem ser incluídos os nervos palmar longo, flexor radial do carpo e antebraquiais lateral e medial.[102,367] O ponto de rotação pode ficar num local tão proximal como a origem da artéria radial, aproximadamente 1-4 cm distal à linha intercondilar do úmero, ou tão distal como a dobra do punho; isso permite que o retalho seja utilizado em defeitos localizados em qualquer ponto, desde o cotovelo até o dorso da mão. Sua versatilidade e a relativa facilidade na elevação fizeram com que esse retalho se tornasse um verdadeiro "burro de carga" para a reconstrução do antebraço e da mão.

Antes da elevação do retalho, o cirurgião *precisa* confirmar a existência de uma circulação colateral adequada para a mão. O paciente deve ter um teste de Allen normal, como garantia de uma coleta segura do retalho. Se houver qualquer dúvida sobre a permeabilidade da artéria ulnar durante o procedimento cirúrgico, esse vaso poderá ser temporariamente pinçado, antes da divisão do retalho, o que permitirá o exame da perfusão para a mão. Por ocasião da elevação do retalho de um antebraço já traumatizado, não será demais enfatizar a importância da verificação da circulação colateral para a mão.

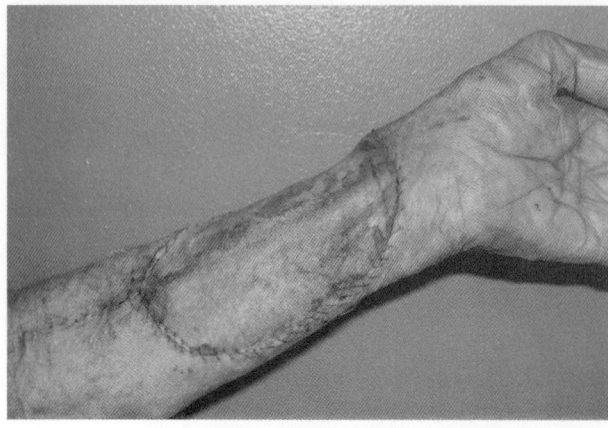

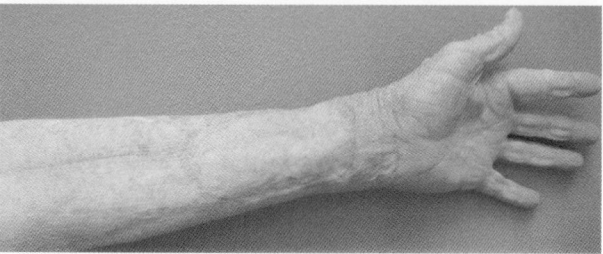

FIGURA 15.18 Enxerto cutâneo de espessura parcial no antebraço de um paciente, fotografado **(A)** 1 semana e **(B)** 8 meses após a cirurgia.

Retalho do aspecto interósseo posterior

O retalho interósseo posterior foi planejado na tentativa de descobrir alternativas para o retalho radial do antebraço. A artéria interóssea posterior, da qual esse retalho depende, tem sua origem na artéria interóssea comum na fossa antecubital e avança dorsalmente através da membrana interóssea. O ramo descendente avança no septo entre o extensor ulnar do carpo (EUC) e o extensor do dedo mínimo (EDM), dando origem a diversos vasos perfurantes fasciocutâneos para a pele. Pode-se elevar um retalho fasciocutâneo de até 8 cm de largura e 12 cm de comprimento, com centro sobre uma linha traçada desde o epicôndilo lateral até a articulação radiulnar distal.

O ramo interósseo posterior do nervo radial, que também avança nesse septo, emite seus ramos para os músculos extensor comum dos dedos (ECM) e extensor ulnar do carpo a esse nível, e esses ramos estão sujeitos à lesão durante a dissecção do retalho.

O retalho interósseo posterior também pode ser empregado retrogradamente, pelo uso do fluxo colateral à artéria interóssea posterior através de sua anastomose distal com a artéria interóssea anterior. As principais vantagens desse retalho são as de servir como alternativa quando a artéria radial ou ulnar já sofreu lesão ou foi sacrificada, e nos casos em que haja necessidade de um retalho cutâneo delgado e flexível.[7,230]

Retalhos fasciocutâneos livres

Esses retalhos podem ser empregados em qualquer local ao longo do membro superior. Se houver necessidade de cruzar articulações, deve-se dar preferência aos retalhos fasciocutâneos, pois os retalhos musculares podem sofrer atrofia e restringir a flexão e extensão nas articulações. Alguns retalhos fasciocutâneos livres, como o retalho lateral do braço e o retalho escapular, têm

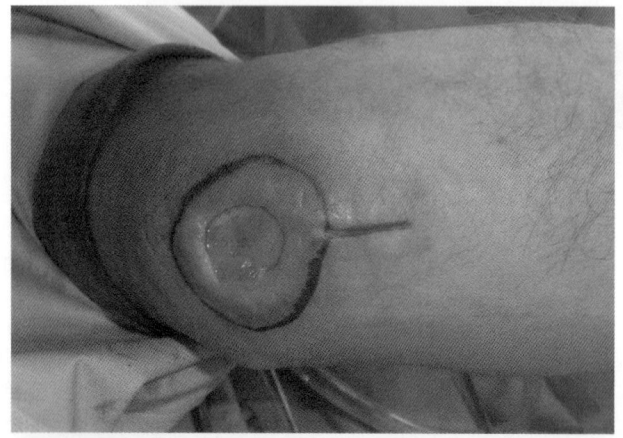

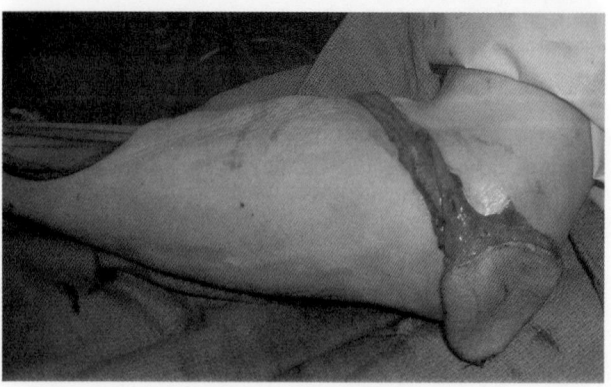

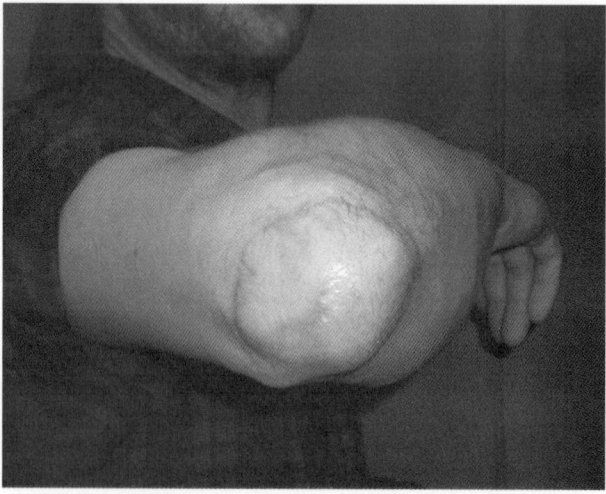

FIGURA 15.19 A: Homem, 34 anos, com ferida crônica do cotovelo com osteomielite do olécrano, em decorrência de uma queda de bicicleta. **B:** Vista intraoperatória de retalho pediculado do aspecto radial do antebraço, para reconstrução do cotovelo. **C:** Aspecto 6 meses após a cirurgia.

limitações de tamanho e espessura em geral. Se houver necessidade de uma ilha cutânea maior, pode-se fazer a expansão do tecido antes da transferência do retalho.

Retalho escapular

O retalho escapular proporciona uma grande área de tecido fasciocutâneo com pedículo no ramo escapular circunflexo da artéria subescapular.[322] Essa é uma escolha excelente para a cobertura de grandes ferimentos do antebraço. A dissecção é relativamente fácil, e é possível elevar um retalho de até 10 × 25 cm (retalho escapular) ou até 15 × 30 cm (retalho paraescapular); esses retalhos podem ser empregados na reconstrução de grandes defeitos do antebraço. Em casos de defeitos que envolvam o rádio ou a ulna, o retalho escapular pode ser coletado na forma de retalho osteocutâneo, mediante a incorporação da parte lateral da escápula; esse acréscimo resulta em pouquíssima morbidade extra.[342] A cobertura poderá ser prolongada ainda mais, mediante a combinação desse retalho com retalhos de latíssimo do dorso ou de serrátil anterior em um mesmo pedículo.[366] Normalmente, locais doadores de até 7 a 8 cm de largura poderão ser diretamente fechados.

Retalho paraescapular

Esse retalho tem características similares ao retalho escapular, mas sua base se situa no ramo descendente da artéria circunflexa escapular. Esse retalho também oferece uma grande área de tecido flexível e relativamente delgado para cobertura de lesões no antebraço, mas em geral o local doador deverá ser tratado com enxerto de pele.

Retalho do aspecto anterolateral da coxa

Esse retalho já foi discutido anteriormente. Recentemente, sua popularidade aumentou enormemente na forma de retalho livre; alguns autores o proclamaram como o retalho de partes moles ideal. Seu pedículo vascular mede, confiavelmente, pelo menos 8 cm de comprimento e pode ser alongado para até 20 cm; além disso, é de fácil modelagem e pode medir até 40 × 20 cm. O retalho anterolateral da coxa pode ser adelgaçado para uma espessura de 3 a 5 mm sem que sua vascularização fique comprometida.[185,274] Alguma gordura subcutânea pode ser incluída ao retalho, para que fique minimizada a aderência dos tendões no antebraço e na mão. Wei et al.[353] revisaram uma série de 672 retalhos com percentual de sucesso superior a 98%. Suas muitas vantagens fazem esse retalho ter grande versatilidade e ser utilizado em reconstruções do membro superior, inclusive de defeitos do antebraço e cotovelo (Fig. 15.20).[164,351]

Retalho lateral do braço e retalho lateral do braço de fluxo reverso

O retalho lateral do braço é um retalho fasciocutâneo perfundido pelos vasos perfurantes septais da artéria colateral radial posterior, o ramo terminal da artéria profunda do braço. Pode-se coletar uma pele delgada e flexível com dimensões de até 20 × 14 cm; contudo, apenas locais doadores com ≤6 cm de largura poderão ser fechados por procedimento primário. Esse retalho possui um comprimento vascular muito curto; portanto, seu uso como retalho pediculado fica limitado. A maioria dos cirurgiões prefere usá-lo como retalho livre e, nos casos em que ele é empregado como retalho reverso, a artéria recorrente radial proporciona o fluxo retrógrado. O retalho de fluxo reverso obtido na face lateral do braço tem sido empregado com sucesso para cobertura do olécrano e da área antecubital. Como retalho livre, o retalho lateral do braço é extremamente versátil, sendo capaz de conter osso (o úmero) e nervo (o nervo posterior do antebraço). Historicamente, este tem sido um retalho "burro de carga" para a reconstrução do membro superior.[21,257,339]

Retalhos musculares

Os retalhos musculares mais comumente empregados na reconstrução de antebraço, cotovelo e úmero tomam por base os músculos latíssimo do dorso, reto do abdome, serrátil anterior e grácil. A escolha do retalho muscular depende do tamanho do defeito, disponibilidade do local doador e morbidade no local doador.

Latíssimo do dorso

Esse é o maior retalho muscular, exibindo um longo pedículo (8 a 11 cm); isso o torna um dos mais versáteis retalhos para a reconstrução de grandes defeitos no membro superior. Além disso, na maioria dos pacientes, o tronco toracodorsal possui duas divisões principais, o que permite ao cirurgião coletar apenas uma parte do músculo, se houver necessidade de um retalho mais estreito. Por outro lado, se houver necessidade de um retalho mais largo, o músculo serrátil (± uma costela vascularizada) poderá ser elevado com o

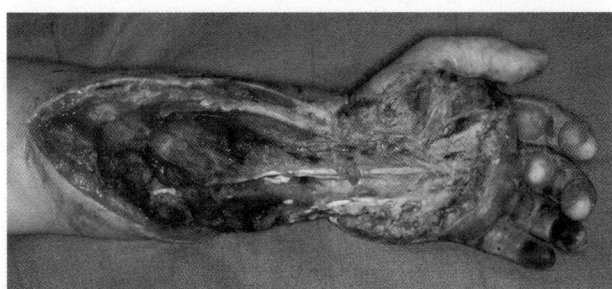

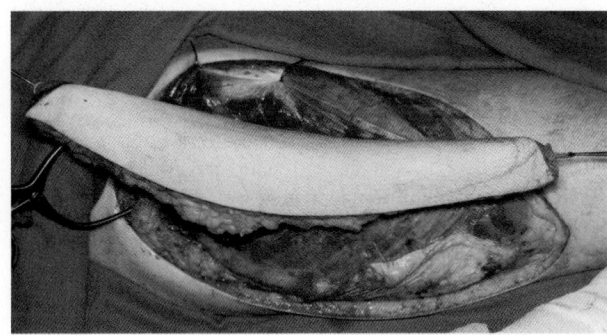

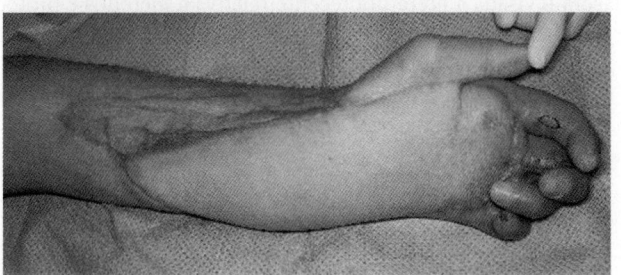

FIGURA 15.20 A: Um homem de 48 anos sofreu lesão em um rolo compressor que resultou na perda da maior parte da pele do aspecto palmar e do antebraço. **B:** O defeito foi coberto com um retalho obtido no aspecto anterolateral da coxa. **C:** Aspecto do retalho após 3 meses, por ocasião de uma cirurgia secundária para tenólise do tendão flexor.

retalho, mas o cirurgião deverá ter o cuidado de preservar seu aporte arterial, que se origina como um ramo da artéria toracodorsal.

Como retalho pediculado, o latíssimo do dorso pode ser transferido como músculo funcional para o restabelecimento da funcionalidade perdida do bíceps ou do tríceps. O músculo pode ser empregado como pedículo para cobertura do cotovelo, mas não deve ser utilizado em defeitos dessa articulação que se prolonguem distalmente ao olécrano. Para tais defeitos, foi constatado que o retalho radial do antebraço proporciona uma cobertura mais confiável.[55,164] A morbidade funcional no local doador é variável, e os relatos na literatura são conflitantes. Se o cirurgião prever que o grau resultante de enfraquecimento do ombro (adução, como ocorre nos pacientes que andam com a ajuda de muletas e naqueles com paraplegia) teria um impacto importante no paciente, então deverá considerar o uso de um retalho alternativo.

Serrátil anterior

As três endentações inferiores do serrátil podem ser coletadas com ou sem as costelas subjacentes, com base no pedículo toracodorsal. Esse retalho consiste em uma porção larga e relativamente delgada de músculo, mas que pode ser muito versátil quando combinado com componentes da costela ou do músculo latíssimo do dorso.

Reto do abdome

Esse músculo tem um pedículo vascular consistente (5 a 7 cm) com origem nos vasos epigástricos inferiores profundos e pode ser empregado para cobertura na maioria das situações encontradas em traumas do antebraço. Sua principal desvantagem é uma hérnia de parede abdominal, que pode ocorrer em alguns casos no local doador, especialmente se a fáscia também foi coletada.

Grácil

Esse músculo se presta bastante para pequenos defeitos que necessitem de cobertura muscular. O pedículo dominante é a artéria circunflexa femoral medial que tem sua origem na profunda do fêmur; normalmente mede cerca de 6 a 7 cm de comprimento. O músculo é unipenado e tem uma excursão de aproximadamente 10 cm. A principal vantagem desse retalho muscular no antebraço é seu uso como unidade motora funcional, conforme já foi discutido anteriormente.

Retalhos pediculados distantes

Retalho inguinal

Antes do advento da microcirurgia, o retalho considerado como o "burro de carga" era o retalho inguinal. Esse retalho obtém sua irrigação da artéria circunflexa femoral superficial, que, por sua vez, é proveniente da artéria epigástrica inferior superficial no triângulo femoral.[249,312] Esse retalho tem demonstrado grande versatilidade. Nos casos em que haja necessidade de sensibilidade no retalho, será possível incluir o ramo cutâneo lateral do nervo femoral.[172] O retalho inguinal pode ser combinado com o retalho abdominal-hipogástrico para defeitos de grandes dimensões, ou pode ser expandido antes da transferência. Se houver necessidade de osso, poderá ser coletada uma parte da crista ilíaca.[98] O retalho também pode ser dividido longitudinalmente para a cobertura de defeitos em ambos os aspectos da mão.[313]

Com frequência, o retalho inguinal poderá ser seccionado com segurança por volta de 3 semanas, sobretudo se a ferida cicatrizou adequadamente na margem distal do retalho. Qualquer comprometimento à vascularização do braço, por exemplo, a aplicação de radiação antes da cirurgia ou uma lesão elétrica, pode prolongar o período de revascularização. Se houver dúvida quanto à vascularização do retalho antes de sua divisão, o pedículo poderá ser ocluído com um torniquete para que o cirurgião avalie o fluxo vascular.[365] A desvantagem do retalho inguinal é o período obrigatório de imobilização da mão antes da divisão do pedículo. Essa imobilização poderá resultar em rigidez da mão, cotovelo e ombro. Apesar disso, o retalho inguinal ainda permanece sendo uma forma confiável de proporcionar cobertura de partes moles para grandes ferimentos da mão nos casos em que o cirurgião não tenha experiência com técnicas microvasculares (Fig. 15.21).[249]

Dicas para reconstrução do membro superior

Com relação às opções de retalhos livres, nossos retalhos preferidos para reconstruções de partes moles do antebraço são o retalho ALC e o retalho escapular. Se houver necessidade de material ósseo, o retalho osteocutâneo de fíbula é bastante compatível para o rádio ou a ulna. Retalhos dependentes do sistema subescapular ou toracodorsal e que são coletados com costela também são bastante versáteis para a reconstrução de defeitos ósseos menos importantes.[112,153,174,222,321]

Retalhos musculocutâneos como os do latíssimo do dorso e do reto do abdome resultam em perda funcional e em morbidade no local doador; particularmente no abdome há a possibilidade de formação de uma hérnia. Além disso, em casos de cobertura de superfícies articulares, com o passar do tempo os retalhos musculares tendem a sofrer fibrose e atrofia, o que poderá limitar a excursão da articulação, sobretudo quando esses retalhos são aplicados sobre o cotovelo ou o dorso da mão. Retalhos musculares ainda estão indicados para aquelas circunstâncias que envolvam osteomielite ou contaminação de partes moles.

CUIDADOS PÓS-OPERATÓRIOS E MONITORAÇÃO DE PACIENTES APÓS TRANSFERÊNCIA DE RETALHO

Na conclusão dos casos, nem sempre haverá garantia de êxito com as transferências de retalho livre, pois entre 5 e 25% dos retalhos transferidos terão que ser reexplorados para comprometimento microcirculatório, que pode ter sido causado por trombose arterial ou venosa.[34,46,180] Os percentuais de salvação de retalhos livres em seguida à ocorrência de trombose variam de 42 até 85%.[46,193] Foi demonstrado que a imediata identificação do comprometimento vascular oferece a melhor chance para uma bem-sucedida salvação do retalho.[46,145,302]

Os métodos de monitoração de transferências de tecido livre evoluíram, desde a observação clínica até sondas Doppler implantáveis. Ainda está por ser estabelecido qual o melhor método para monitoração. A observação clínica do retalho livre não sepultado permanece sendo o padrão de referência contra o qual os sistemas de monitoração são geralmente comparados.[83] Idealmente, os dispositivos de monitoração devem ser sensíveis o bastante para suplantar evidências clínicas de trombose vascular, mas específicos o suficiente para que sejam evitadas reexplorações desnecessárias. Nos parágrafos a seguir, será revisada a literatura recente relativa a métodos e protocolos de monitoração.

Métodos convencionais de monitoração de retalhos

Observação clínica

Na observação clínica, o retalho é observado mediante a avaliação do reenchimento capilar, temperatura, inchaço e cor. Seu uso deve se restringir à monitoração de retalhos cutâneos superficiais, sendo o método menos confiável para a monitoração de retalhos

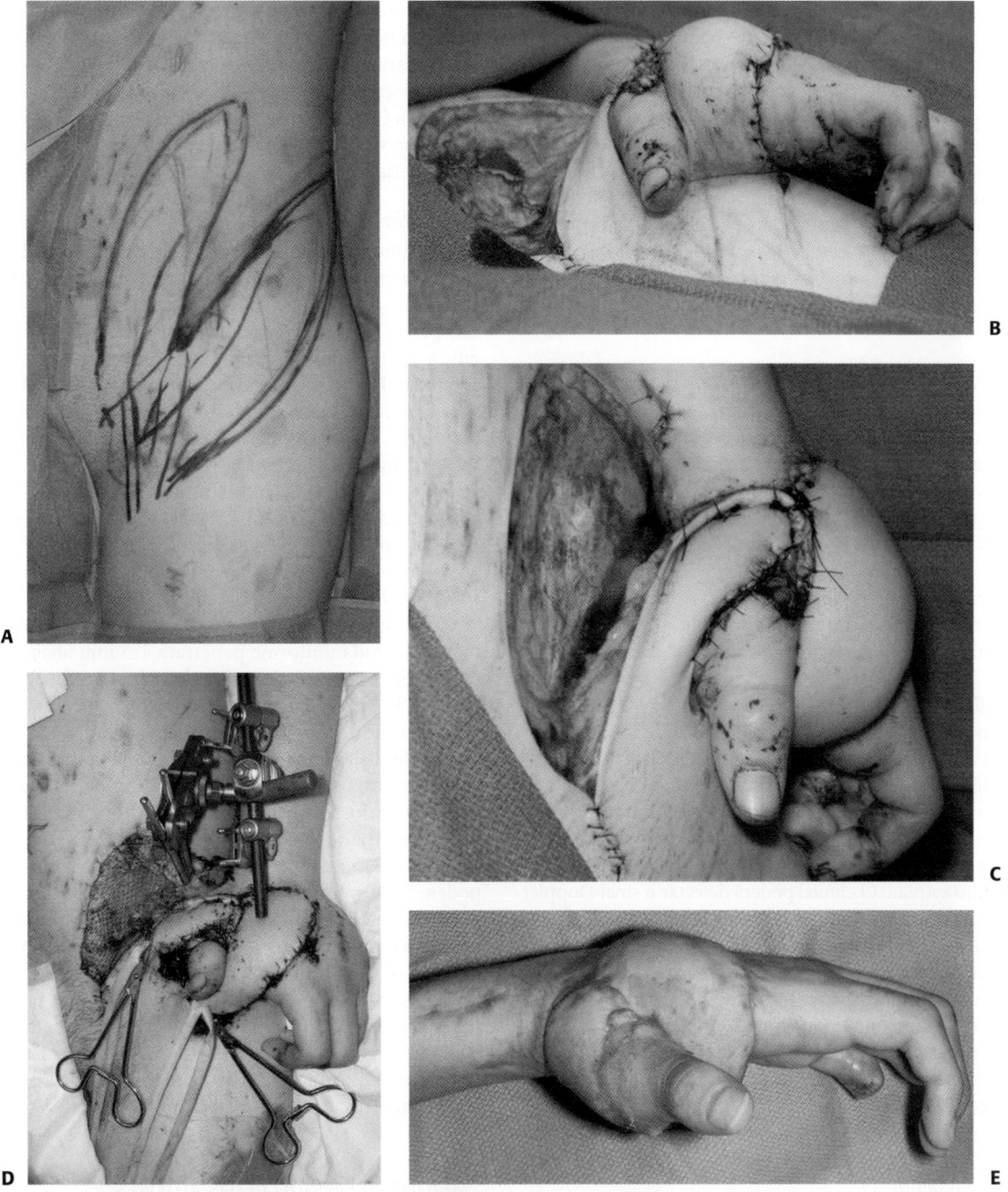

FIGURA 15.21 **A:** O retalho inguinal pode proporcionar uma cobertura versátil da mão. No presente caso, um retalho inguinal foi planejado com duas camadas de pele distintas para revestimento tanto da superfície palmar **(B)** como da superfície dorsal **(C)** da mão. **D:** A mão foi temporariamente estabilizada à região inguinal com o uso de um fixador externo. **E:** Aspecto da mão em seguida à divisão e à inserção do retalho.

musculares e de retalhos sepultados.[83] O enchimento capilar pode ser avaliado simplesmente pela aplicação de pressão profunda ao tecido transferido, com o uso de um dedo ou da extremidade achatada de um instrumento cirúrgico; em seguida, libera-se a pressão e avalia-se o tempo de enchimento capilar, comumente de 2 a 3 segundos. Em casos de perturbação mais importante da irrigação sanguínea, pode-se observar uma coloração azulada e lívida (tempo de enchimento capilar <2 segundos), ou palidez do retalho (tempo de enchimento capilar com retardo, ou >3 segundos) em um retalho venoso congesto ou isquêmico, respectivamente. Nos casos em que esses critérios não podem ser confiavelmente avaliados, ou como procedimento de confirmação, pode-se então recorrer ao teste da alfinetada.

É importante ter em mente que, para que a observação clínica seja efetiva, o indivíduo que esteja realizando a avaliação do retalho deve ser conhecedor dos sinais de deterioração do retalho. As unidades de enfermagem e novos membros da equipe devem receber orientação anual durante a prestação dos serviços para aprimorar seu discernimento diagnóstico, pois na maioria das instituições médicas esses dois grupos de profissionais se encontram em constante alternância.

Teste da alfinetada

Normalmente o teste da alfinetada é aplicado em retalhos com componente cutâneo. O teste é realizado pelo puncionamento da aba cutânea do retalho com uma agulha nº 24 ou 25.

A punção não deve ser efetuada com profundidade excessiva no tecido e deve ser feita em uma parte do retalho que não esteja em íntima proximidade com o pedículo vascular e a microanastomose. Um indicador de viabilidade do retalho é um fluxo contínuo de sangue vermelho-vivo no local da punção. Um retalho congesto produzirá um fluxo contínuo de sangue venoso escuro. É preciso ter cautela para não realizar esse teste com demasiada frequência, particularmente em pacientes que estejam sendo tratados com anticoagulantes porque os repetidos traumas da punção podem causar contusões ao retalho, e isso poderá prejudicar futuras avaliações do tecido. Certamente esse é o teste menos dispendioso entre os diversos métodos de monitoração de retalhos.

Monitoração da temperatura superficial

Uma diferença superior a 3°C entre a temperatura da superfície do retalho e da pele adjacente está associada a comprometimento arterial; uma diferença entre 1°C e 2°C é mais indicativa de comprometimento venoso. Uma simples sonda térmica de cristal líquido pode ser aplicada sobre o tecido do retalho, e uma segunda sonda será aplicada na pele normal adjacente. Mudanças de temperatura em retalhos (como os de dedo do pé) aplicados a um membro serão mais precisas do que as ocorrentes em retalhos no tronco, onde a temperatura do retalho pode ser reflexo direto da parte do corpo onde foi aplicado.

Ultrassonografia Doppler manual

Atualmente, não se conta com uma técnica de monitoração auxiliar com ampla aceitação como método de escolha, mas a ultrassonografia com um aparelho Doppler manual (5 a 8 MHz) é a técnica mais comumente em uso.[290,314,345] Sua limitação mais importante é a diferenciação entre os vasos receptores e o pedículo vascular do retalho, por causa da possibilidade de uma proximidade muito estreita. O clínico poderá detectar o sinal Doppler dos vasos receptores, em vez do sinal do pedículo vascular do retalho; isso poderá levar o observador a erro, por acreditar na viabilidade do pedículo do retalho, quando na realidade se está diante de um caso de trombose. Essa limitação pode ser contornada pela realização de uma ultrassonografia Doppler para o sinal arterial no interior do tecido do retalho durante a cirurgia, com simultânea compressão da artéria doadora (no retalho), para que o cirurgião possa ter a certeza de que se trata realmente da artéria no interior do retalho. Ao ser comprimida a artéria doadora (no retalho), deverá ocorrer perda do sinal ultrassônico arterial no interior do retalho.

A ultrassonografia Doppler manual também é método efetivo para a determinação da situação da veia do retalho. O sinal Doppler da veia é detectado intraoperatoriamente em seguida à revascularização do retalho; o cirurgião poderá aplicar uma sutura, como marcação. Em alguns casos, é difícil detectar o som venoso; mas, quando auscultado, é clara indicação de que a veia está funcional. Ao ser detectado um sinal venoso, o retalho pode ser comprimido, e um som de "reforço venoso" deverá ser ouvido.

Ultrassonografia Doppler implantável

O aparelho Doppler implantável pode medir o fluxo sanguíneo através de uma anastomose microvascular. Trata-se de uma ferramenta efetiva para a monitoração da perfusão do retalho e que melhora os percentuais de salvação, sobretudo em retalhos sepultados.[72] Pesquisas iniciais demonstraram um percentual de falsos-positivos de 3%, o que levou a reexplorações desnecessárias, e a um percentual de falsos-negativos de 5%, quando a sonda foi posicionada sobre a artéria.[326] Por outro lado, um atraso de até 5 horas foi observado entre uma obstrução venosa e a perda do sinal arterial em grandes retalhos musculares. Os melhores resultados serão obtidos se uma sonda implantável for aplicada sobre a veia (não sobre a artéria), pois isso permitirá a detecção da obstrução venosa, seguida imediatamente pela detecção da trombose arterial.

Oximetria de pulso

O oxímetro de pulso consiste em dois fotodiodos emissores que transmitem dois comprimentos de onda distintos de luz vermelha visível (660 nm) e de radiação infravermelha (940 nm), e em um fotodiodo receptor. Esse aparelho pode distinguir a diferença na absorção luminosa entre a oxiemoglobina e a hemoglobina reduzida; com isso, é possível medir a saturação de oxigênio. Por meio da fotopletismografia, o oxímetro pode identificar um fluxo pulsátil; com isso, proporcionará uma visão contínua da frequência de pulso e também da saturação arterial. Esse é um excelente monitor para dedos reimplantados e revascularizados e também para transferências de dedos do pé para a mão.[121]

Doppler a laser

A luz proveniente de um laser de hélio-neônio de comprimento de onda uniforme penetrará 1,5 mm abaixo da superfície do retalho; essa luz é refletida pelas hemácias que se movimentam no interior dos capilares envoltos por um volume de 1 mm³ de tecido. O desvio de frequência entre a luz transmitida e a luz refletida é diretamente proporcional à velocidade do fluxo sanguíneo capilar. Esse valor de fluxo fornece uma medida objetiva da perfusão do retalho. A interpretação do Doppler a laser exige experiência, pois os valores diferem dependendo do tipo de tecido e do paciente. Ademais, as leituras de perfusão podem flutuar em qualquer paciente por causa da variação fisiológica da microcirculação ou de artefatos. Portanto, o observador deve monitorar a tendência, e não os valores absolutos. Esse método se limita à monitoração dos fenômenos circulatórios cutâneos, pois a sonda apenas penetra 1,5 mm no retalho. Foram relatados valores estimados para sensibilidade e especificidade de 93% e 94%, respectivamente; essa técnica foi considerada como superior à termometria quando empregada isoladamente para a avaliação de reimplantes.[148]

> **MÉTODO PREFERIDO PELOS AUTORES**
>
> A frequência e a duração da monitoração de retalhos têm sido objeto de discussão, mas quase todas as séries recomendam, como mínimo, a monitoração a cada hora durante as primeiras 24-48 horas após a cirurgia.[146,193] A maioria (mais de 80%) das complicações vasculares ocorre dentro das primeiras 48 a 72 horas após a operação. A trombose venosa pós-operatória é a complicação vascular mais comum.[193] Com esses fatores em mente, nossas recomendações atuais para a monitoração de retalhos são:
>
> 1. Aplicação de uma sonda Doppler venosa implantável, quando exequível.
>
> 2. Inspeção do retalho a cada hora por enfermeiro experiente durante as primeiras 48 horas; nas 24 horas seguintes, a cada 2 horas.
>
> 3. Descontinuação da monitoração do retalho depois do 4º dia, a menos que haja circunstâncias que justifiquem a continuidade.

Considerações de anticoagulação na cirurgia com retalhos livres

Noventa e seis por cento dos cirurgiões especializados em reconstrução utilizam algum tipo de regime de anticoagulação em seguida a uma transferência de tecido livre; em casos de reconstrução de retalho pediculado, a frequência de uso depende da irrigação vascular.[70,117] Infelizmente, não existe consenso quanto à terapia de anticoagulação após a transferências de retalho livre, e uma discussão exaustiva de todos os estudos pertinentes que trataram da anticoagulação pós-operatória está além dos objetivos desse capítulo. Basta dizer que frequentemente os achados científicos ficam obscurecidos pela experiência anedótica. Os três anticoagulantes mais comumente empregados são aspirina, heparina e dextrana.

A aspirina, por meio de sua atividade na via das cicloxigenases, diminui a produção de tromboxano e prostaciclina, ambas substâncias que funcionam como poderosos agregantes plaquetários. A eficácia da aspirina em diminuir a oclusão macrovascular nos enxertos já foi cabalmente demonstrada em diversos estudos.[15,60] A dose efetiva de aspirina para a inibição do tromboxano, com preservação de alguns dos efeitos prodilatadores da prostaciclina, é relativamente baixa, dentro da faixa de 50 a 100 mg/dia.[58,61,358] Apesar do seu uso no pós-operatório com o objetivo de evitar trombose, o efeito mais benéfico da aspirina pode se dar quando esse agente é administrado algumas horas antes da cirurgia. Foi demonstrado que a administração de aspirina 10 horas antes da cirurgia resulta em aumento significativo na permeabilidade vascular e em redução da agregação plaquetária.[288]

Foi demonstrado em modelos animais que a heparina promove um efeito benéfico na permeabilidade das anastomoses.[124] Ainda não foram publicados estudos prospectivos randomizados em grande escala com seres humanos. A formação de hematoma, com o potencial de perda do retalho, foi ligada à anticoagulação sistêmica integral no pós-operatório. No estudo retrospectivo de Pugh, a incidência de formação de hematomas em seguida à reconstrução da perna e à anticoagulação sistêmica com heparina foi de 66%.[272] Justifica-se o uso subcutâneo de heparina ou de heparina de baixo peso molecular (HBPM) para a prevenção de trombose venosa profunda; ao mesmo tempo, essa medicação traz benefícios com relação à permeabilidade vascular. Khouri et al.[180] constataram, no maior estudo prospectivo sobre tecidos para retalhos livres, que apenas a heparina subcutânea administrada no pós-operatório teve efeito significativo na prevenção da trombose pós-operatória de retalho livre.

Ficou demonstrado que a combinação de heparina subcutânea e de aspirina em baixas doses não promove maiores percentuais de formação de hematoma no pós-operatório. Em nossa opinião, essa combinação de agentes farmacológicos oferece uma forma segura e econômica de profilaxia da trombose para procedimentos de rotina com retalhos livres. Essa terapia combinada também oferece os benefícios da proteção coronariana e da profilaxia da trombose venosa profunda.[57] A heparina subcutânea dispensa a monitoração dos fatores da coagulação, e essas duas medicações podem ser administradas sem a necessidade de acesso intravenoso. HBPM também proporciona os benefícios de uma biodisponibilidade mais alta, uma meia-vida plasmática mais longa e uma curva de dose-resposta equilibrada; além disso, esse agente causa menor número de casos de formação de hematoma e de trombocitopenia, quando comparado à heparina não fracionada.[13]

Finalmente, ficou demonstrado que a dextrana – como a heparina – traz benefícios por melhorar os percentuais de permeabilidade no período pós-operatório imediato, quando administrada em um único bolo no pré-operatório;[289,381] contudo, questiona-se a sua eficácia em períodos prolongados de administração.[270,285,287]

Um número crescente de relatos tem citado uma morbidade significativa em associação ao uso da dextrana; e os autores têm questionado seu uso em casos microcirúrgicos de rotina.[135,137] A administração de dextrana pode causar complicações, por exemplo, insuficiência renal, insuficiência cardíaca congestiva, infarto do miocárdio, edema pulmonar, efusão pleural e pneumonia.

Tendo em vista os baixíssimos percentuais de insucesso com o uso de retalhos, haverá necessidade de estudos multicêntricos prospectivos e randomizados com o objetivo de decidir, em definitivo, qual é a terapia de anticoagulação mais efetiva na prevenção da trombose pós-operatória do retalho. *Até que isso venha a ocorrer, acreditamos que uma combinação de aspirina em baixas doses com heparina ou heparina de baixo peso molecular por via subcutânea proporciona uma proteção adequada aos retalhos, com mínima morbidade associada e poucas despesas extras.*

Tratamento hemodinâmico

Um tratamento clínico efetivo de todos os pacientes tratados com retalhos melhorará a sobrevida dos retalhos e prevenirá morbidade e mortalidade. Do ponto de vista cardíaco, pacientes cirúrgicos com doença arterial coronariana ou com fatores de risco para essa doença submetidos a cirurgias de transferência de tecido devem passar por uma avaliação apropriada por seu cardiologista ou internista, antes que a intervenção cirúrgica tenha prosseguimento. Foi demonstrado que, nessa população de pacientes, a administração de atenolol para betabloqueio diminuiu as complicações cardiovasculares e a mortalidade por até 2 anos.[223] Também foi informado que a hiperglicemia associada à resistência relativa à insulina ou ao diabetes aumenta a incidência de complicações no paciente cirúrgico.[97,247] Para essa população de pacientes, foi demonstrado que a terapia intensiva com insulina, com o objetivo de manter os níveis glicêmicos entre 80 e 110 mg/dL, reduz substancialmente a morbidade e a mortalidade, de 8% para 4,6%.[346]

Os pacientes devem receber uma adequada hidratação intravenosa no período perioperatório; além disso, comumente o cirurgião irá lançar mão de um cateter de Foley para registrar e manter um débito urinário mínimo de 50 cm³/hora. Em nossa instituição, é prática comum que os pacientes nada recebam por via oral até a manhã seguinte à cirurgia, na eventualidade de necessidade de reoperação. Os níveis do hematócrito são mantidos acima dos 30% em pacientes com doença arterial coronariana, e acima dos 25% naqueles sem esse problema.

Insucessos com retalhos e seu tratamento

Apesar de todos os nossos esforços na microcirurgia reconstrutiva, ocorrerão deteriorações na aplicação de retalhos. A deterioração poderá ser parcial ou completa. É importante que a causa da deterioração do retalho seja identificada, para que possa ser revertida ou prevenida na próxima tentativa de reconstrução. A insuficiência arterial conducente a complicações com o retalho pode ser identificada pela redução no tempo de reenchimento capilar, palidez, queda na temperatura e ausência de sangramento durante o teste da alfinetada. Essa complicação pode ser resultante de espasmo arterial, placa vascular, torção do pedículo, pressão sobre o retalho, erro técnico com lesão ao pedículo, coleta de um retalho grande demais para sua irrigação sanguínea ou doença de pequenos vasos secundária ao diabetes ou ao tabagismo. Se os agentes farmacológicos não aliviarem o espasmo ao nível do influxo arterial, a anastomose vascular deverá ser refeita.

Pode-se suspeitar de obstrução do efluxo vascular quando o retalho assume uma coloração violácea e tem rápido enchimento vascular; e quando se observa um sangue escuro no teste da alfinetada. Pode ocorrer obstrução venosa como resultado de edema do retalho, hematoma, um fechamento "apertado" sobre o pedículo ou torção do pedículo. O comprometimento venoso acarretará o surgimento de trombos microvasculares, que serão causadores de comprometimento do fluxo arterial se não forem imediatamente tratados.[239] Além da terapia farmacológica, o tratamento conservador na fase aguda pode consistir em drenagem de um hematoma subjacente, com liberação das suturas para redução da pressão. Sanguessugas também poderão ajudar nos casos em que não for possível estabelecer um efluxo venoso suficiente, apesar de uma anastomose venosa permeável. Como *modus operandi*, as sanguessugas mordem o tecido com congestão venosa e extraem o sangue por sucção direta; além disso, injetam *hirudina*, um potente anticoagulante presente na saliva desses animais. *Aeromonas hydrophila* é um micróbio importante presente na sanguessuga; portanto, devemos administrar antibióticos profiláticos (normalmente uma cefalosporina de segunda ou terceira geração, ou um aminoglicosídeo ou fluoroquinolona) a todos os pacientes tratados com sanguessugas.[71,236] Por causa da perda de sangue decorrente dessa terapia, é importante obter valores seriados para a hemoglobina; além disso, em todos os casos deve-se obter uma prova cruzada e tipagem do sangue do paciente para uma possível transfusão.

Retalhos inviáveis devem ser imediatamente desbridados, pois tais estruturas podem funcionar como origem de infecção em um membro já comprometido. O momento da remoção depende do leito receptor no qual o retalho foi inserido. Leitos da ferida cicatrizados, irradiados ou desvascularizados proporcionam apenas mínima irrigação sanguínea para o tecido do retalho suprajacente; assim, diante de um comprometimento do retalho, ocorreu maior perda de tecido.[293,357] Se o cirurgião estiver considerando o uso de um segundo retalho livre, deverá identificar e evitar os erros óbvios que levaram ao comprometimento do retalho original.

RECONSTRUÇÃO NERVOSA

Lesões nervosas associadas a fraturas

Boa parte do que se sabe atualmente sobre o tratamento de lesões nervosas agudas provém dos estudos de Seddon,[301] que tomaram por base o tratamento de pacientes da Segunda Guerra Mundial. Seddon introduziu uma classificação simples para as lesões nervosas traumáticas: neurapraxia, que era a lesão mínima, com desmielinização isquêmica localizada no nervo; axonotmese, caracterizada pela interrupção dos axônios e de sua bainha de mielina, mas com os tubos endoneurais ainda intactos; e neurotmese, que é o nervo completamente seccionado, ou de tal forma desorganizado a ponto de impossibilitar a regeneração espontânea. Em 1951, Sunderland[325] propôs uma classificação de cinco níveis que se relacionava à estrutura interna do nervo; contudo, essa classificação se fundamentava no exame patológico do nervo, o que é impraticável em um cenário de trauma.

O tratamento do nervo lesionado depende do tipo de lesão ocorrida (neurapráxica, axonotmética ou neurotmética), do tempo transcorrido desde a lesão, da qualidade do leito de partes moles, do tamanho do defeito (se o nervo sofreu transecção) e das lesões nervosas/musculares associadas. Em fraturas recentes acompanhadas por lesão nervosa, discute-se acirradamente quanto ao que fazer: se explorar ou observar. Dependendo da energia do trauma, a decisão poderá variar. Em particular, ainda se discute com relação ao tratamento da lesão ao nervo radial associada a fraturas do terço distal do úmero (ver Cap. 36).[73,88,89,90,101,136,152,160,181,198,215,275,281,305,310,311] Em geral, nas fraturas fechadas recentes, deve-se optar pelo exame seriado durante 3 a 6 meses. Se não for observada recuperação, deve-se pensar na realização de testes diagnósticos já por volta de 6 semanas após a lesão. Se após 4 a 6 meses não for observada melhora, deverá ser considerada a exploração da lesão, com interposição de enxerto nervoso; ou, alternativamente, serão tentadas transferências nervosas.

Nas lesões em que evidentemente ocorreu secção do nervo com um elevado grau de trauma (i.e., a lesão não é uma laceração cortante), juntamente com lesões de partes moles, as extremidades do nervo devem ser marcadas e, em seguida, o cirurgião tratará das lesões ósseas e das partes moles. O maior desafio é a determinação da zona de lesão do nervo.[76,77,94,218,333,348] Se houver necessidade da aplicação imediata de um enxerto nervoso, será imperativa a ressecção da parte lesionada. Infelizmente, a avaliação intraoperatória por meio de secções histológicas, contato ou visualização do nervo lesionado não informa a zona de lesão. O atraso de algumas semanas abrirá campo para a ocorrência de fibrose intraneural e permitirá a visualização tátil e patológica da zona de lesão; contudo, os tecidos cicatriciais dificultam ainda mais a reconstrução cirúrgica. Se for realizada a reconstrução imediata das partes moles e se estiver planejada uma reconstrução nervosa em segundo tempo, o cirurgião deverá considerar o posicionamento do nervo a ser reconstruído em um local onde possa ser facilmente acessado. Finalmente, se transcorreram mais de 6 a 12 meses entre a ocorrência da lesão e a reconstrução, o cirurgião deverá considerar a realização de transferências musculares funcionais, visto ocorrer uma degradação irreversível, condicionada ao tempo transcorrido, da placa terminal motora – um fenômeno que se segue à lesão de nervo motor.[309]

Lesões do plexo braquial

Ao longo dos últimos 50 anos, as recomendações terapêuticas para avulsões completas de raiz nervosa têm variado amplamente, e os resultados do tratamento têm oscilado, desde razoáveis até desanimadores. Depois da Segunda Guerra Mundial, a abordagem de rotina era a reconstrução cirúrgica por fusão do ombro, bloqueio ósseo do cotovelo e tenodese dos dedos.[140] Na década de 1960, os especialistas defendiam a amputação transumeral (acima do cotovelo) em combinação com a fusão do ombro em ligeira abdução e flexão.[100] Yeoman e Seddon notaram uma tendência para pacientes lesionados se tornarem "amputados" funcionais dentro de 2 anos após a lesão, o que levou a uma redução drástica nos desfechos bem-sucedidos, independentemente da abordagem terapêutica. O estudo retrospectivo desses autores revelou a inexistência de bons resultados com a reconstrução cirúrgica primitiva daquela época, mas resultados predominantemente bons e razoáveis nos casos tratados com amputação e fusão do ombro dentro de 24 meses após a lesão. Yeoman e Seddon também observaram que a perda dos movimentos glenoumerais, causada por lesões do plexo braquial, limitava a eficácia das próteses acionadas pela força corporal, e que os operários pareciam aceitar com muito maior presteza as próteses em gancho, comparativamente aos funcionários de escritório com lesões parecidas. Embora essas observações permaneçam válidas atualmente, ocorreram avanços na reconstrução do plexo braquial que propiciaram resultados superiores aos resultados históricos. Uma compreensão mais aprofundada da fisiopatologia da lesão e reparo dos nervos, bem como os recentes avanços nas técnicas microcirúrgicas permitiram a realização de restaurações confiáveis da flexão do cotovelo e abdução do ombro, além do uso de preensão manual em alguns casos. O tratamento específico dessas lesões vai além dos objetivos desse capítulo; contudo, encontram-

-se à disposição dos cirurgiões numerosas modalidades, por exemplo, aplicação de enxerto de nervo, reparo de nervo, transferências de nervo, transferências de tendão e transferências de tecido livre, que podem ser aplicadas com o objetivo de melhorar o funcionamento e os resultados.[20,40,252]

AVANÇOS RECENTES NA CIRURGIA RECONSTRUTIVA DOS MEMBROS

Melhoras estéticas na cirurgia reconstrutiva dos membros

Como ocorre com qualquer procedimento cirúrgico reconstrutivo, o objetivo é a restauração da forma e da função. Em algumas áreas do corpo, a prioridade da melhora dos resultados estéticos do procedimento é maior do que as demais prioridades. Obviamente, ao reconstruir um defeito facial, o resultado estético passa a ser altamente enfatizado na reconstrução. Graças aos avanços na compreensão da anatomia dos retalhos, avanços importantes têm sido presenciados nos refinamentos estéticos que podem ser realizados também na reconstrução de defeitos nos membros.[273] As melhoras dos desfechos estéticos são implementadas em dois estágios na reconstrução. O primeiro estágio ocorre durante o procedimento reconstrutivo inicial, quando o cirurgião opta por um retalho que atenda às necessidades funcionais no local receptor e que tenha um resultado estético razoável. É importante que o retalho escolhido tenha qualidades compatíveis com o local receptor (p. ex., cor, espessura e flexibilidade). Pode-se fazer um emagrecimento primário do retalho na sala cirúrgica, com o objetivo de obter o melhor resultado estético nessa fase inicial. No segundo estágio, o cirurgião lança mão de procedimentos cirúrgicos adicionais para o refinamento da forma do retalho; alguns meses após o procedimento inicial, poderão ser realizados procedimentos secundários, por exemplo, isto é, o desbaste do retalho por meio de excisão direta ou de lipossucção,[364] ou mesmo com o uso do aparelho de raspagem (*shaver*) artroscópica,[330] avanço do retalho e excisão seriada do retalho.[306] Na cirurgia reconstrutiva, os "burros de carga" dos retalhos finos são: retalho radial do antebraço, retalho lateral do braço e muitos dos retalhos com vaso perfurante. Além disso, e dependendo das necessidades no local receptor, o uso de retalhos de fáscia cobertos por enxertos de pele frequentemente resultará em desfechos estéticos e funcionais satisfatórios. Esses retalhos são: retalho de fáscia temporoparietal,[282] retalho de bainha posterior de reto,[292] retalho de fáscia lateral do braço[323] e também o retalho de fáscia ALC.[150]

Outro conceito importante para a melhora da estética na cirurgia reconstrutiva é a expansão dos tecidos. Essa opção tem sido empregada tanto em reconstruções do membro superior como do membro inferior.[129,130] O retalho é expandido antes da coleta e da transferência para o local do defeito.[133,334] Opcionalmente, podem-se usar expansores de tecido com o objetivo de expandir o tecido em torno de um defeito, para proporcionar tecido extra que ajudará na reconstrução e minimizará a necessidade de retalhos. Depois de efetuada a reconstrução aguda, se o paciente não demonstrar satisfação com a forma ou cor do retalho, será possível aplicar expansores de tecido em torno do retalho, por baixo da pele normal do membro; e depois de completada a expansão o retalho poderá ser excisado, e a pele local nativa expandida será empregada na cobertura do defeito resultante. A expansão do tecido está associada a complicações como a infecção e a extrusão do implante; em geral, essa opção não é recomendável em casos de reconstrução de feridas contaminadas.

A coleta endoscópica e a dissecção minimamente invasiva de retalhos proporcionam outro refinamento na cirurgia reconstrutiva,[291] cujo benefício ainda não foi completamente usufruído em nossos dias. Atualmente, a técnica endoscópica possibilita a bem-sucedida coleta de retalhos como os do latíssimo do dorso,[240] reto do abdome,[213] grácil, retalho de fáscia temporoparietal[56] e outros. Os cirurgiões também recorrem à técnica endoscópica para a coleta de enxertos venosos e nervosos, frequentemente empregados na cirurgia reconstrutiva.[209] Estudos comparativos entre coletas de material muscular abertas *versus* endoscopicamente assistidas constataram que os pacientes sentem menos dor no local doador e que as cicatrizes são mais curtas após a coleta endoscópica.[211]

Retalhos com vaso perfurante e retalhos livres

Um dos avanços mais significativos na área de limitação da morbidade no local doador foi o advento da cirurgia com retalhos com vaso perfurante. Embora o músculo sempre tenha sido considerado como um portador necessário da irrigação sanguínea em retalhos miocutâneos, os retalhos com vaso perfurante são obtidos pela coleta da pele e do tecido subcutâneo, juntamente com uma série de componentes teciduais, mas com a preservação do músculo no local doador. A pele e o tecido subcutâneo são elevados, e o cirurgião localiza um vaso perfurante calibroso. Em seguida, esse perfurante é dissecado do músculo circunjacente e rastreado até o vaso de origem. O retalho é coletado, e o músculo permanece intacto. O músculo remanescente é irrigado pela vascularização secundária, e a inervação do músculo é mantida graças à preservação dos nervos na região. Funcionalmente, o paciente terá mínima morbidade no local doador. A irrigação sanguínea ao retalho é decorrente de um vaso perfurante que pode ser nitidamente visualizado no intraoperatório, com sua base anatômica, conforme foi estudado em dissecções anatômicas.[344] Assim, o retalho pode ser emagrecido durante o procedimento reconstrutivo inicial, com preservação do vaso perfurante, de modo a proporcionar um retalho agradavelmente modelado sem a necessidade de uma segunda cirurgia para o emagrecimento do retalho.[75] O planejamento pré-operatório com a ajuda de estudos de TC e ultrassonografia com o objetivo de identificar os vasos sanguíneos, pode melhorar os percentuais de sucesso cirúrgico.[28,42,116,128] À medida que a habilidade do cirurgião em técnicas microcirúrgicas e em dissecção de retalho atingir um nível elevado, será possível realizar a microdissecção de um vaso perfurante, o que possibilitará a visualização detalhada da anatomia arterial do retalho e permitirá um emagrecimento agressivo e preciso do retalho.[92,183,184,369]

Os retalhos com vaso perfurante utilizados com maior frequência são o retalho com vaso perfurante epigástrico inferior profundo (PEIP), o retalho com base na artéria epigástrica inferior profunda (AEIP), o retalho ALC, o retalho com perfurante de artéria toracodorsal (PAT)[8] e o retalho com perfurante de artéria gastrocnêmia.[127] Conforme já foi discutido, o retalho com vaso perfurante de uso mais comum é o retalho ALC, graças à sua versatilidade e capacidade de inclusão de uma série de estruturas, além da possibilidade de adelgaçamento e de adaptação do retalho ao defeito.[376] A coleta do retalho ALC já foi descrita anteriormente neste capítulo na seção intitulada "Opções reconstrutivas para o membro inferior."

Retalho com vaso perfurante epigástrico inferior profundo

O retalho PEIP é um retalho abdominal que recebe irrigação sanguínea de um ou vários vasos perfurantes transmusculares originários da AEIP. Por sua vez, a AEIP tem como origem a artéria femoral externa, e avança por um percurso superomedial no tecido extraperitoneal; subsequentemente, o vaso perfura a fáscia transversal. A seguir, a AEIP invade a bainha do reto e, normalmente, se divide em ramos lateral e medial, que emitem ramos perfurantes que perfuram o músculo reto para irrigação da pele e do tecido subcutâneo suprajacentes. O retalho PEIP é amplamente empregado para a reconstrução de mama, mas também pode ser empregado para a reconstrução de membros, por permitir a coleta de uma grande camada de pele medindo 34 × 13 cm em média. O retalho deve ser coletado com o paciente na posição supina; em geral, o fragmento é projetado com uma forma elíptica que se estende sobre a região infraumbilical do abdome, desde uma espinha ilíaca anterossuperior à outra. A identificação pré-operatória e a marcação dos vasos perfurantes principais com o uso de uma sonda Doppler, angiografia TC ou angiorressonância RM são meios auxiliares valiosos para ajudar na dissecção dos vasos perfurantes.

Retalhos com vaso perfurante torácico lateral

Os retalhos com vaso perfurante na região torácica lateral foram desenvolvidos na tentativa de empregar a pele sobre a região torácica lateral sem a necessidade de coletar o músculo latíssimo do dorso, situado mais profundamente. Com isso, ocorria diminuição do volume do retalho, sem necessidade de sacrificar o músculo latíssimo do dorso. Três fileiras distintas de vasos perfurantes irrigam a pele da região torácica lateral. Normalmente, a fileira mais anterior consiste em vasos perfurantes cutâneos diretos, tendo origem nos vasos torácicos laterais, habitualmente localizados no músculo serrátil anterior na borda lateral do músculo peitoral maior. A fileira intermediária consiste em vasos perfurantes septocutâneos provenientes do sistema toracodorsal e a fileira posterior consiste em vasos perfurantes miocutâneos através do músculo latíssimo do dorso. Quando coletado com os vasos perfurantes provenientes dos vasos torácicos laterais, o retalho recebe a denominação de retalho com vasos perfurantes torácicos laterais; quando coletado com os vasos perfurantes da fileira média, recebe o nome de retalho PAT; e quando coletado com os vasos perfurantes da fileira posterior, passa a se chamar retalho com vasos perfurantes de latíssimo do dorso. Os retalhos nessa região têm a vantagem da redução da morbidade no local doador e, além disso, a coleta do retalho deixa apenas uma pequena cicatriz linear. Ademais, o retalho é delgado e proporciona tecido flexível para revestimento de membro. E mais ainda: retalhos compostos que consistem em músculo e/ou osso podem ser coletados com pele e tecido subcutâneo proveniente do sistema da artéria subescapular. Sua desvantagem é a anatomia inconsistente dos vasos perfurantes, o que pode fazer a curva de aprendizado para a coleta de retalhos se tornar íngreme. Além disso, no caso de pacientes mulheres, a coleta de um grande retalho pode causar desvio e deformação da mama.

Retalhos livres

Retalhos de estilo livre foram propostos por Wei e Mardini;[354] esses retalhos aumentam em muito o repertório do cirurgião especializado em reconstrução. Em vez de coletar um retalho de um vaso axial conhecido, o retalho tem como base um vaso perfurante em qualquer área do corpo, cuja detecção normalmente se faz com a ajuda da sonda Doppler. A dissecção retrógrada até a obtenção de um pedículo com comprimento suficiente permite a utilização do material como retalho local ou livre. Caracteristicamente, esses retalhos são coletados contendo exclusivamente pele e tecido subcutâneo no plano suprafascial ou subfascial. O local doador deve ser compatível com o local receptor, de tal modo que seja coletado o tecido que mais se aproxime do local receptor em termos de espessura, cor e textura. Nos membros, esses retalhos têm particular aplicação como retalhos locais empregados "em hélice", ou como pequenos retalhos livres empregados no revestimento de áreas como os dedos da mão.

Novas modalidades para cobertura de partes moles

Pele artificial

O papel da pele artificial evoluiu significativamente ao longo dos últimos 15 anos; atualmente, há materiais à disposição do cirurgião que podem proporcionar uma base para o crescimento de fibroblastos e vasos sanguíneos sobre estruturas avascularizadas ou minimamente vascularizadas, como os tendões ou ossos. Moldes Integra® (Integra Life Sciences, Plainsboro, NJ) para regeneração dérmica foram originalmente desenvolvidos no final da década de 1980 como uma forma de facilitar o tratamento de ferimentos causados por queimadura.[36,371] Mais recentemente, as indicações para o uso desse material foram ampliadas, de modo a incluir o tratamento de ferimentos traumáticos recentes e crônicos (Fig. 15.22).[138,243,349]

O material possui duas camadas: uma camada profunda de matriz biodegradável de colágeno glicosaminoglicano e uma camada superficial semipermeável de silicone. A camada profunda permite o crescimento de fibroblastos nativos. Os fibroblastos podem formar uma "neoderme" sobre a base de colágeno, com aspecto parecido à derme normal.[242,320] Então, essa neoderme pode dar sustentação a um enxerto de pele de espessura parcial. A camada de silicone impede o ressecamento durante o período de crescimento, sendo removida antes da aplicação de um enxerto de pele. As principais contraindicações ao uso desse material é a infecção em curso e a presença de fratura exposta desprotegida pela ferida.

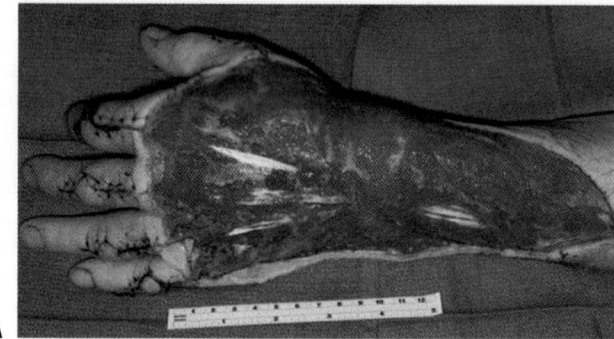

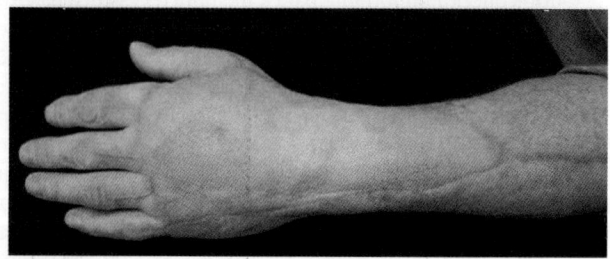

FIGURA 15.22 A aplicação de Integra® pode permitir a aplicação de enxertos de pele sobre feridas que necessitavam de cobertura com retalhos. **A:** Esse homem de 32 anos sofreu uma grande lesão de desenluvamento no dorso da mão. Integra® foi aplicado sobre os tendões expostos; em seguida, a parte foi tratada com VAC durante 14 dias. **B:** Em seguida ao estabelecimento de uma neoderme, Integra® foi revestida com um enxerto cutâneo de espessura parcial, o que proporcionou uma cobertura estável e funcional da mão.

Helgeson descreveu o uso de Integra® juntamente com um enxerto de pele em 16 ferimentos de partes moles relacionados a combate. A área média das feridas era de 87 cm². Em 11 feridas notava-se tendão exposto, e em cinco havia exposição de osso desnudado de seu periósteo. A aplicação de Integra® foi combinada com terapia VAC aplicada sobre o material durante 19 dias em média antes da aplicação de um enxerto de pele de espessura parcial às feridas. Houve sucesso terapêutico em 83% dos casos. Os insucessos foram associados à aplicação sobre osso cortical.[138]

Pode-se acelerar o crescimento dos fibroblastos com o uso de cola de fibrina ou pela fixação do Integra® e subsequente terapia VAC. Em uma revisão retrospectiva, Jeschke et al. constataram que o uso da cola de fibrina e da terapia VAC melhorou o "percentual de pega" de enxertos de pele de espessura parcial de 78% para 98% e que, além disso, ocorreu diminuição do tempo até a aplicação do enxerto de pele. Também ocorreu diminuição no período total de hospitalização.[166]

O uso da terapia VAC e de Integra® resultou em menor necessidade de coberturas com retalhos em muitas feridas traumáticas.[263] Apesar dessa tendência, o cirurgião deve ter uma atitude cautelosa em suas tentativas de aplicação dessas tecnologias a osso e tendão expostos e também em casos de grandes defeitos. Retalhos pediculados e transferências de tecido livre são soluções confiáveis mesmo para os maiores defeitos de partes moles e devem ser consideradas como o padrão terapêutico até que tenham sido publicados estudos formais comparativos para a avaliação de desfechos funcionais e das consequências, a longo prazo, dessas tecnologias reconstrutivas mais recentes.

REFERÊNCIAS BIBLIOGRÁFICAS

1. Aberg M, Rydholm A, HolmbergJ, et al. Reconstruction with a free vascularized fibular graft for malignant bone tumor. Acta Orthop Scand. 1988;59(4):430–437.
2. Adani R, Delcroix L, Innocenti M, et al. Free fibula flap for humerus segmental reconstruction: Report on 13 cases. Chir Organi Mov. 2008;91(1):21–26.
3. Adani R, Delcroix L, Innocenti M, et al. Reconstruction of large posttraumatic skeletal defects of the forearm by vascularized free fibular graft. Microsurgery. 2004;24:423–429.
4. Adeymo O, Wyburn GM. Innervation of skin grafts. Transplant Bull. 1957;4:152–153.
5. Advanced Trauma Life Support. American College of Surgeons. 2012.
6. Allieu Y, Gomis R. Congenital pseudarthrosis of the forearm treated by the fibular graft. J Hand Surg Am. 1981;6:475–481.
7. Angrigiani C, Grilli D, Dominikow D, et al. Posterior interosseous reverse forearm flap: Experience with 80 consecutive cases. Plast Reconstr Surg. 1993;92:285–293.
8. Angrigiani C, Grilli D, Siebert J. Latissimus dorsi musculocutaneous flap without muscle. Plast Reconstr Surg. 1995;96(7):1608–1614.
9. Ao M, Nagase Y, Mae O, et al. Reconstruction of posttraumatic defects of the foot by flow-through anterolateral or anteromedial thigh flaps with preservation of posterior tibial vessels. Ann Plast Surg. 1997;38(6):598–603.
10. Arata M, Wood M, Cooney WR. Revascularized segmental diaphyseal bone transfers in the canine. An analysis of viability. J Reconstr Microsurg. 1984;1(1):11–19.
11. Argenta LC, Morykwas MJ. Vacuum-assisted closure: A new method for wound control and treatment: Clinical experience. Ann Plast Surg. 1997;38:563.
12. Arnez ZM, Kersnic M, Smith RW, et al. Free lateral arm osteocutaneous neurosensory flap for thumb reconstruction. J Hand Surg Br. 1991;16:395–399.
13. Askari M, Fisher BS, Weniger FG, et al. Anticoagulation therapy in microsurgery: A review. J Hand Surg Am. 2006;31:836.
14. Attinger CE, Janis JE, Steinberg J, et al. Clinical approach to wounds: Debridement and wound bed preparation including the use of dressings and wound-healing adjuvants. Plast Reconstr Surg. 2006;117:72S–109S.
15. Awtry EH, Loscalzo J. Aspirin. Circulation. 2000;101:1206.
16. Bakri K, Moran SL. Initial assessment and management of complex forearm defects. Hand Clin. 2007;23:255–268.
17. Bakri K, Shin AY, Moran SL. The vascularized medial femoral corticoperiosteal flap for reconstruction of bony defects within the upper and lower extremities. Semin Plast Surg. 2008; 22:228–233.
18. Balin AK. Dilute povidone-iodine solutions inhibit human skin fibroblast growth. Dermatol Surg. 2002;28(3):210–214.
19. Barnett AB, Ott R, Laub DR. Failure of healing of split skin donor sites in anhidrotic ectodermal dysplasia. Plast Reconstr Surg. 1979;64:97–100.
20. Barrie KA, Steinmann SP, Shin AY, et al. Gracilis free muscle transfer for restoration of function after complete brachial plexus avulsion. Neurosurg Focus. 2004;16(5):E8.
21. Barth E, Sullivan T, Berg E. Animal model for evaluating bone repair with and without adjunctive hyperbaric oxygen therapy (HBO): Comparing dose schedules. J Invest Surg. 1990;3(4):387–392.
22. Bellman S, Velander E, Frank HA, et al. Survival of arteries in experimental full thickness skin autografts. Transplantation. 1964;2:167–174.
23. Berggren A, Weiland AJ, Dorfman A. The effect of prolonged ischemia time on osteocyte and osteoblast survival in composite bone grafts revascularized by microvascular anastomoses. Plast Reconstr Surg. 1982;69(2):290–298.
24. Berggren A, Weiland AJ, Dorfman H. Free vascularized bone grafts: Factors affecting their survival and ability to heal to recipient bone defects. Plastic Reconstr Surg. 1982; 69(1):19–29.
25. Beris AE, Lykissas MG, Korompilias AV, et al. Vascularized fibula transfer for lower limb reconstruction. Microsurgery. 2011;31(3):205–211.
26. Bieber EJ, Wood MB. Bone reconstruction. Clin Plast Surg. 1986;13(4):645–655.
27. Bishop AT, Wood MB, Sheetz KK. Arthrodesis of the ankle with a free vascularized autogenous bone graft. Reconstruction of segmental loss of bone secondary to osteomyelitis, tumor, or trauma. J Bone Joint Surg Am. 1995;77(12):1867–1875.
28. Blondeel PN, Ali SR. Planning of perforator flaps. In: Bolondeel PN, Morris SF, Hallock GG, Neligan PC, eds. Perforator Flaps: Anatomy, Technique, and Clinical Application. 1st ed. St. Louis, MO: QMP; 2006:109–114.
29. Bosse MJ, MacKenzie EJ, Kellam JF, et al. An analysis of outcomes of reconstruction or amputation of leg threatening injuries. N Engl J Med. 2002;347:1924–1931.
30. Bosse MJ, McCarthy ML, Jones AJ, et al. The insensate foot following severe lower extremity trauma: An indication for amputation. J Bone Joint Surg Am. 2005; 87(12): 2601–2608.
31. Breidenbach WC, Trager S. Quantitative culture technique and infection in complex wounds of the extremities closed with free flaps. Plast Reconstr Surg. 1995;95(5): 860–865.
32. Brown RE, Wu TY. Use of "spare parts" in mutilated upper extremity injuries. Hand Clin. 2003;19(1):73–87, vi.
33. Bueno RA Jr, Neumeister MW. Outcomes after mutilating hand injuries: Review of the literature and recommendations for assessment. Hand Clin. 2003;19(1):193–204.
34. Bui DT, Cordeiro PG, Hu QY, et al. Free flap re-exploration: Indications treatment and outcomes in 1193 free flaps. Plast Reconstr Surg. 2007;119:2092–2100.
35. Burchardt H. The biology of bone graft repair. Clin Orthop Relat Res. 1983;(174):28–42.
36. Burke JF, Yannas IV, Quinby WC, et al. Successful use of a physiologically acceptable artificial skin in the treatment of extensive burn injury. Ann Surg. 1981;194:413–427.
37. Calderon W, Chang N, Mathes SJ. Comparison of the effect of bacterial inoculation in musculocutaneous and fasciocutaneous flaps. Plast Reconstr Surg. 1986;77(5): 785–794.
38. Calvert JW, Kohanzadeh S, Tynan M, et al. Free flap reconstruction for infection of ankle fracture hardware: Case report and review of the literature. Surg Infect (Larchmt). 2006;7:315–322.
39. Caputo WJ, Beggs DJ, DeFede JL, et al. A prospective randomised controlled clinical trial comparing hydrosurgery debridement with conventional surgical debridement in lower extremity ulcers. Int Wound J. 2008;5:288–294.
40. Carlsen BT, Bishop AT, Shin AY. Late reconstruction for brachial plexus injury. Neurosurg Clin North Am. 2009;20(1):51–64, vi.
41. Carpenter EB. Management of fractures of the shaft of the tibia and fibula. J Bone Joint Surg Am. 1966;48(8):1640–1646.
42. Celik N, Wei FC. Technical tips in perforator flap harvest. Clin Plast Surg. 2003;30: 469–472.
43. Chacha PB. Vascularised pedicular bone grafts. Int Orthop. 1984;8(2):117–138.
44. Chang N, Mathes SJ. Comparison of the effect of bacterial inoculation in musculocutaneous and random-pattern flaps. Plast Reconstr Surg. 1982;70(1):1–10.
45. Chen HC, Tang YB, Mardini S, et al. Reconstruction of the hand and upper limb with free flaps based on musculocutaneous perforators. Microsurgery. 2004;24(4):270–280.
46. Chen KT, Mardini S, Chuang DC, et al. Timing of presentation of the first signs of vascular compromise dictates the salvage outcome of free flap transfers. Plast Reconstr Surg. 2007;120(1):187–195.
47. Chen MC, Chang MC, Chen CM, et al. Double-strut free vascularized fibular grafting for reconstruction of the lower extremities. Injury. 2003;34:763–769.
48. Chen SH, Wei FC, Chen HC, et al. Emergency free-flap transfer for reconstruction of acute complex extremity wounds. Plast Reconstr Surg. 1992;89(5):882–888; discussion 9–90.
49. Chen ZW, Yan W. The study and clinical application of the osteocutaneous flap of fibula. Microsurgery. 1983;4(1):11–16.
50. Chien W, Varvares MA, Hadlock T, et al. Effects of aspirin and low-dose heparin in head and neck reconstruction using microvascular free flaps. Laryngoscope. 2005; 115(6):973–976.
51. Chim H, Sontich JK, Kaufman BR. Free tissue transfer with distraction osteogenesis is effective for limb salvage of the infected traumatized lower extremity. Plast Reconstr Surg. 2011;127(6):2364–2372.
52. Chou EK, Ulusal B, Ulusal A, et al. Using the descending branch of the lateral femoral circumflex vessel as a source of two independent flaps. Plast Reconstr Surg. 2006; 117(6):2059–2063.
53. Choudry U, Moran S, KaracorZ. Soft tissue coverage and outcome of Gustilo grade IIIB midshaft tibia fractures: A 15-year experience. Plast Reconstr Surg. 2008;122:479–485.
54. Choudry UH, Bakri K, Moran SL, et al. The vascularized medial femoral condyle periosteal bone flap for the treatment of recalcitrant bony nonunions. Ann Plast Surg. 2008;60:174–180.
55. Choudry UH, Moran SL, Li S, et al. Soft tissue coverage of the elbow: An outcome analysis and reconstructive algorithm. Plast Reconstr Surg. 2007;11:1852–1857.
56. Chung KC, Cederna PS. Endoscopic harvest of temporoparietal fascial free flaps for coverage of hand wounds. J Hand Surg Am. 2002;27A(3):525–533.
57. Clagett GP, Reisch JS. Prevention of venous thromboembolism in general surgical patients: Results of meta-analysis. Ann Surg. 1998;208:227.
58. Clarke RJ, Mayo G, Price P, et al. Suppression of thromboxane A2 but not of systemic prostacyclin by controlled-release aspirin. N Engl J Med. 1991;325:1137.
59. Clemens MW, Chang EI, Selber JC, et al. Composite extremity and trunk reconstruction with vascularized fibula flap in postoncologic bone defects: A 10-year experience. Plast Reconstr Surg. 2012;129(1):170–178.
60. Collaborative overview of randomised trials of antiplatelet therapy–III. Reduction in venous thrombosis and pulmonary embolism by antiplatelet prophylaxis among surgical and medical patients. Antiplatelet Trialists' Collaboration. BMJ. 1994:308(6923):235–246.
61. Conrad MH, Adams WP. Pharmacologic optimization of microsurgery in the new millennium. Plast Reconstr Surg. 2001;108:2088.

62. Converse JM, Rapaport FT. The vascularization of skin autografts and homografts: An experimental study in man. *Ann Surg.* 1956;143:306–315.
63. Converse JM, Smahel J, Ballantyne DL, et al. Inosculation of vessels of skin graft and host bed: A fortuitous encounter. *Br J Plast Surg.* 1975;28(4):274–282.
64. Cooney WP 3rd, Fitzgerald RH Jr, Dobyns JH, et al. Quantitative wound cultures in upper extremity trauma. *J Trauma.* 1982;22(2):112–117.
65. Corps BVM. The effect of graft thickness, donor site and graft bed on graft shrinkage in the hooded rat. *Br J Plast Surg.* 1969;22:125–133.
66. Court-Brown CM, Rimmer S, Prakash U, et al. The epidemiology of open long bone fractures. *Injury.* 1998;29(7):529–534.
67. Crock JG, Morrison WA. A vascularised periosteal flap: Anatomical study. *Br J Plast Surg.* 1992;45(6):474–478.
68. Cutting CB, McCarthy JG. Comparison of residual osseous mass between vascularized and nonvascularized onlay bone transfers. *Plast Reconstr Surg.* 1983;72(5):672–675.
69. Dagum AB, Best AK, Schemitsch EH, et al. Salvage after severe lower-extremity trauma: Are the outcomes worth the means? *Plast Reconstr Surg.* 1999;103(4):1212–1220.
70. Davies DM. A world survey of anticoagulation practice in clinical microvascular surgery. *Br J Plast Surg.* 1982;35:96.
71. de Chalain TMB. Exploring the use of the medicinal leech: A clinical risk-benefit analysis. *J Reconstr Microsurg.* 1996;12:165–172.
72. de la Torre J, Hedden W, Grant JH 3rd, et al. Retrospective review of the internal Doppler probe for intra- and postoperative microvascular surveillance. *J Reconstr Microsurg.* 2003;19(5):287–290.
73. DeFranco MJ, Lawton JN. Radial nerve injuries associated with humeral fractures. *J Hand Surg Am.* 2006;31(4):655–663.
74. DeFranzo AJ, Argenta LC, Marks MW, et al. The use of the vacuum-assisted closure therapy for treatment of lower-extremity wound with exposed bone. *Plast Reconstr Surg.* 2001;108:1184.
75. del Piñal F, Garda-Bemal FJ, Studer A, et al. Super-thinned iliac flap for major defects on the elbow and wrist flexion creases. *J Hand Surg Am.* 2008;33(10):1899–1904.
76. Dellon AL. "Think nerve" in upper extremity reconstruction. *Clin Plast Surg.* 1989; 16(3):617–627.
77. Dellon AL. Management of peripheral nerve problems in the upper and lower extremity using quantitative sensory testing. *Hand Clin.* 1999;15(4):697–715, x.
78. Dendrinos GK, Kontos S, Katsenis D, et al. Treatment of high-energy tibial plateau fractures by the Ilizarov circular fixator. *J Bone Joint Surg Br.* 1996;78(5):710–717.
79. Dendrinos GK, Kontos S, Lyritsis E. Use of the Ilizarov technique for treatment of nonunion of the tibia associated with infection. *J Bone Joint Surg Am.* 1995;77(6):835–846.
80. Derderian CA, Olivier WA, Baux G, et al. Microvascular free-tissue transfer for traumatic defects of the upper extremity: A 25-year experience. *J Reconstr Microsurg.* 2003; 19(7):455–462.
81. Diegelmann RF, Evans MC. Wound healing: An overview of acute, fibrotic, and delayed healing. *Front Biosci.* 2004;1:283–289.
82. Dirschl DR, Wilson FC. Topical antibiotic irrigation in the prophylaxis of operative wound infections in orthopedic surgery. *Orthop Clin North Am.* 1991;22(3):419–426.
83. Disa JJ, Cordeiro PG, Hidalgo DA. Efficacy of conventional monitoring techniques in free tissue transfer: An 11 year experience in 750 consecutive cases. *Plast Reconstr Surg.* 1999;104:97–101.
84. Disa JJ, Cordeiro PG. The current role of preoperative arteriography in free fibula flaps. *Plast Reconstr Surg.* 1998;102:1083–1088.
85. Doi K, Sakai K. Vascularized periosteal bone graft from the supracondylar region of the femur. *Microsurgery.* 1994;15(5):305–315.
86. Doi K, Tominaga S, Shibata T. Bone grafts with microvascular anastomoses of vascular pedicles: An experimental study in dogs. *J Bone Joint Surg Am.* 1977;59(6):809–815.
87. Dunham WK, Meyer RD. Vascularized bone grafts for reconstruction after tumor surgery. *Ala J Med Sci.* 1984;21(4):407–411.
88. Ekholm R, Ponzer S, Tornkvist H, et al. Primary radial nerve palsy in patients with acute humeral shaft fractures. *J Orthop Trauma.* 2008;22(6):408–414.
89. Ekholm R, Ponzer S, Tornkvist H, et al. The Holstein-Lewis humeral shaft fracture: Aspects of radial nerve injury, primary treatment, and outcome. *J Orthop Trauma.* 2008;22(10):693–697.
90. Elton SG, Rizzo M. Management of radial nerve injury associated with humeral shaft fractures: An evidence-based approach. *J Reconstr Microsurg.* 2008;24(8):569–573.
91. Enneking WF, Eady JL, Burchardt H. Autogenous cortical bone grafts in the reconstruction of segmental skeletal defects. *J Bone Joint Surg Am.* 1980;62(7):1039–1058.
92. Eo S, Kim D, Jones NF. Microdissection thinning of a pedicled deep inferior epigastric perforator flap for burn scar contracture of the groin case report. *J Reconstr Microsurg.* 2005;21(7):447–450; discussion 51–52.
93. Eren S, Klein W, Paar O. [Free, vascularized, folded fibula transplantation]. *Handchir Mikrochir Plast Chir.* 1993;25(1):33–38.
94. Faibisoff B, Daniel RK. Management of severe forearm injuries. *Surg Clin North Am.* 1981;61(2):287–301.
95. Fairhurst MJ. The function of below-knee amputee versus the patient with salvaged grade III tibial fracture. *Clin Orthop.* 1994;301:227–232.
96. Falanga V. Wound healing and its impairment in the diabetic foot. *Lancet.* 2005; 366(9498):1736–1743.
97. Fietsam R Jr, Bassett J, Glover JL, et al. Complications of coronary artery surgery in diabetic patients. *Am Surg.* 1992;57:551–557.
98. Finseth F, May JW, Smith RJ. Composite groin flap with iliac bone for primary thumb reconstruction. Case report. *J Bone Joint Surg Am.* 1976;58:130–132.
99. Fleischman W, Lang E, Klinzl L. Vacuum-assisted wound closure after dermatofasciotomy of the lower extremity. *Unfallchirurg.* 1996;99:283 (in German).
100. Fletcher I. Traction lesions of the brachial plexus. *Hand.* 1969;1:129–136.
101. Foster RJ, Swiontkowski MF, Bach AW, et al. Radial nerve palsy caused by open humeral shaft fractures. *J Hand Surg Am.* 1993;18(1):121–124.
102. Foucher G, van Genechten F, Merle N, et al. A compound radial artery forearm flap in hand surgery: An original modification of the Chinese forearm flap. *Br J Plast Surg.* 1984;37(2):139–148.
103. Fox CL. Silver sulfadiazine, a new topical therapy for Pseudomonas in burns. *Arch Surg.* 1968;96:184.
104. Francel TJ. Improving re-employment rates after limb salvage of acute severe tibial fractures by microvascular soft-tissue reconstruction. *Plast Reconstr Surg.* 1994;93:1028–1034.
105. Friedrich JB, Moran SL, Bishop AT, et al. Free vascularized fibular graft salvage of complications of long-bone allograft after tumor reconstruction. *J Bone Joint Surg Am.* 2008;90(1):93–100.
106. Friedrich JB, Moran SL, Bishop AT, et al. Vascularized fibula flap onlay for salvage of pathologic fracture of the long bones. *Plast Reconstr Surg.* 2008;121(6):2001–2009.
107. Friedrich JB, Shin AY. Management of forearm compartment syndrome. *Hand Clin.* 2007;23(2):245–254, vii.
108. Fuchs B, Steinmann P, Bishop AT. Free vascularized corticoperiosteal bone graft for the treatment of persistent nonunion of the clavicle. *J Shoulder Elbow Surg.* 2005;14: 264–268.
109. Fujimaki A, Suda H. Experimental study and clinical observations on hypertrophy of vascularized bone grafts. *Microsurgery.* 1994;15(10):726–732.
110. Gedebou TM, Wei FC, Lin CH. Clinical experience of 1284 free anterolateral thigh flaps. *Handchir Mikrochir Plast Chir.* 2002;34(4):239–244.
111. Geiger S, McCormick F, Chou R, et al. War wounds: Lessons learned from Operation Iraqi Freedom. *Plast Reconstr Surg.* 2008;122(1):146–153.
112. Georgescu AV, Ivan O. Serratus anterior-rib free flap in limb bone reconstruction. *Microsurgery.* 2003;23(3):217–225.
113. German G, Sherman R, Levin LS. *Decision Making in Reconstructive Surgery of the Upper Extremity.* New York, NY: Springer-Verlag; 1999.
114. Gerwin M, Weiland AJ. Vascularized bone grafts to the upper extremity. Indications and technique. *Hand Clin.* 1992;8(3):509–523.
115. Gidumal R, Wood MB, Sim FH, et al. Vascularized bone transfer for limb salvage and reconstruction after resection of aggressive bone lesions. *J Reconstr Microsurg.* 1987;3(3):183–188.
116. Giunta RE, Geisweid A, Feller AM. The value of preoperative Doppler sonography for planning free perforator flaps. *Plast Reconstr Surg.* 2000;105:2381–2386.
117. Glicksman A, Gerder M, Casale P, et al. Fourteen hundred fifty-seven years of microsurgical experience. *Plast Reconstr Surg.* 1997;100(2):355–363.
118. Godina M. Early microsurgical reconstruction of complex trauma of the extremities. *Plast Reconstr Surg.* 1986;78(3):285–292.
119. Goldberg VM, Shaffer JW, Field G, et al. Biology of vascularized bone grafts. *Orthop Clin North Am.* 1987;18(2):197–205.
120. Gornet MF, Randolph MA, Schofield BH, et al. Immunologic and ultrastructural changes during early rejection of vascularized bone allografts. *Plast Reconstr Surg.* 1991; 88(5):860–868.
121. Graham B, Paulus DA, Caffee HH. Pulse oximetry for vascular monitoring in upper extremity replacement surgery. *J Hand Surg Am.* 1986;11A:687.
122. Gravante G, Delogu D, Esposito G, et al. Versajet hydrosurgery versus classic escharectomy for burn debridement: A prospective randomized trial. *J Burn Care Res.* 2007; 28:720–724.
123. Green SA. Ilizarov method. *Clin Orthop Relat Res.* 1992;(280):2–6.
124. Greenberg BM, Masem M, May JW. Therapeutic value of intravenous heparin in microvascular surgery: An experimental vascular thrombosis study. *Plast Reconstr Surg.* 1988;82:463.
125. Gustilo RB, Anderson JT. Prevention of infection in the treatment of 1025 open fractures of long bones: Retrospective and prospective analyses. *J Bone Joint Surg Am.* 1976; 58(4):453–458.
126. Gustilo RB, Simpson L, Nixon R, et al. Analysis of 511 open fractures. *Clin Orthop Relat Res.* 1969;66:148–154.
127. Hallock GG. Anatomic basis of the gastrocnemius perforator based flap. *Ann Plast Surg.* 2001;47(5):517–522.
128. Hallock GG. Doppler sonography and color duplex imaging for planning a perforator flap. *Clin Plast Surg.* 2003;30(3):347–357.
129. Hallock GG. Extremity tissue expansion. *Orthop Rev.* 1987;16(9):606–611.
130. Hallock GG. Free flap donor site refinement using tissue expansion. *Ann Plast Surg.* 1988;20(6):566–572.
131. Hallock GG. Getting the most from the soleus muscle. *Ann Plast Surg.* 1996;36: 139–146.
132. Hallock GG. Severe lower-extremity injury. The rationale for microsurgical reconstruction. *Orthop Rev.* 1986;15(7):465–470.
133. Hallock GG. The pre-expanded anterolateral thigh free flap. *Ann Plast Surg.* 2004;53(2): 170–173.
134. Han CS, Wood MB, Bishop AT, et al. Vascularized bone transfer. *J Bone Joint Surg Am.* 1992;74(10):1441–1449.
135. Hardin CK, Kirk WC, Pederson WC. Osmotic complications of low-molecular-weight dextran therapy in free flap surgery. *Microsurgery.* 1992;13:36.
136. Heckler MW, Bamberger HB. Humeral shaft fractures and radial nerve palsy: To explore or not to explore…that is the question. *Am J Orthop.* 2008;37(8):415–419.
137. Hein KD, Wechsler ME, Schwartzstein RM, et al. The adult respiratory distress syndrome after dextran infusion as an antithrombotic agent in free TRAM flap breast reconstruction. *Plast Reconstr Surg.* 1999;103:1706.
138. Helgeson MD, Potter BK, Evans KN, et al. Bioartificial dermal substitute: A preliminary report on its use for the management of complex combat-related soft tissue wounds. *J Orthop Trauma.* 2007;21:394–399.
139. Hendel PM, Hattner RS, Rodrigo J, et al. The functional vascular anatomy of rib. *Plast Reconstr Surg.* 1982;70(5):578–587.
140. Hendry HAM. The treatment of residual paralysis after brachial plexus lesions. *J Bone Joint Surg.* 1949;31B:42.
141. Hentz VR, Pearl RM. The irreplaceable free flap: Part I. Skeletal reconstruction by microvascular free bone transfer. *Ann Plast Surg.* 1983;10(1):36–42.
142. Hentz VR, Pearl RM. The irreplaceable free flap: Part II. Skeletal reconstruction by microvascular free bone transfer. *Ann Plast Surg.* 1983;10(1):43–54.
143. Herscovici D, Sanders RW, Scaduto JM, et al. Vacuum-assisted wound closure (VAC therapy) for management of patients with high-energy soft tissue injuries. *J Orthop Trauma.* 2003;17:683–688.
144. Herter F, Ninkovic M, Ninkovic M. Rational flap selection and timing for coverage of complex upper extremity trauma. *J Plast Reconstr Aesthet Surg.* 2006;60:760–768.
145. Hidalgo DA, Jones CS. The role of emergent exploration in free tissue transfer: A review of 150 consecutive cases. *Plast Reconstr Surg.* 1990;86:492–498.
146. Hirigoyen MB, Urken ML, Weinberg H. Free flap monitoring: A review of current practice. *Microsurgery.* 1995;16:723.

147. Hong JP, Shin HW, Kim JJ, et al. The use of anterolateral thigh perforator flaps in chronic osteomyelitis of the lower extremity. *Plast Reconstr Surg.* 2005;115(1):142-147.
148. Hovius SER, van Adrichem LNA, Mulder HD, et al. Comparison of laser Doppler flowmetry and thermometry in the postoperative monitoring of replantations. *J Hand Surg Am.* 1995;20:88-93.
149. Howe H, Poole GV, Hansen, KJ, et al. Salvage of lower extremities following combined orthopaedic and vascular trauma: A predictive salvage index. *Clin Am.* 1987;53:205-208.
150. Hsieh CH, Yang CC, Kuo YR, et al. Free anterolateral thigh adipofascial perforator flap. *Plast Reconstr Surg.* 2003;112(4):976-982.
151. Huang WC, Lin JY, Wallace CG, et al. Vascularized bone grafts within composite tissue allotransplants can autocreate tolerance through mixed chimerism with partial myeloablative conditioning: An experimental study in rats. *Plast Reconstr Surg.* 2010;125(4):1095-1103.
152. Hugon S, Daubresse F, Depierreux L. Radial nerve entrapment in a humeral fracture callus. *Acta Orthop Belg.* 2008;74(1):118-121.
153. Hui KC, Zhang F, Lineaweaver WC, et al. Serratus anterior-rib composite flap: Anatomic studies and clinical application to hand reconstruction. *Ann Plast Surg.* 1999;42(2):132-136.
154. Hussl H, Sailer R, Daniaux H, et al. Revascularization of a partially necrotic talus with a vascularized bone graft from the iliac crest. *Arch Orthop Trauma Surg.* 1989;108(1):27-29.
155. Ikeda K, Tomita K, Hashimoto F, et al. Long-term follow-up of vascularized bone grafts for the reconstruction of tibial nonunion: Evaluation with computed tomographic scanning. *J Trauma.* 1992;32(6):693-697.
156. Ilizarov GA, Ledyaev VI. The replacement of long tubular bone defects by lengthening distraction osteotomy of one of the fragments. 1969. *Clin Orthop Relat Res.* 1992;(280):7-10.
157. Ilizarov GA. Clinical application of the tension-stress effect for limb lengthening. *Clin Orthop Relat Res.* 1990;(250):8-26.
158. Ilizarov GA. The tension-stress effect on the genesis and growth of tissues. Part I. The influence of stability of fixation and soft-tissue preservation. *Clin Orthop Relat Res.* 1989;(238):249-281.
159. Ilizarov GA. The tension-stress effect on the genesis and growth of tissues: Part II. The influence of the rate and frequency of distraction. *Clin Orthop Relat Res.* 1989;(239):263-285.
160. Ilyas AM, Jupiter JB. Treatment of distal humerus fractures. *Acta Chir Orthop Traumatol Cech.* 2008;75(1):6-15.
161. Innis PC, Randolph MA, Paskert JP, et al. Vascularized bone allografts: In vitro assessment of cell-mediated and humoral responses. *Plast Reconstr Surg.* 1991;87(2):315-325.
162. Ippolito E, Peretti G, Bellocci M, et al. Histology and ultrastructure of arteries, veins, and peripheral nerves during limb lengthening. *Clin Orthop Relat Res.* 1994;(308):54-62.
163. Janis JE, Kwon RK, Attinger CE. The new reconstructive ladder: Modifications to the traditional model. *Plast Reconstr Surg.* 2011;127(suppl 1):205S-212S.
164. Jensen M, Moran SL. Soft tissue coverage of the elbow: A reconstructive algorithm. *Orthop Clin North Am.* 2008;39:251-264.
165. Jensen MH, Moran SL. Why wounds fail to heal. In: Moran SL, Cooney WP, eds. *Soft Tissue Surgery.* Baltimore, MD: Lippincott Williams & Wilkins; 2008:1-10.
166. Jeschke MG, Rose C, Angele P, et al. Development of new reconstructive techniques: Use of Integra in combination with fibrin glue and negative-pressure therapy for reconstruction of acute and chronic wounds. *Plast Reconstr Surg.* 2004;113:525-530.
167. Johansen K, Daines M, Hower T, et al. Objective criteria accurately predict amputation following lower extremity trauma. *J Trauma.* 1990;30:568-573.
168. Jones DB Jr, Bürger H, Bishop AT, et al. Treatment of scaphoid waist nonunions with an avascular proximal pole and carpal collapse. Surgical technique. *J Bone Joint Surg Am.* 2009;91(suppl 2):169-183.
169. Jones DB Jr, Moran SL, Bishop AT, et al. Free-vascularized medial femoral condyle bone transfer in treatment of scaphoid nonunions. *Plast Reconstr Surg.* 2010;125:1176-1184.
170. Jones DB Jr, Rhee PC, Bishop AT, et al. Free vascularized medial femoral condyle autograft for challenging upper extremity nonunions. *Hand Clin.* 2012;28(4):493-501.
171. Jones NF, Swartz WM, Mears DC, et al. The "double barrel" free vascularized fibular bone graft. *Plast Reconstr Surg.* 1988;81(3):378-385.
172. Joshi BB. Neural repair for sensory restoration in a groin flap. *Hand.* 1977;9:221-225.
173. Jupiter JB, Bour CJ, May JW Jr. The reconstruction of defects in the femoral shaft with vascularized transfers of fibular bone. *J Bone Joint Surg Am.* 1987;69(3):365-374.
174. Jupiter JB, Gerhard HJ, Guerrero J, et al. Treatment of segmental defects of the radius with use of the vascularized osteoseptocutaneous fibular autogenous graft. *J Bone Joint Surg Am.* 1997;79(4):542-550.
175. Jupiter JB, Tsai TM, Kleinert HE. Salvage replantation of lower limb amputations. *Plast Reconstr Surg.* 1982;69:1-8.
176. Karanas YL, Nigriny J, Chang J. The timing of microsurgical reconstruction in lower extremity trauma. *Microsurgery.* 2008;28(8):632-634.
177. Kaufman MR, Jones NF. The reverse radial forearm flap for soft tissue reconstruction of the wrist and hand. *Tech Hand Up Extrem Surg.* 2005;9(1):47-51.
178. Kawashima M, Tamura H, Nagayoshi I, et al. Hyperbaric oxygen therapy in orthopedic conditions. *Undersea Hyperb Med.* 2004;31(1):155-162.
179. Khatod M, Botte MJ, Hoyt DB, et al. Outcomes in open tibial fractures: Relationship in delay in treatment and infection. *J Trauma.* 2003;55:951.
180. Khouri RK, Cooley BC, Kunselman AR, et al. A prospective study of microvascular free-flap surgery and outcome. *Plast Reconstr Surg.* 1998;102(3):711-721.
181. Kim DH, Kam AC, Chandika P, et al. Surgical management and outcome in patients with radial nerve lesions. *J Neurosurg.* 2001;95(4):573-583.
182. Kim PD, Blackwell KE. Latissimus-serratus-rib free flap for oromandibular and maxillary reconstruction. *Arch Otolaryngol Head Neck Surg.* 2007;133(8):791-795.
183. Kimura N, Saito M, Sumiya Y, et al. Reconstruction of hand skin defects by microdissected mini anterolateral thigh perforator flaps. *J Plast Reconstr Aesthet Surg.* 2008;61(9):1073-1077.
184. Kimura N, Saitoh M, Okamura T, et al. Concept and anatomical basis of microdissected tailoring method for free flap transfer. *Plast Reconstr Surg.* 2009;123(1):152-162.
185. Kimura N, Satoh K. Consideration of a thin flap as an entity and clinical applications of the thin anterolateral thigh flap. *Plast Reconstr Surg.* 1996;97(5):985-992.
186. King KF. Periosteal pedicle grafting in dogs. *J Bone Joint Surg Br.* 1976;58(1):117-121.
187. Klein MB, Hunter S, Heimbach DM, et al. The Versajet water dissector: A new tool for tangential excision. *J Burn Care Rehabil.* 2005;26:483-487.
188. Knighton DR, Silver IA, Hunt TK. Regulation of wound-healing angiogenesis: Effect of oxygen gradients and inspired oxygen concentration. *Surgery.* 1981;90(2):262-270.
189. Koshima I, Higaki H, Soeda S. Combined vascularized fibula and peroneal composite-flap transfer for severe heat-press injury of the forearm. *Plast Reconstr Surg.* 1991;88(2):338-341.
190. Kozol RA, Gilles C. Effects of sodium hypochlorite (Dakin's solution) on cells of the wound module. *Arch Surg.* 1988;123(4):420-423.
191. Kremer T, Bickert B, Germann G, et al. Outcome assessment after reconstruction of complex defects of the forearm and hand with osteocutaneous free flaps. *Plast Reconstr Surg.* 2006;118(2):443-454; discussion 55-56.
192. Krizek TJ, Robson MC, Kho E. Bacterial growth and skin graft survival. *Surg Forum.* 1967;18:518-519.
193. Kroll S, Schusterman MA, Reece GP, et al. Timing of pedicle thrombosis and flap loss after free-tissue transfer. *Plast Reconstr Surg.* 1996;98(7):1230-1233.
194. Kucan JO, Robson MC, Heggers JP, et al. Comparison of silver sulfadiazine, povidone-iodine, and physiological saline in the treatment of chronic pressure ulcers. *J Am Geriatr Soc.* 1981;29:232.
195. Kuo YR, Jeng SF, Kuo MH, et al. Free anterolateral thigh flap for extremity reconstruction: Clinical experience and functional assessment of donor site. *Plast Reconstr Surg.* 2001;107(7):1766-1771.
196. Kuo YR, Seng-Feng J, Kuo FM, et al. Versatility of the free anterolateral thigh flap for reconstruction of soft-tissue defects: Review of 140 cases. *Ann Plast Surg.* 2002;48(2):161-166.
197. Lange RH. Limb reconstruction versus amputation decision making in massive lower extremity trauma. *Clin Orthop.* 1989;243:92-99.
198. Larsen LB, Barfred T. Radial nerve palsy after simple fracture of the humerus. *Scand J Plast Reconstr Surg Hand Surg.* 2000;34(4):363-366.
199. Lee J, Oh SJ, Jung SW, et al. Ilizarov distraction and vascularized fibular osteocutaneous graft for postosteomyelitis skeletal deformity of the forearm. *J Reconstr Microsurg.* 2012;28(9):627-630.
200. Lettieri SC, Moran SL. The pedicled soleus muscle flap for coverage of the middle and distal third of the tibia. In: Moran SL, Cooney WPI, eds. *Soft Tissue Surgery.* Philadelphia, PA: Lippincott Williams & Wilkins; 2008:345-360.
201. Letts M, Pang E, Yang J, et al. Periosteal augmentation of the acetabulum. *Clin Orthop Relat Res.* 1998;(354):216-223.
202. Leung PC, Hung LK. Bone reconstruction after giant-cell tumor resection at the proximal end of the humerus with vascularized iliac crest graft. A report of three cases. *Clin Orthop Relat Res.* 1989;(247):101-105.
203. Leung PC. Femoral head reconstruction and revascularization. Treatment for ischemic necrosis. *Clin Orthop Relat Res.* 1996;(323):139-145.
204. Levin LS, Condit DP. Combined injuries—soft tissue management. *Clin Orthop Relat Res.* 1996;(327):172-181.
205. Levin LS, Erdmann D. Primary and secondary microvascular reconstruction of the upper extremity. *Hand Clin.* 2001;17(3):447-455, ix.
206. Levin LS, Goldner RD, Urbaniak JR, et al. Management of severe musculoskeletal injuries of the upper extremity. *J Orthop Trauma.* 1990;4:432-440.
207. Levin SL, Baumeister S. Lower extremity. In: Wei FC, Mardini S, eds. *Flaps and Reconstructive Surgery.* London: Elsevier; 2009:63-70.
208. Liang K, Cen S, Xiang Z, et al. Massive juxta-articular defects of the distal femur reconstructed by series connected double-strut free-vascularized fibular grafts. *J Trauma Acute Care Surg.* 2012;72(2):E71-E76.
209. Lin CH, Mardini S, Levin SL, et al. Endoscopically assisted sural nerve harvest for upper extremity posttraumatic nerve defects an evaluation of functional outcomes. *Plast Reconstr Surg.* 2007;119(2):616-626.
210. Lin CH, Mardini S, Lin YT, et al. Sixty-five clinical cases of free tissue transfer using long arteriovenous fistulas or vein grafts. *J Trauma.* 2004;56:1107-1117.
211. Lin CH, Wei FC, Levin LS, et al. Donor-site morbidity comparison between endoscopically assisted and traditional harvest of free latissimus dorsi muscle flap. *Plast Reconstr Surg.* 1999;104:1070-1078.
212. Lin CH, Wei FC, Levin LS, et al. Free composite serratus anterior and rib flaps for tibial composite bone and soft-tissue defect. *Plast Reconstr Surg.* 1997;99(6):1656-1665.
213. Lin CH, Wei FC, Lin YT, et al. Endoscopically assisted fascia-saving harvest of rectus abdominis. *Plast Reconstr Surg.* 2001;108(3):713-718.
214. Lister G, Scheker L. Emergency free flaps to the upper extremity. *J Hand Surg Am.* 1988;13(1):22-28.
215. Livani B, Belangero WD, Castro de Medeiros R. Fractures of the distal third of the humerus with palsy of the radial nerve: Management using minimally-invasive percutaneous plate osteosynthesis. *J Bone Joint Surg Br.* 2006;88(12):1625-1628.
216. Lutz BS, Wei FC, Ng SH, et al. Routine donor leg angiography before vascularized free fibula transplantation is not necessary: A prospective study of 120 clinical cases. *Plast Reconstr Surg.* 1999;103:121-127.
217. MacKenzie EJ, Bosse MJ. Factors influencing outcome following limb threatening lower limb trauma: Lessons learned from the Lower Extremity Assessment Project (LEAP). *J Am Acad Orthop Surg.* 2006;14:S205-S210.
218. Mackinnon SE, Novak CB. Nerve transfers. New options for reconstruction following nerve injury. *Hand Clin.* 1999;15(4):643-666, ix.
219. Mader JT, Brown GL, Wells CH, et al. A mechanism for the amelioration by hyperbaric oxygen of experimental staphylococcal osteomyelitis in rabbits. *J Infect Dis.* 1980;142(6):915-922.
220. Malizos KN, Dailiana ZH, Innocenti M, et al. Vascularized bone grafts for upper limb reconstruction: Defects at the distal radius, wrist, and hand. *J Hand Surg Am.* 2010;35(10):1710-1718.
221. Malizos KN, Quarles LD, Seaber AV, et al. An experimental canine model of osteonecrosis: Characterization of the repair process. *J Orthop Res.* 1993;11(3):350-357.
222. Malizos KN, Zalavras CG, Soucacos PN, et al. Free vascularized fibular grafts for reconstruction of skeletal defects. *J Am Acad Orthop Surg.* 2004;12(5):360-369.
223. Mangano DT, Layug EL, Wallace A, et al. Effect of atenolol on mortality and cardiovascular morbidity after noncardiac surgery. *N Engl J Med.* 1996;335(23):1713-1720.
224. Mardini S, Lin LC, Moran SL, et al. Anterolateral thigh flap. In: Wei FC, ed. *Flaps and Reconstructive Surgery.* London: Elsevier; 2009:93-101.

225. Mardini S, Wei FC, Salgado CJ, et al. Reconstruction of the reconstructive ladder. *Plast Reconstr Surg.* 2005;115(7):2174.
226. Mast BA, Schultz GS. Interaction of cytokines, proteases and growth factors in acute and chronic wounds. *Wound Repair Regen.* 1996;4:411–420.
227. Mathes SJ, Nahai F. Classification of the vascular anatomy of muscles: Experimental and clinical correlation. *Plast Reconstr Surg.* 1981;67:177–187.
228. Mathoulin C. Comment on "Scaphoid nonunion: Treatment with a pedicled vascularized bone graft based on the 1,2 intercompartmental supraretinacular branch of the radial artery". *J Hand Surg Br.* 2003;28(3):281–282; author reply 2.
229. Mazur KU, Bishop AT, Berger RA. *Vascularized bone grafting for Kienbock's disease: Method and results of retrograde-flow metaphyseal grafts and comparison with cortical graft sites (SS-03).* Presented at: 51st Annual Meeting of the American Society for Surgery of the Hand, August 4–7. Nashville, TN; 1996.
230. Mazzer N, Barbieri CH, Cortez M. The posterior interosseous forearm island flap for skin defects in the hand and elbow. A prospective study of 51 cases. *J Hand Surg Br.* 1996;21B:237–243.
231. McGregor IA, McGregor AD. *Fundamental Techniques of Plastic Surgery.* 9th ed. Edinburgh, SA: Churchill-Livingstone; 1995.
232. McKay PL, Nanos G. Initial evaluation and management of complex traumatic wounds. In: Moran SL, Cooney WP, eds. *Soft Tissue Surgery.* Philadelphia, PA: Lippincott Williams & Wilkins; 2009:11–37.
233. McNamara MG, Heckman JD, Corley FG. Severe open fractures of the lower extremity: A retrospective evaluation of the Mangled Extremity Severity Score (MESS). *J Orthop Trauma.* 1994;8:81–87.
234. Medalie DA, Llull R, Heckler F. The iliacus muscle flap: An anatomical and clinical evaluation. *Plast Reconstr Surg.* 2011;127(4):1553–1560.
235. Medrykowski F, Barbary S, Gibert N, et al. Vascularized proximal fibular epiphyseal transfer: Two cases. *Orthop Traumatol Surg Res.* 2012;98(6):728–732.
236. Mercer N, Beere D, Bornemisza A, et al. Medicinal leeches as sources of wound infection. *BMJ.* 1987;294:937.
237. Metaizeau JP, Olive D. [Conservative treatment of malignant bone tumors by vascularized bone grafts]. *Presse Med.* 1983;12(15):960–961.
238. Minami A, Kaneda K, Itoga H. Treatment of infected segmental defect of long bone with vascularized bone transfer. *J Reconstr Microsurg.* 1992;8(2):75–82.
239. Mirzabeigi MN, Wang T, Kovach SJ, et al. Free flap take-back following postoperative microvascular compromise: Predicting salvage versus failure. *Plast Reconstr Surg.* 2012;130:579–589.
240. Missana MC, Pomel C. Endoscopic latissimus dorsi flap harvesting. *Am J Surg.* 2007;194(2):164–169.
241. Miyawaki T, Jackson IT, Elmazar H, et al. The effect of low-molecular-weight heparin in the survival of a rabbit congested skin flap. *Plast Reconstr Surg.* 2002;109(6):1994–1999.
242. Moiemen NS, Staiano JJ, Ojeh NO, et al. Reconstructive surgery with a dermal regeneration template: Clinical and histologic study. *Plast Reconstr Surg.* 2001;108:93–103.
243. Molnar JA, Defranzo AJ, Hadaegh A, et al. Acceleration of Integra incorporation in complex tissue defects with subatmospheric pressure. *Plast Reconstr Surg.* 2004;113:1339–1346.
244. Mommsen P, Zeckey C, Hildebrand F, et al. Traumatic extremity arterial injury in children: Epidemiology, diagnostics, treatment and prognostic value of Mangled Extremity Severity Score. *J Orthop Surg Res.* 2010;5:25.
245. Moore JR, Weiland AJ, Daniel RK. Use of free vascularized bone grafts in the treatment of bone tumors. *Clin Orthop Relat Res.* 1983;(175):37–44.
246. Moore JR, Weiland AJ. Free vascularized bone and muscle flaps for osteomyelitis. *Orthopedics.* 1986;9(6):819–824.
247. Moran CG, Wood MB. Vascularized bone autografts. *Orthop Rev.* 1993;22(2):187–197.
248. Moran SL, Bakri K, Mardini S, et al. The use of vascularized fibular grafts for the reconstruction of spinal and sacral defects. *Microsurgery.* 2009;29:393–400.
249. Moran SL, Johnson CH. Skin and soft tissue: Pedicled flaps. In: Berger RA, Weiss AP, eds. *Hand Surgery.* Philadelphia, PA: Lippincott Williams & Wilkins; 2004:1131–1160.
250. Moran SL, Salgado CJ. Free tissue transfer in patients with renal disease. *Plast Reconstruct Surg.* 2004;113(7):2006–2011.
251. Moran SL, Shin AY, Bishop AT. The use of massive bone allograft with intramedullary free fibular flap for limb salvage in a pediatric and adolescent population. *Plast Reconstr Surg.* 2006;118:413–419.
252. Moran SL, Steinmann SP, Shin AY. Adult brachial plexus injuries: Mechanism, patterns of injury, and physical diagnosis. *Hand Clin.* 2005;21(1):13–24.
253. Morykwas, MJ, Argenta, LC, Shelton-Brown EL, et al. Vacuum-assisted closure: A new method for wound control and treatment: Animal studies and basic foundation. *Ann Plast.* 1997;38(6):553–562.
254. Netscher D, Alford EL, Wigoda P, et al. Free composite myo-osseous flap with serratus anterior and rib: Indications in head and neck reconstruction. *Head Neck.* 1998;20(2):106–112.
255. Newington DP, Sykes PJ. The versatility of the free fibula flap in the management of traumatic long bone defects. *Injury.* 1991;22(4):275–281.
256. Ninkovic M, Deetjen H, Ohler K, et al. Emergency free tissue transfer for severe upper extremity injuries. *J Hand Surg Br.* 1995;20(1):53–58.
257. Ninkovic M, Harpf C, Schwabegger AH, et al. The lateral arm flap. *Clin Plast Surg.* 2001;28:367–374.
258. Nusbickel FR, Dell PC, McAndrew MP, et al. Vascularized autografts for reconstruction of skeletal defects following lower extremity trauma. A review. *Clin Orthop Relat Res.* 1989;(243):65–70.
259. Ostrowski DM, Eilert RE, Waldstein G. Congenital pseudarthrosis of the ulna: A report of two cases and a review of the literature. *J Pediatr Orthop.* 1985;5(4):463–467.
260. Ostrup LT. Free bone transfers. Some theoretical aspects.*Scand J Plast Reconstr Surg Suppl.* 1982;19:103–104.
261. Ozkan O, Coskunfirat OK, Ozgentas HE. The use of free anterolateral thigh flap for reconstructing soft tissue defects of the lower extremities. *Ann Plast Surg.* 2004;53(5):455–461.
262. Park JE, Rodriguez ED, Bludbond-Langer R, et al. The anterolateral thigh flap is highly effective for reconstruction of complex lower extremity trauma. *J Trauma.* 2007;62(1):162–165.
263. Parrett BM, Maros E, Pribaz JJ, et al. Lower extremity trauma: Trends in the management of soft-tissue reconstruction of open tibia-fibula fractures. *Plast Reconstr Surg.* 2006;117:1315–1322.
264. Paskert JP, Yaremchuk MJ, Randolph MA, et al. Prolonging survival in vascularized bone allograft transplantation: Developing specific immune unresponsiveness. *J Reconstr Microsurg.* 1987;3(3):253–263.
265. Paskert JP, Yaremchuk MJ, Randolph MA, et al. The role of cyclosporin in prolonging survival in vascularized bone allografts. *Plast Reconstr Surg.* 1987;80(2):240–247.
266. Penfold CN, Davies HT, Cole RP, et al. Combined latissimus dorsi-serratus anterior/rib composite free flap in mandibular reconstruction. *Int J Oral Maxillofac Surg.* 1992;21(2):92–96.
267. Penteado CV, Masquelet AC, Romana MC, et al. Periosteal flaps: Anatomical bases of sites of elevation. *Surg Radiol Anat.* 1990;12(1):3–7.
268. Pho RW, Levack B, Satku K, et al. Free vascularised fibular graft in the treatment of congenital pseudarthrosis of the tibia. *J Bone Joint Surg Br.* 1985;67(1):64–70.
269. Pirela-Cruz MA, DeCoster TA. Vascularized bone grafts. *Orthopedics.* 1994;17(5):407–412.
270. Pomerance J, Truppa K, Bilos ZJ, et al. Replantation and revascularization of the digits in a community microsurgical practice. *J Reconstr Microsurg.* 1997;13:163.
271. Pu LLQ. Medial hemisoleus muscle flap: A reliable flap for soft tissue reconstruction of the middle third tibial wound. *Int Surg.* 2006;91:194–200.
272. Pugh CM, Dennis RHI, Massac EA. Evaluation of intraoperative anticoagulants in microvascular free-flap surgery. *J Natl Med Assoc.* 1996;88:655.
273. Rainer C, Schwabegger AH, Gardetto A, et al. Aesthetic refinements in reconstructive microsurgery of the lower leg. *J Reconstr Microsurg.* 2004;20(2):123–131.
274. Rajacic N, Gang RK, Krishnan J, et al. Thin anterolateral thigh free flap. *Ann Plast Surg.* 2002;48(3):252–257.
275. Ramachandran M, Birch R, Eastwood DM. Clinical outcome of nerve injuries associated with supracondylar fractures of the humerus in children: The experience of a specialist referral centre. *J Bone Joint Surg Br.* 2006;88(1):90–94.
276. Rasmussen MR, Bishop AT, Wood MB. Arthrodesis of the knee with a vascularized fibular rotatory graft. *J Bone Joint Surg Am.* 1995;77(5):751–759.
277. Redett RJ, Robertson BC, Chang B. Limb salvage in the lower extremity using free gracilis muscle reconstruction. *Plast Reconstr Surg.* 2000;106:1507–1513.
278. Reinisch JF, Winters R, Puckett CL. The use of the osteocutaneous groin flap in gunshot wounds of the hand. *J Hand Surg Am.* 1984;9:12–17.
279. Rightmire E, Zurakowski D, Vrahas M. Acute infections after fracture repair: Management with hardware in place. *Clin Orthop Relat Res.* 2008;466:466–472.
280. Rindell K, Solonen KA, Lindholm TS. Results of treatment of aseptic necrosis of the femoral head with vascularized bone graft. *Ital J Orthop Traumatol.* 1989;15(2):145–153.
281. Ring D, Chin K, Jupiter JB. Radial nerve palsy associated with high-energy humeral shaft fractures. *J Hand Surg Am.* 2004;29(1):144–147.
282. Rogachefsky RA, Quellette EA, Mendietta CG, et al. Free temporoparietal fascial flap for coverage of a large palmar forearm wound after hand replantation. *J Reconstr Microsurg.* 2001;17(6):421–423.
283. Romana MC, Masquelet AC. Vascularized periosteum associated with cancellous bone graft: An experimental study. *Plast Reconstr Surg.* 1990;85(4):587–592.
284. Rosenstein BD, Wilson FC, Funderburk CH. The use of bacitracin irrigation to prevent infection in postoperative skeletal wounds. An experimental study. *J Bone Joint Surg Am.* 1989;71(3):427–430.
285. Rothkopf DM, Chu B, Bern S, et al. The effect of dextran on microvascular thrombosis in an experimental rabbit model. *Plast Reconstr Surg.* 1993;92:511.
286. Saint-Cyr M, Daigle JP. Early free tissue transfer for extremity reconstruction following high-voltage electrical burn injuries. *J Reconstr Microsurg.* 2008;24:259–266.
287. Salemark L, Knudsen F, Dougan P. The effect of dextran 40 on patency following severe trauma in small arteries and veins. *Br J Plast Surg.* 1995;48:121.
288. Salemark L, Wiesland JB, Dougan P, et al. Effects of low and ultralow oral doses of acetylsalicylic acid in microvascular surgery. An experimental study in rabbits. *Scand J Plast Reconstr Surg Hand Surg.* 1991;25:203.
289. Salemark L, Wieslander JB, Dougan P, et al. Studies of the antithrombotic effects of dextran 40 following microarterial trauma. *Br J Plast Surg.* 1991;44:15.
290. Salgado CJ, Chim H, Schoenoff S, et al. Postoperative care and monitoring of the reconstructed head and neck patient. *Semin Plast Surg.* 2010;24(3):281–287.
291. Salgado CJ, Orlando GS, Herceg S, et al. Pfannenstiel incision as an alternative approach for harvesting the rectus abdominis muscle for free-tissue transfer. *Plast Reconstr Surg.* 2000;105(4):1330–1333.
292. Salgado CJ, Orlando GS, Serletti JM. Clinical applications of the posterior rectus sheath-peritoneal free flap. *Plast Reconstr Surg.* 2000;106(2):321–326.
293. Salgado CJ, Smith A, Kim S, et al. Effects of late loss of arterial inflow on free flap survival. *J Reconstr Microsurg.* 2002;18(7):579–584.
294. Salibian AH, Anzel SH, Salyer WA. Transfer of vascularized grafts of iliac bone to the extremities. *J Bone Joint Surg Am.* 1987;69(9):1319–1327.
295. Sammer DM, Bishop AT, Shin AY. Vascularized medial femoral condyle graft for thumb metacarpal reconstruction: Case report. *J Hand Surg Am.* 2009;34:715–718.
296. Sanders R, Mayou BJ. A new vascularized bone graft transferred by microvascular anastomosis as a free flap. *Br J Surg.* 1979;66(11):787–788.
297. Sauerbier M, Ofer N, Germann G, et al. Microvascular reconstruction in burn and electrical burn injuries of the severely traumatized upper extremity. *Plast Reconstr Surg.* 2007;119:605–615.
298. Sawhney CP, Subbaraju GV, Chakravarti RN. Healing of donor sites of split skin graft. *Br J Plast Surg.* 1969;22:359–364.
299. Schneeberger S, Morelon E, Landin L. ESOT CTA Committee. Vascularized composite allotransplantation: A member of the transplant family? *Transplantation.* 2012;93(11):1088–1091.
300. Schwanholt C, Greenhalgh DG, Warden GD. A comparison of full-thickness versus split-thickness autografts for the coverage of deep palm burns in the very young pediatric patient. *J Burn Care Rehabil.* 1993;14:20–33.
301. Seddon HJ. Three types of nerve injury. *Brain.* 1943;66:237–238.
302. Serletti JM, Moran SL, Orlando GS, et al. Urokinase protocol for free-flap salvage following prolonged venous thrombosis. *Plast Reconstr Surg.* 1998;102:1947–1953.
303. Shafer DM, Sherman CE, Moran SL. Hydrosurgical tangential excision of partial thickness hand burns. *Plast Reconstr Surg.* 2008;122:96e–97e.
304. Shaffer JW, Field GA, Wilber RG, et al. Experimental vascularized bone grafts: Histopathologic correlations with postoperative bone scan: The risk of false-positive results. *J Orthop Res.* 1987;5(3):311–319.
305. Shao YC, Harwood P, Grotz MR, et al. Radial nerve palsy associated with fractures of the shaft of the humerus: A systematic review. *J Bone Joint Surg Br.* 2005;87(12):1647–1652.

306. Shaw W. Aesthetic reconstructions of the leg after trauma. *Clin Plast Surg.* 1986;13(4): 723–733.
307. Sheetz KK, Bishop AT, Berger RA. The arterial blood supply of the distal radius and its potential use in vascularized pedicled bone grafts. *J Hand Surg Am.* 1995;20A:902–914.
308. Shigetomi M, Doi K, Kuwata N, et al. Experimental study on vascularized bone allografts for reconstruction of massive bone defects. *Microsurgery.* 1994;15(9): 663–670.
309. Shin AY, Spinner RJ, Steinmann SP, et al. Adult traumatic brachial plexus injuries. *J Am Acad Orthop Surg.* 2005;13(6):382–396.
310. Shin R, Ring D. The ulnar nerve in elbow trauma. *J Bone Joint Surg Am.* 2007;89(5): 1108–1116.
311. Shivarathre DG, Dheerendra SK, Bari A, et al. Management of clinical radial nerve palsy with closed fracture shaft of humerus—a postal questionnaire survey. *Surgeon.* 2008;6(2):76–78.
312. Smith PJ FB, McGregor IA, Jackson IT. The anatomical basis of the groin flap. *Plast Reconstr Surg.* 1972;49:41–47.
313. Smith PJ. The Y-shaped hypogastric-groin flap. *Hand.* 1982;14:263–270.
314. Solomon GA, Yaremchuk MJ, Manson PN. Doppler ultrasound surface monitoring of both arterial and venous flow in clinical free tissue transfers. *J Reconstr Microsurg.* 1986;3:39.
315. Solonen KA, Rindell K, Paavilainen T. Vascularized pedicled bone graft into the femoral head—treatment of aseptic necrosis of the femoral head. *Arch Orthop Trauma Surg.* 1990;109(3):160–163.
316. Soni A, Tzafetta K, Knight S, et al. Gustilo IIIC fractures in the lower limb: Our 15-year experience. *J Bone Joint Surg Br.* 2012;94(5):698–703.
317. Sowa DT, Weiland AJ. Clinical applications of vascularized bone autografts. *Orthop Clin North Am.* 1987;18(2):257–273.
318. Stadelmann WK, Digenis AG, Tobin GR. Impediments to wound healing. *Am J Surg.* 1998;176(2 suppl 1):39S–47S.
319. Steirt AE, Gohritz A. Delayed flap coverage of open extremity fractures after previous vacuum-assisted closure (VAC) therapy—worse or worth? *J Plast Reconstr Aesthet Surg.* 2008;62(5):675–683.
320. Stern R, McPherson M, Longaker MT. Histologic study of artificial skin used in the treatment of full-thickness thermal injury. *J Burn Care Rehabil.* 1990;11:7–13.
321. Stevanovic M, Gutow AP, Sharpe F. The management of bone defects of the forearm after trauma. *Hand Clin.* 1999;15(2):299–318.
322. Strauch B, Yu H-L. *Atlas of Microvascular Surgery. Anatomy and Operative Approach.* 2nd ed. New York, NY: Thieme; 2006.
323. Summers AN, Sanger JR, Matloub HS. Lateral arm fascial flap microarterial anatomy and potential. *J Reconstr Microsurg.* 2000;16(4):279–286.
324. Sunagawa T, Bishop AT, Muramatsu K. Role of conventional and vascularized bone grafts in scaphoid nonunion with avascular necrosis: A canine experimental study [in proc cit]. *J Hand Surg Am.* 2000;25A(5):849–859.
325. Sunderland S. A classification of peripheral nerve injuries producing loss of function. *Brain.* 1951;74:491–516.
326. Swartz WM, Izquierdo R, Miller MJ. Implantable venous Doppler microvascular monitoring. *Plast Reconstr Surg.* 1994;93:152–163.
327. Takato T, Harii K, Nakatsuka T, et al. Vascularized periosteal grafts: An experimental study using two different forms of tibial periosteum in rabbits. *Plast Reconstr Surg.* 1986;78(4):489–497.
328. Takayanagi S, Ohtsuka M, Tsukie T. Use of the latissimus dorsi and the serratus anterior muscles as a combined flap. *Ann Plast Surg.* 1988;20(4):333–339.
329. Tan CH. Reconstruction of the bones and joints of the upper extremity by vascularized free fibular graft: Report of 46 cases. *J Reconstr Microsurg.* 1992;8:285–292.
330. Tan NC, Cigna E, Varkey P, et al. Debulking of free myocutaneous flaps for head and neck reconstruction using an arthroscopic shaver. *Int J Oral Maxillofac Surg.* 2007; 36(5):450–452.
331. Tanaka K, Maehara H, Kanaya F. Vascularized fibular graft for bone defects after wide resection of musculoskeletal tumors. *J Orthop Sci.* 2012;17(2):156–162.
332. Tobin GR. Hemisoleus and reversed hemisoleus flaps. *Plast Reconstr Surg.* 1985;76:87–96.
333. Trumble TE, McCallister WV. Repair of peripheral nerve defects in the upper extremity. *Hand Clin.* 2000;16(1):37–52.
334. Tsai FC. A new method: Perforator-based tissue expansion for a preexpanded free cutaneous perforator flap. *Burns.* 2003;29(8):845–848.
335. Tsai TM, Ludwig L, Tonkin M. Vascularized fibular epiphyseal transfer. A clinical study. *Clin Orthop Relat Res.* 1986;(210):228–234.
336. Tscherne H, Gotzen L. *Fractures with Soft Tissue Injuries.* Berlin: Springer-Verlag; 1984.
337. Tscherne H, Oestern HJ. Die Klassifizierung des Weichteilschadens bei offenen und geschlossenen Frakturen. *Unfallheilkunde.* 1982;85:111–115.
338. Tscherne H. The management of open fractures. In: Tscherne H, Gotzen L, eds. *Fractures with Soft Tissue Injuries.* New York, NY: Springer Verlag; 1984:10–32.
339. Tung TC, Wang KC, Fang CM, et al. Reverse pedicle lateral arm flap for reconstruction of posterior soft-tissue defects of the elbow. *Ann Plast Surg.* 1997;38:635–641.
340. Uchida Y, Sugioka Y. Effects of vascularized bone graft on surrounding necrotic bone: An experimental study. *J Reconstr Microsurg.* 1990;6(2):101–107; discussion 9, 11.
341. Urbaniak JR, Coogan PG, Gunneson EB, et al. Treatment of osteonecrosis of the femoral head with free vascularized fibular grafting. A long-term follow-up study of one hundred and three hips. *J Bone Joint Surg Am.* 1995;77(5):681–694.
342. Urken ML, Bridger AG, Zur KB, et al. The scapular osteofasciocutaneous flap: A 12-year experience. *Arch Otolaryngol Head Neck Surg.* 2001;127(7):862–869.
343. Usami F, Iketani M, Hirukawa M, et al. Treatment of congenital pseudoarthrosis of the tibia by a free vascularized fibular graft: Case report. *J Microsurg.* 1981;3(1):40–47.
344. Uysal AC, Lu F, Mizuno H, et al. Defining vascular supply and territory of thinned perforator flaps: Part I. Anterolateral thigh perforator flap. *Plast Reconstr Surg.* 2006;118(1): 288–289.
345. Van Beek AL, Link WJ, Bennet JE, et al. Ultrasound evaluation of microanastomosis. *Arch Surg.* 1975;110:945.
346. Van Den Berghe G, Wouers P, Weekers F, et al. Intensive insulin therapy in critically ill patients. *N Engl J Med.* 2001;345(19):1359–1366.
347. Vande Berg JS, Rudolph R. Immunohistochemistry of fibronectin and actin in ungrafted wound and wounds covered with full-thickness and split-thickness skin grafts. *Plast Reconstr Surg.* 1993;91:684–692.
348. Varitimidis SE, Sotereanos DG. Partial nerve injuries in the upper extremity. *Hand Clin.* 2000;16(1):141–149.
349. Violas P, Abid A, Darodes P, et al. Integra artificial skin in the management of severe tissue defects, including bone exposure, in injured children. *J Pediatr Orthop.* 2005;14:381–384.
350. Wang C, Schwaitzberg S, Berliner E, et al. Hyperbaric oxygen for treating wounds: A systematic review of the literature. *Arch Surg.* 2003;138:272–279.
351. Wang HT, Erdmann D, Fletcher JW, et al. Anterolateral thigh flap technique in hand and upper extremity reconstruction. *Tech Hand Up Extrem Surg.* 2004;8(4):257–261.
352. Wei FC, El-Gammal TA, Lin CH, et al. Free fibular osteoseptocutaneous graft for reconstruction of segmental femoral shaft defects. *J Trauma.* 1997;43:784–792.
353. Wei FC, Jain V, Celik N, et al. Have we found an ideal soft-tissue flap? An experience with 672 anterolateral thigh flaps. *Plast Reconstr Surg.* 2002;109(7):2219–2226; discussion 27–30.
354. Wei FC, Mardini S. Free-style free flaps. *Plast Reconstr Surg.* 2004;114:910–916.
355. Weiland AJ, Moore JR, Daniel RK. Vascularized bone autografts. Experience with 41 cases. *Clin Orthop Relat Res.* 1983;(174):87–95.
356. Weiland AJ. Vascularized bone transfers. *Instr Course Lect.* 1984;33:446–460.
357. Weinzweig N, Gonzalez M. Free tissue failure is not an all-or-none phenomenon. *Plast Reconstr Surg.* 1995;96(3):648–660.
358. Weksler BB, Pett SB, Alonso D, et al. Differential inhibition by aspirin of vascular and platelet prostaglandin synthesis in atherosclerotic patients. *N Engl J Med.* 1983; 308(14):800–805.
359. Winograd JM, Guo L. Upper extremity. In: Wei FC, Mardini S, eds. *Flaps and Reconstructive Surgery.* London: Elsevier; 2009:51–61.
360. Wong CH, Ong YS, Chew KY, et al. The fibula osteoseptocutaneous flap incorporating the hemisoleus muscle for complex head and neck defects: Anatomical study and clinical applications. *Plast Reconstr Surg.* 2009;124(6):1956–1964.
361. Wong CH, Tan BK, Wei FC, et al. Use of the soleus musculocutaneous perforator for skin paddle salvage of the fibula osteoseptocutaneous flap: Anatomical study and clinical confirmation. *Plast Reconstr Surg.* 2007;120(6):1576–1584.
362. Wood MB. Femoral reconstruction by vascularized bone transfer. *Microsurgery.* 1990;11(1):74–79.
363. Wood MB. Free vascularized bone transfers for nonunions, segmental gaps, and following tumor resection. *Orthopedics.* 1986;9(6):810–816.
364. Wooden WA, Shestak KC, Newton ED, et al. Liposuction-assisted revision and recontouring of free microvascular tissue transfers. *Aesthetic Plast Surg.* 1993;17(2):103–107.
365. Wray RC, Wise DM, Young VL, et al. The groin flap in severe hand injuries. *Ann Plast Surg.* 1982;9:459–462.
366. Wu WC, Chang YP, So YC, et al. The combined use of flaps based on the subscapular vascular system for limb reconstruction. *Br J Plast Surg.* 1997;50(2):73–80.
367. Yajima H, Inada Y, Shono M, et al. Radical forearm flap with vascularized tendons for hand reconstruction. *Plast Reconstr Surg.* 1996;98(2):328–333.
368. Yajima H, Tamai S, Ono H, et al. Free vascularized fibular grafts in surgery of the upper limb. *J Reconstr Microsurg.* 1999;15:515–521.
369. Yang WG, Chiang YC, Wei FC, et al. Thin anterolateral thigh perforator flap using a modified perforator microdissection technique and its clinical application for foot resurfacing. *Plast Reconstr Surg.* 2006;117(3):1004–1008.
370. Yannas IV, Burke JF, Gordon PL, et al. Design of an artificial skin. II. Control of chemical composition. *J Biomed Mater Res.* 1980;14:107–131.
371. Yannas IV, Orgill DP, Burke JF. Template for skin regeneration. *Plast Reconstr Surg.* 2011;127(suppl 1):60S–70S.
372. Yaremchuk MJ, Nettelblad H, Randolph MA, et al. Vascularized bone allograft transplantation in a genetically defined rat model. *Plast Reconstr Surg.* 1985;75(3):355–362.
373. Yaremchuk MJ. Acute management of severe soft-tissue damage accompanying open fractures of the lower extremity. *Clin Plast Surg.* 1986;13:621–629.
374. Yazar S, Lin CH, Lin YT, et al. Outcome comparison between free muscle and free fasciocutaneous flaps for reconstruction of distal third and ankle traumatic open tibial fractures. *Plast Reconstr Surg.* 2006;117(7):2468–2475; discussion 76–77.
375. Yazar S, Lin CH, Wei FC. One-stage reconstruction of composite bone and soft-tissue defects in traumatic lower extremities. *Plast Reconstr Surg.* 2004;114(6):1457–1466.
376. Yildirim S, Giderolu K, Akoz T. Anterolateral thigh flap: Ideal free flap choice for lower extremity soft-tissue reconstruction. *J Reconstr Microsurg.* 2003;19(4):225–233.
377. Yoshimura M, Shimamura K, Iwai Y, et al. Free vascularized fibular transplant. A new method for monitoring circulation of the grafted fibula. *J Bone Joint Surg Am.* 1983;65(9):1295–1301.
378. Yoshizaki K. [Experimental study of vascularized fibular grafting including the epiphyseal growth plate—autogenous orthotopic grafting]. *Nihon Seikeigeka Gakkai Zasshi.* 1984; 58(8):813–828.
379. Zaidemberg C, Siebert JW, Angrigiani C. A new vascularized bone graft for scaphoid nonunion. *J Hand Surg Am.* 1991;16A(3):474–478.
380. Zeng BF, Chen YF, Zhang ZR, et al. Emergency rotationplasty of ankle to knee. *Plast Reconstr Surg.* 1998;101:1608–1615.
381. Zhang BM, Wieslander JB. Dextrin's antithrombotic properties in small arteries are not altered by low-molecular-weight heparin or the fibrinolytic inhibitor tranexamic acid: An experimental study. *Microsurgery.* 1993;14:289.
382. Zinberg EM, Wood MB, Brown ML. Vascularized bone transfer: Evaluation of viability by postoperative bone scan. *J Reconstr Microsurg.* 1985;2(1):13–19.

16

Estudos dos desfechos na traumatologia

Mohit Bhandari

Introdução   502

Hierarquia da evidência   503

Modelos de estudo   503
   Metanálise (evidência de nível 1; recomendação
      de grau a)   504
   Estudo randomizado (evidência de nível 1;
      recomendação de grau a)   505
   Estudo randomizado (modelo baseado na experiência)   507
   Estudo observacional (coorte, séries de casos)   507
   Estudo prospectivo observacional (evidência de nível 2;
      recomendação de grau b)   508
   Estudo de caso-controle (evidência de nível 3;
      recomendação de grau b)   508
   Série retrospectiva de casos
      (evidência de nível 4; recomendação de grau c)   509
   Estudo de caso: o estudo para avaliação prospectiva de hastes
      intramedulares com fresagem, em um estudo de fraturas tibiais
      (estudo de nível 1)   509

A estatística nos estudos de desfechos de trauma   510
   Teste de hipótese   510
   O que é o valor *p*?   510
   O intervalo de confiança de 95%   510
   Medidas de tendência central e de dispersão   510
   Medidas de efeito do tratamento (variáveis dicotômicas)   510
   Testes estatísticos comuns   511

Erros comuns no modelo de estudos ortopédicos   511
   Erros de tipo ii (erro beta)   512
   Erro de tipo i (erro alfa)   512
   Uso indevido de análises de subgrupo em estudos de desfecho
      ortopédico   513
   Significado estatístico *versus* significado clínico   513
   Poder do estudo e cálculo do tamanho da amostra   513
   Comparação de duas variáveis contínuas   513
   Quando a medida de desfecho é dicotômica (proporção)   514

Medição da saúde e funcionalidade do paciente   514
   O que é qualidade de vida relacionada à saúde?   515
   Instrumentos de desfecho comuns utilizados em trauma   515

A utilização de estudos de desfecho na tomada de decisão
      (ortopedia baseada em evidência)   519
   O que é ortopedia baseada em evidência?   519
   Localização de evidências atuais em trauma   519
   Guia do usuário para avaliação
      de uma intervenção ortopédica   519
   Incorporação da ortopedia baseada em evidência no cotidiano da
      prática traumatológica   521

O futuro dos estudos de desfecho no trauma ortopédico   521

Conclusão   521

Apêndice: cálculos do tamanho da amostra   521
   1. Variáveis contínuas   521
   2. Variáveis dicotômicas   521

INTRODUÇÃO

O movimento dos "desfechos" na cirurgia ortopédica envolve uma cuidadosa atenção ao modelo, análise estatística e avaliação crítica da pesquisa clínica. O delineamento entre pesquisa de "desfechos" e "medicina baseada em evidência (MBE)" é vago. Os cirurgiões ortopédicos e pesquisadores adotaram seu próprio estilo de avaliação crítica, em geral denominada "ortopedia baseada em evidência" (OBE). A OBE se vincula ao uso de um delineamento claro das questões clínicas relevantes, uma pesquisa exaustiva da literatura relacionada a essas questões, uma avaliação crítica da evidência disponível e sua aplicabilidade à situação clínica e uma aplicação equilibrada das conclusões ao problema clínico.[29,50,51]

A aplicação equilibrada da evidência (a tomada de decisão clínica) é o ponto central da prática da OBE e envolve, de acordo com os princípios da MBE, a integração da experiência e julgamento clínicos, das percepções e valores sociais dos pacientes e da melhor evidência de pesquisa disponível.[2,22]

A OBE envolve uma hierarquia de evidências, desde metanálises de estudos randomizados de alta qualidade, demonstrando resultados definitivos diretamente aplicáveis a determinado paciente, até a dependência no raciocínio fisiológico ou em experiência prévia com um pequeno número de pacientes similares. O aspecto distintivo do cirurgião que se baseia em evidência é que, para determinadas decisões clínicas, ele tem conhecimento do valor da evidência e, portanto, do grau de incerteza.

No processo de adotar estratégias de OBE, os cirurgiões devem evitar concepções equivocadas sobre esse estilo de avaliação crítica. Os críticos têm sugerido – de forma errada – que as evidências podem apenas ser derivadas dos resultados de estudos randomizados, ou que significado estatístico implica automaticamente relevância clínica. Essas colocações não são verdadeiras. Dito isso, é provável que novos métodos para avaliação da consolidação de fraturas e dos desfechos funcionais e de qualidade de vida tenham seu valor demonstrado com a realização de estudos clínicos de alta qualidade que se proponham a testar abordagens à terapêutica traumatológica.[5]

Este capítulo oferece uma avaliação de todos os modelos de estudo, com recomendações para seu uso apropriado na pesquisa clínica ortopédica.

HIERARQUIA DA EVIDÊNCIA

Entre os vários modelos de estudo, existe uma hierarquia de evidência em que os estudos randomizados controlados se encontram no topo, os estudos observacionais controlados no meio e os estudos não controlados e opiniões na parte inferior (Fig. 16.1).[19,22,23,50] É importante compreender a associação entre modelo de estudo e nível de evidência. O *Journal of Bone and Joint Surgery* (JBJS), em sua edição de janeiro de 2003, publicou o nível de evidência associado a cada artigo científico publicado, para que os leitores tivessem um instrumento de avaliação da validade dos resultados dos estudos. Com base em uma revisão de diversas classificações de evidências existentes, o JBJS utiliza cinco níveis para cada um dos quatro tipos de estudo (estudos terapêuticos, prognósticos, diagnósticos ou econômicos ou de tomada de decisão) (Tab. 16.1).[60] Os estudos de nível 1 podem ser considerados apropriados para a aplicação ao tratamento do paciente, enquanto os estudos de nível 4 devem ser interpretados com cautela. Por exemplo, os leitores devem ter maior confiança acerca dos resultados de um estudo multicêntrico randomizado de alta qualidade sobre artroplastia *versus* fixação interna com relação aos percentuais de revisão e mortalidade (estudo de nível 1), em comparação com duas séries de casos que avaliam a artroplastia ou fixação interna e obtêm os mesmos desfechos (estudos de nível 4).

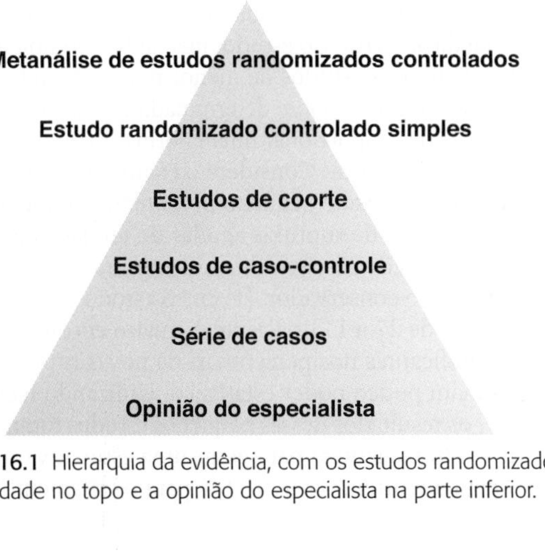

Metanálise de estudos randomizados controlados

Estudo randomizado controlado simples

Estudos de coorte

Estudos de caso-controle

Série de casos

Opinião do especialista

FIGURA 16.1 Hierarquia da evidência, com os estudos randomizados de alta qualidade no topo e a opinião do especialista na parte inferior.

Bhandari e Tornetta[18] avaliaram a concordância interobservadores entre revisores com graus variáveis de treinamento epidemiológico, em termos da categorização de estudos clínicos publicados no JBJS em níveis de evidência. Entre os 51 artigos considerados, a maioria consistia em estudos terapêuticos (68,6%), constituindo evidência de nível 4 (56,9%). Em geral, a concordância entre os revisores quanto ao tipo de estudo, nível de evidência e subcategoria no âmbito de cada nível foi substancial (variação: 0,61-0,75). Os revisores com treinamento epidemiológico demonstraram maior concordância (variação: 0,99-1) para todos os aspectos do sistema de classificação, quando comparados a revisores sem treinamento em epidemiologia (variação: 0,6-0,75). Esses achados sugeriram que revisores com e sem treinamento epidemiológico podem aplicar o guia de níveis de evidência a estudos publicados, com uma concordância interobservadores aceitável. Embora seja confiável, ainda desconhecemos se esse sistema é válido.[18]

A hierarquia das evidências fundamenta sua classificação na validade do modelo de estudo. Assim, aqueles modelos que limitam em maior grau o viés se situam no topo da pirâmide; já os modelos intrinsecamente tendenciosos ficam relegados à base da pirâmide (Fig. 16.1). A aplicação dos níveis de evidência também depende de um profundo conhecimento dos diversos modelos de estudo.

Sackett et al.[50] propuseram um sistema de classificação que categoriza a hierarquia dos modelos de pesquisa, como níveis de evidência. Cada nível (de 1 até 5) está associado a um grau de recomendação correspondente: (i) grau A – estudos de nível 1 consistentes, (ii) grau B – estudos de nível 2 ou 3 consistentes, (iii) grau C – estudos de nível 4, e (iv) grau D – estudos de nível 5.[19,22,23,50]

Mais recentemente, o grupo de trabalho *Grading of recommendations assessment, development and evaluation* (GRADE) sugeriu que quatro áreas sejam levadas em consideração (Tab. 16.2)[3,4,6] ao se recomendar um tratamento: (i) Quais são os benefícios *versus* maleficios? São claros os benefícios de uma intervenção, ou essa intervenção será mais maléfica do que benéfica?; (ii) Qual é a qualidade da evidência?; (iii) Existem fatores modificadores que afetam o quadro clínico, por exemplo, a proximidade de pessoas qualificadas capazes de realizar a intervenção?; (iv) Qual é o risco basal para a população que possivelmente será tratada?

MODELOS DE ESTUDO

Os tipos de modelos de estudo utilizados na pesquisa clínica podem ser classificados de várias formas conforme o enfoque do estudo – se seu foco está na descrição das distribuições ou características de uma doença ou na elucidação de seus determinantes (Fig. 16.2).[23] Os *estudos descritivos* descrevem a distribuição de uma doença, o tipo de pessoa em particular que tem a doença, em quais locais e quando. Os estudos seccionais cruzados, os relatos de casos e as séries de casos representam tipos de estudos descritivos. Os *estudos analíticos* se concentram nos determinantes de uma doença, por meio do teste de uma hipótese, com o objetivo maior de avaliar se determinada exposição causa ou impede a doença. As estratégias do modelo analítico estão divididas em dois tipos: estudos observacionais, como os do tipo de caso-controle e de coorte, e estudos experimentais, também chamados de estudos clínicos. A diferença entre os dois tipos de estudos analíticos é o papel do investigador em cada um deles. No estudo observacional, o investigador simplesmente observa o curso natural dos eventos. No estudo clínico, o investigador determina a intervenção ou o tratamento.

TABELA 16.1 Níveis de evidência

		Tipos de estudos		
	Estudos terapêuticos – investigação dos resultados do tratamento	Estudos prognósticos – investigação do desfecho da doença	Estudos diagnósticos – investigação de um teste diagnóstico	Análises econômicas e de decisão – desenvolvimento de um modelo econômico ou de decisão

Nível 1	1. Estudo randomizado
	   a. Diferença estatisticamente significativa
	   b. Sem diferença estatisticamente significativa, mas IC estreitos
	2. Revisão sistemática^a de estudos randomizados controlados de nível 1(e os estudos eram homogêneos)
		1. Estudo prospectivo^b
		2. Revisão sistemática^a de estudos de nível 1
			1. Teste de critérios diagnósticos previamente desenvolvidos em pacientes consecutivos (com aplicação universal de critério de referência padronizado)
			2. Revisão sistemática^a de estudos de nível 1
				1. Custos e alternativas clinicamente sensatos; valores obtidos de muitos estudos; com análises de sensibilidade multivias
				2. Revisão sistemática^a de estudos de nível 1

Nível 2	1. Estudo prospectivo de coorte^c
	2. Estudo randomizado controlado de baixa qualidade (p. ex., < 80% de acompanhamento)
	3. Revisão sistemática^a
	   a. Estudos de nível 2
	   b. Estudos de nível 1 não homogêneos
		1. Estudo retrospectivo^d
		2. Controles não tratados de um estudo randomizado controlado
		3. Revisão sistemática^a de estudos de nível 2
			1. Desenvolvimento de critérios diagnósticos em pacientes consecutivos (com aplicação universal de critério de referência padronizado)
			2. Revisão sistemática^a de estudos de nível 2
				1. Custos e alternativas clinicamente sensatos; valores obtidos de um número limitado de estudos; com análises de sensibilidade multivias
				2. Revisão sistemática^a de estudos de nível 2

Nível 3	1. Estudo de caso-controle^e 2. Estudo retrospectivo^d de coorte 3. Revisão sistemática^a de estudos de nível 3		1. Estudo de pacientes não consecutivos; sem aplicação universal de critério de referência padronizado 2. Revisão sistemática^a de estudos de nível 3	1. Análises baseadas em alternativas e custos limitados e em fracas estimativas 2. Revisão sistemática^a de estudos de nível 3
Nível 4	Série de casos (sem grupo de controle, ou grupo de controle histórico)	Série de casos	1. Estudo de caso-controle 2. Baixo padrão de referência	Análises sem análise de sensibilidade
Nível 5	Opinião do especialista	Opinião do especialista	Opinião do especialista	Opinião do especialista

IC: intervalo de confiança.
^{a}Pacientes tratados de uma forma (p. ex., com artroplastia do quadril com cimento) comparados com pacientes tratados de outra forma (p. ex., com artroplastia do quadril sem cimento) na mesma instituição.
^{b}O estudo foi iniciado antes do recrutamento do primeiro paciente.
^{c}Uma combinação de resultados de dois ou mais estudos prévios.
^{d}O estudo foi iniciado depois do recrutamento do primeiro paciente.
^{e}Os pacientes identificados para o estudo com base em seu desfecho (p. ex., insucesso na artroplastia total do quadril), chamados "casos", são comparados com aqueles que não tiveram o desfecho (p. ex., uma artroplastia total do quadril bem-sucedida), chamados "controles."
Adaptado das Diretrizes do JBJS. Disponível on-line em http://www2.ejbs.org/misc/instrux.dtl#levels.

TABELA 16.2 Critérios de avaliação do grau de evidência

Tipo de evidência
Estudo randomizado = alta qualidade
Quase randomizado = qualidade moderada
Estudo observacional = baixa qualidade
Qualquer outra evidência = qualidade muito baixa

Diminua o(s) grau(s) se:
Limitação grave (-1) ou muito grave (-2) à qualidade do estudo
Inconsistência importante (-1)
Pouca (-1) ou muita (-2) incerteza sobre a integridade
Dados imprecisos ou esparsos (-1)
Alta probabilidade de informação tendenciosa (-1)

Aumente o(s) grau(s) se:
Forte evidência de associação – risco relativo significativo superior a 2 (<0,5) com base em evidência consistente de dois ou mais estudos observacionais, sem confundidores plausíveis (+1)
Evidência muito forte de associação – risco relativo significativo superior a 5 (<0,2) com base em evidência direta, sem ameaças importantes à validade (+2)
Evidência de um gradiente de dose-resposta (+1)
Todos os confundidores plausíveis teriam reduzido o efeito (+1)

Bhandari et al.[17] revisaram cada tipo de estudo com o objetivo de destacar os aspectos metodológicos intrínsecos em seus modelos (Tab. 16.3).

Metanálise (evidência de nível 1; recomendação de grau A)

Embora não seja considerada um modelo de estudo primário, a metanálise merece ser mencionada pelo fato de ser utilizada com frequência na literatura cirúrgica. Uma metanálise é uma revisão sistemática que combina os resultados de vários estudos (de pequenas amostras) para responder a uma dúvida clínica específica. As metanálises são de natureza retrospectiva. A principal vantagem de uma metanálise é sua capacidade de aumentar o "tamanho total da amostra" do estudo, mediante a combinação dos resultados de muitos estudos de menor porte. Quando existem estudos bem modelados sobre determinada questão de interesse, a metanálise pode proporcionar uma informação importante para orientar a prática clínica. Considere o exemplo a seguir. Vários estudos randomizados de pequeno porte tentaram identificar se o reparo operatório de rupturas agudas do tendão calcâneo em pacientes jovens reduz o risco de nova ruptura em comparação com o tratamento conservador. De cinco estudos randomizados (com amostras de 27 a 111 pacientes), quatro encontraram diferenças insignificantes nos percentuais de novas rupturas. Esses estudos tinham pouco poder estatístico. Utilizando técnicas de metanálise, os resultados desses pequenos estudos foram combinados (n = 336 pacientes) para gerar uma estimativa resumida de 3,6% para a cirurgia *versus* 10,6% para o tratamento conser-

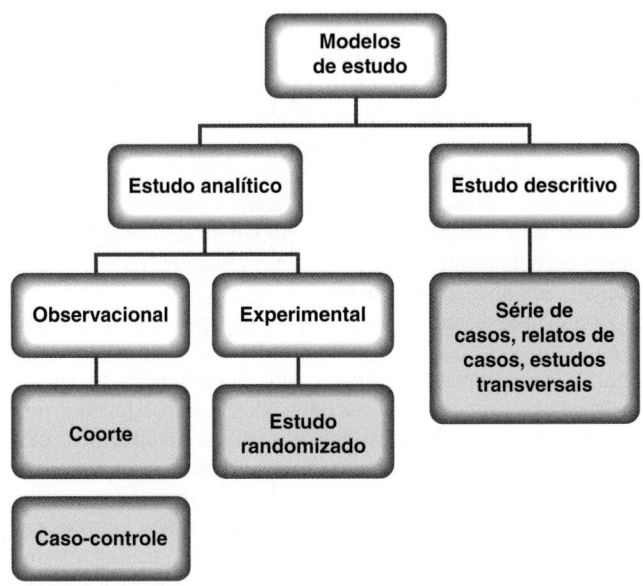

FIGURA 16.2 Classificação dos modelos de estudo.

vador (risco relativo = 0,41; intervalo de confiança [IC] de 95, 0,17 a 0,99%; $p = 0,05$) com poder adequado para o estudo (>80%) –, a fim de ajudar a orientar o tratamento dos pacientes.[10]

Outro benefício da metanálise é seu maior impacto em relação às revisões tradicionais (i. e., revisões narrativas ou não sistemáticas). As revisões sistemáticas rigorosas receberam acima do dobro do número de citações médias, em comparação com outras revisões sistemáticas ou narrativas (13,8 vs. 6,0, $p = 0,008$).[13]

Autores de metanálises podem estar limitados a resumir os desfechos disponíveis e não necessariamente os desfechos de interesse. Com frequência, ocorre conflito de escolha entre dados combinados de muitos estudos com desfechos comuns e, em alguns casos, menos relevantes (p. ex., pseudartrose) *versus* um número menor de estudos com desfechos menos comuns, mas de interesse (p. ex., necrose avascular). Assim, a definição dos critérios de qualificação para a inclusão de estudos é uma etapa importante da condução de uma metanálise.

A metanálise de estudos randomizados de alta qualidade representa o atual padrão de interpretação da evidência para a prática. Embora a metanálise seja um instrumento eficaz, seu valor é diminuído quando estudos de baixa qualidade (p. ex., séries de casos) são incluídos no grupo. Análises combinadas de estudos não randomizados tendem a causar distorções, tendo validade limitada. Os cirurgiões devem estar cientes dessas limitações ao aplicar esses dados em cenários clínicos específicos.

Estudo randomizado
(evidência de nível 1; recomendação de grau A)

Ao considerar apenas um estudo, o estudo randomizado é o modelo isolado mais importante para limitar as distorções da pesquisa clínica.[12] Os estudos clínicos randomizados não são absolutamente fáceis de realizar, mesmo quando a fratura é de tipo

TABELA 16.3 Modelos de estudo e erros comuns

Modelo de estudo	Resumo	Erros comuns
Metanálise	Estudos de alta qualidade que tratam de uma questão clínica específica são revisados de forma crítica, e seus resultados são estatisticamente combinados.	Diferenças importantes entre os estudos combinados (heterogeneidade) Combinação de estudos de má qualidade = menos resultados válidos
Estudo randomizado	Os pacientes são randomizados para receber tratamentos alternativos (i. e., gesso *versus* haste intramedular para fratura da diáfise tibial). Os desfechos (i. e., percentuais de infecção) são medidos de maneira prospectiva.	Erros de tipo II (beta): tamanho da amostra insuficiente Erro de tipo I (alfa): uso excessivo de testes estatísticos e vários desfechos Ausência de cegamento Ausência de randomização encoberta
Coorte prospectiva (com grupo de comparação)	Os pacientes que recebem dois tratamentos são acompanhados no futuro. A escolha do tratamento não é designada de maneira aleatória (i. e., preferência do cirurgião, preferência do paciente). O grupo de comparação é identificado e acompanhado ao mesmo tempo que o grupo de tratamento (i. e., grupo de comparação concomitante). Os desfechos (i. e., percentuais de infecção) são medidos de maneira prospectiva	Erros de tipo II (beta): tamanho insuficiente da amostra Erro de tipo I (alfa): uso excessivo de testes estatísticos e vários desfechos Ausência de ajuste para diferenças nas características entre grupos de tratamento e de comparação
Séries de casos prospectivas (sem grupo de comparação)	Os pacientes que recebem um tratamento específico são acompanhados no futuro (i. e., haste intramedular em fraturas tibiais) Não é utilizado um grupo de comparação simultâneo.	Ausência de avaliação independente ou com cegamento dos desfechos Ausência de acompanhamento
Estudo de caso-controle	Os pacientes com um desfecho de interesse (i. e., infecção) são comparados retroativamente no tempo (i. e., de modo retrospectivo) com pacientes similares sem o desfecho de interesse (i. e., sem infecção). Os fatores de risco para certo desfecho podem ser determinados entre casos e controles.	Erros de tipo II (beta): tamanho insuficiente da amostra Erro de tipo I (alfa): uso excessivo de testes estatísticos e vários desfechos Problemas de averiguação dos casos e dos controles
Séries de casos retrospectivas (com grupo de comparação)	Os pacientes com determinado tratamento são identificados retroativamente no tempo (i. e., de modo retrospectivo). Os pacientes para comparação também são identificados de modo retrospectivo.	Erros de tipo II (beta): tamanho insuficiente da amostra Erro de tipo I (alfa): uso excessivo de testes estatísticos e vários desfechos Relato incompleto nos prontuários dos pacientes

comum. Em uma revisão sistemática de estudos clínicos sobre fraturas de quadril em todo o mundo, Yeung e Bhandari[20] identificaram 199 estudos randomizados.[61] A Suécia ficou em primeiro lugar, com 50 estudos (8.941 pacientes). A Grã-Bretanha veio em seguida, com 40 estudos (7.589 pacientes). Em conjunto, os Estados Unidos e o Canadá contribuíram com apenas um décimo do número total de estudos publicados pelos países europeus.

Embora possa parecer elementar explicar o termo "randomização", a maioria dos cirurgiões não está familiarizada com o raciocínio para a alocação randômica dos pacientes em um estudo. Os estudos do tratamento ortopédico tentam determinar o impacto de uma intervenção em eventos como pseudartroses, infecções ou morte – ocorrências denominadas desfechos-alvo do estudo ou eventos-alvo. Caracteristicamente, idade do paciente, gravidade subjacente da fratura, presença de comorbidades, hábitos de saúde e uma série enorme de outros fatores determinam a frequência com que ocorre um desfecho-alvo em um estudo (fatores prognósticos). A randomização fornece ao paciente que ingressa em um estudo clínico uma probabilidade (ou chance) igual de ser indicado para tratamentos alternativos. Os pacientes podem ser randomizados para tratamento alternativos por meio de tabelas de números randômicos ou por sistemas computadorizados de randomização. A randomização é o único método de controle de fatores prognósticos conhecidos e desconhecidos entre dois grupos de comparação. Exemplificando, em um estudo que comparou placas e hastes intramedulares para o tratamento de fraturas da diáfise tibial em pacientes com lesão craniana concomitante, os investigadores informaram um desequilíbrio nas fraturas acetabulares entre os grupos de tratamento. Os leitores concordarão que diferenças na funcionalidade ou na mortalidade dos pacientes não podem ser atribuídas aos grupos de tratamento, mas podem ser atribuídas a diferenças na proporção de pacientes com fraturas acetabulares. Percebendo esse desequilíbrio decorrente da não randomização, os investigadores lançaram mão de uma estratégia menos atrativa para lidar com o desequilíbrio – um ajuste estatístico para diferenças entre grupos. Pelo controle da diferença no número de fraturas acetabulares entre grupos, foi determinado o efeito das placas *versus* hastes nos pacientes.

Igualmente importante é o conceito de "encobrimento" (que não deve ser confundido com "cegamento").[12] Com a randomização encoberta, é certo que os cirurgiões não conseguirão prever o tratamento para o qual seu próximo paciente será indicado. A maneira mais segura de limitar essa ocorrência é por meio de um serviço telefônico de randomização confidencial, que funcione 24 horas. Historicamente, as indicações de tratamentos em estudos cirúrgicos têm sido guardadas em envelopes, mas, embora essas informações pareçam estar protegidas, os envelopes podem dar margem a adulterações.

Embora se acredite que os estudos cirúrgicos não podem seguir a metodologia duplo-cega em função da relativa impossibilidade de cegamento dos cirurgiões, recentemente Devereaux et al.[26] questionaram a definição "clássica" de duplo-cegamento. Em uma pesquisa com 91 internistas e pesquisadores, foram obtidas 17 definições independentes de "duplo-cegamento". Ressalte-se ainda que os estudos randomizados revelaram considerável variabilidade no relato da terminologia de cegamento em cinco revistas médicas de alto nível (*The New England Journal of Medicine, The Lancet, British Medical Journal, Annals of Internal Medicine* e *Journal of the American Medical Association*). As fontes comuns de cegamento em um estudo randomizado são: médicos, pacientes, avaliadores de resultados e analistas de dados. As atuais recomendações para relatos de estudos randomizados incluem declarações explícitas sobre quem foi cegado no estudo, em vez do uso do termo "duplo-cego". Os estudos cirúrgicos sempre poderão cegar o analista de dados, quase sempre o avaliador de resultados, às vezes o paciente e jamais o cirurgião. Em uma revisão de estudos ortopédicos, os avaliadores de resultados encontraram-se cegados em apenas 44% dos casos, e em nenhum dos casos ocorreu cegamento dos analistas de dados. Contudo, pelo menos dois terços dos estudos cirúrgicos poderiam ter obtido o *status* duplo-cego mediante o cegamento dos avaliadores de resultados, pacientes ou analistas de dados.[14]

O princípio de indicar todos os pacientes para o grupo ao qual foram randomizados é um princípio de *intenção de tratar* (Fig. 16.3).[12] Essa estratégia preserva o valor da randomização: fatores prognósticos conhecidos e desconhecidos ficarão, na média, distribuídos de modo equitativo nos dois grupos, e o efeito será apenas o decorrente do tratamento designado. Ao revisar um relato de um estudo randomizado, é preciso procurar por uma evidência que comprove que os investigadores analisaram todos os pacientes nos grupos para os quais foram randomizados. Alguns autores sugerem que a abordagem da intenção de tratar é muito conservadora e mais suscetível a erros do tipo II, em decorrência da maior variabilidade biológica. Seu argumento é que uma análise da intenção de tratar tem menor probabilidade de demonstrar um efeito de tratamento positivo, em especial para aqueles estudos que randomizaram pacientes que tinham pouca ou nenhuma chance de serem beneficiados pela intervenção.

Uma abordagem alternativa, conhecida como análise *por protocolo*, informa desfechos com base nos tratamentos que os pacientes de fato receberam, independentemente do número de alternâncias (i. e., "cruzamentos") de um tratamento para outro. Essa abordagem é com frequência utilizada para determinar se desequilíbrios nos fatores basais realmente afetam o resultado final. Ela pode ser particularmente importante quando os pacientes, randomizados para um tratamento (i. e., haste tibial com ou sem fresagem), nunca receberam qualquer tipo de tratamento. Como exemplo, em um estudo de aplicação de haste tibial com

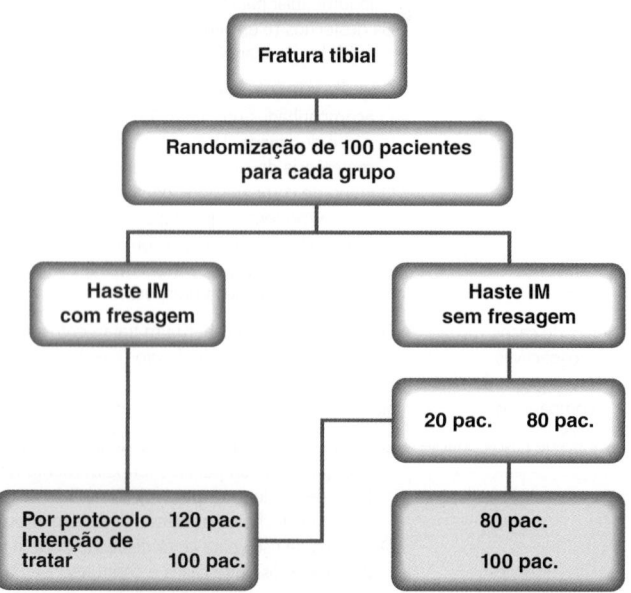

FIGURA 16.3 Princípio da intenção de tratar: uma análise por protocolo analisa os desfechos do paciente para o tratamento que "realmente receberam", enquanto a análise da intenção de tratar avalia os desfechos baseados no tratamento para o qual os pacientes tinham sido originalmente randomizados.

fresagem *versus* sem fresagem, um paciente randomizado para haste tibial com fresagem, que ao fim recebe um fixador externo (por causa de uma decisão cirúrgica intraoperatória), será excluído da análise por protocolo, mas o leitor deve se lembrar de que esse mesmo paciente seria incluído na análise da intenção de tratar no grupo de haste tibial com fresagem.

A qualidade geral de um estudo randomizado pode ser avaliada com uma simples lista de verificação (Tab. 16.4). Essa lista oferece orientação para avaliar o rigor metodológico de um estudo.

Estudo randomizado (modelo baseado na experiência)

Nos experimentos cirúrgicos convencionais de fratura do quadril, todos os cirurgiões envolvidos no estudo fizeram artroplastias totais do quadril (ATQ) e hemiartroplastias. Com frequência, cirurgiões que fazem hemiartroplastias têm menos experiência (ou não são especialistas) em uma ou nas duas alternativas cirúrgicas. Esse estudo tem por objetivo limitar essa diferença de experiências por meio das alternativas de tratamento. No modelo proposto, baseado na experiência, os pacientes serão randomizados para receber ATQ (por cirurgiões com experiência e comprometidos em fazer apenas ATQ) ou hemiartroplastia (por cirurgiões com experiência em hemiartroplastias e que estão empenhados em fazer apenas hemiartroplastias). Devereaux et al.[26] resumiram as vantagens desse modelo de estudo, que são as seguintes: (i) eliminação da distorção decorrente da diferença de experiências em que, nos modelos convencionais, há maior percentual de cirurgiões especializados em um dos procedimentos sob investigação em relação ao outro procedimento; (ii) as diferenças de desempenho, cointervenção, coleta de dados e avaliação dos desfechos são menos prováveis, em comparação com os estudos randomizados controlados convencionais; (iii) as alternâncias de procedimentos são menos prováveis, porque os cirurgiões estão empenhados e têm experiência em seus procedimentos; e (iv) as preocupações éticas ficam reduzidas, porque todas as cirurgias são realizadas por cirurgiões com experiência e convicção no que tange ao procedimento.[26]

Estudo observacional (coorte, séries de casos)

Os estudos que não fazem uso da randomização podem ser considerados modelos de estudo não randomizado, ou *observacional*. O papel dos estudos comparativos observacionais na avaliação dos tratamentos é um tema de permanente discussão: a escolha deliberada do tratamento para cada paciente implica que os desfechos observados podem ter sido causados por diferenças entre pessoas que receberam os dois tratamentos, em vez de terem sido causados pelos próprios tratamentos.[11] Fatores complicadores não identificados podem interferir nas tentativas de corrigir as diferenças identificadas entre grupos. São acirradas as discussões que visam a definir se os resultados de estudos não randomizados são consistentes com os resultados dos estudos randomizados controlados.[8,25,32,36] Foi dito que estudos não randomizados superestimam, ou subestimam, os efeitos do tratamento.[32,36]

Um exemplo dos perigos dos estudos não randomizados foi relatado em um estudo comparativo de modelos de estudos que abordaram o tópico geral de comparação entre artroplastia e fixação interna para a fratura do quadril.[19] Os investigadores contaram com dados de mortalidade em 13 estudos não randomizados (n = 3.108 pacientes) e em 12 estudos randomizados (n = 1.767 pacientes). Os estudos não randomizados superestimaram o risco de mortalidade em 40%, em comparação com os resultados dos estudos randomizados (risco relativo: 1,44 vs. 1,04, respectivamente) (Fig. 16.4). Se fossem levados em conta os dados dos estudos não randomizados, então nenhum cirurgião poderia oferecer a seu paciente o tratamento por hemiartroplastia para uma fratura do quadril com desvio, diante do risco significativo de mortalidade. Entretanto, na prática, a artroplastia em geral é preferível, em lugar da fixação interna, no tratamento das fraturas do colo femoral com desvio. Portanto, os cirurgiões acredi-

TABELA 16.4 Lista de verificação para avaliação da qualidade do relato

Randomização			
Os pacientes foram designados de forma aleatória?	1 Sim	1 Parcialmente	0 Não
A randomização foi descrita de modo adequado?	2 Sim		0 Não
O grupo de tratamento foi encoberto para o investigador? Total/4	1 Sim		0 Não
A descrição da medição de desfecho foi adequada?	1 Sim	1 Parcialmente	0 Não
As medições de desfecho são objetivas?	2 Sim		0 Não
Os avaliadores estavam cegos para o tratamento? Total/4	1 Sim		0 Não
Os critérios de inclusão/exclusão foram bem definidos?	2 Sim	1 Parcialmente	0 Não
O número de pacientes excluídos e o motivo? Total/4	2 Sim	1 Parcialmente	0 Não
A terapia foi completamente descrita para o grupo de tratamento?	2 Sim	1 Parcialmente	0 Não
A terapia foi completamente descrita para o grupo de controle? Total/4	2 Sim	1 Parcialmente	0 Não
Análise estatística	1 Sim	1 Parcialmente	0 Não
O teste foi informado, e houve um valor p?	2 Sim		0 Não
A análise estatística foi apropriada?	1 Sim		0 Não
Se o estudo foi negativo, foram realizados intervalos de confiança dos cálculos *post hoc* de poder da amostra?	1 Sim		0 Não
Houve cálculo do tamanho da amostra antes do estudo?			
Total/4 (se o estudo foi positivo) Total/5 (se o estudo foi negativo)			

Escore total: 20 pontos (se o estudo foi positivo)
21 pontos (se o estudo foi negativo)

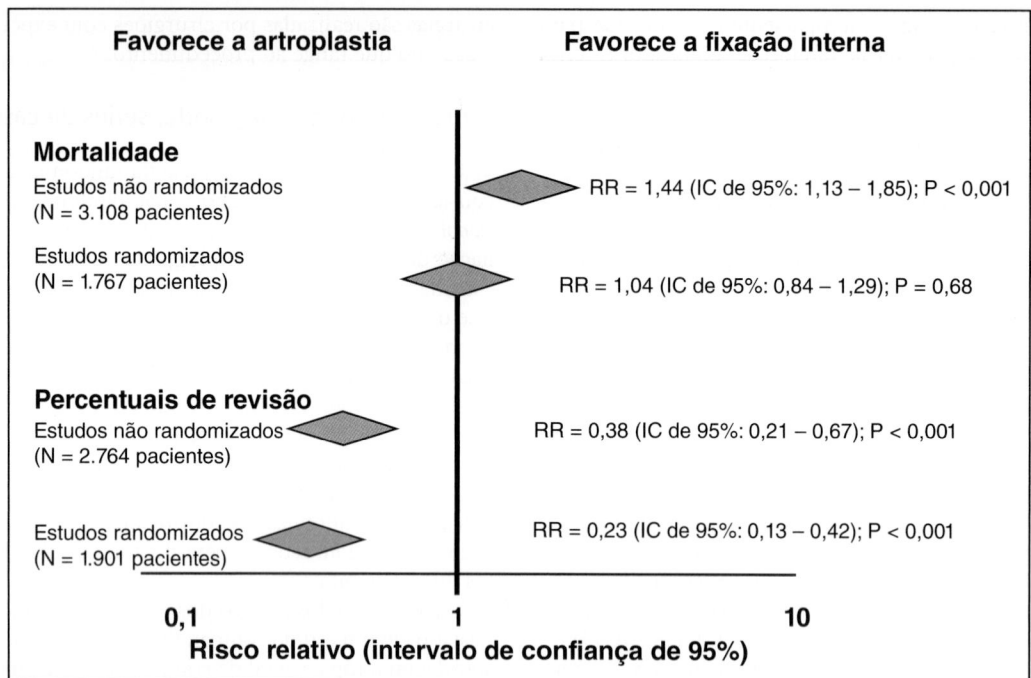

FIGURA 16.4 As estimativas de estudos randomizados tendem a fornecer uma estimativa mais conservadora em relação a um efeito de tratamento, quando comparadas a estudos não randomizados. Os estudos não randomizados superestimam o benefício da fixação interna, relativo à mortalidade, em 40%.

tam nos estudos randomizados que relatam diferenças insignificantes em termos de mortalidade e reduções significativas no número de revisões com a artroplastia.

Exemplos contraditórios importantes de resultados de estudos observacionais e estudos randomizados controlados podem ser encontrados na literatura cirúrgica. Um estudo observacional de cirurgia com *bypass* extracraniano-intracraniano sugeriu uma "melhora dramática da sintomatologia de quase todos os pacientes" tratados com o procedimento.[31] No entanto, um estudo randomizado controlado de grande porte publicado depois demonstrou um aumento relativo de 14% do risco de acidente vascular encefálico (AVE) fatal e não fatal em pacientes tratados com esse procedimento, em comparação com o tratamento clínico.[1] Essas considerações têm apoiado uma hierarquia de evidências, com estudos randomizados controlados no topo, estudos observacionais controlados no meio e estudos não controlados e opiniões na parte inferior. Entretanto, esses achados não foram corroborados em duas publicações do *New England Journal of Medicine*, que identificou diferenças não significativas nos resultados entre estudos randomizados controlados e estudos observacionais.[8,25]

Embora os estudos randomizados, quando disponíveis, representem a evidência mais válida, as informações provenientes de estudos não randomizados podem proporcionar dados inestimáveis para a geração de hipóteses para futuros estudos.

Estudo prospectivo observacional (evidência de nível 2; recomendação de grau B)

Um estudo prospectivo observacional identifica um grupo de pacientes em um ponto similar no tempo, acompanhando-os daí em diante. Os desfechos são determinados antes do início do estudo e avaliados a intervalos de tempo regulares, até a conclusão do estudo. Um grupo de comparação (controles) também pode ser identificado ao mesmo tempo e acompanhado durante o mesmo período.

Embora os grupos de comparação tenham utilidade por ocasião da comparação dos desfechos de duas alternativas cirúrgicas, uma avaliação prospectiva de apenas um grupo de pacientes com lesões complexas pode fornecer informações sobre a frequência de sucesso (desfechos radiográfico e funcional) e sobre as complicações esperadas. Essas informações são extremamente úteis quando os dados coletados permanecem consistentes com o passar do tempo, quando esses dados incluem características basais importantes dos pacientes e seus desfechos e quando esforços são feitos para garantir o acompanhamento dos pacientes durante o período do estudo. O banco de dados sobre fraturas acetabulares do Professor Joel Matta é um exemplo notável de um banco de dados prospectivo e cuidadosamente planejado, fruto exclusivo dos esforços de um mesmo cirurgião. De maneira consistente, o Professor Matta vem coletando dados de pacientes há mais de 20 anos (comunicação pessoal). Com mais de 1.000 pacientes com fraturas acetabulares incluídos nesse banco de dados, os atuais limites da técnica e seus resultados e complicações podem ser publicados, servindo como base de comparação para futuros estudos. Ressalte-se ainda que esses tipos de estudos podem ajudar os cirurgiões nas discussões sobre os riscos e desfechos esperados de seus pacientes durante o processo de consentimento informado.

Estudo de caso-controle (evidência de nível 3; recomendação de grau B)

Se o desfecho de interesse for incomum (i. e., mortalidade ou infecção), a realização de um estudo prospectivo de coorte pode ter custo elevado. Nessas circunstâncias, um estudo de caso-controle é uma estratégia útil.[23] Os casos com o desfecho de interesse são retrospectivamente identificados em um grupo de pacientes (i. e., banco de dados) e combinados (i. e., por idade, gênero, gravidade da lesão) com pacientes em um grupo de controle que não têm o desfecho de interesse. Os dois grupos podem ser comparados quanto a diferenças em fatores de "risco".[11] Pode-se combinar um controle para cada caso que seja identificado (compatibilização 1:1). Como alternativa, vários controles podem ser combinados a cada caso (i. e., compatibilização 3:1 ou 4:1). A validade dos estudos de caso-controle depende da precisão das informações sobre os desfechos de interesse. Para exemplificar, alguns investigadores realizaram um estudo para determinar os fatores de risco relacionados a fraturas do quadril entre mulheres idosas.[30] Para que isso pudesse ser feito, os investigadores identificaram 159 mulheres com sua primeira fratura de quadril e 159 controles (compatibilização 1:1) classificados por gênero, idade e residência. Os fatores de risco foram: segurança notável da residência, uso de agentes psicotrópicos e tendência para quedas. A comparação desses fatores entre os grupos de fratura do quadril e de controle revelou aumento no risco de segurança percebida (razão de probabilidades = 0,58), uso de agentes psicotrópicos (razão de probabilidades = 2,6) e tendência para quedas (razão de probabilidades = 2,3) entre as pacientes que sofreram uma fratura *versus* participantes que não sofreram fratura.

Série retrospectiva de casos (evidência de nível 4; recomendação de grau C)

De modo geral, o modelo de estudo retrospectivo, embora seja menos dispendioso e consuma menos tempo, é limitado por conta das distorções na determinação dos casos e na avaliação dos desfechos. Os grupos de comparação podem ser identificados durante o mesmo período do grupo de tratamento (controles simultâneos), mas também podem ser utilizados controles escolhidos em um período diferente (controles históricos). O acompanhamento dos pacientes pode ser realizado de forma passiva (por meio do prontuário do paciente) ou ativa (pela consulta de acompanhamento e exame do paciente). Nos casos em que os dados dos prontuários do paciente formaram a base para a avaliação do desfecho, os leitores devem ficar convencidos de que os desfechos constituíam medidas objetivas, obtidas com precisão pelos prontuários dos pacientes. Exemplificando, os dados de mortalidade no hospital constituem um desfecho objetivo que provavelmente foi bem documentado nos prontuários dos pacientes, mas a satisfação do paciente ou o desfecho funcional são dados subjetivos, com probabilidade muito menor de terem sido registrados com qualquer tipo de padronização ou consistência.

Uma série de casos pode proporcionar informações iniciais úteis sobre os perfis de segurança e de complicações de uma nova técnica cirúrgica ou de um implante. Essa informação terá maior validade quando os critérios de qualificação para inclusão dos pacientes estiverem claramente definidos, pacientes consecutivos forem avaliados para qualificação, a cirurgia e os cuidados perioperatórios forem consistentes, os desfechos forem objetivos e avaliados de forma independente, e o acompanhamento for completo. Infelizmente, a validade dos resultados pode ficar comprometida por relatos inadequados e incompletos das características e desfechos dos pacientes nos seus prontuários.

Estudo de caso: o estudo para avaliação prospectiva de hastes intramedulares com fresagem, em um estudo de fraturas tibiais (estudo de nível 1)

O debate sobre a inserção de hastes intramedulares tibiais com fresagem *versus* sem fresagem foi amplamente fomentado há algumas décadas por séries de casos (evidência de nível 4). As séries de casos terminaram por levar à comparação, por estudos prospectivos de coorte, das técnicas de colocação de haste com fresagem *versus* sem fresagem (nível 2). Ao perceber as distorções intrínsecas aos modelos não randomizados, alguns investigadores fizeram estudos randomizados que variaram, quanto ao tamanho da amostra, de 50 a 136 pacientes.[55] Apesar de ser um modelo bastante consistente, esses estudos estavam limitados pelo pequeno tamanho das amostras, pela imprecisão dos efeitos do tratamento, pelo não cegamento na avaliação dos desfechos e pela alocação não encoberta dos pacientes para os grupos de tratamento.

O *Study to Prospectively evaluate Reamed Intramedullary Nails in Tibial fractures* (SPRINT) (Estudo para Avaliação Prospectiva de Hastes Intramedulares com Fresagem em Fraturas Tibiais) foi planejado para comparar os efeitos das abordagens para uso de haste intramedular com e sem fresagem.[56] Para que fossem contornadas as limitações de estudos precedentes, o modelo envolveu uma randomização central encoberta, avaliação cega dos desfechos e proibição de nova operação antes de 6 meses.

O SPRINT recrutou 1.339 pacientes de julho de 2000 a setembro de 2005 em 29 centros clínicos no Canadá, Estados Unidos e Holanda. O acompanhamento final ocorreu em setembro de 2006, e a avaliação final dos desfechos foi completada em janeiro de 2007. Os investigadores participantes randomizaram os pacientes mediante o acesso a um sistema de randomização remota por telefone (ligação gratuita, 24 horas por dia), garantindo o encobrimento. A randomização foi estratificada por centro clínico e por gravidade das lesões aos tecidos moles (exposta, fechada ou exposta e fechada) em blocos aleatoriamente permutados de 2 e 4. Os pacientes e clínicos não tinham conhecimento do tamanho dos blocos. Os pacientes foram indicados para fixação da fratura com uma haste intramedular e, em seguida, para fresagem do canal intramedular (grupo com fresagem), ou com uma haste intramedular sem fresagem prévia (grupo sem fresagem).

De acordo com o mesmo protocolo, todos os pacientes receberam cuidados pós-operatórios. Os investigadores do SPRINT propuseram a hipótese de que os benefícios das hastes com fresagem, sugeridos pela literatura precedente, podem ter sido decorrentes de um limite mais baixo para a nova operação antecipada em pacientes tratados com hastes sem fresagem. Assim, não foram permitidas novas operações dentro dos 6 primeiros meses após a cirurgia. As exceções à regra dos 6 meses foram: novas operações para infecções, lacunas na fratura, quebra de haste, perda de tecido ósseo ou alinhamento vicioso. Houve cegamento para a indicação do tratamento dos pacientes, avaliadores de resultados e analistas dos dados. Os percentuais de novas operações foram monitorados por ocasião da alta hospitalar, 2 semanas após a alta, 6 semanas após a cirurgia e 3, 6, 9 e 12 meses depois da cirurgia.

O SPRINT estabeleceu diversos pontos de referência na metodologia do estudo: (i) um tamanho de amostra 10 vezes maior do que o maior estudo já publicado sobre fraturas tibiais; (ii) uma moderna organização do estudo, inclusive com uma comissão independente de avaliação e monitoração de segurança de dados, com cegamento; (iii) uso de uma infraestrutura inovadora de estudo, para randomização e administração dos dados; e (iv) financiamento colaborativo em grande escala (alguns milhões de dólares) pelo *National Institutes of Health* e pelo *Canadian Institutes of Health*, demonstrando que os estudos de cirurgia ortopédica fazem parte da mesma área de estudos de grande porte nas áreas cardiovascular e de osteoporose.

A ESTATÍSTICA NOS ESTUDOS DE DESFECHOS DE TRAUMA

Teste de hipótese

O paradigma essencial para a inferência estatística na literatura médica tem sido o do teste de hipótese. O investigador começa com o que é conhecido por *hipótese nula*, que deve ser considerada e possivelmente contestada pelo teste estatístico. Tipicamente, a hipótese nula é que não há diferença entre os tratamentos que estão sendo comparados. Em um estudo randomizado, em que os investigadores comparam um tratamento experimental com um controle por placebo, a hipótese nula pode ser descrita da seguinte forma: a real diferença de efeitos no desfecho de interesse entre os tratamentos experimental e de controle é igual a zero. Começa-se com a suposição de que os tratamentos possuem a mesma eficácia, e essa posição é mantida, a não ser que os dados mostrem o contrário.

Nessa estrutura do teste de hipótese, a análise estatística trata da seguinte questão: se os dados observados são, ou não, consistentes com a hipótese nula. A lógica dessa abordagem é a seguinte: mesmo em um caso em que o tratamento não tenha de fato um impacto positivo ou negativo no desfecho (i. e., o tamanho do efeito é igual a zero), os resultados observados em raros casos revelarão uma equivalência exata; ou seja, não será observada absolutamente nenhuma diferença entre os grupos experimental e de controle. À medida que os resultados forem divergindo mais do achado de "sem diferença", a hipótese nula (de que não há diferença entre os efeitos dos tratamentos) passa a ser cada vez menos digna de crédito. Se a diferença entre os resultados dos grupos de tratamento e de controle se tornar grande o suficiente, os clínicos deverão abandonar a crença da hipótese nula. Mais adiante, a lógica subjacente será abordada pela descrição do papel da probabilidade na pesquisa clínica.

A seguir será realizado um experimento hipotético, em que a moeda suspeita é lançada 10 vezes e, nas 10 ocasiões, o resultado é "cara".[2] Qual é a probabilidade de isso ocorrer se a moeda for, de fato, imparcial? A maioria das pessoas concluiria ser muito improvável que apenas a sorte pudesse explicar esse resultado extremo. Portanto, estariam prontas para rejeitar a hipótese de que a moeda é imparcial (hipótese nula), concluindo que ela é parcial. Os métodos estatísticos fornecem maior precisão ao mostrar que é improvável que o resultado seja simplesmente consequência da "sorte" se a hipótese nula é verdadeira. A lei das probabilidades multiplicativas para eventos independentes (em que um evento não influencia em nada o outro) ensina que a probabilidade de obter 10 "caras" consecutivas pode ser determinada pela multiplicação da probabilidade de um resultado "cara" simples (½) 10 vezes seguidas, ou seja, ½ × ½ × ½ etc.[2] A probabilidade de obter 10 caras seguidas é um pouco menos de 1 entre 1.000. Em um artigo científico, essa probabilidade provavelmente seria expressa como um valor p, por exemplo, $p < 0,001$.

O que é o valor p?

Qual é o significado preciso desse valor p? A convenção estatística determina que os resultados situados além desse limite (i. e., valor $p < 0,05$) são *estatisticamente significativos*. Isso quer dizer que "é muito improvável que a hipótese nula seja rejeitada simplesmente por causa da 'sorte'". Em outras palavras, o valor p é definido como a probabilidade, sob a suposição de não haver diferença (hipótese nula), de obter um resultado igual ou mais extremo daquele de fato observado. Analise o exemplo de um estudo que informa que os escores de funcionalidade de um paciente após o uso de haste intramedular tibial foram significativamente maiores do que aqueles dos pacientes tratados com placas (75 pontos vs. 60 pontos, $p < 0,05$). Isso significa que a probabilidade de a diferença de 15 pontos observada no estudo se dever à sorte é inferior a 5% (ou 1 entre 20).

O intervalo de confiança de 95%

É normal – embora arbitrário – que os investigadores usem o IC de 95% ao informar a precisão em relação a uma proporção. Pode-se considerar que o IC de 95% define a faixa que inclui a diferença real em 95% das vezes.[12] Em outras palavras, se os investigadores repetissem seu estudo 100 vezes, seria esperado que a estimativa pontual de seu resultado fosse se situar dentro do IC de 95% naquelas 100 vezes. A verdadeira estimativa pontual se situará fora desses extremos em apenas 5% das vezes, uma propriedade do IC que se relaciona intimamente com o nível convencional do significado estatístico de $p < 0,05$. Por exemplo, se um estudo informa que as hastes reduziram o risco de infecção em 50% em comparação ao uso de placas em pacientes com fraturas da diáfise tibial (IC de 95%: 25 a 75%), isso mostra que os resultados estão relacionados a uma redução de risco mínima de 25% e máxima de 75%. Em outras palavras, a real redução do risco de infecção com o uso de hastes se situa entre 25 e 75% (em 95% das vezes).

Medidas de tendência central e de dispersão

Frequentemente, os investigadores oferecerão um resumo geral dos dados de um estudo clínico ou experimental. Podem ser utilizadas diversas medidas, de tendência central (média, mediana e moda) e de dispersão (desvio-padrão, variância). A média de uma amostra é igual à soma das medições dividida pelo número de observações; a mediana de um conjunto de medições é o número situado no meio; e moda é o número de ocorrência mais frequente em um conjunto de medições. Variáveis contínuas (p. ex., pressão arterial ou peso corporal) podem ser resumidas com uma média se os dados estiverem normalmente distribuídos. Se a distribuição não for normal, então o resumo estatístico mais apropriado será a mediana. As variáveis categóricas (grau de dor: 0, 1, 2, 3, 4 ou 5) podem ser resumidas com uma mediana.

Em conjunto com as medidas de tendência central, com frequência os investigadores incluirão uma medida de dispersão. O desvio-padrão é derivado da raiz quadrada da variância da amostra. Um desvio-padrão além da média representa cerca de 68% das observações. Dois desvios-padrão além da média representam cerca de 95% das observações, e três desvios-padrão, cerca de 99% das observações.

A variância é calculada como a média dos quadrados dos desvios das medições com relação à sua média. A variação de um conjunto de dados reflete o menor e o maior valor.

Medidas de efeito do tratamento (variáveis dicotômicas)

As informações decorrentes da comparação dos desfechos (dicotômico: mortalidade, nova operação) de dois procedimentos podem ser apresentadas aos pacientes como razão de probabilidades, risco relativo, redução desse risco, redução do risco absoluto e o número necessário para se tratar. Tanto a redução do risco relativo quanto a redução do risco absoluto são as que mais influenciam a tomada de decisão.[15]

Testes estatísticos comuns

Testes estatísticos comuns são aqueles que examinam diferenças entre duas ou mais médias, diferenças entre proporções e associações entre duas ou mais variáveis (Tab. 16.5).[28]

Comparação de duas médias independentes

Quando se deseja testar a hipótese nula de que a média de duas amostras independentes de dados contínuos com distribuição normal é a mesma, o teste estatístico apropriado é chamado *t*, e daí o teste-*t*. O autor do artigo original que descreveu a distribuição da estatística *t* usou o pseudônimo *Student*, levando à atribuição comum – teste-*t* de Student.[21] Quando os dados exibem uma distribuição anormal, pode-se usar um teste não paramétrico, como o teste U de Mann-Whitney ou o teste *rank sum* de Wilcoxon. Se as médias são pareadas, por exemplo, joelhos esquerdo e direito, será mais apropriado um teste-*t* pareado. O correlato não paramétrico desse teste é o teste *signed rank* de Wilcoxon.

Comparação de várias médias independentes

Quando há necessidade de comparar três ou mais médias diferentes (i. e., estadia hospitalar entre três grupos de tratamento de fraturas tibiais: fixação por placa, haste intramedular e fixação externa), um teste de escolha é a análise de variância para fatores simples. Se o teste resultar em significado estatístico, os investigadores poderão fazer testes de comparação *post hoc* (em geral, uma série de comparações pareadas, utilizando testes *t*) para determinar onde se situam as diferenças. Deve-se ter em mente que o valor *p* (nível alfa) deve ser ajustado para vários testes *post hoc*. Um método bastante conservador é o fator de correção de Bonferroni, que simplesmente divide o nível alfa ($p = 0,05$) pelo número de testes realizados.

Comparação de duas proporções

Uma situação comum na literatura ortopédica é aquela de comparação entre duas proporções. Exemplificando, pode-se comparar a proporção de pacientes em cada um de dois grupos de tratamento que sofreram uma infecção. O teste do Qui-quadrado (χ^2) é um método simples para determinar se as proporções são realmente diferentes. Quando as amostras são pequenas, o teste do χ^2 se torna bastante aproximado, porque os dados são discretos, mas a distribuição χ^2, que serve como base para o cálculo do valor *p*, é contínua. "Correção de Yates" é um artifício utilizado em algumas circunstâncias para explicar essa situação, mas quando as contagens das células na tabela de contingência ficam muito baixas (i. e., menos de cinco), o teste do χ^2 passa a não ser confiável; nesse caso, o teste de escolha é o teste exato de Fisher.

Determinação da associação entre uma ou mais variáveis contra uma variável contínua

Nos casos em que for demonstrada a associação entre duas variáveis, pode ser lógico tentar o uso de uma das variáveis para prever a outra. A variável a ser prevista é chamada variável dependente, e a que deve ser utilizada para a previsão é a variável independente. Para uma relação linear desse tipo, a equação $y = a + bx$ é definida como a equação de regressão. Nessa equação, *a* é uma constante e *b*, o coeficiente de regressão. O processo de cálculo dos valores para *a* e *b* consiste em adequar a equação de regressão, em geral com o uso de um pacote de *softwares*; isso possibilita a melhor adequação da linha de regressão representada por essa equação aos dados observados. O valor *p* reflete o resultado de um teste de hipótese, em que *x* e *y* não têm relação entre si ou, nesse caso, em que *b* é igual a zero.

Correlação

A força da relação entre duas variáveis (p. ex., idade *versus* estadia hospitalar em pacientes com fraturas do tornozelo) pode ser resumida em um simples número: o *coeficiente de correlação*. Este coeficiente, que é denotado pela letra r, pode variar de -1,0 (representando a mais forte relação negativa possível, em que a pessoa que obtém a pontuação mais alta para uma variável obtém a pontuação mais baixa para a outra variável) a 1,0 (representando a mais forte relação positiva possível, em que a pessoa mais velha também tem a mais longa estadia hospitalar). Um coeficiente de correlação igual a zero denota a inexistência de relação entre as duas variáveis.

ERROS COMUNS NO MODELO DE ESTUDOS ORTOPÉDICOS

Qualquer estudo que compare dois ou mais tratamentos (i. e., estudo comparativo: estudo randomizado, estudo observacional com grupo de controle, caso-controle) pode estar sujeito a erros no teste da hipótese. Por exemplo, quando os investigadores realizam estudos para determinar se dois tratamentos têm desfechos diferentes, há quatro desfechos possíveis (Fig. 16.5)[50]: (i) um resultado verdadeiramente positivo (i. e., o estudo identifica de maneira correta uma real diferença entre tratamentos); (ii) um resultado verdadeiramente negativo (i. e., o estudo identifica de forma correta a inexistência de diferença entre tratamentos); (iii) um resultado falso-negativo com erro do tipo II (beta) (i. e., o estudo

TABELA 16.5 Testes estatísticos comuns[a]

Amostras		Tipo e distribuição de dados		
		Categóricos	Categóricos ordenados ou contínuos e anormais	Contínuos e normais
Duas amostras	Indivíduos diferentes	Teste do χ^2 Teste exato de Fisher	Teste U de Mann-Whitney Teste *rank sum* de Wilcoxon	Teste *t* não pareado
	Amostras relacionadas ou compatibilizadas	Teste de McNemar	Teste *signed rank* de Wilcoxon	Teste *t* pareado
Três ou mais amostras	Indivíduos diferentes	Teste do χ^2 Teste exato de Fisher	Estatística de Kruskal-Wallis	ANOVA
	Amostras relacionadas	Teste Q de Cochran	Estatística de Friedman	Medidas repetidas ANOVA

[a]Consulte um estatístico ao planejar uma análise ou um estudo.
Adaptado de Griffin D, Audige L. Common statistical methods in orthopaedic clinical studies. *Clin Orthop Relat Res* 2003;413:70-79.

		Diferença	Sem diferença
Resultados do estudo	Diferença	Conclusão correta (1–β)	Falso-positivo (erro α ou erro de tipo I)
	Sem diferença	Falso-negativo (erro β ou erro de tipo II)	Conclusão correta (1–α)

FIGURA 16.5 Erros no teste de hipótese: erros dos tipos I e II são apresentados juntamente com o poder de um estudo (1–p).

aponta, de forma incorreta, a inexistência de diferença entre tratamentos, quando, na realidade, existe diferença); e (iv) um resultado falso-positivo com erro do tipo I (alfa) (i. e., o estudo aponta, de maneira incorreta, a existência de diferença entre tratamentos, quando, na realidade, não existe diferença).

Erros de tipo II (erro beta)

As amostras dos estudos de terapias cirúrgicas podem ser muito pequenas para causar impacto significativo na prática clínica. Esses estudos com amostra de tamanho pequeno estão sujeitos a erros beta (erros de tipo II): a probabilidade de concluir que não existe diferença entre grupos de tratamento, quando, de fato, há diferença (Fig. 16.6). Tipicamente, os investigadores aceitarão um percentual de erro beta de 20% ($\beta = 0{,}20$), que corresponde a um poder do estudo de 80%. Grande parte dos investigadores concorda que percentuais de erro beta superiores a 20% (poder do estudo inferior a 80%) estão sujeitos a riscos inaceitavelmente altos de resultados falso-negativos.

Com o intuito de quantificar a extensão em que os estudos sobre traumas ortopédicos tinham pouco poder, Lochner et al.[37] revisaram 117 estudos randomizados em traumas para percentuais de erros de tipo II. O poder médio geral dos estudos era de 24,65% (variação, 2 a 99%). O percentual de erros de tipo II potenciais para desfechos primários foi de 91%. Para exemplificar, um estudo demonstrou "não haver diferença" entre haste intramedular tibial com e sem fresagem, mas o poder desse estudo não era suficiente para essa conclusão (poder do estudo = 32%). Assim, essas conclusões devem ser interpretadas com cautela.

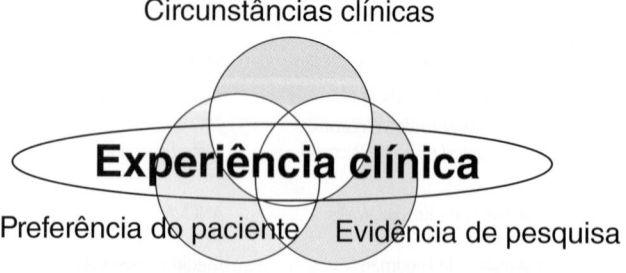

FIGURA 16.6 Atual estrutura conceitual para a prática baseada em evidência, englobando achados de pesquisa, valores e preferências do paciente, circunstâncias clínicas e experiência clínica.

Estudo de casos – o risco das amostras pequenas

O estudo SPRINT avaliou a aplicação de haste com versus sem fresagem do canal tibial em 1.226 pacientes, e também em subgrupos de fraturas expostas e fraturas fechadas ($N = 400$ e $N = 826$, respectivamente).[16] Com vistas à avaliação do impacto das amostras menores nos resultados, os investigadores do estudo SPRINT analisaram os percentuais de reoperação e o risco relativo, mediante a comparação dos grupos de tratamento com 50 e 100 pacientes e, a seguir, com incrementos de 100 pacientes até que fosse alcançado o tamanho final da amostra. Os resultados nos diversos recrutamentos foram comparados com os achados finais de SPRINT. Na análise final, foi observada uma redução estatisticamente significativa no risco de reoperação com o uso de hastes com fresagem do canal tibial para fraturas fechadas (RRR 35%). Os resultados para os primeiros 35 pacientes recrutados sugeriram que o uso de hastes com fresagem aumentava em 165% o risco de reoperação em fraturas fechadas. Foi somente após o recrutamento de 543 pacientes com fraturas fechadas que os resultados efetivamente passaram a refletir os ganhos finais para as hastes aplicadas em canais fresados nesse subgrupo. Caso o estudo SPRINT tivesse sido interrompido um pouco antes de chegar a 100 pacientes, os achados talvez tivessem representado uma estimativa enganosa do real efeito do uso de hastes com fresagem do canal.

Erro de tipo I (erro alfa)

Em sua maioria, os cirurgiões estão menos familiarizados com o conceito de concluir que os resultados de determinado estudo são verdadeiros, quando, na verdade, se devem realmente à sorte (ou a um erro de amostragem randômica). Essa conclusão falso-positiva equivocada é denominada erro de tipo I, ou erro alfa (Fig. 16.6).[20] Por convenção, quase todos os estudos em ortopedia adotam uma taxa de erro alfa de 0,05. Assim, os investigadores podem esperar por um erro falso-positivo em cerca de 5% das vezes. Idealmente, uma taxa de erro de tipo I se baseia em uma comparação entre grupos de tratamento alternativos, em geral denominada medida de desfecho primário. Em situações nas quais não é determinada uma variável de desfecho primário, corre-se o risco de realizar diversos testes de significância para várias medidas de desfecho. Essa forma de "dragagem" de dados pelos investigadores traz o risco de achados falso-positivos espúrios. Existem diversas técnicas para fazer o ajuste de várias comparações, por exemplo, a correção de Bonferroni.

Quase todos os leitores se mostrarão céticos quando um desfecho, em uma lista de 20 desfechos medidos por um investigador, for significativo ($p < 0{,}05$) entre dois grupos de tratamento. Essa situação é comum quando os investigadores não estão seguros do que estão procurando e, por causa disso, testam várias hipóteses na esperança de que uma delas possa ser verdadeira. Os aspectos estatísticos do problema do uso de numerosos testes são bastante diretos. Se n associações independentes forem examinadas para significância estatística, a probabilidade de que pelo menos uma delas seja considerada estatisticamente significativa é $1 - (1 - \alpha)^n$ se todos n das hipóteses nulas individuais forem verdadeiros. Portanto, argumenta-se que os estudos que geram um grande número de medidas de associação têm notoriamente maior probabilidade de gerar alguns resultados falso-positivos por causa do erro randômico em comparação com o nível alfa escolhido para comparações individuais.

Bhandari et al.[20] realizaram uma revisão de estudos randomizados recentes (dentro dos 2 últimos anos) com o objetivo de determinar o risco de erros de tipo I entre estudos cirúrgicos que não declararam explicitamente um desfecho primário. Um estudo que examinou desfechos em dois modelos diferentes de artroplastia total do joelho sem uso de cimento avaliou 21 medidas de desfecho diferentes, tendo detectado 13 desfechos que possuíam diferenças significativas entre grupos. Como não foi explicitamente declarada a medida de desfecho *primário* designada, o risco de um resultado falso-positivo foi de 66%.[20]

Uso indevido de análises de subgrupo em estudos de desfecho ortopédico

As análises de subgrupo podem ser definidas como comparações entre desfechos de tratamento para pacientes subdivididos por características basais.[46,62] Por exemplo, em um estudo de tratamento cirúrgico *versus* conservador de fraturas do calcanhar, os investigadores podem informar não ter havido diferença no desfecho geral (funcionalidade do paciente), mas, em seguida, realizarão uma série de comparações em vários subgrupos de pacientes (gênero, estado de incapacitação ou comorbidades). Com frequência, as análises de subgrupo são análises *post hoc* que trazem consigo o risco de dar resultados falso-positivos (erro de tipo I), em que tratamentos ineficazes (ou mesmo prejudiciais) podem ser considerados benéficos para determinado subgrupo. A realização de vários testes estatísticos traz o risco de achados falso-positivos espúrios. Por outro lado, podem ocorrer resultados falso-negativos porque as análises de subgrupo negativas frequentemente têm pouco poder.

Bhandari et al.[9] identificaram erros importantes em estudos randomizados controlados cirúrgicos relacionados às análises de subgrupo. Em sua maioria, os autores não informaram se as análises de subgrupo foram planejadas *a priori*, e com grande frequência essas análises formavam a base das conclusões dos estudos randomizados controlados. As inferências desses estudos randomizados controlados podem ser enganosas, não se justificando sua aplicação à prática clínica.[46,62]

Em uma revisão de 72 estudos randomizados controlados publicados em ortopedia e outras subespecialidades cirúrgicas, 27 estudos randomizados controlados informaram um total de 54 análises de subgrupo, com um mínimo de 1 e um máximo de 32 análises de subgrupo por estudo.[9] A maior parte das análises de subgrupo, 49 (91%), foi realizada *post hoc*. Não foi informado se tinham sido planejadas com antecedência no início do estudo e se foram incluídas na hipótese. Em sua maioria, os investigadores utilizaram – de maneira inadequada – testes de significância, ao compararem desfechos entre subgrupos de pacientes (41 análises de subgrupo, 76%); porém, apenas três das análises foram feitas utilizando testes estatísticos para interação. Os investigadores informaram diferenças entre subgrupos em 31 (57%) das análises, e todas foram caracterizadas no resumo ou na conclusão do artigo publicado.

As análises de subgrupo devem ser feitas e interpretadas com cautela. A validade de uma análise de subgrupo pode ser melhorada mediante a definição de alguns subgrupos importantes (e biologicamente plausíveis) antes da realização de um estudo e da aplicação de testes estatísticos de interação. Diante de uma análise de subgrupo em uma publicação de artigo científico, os leitores devem fazer as seguintes perguntas: a diferença entre subgrupos é sugerida pelas comparações intraestudo (em vez de interestudos)? A hipótese precedeu (em vez de suceder) a análise? O efeito do subgrupo foi de número menor que os efeitos hipotéticos testados? É grande a magnitude do efeito? O efeito foi estatisticamente significativo? O efeito é consistente com os estudos analisados? Há evidência indireta em apoio ao hipotético efeito de subgrupo?

Significado estatístico *versus* significado clínico

Em estatística, diferenças significativas entre dois tratamentos podem não necessariamente refletir uma diferença clínica importante. Embora seja de conhecimento geral que estudos ortopédicos com pequenas amostras estão em risco de não ter base suficiente para conclusões falso-negativas (erros beta), podem ocorrer achados estatisticamente significativos em pequenos estudos, como consequência de diferenças muito grandes entre tratamentos (efeito de tratamento). Ao comparar um tratamento com outro, não são raros os casos em que os estudos randomizados relatam reduções do risco relativo superiores a 50%.

Sung et al.[57] realizaram uma pesquisa abrangente para todos os estudos randomizados controlados entre 1º de janeiro de 1995 e 31 de dezembro de 2004. Foram considerados qualificados os estudos que se concentravam na traumatologia ortopédica. As características basais e os efeitos de tratamento foram resumidos por dois revisores. Resumidamente, para as medidas de desfecho contínuas (i. e., escores funcionais), foram calculados os tamanhos dos efeitos (diferença média/desvio-padrão). As variáveis dicotômicas (i. e., infecção, pseudartrose) foram resumidas na forma de diferenças no risco absoluto e de reduções no risco relativo (RRR). Tamanhos de efeito > 0,80 e RRR superiores a 50% foram definidos como grandes efeitos.

Esses investigadores identificaram 433 estudos randomizados controlados, dos quais 76 apresentavam achados estatísticos significativos em 184 desfechos (122 desfechos contínuos/62 desfechos dicotômicos). O estudo médio informou grandes reduções (RRR > 50%) no risco de um desfecho adverso *versus* tratamento comparativo; entretanto, praticamente 1 em 2 desfechos de estudo (47%) apresentou RRR inferiores a 50%, e mais de 1 em 5 (23%) apresentou RRR inferior a 20%.

Poder do estudo e cálculo do tamanho da amostra

O poder de um estudo é a probabilidade de concluir uma diferença entre dois tratamentos, quando de fato existe uma diferença. Poder (1-β) é simplesmente o complemento do erro de tipo II (β). Assim, ao aceitar uma probabilidade de 20% de uma conclusão incorreta de estudo (β = 0,20), também está se aceitando que se chegará à conclusão correta em 80% dos casos. O poder do estudo pode ser utilizado antes do início do estudo clínico, para ajudar na determinação do tamanho da amostra, ou para acompanhar a conclusão do estudo, com o objetivo de determinar se os achados negativos eram verdadeiros (ou decorrentes da sorte).

De modo característico, o poder de um teste estatístico é uma função da magnitude do efeito do tratamento, do percentual designado para o erro de tipo I (α) e do tamanho da amostra (n). Ao planejar um estudo, os investigadores podem decidir sobre o poder pretendido para o estudo (1-β) e calcular a amostra necessária para alcançar esse objetivo.[28] Existem vários programas gratuitos para cálculo do tamanho da amostra na internet, e os mesmos princípios e fórmulas podem ser aplicados para a estimativa do tamanho da amostra em estudos clínicos.

Comparação de duas variáveis contínuas

Uma variável contínua é uma variável com uma escala (i. e., pressão arterial, escore de desfecho funcional, tempo até a consolidação). Exemplificando, no planejamento de um estudo de estratégias alternativas para o tratamento de fraturas da diáfise umeral, um investigador pode identificar uma revisão sistemática da literatura que informe um tempo de consolidação da fratura com o Tratamento A de 110 ± 45 dias, enquanto pode-se esperar que o tempo até a consolidação com o Tratamento B (grupo de controle) seja de até 130 ± 40 dias. A diferença esperada entre tratamentos é de 20 dias, e o tamanho do efeito (diferença média/desvio-padrão) é de 0,5 (20/40). Os tamanhos do efeito podem ser classificados como pequenos (0,10), médios (0,30) e grandes (0,50). O tamanho antecipado da amostra para essa medida de desfechos contínuos é determinado por uma equação padronizada.

Determinado estudo necessitará de aproximadamente 63 pacientes, no total, para que tenha poder suficiente para identificar uma diferença de 20 dias entre tratamentos, caso ocorra. Em seguida, o investigador poderá revisar seu ano anterior na instituição e decidir se poderá contar com um número suficiente de pacientes para que as necessidades de tamanho da amostra sejam atendidas. A Tabela 16.6 fornece cenários adicionais e as exigências de tamanho de amostra para diferenças variáveis nos tempos até a consolidação entre os grupos de tratamento e de controle. Com a diminuição da diferença entre tratamentos, aumenta o tamanho de amostra necessário (Tab. 16.6).

Será considerado agora um outro estudo que tem como objetivo comparar escores de desfecho funcional em pacientes com fraturas do tornozelo tratadas por técnica cirúrgica *versus* procedimentos conservadores. Estudos precedentes que utilizaram o escore de desfecho funcional informaram desvios-padrão de 12 pontos para casos cirúrgicos e não cirúrgicos, respectivamente. Com base em estudos já publicados, deseja-se ter a capacidade de detectar uma diferença de 5 pontos nesse escore de desfecho funcional entre tratamentos.

Considerando-se a equação do Apêndice ao final deste capítulo, o estudo hipotético necessitará de 90 pacientes por grupo de tratamento para que tenha poder adequado.

Reprocessando a equação no Apêndice, é possível calcular o poder do estudo para qualquer tamanho de amostra proposto, mediante a transformação da fórmula acima e pelo cálculo do escore z:

$$z_{1-\beta} = (n_1(\Delta^2)/2(\sigma^2))^{1/2} - z_{1-\alpha/2}$$

O poder real do estudo, correspondente ao escore z calculado, pode ser consultado na literatura estatística[19] de fácil acesso, ou na internet (palavra-chave: "z-table", "tabela de distribuição normal").[23,60] Com base no exemplo acima, o escore z será igual a 0,84 para um tamanho de amostra de 90 pacientes. O poder do estudo correspondente a um escore z igual a 0,84 é de 80%.

Quando a medida de desfecho é dicotômica (proporção)

Caracteristicamente, uma variável dicotômica é aquela variável que tem uma de duas opções (i. e., infecção ou não, pseudartrose ou não, vivo ou morto). Considere que esse mesmo investigador opte pela pseudartrose como desfecho primário, em lugar do tempo até a consolidação da fratura. Com base na literatura já publicada, o investigador acredita que o Tratamento A resultará em um percentual de consolidação de 95% e o Tratamento B (grupo de controle), em um percentual de consolidação de 90%. São necessários 869 pacientes para que o estudo identifique uma diferença de 5% nos percentuais de pseudartrose entre tratamentos. Um investigador pode constatar que esse número é grande o suficiente para impossibilitar a realização do estudo em apenas uma instituição; então pode optar por angariar a ajuda de várias instituições para realizar o estudo. Por exemplo, se um estudo proposto utilizar risco de êmbolo pulmonar como desfecho primário, o número de pacientes necessários será excessivo (Tab. 16.7).

Retornando ao exemplo de fraturas do tornozelo, assuma agora que o objetivo é mudar a medida de desfecho para as diferenças observadas nos procedimentos cirúrgicos *secundários* entre fraturas do tornozelo tratadas por cirurgia *versus* tratadas de forma conservadora. Uma diferença clinicamente importante é igual a 5%. Com base na literatura já publicada, estima-se que os percentuais cirúrgicos secundários em tornozelos tratados por cirurgia ou por procedimento conservador serão de 5 e 10%, respectivamente. Assim, é possível calcular o número de pacientes necessários para o estudo pela equação apresentada no Apêndice.

Portanto, são necessários 433 pacientes por grupo de tratamento para que se possa contar com um poder de estudo adequado para o estudo proposto.

Reprocessando a equação no Apêndice, é possível calcular o poder do estudo para qualquer tamanho de amostra proposto, mediante a transformação da fórmula correlata e pelo cálculo do escore z:

$$z_{1-\beta} = ((n(\Delta^2))^{1/2} - (2p_m q_m)^{1/2} z_{1-\alpha})/(p_1 q_1 + p_2 q_2)^{1/2}$$

Com base no exemplo acima, o escore z será igual a 0,84 para um tamanho de amostra de 433 pacientes. O poder do estudo correspondente a um escore z igual a 0,84 é de 80%.

MEDIÇÃO DA SAÚDE E FUNCIONALIDADE DO PACIENTE

A base do "movimento de desfechos" no trauma é o esforço para identificar medidas relevantes e clinicamente importantes para o paciente, com vistas à avaliação do sucesso (ou insucesso) das intervenções cirúrgicas. Qualquer medida de desfecho atualmente em amplo uso deve ter confiabilidade e validade. Confiabilidade refere-se à extensão na qual um instrumento fornecerá os mesmos resultados em repetidas aplicações, em uma população com saúde estável. Em outras palavras, confiabilidade repre-

TABELA 16.6 Tamanhos apropriados da amostra para um desfecho contínuo (tempo até a consolidação da fratura)

Tempo até a consolidação (grupo de controle)	Tempo até a consolidação (grupo de tratamento)	% de redução no tempo até a consolidação	Número de pacientes necessários por grupo
150 dias	120	20%	16
150 dias	135	10%	63
150 dias	143	5%	289

TABELA 16.7 Tamanhos apropriados da amostra para diferença entre riscos basais de êmbolo pulmonar

Percentual de êmbolo pulmonar (grupo de controle)	Percentual de êmbolo pulmonar (grupo de tratamento)	% de redução do risco de êmbolo pulmonar	Número de pacientes necessários por grupo
10%	8%	20%	3.213
1%	0,8%	20%	35.001
0,10%	0,08%	20%	352.881

senta a extensão em que o instrumento se mostra isento de erro randômico. Validade é uma estimativa da extensão em que um instrumento mede o que se pretendia medir. O processo de validação de um instrumento envolve um acúmulo de evidências que indica o grau no qual a medida representa o que pretendia representar. Alguns desses métodos envolvem validade aparente, validade de conteúdo e validade de construto.[7,33]

O que é qualidade de vida relacionada à saúde?

A Organização Mundial da Saúde (OMS) define saúde como "um estado de bem-estar físico, mental e social completo." Assim, ao medir "saúde" em um cenário clínico ou de pesquisa, é preciso questionar o bem-estar do paciente no âmbito de cada um desses domínios, para que o conceito de saúde seja representado de maneira abrangente. Os instrumentos que medem os aspectos desse conceito amplo de saúde são frequentemente conhecidos como medidas de qualidade de vida ligada à saúde (QDVLS). Essas medidas englobam um amplo espectro de itens, inclusive aqueles associados a atividades do cotidiano – por exemplo, trabalho, recreação, gestão doméstica e relações com a família, amigos e grupos sociais. QDVLS considera não apenas a capacidade de funcionar dentro desses papéis, mas também o grau de satisfação derivado de seu desempenho.

Um instrumento genérico é aquele que mede o quadro da saúde geral, inclusive com relação a sintomas, funcionalidade e dimensões emocionais da saúde. Entretanto, uma desvantagem dos instrumentos genéricos é que eles podem não ser sensíveis o bastante para possibilitar a detecção de alterações pequenas, mas importantes.[28]

Por outro lado, as medidas específicas para doença são adaptadas para um inquérito sobre os aspectos físicos, mentais e sociais específicos da saúde afetados pela doença em questão. Isso permite que essas medidas detectem alterações pequenas, mas importantes.[33] Assim, para proporcionar uma avaliação mais completa sobre os efeitos do tratamento (seja qual for a doença ou a intervenção), os investigadores costumam incluir uma medida específica para a doença e outra para a saúde em geral. Na verdade, muitas agências financiadoras e comissões de ética insistem na inclusão de um instrumento genérico no planejamento dos estudos clínicos propostos.

Com frequência, será ideal a combinação de pontos finais objetivos em um estudo cirúrgico (i. e., qualidade da redução da fratura) e medidas validadas de funcionalidade do paciente e de qualidade de vida. Embora um desnível intra-articular em uma fratura do platô tibial possa ser considerado um desfecho radiográfico menos que satisfatório, pode não ocorrer um efeito detectável na funcionalidade ou na qualidade de vida do paciente.[38]

Outro fator a ser levado em consideração é a capacidade de discriminação da medida de desfecho entre pacientes ao longo de um espectro da lesão em questão. Em algumas situações, os questionários podem exibir efeitos de "teto" e de "piso". Efeitos de teto ocorrem quando o instrumento é "fácil" demais, e todos os respondentes obtêm o escore mais alto possível. Por outro lado, efeitos de piso podem ocorrer se o instrumento for muito difícil, ou se houver aprofundamento em tópicos incomuns associados à doença. Quase todos os pacientes obterão o escore mais baixo possível. Miranda et al.,[42] em um estudo de 80 pacientes com fraturas pélvicas, constataram que a gravidade dessas fraturas não alterou os escores dos instrumentos pélvicos Short Form-36 e Iowa.

Apesar do aumento da gravidade da lesão pélvica, os desfechos funcionais permaneceram igualmente insatisfatórios. É provável que esse resultado esteja relacionado às lesões de tecido mole associadas, que criaram um "efeito de piso", limitando a capacidade de discriminação entre as lesões ortopédicas.

Instrumentos de desfecho comuns utilizados em trauma

Beaton e Schemitsch[6] descreveram as medidas de desfecho comumente utilizadas na ortopedia (Tab. 16.8). Elas incluem tanto instrumentos gerais quanto específicos para a doença. A seguir, serão descritas as propriedades desses instrumentos.

EQ-5D/EuroQOL

O instrumento EQ-5D, formalmente descrito como EuroQOL, é uma escala com cinco itens planejada para permitir que as pessoas descrevam seu estado de saúde em cinco dimensões.[19] Há três categorias de respostas que se combinam, para um total de 243 estados de saúde possíveis. O peso de preferência permite um escore numérico singular, desde um valor ligeiramente abaixo de zero (em teoria, pior do que a morte) até 1 (o melhor estado de saúde). Os escores EQ-5D são utilizados em avaliações econômicas (p. ex., análises de custo-benefício) na construção de anos de vida ajustados para qualidade para o cálculo do custo por ano de qualidade de vida ganho, e sua comparação com as diversas intervenções.

Short Form-36

O instrumento Short Form-36 (SF-36) é uma medida geral do estado de saúde. É provável que seja um dos instrumentos mais utilizados. O SF-36 tem 35 itens que se encaixam em uma de oito subescalas. Um item adicional não é utilizado nos escores. Em 1994, os desenvolvedores, liderados por John Ware,[59] produziram dois escores-síntese para o SF-36: o escore para o componente físico (que leva mais em consideração as dimensões de dor, a funcionalidade física e o papel da função física) e o escore para o componente mental (com mais atenção para a saúde mental, vitalidade etc.). Os dois escores de componente físico são padronizados; com isso, a população geral (baseada em uma amostra norte-americana) terá pontuação média de 50, com um desvio-padrão de 10. Os escores das subescalas, em geral apresentados na forma de um gráfico de perfil, são pontuados em uma escala de 0 a 100, em que 100 significa um bom estado de saúde.

Formulário abreviado para avaliação da função musculoesquelética

O formulário abreviado para avaliação da função musculoesquelética (short musculoskeletal function assessment form — SMFA) é um questionário de 46 itens, uma versão abreviada do instrumento Avaliação Completa da Função Musculoesquelética de Swionkowski.[53] O instrumento SMFA tem dois escores principais: o índice funcional (itens 1 a 34) e o índice de incômodo (itens 35 a 46). O índice funcional está subdividido em quatro subescalas (atividades do dia a dia, estado emocional, funcionamento do braço e da mão e mobilidade). O instrumento SMFA foi testado em pacientes com transtornos musculoesqueléticos, pois essa é a população-alvo. As propriedades psicométricas são superiores, o que sugere que o SMFA pode ser utilizado no monitoramento individual do paciente. Esse instrumento foi projetado para descrever os vários níveis funcionais em pessoas com transtornos musculoesqueléticos, além de monitorar mudanças ao longo do tempo. Pelo fato de o SMFA ter alta correlação com o SF-36, é provável que o uso desses dois instrumentos na mesma população de pacientes se trate de uma redundância.

Formulário de incapacidades do braço, ombro e mão

O formulário de incapacidades do braço, ombro e mão (IBOM) é um questionário de 30 itens projetado para mensurar a função física e a disfunção de quaisquer transtornos do membro superior. Portanto, IBOM foi planejado para ser sensível às disfunções

TABELA 16.8 Medidas de desfecho comumente utilizadas

Tipo	Medida	Domínios/escalas	Número de itens	Categorias de resposta	População-alvo	Propriedades da medição				Comentários
						Consistência interna	Confiabilidade de teste-reteste	Validade de construto	Responsividade	
Utilidade	EQ-5D	Mobilidade Cuidados pessoais Atividades habituais Ansiedade/depressão Dor	1 1 1 1 1 total: 5	3	Todas	ND	S	SS	S	Descreve o estado de saúde que se traduz em utilidade, utilizando dados da Grã-Bretanha. Medida indireta da utilidade.
Genérico	SF-36 versão 2	Função física Dor física Função do papel – física Função do papel – emocional Saúde mental Vitalidade Funcionamento social Saúde geral	10 2 4 3 5 4 2 5 total = 35 + 1 item	3-6	Todas	SS	S	SS	SS	Atualmente está em uso a versão 2. Usa uma escala aprimorada para funcionamento do papel e para uma descrição mais clara. A confiabilidade é mais baixa do que o desejável para o nível individual de interpretação; boa para grupos.
Região	SMFA	Atividades diárias Estado emocional Função do braço/mão Mobilidade Acima, em combinação para índice funcional Índice de incômodo	10 7 8 9 34 12	5 pontos	Problemas musculo-esqueléticos	SS	SS	SS	SS	Atualmente, disponibilidade de dados normativos. Única medida planejada para qualquer problema musculoesquelético.
	IBOM	Função física, sintomas (uma escala)	30	5	Todos os transtornos musculoesqueléticos do membro superior	SS	SS	S	SS	Atualmente, disponibilidade de dados normativos. Manual disponível.
	ESMT	Função física na oncologia cirúrgica	30	5	Sarcoma de membro inferior	SS	SS	S	SS	Desenvolvido na oncologia; utilizado em fraturas do quadril.

(continua)

TABELA 16.8 Medidas de desfecho comumente utilizadas (Continuação)

Tipo	Medida	Domínios/escalas	Número de itens	Categorias de resposta	População-alvo	Consistência interna	Confiabilidade de teste-reteste	Validade de construto	Responsividade	Comentários
Específico	WOMAC	Função física Dor Rigidez	17 5 2	5 ou VAS	Osteoartrite do joelho, quadril	SS	SS	SS	SS	Adotado como desfecho-chave para avaliação da artroplastia do joelho.
	Roland e Morris	Função física decorrente de dor lombar	24	2 (Sim/Não)	Dor lombar	S	SS	SS	SS	Excelente revisão e comparação com Oswestry em Roland e Fairbanks.[48]
	Oswestry	Dor Cuidados pessoais Levantar-se Deambulação Sentar-se Posição em pé Dormir Vida sexual Vida social Viagens	1 cada	6 pontos	Dor lombar	SS	SS	SS	SS	Excelente revisão e comparação com Roland em Roland e Fairbanks.[48]
	Teste simples do ombro	Função-8 Dor Posição no sono	8 1 2	2 (Sim, difícil Sim /Não)	Disfunção do ombro	S	SS	SS	SS	Os desenvolvedores sugerem a informação da % com dificuldade em cada item, não um escore cumulativo. Foi feita psicometria, utilizando a soma dos itens.
	Índice de disfunção do pescoço	Dor Cuidados pessoais Levantar-se Ler Cefaleias Concentração Trabalho Dirigir Dormir Lazer	1 cada	6 pontos	Disfunções de chicotada	S	S	S	S	A dor no pescoço tem poucos instrumentos já avaliados a partir da psicometria. Este é o mais testado.
Específico para o paciente	—	—	—	—	—	—	—	—	—	Não foi encontrada medida específica para o paciente na literatura revisada.

ND, não disponível; S, um ou dois artigos em apoio a esse atributo; SS, vários artigos em apoio a esse atributo. De Beaton DE, Schemitsch E. Measures of health-related quality of life and physical function. *Clin Orthop Relat Res* 2003;413:90-105.

(e às alterações das incapacidades) da mão e do ombro. Em um estudo, IBOM foi diretamente comparado a uma medição do ombro e do punho, constatando-se níveis similares de validade de construto, responsividade e confiabilidade. Outro estudo demonstrou propriedades ligeiramente inferiores no IBOM, em comparação a uma medição específica do punho em pacientes com fratura no punho. Como o SMFA, as propriedades de medição do IBOM são bastante favoráveis (consistência interna de 0,96, teste-reteste de 0,95, boa validade e responsividade), sugerindo que esse instrumento também possa ser utilizado de maneira isolada em pacientes dentro do cenário clínico.

Índice para osteoartrite das Universidades de Western Ontario e McMaster

O índice para osteoartrite das Universidades de **W**estern **O**ntario e **McM**aster (WOMAC) é uma escala com 24 itens divididos em três dimensões: função, dor e rigidez. A escala de resposta mais utilizada é a escala de Likert de cinco pontos, mas também existe uma versão de escala análoga visual. O WOMAC tem sido muito utilizado e testado no campo da osteoartrite e da artrite reumatoide. Em 2001, McConnell et al. elaboraram um resumo de suas propriedades psicométricas.[40] O WOMAC é o desfecho baseado no paciente mais utilizado e recomendado pós-artroplastia do quadril ou do joelho.

Questionário de classificação do quadril

O questionário de classificação do quadril (QCQ) é composto de 14 itens administrados pelo paciente, utilizando uma escala de classificação cumulativa de 100 pontos. Pontuações mais altas sugerem melhor estado de saúde. Os domínios do impacto geral da artrite, dor, deambulação e funcionalidade têm o mesmo valor ponderal. Esse questionário foi planejado para avaliar desfechos pós-cirurgia de substituição total do quadril. De acordo com Johanson et al.,[35] administrações de teste-reteste de 2 semanas resultaram em um escore Kappa de 0,70; e a sensibilidade à mudança foi considerada excelente.

Escore do quadril de Harris

O escore do quadril de Harris (EQH) é um questionário administrado pelo paciente e pelo clínico, planejado para avaliar pacientes com artrite traumática do quadril.[47] Trata-se de um questionário de 10 itens que utiliza uma escala de classificação cumulativa de 100 pontos. Seu preenchimento leva aproximadamente 15 a 30 minutos. O EQH tem quatro domínios: o domínio principal representa 44 pontos; função, 47; amplitude de movimento, 5; e ausência de deformidade, 4. O domínio da função está dividido em marcha e atividades, enquanto o domínio da deformidade considera flexão, adução e rotação medial do quadril, assim como medições de discrepância no comprimento dos membros e de amplitude de movimento.[47] Escores mais altos sugerem melhor estado de saúde. O EQH é o sistema de pontuação mais utilizado para avaliar a artroplastia do quadril. A sua responsividade é comparável à das subescalas de dor e função de WOMAC, sendo ainda melhor em alguns casos.[47]

Escore hospitalar para recuperação de doenças e fraturas da articulação do quadril (escore de recuperação funcional – ERF)

O escore hospitalar para recuperação de doenças e fraturas da articulação do quadril (ERF) trata-se de um questionário de 11 itens que é administrado por um entrevistador. É formado por três componentes principais: atividades diárias básicas avaliadas por quatro itens (representando 44 pontos), atividades diárias instrumentais avaliadas por seis itens (33 pontos) e mobilidade avaliada por um item (33 pontos). Assim, a independência completa em atividades diárias básicas e instrumentais e na mobilidade resultará em 100 pontos.[63,64] Trata-se de uma medição dos desfechos adaptada para o paciente cujo objetivo é avaliar a recuperação funcional de pacientes de fraturas no quadril em deambulação.[63,64] O uso do ERF é um modo de avaliar a recuperação das funções apresentadas pelo paciente antes da ocorrência da fratura.[63,64] Constatou-se que o instrumento ERF responde bem às mudanças, é confiável e tem validade preditiva, além de validade discriminativa.[64]

Teste do "Levante-se e Ande"

O teste do "Levante-se e Ande" (*get up and go* – GUG) foi desenvolvido como medida clínica do equilíbrio de idosos, sendo uma avaliação pessoal. O teste GUG mede o tempo que uma pessoa leva para se levantar de uma cadeira e caminhar o mais rápido possível por 15,2 metros em um corredor nivelado e sem obstáculo. Assim, essa medida da função física baseada no desempenho requer que o paciente se levante da posição sentada, caminhe e mantenha seu equilíbrio.[45] A pontuação desse instrumento se baseia na função do equilíbrio, que é pontuada em uma escala de cinco pontos, em que 1 indica "normal" e 5, "gravemente anormal". Um paciente com escore de 3 ou mais está em risco de queda. Mathias et al.[39] observaram que, quando os pacientes eram submetidos a testes laboratoriais de equilíbrio e marcha, havia boa correlação entre os testes laboratoriais e a avaliação objetiva.

Escore de Merle d'Aubigné-Postel

O escore de Merle d'Aubigné-Postel (MDP) abrange três domínios: dor, mobilidade e capacidade de andar. Os três têm o mesmo valor. Os escores para dor e capacidade de andar podem ser somados e depois classificados em "muito bom", "bom", "médio", "razoável" e "ruim". Em seguida, esses graus são ajustados para baixo em 1 a 2 graus, para levar em consideração o escore de mobilidade, o que resultará na classificação clínica final. O MDP modificado é um pouco diferente do instrumento original em termos de linguagem e classificação, pois a versão modificada é calculada com base em uma escala de 0 a 6 (em vez de 1 a 6), e não combina os escores para obter um escore final.[44]

Escore do desfecho das lesões e osteoartrite do joelho

O escore do desfecho das lesões e osteoartrite do joelho (EDOJ) foi planejado para avaliar desfechos a curto e a longo prazo relevantes para o paciente, depois de uma lesão no joelho.[49] O EDOJ se baseou no WOMAC, na revisão da literatura e em um painel de especialistas, tendo sido estatisticamente confirmado para validade de conteúdo, validade de construto, confiabilidade e responsividade. O questionário é composto de 42 itens que são pontuados em uma escala de Likert. Um escore mais elevado indica melhor estado de saúde. As subescalas são: dor, sintomas, atividades diárias, esportes e recreação e qualidade de vida relacionada ao joelho.[49]

Medição do membro inferior

A medição do membro inferior é um instrumento administrado pelo paciente, planejado para avaliar a função física.[34] Esse questionário é uma modificação do escore de salvamento de membro de Toronto (ESMT), tendo sido estatisticamente confirmado para confiabilidade, validade e responsividade. A medição do membro Inferior é composta por 29 itens em uma escala de Likert, e sua administração leva aproximadamente 5 minutos. Esse questionário foi projetado para uma população idosa; 10 pontos indicam mudança clínica significativa.[34]

Sistema de pontuação de Olerud e Molander

O sistema de pontuação de Olerud e Molander é um questionário administrado pelo paciente que tem como objetivo avaliar os sintomas depois de uma fratura no tornozelo.[43] Esse sistema é composto por 9 itens em uma escala de classificação cumulativa, tendo sido comparado à escala analógica visual (EAV), à amplitude de movimento, à osteoartrite e à luxação para validação estatística. Escores altos indicam melhor estado de saúde.[43]

Formulário de avaliação do ombro e cotovelo por cirurgiões norte-americanos

O formulário American Shoulder and Elbon Surgeons – ASES foi planejado para avaliar o ombro e o cotovelo, sendo feito pelo paciente e por seu clínico.[41] Esse instrumento não tem custo. As subescalas são: índice de pontuação do ombro, dor, instabilidade, atividades diárias, amplitude de movimento, sinais e força. Escores elevados indicam melhor estado de saúde. O instrumento é uma combinação de perguntas de EAV e do tipo Sim/Não representadas em uma escala. Leva aproximadamente 3 minutos para o paciente completar o formulário.[41]

Escala ortopédica norte-americana do pé e tornozelo

A escala ortopédica norte-americana do pé e tornozelo foi planejada para uso entre pacientes com disfunção do pé ou do tornozelo. Esse instrumento contém quatro escalas específicas para a região: tornozelo-retropé, mediopé, metatarsofalângica do hálux e metatarsofalângica-interfalângica dos demais dedos. Os pacientes dão informações pessoais sobre a dor e a funcionalidade de cada região. Essa escala também inclui os resultados do exame físico registrados pelo clínico. Embora a escala ortopédica norte-americana do pé e tornozelo tenha sido muito utilizada em estudos dos desfechos cirúrgicos do pé e do tornozelo, também demonstrou certas limitações.[52,54]

A UTILIZAÇÃO DE ESTUDOS DE DESFECHO NA TOMADA DE DECISÃO (ORTOPEDIA BASEADA EM EVIDÊNCIA)

O que é ortopedia baseada em evidência?

A sigla MBE surgiu no outono de 1990 em um documento para candidatos ao programa de residência em Medicina Interna da Universidade McMaster em Ontário, Canadá, que descreveu MBE como uma atitude de ceticismo esclarecido com relação à aplicação de tecnologias diagnósticas, terapêuticas e prognósticas. Conforme esboçado no texto *Epidemiologia Clínica* e originalmente descrito na literatura no *ACP Journal Club* em 1991, a abordagem MBE na prática da medicina se baseia em uma percepção da evidência sobre a qual a prática do clínico se fundamenta, e na robustez das inferências permitidas por essa evidência.[29] A prática mais sofisticada da MBE exige, por sua vez, um delineamento claro das questões clínicas relevantes, uma busca minuciosa na literatura relacionada às questões, uma avaliação crítica da evidência disponível e sua aplicabilidade na situação clínica e uma aplicação equilibrada das conclusões ao problema clínico. A aplicação equilibrada da evidência (i. e., a tomada de decisão clínica) é o ponto central da prática da MBE, envolvendo, de acordo com os princípios da MBE, a integração da experiência/julgamento clínicos com as preferências dos pacientes e seus valores societários e com a melhor evidência de pesquisa disponível (Fig. 16.6). O grupo de trabalho de MBE na Universidade McMaster propôs um modelo operacional para prática clínica baseada em evidência que engloba as atuais evidências de pesquisa, as preferências dos pacientes, as circunstâncias clínicas e a experiência clínica. De forma equivocada, muitos consideram que a MBE remove a experiência clínica como fator do processo de tomada de decisão do paciente. Isso não é verdade. O que estabelece as relações entre pacientes, circunstâncias e pesquisa é a experiência e a habilidade do cirurgião.

Localização de evidências atuais em trauma

Para ser um profissional efetivo da MBE, o cirurgião deve adquirir as habilidades necessárias para localizar a "melhor" evidência disponível, de modo que possa responder às importantes questões clínicas. A leitura mensal de alguns artigos publicados em revistas ortopédicas comuns não é uma preparação suficiente para responder às questões que surgem na prática diária. São pelo menos 100 as revistas ortopédicas publicadas pela Medline.[2] Para aqueles cirurgiões cujo principal interesse é a traumatologia ortopédica, a lista é ainda maior. Tendo em vista as enormes demandas clínicas exigidas pelas pesquisas por evidência, os cirurgiões devem aproveitar bem o tempo. Resumos de evidências (como os publicados no *Journal of Orthopaedic Trauma*) e revisões sistemáticas (revisões abrangentes da literatura) são fontes úteis para os cirurgiões (Tab. 16.9). O modo mais eficiente de encontrar esses documentos é por meio da busca eletrônica de bancos de dados e/ou pela internet. Por causa da grande premência de tempo, é importante saber onde procurar e como desenvolver uma estratégia de busca, ou filtro, para que as evidências possam ser identificadas com maior eficácia. Recentemente, criamos um site para ponto de atendimento em ortopedia que produz relatórios de evidências para eventos traumatológicos que são oportuna e regularmente atualizados. O site, conhecido como OrthoEvidence (www.myorthoevidence.com), realiza buscas mensais em periódicos e identifica evidências (i. e., ensaios clínicos randomizados ou metanálises) de alta qualidade. Os dados destes estudos são resumidos e, além disso, faz-se uma cuidadosa avaliação do risco de viés. O resultado final, denominado "relatório de evidência clínica avançada (ECA)," é publicado no site.

Guia do usuário para avaliação de uma intervenção ortopédica

Quase todas as intervenções cirúrgicas têm benefícios inerentes e riscos associados. Antes de implementar uma nova terapia, é preciso se certificar dos benefícios e riscos dessa terapia, assegurando que os recursos utilizados na intervenção não serão excessivos. Uma abordagem simples de três etapas pode ser empregada durante a leitura de um artigo da literatura ortopédica (Tab. 16.10). É prudente inquirir se o estudo pode oferecer resultados válidos (validade interna), revisar os resultados e considerar como os resultados podem ser aplicados ao tratamento do paciente (capacidade de generalização). Inexistência de randomização, ausência de encobrimento da alocação dos tratamentos, não uso da metodologia cega e acompanhamento incompleto são graves ameaças à validade de um estudo randomizado publicado. O guia do usuário se concentra na avaliação, por assegurar que os investigadores levaram em consideração esses aspectos na condução de seu estudo. Também é importante compreender o jargão da MBE. A Tabela 16.11 oferece um resumo dos termos comuns utilizados ao considerar os resultados de um artigo clínico. Embora os estudos randomizados estejam no topo da hierarquia de uma intervenção, nem todas as questões da pesquisa ortopédica são apropriadas para estudos randomizados. Por exemplo, estudos observacionais (coortes prospectivas) são modelos mais apropriados para avaliar o prognóstico (ou

TABELA 16.9 Localização de evidências atuais: recursos

Publicações
- MBE
- Uso da literatura médica
- Guias do usuário do *Journal of American Medical Association*
- Guias do usuário do *Canadian Medical Association Journal*
- Guias do usuário do *Journal of Bone and Joint Surgery*
- Guias do usuário do *Canadian Journal of Surgery*

Bancos de dados
- Melhor evidência
- Coleção Cochrane e Registro Cochrane de Estudos Randomizados (www.update-software.com/cochrane/)
- OrthoEvidence (www.myorthoevidence.com)
- Banco de dados de resumos de Revisões de Efetividade (DARE)
- Banco de dados da internet de Resumos e Artigos Baseados em Evidência (IDEA)
- Medline/PubMED (www.ncbi.nlm.nih.gov/entrez/query.fcgi)
- EMBASE (equivalente europeu do Medline)
- Evidência Clínica (www.clinicalevidence.org/)
- SUMsearch (www.sumsearch.uthscsa.edu)
- Banco de dados TRIP (www.tripdatabase.com/)

Publicações eletrônicas
- ACP Journal Club (Colégio Norte-americano de Médicos) (www.acpjc.org/)
- Bandolier: cuidados da saúde baseados em evidência
- MBE
- Câmara de Compensação de Orientação dos EUA (Agência de Políticas e Pesquisas de Cuidados da Saúde [AHCPR]; www.guidelines.gov)

Recursos da internet
- Healthweb: Cuidados de saúde baseados em evidência (www.healthweb.org)
- MBE da Universidade McMaster (www.hiru.hirunet.mcmaster.ca)
- Centro para Medicina Baseada em Evidência (www.cebm.net)
- Banco de dados: Tópicos Criticamente Avaliados (CAT) (www.cebm.net/toolbox.asp)
- Centro de recursos de MBE da Academia de Medicina de Nova York (www.ebmny.org)
- MBE da Universidade de Alberta (cebm.med.ualberta.ca/ebm/ebm.htm)
- Links de Trauma – Unidade Traumatológica Ortopédica de Edimburgo (www.trauma.co.uk/traumalinks.htm)
- OrthoEvidence (www.myorthoevidence.com)

TABELA 16.10 Guia do usuário para estudos randomizados ortopédicos

Validade
Os grupos experimental e de controle começaram o estudo com um prognóstico similar?
Os pacientes foram randomizados?
A randomização foi encoberta?
Os pacientes foram analisados nos grupos para os quais tinham sido randomizados?
Os pacientes dos grupos de tratamento e de controle eram similares em relação aos fatores prognósticos conhecidos?
Os grupos experimental e de controle retiveram um prognóstico similar depois do início do estudo?

Cegamento
Os investigadores evitaram os efeitos da percepção, por parte dos pacientes, da alocação? Os pacientes estavam cegados?
Os aspectos do tratamento que afetam o prognóstico eram similares nos dois grupos? Os clínicos estavam cegados?
O desfecho foi avaliado de maneira uniforme nos grupos experimental e de controle? Os responsáveis pela avaliação do desfecho estavam cegados?
O acompanhamento foi completo?

Resultados
Qual a dimensão do efeito do tratamento?
Qual foi o grau de precisão da estimativa do efeito do tratamento?

Aplicabilidade
Os resultados podem ser aplicados ao meu paciente?
Foram considerados todos os desfechos importantes para os pacientes?
Os prováveis benefícios do tratamento compensam os custos e riscos potenciais?

TABELA 16.11 Apresentação dos resultados

	Infecção	Sem infecção
Grupo de tratamento	10 A	90 B
Grupo de controle	50 C	50 D

Percentual de eventos do grupo de tratamento (PET): $A/(A+B) = 10/100 = 10\%$
A incidência de infecção no grupo de tratamento
Percentual de eventos do controle (PEC): $C/(C+D) = 50/100 = 50\%$
A incidência de infecção no grupo de controle ou 20%
Risco relativo: $PET/PEC = 10/50 = 0,2$
O risco relativo de infecção no grupo de tratamento em relação ao grupo de controle
RRR: $1 - RR = 1 - 0,2 = 0,8$ ou 80%
O tratamento reduz o risco de infecção em 80%, em comparação com os controles
Redução do risco absoluto (RRA): $PEC - PET = 50\% - 10\% = 40\%$
A diferença numérica real nos percentuais de infecção entre os grupos de tratamento e de controle
Número necessário para tratamento: $1/RRA = 1/0,4 = 2,5$
Para cada 2,5 pacientes que receberam o tratamento, pode ser prevenida 1 infecção
Razão de probabilidades: $AD/BC = (10)(50)/(90)(50) = 500/4.500 = 0,11$
A probabilidade de infecção no grupo de tratamento em comparação com o grupo de controle é igual a 0,11

fatores de risco) de um desfecho após um procedimento cirúrgico. Entretanto, problemas comuns relacionados a tratamentos cirúrgicos alternativos (e adotados) falam fortemente em favor dos estudos randomizados. Problemas complexos relativos à falta de consenso quanto a uma técnica cirúrgica, ou à inaceitação de uma abordagem, falam em favor de estudos observacionais, de modo que a técnica possa ser mais bem esclarecida, e também para que seja compreendida a indicação de determinadas abordagens alternativas, antes de optar por um estudo randomizado.

Incorporação da ortopedia baseada em evidência no cotidiano da prática traumatológica

A MBE vem se tornando um paradigma educacional adotado na educação médica em diversos níveis. Uma análise da literatura relacionada ao *Journal Club* (grupos de crítica e revisão de artigos científicos) em programas de residência, em outras especialidades diferentes da cirurgia ortopédica, revela que os três objetivos mais comuns foram: ensino de habilidades para avaliação crítica (67%), influência na prática clínica (59%) e atualização com a literatura mais recente (56%).[58] Foi constatado que a implementação da lista de verificação de revisões estruturadas de artigos aumenta a satisfação dos residentes e aumenta o valor educacional percebido do *Journal Club*, sem aumentar a carga de trabalho dos residentes ou diminuir sua frequência nas conferências.

Instrumentos de revisão estruturados têm sido aplicados em diversos programas de treinamento ortopédico, e estão em andamento avaliações dos desfechos e da eficácia desse formato para o *Journal Club*. A Figura 16.7 é um exemplo do instrumento de revisão estruturada para uso nos programas de treinamento ortopédico.

O FUTURO DOS ESTUDOS DE DESFECHO NO TRAUMA ORTOPÉDICO

Durante os últimos 50 anos, muitos estudos randomizados foram desenvolvidos. Embora o peso da evidência seja extremamente persuasivo em grandes estudos randomizados com pequenos IC, em relação ao efeito do tratamento, nem sempre isso será possível para muitos problemas clínicos da ortopedia. De fato, apenas 3% (72 de 2.498) dos estudos publicados no campo da ortopedia refletem a metodologia dos estudos randomizados.[14] O modelo, a conduta e a análise da pesquisa ortopédica vêm obtendo cada vez mais valorização na cirurgia, sobretudo na cirurgia ortopédica. Ainda assim, apenas 14% das contribuições originais no JBJS representam evidência de nível 1.[18] Quando não é possível realizar a randomização ou quando esta foge da ética, os estudos observacionais prospectivos representam a melhor evidência. Aproximadamente 1 em 5 artigos científicos publicados no JBJS representam essa evidência de nível 2.[14] Em uma revisão mais recente da literatura, Chan e Bhandari[23] identificaram 87 estudos randomizados em procedimentos cirúrgicos ortopédicos, representando 14% dos estudos publicados. O JBJS contribuiu com 4,1% dos estudos randomizados publicados nesse artigo.

Os futuros estudos podem proporcionar dados de alta qualidade que permitam basear a prática, caso sejam realizados, sempre que possível, estudos randomizados controlados, haja garantia de um tamanho de amostra adequado, haja envolvimento de bioestatísticos e metodologistas, os dados sejam coletados de forma meticulosa e os resultados sejam informados com precisão, utilizando desfechos e medidas de efeito de tratamento sensatos. A limitação de erros de tipo II (erros beta) dependerá de iniciativas realizadas por várias instituições. Esses estudos maiores têm a vantagem de aumentar a capacidade de generalização dos resultados e o potencial para um recrutamento eficiente e em grande escala (1.000 pacientes, ou mais). Hoje em dia, estudos realizados em apenas uma instituição, que poderiam levar uma década para recrutar um número suficiente de pacientes, podem ser completados em poucos anos com os estudos de pesquisa colaborativa. O problema óbvio com as iniciativas multicêntricas é a relativa complexidade do modelo do estudo e o custo. É razoável esperar que um estudo com mais de 1.000 pacientes custe mais de 3 a 4 milhões de dólares para sua realização.

CONCLUSÃO

A finalidade do "movimento dos desfechos" e da MBE é proporcionar aos profissionais da saúde e tomadores de decisões (médicos, enfermeiros, administradores, técnicos reguladores) instrumentos que lhes permitam coletar, acessar, interpretar e resumir a evidência necessária para tomar decisões e integrar explicitamente essa evidência com os valores dos pacientes. Assim, a MBE não é um fim em si mesma, mas um conjunto de princípios e instrumentos que ajudam os clínicos a distinguir desconhecimento da evidência e real incerteza científica, diferenciar a evidência de opiniões não substanciadas e, por fim, proporcionar melhor atendimento ao paciente.

APÊNDICE: CÁLCULOS DO TAMANHO DA AMOSTRA

1. Variáveis contínuas

O número de pacientes necessário por grupo de tratamento para obtenção de um poder de estudo de 80% ($\beta = 0,20$) a um nível alfa de significado de 0,05 é o seguinte:

$$n_1 = n_2 = 2(\sigma^2)(z_{1-\alpha/2} + z_{1-\beta})^2/\Delta^2$$

em que

n_1 = tamanho da amostra do grupo um
n_2 = tamanho da amostra do grupo dois
Δ = diferença de parâmetro de desfecho entre grupos (5 pontos)
σ = amostra de desvios-padrão (12)
$z_{1-\alpha/2} = z_{0,975} = 1,96$ (para $\alpha = 0,05$)
$z_{1-\beta} = z_{0,80} = 0,84$ (para $\beta = 0,2$)

2. Variáveis dicotômicas

O número de pacientes necessário por grupo de tratamento para obtenção de um poder de estudo de 80% ($\beta = 0,20$) a um nível alfa de significado de 0,05 é o seguinte:

$$n_1 = n_2 = [(2p_m q_m)^{1/2} z_{1-\alpha/2} + (p_1 q_1 + p_2 q_2)^{1/2} z_{1-\beta}]^2/\Delta^2$$

em que

n_1 = tamanho da amostra do grupo um
n_2 = tamanho da amostra do grupo dois
p_1, p_2 = probabilidades das amostras (5 e 10%)
$q_1, q_2 = 1 - p_1, 1 - p_2$ (95 e 90%)
$p_m = (p_1 + p_2)/2$ (7,5%)
$q_m = 1 - p_m$ (92,5%)
Δ = diferença = $p_2 - p_1$ (5%)
$z_{1-\alpha/2} = z_{0,975} = 1,96$ (para $\alpha = 0,05$)
$z_{1-\beta} = z_{0,80} = 0,84$ (para $\beta = 0,2$)

1. Modelo de estudo

Estudo randomizado ou metanálise (MA) de estudo randomizado	12
Estudo observacional prospectivo com um grupo de comparação ou MA	10
Estudo observacional retrospectivo com um grupo de comparação ou MA	8
Estudo observacional prospectivo sem um grupo de comparação ou MA	6
Estudo observacional retrospectivo sem um grupo de comparação ou MA	4
Estudo transversal (apenas um ponto no tempo)/pesquisa	2
Não informado/impossível de discernir	0

/12

2. Critérios de qualificação

Critérios de qualificação definidos	3
Critérios de qualificação parcialmente definidos	2
Critérios de qualificação não informados	0

/3

Descrição de pacientes não qualificados ou excluídos	3
Descrição parcial de pacientes não qualificados ou excluídos	2
Pacientes não qualificados ou excluídos não informados	0

/3

3. Similaridade dos grupos de comparação no início do estudo

Grupos similares graças à randomização	8
Grupos similares pela combinação dos casos aos controles, ou valores p mostrados	6
Grupos não similares, mas foram utilizados testes estatísticos para correção dos desequilíbrios	4
Os autores informam grupos similares, mas sem informação de apoio	2
Grupos não similares, apenas um grupo, ou não informado	0

/8

4. Similaridade dos grupos de comparação no final do estudo (omita, se MA)

Os grupos permaneceram similares (não ocorreu cruzamento)	4
Grupos diferentes (ocorreu cruzamento)	2
Apenas um grupo ou não há certeza / não informado/não aplicável	0

/4

5. Avaliação dos desfechos

Os desfechos primários são objetivos (i. e., dispensam maior julgamento – p. ex., mortalidade)	3
Os desfechos primários não são objetivos	1

/3

Os avaliadores dos desfechos são independentes, ou cegados	3
Os avaliadores dos desfechos não são independentes, ou não são cegados	0
Não há certeza	0

/3

6. Acompanhamento

90% ou mais de acompanhamento (prospectivo, ativo)	6
80-89% de acompanhamento (prospectivo, ativo)	4
70-79% de acompanhamento (prospectivo, ativo)	2
Menos de 70% de acompanhamento	1
Não informado, ou não há certeza, ou não aplicável, ou acompanhamento passivo	0

/6

7. Tamanho da amostra

Informação do tamanho ou cálculo do poder da amostra antes do estudo	4
Informação do cálculo do poder da amostra depois do estudo	2
Sem informação sobre o tamanho ou cálculo do poder da amostra antes do estudo	0

/4

8. Testes estatísticos

Valor p e intervalo(s) de confiança informados	4
Valor p ou intervalo(s) de confiança informados	2
Não foi informada análise estatística	0

/4

Escore total /50
Se for metanálise /46

FIGURA 16.7 Lista de verificação para avaliar a qualidade das terapias cirúrgicas.

REFERÊNCIAS BIBLIOGRÁFICAS

1. American Medical Association. User's guides to the medical literature: a manual for evidence-based clinical practice. In Guyatt GH, Rennie D, eds. 2nd ed. Chicago, IL: American Medical Association Press; 2001.
2. Atkins D, Best D, Briss PA, et al. Grading quality of evidence and strength of recommendations. BMJ. 2004;328(7454):1490.
3. Atkins D, Briss PA, Eccles M, et al. Systems for grading the quality of evidence and the strength of recommendations II: pilot study of a new system. BMC Health Serv Res. 2005;5(1):25.
4. Atkins D, Eccles M, Flottorp S, et al. Systems for grading the quality of evidence and the strength of recommendations I: critical appraisal of existing approaches. The GRADE Working Group. BMC Health Serv Res. 2004;4:38.
5. Balogh ZJ, Reumann MK, Gruen RL, et al. Advances and future directions for management of trauma patients. Lancet. 2012;380(9847):1109–1119.
6. Beaton DE, Schemitsch E. Measures of health-related quality of life and physical function. Clin Orthop Relat Res. 2003;413:90–105.
7. Benson K, Hartz AJ. A comparison of observational studies and randomized, controlled trials. N Engl J Med. 2000;342:1878–1886.
8. Bhandari M, Devereaux PJ, Li P, et al. The misuse of baseline comparison tests and subgroup analyses in surgical randomized controlled trials. Clin Orthop Relat Res. 2006;447:247–251.
9. Bhandari M, Guyatt GH, Siddiqui F, et al. Operative versus nonoperative treatment of achilles tendon rupture—a systematic overview and meta-analysis. Clin Orthop Relat Res 2002:400:190–200.
10. Bhandari M, Guyatt GH, Swiontkowski MF. User's guide to the orthopaedic literature: how to use an article about a prognosis. J Bone Joint Surg. 2001;83A:1555–1564.
11. Bhandari M, Guyatt GH, Swiontkowski MF. User's guide to the orthopaedic literature: how to use an article about a surgical therapy. J Bone Joint Surg. 2001;83A:916–926.
12. Bhandari M, Montori VM, Devereaux PJ, et al. Doubling the impact: publication of systematic review articles in orthopaedic journals. J Bone Joint Surg Am. 2004;86:1012–1016.
13. Bhandari M, Richards R, Schemitsch EH. The quality of randomized trials in Journal of Bone and Joint Surgery from 1988–2000. J Bone Joint Surg Am. 2002;84A:388–396.
14. Bhandari M, Swiontkowski MF, Einhorn TA, et al. Interobserver agreement in the application of levels of evidence to scientific papers in the American volume of the Journal of Bone and Joint Surgery. J Bone Joint Surg Am. 2004;86A:1717–1720.
15. Bhandari M, Tornetta P III. Issues in the hierarchy of study design, hypothesis testing, and presentation of results. Tech Orthop. 2004;19:57–65.
16. Bhandari M, Tornetta P 3rd, Rampersad SA, et al. (Sample) Size Matters! An Examination of Sample Size from the SPRINT trial study to prospectively evaluate reamed intramedullary nails in patients with tibial fractures. J Orthop Trauma. 2013;27:183–188.
17. Bhandari M, Tornetta P III, Ellis T, et al. Hierarchy of evidence: differences in results between nonrandomized studies and randomized trials in patients with femoral neck fractures. Arch Orthop Trauma Surg. 2004;124(1):10–16.
18. Bhandari M, Tornetta P III. Communicating the risks of surgery to patients. European J Trauma. 2004;30:177–180.
19. Bhandari M, Whang W, Kuo JC, et al. The risk of false-positive results in orthopaedic surgical trials. Clin Orthop Relat Res. 2003;413:63–69.
20. Bhandari M, Zlowodzki M, Cole PA. From eminence-based practice to evidence-based practice: a paradigm shift. Minn Med. 2004;4:51–54.
21. Box JF. Guinness, Gosset, Fisher, and small samples. Statistical Science. 1987;2:45–52.
22. Brighton B, Bhandari M, Tornetta P III, et al. Hierarchy of evidence: from case reports to randomized controlled trials. Clin Orthop Relat Res. 2003;413:19–24.
23. Chan S, Bhandari M. The quality of reporting of orthopaedic randomized trials with use of a checklist for nonpharmacological therapies. J Bone Joint Surg Am. 2007;89:1970–1978.
24. Concato J, Shah N, Horwitz RI. Randomized, controlled trials, observational studies, and the hierarchy of research designs. N Engl J Med. 2000;342:1887–1894.
25. Devereaux PJ, Bhandari M, Clarke M, et al. Need for expertise-based randomized controlled trials. BMJ. 2005;330(7482):88.
26. Devereaux PJ, Manns BJ, Ghali W, et al. In the dark: physician interpretations and textbook definitions of blinding terminology in randomized controlled trials. JAMA. 2001;285:2000–2003.
27. Dirschl DR, Tornetta P III, Bhandari M. Designing, conducting, and evaluating journal clubs in orthopaedic surgery. Clin Orthop Relat Res. 2003;413:146–157.
28. Griffin D, Audige L. Common statistical methods in orthopaedic clinical studies. Clin Orthop Relat Res. 2003;413:70–79.
29. Guyatt GH. Evidence-based medicine. ACP J Club. 1991;114:A16.
30. Haentjens P, Autier P, Boonen S. Clinical risk factors for hip fracture in elderly women: a case-control study. J Orthop Trauma. 2002;6:379–385.
31. Haynes RB, Mukherjee J, Sackett D, et al. Functional status changes following medical or surgical treatment for cerebral ischemia: results in the EC/IC, Bypass Study. JAMA. 1987;257:2043–2046.
32. Ioannidis JP, Haidich AB, Pappa M, et al. Comparison of evidence of treatment effects in randomized and nonrandomized studies. JAMA. 2001;286:821–830.
33. Jackowski D, Guyatt G. A guide to health measurement. Clin Orthop Relat Res. 2003;413:80–89.
34. Jaglal S, Lakhani Z, Schatzker J. Reliability, validity, and responsiveness of the lower extremity measure for patients with a hip fracture. J Bone Joint Surg Am. 2000;82-A:955–962.
35. Johanson NA, Charlson ME, Szatrowske TP, et al. A self-administered hip-rating questionnaire for the assessment of outcome after total hip replacement. J Bone Joint Surg Am. 1992;74:587–597.
36. Kunz R, Oxman AD. The unpredictability paradox: review of empirical comparisons of randomized and nonrandomized clinical trials. BMJ. 1998;317:1185–1190.
37. Lochner H, Bhandari M, Tornetta P III. Type II error rates (beta errors) in randomized trials in orthopaedic trauma. J Bone Joint Surg. 2002;83A:1650–1655.
38. Marsh JL, Weigel DP, Dirschl DR. Tibial plafond fractures. How do these ankles function over time? J Bone Joint Surg Am. 2003;85A:287–295.
39. Mathias S, Nayak USL, Isaacs B. Balance in the elderly patients: the "get-up-and-go" test. Arch Phys Med Rehab. 1986;67:387–389.
40. McConnell S, Kolopack P, Davis AM. The Western Ontario and McMaster Universities Osteoarthritis Index (WOMAC): a review of its utility and measurement properties. Arthritis Rheum. 2001;45:453–461.
41. Michener LA, McClure PW, Sennett BJ. American Shoulder and Elbow Surgeons Standardized Shoulder Assessment Form patient self-report section: reliability, validity, and responsiveness. J Shoulder Elbow Surg. 2002;11:587–594.
42. Miranda MA, Riemer BL, Butterfield SL, et al. Pelvic ring injuries. Along-term functional outcome study. Clin Orthop Relat Res. 1996;329:152–159.
43. Olerud C, Molander H. A scoring scale for symptom evaluation after ankle fracture. Arch Orthop Trauma Surg. 1984;103:190–194.
44. Ovre S, Sandvik L, Madsen JE, et al. Comparison of distribution, agreement, and correlation between the original and modified Merle d'Aubigne-Postel Score and the Harris Hip Score after acetabular fracture treatment: moderate-agreement, high-ceiling effect and excellent correlation in 450 patients. Acta Orthop Scand. 2005;76:796–802.
45. Piva SR, Fitzgerald GK, Irrgang JJ, et al. Get-up-and-go test in patients with knee osteoarthritis. Arch Phys Med Rehabil. 2004;85:284–289.
46. Pocock S, Assman S, Enos L, et al. Subgroup analysis, covariate adjustment, and baseline comparisons in clinical trial reporting: current practice and problems. Stats Med. 2002;21:2917–2930.
47. Rogers JC, IrrgangJJ. Measures of adult lower extremity function. Arthitis Rheum. 2003;49:S67–S84.
48. Roland M, Fairbank J. The Roland-Morris disability questionnaire and the Oswestry disability questionnaire. Spine. 2000;25:3115–3124.
49. Roos EM, Toksvig-Larsen S. Knee injury and Osteoarthritis Outcome Score (KOOS)—validation and comparison to the WOMAC in total knee replacement. Health Qual Life Outcomes. 2003;1:17.
50. Sackett DL, Haynes RB, Guyatt GH, et al. Clinical Epidemiology: A Basic Science for Clinical Medicine. Boston, MA: Little Brown; 1991.
51. Sackett DL, Richardson WS, Rosenberg WM, et al. Evidence-based Medicine: How to Practice and Teach EBM. New York, NY: Churchill Livingstone; 1997.
52. Saltzman CL, Domsic RT, Baumhauer JF. Foot and ankle research priority: report from the Research Council of the American Orthopaedic Foot and Ankle Society. Foot Ankle Int. 1997;18:447–448.
53. SMFA Swionkowski. Available online at http://www.med.umn.edu/ortho/research.html. Accessed September 10, 2009.
54. SooHoo NF, Shuler M, Fleming LL. Evaluation of the validity of the AOFAS Clinical Rating Systems by correlation to the SF-36. Foot Ankle Int. 2003;24:50–55.
55. SPRINT Investigators, Bhandari M, Guyatt G, et al. Randomized trial of reamed and unreamed intramedullary nailing of tibial shaft fractures. J Bone Joint Surg Am. 2008;90:2567–2578.
56. SPRINT Investigators, Bhandari M, Guyatt G, et al. Study to prospectively evaluate reamed intramedullary nails in patients with tibial fractures (SPRINT): study rationale and design. BMC Musculoskeletal Discord. 2008;9:91.
57. Sung J, Siegel J, Tornetta P III, et al. The orthopaedic trauma literature: an evaluation of statistically significant findings in orthopaedic trauma randomized trials. BMC Musculoskelet Disord. 2008;29(9):14.
58. The EC/IC Bypass Study Group. Failure of extracranial-intracranial arterial bypass to reduce the risk of ischemic stroke: results of an international randomized trial. N Engl J Med. 1985;313:1191–1200.
59. Ware J. Available online at http://www.qualitymetric.com. Accessed September 10, 2009.
60. Wright JG, Swiontkowski MF, Heckman JD. Introducing levels of evidence to the journal. J Bone Joint Surg Am. 2003;85A:1–3.
61. Yeung M, Bhandari M. Uneven global distribution of randomized trials in hip fracture surgery. Acta Orthop. 2012;83(4):328–333.
62. Yusuf S, Wittes J, Probstfield J, et al. Analysis and interpretation of treatment effects in subgroups of patients in randomized clinical trials. JAMA. 1991;266:93–98.
63. Zuckerman JD, Koval KJ, Aharonoff GB, et al. A functional recovery score for elderly hip patients: I. Development. J Orthop Trauma. 2000;14:20–25.
64. Zuckerman JD, Koval KJ, Aharonoff GB, et al. A functional recovery score for elderly hip patients: II. Validity and reliability. J Orthop Trauma. 2000;14:26–30.

17

Imaginologia no trauma ortopédico

Andrew H. Schmidt
Kerry M. Kallas

Considerações gerais   524
   Disponibilidade   524
   Resolução da imagem   525
   Invasibilidade   525
   Custo-benefício   525
   Risco para o paciente   526
Modalidades específicas na obtenção de imagens   527
   Radiografia   527
   Fluoroscopia   529
   Tomografia computadorizada   531

   Ressonância magnética   537
   Artrografia   543
   Ultrassonografia   545
   Medicina nuclear   546
   Angiografia   549
Gerenciamento do banco de imagens   552
   Distribuição das imagens   552
   Sistema de arquivamento e sistema de comunicação   552
   Imagens digitais e comunicações nos padrões clínicos   553
   Imagens digitais e telerradiologia na ortopedia   553

CONSIDERAÇÕES GERAIS

O uso de imagens no trauma musculoesquelético contribui muito para o diagnóstico inicial e tratamento das lesões ortopédicas. Em muitos casos os pacientes são capazes de fornecer detalhes do trauma e o estudo por imagem frequentemente confirma ou exclui o diagnóstico inicialmente sugerido pela história clínica, mecanismo do trauma e achados do exame físico. As imagens desempenham papel essencial no tratamento de pacientes politraumatizados que se apresentem em coma, inconscientes ou que estejam entubados e, portanto, incapazes de localizar sintomas ou cooperar com o exame físico. Pacientes politraumatizados também podem apresentar lesão neurológica e visceral associadas e, nesses casos, as imagens ortopédicas ficam em segundo plano, sendo substituídas por outros exames para a triagem cirúrgica de lesões que apresentam risco à vida. Contudo, radiografias simples de todas as lesões musculoesqueléticas suspeitas devem ser realizadas sempre que possível para que sejam tomadas as decisões terapêuticas apropriadas precocemente.

Atualmente, dispõe-se de uma grande variedade de exames de imagem e o uso de determinada modalidade pode ser influenciado por vários fatores, como disponibilidade, resolução da imagem, ser ou não invasiva, custo-benefício, risco e necessidade de manipulação especial do paciente traumatizado. Muitos estudos de imagem são solicitados rotineiramente para indicações específicas, dispensando justificativa; um exemplo são as radiografias convencionais usadas para avaliar traumas ósseos dos membros na fase aguda. No entanto, especificamente com relação às técnicas mais avançadas de imagem, os médicos devem analisar criteriosamente a necessidade ou não de outros exames. Os médicos também devem ser conhecedores das limitações dos estudos imaginológicos em pacientes selecionados. Exemplificando, em pacientes idosas que sofreram trauma no terço proximal do fêmur e/ou pelve, as radiografias simples de forma alguma serão tão precisas para o diagnóstico de fraturas em comparação com as imagens obtidas por ressonância magnética (RM).[13]

Disponibilidade

Embora a radiografia convencional esteja facilmente disponível, tanto nas clínicas como nos hospitais, o acesso às modalidades de imagem mais avançadas é variável, particularmente nas comunidades rurais e nos períodos fora do expediente normal.[76] Em uma pesquisa aleatória de 5% dos serviços de emergência norte-americanos (n = 262), havia tomógrafos computadorizados em 96% das instituições, disponível 24 horas por dia em 94%. A resolução da imagem era variável; 39% tinham acesso a tomógrafos de 16 canais ou mais. Em dois terços das instituições, havia RM no local; outros 20% tinham acesso a RM móvel. Em hospitais de menor porte e em hospitais rurais, havia menor acesso à TC e à RM e, quando tais recursos estavam disponíveis, a TC tendia a ter resolução mais baixa.[76] Embora haja carência de dados, é também provável que o acesso a outras modalidades de imagem, por exemplo, o ultrassom (US) e a medicina nuclear (MN), seja igualmente variável, eventualmente havendo disponibilidade apenas "sob pedido" ou mesmo não havendo absolutamente disponibilidade fora do expediente normal.

Felizmente, o mais importante para a avaliação imediata de um paciente com um trauma ortopédico são as radiografias simples, que fornecem informações suficientes para diagnosticar qualquer fratura ou luxação. A exceção clássica dessa situação está na avaliação da coluna vertebral, principalmente no paciente comatoso ou em outras situações específicas de lesões, nas quais tanto TC como RM têm papéis bem definidos.[59,79,82] No entanto, há controvérsia em relação aos méritos relativos da TC *versus* RM na avaliação do trauma vertebral, com um grupo considerando que a RM é o novo padrão para a avaliação do trauma vertebral cervical.[141] Embora a RM tenha o benefício adicional de demonstrar com maior clareza as lesões de partes moles em geral e particularmente a hérnia de disco, a incerteza da disponibilidade dessa modalidade nos horários fora do expediente, bem como os problemas óbvios de se transportar e monitorar um paciente traumatizado dentro de uma unidade de RM, fazem com que a TC permaneça como o principal exame de imagem da coluna vertebral na avaliação inicial do paciente traumatizado.[189]

A introdução recente da radiografia digital (RD) e da telerradiologia proporciona outra maneira de se obter a interpretação de imagens por radiologistas treinados fora do expediente normal.[57,135,167,194] Embora esse recurso seja mais usado no tratamento de emergências neurológicas agudas e na avaliação de cortes transversais do abdome e do tórax, não há dúvida de que essa tecnologia irá beneficiar também pacientes com trauma musculoesquelético. Em um artigo recentemente publicado que descreve os benefícios de um serviço noturno de telerradiologia para emergências, 43 de 75 estudos avaliaram lesões musculoesqueléticas.[57]

Resolução da imagem

A escolha de determinado exame de imagem pode, em parte, ser influenciado pela resolução espacial e pela resolução de contraste. A capacidade de uma modalidade de imagem definir pequenos objetos com contraste elevado (p. ex., interface osso-músculo) como entidades distintas é chamada resolução espacial, que é tipicamente medida em pares de linhas por milímetro (pl/mm); valores mais altos de pl/mm indicam maior resolução. Para efeito de comparação, o limite de resolução espacial do olho humano é de aproximadamente 30 pl/mm. A resolução também pode ser expressa em milímetros e valores menores representam maior resolução espacial. A Tabela 17.1 demonstra os valores representativos dos limites de resolução espacial para modalidades de imagem comuns. As radiografias convencionais têm resolução espacial consideravelmente melhor do que as técnicas de imagem com cortes transversais, embora a sobreposição de estruturas ósseas geralmente complique a avaliação da anatomia óssea. Os estudos de TC têm melhor resolução espacial do que os de RM, sendo mais comumente realizados para a avaliação de anormalidades ósseas mais delicadas, como fraturas por avulsão e calcificações no interior da matriz tumoral.

Resolução de contraste refere-se à capacidade de definir dois tecidos de contraste similar. Caracteristicamente, as radiografias convencionais têm baixa resolução de contraste para partes moles, enquanto TC e RM, em particular, têm resolução de contraste muito melhor, em parte relacionada à sua natureza tomográfica. Nas radiografias convencionais, por exemplo, a gordura subcutânea pode ser distinguida dos grupos musculares subjacentes, embora os planos fasciais intermusculares não possam ser visualizados. TC e RM demonstram melhor a gordura subcutânea e os planos fasciais intermusculares, embora RM tenha resolução de contraste superior para partes moles em comparação com TC.

Invasibilidade

Quase todos os procedimentos para obtenção de imagens não são invasivos ou necessitam de procedimentos minimamente invasivos, como a obtenção de um acesso intravenoso para administração de contraste. Algumas técnicas, porém, são mais invasivas, como a angiografia periférica para avaliação vascular no paciente traumatizado, que não só representa maior risco intrínseco para o paciente, mas também depende de maiores recursos e de coordenação do ambiente de urgência. Quando esses procedimentos são utilizados de maneira correta, suas vantagens diagnósticas e terapêuticas contribuem substancialmente para o tratamento do paciente.

Custo-benefício

Diante das crescentes pressões para contenção de despesas, foram realizadas pesquisas para estudar o custo-benefício de algoritmos que incorporam a radiografia convencional no diagnóstico e acompanhamento do trauma musculoesquelético.[6] Os hos-

TABELA 17.1 Resoluções espaciais limitantes das diversas modalidades de imagem médica: níveis de resolução obtidos no uso clínico típico da modalidade

Modalidade	Resolução pl/mm	mm	Comentários
Radiografia simples	6	0,08	Limitada por *"spot"* focal e pela resolução do detector
Radiografia digital	3	0,17	Limitada pelo diâmetro dos elementos detectores
Fluoroscopia	4	0,125	Limitada pelo detector e pelo *"spot"* focal
TC	1	0,4	Pixels em torno de V2-mm
MN: imagem plana	< 0,1	7	A resolução espacial sofre degradação substancial com o aumento da distância do detector
SPECT	< 0,1	7	A resolução espacial piora na direção do centro do corte da imagem
PET	0,1	5	Melhor resolução espacial que outras modalidades de imagem de medicina nuclear
RM	0,5	1,0	A resolução pode ser melhorada em campos magnéticos mais fortes
US	1,7	0,3 (5 MHz)	Limitado pelo comprimento de onda do som

MN, medicina nuclear; PET, tomografia por emissão de pósitrons; RM, ressonância magnética; SPECT, tomografia computadorizada por emissão de fóton único; TC, tomografia computadorizada; US, ultrassonografia.
Modificado e reproduzido com permissão de Bruschberg JT, Seibert JA, Leidholt EM Jr., et al. *The essential physics of medical imaging*. 2.ed. Philadelphia: Lippincott Williams & Wilkins, 2002.

pitais de destino podem ter despesas significativas por causa da repetição de exames radiográficos para pacientes que foram transferidos de instituições encaminhadoras juntamente às suas radiografias originais.[187] Diversos estudos recentes demonstraram os benefícios do uso de "regras" para a solicitação de radiografias para traumas no joelho e no tornozelo, resultando em menor número de radiografias solicitadas, com diminuição dos custos e não aumentando o índice de fraturas não diagnosticadas.[6] Outros estudos também demonstraram que é possível diminuir o número de radiografias pós-operatórias e de controle no tratamento das fraturas do tornozelo.[86] Estudos similares analisaram o custo-benefício da radiografia pélvica de rotina em pacientes de trauma, embora os resultados sejam variáveis.[52,97] Um estudo de fraturas subperiosteais em crianças demonstrou que não há necessidade de radiografias após a confecção do gesso e que as radiografias de controle não alteram o tratamento, implicando redução significativa nos custos como resultado da diminuição no número de radiografias.[62]

Diante dos custos anuais cada vez mais elevados dos serviços de saúde nos Estados Unidos, uma área particularmente preocupante é a despesa observada com as técnicas avançadas de imagem musculoesquelética, como na RM. Segundo uma estimativa, no período entre 1996 e 2005, o uso da RM musculoesquelética cresceu quase 14 vezes mais do que as imagens musculoesqueléticas em geral (aumento de 353% versus 26%).[153] Parker et al.[153] exploraram os cortes que poderiam ser feitos nos custos se a ultrassonografia fosse utilizada em lugar da RM para o diagnóstico de problemas musculoesqueléticos. De acordo com sua revisão de 3.621 laudos de RM para esses problemas, 45,4% dos diagnósticos primários e 30,6% de todos os diagnósticos poderiam ter sido estabelecidos com US em vez de RM.[153] Extrapolando esses dados para o futuro, Parker et al.[153] preveem que, nos EUA, a substituição da RM por US em casos apropriados poderia poupar mais de 6,9 bilhões de dólares no período entre 2006 e 2020, gerando grande economia para o sistema Medicare.[153]

Outros estudos demonstraram que os procedimentos avançados de imagem podem ter um custo-benefício muito bom, no sentido de que melhoram a precisão diagnóstica inicial e evitam atrasos no tratamento que poderiam contribuir para maior morbidade do paciente ou para demora em seu retorno ao trabalho. Diversos estudos demonstraram, por exemplo, que o uso imediato de RM em casos de trauma no punho pode ter bom custo-benefício, por possibilitar um diagnóstico preciso de fratura no escafoide em casos com radiografias convencionais iniciais normais.[27,49,127] A RM também foi superior à radiografia de controle no diagnóstico de fraturas ocultas, resultando em mudança no tratamento em até 89% dos casos.[165] Foram constatados custos iguais ou menores em todos os estudos que compararam RM com algoritmos mais tradicionais de aplicação de gesso e acompanhamento radiográfico.[27,49,173] Dois estudos revelaram eficácia, em termos de custo, com o uso da RM precoce comparada à tardia.[27,165] Estudos similares demonstraram o custo-benefício do uso precoce apenas de RM no diagnóstico e tratamento de fraturas ocultas do quadril.[118]

Risco para o paciente

Como regra, os procedimentos de imagem utilizados na avaliação do trauma ortopédico contribuem pouco no aumento no risco para o paciente. A exceção é a TC; essa técnica vem causando preocupação crescente acerca dos riscos de exposição à radiação, especialmente em crianças.[26,145,162,177,178] Além do risco adicional da radiação ionizante com o uso da TC, outros riscos potenciais são o manuseio do paciente, reações decorrentes do uso de contraste e o risco potencial, com o uso de RM, em pacientes com implantes metálicos.

A manipulação de pacientes traumatizados exige atenção e cuidados especiais, sobretudo durante a transferência do paciente da maca para o equipamento de imagem. Muitos pacientes traumatizados podem ter sofrido lesões na coluna vertebral; portanto, é preciso tomar precauções e usar incidências radiográficas especiais durante a realização do exame. Do mesmo modo, membros fraturados podem causar dor intensa ao serem mobilizados e podem ocorrer perdas na redução da fratura ou reluxação de uma articulação lesionada ao serem manipulados durante a realização das radiografias. Por causa da dor e da desorientação, o paciente talvez seja incapaz de ficar deitado e imóvel, podendo necessitar de analgesia e sedação. Algumas vezes, ventilação mecânica, bem como cateteres ou acessos múltiplos podem ser manipulados. Equipamentos para suporte de vida e dispositivos de fixação externa podem não ser compatíveis com certos exames ou podem limitar sua realização, como, por exemplo, radiografias convencionais e RM.

O risco de câncer associado ao uso de imagens médicas foi objeto de estudos recentes.[66,145,162,177,178] Os riscos de câncer associado à radiação ionizante variam dependendo da modalidade; a TC gera uma carga de radiação consideravelmente maior em comparação com a radiografia convencional, enquanto US e RM não envolvem radiação ionizante. As doses de radiação variam consideravelmente entre os protocolos de TC e entre fabricantes.[168] Um estudo demonstrou redução de 61% a 71% na dose de radiação entre doses padrão de TC (MDCT) e doses baixas no multidetector de TC em pacientes com trauma da coluna vertebral.[142] O Conselho Nacional de Proteção e Medições de Radiação informou em 2009 que a dose média de radiação nos Estados Unidos aumentou, de 3,6 mSv no início dos anos de 1980 para um valor de 6,2 mSv em 2006. A maior parte desse aumento foi atribuída ao uso da TC e da medicina nuclear.[145] Outro estudo documentou um aumento entre 1996 e 2012 no uso de imagens avançadas e na dose de radiação *per capita*, além do percentual de pacientes que recebem doses altas e muito altas de radiação.[178] Foi estimado que 1,5 a 2% de todos os cânceres em pacientes nos Estados Unidos podem ser atribuíveis à radiação gerada nos estudos de TC.[26] Frequentemente, estudos de TC são realizados para avaliação de pacientes politraumatizados e inconscientes. É normal que esses pacientes passem por uma TC da cabeça e do corpo para avaliação de traumas intracranianos e do tronco; o uso da TC da coluna cervical em vez da radiografia convencional pode estar aumentando. A TC do tronco gera a maior dose de radiação. Na região cervical, o maior risco de radiação ionizante é a indução de malignidade na tireoide. Um estudo sugeriu que o uso de TC para o estudo da coluna cervical em pacientes gravemente traumatizados e inconscientes é justificável diante da preocupação relativamente menor de indução maligna na tireoide. Todavia, naqueles pacientes conscientes ou com um escore na Escala do Coma de Glasgow entre 9 e 12, a avaliação clínica provavelmente é mais útil e o risco de malignidade na tireoide na população jovem não justifica o uso da TC para esclarecimento da coluna cervical.[168] Um estudo recentemente publicado informou as doses de radiação em estudos comuns de TC realizados em quatro hospitais em San Francisco; seus autores constataram uma diferença de 13 vezes entre as doses mais alta e mais baixa para cada tipo de estudo.[177] Prasarn et al.[162] informaram a exposição total à radiação em uma coorte de 1.357 pacientes com trauma ortopédico. A dose de radiação efetiva média para todos os pacientes foi de 31,6 mSv. Para pacientes com um Escore de Gravidade de Lesão superior a 16, a exposição média foi de 48,6 mSv.[162] Para uma análise desses achados em perspectiva, a Comissão Internacional para Proteção Radiológica recomenda uma dose de radiação anual permitida de 20 mSv.[162] Assim, podemos depreender que maior esforço deverá ser feito no sentido de limitar a exposição à radiação durante a obtenção de imagens clínicas de rotina; além disso, tanto os clínicos como os radiologistas devem ter em mente a exposição à radiação ao solicitar e realizar estudos imaginológicos, sobretudo em se tratando de TC. Devido às preocupações relativas à radiação ionizante, os fabricantes de TC estão desenvolvendo mecanismos de *software* para redução do ruído que possibilitem a obtenção de imagens de alta qualidade em doses de radiação muito mais baixas.

A administração intravenosa de meio de contraste iodado representa pequeno risco de eventos adversos, que podem ser categorizados como leves, moderados, graves e de órgão-alvo.[4] Com o uso dos meios de contraste iônicos de alta osmolaridade tradicionais, quase todas as reações adversas são leves ou moderadas, ocorrendo em 5 a 12% de todos os pacientes. Essa incidência diminui significativamente com o uso dos contrastes modernos não iônicos de baixa osmolaridade. A ocorrência de reações graves ao contraste é de aproximadamente 1 a 2 em cada 1.000 pacientes que recebem agentes de osmolaridade alta, enquanto esse número diminui para cerca de 1 a 2 em cada 10.000 pacientes que recebem meios de contraste de baixa osmolaridade.[3] Exemplos de eventos adversos em órgão-alvo incluem tromboflebite relacionada ao local de injeção, nefrotoxicidade, atividade elétrica sem pulso, convulsões e edema pulmonar.[4] A angiografia periférica implica baixo risco de complicações, incluindo sangramento e outras lesões vasculares, embora esses problemas possam ser minimizados com experiência e com uma técnica cuidadosa.

A RM apresenta riscos singulares em pacientes com com dispositivos implantados.[85] Metais ferromagnéticos podem experimentar forças intensas, especialmente nas proximidades do ímã, caso em que as forças podem ser suficientes para provocar a mobilização do implante. Em segundo lugar, alguns metais podem aquecer, embora os efeitos de tal fenômeno sejam desprezíveis, em se tratando de implantes ortopédicos. Finalmente, os implantes metálicos sempre causam alguma degradação das imagens, embora frequentemente tal problema possa ser minimizado com o uso das novas técnicas de processamento do sinal, conforme será discutido mais adiante nesse capítulo.

MODALIDADES ESPECÍFICAS NA OBTENÇÃO DE IMAGENS

Radiografia

Considerações técnicas

Radiografia convencional. A radiografia convencional (radiografia simples) envolve o uso de raios X, uma radiação eletromagnética de alta energia com comprimentos de onda menores que a luz ultravioleta, porém, maiores do que os raios gama. Os raios X são gerados com o uso de um tubo de raios X, em que elétrons são emitidos de um filamento de tungstênio aquecido e acelerados ao longo de um potencial de voltagem para colidir com um alvo de tungstênio situado em uma posição oposta. O fluxo de elétrons do filamento até o alvo resulta em uma corrente no tubo e sua interação com o alvo de tungstênio gera um espectro de raios X e de calor. Antes de deixar o tubo, os raios X são filtrados e direcionados para que se transformem em um feixe utilizável. Os fatores que são regulados pelo técnico com o objetivo de variar a qualidade e/ou quantidade do feixe de raios X incluem o potencial de voltagem (medido pico de quilovoltagem [kVp]), corrente no tubo (miliamperes [mA]) e tempo de exposição (segundos). A produção do tubo de raios X é expressa em mAs, calculada pela multiplicação da corrente no tubo (mA) pelo tempo de exposição (s). Esses fatores são registrados de rotina nas radiografias digitais e podem ser escritos à mão nas radiografias portáteis para uso em futuros exames.

Depois de sair do tubo, o feixe de raios X é direcionado através do paciente até chegar a uma caixa com filme (cassete). O feixe é atenuado ao passar através do paciente, principalmente por meio de dois processos: o efeito fotoelétrico e a dispersão de Compton. Depois de atravessar o paciente e antes de colidir com o filme, a radiação transmitida pode ser ainda direcionada utilizando-se uma grade de chumbo, para que a radiação espalhada seja removida. A dispersão aumenta com a maior espessura do paciente e com maiores campos de projeção, sendo origem significativa de degradação da imagem. A dispersão pode ser desprezível nos exames dos membros, em parte por causa de seu tamanho menor e sua maior proximidade com relação à cassete; assim, pode não ser necessário o uso da grade.

As cassetes são utilizadas para capturar a radiação transmitida e gerar a imagem latente. Telas de intensificação absorvem os fótons dos raios X e, subsequentemente, emitem maior número de fótons de luz que, em seguida, são absorvidos pelo filme. O filme consiste em uma base, que está revestida em um ou nos dois lados por uma emulsão contendo grãos de prata. Os fótons absorvidos resultam na liberação de elétrons livres no interior da emulsão, promovendo a redução dos átomos de prata. Quando o filme é revelado, os átomos de prata reduzidos são amplificados, resultando em uma cor negra no filme. Quase todas as cassetes utilizam uma combinação de filme de dupla tela e dupla emulsão contidos em uma cassete à prova de luz que garante bom contato entre as telas e o filme. Para melhorar os detalhes do osso, pode ser utilizado um sistema de tela simples, monoemulsão.

Radiografia portátil. A radiografia portátil é frequentemente utilizada para avaliar pacientes com traumatismos na fase aguda e seu uso pode ser complicado por vários fatores nem sempre presentes nos departamentos de radiologia. Com frequência, os pacientes traumatizados ficam imobilizados, necessitando de cuidados especiais durante a manipulação, o que pode dificultar a obtenção de incidências anteroposteriores (AP) e laterais de rotina. O posicionamento e o alinhamento corretos do filme podem ser tarefas desafiadoras e, se colocado atrás de um encosto ou por baixo da maca do paciente, poderá produzir artefatos de imagem, atrapalhando a interpretação da anatomia de interesse. Objetos externos ao corpo do paciente, relacionados à sua ressuscitação, incluindo tubos endotraqueais, sondas nasogástricas, tubos torácicos e acessos intravenosos, geralmente se projetam na radiografia. Gessos, talas e outros dispositivos de fixação externa também podem ser projetados nas radiografias dos membros, limitando a visualização de detalhes ósseos.

Fatores técnicos, como os níveis de pico de quilovoltagem (kVp) e mA, também precisam ser modificados nas radiografias portáteis. Geralmente, os exames portáteis são feitos com kVp mais altos, resultando em margem de erro maior, considerando-se outros fatores técnicos. Valores de kVp mais altos implicarão maior difusão de radiação e podem exigir o uso de grade protetora no filme. Também é mais difícil o alinhamento correto da grade e do filme com relação ao feixe central do tubo de raios X portátil porque os componentes envolvidos não estão fixos no espaço e o mau alinhamento resulta em perda da qualidade da imagem.

Radiografia digital (RD). Várias tecnologias digitais para a obtenção de radiografias têm sido utilizadas e estão em aprimoramento contínuo. Em todos os sistemas de RD, a geração de raios X e a atenuação do feixe gerado ao atravessar o paciente são similares aos sistemas de radiografia convencional. O que diferencia os sistemas de RD é o tipo de receptor de imagem que interage com o feixe atenuado de raios X para a criação da imagem.

A radiografia computadorizada (RC) começou a ser utilizada no final da década de 1970, obtendo grande popularidade nos departamentos de radiografia na última década. Na RC, o filme é substituído por outro tipo de filme que contém um fósforo fotoestimulável depositado sobre um substrato. Quando o fósforo interage com os raios X, os elétrons são projetados e capturados em níveis de energia superiores com o fósforo. A quantidade de elétrons capturados é proporcional aos raios X incidentes, resultando na criação de uma imagem latente que, a seguir, poderá ser lida com o uso de um leitor especial de RC. O leitor escaneia a placa de fósforo com um *laser*, que libera os elétrons de seus estados superiores de energia, resultando na emissão de luz, quando os elétrons caem para estados de energia inferiores. A luz emitida é capturada por um tubo fotomultiplicador, que a converte em um sinal elétrico, em seguida digitalizado e armazenado. Esse processo é realizado ponto a ponto ao longo de toda a placa de fósforo, resultando na criação de uma imagem digital.

Avanços relativamente recentes nos detectores de painel plano levaram ao surgimento de uma nova tecnologia de imagem digital conhecida como radiografia de captura direta (também conhecida como RD indireta e direta). Cada um desses sistemas utiliza detectores de painel plano que incorporam grande número de elementos detectores individuais; cada um desses elementos corresponde a um *pixel* na imagem final. Na RD indireta, os elementos detectores são sensíveis à luz (i. é, fotossensíveis); a luz é capturada pelos elementos detectores individuais e armazenada em forma de uma carga negativa final. No caso da RD direta, os elementos detectores individuais estão revestidos com material fotocondutor (normalmente selênio). Ao ficarem expostos aos raios X, os elétrons são liberados do fotocondutor e capturados pelos elementos detectores subjacentes, gerando uma carga negativa final no interior de cada elemento detector. Em qualquer desses sistemas, as cargas negativas contidas no conjunto de elementos detectores são decodificadas, digitalizadas e armazenadas para a geração da imagem final.

Atualmente, a resolução espacial da radiografia convencional é maior do que a dos sistemas de RD (ver Tab. 17.1). No entanto, radiografia convencional e RD oferecem vantagens significativas em comparação com a radiografia convencional, incluindo capacidade de manipulação de imagens digitais e de alteração do contraste, redução da dose de radiação para o paciente e para a equipe de radiologia e maior facilidade de armazenamento e transmissão das radiografias, tanto dentro do departamento de imagem como para outros locais. Os novos sistemas RD portáteis, que incorporam monitores planos sem fio, são muito mais rápidos e apresentam melhor fluxo de trabalho em comparação com os sistemas RD convencionais.[114] Infelizmente, a implementação dos sistemas RD exige grandes despesas, pois será preciso substituir toda a sala radiográfica. Já a implementação dos sistemas de radiografia convencional é muito mais econômica, pois envolve apenas a substituição dos tipos de filme e a compra de um leitor RC. Entretanto, os dois sistemas digitais resultarão em economia de gastos, em razão da diminuição do número de refilmagens e dos custos com filmes.

Aplicações

A radiografia convencional continua sendo a principal modalidade diagnóstica para a avaliação de fraturas e luxações. As incidências de rotina, ocasionalmente complementadas por outras incidências específicas, são suficientes para identificação e tratamento da maioria das fraturas. Foi demonstrado que a interpretação imediata das radiografias convencionais de fraturas simples pelo ortopedista é conveniente, precisa e barata, e contribui para o tratamento do paciente. Em contrapartida, a interpretação formal dos mesmos estudos por um radiologista, que normalmente ocorre depois do atendimento do paciente, pode ser incorreta, o que aumenta os custos e não contribui para o tratamento do paciente.[23]

Para muitas lesões, incluindo as localizadas na coluna vertebral, foram descritas medições específicas que podem caracterizar determinada lesão.[19] Além de delinear o padrão da fratura, as radiografias convencionais são úteis na avaliação do comprimento e do alinhamento dos membros, sendo ainda a modalidade principal para a monitoração da consolidação das fraturas. Ao longo deste livro, exemplos do uso das radiografias convencionais são encontrados. Em muitos casos, em que sinais suspeitos são evidentes nas radiografias convencionais, podem ser necessárias outras imagens diagnósticas ou de nova intervenção. São exemplos desses casos a identificação de um sinal de coxim adiposo posterior em um cotovelo pediátrico, indicativo de lesão oculta nessa região, um derrame articular ou o achado de um nível de coleção de gordura na cápsula articular do joelho, indicativa de fratura osteocondral. As partes moles adjacentes também podem ser avaliadas quanto à possibilidade de trauma, podendo demonstrar edema, corpos estranhos e presença de gás. Embora as radiografias convencionais sejam universalmente utilizadas na avaliação da consolidação das fraturas, um artigo recentemente publicado registrou uma baixa concordância interobservadores com relação à determinação da consolidação da fratura depois da fixação interna.[43]

A RD substituiu amplamente a radiografia convencional, tendo proporcionado uma plataforma sobre a qual podem ser desenvolvidos novos métodos de imagem musculoesquelética. As imagens digitais facilitam o processamento das imagens no computador – o que pode melhorar seu valor diagnóstico. Botser et al.[24] estudaram uma série de fraturas no fêmur proximal sem desvio avaliadas com o uso de técnicas de filtragem específicas, demonstrando melhora no diagnóstico das fraturas. Um avanço recente é um aparelho para corpo inteiro que pode obter imagens digitais rápidas do corpo todo em um ou vários planos (StatScan Critical Imaging System; Lodox Systems Ltd., África do Sul). Foi relatado o uso do StatScan na avaliação de pacientes politraumatizados e também de pacientes pediátricos.[60,143,158] Suas principais vantagens são a rápida detecção das lesões e o menor tempo necessário para a ressuscitação. Em um estudo, 96% das fraturas foram identificadas no StatScan inicial.[158] Em outro estudo que avaliou 37 lesões pélvicas consecutivas, os achados nas imagens StatScan foram comparados aos achados por radiografia convencional e TC.[143] Das 73 anormalidades observadas nesses pacientes, 18 não puderam ser identificadas no StatScan, embora apenas um dos achados não diagnosticados tenha sido considerado significativo para o tratamento inicial do paciente.[143] Embora muitos pacientes avaliados inicialmente com StatScan ainda dependam da TC, esses estudos poderão ser mais limitados. Com isso, há menor exposição geral do paciente à radiação, em comparação com os esquemas de imagens convencionais.[60]

Fluoroscopia

Considerações técnicas

Fluoroscopia convencional. Na fluoroscopia, são utilizadas baixas doses de raios X para a obtenção de imagens da anatomia do paciente em altas resoluções cronológicas – ou seja, em tempo real. Os componentes típicos de um sistema de fluoroscopia são um tubo de raios X, filtros e um direcionador, parecidos com os utilizados na radiografia convencional. O tubo de raios X é energizado continuamente por meio de baixas taxas de exposição e o feixe de raios X é direcionado através do paciente até chegar a um intensificador de imagens. O intensificador de imagens é responsável pela conversão do feixe de raios X atenuados em uma imagem luminosa visível, frequentemente acoplada a uma câmara de televisão em circuito fechado para gerar uma imagem ao vivo em um monitor de vídeo. Também pode ser utilizado um sistema de acoplamento óptico, composto por lentes e espelhos de alta resolução, para direcionar a imagem luminosa até dispositivos de gravação, como gravadores de vídeo ou impressores de imagens.

Os componentes do intensificador de imagens ficam abrigados em um tubo de vidro com vácuo. Esses componentes incluem: uma camada fosforescente de entrada de grande diâmetro, uma série de lentes eletrostáticas e uma camada fosforescente de saída de menor diâmetro. Os raios X incidentes são direcionados para a camada fosforescente de entrada, onde são convertidos em fótons luminosos (de modo similar ao processo de tela radiográfica intensificadora). Os fótons são conduzidos pelo material fosforescente até o fotocátodo adjacente, em decorrência da estrutura cristalina linear da matriz fosforescente. O fotocátodo consiste em uma delgada camada metálica que contém césio e antimônio aplicada à superfície posterior da camada fosforescente de entrada, que interage com os fótons, resultando na emissão de elétrons. Em seguida, os elétrons são acelerados, do fotocátodo até o ânodo, pela aplicação de uma voltagem de aproximadamente 25.000 V. Durante o processo de aceleração, os elétrons emitidos ao longo de toda a área da secção transversal do fotocátodo são mantidos em alinhamento relativo por uma série de lentes eletrostáticas, de tal forma que a informação espacial contida neles fica preservada. Em seguida, ocorre concentração dos elétrons na camada fosforescente de saída, resultando em emissão de luz e na geração de uma imagem.

Os sistemas fluoroscópicos variam, em sua configuração, desde as salas de instalação permanentes para angiografia biplanar até os modelos móveis com arco em C. As miniunidades com arco em C vêm se popularizando cada vez mais nas clínicas ambulatoriais. Os intensificadores de imagens são produzidos em diâmetros diferentes e as medições se referem ao diâmetro da camada fluorescente de entrada. Normalmente, os diâmetros variam de 10 a 40 cm (4 a 16 polegadas), e os vários tamanhos existentes podem ser padronizados ou ajustados para aplicações específicas. Muitos sistemas fluoroscópicos oferecem modos especiais de ampliação, com utilização de menor área da camada fosforescente de entrada para geração da imagem ampliada. A resolução teórica de um intensificador de imagens é de aproximadamente 4 a 5 pl/mm, podendo-se obter uma resolução um pouco melhor nos modos de ampliação (Tab. 17.1). Esse ganho pode ser conseguido apenas quando as imagens são projetadas em filme. Normalmente, a saída do intensificador de imagens está acoplada a um monitor de vídeo para visualização em tempo real, o que pode resultar na perda da resolução que poderia ser obtida pelo intensificador de imagens. A resolução desses sistemas de televisão em circuito fechado costuma ser de 1 a 2 pl/mm.

Fluoroscopia digital. Avanços na tecnologia digital levaram ao desenvolvimento de sistemas fluoroscópicos digitais, que, hoje em dia, são comuns na prática clínica. A saída do intensificador de imagens pode estar acoplada a uma câmara de vídeo de alta resolução, com a saída subsequentemente digitalizada, ou pode ser direcionada para um dispositivo de carga acoplada (CCD, do inglês charge-coupled device). O CCD é uma pequena placa que contém um grande grupo de elementos fotossensíveis, cada um deles correspondendo a um *pixel* na imagem digital final. Cada elemento armazena carga proporcional à quantidade de luz absorvida, que é resolvida e digitalizada eletronicamente para gerar um valor de *pixel*. Em seguida, a matriz de valores de *pixel* é utilizada para a geração da imagem digital final. A resolução de um CCD depende do tamanho de cada um dos elementos fotossensíveis; CCDs com uma matriz de 1.024 × 1.024 podem alcançar uma resolução de 10 pl/mm. A natureza digital da imagem presta-se ao pós-processamento computadorizado, incluindo técnicas de subtração digital, que acentuam o contraste das imagens. Avanços mais recentes na tecnologia dos detectores de painel plano que usam conjuntos de transistores de película fina (TFT) possibilitam a substituição do intensificador de imagens e da câmara de vídeo por painéis TFT, resultando em uma melhora ainda maior no contraste das imagens.

Fluoroscopia bi e tridimensional. Os novos aparelhos fluoroscópicos obtêm imagens fluoroscópicas em um arco em torno do paciente e vêm equipados com um *software* de processamento de imagens que possibilita a imediata obtenção de reconstruções bidimensionais (2D) ou tridimensionais (3D) do alvo. São vários os sistemas de obtenção de imagens fluoroscópicas 3D. Os braços em C que são adaptados para essa finalidade possuem um motor acoplado que promove a rotação do tubo de raios X e do intensificador de imagens em torno do paciente; no processo, o aparelho obtém centenas de imagens. O processamento computadorizado imediato gera uma imagem de secção transversal reconstruída que é semelhante à imagem de um TC axial. Aparelhos de diferentes fabricantes variam quanto ao arco de rotação necessário para a obtenção de uma imagem; os dispositivos mais modernos são capazes de gerar as imagens reconstruídas com um arco de 136° em comparação com os 180° que deveriam ser percorridos com os *scanners* de primeira geração.[183] Embora os aparelhos que obtêm imagens com a trajetória completa de 180° gerem imagens de qualidade, *scanners* geradores de imagens com o arco menor proporcionam imagens em regiões anatômicas, por exemplo, o ombro, que não podem ser apreendidas por imagem com os aparelhos de 180°.[183]

Aplicações

Imagens intraoperatórias. A radiografia e a fluoroscopia intraoperatórias são quase universalmente utilizadas durante o tratamento cirúrgico de fraturas. As técnicas de imagem são necessárias durante a cirurgia para verificação da redução das fraturas, identificação dos pontos iniciais para a introdução da haste intramedular, direcionamento de parafusos canulados e de bloqueio e verificação da posição dos implantes (Fig. 17.1). A avaliação da redução de fraturas do platô tibial pela fluoroscopia gera resultados tão bons ou melhores que os obtidos com a redução assistida por artroscopia.[119] Norris et al.[147] utilizaram a fluoroscopia intraoperatória durante a fixação de fraturas acetabulares, demonstrando ser tão efetiva quanto radiografias pós-operatórias para a avaliação da redução de fraturas e sendo ainda comparável aos estudos pós-operatórios de TC para avaliação de extensão intra-articular de implantes. Alguns avanços recentes na fixação "minimamente invasiva" de fraturas dependem ainda mais da interpretação de imagens fluoroscópicas.[108]

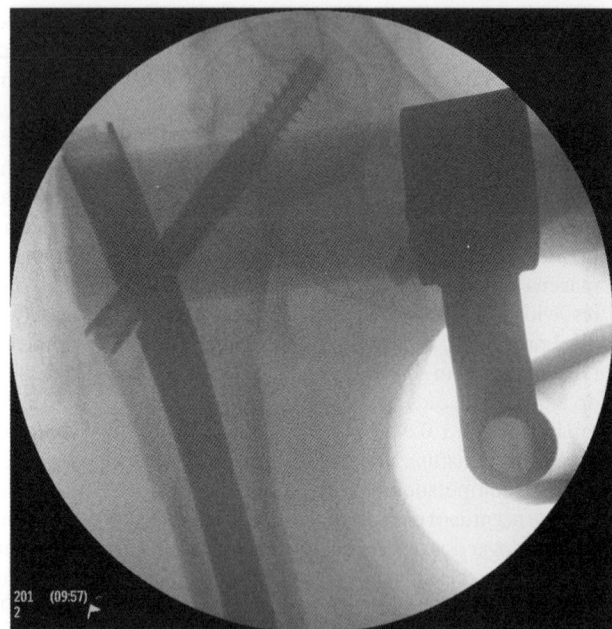 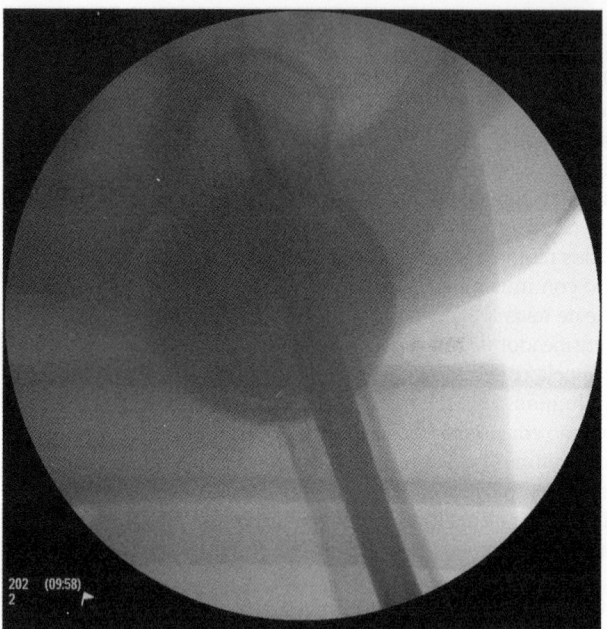

FIGURA 17.1 Imagens fluoroscópicas intraoperatórias do terço proximal do fêmur, utilizadas na avaliação da redução da fratura e da posição do parafuso na cabeça do fêmur durante a aplicação de haste cefalomedular em um caso de fratura com traço oblíquo reverso instável. Nesse caso, a fluoroscopia intraoperatória é empregada para o direcionamento da perfuração com um fio-guia no centro da cabeça do fêmur, com a ajuda tanto de imagem **(A)** anteroposterior como **(B)** lateral. As informações obtidas pela análise dessas imagens são o alinhamento da fratura nos planos coronal e sagital, a posição da haste intramedular e, finalmente, a posição do parafuso na cabeça do fêmur.

Apesar dos benefícios da fluoroscopia intraoperatória, a maioria dos cirurgiões insiste em obter radiografias convencionais ao final da cirurgia. Embora essa prática implique maior exposição à radiação, consuma tempo e aumente as despesas, é importante para a documentação clínica e médico-legal. As imagens fluoroscópicas têm campo de visão limitado e podem não demonstrar fielmente a extensão do implante de fixação (como nos casos de haste intramedular) ou o alinhamento geral do membro tão bem quanto as radiografias convencionais. Além disso, pode ser difícil fazer uma comparação entre imagens fluoroscópicas intraoperatórias e as radiografias convencionais subsequentes; portanto, a radiografia pós-operatória imediata representa uma referência importante para futuras comparações.

Diversos estudos examinaram a quantidade de radiação ionizante a que está exposta a equipe na sala operatória durante o tratamento de fraturas quando se usa a fluoroscopia.[16,95,186] Felizmente, com os modernos sistemas fluoroscópicos, a exposição mensurável à radiação se limita às mãos do cirurgião,[16,95] embora o profissional deva evitar seu uso excessivo durante os procedimentos cirúrgicos. Recentemente, Matthews et al.[132] demonstraram que, durante a cirurgia, são coletadas imagens fluoroscópicas repetidas para obtenção de uma imagem específica. Em uma simulação, houve necessidade de sete imagens, em média, para a reprodução de determinada posição do arco em C.[132] Por outro lado, esses investigadores demonstraram que o uso do reposicionamento assistido pela navegação com a ajuda de um sistema comum de navegação cirúrgica orientada por imagem disponíveis no comércio não demandou nenhuma imagem adicional, com tempos de posicionamento comparáveis.[132]

Um avanço recente na fluoroscopia intraoperatória é a capacidade de gerar em tempo real imagens 2D e 3D multiplanares com base em secções transversais.[9,11,31,98,99,192] A capacidade de obter imagens imediatas de secção transversal durante a cirurgia pode ajudar o cirurgião na avaliação da redução durante o reparo de certas fraturas intra-articulares, nos casos em que não é possível a visualização direta da superfície articular.[31] As imagens intraoperatórias de secções transversais também podem ajudar em situações que exijam precisão no posicionamento de implantes, como na inserção de parafusos pediculares ou parafusos iliossacrais.[11] Em modelos cadavéricos de fratura do calcâneo[98] e de fratura acetabular,[99] a fluoroscopia tridimensional (3D) foi superior à fluoroscopia bidimensional (2D) de rotina e comparável à TC para a identificação de implante intra-articular, sendo intermediária entre as outras modalidades na demonstração da impactação articular da fratura acetabular[99] ou da redução articular ou protrusão medial do parafuso nas fraturas do calcâneo.[98] Em uma série clínica de fraturas articulares, as informações obtidas com o uso da fluoroscopia 3D intraoperatória levaram à decisão de revisar a fratura e/ou a fixação em 11% dos casos.[9] Em outra série de pacientes submetidos a cirurgia de pé e tornozelo, 39% dos casos com imagens convencionais adequadas obtidas com arco em C foram revisadas durante a cirurgia, após fluoroscopia 3D.[169] Porém, é importante lembrar que não existe documentação científica demonstrando que o uso da fluoroscopia 3D melhora os resultados; assim, por enquanto, essa tecnologia permanece essencialmente no campo da investigação.

Navegação cirúrgica. Embora as técnicas de navegação cirúrgica assistida por computador possam ser realizadas com base nos dados de imagens de cortes transversais obtidas na TC pré-operatória, normalmente, a fluoroscopia é utilizada para a navegação cirúrgica graças à sua flexibilidade, conveniência, baixa exposição à radiação e baixo custo. Por mais que o campo da navegação cirúrgica esteja apenas começando, a navegação cirúrgica assistida por computador já tem sido utilizada para fixação de fraturas da coluna cervical e torácica,[7] na inserção de parafusos percutâneos iliossacrais e na coluna anterior da pelve,[40,115,140] fixação de fratura do colo do fêmur,[115] e em inserções de hastes intramedulares.[96,101,115,185]

A navegação cirúrgica fluoroscópica depende de um sistema computadorizado especializado, que rastreia a posição de um instrumento portátil no espaço. Há necessidade de "registrar" o osso do paciente no interior do computador com base nos dados da TC pré-operatória ou com o uso de um conjunto de dados gerais. Imagens fluoroscópicas precisam ser obtidas apenas uma vez; após isso, os movimentos do instrumento são gravados contra a imagem óssea registrada, podendo ser exibidos simultaneamente em planos diferentes, superpostos às imagens estáticas pelo sistema computadorizado. Isso reduz dramaticamente a obtenção de imagens intraoperatórias repetidas, bem como o tempo de cirurgia e a exposição do paciente e da equipe cirúrgica à radiação. No entanto, as mudanças intraoperatórias na posição do paciente ou nas dimensões do osso registrado (p. ex., durante a redução da fratura) diminuem a precisão do registro das imagens. A navegação cirúrgica tem sido utilizada no tratamento de fraturas do quadril[35,117] e na colocação de parafusos iliossacrais.[140] Durante a inserção de haste intramedular do fêmur, a navegação cirúrgica facilita a localização precisa do ponto de entrada, a redução da fratura e a inserção dos parafusos de bloqueio, além de ajudar na determinação do comprimento das hastes e parafusos.[74,101,196] Weil et al.[196] utilizaram um modelo cadavérico de fêmur para demonstrar que a navegação computadorizada pode aumentar a precisão na redução das fraturas, ao mesmo tempo minimizando a necessidade da fluoroscopia intraoperatória. Em outro modelo cadavérico, foi observado que o bloqueio distal controlado por navegação resultou em menor deformidade rotacional (2°) em comparação com o feito à mão livre (7°).[74]

Embora a eficácia dessa tecnologia já tenha sido demonstrada, a importância clínica e seu custo-benefício permanecem indeterminados. Collinge et al.[38] compararam a segurança e eficiência entre a fluoroscopia multiplanar de rotina e a fluoroscopia virtual para inserção percutânea de parafusos iliossacrais em 29 espécimes cadavéricos. Curiosamente, os dois métodos foram eficazes de modo semelhante; um parafuso foi inserido incorretamente em cada grupo e em ambos havia exemplos de parafusos com pequenos desvios na trajetória. Embora o tempo de inserção do parafuso fosse menor para a fluoroscopia virtual (3,5 minutos versus 7,1 minutos), essa vantagem foi perdida com o tempo extra necessário para a regulagem e calibração do sistema.[38] Liebergall et al.[117] demonstraram melhor paralelismo e menor dispersão dos parafusos com o uso da navegação durante a fixação de fraturas do colo do fêmur; os autores observaram uma correlação com menor número de reoperações e de complicações a favor do grupo com navegação.

Tomografia computadorizada

Considerações técnicas

Entre todas as modalidades de imagem radiográfica, os estudos de TC tiveram o maior impacto clínico; seus inventores (Godfrey Hounsfield e Allan Cormack) receberam o Prêmio Nobel de Medicina em 1979. Desde sua concepção, no início da década de 1970, avanços na tecnologia e na ciência da computação orientaram o desenvolvimento de novas gerações de aparelhos de TC, cada qual capaz de maior produtividade e melhor resolução. Embora uma revisão mais detalhada da história dos aparelhos de TC esteja além dos objetivos desta seção, uma breve descrição dos conceitos atualmente vigentes na tecnologia dos aparelhos de TC será apresentada.

Os aparelhos helicoidais (espirais) foram desenvolvidos no final da década de 1980; são assim chamados por causa da trajetória helicoidal que o feixe de raios X assume através do paciente. O desenvolvimento da tecnologia de anéis de contato (slip rings) permitiu que a ponte, composta pelo tubo de raios X e pelos detectores, girasse continuamente em torno do paciente, enquanto, nas gerações anteriores, a rotação da ponte ficava limitada por cabos elétricos, que precisavam ser desenrolados entre as aquisições dos cortes. Com os aparelhos não helicoidais, a posição da mesa avançava em intervalos de movimentos entre as aquisições dos cortes; com a tecnologia dos anéis de contato, a posição da mesa avança continuamente, enquanto a ponte gira, resultando em uma trajetória helicoidal do feixe de raios X.

O surgimento do primeiro aparelho helicoidal de duplo corte (dual-slice) ocorreu em 1992 e, em 1998 e 2001, surgiram os modelos de 4 e de 16 cortes, respectivamente. No conjunto, os aparelhos multicortes (multidetector) são semelhantes aos helicoidais monocortes (single-slice). No entanto, em vez de apenas uma fila de detectores, várias filas de detectores estão presentes no interior da ponte e foram projetados para possibilitar a aquisição simultânea de vários cortes.

Com essas novas tecnologias, os esquemas de varredura precisaram ser modificados, o que resultou em uma nova terminologia e na necessidade de ajuste dos parâmetros de imagens. Nos aparelhos helicoidais single-slice (e também de geração mais antiga), a espessura da camada é determinada pela direção do feixe de raios X, enquanto no caso dos aparelhos multislice a espessura é determinada pela largura do detector. Nos aparelhos single-slice, o passo é definido como a relação do movimento da mesa (em mm) por rotação de 360° pela espessura da camada (em mm). Um passo de 1,0 é comparável aos aparelhos de geração mais antiga, onde os intervalos do movimento da mesa eram iguais à espessura da camada. Um passo inferior a 1,0 resulta em superposição do feixe de raios X e em maior dose de radiação para o paciente; um passo superior a 1,0 resulta em maior cobertura através do paciente e em redução da dose de radiação. Na prática, o passo costuma ficar limitado entre 1,5 e 2,0, embora os protocolos possam variar. No caso dos aparelhos multi-slice, a definição de passo muda para incorporar a largura do conjunto de detectores, em vez da largura de uma camada isolada; por isso, é conhecido como "passo do detector".

Os conjuntos de dados obtidos com aparelhos single-slice e multislice são, ambos, de natureza helicoidal e os cortes individuais devem ser inseridos com base no conjunto de dados. A espessura mínima do corte é estabelecida pela direção do feixe de raios X original (aparelhos single-slice) ou pela largura do detector (aparelhos multislice). Qualquer número de camadas pode ser reconstruído em qualquer posição ao longo do eixo longitudinal do paciente, em qualquer espessura igual ou superior à espessura mínima da camada. Isso permite a reconstrução de camadas bem próximas (com uma superposição típica de 50%), aumentando a sensibilidade para detecção de pequenas lesões que, em caso contrário, seriam obtidas entre camadas adjacentes. Isso também resulta em duas vezes mais imagens, embora sem aumento do tempo de varredura ou da dose de radiação adicional ao paciente.

As reconstruções multiplanares (MPRs) e as reconstruções 3D são também realizadas de rotina com aparelhos helicoidais single-slice e multislice. Em parte, isso ocorre porque hoje em dia os exames de TC geram centenas de imagens e a reformatação por MPR e 3D ajuda na interpretação desses dados. Os avanços na tecnologia dos detectores permitiram a diminuição da espessura das camadas, de tal forma que espessuras de camada de 0,5 mm são obtidas de rotina no cenário clínico, permitindo a aquisição de voxéis isotrópicos. Um voxel é o equivalente 3D de um pixel, sendo o volume de tecido representado por apenas um pixel; voxéis isotrópicos têm espessura uniforme em todas as direções (p. ex.,

0,5 mm × 0,5 mm × 0,5 mm). A aquisição de imagens com voxéis isotrópicos resulta em reconstruções multiplanares (não axiais) que têm resoluções planares iguais às da imagem axial original. Além disso, o uso de imagens bem próximas ajuda nas reconstruções 3D, por eliminar o artefato tipo "degrau de escada".

Hoje em dia, os avanços na tecnologia de rápida prototipagem permitem o uso de dados de TC do padrão Digital Imaging and Communications in Medicine (DICOM, Imagens e Comunicações Digitais em Medicina) com o objetivo de desenvolver modelos físicos do alvo imaginológico. Esses modelos vêm sendo amplamente utilizados na reconstrução maxilofacial, mas já estão sendo também utilizados para fraturas complexas da escápula e pelve.[58]

Os implantes ortopédicos resultam em artefatos metálicos nas imagens comuns de TC, o que, com frequência, oblitera os detalhes de ossos e tecido mole circunjacentes.[65] Os protocolos de rotina para TC podem ser modificados de modo a reduzir o artefato metálico mediante o uso de uma regulagem com menor passo (*pitch*), correntes de tubo mais elevadas (250 a 350 mAs) e kilovoltagem de pico mais alta (140 kVp) durante a aquisição.[65] Por outro lado, é possível usar filtros de tecido mole, em lugar de algoritmos para definir margens, também com o objetivo de reduzir os artefatos metálicos, e foi preconizado o uso de regulagens para janela ampla no monitor de visualização das imagens (largura, 3.000 a 4.000 HU; nível, 800 HU).[65] Também ocorre propagação dos artefatos metálicos nas imagens multiplanares reformatadas. Felizmente, a renderização de volume de uma base de dados axiais de tomografia computadorizada de múltiplos detectores (TCMD) pode reduzir dramaticamente o artefato metálico associado ao implante.[64] Recentemente, Fayad et al.[65] revisaram o uso de imagens TC-3D obtidas com o uso de 64-TCMD, na avaliação de complicações pós-operatórias em pacientes com implantes ortopédicos, como pseudartrose, infecção, nova fratura ou mau posicionamento do implante. Foi demonstrado que a TCMD pós-operatória, em seguida ao reparo cirúrgico de fraturas do platô tibial, gera imagens precisas da superfície articular no período pós-operatório imediato, tendo utilidade futuramente na avaliação da consolidação da fratura, apesar do implante metálico adjacente.[144]

Em geral, as vantagens dos aparelhos helicoidais *multislice* incluem tempo de varredura e resultados mais rápidos para o paciente, redução dos artefatos de movimento, menor necessidade de contraste intravenoso, melhor detecção das lesões e melhores reconstruções multiplanares e 3D. Suas desvantagens são a possível diminuição da resolução ao longo do eixo longitudinal do paciente (por causa do aumento no passo) e o grande número de imagens, resultando em tempos de reconstrução maiores e na necessidade de mais espaço para armazenamento. Outra desvantagem da TC em geral é a dose elevada de radiação associada a essa modalidade. No entanto, as doses de radiação podem ser reduzidas pelo uso de esquemas de varredura de baixas doses, em vez da dose de rotina, sem que sejam percebidas diferenças na avaliação da qualidade subjetiva das imagens.[142] Além disso, o uso de uma TCMD com visualização de volume e pós-processamento (TC-3D) limita a exposição à radiação, com o uso de aquisições uniplanares com grupos de dados isotrópicos.

Vêm ocorrendo avanços não só no processamento das imagens, mas também em sua análise. Embora atualmente não esteja em uso, foi demonstrado que a detecção automática de fraturas com o uso de um algoritmo computadorizado é técnica muito rápida e efetiva.[203]

Aplicações

Fraturas complexas. A TC continua sendo a modalidade de imagem de escolha para a avaliação de fraturas complexas e também para a exclusão de lesões na coluna vertebral. Os cortes axiais (de secção transversa) de TC fornecem informações importantes concernentes às relações 3D que talvez não fiquem evidentes nas radiografias simples (Fig. 17.2). Além das imagens axiais de alta resolução, comumente são realizadas reconstruções multiplanares (Fig. 17.3). Essa informação fornece dados essenciais sobre o desvio dos fragmentos da fratura, incluindo desvios intra-articulares, depressão da superfície articular e perda óssea.[8] Frequentemente, as reconstruções tridimensionais que utilizam técnicas de renderização de superfície são menos úteis no tratamento de fraturas em comparação com as reconstruções multiplanares. Nas imagens obtidas em 3D, em muitos casos, os planos da fratura ficam confusos pela interposição dos fragmentos da fratura, podendo-se subestimar o grau real de cominuição; no entanto, podem ser úteis na avaliação da angulação e do desvio dos fragmentos, além de depressão nas superfícies articulares. Nos aparelhos de TC de geração anterior, a avaliação dos planos da fratura paralelos ao plano de varredura não era satisfatória, por causa do cálculo conjunto do volume do plano de fratura com o osso intacto adjacente. Já com o uso de tomógrafos *multislice*, os dados das imagens são obtidos na forma de volume, não como camadas individuais e normalmente a resolução das reconstruções multiplanares é igual à das imagens axiais (em decorrência de voxeis isotrópicos). Por essa razão, a interpretação de fraturas no plano transversal ficou mais fácil. As indicações típicas para TC são fraturas da coluna vertebral, escápula, úmero proximal, rádio distal, pelve, acetábulo, platô tibial, pilão tibial, calcâneo e mediopé.

Na coluna vertebral, a TC helicoidal se tornou a modalidade imaginológica de escolha. Os critérios de adequação mais recentemente publicados pelo American College of Radiologists recomenda o uso da TCMD axial com reconstruções sagitais e coronais como modalidade imaginológica primária de escolha para casos de suspeita de trauma espinhal.[41] Além de sua alta sensibilidade diagnóstica, a TCMD é mais efetiva em termos de poupar tempo, por reduzir o tempo de obtenção de imagens em até 50% em comparação com a radiografia – um ganho de tempo que pode ser crítico em pacientes traumatizados.[42] Foram descritas diversas medições que incorporam dados de TC, demonstrando utilidade na avaliação da coluna vertebral após uma lesão, incluindo translação cervical e perda da altura do corpo vertebral, comprometimento do canal, compressão da medula espinhal e fratura e/ou subluxação de faceta.[19] Apesar de seu maior custo inicial, foi demonstrado que a TC tem sensibilidade e especificidade de 96%, ambas maiores que as radiografias simples convencionais.[82] Grogan et al.[82] apresentam um estudo enfatizando a minimização do custo, e demonstram que a TC helicoidal é o teste de escolha para a triagem inicial para diagnóstico de lesões da coluna cervical em pacientes de trauma moderado a alto. No entanto, os clínicos que dependem de TCMD da coluna vertebral para a obtenção de imagens do trauma devem estar cientes das armadilhas diagnósticas potenciais, por exemplo, centros de ossificação acessórios, anormalidades do desenvolvimento de disco, canais vasculares e artefatos de imagem.[100] Finalmente, um estudo recentemente publicado sugeriu que a TC da coluna vertebral cervical em paciente traumatizado é excessivamente utilizada e que a rígida fidelidade às orientações NEXUS para a obtenção de imagens pode diminuir em 20% a necessidade de TC da região cervical.[80]

No membro superior, a TC é comumente realizada para avaliar fraturas da escápula, úmero proximal e do rádio distal.[8,83,134,206] MPRS dessas fraturas ajudam no planejamento cirúrgico. Nas fraturas do úmero proximal, imagens axiais simples fornecem informações importantes sobre a relação glenoumeral, demonstram

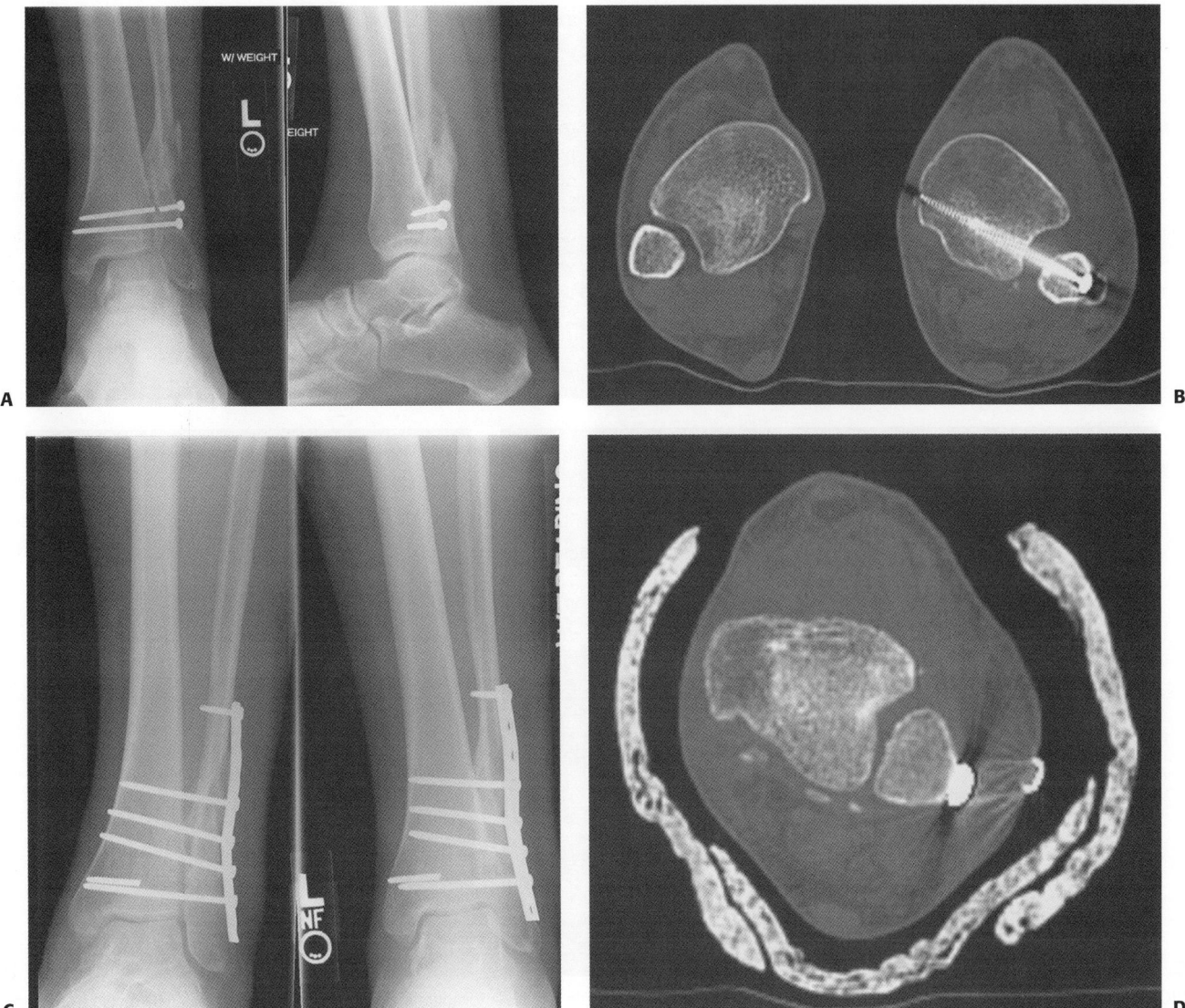

FIGURA 17.2 A: Radiografia simples nas projeções anteroposterior e perfil de um tornozelo com alargamento da sindesmose, após a prévia fixação por parafusos. Não é possível saber, com base exclusivamente nas radiografias simples, se a fíbula está mal reduzida anteriormente ou posteriormente. **B:** TC dos dois tornozelos demonstra a ocorrência de alargamento da deformidade primária. **C:** Projeções simples obtidas após a revisão da fixação. **D:** TC pós-operatória demonstrando a redução da sindesmose.

fraturas da cavidade glenoidal e revelam se os tubérculos umerais estão fraturados. Fraturas ocultas do processo coracoide e do tubérculo menor são facilmente diagnosticadas.[83] Apesar das informações valiosas proporcionadas pelos estudos de TC (com ou sem reconstruções multiplanares), diversos estudos demonstraram que a avaliação interobservadores das fraturas do úmero proximal e colo escapular não melhorou com o acréscimo da TC.[134] Nas fraturas do rádio distal com necessidade de reconstrução cirúrgica, a TC é mais precisa do que a radiografia convencional para determinar o envolvimento da articulação radiulnar distal, grau de depressão na superfície articular ou cominuição.[8,37,163,206] Em uma série de 30 fraturas intra-articulares do rádio distal, foi observado que a TC tridimensional melhora a precisão na classificação das fraturas e influencia as decisões terapêuticas se comparada com a TC 2D de rotina.[87] Em outro estudo, a TCMD foi comparada à radiografia convencional em uma série de 120 fraturas do terço distal do rádio.[8] Nesse estudo, TCMD se revelou dramaticamente melhor na demonstração da impactação articular central em comparação com as radiografias simples, tendo sido identificadas 26 lesões radiograficamente ocultas no carpo. Ademais, o plano terapêutico recomendado sofreu mudança em 23% dos casos, com base nas informações proporcionadas pela avaliação pela TC.[8]

A TC é bastante usada na avaliação das fraturas pélvicas. O uso da TC com reconstrução sagital é a melhor estratégia para o diagnóstico da chamada fratura em do sacro.[160] Foi proposta uma classificação para essas fraturas com base na TC.[88] Para a avaliação de fraturas acetabulares, a classificação segundo o sistema de Letournel terá maior precisão nos casos em que TC é utilizada em comparação com o uso exclusivo de radiografias simples.[148] Ela é melhor do que a radiografia simples convencional na identificação de degraus ou separações entre fragmentos intra-articulares, sendo considerada passo essencial da avaliação pré-operatória.[20] Imagens reconstruídas podem ser obtidas em planos oblíquos para simular as radiografias clássicas de Judet (Fig. 17.4).[75,148] O uso da reconstrução da TC evita a dor e o risco de desvio da fratura ou reluxação do quadril, que pode ocorrer durante o reposicionamento do paciente a

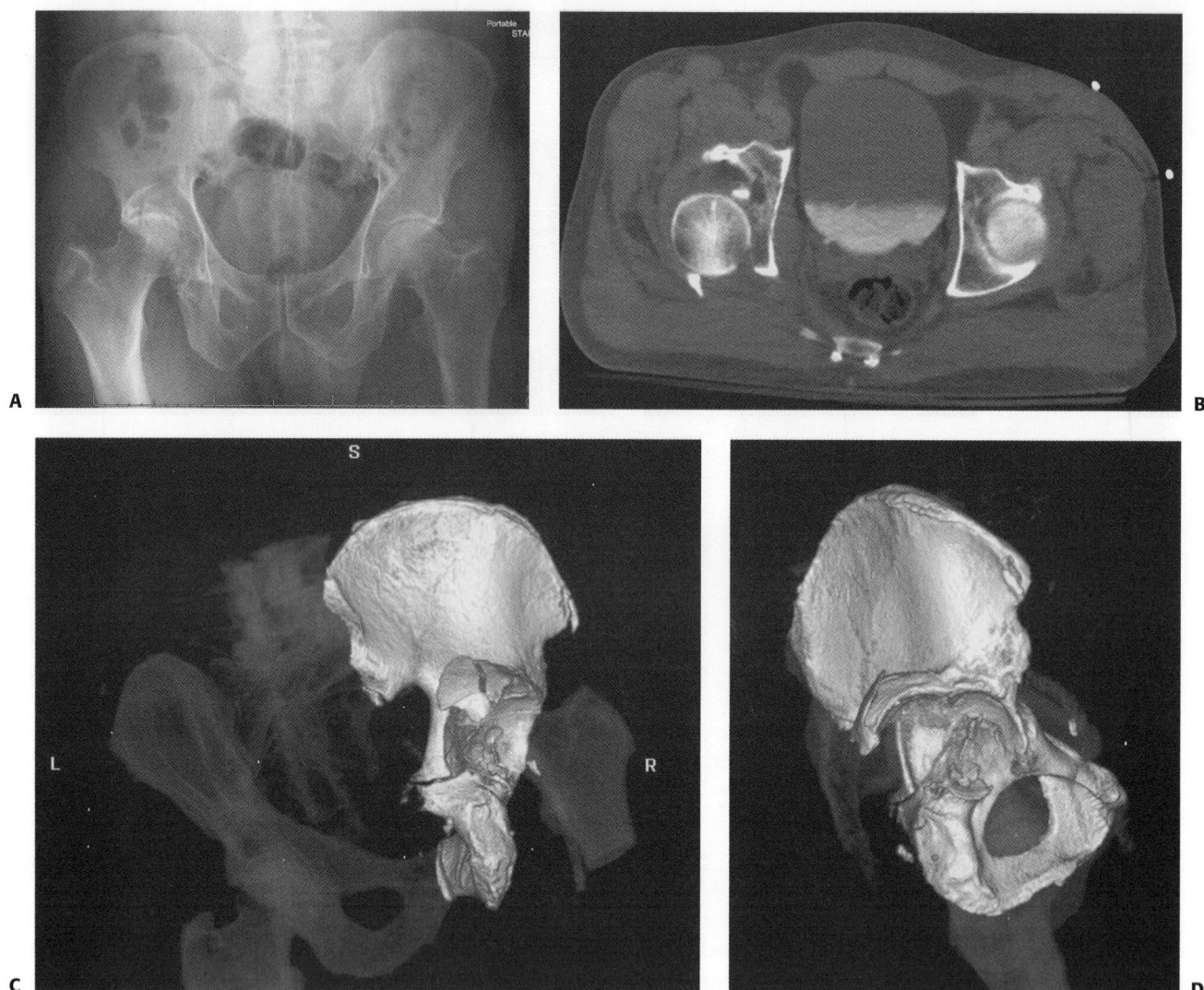

FIGURA 17.3 A: Projeção anteroposterior de uma fratura-luxação de acetábulo direito. A tomografia computadorizada (TC) axial **(B)** revela mais apropriadamente a extensão da cominuição da parede posterior, além de demonstrar a luxação posterior irredutível do quadril. **C e D:** Com o uso de reconstruções 3D de alta resolução, torna-se possível uma avaliação "anatômica" do padrão da fratura, bastante semelhante com o que o cirurgião poderia visualizar durante a cirurgia. Nota-se a técnica do "efeito fantasma" empregada para a remoção dos demais ossos – notadamente a cabeça do fêmur – que, assim não fosse, poderia obliterar a visão. Para fraturas complexas como essa, o uso da TC moderna não tem paralelo.

45° em cada lado para incidências de Judet. Uma desvantagem possível é a pequena perda de informação resultante da determinação do volume e da reconstrução computadorizada, que pode afetar a interpretação das imagens. Em um estudo, 5 cirurgiões especializados em trauma ortopédico com experiências variadas em traumatologia compararam 77 imagens de 11 pacientes diferentes com fraturas acetabulares.[22] Os revisores foram solicitados a identificar linhas de fratura primárias e a classificar cada fratura em conformidade com o sistema de Judet-Letournel; cada paciente tinha dois conjuntos de três imagens (um deles com radiografias de Judet tradicionais e o outro com TCs reformatadas). Na comparação com os achados cirúrgicos, os dois conjuntos de imagens tiveram igual desempenho e os revisores informaram ter confiança equivalente em sua capacidade de identificar as características da fratura com a ajuda de cada tipo de imagem.[22] A TC obtida depois da fixação de uma fratura acetabular identifica melhor os desvios articulares residuais ou as incongruências do que as radiografias simples.[21] A TC demonstra fragmentos intra-articulares em um número significativo de pacientes após uma luxação do quadril[92] e deve ser obtida em qualquer paciente cujas radiografias simples convencionais demonstrem redução incongruente. Uma vez que pequenos corpos intra-articulares podem não aparecer nas radiografias, deve-se considerar a obtenção de imagens por TC em todos os pacientes que tenham sofrido luxação do quadril, mesmo nos casos em que as radiografias simples convencionais pareçam normais.

O benefício da TC no tratamento das fraturas do platô tibial já está bem definido.[33] Em um estudo, ao utilizar apenas radiografias convencionais para o tratamento, o coeficiente kappa interobservadores foi 0,58, o qual aumentou para 0,71 depois do acréscimo da TC. O mesmo coeficiente usado para a classificação das fraturas com uso de radiografias foi 0,70, aumentando para 0,80 com a adição da TC. A média do coeficiente kappa intraobservadores para planejamento baseado exclusivamente nas radiografias foi 0,62, aumentando para 0,82 depois do uso da TC. Com a adição da TC, a classificação das fraturas foi alterada em 12% dos casos, enquanto o plano terapêutico foi alterado em

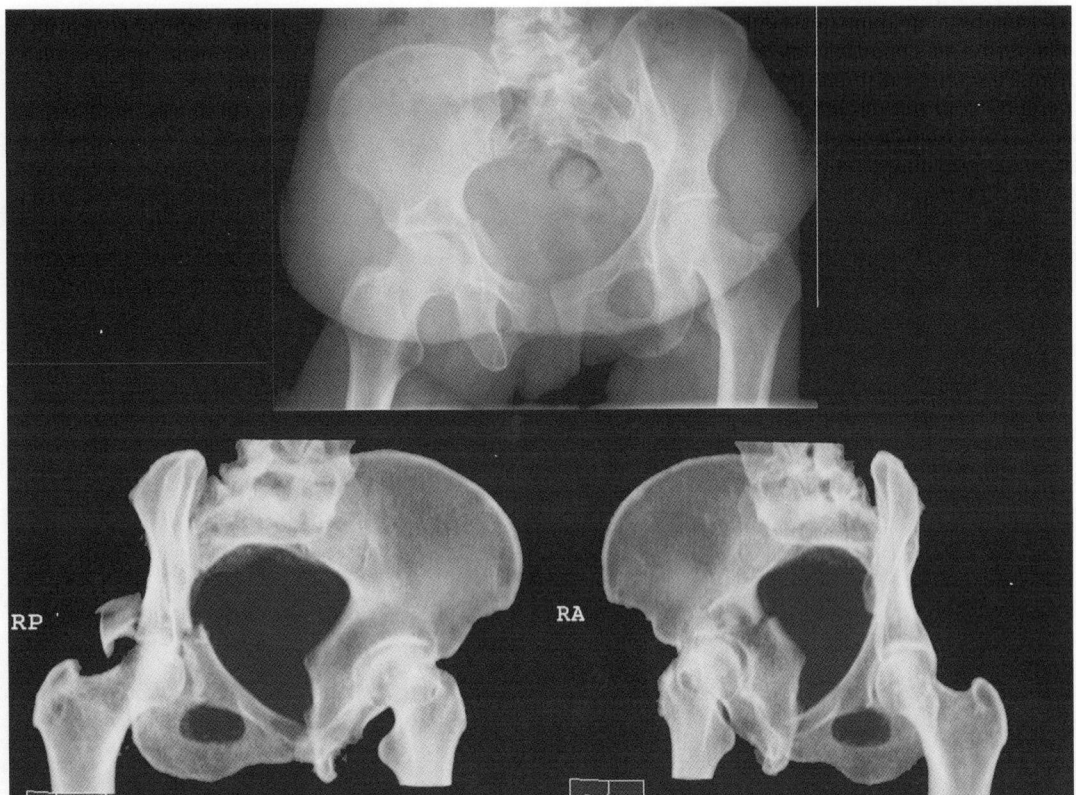

FIGURA 17.4 Tomografia computadorizada da pelve reconstruída em planos oblíquos direito e esquerdo a 45° (*abaixo*) para simular as tradicionais incidências de Judet em radiografias simples. Acima, está ilustrada a projeção anteroposterior correspondente. Cortesia: Dra. Rena Stewart.

26% dos casos.³³ Em outro estudo, Wicky et al.¹⁹⁹ compararam TC helicoidal com reconstruções 3D *versus* radiografia convencional em pacientes com fraturas do platô tibial, demonstrando que, para classificação, as fraturas foram subestimadas em 43% quando utilizadas radiografias. Em um subgrupo menor de pacientes, para os quais os planos cirúrgicos foram formulados com e sem TC, os mesmos investigadores verificaram que a adição de reconstruções 3D de TC helicoidal levaram a modificações no plano cirúrgico em mais de metade dos casos.¹⁹⁹

Tornetta e Gorup¹⁹⁰ avaliaram o uso da TC pré-operatória no tratamento de fraturas do pilão tibial. Vinte e dois pacientes foram estudados com radiografias convencionais e TC. O padrão da fratura, número de fragmentos, grau de cominuição, presença de impactação articular e localização da linha da fratura foram registrados. A TC revelou maior número de fragmentos em 12 pacientes, aumento da impactação em 6 pacientes e cominuição mais grave em 11 pacientes. O plano cirúrgico foi alterado em 14 (64%) pacientes e foram obtidas informações adicionais em 18 (82%) pacientes.¹⁹⁰

A TC é importante para a avaliação de fraturas do retropé. Ela demonstra fragmentos ósseos na articulação subtalar de pacientes com fraturas do processo lateral do tálus.⁵⁶ Em crianças com fraturas de Tillaux na região anterolateral da tíbia distal, a TC é melhor do que a radiografia convencional para avaliação de deslocamentos superiores a 2 mm, valor considerado limite para indicação de cirurgia (Fig. 17.5).⁹¹ A TC helicoidal é importante para o planejamento pré-operatório de fraturas do calcâneo.⁶⁸ As imagens axiais do calcâneo demonstram melhor a deformidade do retropé, enquanto reconstruções multiplanares (inclusive imagens 3D em casos de luxação da articulação), o envolvimento intra-articular.⁶⁸

Avaliação pós-operatória da redução da fratura. A TC também é útil na avaliação pós-operatória de fraturas complexas. Moed et al.¹³⁶ compararam o resultado funcional de 67 pacientes com fraturas da parede acetabular posterior com os achados da TC pós-operatória. Nesse estudo, a TC pós-operatória demonstrou melhor o desvio residual das fraturas em comparação com as radiografias convencionais e a precisão da redução cirúrgica também observada no exame teve alto valor prognóstico para o resultado clínico.¹³⁶ Em uma série de fraturas do platô tibial cirurgicamente tratadas, informações clinicamente relevantes, no que tange à depressão articular ou à consolidação da fratura e que não tinham sido evidenciadas nas radiografias simples, foram desvendadas em 81% dos casos avaliados por TCMD.¹⁴⁴ Vasarhelyi et al.¹⁹¹ encontraram diferenças torcionais lado × lado superiores a 10° em um quarto de 61 pacientes tratados com fixação de fraturas da fíbula distal.¹⁹¹ Kurozumi et al.¹¹¹ correlacionaram radiografias convencionais e estudos de TC com resultados funcionais em 67 pacientes com fraturas intra-articulares do calcâneo, demonstrando que a melhor redução da articulação calcaneocuboide e da faceta posterior da articulação subtalar teve correlação com resultados mais favoráveis.

Consolidação de fraturas. Com frequência, as radiografias convencionais têm limitações na demonstração da persistência das linhas de fratura, embora essas pseudartroses são demonstradas mais facilmente na TC (Fig. 17.6).¹⁴ Na maioria das instituições, a TC substituiu a tomografia convencional na identificação de pseudartroses. Reconstruções de TC multiplanar poderão ser úteis se a fratura for complexa. Também pode ser difícil avaliar fraturas parcialmente consolidadas, mesmo com o uso da TC. Alguns trabalhos demonstraram a eficácia no diagnóstico das pseudartroses ti-

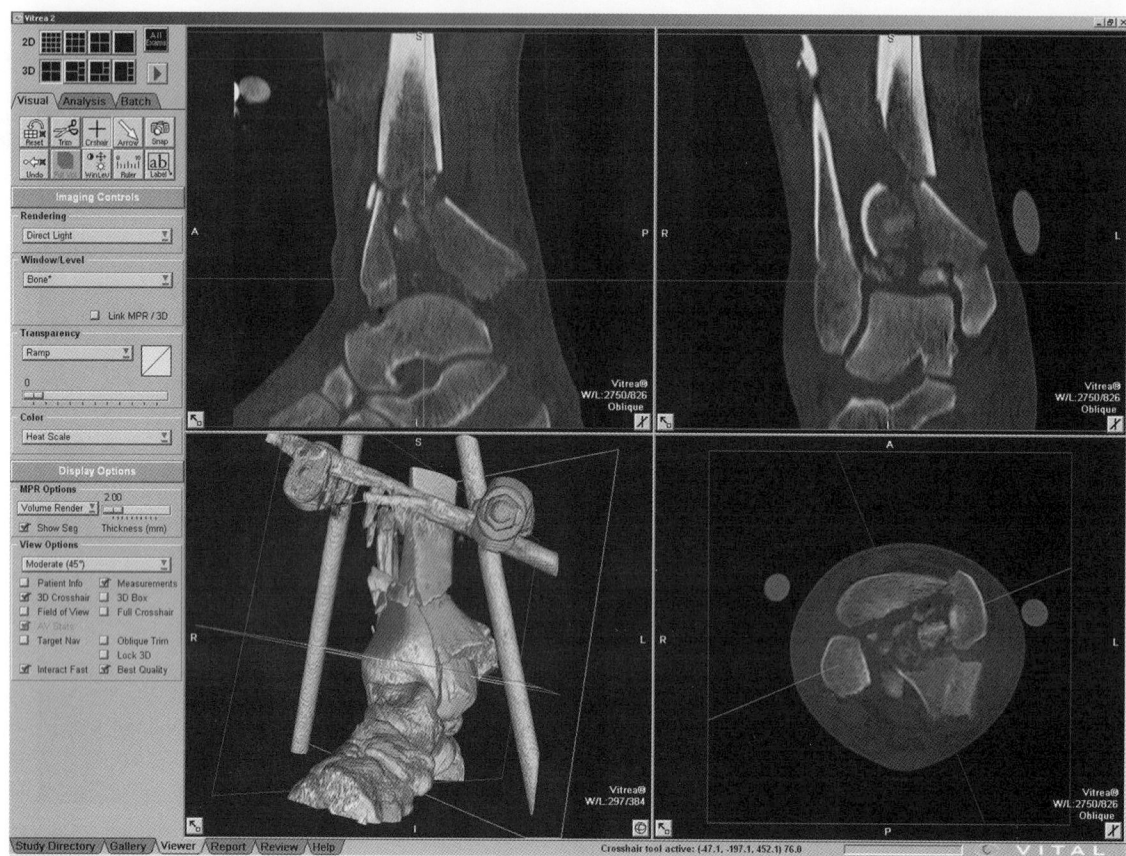

FIGURA 17.5 Tomografia computadorizada de fratura triplanar visualizada em uma estação digital. As imagens axiais, coronais e sagitais reconstruídas podem ser demonstradas simultaneamente.

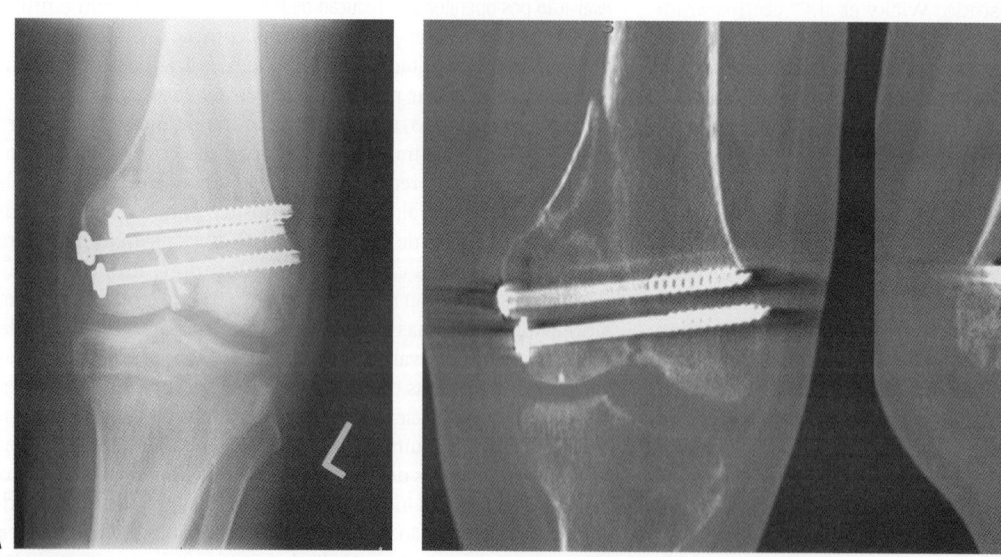

FIGURA 17.6 A: Radiografia anteroposterior de paciente com dor persistente no joelho em seguida a fixação cirúrgica de uma fratura de côndilo femoral medial. **B:** A tomografia computadorizada do terço distal do fêmur claramente com reconstruções 2D nos planos coronal e sagital proporciona evidência inequívoca de pseudartrose da fratura.

biais. Bhattacharyya et al.[14] estudaram 35 pacientes com suspeita de pseudartrose tibial com achados incorretos nas radiografias simples. Nessa série, a sensibilidade da TC para detecção de pseudartrose foi 100%, mas com precisão limitada pela baixa especificidade de 62%, pois três pacientes que tinham sido diagnosticados pela TC como tendo pseudartrose estavam com a fratura consolidada na cirurgia.[14]

Um papel mais interessante para a TC é a avaliação da consolidação inicial da fratura. A TC revela a formação do calo externo antes do que a radiografia convencional e permite uma visualização mais completa e detalhada da consolidação da fratura, que pode ficar prejudicada nas radiografias pela presença do gesso e/ou implante metálico da fixação.[81] Lynch et al.[126] desenvolveram medidas nas alterações na densidade da TC nos locais fraturados, quantificando a formação de tecido mineralizado nas alterações da fratura e simultaneamente desprezando a perda do mineral ósseo causada pela osteoporose de desuso. Em um estudo preliminar com fraturas do rádio distal de sete pacientes, essa técnica demonstrou maior densidade na TC duas semanas após a fratura, apresentando correlação com o aspecto visual de esclerose e perda da definição na linha de fratura nas radiografias convencionais.[126] Ainda não está claro se essa informação terá valor prognóstico para complicações na consolidação da fratura. O uso das modernas técnicas com TC-3D multidetector pode diminuir os artefatos metálicos, com consequente melhora da visualização da pseudartrose adjacente ao implante metálico.[65]

Avaliação de lesões de combate. Atualmente, as lesões de combate são frequentemente causadas por vários fragmentos balísticos que são causadores de numerosas lesões penetrantes. Em todos os hospitais militares, pode-se contar com TCMD de última geração.[67] O uso da TC-3D no ponto de triagem inicial dos pacientes permite que o radiologista identifique fragmentos retidos e tome conhecimento das trajetórias dos ferimentos; tal cenário proporciona informações vitalmente importantes para os cirurgiões traumatológicos com relação a possíveis lesões a órgãos vitais e a estruturas neurovasculares. Tais informações ajudam na estabilização inicial de soldados lesionados no hospital militar, sem que haja atraso na intervenção de emergência para a preservação da vida do combatente.[67] Em uma simulação de incidente com elevado número de vítimas, o uso da TCMD-64 aumenta a produtividade e facilita a obtenção mais rápida de imagens dos pacientes.[107]

Ressonância magnética

Considerações técnicas

A RM não utiliza radiação ionizante. Essa tecnologia utiliza ondas de radiofrequência (RF), em presença de um forte campo magnético, que interagem com os átomos de hidrogênio (prótons) do paciente para a geração de imagens de contraste do tecido mole bem definidas. Embora a física da RM seja complexa e detalhada demais para ser revista nesta seção, serão discutidos os aspectos mais práticos e relevantes dessa tecnologia.

Os aparelhos modernos de RM podem ser classificados de acordo com a potência de campo. A unidade básica de mensuração da potência do campo magnético é o Gauss (G); o campo magnético da Terra mede aproximadamente 0,5 G. As potências de campo para RM são muito maiores, sendo medidas em Tesla (T), que é definida como 10.000 G. Os aparelhos de baixa potência de campo têm geralmente de 0,2 a 0,3 T, sendo muitas vezes utilizados para pacientes ambulatoriais como aparelhos "para membros" ou "de campo aberto". Em geral, os aparelhos com alta potência de campo são aqueles com mais de 1 T; e aqueles de 1,5 T dominam o mercado com mais de 90% de todos os aparelhos instalados no mundo. Também há aparelhos de 3 T disponíveis para uso clínico, embora sua aceitação seja limitada por causa do custo elevado dos sistemas e pela seleção relativamente limitada das bobinas receptoras. As vantagens dos aparelhos de alta potência incluem maior capacidade, resolução, qualidade da imagem e redução no tempo de exame.

As bobinas de RF constituem um elemento importante de qualquer sistema de RM. Bobinas de RF são utilizadas para a transmissão das ondas de RF para o paciente e também para receber os sinais ("ecos") de RF do paciente durante o curso do exame. Uma bobina "corporal" comum é incorporada aos aparelhos como bobina de referência, que tanto envia como recebe os sinais de RF. A bobina corporal está localizada no interior da cápsula do magneto e, como resultado, se situa a certa distância do paciente. Esse fator "distância" diminui a potência do sinal de RF recebido do paciente, embora isso não chegue a ser um problema para a obtenção de imagens de partes maiores do corpo, como o abdome e a pelve. No caso de partes menores, como dos membros, em ortopedia, conta-se com bobinas de RF especiais, que são muito utilizadas para aumentar a qualidade nos exames de RM. Normalmente, essas bobinas são apenas receptoras, isto é, a bobina corporal transmite o pulso de RF; mas algumas bobinas especiais incorporam as funções de transmissão e recepção. Essas bobinas menores ficam posicionadas em torno ou sobre a parte do corpo que será submetida à varredura. Isso diminui a distância entre a anatomia do paciente e a bobina, o que resulta em maior retorno de sinal do tecido adjacente, além de aumentar a relação sinal-ruído (RSR) das imagens resultantes, gerando imagens de maior resolução de contraste e de maior qualidade que podem ser utilizadas para melhorar a qualidade das imagens, aumentar a resolução espacial ou diminuir o tempo de exame.

Os avanços na tecnologia das bobinas de RF levaram à comercialização de uma grande variedade de modelos desses dispositivos. As bobinas de volume circundam a anatomia de interesse e proporcionam maior homogeneidade de sinal. As bobinas de superfície ficam posicionadas sobre a anatomia de interesse e melhoram significativamente a potência do sinal de campo próximo que retorna da anatomia adjacente. Modelos de bobinas tipo "quadratura" e de junção incorporam vários elementos de bobinas com acoplamento eletrônico, com o objetivo de aumentar a potência do sinal e a RSR. Foram comercializadas bobinas especiais para imagens ortopédicas, incluindo bobinas tipo "junção" delicadas e também diversos tipos de bobinas de superfície flexíveis.

As imagens de RM são geradas mediante o uso de uma série de sequências de pulso. O termo *sequência de pulso* refere-se à sequência de pulsos de radiofrequência que são aplicados em concerto com uma série de gradientes magnéticos. Esses pulsos são aplicados em determinada ordem e com um esquema de tempo particular, em que as bobinas de RF "ouvem" os ecos resultantes a intervalos de tempo específicos. As sequências de pulso determinam o tipo de contraste de imagem gerado. Durante cada sequência de pulso, os gradientes magnéticos são aplicados ao campo magnético principal, para obter localização espacial. Utiliza-se um gradiente magnético ao longo do eixo longitudinal do túnel do magneto (e do paciente) para a seleção do corte, enquanto gradientes ao longo do plano transversal são responsáveis pela frequência e pela codificação de fase, que resultam em uma localização no interior do plano transversal. Quase todos os exames de RM são particularmente barulhentos, resultado do rápido ligamento-desligamento dos gradientes, o que implica a necessidade do uso de protetores auriculares ou fones de ouvido durante o estudo-teste. Em todas as sequências de pulso, existem especificações para parâmetros como a geometria (plano de imagem, campo de visão, número de cortes) resolução (número de etapas de codificação de frequência e fase, espessura do corte), e contraste da imagem (tempo de repetição [TR], tempo de retardo do eco [TE]). Uma coleção de várias sequências de pulso utilizadas em determinado exame é conhecida como *protocolo*.

As sequências comuns utilizadas nas imagens ortopédicas são as imagens de *spin-eco* (SE, eco de rotação) e *gradiente-eco* (*gradient recalled echo* [GRE]). As sequências de spin-eco são geralmente utilizadas em conjunto com uma técnica de aquisição rápida de imagens, chamada *fast* spin-eco (FSE, eco de rotação rápida) ou *turbo* spin-eco (TSE, eco de rotação turbo), dependendo do fabricante. As sequências de spin-eco proporcionam um contraste de imagem ponderada em T1 (T1), por densidade de prótons (PD) e ponderada em T2 (T2) com base na seleção dos parâmetros TR e TE. As imagens ponderadas em T1 tendem a exibir melhor a anatomia, sendo sensíveis, mas não específicas, para patologia. As imagens ponderadas em T2 são imagens sensíveis a fases líquidas e tendem a exibir melhor a patologia. As imagens PD não são ponderadas em T1 nem T2 e o contraste é derivado de diferenças na densidade dos prótons no interior dos tecidos. As imagens PD são comumente utilizadas nas imagens ortopédicas, pois resultam em imagens de alto RSR, demonstrando satisfatoriamente tanto a anatomia como a patologia. Frequentemente, as imagens PD são adquiridas juntamente ao *primeiro eco* e a imagem T2 é chamada *segundo eco*. Essa combinação também pode ser conhecida como sequência de *duplo eco* (DE, 2E).

A consequência de técnicas FSE/TSE é que tanto a gordura como o líquido ficam brilhantes nas sequências PD e ponderada em T2. As técnicas de supressão gorda (SG) são necessárias para a avaliação de edema ou líquido nos tecidos contendo gordura, como a medula óssea. Comumente, são utilizadas duas técnicas: inversão-recuperação com TI curto (STIR) e saturação química ("*fat-sat*", saturação espectral, pré-saturação seletiva para frequência). STIR é uma sequência de spin-eco diferenciada que resulta na supressão de determinado tecido com base na escolha de um parâmetro adicional, TI. Um valor TI relativamente curto de 150 ms resulta na supressão de tecidos contendo gordura. Essa sequência tende a ser relativamente baixa em RSR e, como consequência, é frequentemente feita em resoluções mais baixas. No entanto, a sequência é menos afetada por variações na homogeneidade do campo magnético, resultando em uma supressão da gordura razoavelmente uniforme em toda a imagem. A saturação química é um pulso RE seletivo para frequência, que é aplicado antes do pulso RE normal, eliminando efetivamente o sinal dos tecidos contendo gordura. Esse procedimento pode ser aplicado a qualquer das sequências spin-eco (ponderada em T1, PD, ponderada em T2); as sequências ponderadas em T1 FS são utilizadas normalmente depois da injeção de contraste (gadolínio), enquanto as sequências PD FS e ponderadas em T2 FS são utilizadas na avaliação de diversos tipos de tecidos, incluindo a medula óssea e cartilagem articular. Com frequência, a saturação química é utilizada juntamente a sequências FSE de resoluções mais baixas, pois a técnica diminui RSR como resultado da eliminação do sinal de gordura, resultando em imagens mais "granulosas" em resoluções mais altas. A saturação química também é sensível às não homogeneidades no campo magnético externo, podendo resultar em uma supressão não uniforme da gordura ao longo do campo de visão. Isso será problemático principalmente nos casos do membro posicionado excentricamente com relação ao túnel do magneto, como o cotovelo, onde o campo magnético não é tão uniforme em comparação com o isocentro. Quando a supressão da gordura é problemática, pode-se substituir o procedimento por imagens STIR. As imagens STIR não são sensíveis ao gadolínio, não podendo ser utilizadas na avaliação quando a substância for usada; assim, são menos úteis na artrografia por RM ou nos exames com contraste intravenoso.

O desenvolvimento de protocolos de imagens ortopédicas é uma tarefa desafiadora que envolve a busca de uma compensação no sinal (RSR), resolução espacial, resolução de contraste e tempo de aquisição da imagem. Imagens com RSR baixo tendem a ser "granuladas" ou exibir "ruído", sendo desagradáveis para a avaliação. Técnicas de maior resolução resultam tanto em RSRs mais baixos e em tempos de aquisição mais longos e não são práticas para todos os pacientes; por isso, às vezes é necessária a utilização de técnicas com resolução mais baixa. Muitos pacientes são incapazes de tolerar períodos longos de realização de exame, por dor e limitações de movimentação; nesses casos, o artefato de movimento pode ocorrer. Os artefatos de RM (artefatos por bandagens ou curativos, de movimento, de pulsação, metálico) representam fontes adicionais de perda na qualidade da imagem; em alguns casos, a sua eliminação pode ser tarefa difícil. Artefatos metálicos constituem problemas específicos em aplicações imaginológicas na ortopedia,[85] mas felizmente a quantidade de artefatos pode ser reduzida com o uso de certas técnicas de ressonância magnética de alto campo (1,5 a 3 T). Essas técnicas consistem no uso de sequências TSE com menor espaçamento inter-eco, em que a direção de codificação da frequência está orientada em afastamento do local de interesse e com aumento da leitura da largura de banda.[63,85] Ao surgirem dificuldades durante um exame de RM, frequentemente será preciso modificar as sequências de pulso para que o exame possa fornecer as informações necessárias.

Aplicações

A RM é frequentemente utilizada para avaliação tanto de lesões ósseas quanto de partes moles após o trauma. Ela é capaz de definir fraturas ocultas ao raio X, fraturas articulares pediátricas e lesões de partes moles não suspeitadas ou que não possam ser avaliadas após exame físico e radiografias simples.[34] Embora a angiorressonância seja uma técnica bem estabelecida para a avaliação não invasiva do sistema arterial, ela pode ser impraticável para avaliação do paciente politraumatizado. A avaliação do trauma vascular pode ser mais rápida com TCA ou angiografia convencional, que também possibilita a realização de procedimentos (p. ex., embolização de sangramento arterial). Uma aplicação mais controversa é a venografia por RM (VRM) para o diagnóstico de trombose venosa profunda (TVP) das veias proximais da coxa e da pelve. Em uma revisão recente para imagens da trombose venosa profunda, Orbell et al.[149] observam que a VRM tem muitas vantagens, como a não exposição à radiação ionizante ou necessidade de canulação venosa e injeção de contraste. A VRM é tão sensível e específica para TVP da parte proximal da perna quanto a US ou a venografia[30], sendo descrita como tendo maior precisão no diagnóstico de trombos pélvicos isolados.[138] Infelizmente, o custo e os problemas logísticos da RM têm limitado sua utilidade na obtenção de imagens para TVP.

A RM tem sido caracterizada como imagem "padrão-ouro" no estudo da coluna vertebral cervical em pacientes após trauma[141] e protocolos para realização mais rápida da RM com certeza tornam seu uso mais prático no paciente com lesão aguda.[59] Porém, sua aplicação no trauma pode ficar limitada por dificuldades associadas ao transporte dos pacientes para a sala de exame, além das incompatibilidades com os diversos equipamentos de suporte da vida e os implantes nos pacientes. Os tempos para obtenção de imagens também são muito maiores se comparados à TC e outras técnicas e isso pode comprometer pacientes potencialmente instáveis ou com muita dor. Portanto, por razões práticas, a RM continua tendo um papel limitado no tratamento imediato do paciente traumatizado.

Lesão óssea. Avanços recentes na RM possibilitaram a avaliação quantitativa da estrutura e função dos ossos, de tal forma que essa tecnologia poderá, algum dia, substituir a densitometria óssea como instrumento para avaliação do risco de fratura causada por osteoporose e avaliação da resposta ao tratamento.[195] Atualmente, os edemas de medula óssea (contusão óssea, contusão de medula óssea) são com frequência identificados na RM de pacientes com trauma nos membros. Histologicamente, essas imagens têm correlação com microfraturas do osso esponjoso e também com edema e hemorragia no interior da medula óssea.[166] Ainda não foram bem definidas as sequelas em longo prazo dessas lesões ocultas a raios X. Roemer e Bohndorf[172] avaliaram 176 pacientes consecutivos com lesões agudas no joelho, observando que três quartos exibiam anormalidades da medula óssea. A maioria das lesões (69%) envolvia o compartimento lateral do joelho; 29% eram mediais e 2% eram patelofemorais. Muitas lesões pareciam edema ósseo subcondral, sem outras lesões ósseas ou cartilaginosas, enquanto um quarto representava fraturas subcondrais impactadas e um terço, lesões osteocondrais ou condrais. Em 49 desses pacientes houve repetição da RM por pelo menos dois anos após sua lesão. Apenas 7 de 49 (14%) tiveram alterações de sinal persistentes no interior do espaço medular. A extensão na alteração de sinal foi menor do que antes e nenhum paciente apresentou alterações degenerativas, independentemente do tipo da lesão inicial. Não foi observado nenhum caso de osteonecrose pós-traumática. Portanto, é necessária atenção na avaliação das alterações de sinal na região medular ao interpretá-las como fratura, o que pode gerar tratamento excessivo e desnecessário. Essa diferenciação é particularmente problemática na avaliação da dor de quadril depois de uma queda, em que o edema de medula óssea trocantérica pode ser interpretado como fratura, levando às vezes à fixação interna.

A RM é muito útil na avaliação de fraturas ocultas às radiografias. As linhas de fratura são observadas nas imagens PD ou ponderadas em T2 como anormalidades lineares de menor intensidade de sinal mostradas em silhueta pela gordura medular, de maior intensidade de sinal. Também é possível observar linhas de fratura nas imagens STIR e PD/ponderadas em T2 FS, que também demonstram o grau do edema medular reativo circunjacente. É preciso ter cuidado na interpretação das imagens ponderadas em T1; certas imagens, como as linhas de fratura, podem ser menos visíveis em razão de um edema medular circunjacente e ambas podem estar com baixa intensidade de sinal nas imagens ponderadas em T1.[77]

A RM se tornou a modalidade de escolha para identificação de fraturas ocultas, para as quais é essencial o diagnóstico precoce correto, como nas fraturas do colo do fêmur (Fig. 17.7),[118,124] fraturas do escafoide[49,109,165,173] e fraturas do cotovelo na criança.[164] Em pacientes idosos com dor de quadril após queda, a realização imediata da RM, quando os raios X forem normais, evita atrasos no diagnóstico e no tratamento das fraturas do quadril. Em um estudo, 25 pacientes com dor de quadril foram avaliados para fratura oculta com radiografias convencionais, cintilografia, TC ou uma combinação de exames.[159] O diagnóstico final foi determinado com repetições dos raios X em 10 pacientes e por cintilografia em 15 pacientes. Em média, o tempo para o diagnóstico final foi de 9,6 dias quando feito por radiografias seriadas e 5,3 dias quando feito pela cintilografia. Com atraso no diagnóstico associado aos métodos mais convencionais, os autores alertam que o uso imediato de RM pode diminuir o número de exames necessários para o diagnóstico, resultando em menores custos de tratamento e, possivelmente, em menor número de complicações.[159] Em um estudo mais recente, 6 pacientes idosos com dor de quadril após queda foram avaliados tanto por RM como por TC, enquanto 7 outros foram avaliados apenas por RM.[124] No primeiro grupo, quatro das seis TC foram imprecisas, enquanto todas as RM definiram corretamente a patologia.[124] Em casos de fratura oculta do quadril, o padrão de fratura pode ser determinado com RM – o que pode ter importância terapêutica. Com RM, é possível diferenciar fraturas ocultas do colo do fêmur, que geralmente são tratadas com fixação por parafuso, de fraturas intertrocantéricas ocultas, fraturas trocantéricas maiores ou fraturas do ramo pubiano, que dispensam a cirurgia. Finalmente, se a RM não revelar fratura, geralmente demonstrará outro motivo que explicará os sintomas no paciente.[69] Os médicos têm tendência a confiar mais na RM que nos exames de medicina nuclear; em um artigo, observou-se que os médicos pediram exames adicionais de imagem em todos os casos em que a cintilografia tinha sido positiva.[46] A RM também pode identificar outras comorbidades, como metástase ou osteonecrose preexistente.[84]

Da mesma forma, a RM oferece vantagens na avaliação de lesões pediátricas do cotovelo. Em uma série, foi observado que 7 de 9 crianças com derrame articular após lesão tinham uma fratura radiograficamente oculta.[164] Na mesma série, a RM foi útil no diagnóstico de outros 16 pacientes, apesar da presença de fratura e/ou luxação visível nas radiografias simples.[164]

Embora a TC com reconstrução multiplanar seja o exame de escolha para o estudo de fraturas complexas, pesquisas recentes indicam que a RM também pode ser importante na avaliação dessas lesões. Em um desses estudos, os autores avaliaram o impacto da RM no tratamento de fraturas do platô tibial.[204] Os pacientes foram avaliados com radiografia convencional, TC e RM. Foram preparados três conjuntos de imagens para cada lesão: apenas radiografias; radiografias com TC e radiografias com RM. Foi solicitado a três cirurgiões que determinassem a classificação e o tratamento com base em cada conjunto de imagens. Os autores constataram que a melhor variabilidade interobservadores, tanto para a classificação como para o tratamento das fraturas, foi observada com a combinação de radiografias convencionais e RM. A classificação de Schatzker das fraturas do platô tibial, baseada em radiografias convencionais, mudou em média 6% com a adição da TC e 21% com a adição de RM. O uso da RM mudou o plano terapêutico em 23% dos casos. Holt et al.[90] estudaram 21 pacientes consecutivos com fraturas do platô tibial avaliados previamente com raios X e RM. A RM foi mais precisa para classificação das fraturas, na revelação das linhas ocultas e na medição do desvio e depressão dos fragmentos. Os achados de RM resultaram em mudanças na classificação de 10 fraturas (48%) e no tratamento de quatro pacientes (19%). RM também possibilitou o diagnóstico pré-operatório de lesões associadas em partes moles intra e periarticulares.

O papel da TC já foi estabelecido na avaliação dos traumas da coluna vertebral, mas os estudos com RM vêm sendo cada vez mais utilizados para avaliação de lesões associadas, como hérnias de disco na coluna cervical e possíveis lesões à medula nas fraturas/luxações da coluna toracolombar. Green e Saifuddin[79] demonstraram que 77% dos pacientes com lesão de coluna vertebral tinham lesão secundária identificada pela RM. As mais comuns foram contusões de medula óssea, mas 34% dos pacientes exibiam fraturas tipo compressão ou explosões diagnosticadas pela RM.

Lesão de partes moles. Por causa da resolução de contraste para as partes moles e de sua boa resolução espacial, a RM é precisa na avaliação das lesões em partes moles. Normalmente, é solicitada após trauma no ombro e no joelho para avaliação de tendões, ligamentos e cartilagens, muitas vezes relacionado a lesões esportivas. As indicações para RM do ombro em pacientes traumatizados são: avaliação das lesões do manguito rotador, lesão do lábio superior na direção anteroposterior (SLAP) e do complexo capsuloligamentar anteroinferior após luxação glenoumeral.[12,39,188] As indicações de rotina para RM do joelho após trauma incluem avaliação dos ligamentos cruzados e do canto posterolateral para ruptura ou distensão, das lesões meniscais e da lesão osteocondral articular.[53,70,198,200] Lonner et al.[120] compararam os achados de RM com exame sob anestesia em 10 pacientes com luxações agudas

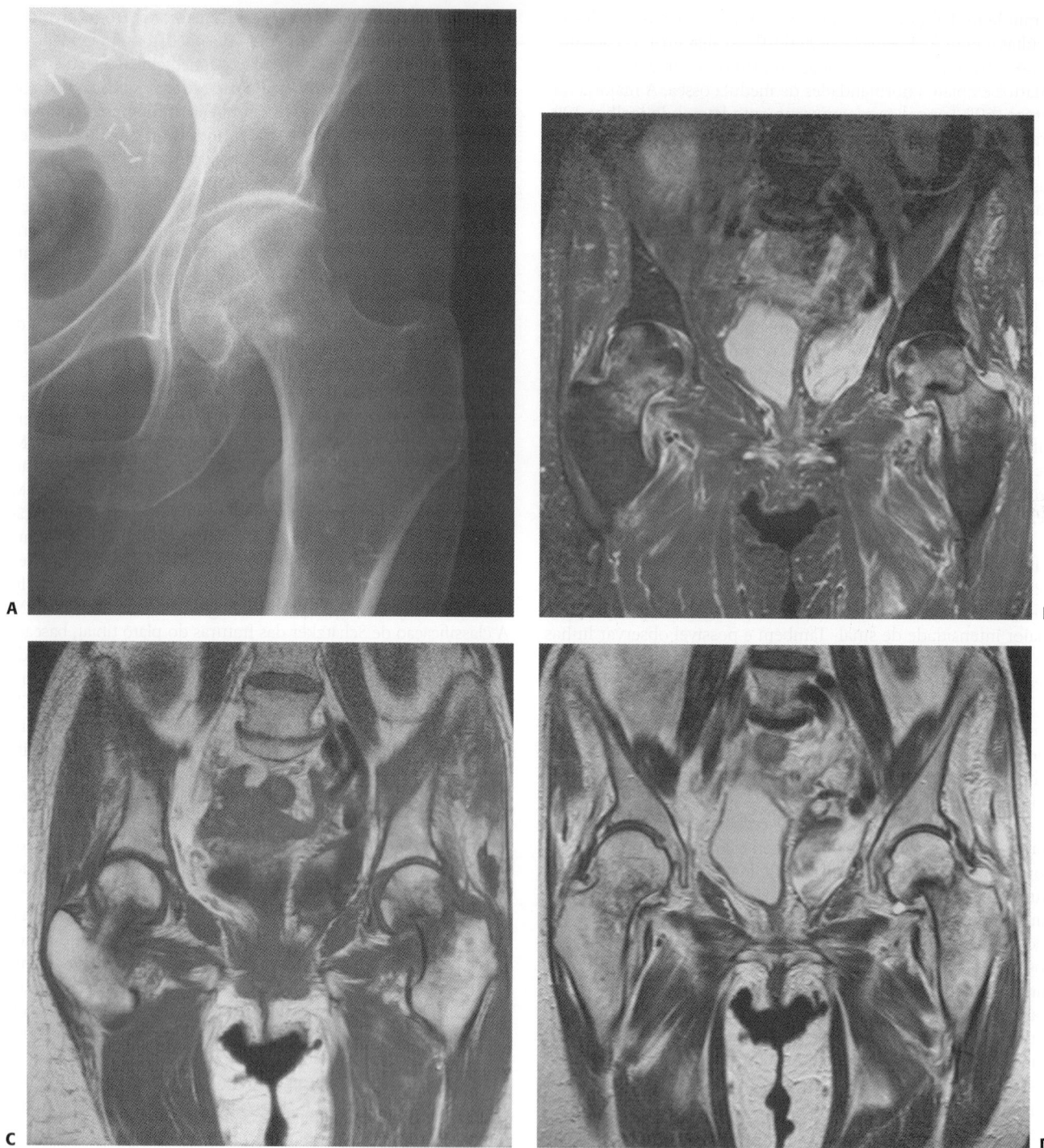

FIGURA 17.7 A: Radiografia convencional com incidência anteroposterior do quadril, demonstrando fratura do colo do fêmur. Embora a fratura possa ser visualizada nas radiografias de rotina, o paciente tem predisposição para osteonecrose, por uso de corticosteroide em razão de um transplante de rim. Algumas alterações na densidade óssea da cabeça do fêmur são observadas. A RM da pelve confirma a presença da fratura recente e descarta a presença da osteonecrose. Pode ser observada incidentalmente uma pequena fratura em desenvolvimento, com reação de estresse circunjacente na parte medial do colo do fêmur direito: **(B)** STIR e imagens ponderadas **(C)** T1 e **(D)** T2. Imagens de melhor resolução da fratura do quadril esquerdo, demonstrando leve impactação no local fraturado, sem angulação significativa.

(continua)

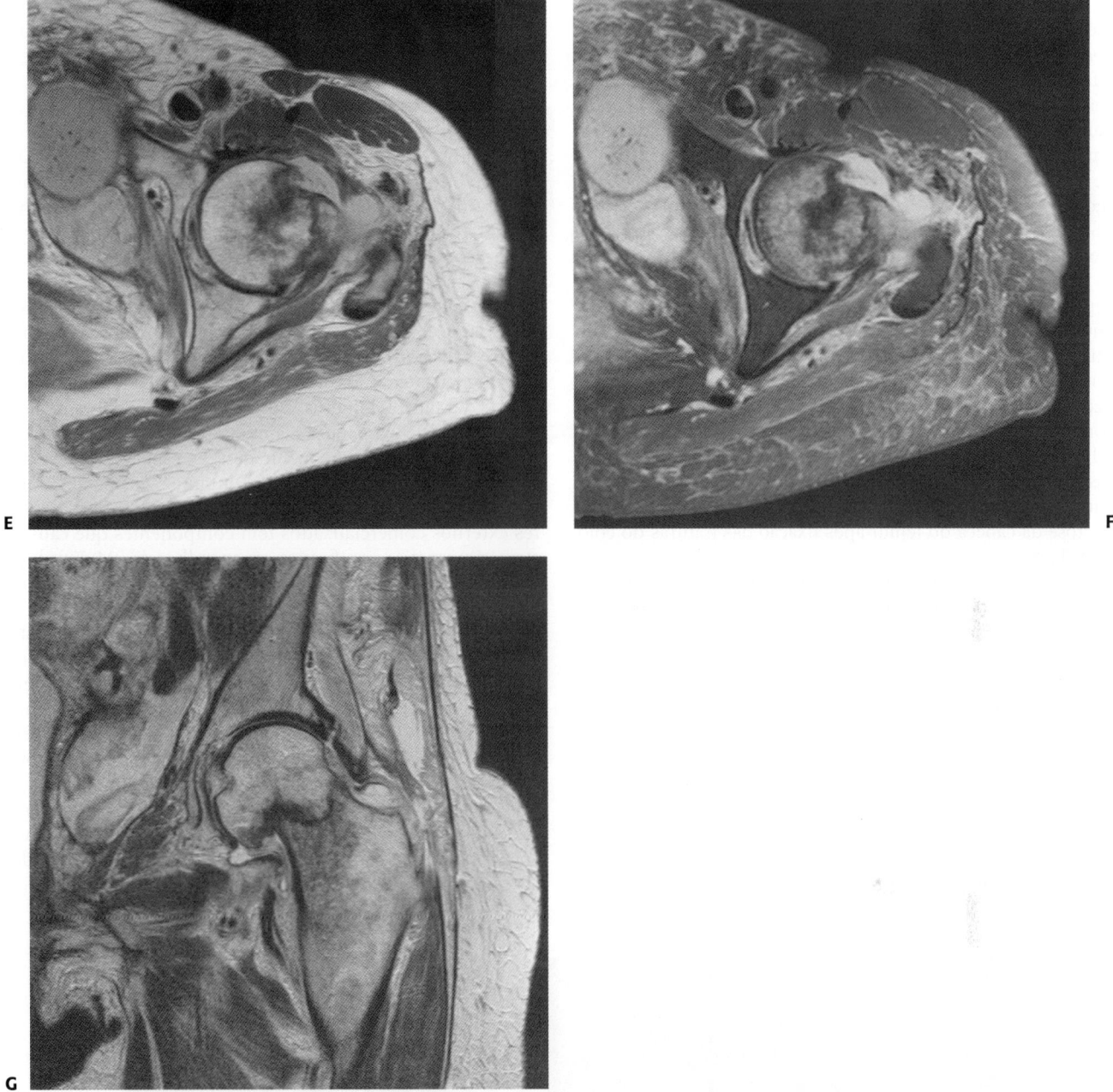

FIGURA 17.7 *(continuação)* Imagem axial por densidade de prótons (**E**), axial por densidade de prótons com supressão de gordura (**F**) e imagem ponderada em T2 coronal (**G**). Observe o polo inferior do rim transplantado na pelve inferior esquerda com uma coleção líquida complexa circunjacente.

de joelho que foram submetidos a cirurgia. Embora a RM tenha sido considerada útil para definição das lesões nas luxações, nessa série, o exame clínico sob anestesia foi mais preciso quando relacionado aos achados da cirurgia.[120] Recentemente, foi demonstrado que a RM pode ajudar na definição da natureza de lesões ligamentares associadas no deltoide e na sindesmose tibiofibular, em casos de fraturas do terço distal da fíbula, o que pode afetar o processo de tomada de decisão cirúrgica.[34]

A artrografia por RM pode ser importante para a avaliação de patologias das articulações. As indicações comuns incluem diagnóstico diferencial entre rupturas parciais e completas do manguito rotador, avaliação da patologia capsuloligamentar no ombro, avaliação dos ligamentos colaterais no cotovelo e ligamentos intercarpais no punho, demonstração de lesões labrais no quadril, avaliação pós-operatória de meniscos no joelho, avaliação da estabilidade de lesões osteocondrais e identificação de corpos intra-articulares.[182] A artrografia por RM direta é feita pela injeção intra-articular de uma solução diluída de gadolínio, que distende a cápsula articular e define mais adequadamente as estruturas. Na artrografia por RM indireta, o gadolínio é injetado na veia, retardando-se a obtenção das imagens, período no qual o paciente pode fazer exercícios leves. A técnica indireta se fundamenta na difusão do gadolínio intravenoso da sinovial altamente vascularizada para o espaço articular. Essa técnica não proporciona distensão articular controlada e, portanto, é mais indicada em articulações menores, como cotovelo, punho, tornozelo e ombro.[13]

Implantes ortopédicos. Os implantes ortopédicos representam um desafio nos exames de RM, porque o metal distorce o campo magnético e resulta em grandes áreas de perda de sinal, o que frequentemente distorce a anatomia adjacente.[63] Foram feitas modificações nas sequências de pulso de RM tradicionais nos aparelhos de RM de campo alto com o objetivo de reduzir o artefato associado a implantes ortopédicos. São utilizadas sequências FSE (turbo), que diminuem o artefato metálico, em comparação com as sequências SE e GRE de rotina. As modificações para as sequências FSE incluem aumento das larguras de faixa de leitura do receptor, diminuição do espaçamento inter-eco, e redução dos tempos de eco efetivos para a manutenção de RSRs.[63,179] Em aparelhos mais modernos, esses protocolos já estão normalmente inseridos nas coleções de sequências. Com isso, os protocolos baseados na modificação da largura de faixa do receptor reduzem o artefato metálico em média 60%, enquanto outros protocolos experimentais (ainda não comercializados) que utilizam uma combinação de diversas técnicas para redução da sensibilidade a artefatos diminuem ainda mais o artefato metálico, em média 79%.[106] O grau de artefato também depende da composição metálica do implante, sendo que o titânio exibe geralmente a menor quantidade de artefato. As aplicações para essas sequências incluem avaliação das artroplastias dolorosas, particularmente próteses do joelho e do quadril[161,179,180] e osteonecrose da cabeça do fêmur após fixação das fraturas do colo (Fig. 17.8).

O material ferromagnético situado no interior de um campo magnético pode ser submetido a forças lineares, torque e aquecimento. Em geral, os implantes ortopédicos mais modernos não são ferromagnéticos, sendo compatíveis com RM em termos de aquecimento e migração. Quase todos os implantes de fratura são fabricados com aço inoxidável 316L, titânio ou liga de titânio; nenhum desses materiais contém delta ferrite e, portanto, não são magnéticos.[47] A RM pode ser realizada com segurança sobre placas, parafusos e próteses articulares, embora os artefatos possam alterar a imagem, conforme citado anteriormente. Por outro lado, certos componentes do fixador externo, especialmente clampes, contêm materiais fortemente ferromagnéticos, podendo ser potencialmente perigosos na RM.[44,110] Davison et al.[44] estudaram 10 conjuntos de fixadores externos tibiais disponíveis no mercado, montados em tíbias de teste (sawbones). Eles foram testados para atração magnética com o uso de um magneto portátil distante cerca de 30 cm do portal de entrada de um aparelho de 1,5 T, no nível do portal de entrada e 30 cm no interior do tubo de RM. Os implantes EBI Dynafix with Ankle Clamp, EBI Dynafix e EBI Dynafix Hybrid, juntamente aos implantes Hoffman II, Hoffman II Hybrid, de Ilizarov com anéis de aço inoxidável e Synthes Hybrid, tiveram mais de 1 kg de atração magnética em todas as localizações, representando força significativa o suficiente para causar possível movimento do implante e também dor. Esses dispositivos não foram escaneados. Três dispositivos – o fixador Ilizarov com anéis de fibra de carbono, *Hex-Fix* da Richards e *Large Synthes External Fixator* – tiveram menos de 1 kg de atração magnética em todas as três localizações, tendo sido escaneados durante 30 minutos. Durante esse período foram tomadas medidas de temperatura com um termômetro digital e um termopar. Nenhum componente desses três fixadores teve elevação superior a -16,67 °C (2 °F) durante o exame de 30 minutos com RM. Davison et al.[44] concluíram que muitos fixadores externos comercializados têm componentes que causam atração magnética significativa em aparelhos de RM. Fixadores com menos de 1 kg de atração não sofrem aquecimento significativo durante o exame.

A American Society for Testing and Materials (ASTM) estabeleceu padrões para compatibilidade de RM em relação a implantes.[202] Muitos fabricantes ortopédicos redesenharam seus implantes para torná-los compatíveis com RM. Recentemente, Luechinger et al.[125] estudaram novos clampes de grandes dimensões em fixadores externos fabricados pela Synthes, tendo notado reduções dramáticas nas forças vivenciadas em um campo 3T em comparação com os dispositivos mais antigos. É importante que todos os cirurgiões ortopédicos confiram com o fabricante, objetivando tomar conhecimento da compatibilidade dos fixadores externos com relação à RM.

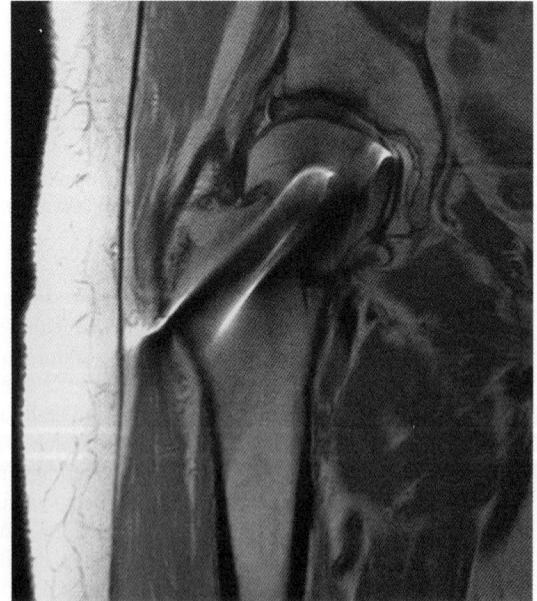
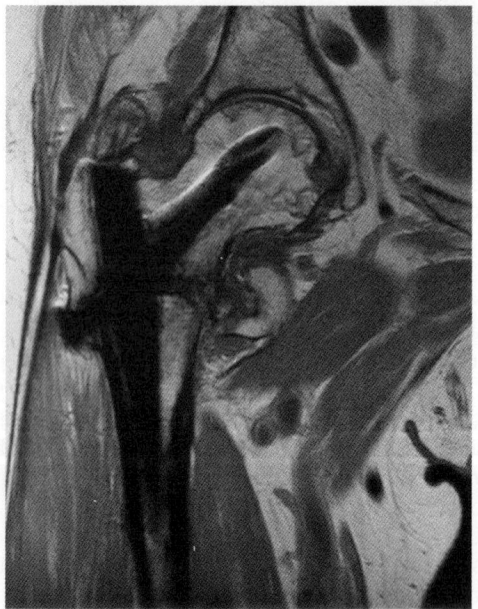

FIGURA 17.8 Sequências de redução de artefato metálico. **A:** Fratura do colo do fêmur após fixação com quatro parafusos, demonstrando pseudartrose. Imagem por ressonância magnética utilizando sequências de redução de artefato metálico confirma ausência de necrose avascular da cabeça do fêmur. **B:** Outro caso de pseudartrose de uma fratura intertrocantérica, demonstrando necrose avascular da cabeça do fêmur, sem colapso ou fratura subcondral. A haste intramedular e o parafuso são de titânio, resultando em menos artefatos se comparado ao aço inoxidável ou outras ligas.

Artrografia

Considerações técnicas

Artrografia convencional. A artrografia consiste na distensão de uma cápsula articular por meio de agentes de contraste positivo ou negativo. Normalmente, utiliza-se um meio de contraste iodado hidrossolúvel para obtenção do contraste positivo, enquanto, historicamente, utilizava-se o ar para o contraste negativo. Os exames de duplo-contraste também podem ser feitos utilizando-se simultaneamente os dois agentes, embora hoje em dia essas técnicas tenham apenas interesse histórico, pois os avanços nas imagens de cortes transversais superaram as técnicas de artrografia de duplo-contraste.

A técnica de injeção consiste na introdução de uma agulha na cápsula articular, normalmente sob orientação fluoroscópica ou por TC. Em geral, usa-se uma agulha calibre 22 para as articulações maiores, como ombro, quadril e joelho, e uma agulha calibre 25 para articulações menores, como cotovelo, punho, tornozelo e as articulações menores das mãos e dos pés. A abordagem anatômica varia, dependendo da articulação; por exemplo, geralmente usa-se um acesso lateral até o espaço articular radiocapitelar para o cotovelo e acessos anteriores são tipicamente utilizados para as articulações do ombro, do quadril e tibiotalar. A Tabela 17.2 lista as considerações técnicas para a artrografia de algumas articulações selecionadas. Depois do posicionamento da agulha, injetam-se pequenos volumes de contraste, até que seja confirmada a localização intra-articular da ponta da agulha. Em seguida, o contraste é injetado, provocando a distensão da cápsula articular; o volume também varia, dependendo da articulação.

Frequentemente, a injeção é aplicada sob fluoroscopia, sendo obtidos filmes instantâneos (*spot-films*) sequenciados antes e durante a injeção, para que seja avaliado o fluxo do contraste. A patologia é avaliada pela comunicação anormal do contraste com estruturas extracapsulares. Mobilização ativa e passiva podem ser necessárias para demonstração da patologia, pois algumas alterações podem ser reveladas depois que o contraste seguiu seu caminho através dos defeitos na cápsula e nas partes moles adjacentes. O extravasamento de contraste através de alterações capsulares pode ser rápido, ocorrendo durante a movimentação passiva ou ativa. O extravasamento também pode ocorrer durante períodos em que o fluoroscópio não esteja acionado. Além disso, o fluoroscópio produz apenas projeções 2D da anatomia óssea, sendo extremamente limitado na avaliação das partes moles adjacentes. Consequentemente, a localização do local de extravasamento durante a artrografia convencional pode ser difícil. Também é preciso tomar cuidado na distensão exagerada da cápsula articular, pois pode ocorrer extravasamento, gerando possíveis interpretações falso-positivas.

Complicações na artrografia são incomuns, mas podem ocorrer sangramento e infecção no local da injeção, além de reações alérgicas relacionadas aos meios de contraste iodados. Pode haver dor após o procedimento, possivelmente ligada a uma leve resposta inflamatória sinovial ao meio de contraste. Embora os pacientes fiquem apreensivos com o procedimento, em geral eles o toleram com menos desconforto do que o esperado.[170]

Artrografia por subtração digital. Com o advento da imagem digital, foram desenvolvidas técnicas de subtração digital para fluoroscopia. Tipicamente, um filme de aferição faz o papel de uma "máscara", que subsequentemente é subtraída das imagens, em seguida à injeção de contraste. Esse procedimento melhora a resolução do contraste dos *spot-films* fluoroscópicos, possibilitando a visualização do contraste, que, sem isso, não ficaria evidenciado quando estivesse adjacente a objetos com uma densidade similarmente alta, como nas próteses articulares. A artrografia de subtração digital (ASD) também permite uma injeção sequenciada e a avaliação de compartimentos articulares adjacentes, pois é obtida uma nova máscara depois da injeção do primeiro compartimento, que é subsequentemente subtraído das imagens adquiridas durante a injeção do segundo compartimento. No entanto, a técnica é sensível ao movimento do paciente, o que gera artefato de registro defeituoso como resultado do mau alinhamento da máscara e das imagens subsequentes. A ASD também depende de equipamento especializado, que pode estar indisponível nos departamentos de radiologia.

Artrografia por TC e RM. As técnicas de secção transversal, como TC e RM, substituíram a artrografia convencional na avaliação de patologias internas, mas podem ser usadas em combinação com a artrografia, mediante o uso apropriado de agentes para cada modalidade.[61,182] No caso da tomografia computadorizada com angiografia (TCA), primeiramente obtém-se um artrograma utilizando uma solução de contraste contendo solução salina e meio de contraste iodado hidrossolúvel, geralmente na diluição 1:1. Em seguida, faz-se TC da articulação com reconstituição das imagens nos planos ortogonais. No caso da artrografia por RM, injeta-se uma solução muito diluída de gadolínio (normalmente, diluição 1:200) para em seguida realizar-se a RM. Além das sequências de rotina, são utilizadas imagens ponderadas em T1 com supressão de gordura para visualização do contraste injetado. Com as duas modalidades de RM, a avaliação fica melhorada pela projeção, em silhueta, das estruturas intra-articulares por um contraste relativamente brilhante e pela distensão da cápsula articular. Isso resulta na separação dos ligamentos intra-articulares das estruturas capsulares, permitindo avaliação mais detalhada da anatomia complexa (Fig. 17.9). Com essas técnicas de secção transversal, as anormalidades ósseas e das partes moles são diretamente visualizadas, comparativamente à artrografia convencional; assim, a patologia é avaliada pelo aspecto da coleção de contraste, em relação aos pontos de referência ósseos.

TABELA 17.2 Técnicas artrográficas de articulações selecionadas

Articulação	Acesso para injeção	Calibre da agulha	Volume de contraste[182]
Ombro	Espaço anterior da articulação glenoumeral	Agulha espinhal #22, 3 ½"	15 mL
Cotovelo	Espaço lateral da articulação radiocapitelar	Agulha #25, 1 ½"	10 mL
Punho	Espaço dorsal da articulação radioescafoide	Agulha #25, 1 ½"	4 mL
Quadril	Junção anterior da cabeça/colo do fêmur	Agulha #22, 3 ½"	15 mL
Joelho	Espaço medial ou lateral da articulação patelofemoral	Agulha #22, 1 ½"	40 mL
Tornozelo	Espaço anterior da articulação tibiotalar	Agulha espinhal #22, 3 ½"	10-12 mL

Aplicações

Antes do advento das técnicas avançadas de obtenção de imagens de secção transversal, tradicionalmente, a artrografia era utilizada para a avaliação de lesões de partes moles periarticulares associadas ao trauma. Hoje em dia, suas indicações são mais limitadas, embora seja realizada em combinação com TC e RM com o objetivo de aumentar a sensibilidade e a especificidade para patologias internas.

A artrografia pode servir como alternativa em pacientes com contraindicações para RM, como marca-passos ou clipes em aneurismas intracranianos. Apesar disso, a TCA é o exame de preferência, pois os avanços na tecnologia dos aparelhos de TC resultaram em melhoras significativas na resolução e no tempo de varredura, permitindo a obtenção de imagens com alta resolução espacial e de reconstruções multiplanares de estruturas intra-articulares.

Membro superior. No membro superior, pode-se utilizar a artrografia do ombro para a avaliação de rupturas completas do manguito rotator. O extravasamento de meio de contraste para a bolsa subacromial/subdeltoide é diagnóstico de ruptura completa. Mesmo contando com fluoroscopia cuidadosa durante o processo de injeção, frequentemente é impossível determinar o local e a extensão da lesão, pois o meio de contraste pode se acumular na bolsa sem que haja visualização da ruptura através do tendão. Pode não haver extravasamento depois de terminada a injeção; porém, após a mobilização passiva e/ou ativa do ombro, a fluoroscopia demonstra a passagem do contraste pela lesão completa. É preciso atenção na interpretação da artrografia do manguito rotador pós-operatória, pois manguitos reparados, mesmo íntegros, podem permitir a passagem de contraste para a bolsa subacromial.

O valor da artrografia tricompartimental tem sido demonstrado no trauma agudo do punho,[78] assim como as técnicas de subtração digital na artrografia dessa articulação.[45,205] Historicamente, a artrografia era aplicada para a avaliação de lesões do ligamento colateral ulnar do polegar ("polegar de caçador" ou "polegar de esquiador"). A literatura recente demonstra que a artrografia por RM é mais precisa no diagnóstico de lesões do ligamento colateral ulnar e na avaliação do desvio do ligamento rompido,[1] bem como para a avaliação da lesão ao complexo da fibrocartilagem triangular.[176]

Membro inferior. No membro inferior, raramente se utiliza apenas a artrografia nos casos de trauma, mas pode ser combinada com TC ou RM para a avaliação de anormalidades osteocondrais (Fig. 17.9).[121] Um estudo recente comparando TCA com artrografia por RM sugere que a TCA pode ser mais precisa na avaliação de lesões cartilaginosas da articulação do tornozelo.[174]

A artrografia também pode ser útil na avaliação da dor após tratamento das fraturas intra-articulares do calcâneo. Matsui et al.[131] realizaram artrografias da articulação subtalar posterior 6 meses, em média, após a lesão em 22 pacientes; 15 tinham sido operados e 7 tinham sido tratados conservadoramente. Os pacientes foram separados em quatro grupos, com base nos achados artrográficos: normal, estreitamento, irregularidade e anilose. O acompanhamento clínico realizado 23 meses em média após a lesão teve uma correlação muito boa com os achados artrográficos prévios, sugerindo que a artrose subtalar é responsável por grande parte dos sintomas que surgem após fratura do calcâneo.

Lesões pediátricas. A artrografia é importante na avaliação de lesões fisárias (especialmente no cotovelo)[2,15,51,113,129] não visíveis nas radiografias convencionais. Também pode-se realizá-la no intraoperatório para redução das fraturas pediátricas da cabeça do rádio.[94] O uso da artrografia na avaliação de lesões pediátricas tem sido

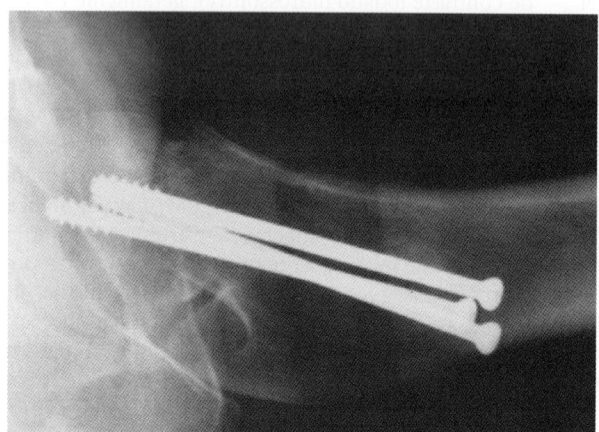
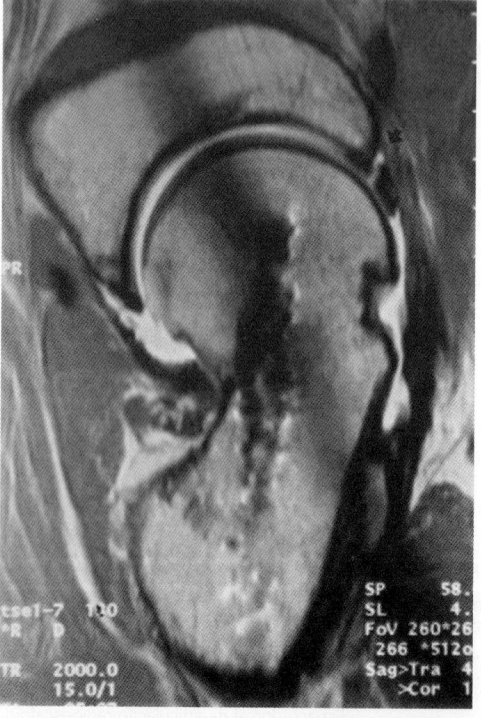

FIGURA 17.9 A: Radiografia em perfil do fêmur proximal, após fixação de fratura do colo do fêmur, demonstrando consolidação viciosa com retroversão da cabeça do fêmur. **B:** O paciente tinha dor persistente no quadril e a artrografia por ressonância magnética revelou ruptura do lábio acetabular anterior. Observe a deformidade angular no local da consolidação viciosa e o artefato micrometálico residual relacionado à inserção prévia de parafusos. Reproduzido com permissão de Eijer H, Myers SR, Ganz R. Anterior femoroacetabular impingement after femoral neck fractures. *J Orthop Trauma* 2001;15:475-481.

superado pela RM (quando disponível), embora na população pediátrica os dois procedimentos possam necessitar de sedação.

Imagens dinâmicas. A artrografia permanece sendo a investigação de escolha nos casos de necessidade de imagens dinâmicas. Com o uso da artroscopia como padrão diagnóstico, Kim et al.[102] compararam a artrografia dinâmica com a artrografia/RM para o diagnóstico de dor no punho em 38 pacientes; esses autores constataram que ambas as modalidades apresentaram sensibilidade e especificidade similares para o diagnóstico de lacerações dos ligamentos escafo-semilunar e lunopiramidal e também do complexo da fibrocartilagem triangular.

Ultrassonografia

Considerações técnicas

Ultrassonografia convencional. A US refere-se ao espectro de ondas sonoras com frequências superiores a 20 kHz (20.000 Hz), que estão além da faixa de percepção auditiva do ouvido humano. As frequências típicas utilizadas na US para diagnóstico clínico variam de 2 até 12 MHz, embora frequências de 20 MHz e superiores estejam em uso clínico para aplicações mais especializadas, envolvendo regiões anatômicas muito pequenas. Frequências mais baixas dentro dessa faixa (2 a 5 MHz) permitem uma penetração mais profunda do feixe de US para a avaliação de partes mais densas do corpo, embora em resoluções espaciais mais baixas. Feixes de US com frequências mais altas (10 a 12 MHz) proporcionam maior resolução espacial, sendo frequentemente utilizados na avaliação da anatomia superficial, como nos tendões.

Os feixes de US são gerados por transdutores, que fazem uso de materiais piezoelétricos para converter energia elétrica em energia mecânica (ondas sonoras). Os modelos modernos de transdutores são complexos, podendo incorporar centenas de elementos piezoelétricos individuais, cada qual sendo energizado isoladamente ou em combinação, de tal forma que as ondas sonoras individuais se combinam em um feixe US. O feixe US se propaga pelo interior dos tecidos subjacentes, sendo parcialmente refletido nos limites entre tecidos, pelas diferenças na impedância acústica entre tecidos. Impedância acústica é definida como o produto da densidade do tecido e velocidade do som, ambas variando de acordo com os diversos tecidos. Pequenas diferenças na impedância acústica geram menores reflexões das ondas sonoras, enquanto grandes diferenças resultarão em reflexões maiores. Os ecos refletidos retornam ao transdutor e os elementos do transdutor convertem as ondas sonoras em sinais elétricos que, em seguida, são utilizados para a geração da imagem ultrassonográfica.

A imagem ultrassonográfica é composta por um conjunto de *pixels*, cada qual correspondente a um elemento de tecido em determinada profundidade e localização. Os ecos que retornam dos elementos do tecido mole subjacente são gerados de reflexões do feixe ultrassonoro nas interfaces entre tecidos com diferentes impedâncias acústicas. Além disso, elementos celulares menores no interior dos tecidos também podem funcionar como "espalhadores" individuais. Cada um desses elementos de dispersão reflete uma pequena parte do feixe ultrassonoro em todas as direções. Uma parte desses ecos dispersos é refletida de volta ao transdutor, sendo exibida na imagem como uma "ecogenicidade" de fundo, que é característica para cada tecido. Os ecos que retornam das partes moles superficiais têm menores distâncias "de ida e volta" para retornar ao transdutor, sendo detectadas mais cedo do que os ecos provenientes de partes moles mais profundas. Por essa razão, a profundidade de um elemento tecidual pode ser calculada pelo uso do tempo de retorno do seu eco correspondente. A amplitude do eco de retorno determina o brilho ou ecogenicidade de um elemento tecidual. Como o feixe ultrassonoro se desloca mais profundamente no interior das partes moles, ele perde energia progressivamente e os ecos subsequentes oriundos dos elementos teciduais mais profundos têm menor amplitude. Um fator de correção, chamado *compensação de ganho de tempo,* é aplicado às partes moles mais profundas para dar conta dessa queda na amplitude do eco. Assim, as diferenças em ecogenicidade na imagem ultrassonográfica resultante serão menos dependentes da profundidade do tecido, estando mais relacionadas às diferenças na impedância acústica e na dispersão.

Durante um mesmo ciclo, o transdutor envia uma rajada curta de ondas ultrassonoras (o pulso ultrassonoro) até os tecidos subjacentes e, em seguida, fica na escuta dos ecos que retornarão. O tempo para o envio do pulso ultrassônico é uma fração diminuta do tempo de auscultação, tipicamente cerca de 0,5% do tempo do ciclo total. A frequência de repetição do pulso determina quantos pulsos são enviados até o tecido subjacente em um determinado tempo, variando normalmente entre 2.000 e 4.000 ciclos/s (2 a 4 kHz). Durante uma varredura de rotina, o transdutor está constantemente direcionando e refocalizando o feixe ultrassônico no interior do tecido subjacente para a geração de ecos que corresponderão a cada *pixel* na imagem ultrassonográfica. A imagem ultrassonográfica bidimensional que é gerada é conhecida normalmente como *modo B* (modo "brilhante"). Os modelos dos atuais transdutores são bastante complexos, dependendo de esquemas eletrônicos e algoritmos de varredura avançados. No entanto, com esses aparelhos é possível obter maior resolução espacial e conjuntos de características mais avançadas, inclusive imagens 3D, tetradimensionais e Doppler.

Ecogenicidade é uma denominação utilizada para descrever o brilho relativo dos ecos que retornam dos tecidos ou das interfaces entre tecidos. Os tecidos podem ser descritos como *hipoecoicos* ou *hiperecoicos* com relação a um tecido de referência; também podem ser chamados de *isoecoicos* se dois tecidos moles distintos compartilharem o mesmo nível de ecogenicidade. O descritor *anecoico* refere-se a um tecido ou meio que não gera ecos refletidos, exibindo uma cor negra na imagem ultrassonográfica correspondente. Água é o melhor exemplo de um meio anecoico, porque todas as ondas sonoras são transmitidas através do meio sem que ocorra qualquer reflexão. Nessas situações, a energia intrínseca ao feixe US será maior ao chegar aos tecidos no lado mais distante do meio e os tecidos distais terão um aspecto mais brilhante; isso é conhecido como *aumento da transmissão direta.* Por outro lado, qualquer tecido ou meio que bloqueie a transmissão de todas as ondas sonoras terá um aspecto altamente ecogênico em sua interface proximal com o feixe US e exibirá um "sombreamento acústico distal", no qual os tecidos mais distais têm um aspecto negro, lembrando uma sombra. Osso cortical e ar são exemplos em que as grandes diferenças na impedância acústica resultam em atenuação significativa do feixe US, gerando sombreamento acústico distal.

Os exames ultrassonográficos dependem muito do examinador e a qualidade do exame pode ser influenciada pelo seu treinamento, por sua experiência e pelo seu conhecimento da anatomia normal e alterada. A US é um exame em tempo real e, embora as imagens representativas da anatomia subjacente sejam preservadas, essas imagens bidimensionais não podem proporcionar a profundidade de compreensão característica da visualização em tempo real. Por essa razão, talvez haja necessidade da presença do médico responsável pela interpretação ou mesmo que ele realize o exame ultrassonográfico para interpretar exames complexos.

US com Doppler. A US com Doppler é utilizada na avaliação dos tecidos móveis, como o fluxo sanguíneo no interior dos vasos. As medições e direções da velocidade de fluxo podem ser averiguadas com base nas mudanças de frequência dos ecos retornantes. Quando o feixe US é refletido a partir de um tecido que está se movimentando na direção do transdutor, os ecos retornantes exibem ligeiro aumento na frequência. Analogamente, ao interagir com um tecido que está se afastando do transdutor, o feixe US será refletido de tal maneira que os ecos retornantes sofrerão ligeiro decréscimo em sua frequência. Essas mudanças de frequência são utilizadas para calcular a velocidade do tecido em movimento, enquanto a direção da mudança da frequência (positiva *versus* negativa) é utilizada para determinar a direção do movimento com relação ao transdutor.

Nos atuais aparelhos, existem vários modelos de operação com Doppler, que são frequentemente utilizados para avaliação vascular. O Doppler Duplex combina as imagens 2D em modo B com o Doppler pulsado; a imagem 2D em modo B proporciona um mapa anatômico para a identificação de vasos para posterior interrogação por Doppler. Doppler colorido combina imagens em tons de cinza no modo B com o fluxo colorido superposto aos vasos, o que fica determinado pelo Doppler. Sombras de vermelho e azul são designadas aos vasos com base em suas velocidades e direções, representando respectivamente o fluxo de aproximação e de afastamento do transdutor. O Power Doppler é um esquema de processamento dos sinais que utiliza a amplitude total do sinal Doppler para gerar mapas de fluxo, que, em seguida, são superpostos às escalas em tons de cinza no modo B. As imagens correspondentes demonstram maior sensibilidade ao fluxo lento, embora não sejam disponibilizadas informações sobre a direção.

Aplicações

A US é uma técnica simples, não invasiva e relativamente barata; hoje em dia, pode ser encontrada na maioria dos hospitais e em muitas clínicas. A ultrassonografia diagnóstica tem um papel estabelecido no diagnóstico imediato de pacientes traumatizados, de acordo com o protocolo da ATLS, sendo utilizada no exame Focused Abdominal Sonography for Trauma (FAST) (Ultrassonografia Abdominal para o Trauma) para lesões intra-abdominais. A ultrassonografia também tem aplicações na avaliação de fraturas, consolidação das fraturas, traumas de partes moles, incluindo lesões ligamentares, e tromboembolismo venoso.

Fraturas. A ultrassonografia tem potencial na avaliação das fraturas e provavelmente vem sendo subutilizada.[153] Em comparação com raios X simples, a US demonstrou ser mais eficaz na avaliação das fraturas ocultas do escafoide em pacientes com dor no punho.[89] Durston et Swartzentruber[55] utilizaram US no controle da redução de fraturas pediátricas do antebraço no setor de emergência, evitando deslocamento para sala de raios X e obtendo avaliação muito mais rápida. A avaliação de lesões pediátricas do cotovelo é realmente difícil, em razão da complexidade da anatomia e presença dos centros de ossificação, muitos ainda não ossificados na infância. A ultrassonografia tem sido importante nas fraturas do côndilo lateral, por determinar a extensão da linha de fratura através do capítulo e da tróclea não ossificados, diferenciando fraturas intra-articulares instáveis de fraturas extra-articulares estáveis.[193]

A US também é útil em situações em que a radiografia convencional não esteja disponível, como em ambientes militares ou aeroespaciais.[104] Dulchavsky et al.[54] avaliaram prospectivamente 158 lesões em membros pela ultrassonografia. Técnicos de gesso não médicos, que tinham recebido treinamento limitado e desconheciam (metodologia cega) os diagnósticos radiográficos dos pacientes, fizeram as avaliações. Houve necessidade de apenas 4 minutos em média para realização do exame, e a lesão foi diagnosticada com precisão em 94% dos pacientes, sem resultados falso-positivos. As lesões diagnosticadas foram fraturas do braço, antebraço, fêmur, tíbia/fíbula, mão e pé.

Consolidação da fratura. A ultrassonografia é um método útil para a monitoração na consolidação de fratura. Moed et al.[137] fizeram uma avaliação com US em pacientes 6 e 12 semanas após inserção de haste intramedular não fresada, demonstrando que a persistência na visualização da haste indicou formação deficiente do calo, prevendo complicações futuras na consolidação. Em outro estudo com fraturas tibiais, foi demonstrado que a ecografia de Doppler colorida demonstra vascularização progressiva do calo da fratura, possibilitando um prognóstico de retardo na formação do calo.[32]

Trauma de partes moles. A ultrassonografia também é útil para o diagnóstico de lesões musculoesqueléticas em partes moles, especialmente nas lesões tendíneas, como as do tendão do calcâneo, manguito rotador e tornozelo.[17,29,36,171] Ela tem sido utilizada na avaliação de lesões musculares, visualizadas na forma de rupturas ou hematoma, e de complicações, como fibrose, lesões císticas ou ossificação heterotópica.[154] A ultrassonografia é importante para a localização de corpos estranhos em partes moles; uma vantagem com relação à radiografia convencional é que os corpos estranhos não precisam ser radiopacos para que sejam visualizados.[116]

Tromboembolismo venoso. A ultrassonografia passou a ter um papel muito importante no tratamento do tromboembolismo venoso no trauma.[207] Todos os pacientes traumatizados têm risco de apresentar trombose venosa profunda (TVP) e a US venosa passou a ser a técnica de imagens mais utilizada nesses casos. Quando realizada por examinador habilitado, é o método mais prático e com melhor custo-benefício para a avaliação da TVP proximal e distal dos membros inferiores. São utilizadas várias modalidades de US na avaliação da TVP, inclusive o modo B, para visualização em tempo real da compressão de veias mais calibrosas.

O Doppler Duplex para a avaliação das formas de ondas e velocidades e o Doppler colorido para visualização da viabilidade das veias são particularmente úteis nas veias ilíacas e nas veias da panturrilha.[207] A precisão diagnóstica da US está bem documentada e a sensibilidade e especificidade da US venosa (incluindo todos os tipos) para o diagnóstico de TVP proximal sintomática são de 97 e 94%, respectivamente.[207] A alta especificidade da US venosa é suficiente para que seja iniciado o tratamento da TVP, sem necessidade de qualquer outra confirmação, e a alta sensibilidade para TVP proximal autoriza o tratamento se o exame teve resultado negativo.[207] Quando não for possível fazer o exame de US (p. ex., paciente não cooperativo, presença de bandagens, aparelho de gesso), pode ser necessário um procedimento alternativo, como venografia com contraste. A ultrassonografia tem menor precisão no diagnóstico da TVP proximal envolvendo a pelve; a venografia por RM tem sido recomendada nesses casos como técnica mais precisa no diagnóstico da TVP pélvica.[138]

Medicina nuclear

Considerações técnicas

A cintilografia nuclear consiste na injeção intravenosa de um radiofármaco seguida pela obtenção de imagens, utilizando uma câmara de cintilação gama. Tipicamente, o radiofármaco se compõe de duas porções: um radionuclídeo e um composto farmacológico. O composto farmacológico é responsável pela localização da molécula no corpo e o radionuclídeo permite a obtenção de imagens pela distribuição do fármaco.

Radionuclídeos são isótopos radioativos que sofrem degradação espontânea, o que resulta na emissão de fótons. Os fótons que são gerados no núcleo do átomo são raios gama, enquanto os fótons gerados por transições de elétrons no interior de seus níveis orbitais são raios X. Qualquer dessas formas pode ser utilizada na geração de imagens, embora a escolha particular de um radionuclídeo predetermine os tipos e energias de fótons que são emitidos. Em muitas aplicações das imagens de medicina nuclear (MN), normalmente utiliza-se tecnécio (^{99m}Tc) como radionuclídeo, por causa de suas propriedades de imagem favoráveis (140 keV de energia gama), meia-vida clinicamente apropriada (6 horas), disponibilidade (gerador de $^{99}Mo/^{99m}Tc$) e facilidade na marcação dos agentes farmacológicos. Outros radionuclídeos utilizados para imagens ortopédicas são gálio (^{67}Ga) e índio (^{111}In); essas substâncias serão discutidas mais adiante nesta seção.

Agentes farmacológicos são moléculas metabolicamente ativas, planejadas para se localizarem em tecidos-alvo, depois de injetadas por via intravenosa. São muitos os mecanismos de localização, mas para imagem ortopédica, o fluxo sanguíneo regional é importante para todos os radiofármacos administrados. Os radiofármacos específicos para a imagem em ortopedia e seu método de localização serão discutidos mais adiante nesta seção.

Câmaras de cintilação gama são detectores especializados que capturam fótons no interior de um grande cristal plano, comumente feito de iodeto de sódio ativado com tálio. Os fótons interagem com o cristal de cintilação, sendo convertidos em luz visível, que, em seguida, é capturada por tubos fotomultiplicadores (TFMs) acoplados ao cristal. Os TFMs convertem o fóton luminoso em um sinal elétrico, que é amplificado e processado eletronicamente. Esse processo resulta em uma "contagem" simples na imagem de MN final, correspondente a apenas uma degradação radioativa no paciente.

As imagens de MN são formadas pelo posicionamento da câmara de cintilação gama sobre a anatomia de interesse e pela acumulação das contagens durante determinado período de tempo ou para um número mínimo de contagens, normalmente na ordem de centenas de milhares de contagens. Com frequência, a imagem é obtida após algum tempo, para permitir a localização e/ou captação do radiofármaco no interior dos tecidos-alvo. O estudo de imagem retardado demonstra padrões característicos de distribuição por todo o corpo para determinado radiofármaco, além de um acúmulo anormal ou da ausência de atividade correspondente a determinada patologia. Consequentemente, os estudos com imagem nuclear se baseiam na visualização da função metabólica, não da anatomia. As características anatômicas são frequentemente visualizadas nas imagens de MN, embora rotineiramente a resolução espacial seja bastante ruim em comparação com outras técnicas de imagem (Tab. 17.1).

Durante a obtenção de imagens de MN, a câmara de cintilação gama permanece parada em apenas uma projeção, resultando em uma imagem planar. A tomografia computadorizada por emissão de fóton único (SPECT, do inglês single-photon emission computed tomography) é uma extensão do estudo de imagem planar, em que a câmara gama gira em torno do paciente, interrompendo seu movimento a intervalos pré-definidos, para a aquisição de várias imagens planares estáticas. Utilizando técnicas similares às da TC, esses grupos de dados planares são subsequentemente processados por computadores. Característicamente, as imagens são geradas em planos tomográficos ortogonais (axial, coronal, sagital), além de volumes 3D. Embora a principal vantagem de SPECT com relação às imagens planares seja a melhor resolução de contraste das imagens, como resultado da eliminação da radioatividade da anatomia superposta, a resolução espacial é similar ou ligeiramente diminuída em comparação com as imagens planares (Tab. 17.1).

Implantes ortopédicos podem afetar a qualidade da imagem, pela introdução de artefatos na imagem diagnóstica. O implante pode funcionar como um escudo, impedindo que os fótons originários por trás dele alcancem a câmara gama, resultando em um efeito fotopênico. O conhecimento do implante e de seu aspecto fotopênico característico diminui as interpretações errôneas desses defeitos. Com frequência também são obtidas várias projeções durante um mesmo exame, o que permite a avaliação da atividade nos diversos lados do implante.

A seguir, serão descritas as técnicas de MN relevantes para o trauma e ortopedia.

Cintilografia do esqueleto. A cintilografia do esqueleto, comumente conhecida como *bone scan*, é o estudo de MN mais comumente utilizado no sistema esquelético. O radiofármaco utilizado é tipicamente um difosfonato marcado com ^{99m}Tc, que se localiza no osso pela quimioadsorção do composto fósforo à fase mineral do osso, particularmente em locais com aumento da atividade osteoblástica. O fluxo sanguíneo regional também é importante para a distribuição, pois áreas de maior fluxo sanguíneo regional liberam maior quantidade do fármaco para o esqueleto adjacente, resultando em maior captação. A cintilografia (*bone scan*) costuma se referir às imagens obtidas depois de 2 a 4 horas, para permitir a localização do composto difosfonato. *Cintilografias trifásicas* incorporam fases adicionais de imagens dinâmicas e imediatas. Obtém-se uma angiografia com radionuclídeo (primeira fase) durante o trânsito do radiofármaco através do sistema arterial. Em seguida, são obtidas imagens estáticas imediatas durante mais 5 minutos (segunda fase), representando imagens do "*pool* sanguíneo" ou da "fase histológica". Essas duas fases iniciais de imagem são utilizadas para avaliar a hiperemia regional, o que fica evidenciado tanto pelo aumento do fluxo sanguíneo como pelo aumento da captação pelas partes moles adjacentes.

As imagens normais de uma cintilografia demonstram um aspecto característico do esqueleto, com uma captação ligeiramente maior no esqueleto axial (coluna vertebral, pelve), comparado aos membros. Em indivíduos esqueleticamente imaturos, ocorre aumento normal de captação nas placas de crescimento, resultando em faixas simétricas de aumento da atividade situadas próximas às articulações e apófises. Muitas doenças se caracterizam pelo aumento da atividade osteoblástica e osteoclástica nos ossos, além da hiperemia regional, resultando em maior captação (lesões "quentes") em comparação com o osso normal. Essas anormalidades podem ser solitárias ou múltiplas, sendo de natureza focal ou difusa. Algumas patologias, particularmente os processos permeativos (tumores das células redondas pequenas) ou aqueles que provocam pouca reação no osso circunjacente, resultam em regiões de menor captação (lesões "frias"). Pode ser difícil detectar essas lesões nas cintilografias de rotina. As cintilografias são altamente sensíveis em processos patológicos, embora sua especificidade seja baixa. Uma cintilografia normal pode descartar anormalidades esqueléticas, mas uma cintilografia positiva terá que ser complementada por outros exames.

Imagens da medula óssea. As imagens da medula óssea são obtidas com o uso de coloide de enxofre marcado com ^{99m}Tc. O coloide de enxofre se compõe de partículas medindo entre 0,1 e 2 μm, que são captadas pelas células reticuloendoteliais no interior do fígado (85%), baço (10%) e medula óssea (5%). A captação é rápida (meia-vida entre 2 e 3 minutos) e as imagens são obtidas depois de 20 minutos. As atuais indicações para imagens da medula óssea são limitadas e incluem avaliação da osteomielite, juntamente a imagens de leucócitos marcados com [111]In.

Imagens com gálio. Citrato de gálio-67 é um radiofármaco originalmente desenvolvido como agente para imagem óssea, mas observou-se mais tarde que ele podia ser usado para obtenção de imagens de infecções e inflamações. Após injeção intravenosa, o gálio se liga à transferrina e circula na corrente sanguínea. Em locais de inflamação ou de infecção, o aumento do fluxo sanguíneo regional e a maior permeabilidade vascular resultam em maior acúmulo de gálio. Além disso, os neutrófilos liberam grandes quantidades de lactoferrina, como parte de sua resposta inflamatória; o gálio tem maior afinidade de ligação para a lactoferrina do que para a transferrina, localizando-se no local da inflamação. Gálio é um agente de imagem relativamente fraco, pois seus fótons não são ideais para a obtenção de imagens com as câmaras gama atualmente em uso e a eliminação total do corpo é lenta, ocorrendo considerável atividade de fundo. Geralmente, as imagens são obtidas após 48 horas, o que contribui para atrasos no diagnóstico.

Com frequência, exames com gálio são interpretados juntamente a cintilografias para avaliação da osteomielite. Uma atividade de gálio superior à atividade correspondente na cintilografia ou com distribuição diferente é diagnóstica para osteomielite.

Imagem de leucócitos. Existem várias possibilidades de uso de leucócitos marcados para o diagnóstico de processos infecciosos e/ou inflamatórios. Serão abordados sucintamente os leucócitos marcados com complexo ^{111}In-oxina e com ^{99m}Tc-hexametilpropilenamina oxima (HMPAO).

O índio-111 fica ligado à oxina, resultando em um complexo lipossolúvel que atravessa rapidamente as membranas celulares. Deve-se coletar aproximadamente 50 mL de sangue e os leucócitos precisam ser separados do plasma e dos eritrócitos. A marcação é conseguida pela incubação dos leucócitos com o complexo ^{111}In-oxina durante 30 minutos. Em seguida, os leucócitos são reinjetados no paciente depois de preparados em plasma e dentro de 2 a 4 horas. Geralmente, a imagem é obtida depois de 24 horas, para permitir a localização dos leucócitos e sua eliminação do sangue.

O ^{99m}Tc-HMPAO é um agente de perfusão cerebral que também atravessa as membranas celulares, podendo ser utilizado na marcação de leucócitos, de preferência granulócitos. Deve-se coletar um volume aproximado de 50 a 75 mL de sangue, que é incubado com o radiofármaco. O processo de marcação é realizado no plasma e não há necessidade de separação das células. Em seguida, as células são reinjetadas e as imagens do esqueleto periférico são obtidas após 4 horas.

Os estudos com leucócitos marcados devem ser interpretados em conjunto com estudos da medula óssea com coloide de enxofre para a avaliação de osteomielite e de artroplastias infectadas. Quando utilizados isoladamente, podem dar resultados falso-positivos, pois, após a reinjeção, normalmente os leucócitos marcados se distribuem pela medula óssea, além do fígado e baço. O estudo de medula óssea com coloide de enxofre é utilizado no mapeamento de áreas de atividade medular residual normal. Nos dois exames, pode ser detectada uma atividade congruente no interior da medula óssea. A presença de osteomielite tem como resultado a substituição da atividade medular no estudo com o coloide de enxofre, resultando em um defeito fotopênico; enquanto no estudo com leucócitos marcados correspondente, ocorre aumento significativo da atividade.

Aplicações

Imagens de MN são geralmente usadas para uma avaliação mais detalhada quando as radiografias convencionais estão normais ou para a avaliação das anormalidades observadas nas radiografias. Embora tipicamente tenha alta sensibilidade para processos patológicos, a baixa especificidade dos estudos de MN obriga correlação com os achados da história clínica, com uma avaliação laboratorial ou com outros exames de imagem. As aplicações da MN no trauma ortopédico incluem a avaliação de fraturas, osteomielite e osteonecrose.

Fraturas. As cintilografias são altamente sensíveis para fraturas agudas. Matin et al.[130] demonstraram exames positivos em 80% das fraturas depois de 24 horas e em 95% depois de 72 horas. Idade avançada e quadros debilitados contribuíram para a não visualização das fraturas além desse período. O tempo mínimo até a normalização foi de 5 meses e 90% das fraturas retornaram ao normal depois de 2 anos. Em razão da sua baixa especificidade, a cintilografia pode levar a diagnósticos falso-positivos de fratura. Garcia-Morales et al.[73] relataram cinco casos de exames falso-positivos para fratura do quadril pela presença de osteófitos em colar; estudos com RM nesses pacientes foram negativos.

Fraturas de estresse com radiografias negativas ou fraturas por insuficiência óssea também ficam bem evidentes na cintilografia como áreas focais de aumento de captação do radiofármaco. Locais característicos de fraturas de estresse dependem da atividade que as produziu, embora ocorra considerável superposição. Alguns padrões de fratura demonstram aspectos característicos na cintilografia. Por exemplo, em pacientes idosos com dor crônica no quadril ou lombar, fraturas de insuficiência sacral revelam um padrão clássico de captação em, conhecido como sinal de "Honda".[71,155] Não raramente, são observadas várias áreas focais de aumento da captação, representando uma combinação de achados agudos e mais crônicos. Nesses casos, a cintilografia trifásica pode proporcionar outras informações relacionadas à hiperemia, ajudando a diferenciar entre lesões agudas e lesões crônicas. Tipicamente, a hiperemia desaparece dentro de 4 a 8 semanas depois da lesão inicial, normalizando após metabolização sanguínea.

A cintilografia pode ter utilidade na identificação precoce de complicações da consolidação da fratura. Barros et al.[10] realizaram cintilografias depois de 6, 12 e 24 semanas com 25 mCi de ^{99m}Tc metil difosfonato (MDF) em 40 pacientes com fraturas da diáfise tibial tratadas conservadoramente. Utilizando a perna normal como controle, foi calculado um índice de atividade (a relação das contagens de captação da perna lesionada/perna normal). Todas as fraturas consolidaram em 20 semanas e o índice de atividade diminuiu progressivamente nas três avaliações.[10] Os investigadores sugerem que o índice persistente de atividade aumentado está relacionado a complicações na consolidação, como retardo de consolidação ou pseudartrose, embora não tenham tido complicações de consolidação desse tipo em sua série.[10]

A cintilografia também pode ser utilizada na avaliação da criança traumatizada sem acidente. Em um estudo australiano, foram revisadas retrospectivamente 30 crianças suspeitas de terem sido vítimas de abuso com estudos do esqueleto e cintilografias.[128] Excluindo-se fraturas das costelas, foram observadas 64 lesões ósseas, das quais 33% podiam ser visualizadas nas duas técnicas de imagem, 44% foram visualizadas apenas com estudo esquelético e 25% das lesões foram visualizadas apenas nas cintilografias. Lesões metafisárias típicas de abuso infantil foram diagnosticadas em 20 casos (31%) com estudo esquelético; apenas 35% dessas lesões foram identificadas nas cintilografias. Os pesquisadores sugerem que o estudo esquelético e a cintilografia devem ser realizadas em casos de suspeita de abuso infantil.

Infecção. Osteomielite pode resultar da disseminação hematógena de microrganismos até o osso, por extensão direta de áreas de infecção adjacente em parte mole ou como resultado de uma fratura exposta e/ou cirurgia. A avaliação de dor persistente ou retardo de consolidação pós-operatória devido à infecção pode ser prejudicada, pois as radiografias convencionais podem revelar alterações destrutivas apenas nos casos mais avançados e a interpretação da RM é difícil nos casos de cirurgia recente.

A obtenção de imagens com radionuclídeos evoluiu com o passar do tempo, com relação às infecções ortopédicas. Além das cintilografias trifásicas, estudos duplos de gálio/cintilografia e de leucócitos marcados, incluindo a combinação de estudos de leucócitos/osso e leucócitos/medula óssea, são importantes para o diagnóstico da osteomielite, tanto aguda como crônica, bem como nos casos de infecção em artroplastias. Nenhum estudo, porém, é igualmente aplicável para todas as situações clínicas.[151]

Embora as cintilografias trifásicas tenham excelente precisão para o diagnóstico da osteomielite no osso normal, a especificidade desse exame fica significativamente reduzida em presença de uma doença óssea associada.

Estudos duplos de gálio (^{67}Ga)/cintilografia têm sido utilizados na avaliação da osteomielite. A cintilografia com gálio demonstra maior acurácia (86%) no diagnóstico da osteomielite na coluna vertebral em comparação com leucócitos marcados com ^{111}In (66%).[152] Uma avaliação recente de técnicas de imagem para osteomielite na coluna e nas infecções de partes moles adjacentes recomendou SPECT ^{67}Ga como exame de escolha quando a RM não estiver disponível ou como exame complementar em pacientes com possível infecção da coluna vertebral, em que o diagnóstico permanece incerto.[122] Gálio é mais apropriado para imagens da osteomielite crônica em comparação com leucócitos marcados com ^{99m}Tc HMPAO; e é melhor para imagens de infecções agudas.[157]

A cintilografia com leucócitos marcados com ^{99m}Tc HMPAO tem sensibilidade (97,7%) e especificidade (96,8%) altas para osteomielite aguda, embora sua sensibilidade para osteomielite crônica seja um pouco menor.[201] A cintilografia com leucócitos marcados com ^{99m}Tc HMPAO é preferível para a avaliação de crianças, pois a dose de radiação para o baço é menor e o volume de sangue necessário para a marcação é menor.[175] A cintilografia com leucócitos marcados com ^{99m}Tc HMPAO é superior à cintilografia com ^{99m}Tc para crianças com menos de 6 meses pela baixa sensibilidade da cintilografia com tecnécio nessa idade.[157] É preferível a cintilografia com leucócitos marcados com ^{111}In na avaliação da osteomielite crônica, pois estudos duplos com leucócitos marcados com ^{111}In/^{99m}Tc resultam em maior precisão para o diagnóstico de osteomielite em regiões que contenham medula óssea ativa.[157,175] Em regiões mais complexas, em que haja superposição de osso e partes moles, como no crânio e quadris, tem-se recomendado imagens simultâneas com leucócitos marcados com ^{111}In/SPECT com ^{99m}Tc.[175]

Têm sido utilizados estudos duplos de leucócitos marcados com ^{111}In/cintilografias e ^{99m}Tc na avaliação de osteomielite em retardos de consolidação e pseudartrose.[146] Sensibilidade, especificidade, valores preditivos positivos e negativos, e precisão da técnica foram 86, 84, 69, 94 e 82%, respectivamente.

Recentemente, uma metanálise de anticorpos monoclonais antigranulócitos radiomarcados com ^{99m}Tc demonstrou sensibilidade de 81% e especificidade de 77% no diagnóstico de osteomielite. Os autores demonstraram que a cintilografia com antigranulócitos pode ser utilizada como método diagnóstico importante em pacientes com suspeita de osteomielite, mas não pode substituir os métodos tradicionais, como o exame histológico e a cultura de células.[150] Dentro dessa mesma linha, Stucken et al.[184] relataram os resultados de um protocolo prospectivo planejado para a identificação da presença de infecção oculta em pacientes com pseudartrose de uma fratura exposta ou previamente operada. O protocolo consistia em imagens com leucócitos/enxofre coloidal marcados e também na determinação de marcadores inflamatórios (proteína C reativa [PCR] e velocidade de sedimentação de eritrócitos [VSE]), contagem de leucócitos séricos e histopatologia. Nesse estudo de fraturas não consolidadas, o *scan* com leucócitos/enxofre coloidal marcados teve sensibilidade de apenas 19%, nada tendo a acrescentar ao valor preditivo positivo do uso exclusivo da combinação de contagem leucocitária, VSE, PCR e exame histopatológico.[184] Os autores concluíram que a adição de imagens com leucócitos/enxofre coloidal marcados não representou ganho clínico nem teve bom custo-benefício nas tentativas de avaliação de infecção oculta em casos de pseudartrose da fratura.[184]

Osteonecrose. Como a cintilografia é capaz de demonstrar a vascularização do osso, frequentemente é utilizada na avaliação do risco de osteonecrose após uma lesão. Embora superada pela RM, pode ser usada na identificação de osteonecrose da cabeça do fêmur antes das alterações avançadas observadas nas radiografias convencionais (Fig. 17.10).[18] Estudos de Drane e Rudd[50] e Mortensson et al.[139] demonstraram que a cintilografia não pode prever o risco de osteonecrose após fratura do colo do fêmur. Outro estudo sugere que imagens por SPECT podem ser mais precisas para avaliação da vascularização da cabeça do fêmur em fraturas do colo.[28]

Angiografia

Considerações técnicas

Angiografia convencional. As técnicas na angiografia convencional estão bem definidas, e consistem na canulação de um vaso, geralmente uma artéria calibrosa, para intervenções diagnósticas e terapêuticas subsequentes. Geralmente, utiliza-se a artéria femoral comum direita, embora também possam ser acessados locais menos comuns, como a artéria femoral comum esquerda, as artérias axilar e braquial e abordagens aórticas translombares. A seleção do vaso depende da situação clínica e do objetivo da angiografia. A técnica de Seldinger, procedimento-padrão para a canulação da artéria femoral comum, consiste na inserção de uma agulha calibre 18 na artéria ao nível do centro da cabeça do fêmur sob orientação fluoroscópica. A punção dupla da parede é preferível; nesta, a agulha é avançada através das paredes anterior e posterior até que seja estabelecido o contato com a cabeça do fêmur. A ponta da agulha é puxada cuidadosamente, até que esteja na luz do vaso e o examinador observe um fluxo pulsátil na base da agulha. Em seguida, é introduzido um fio guia através da agulha e até a luz do vaso; então, a agulha é trocada por um cateter. A cateterização seletiva de vasos individuais consiste no avanço do fio guia até a árvore arterial, seguido pelo avanço do cateter sobre o fio.

A angiografia diagnóstica é realizada posicionando-se a ponta proximal do cateter no interior da artéria de interesse, seguido

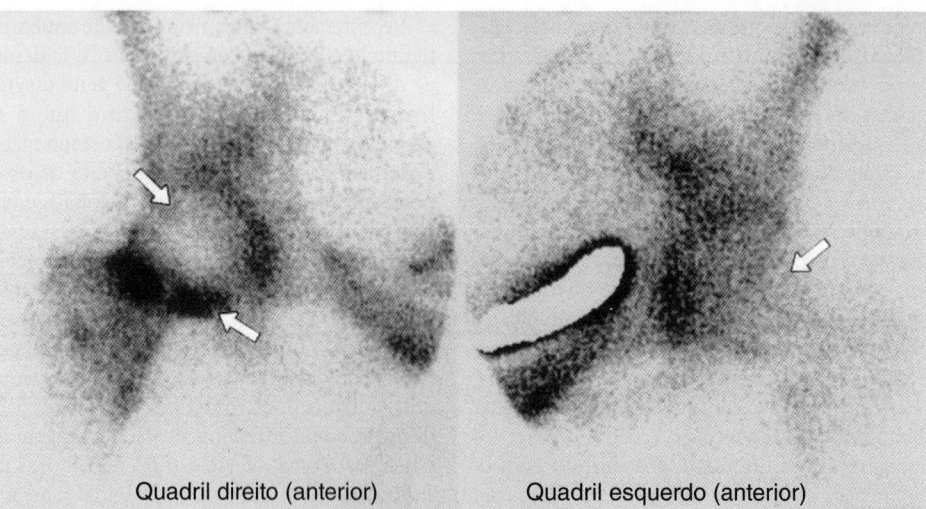

FIGURA 17.10 Cintilografia com aspecto em *"pin hole"* (incidências anteroposteriores) demonstrando uma área central na cabeça do fêmur direito com deficiência central de prótons e aumento da captação no colo do fêmur e na região subcapital comparados com achados normais no quadril esquerdo. Reproduzido com permissão de Yoon TR, Rowe SM, Song EK et al. Unusual osteonecrosis of the femoral head misdiagnosed as a stress fracture. *J Orthop Trauma* 2004;18:43-47.

pela injeção rápida do contraste iodado não iônico, cuja velocidade e volume são proporcionais ao volume e fluxo no interior do vaso. A obtenção dos *spot-films* fluoroscópicos é sincronizada de forma a coincidir com a opacificação da árvore arterial pelo contraste, documentando o enchimento/esvaziamento progressivo dos vasos. O retorno venoso também pode ser demonstrado com retardos apropriados na tomada dos filmes. Os achados anormais associados ao trauma vascular incluem transecção, laceração, dissecção, fístula arteriovenosa, pseudoaneurisma, hematoma mural, lesões interiores e vasoespasmo.

A angiografia de subtração digital (ASD) é uma técnica de uso comum, em que um *spot-film* fluoroscópico preliminar (a "máscara") é obtido antes da injeção do contraste. Depois, essa máscara é subtraída de imagens dinâmicas obtidas durante a injeção do contraste. Os tecidos de fundo (ossos, partes moles) são removidos das imagens arteriais dinâmicas, resultando em maior resolução do contraste da imagem. Com essa técnica, é possível reduzir a concentração do contraste iodado, resultando em um volume total mais baixo do meio de contraste injetado. As desvantagens dessa técnica são a resolução espacial menor e o registro de artefatos, em razão dos movimentos do paciente depois da obtenção da máscara. Isso resulta em um alinhamento imperfeito da máscara durante a subtração.

É possível realizar intervenções terapêuticas durante a angiografia e, em pacientes traumatizados, a intervenção mais comum é a embolização de vasos arteriais hemorrágicos em associação com rupturas de vísceras e fraturas ósseas. Inicialmente, o cirurgião faz a cateterização superseletiva do vaso hemorrágico e, em seguida, faz a oclusão com agentes administrados através do cateter. Existem agentes embolizantes temporários e permanentes e seu uso dependerá da situação clínica e do objetivo terapêutico. Agentes temporários incluem os coágulos sanguíneos autólogos e compressas de Gelfoam®, enquanto os agentes permanentes incluem micro e macroespiras, balões destacáveis, álcool de polivinil, bem como vários adesivos e colas teciduais. Angiografias pré e pós-embolização são realizadas não só para documentar a oclusão do vaso hemorrágico, mas também para avaliar o fluxo colateral em torno do vaso ocluído.

Complicações com a angiografia podem ocorrer no local da punção (como hematoma inguinal, fístula arteriovenosa, pseudoaneurisma), complicações com o meio de contraste (como reações anafiláticas, insuficiência renal), complicações relacionadas ao cateter (como dissecção da parede vascular, tromboembolismo) e complicações ligadas ao tratamento (como necrose tecidual distal à embolização). É possível reduzir a incidência de complicações com a experiência e técnica cuidadosa do médico responsável pela angiografia.

Angiografia por tomografia computadorizada. A TCA tem se tornado uma aplicação consagrada da tecnologia de TC helicoidal *multislice*. O procedimento consiste na injeção de meio de contraste iodado não iônico por via intravenosa, geralmente em uma veia antecubital, com volume de 120 a 150 mL e na velocidade de aproximadamente 3 a 4 mL/seg. A varredura será realizada depois de um tempo, para garantir a passagem do meio de contraste através dos pulmões e do coração até a árvore arterial. Com isso, a obtenção da imagem ocorrerá durante o pico de intensificação vascular, ao longo de todo o segmento arterial de interesse. Caracteristicamente, as imagens são reconstruídas com base no conjunto de dados helicoidais, em espessuras de cortes de 1 mm e com superposição de 50%. Considerando-se que um estudo típico de TCA gera centenas de milhares de imagens, a avaliação dos dados é feita com a ajuda de estações de trabalho 3D, em que as imagens podem ser visualizadas utilizando o modo "cine", reconstruções multiplanares e técnicas interativas de renderização de volume em tempo real. Além da lesão arterial, é possível avaliar no mesmo estudo fraturas complexas associadas. Os fatores que podem servir de obstáculo para uma interpretação precisa de imagens de TCA são: vasoespasmo, variantes anatômicas, aterosclerose, fragmentos deslocados da fratura, artefatos de implante metálico, corpos estranhos e movimentação do paciente ou problemas com o posicionamento.

Aplicações

Trauma vascular. A TCA com o uso de TCMD passou a ser considerada como o método imaginológico de escolha para a avaliação inicial das lesões vasculares. A TCA pode ser modalidade diagnóstica e terapêutica importante em pacientes traumatizados, ou em lesões de membro com danos vasculares (Fig. 17.11). Embora o tratamento de um paciente hemodinamicamente instável com

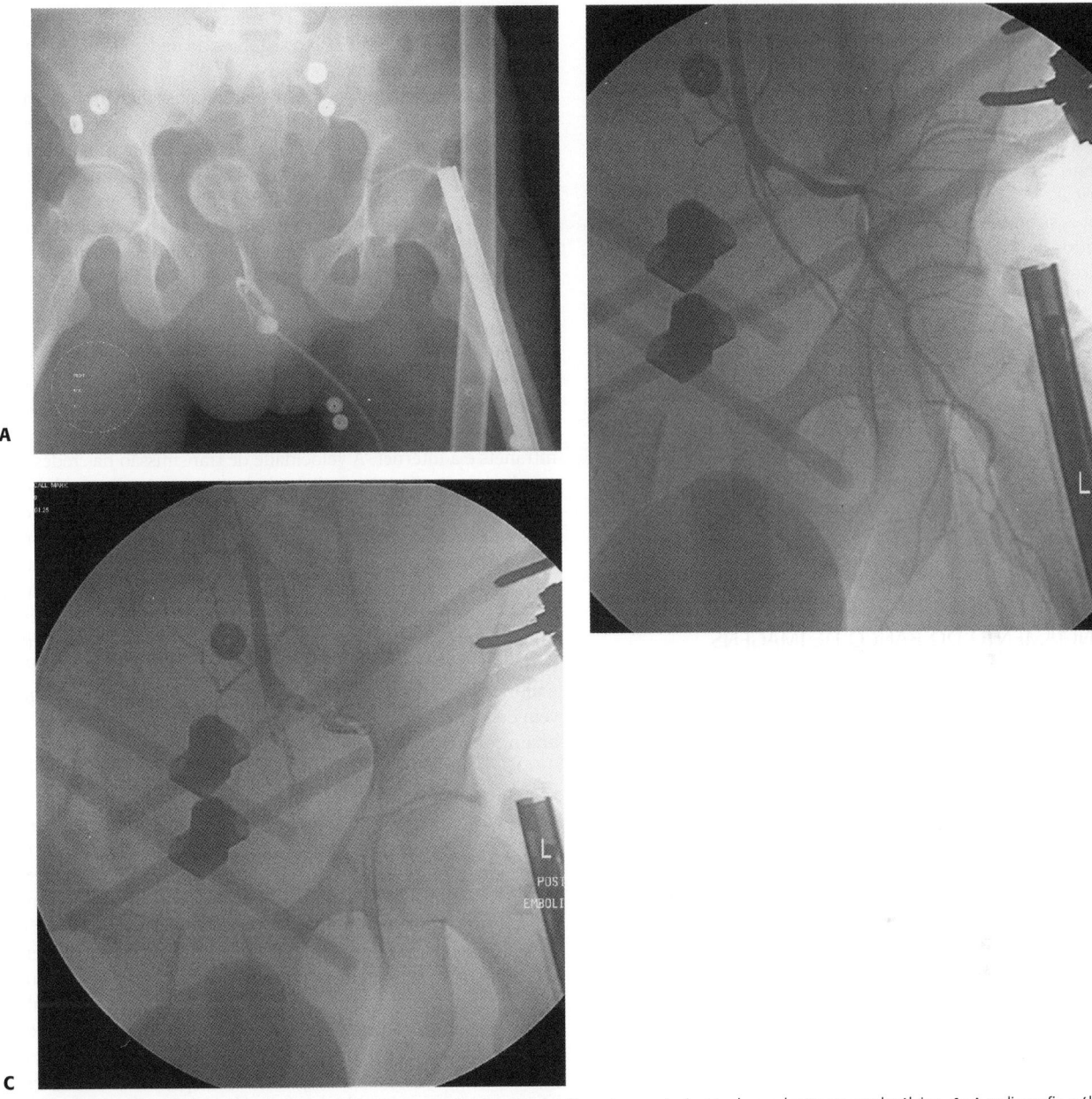

FIGURA 17.11 Angiografia pélvica em um paciente traumatizado e hemodinamicamente instável com lesão no anel pélvico. **A:** A radiografia pélvica anteroposterior demonstra grande diástase da sínfise pubiana. Após aplicação do fixador externo pélvico de emergência, o paciente foi submetido a embolização seletiva das artérias ilíacas internas direita e esquerda. **B:** *Spot-film* da artéria ilíaca interna esquerda, demonstrando dissecção e falha no enchimento de vários ramos mediais. Antes da embolização, o contraste enche a artéria ilíaca interna esquerda e seus ramos. **C:** O *spot-film* obtido depois da embolização demonstra não haver fluxo de contraste distalmente às espirais de embolização.

fratura pélvica permaneça controverso, nessas situações, muitos especialistas sugerem uma angiografia de emergência.[48] A eficiência para identificação da lesão arterial é baixa; porém, quando existe lesão vascular, a embolização usando técnica intervencionista pode salvar vidas. Se necessário, a angiografia pélvica pode ser realizada simultaneamente à fixação externa da pelve em pacientes com lesões graves do anel pélvico em "livro aberto" (Fig. 17.11).

Mais recentemente, a TCA tem sido citada como procedimento simples e efetivo de avaliação de possíveis lesões vasculares da pelve e dos membros. A TCA é tão precisa como a angiografia de rotina; além disso, é menos invasiva, poupa mais tempo e é mais barata do que essa modalidade. A TCA da pelve pode ser incorporada com facilidade e sucesso aos protocolos comuns de avaliação por TC em pacientes com trauma, sendo possível diferenciar sangramento arterial e venoso ativo, o que é muito importante na orientação do tratamento.[5] Em um estudo de 48 pacientes traumatizados, a TC intensificada por contraste foi comparada com angiografia comum no diagnóstico do sangramento pélvico; TC teve 94,1% de sensibilidade e 97,6% de valor preditivo negativo para a detecção de hemorragia ativa e 92,6% de sensibilidade e 91,2% de valor preditivo negativo para a necessidade de uma intervenção cirúrgica ou endovascular.[133]

Uma indicação tradicional da angiografia era a avaliação de lesão na artéria poplítea no paciente com luxação suspeita ou definida do joelho. Recentemente, vários estudos esclareceram o papel da angiografia nesses pacientes, demonstrando não haver necessidade de uma angiografia de urgência, a menos que tenham sido observadas alterações nos pulsos distais, quantificados corretamente pela determinação do índice tornozelo-braquial.[105,181]

A TCA tem vantagens significativas para a avaliação de uma possível lesão vascular no membro inferior, por não ser um método invasivo e ter fácil disponibilidade. A TCA vem substituindo a arteriografia como o método imaginológico de escolha como método inicial para avaliação de lesões vasculares periféricas.[72,156] Inaba et al.[93] utilizaram TCA *multislice* em 59 pacientes submetidos a um total de 63 estudos. Em sua série, os estudos de TCA *multislice* foram 100% sensíveis e 100% específicos no diagnóstico de lesão arterial clinicamente significativa.[93] Um estudo recente de LeBus e Collinge[112] sugere possíveis benefícios com o uso da TCA como rotina na avaliação de pacientes com lesões de alta energia no pilão tibial. Vinte e cinco pacientes consecutivos foram tratados com um protocolo padronizado, incluindo estudos pré-operatórios de TC (e TCA). Em 13 dos pacientes (52%), havia lesão arterial evidente, na maioria das vezes envolvendo a artéria tibial anterior. Os autores acreditam que o diagnóstico de lesões vasculares associadas ajuda nas decisões e táticas cirúrgicas a serem tomadas durante o tratamento – inclusive o uso de acesso cirúrgico aberto ou minimamente invasivo, bem como na escolha do local das incisões.[112]

GERENCIAMENTO DO BANCO DE IMAGENS

Os avanços nas técnicas de imagem digital têm sido necessariamente acompanhados por avanços na distribuição, visualização e armazenamento dos dados de imagens. Em muitas circunstâncias, o tradicional negatoscópio foi substituído por estações de trabalho digitais, a sala de arquivo foi atualizada com arquivos digitais e o transporte dos filmes foi substituído pela transmissão digital de imagens, através de redes, até estações de trabalho. Muitas dessas mudanças evoluíram em resposta ao volume crescente dos estudos com imagem digital, além da necessidade de se utilizar e distribuir essas informações com mais eficiência no ambiente dos serviços da saúde. Essas mudanças têm se baseado nas melhoras contínuas nas redes de computadores, estações de trabalho e dispositivos de armazenamento e de exibição de imagens, além da implementação de padrões em apoio à infraestrutura de imagem digital em plena evolução. Embora a discussão aprofundada do gerenciamento das imagens digitais não seja o objetivo desta seção, será apresentada uma breve revisão de alguns dos conceitos e rotinas mais comuns.

Distribuição das imagens

A distribuição de imagens médicas é influenciada por vários fatores, como o tamanho e volume das imagens, a infraestrutura da rede de computadores e as necessidades clínicas dos médicos responsáveis pelos encaminhamentos e dos médicos que farão a interpretação das imagens. As tendências atuais na tecnologia da imagem digital resultaram em resolução melhor e maior número de imagens, contribuindo substancialmente para os volumes cada vez maiores de exames. Por exemplo, a imagem típica de matriz 256 × 256, utilizando 2 bytes de armazenamento para cada *pixel*, necessita de aproximadamente 125 KB de espaço para armazenamento por imagem, enquanto uma imagem de matriz 512 × 512 necessita de aproximadamente 500 KB ou quatro vezes mais do que uma mesma imagem com resolução mais baixa. Como rotina, os estudos de TC e RM contêm 100 a 200 imagens, necessitando de espaço de armazenamento em torno de 12 a 100 MB por estudo. Os aparelhos de TC mais modernos, de 64 fatias e 256 fatias, podem resultar em arquivos de dados de até 2,5 e 10 GB, respectivamente, por estudo.

Os meios utilizados para distribuição consistem em filmes impressos, CD-ROMs e redes para visualização ou processamento em estações de trabalho (Fig. 17.5). Quando pacientes traumatizados são transportados de uma instituição para outra, pode-se fazer a importação de imagens obtidas na instituição de encaminhamento para um sistema de arquivamento e comunicação de imagens (PACS, *picture archive and communications system*) no hospital receptor; com isso, fica minimizada a necessidade de repetição de imagens no hospital receptor.[123]

Muitos dispositivos de imagem estão conectados a redes para transmissão de dados até locais remotos, para visualização e arquivamento de imagens, o que é conhecido como *telerradiologia*. São muitas as variações das configurações de redes, com descritores como redes locais ou redes de áreas amplas (LAN, WAN), intranets e a internet. A velocidade de transmissão nas redes depende dos vários tipos de *links* de comunicação dentro da rede (modem, ISDN, DSL, modem a cabo, T1, T3, cabo de fibra óptica) e também do volume de tráfego da rede. Utiliza-se compressão de dados para diminuir o tamanho das imagens antes da transmissão eletrônica; os esquemas de compressão são categorizados como "sem perda" (sem perda de dados originais, tipicamente uma compressão 3:1) ou "com perda" (alguma perda de dados na imagem original, tipicamente em uma compressão 15:1 ou maior). O uso da internet na transmissão de estudos de imagem vem crescendo, embora aspectos confidenciais e de segurança venham recebendo atenção considerável.

Os exames enviados até médicos para interpretação são convenientemente visualizados nas estações de trabalho, que podem exibir imagens em resolução integral utilizando formatos específicos ("protocolos de classificação") e proporcionar condições avançadas para o processamento das imagens (Fig. 17.5). Essas estações de trabalho permitem a manipulação e a revisão de imagens 3D em tempo real; algumas permitem salvar arquivos de filmes da imagem 3D em disco. Certamente, essas condições terão pouco valor se não forem disponibilizadas de maneira oportuna para o traumatologista ortopédico. As atuais estações de trabalho terminais mais completas são caras e normalmente não estão disponíveis fora do departamento de radiologia. Habitualmente, estações de visualização menos sofisticadas proporcionam acesso básico às imagens fora do departamento de imagens. Em certas situações, ainda há necessidade de se usar cópias de imagens, como na sala cirúrgica – onde é importante a visualização conjunta de numerosas imagens de técnicas diferentes pelo cirurgião paramentado com aventais estéreis – e na clínica, onde há necessidade de visualização de vários estudos em ordem cronológica, como para observação da consolidação de mudanças no alinhamento da fratura.

Sistema de arquivamento e comunicação de imagens

Um PACS representa uma rede de mecanismos utilizados na aquisição, visualização e no armazenamento de imagens digitais; em seu nível mais básico, consiste em dispositivos utilizados na aquisição de imagens digitais (p. ex., aparelhos de CT e RM), estações de trabalho nas quais as imagens podem ser visualizadas e manipuladas para interpretações diagnósticas e arquivos onde as imagens digitais são armazenadas para futura recuperação. O PACS também pode incluir estações de visualização para serviços fora do departamento de radiologia (p. ex., serviço de emergência, unidade de terapia intensiva), podendo fazer parte de seu próprio LAN ou existindo como parte de um WAN mais amplo. O PACS também pode se comunicar com o Sistema de Informação Radiológica e com o Sistema de Informação Hospitalar para compartilhar e/ou modificar informações dos pacientes.

São muitas as vantagens do PACS, incluindo pronto acesso às imagens clínicas, pós-processamento dos dados de imagens (níveis de janela, reconstruções multiplanares e 3D, instrumentos de mensuração e anotações), capacidade de visualização simultânea das mesmas imagens por vários usuários e redução nos custos de obtenção das imagens e na perda de imagens. Por outro lado, são desvantagens significativas as despesas iniciais e recorrentes relacionadas à instalação e manutenção do PACS, a necessidade de espaço para armazenamento e arquivamento das imagens e a necessidade de uma equipe de apoio para a manutenção da rede e de seus componentes. Um estudo demonstrou que os monitores de LCD em computadores pessoais e as estações de trabalho do PACS não tinham diferença significativa na qualidade diagnóstica nas radiografias de fraturas da coluna vertebral cervical, sugerindo que os monitores LCD dos computadores pessoais são suficientes para um diagnóstico rápido e preciso no serviço de emergência, com redução considerável dos custos.[25]

Imagens digitais e comunicações nos padrões clínicos

Em 1983, o American College of Radiology (ACR, Colégio Americano de Radiologia) e a National Electrical Manufacturers Association (NEMA, Associação Nacional de Fabricantes de Aparelhos Elétricos) formaram uma comissão conjunta para desenvolvimento de um padrão pelo qual os usuários poderiam recuperar imagens e informações associadas do equipamento de imagem digital em um formato que fosse compatível para todos os fabricantes. Dois anos depois, foi publicada a primeira versão do padrão ACR-NEMA e em 1988 foi publicada uma segunda versão atualizada, que corrigia erros e inconsistências, além de acrescentar novos elementos de dados. As duas primeiras versões se baseavam em conexões ponto a ponto entre os equipamentos; por volta de 1993, a crescente implementação de redes e de PACS tornou necessária a revisão completa do padrão, que atualmente é conhecido como Imagens e Comunicações Digitais em Medicina (DICOM) Versão 3.0.

O padrão DICOM estabelece um conjunto uniforme de regras para a comunicação de imagens clínicas e de informações associadas, que são complexas mas praticáveis e passíveis de adaptação. O padrão é suficientemente flexível para aceitar diversos tipos de imagens e de informações sobre as imagens para uma ampla gama de plataformas de imagem médica. A fidelidade a esse padrão é voluntária e os fabricantes de equipamentos para imagem médica ou de *softwares* especializados fiéis ao padrão devem fornecer um documento de concordância, descrevendo especificamente sua implementação do padrão. Isso não é garantia de que dois aparelhos ou dispositivos em concordância com o padrão DICOM terão uma intercomunicação apropriada; o documento de concordância funciona como um guia, para a exclusão de incompatibilidades óbvias entre equipamentos.

Imagens digitais e telerradiologia na ortopedia

Imagens digitais

A imagem digital é o futuro da radiologia, tendo vantagens e desvantagens definidas no tratamento das lesões musculoesqueléticas. Em uma revisão recentemente publicada, Wade et al.[194] demonstraram as vantagens potenciais da imagem digital: redução do tráfego de pessoas entre clínicas, enfermarias e o departamento de radiologia; maior disponibilidade das investigações; maior rapidez de disponibilização; eliminação virtual da perda de exames; menor exposição à radiação; menor número de filmes desperdiçados; e redução nos tempos de recuperação. No entanto, há problemas logísticos associados à adoção e uso de sistemas virtuais nas condições do serviço de emergência que devem ser superados.[197] Além disso, a RD permanece inferior, comparativamente à radiografia convencional, em termos de resolução espacial das imagens (Tab. 17.1). Encontra-se em progresso o desenvolvimento na tecnologia dos detectores digitais que poderá, eventualmente, proporcionar uma resolução espacial igual ou superior à da radiografia convencional. Miller et al.[135] descrevem a aplicação clínica da RD de corpo inteiro para a triagem de pacientes traumatizados, utilizando um sistema com um arco em C desenvolvido inicialmente na África do Sul para a detecção de roubos por mineiros de diamante. A implementação integral dos sistemas RD e PACS pode ser cara, estando sujeita a inconvenientes de insucessos tecnológicos, além de depender de uma capacitação de apoio talvez indisponível universalmente. As imagens tradicionais impressas continuarão a ter seu papel na sala cirúrgica, na clínica e em outros cenários nos quais o sistema PACS inexista ou não tenha funcionalidade suficiente.

Telerradiologia

A telerradiologia pode afetar de muitas maneiras o tratamento das fraturas. Ela possibilita que médicos no serviço de emergência e/ou na equipe hospitalar enviem imagens digitais de radiografias ou fotografias clínicas para equipes ortopédicas de atendimento à distância. Há uma aplicação potencial para ortopedistas estabelecidos em comunidades diferentes para a obtenção de segundas opiniões sobre o tratamento de fraturas junto a especialistas que trabalham em centros terapêuticos terciários. Tradicionalmente, esse tipo de consulta implicava que o cirurgião responsável pelo encaminhamento obtivesse, duplicasse e enviasse cópias impressas de radiografias para o cirurgião consultor. Por sua vez, o cirurgião consultor tinha que comunicar sua opinião pelo telefone. Utilizando telerradiologia, a transmissão das informações do paciente, dos exames de imagem e da avaliação do consultor pode ser efetuada com maior conveniência e a custos mais baixos.

Ricci e Borrelli[167] demonstraram que a telerradiologia melhorou o processo de tomada de decisão no tratamento de fraturas agudas. Esses autores estudaram uma série de 123 fraturas consecutivas; em todos os casos, um residente-júnior no serviço de ortopedia fez a avaliação inicial. Todas as radiografias foram digitalizadas e eletronicamente enviadas ao ortopedista responsável pelo caso. Os planos terapêuticos foram formulados e documentados em três ocasiões diferentes: depois da comunicação verbal da história e das lesões do paciente, depois do exame das radiografias digitalizadas e depois do exame de cópias das radiografias originais. Os investigadores identificaram dois tipos diferentes de mudanças que foram efetuadas no plano terapêutico inicial: no tratamento agudo e no tratamento definitivo da fratura. Em geral, o exame das radiografias digitalizadas resultou na mudança no tratamento em 21% das fraturas. Nenhuma mudança foi decidida depois da revisão das radiografias originais. Os investigadores concluíram que o uso de radiografias digitalizadas como rotina melhora o tratamento das fraturas.[167]

REFERÊNCIAS BIBLIOGRÁFICAS

1. Ahn JM, Sartoris DJ, Kang HS, et al. Gamekeeper thumb: Comparison of MR arthrography with conventional arthrography and MR imaging in cadavers. *Radiology.* 1998;206:737–744.
2. Akbarnia BA, Silberstein MJ, Rende RJ, et al. Arthrography in the diagnosis of fractures of the distal end of the humerus in infants. *J Bone Joint Surg Am.* 1986;68-A:599–602.
3. American College of Radiology Committee on Drugs and Contrast Media. Manual on contrast media, Version 5.0. 2004;13.
4. American College of Radiology Committee on Drugs and Contrast Media. Manual on contrast media, Version 5.0. 2004;7–10.
5. Anderson SW, Soto JA, Lucey BC, et al. Blunt trauma: Feasibility and clinical utility of pelvic CT angiography performed with 64-detector row CT. *Radiology.* 2008;246:410–419.
6. Anis AH, Stiell IG, Stewart DG, et al. Cost-effectiveness analysis of the Ottawa Ankle Rules. *Ann Emerg Med.* 1995;26:422–428.
7. Arand M, Hartwig E, Kinzl L, et al. Spinal navigation in cervical fractures: A preliminary clinical study on Judet-osteosynthesis of the axis. *Comput Aided Surg.* 2001;6:170–175.
8. Arora S, Grover SB, Batra S, et al. Comparative evaluation of postreduction intra-articular distal radial fractures by radiographs and multidetector computed tomography. *J Bone Joint Surg Am.* 2010;92-A:2523–2532.
9. Atesok K, Finkelstein J, Khoury A, et al. The use of intraoperative three-dimensional imaging (ISO-C-3D) in fixation of intraarticular fractures. *Injury.* 2007;38:1163–1169.
10. Barros JW, Barbieri CH, Fernandes CD. Scintigraphic evaluation of tibial shaft fracture healing. *Injury.* 2000;31:51–54.
11. Beck M, Kröber M, Mittlmeier T. Intraoperative three-dimensional fluoroscopy assessment of iliosacral screws and lumbopelvic implants stabilizing fractures of the os sacrum. *Arch Orthop Trauma Surg.* 2010;130:1363–1369.
12. Bencardino JT, Garcia AI, Palmer WE. Magnetic resonance imaging of the shoulder: Rotator cuff. *Top Magn Reson Imag.* 2003;14:51–67.
13. Bergin D, Schweitzer ME. Indirect magnetic resonance arthrography. *Skeletal Radiol.* 2003;32:551–558.
14. Bhattacharyya T, Bouchard KA, Phadke A, et al. The accuracy of computed tomography for the diagnosis of tibial nonunion. *J Bone Joint Surg Am.* 2006;88-A:692–697.
15. Blane CE, Kling TF, Andrews JC, et al. Arthrography in the posttraumatic elbow in children. *Am J Roentgenol.* 1984;143:17–21.
16. Blattert TR, Fill UA, Kunz E, et al. Skill dependence of radiation exposure for the orthopaedic surgeon during interlocking nailing of long-bone shaft fractures: A clinical study. *Arch Orthop Trauma Surg.* 2004;124:659–664.
17. Bleakney RR, Tallon C, Wong JK, et al. Long-term ultrasonographic features of the Achilles tendon after rupture. *Clin J Sports Med.* 2002;12:273–278.
18. Bonnarens F, Hernandez A, D'Ambrosia R. Bone scintigraphic changes in osteonecrosis of the femoral head. *Orthop Clin N Am.* 1985;16:697–703.
19. Bono CM, Vaccaro AR, Fehlings M, et al. Measurement techniques for lower cervical spine injuries: Consensus statement of the Spine Trauma Study Group. *Spine.* 2006;31:603–609.
20. Borrelli J Jr, Goldfarb C, Catalano L, et al. Assessment of articular fragment displacement in acetabular fractures: A comparison of computerized tomography and plain radiographs. *J Orthop Trauma.* 2002;16:449–456.
21. Borrelli J Jr, Ricci WM, Steger-May K, et al. Postoperative radiographic assessment of acetabular fractures: A comparison of plain radiographs and CT scans. *J Orthop Trauma.* 2005;19:299–304.
22. Borrelli J, Peelle M, McFarland E, et al. Computer-reconstructed radiographs are as good as plain radiographs for assessment of acetabular fractures. *Am J Orthop.* 2008;37:455–460.
23. Bosse MJ, Brumback RJ, Hash C. Medical cost containment: Analysis of dual orthopedic/radiology interpretation of X-rays in the trauma patient. *J Trauma.* 1995;38:220–222.
24. Botser IB, Herman A, Nathaniel R, et al. Digital image enhancement improves diagnosis of nondisplaced proximal femur fractures. *Clin Orthop Relat Res.* 2009;467:246–253.
25. Brem MH, Böhner C, Brenning A, et al. Evaluation of low-cost computer monitors for the detection of cervical spine injuries in the emergency room: An observer confidence based study. *Emerg Med.* 2006;23:850–853.
26. Bremer DJ, Hall EJ. Computed tomography: An increasing source of radiation exposure. *N Engl J Med.* 2007;357:2277–2284.
27. Brooks S, Cicuttini FM, Lim S, et al. Cost effectiveness of adding magnetic resonance imaging to the usual management of suspected scaphoid fractures. *Br J Sports Med.* 2005;39:75–79.
28. Calder SJ, McCaskie AW, Belton IP, et al. Single-photon-emission computerised tomography compared with planar bone scan to assess femoral head vascularity. *J Bone Joint Surg Br.* 1995;77-B:637–639.
29. Campbell DG, Menz A, Isaacs J. Dynamic ankle ultrasonography: A new imaging technique for acute ankle ligament injuries. *Am J Sports Med.* 1994;22:855–858.
30. Cantwell CP, Cradock A, Bruzzi J, et al. MR venography with true fast imaging with steady-state precession for suspected lower-limb deep vein thrombosis. *J Vasc Interv Radiol.* 2006;17:1763–1770.
31. Carelsen B, Haverlag R, Ubbink DTh, et al. Does intraoperative fluoroscopic 3D imaging provide extra information for fracture surgery? *Arch Orthop Trauma Surg.* 2008;128: 1419–1424.
32. Caruso G, Lagalla R, Derchi L, et al. Monitoring of fracture calluses with color Doppler sonography. *J Clin Ultrasound.* 2000;28:20–27.
33. Chan PS, Klimkiewicz JJ, Luchetti WT, et al. Impact of CT scan on treatment plan and fracture classification of tibial plateau fractures. *J Orthop Trauma.* 1997;11:484–489.
34. Cheung Y, Perrich KD, Gui J, et al. MRI of isolated distal fibular fractures with widened medial clear space on stressed radiographs: Which ligaments are interrupted? *Am J Roentgenol.* 2009;192:W7–W12.
35. Chong KW, Wong MK, Rikhraj IS, et al. The use of computer navigation in performing minimally invasive surgery for intertrochanteric hip fractures—The experience in Singapore. *Injury.* 2006;37:755–762.
36. Churchill RS, Fehringer EV, Dubinsky TJ, et al. Rotator cuff ultrasonography: Diagnostic capabilities. *J Am Acad Orthop Surg.* 2004;12:6–11.
37. Cole RJ, Bindra RR, Evanoff BA, et al. Radiographic evaluation of osseous displacement following intra-articular fractures of the distal radius: Reliability of plain radiography versus computed tomography. *J Hand Surg Am.* 1997;22:792–800.
38. Collinge CA, Coons D, Tornetta P, et al. Standard multiplanar fluoroscopy versus a fluoroscopically based navigation system for the percutaneous insertion of iliosacral screws: A cadaver model. *J Orthop Trauma.* 2005;19:254–258.
39. Connell DA, Potter HG. Magnetic resonance evaluation of the labral capsular ligamentous complex: A pictorial review. *Australas Radiol.* 1999;43:419–426.
40. Crowl AC, Kahler DM. Closed reduction and percutaneous fixation of anterior column acetabular fractures. *Comput Aided Surg.* 2002;7:169–178.
41. Daffner RH, Wippold FJ III, Bennett DL, et al. ACR appropriateness criteria suspected spine trauma. 2009;2012. Available at: http://www.acr.org/~/media/ACR/Documents/AppCriteria/Diagnostic/SuspectedSpineTrauma.pdf. Accessed December 22, 2013.
42. Daffner RH. Helical CT of the cervical spine for trauma patients: A time study. *Am J Roentgenol.* 2001;177:677–679.
43. Davis BJ, Roberts PJ, Moorcroft CI, et al. Reliability of radiographs in defining union of internally fixed fractures. *Injury.* 2004;35:557–561.
44. Davison BL, Cantu R, Van Woerkom S. The magnetic attraction of lower extremity external fixators in an MRI suite. *J Orthop Trauma.* 2004;18:24–27.
45. Delcoigne L, Durant H, Kunnen M, et al. Digital subtraction in multicompartment arthrography of the wrist. *J Belge Radiol.* 1993;76:7–10.
46. Deutsch AL, Mink JH, Waxman AD. Occult fractures of the proximal femur: MR imaging. *Radiology.* 1989;170:113–116.
47. Disegi JA. Magnetic resonance imaging of AO/ASIF stainless steel and titanium implants. *Injury.* 1992;23:1–4.
48. Dondelinger RF, Trotteur G, Ghaye B, et al. Traumatic injuries: Radiological hemostatic intervention at admission. *Eur Radiol.* 2002;12:979–993.
49. Dorsay TA, Major NM, Helms CA. Cost-effectiveness of immediate MR imaging versus traditional follow-up for revealing radiographically occult scaphoid fractures. *Am J Roentgenol.* 2001;177:1257–1263.
50. Drane WE, Rudd TG. Femoral head viability following hip fracture. Prognostic role of radionuclide bone imaging. *Clin Nucl Med.* 1985;10:141–146.
51. Drvaric DM, Rooks MD. Anterior sleeve fracture of the capitellum. *J Orthop Trauma.* 1990;4(2):188–192.
52. Duane TM, Cole FJ Jr, Weireter LJ Jr, et al. Blunt trauma and the role of routine pelvic radiographs. *Am Surg.* 2001;67:849–852.
53. Duc SR, Pfirrmann CW, Schmid MR, et al. Articular cartilage defects detected with 3D water excitation true FISP: Prospective comparison with sequences commonly used for knee imaging. *Radiology.* 2007;245:216–223.
54. Dulchavsky SA, Henry SE, Moed BR, et al. Advanced ultrasonic diagnosis of extremity trauma: The FASTER examination. *J Trauma.* 2002;53:28–32.
55. Durston W, Swartzentruber R. Ultrasound-guided reduction of pediatric forearm fractures in the ED. *Am J Emerg Med.* 2000;18:72–77.
56. Ebraheim N, Skie MC, Podeszwa DA, et al. Evaluation of process fractures of the talus using computed tomography. *J Orthop Trauma.* 1994;8:332–337.
57. Eklof H, Radecka E, Liss P. Teleradiology Uppsala-Sydney for nighttime emergencies: Preliminary experience. *Acta Radiol.* 2007;48:851–853.
58. Esses SJ, Berman P, Bloom AI, et al. Clinical applications of physical 3D models derived from MDCT data and created by rapid prototyping. *Am J Roentgenol.* 2011;196:W683–W688.
59. Eustace S, Adams J, Assaf A. Emergency MR imaging of orthopaedic trauma. Current and future directions. *Radiol Clin North Am.* 1999;37:975–994.
60. Exadaktylos AK, Benneker LM, Jeger V, et al. Total-body digital X-ray in trauma. An experience report on the first operational full body scanner in Europe and its possible role in ATLS. *Injury.* 2008;39:525–529.
61. Farber JM. CT arthrography and postoperative musculoskeletal imaging with multichannel computed tomography. *Semin Musculoskelet Radiol.* 2004;8:157–166.
62. Farbman KS, Vinci RJ, Cranley WR, et al. The role of serial radiographs in the management of pediatric torus fractures. *Arch Pediatr Adolesc Med.* 1999;153:923–925.
63. Farrelly C, Davarpanah A, Brennan S, et al. Imaging of soft tissues adjacent to orthopedic hardware: Comparison of 3-T and 1.5-T MRI. *Am J Roentgenol.* 2010;194:W60–W64.
64. Fayad LM, Bluemke DA, Fishman EK. Musculoskeletal imaging with computed tomography and magnetic resonance imaging: When is computed tomography the study of choice? *Curr Probl Diagn Radiol.* 2005;34:220–237.
65. Fayad LM, Patra A, Fishman EK. Value of 3D CT in defining skeletal complications of orthopedic hardware in the postoperative patient. *Am J Roentgenol.* 2009;193:1155–1163.
66. Fazel R, Krumholz HM, Wang Y, et al. Exposure to low-dose ionizing radiation from medical imaging procedures. *N Engl J Med.* 2009;361:849–857.
67. Folio LR, Fischer T, Shogan P, et al. Blast and ballistic trajectories in combat casualties: A preliminary analysis using a Cartesian positioning system with MDCT. *Am J Roentgenol.* 2011;197:W233–W240.
68. Freund M, Thomsen M, Hohendorf B, et al. Optimized preoperative planning of calcaneal fractures using spiral computed tomography. *Eur Radiol.* 1999;9:901–906.
69. Frihagen F, Nordsletten L, Tariq R, et al. MRI diagnosis of occult hip fractures. *Acta Orthop.* 2005;76:524–530.
70. Fritz RC. MR imaging of meniscal and cruciate ligament injuries. *Magn Reson Imaging Clin N Am.* 2003;11:283–293.
71. Fujii M, Abe K, Hayashi K, et al. Honda sign and variants in patients suspected of having a sacral insufficiency fracture. *Clin Nucl Med.* 2005;30:165–169.
72. Gakhal MS, Sartip KA. CT angiography signs of lower extremity vascular trauma. *Am J Roentgenol.* 2009;193:W49–W57.
73. Garcia-Morales F, Seo GS, Chengazi V, et al. Collar osteophytes: A cause of false-positive findings in bone scans for hip fractures. *Am J Roentgenol.* 2003;181:191–194.
74. Gardner MJ, Citak M, Kendoff D, et al. Femoral fracture malrotation caused by freehand versus navigated distal interlocking. *Injury.* 2008;39:17–180.
75. Geijer M, El-Khoury GY. Imaging of the acetabulum in the era of multidetector computed tomography. *Emerg Radiol.* 2007;14:271–287.
76. Ginde AA, Foianini A, Renner DM, et al. Availability and quality of computed tomography and magnetic resonance imaging equipment in U.S. emergency departments. *Acad Emerg Med.* 2008;15:780–783.
77. Grangier C, Garcia J, Howarth NR, et al. Role of MRI in the diagnosis of insufficiency fractures of the sacrum and acetabular roof. *Skeletal Radiol.* 1997;26:517–524.
78. Grechenig W, Peicha G, Fellinger M, et al. Wrist arthrography after acute trauma to the distal radius: Diagnostic accuracy, technique, and sources of diagnostic errors. *Invest Radiol.* 1998;33:273–278.
79. Green RA, Saifuddin A. Whole spine MRI in the assessment of acute vertebral body trauma. *Skeletal Radiol.* 2004;33:129–135.
80. Griffith B, Bolton C, Goyal N, et al. Screening cervical spine CT in a level I trauma center: Overutilization? *Am J Roentgenol.* 2011;197:463–467.

81. Grigoryan M, Lynch JA, Fierlinger AL, et al. Quantitative and qualitative assessment of closed fracture healing using computed tomography and conventional radiography. *Acad Radiol.* 2003;10:1267–1273.
82. Grogan EL, Morris JA Jr, Dittus RS, et al. Cervical spine evaluation in urban trauma centers: Lowering institutional costs and complications through helical CT scan. *J Am Coll Surg.* 2005;200:160–165.
83. Haapamaki VV, Kiuru MJ, Koskinen SK. Multidetector CT in shoulder fractures. *Emerg Radiol.* 2004;11:89–94.
84. Haramati N, Staron RB, Barax C, et al. Magnetic resonance imaging of occult fractures of the proximal femur. *Skeletal Radiol.* 1994;23:19–22.
85. Hargreaves Brian A., Worters PW, Pauly KB, et al. Metal-induced artifacts in MRI. *Am J Roentgenol.* 2011;197:547–555.
86. Harish S, Vince AS, Patel AD. Routine radiography following ankle fracture fixation: A case for limiting its use. *Injury.* 1990;30:231–235.
87. Harness NG, Ring D, Zurakowski D, et al. The influence of three-dimensional computed tomography reconstructions on the characterization and treatment of distal radial fractures. *J Bone Joint Surg Am.* 2006;88-A:1315–1323.
88. Harris JH, Coupe KJ, Lee JS, et al. Acetabular fractures revisited: Part 2, A new CT-based classification. *Am J Roentgenol.* 2004;182:1367–1375.
89. Herneth AM, Siegmeth A, Bader TR, et al. Scaphoid fractures: Evaluation with high-spatial-resolution US – initial results. *Radiology.* 2001;220:231–235.
90. Holt MD, Williams LA, Dent CM. MRI in the management of tibial plateau fractures. *Injury.* 1995;26:595–599.
91. Horn BD, Crisci K, Krug M, et al. Radiologic evaluation of juvenile Tillaux fractures of the distal tibia. *J Ped Orthop.* 2001;21:162–164.
92. Hougaard K, Lindequist S, Nielsen LB. Computerised tomography after posterior dislocation of the hip. *J Bone Joint Surg Br.* 1987;69-B:556–557.
93. Inaba K, Potzman J, Munera F, et al. Multi-slice CT angiography for arterial evaluation in the injured lower extremity. *J Trauma.* 2006;60:502–507.
94. Javed A, Guichet JM. Arthrography for reduction of a fracture of the radial neck in a child with a nonossified radial epiphysis. *J Bone Joint Surg Br.* 2001;83-B:542–543.
95. Jones DG, Stoddart J. Radiation use in the orthopaedic theatre: A prospective audit. *Aust NZ J Surg.* 1998;68:782–784.
96. Kahler DM. Virtual fluoroscopy: A tool for decreasing radiation exposure during femoral intramedullary nailing. *Stud Health Technol Inform.* 2001;81:225–228.
97. Kaneriya PP, Schweitzer ME, Spettell C, et al. The cost-effectiveness of routine pelvic radiography in the evaluation of blunt trauma patients. *Skeletal Radiol.* 1999;28:271–273.
98. Kendoff D, Citak M, Gardner M, et al. Three-dimensional fluoroscopy for evaluation of articular reduction and screw placement in calcaneal fractures. *Foot Ankle Int.* 2007;28:1165–1171.
99. Kendoff D, Gardner MJ, Citak M, et al. Value of 3D fluoroscopic imaging of acetabular fractures. Comparison to 2D fluoroscopy and CT imaging. *Arch Orthop Trauma Surg.* 2008;128:599–605.
100. Khoo JN, Chong LR, Chan EH-Y, et al. Pitfalls in multidetector computed tomography imaging of traumatic spinal injuries. *Emerg Radiol.* 2011;18:551–562.
101. Khoury A, Liebergall M, Weil Y, et al. Computerized fluoroscopic-based navigation-assisted intramedullary nailing. *Am J Orthop.* 2007;36:582–585.
102. Kim T-Y, Lee GY, Kim BH, et al. The usefulness of dynamic cine-arthrography for wrist instability as correlated with arthroscopic palmer classification. *J Korean Soc Radiol.* 2011;64:265–271.
103. Kirby MW, Spritzer C. Radiographic detection of hip and pelvic fractures in the emergency department. *Am J Roentgenol.* 2010;194:1054–1060.
104. Kirkpatrick AW, Brown R, Diebel LN, et al. Rapid diagnosis of an ulnar fracture with portable hand-held ultrasound. *Mil Med.* 2003;168:312–313.
105. Klineberg EO, Crites BM, Flinn WR, et al. The role of arteriography in assessing popliteal artery injury in knee dislocations. *J Trauma.* 2004;56:786–790.
106. Kolind SH, MacKay AL, Munk PL, et al. Quantitative evaluation of metal artifact reduction techniques. *J Magn Reson Imaging.* 2004;20:487–495.
107. Körner M, Geyer LL, Wirth S, et al. 64-MDCT in mass casualty incidents: Volume image reading boosts radiological workflow. *Am J Roentgenol.* 2011;197:W399–W404.
108. Krettek C, Miclau T, Grün O, et al. Intraoperative control of axes, rotation, and length in femoral and tibial fractures. Technical Note *Injury.* 1998;29:C29–C39.
109. Kukla C, Gaebler C, Breitenseher MJ, et al. Occult fractures of the scaphoid. The diagnostic usefulness and indirect economic repercussions of radiography versus magnetic resonance scanning. *J Hand Surg Br.* 1997;22:810–813.
110. Kumar R, Lerski RA, Gandy S, et al. Safety of orthopedic implants in magnetic resonance imaging: An experimental verification. *J Orthop Res.* 2006;24:1799–1802.
111. Kurozumi T, Jinno Y, Sato T, et al. Open reduction for intra-articular calcaneal fractures: Evaluation using computed tomography. *Foot Ankle Int.* 2003;24:942–948.
112. LeBus GF, Collinge C. Vascular abnormalities as assessed with CT angiography in high-energy tibial plafond fractures. *J Orthop Trauma.* 2008;22:16–22.
113. Leet AI, Young C, Hoffer MM. Medial condyle fractures of the humerus in children. *J Pediatr Orthop.* 2002;22:2–7.
114. Lehnert T, Naguib NN, Ackermann H, et al. Novel, portable, cassette-sized, and wireless flat-panel digital radiography system: Initial workflow results versus computed radiography. *Am J Roentgenol.* 2011;196:1368–1371.
115. Leung KS, Tang N, Cheung LWH, et al. Image-guided navigation in orthopaedic trauma. *J Bone Joint Surg Br.* 2010;92-B:1332–1337.
116. Levy AD, Harcke HT. Handheld ultrasound device for detection of nonopaque and semiopaque foreign bodies in soft tissues. *J Clin Ultrasound.* 2003;31:183–188.
117. Liebergall M, Ben-David D, Weil Y, et al. Computerized navigation for the internal fixation of femoral neck fractures. *J Bone Joint Surg Am.* 2006;88-A:1748–1754.
118. Lim KB, Eng AK, Chng SM, et al. Limited magnetic resonance imaging (MRI) and the occult hip fracture. *Ann Acad Med Singapore.* 2002;31:607–610.
119. Lobenhoffer P, Schulze M, Gerich T, et al. Closed reduction/percutaneous fixation of tibial plateau fractures: Arthroscopic versus fluoroscopic control of reduction. *J Orthop Trauma.* 1999;13:426–431.
120. Lonner JH, Dupuy DE, Siliski JM. Comparison of magnetic resonance imaging with operative findings in acute traumatic dislocations of the adult knee. *J Orthop Trauma.* 2000;14:183–186.
121. Loredo R, Sanders TG. Imaging of osteochondral injuries. *Clin Sports Med.* 2001;20:249–278.

122. Love C, Patel M, Lonner BS, et al. Diagnosing spinal osteomyelitis: A comparison of bone and Ga-67 scintigraphy and magnetic resonance imaging. *Clinical Nucl Med.* 2000;25:963–977.
123. Lu MT, Tellis WM, Fidelman N, et al. Reducing the rate of repeat imaging: Import of outside images to PACS. *Am J Roentgenol.* 2012;198:628–634.
124. Lubovsky O, Liebergall M, Mattan Y, et al. Early diagnosis of occult hip fractures MRI versus CT scan. *Injury.* 2005;36:788–792.
125. Luechinger R, Boesiger P, Disegi JA. Safety evaluation of large external fixation clamps and frames in a magnetic resonance environment. *J Biomed Mater Res B.* 2007;82:17–22.
126. Lynch JA, Grigoryan M, Fierlinger A, et al. Measurement of changes in trabecular bone at fracture sites using X-ray CT and automated image registration and processing. *J Orthop Res.* 2004;22:362–367.
127. Mack MG, Keim S, Balzer JO, et al. Clinical impact of MRI in acute wrist fractures. *Eur Radiol.* 2003;13:612–617.
128. Mandelstam S, Cook D, Fitzgerald M, et al. Complementary use of radiological skeletal survey and bone scintigraphy in detection of bony injuries in suspected child abuse. *Arch Dis Child.* 2003;88:387–390.
129. Marzo JM, d'Amato C, Strong M, et al. Usefulness and accuracy of arthrography in management of lateral humeral condyle fractures in children. *J Pediatr Orthop.* 1990;10:317–321.
130. Matin P. The appearance of bone scans following fractures, including immediate and long-term studies. *J Nucl Med.* 1979;20:1227–1231.
131. Matsui Y, Myoui A, Nakahara H, et al. Prognostic significance of posterior subtalar joint arthrography following fractures of the calcaneus. *Arch Orthop Trauma Surg.* 1995;114:257–259.
132. Matthews F, Hoigne DJ, Weiser M, et al. Navigating the fluoroscope's C-arm back into position: An accurate and practicable solution to cut radiation and optimize intraoperative workflow. *J Orthop Trauma.* 2007;21:687–692.
133. Maturen KE, Adusumilli S, Blane CE, et al. Contrast-enhanced CT accurately detects hemorrhage in torso trauma: Direct comparison with angiography. *J Trauma.* 2007;62:740–745.
134. McAdams TR, Blevins FT, Martin TP, et al. The role of plain films and computed tomography in the evaluation of scapular neck fractures. *J Orthop Trauma.* 2002;16:7–11.
135. Miller LA, Mirvis SE, Harris L, et al. Total-body digital radiography for trauma screening: Initial experience. *Appl Radiol.* 2004;33:8–14.
136. Moed BR, Carr SEW, Gruson KI, et al. Computed tomographic assessment of fractures of the posterior wall of the acetabulum after operative treatment. *J Bone Joint Surg Am.* 2003;85-A:512–522.
137. Moed BR, Subramanian S, van Holsbeeck M, et al. Ultrasound for the early diagnosis of tibial fracture healing after static interlocked nailing without reaming: Clinical results. *J Orthop Trauma.* 1998;12:206–213.
138. Montgomery KD, Potter HG, Helfet DL. Magnetic resonance venography to evaluate the deep venous system of the pelvis in patients who have an acetabular fracture. *J Bone Joint Surg Am.* 1995;77-A:1639–1649.
139. Mortensson W, Rosenborg M, Gretzer H. The role of bone scintigraphy in predicting femoral head collapse following cervical fractures in children. *Acta Radiol.* 1990;31:291–292.
140. Mosheiff R, Khoury A, Weil Y, et al. First generation computerized fluoroscopic navigation in percutaneous pelvic surgery. *J Orthop Trauma.* 2004;18:106–111.
141. Muchow RD, Resnick DK, Abdel MP, et al. Magnetic resonance imaging (MRI) in the clearance of the cervical spine in blunt trauma: A meta-analysis. *J Trauma.* 2008;64:179–189.
142. Mulkens TH, Marchal P, Daineffe S, et al. Comparison of low-dose with standard-dose multidetector CT in cervical spine trauma. *Am J Neuroradiol.* 2007;28:1444–1450.
143. Mulligan ME, Flye CW. Initial experience with Lodox Statscan imaging system for detecting injuries of the pelvis and appendicular skeleton. *Emerg Radiol.* 2006;13:129–133.
144. Mustonen AOT, Koivikko MP, Kiuru MJ, et al. Postoperative MDCT of tibial plateau fractures. *Am J Roentgenol.* 2009;193(5):1354–1360.
145. NCRP. Report No. 160: Ionizing Radiation Exposure to the Population of the United States; 2009.
146. Nepola JV, Seabold JE, Marsh JL, et al. Diagnosis of infection in ununited fractures. Combined imaging with indium-111-labeled leukocytes and technetium-99m methylene diphosphonate. *J Bone Joint Surg Am.* 1993;75-A:1816–1822.
147. Norris BL, Hahn DH, Bosse MJ, et al. Intraoperative fluoroscopy to evaluate fracture reduction and hardware placement during acetabular surgery. *J Orthop Trauma.* 1999;13:414–417.
148. O'Toole RV, Cox G, Shanmuganathan K, et al. Evaluation of computed tomography for determining the diagnosis of acetabular fractures. *J Orthop Trauma.* 2010;24:284–290.
149. Orbell JH, Smith A, Burnand KG, et al. Imaging of deep vein thrombosis. *Br J Surg.* 2008;95:137–146.
150. Pakos EE, Koumoulis HD, Fotopoulos AD, et al. Osteomyelitis: Antigranulocyte scintigraphy with 99mTc radiolabeled monoclonal antibodies for diagnosis: Meta-analysis. *Radiology.* 2007;245:732–741.
151. Palestro CJ, Torres MA. Radionuclide imaging in orthopedic infections. *Semin Nucl Med.* 1997;27:334–345.
152. Palestro CJ. The current role of gallium imaging in infection. *Semin Nucl Med.* 1994;24:128–141.
153. Parker L, Nazarian LN, Carrino JA, et al. Musculoskeletal imaging: Medicare use, costs, and potential for cost substitution. *J Am Coll Radiol.* 2008;5:182–188.
154. Peetrons P. Ultrasound of muscles. *Eur Radiol.* 2002;12:35–43.
155. Peh WCG, Khong P-L, Yin Y, et al. Imaging of pelvic insufficiency fractures. *Radiographics.* 1996;16:335–348.
156. Peng PD, Spain DA, Tataria M, et al. CT angiography effectively evaluates extremity vascular trauma. *Am Surg.* 2008;74:103–107.
157. Peters AM. The utility of [99mTc]HMPAO-leukocytes for imaging infection. *Semin Nucl Med.* 1994;24:110–127.
158. Pitcher RD, van As AB, Sanders V, et al. A pilot study evaluating the "STATSCAN" digital X-ray machine in paediatric polytrauma. *Emerg Radiol.* 2008;15:35–42.
159. Pool FJ, Crabbe JP. Occult femoral neck fractures in the elderly: Optimisation of investigation. *N Z Med J.* 1996;109:235–237.
160. Porrino JA Jr, Kohl CA, Holden D, et al. The Importance of sagittal 2D reconstruction in pelvic and sacral trauma: Avoiding oversight of U-shaped fractures of the sacrum. *Am J Roentgenol.* 2010;194:1065–1071.

161. Potter HG, Nestor BJ, Sofka CM, et al. Magnetic resonance imaging after total hip arthroplasty: Evaluation of periprosthetic soft tissue. *J Bone Joint Surg Am.* 2004;86-A:1947–1954.
162. Prasarn ML, Martin E, Schreck M, et al. Analysis of radiation exposure to the orthopaedic trauma patient during their inpatient hospitalisation. *Injury.* 2012;43:757–761.
163. Pruitt DL, Gilula LA, Manske PR, et al. Computed tomography scanning with image reconstruction in evaluation of distal radius fractures. *J Hand Surg Am.* 1994;19:720–727.
164. Pudas T, Hurme T, Mattila K, et al. Magnetic resonance imaging in pediatric elbow fractures. *Acta Radiol.* 2005;46:636–644.
165. Raby N. Magnetic resonance imaging of suspected scaphoid fractures using a low field dedicated extremity MR system. *Clin Radiol.* 2001;56:316–320.
166. Rangger C, Kathrein A, Freund MC, et al. Bone bruise of the knee: Histology and cryosections in 5 cases. *Acta Orthop.* 1998;69:291–294.
167. Ricci WM, Borrelli J. Teleradiology in orthopaedic surgery: Impact on clinical decision making for acute fracture management. *J Orthop Trauma.* 2002;16:1–6.
168. Richards PJ, Summerfield R, George J, et al. Major trauma and cervical clearance radiation doses and cancer induction. *Injury.* 2008;39:347–356.
169. Richter M, Geerling J, Zech S, et al. Intraoperative three-dimensional imaging with a motorized mobile C-arm (SIREMOBIL ISO-C-3D) in foot and ankle trauma care: A preliminary report. *J Orthop Trauma.* 2005;19:259–266.
170. Robbins MI, Anzilotti KF, Katz LD, et al. Patient perception of magnetic resonance arthrography. *Skeletal Radiol.* 2000;29:265–269.
171. Roberts CS, Beck DJ Jr, Heinsen J, et al. Diagnostic ultrasonography: Applications in orthopaedic surgery. *Clin Orthop Rel Res.* 2002;401:248–264.
172. Roemer FW, Bohndorf K. Long-term osseous sequelae after acute trauma of the knee joint evaluated by MRI. *Skeletal Radiol.* 2002;31:615–623.
173. Saxena P, McDonald R, Gull S, et al. Diagnostic scanning for suspected scaphoid fractures: An economic evaluation based on cost-minimisation models. *Injury.* 2003;34:503–511.
174. Schmid MR, Pfirrmann CW, Hodler J, et al. Cartilage lesions in the ankle joint: Comparison of MR arthrography and CT arthrography. *Skeletal Radiol.* 2003;32:259–265.
175. Seabold JE, Nepola JV. Imaging techniques for evaluation of postoperative orthopaedic infections. *Q J Nucl Med.* 1999;43:21–28.
176. Smith TO, Drew B, Toms AP, et al. Diagnostic accuracy of magnetic resonance imaging and magnetic resonance arthrography for triangular fibrocartilaginous complex injury: A systematic review and meta-analysis. *J Bone Joint Surg Am.* 2012;94-A:824–832.
177. Smith-Bindman R, Lipson J, Marcus R, et al. Radiation dose associated with common computed tomography examinations and the associated lifetime attributable risk of cancer. *Arch Int Med.* 2009;169:2078–2086.
178. Smith-Bindman R, Miglioretti DL, Johnson E, et al. Use of diagnostic imaging studies and associated radiation exposure for patients enrolled in large integrated health care systems, 1996–2010. *JAMA.* 2012;307:2400–2409.
179. Sofka C, Potter HG, Figgie M, et al. Magnetic resonance imaging of total knee arthroplasty. *Clin Orthop Rel Res.* 2003;406:129–135.
180. Sofka CM, Potter HG. MR imaging of joint arthroplasty. *Semin Musculoskelet Radiol.* 2002;6:79–85.
181. Stannard JP, Sheils TM, Lopez-Ben RR, et al. Vascular injuries in knee dislocations: The role of physical examination in determining the need for arteriography. *J Bone Joint Surg Am.* 2004;86-A:910–915.
182. Steinbach LS, Palmer WE, Schweitzer ME. Special focus session. MR arthrography. *Radiographics.* 2002;22:1223–1246.
183. Stübig T, Kendoff D, Citak M, et al. Comparative Study of Different Intraoperative 3-D Image Intensifiers in Orthopedic Trauma Care. *J Trauma.* 2009;66:821–830.
184. Stucken C, Olszewski DC, Creevy WR, et al. The preoperative diagnosis of infection in nonunions. *J Bone Joint Surg Am.* 2013;95(15):1409–1412.
185. Suhm N, Jacob AL, Nolte LP, et al. Surgical navigation based on fluoroscopy: Clinical application for computer-assisted distal locking of intramedullary implants. *Comput Aided Surg.* 2000;5:391–400.
186. Theocharopoulos N, Damilakis J, Perisinakis K, et al. Image-guided reconstruction of femoral fractures: Is the staff progeny safe? *Clin Orthop.* 2005;430:182–188.
187. Thomas SH, Orf J, Peterson C, et al. Frequency and costs of laboratory and radiograph repetition in trauma patients undergoing interfacility transfer. *Am J Emerg Med.* 2000;18:156–158.
188. Tirman PFJ, Smith ED, Stoller DW, et al. Shoulder imaging in athletes. *Semin Musculoskelet Radiol.* 2004;8:29–40.
189. Tomycz ND, Chew BG, Chang YF, et al. MRI is unnecessary to clear the cervical spine in obtunded/comatose trauma patients: The four-year experience of a level I trauma center. *J Trauma.* 2008;64:1258–1263.
190. Tornetta P, Gorup J. Axial computed tomography of pilon fractures. *Clin Orthop.* 1996;323:273–276.
191. Vasarhelyi A, Lubitz J, Gierer P, et al. Detection of fibular torsional deformities after surgery for ankle fractures with a novel CT method. *Foot Ankle Int.* 2006;27:1115–1121.
192. Verlaan JJ, van de Kraats EB, Dhert WJ, et al. The role of 3-D rotational x-ray imaging in spinal trauma. *Injury.* 2005;36:B98–B103.
193. Vocke-Hell AK, Schmid A. Sonographic differentiation of stable and unstable lateral condyle fractures of the humerus in children. *J Pediatr Orthop B.* 2001;10:138–141.
194. Wade FA, Oliver CW, McBride K. Digital imaging in trauma and orthopaedic surgery: Is it worth it? *J Bone Joint Surg Br.* 2000;82-B:791–794.
195. Wehrli FW, Song HK, Saha PK, et al. Quantitative MRI for the assessment of bone structure and function. *NMR Biomed.* 2006;19:731–764.
196. Weil YA, Gardner MJ, Helfet DL, et al. Computer navigation allows for accurate reduction of femoral fractures. *Clin Orthop Rel Res.* 2007;460:185–191.
197. White FA, Zwemer FL Jr, Beach C, et al. Emergency department digital radiology: Moving from photos to pixels. *Acad Emerg Med.* 2004;11:1213–1222.
198. White LM, Miniaci A. Cruciate and posterolateral corner injuries in the athlete: Clinical and magnetic resonance imaging features. *Semin Musculoskelet Radiol.* 2004;8:111–131.
199. Wicky S, Blaser PF, Blanc CH, et al. Comparison between standard radiography and spiral CT with 3D reconstruction in the evaluation, classification, and management of tibial plateau fractures. *Eur Radiol.* 2000;10:1227–1232.
200. Winalski CS, Gupta KB. Magnetic resonance imaging of focal articular cartilage lesions. *Top Magn Reson Imag.* 2003;14:131–144.
201. Wolf G, Aigner RM, Schwarz T. Diagnosis of bone infection using 99m Tc-HMPAO labelled leukocytes. *Nucl Med Commun.* 2001;22:1201–1206.
202. Wood TO. MRI safety and compatibility of implants and medical devices. In: G.L. Winters, eds. *Stainless Steels for Medical and Surgical Applications, ASTM STP 1438.* West Conshohocken, PA: ASTM International; 2003:187.
203. Wu J, Davuluri P, Ward KR, et al. Fracture detection in traumatic pelvic CT images. *Int J Biomed Imaging.* 2012;2012:327198.
204. Yacoubian SV, Nevins RT, Sallis JG, et al. Impact of MRI on treatment plan and fracture classification of tibial plateau fractures. *J Orthop Trauma.* 2002;16:632–637.
205. Yin Y, Wilson AJ, Gilula LA. Three-compartment wrist arthrography: Direct comparison of digital subtraction with nonsubtraction images. *Radiology.* 1995;197:287–290.
206. Youn MH, Roh J-Y, Kim S-B, et al. Evaluation of the sigmoid notch involvement in the intra-articular distal radius fractures: The efficacy of computed tomography compared with plain x-ray. *Clin Orthop Surg.* 2012;4:83–90.
207. Zierler BK. Ultrasonography and diagnosis of venous thromboembolism. *Circulation.* 2004;109:I9–I14.

18

Cirurgia ortopédica assistida por computador no trauma esquelético

Meir Liebergall
Rami Mosheiff
Leo Joskowicz

Introdução 557
Elementos técnicos 558
 Planejamento pré-operatório e construção de modelos computadorizados 558
 Princípios de navegação e orientação 559
 Componentes do sistema e modo de operação 560
 Rastreamento de instrumentos e ossos 563
 Registro 563
Sistemas de navegação 567
 Sistemas baseados na fluoroscopia 567
 Sistemas baseados na tomografia computadorizada 568
 Comparação de sistemas baseados na fluoroscopia e na tomografia computadorizada 568
Técnicas cirúrgicas 569
 Considerações clínicas 569
 Preparação para a cirurgia 571
 Procedimentos básicos sob navegação 573

Controle intraoperatório 580
Fixação das fraturas 580
Técnica cirúrgica 584
Complicações e controvérsias 584
Perspectivas 586
 Perspectivas técnicas e econômicas 586
 Perspectivas clínicas 586
Glossário 587
 Geral 587
 Planejamento 587
 Navegação 587
 Rastreamento 587
 Acurácia 587
 Registro 588
 Visualização 588
 Validação 588

INTRODUÇÃO

Os computadores estão se difundindo em todos os campos do esforço humano, e a medicina não é exceção. A partir do advento da tomografia computadorizada (TC), nos anos de 1970, sistemas baseados em computação se transformaram no padrão terapêutico em muitos campos clínicos, mais notavelmente em radiologia, radioterapia, neurocirurgia e ortopedia. Esses sistemas ajudam o cirurgião no planejamento, execução e avaliação da cirurgia, seja aprimorando procedimentos existentes ou possibilitando novos procedimentos que não eram realizados previamente.

Os primeiros sistemas computadorizados foram desenvolvidos em meados dos anos de 1980 para a neurocirurgia. A principal característica desses sistemas era a *integração da informação pré-operatória com execução intraoperatória*. Tradicionalmente, as radiografias, estudos de TC e imagens por ressonância magnética (RM) obtidos no período pré-operatório, que exibem as condições do paciente e a abordagem planejada, são levados até a sala cirúrgica para orientação do cirurgião. No entanto, ao executar atos cirúrgicos, não é possível determinar exatamente onde estão os instrumentos cirúrgicos e os implantes com relação a essas imagens, especialmente quando a visão direta está limitada, como na cirurgia tipo "buraco de fechadura" (*keyhole*), minimamente invasiva e percutânea. Frequentemente, as imagens intraoperatórias, como radiografias fluoroscópicas, são adquiridas para monitorar a localização de instrumentos, implantes e da anatomia. O cirurgião deve então recriar mentalmente a situação espaço-temporal com base nessas imagens e decidir a direção do ato a ser realizado. Essa integração mental é qualitativa e imprecisa, assim como a coordenação entre mão e olhos do cirurgião, que exige habilidade, experiência e interpretações significativas – e essas qualidades variam de cirurgião para cirurgião.

Os sistemas de cirurgia assistida por computador (CAC) fazem essa integração de maneira automática e exata, proporcionando ao cirurgião uma visão precisa, mais completa e atualizada da situação intraoperatória.[55] Ao incorporar o rastreamento da localização dos instrumentos e da anatomia em tempo real e sua relação precisa entre as imagens pré e intraoperatórias, os sistemas criam uma nova modalidade, parecendo imagens contínuas.

Nesse sentido, os sistemas CAC são como navegadores baseados em sistemas de posicionamento global (GPS), que atualmente fazem parte dos automóveis modernos e ajudam os motoristas a encontrar seu caminho até o destino desejado. Durante a condução do automóvel, o sistema mostra a exata localização do veículo a todo o momento em um mapa informatizado e fornece, passo a passo, as direções a serem percorridas.

Na ortopedia, os primeiros sistemas comerciais de navegação baseados na TC foram introduzidos em meados dos anos de 1990 para a cirurgia da coluna vertebral.[30] Alguns anos depois, foram desenvolvidos sistemas baseados na radiografia fluoroscópica para casos de artroplastias totais de quadril e joelho.[39] Atualmente, existem diversos tipos de sistemas dependentes e independentes de imagens para planejamento e execução de diversos procedimentos ortopédicos, incluindo artroplastias totais primárias e revisões de quadril e joelho, reconstrução do ligamento cruzado anterior, inserção de parafuso pedicular na coluna vertebral e trauma.[9,10,16,18,31,39,43]

A CAC passou a ser parte integrante das instalações cirúrgicas especializadas em traumatologia ortopédica. O rápido avanço no uso de computadores nesse campo proporciona muitas opções factíveis em todos os estágios do tratamento do paciente com trauma ortopédico, desde o planejamento pré-operatório até a avaliação pós-operatória. O papel da computação no tratamento de pacientes traumatizados não consiste apenas em melhorar as opções cirúrgicas no estágio de planejamento, mas também abreviar a cirurgia, vantagem que pode ser crucial para a morbidade do paciente traumatizado. Embora o equipamento de imagem computadorizado possa ser mobilizado para a área de admissão e/ou unidade traumatológica do departamento de emergência, essa medida pode envolver a adaptação da instalação existente, depender de mudanças administrativas e implicar maiores despesas. Outra opção é o uso de imagens abrangentes, proporcionadas pelo aperfeiçoamento dos intensificadores de imagens convencionais pela obtenção de informações tridimensionais (3D) acuradas em mínimo lapso de tempo dentro da sala cirúrgica, como o que se pode conseguir com a fluoroscopia isocêntrica e com aparelhos similares à TC móvel.

A navegação computadorizada tem sido um fator fundamental na expansão do uso da CAC do estágio de pré-planejamento para o estágio intraoperatório. Essa expansão se integra satisfatoriamente à tendência moderna da cirurgia minimamente invasiva. A tecnologia CAC traz informações digitalizadas importantes para a sala cirúrgica, possibilitando a realização de três objetivos principais: cirurgia minimamente invasiva, precisão máxima e robustez. Além disso, tanto o cirurgião como o paciente são beneficiados com uma redução significativa na quantidade de exposição a radiação normalmente associada às cirurgias ortopédicas do trauma. A modalidade principal, que atualmente se encontra em diversos estágios de aplicação e foi adaptada para a cirúrgica traumatológica, é a navegação baseada na fluoroscopia, inclusive os modernos intensificadores de imagens em 3D móveis. Embora essa tecnologia possa ser considerada por alguns apenas como uma fluoroscopia melhorada, não resta dúvida de que essa modalidade permitiu que os sistemas de navegação computadorizados se tornassem pioneiros no processo da integração da CAC à sala cirúrgica do trauma ortopédico.

ELEMENTOS TÉCNICOS

Os sistemas de cirurgia ortopédica assistida por computador na área do trauma esquelético (COAC-TE) consistem principalmente no planejamento pré-operatório (quando disponível e viável) e na navegação intraoperatória. As tecnologias robóticas e de verificação ainda se encontram em fase experimental e, atualmente, raramente esses recursos são empregados.[9] Serão descritos, em seguida, os princípios técnicos de cada um dos tipos existentes de sistemas de navegação.

Planejamento pré-operatório e construção de modelos computadorizados

Tradicionalmente, o planejamento pré-operatório para cirurgias do trauma esquelético tem sido feito com a ajuda de radiografias convencionais e com filmes de TC. Os pontos negativos dessa prática tradicional são que as medições anatômicas são apenas aproximadas, ou não podem ser obtidas; normalmente, não existem *templates* para implantes e placas de fixação; o tamanho do implante, sua posição e orientação podem ser determinados apenas aproximadamente; e não existem incidências espaciais. Consequentemente, são poucas as alternativas cirúrgicas que podem ser exploradas.

Os dados radiográficos digitais e de TC melhoraram significativamente, possibilitando melhor planejamento. As imagens radiográficas digitais podem ser correlacionadas, e medidas anatômicas, como o ângulo de anteversão e o comprimento da perna, podem ser obtidas. É possível sobrepor *templates* de fixação e implantes a imagens radiográficas, para exploração de uma variedade de alternativas. Os pacotes de planejamento assistido por computador permitem que o cirurgião selecione *templates* digitais para dispositivos de fixação, posicione-os e faça as medidas necessárias. Essa ajuda computadorizada permite maior exatidão, versatilidade e simplicidade, em comparação com o tradicional uso de *templates* e técnicas analógicas de mensuração.[4,38] A Figura 18.1A mostra uma captura de imagem no monitor em uma sessão de planejamento pré-operatório para fixação interna de uma tíbia fraturada.

Para os dados de TC, o planejamento pré-operatório permite mensurações 3D e a visualização espacial de estruturas e fraturas complexas. Isso permite a construção de *modelos* de computação, como a malha de superfície (*surface mesh*) óssea, eixos anatômicos e planos de osteotomia. Modelos de fragmento ósseo e implantes podem ser visualizados em três dimensões e manipulados para uma análise dos vários cenários possíveis. A fixação resultante pode ser avaliada em três dimensões e com uma radiografia pós-operatória simulada, conhecida como radiografia digitalmente reconstruída, obtida com a TC pré-operatória em cooperação com gabaritos de fixação do implante. Em certas situações, o lado saudável pode ser invertido ("imagem especular") e empregado como gabarito do lado fraturado. As Figuras 18.1B (1-4) ilustram os conceitos do planejamento pré-operatório na redução e fixação, e também a aplicação de forças virtuais com o uso da análise de elemento finito de uma fratura umeral.

Um número crescente de programas de computador já foi desenvolvido; tais programas possibilitam a visualização de virtualmente todas as etapas do procedimento cirúrgico real; no entanto, no ambiente clínico, o cirurgião conta principalmente com a tecnologia bidimensional (2D).[3,6] Essa capacidade de levar a cabo um procedimento cirúrgico virtual, com a marcação de zonas seguras, possibilita um planejamento preciso das dimensões e trajetórias dos parafusos, além de permitir a pré-verificação da opção percutânea, como uma alternativa para a abordagem aberta. Existe consenso entre a maioria dos cirurgiões ortopédicos quanto à obrigatoriedade do planejamento prévio, e que tal procedimento melhora o desempenho.

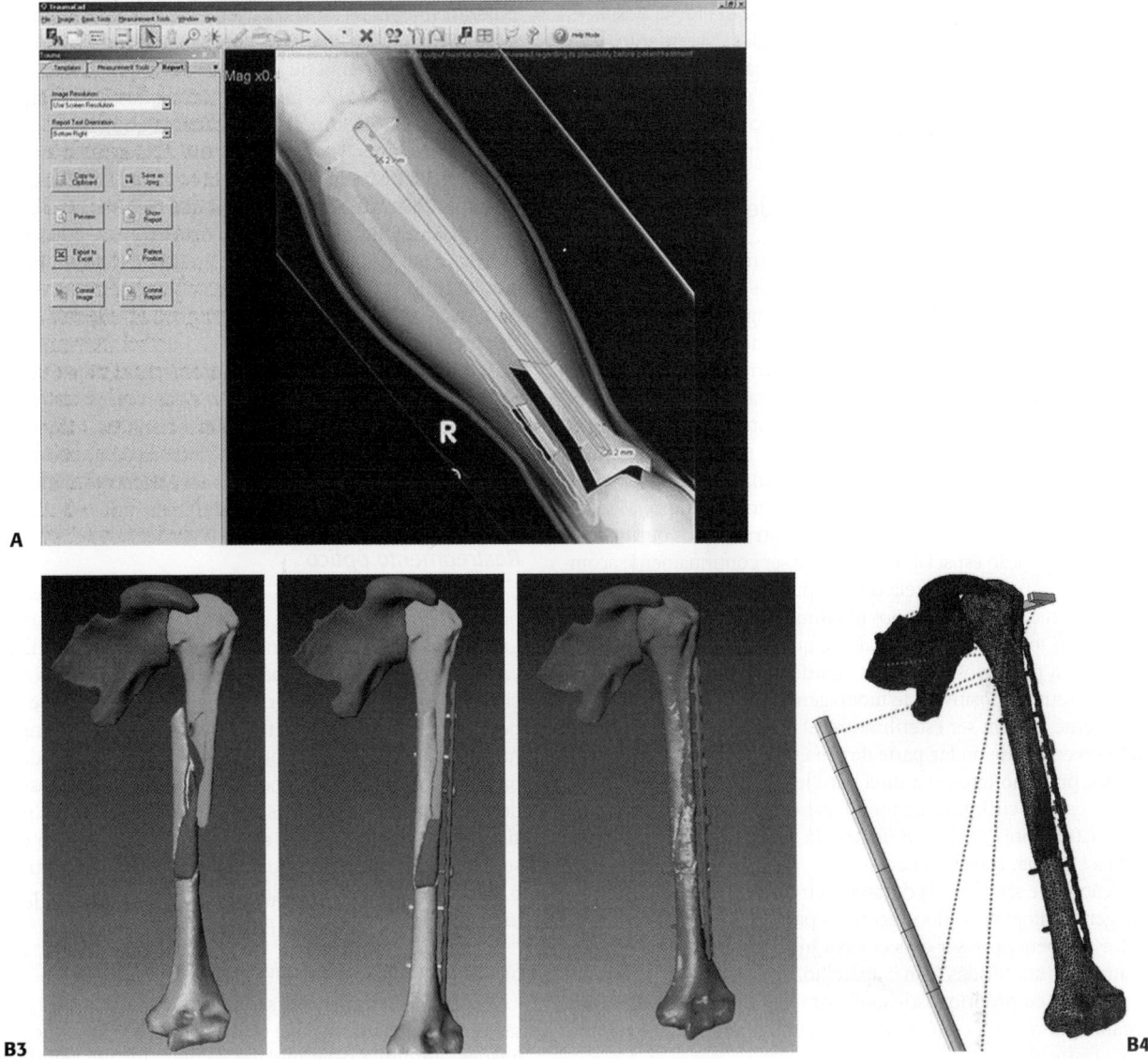

B1, B2, B3

FIGURA 18.1 Planejamento pré-operatório. **A:** Planejamento prévio para a fixação interna de uma fratura dos terços distais da tíbia e fíbula com o uso de uma haste intramedular e placa fibular. Os tamanhos dos parafusos bloqueados são estimados com a ajuda de uma régua. **B:** Planejamento prévio para redução e fixação de uma fratura do úmero: visualização tridimensional do úmero e do fragmento (cada fragmento fica indicado por uma cor diferente). *B1*: Os fragmentos ósseos do úmero fraturado foram segmentados, o que possibilitou a criação de um modelo de superfície 3D. *B2*: Os fragmentos foram reduzidos, para a construção do melhor modelo anatômico. A placa lateral e os parafusos foram posicionados; em seguida, foi efetuado um corte Booleano entre os implantes e o osso. *B3*: As propriedades dos materiais foram aplicadas a todos os elementos do osso, em conformidade com uma relação empírica fundamentada na densidade. *B4*: Modelo de elemento finito de um úmero com a placa. Os músculos prendem o aspecto proximal do úmero ao elemento escapular, à clavícula artificial e a um elemento artificial extra (Imagem por cortesia do Dr. E. Peleg).

Princípios de navegação e orientação

O objetivo da *navegação* é proporcionar um *feedback* visual preciso e em tempo real da localização espacial dos instrumentos cirúrgicos e das estruturas anatômicas que não são possíveis de observação direta. Na prática cotidiana, essa informação é obtida pelo uso repetido da radiografia fluoroscópica, que gera uma projeção bidimensional (2D) congelada no tempo, não é atualizada em tempo real e resulta em radiação cumulativa ao cirurgião, sua equipe e ao paciente. O objetivo da *orientação* é indicar ao cirurgião em tempo real, por meio de imagens, gráficos ou sons, o melhor curso de ação durante a cirurgia.

Os sistemas de navegação mostram a localização atual dos instrumentos cirúrgicos com relação às imagens da anatomia, utilizando imagens de TC pré-operatórias ou de radiografia fluoroscópica intraoperatórias. Essa imagem é atualizada continuamente, à medida que os instrumentos cirúrgicos e as estruturas ósseas se movimentam. A visualização resultante, denominada *imagens de navegação*, é equivalente às imagens intraoperatórias contínuas, sem radiação.

A navegação depende de *rastreamento, registro, visualização e validação*. O rastreamento determina em tempo real a localização dos objetos móveis no espaço. O registro estabelece uma estrutura de referência comum entre os objetos em movimento e as imagens. A visualização gera imagens de navegação que demonstram a localização dos objetos em movimento com relação à anatomia. A validação assegura a equivalência entre as imagens atualizadas e a situação intraoperatória clínica.

A principal vantagem da navegação é que ela torna desnecessárias as radiografias fluoroscópicas repetidas. No entanto, a navegação depende de procedimentos adicionais, que incluem a regulagem do sistema de navegação e o acoplamento de rastreadores, tanto aos instrumentos como às estruturas ósseas de interesse, bem como o treinamento cirúrgico adicional.

Componentes do sistema e modo de operação

Um sistema de navegação consiste de um computador, uma unidade de rastreamento e dos dispositivos para montagem dos rastreadores. A Figura 18.2 ilustra a montagem do equipamento na sala cirúrgica. Normalmente, o computador e a *unidade da base de rastreamento* ficam instalados em um carrinho móvel. O carrinho fica posicionado perto do paciente, para que o cirurgião possa visualizar convenientemente a tela do computador. Para o rastreamento, há necessidade de um *sensor de posição* e um ou mais *rastreadores*. O sensor de posição determina a localização espacial dos rastreadores em qualquer momento no tempo. Mediante o acoplamento dos rastreadores aos instrumentos cirúrgicos e ossos, sua posição espacial relativa pode ser continuamente acompanhada e atualizada na tela do computador. Os rastreadores ficam firmemente montados nos instrumentos e nos ossos com *dispositivos de montagem de rastreadores,* que são suportes mecânicos similares a parafusos e clampes. Tendo em vista que os rastreadores e seus dispositivos de montagem entram em contato com o paciente, devem ser esterilizados. O sensor de posição é montado no carrinho, ou faz parte de uma unidade separada, ou ainda fica preso ao teto ou a uma parede. O sensor é direcionado para o campo cirúrgico, de modo que os movimentos esperados dos rastreadores se situem dentro da área operacional durante toda a cirurgia. Havendo necessidade, a localização do sensor de posição pode ser alterada durante a cirurgia. Quando se utilizam imagens radiográficas fluoroscópicas para a navegação, o computador também deve ser conectado a um arco em C, importando as imagens adquiridas com o aparelho. Normalmente, o arco em C contém seu próprio rastreador, para que seja determinada sua localização relativa com respeito à anatomia imageada e aos objetos rastreados.

A unidade de base de rastreamento recebe e integra os sinais provenientes do sensor de posição e dos rastreadores. O computador integra os sinais provenientes da unidade de base com a radiografia fluoroscópica e com modelos dos instrumentos (registro), gerando uma ou mais imagens para exibição no monitor (visualização). As imagens navegadas são atualizadas em tempo real pelo computador, à medida que ocorre movimentação dos instrumentos e da anatomia. Usa-se uma *unidade de calibragem dos instrumentos* para a obtenção de dados geométricos dos instrumentos cirúrgicos com rastreadores acoplados, como o deslocamento da ponta de um instrumento. Esses dados geométricos são utilizados na geração do modelo do instrumento para exibição.

Rastreamento

O sistema de rastreamento captura a posição e orientação dos rastreadores por meio da medição das propriedades físicas espacialmente dependentes, que podem ser ópticas, magnéticas, acústicas ou mecânicas. Atualmente, pode-se contar com dois tipos de tecnologias de rastreamento para aplicações médicas: óptico e magnéticos, sendo o óptico muito mais utilizado (Fig. 18.3).

Rastreamento óptico

No rastreamento óptico, o sensor de posição consiste em duas ou mais *câmaras ópticas* que detectam a luz emitida ou refletida pelos *marcadores*. Cada câmara mede a distância entre ela e os marcadores. Como a distância básica entre as câmaras ópticas é conhecida, a posição do marcador em relação à linha de base da câmara pode ser calculada pelo método conhecido como triangulação. O *rastreador* consiste em três ou mais marcadores montados em uma base rígida (Fig. 18.3A). A posição e a orientação do rastreador são determinadas pelas posições dos marcadores entre si e por sua posição detectada em relação ao sensor de posição. Um detalhe essencial é a manutenção de uma *linha de visão* sem obstrução entre o sensor de posição e os rastreadores. Os sistemas de rastreamento óptico podem ser *ativos, passivos* ou *híbridos*.

Rastreamento óptico ativo

No rastreamento ativo, são utilizados marcadores ativos, que são diodos emissores de luz (LED) estroboscópicos (ligados e desligados) em linha pela unidade de base. Os LED emitem luz infravermelha, que é detectada pelas câmaras. A captura pelas câmaras está sincronizada com a ação estroboscópica dos LED, para

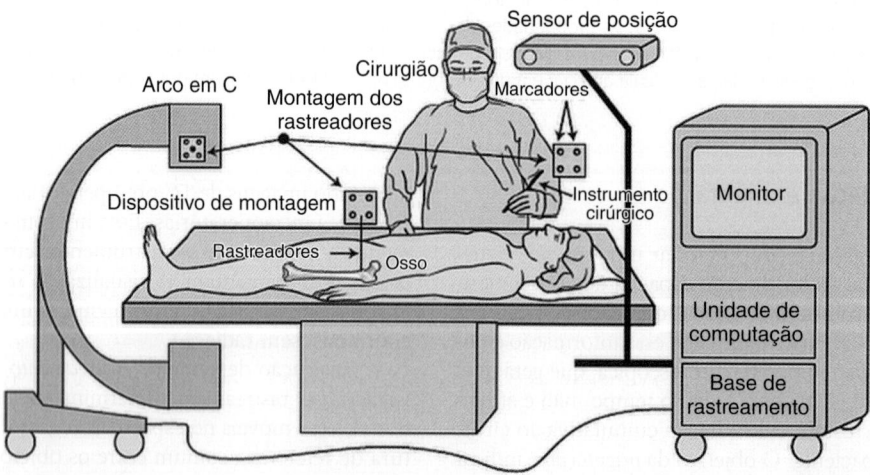

FIGURA 18.2 Esquema de montagem do equipamento na sala cirúrgica. O sistema de navegação consiste em uma unidade de computação, uma unidade de rastreamento e no dispositivo para montagem dos rastreadores. A unidade de computação consiste em computador, teclado, *mouse* e monitor de visualização ou *touchscreen*. A unidade de rastreamento consiste em uma base de rastreamento, sensor de posição, um ou mais rastreadores e uma unidade de calibração de instrumento (opcional). (Imagem de propriedade dos autores.)

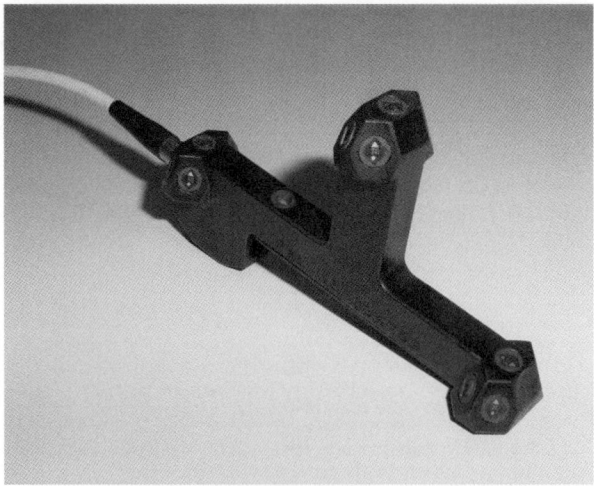
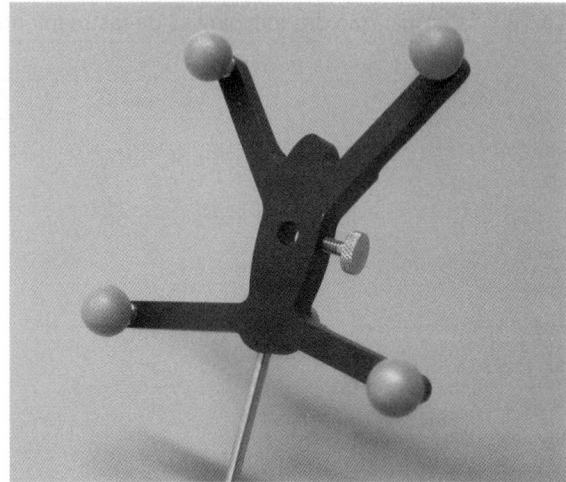
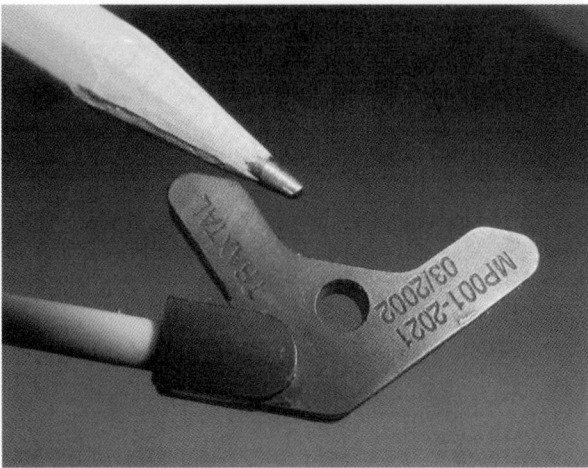

FIGURA 18.3 Rastreadores. **A.** Rastreador óptico ativo. **B.** Rastreador óptico passivo. **C.** Rastreador magnético. (Cortesia de Traxtal Technologies, Toronto, Canadá.)

que a identidade do marcador iluminado seja reconhecida. Os rastreadores ativos consistem em três ou mais LED conectados por fios elétricos, montados em uma base rígida e ligados por cabo ou por *link* sem fio (comunicação sem fio) à base de rastreamento. Cada rastreador ativo tem um identificador exclusivo. Os rastreadores ativos são fabricados de forma a permitir muitas esterilizações.

Rastreamento óptico passivo

O rastreamento passivo utiliza marcadores passivos, que podem ser esferas refletoras ou padrões impressos (Fig. 18.3B). As esferas refletoras refletem a luz infravermelha gerada pelo sensor de posição, que, em seguida, é detectada pelas câmaras. Ao contrário dos marcadores ativos, os marcadores passivos não são controlados pela base de rastreamento, e são "visualizados" simultaneamente pelas câmaras. Os rastreadores passivos consistem em três ou mais marcadores passivos. A identidade do rastreador passivo é determinada pela configuração dos marcadores na base de montagem rígida. Consequentemente, não é possível que dois rastreadores passivos tenham a mesma configuração de marcador. A base de rastreamento deve reconhecer a configuração do rastreador. Como os marcadores perdem a capacidade reflexiva com a esterilização e o contato, devem ser substituídos depois de algum tempo de uso.

Rastreamento óptico híbrido

O rastreamento híbrido incorpora os rastreadores ativo e passivo. Os sistemas híbridos rastreiam simultaneamente rastreadores passivos e ativos, portanto, oferecem as vantagens das duas tecnologias. A Tabela 18.1 resume as vantagens e desvantagens dos rastreadores ativos (com e sem fio) e passivos. Visto que nenhuma tecnologia é superior a outra em todas as categorias, a anatomia, os instrumentos cirúrgicos e a situação clínica determinam a melhor escolha dos rastreadores.

Em termos de características físicas, os rastreadores passivos são os mais leves, enquanto os ativos sem fio são mais pesados, por causa da bateria necessária para a ativação dos circuitos e dos LED. Os rastreadores passivos são mais grosseiros por não terem circuitos eletrônicos. Os rastreadores sem fio são mais convenientes, pois não se tem cabos no caminho. Em termos de funcionalidade, os rastreadores ativos são mais vantajosos, porque indicam, no próprio rastreador (por indicador luminoso), quando a linha de visão está mantida, enquanto a obstrução de um rastreador passivo apenas poderá ser constatada na tela do monitor. Os rastreadores ativos são automaticamente identificados assim que conectados. Os rastreadores passivos são os mais confiáveis, por não existirem conexões elétricas; os ativos sem fio são os menos confiáveis, por causa de possíveis interferências na comunicação e das baterias de curta duração (os LED necessitam de energia

TABELA 18.1 Comparação das tecnologias de rastreamento

Característica	Óptico Ativo com fio	Óptico Ativo sem fio	Óptico Passivo	Magnético
Física				
Tamanho	0	0	0	+
Peso	0	–	+	+
Resistência	0	–	+	+
Ergonomia	–	0	+	–
Funcional				
Indicador de ativação	+	+	ND	+
Chave integrada	+	+	ND	+
Reconhecimento de instrumento	+	+	ND	+
Confiabilidade	0	–	+	0
Desempenho				
Dependência de orientação	–		+	–
Acurácia	+	+	0	–
Custo				
Custo inicial	0	–	+	+
Custo operacional	+		0	+
Custo amortizado	0	–	+	+

Os escores (+, 0, –) são relativos: + indica o mais favorável; 0, neutro e –, o menos favorável. ND, característica não disponível.

substancial para a iluminação). Em termos de desempenho, os rastreadores ativos são um pouco mais precisos do que os passivos, mas também são mais sensíveis à orientação por causa das câmaras. Quanto ao custo, o rastreamento ativo sem fio é o sistema mais caro, por causa dos componentes eletrônicos extras, enquanto os passivos são os mais baratos por não conterem componente eletrônico. Os custos operacionais dos sistemas de rastreamento passivo com fios são os mais baixos, pois não há baterias ou esferas refletoras para substituir. Com o passar do tempo, o custo diminuído dos rastreadores ativos com fio representa uma economia significativa.

Rastreamento magnético

O rastreador magnético opera medindo variações de campos magnéticos gerados. O sensor de posição consiste em um magneto que gera um campo magnético uniforme, e em um sensor que mede suas variações de fase e de intensidade. Os rastreadores consistem em uma ou mais minibobinas montadas em uma base rígida, que geram um campo magnético local por uma corrente elétrica, que pode ser alternada ou pulsada diretamente (Fig. 18.3C). Tanto o sensor de posição como os rastreadores são conectados à base de rastreamento. O campo magnético do rastreador modifica as características do campo magnético do sensor de acordo com a sua posição no espaço. A localização do rastreador é calculada com base nas variações relativas da intensidade do sensor e da fase do campo magnético. Uma exigência do sistema é a manutenção de um campo magnético uniforme, que fica alterado pela vizinhança de campos magnéticos de outros aparelhos eletrônicos e por objetos ferromagnéticos próximos.

Normalmente, os rastreadores magnéticos são muito menores, mais leves e mais baratos do que os rastreadores ópticos, e sua funcionalidade é parecida com a dos rastreadores ópticos ativos (Tab. 18.1). Entretanto, a eficácia dos sistemas de rastreamento magnético existentes é inferior à dos sistemas de rastreamento óptico. Sua principal vantagem é que são muito pequenos e não necessitam de uma linha de visão direta, sendo muito úteis em procedimentos percutâneos. Apesar disso, esses sistemas dependem de um controle cuidadoso do ambiente onde operam, pois a presença de objetos de ferro e aparelhos elétricos nas proximidades da sala cirúrgica pode influenciar suas medições.

Rastreamento: aspectos técnicos

A melhor forma de visualizar um sistema de rastreamento é com instrumento de medição 3D, também conhecido como *máquina de medição coordenada*. Um instrumento de medição 3D proporciona um fluxo de medições de localização espacial em determinada faixa, exatidão e frequência. Esse instrumento mede a *localização* do objeto (um rastreador) com relação a um sistema de coordenadas fixas centrado na origem do sensor de posição. A localização de um objeto no espaço, sua posição e orientação são exclusivamente determinadas por seis parâmetros: três translacionais (vertical, horizontal e de profundidade) e três rotacionais (oscilação, inclinação e balanço).

Os sistemas de rastreamento medem a posição dos marcadores em um volume pré-definido no espaço, chamado *volume operacional de rastreamento*. Normalmente, sua forma é simples, como uma esfera, pirâmide ou cubo, dependendo do tipo de tecnologia utilizada no sensor de posição. A distância entre o sensor de posição e o centro do volume operacional de rastreamento é fixa.

Acurácia é definida como a medida da capacidade de determinado instrumento em se aproximar de um valor real ou absoluto. A acurácia é uma função tanto do *viés* como da *precisão* (Fig. 18.4). Viés é uma medida de quão perto o valor médio em uma série de medidas repetidas se aproxima do valor real. Precisão é uma medida de quão perto os valores pertencentes a uma série de medições repetidas correspondem entre si. Ela não tem uni-

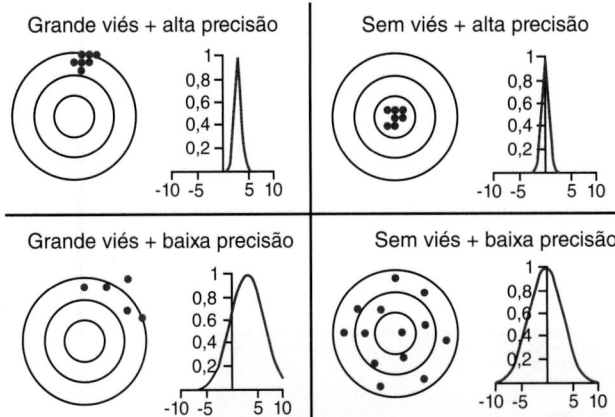

FIGURA 18.4 Acurácia e viés. Acurácia é uma combinação de precisão e viés. Uma acurácia elevada depende de ausência de viés e de alta precisão (ao alto, à direita). Os círculos concêntricos representam a distância do valor real (o centro comum dos círculos); os pontos representam as medições reais. (Imagem de propriedade dos autores.)

dade e indica o grau relativo de repetibilidade. *Repetibilidade* é uma medida de *resolução* e *estabilidade*. Resolução é a menor diferença discernível entre duas medidas. Estabilidade refere-se à realização de medidas idênticas em um estado de equilíbrio e durante um período suficientemente longo. *Frequência* é o número de medições totais por segundo. Acurácia estática refere-se a medições obtidas quando os rastreadores estão em repouso, enquanto acurácia dinâmica refere-se às medidas obtidas enquanto os rastreadores estão em movimento.

Os fatores que influenciam a acurácia do rastreamento são:

- *Acurácia do sensor de posição:* para o rastreamento óptico, o número de câmaras, a distância entre elas e sua resolução. Para o rastreamento magnético, a intensidade do campo magnético e a resolução do sensor magnético.
- *Acurácia do marcador:* para o rastreamento óptico, o tipo dos LED, o diâmetro e a capacidade de reflexão das esferas. Para o rastreamento magnético, a potência do campo magnético gerado pela bobina.
- *Acurácia do rastreador:* depende da acurácia do marcador, do número de marcadores, de sua configuração e da distância entre eles.
- *Acurácia do sistema de rastreamento:* depende de todos os fatores acima e da posição e orientação relativas do sensor de posição com relação aos rastreadores.

Deve-se enfatizar que a acurácia não é uniforme no âmbito do volume operacional do rastreamento. Normalmente, é maior no centro, decaindo para as regiões limítrofes do volume operacional de rastreamento. Assim, o sensor de posição deve sempre estar posicionado o mais perto possível do centro do volume operacional esperado. Com frequência, é útil diferenciar acurácia de posição de acurácia de orientação. As análises estatísticas para acurácia incluem a média e os erros mínimo, máximo e da raiz quadrada da média (RQM). A Tabela 18.2 resume as características típicas dos atuais sistemas de rastreamento.

Rastreamento de instrumentos e ossos

O rastreamento de instrumentos e ossos é conseguido pela fixação firme dos rastreadores a eles com os dispositivos de montagem (Fig. 18.5). Para o rastreamento de um instrumento cirúrgico, pode-se fixar um rastreador ao instrumento, ou o instrumento pode ser projetado sob encomenda, com marcadores integrados ao próprio instrumento. Para o rastreamento do arco em C, um anel com algumas dúzias de marcadores é acoplado ao seu intensificador de imagens. É muito importante que os rastreadores não se movam com relação ao corpo rastreado durante a cirurgia, porque o movimento relativo não pode ser detectado e medido – o que favorecerá o erro do sistema.

Registro

Registro é o processo de estabelecimento de uma estrutura de referência comum entre objetos e imagens. É um pré-requisito para a geração de uma imagem confiável da situação intraoperatória, demonstrando precisamente as localizações relativas da anatomia e dos instrumentos cirúrgicos de interesse com relação às imagens pré e/ou intraoperatórias.[14] O registro é conseguido por meio de *transformações* entre os *sistemas de coordenadas* dos objetos a cada momento.

Um sistema de coordenadas funciona como uma referência, dentro do qual podem ser descritas as localizações espaciais (posição e orientação) dos objetos. Cada objeto de interesse tem seu próprio sistema de coordenadas. A localização relativa dos objetos é descrita por uma transformação T_B^A, que descreve a localização do sistema de coordenadas dos B com relação a A. Uma transformação é uma matriz que descreve a relação entre os três parâmetros rotacionais e os três parâmetros translacionais dos objetos. A transformação é *estática* (constante) quando as localizações relativas de A e B não mudam, ou *dinâmica* T_B^A, (t) (uma função do tempo t) quando um ou os dois objetos se movem. As localizações relativas dos objetos são obtidas por transformações *somadas* (compostas). Assim, a localização de C com relação a A

TABELA 18.2 Características típicas dos sistemas de rastreamento comerciais

Característica	Óptico		Magnético
	Ativo	Passivo	
Volume operacional	Esfera 1 m³ de diâmetro	Esfera 1 m³ de diâmetro	Cubo 0,5 × 0,5 × 0,5 m³
Distância do centro	2,25 m	1 m	0,55 m
Acurácia (média das raízes quadradas)	0,1–0,35 mm	0,35 mm	1–2 mm 0,8°–1,7°
Frequência	60–450 Hz	60–250 Hz	20–45 Hz
Interferências	Linha de visão	Linha de visão	Objetos metálicos Campos magnéticos
Número de instrumentos	3	6	3

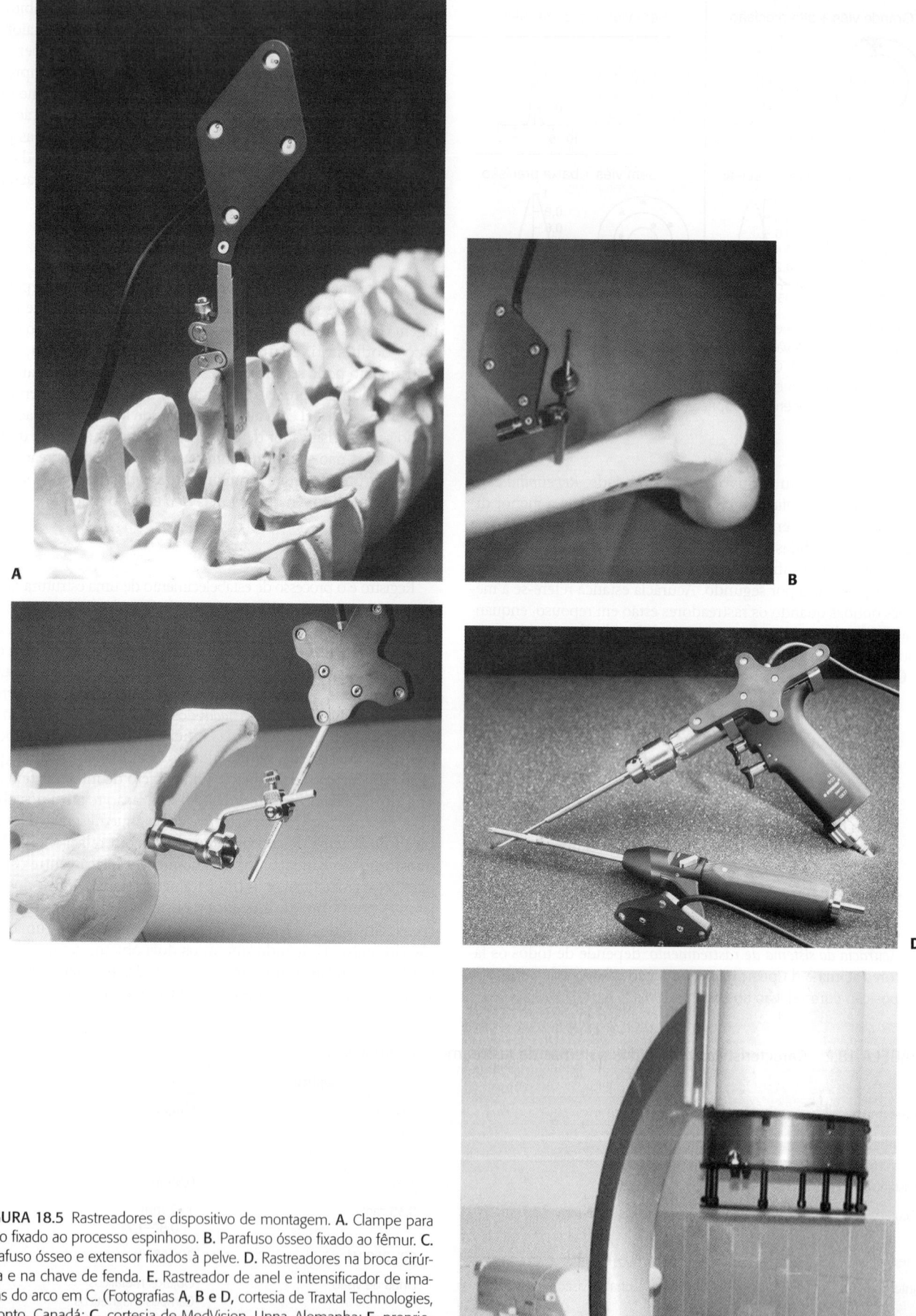

FIGURA 18.5 Rastreadores e dispositivo de montagem. **A.** Clampe para osso fixado ao processo espinhoso. **B.** Parafuso ósseo fixado ao fêmur. **C.** Parafuso ósseo e extensor fixados à pelve. **D.** Rastreadores na broca cirúrgica e na chave de fenda. **E.** Rastreador de anel e intensificador de imagens do arco em C. (Fotografias **A, B e D,** cortesia de Traxtal Technologies, Toronto, Canadá; **C,** cortesia de MedVision, Unna, Alemanha; **E,** propriedade dos autores.)

é obtida a partir da localização de B com relação a A, e a partir da localização de C com relação a B,

$$T_C^A = T_B^A \cdot T_C^B$$

O objetivo é calcular a localização dos instrumentos cirúrgicos com respeito às imagens exibidas no monitor $T_{instrumento}^{monitor}(t)$, conforme ilustra a Figura 18.6. Esse registro envolve quatro tipos de transformações: (1) transformações de rastreador, (2) transformações de instrumento, (3) transformações de imagem e (4) transformações no monitor.

1. *Transformações de rastreador:* as transformações de rastreador $T_{rastreador}^{sensor}(t)$ indicam a localização de cada rastreador com relação ao sistema de coordenadas do sensor de posição. Essas transformações são fornecidas em tempo real pelo sistema de rastreamento, podendo ser estáticas ou dinâmicas, dependendo se há ou não movimento dos objetos presos ao rastreador. A localização relativa de um rastreador com relação ao outro é obtida pela soma de suas transformações:

$$T_{rastreador^1}^{rastreador^2}(t) = T_{sensor}^{rastreador^1}(t) \cdot T_{rastreador^2}^{sensor}(t)$$

onde $T_{sensor}^{rastreador^1}(t) = [T_{rastreador^1}^{sensor}(t)]^{-1}$ é a transformação inversa.

2. *Transformações de instrumento:* transformações de instrumento $T_{instrumento}^{rastreador}$ indicam a localização do sistema de coordenadas do instrumento com relação ao rastreador. Como o rastreador está firmemente preso ao instrumento, as transformações são estáticas. Elas já vêm pré-determinadas quando o rastreador e os instrumentos são provenientes do mesmo fabricante (i. e., instrumentos pré-calibrados). Alternativamente, as transformações são calculadas pouco tempo antes da cirurgia com um procedimento de *calibragem de instrumento,* que tipicamente consiste em acoplar o instrumento a um objeto de calibragem rastreado e calcular, com a ajuda de um *software* de calibragem especial, a transformação e as características geométricas do instrumento, como seu eixo principal e a posição da sua ponta.

3. *Transformações de imagem:* as transformações de imagem $T_{imagens}^{sensor}$ indicam a localização das imagens com relação ao sensor de posição. Há dois tipos de transformações, T_{TC}^{sensor} e $(T_{raios X}^{sensor})_i$, dependendo do tipo de imagens usado, uma TC pré-operatória ou várias imagens radiográficas fluoroscópicas intraoperatórias. A transformação entre o sensor de posição e a imagem de TC T_{TC}^{sensor} é estática e desconhecida, devendo ser calculada com um *procedimento de registro de TC.* A transformação entre o sensor de posição e as imagens radiográficas fluoroscópicas $(T_{raios X}^{sensor})_i$, onde i indica cada ponto de imagem do arco em C, é calculada com base na transformação $(T_{i\_rastreador}^{sensor})_i$ do rastreador do anel preso ao intensificador de imagens do arco em C, unida à transformação interna $(T_{raios X}^{i\_rastreador})_i$ das imagens do arco em C:

$$(T_{raios X}^{sensor})_i = (T_{i\_rastreador}^{sensor}) \cdot (T_{raios X}^{i\_rastreador})$$

Nas unidades fluoroscópicas mais antigas, essa transformação interna depende da orientação e, por isso, deve ser calculada para cada ponto de imagem i do arco em C.³²

4. *Transformações no monitor:* as transformações no monitor $T_{TC}^{monitor}$ e $(T_{raios X}^{monitor})_i$ indicam a localização das imagens de TC e das imagens radiográficas fluoroscópicas com relação ao que é exibido na tela para o cirurgião, respectivamente. As transformações são determinadas pelo ponto de visão mostrado ao cirurgião. Observe que a transformação entre o osso e o rastreador $T_{osso}^{b\_rastreador}$ é desconhecida e não pode ser calculada, porque a localização exata do dispositivo de montagem do rastreador com relação ao osso não é conhecida. Em vez disso, utiliza-se a localização relativa do instrumento com relação ao rastreador:

$$T_{instrumento}^{b\_rastreador}(t) = T_{sensor}^{b\_rastreador}(t) \cdot T_{t\_rastreador}^{sensor}(t) \cdot T_{instrumento}^{t\_rastreador}$$

Com efeito, o rastreador do osso passa a ser o sistema de coordenadas de referência e, portanto, é também chamado *estrutura de referência dinâmica.*

O registro entre o sistema de coordenadas para o instrumento e o sistema de coordenadas para o monitor $T_{instrumento}^{monitor}(t)$ é calculado pela soma das transformações:

$$T_{instrumento}^{monitor}(t) = T_{imagem}^{monitor} \cdot T_{sensor}^{imagem} \cdot T_{t\_rastreador}^{sensor} \cdot T_{instrumento}^{t\_rastreador}$$

Para as imagens radiográficas fluoroscópicas, há uma transformação $(T_{raios X}^{sensor})_i$ e $(T_{instrumento}^{monitor})_i(t)$ para cada ponto de imagem i do arco em C.

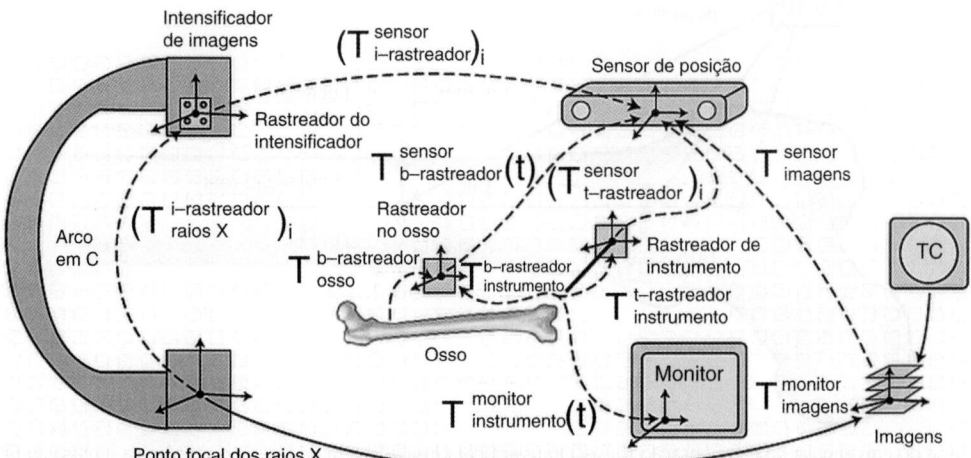

FIGURA 18.6 Sistemas de coordenadas e transformações entre objetos. O objetivo é calcular a localização dos instrumentos cirúrgicos com respeito às imagens exibidas $T_{instrumento}^{monitor}$. (Imagem de propriedade dos autores.)

Acurácia do registro

A acurácia do registro depende da precisão de cada transformação e do efeito cumulativo da soma das transformações. Considerando que a transformação inclui a rotação, o erro translacional fica amplificado à medida que aumenta a distância da estrutura de referência (Fig. 18.7).

A acurácia da transformação de rastreamento depende da precisão do sistema de rastreamento e da localização do rastreador com relação ao centro do volume operacional do sensor de posição. A acurácia da transformação do instrumento depende da precisão do procedimento de calibragem do instrumento e da localização relativa do rastreamento com relação à ponta do instrumento. A acurácia da transformação de imagem depende da precisão da modalidade de imagem utilizada e do sistema de rastreamento. Para imagens de TC, depende da resolução (espaçamento entre os cortes e tamanho do *pixel*) da TC e da precisão do procedimento de registro da TC. Para imagens obtidas por radiografia fluoroscópica, depende da calibragem do arco em C e dos procedimentos de correção da distorção. A acurácia da transformação de monitor é muito alta, uma vez que envolve apenas cálculos numéricos.

Observe que qualquer desvio acidental na localização do rastreador no osso com relação ao próprio osso introduzirá um erro no registro. Portanto, é essencial que o rastreador se mantenha firmemente fixado ao osso durante toda a navegação.

Visualização

A visualização gera imagens atualizadas que exibem a localização de objetos em movimento com relação à anatomia. As imagens de navegação são geradas pela fusão das imagens pré e intraoperatórias com as informações de localização dos instrumentos e dos ossos. As imagens de navegação podem ser ampliadas com dados relevantes dependentes do procedimento, como o ângulo de anteversão e a distância de uma zona de segurança pré-definida.

O tipo de imagens de navegação geradas depende das imagens pré e intraoperatórias utilizadas, dos instrumentos cirúrgicos e do procedimento cirúrgico. Nos sistemas de navegação baseados na fluoroscopia, as imagens de navegação consistem em imagens radiográficas fluoroscópicas obtidas com o arco em C, com utilização de incidências convencionais (antero-posterior, lateral, oblíqua) e sobreposição da sombra do instrumento cirúrgico (em sua posição real). Por exemplo, quando o instrumento é um cilindro longo (p. ex., broca, ponteira ou chave de parafuso), a localização do instrumento e seu prolongamento são exibidos em duas cores diferentes, para indicar qual seria a localização do instrumento, caso as atuais direções fossem seguidas. O número de imagens, a sombra do instrumento e outras informações da navegação dependerão do procedimento.

Nos sistemas de navegação baseados na TC, as imagens de navegação tipicamente consistem em cortes sagitais, coronais e transversais de TC, e em uma imagem espacial com o plano pré-operatório (p. ex., parafusos de fixação, fixação de placa na localização desejada), e com a sombra do instrumento cirúrgico sobreposta em sua localização atual. A ponta do instrumento costuma corresponder à localização direcionada nas secções transversais de TC.

Normalmente, o *software* de visualização proporciona ao cirurgião vários processamentos de imagens, a seleção do ponto de visão e características das informações no monitor, como acentuação do contraste, rotação e translação do ponto da imagem, seleção da janela e controle da espessura e da cor da sombra do instrumento cirúrgico.

Validação

Validação é a tarefa de verificar se as imagens e dados utilizados para a navegação intraoperatória correspondem à situação clínica. É essencial verificar e quantificar a correlação; caso contrário, os dados podem levar o cirurgião a equívocos e resultados indesejáveis. A validação é parte integrante do protocolo cirúrgico da navegação, sendo realizada antes do início da cirurgia e em pontos-chave durante a cirurgia.

Há três tipos principais de verificação:

1. *Verificação de calibragem do instrumento:* verifica se a informação geométrica do instrumento é precisa. Fontes de imprecisão incluem deformações no instrumento como resultado de esterilização em alta temperatura, encurvamento, desgaste por uso e quebra, movimento com relação ao rastreador e deslocamento do marcador.

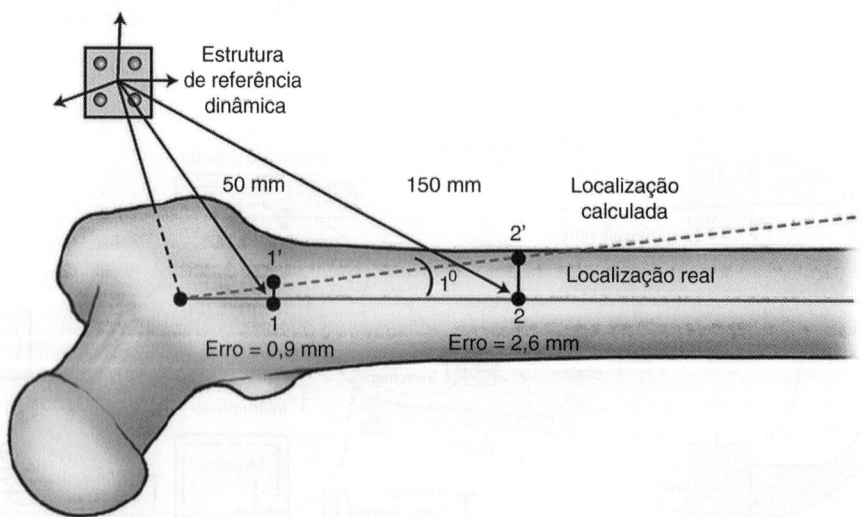

FIGURA 18.7 Influência do erro angular na compensação (*offset*) translacional. Uma estrutura de referência dinâmica é presa ao fêmur proximal. Com um erro de transformação angular de apenas 1°, um alvo próximo (1), distante 50 mm da origem do sistema de coordenadas do osso, terá um desvio de 0,9 mm (1'), que é aceitável na maioria das situações. Contudo, um alvo mais distante (2), a 150 mm, terá um desvio de 2,6 mm (2') – o que talvez não seja aceitável. (Imagem de propriedade dos autores.)

2. *Verificação da estrutura de referência dinâmica:* verifica se o rastreador no osso não se moveu com relação ao osso ao qual está preso.
3. *Verificação da acurácia do registro:* verifica se as localizações do instrumento, do implante e do fragmento ósseo estão de fato onde foram mostradas nas imagens de navegação. Com o passar do tempo, a acurácia do registro depende de variações na precisão da calibragem do instrumento, da localização relativa da estrutura de referência dinâmica com respeito ao osso ao qual está preso, do deslocamento do sistema de rastreamento ao longo do tempo e do acúmulo de pequenos erros numéricos de cálculo.

O procedimento de validação depende do tipo de cirurgia, dos instrumentos cirúrgicos navegados e das imagens utilizadas. Normalmente, a verificação da calibragem do instrumento consiste em verificar, com um dispositivo de calibragem, se a ponta do instrumento se encontra em sua localização calculada. A verificação da estrutura de referência dinâmica e da acurácia de registro consiste, geralmente, na verificação de que os ossos e instrumentos rastreados estão de fato onde as imagens navegadas indicam. Isso é feito adquirindo-se uma ou mais imagens radiográficas fluoroscópicas e comparando-as às imagens de navegação. Alternativamente, essa verificação é feita pelo toque, com a ponta do instrumento cirúrgico, dos pontos de referência anatômicos conhecidos, constatando em seguida que a ponta do instrumento surge perto do ponto de referência na imagem de navegação. A acurácia de registro é quantificada pela medição do deslocamento entre a localização real e a localização calculada dos instrumentos e dos pontos de referência anatômicos. Quando a acurácia de registro é inadequada, o cirurgião deverá repetir o processo de registro.

SISTEMAS DE NAVEGAÇÃO

Atualmente, há dois tipos de sistemas de navegação para CAC em trauma esquelético: sistemas de navegação baseados na fluoroscopia e sistemas baseados na TC.

Sistemas baseados na fluoroscopia

Os sistemas baseados na fluoroscopia criam imagens de navegação pela sobreposição da sombra do instrumento cirúrgico com imagens fluoroscópicas convencionais e pela atualização de sua localização em tempo real, criando com isso a impressão de uma fluoroscopia contínua sem o inconveniente da radiação. O efeito resultante é chamado *fluoroscopia virtual*. Assim, os sistemas baseados na fluoroscopia estão mais próximos da prática da fluoroscopia convencional, porque as imagens são muito parecidas e familiares, com a vantagem de serem utilizadas apenas algumas imagens radiográficas fluoroscópicas, em lugar de dezenas ou mesmo centenas.

Há dois tipos de sistemas de navegação baseados na fluoroscopia: sistemas que usam fluoroscopia com arco em C convencional e sistemas que usam a nova fluoroscopia 3D, como o arco em C Siemens Iso-C 3D. Virtualmente, qualquer arco em C pode ser utilizado, desde que as imagens sejam corrigidas da distorção geométrica e que as propriedades de produção das imagens do arco em C sejam calibradas. Normalmente, a correção é feita com um procedimento *online* de calibragem do arco em C, que depende dos padrões das imagens emitidas das esferas metálicas montadas no rastreador do anel do arco em C (as esferas ficam evidenciadas como uma grade de círculos negros nas imagens). Os arcos em C convencionais mais modernos e os 3D dispensam calibragem.

Fluoroscopia com arcos em C convencional

O protocolo cirúrgico é o seguinte: logo antes da cirurgia, o carrinho móvel onde está montado o monitor, o computador e a base de rastreamento é posicionado na sala cirúrgica, em um local em que o cirurgião possa ver o monitor com facilidade. O sensor de posição fica posicionado de modo a não obstruir o caminho, e seu volume operacional deve ficar aproximadamente no centro do espaço onde ocorrerá o ato cirúrgico. Em seguida, o rastreador do anel é montado no intensificador de imagens do arco em C, sendo coberto com um plástico transparente para esterilização. O paciente é então trazido à sala cirúrgica, e os preparativos são realizados como de rotina. Em seguida, o cirurgião valida a calibragem do instrumento e instala a estrutura de referência dinâmica com os dispositivos de montagem dos rastreadores. Ao tocar pontos de referência anatômicos com a ponta de um instrumento cirúrgico e verificar que essa ponta surge nas proximidades do ponto de referência da imagem navegada, o registro é validado. Tão logo a validação do registro tenha sido bem-sucedida, a cirurgia sob navegação se inicia. Em pontos-chave durante a cirurgia, como antes da perfuração de um orifício ósseo ou inserção de um parafuso de fixação, uma ou mais imagens radiográficas fluoroscópicas de validação podem ser obtidas para verificar se as imagens navegadas correspondem à situação real. O procedimento de navegação pode ser repetido com outros instrumentos e implantes. A qualquer momento durante o procedimento, o sistema de navegação poderá ser interrompido e o procedimento pode continuar de modo convencional.

Fluoroscopia tridimensional

A fluoroscopia tridimensional é uma nova modalidade na obtenção de imagens que permite a aquisição de imagens similares às da TC durante a cirurgia, mediante a obtenção de cerca de 100 imagens radiográficas fluoroscópicas a intervalos de 1° com um arco em C isocêntrico motorizado. Essa tecnologia também pode ser utilizada com um arco em C convencional, com a vantagem adicional de que as imagens de TC e as imagens radiográficas fluoroscópicas adquiridas com o instrumento já estarão registradas. Embora essas imagens não tenham qualidade tão alta como as obtidas com um aparelho de TC pré-operatório, e possam ser utilizadas apenas para imagens dos membros, a dose de radiação é cerca de metade da dose de um aparelho de TC comum, além de refletir com precisão a situação intraoperatória real. As imagens de navegação consistem tanto em imagens por TC como por radiografia fluoroscópica. As vantagens são que as fraturas complexas podem ser visualizadas mais adequadamente, e imagens por TC podem ser obtidas antes e depois da redução. Além disso, as imagens por TC representam uma avaliação inicial para um melhor planejamento intraoperatório, estreitando a diferença entre os planos pré e intraoperatório. O protocolo cirúrgico é muito parecido com o da fluoroscopia convencional, com a etapa adicional da aquisição das imagens intraoperatórias por TC durante a cirurgia, quando necessário.[8,12] A Figura 18.8 demonstra um exemplo de navegação com fluoroscopia 3D. Recentemente, foi introduzida uma tecnologia imaginológica similar à TC móvel com o uso de um braço em O (Medtronic). Essa tecnologia tem potencial, mas sua eficácia ainda não foi demonstrada em aplicações traumatológicas.

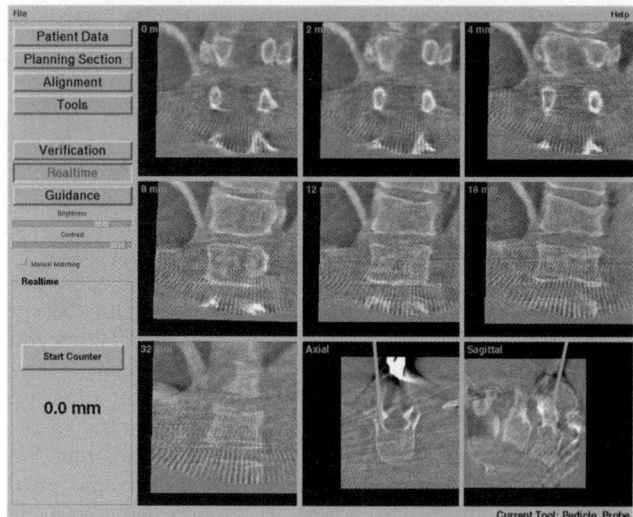

FIGURA 18.8 Inserção de parafuso pedicular com fluoroscopia tridimensional. Vista da tela de uma navegação por fluoroscopia tridimensional durante a inserção do parafuso pedicular em uma vértebra torácica fraturada, com o SireMobil Iso-C 3D (Siemens Medical Solutions, Erlangen, Alemanha). (Cortesia do prof. F. Gebhard.)

Sistemas baseados na tomografia computadorizada

Os sistemas baseados na TC geram imagens de navegação mediante a sobreposição da sombra do instrumento cirúrgico nas imagens espaciais e nas secções transversais de TC obtidas no pré-operatório, e pela atualização de sua localização em tempo real. Esse tipo de navegação apenas poderá ser realizado se houver disponibilidade de um conjunto de dados de TC.

O protocolo cirúrgico é o seguinte: em qualquer momento entre algumas horas e um dia antes da cirurgia, adquire-se um estudo de TC que é transferido para o computador, com o qual o cirurgião fará o planejamento. Com a ajuda do planejamento pré-operatório e do *software* para construção do modelo, o cirurgião visualiza a situação clínica, faz medições e planeja a localização correta dos implantes e dos parafusos de fixação para a navegação. O plano é salvo no computador, para uso durante a cirurgia. Um pouco antes da cirurgia, o carrinho móvel contendo o monitor, o computador e a base de rastreamento é posicionado na sala cirúrgica em um local que permita visualização fácil do monitor pelo cirurgião. O sensor de posição deve ficar posicionado de maneira a não obstruir o caminho, e sua área operacional deve ficar posicionada no centro do espaço onde se realizará a cirurgia. O plano pré-operatório é carregado no computador. O paciente é levado à sala cirúrgica, e os preparativos cirúrgicos prosseguem conforme a rotina. Em seguida, o cirurgião valida a calibragem do instrumento e instala a estrutura de referência dinâmica com o dispositivo de montagem dos rastreadores. Antes do início da cirurgia, a TC pré-operatória é registrada com relação ao local anatômico intraoperatório real com um *procedimento de registro de TC*. Tocar pontos de referência anatômicos conhecidos com a ponta de um instrumento cirúrgico e verificar que essa ponta surge nas proximidades do ponto de referência da imagem navegada valida o registro. Tão logo se tenha obtido sucesso na validação do registro, inicia-se a cirurgia sob navegação. Em pontos-chave durante a cirurgia, como antes da perfuração de um orifício ósseo ou inserção de um parafuso de fixação, o cirurgião deverá obter uma ou mais imagens radiográficas fluoroscópicas de validação, para verificar se as imagens navegadas correspondem à situação real. O procedimento de navegação pode ser repetido com outros instrumentos e implantes. A qualquer momento durante o procedimento, o sistema de navegação poderá ser interrompido e o procedimento pode continuar de modo convencional. A Figura 18.9 ilustra imagens de um sistema de navegação típico baseado na TC.[21,22]

Uma etapa essencial no protocolo é o procedimento de registro na TC. A relação entre a TC e a situação intraoperatória fica estabelecida pela compatibilização de um grupo de pontos na superfície da região óssea com os pontos correspondentes no modelo de superfície na TC. O grupo de pontos intraoperatório é obtido pelo toque da superfície da região óssea de interesse com um ponteiro rastreado pré-calibrado, e pelo registro da localização de algumas dúzias desses pontos mediante o uso de um pedal. Em seguida, o grupo de pontos é compatibilizado com um grupo de pontos correspondentes, automaticamente extraído do modelo de superfície na TC da mesma região óssea. Os pontos devem constituir uma amostra representativa da superfície óssea; ou seja, precisam estar o mais distante possível e devem abranger toda a região de interesse.

Comparação de sistemas baseados na fluoroscopia e na tomografia computadorizada

A Tabela 18.3 resume as vantagens e desvantagens dos sistemas de navegação. Apenas os sistemas baseados na TC permitem o planejamento pré-operatório. A visualização espacial apenas poderá ser obtida com um conjunto de dados da TC e, portanto, está disponível apenas em sistemas baseados na TC e na fluoroscopia 3D. Não há necessidade de um procedimento adicional de registro para captação de imagens no intraoperatório, pois o sensor de posição proporciona uma estrutura de referência comum para os rastreadores e imagens. Todos os sistemas de navegação dependem de procedimentos adicionais de regulagem, o que é um contratempo em comparação com a prática convencional. Os sistemas baseados na TC não são apropriados para a redução de fraturas, pois não há forma de determinar as localizações dos fragmentos ósseos durante e depois da redução. Os sistemas baseados na fluoroscopia 3D podem ser utilizados antes e depois – mas não durante – a redução, desde que sejam adquiridas duas imagens antes e depois desse procedimento. Nos sistemas baseados na fluoroscopia, a navegação da redução é possível quando os fragmentos ósseos têm rastreadores presos a eles e são adquiridas novas imagens em pontos-chave durante a redução. Atualmente, a navegação baseada na TC exige que o cirurgião toque a superfície do osso; portanto, não pode ser utilizada em procedimentos percutâneos. Em termos de radiação, a melhor opção para o paciente e para o cirurgião é a navegação baseada na fluoroscopia. As indicações para o uso de sistemas baseados na fluoroscopia representam a maioria das opções, enquanto os sistemas baseados na fluoroscopia 3D e na TC são mais bem utilizados em situações complexas que necessitem de visualização espacial. Atualmente, os sistemas baseados na TC são utilizados principalmente em fixação de fraturas pélvicas, enquanto os sistemas baseados na fluoroscopia são utilizados para inserção de hastes intramedulares e parafusos de fixação.

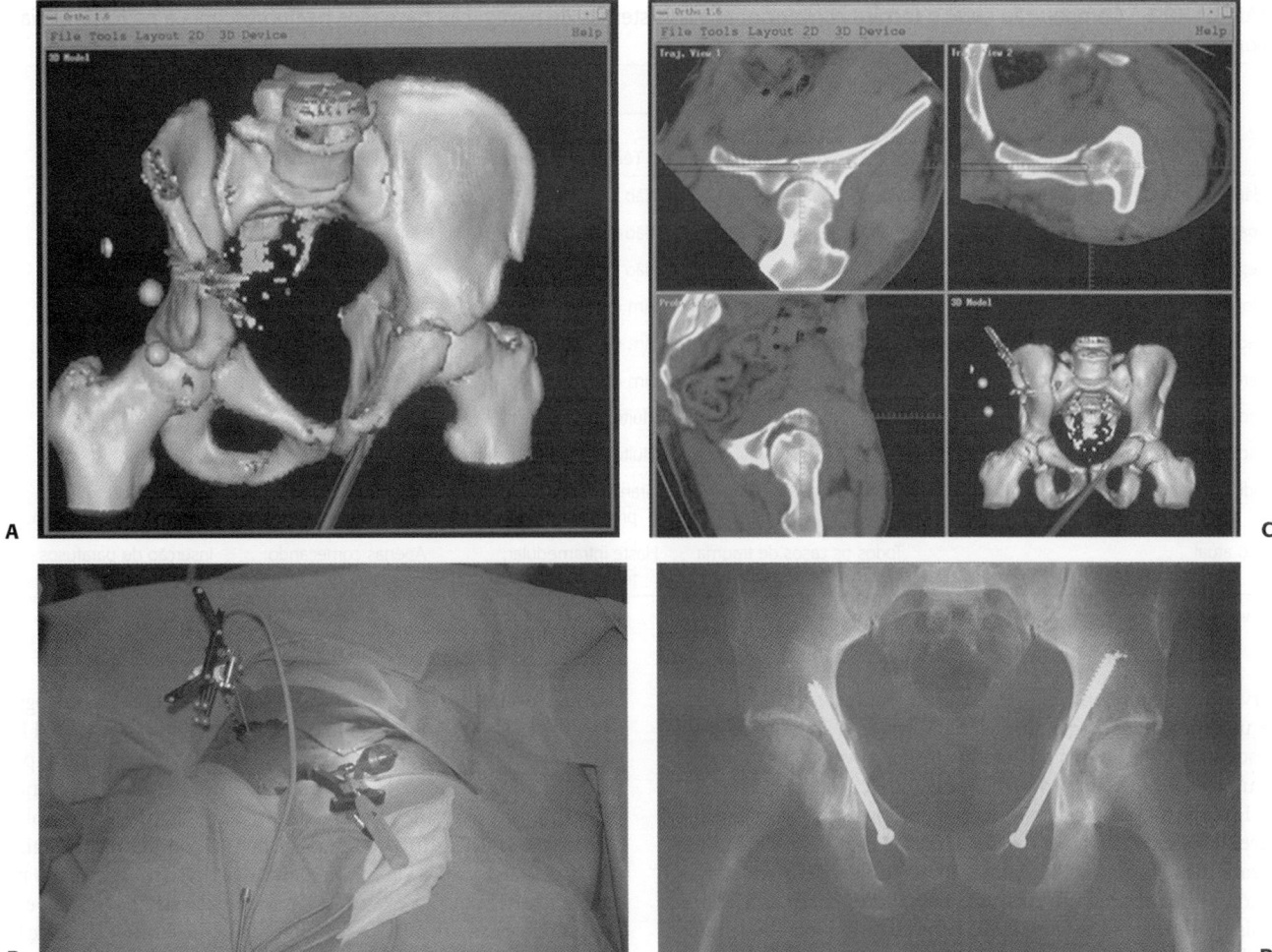

FIGURA 18.9 Parafuso retrógrado na coluna anterior. **A.** Modelo tridimensional da pelve do paciente construído na estação de trabalho para cirurgias orientadas por computador (StealthStation; Sofamor-Danek, Memphis, TN). A posição do fio-guia virtual para a inserção de um parafuso retrógrado na coluna anterior foi adicionada à imagem virtual. **B.** Fotografia intraoperatória obtida durante a inserção do parafuso retrógrado na coluna anterior direita (vista a partir do pé do leito). A estrutura de referência acoplada ao fixador externo está visível no alto, à esquerda. Também estão visíveis o fio-guia de navegação, o mandril e o fio-guia. **C.** As duas imagens ao alto ilustram o plano pré-operatório para a inserção do parafuso retrógrado no lado esquerdo da coluna anterior. Estão ilustrados dois planos ortogonais criados com relação à trajetória da perfuração, com um diâmetro planejado da trajetória de 7 mm. Há uma pequena zona de segurança disponível entre a posição planejada do implante, o espaço pélvico e também a superfície articular do acetábulo. A trajetória do implante é perpendicular à linha da fratura, permitindo a redução e fixação da fratura com um parafuso. **D.** Imagem anteroposterior da pelve com 6 semanas da fixação, ilustrando o posicionamento correto do implante e a consolidação precoce da fratura, sem desvio. (Cortesia do dr. D. Kahler.)

TÉCNICAS CIRÚRGICAS

Considerações clínicas

O conceito da combinação de procedimentos assistidos por computador no tratamento de pacientes traumatizados deve levar em conta as tecnologias inovadoras disponíveis, juntamente à situação clínica, como parte do processo de tomada de decisão. Os principais objetivos da CAC são favorecer a técnica menos invasiva e a precisão máxima nos procedimentos cirúrgicos. Tem sido demonstrado que, se utilizada apropriadamente, essa combinação tem muito valor. Embora a primeira geração da CAC utilize tecnologia computadorizada para os conceitos cirúrgicos atualmente em curso, está claro que, no futuro, o cirurgião será capaz de desenvolver novos métodos para abordagem das situações cirúrgicas.

Não há dúvida de que o momento oportuno para realização dos procedimentos e sua duração são aspectos importantíssimos no tratamento do trauma. Os princípios de controle dos danos são considerados as diretrizes principais no tratamento do paciente gravemente traumatizado. Por outro lado, um trauma esquelético isolado pode ser tratado de maneira semisseletiva. Não há dúvida de que a adição de procedimentos assistidos por computador ao arsenal terapêutico para pacientes traumatizados é influenciada por fatores ligados ao tempo e, do mesmo modo, também afeta esses fatores. Isso é relevante para todos os estágios no tratamento de pacientes traumatizados, começando pelo estágio do pré-planejamento até o final da própria cirurgia.

Atualmente, a maioria dos cirurgiões acha que a CAC é um procedimento demorado, caro e cansativo. O tempo para montagem do sistema e o processo de registro prolongam a fase de preparação, e isso talvez não seja conveniente para os tratamentos do trauma na fase aguda. Além disso, cirurgiões experientes acreditam que quase todas as técnicas cirúrgicas podem ser realizadas com facilidade, competência e de modo correto sem o uso das tecnologias assistidas por computador. Essa abordagem con-

TABELA 18.3 Comparação entre a técnica convencional e os sistemas de navegação baseados na fluoroscopia e na tomografia computadorizada (TC)

Características	Sem navegação computadorizada	Por fluoroscopia		Por TC
		Técnica convencional	Fluoroscopia tridimensional	
Planejamento pré-operatório	Não (–)	Não (–)	Não (–)	Sim (+)
Imagens tridimensionais	Não (–)	Não (–)	Sim (+)	Sim (+)
Registro	Não (+)	Não (+)	Não (+)	Sim (–)
Montagem adicional na sala cirúrgica	Nenhuma (+)	Sim (–)	Sim (–)	Sim (–)
Redução	Sim (+)	Sim (+)	Limitada (–)	Não (–)
Percutâneo	Sim (+)	Sim (+)	Sim (+)	Não (–)
Radiação para o cirurgião	Sim (–)	Muito limitada (+)	Muito limitada (+)	Nenhuma (+)
Radiação para o paciente	Sim (–)	Muito limitada (+)	Sim (–)	Sim (–)
Indicações	Prática atual	Grande variedade de procedimentos	Anatomia complexa	TC disponível; parcialmente aberto
Uso atual	Todos os casos de trauma	Haste intramedular; fixação de parafusos	Apenas começando	Inserção de parafusos pediculares

+, vantagem; –, desvantagem.

servadora é bem conhecida na história médica, sempre que surge uma nova tecnologia. Por exemplo, muitos anos se passaram desde a introdução dos procedimentos laparoscópicos até que os cirurgiões estivessem prontos para sua utilização de rotina.

Embora a tecnologia assistida por computador já esteja disponível há alguns anos, parece que ainda se está na fase de aprendizado dos sistemas CAC, portanto, as indicações para seu uso ainda se encontram em processo de seleção. Uma assimilação mais profunda dessas tecnologias promissoras depende de maior facilidade no uso (i. e., mais usuários simpatizarem com o método). O tempo consumido na montagem do sistema computadorizado ficará consideravelmente reduzido na sala cirúrgica moderna quando o sistema estiver integrado diretamente ao ambiente cirúrgico – como já ocorre atualmente em diversas instituições pioneiras. Além disso, a execução de algumas técnicas cirúrgicas é mais rápida e precisa com o uso do equipamento de CAC e, no futuro, o sistema permitirá a realização de procedimentos que atualmente são considerados quase impossíveis. Por exemplo, a inserção de um parafuso sacroilíaco na fixação de fraturas pélvicas e acetabulares passa a ser um procedimento rápido e preciso, com mínima radiação, quando realizado com um sistema de navegação.[7,8,21]

A aplicação de parafusos à coluna posterior por via percutânea retrógrada é um exemplo de procedimento que, antigamente, era considerado como tarefa praticamente impossível e que, atualmente, é uma opção disponível com as técnicas assistidas por computador.[33,48] A cirurgia robótica também desempenha um papel nesse campo em desenvolvimento. Em geral, os robôs prestam bons serviços para várias tarefas; essas máquinas oferecem precisão e reprodutibilidade, e são fabricados para suportar o trabalho intenso e tedioso, e também atividades monótonas. A presença de um robô na sala de cirurgia libera o cirurgião dessas atividades, permitindo que se concentre na cirurgia. Os robôs médicos foram introduzidos na SC nos anos de 1980, tendo sido seguidos pelo Robodoc (1992), um robô ativo para artroplastia total do quadril. Mais recentemente, o Vinci Surgical System (2003) foi introduzido para uso na cirurgia abdominal e na prostatectomia eletivas. Os modernos robôs comercializados no campo da ortopedia são o robô MAKO (2009) para a artroplastia do quadril e do joelho, e o robô cirúrgico Mazor Surgicval Technology's SpineAssist (2004), atualmente denominado Renaissance (2011), para a cirurgia da coluna vertebral, sobretudo de localização pedicular para a inserção de parafusos e reforço vertebral. A tecnologia robótica tem sido empregada em casos de trauma na coluna vertebral e, no futuro, poderá ter utilidade em cirurgias pélvicas selecionadas. Já foram elencadas diversas vantagens na cirurgia vertebral, por exemplo, uma redução de 50-70% na exposição do paciente à radiação, e também a redução da radiação para a equipe da sala de cirurgia (SC)[25] em 1815 implantes aplicados em 120 adolescentes com escoliose.[9] Foi observada maior segurança em 593 casos com 0,7% de déficit nervoso temporário,[10] bem como uma breve curva de aprendizado e integração simples no fluxo da sala de cirurgia.

As diferentes soluções da CAC – inclusive a navegação, robótica etc. – podem ser categorizadas como "habilitadoras" e "aperfeiçoadoras." Enquanto as soluções habilitadoras se referem a procedimentos que não são possíveis com CAC (p. ex., a introdução de um novo conceito ou habilidade, em lugar da translação de uma técnica existente para a tecnologia CAC), as soluções aperfeiçoadoras promovem principalmente a melhora na precisão, e não um novo conceito. Um exemplo simples, mas extremamente importante, de melhora é a redução significativa na exposição à radiação, que pode ser conseguida com o uso da CAC.[25] À medida que ficar comprovado que um número cada vez maior de procedimentos ortopédicos se presta às aplicações de CAC e à medida que os cirurgiões mais jovens, nascidos na era das tecnologias da informação, forem ingressando no ambiente operatório, a adoção da tecnologia CAC passará a ser mais natural e rotineira nas salas cirúrgicas.

Atualmente, as indicações básicas para o uso dos sistemas COAC-TE no tratamento do trauma são para os procedimentos cirúrgicos percutâneos, nos quais imagens adicionais podem proporcionar informações essenciais, que contribuirão para a técnica menos invasiva e para o aumento da precisão.[23,30] Evidentemente, a fixação de fraturas sem desvio é realizada mais adequadamente com os sistemas de navegação, embora a fixação costume ser questionável. Por outro lado, considerando que os sistemas disponíveis podem acompanhar apenas um ou dois fragmentos ósseos rastreados, esses sistemas não são apropriados para o tratamento de fraturas com desvio de vários fragmentos, por exemplo, as fraturas articulares cominutivas, em que uma redução anatômica cuidadosa é necessária.

Em geral, os sistemas de navegação funcionam melhor em situações estáticas ou estáveis. Por exemplo, o uso de uma mesa de redução de fraturas ou de um fixador externo elimina o movimento entre fragmentos e cria uma situação temporária em que há pouco ou nenhum movimento no local fraturado. Além disso, foi demonstrado que, nessas situações "estáveis", a estrutura de referência pode ser acoplada à mesa de tração, evitando danos adicionais ao paciente, enquanto é mantida uma acurácia aceitável.[19] Após a redução da fratura, um fio-guia ou instrumento de fixação por ser inserido, utilizando o sistema de navegação, de acordo com orientações clínicas específicas.

A necessidade de precisão é um fator essencial para decidir se um sistema COAC-TE será, ou não, utilizado. Por exemplo, a precisão necessária para a inserção de um parafuso pedicular é, de longe, muito maior do que a necessária para a fixação de uma fratura do quadril com parafusos canulados. A necessidade de precisão é diretamente influenciada pelo custo da imprecisão (p. ex., o custo da imprecisão em uma cirurgia de coluna é muito maior do que em uma haste intramedular).

Foi demonstrado que a navegação computadorizada melhora a precisão do posicionamento e diminui as variações, em comparação com o posicionamento manual. Já foi avaliada a precisão da navegação computadorizada na aplicação de parafusos canulados, na fixação de fraturas do quadril.[30] Depois de verificada a redução estável na mesa de tração, um rastreador de referência foi fixado à crista ilíaca superior anterior. Com o objetivo de aumentar a comodidade operacional durante o procedimento e diminuir a morbidade, a estrutura de referência não foi presa ao osso afetado. Observou-se que a precisão do procedimento melhorou muito, em comparação com procedimentos manuais convencionais. O sistema de navegação possibilitou ao cirurgião a aplicação de parafusos com alinhamento ideal, incluindo configuração, paralelismo e dispersão. Essa experiência demonstra que uma redução estável gera uma situação possível para os sistemas de navegação e que a estrutura de referência rastreada pode ser fixada a um osso adjacente e também a um fixador externo, ou mesmo à mesa cirúrgica, conforme já foi mencionado anteriormente.[18]

Preparação para a cirurgia

Antes da cirurgia, a decisão quanto à adequação, ou não, do procedimento à tecnologia COAC-TE fica determinada pelo conhecimento e pela capacitação do cirurgião. Na maioria dos casos de trauma, a navegação por fluoroscopia (2D ou 3D) é o método de escolha.

É muito importante planejar e preparar a sala cirúrgica para que seja criado um ambiente confortável para o cirurgião, e também para possibilitar um rastreamento adequado e sem interferências (Fig. 18.10). O acréscimo do equipamento COAC-TE (computador, monitor, sensor de posição e rastreadores) a uma sala cirúrgica que já contenha muitos equipamentos exige um planejamento cuidadoso. A tela do computador deve ficar posicionada de tal forma que o cirurgião possa visualizá-la sem realizar nenhum esforço porque, como também ocorre nos procedimentos artroscópicos, na maioria do tempo, o cirurgião estará olhando para a tela e não para o campo operatório. O acesso fácil ao painel de controle do computador também é importante, sendo normalmente efetuado com uma tela estéril do tipo *touchscreen*. Ao usar o rastreamento óptico, é muito importante manter uma linha de visão desobstruída entre o sensor de posição e os rastreadores. Assim, a localização do sensor de posição com relação ao cirurgião, enfermeiros e paciente deve ser cuidadosamente examinada. Esses aspectos ergonométricos ficarão definitivamente facilitados em salas cirúrgicas recém-projetadas, nas quais existe perfeita integração de telas de computadores e dos modernos controles remotos.

Inerente à implementação de uma nova técnica é a curva de aprendizado. No sistema CAC, a curva de aprendizado afeta todos os membros da equipe cirúrgica. Ela afeta os cirurgiões que estão realizando a operação, os enfermeiros que devem lidar com novos instrumentos, os anestesistas que devem ajustar o tempo de anestesia ao tempo cirúrgico esperado, e os técnicos em radiologia que, em alguns casos, deverão operar a navegação por fluoroscopia. Como um todo, a equipe deve estar ciente da existência de um "novo parceiro" no cenário operatório (i. e., o computador), e em alguns casos também será preciso contar com os serviços de um técnico em computação como parte da equipe cirúrgica.

Durante a fase inicial, o campo de livre visão minimamente necessário fica determinado pela localização do arco em C e do dispositivo de direcionamento e calibragem, pelo rastreador das estruturas de referência ligado à anatomia do paciente e pela câmara óptica. Tipicamente, o dispositivo direcionador de calibragem é um localizador anular preso ao fluoroscópio, ou um dos modernos localizadores que permitem ao cirurgião ficar com as mãos livres e que superam o problema da fixação de um incômodo dispositivo de direcionamento ao arco em C. Durante a fase de navegação, os instrumentos cirúrgicos rastreados substituem o rastreador do anel e o espaço de rastreamento muda do mesmo modo. É necessário um rastreamento contínuo da anatomia do paciente e do instrumento cirúrgico. A verificação e a validação são extremamente importantes em cada estágio para que seja obtida uma precisão ideal. O rastreamento do instrumento cirúrgico é mais simples e preciso, enquanto o rastreamento da anatomia, especialmente nas cirurgias de trauma, é mais problemático, por exemplo, nos casos em que dois fragmentos são simultaneamente rastreados, como ocorre no processo de redução de uma fratura.

Normalmente, o registro e o rastreamento da anatomia do paciente constituem a principal causa de erro. O primeiro obstáculo é o acoplamento da estrutura rígida ao paciente. O problema da inserção de um parafuso estável no fragmento ósseo é bem conhecido do contexto da fixação externa. A estabilidade do parafuso ou do pino depende de seu modelo e da qualidade do osso. Para cada procedimento, a localização deve ser selecionada de acordo com a morbidade local (acesso ao tecido mole e a estruturas anatômicas nobres), conveniência durante o procedimento (linha de visão e local cirúrgico livre) e estabilidade da fixação da estrutura anatômica. A estabilidade do parafuso que fixa as estruturas rastreadas (anatomicamente rastreadas) depende da qualidade do osso e da interferência dos tecidos moles. Regiões subcutâneas, como a crista ilíaca ou a face medial da tíbia são preferíveis. O local de fixação da estrutura também deve levar em conta a técnica cirúrgica (p. ex., evitar o canal medular em uma redução intramedular de fratura de osso longo).

As estruturas de modelo mais recentes contêm mais de um parafuso, além de vários adaptadores para tecido mole, sendo possível destacá-los da estrutura durante as etapas do procedimento que não envolvem navegação. Os progressos na tecnologia do rastreamento ósseo, bem como a possibilidade de rastrear mais de um ou dois fragmentos ósseos grandes, melhoram significativamente o desempenho do cirurgião no tratamento das fraturas.

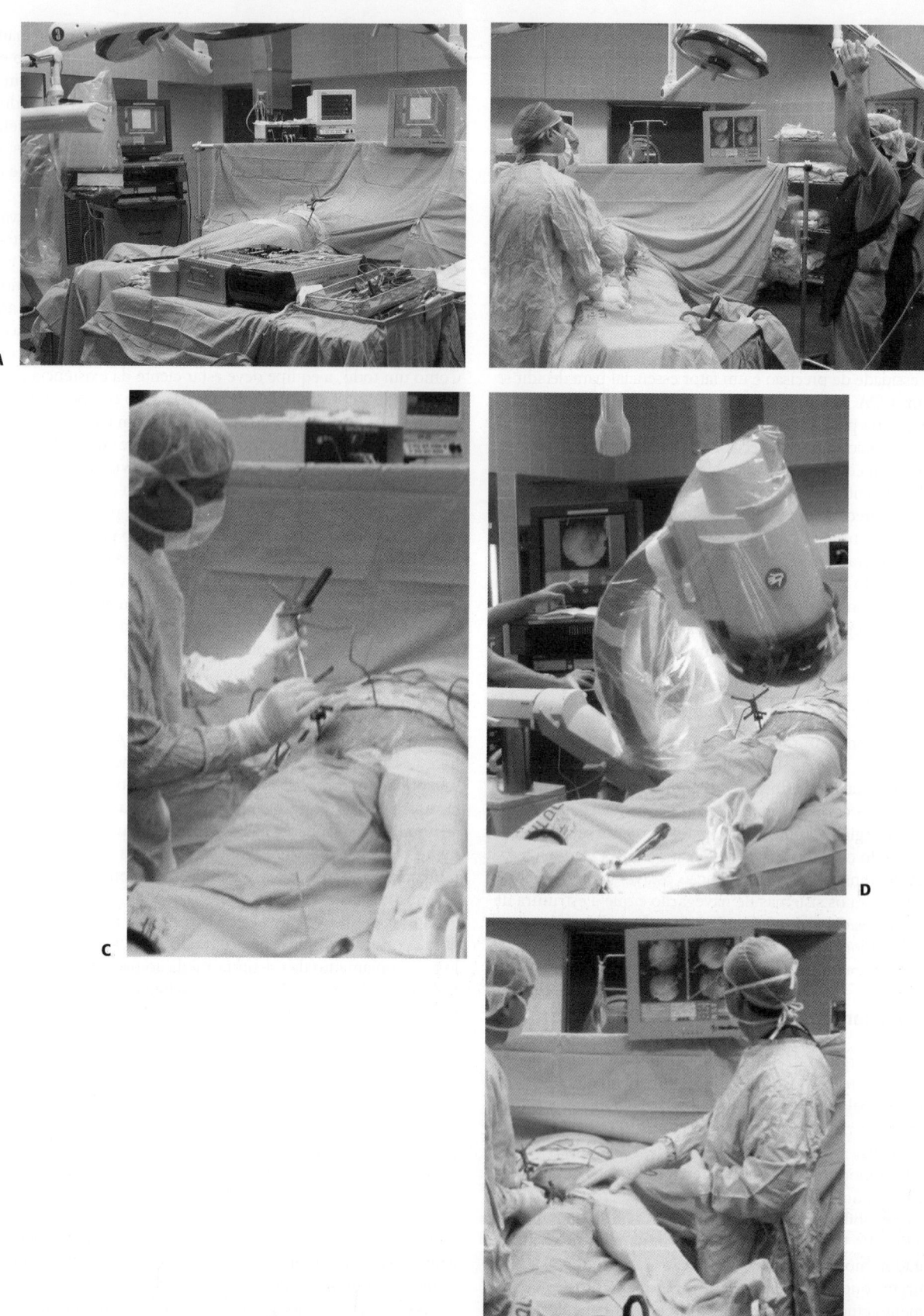

FIGURA 18.10 Preparo da sala cirúrgica. **A.** Vista da sala cirúrgica, mostrando os locais da unidade de computação, do sensor de posição e da estrutura de referência montada no osso. **B.** Reorientação do sensor de posição durante a cirurgia. **C.** Calibragem do instrumento cirúrgico. **D.** Aquisição de imagens fluoroscópicas. **E.** Navegação com sistema baseado na fluoroscopia. (Imagens de propriedade dos autores.)

Procedimentos básicos sob navegação

Nesta seção, serão apresentadas as situações clínicas em que é recomendável o uso da navegação computadorizada. Para cada aplicação clínica, serão discutidos tanto o raciocínio como a contribuição desses sistemas. O objetivo desta seção é apresentar ao leitor a primeira geração dos sistemas de navegação computadorizada. A indicação específica para cada procedimento cirúrgico vai além dos objetivos dessa discussão. Todos os procedimentos de navegação cirúrgicos abordados se baseiam no rastreamento óptico com infravermelho.

Ao utilizar a navegação por fluoroscopia, o primeiro passo é montar o rastreador do anel no arco em C e protegê-lo com plástico estéril; ou então, deve-se usar um dispositivo portátil de calibração que necessite de fixação especial ao arco em C. Em seguida, uma estrutura de referência (uma ou duas) é acoplada à anatomia do paciente, sendo adquiridas várias imagens fluoroscópicas essenciais – tipicamente, entre uma e quatro para a navegação 2D, ou captação de imagens controladas por computador para a navegação 3D, com o uso de um arco em C isocêntrico, ou tecnologia TC móvel. As imagens apropriadas são armazenadas no computador e ativadas durante o processo de navegação. Deve-se ter em mente que, para todos os exemplos clínicos que serão discutidos, as imagens fluoroscópicas preliminares podem ser obtidas enquanto a equipe cirúrgica está a uma distância de 2 metros ou mais da fonte de radiação, praticamente eliminando a exposição da equipe.

O estágio seguinte tem relação com a ativação do instrumento cirúrgico designado (i. e., fios de aço, perfuradores, brocas etc.) ou o implante atual, que receberá um rastreador, comumente conhecido como *rastreador de instrumento*. O contorno do instrumento em sua atual localização é mostrado nas imagens fluoroscópicas previamente ativadas, criando o efeito da fluoroscopia virtual. Podem ser utilizados conceitos similares para o rastreamento da redução da fratura – neste caso, em vez de acompanhar a relação entre o instrumento rastreado e o osso rastreado, rastreia-se a relação entre os dois fragmentos ósseos rastreados (Fig. 18.11).

Os procedimentos atualmente disponíveis são:

- Navegação da trajetória – aplicações na inserção de fios-guia (fraturas do quadril e da pelve)

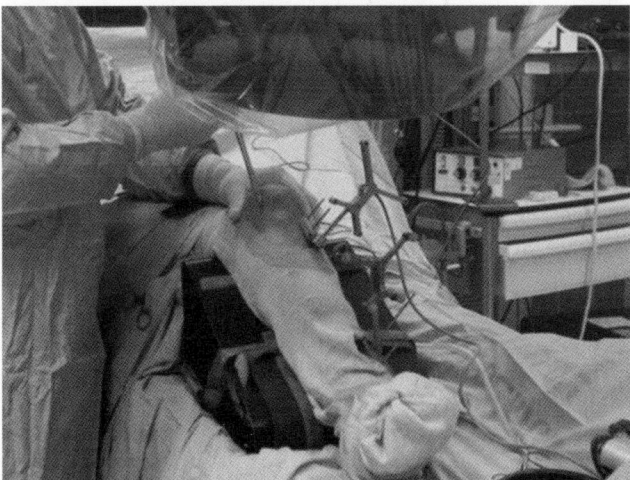

FIGURA 18.11 Inserção de haste intramedular na tíbia com o uso de um *software* de redução de fraturas, com duas estruturas acopladas aos dois fragmentos ósseos. (Imagem de propriedade dos autores.)

- Redução de fraturas
- Fixação de fratura intra-articular
- Novos usos da navegação: localização de lesões ósseas ou remoção de implantes ou fragmentos metálicos

Navegação da trajetória – Aplicações na inserção de fios-guia (fraturas do quadril e da pelve)

A inserção de implantes retilíneos para fixação cirúrgica, como hastes e parafusos, é uma técnica comum na traumatologia ortopédica. Com frequência, esse procedimento é realizado percutaneamente e, portanto, se encaixa na filosofia de CAC com alta precisão de aplicação minimamente invasiva. A fluoroscopia 2D com navegação proporciona ajuda computadorizada natural para essa aplicação cirúrgica. Portanto, a indicação atual mais comum para o uso de sistemas COAC-TE é a inserção de parafusos canulados. Esse procedimento cirúrgico exige grande precisão e expõe o cirurgião e o paciente à radiação intensa. Esses dois aspectos podem ser resolvidos com sucesso pelo uso da navegação por fluoroscopia.

O tratamento percutâneo de fraturas da pelve e do acetábulo e a fixação interna em casos de epifisiólise proximal do fêmur são procedimentos que podem ter grande benefício com a navegação computadorizada. O uso da navegação computadorizada transforma os procedimentos em tarefas simples e com mínima exposição à radiação.[23] A fixação interna de fraturas intracapsulares do colo do fêmur é considerada um procedimento tranquilo, embora um desempenho preciso dependa de boa proficiência e grande exposição à radiação. Foi realizado um estudo comparando pacientes com fraturas intracapsulares do colo do fêmur tratadas com fixação interna por parafusos canulados com e sem a ajuda de um sistema de navegação.[30] Esse estudo revelou que a navegação computadorizada aumentou a precisão no posicionamento dos parafusos em todos os parâmetros medidos. Dominando a técnica com o sistema computadorizado, o cirurgião estará pronto para avançar para o próximo nível, que envolve a fixação percutânea de fraturas pélvicas e acetabulares.

A fixação interna de fraturas pélvicas é uma tarefa desafiadora para o cirurgião especializado em traumas ortopédicos. A pelve é uma estrutura 3D complexa que contém estruturas anatômicas importantes em um espaço limitado. Portanto, a fixação cirúrgica de fraturas com devio deve ser realizada cuidadosamente, com controle visual rigoroso, porque as "zonas de segurança" são restritas. Com o uso das tecnologias CAC, é possível definir vários "corredores seguros" para a inserção de diferentes parafusos em torno da pelve, inclusive o acetábulo. Já ficou demonstrado que a navegação é prática vantajosa na realização desses procedimentos complicados.[13,49,50]

Em muitos casos, a redução fechada e a fixação percutânea são procedimentos possíveis, proporcionando estabilidade suficiente para permitir uma mobilização imediata do paciente. Contudo, um procedimento propicia apenas uma imagem 2D, dependendo de várias imagens em diferentes projeções para que o ponto de entrada e a direção do parafuso possam ser determinados corretamente. Além disso, o uso da fluoroscopia convencional torna o procedimento longo e trabalhoso, expondo tanto o paciente como a equipe médica a longos períodos de radiação.[8,21,22] Os sistemas de navegação baseados na fluoroscopia (2D e 3D) têm o potencial de reduzir significativamente a exposição à radiação e o tempo cirúrgico, ao mesmo tempo em que permitem máxima precisão ao cirurgião.[8,13,27,36,44]

As indicações para as cirurgias pélvica e acetabular percutânea são controversas, e não serão discutidas aqui. Uma população selecionada com fraturas traumáticas da pelve e do acetábulo pode ser tratada percutaneamente em três condições: (i) casos com fraturas pélvicas e acetabulares com mínimo desvio; (ii) fraturas com desvio, com possibilidade de redução fechada; e (iii) em casos de cirurgia pélvica aberta, quando a inserção de diversos parafusos é tarefa muito complicada, necessitando da ajuda de sistemas de orientação como a fluoroscopia ou a fluoroscopia sob navegação depois de uma redução aberta apropriada.

É importante lembrar que a abordagem percutânea para fixação de fraturas da pelve continua em evolução, e vem passando por muitas melhoras e desenvolvimentos, nos quais a tecnologia computadorizada pode ser de grande ajuda. Por exemplo, no pré-planejamento, o uso de modelos e/ou dados de TC axial de rotina para a geração de imagens 3D reconstruídas por computador pode substituir a avaliação radiográfica de rotina das fraturas pélvicas e acetabulares.[5,11,15,36,40] Do mesmo modo, a tecnologia da fluoroscopia 3D permite que o cirurgião obtenha reconstruções 3D imediatas e precisas na sala cirúrgica. Mediante a integração dessas imagens aos sistemas de navegação, o pré-planejamento se torna mais fácil e preciso, permitindo uma navegação cirúrgica realmente espacial. Também possibilita uma avaliação precisa da redução fechada (usando mesa de tração, fixador externo e/ou outros instrumentos de fixação) antes da inserção dos parafusos sob navegação.

Técnica cirúrgica

Tanto para fratura acetabular quanto pélvica, a estrutura de referência dinâmica pode ser rigidamente fixada à crista ilíaca do paciente. Várias imagens fluoroscópicas apropriadas da pelve são adquiridas e salvas no sistema do computador. Não há necessidade de outras imagens fluoroscópicas, exceto para a fluoroscopia de verificação que antecede a inserção do parafuso canulado; ou, no caso de uma fratura reduzida, para cruzar o foco de fratura.

Durante a cirurgia, após a ativação das imagens fluoroscópicas, o cirurgião pode determinar precisamente o ponto de entrada e a direção de cada parafuso. Ao mesmo tempo, por meio de uma linha de trajetória virtual, o comprimento e o diâmetro corretos do parafuso podem ser calculados (Fig. 18.12). Depois de obtidos o alinhamento e o comprimento virtuais satisfatórios, o cirurgião introduz o fio-guia convencional pertencente ao sistema canulado através do guia de perfuração. Antes da inserção do parafuso canulado autoperfurante, a posição do fio-guia deve ser verificada por fluoroscopia. Quando há necessidade de inserção de vários parafusos na mesma área, como na fixação de fraturas ou luxações na zona sacroilíaca, as imagens fluoroscópicas adquiridas podem ser utilizadas para a inserção de mais de um parafuso (Figs. 18.13 e 18.14).

Na cirurgia pélvica, podem surgir complicações sérias pelo procedimento cirúrgico – maiores que a lesão inicial. Portanto, é natural a busca por abordagens cirúrgicas percutâneas mínimas, para que sejam contornadas as dificuldades que possam surgir no tratamento das fraturas que envolvam a complexa anatomia da pelve e do acetábulo. A Figura 18.9 ilustra a posição de um parafuso retrógrado na coluna anterior, utilizando um sistema de navegação baseado na TC.

Redução das fraturas

A haste intramedular é a opção cirúrgica preferida em muitas fraturas de ossos longos. Embora seja um procedimento rotineiro realizado pela maioria dos cirurgiões traumatológicos, não está isento de imprevistos e complicações. A obtenção de resultados precisos e bem-sucedidos com técnicas convencionais envolve a exposição tanto do paciente como da equipe cirúrgica a quantidades significativas de radiação.

A navegação por fluoroscopia pode ter utilidade na inserção da haste intramedular fechada, por aumentar a precisão, minimizar as lesões aos tecidos moles e diminuir significativamente a exposição à radiação.[14,20,24] São vários os objetivos cirúrgicos que podem ser atingidos pelo uso de sistemas de navegação computadorizada. Torna-se possível a inserção de instrumentos baseada em informações em tempo real, aumentando significativamente a precisão no posicionamento da haste. A determinação do ponto exato de entrada do pino é um fator crítico, porque essa é uma das principais fontes de morbidade na inserção da haste intramedular, bem como causa de desalinhamento. Como discutido previamente, os sistemas de navegação computadorizada ajudam a localizar com precisão o ponto de entrada da haste, por meio da navegação da trajetória, minimizando a dissecção das partes moles. Isso é particularmente importante em casos especiais, como nos de pacientes obesos em que os pontos de referência anatômicos têm menos evidência. O trabalho simultâneo com várias imagens pode também diminuir o número de orifícios ósseos, a lesão aos tecidos e a perfuração de cartilagens, pois todo direcionamento é feito virtualmente, antes que o instrumento real seja introduzido. A inserção de parafusos de bloqueio em certas hastes pode representar um risco potencial para as estruturas neurovasculares.[24,47,48] Outros progressos nas técnicas com haste são conseguidos pela maior facilidade na inserção de parafusos tipo "Poller". Quando esses parafusos são inseridos com precisão, obtém-se melhor correção angular das fraturas metafisárias. No futuro, outra contribuição importante da nova geração dos equipamentos de navegação será permitir o rastreamento e o alinhamento de dois fragmentos, possibilitando a redução de fraturas sem a incidência de radiação e a inserção de fios de redução, e talvez mais fundamental, os novos equipamentos de navegação permitirão que o cirurgião acesse informações precisas para a restauração do alinhamento, incluindo o comprimento e a rotação.[17,24,38] A precisão das medições do comprimento também pode diminuir o percentual de complicações associadas à haste, como protrusão das hastes ou pontas dos parafusos.[26,52,62]

Técnica cirúrgica

Pode-se empregar um sistema de navegação cirúrgica dependente de fluoroscópio, seja ao longo de toda a operação, seja em diferentes estágios da aplicação da haste intramedular. Esses estágios são o ponto de entrada da haste, as medidas da haste e dos parafusos, o bloqueio "à mão livre," a aplicação de parafusos auxiliares e também a redução da fratura e a avaliação do comprimento e da rotação. A navegação do ponto de entrada e do procedimento de bloqueio é feita mediante o uso de uma trajetória em linha reta. A estrutura de referência deve estar acoplada ao fragmento ósseo rastreado (proximal ou distalmente, dependendo da tarefa específica).

1. *Ponto de entrada da haste:* o ponto real de entrada é determinado pelo uso de imagens fluoroscópicas virtuais simultâneas, geralmente em incidências anteroposteriores (AP) e laterais. Antes da incisão, o guia de perfuração rastreado é mobilizado até próximo à pele. Sua posição é ajustada pela visualização de sua trajetória virtual superposta nas imagens fluoroscópicas ativadas para minimizar a exposição cirúrgica. A localização do ponto de entrada é determinada com a mobilização do guia de perfuração rastreado até a posição ideal (Fig. 18.15A). Desse ponto em diante, a fluoroscopia pode ser dispensada, e uma imagem fluoroscópica de verificação será obtida apenas depois da inserção do fio-guia. Uma vez concluída essa tarefa, a fresa canulada é inserida, conforme

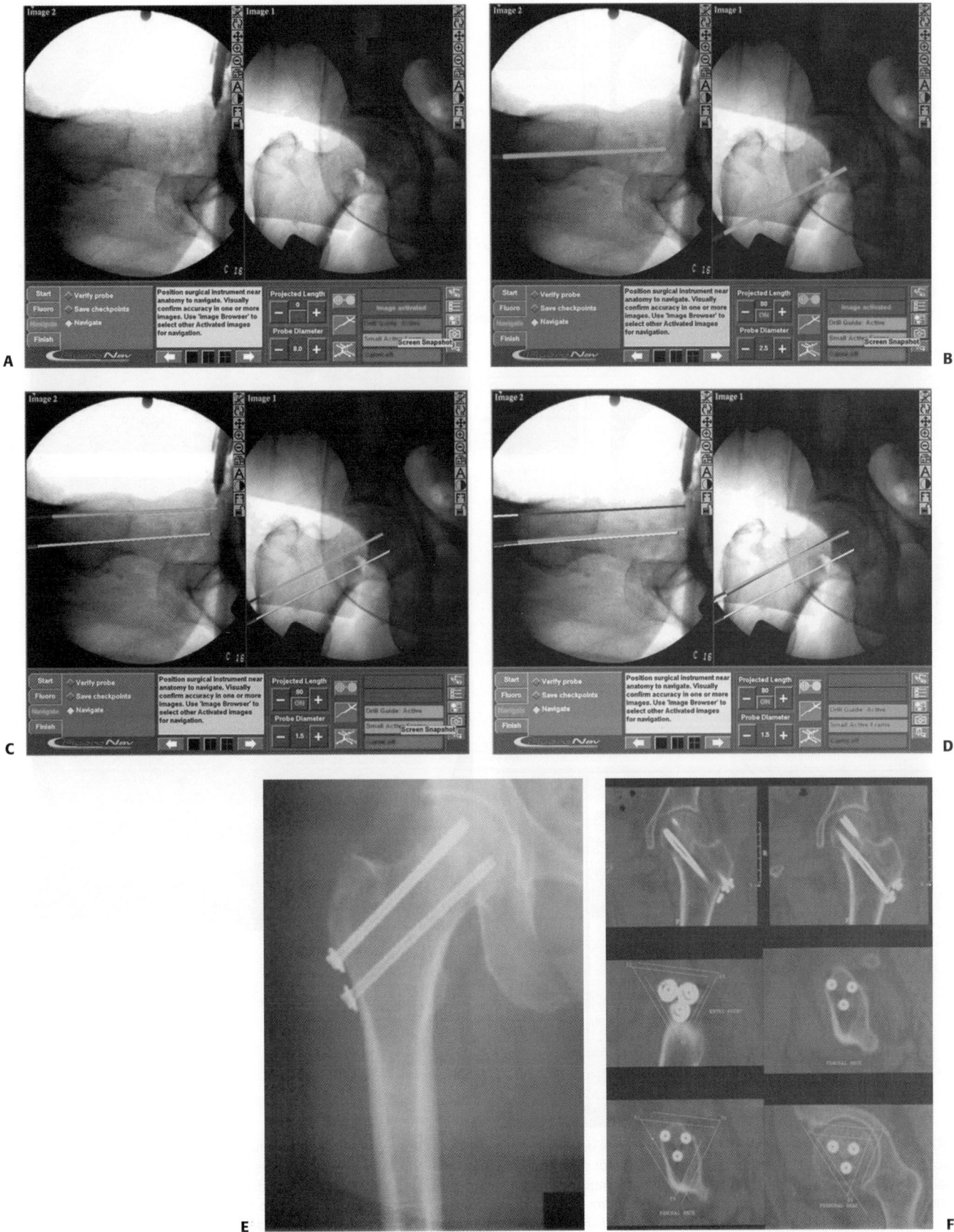

FIGURA 18.12 Parafusos canulados. **A.** Vistas anteroposterior e lateral de uma fratura intracapsular do colo do fêmur reduzida, demonstrada na tela do computador. **B-D.** Inserção de três fios-guia sem radiação adicional. **E, F.** Radiografia e estudo de TC ilustrando precisamente a dispersão dos três parafusos em uma configuração espacial em triângulo invertido. (Imagens de propriedade dos autores.)

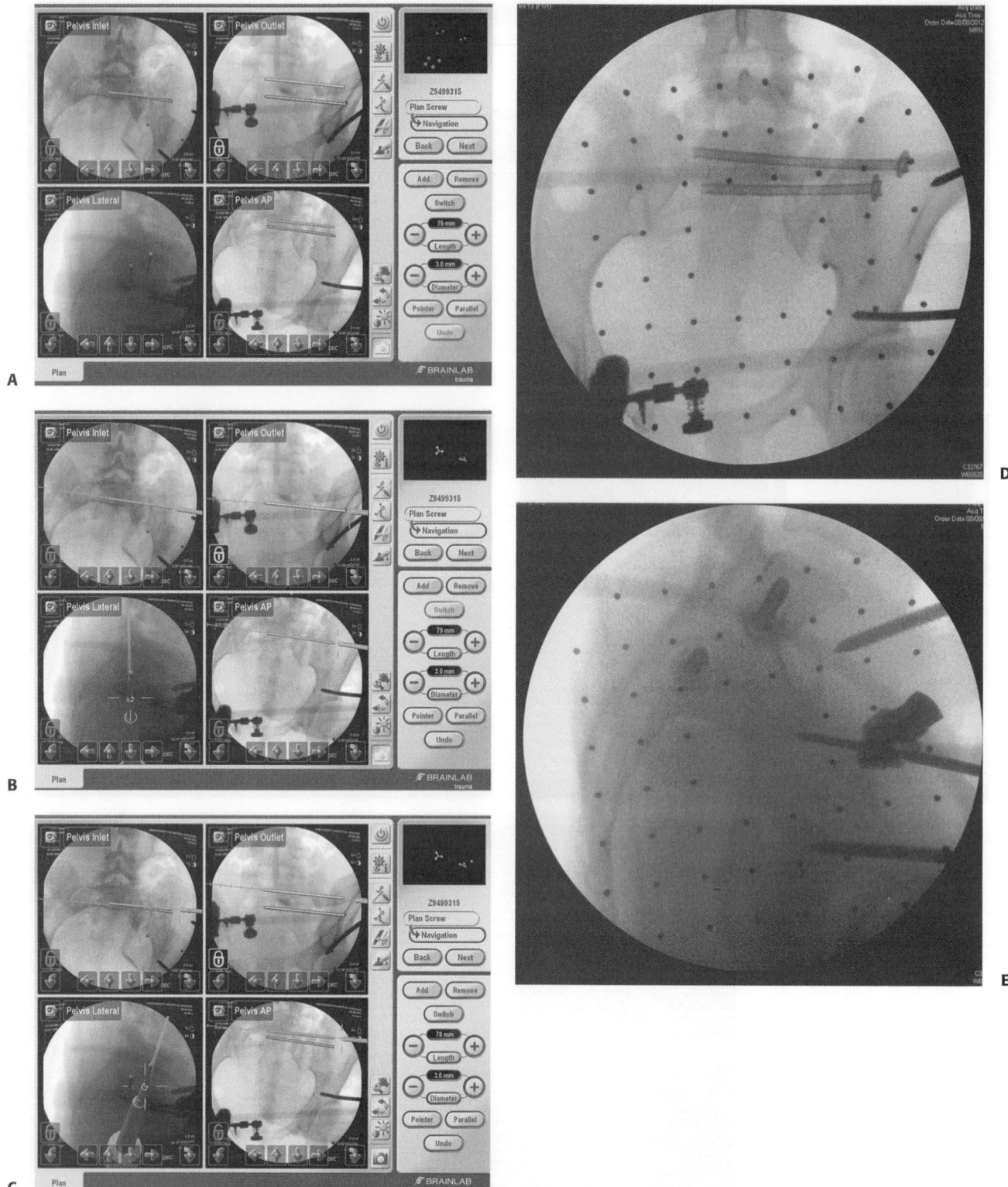

FIGURA 18.13 Parafusos sacroilíacos. **A.** A posição ideal dos parafusos deve ser planejada com base no parafuso e, mais adiante, pelo guia de perfuração virtual **B, C.** Imagens típicas na tela do computador durante o intraoperatório, durante a inserção de dois parafusos sacroilíacos. A posição espacial "ao vivo" do guia de perfuração está apresentada simultaneamente em quatro vistas (AP e lateral de entrada e de saída), em que uma continuação virtual representa a trajetória do guia. **D, E.** Imagens fluoroscópicas de verificação pós-operatória. Revelam com precisão a posição real dos dois parafusos sacroilíacos, terminado o processo de navegação (Brainlab Trauma Package [Ver 3]; imagens de propriedade dos autores.)

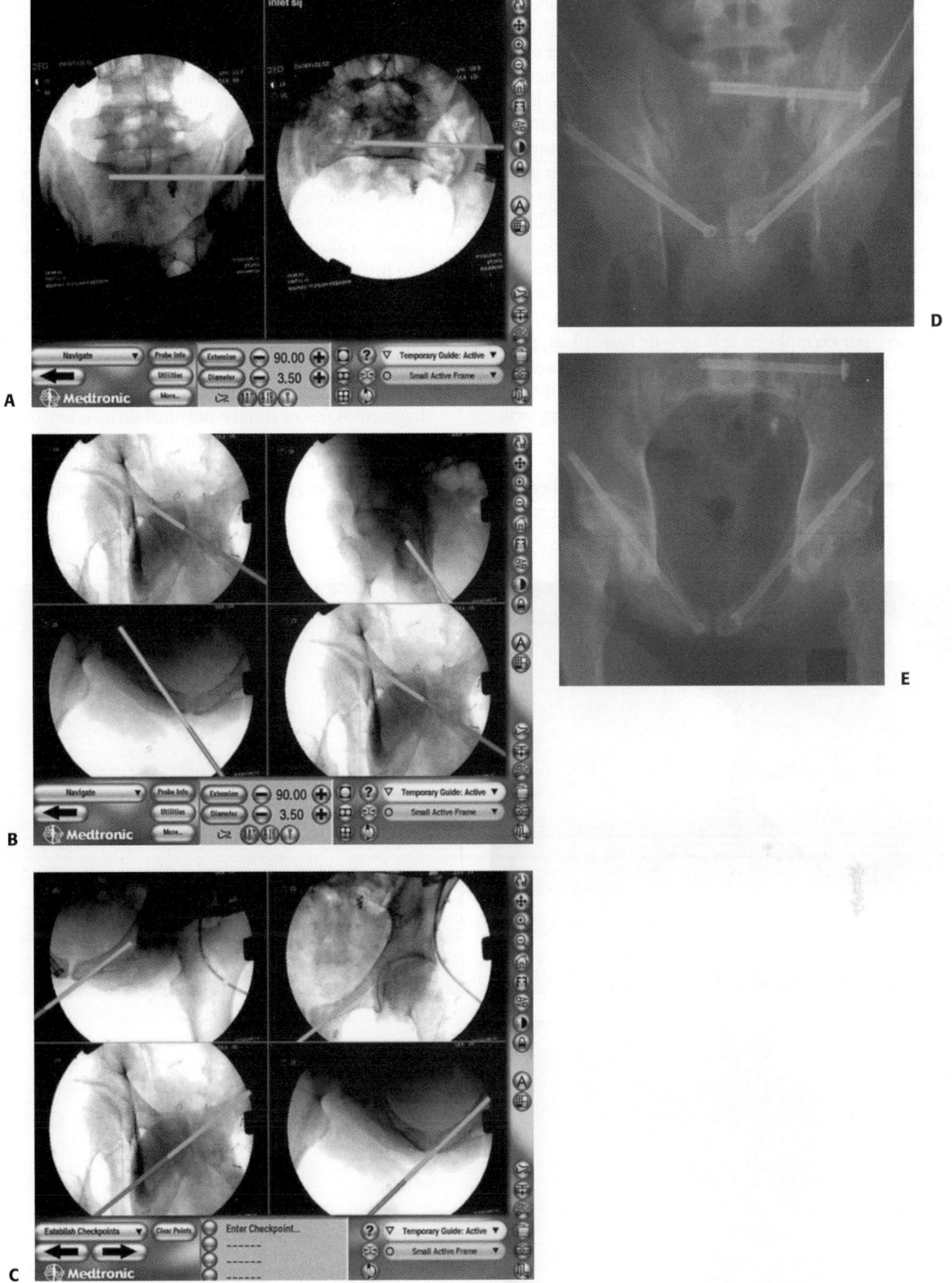

FIGURA 18.14 Parafusos sacroilíaco e no ramo púbico. **A-C.** Imagem intraoperatória na tela do computador durante a inserção de um parafuso sacroilíaco e dois parafusos intramedulares no ramo púbico. **D, E.** Radiografias de controle pós-operatórias em *inlet* e *outlet*, mostrando precisamente o posicionamento real dos três parafusos. (Imagens de propriedade dos autores.)

instruções do fabricante, através de seu guia, para a abertura do canal medular.[24]

2. *Bloqueio à mão livre:* essa técnica é relativamente fácil e envolve mínima exposição à radiação. O rastreador do osso deve ser fixado nas proximidades da localização dos parafusos de bloqueio. Utilizando a técnica do "círculo perfeito", obtém-se uma imagem AP ou lateral do orifício de bloqueio, ficando este com aspecto de um círculo. Uma imagem adicional AP ou lateral deve ser obtida para determinação do comprimento do parafuso. O guia de perfuração rastreado é mobilizado na direção da área dos parafusos de bloqueio e navegado até que surja na tela do computador um círculo no interior do orifício (Fig. 18.15 B e C). Em seguida, faz-se a perfuração através do guia de perfuração rastreado e insere-se o parafuso de bloqueio. Em alguns casos, por exemplo, na aplicação de haste tibial, pode-se usar as mesmas projeções AP e laterais para a iserção de dois, ou mesmo de três, parafusos bloqueados adjacentes. As tecnologias avançadas modernas foram projetadas para facilitar o bloqueio com uso de menos radiação, em comparação com a navegação convencional.[63]

3. *Posicionamento de outros parafusos:* parafusos tipo "Poller" são instrumentos importantes para a correção do alinhamento ósseo durante a inserção das hastes nas fraturas metafisárias. Atualmente, é possível uma aplicação precisa desses parafusos com o uso de uma técnica similar à utilizada com os parafusos de bloqueio. A fluoroscopia virtual baseada em imagens AP e laterais permite um posicionamento fácil e preciso dos parafusos tipo "Poller". No caso dos parafusos sem contato com a haste ("*miss-a-nail screws*"), adquirem-se imagens AP e laterais adicionais do fêmur proximal, após a inserção da haste. O objetivo é inserir o parafuso através do colo do fêmur (i. e., *cross-neck*) sem interferir com a haste intramedular. O sistema de navegação permite que o cirurgião determine a posição precisa dos parafusos *cross-neck* e navegue com segurança através da estreita zona de segurança[24,38,61] (Fig. 18.16).

4. *Redução das fraturas:* novos *softwares* estão disponíveis para o procedimento completo de redução das fraturas. Isso se tornou possível com a capacidade de rastrear simultaneamente duas estruturas de referência. As estruturas são presas aos fragmentos ósseos distal e proximal do osso longo. Várias projeções AP e laterais são adquiridas, possibilitando uma visualização integral do osso. Normalmente, são necessárias seis projeções (três AP e três laterais) para a visualização do fragmento proximal, do local fraturado e do fragmento distal em

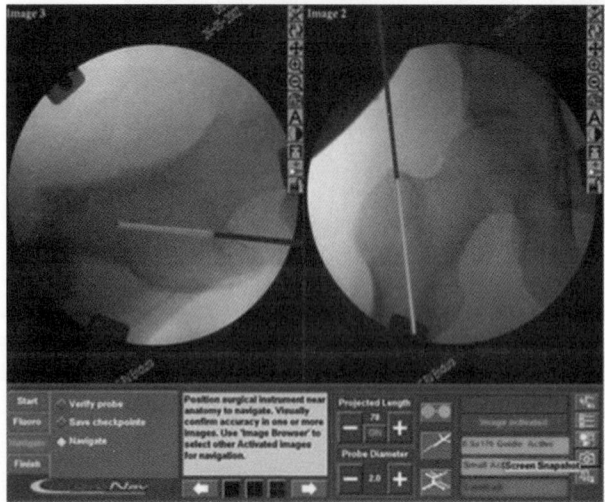
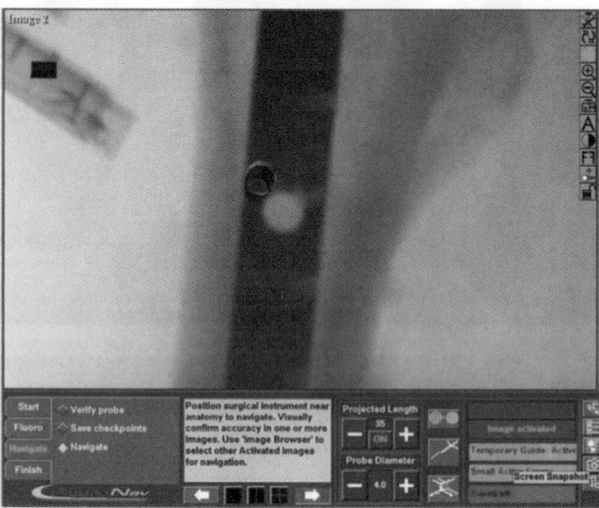
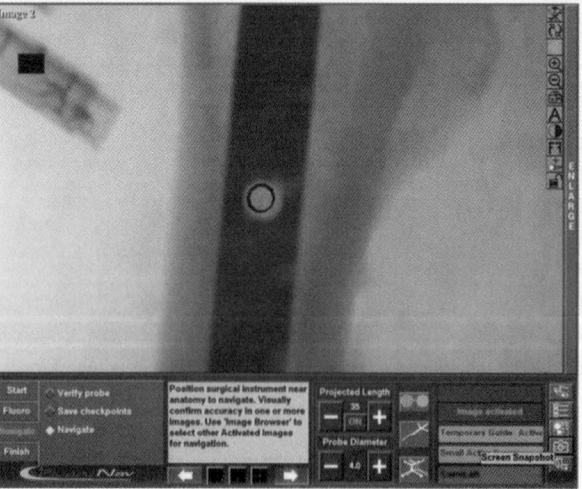

FIGURA 18.15 Inserção de haste intramedular. **A.** Imagem de computador típica, utilizada durante a inserção intramedular femoral anterógrada, consistindo nas incidências anteroposterior e lateral, onde a linha escura representa o ponto de inserção do guia no ponto correto de entrada na fossa piriforme, e a linha clara representa a direção da haste. **B, C.** Orifício de bloqueio proximal na haste femoral retrógrada. Observe que o orifício aparece como um círculo perfeito, possibilitando o direcionamento preciso do parafuso de bloqueio. (Imagens de propriedade dos autores.)

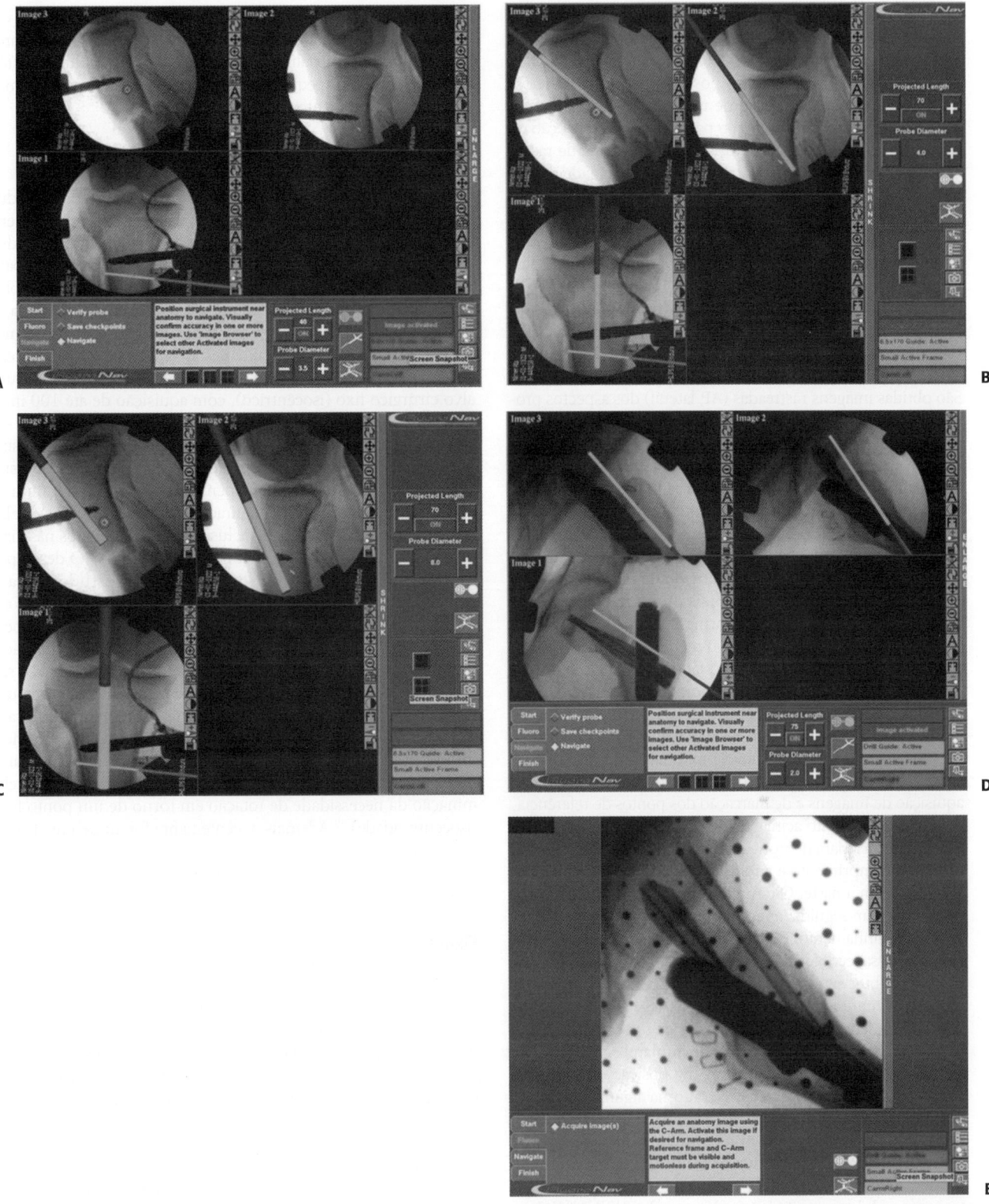

FIGURA 18.16 Inserção de haste intramedular: parafusos tipo "Poller" e sem contato com a haste ("*miss-a-nail*"). **A.** Planejamento do parafuso tipo "Poller" para redução de uma fratura na tíbia proximal. O círculo representa a posição planejada do parafuso tipo "Poller". A linha clara é a haste virtual. O cirurgião pode prever a relação entre os dois. **B, C.** Processo de inserção do parafuso tipo "Poller". **D, E.** Parafuso pela técnica "*miss-a-nail*" através de uma fratura do colo do fêmur, após a inserção de haste femoral com uma lâmina em espiral. **D.** Planejamento do trajeto do parafuso tipo "*miss-a--nail*" com o sistema de navegação visualizado como uma linha clara. **E.** Imagem fluoroscópica depois da inserção da haste. Observe o paralelismo entre a rota planejada e a rota real da haste. (Imagens de propriedade dos autores.)

dois planos. Conforme foi descrito, é possível definir virtualmente cada segmento no monitor do computador e rastrear cada fragmento por navegação. A localização espacial de cada fragmento em relação ao outro possibilita a redução efetiva da fratura e a inserção do fio de redução. O procedimento lembra o processo fluoroscópico para cirurgia de redução de fratura, com duas vantagens importantes: ausência de radiação e rastreamento biplanar simultâneo. A capacidade de rastrear e visualizar o osso em sua totalidade possibilita a realização de várias medições, incluindo o comprimento e a rotação. Um *software* para navegação computadorizada recentemente comercializado permite medidas acuradas de comprimento e rotação (navegação Brainlab, Brainlab Trauma 3.0). Esse *software* possibilita o acesso a dados biomecânicos do lado não fraturado para reprodução no lado fraturado. Aplica-se um rastreador óptico não invasivo sobre a coxa não lesionada no início do caso, com o uso de uma tira de velcro. São obtidas imagens rastreadas (AP, lateral) dos aspectos proximal e distal do fêmur. Posiciona-se um rastreador nas vizinhanças de um fluoroscópio com arco em C (X-SpotTM) para o rastreamento e registro das imagens, juntamente com o rastreamento não invasivo. As imagens resultantes são marcadas pelo cirurgião sobre quatro pontos de referência: o centro da cabeça do fêmur; a ponta do trocanter maior; a parte mais posterior dos côndilos femorais; e o centro do joelho. O *software* calcula automaticamente o ângulo de rotação axial entre os pontos de referência femorais proximal e distal, bem como o comprimento do fêmur, armazenando os valores para futura reprodução. Em seguida, o membro lesionado é preparado com campos cirúrgicos, quando terá início o procedimento de aplicação da haste femoral por técnica cirúrgica de rotina, de acordo com a preferência do cirurgião. Em seguida à inserção da haste e antes de qualquer bloqueio da haste, aplicam-se rastreadores tanto proximal como distalmente ao fêmur lesionado, sendo repetido um processo idêntico de aquisição de imagens e de marcação dos pontos de referência, conforme foi descrito acima para o membro não lesionado. A essa altura, a câmara de rastreamento do sistema de navegação registra o comprimento e a rotação da extremidade lesionada já tratada com a haste. O cirurgião corrige a rotação e o comprimento e, em seguida, aplica os parafusos de bloqueio, para garantir o alinhamento. Dados preliminares sugerem a exequibilidade dessa tecnologia no cenário clínico, indicando que ela pode contribuir significativamente para o resultado clínico da redução de fraturas em ossos longos (Fig. 18.17). Recentemente, foram desenvolvidos vários pacotes de *softwares* que também possibilitam o rastreamento de implantes, em particular, placas. Assim, é possível rastrear a posição do implante com relação ao osso. Essa técnica contorna alguns dos inconvenientes da primeira geração de sistemas de navegação computadorizada. No futuro, instrumentos de rastreamento customizados, baseados nesses princípios, melhorarão de maneira ainda mais expressiva e facilitarão a aplicação de hastes intramedulares assistida por computador.[9,15,24,38,40,52,58]

Fixação de fraturas intra-articulares

A fixação de fraturas intra-articulares apresenta dificuldades técnicas singulares. Em muitos casos, a fratura exibe cominuição, tendo uma geometria complexa de difícil avaliação nos cortes convencionais de TC ou nas imagens radiográficas fluoroscópicas. A obtenção de imagens intraoperatórias em 3D, recentemente introduzida (p. ex., as imagens do arco Iso-C), é uma ferramenta útil para essa visualização. No entanto, a técnica também tem limitações, pois pode ser utilizada apenas uma ou duas vezes durante a cirurgia, por causa da exposição à radiação e também por ser uma visualização estática. Outras dificuldades estão no rastreamento de pequenos fragmentos ósseos e o possível movimento dos fragmentos durante a fixação.

Controle intraoperatório

A confirmação intraoperatória, e não pós-operatória, da redução e da fixação de fraturas intra-articulares poupa tanto pacientes como cirurgiões da incerteza relacionada à qualidade da redução. Desenvolvimentos recentes resultaram em novas opções para a obtenção de imagens 3D intraoperatórias. O sistema SireMobil Iso-C 3D (Siemens Medical Solutions), por exemplo, combina as possibilidades da fluoroscopia intraoperatória de rotina com arco em C com as imagens 3D resultantes. O equipamento para obtenção de imagens 3D pode girar automaticamente em torno de um alvo cirúrgico fixo (isocêntrico), com aquisição de até 100 imagens. Com base nos cortes axiais, reformações 2D e 3D podem ser geradas, sendo comparáveis às imagens de TC. O uso dessa singular modalidade imaginológica pode ajudar o cirurgião em sua avaliação intraoperatória, não apenas da anatomia da fratura,[1,2] mas também a posição e configuração dos implantes em correlação com a área da cirurgia,[57] inclusive aqueles situados nas vizinhanças do acetábulo e do anel pélvico posterior.[41] O desempenho do Iso-C 3D já foi descrito em vários estudos para a demonstração intraoperatória de objetos esqueléticos de alto contraste, com resultados animadores.[1,2] As desvantagens ainda persistentes dos fluoroscópicos 3D se referem ao tamanho limitado das imagens de 12,5 cm³, que é suficiente para a articulação sacroilíaca, mas não para o anel pélvico posterior inteiro, com qualidade relativamente inferior das imagens. Recentemente, foram introduzidas modificações no arco em C isocêntrico, objetivando melhor qualidade das imagens, aumento do campo de visão, maior resolução espacial e visibilidade das partes moles, bem como a eliminação da necessidade de rotação em torno de um ponto fixo (isocentricidade).[45] Ademais, recentemente foram desenvolvidos e patenteados novos módulos de *software* que permitem uma avaliação 3D no intraoperatório, com menor custo e radiação, com o uso de técnicas fluoroscópicas convencionais.[35,41,51,60]

Fixação das fraturas

Um método aperfeiçoado para a orientação das imagens em casos de fixação de fraturas intra-articulares é a navegação por fluoroscopia 3D. Com base nos cortes axiais intraoperatórios, podem ser geradas reformações 2D e 3D, e os dados podem ser transferidos para o sistema de navegação. Com o registro inerente, pode-se fazer a navegação de maneira parecida com a navegação por TC, mas sem qualquer procedimento de registro.[49]

Novos progressos, com a integração de um fluoroscópio 3D de segunda geração (p. ex., o Arcadis Orbic; Siemens AG, Erlangen, Alemanha; O-arm Surgical Imaging System; Metronic, Minneapolis, MN, USA)[28,41,42,53] e um sistema de navegação multifuncional montados em um mesmo carrinho móvel, melhoram significativamente a transferência de dados e o manejo do sistema. Com isso, são ampliadas as indicações para o uso de imagens de orientação nos tratamentos de fraturas intra-articulares, incluindo cirurgias pélvicas, possibilitando a redução de procedimentos de redução aberta (Fig. 18.18). O crescente uso dessas novas tecnologias proporciona controle intraoperatório; com isso, seu uso fica facilitado na cirurgia traumatológica da coluna vertebral.[50,54,64]

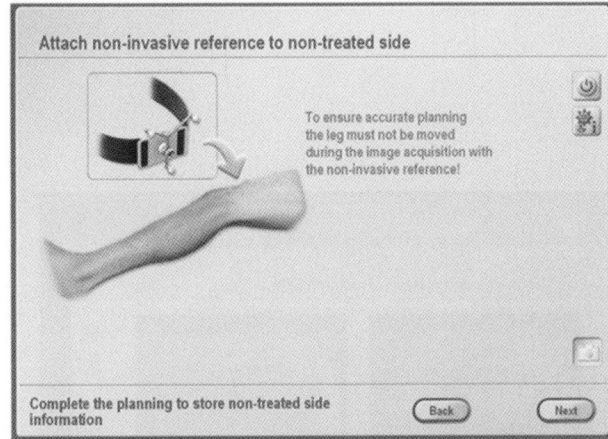

A1

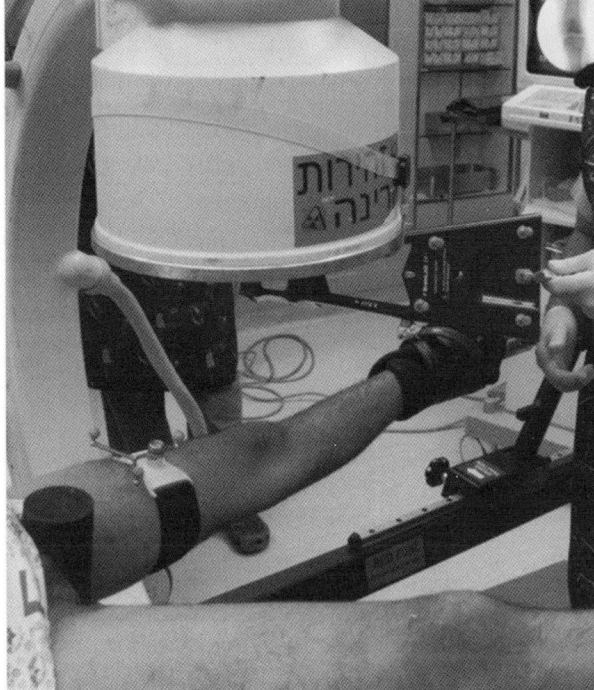

A2

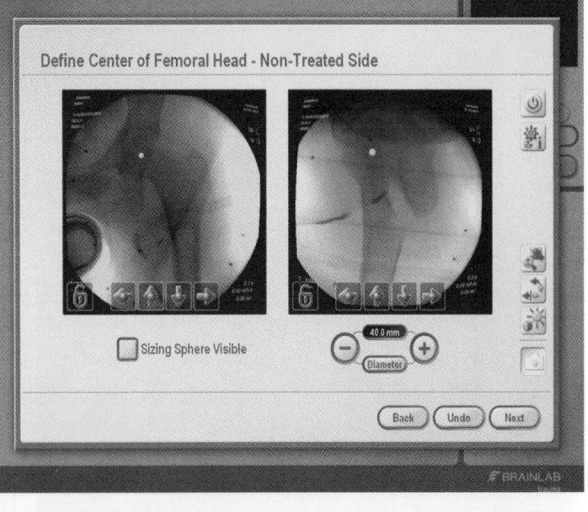

B1

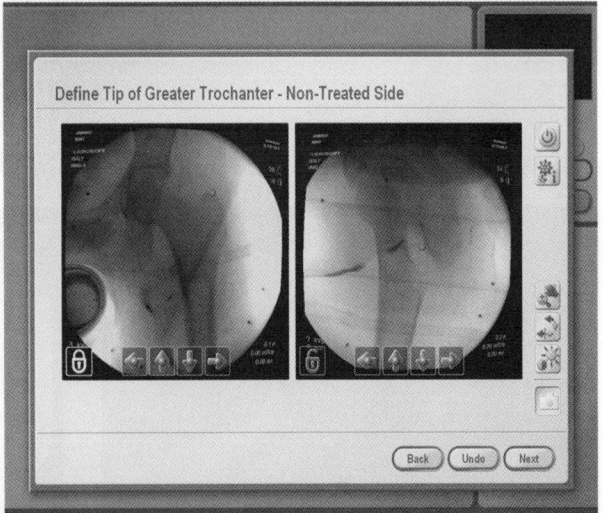

B2

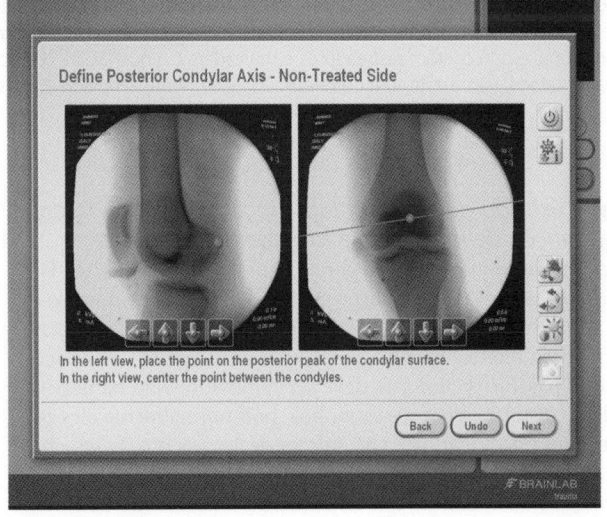

B3

FIGURA 18.17 Procedimento de redução de fratura de fêmur, envolvendo controle do comprimento e da rotação. **A:** Aplicação de uma correia não invasiva no lado intacto. *A1*: Instruções na tela. *A2*: Quadro clínico. **B:** Medidas de comprimento e rotação do lado não tratado, como referência para o lado tratado. *B1*: Definição do centro da cabeça do fêmur. *B2*: Definição do trocanter maior. *B3*: Referência para o terço distal do fêmur e aspecto posterior do côndilo.

(continua)

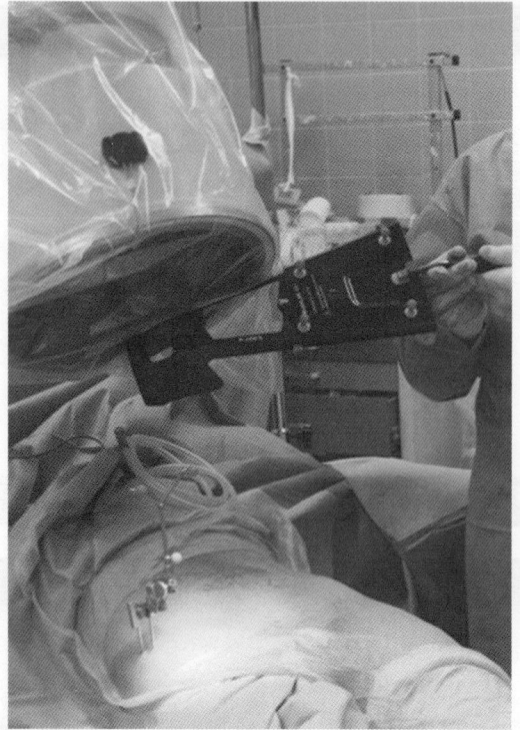
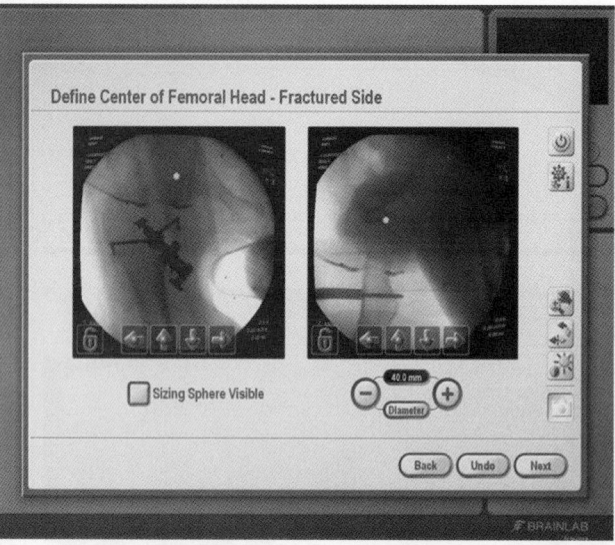
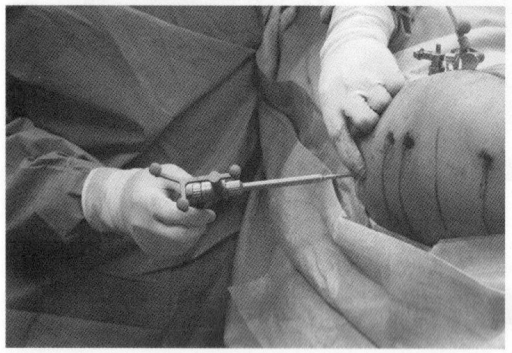
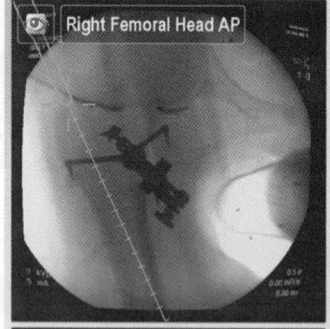
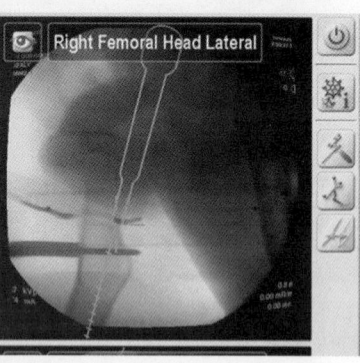

FIGURA 18.17 *(continuação)* **C:** Aquisição de imagens fluoroscópicas do lado tratado com duas estruturas de referência acopladas aos fragmentos distal e proximal, com o uso de um novo método de registro de imagens introduzido, que consiste em um dispositivo portátil "Expot," não conectado ao fluoroscópio e que contém rastreadores e marcadores, o que facilita o processo de registro. **D:** Definição dos mesmos pontos de referência anatômicos no lado tratado, não a estrutura de referência rigidamente acoplada. **E:** Navegação do ponto de entrada. *E1*: Clínica. *E2*: Imagem no monitor.

(continua)

Novos usos da navegação: localização de lesões ósseas ou remoção de implantes e fragmentos metálicos

A indicação mais simples para o uso de sistemas COAC-TE é uma situação em que um corpo estranho esteja retido no osso ou em partes moles, por exemplo, um implante ou uma lesão penetrante com retenção de fragmento metálico (p. ex., estilhaços, porcas, parafusos etc.) que deve ser removido. Não há necessidade de rastrear os corpos estranhos, pois normalmente eles permanecem estacionários e não sofrem deslocamento. Esses objetos podem ser alcançados com um instrumento navegado, sendo necessário acompanhar a localização do instrumento com relação ao corpo estranho nas imagens fluoroscópicas ativadas (Fig. 18.19). Considerando a simplicidade do procedimento, recomenda-se que este seja o primeiro procedimento cirúrgico com utilização de sistemas de navegação computadorizados a ser realizado por cirurgiões inexperientes.[30,37,59]

A principal indicação para a remoção de implantes metálicos é o desconforto local, embora outras indicações incluam infecção ou risco de toxicidade. A remoção de materiais retidos em um local inacessível representa um grande problema para o cirurgião traumatológico, pois pode colocar em risco a integridade de estruturas internas adjacentes.

A navegação por fluoroscopia é o método de escolha para essas situações. Ao contrário dos sistemas baseados na TC, a navegação por fluoroscopia tem uma preparação pré-operatória bastante breve, o que torna o sistema apropriado também para situações de emergência – onde a eficácia já foi comprovada, mesmo durante os estágios urgentes do tratamento. Em razão da elevada precisão da navegação por fluoroscopia, seu uso é promissor em situações complexas e perigosas, como os casos de corpo estranho localizado nas proximidades de estruturas vasculares e/ou nervosas. Em comparação com outras técnicas convencionais, o uso da navegação por fluoroscopia permite que os cirurgiões ortopédicos minimizem a dissecção das partes moles. O mesmo princípio pode ser utilizado em procedimentos orientados para obtenção de biópsias ósseas.

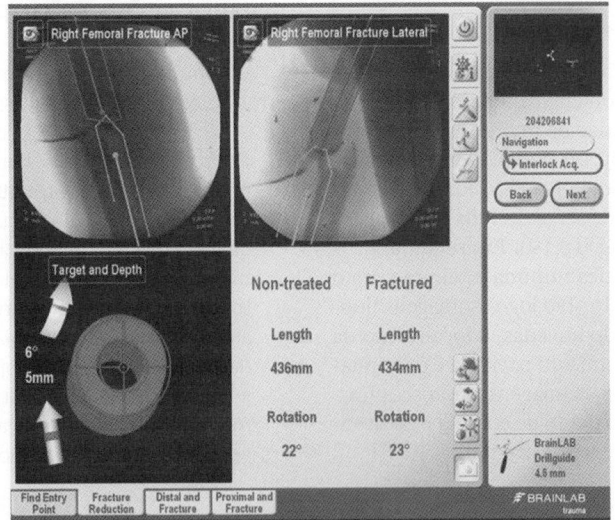

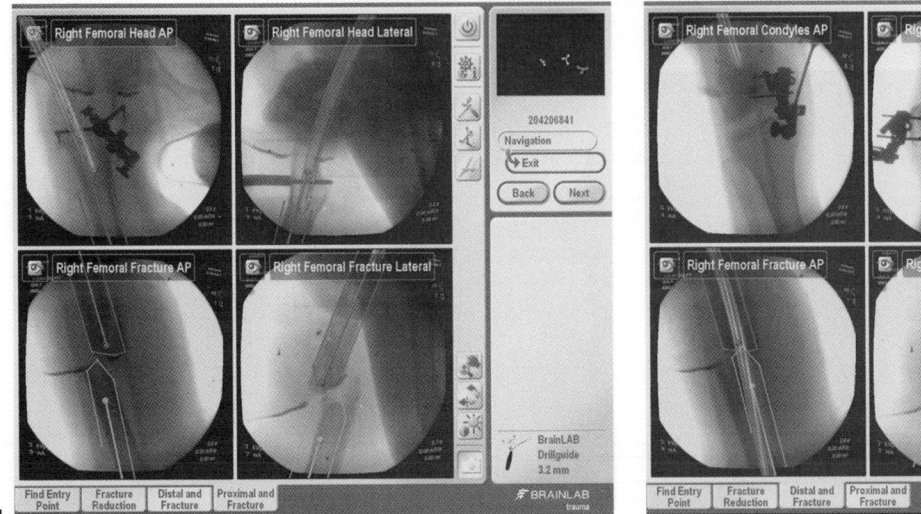
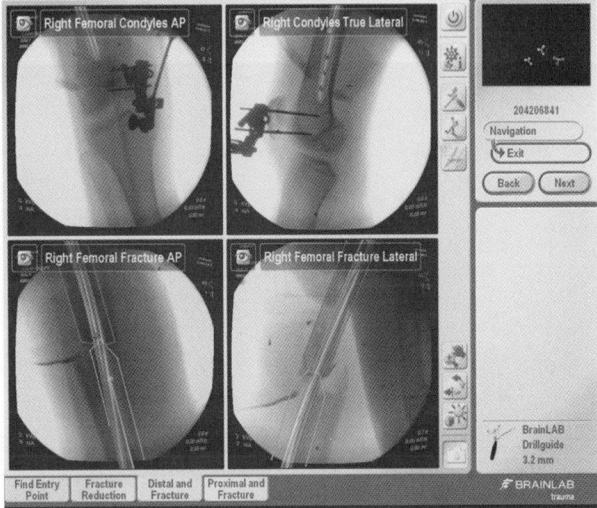

FIGURA 18.17 *(continuação)* **F:** Redução de fratura – o processo de navegação de dois fragmentos. O *software* possibilita a localização dos dois fragmentos, com informações com relação ao comprimento, angulação e rotação. **G:** Navegação do implante: navegação da haste intramedular. *G1*: navegação da haste intramedular até o ponto de entrada e (G2) até o fragmento distal. (Imagens de propriedade dos autores.)

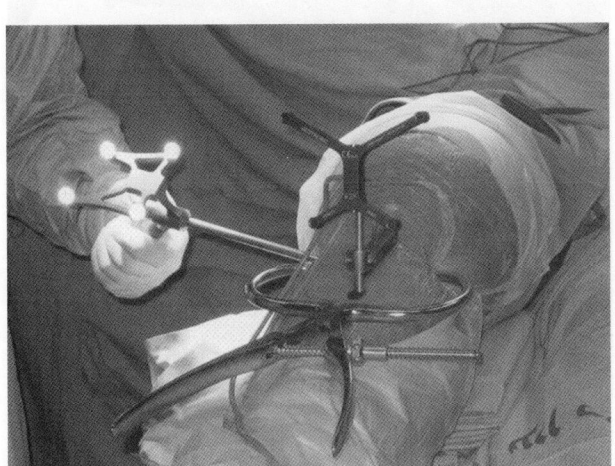
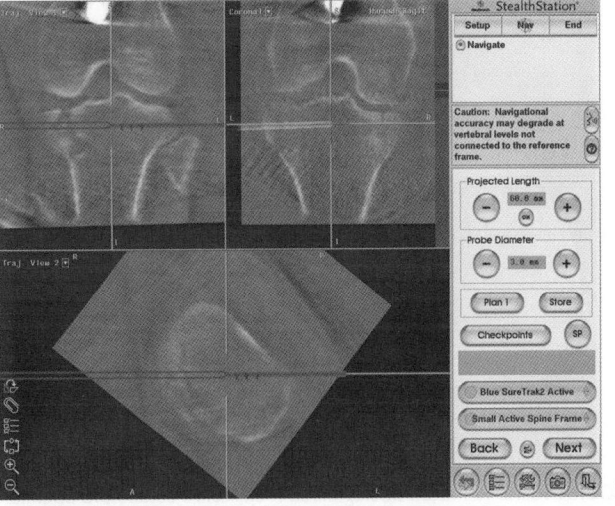

FIGURA 18.18 Uso da unidade SireMobil Iso-C 3D (Siemens Medical Solutions, Erlangen, Alemanha) para redução de fraturas. **A.** Redução percutânea de uma fratura do platô tibial, utilizando instrumentos de redução com aplicação de uma estrutura de referência. **B.** Três imagens exibidas na tela do sistema (coronais e sagital), demonstrando a localização do instrumento cirúrgico (linha escura) e permitindo o rastreamento em tempo real com a linha clara virtual, que ajuda a determinar a direção do instrumento cirúrgico em um ambiente 3D. (Imagens de propriedade dos autores.)

Técnica cirúrgica

Estruturas de referência rastreadas são firmemente fixadas ao osso adjacente do paciente e a um ponteiro calibrado. Várias imagens fluoroscópicas do local anatômico de interesse são adquiridas e armazenadas no computador, ou podem ser adquiridas informações 3D utilizando a tecnologia Iso-C. A localização espacial precisa do objeto estranho pode ser observada nas imagens exibidas na tela do computador (Fig. 18.19). Em seguida, o cirurgião planeja a abordagem cirúrgica mínima e segura para o corpo estranho que deve ser removido. Tão logo as imagens fluoroscópicas armazenadas tenham sido ativadas, a localização da sonda orientada com relação à anatomia do paciente é continuamente exibida e atualizada em todas as imagens fluoroscópicas. Isso permite a determinação exata do ponto de entrada e do avanço espacial da sonda na direção do corpo estranho.[29]

COMPLICAÇÕES E CONTROVÉRSIAS

As complicações clínicas e técnicas mais frequentes que geram erros de navegação e insucessos estão listadas a seguir.

1. *Perda da linha de visão*. Uma visão desobstruída entre a câmara óptica e os rastreadores durante todos os momentos do procedimento é essencial para uma navegação óptica. Ocorre perda da linha de visão quando a visão entre a câmara óptica e um ou mais dos rastreadores fica obstruída pelo cirurgião ou por outro membro da equipe cirúrgica, pelo corpo do paciente, pelo arco em C da fluoroscopia, pelo foco de iluminação cirúrgica ou por qualquer outro objeto ao redor do campo cirúrgico. Se a linha de visão ficar obstruída, o rastreador desaparecerá do monitor, ou o monitor ficará completamente congelado. A navegação será reiniciada tão logo desapareça a obstrução.

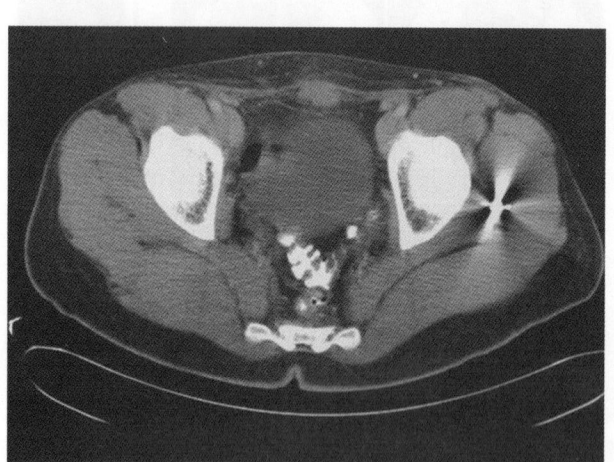
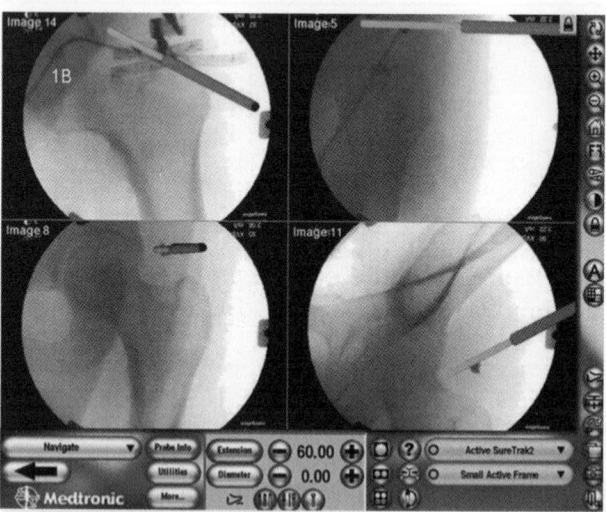
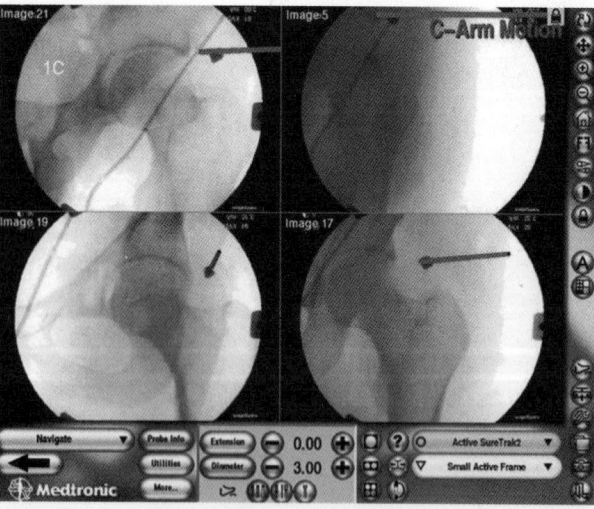
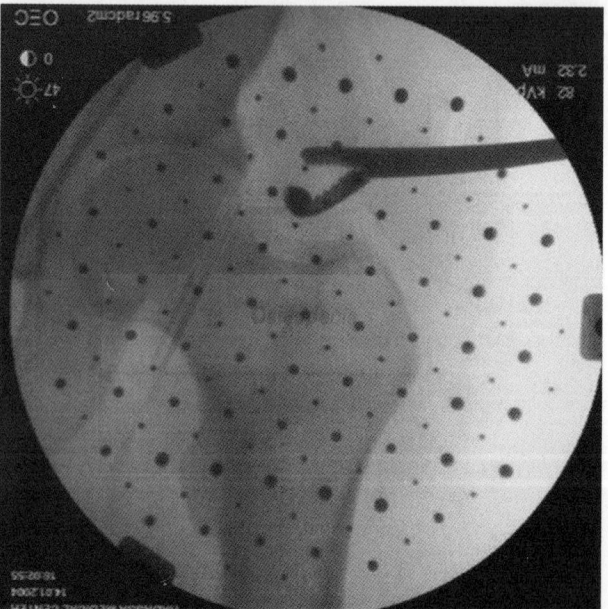

FIGURA 18.19 Remoção de fragmento metálico. **A.** Estudo pré-operatório de tomografia computadorizada revelando um fragmento metálico programado para remoção, por estar próximo à articulação do quadril esquerdo. **B.** Quatro imagens adquiridas são mostradas na tela do sistema, revelando a localização do metal e permitindo o planejamento pré-operatório imediato da abordagem cirúrgica percutânea. A linha escura representa o instrumento cirúrgico, e a linha clara virtual ajuda a determinar o ponto de entrada e a direção do instrumento cirúrgico. **C.** O instrumento cirúrgico, representado pela linha escura, chega ao metal. **D.** Fluoroscopia de controle seguida pela remoção do fragmento metálico. (Imagens de propriedade dos autores.)

A perda da linha de visão pode ser corrigida pela remoção do objeto causador da interferência, pelo reposicionamento da câmara óptica ou pela mudança de posição da equipe cirúrgica em torno do paciente. Em algumas situações, por causa da abordagem cirúrgica, não é possível visualizar todos os rastreadores ao mesmo tempo. Nesse caso, será possível uma navegação parcial com os rastreadores visíveis. Em algumas situações cirúrgicas, não é possível manter a linha de visão, devendo-se evitar a navegação. Como discutido previamente, o cirurgião pode controlar alguns dos obstáculos com o posicionamento apropriado dos rastreadores e da câmara. Em termos práticos, a disponibilidade de uma linha de visão deve ser considerada como parte integrante do estágio de pré-planejamento da COAC-TE.

2. *Deslocamento da montagem da estrutura de referência dinâmica no osso.* É essencial que seja mantida a posição estável entre o rastreador ósseo e o osso durante toda a cirurgia, para que haja garantia na precisão do registro. Normalmente, o desvio é resultante do afrouxamento da fixação ao osso, da fixação inadequada do dispositivo de retenção ou de algum afastamento ou colisão acidental com o rastreador e/ou com sua estrutura de montagem. O deslocamento não detectado resultará em imprecisão nas imagens de navegação, o que pode levar o cirurgião a erro e a resultados e complicações indesejáveis. Para evitar essa situação, o cirurgião deve se certificar de que o dispositivo de montagem do rastreador esteja firmemente fixado à estrutura óssea.

O único modo de detectar um movimento da estrutura de referência dinâmica é pela validação. A validação é realizada na aquisição de uma ou mais imagens radiográficas fluoroscópicas e na comparação dessas imagens com as imagens de navegação, ou pelo toque, com a ponta de um instrumento cirúrgico, nos pontos de referência anatômicos conhecidos, verificando se a ponta do instrumento aparece perto do ponto de referência na imagem navegada. A validação deve ser feita em pontos-chave durante a cirurgia e sempre que houver qualquer dúvida.

3. *Descalibragem do instrumento.* Ocorre descalibragem do instrumento quando os dados geométricos do instrumento rastreado não são compatíveis com sua geometria real. A descalibragem do instrumento é causada por desgaste ou quebra do instrumento pelo uso (p. ex., ponta torta, deformação da estrutura por causa das esterilizações repetidas ou por deslocamento do rastreador do instrumento). Para que essas situações sejam evitadas, o cirurgião deve verificar a calibragem do instrumento antes da cirurgia, em pontos-chave durante a cirurgia e sempre que houver qualquer dúvida. A descalibragem do instrumento não pode ser detectada automaticamente. O cirurgião deve fazer um procedimento de verificação de calibragem do instrumento, que normalmente envolve o uso de programas de computador e de instrumentos de calibragem feitos sob encomenda.

4. *Imprecisão da imagem de navegação.* Imprecisão das imagens de navegação é o descompasso entre as imagens exibidas e a situação intraoperatória. Ocorre como o resultado de erros na cadeia de registro. Suas principais causas são o deslocamento da estrutura de referência dinâmica, a descalibragem do instrumento e o deslocamento do anel rastreador do arco em C. As causas secundárias são o deslocamento do sistema de rastreamento com o passar do tempo e a navegação nos limites do volume operacional do sensor de posição. Outras causas estão ligadas às próprias imagens. Nas imagens de TC, essas causas são: contraste ruim, baixa resolução dos cortes, dose de radiação insuficiente, espaço grande entre os cortes, movimento do paciente durante o estudo de TC e artefatos resultantes da presença de objetos metálicos. Nas imagens radiográficas fluoroscópicas, são causas de erro a baixa resolução das imagens, contraste ruim por causa de radiação insuficiente ou excessiva, pontos de visão inadequados e movimento do paciente durante a aquisição das imagens.

O cirurgião deve ter em mente que as imagens adquiridas servirão como base para todo o procedimento cirúrgico navegado.[17,19,46] Assim, a otimização dessas imagens (contraste, campo, ângulo de visão etc.) é fundamental, e deve ser conferida durante o estágio de aquisição das imagens e antes de dar início à cirurgia. Deve-se observar que a imprecisão das imagens de navegação pode ser visualizada pelo cirurgião, mas não pode ser detectada automaticamente. Isso exige a realização de testes de validação para deslocamentos do anel do arco em C e da estrutura de referência dinâmica, descalibragem do instrumento, reinício do sistema de rastreamento, reposicionamento do sensor de posição e a aquisição de novas imagens.[27]

5. *Aspectos sobre a estabilidade do sistema.* Estabilidade é a capacidade de um sistema de realizar suas tarefas planejadas com um número mínimo de falhas com o passar do tempo. Quanto mais estável for o sistema, maior a aceitação pelo cirurgião. Esta depende tanto dos componentes físicos (i. e., *hardware*) como do programa de computador (i. e., *software*). Os erros de *software* incluem falhas no sistema operacional do computador, no programa de computador criado sob encomenda e na unidade de controle da base de rastreamento. Na melhor das hipóteses, as falhas de *software* podem ser temporariamente contornadas com o reinício do sistema. Na pior, provocarão a interrupção da navegação; esses defeitos devem ser informados à empresa responsável. Os erros de *hardware* incluem as falhas da unidade de computação, conexões elétricas ruins e falhas na unidade de rastreamento.

6. *Verificação da posição espacial do instrumento cirúrgico e do implante.* O cirurgião sempre deverá se lembrar de fazer uma diferenciação entre as situações virtuais e não virtuais exibidas no monitor do computador. Isso é muito importante nas cirurgias do trauma, porque o cirurgião está acostumado a trabalhar sob a orientação fluoroscópica, que proporciona uma visão real do local da cirurgia, ao contrário da exibição virtual nos procedimentos COAC-TE. Por exemplo, uma posição virtual perfeita de um fio-guia pode representar uma situação falsa, porque durante a inserção do fio-guia real, ele pode deslizar ou se encurvar, passando a apontar para uma posição errada, sem que isso seja detectado ou exibido na imagem ampliada. Há várias maneiras de resolver esse problema. A melhor delas é utilizar fios-guia rígidos, evitando assim a ocorrência de encurvamento, para que a penetração no osso cortical ocorra no local correto. Normalmente, a experiência e/ou o uso de perfuradores rígidos podem contornar esse problema. É também muito importante fazer uma verificação fluoroscópica em tempo real em passos críticos ou questionáveis durante o procedimento cirúrgico.

7. *Adaptação a diferentes técnicas cirúrgicas.* Em comparação com a cirurgia fluoroscópica convencional para o trauma, o principal benefício da navegação assistida por computador é a estrutura de referência montada no osso. Já foram descritos os detalhes do afrouxamento da estrutura de referência. A localização real da estrutura pode interferir no procedimento cirúrgico. Por exemplo, na inserção do parafuso da estrutura de referência na diáfise óssea durante a inserção da haste intramedular, o parafuso não deve obstruir a passagem da haste no canal medular. Além disso, durante a inserção de um

parafuso de bloqueio, a estrutura de referência pode estar no trajeto, impedindo a obtenção de uma linha de visão precisa ou o posicionamento apropriado de certos instrumentos cirúrgicos (p. ex., brocas). O cirurgião deve optar entre o posicionamento da estrutura perto do local da operação para aumentar a precisão do procedimento e melhorar a triangulação, ou posicionar a estrutura em um local onde seja estabelecida uma distância conveniente para trabalhar.

PERSPECTIVAS

Perspectivas técnicas e econômicas

Os sistemas de navegação são limitados pelos elementos técnicos. Suas principais limitações atuais, em ordem decrescente de importância, e as perspectivas para progressos são apresentadas a seguir.

1. *Suporte para implantes e para a instrumentação.* Os sistemas de navegação são projetados para uso com ferramentas, instrumentos e implantes específicos, produzidos por fabricantes específicos. A escolha dos instrumentos e dos implantes compatíveis depende das decisões tomadas pelas empresas de navegação e de instrumental, que são basicamente ditadas por interesses comerciais. Frequentemente, o *software* do computador aceita apenas modelos de um fabricante. Em alguns casos, instrumentos de outros fabricantes podem ser incorporados depois de um procedimento de calibragem. Hoje em dia, apenas alguns instrumentos e implantes são compatíveis.
2. *Suporte para procedimentos cirúrgicos.* Os sistemas de navegação dependem de *softwares* para os módulos (protocolos cirúrgicos em *software*) que implementam o protocolo cirúrgico para navegação de procedimentos específicos. Sem o *software* apropriado para o procedimento cirúrgico, o sistema de navegação não pode ser utilizado, embora seja tecnicamente viável para procedimentos diferentes daqueles para os quais foi projetado. Atualmente, há compatibilidade apenas para alguns procedimentos.
3. *Progressos na tecnologia de rastreamento.* A tecnologia moderna de rastreamento óptico tem várias desvantagens, incluindo a linha de visão, o tamanho dos rastreadores, cabos, número de rastreadores, precisão e custo. O rastreamento magnético oferece uma série de vantagens potenciais, pois dispensa a necessidade da linha de visão, tem tamanho de rastreador reduzido e menor custo. Embora a tecnologia não esteja ainda pronta para o uso clínico de rotina, é provável que alguns dos obstáculos sejam superados em um futuro próximo, com a possibilidade de rastreamento dos fragmentos ósseos e de uma fixação mais fácil dos rastreadores ao osso. Isso reduz significativamente (ou elimina) o deslocamento da estrutura de referência dinâmica, possibilitando o uso da navegação durante o procedimento de redução.
4. *Registro baseado em imagens de TC.* Os sistemas atuais de navegação baseados na TC exigem que o cirurgião adquira pontos na superfície da anatomia de interesse para que possa ser realizado o registro entre os dados de TC e a situação intraoperatória. Isso impede seu uso em procedimentos percutâneos, por consumir muito tempo e pela tendência ao erro, além de produzir resultados de registro abaixo do desejado. Uma alternativa é o uso de imagens radiográficas fluoroscópicas, em vez de pontos coletados da superfície óssea. Esse tipo de registro, chamado registro de TC baseado na anatomia/radiografia fluoroscópica, tem sido demonstrado no laboratório e logo estará disponível em sistemas de navegação.
5. *Planejamento.* O atual planejamento intraoperatório é inexistente ou, na melhor das hipóteses, limitado. A definição intraoperatória dos objetivos, como a zona de segurança da trajetória do parafuso e do eixo de inserção, pode ajudar muito na realização da cirurgia. A falta de clareza na distinção entre os planos pré e intraoperatório abre as portas para um planejamento melhor e mais adaptativo e, consequentemente, para resultados melhores e mais consistentes.
6. *Visualização espacial sem TC.* Uma desvantagem nos sistemas de navegação baseados na fluoroscopia é que não são exibidas imagens espaciais da situação intraoperatória, que apenas podem ser geradas se houver disponibilidade de dados de TC. A tecnologia fluoroscópica isométrica (Iso-C) contorna esse obstáculo, mas propicia um campo visual relativamente pequeno. Atualmente, novos modelos de tecnologia estão disponíveis, com melhor qualidade e maior visualização. Foi proposta outra forma de contornar essa limitação – a aquisição de várias imagens radiográficas fluoroscópicas e a adaptação de um modelo anatômico geral ou uma TC bastante parecida, para combinar com as imagens radiográficas fluoroscópicas específicas do paciente. Essa abordagem, conhecida como *compatibilização baseada no atlas,* encontra-se atualmente sob investigação.
7. *Fatores ergonômicos.* A maioria das salas cirúrgicas existentes não foi planejada pensando-se nessa nova tecnologia, em termos de tamanho, de local para computador, monitor e fiação elétrica etc. Um cirurgião que tenha experiência com a tecnologia CAC pode apreciar o avanço que vem ocorrendo, em termos de facilidade, com o uso das gerações mais recentes dos sistemas de navegação. Contudo, a inserção de um sistema de navegação na sala cirúrgica ainda justifica considerações especiais. Os aparelhos ocupam espaço e seu posicionamento é estabelecido pela linha de visão entre o sensor dos rastreadores e os marcadores.

Esses fatores técnicos e econômicos óbvios devem ser levados em consideração, juntamente aos fatores humanos.

Perspectivas clínicas

O uso dos sistemas de navegação computadorizados na cirurgia ortopédica do trauma é bastante recente. Suas quatro contribuições principais à cirurgia do trauma são:

1. Facilitam a cirurgia minimamente invasiva (CMI), por reduzirem a lesão de partes moles, o que abrevia o processo de reabilitação pós-operatória.
2. Melhoram a precisão da redução da fratura e o posicionamento do implante, em comparação com os obtidos pelos métodos convencionais, além de reduzirem a variabilidade dos resultados.
3. Reduzem significativamente a exposição à radiação, tanto para o paciente como para o cirurgião.
4. Criam um poderoso instrumento educacional e de controle de qualidade.

A maioria das contribuições obtidas até agora se situam no estágio de pré-planejamento. Caso se considere, por exemplo, as imagens do campo, fica claro que, se computadorizadas, proporcionam uma compreensão 3D melhor, o que pode influenciar o planejamento do procedimento cirúrgico. Sem dúvida, essa tecnologia pode e deve mudar a maneira de se pensar com relação aos demais estágios do tratamento cirúrgico.

Está bem claro que os sistemas de navegação computadorizados se encontram em avanço contínuo, oferecendo novas possibilidades. Embora esses sistemas estejam ainda no começo, parece que já conseguiram mudar o cenário em vários centros traumatológicos. A sala de TC pode ser transformada em uma sala cirúrgica; ou, alternativamente, o moderno fluoroscópio *high-tech* pode ser modificado para a produção de imagens 3D. Essas tecnologias e as preferências e a colaboração dos cirurgiões determinarão, no futuro, a estrutura da sala cirúrgica. As futuras gerações de sistemas de navegação computadorizados serão caracterizadas não só pela maior precisão, mas também pelo aprimoramento no tamanho e pela facilidade operacional no ambiente computadorizado. Quando finalmente essas mudanças ocorrerem, espera-se que a tecnologia computadorizada ajude não só na navegação, mas também na execução dos procedimentos cirúrgicos, com o auxílio de robôs.[56] Se o cirurgião do trauma superar as dificuldades inerentes à integração da nova tecnologia, ter-se-á uma revolução nas abordagens cirúrgicas e na educação.

GLOSSÁRIO

Geral

CAC (cirurgia assistida por computador) Planejamento e execução de uma cirurgia ortopédica com a ajuda de um sistema computadorizado. Sinônimos: *cirurgia assistida por computador, cirurgia integrada ao computador (CIS), cirurgia orientada por imagem (COI), navegação cirúrgica*.
COAC (cirurgia ortopédica assistida por computador) Planejamento e execução de uma cirurgia ortopédica com a ajuda de um sistema computadorizado.
COAC-TE (cirurgia ortopédica assistida por computador no trauma esquelético) Planejamento e execução de uma cirurgia ortopédica para trauma esquelético com a ajuda de um sistema computadorizado.

Planejamento

Malha superficial (*surface mesh*) Descrição geométrica de uma superfície óssea, consistindo em uma coleção de pontos interconectados, normalmente extraídos de dados de TC. Sinônimo: *modelo de superfície*.
Modelo Representação computadorizada das características relevantes (p. ex., forma, localização, eixo principal) de um objeto de interesse (p. ex., osso, fragmento ósseo, instrumento cirúrgico, implante, placa de fixação, plano de corte). Sinônimo: *template digital*.
Planejamento pré-operatório Processo de criação de um plano computadorizado para os objetivos da cirurgia.

Navegação

Imagens de navegação Imagens geradas pelo sistema de navegação, para a finalidade de navegação. Sinônimos: *exibição ativa, exibição da navegação, visualização em tempo real*.
Navegação Processo de determinação em tempo real da localização espacial dos instrumentos cirúrgicos e das estruturas anatômicas, com a finalidade de orientar os passos cirúrgicos durante a cirurgia.
Navegação por fluoroscopia Navegação que usa imagens geradas pela sobreposição de imagens fluoroscópicas convencionais à sombra do instrumento cirúrgico, com atualização de sua localização em tempo real, criando assim a impressão de uma fluoroscopia contínua, mas isenta de radiação. Sinônimos: *fluoroscopia virtual, fluoroscopia ampliada*.
Navegação por TC Navegação com imagens geradas pela sobreposição, em uma secção transversal de TC obtida no pré-operatório e em imagens espaciais, da sombra do instrumento cirúrgico, com atualização de sua localização em tempo real.
Orientação Processo de indicação para o cirurgião, em tempo real e por meio de imagens, gráficos ou sons, sobre o melhor curso de ação durante a cirurgia.
Sistema de navegação Sistema que mostra a atual localização dos instrumentos cirúrgicos com relação às imagens da anatomia e atualiza continuamente essa imagem, à medida que os instrumentos e as estruturas ósseas se movimentam. Depende de rastreamento, registro, visualização e validação. Sinônimos: *navegador cirúrgico, sistema de orientação*.

Rastreamento

Base de rastreamento Unidade que controla e processa as informações provenientes do sensor de posição e dos rastreadores. Sinônimo: *unidade de aquisição de dados de rastreamento*.
Dispositivos (*jigs*) de montagem do rastreador Dispositivos mecânicos, como parafusos e clampes, utilizados para fixação firme dos rastreadores aos instrumentos cirúrgicos e às estruturas ósseas, cuja finalidade é fixar mecanicamente sua relação posicional. Sinônimo: *conector*.
Linha de visão Exigência básica para os sistemas de rastreamento óptico, em que não devem existir obstáculos entre o sensor de posição e os rastreadores.
Marcador Elemento básico reconhecido pelo sensor de posição; pode ser um LED ou uma esfera refletora. Sinônimo: *diodo emissor de luz infravermelha (DELI)*.
Ponteiro rastreador Ponteiro com um rastreador, utilizado para apontar e fazer palpação durante a navegação. Sinônimo: *probe digitalizador*.
Rastreador Corpo rígido com marcadores que são reconhecidos pelo sensor de posição. Sinônimos: *localizador óptico, localizador 3D, sensor, porta-marcador*.
Rastreamento Processo de determinação, em tempo real, da localização espacial de objetos em movimento. Sinônimo: *localização*.
Sensor de posição Sistema que determina a localização espacial dos rastreadores em qualquer momento do tempo. É uma **câmara óptica** para os sistemas ópticos e um **gerador de campo magnético** para os sistemas magnéticos. Sinônimo: *localizador*.
Sistema de rastreamento Sistema que obtém a posição e a orientação dos rastreadores, mediante a medição de propriedades físicas espacialmente dependentes, como propriedades ópticas e magnéticas. Sinônimo: *sistema de localização*.
Tecnologia de rastreamento Metodologia física pela qual é medida a localização dos rastreadores. A tecnologia de rastreamento é óptica ou magnética. O rastreamento óptico é ativo (diodos emissores de luz), passivo (esferas refletoras) ou híbrido (tanto ativo como passivo), sendo então denominado semiativo. Sinônimo: *tecnologia de localização*.
Volume operacional de rastreamento Volume do espaço coberto pelo sensor de posição, dentro do qual podem ser feitas as medições. Sinônimo: *volume de medição*.

Acurácia

Acurácia Medida da capacidade de um instrumento de se aproximar de um valor real ou absoluto. A acurácia estática refere-se às medições que não mudam com o passar do tempo, enquanto a acurácia dinâmica refere-se às medições que variam com o passar do tempo. Trata-se de uma função do viés e de precisão.

Frequência Número de medidas gerais por segundo. Sinônimos: *taxa, taxa da estrutura, taxa de exibição*.

Precisão Medida de quanto os valores dentro de uma série de medições repetidas concordam entre si.

Repetibilidade Medida de resolução e de estabilidade. A resolução é a menor diferença discernível entre duas medidas. Estabilidade refere-se às medições feitas em um estado de equilíbrio e durante um período suficientemente longo.

Viés Medida de quanto o valor médio em uma série de medidas repetidas se aproxima do valor real.

Registro

Cadeia de registro Série de transformações que relacionam as localizações dos objetos no espaço.

Calibragem de instrumento Processo de cálculo da transformação e das características geométricas do instrumento, como seu eixo principal e a posição de sua ponta. Verificação de calibragem do instrumento é o processo de comparar a calibragem real e a calculada. Unidade de calibragem de instrumentos é o dispositivo utilizado para a calibragem de instrumentos.

Estrutura de referência dinâmica Rastreador preso ao osso, utilizado no rastreamento dos movimentos ósseos, com a finalidade de determinar a localização relativa do osso com relação ao instrumento. Sinônimos: *referência, base de referência, base de referência dinâmica (BRD), referenciamento dinâmico*.

Localização Seis parâmetros que determinam a posição e a orientação de um objeto no espaço. Sinônimos: *posicionamento, graus de liberdade (GDL)*.

Registro Processo para se estabelecer uma estrutura de referência comum entre objetos e imagens. Sinônimo: *alinhamento*.

Registro de TC Processo de estabelecimento de uma estrutura de referência comum entre as imagens de TC pré-operatórias e a situação intraoperatória. Sinônimos: *registro pontual, registro de superfície, registro de contato*.

Sistema de coordenadas Referência fixa da qual as localizações espaciais de objetos podem ser descritas. Cada objeto de interesse tem seu próprio sistema de coordenadas. Sinônimo: *sistema de coordenadas (CSC)*.

Transformação Descrição matemática da relação entre as localizações de dois objetos. As transformações são estáticas (constantes) quando as localizações relativas dos objetos não mudam, e dinâmicas quando ocorre o contrário. São quatro os tipos de transformações: de rastreamento, de instrumento, de imagem e de monitor.

Visualização

Ponto de visão Localização a partir da qual são geradas as imagens de navegação.

Sombra Projeção dos contornos de um objeto 3D sobre um plano.

Visualização Processo de geração, manipulação e exibição das imagens, revelando a localização dos objetos no espaço.

Validação

Validação Processo em que se verifica que as imagens de navegação equivalem à situação clínica intraoperatória. Há três tipos de validação: de calibração de instrumento, de estrutura de referência dinâmica e de acurácia de registro. Sinônimo: *verificação*.

REFERÊNCIAS BIBLIOGRÁFICAS

1. Atesok K, Finkelstein J, Khoury A, et al. CT (ISO-C-3D) image-based computer-assisted navigation in trauma surgery: a preliminary report. *Injury*. 2008;39:39–43.
2. Atesok K, Finkelstein J, Khoury A, et al. The use of intraoperative three-dimensional imaging (ISO-C-3D) in fixation of intraarticular fractures. *Injury*. 2007;38:1163–1169.
3. Attias N, Lindsey RW, Starr AJ, et al. The use of a virtual three-dimensional model to evaluate the intraosseous space available for percutaneous screw fixation of acetabular fractures. *J Bone Joint Surg Br*. 2005;87B:1520–1523.
4. Bono JV. Digital templating in total hip arthroplasty. *J Bone Joint Surg Am*. 2004;86A:118–122.
5. Borrelli J, Peele M, Ricci WM, et al. Validation of CT-reconstructed images for the evaluation of acetabular fractures. Proceedings of the American Academy of Orthopedic Surgery, 2004, San Francisco: 610.
6. Cimerman M, Kristan A. Preoperative planning in pelvic and acetabular surgery: the value of advanced computerized planning modules. *Injury*. 2007;38:442–449.
7. Citak M, Hufner T, Geerling J, et al. Navigated percutaneous pelvic sacroiliac screw fixation: experimental comparison of accuracy between fluoroscopy and Iso-C 3D navigation. *Comput Aided Surg*. 2006;11:209–213.
8. Crowl AC, Kahler DM. Closed reduction and percutaneous fixation of anterior column acetabular fractures. *Comput Aided Surg*. 2002;7:169–178.
9. Devito DP, Gaskill T, Erikson M, et al. Robotic Assisted Image-based guidance for pedicle screw instrumentation of the scoliotic spine. Presented at Pediatric Society of North America (POSNA); May 2011; Montreal, Canada.
10. Devito DP, Kaplan L, Dietl R, et al. Clinical acceptance and accuracy assessment of spinal implants guided with SpineAssist surgical robot: retrospective study. *Spine*. 2010;35(24):2109–2115.
11. Gardner MJ, Citak M, Kendoff D, et al. Femoral fracture malrotation caused by freehand versus navigated distal interlocking. *Injury*. 2008;39:176–180.
12. Gautier E, Bachler R, Heini PF, et al. Accuracy of computer-guided screw fixation of the sacroiliac joint. *ClinOrthop*. 2001;393:310–317.
13. Gras F, Marintschev I, Klos K, et al. Screw placement for acetabular fractures: Which navigation modality (2-Dimensional vs. 3-Dimensional) should be used? An experimental study. *J Orthop Trauma*. 2012;8:466–473.
14. Hajnal J, Hill D, Hawkes D. *Medical Image Registration*. Boca Raton: CRC Press; 2001.
15. Hazan E, Joskowicz L. Computer-assisted image-guided intramedullary nailing of femoral shaft fractures. *Techn Orthop*. 2003;18:191–201.
16. Hazan E. Computer aided orthopaedic surgery: special issue. *TechnOrthop*. 2003;18.
17. Hofstetter R, Slomczykowski M, Krettek C, et al. Computer-assisted fluoroscopy-based reduction of femoral fractures and anteversion correction. *Comput Aided Surg*. 2000;5:311–325.
18. Hufner T, Pohlemann T, Tarte S, et al. Computer-assisted fracture reduction of pelvic ring fractures: an in vitro study. *Clin Orthop*. 2002;399:231–239.
19. Ilsar I, Weil YA, Joskowicz L, et al. Fracture-table-mounted versus bone-mounted dynamic reference frame tracking accuracy using computer-assisted orthopaedic surgery: a comparative study. *Comput Aided Surg*. 2007;12:125–130.
20. Jaramaz B, Eckman K. Virtual reality simulation of fluoroscopic navigation. *Clin Orthop Relat Res*. 2006;442:30–34.
21. Joskowicz L, Milgrom C, Simkin A, et al. FRACAS: a system for computer-aided image-guided long bone fracture surgery. *Comput Aided Surg*. 1999;3:271–288.
22. Kahler DM. Computer-assisted closed techniques of reduction and fixation. In: Tile M, Helfet D, Kellam J, eds. *Surgery of the Pelvis and Acetabulum*. Philadelphia, PA: Lippincott Williams & Wilkins; 2003:604–615.
23. Kahler DM. Computer-assisted fixation of acetabular fractures and pelvic ring disruptions. *Techn Orthop*. 2000;10:20–24.
24. Kahler DM. Virtual fluoroscopy: a tool for decreasing radiation exposure during femoral intramedullary nailing. *Stud Health Technol Inform*. 2001;81:225–228.
25. Kaplan L. Robotic assisted vertebral cement augmentation: a Major radiation reduction tool. Aging Spine Symposium, March 2011. Jerusalem, Israel.
26. Keast-Butler O, Lutz MJ, Angelini M, et al. Computer navigation in the reduction and fixation of femoral shaft fractures: A randomized control study. *Injury* (Netherlands). 2012;43(6):749–756.
27. Khoury A, Liebergall M, Weil Y, et al. Computerized fluoroscopic-based navigation-assisted intramedullary nailing. *Am J Orthop*. 2007;36:582–585.
28. Kluba T, Rühle T, Schulze-Bövingloh A, et al. [Reproducibility of readings of ISO C 3D and CT lumbar pedicle screw scans]. *Rofo*. 2009;181(5):477–482. [German]
29. Langlotz F. Potential pitfalls of computer aided orthopedic surgery. *Injury*. 2004;35(suppl 1):17–23.
30. Lavallee S, Sautot P, Troccaz J, et al. Computer-assisted spine surgery: a technique for accurate transpedicular screw fixation using CT data and a 3D optical localizer. *Comput Aided Surg* (formerly *J Image Guid Surg*). 1995;1:65–73.
31. Liebergall M, Ben-David D, Weil Y, et al. Computerized navigation for the internal fixation of femoral neck fractures. *J Bone Joint Surg Am*. 2006;88A:1748–1754.
32. Liebergall M, Mosheiff R, Segal D. Navigation in orthopaedic trauma. *Oper Techn Orthop*. 2003;13:64–72.
33. Livyatan H, Yaniv Z, Joskowicz L. Robust automatic C-arm calibration for fluoroscopy-based navigation: a practical approach. Proceedings of the Fifth International Conference on Medical Computing and Computer-Aided Intervention. Lecture Notes in Computer Science 2488. Springer Verlag. 2002;2:60–68.
34. Martirosyan NL, Kalb S, Cavalcanti DD, et al. Comparative analysis of isocentric 3-dimensional C-arm fluoroscopy and biplanar fluoroscopy for anterior screw fixation in odontoid fractures. *J Spinal Disord Tech*. 2013;26(4):189–193.
35. Meier R, Geerling J, Hüfner T, et al. [The isocentric C-arm. Visualization of fracture reduction and screw position in the radius]. *Unfallchirurg*. 2011;114(7):587–590. [German]
36. Mosheiff R, Khoury A, Weil Y, et al. First generation of fluoroscopic navigation in percutaneous pelvic surgery. *J Orthop Trauma*. 2004;18:106–111.
37. Mosheiff R, Weil Y, Khoury A, et al. The use of computerized navigation in the treatment of gunshot and shrapnel injury. *Comput Aided Surg*. 2004;9:39–43.
38. Mosheiff R, Weil Y, Peleg E, et al. Computerized navigation for closed reduction during femoral intramedullary nailing. *Injury*. 2005;36:866–870.

39. Nolte L, Beutler T. Basic principles of CAOS. *Injury.* 2004;35(suppl 1):6–16.
40. Nolte LP, Ganz R. *Computer-Assisted Orthopaedic Surgery.* Bern: Hogrefe and Huber Publishers; 1999.
41. Ochs BG, Gonser C, Shiozawa T, et al. Computer-assisted periacetabular screw placement: Comparison of different fluoroscopy-based navigation procedures with conventional technique. *Injury.* 2010;41(12):1297–1305.
42. Park MS, Lee KM, Lee B, et al. Comparison of operator radiation exposure between C-arm and O-arm fluoroscopy for orthopaedic surgery. *Radiat Prot Dosimetry.* 2012;148(4):431–438.
43. Reddix RN, Webb LX. Computed-assisted preoperative planning in the surgical treatment of acetabular fractures. *J Surg Orthop Adv.* 2007;16:138–143.
44. Ruan Z, Luo CF, Zeng BF, et al. Percutaneous screw fixation for the acetabular fracture with quadrilateral plate involved by three-dimensional fluoroscopy navigation: surgical technique. *Injury.* 2012;43(4):517–521.
45. Schafer S, Nithiananthan S, Mirota DJ, et al. Mobile C-arm cone-beam CT for guidance of spine surgery: image quality, radiation dose, and integration with interventional guidance. *Med Phys.* 2011:38(8):4563–4574.
46. Schep NW, Haverlag R, van Vugt AB. Computer-assisted versus conventional surgery for insertion of 96 cannulated iliosacral screws in patients with postpartum pelvic pain. *J Trauma.* 2004;57:1299–1302.
47. Schmucki D, Gebhard F, Grutzner P, et al. Computer-aided reduction and imaging. *Injury.* 2004;35(suppl 1):96–104.
48. Slomczykowski MA, Hofstetter R, Sati M, et al. Novel computer-assisted fluoroscopy system for intraoperative guidance: feasibility study for distal locking of femoral nails. *J Orthop Trauma.* 2001;15:122–131.
49. Stockle U, Krettek C, Pohlemann T, et al. Clinical applications: pelvis. *Injury.* 2004; 35(suppl 1):46–56.
50. Stockle U, Schaser K, Konig B. Image guidance in pelvic and acetabular surgery: expectations, success, and limitations. *Injury.* 2007;38:450–462.
51. Stübig T, Kendoff D, Citak M, et al. Comparative study of different intraoperative 3-D image intensifiers in orthopedic trauma care. *J Trauma.* 2009;66(3):821–830.
52. Stübig T, Min W, Arvani M, et al. Accuracy of measurement of femoral anteversion in femoral shaft fractures using a computer imaging software: a cadaveric study. *Arch Orthop Trauma Surg.* 2012;132(5):613–616.
53. Stuby F, Seethaler AC, Shiozawa T, et al. [Evaluation of image quality of two different three-dimensional cone-beam-scanners used for orthopedic surgery in the bony structures of the pelvis in comparison with standard CT scans]. *Z Orthop Unfall.* 2011;149(6):659–667. [German]
54. Sugimoto Y, Ito Y, Tomioka M, et al. Clinical accuracy of three-dimensional fluoroscopy (IsoC-3D)-assisted upper thoracic pedicle screw insertion. *Acta Med Okayama.* 2010;64(3):209–212.
55. Taylor R, Lavallee S, Burdea C, et al. *Computer-Integrated Surgery: Technology and Clinical Applications.* Boston, MA: The MIT Press; 1995.
56. Taylor RH. Medical robotics. IEEE Trans Robot Automat 2003;Special Issue:19.
57. von Recum J, Wendl K, Vock B, et al. [Intraoperative 3D C-arm imaging. State of the art]. *Unfallchirurg.* 2012;115(3):196–201. [German]
58. Weil YA, Gardner MJ, Helfet DL, et al. Computer navigation allows for accurate reduction of femoral fractures. *Clin Orthop Relat Res.* 2007;460:185–191.
59. Weil YA, Liebergall M, Khoury A, et al. The use of computerized fluoroscopic navigation for removal of pelvic screws. *Am J Orthop.* 2004;33:384–385.
60. Weil YA, Liebergall M, Mosheiff R, et al. Assessment of two 3-D fluoroscopic systems for articular fracture reduction: a cadaver study. *Int J Comput Assist Radiol Surg.* 2011;6(5):685–692.
61. Weil YA, Liebergall M, Mosheiff R, et al. Long bone fracture reduction using a fluoroscopy-based navigation system: a feasibility and accuracy study. *Comput Aided Surg.* 2007;12:295–302.
62. Wilharm A, Gras F, Rausch S, et al. Navigation in femoral-shaft fractures–from lab tests to clinical routine. *Injury* (Netherlands). 2011;42(11):1346–1352.
63. Windolf M, Schroeder J, Fliri L, et al. Reinforcing the role of the conventional C-arm - a novel method for simplified distal interlocking. *BMC Musculoskelet Disord.* 2012;13:18.
64. Yang YL, Zhou DS, He JL. Comparison of isocentric C-Arm 3-dimensional navigation and conventional fluoroscopy for C1 lateral mass and C2 pedicle screw placement for atlantoaxial instability. *J Spinal Disord Tech.* 2013;26:127–134.

19

Osteoporose

Stuart H. Ralston

Introdução   590
Fisiopatologia   591
   Estrutura óssea   591
   Reabsorção óssea   591
   Formação óssea   592
   Fatores sistêmicos reguladores da remodelagem óssea   592
Fatores de risco para osteoporose   593
   Genética   593
   Dieta   593
   Carga mecânica   593
   Tabagismo   593
   Álcool   594
   Exclusão social   594
   Doenças   594
   Corticosteroides   594
   Tiroxina   594
   Outros agentes farmacológicos   594
Apresentação clínica da osteoporose   594

Avaliação clínica   594
   Densidade óssea   594
   Avaliação do risco de fratura   595
   Radiografias   595
   Marcadores bioquímicos   595
   Outras investigações   595
Sistemas terapêuticos   595
   Serviço de ligação para fraturas   596
   Triagem de populações por DEXA   596
Tratamento   596
   Modificação do estilo de vida e outras medidas   596
Tratamento de doença subjacente   596
   Tratamentos farmacológicos   596
   Terapia de reposição hormonal   599
   Terapia combinada   599
Monitoração da resposta ao tratamento   599
Falha no tratamento   600

INTRODUÇÃO

A osteoporose é uma doença óssea metabólica caracterizada pela redução da massa óssea, deterioração da microarquitetura do tecido ósseo e aumento do risco de fratura de fragilidade.[36] O diagnóstico é firmado por medições da densidade mineral óssea (DMO) com o uso da densitometria óssea por absorciometria de raios X de dupla energia (DEXA). Valores de DMO >2,5 desvios-padrão abaixo da média em jovens saudáveis (escore T <-2,5) são classificados como representativos de osteoporose. Pessoas que exibem menores reduções na DMO (escore T entre –1 e –2,5) são classificadas como portadoras de osteopenia, enquanto indivíduos com escores T entre –1 e +2,5 são considerados possuidores de massa óssea normal. Pacientes com valores acima de +2,5 para o escore T na ausência de causa conhecida como, por exemplo, a osteoartrite da coluna vertebral, são considerados portadores de massa óssea anormalmente alta.

A massa óssea aumenta ao longo do crescimento e na adolescência, alcançando seu pico no início da segunda década de vida (Fig. 19.1), e permanece relativamente estável em indivíduos saudáveis até os 45 anos aproximadamente, quando começa sua perda. Em-

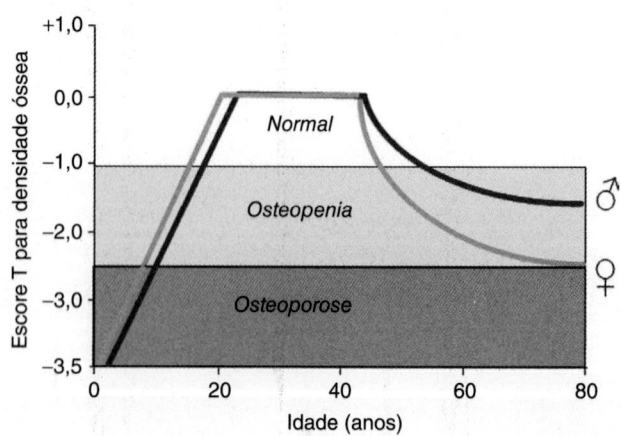

FIGURA 19.1 Mudanças na massa óssea com a idade. A massa óssea aumenta gradualmente durante a infância e a adolescência, até atingir um pico por volta dos 20 anos. Desse ponto em diante, a massa óssea permanece estável até os 45 anos, quando tem início a perda óssea, principalmente nas mulheres. Por volta dos 80 anos, estima-se que os valores da DMO tenham caído para a faixa osteoporótica (escore T < −2,5) em cerca de 50% de todas as mulheres.

bora a perda de massa óssea ocorra, com o passar do tempo, nos dois gêneros, em mulheres há uma fase acelerada desse fenômeno depois da menopausa, como resultado da deficiência de estrogênio. Por volta dos oitenta anos, estima-se que aproximadamente 50% das mulheres brancas e cerca de 20% dos homens exibirão osteoporose, segundo definição com base em um escore T ≤-2,5.

A importância clínica da osteoporose está no fato de que essa condição é fator de risco para fraturas e, além disso, no fato desse risco aumentar cerca de 1,5 a 3 vezes para cada redução no desvio-padrão na DMO.[45] Classicamente, a osteoporose está associada ao aumento no risco de fraturas causadas por trauma de baixa intensidade (fraturas de fragilidade), mas estudos recentemente publicados sugerem que – talvez não surpreendentemente – baixos níveis de DMO estão associados ao risco de todos os tipos de fraturas, inclusive as decorrentes de mecanismos de alta energia.[44]

Nos países desenvolvidos, as fraturas constituem um importante problema para a saúde pública. Exemplificando, foi estimado que, na América do Norte, mulheres brancas com cinquenta anos têm um risco para o resto da vida de 17,5% para uma fratura do quadril, 15,6% para uma fratura clínica de vértebra, e 16% para uma fratura do punho. Para homens, os riscos correspondentes são 6; 5 e 2,5%. Na Grã-Bretanha, foi estimado que o risco para o resto da vida de ocorrência de qualquer fratura em indivíduos com cinquenta anos é de aproximadamente 53% para as mulheres e de 21% para os homens.[34] Embora o risco de fratura seja significativamente aumentado em pacientes com osteoporose definida por DEXA, quase todas as fraturas ocorrem em pacientes não portadores de osteoporose.[73] Esse fenômeno se deve ao fato de que a ocorrência de uma fratura não fica somente determinada pela resistência do osso (que guarda uma robusta correlação com DMO), mas também por outros fatores, como risco de quedas, tipo de queda, a geometria óssea e a qualidade do osso. Dentro dessa realidade, foi demonstrado que valores menores de DMO são responsáveis apenas por um pequeno percentual do aumento exponencial no risco de fratura que ocorre com o aumento da idade (Fig. 19.2).

FISIOPATOLOGIA

Estrutura óssea

O osso é um material complexo, que compreende uma fase de matriz e uma fase mineral. O principal componente da matriz óssea é o colágeno do tipo I, uma proteína fibrilar formada pela junção de duas cadeias alfa 1 e uma cadeia alfa 2, que encurvam para formar uma hélice tríplice. A matriz óssea também contém pequenas quantidades de outros colágenos, fatores de crescimento e outras proteínas e glicoproteínas não colagenosas. A fase mineral do osso consiste de cálcio e fosfato na forma de cristais de hidroxiapatita ($Ca_{10}(PO_4)_6(OH)_2$) que são depositados nos espaços existentes entre as fibrilas de colágeno. A mineralização confere ao osso a propriedade de rigidez mecânica, que complementa a resistência em tensão e a elasticidade derivadas do colágeno ósseo. Anatomicamente, há dois subtipos de ossos: o cortical e o trabecular. A maior parte do esqueleto é formada por osso cortical, que forma as diáfises dos ossos longos, como o fêmur, a tíbia, o úmero e o rádio, além de um delgado invólucro em torno do osso trabecular, que é abundante nas metáfises dos ossos longos e nos corpos vertebrais. Esses dois tipos de ossos passam por um processo de renovação e reparo ao longo da vida, como resultado da remodelagem óssea (Fig. 19.3), na qual o osso velho lesionado é removido por osteoclastos polinucleados que dissolvem o mineral ósseo mediante a secreção de ácido e degradam a matriz óssea ao secretarem proteases. Terminada a reabsorção óssea, células do estroma da medula óssea são atraídas até a lacuna de reabsorção e se diferenciam em osteoblastos. Os osteoblastos depositam nova matriz óssea, a princípio desmineralizada (osteoide) e que, subsequentemente, se torna mineralizada para formar osso calcificado maduro. Durante o processo de formação óssea, alguns osteoblastos ficam retidos na matriz óssea e se diferenciam em osteócitos. Os osteócitos são as células mais abundantes no osso. Essas células se comunicam entre si e com células da superfície óssea por meio de longos processos citoplasmáticos que avançam através de canais na matriz óssea conhecidos como canalículos. Os osteócitos desempenham uma função essencial na regulação da remodelagem óssea em nível local. Essas células "percebem" e respondem a estímulos mecânicos por produzir moléculas reguladoras, inclusive o receptor ativador do fator nuclear kappa B (RANK), que regula a reabsorção óssea, e a esclerostina (SOST), que regula a formação óssea. Os osteócitos também exercem uma função endócrina importante ao produzir um hormônio circulante denominado fator de crescimento do fibroblasto 23 (FGF23), que atua no túbulo renal para regular os níveis séricos de fosfato.

Reabsorção óssea

A reabsorção óssea é realizada pelos osteoclastos, células polinucleadas derivadas da linhagem dos monócitos/macrófagos. A via de sinalização RANK desempenha uma função fundamental na regulação da diferenciação dos osteoclastos e na reabsorção óssea.[39] O receptor de RANK é um membro da superfamília dos receptores do fator de necrose tumoral (TNF) que se expressa em precursores do osteoclasto e em osteoclastos maduros. O receptor de RANK é ativado por uma molécula chamada ligante de RANK (RANKL), um membro da superfamília dos TNF (Fig. 19.4). Quando RANKL se liga a RANK, são ativadas diversas vias de sinalização intracelular que provocam a diferenciação dos osteoclastos e reabsorção óssea. A osteoprotegerina (OPG) exibe homologia com RANK, mas não possui domínio de sinalização, o que a faz funcionar como um receptor-chamariz para RANKL. Em presença de OPG, ocorre bloqueio dos efeitos estimuladores de RANKL nos osteoclastos, o que resulta na inibição dessas células. A importância desse sistema destaca-se pelo fato de que a perda de mutações de função em RANK e RANKL resulta em osteopetrose insuficiente pelos osteoclastos, em de-

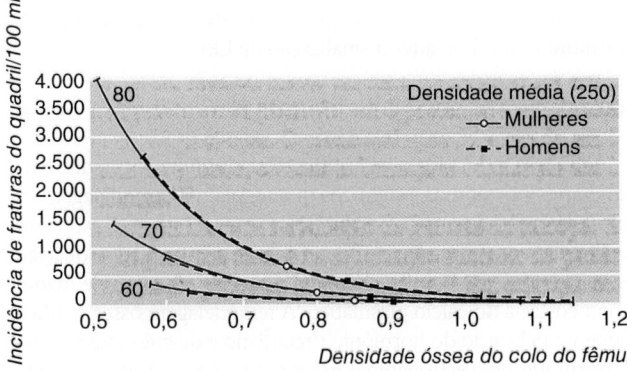

FIGURA 19.2 Relação entre DMO, idade e fraturas. A incidência de fraturas no quadril aumenta com o envelhecimento nos dois gêneros, mas é cerca de 5 vezes maior em indivíduos com 80 anos quando comparado aos de 60, pois os valores de DMO caem para menos de 0,8. (Reproduzido com permissão de: De Laet CE, van Hout BA, Burger H, et al. Bone density and risk of hip fracture in men and women: Cross sectional analysis. *BMJ.* 1997;315:221–225.)

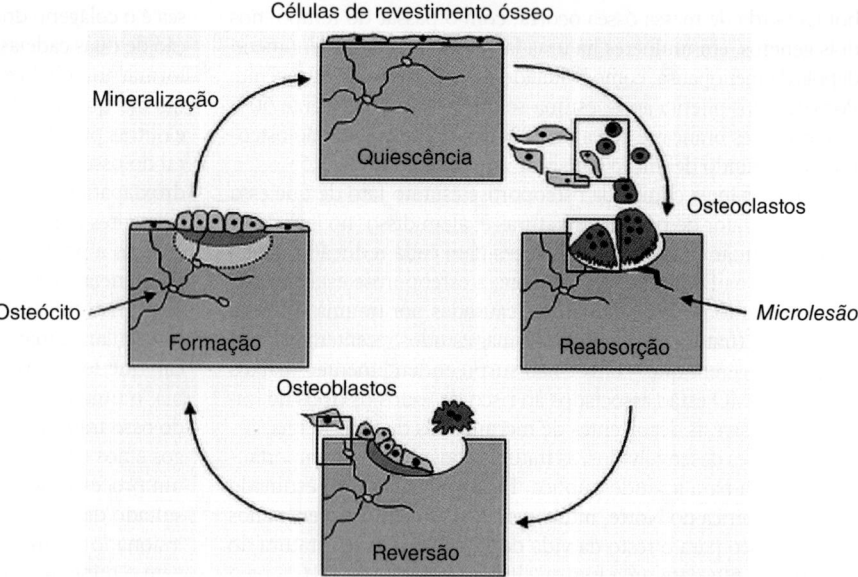

FIGURA 19.3 Ciclo de remodelagem óssea. O ciclo de remodelagem óssea é responsável pela renovação e reparo do osso durante a vida. O osso é removido por osteoclastos polinucleados, que segundo se supõe, são capazes de detectar e remover áreas de microlesão. Depois de aproximadamente 10-12 dias, os osteoclastos sofrem morte celular programada (apoptose) e são substituídos por osteoblastos, que depositam osso novo na lacuna de reabsorção. Alguns osteoblastos ficam encarcerados na matriz óssea e se diferenciam em osteócitos, que são responsáveis pela detecção e resposta às tensões mecânicas. Depois de completada a formação óssea, a matriz sofre um processo de mineralização e a superfície óssea se torna quiescente e coberta por células planas de revestimento.

corrência da não diferenciação dessas células,[79] enquanto a perda das mutações funcionais em OPG acarreta a doença de Paget juvenil, um transtorno associado a uma reciclagem óssea significativamente elevada e a fraturas e deformidades ósseas.[42] Em raras ocasiões, pode ocorrer formação de autoanticorpos neutralizadores de OPG em pacientes com doença autoimune; tal condição provoca uma forma grave de osteoporose, com elevada reciclagem óssea.[64] Os osteoclastos maduros formam um firme escudo sobre a superfície óssea e reabsorvem o osso com a secreção de ácido hidroclorídrico e enzimas proteolíticas sobre a superfície óssea. O ácido dissolve a hidroxiapatita e permite que as enzimas proteolíticas degradem o colágeno e outras proteínas da matriz óssea. A osteopetrose rica em osteoclastos é causada por mutações nos genes codificadores de moléculas envolvidas na secreção de ácido e na degradação da matriz.[79] Esses genes são: o gene *CA2* que codifica a anidrase carbônica do tipo II, substância necessária para a geração de ácido nos osteoclastos; o gene *TCIRG1* que codifica uma subunidade de 117 kD da bomba de prótons do osteoclasto, imprescindível para a secreção de ácido; o gene *CLCN7* que codifica o canal de cloreto dos osteoclastos; e o gene *CATK* que codifica a catepsina K, uma protease necessária para a degradação do colágeno.

Formação óssea

O osso é formado por osteoblastos, células mononucleares derivadas de células-tronco mesenquimais. Várias moléculas estão envolvidas na regulação da diferenciação dos osteoblastos: fator de ligação nuclear alfa 1 (Cbfa1) e osterix, que são fatores de transcrição promotores de diferenciação das células-tronco mesenquimais em osteoblastos; proteínas morfogênicas ósseas, que são membros da superfamília do fator transformador do crescimento beta que suprarregula a expressão de Cbfa1 em precursores do osteoblasto; e membros da superfamília *Wnt*, que afetam a diferenciação e a função do osteoblasto ao regularem o fator de transcrição betacatenina.[82] As moléculas *Wnt* consistem em uma série de glicoproteínas altamente conservadas ao longo da evolução. Essas moléculas se ligam a um complexo de receptores que compreende um membro da família *frizzled* em um heterodímero com a proteína 5 relacionada ao receptor de lipoproteína (LRP5) ou com LRP6 (Fig. 19.4). A ligação de *Wnt* ao complexo *frizzled*/

receptor LRP é antagonizada por várias proteínas, inclusive a Dickkopf 1 (DKK1), proteínas secretadas relacionadas a *frizzled* (sFRPs) e SOST (Fig. 19.4). Portanto, a regulação da formação óssea por essa via depende de um delicado equilíbrio entre os efeitos estimuladores de *Wnt* e os efeitos inibidores de DKK1, sFRP e SOST na sinalização de LRP5/LRP6.

Existem 19 genes *Wnt* diferentes nos mamíferos, mas não ficou ainda esclarecido quantos desses genes interagem com *frizzled*/LRP para regular a massa óssea. Evidências experimentais sugerem que, no mínimo, o *Wnt3A*[6] e *Wnt10B*[75] desempenham alguma função.

Novas evidências sugerem que a produção de SOST pelos osteócitos desempenha papel fundamental na regulação da massa óssea e na reciclagem óssea em resposta às cargas mecânicas. A carga mecânica no osso inibe a produção de SOST pelos osteócitos, e isso aumenta a formação óssea e reduz a reabsorção óssea, mediante a elevação dos níveis de OPG.[65] A importância de SOST na regulação da massa óssea se reflete no fato de que mutações recessivas (i. é, com perda da função) em SOST resultam em crescimento excessivo do osso e em uma grande massa óssea nas síndromes de esclerosteose e na doença de van Buchem.[35] Dentro dessa mesma linha, mutações heterozigotas no receptor LRP5 também resultam em grande massa óssea, pois a ligação SOST-LRP5 fica obstaculizada, permitindo que *Wnt* ative a sinalização de LRP5.[3]

Fatores sistêmicos reguladores da remodelagem óssea

Além dos mediadores locais mencionados anteriormente, existem vários hormônios sistêmicos que regulam a remodelagem óssea. O hormônio paratireoidiano (PTH) e a 1,25-di-hidroxivitamina D atuam em conjunto no sentido de aumentar a remodelagem óssea e, com isso, mobilizar o cálcio do esqueleto a fim de manter a homeostasia do cálcio plasmático. A remodelagem óssea também aumenta pela ação do hormônio tireoidiano e de crescimento, mas é suprimida pelo estrogênio e pelos andrógenos. Acredita-se que esses fatores operem, em parte, via modulação da produção de fatores localmente sintetizados, como RANKL, OPG e SOST, assim como por exercerem efeitos diretos nas atividades dos osteoblastos e osteoclastos.

Além da supressão da reciclagem óssea, o estrogênio também está envolvido na regulação do pareamento entre a reabsorção e

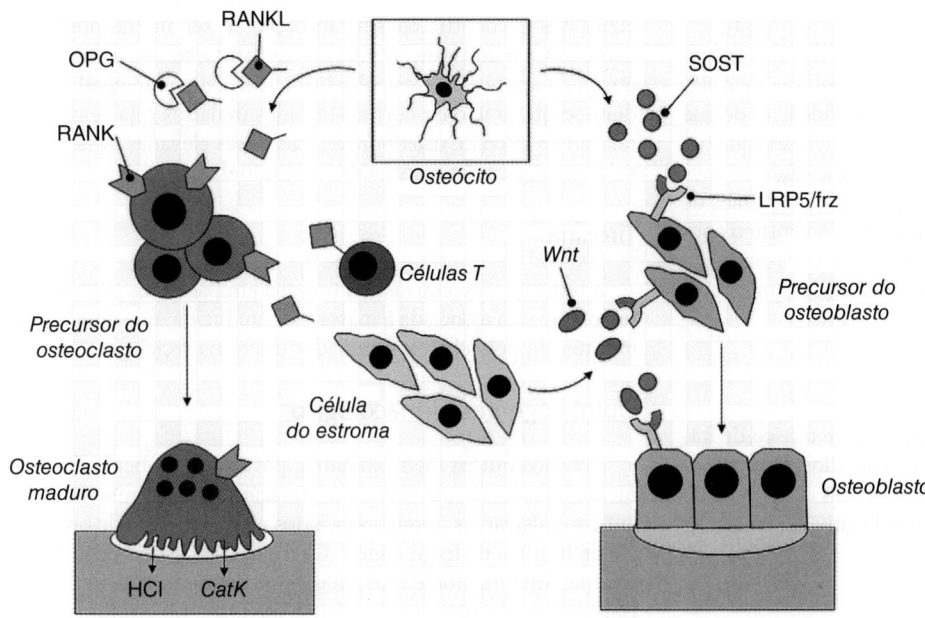

FIGURA 19.4 Regulação molecular da reciclagem óssea. Os osteócitos desempenham um papel essencial na regulação da reabsorção e na formação óssea. Essas células regulam a reabsorção óssea (*lado esquerdo*) ao liberar RANKL, que se liga ao RANK nos precursores do osteoclasto, dando início à diferenciação dos osteoclastos e à reabsorção óssea, que é mediada pela secreção de ácido hidroclorídrico (HCl) e catepsina K (*CatK*) na superfície óssea. A osteoprotegerina (OPG) inibe a reabsorção óssea ao se ligar a RANKL e impedir que essa última molécula ative RANK. Outras fontes de RANKL são as células T e as células do estroma. Os osteócitos regulam a formação óssea mediante a secreção de esclerostina (SOST), que se liga ao correceptor LRP5/*frizzled* (LRP5/frz), impedindo sua ativação por membros da família *Wnt*, e assim suprime a formação óssea.

a formação óssea, de tal forma que, em estados de deficiência de estrogênio, a formação óssea não conseguirá acompanhar a reabsorção óssea, o que resultará em perda de massa óssea. Acredita-se que isso explique a fase de perda óssea acelerada que segue a menopausa em mulheres.

FATORES DE RISCO PARA OSTEOPOROSE

A osteoporose é uma doença complexa, com componentes ambientais e genéticos; foram identificados diversos fatores de risco, listados na Tabela 19.1.

Genética

Estudos com gêmeos e em famílias demonstraram que certos fatores genéticos são responsáveis por cerca de 70-85% da variância na massa óssea,[2] embora a hereditariedade da fratura seja consideravelmente mais baixa do que esses percentuais, especialmente em idosos.[49] Apesar de as influências genéticas no risco de fratura serem em parte mediadas pelos efeitos na DMO, outros determinantes do risco de fratura, como a reciclagem e a geometria dos ossos, também têm um componente hereditário.[59] Evidências recentes indicam que a DMO é influenciada por um grande número de variantes genéticas, as quais individualmente têm um efeito muito pequeno.[59] O mesmo raciocínio se aplica à fratura, embora um número menor de variantes tenha sido identificado.[27] Interessa saber que muitas das variantes genéticas associadas à DMO ou às fraturas se situam nas proximidades dos genes nas vias de sinalização de RANK e *Wnt*.[27]

Dieta

A maioria dos estudos nessa área têm se concentrado na ingestão de cálcio. Vários estudos demonstraram a existência de uma relação positiva entre a ingestão de cálcio durante a juventude e pico de massa óssea, embora ainda não haja evidências convincentes que liguem a ingestão de cálcio na alimentação ao risco de fratura em adultos.[8]

Carga mecânica

Há evidências que sugerem aumento da massa óssea com a aplicação de carga mecânica, enquanto a imobilidade causa perda óssea.[50,74] Estudos populacionais também demonstraram uma associação entre níveis mais elevados de exercício e diminuição do risco de fratura,[15] embora isso provavelmente seja proveniente do aumento da força muscular e da diminuição do risco de queda, e não dos efeitos na DMO.

Tabagismo

Fumantes de cigarro têm maior probabilidade de sofrer fraturas.[33,41] É provável que os mecanismos sejam multifatoriais, inclusive o fato de que as mulheres fumantes entram na menopausa mais cedo, exibem um metabolismo acelerado de estrogênios exógenos e uma conversão periférica prejudicada de andrógenos suprarrenais para estrogênio, em decorrência da diminuição do peso corpóreo.

TABELA 19.1   Fatores de risco para osteoporose e fraturas

- Tabagismo
- Consumo excessivo de álcool (>3 unidades/dia)
- Baixo peso corpóreo (IMC <19)
- Menopausa prematura
- Fatores genéticos
  - Raça
  - História familiar de fratura do quadril
- Doenças
  - Tireotoxicose
  - Artrite reumatoide
  - Hiperparatireoidismo primário
  - Síndrome de Cushing
  - Hipogonadismo
  - Anorexia nervosa
  - Câncer
  - Doença hepática crônica
  - Doença celíaca
  - Fibrose cística
  - Epilepsia
- Medicamentos
  - Corticosteroides
  - Tiroxina
  - Agonistas do hormônio liberador de gonadotrofina
  - Sedativos
  - Anticonvulsivantes

Álcool

Aparentemente, o consumo moderado de álcool não afeta significativamente o risco de fratura, mas há fortes evidências de que esse risco aumenta significativamente para os indivíduos que bebem mais de três unidades de álcool por dia, e que esse risco aumenta significativamente em indivíduos que consomem mais de seis unidades por dia.[33] É provável que a associação entre o consumo excessivo de álcool e o risco de fratura seja de natureza multifatorial; e que haja efeitos na DMO e também em fatores não esqueléticos, como o aumento do risco de queda.

Exclusão social

Existe forte associação entre a exclusão social e o risco de fratura.[17] Os mecanismos não foram ainda esclarecidos, mas provavelmente são multifatoriais e envolvem diferenças em fatores do estilo de vida, como dieta, tabagismo, álcool e atividade física.

Doenças

A Tabela 19.1 lista as doenças associadas a maiores riscos de osteoporose ou de fratura. Os mecanismos subjacentes a essas associações serão discutidos com maior profundidade mais adiante. Tanto em mulheres como em homens, o hipogonadismo é uma causa importante de osteoporose. Essa condição pode ser fisiológica, como no caso da osteoporose da pós-menopausa, ou patológica, como ocorre em pacientes com doença hipofisária, síndrome de Klinefelter e síndrome de Turner. O hipogonadismo durante o crescimento é fator predisponente para osteoporose, pois essa condição reduz o pico de massa óssea, enquanto o hipogonadismo em adultos predispõe para a osteoporose por causar maior perda óssea com o desequilíbrio entre a reabsorção/formação óssea. Embora a testosterona proteja os homens contra a osteoporose, evidências recentes sugerem que sua ação deve-se à sua conversão periférica para estrogênio por um processo de aromatização.[38] Doenças reumáticas inflamatórias crônicas como a artrite reumatoide e a espondilite anquilosante estão associadas a maior risco de osteoporose e fraturas. É provável que haja contribuição de diversos mecanismos, inclusive imobilidade relativa, aumento da produção de citocinas pró-inflamatórias como a interleucina-1 e o TNF, e tratamento com corticosteroides. Também é provável que mecanismos parecidos sejam responsáveis pela osteoporose em pacientes com doenças gastrintestinais (GI) como a doença de Crohn e a colite ulcerativa. A doença celíaca está associada a um maior risco de osteoporose e de fraturas, possivelmente em decorrência do comprometimento na absorção intestinal de cálcio, vitamina D e outros nutrientes. A osteoporose pode coexistir com osteomalácia em pacientes com doença celíaca e má absorção, ou em pacientes com doença intestinal inflamatória. Existe uma associação entre tireotoxicose e osteoporose em razão da maior reciclagem óssea, da mesma forma que com uma terapia de reposição excessiva com tiroxina. O hiperparatireoidismo primário está associado à osteoporose pelo aumento na reciclagem óssea em decorrência do descompasso relativo da reabsorção/formação óssea.

Corticosteroides

Os corticosteroides constituem um forte fator de risco para osteoporose e fraturas.[78] O risco de fratura está diretamente relacionado à dose e à duração do tratamento. Diversos mecanismos foram implicados como, por exemplo, a diminuição na absorção intestinal de cálcio, o aumento das perdas renais de cálcio por efeito dos glicocorticoides na absorção desse mineral nos túbulos renais e a diminuição/inibição da formação óssea em decorrência da apoptose de osteoblastos e osteócitos. Em geral, considera-se que o uso de corticosteroides inalados seja seguro em relação ao risco de osteoporose, mas doses elevadas desses esteroides inalados são associadas à redução da massa óssea.

Tiroxina

A reposição excessiva com tiroxina em pacientes com hipotireoidismo está associada à massa óssea reduzida, presumidamente causado pelo efeito estimulador direto na reciclagem óssea.[4]

Outros agentes farmacológicos

Diversos outros medicamentos, por exemplo, benzodiazepínicos, inibidores seletivos da recaptação de serotonina (ISRS) e anticonvulsivantes, foram associados ao maior risco de ocorrência de fraturas de fragilidade.[33] Os mecanismos ainda não foram completamente elucidados, mas provavelmente são multifatoriais, em consequência dos efeitos adversos no equilíbrio e na função cognitiva e/ou dos efeitos diretos nas células ósseas.

APRESENTAÇÃO CLÍNICA DA OSTEOPOROSE

A apresentação clínica mais comum da osteoporose é a de fraturas de vários tipos, cujos detalhes estão revisados em outras partes dos dois volumes do Rockwood e Green. As fraturas vertebrais merecem menção especial, pois sua presença facilmente passa despercebida. Alguns pacientes com fraturas vertebrais apresentam dor aguda nas costas que pode ser localizada na área afetada ou pode ser irradiada até a parte anterior da parede torácica ou abdome, mimetizando patologia intratorácica ou abdome agudo. Em alguns casos, existe um fator predisponente, como flexão, tosse ou levantamento de peso, enquanto outras fraturas ocorrem espontaneamente. Muitos pacientes com fraturas vertebrais têm apresentação insidiosa, com redução da altura ou com cifose e dor crônica nas costas. Além da dor e da perda da altura, pacientes com várias fraturas vertebrais podem sofrer desconforto e distensão abdominal em decorrência da compressão de órgãos abdominais pela intensa cifose.

AVALIAÇÃO CLÍNICA

Densidade óssea

A avaliação de DMO por DEXA tem papel essencial no diagnóstico da osteoporose, na avaliação do risco de fratura e na seleção dos pacientes para tratamento. Em geral, na rotina clínica as medidas de DMO são feitas com base no colo do fêmur e na coluna vertebral lombar, mas também é possível obter medidas no punho e em todo o corpo. Níveis reduzidos de DMO estão significativamente associados ao aumento no risco de fratura, de tal modo que o risco de fratura aumenta de 1,5 a 3 vezes para cada redução do desvio-padrão na DMO.[45] É importante enfatizar que as determinações da DMO não preveem com precisão a ocorrência de fraturas, visto que muitos indivíduos com valores de DMO na faixa de osteoporose não sofrem fraturas, e muitas pessoas que sofrem fraturas não têm osteoporose, de acordo com a definição das medidas da DMO. Foi estimado que a sensibilidade e a especificidade da DMO quanto à previsão de fraturas são semelhantes às da pressão arterial alta na previsão de derrames, ou de um colesterol elevado na previsão de infartos do miocárdio.

Um diagnóstico de osteoporose será estabelecido se os valores do escore T na coluna vertebral lombar (tipicamente a média das vértebras lombares L1-L4), do colo do fêmur ou do quadril total se situarem abaixo de –2,5. Embora os valores de DMO nesses locais tenham moderada correlação entre si ($r = 0,6$), não é raro que o clínico examine pacientes com DMO baixa em determinado local e DMO normal em outro. Acredita-se que vários fatores contribuam para essas diferenças. O osso trabecular tem maior superfície do que o osso cortical e, portanto, sua remodelagem ocorre mais rapidamente em estados de exacerbação da reciclagem óssea, como ocorre nas mulheres após a menopausa. Seguindo esse raciocínio, é frequente que mulheres com osteoporose da pós-menopausa na 5ª e 6ª décadas de vida exibam maior redução na DMO da coluna vertebral, em comparação com a DMO do quadril. Também há evidência de que fatores genéticos possam ter efeitos em locais específicos na DMO, dependendo do conteúdo de osso cortical e trabecular.[27] As indicações para densitometria óssea diferem em diferentes países, dependendo da disponibilidade de DEXA e de fatores econômicos. No Reino Unido, há indicação de DEXA para pacientes com ≥50 anos que sofreram fraturas causadas por trauma de baixa intensidade e em indivíduos que apresentam fortes fatores de risco clínico para osteoporose. Nos Estados Unidos, há indicação de DEXA para todas as mulheres acima dos 65 anos e em mulheres mais jovens e em homens com risco de fratura equivalente.

Avaliação do risco de fratura

Os fatores de risco clínico podem ser empregados na avaliação do risco de fratura, com ou sem a determinação da DMO. Foram criados vários instrumentos para determinação dos fatores de risco, mas os mais comumente empregados são a ferramenta FRAX (www.shef.ac.uk/frax/) e o escore QFracture (http://www.qfracture.org/).[33] Ambos fornecem estimativas de risco de fratura para dez anos mediante a combinação de informações sobre peso, altura, idade e gênero com outros fatores de risco clínico, como uso de corticosteroides, tabagismo, consumo de álcool e presença de outras doenças. No Reino Unido, as orientações do *National Institute for Health e Care Excellence* (NICE) recomendam que o risco de fratura deva ser avaliado por um desses instrumentos, antes que o paciente seja avaliado por DEXA. Foi sugerido que indivíduos com grande risco absoluto de fratura fossem tratados para osteoporose, sem que se recorra à determinação da DMO, mas não há evidências que justifiquem essa recomendação. Em um estudo, foi estimado que apenas 50% dos pacientes com mais de 75 anos com história de fratura de fragilidade realmente foram diagnosticados com osteoporose por DEXA.[57]

Radiografias

As radiografias padrões têm baixa sensibilidade para a detecção e monitoração da osteoporose, visto que grandes quantidades de mineral ósseo (até 30%) no esqueleto podem ser perdidas ou recuperadas antes de serem confiavelmente detectadas por elas. A falta de sensibilidade das radiografias para a detecção da osteoporose em sua fase inicial é compensada por sua especificidade relativamente alta, pois a maioria dos pacientes com diagnóstico radiográfico de osteopenia realmente exibe redução da massa óssea na DEXA. A principal aplicação do exame radiográfico na avaliação de pacientes com osteoporose é no diagnóstico de fraturas. O diagnóstico de fraturas de ossos longos se fundamenta na opinião subjetiva do clínico, em busca por aspectos característicos como deformidade, desvios e descontinuidade cortical. Nos casos de fraturas vertebrais, cada vez mais os critérios morfométricos são empregados para diagnóstico e classificação.[29]

Marcadores bioquímicos

A reciclagem óssea pode ser bioquimicamente avaliada pela análise de proteínas específicas das células ósseas ou de produtos da formação e degradação da matriz, que são liberados durante a remodelagem óssea. Os marcadores bioquímicos têm sido clinicamente investigados em três áreas principais: na previsão dos percentuais de perda óssea, na previsão da resposta ao tratamento e na avaliação da cooperação com a medicação. Os marcadores bioquímicos mais frequentemente utilizados na atual prática clínica estão listados na Tabela 19.2. Vários investigadores relataram a existência de uma correlação positiva entre mudanças nos marcadores bioquímicos da reciclagem óssea e mudanças na massa óssea em pacientes tratados com agentes antirreabsortivos; entretanto, as evidências ainda não permitem demonstrar que as mudanças nos marcadores biológicos estão associadas à redução no risco de fratura. Outros estudos têm investigado a possibilidade de melhora de adesão do paciente com o *feedback* de biomarcadores bioquímicos, mas os resultados são inconclusivos.

Outras investigações

Outras investigações podem ajudar na avaliação de pacientes com osteoporose, particularmente para a exclusão de causas secundárias da doença, como hipogonadismo, hiperparatireoidismo primário, tireotoxicose, doença celíaca e doenças renais e hepáticas crônicas. Em raras ocasiões, pode ser necessária uma biópsia óssea transilíaca, como em casos especiais de osteoporose ou em pacientes sob suspeita de algum transtorno infiltrativo.

SISTEMAS TERAPÊUTICOS

Nos últimos anos, é crescente o interesse em desenvolver procedimentos que melhorem os sistemas terapêuticos para pacientes com osteoporose e com fraturas de fragilidade, com base na observação de que um número relativamente pequeno de pacientes com fraturas relacionadas à osteoporose recebe tratamento adequado.

TABELA 19.2 Marcadores bioquímicos da reciclagem óssea

Tipo de marcador	Correlaciona-se com
Reabsorção óssea	
• Desoxipiridinolina	Degradação do colágeno ósseo
• Telopeptídeos do colágeno (CTX, NTX)	Degradação do colágeno ósseo
• Fosfatase ácida resistente ao tartarato	Número de osteoclastos
Formação óssea	
• Fosfatase alcalina total	Número de osteoblastos, doença hepática e renal
• Fosfatase alcalina específica para osso	Número de osteoblastos
• Osteocalcina	Número de osteoblastos
• Propeptídeos do colágeno (PINP, PICP)	Síntese do colágeno do tipo I

CTX, telopeptídeo de ligação cruzada com C-terminal do colágeno do tipo I; NTX, telopeptídeo de ligação cruzada com N-terminal do colágeno do tipo I; PINP, propeptídeo com N-terminal do procolágeno do tipo I; PICP, propeptídeo com C-terminal do procolágeno do tipo I.

Serviço de ligação para fraturas

O Reino Unido estruturou um serviço de ligação de fraturas (SLF) na tentativa de aumentar o percentual de indivíduos com fraturas de fragilidade investigados para possível osteoporose e também como garantia de que tais pessoas serão tratadas adequadamente.[46] O sistema SLF consiste no oferecimento rotineiro de exames por DEXA a pacientes acima de certa idade e que sofrem fraturas causadas por trauma de baixa energia (tipicamente com >50 anos), somado ao tratamento apropriado de pacientes com osteoporose. Em um estudo, a implementação de um SLF aumentou o número de pacientes investigados para osteoporose, de cerca de 10% para mais de 90%.[46] Estudos de modelagem recentemente publicados sugerem que a abordagem com SLF provavelmente tem bom custo-benefício em termos de redução do volume geral de fraturas.[47]

Triagem de populações por DEXA

Nenhum estudo controlado avaliou o efeito da triagem para osteoporose nos percentuais de fraturas ou na morbidade ou mortalidade ligadas a fraturas. Alguns sistemas de saúde, como o dos Estados Unidos, recomendam que a DEXA seja oferecida a todas as mulheres com ≥65 anos e a mulheres mais jovens e homens com estimativas semelhantes de risco de fratura, embora o custo-benefício dessa abordagem ainda não tenha sido devidamente confirmado.[52]

TRATAMENTO

O tratamento efetivo da osteoporose depende da correção de fatores de risco modificáveis para a doença, de tratar (sempre que possível) as causas secundárias da osteoporose, da atenção ao risco de queda e da implementação da terapia farmacológica nos casos cabíveis.

Modificação do estilo de vida e outras medidas

No tratamento de pacientes com osteoporose, com frequência os clínicos propõem modificações no estilo de vida, além de outras medidas, cujo objetivo é diminuir o risco de quedas ou tratar a doença predisponente.

Dieta

Pacientes com osteoporose devem ser aconselhados a seguir uma dieta balanceada com ingestão apropriada de proteína e energia. Considera-se que a ingestão de quantidades adequadas de cálcio seja importante para uma saúde óssea ideal, mas nesse tocante, a base de evidências é limitada. No Reino Unido, a ingestão diária recomendada atualmente para o cálcio é de 700 mg/dia, enquanto nos Estados Unidos sugere-se uma ingestão de 1.000 mg/dia para mulheres na pré-menopausa e para homens, enquanto mulheres na pós-menopausa devem ingerir 1.500 mg diariamente.[1] A vitamina D é necessária para que ocorra absorção satisfatória de cálcio; há evidências (que serão listadas mais adiante) de que suplementos de cálcio e vitamina D reduzem o risco de fratura. Entretanto, poucos alimentos contêm quantidades substanciais de vitamina D, e nas latitudes setentrionais, a quantidade de vitamina D sintetizada pela pele é muito limitada. A Comissão Consultiva Científica sobre Nutrição no Reino Unido (www.sacn.gov.uk) recomenda a ingestão diária de 400 unidades internacionais (UI) de vitamina D a fim de manter níveis séricos de 25(OH)D acima de 50 nmol/L – nível considerado ideal para a saúde óssea; mas reconhece que esse nível não pode ser facilmente alcançado exclusivamente pela dieta. Assim, nos Estados Unidos, orientações recentes recomendam 600 UI de vitamina D para indivíduos com até setenta anos e 800 UI para indivíduos com essa idade em diante.[66]

Exercício

Não há evidências diretas de que a prática de exercício pode reduzir o risco de fraturas osteoporóticas, mas foi demonstrado que programas de exercício reduzem o risco de queda e trazem benefícios potenciais em termos de melhora da força muscular, da moral e do bem-estar geral.[72] Portanto, nos casos em que tal medida for possível, pacientes com osteoporose e com histórico de fratura de fragilidade devem ser incentivados a se exercitar. Também foi demonstrado que programas de exercício são benéficos para melhorar a dor e a qualidade de vida das pessoas que sofreram fraturas vertebrais.[7]

Tabagismo e álcool

É costume orientar pacientes com osteoporose ou com histórico de fratura de fragilidade a reduzirem o fumo ou pararem de fumar, embora não exista evidência direta de que tal medida afetará o risco de fratura. Do mesmo modo, pacientes que consomem mais de três unidades diárias de álcool devem ser orientados para reduzir o consumo, embora não esteja claro se isso diminuirá o risco de fratura.

Redução das quedas

Acredita-se que, com o envelhecimento, o risco de fratura aumente em decorrência do maior risco de queda. É possível reduzir significativamente o número de quedas por meio de uma avaliação estruturada e multidisciplinar, acompanhada por intervenções.[14] Com base nisso, intervenções como correção de transtornos cardiovasculares ou circulatórios ou de baixa acuidade visual, além da eliminação de riscos ambientais devem ser considerados em pacientes com histórico de fratura de fragilidade e histórico de quedas. A redução da acuidade visual é fator de risco para quedas e a cirurgia para catarata diminui significativamente os percentuais de fratura conforme relatado.[77] Dessa forma, pacientes com deficiência visual devem ser encaminhados ao especialista para orientação e tratamento apropriados.

TRATAMENTO DE DOENÇA SUBJACENTE

Os pacientes com osteoporose devem passar por uma triagem para presença de doenças predisponentes; e devem ser tratados assim que possível, pois em alguns casos tal medida pode eliminar a necessidade de um tratamento farmacológico. Alguns exemplos são uma dieta isenta de glúten e suplementos de cálcio e vitamina D em pacientes com doença celíaca; e paratireoidectomia em casos de hiperparatireoidismo primário.

Tratamentos farmacológicos

Vários agentes farmacológicos estão disponíveis para o tratamento da osteoporose (Tab. 19.3) e, em linhas gerais, podem ser divididos em fármacos supressores da reabsorção óssea (agentes antirreabsortivos) e fármacos promotores de reciclagem óssea, que estimulam mais a formação do que a reabsorção óssea (agentes anabólicos). Alguns agentes, como o ranelato de estrôncio, combinam um efeito antirreabsortivo fraco com um efeito estimulador igualmente fraco em marcadores bioquímicos da formação óssea.

TABELA 19.3 Tratamentos farmacológicos para a osteoporose	
Agentes antirreabsortivos	**Agentes anabólicos**
Bifosfonatos	Hormônio paratireoidiano, segmento 1-34
Etidronato	Hormônio paratireoidiano 1-84
Ácido alendrônico	**Outros agentes**
Risedronato	Ranelato de estrôncio
Ibandronato	Suplementos nutricionais
Ácido zoledrônico	Cálcio e vitamina D
Denosumabe	Vitamina D
Terapia de reposição hormonal	Metabólitos ativos da vitamina D
Raloxifeno	
Tibolona	

Bifosfonatos

Os bifosfonatos são análogos estáveis do pirofosfato, um inibidor da mineralização e da calcificação ectópica de ocorrência natural. Os bifosfonatos compartilham uma estrutura nuclear central de átomos de fósforo-carbono-fósforo, à qual estão ligadas várias cadeias laterais nas posições R1 e R2 (Fig. 19.5). Os bifosfonatos se ligam fortemente aos íons de cálcio e fazem o medicamento se direcionar preferencialmente para o osso e ficar incorporado à hidroxiapatita. A afinidade de ligação pela hidroxiapatita varia bastante entre os medicamentos, mas é particularmente elevada para o ácido zoledrônico. A potência de inibição da reabsorção óssea pelos bifosfonatos é altamente variável, determinada principalmente pela estrutura química das cadeias laterais. Especificamente, a incorporação de nitrogênio na cadeia lateral aumenta significativamente sua potência. Após a administração oral ou intravenosa, o bifosfonato é direcionado para as superfícies ósseas em locais com maior reciclagem óssea. Quando o osso contendo o bifosfonato sofre reabsorção, o fármaco é liberado em altas concentrações no interior do osteoclasto, o que provoca a inibição dessa célula e da reabsorção óssea.

Etidronato

Hoje em dia, etidronato é raramente utilizado no tratamento da osteoporose, pois não demonstrou prevenir fraturas não vertebrais.[18] O etidronato é administrado em dose de 400 mg/dia durante 2 semanas, seguido por suplementação com cálcio na dose de 500 mg/dia durante 11 semanas (Didronel PMO). O componente etidronato deve ser administrado com o estômago vazio, pelo menos 2 horas antes da refeição, com um copo de água.

Ácido alendrônico

O ácido alendrônico é um dos tratamentos mais amplamente utilizados para o combate à osteoporose. Foi demonstrado que esse fármaco reduz a ocorrência de fraturas vertebrais em cerca de 50%, de fraturas não vertebrais em cerca de 17%, e de fraturas do quadril em cerca de 40% nas mulheres com osteoporose da pós-menopausa, quando administrado na dose de 10 mg/dia em combinação com suplementos de cálcio e vitamina D (NICE, revisão sistemática, 2008). Foi demonstrado também que o ácido alendrônico aumenta a DMO em casos de osteoporose induzida por corticosteroide[68] e em homens com osteoporose,[53] mas nessas indicações não existem evidências de sua eficácia contra fraturas.

Foi constatado que o ácido alendrônico na dose de 70 mg 1 vez/semana resulta em aumento na DMO equivalente ao obtido com a dose de 10 mg/dia;[71] com base nessa concepção, atualmente o regime de dosagem de 1 vez/semana é receitado virtualmente para todos os pacientes. O ácido alendrônico é deficientemente absorvido pelo trato gastrintestinal (GI); assim, deve ser tomado com um grande copo de água pelo menos 30 minutos antes de uma refeição ou de outra medicação; além disso, o paciente deve ser instruído a permanecer ereto durante essa meia hora. O efeito adverso mais comum desse agente é um desarranjo do trato GI superior que desaparece com a descontinuação do tratamento. Mais raramente pode ocorrer esofagite grave e úlceras esofágicas, especialmente em pacientes com dificuldade de deglutição e naqueles que deixam de tomar a medicação corretamente. Outros efeitos adversos de rara ocorrência são osteonecrose da mandíbula[37] e fraturas típicas da região abaixo do trocanter do fêmur.[70]

Risedronato

A eficácia de risedronato contra fraturas é similar à do ácido alendrônico em mulheres com osteoporose pós-menopausa, quando administrado na dose de 5 mg/dia em combinação com suplementos de cálcio e vitamina D.[19] A eficácia de risedronato também foi demonstrada na prevenção de fraturas vertebrais em casos de osteoporose induzida por corticosteroide.[80] Seu uso aumenta a DMO em casos de osteoporose masculina, mas não há dados sobre prevenção das fraturas. Foi constatado que a dose de 35 mg/semana resulta em aumento na DMO equivalente à dose de 5 mg/dia; assim, na prática de rotina clínica, o risedronato é mais receitado na dose de 1 vez/semana. Os efeitos adversos são semelhantes aos do ácido alendrônico, embora haja pequena evidência de estudos observacionais que indicam uma tolerabilidade ligeiramente melhor no trato GI superior quando comparado ao ácido alendrônico.[58]

Ácido zoledrônico

O ácido zoledrônico é tratamento efetivo para a osteoporose. Foi demonstrado que sua administração por via intravenosa na dose de 5 mg 1 vez/ano, junto a suplementos de cálcio e vitamina D, reduz o risco de fraturas vertebrais, não vertebrais e do quadril em mulheres com osteoporose pós-menopausa.[10] O ácido zo-

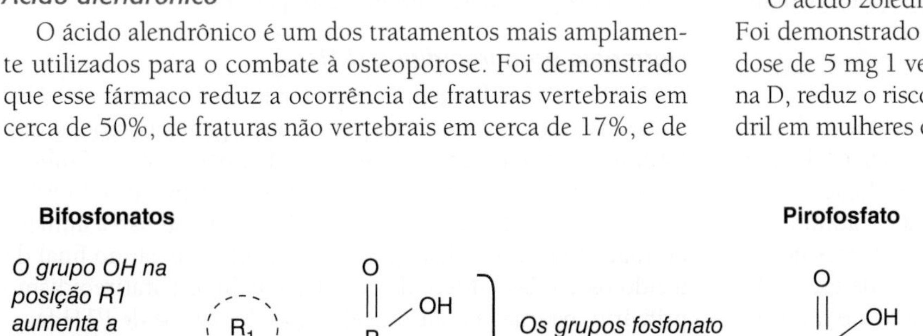

FIGURA 19.5 Estrutura dos bifosfonatos. Os bifosfonatos têm como base a estrutura do pirofosfato, um inibidor da mineralização produzido endogenamente. O átomo de carbono nos bifosfonatos torna os medicamentos resistentes à hidrólise.

ledrônico é o único agente que teve demonstrada sua capacidade de reduzir a mortalidade em casos de osteoporose. Quando administrado a homens e a mulheres pós-menopausa que sofreram fraturas do quadril, esse tratamento reduziu a mortalidade global em 28% e diminuiu o risco de fraturas recorrentes em cerca de 35% dos casos.[43] Também mostrou-se eficaz na prevenção e tratamento da osteoporose induzida por glicocorticoide, com efeitos na DMO superiores aos obtidos com risedronato.[62] O efeito adverso mais comum é uma doença temporária parecida com a gripe durante dois ou três dias após a primeira infusão, mas esse efeito é autolimitante. Essa reação pode ocorrer depois de infusões subsequentes, mas é moderada e geralmente assintomática. Outros efeitos adversos menos comuns são: hipocalcemia, fibrilação atrial e comprometimento renal. Raramente, o uso do ácido zoledrônico pode causar osteonecrose da mandíbula e uveíte. Antes da administração desse fármaco, deve-se inspecionar a função renal do paciente; pois ele só poderá ser administrado se a taxa de filtração glomerular (TFG) for superior a 35 mL/min. Possíveis deficiências de vitamina D também deverão ser corrigidas, com o objetivo de minimizar o risco de hipocalcemia.

Ibandronato

No tratamento da osteoporose, o ibandronato pode ser administrado por via oral ou intravenosa. Um estudo randomizado e controlado em mulheres com osteoporose pós-menopausa demonstrou que esse agente farmacológico reduziu o risco de fraturas vertebrais em cerca de 50%, quando administrado por via oral na dose de 2,5 mg/dia.[23] No entanto, esse estudo não observou qualquer redução global no risco de fraturas não vertebrais ou do quadril. A exemplo de outros bifosfonatos, estudos interligados demonstraram que a dose de 150 mg/mês resulta em aumento equivalente ou superior na DMO em relação à dose de 2,5 mg/dia;[60] assim, essa é a dose habitualmente utilizada na prática clínica. O ibandronato intravenoso é administrado na dose de 3 mg a cada 3 meses em pacientes com osteoporose. A eficácia do regime de 3 mg/3 meses contra fraturas não foi especificamente investigada, mas uma análise *post-hoc* de dados de pacientes tratados com ibandronato oral na dose de 150 mg/mês e com várias doses por via intravenosa revelou eficácia na prevenção de fraturas vertebrais e não vertebrais com doses cumulativas mais elevadas do agente.[32] Os efeitos adversos e as instruções de dosagem para a administração de ibandronato por via oral são equivalentes aos descritos para o alendronato. Pacientes medicados com ibandronato podem apresentar uma "doença parecida com gripe" temporária, assim como descrito para o ácido zoledrônico.

Denosumabe

Denosumabe é um anticorpo monoclonal inteiramente humano direcionado contra RANKL, um estimulador essencial da reabsorção óssea (já mencionado). Esse agente farmacológico exerce efeitos inibidores poderosos na reabsorção óssea e é administrado por via subcutânea na dose de 60 mg a cada 6 meses no tratamento da osteoporose. Estudos clínicos em grande escala demonstraram que o denosumabe reduz em cerca de 68% o risco de fraturas vertebrais, em 40% o risco de fraturas do quadril e em 20% o risco de fraturas não vertebrais em mulheres com osteoporose pós-menopausa.[22] Embora efeitos adversos não sejam comuns, é importante certificar-se de que os pacientes estão com níveis satisfatórios de vitamina D na ocasião do tratamento, a fim de diminuir o risco de hipocalcemia. Casos de osteonecrose da mandíbula foram relatados em pacientes tratados por longos períodos com denosumabe, mas tal ocorrência é rara.[55] O denosumabe não é eliminado pelo rim; por isso, pode ser administrado em pacientes com osteoporose e com comprometimento renal, mas, no tratamento desses pacientes, o clínico deve ter o cuidado de garantir a inexistência de osteodistrofia renal, pois acredita-se que essa patologia aumenta consideravelmente o risco de hipocalcemia. Ao contrário dos bifosfonatos, o efeito de denosumabe na reabsorção óssea tem duração relativamente curta, e a descontinuação do tratamento aumenta o rebote na reciclagem óssea, com perda óssea significativa. Dessa forma, o tratamento deverá ser administrado continuamente, para que seja obtido um efeito terapêutico persistente.

Ranelato de estrôncio

O ranelato de estrôncio exerce efeitos inibitórios fracos na reabsorção óssea e efeitos estimuladores fracos nos marcadores bioquímicos da formação óssea. Além disso, também é incorporado ao osso, em substituição ao cálcio nos cristais de hidroxiapatita. Estudos randomizados em mulheres com osteoporose pós-menopausa demonstraram que seu uso na dose de 2 g/dia reduz o risco de fraturas vertebrais em cerca de 50% e de fraturas não vertebrais em aproximadamente 16%.[48,56] Os estudos mais importantes sobre o ranelato de estrôncio não conseguiram demonstrar eficácia na prevenção de fraturas do quadril, mas foi identificado um efeito positivo em uma análise *post-hoc* de um subgrupo de pacientes com valores de DMO no quadril inferiores a –3. A absorção do estrôncio é inibida pelos alimentos; assim, essa medicação deve ser administrada em dose única, à noite, pelo menos 2 horas após a refeição. O efeito colateral mais comum é uma diarreia, além de outros transtornos do trato GI; mas são possíveis outros efeitos colaterais, como erupções cutâneas e trombose venosa. Recentemente, foi constatado que o ranelato de estrôncio aumenta o risco de infarto do miocárdio; por isso, seu uso é contraindicado em pacientes sabidamente com doença cardiovascular e naqueles que apresentem fatores de risco consistentes para esta doença, como diabetes. Em muitos casos, pacientes tratados com estrôncio exibem grandes aumentos na DMO na avaliação por DEXA, mas esses aumentos se devem, em grande parte, ao fato de que os íons de estrôncio (massa atômica = 87,6) substituem os íons de cálcio (massa atômica = 40,1) na hidroxiapatita. Diante desse fenômeno, é difícil avaliar com certeza a massa óssea em pacientes que tomam essa medicação. Os efeitos do estrôncio na densidade óssea persistem cerca de 12 meses após a descontinuação do tratamento, e há evidência de que sua eficácia contra fraturas permaneça durante esse período.

Hormônio paratireoidiano (PTH)

O PTH difere dos demais agentes farmacológicos mencionados nas seções anteriores por ser um agente anabólico que estimula a remodelagem óssea e produz osso novo.[61] Embora a reabsorção e a formação óssea aumentem com o uso do PTH, o modo cíclico de administração faz a formação óssea aumentar mais do que a reabsorção, o que resulta em ganho final de tecido ósseo. Isso difere da condição de hiperparatireoidismo primário, na qual a contínua elevação dos níveis de PTH faz reabsorção óssea aumentar mais do que a formação e resultar em perda de tecido ósseo, especialmente do tipo cortical. Atualmente, dois tipos de PTH são licenciados: o fragmento 1-34 e a molécula completa (1-84). Foi demonstrado que em mulheres com osteoporose pós-menopausa, o PTH 1-34 na dose de 20 mcg/dia por injeção subcutânea tem eficácia na redução do risco de fraturas vertebrais em 65% e de fraturas não vertebrais em 50%.[51] Também ficou comprovado que o fragmento

1-34 é eficaz na osteoporose masculina com relação aos efeitos na DMO, embora não haja estudos sobre fratura em homens.[54] O PTH 1-34 é eficaz no tratamento da osteoporose induzida por corticosteroide e, nessa situação, mostrou-se superior ao ácido alendrônico na redução do risco de fraturas vertebrais.[69] Foi demonstrado também que o fragmento 1-84 do PTH diminui o risco de fraturas vertebrais em cerca de 60%, mas não há dados sobre sua eficácia para fraturas não vertebrais.[31] Os efeitos adversos do PTH são dor de cabeça, cãibras musculares e hipercalcemia leve, normalmente assintomática e que não requer a interrupção do tratamento. Recomenda-se um tratamento com duração de 2 anos; ao final desse período, os pacientes devem receber um agente antiabsortivo para prevenir a perda do novo osso formado. Foi relatado que raloxifeno, ácido alendrônico e ácido zoledrônico são eficazes na manutenção dos aumentos da massa óssea e na prevenção da perda de tecido ósseo em pacientes previamente tratados com PTH.[9,26,40,63] Há evidências sugestivas de que a administração simultânea de ácido alendrônico atenua o efeito anabólico do PTH, por inibir a formação óssea,[30] e de que o tratamento prévio com bifosfonatos resulta em uma resposta anabólica ligeiramente atenuada.[11] Curiosamente, a administração concomitante de ácido zoledrônico intravenoso com PTH não parece atenuar a resposta anabólica.[16]

Cálcio e vitamina D

Há evidências sugestivas de que suplementos combinados de cálcio e vitamina D podem reduzir o risco de fraturas não vertebrais, com efeitos mais pronunciados em pacientes idosos internados com risco de deficiência de vitamina D.[13] Raramente os suplementos de cálcio e vitamina D são administrados como terapia independente para pacientes osteoporóticos mais jovens, mas são frequentemente administrados como adjuvantes de outros tratamentos da osteoporose como bifosfonatos, ranelato de estrôncio, denosumabe e PTH.

Calcitonina

Foi demonstrado em mulheres na pós-menopausa com osteoporose que o uso intranasal de calcitonina (200 unidades/dia) diminui o risco de fraturas vertebrais em cerca de 30%, mas não parece que esse agente tenha eficácia na prevenção de fraturas não vertebrais.[12] O uso de calcitonina resulta em uma série de efeitos colaterais, como rubor e náusea; recentemente, o uso prolongado de calcitonina foi associado ao maior risco de câncer, o que causou a cassação da autorização para seu uso para o tratamento da osteoporose na Europa.

Terapia de reposição hormonal

A terapia de reposição hormonal (TRH) é estratégia efetiva para a prevenção da perda óssea na pós-menopausa; sua aplicação é efetiva na prevenção de fraturas vertebrais, fraturas não vertebrais e fraturas do quadril em mulheres na pós-menopausa,[76] mesmo nos casos em que não há diagnóstico de osteoporose por DEXA.[67] Embora a TRH seja claramente efetiva na prevenção de fraturas, raramente é empregada clinicamente em casos de osteoporose, porque seu uso prolongado em mulheres idosas foi associado ao aumento do risco de doença cardiovascular, trombose venosa e câncer de mama. A TRH permanece como opção a mulheres mais jovens (<60 anos) com osteoporose, e é o tratamento de escolha para a prevenção de perda óssea em mulheres com menopausa prematura.

Raloxifeno

O raloxifeno pertence a uma classe de compostos denominados moduladores seletivos do estrogênio (SERM). Esse agente funciona como agonista dos receptores do estrogênio no osso, sendo antagonista em outros tecidos, mais notavelmente na mama. Ficou comprovado que, em mulheres na pós-menopausa com osteoporose, sua administração por via oral na dose de 60 mg/dia diminui em cerca de 30% o risco de fraturas vertebrais.[28] Não foi demonstrada eficácia para fraturas não vertebrais e do quadril; por isso, o raloxifeno é apenas raramente receitado. Seus efeitos adversos são fogachos, cãibras musculares e aumento do risco de trombose venosa.

Tibolona

A tibolona é um hormônio esteroide com ação de agonista parcial nos receptores de estrogênio, progesterona e andrógenos. Esse hormônio alivia os sintomas vasomotores e aumenta a libido em mulheres na pós-menopausa, com eficácia similar à da TRH. Em um estudo randomizado envolvendo mulheres mais idosas na pós-menopausa (idade >65 anos) com osteoporose, ficou demonstrado que o uso de tibolona diminui em aproximadamente 45% o risco de fraturas vertebrais e em 26% o risco de fraturas não vertebrais.[20] Nesse estudo, o tratamento com tibolona foi associado ao menor risco de câncer de mama (redução de 68%), mas ao maior risco de acidente vascular encefálico (aumento de 119%), apesar do pequeno número de eventos. Atualmente, a tibolona é principalmente receitada como tratamento alternativo à TRH em mulheres na pós-menopausa com baixa DMO e com sintomas de menopausa.

Testosterona

A terapia de reposição de testosterona é frequentemente empregada no tratamento da osteoporose em homens com hipogonadismo, uma vez que traz benefícios extras como o aumento da força muscular e do bem-estar em geral. O tratamento pode ser ministrado por injeção em intervalos de 4 a 6 semanas, ou por adesivos transdérmicos. Na ausência de hipogonadismo, a testosterona não desempenha um papel claro no tratamento da osteoporose masculina.

Terapia combinada

Não existe indicação clara para o uso da terapia combinada no tratamento da osteoporose. Embora diversos estudos clínicos a tenham usado, essas pesquisas não foram estruturadas para a análise de fraturas; assim, permanece incerto o valor clínico dessa abordagem.

MONITORAÇÃO DA RESPOSTA AO TRATAMENTO

Ainda não ficou esclarecido se pacientes em tratamento para osteoporose devem ser monitorados, ou a forma como poderiam ser mais bem avaliados. Embora a maioria dos tratamentos farmacológicos para osteoporose tenha efeitos estimuladores na DMO, o papel da monitoração desse indicador permanece controverso, visto ser fraca a associação entre mudanças na DMO e a redução do risco de fratura.[21,81] Isso pode ocorrer em parte pelas limitações na precisão das determinações da DMO, e pelo fato de que ela explica apenas parcialmente. Também foram explorados marcadores bioquímicos da reciclagem óssea, como uma forma de predizer quais pacientes responderiam satisfatoriamente ou não ao tratamento, em termos de diminuição do risco de fratura. Embora os níveis pré-terapêuticos da reciclagem óssea avaliados por marcadores biológicos tenham sido associados a um subsequente risco de fratura em pacientes tratados com alendronato,[5] estudos clínicos projetados para a investigação da eficácia do *feedback* dos resultados de marcadores bioquímicos aos pacientes em tratamento não revelaram benefício significativo para diminuição do risco de fratura.[24] Na prática clínica, frequentemente, são realizadas repetidas avaliações por DEXA nos pacientes em tratamento, com o objetivo de avaliar a resposta. Normalmente, essas avaliações não devem ser repetidas durante 2 anos a contar do início da terapia antirreabsortiva, visto que a precisão dessa avaliação é de tal ordem que torna improvável a detecção de alterações significativas antes desse período.

FALHA NO TRATAMENTO

Recentemente, o insucesso no tratamento foi definido como a ocorrência de duas ou mais fraturas de fragilidade em um paciente em tratamento, ou a ocorrência de uma fratura de fragilidade em um paciente que tivesse perdido massa óssea ou deixasse de responder aos marcadores bioquímicos da reciclagem óssea.[25] Ainda não ficou esclarecido qual o melhor método para tratar pacientes com insucesso no tratamento. Existem diversas opções possíveis, por exemplo, troca de agentes farmacológicos, troca de um medicamento oral por outro parenteral ou troca de um agente antirreabsortivo por outro anabólico. Na ausência de uma base de evidências consistente, a abordagem pessoal do autor consiste em, primeiramente, assegurar que o paciente esteja tomando corretamente a medicação oral. Isso é particularmente importante no caso dos bifosfonatos orais e do ranelato de estrôncio. Se o tratamento estiver sendo seguido adequadamente, então recomenda-se a mudança para a terapia parenteral, exceto em pacientes com osteoporose grave (escore T ≤-4), que, nesses casos, podem ser tratados com PTH.

REFERÊNCIAS BIBLIOGRÁFICAS

1. Anonymous. Optimal calcium intake. Sponsored by National Institutes of Health Continuing Medical Education. *Nutrition.* 1995;11:409–417.
2. Arden NK, Spector TD. Genetic influences on muscle strength, lean body mass, and bone mineral density: A twin study. *J Bone Miner Res.* 1997;12:2076–2081.
3. Balemans W, Piters E, Cleiren E, et al. The binding between sclerostin and LRP5 is altered by DKK1 and by high-bone mass LRP5 mutations. *Calcif Tissue Int.* 2008;82:445–453.
4. Bassett JH, O'Shea PJ, Sriskantharajah S, et al. Thyroid hormone excess rather than thyrotropin deficiency induces osteoporosis in hyperthyroidism. *Mol Endocrinol.* 2007;21:1095–1107.
5. Bauer DC, Garnero P, Hochberg MC, et al. Pretreatment levels of bone turnover and the antifracture efficacy of alendronate: The fracture intervention trial. *J Bone Miner Res.* 2006;21:292–299.
6. Berendsen AD, Fisher LW, Kilts TM, et al. Modulation of canonical Wnt signaling by the extracellular matrix component biglycan. *Proc Natl Acad Sci USA.* 2011;108:17022–17027.
7. Bergland A, Thorsen H, Karesen R. Effect of exercise on mobility, balance, and health-related quality of life in osteoporotic women with a history of vertebral fracture: A randomized, controlled trial. *Osteoporos Int.* 2011;22:1863–1871.
8. Bischoff-Ferrari HA, wson-Hughes B, Baron JA, et al. Calcium intake and hip fracture risk in men and women: A meta-analysis of prospective cohort studies and randomized controlled trials. *Am J Clin Nutr.* 2007;86:1780–1790.
9. Black DM, Bilezikian JP, Ensrud KE, et al. One year of alendronate after one year of parathyroid hormone (1-84) for osteoporosis. *N Engl J Med.* 2005;353:555–565.
10. Black DM, Delmas PD, Eastell R, et al. Once-yearly zoledronic acid for treatment of postmenopausal osteoporosis. *N Engl J Med.* 2007;356:1809–1822.
11. Boonen S, Marin F, Obermayer-Pietsch B, et al. Effects of previous antiresorptive therapy on the bone mineral density response to two years of teriparatide treatment in postmenopausal women with osteoporosis. *J Clin Endocrinol Metab.* 2008;93:852–860.
12. Chesnut CH, Silverman S, Andriano K, et al. A randomized trial of nasal spray salmon calcitonin in postmenopausal women with established osteoporosis: the prevent recurrence of osteoporotic fractures study. PROOF Study Group. *Am J Med.* 2000;109:267–276.
13. Chung M, Lee J, Terasawa T, et al. Vitamin D with or without calcium supplementation for prevention of cancer and fractures: an updated meta-analysis for the U.S. Preventive Services Task Force. *Ann Intern Med.* 2011;155:827–838.
14. Close J, Ellis M, Hooper R, et al. Prevention of falls in the elderly trial (PROFET): A randomised controlled trial. *Lancet.* 1999;353:93–97.
15. Cooper C, Barker DJP, Wickham C. Physical activity, muscle strength, and calcium intake in fracture of the proximal femur in Britain. *Br Med J.* 1988;297:1443–1446.
16. Cosman F, Eriksen EF, Recknor C, et al. Effects of intravenous zoledronic acid plus subcutaneous teriparatide [rhPTH(1-34)] in postmenopausal osteoporosis. *J Bone Miner Res.* 2011;26:503–511.
17. Court-Brown CM, Aitken SA, Ralston SH, et al. The relationship of fall-related fractures to social deprivation. *Osteoporos Int.* 2011;22:1211–1218.
18. Cranney A, Guyatt G, Griffith L, et al. Meta-analyses of therapies for postmenopausal osteoporosis. IX: Summary of meta-analyses of therapies for postmenopausal osteoporosis. *Endocr Rev.* 2002;23:570–578.
19. Cranney A, Tugwell P, Adachi J, et al. Meta-analyses of therapies for postmenopausal osteoporosis. III. Meta-analysis of risedronate for the treatment of postmenopausal osteoporosis. *Endocr Rev.* 2002;23:517–523.
20. Cummings SR, Ettinger B, Delmas PD, et al. The effects of tibolone in older postmenopausal women. *N Engl J Med.* 2008;359:697–708.
21. Cummings SR, Karpf DB, Harris F, et al. Improvement in spine bone density and reduction in risk of vertebral fractures during treatment with antiresorptive drugs. *Am J Med.* 2002;112:281–289.
22. Cummings SR, San MJ, McClung MR, et al. Denosumab for prevention of fractures in postmenopausal women with osteoporosis. *N Engl J Med.* 2009;361:756–765.
23. Delmas PD, Recker RR, Chesnut CH III, et al. Daily and intermittent oral ibandronate normalize bone turnover and provide significant reduction in vertebral fracture risk: Results from the BONE study. *Osteoporos Int.* 2004;15:792–798.
24. Delmas PD, Vrijens B, Eastell R, et al. Effect of monitoring bone turnover markers on persistence with risedronate treatment of postmenopausal osteoporosis. *J Clin Endocrinol Metab.* 2007;92:1296–1304.
25. Diez-Perez A, Adachi JD, Agnusdei D, et al. Treatment failure in osteoporosis. *Osteoporos Int.* 2012;23:2769–2774.
26. Eastell R, Nickelsen T, Marin F, et al. Sequential treatment of severe postmenopausal osteoporosis after teriparatide: Final results of the randomized, controlled European Study of Forsteo (EUROFORS). *J Bone Miner Res.* 2009;24:726–736.
27. Estrada K, Styrkarsdottir U, Evangelou E, et al. Genome-wide meta-analysis identifies 56 bone mineral density loci and reveals 14 loci associated with risk of fracture. *Nat Genet.* 2012;44:491–501.
28. Ettinger B, Black DM, Mitlak BH, et al. Reduction of vertebral fracture risk in postmenopausal women with osteoporosis treated with raloxifene. *JAMA.* 1999;282:637–645.
29. Ferrar L, Jiang G, Schousboe JT, et al. Algorithm-based qualitative and semiquantitative identification of prevalent vertebral fracture: Agreement between different readers, imaging modalities, and diagnostic approaches. *J Bone Miner Res.* 2008;23:417–424.
30. Finkelstein JS, Hayes A, Hunzelman JL, et al. The effects of parathyroid hormone, alendronate, or both in men with osteoporosis. *N Engl J Med.* 2003;349:1216–1226.
31. Greenspan SL, Bone HG, Ettinger MP, et al. Effect of recombinant human parathyroid hormone (1-84) on vertebral fracture and bone mineral density in postmenopausal women with osteoporosis: A randomized trial. *Ann Intern Med.* 2007;146:326–339.
32. Harris ST, Blumentals WA, Miller PD. Ibandronate and the risk of non-vertebral and clinical fractures in women with postmenopausal osteoporosis: Results of a meta-analysis of phase III studies. *Curr Med Res Opin.* 2008;24:237–245.
33. Hippisley-Cox J, Coupland C. Derivation and validation of updated QFracture algorithm to predict risk of osteoporotic fracture in primary care in the United Kingdom: prospective open cohort study. *Br Med J.* 2012;344:e3427.
34. Holroyd C, Cooper C, Dennison E. Epidemiology of osteoporosis. *Best Pract Res Clin Endocrinol Metab.* 2008;22:671–685.
35. Johnson ML, Harnish K, Nusse R, et al. LRP5 and Wnt signaling: A union made for bone. *J Bone Miner Res.* 2004;19:1749–1757.
36. Kanis JA, Melton LJ III, Christiansen C, et al. The diagnosis of osteoporosis. *J Bone Miner Res.* 1994;9:1137–1141.
37. Khosla S, Burr D, Cauley J, et al. Bisphosphonate-associated osteonecrosis of the jaw: Report of a task force of the American Society for Bone and Mineral Research. *J Bone Miner Res.* 2007;22:1479–1491.
38. Khosla S, Melton LJ III, Riggs BL. Estrogens and bone health in men. *Calcif Tissue Int.* 2001;69:189–192.
39. Khosla S. Minireview: The OPG/RANKL/RANK system. *Endocrinology.* 2001;142:5050–5055.
40. Kurland ES, Heller SL, Diamond B, et al. The importance of bisphosphonate therapy in maintaining bone mass in men after therapy with teriparatide [human parathyroid hormone(1-34)]. *Osteoporos Int.* 2004;15:992–997.
41. Law MR, Hackshaw AK. A meta-analysis of cigarette smoking, bone mineral density and risk of hip fracture: recognition of a major effect. *Br Med J.* 1997;315:841–846.
42. Lucas GJ, Daroszewska A, Ralston SH. Contribution of genetic factors to the pathogenesis of Paget's disease of bone and related disorders. *J Bone Miner Res.* 2006;21(suppl 2):31–37.
43. Lyles KW, Colon-Emeric CS, Magaziner JS, et al. Zoledronic acid and clinical fractures and mortality after hip fracture. *N Engl J Med.* 2007;357:1799–1809.
44. Mackey DC, Lui LY, Cawthon PM, et al. High-trauma fractures and low bone mineral density in older women and men. *JAMA.* 2007;298:2381–2388.
45. Marshall D, Johnell O, Wedel H. Meta-analysis of how well measures of bone mineral density predict occurrence of osteoporotic fractures. *Br Med J.* 1996;312:1254–1259.
46. McLellan AR, Gallacher SJ, Fraser M, et al. The fracture liaison service: Success of a program for the evaluation and management of patients with osteoporotic fracture. *Osteoporos Int.* 2003;14:1028–1034.
47. McLellan AR, Wolowacz SE, Zimovetz EA, et al. Fracture liaison services for the evaluation and management of patients with osteoporotic fracture: A cost-effectiveness evaluation based on data collected over 8 years of service provision. *Osteoporos Int.* 2011;22:2083–2098.
48. Meunier PJ, Roux C, Seeman E, et al. The effects of strontium ranelate on the risk of vertebral fracture in women with postmenopausal osteoporosis. *N Engl J Med.* 2004;350:459–468.
49. Michaelsson K, Melhus H, Ferm H, et al. Genetic liability to fractures in the elderly. *Arch Intern Med.* 2005;165:1825–1830.
50. Minaire P, Meuniere P, Edouard C, et al. Quantitative histological data on disuse osteoporosis: Comparison with biological data. *Calcif Tiss Res.* 1974;17:57–73.
51. Neer RM, Arnaud CD, Zanchetta JR, et al. Effect of parathyroid hormone (1-34) on fractures and bone mineral density in postmenopausal women with osteoporosis. *N Engl J Med.* 2001;344:1434–1441.

52. Nelson HD, Haney EM, Dana T, et al. Screening for osteoporosis: An update for the U.S. Preventive Services Task Force. *Ann Intern Med.* 2010;153:99–111.
53. Orwoll E, Ettinger M, Weiss S, et al. Alendronate for the treatment of osteoporosis in men. *N Engl J Med.* 2000;343:604–610.
54. Orwoll ES, Scheele WH, Paul S, et al. The effect of teriparatide [human parathyroid hormone (1-34)] therapy on bone density in men with osteoporosis. *J Bone Miner Res.* 2003;18:9–17.
55. Papapoulos S, Chapurlat R, Libanati C, et al. Five years of denosumab exposure in women with postmenopausal osteoporosis: Results from the first two years of the FREEDOM extension. *J Bone Miner Res.* 2012;27:694–701.
56. Pleiner-Duxneuner J, Zwettler E, Paschalis E, et al. Treatment of osteoporosis with parathyroid hormone and teriparatide. *Calcif Tissue Int.* 2009;84:159–170.
57. Ralston SH, de'Lara G, Farquhar DJ, et al. NICE on osteoporosis. Women over 75 with fragility fractures should have DEXA. *Br Med J.* 2009;338:b2340.
58. Ralston SH, Kou TD, Wick-Urban B, et al. Risk of upper gastrointestinal tract events in risedronate users switched to alendronate. *Calcif Tissue Int.* 2010;87:298–304.
59. Ralston SH, Uitterlinden AG. Genetics of osteoporosis. *Endocr Rev.* 2010;31:629–662.
60. Reginster JY, Adami S, Lakatos P, et al. Efficacy and tolerability of once-monthly oral ibandronate in postmenopausal osteoporosis: 2-year results from the MOBILE study. *Ann Rheum Dis.* 2006;65:654–661.
61. Reginster JY, Seeman E, de Vernejoul MC, et al. Strontium ranelate reduces the risk of nonvertebral fractures in postmenopausal women with osteoporosis: TROPOS study. *J Clin Endocrinol Metab.* 2005;90:2816–2822.
62. Reid DM, Devogelaer JP, Saag K, et al. Zoledronic acid and risedronate in the prevention and treatment of glucocorticoid-induced osteoporosis (HORIZON): A multicentre, double-blind, double-dummy, randomised controlled trial. *Lancet.* 2009;373:1253–1263.
63. Rhee Y, Won YY, Baek MH, et al. Maintenance of increased bone mass after recombinant human parathyroid hormone (1-84) with sequential zoledronate treatment in ovariectomized rats. *J Bone Miner Res.* 2004;19:931–937.
64. Riches PL, McRorie E, Fraser WD, et al. Osteoporosis associated with neutralizing autoantibodies against osteoprotegerin. *N Engl J Med.* 2009;361:1459–1465.
65. Robling AG, Niziolek PJ, Baldridge LA, et al. Mechanical stimulation of bone in vivo reduces osteocyte expression of Sost/sclerostin. *J Biol Chem.* 2008;283:5866–5875.
66. Rosen CJ, Abrams SA, Aloia JF, et al. IOM committee members respond to Endocrine Society vitamin D guideline. *J Clin Endocrinol Metab.* 2012;97:1146–1152.
67. Rossouw JE, Anderson GL, Prentice RL, et al. Risks and benefits of estrogen plus progestin in healthy postmenopausal women: Principal results from the Women's Health Initiative randomized controlled trial. *JAMA.* 2002;288:321–333.
68. Saag KG, Emkey R, Schnitzer TJ, et al. Alendronate for the prevention and treatment of glucocorticoid-induced osteoporosis. Glucocorticoid-Induced Osteoporosis Intervention Study Group. *N Engl J Med.* 1998;339:292–299.
69. Saag KG, Zanchetta JR, Devogelaer JP, et al. Effects of teriparatide versus alendronate for treating glucocorticoid-induced osteoporosis: Thirty-six-month results of a randomized, double-blind, controlled trial. *Arthritis Rheum.* 2009;60:3346–3355.
70. Schilcher J, Michaelsson K, Aspenberg P. Bisphosphonate use and atypical fractures of the femoral shaft. *N Engl J Med.* 2011;364:1728–1737.
71. Schnitzer T, Bone HG, Crepaldi G, et al. Therapeutic equivalence of alendronate 70 mg once-weekly and alendronate 10 mg daily in the treatment of osteoporosis. Alendronate Once-Weekly Study Group. *Aging (Milano).* 2000;12:1–12.
72. Sherrington C, Tiedemann A, Fairhall N, et al. Exercise to prevent falls in older adults: An updated meta-analysis and best practice recommendations. *N S W Public Health Bull.* 2011;22:78–83.
73. Siris ES, Miller PD, Barrett-Connor E, et al. Identification and fracture outcomes of undiagnosed low bone mineral density in postmenopausal women: Results from the National Osteoporosis Risk Assessment. *JAMA.* 2001;286:2815–2822.
74. Skerry TM. Mechanical loading and bone: What sort of exercise is beneficial to the skeleton? *Bone.* 1997;20:179–181.
75. Stevens JR, Miranda-Carboni GA, Singer MA, et al. Wnt10b deficiency results in age-dependent loss of bone mass and progressive reduction of mesenchymal progenitor cells. *J Bone Miner Res.* 2010;25:2138–2147.
76. Torgerson DJ, Bell-Syer SE. Hormone replacement therapy and prevention of nonvertebral fractures: A meta-analysis of randomized trials. *JAMA.* 2001;285:2891–2897.
77. Tseng VL, Yu F, Lum F, et al. Risk of fractures following cataract surgery in Medicare beneficiaries. *JAMA.* 2012;308:493–501.
78. van Staa TP. The pathogenesis, epidemiology and management of glucocorticoid-induced osteoporosis. *Calcif Tissue Int.* 2006;79:129–137.
79. Villa A, Guerrini MM, Cassani B, et al. Infantile malignant, autosomal recessive osteopetrosis: The rich and the poor. *Calcif Tissue Int.* 2009;84:1–12.
80. Wallach S, Cohen S, Reid DM, et al. Effects of risedronate treatment on bone density and vertebral fracture in patients on corticosteroid therapy. *Calcif Tissue Int.* 2000;67:277–285.
81. Watts NB, Geusens P, Barton IP, et al. Relationship between changes in BMD and nonvertebral fracture incidence associated with risedronate: Reduction in risk of nonvertebral fracture is not related to change in BMD. *J Bone Miner Res.* 2005;20:2097–2104.
82. Williams BO, Insogna KL. Where Wnts went: The exploding field of Lrp5 and Lrp6 signaling in bone. *J Bone Miner Res.* 2009;24:171–178.

20

Fraturas em pacientes idosos

Nicholas D. Clement
Leela C. Biant

Introdução 602
Incidência e epidemiologia das fraturas em idosos 602
    Envelhecimento da população 602
    Expectativa de vida dos superidosos 603
    Tendências na incidência de fraturas 603
    O ônus das fraturas por fragilidade 604
    Epidemiologia das fraturas em idosos 604
    Epidemiologia das fraturas em superidosos 608
    Padrão de mudança na incidência de fraturas em idosos 609
    Fraturas expostas em idosos e superidosos 613

Efeitos futuros nos serviços traumato-ortopédicos 614
Fraturas específicas comuns em idosos 617
    Região proximal do fêmur 617
    Região distal do rádio 618
    Região proximal do úmero 619
    Fraturas pélvicas 621
    Tíbia 622
    Olécrano 623
Idosos politraumatizados 623
Cuidados Paliativos 626

INTRODUÇÃO

Em geral, uma pessoa "idosa" é definida pela idade; indivíduos com 65 anos ou mais têm o *status* de "idosos". Esta definição cronológica está ligada às políticas e normas sociais relacionadas à aposentadoria e à legislação.[152] Em contraste, uma definição fisiológica do envelhecimento é mais complexa e pode variar de acordo com o bem-estar individual, em relação à sociedade na qual a pessoa vive.

Nos Estados Unidos, a idade de aposentadoria foi introduzida nos anos de 1930 como uma forma de incentivar as pessoas a deixarem a força de trabalho, para serem substituídas por pessoas mais jovens, com consequente diminuição da taxa de desemprego. Essa legislação tornou "habitual" que a pessoa "parasse de trabalhar"; com isso, as pessoas têm a expectativa de aposentadoria aos 65 anos. Uma pesquisa realizada em Manitoba, Canadá, revelou que aproximadamente 80% das pessoas com 65 anos ou mais e que se consideravam aposentadas, afirmavam terem se aposentado de forma voluntária, embora a saúde também influenciasse essa equação para cerca de um terço dos pacientes.[159]

Normalmente a população idosa é subdividida em três grupos que exibem uma variação fisiológica significativa. Assim, frequentemente são identificadas coortes de idosos-jovens (65 a 69), idosos-médios (70 a 74), e idosos-velhos (mais de 75). Em certas circunstâncias, as divisões etárias variam, e ter mais de oitenta ou mais de 85 anos pode definir a categoria "idosos mais velhos". A terminologia também muda, com o uso de "idosos mais velhos" e "superidosos" na definição dos pacientes com idade mais avançada. O termo "superidosos" é usado em ortopedia tanto para pacientes eletivos como para pacientes de trauma, mas a definição varia. Como exemplo, são considerados superidosos pacientes com mais de oitenta anos, até aqueles com mais de noventa anos.[18,37] Para as finalidades do presente capítulo, define-se a população de superidosos como constituída por pacientes com oitenta anos ou mais. Acredita-se que este grupo de pacientes seja mais vulnerável aos desafios físicos e sociais associados à idade avançada, tais como viuvez, deterioração da saúde e uma crescente dificuldade de concluir as atividades de vida diária (AVD) sem ajuda.[159]

INCIDÊNCIA E EPIDEMIOLOGIA DAS FRATURAS EM IDOSOS

Envelhecimento da população

A população idosa está no limiar de uma explosão demográfica. De acordo com as projeções do *United States Census Bureau*,[75] um aumento substancial no número de pessoas idosas ocorrerá entre os anos 2010 e 2030, depois que os primeiros *baby boomers* chegarem aos 65 anos. Projeta-se que, em 2030, a população mais idosa será duas vezes maior do que a existente em 2000, com crescimento de 35 para 72 milhões, o que representará cerca de 20% da população total dos Estados Unidos. A idade média aumentou de 22,9 anos em 1900 para 35,3 em 2000, com projeção de aumento para 39 anos até 2030. Em 2000, o número de pessoas superidosas, definidas como aquelas com 85 anos ou mais, foi 34 vezes maior do que o número registrado em 1900, ao passo que o aumento da população com idade entre 65 e 84 anos foi apenas 10 vezes maior. Em 2000, 420 milhões de pessoas no mundo tinham pelo menos 65 anos, o que representava 7% da população mundial. No entanto, projeta-se que este número deverá mais que dobrar até 2030, chegando a 974 milhões. Esta mudança demográfica da população afeta os países em desenvolvimento em um ritmo acelerado; em 2000, 60% da população mundial idosa vivia em países em desenvolvimento. Projeta-se que este número aumente para 70% por volta de 2030.

Nos países desenvolvidos, as pessoas não só vivem mais tempo, mas também desfrutam de estilos de vida cada vez mais saudáveis, jamais vivenciados. O efeito da epidemia de obesidade na longevidade ainda está por atingir seu pico. A média de expectativa de vida nos Estados Unidos no momento do nascimento aumentou de 47,3 anos em 1900 para 76,9 anos em 2000. Além disso, a deficiência entre a população mais idosa está em declínio; e estudos nas duas últimas décadas demonstraram queda substancial das taxas de deficiência e de limitação funcional. O crescimento desta população de idosos mais ativos e fisicamente aptos representa um grande desafio para os formuladores de políticas e para as famílias, empresas e prestadores de cuidados de saúde, no tocante ao atendimento das necessidades dos idosos. Essa situação terá importantes repercussões sobre o tipo e a gravidade das fraturas por fragilidade apresentadas aos cirurgiões ortopédicos. No futuro, o tratamento das fraturas em pacientes idosos e superidosos consumirá uma fatia maior da carga de trabalho e das despesas relativas a trauma, diante de uma população em risco cada vez maior.

Expectativa de vida dos superidosos

Há evidências de que o aumento da população de centenários ao longo do século XX ocorreu em grande parte como resultado de aumentos da sobrevida entre oitenta e cem anos e no momento do nascimento, bem como pelo aumento numérico das coortes de nascidos destinados a sobreviver.[141] Espera-se que tenham continuidade os aumentos na sobrevida desde o nascimento até os oitenta anos, em combinação com os aumentos na sobrevida dos oitenta aos cem anos observados ao longo da segunda metade do século XX. Isso sugere que foi alcançada uma extensão considerável da duração da vida e que isso continuará a ocorrer na faixa etária dos indivíduos muito idosos. A Tabela 20.1 apresenta a expectativa de vida aos oitenta anos para coortes nascidas entre 1901 e 1961 na Inglaterra e no País de Gales, assim como a população estimada e projetada com oitenta anos entre 1981 e 2041. A expectativa de vida aos oitenta anos para mulheres nascidas na Inglaterra e no País de Gales no início do século XX era de cerca de oito anos. Em meados de 1981, foi estimada uma população de 152 mil mulheres com oitenta anos. Espera-se que a coorte de mulheres nascidas na Inglaterra e no País de Gales em 1961 viva em média por mais treze anos após seu 80º aniversário em 2041. Foi projetado que a população de mulheres com oitenta anos em 2041 alcance o dobro da população com a mesma idade em 1901. Aos oitenta anos, aumentou a expectativa de vida remanescente para homens nascidos durante o século XX; espera-se que esse aumento ocorra em ritmo maior do que para as mulheres. A expectativa de vida aos oitenta anos para a coorte de homens nascidos em 1901 era de seis anos, mas será de doze anos para aqueles nascidos em 1961. Em 1901 havia 74 mil homens com oitenta anos e metade da população de mulheres com a mesma idade. A população de homens com oitenta anos projetada para estar viva em 2041 é 3,5 vezes maior do que a população em 1901. A população de superidosos está crescendo; e a projeção indica que esse crescimento terá continuidade. Além disso, acredita-se que a expectativa de vida nas idades mais avançadas continue a aumentar.

Tendências na incidência de fraturas

Uma simples queda é a causa mais comum de lesão na população idosa.[99,167] Consideradas todas as lesões relacionadas a quedas que necessitam de assistência médica em idosos, foi relatado que cada segunda lesão é uma fratura.[90] Em 2000 foi estimado que, em todo o mundo, ocorreram 9 milhões de fraturas por fragilidade em adultos com cinquenta anos ou mais.[91] Na Finlândia, entre 1997 e 2004, o número anual de fraturas de quadril em pacientes com cinquenta anos ou mais permaneceu estático em cerca de 7 mil fraturas por ano.[95] No entanto, devido ao aumento da longevidade e à crescente população de idosos, estima-se que o número de fraturas apresentadas aos cirurgiões ortopédicos dobre[150] e que o número de fraturas de quadril dobre ou mesmo triplique até 2030.[95]

O custo do tratamento de fraturas em idosos é relativamente alto, em comparação com pacientes mais jovens.[22,140] Na Finlândia, o custo total médio de um paciente com uma fratura de quadril durante o primeiro ano do pós-operatório era de 17.750 dólares em 2003.[140] Mais recentemente, Nikitovic et al.[139] demonstraram que os custos eram muito mais vultosos, chegando a cerca de 40 mil dólares no primeiro ano. As despesas continuaram ao longo do segundo ano de pós-operatório, quando foram registrados mais 10 mil dólares de custos. Isso se deveu, principalmente, às despesas com o tratamento nos hospitais após a lesão: 24% das mulheres e 19% dos homens que viviam de forma independente na comunidade antes de suas fraturas necessitaram de cuidados pós-operatórios prolongados. Nos Estados Unidos, foi relatado que as despesas médicas são de duas a três vezes maiores para mulheres, em comparação com homens.[167] Entretanto, prevê-se que, no futuro, o número de lesões relacionadas a quedas em idosos e as despesas decorrentes crescerão mais rapidamente nos homens, em comparação com as mulheres.[150,151] Os prejuízos causados por uma fratura no estado funcional do paciente idoso podem ser severos[91] e podem levar à morbidade/mortalidade excessiva, além de abreviar a trajetória da fragilidade.[21] Além de influenciar o desempenho físico e a realização das tarefas e AVD, as fraturas de quadril podem afetar seriamente a qualidade de vida relacionada à saúde.[22,180] Por isso, a prevenção de fraturas é um importante problema de saúde pública.

Quedas e fraturas podem ser evitadas.[68,101] Não há consenso sobre o papel dos fatores relacionados a quedas e fragilidade óssea ao se prever se uma pessoa sofrerá uma fratura.[100] Os fatores

TABELA 20.1 Expectativa de vida aos 80 anos e população estimada em meados do ano para homens e mulheres ≥80 anos nascidos entre 1901 e 1961

Coorte de nascimento	Ano aos 80 anos	Expectativa de vida aos 80 anos		População ≥80 anos (×1.000)	
		Homem	Mulher	Homem	Mulher
1901	1981	6	8	74	152
1911	1991	7	8	96	172
1921	2001	8	9	127	202
1931	2011	9	11	136	180
1941	2021	11	12	157	187
1951	2031	12	13	207	244
1961	2041	12	13	252	295

associados ao aumento de risco de quedas diferem, dependendo do gênero.[26] Portanto, há necessidade de informações mais detalhadas sobre os preditores de fraturas específicos para gênero, para que seja possível preveni-las de maneira mais efetiva.

O ônus das fraturas por fragilidade

Fraturas em idosos na última década

Em Edimburgo, desde 2000 foram realizadas três análises epidemiológicas para fraturas; a terceira análise, realizada ao longo de um período de 1 ano em 2010/11, será analisada no Capítulo 3. Os dois estudos anteriores foram realizados em 2000[48] e 2007/08.[46] Cada um desses estudos analisou todas as fraturas em adultos de uma população definida e em um país desenvolvido. Estes dados escoceses têm sido utilizados para avaliar mudanças na epidemiologia das fraturas durante a última década, em relação à população de idosos e superidosos e também em relação às fraturas por fragilidade comuns. Fraturas da coluna vertebral foram excluídas desses estudos, pois nem todas as fraturas dessa região anatômica em idosos provocam hospitalização e, por isso, a análise subestimaria a incidência exata.

A incidência global de todas as fraturas em adultos durante a última década aumentou significativamente, de $1.113/10^5$/ano em 2000 para $1.352/10^5$/ano em 2010/11 (razão de probabilidade [odds ratio] = 1,2, $p < 0,0001$). A faixa etária em que a incidência das fraturas aumentou mais rapidamente durante esse período é a dos idosos e, mais especificamente, a dos superidosos (Tabs. 20.2 e 20.3). A incidência de fraturas em idosos aumentou de $2.028/10^5$/ano em 2000 para $2.318/10^5$/ano em 2010/11 (OR = 1,2, $p < 0,001$). Uma taxa de aumento semelhante também foi observada para o grupo de superidosos: de $3.733/10^5$/ano em 2000 para $4.045/10^5$/ano em 2010/11 (OR = 1,1, $p < 0,001$). Este foi o maior aumento em qualquer faixa etária considerada. Assim, os pacientes idosos constituem a faixa etária de crescimento mais rápido para as atuais apresentações de fraturas. Esse fato terá repercussões significativas na futura prestação de serviços traumato-ortopédicos. Não só os números absolutos na faixa etária de idosos estão aumentando, mas parece que a incidência de fraturas também cresce. Se a incidência de fraturas continuar aumentando no mesmo ritmo, até 2050 ela será de $4.079/10^5$/ano, que é o dobro do que foi observado em 2000. Isso, em combinação com o aumento da população idosa em situação de risco, resultará em uma mudança considerável na prestação de serviços traumato-ortopédicos, em que a maioria da carga de trabalho consistirá em fraturas por fragilidade em pacientes debilitados.

A epidemiologia das fraturas varia amplamente, dependendo de fatores demográficos, nível socioeconômico e padrões de saúde e segurança em determinado país. Entretanto, os dados escoceses provavelmente são representativos da incidência de fraturas no mundo ocidental.[93] Os dados da Europa e da América confirmam a crescente incidência de fraturas por fragilidade.

Em países desenvolvidos e em desenvolvimento, a incidência de osteoporose aumenta em ritmo mais rápido do que seria previsto simplesmente em função do aumento da longevidade da população.[109] O aumento na incidência de osteoporose pode ser um fator na elevação da taxa de fraturas por fragilidade observada na Escócia. A osteoporose é uma doença óssea metabólica que conduz à deterioração da microarquitetura, o que resulta em fragilidade óssea e em maior risco de fratura.[42] A prevalência estimada de osteoporose na Europa varia; na Dinamarca, aproximadamente 20% dos homens e 40% das mulheres com cinquenta anos ou mais têm osteoporose,[175] enquanto nos países do sul da Europa, como a Espanha, a prevalência é menor, mas ainda significativa: esse problema afeta uma em cada quatro mulheres espanholas com pelo menos cinquenta anos.[55] Mais de 2 milhões de pessoas são portadoras de osteoporose na Austrália:[160] um em cada dez homens e uma em cada quatro mulheres com mais de sessenta anos recebem um diagnóstico de osteoporose.[138] Na China, a osteoporose afeta quase 70 milhões de pessoas com mais de cinquenta anos, enquanto, na Índia, a determinação da densidade mineral óssea em todos os locais do esqueleto revelou alta prevalência de osteopenia (52%) e de osteoporose (29%).[162] No Japão, foi estimado que a prevalência de osteoporose na população feminina com idade entre cinquenta e 79 anos chegava a cerca de 35% na coluna vertebral e 9,5% no quadril.[86] Esta considerável taxa mundial de osteoporose – aparentemente acelerada – pode explicar o aumento da incidência de fraturas observada na população escocesa idosa ao longo da última década. Por tudo isso, é muito importante estudar com afinco as fraturas em idosos, pois, no futuro, este grupo cada vez maior de pacientes ocupará a maior fatia da carga de trabalho na área traumato-ortopédica.

Epidemiologia das fraturas em idosos

Mais de um terço de todas as fraturas examinadas nos serviços traumato-ortopédicos ocorre em pacientes idosos; dessas fraturas, metade ocorre na faixa etária dos superidosos. Não é de estranhar que mais da metade das fraturas da região proximal do fêmur e da região proximal do úmero ocorram em pacientes idosos (Tab. 20.2), uma vez que elas são geralmente aceitas como fraturas por fragilidade dos idosos. No entanto, é interessante notar que a Tabela 20.2 revela que mais de metade das fraturas pélvicas, das regiões diafisárias e distal do fêmur ocorrem nesse grupo de idosos. Nem todos os cirurgiões aceitarão de imediato essas fraturas como lesões por fragilidade. Cada uma delas, exceto as da diáfise do fêmur, está associada a uma proporção aproximada de 70/30 entre mulheres/homens; é provável que isso ocorra devido aos efeitos da osteoporose nessa população idosa. Por outro lado, é de 50/50 a relação para ocorrência de fraturas da diáfise do fêmur entre mulheres/homens. Essa diferença pode ser decorrente da curva de distribuição da fratura. No passado, foi demonstrado que a curva era do tipo A, ou seja, uma distribuição unimodal em homens mais jovens e em mulheres mais idosas. No entanto, é provável que atualmente a curva de distribuição seja do tipo G (ver Capítulo 3).

A definição do que constitui uma fratura por fragilidade reside em seu padrão de apresentação e se relaciona com a idade e com o mecanismo de baixa energia causador da lesão. Esse tópico é discutido mais detidamente nos Capítulos 3 e 19. No entanto, aceitar que estas fraturas são lesões com maior probabilidade de ocorrerem em idosos faz concluir que mais da metade de todas as fraturas é de fragilidade (Tab. 20.3). Em termos gerais, a população idosa tem maior propensão a sofrer uma fratura, em comparação com a população entre quinze e 64 anos (OR = 2,3). Sem exceção, fraturas de fêmur, úmero, pelve, patela e região distal do rádio tiveram uma probabilidade três vezes maior de ocorrer nos idosos (Tab. 20.3). Curiosamente, também foi maior a probabilidade de ocorrência de fraturas da escápula, regiões proximal e distal da tíbia, diáfise do antebraço, tornozelo, e clavícula em idosos, mas o risco não foi tão grande como nas fraturas supracitadas. Por outro lado, as fraturas com menor probabilidade de ocorrerem em idosos foram aquelas que envolvem pé e mão. É provável que essa diferença esteja relacionada ao mecanismo que as causa. Pacientes mais jovens têm maior probabilidade de sofrer fraturas por quedas de maior altura, golpe

TABELA 20.2 Epidemiologia de fraturas tratadas em um período de 1 ano. Os números, prevalência, incidência e proporção entre gêneros estão listados, juntamente com as médias de idade e percentuais de pacientes ≥65 anos e ≥80 anos

Todas as fraturas	N	%	n/10⁵/ano	Média de idade (anos)	≥ 65 anos (%)	≥ 80 anos (%)	Homens / Mulheres
Região distal do rádio/ulna	1.221	17,5	235,9	58,4	41,8	18,1	28/72
Metacarpo	781	11,2	150,9	33,6	8,2	3,1	80/20
Região proximal do fêmur	753	10,8	145,5	80,7	90,6	63,7	27/73
Tornozelo	720	10,3	139,1	48,8	23,6	6	47/53
Falanges do dedo da mão	696	9,9	134,5	41,6	13,6	5,8	60/40
Região proximal do úmero	478	6,8	92,4	66,3	55,6	23	31/69
Metatarso	465	6,6	89,9	44,6	17	5,2	37/63
Região proximal do antebraço	378	5,4	73	45,6	17,2	5,8	46/54
Clavícula	257	3,7	49,7	44,5	21	9,7	70/30
Falanges do dedo do pé	248	3,5	47,9	35,7	3,9	1	59/41
Carpo	194	2,8	37,5	38	7,7	1,5	64/36
Pelve	119	1,7	23	75,6	74,8	58,8	30/70
Diáfise do fêmur	82	1,2	15,8	70,2	67,1	39	48/52
Diáfise da tíbia	69	1	13,3	42,3	8,7	0	71/29
Calcâneo	65	0,9	12,6	41	9,2	3,1	74/26
Diáfise do úmero	62	0,9	12	59,5	46,8	22,6	47/53
Região proximal da tíbia	59	0,8	11,4	54,5	30,5	11,9	52/48
Região distal do úmero	56	0,8	10,8	56,4	50	25	43/57
Diáfise do antebraço	55	0,8	10,6	48	27,3	16,4	69/31
Patela	49	0,7	9,5	64,8	55,1	28,6	41/59
Escápula	37	0,5	7,1	54,8	32,4	16,2	76/24
Fíbula	41	0,5	7,9	46,8	14,6	2,4	46/54
Região distal do fêmur	36	0,5	7	67,3	52,8	38,9	17/83
Região distal da tíbia	35	0,5	6,8	44,6	22,9	5,7	63/27
Mediopé	28	0,4	5,4	39,4	7,1	0	61/39
Tálus	12	0,2	2,3	30,1	0	0	83/17
Todas as fraturas	6.996	100	1.351,7	53,2	34	17,3	47/53

TABELA 20.3 Número de fraturas em pacientes jovens e em idosos. Está listada a *odds ratio* (OR) para cada fratura

Fratura	Todos	15-64	65+	OR
Região proximal do fêmur	753	70	683	45,36
Pelve	119	30	89	13,71
Diáfise do fêmur	82	27	55	9,41
Região proximal do úmero	478	211	267	5,86
Patela	49	22	27	5,67
Região distal do fêmur	36	17	19	5,16
Região distal do úmero	56	28	28	4,62
Diáfise do úmero	62	33	29	4,06
Região distal do rádio/ulna	1.221	711	510	3,32
Carpo	194	179	15	0,39
Região proximal da tíbia	59	41	18	2,03
Diáfise do antebraço	55	40	15	1,73
Tornozelo	720	550	170	1,43
Região distal da tíbia	35	27	8	1,37
Clavícula	257	203	54	1,23
Região proximal antebraço	378	313	65	0,96
Metatarso	465	386	79	0,95
Fíbula	41	35	6	0,79
Falanges do dedo da mão	696	602	94	0,72
Calcâneo	65	59	6	0,47
Diáfise da tíbia	69	63	6	0,44
Escápula	37	25	12	2,22
Metacarpo	781	717	64	0,41
Mediopé	28	26	2	0,36
Falanges do dedo do pé	248	238	10	0,19
Tálus	12	12	0	0
Todas as fraturas	6.996	4.665	2.331	2,34

(continua)

direto, prática esportiva ou acidente automobilístico – mecanismos tipicamente causadores de fraturas de pé e de mão. Essas fraturas são menos prováveis de ocorrer, mesmo na presença de osteoporose, depois de uma simples queda.

A incidência de fraturas da região proximal do fêmur em idosos (≥65 anos) é de 679/10⁵/ano (Tab. 20.4). Se, conforme previsto, o aumento da população idosa dos Estados Unidos continuar e chegar a cerca de 71 milhões em 2030, dobraria o número de fraturas da região proximal do fêmur examinadas nos serviços traumato-ortopédicos – e isso significaria meio milhão de fraturas de quadril por ano.[129] Números similares também seriam observados para fraturas da região distal do rádio e da região proximal do úmero: apenas nos Estados Unidos, 360 mil e 190 mil fraturas, respectivamente, seriam apresentadas aos serviços ortopédicos. Tal situação repercutirá consideravelmente nos serviços traumato-ortopédicos e no tratamento desses pacientes debilitados. Atualmente, as fraturas da região proximal do úmero ocupam a sexta posição entre as fraturas mais comuns na população. No entanto, a incidência global aumentará em razão da crescente população de idosos – um grupo mais propenso a sofrer fraturas da região proximal do úmero.

A Tabela 20.5 mostra os mecanismos de lesão causadores de fraturas no estudo de 2010/11. O mecanismo de lesão mais comum em todas as idades é a queda ao solo, e quase 40% dessas quedas ocorreram em pacientes com 65 anos ou mais. Se apenas for examinada a faixa etária de idosos entre 65 e 79 anos, 91,2% de todas as fraturas decorrem de uma queda ao solo. Esse tipo de queda foi mais comum em mulheres, enquanto todos os outros mecanismos de lesão tiveram distribuição equivalente entre gêneros, ou predominaram entre os homens. Existe uma diferença significativa na incidência de fraturas entre homens e mulheres na população idosa. A incidência de fraturas em homens idosos é de 1.301/10⁵/ano e, em mulheres, é de 3.055/10⁵/ano. Por isso, o gênero feminino está associado a um maior risco de fratura nessa faixa etária de idosos (OR = 2,4, p <0,001).

Apesar da diferença acentuada na incidência de fraturas entre homens e mulheres idosos, a prevalência de cada fratura é semelhante, de acordo com sua localização anatômica. As Tabelas 20.6 e 20.7 documentam a incidência de fraturas em homens (Tab. 20.6) e em mulheres (Tab. 20.7) com 65 anos ou mais. Tanto em homens como em mulheres, cerca de 30% das fraturas envolvem a região proximal do fêmur e 10% das fraturas afetam a região proximal do úmero. No entanto, as fraturas que envolvem a região distal do rádio foram menos prevalentes em homens, representando cerca de 10% das fraturas, em compa-

TABELA 20.4 Prevalência e incidência de cada tipo de fratura nos grupos de idosos-jovens e de superidosos

	≥65 anos			≥80 anos		
	Número	%	Incidência (x/10⁵/ano)	Número	%	Incidência (x/10⁵/ano)
Tornozelo	170	7,3	169	43	3,7	147,8
Calcâneo	6	0,3	6	2	0,2	6,9
Carpo	15	0,6	14,9	3	0,3	10,3
Clavícula	54	2,3	53,7	25	2,1	85,9
Região distal do fêmur	19	0,8	18,9	14	1,2	48,1
Região distal do úmero	28	1,2	27,8	14	1,2	48,1
Região distal do rádio/ulna	510	21,9	507,1	221	18,8	759,6
Região distal da tíbia	8	0,3	8	2	0,2	6,9
Diáfise do fêmur	55	2,4	54,7	32	2,7	110
Fíbula	6	0,3	6	1	0,1	3,4
Falanges do dedo da mão	94	4	93,5	39	3,3	134
Diáfise do antebraço	15	0,6	14,9	9	0,8	30,9
Diáfise do úmero	29	1,2	28,8	14	1,2	48,1
Metacarpo	64	2,7	63,6	24	2	82,5
Metatarso	79	3,4	78,6	24	2	82,5
Mediopé	2	0,1	2	0	0	0
Patela	27	1,2	26,8	14	1,2	48,1
Pelve	89	3,8	88,5	70	5,9	240,6
Região proximal do fêmur	683	29,3	679,2	479	40,7	1.646,3
Região proximal do antebraço	65	2,8	64,6	22	1,9	75,8
Região proximal do úmero	267	11,5	265,5	111	9,4	381,5
Região proximal da tíbia	18	0,8	17,9	7	0,6	24,1
Escápula	12	0,5	11,9	6	0,5	20,6
Tálus	0	0	0	0	0	0
Diáfise da tíbia	6	0,3	6	0	0	0
Falanges do dedo do pé	10	0,4	9,9	1	0,1	3,4
Total	2.331	100	2.318	1.177	100	4.045,2

TABELA 20.5 Epidemiologia dos diferentes mecanismos de lesão

	%	Idade média (em anos)			≥65 anos	≥80 anos	Homens/mulheres
		Todas	Homens	Mulheres			
Quedas (sem diferença de nível)	62,5	62,3	54,3	65,7	38,9	20,6	30/70
Quedas (escadas/pouca altura)	4,2	51,7	48,2	55,2	27,1	10,8	51/49
Quedas (de maior altura)	2,3	36	37,5	30	8,1	2,5	88/12
Golpe direto/agressão/esmagamento	13,6	33,3	31,1	40,1	3,6	1	75/25
Esportes	11,1	31,3	30,4	35,5	3	0,3	82/18
Acidente com veículo motorizado	5,2	42,6	41,7	45,8	10,2	3	78/22
Patológica	0,4	67,3	63,5	70,3	60	24	44/56
Estresse/espontânea	0,3	49,9	44,5	54	21,4	21,4	43/57

Estão listadas as razões de prevalência e de gênero. Também estão documentadas as médias de idade e prevalências de pacientes ≥65 anos e ≥80 anos. Quedas baixas são quedas ocorridas em escadas e planos inclinados. Golpe direto/agressão inclui as lesões por esmagamento.

TABELA 20.6 Epidemiologia das fraturas em homens ≥65 anos

Homens ≥65 anos	Número	%	Fraturas múltiplas (%)	Fraturas expostas (%)	Causas
Região proximal do fêmur	180	32,7	3,9	0	92,2% quedas, 3,9% quedas de pouca altura
Região proximal do úmero	59	10,7	13,6	0	94,9% quedas, 1,7% quedas de pouca altura
Região distal do rádio/ulna	54	9,8	9,3	0	94,4% quedas, 3,7% AVM
Tornozelo	47	8,5	4,3	0	83% quedas, 6,4% esportes
Falanges do dedo da mão	35	6,4	13,8	3,1	59,4% quedas, 18,7% gd/agressões
Metacarpo	25	4,5	41,2	0	72% quedas, 12% esportes
Pelve	20	3,6	10	0	90% quedas, 10% AVM
Diáfise do fêmur	20	3,6	5	0	80% quedas, 15% patológicas
Clavícula	19	3,5	10,5	0	63,2% quedas, 10,5% AVM
Região proximal do antebraço	15	2,7	20	0	80% quedas, 6,6% AVM
Metatarso	11	2	18,2	0	63,6% quedas, 18,2% gd/agressões
Diáfise do úmero	9	1,6	11,1	0	100% quedas
Região proximal da tíbia	8	1,5	37,5	12,5	50% quedas, 12,5% quedas de maior altura
Região distal do úmero	7	1,3	28,6	0	71,4% quedas, 14,3% quedas de maior altura
Carpo	6	1,1	0	0	100% quedas
Patela	6	1,1	0	0	83,3% quedas, 16,6% queda de pouca altura
Escápula	5	0,9	20	0	40% quedas, 20% quedas de maior altura
Falanges do dedo do pé	5	0,9	0	0	80% gd/agressões, 20% quedas
Diáfise da tíbia	5	0,9	20	40	60% quedas, 40% AVM
Diáfise do antebraço	4	0,7	0	0	75% quedas, 25% esportes
Fíbula	3	0,5	0	0	33,3% quedas, 33,3% gd/agressões
Região distal do fêmur	3	0,5	0	0	100% quedas
Calcâneo	2	0,4	50	0	50% quedas de maior altura, 50% quedas de pouca altura
Região distal da tíbia	2	0,4	0	0	100% quedas
Mediopé	0	0	0	0	
Tálus	0	0	0	0	
	550	100	5,7	0,7	83,8% quedas, 4% AVM

Estão listadas as quantidades e prevalências das diferentes fraturas, bem como as prevalências de fraturas expostas e pacientes com múltiplas fraturas. Também estão documentadas as duas causas mais comuns de cada fratura (gd = golpe direto; AVM = acidente com veículo motorizado).

TABELA 20.7 Epidemiologia das fraturas em mulheres ≥65 anos

Mulheres ≥65 anos	Número	%	Fraturas múltiplas (%)	Fraturas expostas (%)	Causas
Região proximal do fêmur	503	28,2	6,2	0	96,8% quedas, 1,8% quedas de pouca altura
Região distal do rádio/ulna	456	25,6	7,1	1,5	95,6% quedas, 2,9% quedas de pouca altura
Região proximal do úmero	208	11,7	9,2	0	93,8% quedas, 5,3% quedas de pouca altura
Tornozelo	123	6,9	5,7	2,4	95,1% quedas, 2,4% quedas de pouca altura
Pelve	69	3,9	8,7	0	97,1% quedas, 2,9% quedas de pouca altura
Metatarso	68	3,8	20	0	91,2% quedas, 4,4% quedas de pouca altura
Falanges do dedo da mão	59	3,3	18	3,6	72,9% quedas, 15,3% gd/agressões
Região proximal do antebraço	50	2,8	16	4	94% quedas, 4% AVM
Metacarpo	39	2,2	17,6	2,6	92,3% quedas, 2,4% quedas de pouca altura
Clavícula	35	2	5,7	0	91,4% quedas, 5,7% AVM
Diáfise do fêmur	35	2	2,9	0	88,6% quedas, 5,7% patológicas
Região distal do úmero	21	1,2	14,3	0	100% quedas
Patela	21	1,2	0	4,8	95,2% quedas, 4,8% gd/agressões
Diáfise do úmero	20	1,1	0	5	85% quedas, 10% patológicas
Região distal do fêmur	16	0,9	12,5	6,2	81,2% quedas, 12,5% quedas de pouca altura
Diáfise do antebraço	11	0,6	9,1	0	90,9% quedas, 9,1% patológicas
Região proximal da tíbia	10	0,6	20	0	70% quedas, 20% quedas de pouca altura
Carpo	9	0,5	11,1	0	88,9% quedas, 11,1% gd/agressões
Escápula	7	0,4	14,3	0	100% quedas
Região distal da tíbia	6	0,3	0	0	83,3% quedas, 16,6% quedas de pouca altura
Falanges do dedo do pé	5	0,3	0	0	80% quedas, 20% gd/agressões
Calcâneo	4	0,2	25	0	100% quedas
Fíbula	3	0,2	63,3	0	66,6% quedas, 33,3% AVM
Mediopé	2	0,1	0	0	50% quedas de maior altura, 50% esportes
Diáfise da tíbia	1	0,06	0	100	100% quedas
Tálus	0	0	0	0	
	1.781	100	5	1,2	94,3% quedas, 2,9% quedas de pouca altura

Estão listadas as quantidades e prevalências das diferentes fraturas, bem como as prevalências de fraturas expostas e pacientes com múltiplas fraturas. Também estão documentadas as duas causas mais comuns de cada fratura (gd = golpe direto; AVM = acidente com veículo motorizado).

ração com aproximadamente 25% nas mulheres. A razão para tal diferença ainda não ficou esclarecida. O percentual de fraturas múltiplas variou com o local anatômico da fratura, mas a incidência global foi de cerca de 5%. Em aproximadamente 10% dos pacientes, fraturas da região proximal do úmero foram associadas a outras fraturas. O percentual de fraturas expostas foi baixo, mas maior em mulheres idosas (Tabs. 20.6 e 20.7).

Epidemiologia das fraturas em superidosos

O conhecimento e a compreensão da epidemiologia das fraturas que ocorrem na faixa etária dos superidosos constituem um aspecto importante do que o futuro pode reservar para os serviços traumato-ortopédicos. A população dos superidosos, composta por pacientes com mais de oitenta anos, duplicou nos últimos 25 anos e provavelmente dobrará novamente nos próximos 25 anos.[181] Aproximadamente metade de todas as fraturas por fragilidade ocorre neste subgrupo, embora ele contenha apenas 29% da população idosa. Mais da metade de todas as fraturas da região proximal do fêmur e da pelve e cerca de um quarto de todas as fraturas do úmero ocorrem em superidosos (Tab. 20.2). Curiosamente, 40% das fraturas da diáfise do fêmur e da região distal do fêmur ocorrem nessa faixa etária; e essas fraturas são tradicionalmente associadas a trauma de alta energia.

O risco de fratura aumenta significativamente para pacientes idosos, em comparação com pessoas entre quinze e 64 anos (Tab. 20.3). No entanto, o risco de um paciente superidoso sofrer uma fratura é também maior em relação à população dos idosos-jovens. A Tabela 20.8 ilustra uma comparação entre os números das diferentes fraturas ocorridas em populações de idosos-jovens e de superidosos. A tabela mostra que as fraturas de pelve, região distal e proximal do fêmur, diáfise do antebraço e diáfise do fêmur são pelo menos três vezes mais comuns no grupo de superidosos. E também revela que fraturas da mão e do pé são menos comuns nessa faixa etária. Os pacientes superidosos têm probabilidade quase três vezes maior de sofrer fratura, em comparação com pacientes idosos-jovens (OR = 2,6, $p < 0,001$). A Tabela 20.4 indica as prevalências e incidências de cada fratura nos grupos de idosos-jovens e de superidosos em 2010/11. A incidência global de fraturas nos superidosos foi de 4.045/10^5/

ano, o que representa quase o dobro da incidência observada para os pacientes idosos-jovens, que foi de 2.318/10^5/ano. As fraturas que envolvem região proximal do fêmur, região distal do rádio e região proximal do úmero têm suas maiores incidências na população de superidosos (Tab. 20.4). Isso também vale para a população de idosos-jovens. No entanto, a incidência dessas fraturas é significativamente maior com o aumento da idade. Essa situação fica particularmente evidente em fraturas da região proximal do fêmur, cuja incidência global é de 145/10^5/ano. Essa incidência aumenta para 679/10^5/ano na população de idosos-jovens e aumenta ainda mais, para 1.646/10^5/ano, na população de superidosos. As fraturas de fêmur, úmero, pelve, patela, região distal do rádio, escápula, região proximal da tíbia, diáfise do antebraço e clavícula têm maior probabilidade de ocorrer nos superidosos, quando comparado ao grupo de idosos-jovens (Tab. 20.4). Esses achados confirmam que uma parte dessas fraturas deva ser considerada como fratura por fragilidade (ver Tab. 3.19) e também sugerem que outras fraturas atualmente não consideradas como lesões por fragilidade poderão ser assim consideradas no futuro. No entanto, o maior risco de fraturas do tornozelo e da região distal da tíbia em idosos não foi demonstrado no grupo de superidosos. A razão para isso não ficou clara, mas pode ter relação com o mecanismo da queda em pacientes mais idosos.

O modo mais comum de lesão para todas as idades é a queda ao solo (Tab. 20.5). A prevalência de fraturas simples relacionadas a quedas na faixa etária dos idosos foi de 91,2%; no entanto, este percentual aumentou para 94,3% nos superidosos. Nesta faixa etária foi observada uma propensão significativamente maior para fraturas por queda, em comparação tanto com a população adulta, com idades entre quinze e 64 anos (OR = 2,4, p <0,001), como com a população de idosos-jovens, com idades entre 65 e 79 anos (OR = 1,2, p = 0,02).

No grupo de superidosos, há uma diferença marcante na incidência de fraturas entre homens e mulheres. A incidência de fraturas em homens superidosos é de 2.880/10^5/ano e, em mulheres, 4.870/10^5/ano (OR = 1,7, p <0,001). Isto implicaria no fato de que as mulheres superidosas, da mesma forma que as mulheres idosas, têm o dobro da probabilidade de sofrer uma fratura após uma queda ao solo, em comparação aos homens, considerando-se um percentual de quedas equivalente.

As Tabelas 20.9 e 20.10 documentam a epidemiologia das fraturas em homens e mulheres superidosos em 2010/11. Apesar da diferença entre gêneros na incidência de fraturas, a prevalência de uma série de fraturas é muito parecida. Por exemplo, aproximadamente 40% das fraturas envolvem a região proximal do fêmur e 10% afetam a região proximal do úmero. No entanto, as fraturas que envolvem a região distal do rádio exibiram um padrão semelhante ao observado no grupo de idosos (Tabs. 20.6 e 20.7). Tais lesões representaram 7% das fraturas em homens superidosos, em comparação com 22% das fraturas em mulheres superidosas. As prevalências para fraturas da pelve foram bastante semelhantes, mas é interessante observar que houve maior prevalência de fraturas da diáfise do fêmur em homens superidosos. Em ambos os gêneros, o percentual de fraturas múltiplas variou conforme o local fraturado. O percentual global de fraturas múltiplas foi de 5%, mas essa incidência variou entre os tipos de fratura. Um em cada dez pacientes que sofreram fratura na região proximal do úmero ou na região distal do rádio tinha outra fratura associada.

Padrão de mudança na incidência de fraturas em idosos

Já foi documentado que a incidência global de todas as fraturas em adultos aumentou durante a última década, de 1.113/10^5/ano em 2000 para 1.352/10^5/ano em 2010/11 (OR = 1,2, p <0,0001). A Figura 20.1 ilustra esquematicamente esses achados, e a Tabela 20.11 documenta os dados comparativos de 2000 e 2010/11. Esta tabela mostra que isso ocorreu graças a um aumento significativo nas fraturas em idosos. As fraturas que afetam região proximal do fêmur, região distal do rádio, região proximal do úmero, tornozelo e pelve são as mais comuns em idosos e a mudança de suas incidências será examinada mais detalhadamente.

A mudança nas incidências de fraturas da região proximal do fêmur entre 2000 e 2010/11 está documentada na Tabela 20.12. A incidência global de fraturas da região proximal do fêmur em 2000 foi de 129/10^5/ano. Essa incidência aumentou para 146/10^5/ano no estudo de 2010/11 (OR = 1,1, p = 0,33). Este aumento na incidência de fraturas da região proximal do fêmur não foi observado em todas as faixas etárias. Ocorreu aumento de 77/10^5/ano em 2000 para 101/10^5/ano em 2010/11 para pacientes com idades entre sessenta e 69 anos (Tab. 20.12). Afora isso, a tendência

TABELA 20.8 Número de fraturas em pacientes idosos-jovens e em superidosos. Está listada a *odds ratio* (OR) para cada fratura

Fratura	Números			OR
	≥65 anos	65-79	≥80 anos	
Pelve	89	19	70	9,07
Região distal do fêmur	19	5	14	6,88
Região proximal do fêmur	683	204	479	5,85
Diáfise do antebraço	15	6	9	3,69
Diáfise do fêmur	55	23	32	3,42
Patela	27	13	14	2,65
Região distal do úmero	28	14	14	2,46
Escápula	12	6	6	2,46
Diáfise do úmero	29	15	14	2,29
Clavícula	54	29	25	2,12
Região distal do rádio/ulna	510	289	221	1,89
Região proximal do úmero	267	156	111	1,75
Falanges do dedo da mão	94	55	39	1,74
Região proximal da tíbia	18	11	7	1,56
Metacarpo	64	40	24	1,47
Região proximal do antebraço	65	43	22	1,26
Calcâneo	6	4	2	1,23
Metatarso	79	55	24	1,07
Tornozelo	170	127	43	0,83
Região distal da tíbia	8	6	2	0,82
Carpo	15	12	3	0,61
Fíbula	6	5	1	0,49
Falanges do dedo do pé	10	9	1	0,27
Tálus	0	0	0	0
Mediopé	2	2	0	0
Diáfise da tíbia	6	6	0	0
Total	2.331	1.154	1.177	2,57

TABELA 20.9 Epidemiologia das fraturas em homens ≥80 anos

Homens ≥80 anos	Número	%	Fraturas múltiplas (%)	Fraturas expostas (%)	Causas
Região proximal do fêmur	112	44,4	4,5	0	92,8% quedas, 4,5% quedas de maior altura
Região proximal do úmero	25	9,9	24	0	100% quedas
Região distal do rádio/ulna	18	7,1	16,7	0	94,4% quedas, 5,6% AVM
Pelve	13	5,2	0	0	100% quedas
Falanges do dedo da mão	13	5,2	30	0	84,6% quedas, 15,4% AVM
Diáfise do fêmur	12	4,8	0	0	91,7% quedas, 8,3% patológicas
Metacarpo	11	4,4	25	0	72,7% quedas, 18,2% quedas de maior altura
Tornozelo	10	4	0	0	90% quedas, 10% AVM
Clavícula	6	2,4	0	0	83,3% quedas, 16,6% quedas de pouca altura
Diáfise do úmero	6	2,4	16,6	0	100% quedas
Região proximal do antebraço	5	2	40	0	100% quedas
Região distal do úmero	4	1,6	25	0	50% quedas, 25% quedas de maior altura
Metatarso	3	1,2	0	0	77,7% quedas, 18,2% quedas de maior altura
Patela	3	1,2	0	0	100% quedas
Região distal do fêmur	3	1,2	0	0	100% quedas
Diáfise do antebraço	3	1,2	0	0	66,6% quedas, 33,3% esportes
Região proximal da tíbia	3	1,2	33,3	0	66,6% quedas, 33,3% quedas de maior altura
Carpo	1	0,4	0	0	100% quedas
Falanges do dedo do pé	1	0,4	0	0	100% gd/agressões
Escápula	0	0	0	0	
Região distal da tíbia	0	0	0	0	
Calcâneo	0	0	0	0	
Fíbula	0	0	0	0	
Mediopé	0	0	0	0	
Diáfise da tíbia	0	0	0	0	
Tálus	0	0	0	0	
	252	100	5,8	0	90,5% quedas, 2,4% quedas de pouca altura

Estão listadas as quantidades e prevalências das diferentes fraturas, bem como as prevalências de fraturas expostas e pacientes com múltiplas fraturas. Também estão documentadas as duas causas mais comuns de cada fratura (gd = golpe direto; AVM = acidente com veículo motorizado).

geral foi semelhante entre os dois pontos cronológicos. Esse achado está ilustrado na Figura 20.2. No entanto, houve diminuição significativa na incidência de fraturas da região proximal do fêmur nos pacientes com noventa anos ou mais, embora o número absoluto tenha aumentado de 132 pacientes em 2000 para 142 pacientes em 2010/11. A população nesta faixa etária aumentou numericamente e, portanto, a incidência diminuiu.

A Tabela 20.13 documenta a mudança na incidência de fraturas da região distal do rádio entre 2000 e 2010/11. A incidência global de fraturas da região distal do rádio aumentou significativamente, de 195/10^5/ano em 2000 para 236/10^5/ano em 2010/11 (OR = 1,2, p = 0,048). No todo, a tendência geral favoreceu um aumento na incidência para todas as faixas etárias. Isto está ilustrado esquematicamente na Figura 20.3. Contudo, esse aumento foi mais acentuado e apenas passou a ser significativo a partir dos quarenta anos (Tab. 20.13). O maior aumento em incidência foi observado na faixa etária de quarenta a sessenta anos, o que sugere que pacientes mais jovens estão sofrendo fraturas da região distal do rádio. Se esse for o caso e se o mecanismo predominante de lesão ainda é uma queda da própria altura, então é possível que a qualidade óssea da população em risco esteja piorando.

A mudança na incidência das fraturas da região proximal do úmero entre 2000 e 2010/11 está documentada na Tabela 20.14. A incidência global de fraturas da região proximal do úmero em 2000 foi de 63/10^5/ano. Essa incidência aumentou para 92/10^5/ano em 2010/11 (OR = 1,5, p = 0,02). Não houve diferença na incidência de pacientes com menos de cinquenta anos. Depois desta idade, houve aumento significativo do risco de fratura da região proximal do úmero (Tab. 20.14). Isso está ilustrado esquematicamente na Figura 20.4. Excluindo os pacientes com mais de noventa anos, o risco parece acelerar com o aumento da idade.

A mudança na incidência de fraturas do tornozelo entre 2000 e 2010/11 está documentada na Tabela 20.15. A incidência global de fraturas do tornozelo vem aumentando significativamente ao longo da última década, de 101/10^5/ano em 2000 para 139/10^5/ano em 2010/11 (OR = 1,4, p = 0,02). Com relação à mudança na incidência de fraturas do tornozelo, foi observado um padrão semelhante àquele para fraturas da região distal do rádio e da região proximal do fêmur, com mudança na tendência – de maior incidência em pacientes mais jovens para um aumento significativo em pacientes mais idosos (Tab. 20.15) – o que está ilustrado esquematicamente na Figura 20.5. O maior

TABELA 20.10 Epidemiologia das fraturas em mulheres ≥80 anos

Mulheres ≥80 anos	Número	%	Fraturas múltiplas (%)	Fraturas expostas (%)	Causas
Região proximal do fêmur	367	39,7	5,4	0	97% quedas, 1,9% quedas de pouca altura
Região distal do rádio/ulna	203	21,9	10,5	1	98,5% quedas, 1,5% quedas de pouca altura
Região proximal do úmero	86	9,3	12,8	0	96,5% quedas, 3,5% quedas de pouca altura
Pelve	57	6,2	8,8	0	96,5% quedas, 3,5% quedas de pouca altura
Tornozelo	33	3,6	12,1	6,1	93,9% quedas, 3% quedas de pouca altura
Falanges do dedo da mão	26	2,8	25	7,7	88,5% quedas, 7,7% gd/agressões
Metatarso	21	2,3	36,4	0	76,2% quedas, 14,3% AVM
Diáfise do fêmur	20	2,2	5	0	95% quedas, 5% quedas de pouca altura
Clavícula	19	2,1	5,3	0	94,7% quedas, 5,3% AVM
Região proximal do antebraço	17	1,8	11,8	5,9	100% quedas
Metacarpo	13	1,4	36,4	0	92,3% quedas, 7,7% gd/agressões
Patela	11	1,2	0	0	100% quedas
Região distal do fêmur	11	1,2	9,1	0	90,9% quedas, 9,1% quedas de pouca altura
Região distal do úmero	10	1,1	0	0	100% quedas
Diáfise do úmero	8	0,9	0	0	87,5% quedas, 12,5% patológicas
Diáfise do antebraço	6	0,6	0	0	100% quedas
Escápula	6	0,6	16,6	0	100% quedas
Região proximal da tíbia	4	0,4	25	0	75% quedas, 25% AVM
Carpo	2	0,2	0	0	100% quedas
Região distal da tíbia	2	0,2	0	50	100% quedas
Calcâneo	2	0,2	0	0	100% quedas
Fíbula	1	0,1	100	0	100% quedas
Falanges do dedo do pé	0	0	0	0	
Mediopé	0	0	0	0	
Diáfise da tíbia	0	0	0	0	
Tálus	0	0	0	0	
	925	100	5,4	0,9	96,1% quedas, 2,1% quedas de pouca altura

Estão listadas as quantidades e prevalências das diferentes fraturas, bem como as prevalências de fraturas expostas e pacientes com múltiplas fraturas. Também estão documentadas as duas causas mais comuns de cada fratura (gd = golpe direto; AVM = acidente com veículo motorizado).

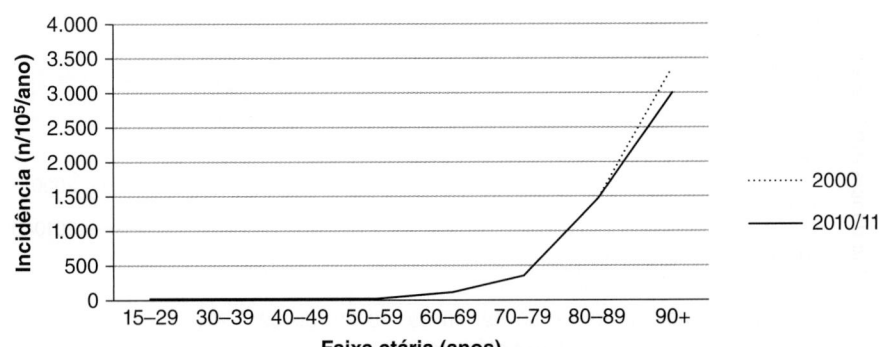

FIGURA 20.1 Incidência das fraturas, de acordo com a idade, na comparação entre os anos 2000 e 2010/11.

TABELA 20.11 Número de pacientes e incidências de fraturas em 2000 e em 2010/11. Estão listados *odds ratios* (OR) e valores de *p*

Pacientes	2000		2010/11		OR	Valor de *p*
	Número	Incidência	Número	Incidência		
Todos	6.562	1.267,9	6.996	1.238,4	0,98	0,55
15-64 anos	4.606	1.094,7	4.665	1.004,6	0,92	0,051
≥65 anos	1.963	2.028,2	2.331	2.318	1,15	<0,0001
≥80 anos	930	3.733,4	1.177	4.045,2	1,09	0,0003

Incidência, $\times/10^5$/ano.

TABELA 20.12 Incidência de fraturas da região proximal do fêmur em diferentes faixas etárias em 2000 e em 2010/11. Estão listados *odds ratios* (OR), intervalos de confiança (IC) de 95% e valores de *p*

Faixa etária	Fraturas da região proximal do fêmur				
	Incidência ($\times/10^5$/ano)		OR	IC 95%	Valor de *p*
	2000	2010			
15–29	4,5	1,3	0,2	0,02–1,7	0,9
30–39	3	3,1	1	0,2–5	0,9
40–49	10,6	4,2	0,4	0,1–1,1	0,12
50–59	38,5	35,2	0,9	0,6–1,5	0,82
60–69	76,9	100,5	1,3	0,9–1,8	0,08
70–79	380	349,4	0,9	0,8–1,1	0,26
80–89	1.439,9	1.445,3	1	0,9–1,1	0,9
90+	3.353,7	2.994,5	0,9	0,8–0,9	<0,001

TABELA 20.13 Incidência de fraturas da região distal do rádio em diferentes faixas etárias em 2000 e em 2010/11. Estão listados *odds ratios* (OR), intervalos de confiança (IC) de 95% e valores de *p*

Faixa etária	Fraturas da região distal do rádio				
	Incidência ($\times/10^5$/ano)		OR	IC 95%	Valor de *p*
	2000	2010			
15–29	144,2	155,8	1,1	0,9–1,4	0,49
30–39	85,3	109,9	1,3	0,97–1,7	0,07
40–49	76,8	125,5	1,6	1,2–2,2	0,0006
50–59	149,8	231,5	1,5	1,3–1,9	<0,001
60–69	273,6	339,1	1,2	1,1–1,5	0,009
70–79	500,7	430,6	0,9	0,7–0,97	0,02
80–89	677	788,4	1,2	1,1–1,3	0,003
90+	813	970,1	1,2	1,1–1,3	0,0002

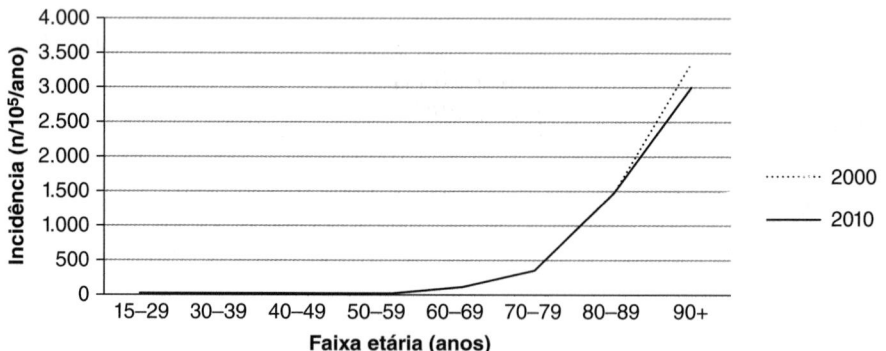

FIGURA 20.2 Incidência de fraturas da região proximal do fêmur para os anos 2000 e 2010/11, de acordo com a idade do paciente.

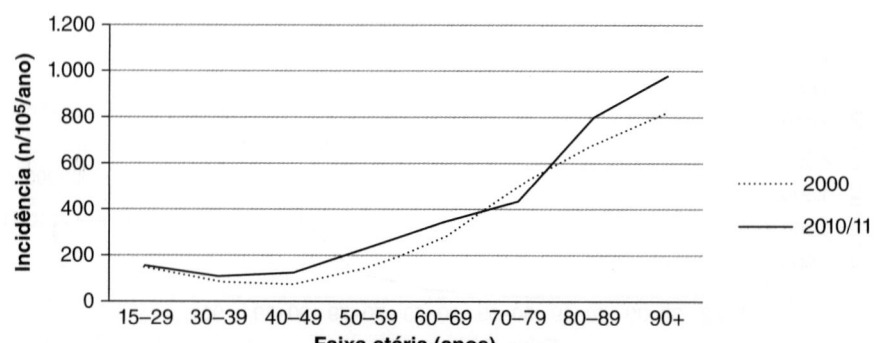

FIGURA 20.3 Incidência de fraturas da região distal do rádio para os anos 2000 e 2010/11, de acordo com a idade do paciente.

TABELA 20.14 Incidência de fraturas da região proximal do úmero em diferentes faixas etárias em 2000 e em 2010/11. Estão listados *odds ratios* (OR), intervalos de confiança (IC) de 95% e valores de *p*

	Fraturas da região proximal do úmero				
	Incidência ($\times/10^5$/ano)				
Faixa etária	2000	2010	OR	IC 95%	Valor de *p*
15–29	9,7	5,8	0,6	0,2–1,7	0,45
30–39	23,8	21,6	0,9	0,5–1,6	0,76
40–49	37,8	47,1	1,2	0,8–1,9	0,33
50–59	66	93,1	1,4	1,02–1,9	0,03
60–69	118	169,6	1,4	1,1–1,8	0,002
70–79	172,1	225,4	1,3	1,1–1,6	0,008
80–89	271,8	398,3	1,5	1,3–1,7	<0,001
90+	482,7	442,9	0,9	0,8–1,04	0,19

TABELA 20.15 Incidência de fraturas do tornozelo em diferentes faixas etárias em 2000 e em 2010/11. Estão listados *odds ratios* (OR), intervalos de confiança (IC) de 95% e valores de *p*

	Fraturas do tornozelo				
	Incidência ($\times/10^5$/ano)				
Faixa etária	2000	2010	OR	IC 95%	Valor de *p*
15–29	97,9	113,3	1,2	0,9-1,5	0,33
30–39	79,4	92,4	1,2	0,9–1,6	0,35
40–49	92,2	118,2	1,3	0,97–1,7	0,08
50–59	103,1	159,8	1,6	1,2–2	0,0005
60–69	144,8	186,8	1,3	1,03–1,6	0,02
70–79	105,1	151	1,4	1,1–1,8	0,005
80–89	138,3	176,6	1,3	1,02–1,6	0,02
90+	76,2	147,6	2	1,5–2,7	<0,001

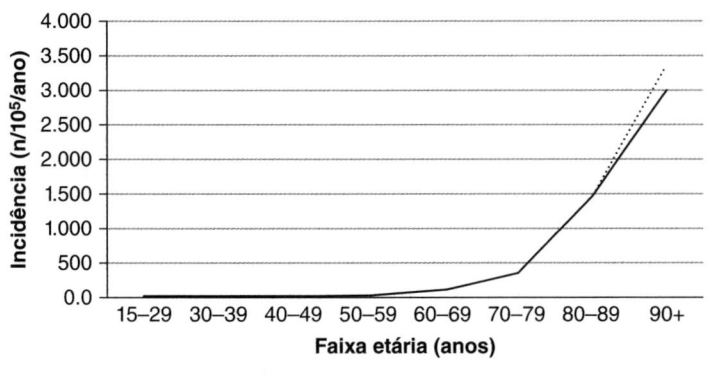

FIGURA 20.4 Incidência das fraturas da região proximal do úmero para os anos 2000 e 2010/11, de acordo com a idade do paciente.

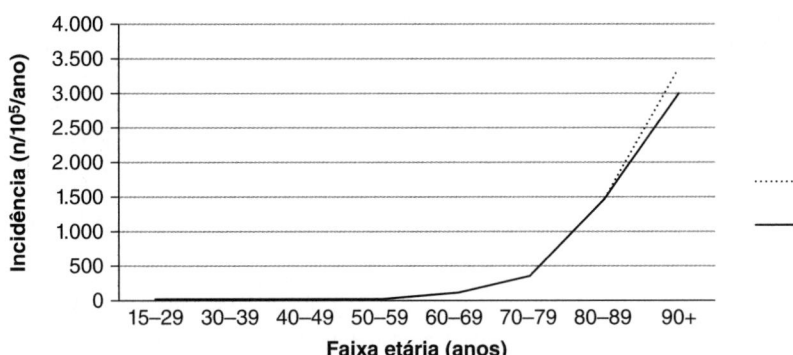

FIGURA 20.5 Incidência das fraturas do tornozelo para os anos 2000 e 2010/11, de acordo com a idade do paciente.

aumento da incidência de fraturas do tornozelo foi observado em pacientes com noventa anos ou mais.

A mudança de incidência das fraturas da pelve entre 2000 e 2010/11 está documentada na Tabela 20.16. A incidência global de fraturas da pelve em 2000 foi de 17/10^5/ano, em comparação com 23/10^5/ano em 2010/11 (OR = 1,4, *p* = 0,42). O aumento na incidência foi significativo apenas em pacientes muito idosos, com noventa anos ou mais (Tab. 20.16). Isso está ilustrado esquematicamente na Figura 20.6. Esse aumento da incidência em pessoas muito idosas sugere que fraturas pélvicas por fragilidade são lesões da velhice extrema e pode explicar a diminuição nas fraturas da região proximal do fêmur observadas nessa faixa etária. Nesses indivíduos, uma simples queda pode resultar em uma fratura da pelve, em vez de uma fratura da região proximal do fêmur.

Fraturas expostas em idosos e superidosos

A Tabela 20.17 documenta a incidência de fraturas expostas nas diferentes faixas etárias. Os dados provêm de um estudo de fraturas expostas, com duração de 15 anos, e os dados globais do estudo estão apresentados na Tabela 3.17, que documenta as prevalências de diferentes fraturas expostas nos grupos de idosos e de superidosos. A incidência global de fraturas expostas é de 30/10^5/ano e as fraturas mais comuns ocorrem na mão, tíbia, região distal do rádio, dedos dos pés e tornozelo (Tab. 20.17). A incidência em pacientes mais jovens e em idosos é semelhante, mas sobe para 46/10^5/ano em superidosos com oitenta anos ou mais. A incidência de fraturas expostas associadas a fraturas dos dedos da mão, metacarpo e tíbia permanece relativamente constante em todas as faixas etárias (Tab. 20.17). No entanto, a razão para o aumento da

TABELA 20.16 Incidência de fraturas pélvicas em diferentes faixas etárias em 2000 e em 2010/11. Estão listados *odds ratios* (OR), intervalos de confiança (IC) de 95% e valores de *p*

	Fraturas pélvicas				
	Incidência ($\times/10^5$/ano)				
Faixa etária	2000	2010	OR	IC 95%	Valor de *p*
15–29	3	4,5	1	0,5–1,7	0,9
30–39	4	2,1	0,5	0,1–2,7	0,9
40–49	3,5	4,2	1	0,3–4	0,9
50–59	4,1	10,1	2,5	0,8–8	0,18
60–69	17,9	25,1	1,4	0,8–2,5	0,35
70–79	40,2	24,8	0,6	0,4–1,03	0,08
80–89	157,3	180,7	1,2	0,9–1,4	0,21
90+	228,7	611,6	2,7	2,3–3,1	<0,001

incidência de fraturas expostas com o envelhecimento é o crescimento significativo na incidência de fraturas expostas do rádio e do tornozelo com o envelhecimento. A incidência de fraturas expostas da região distal do rádio aumenta de $1/10^5$/ano para os adultos com idades entre quinze e 64 anos para $6/10^5$/ano para pacientes idosos (OR = 4,5, *p* = 0,03) e essa incidência aumenta ainda mais, para $15/10^5$/ano, para indivíduos superidosos (OR = 7,5, *p* = 0,002). Isso também vale para as fraturas expostas de tornozelo, em que a incidência aumenta de $1/10^5$/ano para adultos com idades entre quinze e 64 anos para $3/10^5$/ano para pacientes idosos; e aumenta ainda mais, para $5/10^5$/ano, para os superidosos (Tab. 20.17).

Embora, em termos de grupo, a incidência de fraturas expostas aumente com a idade, a análise por gênero demonstra que, na verdade, a incidência de fraturas expostas em homens diminui com a idade, enquanto, nas mulheres, ocorre o oposto: a incidência de fraturas expostas aumenta com a idade (Fig. 20.7). A incidência em homens atinge seu máximo na faixa etária de quinze a 29 anos; em seguida, diminui gradualmente com o passar do tempo até $24/10^5$/ano em pacientes com idade superior a noventa anos. No entanto, a incidência de fraturas expostas em mulheres é relativamente baixa entre quinze e 60 anos; nesse ponto, a incidência dobra, para atingir um pico de $52/10^5$/ano nas pacientes superidosas. Essa diferença significativa na incidência de fraturas expostas por idade e gênero relaciona-se com o aumento das fraturas expostas da região distal do rádio e tornozelo (Tab. 20.17), que são mais comuns em mulheres superidosas (Tabs. 20.9 e 20.10). Ainda não foi determinada a razão pela qual mulheres superidosas estão em risco significativamente maior de sofrer uma fratura exposta (OR = 1,7, *p* = 0,03), em comparação com os homens. Assumindo que o mecanismo dessas fraturas expostas seja semelhante (i. e., a maioria das lesões ocorre após uma queda da própria altura), então isso sugere que os tecidos moles em mulheres podem ser mais vulneráveis a traumas.

EFEITOS FUTUROS NOS SERVIÇOS TRAUMATO-ORTOPÉDICOS

Há poucos estudos que se propuseram a analisar os resultados de todas as fraturas em pacientes superidosos.[49] Nessa faixa etária, a maior parte da literatura se concentra nas fraturas da região proximal do fêmur, pois sabidamente essas lesões têm maiores repercussões para o paciente, sua família, serviços sociais e serviços de cuidados da saúde. Estes pacientes exibem maior taxa de mortalidade ajustada à idade e ao gênero, quando comparados à população em geral.[80] Com o aumento da idade, ocorre deterioração dos resultados, a mortalidade aumenta e, depois da fratura, o paciente terá menor probabilidade de recuperar a mobilidade e uma vida independente.[84]

Os superidosos são responsáveis por 17% de todas as fraturas examinadas pelo cirurgião ortopédico. No entanto, essa faixa etária representa 34% de todas as internações recentes na unidade traumato-ortopédica. Há considerações significativas quanto a comorbidade e perfil nosológico nas internações dos superidosos. A Tabela 20.18 mostra uma comparação das variáveis de perfil nosológico em pacientes idosos e superidosos atendidos na *Royal Infirmary* de Edimburgo.[36] Esses pacientes têm menor probabilidade de (OR = 3) de viver em suas próprias casas; também é menor a chance (OR = 4,5) de terem mobilidade independente. A demência também é significativamente mais comum no grupo dos superidosos. Excluídas as fraturas de quadril, pacientes mais idosos têm maior probabilidade de internação hospitalar após a lesão, mesmo no caso de fraturas de membros superiores, nas quais, exceto pela idade, seriam tratados em ambulatório, o que reflete sua incapacidade e fragilidade para enfrentar a situação sem ajuda.

Idades mais avançadas estão associadas a maiores taxas de mortalidade após fratura do quadril.[80] No entanto, um estudo recente também afirmou que, em pacientes idosos, este maior risco se estende por todas as fraturas comuns. Quando os desfechos para sobrevida foram analisados, observou-se a menor tendência para sobrevida por 120 dias dos pacientes do grupo de superidosos em relação a todos os subgrupos de fratura (Fig. 20.8.).[36]

Vários estudos demonstraram que o avanço da idade está associado a maior permanência no hospital após a cirurgia para tratamento de fraturas de quadril.[88,89] A duração média de internação é significativamente maior para o grupo de superidosos, quando

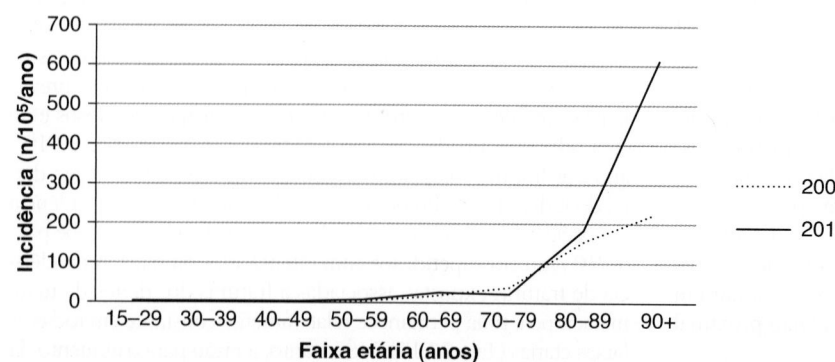

FIGURA 20.6 Incidência das fraturas pélvicas para os anos 2000 e 2010/11, de acordo com a idade do paciente.

TABELA 20.17 Número e incidência de fraturas expostas em pacientes mais jovens, em idosos e em superidosos

	15-64 anos		65-79 anos		80 + anos	
	Número	Incidência	Número	Incidência	Número	Incidência
Falanges do dedo da mão	944	14,9	100	9,3	46	12,2
Diáfise da tíbia	219	3,5	30	2,8	18	4,8
Região distal do rádio	60	0,9	68	6,3	56	14,9
Falanges do dedo do pé	150	2,4	17	1,6	3	0,8
Tornozelo	72	1,1	36	3,3	18	4,8
Metacarpo	96	1,5	3	0,3	5	1,3
Região proximal da ulna	36	0,6	11	1	4	1,1
Metatarso	42	0,7	5	0,5	2	0,5
Patela	41	0,6	3	0,3	2	0,5
Rádio e ulna	35	0,6	6	0,6	3	0,8
Diáfise do fêmur	40	0,6	1	0,1	1	0,3
Região distal da tíbia	24	0,4	6	0,6	1	0,3
Região proximal da tíbia	22	0,3	4	0,4	3	0,8
Região distal do fêmur	21	0,3	2	0,2	3	0,8
Diáfise da ulna	21	0,3	4	0,4	—	—
Calcâneo	14	0,2	4	0,4	—	—
Região distal do úmero	12	0,2	4	0,4	2	0,5
Diáfise do úmero	10	0,2	4	0,4	2	0,5
Região proximal do úmero	9	0,1	2	0,2	—	—
Clavícula	8	0,1	—	—	1	0,3
Pelve	6	0,1	1	0,1	—	—
Tálus	6	0,1	—	—	—	—
Diáfise do rádio	4	0,06	1	0,1	—	—
Mediopé	5	0,08	—	—	—	—
Escápula	2	0,03	—	—	—	—
Rádio/região proximal da ulna	1	0,02	—	—	1	0,3
Região proximal do fêmur	1	0,02	—	—	—	—
Carpo	1	0,02	—	—	—	—
Total	1.902	30,1	312	28,9	172	45,7

Incidência, x/10^5/ano.

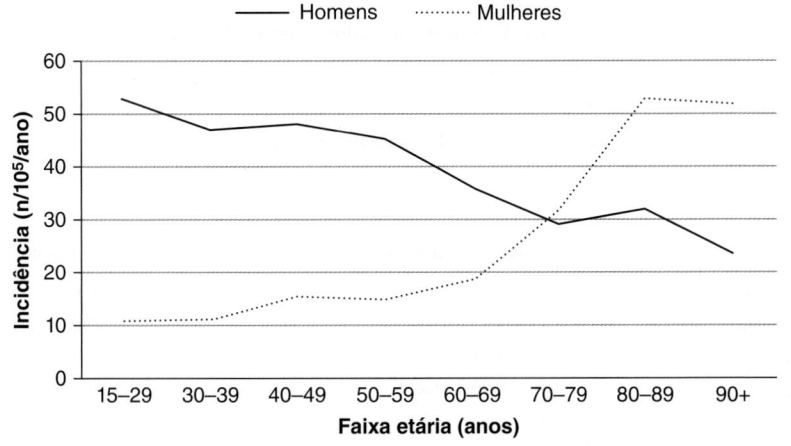

FIGURA 20.7 Incidência das fraturas expostas, de acordo com a idade e o gênero do paciente.

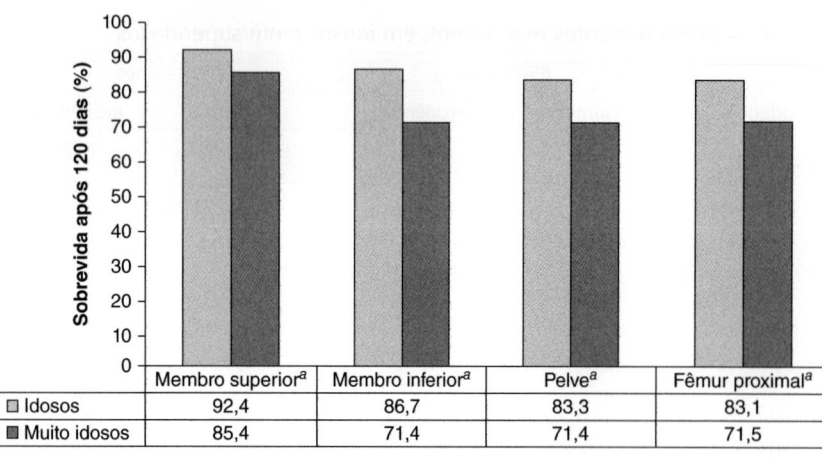

FIGURA 20.8 Sobrevida dos pacientes após 120 dias para as fraturas de membro superior e inferior, pelve e região proximal do fêmur para idosos (80 a 90 anos) e muito idosos (90 anos e mais).
[a]Diferença significativa entre os dois grupos ($p < 0,02$).

comparado ao grupo de idosos.[36] Assumindo que o custo/dia de permanência hospitalar em uma enfermaria de atendimento recente é similar ao do quadril fraturado (664 dólares[119]), então isso resultaria em um aumento de 6.640 dólares de despesas por paciente. Diante do envelhecimento da população, isso terá implicações relevantes para futuras alocações de recursos e para a prestação de serviços em meio a uma população envelhecida.

Os pacientes hospitalizados vindos diretamente de seu próprio domicílio formam um grupo importante. O objetivo do tratamento deve ser o retorno do paciente a uma vida independente. Apenas 58,4% dos pacientes superidosos documentados na Tabela 20.18, que viviam de forma independente, retornaram à sua condição de origem (Tab. 20.19). O não oferecimento da alta hospitalar, com retorno direto ao domicílio de origem, pode refletir a deterioração da mobilidade desses pacientes superidosos, em comparação com pacientes idosos (Tab. 20.18), em última análise implicando a necessidade de maiores cuidados da fratura. Qualquer que seja a fratura em um superidoso, é difícil analisar as implicações do custo dos pacotes de cuidados futuros, mas este encargo financeiro já foi devidamente reconhecido nos estudos sobre fraturas de quadril.[95,99]

Os pacientes superidosos são mais propensos a fraturas da região proximal do fêmur ou da pelve do que a uma fratura da região distal do rádio.[36] É possível que isso decorra da redução da capacidade cognitiva causada pelo envelhecimento e também da diminuição dos reflexos protetores.[6,153]

A Tabela 20.20 apresenta uma análise do tratamento de pacientes idosos e superidosos em Edimburgo, Escócia.[36] A tabela revela maior probabilidade de tratamento conservador das fraturas de membro superior em pacientes superidosos. Isso vale especialmente para pacientes com mais de duas comorbidades ou com diagnóstico de demência. Isso ocorre devido à diminuição de suas demandas funcionais, pois quase um terço dos pacientes reside em lares para idosos. Para aqueles que vivem em seus próprios domicílios na ocasião da internação, houve aumento no percentual de intervenções cirúrgicas.

Tabela 20.18 Variáveis do perfil nosológico em pacientes idosos e superidosos. Ver texto para detalhes

Variáveis do perfil nosológico	Faixa etária	
	Idosos	Superidosos
Gênero		
Homens	18% (189)	18,2% (58)
Mulheres	82% (808)	81,8% (260)
Residência do hospitalizado antes da fratura		
A própria casa[a]	82,6%	68,8%
Lar para idosos[a]	5,9%	8,6%
Casa de repouso[a]	11,2%	22,3%
Hospital	0,4%	0,4%
Mobilidade antes da fratura		
Sem auxílio[a]	49%	17,6%
Uma muleta	33,7%	38,5%
Duas muletas	11,1%	14,6%
Andador de Zimmer[a]	4,4%	23,9%
Incapaz de andar[a]	1,8%	5,4%
Comorbidades		
Nenhuma	6,1%	4,1%
Uma	23%	20,6%
Duas	39,5%	40,2%
Três	22,3%	23,7%
Quatro ou mais	10,1%	11,4%
Demência[a]	5,1%	11,6%

[a]Essa variável está relacionada a um teste do qui-quadrado – com demonstração de diferenças significativas entre os grupos ($p < 0,01$).

Tabela 20.19 Resultados de pacientes idosos e superidosos internados no hospital com uma fratura

Resultado	Faixa etária	
	Idosos	Superidosos
Sobrevida após 30 dias para todos os hospitalizados		
Vivo	94,6%	91,1%
Morto	5,4%	8,9%
Sobrevida após 120 dias para todos os hospitalizados		
Vivo	85,5%	74%
Morto	14,4%	26%
Residência após 120 dias, se o paciente vivia em casa antes da fratura		
A própria casa	81,3%	58,4%
Lar para idosos	9,3%	15,7%
Casa de repouso	6,6%	18,9%
Enfermaria de reabilitação	3%	6,5%
Hospital	0%	1,1%

Tabela 20.20 Análise da necessidade de cirurgia para diversas fraturas dos membros superior e inferior e fraturas pélvicas em idosos e superidosos

Grupo de fraturas	Idosos		Superidosos		Risco de cirurgia	Valor de p
	Número de pacientes (%)	Cirurgias (%)	Número de pacientes (%)	Cirurgias (%)		
Membro inferior						
Tornozelo	30 (3)	8 (26,7)	10 (3,1)	3 (30)	OR 1,1	0,6
Região distal do fêmur	8 (0,8)	6 (75)	6 (1,9)	5 (83,3)	OR 1,7	0,6
Diáfise do fêmur	29 (2,9)	27 (93,1)	12 (3,8)	11 (91,7)	OR 1,2	0,7
Região proximal da tíbia	10 (1)	7 (70)	6 (1,9)	4 (66,7)	OR 1,2	0,7
Total	77	48 (62,3)	34	23 (67,6)	OR 1,3	0,4
Membro superior						
Região distal do rádio	180 (18,2)	41 (22,8)	35 (11,1)	2 (5,7)	OR 4	0,04
Região proximal do úmero	110 (11)	11 (10)	34 (10,8)	1 (2,9)	OR 3,4	0,2
Total	290	52	69	3	OR 4,1	0,006
Pelve	43 (4,3)	0	23 (7,3)	0	OR 1,9	0,6
Região proximal do fêmur	421 (42,5)	409 (97,1)	160 (50,6)	149 (93,1)	OR 2,4	0,03

OR, *odds ratio*.

Evidências demonstram que o tratamento operatório de fraturas da região proximal do fêmur dentro de 48 horas a contar da internação melhora o resultado do paciente, uma vez que diminui os percentuais de complicações perioperatórias e a estadia hospitalar.[32] Pareceria lógico aplicar este princípio a todas as fraturas de membros inferiores que necessitem de cirurgia em idosos, para gerar uma reabilitação precoce. Apenas um estudo demonstrou aumento significativo do risco de mortalidade para pacientes superidosos com fraturas de membros inferiores cujas cirurgias foram proteladas (>48 horas).[36] No entanto, este atraso pode também decorrer de procedimentos de otimização de pacientes fisicamente mais depauperados e com maior risco de mortalidade.

Por causa das complexas questões que envolvem os cuidados inclusivos desses pacientes muito idosos, uma abordagem multidisciplinar aumentou a sobrevida depois de 1 ano em pacientes com fratura de quadri,[2] e essa estratégia pode beneficiar todos os pacientes idosos que tenham sofrido fratura por fragilidade.[72] O serviço traumato-ortopédico agudo também pode ser um local não ideal para o tratamento desses pacientes, que talvez necessitem de um ambiente que atenda suas multifacetadas necessidades.

FRATURAS ESPECÍFICAS COMUNS EM IDOSOS

O tratamento de fraturas específicas está estudado com abrangência nos capítulos pertinentes do Rockwood e Green. Essa seção oferece uma revisão de tópicos específicos relacionados a pacientes superidosos que apresentam fraturas por fragilidade.

Região proximal do fêmur

As fraturas de quadril representam 12% de todas as fraturas de adultos examinadas por cirurgiões traumato-ortopédicos[48] e são importante causa de morbidade e mortalidade para pacientes idosos.[82] Embora a incidência anual relatada de fraturas de quadril durante a última década tenha diminuído,[81,95] a população em risco continua a aumentar.[147] Assim, no futuro, estes pacientes idosos constituirão um percentual cada vez maior da carga de trabalho nos serviços traumato-ortopédicos. A média de idade dos pacientes com fraturas da região proximal do fêmur é de oitenta anos. O tratamento das fraturas da região proximal do fêmur está coberto nos Capítulos 49 e 50. No entanto, há uma questão que pertence particularmente ao grupo de pacientes superidosos: quando as fraturas intracapsulares de quadril sem desvio devem ser tratadas com fixação interna ou com artroplastia?

Cerca de 50% das fraturas de quadril são intracapsulares,[83] das quais 32 a 38% não exibem desvio.[69,70] O tratamento convencional de uma fratura intracapsular de quadril sem desvio se faz por fixação interna. No entanto, foi relatado um percentual de revisão de 12 a 30% após 1 ano.[41,117] Recentemente, Gjertsen et al.[70] demonstraram que o resultado de fraturas intracapsulares de quadril sem desvio tratadas por hemiartroplastia foi melhor do que em pacientes nos quais esse tipo de fratura foi tratado com fixação interna. Se os pacientes em alto risco de cirurgia de revisão pudessem ser identificados antes da fixação da sua fratura intracapsular de quadril sem desvio, poderiam se beneficiar com uma hemiartroplastia primária ou, possivelmente, com a substituição total de quadril.[104] Conn e Parker[41] identificaram idade, mobilidade e ângulo de Garden lateral como fatores de risco para pseudartrose após a fixação de fraturas intracapsulares de quadril sem desvio.

A mortalidade de 1 ano após uma fratura de quadril é de aproximadamente 30%.[179] Pacientes independentes que sobrevivem além desse período podem ser beneficiados por substituição total do quadril, comparativamente a uma hemiartroplastia.[12,27,104] Foram identificados fatores preditores independentes isolados para sobrevida para fraturas intra- e extracapsulares do quadril.[169,179] Holt et al.[82] identificaram especificamente que as fraturas intracapsulares estão associadas a uma diminuição da taxa de mortalidade precoce, em relação a outros padrões de fratura do quadril.

Foram relatados percentuais variados de sobrevida[52,117] para a fixação por parafuso canulado do colo do fêmur que sofreu fratura intracapsular sem desvio; a maior série publicada na literatura relatou 88% de sobrevida.[41] O aumento da idade foi associado à pseudartrose de fraturas do colo do fêmur,[14,33,41] e tal ocorrência resultaria em uma taxa de sobrevida menor na coorte de pacientes superidosos. A presença de inclinação posterior (angulação anterior) na projeção lateral de uma radiografia do quadril é um preditor independente de insucesso na fixação (Fig. 20.9). Esse achado foi identificado como fator de risco por Conn e Parker.[41] É provável que a presença de inclinação posterior tenha relação

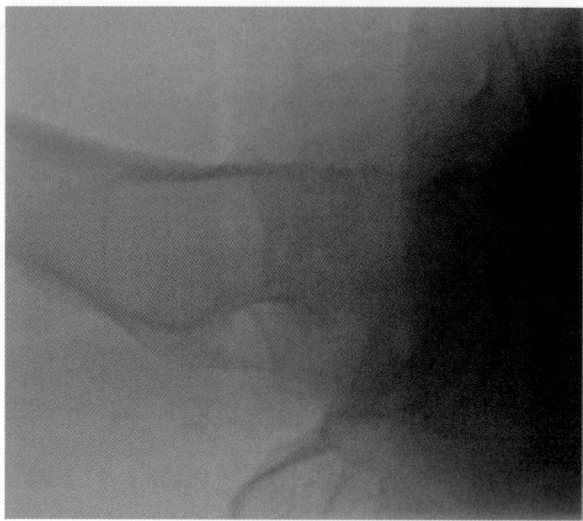 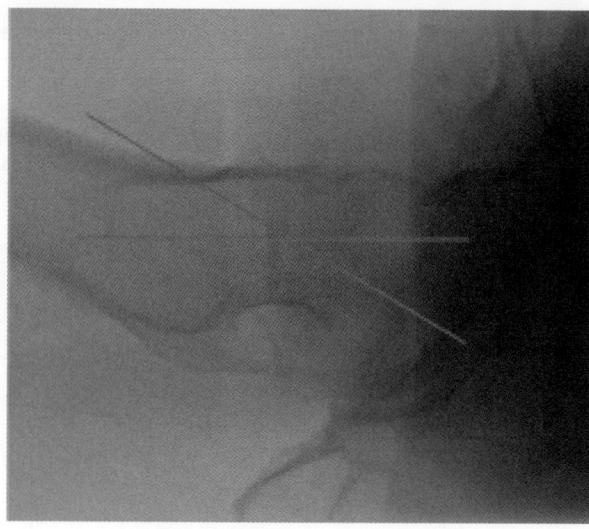

FIGURA 20.9 Radiografia lateral do quadril demonstrando inclinação posterior (**A**) com um ângulo lateral de Garden de 145° (**B**).

com a cominuição do aspecto posterior do colo do fêmur. Esse quadro está associado a uma síntese biomecânica inferior, quando são utilizados parafusos canulados.[53] Os pacientes que exibem inclinação posterior podem se beneficiar da vantagem biomecânica do uso de quatro parafusos, ou de um dispositivo de ângulo fixo, por exemplo, um parafuso extramedular deslizante para o quadril, o que poderia melhorar o seu percentual de sobrevida.[53,103] No entanto, evidências recentes oriundas do registro de fraturas de quadril da Noruega permitiram afirmar que pacientes com fraturas intracapsulares de quadril sem desvio tratados com hemiartroplastia obtiveram maior satisfação e alívio da dor, além de melhores resultados funcionais, em comparação com pacientes que tinham sofrido o mesmo tipo de fratura do quadril e foram tratados por fixação interna.[70] Gjertsen et al.[70] sugerem que esta diferença nos resultados pode estar relacionada ao elevado percentual de reoperações associadas à fixação interna, em comparação com a hemiartroplastia.

A taxa de mortalidade não ajustada de 1 ano relatada após fraturas de colo de fêmur sem desvio é de aproximadamente 20%,[41] o que representa cerca de 10% menos que outros padrões de fratura do quadril.[179] Já foi anteriormente demonstrado que a idade e o gênero do paciente são preditores independentes de mortalidade para pacientes com fratura de quadril.[82,169] A classificação da *American Society of Anesthesiologists* (ASA) foi projetada para prever a mortalidade perioperatória,[11] e constatou que esse instrumento é um preditor independente de mortalidade prematura para pacientes com fratura de quadril.[82] Se for aplicado o raciocínio lógico já discutido, os pacientes com classificação ASA mais baixa e com previsão de longevidade, mas com fatores de risco para insucesso da fixação interna, podem se beneficiar de uma substituição primária total do quadril.[104]

É tarefa árdua o tratamento de pacientes superidosos com fratura do colo do fêmur sem desvio e alto risco de insucesso na fixação; assim, nesses pacientes, há necessidade de estudos clínicos controlados randomizados para comparar os resultados de métodos alternativos de fixação interna e de artroplastia.

Região distal do rádio

As fraturas da extremidade distal do rádio representam 16% de todas as fraturas – um percentual que faz essas lesões serem as mais comumente examinadas pelo cirurgião ortopédico.[43] Fraturas estáveis sem desvio podem ser tratadas de forma conservadora, com expectativa de um bom resultado funcional.[45,126] No entanto, o tratamento das fraturas instáveis da região distal do rádio ainda é motivo de controvérsia.[73] Em geral, aceita-se que o resultado funcional de fraturas desviadas se correlaciona com a redução anatômica da fratura,[126] embora alguns autores sugiram que talvez esse não seja o caso.[10] Esta disparidade pode decorrer do tamanho das coortes relatadas, da falta de relatos padronizados e da combinação de fraturas intra e extra-articulares em uma mesma série. Além disso, vários estudos descreveram coortes que abrangiam uma ampla faixa etária; uma série incluiu pacientes de 18 a 86 anos.[168] Considerando que a idade demonstrou influenciar o resultado de fraturas da região distal do rádio,[164] tal fato pode ter influenciado o resultado destes estudos e, portanto, os resultados funcionais diferentes observados com e sem restauração anatômica.

Foi demonstrado que o efeito, no resultado funcional, de uma pseudartrose ocorrida na região distal do rádio diminui com o passar do tempo.[56] Em sua maioria, os estudos que relatam o resultado desse tipo de fratura em idosos (i. e., pacientes com mais de sessenta ou 65 anos) incluem apenas pacientes de baixa demanda. Resta saber se a pseudartrose promove um resultado inferior em pacientes superidosos, com menor demanda física em razão de sua idade avançada. Além disso, já foi demonstrado que a manipulação e a redução das fraturas da região distal do rádio têm mínima utilidade em pacientes idosos debilitados.[19]

Há cerca de 200 anos, Colles,[39] ao descrever a fratura que veio a receber seu nome, afirmou que "resta apenas um consolo, que o membro em algum período remoto voltará a gozar de uma liberdade perfeita em todos os seus movimentos e ficará completamente isento de dor: mas a deformidade permanecerá inalterada ao longo da vida". Esta afirmativa pode não ser aplicável a todos os pacientes, mas à medida que a demanda funcional do paciente diminuir com a idade, poderá lançar certa luz sobre esse problema. Mesmo se ocorrer pseudartrose na população idosa, é possível que a concomitante diminuição da força de preensão e da amplitude de movimento não impeça o funcionamento do membro.

Em pacientes de baixa demanda, inexiste uma associação entre pseudartrose e mau resultado funcional. Beumer e McQueen[19] questionaram se uma possível redução de fraturas da região distal do rádio deve ser tentada em pacientes muito idosos, debilitados, dependentes ou com demência, depois de verificarem a ocorrência de perda da redução em 88,3% dos casos, com evolução para a pseudartrose. Young e Rayan[182] e Chang et al.[30] demonstraram não haver correlação entre pseudartrose e um prognóstico funcional ruim. Esses estudos consideraram apenas pacientes idosos com baixa demanda física. Mais recentemente, Grewal e MacDermid[71] incluíram em seu estudo todos os pacientes, sem qualquer exclusão relacionada à demanda física, e não encontraram nenhuma diferença no resultado de fraturas extra-articulares da região distal do rádio após a ocorrência de pseudartrose em pacientes acima dos 65 anos. No entanto, efetivamente demonstraram um aumento no risco de resultado funcional ruim em pacientes mais jovens. Avaliaram o resultado com a aplicação da pontuação Incapacidades do braço, ombro e mão — IBOM (*Disabilities of the arm, shoulder and hand* — DASH). A pontuação IBOM não é válida para pacientes mais velhos. É tarefa difícil sustentar que uma pontuação IBOM igual ou superior a 20 pontos significa um resultado ruim para pacientes muito idosos, pois tal pontuação simplesmente pode ser normal para esse grupo. De fato, um estudo chegou a uma média de 22 pontos na pontuação IBOM em um grupo de pacientes cuja média de idade era de 78 anos e apresentavam fratura da região distal do rádio.[8]

O tratamento de fraturas da região distal do rádio – a fratura mais prevalente em superidosos -[36] representará a maior parte da carga de trabalho das emergências e do serviços traumato-ortopédicos. Caso implementasse um protocolo conservador para todas as fraturas da região distal do rádio no grupo de superidosos, em vista da limitada incapacitação decorrente dessa estratégia, um risco a ser considerado seria a ocorrência de uma pseudartrose sintomática em alguns pacientes. Há indicação para osteotomia da região distal do rádio em pacientes saudáveis que apresentam pseudartrose sintomática que interfira em seu funcionamento, independentemente da idade. Em geral, os pacientes obtêm bons resultados funcionais, mas nos casos de uso de placas para estabilizar a osteotomia, o percentual de remoção do material de osteossíntese varia de 25 a 54%. No entanto, mais recentemente o uso de um fixador externo não abrangente (tipo *non-bridging*) mostrou estabilizar a osteotomia; esta é uma técnica minimamente invasiva, com bons resultados funcionais e que dispensa a necessidade da subsequente remoção de material de osteossíntese interno.[127]

Região proximal do úmero

As fraturas da região proximal do úmero representam cerca de 7% de todas as fraturas em adultos examinados pelo cirurgião ortopédico, com uma prevalência registrada de 7,3%, na 7ª edição do Rockwood e Green[18] e de 6,8% nesta edição (Tab. 20.2). Trata-se da terceira fratura mais comum em pacientes idosos. As fraturas da região proximal do úmero têm uma distribuição de fraturas do tipo F e são unimodais para pacientes idosos, tanto homens como mulheres (Tab. 3.13). A Tabela 20.2 documenta que a média de idade dos pacientes com fraturas da região proximal do úmero é de 66 anos. Portanto, mais da metade dessas lesões ocorre em idosos, e por isso são consideradas fraturas de osteoporose.[48] Essas fraturas, como as da região proximal do fêmur, estão associadas ao aumento da mortalidade, quando se considera uma população padronizada.[163] Modificações no tratamento das fraturas da região proximal do úmero podem minorar este excesso de mortalidade, como já demonstrado para fraturas da região proximal do fêmur.[72]

A incidência das fraturas da extremidade proximal do úmero vem aumentando, embora a razão para tal fato não seja clara.[144] Na Suécia, a incidência dessas fraturas em mulheres dobrou entre 1950 e 1980.[17] Kannus et al.[97] e Palvanen et al.,[144] em seus estudos sobre a epidemiologia das fraturas da região proximal do úmero na Finlândia, demonstraram que sua incidência em pacientes idosos triplicou, de $32/10^5$/ano em 1970 para $105/10^5$/ano em 2002. A mais recente atualização desse estudo finlandês, que descreve a incidência dessas fraturas de úmero em mulheres superidosas, apresenta resultados praticamente idênticos aos observados para a incidência e percentual de variação nos superidosos escoceses. Se a incidência de fraturas da região proximal do úmero na população de superidosos continuar a aumentar na taxa prevista por nossos resultados e pelos de Kannus et al.,[97] alcançará entre 1.000 e $1.600/10^5$/ano até 2030. Além disso, se esta mesma população dobrar, conforme previsto,[141] então os cirurgiões traumato-ortopédicos tratarão o quádruplo de fraturas da região proximal do úmero em superidosos, se comparado ao atualmente tratado por esses profissionais.

Fraturas da região proximal do úmero são consideradas fraturas por fragilidade.[48] A incidência de todas as fraturas por fragilidade em idosos está aumentando, e a maioria das lesões é causada por quedas de baixa energia, que geralmente ocorrem no próprio domicílio dos pacientes.[46,98] Todos os anos, aproximadamente um terço da população idosa que vive em sua casa sofre quedas. Essa proporção aumenta para dois terços nos indivíduos que vivem em lares para idosos.[125] Uma em cada dez quedas resulta em lesão grave;[172] e um recente estudo sueco sugere que 7% das quedas sofridas por idosos resultam em fratura.[178] É provável que a incidência de fraturas relacionadas a quedas, inclusive as que afetam a região proximal do úmero, aumente no futuro, o que resultará em maiores despesas para todos os sistemas de saúde. Nos Estados Unidos, o *Center for Disease Control and Protection* sugere que o custo das quedas em 2020 poderá chegar a 35 bilhões de dólares.[28]

É mais provável que fraturas por fragilidade ocorram em pacientes com dificuldade de marcha, com marcha festinante ou que caminhem com inclinação lateral, ou ainda que não sejam capazes de aparar sua queda com as mãos espalmadas.[105] Allum et al.[6] estudaram a correção do equilíbrio com relação à idade e os movimentos dos braços para quedas em diferentes faixas etárias e mostraram que os movimentos compensatórios para facilitar a proteção contra quedas foram menos eficazes com o aumento da idade. Pacientes mais debilitados demonstram maior propensão para fraturas do cíngulo do membro superior, por terem seus reflexos protetores diminuídos.[6,153]

O nível de exclusão social dos pacientes que sofreram fraturas da região proximal do úmero vem aumentando. Uma proporção mais significativa de idosos que sofreram tais fraturas teve aumento no nível de comorbidades associado à exclusão social,[38,47] que, por sua vez, é um fator de risco independente para a ocorrência de fratura da região proximal do úmero.[105] Nos últimos 20 anos, observou-se um aumento na gravidade das fraturas e isso pode ter decorrido, pelo menos em parte, do aumento da exclusão social (Tab. 3.12). Foi demonstrado que a diminuição da densidade mineral óssea resulta em fraturas mais graves da região distal do rádio;[34] e o mesmo pode ser válido para a região proximal do úmero. O número de idosos que sofreram fraturas da região proximal do úmero cresceu, junto a sua maior exclusão social e suas comorbidades concomitantes; pode também ter diminuído a densidade mineral óssea[149] e, por isso, nota-se a ocorrência de fraturas mais graves.

A taxa de mortalidade global não ajustada em 1 ano é de aproximadamente 10%. Shortt e Robinson[163] demonstraram um aumento significativo da mortalidade associado a essas fraturas, em relação à população normal em todas as faixas etárias acima dos 45 anos. A taxa mais alta de mortalidade observada após 1 ano por esses autores foi de aproximadamente 30% para os pacientes com 85 anos ou mais – equivalente à taxa de mortalidade não corrigida observada nos pacientes superidosos. Shortt e Robinson não analisaram a mortalidade padronizada por gênero, mas identificaram o gênero masculino como um preditor independente de resultado. Mais recentemente, Morin et al.[131] demonstraram que tanto os homens como as mulheres sofreram um aumento significativo da taxa de mortalidade padronizada 1 ano após uma fratura "não traumática" da região proximal do úmero.

Não está claro se uma intervenção cirúrgica é benéfica para pacientes superidosos. Também nesse caso é preciso que sejam consideradas as demandas funcionais desta população de pacientes. A maioria dos estudos que relatam resultados da intervenção cirúrgica, redução aberta e fixação interna (RAFI), e hemiartroplastia é composta por coortes com média de idade mais jovem do que a média para fraturas da região proximal do úmero. Assim, os resultados relatados por estes autores talvez não reflitam os resultados para pacientes mais idosos, com menor demanda. Pode-se esperar um bom resultado funcional com o tratamento não cirúrgico de fraturas minimamente desviadas e de fraturas em duas partes da região proximal do úmero, o que vale para todas as faixas etárias. No entanto, em casos de fraturas em três e quatro partes nessa região anatômica, as evidências não são tão claras para pacientes idosos.

Na última década, foram publicados mais de 60 estudos que descreveram o resultado do tratamento de fraturas da região proximal do úmero por fixação com o uso da placa PHILOS de bloqueio interno da região proximal do úmero. Nesse período, ocorreu um aumento exponencial na literatura publicada, de um único estudo em 2004[20] para 13 publicações em 2012. A alegada vantagem da placa PHILOS é a melhor fixação dos parafusos no osso osteoporótico, o que facilita a fixação com mínima dissecção dos tecidos moles. A placa é pré-moldada para a região proximal do úmero, e não há necessidade de compressão direta da placa contra o osso, o que, acredita-se, preserva a irrigação sanguínea ao osso. Os parafusos de bloqueio oferecem estabilidade angular e também axial e podem diminuir o risco de perda da redução.[66]

Apesar da escalada no uso da placa PHILOS e das publicações sobre os resultados obtidos, continua difícil decifrar as evidências que determinam se esse dispositivo é ou não benéfico no tratamento dos pacientes para os quais foi projetado. Não está claro em quais pacientes essas placas devem ser utilizadas e se elas oferecem alguma vantagem funcional sobre o tratamento não cirúrgico. Dos 63 estudos citados no PubMed, 29 utilizaram o escore de Constant como sua ferramenta de avaliação dos resultados (Tab. 20.21), mas, há considerável heterogeneidade entre estes estudos; a média de idade, por exemplo, varia de 42 a 78 anos e o tamanho das coortes descritas varia de nove a 294 fraturas. A média de idade dos pacientes nos estudos que relatam o resultado da placa PHILOS é de 62 anos, mas deve-se lembrar que, embora a média de idade dos pacientes com fraturas da região proximal do úmero seja de 66 anos,[97] a média de idade dos pacientes com fraturas em três e quatro partes da região proximal do úmero é de 72 anos.[98] Isso sugere a existência de um viés de inclusão em alguns estudos, que podem reservar tal intervenção para pacientes mais jovens. No entanto, isso parece estar em desacordo com o projeto e as intenções da placa PHILOS.

Além disso, é interessante perceber o resultado desses estudos de acordo com o escore de Constant. Foi demonstrado que, em uma população normal, o escore de Constant diminui com a idade.[43] O escore de Constant medido após o uso da placa PHILOS varia de 58 até 95 (Tab. 20.21). Em parte, essa variação pode refletir as diferentes médias de idade entre as coortes estudadas. No entanto, mesmo que essas pontuações sejam ajustadas por idade, a pontuação varia, de 24 pontos a menos até 21 pontos a mais do que o previsto (Fig. 20.10). Essa variação também pode ser consequência dos critérios de inclusão dos estudos, o que sugere que a cirurgia talvez tenha sido oferecida apenas a pacientes em melhor estado funcional. No entanto, é difícil acreditar que a maioria dos pacientes recuperará seu estado funcional prévio, ou até mesmo melhorarão em relação à pontuação prevista.

O único estudo clínico randomizado e controlado a comparar o resultado da placa PHILOS (n = 30) com tratamento conservador (n = 29) para fraturas da região proximal do úmero em pacientes idosos foi favorável à placa PHILOS.[142] Contudo, não houve diferença estatística em qualquer das medidas de desfecho avaliadas, e a diferença de três pontos encontrada no escore de Constant em 2 anos (61 *versus* 58) não é clinicamente significativa.[43] Os autores também chegaram a um percentual de reoperação de 17% para pacientes tratados com a placa. Diante das atuais evidências, o custo e os riscos de complicações em decorrência de uma intervenção cirúrgica com uma placa PHILOS, parece não haver qualquer benefício significativo para os pacientes idosos, para os quais esta placa foi concebida.

Para comparar a fixação *versus* o estudo clínico randomizado e controlado conservador de tratamento descrito no parágrafo anterior, o mesmo grupo de estudo realizou outro estudo randomi-

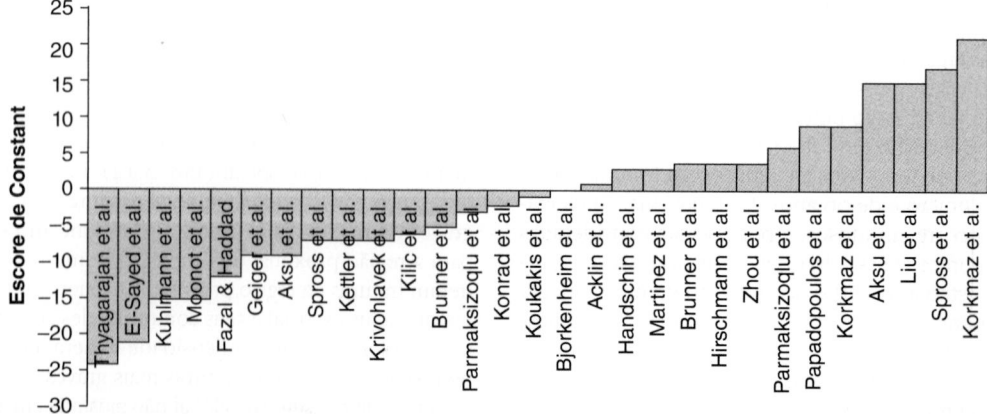

FIGURA 20.10 Diferença no escore de Constant relatado, em comparação ao escore pareado para idade para 29 estudos identificados que relataram o resultado da placa PHILOS para fraturas da região proximal do úmero (Tabela 20.21).

Tabela 20.21 Estudos que relatam o resultado de fraturas da região proximal do úmero tratadas com a placa PHILOS

Autor	Ano	Número	Idade (anos)	Escore de Constant Relatado	Escore de Constant Previsto[a]	Escore de Constant Diferença
Brunner et al.[24]	2012	16	61	81	77	4
Zhao et al.[183]	2012	74	57	86	82	4
Aksu et al.[5]	2012	9	75	87	72	15
Spross et al.[166]	2012	294	73	89	72	17
Acklin e Sommer[1]	2012	29	64	78	77	1
Kuhlmann et al.[116]	2012	30	69	62	77	−15
Spross et al.[165]	2012	44	75	65	72	−7
Konrad et al.[110]	2012	153	65	75	77	−2
El-Sayed[61]	2010	59	42	65	86	−21
Hirschmann et al.[78]	2011	57	65	81	77	4
Parmaksizoğlu et al.[148]	2010	12	56	88	82	6
Parmaksizoğlu et al.[148]	2010	19	67	74	77	−3
Aksu et al.[4]	2010	103	62	68	77	−9
Thyagarajan et al.[171]	2009	30	58	58	82	−24
Geiger et al.[67]	2010	28	61	68	77	−9
Liu et al.[121]	2010	17	71	87	72	15
Papadopoulos et al.[145]	2009	29	62	86	77	9
Brunner et al.[25]	2009	158	65	72	77	−5
Fazal e Haddad[63]	2009	27	56	70	82	−12
Martinez et al.[124]	2009	58	61	80	77	3
Kilic et al.[107]	2008	22	57	76	82	−6
Krivohlavek et al.[115]	2008	49	57	75	82	−7
Korkmaz et al.[111]	2008	24	47	95	86	9
Korkmaz et al.[111]	2008	17	78	93	72	21
Handschin et al.[74]	2008	31	62	80	77	3
Moonot et al.[130]	2007	32	60	67	82	−15
Kettler et al.[106]	2006	225	66	70	77	−7
Koukakis et al.[112]	2006	20	62	76	77	−1
Bjorkenheim et al.[20]	2004	72	67	77	77	0

[a]Escore de Constant previsto conforme a idade da coorte descrita.
De: Constant CR, Gerber C, Emery RJ, et al. A review of the Constant score: Modifications and guidelines for its use. *J Shoulder Elbow Surg*. 2008;17:355–361.

zado e controlado, em que o tratamento conservador foi comparado à hemiartroplastia para fraturas em quatro partes da região proximal do úmero em idosos (> 57 anos, com a média de 77 anos). Esses autores demonstraram uma melhora funcional significativa, com a aplicação do questionário EQ-5D, no grupo tratado por cirurgia; mas não foi observada diferença no escore IBOM, escore de Constant, dor ou amplitude de movimento. Ainda não se sabe se esses resultados podem ser transferidos para o grupo de superidosos, mas futuros estudos deverão considerar essa faixa etária para verificar se, nesses pacientes de baixa demanda, há diminuição na melhora decorrente da intervenção cirúrgica para fraturas da região proximal do úmero.

Fraturas pélvicas

Embora a fratura predominante em superidosos envolva a região proximal do fêmur, 73% de todas as fraturas pélvicas ocorrem nessa faixa etária.[48] Atualmente, as fraturas pélvicas são três vezes menos comuns do que as fraturas da região proximal do fêmur.[128] No entanto, um recente estudo epidemiológico da Europa demonstrou que as fraturas pélvicas triplicaram em idosos no período de 1970 a 1997.[96] A fratura pélvica predominante em idosos é a de ramo púbico,[46] uma lesão associada a índices consideráveis de morbidade e mortalidade.[23,77,113,132,173] No futuro, essa mudança na epidemiologia dos idosos pode ter grandes repercussões sobre a carga de trabalho traumato-ortopédica, o que implicará maior gasto de recursos médicos, tanto no atendimento imediato, quanto nos cuidados contínuos desses pacientes debilitados, após a alta.[92,113,132,154] A maioria dos escassos estudos na literatura existente tratam de lesões pélvicas em idosos e enfocam fraturas dos ramos púbicos.[23,77,113,114,173]

O tempo médio de permanência em uma ala de trauma agudo para um paciente idoso com fratura de quadril é de 23 dias,[119] o mesmo dos pacientes idosos que sofreram fraturas pélvicas fora do ramo púbico. O tempo de internação dos pacientes com fraturas de ramo púbico varia de 9 a 14 dias, embora todas as faixas etárias tenham sido incluídas nessas análises.[77,113] O tempo de internação de pacientes superidosos é significativamente mais longo, em comparação com pacientes idosos; pode-se afirmar o mesmo para casos de fraturas de ramo púbico.[36] Além disso, um estudo recente demonstrou que o tempo médio de permanência foi de 45 dias para pacientes idosos que sofreram fraturas combinadas dos ramos púbicos, ou fratura sacral,[7] o que representa um período de permanência consideravelmente mais longo do que o observado para fraturas isoladas de ramo púbico.

Koval et al.[113] demonstraram que três ou mais comorbidades aumentavam o tempo de internação, e Hill et al.[77] constataram que ser mais jovem era um preditor de alta do paciente para seu domicílio original. Além disso, local de residência, nível de mobilidade e nível socioeconômico também são preditores independentes isolados de tempo de internação e de destinação da alta hospitalar para pacientes que sofreram uma fratura de ramo púbico. Esses preditores poderiam ser utilizados para identificar pacientes que possam ter uma hospitalização mais longa do que a média, ou que necessitem de um pacote de cuidados maior por ocasião de alta hospitalar.

A taxa de mortalidade de 1 ano para pacientes superidosos com fratura de ramo púbico é de 22%,[36] maior do que a observada em estudos precedentes.[77,113] Evidentemente isso se deve à exclusão de pacientes com menos de oitenta anos, que têm melhor sobrevida após 1 ano. No entanto, apesar da maior taxa de mortalidade absoluta nos superidosos, a razão de mortalidade padronizada (RMP) em 1 ano é realmente menor neste grupo.[35] Esses pacientes debilitados podem se beneficiar com os cuidados de uma equipe terapêutica geriátrica e multidisciplinar, com o objetivo de otimizar clinicamente suas comorbidades e reabilitação, conforme demonstrado para as fraturas de quadril.[120] Alternativamente, pode ser preferível uma abordagem de cuidados paliativos em pacientes debilitados, para facilitar os cuidados de fim de vida.[133] Embora o tratamento das fraturas de ramo púbico geralmente não inclua cirurgia, Krappinger et al.[114] e Beall et al.[15] sugeriram que a "ramoplastia," isto é, a injeção percutânea de polimetilmetacrilato (PMMA) em fraturas recentes de ramo púbico, pode aliviar a dor e facilitar a mobilização precoce, mas esta não é uma prática generalizada, nem existe qualquer evidência de nível 1 para apoiar essa intervenção terapêutica.

Tíbia

Nem todas as fraturas demonstram a mesma tendência observada para fraturas das regiões proximais do fêmur e do úmero e para fraturas da região distal do rádio que têm maior prevalência em idosos, tanto homens como mulheres. Um bom exemplo disso é a fratura da diáfise da tíbia. A epidemiologia das fraturas de tíbia mudou significativamente nos últimos 20 anos, sobretudo em razão da maior segurança rodoviária.[46] A incidência global de fraturas da diáfise da tíbia está em declínio, quase reduzida à metade: de $27/10^5$/ano em 1990[50] para $13/10^5$/ano em 2010/11 (Tab. 20.2). Na distribuição por gênero, predominam os homens (Tab. 20.2), mas a literatura sugere que houve uma mudança na distribuição durante a segunda metade do século passado, com aumento na incidência de pacientes mulheres, inclusive das idosas.[16,62] A média de idade dos pacientes, especialmente do gênero feminino, aumentou durante este período; a Tabela 3.14 mostra que em 1991, em Edimburgo, a média de idade dos homens e das mulheres com fraturas de tíbia era de 33 e 61 anos, respectivamente. O mecanismo de lesão também mudou. Em 1990, a maioria das fraturas da diáfise da tíbia ocorreram após um acidente de trânsito (37,5%) ou de uma lesão esportiva (30,9%),[50] enquanto, em 2008, dois terços ocorreram após uma queda de baixa energia da própria altura.[46]

A Tabela 3.14 documenta que, desde 1991, ocorreram mais mudanças no perfil epidemiológico das fraturas da tíbia. A média de idade dos homens aumentou, de 33 para 41 anos, enquanto a das mulheres diminuiu, de 61 para 44 anos. No entanto, tanto em homens como em mulheres, a prevalência de fraturas da tíbia causadas por quedas da própria altura aumentou, de 16 para 37% em homens e de 53 para 65% em mulheres. O número de fraturas da diáfise da tíbia causadas por acidentes de trânsito decresceu consideravelmente, e um número muito menor de pedestres idosas é atropelado por automóveis. Como as fraturas da diáfise da tíbia não são fraturas de osteoporose (Tab. 20.3), isso significa que, embora o número relativo de fraturas causadas por quedas da própria altura suba, a média de idade abaixará. A análise dos dados a partir de 2010/11 (Tab. 20.2) mostra que 8,7% das fraturas expostas da diáfise da tíbia expostas ocorreram em idosos e que não houve fraturas expostas na população de superidosa. A distribuição por gênero para as fraturas expostas na população idosa era de 83/17.

A literatura sobre o tratamento e resultados das fraturas da diáfise da tíbia em pacientes jovens é muito abundante.[58,161] No entanto, é muito limitada em relação aos resultados em pacientes idosos que sofreram fraturas nessa região anatômica, com apenas uma pequena coorte relatada.[51,156] Os aspectos demográficos e os resultados dessas fraturas são diferentes em pacientes idosos, em comparação com jovens que sofreram essa mesma lesão e, por isso, talvez, uma abordagem terapêutica diferente seja necessária.

Foi demonstrado que a idade tem correlação com a gravidade da lesão, visto que os pacientes idosos demonstram maior propensão para sofrer uma fratura exposta após uma lesão relativamente menos importante.[50] No estudo de 2010/11 (Tab. 20.2), 50% das fraturas da tíbia no grupo de idosos eram expostas, em comparação com 17,4% em pacientes com menos de 65 anos. Há maior probabilidade dessas fraturas expostas serem resultado de uma lesão menor; as quedas são responsáveis por 66% de todas as fraturas da tíbia em idosos e por 66% das fraturas expostas. Na população idosa, cujos ossos e tecidos moles tornam-se cada vez mais debilitados,[44] pode-se esperar aumento na gravidade das lesões causadas por mecanismos menos agressivos.

O percentual de 10% para pseudartrose das fraturas da tíbia em idosos é maior do que o esperado em relação à população em geral.[143] Chatziyiannakis et al.[31] teorizaram que o aumento das lesões de tecido mole e da cominuição das fraturas, combinado à laceração dos tecidos moles durante a cirurgia, pode aumentar o percentual de pseudartroses. Em casos de fratura exposta, há outro fator que aumenta significativamente o risco de pseudartrose em idosos. A fixação da fratura com uma haste intramedular reduz significativamente o percentual de pseudartrose, depois de ajustados os demais fatores complicadores. Assim, o aumento do percentual de pseudartrose na coorte de idosos estudada por Rockwood e Green pode ser explicado pelo maior percentual de fraturas expostas e pelo aumento dos percentuais de fixação por outros métodos, sem o uso da haste intramedular. Entretanto, existem outros fatores que podem contribuir para este aumento percentual nas pseudartroses, mais prevalentes na população idosa. São exemplos certos medicamentos como as estatinas, agentes anti-inflamatórios não esteroides e medicamentos esteroides; e doenças como hipotireoidismo, diabetes e insuficiência vascular – todos associados à pseudartrose.[65]

Cox et al.[51] publicaram outro estudo em que foram examinadas fraturas da diáfise da tíbia (tanto expostas como fechadas) em idosos nesse estudo, os autores compararam a mortalidade para essas lesões e não observaram qualquer diferença entre as taxas de mortalidade aos 6 meses. Em comparação com os idosos do estudo de Rockwood e Green,[160] Cox et al. obtiveram uma taxa de mortalidade menor, de 8 e 11% aos 6 meses para fraturas expostas e fechadas, respectivamente. Embora a taxa de mortalidade de Rockwood e Green 13% aos 6 meses para as fraturas fechadas seja semelhante aos 8% daqueles autores, no grupo destes, a mortalidade associada a uma fratura exposta foi significativamente diferente: 33% aos 6 meses. A razão para esta diferença pode refletir um erro estatístico de tipo II, como consequência do pequeno número de pacientes (n = 54) no estudo de Cox et al., fato reconhecido pelos próprios autores em sua discussão. Além disso, a instituição na qual o estudo foi realizado é uma unidade de referência terciária para traumas, que não excluiu pacientes que residiam fora de sua área de abrangência. Tal fato pode ter distorcido os resultados, pois não houve encaminhamento dos pacientes mais enfermos ou debilitados, o que gerou taxas de sobrevida melhores para as fraturas expostas em idosos.

A taxa de mortalidade não ajustada para fraturas da tíbia em idosos é de 17% aos 120 dias e de 27% após 1 ano, e a idade e o tipo de fratura (se exposta ou fechada) são preditores de mortalidade. Estas taxas não ajustadas são semelhantes às taxas de mortalidade de 18%[82] aos 120 dias e de 29%[179] após 1 ano observadas em pacientes que sofreram fratura do colo do fêmur. A taxa não ajustada atinge seu pico em 33% para pacientes idosos com fratura exposta da diáfise da tíbia aos 120 dias após a lesão. Clement et al.[36] demonstraram que as taxas de mortalidade não ajustadas para fraturas de membros inferiores em idosos são semelhantes àquelas para fratura do quadril. Também sugeriram que, se forem estabelecidas metas para a operação de fraturas do quadril no prazo de 48 horas após a internação, o que está associado a uma diminuição no número de complicações pós-operatórias e à menor duração da internação,[32] então seria cabível aplicar esse princípio a todas as fraturas de membro inferior que necessitem de cirurgia em idosos. No caso das fraturas da diáfise da tíbia em idosos, com uma taxa de mortalidade semelhante à de uma fratura de quadril, os resultados também podem melhorar mediante a adoção de um esquema de recuperação acelerada, que atualmente beneficia pacientes com fratura do quadril.[118]

A RMP observada para pacientes idosos com fraturas da tíbia é maior do que a observada após uma fratura isolada do quadril. A RMP para uma fratura do quadril em idosos é de 3,4,[35] enquanto a RMP observada nas fraturas da diáfise da tíbia em idosos foi de 4,2, com aumento para 8,1 em mulheres idosas. Este excesso de mortalidade ajustada em associação com fraturas da tíbia em idosos confirma que esses pacientes devem receber a mesma prioridade dada aos pacientes com fratura do quadril, em um esforço para melhorar a sua morbidade e mortalidade.[157]

Olécrano

Normalmente, as fraturas do olécrano sem desvio são tratadas por procedimento conservador;[137,155] em fraturas desviadas, comumente são empregados fios em banda de tensão e placa de fixação.[9,13,29,85,102,158,177] No entanto, a literatura é conflitante com relação aos resultados e complicações da fixação cirúrgica em pacientes idosos, devido à má fixação no osso com osteoporose e à deiscência da ferida.[76,79,108,123] Um procedimento de excisão da fratura com avanço do tríceps foi sugerido como alternativa para pacientes com osteoporose,[64,87] embora alguns autores também tenham demonstrado debilidade do tríceps provocada por esta técnica.[40,57] Há escassez de dados sobre os resultados que se seguem ao tratamento conservador de fraturas do olécrano desviadas, particularmente em pacientes idosos com muitas comorbidades, baixa demanda funcional e má qualidade óssea.

Cresce a incidência de fraturas do olécrano em idosos;[59] atualmente, sabe-se da necessidade de mais estudos para determinar se o tratamento cirúrgico para as fraturas do olécrano desviadas nesses pacientes proporcionaria algum benefício significativo duradouro, em comparação com o tratamento conservador.[60] Duas pequenas séries relataram resultados favoráveis em curto prazo após tratamento conservador de fraturas do olécrano desviadas, tanto em pacientes jovens como idosos.[146,174]

O uso da fixação operatória para fratura do olécrano desviada em pacientes idosos pode estar associada a aumento do risco anestésico, má fixação no osso com osteoporose, problemas com deiscência da ferida e um resultado inferior.[76,79,108,123] No entanto, é importante que o tratamento conservador controle adequadamente a dor, permita a mobilização precoce, proporcione força de extensão ativa no cotovelo e atenda às demandas de longo prazo do paciente.[40,57,174] Parker et al.[146] documentaram os resultados de curto prazo de 23 pacientes com média de idade de 48 (variação, de treze a 91) anos, tratados por procedimento conservador com o uso precoce de movimentação ativa nas primeiras 2 semanas após a lesão, para fratura do olécrano desviada. Nesse estudo, foram incluídos pacientes jovens, fraturas cominutivas, fraturas simultâneas no cotovelo ipsilateral e também fraturas expostas. Em um seguimento médio de 2 anos, o resultado foi descrito como bom ou razoável em 21 (91%) pacientes, com descobertas comparáveis em pacientes com mais de cinquenta anos. Apenas três pacientes notaram perda de força no cotovelo; e a consolidação radiológica foi conseguida em 30% dos pacientes, com ocorrência de consolidação fibrosa no restante. A outra série na literatura relata os resultados de curto prazo de 12 pacientes idosos de baixa demanda, que se apresentaram com uma fratura desviada do olécrano e com média de idade de 82 anos, tratados em um aparelho em 90° acima do cotovelo, durante uma média de 4 semanas.[149] A satisfação do paciente foi relatada como excelente em 11 (92%) casos, em média 15 meses após a lesão. Nessa série, oito (67%) pacientes ficaram livres da dor e nove exibiam evidência radiológica de pseudartrose.

As evidências atuais sugerem que o tratamento conservador de fraturas de olécrano desviadas em pacientes de baixa demanda afetados por várias comorbidades tem desfecho satisfatório para a maioria. No entanto, há necessidade de novos estudos que comparem diretamente os tratamentos cirúrgico e conservador nesse grupo de pacientes de baixa demanda.

IDOSOS POLITRAUMATIZADOS

A maior parte da literatura sobre fraturas em idosos se concentra em fraturas isoladas, especialmente da região proximal do fêmur, região proximal do úmero e região distal do rádio. No entanto, pacientes idosos frequentemente apresentam mais de uma fratura.[48] A epidemiologia do politraumatismo em idosos foi estudada por Clement et al.[35] Este estudo mostrou que a maioria dos casos de politraumatismo em idosos ocorre após um trauma de baixa energia em mulheres. Fraturas da região distal do rádio, região proximal do úmero e da pelve estão associadas ao maior risco de politraumatismo (Tab. 20.22). A combinação mais comum de politraumatismo é a de fraturas combinadas envolvendo os

Tabela 20.22 Características demográficas de pacientes idosos que se apresentam com fraturas isoladas ou múltiplas por todos os mecanismos de lesão. Estão listados a prevalência e o risco de sofrer uma das seis fraturas mais comuns

	Fraturas isoladas	Fraturas múltiplas	OR	Valor de p
Pacientes (%)	2.216 (94,9)	119 (5,1)	—	—
Média de idade (anos)				
Todos	78,9	78,7	—	0,78[a]
Homens	77,7	76,5	—	0,61[a]
Mulheres	79,2	79,4	—	0,54[a]
Homens/mulheres (%)	23/77	22/78	1	0,9[b]
Prevalência da fratura (%)				
Região proximal do fêmur	30,6	32,8	1,1	0,34[b]
Região distal do rádio	21,1	37	2,2	<0,0001[b]
Região proximal do úmero	9,9	35,3	5,1	<0,0001[b]
Tornozelo	6,7	9,2	1,4	0,19[b]
Falanges do dedo da mão	3,8	7,6	2,1	0,05[b]
Pelve	3,1	12,6	4,9	<0,0001[b]

[a]Teste U de Mann-Whitney.
[b]Teste do qui-quadrado.

membros superiores e inferiores (Tab. 20.23). A maioria dos pacientes idosos politraumatizados necessitaram de internação hospitalar, apesar do fato de que 42% não precisaram de tratamento cirúrgico. No entanto, por ocasião da alta hospitalar, 54% necessitaram de assistência social em maior nível (Tab. 20.24). A RMP aumenta significativamente quando associada à politraumatismos que envolvem fraturas da pelve, região proximal do úmero ou região proximal do fêmur (Tab. 20.25). No entanto, este aumento do risco de mortalidade diminuiu com o aumento da idade e, na verdade, os pacientes muito idosos apresentam menor risco. Fraturas combinadas da região proximal do úmero e do fêmur estão associadas ao maior risco de mortalidade após 1 ano.

Os cirurgiões supõem que o politraumatismo resulta de lesões de alta energia – e frequentemente esse é o caso dos pacientes mais jovens. Mecanismos de lesão de alta energia foram associados à maior incidência de politraumatismo em idosos. No entanto, tais mecanismos são incomuns entre os idosos; e a maioria das fraturas envolvidas no politraumatismo ocorre após um trauma de baixa energia (88,1%).[35]

Não existe diferença significativa em termos de média de idade ou de proporções entre gêneros em pacientes idosos que se apresentam com fraturas simples ou politraumatismo (Tab. 20.22). Pacientes politraumatizados têm maior probabilidade de se apresentarem com uma fratura da pelve, da região distal do rádio ou da região proximal do úmero, mas não há consistência na distribuição das fraturas nos pacientes que se apresentam com três ou quatro fraturas, ou para fraturas que foram causadas por mecanismos de lesão de alta energia em idosos.[35] É provável que

Tabela 20.23 Comparação das características demográficas de fraturas duplas em pacientes idosos causadas por queda *versus* fraturas por outros mecanismos de lesão

	Quedas	Outros mecanismos de lesão	OR	Valor de p
Número de pacientes (%)	90	19	—	—
Fraturas	180	38	—	—
Média de idade (anos)	79,1	77,9	—	0,4[a]
Homens/mulheres (%)	16/84	42/58	3,8	0,03[b]
Combinações de fraturas				
Fraturas de membro superior (%)	32,2	47,4	1,8	0,29[b]
Fraturas de membro inferior (%)	12,2	31,6	3,4	0,04[b]
Fraturas combinadas (%)	55,5	21	4,6	0,007[b]
Tipos de fratura				
Região proximal do fêmur (%)	21,7	5,3	5	0,01[b]
Região distal do rádio (%)	21,1	18,4	1	0,59[b]
Região proximal do úmero (%)	18,8	10,5	2	0,16[b]
Pelve (%)	8,9	10,5	1,2	0,47[b]

[a]Teste U de Mann-Whitney.
[b]Teste do qui-quadrado.

Tabela 20.24 Percentuais de internação, intervenção cirúrgica, fixação de ambas as fraturas, permanência no hospital e percentual de alta para o domicílio original, para pacientes internados no hospital, para cada grupo de fraturas duplas

Resultado	Membro superior	Membro inferior	Combinadas	Valor de p
Internação (%)	24/29 (82,8)	11/11 (100)	46/50 (92)	0,14[a]
Intervenção cirúrgica (%)	7/29 (24,1)	5/11 (45,5)	40/50 (80)	<0,001[a]
Ambas as fraturas fixadas (%)	2/29 (6,9)	1/11 (9,1)	6/50 (12)	0,75[a]
Permanência no hospital (dias)	8,3	32,8	29,3	0,002[b]
Retorno ao domicílio original (%)	21/24 (87,5)	2/11 (18,2)	21/46 (45,6)	<0,001[a]

[a]Teste do qui-quadrado.
[b]Análise de variância.

Tabela 20.25 Razões de mortalidade padronizadas para 1 ano e valores de p para fraturas isoladas e múltiplas de tornozelo, região distal do rádio, ramo púbico, região proximal do fêmur e região proximal do úmero, segundo a faixa etária

Fraturas	Fratura isolada (IC 95%)	Valor de p[a]	Fraturas múltiplas (IC 95%)						
			Todas as idades	Valor de p[a]	65-79 anos	Valor de p[a]	≥80 anos	Valor de p[a]
Tornozelo	1,85 (1,03–3,10)	0,02	1,95 (0,34–6,61)	0,32	2,66 (0,33–6,61)	0,31	Sem mortes	—
Região distal do rádio	0,75 (0,50–1,08)	0,13	1,43 (0,64–4,82)	0,15	2,18 (0,33–6,61)	0,31	1,07 (0,16–3,30)	1
Pelve	2,28 (1,35–3,63)	<0,001	10,50 (2,43–13,05)	<0,001	11,64 (5,38–19,22)	0,03	3,45 (1,27–9,65)	0,003
Região proximal do fêmur	3,41 (2,99–3,87)	<0,001	4,66 (2,66–7,64)	<0,001	8,39 (1,83–11,08)	<0,001	3,53 (1,46–5,51)	<0,001
Região proximal do úmero	2,06 (1,47–2,80)	<0,001	4,95 (2,66–7,64)	<0,001	6,64 (1,83–11,08)	<0,001	4,34 (2,19–8,25)	<0,001

[a]Teste do qui-quadrado.

isso ocorra em razão da relativa infrequência dessas fraturas. No entanto, combinações de fraturas duplas ocorridas como resultado de uma queda exibem padrões de fratura definidos.

No estudo, 86,7% das combinações de fraturas duplas relacionadas a quedas se situavam na região proximal do fêmur, na região proximal do úmero e na região distal do rádio. Os pacientes que se apresentavam com combinações de fraturas nos membros superiores eram significativamente mais jovens do que aqueles nos demais grupos; e a maioria dos pacientes sofreram fratura da região distal do rádio. Entretanto, a frequência mais alta de fraturas duplas após a uma queda foi observada em pacientes com fraturas combinadas nos membros superiores e inferiores. A combinação de uma fratura da região proximal do fêmur com uma fratura da região proximal do úmero ou da região distal do rádio representou 31% de todas as combinações de fraturas duplas relacionadas a quedas, com média de idade de 82,2 anos.

Existe uma diferença considerável entre as fraturas duplas causadas por mecanismos de lesão de baixa e alta energia. Apesar das médias de idade semelhantes, o trauma de alta energia é significativamente mais comum em homens, com maior prevalência de fraturas combinadas dos membros superiores e menor probabilidade de fraturas da região proximal do fêmur. Esse achado sugere que os pacientes que sofrem fraturas duplas (especialmente no membro inferior) após uma lesão de baixa energia podem estar mais debilitados do que os pacientes examinados com fraturas duplas associadas a um mecanismo de alta energia, independentemente do fato de terem médias de idade parecidas.

A fragilidade dos pacientes que se apresentam com fraturas duplas é confirmada pelo aumento da correspondente taxa de mortalidade padronizada depois de 1 ano. Esse achado é corroborado pela análise de subgrupos. Foi demonstrado que, em relação aos pacientes superidosos, os idosos exibem maior risco de mortalidade, o que pode refletir a fragilidade desta faixa etária de idosos-jovens depois da ocorrência de várias fraturas de baixa energia. O risco de mortalidade fica significativamente aumentado em casos de politraumatismo com fraturas pélvicas ou da região proximal do úmero em todos os pacientes idosos, ou com fraturas da região proximal do fêmur em pessoas entre 65 e 79 anos, em comparação com fraturas isoladas. É preciso identificar os pacientes que sofreram essas combinações de várias fraturas; e tanto o tratamento clínico como o cirúrgico devem ser priorizados, em um esforço para melhorar seus resultados.

A mortalidade em 1 ano se aproximou dos 50% para a combinação mais comum de fraturas duplas: uma fratura da região proximal do fêmur e uma fratura da região proximal do úmero. Por outro lado, a combinação de uma fratura da extremidade proximal do fêmur com uma fratura da região distal do rádio está associada a uma diminuição de 18% na mortalidade. Allum et al.[6] estudaram a correção do equilíbrio e os movimentos dos braços para evitar quedas em função da idade em diferentes faixas etárias e demonstraram que os movimentos compensatórios facilitadores da proteção contra quedas foram menos eficazes com o aumento da idade. Pacientes mais debilitados tinham maior propensão para sofrer fraturas do cíngulo do membro superior em decorrência da diminuição dos reflexos de proteção e, portanto, com maior probabilidade de sofrer fraturas da região proximal do úmero e do fêmur.[6,153] Os pacientes cujos reflexos protetores são preservados têm maior probabilidade de sofrer uma fratura da região distal do rádio, o que sugere um estado fisiológico superior. Isso pode explicar a melhor taxa de sobrevida observada em pacientes que sofreram fraturas da região proximal do fêmur associadas às fraturas da região distal do rádio.

Há evidências da maior incidência de fraturas após uma queda em pacientes socialmente excluídos;[47] assim, pode-se propor a hipótese da existência de uma associação entre ocorrência de fraturas múltiplas e exclusão social. Na Escócia, a população pode ser dividida em quintis com base na exclusão social: o 1º quintil é dos pacientes mais ricos e, no 5º quintil, estão inseridos os pacientes menos abastados. A Figura 20.11 ilustra a incidência de fraturas múltiplas nos cinco quintis sociais e revela um aumento significativo na incidência de fraturas múltiplas no quintil socialmente mais desfavorecido (OR = 2,5, intervalo de confiança (IC) de 95% 1,8 a 3,9, $p = 0,001$). No entanto, um padrão semelhante é observado para fraturas isoladas; e não existe diferença significativa na relação entre fraturas isoladas e politraumatismos e exclusão social.[135]

CUIDADOS PALIATIVOS

Vários estudos demonstraram que uma em cada cinco pessoas que sofre fratura de quadril morrerá até 4 meses depois da lesão.[82] Este número cresce com o aumento da idade; assim, a taxa de mortalidade para pacientes superidosos 4 meses após a lesão é de um a cada três pacientes.[36] Isso não vale apenas para as fraturas de quadril. A mesma taxa de mortalidade foi demonstrada para as fraturas pélvicas e outras fraturas de membros inferiores em pacientes superidosos.[36] Esta taxa de mortalidade não ajustada é maior do que a de certas doenças malignas.[94] Uma abordagem de cuidados paliativos é, portanto, a estratégia adequada para pacientes com doenças avançadas, tanto não malignas como malignas.[135] Exemplificando, é razoável que uma fratura por fragilidade em um superidoso debilitado desencadeie uma abordagem de cuidados paliativos: ações antecipatórias e planejamento para as necessidades físicas, sociais, psicológicas e espirituais, e para os cuidados no final da vida.[133]

A mortalidade observada 1 ano após uma fratura do quadril (26 a 37%) é maior do que a mortalidade equivalente para muitos tumores sólidos.[94] A mortalidade é ainda maior em grupos específicos, como o de pacientes que receberam uma classificação ASA III ou ASA IV no pré-operatório; 38% desses pacientes morrerão em até 4 meses a contar da data da cirurgia.[82] No entanto, é muito difícil prever quais indivíduos morrerão. Muitos desses pacientes padecem de várias comorbidades, inclusive demência, e a fratura pode precipitar o rápido declínio físico e social. Mesmo em pacientes que possam ter apenas alguns dias ou semanas de vida, pode haver indicação de cirurgia para que se consiga controlar a dor e evitar uma imobilidade prolongada e a terapia com opiáceos, com seus efeitos colaterais conhecidos. A morte no ano após a fratura pode decorrer de eventos cardiovasculares, respiratórios ou neurológicos agudos, mas não foi descrito um padrão típico de declínio nos últimos meses ou anos de vida. Mesmo eventos físicos triviais em uma pessoa idosa e debilitada podem causar grande descompensação.[136] Uma fratura do quadril é um importante evento físico que pode encurtar a trajetória da fragilidade, caso em que uma deterioração física ou cognitiva gradual poderá se prolongar por muitos anos.[134]

A pergunta "Eu ficaria surpreso se este paciente morresse no próximo ano?" é cada vez mais utilizada para identificar os pacientes sem malignidade para uma abordagem de cuidados paliativos.[135] Em muitos casos, cirurgiões ortopédicos, clínicos ortogeriátricos e médicos de família responsáveis pela avaliação de pacientes com fratura simples de quadril podem não se surpreender. Com frequência, os parentes subestimam a mortalidade em 1 ano associada a uma fratura de quadril. Em pacientes com risco real de morte, mesmo nos casos em que o prognóstico é incerto, será apropriado formular um plano de cuidados, juntamente com o paciente e parentes, apenas no caso de isso acontecer. Portanto, é possível antecipar problemas e prevenir intervenções e internações desnecessárias. Para a maioria desses pacientes, o planejamento de cuidados pós-operatórios deve incluir avaliações nutricionais, cognitivas, sociais e de fisioterapia e terapia ocupacional.[122] Em algumas unidades de trauma, um geriatra é o responsável por assegurar que tratamentos clínicos adequados sejam implementados e, diante de um prognóstico sombrio, esse profissional é frequentemente envolvido em discussões com o paciente e com sua família. Uma intervenção geriátrica abrangente pode reduzir a mortalidade a curto e longo prazo, mas no todo, a mortalidade permanece alta.[176] Um estudo controlado recentemente publicado demonstrou que o planejamento de cuidados antecipados para pacientes geriátricos melhora os cuidados no fim da vida e diminui a ansiedade da família.[54]

Depois da fratura, será benéfico implementar cuidados paliativos ativos, por ajudarem os pacientes a viver e morrer bem. Atualmente, é boa prática, em casos de fratura de quadril em uma pessoa idosa e debilitada, dar início a uma avaliação ortogeriátrica com o objetivo de prevenir e tratar complicações clínicas.[3] Alguns autores sugeriram que, para esses pacientes, os cirurgiões ortopédicos, ortogeriatras, o paciente e a família devem participar das discussões sobre cuidados antecipatórios para otimizar a qualidade de vida e, em seu devido tempo, a morte.[133] Em seguida, estes planos de cuidados podem ser re-

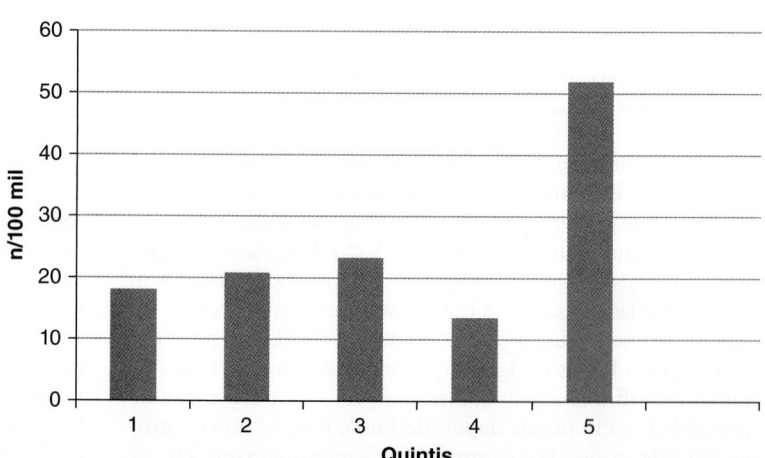

FIGURA 20.11 Histograma ilustrando a relação entre exclusão social e a incidência de fraturas.

vistos e levados adiante por médicos de família, enfermeiros e assistentes sociais na comunidade. Uma fratura em um paciente superidoso e debilitado, sobretudo nos membros inferiores e na pelve, pode funcionar como um estímulo para que se pense em um planejamento holístico e em um atendimento típico de uma abordagem de cuidados paliativos. Foi demonstrado que a implementação de cuidados paliativos especializados para pessoas com câncer de pulmão está associada à melhor qualidade de vida e até mesmo à longevidade.[170] Essa estratégia também poderá se revelar benéfica, se adotada em pacientes superidosos com fraturas selecionadas.

REFERÊNCIAS BIBLIOGRÁFICAS

1. Acklin YP, Sommer C. Plate fixation of proximal humerus fractures using the minimally invasive anterolateral delta split approach. *Oper Orthop Traumatol.* 2012;24:61–73.
2. Adams AL, Schiff MA, Koepsell TD, et al. Physician consultation, multidisciplinary care, and 1-year mortality in Medicare recipients hospitalized with hip and lower extremity injuries. *J Am Geriatr Soc.* 2010;58:1835–1842.
3. Adunsky A, Lerner-Geva L, Blumstein T, et al. Improved survival of hip fracture patients treated within a comprehensive geriatric hip fracture unit, compared with standard of care treatment. *J Am Med Dir Assoc.* 2011;12:439–444.
4. Aksu N, Gogus A, Kara AN, et al. Complications encountered in proximal humerus fractures treated with locking plate fixation. *Acta Orthop Traumatol Turc.* 2010;44: 89–96.
5. Aksu N, Karaca S, Kara AN, et al. Minimally invasive plate osteosynthesis (MIPO) in diaphyseal humerus and proximal humerus fractures. *Acta Orthop Traumatol Turc.* 2012;46:154–160.
6. Allum JH, Carpenter MG, Honegger F, et al. Age-dependant variations in the directional sensitivity of balance corrections and compensatory arm movements in man. *J Physiol.* 2002;542:643–663.
7. Alnaib M, Waters S, Shanshal Y, et al. Combined pubic rami and sacral osteoporotic fractures: A prospective study. *J Orthop Traumatol.* 2012;13:97–103.
8. Amorosa LF, Vitale MA, Brown S, et al. A functional outcomes survey of elderly patients who sustained distal radius fractures. *Hand (N Y).* 2011;6:260–267.
9. Anderson ML, Larson AN, Merten SM, et al. Congruent elbow plate fixation of olecranon fractures. *J Orthop Trauma.* 2007;21:386–393.
10. Anzarut A, Johnson JA, Rowe BH, et al. Radiologic and patient-reported functional outcomes in an elderly cohort with conservatively treated distal radius fractures. *J Hand Surg Am.* 2004;29:1121–1127.
11. ASA Physical Status Classification System. American Society of Anesthesiologists http://www.asahq.org/clinical/physicalstatus.htm (last accessed 10th October 2012).
12. Avery PP, Baker RP, Walton MJ, et al. Total hip replacement and hemiarthroplasty in mobile, independent patients with a displaced intracapsular fracture of the femoral neck: A seven- to ten-year follow-up report of a prospective randomised controlled trial. *J Bone Joint Surg Br.* 2011;93:1045–1048.
13. Bailey CS, MacDermid J, Patterson SD, et al. Outcome of plate fixation of olecranon fractures. *J Orthop Trauma.* 2001;15:542–548.
14. Barnes R, Brown JT, Garden RS, et al. Subcapital fractures of the femur. A prospective review. *J Bone Joint Surg Br.* 1976;58:2–24.
15. Beall DP, D'souza SL, Costello RF. Percutaneous augmentation of the superior pubic ramus with polymethylmethacrylate: Treatment of acute and chronic insufficiency fractures. *Skeletal Radiol.* 2007;36:979–983.
16. Bengner U, Ekbom T, Johnell O, et al. Incidence of femoral and tibial shaft fractures. Epidemiology 1950–1983 in Malmo, Sweden. *Acta Orthop Scand.* 1990;61:251–254.
17. Bengner U, Johnell O, Redlund-Johnell I. Changes in the incidence of fracture of the upper end of the humerus during a 30-year period: A study 2125 fracture. *Clin Orthop Relat Res.* 1988;231:179–182.
18. Bennett KM, Scarborough JE, Vaslef S. Outcome and health care resource utilization in super-elderly trauma patients. *J Surg Res.* 2010;163:127–131.
19. Beumer A, McQueen MM. Fractures of the distal radius in low-demand elderly patients: Closed reduction of no value in 53 of 60 wrists. *Acta Orthop Scand.* 2003;74:98–100.
20. Bjorkenheim JM, Pajarinen J, Savolainen V. Internal fixation of proximal humeral fractures with a locking compression plate: A retrospective evaluation of 72 patients followed for a minimum of 1 year. *Acta Orthop Scand.* 2004;75:741–745.
21. Bliuc D, Nguyen ND, Milch VE, et al. Mortality risk associated with low-trauma osteoporotic fracture and subsequent fracture in men and women. *JAMA.* 2009;301:513–521.
22. Borgstrom F, Zethraeus N, Johnell O, et al. Costs and quality of life associated with osteoporosis-related fractures in Sweden. *Osteoporos Int.* 2006;17:637–650.
23. Breuil V, Roux CH, Testa J, et al. Outcome of osteoporotic pelvic fractures: An underestimated severity. Survey of 60 cases. *Joint Bone Spine.* 2008;75:585–588.
24. Brunner A, Thormann S, Babst R. Minimally invasive plating osteosynthesis of proximal humeral shaft fractures with long PHILOS plates. *Oper Orthop Traumatol.* 2012;24:302–311.
25. Brunner F, Sommer C, Bahrs C, et al. Open reduction and internal fixation of proximal humerus fractures using a proximal humeral locked plate: A prospective multicenter analysis. *J Orthop Trauma.* 2009;23:163–172.
26. Campbell AJ, Borrie MJ, Spears GF. Risk factors for falls in a community-based prospective study of people 70 years and older. *J Gerontol.* 1989;44:M112–M117.
27. Carroll C, Stevenson M, Scope A, et al. Hemiarthroplasty and total hip arthroplasty for treating primary intracapsular fracture of the hip: A systematic review and cost-effectiveness analysis. *Health Technol Assess.* 2011;15:1–74.
28. Centre of Disease Control and Prevention. Cost of falls among older adults. Available online at: http://www.cdc.gov.homeand recreationalsafety/falls/fallscost (last accessed 10th October 2012).
29. Chalidis BE, Sachinis NC, Samoladas EP, et al. Is tension band wiring technique the "gold standard" for the treatment of olecranon fractures? A long term functional outcome study. *J Orthop Surg Res.* 2008;3:9.
30. Chang HC, Tay SC, Chan BK, et al. Conservative treatment of redisplaced Colles' fractures in elderly patients older than 60 years old - anatomical and functional outcome. *Hand Surg.* 2001;6:137–144.
31. Chatziyiannakis AA, Verettas DA, Raptis VK, et al. Nonunion of tibial fractures treated with external fixation. Contributing factors studied in 71 fractures. *Acta Orthop Scand Suppl.* 1997;275:77–79.
32. Chilov MN, Cameron ID, March LM. Evidence-based guidelines for fixing broken hips: An update. *Med J Aust.* 2003;179:489–493.
33. Chiu FY, Lo WH, Yu CT, et al. Percutaneous pinning in undisplaced subcapital femoral neck fractures. *Injury.* 1996;27:53–55.
34. Clayton RA, Gaston MS, Ralston SH, et al. Association between decreased bone mineral density and severity of distal radial fractures. *J Bone Joint Surg Am.* 2009;91:613–619.
35. Clement ND, Aitken S, Duckworth AD, et al. Multiple fractures in the elderly. *J Bone Joint Surg Br.* 2012;94:231–236.
36. Clement ND, Aitken SA, Duckworth AD, et al. The outcome of fractures in very elderly patients. *J Bone Joint Surg Br.* 2011;93:806–810.
37. Clement ND, Court-Brown CM. Four-score years and ten: The fracture epidemiology of the super-elderly [abstract]. *Injury Extra.* 2009;40:235.
38. Clement ND, Muzammil A, MacDonald D, et al. Socioeconomic status affects the early outcome of total hip replacement. *J Bone Joint Surg Br.* 2011;93B:464–469.
39. Colles A. On the fracture of the carpal extremity of the radius. *Edinb Med Surg J.* 1814;10:182–186.
40. Colton CL. Fractures of the olecranon in adults: Classification and management. *Injury.* 1973;5:121–129.
41. Conn KS, Parker MJ. Undisplaced intracapsular hip fractures: Results of internal fixation in 375 patients. *Clin Orthop Relat Res.* 2004;421:249–254.
42. Consensus development conference: Prophylaxis and treatment of osteoporosis. *Am J Med.* 1991;90:107–110.
43. Constant CR, Gerber C, Emery RJ, et al. A review of the Constant score: Modifications and guidelines for its use. *J Shoulder Elbow Surg.* 2008;17:355–361.
44. Cook JL, Dzubow LM. Aging of the skin: Implications for cutaneous surgery. *Arch Dermatol.* 1997;133:1273–1277.
45. Cooney WP. Management of Colles' fractures. *J Hand Surg Br.* 1989;14:137–139.
46. Court-Brown CM, Aitken SA, Forward D, et al. The epidemiology of fractures. In: Bucholz RW, Heckman JD, Court-Brown CM, et al., eds. *Rockwood and Greens Fractures in Adults.* 7th ed. Philadelphia, PA: Lippincott, Williams & Wilkins; 2010:53–77.
47. Court-Brown CM, Aitken SA, Ralston SH, et al. The relationship of fall-related fractures to social deprivation. *Osteoporos Int.* 2011;22:1211–1218.
48. Court-Brown CM, Caesar B. Epidemiology of adult fractures: A review. *Injury.* 2006; 37:691–697.
49. Court-Brown CM, Clement N. Four score years and ten: An analysis of the epidemiology of fractures in the very elderly. *Injury.* 2009;40:1111–1114.
50. Court-Brown CM, McBirnie J. The epidemiology of tibial fractures. *J Bone Joint Surg Br.* 1995;77:417–421.
51. Cox G, Jones S, Nikolaou VS, et al. Elderly tibial shaft fractures: Open fractures are not associated with increased mortality rates. *Injury.* 2010;41:620–623.
52. Cserhati P, Kazar G, Manninger J, et al. Non-operative or operative treatment for undisplaced femoral neck fractures: A comparative study of 122 non-operative and 125 operatively treated cases. *Injury.* 1996;27:583–588.
53. Deneka DA, Simonian PT, Stankewich CJ, et al. Biomechanical comparison of internal fixation techniques for the treatment of unstable basicervical femoral neck fractures. *J Orthop Trauma.* 1997;11:337–343.
54. Detering KM, Hancock AD, Reade MC, et al. The impact of advance care planning on end of life care in elderly patients: Randomised controlled trial. *BMJ.* 2010;340:c1345.
55. Diaz CM, Garcia JJ, Carrasco JL, et al. Prevalence of osteoporosis assessed by densitometry in the Spanish female population. *Med Clin (Barc).* 2001;116:86–88.
56. Diaz-Garcia RJ, Oda T, Shauver MJ, et al. A systematic review of outcomes and complications of treating unstable distal radius fractures in the elderly. *J Hand Surg Am.* 2011;36:824–835.
57. Didonna ML, Fernandez JJ, Lim TH, et al. Partial olecranon excision: The relationship between triceps insertion site and extension strength of the elbow. *J Hand Surg Am.* 2003;28:117–122.
58. Duan X, Al-Qwbani M, Zeng Y, et al. Intramedullary nailing for tibial shaft fractures in adults. *Cochrane Database Syst Rev.* 2012;1:CD008241.
59. Duckworth AD, Clement ND, Aitken SA, et al. The epidemiology of fractures of the proximal ulna. *Injury.* 2012;43:343–346.
60. Duckworth AD, Court-Brown CM, McQueen MM. Isolated displaced olecranon fracture. *J Hand Surg Am.* 2012;37:341–345.
61. El-Sayed MM. Surgical management of complex humerus head fractures. *Orthop Rev (Pavia).* 2010;2:e14.
62. Emami A, Mjoberg B, Ragnarsson B, et al. Changing epidemiology of tibial shaft fractures. 513 cases compared between 1971–1975 and 1986–1990. *Acta Orthop Scand.* 1996;67:557–561.
63. Fazal MA, Haddad FS. Philos plate fixation for displaced proximal humeral fractures. *J Orthop Surg (Hong Kong).* 2009;17:15–18.
64. Gartsman GM, Sculco TP, Otis JC. Operative treatment of olecranon fractures. Excision or open reduction with internal fixation. *J Bone Joint Surg Am.* 1981;63:718–721.
65. Gaston MS, Simpson AH. Inhibition of fracture healing. *J Bone Joint Surg Br.* 2007; 89: 1553–1560.
66. Gautier E, Sommer C. Guidelines for the clinical application of the LCP. *Injury.* 2003;34(suppl 2):B63–B76.
67. Geiger EV, Maier M, Kelm A, et al. Functional outcome and complications following PHILOS plate fixation in proximal humeral fractures. *Acta Orthop Traumatol Turc.* 2010;44:1–6.
68. Gillespie WJ. Extracts from "clinical evidence": Hip fracture. *BMJ.* 2001;322:968–975.
69. Gjertsen JE, Engesaeter LB, Furnes O, et al. The Norwegian Hip Fracture Register: Experiences after the first 2 years and 15,576 reported operations. *Acta Orthop.* 2008;79: 583–593.
70. Gjertsen JE, Fevang JM, Matre K, et al. Clinical outcome after undisplaced femoral neck fractures. *Acta Orthop.* 2011;82:268–274.
71. Grewal R, MacDermid JC. The risk of adverse outcomes in extra-articular distal radius fractures is increased with malalignment in patients of all ages but mitigated in older patients. *J Hand Surg Am.* 2007;32:962–970.

72. Handoll HH, Cameron ID, Mak JC, et al. Multidisciplinary rehabilitation for older people with hip fractures. *Cochrane Database Syst Rev.* 2009:CD007125.
73. Handoll HH, Madhok R. Surgical interventions for treating distal radial fractures in adults. *Cochranse Database Syst Rev.* 2009:CD003209.
74. Handschin AE, Cardell M, Contaldo C, et al. Functional results of angular-stable plate fixation in displaced proximal humeral fractures. *Injury.* 2008;39:306–313.
75. He W, Sengupta M, Velkoff VA, et al. *65+ in the United States: 2005*, Current Population Reports. *U.S. Census Bureau and National Institute on Aging.* 2005;23–209.
76. Helm RH, Hornby R, Miller SW. The complications of surgical treatment of displaced fractures of the olecranon. *Injury.* 1987;18:48–50.
77. Hill RM, Robinson CM, Keating JF. Fractures of the pubic rami. Epidemiology and five-year survival. *J Bone Joint Surg Br.* 2001;83:1141–1144.
78. Hirschmann MT, Fallegger B, Amsler F, et al. Clinical longer-term results after internal fixation of proximal humerus fractures with a locking compression plate (PHILOS). *J Orthop Trauma.* 2011;25:286–293.
79. Holdsworth BJ, Mossad MM. Elbow function following tension band fixation of displaced fractures of the olecranon. *Injury.* 1984;16:182–187.
80. Holt G, Macdonald D, Fraser M, et al. The outcome after hip surgery for fracture of the hip in patients aged over 95 years. *J Bone Joint Surg Br.* 2006;88:1060–1064.
81. Holt G, Smith R, Duncan K, et al. Changes in population demographics and the future incidence of hip fracture. *Injury.* 2009;40:722–726.
82. Holt G, Smith R, Duncan K, et al. Early mortality after surgical fixation of hip fractures in the elderly: An analysis of data from the Scottish hip fracture audit. *J Bone Joint Surg Br.* 2008;90:1357–1363.
83. Holt G, Smith R, Duncan K, et al. Gender differences in epidemiology and outcome after hip fracture: Evidence from the Scottish Hip Fracture Audit. *J Bone Joint Surg Br.* 2008;90:480–483.
84. Holt G, Smith R, Duncan K, et al. Outcome after surgery for the treatment of hip fracture in the extremely elderly. *J Bone Joint Surg Am.* 2008;90:1899–1905.
85. Hume MC, Wiss DA. Olecranon fractures. A clinical and radiographic comparison of tension band wiring and plate fixation. *Clin Orthop Relat Res.* 1992:229–235.
86. Iki M, Kagamimori S, Kagawa Y, et al. Bone mineral density of the spine, hip and distal forearm in representative samples of the Japanese female population: Japanese Population-Based Osteoporosis (JPOS) Study. *Osteoporos Int.* 2001;12:529–537.
87. Inhofe PD, Howard TC. The treatment of olecranon fractures by excision or fragments and repair of the extensor mechanism: Historical review and report of 12 fractures. *Orthopedics.* 1993;16:1313–1317.
88. Jensen JS, Bagger J. Long-term social prognosis after hip fractures. *Acta Orthop Scand.* 1982;53:97–101.
89. Jette AM, Harris BA, Cleary PD, et al. Functional recovery after hip fracture. *Arch Phys Med Rehabil.* 1987;68:735–740.
90. Johansson B. Fall injuries among elderly persons living at home. *Scand J Caring Sci.* 1998;12:67–72.
91. Johnell O, Kanis JA. An estimate of the worldwide prevalence and disability associated with osteoporotic fractures. *Osteoporos Int.* 2006;17:1726–1733.
92. Johnell O. The socioeconomic burden of fractures: Today and in the 21st century. *Am J Med.*1997;103:20S–26S.
93. Kanis JA, Oden A, McCloskey EV, et al. A systematic review of hip fracture incidence and probability of fracture worldwide. *Osteoporos Int.* 2012;23:2239–2256.
94. Kannegaard PN, van der Mark S, Eiken P, et al. Excess mortality in men compared with women following a hip fracture. National analysis of comedications, comorbidity and survival. *Age Ageing.* 2010;39:203–209.
95. Kannus P, Niemi S, Parkkari J, et al. Nationwide decline in incidence of hip fracture. *J Bone Miner Res.* 2006;21:1836–1838.
96. Kannus P, Palvanen M, Niemi S, et al. Epidemiology of osteoporotic pelvic fractures in elderly people in Finland: Sharp increase in 1970–1997 and alarming projections for the new millennium. *Osteoporos Int.* 2000;11:443–448.
97. Kannus P, Palvanen M, Niemi S, et al. Rate of proximal humeral fractures in older Finnish women between 1970 and 2007. *Bone.* 2009;44:656–659.
98. Kannus P, Parkkari J, Koskinen S, et al. Fall-induced injuries and deaths among older adults. *JAMA.* 1999;281:1895–1899.
99. Kannus P, Sievanen H, Palvanen M, et al. Prevention of falls and consequent injuries in elderly people. *Lancet.* 2005;366:1885–1893.
100. Kannus P, Uusi-Rasi K, Palvanen M, et al. Non-pharmacological means to prevent fractures among older adults. *Ann Med.* 2005;37:303–310.
101. Karinkanta S, Piirtola M, Sievanen H, et al. Physical therapy approaches to reduce fall and fracture risk among older adults. *Nat Rev Endocrinol.* 2010;6:396–407.
102. Karlsson MK, Hasserius R, Karlsson C, et al. Fractures of the olecranon: A 15- to 25-year followup of 73 patients. *Clin Orthop Relat Res.* 2002;403:205–212.
103. Kauffman JI, Simon JA, Kummer FJ, et al. Internal fixation of femoral neck fractures with posterior comminution: A biomechanical study. *J Orthop Trauma.* 1999;13:155–159.
104. Keating JF, Grant A, Masson M, et al. Randomized comparison of reduction and fixation, bipolar hemiarthroplasty, and total hip arthroplasty. Treatment of displaced intracapsular hip fractures in healthy older patients. *J Bone Joint Surg Am.* 2006;88:249–260.
105. Kelsey JL, Browner WS, Seeley DG, et al. Risk factors for fractures of the distal forearm and proximal humerus. The Study of Osteoporotic Fractures Research Group. *Am J Epidemiol.* 1992;135:477–489.
106. Kettler M, Biberthaler P, Braunstein V, et al. Treatment of proximal humeral fractures with the PHILOS angular stable plate. Presentation of 225 cases of dislocated fractures. *Unfallchirurg.* 2006;109:1032–1040.
107. Kilic B, Uysal M, Cinar BM, et al. Early results of treatment of proximal humerus fractures with the PHILOS locking plate. *Acta Orthop Traumatol Turc.* 2008;42:149–153.
108. Kiviluoto O, Santavirta S. Fractures of the olecranon. Analysis of 37 consecutive cases. *Acta Orthop Scand.* 1978;49:28–31.
109. Kohrt WM, Bloomfield SA, Little KD, et al. American College of Sports Medicine Position Stand: Physical activity and bone health. *Med Sci Sports Exerc.* 2004;36:1985–1996.
110. Konrad G, Audige L, Lambert S, et al. Similar outcomes for nail versus plate fixation of three-part proximal humeral fractures. *Clin Orthop Relat Res.* 2012;470:602–609.
111. Korkmaz MF, Aksu N, Gogus A, et al. The results of internal fixation of proximal humeral fractures with the PHILOS locking plate. *Acta Orthop Traumatol Turc.* 2008;42:97–105.
112. Koukakis A, Apostolou CD, Taneja T, et al. Fixation of proximal humerus fractures using the PHILOS plate: Early experience. *Clin Orthop Relat Res.* 2006;442:115–120.
113. Koval KJ, Aharonoff GB, Schwartz MC, et al. Pubic rami fracture: A benign pelvic injury? *J Orthop Trauma.* 1997;11:7–9.
114. Krappinger D, Struve P, Schmid R, et al. Fractures of the pubic rami: A retrospective review of 534 cases. *Arch Orthop Trauma Surg.* 2009;129:1685–1690.
115. Krivohlavek M, Lukas R, Taller S, et al. Use of angle-stable implants for proximal humeral fractures: Prospective study. *Acta Chir Orthop Traumatol Cech.* 2008;75:212–220.
116. Kuhlmann T, Hofmann T, Seibert O, et al. Operative treatment of proximal humeral four-part fractures in elderly patients: Comparison of two angular-stable implant systems. *Z Orthop Unfall.* 2012;150:149–155.
117. Lagerby M, Asplund S, Ringqvist I. Cannulated screws for fixation of femoral neck fractures. No difference between Uppsala screws and Richards screws in a randomized prospective study of 268 cases. *Acta Orthop Scand.* 1998;69:387–391.
118. Larsson G, Holgers KM. Fast-track care for patients with suspected hip fracture. *Injury.* 2011;42:1257–1261.
119. Lawrence TM, White CT, Wenn R, et al. The current hospital costs of treating hip fractures. *Injury.* 2005;36:88–91.
120. Leung AH, Lam TP, Cheung WH, et al. An orthogeriatric collaborative intervention program for fragility fractures: A retrospective cohort study. *J Trauma.* 2011;71: 1390–1394.
121. Liu XW, Fu QG, Xu SG, et al. Application of PHILOS plate with injectable artificial bone for the treatment of proximal humeral fractures in elderly patients. *Zhongguo Gu Shang.* 2010;23:180–182.
122. Lynn J. Palliative Care Beyond Cancer: Reliable comfort and meaningfulness. *BMJ.* 2008;336:958–959.
123. Macko D, Szabo RM. Complications of tension-band wiring of olecranon fractures. *J Bone Joint Surg Am.* 1985;67:1396–1401.
124. Martinez AA, Cuenca J, Herrera A. Philos plate fixation for proximal humeral fractures. *J Orthop Surg (Hong Kong).* 2009;17:10–14.
125. Masud T, Morris RO. Epidemiology of falls. *Age Ageing.* 2001;30(suppl 4):3–7.
126. McQueen M, Caspers J. Colles fracture: Does the anatomical result affect the final function? *J Bone Joint Surg Br.* 1988;70:649–651.
127. McQueen MM, Wakefield A. Distal radial osteotomy for malunion using non-bridging external fixation: Good results in 23 patients. *Acta Orthop.* 2008;79:390–395.
128. Melton LJ III, Sampson JM, Morrey BF, et al. Epidemiologic features of pelvic fractures. *Clin Orthop Relat Res.* 1981;155:43–47.
129. Midyear population, by age and sex. U.S. Census Bureau, 2012. (last accessed 10th October 2012).
130. Moonot P, Ashwood N, Hamlet M. Early results for treatment of three- and four-part fractures of the proximal humerus using the PHILOS plate system. *J Bone Joint Surg Br.* 2007;89:1206–1209.
131. Morin S, Lix LM, Azimaee M, et al. Mortality rates after incident non-traumatic fractures in older men and women. *Osteoporos Int.* 2011;22:2439–2448.
132. Morris RO, Sonibare A, Green DJ, et al. Closed pelvic fractures: Characteristics and outcomes in older patients admitted to medical and geriatric wards. *Postgrad Med J.* 2000;76:646–650.
133. Murray IR, Biant LC, Clement ND, et al. Should a hip fracture in a frail older person be a trigger for assessment of palliative care needs? *BMJ Support Palliat Care.* 2011;1:3–4.
134. Murray SA, Kendall M, Boyd K, et al. Illness trajectories and palliative care. *BMJ.* 2005;330:1007–1011.
135. Murray SA, Sheikh A. Palliative Care Beyond Cancer: Care for all at the end of life. *BMJ.* 2008;336:958–959.
136. Newall E, Dewar B, Balaam M, et al. Cumulative trivia: A holistic conceptualization of the minor problems of ageing. *Prim Health Care Res Dev.* 2006;7:331–340.
137. Newman SD, Mauffrey C, Krikler S. Olecranon fractures. *Injury.* 2009;40:575–581.
138. Nguyen TV, Eisman JA, Kelly PJ, et al. Risk factors for osteoporotic fractures in elderly men. *Am J Epidemiol.* 1996;144:255–263.
139. Nikitovic M, Wodchis WP, Krahn MD, et al. Direct health-care costs attributed to hip fractures among seniors: A matched cohort study. *Osteoporos Int.* 2013;24:659–669.
140. Nurmi I, Narinen A, Luthje P, et al. Cost analysis of hip fracture treatment among the elderly for the public health services: A 1-year prospective study in 106 consecutive patients. *Arch Orthop Trauma Surg.* 2003;123:551–554.
141. Office of National Statistics. Available online at: http://www.statistics.gov.uk (last accessed 10th October 2012).
142. Olerud P, Ahrengart L, Ponzer S, et al. Internal fixation versus nonoperative treatment of displaced 3-part proximal humeral fractures in elderly patients: A randomized controlled trial. *J Shoulder Elbow Surg.* 2011;20:747–755.
143. Oni OO, Hui A, Gregg PJ. The healing of closed tibial shaft fractures. The natural history of union with closed treatment. *J Bone Joint Surg Br.* 1988;70:787–790.
144. Palvanen M, Kannus P, Niemi S, et al. Update in the epidemiology of proximal humeral fractures. *Clin Orthop Relat Res.* 2006;442:87–92.
145. Papadopoulos P, Karataglis D, Stavridis SI, et al. Mid-term results of internal fixation of proximal humeral fractures with the Philos plate. *Injury.* 2009;40:1292–1296.
146. Parker MJ, Richmond PW, Andrew TA, et al. A review of displaced olecranon fractures treated conservatively. *J R Coll Surg Edinb.* 1990;35:392–394.
147. Parliament UK. Available online at: http://www.parliament.uk/documents/commons/lib/research/key_issues/Key Issues The ageing population2007.pdf (last accessed 10th October 2012).
148. Parmaksizogˇlu AS, Sokucu S, Ozkaya U, et al. Locking plate fixation of three- and four-part proximal humeral fractures. *Acta Orthop Traumatol Turc.* 2010;44:97–104.
149. Pearson D, Taylor R, Masud T. The relationship between social deprivation, osteoporosis, and falls. *Osteoporos Int.* 2004;15:132–138.
150. Piirtola M, Hartikainen S, Akkanen J, et al. Injurious fall needing medical care in older population. *Suom Laakaril.* 2001;57:4903–4907.
151. Piirtola M, Sintonen H, Akkanen J, et al. The cost of acute care of fall injuries in older population. *Suom Laakaril.* 2002;57:4841–4848.
152. Pratt HJ. *Gray Agendas: Interest Groups and Public Pensions in Canada, Britain and the United States.* Ann Arbor, MI: University of Michigan Press; 1994.
153. Rankin JK, Woollacott MH, Shumway-Cook A, et al. Cognitive influence on postural stability: A neuromuscular analysis in young and older adults. *J Gerontol A Biol Sci Med Sci.* 2000;55:M112–M119.
154. Ray NF, Chan JK, Thamer M, et al. Medical expenditures for the treatment of osteoporotic fractures in the United States in 1995: Report from the National Osteoporosis Foundation. *J Bone Miner Res.* 1997;12:24–35.

155. Ring D. Elbow fractures and dislocations. In: Bucholz RW, Court-Brown CM, Heckman JD, et al., eds. *Rockwood and Green's Fractures in Adults,* 7th ed. Philadelphia, PA: Lippincott Williams & Wilkins; 2010:905–944.
156. Ritchie AJ, Small JO, Hart NB, et al. Type III tibial fractures in the elderly: Results of 23 fractures in 20 patients. *Injury.* 1991;22:267–270.
157. Rogers FB, Shackford SR, Keller MS. Early fixation reduces morbidity and mortality in elderly patients with hip fractures from low-impact falls. *J Trauma.* 1995;39:261–265.
158. Rommens PM, Kuchle R, Schneider RU, et al. Olecranon fractures in adults: Factors influencing outcome. *Injury.* 2004;35:1149–1157.
159. Rosenberg M, Everitt J. Planning for aging populations: Inside or outside the walls. *Progress in Planning.* 2001;56:119–168.
160. Sambrook PN, Seeman E, Phillips SR, et al. Preventing osteoporosis: Outcomes of the Australian Fracture Prevention Summit. *Med J Aust.* 2002;176(suppl):S1–S16.
161. Schmidt AH, Finkemeier CG, Tornetta P III. Treatment of closed tibial fractures. *Instr Course Lect.* 2003;52:607–622.
162. Shatrugna V, Kulkarni B, Kumar PA, et al. Bone status of Indian women from a low-income group and its relationship to the nutritional status. *Osteoporos Int.* 2005;16:1827–1835.
163. Shortt NL, Robinson CM. Mortality after low-energy fractures in patients aged at least 45 years old. *J Orthop Trauma.* 2005;19:396–403.
164. Slutsky DJ. Predicting the outcome of distal radius fractures. *Hand Clin.* 2005;21: 289–294.
165. Spross C, Platz A, Erschbamer M, et al. Surgical treatment of Neer Group VI proximal humeral fractures: Retrospective comparison of PHILOS(R) and hemiarthroplasty. *Clin Orthop Relat Res.* 2012;470:2035–2042.
166. Spross C, Platz A, Rufibach K, et al. The PHILOS plate for proximal humeral fractures–risk factors for complications at one year. *J Trauma Acute Care Surg.* 2012;72:783–792.
167. Stevens JA, Corso PS, Finkelstein EA, et al. The costs of fatal and non-fatal falls among older adults. *Inj Prev.* 2006;12:290–295.
168. Stewart HD, Innes AR, Burke FD. Functional cast-bracing for Colles' fractures. A comparison between cast-bracing and conventional plaster casts. *J Bone Joint Surg Br.* 1984;66:749–753.
169. Stewart NA, Chantrey J, Blankley SJ, et al. Predictors of 5 year survival following hip fracture. *Injury.* 2011;42:1253–1256.
170. Temel JS, Greer JA, Muzikansky A, et al. Early palliative care for patients with metastatic non-small-cell lung cancer. *N Engl J Med.* 2010;363:733–742.
171. Thyagarajan DS, Haridas SJ, Jones D, et al. Functional outcome following proximal humeral interlocking system plating for displaced proximal humeral fractures. *Int J Shoulder Surg.* 2009;3:57–62.
172. Tinetti ME, Speechley M, Ginter SF. Risk factors for falls among elderly persons living in the community. *N Engl J Med.* 1988;319:1701–1707.
173. van Dijk WA, Poeze M, van Helden SH, et al. Ten-year mortality among hospitalised patients with fractures of the pubic rami. *Injury.* 2010;41:411–414.
174. Veras Del Monte L, Sirera Vercher M, Busquets Net R, et al. Conservative treatment of displaced fractures of the olecranon in the elderly. *Injury.* 1999;30:105–110.
175. Vestergaard P, Rejnmark L, Mosekilde L. Osteoporosis is markedly underdiagnosed: A nationwide study from Denmark. *Osteoporos Int.* 2005;16:134–141.
176. Vidan M, Serra JA, Moreno C, et al. Efficacy of a comprehensive geriatric intervention in older patients hospitalized for hip fracture: A randomized, controlled trial. *J Am Geriatr Soc.* 2005;53:1476–1482.
177. Villanueva P, Osorio F, Commessatti M, et al. Tension-band wiring for olecranon fractures: Analysis of risk factors for failure. *J Shoulder Elbow Surg.* 2006;15:351–356.
178. Von Heideken P, Gustafson Y, Kallin K, et al. Falls in the very old people: The population based Umea 85+ study in Sweden. *Arch Gerontol Geriatr.* 2009;49:390–396.
179. Wiles MD, Moran CG, Sahota O, et al. Nottingham Hip Fracture Score as a predictor of one year mortality in patients undergoing surgical repair of fractured neck of femur. *Br J Anaesth.* 2011;106:501–504.
180. Willig R, Keinanen-Kiukaaniemi S, Jalovaara P. Mortality and quality of life after trochanteric hip fracture. *Public Health.* 2001;115:323–327.
181. Wise J. Number of "oldest old" has doubled in the past 25 years. *BMJ.* 2010;340:c3057.
182. Young BT, Rayan GM. Outcome following nonoperative treatment of displaced distal radius fractures in low-demand patients older than 60 years. *J Hand Surg Am.* 2000;25:19–28.
183. Zhao JP, Hu WK, Zhang QL, et al. Application of PHILOS plate through mini-open deltoid-splitting approach for the treatment of proximal humeral fractures. *Zhongguo Gu Shang.* 2012;25:155–157.

21

Fraturas por estresse

Timothy L. Miller
Christopher C. Kaeding

Perspectiva histórica 630
Fisiopatologia 630
   Fatores de risco 631
   Princípios terapêuticos gerais 631
   Fratura por estresse *versus* fratura de insuficiência 631
Diagnóstico 631
   Apresentação clínica 631
   Imagens 632
   Classificação/determinação do grau 633
Fraturas por estresse de alto risco *versus* fraturas por estresse de baixo risco 633
   Tratamento das fraturas por estresse de alto risco 635
   Tratamento das fraturas por estresse de baixo risco 636
Fraturas por estresse de membro superior 636

Fraturas por estresse vertebrais, pélvicas e sacrais 638
   Pelve e sacro 638
Fraturas por estresse de membro inferior 639
   Fêmur 639
   Colo do fêmur 639
   Fraturas por estresse da diáfise do fêmur 639
   Fraturas por estresse do joelho e da perna 639
   Fraturas por estresse da diáfise da tíbia 640
   Maléolo medial 640
   Fíbula 641
   Fraturas por estresse do pé 641
   Fraturas por estresse do metatarso 641
Prevenção de fraturas por estresse 643
Resumo 643

PERSPECTIVA HISTÓRICA

As fraturas por estresse dos ossos, também conhecidas como fraturas de fadiga ou fraturas de marcha, são lesões comuns e problemáticas em atletas e também em não atletas. Originalmente descritas no ano de 1855 por Breithaupt[21] em recrutas militares prussianos sem condicionamento, essas lesões ocorrem caracteristicamente em indivíduos que executam tarefas repetitivas e, portanto, resultam de um mecanismo de uso excessivo.[32,84] As fraturas por estresse não constituem uma entidade isolada consistente. Ocorrem ao longo de um espectro de gravidade que pode influenciar tanto o tratamento como o prognóstico.[64,65,67] A extensão dessas lesões é variável e, além disso, o comportamento clínico delas também varia quanto à localização e à atividade causal.[18,19]

Tradicionalmente, as fraturas por estresse têm sido consideradas lesões que afetam predominantemente os ossos de sustentação de peso dos membros inferiores. Nesse caso, os estresses repetidos da corrida e do salto constituem a atividade precipitante típica.[3,57,85] No entanto, à medida que se tomou consciência da existência de possíveis lesões por uso excessivo do membro superior, também foram aumentando os diagnósticos de fraturas por estresse nessa região.[6,11,12,24] Este capítulo pretende oferecer orientações gerais sobre as causas, os riscos, a classificação e o tratamento das fraturas por estresse. Deve-se ter em mente que duas fraturas por estresse diferentes nunca se comportam da mesma maneira. Os protocolos terapêuticos devem ser individualizados de acordo com cada paciente, a atividade causal, o local anatômico e a gravidade da fratura. Mais adiante, neste capítulo, será apresentado o algoritmo terapêutico utilizado pelos autores.

FISIOPATOLOGIA

A fratura por estresse consiste em uma fratura causada por fadiga no arcabouço ósseo.[10,62,68] Essas lesões por estresse resultam de um mecanismo de uso excessivo. Episódios repetidos de estresse ósseo podem resultar em um acúmulo de microlesões em quantidade suficiente para que se transformem em uma fratura por estresse clinicamente sintomática.[62,75] A fratura por fadiga óssea segue três estágios: início do traço de fratura, propagação do traço de fratura e fratura completa. Tipicamente, o início do traço de fratura ocorre em locais de concentração de estresse, durante a aplicação de carga no osso.[74] A concentração do estresse ocorre em locais com consistência óssea diferenciada, como lacunas ou canalículos.[74] O início de uma microfratura somente não é suficiente para provocar uma fratura sintomática. Na verdade, o início da microfratura é provavelmente importante para a saúde óssea porque, em conjunto com a resposta reparadora, é o primeiro passo na remodelação óssea. Esse fenômeno pode aumentar a densidade e a resistência do osso. Ocorrerá propagação do traço de fratura se a aplicação da carga tiver continuidade em uma frequência ou intensidade acima da capacidade de deposição de osso novo e reparo das microfraturas. A propagação, ou extensão, de uma microfratura ocorre caracteristicamente ao longo das linhas de cimento do osso. Em sua propagação paralela às linhas de calcificação, as microfraturas se expandem mais rapidamente, em comparação com a propagação perpendicular a essas linhas.[65] A continuação da aplicação da carga e da propagação das rachaduras permitirá a coalescência de varios traços de fratura, até um ponto em que irá ocorrer uma fratura por estresse clinicamente sintomática.[68,74] Se os episódios de aplicação de carga não forem modificados ou se a resposta reparadora não for aumentada, a propagação das rachaduras terá continuidade até que ocorra falência estrutural ou uma fratura completa.[15,65]

Qualquer estresse ou carga causa algum tipo de pressão ou deformação no osso, e qualquer pressão sobre o osso resulta em alguma microlesão.[62,92] Tendo em vista que o osso in vitro parece não ter limite de resistência (um nível de pressão abaixo do qual um material pode receber um infinito número de cargas sem que ocorra lesão), com a continuação da aplicação da carga, as microlesões continuarão a ocorrer e a se acumular, até que aconteça uma fratura completa.[10,132] Felizmente, o osso in vivo tem uma resposta reparadora de consolidação às microfraturas. Entram em ação as unidades metabólicas ósseas (UMO), tradicionalmente conhecidas como "cones cortantes", para a reparação das microfraturas.[74,119] O osso hígido se encontra em homeostasia entre a criação e o reparo de microfraturas. Se a resposta de consolidação não puder interromper a propagação das rachaduras, o resultado será uma fratura de fadiga. Acredita-se que a propagação de uma microfratura até 1-3 mm seja suficientemente grande para se tornar sintomática.[68,137] Graças ao processo adaptativo de remodelagem, o osso é capaz de responder ao início da rachadura e à sua propagação, de tal modo que o osso submetido à carga fica fortalecido, em preparação para futuras aplicações de carga.[82] Essa resposta adaptativa positiva é conhecida como lei de Wolff, sendo parte essencial da saúde óssea.[62,68]

Fatores de risco

Acredita-se que diversos fatores biológicos e mecânicos influenciam a capacidade de remodelagem óssea do corpo e, portanto, influenciam o risco individual para a ocorrência de uma fratura por estresse. Alguns desses fatores (mas não é indicado limitar-se a eles) são: gênero, idade, raça, quadro hormonal, nutrição, função neuromuscular e genética do indivíduo. Outros fatores predisponentes que devem ser considerados são: consolidação óssea anormal, técnica/biomecânica imprópria, forma inadequada de correr, irrigação sanguínea indevida para ossos específicos, calçado inadequado ou desgastado e superfícies de treinamento duras.[13,38,75]

Os fatores de risco modificáveis fundamentais no desenvolvimento das lesões por uso excessivo do osso têm relação com a condição do osso antes da participação nas ações e com a frequência, a duração e a intensidade da atividade causal. Sem pré-condicionamento e aclimatação a determinada atividade, os atletas ficarão em maior risco de sofrer lesões ósseas por uso excessivo e lesões ligadas à fadiga.[53,89,117]

Hipótese neuromuscular

A contração muscular pode ter tanto efeitos provocativos como protetores na fratura por estresse dos ossos.[62,68] A contração muscular resulta em estresses compressivos, tênseis e/ou rotacionais ósseos internamente gerados. Dessa maneira, a contração muscular gera microlesões. Um exemplo dessa aplicação de carga "interna" nos ossos seria a tensão rotacional aplicada ao úmero durante o movimento de arremesso. Não obstante, a função neuromuscular também pode ter ação protetora no esqueleto ao facilitar a distribuição das cargas externamente aplicadas. Desde o final do século XX já vem sendo amplamente aceito que o condicionamento neuromuscular desempenha um papel significativo em melhorar a função de absorção de choques e de dissipação da energia dos músculos diante das forças de reação da terra ocorrentes durante a aplicação de impactos/cargas. Essa função neuromuscular tem a propriedade de diminuir a quantidade de energia que está sendo diretamente absorvida por ossos e articulações.[62] Assim, à medida que os músculos entram em fadiga, tornam-se menos capazes de dissipar as forças externas aplicadas, permitindo um acúmulo mais rápido de microtraumas ao osso.[65] A fadiga muscular pode ser incriminada como um "colaborador" no desenvolvimento das fraturas por estresse em atletas excessivamente treinados e em recrutas militares.

Princípios terapêuticos gerais

As fraturas por estresse são resultantes da perda do equilíbrio normal entre a criação e o reparo de microfraturas no osso. Os princípios terapêuticos consistem em uma avaliação dos dois lados dessa equação. Para que seja reduzida a criação de microfraturas, é importante que sejam avaliados o regime de treinamento, a biomecânica e o equipamento do paciente. Para que seja maximizada a capacidade biológica do paciente de reparar microfraturas, é importante que sua saúde geral seja avaliada, até mesmo os quadros nutricional e hormonal e o uso de medicamentos. O médico deve estar ciente da "tríade da mulher atleta", que é a interação e a frequente coexistência de fatores como distúrbios alimentares, amenorreia e fraturas por estresse em mulheres atletas praticantes de esportes de resistência.[13,37,38,55]

Fratura por estresse versus fratura de insuficiência

Nota-se uma diferença sutil entre as fraturas por estresse e as fraturas de insuficiência. Ambas são resultantes da perda de equilíbrio entre a criação e o reparo de microlesões ósseas. Em geral, acredita-se que uma fratura por estresse seja resultante de elevadas cargas aplicadas em osso relativamente normal, enquanto uma fratura de insuficiência é o resultado de cargas normais aplicadas em osso cuja capacidade de consolidação já está comprometida.[74] As fraturas de insuficiência são tipicamente observadas em mulheres idosas. Um exemplo seria uma fratura por estresse do metatarso em um deambulador domiciliar.

DIAGNÓSTICO

Apresentação clínica

Em pacientes que se apresentam com uma fratura por estresse, é comum a ocorrência de dor que inicialmente está presente apenas durante a atividade que a causou. Em geral, o surgimento dos sintomas é insidioso e o paciente geralmente não consegue se lembrar de uma lesão ou de um trauma específico na área afetada. Se o nível de atividade não diminuir ou não for modificado, os sintomas persistirão, ou mesmo piorarão. Indivíduos que continuam seu regime de treinamento sem modificação das atividades podem evoluir para uma dor que ocorre com as atividades normais da vida diária, com possibilidade de sofrer fratura completa.[37] O exame físico revela sensibilidades pontuais reprodutíveis durante a palpação direta do local afetado no osso. Poderá (ou não) estar presente edema, aumento palpável de partes moles ou reação óssea.

Imagens

Geralmente, as imagens radiográficas simples nada revelam no início do curso de uma fratura por estresse, especialmente nas primeiras 2-3 semanas.[5,31,134] Dois terços das radiografias iniciais não revelam alterações, mas metade delas terminará por se revelar positiva tão logo a consolidação comece a ocorrer. Isso faz da radiografia de rotina um exame com boa especificidade, mas sem sensibilidade.[23]

Mesmo depois de iniciada a consolidação, os achados radiográficos podem ser sutis e passar facilmente despercebidos, caso as imagens não tenham sido minuciosamente examinadas.[47,135] Do mesmo modo, não foi demonstrado que a ultrassonografia diagnóstica seja confiável para o diagnóstico de lesões ósseas por estresse.[107]

Foi demonstrado que a cintilografia óssea tem sensibilidade de praticamente 100% para lesões ósseas por estresse, mas com especificidade mais baixa do que as imagens por ressonância magnética (RM).[59,115] Foram relatadas fraturas por estresse negativas para a cintilografia, mas positivas para RM.[73] Especialmente útil para as fraturas por estresse do tarso, do fêmur, da pelve e do platô tibial, normalmente essa técnica é positiva em todas as fases de uma cintilografia óssea trifásica (angiografia, fluxo sanguíneo, imagens tardias) com marcação por tecnécio. Esse exame permite uma diferenciação mais fácil entre fraturas por estresse e periostite ou síndrome do estresse tibial medial (canelite), pois frequentemente a periostite é negativa nas fases de angiografia e de fluxo sanguíneo, e positiva na fase de imagens tardias. Também foi demonstrado que a periostite exibe uma distribuição mais difusa ao longo da borda medial da tíbia, em vez de um "ponto quente" focal indicativo de uma fratura por estresse.[28,138]

No cenário clínico, o maior valor da cintilografia é permitir um diagnóstico precoce das lesões por estresse.[39,133] Com frequência, a cintilografia demonstrará aumento na captação no osso afetado cerca de 1-2 semanas antes que tenham ocorrido as alterações radiográficas (Fig. 21.1). Considerando que a captação na cintilografia necessitará de 12-18 meses para se normalizar, frequentemente persistindo ainda após a resolução dos sintomas clínicos, a cintilografia ajuda menos na orientação do retorno à atividade e/ou participação nos esportes.[69,102,108] Assim, isso torna essa técnica não tão útil no ambiente clínico para a determinação do prognóstico ou na avaliação da consolidação clínica da fratura.

A tomografia computadorizada por emissão de fóton único (SPECT) pode ser uma técnica de rastreamento mais específica na medicina nuclear, em comparação com a cintilografia. Com o uso da análise da taxa metabólica das células, a técnica é particularmente útil na detecção de fraturas por estresse da *pars articularis* vertebral (Fig. 21.2), da pelve e do colo do fêmur.[26]

A tomografia computadorizada (TC) delineia satisfatoriamente os ossos; essa técnica tem utilidade nos casos de difícil diagnóstico de uma lesão por estresse, particularmente nos pacientes com fratura por estresse do navicular do tarso (Fig. 21.3) e também em fraturas da *pars interarticularis* vertebral ou em fraturas

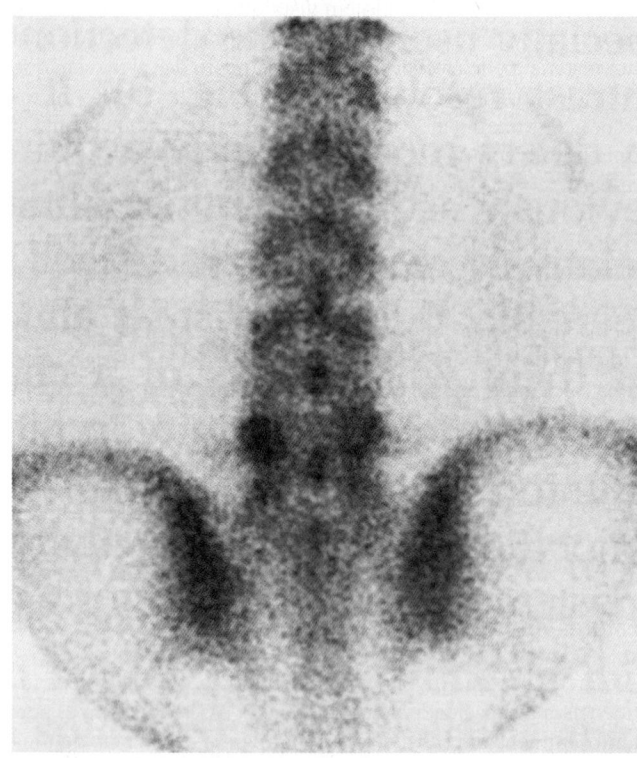

FIGURA 21.2 Cintilografia óssea com tomografia computadorizada por emissão de fóton único (SPECT) demonstrando aumento da captação de contraste no local de fraturas por estresse bilaterais da *pars interarticularis* de L4 em uma ginasta de 15 anos.

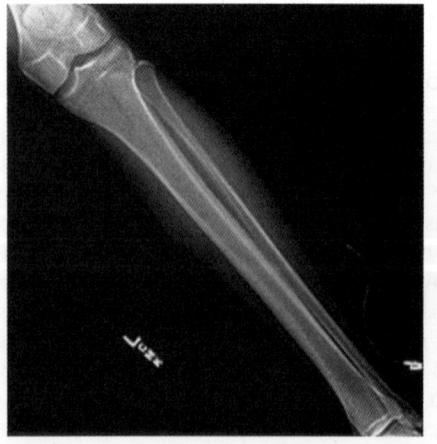 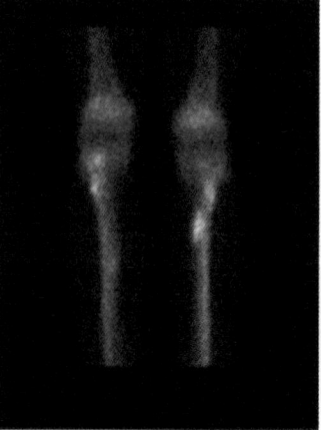 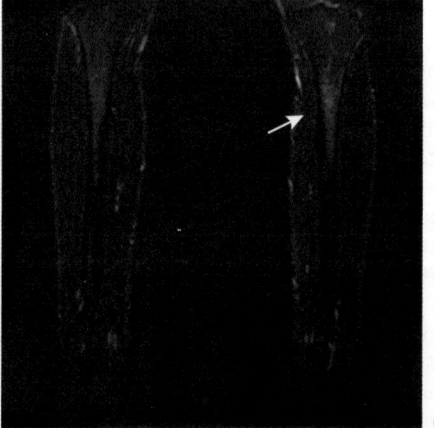

FIGURA 21.1 Imagens radiográfica (**A**), de cintilografia óssea (**B**) e de RM ponderada em T2 (**C**) de um corredor fundista de 23 anos com dor no aspecto proximal da tíbia esquerda. A seta indica a área de aumento do sinal em T2 no estudo de RM. Essa área tinha correlação com a área da dor do paciente. Todas as imagens foram obtidas dentro de um período de 5 dias.

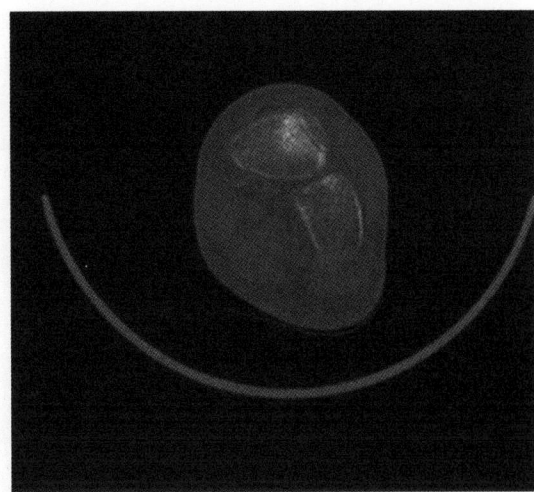 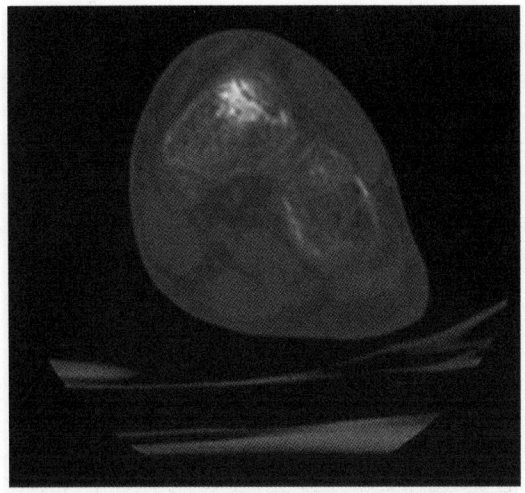

FIGURA 21.3 Fratura por estresse de alto risco. **A:** Exemplo de TC de uma fratura por estresse de alto risco de navicular tarsal em um dançarino de competição. **B:** Depois de 3 meses de tratamento conservador, a fratura mostra mínimos sinais de consolidação do intervalo e evoluiu para pseudartrose.

por estresse lineares. Os estudos de TC são válidos para a demonstração de evidência de consolidação, por revelarem com clareza a reação periosteal e a ausência de uma radiolucência discreta ou de uma linha de fratura esclerótica.[20,26,31,50] A técnica também ajuda a determinar se a fratura é completa ou incompleta.[98,126]

Atualmente, a ressonância magnética (RM) é o estudo de imagem mais sensível e específico disponível para a avaliação de lesões ósseas por estresse.[59,73,118] Essa modalidade de imagem já demonstrou ter sensibilidade e especificidade superiores às da cintilografia e da TC em casos de anormalidades associadas do tecido mole e de edema; a RM pode delinear a lesão com maior rapidez do que a cintilografia.[59,115] Recentemente, a RM tem sido utilizada mais frequentemente como o principal instrumento diagnóstico para fraturas por estresse. Sua sensibilidade é semelhante à da cintilografia, mas tem precisão muito maior no delineamento da localização anatômica e da extensão da lesão.[7,73,77]

Os achados típicos de um estudo de RM em sequências T2 são uma faixa de baixo sinal correspondente à linha de fratura, circundada por um sinal difuso de grande intensidade representativo de edema medular.[4] Embora dispendiosa, a técnica traz ainda o benefício extra de identificar lesões de partes moles. Resumindo, a RM tem grande utilidade clínica para o diagnóstico de muitas fraturas por estresse, sobretudo se a técnica for utilizada por radiologistas especializados no aparelho musculoesquelético e familiarizados com protocolos de imagem específicos.[7,118]

Classificação/determinação do grau

São muitas as classificações para fraturas por estresse, mas a maioria delas utiliza o tamanho da linha de fratura observada na imagem do exame, a intensidade da dor ou a gravidade da incapacitação, o potencial de cura biológica da lesão ou do local em particular, a história natural da fratura em questão ou alguma combinação desses parâmetros.[7,39,66,67,109] Vários autores sugeriram a classificação das fraturas por estresse como de "alto risco" ou de "baixo risco".[18,19,22] As fraturas por estresse de alto risco têm pelo menos uma das características a seguir: risco de retardo na consolidação ou de pseudartrose, risco de refratura e consequências significativas em longo prazo, caso as lesões evoluam para uma fratura completa.[19,65] A Tabela 21.1 mostra uma lista de localizações anatômicas consideradas de alto risco para fraturas por estresse. Essa diferenciação permite que os médicos determinem com rapi-

TABELA 21.1 Locais anatômicos para fraturas por estresse de alto risco[65]

- Colo do fêmur (lado de tensão)
- Patela (lado de tensão)
- Córtex tibial anterior
- Maléolo medial
- Colo do tálus
- Córtex dorsal do navicular do tarso
- Metáfise proximal do metatarsal V
- Sesamoides do hálux

dez se devem ser agressivos ou conservadores com relação à decisão do retorno do atleta para treinamento e competições.

Além de ter conhecimento da classificação que determina se uma fratura por estresse é de alto ou baixo risco, em função do local anatômico, também é preciso conhecer a extensão da lesão por fadiga ou "grau" da fratura por estresse, para que se possa descrever completamente a lesão e, com isso, elaborar um planejamento terapêutico apropriado.[37,65-67] Conforme foi descrito anteriormente, as lesões ósseas por estresse ocorrem em um *continuum*, desde um simples edema de medula óssea (reação de estresse), passando por uma pequena microfratura com mínima ruptura cortical, até uma fratura completa, acompanhada ou não por pseudartrose. O tratamento das lesões ósseas por estresse deve se fundamentar na localização e no grau da lesão. Esses dois detalhes revelam o grau de lesão que se acumulou e, além disso, se a lesão é de alto ou baixo risco. A Tabela 21.2 exibe um sistema combinado de classificação clínica e radiográfica desenvolvido pelos autores desse capítulo. Esse sistema demonstrou elevada confiabilidade interobservadores e intraobservadores entre clínicos especializados em medicina ortopédica e médicos ortopedistas.[66] Mais adiante, será apresentado neste capítulo um algoritmo terapêutico recomendável que foi elaborado com base nesse sistema de classificação.

FRATURAS POR ESTRESSE DE ALTO RISCO *VERSUS* FRATURAS POR ESTRESSE DE BAIXO RISCO

As fraturas por estresse de baixo risco são as que ocorrem na diáfise do fêmur, no terço medial da tíbia, nas costelas, nas diáfise da ulna e metatarsais I-IV, todas com história natural favorá-

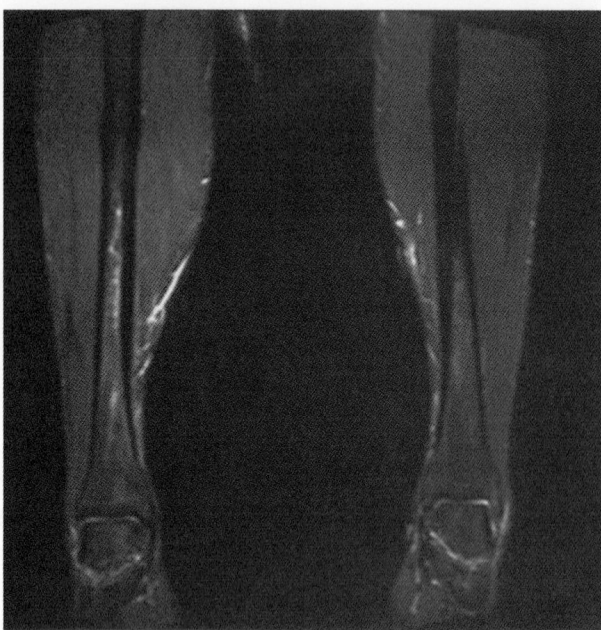 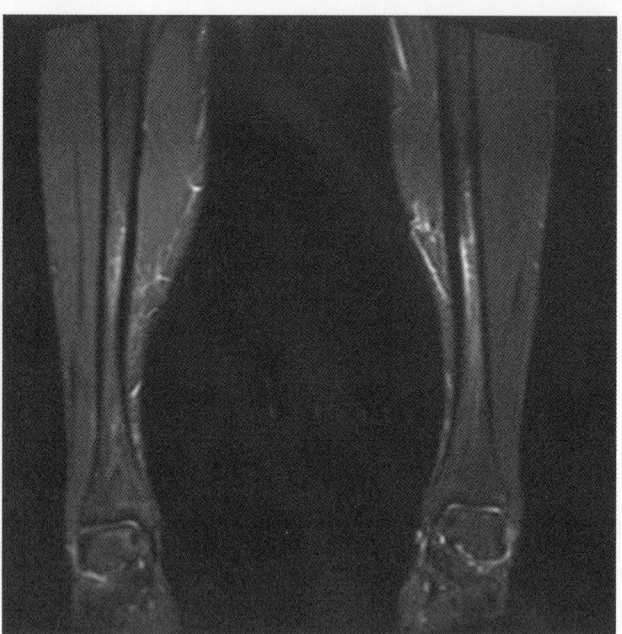

FIGURA 21.4 (A, B): Exemplos de RM em T2 para fraturas por estresse da tíbia (tipos I e II de Kaeding-Miller) em um jogador universitário de lacrosse. A reação de estresse na tíbia direita estava sintomática nesse paciente, que sentia dor (tipo II). O aumento da intensidade do sinal na tíbia esquerda, que representava uma reação de estresse, estava assintomático por ocasião da apresentação (tipo I).

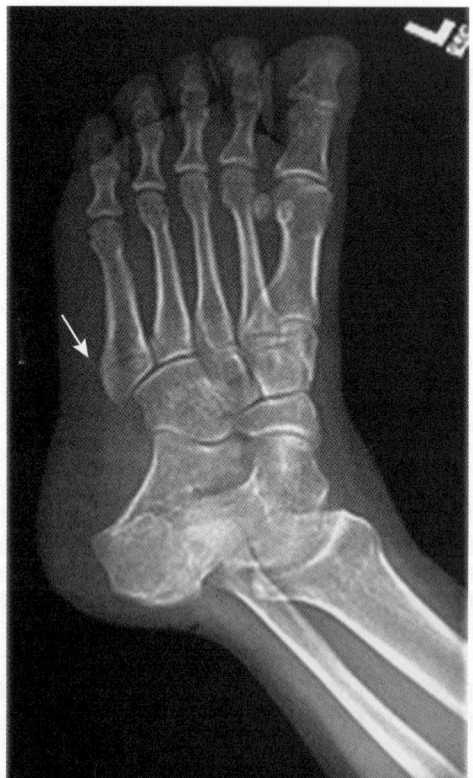

FIGURA 21.5 Fratura por estresse do metatarsal V (tipo III de Kaeding-Miller) em um corredor de maratona de 28 anos.

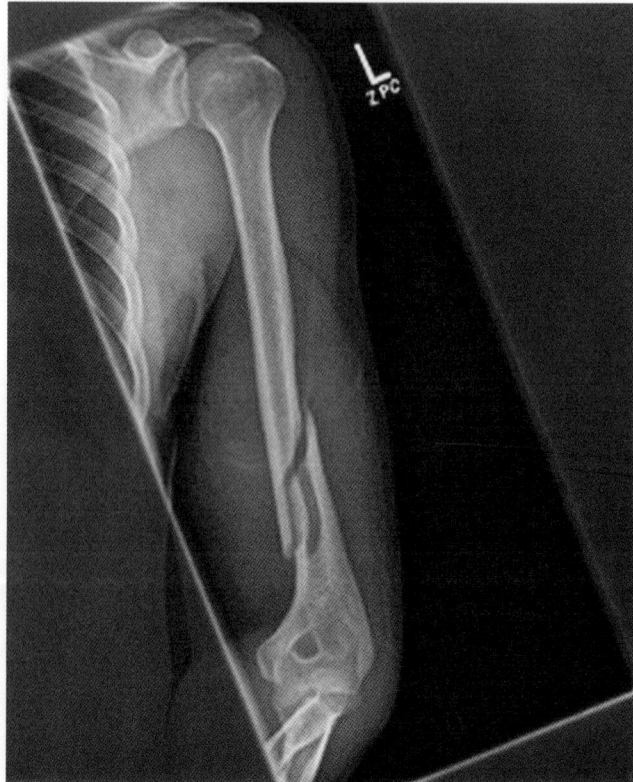

FIGURA 21.6 Fratura por estresse da diáfise do úmero (tipo IV de Kaeding-Miller) em um lançador de beisebol/zagueiro de futebol americano.

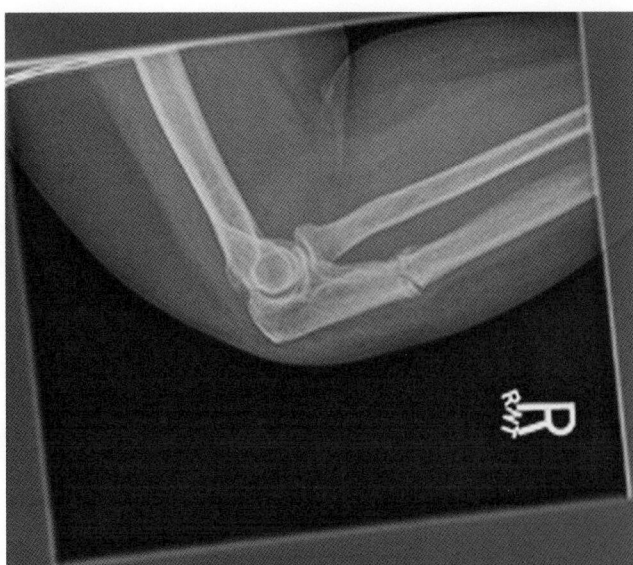

FIGURA 21.7 Fratura por estresse da diáfise da ulna (tipo V de Kaeding-Miller) em mulher de 35 anos que vinha usando muletas durante 6 semanas depois de sofrer uma fratura no tornozelo.

Tabela 21.2 Sistema de classificação de Kaeding-Miller para as fraturas por estresse

Grau	Dor	Achados radiográficos (TC, RM, cintilografia óssea ou radiografia)
I	–	Evidência de fratura por estresse nas imagens Sem linha de fratura
II	+	Evidência de fratura por estresse nas imagens Sem linha de fratura
III	+	Linha de fratura sem desvio
IV	+	Fratura com desvio (>2 mm)
V	+	Pseudartrose

Nota: a tabela descreve um sistema de classificação combinado (clínico e radiográfico) para fraturas por estresse que tem demonstrado elevada confiabilidade intraobservadores e interobservadores.
Kaeding, C, Miller T. The comprehensive description of stress fractures: A new classification system. *J Bone Joint Surg Am*. 2013;95:1214-1220.

vel. Esses locais tendem a ficar no lado compressivo do osso e respondem satisfatoriamente à modificação da atividade. É menos provável que uma fratura por estresse de baixo risco sofra recorrência, evolua para pseudartrose ou tenha uma complicação significativa caso progrida até a fratura completa.[18]

A Tabela 21.1 lista os locais das fraturas por estresse de alto risco. Fraturas ocorridas nesses locais anatômicos não só demonstram maior possibilidade de progressão até uma fratura completa, retardo na consolidação ou pseudartrose, refratura ou consequências significativas em longo prazo caso evoluam até uma fratura completa, como frequentemente também exibem pior prognóstico, caso ocorra atraso no diagnóstico. Um atraso no tratamento pode prolongar o período de repouso completo do local fraturado, com possível alteração da estratégia terapêutica, com vistas à inclusão da fixação cirúrgica, com ou sem aplicação de enxerto ósseo. Em decorrência de sua localização no lado de tensão dos respectivos ossos, essas fraturas partilham propriedades bioquímicas comuns, no que diz respeito à propagação da linha de fratura. Em comparação com as fraturas por estresse de baixo risco, as lesões de alto risco não são beneficiadas por uma história natural favorável. Diante de um atraso no diagnóstico ou de um tratamento menos agressivo, as fraturas por estresse de alto risco tendem a evoluir para pseudartrose ou para uma fratura completa, dependem de tratamento cirúrgico e risco de recorrência no mesmo local.[19,94]

Tratamento das fraturas por estresse de alto risco

A tomada de decisão para o tratamento de fraturas por estresse de alto risco deve se fundamentar nos achados radiográficos, levando menos em consideração a gravidade dos sintomas. O objetivo imediato do tratamento de uma fratura por estresse de alto risco é evitar sua progressão e obter a consolidação da fratura. Normalmente, essa meta exige a completa eliminação da carga incidente no local ou estabilização cirúrgica. Idealmente, enquanto a fratura está em processo de consolidação, devem ser criadas condições para que não ocorra descondicionamento do atleta, ao mesmo tempo em que será minimizado o risco de complicação significativa da consolidação da fratura.[37,64] Embora o tratamento excessivamente zeloso de uma fratura por estresse de baixo risco possa resultar em um desnecessário descondicionamento e na perda de tempo em relação à prática esportiva, o subtratamento de uma lesão de alto risco coloca o atleta e, na verdade, todos os pacientes, em risco de passar por complicações significativas. Assim, torna-se fundamental o conhecimento da classificação e a determinação do grau das fraturas por estresse e de suas implicações, para que se ofereça um tratamento ideal para todos os pacientes com uma lesão de alto risco.

Em um caso de fratura por estresse de alto risco, a presença de uma linha de fratura visível em uma radiografia simples deve fazer levar o médico a considerar seriamente a opção do tratamento cirúrgico. Dependendo da classificação da lesão, pacientes com lesões por estresse em locais de alto risco talvez necessitem de imobilização imediata e/ou restrição das atividades de sustentação de peso, e essas providências devem ser acompanhadas por cuidadosa monitoração. Se uma fratura incompleta estiver presente nas radiografias simples, com evidência de fratura num estudo de RM ou TC em um local de alto risco, o local deverá ser imobilizado e o paciente ficará terminantemente proibido de sustentar peso. Sintomas em deterioração ou evidências radiográficas de progressão da fratura, apesar do tratamento conservador, constituem indicação para fixação cirúrgica. Para todas as fraturas completas em locais de alto risco, deve-se considerar seriamente o tratamento cirúrgico. Em resumo, por várias razões deve-se levar em consideração a fixação cirúrgica para fraturas por estresse de alto risco. Essas razões são a aceleração da consolidação da fratura, de modo a permitir um retorno mais rápido às atividades integrais, além da minimização dos riscos de pseudartrose, retardo na consolidação e refratura. Finalmente, pode haver necessidade de intervenção cirúrgica, com o objetivo de prevenir a progressão para uma fratura catastrófica, como no caso de uma fratura no lado de tensão do colo do fêmur.[17,19]

Retorno à prática esportiva

Em atletas, geralmente, o retorno à prática esportiva apenas é permitido depois de um tratamento adequado e da completa consolidação da lesão. Conforme já foi mencionado, as fraturas por estresse de alto risco têm prognóstico significativamente mais sombrio quando evoluem para a fratura completa, além de serem mais passíveis de complicações. Em razão das significativas complicações associadas à progressão para uma fratura completa, não se deve permitir que o paciente continue a participar de sua atividade, diante de evidências de uma fratura por estresse de alto risco.[64] Em geral, é preciso que o paciente fique em completo repouso, inclusive com restrição à sustentação do peso, com ou sem imobilização/tratamento cirúrgico.[37]

Em sua maioria, as reações iniciais ao estresse em locais de alto risco podem ser resolvidas com um tratamento conservador.[19] Nesses casos, sugere-se um período de repouso absoluto, com o objetivo de eliminar os sintomas do indivíduo e de proporcionar seu retorno gradual ao treinamento, com modificação das atividades.[9] No caso de um atleta com lesão de baixo grau em uma localização de alto risco, a decisão para o retorno à prática esportiva deve tomar por base o nível de cooperação do paciente, seu potencial de consolidação e o risco de deterioração da lesão. Uma diferença essencial entre uma fratura por estresse de baixo grau em um local de alto risco *versus* em um local de baixo risco é que, no caso do local de baixo risco, pode-se permitir que o atleta ou paciente continue a treinar ou a exercer suas atividades, ao passo que, em um local de alto risco, será preciso que haja consolidação antes que seja permitido o retorno completo às atividades.

Independentemente do grau e da localização, o risco em continuar com a participação esportiva deve ser discutido com cada atleta, e o tratamento de cada fratura deve ser individualizado. O treinamento funcional (*cross-training*) durante a fase de repouso da atividade incitante permite que o paciente ou atleta preserve seu condicionamento cardiovascular, ao mesmo tempo em que ficam minimizados os estresses no local da consolidação da fratura.[37,60] O retorno à participação deve ser uma decisão conjunta entre médico, treinador, técnico e atleta.

Tratamento das fraturas por estresse de baixo risco

As fraturas por estresse de baixo risco podem ser tratadas de modo conservador com repouso relativo e modificação da atividade. Em parte, essa decisão deve se fundamentar na gravidade dos sintomas. Aqueles indivíduos que estejam sofrendo dor suficiente para a limitação das funções devem ser tratados com repouso relativo ou mesmo completo.[37] Como sugere o algoritmo terapêutico da Figura 21.8, se a fratura não consolidar ou se os sintomas persistirem por mais de 4-6 semanas, as opções para o tratamento serão a imobilização, com restrição da sustentação do peso, ou intervenção cirúrgica. Pacientes com fratura por estresse de baixo risco e que se apresentam com dor, mas sem limitação funcional, poderão dar continuidade às suas atividades (conforme sua tolerância); nesse caso, os sintomas serão utilizados como orientação. A decisão de continuar a atividade apesar da presença de uma fratura por estresse de baixo risco e de titular o volume de atividade até um nível de dor suportável pode ser tomada após uma conversa com o paciente, quando será discutida a possível progressão para uma fratura completa com essa abordagem. Essa abordagem será aceitável se o risco e as consequências da progressão até a fratura completa forem aceitáveis para o paciente, diante da importância de dar continuidade às suas atividades. Se o objetivo não for a interrupção da atividade, mas a consolidação da fratura por estresse de baixo risco, então o paciente deverá ficar em repouso em condições livres de dor. O nível aceitável de atividade irá diferir entre os pacientes, podendo implicar interrupção apenas da atividade agravante, interrupção de todas as atividades de treinamento ou colocação do paciente em um estado sem sustentação do peso. A menos que haja contraindicação, pode-se permitir que o paciente pratique treinamento funcional (com ciclismo, natação ou corrida na água) durante esse período, para que seu condicionamento seja preservado, desde que não cause dor no local da fratura por estresse. A exemplo do que ocorre com as fraturas por estresse de alto risco, esses pacientes deverão ser cuidadosamente acompanhados, como garantia de que cooperarão com as restrições às suas atividades, e também para que a fratura não evolua para um grau mais elevado.[37]

As lesões de baixo grau em um local de baixo risco têm melhor prognóstico para o lapso de tempo até a recuperação em comparação com uma lesão de grau mais elevado no mesmo local de baixo risco.[7,18] Assim, a diferença no tratamento desses dois níveis de gravidade tem a ver com o tempo esperado de tratamento, o grau necessário de modificação da atividade e a necessidade de imobilização. O objetivo do tratamento de lesões com esse nível de gravidade é a diminuição do estresse repetitivo incidente no local fraturado em medida suficiente para permitir que o corpo restaure o equilíbrio dinâmico entre a lesão e o reparo. Isso pode significar uma redução no volume e na intensidade da atividade, mudanças no equipamento, mudanças na técnica ou treinamento funcional. Um dos benefícios dessa estratégia é que o indivíduo tipicamente não sofrerá perda substancial de seu condicionamento e, ao mesmo tempo, permitirá que seu corpo repare a lesão óssea. Se a dor se intensificar e se apenas a modificação da atividade for inadequada para a consolidação, o tratamento deverá ser intensificado de modo a incluir repouso completo, imobilização ou intervenção cirúrgica (Fig. 21.8).

Retorno à participação nos esportes

Apesar dos avanços nas imagens diagnósticas e na compreensão do comportamento das fraturas por estresse, as decisões sobre o retorno à atividade continuam a desafiar os médicos especializados em medicina esportiva. É preciso discutir muitos fatores com o atleta ou paciente. Nenhuma dessas considerações é mais importante do que avaliar e explicar os riscos da continuação na participação, particularmente no cenário de uma lesão em evolução. É preciso que cada paciente entenda o risco da não cooperação com o plano terapêutico, o que é particularmente válido para as fraturas por estresse de alto risco. O plano terapêutico deve se adequar às metas atléticas e pessoais do indivíduo, com uma discussão detalhada dos riscos e benefícios inerentes à continuação na participação.[8,60,64,91]

No tratamento das fraturas por estresse de baixo risco, frequentemente o momento em que a lesão foi diagnosticada na temporada competitiva é um fator decisivo para o retorno do paciente à prática esportiva. Com frequência, atletas em final da temporada competitiva ou depois de seu encerramento desejam ser curados de sua fratura por estresse antes de retornarem à competição ou ao treinamento de pré-temporada.[64] Para essas pessoas, o plano terapêutico deve consistir de repouso relativo e modificação da atividade para um nível indolor. Por outro lado, atletas que se apresentam com fraturas por estresse de baixo risco no meio da temporada frequentemente preferem terminar a temporada e buscar tratamento para a cura em uma ocasião futura.[37] Geralmente, a consolidação das fraturas por estresse de baixo risco ocorrerá com a limitação do atleta a um nível de atividade indolor durante 4-8 semanas.[24] Um aumento gradativo da atividade poderá ter início tão logo o atleta não esteja mais sentindo dor com as atividades da vida diária, e quando o local não estiver mais sensível.[24]

FRATURAS POR ESTRESSE DE MEMBRO SUPERIOR

É mais frequente a ocorrência de fraturas por estresse no membro inferior, como resultado da carga de impacto causada pela atividade de andar, correr ou saltar.[84] No entanto, os indivíduos que executam tarefas repetitivas ou que necessitam sustentar peso com

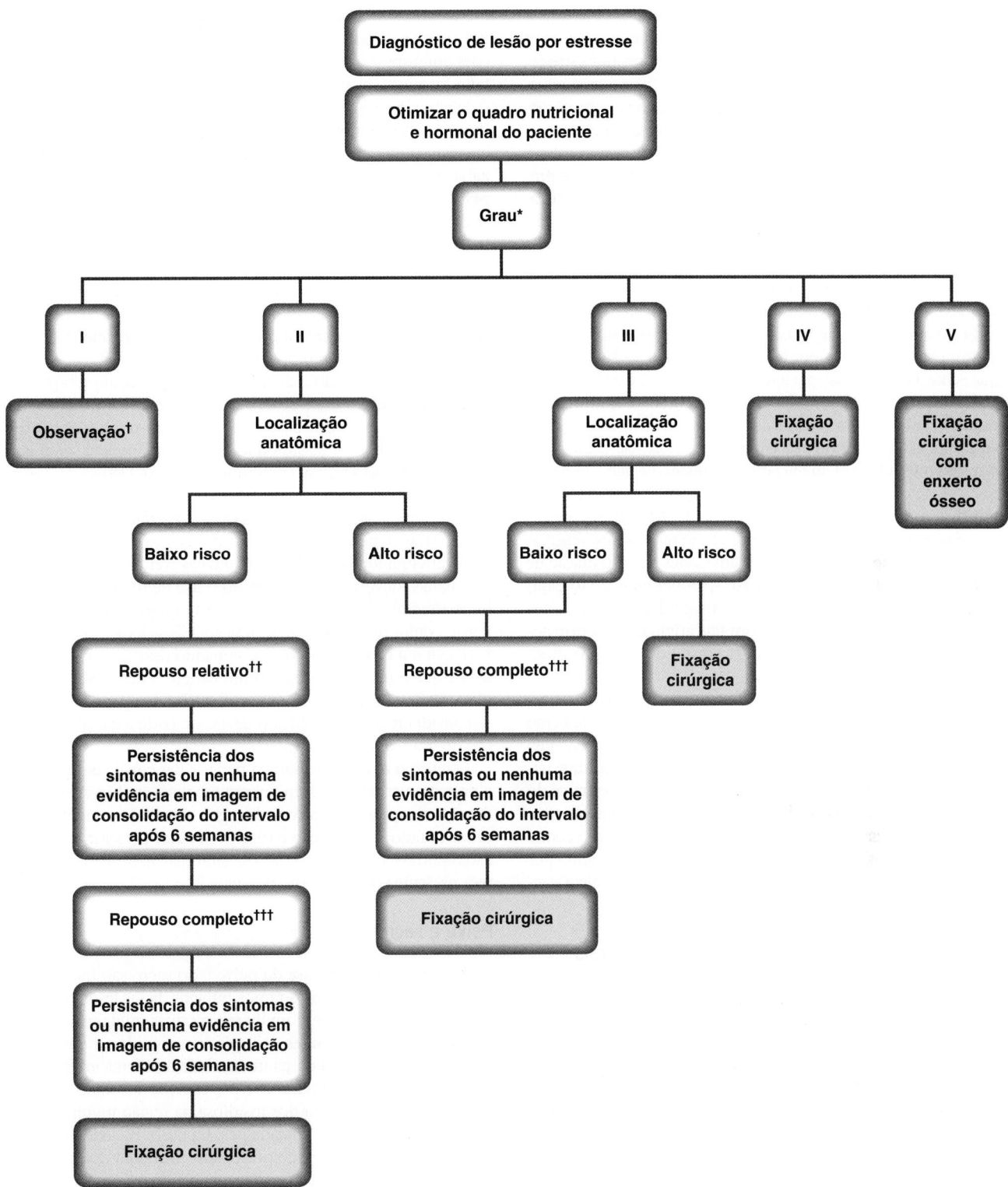

*Grau: com base no sistema de classificação de Kaeding-Miller, apresentado na Tabela 21.2.
†Observação: retorno às atividades com acompanhamento rigoroso. Considerar repouso relativo e treinamento funcional.
††Repouso relativo: diminuir a frequência ou a intensidade da atividade incitante. Treinamento funcional com retorno gradual até as atividades integrais livres de dor.
†††Repouso completo: interrupção de qualquer atividade que faça incidir estresse no local da fratura. Pode incluir imobilização.

Figura 21.8 Algoritmo terapêutico recomendado para lesões ósseas por estresse.

os membros superiores podem vir a sofrer lesões ósseas por estresse (Figs. 21.6 e 21.7). As fraturas por estresse no membro superior correspondem a menos de 10% de todas as fraturas por estresse, sendo comumente observadas em atletas de arremesso e em remadores.[63,129] Ultimamente, as fraturas por estresse do membro superior vêm ganhando crescente atenção e tornaram-se mais numerosos os relatos de casos dessas lesões. Em sua grande maioria, essas lesões por estresse são consideradas de baixo risco e, para serem curadas, geralmente seu tratamento consiste apenas na modificação da atividade. Ao avaliar essas lesões, devem ser levadas em consideração torções repetidas, a sustentação do peso e a sobrecarga óssea com a contração muscular. Deve-se suspeitar de uma possível fratura por estresse em qualquer trabalhador ou atleta que execute movimentos repetitivos acima da cabeça e que esteja se queixando do surgimento de uma dor não traumática no membro superior depois de passar por um exame que não acuse alterações e que sente a dor apenas com a repetição da atividade.[63]

Na cintura escapular, no braço, no antebraço e no punho, a tensão é gerada pelo torque rotacional dos movimentos de balanço e arremesso, bem como pela tensão ou compressão gerada pela contração muscular.[130] Um terceiro mecanismo de geração do estresse ósseo no membro superior é a aplicação de uma carga axial repetitiva. Sinha et al.[116] revisaram casos de 40 fraturas por estresse das costelas e do membro superior. Esses autores observaram que indivíduos que executavam atividades de sustentação de peso com o membro superior (ginastas, animadoras de torcida) desenvolveram todas as fraturas por estresse distalmente ao cotovelo. Esse achado sugere que, com tais atividades, ocorre sobrecarga óssea significativa no aspecto distal do membro superior, e não em sua parte proximal.

Conforme mencionado anteriormente, muitas lesões por estresse no membro superior respondem satisfatoriamente ao tratamento conservador, que consiste em repouso e modificação da atividade. Uma das poucas fraturas por estresse do membro superior que talvez necessitem de intervenção cirúrgica é a fratura por estresse do olécrano, geralmente desenvolvida por atletas praticantes de arremesso. Embora seja possível obter consolidação dessa lesão com o tratamento conservador, se for detectada uma linha de fratura por estresse (lesão de grau 3) no processo olecraniano de um atleta arremessador, o tratamento ideal será a fixação interna.[2,41,112]

Fraturas por estresse vertebrais, pélvicas e sacrais

Espondilólise, ou uma fratura por estresse da região da *pars interarticularis* dos elementos posteriores das vértebras, ocorre mais comumente em pacientes que executam repetidas hiperextensões da coluna vertebral (ginastas, animadoras de torcida, mergulhadores, halterofilistas), sendo causa comum de dor lombar pediátrica.[77] Os níveis L4 e L5 são os mais comumente afetados. Os pacientes se apresentam com um início insidioso de dor lombar que evolui com queixas de espasmos significativos nas costas. Com frequência, essa lesão é equivocadamente diagnosticada como tensão lombar. Períodos curtos de repouso podem aliviar temporariamente a dor, mas normalmente o retorno à atividade resulta em imediata exacerbação dos sintomas.[25,77]

Ao exame, os indivíduos afetados podem exibir hiperlordose clínica, além de dor à palpação sobre os níveis vertebrais afetados e dor intensa e uma atitude de proteção muscular durante a extensão do tronco na posição em pé, sobre uma e duas pernas.[25] A dor também pode ser promovida pela rotação e extensão do tronco, extensão do quadril em pronação e extensão do tronco em pronação. Em geral, a avaliação neurológica tem resultado normal, mas ocasionalmente o paciente pode exibir uma radiculopatia associada.[77]

As radiografias apresentam baixa sensibilidade para fraturas por estresse da *pars interarticularis*.[25] Devem ser obtidas as projeções anteroposterior (AP), lateral e oblíqua bilateral. Se o resultado for positivo, poderá ser visualizado nas projeções oblíquas o defeito clássico de um "colarinho" no pescoço (*pars interarticularis*) do "cão terrier escocês". No entanto, nos últimos anos, as imagens radiográficas deixaram de ser utilizadas por causa da baixa sensibilidade e da elevada exposição à radiação. A técnica SPECT tem maior sensibilidade e está se tornando o exame de referência para o diagnóstico das fraturas por estresse da *pars interarticularis*[77] (Fig. 21.2). Além dessa técnica, um estudo de TC de seção fina (secções de 1,5-2 mm) pode ajudar na determinação da extensão e da idade de uma fratura por estresse nessa região. Além disso, uma combinação dos achados de SPECT e TC pode ajudar a determinar a probabilidade da consolidação, e talvez ajude a definir o protocolo terapêutico.[77]

Existe alguma controvérsia quanto ao protocolo terapêutico para as fraturas por estresse da *pars articularis*. Em princípio, são recomendáveis a modificação da atividade e a proibição da hiperextensão lombar. Se os sintomas persistirem, poderá ser aplicada uma órtese não rígida, como um espartilho. Depois de 2-4 semanas de repouso e de uso da órtese, o paciente deverá dar início a um regime de fisioterapia, envolvendo exercícios de estabilização do tronco, de fortalecimento central e de flexibilidade da coluna vertebral lombar.[77] Se a dor ainda estiver presente depois de 4 semanas, deverá ser considerado o uso de uma órtese toracolombossacral (TLSO) ou órtese de Boston antilordótica de baixo perfil, com o objetivo de retirar a carga dos elementos posteriores e evitar a hiperextensão. O tratamento deverá ter continuidade até que o paciente esteja assintomático. A consolidação completa, por sua vez, poderá demorar até 3-6 meses; e talvez deva se considerar um novo estudo de TC de corte axial para avaliação do grau de consolidação.[25]

O retorno à prática esportiva pode se dar em até 8 semanas se o paciente permanecer sem dor em repouso, em hiperextensão e durante a execução de atividades agravantes.[25] O paciente poderá ser tratado com fixação cirúrgica se a dor persistir, apesar do uso da órtese rígida, sobretudo se sintomas neurológicos estiverem presentes ou forem progressivos.[77]

Pelve e sacro

As fraturas por estresse da pelve e do sacro são incomuns e normalmente envolvem os ramos púbicos. Essas lesões ocorrem com maior frequência em mulheres, recrutas militares, corredores fundistas ou praticantes de *jogging* em seguida a aumentos na duração, na frequência ou na intensidade do exercício de impacto/carga.[55] Pacientes com fraturas por estresse dos ramos púbicos se apresentam com uma dor insidiosa na região inguinal, perineal ou do adutor que é aliviada pelo repouso. Pacientes com fraturas por estresse sacral se apresentam com uma dor vaga e de localização indefinida na área glútea ou inguinal.[42] Diante da apresentação desses sintomas, portanto, deve-se suspeitar fortemente de fratura por estresse.

Ao exame físico, o paciente pode demonstrar uma marcha antálgica, sensibilidade sobre os ramos púbicos ou incapacidade de permanecer de pé, sem apoio, sobre o lado afetado. Pacientes com fratura por estresse sacral também podem demonstrar dor durante a flexão, a abdução e a rotação lateral do quadril, além de aumento da dor quando solicitados a pular com a perna afetada. Em geral, esses pacientes exibirão amplitude de movimento normal para o quadril e coluna vertebral, mas se queixarão de dor inguinal profunda nos extremos dos movimentos do quadril.

Na maioria dos casos de fratura por estresse pélvica e também sacral, as primeiras radiografias se apresentam negativas.[25,42] Mais adiante, durante o processo de consolidação, pode-se observar um calo nas radiografias simples. Em geral, haverá necessidade de estudos de cintilografia ou de RM para o estabelecimento de um diagnóstico precoce. O tratamento exige a cessação das atividades de corrida e de salto, sustentação do peso protegida e repouso relativo que se prolongará por 6 semanas até 8 meses. Talvez haja necessidade de um breve período inicial de proibição da sustentação do peso, com base no nível de dor do paciente. Em geral, nos casos em que uma fratura for oportunamente diagnosticada, não haverá necessidade de cirurgia.

FRATURAS POR ESTRESSE DE MEMBRO INFERIOR

Fêmur

As lesões por estresse e as fraturas por fadiga podem ocorrer em diversos locais no fêmur. As áreas mais frequentemente envolvidas são a diáfise, a região intertrocantérica e o colo do fêmur. Como já mencionado, o lado de tensão (lado superior) do colo do fêmur é um local de alto risco para propagação da fratura. Nessa situação, um diagnóstico perdido ou estabelecido com atraso aumenta significativamente o risco que o paciente tem de desenvolver uma fratura completa potencialmente catastrófica.

Colo do fêmur

Ocorre mais frequentemente em corredores, dançarinos e recrutas militares; em muitos casos, o diagnóstico de fratura por estresse do colo do fêmur sofre atrasos de 5-13 semanas.[43,61,89] Ao contrário das fraturas por estresse da diáfise do fêmur, consideradas de baixo risco e que, portanto, consolidam com a modificação da atividade, fraturas do colo do fêmur são lesões de alto risco.[19,36] As fraturas por estresse no lado de tensão do colo do fêmur são as de mais alto risco para progressão da fratura.[19,36] Para o estabelecimento do diagnóstico, deve-se ter uma atitude de forte suspeita; comumente o paciente é um corredor com uma dor vaga no quadril ou virilha. É provável que o exame revele uma marcha antálgica e dor durante a palpação da virilha, do quadril ou do aspecto anterior do quadril, além de dor nos extremos da amplitude de movimento do quadril.[40,42,48,49] Também pode estar presente uma sutil limitação da flexão e da rotação medial, em presença ou ausência de um teste de rolamento da coxa positivo.[87]

Para a confirmação do diagnóstico, geralmente deve-se recorrer a cintilografia e/ou RM. A evidência radiográfica surgirá apenas depois do aparecimento dos sintomas, não havendo positividade até que tenha ocorrido alguma consolidação.[61] As radiografias têm alto percentual de resultados falso-negativos. A cintilografia ou a SPECT se revelaram técnicas úteis para o diagnóstico precoce, mas falso-negativos foram informados em até 12 dias após o início dos sintomas.[26] A RM está se tornando mais popular; este é um estudo sensível que identifica o edema medular em seu início, condição que desaparece em 8-12 semanas.[59,115]

As fraturas por estresse do colo do fêmur dependem de tratamento agressivo; as fraturas do córtex inferior devem ser tratadas com restrição da sustentação do peso por 6 ou mais semanas.[40,42,48,49] Devem-se obter radiografias semanais até que o paciente possa caminhar sem dor, com a ajuda de uma bengala. O retorno à prática esportiva ou a outras atividades vigorosas talvez tenha que ser adiado por até 2 anos.[114] Acredita-se que uma fratura por estresse no lado de tensão seja indicação para fixação cirúrgica com parafusos paralelos ou com um dispositivo com parafuso deslizante de quadril.[131] Se não ocorreu desvio, alguns autores defendem o repouso na cama como tratamento de primeira linha, sem que se recorra imediatamente à cirurgia.[9] Não obstante, a identificação da fratura por estresse no lado de tensão do colo do fêmur e a imediata implementação do tratamento apropriado são da máxima importância, para que não venham a ocorrer fratura completa, pseudartrose e possível evolução para osteonecrose da cabeça de fêmur.[40,42,48,49]

Fraturas por estresse da diáfise do fêmur

É mais comum que um diagnóstico de fratura por estresse da diáfise do fêmur seja estabelecido em praticantes de corrida, particularmente mulheres, e o local mais comum é a junção dos terços proximal e médio da diáfise do fêmur.[55,101,123] Como ocorre com a maioria das lesões ósseas por estresse, frequentemente a história do paciente revela aumento recente na frequência, na intensidade ou na duração de uma atividade repetitiva. Então, a dor durante a corrida torna-se presente também durante as atividades da vida diária e para a limitação funcional. O exame será positivo para dor antálgica, com amplitude de movimento normal do joelho e quadril. A palpação pode causar dor no aspecto anterior da coxa e o movimento de pular com a perna afetada reproduzirá essa dor. Num teste do ponto de apoio, ou da "perna pendente", o paciente deve ficar sentado sobre uma mesa de exame com a perna pendendo livremente. Em seguida, aplica-se uma força de flexão em três pontos da coxa; a borda da mesa funciona como ponto de apoio. A promoção da dor indica presença de fratura por estresse. A exemplo da maioria das lesões por estresse, as radiografias simples geralmente se apresentam negativas no início do curso da lesão. Em geral, o calo e uma linha de fratura radiolucente surgem 2-6 semanas depois do início dos sintomas. Para o estabelecimento do diagnóstico, talvez haja necessidade de cintilografia ou RM.

Habitualmente o tratamento conservador das fraturas por estresse da diáfise do fêmur é bem-sucedido. A intervenção de primeira linha consiste na sustentação do peso protegida com o uso de muletas durante 1-4 semanas, dependendo da gravidade dos sintomas e do grau radiológico da lesão. A modificação da atividade com treinamento funcional durante o período citado permite a manutenção do condicionamento aeróbico, da habilidade e da força do atleta. Se depois de transcorridas 2 semanas o paciente não estiver sentindo dor com as atividades da vida diária, poderá ser implementado um programa com exercícios de baixo impacto. O tempo transcorrido até a recuperação varia, mas autores informaram 5-10 semanas a contar do diagnóstico, com retorno à participação atlética integral depois de 8-16 semanas.

Fraturas por estresse do joelho e da perna

Patela

As fraturas por estresse da patela são raras, mas incômodas, e ocorrem com mais frequência em jogadores de basquete, futebol e atletas praticantes de salto em altura.[65,122] Os fatores de risco para uma fratura por estresse do lado de tensão (córtex anterior) da patela são uma contratura por flexão e/ou a coleta de um enxerto de tendão patelar para reconstrução do LCA.[122] A história revela dor no aspecto anterior do joelho, que piora com o salto. As características diagnósticas essenciais são uma sensibilidade pontual à palpação do aspecto anterior da patela e aumento da dor durante a extensão do joelho contrarresistência.[65] Os estudos radiográficos podem revelar linhas de fratura em direções longitudinais ou transversais, mas tais achados precisam ser diferenciados de uma patela bipartida ou tripartida.[122] Pela identificação do edema ósseo, uma cintilografia ou uma RM poderá esclarecer o diagnóstico.

Em decorrência das forças distrativas do mecanismo extensor, as fraturas transversas demonstram tendência para o desvio. Fraturas não desviadas são tratadas com uma órtese articulada para o joelho, aplicada com o joelho em extensão completa durante 4-6 semanas e, em seguida, com exercícios progressivos de amplitude de movimento e reabilitação do quadríceps.

As fraturas desviadas devem ser tratadas com redução aberta e fixação cirúrgica.[65] Fraturas em direção longitudinal ocorrem mais frequentemente na faceta lateral da patela; em caso de desvio, o fragmento lateral pode ser excisado. Em séries de casos publicadas, foi relatado que, em casos de fratura aguda sem desvio, pode ocorrer consolidação com imobilização e repouso relativo, mas é recomendável que fraturas crônicas ou com desvio sejam tratadas com redução aberta e fixação interna (RAFI).

Fraturas por estresse da diáfise da tíbia

As fraturas por estresse da tíbia representam 20-75% de todas as fraturas por estresse em atletas.[8,16] Para um tratamento efetivo das lesões por estresse nesse local anatômico, é preciso que seja estabelecida uma distinção entre síndrome do estresse tibial medial (canelite), fratura por estresse no lado da compressão e fratura por estresse do lado da tensão. O tipo mais predominante é uma fratura por estresse de baixo risco no córtex posteromedial (lado de compressão), e o tipo muito menos comum é a "temida linha negra" de alto risco do córtex anterolateral da parte central da diáfise (Fig. 21.9A).[54,128] Com ocorrência mais frequente em esportes ou atividades que dependem de corrida (p. ex., futebol, atletismo, basquete ou balé), inicialmente a dor surge logo depois da prática da atividade. Depois, a dor ocorre durante a corrida e evolui até afetar as atividades da vida diária. Ao exame, nota-se dor localizada com sensibilidade pontual no aspecto anterior ou medial da tíbia. Também podem estar presentes edema, um espessamento periosteal palpável e dor à percussão. No caso de grande suspeita antes do teste, pode-se fazer um "teste do diapasão" para a promoção de dor, mas em geral esse teste não é realizado por causa de seu alto percentual de falso-negativo e da limitada disponibilidade de equipamento apropriado.[81]

As radiografias poderão evidenciar o problema se os sintomas persistirem por 4-6 semanas. Uma cintilografia frequentemente demonstra uma captação fusiforme focal, diferente da captação linear observada na síndrome do estresse tibial medial.[28,39] Um estudo de RM será mais proveitoso para a definição do grau da lesão e também para o estabelecimento de um prognóstico para o retorno à prática esportiva (Figs. 21.1 e 21.4A, B).[46]

De início, o tratamento deve envolver certas etapas para o controle da dor e para a limitação, ou mesmo completa descontinuação, das atividades de corrida e salto. Talvez haja necessidade do uso de muletas, imobilização e sustentação do peso limitada, dependendo da gravidade dos sintomas e da classificação da fratura.[83,134] Se a fratura foi precocemente diagnosticada, com frequência poderá ser tratada pela limitação das atividades, mas ainda com participação em competições. Assim que o paciente estiver livre da dor, poderá ter início o *cross-training* ou um treinamento aeróbico de baixo impacto, com o objetivo de suplementar o treinamento durante um retorno gradual às atividades que envolvam corrida. No caso de lesões no lado da compressão, talvez haja necessidade de 2-12 semanas para a consolidação. Quanto às lesões no lado da tensão, o paciente conseguirá um retorno mais rápido à prática esportiva com uma fixação por haste intramedular (HM) (Fig. 21.9B).[27,128] As opções para o tratamento de lesões nesse local são: 4-6 meses de repouso, enxerto ósseo, estimulação elétrica ou uso de hastes intramedulares.[65] Nos casos em que o paciente ou atleta pretenda retornar ao treinamento para a prática esportiva com intensidade igual ou maior, em geral será recomendável o uso de hastes intramedulares.[105]

Maléolo medial

As fraturas por estresse do maléolo medial são relativamente raras e, em geral, estão associadas a esportes de corrida e salto.[95,113] Essas lesões são intrinsecamente instáveis e têm tendência a desenvolver pseudartrose.[104] Uma atitude de forte suspeita é a chave para

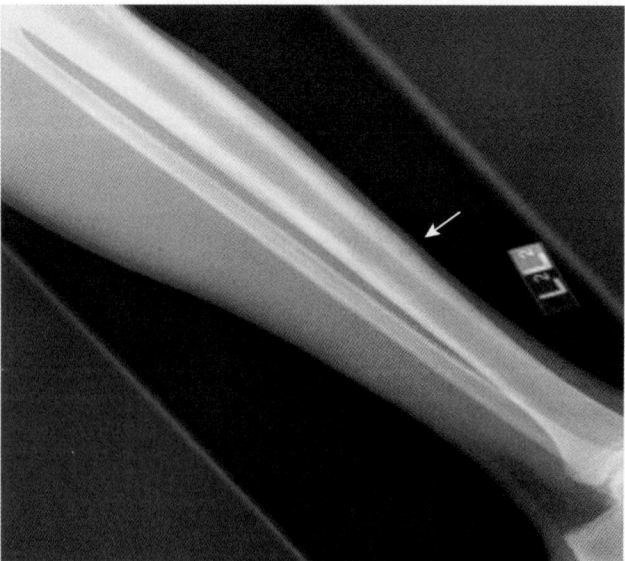
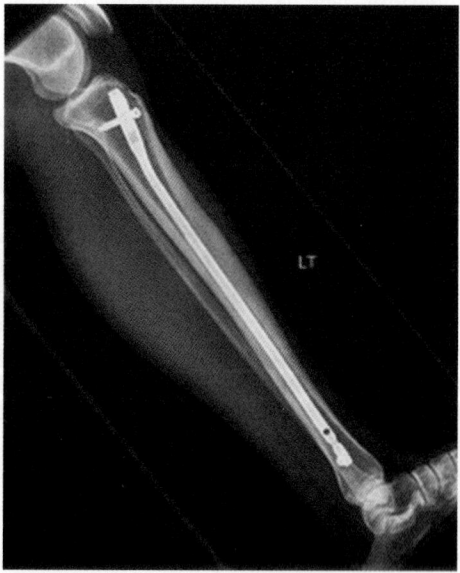

Figura 21.9 A: Exemplo de caso de uma jogadora universitária de futebol de 23 anos apresentando-se com dor crônica no aspecto anterior da tíbia e com fratura por estresse do córtex tibial anterior (*seta*). **B:** O tratamento final exigiu a fixação cirúrgica com uma haste intramedular com bloqueio estático. O espessamento cortical permanece evidente 6 meses após a cirurgia.

a identificação precoce de tais lesões, pois geralmente os pacientes se apresentam com dor de início insidioso no aspecto medial do tornozelo que aumenta com o exercício e é aliviada pelo repouso. O exame físico revela sensibilidade no maléolo medial à palpação e uma efusão da articulação do tornozelo. É importante que os pacientes também sejam avaliados para qualquer fator predisponente que possa contribuir para a sobrecarga de estresse na área, por exemplo, o alinhamento dos pés ou dos membros inferiores.[95,113] Em particular, alinhamento em varo pode causar sobrecarga medial.[93] Nas radiografias, a linha de fratura se prolonga vertical ou horizontalmente, a partir da superfície medial do platô tibial.

O tratamento de uma fratura incompleta preconiza a proibição da sustentação do peso e imobilização, com reabilitação gradual em indivíduos de baixa demanda. Em atletas de alta demanda e nos que pretendem um rápido retorno à participação nos esportes, pode ser justificada uma abordagem mais agressiva. Fraturas completas devem ser tratadas com redução aberta e fixação por parafuso maleolar. Como ocorre com as fraturas traumáticas do tornozelo, quase todos os pacientes conseguem retornar às suas atividades integrais cerca de 6-8 semanas após a cirurgia. A presença de pseudartrose em uma fratura por estresse do maléolo medial tornará necessário o tratamento com enxerto ósseo e fixação por parafuso.[104]

Fíbula

As fraturas por estresse da fíbula também são raras, graças ao limitado grau de estresse causado pela sustentação do peso nesse osso. O local mais comum é o terço distal da diáfise, num ponto imediatamente proximal à sindesmose tibiofibular distal. Essas lesões podem estar associadas a uma pronação excessiva e a um retropé em valgo.[88] Geralmente os pacientes se apresentam com dor no aspecto lateral da perna e do pé, acompanhada de inchaço; além disso, pode estar ocorrendo uma claudicação perceptível. A sensibilidade pontual pode ser promovida pela palpação do osso ou com um teste de compressão da sindesmose. O tratamento inicial recomendado é a sustentação do peso nos limites da tolerância do paciente em uma órtese protetora para a fratura; em seguida, o paciente retornará gradualmente à atividade, tão logo a dor e o inchaço tenham desaparecido. Se o diagnóstico foi prontamente estabelecido, o atleta poderá retornar à participação depois de 3-6 semanas de repouso.[18] A consolidação completa ocorrerá dentro de aproximadamente 8-12 semanas.

Fraturas por estresse do pé

Calcâneo

As fraturas por estresse do calcâneo ocorrem com maior frequência em corredores fundistas e em recrutas militares, em decorrência da repetida aplicação de carga sobre o calcanhar com as atividades envolvendo sustentação do peso. Os pacientes se apresentam com uma dor difusa de início insidioso no calcanhar durante a corrida, que pode aumentar quando o indivíduo caminha nas pontas dos dedos ou durante a fase de perda de contato dos dedos durante a corrida. O exame revela edema e um teste positivo de "compressão do calcanhar". Nesse teste, o corpo do calcâneo é comprimido entre as palmas das duas mãos. Também pode ocorrer aumento da dor com um teste de pular no mesmo lugar.

As radiografias simples se tornam positivas depois de 2-4 semanas. A essa altura, será possível visualizar uma linha esclerótica com um calo perpendicular às linhas das trabéculas da tuberosidade do calcâneo. Habitualmente, a cintilografia e a RM também demonstram aumento de osso reativo nessa região, o que confirma o diagnóstico. O tratamento inicial consiste na redução da atividade e no uso de palmilhas almofadadas para o calcanhar, até que os sintomas tenham melhorado e a consolidação fique evidenciada nas radiografias. Se o paciente estiver sentindo dor ao caminhar, poderá haver necessidade do uso de um aparelho gessado ou órtese, e um breve período com proibição da sustentação do peso. Estima-se que o tempo até a volta à participação na prática esportiva seja de 3-8 semanas.

Navicular do tarso

Antes consideradas raras, atualmente as fraturas por estresse do navicular são identificadas em atletas praticantes de salto e corrida.[14,29,30,58,79] Trata-se de uma fratura por estresse de alto risco.[19,65,78] Os pacientes se apresentam com sintomas vagos no mediopé e no arco medial, com surgimento insidioso, que frequentemente leva a atrasos no diagnóstico;[110,125,126] e o diagnóstico final pode sofrer atraso de 2-7 meses.[71,126] Ao exame, o paciente informa uma sensibilidade no "ponto N" (ou seja, o aspecto dorsal do navicular), mas a dor pode ser difusa e não localizada. A continuação da atividade de sustentação do peso pode retardar o processo de consolidação, o que resultará em progressão para uma fratura completa ou para pseudartrose. Assim, a dor no mediopé em um atleta praticante de corrida ou salto implica alto índice de suspeita e um tratamento imediato e agressivo.

Tendo em vista que, em sua maioria, as fraturas ocorrem no plano sagital e no terço central do córtex navicular dorsal, geralmente as radiografias são negativas.[86] Foi sugerido que esse local tenha irrigação sanguínea insuficiente, o que predispõe o osso para lesões relacionadas ao estresse.[56,96] Essa região também foi correlacionada com o plano de máximo estresse de cisalhamento durante uma combinação de flexão plantar e pronação.[34,52,72] As anomalias associadas no pé que podem predispor o paciente para esse tipo de fratura são: metatarsal I curto, metatarsal II longo ou coalizão calcaneonavicular.[98,125,126]

A cintilografia pode confirmar o diagnóstico, mas talvez haja necessidade de um estudo de TC (Fig. 21.3) ou RM para determinar as exatas localização e extensão da fratura e o grau de consolidação ou para diagnosticar uma pseudartrose.[86] A chave para um resultado bem-sucedido no tratamento dessa lesão é o diagnóstico precoce, seguido por um tratamento agressivo.[111] A literatura contemporânea apoia o tratamento conservador das fraturas incompletas, sendo recomendável a proibição da sustentação do peso em um aparelho gessado durante 6-8 semanas, seguido pela reabilitação gradual.[97,100,125] Por ocasião do retorno à prática esportiva, deve-se considerar o uso de órtese, caso o paciente sofra de alguma anormalidade óssea ou tenha biomecânica inadequada.[72]

Em geral, a decisão em favor de um tratamento cirúrgico para o tratamento de fratura do navicular tem sido destinada às fraturas completas e/ou que demonstrem evidência de esclerose nas margens.[86] Sugere-se a fixação cirúrgica com ou sem uso de enxerto ósseo para aqueles pacientes nos quais o tratamento conservador foi malsucedido.[45,70,71,100] Em razão da irrigação sanguínea insuficiente para a região onde a fratura ocorreu, é fundamental que o local fraturado seja imobilizado em seguida à cirurgia, até que tenha ocorrido a consolidação radiográfica.[98]

Fraturas por estresse do metatarso

Metatarsais I-IV

Em geral, as fraturas por estresse dos metatarsais I-IV são consideradas lesões de baixo risco. Excluindo-se o metatarso V, as fraturas por estresse do metatarsal I representam 10% de todas as lesões metatarsais por estresse, e estão associadas a pronação excessiva durante a corrida. As 90% restantes estão distribuídas entre os metatarsos II, III e IV.[44] As lesões por estresse nesses ossos estão associadas a corridas acima de 30 km/semana. Deformidade de pé chato aumenta o estresse dos impactos nos quatro metatarsais mediais. Em corredores, quase todas as lesões ocorrem no aspecto distal da diáfise. No entanto, em bailarinos, as fraturas podem ocorrer proximalmente, frequentemente envolvendo a borda medial do metatarsal II, em razão da sustentação do peso na posição *en pointe*. Os pacientes se apresentam com dor localizada e inchaço não explicados por trauma e informam que o surgimento dos sintomas ocorreu em seguida a um aumento na intensidade do treinamento. Uma cuidadosa inspeção do pé poderá revelar arcos baixos, pronação excessiva durante a corrida e sensibilidade pontual sobre o metatarsal envolvido. Com frequência, a dor é exacerbada com a inversão do pé.[44]

O ortopedista deverá solicitar radiografias AP, laterais e oblíquas com sustentação do peso. Se o paciente for um bailarino com dor no metatarsal II, talvez haja necessidade de obter projeções oblíquas medial e lateral do pé, para que o osso envolvido seja completamente avaliado. O tratamento envolve repouso e o uso de um calçado com sola rígida, com o objetivo de minimizar os estresses por flexão ao longo do mediopé.[44] No caso dos atletas, é recomendável um recondicionamento gradual, com progressão da aplicação repetida de carga, por exemplo, corrida na piscina, evolução para o ciclismo e, em seguida, corrida em terra, para que o condicionamento cardiovascular seja mantido e, além disso, seja evitada a progressão da lesão. Tão logo a fratura tenha se consolidado, devem ser prescritas mortises nos casos de anormalidades no alinhamento ósseo anormal ou na biomecânica do pé. Em bailarinos, as fraturas por estresse no aspecto proximal do metatarsal II podem evoluir para pseudartrose; portanto, tais lesões devem ser agressivamente tratadas com a aplicação de um aparelho gessado ou órtese para fratura até que o clínico tenha constatado uma consolidação radiográfica (normalmente em 6-8 semanas).

Metatarsal V

Considera-se que a parte proximal do metatarsal V seja um local de alto risco para ocorrência de fraturas por estresse. Em razão da irrigação sanguínea insuficiente para a área afetada, tanto lesões por estresse como lesões traumáticas exibem tendência para a pseudartrose.[1,120,121] A Figura 21.10 demonstra as três zonas da parte proximal do metatarsal V. A zona I representa a tuberosidade; a zona II, a linha divisória, ou área avascular na junção metafisária-diafisária.[116] A zona III representa a diáfise proximal. Fraturas ocorrentes na zona II implicam maior risco para retardo na consolidação, em decorrência da limitada vascularização para esse local.[1,120,124] De comum ocorrência em jogadores de basquete e em corredores, essas lesões se apresentam com dor de início insidioso no aspecto lateral do pé, que piora durante e após a atividade de corrida ou salto.[120] A dor perdurará se a atividade causal tiver continuidade. Não é raro que uma fratura aguda venha a ocorrer dias a semanas após o início da dor. Na avaliação clínica, pode-se perceber uma sensibilidade pontual diretamente sobre a fratura.[124] Em geral, as radiografias simples revelam uma alteração esclerótica em torno do local fraturado (Fig. 21.5). Apenas ocasionalmente haverá necessidade da cintilografia para o diagnóstico, mas essa técnica (ou um estudo de RM) poderá ser empregada diante de uma suspeita de fratura oculta.

A exemplo do que ocorre com todos os locais anatômicos de alto risco, o tratamento para fraturas por estresse da parte proxi-

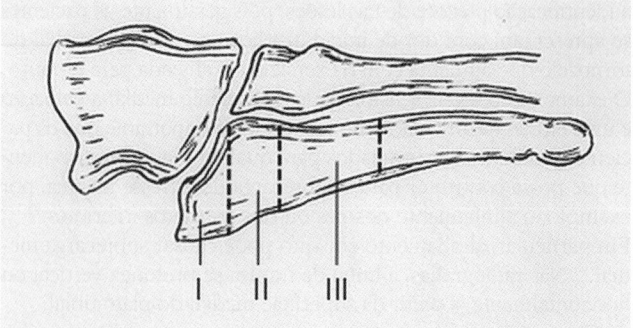

Figura 21.10 Ilustração demonstrando as três zonas do aspecto proximal do metatarsal V. Zona I, tuberosidade; zona II, zona da linha divisória (avascular) na junção metafisária-diafisária; zona III, diáfise proximal.[124]

mal do metatarsal V deve ser agressivo.[33,35] Em indivíduos não atletas, é recomendável o uso de um aparelho gessado curto aplicado à perna sem sustentação do peso ou uma órtese de fratura durante 6-8 semanas. Poderá haver necessidade de uma imobilização mais prolongada para os casos em que não houve evidência radiográfica de consolidação durante esse período.[33] Considerando o tempo para consolidação potencialmente prolongado e o risco de refratura ou pseudartrose em seguida ao tratamento conservador, nota-se atualmente uma forte tendência em favor do uso da fixação cirúrgica como tratamento primário.[51,76,80,90] Essa tendência é compartilhada pelos autores deste capítulo.

Em atletas de alta demanda, a fixação por parafuso intramedular (IM) com um parafuso canulado de 4 ou 4,5 mm permite um retorno mais acelerado à prática esportiva, pois foi demonstrado que o uso exclusivo de um aparelho gessado nessa população resulta em alto percentual de insucesso.[99,103] Se os exames não demonstrarem presença de pseudartrose, normalmente não haverá necessidade de enxerto ósseo por ocasião da fixação intramedular. A sustentação do peso deverá ter início 7-14 dias após a operação, e o treinamento progredirá ao longo de 9 semanas, até a prática da atividade sem restrições. Em pacientes com fraturas na zona II ou III, pode-se esperar que o retorno à prática esportiva ocorra aproximadamente 3-9 semanas após a cirurgia.[126] Contudo, permanece o risco de pseudartrose e de quebra do parafuso por fadiga do material.[136]

Sesamoides

A fratura por estresse de um sesamoide é de diagnóstico raro e de difícil estabelecimento. Essa lesão precisa ser diferenciada da sesamoidite, do sesamoide bipartido e tripartido, de hálux rígido e de um calo de tecido mole doloroso.[127] O sesamoide medial é o mais frequentemente envolvido. Tendo em vista que a maior parte do peso do corpo é transferida por meio do aspecto medial do metatarsal I durante a fase de perda de contato dos dedos do pé na atividade, o sesamoide medial receberá tanto estresses tênseis como compressivos.[65] Tipicamente, os pacientes com essa lesão se apresentam com dor localizada na superfície plantar da cabeça do metatarsal I, que piora com a sustentação do peso e durante a fase de perda de contato dos dedos no ciclo da marcha. No exame físico, a presença de dor à palpação, dor durante a flexão plantar ativa do hálux contrarresistência e dor sobre os sesamoides durante o estiramento em flexão dorsal completa da primeira articulação metatarsofalângica são indicadores positivos.[127] É verdadeiramente desafiador o estabelecimento de um diagnóstico radiográfico de fratura por estresse de sesamoide. Com frequência, outras técnicas de imagem, como a cintilografia ou a

RM, se farão necessárias para a identificação do edema medular e para a diferenciação entre uma fratura por estresse e um sesamoide bipartido.

O tratamento inicial recomendável é o tratamento conservador com 6 semanas de imobilização em um aparelho gessado sem sustentação do peso, com a finalidade de prevenir a flexão dorsal do primeiro raio.[65] O objetivo principal é a retirada de carga do metatarsal I. Depois da aplicação do aparelho gessado, também se deve levar em consideração o uso de dispositivos ortóticos no calçado. A resolução completa dessa fratura e de seus sintomas pode levar 4-6 meses.[88] A excisão cirúrgica é recomendável para casos de retardo da consolidação ou de dor crônica.[106] No entanto, a remoção completa do sesamoide medial pode resultar no enfraquecimento da inserção do flexor curto do hálux na falange proximal, o que, por sua vez, resultaria em um desvio em valgo do hálux. Também foi sugerida uma sesamoidectomia parcial como alternativa para a sesamoidectomia completa, com o intuito de resolver efetivamente os sintomas e de manter uma mecânica normal do hálux.[65] A cirurgia é considerada recurso derradeiro, e em geral deve ser evitada em atletas.

PREVENÇÃO DE FRATURAS POR ESTRESSE

Prevenção é o tratamento ideal das lesões ósseas por estresse. Deve-se fazer uma estimativa do risco para o atleta nas avaliações precedentes à participação, sobretudo naqueles indivíduos com história de fraturas por estresse prévias.[37,64] São recomendáveis a correção da amenorreia em mulheres e a suplementação com cálcio e vitamina D, além de um ajuste ideal do quadro nutricional. Caso sejam diagnosticadas anormalidades biomecânicas, deve ser levado em consideração o uso de órteses apropriadamente planejadas como medida corretiva inicial. No entanto, talvez haja necessidade de uma análise da marcha, uma forma apropriada de correr e mudanças na técnica, para que futuras lesões não venham a ocorrer.

RESUMO

Em geral, o diagnóstico de uma fratura por estresse é tarefa simples, se o clínico mantiver uma forte suspeita e se forem obtidos os estudos de imagem apropriados. Essas lesões são comuns particularmente em atletas de resistência e em recrutas militares. O sistema de classificação dos autores para as fraturas por estresse caracteriza essas lesões com base nos sintomas do paciente e também em sua posição em um *continuum* radiográfico de gravidade. Nosso algoritmo terapêutico recomendado também estratifica essas lesões como de alto ou baixo risco, com base no ambiente biomecânico em que estão situadas. Basicamente, as fraturas por estresse de alto risco sofrem a carga em tensão, exibem uma história natural insatisfatória e comumente necessitam de intervenção cirúrgica. As fraturas por estresse de baixo risco são, mais frequentemente, aquelas que sofrem a carga em compressão, têm melhor prognóstico e provavelmente não evoluirão para uma fratura completa. O objetivo desse algoritmo é oferecer ao clínico um conjunto de orientações gerais para o tratamento de fraturas por estresse com base nos achados da literatura recentemente publicada, além da experiência clínica dos autores. O algoritmo não deve ser interpretado como um conjunto de regras terapêuticas rígidas. O tratamento das fraturas por estresse deve ser individualizado para cada paciente, levando em consideração local da lesão (baixo risco vs. alto risco), grau (extensão do acúmulo de microlesões), nível de atividade do indivíduo, situação competitiva e tolerância ao risco.

REFERÊNCIAS BIBLIOGRÁFICAS

1. Agarwal A. Jones' fracture. *Tex Med*. 1993;89(6):60–61.
2. Ahmad C, ElAttrache NS. Valgus extension overload syndrome and stress injury of the olecranon. *Clin Sports Med*. 2004;23(4):665–676.
3. Albe E, Youngber R. Occult fractures of the femoral neck. *Am J Sports Med*. 1994;17:65–76.
4. Amendola A, Sitler D. *MRI of the Foot and Ankle: The Orthopaedic Surgeon's Perspective in Practical MR Imaging of the Foot and Ankle*. Boca Raton, FL: CRC Press LLC; 2000.
5. Anderson M, Greenspan A. Stress fractures. *Radiology*. 1966;199:1–12.
6. Anderson M. Imaging of upper extremity stress fractures in the athlete. *Clin Sports Med*. 2006;25(3):489–504.
7. Arendt EA, Griffiths HJ. The use of MR imaging in the assessment and clinical management of stress reactions of bone in high-performance athletes. *Clin Sports Med*. 1997;16:291–306.
8. Arendt EA, Agel J, Heikes C, et al. Stress injuries to bone in college athletes. *Am J Sports Med*. 2003;31(6):959–968.
9. Aro H, Dahlstrom S. Conservative management of distraction-type stress fractures of the femoral neck. *J Bone Joint Surg Br*. 1986;68:65–67.
10. Baker J, Frankel VH, Burstein A. Fatigue fractures: Biomechanical considerations. *J Bone Joint Surg Am*. 1972;54:1345–1346.
11. Balius R, Pedret C, Estruch A, et al. Stress fractures of the metacarpal bones in adolescent tennis players. *Am J Sports Med*. 2010; 38(6):1215–1220.
12. Banks K, Ly JQ, Beall BP, et al. Overuse injuries of the upper extremity in the competitive athlete. *Curr Probl Diagn Radiol*. 2005;34(4):127–142.
13. Barrow GW, Saha S. Menstrual irregularity and stress fractures in collegiate female distance runners. *Am J Sports Med*. 1988;16:209–216.
14. Bartz RL, Marymont JV. Tarsal navicular fractures in major league baseball players at bat. *Foot and Ankle International*. 2001;22(11):908–910.
15. Bennell K, Brukner P. Epidemiology and site specificity of stress fractures. *Clin Sports Med*. 1997;16:179–196.
16. Bennell KL, Malcolm SA, Thomas SA, et al. The incidence and distribution of stress fractures in competitive track and field athletes. A twelve-month prospective study. *Am J Sports Med*. 1996;24(2):211.
17. Blickenstaff LD, Morris JM. Fatigue fractures of the femoral neck. *J Bone Joint Surg Am*. 1966;48:1031–1047.
18. Boden B, Osbahr DC, Jimenez C. Low-risk stress fractures. *Am J Sports Med*. 2001; 29(1):100–111.
19. Boden B. High-risk stress fractures: Evaluation and treatment. *J Am Acad Orthop Surg*. 2000;8:344–353.
20. Bradshaw C, Khan K, Brukner P. Stress fracture of the body of the talus in athletes demonstrated with computer tomography. *Clin J Sport Med*. 1996;6:48–51.
21. Breithaupt MD. Zur pathologie des menschlichen fusses. *Med Zeitung*. 1855;36:169–171,37:175–177.
22. Brukner P, Bradshaw C, Bennell K. Management of common stress fractures: Let risk level guide treatment. *Phys Sportsmed*. 1998;26(8):39–47.
23. Brukner P, Bradshaw C, Khan KM, et al. Stress fractures: A review of 180 cases. *Clin J Sport Med*. 1996;6(2):85–89.
24. Brukner P. Stress fractures of the upper limb. *Sports Med*. 1998;26:415–424.
25. Brukner P, Bennell K, Matheson G. Stress fractures of the trunk. In: Brukner P, ed. *Stress Fractures*. Victoria: Blackwell Science; 1999:119–138.
26. Bryant L, Song WS, Banks KP, et al. Comparison of planar scintigraphy alone with SPECT for the initial evaluation of femoral neck stress fractures. *Am J Roentgenol*. 2008;191:1010–1015.
27. Chang PS, Harris RM. Intramedullary nailing for chronic tibial stress fractures: A review of five cases. *Am J Sports Med*. 1996;24:688–692.
28. Chisin R, Milgrom C, Giladi M, et al. Clinical significance of nonfocal scintigraphic findings in suspected tibial stress fractures. *Clin Orthop Relat Res*. 1987;220:200–205.
29. Coris EE, Lombardo JA. Tarsal navicular stress fractures. *Am Fam Physician*. 2003; 67(1):85–90.
30. Coughlin M. Tarsal navicular stress fractures. *Tech Foot Ankle Surg*. 2002;1(2):112–122.
31. Coughlin MJ, Grimes JS, Traughber PD, et al. Comparison of radiographs and CT scans in the prospective evaluation of the fusion of hindfoot arthrodesis. *Foot Ankle Int*. 2006;27(10):780–787.
32. Daffner RH, Pavlov H. Stress fractures: Current concepts. *Am J Roentgenol*. 1992;159: 245–252.
33. Dameron TB Jr. Fractures of the proximal fifth metatarsal: Selecting the best treatment option. *J Am Acad Orthop Surg*. 1995;3:110–114.
34. Daniels T, DiGiovanni C, Lau JTC, et al. Prospective clinical pilot trial in a single cohort group of rhPDGF in foot arthrodesis. *Foot Ankle Int*. 2010;31(6):473–479.
35. DeLee JC, Evans JP, Julian J. Stress fracture of the fifth metatarsal. *Am J Sports Med*. 1983;11:349–353.
36. Devas MB. Stress fractures of the femoral neck. *J Bone Joint Surg Br*. 1965;47:728–738.
37. Diehl J, Best TM, Kaeding CC. Classification and return-to-play consideration for stress fractures. *Clin Sports Med*. 2006;25(1):17–28.
38. Drinkwater BL, Nilson K, Chesnut CH III, et al. Bone mineral content of amenorrheic and eumenorrheic athletes. *N Engl J Med*. 1984;311:277–281.
39. Dutton J. Clinical value of grading the scintigraphic appearances of tibial stress fractures in military recruits. *Clin Nucl Med*. 2002;27(1):18–21.
40. Egol K. Stress fractures of the femoral neck. *Clin Orthop Relat Res*. 1998;348:72–78.
41. El Attrache NS, Ahmed CS. Valgus extension overload syndrome and olecranon stress fractures. *Sports Med Arthrosc Rev*. 2003;11:25–29.
42. Eller DJ, Katz DS, Bergman AG, et al. Sacral stress fractures in long-distance runners. *Clin J Sport Med*. 1997;7:222–225.
43. Ernst J, et al. Stress fracture of the neck of the femur. *J Trauma*. 1964;4:71–83.
44. Fetzer G, Wright RW. Metatarsal shaft fractures and fractures of the proximal fifth metatarsal. *Clin Sports Med*. 2006;25:139–150.
45. Fitch KD, Blackwell JB, Gilmour WN. Operation for the non-union of stress fracture of the tarsal navicular. *J Bone Joint Surg Br*. 1989;71:105–110.
46. Fredericson M, Bergman AG, Hoffman KL, et al. Tibial stress reaction in runners: Correlation of clinical symptoms and scintigraphy with a new magnetic resonance imaging grading system. *Am J Sports Med*. 1995;23:472–481.
47. Fredericson M, Jennings F, Beaulieu C, et al. Stress fractures in athletes. *Top Magn Reson Imaging* 2006;17(5):309–325.

48. Fullerton LR Jr, Snowdy HA. Femoral neck stress fractures. *Am J Sports Med.* 1988; 16:365–377.
49. Fullerton L. Femoral neck stress fractures. *Sports Med.* 1990;9(3):192–197.
50. Gaeta M, Minutoli F, Vinci S, et al. High-resolution CT grading of tibial stress reactions in distance runners. *Am J Roentgenol.* 2006;187:789–793.
51. Glasgow MT, Naranja RJ Jr, Glasgow SG, et al. Analysis of failed surgical management of fractures of the base of the fifth metatarsal distal to the tuberosity: The Jones fracture. *Foot Ankle Int.* 1996;17:449–457.
52. Goergen TG, Venn-Watson EA, Rossman DJ, et al. Tarsal navicular stress fractures in runners. *Am J Roentgenol.* 1981;136(1):201–203.
53. Greaney RB, Gerber FH, Laughlin RL, et al. Distribution and natural history of stress fractures in U.S. Marine recruits. *Radiology.* 1983;146:339–346.
54. Green NE, Rogers RA, Lipscomb AB. Nonunions of stress fractures of the tibia. *Am J Sports Med.* 1985;13:171–176.
55. Hod N, Ashkenazi I, Levi Y, et al. Characteristics of skeletal stress fractures in female military recruits of the Israel Defense Forces on bone scintigraphy. *Clin Nucl Med.* 2006;31:742–749.
56. Hulkko A, Orava S, Peltokallio P, et al. Stress fracture of the navicular bone: Nine cases in athletes. *Acta Orthop Scand.* 1985;56(6):503–505.
57. Hulkko A, Orava S Stress fractures in athletes. *Int J Sports Med.* 1987;8:221–226.
58. Hunter LY. Stress fracture of the tarsal navicular: More frequent than we realize? *Am J Sports Med.* 1981;9(4):217–219.
59. Ishibashi Y, Okamura Y, Otsuka H, et al. Comparison of scintigraphy and MRI for stress injuries of bone. *Clin J Sport Med.* 2002;12(2):79–84.
60. Jensen J. Stress fracture in the world class athlete: A case study. *Med Sci Sports Exerc.* 1998;30:783–787.
61. Johansson C, Ekenman I, Törnkvist H, et al. Stress fractures of the femoral neck in athletes. The consequence of a delay in diagnosis. *Am J Sports Med.* 1990;18:524–528.
62. Jones BH, Harris JM, Vinh TN, et al. Exercise-induced stress fractures and stress reactions of bone: Epidemiology, etiology, and classification. *Exerc Sport Sci Rev.* 1989;17: 379–422.
63. Jones G.. Upper extremity stress fractures. *Clin J Sport Med.* 2006;25(1):159–174.
64. Kaeding CC, Yu JR, Wright R, et al. Management and return to play of stress fractures. *Clin J Sport Med.* 2005;15(6):442–447.
65. Kaeding CC, Spindler KP, Amendola A. Management of troublesome stress fractures. *Instr Course Lect.* 2004;53:455–469.
66. Kaeding, C, Miller T. The comprehensive description of stress fractures: A new classification system. *J Bone Joint Surg Am.* 2013;95:1214–1220.
67. Kaeding CC, Najarian RG. Stress fractures: Classification and management. *Phys Sportsmed.* 2010;38(3):45–54.
68. Keaveny TM, Hayes WC. Mechanical properties of cortical and trabecular bone. In: Hall BK, ed. *Bone.* Vol 7. Boca Raton, FL: CRC Press; 1993:285–344.
69. Kempfer G, et al. Stress fracture and nuclear medicine. *Rev Bras Med Esporte.* 2004; 10(6):532–534.
70. Khan KM, Brukner PD, Kearney C, et al. Tarsal navicular stress fracture in athletes. *Sports Med.* 1994;17(1):65–76.
71. Khan KM, Fuller PJ, Brukner PD, et al. Outcome of conservative and surgical management of navicular stress fracture in athletes: Eighty-six cases proven with computerized tomography. *Am J Sports Med.* 1992;20(6):657–666.
72. Kitaoka H, Luo Z, An K. Contact features of the talonavicular joint of the foot. *Clin Orthop Relat Res.* 1996;325:290–295.
73. Kiuru MJ, Pihlajamäki HK, Perkiö JP et al. Dynamic contrast-enhanced MRI in symptomatic bone stress of the pelvis and the lower extremity. *Acta Radiol.* 2001;42(3):277–285.
74. Koch JC. The laws of bone architecture. *Am J Anat.* 1917;21:177–298.
75. Korpelainen R, Orava S, Karpakka J, et al. Risk factors for recurrent stress fractures in athletes. *Am J Sports Med.* 2001;29:304–310.
76. Larson CM, Almekinders LC, Taft CN, et al. Intramedullary screw fixation of Jones fractures: Analysis of failure. *Am J Sports Med.* 2002;30:55–60.
77. Lawrence JP, Greene HS, Grauer JN. Back pain in athletes. *J Am Acad Orthop Surg.* 2006;14(13):726–735.
78. Lee JK, Yao L. Stress fractures: MR imaging. *Radiology.* 1988;169:217–220.
79. Lee S, Anderson RB. Stress fractures of the tarsal navicular. *Foot Ankle Clin.* 2004;9(1):85–104.
80. Lehman RC, Torg JS, Pavlov H, et al. Fractures of the base of the fifth metatarsal distal to the tuberosity: A review. *Foot Ankle.* 1987;7:245–252.
81. Lesho EP. Can tuning forks replace bone scans for identification of tibial stress fractures? *Mil Med.* 1997;162(12):802–803.
82. Li GP, Zhang SD, Chen G, et al. Radiographic and histologic analyses of stress fracture in rabbit tibias. *Am J Sports Med.* 1985;13:285–294.
83. Matheson G, Bruckner P. Pneumatic leg brace after tibial stress fracture for faster return to play. *Clin J Sport Med.* 1998;8:66.
84. Matheson GO, Clement DB, McKenzie DC, et al. Stress fractures in athletes: A study of 320 cases. *Am J Sports Med.* 1987;15:46–58.
85. McBryde AM Jr. Stress fractures in athletes. *J Sports Med.* 1975;3(5):212–217.
86. McCormick JJ, Bray CC, Davis WH et al. Clinical and computed tomography evaluation of surgical outcomes in tarsal navicular stress fractures. *Am J Sports Med.* 2011; 39(8):1741–1748
87. McKeag D, Moeller J. *Primary Care Sports Medicine.* Philadelphia, PA: The American College of Sports Medicine; 2007:449.
88. Meyer SA, Saltzman CL, Albright JP. Stress fractures of the foot and leg. *Clin Sports Med.* 1993;12:395–413.
89. Milgrom C, Giladi M, Stein M, et al. Stress fractures in military recruits: A prospective study showing an unusually high incidence. *J Bone Joint Surg Br.* 1985;67:732–735.
90. Mindrebo NK, Shelbourne D, Van Meter CD, et al. Outpatient percutaneous screw fixation of the acute Jones fracture. *Am J Sports Med.* 1993;21:720–723.
91. Monteleone GP Jr. Stress fractures in the athlete. *Orthop Clin North Am.* 1995;2:423–432.
92. Morris JM, Blickenstaff LD. *Fatigue Fractures: A Clinical Study.* Springfield, IL: Charles C. Thomas; 1967:3–6.
93. Niva MH, Sormaala MJ, Kiuru MJ et al. Bone stress injuries of the ankle and foot: An 86-month magnetic resonance imaging-based study of physically active young adults. *Am J Sports Med* 2007;35(4):643–649.
94. Noakes TD, Smith JA, Lindenberg G, et al. Pelvic stress fractures in long distance runners. *Am J Sports Med.* 1985;13:120–123.
95. Orava S, Hulkko A. Delayed unions and nonunions of stress fractures in athletes. *Am J Sports Med.* 1988;16:378–382.
96. Orava S, Karpakka J, Taimela S, et al. Stress fracture of the medial malleolus. *J Bone Joint Surg Am.* 1995;77-A:362.
97. Ostlie DK, Simons SM. Tarsal navicular stress fracture in a young athlete: Case report with clinical, radiologic, and pathophysiologic correlations. *J Am Board Fam Pract.* 2001;14(5):381–385.
98. Pavlov H, Torg J, Freiberger R. Tarsal navicular stress fractures: radiographic evaluation. *Radiology.* 1983;148(3):641–645.
99. Porter DA, Duncan M, Meyer SJF. Fifth metatarsal Jones fracture fixation with a 4.5 mm cannulated stainless steel screw in the competitive and recreational athlete: A clinical and radiographic evaluation. *Am J Sports Med.* 2005;33:726–733.
100. Potter NJ, Brukner PD, Makdissi M, et al. Navicular stress fractures: Outcomes of surgical and conservative management. *Br J Sports Med.* 2006;40(8):692–695.
101. Pouilles JM, Bernard J, Tremollières F, et al. Femoral bone density in young male adults with stress fractures. *Bone.* 1989;10:105–108.
102. Prather JL, Nusynowitz ML, Snowdy HA, et al. Scintigraphic findings in stress fractures. *J Bone Joint Surg Am.* 1977;59:869–874.
103. Reese K, Litsky A, Kaeding C, et al. Cannulated screw fixation of Jones fractures: A clinical and biomechanical study. *Am J Sports Med.* 2004;32:1736–1742.
104. Reider B, Falconiero R, Yurkofsky J. Nonunion of a medial malleolus stress fracture: A case report. *Am J Sports Med.* 1993;21:478–481.
105. Rettig AC, Shelbourne KD, McCarroll JR, et al. The natural history and treatment of delayed union stress fractures of the anterior cortex of the tibia. *Am J Sports Med.* 1988; 16(3):250–255.
106. Richardson EG. Injuries to the hallucal sesamoids in the athlete. *Foot Ankle.* 1987; 7:229–244.
107. Romani W, Perrin DH, Dussault RG, et al. Identification of tibial stress fractures using therapeutic continuous ultrasound. *J Orthop Sports Phys Ther.* 2000;30(8):444–452.
108. Roub L, Gumerman LW, Hanley EN Jr, et al. Bone stress: A radionuclide imaging perspective. *Radiology.* 1979;132:431–483.
109. Savoca CJ. Stress fractures. A classification of the earliest radiographic signs. *Radiology.* 1971:100(3);519–524.
110. Saxena A, Fullem B, Hannaford D, et al. Results of treatment of 22 navicular stress fractures and a new proposed radiographic classification system. *J Foot Ankle Surg.* 2000;39(2):96–103.
111. Saxena A, Fullem B. Navicular stress fractures: A prospective study on athletes. *Foot Ankle Int.* 2006;27(11):917–921.
112. Schickendantz M, Ho C, Koh J. Stress injury of the proximal ulna in professional baseball players. *Am J Sports Med.* 2002;30:737–741.
113. Shelbourne KD, Fisher DA, Rettig AC, et al. Stress fractures of the medial malleolus. *Am J Sports Med.* 1988;16:60–63.
114. Shin AY, Gillingham BL. Fatigue fractures of the femoral neck in athletes. *J Am Acad Orthop Surg.* 1997;5:293–302.
115. Shin AY, Morin WD, Gorman JD, et al. The superiority of magnetic resonance imaging in differentiating the cause of hip pain in endurance athletes. *Am J Sports Med.* 1996;24:168–176.
116. Sinha A, Kaeding CC, Wadley GM. Upper extremity stress fractures in athletes: Clinical features of 44 cases. *Clin J Sport Med.* 1999;9(4):199–202.
117. Sormaala M, Niva MH, Kiuru MJ , et al. Bone stress injuries of the talus in military recruits. *Bone.* 2006;39(1):199–204.
118. Stafford SA, Rosenthal DI, Gebhardt MC, et al. MRI in stress fracture. *Am J Roentgenol.* 1986;147:553–556.
119. Stanitski CL, McMaster JH, Scranton PE. On the nature of stress fractures. *Am J Sports Med.* 1978;6:391–396.
120. Strayer S, Reece SG, Petrizzi MJ. Fractures of the proxima fifth metatarsal. *Am Fam Physician.* 1999;59(9):2516–2522.
121. Swenson E, DeHaven K, Sebastianelli W, et al. The effect of a pneumatic leg brace on return to play in athletes with tibial stress fractures. *Am J Sports Med.* 1997;25:322–328.
122. Teitz CC, Harrington RM. Patellar stress fracture. *Am J Sports Med.* 1992;20:761–765.
123. Toren A, Goshen E, Katz M, et al. Bilateral femoral stress fractures in a child due to in--line (roller) skating. *Acta Paediatr.* 1997;86:332–333.
124. Torg JS, Balduini FC, Zelco RR. Fractures of the base of the fifth metatarsal distal to the tuberosity: Classification and guidelines for non-surgical and surgical management. *J Bone Joint Surg Am.* 1984;66:209–214.
125. Torg JS, Moyer J, Gaughan JP, et al. Management of tarsal navicular stress fractures: Conservative versus surgical treatment. *Am J Sports Med.* 2010;38(5):1048–1053.
126. Torg JS, Pavlov H, Cooley LH, et al. Stress fractures of the tarsal navicular: A retrospective review of twenty-one cases. *J Bone Joint Surg Am.* 1982;64:700–712.
127. Van Hal ME, Keene JS, Lange TA, et al. Stress fractures of the great toe sesamoids. *Am J Sports Med.* 1982,10(2):122–128.
128. Varner K, Younas S, Lintner D, et al. Chronic anterior midtibial stress fractures in athletes treated with reamed intramedullary nailing. *Am J Sports Med.* 2005;33:1071–1076.
129. Verma R., Sherman O. Athletic stress fractures: Part III. The upper body. *Am J Orthop.* 2001;20(12):848–860.
130. Vinther A, Kanstrup IL, Christiansen E et al. Exercise-induced rib stress fractures: Potential risk factors related to thoracic muscle co-contraction and movement pattern. *Scand J Med Sci Sports.* 2006;16(3):188–196.
131. Visuri T, Vara A, Meurman KOM. Displaced stress fractures of the femoral neck in young male adults: A report of twelve operative cases. *J Trauma.* 1988;28:1562–1569.
132. Voss LA, Fadale PD, Hulstyn MJ. Exercise-induced loss of bone density in athletes. *J Am Acad Orthop Surg.* 1998;6:349–357.
133. Wall J, Feller JF. Imaging of stress fractures in runners. *Clin Sports Med.* 2006;25(4): 781–802.
134. Whitelaw G, Wetzler M, Levy A, et al. A pneumatic leg brace for the treatment of tibial stress fractures. *Clin Orthop Relat Res.* 1991;270:301–305.
135. Wilson E, Katz FN . Stress fractures: Analysis of 250 consecutive cases. *Radiology.* 1969;92:481–486.
136. Wright RW, Fisher DA, Shively HA, et al. Refracture of proximal fifth metatarsal (Jones) fractures after intramedullary screw fixation in athletes. *Am J Sports Med.* 2000;28:732–736.
137. Yao L, Johnson C, Gentili A, et al. Stress injuries of bone. *Acad Radiol.* 1998;5:34–40.
138. Zwas S. Interpretation and classification of bone scintigraphic findings in stress fractures. *J Nucl Med.* 1987;28:452–457.

22

Fraturas patológicas

Rajiv Rajani
Robert T. Quinn

Introdução 645
   Aspectos demográficos 645
Avaliação do paciente com fratura patológica iminente ou existente 646
   Aspectos clínicos 646
   Estudos laboratoriais 646
   Problemas clínicos associados 647
   Investigações radiográficas 648
Quando e como realizar uma biópsia 649
Fraturas patológicas iminentes 650
   Sistemas de classificação 650
Opções terapêuticas para pacientes com metástase ou doença sistêmica 651

Considerações gerais 651
Tratamento conservador 651
Tratamento cirúrgico 651
Complicações 660
Papel da radiação e do tratamento clínico adjuvantes 661
Controvérsias e rumos futuros 661
Opções terapêuticas para pacientes com fraturas patológicas por tumores ósseos primários 662
   Tumores ósseos benignos 662
   Tumores ósseos malignos 664
Resumo e pontos-chave 665

INTRODUÇÃO

As fraturas patológicas ocorrem no osso anormal. O osso enfraquecido predispõe o paciente a sofrer fraturas durante a atividade normal ou depois de traumas pouco importantes. Sob tais circunstâncias, a falência (fratura patológica) de um osso deve alertar o cirurgião ortopédico sobre a presença de algum problema subjacente. O tratamento bem-sucedido do paciente depende de identificação, diagnóstico e tratamento do problema que está afetando o osso. O tratamento da fratura pode ficar drasticamente alterado pelo problema patológico associado; e a não identificação de um problema como a osteoporose ou uma metástase óssea pode ser prejudicial à vida ou ao membro do paciente.

Ao se planejar o tratamento de pacientes com uma fratura patológica e com doença esquelética sistêmica, não neoplásica, a melhor atitude consiste em isolar o problema subjacente em condições corrigíveis e não corrigíveis. São condições corrigíveis a osteodistrofia renal, o hiperparatireoidismo, a osteomalácia e a osteoporose de desuso. São condições não corrigíveis a osteogênese imperfeita, a displasia fibrosa poliostótica, a osteoporose pós-menopausa, a doença de Paget e a osteopetrose. Todos esses transtornos abrangem ossos debilitados que demonstram predisposição para fratura ou deformação plástica. O calo de fratura talvez não se forme normalmente, e quase sempre a consolidação é lenta. Muitos desses pacientes exibem maior incidência de fraturas extras, retardo de consolidação e pseudartrose.

Se for possível corrigir o processo subjacente, deverá ter início o tratamento clínico apropriado. Se o processo subjacente não for passível de correção, deve-se levar em consideração, ao ser planejado o tratamento da fratura, o problema com o restante do esqueleto. No tratamento de pacientes com doença esquelética sistêmica, é importante a prevenção da osteoporose de desuso, que poderá acarretar novas fraturas patológicas.

Osteoporose é o problema mais associado a fraturas patológicas, e o tratamento de pacientes com esse problema talvez necessite apenas de pequenas modificações nos cuidados típicos para as fraturas. Por outro lado, o tratamento de pacientes com metástase óssea e que sofreram ou estejam na iminência de sofrer fraturas patológicas depende de uma abordagem multidisciplinar em que diferentes princípios são aplicados à fixação da fratura.

Este capítulo irá se concentrar principalmente na avaliação e tratamento de pacientes com metástase óssea e com fraturas patológicas já existentes ou na iminência de acontecer. O capítulo abrangerá, com brevidade, o tratamento de fraturas patológicas em pacientes com tumores ósseos benignos ou malignos primários. O tratamento daqueles com anormalidades metabólicas e com densidade óssea reduzida, não relacionadas à malignidade, será estudado de modo menos abrangente. Em sua maioria, os indivíduos com fraturas patológicas são tratados por cirurgiões ortopédicos gerais. É importante que todos os cirurgiões ortopédicos tenham um conhecimento básico dos princípios implicados no tratamento desses pacientes, de modo que as fraturas patológicas sejam identificadas e o tratamento apropriado logo iniciado.

Aspectos demográficos

Atualmente, estima-se que 10 milhões de norte-americanos sofram de osteoporose, enquanto outros 34 milhões padecem de osteomalácia e estão em risco de sofrer osteoporose.[34] Trata-se de uma grande preocupação de saúde pública para 55% das pessoas com 50 ou mais anos. Oitenta por cento dos indivíduos afetados pela osteoporose são mulheres e todos os anos aproximadamente 2 milhões de pessoas sofrem fraturas patológicas relacionadas à osteoporose.[34] Dos pacientes com mais de 50 anos, 24% que sofrem uma fratura do quadril morrerão em 1 ano.[34] Uma em cada duas mulheres sofrerão uma fratura relacionada à osteoporose em sua vida.[17] Coluna vertebral, terço proximal do fêmur e terço distal do rádio são os locais mais comuns para a ocorrência de fraturas patológicas nessa população. Estima-se que outros problemas esqueléticos, como a doença de Paget, afetem 1 milhão de pessoas nos Estados Unidos; aproximadamente 20 mil a 50 mil norte-americanos sofrem de osteogênese imperfeita, enquanto, em todo o mundo, cerca de 300 mil indivíduos são afetados.

A *American Cancer Society* prevê que praticamente 1,6 milhão de novos casos de câncer serão diagnosticados em 2011 e praticamente 50% desses tumores poderão fazer metástase para o esqueleto.[50] Diante dos avanços no tratamento clínico de muitos cânceres, especialmente os originários na mama e na próstata, os pacientes têm maior sobrevida. Nota-se aumento na prevalência de metástases ósseas nessa população, o que eleva as probabilidades de que venham a sofrer uma fratura patológica. A vasta maioria das metástases ósseas tem origem em cânceres de mama, pulmão, próstata, tireoide e rins.[87] Os locais mais afetados por metástases no esqueleto são coluna vertebral, pelve, costelas, crânio, terço proximal do fêmur e terço proximal do úmero.[99]

AVALIAÇÃO DO PACIENTE COM FRATURA PATOLÓGICA IMINENTE OU EXISTENTE

Aspectos clínicos

História

É essencial uma avaliação abrangente do paciente com lesão óssea lítica ou com fratura patológica (Tab. 22.1).[81,99] É imperioso obter uma história detalhada, para que se possa compreender as circunstâncias circunjacentes à atual lesão. Certos sintomas devem alertar o cirurgião ortopédico sobre a possibilidade de um processo patológico associado (Tab. 22.2). O grau de trauma necessário para causar a fratura e a presença de dor prodrômica podem servir de informação sobre a resistência óssea sub-

TABELA 22.1 Avaliação abrangente de paciente com lesão óssea lítica

1. *História:* nódulo em tireoide, mama ou próstata
2. *Revisão dos sistemas:* sintomas gastrintestinais, perda de peso, dor no flanco, hematúria
3. *Exame físico:* linfonodos, tireoide, mama, pulmões, abdome, próstata, testículos, reto
4. *Radiografias simples:* tórax, osso afetado (outros locais, conforme achados da cintilografia óssea)
5. *Exame ósseo corporal total com* [99m]Tc (FDG-PET em casos selecionados, p. ex., linfoma)
6. *TC com contraste:* tórax, abdome, pelve
7. *Laboratório:* hemograma completo, velocidade de hemossedimentação, cálcio, fosfato, urinálise, antígeno específico de próstata, imunoeletroforese e fosfatase alcalina
8. *Biópsia:* agulha *vs.* aberta

FDG, flúor-18-desoxiglicose; PET, tomografia por emissão de pósitrons; TC, tomografia computadorizada.

TABELA 22.2 Fatores sugestivos de fratura patológica

- Fratura espontânea
- Fratura após trauma menor
- Dor no local antes da ocorrência de fratura
- Várias fraturas recentes
- Padrão incomum de fratura ("fratura em banana")[a]
- Paciente com mais de 45 anos
- História de malignidade primária

[a] "Fratura em banana" é uma fratura transversal depois de mínimo trauma, em uma área anormal do osso. É um padrão frequente em situações patológicas e tem o aspecto da quebra de um segmento de banana.

jacente. A dor é o sintoma de apresentação mais comum antes da fratura, variando de uma dor contínua e incômoda até uma dor intensa, que é exacerbada pela sustentação do peso corporal. Deve-se inquirir o paciente especificamente sobre algum câncer previamente diagnosticado ou tratado; de outro modo, o paciente pode se considerar como curado e não adiantar voluntariamente essa informação. No caso específico do câncer de mama, é possível que transcorram longos períodos até que surjam as metástases ósseas. Um histórico de radioterapia é dado importante. Também é importante que o cirurgião faça as perguntas de rotina para a revisão dos sistemas, sobre sintomas constitucionais como perda de peso recente, febres, suores noturnos e fadiga. O paciente também deve ser inquirido sobre fatores de risco relevantes, como tabagismo, hábitos alimentares e exposição a agentes tóxicos.

Exame físico

O exame físico deve consistir em avaliação minuciosa da região afetada do esqueleto. São essenciais a palpação de massa, a identificação de deformidade óbvia e o exame neurovascular detalhado dos membros. Todos os membros e a coluna vertebral em toda a sua extensão devem ser avaliados em busca de outras lesões ou de linfadenopatia, pois esses pacientes podem se apresentar com vários locais de comprometimento com metástase óssea, linfoma, mieloma múltiplo ou osteoporose. O exame físico deve incluir uma avaliação cuidadosa de todos os locais primários possíveis (mama, próstata, pulmão, tireoide) e um teste fecal para sangue oculto.[99]

Estudos laboratoriais

Não é frequente que os exames laboratoriais estabeleçam o diagnóstico, especialmente de câncer, mas fornecem dados auxiliares relevantes para a avaliação global do paciente. Um perfil laboratorial basal deve consistir em hemograma completo com contagem diferencial manual, velocidade de hemossedimentação (VHS), química sérica, nitrogênio da ureia sanguínea (BUN), glicose sérica, provas de função hepática, proteína, albumina, cálcio, fósforo e fosfatase alcalina. Pacientes com metástases ósseas disseminadas podem exibir anemia por doença crônica, hipercalcemia e níveis elevados de fosfatase alcalina. Com frequência, a hemoglobina também está baixa em pacientes com mieloma múltiplo. Deve-se obter urinálise de rotina para busca de hematúria microscópica, que é sugestiva de carcinoma de células renais (CCR), e é preciso coletar urina de 24 horas para que se faça uma avaliação metabólica completa. Eletroforeses de proteínas séricas e urinárias são importantes para que se possa excluir mieloma múltiplo. Provas da função tireoidiana, antígeno carcinoembrionário (CEA), CA-125 e antígeno específico de próstata (PSA) são marcadores séricos para tumores específicos, possivelmente úteis para determinados pacientes. N-telopeptídeo e C-telopeptídeo são novos marcadores biomecânicos da destruição do colágeno ósseo que podem ser medidos no soro e na urina. Esses marcadores são empregados para confirmação do aumento da destruição causada pelas metástases ósseas, determinação da extensão global do comprometimento ósseo e avaliação da resposta do osso ao tratamento com bifosfonatos.[22]

Pacientes com osteoporose se apresentam com valores normais para os exames laboratoriais mencionados, enquanto portadores de osteomalácia têm baixos níveis séricos de cálcio e fósforo, níveis séricos elevados de fosfatase alcalina e níveis urinários elevados de fósforo e de hidroxiprolina (Tab. 22.3). Indivíduos com hiperparatireoidismo primário exibem níveis séricos elevados de cálcio, fosfatase alcalina e paratormônio e baixos níveis séricos de fósforo. Eles também mostram níveis urinários elevados de cálcio, fósforo e hidroxiprolina. Pacientes com osteodistrofia renal têm baixo nível sérico de cálcio, níveis séricos elevados de fósforo, fosfatase alcalina e BUN. Quando há hiperparatireoidismo nesses pacientes, o cálcio sérico aumenta até valores normais ou elevados, juntamente com níveis séricos elevados de paratormônio. É difícil a avaliação dos valores urinários em pessoas com hiperparatireoidismo secundário causado por filtração glomerular anormal. Portadores da doença de Paget exibem valores normais para cálcio e fósforo séricos, mas níveis significativamente elevados de fosfatase alcalina e hidroxiprolina urinária. PSA é uma medida sensível para o câncer de próstata. Valores inferiores a 10 ng/mL essencialmente excluem metástases ósseas. O cálcio sérico é uma medida do cálcio não ligado ao soro e, portanto, há necessidade da determinação da proteína sérica para que se possa interpretar o nível de cálcio. Se a proteína sérica estiver abaixo do normal, a faixa normal do cálcio sérico estará diminuída.

Problemas clínicos associados

Os problemas clínicos com que se deparam os pacientes com metástases ósseas são substanciais. Com frequência exibem dores intensas ou fraturas patológicas que os deixam incapacitados de deambular ou realizar as atividades da vida diária (AVD). Pacientes com fraturas na coluna vertebral podem ser acometidos de déficits neurológicos que acarretam paralisia. Indivíduos na iminência de sofrer fraturas em membro ou já com tais lesões podem ser forçados a permanecer acamados durante longos períodos, o que é fator predisponente à hipercalcemia. Nesses pacientes, anemia é uma anormalidade hematológica comum. A preocupação mais universal e trágica de pessoas com fraturas patológicas decorrentes de metástases é a perda global de sua qualidade de vida.

Aproximadamente 40% dos 75 mil casos de hipercalcemia diagnosticados nos Estados Unidos a cada ano estão relacionados à hipercalcemia da malignidade, e mais comumente em associação com cânceres de pulmão, mama, rim, trato geniturinário e mieloma múltiplo.[78] Boa parte dos casos restantes é causada por hiperparatireoidismo primário. Em raras circunstâncias, as duas causas são simultâneas. O cirurgião ortopédico responsável pelo tratamento de um paciente com carcinoma com metástase óssea deve estar ciente dos riscos, sintomas e tratamento da hipercalcemia, pois essa condição poderá ser fatal se não devidamente tratada (Tab. 22.4).

Normalmente, a hipercalcemia não é o sinal de malignidade, mas é prenúncio de prognóstico sombrio para o paciente. Até 60% dos doentes com hipercalcemia sobreviverão menos de 3 meses e apenas 20% estarão vivos após 1 ano. Em geral, os sintomas são inespecíficos; assim, é mais fácil diagnosticar o problema pela determinação do cálcio sérico. Não existe uma correlação confiável entre a gravidade da hipercalcemia e o grau de metástase óssea. Pacientes com câncer de pulmão podem se apresentar com hipercalcemia sem metástases ósseas óbvias, devido às proteínas PTH-símiles sintetizadas pelo tumor, ao passo que a hipercalcemia em portadores de mieloma múltiplo ou carcinoma de mama tem correlação com a extensão das metástases ósseas.[78] Pode-se observar histologicamente uma atividade osteoclástica difusa associada à hipercalcemia clínica, sem a presença de metástase óssea.

Com frequência, a elaboração de um plano terapêutico para o paciente com hipercalcemia exige sua internação. A reposição vigorosa de volume é uma medida contemporizadora; o tratamento deve se concentrar na redução do grau de reabsorção óssea. Esse objetivo pode ser concretizado com o tratamento direto do tumor primário, ou com o uso de bifosfonatos a fim de reduzir a atividade osteoclástica.[67] A correção de qualquer desequilíbrio eletrolítico ou da hipercalcemia deve ser feita antes da cirurgia.

TABELA 22.4 Sinais e sintomas de hipercalcemia

- *Neurológicos:* cefaleia, confusão, irritabilidade, visão turva
- *Gastrintestinais:* anorexia, náusea, vômito, dor abdominal, constipação, perda de peso
- *Musculoesqueléticos:* fadiga, debilidade, dores articulares e ósseas, marcha insegura
- *Urinários:* noctúria, polidipsia, poliúria, infecções do trato urinário

TABELA 22.3 Transtornos causadores de osteopenia

	Valor laboratorial			
Transtorno	Cálcio sérico	Fósforo sérico	Fosfatase alcalina sérica	Urina
Osteoporose	Normal	Normal	Normal	Cálcio normal
Osteomalácia	Normal	Normal	Normal	Cálcio baixo
Hiperparatireoidismo	Normal a elevado	Normal a baixo	Normal	Cálcio elevado
Osteodistrofia renal	Baixo	Elevado	Elevada	
Doença de Paget	Normal	Normal	Muito elevada	Hidroxiprolina
Mieloma[a]	Normal	Normal	Normal	Proteína

[a]Imunoeletroforese sérica ou urinária anormal.

Investigações radiográficas

Radiografias simples

O primeiro e mais importante estudo imagenológico empregado na avaliação do paciente com lesão óssea destrutiva ou fratura patológica é uma radiografia simples em dois planos ortogonais.[99] As radiografias devem ser cuidadosamente revisadas, com atenção para lesões específicas e para a qualidade geral dos ossos. Especificamente, as radiografias devem ser examinadas em busca de pistas diagnósticas, como osteopenia generalizada, reação periosteal, adelgaçamento cortical, linhas de Looser e sombras anormais de tecido mole. Uma série de perguntas que ajudam a determinar o processo subjacente foi popularizada pelo médico W. Enneking; essas perguntas podem ser revisadas na Tabela 22.5. O osso afetado deve ser radiografado em sua totalidade, de modo que sejam identificadas todas as possíveis lesões; o examinador deve ter em mente que a dor referida em locais distais pode ser causada por uma lesão mais proximal.

Osteopenia é o termo radiográfico empregado para indicar osso inadequado (osteoporose) ou inadequadamente mineralizado (osteomalácia). Esses dois transtornos não podem ser definitivamente diferenciados nas radiografias simples, mas alguns indícios diferenciadores sugestivos podem ser observados. As linhas de Looser (linhas radiolucentes no lado de compressão), calcificação de pequenos vasos e reação periosteal falângica são características da osteomalácia ou do hiperparatireoidismo. Corticais adelgaçadas e perda do padrão trabecular normal sem outras anormalidades são achados mais sugestivos de osteoporose.

Quando o cirurgião observa uma lesão osteolítica ou osteoblástica em osso que, afora isso, tem aspecto normal, o processo terá grande probabilidade de ser neoplásico. É importante determinar se a lesão é inativa, ativa ou agressiva. Em geral, pequenas lesões osteolíticas circundadas por uma borda de osso reativo sem reação endosteal ou periosteal representam tumores ósseos benignos inativos ou minimamente ativos. Normalmente, lesões que provocam erosão da cortical mas que são contidas pelo periósteo são tumores ósseos benignos ativos ou malignos de baixa agressividade. Quase sempre, grandes lesões destrutivas da cortical são lesões malignas agressivas que podem ser primárias ou metastásicas. Um padrão permeativo ou com aspecto de "roído de traças" de destruição cortical é achado fortemente sugestivo de malignidade. Quase todas as lesões ósseas destrutivas em pacientes com mais de 40 anos são causadas por um carcinoma metastásico, seguido, em ordem de incidência, por mieloma múltiplo e linfoma; contudo, uma lesão óssea solitária deve ser minuciosamente avaliada, para exclusão de tumor ósseo primário como condrossarcoma, histiocitoma fibroso maligno ou osteossarcoma.[99]

O aspecto radiográfico da metástase óssea pode ser osteolítico, osteoblástico ou misto. A destruição osteolítica é bastante comum e ocorre em metástases de cânceres de pulmão, tireoide, rim e cólon (Fig. 22.1). O aspecto osteoblástico com esclerose óssea é comum em cânceres de próstata metastásicos. Com frequência, o câncer de mama metastásico exibe aspecto osteolítico/osteoblástico misto no osso (Fig. 22.2). O aspecto radiográfico fica determinado pelo equilíbrio entre a destruição óssea pelos osteoclastos e a produção óssea pelos osteoblastos. As células tumorais secretam fatores que interagem com as células do hospedeiro no microambiente ósseo e afetam o ciclo de reciclagem (*turnover*) óssea normal.[23,79,95,98] Uma avulsão isolada do trocanter menor quase sempre é um achado patológico, e essa lesão em particular deve levantar a suspeita de metástase oculta ou de linfoma, e de iminência de fratura de colo do fêmur (Fig. 22.3).[9] Em geral, uma lesão cortical em adulto é uma metástase, mais amiúde por câncer de pulmão.[37]

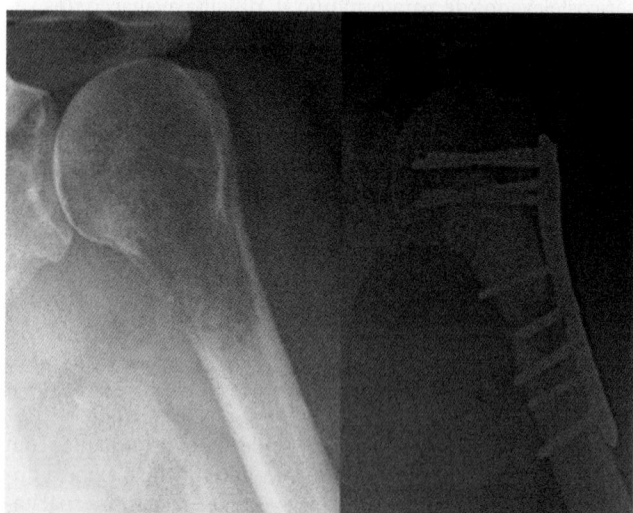

FIGURA 22.1 Radiografia anteroposterior (AP) de homem de 55 anos com carcinoma de células renais (CCR) metastático. O paciente vinha sentindo dor há aproximadamente 3 meses antes da apresentação. A fratura patológica iminente foi tratada com fixação com placa e reforço com cimento, após embolização e curetagem.

TABELA 22.5 Avaliação de radiografias simples

Questões	Opção	Interpretação
1. Onde se localiza a lesão?	Epífise *vs.* metáfise *vs.* diáfise Cortical *vs.* canal medular Osso longo (fêmur, úmero) *vs.* osso chato (pelve, escápula)	
2. O que a lesão está fazendo ao osso?	Destruição óssea (osteólise) • Total • Difusa • Mínima	
3. O que o osso está fazendo à lesão?	Borda reativa bem definida Intacto, mas reação periosteal abundante Reação periosteal que não pode acompanhar o tumor (triângulo de Codman)	Agressivo Benigno ou de lento crescimento Altamente maligno
4. Quais são as pistas do tipo de tecido no interior da lesão?	Calcificação Ossificação Aspecto de vidro moído	Infarto ósseo/tumor cartilaginoso Osteossarcoma/osteoblastoma Displasia fibrosa

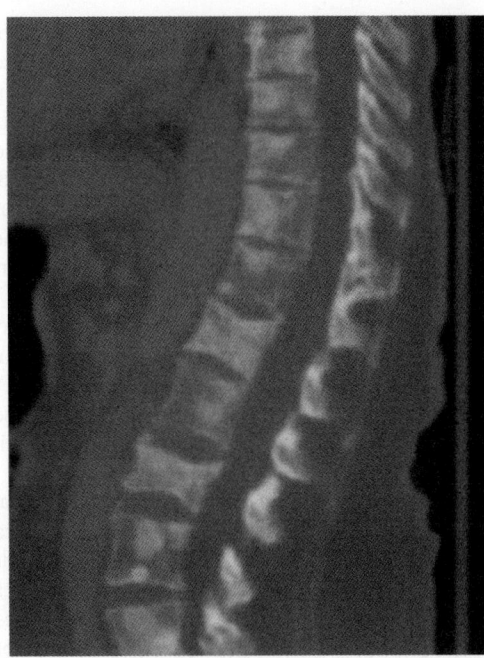

FIGURA 22.2 Várias lesões líticas e blásticas por toda a extensão da coluna vertebral toracolombar, um achado compatível com câncer de mama. Observar o colapso das vértebras, mesmo em metástases blásticas.

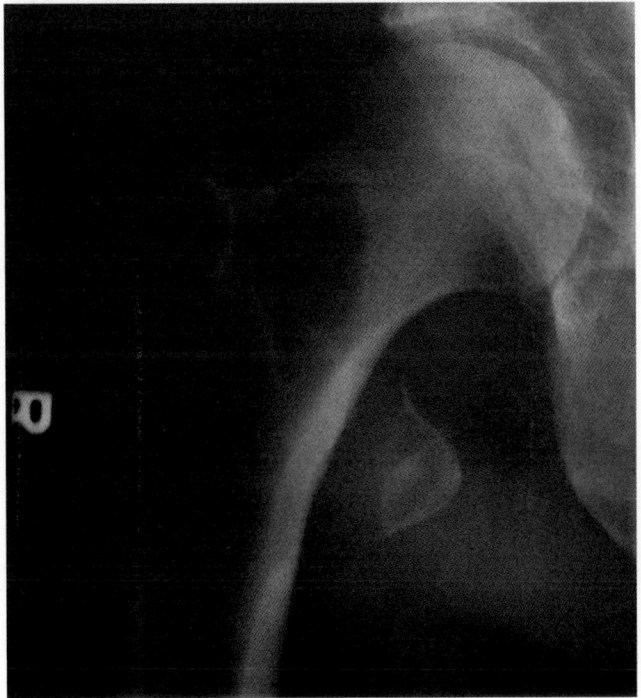

FIGURA 22.3 Radiografia AP de uma fratura isolada de trocanter menor. Esse aspecto é altamente sugestivo de fratura iminente da região intertrocantérica ou do colo do fêmur.

Estudos de medicina nuclear

Quando se diagnostica ou se suspeita de metástase óssea, o restante do esqueleto deverá ser avaliado em busca de outros locais ósseos enfermos. A cintilografia óssea com tecnécio ajudará a determinar a extensão da doença metastática no esqueleto, pois esse exame detecta a atividade osteoblástica e é muito sensível. Os mielomas múltiplos são falsamente negativos em uma cintilografia óssea, da mesma forma que casos ocasionais de carcinoma renal metastático, por causa da reduzida resposta osteoblástica ao tumor. Mais recentemente, o arsenal diagnóstico ficou enriquecido com os estudos por tomografia com emissão de pósitrons (PET), mas ainda não estão claras as indicações ao estadiamento de pacientes com metástases ósseas.[74] Nos casos de câncer de pulmão, o flúor-18-desoxiglicose (FDG)-PET com imagens correlatas de TC se mostrou superior às imagens comuns de TC para detecção de metástases em lesões de pequenas dimensões.[94] Essa técnica também tem se revelado útil para estadiamento de pacientes com linfoma e monitoração das respostas ao seu tratamento.[56] Em recente publicação, estudos de PET/tomografia computadorizada (TC) demonstraram maior sensibilidade e especificidade que o uso exclusivo do PET para detecção de lesões ósseas malignas.[28]

Estudos adicionais de estadiamento e estudos tridimensionais

Há necessidade de recorrer a outros estudos imagenológicos para a pesquisa de lesões primárias, quando houver suspeita de carcinoma metastático no esqueleto.[81] O estudo de estadiamento radiográfico recomendado é uma TC de tórax, abdome e pelve, com contraste oral e intravenoso. Também se deve obter uma mamografia para os casos de suspeita de câncer de mama; contudo, também se pode recorrer ao estudo de ressonância magnética (RM) para detecção precoce. Diante de suspeita de mieloma múltiplo, será recomendável fazer uma pesquisa esquelética, inclusive com radiografias do crânio.

Em geral, as imagens por RM não são empregadas para avaliação de lesões metastáticas em membros, mas essa técnica tem utilidade para avaliação de pacientes com metástases na coluna vertebral, para definição da relação entre o tumor e as estruturas neurológicas subjacentes. Uma angiografia comum ainda terá utilidade para embolização de vasos tumorais nutrizes em lesões vasculares, por exemplo, carcinoma renal metastático ou mieloma múltiplo, como tratamento definitivo, ou antes da cirurgia.

Quando e como realizar uma biópsia

A obtenção de uma história minuciosa e de um exame físico com estudos imagenológicos apropriados frequentemente conduz ao diagnóstico correto, particularmente no caso de metástases ósseas disseminadas, mas uma lesão óssea solitária em um paciente com ou sem histórico de câncer deverá ser submetida à biópsia, para que seja estabelecido um diagnóstico preciso. A suposição de que uma lesão solitária seja uma metástase óssea em um paciente idoso poderá levar o cirurgião a optar por uma operação equivocada, o que causará extensa contaminação, com potencial comprometimento da vida ou do membro do paciente se, na verdade, a lesão for um sarcoma ósseo primário.

Se houver necessidade de diagnóstico histológico, deverá ser efetuada uma biópsia. Será razoável fazer uma biópsia com agulha ou incisional, dependendo da disponibilidade de radiologistas especializados em sistema musculoesquelético e patologistas.[96] Normalmente, uma biópsia com agulha é definitiva para a diferenciação entre carcinoma e sarcoma. Uma coloração imunoistoquímica específica poderá permitir a determinação do local primário da origem de um carcinoma, mais comumente de pulmão, mama, tireoide ou próstata. Quando existe uma fratura patológica devida a uma lesão lítica, a biópsia poderá ficar complicada, pelo sangramento e pelo calo de fratura precoce. Inicialmente, a fratura deve ser estabilizada com tração ou um aparelho gessado, para possibilitar os estudos preliminares de estadiamento, o que talvez torne possível o diagnóstico apenas com as imagens, ou poderá existir uma lesão diferente, mais receptiva à biópsia.

Se a biópsia com agulha não resultar em diagnóstico ou se não houver possibilidade de sua realização, deverá ser feita uma cuidadosa biópsia incisional com aplicação dos princípios oncológicos, de modo a não protelar o subsequente tratamento cirúrgico definitivo.[68] Quando possível, deve-se obter o tecido de um local próximo, mas não afetado pela fratura. A biópsia deve ter o menor tamanho possível, ser longitudinal e alinhada ao membro; além disso, deve ser realizada com hemostasia excelente. Tecidos contaminados por hematoma pós-biópsia devem ser considerados como contaminados por células tumorais. O cirurgião sempre deverá encaminhar culturas por ocasião da biópsia, para exclusão de infecção, o que pode ser confundido com tumor às radiografias. Se puder ser estabelecido um diagnóstico definitivo de metástase com base em uma secção congelada intraoperatória, o tratamento cirúrgico da fratura patológica poderá ser feito no mesmo cenário cirúrgico. Se a secção congelada não for diagnóstica, será melhor prática esperar secções permanentes antes do tratamento definitivo do tumor e da fratura.

FRATURAS PATOLÓGICAS IMINENTES

As metástases ósseas são dolorosas, mesmo sem uma fratura associada. As opções de tratamento para uma metástase esquelética sabidamente existente são: (a) estabilização cirúrgica profilática antes da radioterapia ou (b) radioterapia e/ou quimioterapia sem fixação profilática.[49,99] O termo *fratura iminente* é empregado em toda a literatura sobre metástases, mas não existem orientações claras apoiadas por estudos clínicos prospectivos para a definição desse termo. Estudos retrospectivos formam a base para orientar as indicações à fixação profilática, mas com frequência tais estudos ficam limitados pelo uso de radiografias simples, informações subjetivas dos pacientes e um entendimento inadequado dos fatores biomecânicos implicados no osso afetado por um processo neoplásico.[31,72,86] Embora oncologistas ortopédicos experientes possam ter uma sensação intuitiva sobre quais as lesões de maior risco para fratura, é considerável a controvérsia sobre o que constitui uma fratura iminente e há poucos dados confiáveis para orientação do tratamento.

Sistemas de classificação

Os fatores necessários para avaliação do risco de fratura são o aspecto radiográfico da lesão e os sintomas do paciente. Fidler[31] avaliou as dores pré- e pós-operatória em pacientes com fratura iminente e verificou que, entre os pacientes com 50 a 75% de comprometimento cortical, todos sentiam dor moderada a intensa antes da operação, e mínima ou nenhuma dor depois da fixação interna profilática. Em geral, uma lesão é considerada em risco de fratura se causar dor, medir mais de 2,5 cm e se afetar mais de 50% da cortical.[86] Na tentativa de quantificar esse risco, Mirels[70] desenvolveu um sistema de pontuação com base na presença ou ausência de dor e em tamanho, localização e aspecto radiográfico da lesão. A cada uma das quatro variáveis é atribuída uma pontuação (1 a 3 pontos) (Tab. 22.6). Mirels analisou 78 lesões previamente irradiadas sem fixação cirúrgica profilática. Ao longo de 6 meses, 27 lesões (35%) fraturaram e 51 permaneceram estáveis. Calculou-se um escore médio de 7 no grupo de não fraturados e de 10 no grupo de fraturados. O autor concluiu que lesões com pontuação ≤7 podem ser seguramente tratadas com radioterapia, enquanto lesões com pontuação ≥8 deverão ser tratadas com fixação interna profilática antes da radiação.[70] Contudo, essas são orientações terapêuticas gerais, devendo ser também levadas em conta as comorbidades possivelmente existentes em cada indivíduo.

Subsequentemente, investigadores tentaram quantificar o risco de fratura patológica em pacientes com metástase óssea. *Risco de fratura* é definido como a necessidade de sustentação de carga do osso dividida por sua capacidade de sustentação de carga. A necessidade de sustentação de carga depende de idade, peso e nível de atividade do paciente, além de sua capacidade de proteger o local. A capacidade de sustentação de peso depende do grau de perda de massa óssea, módulo do osso remanescente e localização do defeito referente ao tipo de carga aplicada.[72] Um estudo biomecânico de defeitos líticos simulados em corpos vertebrais de baleia demonstrou que o risco relativo de fratura *in vivo* pode ser previsto com uma análise estrutural precisa por meio de dados fornecidos por imagens de secção transversal. Ainda que esse sistema ofereça um abrangente método para determinar o risco de fratura patológica, ele ainda não é rotineiramente usado no cenário clínico. A análise estrutural com TC quantitativa também foi proposta como um método de predizer fraturas de risco, porém também ela não é empregada na rotina clínica.[61]

Os pacientes tratados com estabilização profilática de uma fratura iminente *versus* pacientes tratados depois da ocorrência de uma fratura terão os seguintes desfechos: período mais curto de hospitalização (média, 2 dias), maior probabilidade de alta para o lar (40%), alívio mais imediato da dor, cirurgia mais rápida e menos complicada, menor perda de sangue, retorno mais rápido à função anterior à morbidade, melhora da sobrevida e menos complicações com implantes.[13,53] A estabilização eletiva também permite ao oncologista clínico e ao cirurgião a coordenação do tratamento cirúrgico e da quimioterapia sistêmica. No tratamento de pacientes com fraturas patológicas iminentes, uma ressalva essencial é que o risco de fratura é maior durante posicionamento, preparação e aplicação de campos para a cirurgia. Depois que o paciente já foi anestesiado, ele não poderá mais proteger o mem-

TABELA 22.6 Critérios de Mirels para risco de fratura

Variável	Número designado		
	1	2	3
Local	Membro superior	Membro inferior	Peritrocantérico
Dor	Leve	Moderado	Grave
Lesão[a]	Blástico	Misto	Lítico
Tamanho	<1/3 do diâmetro do osso	1/3-2/3 do diâmetro do osso	>2/3 do diâmetro do osso

A situação de cada paciente é avaliada pela designação de um número (1, 2 ou 3) para cada aspecto de sua apresentação (local, dor, lesão e tamanho) e, em seguida, pelo somatório dos números para obtenção de um número total para indicar o risco de fratura.
Os dados de Mirels sugerem que aqueles pacientes cujo número total seja ≤7 podem ficar sob observação, mas aqueles com escore ≥ 8 devem ser tratados com fixação interna profilática.
[a]Por radiografia.

bro afetado e dependerá da equipe cirúrgica para um cuidadoso procedimento. Fraturas de baixa energia irão ocorrer depois de traumas muito superficiais ou de um movimento de torção. Se houver fratura patológica, a lesão aos tecidos moles circunjacentes será mínima, em comparação com as fraturas traumáticas em osso saudável.

Os objetivos do tratamento cirúrgico em um paciente com fratura patológica iminente são alívio da dor, redução do uso de narcóticos, restauração da estabilidade esquelética e reaquisição da independência funcional.[49,99] No entanto, a decisão de prosseguir com a intervenção cirúrgica é multifatorial e deve ser individualizada. Os fatores para tomada de decisão são: (a) expectativa de vida do paciente, (b) comorbidades, (c) extensão da doença, (d) histologia do tumor, (e) futuros tratamentos oncológicos antecipados, (f) grau de dor. Pacientes com expectativa de vida inferior a 6 meses talvez não sejam significativamente beneficiados com uma grande cirurgia reconstrutiva. No entanto, nem sempre será possível um prognóstico acurado, e a decisão de prosseguir com a cirurgia deverá ser discutida com a equipe multidisciplinar, com o paciente e com sua família.

OPÇÕES TERAPÊUTICAS PARA PACIENTES COM METÁSTASE OU DOENÇA SISTÊMICA

Considerações gerais

Como já foi dito neste capítulo, a fratura patológica mais comum é a causada por osteoporose. Na maioria das situações, essas fraturas devem ser tratadas por procedimento de rotina, conforme recomendado em outros capítulos. Pode haver necessidade de modificações como a adição de metil metacrilato ou de fixação com placa bloqueada, devido ao osso debilitado.[6] Fraturas patológicas por metástase óssea merecem consideração especial, o que será discutido mais detalhadamente.

Atualmente, pacientes com câncer têm sobrevida mais longa. Maior número de pacientes está vivendo com metástases ósseas. Graças aos avanços no tratamento sistêmico, controle da dor e modalidades locais (p. ex., radioterapia e cirurgia), a filosofia mudou – do tratamento paliativo para casos de morte iminente ao tratamento agressivo a fim de melhorar a qualidade da vida que resta ao paciente. A lesão óssea local pode ser tratada com procedimento conservador (radioterapia, aplicação de órtese funcional e bifosfonatos) ou estabilização cirúrgica com ou sem ressecção. O tratamento clínico com bifosfonatos reduziu a incidência de fraturas patológicas por causa da inibição da destruição óssea mediada por osteoclastos.[43,64,65] Com frequência, pacientes com pequenas lesões ósseas, especialmente em ossos não destinados à sustentação do peso, são candidatos à radioterapia, não à estabilização cirúrgica. Em geral, a intervenção cirúrgica é empregada para grandes lesões líticas em risco de fratura ou para fraturas patológicas já existentes. No pós-operatório, usa-se a radiação de feixe externo como tratamento local adjuvante para todo o campo operatório e para o implante, a menos que a lesão metastática tenha sido completamente resseccionada.[92,99]

Os pacientes que se apresentam com fratura patológica costumam estar clinicamente debilitados e precisam de cuidados multidisciplinares. Além do cirurgião ortopédico, a equipe deve consistir em oncologistas clínicos, oncologistas especializados em radiação, endocrinologistas, radiologistas, patologistas, especialistas em tratamento da dor, nutricionistas, fisioterapeutas e psicólogos/psiquiatras. A nutrição é particularmente importante; deve-se obter um valor sérico da pré-albumina, que deverá ser melhorada, caso esteja baixa. Para tanto, é provável que o paciente receba hiperalimentação enteral ou parenteral no perioperatório. O paciente poderá exibir supressão relativa da medula óssea e necessitará de reposição adequada dos produtos sanguíneos. Como tratamento de rotina, todas as seguintes medidas devem ser implementadas: cobertura antibiótica perioperatória, profilaxia para eventos embólicos, toalete pulmonar pós-operatória agressiva e mobilização imediata.

Tratamento conservador

Fica indicada a imobilização de uma fratura patológica iminente ou já ocorrida se o paciente não for um candidato cirúrgico. Candidatos não cirúrgicos são aqueles com limitada expectativa de vida, comorbidades graves, pequenas lesões ou tumores radiossensíveis.[99] O uso de um imobilizador na fratura funciona bem para lesões no membro superior. Os pacientes devem limitar a sustentação do peso no membro afetado. Uma lesão imobilizada poderá consolidar com ou sem radioterapia. As lesões mais receptivas à imobilização são aquelas na diáfise do úmero, em antebraço e, ocasionalmente, tíbia. Pacientes com lesões no terço proximal do úmero podem ser tratados com uma tipoia, e aqueles com lesões no terço distal podem ser imobilizados com uma tala posterior de cotovelo, com ou sem articulação. Se o paciente se apresentar com várias lesões que necessitem de todos os membros para a deambulação, a estabilização cirúrgica proporcionará melhor apoio, em comparação com um imobilizador.

Após o tratamento de uma fratura patológica, poderá, ou não, haver osteossíntese. Os fatores que influenciam a ocorrência da consolidação óssea são localização da lesão, extensão da destruição óssea, histologia do tumor, tipo de tratamento e período estimado para a sobrevida do paciente. Gainor e Buchert[33] determinaram que o fator mais importante a afetar a consolidação era o período estimado de sobrevida do paciente. De 129 fraturas patológicas em osso longo, o percentual global de osteossíntese foi de 34%; contudo, foi de 74% no grupo de pacientes que sobreviveram mais de 6 meses. Entre as diferentes histologias tumorais, as fraturas secundárias a um mieloma múltiplo foram as com maior probabilidade de consolidação.[33]

Tratamento cirúrgico

O tratamento cirúrgico de doenças ósseas metastáticas lança mão dos dispositivos de fixação interna e de próteses de substituição mais modernos. A reconstrução ideal permite ao paciente a imediata sustentação do peso e é suficientemente durável para ter uma vida útil que abranja o ganho de sobrevida de pacientes com metástases ósseas.[49,99] Deve-se assumir que o dispositivo de fixação empregado seja capaz de suportar o peso, pois apenas 30 a 40% das fraturas patológicas se consolidarão, mesmo depois da radioterapia.[12,33]

Na dependência de forças externas, qualidade do osso e probabilidade de progressão do tumor, a fixação interna de rotina poderá ser contraindicada. Um implante intramedular ou prótese modular proporcionará maior e definitiva estabilidade. Com frequência, usa-se o polimetil metacrilato (PMMA) para aumentar a resistência da fixação, mas esse produto não deve ser empregado isoladamente na reposição de um segmento ósseo. PMMA melhora a resistência à flexão de um constructo de fixação e também os resultados da fixação tanto em estudos com animais como com seres humanos.[42,85] O produto não afeta a radioterapia e nem as propriedades do PMMA são adversamente afetadas pela radiação.[27] Em geral, não se utiliza enxerto ósseo autógeno no tratamento de fraturas de membros causadas por metástase óssea. Os aloenxertos segmentares também são raramente indicados, pois esse material exibe percentuais extremamente desanimadores de consolidação depois da radiação.

Deve-se optar pela reconstrução mais conveniente e com o menor risco de complicações ou de insucesso em pacientes com metástase óssea. Na vasta maioria das vezes, isso significa usar metal e PMMA. Ao se optar por uma prótese em substituição a uma articulação afetada por lesão metastática ou fratura patológica, o implante deverá ser cimentado no osso hospedeiro. O objetivo é fazer com que o paciente possa sustentar o peso, conforme sua tolerância, em seguida ao procedimento cirúrgico. Outra orientação válida no tratamento de pacientes com metástases é a estabilização profilática máxima possível do osso afetado. Indicado um implante intramedular, fêmur, úmero ou tíbia devem ser tratados em sua totalidade com uma haste estaticamente bloqueada.[101,107] Para lesões femorais, emprega-se uma haste de reconstrução para a estabilização do colo do fêmur, mesmo quando não haja lesão presente no osso por ocasião da cirurgia. Pacientes com metástases frequentemente evoluem para lesões subsequentes; assim, a haste de reconstrução terá utilidade para prevenção de uma futura fratura patológica de colo de fêmur.

Alguns carcinomas são relativamente resistentes à quimio e à radioterapia, ao se alastrarem para o esqueleto. carcinoma renal é um exemplo notável. O tratamento cirúrgico, quase sempre, é indicado mesmo a pequenas lesões causadas pelo carcinoma renal, pois tais lesões tendem a evoluir, apesar do tratamento clínico de rotina e da radiação com feixe externo.[51,88] Conforme a expectativa de vida do paciente e a localização da lesão, um tratamento aberto com minuciosa curetagem do carcinoma renal metastásico, seguido por fixação intramedular e aplicação de PMMA diminuirá a agressão tumoral.[63] Frequentemente usa-se a radiação pós-operatória a fim de prevenir o crescimento da doença microscópica residual.[92] Quando há completa ressecção e substituição da articulação em pacientes com metástases, diminuem as probabilidades de destruição óssea progressiva causada pela recorrência tumoral.[51,88]

Se não forem tomadas as devidas precauções pré-operatórias, a presença de metástases hipervasculares coloca o paciente em risco de hemorragia intraoperatória, com perigo para sua vida. Um carcinoma renal metastático é a lesão com maior probabilidade de causar perda excessiva de sangue; mas o câncer metastático de tireoide e o mieloma múltiplo também são tumores hipervasculares. Sempre que possível, deve-se usar um torniquete durante a cirurgia, mas a maioria das metástases está nas extremidades proximais, o que é obstáculo para o uso desse dispositivo. Em geral, a perda excessiva de sangue poderá ser evitada se, no pré-operatório, for feita uma embolização por radiologista intervencional em 36 horas do procedimento cirúrgico.[15] Pacientes com carcinoma renal metastático podem estar contando com apenas um rim funcional; assim, deve-se fazer uma cuidadosa avaliação da situação renal de tais pacientes antes da injeção de corante nefrotóxico para a angiografia.

Fraturas do membro superior

Vinte por cento das metástases ósseas afetam o membro superior e aproximadamente 50% estão no úmero. As metástases no membro superior podem resultar em comprometimento funcional substancial, por prejudicar a higiene pessoal, a deambulação independente, o manejo das refeições, a capacidade de usar meios auxiliares externos e as AVD em geral.[99] Ao serem tomadas decisões sobre o tratamento de metástases no membro superior, os benefícios para a qualidade de vida devem suplantar os riscos de uma possível cirurgia. Contraturas de ombro e cotovelo são ocorrências comuns, com ou sem tratamento cirúrgico, e essas articulações devem ser mantidas em movimento. Leves exercícios em pêndulo podem manter os movimentos do ombro e, com as devidas precauções contra o uso de torção, esses exercícios são seguros para a maioria dos pacientes com fratura iminente dos terços proximal e médio do úmero. Também podem ser realizados com segurança exercícios de flexão e extensão assistidos pela gravidade pela maioria dos pacientes.

Escápula/clavícula

Em geral, as lesões metastáticas em clavícula e escápula são tratadas com procedimento conservador, imobilização, radiação e/ou tratamento clínico do ombro. Ocasionalmente, haverá metástase grande e destrutiva na parte inferior do corpo ou na parte articular (cavidade glenoidal) da escápula. Dependendo da dor, essas áreas da escápula poderão ser submetidas à ressecção.

Terço proximal do úmero

As fraturas patológicas que envolvem cabeça ou colo do úmero são tratadas com substituição do seu terço proximal ou por fixação intramedular. Se houver osso suficiente, é aceitável o tratamento com um implante intramedular bloqueado com aplicação de vários parafusos proximais; essa opção preserva a amplitude de movimento do ombro.[107] Pode haver necessidade de se recorrer ao PMMA para complementar a fixação. Se tiver havido grande destruição do terço proximal do úmero ou fratura que deixou mínimo material ósseo para uma fixação adequada, serão indicadas a ressecção da lesão e a reconstrução com endoprótese umeral proximal cimentada.[54] Esse constructo modular substitui uma fração variável do terço proximal do úmero e contém uma longa haste cimentada para a proteção do restante do osso (Fig. 22.4). Diante da progressão distal da doença, esse dispositivo pode ser modificado para uma prótese total para o úmero. O envolvimento da cavidade glenoidal é raro; assim, em geral não há necessidade de substituir essa superfície articular. Os objetivos de uma substituição do terço proximal do úmero são alívio da dor e controle local do tumor: a amplitude de movimento e a estabilidade do ombro costumam estar comprometidas, por causa das limitadas inserções de tecido mole (especialmente o manguito rotador) no implante metálico. Utilizar um enxerto vascular sintético ou malha suturada no lábio glenoide e em torno da prótese de cabeça do úmero pode oferecer alguma estabilidade. No pós-operatório, emprega-se a radioterapia para o tratamento intralesional.

Diáfise do úmero

Lesões decorrentes de fraturas da diáfise do úmero podem ser tratadas cirurgicamente com fixação intramedular bloqueada ou com um espaçador metálico intercalar.[19,20,107] As hastes umerais intramedulares bloqueadas abrangem em sua totalidade o úmero e proporcionam estabilidade mecânica e rotacional (Fig. 22.5). Ademais, quando inserido em procedimento fechado, esse tipo de fixação permite o uso irrestrito da radioterapia na diáfise, sem o temor de deiscência da incisão. Conforme já mencionado, o PMMA melhora a estabilidade do implante e complementa a má qualidade óssea, quando esse material é utilizado juntamente com a estabilização cirúrgica.[42] Os espaçadores intercalares oferecem uma opção reconstrutiva modular depois da ressecção de grandes lesões diafisárias.[20] Esses espaçadores são empregados em defeitos segmentares e em casos de insucesso da fixação em decorrência da progressão da doença. Os espaçadores intercalares podem ser usados para a reconstrução após ressecção completa de uma lesão metastática na diáfise do úmero, o que minimizará a perda de sangue em lesões hipervasculares e, muitas vezes, mi-

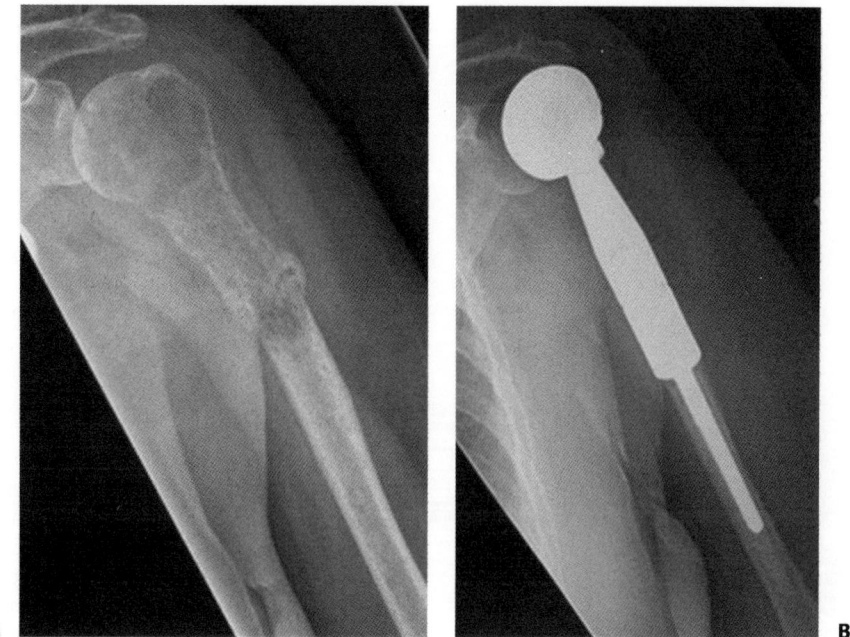

FIGURA 22.4 A: Lesão destrutiva com fratura patológica no terço proximal do úmero, em decorrência de mieloma. **B:** Depois da reconstrução do terço proximal do úmero com uma megaprótese, o paciente exibe funcionalidade razoável, mas com limitações na abdução e na flexão anterógrada.

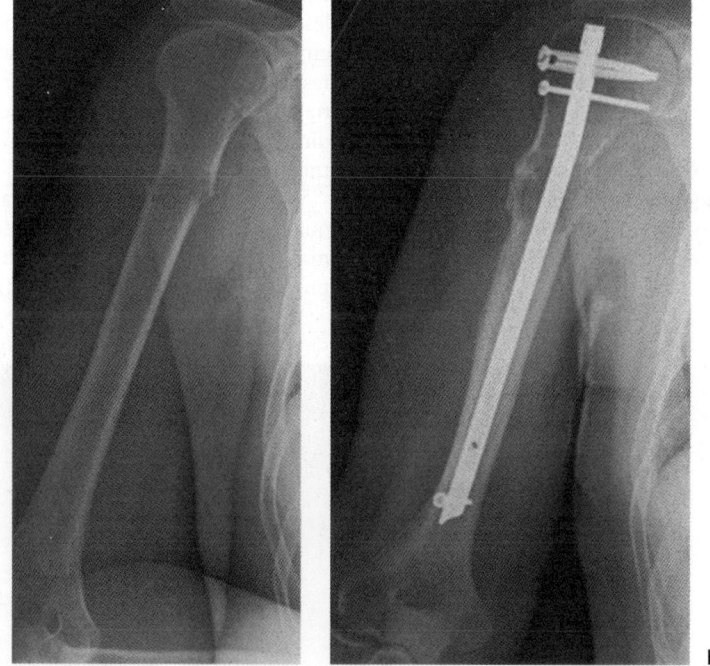

FIGURA 22.5 A: Radiografia AP de fratura de terço proximal de úmero direito em homem de 63 anos com câncer de pulmão metastático. Foram identificadas várias outras lesões metastáticas nos exames de vigilância; assim, tomou-se a decisão de não prosseguir com a ressecção. **B:** Realizadas biópsia e curetagem com aplicação de haste intramedular no úmero direito. Transcorrido 1 ano, o paciente não sente dor e exibe completa amplitude de movimento de ombro e cotovelo.

nimizará a necessidade de radiação pós-operatória. Damron et al. informaram que os espaçadores intercalares proporcionam uma imediata fixação estável, excelente alívio da dor e rápido retorno à funcionalidade.[20,45] A fixação com placa oferece resultados funcionais bons a excelentes em fraturas não patológicas do úmero; no entanto, seu uso em metástases tem alguns inconvenientes, como a necessidade de extensa exposição do úmero e a impossibilidade de dar proteção a todo o osso. Diante da progressão da doença, haverá o risco de quebra do implante em portadores de fixação com placa (Fig. 22.6).

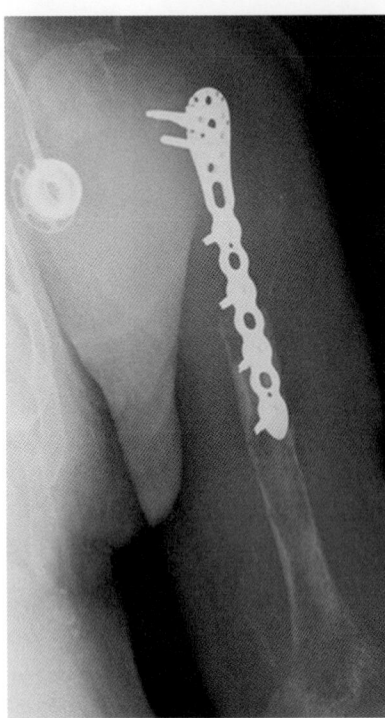

FIGURA 22.6 Radiografia AP do úmero esquerdo em homem de 57 anos com mieloma múltiplo. As radiografias iniciais demonstravam pequena lesão e uma fratura com desvio mínimo. Foi feita fixação com placa, mas essa opção se revelou inadequada com a progressão do tumor, e o resultado foi uma enorme perda de massa óssea. Por fim, o paciente foi tratado com desarticulação ao nível do ombro.

Terço distal do úmero

As lesões ou fraturas do terço distal do úmero são tratadas com hastes intramedulares flexíveis, fixação com placa bicondilar ou ressecção com reconstrução modular dessa parte do osso. Hastes flexíveis, inseridas retrogradamente através de pequenas incisões mediais e laterais, oferecem facilidade de inserção, possibilidade de abranger o úmero inteiro, excelente recuperação funcional e preservação da articulação nativa do cotovelo. A curetagem da lesão do terço distal do úmero permite a realização de uma redução aberta, no caso de fratura, e a oportunidade do uso do PMMA na lesão para obtenção de estabilidade rotacional (Fig. 22.7). A fixação com placa ortogonal é similar ao que se faz no tratamento de fraturas não patológicas; mas quando essa opção é combinada com o PMMA, poderá proporcionar um constructo estável na área do cotovelo. Esse método de fixação não protege o terço proximal do úmero contra uma futura lesão metastática ou fratura. A ressecção do terço distal do úmero e a reconstrução do cotovelo com endoprótese modular são a melhor opção para uma extensa destruição óssea com envolvimento dos côndilos.[100]

Antebraço/mão

Não são comuns metástases distais ao cotovelo; as mais comuns provêm de pulmão, mama e rim.[59] As lesões metastáticas para rádio e ulna podem ser tratadas com barras flexíveis ou fixação com placa rígida. As fraturas patológicas da cabeça do rádio podem ser tratadas com ressecção. Dá-se preferência à cirurgia intralesional para metástases em mão com curetagem, fixação interna e aplicação de cimento. Se a lesão estiver situada distalmente ou for extensa, a melhor opção poderá ser a amputação.

Fraturas pélvicas/acetabulares

Muitas metástases ósseas ou fraturas patológicas na pelve óssea não afetam as funções de sustentação do peso; em consequência, essas condições não necessitam de intervenção cirúrgica. As lesões da asa ilíaca, ramos púbicos superior/inferior ou região sacroilíaca se enquadram nessa categoria. Em geral, existem fraturas por insuficiência causadas por osteoporose nesses locais e são tratadas com sustentação do peso protegida até que a dor tenha diminuído e, em seguida, com avaliação da densidade óssea e o tratamento clínico apropriado.[11,73]

Por outro lado, as lesões ou fraturas periacetabulares afetam o quadro de deambulação e quase sempre representam um problema cirúrgico difícil.[41,55,69,89] A situação fica exacerbada se houver protrusão da cabeça do fêmur devida a uma fratura ou defeito

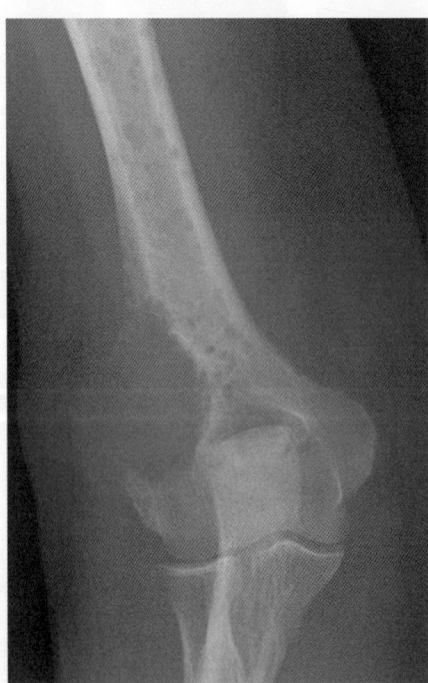
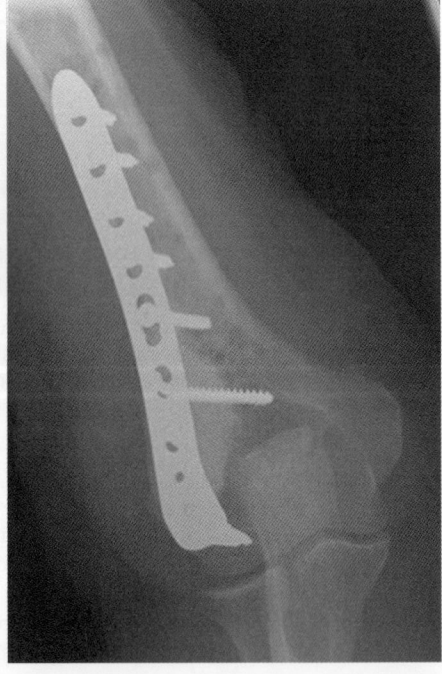

FIGURA 22.7 A: Radiografia AP do terço distal de úmero direito em homem de 74 anos com carcinoma de células renais metastático. **B:** Em decorrência de um prognóstico relativamente sombrio, o paciente foi tratado com curetagem, aplicação de cimento e implante de placa na lesão. Numerosas metástases não estruturais permanecem sem tratamento.

patológico no acetábulo (Fig. 22.8). Todas as fraturas ou defeitos patológicos nesse local devem ser avaliados com estudos de TC com reconstrução tridimensional. Existem diversos sistemas de classificação para os defeitos acetabulares, mas se considera que várias modificações da classificação de Harrington sejam extremamente úteis para a avaliação das doenças metastáticas. Esse sistema classifica localização e extensão do defeito e orienta as considerações técnicas da fixação.[41] A modificação mais empregada descreve as lesões de classe I como pequenos defeitos acetabulares em que há manutenção das corticais laterais, paredes superiores e paredes mediais. Um componente acetabular cimentado convencional proporciona suporte suficiente. As lesões de classe II são defeitos acetabulares importantes com deficiência da parede medial e da parte superior do domo. Há necessidade de usar um dispositivo antiprotrusão e/ou malha medial (Fig. 22.9). As lesões de classe III são defeitos enormes, com deficiência de corticais laterais e da parte superior da cúpula. Não existe borda periférica superficial para a fixação de um componente metálico; portanto, as pressões decorrentes da sustentação do peso devem ser transmitidas desde o componente acetabular até o osso não afetado pelo tumor, geralmente nas proximidades da articulação sacroilíaca. Deve-se utilizar uma grade acetabular com fixação com parafusos longos em qualquer porção remanescente de púbis, ísquio e ilíaco. O defeito ósseo importante deve ser preenchido com PMMA para proporcionar estabilidade imediata depois que a aplicação dos parafusos longos e dos pinos de Steinmann rosqueados de 5/16" tenham fixado firmemente o constructo. Em seguida, uma cúpula de polietileno é cimentada na gaiola aceta-

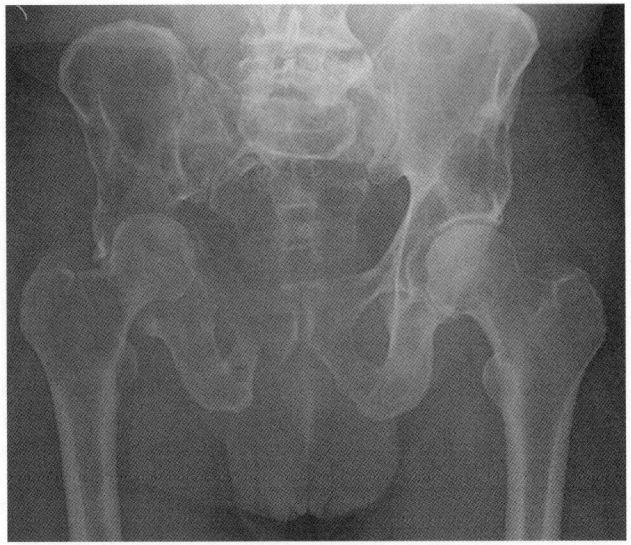
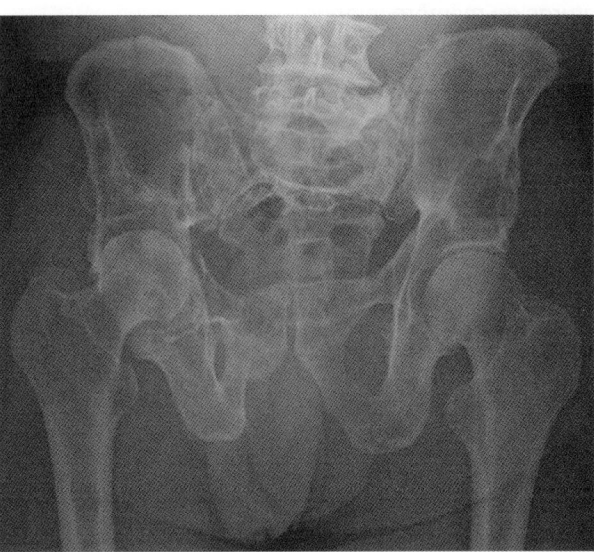

FIGURA 22.8 A: Radiografia AP da pelve de homem de 53 anos com mieloma múltiplo. Esse paciente tinha sofrido fratura da pelve por ocasião de seu diagnóstico. Em decorrência da grave ausência de reserva óssea e do estágio avançado, foi tratado com bifosfonatos intravenosos, radiação e limitação da sustentação do peso. **B:** Um ano depois do início do tratamento, o paciente caminha com ajuda de uma bengala e não sente dor. As radiografias demonstram que acetábulo, ísquio e terço proximal do fêmur aumentaram suas reservas ósseas. O paciente não deseja nenhum tipo de cirurgia.

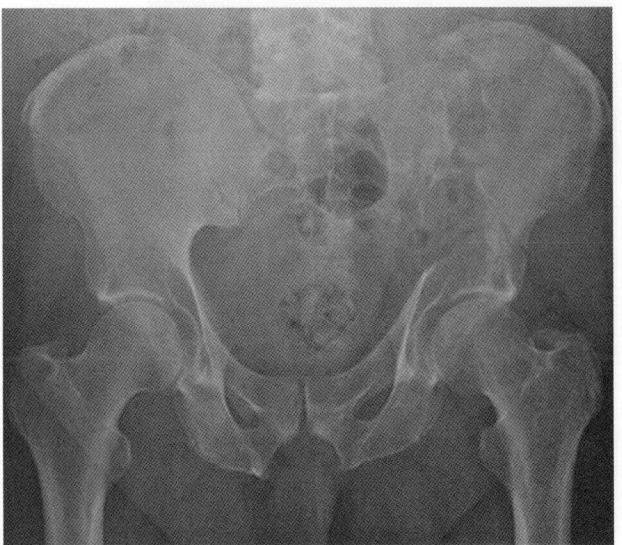
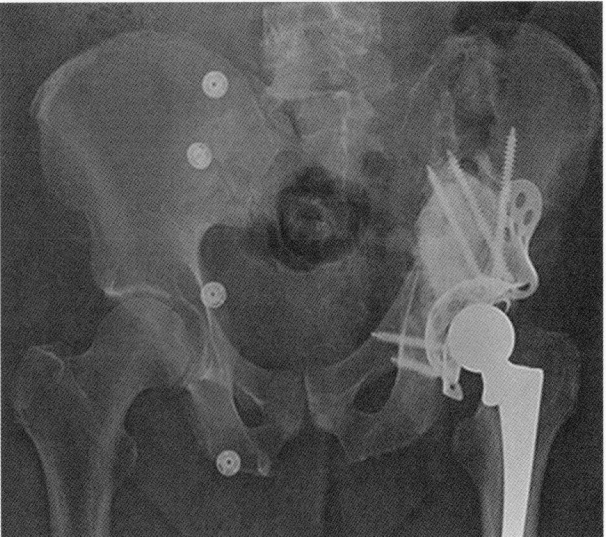

FIGURA 22.9 A: Radiografia AP da pelve em homem de 68 anos com mieloma múltiplo. Observa-se fratura por lesão lítica em acetábulo e ilíaco esquerdos. **B:** O cimento é aplicado no local da lesão com uma gaiola pélvica e parafusos longos no ilíaco para obtenção de estabilização. Colocou-se uma substituição total do quadril com cimentação para tratamento das lesões do fêmur.

bular na orientação correta. As lesões de classe IV abrangem descontinuidade pélvica e podem ser tratadas convenientemente com ressecção e reconstrução, com o uso de uma prótese em sela ou com uma artroplastia de ressecção, dependendo dos fatores do paciente e de sua expectativa de sobrevida.[1] Com essas técnicas, pode-se obter alívio satisfatório da dor e melhor funcionalidade em 70 a 75% dos pacientes. As complicações são comuns e ocorrem em 20 a 30% dos ocorrências.[1,2,41,55,69,89] Pode-se antecipar uma grande perda de sangue em pacientes com defeitos líticos significativos. Essa exigente cirurgia será realizada mais apropriadamente por cirurgiões com grande experiência no tratamento desse tipo de lesão. Tântalo, um metal trabecular, oferece novas opções para a fixação acetabular, por permitir imediatamente o crescimento ósseo. Ele pode ser empregado em combinação com uma gaiola acetabular cimentada.[80]

Fraturas do membro inferior

O fêmur é o osso longo mais afetado por metástases.[101] Em 50% das vezes há envolvimento do terço proximal do osso, e a região intertrocantérica responde por 20% dos casos. As metástases ao fêmur são as mais dolorosas entre as metástases ósseas, provavelmente em razão das grandes pressões derivadas da sustentação do peso através da região proximal. As fraturas patológicas do fêmur influenciam intensamente a qualidade de vida e ameaçam o nível de dependência do indivíduo. Sem uma atenção cirúrgica apropriada, o paciente com fratura patológica do fêmur ficará confinado ao leito – uma situação que é clínica e psicologicamente devastadora.

Sempre que possível, as lesões destrutivas dolorosas no terço proximal do fêmur devem ser profilaticamente estabilizadas, em virtude da elevada incidência de fraturas subsequentes e da comparativa facilidade da operação. A ocorrência de uma metástase óssea é um processo contínuo; assim, é importante que o fêmur seja maximamente estabilizado para serem evitadas fraturas em torno do implante.[101] No mínimo, recomenda-se que a ponta do dispositivo de fixação escolhido ultrapasse determinada lesão em, pelo menos, o dobro do diâmetro do fêmur.

Colo do fêmur. Raramente haverá consolidação de fraturas patológicas de cabeça e colo do fêmur, e o processo neoplásico tende a evoluir.[58] Nesse cenário, é elevada a incidência de fraturas, se forem utilizados dispositivos de fixação de fraturas tradicionais. O procedimento de escolha para pacientes com metástases em cabeça ou colo do fêmur é a prótese de substituição cimentada (Fig. 22.10).[58,75] A decisão de usar hemiartroplastia *versus* substituição total do quadril depende de envolvimento, ou não, do acetábulo. Isso deve ser cuidadosamente avaliado, pois a doença acetabular pode passar despercebida, e estar microscopicamente presente em um percentual surpreendentemente elevado de casos. Todo tecido tumoral deve ser curetado do canal femoral antes da implantação da prótese. Quando existirem lesões adjacentes na região subtrocantérica ou diáfise proximal, deve-se escolher um componente femoral cimentado com haste longa para a fixação profilática distalmente, o que evitará futura fratura patológica por lesão distal e permitirá a sustentação do peso integral no pós-operatório. Quando não existirem outras lesões no fêmur, há controvérsia sobre o comprimento da haste femoral cimentada. O risco de complicações cardiopulmonares por embolização com o monômero do cimento/conteúdo medular após pressurização do cimento extra e aplicação da haste longa no interior do canal deverá ser pesado contra o risco potencial de futuras metástases localizadas distalmente à ponta da prótese, na opção em favor de uma haste mais curta.[99] Se o cirurgião optou por componentes femorais com haste mais longa, é importante que o cimento seja injetado no canal enquanto estiver em estado razoavelmente líquido, e depois de minuciosa preparação do canal.[7,16]

Região intertrocantérica. A tradicional fixação de uma fratura intertrocantérica com placa lateral e parafusos tem elevado percentual de insucesso, se for aplicada a metástases ósseas, mesmo quando complementada com PMMA e radiação pós-operatória. O padrão terapêutico é a fixação intramedular ou a substituição por prótese.[101] A escolha da fixação nessa região do fêmur depende da extensão da lesão e se esta é, ou não, radiossensível. Se tiver restado osso com suficiente resistência na cabeça e colo do fêmur e

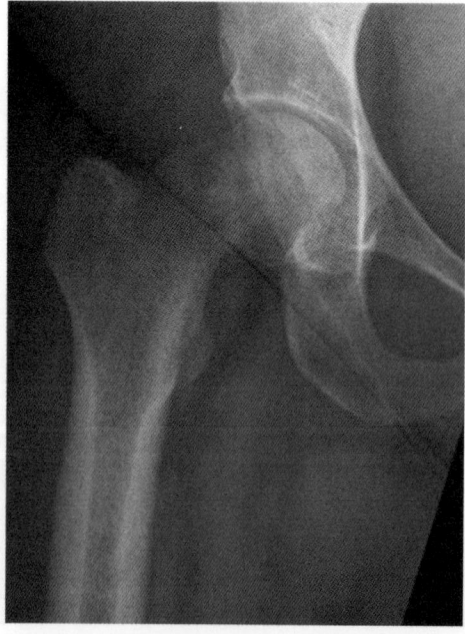
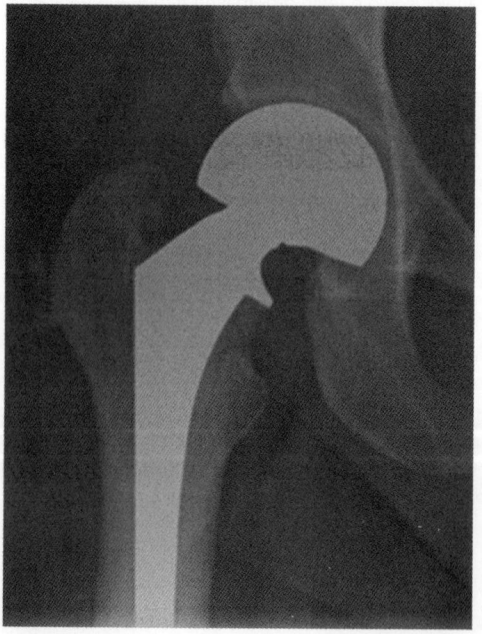

FIGURA 22.10 A: Radiografia AP do quadril direito de mulher de 49 anos com câncer de mama metastático. O colo do fêmur está desviado e, em decorrência do tumor, tem poucas condições biológicas para osteossíntese. **B:** Radiografia AP do quadril direito depois da artroplastia bipolar com haste longa cimentada. Dois anos após a cirurgia, ela não apresenta limitações em suas atividades, não tem dor e realiza todas as atividades.

se, provavelmente, for possível obter controle local com radiação com feixe externo no pós-operatório, recomenda-se utilizar um dispositivo de reconstrução intramedular, que permitirá o nível mais elevado de funcionalidade. Uma haste cefalomedular protege o colo do fêmur; esse implante é empregado em todas as lesões metastáticas ou fraturas patológicas do fêmur, sempre que houver indicação a implante intramedular. Se a destruição tiver sido mais extensa, haverá necessidade de uma prótese cimentada para substituição do cálcar (Fig. 22.9). Os mesmos aspectos surgem em relação ao comprimento da haste femoral, conforme foi discutido na seção precedente.

Região subtrocantérica. Em geral, o uso de placa e parafusos para a fixação interna de fraturas subtrocantéricas em pacientes com metástases ósseas está fadado ao insucesso. Essa região do fêmur está sujeita a forças de 4 a 6 vezes o peso corporal. A fixação intramedular estaticamente bloqueada, com ou sem PMMA, estabilizará a área e proporcionará apoio para a sustentação do peso.[102] Mesmo fraturas iminentes devem ser estaticamente bloqueadas, pois, no futuro, a lesão poderá fraturar, o que causará encurtamento do fêmur. A prótese modular para o terço proximal do fêmur fica reservada aos casos com grande destruição óssea, ou será utilizada como implante de salvação para fixações internas malsucedidas (Fig. 22.11).[75] Essa opção também pode ser empregada quando houver necessidade de ampla ressecção, em decorrência de uma fratura patológica por sarcoma ósseo primário. É maior o risco de luxação e de debilidade do mecanismo abdutor com uma megaprótese, mas essa situação não deve impedir seu uso em portadores de tumores radiorresistentes ou localmente agressivos. Emprega-se uma cabeça bipolar a fim de proporcionar maior estabilidade, se o acetábulo não estiver afetado com alguma metástase. Podem-se obter excelente alívio da dor e controle tumoral local depois de ressecção do tumor e reconstrução com prótese.

Diáfise do fêmur. As fraturas patológicas da diáfise do fêmur são tratadas mais eficazmente com uma haste cefalomedular estaticamente bloqueada, com ou sem PMMA (Fig. 22.12).[101,107] A fixação com placa, embora mais rígida, não protegerá um segmento ósseo suficientemente grande, e o procedimento ficará propenso ao insucesso com a progressão da doença. A fixação com haste cefalomedular protege totalmente o osso e é procedimento tecnicamente simples, em especial quando realizado profilaticamen-

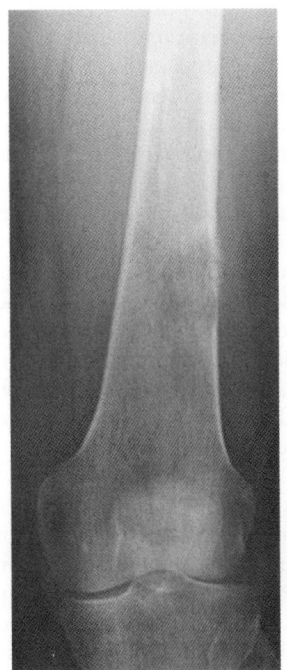
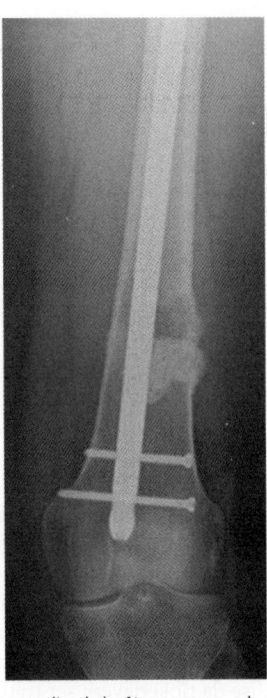

FIGURA 22.12 A: Radiografia AP do terço distal do fêmur esquerdo em homem de 61 anos com mieloma múltiplo. O paciente exibia uma fratura sem desvio da cortical lateral do fêmur e estava sentindo dor. **B:** A radiografia AP mostra uma haste intramedular cefalomedular avançando pela lesão femoral distal com reforço de cimento, para ajudar com a imediata estabilidade. Escolheu-se o implante cefalomedular para estabilização profilática do colo do fêmur.

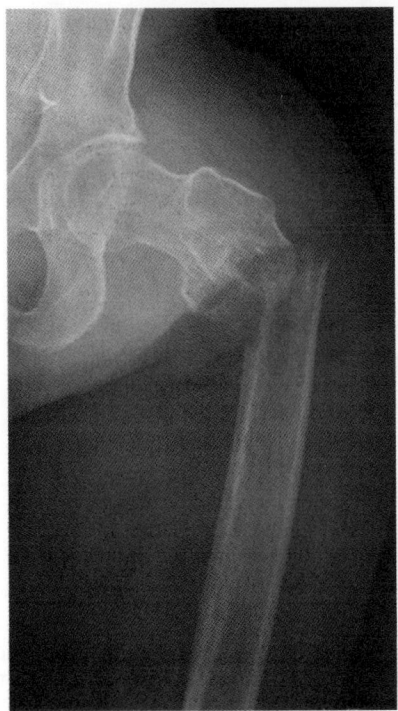
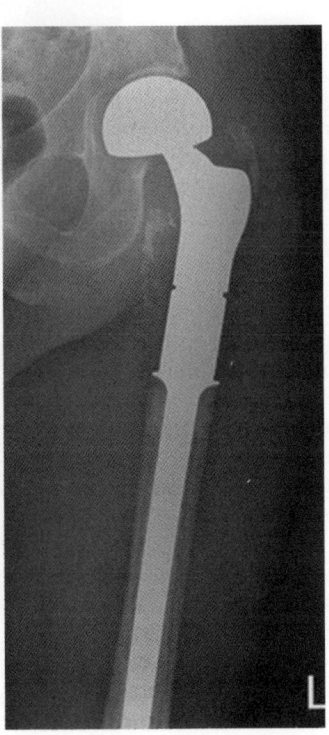

FIGURA 22.11 A: Radiografia AP do terço proximal de fêmur esquerdo em homem de 37 anos com carcinoma hepatocelular metastático. O paciente tinha sido tratado com radioterapia e vinha passando por longo período de dor no quadril antes da fratura. **B:** A radiografia AP do terço proximal de fêmur esquerdo revela artroplastia bipolar com haste longa cimentada. O trocanter maior está refixado à prótese, embora ainda preso aos tendões do vasto lateral e do glúteo médio.

te. Pode-se usar um ponto de entrada trocantérico ou piriforme, e o canal deve ser lentamente fresado em incremento de 1 a 1,5 mm para evitar grandes forças de impactação durante a aplicação da haste.[7] Tendo em vista que o implante receberá cargas se não ocorrer a osteossíntese da fratura, deve ser empregada uma haste com o maior diâmetro possível. Os campos para a radiação pós-operatória devem englobar o implante em sua totalidade.

Região supracondilar do fêmur. A escolha da fixação para fraturas da região supracondilar do fêmur depende da extensão da destruição óssea local e da presença de lesões extras no seu terço proximal. As lesões distais podem se constituir em verdadeiros desafios terapêuticos, em decorrência da frequente cominuição e das reservas ósseas deficientes, especialmente em pacientes idosos. As opções são fixação com placa bloqueada lateral complementada com PMMA ou prótese femoral distal modular.[98] Uma haste retrógrada tem a desvantagem da potencial semeadura da articulação do joelho com células tumorais, ao mesmo tempo em que deixará de proporcionar fixação na região do colo do fêmur. A placa bloqueada oferece uma fixação estável depois da curetagem e aplicação de cimento na lesão metastática. A endoprótese modular é escolha ideal para o controle local, nos casos em que tenha ocorrido destruição maciça dos côndilos femorais, por permitir que a lesão seja resseccionada em bloco.[26]

Tíbia. Metástases distais ao joelho são pouco comuns, mas, em casos de lesões tibiais proximais, devem ser aplicados os princípios similares empregados na área supracondilar femoral. Em geral, basta uma placa bloqueada com PMMA depois de minuciosa curetagem da lesão. Lesões extensas talvez tenham que ser tratadas com uma prótese modular tibial proximal. Lesões e fraturas da diáfise da tíbia devem ser tratadas com um implante intramedular bloqueado. São várias as técnicas que podem ser empregadas em fraturas patológicas do terço distal da tíbia, mas em geral são aconselháveis métodos de rotina para fixação interna juntamente com um generoso emprego de PMMA para reforço do constructo.[21,59] O tratamento das lesões de pé e tornozelo deve ser individualizado, a fim de manter a máxima funcionalidade.[44]

Fraturas da coluna vertebral

Entre 5 e 10% dos pacientes que morrem por carcinoma metastático terão a doença microscópica na coluna vertebral. Mais comumente, as metástases envolvem o corpo vertebral e não os elementos posteriores. Em sua maioria, esses pacientes não exibirão uma doença clinicamente significativa na coluna vertebral durante sua vida e dispensarão tratamento específico para o local. Em geral, as lesões são descobertas acidentalmente em cintilografia óssea durante uma avaliação de rotina em busca de metástases em paciente sabidamente com câncer. No entanto, se a doença progredir, poderá causar dor moderada a intensa, que persistirá meses antes do surgimento de deficiências neurológicas focais. Ocasionalmente, a dor tem início súbito após fratura patológica por compressão.

Quando o paciente não tem histórico de câncer, deve-se decidir se uma fratura por compressão é secundária à osteoporose ou a uma metástase óssea. Se o paciente tem histórico de câncer ou se os sintomas atuais, exame físico, estudos laboratoriais ou imagens diagnósticas sugerirem um carcinoma ou mieloma primário, ele deverá ser avaliado para fratura por compressão causada por metástase. É imperativo que se leve em consideração a possibilidade de metástase vertebral em qualquer paciente com câncer que se apresente com dores nas costas. Um atraso no diagnóstico poderá resultar em progressão e possível comprometimento neurológico, o que acarretará déficits funcionais permanentes. Pacientes com suspeita de malignidade devem ser submetidos à biópsia, mas outros deverão ser tratados sintomaticamente. Se um paciente tratado para fratura por compressão secundária à osteoporose não responder ao tratamento ou se estiver ocorrendo destruição progressiva do osso, deverá ser efetuada uma biópsia. Em casos de lesão vertebral, pode-se fazer uma biópsia com agulha percutânea orientada por TC com anestesia local e sedação intravenosa.

O achado clássico às radiografias simples em envolvimento da coluna vertebral é a perda de um pedículo em incidência anteroposterior. Pode-se recorrer à RM para diferenciar entre uma fratura por compressão secundária à osteoporose e uma fratura causada por lesão maligna.[108] Quando há substituição completa do segmento vertebral, várias lesões vertebrais, envolvimento de pedículo e um disco intervertebral intacto, o diagnóstico mais provável é o de metástase (Fig. 22.13). Alguns portadores de mieloma, linfoma ou leucemia podem se apresentar com osteopenia vertebral. Para que seja determinado se o paciente porta uma malignidade hematológica, deve-se considerar um aspirado de medula óssea. Em sua maioria, esses pacientes terão achados sistêmicos (p. ex., perda de peso, fadiga, febre). Se identificada uma lesão metastática na coluna vertebral, tal paciente estará em risco de ter outras lesões no esqueleto.

As opções terapêuticas para pacientes com metástase sintomática na coluna vertebral são o tratamento conservador com radiação, corticosteroides e/ou imobilização; técnicas minimamente invasivas como a cifoplastia e a vertebroplastia; e o tratamento cirúrgico com radiação adjuvante.[29,38,40,66,84] Foram publicados sistemas de pontuação para avaliação de pacientes com metástase vertebral, mas nenhum deles foi universalmente adotado para orientação do tratamento.[60,90] A qualidade de vida deve ser levada em conta, pois essas são lesões dolorosas; entretanto, o tratamento cirúrgico é, com frequência, um processo de grande porte que traz consigo morbidade significativa e que talvez dependa de uma recuperação prolongada.[48]

Em geral, os sintomas de uma fratura vertebral por compressão causada por osteoporose são pouco importantes e podem ser con-

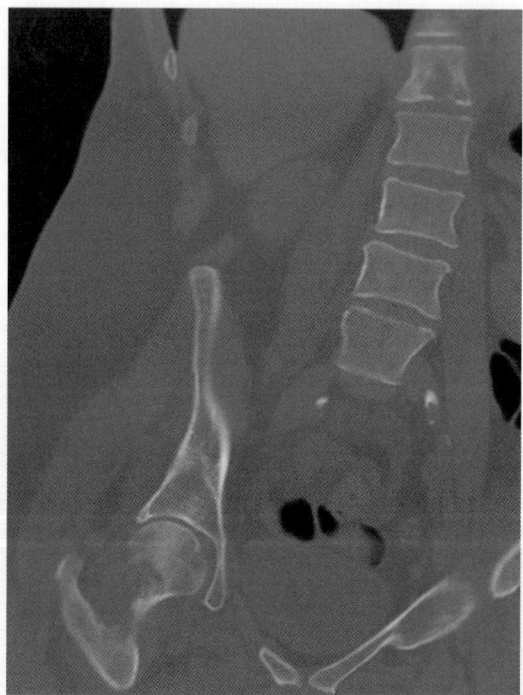

FIGURA 22.13 Várias lesões líticas em mulher de 55 anos, inclusive no corpo de L1 e no colo do fêmur direito, sugerem processo maligno. Biópsia e tratamento da lesão do colo do fêmur revelaram uma lesão escamosa compatível com câncer de pulmão.

trolados, com sucesso, com redução temporária das atividades ou imobilização. Se o paciente exibir metástases vertebrais assintomáticas que não representem risco de fratura patológica, pode-se optar por tratamento sistêmico que atue na doença primária e em suas metástases. Devem ser obtidas as imagens de rotina da coluna vertebral, para que haja garantia de rápida identificação de qualquer progressão da doença. Com frequência, a identificação precoce de uma metástase vertebral permite o alívio da dor sem necessidade de tratamento conservador. Se o paciente estiver sentindo dor mas sem comprometimento neurológico ou risco de fratura iminente, será indicada a radioterapia. A radiação também é empregada para tratamento de tumores radiossensíveis como o linfoma ou o mieloma, mesmo quando tais tumores se apresentem com comprometimento neurológico. Em geral, a resposta tumoral é suficientemente rápida para que o risco de deficiência neurológica permanente não seja tão alto como o que se observa depois de descompressão cirúrgica. Aos casos de mínima ou nenhuma destruição óssea, mas em que a compressão medular está sendo causada pela extensão do tumor, recomenda-se a radioterapia de emergência.[77] O paciente também deve ser tratado com um breve curso de corticosteroides em alta dose, para diminuir o edema circunjacente ao tumor, que contribui para a compressão e para as lesões neurológicas. Outras indicações à radiação de metástases vertebrais são: pacientes com comorbidades clínicas que impeçam a cirurgia, pacientes com 6 meses ou menos de vida e pacientes com a doença em vários níveis. Quando os indivíduos são tratados por cirurgia, a radiação deve ser no pré- ou no pós-operatório, para aumentar o controle local da doença.[92] Mais recentemente, a radiocirurgia pelo sistema CyberKnife® tem proporcionado efetivo alívio da dor a pacientes com metástases vertebrais. Essa opção pode ser tentada naqueles que já passaram anteriormente por radiação com feixe externo, pois a técnica focaliza pequenos feixes de radiação no interior do tumor, por muitas direções diferentes, com o uso de um braço robótico. O sistema CyberKnife® minimiza a exposição dos tecidos circunjacentes à radiação; trata-se de um procedimento minimamente invasivo e assistido por computador que pode ser realizado ambulatorialmente com apenas uma a três sessões. O CyberKnife® é alternativa à cirurgia de grande porte.[35]

As indicações ao tratamento cirúrgico da metástase vertebral são a progressão da doença após radiação, o comprometimento neurológico causado por compressão óssea, ou um tumor radiorresistente no interior do canal vertebral, uma fratura iminente ou a instabilidade vertebral causada por fratura patológica ou pela deformação progressiva. Os objetivos da cirurgia são manter ou restaurar a funcionalidade neurológica e a estabilidade da coluna vertebral.

Quando houver necessidade de tratamento cirúrgico para o alívio da compressão da medula espinal, será preciso descompressão e estabilização. Antes da cirurgia, deve-se fazer um estudo com RM para verificar o nível da lesão e também excluir a possibilidade de compressão em outros níveis. Deve-se considerar a realização de uma angiografia pré-operatória com embolização dos vasos nutrícios naqueles pacientes com metástase intensamente vascularizada, por exemplo, casos de carcinoma renal, para redução da perda de sangue no intraoperatório.[15] Com frequência, o alívio dos sintomas poderá ser alcançado com descompressão posterior e fusão com instrumentação.[3] Se tiver ocorrido colapso anterior das vértebras e compressão anterior da medula espinal resultando em cifose, o paciente também deverá ser tratado com descompressão anterior seguida de estabilização.[29,40,52,66] Quando houver envolvimento dos elementos posteriores com o tumor e a medula espinal estiver sofrendo compressão anterior, o paciente deverá ser tratado com descompressão anterior, seguida por estabilização e fusão posteriores (Fig. 22.14).[90] A fixação interna fica indicada para proporcionar estabilidade imediata a todas as descompressões, exceto àquelas mais limitadas. Nos últimos anos, vem ocorrendo um

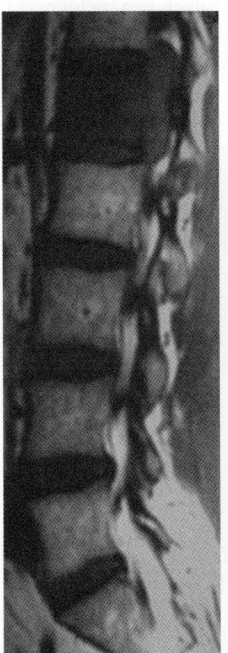 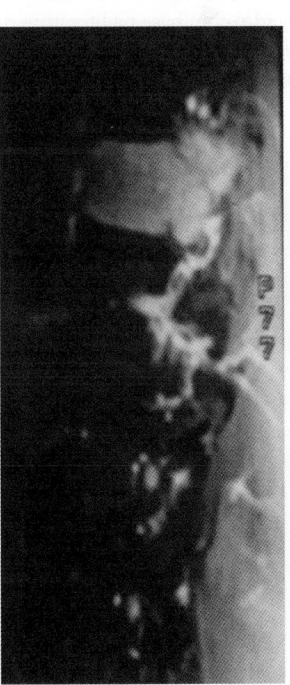 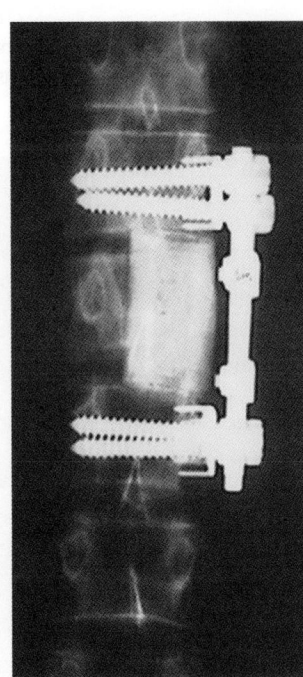 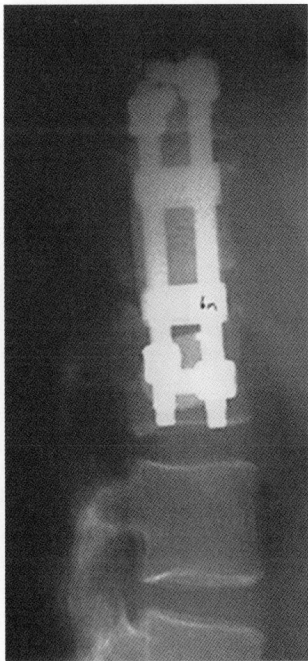

A, B   **C, D**

FIGURA 22.14 A: Imagem sagital em T1 da parte lombar da coluna vertebral de homem com 53 anos com câncer pulmonar mostra lesão infiltrativa por toda L1 com envolvimento completo da medula e massa extraóssea de tecido mole colada na parte anterior da medula. À apresentação, o paciente mostrava debilidade significativa da perna e incapacidade de andar. **B:** Imagem em T2 com infiltração ao longo do espaço epidural esquerdo em L1. **C:** Radiografia AP da parte lombar da coluna vertebral em seguida à descompressão anterior da parte lombar com fixação com parafusos de T12 até L2 e aplicação de aloenxerto estrutural. **D:** Radiografia lateral da junção toracolombar revelando a posição apropriada dos parafusos e dos implantes. O paciente obteve resolução da dor e da debilidade da perna.

progresso considerável nos implantes disponíveis para tratamento de deficiências estruturais de coluna vertebral, por exemplo, parafusos pediculares, gaiolas e placas e barras mais sofisticadas. A literatura descreve técnicas específicas para descompressão/estabilização anterior e posterior, inclusive sistemas modernos de instrumentação.[29,90] Implantes cirúrgicos manufaturados de titânio permitem uma avaliação mais fácil da doença recorrente com estudos de RM. Diante do prolongamento da vida dos pacientes com suas metástases, o tratamento cirúrgico agressivo pode melhorar a qualidade de vida. Contudo, a magnitude do procedimento operatório não deve exceder sua probabilidade de sobrevida à cirurgia ou o nível de competência do cirurgião.

Cifoplastia/vertebroplastia. Tratamentos minimamente invasivos para metástases vertebrais têm sido utilizados para controle da dor em pacientes que sofreram fraturas por compressão.[24,84] A vertebroplastia e a cifoplastia podem ser empregadas em fraturas patológicas de corpo vertebral causadas por osteoporose, carcinoma metastático ou mieloma múltiplo. A literatura sugere que os resultados são similares em pacientes com malignidade *versus* osteoporose, embora esses procedimentos não tenham ainda sido diretamente comparados. As indicações são: pacientes com fraturas por compressão estáveis que tenham função neurológica normal, mas com dor persistente. A vertebroplastia compreende uma injeção percutânea direta de PMMA no pedículo, para manutenção da altura da vértebra. Cifoplastia é uma forma de recuperação da altura do corpo vertebral, mediante expansão da fratura por compressão com um balão, antes da injeção do PMMA (Fig. 22.15). Uma complicação relatada é a extrusão do cimento em torno das estruturas neurológicas; portanto, esse procedimento deve ser realizado apenas depois de terem sido cuidadosamente considerados os riscos.

Complicações

Tendo em vista que os pacientes com fraturas patológicas costumam ser idosos com vários problemas clínicos associados, aumenta a probabilidade de uma complicação perioperatória. Esses pacientes estão sujeitos aos mesmos riscos dos indivíduos com fraturas não patológicas ao consentirem com o tratamento cirúrgico, mas algumas complicações são mais prováveis em pacientes de câncer disseminado. Dois dos problemas mais preocupantes são a progressão do tumor, com resultante quebra de implante e o comprometimento cardiopulmonar.

As metástases ósseas não respondem à quimioterapia, e a radioterapia continuará a destruir o tecido ósseo, de tal forma que o implante ou prótese aplicado estará sustentando, não compartilhando, o peso. Empregando-se os princípios do tratamento cirúrgico delineados neste capítulo, será minimizado o risco de quebra de implante, mas inevitavelmente alguns constructos irão falhar, sobretudo com o aumento da sobrevida do paciente. A salvação de reconstruções defeituosas deve ser individualizada, mas, com frequência, endopróteses modulares podem ser empregadas para salvar uma fixação intramedular malsucedida.[49] Também nessa situação a sobrevida do paciente e sua saúde geral deverão ser fatores favoráveis, antes que se possa indicar um procedimento prolongado.

O comprometimento cardiopulmonar é um risco comprovado em pacientes com metástase óssea. Em primeiro lugar, muitos desses pacientes exibem metástase pulmonar ou tumores pulmonares primários que comprometem o funcionamento dos pulmões. Alguns passarão por um procedimento cirúrgico para estabilizar uma fratura patológica e não responderão às tentativas pós-operatórias de extubação; com isso, permanecerão longos períodos na unidade de terapia intensiva. Em segundo lugar, a aplicação de próteses femorais cimentadas com hastes longas, ou o uso profilático de hastes femorais ou umerais, deverá ser feita(o) cuidadosamente, para que não venham a ocorrer eventos embólicos. A literatura ortopédica detalha como uma cuidadosa preparação do canal (escovação, irrigação e cuidadosa sucção do canal, além da fresagem lenta e, possivelmente, da criação de um "respiro" distal) é uma boa sugestão para minimizar essa complicação.[7,16] Ainda não ficou esclarecido, com base na literatura disponível, se a incidência real de êmbolos de gordura aumenta durante a aplicação de hastes ou barras intramedulares ou de hastes femorais longas cimentadas em

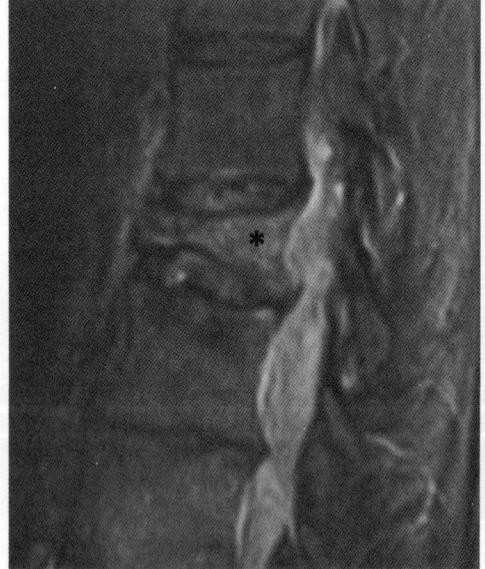 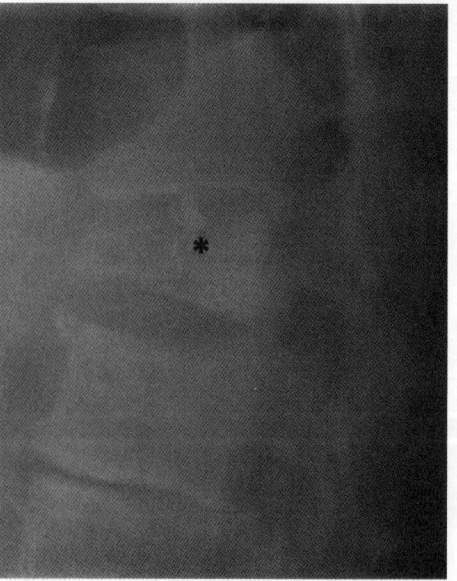

FIGURA 22.15 A: Imagem sagital em T2 com supressão de gordura da vértebra L1 em paciente com carcinoma metastático das células escamosas do pulmão (* = vértebra L1). Ele sofria de dor significativa associada à lesão. **B:** Radiografia lateral da parte lombar da coluna vertebral, obtida após vertebroplastia, revela o cimento preenchendo o vazio deixado pelo tumor. Embora não se tenha obtido a restauração da altura vertebral, o controle da dor foi adequado e a deformidade foi corrigida.

portadores de malignidade, em comparação com aqueles sem câncer. Entretanto, pacientes com câncer são hipercoaguláveis e demonstram menor capacidade de compensar a ocorrência de êmbolos de gordura no pulmão, em decorrência de sua reserva cardiopulmonar significativamente reduzida, em comparação com pacientes sem câncer, sobretudo se o problema for um tumor pulmonar primário ou metástase.

Papel da radiação e do tratamento clínico adjuvantes

Radiação com feixe externo

A radiação com feixe externo é empregada para tratamento da dor secundária a metástases ósseas, para interrupção da progressão da osteólise e para que fraturas patológicas iminentes possam se consolidar. Trata-se de uma alternativa razoável ao tratamento cirúrgico para certas lesões. Quando a meta é o alívio da dor, a radioterapia local tipicamente resulta em alívio parcial para mais de 80% dos pacientes com metástases ósseas e alívio completo da dor para 50 a 60% dos indivíduos.[99] A variabilidade dos percentuais de resposta depende de diversos fatores, como a história e a localização da lesão.[104] Em geral, o início do alívio sintomático surge nas primeiras 2 semanas, mas para que ocorra alívio máximo, talvez tenham que transcorrer vários meses. A radiação é empregada no pós-operatório com o intuito de aumentar o controle local do tumor depois da estabilização cirúrgica. Dados retrospectivos demonstraram que a radiografia pós-operatória melhora as funções do membro e reduz os percentuais de um segundo procedimento cirúrgico.[92] Em sua maioria, os pacientes nesse estudo tiveram os dispositivos da prótese ou da fixação interna completamente incluídos no campo de tratamento. Normalmente, a radiação pode ter início 2 semanas após o procedimento cirúrgico, se não houver complicações da ferida.

Radionucleotídeos sistêmicos

A terapia sistêmica para as metástases ósseas com agentes radioativos orientados para o tecido ósseo proporciona efeitos paliativos para a dor nos ossos. Essa opção pode ser apropriada para tratamento de metástases ósseas disseminadas, quando as formas mais tradicionais de radiação alcançaram seu limite, ou quando as técnicas radioterápicas de rotina não são praticáveis, em razão das tolerâncias do tecido normal circunjacente. Estrôncio-89 é empregado clinicamente, sendo preferencialmente capturado em locais de *turnover* ativo dos minerais ósseos, de maneira parecida com os bifosfonatos. Existe maior captura dos radionucleotídeos em lesões metastáticas, comparativamente ao que ocorre com o osso normal. Uma revisão sistemática da literatura sobre medidas paliativas para metástases ósseas dolorosas com radiofármacos revelou que havia maior alívio da dor com menor número de locais da doença com o uso do estrôncio-89 comparado com placebo ou radioterapia local.[8]

Bifosfonatos

Os bifosfonatos se ligam preferencialmente à matriz óssea e inibem a reabsorção óssea osteoclástica. O receptor do ativador do fator nuclear *kappa* B (RANKL) nos osteoblastos funciona como ativador da função dos osteoclastos. Os bifosfonatos atuam como inibidores competitivos de RANKL e, assim, diminuem a profundidade das cavidades de reabsorção nos locais de ligação dos osteoclastos, inibem sua função, alteram a morfologia da sua borda franzida e inibem a maturação e o recrutamento dos osteoclastos da linhagem celular dos monócitos/macrófagos. Além disso, os bifosfonatos promovem a apoptose dos osteoclastos; foram publicados alguns dados que sugerem efeitos diretos nas células tumorais. Tem-se tentado, com sucesso, o uso intravenoso dos bifosfonatos para tratamento das dores ósseas e da hipercalcemia em câncer de mama, e esses agentes são mais administrados como adjuvantes de outras terapias sistêmicas.[65]

Já foram publicados vários estudos bem organizados que documentam a diminuição do tempo até a ocorrência de eventos relacionados ao esqueleto, além de redução do percentual desses eventos em pacientes com metástase óssea tratados com vários tipos de bifosfonatos.[43,64,65] Essas medicações não são empregadas agudamente para prevenção de grandes lesões decorrentes de fratura, pois sua capacidade de proporcionar rigidez estrutural depende de muitos meses de tratamento.

Controvérsias e rumos futuros

Duas das principais controvérsias sobre o tratamento de pacientes com metástases ósseas são: (a) o comprimento ideal de uma haste femoral cimentada em pacientes com metástases na área do quadril e (b) as características específicas que definem uma fratura iminente. Esses tópicos foram anteriormente discutidos.

Está também em curso um debate sobre tratamento cirúrgico de pacientes com uma metástase solitária. A literatura sugere que a ampla ressecção de uma metástase solitária de um carcinoma renal promove aumento da sobrevida.[51,88] Contudo, ainda não se demonstrou que esses dados sejam aplicáveis às metástases de outros locais primários. O estudo que recomendou a ressecção de uma metástase solitária de carcinoma renal foi realizado antes da universalização do uso da PET, que permite a descoberta de focos menores da doença ativa. É provável que muitos pacientes presumidamente com metástase solitária tenham outros locais de doença, se forem examinados com imagens PET. No entanto, um paciente com metástase solitária de qualquer origem que esteja livre de tumor por alguns anos deve ser teoricamente considerado candidato à ressecção. Carcinoma renal e carcinoma folicular de tireoide são os dois tipos tumorais com maior probabilidade de causar metástase óssea isolada anos depois do tratamento do tumor primário.

Os futuros rumos do tratamento cirúrgico de pacientes com metástases ósseas da coluna vertebral e dos membros provavelmente incluirão o uso contínuo e novas aplicações de metal trabecular.[62] Os componentes acetabulares de tântalo possibilitam excelente crescimento ósseo e estão sendo empregados mais rotineiramente na artroplastia de revisão para reconstrução de grandes defeitos acetabulares.[49,80] Portanto, a experiência cirúrgica com esse material no campo da artroplastia de revisão vem aumentando rapidamente, com expansão de seu uso para outras situações. Novos avanços nesse tipo de fixação metálica poderão oferecer melhores condições de fixação dos tecidos moles às megapróteses, subsequentemente à ressecção do tumor. Endopróteses manufaturadas com tântalo poroso têm sido empregadas na cirurgia de preservação de membro, em pacientes com sarcomas de membro inferior, com seguimentos de curta duração.[46]

Radiologistas intervencionistas estão trabalhando mais estreitamente com os cirurgiões ortopédicos com vistas ao tratamento de pacientes com metástases ósseas. Hoje em dia, a ablação por radiofrequência (ARF) e a crioterapia estão sendo utilizadas rotineiramente para o tratamento paliativo de lesões metastáticas dolorosas. Essas técnicas oferecem uma alternativa à radiação por feixe externo ou à cirurgia.[36] Um estudo recente com pacientes com metástases pélvica e sacral e tratados com ARF demonstrou ter havido ganhos clínicos, com significativo alívio da dor em 95% dos pacientes.[36] Em sua maioria, esses pacientes não responderam a tratamento prévio ou foram considerados maus candidados à medicação com narcóticos ou à radioterapia. Outro novo procedimento, denominado acetabuloplastia, é parecido com a vertebroplastia, visto que PMMA é injetado por via percutânea em um defeito acetabular, com o objetivo de proporcionar alívio para a dor e, possivelmente, evitar uma reconstrução cirúrgica de grande porte.[49,103]

OPÇÕES TERAPÊUTICAS PARA PACIENTES COM FRATURAS PATOLÓGICAS POR TUMORES ÓSSEOS PRIMÁRIOS

Tumores ósseos benignos

Os tumores ósseos benignos são mais frequentes em crianças e jovens adultos. Esses tumores, em sua maioria, crescem gradualmente até que o paciente atinja a maturidade esquelética e, em seguida, desaparecem ou passam à inatividade. As lesões inativas dispensam tratamento cirúrgico. Lesões benignas ativas ou agressivas costumam necessitar de curetagem intralesional, com ou sem aplicação de enxerto ósseo para remoção do tumor e para permitir a consolidação do osso subjacente. Uma fratura patológica por um tumor ósseo benigno pode mudar o curso do tratamento. Devido à pouca idade e ao nível maior de atividade dos portadores de tumores benignos, não são raras as fraturas patológicas.

Em geral, o tratamento de uma fratura patológica por lesão óssea benigna depende da atividade da lesão subjacente. A maioria dessas lesões pode ser tratada conservadoramente com um aparelho gessado até que ocorra a osteossíntese. A essa altura, será possível cuidar do tumor benigno. As indicações ao tratamento cirúrgico da fratura são: deformidade inaceitável em um aparelho gessado, fratura exposta, pseudartrose na fratura ou associação com lesões ativas ou agressivas, como tumor de células gigantes (TCG) ou cisto ósseo aneurismático (COA). O tratamento das fraturas patológicas no contexto de tumores ósseos benignos específicos será discutido em seguida. O leitor é convidado a consultar livros sobre oncologia musculoesquelética para um conhecimento mais aprofundado sobre diagnóstico e tratamento de tumores individuais.

Cisto ósseo unicameral

Fratura patológica é a queixa de apresentação de dois terços dos pacientes com um cisto ósseo unicameral (COU).[14] Em sua maioria, essas lesões líticas se localizam no terço proximal do úmero ou do fêmur (Fig. 22.16). Deve-se permitir a ocorrência de osteossíntese de fraturas umerais em uma posição satisfatória, pois, ocasionalmente, a fratura estimula a cura do cisto. Se não houver cura espontânea do cisto depois da remodelagem do calo de fratura, fica recomendada a injeção de corticosteroides, juntamente com a aplicação de enxerto ósseo, ou a aplicação de aspirado de medula óssea no cisto. Normalmente, uma fratura com desvio devida a um COU femoral proximal em criança deverá ser tratada com redução aberta, aplicação de enxerto ósseo no cisto e fixação interna, por causa das exigências referentes à sustentação do peso.

Cisto ósseo aneurismático

COA é uma lesão benigna ativa que pode crescer rapidamente na metáfise de um paciente jovem, simulando malignidade.[14] É preciso cautela na realização da biópsia para um COA presumido, pois osteossarcomas telangiectásicos podem ter aspecto radiográfico similar. Apesar de seu padrão de crescimento ocasionalmente agressivo, as fraturas patológicas são raras. Aproximadamente 15 a 20% das lesões acometem os elementos posteriores da coluna

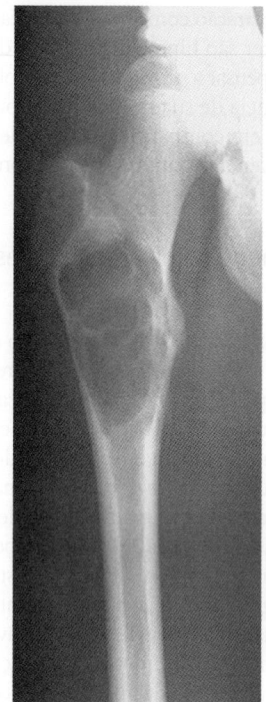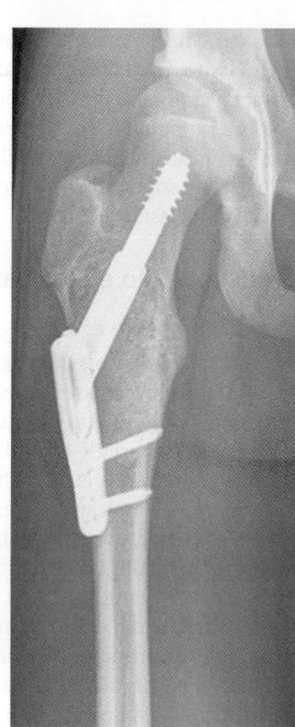

FIGURA 22.16 A: A radiografia AP do terço proximal de fêmur direito em menino com 11 anos revela cisto ósseo unicameral com fratura medial sem desvio. **B:** Tratamento com biópsia, curetagem, enxerto ósseo e placa lateral permite a sustentação do peso integral, mobilização e tratamento do cisto.

vertebral e podem causar comprometimento neurológico. O tratamento de rotina de um COA com ou sem fratura é a curetagem intralesional e a aplicação de enxerto ósseo. Dependendo da idade do paciente e da localização do COA, uma fratura patológica pode necessitar de fixação interna por ocasião da curetagem.

Granuloma eosinofílico

Granuloma eosinofílico é uma lesão solitária no espectro da doença conhecida como histiocitose das células de Langerhans. Trata-se de um tumor ósseo benigno e os pacientes afetados se apresentam com dor. Esse tumor pode causar colapso de um corpo vertebral (*vertebra plana*) e sintomas neurológicos. Pacientes com vértebra plana sintomática são imobilizados e, eventualmente, a altura vertebral é restaurada sem necessidade de cirurgia (Fig. 22.17).[76] Nos casos de lesões de membros que não se resolvem espontaneamente, o padrão terapêutico é a aplicação de uma injeção intralesional de corticosteroides. A curetagem aberta fica reservada para lesões selecionadas que não responderam ou que não são apropriadas para a injeção de esteroides, em razão de tamanho, localização ou agressividade da lesão.[106] Deve-se permitir a consolidação de uma fratura patológica antes da biópsia com agulha e da injeção, para que o calo de fratura não confunda o quadro histológico.

Fibroma não ossificante

Fibromas não ossificantes são lesões líticas extremamente comuns em pacientes jovens. Esses fibromas desaparecem espontaneamente depois de alcançada a maturidade esquelética. São lesões assintomáticas; contudo, lesões de grandes dimensões podem fraturar. As localizações comuns para as fraturas patológicas são o terço distal da tíbia, o terço distal do fêmur e o terço proximal da tíbia. Pacientes com várias lesões estão em maior risco de sofrer fratura. Na maioria

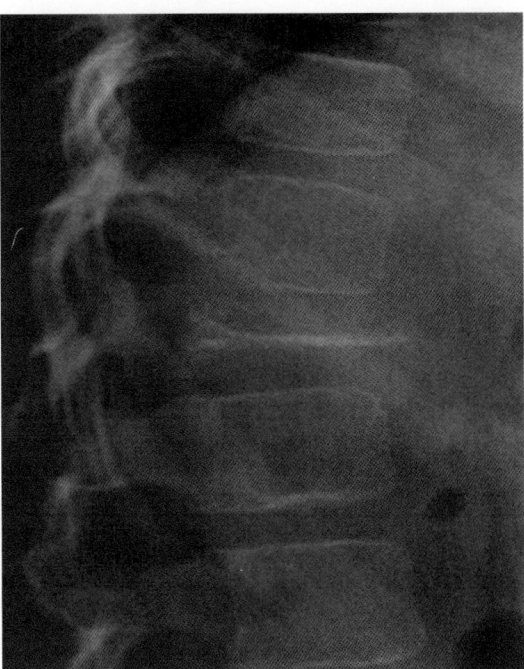

FIGURA 22.17 Radiografia lateral da coluna vertebral toracolombar de menina com 8 anos exibe compressão do corpo vertebral. É um aspecto radiográfico clássico do granuloma eosinofílico. Com o passar do tempo, o corpo vertebral terá sua altura reconstituída.

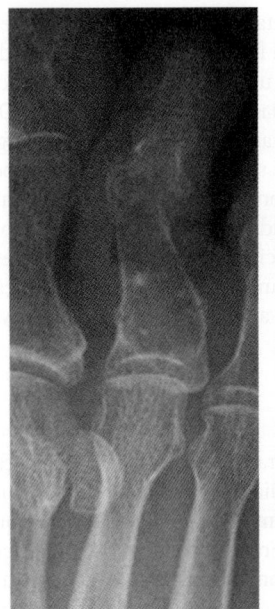 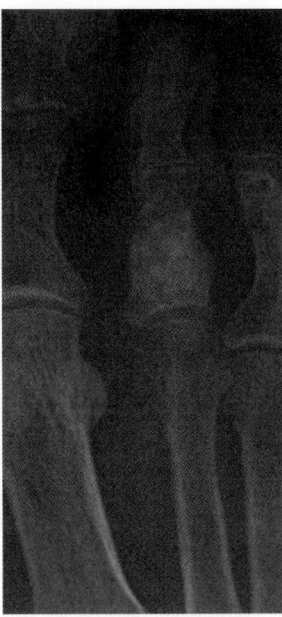

FIGURA 22.18 A: A radiografia AP de um segundo dedo do pé mostra fratura sem desvio, lesão na parte média da diáfise da falange proximal. **B:** Permitiu-se que a fratura se consolidasse e, subsequentemente, o paciente foi tratado com biópsia, curetagem e aplicação de enxerto ósseo. A biópsia revelou lesão condroide de baixo grau compatível com encondroma.

das vezes, as fraturas patológicas podem ser tratadas, com sucesso, com redução fechada e imobilização com aparelho gessado.[25] Se a lesão persistir depois da consolidação da fratura, poderá ser efetuada curetagem e, se houver necessidade, aplicação de enxerto ósseo. Se determinada fratura estiver instável e não puder ser reduzida por procedimento fechado, a curetagem e a aplicação de enxerto ósseo serão combinadas com fixação interna.

Encondroma

Encondromas são tumores cartilaginosos benignos assintomáticos, a menos que estejam associados a uma fratura patológica.[82] Essas lesões, quando ocorrem em ossos longos, raramente fraturam. Aquelas com maior tendência a fraturas patológicas e a causar dor acometem os pequenos ossos da mão e do pé (Fig. 22.18). Alguns autores defendem o tratamento conservador dessas lesões, pois ocasionalmente a fratura estimula a resolução do encondroma. A maioria dos autores concorda que a intervenção cirúrgica, se realizada, deverá ser adiada até que tenha havido consolidação da fratura.[91] Às vezes, outros fatores (p. ex., fratura com avulsão de tendão por encondroma de falange) podem impor uma cirurgia urgente. O tratamento cirúrgico do encondroma elimina o futuro risco de fratura patológica e evita uma deformação progressiva. Ainda há controvérsia sobre o uso, ou não, de um enxerto ósseo no defeito após a curetagem. Encondromas numerosos, acompanhados por fraturas e deformidades da mão, ocorrem em casos de doença de Ollier e síndrome de Maffucci. Essas duas condições estão associadas à transformação maligna da lesão. Embora o percentual real de transformação seja desconhecido, estima-se que a doença de Ollier tenha um risco de 25% para a vida, enquanto a síndrome de Maffucci chegue próximo a 100%.

Displasia fibrosa

Displasia fibrosa é definida como uma anormalidade do desenvolvimento, e não como uma verdadeira neoplasia; ocorre tanto na forma monostótica como na poliostótica.[39] Quase todas as lesões solitárias da displasia fibrosa são assintomáticas, mas os pacientes podem se apresentar com uma fratura patológica dolorosa ou com um membro arqueado. Na forma poliostótica, as lesões afetam várias áreas de mesmo osso, ou vários ossos em um membro, e fraturas surgem em 85% desses pacientes. A resistência óssea estrutural diminui em portadores de displasia fibrosa, e fraturas sequenciadas podem resultar em deformidade progressiva, que gera o clássico aspecto de "cajado de pastor" em varo do terço proximal do fêmur. Raramente há desvio das fraturas e sua consolidação é satisfatória.

As fraturas patológicas ou lesões sintomáticas no membro superior e na coluna vertebral podem ser tratadas com procedimento conservador, e normalmente as fraturas no membro inferior necessitam de fixação interna.[39] Grandes áreas de displasia fibrosa em áreas de sustentação do peso submetidas a grandes pressões são tratadas com fixação interna profilática. Por ocasião da cirurgia, deve-se obter uma biópsia da lesão para confirmar o diagnóstico, antes que o cirurgião prossiga com a fixação intramedular para estabilização dos ossos longos. O objetivo é fortalecer e retificar o osso, e não ressecionar a lesão. Se for empregado um enxerto ósseo, deve-se usar aloenxerto, pois o autoenxerto tem a mesma anormalidade genética presente no osso displásico e, por isso, talvez não ocorra osteossíntese adequada. A fixação interna não altera o processo da doença, mas proporciona apoio mecânico e alívio para a dor. Outra opção é o tratamento clínico exclusivamente com bifosfonatos, ou em combinação com cirurgia.[57]

Tumor de células gigantes

Tumor de células gigantes é um tumor ósseo benigno e agressivo que acomete em jovens adultos. Dez por cento dos pacientes se apresentam com uma fratura patológica. Em indivíduos nos quais a articulação adjacente pode ser preservada, o TCG deve ser tratado por meio de minuciosa curetagem e pela aplicação de enxerto ósseo ou de cimento.[93] Com frequência, haverá necessidade de fixação interna depois de uma fratura patológica, pois costuma haver grande perda de massa óssea e deformidade. Deve-se recorrer ao tratamento adjuvante com fenol ou criocirurgia com boa dose de cautela, quando uma fratura patológica expõe os tecidos moles adjacentes. Demonstrou-se que tratamentos auxiliares com esmeris de alta velocidade, feixe de argônio, fenolização, criocirurgia e aplicação de cimento diminuem os percentuais de recorrência local. Uma ampla ressecção/reconstrução primária apenas será necessária se a articulação associada estiver além da possibilidade de salvação.

Tumores ósseos malignos

Tumores ósseos malignos são tratados com uma combinação de cirurgia, quimioterapia e/ou radiação. Mieloma múltiplo é um tumor ósseo maligno primário com apresentação sistêmica que se manifesta em pacientes idosos. Fraturas patológicas em pacientes com mieloma, linfoma e carcinoma metastático podem ser tratadas com fixação através do tumor, pois estas são doenças sistêmicas tratadas principalmente com quimioterapia e radiação. A sobrevida desses pacientes não fica comprometida com a estabilização cirúrgica paliativa.

Tumores ósseos malignos primários como osteossarcoma, sarcoma de Ewing e condrossarcoma são tratados de maneira muito diferente da doença neoplásica sistêmica.[97] Inicialmente, esses tumores crescem no osso e podem disseminar metástases para os pulmões. Obtém-se o controle local da lesão primária com uma ressecção cirúrgica completa. Teoricamente, uma fratura patológica decorrente da lesão diminui a probabilidade de controle local, pois as células tumorais se disseminam por todo o hematoma. Deve-se discutir a amputação como possível opção cirúrgica para pacientes com fratura patológica por tumor ósseo maligno primário. A literatura tradicional sugeria a amputação como tratamento de escolha para fraturas patológicas decorrentes de tumor ósseo maligno primário, mas, diante do progresso do tratamento adjuvante e da cirurgia, recentemente foram publicados estudos que descrevem bons percentuais de salvação de membro com o controle local da doença.[30,83,105] Em 2010, Ferguson demonstrou que, em 31 pacientes com fraturas patológicas associadas a osteossarcoma, o percentual de salvação do membro e de controle local foi igual ao de 201 pacientes sem fratura patológica e também portadores de osteossarcoma. Contudo, também ficou evidenciado que a sobrevida global era pior em pacientes com a fratura patológica. Até certo ponto, isso depende do grau de desvio da fratura, da histologia do tumor e da resposta à quimioterapia.

Antes de dar início ao tratamento de um paciente que sofreu fratura patológica por um sarcoma ósseo primário presumido, o paciente deverá ser estadiado e, além disso, submetido a uma biópsia. Um esquema apropriado para o estadiamento consiste em estudo de TC do tórax para todos os pacientes e uma biópsia de medula óssea naqueles com suspeita de sarcoma de Ewing. A biópsia de um presumido sarcoma ósseo é especialmente difícil em um cenário em que haja associação com uma fratura patológica. O hematoma da fratura e o processo de consolidação alteram a histologia, podendo dificultar a interpretação adequada da doença. Sempre que possível, a biópsia deve ser feita distante da fratura. Quando existe massa extraóssea de tecido mole associada ao tumor, normalmente será apropriada uma biópsia com agulha orientada por imagem. Quando a lesão é intraóssea e existe um calo de fratura, talvez se tenha de recorrer a uma biópsia aberta. O cirurgião que, em última análise, será o responsável pelo tratamento cirúrgico definitivo da lesão deve ser o mesmo que solicitará ou fará a biópsia diagnóstica.

A fixação interna de uma fratura patológica decorrente de um sarcoma primário pode comprometer o membro e a vida do paciente. Se o paciente tiver que ser tratado com quimioterapia no pré-operatório, é preferível que o membro seja imobilizado com um aparelho gessado ou com fixação interna limitada da fratura. Em geral, a consolidação da fratura se dá durante o tratamento sistêmico, e o aparelho gessado evita a possibilidade de infecção nos tratos dos pinos em pacientes neutropênicos estabilizados com um fixador externo.

Os pacientes que sofreram uma fratura patológica devida a uma malignidade óssea primária devem ser tratados por uma equipe multidisciplinar coordenada que inclua oncologistas clínicos, oncologistas especializados em radiação, patologistas especializados no sistema musculoesquelético, radiologistas, fisioterapeutas e oncologistas ortopédicos; apenas com essa completa complementação terapêutica tais pacientes poderão alcançar a melhor qualidade de vida e a máxima sobrevida em geral.

Osteossarcoma/sarcoma de Ewing

Estes são os dois tumores ósseos malignos primários mais comuns em crianças. Aproximadamente 10% dos pacientes se apresentam com fratura patológica. Há indicação a tratamento fechado da fratura com aparelho gessado depois de obtida uma biópsia com agulha ou aberta. Depois de completado o estadiamento do tumor, os pacientes com osteossarcoma ou sarcoma de Ewing serão tratados com quimioterapia no pré-operatório. Após 3 a 4 meses de terapia sistêmica, deve-se tomar a decisão sobre o controle local do tumor primário. A pacientes com osteossarcoma, fica indicada a ressecção cirúrgica. Se o paciente teve uma resposta clínica e radiográfica à quimioterapia, geralmente a opção escolhida será um procedimento de salvação do membro. Estudos publicados não demonstraram diferença entre controle local para pacientes com osteossarcoma e fratura patológica tratados com salvação do membro e com amputação.[5,83] Contudo, se o sarcoma exibir resposta insatisfatória à quimioterapia ou se tiver havido progressão da invasão neurovascular desde o tratamento, possivelmente a salvação do membro seja contraindicada. É preciso um seguimento cuidadoso para a identificação de possível recorrência local ou de presença de metástase.

O controle local em casos de sarcoma de Ewing pode ser conseguido por meio de ressecção cirúrgica e/ou radiação. Em locais passíveis de reconstrução, quase todos os pacientes são tratados com cirurgia de salvação do membro, a fim de remover todos os clones resistentes à quimioterapia e de evitar os riscos da radiação em uma criança em fase de crescimento. No entanto, em pacientes com fratura patológica tratada com ressecção cirúrgica, deve-se considerar o acréscimo da radiação como meio adjuvante pós-operatório, com o objetivo de aumentar a probabilidade de controle local e de evitar a amputação.[32]

Condrossarcoma

Condrossarcomas afetam adultos de meia-idade e idosos.[10] A pelve é um local comum, mas é rara a ocorrência de fraturas patológicas com desvio nessa região. A localização mais comum de uma fratura patológica por condrossarcoma é no terço proximal do fêmur (Fig. 22.19). Um erro grave é assumir que a fratura seja secundária ao carcinoma metastático e aplicar uma haste intramedular na lesão. Esse procedimento contamina vários planos histológicos (p. ex., os glúteos) com células malignas e, em geral, impede qualquer opção segura de salvação do membro para o paciente. Embora não tenham sido publicados dados que de-

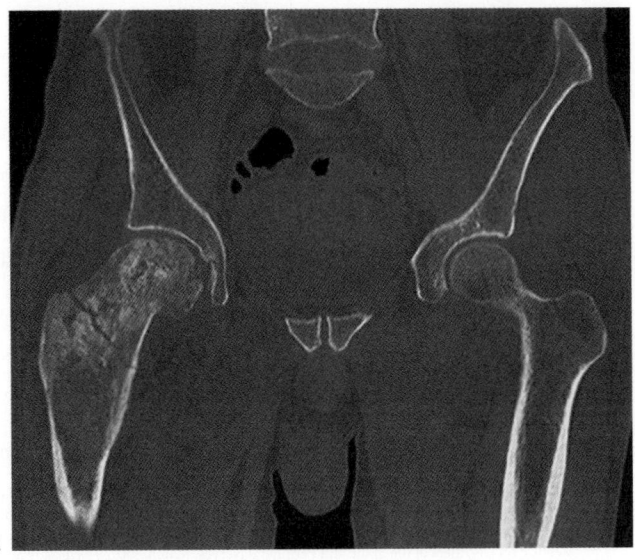 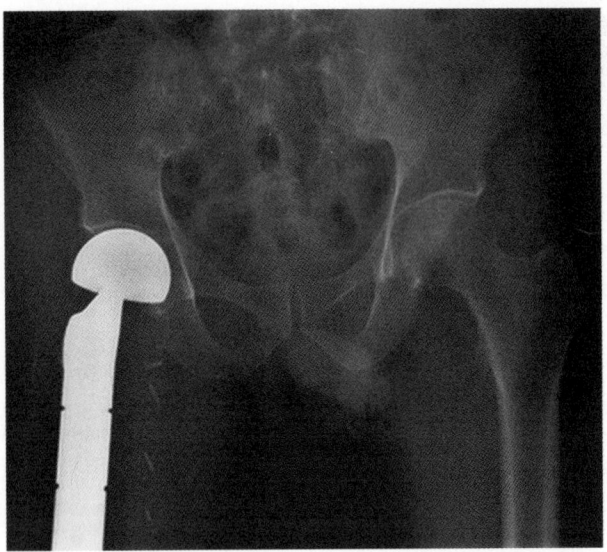

FIGURA 22.19 A: TC coronal da pelve em homem de 48 anos com dor no quadril direito. Observar a fratura patológica por uma lesão que foi diagnosticada como condrossarcoma das células claras. A princípio, colocou-se uma placa para estabilização do osso até que essa doença tivesse sido determinada. **B:** Depois do diagnóstico final, o paciente foi tratado com ressecção do terço proximal do fêmur direito, seguida por reconstrução com megaprótese e hemiartroplastia bipolar.

monstrem que a fresagem resulte diretamente na disseminação da doença, a implicação é que as células tumorais possam ser forçadas para a corrente sanguínea ou para os linfáticos; e isso poderia causar sua semeadura em locais remotos. Antes de qualquer tratamento cirúrgico, pacientes idosos com uma lesão lítica solitária devem passar por um estadiamento apropriado, com biópsia que confirme o diagnóstico.

O tratamento de um paciente com fratura patológica por condrossarcoma consiste na ressecção ampla realizada por um oncologista ortopédico. Em geral, a quimioterapia e a radioterapia não são opções eficazes para esse tumor. Estudos recentemente publicados mostraram que a radiação com feixe de prótons tem utilidade para alguns pacientes com condrossarcoma.[4,18] Essa opção fica reservada a casos específicos, por exemplo, tumores da base do crânio ou tumores recorrentes e não passíveis de ressecção. Uma fratura patológica compromete muito a área local, pois é provável que qualquer célula tumoral "perdida" não eliminada pela ressecção venha a causar uma lesão localmente recorrente. A presença de fratura com desvio ocorrida por condrossarcoma é razão suficiente para que se considere a opção de amputação, sobretudo se não for possível uma ampla ressecção com um procedimento de salvação do membro.

RESUMO E PONTOS-CHAVE

- Qualquer processo que reduza a resistência do osso é fator predisponente para uma fratura patológica durante atividades normais ou após trauma mínimo. É preciso reconhecer a natureza da fratura patológica para que o paciente possa ser tratado apropriadamente.
- A causa mais comum de fratura patológica é a osteoporose ou a osteomalácia.
- Pacientes com osteoporose ou osteomalácia devem ser avaliados e tratados para o transtorno subjacente.
- Pacientes com mais de 40 anos e com fratura patológica devida a uma lesão óssea discreta têm probabilidade muito maior de ser portadores de metástase que de um tumor ósseo primário.
- O prognóstico para pacientes com metástase óssea tem melhorado, graças à identificação mais rápida e ao tratamento adjuvante de melhor qualidade; muitos pacientes viverão mais de 2 anos.
- Não se deve assumir imediatamente que uma lesão lítica ou fratura patológica tenha origem em metástase. É preciso realizar um exame completo e, possivelmente, uma biópsia.
- A fixação profilática de fraturas iminentes (*versus* já ocorridas) em decorrência de metástase é tecnicamente mais fácil para o cirurgião e permite recuperação mais rápida do paciente.
- O sistema de pontuação de Mirels pode ser utilizado para orientação do tratamento de uma fratura iminente, decorrente de metástase óssea.
- Fraturas do colo do fêmur causadas por metástase devem ser tratadas com uma prótese de quadril cimentada, pois a fixação interna apresenta elevado percentual de insucesso com a progressão da doença.
- Em geral, uma fratura isolada do trocanter menor é sinal de lesão metastática do colo do fêmur, com fratura iminente.
- Quando é preciso cirurgia para uma metástase na coluna vertebral, em geral há necessidade de descompressão e de estabilização, com fixação interna.
- A reconstrução cirúrgica para fraturas patológicas deve ser suficientemente durável a ponto de permitir a imediata sustentação do peso; além disso, deve ter vida útil por toda a sobrevida esperada do paciente.
- Uma fratura patológica por tumor ósseo maligno primário deve ser tratada de maneira muito diferente da empregada em casos de fratura por lesão metastática. O cirurgião responsável pelo tratamento deve ter em mente que, com uma cirurgia apropriada, há a probabilidade de cura duradoura.
- O tratamento de pacientes com fraturas patológicas depende de uma equipe multidisciplinar formada por cirurgiões ortopédicos, oncologistas clínicos, oncologistas especializados em radiação, endocrinologistas, radiologistas, patologistas, especialistas em tratamento da dor, nutricionistas, fisioterapeutas e psicólogos/psiquiatras.

REFERÊNCIAS BIBLIOGRÁFICAS

1. Aboulafia AJ, Buch R, Mathews J, et al. Reconstruction using the saddle prosthesis following excision of primary and metastatic periacetabular tumors. *Clin Orthop Relat Res.* 1995;(314):203–213.
2. Abudu A, Grimer RJ, Cannon SR, et al. Reconstruction of the hemipelvis after the excision of malignant tumors. Complications and functional outcome of prostheses. *J Bone Joint Surg Br.* 1997;79:773–779.
3. Akeyson EW, McCutcheon IE. Single-stage posterior vertebrectomy and replacement combined with posterior instrumentation for spinal metastasis. *J Neurosurg.* 1996;85:211–220.
4. Amichetti M, Amelio D, Cianchetti M, et al. A systematic review of proton therapy in the treatment of chondrosarcoma of the skull base. *Neurosurg Rev.* 2010;33(2):155–165.
5. Bacci G, Ferrari S, Longhi A, et al. Nonmetastatic osteosarcoma of the extremity with pathologic fracture at presentation: Local and systemic control by amputation or limb salvage after preoperative chemotherapy. *Acta Orthop Scand.* 2003;74:449–454.
6. Bartucci EJ, Gonzalez MH, Cooperman DR, et al. The effect of adjunctive methylmethacrylate on failures of fixation and function in patients with intertrochanteric fractures and osteoporosis. *J Bone Joint Surg Am.* 1985;67:1094–1107.
7. Barwood SA, Wilson JL, Molnar RR, et al. The incidence of acute cardiorespiratory and vascular dysfunction following intramedullary nail fixation of femoral metastasis. *Acta Orthop Scand.* 2000;71:147–152.
8. Bauman G, Charette M, Reid R, et al. Radiopharmaceuticals for the palliation of painful bone metastasis: A systemic review. *Radiother Oncol.* 2005;75:258–270.
9. Bertin KC, Horstman J, Coleman SS. Isolated fractures of the lesser trochanter in adults: An initial manifestation of metastatic malignant disease. *J Bone Joint Surg Am.* 1984;66:770–773.
10. Bjornsson J, McLeod RA, Unni KK, et al. Primary chondrosarcoma of long bones and limb girdles. *Cancer.* 1998;83:2105–2119.
11. Brahme SK, Cervilla V, Vinct V, et al. Magnetic resonance appearance of sacral insufficiency fractures. *Skeletal Radiol.* 1990;19:489–493.
12. Brown RK, Pelker RR, Friedlaender GE, et al. Postfracture radiation effects on the biomechanical and histologic parameters of fracture healing. *J Orthop Res.* 1991;9: 876–882.
13. Bunting RW, Boublik M, Blevins FT, et al. Functional outcome of pathologic fracture secondary to malignant diseases in a rehabilitation hospital. *Cancer.* 1992;69: 98–102.
14. Campanacci M, Capanna R, Picci P. Unicameral and aneurysmal bone cysts. *Clin Orthop Relat Res.* 1986;(204):25–36.
15. Chatziioannou AN, Johnson ME, Penumaticos SG, et al. Preoperative embolization of bone metastases from renal cell carcinoma. *Eur J Radiol.* 2000;10:593–596.
16. Churchill DL, Incavo SJ, Uroskie JA, et al. Femoral stem insertion generates high bone cement pressurization. *Clin Orthop Relat Res.* 2001;(393):335–344.
17. Cummings SR, Melton LJ. Epidemiology and outcomes of osteoporotic fractures. *Lancet.* 2002;359:1761–1767.
18. Dallas J, Imanirad I, Rajani R, et al. Response to sunitinib in combination with proton beam radiation in a patient with chondrosarcoma: A case report. *J Med Case Rep.* 2012;6:41.
19. Damron TA, Rock MG, Choudhury SN, et al. Biomechanical analysis of prophylactic fixation for middle third humeral impending pathologic fractures. *Clin Orthop Relat Res.* 1999;363:240–248.
20. Damron TA, Sim FH, Shives TC, et al. Intercalary spacers in the treatment of segmentally destructive diaphyseal humeral lesions in disseminated malignancies. *Clin Orthop Relat Res.* 1996;(324):233–243.
21. De Geeter K, Reynders P, Samson I, et al. Metastatic fractures of the tibia. *Acta Orthop Belg.* 2001;67:54–59.
22. Demers LM, Costa L, Lipton A. Biochemical markers and skeletal metastases. *Clin Orthop Relat Res.* 2003;(415):S138–S147.
23. Dougall WC, Chaisson M. The RANK/RANKL/OPG triad in cancer-induced bone disease. *Cancer Metastasis Rev.* 2006;25:541–549.
24. Dudeney S, Lieberman IH, Reinhardt MK, et al. Kyphoplasty in the treatment of osteolytic vertebral compression fractures as a result of multiple myeloma. *J Clin Oncol.* 2002;20:2382–2387.
25. Easley ME, Kneisl JS. Pathologic fractures through nonossifying fibromas: Is prophylactic treatment warranted? *J Pediatr Orthop.* 1997;17:808–813.
26. Eckardt JJ, Kabo M, Kelly CM, et al. Endoprosthetic reconstructions for bone metastases. *Clin Orthop Relat Res.* 2003;(415 suppl):S254–S262.
27. Eftekhar NS, Thurston CW. Effect of radiation on acrylic cement with special reference to fixation of pathological fractures. *J Biomech.* 1975;8:53–56.
28. Even-Sapir E, Metser U, Flusser G, et al. Assessment of malignant skeletal disease: Initial experience with 18 F-fluoride PET/CT and comparison between 18 F-Fluoride PET and 18 F-fluoride PET/CT. *J Nucl Med.* 2004;45:272–278.
29. Feiz-Erfan I, Rhines LD, Weinberg JS. The role of surgery in the management of metastatic spinal tumors. *Semin Oncol.* 2008;35:108–117.
30. Ferguson PC, McLaughlin CE, Griffin AM, et al. Clinical and functional outcomes of patients with a pathologic fracture in high-grade osteosarcoma. *J Surg Oncol.* 2010;102(2):120–124.
31. Fidler M. Prophylactic internal fixation of secondary neoplastic deposits in long bones. *BMJ.* 1973;1:341–343.
32. Fuchs B, Valenzuela RG, Sim FH. Pathologic fracture as a complication in the treatment of Ewing's sarcoma. *Clin Orthop Relat Res.* 2003:25–30.
33. Gainor BJ, Buchert P. Fracture healing in metastatic bone disease. *Clin Orthop Relat Res.* 1983;(178):297–302.
34. Gass M, Dawson-Hughes B. Preventing osteoporosis-related fractures: An overview. *Am J Med.* 2006;119(4 suppl 1):S3–S11.
35. Gerszten PC, Welch WC. Cyberknife radiosurgery for metastatic spine tumors. *Neurosurg Clin N Am.* 2004;15:491–501.
36. Goetz MP, Callstrom MR, Charboneau JW, et al. Percutaneous image-guided radiofrequency ablation of painful metastases involving bone: A multicenter study. *J Clin Oncol.* 2004;22:300–306.
37. Greenspan A, Norman A. Osteolytic cortical destruction: An unusual pattern of skeletal metastases. *Skeletal Radiol.* 1988;17:402–406.
38. Gronemeyer DH, Schirp S, Gevargez A. Image-guided radiofrequency ablation of spinal tumors: Preliminary experience with an expandable array electrode. *Cancer J.* 2002;8:33–39.
39. Guille JT, Jumar SJ, MacEwin GD. Fibrous dysplasia of the proximal part of the femur. Long-term results of curettage and bone-grafting and mechanical realignment. *J Bone Joint Surg Am.* 1998;80:648–658.
40. Harrington KD. Anterior decompression and stabilization of the spine as a treatment for vertebral collapse and spinal cord compression from metastatic malignancy. *Clin Orthop Relat Res.* 1988;233:177–197.
41. Harrington KD. The management of acetabular insufficiency secondary to metastatic malignant disease. *J Bone Joint Surg Am.* 1981;63:653–664.
42. Harrington KD, Sim FH, Enis JE, et al. Methylmethacrylate as an adjunct in internal fixation of pathologic fractures. *J Bone Joint Surg Am.* 1976;58:1047–1055.
43. Hatoum HT, Lin SJ, Smith MR, et al. Zoledronic acid and skeletal complications in patients with solid tumors and bone metastases: Analysis of a national medical claims database. *Cancer.* 2008;113:1438–1445.
44. Hattrup SJ, Amadio PC, Sim FH, et al. Metastatic tumors of the foot and ankle. *Foot Ankle.* 1988;8:243–247.
45. Henry JC, Damron TA, Weiner MM, et al. Biomechanical analysis of humeral diaphyseal segmental defect fixation. *Clin Orthop Relat Res.* 2002:231–239.
46. Holt GE, Christie MJ, Schwartz HS. Trabecular metal endoprosthetic limb salvage reconstruction of the lower limb. *J Arthroplasty.* 2009;24(7):1079–1085.
47. Hong J, Cabe GD, Tedrow JR, et al. Failure of trabecular bone with simulated lytic defects can be predicted noninvasively by structural analysis. *J Orthop Res.* 2004; 22:479–486.
48. Ibrahim A, Crockard A, Antonietti P, et al. Does spinal surgery improve the quality of life for those with extradural (spinal) osseous metastases? An international multicenter prospective observational study of 223 patients. Invited submission from the Joint Section Meeting on Disorders of the Spine and Peripheral Nerves, March 2007. *J Neurosurg Spine.* 2008;8:271–278.
49. Jacofsky DJ, Papagelopoulos PJ, Sim FH. Advances and challenges in the surgical treatment of metastatic bone disease. *Clin Orthop Relat Res.* 2003;(415 suppl):S14–S18.
50. Jemal A, Siegel R, Ward E, et al. Cancer statistics, 2008. *CA Cancer J Clin.* 2008;58: 71–96.
51. Jung ST, Ghert MA, Harrelson JM, et al. Treatment of osseous metastases in patients with renal cell carcinoma. *Clin Orthop Relat Res.* 2003;223–231.
52. Kanayama M, Ng JT, Cunningham BW, et al. Biomechanical analysis of anterior versus circumferential spinal reconstruction for various anatomic stages of tumor lesions. *Spine.* 1999;24:445–450.
53. Katzer A, Meenen NM, Grabbe F, et al. Surgery of skeletal metastases. *Arch Orthop Trauma Surg.* 2002;122:251–258.
54. Kumar D, Grimer RJ, Abudu A, et al. Endoprosthetic replacement of the proximal humerus. Long-term results. *J Bone Joint Surg Br.* 2003;85:717–722.
55. Kunisada T, Choong PF. Major reconstruction for periacetabular metastasis: Early complications and outcome following surgical treatment in 40 hips. *Acta Orthop Scand.* 2000;71:585–590.
56. Kwee TC, Kwee RM, Nievelstein RA: Imaging in staging of malignant lymphoma: A systematic review. *Blood.* 2008;111:504–516.
57. Lane JM, Khan SN, O'Connor WJ, et al. Bisphosphonate therapy in fibrous dysplasia. *Clin Orthop Relat Res.* 2001;382:6–12.
58. Lane JM, Sculco TP, Zolan S. Treatment of pathological fractures of the hip by endoprosthetic replacement. *J Bone Joint Surg Am.* 1980;62:954–959.
59. Leeson MC, Makley JT, Carter JR. Metastatic skeletal disease distal to the elbow and knee. *Clin Orthop Relat Res.* 1986;(206):94–99.
60. Leithner A, Radl R, Gruber G, et al. Predictive value of seven preoperative prognostic scoring systems for spinal metastases. *Eur Spine J.* 2008;17:1488–1495.
61. Leong NL, Anderson ME, Gebhardt MC, et al. Computed tomography-based structural analysis for predicting fracture risk in children with benign skeletal neoplasms: Comparison of specificity with that of plain radiographs. *J Bone Joint Surg Am.* 2010; 92(9):1827–1833.
62. Levine BR, Sporer S, Poggie RA, et al. Experimental and clinical performance of porous tantalum in orthopaedic surgery. *Biomaterials.* 2006;27:4671–4681.
63. Lin PP, Mirza AN, Lewis VO, et al. Patient survival after surgery for osseous metastases from renal cell carcinoma. *J Bone Joint Surg Am.* 2007;89:1794–1801.
64. Lipton A. Efficacy and safety of intravenous bisphosphonates in patients with bone metastases caused by metastatic breast cancer. *Clin Breast Cancer.* 2007;7(suppl 1): S14–S20.
65. Lipton A. Treatment of bone metastasis and bone pain with bisphosphonates. *Support Cancer Ther.* 2007;4:92–100.
66. Liu JK, Apfelbau RI, Chiles BW III, et al. Cervical spinal metastasis: Anterior reconstruction and stabilization techniques after tumor resection. *Neurosurg Focus.* 2003;15:E2.
67. Major P, Lortholary A, Hon J, et al. Zoledronic acid is superior to pamidronate in the treatment of hypercalcemia of malignancy: A pooled analysis of two randomized, controlled clinical trials. *J Clin Oncol.* 2001;19:558–567.
68. Mankin HJ, Mankin CJ, Simon MA. The hazards of the biopsy, revisited. Members of the Musculoskeletal Tumor Society. *J Bone Joint Surg Am.* 1996;78:656–663.
69. Marco RA, Sheth DS, Boland PJ, et al. Functional and oncological outcome of acetabular reconstruction for the treatment of metastatic disease. *J Bone Joint Surg Am.* 2000;82:642–651.
70. Mirels H. Metastatic disease in long bones. A proposed scoring system for diagnosing impending pathologic fractures. *Clin Orthop Relat Res.* 1989;249:256–265.
71. Morrow M, Waters J, Morris E. MRI for breast cancer screening, diagnosis, and treatment. *Lancet.* 2011;378(9805):1804–1811.
72. Nazarian A, von Stechow D, Zurakowski D, et al. Bone volume fraction explains the variation in strength and stiffness of cancellous bone affected by metastatic cancer and osteoporosis. *Calcif Tissue Int.* 2008;83(6):368–379.
73. Newhouse KE, El-Khoury GY, Buckwalter JA. Occult sacral fractures in osteopenic patients. *J Bone Joint Surg Am.* 1992;74:1472–1477.
74. Ohta M, Tokuda Y, Suzuki Y, et al. Whole body PET for the evaluation for bony metastases in patients with breast cancer: Comparison with 99Tcm-MDP bone scintigraphy. *Nucl Med Commun.* 2001;22:875–879.
75. Papagelopoulos PJ, Galanis EC, Greipp PR, et al. Prosthetic hip replacement for pathologic or impending pathologic fractures in myeloma. *Clin Orthop Relat Res.* 1997:192–205.

76. Raab P, Hohmann F, Kuhl J, et al. Vertebral remodeling in eosinophilic granuloma of the spine. A long-term follow-up. *Spine*. 1998;23:1351–1354.
77. Rades D, Blach M, Nerreter V, et al. Metastatic spinal cord compression. Influence of time between onset of motoric deficits and start of radiation on therapeutic effect. *Strahlenther Onkol*. 1999;175:378–381.
78. Ralston S, Fogelman I, Gardner MD, et al. Hypercalcemia and metastatic bone disease: Is there a causal link? *Lancet*. 1982;2:903–905.
79. Roodman GD. Biology of osteoclast activation in cancer. *J Clin Oncol*. 2001;19:3562–3571.
80. Rose PS, Halasy M, Trousdale RT, et al. Preliminary results of tantalum acetabular components for THA after pelvic radiation. *Clin Orthop Relat Res*. 2006;453:195–198.
81. Rougraff BT. Evaluation of the patient with carcinoma of unknown primary origin metastatic to bone. *Clin Orthop Relat Res*. 2003;415:S105–S109.
82. Scarborough M, Moreau G. Benign cartilage tumors. *Orthop Clin North Am*. 1996;27:583–589.
83. Scully SP, Ghert MA, Zurakowski D, et al. Pathologic fracture in osteosarcoma: Prognostic importance and treatment implications. *J Bone Joint Surg Am*. 2002;84A:49–57.
84. Siemionow K, Lieberman IH. Vertebral augmentation in osteoporosis and bone metastasis. *Curr Opin Support Palliat Care*. 2007;1:323–327.
85. Sim FH, Daugherty TW, Ivins JC. The adjunctive use of methylmethacrylate in fixation of pathological fractures. *J Bone Joint Surg Am*. 1974;56:40–48.
86. Snell W, Beals RL. Femoral metastases and fractures from breast carcinoma. *Surg Gynecol Obstet*. 1964;119:22–24.
87. Sugiura H, Yamada K, Sugiura T, et al. Predictors of survival in patients with bone metastasis of lung cancer. *Clin Orthop Relat Res*. 2008;466:729–736.
88. Swanson DA. Surgery for metastases of renal cell carcinoma. *Scand J Surg*. 2004;93:150–155.
89. Tillman RM, Myers GJ, Abudu AT, et al. The three-pin modified "Harrington" procedure for advanced metastatic destruction of the acetabulum. *J Bone Joint Surg Br*. 2008;90B:84–87.
90. Tomita K, Kawahara N, Kobayashi T, et al. Surgical strategy for spinal metastasis. *Spine*. 2001;26:298.
91. Tordai P, Lugnegard H. Is the treatment of enchondroma in the hand by simple curettage a rewarding method? *J Hand Surg*. 1990;15B:331–334.
92. Townsend P, Smalley S, Cozad S. Role of postoperative radiation therapy after stabilization of fractures caused by metastatic disease. *Int J Radiat Oncol Biol Phys*. 1995;31:43.
93. Turcotte RE, Wunder JS, Isler MH, et al. Giant cell tumor of long bone: A Canadian Sarcoma Group study. *Clin Orthop Relat Res*. 2002:248–258.
94. Vansteenkiste JF, Stroobants SS. PET scan in lung cancer: Current recommendations and innovation. *J Thorac Oncol*. 2006;1(1):71–73.
95. Virk MS, Petrigliano FA, Liu NQ, et al. Influence of simultaneous targeting of the bone morphogenetic protein pathway and RANK/RANKL axis in osteolytic prostate cancer lesion in bone. *Bone*. 2009;44(1):160–167.
96. Weber KL. Specialty update: What's new in musculoskeletal oncology. *J Bone Joint Surg*. 2004;86:1104–1109.
97. Weber K, Damron TA, Frassica FJ, et al. Malignant bone tumors. *Instr Course Lect*. 2008;57:673–688.
98. Weber KL, Gebhardt MC. Specialty update: What's new in musculoskeletal oncology. *J Bone Joint Surg*. 2003;85:761–767.
99. Weber KL, Lewis VO, Randall L, et al. An approach to the management of the patient with metastatic bone disease. *Instr Course Lect*. 2004;53:663–676.
100. Weber KL, Lin PP, Yasko AW. Complex segmental elbow reconstruction after tumor resection. *Clin Orthop*. 2003;415:31–44.
101. Weber KL, O'Connor MI. Operative treatment of long bone metastases: Focus on the femur. *Clin Orthop Relat Res*. 2003;S276–S278.
102. Weikert DR, Schwartz HS. Intramedullary nailing for impending pathological subtrochanteric fractures. *J Bone Joint Surg Br*. 1991;73B:668–670.
103. Weill A, Kobaiter H, Chiras J. Acetabulum malignancies: Technique and impact on pain of percutaneous injection of acrylic surgical cement. *Eur Radiol*. 1998;8:123–129.
104. Wu J, Wong R, Johnston M, et al. Meta-analysis of dose-fractionation radiotherapy trials for the palliation of painful bone metastases. *Int J Radiat Oncol Biol Phys*. 2003;55:594.
105. Xie L, Guo W, Li Y, et al. Pathologic fracture does not influence local recurrence and survival in high-grade extremity osteosarcoma with adequate surgical margins. *J Surg Oncol*. 2012;106(7):820–825.
106. Yasko AW, Fanning CV, Ayala AG, et al. Percutaneous techniques for the diagnosis and treatment of localized Langerhans-cell histiocytosis (eosinophilic granuloma of bone). *J Bone Joint Surg Am*. 1998;80:219–228.
107. Yazawa Y, Frassica FJ, Chao EY, et al. Metastatic bone disease: A study of the surgical treatment of 166 pathologic humeral and femoral fractures. *Clin Orthop Relat Res*. 1990;(251):213–219.
108. Yuh WTC, Zacharck CK, Barloon TJ, et al. Vertebral compression fractures: Distinction between benign and malignant causes with MR imaging. *Radiology*. 1989;172:215–218.

23

Fraturas periprotéticas

William M. Ricci

Introdução às fraturas periprotéticas 669
Avaliação das fraturas periprotéticas 669
   Mecanismos de lesão para fraturas periprotéticas 669
   Lesões associadas a fraturas periprotéticas 669
   Sinais e sintomas de fraturas periprotéticas 669
   Modalidades imaginológicas e outros estudos diagnósticos para fraturas periprotéticas 670
   Objetivos e medidas de desfecho para fraturas periprotéticas 670
Fraturas periprotéticas do acetábulo 671
   Incidência, fatores de risco e prevenção de fraturas periprotéticas do acetábulo 671
   Classificação das fraturas periprotéticas do acetábulo 672
   Princípios terapêuticos para as fraturas periprotéticas do acetábulo 672
   Planejamento pré-operatório para tratamento de fraturas periprotéticas do acetábulo 673
   Posicionamento e abordagem cirúrgica para tratamento de fraturas periprotéticas do acetábulo 673
   Técnica cirúrgica para tratamento de fraturas periprotéticas do acetábulo 673
   Armadilhas potenciais e medidas preventivas para tratamento de fraturas periprotéticas do acetábulo 674
   Desfechos para as fraturas periprotéticas do acetábulo 674
Fraturas periprotéticas do fêmur em torno de próteses para artroplastia do quadril 676
   Incidência, fatores de risco, prevenção e mortalidade para fraturas periprotéticas do fêmur em torno de próteses para artroplastia do quadril 676
   Classificação das fraturas periprotéticas do fêmur em torno de próteses para artroplastia do quadril 679
   Princípios terapêuticos para fraturas periprotéticas do fêmur 680
   Rafi de fraturas periprotéticas do fêmur 683
   Revisão de artroplastia para fraturas periprotéticas do fêmur 689
   Desfechos das fraturas periprotéticas do fêmur 695
Fraturas periprotéticas do terço distal do fêmur em torno de artroplastia total do joelho 699

Incidência, fatores de risco, prevenção e mortalidade para fraturas periprotéticas do terço distal do fêmur 699
Classificação das fraturas periprotéticas do terço distal do fêmur 701
Tratamento conservador de fraturas periprotéticas do terço distal do fêmur 701
Princípios para o tratamento cirúrgico de fraturas periprotéticas do terço distal do fêmur 702
Rafi de fraturas periprotéticas do terço distal do fêmur 702
Abordagem(ns) cirúrgica(s) para rafi de fraturas periprotéticas do terço distal do fêmur 704
Uso de hastes intramedulares em fraturas periprotéticas do terço distal do fêmur 709
Revisão de artroplastia total do joelho para fraturas periprotéticas do terço distal do fêmur 712
Fraturas periprotéticas da patela 716
   Incidência, fatores de risco e prevenção de fraturas periprotéticas da patela 717
   Classificação das fraturas periprotéticas da patela 717
   Tratamento das fraturas periprotéticas da patela 717
   Desfechos para fraturas periprotéticas da patela 718
   Armadilhas potenciais e medidas preventivas para tratamento de fraturas periprotéticas da patela 718
Fraturas periprotéticas da parte proximal da tíbia 720
   Incidência, fatores de risco e prevenção de fraturas periprotéticas da parte proximal da tíbia 720
   Classificação das fraturas periprotéticas da parte proximal da tíbia 720
   Tratamento das fraturas periprotéticas da parte proximal da tíbia 720
   Desfechos para fraturas periprotéticas da parte proximal da tíbia 724
   Armadilhas potenciais e medidas preventivas para tratamento de fraturas periprotéticas da parte proximal da tíbia 724
Fraturas periprotéticas em torno de artroplastia do tornozelo 725
   Incidência, fatores de risco e prevenção de fraturas periprotéticas em torno de artroplastia do tornozelo 725

Tratamento e desfechos de fraturas periprotéticas em torno de artroplastia do tornozelo 726

Fraturas periprotéticas em torno de artroplastia do ombro 726
　Incidência, fatores de risco e prevenção de fraturas periprotéticas em torno de artroplastia do ombro 726
　Classificação de fraturas periprotéticas em torno de artroplastia do ombro 728
　Tratamento de fraturas periprotéticas em torno de artroplastia do ombro 729
　Desfechos para fraturas periprotéticas em torno de artroplastia do ombro 731
　Armadilhas potenciais e medidas preventivas para tratamento de fraturas periprotéticas em torno de artroplastia do ombro 732

Fraturas periprotéticas em torno de artroplastia do cotovelo 733

Incidência, fatores de risco e prevenção de fraturas periprotéticas em torno de artroplastia do cotovelo 733
Classificação de fraturas periprotéticas em torno de artroplastia total do cotovelo 733
Tratamento de fraturas periprotéticas em torno de artroplastia do cotovelo 733
Desfechos para fraturas periprotéticas em torno de artroplastia total do cotovelo 735

Circunstâncias especiais, resultados adversos esperados e complicações inesperadas para fraturas periprotéticas 735
　Fraturas interprotéticas 736
　Pseudartrose 736
　Infecção 737
　Lesão neurológica 737
　Rigidez articular 737

INTRODUÇÃO ÀS FRATURAS PERIPROTÉTICAS

As fraturas periprotéticas continuam a aumentar em frequência. Isso se deve, em parte, ao crescente número de artroplastias primárias e de revisões realizadas anualmente e também à alta longevidade e fragilidade de tais pacientes com os implantes. Qualquer tipo de fratura periprotética pode apresentar desafios terapêuticos singulares e substanciais. Em cada situação, a presença de um componente artroplástico desautoriza o uso das técnicas de fixação de rotina, ou aumenta a dificuldade para sua implementação. Além disso, essas fraturas frequentemente ocorrem em pacientes idosos com osteoporose, o que torna ainda mais problemática a fixação estável com as técnicas tradicionais.

A dificuldade no tratamento de fraturas periprotéticas, independentemente de sua localização, fica evidenciada pelo conjunto de opções terapêuticas descritas na literatura, sem um consenso mais nítido acerca do método mais apropriado.[140,160,228-230] O tratamento das fraturas periprotéticas mais comuns – aquelas da diáfise femoral e aquelas da região supracondilar do fêmur – foca-se em redução aberta e fixação interna (RAFI) ou em procedimentos de revisão de artroplastia, com ou sem uso de enxerto ósseo autólogo ou homólogo como complemento.[39,99,222] Mais recentemente, as estratégias terapêuticas para acelerar a sustentação de peso sugeriram benefícios com respeito à mortalidade.[149,151,210] A aplicação bem-sucedida dessas estratégias pode ser extrapolada para as fraturas periprotéticas em outras localizações anatômicas, mas também é preciso que se leve em consideração a localização da fratura em relação ao componente da artroplastia, a estabilidade do implante, a qualidade do osso circunjacente e o estado clínico e funcional do paciente.[64]

AVALIAÇÃO DAS FRATURAS PERIPROTÉTICAS

Mecanismos de lesão para fraturas periprotéticas

Quedas de baixa energia são responsáveis pelo mecanismo de lesão na maioria dos pacientes com fraturas periprotéticas, tanto no membro superior como no inferior.[81,147,165,229] As fraturas do membro inferior tendem a ocorrer no período pós-operatório e não durante a cirurgia, enquanto um percentual relativamente maior de fraturas periprotéticas do membro superior, especialmente aquelas em torno de hastes umerais em artroplastias do ombro, ocorrem durante a cirurgia. Quedas de baixa energia ocorridas no período pós-operatório são responsáveis por mais de 75% de todas as fraturas periprotéticas do fêmur, conforme o banco de dados dos registros da Suécia,[165] enquanto foi informado que a maioria – até 76% – das fraturas do úmero ocorre durante a cirurgia.[32,261] As fraturas periprotéticas são conhecidas por serem mais comuns após uma artroplastia de revisão, e não após a artroplastia primária. Isso pode acontecer em função do estoque ósseo reduzido, frequentemente presente após a revisão.[165] Traumas de alta energia são responsáveis por apenas um pequeno percentual de fraturas periprotéticas e, em geral, estão associadas a um padrão de fratura mais cominutivo do que aquele observado em fraturas de baixa energia.[13] As fraturas intraoperatórias, tanto dos membros superiores como inferiores, ocorrem mais frequentemente durante procedimentos de revisão e com a implantação de grandes hastes não cimentadas.[188,236] O risco aumenta quando há um desequilíbrio entre a forma de hastes protéticas longas e a forma do osso.[305] Especificamente para as fraturas periprotéticas sobre uma artroplastia total do joelho (ATJ), outro mecanismo está relacionado à manipulação forçada de um joelho enrijecido.

Lesões associadas a fraturas periprotéticas

Tendo em vista a predominância dos mecanismos de lesão de baixa energia associados às fraturas periprotéticas, é relativamente incomum a ocorrência de lesões associadas. Certamente, é preciso que se assuma uma atitude vigilante para que não se deixe de diagnosticar aquela lesão ocasional associada. Nos casos em que um mecanismo de alta energia é a causa de uma fratura periprotética, o paciente deve ser avaliado do mesmo modo que qualquer outro paciente afetado por um mecanismo de lesão de alta energia.

Sinais e sintomas de fraturas periprotéticas

Na avaliação de pacientes com fraturas periprotéticas evidentes, ou até mesmo suspeitas, ao coletar a história, o clínico deve obter um relato detalhado do estado da artroplastia, incluindo os mínimos detalhes a respeito da data de implantação, a prótese específica utilizada, o diagnóstico inicial para a implantação e a história relevante ligada à artroplastia associada. Outros procedimentos secundários devem ser cuidadosamente catalogados, além de outras complicações, tal como uma infecção preexistente. Uma infecção oculta pode estar associada à fratura periprotética, talvez contribuindo para sua ocorrência.[42] Em um quadro de fratura, é provável que marcadores laboratoriais como VHS e proteína C-reativa estejam elevados, independentemente do quadro de infecção; assim, nesse cenário, tais marcadores têm um limitado valor para o diagnóstico de infecção.[42]

O estado funcional basal específico para a articulação envolvida e também para o paciente como um todo, como lateralidade, ocupação, capacidade de deambulação e qualquer necessidade por dispositivos auxiliares, é uma parte padrão no histórico. O curso de tempo para qualquer mudança recente no estado ou nos sintomas relacionados à artroplastia pode levantar suspeita de uma fratura periprotética sutil ou de afrouxamento de implante antes da fratura. Uma história de sintomas mecânicos, por exemplo, uma dor que começa quando o paciente caminha ou se levanta, uma maior dificuldade com a deambulação, um encurtamento progressivo do membro e uma deformidade do membro, são aspectos que, sem exceção, estão associados ao afrouxamento da prótese antes da fratura e que influenciarão o tratamento.

Um exame ortopédico de rotina mais abrangente se justifica, com especial atenção aos ferimentos cirúrgicos prévios na área da articulação em questão, à presença ou ausência de lesões associadas, tais como estase venosa ou úlceras diabéticas no membro ipsilateral ou contralateral, avaliação do comprimento do membro e também uma avaliação neurológica e da força. O estado dos abdutores do quadril e o mecanismo extensor para o joelho são dados essenciais da avaliação. É claro que, em casos de fratura desviada, muitos desses parâmetros se revelarão anormais e não representarão o estado basal do paciente. Ainda assim, é importante obter uma história abrangente, pois os indícios para fatores etiológicos potenciais para a fratura periprotética, como afrouxamento do implante, osteólise e infecção, talvez tenham que receber atenção durante o curso da consolidação da fratura.

A observação direta de fraturas periprotéticas se dá quando a fratura ocorre durante a cirurgia. Uma mudança na agudeza do som no momento da inserção da prótese-teste ou da prótese definitiva deve alertar o cirurgião para a possibilidade de fratura. Essa ocorrência deve dar início à investigação apropriada, começando com a observação direta. Da mesma forma, uma súbita facilitação da resistência à inserção pode se constituir em sinal sutil de fratura ou perfuração.

Modalidades imaginológicas e outros estudos diagnósticos para fraturas periprotéticas

Em geral, o diagnóstico de uma fratura periprotética pós-operatória está evidente. Normalmente, o paciente relata uma dor que surge subitamente e deformidade associadas a algum trauma. No entanto, podem ocorrer casos mais sutis de fratura, especialmente quando a lesão está associada a um quadro de osteopenia ou osteólise. Nos casos de fratura associada a um quadro grave de osteólise, em geral, o trauma é trivial ou inexistente. Habitualmente, a extensão da perda óssea é significativa, o que dificulta o tratamento. É importante que tais casos sejam identificados, não importa o grau de desafio implicado. Deve haver suspeita clínica a fim de iniciar uma avaliação radiográfica específica, com o objetivo de excluir a possibilidade de fratura.

A avaliação radiográfica de rotina para fraturas periprotéticas deve consistir em projeções simples (AP e lateral) com inclusão da articulação em questão, além de radiografias abrangendo a totalidade dos ossos acima e abaixo da articulação. Deve ser dada atenção não somente aos aspectos específicos da fratura, mas também a uma avaliação da prótese em relação à fratura, bem como da prótese em relação ao osso nativo ao qual o implante está preso. É boa prática avaliar o afrouxamento da prótese, a presença de perda de material ósseo e osteólise e o alinhamento da prótese e do membro. Radiografias obtidas antes de ocorrência da fratura, quando disponíveis, podem ajudar a esclarecer o curso de tempo de qualquer defeito protético iminente e, em especial, osteólise, progressão de erosões corticais e presença de qualquer penetração ou corte para implantação do componente (entalhe ou chanfro) cortical. Além disso, em casos mais sutis, as radiografias anteriores à fratura podem auxiliar na identificação de alterações leves na posição do implante, que pode ser a única pista para o afrouxamento de implante associado a uma fratura. As características radiográficas de uma haste frouxa incluem: mudança progressiva na posição da haste (p. ex., afundamento), radiolucência global em torno da haste, formação de um pedestal distal e fratura da manta de cimento (nos casos com hastes cimentadas). Apesar do aspecto radiográfico de estabilidade do implante, os componentes podem estar frouxos, com base em achados intraoperatórios.[49] Portanto, essa contingência deverá ser levada em conta no planejamento cirúrgico.

Também é importante identificar uma haste satisfatoriamente fixa. As características radiográficas dessa eventualidade são: ponte óssea (*spot welding*) no implante, proteção contra o stress shielding, acima de uma haste que exibe boa fixação distal, e condensação ou remodelação óssea distal em torno de uma haste com fixação proximal.

O diagnóstico de fratura intraoperatória pode ser estabelecido por meio da observação direta, ou pode se fundamentar indiretamente na suspeita levantada por mudanças auditivas na agudeza dos sons provenientes de golpes do malhete, em um furador ou diretamente no implante. Em tais circunstâncias, serão obtidas radiografias intraoperatórias para que seja definida a extensão da fratura, a qual pode ser maior do que o observado sob visão direta. Muitas instituições obtêm radiografias no pós-operatório imediato que devem ser meticulosamente inspecionadas, para que a área de abrangência da radiografia seja adequada ao diagnóstico de fraturas sutis.

Imagens de cortes transversos não são solicitadas rotineiramente para avaliar fraturas periprotéticas No entanto, recentemente, avanços significativos permitem a redução de artefato metálico, tanto em estudos de TC como de RM, que podem ter utilidade na avaliação de fraturas sutis ou na avaliação da reserva óssea disponível para a consolidação da fratura.[199,204,290]

Objetivos e medidas de desfecho para fraturas periprotéticas

Num sentido mais geral, os objetivos do tratamento das fraturas periprotéticas não são diferentes daqueles de qualquer outra fratura periarticular. Esses objetivos incluem: consolidação oportuna e sem complicações da fratura, restauração do alinhamento e retorno ao nível de dor e funcionamento prévio à lesão. Por definição, as fraturas periprotéticas não estão associadas às articulações normais. Portanto, não é possível afirmar que o paciente tinha, inicialmente, funcionamento normal indolor e alinhamento anatômico normal, nem que o objetivo realista seja o retorno de suas funções normais. Em vez disso, deve-se obter um histórico preciso do funcionamento prévio à fratura para ajudar na orientação dos objetivos e do prognóstico. Em um cenário de prótese frouxa e de funcionamento inadequado, um objetivo razoável pode ser o retorno a um nível funcional melhor após fixação da fratura e revisão de artroplastia. No caso de alinhamento vicioso existente antes da fratura, deve-se determinar cuidadosamente se o objetivo a ser alcançado é a restauração do alinhamento basal ou normal. Com frequência, essa decisão se fundamenta no alinhamento da prótese em relação ao osso no lado não fraturado da articulação, que pode proporcionar um alinhamento compensatório inerente. No tratamento das fraturas periarticulares periprotéticas (e não de fraturas primárias), deve-se considerar especificamente a estabilidade da prótese e se haverá a necessidade de uma futura revisão de artroplastia. Desse modo, o objetivo extra aqui é a garantia de estabilidade da prótese e de restauração de uma reserva óssea adequada para a maximização do sucesso potencial de qualquer procedimento subsequente.

FRATURAS PERIPROTÉTICAS DO ACETÁBULO

Incidência, fatores de risco e prevenção de fraturas periprotéticas do acetábulo

As fraturas periprotéticas do acetábulo são muito raras. Essas fraturas podem ocorrer durante a cirurgia ou no pós-operatório. Fraturas intraoperatórias estão mais comumente associadas à inserção de componentes não cimentados.[101,252] A identificação de fraturas intraoperatórias pode ser uma tarefa difícil. Sugeriu-se que os resultados publicados de fraturas intraoperatórias utilizando apenas radiografias AP para o diagnóstico podem subestimar sua real incidência, pois notou-se que talvez haja necessidade de recorrer às projeções oblíquas para uma identificação precisa da presença de uma fratura oculta.[135]

Foi informada uma incidência de fraturas intraoperatórias de 0,3% em uma série de 7.121 artroplastias totais do quadril (ATQ) primárias, realizadas na Clínica Mayo entre 1990 e 2000.[101] As 21 fraturas ocorreram durante a inserção de um componente não cimentado, resultando em uma incidência de fratura de 0,4% para componentes não cimentados e de 0% para os cimentados. A ocorrência de fraturas foi mais comum durante o impacto do componente final (16/21), porém também foi observado que fraturas ocorreram durante a fresagem (3/21) e durante a luxação inicial (2/21). Esse estudo também demonstrou que modelos elípticos exibiam percentual significativamente mais alto (0,7%) de fraturas, em comparação aos modelos hemisféricos (0,09%). Esse risco aumentado de fratura com o uso de modelos elípticos foi amplamente relacionado à associação a um modelo monobloco, em que o inserto se liga ao acetábulo protético de tal forma que não é possível visualizar o assentamento do implante por meio dos orifícios dos parafusos. O uso de componentes elípticos monobloco resultou em uma incidência de 3,5% de fraturas, enquanto que, no caso dos componentes elípticos modulares, a incidência foi de apenas 0,3%. Não foi observada diferença estatística em termos de fraturas entre os modelos modulares elípticos *versus* hemisféricos. Esse achado corrobora a teoria de que o menor *feedback* obtido com o modelo monobloco pode ser um fator contributivo mais importante do que a forma elíptica. O tamanho do componente em relação ao acetábulo fresado também afeta o risco de fratura. Em um estudo com cadáveres, houve um maior número de fraturas com o uso de componentes superdimensionados em 4 mm do que com aqueles em 2 mm.[135] Esse estudo também apresentou que houve necessidade do uso de mais força para o assentamento dos componentes com superdimensionamento de 4 mm (3.000 N), comparado àqueles com superdimensionamento de 2 mm (2.000 N).

As fraturas periprotéticas do acetábulo ocorridas no período pós-operatório exibem percentual excepcionalmente baixo de ocorrência. Em outro grande estudo de coorte, realizado na Clínica Mayo (23.850 pacientes), a incidência de fraturas acetabulares pós-operatórias foi de 0,07%.[216] Vários fatores estavam envolvidos, associados a uma fratura periprotética acetabular. Embora o mecanismo mais comum seja o trauma de baixa energia, principalmente em quedas na posição de pé,[216] também é possível observar fraturas sem trauma antecedente ou, ocasionalmente, em decorrência de trauma de alta energia.[89,107] Em alguns casos ocultos, especialmente naqueles diagnosticados logo em seguida à artroplastia, a causa pode ser uma fratura intraoperatória não detectada. Normalmente, fraturas ocorridas no período pós-operatório e não associadas ao trauma estão relacionadas à redução da qualidade e/ou quantidade de tecido ósseo. Evidentemente, as lesões osteolíticas claramente reduzem a reserva óssea, e o relato de fraturas ocorridas por meio dessas lesões não é um fato surpreendente.[243] É provável que uma fratura acetabular, evidenciada anos após a cirurgia e decorrente de um trauma com mínima intensidade, esteja relacionada a uma doença progressiva específica. Com base em evidências indiretas, normalmente em uma maneira desproporcionalmente alta em mulheres, muitos autores consideraram a osteoporose como um fator de risco.[101,252,260] O enfraquecimento da reserva óssea na pelve, decorrente da necessária fresagem para a obtenção de um encaixe firme de um componente hemisférico de grande diâmetro para revisão, resultou em uma incidência de 1,2% de fraturas acetabulares transversais sem trauma associado.[260] Também foi relatada a ocorrência das fraturas de estresse associadas a artroplastias cimentadas primárias e revisões. Essa possibilidade deve ser levada em consideração nos casos de surgimento recente de dor, especialmente quando essa dor está associada ao aumento abrupto do nível de atividade.[8,189] A infecção pode ser um fator etiológico predisponente para fraturas de estresse;[189] portanto, deve-se levar em conta uma infecção simultânea em qualquer caso no qual tenha sido identificada uma fratura de estresse. O clínico prudente também deve considerar a possibilidade de uma fratura periprotética acetabular sempre que o paciente informar surgimento súbito da dor associada a uma ATQ, especialmente em situações em que haja comprometimento da reserva óssea.

Evitar a fratura pode ser o primeiro passo. Para isso, o grau de fresagem tem importância fundamental. Deve-se evitar fresagem excessiva, sobretudo nos casos de revisão em que a reserva óssea já se encontra comprometida, ou quando o paciente exibe osteoporose grave. Uma fresagem cuidadosa, sem violação das paredes acetabulares (inclusive a parede medial), reduzirá o risco de fratura e também proporcionará a base necessária para a estabilidade do componente.[58] Também é essencial o grau de fresagem em relação ao tamanho do implante não cimentado. Não aconselhamos a subfresagem do acetábulo em mais de 2 mm, pois quanto mais superdimensionado for o componente, maior será o risco de fratura.[135] Uma boa prática é fazer um teste que identifique as áreas de colisão e a agressividade do encaixe por compressão (*press-fit*) no osso. Também é necessária uma boa dose de cautela durante a inserção do componente. Deve-se evitar o uso excessivo de força; e um encaixe inadequado do componente com sucessivos golpes do martelo deve ser uma pista para que o cirurgião fique mais cauteloso e, possivelmente, para fazer fresagem adicional.

Classificação das fraturas periprotéticas do acetábulo

Peterson e Lewallen diferenciaram dois tipos de fraturas periprotéticas do acetábulo com base na estabilidade do componente acetabular.[216] Fraturas do tipo I estão associadas a um componente radiograficamente estável, no qual não houve mudança na posição do componente, em comparação com as observações feitas em radiografias obtidas antes da fratura (quando existentes) e nas quais um cuidadoso teste de amplitude de movimento (ADM) passivo do quadril provocou pouca ou nenhuma dor. Consideram-se como fraturas do tipo II as lesões em que o componente acetabular exibia evidência de desvio ou afrouxamento radiográfico, com relato de dor significativa diante de qualquer movimento do quadril. Esse esquema de classificação não leva em conta a morfologia da fratura nem considera a sua localização relativa. Uma modificação do sistema de classificação de Letournel para fraturas acetabulares (ver Capítulo 47, Fraturas do acetábulo), que inclui uma categoria para fraturas da parede medial do acetábulo (uma localização comum quando essas fraturas ocorrem no pós-operatório), lança mais luz sobre o padrão e a localização da fratura. Na série de Peterson a respeito das fraturas periprotéticas acetabulares pós-operatórias que ocorreram em uma média de 6,2 anos após o procedimento artroplástico primário, foram observadas oito fraturas do tipo I e três fraturas do tipo II.[216] Fraturas da parede medial constituíram o padrão mais comum (cinco de 11 casos), seguidas por fraturas da coluna posterior em três, transversas em dois e da coluna anterior em um paciente. Em função da necessidade de considerar tanto a estabilidade do componente como a localização e o padrão da fratura para que seja formulado um plano terapêutico, fica evidente que nenhum desses sistemas de classificação é suficiente *per se*, sem que haja inter-relação entre sistemas.

Princípios terapêuticos para as fraturas periprotéticas do acetábulo

O tratamento das fraturas periprotéticas do acetábulo requer a consideração de muitos fatores. Além da evidente ponderação dos fatores do paciente, tais como seu estado clínico e demandas funcionais, também devem ser levados em conta o momento da fratura (intra ou pós-operatória), o desvio, a localização e a estabilidade do componente na estruturação do algoritmo de tomada de decisão. Os objetivos gerais são a consolidação da fratura e o retorno do paciente ao seu nível funcional anterior à ocorrência da fratura, com um componente acetabular estável.

Normalmente, não há indicação de tratamento conservador para uma fratura periprotética do acetábulo quando associada a um componente frouxo ou instável. Nos casos de fraturas recentes, isto é, aquelas identificadas nas radiografias logo após a cirurgia, o tratamento conservador pode ser uma opção, levando-se em conta que o componente demonstrou boa estabilidade durante a cirurgia e que não ocorreu migração em radiografias seriadas; e que, além disso, não existe descontinuidade pélvica ou interrupção importante das colunas. Nos casos de fraturas mais antigas associadas a um quadro de osteólise (e normalmente a um trauma trivial), serão raras as indicações para tratamento conservador. Para fraturas tardias associadas a um significativo mecanismo de alta velocidade em um quadril com bom funcionamento e sem osteólise, o tratamento conservador será uma boa opção, caso a fratura pélvica não desestabilize o componente acetabular nem predisponha para a migração (critérios similares aos vigentes no período pós-operatório imediato).

O tratamento cirúrgico das fraturas periprotéticas do acetábulo pode assumir muitas formas. A estratégia é determinada por diversos fatores: o momento de estabelecimento do diagnóstico (durante a cirurgia ou no pós-operatório), a estabilidade do componente acetabular e a localização e o desvio da fratura. Pode-se conseguir a fixação de fraturas com mínimo desvio identificadas durante a cirurgia por meio de parafusos passados através de um componente acetabular com vários orifícios. No caso de fraturas que exibam desvio mais importante, é possível que seu tratamento seja realizado por uma RAFI formal com fixação por placa e com revisão do componente acetabular.[89] Também foi informada a fixação por parafusos percutâneos com o uso de navegação computadorizada.[94]

Princípios terapêuticos para fraturas periprotéticas acetabulares intraoperatórias

O tratamento de fraturas acetabulares intraoperatórias tem início com a avaliação da estabilidade do componente acetabular e com a definição da localização e do desvio da fratura. Qualquer mudança de som durante a implantação do componente ou um rápido afrouxamento de um componente deve alertar o cirurgião para a possível ocorrência de uma fratura periprotética. O componente acetabular deve ser removido, e a pelve deve ser visualmente inspecionada de maneira sistemática, com atenção especial a coluna posterior, cúpula e coluna anterior. Radiografias intraoperatórias podem ajudar na definição da localização e do grau de desvio. O uso exclusivo de radiografias AP talvez não seja suficiente para a identificação de tais fraturas; portanto, também devem ser obtidas projeções oblíquas do ilíaco e do obturatório.[135] Pequenas fraturas da parede anterior, medial ou posterior podem não afetar a estabilidade do implante e podem ser tratadas sem qualquer outra cirurgia. Se o componente ficar relegado à instabilidade em decorrência de uma grande fratura da parede ou de uma fratura que atravesse uma das colunas acetabulares, então haverá necessidade de novos procedimentos para assegurar a estabilidade do componente. Isso pode significar o uso de meios auxiliares para fixação da fratura. No caso de uma fratura sem desvio, a fixação por parafusos por meio dos orifícios existentes no componente acetabular pode ser suficiente para proporcionar estabilidade ao componente. No entanto, se houver envolvimento de uma coluna, haverá pouco espaço para uma redução independente e fixação da fratura acetabular por placa e parafusos, principalmente se houver desvio. O enxerto ósseo no local fraturado com sobras da perfuração ou com material morselizado da cabeça do fêmur poderá ser benéfica, em termos de aceleração da consolidação da fratura.[252] Após a fixação do acetábulo por placa e parafusos, o acetábulo deve ser fresado em um procedimento de linha a linha para inserção de um novo componente com vários orifícios, que deverá ser cuidadosamente impactado e, em seguida, estabilizado com múltiplos parafusos. Sempre que possível, é preferível a inserção de parafusos em cada lado da fratura. Como norma, deve-se limitar a sustentação de peso durante pelo menos seis semanas, baseando-se em evidências radiográficas e clínicas de consolidação da fratura, a menos que a fratura tenha ocorrido na parede do acetábulo e seja muito pequena.

Princípios terapêuticos para fraturas periprotéticas acetabulares pós-operatórias

As fraturas periprotéticas acetabulares pós-operatórias são muito diferentes daquelas ocorridas durante a cirurgia. Em geral, as fraturas intraoperatórias exibem mínimo desvio, envolvem mais comumente as paredes (não as colunas) do acetábulo, precisam de pouco tratamento cirúrgico extra e obtêm bons resultados. Por outro lado, as fraturas pós-operatórias são mais complexas, dependem de um maior grau de intervenção cirúrgica e, geralmente, os resultados são menos satisfatórios. Antes que o tratamento possa ser instituído, devem ser levados em consideração os fatores etiológicos, a estabilidade da cúpula deve ser determinada e a reserva óssea disponível deve ser quantificada.

Nos casos de fraturas ocorridas em torno de componentes estáveis (fraturas do tipo I), com boa reserva óssea, podem-se esperar bons percentuais de consolidação com um tratamento conservador consistindo em sustentação de peso protegida durante 6 a 12 semanas. Apesar da consolidação e diferentemente de fraturas similares ocorridas na cirurgia, o destino do componente é duvidoso. Esses componentes têm alta probabilidade de afrouxar e, portanto, apresentam resultados inferiores àqueles observados para fraturas do tipo I ocorridas durante a cirurgia. Pode haver indicação de tratamento cirúrgico imediato para fraturas com componentes estáveis na ausência de osteólise, mas com grande desvio. Em tais circunstâncias, deve-se considerar a revisão do componente paralelamente à redução e à fixação da fratura; porém, ainda são poucos os dados na literatura que possam orientar essa tomada de decisão.

Fraturas associadas ao afrouxamento do componente acetabular (fraturas do tipo II) costumam exigir revisão do componente acetabular e fixação complementar da fratura com placas e parafusos. O tipo de revisão do componente depende muito da reserva óssea disponível. Nesse cenário, estudos de TC serão úteis na identificação do tipo de reconstrução a ser escolhido. Se a coluna posterior e o domo estiverem intactos, a solução apropriada será o uso de enxerto ósseo e de um componente hemisférico de revisão com parafusos, embora, em todos os casos, o cirurgião deva ter à sua disposição opções de reserva. Nos casos com osteólise grave ou com descontinuidade pélvica, geralmente, a reconstrução dependerá do uso de enxerto ósseo, ampliações, um "cage" de reconstrução ou alguma combinação desses métodos. Após a remoção do componente acetabular, a fratura será fixada com placas e parafusos (com base no padrão de fratura) para que a integridade das colunas acetabulares seja restaurada na medida do possível. Enxertos ósseos morselizados ou estruturais (dependendo das dimensões e da localização do defeito) devem ser utilizados no restabelecimento de qualquer deficiência estrutural. Para completar a reconstrução, emprega-se um grande componente acetabular que possui orifícios, para inserção de parafusos, ou um "cage". São poucos os dados publicados que possam servir de orientação para as sutis variações no tratamento ou para o estabelecimento do prognóstico.

Têm sido publicados relatos de casos a respeito de fraturas periprotéticas do acetábulo associadas a um quadro de osteólise.[40,243] Independentemente do potencial de cicatrização da fratura, que, na maioria dos casos, não exibe desvio, indica-se o tratamento cirúrgico para o processo osteolítico subjacente e também para a resolução do componente frouxo, o qual, muitas vezes, acompanha essas fraturas. A ação terapêutica está direcionada, principalmente, para o tratamento das lesões osteolíticas com enxerto ósseo. Frequentemente, é preciso fazer a revisão do componente acetabular, mesmo no caso de estabilidade, a fim de que o acesso adequado às lesões para a aplicação do enxerto ósseo seja alcançado.

Planejamento pré-operatório para tratamento de fraturas periprotéticas do acetábulo

Revisão do componente, RAFI e enxerto ósseo devem ser opções à mão, mesmo nos casos em que a aplicação de uma ou mais dessas opções seja considerada como improvável, com base nas avaliações pré-operatórias (Tab. 23.1). Achados intraoperatórios podem ser diferentes do que os esperados, baseando-se nas avaliações pré-operatórias. Pode haver a necessidade de uma grande variedade de componentes acetabulares, por exemplo, componentes acetabulares com orifícios, tamanhos jumbo, bem como "cages". A RAFI de fraturas periprotéticas do acetábulo requer um conjunto de placas de rotina para reconstrução pélvica de 3,5 mm e parafusos corticais de 3,5 mm. Também pode haver a necessidade de parafusos corticais de 4,5 mm para servir como pontos de ancoragem para pinças de redução, ou como parafusos de tração aplicados ao longo de uma fratura de coluna. Em muitos casos, serão necessárias pinças especializadas (ver Capítulo 47, Fraturas acetabulares) para as manobras de redução. Em geral, as lesões osteolíticas receberão aloenxertos (enxertos homólogos), normalmente na forma de cabeça de fêmur morselizada ou de *croutons* ou lascas de osso trabecular.

Posicionamento e abordagem cirúrgica para tratamento de fraturas periprotéticas do acetábulo

Geralmente, o paciente é posicionado em decúbito lateral sobre uma mesa operatória radiolucente, utilizando um grande coxim como apoio. Caracteristicamente, chapas perfuradas e outros dispositivos auxiliares frequentemente utilizados no posicionamento do paciente durante a artroplastia não são objetos radiolucentes; portanto, devem ser evitados nos casos em que a fixação da fratura dependerá da fluoroscopia. Embora outras abordagens possam ser utilizadas com êxito na artroplastia do quadril, o cirurgião costuma recorrer à abordagem posterior de Kocher–Langenbeck para a simultânea fixação da fratura do acetábulo e tratamento do componente acetabular. Na obtenção de imagens fluoroscópicas intraoperatórias, o braço C deve ficar posicionado à frente do paciente, no lado oposto ao cirurgião responsável pela operação. Durante todo o procedimento, o joelho deve permanecer flexionado para diminuir a tensão e o risco de lesão ao nervo ciático.[22]

Técnica cirúrgica para tratamento de fraturas periprotéticas do acetábulo

Os detalhes da técnica cirúrgica para RAFI em casos de fratura acetabular (conforme Capítulo 47, Fraturas acetabulares), em

---

TABELA 23.1 Tratamento cirúrgico de fraturas periprotéticas acetabulares

Lista de verificação para o planejamento pré-operatório
• Mesa de SO: mesa radiolucente que permite a obtenção de imagens do quadril e da pelve
• Posição: lateral
• Localização da fluoroscopia: à frente do paciente (oposto ao cirurgião que está operando)
• Equipamento: Pinças de redução específicas para RAFI de fraturas acetabulares   Afastadores específicos para RAFI de fraturas acetabulares   Moinho para ossos ou outro método de morselização de enxerto homólogo
• Implantes: Placas de reconstrução pélvica de 3,5 mm e parafusos associados   Conjunto de componentes acetabulares, incluindo: Cúpulas (taças) com vários orifícios   Cúpulas de tamanho jumbo   *Cages* acetabulares   Enxerto homólogo

geral, aplicam-se à RAFI das fraturas periprotéticas do acetábulo. As diferenças se situam no tratamento da cúpula acetabular e de possíveis lesões osteolíticas associadas. Diante de um componente acetabular estável, as etapas para RAFI de uma fratura periprotética acetabular (Tab. 23.2) pouco diferirão da RAFI de uma fratura primária. A exposição é seguida pela identificação e pelo desbridamento das linhas de fratura primárias. A estabilidade da cúpula deve ser confirmada e as lesões osteolíticas são tratadas com enxerto ósseo pela fratura, caso seja de fácil acesso. Deve-se tomar cuidados para não aplicar uma quantidade excessiva de enxerto à lesão, chegando ao ponto de impossibilitar a redução da fratura. Uma alternativa ao preenchimento das lesões osteolíticas por meio da fratura consiste em preenchê-las por janelas corticais separadas, que podem ser construídas depois da redução da fratura. Uma regra básica da cirurgia para fraturas acetabulares é a redução anatômica das superfícies articulares. Se houver componente acetabular, tal precisão não é indispensável, mas ainda assim o cirurgião deverá se esforçar na busca de uma redução anatômica, a fim de maximizar a possibilidade de cicatrização. As fraturas reduzidas devem ser fixadas com placas de reconstrução pélvica e parafusos comuns.

Nos casos de afrouxamento do componente acetabular, o tratamento cirúrgico consistirá em revisão do componente (Tab. 23.3). O componente frouxo pode ser removido antes ou após a redução provisória da fratura. Em alguns casos, a presença de um componente acetabular frouxo pode funcionar como um gabarito para a diminuição da fratura. Mais frequentemente, o componente é removido após a exposição e antes da redução da fratura. A cabeça do fêmur é desviada do componente e anteriormente afastada, de modo a permitir livre exposição do acetábulo. Isso poderá exigir uma ampla exposição/liberação dos tecidos moles na área acetabular e no terço distal do fêmur. Conforme descrito anteriormente, a redução e a fixação da fratura são seguidas pelo enxerto de qualquer defeito ósseo existente e implantação de um novo componente acetabular. Nos casos com grande perda de tecido ósseo, sugere-se a reconstrução com uma cage acetabular.

Armadilhas potenciais e medidas preventivas para tratamento de fraturas periprotéticas do acetábulo

Com frequência, é difícil determinar o estado da estabilidade de um componente acetabular após uma fratura periprotética nes-

TABELA 23.2 Tratamento cirúrgico de fraturas periprotéticas acetabulares com cúpula estável

Etapas cirúrgicas

- Expor o acetábulo, inclusive a parede posterior e a coluna
  - Proteger o nervo ciático com afastadores, extensão do quadril e flexão do joelho
- Identificar e desbridar as linhas de fratura e fragmentos fraturados
- Confirmar a estabilidade da cúpula
- Preencher as lesões osteolíticas por meio da fratura ou via janela separada
  - Ter o cuidado de evitar o bloqueio de redução da fratura
  - Se for empregada uma janela, essa etapa pode ocorrer após redução e fixação
- Aplicar manobras de redução e pinçar a fratura
- Se possível, inserir um parafuso de tração através da fratura para fixação provisória
- Estabilizar definitivamente a fratura com uma placa de reconstrução moldada de 3,5 mm
- Fazer o fechamento de rotina

TABELA 23.3 Tratamento cirúrgico de fraturas periprotéticas acetabulares com cúpula instável

Etapas cirúrgicas

- Expor o acetábulo, inclusive a parede posterior e a coluna
- Proteger o nervo ciático com afastadores, extensão do quadril e flexão do joelho
- Fazer artrotomia do quadril
- Identificar e desbridar as linhas de fratura e os fragmentos
- Luxar a cabeça do fêmur e afastá-la anteriormente para exposição do componente acetabular
- Remover a cúpula frouxa
- Aplicar manobras de redução e pinçar a fratura
- Se possível, inserir um parafuso de tração através da fratura para fixação provisória
- Estabilizar definitivamente a fratura com uma placa de reconstrução moldada de 3,5 mm
- Preencher as lesões osteolíticas e defeitos ósseos pela superfície acetabular exposta
- Implantar um novo componente acetabular
- Reduzir o quadril
- Reconstruir a pseudocápsula posterior
- Fazer o fechamento de rotina da ferida

se local (Tab. 23.4). O procedimento de rotina é a obtenção de uma história minuciosa dos sinais de afrouxamento da cúpula previamente à fratura, bem como serão cuidadosamente examinadas as radiografias obtidas antes da fratura, se existentes, e as radiografias subsequentes à fratura, com particular atenção à estabilidade do componente acetabular. Mesmo quando a avaliação pré-operatória aponta para um componente acetabular estável, deverá ser realizada uma avaliação da estabilidade do componente durante a cirurgia. Tendo em vista a possível ocorrência de uma inesperada instabilidade desse componente, o cirurgião deve estar preparado para uma revisão do componente acetabular, qualquer que seja o caso cirúrgico para uma fratura periprotética do acetábulo.

Considerando a inexistência de uma superfície articular remanescente, instiga-se uma redução imperfeita da fratura. Redução insatisfatória, com a permanência de lacunas na fratura, poderá acarretar pseudartrose; portanto, devemos nos esforçar para obter uma redução anatômica. Para obter uma redução satisfatória, devemos fazer uma cuidadosa avaliação pré-operatória da morfologia da fratura, definindo-se um plano abrangente para redução e fixação, na mesma linha do que é feito para as fraturas acetabulares nativas. Ocasionalmente, uma fratura acetabular intraoperatória é identificada no pós-operatório. Embora, em geral, essas fraturas demonstrem mínimo desvio e possam ser tratadas atingindo bons resultados por procedimento conservador, em alguns casos essas fraturas necessitarão da cirurgia de revisão. Para que as fraturas intraoperatórias não passem despercebidas, o cirurgião não deverá esperar muito para obter imagens intraoperatórias, caso tenha qualquer suspeita da presença de uma fratura intraoperatória.

Desfechos para as fraturas periprotéticas do acetábulo

Sharkey et al.[252] identificaram nove fraturas intraoperatórias. Duas eram pequenas fraturas da parede posterior que não estavam comprometendo a estabilidade do componente e, portanto, não tiveram tratamento adicional. Tais pacientes tiveram imediata permissão para sustentação de peso. Uma fratura similar não recebeu tratamento extra durante a cirurgia, mas o pacien-

TABELA 23.4 Tratamento cirúrgico de fraturas periprotéticas acetabulares

Armadilhas potenciais e medidas preventivas

Armadilhas	Medidas preventivas
1. Instabilidade da cúpula	Obter histórico minucioso de possíveis sintomas da instabilidade do implante pré-fratura Avaliação cuidadosa das imagens pré- e pós-fratura Avaliação intraoperatória cuidadosa da estabilidade da cúpula, mesmo quando o histórico e as radiografias indicam estabilidade do componente
2. Redução defeituosa da fratura e/ou pseudartrose	Avaliação pré-operatória cuidadosa de morfologia da fratura com radiografias de Judet e estudos de TC Plano abrangente para redução e fixação, com base nos princípios do tratamento de fraturas acetabulares Evitar a vontade de aceitar uma redução imperfeita, em função da falta de necessidade de redução da superfície articular
3. Fratura intraoperatória não diagnosticada	Baixo limiar para radiografias intraoperatórias, diante de qualquer suspeita de fratura durante a cirurgia

te foi orientado a limitar a sustentação de peso no pós-operatório. As outras seis fraturas foram tratadas com parafusos aplicados pelo componente ou inseridos perifericamente, por fora do componente acetabular; em quatro desses pacientes, houve aplicação de enxerto autólogo no local fraturado. Além de um paciente que necessitou de artroplastia de ressecção por causa de infecção, todas as demais fraturas evoluíram para cicatrização e nenhum paciente precisou de revisão em um seguimento médio de 42 meses. Haidukewych et al.[101] identificaram 21 fraturas intraoperatórias ocorridas durante a artroplastia primária. Dezessete foram consideradas como não comprometedoras da estabilidade do componente, não tendo recebido tratamento extra durante a cirurgia. Em quatro desses 21 pacientes, constatou-se instabilidade do componente, o que implicou a troca do componente por outro que proporcionou fixação adicional por parafusos. Não foram utilizadas placas ou parafusos adjuvantes externamente ao componente. Todos os pacientes foram tratados com sustentação de peso protegida. Todas as fraturas consolidaram e nenhum paciente necessitou de revisão em função de afrouxamento do componente durante um seguimento médio de 44 meses.

Na série de Peterson e Lewallen,[216] 75% dos pacientes tratados por método conservador para fratura do tipo I (componente estável) tiveram, após algum tempo, a necessidade de revisão do componente acetabular. Das oito fraturas, ocorreu cicatrização em seis, mas quatro precisaram de revisão do componente acetabular, por causa de afrouxamento. Os outros dois pacientes evoluíram para retardo de consolidação ou pseudartrose; subsequentemente, ambos tiveram que passar por revisão. Nos dois pacientes sem revisão, as fraturas evoluíram para cicatrização, e não houve necessidade de uma futura revisão. Em todos os 8 pacientes, a prótese ficou estável em aproximadamente 36 meses após o último procedimento de revisão.

Springer et al.[260] descreveram sete fraturas periprotéticas acetabulares transversais desviadas após uma revisão acetabular não cimentada em torno de componentes com boa fixação. Duas dessas fraturas foram identificadas em radiografias de rotina. Os pacientes estavam assintomáticos e foram conservadoramente tratados com sustentação de peso protegida, evoluindo para consolidação. Dos cinco pacientes sintomáticos, todos foram tratados por procedimento cirúrgico. Quatro pacientes com boa fixação do componente na parte superior do ilíaco foram tratados com RAFI da coluna posterior do acetábulo, sem revisão do componente acetabular. Em um dos casos, em que o componente acetabular estava fixado ao segmento isquiático inferior, o tratamento consistiu em um cage de reconstrução. Das cinco fraturas tratadas por cirurgia, uma resultou em pseudartrose e as outras quatro evoluíram para consolidação; na última consulta de seguimento, os pacientes exibiam componente acetabular estável com boa fixação.

Dois pacientes na série de Peterson e Lewallen, com fraturas do tipo II, foram imediatamente tratados com revisão do componente acetabular, sem uso de fixação auxiliar da fratura por placas e parafusos.[216] Em um dos casos, aplicou-se um componente cimentado, com consolidação da fratura. O outro paciente passou por revisão com um componente não cimentado, incluindo fixação por parafuso por meio do componente acetabular. Esse paciente evoluiu para pseudartrose, tendo necessitado de nova revisão com um componente acetabular cimentado e fixação da pseudartrose acetabular por placa e parafusos. Desai e Ries[61] relataram dois casos de fraturas pélvicas provavelmente ocorridas no intraoperatório e não diagnosticadas, associadas à descontinuidade pélvica em pacientes octogenários com má qualidade óssea. Esse relato enfatizou a importância de uma atenção meticulosa à preparação do osso, uma apropriada subfresagem para receber o componente acetabular e uma inserção cuidadosa; além disso, deve-se ter em mente a possibilidade de fratura, porque o salvamento dessas lesões consiste em uma extensa reconstrução pélvica.

MÉTODO DE TRATAMENTO PREFERIDO PELO AUTOR PARA FRATURAS PERIPROTÉTICAS DO ACETÁBULO

Basicamente, o tratamento ideal das fraturas periprotéticas do acetábulo é ditado pela estabilidade do componente e pela estabilidade do padrão da fratura (Fig. 23.1). Num cenário de estabilidade do componente, geralmente, os padrões de fratura estáveis são tratados por procedimento conservador, com sustentação de peso protegida. Padrões de fraturas desse tipo incluem fraturas da coluna anterior não desviadas ou minimamente desviadas, fraturas da asa do ilíaco ou fraturas da parede medial. A lesão será minuciosamente acompanhada com a realização de radiografias semanais ou quinzenais, com o objetivo de confirmar a cicatrização progressiva sem perda secundária de redução. A sustentação de peso aumenta após cerca de seis semanas, com base em evidências clínicas e radiográficas de consolidação da fratura.

Em pacientes com fraturas instáveis na área de um componente acetabular estável, o tratamento de escolha é uma RAFI. Nesse cenário, os padrões típicos de lesão óssea são fraturas transversais ou da coluna posterior, exibindo desvio. A estratégia de fixação, a abordagem cirúrgica e os implantes serão di-

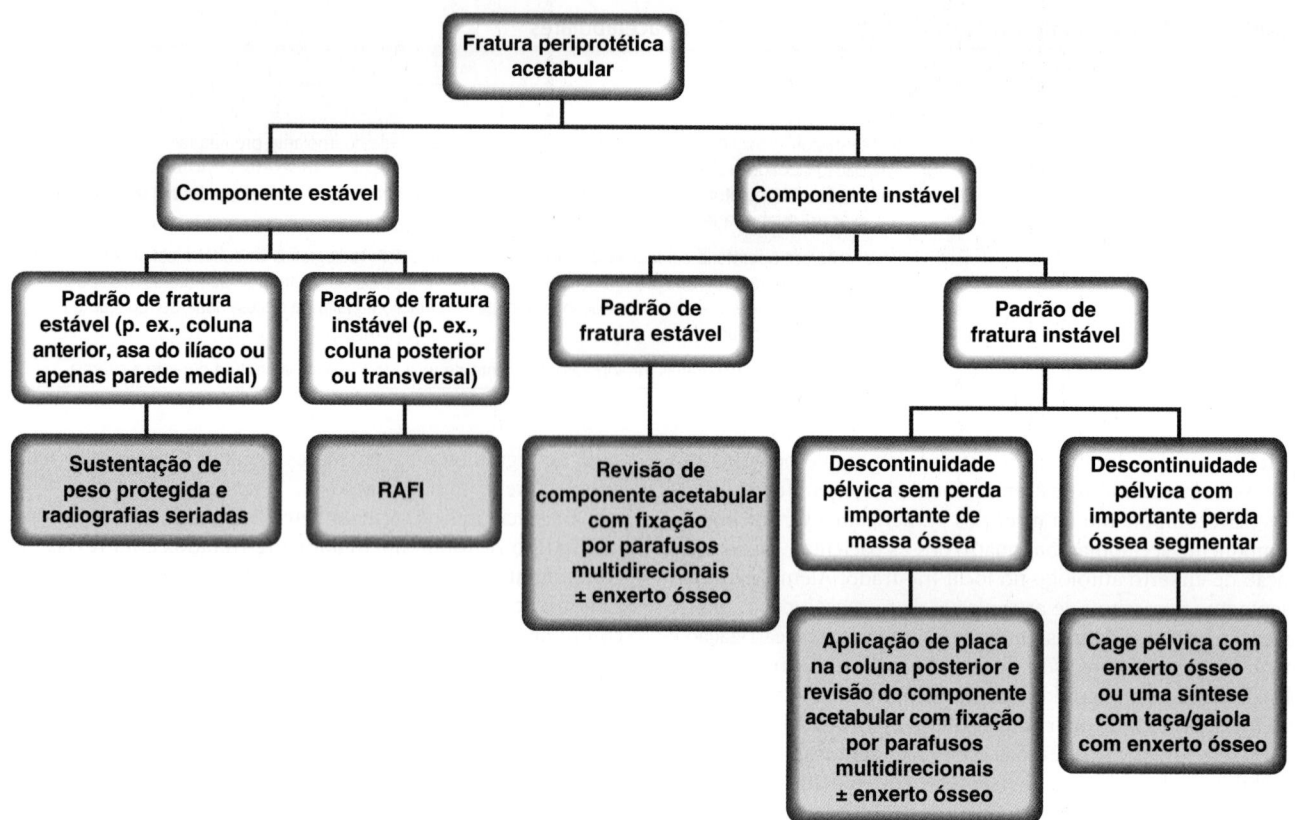

FIGURA 23.1 Algoritmo que descreve o método de tratamento preferido pelo autor para fraturas periprotéticas acetabulares.

tados pelos detalhes do padrão da fratura, que, em geral, acompanha as escolhas utilizadas para o tratamento de fraturas nativas do acetábulo. Nessas situações, não há indicação para enxerto ósseo como procedimento auxiliar.

No cenário de um componente acetabular instável, as exigências terapêuticas se tornam muito mais complexas. Em tais casos de um padrão de fratura estável, uma revisão do componente acetabular pode ser tudo o que precisa ser feito. Nesses casos, a revisão do componente acetabular com um componente do tipo *press-fit*, utilizando fixação por parafusos em cada lado da fratura, pode proporcionar um componente estável, além de ajudar na estabilização da fratura. Quando a fratura periprotética demonstra instabilidade tanto do componente como do padrão de fratura, deve-se também levar em consideração o grau de perda de material ósseo na elaboração do algoritmo terapêutico. Nos casos em que não tenha ocorrido perda substancial de massa óssea, é recomendável que a fratura acetabular instável seja tratada por fixação, além da revisão do componente acetabular frouxo. Em geral, esse procedimento consiste na aplicação de uma placa na coluna posterior do acetábulo. A revisão também inclui o uso de alguns parafusos, de preferência em cada lado da linha de fratura principal. Nos casos de descontinuidade pélvica, a reconstrução das colunas do acetábulo talvez dependa da aplicação de um enxerto ósseo estrutural substancialmente volumoso, possivelmente com o uso de uma gaiola acetabular. Esses casos são exemplos de algumas das revisões acetabulares mais desafiadoras, devendo ser confiados a uma equipe cirúrgica experiente, com uma quantidade substancial de recursos disponíveis.

FRATURAS PERIPROTÉTICAS DO FÊMUR EM TORNO DE PRÓTESES PARA ARTROPLASTIA DO QUADRIL

Incidência, fatores de risco, prevenção e mortalidade para fraturas periprotéticas do fêmur em torno de próteses para artroplastia do quadril

Fraturas periprotéticas do fêmur de tipo A de Vancouver

Fraturas trocantéricas localizadas em torno das hastes de artroplastia do quadril, fraturas do tipo A de Vancouver, podem ocorrer com frequência similar no período intra ou pós-operatório. Encontrou-se que essas fraturas ocorreram durante uma cirurgia em 21 de 373 (5,6%) dos pacientes operados por meio de abordagem lateral, com o paciente na posição supina.[112] Todas essas fraturas ocorreram em mulheres. O uso das hastes de compressão na metáfise medial-lateral, com apenas perfuração, tem uma taxa percentual de fraturas que depende da técnica. Comumente, as fraturas associadas envolvem a área metafisária e podem ser visualizadas no campo cirúrgico, ao longo do aspecto medial da osteotomia do colo do fêmur. Em casos de fratura intraoperatória de metáfise não identificada, geralmente ocorrem propagação e afundamento no início do período pós-operatório (Fig. 23.2). Houve fraturas pós-operatórias em 2,6% dos 887 casos tratados com o mesmo tipo de prótese não cimentada.[120] Essas fraturas ocorreram por meio de cistos osteolíticos, entre 4 e 11 anos após a ATQ.

Fraturas periprotéticas do fêmur de tipos B e C de Vancouver

As fraturas periprotéticas da diáfise do fêmur vêm crescendo em frequência, em função do número cada vez maior de pacien-

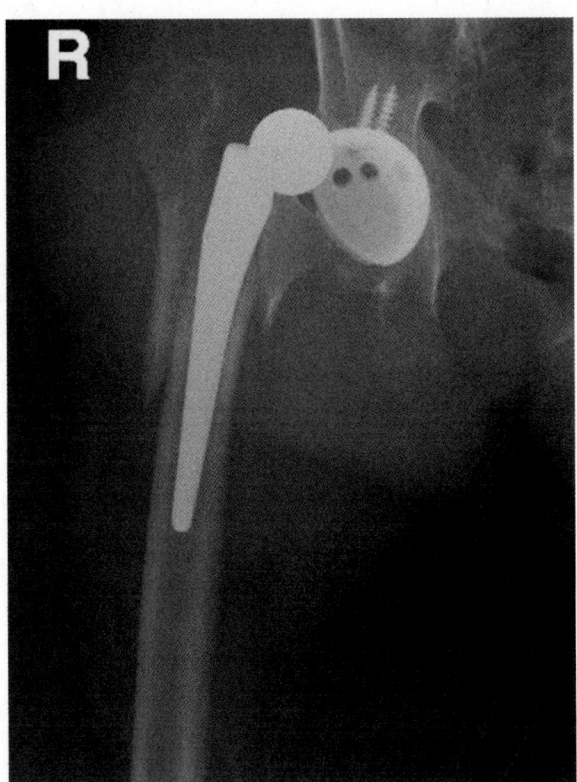

FIGURA 23.2 Radiografia AP revelando subsidência da haste e luxação do quadril após uma fratura periprotética trocantérica (Cortesia de Hari Parvataneni, Médico).

tes com artroplastias do quadril. Considera-se que a incidência de fraturas periprotéticas do fêmur após uma artroplastia primária do quadril seja inferior a 1%,[130,160,184] mas também já reportou-se um percentual de até 2,3%.[16,82,86,160] Uma análise recente de sobrevida envolvendo 6.458 próteses primárias de quadril cimentadas revelou uma incidência de fraturas de 0,8% após 5 anos e de 3,5% após 10 anos.[46] Outra série de 354 quadris em 326 pacientes, todos tratados com a mesma haste cônica reta de titânio sem colarinho de apoio não cimentada e seguidos durante 17 anos em média, demonstrou uma incidência cumulativa de fraturas periprotéticas de 1,6% após 10 anos, com aumento para 4,5% após 17 anos.[263] Foi observado um baixo percentual de fraturas nos primeiros 8 anos após a ATQ; em seguida, este valor aumentou ao longo da segunda década. Em uma comparação com o percentual de afrouxamento asséptico, a ocorrência cumulativa de fraturas periprotéticas passou a ser equivalente àquela de afrouxamento asséptico aos 17 anos, o que indica uma relativa importância da fratura periprotética no longo prazo.

Após a artroplastia de revisão, a incidência de fraturas periprotéticas da diáfise do fêmur aumenta entre 1,5 e 7,8%.[16,130,160,184,193] O risco se eleva ainda mais diante do aumento no número de cirurgias de revisão.[81] O lapso de tempo transcorrido desde a artroplastia primária do quadril até a ocorrência da fratura periprotética do fêmur foi de aproximadamente 6,3 a 7,4 anos,[46,165] havendo uma redução para 2,3 anos após um terceiro procedimento de revisão.[165]

Os fatores de risco para fraturas periprotéticas da diáfise do fêmur em torno de hastes de artroplastia femoral estão relacionados a idade do paciente, gênero, diagnóstico inicial, presença ou ausência de osteólise, presença ou ausência de afrouxamento asséptico, estado primário ou de revisão, tipo específico de implante utilizado e uso de técnica cimentada ou não cimentada. A identificação dos fatores de risco pode tornar mais precisa a orientação do paciente e ainda tornar mais efetivos os esforços para prevenir fraturas.

A idade, embora comumente citada como um fator de risco para fratura periprotética do fêmur, não foi claramente estabelecida como fator de risco independente.[263] Comorbidades clínicas coexistentes,[255,256] osteoporose,[298] nível de atividade elevado[245] e risco de queda também são fatores contributivos. Um relato recentemente publicado revelou um risco duplicado de fratura em pacientes com maior número de comorbidades clínicas.[255] Além disso, deve-se levar em consideração o número de anos pós-artroplastia, pois cada ano após uma artroplastia tem sido associado a uma razão de risco adicional de 1,01 por ano.[81]

Embora muitas séries tenham citado percentuais mais altos de fraturas periprotéticas do fêmur entre pacientes mulheres (52 a 70%),[13,17,125,255,291] a associação com osteoporose e um percentual mais elevado de procedimentos realizados em mulheres torna o gênero menos claro como um fator de risco independente. Dentro dessa linha de raciocínio, relatos que levaram em conta esses vieses sugerem a inexistência de um risco maior,[164,246,263] ou mesmo uma redução no risco para mulheres.[81]

O diagnóstico inicial que conduz à artroplastia também pode ser um fator de risco, no qual artrite reumatoide (AR) e artroplastia para fratura do quadril foram individualmente identificadas como fatores com razões de risco aumentadas para fratura: para AR, a razão de risco foi de 1,56 a 2,1[81,246] e para fratura do quadril, 4,4.[246]

A presença de osteólise, especialmente nas proximidades da extremidade de uma haste femoral frouxa, representa iminência de fratura patológica, um problema crescente na artroplastia e também um desafio reconstrutivo complexo. É possível que cada um dos seguintes eventos – fratura, reserva óssea deficiente e implante frouxo ou gerador de partículas incitantes – tenha que ser resolvido durante o reparo e a reconstrução da fratura. A reação osteolítica associada ao uso de um limitador de cimento biodegradável também foi implicada como possível fator etiológico.[62]

Os relatos variam sobre se uma fratura periprotética do fêmur está mais frequentemente associada a uma prótese frouxa. Alguns dados clínicos sugerem que a presença de uma haste frouxa representa um fator de risco para fratura subsequente,[121,279] mas outras evidências demonstram inexistência de tal associação.[165,276] Uma comparação biomecânica em cadáveres demonstrou decréscimo de 58% na torção até a ocorrência de fratura em espécimes com próteses frouxas *versus* próteses com boa fixação.[106]

Num cenário de revisão de artroplastia do quadril, análises univariadas e multivariadas de uma grande população de pacientes com fraturas periprotéticas pós-operatórias (*n* = 330) demonstraram que gênero feminino, pouca idade, índice mais alto de comorbidades e diagnóstico operatório estavam associados a uma razão de risco/chances para fratura periprotética.[256] Mulheres apresentaram um risco 66% mais alto em comparação com os homens, pacientes de 61 a 80 anos tiveram risco 40% mais baixo do que pacientes com menos de 60 anos, e pacientes com índices de comorbidade de Deyo-Charlston = 2 e ≥3 tiveram riscos 50 e 100% mais altos *versus* pacientes com índice = 0, respectivamente. O diagnóstico cirúrgico de pseudartrose e fratura foi associado a um risco cinco vezes maior de uma futura fratura periprotética.

Fraturas intraoperatórias representam um subgrupo singular dos fatores de risco associados. Informou-se que, durante uma artroplastia total primária ou uma hemiartroplastia do quadril, a implantação de um componente femoral não cimentado apresenta um risco de 3 a 5,4% de ocorrência de uma fratura intraoperatória, em comparação com 0 a 1,2% para uma haste cimentada.[16,79,102,250,271] A força aplicada durante a inserção, a geometria relativa da haste e do fêmur e a resistência do osso são aspectos que, sem exceção, podem influenciar o risco de fratura durante a inserção de hastes não cimentadas. A experiência cirúrgica ajuda a determinar a força necessária para a inserção. O cirurgião experiente utiliza como orientação sua sensação e a percepção da altura do som produzido durante cada golpe sucessivo do martelo. Pesquisas recentes investigaram as mudanças sonoras e vibratórias ocorridas como meios que podem levar à minimização das fraturas intraoperatórias.[185,241] O modelo da haste também influencia o percentual das fraturas, e o cirurgião deve estar ciente dos aspectos singulares de cada modelo de haste e da morfologia femoral de cada paciente que possam funcionar como fatores predisponentes para fratura.[37] Hastes que funcionam com uma combinação de encaixe na metáfise e diáfise, com um modelo cilíndrico de diáfise, podem funcionar como fatores predisponentes para fraturas da diáfise, se o encaixe por compressão (press-fit) distal for excessivamente agressivo, ou se os fresadores não avançarem até a completa extensão da haste (Fig. 23.3). Certos padrões morfológicos ósseos foram correlacionados com a ocorrência de fratura durante a fixação de hastes não cimentadas,[47] por causa de um descompasso entre metáfise/diáfise. O uso de hastes cimentadas também pode proteger contra a ocorrência de fratura pós-operatória em pacientes com má qualidade óssea, em virtude do enrijecimento interno do canal do fêmur.[275]

O enxerto ósseo por impacção, utilizado nas revisões de um componente femoral do quadril, representa um risco perioperatório de 22,4% para fratura.[73,188,236] Na maioria dessas fraturas, observaram-se muitas perfurações acidentais durante a remoção do cimento, mas não no procedimento reconstrutivo.[73] Sabe-se que a revisão com grandes hastes diafisárias e revestimento poroso está associada a um risco próximo aos 30%,[183] e o uso de hastes longas retas em revisões causa uma ocorrência intermediária de fraturas da ordem de 18%, com mais 55% dos casos considerados como possivelmente em maior risco para lesão subsequente, por causa de colisão da extremidade distal da haste na parte anterior do córtex femoral.[305]

Pacientes com fraturas periprotéticas do fêmur mostram percentuais superiores de mortalidade.[81] Em várias séries recentemente publicadas, o percentual de mortalidade dentro de um ano após o tratamento cirúrgico de pacientes com fraturas periprotéticas foi de 7 a 18%.[6,18,302] Em um estudo, essa taxa de mortalidade se aproximou do percentual para pacientes com fraturas do quadril (16,5%) tratados no mesmo período, tendo sido significativamente mais alto do que o percentual para mortalidade de pacientes tratados com substituição primária da articulação (2,9%).[18] Dados do Registro Nacional da Nova Zelândia indicam que o percentual de mortalidade, 6 meses após a revisão de ATQ associada a uma fratura periprotética (7,3%), foi significativamente superior ao observado em coorte semelhante tratada com revisão para afrouxamento asséptico (0,9%).[302]

Fraturas em torno de próteses de recapeamento do fêmur

Atualmente, a artroplastia de recapeamento do quadril é considerada uma alternativa moderada à ATQ em uma população de pacientes selecionados. Uma fratura periprotética durante ou após o recapeamento do fêmur é uma complicação potencialmente devastadora, implicando o abandono dessa técnica artroplástica e conversão para ATQ. Constatou-se que a prevalência de fraturas periprotéticas sobre componentes de recapeamento do quadril é de aproximadamente 1% na maioria dos estudos, podendo chegar a 2,5%. Da mesma forma, vários estudos envolvendo coortes de grande porte obtiveram baixos percentuais de fraturas ao curto prazo. Na cidade de Birmingham, 50 fraturas foram identificadas entre 3.497 próteses de quadril inseridas por 89 cirurgiões diferentes (1,46%);[254] cinco fraturas foram diagnosticadas em uma série de 600 artroplastias de recapeamento do tipo metal-sobre-metal (0,8%);[5] e uma fratura ocorreu em outra série de Birmingham com 230 recapeamentos do quadril (0,4%).[12] Outro estudo de 550 casos alcançou um percentual de fraturas de 2,5%, mas 12 de 14 fraturas ocorreram nos primeiros 69 procedimentos de recapeamento sob responsabilidade de um mesmo cirurgião.[173] Após os primeiros 69 casos, a incidência de fraturas caiu para 0,4%, o que demonstra a importância da experiência do cirurgião. Deve-se notar que os percentuais de fraturas ao longo prazo permanecem, em grande parte, desconhecidos. A extrapolação dos dados para fraturas periprotéticas da diáfise do fêmur, ocorridas em torno de hastes femorais tradicionais, sugere que esses baixos percentuais de fraturas sobre implantes de recapeamento poderão aumentar substancialmente em seguimentos mais extensos. No entanto, a baixa faixa etária dos pacientes tratados com implantes de recapeamento pode funcionar como uma proteção contra esse aumento tardio nos percentuais de fraturas periprotéticas.

O risco de uma fratura periprotética tem sido associado a aspectos sutis da técnica cirúrgica, qualidade óssea e seleção do paciente. Todos os fatores a seguir – presença de entalhe no aspecto superior do colo do fêmur, posição em varo do componente femoral e cobertura inadequada da parte alargada da cabeça do fêmur – foram implicados como fatores de risco para fratura periprotética controlados pelo cirurgião,[5,254] e que podem estar presentes em até 85% dessas fraturas.[254] Análises biomecânicas corroboram o achado clínico de que uma orientação em valgo

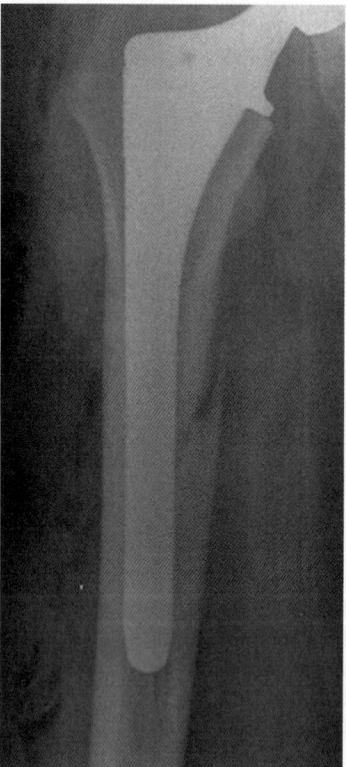

FIGURA 23.3 Hastes press-fit cilíndricas, especialmente quando sob subfresagem, representam um risco de fratura na extremidade da haste por ocasião da inserção, conforme ilustra essa radiografia AP (Cortesia de Hari Parvataneni, Médico).

diminui o risco de fratura do colo do fêmur[169,231] e sugerem que a posição em valgo máximo, embora evitando um entalhe, possa proporcionar máxima proteção contra fraturas periprotéticas.[231] Má qualidade óssea foi subjetivamente descrita como um fator de risco para a ocorrência de fratura periprotética.[191] Essa teoria é apoiada por investigações biomecânicas, mas foi constatado que a qualidade óssea é menos importante do que a orientação do componente em varo-valgo.[9] A mudança nas indicações foi um fator atribuído à redução no percentual de fraturas do colo do fêmur, de 7,2 para 0,8%, embora os autores do estudo não tenham detalhado especificamente tais mudanças; além disso, modificações técnicas ocorreram simultaneamente. Aspectos técnicos podem ter sido responsáveis, em grande parte, pela redução observada no percentual de fraturas.[191] Outro estudo sugeriu que o gênero feminino e a obesidade podem ser fatores de risco relacionados ao paciente para fratura.[173]

Classificação das fraturas periprotéticas do fêmur em torno de próteses para artroplastia do quadril

Classificação de fraturas periprotéticas pós-operatórias do fêmur

A classificação de Vancouver tem maior utilidade na comunicação relacionada a, e no tratamento de, fraturas periprotéticas da diáfise do fêmur em torno de hastes de artroplastia do quadril.[64] Sua confiabilidade e validade foram confirmadas e, portanto, representa o padrão atual para avaliação e descrição dessas fraturas.[25,64,88,198,225] A classificação de Vancouver leva em consideração a localização da fratura com relação à haste, a estabilidade do implante e a perda de massa óssea associada (Fig. 23.4). As fraturas de tipo A ocorrem na região trocantérica; as do tipo B envolvem a área da haste; e as fraturas do tipo C se localizam distalmente à ponta da haste, de tal modo que seu tratamento é considerado como independente da prótese do quadril (exceto com relação à superposição do dispositivo de fixação e a prótese). As fraturas de tipo A são subdivididas em fraturas do trocanter maior, A_G (Fig. 23.5), e em fraturas (muito mais raras) em torno do trocanter menor, A_L. As fraturas de tipo B também são subdivididas: fraturas B1 estão associadas a um implante estável, fraturas B2 estão associadas a um implante frouxo e fraturas B3 estão associadas à perda de massa óssea, habitualmente acompanhadas por um implante frouxo (Tab. 23.5). Pode haver dificuldade na diferenciação entre um implante com boa fixação e um frouxo em casos de fratura periprotética; portanto, uma prática prudente consiste em testar a estabilidade do implante durante a cirurgia e estar preparado para a revisão no caso de uma haste afrouxada.[225]

Classificação das fraturas periprotéticas intraoperatórias do fêmur

A classificação original de Vancouver foi formulada com o intuito de descrever fraturas pós-operatórias, porém o sistema foi expandido para também cobrir fraturas femorais periprotéticas intraoperatórias.[177] Semelhantemente à classificação original, a classificação de Vancouver para fraturas intraoperatórias divide as lesões em três zonas: tipo A – fraturas da metáfise proximal sem extensão para a diáfise; tipo B – fraturas diafisárias em torno da ponta da haste; e tipo C – fraturas que se estendem para além da mais longa haste de revisão e que abrangem fraturas da metáfise distal. A subclassificação de cada tipo diferencia entre as classificações intraoperatórias e pós-operatórias, refletindo a estabilidade da fratura: o subtipo I representa uma perfuração cortical simples; o subtipo II é uma rachadura cortical linear sem

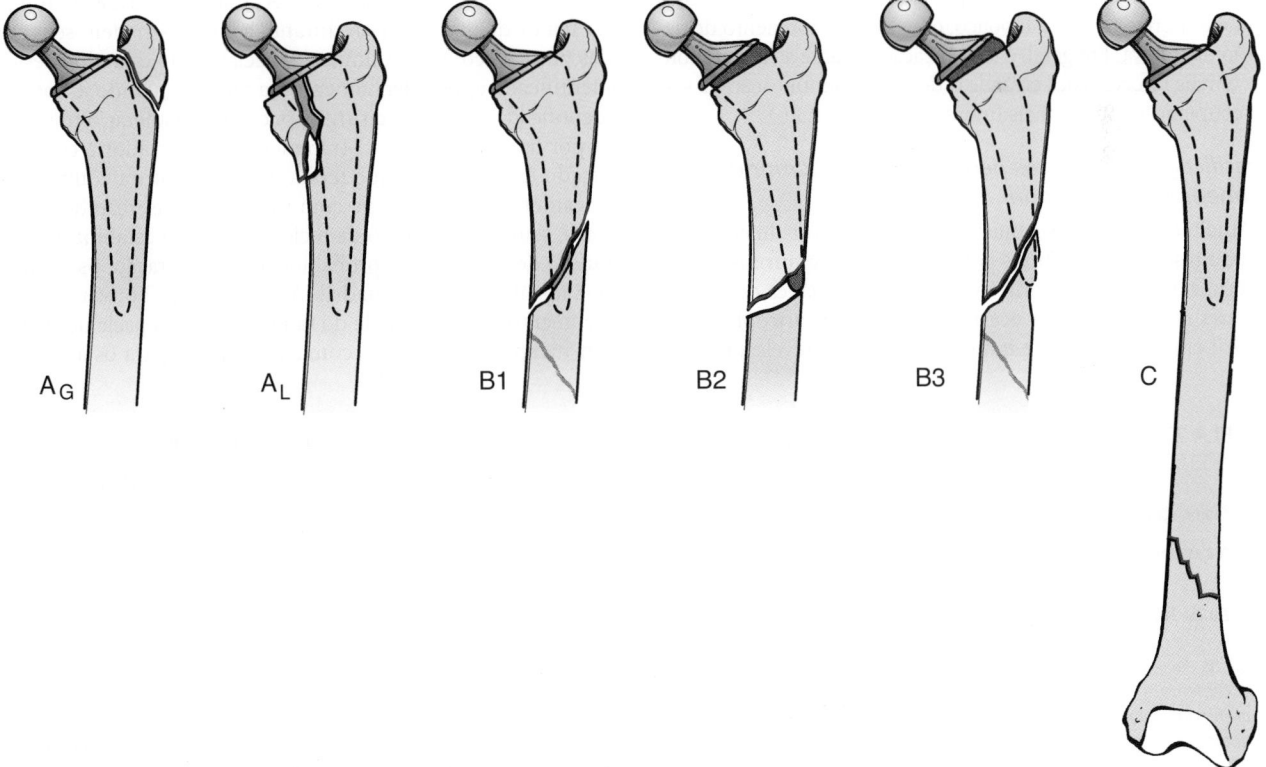

FIGURA 23.4 Classificação de Vancouver para fraturas periprotéticas sobre hastes de artroplastia do quadril. As fraturas do tipo A são subdivididas com base na localização da fratura no trocanter maior (**tipo A_G**) ou no trocanter menor (**tipo A_L**). As fraturas do tipo B são subdivididas com base na presença de uma haste com boa fixação (**tipo B1**), uma haste frouxa (**tipo B2**) ou com reserva óssea de má qualidade no fragmento proximal (**Tipo B3**). As fraturas do **tipo C** estão localizadas distalmente à extremidade da haste.

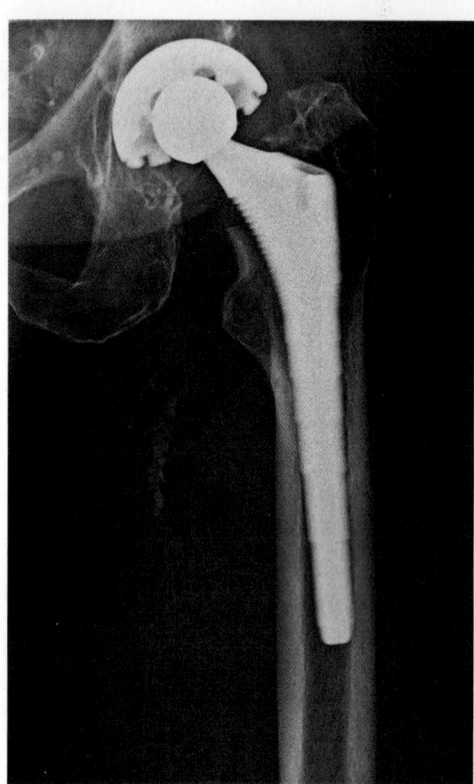

FIGURA 23.5 Fratura com desvio mínimo do trocânter maior (tipo A_G de Vancouver) que ocorreu no pós-operatório.

desvio; e o subtipo III é uma fratura desviada ou, de qualquer forma, instável (Tab. 23.6). As opções terapêuticas para fraturas intraoperatórias variam um pouco, com base no momento de detecção da fratura. Em geral, a identificação durante a cirurgia conduz a mais intervenções cirúrgicas do que a identificação na sala de recuperação, ou até mais futuramente (Tab. 23.6).

Classificação de fraturas periprotéticas do fêmur após recapeamento do quadril

Atualmente, não existe uma classificação mundialmente adotada ou testada para fraturas periprotéticas do fêmur associadas ao recapeamento do quadril. Uma análise sistemática de 107 espécimes recuperados por ocasião da revisão de artroplastia do quadril em decorrência de fratura periprotética revelou três padrões de fratura distintos.[309] O tipo A foi descrito como fraturas biomecânicas; o tipo B como fraturas pós-necróticas recentes; e o tipo C como fraturas biomecânicas crônicas. As fraturas do tipo A ocorreram, em média, 41 dias após a cirurgia. Essas lesões se caracterizavam por alterações consistentes com uma fratura recente, sem sinais de osteonecrose, fibrose regenerativa ou proliferação vascular. As fraturas do tipo B ocorreram, em média, 149 dias após a cirurgia, e todas as lesões estavam associadas a um quadro de osteonecrose. As fraturas do tipo C foram diagnosticadas, aproximadamente, 179 dias após a cirurgia. Essas últimas lesões se caracterizavam por evidências de refratura ou de pseudartrose por uma fratura preexistente. As fraturas também foram categorizadas com base em sua localização, isto é, nos limites ou fora dos limites da borda do componente da cabeça do fêmur. Em sua maioria, as fraturas ocorreram nos limites do componente femoral (59%). Todas as fraturas biomecânicas recentes estavam localizadas exclusivamente fora dos limites do componente e se localizavam no colo do fêmur.

Princípios terapêuticos para fraturas periprotéticas do fêmur

Princípios terapêuticos para fraturas periprotéticas de tipo A de Vancouver

Em sua maioria, as fraturas periprotéticas do trocanter maior, tipo A_G, são estáveis. Habitualmente, essas lesões não mostram desvio ou são minimamente desviadas, e são estabilizadas por tração oposta e continuidade do invólucro de tecido mole que conecta os abdutores e o vasto lateral.[281] Quando tais fraturas estáveis ocorrem no pós-operatório, podem ser tratadas por procedimento conservador, com tratamento sintomático. Em geral, os pacientes têm permissão para sustentação de peso dentro dos limites de sua tolerância. As fraturas estáveis do trocanter maior que apareceram durante a cirurgia podem ser tratadas por procedimento similar, especialmente quando a lesão é identificada após o fechamento da ferida. Quando a fratura é identificada durante a cirurgia, pode-se considerar o tratamento por fixação interna. O tratamento conservador é contraindicado nos casos em que tenha ocorrido fratura completa do trocanter maior, inclusive com ruptura da inserção dos abdutores, sem um invólucro de tecido mole para estabilização, em função de ser grande a probabilidade de migração, pseudartrose e instabilidade do quadril. Além disso, se houver comprometimento da estabilidade do implante ou se o paciente se mostrar incapaz de cooperar com as restrições para os abdutores

TABELA 23.5 Esquema da classificação de Vancouver e opções de tratamento para fraturas pós-operatórias

Classificação	Trocantéricas		Diafisárias			Distais à haste
	A_L	A_G	B1	B2	B3	C
Reserva óssea	Boa	Boa	Boa	Boa	Sofrível	Boa
Fixação da haste	Boa fixação	Boa fixação	Boa fixação	Frouxa	Frouxa	Boa fixação
Métodos de tratamento preferidos pelo autor	Tratamento sintomático, a menos que haja envolvimento substancial da cortical medial	Tratamento sintomático ou RAFI com placa-garra para tratar dor, debilidade, claudicação ou instabilidade	Placa lateral aplicada juntamente a técnicas de redução biológica de fratura. Considerar estender a placa para incluir o côndilo femoral lateral	Revisão não cimentada com haste longa, com ou sem placa lateral	Revisão com haste longa incluindo enxerto homólogo, com ou sem placa lateral, ou revisão com uma "prótese de tumor"	Placa bloqueada aplicada à parte distal do fêmur, estendendo-se proximalmente até ultrapassar a haste femoral

TABELA 23.6 Esquema da classificação de Vancouver e opções de tratamento para fraturas intraoperatórias

Classificação	Metafisárias			Diafisárias			Distais à haste		
	A1	A2	A3	B1	B2	B3	C1	C2	C3
Morfologia da fratura	Perfuração cortical	Rachadura não deviada	Desviada ou instável	Perfuração cortical	Rachadura não desviada	Desviada ou instável	Perfuração cortical	Rachadura não desviada	Desviada ou instável
Métodos de tratamento preferidos pelo autor									
Fraturas identificadas	Sustentação de peso protegida ou enxerto ósseo	Sustentação de peso protegida ou uso de cerclagem com abraçadeiras	RAFI com placa-garra incluindo conversão para haste longa, se o implante estiver instável	Estrutura cortical com ou sem conversão para haste longa	Placa lateral com conversão para haste longa, se o implante estiver instável	Placa lateral com conversão para haste longa, se o implante estiver instável	Estrutura cortical	Placa lateral	Placa lateral
Fraturas não identificadas	Sustentação de peso protegida	Sustentação de peso protegida	RAFI com placa-garra incluindo revisão para haste longa, se o implante estiver instável	Estrutura cortical	Placa lateral com revisão para haste longa, se o implante estiver instável	Placa lateral com revisão para haste longa, se o implante estiver instável	Estrutura cortical	Sustentação de peso protegida ou placa lateral	Placa lateral

durante o processo de consolidação, não se deve recomendar o tratamento conservador.

Haverá permissão para sustentação de peso protegida em casos de fraturas não desviadas ou incompletas em torno da haste do quadril ou de implante de recapeamento, que foram identificadas após a cirurgia. Frequentemente, recomenda-se a sustentação de peso parcial ou "com a ponta dos dedos do pé", com a ajuda de um andador ou muletas. Poderão ser acrescentadas precauções para os abdutores, com o objetivo de proteger fraturas não desviadas do trocanter maior. Recomenda-se o uso de um dispositivo auxiliar para deambulação, como forma de retirar carga dos abdutores durante a marcha, ou a proibição dos exercícios de abdução ativa ou de fortalecimento dos abdutores enquanto essas fraturas estiverem em processo de consolidação. É importante obter projeções radiográficas similares no período pós-operatório imediato com maior periodicidade. Com isso, o cirurgião poderá monitorar o desvio e terá condições de tomar decisões em favor de uma observação contínua, ou de intervenção cirúrgica, caso a fratura sofra desvio, ou se houver perda da estabilidade do implante.

Em geral, as fraturas do trocanter maior muito desviadas ou que, de qualquer outro modo, estejam instáveis (tipo A_G de Vancouver), principalmente quando associadas a dor substancial, enfraquecimento ou claudicação, são normalmente tratadas cirurgicamente com RAFI, sendo que o tratamento consiste na aplicação de uma placa-garra que se encaixa na inserção de tecido mole do glúteo médio, além do osso do trocanter maior (Fig. 23.6). Os resultados obtidos com essas modernas placas representam uma melhoria com relação às demais técnicas.[165,166] Caracteristicamente, as fraturas do trocanter menor, do tipo A_L de Vancouver, são fraturas por avulsão que podem ser tratadas por meio de procedimento conservador. No entanto, fraturas maiores que envolvem um segmento do aspecto medial da parte proximal da cortical do fêmur estão normalmente associadas ao uso de hastes cônicas do tipo *press-fit*, sendo habitualmente tratadas por cirurgia com a ajuda de cerclagem com abraçadeiras ou fios, com ou sem a revisão da haste para um procedimento que proporcione fixação distal à fratura.[282] Fraturas não desviadas dessa natureza, diagnosticadas na cirurgia, podem ser tratadas por cerclagem com abraçadeiras e preservação da haste femoral se o dispositivo estiver estável. Fraturas mediais desviadas, diagnosticadas nos períodos intra ou pós-operatório, são tratadas com abraçadeiras e revisão para uma haste com fixação distal.

Princípios terapêuticos para fraturas periprotéticas do fêmur de tipo B de Vancouver

É raro que fraturas do tipo B de Vancouver identificadas durante a cirurgia sejam tratadas por procedimento conservador. Em certos casos, as fraturas identificadas no pós-operatório podem ser tratadas conservadoramente (Tab. 23.7). Caso seja observada excelente estabilidade do implante e a fratura seja incompleta ou apenas se for uma rachadura diafisária não desviada, o tratamento consistirá em acompanhamento (com seguimento criterioso) e sustentação de peso protegida. Além disso, se for observada uma fixação distal da haste e uma fratura estritamente proximal, o tratamento também poderá consistir em observação. Em casos com grande probabilidade de subsidência da haste ou desvio da fratura, o tratamento cirúrgico será imediatamente implementado. Este costuma ser o caso das hastes com encaixe proximal (metafisário), com fratura metafisária intraoperatória, em que o risco de propagação da fratura e afundamento da haste é alto.

A dificuldade no tratamento cirúrgico de fraturas periprotéticas da diáfise do fêmur que envolvem a extremidade da haste em

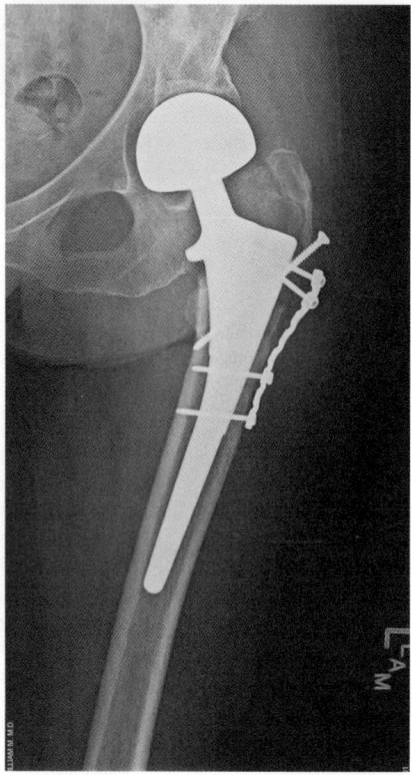 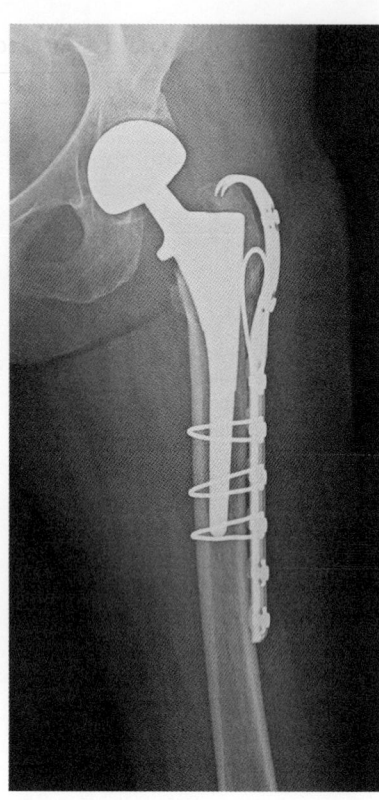

FIGURA 23.6 Fratura do trocanter maior (A_G de Vancouver), tratada com uma pequena placa de apoio e parafusos de compressão, resultando em pseudartrose (**A**), tratada com sucesso com uma placa-garra (**B**).

TABELA 23.7 Fraturas periprotéticas do fêmur em torno de próteses de artroplastia do quadril

Tratamento conservador	
Indicações	Contraindicações relativas
Haste femoral estável e fratura não desviada da diáfise	Implante frouxo
Fratura proximal relacionada à osteólise com fixação adequada da haste distal	Fratura da metáfise proximal com uma haste de encaixe proximal
Fratura não desviada do colo do fêmur associada ao recapeamento do quadril	Fratura diafisária ou distal desviada
Fratura trocantérica minimamente desviada	Fratura do trocanter maior amplamente desviada com abdução ou função alterada

artroplastias do quadril (fraturas do tipo B de Vancouver) é evidenciada pelo grande número de opções terapêuticas descritas, sem que tenha emergido um consenso claro sobre o método mais apropriado.[140,160] O tratamento cirúrgico dessas fraturas femorais é indicado na maioria das circunstâncias, exceto para aquelas fraturas que realmente não apresentem desvio, ou quando o estado do paciente torna proibitiva a opção cirúrgica. Os métodos mais comumente utilizados para a estabilização operatória são RAFI, incluindo placas e revisão da artroplastia com ou sem aplicação suplementar de enxerto ósseo autólogo ou homólogo.[39,99,222] Recomenda-se a estabilização com o uso de técnicas de RAFI com placas e parafusos, ou com enxertos homólogos sobre as superfícies corticais, ou uma combinação desses procedimentos para fraturas da diáfise do fêmur ocorridas em torno de implantes com boa fixação (fraturas do tipo B1 de Vancouver).[24,98,276,294] Historicamente, há pouco espaço para revisão de artroplastia em fraturas do tipo B1, considerando a estabilidade da prótese. No entanto, recentemente, vários autores têm defendido, em pacientes com fratura do tipo B de Vancouver, a revisão de haste com boa fixação para uma haste protética modular longa que abarque a fratura, independentemente da estabilidade da haste.[149,151,210] Sustentação de peso mais precoce e melhor mobilização associada à revisão da artroplastia com implantes que abrangem a fratura podem resultar em menores percentuais de mortalidade, se pacientes capazes de suportar a magnitude de tal cirurgia forem adequadamente selecionados. A revisão do componente femoral, com ou sem fixação auxiliar com placa e/ou fixação por enxerto homólogo estrutural, é indicada para fraturas dos tipos B2 e B3 de Vancouver, casos em que existe afrouxamento da haste femoral. A recomendação para a inclusão de enxertos homólogos estruturais na estratégia operatória fica mais clara nos casos em que houver perda de massa óssea associada aos movimentos de longa data do componente (fraturas do tipo B3).

Para fraturas da diáfise do fêmur em torno de um implante frouxo (fraturas dos tipos B2 e B3 de Vancouver), recomenda-se a revisão do componente femoral (Fig. 23.7). Essa estratégia atende tanto ao componente frouxo como à fratura e proporciona estabilidade intramedular, em virtude das hastes femorais mais longas utilizadas na revisão. A fixação da fratura com uma placa lateral ou por reconstituição da reserva óssea com um enxerto homólogo estrutural, ou ainda, em alguns casos, com uma combinação de placas e enxerto homólogo estrutural, é utilizada junto à revisão do componente femoral. Em casos mais graves de perda de massa óssea, pode-se considerar o uso de um composto de prótese e enxerto homólogo, uma técnica de enxerto ósseo por impacção, ou a substituição da parte proximal do fêmur.[153,194] Deve-se ter conhecimento acerca das técnicas de revisão específicas, para que se possa tratar eficazmente esses casos desafiadores. Além da avaliação radiográfica

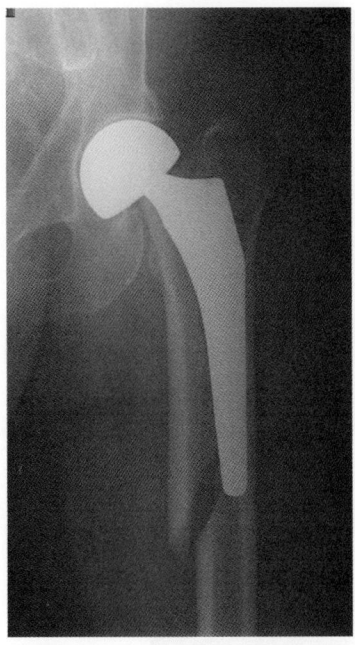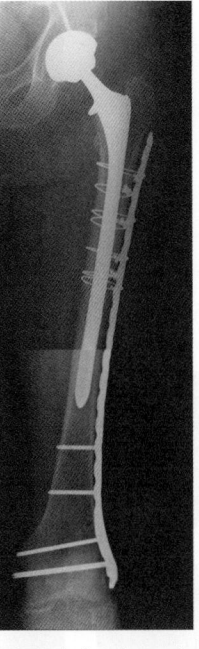

FIGURA 23.7 Fratura em torno de uma haste frouxa de hemiartroplastia com boa reserva óssea (Vancouver B2), (**A**) tratada com revisão com haste longa e revestimento poroso e aplicação de placa lateral (**B**) que protege o fêmur em toda a sua extensão.

da estabilidade da fratura e haste, anteriormente mencionada, também são imprescindíveis radiografias ortogonais de qualidade, para a avaliação do estado de fixação do componente acetabular e das reservas ósseas acetabular e femoral remanescentes. Se possível, o cirurgião deverá ter acesso às anotações cirúrgicas da artroplastia original a fim de tomar conhecimento do fabricante dos componentes; assim, caso haja a necessidade, novos insertos acetabulares poderão ser adquiridos. A presença de sintomas do quadril anteriores à fratura, tais como uma dor mecânica na coxa ou na virilha, pode alertar o cirurgião para a possibilidade de afrouxamento de componente, caso as radiografias não sejam conclusivas. Diante de uma fratura recente, não há certeza sobre os benefícios que possam advir de estudos sorológicos (p. ex., velocidade de sedimentação eritrocitária [VSE] e proteína C-reativa). Se houver qualquer dúvida com relação à infecção, deve-se pensar na realização de uma punção aspirativa pré-operatória do quadril.

Princípios terapêuticos para fraturas periprotéticas do fêmur do tipo C de Vancouver

Na descrição inicial da classificação de Vancouver para as fraturas de tipo C, elas foram descritas como "bem distais" à haste.[64] Foi inferido que as indicações terapêuticas e as técnicas de fixação para essas fraturas independem da prótese femoral. Porém, isso é uma simplificação excessiva da situação típica. Na ausência de uma prótese de quadril, as fraturas do terço distal do fêmur são normalmente tratadas com hastes intramedulares (aplicadas em direção anterógrada ou retrógrada); e fraturas supracondilares ou intercondilares, com uma placa lateral ou haste retrógrada. Com a presença da haste femoral, as fraturas periprotéticas do tipo C de Vancouver impossibilitam o uso das técnicas de rotina e das hastes utilizadas no tratamento de fraturas primárias da diáfise do fêmur. Não são aconselhadas as tentativas de inserir hastes retrógradas comuns nesse curto segmento, por causa da fixação inadequada no interior do fragmento proximal e da propensão para pseudartrose[187] e consolidação viciosa (Fig. 23.8). O uso de apenas uma haste retrógrada, projetada para deslizar sobre a extremidade da haste femoral, demonstrou resultados razoáveis, descritos em uma pequena série clínica. Essa técnica foi estudada em uma análise biomecânica que favorece a imediata sustentação de peso com esse dispositivo.[310,311] A RAFI permanece como o método mais utilizado para a fixação interna. Também deve-se evitar que a placa termine na haste femoral, ou numa posição imediatamente distal a esse implante, para que seja minimizado o efeito de concentração da tensão (*stress riser*) (Fig. 23.9) Em vez disso, a placa deve abarcar a fratura e se superpor à zona da haste (Fig. 23.10). As indicações e contraindicações para o tratamento cirúrgico são bastante parecidas às válidas para fraturas do tipo B de Vancouver. Os Capítulos 52 (Fraturas da diáfise do fêmur) e 53 (Fraturas do terço distal do fêmur) descrevem outros princípios e os resultados do tratamento dessas fraturas e das fraturas metafisárias.

Princípios terapêuticos para fraturas em torno de próteses de recapeamento femoral

O tratamento conservador é comumente citado como uma opção terapêutica viável para fraturas do colo do fêmur não desviadas associadas ao recapeamento do quadril.[50,54,123] Em geral, fraturas completamente desviadas, ou com componentes que sofreram desvio, são tratadas com revisão de artroplastia.

Embora o tratamento conservador tenha sido descrito para fraturas não desviadas do colo do fêmur associadas ao recapeamento do quadril,[50] geralmente opta-se por uma revisão para ATQ convencional.[5,173,309] Há pouco espaço para a fixação interna dessas fraturas do colo do fêmur em seguida ao recapeamento, embora alguns estudos tenham relatado sucesso com fixação por placa e parafusos e com o uso de hastes intramedulares (HIM) para o tratamento de fraturas intertrocantéricas e subtrocantéricas em casos de recapeamento do quadril.[33,212]

RAFI de fraturas periprotéticas do fêmur

As técnicas de redução indireta de fraturas apresentam características biológicas favoráveis, as quais minimizam a ruptura de tecidos moles, preservam a irrigação vascular ao osso, promovem consolidação e diminuem a incidência de pseudartrose em muitas fraturas, inclusive as fraturas periprotéticas do fêmur,[116] frequentemente sem a necessidade de aplicação suplementar de enxerto ósseo.[227] Para uma aplicação bem-sucedida dessas técnicas às fraturas periprotéticas, deve-se levar em consideração o local da fratura em relação ao componente do fêmur, a estabilidade do implante, a qualidade do osso circunjacente e o quadro clínico e funcional do paciente.[64] A seguir, são descritos alguns princípios para RAFI de fraturas periprotéticas da diáfise do fêmur sobre hastes de artroplastia do quadril (fraturas do tipo B de Vancouver). Esses princípios gerais também se aplicam às fraturas dos tipos A e C de Vancouver. Sutilezas na técnica e diferenças nas escolhas do implante diferenciam as técnicas para o tratamento de fraturas dos tipos A e C de Vancouver.

Planejamento pré-operatório para RAFI de fraturas periprotéticas do fêmur

Quando se planeja RAFI de uma fratura periprotética do fêmur, o cirurgião deve estar preparado para encontrar achados intraoperatórios inesperados, por exemplo, um componente femoral frouxo (Tab. 23.8). Implantes radiograficamente estáveis podem estar

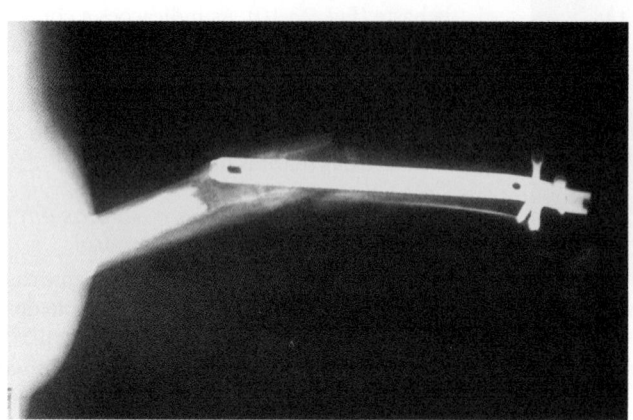
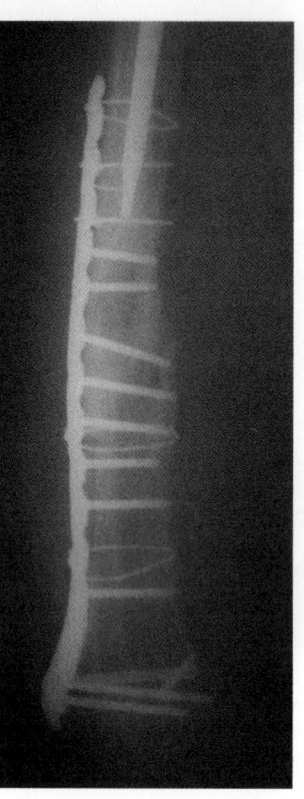

FIGURA 23.8 A: Tratamento imprudente de uma fratura do fêmur do tipo C de Vancouver distal a uma haste de artroplastia do quadril. **B:** A haste causou erosão através da cortical anterior, tendo ocorrido pseudartrose. Essa complicação foi tratada com remoção da haste, RAFI com uma placa lateral, aplicação de enxerto ósseo autólogo para estimular a consolidação da pseudartrose e aplicação de um enxerto estrutural anterior para restauração da reserva óssea.

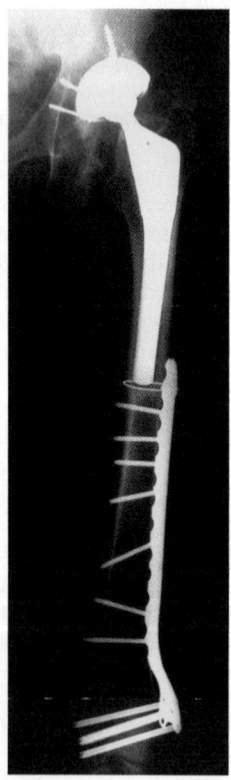

FIGURA 23.9 Tratamento imprudente de uma fratura do tipo C de Vancouver com uma placa demasiadamente curta, porque o implante gera uma tensão adicional desnecessária na extremidade da haste de artroplastia.

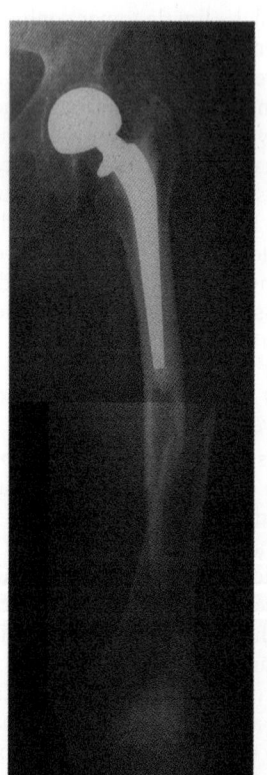
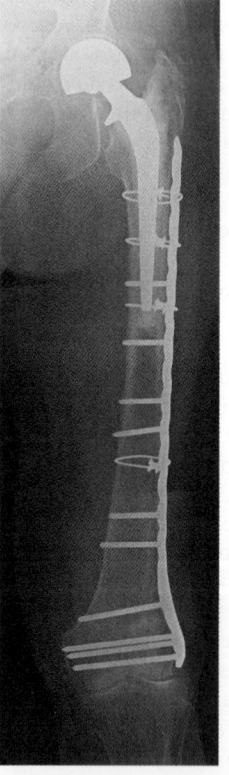

FIGURA 23.10 Fratura do tipo C de Vancouver (**A**) tratada com uma síntese ideal com placa (**B**) que abrange a fratura, a zona da haste femoral e todo o fêmur desprotegido distalmente.

frouxos em até 20% dos casos de fraturas dos tipos B1 e C.[49] Portanto, todos os aspectos do plano pré-operatório devem prever a contingência de uma possível necessidade de revisão de artroplastia. Deve haver uma mesa de SO radiolucente e, embora a RAFI possa ser realizada com o paciente na posição supina ou lateral, deve-se dar preferência à lateral, que leva em conta a possibilidade de revisão de artroplastia por meio de uma abordagem posterior. Deve-se ter à mão um posicionador radiolucente, por exemplo, um grande coxim. Deve-se ter em mente que, como as chapas perfuradas, os posicionadores utilizados em artroplastias do quadril talvez não sejam radiolucentes. No planejamento, deve-se prever o acesso fluoroscópico ao membro completo e também ao quadril. Para que todas as contingências sejam levadas em conta, o equipamento para a realização da RAFI de fraturas periprotéticas do fêmur poderá ocupar muito espaço: RAFI, revisão da haste femoral, revisão do componente acetabular, aplicação de enxerto estrutural e aplicação de enxerto ósseo autólogo (Tab. 23.8). Do mesmo modo, deve-se confirmar a imediata disponibilidade dos implantes necessários para tais contingências.

Abordagem cirúrgica para RAFI de fraturas periprotéticas do fêmur

Nos casos de RAFI para fraturas periprotéticas da diáfise do fêmur, usa-se uma incisão lateral retilínea na coxa para exposição do aspecto lateral do fêmur. Incisões posteriores, decorrentes de uma artroplastia do quadril já realizada, deverão ser incorporadas. A dissecção é realizada até a fáscia iliotibial, com o cuidado de minimizar o desnudamento da gordura subcutânea com relação à fáscia. Afastadores autoestáticos não devem ser utilizados até que possam ser aplicados ao nível fascial. Faz-se a incisão da fáscia iliotibial em paralelo às suas fibras; a fáscia do vasto lateral é também incidida paralelamente às suas fibras, aproximadamente em 3 cm de distância de sua inserção no septo intermuscular. O músculo vasto lateral será cuidadosamente elevado do retalho fascial posterior e afastado anteriormente. Essa etapa é realizada com um movimento distal-proximal, baseando-se na orientação da inserção das fibras musculares à fáscia. A dissecção realizada se beneficia da axila criada entre as fibras musculares e a fáscia, e permite que o músculo seja elegantemente elevado da fáscia. Os vasos perfurantes são identificados e, conforme a necessidade, ligados. O cirurgião deve fazer uma meticulosa dissecção dos tecidos moles profundos, para que a desvascularização do osso seja minimizada. A exposição se limita à superfície lateral do fêmur, abrangendo a região necessária para a aplicação e a fixação de uma placa em posição proximal e distal à fratura. Sempre que possível, o músculo deverá ser mantido intacto na região da fratura, e a placa será deslizada por um plano extraperiosteal, profundamente ao músculo nessa região. Quando houver a necessidade de acesso direto à fratura, como para remover o tecido mole encarcerado, o cirurgião deverá ter extremo cuidado em trabalhar pelo local fraturado, em vez de desnudar o músculo ao redor do osso.

Estratégia de redução para RAFI de fraturas periprotéticas do fêmur

Após uma adequada exposição ter sido alcançada e a hemostasia estar assegurada, a atenção deve se voltar para a redução e a fixação da fratura. A técnica de redução é diferenciada, com base no padrão de fratura. O cirurgião optará por uma redução anatômica e fixação rígida (parafusos de compressão e/ou placa de compressão) (Tab. 23.9) ou por uma técnica de placa em ponte (Tab. 23.10). Os padrões simples normalmente observados nessas fraturas se prestam a uma estratégia de redução anatômica e fixação rígida. Com facilidade, essa estratégia poderá levar inadvertidamente ao excessivo desnudamento de tecido mole, ainda maior do que com a técnica de placa em ponte. Portanto, deve-se ter muito cuidado e paciência durante as manobras de redução. Embora a cerclagem com abraçadeiras seja conhecida por estar associada ao desnudamento excessivo de tecido mole, isso não é uma verdade absoluta. Abraçadeiras adequada e cuidadosamente aplicadas podem facilitar o esforço de redução, principalmente nos casos de fraturas oblíquas longas ou espirais comumente observadas. Na verdade, a facilidade de redução proporcionada pelo uso de abraçadeiras pode diminuir a destruição do tecido mole associada às prolongadas e repetidas tentativas de redução sem as abraçadeiras. As abraçadeiras – e qualquer pinça auxiliar que seja empregada – são aplicadas através do tecido muscular, não por baixo dele. Essa estratégia sacrifica pouquíssimas fibras musculares e minimiza o desnudamento periosteal, já tendo sido utilizada com sucesso em séries clínicas.[227,300] Quando é utilizada uma síntese com placa em ponte, nos casos de cominuição da fratura, uma placa adequadamente moldada é empregada como gabarito de redução para o alinhamento nos planos coronal e sagital. O cirurgião deverá apenas se assegurar do comprimento apropriado. Com essa estratégia, fragmentos individualizados da fratura não necessitam de redução anatômica, logo o risco de um desnudamento iatrogênico excessivo deverá ser mínimo.

Nos casos de fraturas espirais típicas, o primeiro passo consiste em restaurar o alinhamento e comprimento gerais. O último depende de um relaxamento muscular completo. Após paralisia completa, em geral, a tração longitudinal manual por um assistente pode restaurar o comprimento, pelo menos dentro de 2 a 3 cm já na primeira tentativa. A fratura é provisoriamente estabilizada com grampos de redução pontiagudos. Não há necessida-

TABELA 23.8 RAFI de fraturas periprotéticas de fêmur em torno de hastes de artroplastia do quadril

Lista de verificação para o planejamento pré-operatório
• **Mesa de SO:** mesa radiolucente que permite a obtenção de imagens fluoroscópicas de todo o fêmur/quadril envolvido
• **Posição/meios auxiliares de posicionamento:** decúbito lateral com o uso de um posicionador radiolucente, por exemplo, um grande coxim (normalmente as chapas perfuradas não são radiolucentes) ou posição supina
• **Localização da fluoroscopia:** no lado oposto à posição do cirurgião principal, com o monitor ao pé da mesa
• **Equipamento:** Conjunto das pinças de redução Perfurador Serra sagital Conjunto de abraçadeiras O equipamento que será utilizado para revisão de artroplastia deve estar imediatamente disponível
• **Implantes:** Conjunto para grandes fragmentos Placas retas ou arqueadas (ou placas especiais) suficientemente longas para abranger totalmente o fêmur Pelo menos seis abraçadeiras (com aproximadamente 1,7 mm de diâmetro) Enxerto homólogo estrutural femoral Os implantes que serão utilizados para revisão de artroplastia devem estar imediatamente disponíveis Em caso de fraturas do tipo A de Vancouver, normalmente há necessidade de placas-garra trocantéricas especiais, em vez de placas longas que abrangem o fêmur em toda a sua extensão
• **Torniquete (estéril/não estéril):** desnecessário
• **Sangue:** provas de tipagem e compatibilidade sanguínea no sangue periférico

TABELA 23.9 RAFI de fraturas periprotéticas simples da diáfise do fêmur em torno de hastes de artroplastia do quadril (tipos B e C de Vancouver)

Etapas cirúrgicas

- Expor o aspecto lateral do fêmur
- Desbridar fraturas desviadas sem causar desnudamento de tecido mole desnecessário
  - Em caso de fratura cominutiva, essa etapa não é necessária nem aconselhável
- Reduzir gradativamente a fratura com tração manual e cuidadosa manipulação
  - Fixação provisória de fraturas oblíquas espirais por abraçadeiras para ajudar na obtenção e manutenção da redução
  - Objetivo é uma redução anatômica
- Aplicar uma placa lateral pré-moldada
  - Considerar a abrangência do fêmur em toda a sua extensão, a fim de proteger contra subsequentes fraturas peri-implante
  - A placa deve ser moldada para se ajustar ao aspecto lateral do fêmur
- Provisoriamente, fixar a placa ao fragmento proximal com abraçadeiras
- Provisoriamente, fixar a placa ao fragmento distal com parafusos não bloqueados
- Se possível, aplicar parafuso de tração abrangendo a fratura através da placa
- Afrouxar a fixação provisória e o parafuso de tração o suficiente para remover a abraçadeira de redução inicial embaixo da placa
  - Essa etapa é opcional, pois a abraçadeira de redução pode permanecer por baixo da placa
- Por fim, apertar os parafusos distais
- Por fim, apertar o parafuso de tração
- Em seguida, apertar as abraçadeiras proximais
  - Por fim, fixar as abraçadeiras, assim que todos esses dispositivos tenham sido suficiente e igualmente apertados
- Acrescentar parafusos extras ao trocanter maior e fragmento distal, conforme a necessidade
  - Considerar o uso de parafusos bloqueados

TABELA 23.10 RAFI de fraturas periprotéticas cominutivas da diáfise do fêmur em torno de hastes de artroplastia do quadril (tipos B e C de Vancouver)

Etapas cirúrgicas

- Expor o aspecto lateral do fêmur
- Evitar o desarranjo da zona de fratura cominutiva. Não há necessidade de desbridamento dos fragmentos da fratura
- Aplicar uma placa lateral pré-moldada
  - Considerar a abrangência do fêmur em toda a sua extensão, a fim de proteger contra subsequentes fraturas peri-implante
  - A placa deve ser moldada para se ajustar ao aspecto lateral do fêmur
  - Nessa etapa, não há necessidade de redução da fratura
- Provisoriamente, fixar a placa ao fragmento proximal com abraçadeiras
- Restabelecer o comprimento e a rotação
- Por fim, fixar a placa ao fragmento distal com parafusos não bloqueados
  - O alinhamento no plano coronal é restaurado pelo uso do contorno da placa como meio auxiliar de redução
  - O alinhamento no plano sagital é restaurado, levando a placa a ficar centrada nos fragmentos proximal e distal em uma projeção radiográfica lateral
- Apertar, em sequência, as abraçadeiras proximais
  - Por fim, fixar as abraçadeiras, assim que todos esses dispositivos tenham sido suficiente e igualmente apertados
- Acrescentar parafusos ao trocanter maior e fragmento distal, conforme a necessidade
  - Considerar o uso de parafusos bloqueados

de de realizar a redução anatômica imediatamente antes da fixação inicial da redução pelos grampos. A redução é obtida por etapas que vão aprimorando esse processo. A cada etapa, a deformidade residual vai sendo identificada por meio de visão direta, palpação e/ou fluoroscopia, quando serão determinadas as necessidades para as sucessivas manobras de redução. Durante essas manobras, deverá haver muita cautela, para que não seja inadvertidamente provocado um desnudamento de tecido mole. É fundamental recomendar os grampos. Para manter uma redução estabelecida, a aplicação de grampos perpendicularmente à fratura será satisfatória, mas os grampos utilizados para auxiliar na obtenção da redução não precisam necessariamente ser aplicados perpendicularmente ao plano da fratura. Esses instrumentos são aplicados de modo que o aperto dos grampos proporcione um vetor de força que permita a melhor redução da fratura. Após a conclusão da redução, com o osso dentro de 1 cm de seu comprimento, o cirurgião passa uma ou duas abraçadeiras ao redor da fratura, apertando-as provisoriamente. Nos casos de fratura oblíqua mais longa, devem ser aplicadas duas abraçadeiras. A tensão na abraçadeira pode ser relaxada para possibilitar a realização das manobras finais da redução (normalmente rotação e tração extra, por meio de grampos apropriadamente aplicados, ou via tração manual por um assistente). Tão logo a fratura tenha "encaixado" e a redução tenha sido confirmada pela fluoroscopia, as abraçadeiras serão definitivamente retensionadas.

Técnica de fixação para RAFI de fraturas periprotéticas do fêmur

Técnica de RAFI para fraturas do tipo A de Vancouver

Habitualmente, são utilizadas placas-garra para fixação das fraturas do trocanter maior. Os dentes da garra são aplicados pela inserção tendínea do glúteo médio e impactados na ponta do trocanter; com isso, as garras aproximam o tecido mole e o osso. Deve-se selecionar uma placa que contorne o ápice da fratura à distância suficiente para a aplicação de duas a três abraçadeiras bem espaçadas (com afastamento aproximado de 2 cm) ao redor da zona da haste femoral. Recomenda-se o uso de uma abraçadeira aplicada verticalmente, para reforçar proximalmente a fixação. Em geral, não é preciso estender a placa para além da extremidade da prótese femoral. No entanto, placas muito curtas foram associadas a insucesso na fixação.[166] É claro que a estabilidade dos componentes da artroplastia será levada em consideração, e se estiverem frouxos, serão revisados. Quando essas fraturas são associadas a uma osteólise substancial, indica-se o enxerto ósseo, com o cuidado de manter os estabilizadores dos tecidos moles.[281]

Técnica de RAFI para fraturas dos tipos B e C de Vancouver

A síntese preferida com placa para as fraturas do tipo B1 de Vancouver consiste em uma placa lateral proximalmente moldada de modo a acomodar a expansão trocantérica. Distalmente, a placa deve ter um mínimo de seis a oito orifícios que abrangem o fêmur nativo de maneira distal à fratura, ou deve se estender até a região condilar (onde pode ser utilizado um modelo de placa femoral distal). É preferível uma placa arqueada que abranja o arco sagital do fêmur. Quando a estratégia para redução da fratura envolve uma fixação provisória da lesão por meio de abraçadeiras, a fixação por placa da fratura já reduzida é tarefa muito simples; contudo, o cirurgião deverá ficar adstrito a alguns princípios. Uma placa bem moldada pode ser fixada aos fragmentos proximal e distal com abraçadeiras ou parafusos não bloqueados, sem que a redução seja afetada. Porém, quando o contorno da placa se desvia daquele do osso, o uso de parafusos não bloqueados e abraçadeiras poderá complicar a redução anatômica. Em tais circunstâncias, é aconselhável um esforço extra para dar à placa um contorno anatômico, especialmente com relação ao fragmento proximal, em que o principal método de fixação será do tipo não bloqueado, basicamente com o uso de abraçadeiras. Desvios entre o fragmento distal e o contorno da parte distal da placa poderão ser acomodados com o uso de parafusos bloqueados, sem que a redução anatômica preestabelecida seja desfeita. Quando o padrão da fratura permite, utiliza-se um parafuso de tração distalmente à haste e que atravesse a fratura (Tab. 23.9). Parafusos aplicados por uma manta de cimento existente, tanto no fragmento proximal como no distal, proporcionam excelentes pontos de fixação. Se tal parafuso puder ser aplicado ao fragmento proximal, este será apertado antes do tensionamento definitivo das abraçadeiras. Devem ser utilizadas três ou mais abraçadeiras com espaçamentos iguais proximalmente, entre o trocanter menor e a extremidade da haste. Não há necessidade de usar dispositivos para fixação ou manutenção das abraçadeiras junto à placa; as abraçadeiras são simplesmente passadas em torno da placa, com a conexão de crimpagem propositalmente posicionada num local imediatamente anterior ou posterior à placa, para que a protuberância desses dispositivos seja minimizada e para permitir um fácil acesso ao bloqueio da abraçadeira. As abraçadeiras são individualmente apertadas e provisoriamente fixadas; em seguida, são reapertadas em sequência, de forma parecida com o método de apertar as porcas em uma roda de carro. Isso garantirá que o aperto de uma abraçadeira não resulte no afrouxamento da abraçadeira adjacente. Um estudo recentemente publicado sugere que o uso de cerclagem com abraçadeiras e fios metálicos proporciona fixação por contato pontual, sendo improvável que essa prática venha a estrangular a irrigação sanguínea.[154] Logo após todas as abraçadeiras terem sido tensionadas, os parafusos (normalmente do tipo bloqueado) devem ser aplicados na região trocantérica.

Fixações do fragmento proximal sem o uso de abraçadeiras já foram utilizadas com sucesso.[28,66] Com essa estratégia, vários parafusos curtos bloqueados são complementados com parafusos bicorticais bloqueados aplicados na região trocantérica e/ou em torno da haste. Com o objetivo de aumentar a densidade de parafusos na região trocantérica, utilizou-se a aplicação invertida de placas projetadas para o terço distal do fêmur.[66,70] Não é recomendável o uso exclusivo de parafusos unicorticais bloqueados, em função do controle marginal da rotação.

Há várias considerações relativas aos detalhes da fixação distal: o comprimento da placa que abrange o segmento distal, a localização, o número e os tipos de parafusos. Em geral, o comprimento mínimo da placa para a obtenção de uma fixação distal satisfatória corresponde a seis orifícios na placa, mas esse limite mínimo deve ser dilatado nos pacientes com má qualidade óssea. Recentemente, foi preconizado o uso de placas mais longas que se estendem até o côndilo lateral do fêmur, para proteção de todo o fêmur (Fig. 23.11) e redução do risco de uma subsequente fratura peri-implante na margem distal da placa (Fig. 23.12).[229] Esta

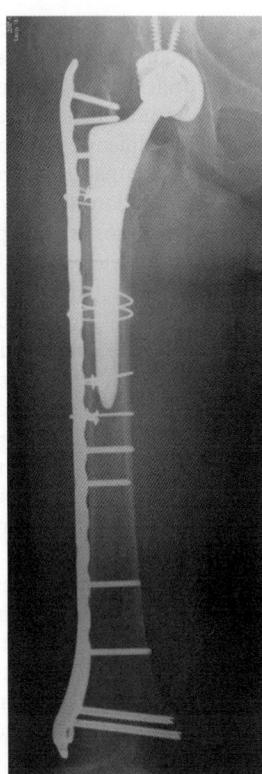

FIGURA 23.11 Projeção AP de uma moderna modificação da síntese de Ogden com uma placa femoral distal longa para proteção de todo o fêmur e com parafusos bloqueados para reforçar a fixação.

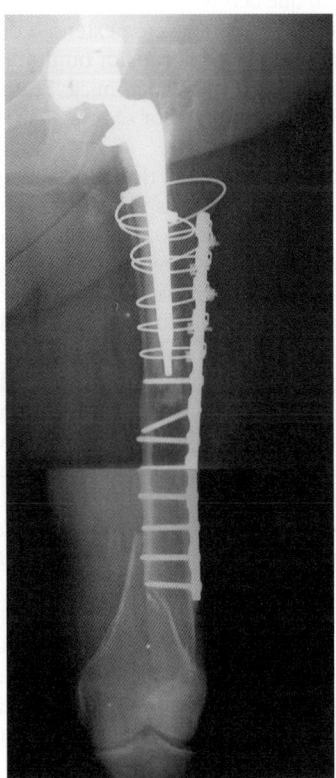

FIGURA 23.12 Fratura do fêmur do tipo B de Vancouver tratada com sucesso, utilizando uma placa lateral, até a ocorrência de uma fratura na extremidade distal da placa. Sínteses que abrangem todo o fêmur evitam tais complicações.

estratégia é aplicada à custa de um maior risco de dor relacionada à placa sobre a extensão condilar do dispositivo, com sua localização subcutânea. Os orifícios mais próximos e mais distantes da fratura são os mais importantes para a maximização da estabilidade da síntese. Normalmente, esses orifícios e dois outros furos intermediários são ocupados por parafusos. Deve-se considerar o uso de parafusos bloqueados ou adicionais em pacientes com osteoporose. Nos casos em que parafusos não bloqueados possam causar redução viciosa em decorrência de um desencontro entre os contornos da placa e do osso, deve-se optar por parafusos bloqueados. Em geral, parafusos bloqueados devem ser aplicados depois dos não bloqueados e, ao que parece, o seu uso é mais vantajoso perto da fratura. As abraçadeiras de redução inicialmente aplicadas podem ser deixadas sob a placa, ou podem ser removidas depois do estabelecimento de dois pontos de fixação provisória, tanto no fragmento proximal como no distal. Esses pontos de fixação, abraçadeiras e parafusos provisórios devem ser ligeiramente afrouxados para permitir a remoção das abraçadeiras situadas sob a placa.

Enxertos homólogos estruturais ficam reservados para situações em que ocorra perda de massa óssea associada (fraturas do tipo B3 de Vancouver). A estrutura é fixada anteriormente, com abraçadeiras aplicadas proximal e distalmente à fratura. Essa é uma combinação de abraçadeiras independentes de uma placa associada (abraçadeiras sobre a estrutura e sob a placa) e com abraçadeiras ao redor tanto da placa como da estrutura.

Quando fraturas do calcar medial são observadas durante a cirurgia, devem ser obtidas radiografias para delinear a extensão da fratura, pois ocasionalmente essas lascas podem fazer uma espiral em direção à extremidade da haste. Rachaduras mediais limitadas e não desviadas, observadas durante a cirurgia, devem ser tratadas por cerclagem, com uma ou duas abraçadeiras. Nos casos em que ocorrer propagação, o cirurgião pode usar uma placa lateral para sobrepassar a extensão distal da fratura. Fraturas desviadas do trocanter maior ou do menor são tratadas cirurgicamente com RAFI anatômica. Fraturas de dimensões limitadas do trocanter menor são tratadas exclusivamente por abraçadeiras.

Originalmente, as fraturas do tipo C de Vancouver eram definidas como sendo "bem distais" à haste femoral. Essas fraturas costumam se situar na região supracondilar do fêmur, sendo ocasionalmente intercondilares. Embora a fixação da fratura não seja inteiramente governada pela presença da haste femoral, esse implante deve ser levado em consideração. Quase sempre não existe material ósseo suficiente na diáfise proximal para permitir a fixação estável de uma haste retrógrada. O princípio do tratamento de fraturas do terço distal do fêmur na presença de uma haste femoral é um procedimento de RAFI com placas laterais. Os princípios da aplicação de placa lateral para fraturas do tipo C de Vancouver são similares àqueles utilizados nas fraturas do tipo B de Vancouver. Usam-se placas bloqueadas com o objetivo de proporcionar estabilidade de ângulo fixo do segmento final e melhor fixação em um segmento de diáfise com osteoporose. O principal percalço com a fixação de rotina dessas fraturas, por causa de presença da haste da artroplastia do quadril, provém da fixação proximal. Raramente, uma placa lateral utilizada para proporcionar uma fixação estável da fratura do terço distal do fêmur seja curta o suficiente para evitar a criação de um efeito de concentração da tensão entre o topo da placa e a haste femoral da artroplastia do quadril. Portanto, recomenda-se que as placas empregadas para o tratamento de fraturas do tipo C de Vancouver sejam longas o bastante para que se sobreponham à haste femoral. A fixação no fragmento proximal se faz com vários parafusos aplicados distalmente à haste no fragmento diafisário, complementado com duas abraçadeiras em torno da placa na zona da prótese femoral. Essa síntese proporciona estabilidade satisfatória para a fixação da fratura do terço distal do fêmur e protege todo o fêmur contra futuras fraturas.

Cuidados pós-operatórios para RAFI de fraturas periprotéticas do fêmur

No pós-operatório, a reabilitação precoce se concentra na mobilização e na ADM do joelho. O paciente poderá sustentar o peso com algum grau de proteção durante aproximadamente 6 a 8 semanas. Normalmente, as restrições iniciais para a sustentação de peso são: deambulação "na ponta dos dedos do pé" para manutenção do equilíbrio, ou até 50% de sustentação de peso se a qualidade do osso e a fixação forem consideradas satisfatórias. Alguns autores têm defendido a imediata sustentação de peso após uma aplicação minimamente invasiva da placa;[68,69] no entanto, poucos resultados clínicos apoiam um protocolo tão agressivo. A terapia para ADM do joelho, o treinamento de transferência e o uso de dispositivos auxiliares devem ser iniciados imediatamente após a cirurgia. Com base em sinais clínicos e radiográficos progressivos de consolidação da fratura, a sustentação de peso deverá ser gradualmente ampliada. Normalmente, o paciente poderá sustentar integralmente o peso por volta de 6 a 8 semanas após a cirurgia; nessa ocasião, será benéfica a implementação de um tratamento formal de fortalecimento e treinamento da marcha.

Armadilhas potenciais e medidas preventivas para RAFI de fraturas periprotéticas do fêmur

RAFI de fraturas periprotéticas da diáfise do fêmur são procedimentos exigentes (Tab. 23.11). Mais comumente, essas fraturas mostram padrões de fratura oblíquos. Portanto, normalmente, prestam-se à redução anatômica com técnicas compressivas. Para conseguir uma redução anatômica, frequentemente é possível que o cirurgião, inadvertidamente, promova desnudamento de quantidades substanciais de tecido mole. É preciso ter sempre em mente esse problema potencial; assim, o cirurgião deve se ater às técnicas biológicas de fixação da fratura. Na verdade, o uso de abraçadeiras para a obtenção/manutenção provisória da redução de fraturas espirais longas pode facilitar o processo de redução e talvez limitar o desnudamento do tecido mole, caso a técnica seja executada adequadamente (Fig. 23.10b). As abraçadeiras devem ser passadas preferencialmente através do músculo, e não circunferencialmente sob o músculo.

Ao cobrir todo o comprimento do fêmur com uma placa lateral, é difícil moldar esses robustos dispositivos de modo a se ajustarem tanto ao trocanter como à expansão distal do fêmur. Contudo, nos casos em que a redução é obtida antes da aplicação da placa, essa modelagem passa a ser essencial, caso esteja prevista a aplicação de parafusos não bloqueados ou abraçadeiras. A divergência entre o perfil da placa e o contorno do osso pode ser resolvida com o uso de parafusos bloqueados.

Diante da opção de RAFI de fraturas periprotéticas da diáfise do fêmur, um dos seus desafios é conseguir uma fixação adequada no fragmento proximal em torno da zona da haste do quadril. Normalmente, o uso de abraçadeiras é complementado com parafusos aplicados na região trocantérica ou com parafusos bloqueados unicorticais na zona da haste. Não se deve confiar no uso de parafusos bloqueados unicorticais sem o uso de abraçadeiras, porque o controle rotacional dessas sínteses é inadequado.

TABELA 23.11 RAFI de fraturas periprotéticas da diáfise do fêmur

Armadilhas potenciais e medidas preventivas	
Armadilhas	**Medidas preventivas**
Extenso desnudamento de tecido mole durante a redução	Fidelidade às técnicas biológicas de fixação da fratura
	Fraturas cominutivas devem ser tratadas com placa em ponte
	Fraturas simples são reduzidas anatomicamente e tratadas com placa de compressão. Os padrões simples estão em maior risco de excessivo desnudamento
Extenso desnudamento de tecido mole durante a aplicação de abraçadeiras	As abraçadeiras devem ser passadas preferencialmente pelo músculo, e não sob o músculo por circunferência
Incompatibilidade entre o contorno da placa e o osso causa redução viciosa	Frequentemente, há a necessidade de ajustes suaves das placas pré-moldadas, especialmente na região do trocanter maior e expansão da parte distal da metáfise
	Os parafusos bloqueados aplicados depois da redução não devem alterar a redução
Fixação inadequada do fragmento proximal	A fixação padrão ao redor da zona do implante femoral com abraçadeiras pode ser suplementada com parafusos bloqueados na região trocantérica
	Parafusos podem ser aplicados na manta de cimento, na área imediatamente distal à haste
	As abraçadeiras são apertadas em sequência, e reapertadas de maneira parecida ao que se faz ao se apertar porcas da roda de um carro
	O uso exclusivo de parafusos bloqueados unicorticais no fragmento proximal resulta em pouco controle rotacional; portanto deve ser evitado
Constatou-se que, inesperadamente, a haste femoral está frouxa	Mesmo nos casos em que as hastes exibem estabilidade radiográfica, deve-se considerar a possibilidade de revisão de uma haste frouxa

O achado inesperado de uma haste femoral frouxa pode ser evitado com um histórico cuidadoso e análise criteriosa das radiografias obtidas antes e após a fratura. Mesmo naqueles casos em que uma cuidadosa avaliação pré-operatória indica estabilidade da haste, deverá ser realizada uma avaliação intraoperatória do implante para confirmação. O acesso ao aspecto distal da haste se faz através da fratura. Alguns autores defenderam a realização, em todos os casos, de uma artrotomia do quadril, para confirmação de estabilidade da haste.

Revisão de artroplastia para fraturas periprotéticas do fêmur

Planejamento pré-operatório para revisão de artroplastia das fraturas periprotéticas do fêmur

Ao planejar uma revisão de artroplastia, é essencial que se conte com imagens pré-operatórias adequadas para o planejamento pré-operatório (Tab. 23.12). Essas imagens devem ser empregadas para determinar o tipo e o comprimento dos implantes necessários. Mesmo em casos de fraturas femorais, o estado e o tipo de componente acetabular são aspectos importantes. Até mesmo nos casos em que o componente acetabular parece estar com boa fixação, é razoável que o cirurgião conte com opções de revisão. Quanto aos *liners*, os modulares podem ter grande utilidade, além de pouparem tempo. Com frequência, há necessidade do uso de *liners* virolados, lateralizados ou com limitação para conseguir a estabilidade do quadril. O tamanho do componente acetabular determinará quais *liners* podem ser cimentados, caso seja necessário. Os defeitos ósseos no fêmur ou no componente acetabular, evidentes nas radiografias, ditarão a necessidade do uso de enxerto ósseo particulado ou ósseo estrutural, como uma estrutura cortical. O cirurgião sempre deverá contar com fios metálicos para cerclagem. As escolhas de fixação trocantérica, inclusive as placas, as suturas robustas ou os fios metálicos, devem ser baseadas nos achados radiográficos específicos. A extensão da fratura e a qualidade do osso podem ser determinadas nas radiografias, e tais fatores orientarão as opções de fixação femoral. Fraturas proximais podem ser resolvidas com muitos tipos de hastes não modulares padronizadas, mas fraturas distais ou problemas femorais complexos frequentemente exigirão o uso de hastes modulares de titânio, por isso é essencial que o cirurgião conte com opções arqueadas. Alguns fêmures com osteoporose intensa necessitarão de hastes bastante amplas, que serão preparadas mais adequadamente com fresadores manuais. A fluoroscopia será útil para a fresagem nas proximidades de um fêmur arqueado. Nos casos em que o segmento é demasiadamente curto para a fixação, antes da expansão metafisária do fêmur, o cirurgião deverá contar com opções para o implante de uma megaprótese ou de um composto enxerto homólogo-prótese. Se o fêmur exibir um arqueamento muito pronunciado ou remodelação em varo, deverão ser elaborados planos no pré-operatório para uma osteotomia, que dependerá de opções para fixação (frequentemente cerclagem com fios) e talvez enxertos estruturais corticais ou placas para fixação adicional. Muitos casos precisam de um "plano A" e um "plano B", e os implantes para os dois planos deverão ser reservados antes da cirurgia. Modalidades imaginológicas devem estar disponíveis imediatamente na sala operatória, e o uso de gabaritos permitirá que os fornecedores de implantes forneçam tamanhos e enxertos ósseos especiais.

TABELA 23.12 Revisão de fraturas periprotéticas do fêmur em artroplastias do quadril

Lista de verificação para o planejamento pré-operatório
• Mesa de SO: mesa radiolucente com posicionador pélvico que permita fluoroscopia
• Possibilidade de fluoroscopia intraoperatória ou radiografia simples
• Radiografias de boa qualidade e modeladas
• Procedimentos de recuperação de células e produtos sanguíneos
• Equipamento: enxerto ósseo que depende do plano pré-operatório, fios metálicos de cerclagem, placa para fragmento grande e sistema de parafusos
• Implantes: opções para revisão acetabular e femoral, conforme citado anteriormente

Posicionamento para revisão de artroplastia de fraturas periprotéticas do fêmur

A posição do paciente para um procedimento de RAFI de fraturas periprotéticas da diáfise do fêmur pode ser em decúbito lateral ou em supinação; serão levadas em conta as exigências de posicionamento para a abordagem escolhida à fixação da fratura (normalmente uma abordagem lateral) e revisão da artroplastia, se necessário. Fraturas do tipo A de Vancouver são normalmente tratadas com o paciente na posição de decúbito lateral para facilitar o acesso à região trocantérica. A mesa da SO deverá proporcionar uma fluoroscopia desimpedida para todo o fêmur e quadril. Em geral, dá-se preferência ao posicionamento lateral, pois essa opção permite maior facilidade para o cirurgião. Nessa posição, os tecidos moles dependerão de menos afastamento, e a visão do cirurgião será a do plano vertical preferido, ao invés do horizontal, em comparação com a operação do paciente na posição supina. Os dispositivos auxiliares para manter o paciente na posição lateral devem ser radiolucentes. Normalmente, grandes coxins atendem a essa finalidade, ao contrário das chapas perfuradas. O torso e a pelve contralateral devem ficar estabilizados e o quadril ipsilateral deve ficar livre para movimentos de flexão, extensão, abdução e adução, com mínima interferência dos dispositivos auxiliares do posicionamento. O quadril contralateral fica flexionado, para que as radiografias fluoroscópicas laterais sofram mínima interferência. Conforme o posicionamento lateral para qualquer procedimento, usa-se um rolo axilar, e a perna situada por baixo deve ser acolchoada para proteção das saliências ósseas (cabeça da fíbula e maléolo lateral) e do nervo fibular, em função de compressão. O torso e a perna situada por baixo são fixados à mesa radiotransparente seguindo procedimento de rotina. Quando foi optado pela posição supina, o membro ipsilateral é levado até a borda da mesa radiotransparente e um pequeno coxim pode ser posicionado por baixo do quadril ipsilateral para que o membro fique em rotação neutra em repouso.

A preparação e colocação dos campos cirúrgicos devem ser feitas cuidadosamente, a fim de permitir o acesso ao membro desde a parte superior do ilíaco até pelo menos metade da panturrilha. O membro afetado é preparado de modo a ficar livre, normalmente, não se usa torniquete. No entanto, para os casos de exposição distal e redução de fraturas do tipo C de Vancouver, pode-se utilizar um torniquete estéril, que será removido em seguida.

Em geral, há necessidade do recorrer à fluoroscopia. O braço C é posicionado ao lado oposto do cirurgião responsável pela operação, em frente ao paciente nos casos de posicionamento lateral, e no lado contralateral se o paciente estiver em supinação. O monitor deve ficar posicionado no lado contralateral, perto do pé da mesa, para que o cirurgião principal possa visualizá-lo sem impedimentos. O membro inferior contralateral exibe a propensão de bloquear as projeções laterais, independentemente da posição usada (lateral ou supina). Essa é uma das razões pelas quais, quando o paciente está na posição lateral, o movimento do quadril deve ficar desimpedido. Pela flexão ou extensão do quadril, é possível evitar a superposição da perna contralateral. Com o paciente na posição supina, 10 a 20° de rotação lateral do membro e uma quantidade equivalente de rotação do braço C permitem a obtenção de radiografias laterais sem que haja superposição da perna contralateral.

Para a revisão da artroplastia do quadril, o paciente deve ficar posicionado de modo a permitir abordagens mais extensíveis e flexíveis à pelve e às articulações do quadril e do fêmur. Normalmente, a posição lateral com o lado que será operado para cima e com um posicionador pélvico apropriado – que permita a obtenção de radiografias fluoroscópicas desobstruídas – é a opção mais versátil. Posições supinas permitem acesso mais fácil pela fluoroscopia, porém com poucas opções de extensão. Já com o uso da posição lateral, projeções radiográficas simples ortogonais podem ser obtidas com facilidade, embora a fluoroscopia seja problemática.

Abordagem(ns) cirúrgica(s) para revisão da artroplastia de fraturas periprotéticas do fêmur

Para revisão de artroplastia, a abordagem mais extensível para o fêmur, o quadril e a pelve é a abordagem posterolateral. Essa abordagem pode ser estendida até o fêmur, conforme descrito neste capítulo para RAFI, e até o joelho, se necessário. As inserções musculares (e vasculares) ao fêmur e os fragmentos fraturados podem ser preservados.

Técnica da revisão de artroplastia para fraturas periprotéticas do fêmur

A estratégia de revisão específica escolhida depende da qualidade das reservas ósseas remanescentes, do diâmetro do canal femoral distalmente à fratura e de fatores do paciente, tais como idade e quadro funcional basal (Tab. 23.13). Através do local fraturado, podem-se remover cimento e limitadores de cimento. Se necessário, é possível que uma osteotomia trocantérica estendida do fragmento fraturado proximal permita excelente acesso para a remoção da haste e visualização direta do canal distal, o que permite que a fresagem seja feita com precisão.[158,262] Normalmente, o componente acetabular é exposto com maior facilidade após a remoção do componente femoral. Se for do tipo modular, o inserto será removido; em seguida, o componente acetabular será manualmente testado para estabilidade. Caso esteja frouxo, o cirurgião deve prosseguir com uma revisão acetabular. Se o inserto demonstrar boa fixação, normalmente será trocado, se possível com aumento do tamanho da cabeça, para possibilitar maior estabilidade do quadril.

Frequentemente, o trocanter maior, junto a suas inserções dos abdutores, fica comprometido pela fratura ou pelo tratamento cirúrgico. Além de sua reparação (conforme descrito anteriormente), é altamente recomendável que as inserções do invólucro de tecido mole dos abdutores/vasto lateral sejam mantidas, pois tal medida impedirá o escape do trocanter e a sua migração proximal, provocados pela tração exercida pelos abdutores. Em muitos casos, não é exequível ou provável uma consolidação óssea trocantérica estável; assim, a manutenção de tal invólucro de tecido mole ajudará na obtenção de uma união fibrosa estável.

Diversas estratégias podem ser empregadas no fêmur, mas todas dependem da obtenção de uma fixação distal firme. Apenas em raras circunstâncias, considera-se uma revisão de haste longa cimentada. Essa opção pode ter utilidade no osso muito osteopênico com um canal espaçoso,[129] ou em pacientes idosos com expectativa de vida limitada e que não são capazes de sustentar peso com proteção por longos períodos, ou ainda que sejam incapazes de suportar procedimentos demorados.[48] Se a fratura for anatomicamente reduzida e fixada por cerclagem com abraçadeiras e se o cimento não for vigorosamente pressurizado, normalmente não ocorrerá extravasamento de cimento. Após a aplicação do cimento, é recomendável a obtenção de radiografias intraoperatórias, para determinar se houve qualquer extravasamento problemático de cimento. A extrusão de cimento no local fraturado comprometerá a consolidação da fratura. É preciso ter em mente que reconstruções cimentadas são opções que, apenas raramente, terão utilidade num cenário de fraturas periprotéticas. As estratégias mais efetivas incluem as técnicas de fixação distal não cimentada.

TABELA 23.13 Revisão de artroplastia para fraturas periprotéticas da diáfise do fêmur

Etapas cirúrgicas

- Posição apropriada do paciente com um posicionador pélvico apropriado, o qual proporcione excelente estabilidade para a manipulação do membro, mas que não prejudique o campo cirúrgico nem bloqueie a flexão do membro
- Amplo uso de campos cirúrgicos e boa preparação (até a asa do ilíaco e abaixo do joelho)
- Permitir livre movimento do membro que será operado em todos os planos. Permitir o acesso ao membro contralateral para servir como referência ao comprimento do fêmur e à posição do joelho
- Durante a exposição, recriar o plano entre o glúteo máximo e os abdutores
- Manter o invólucro de abdutores-trocanter maior-vasto lateral, especialmente se o trocanter maior estiver com mobilidade
- Prolongar a incisão ao longo do fêmur, distalmente. Profundamente à fáscia, acompanhar o plano intermuscular posteriormente ao vasto lateral proximalmente e ao longo do septo intermuscular, distalmente. Identificar e coagular os vasos perfurantes. O nervo ciático pode ser palpado e pode ser destensionado pela liberação do glúteo máximo na *linea aspera*. Preservar, na medida do possível, as inserções de tecido mole ao fêmur. Dissecar até chegar à diáfise do fêmur intacta
- Se for possível, o componente do fêmur pode ser removido pela fratura; ou pode-se empregar uma divisão coronal da parte proximal envolvida do fêmur se essa parte não for subsequentemente utilizada para fixação
- A operação no acetábulo se torna mais fácil após a remoção do componente femoral. Se o componente acetabular estiver com boa fixação, pode-se fazer uma troca do módulo de polietileno; se possível, deve-se aumentar o tamanho da cabeça. Uma boa opção é a cimentação de um inserto, caso não haja disponibilidade de uma opção modular
- A parte distal do fêmur intacta é preparada para receber a haste apropriada. É recomendável aplicar um fio metálico em cerclagem na "boca" do osso femoral distal, a fim de se evitar a ocorrência de fratura nesse local. Isso é especialmente importante na diáfise distal
- Faz-se a montagem do fêmur-teste. O comprimento pode ser referenciado pelo outro membro e pela tensão do invólucro dos abdutores/vasto, se o cirurgião não contar com as medidas habituais de tensão do tecido mole. A estabilidade da articulação do quadril é parte importante da avaliação com os implantes de teste. Deve-se ter um cuidado especial com a anteversão dos implantes de teste, para que esta possa ser recriada com o implante definitivo. A anteversão combinada pode ser otimizada pela haste se o componente acetabular não tiver uma anteversão adequada
- Diante de fixação distal, tensão de tecido mole e estabilidade do quadril adequadas, a haste definitiva poderá ser montada e inserida com uma manobra meticulosa, para evitar a ocorrência de fratura distal e recriar a anteversão e o comprimento dos testes
- O fechamento é realizado por procedimento de rotina, com atenção à homeostasia e ao reparo da pseudocápsula posterior ou do tendão dos abdutores, dependendo da abordagem. Se o trocanter demonstrar mobilidade, isso poderá ser reparado com uma placa trocantérica, com fios metálicos em cerclagem ou com uma sutura robusta, dependendo do procedimento específico

Os achados radiográficos pré-operatórios podem auxiliar na orientação da seleção de uma opção apropriada para reconstrução não cimentada, incluindo o diâmetro endosteal e a morfologia do fragmento distal. Se o fragmento distal demonstrar corticais endosteais paralelas, com 5 cm ou mais de diáfise tubular (habitualmente com um diâmetro inferior a 18 mm), então será apropriada a aplicação de uma prótese de haste longa não cimentada com amplo revestimento, com ou sem o reforço de uma placa lateral (Fig. 23.7b). O canal distal deve ser fresado para então o cirurgião introduzir uma haste de teste no fragmento distal. Os fragmentos proximais podem ser reduzidos com o uso do implante de teste como gabarito. O cirurgião aplica cerclagem com abraçadeiras e faz um teste de redução. Uma vez que o comprimento da perna e a estabilidade foram considerados aceitáveis, o implante de teste será removido e a impacção do componente femoral será feita. Em seguida, as abraçadeiras da cerclagem são retensionadas, crimpadas e cortadas. Por fim, o cirurgião seleciona o comprimento apropriado da cabeça do fêmur, completando a reconstrução. Foi demonstrado que, em cenários de revisão, esses tipos de hastes têm excelente sobrevida a longo prazo e em situações de fraturas periprotéticas.[140,160,195,206] A consolidação ocorre de maneira confiável, e o desfecho funcional é modesto – como é de se esperar em qualquer revisão complexa de artroplastia. Em um seguimento de 10,8 anos, 17 dos 22 pacientes tratados com um implante intensamente poroso tiveram um resultado funcional satisfatório, sendo que apenas em um paciente ocorreu retardo de consolidação.[206] Houve a necessidade de uma revisão acetabular simultânea em 19 pacientes. Outro grupo de 24 pacientes analogamente tratados obteve uma média de 69 no escore de Harris para quadril com 91% das fraturas apresentando consolidação sem maiores contratempos.[195]

Se uma diáfise distal demonstrar morfologia endosteal divergente ou com grande diâmetro (normalmente acima dos 18 mm), será possível usar hastes modulares cônicas de titânio acaneladas eficientemente. Essas hastes são comercializadas em diâmetros de até 30 mm, podendo ser úteis em canais muito amplos. A fresagem sob controle fluoroscópico e "à mão", especialmente em osso osteopênico, pode ajudar a evitar uma perfuração do aspecto anterior da cortical femoral. Quando é obtida a estabilidade axial por meio de fresagem da diáfise, o implante deve ser impactado no local. É boa técnica a aplicação profilática de uma abraçadeira na boca do fragmento distal, antes da impactação da haste. Os corpos proximais dos implantes modulares são então escolhidos para restauração do comprimento apropriado da perna e da compensação e estabilidade do quadril. Além disso, essas hastes permitem flexibilidade com anteversão femoral, o que pode ajudar a melhorar a estabilidade do quadril. Depois dos testes, os componentes são montados e o cirurgião faz a redução do quadril. Os fragmentos proximais são reduzidos e fixados por cerclagem em torno do corpo do implante (Fig. 23.13). O autor considera que essa estratégia é eficaz para fraturas do tipo B2 de Vancouver e até mesmo para algumas fraturas do tipo B3; no entanto, ainda resta a preocupação acerca da durabilidade da junção modular dessas hastes sem o suporte ósseo proximal. As hastes cônicas modulares de titânio se tornaram populares em qualquer cenário de revisão, mas a questão dos defeitos na junção modular ainda não foi solucionada. Nos últimos anos, diversas séries clínicas foram publicadas com o objetivo de verificar a utilidade e o sucesso clínico da fixação não cimentada, principalmente com a haste modular de titânio com fixação diafisária.[77,200,226]

Raramente, o osso proximal está tão deficiente, que a opção apropriada seria a substituição modular da parte proximal do fêmur (a chamada "prótese de tumor") (Fig. 23.14),[137,303] aplicação

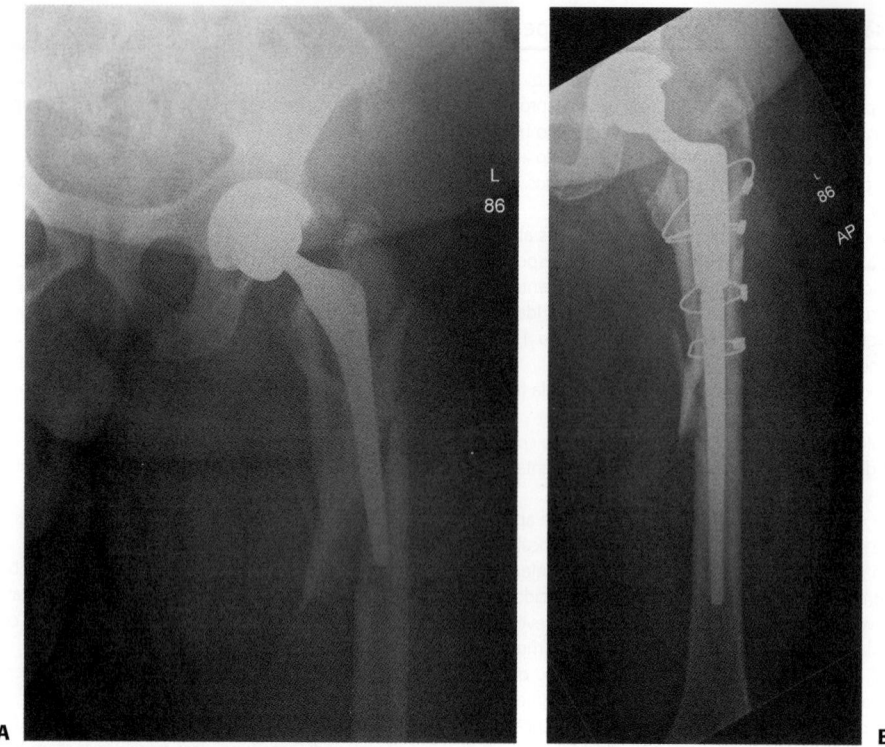

FIGURA 23.13 Fratura intensamente cominutiva em torno de uma haste femoral frouxa (tipo B2 de Vancouver) (**A**) é tratada com uma prótese modular de haste longa (**B**). (Cortesia de Hari Parvataneni, MD.).

de enxerto homólogo no fêmur proximal[133,178] ou enxerto ósseo por impacção juntamente com fixação por placa.[278,280] Os dois primeiros métodos são normalmente utilizados em ossos muito osteopênicos; assim, é recomendável uma fixação distal cimentada. A preservação do osso proximal remanescente, embora deficiente, possibilita alguma inserção de tecido mole e auxilia na manutenção de um quadril estável. Ainda, a manutenção da inserção do invólucro dos abdutores/vasto ao fragmento ósseo do trocanter maior ajuda a prevenir o escape trocantérico (Fig. 23.14c). Uma divisão coronal (do tipo Wagner) do osso proximal pode facilitar a remoção da haste. O novo implante deve ser cimentado no fragmento distal; em seguida, a luva proximal do osso remanescente e de tecido mole pode ser fixada por cerclagem em torno do corpo da prótese que substituirá a parte proximal do fêmur, ou do conjunto composto pelo enxerto homólogo femoral proximal-haste de revisão (Fig. 23.15), com abraçadeiras ou uma robusta sutura trançada. Os resultados desses cenários extremos de revisão não são tão bons como os observados em revisões menos complexas associadas às fraturas do tipo B1. Os pacientes devem ser informados sobre a impossibilidade de se prever uma boa consolidação óssea ou de um bom funcionamento, mas que esses resultados podem ser satisfatórios. Vinte e três de 24 pacientes tratados com um conjunto de enxerto homólogo/implante para fraturas do tipo B3 de Vancouver foram capazes de caminhar; mas 15 dependiam de um andador.[133,178] Ocorreu união óssea do enxerto homólogo ao fêmur hospedeiro em 80%, com consolidação do trocanter maior observada em 68%. Ao longo de um acompanhamento de 5,1 anos, 16% necessitaram de nova revisão. Em uma série de 21 fraturas similares tratadas com substituição da parte proximal do fêmur e acompanhadas por 3,2 anos, todos os pacientes, exceto um, foram capazes de andar.[137] Apesar de um percentual de complicações relativamente alto (duas drenagens de ferida, duas luxações, uma refratura distal à haste femoral, uma ruptura da gaiola acetabular), os autores concluíram que essa era uma opção viável para pacientes com um problema grave. Uma revisão mais recente incluindo 20 pacientes tratados com reconstrução por megaprótese para fraturas periprotéticas confirma os resultados aceitáveis em termos de funcionamento e satisfação do paciente após 48 meses, mas com alto percentual de complicações (seis importantes complicações em 20 pacientes).[182] Quando se optou pela técnica de enxerto ósseo por impacção, foram obtidos melhores resultados com o uso de um componente femoral de haste longa com ultrapassagem da fratura, ao invés de uma haste curta.[280] É importante observar que, se os abdutores estiverem deficientes, então qualquer dessas sínteses deverá incluir um inserto acetabular com limitação, para que seja minimizado o risco de luxação pós-operatória. Caso o componente acetabular tenha diâmetro suficiente e não haja disponibilidade de um inserto com limitação compatível, alguns cirurgiões têm recomendado a aplicação de um inserto com limitação cimentado em um componente acetabular com boa fixação. É essencial que o inserto bloqueado seja satisfatoriamente contido pelo componente acetabular, e a posição do componente acetabular deve ser aceitável. Recomenda-se a modelagem da parte traseira do inserto a ser cimentado (se o implante for liso), para que ocorra interdigitação do cimento.

Quando fraturas pós-operatórias ocorrem ao redor de implantes frouxos, as estratégias de revisão devem se basear na fixação diafisária, não proximal. O diâmetro, a geometria e a qualidade do osso diafisário determinarão qual o implante apropriado, se é uma haste cilíndrica com amplo revestimento ou uma haste modular afilada. As hastes cilíndricas com revestimento amplo são apropriadas em casos de canais menos calibrosos (<18 mm), padrões de fratura simples e em situações nas quais o cirurgião pode contar com 5 cm de endósteo diafisário paralelo para a fixação. Essa situação é rara; assim, em geral, preferimos osteotomizar a parte proximal do fêmur, se possível, utilizando as linhas de fratura existen-

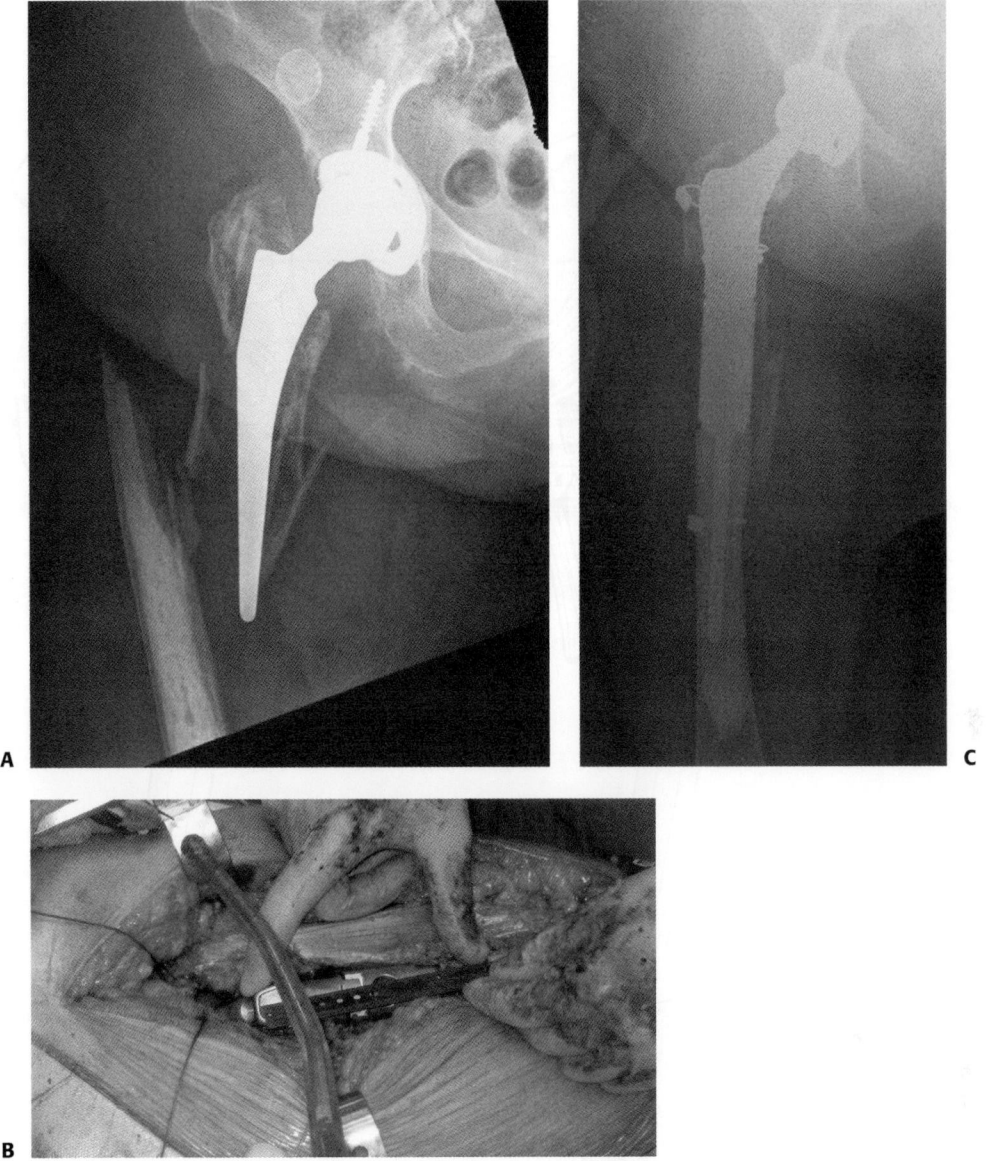

FIGURA 23.14 Fratura associada a uma prótese frouxa e perda de material ósseo por osteólise (tipo B3 de Vancouver) (**A**) é tratada com substituição da parte proximal do fêmur. A fotografia intraoperatória (**B**) revela as dimensões da haste e as radiografias pós-operatórias mostram a refixação do invólucro dos abdutores/vasto lateral (**C**). (Cortesia de Hari Parvataneni, MD.)

tes para acesso direto à diáfise; e então, procuramos obter fixação distal com uma haste modular afilada. Usamos implantes modulares de teste para restauração do comprimento da perna e estabilidade do quadril. Após a montagem do implante, os fragmentos proximais são estabilizados com cerclagem, normalmente com o uso de abraçadeiras, usando a haste intramedular como "endoesqueleto". Em raras ocasiões, o osso proximal está tão deficiente a ponto de tornar imperiosa a substituição da parte proximal do fêmur por uma megaprótese modular. Deve ser feito um esforço para preservar as inserções musculares do aspecto distal do fêmur. Preferimos "envolver" qualquer fragmento ósseo residual em torno da megaprótese com cerclagem, na tentativa de aprimorar a estabilidade dessa síntese. Obviamente, caso haja problema com qualquer componente acetabular, isso poderá ser resolvido simultaneamente, seja pela troca do inserto modular, seja pela revisão do componente acetabular, portanto o que for cabível.

Cuidados pós-operatórios para revisão de artroplastia de fraturas periprotéticas do fêmur

A questão da sustentação de peso dependerá da qualidade do osso e da fixação. Recomenda-se uma sustentação de peso protegida durante 6 semanas até 3 meses, para que seja possível uma rápida incorporação óssea dos implantes. Devem ser enfatizadas precauções especiais em relação à luxação, que é uma complicação muito mais frequente em cirurgias de revisão complexa e também quando ocorre reparo do trocanter maior. Certas precauções trocantéricas (sustentação de peso protegida e mínima abdução ativa) podem ser cabíveis em casos com grande probabilidade da ocorrência de escape trocantérico. O cirurgião deve ficar bem atento aos problemas com a ferida ou com drenagem persistente. Radiografias periodicamente programadas orientarão os avanços nas atividades do paciente e a possível necessidade de novas intervenções.

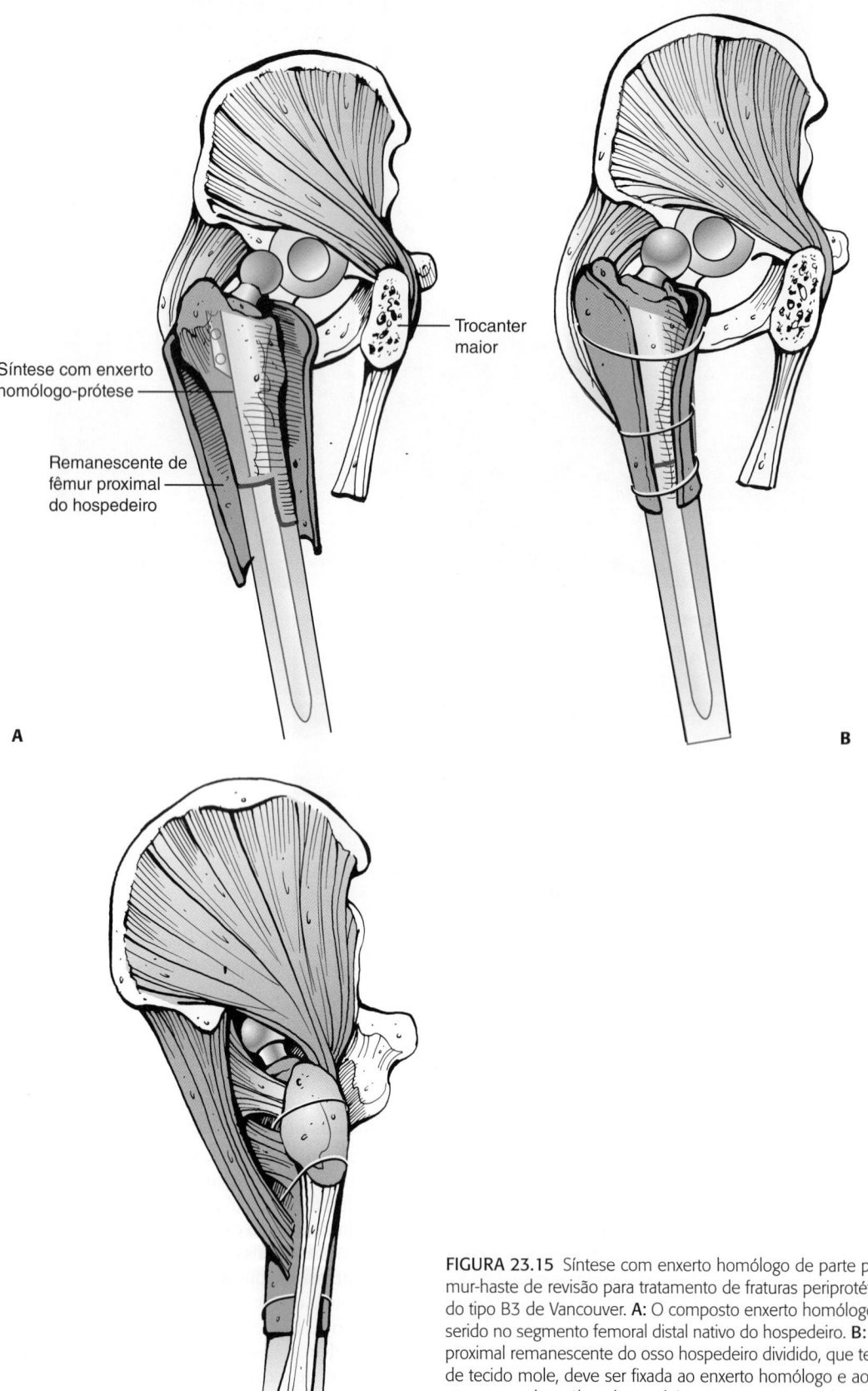

FIGURA 23.15 Síntese com enxerto homólogo de parte proximal do fêmur-haste de revisão para tratamento de fraturas periprotéticas do fêmur do tipo B3 de Vancouver. **A:** O composto enxerto homólogo-prótese é inserido no segmento femoral distal nativo do hospedeiro. **B:** Qualquer luva proximal remanescente do osso hospedeiro dividido, que tenha inserções de tecido mole, deve ser fixada ao enxerto homólogo e ao longo da junção enxerto homólogo-hospedeiro. **C:** O trocanter maior é separadamente fixado ao enxerto homólogo.

Armadilhas potenciais e medidas preventivas para revisão de artroplastia das fraturas periprotéticas do fêmur

Num cenário de fratura periprotética do fêmur, a revisão de artroplastia exige ampla exposição cirúrgica (Tab. 23.14). Deve-se optar por grandes campos cirúrgicos, além de ter o cuidado de evitar que os dispositivos de posicionamento inibam a exposição em extensão. Pode haver a necessidade de ampla variedade de implantes de revisão, portanto, deve-se assegurar sua disponibilidade – inclusive com vários comprimentos e diâmetros. Em certas ocasiões, o cirurgião se depara – inesperadamente – com um inserto acetabular desgastado ou rachado, ou com um componente acetabular frouxo. Portanto, deverá também confirmar a disponibilidade de implantes e do equipamento para uma revisão acetabular.

A implantação de uma haste femoral longa que cubra uma fratura da diáfise do fêmur pode gerar um pouco de estresse ao osso. Com isso, haverá risco de propagação da fratura. A preparação do canal com fresas flexíveis pode resolver a questão do arco femoral normal. Com uma preparação meticulosa do canal, seleção cuidadosa da prótese de dimensões apropriadas e técnica de inserção meticulosa, pode-se minimizar o risco de uma fratura iatrogênica. Como ocorre com qualquer outra revisão de artroplastia do quadril, a estabilidade da articulação é uma eventualidade que deve ser levada em conta. Anteversão apropriada, tensão adequada dos tecidos moles, maior tamanho da cabeça e um inserto elevado são fatores que *per se* podem melhorar a estabilidade. O cirurgião deve contar com um inserto com limitação para os casos em que não foi possível obter estabilidade do quadril com os procedimentos de rotina.

Desfechos das fraturas periprotéticas do fêmur

Desfechos das fraturas periprotéticas do fêmur de tipo A de Vancouver

Entre as fraturas periprotéticas dos tipos A, B e C de Vancouver, apenas as fraturas do tipo A são tratadas com alguma regularidade por tratamento conservador. Em uma série com 30 fraturas do tipo A de Vancouver tratadas conservadoramente, 90% exibiam desvio de 2,5 cm ou menos.[221] Observou-se uma combinação de desvio superior e medial e apenas três pacientes (10%) sofreram aumento mais expressivo no desvio. Os desfechos funcionais foram marginais para 12 pacientes (40%) que sofriam dores ou claudicação. No entanto, apenas três apresentavam sintomas persistentes e suficientemente intensos para justificar o reparo cirúrgico. Dois desses três pacientes obtiveram melhora. Não ocorreram luxações nessa série; no entanto, em outra pequena série de seis pacientes tratados por procedimento conservador para suas fraturas do tipo A de Vancouver, dois deles apresentaram luxação em dois meses.[112] Em 15 de 17 pacientes, houve consolidação de fraturas pós-operatórias com mínimo desvio ocorridas por lesões osteolíticas entre 4 e 11 anos após ATQ tratada conservadoramente.[120] Em um acompanhamento médio de 3 anos após a fratura, 16 pacientes tiveram que passar por revisão da ATQ, sendo a maioria em decorrência de desgaste excessivo e afrouxamento de componente.

São pouquíssimos os dados publicados em séries contemporâneas a respeito de fraturas do tipo A_G de Vancouver que permitam formular orientações para o tratamento e estabelecimento de desfechos esperados. Uma grande parte das informações disponíveis consiste no, ou está exclusivamente relacionada ao, tratamento de osteotomias ou pseudartroses do trocanter maior.[96,163,165,166] Em uma série recentemente publicada sobre 31 casos de fixação do trocanter maior por placa-garra, apenas oito cirurgias atenderam a fraturas recentes.[166] Os resultados para esses pacientes não foram estabelecidos. Em geral, ocorreu consolidação em 28 de 31 pacientes, sendo que três pacientes tiveram consolidação fibrosa do trocanter. Outras complicações incluem: bursite dolorosa que exigiu a remoção da placa em três pacientes e infecção profunda em um paciente. No cenário de pseudartrose do trocanter maior, o recurso dos fios metálicos com orientação vertical como procedimento auxiliar resultou em melhor contato ósseo e em consolidação.[290]

Desfechos da fixação interna de fraturas periprotéticas do fêmur dos tipos B e C de Vancouver

São diversos os resultados da tradicional fixação por placa e parafusos não bloqueados para fraturas periprotéticas da diáfise do fêmur, com o uso das técnicas de redução direta atualmente obsoletas.[30,53,76,87,186,190,192,268,276,285,308,312] É provável que o

---

TABELA 23.14 Revisão de artroplastia para fraturas periprotéticas da diáfise do fêmur

Armadilhas potenciais e medidas preventivas	
Armadilhas	**Medidas preventivas**
Campo cirúrgico inadequado	Amplo uso de campos cirúrgicos e boa preparação (acima da asa do ilíaco até abaixo do joelho) Assegurar-se de que o posicionador pélvico não prejudicará o campo cirúrgico anterior ou posteriormente Usar uma incisão extensa que permita o acesso ao fêmur inteiro e à boa parte da pelve
Opções limitadas de implante	Planejamento pré-operatório para seleção das opções de componente acetabular, *liner*, fixação femoral e enxerto ósseo Prestar atenção especial a grandes fêmures que necessitem de tamanhos fora de linha, fêmures arqueados, componentes acetabulares pequenos que não permitam muitas opções para estabilidade do quadril, insertos constritos se os abdutores estiverem disfuncionais, opções para fixação trocantérica e "implantes de reserva", por exemplo, megapróteses
Propagação distal da fratura	Meticulosa preparação do osso, com realização de teste anteriormente à inserção da haste. Se a haste não estiver avançando, o fêmur deve ser repreparado. Usar fio(s) metálico(s) em cerclagem na "boca" da diáfise, num ponto imediatamente distal à fratura Para hastes arqueadas, há necessidade do uso de fresas flexíveis, e frequentemente haverá necessidade de superfresagem em grau variável
Estabilidade inadequada do quadril	Ficar atento à combinação de anteversão, estado dos abdutores e tensão dos tecidos moles. Se possível, aumentar o tamanho da cabeça. Deve-se ter à mão insertos assimétricos e lateralizados. O cirurgião deverá ter à disposição insertos constritos, para casos de abdutores deficientes ou de instabilidade que não possa ser solucionada com outras opções

insucesso com as tradicionais sínteses com placa e abraçadeiras, fixação por abraçadeira na zona do implante intramedular e uso de parafusos não bloqueados aplicados esteja relacionado, pelo menos em parte, às técnicas de redução mais antigas, mas não necessariamente às sínteses inadequadas (Fig. 23.16). O desnudamento de tecido mole associado à redução direta pode atrasar a consolidação, o que eventualmente irá se manifestar como insucesso do implante. A adição de enxertos estruturais em um ângulo de 90° com uma placa lateral oferece estabilidade imediata e prolongada à síntese (Fig. 23.17), e esse procedimento tem sido associado a bons resultados.[98,286] Em um estudo de 40 pacientes, Haddad et al.[98] concluíram que enxertos homólogos corticais deviam ser rotineiramente empregados para o reforço da fixação e consolidação de fraturas periprotéticas do fêmur em torno de implantes com boa fixação. Esse estudo usou métodos terapêuticos variados: uso exclusivo de enxerto homólogo estrutural cortical do tipo "sobre superfície", placa e enxerto estrutural cortical, ou placa e dois enxertos estruturais. Nesse estudo, o uso não rotineiro de outros materiais auxiliares para enxerto ósseo aumentou a heterogeneidade dos métodos terapêuticos: oito pacientes receberam enxerto homólogo, 29 receberam enxerto homólogo morselizado e 15 foram tratados com matriz óssea desmineralizada. Considerando 100% de consolidação, é lógico concluir que o uso de enxertos homólogos estruturais junto a enxerto ósseo adjuvante e/ou fixação por placa lateral pode alcançar bons resultados. No entanto, pode ser um exagero concluir que o enxerto homólogo seja imprescindível para o tratamento de fraturas do tipo B1 de Vancouver.

Demonstrou-se o sucesso das recentes técnicas de fixação biológica por meio da aplicação de placas, que preservam completamente as inserções de tecido mole em torno da fratura, sem necessidade do uso auxiliar de enxerto ósseo para fraturas em outras áreas anatômicas que tradicionalmente recebiam enxerto ósseo adjuvante. Abhaykumar e Elliott[2] e Ricci et al.[227] foram os primeiros a aplicarem técnicas de fixação biológica com aplicação de placa a fraturas periprotéticas da diáfise do fêmur. Na série de Ricci et al.,[227] não houve uso uniforme de redução indireta da fratura ou uso de placa lateral sem ajuda de enxerto homólogo estrutural ou de qualquer outro substituto. Ocorreu consolidação após o procedimento primário em todos os 41 pacientes da série que conseguiram sobreviver ao período perioperatório. A média de tempo necessária para a consolidação foi relativamente curta e com grande homogeneidade, 11 semanas (o desvio padrão foi

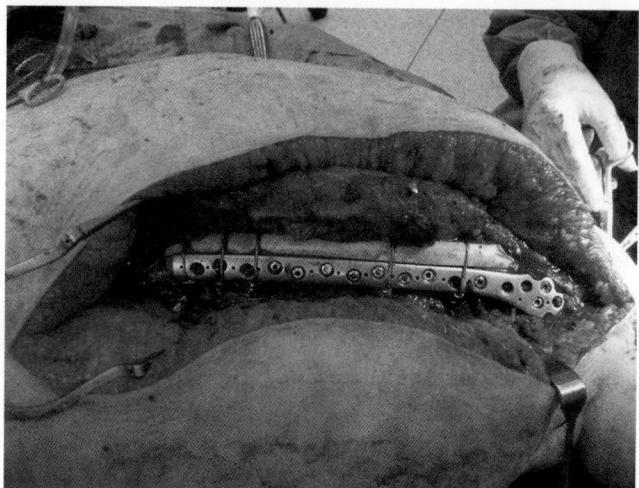

FIGURA 23.17 Fotografia clínica intraoperatória ilustrando fixação por placa lateral, reforçada por enxerto homólogo estrutural femoral anterior.

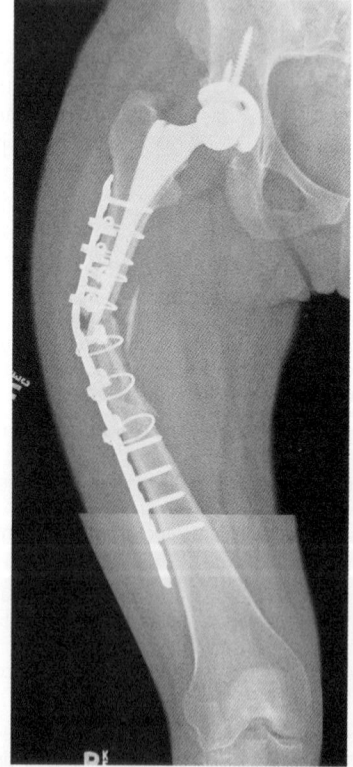
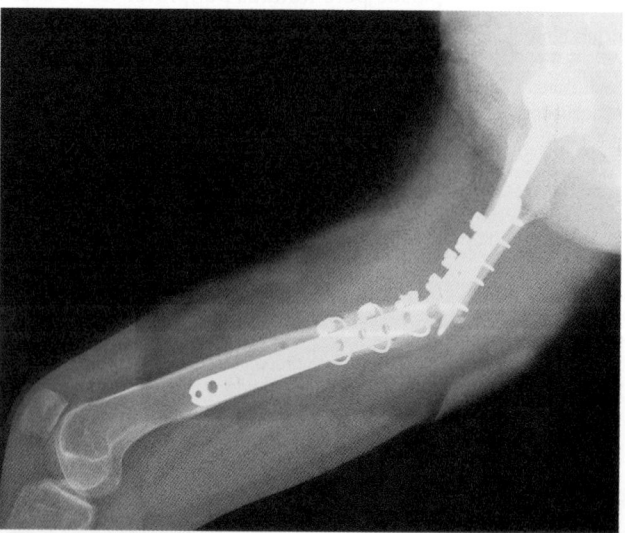

FIGURA 23.16 Altos percentuais de maus resultados foram associados à fixação por placa lateral, em casos nos quais foram empregadas técnicas de redução antigas diretas e não biologicamente amigáveis (**A, B**).

de apenas ±4 semanas). Todos os pacientes tiveram suas lesões consolidadas com alinhamento satisfatório (menos de 5° de alinhamento vicioso). Embora tenham ocorrido complicações de pequena monta relacionadas ao implante, como o rompimento da abraçadeira em três pacientes, aparentemente tais episódios não complicaram o processo de consolidação. Cada uma dessas três fraturas consolidou após 10 a 12 semanas com alinhamento satisfatório e sem a necessidade de novas operações. A consolidação consistente foi atribuída aos cuidados na preservação do invólucro de tecido mole ao redor da fratura. Xue et al.[300] e Anakwe et al.[6] obtiveram resultados bastante parecidos em séries menores[12] (12 e 11 casos, respectivamente), tratadas praticamente da mesma maneira: uma placa lateral, fixação distal por parafusos, fixação proximal por parafusos e cerclagem e sem a ajuda de enxerto ósseo. Todos os pacientes dos dois estudos apresentaram consolidação após o procedimento primário; na série de Xue, houve retardo da consolidação em um paciente; em outro, ocorreu afrouxamento de parafusos proximais. Esses resultados se comparam favoravelmente ao tratamento de fraturas similares com o uso exclusivo de enxertos ósseos corticais do tipo "sobre superfície",[38,39,98,294] em que houve pseudartrose, com a necessidade de tratamento por revisão em 8 a 10% dos casos[38,39,294] e consolidação viciosa angular em 5 a 10% dos casos.[38,98] A razão do percentual mais alto de consolidação viciosa observado nos casos tratados exclusivamente com enxerto homólogo estrutural na fixação pode ter sido uma consequência da impossibilidade de encurvar ou dobrar esses enxertos, ao contrário do que ocorre com as placas. Foram informados bons resultados clínicos com o uso de uma técnica com exclusiva aplicação de placa, sem uso de abraçadeiras, em uma pequena série (dez a 13 pacientes); em todos os casos, houve consolidação após o procedimento primário.[28,66] É importante reconhecer que, nessas séries, todos os pacientes tiveram fixação bicortical no fragmento proximal, com parafusos bloqueados bicorticais aplicados anterior ou posteriormente à prótese, fixação bicortical no trocanter menor ou fixação bicortical no trocanter maior; ou alguma combinação desses métodos. As sínteses dependentes de fixação unicortical, sem qualquer fixação bicortical, exibem controle rotacional insatisfatório, não sendo recomendadas. Outras séries recentes de RAFI para fraturas dos tipos B e C de Vancouver tratadas com placas não tiveram bons resultados mundialmente. A aplicação de placa com o sistema de estabilização menos invasivo (LISS – *Less Invasive Stabilization System*) para 19 pacientes resultou em dois retardos de consolidação e em quatro complicações relacionadas ao implante, com a necessidade de revisão da RAFI.[196] Outro pequeno estudo de dez pacientes tratados com RAFI relatou complicação a respeito da cirurgia em 62,5% dos casos.[151]

Foram publicados numerosos estudos biomecânicos para definir as características de várias sínteses com placas utilizadas em casos de fratura do tipo B de Vancouver.[29,59,60,84,269,306] A síntese do tipo de Ogden (Fig. 23.18), que consiste na aplicação de abraçadeiras proximalmente e de parafusos não bloqueados distalmente, é a síntese de controle normalmente utilizada nesses estudos biomecânicos. Antes do advento das placas bloqueadas, a ênfase dos ensaios recaía no uso de enxertos homólogos corticais estruturais, tanto no lugar do conceito de Ogden, como em adição à técnica.[59,60] Mais recentemente, vem sendo investigado o uso de parafusos bloqueados unicorticais proximais no lugar das (ou adicionalmente às) abraçadeiras.[84,269,306] Em cada um desses estudos, a rigidez das diversas sínteses experimentais se revelou maior do que com o uso da síntese de Ogden, porém, na maioria dos estudos, as características de fadiga não foram investigadas, o que limitou a aplicabilidade clínica dessas investigações.[59,60,84,306] As sé-

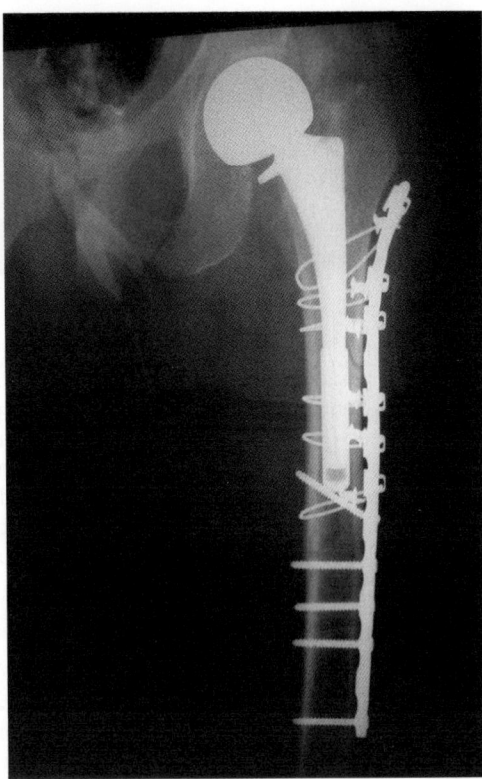

FIGURA 23.18 Projeção AP da tradicional síntese do tipo Ogden com fixação por abraçadeira proximalmente e por parafusos não bloqueados distalmente.

ries clínicas recentemente publicadas sobre técnicas biológicas de aplicação de placa têm demonstrado bons resultados, com uma leve modificação da síntese de Ogden. Bons resultados foram relatados com a adição de parafusos bloqueados no segmento proximal para reforço (mas não em substituição) das abraçadeiras, e de parafusos bloqueados bicorticais no segmento distal para reforço dos parafusos não bloqueados quando há osteoporose (Figs 23.18 e 23.19).[2,227] Foi também demonstrado que o uso exclusivo de parafusos bloqueados unicorticais sem abraçadeiras ou parafusos bicorticais em torno da prótese não proporciona fixação adequada para essas fraturas. Isso ocorre, principalmente, em função da pouca estabilidade rotacional desses parafusos unicorticais curtos. Portanto, devemos usar parafusos bloqueados como auxiliares, mas não como substitutos, para a fixação por abraçadeiras na zona da prótese do quadril. Um estudo biomecânico que tinha por objetivo avaliar o efeito de parafusos unicorticais e bicorticais na manta de cimento teve resultados discordantes: os parafusos unicorticais induziram poucas rachaduras, porém tiveram menor poder de retenção, em comparação com os parafusos bicorticais.[128] Ainda é desconhecido qualquer efeito clínico prejudicial, ao longo prazo, com o uso de parafusos unicorticais ou bicorticais inseridos em uma manta de cimento.

É provável que o tipo específico de placa utilizada para a fixação de fraturas periprotéticas da diáfise do fêmur seja menos importante do que a técnica empregada para a sua implantação. Existem diversos modelos que utilizam mecanismos variados a fim de fixar as abraçadeiras através, ou em torno da placa. No entanto, bons resultados foram conseguidos com o uso de placas comuns.[2,98,227,228] Faz sentido usar uma placa arqueada no plano sagital (com a finalidade de conformação do implante ao arco anterior do fêmur), como ajuda na obtenção de uma redução anatômica nesse plano (Fig. 23.19).

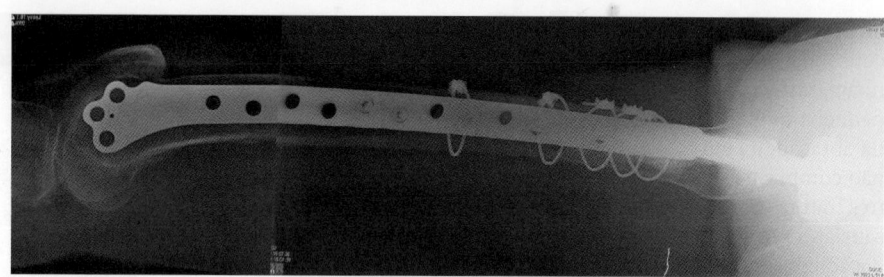

FIGURA 23.19 Fixação de fraturas da parte média da diáfise do fêmur com uma placa arqueada ajuda a preservar o alinhamento anatômico no plano sagital.

O afundamento das hastes após a aplicação de fio metálico em fraturas intraoperatórias minimamente desviadas foi avaliada em uma série de 38 pacientes, todos tratados com a mesma prótese de haste curta, sendo que esses pacientes foram comparados a um grupo controle sem fratura.[307] Não ocorreu migração significativa em uma média de 5,7 anos após a aplicação das hastes no grupo em estudo *versus* grupo controle. Além disso, a frequência de linhas radiolucentes não divergiu entre os grupos de estudo e controle.

Desfechos da revisão de artroplastia para fraturas periprotéticas do fêmur dos tipos B e C de Vancouver

Foi constatado, em uma grande análise comparativa (232 revisões para fraturas), que o resultado funcional total, com base no escore do quadril de Oxford (EQO) para revisão de artroplastia em casos de fratura periprotética, piorou quando a revisão foi realizada em função de afrouxamento asséptico.[302] Esse estudo demonstrou ainda um percentual de mortalidade 8 vezes maior (7,3%), observado nos pacientes com fratura periprotética. Esses dados seguem os mesmos altos percentuais de mortalidade (11%), observados em pacientes tratados com RAFI para fraturas periprotéticas do fêmur[269] e, em conjunto, criam um quadro sombrio da gravidade dessas lesões. Em razão dos elevados percentuais de mortalidade em seguida a procedimentos de RAFI, Langenhan et al.[149] alteraram seu protocolo de tratamento em 2001 e começaram a realizar substituições de hastes, com uma haste protética modular e bloqueio distal para a maioria das fraturas periprotéticas de fêmur dos tipos B e C de Vancouver, independentemente da estabilidade da haste. Essa estratégia permitia uma sustentação integral e imediata do peso e, com isso, aumentava a mobilidade, em comparação aos pacientes tratados com RAFI e com sustentação de peso protegida. Os autores atribuem a diminuição na mortalidade à melhoria na mobilidade, observada em seu grupo de 29 pacientes submetidos a revisões de artroplastia (no seguimento final, dez haviam entrado em estado de óbito e três antes), em comparação com os 23 pacientes tratados com RAFI (no seguimento final, tinham ocorrido 21 óbitos, sendo que sete pacientes morreram mais cedo). A análise do subgrupo de pacientes com fraturas do tipo B1 de Vancouver não revelou diferença significativa na mortalidade após 6 meses entre os grupos, mas provavelmente essa análise tinha pouco poder estatístico. Outro estudo retrospectivo, que comparou RAFI para revisão de artroplastia em pacientes com fraturas dos tipos B e C de Vancouver, não conseguiu demonstrar diferenças em termos de complicações sistêmicas entre os grupos.[151] Porém, esse estudo revelou um número significativamente maior de complicações relacionadas à cirurgia no grupo tratado com RAFI (62,5 *versus* 18,8%).

Os resultados após a revisão de ATQ associada a fraturas periprotéticas do fêmur parecem ser inferiores àqueles obtidos com a revisão decorrente de afrouxamento asséptico. Dados do Registro Nacional da Nova Zelândia apresentaram resultados funcionais piores com base no EQO após a revisão de ATQ para fraturas periprotéticas, comparado a pacientes de referência (média do EQO: 29 *versus* 24).[302] Também foi observada maior probabilidade de revisão (7,3 *versus* 2,6%) e mortalidade após 6 meses mais alta (7,3 *versus* 0,9%). Um estudo mostrou a necessidade de reoperação em 7 de 25 pacientes com fraturas dos tipos B2 e B3 de Vancouver, que foram tratados apenas com revisão ou com revisão + RAFI.[312]

Desfechos de fraturas em torno de próteses de recapeamento do fêmur

Cossey et al.[50] descreveram sete pacientes com fraturas não desviadas do colo do fêmur associadas ao procedimento de recapeamento de Birmingham do quadril, que tinham sido tratadas conservadoramente. Todas as fraturas ocorreram dentro de 4 meses a contar da cirurgia e foram tratadas pela não sustentação de peso. Em um período mínimo de 16 meses após a fratura, ocorreu consolidação em todas elas, sem comprometimento das funções em todos os pacientes. Observou-se que um dos pacientes exibia estreitamento significativo do colo do fêmur, aparentemente assintomático. Jacobs et al.[123] descreveram 13 pacientes cujas fraturas do colo do fêmur tinham sido tratadas por método conservador, após o recapeamento do quadril. Todas as fraturas consolidaram com o tratamento conservador, porém, em quatro lesões, a consolidação ocorreu com desvio em varo. Não foi apresentado seguimento depois de ocorrida a consolidação da fratura; portanto, nessa população, não foi possível tomar conhecimento das consequências da consolidação em varo. Para fraturas não desviadas, preconizou-se o tratamento conservador e, para desviadas, revisão para ATQ.

MÉTODO DE TRATAMENTO PREFERIDO PELO AUTOR PARA FRATURAS PERIPROTÉTICAS DO FÊMUR EM TORNO DE HASTES DE ARTROPLASTIA DO QUADRIL

Constatamos a grande utilidade da classificação de Vancouver para determinar o tratamento para fraturas periprotéticas da diáfise do fêmur (Fig. 23.20). Em geral, fraturas não desviadas do tipo A de Vancouver são tratadas por método conservador com sustentação de peso protegida (devendo ser levado em consideração o conforto do paciente), a menos que a fratura tenha sido diagnosticada durante a cirurgia. Em tais casos, há um limiar baixo para a fixação da fratura com abraçadeira ou placa-garra. As fraturas do tipo A de Vancouver muito desviadas são tratadas com RAFI incluindo placa-garra e abraçadeiras.

Normalmente, as fraturas do tipo B1 de Vancouver são tratadas com RAFI por meio de uma abordagem lateral. Essas fraturas exibem padrões espirais simples, por isso preferimos usar abraçadeiras para ajudar na obtenção e a manutenção de uma redução provisória. A fixação é feita com uma placa lateral bloqueada, que é fixada proximalmente com abraçadeiras e, em seguida, com parafusos bloqueados na região trocantérica. A fi-

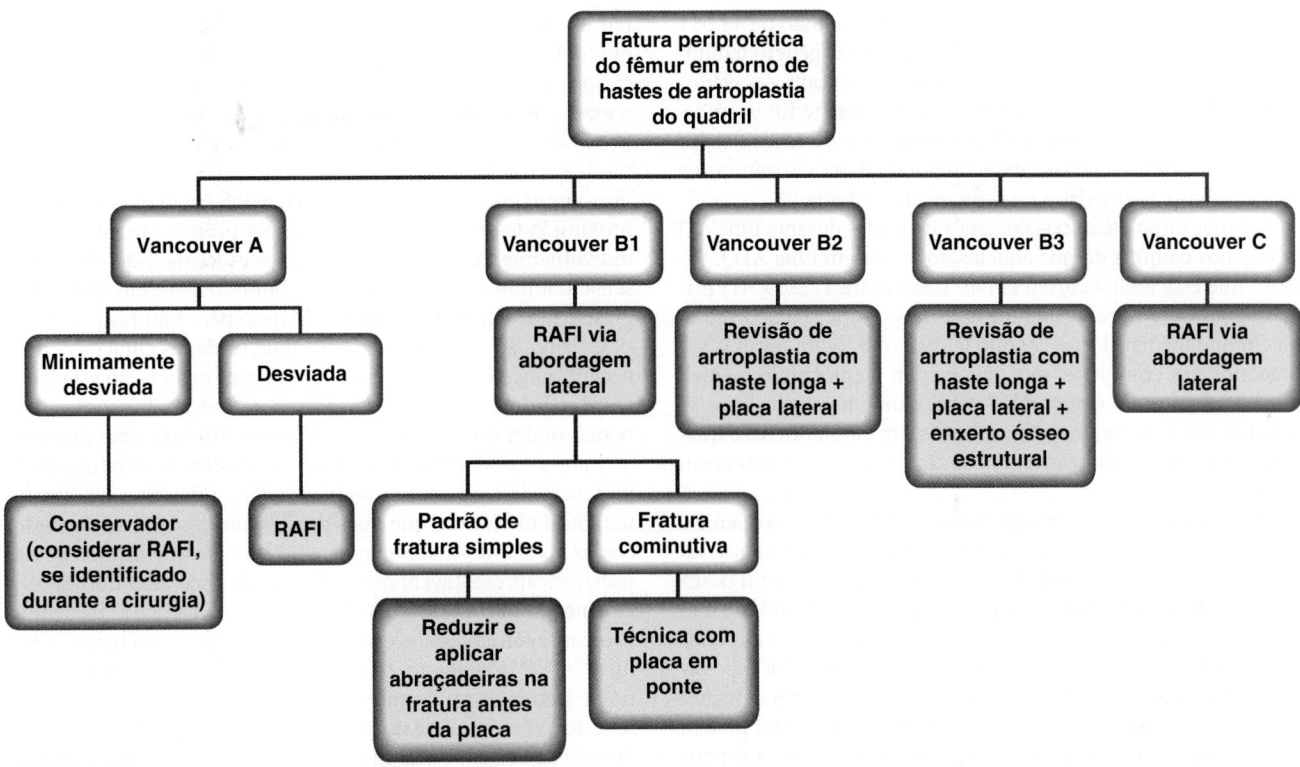

FIGURA 23.20 Algoritmo que descreve o método de tratamento preferido pelo autor para fraturas periprotéticas do fêmur em torno de hastes de artroplastia do quadril.

xação distal é obtida com uma combinação de parafusos não bloqueados e bloqueados, dependendo da qualidade óssea. Sempre que possível, parafusos de compressão devem ser aplicados pela fratura, passando pela placa. Preferimos proteger o fêmur em toda a sua extensão; assim, seleciona-se uma placa que se prolongue até pelo menos a expansão da metáfise distal. Costuma-se optar por uma placa bloqueada de fêmur distal. As fraturas cominutivas são tratadas por procedimento similar, mas usamos uma técnica de placa em ponte. Dispensamos o uso de qualquer enxerto ósseo para fraturas do tipo B1 de Vancouver e não fazemos revisão de artroplastia nos pacientes cujas hastes apresentam boa fixação.

Por definição, as fraturas do tipo B2 de Vancouver têm uma haste frouxa e, assim, nosso tratamento incorpora a revisão do componente femoral. No entanto, em casos selecionados, quando as demandas funcionais dos pacientes parecem ser bem limitadas e quando não há sintomatologia pré-operatória associada a uma haste frouxa, podemos prescindir da revisão de artroplastia, principalmente se o paciente estiver padecendo de comorbidade cardiopulmonar importante que amplie o risco de complicação clínica pós-operatória. Na maioria dos casos, realiza-se uma revisão da artroplastia com hastes arqueadas não cimentadas que atravessam a fratura. Em geral, também complementamos a revisão da artroplastia com uma placa lateral longa, que funciona como proteção para todo o fêmur contra futuras fraturas. Diante de defeitos ósseos, seu tratamento será realizado com enxerto homólogo estrutural, além de placa lateral.

Fraturas do tipo B3 de Vancouver apresentam desafios técnicos importantes. Recomenda-se que essas fraturas sejam entregues às mãos de um cirurgião bastante versado em técnicas de revisão de artroplastia do quadril e também de substituição da parte proximal do fêmur. Como ocorre com outros tipos de fraturas periprotéticas do fêmur, normalmente após uma revisão da artroplastia, protegemos o fêmur em sua totalidade com uma placa lateral.

Tratamos as fraturas do tipo C de Vancouver em conformidade com as técnicas delineadas para o tratamento de fraturas do terço distal do fêmur, com placa e parafusos. Normalmente, uma placa lateral bloqueada é empregada. Tomamos o cuidado de usar placas suficientemente longas para ultrapassar a haste femoral, de tal modo que duas abraçadeiras possam ser aplicadas com espaçamento de 3 a 4 cm.

FRATURAS PERIPROTÉTICAS DO TERÇO DISTAL DO FÊMUR EM TORNO DE ARTROPLASTIA TOTAL DO JOELHO

Incidência, fatores de risco, prevenção e mortalidade para fraturas periprotéticas do terço distal do fêmur

Por ano, cerca de 300 mil artroplastias primárias do joelho são realizadas nos Estados Unidos, e esse número não para de aumentar. Estima-se que 0,3 a 2,5% dos pacientes sofrerão uma fratura periprotética como complicação de ATJ primária.[11,56,184,190] A prevalência dessas fraturas é substancialmente mais alta (1,7 a 38%) após uma revisão de ATJ.[184,209] Os fatores de risco específicos do paciente, tais como AR, osteólise, osteopenia, uso de esteroides, quedas frequentes comuns na população idosa e fatores de risco específicos da técnica, como presença de chanfro cortical na parte anterior do fêmur, foram considerados como causas potenciais de fraturas periprotéticas. Em um estudo populacional de grande porte realizado na Escócia, com inclusão de 44.511 ATJ primárias e 3.222 revisões de ATJ, os fatores gênero feminino, idade >70 anos e revisão de artroplastia estavam associados ao risco de fratura.[184] Embora fraturas da tíbia ao redor da artroplastia unicompartimental do joelho tenham sido identificadas em alguns estudos, apenas raramente foram descritas fraturas na área do fêmur associadas a esse tipo de artroplastia.[136]

Fraturas intraoperatórias do fêmur ocorridas durante uma ATJ são menos comuns do que aquelas do fêmur em uma ATQ. Sabe-se que essa lesão ocorreu em 49 casos entre 17.389 ATJ primárias.[3] Das 49 fraturas identificadas nessa série, 20 ocorreram no côndilo medial, 11 no côndilo lateral, oito foram fraturas supracondilares completas, sete envolveram o epicôndilo medial, duas ocorreram no epicôndilo lateral e uma na cortical posterior. Em sua maioria, as fraturas acontecem em mulheres e quase todas durante exposição e preparação do osso e em testes com componente.

Entre um grande número de possíveis causas, a osteopenia é um fator contributivo primordial para fraturas periprotéticas na ATJ.[1,30,53,186] Foi demonstrado que a densidade mineral óssea (DMO) no terço distal do fêmur diminuiu entre 19 e 44% 1 ano após a ATJ, em comparação com os valores iniciais.[214] Dois anos após a cirurgia, informou-se perda progressiva na DMO, possivelmente em decorrência de proteção de carga no aspecto anterior da parte distal do fêmur. Tais decréscimos na DMO podem se constituir em um importante determinante de fraturas periprotéticas.[215] Transtornos neurológicos também foram implicados como fatores etiológicos,[53,157] mas isso também pode estar principalmente relacionado à osteopenia decorrente de desuso ou medicação neuroléptica.

Fraturas de estresse no fêmur e na tíbia, associadas a um súbito aumento na atividade logo em seguida à ATJ, foram descritas e podem estar relacionadas à osteopenia causada por desuso relativo, em função dos prolongados períodos de inatividade antes da ATJ.[71] No fêmur, essas fraturas de estresse podem ocorrer em qualquer local e representam um desafio diagnóstico naquele paciente que se queixa de um surgimento súbito de dor, sem qualquer trauma antecedente e sem sinais de infecção.[51,105,148,157,207,224] A repetição das radiografias simples em algumas semanas após o surgimento dos sintomas poderá revelar a fratura de estresse previamente oculta; opcionalmente, a cintilografia poderá diagnosticar mais precocemente o problema. Havendo suspeita, será prudente orientar o paciente para que faça a sustentação de peso protegida, até que seja excluída a possibilidade de fratura de estresse. Com a confirmação dessa lesão, normalmente a sustentação de peso protegida durante aproximadamente seis semanas é indicada, seguida por avanços graduais, como um plano terapêutico de sucesso.

Havendo ou não osteopenia associada, vários fatores locais podem contribuir ainda mais para a ocorrência de fraturas periprotéticas ao redor das ATJ. Fraturas por meio de uma lesão osteolítica em torno das ATJ são muito menos comuns do que a sua ocorrência ao redor dos componentes no quadril; no entanto, é certo que tais lesões realmente ocorrem.[213] A presença de chanfro no aspecto anterior do fêmur foi relatada como outro fator de risco para uma fratura periprotética subsequente no aspecto supracondilar do fêmur. Avaliações biomecânicas, por exemplo, estudos em cadáveres e modelos de elemento finito, envolvem a presença de chanfro anterior como fator de risco para fratura periprotética.[156,304] Quando submetidos a uma carga em flexão, os fêmures que apresentavam chanfro não tiveram um bom resultado com uma configuração oblíqua curta com origem no defeito cortical, enquanto que fêmures sem chanfro sofreram fratura na parte intermediária da diáfise. Não foi observada diferença no modo de fratura em ossos submetidos às cargas em torção. A força aplicada até a ruptura foi significativamente menor para fêmures com chanfro versus sem chanfro: menos 18% em flexão e menos 39% em torção. A análise de elemento finito também produziu resultados indicativos de que a presença de chanfro reduz o limiar de fratura.[304] Chanfros maiores ou mais aguçados e a proximidade do chanfro com relação à prótese são fatores que, individualmente, aumentaram as tensões locais. Não obstante o senso comum e as investigações laboratoriais terem indicado a presença de chanfro como fator de risco para fraturas periprotéticas da região supracondilar do fêmur, os dados clínicos permanecem pouco convincentes. A ausência de associação estatística entre chanfro e fratura pode ocorrer em função de estudos com pouco poder estatístico e pelo número extremamente pequeno de fraturas observadas. Lesh et al.[156] revisaram 164 fraturas periprotéticas da região supracondilar do fêmur descritas na literatura, tendo observado que mais de 30% das lesões estavam associadas ao chanfro. No entanto, observou-se que muitos desses pacientes apresentavam outros fatores de risco para fratura. Isoladamente, três grandes estudos retrospectivos (>200 pacientes) não conseguiram estabelecer uma associação entre chanfro e fratura.[97,234,235] No entanto, tendo em vista o número muito pequeno de fraturas (três ou menos) em cada uma dessas coortes, esses estudos carecem de poder estatístico que possibilite a exclusão de uma associação entre chanfro e fratura. Porém, outros estudos sugerem que o chanfro pode ser um fator predisponente para futuras fraturas. Aaron e Scott[1] constataram que 42% dos pacientes com chanfro excessivo sofreram fratura, enquanto que não foi observada nenhuma fratura em pacientes sem interferência no aspecto anterior da cortical. Um estudo de uma coorte de pacientes com fraturas supracondilares, mas sem indicação de quantos pacientes sem fratura exibiam ou não chanfro, encontrou um grande percentual (até 25%) de fraturas associadas ao chanfro.[155] Nesse estudo, notou-se que o tempo de 37,5 meses, transcorrido desde a artroplastia inicial até a fratura em pacientes com chanfro versus 80,3 meses em pacientes sem chanfro, reforça a associação entre chanfro e fratura. Além disso, a distância entre o flange anterior do componente femoral e a fratura foi significativamente inferior em pacientes com chanfro (3,6 mm) versus sem chanfro (39 mm).[155] Também foi apontado que a remodelação óssea em torno de áreas de chanfro pode reduzir o risco de fratura,[97] e que o chanfro é minimamente preocupante depois de iniciado o período pós-operatório.[235] No entanto, foi demonstrado que o percentual de fraturas periprotéticas do terço distal do fêmur aumenta com o número de anos transcorridos desde a ATJ primária e a sua revisão.[184]

Foi observado que modelos de prótese com um componente femoral posterior estabilizado, que remove massa óssea da região intercondilar, aumentam o risco de fratura intraoperatória.[238] A fratura, normalmente do côndilo femoral medial, tem maior probabilidade de ocorrer se o componente não estiver centrado entre os côndilos. Um fator de risco potencial relativamente novo foi descrito em um relato de caso de fratura periprotética da região supracondilar do fêmur, por meio de um orifício para pino de navegação.[162] Diante da crescente popularidade da navegação cirúrgica para ATJ, deve-se levar em consideração essa potencial complicação na escolha do local para implantação dos instrumentos de navegação. Outra tecnologia recente – radiofrequência bipolar irrigada com solução salina –, utilizada no sinóvio suprajacente aos côndilos femorais com fins de hemostasia, foi considerada em fraturas periprotéticas do côndilo femoral após a realização de ATJ.[201] Quatro dessas fraturas ocorreram logo em seguida ao uso dessa tecnologia, enquanto que o autor sênior desse capítulo não presenciou fraturas desse tipo em 2.500 ATJ precedentes. Foi proposto que a lesão térmica ao osso, causada pela radiofrequência bipolar irrigada com solução salina, diminuiu a integridade mecânica e funcionou como um fator predisponente à fratura.

Já ficou devidamente estabelecido que pacientes geriátricos que sofreram fratura do quadril exibem altos percentuais de mortalidade em qualquer momento referente a sua fratura. Os altos percentuais de mortalidade observados são atribuídos a uma combinação do estresse associado à fratura e ao seu tratamento, com as condições clínicas comórbidas comumente presentes nessa população. Essas condições também são observadas em pacientes com fraturas periprotéticas do terço distal do fêmur. Portanto, não surpreende que os pacientes com fraturas nesse local exibam altos percentuais de mortalidade (6% após 30 dias, 18% aos 6 meses e 25% após 1 ano) – números semelhantes para os pacientes com fratura do quadril.[265] Ademais, nesse estudo, observou-se que a ATJ é um fator de risco independente para o encurtamento da sobrevida.

Classificação das fraturas periprotéticas do terço distal do fêmur

O esquema de classificação de Lewis e Rorabeck para fraturas periprotéticas do fêmur em torno das ATJ leva em consideração o desvio da fratura e a estabilidade da prótese (Fig. 23.21).[161,237] O tipo I reúne as fraturas estáveis, principalmente não desviadas, com a interface osso-prótese permanecendo intacta. As fraturas do tipo II são lesões desviadas, porém com uma prótese exibindo boa fixação. As fraturas do tipo III exibem uma prótese frouxa ou insuficiente, independentemente do desvio da fratura.

Essa classificação não leva em conta a localização da fratura em relação à prótese, que é um fator que poderia orientar o tratamento. O esquema de classificação de Su et al.[267] divide as fraturas em três tipos, de acordo com a localização da fratura em relação à borda proximal do componente femoral. As fraturas do tipo I se situam proximalmente ao componente femoral; as do tipo II representam fraturas com origem na extremidade proximal do componente e prolongamento proximal; e as do tipo III se prolongam distalmente à borda proximal do componente femoral (Fig. 23.22).

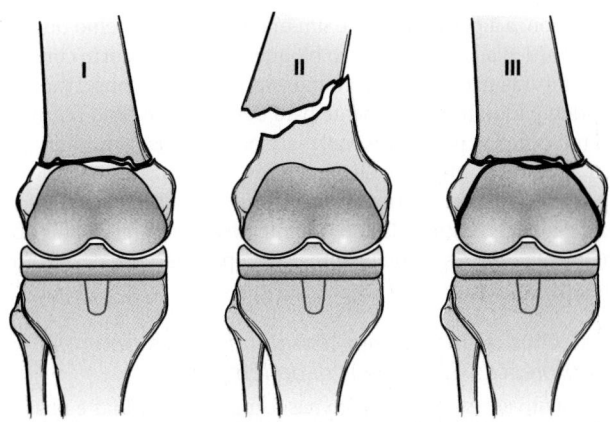

FIGURA 23.21 Esquema de classificação das fraturas periprotéticas em torno do componente femoral do joelho. As fraturas do tipo I exibem mínimo desvio, com interface prótese-osso intacta; as fraturas do tipo II apresentam desvio, mas mantêm uma interface osso-prótese intacta; e as do tipo III podem estar desviadas ou não, mas exibem um componente femoral frouxo. (Modificado de: Lewis PL, Rorabeck CH. Periprosthetic fractures. In: Engh GA, Roabeck CH, eds. *Revision Total Knee Arthroplasty*. Baltimore, MD: Williams & Wilkins; 1997: 275–295.)

Tratamento conservador de fraturas periprotéticas do terço distal do fêmur

O tratamento conservador de fraturas periprotéticas supracondilares do fêmur fica reservado para fraturas não desviadas ou para desviadas, nas quais os resultados de um tratamento conservador, levando em conta o paciente, seriam pelo menos tão satisfatórios como os do tratamento cirúrgico. Para fraturas desviadas, o tratamento conservador é indicado aos pacientes não ambulatoriais ou que, provavelmente, não sobreviveriam a uma cirurgia, em função de suas comorbidades clínicas.

As fraturas não desviadas podem ser tratadas por método conservador com tração esquelética, talas, aparelhos gessados e órteses, ou por uma combinação desses métodos. Normalmente, o tratamento inicial, principalmente se o membro estiver muito inchado, deverá ter início com uma tala longa aplicada à perna. Assim que o inchaço dos tecidos moles ceder e depois que o paciente readquirir um conforto razoável, pode-se aplicar uma

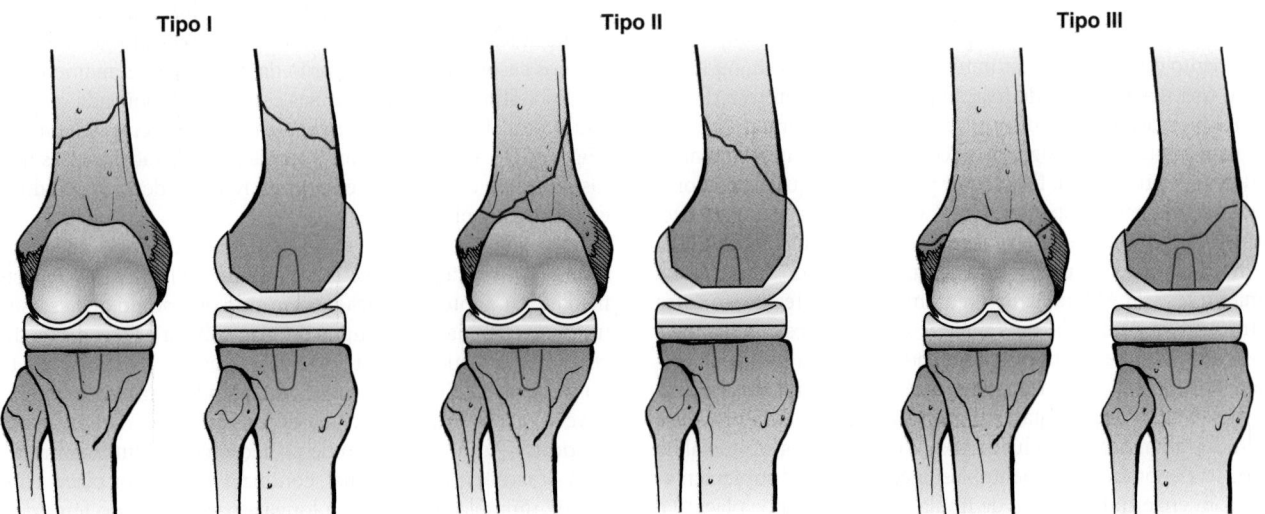

FIGURA 23.22 A classificação de Su para as fraturas periprotéticas do terço distal do fêmur leva em consideração o local da fratura referente ao componente femoral da ATJ.

órtese longa à perna, tal como um imobilizador de joelho ou uma órtese articulada de joelho não bloqueada. Como ocorre com outras fraturas não desviadas tratadas por método conservador, é prudente monitorar o paciente para desvio secundário por meio de radiografias periódicas, normalmente obtidas em intervalos semanais ou quinzenais. Qualquer desvio secundário observado no início do curso do tratamento (p. ex., nas primeiras 2 semanas) é uma indicação relativa para intervenção cirúrgica, pois normalmente esse desvio prematuro é acompanhado por desvio progressivo no futuro.

Desfechos do tratamento conservador para fraturas periprotéticas do terço distal do fêmur

Quanto ao aperfeiçoamento nas técnicas operatórias e nos implantes, a vasta maioria dessas fraturas é tratada por procedimento cirúrgico, especialmente as fraturas desviadas. Dentro dessa linha de pensamento, ao longo das últimas três décadas, tem sido dada pouca atenção aos resultados do tratamento conservador de fraturas periprotéticas supracondilares do fêmur. Foi possível identificar apenas um caso que se focou no tratamento conservador nos últimos 25 anos.[258] Os resultados insatisfatórios, principalmente o alinhamento vicioso, associados ao tratamento conservador para fraturas supracondilares femorais desviadas constituíram uma das forças impulsoras do tratamento operatório.[30,53,76,87,186,192] Por exemplo, no estudo de Moran et al.,[192] oito de nove fraturas desviadas tratadas por método fechado resultaram em consolidação viciosa.

Princípios para o tratamento cirúrgico de fraturas periprotéticas do terço distal do fêmur

A maioria das fraturas periprotéticas do terço distal do fêmur são tratadas por procedimento cirúrgico. Apenas em circunstâncias especiais, essas fraturas desviadas são tratadas por método conservador. Quando problemas clínicos de comorbidades tornam questionável a sobrevida ao tratamento operatório, esses riscos devem ser pesados contra o provável fraco desfecho do tratamento conservador. Pacientes que não deambulam podem ser tratados com sucesso pelo método conservador; contudo, mesmo nessa circunstância, há certos benefícios em relação ao tratamento cirúrgico. A fixação interna melhora o conforto do paciente, facilita a mobilização e aprimora a facilidade de tratamento.

O tratamento operatório de pacientes com fraturas supracondilares do fêmur associadas a próteses de ATJ apresenta desafios singulares. A presença de uma prótese de ATJ pode complicar o tratamento operatório dessas fraturas, ao interferir com, ou impedir, o uso dos métodos de fixação padrão. Uma prótese de ATJ com um espaço intracondilar estreito ou fechado limita o diâmetro para uma haste retrógrada ou contraindica completamente o seu uso.[172] A tradicional fixação por placa não bloqueada demonstra tendência para colapso em varo.[56] Os implantes de ângulo fixo, como as placas-lâmina ou parafusos condilares, têm aplicabilidade limitada para fraturas muito distais ou quando associadas a uma prótese de ATJ que apresenta uma caixa de ressecção óssea intracondilar profunda, mas podem ser utilizados com sucesso nos casos em que exista osso adequado acima da prótese femoral.[139] Esses desafios induzem à aplicação de métodos alternativos. Embora tenham sido relatados graus variáveis de sucesso com tais métodos alternativos, inclusive fixação externa por fio metálico fino,[15] a denominada "cimentoplastia com haste",[19] suplementação com enxerto homólogo de fíbula para fixação por placa[145] e uso de haste femoral proximal "de cima-para-baixo",[219] o uso de placa bloqueada se tornou o método de tratamento de escolha para muitos cirurgiões, pois esse implante oferece diversas vantagens teóricas. Os diversos parafusos bloqueados distais proporcionam tanto um ângulo fixo para evitar o colapso em varo, como a capacidade de resolver fraturas distais,[264] mesmo quando essas lesões estão associadas a uma caixa de ressecção óssea intracondilar profunda. Em teoria, a provisão para inserir parafusos bloqueados no fragmento diafisário melhora a fixação no osso associado que, frequentemente, exibe osteoporose. Esses implantes podem também ser inseridos com certa facilidade e familiaridade.

Os resultados da fixação por placa bloqueada para o tratamento de fraturas periprotéticas femorais supracondilares acima de uma ATJ foram investigados por numerosos autores, sendo que houve perda do entusiasmo inicial por não ter sido possível obter percentuais de consolidação consistentemente elevados.[113,220,228,230,272] O uso de hastes intramedulares representa outra opção viável e eficaz para essas fraturas.[4,91,113,292] Enquanto a fixação por placa bloqueada pode ser aplicada para praticamente todas as fraturas periprotéticas supracondilares, independentemente do modelo de prótese, ou mesmo para fraturas extremamente distais, a técnica de HIM é exclusiva de um subgrupo dessas fraturas. O componente femoral associado deve acomodar o diâmetro da extremidade de ataque de uma haste retrógrada – um diâmetro que pode ser maior do que o do corpo da haste, portanto é necessário que exista osso distal em quantidade suficiente. Nos casos em que não se tem documentação do tipo de componente, galerias publicadas de perfis radiográficos e listas de referência com dimensões intercondilares de vários tipos de próteses ajudarão a evitar a ocorrência de problemas que não haviam sido previstos.[270] A substituição da parte distal do fêmur também tem um papel em alguns subgrupos de pacientes com fraturas periprotéticas nessa região femoral.[142,192,240] Esse método de tratamento vem ganhando popularidade e suas indicações estão se expandindo, inicialmente em pacientes com próteses de ATJ frouxas, até pacientes com próteses com boa fixação e funcionamento adequado para os quais o prolongado período de sustentação de peso protegida, associado aos métodos de fixação interna, não é desejável ou impraticável.

RAFI de fraturas periprotéticas do terço distal do fêmur

A vasta maioria das fraturas periprotéticas femorais supracondilares em torno de uma ATJ ocorrem na presença de um componente femoral estável. Portanto, geralmente, a RAFI pode ser uma opção viável nesse cenário. Fraturas distais à junção diafisária/metafisária são tratadas com RAFI e placas bloqueadas, mesmo nos casos em que a extensão da fratura é extremamente distal. Encontramos que as sínteses com placa bloqueada oferecem fixação satisfatória distalmente, mesmo nesses curtos segmentos (Fig. 23.23). O princípio importante para a fixação dessas fraturas por placa é o uso das técnicas de redução de fratura indiretas e biologicamente amigáveis.

Uma situação peculiar, que está se tornando cada vez mais comum, é a fratura periprotética entre uma ATJ e uma ATQ, a chamada fratura interprotética.[171] Tem sido observado que essas fraturas ocorrem na região supracondilar, sobre a ATJ, cerca de duas vezes mais frequentemente do que as fraturas na diáfise em torno da haste da ATQ. O tratamento dessas fraturas interprotéticas deve seguir os princípios vigentes para cada tipo de fratura diagnosticada, junto à previsão de proteção contra futuras fraturas. Essa situação, quase mundial, conduz à fixação por placa, com o uso de uma placa bloqueada longa à parte distal do fêmur, que abrange desde o fêmur distal, a fim de se sobrepor com a região da haste femoral (Fig. 23.24), conforme descrito para as fraturas

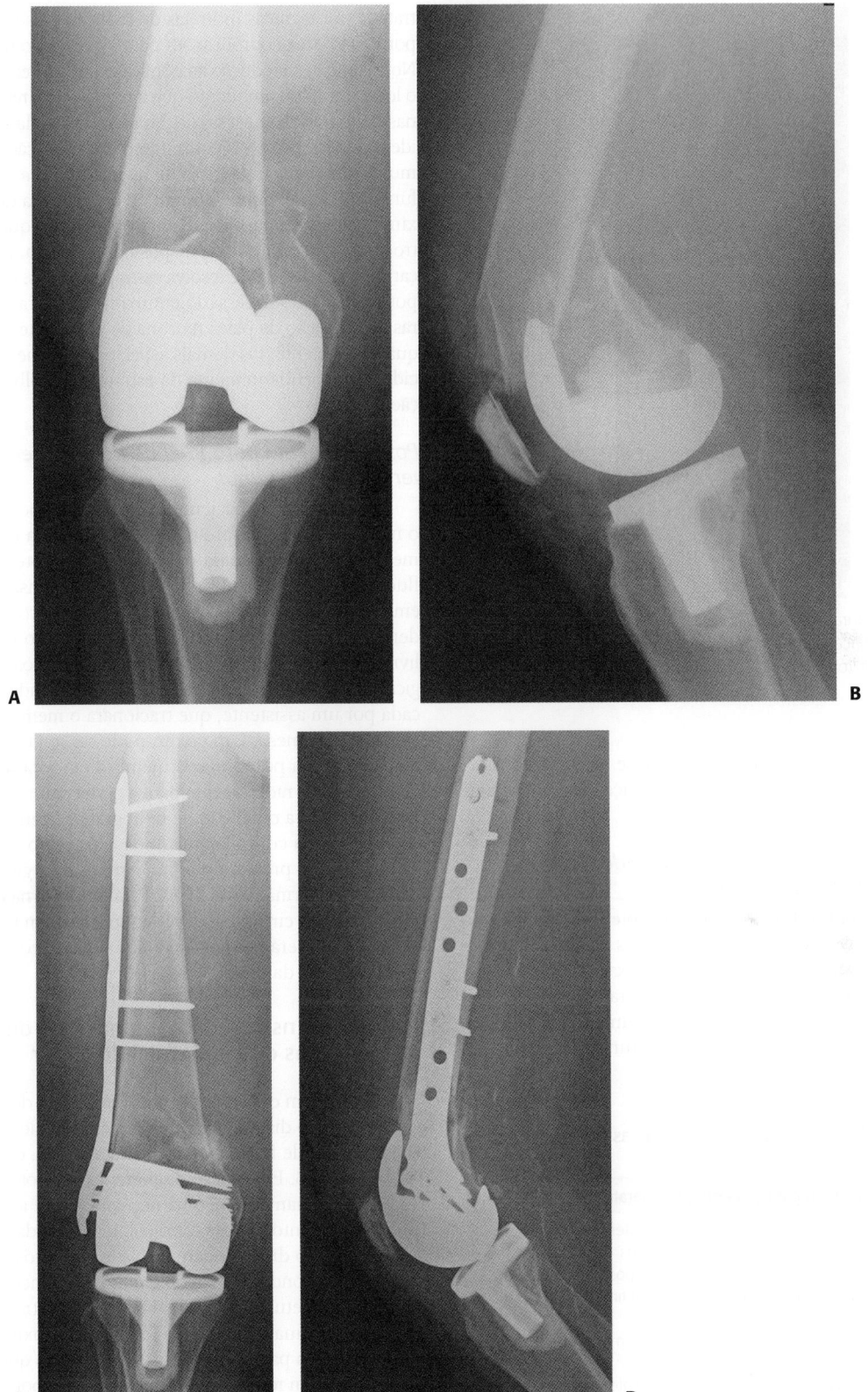

FIGURA 23.23 Fratura periprotética extremamente distal acima de uma ATJ (**A, B**), tratada com sucesso com uma placa lateral bloqueada aplicada à parte distal do fêmur (**C, D**).

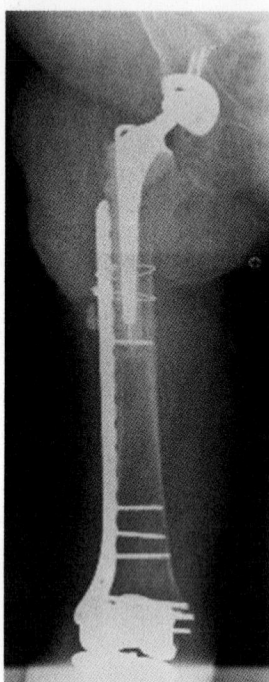

FIGURA 23.24 Fratura interprotética localizada no terço distal do fêmur, tratada com uma placa lateral longa bloqueada aplicada à parte distal do fêmur, que protege todo o fêmur, ao ultrapassar a haste da artroplastia do quadril.

do tipo C de Vancouver. Nesses casos, deve-se levar em consideração os aspectos da fixação distal na presença do componente femoral da ATJ, discutidos nesta seção.

Planejamento pré-operatório para RAFI de fraturas periprotéticas do terço distal do fêmur

A estratégia para RAFI de fraturas periprotéticas femorais supracondilares se inicia levando-se em conta os detalhes da fratura, para que seja determinado o método de fixação (Tab. 23.15). Um padrão de fratura simples que permita o tratamento com técnicas de placa de compressão dependerá de uma redução anatômica e fixação rígida, enquanto que uma fratura cominutiva será tratada por técnicas indiretas de redução e uso de uma placa em ponte. Isso traz complicações para a exposição que deve ser feita. Normalmente, a redução anatômica exige uma exposição que cubra o local fraturado, enquanto que a redução indireta dependerá apenas da exposição necessária para a inserção da placa. Devem ser identificados possíveis contratempos à aplicação de parafusos comuns, tais como uma caixa de ressecção óssea intercondilar profunda do componente femoral ou a existência de implantes proximais, como uma haste de artroplastia do quadril, uma haste trocantérica curta ou um dispositivo de placa, para então se traçar uma estratégia que resolva esses problemas. Confirma-se a disponibilidade do necessário equipamento extra, como abraçadeiras para fixação da placa na zona de uma haste de artroplastia do quadril existente. Os demais aspectos do planejamento são parecidos, independentemente da estratégia escolhida para a aplicação da placa.

Posicionamento para RAFI de fraturas periprotéticas do terço distal do fêmur

Normalmente, o paciente é colocado em posição supina, com o membro lesionado projetado sobre a borda da mesa da SO. A mesa da SO selecionada deve permitir a obtenção de imagens fluoroscópicas do fêmur em toda a sua extensão, especialmente em pacientes que tenham algum implante proximal a ser considerado. Será útil – mas não essencial – que o pé da mesa esteja livre de qualquer obstáculo ao acesso do pessoal da equipe cirúrgica. O encurtamento da fratura pode ser tratado com tração aplicada por um assistente, que tracionará o membro em uma posição ao pé da mesa. Um coxim pode ser aplicado sob o quadril ipsilateral para posicionar o membro em rotação neutra. O uso de uma rampa radiolucente para a perna ajudará a elevar o membro; com isso, a obtenção de radiografias laterais não terá obstáculos da perna contralateral. Toda a extensão da perna e o quadril devem ser preparados com campos cirúrgicos de forma que essas partes permaneçam livres. Para que a perna inteira seja mantida no campo cirúrgico, deve ser aplicado um torniquete estéril. O braço C deverá ficar posicionado no lado contralateral, com o monitor ao pé da mesa.

Abordagem(ns) cirúrgica(s) para RAFI de fraturas periprotéticas do terço distal do fêmur

A abordagem cirúrgica utilizada para RAFI de fraturas periprotéticas do terço distal do fêmur é basicamente idêntica àquela usada para RAFI de fraturas nativas dessa região, conforme descrito no Capítulo 53. Em função da presença de prótese na parte distal do fêmur, obviamente não há necessidade de acesso à superfície articular. Portanto, deverá ser escolhida a abordagem lateral de rotina ao aspecto distal do fêmur. Na maioria dos casos, a limitada exposição ao côndilo lateral do fêmur é suplementada com pequenas incisões efetuadas proximalmente ao centro, e com a fixação da parte proximal da placa ao fragmento proximal (Fig. 23.25). Quando há um padrão de fratura simples, nos quais a tática cirúrgica consiste em redução anatômica e fixação por parafusos de tração para a promoção de consolidação óssea primária, haverá a necessidade de uma incisão lateral mais longa e de uma exposição mais ampla. Nesses casos, é essencial evitar a excessiva destruição dos tecidos moles durante a exposição e as manobras de redução.

Técnica cirúrgica para RAFI de fraturas periprotéticas do terço distal do fêmur

Os detalhes da técnica cirúrgica para RAFI de fraturas periprotéticas do terço distal do fêmur dependem muito do uso da

TABELA 23.15 RAFI de fraturas periprotéticas do terço distal do fêmur

Lista de verificação para o planejamento pré-operatório
• Mesa de SO: mesa radiolucente que permite a obtenção de imagens fluoroscópicas de todo o fêmur e joelho envolvidos
• Posição/meios auxiliares para o posicionamento: posição supina, utilizando uma rampa radiolucente para a perna a fim de apoiar e elevar o membro lesionado
• Localização da fluoroscopia: no lado oposto ao membro lesionado, com o monitor ao pé da mesa
• Equipamento: *kits* para pequeno e grande fragmento; placas bloqueadas para o terço distal do fêmur, longas o bastante para abranger o fragmento proximal, com pelo menos oito orifícios para parafuso; um conjunto de pinças de redução; no caso de fraturas interprotéticas, um *kit* com duas abraçadeiras (aproximadamente 1,7 mm de diâmetro)
• Torniquete: pode-se utilizar um torniquete estéril para exposição distal, redução e inserção da placa. A fixação proximal pode precisar da remoção do torniquete porventura aplicado
• Sangue: provas de tipagem e compatibilidade sanguínea no sangue periférico

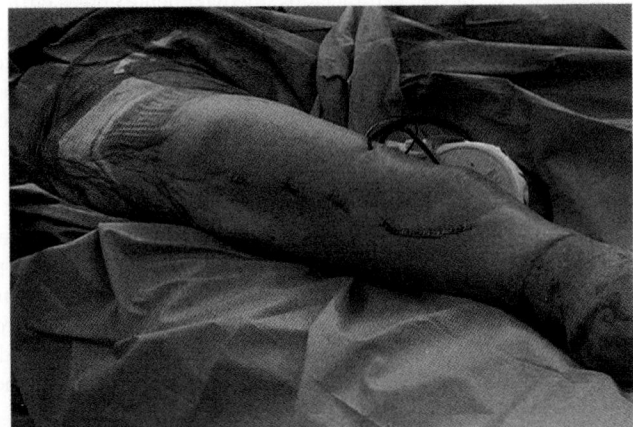
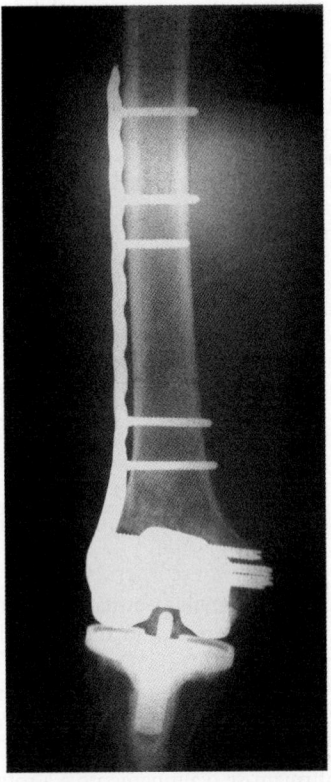

FIGURA 23.25 Fotografia intraoperatória (**A**) demonstra incisões limitadas utilizadas para RAFI de uma fratura periprotética do terço distal do fêmur. **B:** O aspecto lateral da parte distal do fêmur está exposto para a inserção da placa e pequenas incisões proximais são utilizadas para a aplicação dos parafusos proximais.

técnica de placa em ponte no contexto de uma fratura cominutiva, ou do uso de uma placa de compressão ou neutralização para uma fratura simples com redução anatômica e fixação com parafusos de compressão (Tab. 23.16).

Optando-se pela técnica com placa em ponte, é aplicada a abordagem cirúrgica limitada. O côndilo lateral do fêmur é exposto, e a placa é deslizada ao longo do plano submuscular até atravessar a fratura. A redução será postergada até após a aplicação provisória da placa. Basicamente, a placa deve ficar adequadamente alinhada ao fragmento proximal, para que uma redução satisfatória da fratura seja obtida. Na maioria dos casos, a preferência pessoal ditará se a placa vai ser fixada primeiramente ao fragmento proximal ou ao distal. É relativamente fácil obter o alinhamento e fazer a fixação da placa com o fragmento de diáfise. No entanto, nas fraturas cominutivas, frequentemente, torna-se difícil avaliar a posição proximal/distal da placa, condição para se garantir a redução da fratura com comprimento apropriado. Portanto, são preferíveis o alinhamento e a fixação provisória da placa ao fragmento proximal com apenas um parafuso por meio de incisões percutâneas ou limitadas. Habitualmente, apenas um parafuso não bloqueado é necessário para manter a placa bem reduzida ao fragmento proximal. Nos pacientes com osteoporose intensa, pode haver necessidade de mais de um parafuso para atender a essa finalidade. Em seguida, o fragmento distal é reduzido à placa, que já está alinhada e fixada ao fragmento proximal. A placa é utilizada a fim de ajudar na redução. O alinhamento do fragmento distal no plano sagital pode ser ajustado com o uso de *joysticks* ou de uma pinça-garra, que é aplicada no sentido anteroposterior no fragmento distal. Com frequência, é difícil estabelecer o alinhamento em varo/valgo. Nota-se uma tendência para o alinhamento vicioso em valgo.

TABELA 23.16 RAFI de fraturas periprotéticas do terço distal do fêmur

Etapas cirúrgicas
• Exposição do aspecto distal do fêmur
• Para síntese por placa em ponte, a exposição se limita ao aspecto lateral da região condilar femoral. Não há necessidade, nem é desejável, a exposição da fratura
• Para síntese por placa de compressão, é necessário expor a zona fraturada para que seja possível obter uma redução anatômica dos fragmentos fraturados
• Redução da fratura
• Para síntese por placa em ponte, a redução deve ser adiada até após a inserção da placa. Em geral, a placa é utilizada como um auxílio de redução
• Para síntese por placa de compressão, a fratura deve ser anatomicamente reduzida, tomando-se o cuidado de evitar excessivo desnudamento do tecido mole
• Parafusos de tração para pequenos fragmentos podem ajudar a manter a redução, para que não haja impedimento na inserção da placa
• Inserção da placa nos casos de placa em ponte
• A placa é inserida num plano submuscular, sendo utilizada como meio auxiliar para a redução
• A placa é alinhada e provisoriamente fixada ao fragmento proximal, por meio de incisões percutâneas ou proximais limitadas
• O fragmento distal é reduzido à placa; a placa funciona como um auxílio para a redução. O alinhamento relativo ao fragmento distal é confirmado nas projeções AP e lateral
• A placa é provisoriamente fixada ao fragmento distal
• Se necessário, o comprimento e a rotação são restaurados. Isso exigirá a remoção da fixação proximal provisória
• A placa é alinhada e fixada ao fragmento proximal com parafusos não bloqueados, por meio de uma exposição percutânea ou limitada separada

(continua)

TABELA 23.16 *(Continuação)* **RAFI de fraturas periprotéticas do terço distal do fêmur**

Etapas cirúrgicas

- O alinhamento é confirmado, e os ajustes necessários são realizados antes da fixação definitiva
- Inserção da placa para síntese por placa de compressão
  - A placa é inserida no plano submuscular
  - O alinhamento da placa referente aos fragmentos proximal e distal é confirmado
- Fixação por placa definitiva
  - Fixação distal
    - Vários parafusos bloqueados são inseridos pelo côndilo femoral distal
  - Fixação proximal
    - Os parafusos são inseridos perto e longe da fratura
- Fechamento
  - O uso de um dreno na articulação do joelho pode facilitar a ADM do joelho após a cirurgia
  - Fechamento da ferida por procedimento padrão

A comparação com radiografias obtidas do membro contralateral poderá ajudar para a recriação adequada do alinhamento no plano coronal.

Assim que o cirurgião tenha estabelecido o alinhamento nos planos coronal e sagital, o fragmento distal deve ser provisoriamente fixado à placa, normalmente com um parafuso não bloqueado. Confirmam-se o alinhamento e a rotação apropriados. Se ajustes no comprimento ou na rotação forem necessários, a fixação provisória no fragmento proximal será temporariamente removida para possibilitá-los. Quando forem confirmados a adequação, o alinhamento e a rotação do comprimento, a placa deverá ser definitivamente fixada aos dois fragmentos (proximal e distal). Diversos parafusos bloqueados são inseridos pelo côndilo femoral distal. Se a prótese estiver bloqueando a aplicação dos parafusos pelo côndilo medial, serão utilizados parafusos unicorticais. No fragmento proximal, os parafusos são introduzidos em locais próximos e distantes da fratura. Se o osso for de má qualidade, o cirurgião deverá utilizar parafusos bloqueados para complementar os parafusos não bloqueados. O comprimento da placa deve permitir o uso de, no mínimo, oito orifícios para abranger o fragmento da diáfise proximal.

Diante de um padrão de fratura simples, normalmente, pode-se obter o decréscimo anatômico e a fixação provisória da fratura antes da fixação da placa (Fig. 23.26). Em geral, isso requer uma exposição cirúrgica mais ampla. O cirurgião deve ser extremamente cuidadoso para evitar desnudamento excessivo, ao tentar a redução anatômica da fratura. Quando a fratura estiver anatomicamente reduzida, poderá ser assim mantida com pinças de redução ou parafusos de tração embutidos. Ao contrário das pinças-garra, os parafusos de tração permitem a inserção/fixação não obstaculizada da placa. A placa é aplicada ao aspecto lateral do fêmur, com sua parte proximal deslizando ao longo do aspecto lateral do fêmur no plano submuscular. Por ocasião da fixação da placa à fratura já reduzida, deve-se assegurar de que isso não atrapalhe a redução da fratura. Se houver discordância entre os contornos da placa e do osso, a fixação por parafusos não bloqueados corre o risco de desfazer a redução. Nesse cenário, a placa deverá ser remodelada para se encaixar ao osso, ou a fixação será feita com parafusos bloqueados. Além disso, em muitos casos, é possível obter fixação com parafusos de tração adicionais pela fratura, através da placa.

Cuidados pós-operatórios para RAFI de fraturas periprotéticas do terço distal do fêmur

Normalmente, não é necessário realizar imobilização pós-operatória. A reabilitação inicial se concentra na mobilização do paciente e em exercícios de ADM para o joelho. A sustentação de peso deve receber certo grau de proteção durante aproximadamente 6 a 8 semanas. As limitações iniciais à sustentação de peso são o "toque com a ponta dos dedos do pé" para conseguir equilíbrio, ou até 50% da sustentação de peso se a qualidade óssea e a fixação forem ideais. O tratamento para a ADM do joelho, o treinamento de transferência e o uso de dispositivos auxiliares devem ser iniciados imediatamente após a cirurgia. É importante conhecer os limites basais da ADM do joelho, para que possam ser determinados os objetivos pós-operatórios. Normalmente, o movimento passivo contínuo (MPC) para a ADM do joelho é prática familiar para esta população de pacientes, em função de sua experiência prévia com a artroplastia do joelho. Ao longo prazo, são desconhecidos os benefícios do uso do MPC após uma fratura periprotética supracondilar femoral, mas essa prática poderá ser útil com relação à rápida obtenção de uma ADM funcional. Em geral, um MPC com até 90° de flexão pode ser obtido em 48 horas após a cirurgia, se qualquer hemartrose porventura existente na articulação do joelho tiver sido descomprimida com um dreno, se os limites da flexão estiverem sendo ampliados na base de 10° 3 vezes/dia, e se tiver sido providenciada uma analgesia pós-operatória adequada.

Com base nos sinais clínicos e radiográficos progressivos de consolidação da fratura, a sustentação de peso será gradualmente ampliada. Normalmente, a sustentação de peso completa será possível por volta de 6 a 8 semanas após a cirurgia; nessa ocasião, será benéfica a introdução da terapia formal de fortalecimento e treinamento da marcha.

Armadilhas potenciais e medidas preventivas para RAFI de fraturas periprotéticas do terço distal do fêmur

Uma das armadilhas mais comuns durante a RAFI de fraturas do terço distal do fêmur é a redução em valgo (Tab. 23.17). Devem ser utilizadas radiografias AP verdadeiras e uma comparação com o membro contralateral, para garantir um alinhamento correto. A maioria dos sistemas de placa bloqueada são projetados para formar um ângulo de 95° com o eixo longitudinal do corpo da placa. Quando os parafusos ficam paralelos à superfície articular, ocorrerá um desvio em valgo de 5°. No plano sagital, é comum a ocorrência de uma redução viciosa apical posterior. Podem ser empregados *joysticks* ou pinças-garra no fragmento distal para manipular o segmento articular até o alinhamento adequado. Felizmente, não é comum a perda da fixação distal, uma preocupação nos casos em que ocorre bloqueio da aplicação dos parafusos pelo componente femoral. O uso de alguns parafusos bloqueados e de parafusos com os maiores diâmetros disponíveis minimizará esse possível problema. A fixação proximal fica otimizada com o uso de placas relativamente longas, com oito ou mais orifícios abrangendo o fragmento proximal, que deverá ser fixado com pelo menos quatro parafusos. Nos pacientes com reserva óssea sofrível, serão utilizados parafusos no fragmento proximal. A mecânica da síntese deve ser otimizada, com a finalidade de promover o método desejado de consolidação da fratura. Fraturas simples são fixadas com sínteses relativamente rígidas, com parafusos de compressão, para obtenção da consolidação primária do osso. Fraturas com maior cominuição devem ser tratadas com sínteses por placa em ponte, que proporciona estabilidade relativa e promove a consolidação secundária do osso.

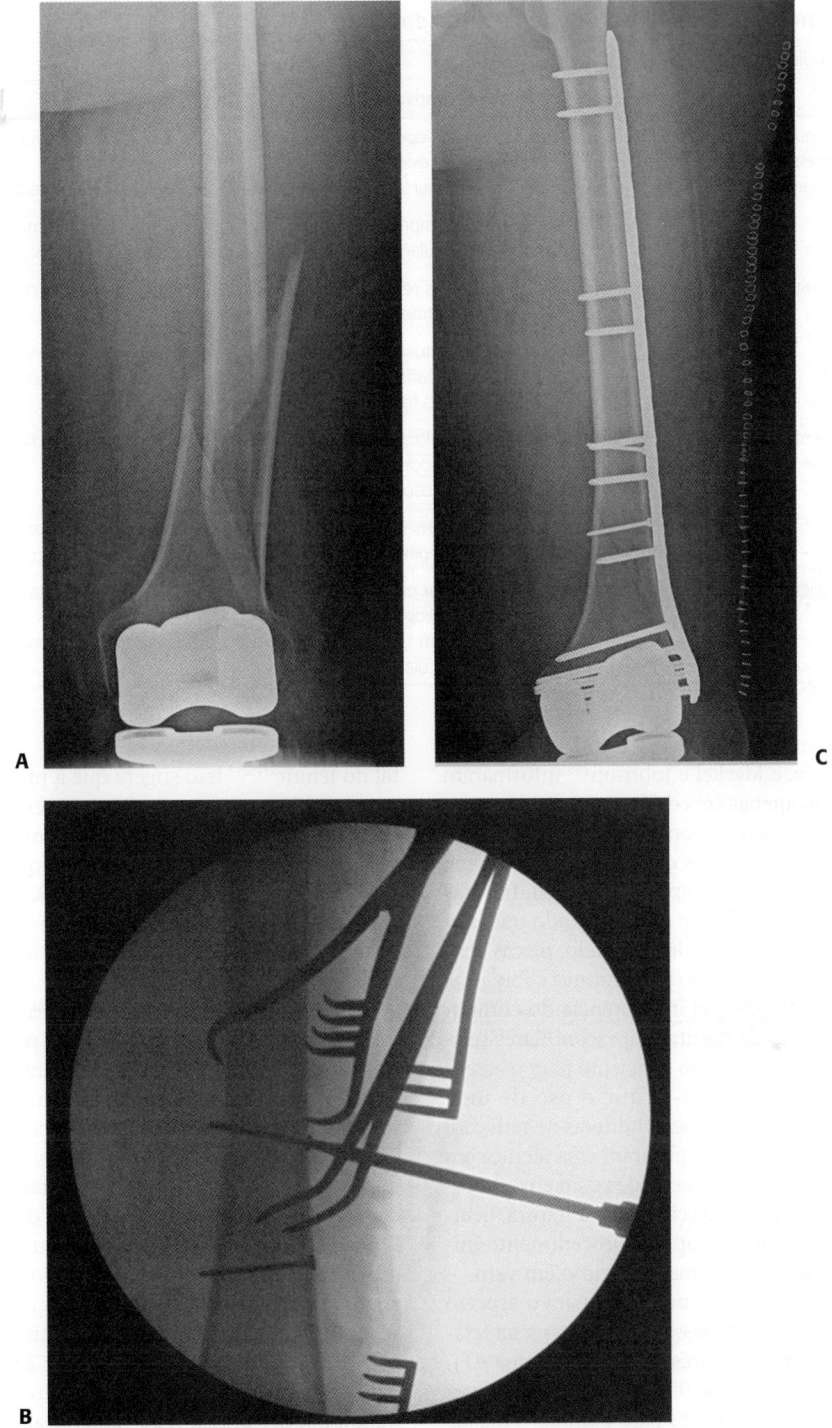

FIGURA 23.26 Uma fratura periprotética em espiral do terço distal do fêmur relativamente simples (**A**) é anatomicamente reduzida e provisoriamente fixada com pequenos parafusos de compressão para fragmentos (**B**), a fim de permitir a fixação definitiva e desimpedida por placa (**C**).

Desfechos de RAFI para fraturas periprotéticas do terço distal do fêmur

Os métodos mais antigos de fixação por placa de fraturas femorais supracondilares, que consistiam nas tradicionais placas de apoio condilar, estão propensos a complicações. Esses implantes desprovidos de ângulo fixo estão particularmente propensos ao colapso em varo em casos de cominuição. Davison[56] relatou a ocorrência de mais de 5° de colapso em 11 de 26 (42%) dessas fraturas cominutivas do terço distal do fêmur. Esses problemas podem ser exacerbados em pacientes com fraturas associadas a uma ATJ, pois tais pacientes normalmente são idosos e apresentam osteoporose, o que torna ainda menos confiável a obtenção de uma fixação interna estável. O cenário fica ainda mais complicado diante da reduzida possível capacidade de se conseguir a compra de parafusos bicondilares, por causa de interferência da prótese da ATJ. Figgie et al.[76] relataram não terem tido sucesso na fixação interna em 5 de 10 pacientes com fraturas periprotéticas do fêmur acima de uma ATJ, tratada com métodos tradi-

TABELA 23.17 RAFI de fraturas periprotéticas do terço distal do fêmur

Armadilhas potenciais e medidas preventivas	
Armadilhas	**Medidas preventivas**
Durante a cirurgia, observa-se que a prótese femoral tem uma caixa de ressecção óssea intercondilar fechada, impossibilitando a aplicação retrógrada da haste	Identificação pré-operatória da geometria da prótese femoral com base em registros cirúrgicos e radiografias prévios Projeção da incisura do joelho antes de iniciar a aplicação retrógrada da haste
Encurtamento axial da fratura	Comparar os comprimentos das pernas antes da cirurgia, com uma régua radiopaca A paralisia muscular pode ajudar na restauração do comprimento
Perda de redução entre a fresagem e a aplicação da haste	Recriar manobras reducionais utilizadas na obtenção da redução para aplicação de fio-guia para fresagem e introdução da haste
Alinhamento vicioso da fratura	O ponto e a trajetória iniciais estão colineares com o eixo longitudinal do fragmento distal da fratura Parafusos bloqueados são utilizados para obter e manter a colinearidade da haste com o eixo longitudinal do fragmento distal da fratura
Perda secundária do alinhamento da fratura	Usar parafusos bloqueados para ajudar a manter o alinhamento da fratura, especialmente em caso de osteoporose Usar vários parafusos bloqueados distais em ângulo fixo
Parafusos de bloqueio medial	Medir cuidadosamente o comprimento dos parafusos, sem confiar nas radiografias AP Confirmar o comprimento dos parafusos com uma projeção fluoroscópica *roll-over*
Dor no joelho causada por saliência da haste no interior da articulação	A haste deve ficar embutida; confirmar por visão direta e palpação, e também por uma verdadeira radiografia lateral Não se basear em uma radiografia AP do joelho para avaliar a posição da haste com relação à superfície articular

cionais de fixação por placa, e Merkel e Johnson[186] informaram resultados satisfatórios em apenas três de cinco pacientes com esse tipo de cenário. As sínteses tradicionais com placa de ângulo fixo, por exemplo, placas condilares de 95° e placas-lâmina, diminuem o risco da ocorrência de colapso em varo em fraturas do terço distal do fêmur, em comparação com o método tradicional de aplicação das placas não bloqueadas; contudo, placas condilares do tipo descrito têm uso limitado para fraturas sobre uma prótese de ATJ, em função da possível interferência do componente femoral. Em um cenário de fraturas supracondilares relativamente proximais, em que existe osso suficiente para o assentamento de uma placa, demonstrou-se que o uso de uma placa-lâmina condilar de 95°, com técnicas indiretas de redução, fornece bons resultados. Kolb et al.[139] aplicaram essa técnica em 21 casos, quatro dos quais foram suplementados com enxerto ósseo e três com cimento ósseo. Com exceção de uma fratura, ocorreu consolidação em todas as demais após o procedimento inicial e houve apenas um caso de alinhamento vicioso em varo.

Placas bloqueadas anatomicamente moldadas para o aspecto lateral do terço distal do fêmur têm possíveis vantagens na fixação de fraturas femorais supracondilares associadas a uma ATJ. Ao contrário das placas tradicionais de 95°, as bloqueadas oferecem não apenas uma, mas várias opções para parafusos distais em ângulo fixo. Ricci et al.[230] demonstraram que, no mínimo, dois desses parafusos bloqueados poderiam ser posicionados através do côndilo medial, apesar da presença do componente femoral da ATJ. Nos casos de bloqueio da fixação por parafusos bicondilares pela ATJ, foram utilizados parafusos bloqueados unicondilares. Essa combinação de parafusos bloqueados uni e bicondilares proporcionou excelente fixação distal. Na série de Ricci et al.,[230] todas as fixações foram bem-sucedidas. Outro estudo do mesmo grupo demonstrou que o tratamento de fraturas distais extremas – aquelas que se prolongam até o flange anterior do componente femoral da ATJ, ou mesmo além – com placas bloqueadas obteve resultados similares àqueles em fraturas mais proximais.[264] Esses resultados estão de acordo com os de outra série de fixação por placa bloqueada em fraturas nativas do terço distal do fêmur[247,249] isso sugere que a presença do componente femoral da ATJ tem pouco efeito no resultado das fraturas supracondilares do terço distal do fêmur tratadas com placas bloqueadas. O uso de parafusos bloqueados poliaxiais também mostrou resultados promissores (90% de consolidações) para essas fraturas, com a alegada vantagem de maior facilidade na inserção dos parafusos a fim de evitar a interferência do componente da ATJ.[72]

Embora a fixação por placa bloqueada tenha se tornado, atualmente, o método de rotina *de facto* para RAFI em muitos centros ortopédicos, ainda são preocupantes os percentuais de pseudartrose e insucesso do implante para esse método de fixação. Em uma série de 36 fraturas em pacientes com idade média de 73,2 anos tratados com placa bloqueada em dois centros traumatológicos, Hoffmann et al.[115] relataram a ocorrência de pseudartrose em 22,2% dos casos e falta de sucesso no implante em 8,3%. Eles observaram que a manipulação cirúrgica dos tecidos moles afetava o risco de pseudartrose. Os pacientes tratados com placa submuscular tiveram risco reduzido de pseudartrose, comparados aos tratados com uma abordagem lateral ampla. Ricci et al.,[230] em uma série de 22 pacientes tratados com placas bloqueadas no terço distal do fêmur, também demonstraram um percentual relativamente alto de pseudartrose (14%). Os três pacientes com pseudartrose eram diabéticos dependentes de insulina e obesos. Fulkerson et al.[85] também apresentaram alto percentual de complicações (33%) após o tratamento de 18 fraturas femorais supracondilares, que ocorreram sobre uma ATJ com uma placa bloqueada de primeira geração. Essas complicações incluíram: quebra de placa ($n = 1$), retardo de consolidação ($n = 2$), pseudartrose ($n = 2$) e afrouxamento de componente ($n = 1$). Por outro lado, Anakwe et al.[6] e Large et al.[150] não observaram pseudartroses em um total de 40 pacientes tratados com placa bloqueada; e Kolb et al.[138] informaram a ocorrência de apenas uma pseudartrose entre 19 pacientes, num seguimento médio de 46 meses.

Comparações diretas entre as modernas placas bloqueadas e o uso de hastes retrógradas demonstraram resultados similares para os dois métodos de tratamento. Uma revisão sistemática de 415 casos apresentou que tanto o uso da placa bloqueada como o da HIM retrógrada proporcionam resultados superiores, comparado ao emprego de placa não bloqueada convencional.[113] No geral, os percentuais de complicações foram: pseudartroses, 9%; insucessos na fixação, 4%; infecções, 3% e cirurgias de revisão, 13%. Constatou-se que o uso de hastes retrógradas oferece reduções relativas no risco para pseudartrose (87%) e cirurgia de revisão (70%), em comparação ao método tradicional de aplicação das placas não bloqueadas. O uso de placas bloqueadas (PB) demonstrou tendências não significativas para reduções de risco similares, em comparação com o uso de placas tradicionais (57% para pseudartroses, 43% para cirurgias de revisão). Outros estudos retrospectivos comparativos de PB ou HIM de fraturas periprotéticas do fêmur sobre uma ATJ obtiveram resultados variáveis. Hou et al.[117] informaram percentuais similares para pseudartrose (9% para PB e 6% para HIM) e consolidação viciosa (9% para PB e 11% para HIM) para os dois métodos, enquanto que Platzer et al.[217] observaram melhores percentuais de consolidação com HIM e melhor alinhamento após a aplicação de PB.[217]

Tendo em vista os simples percentuais de pseudartrose informados após o tratamento de fraturas periprotéticas do terço distal do fêmur com PB, não surpreende que exista uma ocorrência relatada paralela de insucesso no implante. Tal como acontece com todas as fraturas fixadas internamente, há uma disputa entre a consolidação da fratura e falha do implante. Nos casos de síntese com placa, o insucesso no implante pode ocorrer em uma dentre três zonas: a zona de fixação do fragmento distal, a zona da fratura (o chamado setor de trabalho da placa) ou a zona do fragmento proximal. Foi demonstrado que o fraco elo das sínteses com PB é a quebra da placa sobre a zona de fratura, ou problemas com parafusos no fragmento proximal, em até 33% dos casos.[113,220,230,264] Deve-se ter em mente que três dos quatro problemas com parafusos proximais, em uma série, ocorreram em casos com uso exclusivo de parafusos não bloqueados no fragmento de diáfise.[230] Esse estudo está entre os primeiros a descrever a fixação bloqueada "híbrida", em que parafusos não bloqueados e bloqueados foram utilizados na mesma síntese. Apenas um insucesso ocorreu entre os 14 casos nos quais parafusos bloqueados suplementaram a fixação não bloqueada na diáfise – um paciente com diabetes e obesidade, que evoluiu para pseudartrose asséptica.

A inserção de parafusos não bloqueados antes dos bloqueados em qualquer fragmento considerado durante a aplicação de uma PB por método híbrido permite que a placa seja empregada para auxiliar na redução, em que o contorno da placa ajudará a orientar a redução no plano coronal. Com o uso da técnica híbrida com PB, houve reduções viciosas em apenas dois de 22 casos (9%).[230] Esse percentual se compara favoravelmente com as reduções realizadas com o uso dos sistemas de fixação interna (p. ex., LISS) (6 a 20% de reduções viciosas), com os quais o uso exclusivo de parafusos bloqueados faz com que a redução não dependa do contorno da placa.[143,150,174,247,249]

Investigações biomecânicas sugerem que parafusos bloqueados na diáfise podem proteger contra esse tipo de defeito nos parafusos, especialmente em pacientes com osteoporose.[67,211]

Uso de hastes intramedulares em fraturas periprotéticas do terço distal do fêmur

O uso da HIM retrógrada evoluiu como opção terapêutica satisfatória para a fixação de fraturas femorais supracondilares não associadas a uma ATJ. Esse método de fixação é vantajoso, em função da natureza indireta da redução da fratura e associada minimização do rompimento dos tecidos moles em torno da fratura. No entanto, problemas na obtenção de uma fixação estável com HIM em pacientes com áreas metafisárias amplas e/ou osteopenia podem acarretar perda da fixação e consolidação

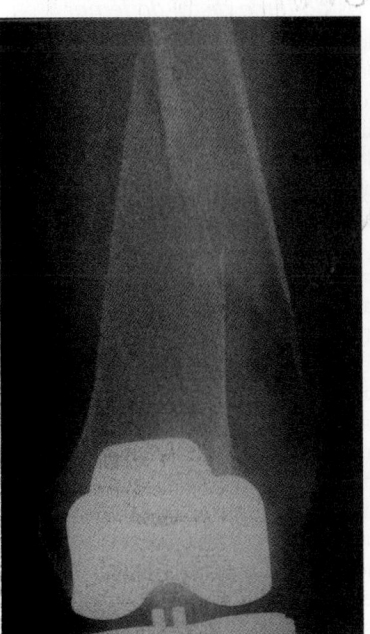
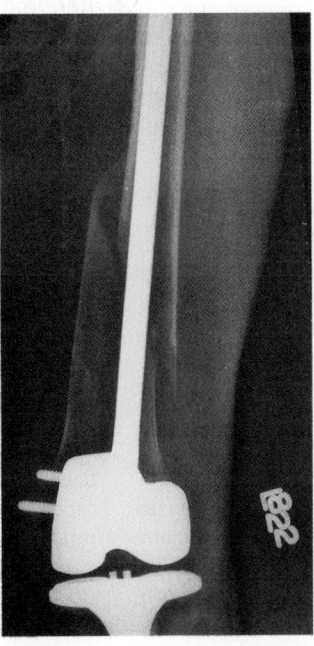
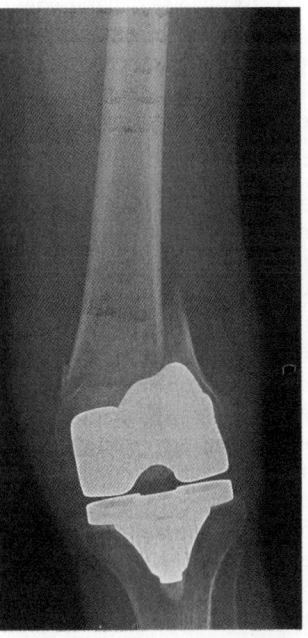

FIGURA 23.27 O uso de haste retrógrada em fraturas do terço distal do fêmur com regiões metafisárias amplas (**A**) incorre no risco de alinhamento vicioso (**B**). A técnica correta exige que a haste fique alinhada com os eixos dos fragmentos proximal e distal. O istmo do fêmur ajuda no alinhamento de hastes longas no interior do fragmento proximal, mas cabe ao cirurgião estabelecer o alinhamento no fragmento distal. Com a devida atenção aos detalhes, pode-se obter um alinhamento bem-sucedido, mesmo em casos de fraturas distais (**C**).

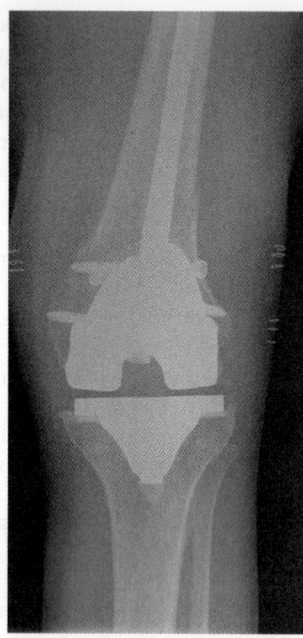

FIGURA 23.27 (*continuação*) Recomenda-se o uso de hastes com várias opções de bloqueio distal (**D**). (**C** e **D**, cortesia de Paul Tornetta, III, MD.)

TABELA 23.18 Aplicação de haste intramedular em fraturas periprotéticas do terço distal do fêmur

Lista de verificação para o planejamento pré-operatório

- Avaliação da prótese femoral: confirma-se a compatibilidade da prótese femoral com aplicação retrógrada da haste
- Mesa da SO: mesa radiolucente que permite a obtenção de imagens fluoroscópicas de todo o fêmur e joelho envolvidos e que, além disso, possibilita acesso desimpedido ao pé da mesa
- Posição/meios auxiliares de posicionamento: posição supina, com o uso de um triângulo radiolucente
- Localização da fluoroscopia: do lado oposto ao membro lesionado, com o monitor à cabeceira
- Equipamento: aplicação retrógrada da haste e dos implantes associados. O cirurgião deve contar com um afastador femoral
- Torniquete: pode ser empregado um torniquete estéril para obter a exposição distal, o ponto de partida e a instrumentação do fragmento distal. Normalmente, a fixação proximal requer a remoção de qualquer torniquete porventura aplicado
- Sangue: provas de tipagem e compatibilidade sanguínea no sangue periférico

viciosa.[4] Quando houver ATJ, também aumentam as dificuldades potenciais das hastes retrógradas em fraturas femorais supracondilares (Fig. 23.27). Conforme já foi descrito, alguns modelos de ATJ, por terem incisura intercondilar fechada ou estreita, não permitem o uso, ou limitam o diâmetro máximo, de hastes retrógradas, respectivamente. Além disso, o tipo específico de prótese pode não ser conhecido na ocasião da fixação da fratura. Nesses casos, talvez haja necessidade de abortar a abordagem cirúrgica anterior utilizada para a aplicação da haste retrógrada, em favor de uma abordagem lateral para fixação de placa, se o cirurgião se deparar com uma prótese que não permita acomodação. Apesar desses possíveis percalços, a HIM retrógrada pode ser aplicada com sucesso em fraturas periprotéticas femorais supracondilares, que possuam reserva óssea adequada, e é o método de tratamento de escolha de alguns autores (Figs. 23.27c e d).[91]

Planejamento pré-operatório para o uso de HIM em fraturas periprotéticas do terço distal do fêmur

Em geral, o planejamento para o uso retrógrado de hastes para fraturas periprotéticas do terço distal do fêmur segue as orientações descritas para o uso padrão de hastes retrógradas, constantes no Capítulo 53, Fraturas da diáfise do fêmur (Tab. 23.18). Idealmente, o tipo do componente femoral e as dimensões intercondilares devem ser identificados com base em registros cirúrgicos preexistentes, para garantir o possível uso de hastes retrógradas através da incisura intercondilar do componente femoral. Se não for possível obter tal documentação, fontes de referência podem ajudar na identificação do componente com base nos perfis radiográficos, proporcionando detalhes das dimensões da incisura intercondilar.[111] É muito raro que o cirurgião se depare inesperadamente com um componente femoral frouxo. Porém, se houver suspeita clínica de afrouxamento do componente, então o plano pré-operatório deverá levar em conta a contingência de revisão do componente, ou de substituição do terço distal do fêmur.

Posicionamento e abordagem cirúrgica para o uso de HIM em fraturas periprotéticas do terço distal do fêmur

O posicionamento do paciente, normalmente em supinação, e a abordagem cirúrgica para HIM de fraturas periprotéticas do terço distal do fêmur são basicamente idênticos ao que é realizado para a aplicação de hastes retrógradas em fraturas nativas do fêmur, conforme abordado no Capítulo 53 (Fraturas da diáfise do fêmur). É claro que é preciso levar em conta antigas incisões na área do joelho, decorrentes de artroplastia preexistente dessa articulação. Em geral, a incisão na linha média longitudinal, normalmente empregada para ATJ, está bem posicionada para a abordagem de rotina ao implante da haste retrógrada.

Técnica cirúrgica para o uso de HIM em fraturas periprotéticas do terço distal do fêmur

Conforme os procedimentos de aplicação de haste em qualquer osso longo, o primeiro passo fundamental para a aplicação retrógrada do implante em fraturas do terço distal do fêmur é assegurar-se da localização e trajetória do ponto de partida no fragmento distal (Tab. 23.19). A localização do ponto de partida está alinhada com o eixo longitudinal do fragmento distal, ou ligeiramente afastada dessa linha, dependendo da geometria da haste selecionada. Na projeção AP, normalmente, um ponto de partida localizado na linha axial central se situa numa posição imediatamente medial ao centro da incisura intercondilar. Na projeção lateral, o ponto de partida na linha axial central corresponde ao ápice da linha de Blumensaat, ou está numa posição imediatamente anterior à linha. Considerando que a maioria das hastes retrógradas apresenta uma flexão apical posterior em sua extremidade de ataque, o ponto de partida pode recair num local imediatamente posterior à linha axial central, na projeção lateral. Um aspecto exclusivo da aplicação de uma haste retrógrada em fraturas periprotéticas é a limitação imposta pela localização do componente femoral no espaço intercondilar. A localização do chanfro da prótese pode forçar a escolher um ponto de partida diferente dos pontos ideais discutidos acima.

A trajetória inicial deve estar alinhada com o eixo longitudinal do fêmur, tanto no plano sagital como no coronal. Considerando a frequente coexistência de osso osteopênico e das amplas áreas metafisárias na população de pacientes com fraturas peri-

TABELA 23.19 Aplicação de haste intramedular em fraturas periprotéticas do terço distal do fêmur

Etapas cirúrgicas

- Confirmar a caixa de ressecção óssea intercondilar aberta com projeção da incisura por meio de fluoroscopia radiográfica
- Confirmar que a paralisia muscular está completa
- Incisão cirúrgica na linha média e artrotomia parapatelar medial
- Aplicar o fio-guia inicial colinearmente ao eixo longitudinal do fragmento femoral distal da fratura
- Inserir a fresa rígida inicial sobre o fio-guia e ajustar a trajetória
- Reduzir a fratura com forças manuais (p. ex., tração longitudinal e cuidadosa manipulação com o uso de coxins estrategicamente posicionados), estar preparado para usar meios auxiliares, tais como parafusos bloqueados, um afastador femoral ou *joysticks* com pinos de Schanz
- Passar o fio-guia ao longo da fratura reduzida até um local sobre o trocanter menor
- Usar um profundímetro para determinar o comprimento da haste, em casos de fratura que não esteja com o comprimento apropriado.
- Fresar sobre o fio-guia até um diâmetro de 0,5 a 1,5 mm além do início da trepidação cortical no istmo do fêmur
- Selecionar a haste de tamanho adequado, com o diâmetro determinado medindo 1 a 1,5 mm a menos do que o maior diâmetro da fresa
- Montar a haste no cabo de inserção e confirmar o alinhamento das luvas de perfuração para os parafusos bloqueados:
  - Inserir a haste sobre o fio-guia
  - Confirmar a localização final da haste com radiografias fluoroscópicas, tanto proximalmente como distalmente
  - A confirmação da localização distal da haste, rebaixada além da margem articular, deve ser feita com visão direta, palpação e/ou verdadeiras radiografias laterais do joelho
- Confirmar redução angular satisfatória da fratura antes do bloqueio. Preparar-se para remover a haste e aplicar parafusos bloqueados, caso a redução não seja satisfatória
- Fazer vários bloqueios distais e assegurar-se de que os parafusos têm comprimento apropriado, para que não fiquem medialmente salientes
- Confirmar redução rotacional satisfatória da fratura e comprimento adequado
- Fazer bloqueio proximal

---

protéticas, uma fresa inicial passada dentro de uma trajetória ideal não será necessariamente uma garantia de que as fresas subsequentes ou a haste retrógrada seguirão a mesma trajetória. Portanto, o cirurgião deve estar preparado para utilizar técnicas suplementares que lhe assegurem um alinhamento adequado da haste no interior do fragmento distal. Preferimos usar parafusos bloqueados. Esses parafusos são aplicados no sentido anteroposterior para controle do alinhamento em varo/valgo, e no lateromedial para controle do alinhamento em flexão/extensão. Os parafusos bloqueados devem ser introduzidos em pontos relativamente próximos à fratura, para que possam afetar idealmente o alinhamento. É possível consultar detalhes técnicos adicionais sobre a aplicação retrógrada de hastes femorais e da aplicação de parafusos bloqueados em vários capítulos deste livro, tais como Capítulo 7 (Princípios da fixação interna), Capítulo 54 (Fraturas do terço distal do fêmur) e Capítulo 57 (Fraturas da tíbia e da fíbula).

Cuidados pós-operatórios para o uso de HIM em fraturas periprotéticas do terço distal do fêmur

Os pacientes são mobilizados o mais rápido possível após a cirurgia. Normalmente, o paciente terá permissão para a sustentação de peso protegida durante 4-6 semanas, após a aplicação de haste retrógrada em uma fratura cominutiva do terço distal do fêmur em pacientes com osteoporose – o cenário usual para fraturas periprotéticas dessa parte do osso.

A sustentação de peso pode ser iniciada mais rapidamente nos casos em que se tenha confiança na fixação distal e a qualidade do osso é boa. Em geral, o MPC se inicia na sala de recuperação e é mais bem tolerado se o joelho for descomprimido com um dreno de sucção. Os objetivos do MPC não devem estabelecer que um ADM completo do joelho possa ser realizada no início dos exercícios. Uma cuidadosa história do funcionamento do joelho antes da fratura ajudará a identificar objetivos razoáveis para o ADM e o funcionamento no pós-operatório. A progressão da sustentação de peso evoluirá com base nas evidências clínicas e radiográficas de uma cicatrização progressiva da fratura.

Armadilhas potenciais e medidas preventivas para o uso de HIM em fraturas periprotéticas do terço distal do fêmur

Uma das mais desanimadoras possíveis armadilhas da técnica de implante retrógrado de haste em fraturas periprotéticas do terço distal do fêmur é quando, inesperadamente, o cirurgião se depara com uma caixa de ressecção óssea intercondilar fechada ou estreita no componente femoral, que impede a passagem da haste retrógrada (Tab. 23.20). Certamente, é preferível prevenir essa situação, ao invés de tratá-la durante a cirurgia. Na ausência de documentação acurada do modelo de implante usado na artroplastia, o cirurgião poderá obter uma projeção de incisura no intraoperatório para confirmar a incisura intercondilar aberta. Quando houver situações de incerteza, o plano pré-operatório deverá levar em conta a contingência dos métodos de fixação alternativos, mais do que a haste retrógrada, além da imediata disponibilidade de todos os equipamentos e implantes.

No cenário de uma fratura periprotética, normalmente é difícil obter e manter um alinhamento satisfatório da fratura. Em muitos casos, a população de pacientes que sofrem dessa

TABELA 23.20 Aplicação de haste intramedular em fraturas periprotéticas do terço distal do fêmur

Armadilhas potenciais e medidas preventivas

Armadilhas	Medidas preventivas
Redução inadequada da fratura, normalmente em valgo	Avaliação intraoperatória do alinhamento da fratura com radiografias reais AP e lateral Comparação com as radiografias do membro contralateral Comparação clínica com o membro contralateral
Perda de fixação distal	Maximizar o número e o diâmetro dos parafusos bloqueados bicondilares no fragmento distal O cirurgião talvez tenha que recorrer a parafusos bloqueados unicondilares, caso os parafusos bicondilares estejam bloqueados pela prótese
Perda da fixação proximal	Usar uma placa longa, com oito ou mais orifícios abrangendo o fragmento proximal Fixar com dois parafusos, no mínimo, perto da fratura e dois longe dela
Biomecânica inadequada da síntese de fixação	Identificar o modo desejável de consolidação da fratura (primária ou secundária), e planejar uma síntese com mecânica apropriada

lesão apresenta osteoporose substancial, o que deixa a região metafisária do fragmento distal da fratura relativamente rarefeita e frequentemente sem a possibilidade de suportar uma trajetória adequada da haste. Mesmo quando o fio-guia inicial e o portal de abertura estão perfeitamente alinhados, a haste migra para uma trajetória diferente, causando alinhamento vicioso da fratura. Em tais casos, a aplicação de parafusos bloqueados ajuda a obter e manter uma posição apropriada da haste, centrada ao longo do eixo longitudinal do fragmento distal e, por sua vez, resulta em uma redução satisfatória da fratura. Com o uso de hastes retrógradas longas que abrangem o istmo do fêmur, raramente haverá problema com o alinhamento da haste no interior do fragmento proximal. O istmo, localizado na junção dos terços proximal e médio da diáfise do fêmur, serve para centralizar a haste no fragmento proximal. Quando há colinearidade entre a haste e o eixo longitudinal dos dois fragmentos, distal e proximal, a redução resultante será adequada com relação à posição em varo/valgo e em flexão/extensão. Pode ocorrer perda secundária da redução como resultado de uma fixação insatisfatória no interior do fragmento distal, graças também à presença de uma região substancialmente osteoporosa. Conforme descrito anteriormente, o uso de parafusos bloqueados pode ajudar a manter a redução, pois esses implantes estabilizam a haste em relação ao osso circunjacente. Quando parafusos bloqueados são utilizados com essa finalidade, é boa prática aplicar parafusos em ambos os lados da haste, medial e lateralmente, para o controle em varo/valgo e em flexão/extensão. Os parafusos bloqueados utilizados para controlar o alinhamento são posicionados apenas em um dos lados da haste, p. ex., lado lateral para o controle de deformidades em valgo e lado anterior ao controle de deformidades em extensão. Recomenda-se a aplicação do maior número possível de parafusos bloqueados (normalmente três ou quatro, dependendo do sistema selecionado para implantação da haste) em vários planos, a fim de dar sustentação à fixação distal no osso osteoporoso. Os parafusos bloqueadores devem ser bicorticais, de modo a capturar a força da cúpula cortical; contudo, deve-se ter o cuidado de evitar aqueles muito longos. Não se deve basear em radiografias AP para avaliar o comprimento dos parafusos, por causa da forma trapezoide do terço distal do fêmur. Um parafuso que esteja situado numa posição relativamente anterior nessa parte do osso (que tem a mesma largura dos côndilos femorais distais) irá realizar a protrusão de aproximadamente 1 cm ou mais pelo aspecto medial do terço distal do fêmur, causando dor. Uma mensuração cuidadosa do comprimento com um profundímetro e a confirmação do comprimento do parafuso com projeções fluoroscópicas oblíquas poderão ajudar a evitar esse possível problema. Da mesma forma que são necessárias projeções apropriadas para avaliar o comprimento dos parafusos bloqueados, projeções adequadas são solicitadas para avaliar a posição da extremidade distal da haste em relação à superfície articular da prótese. Mais uma vez, as projeções AP não devem ser utilizadas como bases. Uma projeção lateral do joelho real é necessária para se avaliar a posição da haste relativa à prótese do joelho. Mesmo com uma projeção lateral real, a confirmação de um posicionamento adequado da haste pode se tornar obstaculizada pela prótese radiopaca. Em tais cenários, a visão direta e/ou palpação devem ser utilizadas para assegurar-se de que não está ocorrendo demasiada saliência da extremidade da haste. Uma haste que está salientada no joelho poderá interferir com os movimentos patelofemorais ou mesmo lesionar o componente patelar.

Desfechos do uso de HIM em fraturas periprotéticas do terço distal do fêmur

A maioria dos estudos de fraturas periprotéticas femorais supracondilares tratadas com haste retrógrada tem o formato de pequenas séries retrospectivas. Em geral, os percentuais de consolidação informados são favoráveis, especialmente comparados às técnicas de fixação por placa bloqueada. No entanto, o risco de consolidação viciosa após o tratamento com haste retrógrada é alto.

Quatro pequenas séries (14 ou menos pacientes) de fraturas periprotéticas femorais supracondilares com haste retrógrada informaram 100% de consolidações.[41,91,104] Por ocasião da consolidação, o alinhamento é variável, pois esse é um dos principais desafios técnicos deste método de tratamento: Han et al. não observaram alinhamento vicioso superior a 10°. Esses autores deram atenção especial ao alinhamento, tendo utilizado fixação por cerclagem para melhorar a redução em três de oito casos, quando a redução fechada resultou em 5° ou mais de alinhamento vicioso.[104] Ocorreu condição viciosa de 35° em valgo, com a necessidade de revisão para uma ATJ com haste em 1 de 10 casos relatados por Gliatis.[91] Em outro estudo de 14 pacientes, relatou-se a ocorrência de desvio em valgo de 8 a 12° em três casos, extensão de 15° em um caso e translação posterior de 50% em outro.[41] O alinhamento vicioso observado nessas séries pode, em parte, estar relacionado ao uso de hastes curtas, as quais, por não se beneficiarem da estabilidade e do controle do alinhamento inerentes à passagem da haste pelo istmo do fêmur, não são atualmente recomendadas ao tratamento de fraturas do terço distal do fêmur.

Wick et al.[292] encontraram resultados comparáveis para tratamentos com haste retrógrada e placa bloqueada em fraturas periprotéticas do terço distal do fêmur em uma pequena série comparativa, em que cada uma tinha nove fraturas. Esses autores observaram que as placas bloqueadas eram preferíveis em pacientes com osteoporose.

Avanços recentes no desenho das hastes, que proporcionam vários engates em ângulos variados, podem fornecer melhor fixação do segmento distal; com isso, é possível expandir as indicações para essa técnica.

Revisão de artroplastia total do joelho para fraturas periprotéticas do terço distal do fêmur

Em pacientes com implantes frouxos associados a uma fratura supracondilar, normalmente considera-se uma revisão. Nesse cenário, defeitos ósseos, áreas de osteólise, presença de osteopenia e fragmentos periarticulares curtos são desafios a fim de obter uma bem-sucedida revisão de artroplastia. Em pacientes idosos, frequentemente, haverá a necessidade do uso de "megapróteses" para substituir o terço distal do fêmur, com o objetivo de reconstruir defeitos ósseos importantes. Para que sejam obtidos bons resultados, deve-se dar grande atenção a detalhes técnicos específicos; e o cirurgião responsável por tais reconstruções deve ter experiência tanto nas técnicas de artroplastia como no tratamento de fraturas. Em pacientes com implante frouxo ou história de dor no joelho precedente à fratura, a avaliação pré-operatória de rotina desses pacientes deverá incluir um hemograma completo com leucometria diferencial manual, VSE, sorologia para proteína C-reativa e punção aspirativa do joelho, para exclusão de infecção oculta.

Se houver disponibilidade, o cirurgião deverá ter acesso às notas cirúrgicas da artroplastia original. Isso é particularmente importante se estiver sendo contemplada uma revisão de componente isolada. Os modelos mais antigos de implantes talvez não ofereçam graus variáveis de restrição, ampliações, tamanhos de inserções de polietileno etc.; assim, problemas de compatibilidade poderão tornar imperiosa uma revisão completa da artroplastia. Incisões preexistentes e o estado dos tecidos moles devem ser circunferencialmente avaliados, e o quadro neurovascular do membro deve ser cuidadosamente documentado. As feridas são muito importantes ao redor do joelho, tendo em vista que a probabilidade de necrose do retalho e problemas com a ferida é muito maior em torno do joelho do que sobre o quadril. Deve-se tomar todo o cuidado para evitar pontes cutâneas estreitas e agudamente anguladas entre as incisões conectantes, e criar retalhos dermoepidérmicos durante a dissecção. Também deve se esforçar ao máximo para utilizar incisões preexistentes. No caso de ser necessária uma incisão diferente, deverá ser mantida uma separação apropriada das incisões, para que se conte com uma ponte cutânea adequada. A situação do mecanismo extensor é muito importante, tanto para o tratamento como para o prognóstico, tendo que ser determinada durante a avaliação.

A necessidade de uma revisão de ATJ secundária a uma fratura periprotética se tornou menos comum em nossa prática, com o advento dos dispositivos de fixação interna aprimorados, como, por exemplo, as placas bloqueadas. Normalmente, as revisões de artroplastias são exclusivas das fraturas sobre uma prótese frouxa, das fraturas com reserva óssea inadequada não permitindo uma fixação interna estável, ou para aquelas pseudartroses supracondilares recalcitrantes que exijam ressecção e implantação de uma megaprótese (Fig. 23.28). Cirurgiões responsáveis pelo tratamento de fraturas periprotéticas sobre uma ATJ devem ter a experiência e o apoio técnico necessários para realizar revisões de ATJ com hastes longas, ou revisões para uma megaprótese. Defeitos ósseos secundários à cominuição, existência de procedimentos prévios, presença de implante fraturado e presença de deformidade são ocorrências que, sem exceção, podem representar desafios técnicos para um resultado bem-sucedido.

É possível realizar revisões da ATJ com hastes femorais intramedulares que se prendem à diáfise e, simultaneamente, estabilizam a fratura. Também é possível usar hastes cimentadas; mas é preciso cautela, para que não ocorra extrusão de cimento no local da fratura. Pode-se aplicar enxertos homólogos estruturais com fixação por cerclagem com fio metálico a fim de reforçar a estabilidade proporcionada por uma prótese de haste longa. No entanto, é muito raro que o cirurgião se depare com uma reserva óssea inadequada para a fixação interna no terço distal do fêmur, mas adequada para uma revisão formal. A indicação ideal para uma revisão de ATJ com haste longa seria a presença de reserva óssea adequada num caso de fratura supracondilar, com um componente femoral visivelmente frouxo.[11,71,217]

Normalmente, a revisão de artroplastia é a escolha para fraturas em torno de implantes frouxos e para fraturas do terço distal do fêmur com fragmentos distais que não ofereçam oportunidade razoável para a fixação interna. Em geral, a revisão de componentes femorais exige o reforço metálico, em função da inevitável deficiência óssea associada à remoção do componente. Hastes devem ser utilizadas rotineiramente, e é recomendável que a haste se prenda à diáfise do fêmur, tanto por razões de alinhamento como de fixação. Podem ser utilizadas luvas metafisárias e cones metálicos trabeculares comercializados para o tratamento de defeitos metafisários muito espaçosos. Esses tipos de implantes carecem de dados publicados a respeito de seus resultados, mas realmente oferecem maiores opções para a revisão, inclusive uma combinação de fixação cimentada e não cimentada e opções modulares que permitem maior restrição e implantes de hastes aco-

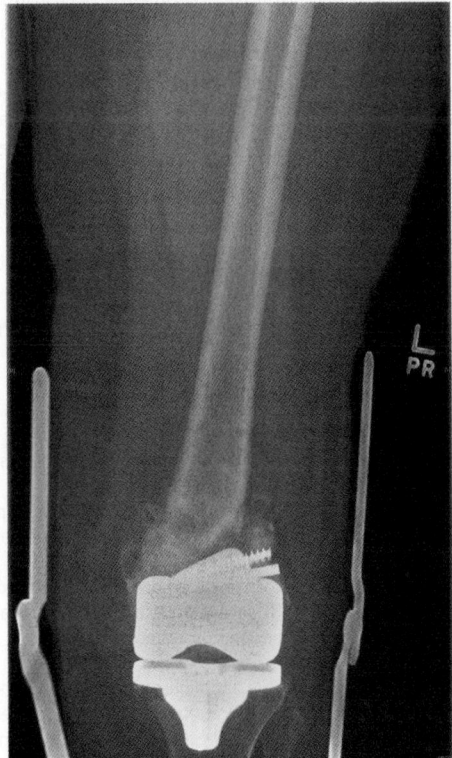
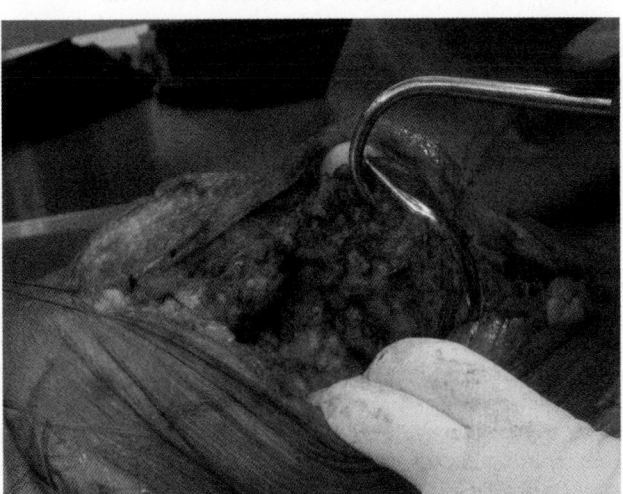

FIGURA 23.28 A: Radiografia de pseudartrose em fratura periprotética do terço distal do fêmur. **B:** Fotografia intraoperatória ilustrando grande perda de tecido ósseo.

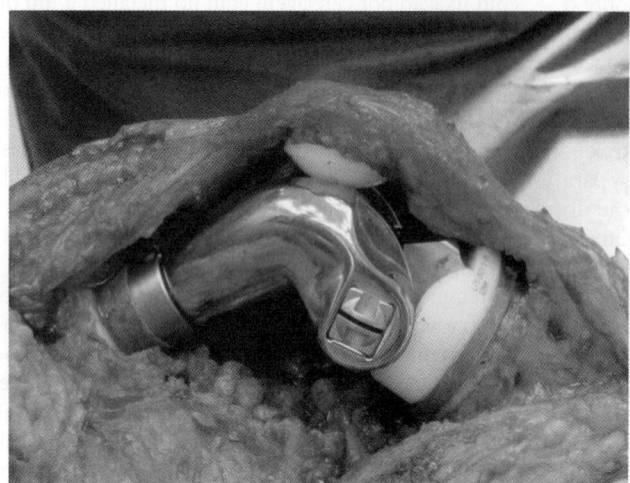
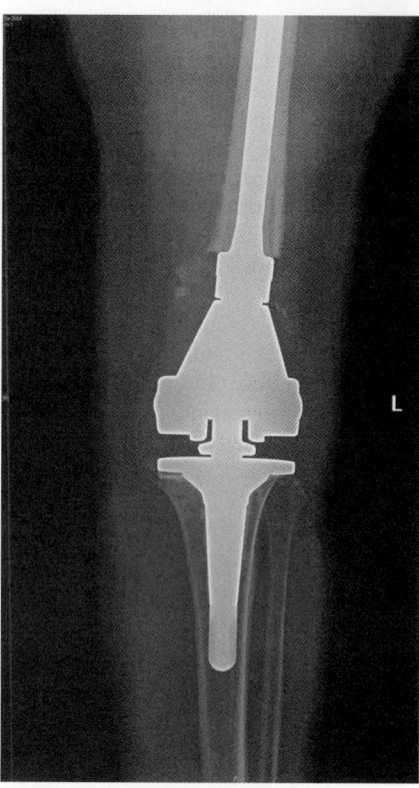

FIGURA 23.28 (*continuação*) **C, D:** Esse paciente foi tratado com substituição da parte distal do fêmur. (Cortesia de Hari Parvataneni, MD.)

plados à fixação metafisária. Essas sínteses híbridas oferecem maior longevidade, em comparação com os modelos apenas cimentados. É importante contar com implantes com aumento na restrição em varo-valgo e articulados, pois é comum a ocorrência de insuficiência ligamentar nesse cenário. Mais comumente, em casos de fratura do terço distal do fêmur sobre um implante frouxo, simplesmente não há osso suficiente que permita uma revisão tradicional, mesmo com o uso das hastes de encaixe diafisário. Essa situação não é rara no paciente idoso e com pouco tratamento. Nesses casos, faz-se a implantação de uma megaprótese modular (substituição do terço distal do fêmur). O cirurgião deve fazer uma cuidadosa dissecção do osso femoral distal residual, para que não ocorra lesão vascular. Podemos contar com vários segmentos modulares para o tratamento da perda de osso metafisário em decorrência de cominuição; ainda assim, tais segmentos permitem a restauração de um comprimento apropriado da perna, alinhamento do membro e estabilidade do joelho. Normalmente, em tais circunstâncias, utiliza-se a fixação cimentada.

Planejamento pré-operatório, posicionamento, abordagens cirúrgicas e técnica cirúrgica para revisão de ATJ nos casos de fraturas periprotéticas do terço distal do fêmur

O planejamento da incisão é essencial para prevenir problemas de necrose cutânea ou com a ferida (Tabs. 23.21 e 23.22). Uma prévia incisão deverá ser utilizada caso seja possível e permita abordagens mais extensas. No caso da necessidade de outra incisão, deverá ser mantida uma ponte cutânea apropriada. Se a incisão cirúrgica contatar ou cruzar outra incisão, a área de junção não deverá ter um ângulo muito agudo. Os retalhos cutâneos devem ser do tipo dermoepidérmico. Deve-se preservar um retalho capsular anteromedial do tipo dermoepidérmico com o objetivo de diminuir o risco de problemas de cicatrização da ferida nessa área.

O mecanismo extensor deve ser protegido e continuamente avaliado quanto ao risco de ruptura. As goteiras medial e lateral devem ser recriadas. As cicatrizes peripatelar e infrapatelar devem ser excisadas para mobilização do mecanismo extensor. Deve-se fazer um corte do quadríceps ou uma osteotomia da tuberosidade da tíbia, em caso de tensão indevida no mecanismo extensor, ou diante de uma exposição inadequada.

Assim que o cirurgião tenha obtido uma exposição adequada, deverá ser determinada a reserva óssea tibial e femoral e o estado dos colaterais. Nesse ponto, são tomadas as decisões sobre fixação metafisária/diafisária combinada, o comprimento das hastes necessárias, as ampliações e a necessidade de luvas metafisárias e megaprótese.

TABELA 23.21 Revisão de artroplastia total do joelho para fraturas periprotéticas do terço distal do fêmur

Lista de verificação para o planejamento pré-operatório
• Mesa da SO: radiolucente
• Posição/meios auxiliares de posicionamento: coxins aplicados no joelho para operar em flexão média e completa
• Fluoroscopia: costuma ser necessária para a remoção dos implantes ou para confirmar que os fatores de concentração da tensão foram contornados
• Equipamento: equipamento de remoção dos implantes, osteótomos flexíveis, furador de alta velocidade, curetas e opções apropriadas de implantes, inclusive opções de hastes, restrição de implantes, opções de reserva
• Torniquete (estéril/não estéril): o torniquete deve ser estéril para substituições do terço distal do fêmur ou para qualquer procedimento que necessite de exposição até a região proximal da coxa. Em outras circunstâncias, usar torniquete não estéril
• Confirmar incisão e conflitos prévios com a ferida, bem como os exames para infecção

TABELA 23.22 Revisão de artroplastia total do joelho para fraturas periprotéticas em torno do joelho

Etapas cirúrgicas
• Planejamento e posicionamento da incisão: retalhos dermo-epidérmicos completos
• Abordagem estendida: corte do quadríceps ou osteotomia da tuberosidade da tíbia, em caso de necessidade
• Avaliar os ligamentos colaterais para determinar o nível de restrição necessário: seria necessária uma prótese articulada com megaprótese que remove os ligamentos colaterais
• Avaliar a reserva óssea para estabelecer se há a necessidade de fixação metafisária, diafisária ou combinada: usar ampliações, manguitos, hastes e/ou megaprótese, conforme o que for necessário
• Preservar o componente tibial, a menos que esteja visivelmente frouxo
• Pode haver necessidade tanto de revisão do componente femoral quanto do tibial, caso seja usada restrição adicional
• A rotação femoral deve ser marcada no fêmur remanescente antes da remoção da parte distal do fêmur. A linha articular pode ser restaurada, mediante referência à patela
• O teste com implante provisório deve ser feito cuidadosamente, para que se possa avaliar a tensão dos tecidos moles, a linha articular, a estabilidade do intervalo de flexão, a trajetória da patela e a possibilidade de fechar a luva de tecido mole

TABELA 23.23 Revisão de artroplastia total do joelho para fraturas periprotéticas do terço distal do fêmur

Armadilhas potenciais e medidas preventivas	
Armadilhas	Medidas preventivas
Necrose cutânea	Planejamento cuidadoso da incisão Retalhos cutâneos dermoepidérmicos completos Restrição da flexão pós-operatória, caso seja necessário
Exposição inadequada	Recriação de calhas, excisão do tecido cicatricial peripatelar e infrapatelar Corte do quadríceps ou osteotomia de tuberosidade da tíbia
Opções de fixação inadequadas	Cuidadoso planejamento pré-operatório e seleção do implante Disponibilidade de luvas metafisárias, hastes, ampliações e/ou megaprótese
Instabilidade	Planejamento das opções adequadas de restrição, inclusive opções de restrição em varo/valgo e prótese articulada. Dar especial atenção à frouxidão em flexão

Normalmente, o componente patelar deve ser preservado, a menos que esteja frouxo ou defeituoso. Se uma megaprótese for solicitada, o cirurgião deverá fazer a dissecção subperiosteal do osso a ser removido para segurança e também para preservar um bom invólucro de tecido mole. O nível da linha articular deve ser determinado com base na posição da patela. A rotação femoral e tibial deve ser marcada na diáfise remanescente, antes da remoção da metáfise.

Um teste deve ser realizado para avaliar a tensão do tecido mole, a posição da linha articular, o trajeto da patela, a estabilidade dos espaços e a tensão do invólucro de tecido mole. Se os testes forem muito volumosos e o fechamento se mostrar difícil, a escolha de um implante menor e o encurtamento da síntese podem ajudar no fechamento.

Se for utilizada técnica cimentada, os implantes devem ser cimentados em fases separadas, com o objetivo de possibilitar melhor controle da posição do implante. Nos casos em que apenas na diáfise a fixação é do tipo não cimentado, o uso de cerclagem com fios metálicos na abertura ajudarão a evitar a propagação da fratura.

O torniquete deve ser deflacionado e deve-se obter hemostasia antes da oclusão, com o intuito de reduzir hematomas nos grandes espaços potenciais.

Após o fechamento, a pele deve ser cuidadosamente examinada em extensão e em flexão, para avaliação da vascularização.

Cuidados pós-operatórios após a revisão de ATJ para fratura do terço distal do fêmur

A sustentação de peso dependerá da qualidade e estabilidade da fixação. Os exercícios de ADM devem ser restringidos até que esteja claro que a ferida apresenta boa vascularização e está cicatrizando adequadamente. Uma órtese articulada para o joelho pode proporcionar proteção externa adicional durante o período de recuperação, enquanto o paciente recupera a força e melhora a marcha.

Armadilhas potenciais e medidas preventivas após revisão de ATJ para fratura do terço distal do fêmur

A revisão de artroplastia é um procedimento exigente, com possíveis problemas em vários estágios (Tab. 23.23). Em um cenário de fratura periprotética, o invólucro de tecido mole pode ficar comprometido, ainda mais do que no cenário de uma revisão de rotina. É preciso muito cuidado para que não ocorra necrose cutânea, mediante um cuidadoso planejamento das incisões e pelo uso de uma técnica cirúrgica meticulosa. Como ocorre com qualquer revisão de ATJ, exposição adequada e recriação dos planos teciduais das calhas medial e lateral normais facilitam a remoção dos componentes e a implantação, maximizam o potencial do ADM e minimizam a necessidade de excessiva retração dos tecidos moles. A fixação estável dos componentes pode depender de dispositivos especializados, por exemplo, luvas metafisárias, ampliações, hastes longas e componentes com grande restrição ou articulados e/ou megapróteses. O cirurgião deverá contar com um complemento dessas opções de fixação.

Desfechos da revisão de artroplastia total do joelho para fraturas periprotéticas do terço distal do fêmur

A maior parte dos dados clínicos, que avaliam os resultados de uma revisão de artroplastia simultânea com fixação por haste intramedular de uma fratura supracondilar, foi coletada dos tratamentos de pseudartroses no terço distal do fêmur nessas condições. Kress et al.[144] informaram sobre uma pequena série de pseudartroses no joelho, tratadas com sucesso com revisão e hastes femorais não cimentadas, com enxerto ósseo. Esses autores obtiveram consolidação em 6 meses.

"Megapróteses" para substituição do terço distal do fêmur têm sido utilizadas a fim de salvar casos malsucedidos de fixação interna de fraturas periprotéticas femorais supracondilares. Os resultados ao longo prazo da prótese articulada rotatória cinemática para ressecções oncológicas na área do joelho têm sido satisfatórios, com sobrevida de 10 anos de aproximadamente 90%. À medida que seu sucesso vai se tornando mais previsível, as indicações para megapróteses estão se ampliando. Pacientes idosos com pseudartroses supracondilares periprotéticas refratárias, ou com fraturas recentes com reserva óssea inadequada para a fixação interna, são candidatos moderados para megapróteses. Davila et al.[55] relataram uma pequena série de pseudartroses supracondilares no terço distal do fêmur tratadas com megapróteses em pacientes idosos. Eles demonstraram que uma megaprótese cimentada nessa população de pacientes permite um rápido retorno à deambulação e às atividades da vida diária. Freedman et al.[83] realizaram substituições do terço distal do fêmur em cinco pacientes idosos com fraturas recentes, e relataram quatro resultados bons e um insatisfatório, em decorrência de infecção. Os quatro pacientes com bons resultados readquiriram a deambulação em menos de 1 mês e exibiram um arco de movimento médio de 99°. Todos os pacientes apresentavam um certo grau de queda de extensão.

No caso de um paciente mais jovem e ativo, uma composição de enxerto homólogo-prótese pode ser a melhor alternativa. A reconstrução do terço distal do fêmur com esse tipo de solução, por proporcionar uma interface biológica, pode ajudar na restauração da reserva óssea e, possivelmente, facilitar uma futura revisão.[45,71] Kraay et al.[142] descreveram uma série de reconstruções com enxerto homólogo-prótese para o tratamento de fraturas supracondilares em pacientes com ATJ. Com um seguimento de, no mínimo, 2 anos, o escore médio do instrumento *Knee Society* foi de 71 e a média do arco de movimento, 96°. No seguimento, todos os componentes femorais se apresentavam com boa fixação. Os resultados desse estudo sugerem que grandes compostos de enxertos homólogos segmentares-protéticos para o terço distal do fêmur podem se constituir em um método de tratamento razoável nesse cenário.

MÉTODO DE TRATAMENTO PREFERIDO PELO AUTOR PARA FRATURAS PERIPROTÉTICAS DO TERÇO DISTAL DO FÊMUR

Como ocorre com a maioria das fraturas periprotéticas, normalmente o primeiro ramo da árvore de decisão se situa na determinação da estabilidade da prótese existente (Fig. 23.29). Quando uma fratura do terço distal do fêmur envolve uma prótese frouxa, indica-se a revisão da artroplastia. Em função da escassez de inserções fundamentais de tecido mole nessa região anatômica, uma substituição do terço distal do fêmur é nosso tratamento de escolha para essas fraturas. Essas próteses proporcionam estabilidade adequada por meio de seus mecanismos limitadores embutidos; além disso, sua inserção é tecnicamente simples para o cirurgião com prática nessa técnica. Elas permitem a imediata sustentação de peso e, portanto, possibilitam uma reabilitação precoce; além disso, seus resultados são razoáveis. No entanto, os percentuais de longevidade e de complicações associadas à substituição do terço distal do fêmur não se comparam favoravelmente com a fixação de fraturas do terço distal do fêmur sobre implantes estáveis.

Tanto RAFI como HIM são boas opções para o tratamento de fraturas do terço distal do fêmur sobre os componentes femorais estáveis e em bom funcionamento. A decisão entre essas opções toma por base o tamanho dos fragmentos fraturados, a morfologia do componente da artroplastia femoral e a preferência do cirurgião. Quando o fragmento distal da fratura é tão pequeno a ponto de se suspeitar do seu controle com uma haste retrógrada, sugere-se uma RAFI. A técnica de HIM é exclusiva para casos em que o fragmento distal se estende até a região diafisária, mas reconhecemos que é razoável levar em consideração essa opção em todos os casos em que o fragmento distal tem pelo menos um comprimento suficiente para permitir a aplicação de dois a três parafusos bloqueadores distais. Outra exigência absoluta para o uso de haste é a presença de uma prótese com incisura intercondilar aberta. A fixação por placa lateral bloqueada é nosso método preferido para qualquer fratura confinada à região metafisária distal, mesmo nos casos de fraturas que se prolongam para além dos confins do flange anterior do componente femoral. Nossos resultados de RAFI para fraturas extremamente distais são parecidos com aqueles para fraturas mais proximais, com fragmentos distais mais compridos. No entanto, em certos casos individuais, consideramos a substituição do terço distal do fêmur por essas fraturas extremamente distais.

FRATURAS PERIPROTÉTICAS DA PATELA

Diversos fatores orientam o tratamento das fraturas periprotéticas da patela. Os seguintes aspectos, sem exceção, devem ser levados em consideração: a integridade e trajetória do mecanis-

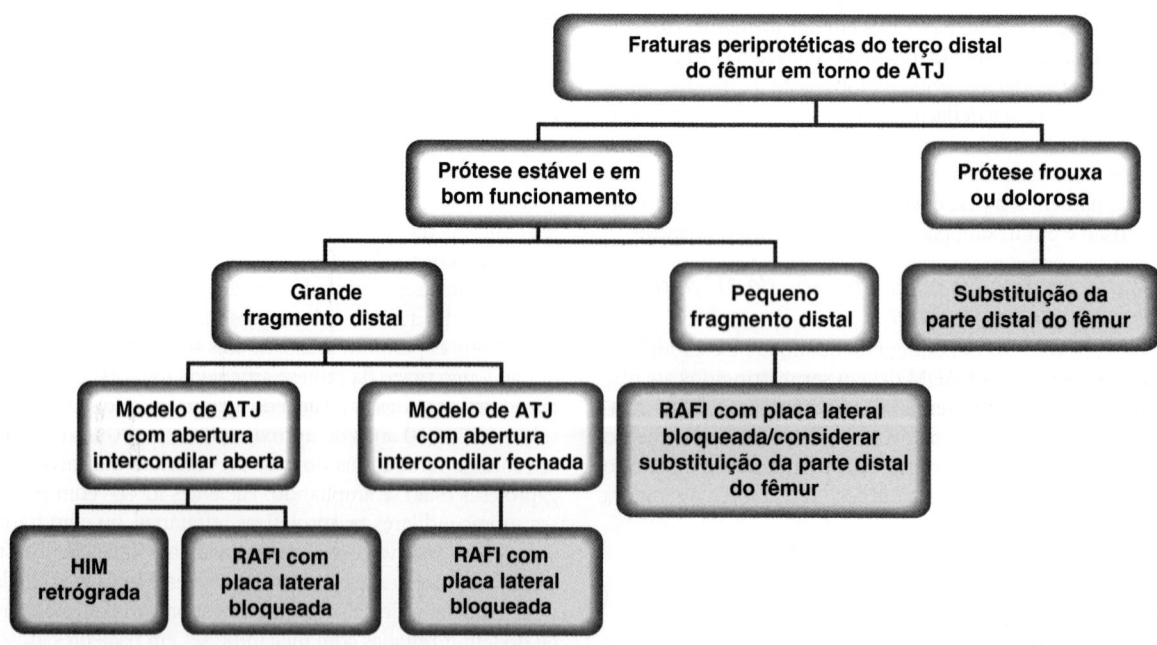

FIGURA 23.29 Algoritmo que descreve o método de tratamento preferido pelo autor para fraturas periprotéticas do terço distal do fêmur.

mo extensor, as localizações e o desvio da fratura, a estabilidade do implante e a reserva óssea remanescente disponível. Como ocorre com o tratamento de outras fraturas periprotéticas, a determinação do método ideal pode ser tarefa complexa; além disso, o tratamento da fratura pode oferecer dificuldades. Uma clara visão dos objetivos finais do tratamento, normalmente a restauração do mecanismo extensor e, pelo menos, o retorno aos níveis basais de funcionamento e de dor, ajudam a definir o esquema terapêutico ideal para cada caso. As opções de tratamento incluem: tratamento conservador, RAFI, ressecção do componente e patelectomia (parcial ou completa).

Incidência, fatores de risco e prevenção de fraturas periprotéticas da patela

A fratura patelar é a segunda mais frequente entre as fraturas periprotéticas na área da articulação do joelho e, diante da natureza crítica do mecanismo extensor para o funcionamento do joelho, em última análise, essas fraturas são significativas para o sucesso da artroplastia. Em geral, as fraturas da patela ocorrem no pós-operatório, tanto na patela com ou sem recapeamento.[3,36,253] Uma análise das fraturas ao redor das ATJ do Registro de Articulações da Clínica Mayo, publicado em 1999, indicou que fraturas pós-operatórias da patela ocorreram em 0,7% dos casos após uma ATJ (n = 16.906) e em 1,8% dos casos em seguida a uma revisão de ATJ (n = 2.904).[16] As únicas fraturas patelares no período do intraoperatório aconteceram durante revisões de ATJ em 8 de 2.904 casos. Esses dados devem ser interpretados com cautela, pois não incluem as fraturas pós-operatórias tratadas em outras instituições (não na Clínica Mayo); além disso, não foi apresentada a duração do seguimento. Diversas outras séries publicadas indicam que a frequência de fraturas periprotéticas da patela chega a 21% com as revisões de ATJ.[11,56,209,232,277]

Os fatores etiológicos relacionados a fraturas periprotéticas da patela podem ser sistêmicos ou locais. Já os fatores de risco sistêmicos não são exclusivos dessas localizações anatômicas; portanto, são similares àqueles para outros tipos de fraturas periprotéticas. Entre tais fatores, está incluída a osteopenia em função de uma variedade de causas. Pacientes com AR, especialmente os que estão sendo tratados com corticosteroides, estão em risco particularmente alto para fratura em torno de uma ATJ.[20,30,114] Em uma revisão da literatura, Chalidis et al.[36] verificaram que apenas 11,68% de 539 fraturas descritas estavam diretamente associadas a um trauma. As fraturas restantes ocorreram espontaneamente, e a maioria delas aconteceu durante os primeiros 2 anos após a artroplastia. Os fatores etiológicos específicos para a patela são: modelo do componente, ressecção excessiva do osso, alinhamento do membro e da prótese e presença ou ausência de liberação lateral.[26,31,75,92,110,232] As fraturas intraoperatórias, embora muito raras, podem ocorrer nos casos do uso agressivo de pinças no componente patelar, na ressecção óssea que deixa menos de 10 a 15 mm de osso em um cenário de revisão de artroplastia, e em casos que contam com reserva óssea remanescente insatisfatória. A desvascularização da patela em decorrência da liberação do retináculo lateral pode ser um fator de risco para uma fratura subsequente, bem como para o insucesso no tratamento de uma futura fratura. Tria et al.[277] relataram que as 18 fraturas da patela em uma série de 504 ATJ primárias estavam associadas a uma prévia liberação lateral. Nessa série, 4% dos pacientes com liberação lateral (n = 413) sofreram subsequentemente fratura da patela, em comparação com 0% naqueles sem liberação lateral (n = 91). A associação da liberação lateral e da fratura foi significativa. No entanto, Ritter e Campbell[232] chegaram a resultados opostos. Nessa série, a vasta maioria dos 555 pacientes não passou por uma liberação lateral (n = 471). Ocorreram fraturas em 1,2% dos casos com liberação lateral e em 3,6% dos casos não tratados com essa prática. Esses resultados conflitantes, ambos oriundos de grandes séries, tornam difícil determinar se a liberação lateral deve ser considerada como um fator de risco independente para fratura da patela. Quaisquer defeitos ósseos prévios, tais como aquele decorrente de locais doadores de enxerto de osso-tendão patelar-osso utilizado para reconstrução de ligamento, são fatores de risco potenciais adicionais para fratura da patela.

Classificação das fraturas periprotéticas da patela

São muitos os esquemas de classificação utilizados para fraturas periprotéticas da patela.[92,119,205] Em uma ampla revisão da literatura, Chalidis et al.[36] verificaram que o esquema de classificação de Ortiguera e Berry[205] era o mais frequentemente utilizado na literatura pesquisada. Essa classificação leva em conta a integridade do mecanismo extensor, o estado do componente patelar (com boa fixação *versus* frouxo) e a quantidade de reserva óssea disponível (Tab. 23.24). As fraturas do tipo I apresentam mecanismo extensor intacto e implante estável; as do tipo II exibem ruptura do mecanismo extensor com ou sem um implante estável; e as do tipo III possuem um mecanismo extensor intacto e um implante frouxo. Nas fraturas do tipo III, o subtipo A possui reserva óssea restante razoável e o subtipo B tem pouca reserva óssea. Entre as 265 fraturas classificadas com esse sistema encontradas na literatura, aproximadamente 50% tinha sido enquadrada no tipo III e o restante se dividia quase que igualmente entre os tipos I e II.[36]

Tratamento das fraturas periprotéticas da patela

Habitualmente, o tratamento conservador é adequado na maioria dos pacientes com fraturas periprotéticas da patela. Quando o mecanismo extensor se encontra intacto e mesmo em alguns casos em que esse mecanismo não está intacto, é recomendável um tratamento conservador. O tratamento cirúrgico de fraturas periprotéticas da patela é normalmente exclusivo das perturbações da integridade do mecanismo extensor, um componente patelar frouxo, e para trajetórias patelares viciosas.

Quando houver reserva óssea adequada (mais de 10 mm), a revisão do componente patelar é uma opção a se pensar. Fraturas por avulsão do polo proximal ou distal estão passíveis ao reparo por sutura, mas uma deficiência óssea grave geralmente tor-

TABELA 23.24 Classificação de Ortiguera e Berry para fraturas periprotéticas da patela[205]

Classificação	Tipo I	Tipo II	Tipo IIIa	Tipo IIIb
Mecanismo extensor	Intacto	Com ruptura	Intacto	Intacto
Fixação do implante	Boa fixação	Boa fixação ou frouxo	Frouxo	Frouxo
Reserva óssea	Não especificado	Não especificado	Razoável	Insatisfatória

na obrigatória uma artroplastia de ressecção patelar, com patelectomia parcial ou completa. Recentemente, descreveu-se uma nova técnica reconstrutiva ao tratamento das fraturas do tipo IIIB, àquelas com perda de massa óssea e com o componente frouxo.[7] Nessa técnica, são utilizados vários pinos de Steinmann com o objetivo de reduzir e estabilizar a patela, que também funcionam como um "andaime" para o enxerto ósseo, e um botão patelar é cimentado na síntese.

Desfechos para fraturas periprotéticas da patela

Os resultados do tratamento cirúrgico de fraturas periprotéticas da patela são mínimos. Em muitos relatos, a opção de RAFI com a técnica de banda de tensão ou com a aplicação de cerclagem com fios metálicos resulta em pseudartrose (Fig. 23.30), em um alto percentual de pacientes, que globalmente chega a 92%.[26,36,43,93,119,132,205,251] Embora ocasionalmente uma união fibrosa possa restaurar as funções do mecanismo extensor de forma indolor, pode-se esperar por resultados sofríveis em casos de pseudartrose. Os fragmentos da fratura, relativamente pequenos e avascularizados, oferecem pouco potencial de consolidação, que pode ser negativamente influenciada pela dissecção cirúrgica, podendo acarretar pseudartrose e infecção. Portanto, o tratamento conservador não é uma opção desproposital, mesmo diante de um mecanismo extensor comprometido. Entende-se que a presença de fratura e de um implante frouxo está associada a elevados percentuais de complicação, independentemente do método de tratamento escolhido. Normalmente, essas situações levam à cirurgia para remoção ou revisão do componente.

O funcionamento do joelho entre todos os pacientes tratados para fratura periprotética da patela revela uma queda do extensor de não mais de 10° e uma limitação de aproximadamente 20 a 30° de flexão na maioria dos pacientes.[36] No entanto, o funcionamento é altamente variável e está relacionado ao estado final do mecanismo extensor.

Armadilhas potenciais e medidas preventivas para tratamento de fraturas periprotéticas da patela

Possivelmente, a maior armadilha potencial seja representada pelas indicações cirúrgicas demasiadamente agressivas para fraturas periprotéticas da patela. Essas fraturas apresentam altos percentuais de complicações associadas ao tratamento cirúrgico. Portanto, no mínimo, o tratamento conservador deve ser vigorosamente considerado para praticamente todas essas fraturas.

> **MÉTODO DE TRATAMENTO PREFERIDO PELO AUTOR PARA FRATURAS PERIPROTÉTICAS DA PATELA**
>
> As fraturas da patela se encontram entre as fraturas periprotéticas de mais difícil tratamento (Fig. 23.31). O tratamento cirúrgico está associado aos percentuais relativamente altos de pseudartrose e infecção; e o tratamento conservador pode exigir imobilização prolongada, sem tratar dos componentes frouxos. Tendemos a nos inclinar para o tratamento conservador dessas fraturas, a menos que o desvio seja muito intenso, ou se o componente estiver tão frouxo que poderá sofrer desalojamento. Em alguns casos, é prudente optar por um protocolo terapêutico estadiado que trate uma fratura periprotética da patela associada a um componente frouxo sequencialmente, e não simultaneamente. Essa estratégia pode evitar

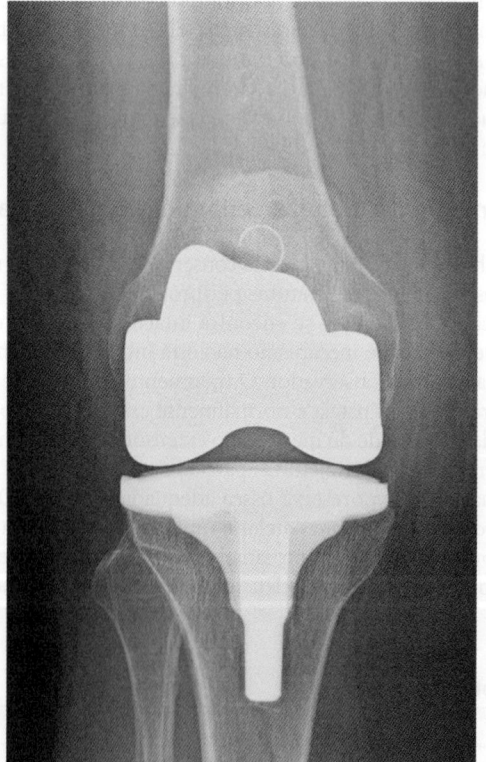
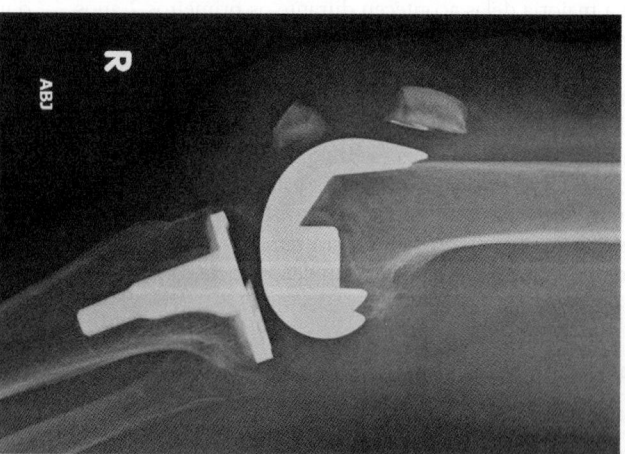

FIGURA 23.30 Fratura periprotética recente da patela (**A, B**) tratada com fio de Kirschner e sutura em banda de tensão resulta em desvio secundário e pseudartrose (**C, D**).

(continua)

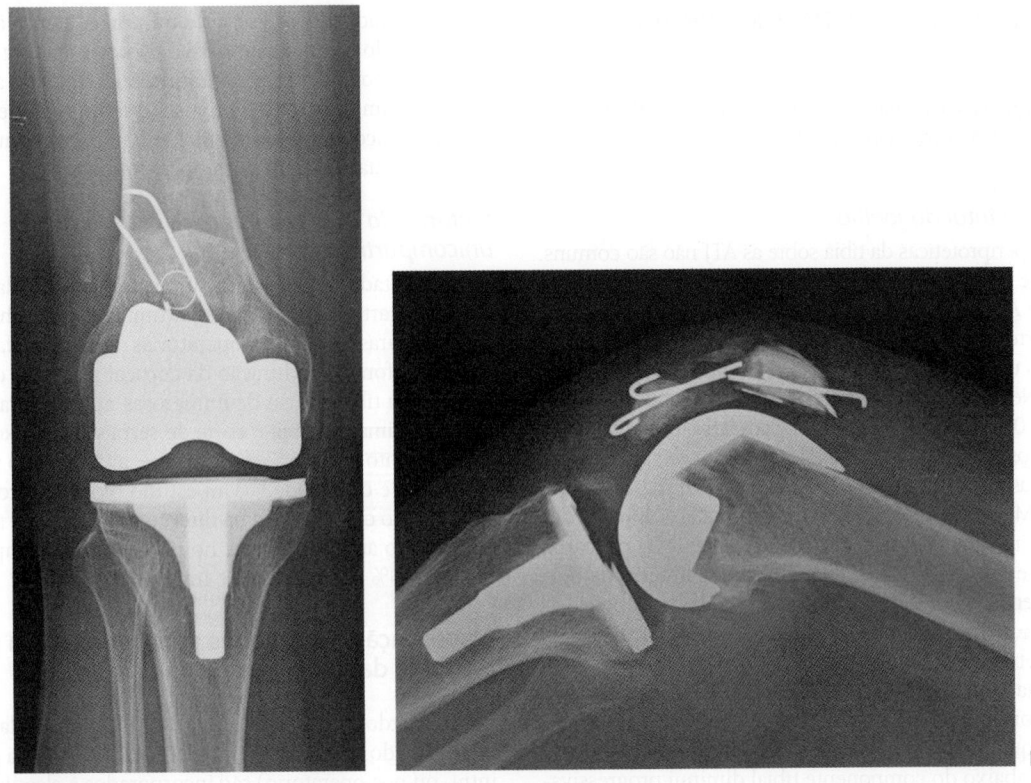

FIGURA 23.30 (continuação)

importantes complicações. O tratamento conservador da fratura até a sua consolidação, seguido pelo tratamento cirúrgico do componente frouxo, se for sintomático, é uma estratégia que demora mais para se completar, mas que, em última análise, poderá resultar em poucas complicações. Se a opção for pelo tratamento operatório imediato em face de um componente estável, é estabelecido um limite baixo para excisão dos fragmentos de dimensões pequenas/moderadas dos polos superior ou inferior, com reparo (por sutura) do tendão associado ao osso remanescente. A patelectomia é o nosso tratamento cirúrgico de escolha aos casos com uma prótese frouxa e reserva óssea insuficiente.

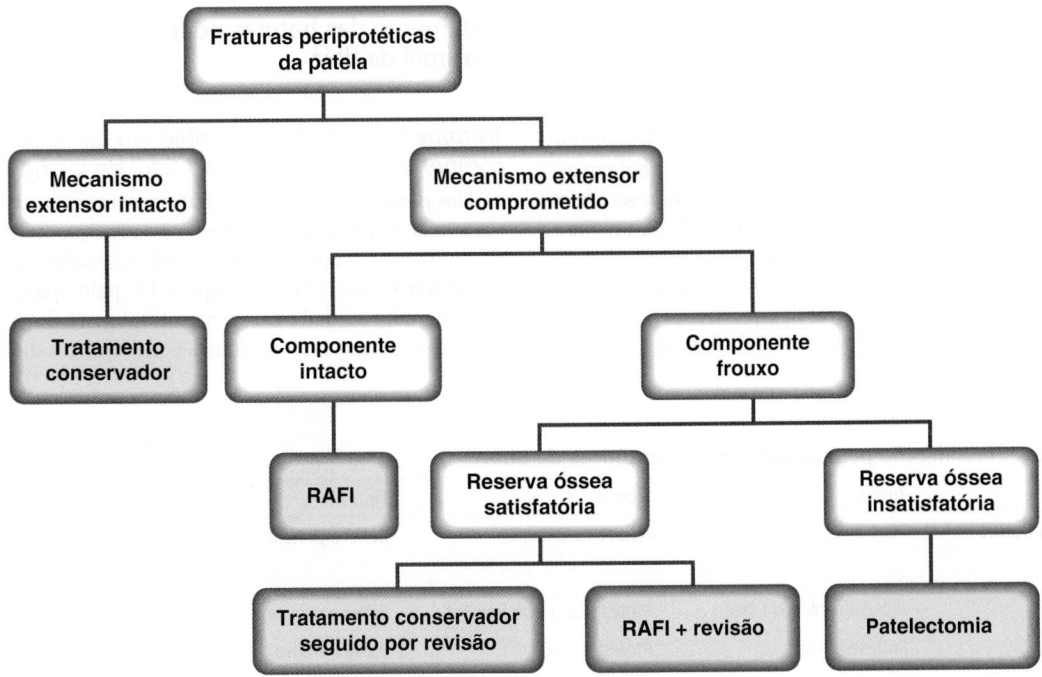

FIGURA 23.31 Algoritmo que descreve o método de tratamento preferido pelo autor para fraturas periprotéticas da patela.

FRATURAS PERIPROTÉTICAS DA PARTE PROXIMAL DA TÍBIA

Incidência, fatores de risco e prevenção de fraturas periprotéticas da parte proximal da tíbia

Fraturas da tíbia em torno dos componentes de artroplastia total do joelho

As fraturas periprotéticas da tíbia sobre as ATJ não são comuns. Uma análise de fraturas periprotéticas em torno das ATJ, com base no Registro de Articulações da Clínica Mayo, publicado em 1999, indicou a ocorrência de fraturas pós-operatórias da tíbia em 0,4% dos casos após uma ATJ primária e em 0,9% dos casos após a revisão de ATJ.[16] Nessa série, observou-se que fraturas intraoperatórias ocorreram em 0,67% das ATJ primárias e em 0,8% das revisões de ATJ. Esses dados devem ser interpretados com cautela, pois não incluem as fraturas pós-operatórias tratadas em outras instituições (que não a Clínica Mayo); além disso, não foi informada a duração dos seguimentos. Em um relato mais recente de 17.389 ATJ primárias realizadas entre 1985 e 2005, verificou-se que as fraturas da tíbia eram muito menos comuns do que aquelas relatadas na experiência da Clínica Mayo: fraturas ocorreram em 18 dos 17.389 casos (0,1%).[3]

Os fatores etiológicos inespecíficos relacionados às fraturas periprotéticas da tíbia são similares àqueles descritos na seção precedente, com referência às fraturas periprotéticas da patela, inclusive má qualidade da reserva óssea. Demonstrou-se que a DMO na tíbia abaixo do componente tibial diminui progressivamente num seguimento de 3 anos após a artroplastia.[215,289]

Os fatores de risco locais para fraturas periprotéticas da tíbia podem estar relacionados à técnica e ao modelo do implante. A maior série de fraturas periprotéticas da tíbia em torno de próteses frouxas foi relatada por Rand e Coventry.[223] Esses autores informaram que 15 joelhos exibiam alinhamento axial vicioso em varo, quando comparados a um grupo controle. Estudos similares confirmaram que o alinhamento vicioso em varo pode ser um possível fator de risco para fratura periprotética da tíbia.[170,293] A osteotomia da tuberosidade da tíbia facilita a exposição para o joelho muito rígido, mas tal prática diminui a integridade estrutural da tíbia proximal. Em uma pequena série de nove ATJ com osteotomia de tuberosidade da tíbia, Ritter et al.[233] descreveram duas fraturas do terço proximal da tíbia. Ambos os casos ocorreram pouco tempo depois da cirurgia (dentro de 2 meses) e, em cada uma dessas lesões, houve consolidação com o tratamento conservador. Qualquer defeito ósseo prévio, por exemplo, em decorrência da coleta de material doador de tendão patelar ou da construção de túnel em associação a reconstruções do ligamento cruzado anterior, será fator de risco adicional para fratura da tíbia. Pseudartrose de fratura preexistente e orifícios resultantes da prévia implantação dos dispositivos de fixação para osteotomia tibial alta ou para fixação de fratura do platô tibial representam fatores da concentração de tensão, e também são possíveis locais de ocorrência da fratura.

Foi relatada a ocorrência de fratura associada à inserção não cimentada do componente tibial do sistema *low contact stress* (LCS) para o joelho.[274] A causa da fratura pode ter sido a técnica utilizada para implantar essa prótese, que implica fresagem de um orifício cônico para a haste tibial sem impacção e ausência de testes de adequação, além do próprio implante.

Fraturas da tíbia em torno de componentes unicompartimentais

Foi relatado um pequeno número de fraturas da tíbia associadas a uma artroplastia unicompartimental do joelho, que consiste em fraturas intra e pós-operatórias.[146,239,284] Os fatores de risco sugeridos foram: perfuração da cortical posterior durante a preparação da tíbia,[257] uso de numerosas miniperfurações-guias no terço proximal da tíbia,[27] corte de serra vertical excessivo,[239] posicionamento impróprio do implante, alinhamento vicioso, afrouxamento[74] e obesidade.[239] Um estudo biomecânico sugere que a extensão do corte vertical na direção posterior, por aumentar caudalmente o ângulo de corte no plano sagital em apenas 10°, reduz em 30% a incidência de fraturas.[44]

Classificação das fraturas periprotéticas da parte proximal da tíbia

De acordo com Felix et al.,[74,266] a localização da fratura, a estabilidade do implante e o momento de ocorrência da fratura (no intra- ou pós-operatório) são incorporados à classificação das fraturas periprotéticas da tíbia. As fraturas do tipo I ocorrem no platô tibial. Acreditava-se que as fraturas pós-operatórias desse tipo eram fraturas de estresse relacionadas a afrouxamento ou alinhamento vicioso do componente. Esse tipo de fratura era comum antes da introdução dos componentes com quilha. As fraturas do tipo II são adjacentes à ponta da haste e, em geral, estão relacionadas a trauma em um cenário de osteólise. As fraturas do tipo III se localizam distalmente à prótese, e as do tipo IV envolvem a tuberosidade da tíbia. O subtipo A apresenta um implante com boa fixação, o subtipo B tem o implante frouxo e o subtipo C ocorre no intraoperatório (Tab. 23.25) (Fig. 23.32).

Tratamento das fraturas periprotéticas da parte proximal da tíbia

Tratamento de fraturas da tíbia em torno de componentes de artroplastia total do joelho

Nas ocasiões em que uma fratura periprotética da tíbia esteja associada a um componente com boa fixação, indica-se o tratamento conservador com um aparelho gessado ou órtese para as fraturas não desviadas. Se a opção for pelo aparelho gessado, é preciso muito cuidado para o monitoramento das feridas de pressão, especialmente em pacientes com AR e em diabéticos. É im-

TABELA 23.25 Classificação para as fraturas periprotéticas da tíbia

Classificação	Tipo I	Tipo II	Tipo III	Tipo IV
Localização da fratura	Platô tibial	Adjacente à haste	Distal à prótese	Tuberosidade da tíbia
Subtipo				
A	Prótese com boa fixação	Prótese com boa fixação	Prótese com boa fixação	Prótese com boa fixação
B	Prótese frouxa	Prótese frouxa	Prótese frouxa	Prótese frouxa
C	Intraoperatória	Intraoperatória	Intraoperatória	Intraoperatória

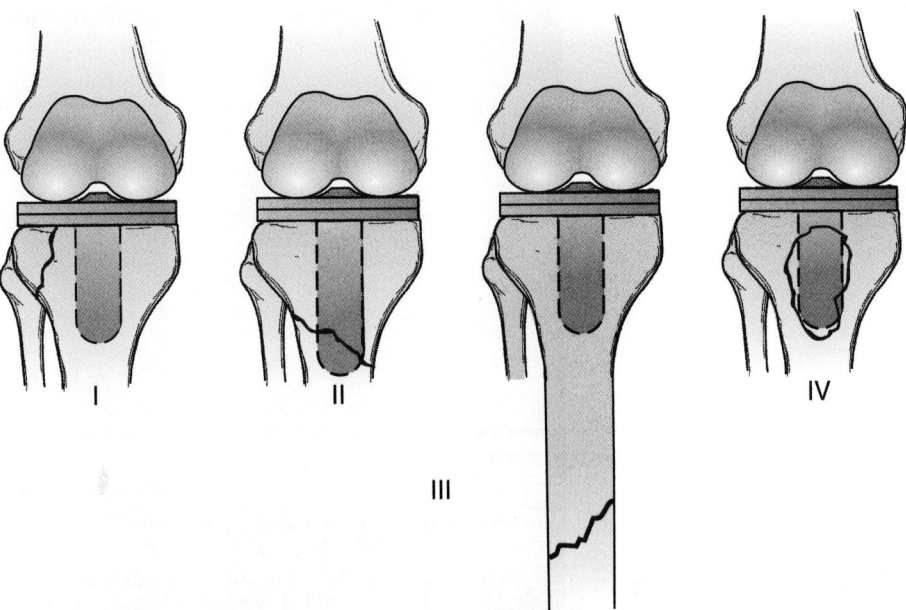

FIGURA 23.32 Esquema de classificação para fraturas periprotéticas da tíbia em torno de uma ATJ: as fraturas do tipo I envolvem apenas uma pequena parte do platô tibial; as do tipo II ocorrem em torno da haste; as do tipo III são distais à haste; e as do tipo IV ocorrem na tuberosidade da tíbia. Os subtipos estão descritos na Tabela 23.25.

portante que o alinhamento do membro seja mantido; portanto, é aconselhável uma estratégia de vigilância radiográfica frequente, normalmente em intervalos semanais, com a conversão para RAFI se não for possível manter um alinhamento satisfatório. Como ocorre com qualquer outra articulação imobilizada, a artrofibrose é um potencial fator de risco.

Há indicação de RAFI para as fraturas periprotéticas desviadas do terço proximal da tíbia com um componente mostrando boa fixação. A RAFI é aconselhável para as fraturas desviadas que envolvam a junção metafisária-diafisária (Fig. 23.33). As sínteses com placa e parafusos são limitadas pelo osso disponível proximalmente à introdução de parafusos bicorticais. Essa situação depende em grande parte do modelo da prótese com relação ao grau de preenchimento da metáfise. A impossibilidade de passar vários parafusos pelo fragmento proximal pode resultar em fixação insuficiente, e tal contratempo torna necessária uma fixação

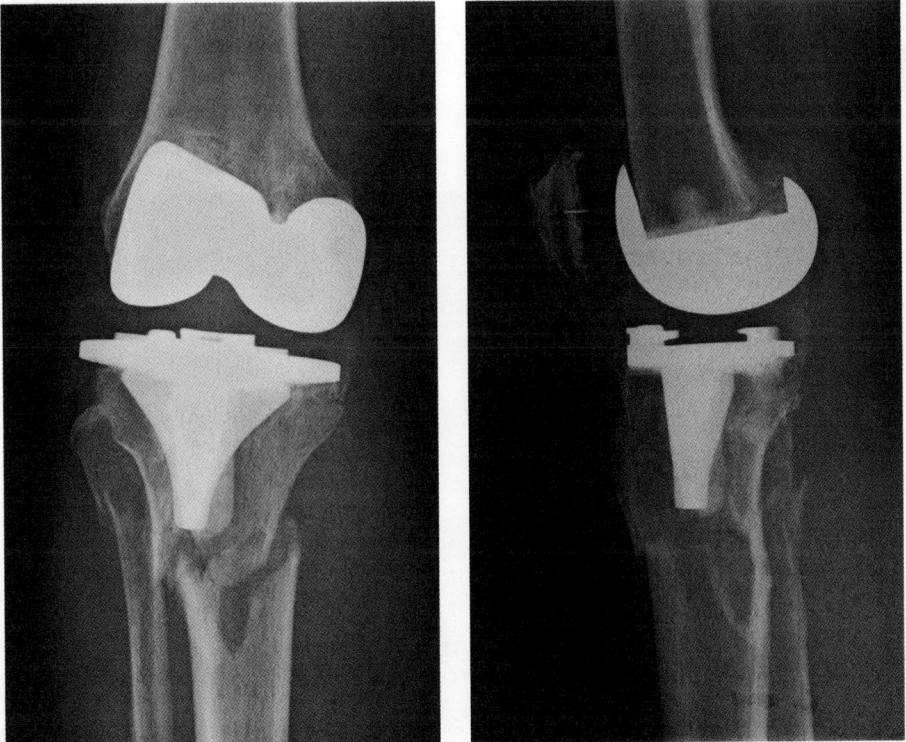

FIGURA 23.33 Fratura periprotética da parte proximal da tíbia (**A, B**) tratada com uma placa lateral bloqueada aplicada à parte proximal da tíbia, complementada por uma placa lateral posterior (**C, D**).

(continua)

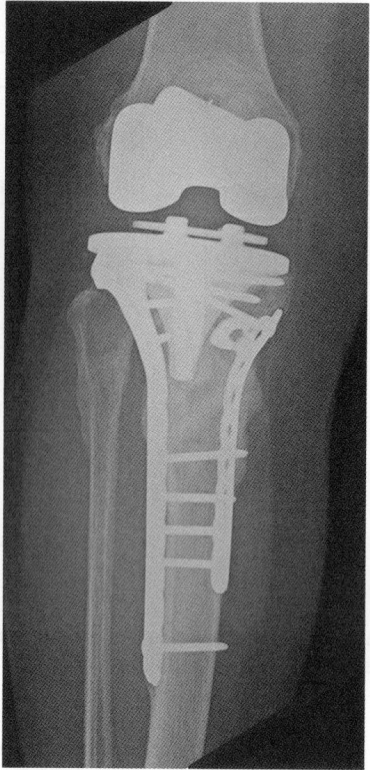
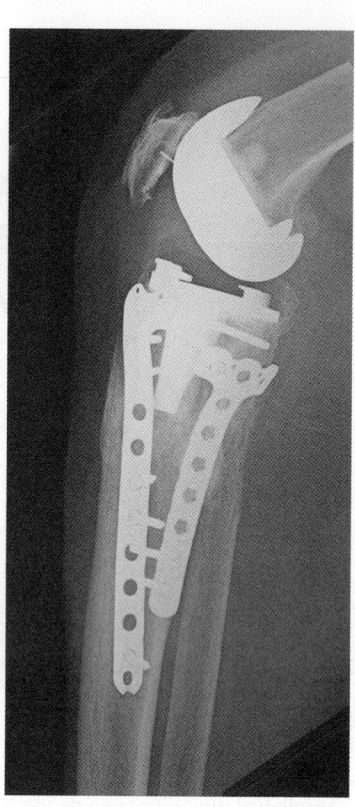

FIGURA 23.33 (*continuação*)

adjuvante com parafusos bloqueados unicorticais, abraçadeiras, placas posteromediais secundárias ou alguma combinação desses dispositivos (Fig. 23.34). Esse cenário é comum; portanto, o cirurgião deve estar preparado para lidar com uma fixação marginal no fragmento proximal, proporcionada por uma síntese lateral com placa e parafusos. Normalmente, uma placa medial acrescenta estabilidade suficiente, mesmo nos casos em que foi obtido um número limitado dos pontos proximais de fixação.

As fraturas ocorridas na parte medial da diáfise da tíbia, distais a um componente tibial, normalmente são tratadas com RAFI, especialmente quando tais lesões estão associadas a hastes (Fig. 23.35). Nos casos em que esteja presente um componente da ATQ que não uma haste, o cirurgião poderá implantar com sucesso HIM em fraturas de diáfise da tíbia (Fig. 23.36). É preciso ter o cuidado de se assegurar da existência de espaço adequado para a haste anteriormente ao componente tibial, para que a tuberosidade da tíbia não seja perturbada (Fig. 23.36c).

Fraturas da tíbia associadas a componentes frouxos são tratadas mais eficientemente com revisão de artroplastia; nesses casos, é frequente o uso de uma haste longa para ultrapassar a

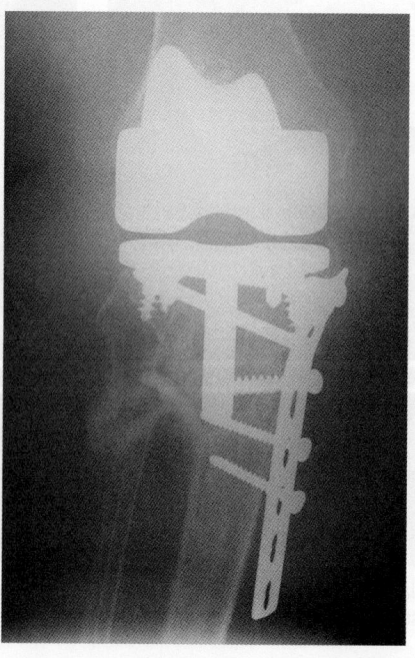
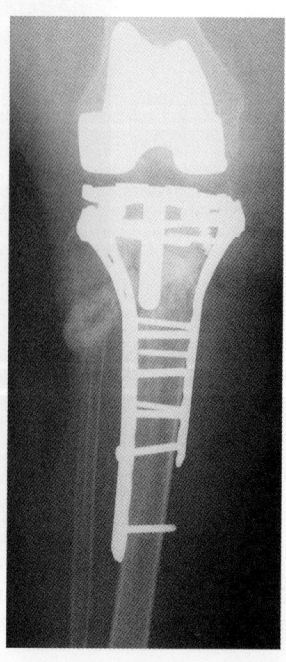

FIGURA 23.34 Fratura periprotética da parte proximal da tíbia tratada com uma placa medial que oferecia fixação marginal, com progressão para pseudartrose (**A**), que foi tratada com sucesso utilizando uma combinação de placa lateral bloqueada, placa posteromedial bloqueada, enxerto ósseo e uso adjuvante de proteína morfogênica óssea (BMP) (**B**).

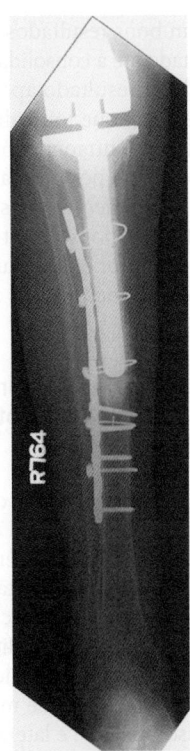

FIGURA 23.35 Fratura em torno de um componente tibial com boa fixação de uma ATJ; esse paciente teve uma perfuração previamente tratada próxima à extremidade da haste. Esse problema foi tratado com uma placa lateral e um enxerto homólogo estrutural anteromedial.

fratura.[11,71,74] É aconselhável ter um sistema de revisão completo porque, com frequência, haverá necessidade de revisar também o componente femoral, em função de tamanho, restrição, exposição ou equilíbrio do *gap*. Frequentemente, essas fraturas estão associadas a uma osteólise importante e, portanto, talvez necessitem de enxerto ósseo estrutural ou morselizado, do uso de cunhas metálicas ou, nos casos mais graves, de uma megaprótese tibial ou compostos de enxerto homólogo-prótese. Para a obtenção de bons resultados, é essencial que o suporte do osso hospedeiro seja maximizado. Os princípios gerais para o tratamento artroplástico de fraturas periprotéticas da tíbia consistem no uso de extensões por haste com cimentação metafisária ou estratégias mais longas com encaixe por compressão na diáfise. As técnicas mais modernas utilizam luvas de enchimento metafisário que proporcionam estabilidade rotacional e axial; contudo, ainda não contamos com dados ao longo prazo para tais reconstruções.

As considerações técnicas específicas incluem: dissecção cuidadosa e afastamento dos tecidos moles, com o objetivo de minimizar o trauma nos retalhos cutâneos já comprometidos. A cápsula anteromedial é uma fonte importante de problemas de cicatrização da ferida ou drenagem pós-operatória. Se for observada deficiência nessa área que não permita uma aproximação satisfatória, poderá haver indicação para utilizar um retalho de gastrocnêmio. O mecanismo extensor e a sua inserção ao longo do aspecto proximal da tíbia são considerações essenciais. A tuberosidade da tíbia pode ser osteotomizada e reparada para exposição, ou diretamente reparada junto ao implante, para uma prótese de substituição do terço proximal da tíbia. Para que sejam obtidos resultados bem-sucedidos, é importante que o cirurgião responsável por essas reconstruções seja experiente tanto em técnicas de revisão de artroplastia como naquelas de tratamento das fraturas.

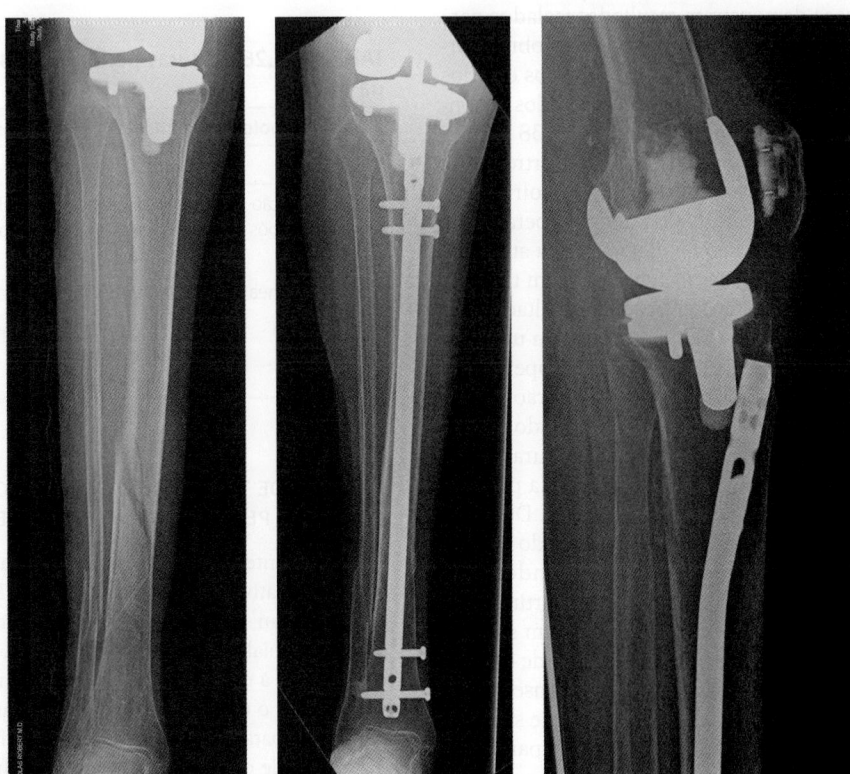

FIGURA 23.36 Fratura da diáfise da tíbia abaixo de uma ATJ sem haste (**A**) tratada com uma HIM (**B**). Note que é preciso contar com espaço suficiente entre o componente tibial e a haste (**C**) para permitir a inserção sem que a tuberosidade da tíbia seja perturbada.

Tratamento de fraturas da tíbia em torno de componentes unicompartimentais

As fraturas da tíbia em torno de artroplastias unicompartimentais do joelho podem ser tratadas por vários procedimentos, inclusive métodos conservadores,[14] RAFI[239,257] e revisão para ATJ.[27,167,284] Até a presente data, a literatura é muito limitada com relação aos dados para orientação da tomada de decisão; assim, devemos nos basear nos princípios gerais para o tratamento de fraturas periprotéticas. Em circunstâncias habituais, fraturas estáveis com componentes igualmente estáveis podem ser tratadas por método conservador,[14] fraturas instáveis com componentes estáveis podem ser tratadas com RAFI,[239,257] e qualquer fratura associada a um componente instável exigirá revisão da artroplastia,[27,167,284] que normalmente é a revisão para uma ATJ. Como ocorre com as fraturas nativas do aspecto medial do platô tibial, fraturas periprotéticas não desviadas do platô medial em torno de um componente unicompartimental demonstram propensão para desvio com o passar do tempo. Portanto, justifica-se uma cuidadosa observação; e mudanças no alinhamento da fratura devem levar o cirurgião a considerar o tratamento operatório, pois é comum um desvio progressivo dessas fraturas.

Desfechos para fraturas periprotéticas da parte proximal da tíbia

A literatura publicada a respeito dos desfechos após a ATJ em seguida a uma fratura periprotética do terço proximal da tíbia é muito insatisfatória. Felix et al.,[74] em 1997, discorreram sobre uma grande série de 102 fraturas. A maioria das fraturas dos tipos I e II estava associada a próteses frouxas e foram tratadas com sucesso por meio de revisão da artroplastia. As fraturas associadas aos componentes que exibiam boa fixação foram tratadas com atenção aos princípios comuns do tratamento de fraturas da tíbia vigentes naquela época.

Vários relatos de casos demonstram resultados isolados para diversos métodos de tratamento das fraturas da tíbia sobre as artroplastias unicompartimentais do joelho, mas poucos estudos descrevem esses casos com muitos detalhes ou resultados ao longo prazo. Berger et al.[14] apresentaram os resultados de 38 pacientes seguidos durante 10 anos após o tratamento com artroplastia unicompartimental do joelho. Três pacientes tinham sofrido fraturas do platô tibial, duas delas observadas no intraoperatório e uma durante a cirurgia, mas que não foi diagnosticada até a primeira consulta pós-operatória. Todas as fraturas foram tratadas por método conservador, houve consolidação e o resultado final foi considerado satisfatório. Rudol et al.[239] descreveram uma fratura vertical no aspecto medial do platô tibial no pós-operatório, e Sloper et al.[257] descreveram a mesma fratura no intraoperatório. As duas lesões foram tratadas com sucesso utilizando-se placas de apoio.[239] Pandit et al.[208] descreveram oito fraturas sobre uma artroplastia unicompartimental do joelho, tratada por métodos variados, que resultaram em diversos desfechos. Duas fraturas minimamente desviadas foram tratadas por método conservador e evoluíram para a consolidação, mostrando bons resultados, com retenção dos componentes unicompartimentais após 1 ou 3 anos. Três outros pacientes não obtiveram sucesso com o tratamento conservador e acabaram precisando de conversão para ATJ. Duas dessas três lesões também não conseguiram obter êxito com o tratamento cirúrgico intermediário de suas fraturas não consolidadas, mas todas as três evoluíram para bons desfechos entre 1 e 4 anos. Dois outros pacientes tiveram fraturas ocultas que, ao diagnóstico inicial, já tinham sofrido subsidência; esses dois pacientes foram então tratados com conversão para ATJ e apresentaram bons resultados após 2 anos. O oitavo paciente na série foi tratado até a consolidação com uma placa de apoio, e demonstrava bom resultado após 2 anos. Van Loon et al.[284] relataram três casos em que foi realizada revisão para ATJ imediatamente após a fratura intraoperatória ($n = 1$), em seguida a uma RAFI inicial ($n = 1$) ou após o tratamento conservador ($n = 1$). Nesse relato, não foram identificadas as indicações precisas para conversão para ATJ, mas nos dois últimos casos tais indicações estavam relacionadas a dor e diminuição da mobilidade. O seguimento foi de 2 anos ou menos, e os resultados desse curto seguimento variaram.

Armadilhas potenciais e medidas preventivas para tratamento de fraturas periprotéticas da parte proximal da tíbia

A obtenção de uma fixação adequada durante a RAFI de fraturas periprotéticas do terço proximal da tíbia pode ser uma tarefa desafiadora (Tab. 23.26). Com frequência, o componente tibial ocupa um volume substancial de metáfise proximal da tíbia, dificultando ou impossibilitando a aplicação de parafusos bicorticais. Há necessidade frequente de se aplicar duas placas nessas fraturas, para que seja obtida uma estabilidade adequada da fratura. O cirurgião deve ter o cuidado de manter pontes cutâneas adequadas entre as incisões medial e lateral utilizadas para RAFI e qualquer incisão anterior preexistente, em decorrência de artroplastia do joelho. A incisão medial pode ser aplicada num local suficientemente posterior para que seja minimizado o risco de necrose cutânea, mas ainda assim permitindo uma exposição adequada à aplicação da placa no aspecto posteromedial. Apesar do risco potencial de necrose cutânea, o uso de várias incisões é ainda o método preferido, em vez de uma dissecção ampla e profunda com menor número de incisões.

TABELA 23.26 Fraturas periprotéticas da parte proximal da tíbia

Armadilhas potenciais e medidas preventivas	
Armadilhas	Medidas preventivas
Perda de fixação proximal após RAFI	Placas bloqueadas medial e lateralmente. Maximizar o número de parafusos bloqueados no fragmento proximal
Necrose cutânea	Manter uma ponte cutânea adequada entre as incisões
Desvitalização do osso	Minimizar o desnudamento do tecido mole em relação ao osso. Usar várias incisões

MÉTODO DE TRATAMENTO PREFERIDO PELO AUTOR PARA FRATURAS PERIPROTÉTICAS DA PARTE PROXIMAL DA TÍBIA

Felizmente, as fraturas periprotéticas da tíbia em torno de ATJ são relativamente incomuns (Fig. 23.37). Quanto tais lesões ocorrem, mais frequentemente estão associadas a um componente tibial frouxo; portanto, nessas situações, deve-se dar preferência à revisão. A revisão tibial para uma fratura periprotética exige o uso rotineiro de hastes e ampliações, e implantes metálicos para preenchimento da metáfise podem ser úteis na resolução de deficiências ósseas. Com frequência, as bandejas de base tibial afundam em varo; portanto, o cirurgião deve antecipar a existência de defeitos mediais e centrais. Deve estar

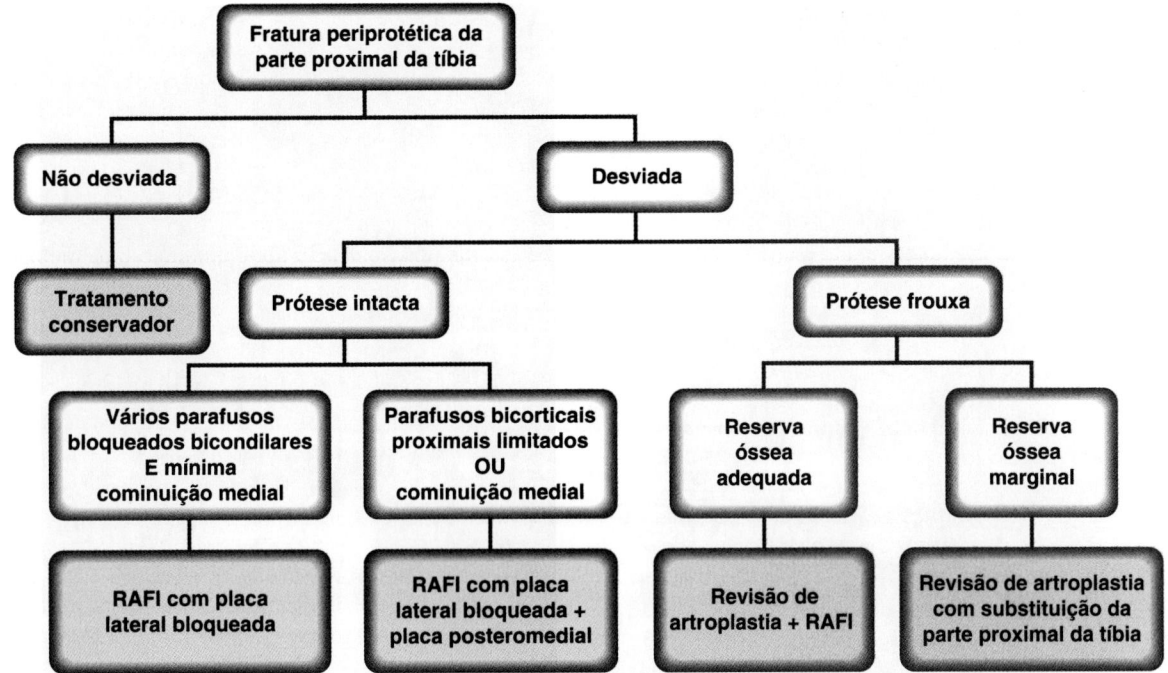

FIGURA 23.37 Algoritmo que descreve o método de tratamento preferido pelo autor para fraturas periprotéticas da parte proximal da tíbia.

ciente também de que raramente haverá caso de revisão isolada de componente tibial e, comumente, deverá estar preparado para a revisão total da artroplastia.

Quando o componente tibial está estável e a fratura desviada, nosso método de tratamento de escolha é o uso de placas bloqueadas laterais. Embora a literatura seja escassa em termos de apoio a essa ou a qualquer outra prática para tais fraturas, acreditamos que placas bloqueadas são inestimáveis no tratamento dessas fraturas. Normalmente, a quantidade e a qualidade do osso proximalmente são mínimas; nessas situações, raramente, o uso de parafusos não bloqueados obterá uma fixação adequada. O uso de parafusos bloqueados proximalmente e parafusos bloqueados ou não bloqueados distalmente através de uma placa lateral poderá proporcionar suficiente estabilidade. Contudo, preferimos não esperar muito para suplementar a placa lateral com uma placa bloqueada posteromedial (Figs. 23.33 e 23.34). A cominuição medial e a impossibilidade de passar parafusos laterais até o lado medial são indicações para o uso de duas placas. É essencial que essas exposições sejam feitas por incisões distintas, para que haja preservação máxima do invólucro de tecido mole. Mesmo na presença de uma incisão na linha média decorrente da ATJ, incisões lateral e medial distintas podem proporcionar uma ponte cutânea adequada em todos os pacientes, exceto nos mais magros.

FRATURAS PERIPROTÉTICAS EM TORNO DE ARTROPLASTIA DO TORNOZELO

Incidência, fatores de risco e prevenção de fraturas periprotéticas em torno de artroplastia do tornozelo

Foram publicados diversos relatos de fraturas maleolares que complicam a artroplastia total do tornozelo (ATT), porém, até recentemente, a literatura carece de grandes séries que elucidem fatores etiológicos específicos ou esquemas de classificação.[108,152,181,197,242,248,295] No entanto, um fator de risco parece ser evidente. Numerosos estudos demonstraram que fraturas intraoperatórias dos maléolos diminuem quando o cirurgião está mais familiarizado com o procedimento. Lee et al.[152] e Myerson e Mroczek[197] compararam os resultados de seus primeiros 25 casos de ATT com os 25 casos seguintes. Ambos demonstraram um decréscimo substancial nas fraturas maleolares intraoperatórias com o ganho de experiência: Lee teve quatro fraturas entre os primeiros 25 casos (16%) e uma fratura nos 25 casos subsequentes (4%); e Myerson teve cinco fraturas no grupo inicial (20%) e duas no segundo grupo (8%). Esses resultados são semelhantes àqueles obtidos por vários outros autores. Haskell e Mann[108] observaram redução no número de fraturas intraoperatórias de 12%, nos primeiros 50 casos, para 9%, nos 137 casos subsequentes. Já Schuberth et al.[248] relataram 19 fraturas intraoperatórias em 50 casos (38%) e observaram que essa complicação diminuiu com o aumento da experiência.

O maléolo medial é o local mais comum para a ocorrência de fraturas intraoperatórias; tais fraturas ocorrem aproximadamente duas vezes mais frequentemente do que fraturas do maléolo lateral.[63,108,181,242,295] Em uma série de 93 ATT realizadas para o tratamento de artropatia inflamatória, ocorreram 27 fraturas intraoperatórias: 15 do maléolo medial, sete da região anterolateral da parte distal da tíbia e cinco do maléolo lateral.[63]

Embora a vasta maioria das fraturas periprotéticas em torno de ATT ocorra durante a cirurgia (Fig. 23.38), relatou-se a ocorrência de fraturas maleolares no pós-operatório.[63,100,108,181,295] Wood e Deakin[295] tiveram 10 fraturas pós-operatórias que ocorreram entre 3 dias e 23 meses no pós-operatório, em sua série de 200 ATT. Duas das 10 fraturas estavam associadas ao afrouxamento de implante. Doets et al.[63] relataram quatro fraturas ocorridas entre 4 e 6 meses no pós-operatório, em uma série de 93 ATT realizadas em pacientes com artropatia inflamatória. Foi observada osteopenia grave nos quatro pacientes com fraturas pós-operatórias.

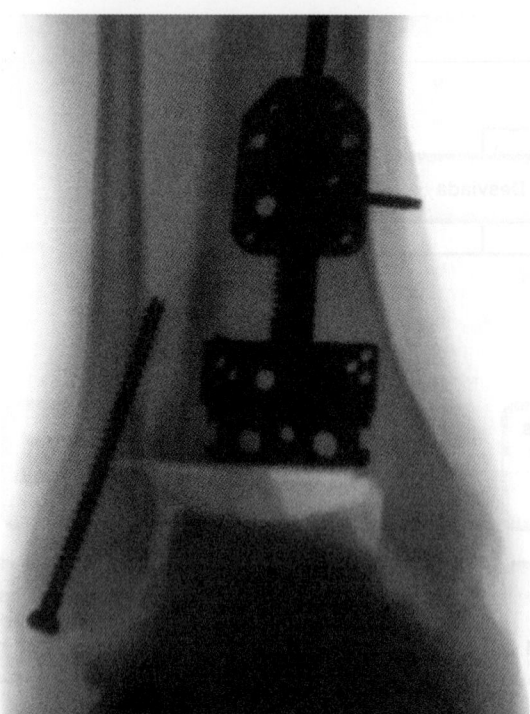
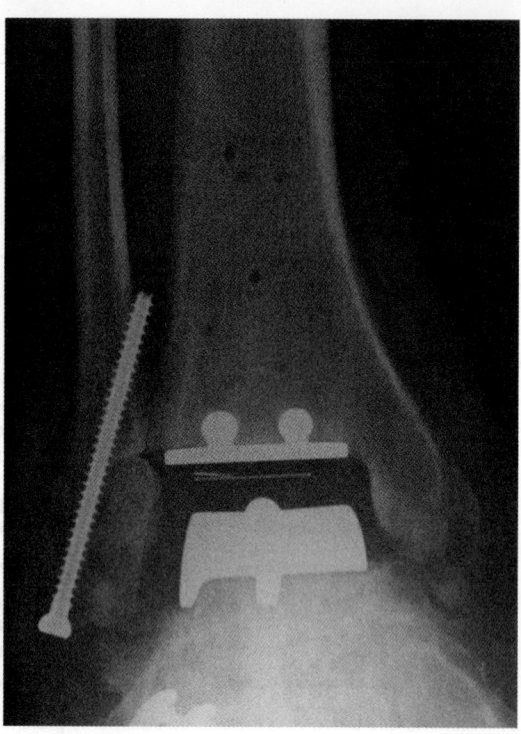

FIGURA 23.38 Fratura intraoperatória do maléolo lateral relacionada a um corte inadvertido do maléolo lateral com serra (**A**) que foi consolidada com fixação por parafuso (**B**).

Tratamento e desfechos de fraturas periprotéticas em torno de artroplastia do tornozelo

Não existem normas adotadas para o tratamento de fraturas periprotéticas em torno de ATT. No entanto, é possível aplicar os princípios gerais do tratamento de outras fraturas periprotéticas. Consolidação da fratura, estabilidade do implante e restabelecimento de qualquer perda associada da reserva óssea são objetivos gerais do tratamento, na esperança de restaurar os níveis basais de funcionamento. Vários autores descrevem o uso da fixação interna para fraturas do maléolo intraoperatórias, que comprometeram a estabilidade do implante,[108,181] e outros trataram muitas dessas fraturas por método conservador.[152,197,295] Em um estudo,[108] uma entre seis fraturas tratadas por método conservador evoluiu para pseudartrose após a fratura intraoperatória; em outro estudo,[181] essa complicação ocorreu em uma entre cinco fraturas tratadas com RAFI. No tratamento de 27 fraturas intraoperatórias da série de Doets et al.,[63] optou-se por fixação por parafusos ou imobilização por aparelho gessado. Seis de 15 pacientes com fraturas do maléolo medial, um de sete pacientes com fraturas do aspecto anterolateral da parte distal da tíbia e dois de cinco pacientes com fraturas do maléolo lateral foram tratados com fixação por parafusos. Entre esses pacientes, dois deles que tinham sofrido fraturas do maléolo medial foram finalmente considerados como insucesso terapêutico.

A maioria das fraturas pós-operatórias também ocorrem no maléolo e são normalmente tratadas por método conservador, a menos que estejam associadas ao afrouxamento de implante ou à osteólise.[108,181,295] Um número muito baixo foi publicado de fraturas da metáfise distal da tíbia associadas à ATT – seis em nosso conhecimento.[63,100,301] Cada uma dessas lesões associava-se a uma haste do componente tibial. O tratamento com uma placa bloqueada anterolateral ou medial em dois casos ligados à trauma mimetizou o tratamento de rotina de uma fratura extra-articular nativa da parte distal da tíbia.[100,301]

> **MÉTODO DE TRATAMENTO PREFERIDO PELO AUTOR PARA FRATURAS PERIPROTÉTICAS EM TORNO DE ARTROPLASTIA DO TORNOZELO**
>
> Raramente, o cirurgião se depara com fraturas periprotéticas do tornozelo, exceto os especialistas que realizam grandes volumes de ATT, principalmente porque a maioria dessas fraturas ocorre no período intraoperatório (Fig. 23.39). Quando nos deparamos com uma fratura intraoperatória, preferimos optar por uma RAFI, exceto para os casos de mínimo desvio da fratura para maximizar a estabilidade da artroplastia. Fraturas pós-operatórias em torno de implantes estáveis são tratadas cirurgicamente com RAFI nos casos em que a fratura pode afetar a estabilidade da articulação, ou quando o desvio é suficientemente grande a ponto de representar um risco de pseudartrose com o tratamento conservador.

FRATURAS PERIPROTÉTICAS EM TORNO DE ARTROPLASTIA DO OMBRO

Incidência, fatores de risco e prevenção de fraturas periprotéticas em torno de artroplastia do ombro

Fraturas da diáfise do úmero em torno de componentes de hastes de artroplastia do ombro

As fraturas do úmero associadas à artroplastia total do ombro (ATO) ou à hemiartroplastia nessa articulação ocorrem com frequência intermediária, semelhante a outras fraturas periprotéticas. Entre as séries que se concentraram exclusivamente em fraturas ocorridas no pós-operatório, a incidência foi notavelmente consistente, entre 0,6 e 2,3%.[23,147,296,297] Considerando que a literatura oferece apenas dados limitados nessa área, a incidência de fraturas intraoperatórias pode ser consideravelmente maior. Dois

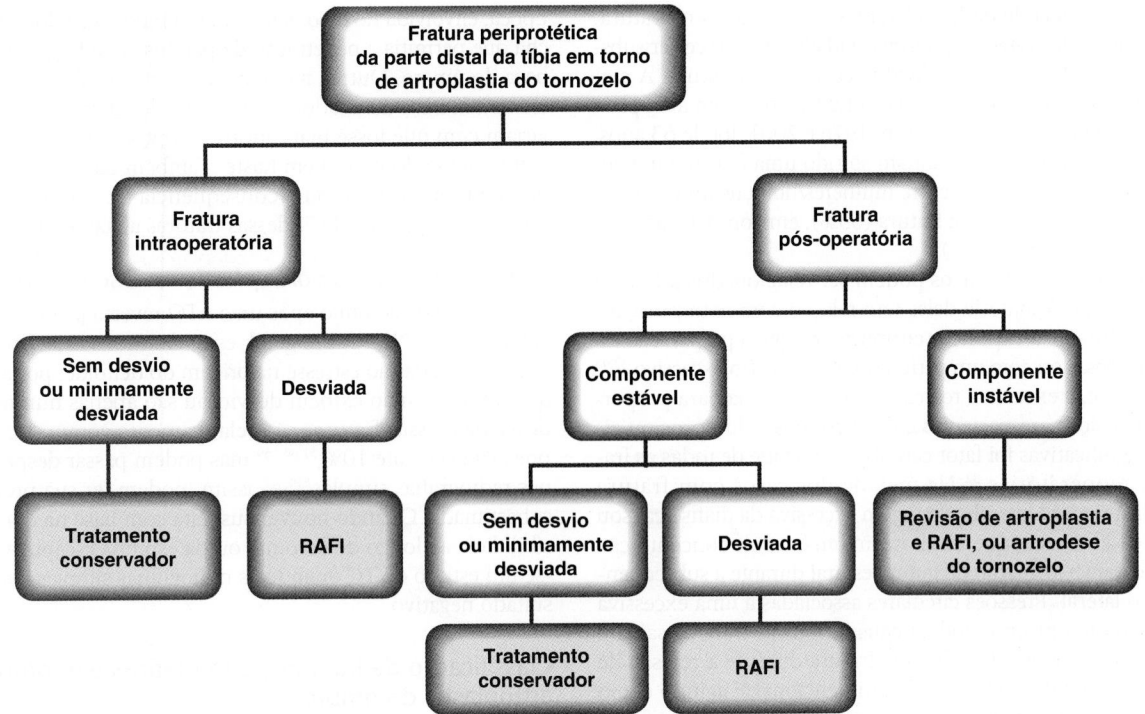

FIGURA 23.39 Algoritmo que descreve o método de tratamento preferido pelo autor para fraturas periprotéticas em torno de uma artroplastia total do tornozelo.

estudos que diferenciam as fraturas intraoperatórias das pós-operatórias observaram o dobro no número de fraturas com ocorrência intraoperatória.[32,95] Um estudo recentemente publicado, com foco em fraturas intraoperatórias, constatou que o percentual de fraturas do úmero após uma artroplastia primária do ombro foi de 1,7% e que o percentual durante a revisão da artroplastia foi de 3,3%.[10] Das 45 fraturas descritas nesse artigo, 19 ocorreram na tuberosidade maior, 16 na diáfise do úmero, seis na metáfise, três na tuberosidade maior com extensão para a diáfise, e uma que envolvia as tuberosidades maior e menor.

Foram apontados muitos fatores de risco para fratura, mas o número limitado de fraturas na maioria das séries, que é normalmente inferior a dez, impossibilita uma análise científica. No entanto, é lógico raciocinar que as condições capazes de enfraquecer ainda mais um osso que já exiba certo fator de concentração de tensão colocariam o paciente em um certo risco de fratura, mesmo depois de um trauma de menor importância.

AR tem sido implicada como um fator de risco significativo. Na série de Boyd, incluindo sete fraturas pós-operatórias, cinco pacientes sofriam de AR. No entanto, a incidência de fraturas entre os pacientes tratados com artroplastia inicial por causa de AR (1,8%) foi apenas um pouco mais alta do que aquela para pacientes tratados em função de outros diagnósticos (1,5%). Estudos conduzidos na Clínica Mayo, na qual um grande percentual de pacientes tinha diagnóstico primário de AR, demonstraram incidências mais altas de fratura entre pacientes com AR. Wright e Cofield[297] relataram nove fraturas pós-operatórias em uma coorte de 499 pacientes, dos quais 144 padeciam de AR. A incidência de fratura foi de 3,4% entre pacientes com AR e de 1,1% entre os demais. Um estudo mais recente da Clínica Mayo, dessa vez com inclusão de um grupo maior de pacientes, chegou a uma incidência global relativamente baixa de fraturas pós-operatórias (0,6%), sendo 19 entre 3.091 pacientes.[147] O percentual de fraturas que ocorreram em pacientes com AR foi alto (31%), mas não foi informado o número relativo de pacientes com AR na coorte inteira; assim, não é possível fazer uma avaliação de AR como fator de risco.

Alguns autores citam osteopenia ou adelgaçamento cortical expressivo como fator de risco para fratura periprotética do úmero, principalmente entre pacientes com revisão de hastes de artroplastia.[32,95,261] Porém, deve-se ter em mente que, em algumas séries,[32,95] essas colocações se fundamentaram em dados indiretos, com relação ao grau de osteopenia. Campbell et al.[32] quantificaram o grau de osteopenia como a relação entre a largura combinada das corticais da diáfise média e o diâmetro da diáfise. Foi considerado que o osso normal tinha uma relação superior a 50%; leve osteopenia tinha relação entre 25 e 50% e osteopenia grave, menos de 25%. Embora a validade desses critérios e dessas definições careça de fundamento, Campbell et al. constataram que 25% de 20 pacientes com fratura tinham osso normal, 45% apresentavam leve osteopenia e 30% exibiam osteopenia grave. Vale a pena notar que a prevalência de 75% de osteopenia é muito alta; no entanto, se não houver dados sobre a qualidade óssea dos pacientes sem fratura, não será possível concluir com precisão que este realmente representa um fator de risco para fratura. Kumar et al.[147] também utilizaram esse sistema para classificar a qualidade óssea, tendo observado que todos os seus pacientes com fratura sofriam osteopenia (44% com osteopenia grave). Não houve correlação entre a presença ou o grau de osteopenia com um determinado mecanismo de lesão, ou com uma estratégia terapêutica em particular, mas parece fácil de entender que qualquer algoritmo de tratamento aplicado a um paciente, com reserva óssea gravemente comprometida, deve incluir meios de minimizar a presença dos fatores de concentração de tensão na construção final para o tratamento da fratura, para que sejam evitadas futuras fraturas.

Outros fatores de risco implicados nas fraturas pós-operatórias, idade avançada e gênero feminino,[180] também são limitados em função da carência de dados referentes a pacientes sem fratura. Quando tais dados estão disponíveis, a idade não parece ser substancialmente diferente nos indivíduos com e sem fratura. A média de idade de todos os 3.091 pacientes tratados com artroplastia do ombro na Clínica Mayo, entre 1976 e 2001, foi de 63 anos, e a idade dos pacientes que tinham sofrido uma fratura também foi de 63 anos.[147] A relação entre mulheres/homens foi um pouco maior nos pacientes com fratura (63%), em comparação com a totalidade do grupo (56%).

Vários problemas técnicos podem ser relacionados à fratura intraoperatória. A maioria deles tem relação com manipulações do úmero durante a exposição cirúrgica, ou com a preparação do canal com fresas ou com um perfurador de diâmetro excessivo.[32,95] Em uma série, a excessiva rotação lateral solicitada para proporcionar exposição em pacientes com músculos volumosos ou cicatrizes significativas foi fator causal para metade de todas as fraturas intraoperatórias.[32] Na metade dos casos com fratura associada à rotação lateral, a fresagem excessiva da diáfise causou chanfro do endósteo, que resultou em um fator de concentração de tensão para a formação de fratura espiral durante a subsequente rotação lateral. Pressões circulares associadas a uma excessiva perfuração ou à prótese podem causar fraturas transversais ou oblíquas.[32,95] A ocorrência de uma fratura durante a revisão de uma artroplastia do ombro pode ser intencional,[32] agindo como o método menos destrutivo para remover uma haste. Uma fratura não intencional também pode ocorrer durante a explantação da prótese, a remoção do cimento associado ao procedimento ou a implantação da prótese de revisão.

Como em qualquer outra fratura periprotética, o tratamento de uma fratura periprotética da diáfise do úmero tem início com a prevenção das fraturas intraoperatórias. As etapas incluem planejamento pré-operatório detalhado, particularmente com relação ao cálculo do diâmetro da haste. Esta depende de radiografias pré-operatórias de boa qualidade que levem em conta a ampliação. Liberações consideráveis de tecido mole diminuem o risco de fratura, por reduzirem os estresses que acompanham as manipulações do braço durante a artroplastia. As contraturas capsulares, além das formações cicatriciais nos espaços subacromial e subdeltoide, devem ser tratadas para possibilitar uma liberação cuidadosa do osso, de modo que possa ocorrer uma preparação/implantação livre de estresse. O dimensionamento adequado do implante e a atenção meticulosa para que este fique alinhado com o eixo longitudinal do osso durante a preparação do canal ajudarão a evitar perfurações. Pequenas perfurações diagnosticadas durante a cirurgia podem ser facilmente tratadas com uma haste que ultrapasse o defeito em dois ou mais diâmetros do osso. No caso de uma rachadura com propagação distal, o cirurgião não pode esperar demais para obter radiografias intraoperatórias, com a meta de conferir se essa rachadura não acompanhou a perfuração, pois essa complicação poderia exigir tratamento adicional para estabilizar o prolongamento distal de tal fratura.

Fratura do úmero em torno de recapeamento de componentes de artroplastia do ombro

As fraturas periprotéticas do úmero após um procedimento de recapeamento têm sido descritas com pouca frequência.[126,273] Um caso ocorreu no intraoperatório, tendo sido tratado com sucesso sem operação.[273] Outro caso publicado ocorreu depois da cirurgia, secundariamente a uma queda, o que resultou em fratura do colo cirúrgico. O tratamento conservador inicial foi abandonado em favor de RAFI com uma placa bloqueada, em função do desvio progressivo.[126] Esses autores afirmam que o modelo específico do implante de recapeamento ditará o tratamento. A prótese

Época, envolvida no caso deles, era um modelo em forma de concha que permitia a penetração de parafusos no fragmento da cabeça do úmero. Outros modelos de implantes de recapeamento tornariam mais desafiadora a aplicação de parafusos e, com isso, fariam com que fosse mais atrativa a opção de revisão para um componente do úmero em haste. Também não está esclarecido de que modo o risco ou a consequência de necrose avascular (NAV) em seguida à RAFI dessas fraturas afetaria o resultado.

Fraturas em torno de artroplastia reversa do ombro

A fratura de acrômio após uma ATO reversa já foi descrita em várias séries.[52,80,109,159] Em geral, essas fraturas são atraumáticas e estão associadas ao estresse na origem do deltoide; portanto, frequentemente, não exibem desvio ou são apenas minimamente desviadas. Essas fraturas são relativamente comuns, com uma prevalência de até 10%,[52,80,159] mas podem passar despercebidas nas radiografias simples[159] e, assim, podem ter sua prevalência subestimada. Quando houver suspeita com base na dor ou sensibilidade ao longo do acrômio ou da espinha escapular, indica-se um estudo de TC quando as radiografias simples tiverem resultado negativo.

Classificação de fraturas periprotéticas em torno de artroplastia do ombro

Classificação de fraturas periprotéticas do úmero em torno de artroplastia do ombro

Foram publicados vários esquemas de classificação para fraturas periprotéticas da diáfise do úmero em torno de hastes de artroplastia do ombro. A maioria desses esquemas diferencia as fraturas por sua localização com relação à extremidade da haste,[32,95,297] e um subgrupo menor leva em consideração as fraturas das tuberosidades ou a estabilidade da haste.[296] Nenhuma dessas classificações tem aceitação universal. Wright e Cofield[297] descreveram três padrões de fratura, em sua série de nove fraturas pós-operatórias. O tipo A se centrava na extremidade da haste, com extensão proximal até mais de um terço do comprimento da haste; o tipo B também se centrava na extremidade da haste, porém com menor extensão proximal; e o tipo C envolvia a diáfise distal do úmero, distalmente à extremidade da haste, estendendo-se até a metáfise. Campbell et al.[32] categorizaram as fraturas em uma dentre quatro regiões. A região 1 consistia na tuberosidade maior ou menor; a região 2 era a metáfise proximal; a região 3 era a diáfise proximal; e a região 4, as diáfises média e distal do úmero. Esses autores classificaram suas 21 fraturas com base na extensão mais distal da fratura. Groh et al.,[95] da mesma forma que Wright e Cofield, classificaram as fraturas da diáfise em três tipos. As fraturas do tipo I ocorrem proximalmente à extremidade da prótese; as fraturas do tipo II têm origem proximalmente à extremidade e se estendem distalmente ao implante; e as do tipo III se originam abaixo da extremidade. Worland et al.[296] consideraram cada local da fratura e obliquidade, além da estabilidade do implante. Também fizeram recomendações terapêuticas com base na classificação das fraturas. Os tipos A, B e C foram designados de acordo com a localização da fratura: tipo A na altura das tuberosidades, tipo B em torno da haste, e tipo C bem distalmente à haste. As fraturas do tipo B foram subdivididas em: B1, representando uma fratura espiral com haste estável; B2, fratura transversal ou oblíqua curta com haste estável; e B3, qualquer fratura associada a uma haste frouxa. O tratamento recomendado por esses autores era bastante geral, com tratamento conservador ou RAFI recomendados para todas as fraturas, exceto tipos B2 e B3, para as quais foi recomendada revisão com haste longa.

Classificação das fraturas escapulares em torno de artroplastia do ombro

Foram descritos dois sistemas de classificação para fraturas periprotéticas do acrômio associadas à artroplastia reversa do ombro.[52,159] Levy et al.[159] descreveram fraturas acromiais do tipo I como lesões distais que envolvem a origem anterior e média do deltoide; fraturas do tipo II como lesões na parte central do acrômio e envolvendo pelo menos toda a origem média do deltoide; e fraturas do tipo III como lesões na base do acrômio e que envolvem toda a origem média e posterior do deltoide. Esse esquema de classificação tomou por base a avaliação de 16 fraturas. Cinco dessas fraturas não estavam evidenciadas em radiografias simples, por isso houve a necessidade de recorrer aos estudos de TC para o diagnóstico. Os autores constataram que a confiabilidade interobservadores foi excelente.

Em função da relativa raridade de fraturas periprotéticas em torno de componentes glenoidais e inexistência de grandes séries sobre essa lesão, não existe classificação universalmente adotada para essas fraturas.

Tratamento de fraturas periprotéticas em torno de artroplastia do ombro

Tratamento de fraturas periprotéticas intraoperatórias da tuberosidade

Fraturas não desviadas ou minimamente desviadas da tuberosidade menor podem ocorrer com alguma frequência durante a aplicação do componente umeral de teste. Em geral, o tratamento dessas fraturas é realizado com o reparo por suturas robustas não absorvíveis, que são passadas pelo tendão subescapular e através da tuberosidade menor ou à sua volta e, em seguida, até o osso intacto adjacente a cada lado da fratura. Do mesmo modo, fraturas na região da tuberosidade maior são estabilizadas com suturas, a fim de garantir que não ocorra desvio.

Tratamento de fraturas periprotéticas da diáfise do úmero

As fraturas da diáfise do úmero são tratadas com os objetivos de uma consolidação da fratura sem maiores percalços e da estabilidade do implante (Tab. 23.27).[57,261] Esses objetivos podem ser alcançados por diversos meios. Fraturas intraoperatórias da diáfise devem ser cuidadosamente examinadas com radiografias obtidas durante a cirurgia. No caso de fraturas espirais, uma boa opção é o implante de uma haste longa não cimentada, auxiliada por cerclagem com abraçadeiras. Fraturas intraoperatórias mais transversais que não se prestam à estabilização por abraçadeiras serão tratadas mais adequadamente com uma haste longa e estabilização por placa ou enxerto estrutural. Como ocorre com outras fraturas periprotéticas diafisárias, nos casos de comprometimento da reserva óssea, devem ser aplicados enxertos homólogos estruturais.

As fraturas que acontecem no pós-operatório podem ser tratadas por método conservador se o implante estiver estável e se a fratura responder ao uso de órtese (Fig. 23.40). Em geral, isso significa que a fratura ocorreu na parte média da diáfise, é do tipo espiral ou oblíquo curto (não transversal), e que não houve desvio drástico, caso em que o tecido muscular interposto poderia inibir a consolidação da fratura. Justifica-se um limite mais baixo para a escolha da opção cirúrgica nos casos de fraturas periprotéticas do úmero, em comparação com fraturas similares do úmero nativo. Não foi comprovado se a presença da haste umeral inibe a consolidação da fratura, mas pode-se assumir que a instrumentação do canal do úmero pode afetar negativamente a irrigação sanguínea endosteal. No entanto, o grau e a duração desse efeito, bem como o seu significado clínico, permanecem ainda obscuros. Contudo, a opção pelo tratamento cirúrgico é ação corriqueira, especialmente em casos de fraturas transversais ou oblíquas curtas (Fig. 23.41). A exposição preferencial se faz por uma abordagem posterior. Essa abordagem é extensa e permite a visualização de toda a diáfise do úmero. Ademais, essa exposição possibilita clara identificação e proteção do nervo radial durante a redução/aplicação da placa e, mais importante ainda, durante a fixação por abraçadeiras na zona da prótese. A aplicação de abraçadeiras por uma exposição anterior é manobra perigosa, que pode resultar em lesão e encarceramento do nervo radial. O cirurgião deve levar em conta o momento de ocorrência da fratura em relação à artroplastia. Quando a fratura ocorrer logo após a substituição da articulação, a fixação cirúrgica oferecerá melhores condições de promover a reabilitação do ombro; portanto, estabelece-se um limite mais baixo para o tratamento operatório dessas fraturas.

No cenário de uma prótese frouxa, acompanhada ou não de osteólise, a indicação é revisão da artroplastia. Uma haste de revisão que cruze a fratura proporciona estabilização intramedular; que é normalmente seguida pela fixação com placa nos casos em que não ocorreu perda de material ósseo. Enxertos estruturais (Fig. 23.42), acompanhados ou não por placas, são utilizados para restaurar qualquer reserva óssea deficiente associada à lesão. Deve-se dar preferência a uma técnica não cimentada sempre que houver boa qualidade óssea, a qual permita um encaixe razoavelmente firme. A norma é a determinação de um limite baixo para fixação suplementar com placa. Se qualquer um dos fragmentos demonstrar má qualidade óssea, o cirurgião poderá utilizar uma técnica cimentada no fragmento problemático (geralmente, o fragmento distal) e um procedimento não cimentado no outro fragmento. Em casos de osteólise grave, a opção será um enxerto ósseo por impacção, um composto de enxerto homólogo-prótese, ou uma prótese tumoral. Estes são casos de extremo conhecimento técnico, que devem ser individualizados com base em fatores secundários; além disso, tais pacientes devem ser tratados por cirurgiões em centros familiarizados e munidos com o equipamento apropriado.

Tratamento de fraturas periprotéticas da cavidade glenoidal

As fraturas periprotéticas da cavidade glenoidal ocorrem mais comumente durante a cirurgia e estão relacionadas aos procedimentos de afastamento de tecidos. A aplicação de um afastador

TABELA 23.27 RAFI para fraturas periprotéticas da diáfise do úmero em torno de artroplastia do ombro

Etapas cirúrgicas
• Desenvolver o plano entre as cabeças longa e lateral do tríceps
• Identificar o feixe neurovascular radial
• Dividir o tríceps distalmente
• Dissecar o plano entre o feixe neurovascular radial e o aspecto posterior do úmero
• Desbridar a fratura
• Reduzir a fratura e fixar provisoriamente a redução com pinças, placas de redução e/ou abraçadeiras
• Aplicar a placa pela fratura e por baixo do feixe neurovascular radial
• Fixar a placa proximalmente com abraçadeiras e distalmente com parafusos
• Confirmar a redução e a localização do implante com radiografias
• Suturar a fáscia do tríceps
• Suturar a pele

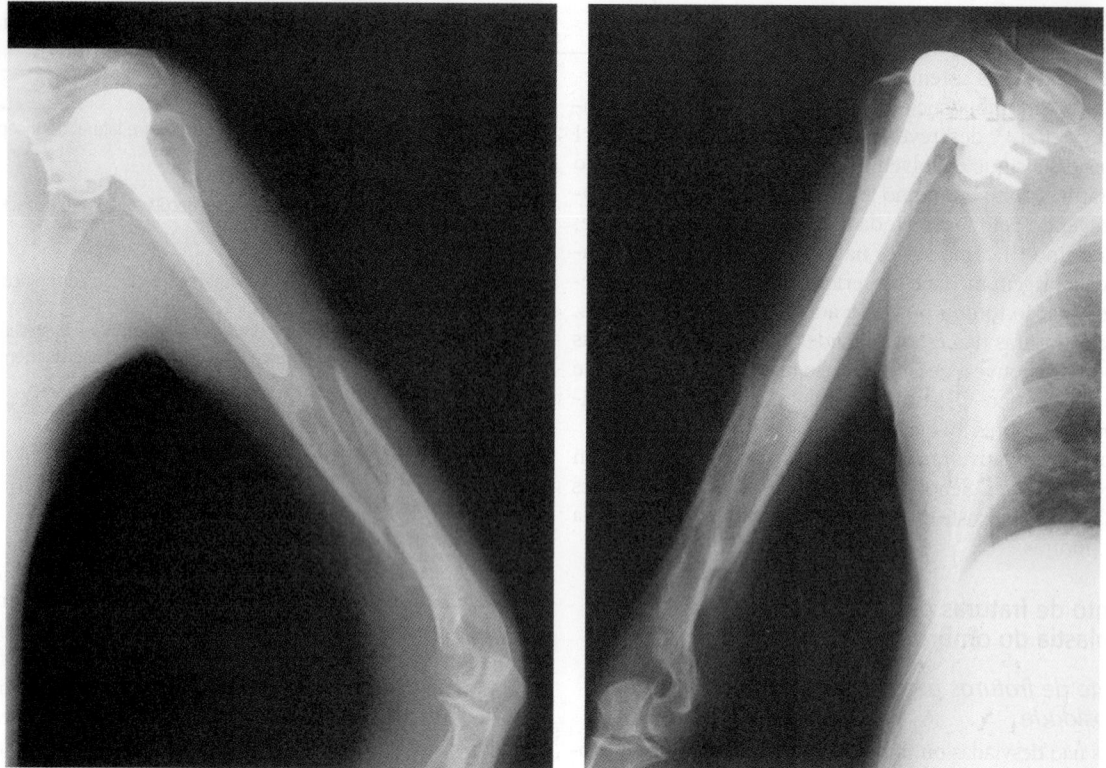

FIGURA 23.40 Fratura do úmero distal a uma prótese umeral (**A**), tratada conservadoramente até a consolidação (**B**).

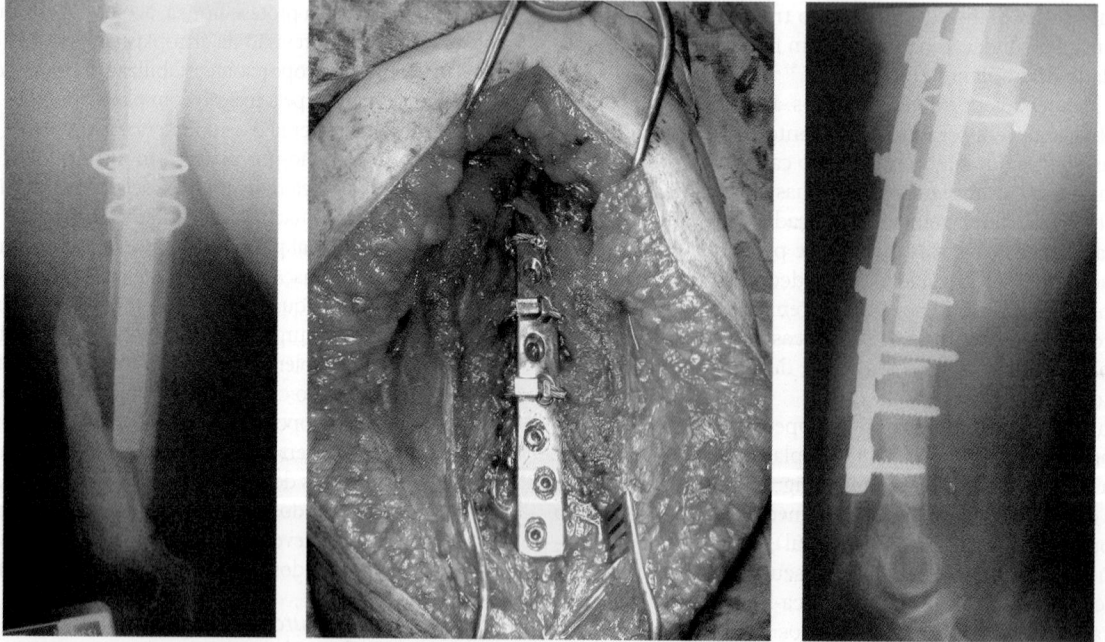

FIGURA 23.41 Fratura periprotética da diáfise do úmero distal a uma revisão de componente umeral (**A**). O enxerto homólogo proximal foi utilizado anteriormente durante a revisão de artroplastia. A fratura periprotética recente foi tratada pela abordagem posterior, utilizando técnicas biológicas de redução, ilustradas em uma fotografia intraoperatória (**B**) que preservou a maior parte das inserções de tecido mole. Para a fixação, utilizou-se uma placa posterior com abraçadeiras proximalmente e parafusos distalmente (**C**).

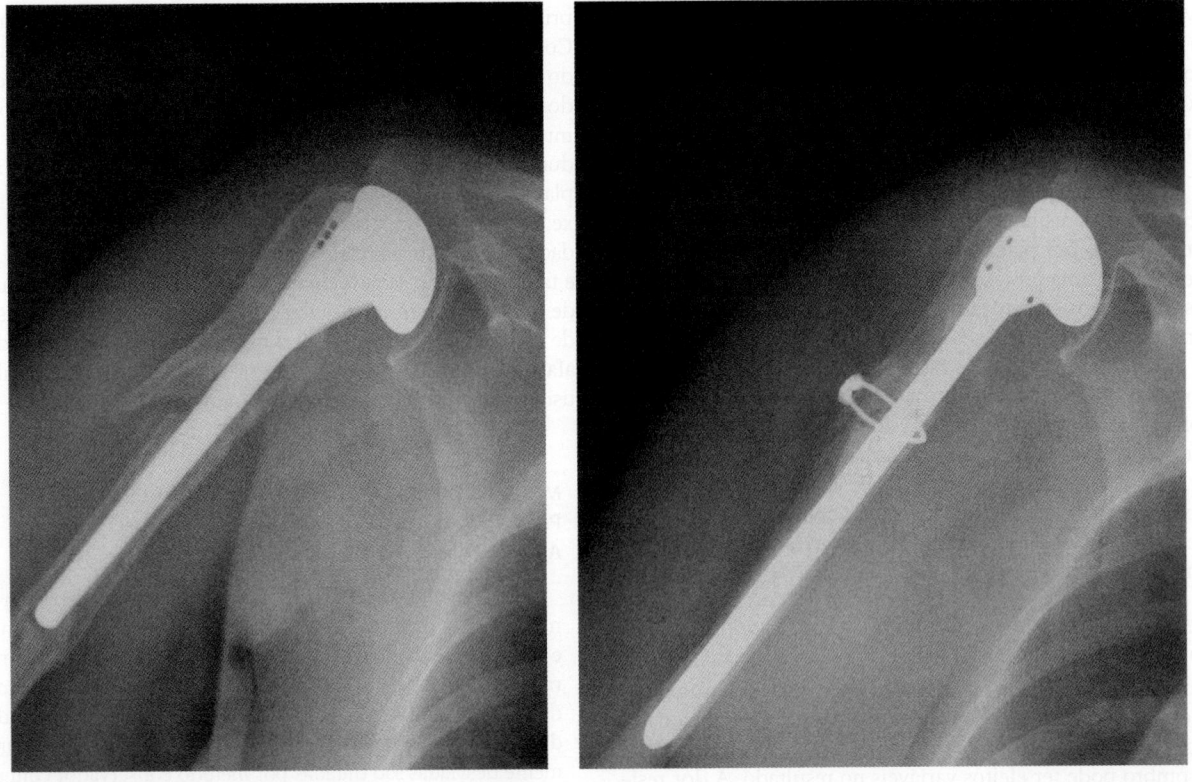

FIGURA 23.42 Tratamento de uma fratura periprotética da diáfise do úmero associada a uma prótese frouxa (**A**) com revisão por uma haste longa, enxerto homólogo e abraçadeira em cerclagem (**B**).

à margem posterior da cavidade glenoidal, para afastamento posterior do úmero durante a preparação da superfície articular glenóidea, pode causar fratura. Os pacientes submetidos a uma cirurgia de revisão e aqueles com osteopenia grave podem ser tratados com parafusos ou placas. No entanto, é comum que os fragmentos sejam pequenos e cominutivos, o que impossibilita a fixação por parafusos. Em casos com base óssea inadequada, deve-se abandonar o recapeamento da cavidade glenoidal, e o defeito deverá ser tratado com enxerto ósseo. Após a consolidação da fratura, o cirurgião poderá contemplar uma conversão da hemiartroplastia para uma ATO, se os sintomas assim o exigirem.

Tratamento de fraturas periprotéticas do acrômio em torno de artroplastia reversa do ombro

Muitas fraturas do acrômio em torno de artroplastias do ombro são fraturas de estresse.[202] Normalmente, essas lesões não exibem desvio ou estão apenas minimamente desviadas; em geral, prestam-se ao tratamento conservador com uma tipóia ou um imobilizador de ombro, junto à limitação da atividade em função da dor.[159] Normalmente, a consolidação da fratura é confiável e as atividades poderão ser integralmente retomadas em 6 a 12 semanas. Se houver desvio da fratura, pode haver indicação de RAFI.[287]

Desfechos para fraturas periprotéticas em torno de artroplastia do ombro

Desfechos de fraturas periprotéticas do úmero em torno de artroplastia do ombro

A literatura informa resultados conflitantes a respeito do tratamento de fraturas periprotéticas da diáfise do úmero em torno de ATO por método conservador; nessas circunstâncias, alguns autores defendem a RAFI.[21,23,32,95,134,147,180,261,296,297] Kumar et al.[147] trataram 11 fraturas periprotéticas pós-operatórias da diáfise do úmero por método conservador. Seis delas consolidaram sem maiores problemas, mas cinco necessitaram de intervenção operatória subsequente. Dessas, três foram tratadas com RAFI e enxerto ósseo e duas sofreram revisão de artroplastia com uma haste longa em função de afrouxamento. Nessa série, o insucesso do tratamento cirúrgico pode estar relacionado à presença de implantes frouxos. RAFI imediata foi realizada em apenas dois pacientes com próteses estáveis, sendo que ambos evoluíram sem maiores consequências para a consolidação da fratura. Boyd et al.[23] também relataram resultados mínimos em uma pequena série, na qual houve pseudartrose em quatro de sete pacientes tratados por método conservador e ocorreu paralisia do nervo radial em outros dois. Por outro lado, Groh et al. relataram a ocorrência de consolidação nas cinco fraturas pós-operatórias tratadas por método conservador.[95] Normalmente, pseudartroses subsequentes ao tratamento conservador são tratadas com uma combinação de enxerto ósseo, RAFI e revisão para uma artroplastia com haste longa.[147,297]

Não foi publicada ainda uma série de grande porte que demonstre os resultados do tratamento operatório de fraturas periprotéticas da diáfise do úmero. Numerosas séries de casos com poucas fraturas revelam resultados relativamente consistentes: altos percentuais de consolidação, com pouco efeito nos desfechos funcionais e inexistência de complicações. Wutzler et al.[299] descreveram seis pacientes com fraturas periprotéticas da diáfise do úmero, todos com hastes apresentando boa fixação e tratados com fixação por placa. Os parafusos foram utilizados distalmente; para a fixação proximal, foram utilizadas abraçadeiras ou parafusos, ou uma combinação desses dispositivos. Cinco das seis fraturas consolidaram sem complicações. Uma fratura evoluiu para pseudartrose, o que implicou a necessidade de várias cirurgias e eventual revisão para uma prótese de haste longa, enxerto ósseo e uso de BMP a fim de se obter a consolidação. Esse paciente também sofria de paralisia persistente do nervo radial, relacionada à fratura periprotética inicial, tendo sido o único com um resultado funcional insatisfatório nessa série. Com base na consolidação de seis entre seis pacientes, Martinez et al.[176] preconizaram o reforço de uma síntese comum com placa, aplicação de parafusos distais e abraçadeiras proximais, com o uso de enxerto homólogo estrutural para aumentar a estabilidade. Da mesma forma que no fêmur, a fixação por placa em fraturas periprotéticas do úmero na presença de uma prótese estável, com ou sem a adição de enxertos homólogos estruturais, está associada a bons resultados. Portanto, ainda não ficou esclarecida a questão do benefício com o uso adjuvante de elementos estruturais.

No cenário de uma pseudartrose, o tratamento se torna mais complexo. Kumar et al.[147] trataram cinco fraturas periprotéticas ou pseudartroses do úmero, ocorridas após o tratamento conservador, com revisão da artroplastia (três com aplicação adjuvante de enxerto homólogo). Um dos pacientes com pseudartrose exibia persistência dessa complicação após a revisão da artroplastia; por fim, houve necessidade de transferência livre de fíbula.

Desfechos de fraturas periprotéticas da escápula em torno de artroplastia do ombro

São escassos os relatos na literatura a respeito de fraturas periprotéticas da cavidade glenoidal em torno de ATO tradicionais.

A ocorrência de uma fratura acromial após artroplastia reversa do ombro pode ter efeitos variáveis no resultado. A dor residual, mesmo na presença de pseudartrose, pode ser mínima; entretanto, pode ocorrer diminuição do funcionamento.[103] A ocorrência de consolidação de fraturas do acrômio com tratamento cirúrgico tem sido variável. Hamid et al.[103] relataram a ocorrência de seis pseudartroses em oito fraturas, e Wahlquist et al.[287] informaram que uma entre três fraturas tratadas por método conservador eventualmente precisou de cirurgia para sua consolidação. Fraturas na base do acrômio foram associadas a desfechos piores comparadas às mais laterais.[109,159,287] Em geral, pode-se esperar que pacientes sofrendo de uma fratura do acrômio tenham mínima dor, mas que é acompanhada por resultados funcionais piores do que em pacientes sem fratura.[159,288]

Armadilhas potenciais e medidas preventivas para tratamento de fraturas periprotéticas em torno de artroplastia do ombro

A intervenção cirúrgica não deve ser considerada obrigatória para todas as fraturas periprotéticas da diáfise do úmero. O cirurgião deve considerar enfaticamente a possibilidade de tratamento conservador para fraturas não desviadas ou minimamente desviadas. Pacientes com fraturas apresentando maior desvio e aqueles com fraturas que ocorreram logo em seguida à artroplastia, os quais necessitam de movimentação agressiva do ombro para obter um bom resultado funcional, são candidatos menos ideais para o tratamento conservador. Tendo em vista a usual necessidade de fixação por abraçadeiras e a imediata proximidade do nervo radial com relação ao aspecto posterior do úmero na zona de lesão, existe uma pequena possibilidade da ocorrência de lesão a esse nervo. É tarefa arriscada a passagem de abraçadeiras a partir de uma abordagem anterior, sem o benefício da visualização direta da instrumentação em relação ao nervo radial. Um delineamento mais claro e cuidadoso das margens proximal e distal do feixe neurovascular radial, no local onde o aspecto posterior do úmero atravessa, seguido pela dissecção do plano localizado entre o feixe e a cortical posterior, constitui uma boa primeira etapa para que sejam evitadas possíveis lesões ao nervo. Com frequência, esse feixe é muito largo, sendo menos distinto do que a maioria dos demais feixes neurovasculares. Uma cuidadosa dissecção do plano entre o feixe e a cortical posterior permite a visualização das margens da fratura nessa zona e a introdução segura de placas sob o feixe. Deve-se dar preferência a uma placa mais longa, que permita fácil acesso proximalmente ao feixe, no lugar de um afastamento agressivo do nervo com a finalidade de permitir o acesso a uma placa mais curta. O nervo radial é também muito sensível a lesões por tração. Durante a manobra de afastamento, deve-se evitar alavancagem (p. ex., um afastador de Hohmann aplicado entre o osso e o nervo), em favor de um afastamento direto, suave e controlado, como o que resulta do uso de um afastador do tipo *army-navy*.

MÉTODO DE TRATAMENTO PREFERIDO PELO AUTOR PARA FRATURAS PERIPROTÉTICAS EM TORNO DE ARTROPLASTIA DO OMBRO

O tratamento das fraturas periprotéticas do úmero em torno de hastes de artroplastia do ombro é relativamente simples e se fundamenta na estabilidade da haste e no desvio da fratura (Fig. 23.43). Quase todas essas fraturas ocorrem em torno de hastes estáveis; portanto, raramente, haverá a necessidade de revisão da artroplastia. Fraturas não desviadas ou minimamente desviadas são tratadas por método conservador com uma órtese para a fratura, de maneira similar ao procedimento direcionado a uma fratura nativa da diáfise do úmero não associada a uma prótese. As indicações para o tratamento cirúrgico também são semelhantes àquelas para fraturas nativas da diáfise do úmero, embora o limite para recomendação do tratamento operatório seja um pouco inferior. Ao contrário do que ocorre com as fraturas nativas, que podem ser tratadas com HIM ou RAFI, o tratamento operatório de fraturas periprotéticas se limita à RAFI. Deve-se dar preferência a uma abordagem posterior que permita a visualização direta e a proteção do feixe neurovascular radial. Uma placa de grande fragmento aplicada posteriormente deve ser fixada proximalmente com abraçadeiras e, distalmente, com parafusos. Num paciente com osteoporose, o cirurgião deverá aplicar parafusos bloqueados.

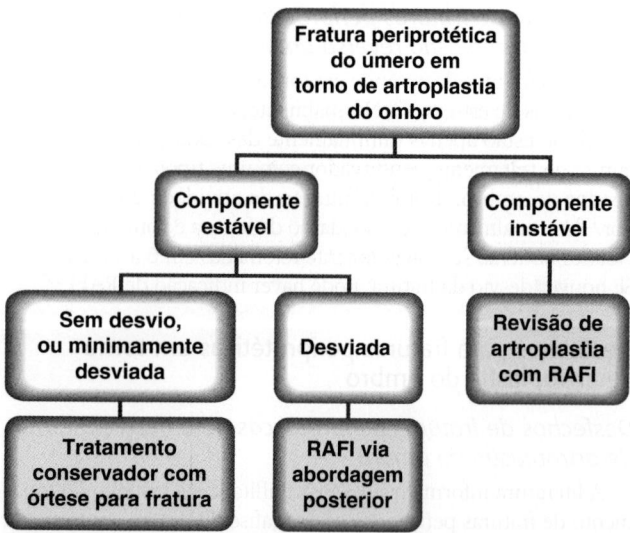

FIGURA 23.43 Algoritmo que descreve o método de tratamento preferido pelo autor para fraturas periprotéticas em torno de uma ATO.

FRATURAS PERIPROTÉTICAS EM TORNO DE ARTROPLASTIA DO COTOVELO

Incidência, fatores de risco e prevenção de fraturas periprotéticas em torno de artroplastia do cotovelo

Até a presente data, são poucas as avaliações em grande escala com relação às fraturas periprotéticas em torno de próteses totais do cotovelo. Uma exceção é a experiência da Clínica Mayo, de 1.072 procedimentos com prótese interligada de Coonrad–Morrey, realizados entre 1983 e 2003. Ocorreram fraturas periprotéticas em 9% dos procedimentos primários e em 23% dos procedimentos de revisão. Essas fraturas estavam equitativamente distribuídas entre o úmero e a ulna. Em outra série de 30 fraturas consecutivas em torno de uma artroplastia total do cotovelo (ATC) tratadas por cirurgia, todas as fraturas da ulna estavam associadas a componentes frouxos, com uma média de 8 anos após a artroplastia inicial.[78] A perda de osso ulnar foi considerada moderada em 14 e grave em seis desses casos.

Os fatores de risco específicos para fratura em torno da ATC ainda não foram claramente elucidados, por causa da relativa carência de dados publicados sobre este tópico. No entanto, provavelmente, será mais seguro considerar que as condições sistêmicas ou locais que diminuem ou enfraquecem a reserva óssea nas proximidades de ATC predispõem uma fratura periprotética.

Classificação de fraturas periprotéticas em torno de artroplastia total do cotovelo

O'Driscoll e Morrey[203] classificaram as fraturas periprotéticas do úmero e da ulna em torno de componentes de ATC de acordo com a localização da fratura, a fixação do componente e a qualidade óssea (Fig. 23.44). As fraturas do tipo I são metafisárias; as do tipo II ocorrem na diáfise e na zona da haste; e as do tipo III ocorrem além da haste. Conforme ficou popularizado pela classificação de Vancouver para as fraturas periprotéticas do fêmur, as fraturas periprotéticas do cotovelo são ainda subdivididas em função do estado de fixação da haste. Fraturas do subtipo A exibem boa fixação, e as do subtipo B estão associadas a um implante frouxo.

Tratamento de fraturas periprotéticas em torno de artroplastia do cotovelo

O tratamento de fraturas periprotéticas em torno de ATC depende da localização e do desvio da fratura, do momento da ocorrência (fratura intra- ou pós-operatória), do estado do implante (com boa fixação ou frouxo) e do tipo de prótese (com ou sem restrição). As fraturas do tipo A, que são associadas a um componente com boa fixação, são normalmente tratadas por procedimento conservador se não tiverem sofrido desvio ou se estiverem minimamente desviadas; caso contrário, serão tratadas com RAFI. As fraturas do tipo B, com prótese frouxa, merecem revisão da artroplastia.

Tratamento de fraturas periprotéticas da metáfise do úmero

As fraturas periprotéticas do úmero de tipo I representam fraturas condilares e podem ocorrer no intra ou pós-operatório. As fraturas intraoperatórias estão associadas à preparação do implante na região metafisária. Pode ocorrer fratura por avulsão do côndilo medial ou lateral diante do tensionamento dos ligamentos colaterais, especialmente se a ressecção óssea foi abundante. Essa área enfraquecida pode ficar sujeita a uma fratura pós-operatória espontânea, ou tal fratura pode ocorrer em decorrência de trau-

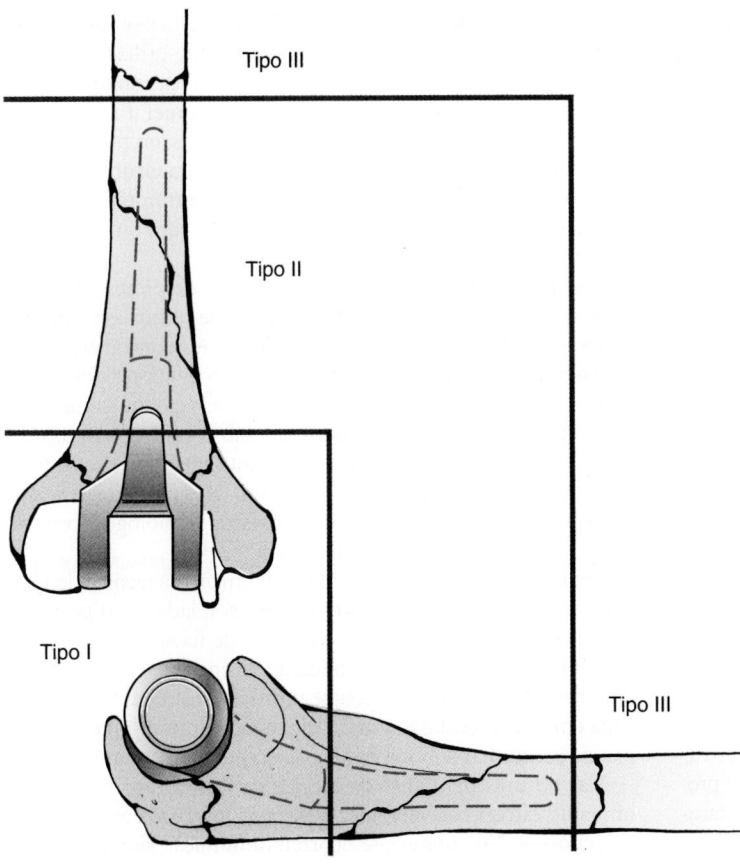

FIGURA 23.44 Classificação de Mayo para fraturas periprotéticas em torno de uma artroplastia total do cotovelo. As fraturas de tipo I são metafisárias; as de tipo II envolvem o osso ocupado pelo implante; e as de tipo III se estendem além da haste. As subdivisões dessas fraturas estão apresentadas no texto.

ma menos importante. O tratamento das fraturas de tipo IA, ou seja, fraturas condilares associadas a componentes com boa fixação, depende da prótese que estiver sendo utilizada. Uma prótese interligada como a de Coonrad–Morrey não depende dos ligamentos colaterais para a sua estabilidade; portanto, fraturas tratadas com esse tipo de implante têm poucas implicações no que tange ao prognóstico. Desse modo, o tratamento conservador é central nesses casos, desde que o desvio não seja tão grande a ponto de comprometer uma eventual consolidação, já que a pseudartrose pode causar dor. Em um cenário de próteses que dependem dos ligamentos colaterais para a estabilidade do cotovelo, a indicação para essas fraturas é a fixação cirúrgica. Não existem dados revisados por especialistas que possam orientar a tomada de decisão referente a essas fraturas.

Tratamento de fraturas periprotéticas de metáfise da ulna

Fraturas periprotéticas da ulna de tipo I ocorrem no olécrano ou coronoide. As fraturas do coronoide são muito raras e, normalmente, ocorrem durante a cirurgia. Se o fragmento tiver grandes dimensões, prolonga-se na direção da diáfise ou compromete a fixação da haste ulnar, então deverá ser realizada a fixação com abraçadeiras ou fios metálicos. Fraturas do tipo I que envolvem o olécrano têm maior probabilidade de afetar a função, pois podem danificar o mecanismo extensor. O adelgaçamento do olécrano, seja por causa de doença sistêmica (p. ex., AR), seja por ressecção óssea no intraoperatório, é fator predisponente para fratura; nessas circunstâncias, o cirurgião deverá se cercar de extrema cautela para evitar tensões críticas no olécrano, especialmente por ocasião do teste com o componente ulnar durante a cirurgia e na manipulação do antebraço. Obviamente, uma fratura pós-operatória pode estar ligada ao trauma direto, mas a fratura também pode ocorrer espontaneamente por causa da força gerada pela contração do tríceps, em um cenário de comprometimento do osso. Em geral, o tratamento consiste em RAFI com o uso da técnica de banda de tensão para fraturas intraoperatórias. Já as fraturas pós-operatórias são normalmente tratadas por método conservador, a menos que o desvio seja superior a aproximadamente 2 cm. Casos de pseudartrose foram relatados em até 50% dessas fraturas, porém bons resultados foram atribuídos à união fibrosa e inexistência de desvio superior a 1 cm, apesar de não ter ocorrido consolidação.[175]

Tratamento de fraturas periprotéticas da diáfise do úmero e ulna

As fraturas do tipo IIA do úmero e da ulna, isto é, fraturas diafisárias em torno de componentes com boa fixação, são muito raras. Teoricamente, essas lesões podem ocorrer por ocasião da implantação, especialmente se um componente umeral longo foi inserido em um úmero excessivamente arqueado. As fraturas em torno da haste do implante têm maior probabilidade de ocorrer no período pós-operatório e de estarem associadas à presença de osteólise (tipo IIB) ou a um trauma relativamente de alta energia. O tratamento dessas fraturas deve proporcionar a estabilização da fratura, a restauração da reserva óssea e uma prótese estável. Os princípios do tratamento acompanham aqueles válidos para as fraturas femorais do tipo B de Vancouver, os quais são muito mais comuns e já foram exaustivamente estudados (Tab. 23.28). Se não houver prótese frouxa, a opção de RAFI para uma fratura da diáfise do úmero com aplicação de enxerto homólogo estrutural ou placa pode proporcionar a necessária estabilidade. O procedimento mais utilizado é RAFI com síntese por placa e abraçadeiras aplicadas por meio de uma abordagem posterior. Os

TABELA 23.28 RAFI para fraturas periprotéticas em torno de artroplastia do cotovelo

Lista de verificação para o planejamento pré-operatório
• Mesa da SO: qualquer mesa que permita a fluoroscopia do braço posicionado
• Posição/meios auxiliares de posicionamento: Úmero – posição lateral ou de pronação com o braço superior em posição horizontal para uma abordagem posterior; posição supina para abordagem anterior Ulna – posição supina com o braço repousando sobre o tórax, ou posição lateral com o antebraço vertical
• Localização da fluoroscopia: ipsilateral à fratura
• Equipamento: *kits* para pequenos e grandes fragmentos, sistema de abraçadeiras para cerclagem
• Torniquete (estéril/não estéril): Úmero – estéril Ulna – não estéril

aspectos críticos desse procedimento são a identificação e a proteção do nervo ulnar distalmente e do nervo radial, proximalmente. Geralmente, não há necessidade de uma exposição formal do nervo mediano, desde que o cirurgião tenha cautela ao passar as abraçadeiras em torno do aspecto anterior da parte distal do úmero, nas adjacências da superfície anterior do osso. A fixação proximal é obtida com parafusos comuns ou, se houver osteoporose, com parafusos bloqueados. O uso de uma placa suficientemente longa que se estenda proximalmente ao feixe neurovascular radial facilita a fixação dos parafusos proximais. A placa deve ser cuidadosamente deslizada sob o feixe e fixada ao fragmento proximal acima e abaixo do feixe. Historicamente, alguns autores vêm defendendo o uso das placas de grandes fragmentos que são largas para a fixação de fraturas do úmero. No entanto, diante das modernas técnicas biológicas de redução das fraturas, a robustez e o volume inerentes a esses implantes se tornam um tanto excessivos; atualmente, são comumente utilizadas placas para grandes fragmentos que são estreitas. Ocasionalmente, as fraturas em torno da haste do componente umeral não exibem desvio ou ficam apenas minimamente desviadas, ou por qualquer outro motivo, o paciente não é candidato para cirurgia. Nesses casos, o tratamento conservador da fratura periprotética diafisária deve seguir os procedimentos de rotina, com o uso de uma órtese para fratura.

Nos casos em que ocorreu afrouxamento da prótese, uma revisão do implante com uma haste longa que ultrapasse a fratura proporcionará estabilidade intramedular. Ao contrário do que ocorre no fêmur, no qual predomina o uso de hastes completamente revestidas de material poroso e que ocupam o canal, as hastes longas aplicadas ao úmero não são confiáveis em termos de proporcionar tal estabilidade. Portanto, deve-se fazer a fixação com placa ou componente estrutural. Nos casos de deficiência óssea, indica-se a aplicação de enxertos homólogos, com ou sem a complementação por uma placa.

Foi relatado o uso bem-sucedido de uma nova técnica de HIM para o tratamento dessa fratura não consolidada, com perda de massa óssea significativa.[131] O implante de fixação consistia em uma HIM customizada e na aplicação de enxerto ósseo autólogo complementar. Comercializou-se uma haste canulada mais escavada em sua extremidade distal, de modo a formar uma luva capaz de se aninhar sobre a haste do componente umeral.

Nas fraturas de diáfise da ulna, é preferível usar placas se o implante estiver estável e não tiver ocorrido perda associada de massa óssea. No entanto, se ocorreu diminuição significativa da reserva óssea, normalmente opta-se por um enxerto homólogo estrutural, com ou sem placa suplementar. A revisão da artroplastia é indicada nos casos em que houve afrouxamento da prótese em ambos os lados da articulação e/ou osteólise.

É relativamente rara a ocorrência de fraturas do úmero e da ulna distantes da extremidade da haste; tais lesões costumam estar associadas a um trauma e a uma haste frouxa. Por definição, essas fraturas do úmero se situam numa posição relativamente proximal, e seu controle pode ser difícil com talas ou órteses. Em geral, o controle dessas fraturas se torna mais fácil por métodos fechados. O tratamento operatório fica indicado para fraturas desviadas e para fraturas com prótese frouxa (Fig. 23.45). Os objetivos são a obtenção de uma fixação estável, reserva óssea adequada e uma prótese estável. Quando há indicação de revisão, o tratamento consiste na inserção de uma haste longa que atravesse a fratura, se possível. Independentemente da posição da haste, RAFI com placas e suportes são invocados para fornecer estabilidade da fratura.

Desfechos para fraturas periprotéticas em torno de artroplastia total do cotovelo

Foruria et al.[78] publicaram uma série de 30 fraturas periprotéticas da ulna e, em todas, havia componentes frouxos. No tratamento, os autores utilizaram uma série de métodos, todos com a inclusão de revisão do componente ulnar. O enxerto homólogo estrutural foi utilizado em 20 pacientes e as técnicas de impacção de enxerto ósseo em oito. Três fraturas foram revisadas apenas com a aplicação de enxerto ósseo por impacção e cinco foram reconstruídas com um composto de enxerto homólogo-prótese. Transcorridos, em média, 4,9 anos, 21 desses pacientes estavam disponíveis para seguimento. Dezoito relataram ausência de dor ou dor leve. O ADM médio do cotovelo era de 112° e a média para o *Mayo Elbow Performance Score* era de 82. Em todos os 21 pacientes seguidos, a fratura evoluiu para consolidação. As complicações incluíam: três infecções profundas, um caso de afrouxamento do componente ulnar e um caso de paralisia nervosa temporária.

Em ambos os locais anatômicos, os resultados da fixação estrutural de 11 fraturas umerais e 22 fraturas ulnares tiveram aproximadamente 99% de sucesso, após 3 a 5 anos.[127,244]

MÉTODO DE TRATAMENTO PREFERIDO PELO AUTOR PARA FRATURAS PERIPROTÉTICAS EM TORNO DE ARTROPLASTIA DO COTOVELO

É relativamente simples a tomada de decisão para o tratamento de fraturas periprotéticas em torno de uma artroplastia do cotovelo (Fig. 23.46). Fraturas diafisárias do úmero ou da ulna associadas a uma prótese estável são tratadas com RAFI. Preferimos uma abordagem posterior para a diáfise do úmero; com isso, os nervos radial e ulnar podem ser diretamente visualizados e protegidos. A passagem de abraçadeiras a partir de uma abordagem anterior deixa o nervo radial em risco substancial para lesão, em função de sua imediata proximidade com a cortical umeral posterior. A passagem de abraçadeiras por uma abordagem posterior não coloca o nervo mediano em tal risco, pois esse nervo não está tão perto do aspecto anterior do osso. Mesmo nos casos em que a haste da prótese atravessa a fratura, é recomendável o tratamento adjuvante com RAFI, pois hastes umerais longas não ocupam o canal e, assim, proporcionam pouca estabilidade à fratura. As hastes ulnares longas proporcionam estabilidade marginal, porque normalmente esses componentes são muito delgados ou ultrapassam pouco a fratura. A perda de massa óssea é tratada com a aplicação de um enxerto homólogo estrutural. Nos casos em que fraturas da diáfise do úmero ou da ulna estão associadas a um componente frouxo, recomenda-se a revisão da artroplastia.

Uma circunstância especial é relacionada às fraturas periprotéticas da metáfise do terço distal do úmero. O tratamento dessas fraturas deve levar em consideração o tipo de prótese. Próteses com restrição ou semirrestrição não dependem da estabilidade ligamentar; assim, os epicôndilos não são essenciais para o funcionamento da prótese. Portanto, frequentemente, as fraturas metafisárias que envolvem os epicôndilos podem ser tratadas por método conservador, mesmo se houver desvio. Se o desvio for tão grande a ponto de fazer com que o cirurgião se preocupe com pseudartrose, então haverá indicação de RAFI. Quando essas fraturas ocorrem em torno de uma prótese sem restrição, em geral recorre-se à redução e fixação, para restauração da estabilidade ligamentar.

CIRCUNSTÂNCIAS ESPECIAIS, RESULTADOS ADVERSOS ESPERADOS E COMPLICAÇÕES INESPERADAS PARA FRATURAS PERIPROTÉTICAS

As complicações encontradas durante o tratamento de fraturas periprotéticas são uma compilação do típico cenário de complicações que podem se dar após uma fratura recente pelo osso nativo, juntamente com as complicações associadas à artroplastia de uma articulação. Essas complicações podem ocorrer isoladamente ou combinadas. Fica evidente que o tratamento deve levar em consideração tanto as implicações relativas à fratura como as implicações relacionadas à estabilidade e o funcionamento da artroplastia. Em certas circunstâncias, será útil priorizar os objetivos do tratamento e, em seguida, decidir se o resultado para a fratura é preponderante, ou se a preservação do funcionamento da artroplastia é o objetivo principal. Em alguns casos, os objetivos são conflitantes.

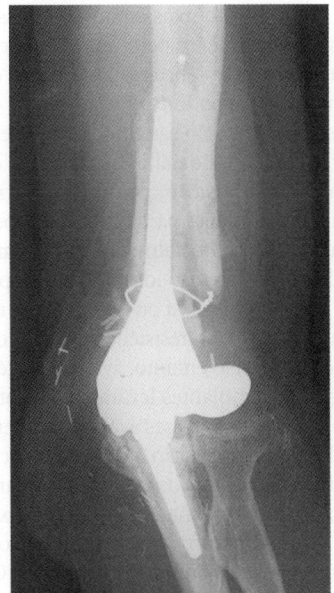
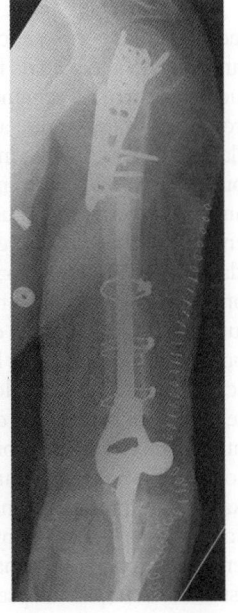

FIGURA 23.45 Fratura periprotética do úmero em torno do componente umeral de uma ATC (**A**) tratada com RAFI (**B**).

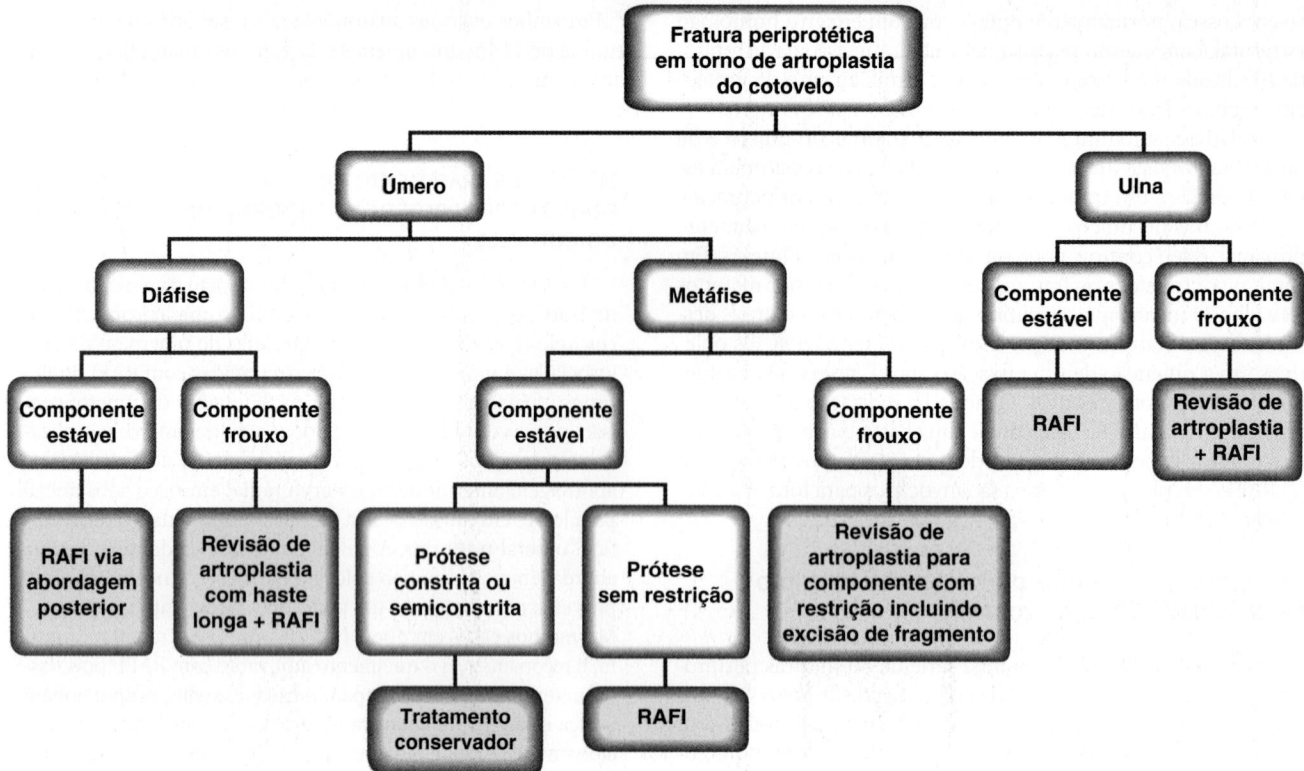

FIGURA 23.46 Algoritmo que descreve o método de tratamento preferido pelo autor para fraturas periprotéticas em torno de uma artroplastia total do cotovelo.

Fraturas interprotéticas

As fraturas entre artroplastias em extremidades opostas de um osso longo são denominadas fraturas interprotéticas. À medida que o número de pacientes com artroplastias em diversas articulações aumenta, paralelamente a probabilidade de sofrer uma fratura situada entre duas artroplastias existentes aumenta. As fraturas femorais interprotéticas entre ATQ e ATJ[118,171,187,218,259] parecem ser as mais comuns, mas também podem ocorrer fraturas interprotéticas do úmero entre ATO e ATC[34,179] e da tíbia entre ATJ e ATT. Como ocorre com qualquer outra fratura do fêmur, normalmente, essas fraturas interprotéticas são tratadas por procedimento cirúrgico. No membro superior, já foram descritos os tratamentos conservador[90,122] e cirúrgico[34,179] de fraturas interprotéticas do úmero.

O tratamento operatório de qualquer fratura interprotética apresenta desafios técnicos adicionais relacionados ao tratamento de fraturas periprotéticas comuns. A fixação extramedular, isto é, a síntese com placa, deve dar conta da interferência decorrente da artroplastia associada, tanto no fragmento proximal como distal da fratura. Dispositivos intramedulares (p. ex., pinos e hastes da artroplastia), que atravessam a fratura, devem ser cuidadosamente dimensionados, para que não ocorra interferência de um componente da artroplastia no lado oposto do osso. Por exemplo, no cenário de uma fratura interprotética da diáfise do fêmur, entre uma haste de ATQ e uma de ATJ, uma haste longa no componente femoral de uma revisão de ATQ não poderá ser tão longa a ponto de fazer contato com a haste da ATJ. Quando a síntese final para o tratamento de uma fratura interprotética deixa duas hastes ou uma placa e um componente da artroplastia em grande proximidade, o efeito da concentração de tensão de cada implante fica potencialmente ampliado. Não é surpresa que, nessa população de pacientes (que, por definição, está em risco para ocorrência de fraturas interprotéticas), tenha havido relatos de fraturas interprotéticas secundárias.[35,65] Pode ser prudente a fixação com uma placa suficientemente longa a fim de evitar um efeito de concentração de estresse ou a adição de uma placa ou enxerto estrutural que abarque a zona entre as hastes implantadas, para que sejam evitadas futuras fraturas.

Pseudartrose

A pseudartrose é talvez a complicação mais comumente associada a fraturas periprotéticas. Geralmente, os percentuais de pseudartrose para a fixação de fraturas periprotéticas são mais altos do que aqueles para o tratamento da mesma fratura na ausência de prótese. Apontou-se que a lesão à irrigação sanguínea endosteal, relacionada ao implante intramedular, pode alterar a resposta de consolidação da fratura, mas essa suposição continua ainda no campo da teoria. Uma causa mais influente para os elevados percentuais de pseudartrose é a fixação potencialmente comprometida por uma prótese capaz de inibir a fixação ideal. A fixação por abraçadeiras – a principal na fixação por placa ou componente estrutural em torno da zona da prótese – tem resistência inferior em comparação aos parafusos bicorticais. No entanto, avanços na técnica cirúrgica e nas tecnologias dos implantes levaram a recentes melhorias nos percentuais de consolidação. Esses avanços incluem, entre outros, as técnicas biológicas de redução e o uso de placas bloqueadas, nas quais parafusos bloqueados podem reforçar a fixação por abraçadeiras na zona do implante e fortalecer a fixação nos casos de osteopenia. O tratamento de uma pseudartrose periprotética pode ser uma tarefa extremamente desafiadora. Os resultados do reparo da pseudartrose de fraturas periprotéticas são marginais. Uma abordagem multimodal é então solicitada.[124] A correção de qualquer processo sistêmico que possa inibir a consolidação da fratura deve ser feita antes do reparo da pseudartrose. Entre outras coisas, o paciente deverá parar de fumar, descontinuar o uso de anti-inflamatórios não homonais (AINH), controlar rigidamente o diabetes e descontinuar o uso de qualquer outra medicação dispensável que possa alterar o metabolismo ósseo. As estratégias operatórias consistem na utilização de próteses de haste longa, junto à fixação com elementos estruturais e placas extramedulares. É imperativo que sejam generosamente usados enxertos osteogênicos e osteoindutivos e substitutos de enxerto. O enxerto com osso de crista ilíaca autóloga permanece sendo o padrão de referência, mas rhBMP vem assumindo uma parte crescente do armamentário para esses casos difíceis. Não é preciso ser dito que a restauração do alinhamento anatômico do membro é outra etapa essencial.

Infecção

Uma infecção pode preceder uma fratura periprotética ou pode ocorrer como uma complicação relacionada ao tratamento da lesão. Um estudo que avaliou marcadores inflamatórios por ocasião de fratura periprotética associada a uma ATQ constatou que havia evidência de infecção em 11,6%, entre 204 pacientes.[42] A contagem de leucócitos estava elevada em 16,2%, a VHS aumentada em 33,3% e o nível de proteína C-reativa aumentado em 50,5%. Os autores verificaram um baixo valor preditivo positivo desses marcadores para infecção; assim, fundamentalmente, é preciso que o cirurgião se baseie na história clínica para que possa suspeitar de infecção, e os achados operatórios serão empregados para determinar se deverá considerar a possibilidade de infecção durante o tratamento.

Uma infecção pode complicar qualquer procedimento cirúrgico, mas quando essa complicação ocorre após uma fratura periprotética, essa complicação pode ser particularmente devastadora. Não apenas fica comprometida a consolidação da fratura, mas também a sobrevida da artroplastia associada à lesão. É preciso dar atenção simultânea a dois objetivos conflitantes: a estabilidade da fratura e a erradicação da infecção. Um tratamento cirúrgico precoce relativamente agressivo, com irrigação e desbridamento e uso de antibióticos parenterais específicos para o microrganismo, seguido por um longo período de supressão oral, tem a possibilidade de preservar a fixação da fratura e os implantes da artroplastia. Se a infecção não for controlada, poderá haver sérios resultados, inclusive com ressecção da artroplastia ou amputação ao nível ou acima da articulação envolvida. Portanto, o cirurgião responsável deverá considerar a possibilidade de remoção do dispositivo de fixação da fratura e/ou do componente da artroplastia. É possível que o uso de espaçadores de cimento com antibióticos, normalmente empregados em cenários de artroplastia com uma articulação infeccionada na ausência de fratura, não proporcione a fixação adequada em casos de pseudartrose da fratura. À luz desse raciocínio, infecções circunjacentes a uma fratura com pseudartrose em associação a uma artroplastia frequentemente exigirão procedimentos terapêuticos criativos. Para proporcionar estabilidade em tais casos, foi descrito o uso bem-sucedido de uma placa revestida por cimento, impregnado com antibióticos[168] e também de uma prótese bloqueada,[141] durante o tratamento estadiado de uma fratura periprotética do tipo B de Vancouver no fêmur.

São poucos os dados publicados especificamente voltados para o estudo da infecção após o tratamento de fraturas periprotéticas. Em sua maioria, os dados disponíveis têm relação com fraturas periprotéticas do fêmur sobre hastes do quadril. Foi informado um percentual de infecção de 5,94% em 202 casos,[210] chegando até 10%[141] em seguida a um tratamento moderno para fraturas do tipo B de Vancouver com RAFI ou revisão de artroplastia. Onze de 17 pacientes, com fraturas periprotéticas femorais do tipo B de Vancouver com infecção e não consolidadas, tratadas com desbridamento, remoção da haste do quadril e substituição com uma prótese bloqueada, passaram finalmente por uma revisão da artroplastia do quadril e ficaram livres de evidência da infecção residual.[141] Dos outros seis pacientes, dois apresentavam marcadores inflamatórios elevados e foram tratados com longos cursos de antibióticos orais, incluindo preservação da prótese bloqueada, além do fato de que quatro estavam sem evidência sorológica de infecção, mas efetivamente preservaram a prótese. Todos os 17 pacientes demonstravam não ter evidência clínica de infecção no seguimento final. O sucesso desta estratégia foi atribuído ao baixo potencial de incorporação com a prótese bloqueada utilizada. Esse esquema oferece a oportunidade para uma revisão relativamente fácil a uma prótese definitiva incorporada e, além disso, propicia uma solução duradoura razoável para pacientes com baixa demanda e que não se prestam a tal revisão, ou que não a desejam.

O uso de enxerto homólogo estrutural foi implicado no aumento dos percentuais de infecção, embora ainda não tenha sido esclarecido se essa solução é fator de risco independente para infecção.[283] Outros fatores comumente associados ao uso de enxerto homólogo estrutural, como duração da operação, complicações na ferida, cobertura inadequada de tecido mole, presença de pseudartrose e várias operações precedentes, podem influenciar o risco de infecção. Geralmente, o tratamento de uma infecção estabelecida associada a um enxerto homólogo estrutural envolve a remoção completa do enxerto homólogo. Tendo em vista que o enxerto homólogo é um tecido orgânico não vascularizado, ele funciona como o ambiente ideal para o crescimento bacteriano. A ausência de perfusão faz com que os antibióticos e as respostas imunes do hospedeiro se tornem ineficazes, tornando necessária a sua remoção.

Lesão neurológica

Lesões neurológicas associadas a fraturas periprotéticas são relatadas em numerosas séries, especialmente nos casos de fixação de fraturas do úmero. Uma paralisia parcial do nervo radial e duas paralisias parciais do nervo ulnar foram descritas em uma série de 11 fraturas periprotéticas da diáfise do úmero.[244] A proximidade dos nervos radial e ulnar com relação à fratura, os dispositivos de fixação e as abraçadeiras utilizadas na fixação por cerclagem colocam essas estruturas em um certo risco de lesão. A melhor estratégia para lidar com lesões neurológicas se fundamenta na prevenção. A escolha adequada da abordagem cirúrgica é o primeiro passo. Preferimos expor diretamente qualquer e todos os nervos potencialmente comprometidos. Portanto, nossa preferência recai na abordagem posterior para acesso à diáfise do úmero. Desse modo, é possível localizar com precisão o nervo radial, que pode ser protegido durante todo o procedimento. Também é importante uma manipulação cuidadosa dos tecidos moles, devendo ser evitado um afastamento demasiadamente vigoroso ou prolongado dos nervos. A passagem das abraçadeiras de cerclagem pode ser uma experiência angustiante. Não há substituto para o conhecimento direto da localização dos nervos nem para a proteção direta durante a passagem das abraçadeiras.

Rigidez articular

Qualquer que seja a fratura periprotética, seu tratamento pode resultar em rigidez temporária ou permanente da articulação envolvida, em função da contratura e das cicatrizes dos tecidos moles circunjacentes em decorrência dos procedimentos que conduziram à artroplastia inicial da referida articulação e estavam a ela associados, bem como do trauma da fratura e da subsequente cirurgia. A imobilização da articulação como parte do tratamento da fratura poderá agravar essa tendência para a rigidez. Esses problemas também são relevantes ao tratamento de fraturas periprotéticas. Felizmente, é da natureza das fraturas periprotéticas uma localização a certa distância da articulação envolvida e, por definição, tais fraturas não são intra-articulares. Apesar disso, o cirurgião deverá se esforçar ao máximo para obter uma fixação suficientemente estável, a fim de que seja minimizada a necessidade de imobilização da articulação e também para possibilitar o início dos exercícios da ADM com a maior rapidez possível. Hoffmann et al.[115] informaram que, em sua série, quase todos os pacientes tratados para uma fratura periprotética femoral supracondilar tinham perdido a ADM: 13,5% sofreram perda da extensão superior a 5°. Um ponto fraco desse e de estudos similares é que se torna difícil diferenciar entre qualquer perda de movimento relacionada à fratura e a perda basal de movimento relacionada à artroplastia da articulação em questão. Este é um problema inerente à avaliação da ADM em relação a qualquer fratura periprotética. Por definição, a articulação afetada não está normal em virtude de ter sido submetida à reposição cirúrgica da articulação. É improvável que isso aconteça em articulações nativas, nas quais uma cuidadosa história que não faça aflorar problemas precedentes com a mobilidade articular torna razoável a suposição de que o ADM basal seja igual àquela da articulação contralateral.

REFERÊNCIAS BIBLIOGRÁFICAS

1. Aaron RK, Scott R. Supracondylar fracture of the femur after total knee arthroplasty. *Clin Orthop Relat Res.* 1987;(219):136–139.
2. Abhaykumar S, Elliott DS. Percutaneous plate fixation for periprosthetic femoral fractures–a preliminary report. *Injury.* 2000;31(8):627–630.
3. Alden KJ, Duncan WH, Trousdale RT, et al. Intraoperative fracture during primary total knee arthroplasty. *Clin Orthop Relat Res.* 2010;468(1):90–95.
4. Althausen PL, Lee MA, Finkemeier CG, et al. Operative stabilization of supracondylar femur fractures above total knee arthroplasty: A comparison of four treatment methods. *J Arthroplasty.* 2003;18(7):834–839.
5. Amstutz HC, Campbell PA, Le Duff MJ. Fracture of the neck of the femur after surface arthroplasty of the hip. *J Bone Joint Surg Am.* 2004;86-A(9):1874–1877.
6. Anakwe RE, Aitken SA, Khan LA. Osteoporotic periprosthetic fractures of the femur in elderly patients: Outcome after fixation with the LISS plate. *Injury.* 2008;39(10):1191–1197.
7. Anderson AW, Polga DJ, Ryssman DB, et al. Case report: The nest technique for management of a periprosthetic patellar fracture with severe bone loss. *Knee.* 2009;16(4):295–298.
8. Andrews P, Barrack RL, Harris WH. Stress fracture of the medial wall of the acetabulum adjacent to a cementless acetabular component. *J Arthroplasty.* 2002;17(1):117–120.
9. Anglin C, Masri BA, Tonetti J, et al. Hip resurfacing femoral neck fracture influenced by valgus placement. *Clin Orthop Relat Res.* 2007;465:71–79.
10. Athwal GS, Sperling JW, Rispoli DM, et al. Periprosthetic humeral fractures during shoulder arthroplasty. *J Bone Joint Surg Am.* 2009;91(3):594–603.
11. Ayers DC. Supracondylar fracture of the distal femur proximal to a total knee replacement. *Instr Course Lect.* 1997;46:197–203.
12. Back DL, Dalziel R, et al. Early results of primary Birmingham hip resurfacings. An independent prospective study of the first 230 hips. *J Bone Joint Surg Br.* 2005;87(3):324–329.
13. Beals RK, Tower SS. Periprosthetic fractures of the femur. An analysis of 93 fractures. *Clin Orthop.* 1996;(327):238–246.
14. Berger RA, Meneghini RM, Jacobs JJ, et al. Results of unicompartmental knee arthroplasty at a minimum of ten years of follow-up. *J Bone Joint Surg Am.* 2005;87(5):999–1006.
15. Beris AE, Lykissas MG, Sioros V, et al. Femoral periprosthetic fracture in osteoporotic bone after a total knee replacement: Treatment with Ilizarov external fixation. *J Arthroplasty.* 2010;25(7):1168–1112.
16. Berry DJ. Epidemiology: Hip and knee. *Orthop Clin North Am.* 1999;30(2):183–190.
17. Bethea JS III, DeAndrade JR, Fleming LL, et al. Proximal femoral fractures following total hip arthroplasty. *Clin Orthop Relat Res.* 1982;(170):95–106.
18. Bhattacharyya T, Chang D, Meigs JB, et al. Mortality after periprosthetic fracture of the femur. *J Bone Joint Surg Am.* 2007;89(12):2658–2662.
19. Bobak P, Polyzois I, Graham S, et al. Nailed cementoplasty: A salvage technique for rorabeck type II periprosthetic fractures in octogenarians. *J Arthroplasty.* 2010;25(6):939–944.
20. Bogoch E, Hastings D, Gross A, et al. Supracondylar fractures of the femur adjacent to resurfacing and MacIntosh arthroplasties of the knee in patients with rheumatoid arthritis. *Clin Orthop Relat Res.* 1988;(229):213–220.
21. Bonutti PM, Hawkins RJ. Fracture of the humeral shaft associated with total replacement arthroplasty of the shoulder. A case report. *J Bone Joint Surg Am.* 1992;74(4):617–618.
22. Borrelli J Jr, Kantor J, Ungacta F, et al. Intraneural sciatic nerve pressures relative to the position of the hip and knee: A human cadaveric study. *J Orthop Trauma.* 2000;14(4):255–258.
23. Boyd AD Jr, Thornhill TS, Barnes CL. Fractures adjacent to humeral prostheses. *J Bone Joint Surg Am.* 1992;74(10):1498–1504.
24. Brady OH, Garbuz DS, Masri BA, et al. The treatment of periprosthetic fractures of the femur using cortical onlay allograft struts. *Orthop Clin North Am.* 1999;30(2):249–257.
25. Brady OH, Garbuz DS, Masri BA, et al. The reliability and validity of the Vancouver classification of femoral fractures after hip replacement. *J.Arthroplasty.* 2000;15(1):59–62.
26. Brick GW, Scott RD. The patellofemoral component of total knee arthroplasty. *Clin Orthop Relat Res.* 1988;(231):163–178.
27. Brumby SA, Carrington R, Zayontz S, et al. Tibial plateau stress fracture: A complication of unicompartmental knee arthroplasty using 4 guide pinholes. *J Arthroplasty.* 2003;18(6):809–812.
28. Bryant GK, Morshed S, Agel J, et al. Isolated locked compression plating for Vancouver Type B1 periprosthetic femoral fractures. *Injury.* 2009;40(11):1180–1186.
29. Buttaro MA, Farfalli G, Paredes NM, et al. Locking compression plate fixation of Vancouver type-B1 periprosthetic femoral fractures. *J Bone Joint Surg Am.* 2007;89(9):1964–1969.
30. Cain PR, Rubash HE, Wissinger HA, et al. Periprosthetic femoral fractures following total knee arthroplasty. *Clin Orthop Relat Res.* 1986;(208):205–214.
31. Cameron HU, Jung YB. Noncemented stem tibial component in total knee replacement: The 2- to 6-year results. *Can J Surg.* 1993;36(6):555–559.
32. Campbell JT, Moore RS, Iannotti JP, et al. Periprosthetic humeral fractures: Mechanisms of fracture and treatment options. *J Shoulder Elbow Surg.* 1998;7(4):406–413.
33. Carpentier K, Govaers K. Internal fixation of an intertrochanteric femoral fracture after Birmingham hip resurfacing arthroplasty. *Acta Orthop Belg.* 2012;78(2):275–278.
34. Carroll EA, Lorich DG, Helfet DL. Surgical management of a periprosthetic fracture between a total elbow and total shoulder prostheses: A case report. *J Shoulder Elbow Surg.* 2009;18(3):e9–e12.
35. Chakravarthy J, Bansal R, Cooper J. Locking plate osteosynthesis for Vancouver Type B1 and Type C periprosthetic fractures of femur: A report on 12 patients. *Injury.* 2007;38(6):725–733.
36. Chalidis BE, Tsiridis E, Tragas AA, et al. Management of periprosthetic patellar fractures. A systematic review of literature. *Injury.* 2007;38(6):714–724.
37. Chana R, Mansouri R, Jack C, et al. The suitability of an uncemented hydroxyapatite coated (HAC) hip hemiarthroplasty stem for intra-capsular femoral neck fractures in osteoporotic elderly patients: The Metaphyseal-Diaphyseal Index, a solution to preventing intra-operative periprosthetic fracture. *J Orthop Surg Res.* 2011;6:59.
38. Chandler HP, King D, Limbird R, et al. The use of cortical allograft struts for fixation of fractures associated with well-fixed total joint prostheses. *Semin Arthroplasty.* 1993;4(2):99–107.
39. Chandler HP, Tigges RG. The role of allografts in the treatment of periprosthetic femoral fractures. *Instr Course Lect.* 1998;47:257–264.
40. Chatoo M, Parfitt J, Pearse MF. Periprosthetic acetabular fracture associated with extensive osteolysis. *J Arthroplasty.* 1998;13(7):843–845.
41. Chettiar K, Jackson MP, Brewin J, et al. Supracondylar periprosthetic femoral fractures following total knee arthroplasty: Treatment with a retrograde intramedullary nail. *Int Orthop.* 2009;33(4):981–985.
42. Chevillotte CJ, Ali MH, Trousdale RT, et al. Inflammatory laboratory markers in periprosthetic hip fractures. *J Arthroplasty.* 2009;24(5):722–727.
43. Chun KA, Ohashi K, Bennett DL, et al. Patellar fractures after total knee replacement. *AJR Am J Roentgenol.* 2005;185(3):655–660.
44. Clarius M, Haas D, Aldinger PR, et al. Periprosthetic tibial fractures in unicompartmental knee arthroplasty as a function of extended sagittal saw cuts: An experimental study. *Knee.* 2010;17(1):57–60.
45. Clatworthy MG, Ballance J, Brick GW, et al. The use of structural allograft for uncontained defects in revision total knee arthroplasty. A minimum five-year review. *J Bone Joint Surg Am.* 2001;83-A(3):404–411.
46. Cook RE, Jenkins PJ, Walmsley PJ, et al. Risk factors for periprosthetic fractures of the hip: A survivorship analysis. *Clin Orthop Relat Res.* 2008;466(7):1652–1656.
47. Cooper HJ, Rodriguez JA. Early post-operative periprosthetic femur fracture in the presence of a non-cemented tapered wedge femoral stem. *HSS J.* 2010;6(2):150–154.
48. Corten K, Macdonald SJ, McCalden RW, et al. Results of cemented femoral revisions for periprosthetic femoral fractures in the elderly. *J Arthroplasty.* 2012;27(2):220–225.
49. Corten K, Vanrykel F, Bellemans J, et al. An algorithm for the surgical treatment of periprosthetic fractures of the femur around a well-fixed femoral component. *J Bone Joint Surg Br.* 2009;91(11):1424–1430.
50. Cossey AJ, Back DL, Shimmin A, et al. The nonoperative management of periprosthetic fractures associated with the Birmingham hip resurfacing procedure. *J Arthroplasty.* 2005;20(3):358–361.
51. Cracchiolo A. Stress fractures of the pelvis as a cause of hip pain following total hip and knee arthroplasty. *Arthritis Rheum.* 1981;24(5):740–742.
52. Crosby LA, Hamilton A, Twiss T. Scapula fractures after reverse total shoulder arthroplasty: Classification and treatment. *Clin Orthop Relat Res.* 2011;469(9):2544–2549.
53. Culp RW, Schmidt RG, Hanks G, et al. Supracondylar fracture of the femur following prosthetic knee arthroplasty. *Clin Orthop Relat Res.* 1987;(222):212–222.
54. Cumming D, Fordyce MJ. Non-operative management of a peri-prosthetic subcapital fracture after metal-on-metal Birmingham hip resurfacing. *J Bone Joint Surg Br.* 2003;85(7):1055–1056.
55. Davila J, Malkani A, Paiso JM. Supracondylar distal femoral nonunions treated with a megaprosthesis in elderly patients: A report of two cases. *J Orthop Trauma.* 2001;15(8):574–578.
56. Davison BL. Varus collapse of comminuted distal femur fractures after open reduction and internal fixation with a lateral condylar buttress plate. *Am J Orthop.* 2003;32(1):27–30.
57. Dehghan N, Chehade M, McKee MD. Current perspectives in the treatment of periprosthetic upper extremity fractures. *J Orthop Trauma.* 25(suppl 2):S71–S76.
58. Della Valle CJ, Momberger NG, Paprosky WG. Periprosthetic fractures of the acetabulum associated with a total hip arthroplasty. *Instr Course Lect.* 2003;52:281–290.
59. Dennis MG, Simon JA, Kummer FJ, et al. Fixation of periprosthetic femoral shaft fractures occurring at the tip of the stem: A biomechanical study of 5 techniques. *J Arthroplasty.* 2000;15(4):523–528.
60. Dennis MG, Simon JA, Kummer FJ, et al. Fixation of periprosthetic femoral shaft fractures: A biomechanical comparison of two techniques. *J Orthop Trauma.* 2001;15(3):177–180.
61. Desai G, Ries MD. Early postoperative acetabular discontinuity after total hip arthroplasty. *J Arthroplasty.* 2011;26(8):1570, e17–e19.
62. Dhawan RK, Mangham DC, Graham NM. Periprosthetic femoral fracture due to biodegradable cement restrictor. *J Arthroplasty.* 2012;27(8):1581, e13–15.

63. Doets HC, Brand R, Nelissen RG. Total ankle arthroplasty in inflammatory joint disease with use of two mobile-bearing designs. *J Bone Joint Surg Am.* 2006;88(6):1272–1284.
64. Duncan CP, Masri BA. Fractures of the femur after hip replacement. *Instr Course Lect.* 1995;44:293–304.
65. Duwelius PJ, Schmidt AH, Kyle RF, et al. A prospective, modernized treatment protocol for periprosthetic femur fractures. *Orthop Clin North Am.* 2004;35(4):485–492.
66. Ebraheim NA, Gomez C, Ramineni SK, et al. Fixation of periprosthetic femoral shaft fractures adjacent to a well-fixed femoral stem with reversed distal femoral locking plate. *J Trauma.* 2009;66(4):1152–1157.
67. Egol KA, Kubiak EN, Fulkerson E, et al. Biomechanics of locked plates and screws. *J Orthop Trauma.* 2004;18(8):488–493.
68. Ehlinger M, Adam P, Moser T, et al. Type C periprosthetic fractures treated with locking plate fixation with a mean follow up of 2.5 years. *Orthop Traumatol Surg Res.* 2010;96(1):44–48.
69. Ehlinger M, Bonnomet F, Adam P. Periprosthetic femoral fractures: the minimally invasive fixation option. *Orthop Traumatol Surg Res.* 2010;96(3):304–309.
70. Ehlinger M, Brinkert D, Besse J, et al. Reversed anatomic distal femur locking plate for periprosthetic hip fracture fixation. *Orthop Traumatol Surg Res.* 2011;97(5):560–564.
71. Engh GA, Ammeen DJ. Periprosthetic fractures adjacent to total knee implants: Treatment and clinical results. *Instr Course Lect.* 1998;47:437–448.
72. Erhardt JB, Grob K, Roderer G, et al. Treatment of periprosthetic femur fractures with the non-contact bridging plate: A new angular stable implant. *Arch Orthop Trauma Surg.* 2008;128(4):409–416.
73. Farfalli GL, Buttaro MA, Piccaluga F. Femoral fractures in revision hip surgeries with impacted bone allograft. *Clin Orthop Relat Res.* 2007;462:130–136.
74. Felix NA, Stuart MJ, Hanssen AD. Periprosthetic fractures of the tibia associated with total knee arthroplasty. *Clin Orthop Relat Res.* 1997;(345):113–124.
75. Figgie HE III, Goldberg VM, Figgie MP, et al. The effect of alignment of the implant on fractures of the patella after condylar total knee arthroplasty. *J Bone Joint Surg Am.* 1989;71(7):1031–1039.
76. Figgie MP, Goldberg VM, Figgie HE III, et al. The results of treatment of supracondylar fracture above total knee arthroplasty. *J Arthroplasty.* 1990;5(3):267–276.
77. Fink B, Grossmann A, Singer J. Hip revision arthroplasty in periprosthetic fractures of vancouver type B2 and B3. *J Orthop Trauma.* 2012;26(4):206–211.
78. Foruria AM, Sanchez-Sotelo J, Oh LS, et al. The surgical treatment of periprosthetic elbow fractures around the ulnar stem following semiconstrained total elbow arthroplasty. *J Bone Joint Surg Am.* 2011;93(15):1399–1407.
79. Foster AP, Thompson NW, Wong J, et al. Periprosthetic femoral fractures–a comparison between cemented and uncemented hemiarthroplasties. *Injury.* 2005;36(3):424–429.
80. Frankle M, Siegal S, Pupello D, et al. The reverse shoulder prosthesis for glenohumeral arthritis associated with severe rotator cuff deficiency. A minimum two-year follow-up study of sixty patients. *J Bone Joint Surg Am.* 2005;87(8):1697–1705.
81. Franklin J, Malchau H. Risk factors for periprosthetic femoral fracture. *Injury.* 2007;38(6):655–660.
82. Fredin HO, Lindberg H, Carlsson AS. Femoral fracture following hip arthroplasty. *Acta Orthop Scand.* 1987;58(1):20–22.
83. Freedman EL, Hak DJ, Johnson EE, et al. Total knee replacement including a modular distal femoral component in elderly patients with acute fracture or nonunion. *J Orthop Trauma.* 1995;9(3):231–237.
84. Fulkerson E, Koval K, Preston CF, et al. Fixation of periprosthetic femoral shaft fractures associated with cemented femoral stems: A biomechanical comparison of locked plating and conventional cable plates. *J Orthop Trauma.* 2006;20(2):89–93.
85. Fulkerson E, Tejwani N, Stuchin S, et al. Management of periprosthetic femur fractures with a first generation locking plate. *Injury.* 2007;38(8):965–972.
86. Garcia-Cimbrelo E, Munuera L, Gil-Garay E. Femoral shaft fractures after cemented total hip arthroplasty. *Int Orthop.* 1992;16(1):97–100.
87. Garnavos C, Rafiq M, Henry AP. Treatment of femoral fracture above a knee prosthesis. 18 cases followed 0.5–14 years. *Acta Orthop Scand.* 1994;65(6):610–614.
88. Gaski GE, Scully SP. In brief: Classifications in brief: Vancouver classification of postoperative periprosthetic femur fractures. *Clin Orthop Relat Res.* 2011;469(5):1507–1510.
89. Gelalis ID, Politis AN, Arnaoutoglou CM, et al. Traumatic periprosthetic acetabular fracture treated by acute one-stage revision arthroplasty. A case report and review of the literature. *Injury.* 2010;41(4):421–424.
90. Gill DR, Cofield RH, Morrey BF. Ipsilateral total shoulder and elbow arthroplasties in patients who have rheumatoid arthritis. *J Bone Joint Surg Am.* 1999;81(8):1128–1137.
91. Gliatis J, Megas P, Panagiotopoulos E, et al. Midterm results of treatment with a retrograde nail for supracondylar periprosthetic fractures of the femur following total knee arthroplasty. *J Orthop Trauma.* 2005;19(3):164–170.
92. Goldberg VM, Figgie HE III, Inglis AE, et al. Patellar fracture type and prognosis in condylar total knee arthroplasty. *Clin Orthop Relat Res.* 1988;(236):115–122.
93. Grace J N, Sim FH. Fracture of the patella after total knee arthroplasty. *Clin Orthop Relat Res.* 1988;(230):168–175.
94. Gras F, Marintschev I, Klos K, et al. Navigated percutaneous screw fixation of a periprosthetic acetabular fracture. *J Arthroplasty.* 2010;25(7):1169–1164.
95. Groh GI, Heckman MM, Wirth MA, et al. Treatment of fractures adjacent to humeral prostheses. *J Shoulder Elbow Surg.* 2008;17(1):85–89.
96. Guidera KJ, Borrelli J Jr, Raney E, et al. Orthopaedic manifestations of Rett syndrome. *J Pediatr Orthop.* 1991;11(2):204–208.
97. Gujarathi N, Putti AB, Abboud RJ, et al. Risk of periprosthetic fracture after anterior femoral chanfro. *Acta Orthop.* 2009;80(5):553–556.
98. Haddad FS, Duncan CP, Berry DJ, et al. Periprosthetic femoral fractures around well-fixed implants:Use of cortical onlay allografts with or without a plate. *J Bone Joint Surg Am.* 2002;84-A(6):945–950.
99. Haddad FS, Marston RA, Muirhead-Allwood SK. The Dall-Miles cable and plate system for periprosthetic femoral fractures. *Injury.* 1997;28(7):445–447.
100. Haendlmayer KT, Fazly FM, Harris NJ. Periprosthetic fracture after total ankle replacement: Surgical technique. *Foot Ankle Int.* 2009;30(12):1233–1234.
101. Haidukewych GJ, Jacofsky DJ, Hanssen AD, et al. Intraoperative fractures of the acetabulum during primary total hip arthroplasty. *J Bone Joint Surg Am.* 2006;88(9):1952–1956.
102. Hailer NP, Garellick G, Karrholm J. Uncemented and cemented primary total hip arthroplasty in the Swedish Hip Arthroplasty Register. *Acta Orthop.* 2010;81(1):34–41.
103. Hamid N, Connor PM, Fleischli JF, et al. Acromial fracture after reverse shoulder arthroplasty. *Am J Orthop (Belle Mead NJ).* 2011;40(7):E125–E129.
104. Han HS, Oh KW, Kang SB. Retrograde intramedullary nailing for periprosthetic supracondylar fractures of the femur after total knee arthroplasty. *Clin Orthop Surg.* 2009;1(4):201–206.
105. Hardy DC, Delince PE, Yasik E, et al. Stress fracture of the hip. An unusual complication of total knee arthroplasty. *Clin Orthop Relat Res.* 1992;(281):140–144.
106. Harris B, Owen JR, Wayne JS, et al. Does femoral component loosening predispose to femoral fracture?: An in vitro comparison of cemented hips. *Clin Orthop Relat Res.* 2010;468(2):497–503.
107. Harvie P, Gundle R, Willett K. Traumatic periprosthetic acetabular fracture: Life threatening haemorrhage and a novel method of acetabular reconstruction. *Injury.* 2004;35(8):819–822.
108. Haskell A, Mann RA. Perioperative complication rate of total ankle replacement is reduced by surgeon experience. *Foot Ankle Int.* 2004;25(5):283–289.
109. Hattrup SJ. The influence of postoperative acromial and scapular spine fractures on the results of reverse shoulder arthroplasty. *Orthopedics.* 2010;33(5).
110. Healy WL, Wasilewski SA, Takei R, et al. Patellofemoral complications following total knee arthroplasty. Correlation with implant design and patient risk factors. *J Arthroplasty.* 1995;10(2):197–201.
111. Heckler MW, Tennant GS, Williams DP, et al. Retrograde nailing of supracondylar periprosthetic femur fractures: A surgeon's guide to femoral component sizing. *Orthopedics.* 2007;30(5):345–348.
112. Hendel D, Yasin M, Garti A, et al. Fracture of the greater trochanter during hip replacement: A retrospective analysis of 21/372 cases. *Acta Orthop Scand.* 2002;73(3):295–297.
113. Herrera DA, Kregor PJ, Cole PA, et al. Treatment of acute distal femur fractures above a total knee arthroplasty: Systematic review of 415 cases (1981-2006). *Acta Orthop.* 2008;79(1):22–27.
114. Hirsh DM, Bhalla S, Roffman M. Supracondylar fracture of the femur following total knee replacement. Report of four cases. *J Bone Joint Surg Am.* 1981;63(1):162–163.
115. Hoffmann MF, Jones CB, Sietsema DL, et al. Outcome of periprosthetic distal femoral fractures following knee arthroplasty. *Injury.* 2012;43(7):1084–1089.
116. Holden CE. The role of blood supply to soft tissue in the healing of diaphyseal fractures. An experimental study. *J Bone Joint Surg Am.* 1972;54(5):993–1000.
117. Hou Z, Bowen TR, Irgit K, et al. Locked plating of periprosthetic femur fractures above total knee arthroplasty. *J Orthop Trauma.* 2012;26(7):427–432.
118. Hou Z, Moore B, Bowen TR, et al. Treatment of interprosthetic fractures of the femur. *J Trauma.* 2011;71(6):1715–1719.
119. Hozack WJ, Goll SR, Lotke PA, et al. The treatment of patellar fractures after total knee arthroplasty. *Clin Orthop Relat Res.* 1988;(236):123–127.
120. Hsieh PH, Chang YH, Lee PC, et al. Periprosthetic fractures of the greater trochanter through osteolytic cysts with uncemented Microstructured Omnifit prosthesis: Retrospective analyses pf 23 fractures in 887 hips after 5-14 years. *Acta Orthop.* 2005;76(4):538–543.
121. Incavo SJ, Beard DM, Pupparo F, et al. One-stage revision of periprosthetic fractures around loose cemented total hip arthroplasty. *Am J Orthop.* 1998;27(1):35–41.
122. Inglis AE, Inglis AE Jr. Ipsilateral total shoulder arthroplasty and total elbow replacement arthroplasty: A caveat. *J Arthroplasty.* 2000;15(1):123–125.
123. Jacobs MA, Kennedy WR, Bhargava T, et al. Postresurfacing periprosthetic femoral neck fractures: Nonoperative treatment. *Orthopedics.* 2012;35(5):e732–e736.
124. Jani MM, Ricci WM, Borrelli J, et al. A protocol for treatment of unstable ankle fractures using transarticular fixation in patients with diabetes mellitus and loss of protective sensibility. *Foot Ankle Int.* 2003;24(11):838–844.
125. Johansson JE, McBroom R, Barrington TW, et al. Fracture of the ipsilateral femur in patients wih total hip replacement. *J Bone Joint Surg Am.* 1981;63(9):1435–1442.
126. Jonas SC, Walton MJ, Sarangi PP. Management of a periprosthetic fracture after humeral head resurfacing total shoulder replacement: A case report. *J Shoulder Elbow Surg.* 2011;20(5):e18–e21.
127. Kamineni S, Morrey BF. Proximal ulnar reconstruction with strut allograft in revision total elbow arthroplasty. *J Bone Joint Surg Am.* 2004;86-A(6):1223–1229.
128. Kampshoff J, Stoffel KK, Yates PJ, et al. The treatment of periprosthetic fractures with locking plates: Effect of drill and screw type on cement mantles: A biomechanical analysis. *Arch Orthop Trauma Surg.* 2010;130(5):627–632.
129. Katzer A, Ince A, Wodtke J, et al. Component exchange in treatment of periprosthetic femoral fractures. *J Arthroplasty.* 2006;21(4):572–579.
130. Kavanagh BF. Femoral fractures associated with total hip arthroplasty. *Orthop Clin North Am.* 1992;23(2):249–257.
131. Kawano Y, Okazaki M, Ikegami H, et al. The "docking" method for periprosthetic humeral fracture after total elbow arthroplasty: A case report. *J Bone Joint Surg Am.* 2010;92(10):1988–1991.
132. Keating EM, Haas G, Meding JB. Patella fracture after post total knee replacements. *Clin Orthop Relat Res.* 2003;(416):93–97.
133. Kellett CF, Boscainos PJ, Maury AC, et al. Proximal femoral allograft treatment of Vancouver type-B3 periprosthetic femoral fractures after total hip arthroplasty. Surgical technique. *J Bone Joint Surg Am.* 2007;89(suppl 2 Pt.1):68–79.
134. Kim DH, Clavert P, Warner JJ. Displaced periprosthetic humeral fracture treated with functional bracing: A report of two cases. *J Shoulder Elbow Surg.* 2005;14(2):221–223.
135. Kim YS, Callaghan JJ, Ahn PB, et al. Fracture of the acetabulum during insertion of an oversized hemispherical component. *J Bone Joint Surg Am.* 1995;77(1):111–117.
136. Kim KT, Lee S, Cho KH, et al. Fracture of the medial femoral condyle after unicompartmental knee arthroplasty. *J Arthroplasty.* 2009;24(7):1143–1144.
137. Klein GR, Parvizi J, Rapuri V, et al. Proximal femoral replacement for the treatment of periprosthetic fractures. *J Bone Joint Surg Am.* 2005;87(8):1777–1781.
138. Kolb W, Guhlmann H, Windisch C, et al. Fixation of periprosthetic femur fractures above total knee arthroplasty with the less invasive stabilization system: A midterm follow-up study. *J Trauma.* 2010;69(3):670–676.
139. Kolb K, Koller H, Lorenz I, et al. Operative treatment of distal femoral fractures above total knee arthroplasty with the indirect reduction technique: A long-term follow-up study. *Injury.* 2009;40(4):433–439.
140. Kolstad K. Revision THR after periprosthetic femoral fractures. An analysis of 23 cases. *Acta Orthop Scand.* 1994;65(5):505–508.

141. Konan S, Rayan F, Manketelow AR, et al. The use of interlocking prostheses for both temporary and definitive management of infected periprosthetic femoral fractures. *J Arthroplasty.* 2011;26(8):1332–1337.
142. Kraay MJ, Goldberg VM, Figgie MP, et al. Distal femoral replacement with allograft/prosthetic reconstruction for treatment of supracondylar fractures in patients with total knee arthroplasty. *J Arthroplasty.* 1992;7(1):7–16.
143. Kregor PJ, Stannard JA, Zlowodzki M, et al. Treatment of distal femur fractures using the less invasive stabilization system: Surgical experience and early clinical results in 103 fractures. *J Orthop Trauma.* 2004;18(8):509–520.
144. Kress KJ, Scuderi GR, Windsor RE, et al. Treatment of nonunions about the knee utilizing custom total knee arthroplasty with press-fit intramedullary stems. *The Journal of Arthroplasty.* 1995;8(1):49–55.
145. Kumar A, Chambers I, Maistrelli G, et al. Management of periprosthetic fracture above total knee arthroplasty using intramedullary fibular allograft and plate fixation. *J Arthroplasty.* 2008;23(4):554–558.
146. Kumar A, Chambers I, Wong P. Periprosthetic fracture of the proximal tibia after lateral unicompartmental knee arthroplasty. *J Arthroplasty.* 2008;23(4):615–618.
147. Kumar S, Sperling JW, Haidukewych GH, et al. Periprosthetic humeral fractures after shoulder arthroplasty. *J Bone Joint Surg Am.* 2004;86-A(4):680–689.
148. Kumm DA, Rack C, et al. Subtrochanteric stress fracture of the femur following total knee arthroplasty. *J Arthroplasty.* 1997;12(5):580–583.
149. Langenhan R, Trobisch P, Ricart P, et al. Aggressive surgical treatment of periprosthetic femur fractures can reduce mortality: Comparison of open reduction and internal fixation versus a modular prosthesis nail. *J Orthop Trauma.* 2012;26(2):80–85.
150. Large TM, Kellam JF, Bosse MJ, et al. Locked plating of supracondylar periprosthetic femur fractures. *J Arthroplasty.* 2008;23(6 suppl 1):115–120.
151. Laurer HL, Wutzler S, Possner S, et al. Outcome after operative treatment of Vancouver type B1 and C periprosthetic femoral fractures: Open reduction and internal fixation versus revision arthroplasty. *Arch Orthop Trauma Surg.* 2011;131(7):983–989.
152. Lee KB, Cho SG, Hur CI, et al. Perioperative complications of HINTEGRA total ankle replacement: Our initial 50 cases. *Foot Ankle Int.* 2008;29(10):978–984.
153. Lee GC, Nelson CL, Virmani S, et al. Management of periprosthetic femur fractures with severe bone loss using impaction bone grafting technique. *J Arthroplasty.* 2010;25(3):405–409.
154. Lenz M, Perren SM, Gueorguiev B, et al. Underneath the cerclage: An ex vivo study on the cerclage-bone interface mechanics. *Arch Orthop Trauma Surg.* 2012;132(10):1467–1472.
155. Lenz M, Windolf M, Muckley T, et al. The locking attachment plate for proximal fixation of periprosthetic femur fractures–a biomechanical comparison of two techniques. *Int Orthop.* 2012;36(9):1915–1921.
156. Lesh ML, Schneider DJ, Deol G, et al. The consequences of anterior femoral chanfro in total knee arthroplasty. A biomechanical study. *J Bone Joint Surg Am.* 2000;82-A(8):1096–1101.
157. Lesniewski PJ, Testa NN. Stress fracture of the hip as a complication of total knee replacement. Case report. *J Bone Joint Surg Am.* 1982;64(2):304–306.
158. Levine BR, Della Valle CJ, Lewis P, et al. Extended trochanteric osteotomy for the treatment of vancouver B2/B3 periprosthetic fractures of the femur. *J Arthroplasty.* 2008;23(4):527–533.
159. Levy JC, Anderson C, Samson A. Classification of postoperative acromial fractures following reverse shoulder arthroplasty. *J Bone Joint Surg Am.* 2013;95(15):e104.
160. Lewallen DG, Berry DJ. Periprosthetic fracture of the femur after total hip arthroplasty: Treatment and results to date. *Instr Course Lect.* 1998;47:243–249.
161. Lewis PL, Rorabeck CH. Periprosthetic Fractures. In: Engh GA, Rorabeck CH, eds. *Revision Total Knee Arthroplasty.* Baltimore, MD: Williams & Wilkins; 1997: 275–295.
162. Li CH, Chen TH, Su YP, et al. Periprosthetic femoral supracondylar fracture after total knee arthroplasty with navigation system. *J Arthroplasty.* 2008;23(2):304–307.
163. Lindahl H. Epidemiology of periprosthetic femur fracture around a total hip arthroplasty. *Injury.* 2007;38(6):651–654.
164. Lindahl H, Garellick G, Regner H, et al. Three hundred and twenty-one periprosthetic femoral fractures. *J Bone Joint Surg Am.* 2006;88(6):1215–1222.
165. Lindahl H, Malchau H, Herberts P, et al. Periprosthetic femoral fractures classification and demographics of 1049 periprosthetic femoral fractures from the Swedish National Hip Arthroplasty Register. *J Arthroplasty.* 2005;20(7):857–865.
166. Lindahl H, Oden A, Garellick G, et al. The excess mortality due to periprosthetic femur fracture. A study from the Swedish National Hip Arthroplasty Register. *Bone.* 2007;40(5):1294–1298.
167. Lindstrand A, Stenstrom A, Ryd L, et al. The introduction period of unicompartmental knee arthroplasty is critical: A clinical, clinical multicentered, and radiostereometric study of 251 Duracon unicompartmental knee arthroplasties. *J Arthroplasty.* 2000;15(5):608–616.
168. Liporace FA, Yoon RS, Frank MA, et al. Use of an "antibiotic plate" for infected periprosthetic fracture in total hip arthroplasty. *J Orthop Trauma.* 2012;26(3):e18–e23.
169. Long JP, Bartel DL. Surgical variables affect the mechanics of a hip resurfacing system. *Clin Orthop Relat Res.* 2006;453:115–122.
170. Lotke PA, Ecker ML. Influence of positioning of prosthesis in total knee replacement. *J Bone Joint Surg Am.* 1977;59(1):77–79.
171. Mamczak CN, Gardner MJ, Bolhofner B, et al. Interprosthetic femoral fractures. *J Orthop Trauma.* 2010;24(12):740–744.
172. Maniar RN, Umlas ME, Rodriguez JA, et al. Supracondylar femoral fracture above a PFC posterior cruciate-substituting total knee arthroplasty treated with supracondylar nailing. A unique technical problem. *J Arthroplasty.* 1996;11(5):637–639.
173. Marker DR, Seyler TM, Jinnah RH, et al. Femoral neck fractures after metal-on-metal total hip resurfacing: A prospective cohort study. *J Arthroplasty.* 2007;22(7 suppl 3):66–71.
174. Markmiller M, Konrad G, Sudkamp N. Femur-LISS and distal femoral nail for fixation of distal femoral fractures: Are there differences in outcome and complications? *Clin Orthop Relat Res.* 2004;(426):252–257.
175. Marra G, Morrey BF, Gallay SH, et al. Fracture and nonunion of the olecranon in total elbow arthroplasty. *J Shoulder Elbow Surg.* 2006;15(4):486–494.
176. Martinez AA, Calvo A, Cuenca J, et al. Internal fixation and strut allograft augmentation for periprosthetic humeral fractures. *J Orthop Surg (Hong Kong).* 2011;19(2):191–193.
177. Masri BA, Meek RM, Duncan CP. Periprosthetic fractures evaluation and treatment. *Clin Orthop Relat Res.* 2004;(420):80–95.
178. Maury AC, Pressman A, Cayen B, et al. Proximal femoral allograft treatment of Vancouver type-B3 periprosthetic femoral fractures after total hip arthroplasty. *J Bone Joint Surg Am.* 2006;88(5):953–958.
179. Mavrogenis AF, Angelini A, Guerra E, et al. Humeral fracture between a total elbow and total shoulder arthroplasty. *Orthopedics.* 2011;34(4).
180. McDonough EB, Crosby LA. Periprosthetic fractures of the humerus. *Am J Orthop.* 2005;34(12):586–591.
181. McGarvey WC, Clanton TO, Lunz D. Malleolar fracture after total ankle arthroplasty: A comparison of two designs. *Clin Orthop Relat Res.* 2004;(424):104–110.
182. McLean AL, Patton JT, Moran M. Femoral replacement for salvage of periprosthetic fracture around a total hip replacement. *Injury.* 2012;43(7):1166–1169.
183. Meek RM, Garbuz DS, Masri BA, et al. Intraoperative fracture of the femur in revision total hip arthroplasty with a diaphyseal fitting stem. *J Bone Joint Surg Am.* 2004;86-A(3):480–485.
184. Meek RM, Norwood T, Smith R, et al. The risk of peri-prosthetic fracture after primary and revision total hip and knee replacement. *J Bone Joint Surg Br.* 2011;93(1):96–101.
185. Meneghini RM, Cornwell P, Guthrie M, et al. A novel method for prevention of intraoperative fracture in cementless hip arthroplasty: Vibration analysis during femoral component insertion. *Surg Technol Int.* 2010;20:334–339.
186. Merkel KD, Johnson EW Jr. Supracondylar fracture of the femur after total knee arthroplasty. *J Bone Joint Surg Am.* 1986;68(1):29–43.
187. Michla Y, Spalding L, Holland JP, et al. The complex problem of the interprosthetic femoral fracture in the elderly patient. *Acta Orthop Belg.* 2010;76(5):636–643.
188. Mikhail WE, Wretenberg PF, Weidenhielm LR, et al. Complex cemented revision using polished stem and morselized allograft. Minimum 5-years' follow-up. *Arch Orthop Trauma Surg.* 1999;119(5–6):288–291.
189. Miller AJ. Late fracture of the acetabulum after total hip replacement. *J Bone Joint Surg Br.* 1972;54(4):600–606.
190. Mont MA, Maar DC. Fractures of the ipsilateral femur after hip arthroplasty. A statistical analysis of outcome based on 487 patients. *J Arthroplasty.* 1994;9(5):511–519.
191. Mont MA, Seyler TM, Ulrich SD, et al. Effect of changing indications and techniques on total hip resurfacing. *Clin Orthop Relat Res.* 2007;465:63–70.
192. Moran MC, Brick GW, Sledge CB, et al. Supracondylar femoral fracture following total knee arthroplasty. *Clin Orthop.* 1996;(324):196–209.
193. Morrey BF, Kavanagh BF. Complications with revision of the femoral component of total hip arthroplasty. Comparison between cemented and uncemented techniques. *J Arthroplasty.* 1992;7:71–79.
194. Mukundan C, Rayan F, Kheir E, et al. Management of late periprosthetic femur fractures: A retrospective cohort of 72 patients. *Int Orthop.* 2010;34(4):485–489.
195. Mulay S, Hassan T, Birtwistle S, et al. Management of types B2 and B3 femoral periprosthetic fractures by a tapered, fluted, and distally fixed stem. *J Arthroplasty.* 2005;20(6):751–756.
196. Muller M, Kaab M, Tohtz S, et al. Periprosthetic femoral fractures: Outcome after treatment with LISS internal fixation or stem replacement in 36 patients. *Acta Orthop Belg.* 2009;75(6):776–783.
197. Myerson MS, Mroczek K. Perioperative complications of total ankle arthroplasty. *Foot Ankle Int.* 2003;24(1):17–21.
198. Naqvi GA, Baig SA, Awan N. Interobserver and intraobserver reliability and validity of the Vancouver classification system of periprosthetic femoral fractures after hip arthroplasty. *J Arthroplasty.* 2012;27(6):1047–1050.
199. Naraghi AM, White LM. Magnetic resonance imaging of joint replacements. *Semin Musculoskelet Radiol.* 2006;10(1):98–106.
200. Neumann D, Thaler C, Dorn U. Management of Vancouver B2 and B3 femoral periprosthetic fractures using a modular cementless stem without allografting. *Int Orthop.* 2012;36(5):1045–1050.
201. Ng VY, Arnott L, McShane M. Periprosthetic femoral condyle fracture after total knee arthroplasty and saline-coupled bipolar sealing technology. *Orthopedics.* 2011;34(1):53.
202. Nicolay S, De Beuckeleer L, Stoffelen D, et al. Atraumatic bilateral scapular spine fracture several months after bilateral reverse total shoulder arthroplasty. *Skeletal Radiol.* 2013.
203. O'Driscoll SW, Morrey BF. Periprosthetic fractures about the elbow. *Orthop Clin North Am.* 1999;30(2):319–325.
204. Olsen RV, Munk PL, Lee MJ, et al. Metal artifact reduction sequence: Early clinical applications. *Radiographics.* 2000;20(3):699–712.
205. Ortiguera CJ, Berry DJ. Patellar fracture after total knee arthroplasty. *J Bone Joint Surg Am.* 2002;84-A(4):532–540.
206. O'Shea K, Quinlan JF, Kutty S, et al. The use of uncemented extensively porous-coated femoral components in the management of Vancouver B2 and B3 periprosthetic femoral fractures. *J Bone Joint Surg Br.* 2005;87(12):1617–1621.
207. Palance MD, Albareda J, Seral F. Subcapital stress fracture of the femoral neck after total knee arthroplasty. *Int Orthop.* 1994;18(5):308–309.
208. Pandit H, Murray DW, Dodd CA, et al. Medial tibial plateau fracture and the Oxford unicompartmental knee. *Orthopedics.* 2007;30(5 suppl):28–31.
209. Parvizi J, Jain N, Schmidt AH. Periprosthetic knee fractures. *J Orthop Trauma.* 2008;22(9):663–671.
210. Pavlou G, Panteliadis P, Macdonald D, et al. A review of 202 periprosthetic fractures–stem revision and allograft improves outcome for type B fractures. *Hip Int.* 2011;21(1):21–29.
211. Perren SM, Linke B, Schwieger K, et al. Aspects of internal fixation of fractures in porotic bone. Principles, technologies and procedures using locked plate screws. *Acta Chir Orthop Traumatol Cech.* 2005;72(2):89–97.
212. Peskun CJ, Townley JB, Schemitsch EH, et al. Treatment of periprosthetic fractures around hip resurfacings with cephalomedullary nails. *J Arthroplasty.* 2012;27(3):494, e1–e3.
213. Peters CL, Hennessey R, Barden RM, et al. Revision total knee arthroplasty with a cemented posterior-stabilized or constrained condylar prosthesis: A minimum 3-year and average 5-year follow-up study. *J Arthroplasty.* 1997;12(8):896–903.
214. Petersen MM, Lauritzen JB, Pedersen JG, et al. Decreased bone density of the distal femur after uncemented knee arthroplasty. A 1-year follow-up of 29 knees. *Acta Orthop Scand.* 1996;67(4):339–344.
215. Petersen MM, Olsen C, Lauritzen JB, et al. Changes in bone mineral density of the distal femur following uncemented total knee arthroplasty. *J Arthroplasty.* 1995;10(1):7–11.
216. Peterson CA, Lewallen DG. Periprosthetic fracture of the acetabulum after total hip arthroplasty. *J Bone Joint Surg Am.* 1996;78(8):1206–1213.

217. Platzer P, Schuster R, Aldrian S, et al. Management and outcome of periprosthetic fractures after total knee arthroplasty. *J Trauma.* 2010;68(6):1464–1470.
218. Platzer P, Schuster R, Luxl M, et al. Management and outcome of interprosthetic femoral fractures. *Injury.* 2011;42(11):1219–1225.
219. Pot JH, van Heerwaarden RJ, Patt TW. An unusual way of intramedullar fixation after a periprosthetic supracondylar femur fracture. *J Arthroplasty.* 2012;27(3):494–498.
220. Pressmar J, Macholz F, Merkert W, et al. [Results and complications in the treatment of periprosthetic femur fractures with a locked plate system.] *Unfallchirurg.* 2010;113(3):195–202.
221. Pritchett JW. Fracture of the greater trochanter after hip replacement. *Clin Orthop Relat Res.* 2001;(390):221–226.
222. Radcliffe SN, Smith DN. The Mennen plate in periprosthetic hip fractures. *Injury.* 1996;27(1):27–30.
223. Rand JA, Coventry MB. Stress fractures after total knee arthroplasty. *J Bone Joint Surg Am.* 1980;62(2):226–233.
224. Rawes ML, Patsalis T, Gregg PJ. Subcapital stress fractures of the hip complicating total knee replacement. *Injury.* 1995;26(6):421–423.
225. Rayan F, Dodd M, Haddad FS. European validation of the Vancouver classification of periprosthetic proximal femoral fractures. *J Bone Joint Surg Br.* 2008;90(12):1576–1579.
226. Rayan F, Konan S, Haddad FS. Uncemented revision hip arthroplasty in B2 and B3 periprosthetic femoral fractures - A prospective analysis. *Hip Int.* 2010;20(1):38–42.
227. Ricci WM, Bolhofner BR, Loftus T, et al. Indirect reduction and plate fixation, without grafting, for periprosthetic femoral shaft fractures about a stable intramedullary implant. *J Bone Joint Surg Am.* 2005;87(10):2240–2245.
228. Ricci WM, Borrelli J Jr. Operative management of periprosthetic femur fractures in the elderly using biological fracture reduction and fixation techniques. *Injury.* 2007;38(suppl 3):S53–S58.
229. Ricci WM, Haidukewych GJ. Periprosthetic femoral fractures. *Instr Course Lect.* 2009;58: 105–115.
230. Ricci WM, Loftus T, Cox C, et al Locked plates combined with minimally invasive insertion technique for the treatment of periprosthetic supracondylar femur fractures above a total knee arthroplasty. *J Orthop Trauma.* 2006;20(3):190–196.
231. Richards CJ, Giannitsios D, Huk OL, et al. Risk of periprosthetic femoral neck fracture after hip resurfacing arthroplasty: Valgus compared with anatomic alignment. A biomechanical and clinical analysis. *J Bone Joint Surg Am.* 2008;90(suppl 3):96–101.
232. Ritter MA, Campbell ED. Postoperative patellar complications with or without lateral release during total knee arthroplasty. *Clin Orthop Relat Res.* 1987;(219):163–168.
233. Ritter MA, Carr K, Keating EM, et al. Tibial shaft fracture following tibial tubercle osteotomy. *J Arthroplasty.* 1996;11(1):117–119.
234. Ritter MA, Faris PM, Keating EM. Anterior femoral chanfro and ipsilateral supracondylar femur fracture in total knee arthroplasty. *J Arthroplasty.* 1988;3(2):185–187.
235. Ritter MA, Thong AE, Keating EM, et al. The effect of femoral chanfro during total knee arthroplasty on the prevalence of postoperative femoral fractures and on clinical outcome. *J Bone Joint Surg Am.* 2005;87(11):2411–2414.
236. Robinson DE, Lee MB, Smith EJ, et al. Femoral impaction grafting in revision hip arthroplasty with irradiated bone. *J.Arthroplasty.* 2002;17(7):834–840.
237. Rorabeck CH, Taylor JW. Classification of periprosthetic fractures complicating total knee arthroplasty. *Orthop Clin North Am.* 1999;30(2):209–214.
238. Rorabeck CH, Taylor JW. Periprosthetic fractures of the femur complicating total knee arthroplasty. *Orthop Clin North Am.* 1999;30(2):265–277.
239. Rudol G, Jackson MP, James SE. Medial tibial plateau fracture complicating unicompartmental knee arthroplasty. *J Arthroplasty.* 2007;22(1):148–150.
240. Saidi K, Ben-Lulu O, Tsuji M, et al. Supracondylar periprosthetic fractures of the knee in the elderly patients: A comparison of treatment using allograft-implant composites, standard revision components, distal femoral replacement prosthesis. *J Arthroplasty.* 2014;29(1):110–114.
241. Sakai R, Kikuchi A, Morita T, et al. Hammering sound frequency analysis and prevention of intraoperative periprosthetic fractures during total hip arthroplasty. *Hip Int.* 2011;21(6):718–723.
242. Saltzman CL, Amendola A, Anderson R, et al. Surgeon training and complications in total ankle arthroplasty. *Foot Ankle Int.* 2003;24(6):514–518.
243. Sanchez-Sotelo J, McGrory BJ, Berry DJ. Acute periprosthetic fracture of the acetabulum associated with osteolytic pelvic lesions: A report of 3 cases. *J Arthroplasty.* 2000;15(1):126–130.
244. Sanchez-Sotelo J, O'Driscoll S, Morrey BF. Periprosthetic humeral fractures after total elbow arthroplasty: Treatment with implant revision and strut allograft augmentation. *J Bone Joint Surg Am.* 2002;84-A(9):1642–1650.
245. Sarvilinna R, Huhtala H, Pajamaki J. Young age and wedge stem design are risk factors for periprosthetic fracture after arthroplasty due to hip fracture. A case-control study. *Acta Orthop.* 2005;76(1):56–60.
246. Sarvilinna R, Huhtala HS, Sovelius RT, et al. Factors predisposing to periprosthetic fracture after hip arthroplasty: A case (n = 31)-control study. *Acta Orthop Scand.* 2004;75(1):16–20.
247. Schandelmaier P, Partenheimer A, Koenemann B, et al. Distal femoral fractures and LISS stabilization. *Injury.* 2001;32(suppl 3):SC55–SC63.
248. Schuberth JM, Patel S, Zarutsky E. Perioperative complications of the Agility total ankle replacement in 50 initial, consecutive cases. *J Foot Ankle Surg.* 2006;45(3):139–146.
249. Schutz M, Muller M, Krettek C, et al. Minimally invasive fracture stabilization of distal femoral fractures with the LISS: A prospective multicenter study. Results of a clinical study with special emphasis on difficult cases. *Injury.* 2001;32(suppl 3):SC48–SC54.
250. Schwartz JT Jr, Mayer JG, Engh CA. Femoral fracture during non-cemented total hip arthroplasty. *J Bone Joint Surg Am.* 1989;71(8):1135–1142.
251. Scott RD, Turoff N, Ewald FC. Stress fracture of the patella following duopatellar total knee arthroplasty with patellar resurfacing. *Clin Orthop Relat Res.* 1982;(170):147–151.
252. Sharkey PF, Hozack WJ, Callaghan JJ, et al. Acetabular fracture associated with cementless acetabular component insertion: A report of 13 cases. *J Arthroplasty.* 1999;14(4):426–431.
253. Sheth NP, Pedowitz DI, Lonner JH. Periprosthetic patellar fractures. *J Bone Joint Surg Am.* 2007;89(10):2285–2296.
254. Shimmin AJ, Back D. Femoral neck fractures following Birmingham hip resurfacing: A national review of 50 cases. *J Bone Joint Surg Br.* 2005;87(4):463–464.
255. Singh JA, Jensen MR, Harmsen SW, et al. Are gender, comorbidity, and obesity risk factors for postoperative periprosthetic fractures after primary total hip arthroplasty? *J Arthroplasty.* 2013;28(1):126–131.
256. Singh JA, Jensen MR, Lewallen DG. Patient factors predict periprosthetic fractures after revision total hip arthroplasty. *J Arthroplasty.* 2012;27(8):1507–1512.
257. Sloper PJ, Hing CB, Donell ST, et al. Intra-operative tibial plateau fracture during unicompartmental knee replacement: A case report. *Knee.* 2003;10(4):367–369.
258. Sochart DH, Hardinge K. Nonsurgical management of supracondylar fracture above total knee arthroplasty. Still the nineties option. *J Arthroplasty.* 1997;12(7):830–834.
259. Soenen M, Migaud H, Bonnomet F, et al. Interprosthetic femoral fractures: Analysis of 14 cases. Proposal for an additional grade in the Vancouver and SoFCOT classifications. *Orthop Traumatol Surg Res.* 2011;97(7):693–698.
260. Springer BD, Berry DJ, Cabanela ME, et al. Early postoperative transverse pelvic fracture: A new complication related to revision arthroplasty with an uncemented cup. *J Bone Joint Surg Am.* 2005;87(12):2626–2631.
261. Steinmann SP, Cheung EV. Treatment of periprosthetic humerus fractures associated with shoulder arthroplasty. *J Am Acad Orthop Surg.* 2008;16(4):199–207.
262. Stiehl JB. Extended osteotomy for periprosthetic femoral fractures in total hip arthroplasty. *Am J Orthop.* 2006;35(1):20–23.
263. Streit MR, Merle C, Clarius M, et al. Late peri-prosthetic femoral fracture as a major mode of failure in uncemented primary hip replacement. *J Bone Joint Surg Br.* 2011;93(2):178–183.
264. Streubel PN, Gardner MJ, Morshed S, et al. Are extreme distal periprosthetic supracondylar fractures of the femur too distal to fix using a lateral locked plate? *J Bone Joint Surg Br.* 2010;92(4):527–534.
265. Streubel PN, Ricci WM, Wong A, et al. Mortality after distal femur fractures in elderly patients. *Clin Orthop Relat Res.* 2011;469(4):1188–1196.
266. Stuart MJ, Hanssen AD. Total knee arthroplasty: Periprosthetic tibial fractures. *Orthop Clin North Am.* 1999;30(2):279–286.
267. Su ET, DeWal H, Di Cesare PE. Periprosthetic femoral fractures above total knee replacements. *J Am Acad Orthop Surg.* 2004;12(1):12–20.
268. Tadross TS, Nanu AM, Buchanan MJ, et al. Dall-Miles plating for periprosthetic B1 fractures of the femur. *J. Arthroplasty.* 2000;15(1):47–51.
269. Talbot M, Zdero R, Schemitsch EH. Cyclic loading of periprosthetic fracture fixation constructs. *J Trauma.* 2008;64(5):1308–1312.
270. Taljanovic MS, Hunter TB, Miller MD, et al. Gallery of medical devices: Part 1: Orthopedic devices for the extremities and pelvis. *Radiographics.* 2005;25(3):859–870.
271. Taylor MM, Meyers MH, Harvey JP Jr. Intraoperative femur fractures during total hip replacement. *Clin Orthop Relat Res.* 1978;(137):96–103.
272. Tharani R, Nakasone C, Vince KG. Periprosthetic fractures after total knee arthroplasty. *J Arthroplasty.* 2005;20(4 suppl 2):27–32.
273. Thomas SR, Wilson AJ, Chambler A, et al. Outcome of Copeland surface replacement shoulder arthroplasty. *J Shoulder Elbow Surg.* 2005;14(5):485–491.
274. Thompson NW, McAlinden MG, Breslin E, et al. Periprosthetic tibial fractures after cementless low contact stress total knee arthroplasty. *J Arthroplasty.* 2001;16(8):984–990.
275. Thomsen MN, Jakubowitz E, Seeger JB, et al. Fracture load for periprosthetic femoral fractures in cemented versus uncemented hip stems: An experimental in vitro study. *Orthopedics.* 2008;31(7):653.
276. Tower SS, Beals RK. Fractures of the femur after hip replacement: The Oregon experience. *Orthop Clin North Am.* 1999;30(2):235–247.
277. Tria AJ Jr, Harwood DA, Alicea JA, et al. Patellar fractures in posterior stabilized knee arthroplasties. *Clin Orthop Relat Res.* 1994;(299):131–138.
278. Tsiridis E, Amin MS, Charity J, et al. Impaction allografting revision for B3 periprosthetic femoral fractures using a Mennen plate to contain the graft: A technical report. *Acta Orthop Belg.* 2007;73(3):332–338.
279. Tsiridis E, Haddad FS, Gie GA. The management of periprosthetic femoral fractures around hip replacements. *Injury.* 2003;34(2):95–105.
280. Tsiridis E, Narvani AA, Haddad FS, et al. Impaction femoral allografting and cemented revision for periprosthetic femoral fractures. *J Bone Joint Surg Br.* 2004;86(8):1124–1132.
281. Tsiridis E, Spence G, Gamie Z, et al. Grafting for periprosthetic femoral fractures: Strut, impaction or femoral replacement. *Injury.* 2007;38(6):688–697.
282. Van Houwelingen AP, Duncan CP. The pseudo A(LT) periprosthetic fracture: It's really a B2. *Orthopedics.* 2011;34(9):e479–e481.
283. Van Houwelingen AP, Schemitsch EH. Infection associated with cortical allograft strut fixation of a periprosthetic femoral shaft fracture: A case report and review of the literature. *J Trauma.* 2008;64(6):1630–1634.
284. Van Loon P, de Munnynck B, Bellemans J. Periprosthetic fracture of the tibial plateau after unicompartmental knee arthroplasty. *Acta Orthop Belg.* 2006;72(3):369–374.
285. Venu KM, Koka R, Garikipati, R, et al. Dall-Miles cable and plate fixation for the treatment of peri-prosthetic femoral fractures-analysis of results in 13 cases. *Injury.* 2001;32(5):395–400.
286. Virolainen P Mokka J, Seppanen M, et al. Up to 10 years follow up of the use of 71 cortical allografts (strut-grafts) for the treatment of periprosthetic fractures. *Scand J Surg.* 2010;99(4):240–243.
287. Wahlquist TC, Hunt AF, Braman JP. Acromial base fractures after reverse total shoulder arthroplasty: Report of five cases. *J Shoulder Elbow Surg.* 2011;20(7):1178–1183.
288. Walch G, Mottier F, Wall B, et al. Acromial insufficiency in reverse shoulder arthroplasties. *J Shoulder Elbow Surg.* 2009;18(3):495–502.
289. Wang CJ, Wang JW, Weng LH, et al. The effect of alendronate on bone mineral density in the distal part of the femur and proximal part of the tibia after total knee arthroplasty. *J Bone Joint Surg Am.* 2003;85-A(11):2121–2126.
290. White LM, Kim JK, Mehta M, et al. Complications of total hip arthroplasty: MR imaging-initial experience. *Radiology.* 2000;215(1):254–262.
291. Whittaker RP, Sotos LN, Ralston EL. Fractures of the femur about femoral endoprostheses. *J Trauma.* 1974;14(8):675–694.
292. Wick M, Muller EJ, Kutscha-Lissberg F, et al. [Periprosthetic supracondylar femoral fractures: LISS or retrograde intramedullary nailing? Problems with the use of minimally invasive technique]. *Unfallchirurg.* 2004;107(3):181–188.
293. Wilson FC, Venters GC. Results of knee replacement with the Walldius prosthesis: An interim report. *Clin Orthop Relat Res.* 1976;(120):39–46.
294. Wong P, Gross AE. The use of structural allografts for treating periprosthetic fractures about the hip and knee. *Orthop Clin North Am.* 1999;30(2):259–264.
295. Wood PL, Deakin S. Total ankle replacement. The results in 200 ankles. *J Bone Joint Surg Br.* 2003;85(3):334–341.
296. Worland RL, Kim DY, Arredondo J. Periprosthetic humeral fractures: Management and classification. *J Shoulder Elbow Surg.* 1999;8(6):590–594.
297. Wright TW, Cofield RH. Humeral fractures after shoulder arthroplasty. *J Bone Joint Surg Am.* 1995;77(9):1340–1346.

298. Wu CC, Au MK, Wu SS, et al. Risk factors for postoperative femoral fracture in cementless hip arthroplasty. *J Formos Med Assoc.* 1999;98(3):190–194.
299. Wutzler S, Laurer HL, Huhnstock S, et al. Periprosthetic humeral fractures after shoulder arthroplasty: Operative management and functional outcome. *Arch Orthop Trauma Surg.* 2009;129(2):237–243.
300. Xue H, Tu Y, Cai M, et al. Locking compression plate and cerclage band for type B1 periprosthetic femoral fractures preliminary results at average 30-month follow-up. *J Arthroplasty.* 2011;26(3):467–471.
301. Yang JH, Kim HJ, Yoon JR, et al. Minimally invasive plate osteosynthesis (MIPO) for periprosthetic fracture after total ankle arthroplasty: A case report. *Foot Ankle Int.* 2011;32(2):200–204.
302. Young SW, Walker CG, Pitto RP. Functional outcome of femoral peri prosthetic fracture and revision hip arthroplasty: A matched-pair study from the New Zealand Registry. *Acta Orthop.* 2008;79(4):483–488.
303. Zaki SH, Sadiq S, Purbach B, et al. Periprosthetic femoral fractures treated with a modular distally cemented stem. *J Orthop Surg (Hong Kong).* 2007;15(2):163–166.
304. Zalzal P, Backstein D, Gross AE, et al. chanfro of the anterior femoral cortex during total knee arthroplasty characteristics that increase local stresses. *J Arthroplasty.* 2006;21(5):737–743.
305. Zalzal P, Gandhi R, Petruccelli D, et al. Fractures at the tip of long-stem prostheses used for revision hip arthroplasty. *J. Arthroplasty.* 2003;18(6):741–745.
306. Zdero R Walker R, Waddell JP, et al. Biomechanical evaluation of periprosthetic femoral fracture fixation. *J Bone Joint Surg Am.* 2008;90(5):1068–1077.
307. Zeh A, Radetzki F, Diers V, et al. Is there an increased stem migration or compromised osteointegration of the Mayo short-stemmed prosthesis following cerclage wiring of an intrasurgical periprosthetic fracture? *Arch Orthop Trauma Surg.* 2011;131(12):1717–1722.
308. Zenni EJ Jr, Pomeroy DL, Caudle RJ. Ogden plate and other fixations for fractures complicating femoral endoprostheses. *Clin Orthop.* 1988;(231): 83–90.
309. Zustin J, Krause M, Breer S, et al. Morphologic analysis of periprosthetic fractures after hip resurfacing arthroplasty. *J Bone Joint Surg Am.* 2010;92(2):404–410.
310. Zuurmond RG, Pilot P, Verburg AD. Retrograde bridging nailing of periprosthetic femoral fractures. *Injury.* 2007;38(8):958–964.
311. Zuurmond RG, Pilot P, Verburg AD, et al. Retrograde bridging nail in periprosthetic femoral fracture treatment which allows direct weight bearing. *Proc Inst Mech Eng H.* 2008;222(5):629–635.
312. Zuurmond RG, van Wijhe W, van Raay JJ, et al. High incidence of complications and poor clinical outcome in the operative treatment of periprosthetic femoral fractures: An analysis of 71 cases. *Injury.* 2010;41(6):629–633.

24

Tromboembolismo venoso em pacientes com traumatismo ósseo

Robert Probe
David Ciceri

Introdução   743
Fisiopatologia   743
Fatores de risco tromboembólico relacionados ao trauma   744
   Escore de gravidade da lesão   744
   Lesões da medula espinal   745
   Traumatismo craniano   745
   Riscos de fratura   745
Fatores de risco não traumáticos   745
Opções quimioprofiláticas   746
   Aspirina   746
   Heparina   747
   Heparina de baixo peso molecular   747
   Fondaparinux   747
Tempo de administração   747
Dispositivos mecânicos   748
   Dispositivos pneumáticos intermitentes   748
Filtros de veia cava inferior   748
Triagem   749
Diagnóstico   750
Tratamento   751
Fraturas isoladas   752

INTRODUÇÃO

Sem que soubesse, ao descrever a clássica tríade de fatores que levam à doença trombótica no século XIX, Rudolph Virchow também fornecia uma descrição exata do moderno paciente traumato-ortopédico. Em graus variados, todos esses indivíduos apresentam lesão endotelial, estase e hipercoagulabilidade como parte de sua resposta fisiológica à lesão. Validando a tríade como contributiva para essa doença potencialmente letal, as últimas décadas têm gerado relatos que sugerem que mais da metade dos pacientes politraumatizados sem profilaxia desenvolverá trombos nas pernas.[21] Essa epifania levou os traumatologistas a reconhecer que as estratégias para minimizar os riscos constituem um componente essencial dos cuidados integrais de pacientes traumatizados. Infelizmente, apesar do reconhecimento universal do risco, a embolia pulmonar (EP) ainda é a terceira causa mais comum de morte em pacientes sobreviventes às primeiras 24 horas após o trauma.[2] Está cada vez mais claro que a EP e a trombose venosa profunda (TVP), coletivamente conhecidas como tromboembolismo venoso (TEV), constituem uma complexa interação de dinâmica dos fluidos e de fatores bioativos e mecânicos. Este capítulo se concentrará na fisiopatologia das vias de coagulação no paciente de trauma, examinará os subgrupos de tais pacientes e seu risco inerente de TEV, explorará as ações farmacológicas e mecânicas capazes de reduzir a incidência e terminará com uma discussão das estratégias diagnósticas e terapêuticas.

FISIOPATOLOGIA

A formação de coágulos é um processo que envolve a interação do endotélio, da matriz subendotelial, de plaquetas e de pró-enzimas circulantes (zimogênios). Tradicionalmente, a cascata de coagulação é caracterizada pela existência de dois ramos que se intersectam, as vias extrínseca e intrínseca. Esse esquema, embora reconhecido como uma simplificação bastante drástica, funcionava adequadamente em muitos contextos clínicos de rotina, quando as principais opções terapêuticas para a anticoagulação eram a heparina não fracionada (HNF) e a varfarina. Nesse esquema, a via extrínseca era ativada pela interação dos fatores VII e tecidual. Em seguida, o fator VIIa ativava o fator X e a via de coagulação comum. Acreditava-se que a via intrínseca era iniciada com a exposição a uma superfície estranha (tubo de ensaio) ou superfície vascular lesionada, o que provocava a ativação do fator XII, seguida pelos fatores XI, IX e, finalmente, X e a via comum (Fig. 24.1).

Sabe-se atualmente que a formação do coágulo é um processo dinâmico, em constante interação com os processos de manutenção da fluidez do sangue, com atraso na formação do coágulo e promoção da dissolução do coágulo. Esses processos funcionam em conjunto para que a hemostasia ocorra rapidamente, mesmo no nível da miríade de pequenas lesões que ocorrem todos os dias em nível microvascular. Ao mesmo tempo, esses processos vitais devem restringir a formação de coágulo no próprio local da lesão vascular e restaurar a permeabilidade da

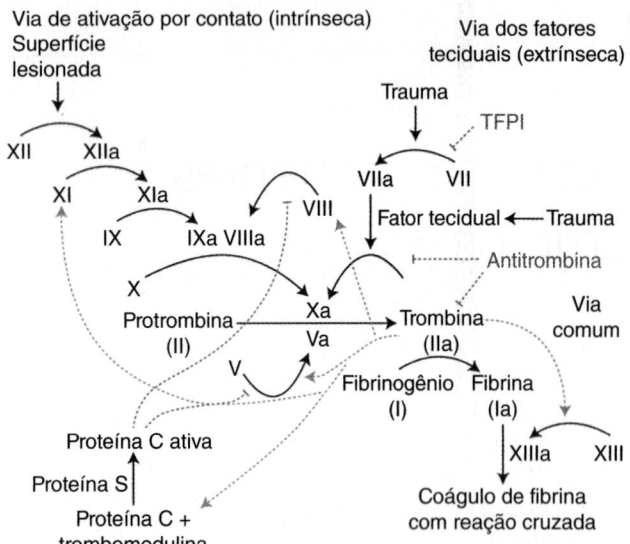

FIGURA 24.1 Vias intrínseca e extrínseca que levam à formação do coágulo de trombina com reações cruzadas.

micro e da macrovasculatura. Esses sistemas também estão intimamente inter-relacionados com uma série de outros sistemas, que medeiam as inflamações locais e sistêmicas.

A lesão vascular provoca contração muscular da parede do vaso e exposição de plaquetas à matriz subendotelial. Esse fenômeno é denominado hemostasia primária. As plaquetas aderem ao tecido subendotelial exposto por uma série de mecanismos, em conformidade com as condições locais de tensão de cisalhamento. A isso, seguem-se alterações na morfologia das plaquetas, a secreção de uma série de produtos que promovem a formação do coágulo, a agregação e a expressão, na superfície, de uma fosfatidil serina negativamente carregada, que funciona como uma superfície catalítica para os fatores de coagulação.[39]

A primeira fase da cascata da coagulação – iniciação – é desencadeada pela exposição do fator tecidual ao fator VII e a pequenas quantidades de fator VIIa ativado circulante. Isto conduz à formação do complexo tenase extrínseca, que produz pequenas quantidades de FIXa, FXa e trombina. A fase de amplificação ocorre na superfície da plaqueta, e os resultantes complexos tenase intrínseca (FIXa:VIIIa) e complexo de protrombinase (FXa:FVA) conduzem a uma significativa síntese de trombina. A fase de propagação depende de um número adequado de plaquetas para manutenção de níveis elevados de produção de trombina, o que leva à conversão de fibrinogênio em fibrina e à formação de um coágulo de fibrina estável.[3] São várias as consequências clínicas da formação do trombo venoso. A maioria dos trombos atende à finalidade da hemostasia e, em última análise, sofrerão fibrinólise, com restauração do fluxo fisiológico; no entanto, há circunstâncias nas quais este processo se torna patológico. Essas circunstâncias são: TVP obstrutiva, tromboembolismo (TEV) e obstrução do fluxo vascular pulmonar (EP). A presente revisão objetiva examinar a profilaxia, o diagnóstico e o tratamento desses estados patológicos no cenário do trauma ortopédico.

FATORES DE RISCO TROMBOEMBÓLICO RELACIONADOS AO TRAUMA

Em um cenário de trauma, uma profilaxia adequada contra a doença tromboembólica pressupõe um equilíbrio entre o risco de morbidade de uma trombose e o risco de danos causados pela própria profilaxia, por causa de sangramento.[14] O trauma foi identificado como um dos mais importantes fatores conducentes ao tromboembolismo. Em um estudo venográfico de 349 pacientes, Geerts et al.[21] identificaram incidências de 58% de TVP e de 18% de trombose venosa proximal em sua população de pacientes com um escore de gravidade da lesão (EGL) >9 na ausência de qualquer medida profilática. A análise da história natural em estudos mais recentes é desafiada pela existência de uma variação significativa do tempo e dos métodos profiláticos, dos instrumentos de triagem utilizados, bem como na definição de doença.[28] Apesar desses questionamentos, um entendimento do risco relativo entre subgrupos de pacientes vítimas de trauma é componente importante para qualquer análise de risco-benefício.

Escore de gravidade da lesão

Há uma infinidade de razões pelas quais o paciente politraumatizado demonstra predisposição para uma doença tromboembólica. Caracteristicamente, estes pacientes estão imobilizados, em muitos casos dependem de um ventilador, e estão sujeitos a um estado de hipercoagulação.[51] Na era pré-profilaxia, foi constatado que doentes que necessitavam de transfusão, aqueles com traumatismo craniano, lesão medular, fratura de membros inferiores ou com fratura pélvica apresentavam maior risco relativo de sofrer trombose profunda.[21] Enquanto o aumento dramático nas medidas profiláticas levava a uma redução significativa na incidência de TEV, persistia ainda a associação entre o aumento na gravidade das lesões e a ocorrência da doença. Em uma revisão do German National Trauma Data Bank, Paffrath et al.[49] chegaram a uma incidência global de 1,8% de doença tromboembólica "clinicamente significativa", apesar do oferecimento de profilaxia para a maioria dos pacientes. No âmbito deste grupo, a análise multivariada sugeriu EGL como uma variável independente significativa (Fig. 24.2). Em uma revisão do American National Trauma Data Bank que abrangeu o período de 1994 a 2001, Knudson et al.[35] identificaram um percentual global de TEV de 0,36% em 450.375 pacientes. Nessa revisão, foram considerados fatores de risco independentes: idade ≥40 anos, presença de fratura de membro inferior (escore abreviado de lesão [EAL] ≥3),

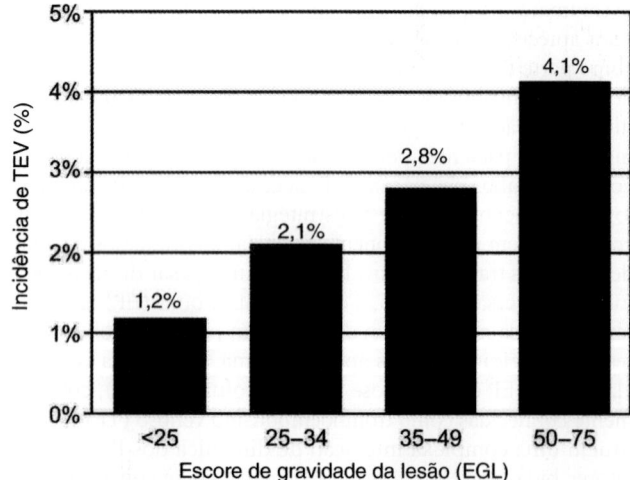

FIGURA 24.2 Incidência crescente de TEV com o aumento do escore de gravidade de lesão. (Reproduzido com a autorização de: Paffrath T, Wafaisade A, et al. Trauma Registry of DGU. Venous thromboembolism after severe trauma: Incidence, risk factors and outcome. *Injury*. 2010;41(1):97–101.)

presença de traumatismo craniano importante (EAL ≥3), mais de 3 dias com necessidade de ventilação mecânica, presença de lesão venosa e necessidade de pelo menos um procedimento operatório importante (Tab. 24.1).

Lesões da medula espinal

Vários estudos registraram um grande aumento no risco relativo de TEV em casos de lesão medular.[53] A estase que resulta da ausência de tônus vascular, em combinação com a concomitante perda de contrações musculares, são igualmente fatores contributivos para este aumento do risco. Em uma análise de pacientes com lesão medular inseridos no National Trauma Data Bank, os percentuais identificados de TEV foram: 3,4% para lesão cervical alta (C1 a C4), 6,3% para lesão torácica alta (T1 a T6) e 3,2% para lesão lombar. Ainda, segundo os dados do National Trauma Data Bank, idade avançada, EGL mais alto, gênero masculino, traumatismo cranioencefálico e trauma torácico foram outros fatores de risco independentes.[46]

Traumatismo craniano

Muitas das características predisponentes do paciente com lesão da medula espinal também se aplicam ao paciente com lesão craniana. Em uma revisão de 577 pacientes com EAL >3 para traumatismo craniano, foi identificada uma incidência de 34% de TVP ao serem utilizadas apenas medidas profiláticas mecânicas em pacientes examinados semanalmente por ultrassonografia duplex. Nesta série, também foi observado um aumento no risco de TEV com outras lesões concomitantes. Em pacientes com lesão craniana isolada, o percentual de TVP foi de 26%, em comparação com 35% dos pacientes com outra lesão associada. Além da lesão craniana, idade avançada, EGL >15 e presença de uma lesão em membro inferior foram preditores robustos para a ocorrência de TVP neste estudo.[17]

Riscos de fratura

Também foi observado que a presença de fraturas de membro inferior e da pelve aumenta o risco de TEV. Pode-se inferir a história natural de fraturas tratadas por procedimento operatório a partir do estudo de Abelseth et al.[1] Em uma época anterior ao uso rotineiro da profilaxia, esses autores realizaram um estudo prospectivo de 102 pacientes com fratura de membro inferior. Por cerca de 9 dias após a lesão, em média, os pacientes foram examinados por venografia e clinicamente acompanhados durante 6 semanas. A incidência global de TVP clinicamente oculta foi de 28%, com aumento desse percentual à medida que o nível da lesão óssea se tornava mais proximal. Nesta mesma série, foram observados outros fatores de risco independentes: idade avançada, tempos de cirurgia mais longos e intervalos de tempo mais longos antes da fixação da fratura.[1]

Outra preocupação que emerge em casos específicos de fraturas diz respeito àqueles pacientes estabilizados provisoriamente com controle de danos e fixação externa. A imobilização articular forçada, inerente a esta técnica, e as limitações para a aplicação de dispositivos pneumáticos sequenciais suscitam preocupação acerca do risco de TEV. Em uma revisão retrospectiva, Sems et al.[59] avaliaram 143 pacientes com fixação externa em ponte durante uma média de 18 dias e que receberam heparina de baixo peso molecular (HBPM) contra TEV. Neste grupo, houve apenas três casos de TEV, e cada um deles ocorreu em paciente com diversas outras lesões simultâneas. Esta revisão sugere que, sob a proteção de uma profilaxia adequada, a fixação externa em ponte temporária não aumenta o risco de TVP.

Fraturas geriátricas de quadril representam outra população de pacientes com risco de TEV. Coletivamente, os efeitos reconhecidamente interferentes de idade avançada, imobilidade e fratura do fêmur proximal são causa de preocupação. Em uma revisão sistemática, chegou-se a 50% de TVP e de 4% de EP sem uso de profilaxia.[27] Este risco também aumenta com a demora na realização da cirurgia. Em uma revisão de 101 pacientes consecutivos com demora superior a 24 horas para a cirurgia, Smith et al.[60] demonstraram a existência de uma correlação entre o tempo de atraso e TVP identificada pela triagem com ultrassonografia duplex. Apesar da profilaxia com HBPM, os autores observaram 10% para TVP no grupo global; os pacientes que sofreram TVP tiveram um atraso médio de 5,7 dias, enquanto que, nos pacientes sem TVP, esse atraso médio foi de 3,2 dias.

Embora a maior parte da literatura disponível sobre TEV enfoque a incidência de TVP, a complicação mais temida é a EP, por seu potencial para consequências mortais. Knudson et al. analisaram o National Trauma Data Bank e determinaram que, neste volumoso conjunto de dados, a incidência global de EP foi de 0,49%, com uma taxa de mortalidade de 11%.[35] Traumatismo craniano, mais de 3 dias de ventilação, lesão torácica, fratura pélvica, lesão de membro inferior, lesão na coluna e choque foram, todas, variáveis independentes associadas a esta complicação.

FATORES DE RISCO NÃO TRAUMÁTICOS

À luz do fato de que aparentemente os fatores de risco para TEV são aditivos, fatores de risco individuais do paciente não associados ao trauma também devem ser considerados, ao se determinar o risco composto. O uso de contraceptivos orais à base de estrogênio é comum na população feminina com trauma – o que implica evidente risco adicional. Com base em dados coletados, a razão de chances estimada para TEV com o uso desses agentes farmacológicos é igual a 3,8. Este risco extra é agravado em indivíduos obesos e em pacientes com idade superior a quarenta anos.[42]

Além disso, anormalidades proteicas geneticamente determinadas são fatores predisponentes para TEV. As mais comuns dessas anormalidades são as deficiências de proteína C, proteína S,

TABELA 24.1 Fatores de risco associados com TEV (análise univariada)

Fator de risco (número com risco)	Odds ratio (IC de 95%)
Idade ≥40 anos (n = 178.851)	2,29 (2,07–2,55)
Fratura pélvica (n = 2.707)	2,93 (2,01–4,27)
Fratura de membro inferior (n = 63.508)	3,16 (2,85–3,51)
Lesão medular com paralisia (n = 2.852)	3,39 (2,41–4,77)
Lesão craniana (EAL ≥ 3) (n = 52.197)	2,59 (2,31–2,90)
Dias de uso do ventilador >3 (n = 13.037)	10,62 (9,32–12,11)
Lesão venosa (n = 1.450)	7,93 (5,83–10,78)
Choque na internação (AP <90 mm Hg) (n = 18.510)	1,95 (1,62–2,34)
Procedimento cirúrgico (n = 73.974)	4,32 (3,91–4,77)

p <0,001 para todos os fatores.
Fatores de risco associados à análise univariada de doença tromboembólica venosa do National Trauma Data Bank.
Reproduzido com autorização de: Knudson MM, Ikossi DG, Khaw L, et al. Thromboembolism after trauma: An analysis of 1602 episodes from the American College of Surgeons National Trauma Data Bank. *Ann Surg.* 2004;240(3):490–496.

antitrombina, fator V Leiden e mutações da protrombina. Em uma revisão de pacientes com TEV, uma dessas deficiências estava presente em 35%, comparativamente a uma incidência de 10% na população em geral.[45] O risco relativo para estas tendências genéticas varia, de 2,2 a 8,5 vezes maior do que na população não afetada.[44]

Embora a realização de testes para tais deficiências seja tarefa complexa e dispendiosa, uma simples história familiar pode ser de grande valia. História de TEV em um ou mais parentes de primeiro grau com menos de cinquenta anos deve levantar a suspeita de uma predisposição genética. Este aspecto foi mais conclusivamente demonstrado em um estudo populacional que abordou a incidência de TEV conforme a presença ou ausência dessa doença em um irmão. As taxas de incidência padrão para TEV foram 2,27, 51,9 e 53,7 para pacientes com um, dois ou três ou mais irmãos afetados, respectivamente.[6]

Diante do enorme número de fatores de risco individuais importantes e de seus pesos variáveis, a equação para incorporar todos esses fatores e seu risco relativo em um perfil de risco cumulativo torna-se complexa. Vários sistemas de pontuação foram desenvolvidos com o objetivo de ajudar o médico no cálculo de um risco cumulativo. Um desses sistemas de pontuação é o índice de Caprini (Tab. 24.2).[10] Este índice junta vários parâmetros clínicos em uma única soma que, em seguida, estratifica os pacientes em categorias de risco: baixo, moderado, alto ou muito alto. Embora inexistam orientações específicas no cenário do tratamento das fraturas, parece prudente considerar alguma forma de profilaxia em pacientes com escore ≥3 (risco moderado) e com necessidade de imobilização dos membros inferiores. No caso de um trauma mais significativo, deve-se ter em mente que, por definição, uma fratura importante de membro inferior remete diretamente o paciente para a categoria de risco mais elevado. Portanto, a utilidade desta triagem se aplica apenas àquelas fraturas isoladamente de baixo risco, mas que se tornam de alto risco em razão do efeito cumulativo de fatores lesionais e de predisposição idiossincrática.

OPÇÕES QUIMIOPROFILÁTICAS

Aspirina

Várias características do ácido acetilsalicílico fizeram desse agente um recurso atrativo para a prevenção de TVP. A aspirina é barata, facilmente administrada e resulta em baixa taxa de sangramento. O efeito antiplaquetário que resulta da inibição de tromboxano A2 interrompe um componente importante de iniciação e formação do coágulo.

Em um grupo de 13.356 pacientes submetidos a cirurgias para fratura de quadril ou de substituição de articulação, foi observada uma redução do risco relativo de 36% com o uso de baixas doses de aspirina.[54] Estudos prospectivos também demonstraram que a aspirina é eficaz na redução de risco de TVP secundário.[5] Enquanto essas indicações de benefício sejam atrativas, aparentemente, o efeito do tratamento com aspirina não é tão significativo quanto o resultante do uso da HBPM. Até o momento, ain-

TABELA 24.2 Índice de Caprini

Cada fator de risco representa 1 ponto	Cada fator de risco representa 2 pontos
• Idade 41-60 anos • Pequena cirurgia planejada • História de cirurgia anterior de grande porte • Varizes • História de doença inflamatória do intestino • Pernas inchadas (atualmente) • Obesidade (IMC >30) • Infarto agudo do miocárdio (<1 mês) • Insuficiência cardíaca congestiva (<1 mês) • Sepse (<1 mês) • Doença pulmonar grave, inclusive pneumonia (<1mês) • Alteração de função pulmonar (DPOC) • Paciente clínico atualmente em repouso • Aparelho de gesso ou órtese para a perna • Outros fatores de risco _____	• Idade 60-74 anos • Cirurgia menor (>60 min) • Cirurgia artroscópica (>60 min) • Cirurgia laparoscópica (>60 min) • Malignidade prévia • Acesso venoso central • Obesidade mórbida (IMC >40)
Cada fator de risco representa 3 pontos	**Cada fator de risco representa 5 pontos**
• Idade >75 anos • Grande cirurgia com duração de 2-3 horas • IMC >50 (síndrome de estase venosa) • História de SVT, TVP/EP • História familiar de TVP/EP • Câncer de quimioterapia presente • Fator V Leiden positivo • Protrombina 20210A positiva • Homocisteína sérica elevada • Anticoagulante lúpico positivo • Anticorpos anticardiolipina elevados • Trombocitopenia induzida por heparina (TIH) • Outras trombofilias Tipo _____	• Artroplastia eletiva importante em membro inferior • Fratura do quadril, pelve, ou perna (<1 mês) • Acidente vascular encefálico (<1 mês) • Politraumatismo (<1 mês) • Lesão medular aguda (paralisia) (<1 mês) • Cirurgia importante, com duração superior a 3 horas **Somente para mulheres (cada fator de risco representa 1 ponto)** • Contraceptivo oral ou terapia de reposição hormonal • Gravidez ou pós-parto (<1 mês) • História inexplicável de natimorto, aborto espontâneo recorrente (≥3), parto prematuro com o bebê exibindo limitação do crescimento por toxemia Total de fatores de risco

O índice de Caprini pode ser utilizado para somar os fatores considerados como de risco aditivo na predisposição para a doença tromboembólica venosa. Para pacientes com escore superior a 3, deve-se levar em consideração a implementação de profilaxia.
IMC, Índice de massa corpórea.
Reproduzido com autorização de: Caprini JA. Individual risk assessment is the best strategy for thromboembolic prophylaxis. *Dis Mon*. 2010;56(10):552–559.

da não foram publicados estudos prospectivos de grande porte no cenário do trauma. Atualmente, o uso da aspirina deve ficar limitado à profilaxia de TEV nos pacientes inseridos em categorias de risco baixo a moderado, como uma alternativa para nenhuma profilaxia, ou para situações nas quais seja desejável uma profilaxia mais prolongada.

Heparina

Ao ser percebida a eficácia da HNF em baixas doses, esse agente foi rapidamente adotado como uma das primeiras formas de quimioprofilaxia contra TVP. O efeito anticoagulante da heparina é complexo, mas envolve principalmente a ativação da antitrombina III por meio de um aumento na flexibilidade e da atividade de seu sítio reativo.[7] A heparina também exibe forte atração eletrostática para a trombina e outras proteases da cascata (IX, Xa); com isso, promove uma ligação direta que limita os efeitos biológicos dessas proteases.[25] Uma notável preocupação com relação ao uso da HNF é o potencial para ocorrência de trombocitopenia induzida por heparina (TIH). Embora existam relatos conflitantes, a HNF parece ter um índice terapêutico muito mais estreito, quando comparada com a HBPM. Em uma revisão sistemática da profilaxia em pacientes com lesão medular, HNF apresentou uma *odds ratio* (OR) = 2,6 para TVP e OR = 7,5 para complicações hemorrágicas, quando comparada à HBPM.[53] Considerando tais fatores, a melhor indicação do uso de HNF se dá no perioperatório imediato em pacientes de risco moderado, e suas vantagens se limitam ao seu baixo custo.

Heparina de baixo peso molecular

Em 1976, foi descoberto que o mecanismo de ligação direta da heparina ao fator Xa poderia ser selecionado para diminuir o tamanho da molécula de heparina.[29] Em um dos primeiros estudos prospectivos de profilaxia para TVP, foi constatado que esta inativação preferencial do fator Xa era mais eficaz do que HNF. Geerts et al.[22] estudaram 360 pacientes traumatizados randomizados para tratamento com HNF ou HBPM. Os resultados mostraram uma redução de TVP proximal de 15 para 6% com o uso de HBPM.[22] HBPM – inclusive dalteparina, enoxaparina e tinzaparina – são eliminadas por mecanismo renal e, comparativamente à heparina, esses agentes possuem maior biodisponibilidade e meia-vida plasmática mais longa. As recomendações iniciais para a dose de enoxaparina preconizavam sua administração 2 vezes/dia. Vários estudos sugeriram a mesma eficácia com uma dose diária.[56] Em consequência da meia-vida curta, essa estratégia proporciona janelas sem anticoagulação que permitem a realização de procedimentos cirúrgicos e diminui o custo de administração do agente. Mais recentemente, alguns autores sugeriram o uso de uma dosagem variável, com base no peso ou na inativação do fator Xa.[43] Até a presente data, ainda não foi demonstrada maior eficácia com o ajuste da dose e a maioria dos médicos continua utilizando as doses-padrão de enoxaparina de 30 mg, 2 vezes/dia, ou 40 mg/dia. Por causa de sua excreção renal, deve-se considerar a redução da dose para pacientes com eliminação de creatinina abaixo de 30 mL/min. A HBPM se impôs como agente farmacológico de escolha para a profilaxia do TEV na maioria dos pacientes traumatizados. O provável aumento da eficácia, em comparação com HNF, e a meia-vida mais curta em comparação com fondaparinux, rivaroxabano e dabigatrano, fazem da HBPM o agente ideal em cenários de trauma.

Fondaparinux

Fondaparinux é um pentassacarídeo sintético que imita muito de perto o pentassacarídeo ativo da heparina. Esta molécula tem como alvo exclusivo o Fator Xa, com o objetivo de facilitar uma regulação mais previsível da coagulação e um melhor índice terapêutico.[66] Em um estudo prospectivo sobre fraturas do quadril com 1.711 pacientes, houve uma redução mais expressiva na incidência de TEV nos pacientes tratados com fondaparinux, em comparação com os tratados com enoxaparina (8,3% e 19,1%, respectivamente). É importante ressaltar que a melhora na redução do risco não foi acompanhada por aumento no percentual de sangramento.[19] Embora impressionante, nesse estudo de fase III de fraturas de quadril, essa redução no percentual de TEV não pôde ser reproduzida em uma revisão retrospectiva realizada em um centro hospitalar com maior população, tratada com cirurgia ortopédica importante. Donath et al.[16] observaram percentuais semelhantes de TEV e mortalidade em sua comparação de HBPM com fondaparinux; os autores notaram um aumento do percentual de TVP distal no grupo medicado com fondaparinux. Em seus pacientes traumatizados, Lu et al.[41] constataram a ocorrência de 1,2% de TVP no grupo de alto risco profilaxiado com fondaparinux. Mesmo diante da inexistência de um grupo de controle, esse estudo fornece algumas indicações para uma potencial eficácia desse agente na profilaxia do trauma.

Rivaroxabano e apixabano são dois outros inibidores diretos do fator Xa com a vantagem de uma absorção intestinal previsível, possibilitando a administração por via oral. Em uma série prospectiva de grande porte que envolveu pacientes de quadril total e joelho total, o uso de rivaroxabano resultou em redução significativa do risco de TVP, sem que houvesse aumento nas complicações hemorrágicas. Dabigatrano é outro agente oral recém-desenvolvido, eficaz em virtude do seu efeito de inibição direta da trombina. Dabigatrano teve notável desempenho em um estudo comparativo de prevenção de acidente vascular encefálico (AVE) em pacientes com fibrilação atrial. Apesar de promissores, até a presente data não foram realizados estudos de grande porte que tivessem examinado o desempenho desses fármacos no cenário traumatológico. A meia-vida prolongada e a irreversibilidade destes agentes suscitam preocupação nos primeiros dias após o trauma; no entanto, devido à sua facilidade de administração, é provável que tais fármacos venham a desempenhar algum papel em profilaxias mais prolongadas, após a alta hospitalar.[15]

TEMPO DE ADMINISTRAÇÃO

Considerando que o aumento do risco de TEV pode iniciar imediatamente após o trauma, as medidas profiláticas serão mais eficazes se forem implementadas tão logo tenha passado o risco imediato de hemorragia. Para tanto, o paciente deve ser aquecido e reanimado por fluido; além disso, qualquer coagulopatia de consumo deve ser revertida. Mesmo depois da implementação dessas medidas essenciais, algumas situações clínicas continuam a ser controversas, com relação à conveniência da quimioprofilaxia. Essas situações são a lesão intracraniana hemorrágica e a lesão medular. Nesta última situação, uma avaliação sistêmica recente sugere que a quimioprofilaxia pode ser instituída no prazo de 72 horas após a lesão, sem risco extra de complicação neurológica.[11] Da mesma forma, em casos de lesão craniana hemorrágica, revisões retrospectivas de grande porte também demonstraram que a administração, cuidadosamente monitorada, da quimioprofilaxia dentro de 72 horas não acarreta aumento na incidência de sangramento recorrente.[36] Tirando proveito da meia-vida relativamente curta (4,5 horas) da enoxaparina, um protocolo pragmático consistiria em descontinuar a dosagem na noite anterior a qualquer procedimento invasivo. Após o procedimento, a dose seria retomada, tão logo uma avaliação clínica sugerisse a ocorrência de hemostasia primária. Caracteristicamente, isso ocorre nas 8 a 12 horas seguintes à maioria das cirurgias. Pode haver justificativa para atrasos mais longos naqueles casos em que as consequências da hemorragia podem significar altas taxas de morbidade, por exemplo, como ocorre com os procedimentos intracranianos ou da coluna vertebral.

DISPOSITIVOS MECÂNICOS

Embora cresçam as evidências relativas à segurança da quimioprofilaxia, sempre haverá situações de preocupação com o sangramento em pacientes submetidos a essa estratégia. Estas situações despertaram o interesse pelos efeitos de profilaxia mecânica na prevenção de TEV. Em linhas gerais, os dispositivos mecânicos externos podem ser classificados em meias de compressão graduadas e bombas pneumáticas. O princípio das meias elásticas de compressão é reduzir a predisposição para a estase venosa, com a diminuição do volume de repouso das veias nas extremidades. Esta teoria foi validada por meio de estimativas ultrassonográficas de volume em indivíduos com e sem meias, e também pelos benefícios clínicos documentados em uma revisão sistemática.[58] Embora evidências biológicas e clínicas sugiram que as meias de compressão graduada constituam uma medida tromboprofilática efetiva, relativamente barata e mais confortável, em geral elas parecem ser menos eficazes do que a compressão pneumática intermitente (CPI).[40]

Dispositivos pneumáticos intermitentes

Foi postulado que os dispositivos de CPI são úteis na prevenção de TEV, por iniciarem o fluxo de retorno do sangue acumulado no interior do sistema venoso. Nos casos em que há contraindicação para quimioprofilaxia, a CPI demonstra uma redução significativa no risco relativo de TEV.[12] Já foram realizados alguns estudos randomizados que compararam métodos mecânicos a alternativas químicas. Em um estudo de 442 pacientes de trauma, Ginzburg et al.[23] demonstraram 2,7% de TVP no grupo CPI, em comparação com 0,5% no grupo tratado com profilaxia por HBPM. Os percentuais de EP e de sangramento foram comparáveis.[23] Em um estudo randomizado com uma população de 120 pacientes com traumas cranianos e espinais, Kurtoglu et al.[38] não encontraram nenhuma diferença nos percentuais de TVP, EP ou de mortalidade entre os grupos alocados para tratamento com HBPM ou somente com CPI. Em um estudo prospectivo de uma população de 290 pacientes totais com problemas de quadril, Warwick et al.[67] não encontraram diferenças nos percentuais de TEV entre pacientes randomizados para bombas de pé e pacientes randomizados para HBPM. No grupo tratado com HBPM, esses autores observaram um aumento significativo no inchaço do membro e na drenagem da ferida. Embora esses estudos comparativos de pequeno porte sugiram eficácia, uma revisão sistemática combinada concluiu que tal eficácia não se iguala à da quimioprofilaxia.[26] Atualmente, o papel dos dispositivos mecânicos evoluiu até o estabelecimento de quatro categorias: (1) pacientes de baixo risco, (2) os pacientes com diátese hemorrágica, (3) utilização temporária em pacientes traumatizados com preocupação para sangramento e (4) como adjuvante em pacientes considerados de alto risco. Com relação à terceira categoria, um estudo prospectivo mostrou ser seguro um atraso de sete dias antes da administração de HBPM em pacientes traumatizados de alto risco, com imobilização temporária e uso de bombas de pé.[61] Com relação à quarta categoria, foi demonstrado que os dispositivos mecânicos constituem um acréscimo efetivo à quimioprofilaxia. Em uma revisão sistemática de 7.431 pacientes, Kakkos et al.[31] constataram que o risco de TVP diminuiu de 3 para 1% quando a quimioprofilaxia foi acrescentada à profilaxia mecânica. Do mesmo modo, a terapia combinada reduziu de 4 para 1% os percentuais de EP. Diante dessa eficácia demonstrada e da ausência de risco, deve-se considerar a adição da profilaxia mecânica em todos os pacientes de alto risco.

FILTROS DE VEIA CAVA INFERIOR

Como ocorre com a maioria dos outros tipos de pacientes, o uso de filtros na veia cava inferior (VCI) em vítimas de trauma é uma medida altamente controversa. As indicações adotadas para a colocação de um filtro de VCI são: pacientes com altíssimo risco de TEV com contraindicação absoluta para a tromboquimioprofilaxia; sangramento durante a anticoagulação para EP ou TVP e reembolização, apesar da anticoagulação terapêutica. Os filtros de VCI podem ser permanentes ou recuperáveis; esses dispositivos podem ser colocados com a ajuda da fluoroscopia, ou mesmo à beira do leito, com o uso do ultrassom intravascular.

É extremamente difícil provar o resultado benéfico para uma intervenção dispendiosa, associada a raras complicações no curto prazo e a riscos incertos no longo prazo, considerando que a incidência de EP, clinicamente significativa, mesmo naqueles pacientes de altíssimo risco, é relativamente baixa com o uso de outras medidas profiláticas mecânicas e químicas. Este benefício é tão incerto que as orientações do American College of Chest Physicians (ACCP) publicadas em 2012 não recomendam o uso de filtros de VCI como medida profilática em pacientes traumatizados.[26] Algumas publicações recentes podem fundamentar o questionamento dessa recomendação. Angel et al.[4] publicaram uma revisão sobre o uso de filtros de VCI recuperáveis para profilaxia e tratamento em 6.834 pacientes em 37 estudos que preenchiam os critérios de seleção dos autores. Individualmente, os estudos tinham qualidade intermediária, mas os autores concluíram que os filtros de VCI recuperáveis pareceram ser eficazes na prevenção da EP (1,7% de todas as indicações). No longo prazo, as complicações foram pouco frequentes, mas podiam ser graves: migração do filtro (<1%, exceto para o filtro G2), quebra de filtro, trombose ou estenose da VCI (2,8%) e perfuração da VCI. Um problema repetidamente relatado e destacado nessa revisão foi o baixo percentual de recuperação dos dispositivos, que ocorreu em apenas 34% desses 6 mil pacientes. As estratégias empreendidas para aumentar esse percentual de recuperação foram a remoção do dispositivo antes da alta hospitalar e a instituição de registros de filtros com protocolos de recuperação. Essas medidas tiveram sucesso moderado, com aumento dos percentuais de recuperação para 59%.[57]

Em 2012, Kidane et al.[34] publicaram uma revisão sistemática do uso profilático de filtros de VCI em pacientes com trauma. Os estudos estão todos combinados com séries históricas de controle ou de casos, o que limita as conclusões que poderiam ser extraídas. A incidência de EP subsequente variou de 0 a 9,1%; e a mortalidade associada à ocorrência de EP variou de 0 a 0,8%. A incidência de complicações relacionadas ao dispositivo também foi muito baixa, embora esse dado tenha sido limitado em função da duração do acompanhamento dos pacientes na maioria dos estudos. A complicação mais comum foi a migração/inclinação do dispositivo. A inclinação do dispositivo foi uma determinação radiológica e pode estar associada a uma diminuição na eficácia, mas esse desfecho clínico não foi observado nesses estudos. Diante da incerteza que permeia os dados disponíveis, o filtro de VCI é raramente utilizado por estes autores apenas em pacientes ocasionais de altíssimo risco, em circunstâncias que impeçam a quimioprofilaxia para TEV, ou quando essa medida precisa ser significativamente adiada, isto é, mais de três ou quatro dias após a lesão (Fig. 24.3A-D). Nos poucos casos de uso do filtro de VCI, coordenamos nossos esforços com a equipe de apoio administrativo do serviço traumatológico, para que se tenha máxima garantia de que esses dispositivos serão removidos, sempre que possível, antes da alta hospitalar.

TRIAGEM

Não ficou demonstrado se a triagem de rotina de pacientes com alto risco de TEV é uma estratégia eficaz. Borer et al.[9] com-

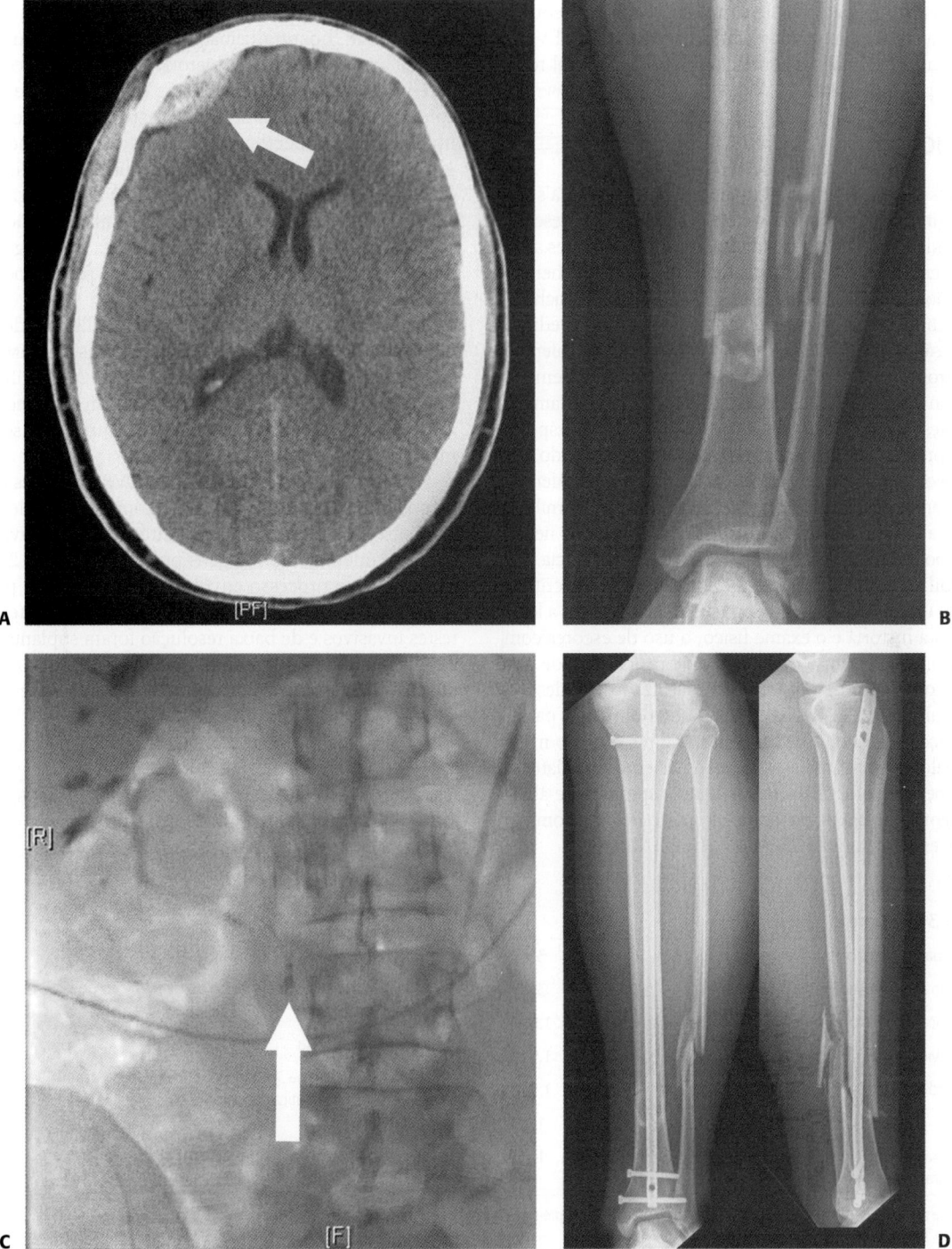

FIGURA 24.3 A: Tomografia computadorizada da cabeça que mostra hematoma epidural frontal direito. **B:** Fratura fechada da diáfise tibial. **C:** Filtro recuperável aplicado em função da preocupação quanto à quimioprofilaxia e risco de TEV. **D:** Tratamento de fratura da diáfise tibial com haste intramedular, depois da aplicação do filtro.

pararam a incidência de EP em pacientes com fraturas da pelve ou do acetábulo durante dois períodos: em um deles, não foram realizados exames de triagem; no outro, foram realizadas tanto a ultrassonografia como a venografia por ressonância magnética. Nesta série de 973 pacientes, o percentual de EP aumentou de 1,4 para 2%. A importância dos exames de triagem também foi contestada por Stover,[63] que identificou um alto índice de exames falsos-positivos, tanto na venografia por tomografia computadorizada, como na venografia por ressonância magnética.

Apesar de uso comum na prática, o uso rotineiro de exames de triagem com ultrassonografia de compressão não é recomendado, devido a seu baixo retorno. Uma exceção a essa recomendação pode ser aquele paciente de alto risco que não passou por uma profilaxia efetiva após a lesão. A alta incidência de TEV neste cenário – fato sobejamente conhecido – torna razoável recorrer à triagem por ultrassom.

DIAGNÓSTICO

Apesar das recomendações para que triagens de rotina sejam evitadas, há sinais clínicos sugestivos da necessidade de descartar uma possibilidade de TEV no período perioperatório. Estes sinais são: inchaço excessivo do membro, taquicardia, hipóxia, hemoptise e febre não explicada. Há muito tempo se sabe que os achados dos exames clínicos associados à TVP têm pouco valor preditivo. Em uma revisão sistemática que examinou a eficácia da diferença entre diâmetros da panturrilha, inchaço dos membros, eritema, sinal de Homan e sensibilidade, Goodacre et al.[24] descobriram que nenhum destes achados tinha suficiente sensibilidade ou especificidade para prever com precisão a doença. O único achado com valor preditivo mais significativo foi a presença de uma diferença ≥2 cm nos diâmetros da panturrilha, com razão de verossimilhança de 1,8 para os casos positivos e de 0,57 para os casos negativos.[24] O tempo transcorrido desde a lesão também influencia pouco a probabilidade de TEV, pois a distribuição de eventos é relativamente uniforme nas quatro semanas que se seguem à lesão.

Junto com a história e o exame físico, o uso de escores compostos melhorou também o diagnóstico de probabilidade. Um dos escores compostos mais comumente utilizados foi descrito por Wells et al. (Tab. 24.3).[68] Este sistema de pontuação passou por modificações, e tanto o instrumento original como o modificado têm valor preditivo na avaliação do paciente ambulatorial. Esse escore permite que os pacientes sejam rapidamente alocados em categorias de baixo, médio ou alto risco de TVP, com percentuais correspondentes de TVP de 7, 18 e 37%.[18]

TABELA 24.3 Escore de Wells (EP)

Sinais e sintomas clínicos compatíveis com TVP	3
EP considerado o diagnóstico mais provável	3
Cirurgia ou repouso por >3 dias nas últimas 4 semanas	1.5
TVP ou EP prévio	1.5
Frequência cardíaca >100/min	1.5
Hemoptise	1
Câncer ativo (tratamento em curso ou dentro dos últimos 6 meses, ou tratamento paliativo)	1

≤4, probabilidade pré-teste BAIXA (ou "EP Improvável"); 4,5-6, probabilidade pré-teste MODERADA; >6, probabilidade pré-teste ALTA.
Adaptado com autorização de: Wells PS, Anderson DR, Rodger M, et al. Derivation of a simple clinical model to categorize patients probability of pulmonary embolism: Increasing the models utility with the SimpliRED D-dimer. *Thromb Haemost.* 2000;83(3):416-420.

O conhecimento do risco de determinado paciente influencia na sequência de exames. Em pacientes com baixo risco de doença, um teste sensível para dímero-D é uma triagem razoável. O dímero-D é o fragmento final da degradação da fibrina de reação cruzada mediada pela plasmina. Ficou demonstrado que o nível plasmático do dímero-D é um exame altamente sensível para a presença de TEV, com níveis plasmáticos elevados em oito vezes. O teste também é vantajoso, pois os trombos pélvicos (muitas vezes invisíveis para o ultrassonografista) podem ser detectados e, além disso, o teste é sensível à EP, uma complicação que pode ocorrer na ausência de TVP. Enquanto ferramenta diagnóstica, o teste do dímero-D tem a desvantagem de sua especificidade limitada. Fatores como idade, hospitalização, inflamação sistêmica e cirurgia podem elevar o nível do dímero-D. Diante dessas características, esse instrumento torna-se eficaz em pacientes ambulatoriais com baixa probabilidade, como teste de exclusão, mas é insuficientemente específico para iniciar um tratamento anticoagulante agressivo.[55] Em circunstâncias de risco intermediário ou alto, nos casos de suspeita de TVP, a estratégia mais eficaz será investigar diretamente todo o membro inferior por ultrassonografia de compressão. Essa técnica de imagem tem 83% de sensibilidade e 98% de especificidade para a doença trombótica, tanto distal como proximal.[33]

Da mesma forma que os escores de Wells para doença podem prever a probabilidade de TVP, existe um escore distinto para estimar a probabilidade de ocorrência de EP. A estratificação de risco com o uso desse instrumento resulta em incidências de 75, 17 e 3% observadas respectivamente em grupos de risco alto, intermediário e baixo.

Assim como ocorre nos casos de TVP, pacientes de baixo risco podem ter exclusão da doença com um teste de dímero sensível; no entanto, pacientes de alto risco serão avaliados mais adequadamente com imagens pulmonares (Tab. 24.4). Classicamente, este processo envolve uma angiografia pulmonar ou uma triagem de ventilação/perfusão. Mais recentemente, estes testes invasivos e de baixa resolução foram suplantados pela angiografia pulmonar por tomografia computadorizada multidetectora, para a qual foram descritas sensibilidade de 83% e es-

TABELA 24.4 Escore de Wells (TVP)

Câncer ativo (tratamento em curso ou dentro dos últimos 6 meses, ou tratamento paliativo)	1
Paralisia, paresia ou recente imobilização dos membros inferiores com gesso	1
Recentemente acamado por ≥3 dias ou cirurgia de grande porte nas 12 semanas anteriores, necessitando de anestesia geral ou regional	1
Sensibilidade localizada ao longo da distribuição do sistema venoso profundo	1
Perna inteira inchada	1
Inchaço da panturrilha >3 cm em comparação com a perna assintomática (medindo 10 cm abaixo da crista tibial)	1
Edema depressível confinado à perna sintomática	1
Veias superficiais colaterais não varicosas	1
TVP previamente documentado	1
Diagnóstico alternativo pelo menos tão provável como TVP	−2

≤0, probabilidade pré-teste BAIXA; 1 ou 2, probabilidade pré-teste MODERADA; ≥3, probabilidade pré-teste ALTA.

pecificidade de 96%.[62] Uma consequência desta resolução de imagens aprimorada é a atual possibilidade de diagnosticar êmbolos subsegmentares assintomáticos.[65]

TRATAMENTO

Nos casos em que a profilaxia não obtém sucesso e o paciente é diagnosticado com TEV, existem quatro razões para o seu tratamento: prevenção da extensão do coágulo, prevenção da EP aguda, prevenção de trombose recorrente e limitação das complicações tardias da TVP. Ao considerar a TVP, os coágulos identificados proximalmente à panturrilha são tratados de forma mais agressiva, pois 90% dos casos de EP aguda relacionados à TVP têm sua origem na TVP proximal.[20] Diante da necessidade de imediata anticoagulação, o tratamento é iniciado com doses terapêuticas de um dos agentes de ação rápida, como HBPM, fondaparinux, HNF, heparina intravenosa ou heparina subcutânea com dose ajustada. Assumindo-se que os pacientes podem andar e têm baixo risco de sangramento, pode-se considerar o tratamento ambulatorial. Simultaneamente à introdução de um desses agentes, um agonista da vitamina K (varfarina) deve ser iniciado para um tratamento prolongado. Os agentes heparínicos terão continuidade durante um mínimo de cinco dias, com pelo menos dois dias de sobreposição com varfarina em níveis terapêuticos.[26] Como uma alternativa à terapia com os dois agentes, recentemente foi demonstrado que rivaroxabano oral na dose de 15 mg, 2 vezes/dia é eficaz tanto no tratamento inicial como no tratamento prolongado de TVP.[13] É provável que a simplificação do tratamento e a segurança oferecida por esta monoterapia oral a tornem uma estratégia cada vez mais popular. Tão logo a dor aguda e o inchaço da TVP melhorem, os pacientes são encorajados a retomar suas atividades e a seguir uma reabilitação apropriada a sua lesão ortopédica. Quando a TVP é precipitada por um fator de risco temporário, por exemplo, trauma, recomendam-se três meses de terapia anticoagulante.

Além da tradicional estratégia de tratamento anticoagulante delineada nos parágrafos anteriores, uma atenção cada vez maior é dada à redução dos sintomas pós-trombóticos com trombólise aguda. Embora as atuais evidências de eficácia não sejam robustas, deve-se considerar à trombólise em casos de grande coágulo do fêmur e nos raros casos de *phlegmasia cerulea dolens*.[47]

Em contraste com a TVP proximal, há menor consenso quanto ao tratamento adequado do coágulo restrito às veias da panturrilha. Muitos autores recomendam uma abordagem agressiva, com tratamento semelhante ao oferecido em casos de TVP proximal, enquanto outros recomendam rigorosa observação. Uma pequena série retrospectiva relata resultados semelhantes com o acompanhamento ultrassonográfico ou anticoagulação terapêutica,[64] enquanto outros demonstram a eficácia da terapia anticoagulante por um período curto.[50] Como medida mínima, esses pacientes devem ser seguidos com monitoração clínica ou ultrassonográfica.

É imperativo um tratamento agressivo da EP clinicamente relevante, pois essa estratégia reduz a taxa de mortalidade de 30 para 6%.[32] A terapia de primeira linha é direcionada para o suporte respiratório e circulatório. A hipóxia é tratada com oxigenoterapia e, em casos extremos, com ventilação mecânica para insuficiência respiratória iminente. A hipoperfusão é administrada com uma cautelosa fluidoterapia e pela pronta introdução de vasopressores, com o objetivo de proteger contra a sobrecarga cardíaca direita.[37] Uma anticoagulação empírica deverá ser tentada, caso não haja risco excessivo de sangramento e se houver forte suspeita clínica de EP. Assim que a EP for confirmada, a anticoagulação deverá persistir, pois o risco de 25% de tromboembolismo recorrente excede o risco de 3% de hemorragia significativa. HBPM é o agente preferido para pacientes hemodinamicamente estáveis com EP, pois as evidências sugerem menor mortalidade, menos sangramento importante e menor número de recorrências de eventos tromboembólicos, em comparação com HNF.[32] Nos casos com contraindicação para anticoagulação rápida, deve-se pensar no uso de um filtro de VCI. Nos casos em que a estabilidade hemodinâmica não foi rapidamente restaurada com a reanimação, é justificável considerar o uso de terapia trombolítica ou de embolectomia. Assim como em casos de TVP, a anticoagulação urgente é transferida para a varfarina oral e continuada por três meses em pacientes com fatores de risco temporários.[32]

Embora essa intervenção terapêutica agressiva se faça necessária em casos documentados de EP que resulte em hipóxia, hipotensão ou taquicardia, a crescente capacidade dos modernos aparelhos de obtenção de imagens em detectar pequenos coágulos levanta a questão de um tratamento adequado para trombos pulmonares segmentares e subsegmentares fisiologicamente irrelevantes. Em uma análise retrospectiva de 312 pacientes traumato-ortopédicos com EP, tratados com anticoagulantes, 12% sofreram complicações hemorrágicas na sala cirúrgica.[8] Como a história natural destes pequenos trombos pulmonares é desconhecida, torna-se necessária uma avaliação e tomada de decisão compartilhada, para que haja equilíbrio entre os riscos e benefícios da anticoagulação tradicional.

RECOMENDAÇÕES DOS AUTORES PARA TRATAMENTO E PROFILAXIA

É universalmente reconhecido que o trauma em geral e o trauma esquelético, em particular, são fatores de risco robustos para TEV morbidade. Independentemente da intervenção profilática final, cabe ao médico responsável pelo paciente considerar cuidadosamente o risco de morbidade do TEV para o seu paciente e reagir a esse risco com uma estratégia profilática proporcional.

Infelizmente, o enorme número de variáveis do paciente e da lesão, agravado por um corpo incompleto de evidências científicas, torna impossível que se façam recomendações dogmáticas para a profilaxia do TEV. A busca por um conjunto de intervenções de rotina universalmente adotadas também é posta em questão pelas opiniões divergentes dos clínicos. Com relação à profilaxia do TEV, o ACCP tem uma longa história de diligentes revisões das evidências existentes em relação às profilaxias para TVE. A 9ª edição destas orientações foi publicada em 2012, baseada nas evidências disponíveis,[26] e é considerada um avanço significativo em relação às versões anteriores, tendo em vista que uma maior aceitação de medidas mecânicas e complicações hemorrágicas estão agora incorporadas em suas recomendações. Também foram incorporadas nas recomendações mais recentes as questões práticas de aceitação do paciente, com uma latitude oferecida com base nos seus próprios desejos.

O valor destas orientações reside no fato de propiciarem ao clínico um rápido acesso a conclusões baseadas em evidências, inseridas em um enorme corpo de pesquisas científicas. A desvantagem de uma rígida adesão a recomendações baseadas em evidências é que, provavelmente, existem algoritmos profiláticos que, de forma segura, conveniente e barata, proporcionam proteção adequada e que não foram ainda rigorosamente estudados. A seção sobre as recomendações preferidas pelos autores, a seguir, acompanhará em grande parte as recomendações do ACCP; quando não for o caso, isso será mencionado.

FRATURAS ISOLADAS

Independentemente do local da fratura, a promoção da mobilização, até o limite permitido pela lesão, aumenta o débito cardíaco e melhora o fluxo venoso em decorrência da compressão muscular. Essa estratégia deve ser incentivada como prevenção de primeira linha para TEV. Em fraturas isoladas de membro superior e em fraturas do tornozelo e do pé, evidências consistentes não sugerem que a profilaxia de rotina seja eficaz em diminuir o risco de TEV e, por isso, não se recomenda tal prática. Em uma revisão conduzida por Jameson et al.[30] que envolvia 4.696 pacientes tratados com reparo de fratura do ombro inscritos no English National Health Service Data Set, nenhuma diferença foi detectada nos percentuais de TEV antes ou depois da instituição de um protocolo nacional para o fornecimento de profilaxia com HBPM. Da mesma forma, em uma revisão retrospectiva de 1.540 fraturas de tornozelo cirurgicamente tratadas, Pelet et al.[52] constataram que a incidência global de TEV, de 2,99%, não foi afetada pela quimioprofilaxia. Deve-se reconhecer que, neste grupo para o qual a profilaxia não é rotineiramente recomendada, o risco representado pela lesão se soma ao risco basal do paciente. Isso torna aconselhável a avaliação dos fatores predisponentes do indivíduo, antes que sejam feitas recomendações para nenhuma profilaxia. Em pacientes com um escore de Caprini ≥3 e que se apresentem com essas fraturas de "baixo risco", o médico responsável deve se esforçar para obter uma decisão compartilhada com o paciente quanto à necessidade da profilaxia. Embora não exista evidência para essa população, pode-se argumentar a favor do uso de aspirina, HBPM ou inibidores do fator X por via oral em pacientes preocupados com o risco de TEV. O ACCP recomenda a não profilaxia em lesões do pé e do tornozelo.

É sabido que, sem exceção, fraturas isoladas de pelve, fêmur e tíbia colocam os pacientes nas categorias de maior risco de TEV. Nessa população se encontra a maior força de evidências para HBPM. Durante o período pré-operatório, a curta meia-vida desse agente farmacológico possibilita a abertura de janelas cirúrgicas, desde que uma dose diária única seja administrada à noite. Em uma pesquisa com filiados da Orthopaedic Trauma Association (OTA), HBPM foi o princípio ativo preferido para profilaxia por cerca de 75% dos entrevistados. Entre os médicos usuários de HBPM, metade utilizava a dose única diária e a outra metade, a dose dividida.[48] Devido ao custo relativamente baixo e à eficácia aditiva, o uso de uma forma conveniente de profilaxia mecânica nos primeiros dias após a lesão poderia ser justificável. Na pesquisa realizada pela OTA, métodos mecânicos de profilaxia foram acrescentados em 40% dos casos; e os dispositivos mais comumente envolvidos eram as meias de compressão graduada, acompanhadas ou não de compressão pneumática. Enquanto não é possível considerar dados consistentes para a duração do tratamento, seria talvez benéfico continuar com essa estratégia, até que os pacientes possam ser mobilizados da cama com facilidade. Uma vez que os pacientes estejam com mobilidade e tenham recebido alta, uma prática comum, mas não apoiada por evidências, consiste em recomendar 81 mg de aspirina durante 1 mês. Esta prática não é recomendada pelo ACCP.

É provável que a população geriátrica com fratura do quadril represente um subgrupo com maior risco, em consequência dos efeitos cumulativos da idade, fratura proximal e imobilidade resultante. Nesse cenário, é recomendável prolongar o tratamento com HBPM até 28 dias, em razão do frequente atraso no retorno ao funcionamento.

Em um cenário de politraumatismo com EGL >10, parece haver uma consistente preocupação com o uso da profilaxia rotineira de TEV com HBPM. As controvérsias, que persistem nessa população, são as contraindicações específicas para quimioprofilaxia e o limiar para adicionar a profilaxia mecânica à quimioprofilaxia. Sobre a questão anterior, existe um moderado volume de evidências a favor do uso seguro da profilaxia com HBPM em pacientes com lesão cerebral traumática, caso estejam clinicamente estáveis e a tomografia computadorizada não tenha revelado qualquer evidência de progressão. Não há dados com resultados semelhantes em relação à introdução precoce da quimioprofilaxia em pacientes que sofreram lesão medular. Nas situações em que o risco imediato é considerado inaceitavelmente alto, deve-se enfatizar a profilaxia mecânica. A contraindicação para a quimioprofilaxia deverá ser reavaliada e a profilaxia introduzida assim que o risco de sangramento tiver diminuído. Dadas as evidências de eficácia do uso de dispositivos mecânicos, tais meios sempre deverão ser utilizados quando meios químicos não estiverem em uso; e deverão ser combinados aos químicos, nos casos de pacientes de alto risco, como, por exemplo, naqueles com lesão de medula espinal, traumatismo craniano, trauma pélvico e uso prolongado de ventilação mecânica.

Por fim, é imperativo que os médicos envolvidos no tratamento de pacientes com trauma esquelético estejam cientes do maior risco de TEV nesses indivíduos. É igualmente importante que conheçam a multiplicidade de métodos químicos e mecânicos pelos quais esse risco pode ser minimizado. As últimas décadas testemunharam uma série de orientações em rápida transformação com o objetivo de auxiliar no direcionamento de esforços preventivos. Considerando a importância da doença, o seu potencial de mortalidade e a multiplicidade de agentes quimioprofiláticos recentemente lançados, é provável que estratégias alternativas continuarão a evoluir.

REFERÊNCIAS BIBLIOGRÁFICAS

1. Abelseth G, Buckley RE, Pineo GE, et al. Incidence of deep-vein thrombosis in patients with fractures of the lower extremity distal to the hip. *J Orthop Trauma*. 1996;10:230–235.
2. Acosta JA, Yang JC, Winchell RJ, et al. Lethal injuries and time to death in a level I trauma center. *J Am Coll Surg*. 1998;186:528–533.
3. Adams RL, Bird RJ. Review article: Coagulation cascade and therapeutics update: Relevance to nephrology. Part 1: Overview of coagulation, thrombophilias and history of anticoagulants. *Nephrology (Carlton)*. 2009;14:462–470.
4. Angel LF, Tapson V, Galgon RE, et al. Systematic review of the use of retrievable inferior vena cava filters. *J Vasc Interv Radiol*. 2011;22:1522–1530.
5. Becattini C, Agnelli G, Schenone A, et al. Aspirin for preventing the recurrence of venous thromboembolism. *N Engl J Med*. 2012;366:1959–1967.
6. Bezemer ID, van der Meer FJ, Eikenboom JC, et al. The value of family history as a risk indicator for venous thrombosis. *Arch Intern Med*. 2009;169:610–615.
7. Bjork I, Lindahl U. Mechanism of the anticoagulant action of heparin. *Mol Cell Biochem*. 1982;48:161–182.
8. Bogdan Y, Tornetta P, Leighton R, et al. *Treatment and Complications in Orthopaedic Trauma Patients with Pulmonary Embolism*. Annual Meeting of the Orthopaedic Trauma Association, Minneapolis, MN; October 6, 2012.
9. Borer DS, Starr AJ, Reinert CM, et al. The effect of screening for deep vein thrombosis on the prevalence of pulmonary embolism in patients with fractures of the pelvis or acetabulum: A review of 973 patients. *J Orthop Trauma*. 2005;19:92–95.
10. Caprini JA. Individual risk assessment is the best strategy for thromboemboli prophylaxis. *Dis Mon*. 2010;56:552–559.
11. Christie S, Thibault-Halman G, Casha S. Acute pharmacological DVT prophylaxis after spinal cord injury. *J Neurotrauma*. 2011;28:1509–1514.
12. Chung SB, Lee SH, Kim ES, et al. Incidence of deep vein thrombosis after spinal cord injury: A prospective study in 37 consecutive patients with traumatic or nontraumatic spinal cord injury treated by mechanical prophylaxis. *J Trauma*. 2011;71:867–870; discussion 870–871.
13. Cohen AT, Dobromirski M. The use of rivaroxaban for short- and long-term treatment of venous thromboembolism. *Thromb Haemost*. 2012;107:1035–1043.
14. Datta I, Ball CG, Rudmik L, et al. Complications related to deep venous thrombosis prophylaxis in trauma: A systematic review of the literature. *J Trauma Manag Outcomes*. 2010;4:1.
15. Defteres S, Hatzis G, Kossyvakis C, et al. Prevention and treatment of venous thromboembolism and pulmonary embolism: The role of novel oral anticoagulants. *Curr Clin Pharmacol*. 2012;7:175–194.
16. Donath L, Lützner J, Werth S, et al. Efficacy and safety of venous thromboembolism prophylaxis with fondaparinux or low-molecular weight heparin in a large cohort of consecutive patients undergoing major orthopaedic surgery—findings from the ORTHO-TEP registry. *Br J Clin Pharmacol*. 2012;74:947–958.

17. Ekeh AP, Dominguez KM, Markert RJ, et al. Incidence and risk factors for deep venous thrombosis after moderate and severe brain injury. *J Trauma.* 2010;68:912–915
18. Engelberger RP, Aujesky D, Calanca L, et al. Comparison of the diagnostic performance of the original and modified Wells score in inpatients and outpatients with suspected deep vein thrombosis. *Thromb Res.* 2011;127:535–539.
19. Eriksson BI, Bauer KA, Lassen MR, et al. Fondaparinux compared with enoxaparin for the prevention of venous thromboembolism after hip-fracture surgery. *N Engl J Med.* 2001;345:1298–1304.
20. Galanaud JP, Sevestre-Pietri MA, Bosson JL, et al. Comparative study on risk factors and early outcome of symptomatic distal versus proximal deep vein thrombosis: Results from the OPTIMEV study. *Thromb Haemost.* 2009;102:493–500.
21. Geerts WH, Code KI, Jay RM, et al. A prospective study of venous thromboembolism after major trauma. *N Engl J Med.* 1994;331:1601–1606.
22. Geerts WH, Jay RM, Code KI, et al. A comparison of low-dose heparin with lowmolecular-weight heparin as prophylaxis against venous thromboembolism after major trauma. *N Engl J Med.* 1996;335:701–707.
23. Ginzburg E, Cohn SM, Lopez J, et al. Miami deep vein thrombosis study group. Randomized clinical trial of intermittent pneumatic compression and low molecular weight heparin in trauma. *Br J Surg.* 2003;90:1338–1344.
24. Goodacre S, Sutton AJ, Sampson FC. Meta-analysis: The value of clinical assessment in the diagnosis of deep venous thrombosis. *Ann Intern Med.* 2005;143:129–139.
25. Gray E, Hogwood J, Mulloy B. The anticoagulant and antithrombotic mechanisms of heparin. *Handb Exp Pharmacol.* 2012;(207):43–61.
26. Guyatt GH, Akl EA, Crowther M, et al. Executive summary: Antithrombotic therapy and prevention of thrombosis, 9th ed: American College of Chest Physicians Evidence-Based Clinical Practice Guidelines. *Chest.* 2012;141(2 suppl):7S–47S.
27. Handoll HH, Farrar MJ, McBirnie J, et al. Heparin, low molecular weight heparin and physical methods for preventing deep vein thrombosis and pulmonary embolism following surgery for hip fractures. *Cochrane Database Syst Rev.* 2002;(4):CD000305.
28. Haut ER, Pronovost PJ. Surveillance bias in outcomes reporting. *JAMA.* 2011;305:2462–2463.
29. Hirsh J, Warkentin T, Shaughnessy S, et al. Heparin and low-molecular-weight heparin: Mechanisms of action, pharmacokinetics, dosing, monitoring, efficacy, and safety. *Chest.* 2001;119:64S–94S.
30. Jameson SS, James P, Howcroft DW, et al. Venous thromboembolic events are rare after shoulder surgery: Analysis of a national database. *J Shoulder Elbow Surg.* 2011;20:764–770.
31. Kakkos SK, Warwick D, Nicolaides AN, et al. Combined (mechanical and pharmacological) modalities for the prevention of venous thromboembolism in joint replacement surgery. *J Bone Joint Surg Br.* 2012;94:729–734.
32. Kearon C, Akl EA, Comerota AJ, et al. Antithrombotic therapy for VTE disease: Antithrombotic Therapy and Prevention of Thrombosis, 9th ed: American College of Chest Physicians Evidence-Based Clinical Practice Guidelines. *Chest.* 2012;141(2 suppl):e419S–e494S.
33. Keller ME, Metzler MH, Phillips JO, et al. Evaluation of a disease management plan for prevention and diagnosis of thromboembolic disease in major trauma patients. *Curr Surg.* 2000;57:456–459.
34. Kidane B, Madani AM, Vogt K, et al. The use of prophylactic inferior vena cava filters in trauma patients: A systematic review. *Injury.* 2012;43:542–547.
35. Knudson MM, Ikossi DG, Khaw L, et al. Thromboembolism after trauma: An analysis of 1602 episodes from the American College of Surgeons National Trauma Data Bank. *Ann Surg.* 2004;240:490–498.
36. Koehler DM, Shipman J, Davidson MA, et al. Is early venous thromboembolism prophylaxis safe in trauma patients with intracranial hemorrhage. *J Trauma.* 2011;70:324–349.
37. Kucher N, Goldhaber SZ. Management of massive pulmonary embolism. *Circulation.* 2005;112:e28–e32.
38. Kurtoglu M, Yanar H, Bilsel Y, et al. Venous thromboembolism prophylaxis after head and spinal trauma: Intermittent pneumatic compression devices versus low molecular weight heparin. *World J Surg.* 2004;28:807–811.
39. Lasne D, Jude B, Susen S. From normal to pathological hemostasis. *Can J Anaesth.* 2006;53(6 suppl):S2–S11.
40. Lippi G, Favaloro EJ, Cervellin G. Prevention of venous thromboembolism: Focus on mechanical prophylaxis. *Semin Thromb Hemost.* 2011;37:237–251.
41. Lu JP, Knudson MM, Bir N, et al. Fondaparinux for prevention of venous thromboembolism in high-risk trauma patients: A pilot study. *J Am Coll Surg.* 2009;209:589–594.
42. Malinoski D, Jafari F, Ewing T, et al. Standard prophylactic enoxaparin dosing leads to inadequate anti-Xa levels and increased deep venous thrombosis rates in critically ill trauma and surgical patients. *J Trauma.* 2010;68:874–880.
43. Manzoli L, De Vito C, Marzuillo C, et al. Oral contraceptives and venous thromboembolism: A systematic review and meta-analysis. *Drug Saf.* 2012;35:191–205.
44. Martinelli I, Mannucci PM, De Stefano V, et al. Different risks of thrombosis in four coagulation defects associated with inherited thrombophilia: A study of 150 families. *Blood.* 1998;92:2353–2358.
45. Mateo J, Oliver A, Borrell M, et al. Laboratory evaluation and clinical characteristics of 2,132 consecutive unselected patients with venous thromboembolism–results of the Spanish Multicentric Study on Thrombophilia (EMET-Study). *Thromb Haemost.* 1997;77:444–451.
46. Maung AA, Schuster KM, Kaplan LJ, et al. Risk of venous thromboembolism after spinal cord injury: Not all levels are the same. *J Trauma.* 2011;71:1241–1245.
47. Meissner MH, Gloviczki P, Comerota AJ, et al. Early thrombus removal strategies for acute deep venous thrombosis: Clinical practice guidelines of the Society for Vascular Surgery and the American Venous Forum. *J Vasc Surg.* 2012;55:1449–1462.
48. Obremskey W, Sagi C, Molina C, et al. *OTA Current Practice Survey of IN-Patient DVT Prophylaxis in the Trauma Patient.* : Annual Meeting of the Orthopaedic Trauma Association, Minneapolis, MN; October 5, 2012.
49. Paffrath T, Wafaisade A, Lefering R, et al. Venous thromboembolism after severe trauma: Incidence, risk factors and outcome. *Injury.* 2010;41:97–101.
50. Parisi R, Visonà A, Camporese G, et al. Isolated distal deep vein thrombosis: Efficacy and safety of a protocol of treatment. Treatment of Isolated Calf Thrombosis (TICT) Study. *Int Angiol.* 2009;28:68–72.
51. Park MS, Owen BA, Ballinger BA, et al. Quantification of hypercoagulable state after blunt trauma: Microparticle and thrombin generation are increased relative to injury severity, while standard markers are not. *Surgery.* 2012;151:831–836.
52. Pelet S, Roger ME, Belzile EL, et al. The incidence of thromboembolic events in surgically treated ankle fracture. *J Bone Joint Surg Am.* 2012;94:502–506.
53. Ploumis A, Ponnappan RK, Maltenfort MG, et al. Thromboprophylaxis in patients with acute spinal injuries: An evidence-based analysis. *J Bone Joint Surg Am.* 2009;91:2568–2576.
54. [No authors listed]. Prevention of pulmonary embolism and deep vein thrombosis with low dose aspirin: Pulmonary Embolism Prevention (PEP) trial. *Lancet.* 2000;355:1295–1203.
55. Righini M, Perrier A, De Moerloose P, et al. D-Dimer for venous thromboembolism diagnosis: 20 years later. *J Thromb Haemost.* 2008;6:1059–1071.
56. Riha GM, Van PY, Differding JA, et al. Incidence of deep vein thrombosis is increased with 30 mg twice daily dosing of enoxaparin compared with 40 mg daily. *Am J Surg.* 2012;203:598–602.
57. Rogers FB, Shackford SR, Miller JA, et al. Improved recovery of prophylactic inferior vena cava filters in trauma patients: The results of a dedicated filter registry and critical pathway for filter removal. *J Trauma Acute Care Surg.* 2012;72:381–384.
58. Sachdeva A, Dalton M, Amaragiri SV, et al. Elastic compression stockings for prevention of deep vein thrombosis. *Cochrane Database Syst Rev.* 2010;(7):CD001484.
59. Sems SA, Levy BA, Dajani K, et al. Incidence of deep venous thrombosis after temporary joint spanning external fixation for complex lower extremity injuries. *J Trauma.* 2009;66:1164–1166.
60. Smith EB, Parvizi J, Purtill JJ. Delayed surgery for patients with femur and hip fractures-risk of deep venous thrombosis. *J Trauma.* 2011;70:E113–E116.
61. Stannard JP, Lopez-Ben RR, Volgas DA, et al. Prophylaxis against deep-vein thrombosis following trauma: A prospective, randomized comparison of mechanical and pharmacologic prophylaxis. *J Bone Joint Surg Am.* 2006;88:261–266.
62. Stein PD, Fowler SE, Goodman LR, et al. Multidetector computed tomography for acute pulmonary embolism. *N Engl J Med.* 2006;354:2317–2327.
63. Stover MD, Morgan SJ, Bosse MJ, et al. Prospective comparison of contrast-enhanced computed tomography versus magnetic resonance venography in the detection of occult deep pelvic vein thrombosis in patients with pelvic and acetabular fractures. *J Orthop Trauma.* 2002;16:613–621.
64. Sule AA, Chin TJ, Handa P, et al. Should symptomatic, isolated distal deep vein thrombosis be treated with anticoagulation? *Int J Angiol.* 2009;18:83–87.
65. Tornetta P, Bogdan Y. Pulmonary embolism in orthopaedic patients: Diagnosis and management. *J Am Acad Orthop Surg.* 2012;20:586–595.
66. Turpie AG, Eriksson BI, Bauer KA, et al. Fondaparinux. *J Am Acad Orthop Surg.* 2004;12:371–375.
67. Warwick D, Harrison J, Glew D, et al. Comparison of the use of a foot pump with the use of low-molecular-weight heparin for the prevention of deep-vein thrombosis after total hip replacement. A prospective, randomized trial. *J Bone Joint Surg Am.* 1998;80:1158–1166.
68. Wells PS, Anderson DR, Bomanis J, et al. Value of assessment of pretest probability of deep-vein thrombosis in clinical management. *Lancet.* 1997;350:1795–1798.

25

Princípios da síndrome da dor regional complexa

Roger M. Atkins

Introdução 754
Algumas definições importantes 754
Visão histórica da taxonomia 755
Taxonomia moderna e diagnóstico 755
   Características clínicas 756
   Fase inicial da síndrome da dor regional complexa 756
   Fase avançada da síndrome da dor regional complexa 757
   Alterações ósseas 757
   Incidência 757
   Etiologia 758
   Anormalidades psicológicas 758

Dor anormal (neuropática) 758
   Anormalidades do sistema nervoso simpático 759
   Inflamação anormal 759
   Imobilização e impossibilidade de usar o membro afetado 759
Estabelecimento do diagnóstico 760
   Diagnóstico clínico em um cenário ortopédico 762
   Outros exames clínicos 762
   Investigações 762
   Diagnóstico diferencial 763
   Tratamento 764
Conclusão 765

INTRODUÇÃO

Durante a Guerra Civil Norte-Americana, Silas Weir Mitchell et al.[137] descreveu uma síndrome que ocorria em pacientes que tinham sofrido lesões em nervos por arma de fogo. Observando que uma característica importante era uma dor em queimação, Mitchell chamou esse transtorno de *causalgia*. No início do século XX, Paul Sudeck,[170,171] um clínico em Hamburgo, Alemanha, utilizou a técnica recém-inventada da roentgenologia na investigação de pacientes com dor intensa pós-lesional. Sudeck descreveu uma síndrome de dor pós-traumática caracterizada por edema, alterações tróficas e osteoporose. Em 1979, o grupo AO preconizou o uso de redução aberta com fixação interna rígida para a prevenção da "doença da fratura", que foi definida como uma combinação de transtorno circulatório, inflamação e dor como resultado da disfunção de articulações e músculos.[138] Em uma intrigante vinheta, Channon e Lloyd[35] observaram que o enrijecimento do dedo em seguida a uma fratura de Colles podia ser simples ou podia estar associado a inchaço e mudanças na temperatura da mão. Nesse segundo caso, o enrijecimento não respondia adequadamente à fisioterapia. A denominação moderna para a síndrome, descrita em diferentes circunstâncias por esses pesquisadores, é *síndrome da dor regional complexa*, normalmente abreviada para SDRC.

A SDRC é caracterizada por dor anormal, inchaço, disfunção vasomotora e sudomotora, contratura e osteoporose. Costumava ser uma complicação rara e devastadora das lesões, causada por anormalidades no sistema nervoso simpático (SNS) e observada principalmente em pacientes psicologicamente anormais. As pesquisas modernas estão alterando radicalmente esse ponto de vista. Este capítulo examinará especificamente a SDRC dentro do contexto da cirurgia para traumas ortopédicos. Por essa razão, a ênfase, as descrições e os conceitos diferirão ligeiramente do que se encontra rotineiramente em publicações da International Association for the Study of Pain (IASP). É importante ter em mente que essas aparentes diferenças são meramente contrapontuais; o tema é idêntico.

ALGUMAS DEFINIÇÕES IMPORTANTES

Um aspecto essencial da SDRC é a presença de anormalidades da percepção da dor, que são basicamente estranhas aos cirurgiões ortopédicos. Essas anormalidades foram codificadas por Merskey e Bogduk[135] e, porque serão utilizadas ao longo deste texto, serão descritas a seguir.

Alodinia (literalmente "outra dor") é uma percepção dolorosa de um estímulo que normalmente não seria doloroso. Como exemplo, um paciente sentirá dor se o médico tocar levemente a parte afetada com a mão. A alodinia difere da dor referida, mas a dor alodínica pode ocorrer em áreas diferentes da parte estimulada. São várias as formas de alodinia:

- *Alodinia mecânica (ou tátil)* implica a dor em resposta ao toque. Esse tipo de alodinia pode ser subdividido em *alodinia mecânica estática*, que implica a dor em resposta ao toque ou pressão leve, e *alodinia mecânica dinâmica*, em que a dor é decorrente da fricção.[121]
- No caso de *alodinia térmica (fria ou quente)*, a dor é causada por pequenas mudanças na temperatura da pele na área afetada.

Hiperalgesia é o aumento da sensibilidade à dor, que pode ser causado pela lesão a nociceptores ou a nervos periféricos. Assim, o paciente sente um leve toque com um alfinete como algo insuportavelmente doloroso. Normalmente, a hiperalgesia é vivenciada em áreas discretas focais, tipicamente associadas a lesão. A hiperalgesia focal pode ser dividida em dois subtipos:

- *Hiperalgesia primária* descreve a sensibilidade à dor que ocorre diretamente nos tecidos lesionados.
- *Hiperalgesia secundária* descreve a sensibilidade à dor que ocorre nos tecidos circunjacentes intactos.

Raramente, a hiperalgesia é observada em uma forma mais difusa, afetando todo o corpo.

Hiperpatia é uma somação temporal e espacial de uma resposta alodínica ou hiperalgésica. O paciente sente um leve toque como algo doloroso, mas toques repetidos no mesmo ponto ou em outra parte do membro afetado se tornarão cada vez mais insuportáveis, e a dor terá continuidade por determinado período prolongado depois da supressão do estímulo. Em casos graves, a dor pode ser acentuada por acontecimentos incomuns e peculiares, como o súbito ruído de uma porta ao se fechar, ou uma rajada de ar frio.

É importante que o cirurgião ortopédico tenha em mente que esses pacientes não estão se fingindo de doentes nem são loucos. Estas são percepções genuínas da dor.

VISÃO HISTÓRICA DA TAXONOMIA

Uma revisão histórica da nomenclatura ajudará a dissipar a grande confusão subjacente a esse transtorno. No passado, a SDRC era diagnosticada por meio de diversos sistemas diagnósticos não padronizados e idiossincráticos, derivados exclusivamente das experiências clínicas dos autores, e nenhum desses sistemas obteve ampla aceitação. O transtorno recebeu diversos sinônimos (Tab. 25.1) que refletem o lado afetado, a causa e as características clínicas. Durante a Guerra Civil Norte-Americana, Mitchell[137] notaram a natureza de queimação da dor em seguida a um trauma nervoso, tendo descrito esse aspecto como *causalgia* (do grego "dor de queimação"). Por outro lado, no início do século XX, Sudeck[170,171] investigou transtornos caracterizados por osteoporose grave, inclusive alguns casos da SDRC. A condição foi denominada *atrofia de Sudeck* por Nonne[140] em 1901. Leriche[113,114] demonstrou que a simpatectomia podia alterar as características clínicas associadas à *osteoporose pós-traumática*, e De Takats[43] sugeriu *distrofia reflexa* em 1937. Evans[52] introduziu a denominação *distrofia simpática reflexa*, com base na teoria (e conforme as observações de Leriche) de que a hiperatividade simpática estava envolvida na fisiopatologia; esse termo foi popularizado por Bonica.[21] Em 1940, Homans[95] propôs *causalgia menor*, implicando uma relação entre a causalgia de Mitchell, rebatizada como *causalgia maior*, e transtornos similares originários sem lesão nervosa direta. Em seguida, foram cunhados os termos *estado causálgico*[42] e *mimocausalgia*,[144] aumentando a confusão. Atualmente, a denominação *causalgia* fica reservada para o uso original de Mitchell, em que a lesão de um nervo importante causa uma dor em queimação.[166]

Steinbrocker[168] introduziu a denominação *síndrome do ombro e mão* para uma condição que pode ser diferente da SDRC real, e Glik e Helal[75,76] sugeriram *algoneurodistrofia*. *Algodistrofia*, derivada do grego com o significado de "desuso doloroso", foi introduzida por reumatologistas franceses no final da década de 1970.[49]

A *dor simpaticamente mantida* é caracterizada por dor, hiperpatia e alodinia, que são aliviadas pelo bloqueio simpático seletivo. Questiona-se a relação entre a SDRC e a dor simpaticamente mantida.[166] Nos casos da SDRC, normalmente uma parte da dor é mantida simpaticamente; portanto, pode ser aliviada pelo bloqueio simpático. No entanto, na SDRC também está em curso um processo que conduz à formação inicial de edema nos tecidos, seguida por uma grave contratura. Não se trata de uma parte inevitável da dor simpaticamente mantida.[102] Essa dor não é um conceito particularmente útil para o cirurgião ortopédico, mas será explorada mais detidamente ao considerarmos a etiologia da SDRC.

TAXONOMIA MODERNA E DIAGNÓSTICO

Por sorte, hoje em dia toda a confusão descrita anteriormente tem apenas interesse histórico. A International Association for the Study of Pain (IASP) realizou um importante trabalho de análise das características da SDRC e de reclassificação deste transtorno.[135] A IASP mudou o nome do transtorno para síndrome da dor regional complexa (SDRC) em um *workshop* de consenso realizado em Orlando, Flórida, em 1994;[19,166] na época, foram estabelecidos critérios diagnósticos padronizados (Tab. 25.2).[135] Segue uma ampla descrição da SDRC:[25,88]

> A SDRC descreve um conjunto de condições dolorosas, caracterizadas por uma dor regional contínua (espontânea e/ou evocada) aparentemente desproporcional, em termos de tempo ou de grau, ao curso natural de qualquer trauma ou outra lesão conhecida. A dor é regional (não em um dermátomo ou território nervoso específico) e normalmente tem predominância distal de achados sensitivos, motores, sudomotores, vasomotores e/ou tróficos anormais, inclusive osteoporose. A síndrome exibe uma progressão variável com o passar do tempo.

SDRC foi dividida em SDRC tipo 2 (SDRC-2), em que a causa era uma lesão nervosa direta, e SDRC tipo 1 (SDRC-1), cuja causa não tinha fundo nervoso. Essas síndromes podem se apresentar com diferentes características clínicas;[24] no entanto, essa diferenciação se torna indistinta, pois a SDRC pós-cirúrgica, em que se pode assumir a ocorrência de lesão a nervos periféricos, é invariavelmente classificada como SDRC-1.[129] Além disso, em espécimes de amputação e de biópsia oriundos de casos de SDRC-1, observa-se degeneração das pequenas fibras nervosas (C e A-delta).[1,141] Do ponto de vista do cirurgião, a diferenciação com maior utilidade seria aquela de um diagnóstico de SDRC-2 em que a causa foi uma lesão nervosa suscetível à intervenção cirúrgica, por exemplo, encarceramento do nervo sural após um reparo percutâneo de tendão calcâneo.

TABELA 25.1 Sinônimos para síndrome da dor regional complexa

- Síndrome da dor regional complexa
- Distrofia simpática reflexa
- Atrofia de Südeck
- Causalgia
- Causalgia menor
- Mimocausalgia
- Algodistrofia
- Algoneurodistrofia
- Síndrome da dor pós-traumática
- Distrofia pós-traumática dolorosa
- Osteoporose pós-traumática dolorosa
- Osteoporose migratória temporária

TABELA 25.2 Critérios diagnósticos originais da IASP para a SDRC

1. Presença de um evento nocivo deflagrador ou uma causa de imobilização (não necessária para o diagnóstico; 5-10% dos pacientes não apresentarão esse quadro).
2. Dor contínua, alodinia ou hiperalgesia, em que a dor é desproporcional a qualquer evento incitante conhecido.
3. Evidência, em alguma ocasião, de edema, alterações no fluxo sanguíneo para a pele ou atividade sudomotora anormal na região da dor (pode ser sinal ou sintoma).
4. Esse diagnóstico é excluído pela existência de outras condições que possam, de outra forma, explicar o grau de dor e de disfunção.

Se a condição ocorrer na ausência de uma "lesão nervosa grave", o diagnóstico será SDRC do tipo 1.
Se estiver presente uma "lesão nervosa grave", o diagnóstico será SDRC do tipo 2.

Adaptado de Merskey H. e Bogduk N. *Classification of Chronic Pain: Descriptions of Chronic Pain Syndromes and Definitions of Pain Terms.* Seatle, WA: IASP Press; 1994.

Características clínicas

Visto que a etiologia da SDRC é obscura, o diagnóstico deve ser clínico e, portanto, as descrições precisas dos sintomas e sinais adquirem grande importância. As descrições clássicas enfatizam três estágios sequenciais.[20,43,49,74,161,162,183] Evidências modernas sugerem que a SDRC não segue sempre esse curso,[14,24,183,200,201] dando base para a impressão clínica de que essa evolução é observada nos casos mais graves (como seria de esperar, conforme as séries históricas). Visto que as descrições clássicas proporcionam o maior volume de informações sobre as características clínicas, a descrição a seguir fará referência ao sistema de estadiamento que tenha utilidade.

A SDRC é um transtorno bifásico, em que um rápido inchaço e a instabilidade vasomotora dão lugar – depois de um período variável – à contratura e ao enrijecimento articular tardios.[49] A mão e o pé são as partes mais frequentemente envolvidas, embora cada vez mais venha sendo identificado o joelho.[38,39,104] Raramente o cotovelo será afetado, enquanto a doença no ombro é comum; alguns casos de ombro congelado provavelmente são a SDRC.[168] O quadril é afetado na osteoporose temporária da gravidez.

Normalmente, a SDRC tem início em até 1 mês depois do trauma precipitante, embora a demora possa ser maior. Não é essencial que ocorra um trauma antecedente, mas, dentro de um contexto ortopédico, esta é uma ocorrência quase que invariável.[49] À medida que os efeitos diretos da lesão vão cedendo, emerge uma nova dor neuropática difusa e desagradável.[194] A dor neuropática é uma dor que ocorre sem qualquer estímulo nocivo precipitante; dor espontânea ou de queimação, hiperalgesia mecânica ou térmica, alodinia e hiperpatia são características comuns, mas não universais.[51,125,135,163] A dor é incessante (embora o sono frequentemente pode não ser afetado), piorando e se irradiando com o passar do tempo. A dor pode aumentar pela pendência do membro, contato físico, problemas emocionais ou mesmo por fatores extrínsecos, como um ruído alto e súbito ou uma rajada de ar frio.

Fase inicial da síndrome da dor regional complexa

Instabilidade vasomotora (IVM) e edema dominam a fase inicial (Fig. 25.1), embora este quadro seja menos marcante nos casos de SDRC mais proximais. A descrição clássica da evolução temporal do transtorno divide a fase inicial da SDRC em dois estágios, dependendo do tipo da instabilidade vasomotora.[49] Nes-

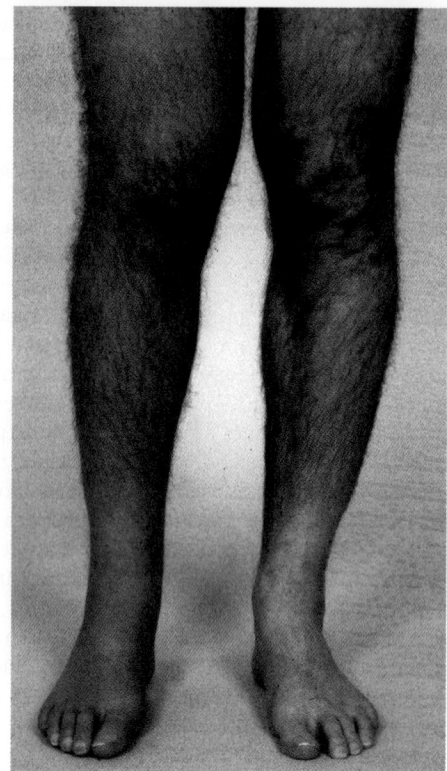

FIGURA 25.1 Paciente com síndrome da dor regional complexa em fase inicial do tipo 1 afetando a perna. Observe o inchaço da perna e a descoloração da pele.

sa descrição, inicialmente o membro está seco, quente e rosado (com vasodilatação, Estágio 1), mas, depois de um período variável de dias a semanas, o membro fica azulado, frio e suado (com vasoconstrição, Estágio 2). Conforme observado anteriormente, raramente essa evolução clássica ocorrerá. De forma mais comum, e sobretudo nos casos mais benignos, a instabilidade vasomotora é caracterizada por um aumento na sensibilidade à temperatura, com uma anormalidade variável na produção de suor. De modo alternativo, alguns pacientes permanecem exibindo vasodilatação substancial, enquanto outros exibem vasoconstrição, sem história de vasodilatação.[14,24,183,199]

Na fase inicial da SDRC, o edema é significativo, particularmente nos casos em que a parte distal do membro está afetada. De início, o edema é um simples inchaço dos tecidos, podendo ser eliminado pela fisioterapia e pela elevação do membro, se o paciente permitir. Com o tempo (na descrição clássica, a passagem do estágio 1 para o estágio 2), o edema fica mais fixo e endurecido, ocorrendo coalescência das estruturas e dos planos histológicos.

A princípio, na fase inicial da SDRC, a perda da mobilidade articular é causada pelo inchaço e pela dor, em combinação com uma aparente incapacidade de iniciar movimentos, ou com um estado de negligência ou de negação com respeito ao membro.[30-32,64,66-68,111,151] Também foram descritos fraqueza, distonia, espasmos, tremores e mioclonia;[17,161,178,179] porém, normalmente, estes achados não são salientes dentro do contexto ortopédico. Com a progressão da fase inicial, a perda da mobilidade articular passa a ser cada vez mais decorrente da formação de contratura. Apenas se a doença puder ser interrompida antes da ocorrência da contratura fixa será possível uma resolução completa.

Fase avançada da síndrome da dor regional complexa

Com a chegada à fase avançada, a IVM retrocede, o edema desaparece e ocorre atrofia do membro (Fig. 25.2); com isso, todos os tecidos são afetados. A pele fica adelgaçada e desaparecem as pregas articulares e a gordura subcutânea. Os pelos se tornam frágeis, desiguais e enroscados, enquanto as unhas exibem depressões e cristas, ficam quebradiças e assumem uma coloração acastanhada. As fáscias palmar e plantar ficam espessadas e se contraem, simulando a doença de Dupuytren.[49,120] As bainhas tendinosas sofrem constrição, causando precipitação e aumento da resistência aos movimentos. A contratura muscular, em combinação com a aderência dos tendões, resulta na redução da excursão dos tendões. As cápsulas articulares e os ligamentos colaterais ficam encurtados, espessados e aderentes, causando contratura articular.

Nesse ponto, é importante reafirmar que a progressão da SDRC é muito variável. Na clínica ortopédica, a grande maioria dos pacientes que demonstram as características da fase inicial da SDRC em seguida a um trauma não evoluirá para a formação de uma contratura grave na fase avançada, embora um percentual significativo venha a demonstrar contratura subclínica crônica.[61]

Alterações ósseas

O envolvimento ósseo é universal, havendo aumento da captação nas cintilografias ósseas em pacientes na fase inicial da SDRC (Fig. 25.3). A princípio, acreditava-se que esse achado fosse periarticular, sugerindo artralgia;[94,109,124] porém, a SDRC não causa artrite, e estudos mais recentes demonstraram uma hiperflexão generalizada,[6,37,45] o que confirma o ponto de vista de Doury.[49] O aumento da captação não é invariável em crianças.[192] Mais tarde, a cintilografia óssea retorna ao normal, e são observadas características radiográficas de perda óssea rápida: desmineralização visível com osteoporose maculosa, subcondral ou subperiosteal, faixas (*banding*) metafisárias e perda óssea intensa (Fig. 25.4).[110] Apesar da osteoporose, não é comum que ocorram fraturas, provavelmente porque os pacientes protegem o membro dolorido com muita eficácia.

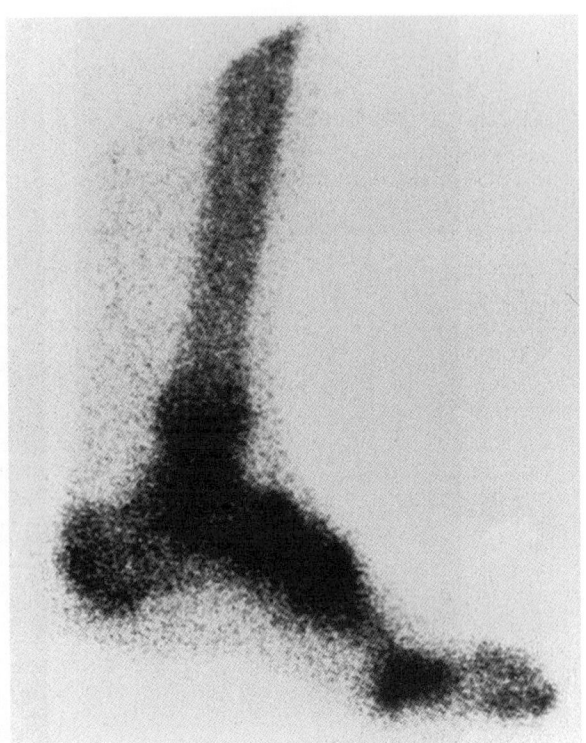

FIGURA 25.3 Alterações na cintilografia óssea na SDRC. Fase retardada de uma cintilografia óssea de um paciente com SDRC inicial do tipo 1 da perna e do pé. Ocorreu aumento da captação em toda a região afetada. Normalmente a cintilografia voltará à normalidade depois de 6 meses.

Incidência

É da experiência comum dos cirurgiões ortopédicos que pacientes como ilustrado na Figura 25.2 são extremamente raros. Assim, é raro o paciente com SDRC crônica grave associada a uma contratura grave; a prevalência informada é inferior a 2% em séries retrospectivas históricas.[9,82,116,122,147] Dois estudos populacio-

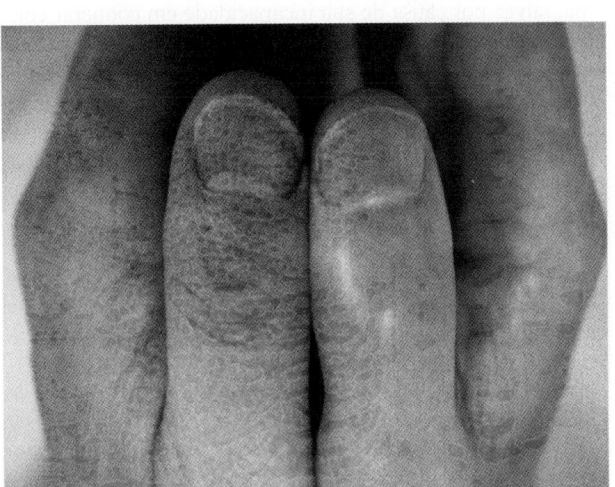
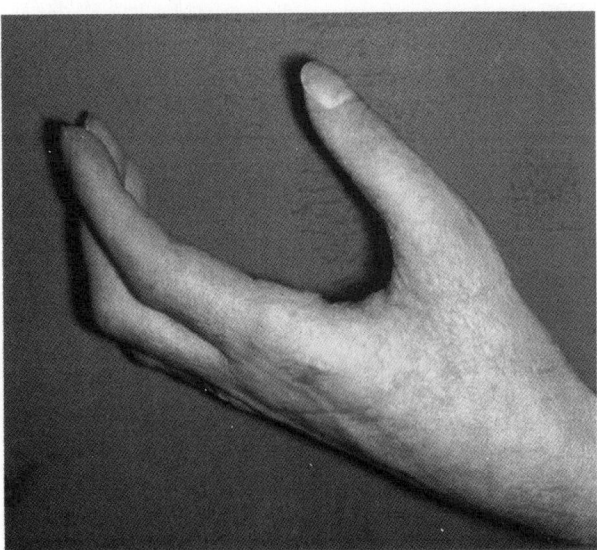

FIGURA 25.2 Fase avançada da SDRC. **A.** Detalhe dos polegares de um paciente com SDRC avançada do tipo 1 da mão direita. Ocorre afilamento dos dedos, particularmente em sua parte distal. A unha exibe cristas excessivas e demonstra alteração da cor. **B.** Mão de um paciente com SDRC avançada do tipo 1. O paciente está tentando cerrar o punho. Note o afilamento digital e as contraturas de extensão com perda das pregas articulares.

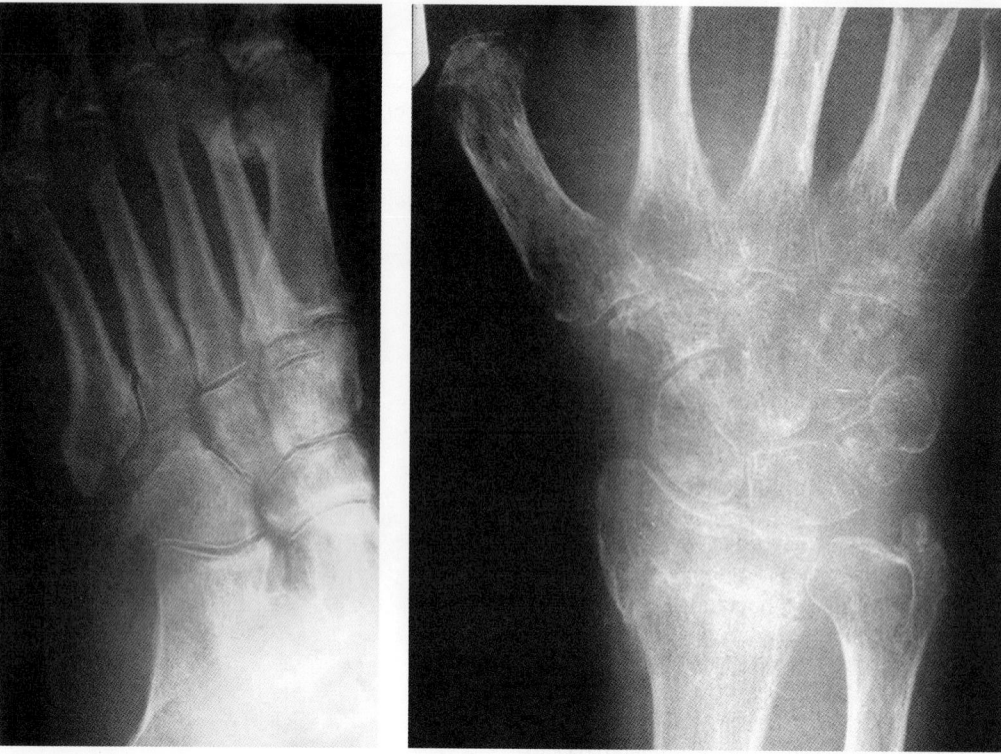

FIGURA 25.4 Achados radiográficos da SDRC. **A.** Radiografia oblíqua de um paciente com SDRC do tipo 1 do pé. Observa-se osteoporose maculosa, com acentuação da osteoporose abaixo das articulações. **B.** Osteoporose profunda em paciente com SDRC avançada do tipo 1 grave afetando a mão.

nais recentemente publicados produziram resultados conflitantes – 5,5 casos por 100.000 pessoas-anos nos Estados Unidos[155] e 26,2 casos por 100.000 pessoas-ano na Holanda.[41] Por outro lado, estudos prospectivos que foram planejados para estudar especificamente as características iniciais da SDRC demonstram que elas ocorrem depois de até 30% das fraturas e traumas cirúrgicos (p. ex., artroplastia total do joelho)[3,4,8,14,15,56,90,156,157,164] nas quais foi ativamente pesquisada a presença de características da SDRC. Além disso, estatisticamente, essas características tendem a ocorrer de forma conjunta.[4,156] Em geral, esses casos iniciais comuns de SDRC não são especificamente diagnosticados,[164] e alguns estudiosos, de maneira controversa, questionariam o diagnóstico.[16] Em número substancial, tais casos desaparecem espontaneamente ou com o tratamento de rotina por fisioterapia e analgesia dentro de 1 ano.[14,15,119,164] Algumas das características, e em particular o enrijecimento, podem permanecer, sugerindo que a SDRC pode ser responsável por uma morbidade significativamente prolongada, mesmo quando o transtorno é de baixa intensidade.[14,61] A questão de fato intrigante é: se a SDRC é tão comum, por que não é um achado universal, depois de algum trauma ou de uma cirurgia ortopédica?

Etiologia

A SDRC pode ocorrer depois de qualquer trauma ocorrido, ao passo que um estímulo idêntico em um membro diferente não causará esse transtorno. A incidência não muda pelo método de tratamento, e a redução anatômica aberta com fixação interna rígida não abole os casos de SDRC.[157] Não foi ainda esclarecido se a incidência fica alterada pela gravidade da lesão ou pela qualidade da redução da fratura,[4,15] mas existe uma associação com aparelhos de gesso excessivamente apertados,[60] podendo ocorrer certa predileção genética.[46,105,108,127,128] Foram propostas as etiologias a seguir.

Anormalidades psicológicas

Uma causa psicológica para a dor crônica foi primeiro proposta por Breuer e Freud,[22] e ao longo da história foi sugerido que a SDRC pode ser um problema exclusivamente psicológico.[36] Quase todos os cirurgiões ortopédicos são capazes de identificar imediatamente um paciente "sudeckiano" – ou seja, em linhas gerais, um paciente que parece, ao clínico, ser alguém que provavelmente não se sairá bem depois de uma intervenção cirúrgica ou trauma, talvez por causa de sua incapacidade em cooperar completamente com a fisioterapia. Na realidade, a literatura não consegue identificar esse tipo de paciente e as evidências não apoiam a noção de que a SDRC seja basicamente psicológica.[27] Estudos de personalidade pré-mórbida não demonstram uma anormalidade consistente.[139,198] Quase todos os pacientes estão psicologicamente normais,[184] embora tenha sido informada a presença de labilidade emocional, baixo limiar para a dor,[44] histeria[145] e depressão.[169] Existe uma associação com estresse psicológico antecedente,[23,27,58,69-72,182] o que provavelmente exacerba a dor em pacientes com a SDRC, como em outras doenças.[26] Parece provável que a dor crônica intensa da SDRC cause depressão e que um tipo de paciente "sudeckiano" que seja acometido de SDRC esteja em risco de ter um desfecho sombrio, porque não ocorrerá mobilização em presença da dor.

Dor anormal (neuropática)

A SDRC caracteriza-se por uma dor excessiva e anormal. Normalmente, a dor é causada quando um estímulo nocivo intenso ativa os nociceptores de alto limite, impedindo lesões histológicas. A dor neuropática no paciente com SDRC ocorre sem um estímulo apropriado e não tem função protetora, mas as fibras nervosas periféricas lesionadas sofrem alterações celulares, que normalmente causam impulsos aferentes táteis inócuos para a estimulação das células do corno dorsal via fibras A-beta dos mecanoceptores de baixo limiar, causando anormalidades na SDRC 2.[103,195] Uma disfunção similar dos nociceptores C explica a causalgia. Ademais, a lesão axonal impede o transporte dos fatores de crescimento – que são essenciais para o funcionamento normal do nervo.[118,194] Nos casos de SDRC 1, foi postulada a ocorrência de lesões nervosas ocultas com sinapses artificiais.[48] Essas "efases" ainda não foram demonstradas e são desnecessárias, pois os mediadores inflamatórios liberados pelo trauma inicial (e possivelmente retidos, por causa da não eliminação de radicais livres) podem sensibilizar os nociceptores, que então responderão a estímulos normalmente inócuos.[137,138]

Anormalidades do sistema nervoso simpático

Ficou evidente que a SDRC está associada a anormalidades aparentes no SNS – daí a popularidade do epônimo *distrofia simpática reflexa*. Ademais, desde os estudos originais de Leriche,[113,114] gerações de terapeutas vêm tratando a SDRC com manipulação simpática, observando uma mudança aguda nas características clínicas,[34,77,84-87,97] embora estudos recentes tenham lançado alguma dúvida – se a manipulação simpática melhora, a longo prazo, o desfecho desse transtorno.[98,119]

As características da SDRC que sugerem disfunção do SNS são anormalidades no fluxo sanguíneo da pele, na regulação da temperatura e na produção de suor e edema. Contudo, normalmente a atividade do SNS não é dolorosa,[99,100] mas, em casos de SDRC, alguma dor (denominada dor simpaticamente mantida [DSM][166]) depende do SNS. Isso explica a dor espontânea e a alodinia, que, por causa dessa dependência, podem ser aliviadas pelo bloqueio dos gânglios estrelados,[148] com restauração subsequente pela injeção de noradrenalina.[2,173] Ressalte-se, ainda, que existe uma diferença anormal no limiar da sensibilidade cutânea entre os membros, que é revertida pelo bloqueio simpático,[59,63,149,150] enquanto o aumento da atividade simpática piora a dor.[101]

Então, qual é a causa da DSM em pacientes com SDRC? Essa dor se deve à reação do corpo contra a lesão. Depois de uma divisão parcial de um nervo, axônios somáticos lesionados e intactos expressam receptores alfa-adrenérgicos[33] e os axônios simpáticos envolvem os corpos celulares dos neurônios sensitivos nos gânglios da raiz dorsal.[134,186,194] Essas mudanças, que podem ser temporárias,[173,185,187] fazem com que o sistema nervoso sensitivo somático passe a ser sensível às catecolaminas circulantes e à noradrenalina liberada dos terminais simpáticos pós-ganglionares.

Inflamação anormal

Superficialmente, a SDRC se parece com um estado inflamatório conducente à formação de cicatrizes importantes. Por essa razão, os diagnósticos diferenciais ortopédicos são causas ocultas de inflamação, como infecção de tecidos moles ou fratura de estresse. A SDRC está associada a alterações inflamatórias, incluindo extravasamento de macromoléculas[143] e redução do consumo de oxigênio.[80,175] Observam-se concentrações séricas mais elevadas da substância P, um neuropeptídio associado a processos inflamatórios e à dor,[159] e do peptídio relacionado ao gene da calcitonina (CGRP)[18] em pacientes com SDRC *versus* controles, resultando em intensificação da resposta exacerbada[129] e em um excessivo extravasamento de proteína.[112] *In vitro*, a substância P estimula os queratinócitos quanto à expressão de citocinas,[40] e os queratinócitos em biópsias de pele provenientes de membros afetados por SDRC demonstram um número aumentado de receptores para a substância P.[107,129] Esses achados sugerem que a excessiva atividade de neuropeptídios provoca extravasamento, edema de membro e aumento na expressão das citocinas – que caracterizam a SDRC. No entanto, ainda não ficou esclarecido de que maneira os sistemas imune e nervoso interagem nos ossos, músculos e tecido conjuntivo.

Os níveis de citocinas estão aumentados em membros afetados pela SDRC, em comparação com o membro contralateral ou com pacientes de controle.[83,96,174] Essas alterações não guardam boa correlação com as características clínicas, exceto pela hiperalgesia mecânica.[126]

Em animais, a infusão de doadores de radicais livres causa um estado similar à SDRC,[176] e espécimes humanos amputados com SDRC demonstram um espessamento da membrana basal consistente com a superexposição a radicais livres.[177] Isso sugere que a SDRC é uma resposta inflamatória local exagerada à lesão[79,81] e que representa uma forma local da doença sistêmica de radicais livres que provoca a síndrome da angústia respiratória do adulto e a falência poliorgânica, em seguida a um trauma grave. Esse conceito é apoiado pela evidência prévia de que a vitamina C, uma substância capaz de eliminar radicais livres, é profilaxia efetiva contra a SDRC pós-traumática.[196,197]

Uma explicação alternativa para as alterações inflamatórias na fase inicial da SDRC é um desequilíbrio capilar primário, causador de estase, extravasamento e consequente anoxia nos tecidos locais.[54,55,131,153]

Ao que parece, a resposta inflamatória aberrante à lesão tecidual em pacientes com SDRC não é causada por uma resposta imune mediada por célula, pois a VHS, os títulos dos antígenos, as concentrações de anticorpos autoimunes e as contagens de células sanguíneas estão, sem exceção, normais e, além disso, os estudos histológicos revelam mínimo infiltrado de células inflamatórias.[154,160,183]

Imobilização e impossibilidade de usar o membro afetado

A denominação francesa popular para SDRC, algodistrofia, significa "desuso doloroso".[49] Uma observação clínica comum é a de que pacientes que parecem estar em risco de sofrer da SDRC são incapazes de, ou não desejam, cooperar com a fisioterapia para a mobilização do membro depois da ocorrência de um trauma ou de uma cirurgia ortopédica. Com efeito, tradicionalmente acredita-se que a imobilização indevida seja pelo menos um fator contributivo importante na geração da SDRC, ou mesmo sua causa exclusiva.[10,53,138,189]

É evidente que a presença da SDRC envolve uma anormalidade significativa da percepção sensitiva aferente, mas apenas nos últimos anos foi sistematicamente explorada a possibilidade de um funcionamento motor aferente anormal. Classicamente, acreditava-se que o "membro imóvel da DSR" era protegido pelo paciente a fim de evitar algum movimento doloroso inadvertido ou algum contato sensibilizante.[49,67] Na verdade, a SDRC está associada a uma anormalidade da função motora, que frequentemente passa despercebida, em parte por causa do embaraço do paciente e em parte porque, no passado, essa condição era tachada de "histérica".[36,179] Em 1990, Schwartzman e Kerrigan[161] descreveram um subgrupo de pacientes com SDRC com diversos tipos de transtornos motores, e uma minoria de pacientes com SDRC exibia espasmos ou distonia óbvia.[11,12,50,130] Um estudo prospectivo de 829 pacientes com SDRC demonstrou que foram informadas anormalidades da função motora por 95%, variando desde fraqueza até incoordenação e tremores.[183] Testes objetivos em pequeno número de pacientes demonstram que os portadores de SDRC exibem comprometimento da coordenação da força de preensão e deficiências para alcançar um alvo e agarrar objetos.[158,190]

Entrevistas com pacientes sugerem outras razões possíveis para a falta de movimento em pacientes com SDRC. Os pacientes demonstram evidência de "negligência" do membro afetado, de maneira similar ao que é observado depois de um acidente vascular encefálico (AVE) no lobo parietal. Quando solicitados a mover o membro, são obtidas respostas como "...meu membro parece estar desconectado do meu corpo..." e "...preciso concentrar toda a minha atenção mental e olhar para o membro, para que ele possa se mover do jeito que eu quero...".[66] Outro estudo revelou percepções bizarras entre a sensação e o aspecto do membro, com o "apagamento" mental da parte afetada. Esses autores sugerem a expressão "transtorno da percepção corporal", em vez de "negligência", para descrever esse fenômeno.[115] Aparentemente, ocorre uma confusão sensitiva central, em que, ao ser aplicado um estímulo não prejudicial considerado como doloroso pelo paciente por causa da alodinia, o paciente fica incapaz de determinar se o estímulo é realmente doloroso; e, diante do comprometimento da integração entre o *input* sensitivo e o *output* motor, o movimento fica prejudicado.[93,132]

Em geral, em casos de SDRC, os pacientes tendem a ignorar seu membro afetado, deparando com dificuldades para iniciar ou orientar com precisão o movimento, e também ocorre ainda um descompasso entre sensação, percepção e movimento.[32,67,179] A incapacidade de utilizar o membro parece estar relacionada a isso, e não à visão tradicional do comportamento aprendido para evitar a dor em resposta à alodinia. Qualquer que seja a causa exata, a incapacidade de mobilização do membro pode ser fundamental para a etiologia da SDRC, já que todas as características da SDRC de fase 1, exceto a dor, são produzidas em voluntários depois de um período de imobilização.[30-32] Isso pode ser explicado pelo fato de que a função gênica dependente de atividade é comum no sistema nervoso,[194] e há necessidade de um *input* tátil e proprioceptivo normal para que ocorra o processamento nervoso central correto.[117,129]

Um estudo do tratamento com a técnica de resposta ao estímulo visual do espelho (REVE) reforça o papel central do transtorno do movimento em pacientes com SDRC.[132] O raciocínio para a REVE é a restauração da congruência entre as informações sensitivas e motoras; essa estratégia foi originalmente utilizada no tratamento da dor de membro-fantasma.[152] Pacientes são instruídos a exercitar tanto o membro afetado como o membro intacto, mas o clínico posiciona um espelho de tal modo que o paciente não possa ver o membro afetado; assim, ao pensar que está olhando para o membro afetado, na verdade está observando a imagem especular do seu membro normal. Como seria de esperar, a REVE resultou em melhoras na amplitude de movimentos; mas, em pacientes com SDRC em fase inicial, a REVE também aboliu ou melhorou substancialmente a dor e a instabilidade vasomotora.[133]

ESTABELECIMENTO DO DIAGNÓSTICO

Foi gerada uma confusão considerável pela falta de compreensão do trabalho recentemente publicado da IASP. Em 1994, quando a IASP promoveu a nova entidade diagnóstica de SDRC, esta foi descritiva e geral, tendo se baseado em um consenso.[135] Deliberadamente, não foi implicada qualquer etiologia ou patologia (incluindo qualquer papel direto para o SNS). A intenção foi proporcionar um conjunto oficialmente endossado de critérios diagnósticos padronizados para melhorar a comunicação clínica e facilitar a pesquisa.[136] Em outras palavras, a IASP pretendeu oferecer um ponto de partida do qual os pesquisadores individuais poderiam avançar, mas suas conclusões não foram consideradas como um dispositivo diagnóstico clínico amadurecido e subsequentemente, foi realizada a sua validação.[89]

Desde sua publicação original, os critérios diagnósticos foram validados, refinados e desenvolvidos. Os estudos de validação sugerem que os critérios originais são adequadamente sensíveis *dentro do contexto de uma clínica da dor* (i. e., os clínicos raramente deixam de tomar conhecimento de um caso real de SDRC); mas os critérios geram problemas de superdiagnóstico, por causa da baixa especificidade.[65,88] A comparação de pacientes com SDRC com relação a outros estados de dor comprovada (p. ex., pacientes diabéticos crônicos com dor simétrica ascendente cuja neuropatia foi confirmada por estudos de condução nervosa) também demonstra que os critérios são muito sensíveis, mas têm baixa especificidade – de tal modo que um diagnóstico de SDRC poderá estar equivocado em até 60% dos casos.[25]

Ficam evidentes outros problemas. Exemplificando, os critérios assumem que qualquer sinal ou sintoma de alteração vasomotora, sudomotora e relacionada a edema é suficiente para justificar o diagnóstico, e que não há possibilidade de obter maior acurácia diagnóstica ou prognóstica pela observação de mais de um desses achados. Outra deficiência dos critérios é a não inclusão de sinais e sintomas motores ou tróficos. Numerosos estudos descreveram vários sinais de disfunção motora (p. ex., distonia, tremores) como características importantes desse transtorno, e alterações tróficas têm sido frequentemente mencionadas em descrições clínicas históricas.[161,162] Essas variáveis diferenciam a SDRC de outras síndromes dolorosas.[65,162] Enfim, a formulação dos critérios permite um diagnóstico baseado exclusivamente em sintomas históricos informados pelo paciente. Isso pode ser inadequado, no contexto de uma situação litigiosa.

A análise fatorial de 123 pacientes com SDRC indicou que os achados se agrupam em quatro subgrupos estatisticamente distintos:[88]

1. Um conjunto de sinais e sintomas indicativos de anormalidades no processamento da dor (p. ex., alodinia, hiperalgesia, hiperpatia)
2. Alterações da cor e temperatura da pele, indicando disfunção vasomotora
3. Edema e anormalidades do suor
4. Sinais e sintomas motores e tróficos

A separação estatística entre edema e disfunção sudomotora e instabilidade vasomotora e o achado de anormalidades motoras e tróficas revela discrepâncias em relação aos critérios originais da IASP, que, por causa disso, foram modificados (Tab. 25.3[25,65,88]). As mudanças importantes são a inclusão de sinais clínicos, sua separação dos sintomas e a inclusão de características de anormalidades motoras e alterações tróficas. É intrigante que esses subgrupos sejam praticamente idênticos àqueles sugeridos por nosso grupo, com uma década de antecedência.[4]

A análise estatística teve por objetivo investigar a sensibilidade e a especificidade das regras de decisão para o diagnóstico de SDRC *versus* dor neuropática comprovadamente não causada por SDRC com o uso desses critérios (Tab. 25.4[25]). Essas regras propõem diferentes critérios diagnósticos, dependendo

TABELA 25.3 Critérios diagnósticos modificados da IASP para a SDRC

Definição geral da síndrome: A SDRC descreve grande número de condições dolorosas que se caracterizam por uma dor regional continuada (espontânea e/ou evocada) que aparentemente é desproporcional, em termos de tempo ou de grau, ao curso habitual de qualquer trauma ou outra lesão conhecida. A dor é regional (não em um território nervoso ou dermátomo específico) e normalmente exibe predominância distal de achados sensitivos, motores, sudomotores, vasomotores e/ou tróficos anormais. Com o passar do tempo, a síndrome exibe uma progressão variável.

Para estabelecer o diagnóstico clínico, devem ser atendidos os critérios a seguir (sensibilidade de 0,85; especificidade de 0,69)

1. Dor contínua, que é desproporcional a qualquer evento incitante.
2. Deve informar pelo menos um sintoma em *três das quatro* categorias a seguir:
   Sensitiva: relatos de hiperestesia e/ou alodinia
   Vasomotora: relatos de assimetria na temperatura e/ou alterações na cor da pele e/ou assimetria na cor da pele
   Sudomotora/edema: relatos de edema e/ou alterações no suor e/ou assimetria no suor
   Motora/trófica: relatos de redução na amplitude de movimentos e/ou disfunção motora (fraqueza, tremores, distonia) e/ou alterações tróficas (pelos, unhas, pele)
3. Deve exibir pelo menos um sinal **por ocasião da avaliação** *em duas ou mais* das categorias a seguir:
   Sensitiva: evidência de hiperalgesia (à picada de um alfinete) e/ou alodinia (ao toque leve e/ou sensação de temperatura e/ou pressão somática profunda e/ou movimento articular)
   Vasomotora: evidência de assimetria de temperatura (>1°C) e/ou alterações na cor da pele e/ou assimetria
   Sudomotora/edema: evidência de edema e/ou alterações na produção do suor e/ou em sua assimetria
   Motora/trófica: evidência de redução na amplitude de movimentos e/ou disfunção motora (fraqueza, tremores, distonia) e/ou alterações tróficas (pelos, unhas, pele)
4. Não existe outro diagnóstico que explique mais satisfatoriamente os sinais e sintomas.

Para finalidades de pesquisa, a regra para a decisão diagnóstica deve ser: pelo menos um sintoma em *todas as quatro* categorias de sintomas e pelo menos um sinal (observado por ocasião da avaliação) em duas ou mais categorias de sinais (sensibilidade de 0,70, especificidade de 0,94).

De Bruehl S, et al. External validation of IASP diagnostic criteria for complex regional pain syndrome and proposed research diagnostic criteria. International Association for the Study of Pain. *Pain*. 1999;81(1-2):147-154; Harden RN, et al. Complex regional pain syndrome: Are the IASP diagnostic criteria valid and sufficiently comprehensive? *Pain*. 1999;83(2):211-219.)

TABELA 25.4 Sensibilidade e especificidade diagnósticas dos critérios modificados da IASP (ver Tab. 25.3) na diferenciação entre pacientes com SDRC e pacientes com dor neuropática por causa documentada diferente de SDRC

Regra de decisão	Sensibilidade	Especificidade
2 + categorias de sinais e 2 + categorias de sintomas	0,94	0,36
2 + categorias de sinais e 3 + categorias de sintomas	0,85	0,69
2 + categorias de sinais e 4 categorias de sintomas	0,70	0,94
3 + categorias de sinais e 2 + categorias de sintomas	0,76	0,81
3 + categorias de sinais e 3 + categorias de sintomas	0,70	0,83
3 + categorias de sinais e 4 categorias de sintomas	0,86	0,75

De Bruehl S, et al. External validation of IASP diagnostic criteria for complex regional pain syndrome and proposed research diagnostic criteria. International Association for the Study of Pain. *Pain*. 1999;81(1-2): 147-154.)

das circunstâncias clínicas. Assim, para o estabelecimento de um diagnóstico puramente clínico, os critérios proporcionam sensibilidade de 0,85 e especificidade de 0,69, enquanto que para o diagnóstico de pesquisa, esses valores são, respectivamente, 0,7 e 0,94, visto que, na primeira circunstância (i. e., o diagnóstico clínico), o médico não quer deixar de oferecer um tratamento a um possível candidato, enquanto que na outra situação (i. e., o diagnóstico de pesquisa), o estudioso está mais preocupado em investigar um grupo homogêneo, no qual o diagnóstico não pode ser posto em dúvida.

É fundamental compreender que a modificação de Bruehl para os critérios originais da IASP[25] listados na Tabela 25.3 se aplica ao diagnóstico de SDRC *no contexto de uma clínica de dor*; portanto, esses critérios pretendem diferenciar a SDRC de outras causas de dor crônica no mesmo cenário. Os critérios não se aplicam diretamente ao diagnóstico de SDRC no contexto da prática ortopédica. A razão para esse aparente enigma é que a natureza precisa da SDRC permanece obscura, sendo, portanto, um diagnóstico de exclusão. As condições das quais a SDRC deve ser diferenciada em uma clínica da dor (p. ex., dor neuropática em associação com neuropatia diabética) são diferentes das condições aplicáveis a uma clínica especializada em fraturas ortopédicas (p. ex., infecção dos tecidos moles ou fratura de estresse). Portanto, os critérios diagnósticos precisam ser ligeiramente diferentes, do mesmo modo que critérios ligeiramente diferentes serão necessários no contexto de uma clínica de dor para o diagnóstico de SDRC, dependendo da finalidade do diagnóstico – se para finalidades clínicas ou de pesquisa.

Atkins et al.[3] propuseram um grupo de critérios diagnósticos para a SDRC especificamente em um contexto ortopédico (Tab. 25.5[3-5]). Esses diagnósticos foram derivados empiricamente de modo similar à abordagem da IASP, mas criticamente em uma clínica de fraturados, e não em um ambiente de clínica de dor. Tanto quanto possível, os critérios foram planejados para que fossem objetivos, mas partiu-se do princípio de que as informações dadas pelo paciente eram verdadeiras; assim, não foi feita qualquer tentativa de separar relatos de anormalidades vasomotoras ou sudomotoras a partir da sua observação. Alguns dos critérios são quantificáveis,[3,4,62] o que permite utilizá-los decisivamente na investigação do tratamento.[57,59,119] Os critérios originais foram desenvolvidos no contexto de casos de SDRC da mão em seguida a uma fratura de Colles do punho; mas subsequentemente foram generalizados para uso no diagnóstico de SDRC em outros cenários ortopédicos e também no membro inferior.[14,157] O diagnóstico por esses critérios, quando aplicados a pacientes que sofreram uma fratura de Colles, representa com exatidão quase completa os critérios de Bruehl, sugerindo confiabilidade.[172]

Diagnóstico clínico em um cenário ortopédico

1. Dor
O clínico obtém uma história de dor excessiva. É feito o exame das anormalidades da percepção da dor, em comparação com o lado oposto normal. Pode-se evidenciar uma sensibilidade excessiva apertando os dedos na parte afetada (entre o polegar e os demais dedos). Essa sensibilidade pode ser quantificada com o uso da dolorimetria, mas normalmente este é um instrumento apenas voltado para pesquisas.[5,7] A alodinia é demonstrada pelo toque fino, e a hiperalgesia pelo uso de um alfinete. A hiperpatia é examinada por uma série de toques finos ou picadas com um alfinete.

2a. Instabilidade vasomotora
Com frequência, a instabilidade vasomotora é temporária; assim, pode não estar presente por ocasião do exame. Se o paciente for confiável, então a história confirmará sua presença. A inspeção visual é o procedimento habitual para o diagnóstico.

Pode-se usar a técnica da termografia para a quantificação da diferença na temperatura entre os membros. Essa diferença é maior em casos de SDRC, em comparação com outras síndromes da dor,[146,188] e esse dado pode ser utilizado para diferenciar a SDRC de outras causas de dor neuropática. Contudo, a termografia não foi validada no contexto ortopédico; assim, esta técnica deve ser utilizada com cautela. Normalmente, a termografia não é utilizada nos casos ortopédicos.

2b. Produção anormal do suor
Ainda não ficou esclarecido se esse achado deve ser considerado junto à instabilidade vasomotora, conforme foi proposto por Atkins et al.,[4,7] ou se deve ser considerado junto ao edema, conforme foi sugerido recentemente por Harden.[88] Ainda está por ser esclarecido, se como ocorre com a instabilidade vasomotora, esse achado é inconstante; assim, o clínico talvez tenha que se fundamentar na história. Em geral, um suor excessivo fica clinicamente evidente. Nos casos duvidosos, pode-se avaliar a resistência à suave passagem de uma caneta esferográfica ou de um lápis ao longo do membro. A extensão da sudorese pode ser quantificada por iontoforese, mas raramente o clínico recorrerá a este procedimento.

3. Edema e inchaço
Habitualmente, esses achados ficam evidenciados durante a inspeção. Na mão, o edema e o inchaço podem ser quantificados pela medição do volume da mão. Da mesma forma, podem ser medidas a espessura da prega cutânea e a circunferência digital.[4,7]

4. Perda da mobilidade articular e atrofia
Normalmente, a perda da mobilidade articular é diagnosticada por um exame clínico de rotina. É possível quantificar com precisão a amplitude do movimento das articulações dos dedos.[4,7,62] Conforme apontado anteriormente, a atrofia afetará todos os tecidos constituintes do membro.

5. Alterações ósseas
Aspectos radiográficos e cintilografias ósseas são tópicos já discutidos anteriormente. A SDRC não causa artrite e o espaço articular fica preservado. A técnica de Südeck para avaliação da densidade óssea, mediante a obtenção de uma radiografia dos dois membros em uma mesma placa,[170,171] ainda é um procedimento válido, mas normalmente a densitometria não ajuda muito.[13] Uma cintilografia óssea normal desacompanhada de osteoporose radiográfica praticamente exclui a presença de SDRC no adulto.

Outros exames clínicos

O estabelecimento de um diagnóstico de fenômenos que lembram "negligência" é relativamente fácil no contexto clínico, mas talvez não tenha grande utilidade. A negligência sensitiva pode ser determinada pela história ou por um exame direto da sensibilidade, com o paciente olhando, ou não, para o membro afetado. Para o exame da negligência motora, inicialmente o clínico pede ao paciente que execute uma tarefa simples sem olhar para o membro e, em seguida, que repita a tarefa olhando para o membro. No membro superior, a tarefa solicitada pode ser "abrir e fechar repetidamente os dedos cerrados"; ou, no membro inferior, "bater o pé". Se ocorrer melhora significativa quando o paciente estiver olhando para o membro, ficará constatado certo grau de negligência motora.[67]

Investigações

A SDRC é um diagnóstico clínico, e não há testes diagnósticos. O caso clássico é evidente, e os efeitos diretos de trauma, fratura, celulite, artrite e malignidade são diagnósticos alternativos comuns. O paciente se encontra sistemicamente bem, seu exame clínico geral está normal e os marcadores bioquímicos e os índices de infecção nada revelam de anormal.

As imagens por ressonância magnética (RM) demonstram inicialmente edema ósseo e dos tecidos moles e, tardiamente, atro-

---

TABELA 25.5 Critérios sugeridos para o diagnóstico de SDRC em um contexto ortopédico

O diagnóstico é clinicamente estabelecido pelo achado dos conjuntos de anormalidades a seguir:
1. Dor neuropática. Não dermatômica, sem causa, de queimação, associada a alodinia e hiperpatia.
2. Instabilidade vasomotora e anormalidades do suor. Pele rosada e seca, azulada e fria, pegajosa, ou aumento na sensibilidade à temperatura. Associação com uma diferença anormal na temperatura entre os membros.
3. Inchaço.
4. Perda da mobilidade articular, com associação de contraturas de articulações e dos tecidos moles, inclusive adelgaçamento da pele e distrofia dos pelos e unhas.

Esses achados clínicos iniciais são reforçados por:
1. Maior captação na cintilografia óssea tardia no início da SDRC.
2. Evidência radiográfica de osteoporose depois de 3 meses.

Esse diagnóstico é excluído pela existência de outras condições que possam, de outra forma, explicar o grau de disfunção.

Modificado de Atkins RM; Duckworth T; Kanis JA. Algodystrophy following Colle's fracture. *J Hand Surg Br.* 1989;14(2):161-164; Atkins RM, Duckworth T; Kanis JA. Features of algodystrophy after Colle's fracture. *J Bone Joint Surg Br.* 1990;72(1):105-110.

fia e fibrose; mas esta técnica não tem peso diagnóstico. No entanto, em pacientes com SDRC 2, a RM poderá ter utilidade para a demonstração de adelgaçamento nervoso, com dilatação pós-estenótica causada pela compressão; poderá mesmo demonstrar uma faixa fibrosa causadora da compressão. A RM também poderá demonstrar a formação de neuroma, embora muitas dessas formações tenham dimensões pequenas demais para que possam ser adequadamente evidenciadas.

A tomografia computadorizada (TC) também pode ter utilidade na demonstração de uma lesão de compressão óssea.

Os estudos eletromiográficos e de condução nervosa resultam normais em pacientes com SDRC 1, mas podem demonstrar uma lesão nervosa em casos de SDRC 2.

Diagnóstico diferencial

Dor, inchaço e instabilidade vasomotora são associações comuns do trauma e da cirurgia ortopédica. A seguir, estão listados os diagnósticos diferenciais comuns.

1. *Infecção de tecido mole.* Em geral, os achados clínicos são evidentes. O paciente não está bem sistemicamente, e os marcadores inflamatórios estão elevados.
2. *Problemas "mecânicos".* São exemplos clássicos o tamanho incorreto de uma artroplastia total do joelho que causa dor, inchaço e enrijecimento; parafusos excessivamente longos que colidem com uma articulação; ou a redução malfeita de uma fratura intra-articular (Fig. 25.5). De acordo com a categoria 4 dos critérios originais da IASP para a SDRC, devem ser excluídas todas as causas mecânicas para os sinais e sintomas, antes que seja estabelecido um diagnóstico de SDRC. Entretanto, deve-se ter em mente que a dor crônica de um problema mecânico pode, *per se*, ser a causa precipitante da SDRC.
3. *Exagero consciente dos sintomas.* Normalmente isso é observado no contexto de um litígio legal, mas o ganho secundário para o exagero também pode estar relacionado a relações interpessoais complexas e patológicas. Incidentalmente, esse problema se tornou mais agudo e grave por causa dos critérios da IASP para diagnóstico de SDRC. Os critérios originais (Tab. 25.2) são facilmente mimetizados por um paciente determinado a enganar o clínico responsável pelo exame. Infelizmente, os critérios modificados também podem permitir um diagnóstico de SDRC em um paciente fraudulento. Nas categorias 1 e 2, essa tarefa é simples. O paciente simplesmente precisa informar esses problemas. A categoria 3 se refere a critérios objetivos, mas as anormalidades sensitivas se fundamentam na resposta subjetiva do paciente ao estímulo. A mudança da cor da pele pode ser causada pela pendência e imobilidade deliberadas do membro. A perda da amplitude de movimento pode ser causada pela resistência consciente ao movimento; e distonia, tremores e fraqueza podem também ser artificialmente mimetizados. O surgimento da internet significa que qualquer paciente razoavelmente determinado pode adquirir grande conhecimento das características e dos critérios diagnósticos da SDRC. A solução para esse problema é lembrar que os critérios da IASP estão formulados para diferenciar a SDRC de outras condições cronicamente dolorosas. Os critérios não foram planejados para lidar com um paciente cuja veracidade possa ser posta em dúvida. A SDRC é uma condição que inevitavelmente leva à distrofia,[29,49,65,162] e, em um paciente que vem padecendo de SDRC importante durante qualquer período significativo, deverão estar presentes achados objetivos da distrofia, como distrofia de unhas ou pelos, atrofia da pele e do tecido subcutâneo, contratura articular fixa e achados radiográficos de osteoporose significativa, com anormalidades na cintilografia óssea. Se a veracidade do paciente for posta em dúvida, o clínico atento não dará crédito, ou dará um crédito apenas limitado, a esses achados, que podem estar sendo mimetizados, devendo procurar por sinais físicos inquestionáveis.
4. *Doença psiquiátrica.* Diferentemente do exagero consciente descrito no item anterior, a doença psiquiátrica pode fazer com que determinado paciente exagere de forma subconsciente o nível ou impacto da doença física. Transtornos somatoformes descrevem condições em que os pacientes exageram subconscientemente sintomas físicos, e transtornos de conversão referem-se ao exagero subconsciente dos sinais físicos. Com frequência, esses pacientes estão psicologicamente debilitados, podem ter uma história de reação excepcionalmente intensa a diversos problemas clínicos menores e podem demonstrar uma tendência para "catastrofizar" ocorrências de sua vida. Além dessa influência direta num diagnóstico de SDRC, os pacientes com essa síndrome podem ficar deprimidos por causa da dor crônica, e a doença psiquiátrica pode desempenhar um papel indireto na condição. Frequentemente será de grande utilidade obter uma opinião/tratamento formal psiquiátrico ou psicológico.[180-182]

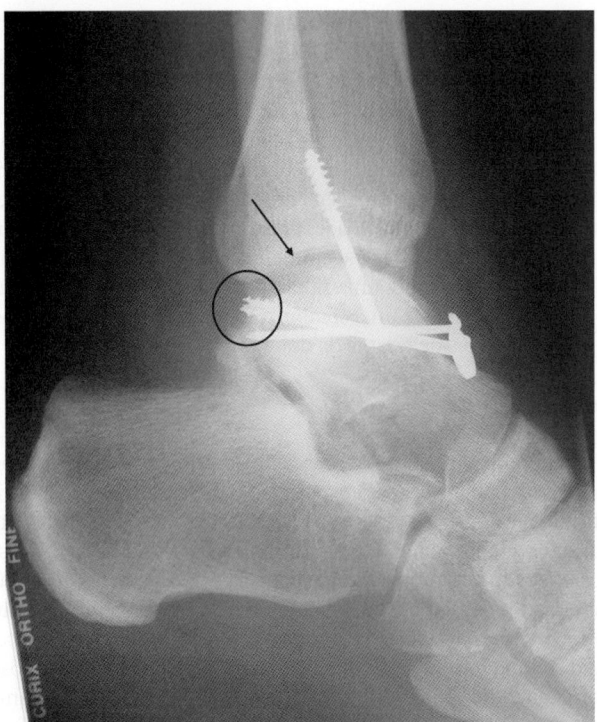

FIGURA 25.5 Paciente encaminhado com um diagnóstico de SDRC. Esse paciente com dor intensa no pé foi encaminhado alguns anos depois da fixação interna de uma fratura do corpo talar. O paciente exibia dor/disfunção intensa. A radiografia lateral não revela evidência de osteoporose significativa, o que é inconsistente com o diagnóstico. A fratura do corpo talar não está reduzida (*seta*), resultando em incongruência entre as articulações do tornozelo e subtalar. Ademais, os parafusos são excessivamente longos (*círculo*) e estão colidindo com a articulação do tornozelo. Esse paciente não padece de SDRC; sua dor intensa tem causa mecânica, que foi resolvida com osteotomia talar, redução anatômica e refixação. É importante excluir causas mecânicas para a dor antes de estabelecer um diagnóstico de SDRC.

5. *Dor neuropática.* Esse tópico já foi definido e discutido. A dor neuropática faz parte da SDRC, mas o paciente pode estar padecendo de dor neuropática sem ser portador de SDRC. No entanto, a dor neuropática pode dar origem à SDRC.
6. *Estado de dor crônica.* Pacientes com uma dor de longa duração e que não cede podem ficar deprimidos, particularmente quando estiver presente um elemento neuropático. Esses pacientes aprendem a evitar atividades capazes de provocar a dor, e seus parentes e cuidadores agem de modo a protegê-los da lesão percebida. Isso gera uma situação psicossocial complexa, que talvez necessite de uma combinação de cuidados psicológicos, psiquiátricos, de terapia da dor e ortopédicos.

Tratamento

Já foi proposto um número espantoso de tratamentos, mas são poucos os estudos cegos prospectivamente randomizados e cientificamente construídos,[106] e as investigações não controladas são particularmente pouco confiáveis em casos de SDRC, por causa da variedade de sintomas e da tendência para a autorresolução na maioria dos casos. Isso ficou bem ilustrado por uma série de publicações que investigaram o tratamento da SDRC inicial em seguida a uma fratura de Colles com bloqueio regional intravenoso por guanetidina (BRIVG). Uma investigação preliminar demonstrou que o BRIVG resultou em melhora nos critérios objetivos de gravidade da SDRC.[59] Ao que parece, um estudo-piloto subsequente confirmou que a melhora imediata induzida pelo BRIVG estava associada a uma melhora sintomática contínua.[57] Contudo, um estudo completo, prospectivamente randomizado, duplo-cego e controlado demonstrou que, na verdade, o BRIVG parecia piorar o problema.[119] A lição a ser aprendida é que esses pacientes potencialmente frágeis devem ser abordados com cautela.

Este capítulo apresentou evidência de que a SDRC é muito comum na prática traumatológica ortopédica. Quase todos os pacientes que padecem dessa síndrome são pessoas sensíveis, preocupadas com o desenvolvimento de uma dor inexplicável; mas o paciente "sudeckiano" ocasional não se sai bem, devendo ser tratado vigorosamente. O tratamento imediato, iniciado antes da ocorrência das contraturas, dará ótimos resultados; assim, é preciso manter o caso sob forte suspeita clínica. Não é censurável ter provocado um caso de SDRC por meio de uma cirurgia, ou mesmo pelo tratamento conservador da lesão, mas a demora no diagnóstico e no tratamento pode contribuir para um desfecho insatisfatório.

O tratamento moderno da SDRC enfatiza a reabilitação funcional do membro, para que seja quebrado o ciclo vicioso do desuso,[91,92,165] e não a manipulação do SNS.[29] Como tratamento inicial, o cirurgião ortopédico deverá dar confiança, fazer uma analgesia excelente e proporcionar uma fisioterapia intensiva e cuidadosa que evite a exacerbação da dor.[73] Agentes anti-inflamatórios não esteroides podem proporcionar melhor alívio da dor, em comparação com os opiáceos, e um analgésico de ação central como a amitriptilina frequentemente terá bom resultado, mesmo nesse estágio inicial. Em geral, deve-se evitar a imobilização e a colocação de talas; mas se forem utilizados esses procedimentos, as articulações deverão ser colocadas em uma posição segura e a imobilização com talas deve funcionar como um meio auxiliar temporário para a mobilização. Parece sensato administrar vitamina C aos pacientes, tendo em vista as evidências de sua eficácia já publicadas há algum tempo.[196,197]

Com frequência, as anormalidades da sensação da dor responderão à dessensibilização. O paciente é solicitado a dar pancadinhas na área de ocorrência da alodinia, onde esses golpes forem dolorosos. O clínico lembra ao paciente que, por definição, a simples aplicação de pancadinhas não pode causar dor, sendo instruído a golpear repetidamente a parte afetada enquanto a observa, repetindo, "isso não dói; é simplesmente uma pancada leve". Quanto mais cedo esse procedimento tiver início, mais efetivo será. Pode-se tentar uma atitude parecida nos casos de perda prematura da mobilidade articular decorrente de uma dor percebida, e não causada por contratura.

O uso da terapia virtual com a ajuda de um espelho é um conceito novo e animador, mas que ainda não foi aprovado no contexto ortopédico.[133,152]

Se a resposta não ocorrer rapidamente, deverá ser consultado um especialista em dor, e o tratamento terá continuidade em um esquema compartilhado. Pode ser importante contar com um psicólogo ou psiquiatra.[28] Com frequência, o tratamento de segunda linha não obtém sucesso, e muitos pacientes acabam ficando com dor e incapacitação. Outros tratamentos são a medicação com analgésicos de ação central, como amitriptilina, gabapentina ou carbamazepina; anestesia regional; calcitonina; uso de fármacos estabilizadores de membrana, como mexiliteno; bloqueio e manipulação simpáticos; dessensibilização dos receptores de nervos periféricos com capsaicina; estimulação de nervo transcutâneo ou implante de um estimulador na coluna dorsal.[123,142,167] Pode haver necessidade do uso da terapia comportamental em crianças.[191-193] Nos pacientes em que o joelho ficou afetado, uma boa opção pode ser anestesia epidural e movimentação passiva contínua.[38,39]

É importante garantir que um paciente com SDRC, em um contexto ortopédico e sob tratamento em uma clínica de dor, seja revisado por um cirurgião ortopédico com interesse em SDRC, para que se tenha a certeza de que inexiste um problema ortopédico passível de tratamento que explique mais apropriadamente a sintomatologia (Tabs. 25.2, 25.3 e 25.5[78]).

O papel da cirurgia é limitado e sujeito a risco. Esses pacientes estão muito fragilizados e complicados. Eles respondem anormalmente à dor e, devido à negligência sensitiva e motora, sua reabilitação é insatisfatória. Nos casos em que a causa da SDRC seja uma lesão nervosa passível de correção, o tratamento deve ser cautelosamente orientado para os cuidados da lesão nervosa. O cirurgião deverá averiguar a possibilidade de uma compressão oculta de nervo e, em seguida, resolverá o problema. Exemplificando, a descompressão de um nervo mediano comprimido no punho que esteja causando SDRC da mão poderá abortar a síndrome; em presença da doença ativa, esse procedimento deverá ser efetuado de maneira cautelosa.

Raramente haverá indicação para cirurgia no tratamento de contraturas fixas, que normalmente envolvem todos os tecidos moles. Assim, a liberação cirúrgica deve ser radical, e as expectativas devem ser mantidas em nível limitado. A cirurgia para correção da contratura deverá ser adiada até que a fase ativa da SDRC tenha passado por completo; idealmente, deverá ser respeitado um intervalo mínimo de 1 ano, a contar do momento em que o paciente sofreu dor e inchaço pela última vez.

A amputação de um membro afetado por SDRC grave deve ser abordada com muita cautela. Dielissen et al.[47] descreveram uma série de 28 pacientes que sofreram 34 amputações em 31 membros. Normalmente a cirurgia foi realizada por causa de infecção recorrente, ou para melhorar a função residual. O alívio da dor foi resultado raro e imprevisível, e nem sempre ocorreu a cura da infecção, nem ocorreu melhora universal da funcionalidade. Com frequência, há recorrência de SDRC no coto, especialmente se por ocasião da cirurgia havia sintomatologia no nível da amputação. Por essa razão, apenas dois pacientes receberam uma prótese.

Em geral, a cirurgia representa um estímulo doloroso que pode exacerbar a SDRC ou precipitar um novo ataque. Esse risco deve ser cuidadosamente equilibrado contra o benefício presumido. O risco de recorrência precipitada pela cirurgia será mais alto quando o mesmo local for operado em um paciente com psicologia anormal em presença de doença ativa, e mais baixo quando essas condições não se aplicarem. A cirurgia deve ser realizada com cuidado e com mínimo trauma, sob uma analgesia pós-operatória completa e de nível excelente. A cirurgia pode receber cobertura com gabapentina. O ideal é que o anestesista tenha um interesse particular no tratamento da SDRC.

CONCLUSÃO

Este capítulo apresentou, como proposta, que a SDRC em sua forma leve, a qual frequentemente deixa de receber um diagnóstico formal, é um transtorno muito comum, mas não universal, nas clínicas traumatológicas ortopédicas. Embora quase todos os casos se resolvam com um tratamento simples, a SDRC é responsável por incapacitação aguda significativa e, a longo prazo, pode causar problemas.

REFERÊNCIAS BIBLIOGRÁFICAS

1. Albrecht PJ, Hines S, Eisenberg E, et al. Pathologic alterations of cutaneous innervation and vasculature in affected limbs from patients with complex regional pain syndrome. Pain. 2006;120(3):244–266.
2. Ali Z, Raja SN, Wesselmann U, et al. Intradermal injection of norepinephrine evokes pain in patients with sympathetically maintained pain. Pain. 2000;88(2):161–168.
3. Atkins RM, Duckworth T, Kanis JA. Algodystrophy following Colles' fracture. J Hand Surg Br. 1989;14(2):161–164.
4. Atkins RM, Duckworth T, Kanis JA. Features of algodystrophy after Colles' fracture. J Bone Joint Surg Br. 1990;72(1):105–110.
5. Atkins RM, Kanis JA. The use of dolorimetry in the assessment of post-traumatic algodystrophy of the hand. Br J Rheumatol. 1989;28(5):404–409.
6. Atkins RM, Tindale W, Bickerstaff D, et al. Quantitative bone scintigraphy in reflex sympathetic dystrophy. Br J Rheumatol. 1993;32(1):41–45.
7. Atkins RM. Algodystrophy. Orthopaedic Surgery. Oxford: University of Oxford, DM; 1989.
8. Aubert PG. Etude sur le risque algodystrophique. Paris: University of Paris, Val de Marne; 1980.
9. Bacorn R, Kurtz J. Colles' fracture: a study of 2000 cases from the New York State Workmen's Compensation Board. J Bone Joint Surg Am. 1953;35A:643–658.
10. Bernstein BH, Singsen BH, Kent JT, et al. Reflex neurovascular dystrophy in childhood. J Pediatr. 1978;93(2):211–215.
11. Bhatia KP , Marsden CD. Reflex sympathetic dystrophy. May be accompanied by involuntary movements. BMJ. 1995;311(7008):811–812.
12. Bhatia KP, Bhatt MH, Marsden CD. The causalgia-dystonia syndrome. Brain. 1993; 116(Pt 4):843–851.
13. Bickerstaff DR, Charlesworth D, Kanis JA. Changes in cortical and trabecular bone in algodystrophy. Br J Rheumatol. 1993;32(1):46–51.
14. Bickerstaff DR, Kanis JA. Algodystrophy: an under-recognized complication of minor trauma. Br J Rheumatol. 1994;33(3):240–248.
15. Bickerstaff DR. The natural history of post traumatic algodystrophy. Department of Human Metabolism and Clinical Biochemistry. University of Sheffield; 1990.
16. Birklein F, Künzel W, Sieweke N. Despite clinical similarities there are significant differences between acute limb trauma and complex regional pain syndrome I (CRPS I). Pain. 2001;93(2):165–171.
17. Birklein F, Riedl B, Sieweke N, et al. Neurological findings in complex regional pain syndromes–analysis of 145 cases. Acta Neurol Scand. 2000;101(4):262–269.
18. Birklein F, Schmelz M, Schifter S, et al. The important role of neuropeptides in complex regional pain syndrome. Neurology. 2001;57(12):2179–2184.
19. Boas R. Complex regional pain syndrome: symptoms, signs and differential diagnosis. In: Janig W, Stanton-Hicks M, eds. Reflex Sympathetic Dystrophy: A Reappraisal. Seattle, WA: IASP Press; 1996;79–92.
20. Bonica JJ. Causalgia and other reflex sympathetic dystrophies. In: Bonica JJ, ed. Management of Pain. Philadelphia PA: Lea and Feibiger; 1990:220–243.
21. Bonica JJ. The Management of Pain. Philadelphia, PA: Lea and Febiger; 1953.
22. Breuer J, Freud S. Studies in Hysteria. Strachey J, Freud A, trans-eds. New York, NY: Basic Books; 1982.
23. Bruehl S, Carlson CR. Predisposing psychological factors in the development of reflex sympathetic dystrophy. A review of the empirical evidence. Clin J Pain. 1992;8(4): 287–299.
24. Bruehl S, Harden RN, Galer BS, et al. Complex regional pain syndrome: are there distinct subtypes and sequential stages of the syndrome? Pain. 2002;95(1–2):119–124.
25. Bruehl S, Harden RN, Galer BS, et al. External validation of IASP diagnostic criteria for complex regional pain syndrome and proposed research diagnostic criteria. International Association for the Study of Pain. Pain. 1999;81(1-2):147–154.
26. Bruehl S, Husfeldt B, Lubenow TR, et al. Psychological differences between reflex sympathetic dystrophy and non-RSD chronic pain patients. Pain. 1996;67(1):107–114.
27. Bruehl S. Do psychological factors play a role in the onset and maintenance of CRPS-1? In: Harden RN, Baron R, Seattle JW, eds. Complex Regional Pain Syndrome. Vol. 22. Seattle, WA: IASP Press; 2001.
28. Bruehl S. Psychological interventions. In: Wilson P, Stanton-Hicks M, Harden RN, eds. CRPS: Current Diagnosis and Therapy. Vol. 32. Seattle, WA: IASP Press; 2005:201–216.
29. Burton AW, Lubenow TR, Raj PP. Traditional interventional therapies. In: Wilson P, Stanton-Hicks M, Harden RN, eds. CRPS: Current Diagnosis and Treatment. Seattle: IASP Press; 2005;32:217–233.
30. Butler SH, Galer BS, Benirsche S. Disuse as a cause of signs and symptoms of CRPS. Abstracts: 8th World Congress on Pain. Seattle, WA: IASP Press; 1996:401.
31. Butler SH, Nyman M, Gordh T. Immobility in volunteers produces signs and symptoms of CRPS and a neglect-like state. Abstracts: 9th World Congress on Pain. Seattle, WA: IASP Press; 1999.
32. Butler SH. Disuse and CRPS. In: Harden RN, Baron R, Janig W, eds. Complex Regional Pain Syndrome. Seattle, WA: IASP Press; 2001:141–150.
33. Campbell J, Raga S, Meyer R. Painful sequelae of nerve injury. In: Dubner R, Gebhart G, Bond M, eds. Proceedings of the 5th World Congress on Pain. Amsterdam: Elsevier Science Publishers; 1988:135–143.
34. Casale R, Glynn CJ, Buonocore M. Autonomic variations after stellate ganglion block: are they evidence of an autonomic afference?" Funct Neurol. 1990;5(3):245–246.
35. Channon GN, Lloyd GJ. The investigation of hand stiffness using Doppler ultrasound, radionuclide scanning and thermography. J Bone Joint Surg Br. 1979;61B:519.
36. Charcot JM. Two cases of hysterical contracture of traumatic origin (Lectures VII and VIII). Lectures on Diseases of the Nervous System. Nijmegen: Arts and Boeve; 1889: 84–106.
37. Constantinesco A, Brunot B, Demangeat JL, et al. Three phase bone scanning as an aid to early diagnosis in reflex sympathetic dystrophy of the hand. A study of eighty-nine cases. Ann Chir Main. 1986;5(2):93–104.
38. Cooper DE, DeLee JC, Ramamurthy S. Reflex sympathetic dystrophy of the knee. Treatment using continuous epidural anesthesia. J Bone Joint Surg Am. 1989;71(3): 365–369.
39. Cooper DE, DeLee JC. Reflex sympathetic dystrophy of the knee. J Am Acad Orthop Surg. 1994;2(2):79–86.
40. Dallos A, Kiss M, Polyánka H, et al. Effects of the neuropeptides substance P, calcitonin gene-related peptide, vasoactive intestinal polypeptide and galanin on the production of nerve growth factor and inflammatory cytokines in cultured human keratinocytes. Neuropeptides. 2006;40(4):251–263.
41. de Mos M, de Brujin AG, Huygen FJ, et al. The incidence of complex regional pain syndrome: a population-based study. Pain. 2007;129(1–2):12–20.
42. De Takats G. Causalgic states in peace and war. JAMA. 1945;128:699–704.
43. De Takats G. Reflex dystrophy of the extremities. Arch Surg. 1937;34:939–956.
44. De Takats G. The nature of painful vasodilatation in causalgic states. Arch Neurol. 1943;53:318–326.
45. Demangeat JL, Constantinesco A, Brunot B, et al. Three-phase bone scanning in reflex sympathetic dystrophy of the hand. J Nucl Med. 1988;29(1):26–32.
46. Devor M, Raber P. Heritability of symptoms in an experimental model of neuropathic pain. Pain. 1990;42(1):51–67.
47. Dielissen PW, Claassen AT, Veldman PH, et al. Amputation for reflex sympathetic dystrophy. J Bone Joint Surg Br. 1995;77(2):270–273.
48. Doupe J, Cullen CH, Chance GQ. Post traumatic pain and the causalgic syndrome. J Neurol Psychiatry. 1944;7:33–48.
49. Doury P, Dirheimer Y, Pattin S. Algodystrophy: Diagnosis and Therapy of a Frequent Disease of the Locomotor Apparatus. Berlin: Springer Verlag; 1981.
50. Dressler D, Thmpson PD, Gledhill RF, et al. The syndrome of painful legs and moving toes. Mov Disord. 1994;9(1):13–21.
51. Drummond PD. Sensory disturbances in complex regional pain syndrome: clinical observations, autonomic interactions, and possible mechanisms. Pain Med. 2010;11(8): 1257–1266.
52. Evans JA. Reflex sympathetic dystrophy. Surg Clin North Am. 1946;26:780–790.
53. Fam AG , Stein J. Disappearance of chondrocalcinosis following reflex sympathetic dystrophy syndrome. Arthritis Rheum. 1981;24(5):747–749.
54. Ficat P, Arlet J, Lartique G, et al. [Post-injury reflex algo-dystrophies. Hemodynamic and anatomopathological study]. Rev Chir Orthop Reparatrice Appar Mot. 1973;59(5): 401–414.
55. Ficat P, Arlet J, Pujol M, et al. [Injury, reflex dystrophy and osteonecrosis of the femoral head]. Ann Chir. 1971;25(15):911–917.
56. Field J, Atkins RM. Algodystrophy is an early complication of Colles' fracture. What are the implications? J Hand Surg Br. 1997;22(2):178–182.
57. Field J, Atkins RM. Effect of guanethidine on the natural history of post-traumatic algodystrophy. Ann Rheum Dis. 1993;52(6):467–469.
58. Field J, Gardner FV. Psychological distress associated with algodystrophy. J Hand Surg Br. 1997;22(1):100–101.
59. Field J, Monk C, Atkins RM. Objective improvements in algodystrophy following regional intravenous guanethidine. J Hand Surg Br. 1993;18(3):339–342.
60. Field J, Protheroe DL, Atkins RM. Algodystrophy after Colles fractures is associated with secondary tightness of casts. J Bone Joint Surg Br. 1994;76(6):901–905.
61. Field J, Warwick D, Bannister GC. Features of algodystrophy ten years after Colles' fracture. J Hand Surg Br. 1992;17(3):318–320.
62. Field J. Measurement of finger stiffness in algodystrophy. Hand Clin. 2003;19(3): 511–515.
63. Francini F, Zoppi M, Maresca M, et al. Skin potential and EMG changes induced by electrical stimulation. 1. Normal man in arousing and non-arousing environment. Appl Neurophysiol. 1979;42:113–124.
64. Frettlöh J, Hüppe M, Maier C. Severity and specificity of neglect-like symptoms in patients with complex regional pain syndrome (CRPS) compared to chronic limb pain of other origins. Pain. 2006;124(1–2):184–189.
65. Galer BS, Bruehl S, Harden RN. IASP diagnostic criteria for complex regional pain syndrome: a preliminary empirical validation study. International Association for the Study of Pain. Clin J Pain. 1998;14(1):48–54.
66. Galer BS, Butler S, Jensen MP. Case reports and hypothesis: a neglect-like syndrome may be responsible for the motor disturbance in reflex sympathetic dystrophy (complex regional pain syndrome-1). J Pain Symptom Manage. 1995;10(5):385–391.
67. Galer BS, Harden N. Motor abnormalities in CRPS: A neglected but key component. In: Harden N, Baron R, Seattle JW, eds. Complex Regional Pain Syndrome. Seattle, WA: IASP Press; 2001:22.
68. Galer BS, Jensen M. Neglect-like symptoms in complex regional pain syndrome: results of a self-administered survey. J Pain Symptom Manage. 1999;18(3):213–217.

69. Geertzen JH, de Brujin H, de Brujin-Kofman AT, et al. Reflex sympathetic dystrophy: early treatment and psychological aspects. *Arch Phys Med Rehabil.* 1994;75(4):442–446.
70. Geertzen JH, de Brujin-Kofman AT, de Brujin HP, et al. Stressful life events and psychological dysfunction in Complex Regional Pain Syndrome type I. *Clin J Pain.* 1998; 14(2):143–147.
71. Geertzen JH, Dijkstra PU, Groothoff JW, et al. Reflex sympathetic dystrophy of the upper extremity—a 5.5-year follow-up. Part I. Impairments and perceived disability. *Acta Orthop Scand Suppl.* 1998;279:12–18.
72. Geertzen JH, Dijkstra PU, Groothoff JW, et al. Reflex sympathetic dystrophy of the upper extremity—a 5.5-year follow-up. Part II. Social life events, general health and changes in occupation. *Acta Orthop Scand Suppl.* 1998;279:19–23.
73. Geertzen JH, Harden RN. Physical and occupational therapies. In: Wilson P, Stanton-Hicks M, Harden RN. eds. *CRPS: Current Diagnosis and Therapy.* Vol. 32. Seattle, WA: IASP Press; 2005:173–179.
74. Gibbons JJ, Wilson PR. RSD score: criteria for the diagnosis of reflex sympathetic dystrophy and causalgia. *Clin J Pain.* 1992;8(3):260–263.
75. Glick EN, Helal B. Post-traumatic neurodystrophy. Treatment by corticosteroids. *Hand.* 1976;8(1):45–47.
76. Glick EN. Reflex dystrophy (algoneurodystrophy): results of treatment by corticosteroids. *Rheumatol Rehabil.* 1973;12(2):84–88.
77. Glynn CJ, Basedow RW, Walsh JA. Pain relief following post-ganglionic sympathetic blockade with I.V. guanethidine. *Br J Anaesth.* 1981;53(12):1297–1302.
78. Goebel A, Turner-Stokes L, Atkins RM, et al. *Complex Regional Pain Syndrome in Adults: UK Guidelines for Diagnosis, Referral and Management in Primary and Secondary Care.* London: Royal College of Physicians; 2012.
79. Goris RJ, Dongen LM, Winters HA. Are toxic oxygen radicals involved in the pathogenesis of reflex sympathetic dystrophy? *Free Radic Res Commun.* 1987;3(1–5):13–18.
80. Goris RJ. Conditions associated with impaired oxygen extraction. In: Gutierrez G, Vincent JL, eds. *Tissue Oxygen Utilisation.* Berlin: Springer Verlag; 1991:350–369.
81. Goris RJ. Treatment of reflex sympathetic dystrophy with hydroxyl radical scavengers. *Unfallchirurg.* 1985;88(7):330–332.
82. Green JT, Gay FH. Colles' fracture residual disability. *Am J Surg.* 1956;91:636–642.
83. Groeneweg JG, Huygen FJ, Heijmans-Antonissen C, et al. Increased endothelin-1 and diminished nitric oxide levels in blister fluids of patients with intermediate cold type complex regional pain syndrome type 1. *BMC Musculoskelet Disord.* 2006;7:91.
84. Hannington-Kiff JG. Hyperadrenergic-effected limb causalgia: relief by IV pharmacologic norepinephrine blockade. *Am Heart J.* 1982;103(1):152–153.
85. Hannington-Kiff JG. Pharmacological target blocks in hand surgery and rehabilitation. *J Hand Surg Br.* 1984;9(1):29–36.
86. Hannington-Kiff JG. Relief of causalgia in limbs by regional intravenous guanethidine. *Br Med J.* 1979;2(6186):367–368.
87. Hannington-Kiff JG. Relief of Sudeck's atrophy by regional intravenous guanethidine. *Lancet.* 1977;1(8022):1132–1133.
88. Harden RN, Bruehl S, Galer BS, et al. Complex regional pain syndrome: are the IASP diagnostic criteria valid and sufficiently comprehensive? *Pain.* 1999;83(2):211–219.
89. Harden RN, Bruehl S, Perez RS, et al. Validation of proposed diagnostic criteria (the "Budapest Criteria") for complex regional pain syndrome. *Pain.* 2010;150(2):268–274.
90. Harden RN, Bruehl S, Stanos S, et al. Prospective examination of pain-related and psychological predictors of CRPS-like phenomena following total knee arthroplasty: a preliminary study. *Pain.* 2003;106(3):393–400.
91. Harden RN, Swan M, King A, et al. Treatment of complex regional pain syndrome: functional restoration. *Clin J Pain.* 2006;22(5):420–424.
92. Harden RN. The rationale for integrated functional restoration. In: Wilson P, Stanton-Hicks M, Harden RN, eds. *CRPS: Current Diagnosis and Therapy.* Vol. 32. Seattle, WA: IASP Press; 2005:163–171.
93. Harris AJ. Cortical origin of pathological pain. *Lancet.* 1999;354:1464–1466.
94. Holder LE, Mackinnon SE. Reflex sympathetic dystrophy in the hands: clinical and scintigraphic criteria. *Radiology.* 1984;152(2):517–522.
95. Homans J. Minor causalgia. A hyperaesthetic neurovascular syndrome. *New Eng J Med.* 1940;222:870–874.
96. Huygen FJ, Ramdhani N, van Toorenenbergen A, et al. Mast cells are involved in inflammatory reactions during complex regional pain syndrome type 1. *Immunol Lett.* 2004;91(2–3):147–154.
97. Jacquemoud G, Chamay A. Treatment of algodystrophy using intravenous guanethidine regional block. *Ann Chir Main.* 1982;1(1):57–64.
98. Jadad AR, Carroll D, Glynn CJ. Intravenous regional sympathetic blockade for pain relief in reflex sympathetic dystrophy: a systematic review and a randomized, double-blind crossover study. *J Pain Symptom Manage.* 1995;10(1):13–20.
99. Janig W, Koltzenburg M. Possible ways of sympathetic afferent interaction. In: Janig W, Schmidt RF, eds. *Reflex Sympathetic Dystrophy: Pathophysiological Mechanisms and Clinical Implications.* New York, NY: VCH Verlagsgesellschaft; 1992:213–243.
100. Janig W, Koltzenburg M. What is the interaction between the sympathetic terminal and the primary afferent fibre? In: Basbaum AI BJ-M, ed. *Towards a New Pharmacology of Pain.* Chichester: John Wiley and Sons; 1991:331–352.
101. Janig W. CRPS 1 and CRPS 2: a strategic view. In: Harden RN, Baron R, Janig W, eds. *Complex Regional Pain Syndrome.* Vol. 22. Seattle, WA: IASP Press; 2001:3–15.
102. Janig W. The sympathetic nervous system in pain: physiology and pathophysiology. In: Stanton-Hicks M, ed. *Pain in the Sympathetic Nervous System.* Boston, MA: Kluwer Academic Publishers; 1990:17–89.
103. Jensen TS, Baron R. Translation of symptoms and signs into mechanisms in neuropathic pain. *Pain.* 2003;102(1):1–8.
104. Katz MM, Hungerford DS. Reflex sympathetic dystrophy affecting the knee. *J Bone Joint Surg Br.* 1987;69(5):797–803.
105. Kimura T, Komatsu T, Hosoda R, et al. Angiotensin-converting enzyme gene polymorphism in patients with neuropathic pain. In: Devor M, Rowbotham MC, Wiesenfeld-Hallin Z, eds. *Proceedings of the 9th World Conference on Pain.* Vol. 16. Seattle, WA: IASP Press; 2000:471–476.
106. Kingery WS. A critical review of controlled clinical trials for peripheral neuropathic pain and complex regional pain syndromes. *Pain.* 1997;73(2):123–139.
107. Kingery WS. Role of neuropeptide, cytokine, and growth factor signaling in complex regional pain syndrome. *Pain Med.* 2010;11(8):1239–1250.
108. Knepper R. [Pathogenic evaluation of pain]. *Med Welt.* 1967;35:1994–1996.
109. Kozin F, Genant HK, Bekerman C, et al. The reflex sympathetic dystrophy syndrome. II. Roentgenographic and scintigraphic evidence of bilaterality and of periarticular accentuation. *Am J Med.* 1976;60(3):332–338.
110. Kozin F, McCarty DJ, Sims J, et al. The reflex sympathetic dystrophy syndrome. I. Clinical and histologic studies: evidence for bilaterality, response to corticosteroids and articular involvement. *Am J Med.* 1976;60(3):321–331.
111. Legrain V, Bultitude JH, De Paepe AL, et al. Pain, body, and space: what do patients with complex regional pain syndrome really neglect? *Pain.* 2012;153(5):948–951.
112. Leis S, Weber M, Isselmann A, et al. Substance-P-induced protein extravasation is bilaterally increased in complex regional pain syndrome. *Exp Neurol.* 2003;183(1): 197–204.
113. Leriche R. Oedeme dur aigu post-traumatique de la main avec impotence fonctionelle complete. Transformation soudaine cinq heures apres sympathectomie humerale. *Lyon Chir.* 1923;20:814–818.
114. Leriche R. Traitement par la sympathectomie periarterielle des osteoporoses traumatiques. *Bull Mem Soc Chir Paris.* 1926;52:247–251.
115. Lewis JS, Kersten P, McCabe CS, et al. Body perception disturbance: a contribution to pain in complex regional pain syndrome (CRPS). *Pain.* 2007;133(1–3):111–119.
116. Lidstrom A. Fractures of the distal end of the radius. A clinical and statistical study of end results. *Acta Orthop Scand Suppl.* 1959;41:1–118.
117. Liepert J, Tegenthoff M, Malin JP. Changes of cortical motor area size during immobilization. *Electroencephalogr Clin Neurophysiol.* 1995;97(6):382–386.
118. Lindsay RM, Harmar AJ. Nerve growth factor regulates expression of neuropeptide genes in adult sensory neurons. *Nature.* 1989;337:362–364.
119. Livingstone JA, Atkins RM. Intravenous regional guanethidine blockade in the treatment of post-traumatic complex regional pain syndrome type 1 (algodystrophy) of the hand. *J Bone Joint Surg Br.* 2002;84(3):380–386.
120. Livingstone JA, Field J. Algodystrophy and its association with Dupuytren's disease. *J Hand Surg Br.* 1999;24(2):199–202.
121. LoPinto C, Young WB, Ashkenazi A. Comparison of dynamic (brush) and static (pressure) mechanical allodynia in migraine. *Cephalalgia.* 2006;26(7): 852–856.
122. Louyot P, Gaucher A, Montet Y, et al. [Algodystrophy of the lower extremity]. *Rev Rhum Mal Osteoartic.* 1967;34(12):733–737.
123. Lubenow TR, Buvanendran A, Stanton-Hicks M. Implanted therapies. In: Wilson P, Stanton-Hicks M, Harden RN, eds. *CRPS: Current Diagnosis and Therapy.* Vol. 32. Seattle, WA: IASP Press; 2005:235–253.
124. Mackinnon SE, Holder LE. The use of three-phase radionuclide bone scanning in the diagnosis of reflex sympathetic dystrophy." *J Hand Surg Am.* 1984;9(4):556–563.
125. Maier C, Baron R, Tölle TR, et al. Quantitative sensory testing in the German Research Network on Neuropathic Pain (DFNS): somatosensory abnormalities in 1236 patients with different neuropathic pain syndromes. *Pain.* 2010;150(3):439–450.
126. Maihöfner C, Handwerker HO, Neundörfer B, et al. Mechanical hyperalgesia in complex regional pain syndrome: a role for TNF-alpha? *Neurology.* 2005;65(2):311–313.
127. Mailis A, Wade J. Profile of Caucasian women with possible genetic predisposition to reflex sympathetic dystrophy: a pilot study. *Clin J Pain.* 1994;10(3):210–217.
128. Mailis A, Wade JA. Genetic considerations in CRPS. In: Harden RN, Baron R, Janig W, eds. *Complex Regional Pain Syndrome.* Vol. 22. Seattle, WA: IASP Press; 2001:227–238.
129. Marinus J, Moseley GL, Birklein F, et al. Clinical features and pathophysiology of complex regional pain syndrome. *Lancet Neurol.* 2011;10(7):637–648.
130. Marsden CD, Obeso JA, Traub MM, et al. Muscle spasms associated with Sudeck's atrophy after injury. *Br Med J (Clin Res Ed).* 1984;288(6412):173–176.
131. Matsumura H, Jimbo Y, Watanabe K. Haemodynamic changes in early phase reflex sympathetic dystrophy. *Scand J Plast Reconstr Surg Hand Surg.* 1996;30(2):133–138.
132. McCabe CS, Haigh RC, Halligan PW, et al. Referred sensations in patients with complex regional pain syndrome type 1. *Rheumatology (Oxford).* 2003;42(9):1067–1073.
133. McCabe CS, Haigh RC, Ring EF, et al. A controlled pilot study of the utility of mirror visual feedback in the treatment of complex regional pain syndrome (type 1). *Rheumatology (Oxford).* 2003;42(1):97–101.
134. McLachlan EM, Jänig W, Devor M, et al. Peripheral nerve injury triggers noradrenergic sprouting within dorsal root ganglia. *Nature.* 1993;363:543–546.
135. Merskey H, Bogduk N. *Classification of Chronic Pain: Descriptions of Chronic Pain Syndromes and Definitions of Pain Terms.* Seattle, WA: IASP Press; 1994.
136. Merskey H. Essence, investigation, and management of "neuropathic" pains: hopes from acknowledgment of chaos. *Muscle Nerve.* 1995;18(4):455–456; author reply 458–462.
137. Mitchell SW, Morehouse GR, Keen WW. *Gunshot Wounds and Other Injuries of Nerves.* Philadelphia, PA: JB Lippincott Co; 1864.
138. Muller ME, Allgower M, Schneider R, et al. *Manual of Internal Fixation. Techniques Recommended by the AO Group.* London/New York: Springer Verlag; 1979.
139. Nelson DV, Novy DM. Psychological characteristics of reflex sympathetic dystrophy versus myofascial pain syndromes. *Reg Anesth.* 1996;21(3):202–208.
140. Nonne N. Über die Radiolographische nachweisbare akute und kronische "Knochenatrophie" (Südeck bie Nerven-Erkrankungen). *Fortschr Geb Rontgenstr.* 1901;5:293–297.
141. Oaklander AL, Rissmiller JG, Gelman LB, et al. Evidence of focal small-fiber axonal degeneration in complex regional pain syndrome-I (reflex sympathetic dystrophy). *Pain.* 2006;120(3):235–243.
142. Oaklander AL. Evidence-based pharmacotherapy for CRPS and related conditions. In: Wilson P, Stanton-Hicks M, Harden RN, eds. *CRPS: Current Diagnosis and Therapy.* Vol. 32. Seattle, WA: IASP Press; 2005:181–200.
143. Oyen WJ, Arntz IE, Claessens RM, et al. Reflex sympathetic dystrophy of the hand: an excessive inflammatory response? *Pain.* 1993;55(2):151–157.
144. Patman RD, Thompson JE, Persson AV. Management of post-traumatic pain syndromes: report of 113 cases. *Ann Surg.* 1973;177(6):780–787.
145. Pelissier J, et al. La personnalite du sujet souvrant d'algodystrophie sympathique reflexe. Etudes Psychometrques par le test MMPI. *Rheumatologie.* 1981;23:351–354.
146. Perelman RB, Adler D, Humphreys M. Reflex sympathetic dystrophy: electronic thermography as an aid in diagnosis. *Orthop Rev.* 1987;16(8):561–566.
147. Plewes LW. Sudeck's atrophy in the hand. *J Bone Joint Surg Br.* 1956;38B:195–203.
148. Price DD, Long S, Wilsey B, et al. Analysis of peak magnitude and duration of analgesia produced by local anesthetics injected into sympathetic ganglia of complex regional pain syndrome patients. *Clin J Pain.* 1998;14(3):216–226.
149. Procacci P, Francini F, Maresca M, et al. Skin potential and EMG changes induced by cutaneous electrical stimulation. II. Subjects with reflex sympathetic dystrophies. *Appl Neurophysiol.* 1979;42(3):125–134.

150. Procacci P, Francini F, Zoppi M, et al. Cutaneous pain threshold changes after sympathetic block in reflex dystrophies. *Pain.* 1975;1(2):167–175.
151. Punt TD, Cooper L, Hey M, et al. Neglect-like symptoms in complex regional pain syndrome: learned nonuse by another name? *Pain.* 2013;154(2):200–203.
152. Ramachandran VS, Roger-Ramachandran D. Synaesthesia in phantom limbs induced with mirrors. *Proc R Soc Lond B Biol Sci.* 1996;263:377–386.
153. Renier JC, Moreau R, Bernat M, et al. [Contribution of dynamic isotopic tests in the study of algodystrophies]. *Rev Rhum Mal Osteoartic.* 1979;46(4):235–241.
154. Ribbers GM, Oosterhuis WP, van Limbeek J, et al. Reflex sympathetic dystrophy: is the immune system involved? *Arch Phys Med Rehabil.* 1998;79(12):1549–1552.
155. Sandroni P, Benrud-Larson LM, McClelland RL, et al. Complex regional pain syndrome type I: incidence and prevalence in Olmsted county, a population-based study. *Pain.* 2003;103(1–2): 199–207.
156. Sandroni P, Low PA, Ferrer T, et al. Complex regional pain syndrome I (CRPS I): prospective study and laboratory evaluation. *Clin J Pain.* 1998;14(4):282–289.
157. Sarangi PP, Ward AJ, Smith EJ, et al. Algodystrophy and osteoporosis after tibial fractures. *J Bone Joint Surg Br.* 1993;75(3):450–452.
158. Schattschneider J, Wenzelburger R, Deuschl G, et al. Kinematic analysis of the upper extremity in CRPS. In: Harden RN, Baron R, Janig W, eds. *Complex Regional Pain Syndrome.* Vol. 22. Seattle, WA: IASP Press; 2001:119–128.
159. Schinkel C, Gaertner A, Zaspel J, et al. Inflammatory mediators are altered in the acute phase of posttraumatic complex regional pain syndrome. *Clin J Pain.* 2006;22(3): 235–239.
160. Schinkel C, Scherens A, Köller M, et al. Systemic inflammatory mediators in post-traumatic complex regional pain syndrome (CRPS I)—longitudinal investigations and differences to control groups. *Eur J Med Res.* 2009;14(3):130–135.
161. Schwartzman RJ, Kerrigan J. The movement disorder of reflex sympathetic dystrophy. *Neurology.* 1990;40(1):57–61.
162. Schwartzman RJ, McLellan TL. Reflex sympathetic dystrophy. A review. *Arch Neurol.* 1987;44(5):555–561.
163. Sethna NF, Meier PM, Zurakowski D, et al. Cutaneous sensory abnormalities in children and adolescents with complex regional pain syndromes. *Pain.* 2007;131(1–2):153–161.
164. Stanos SP, Harden RN, Wagner-Raphael L, et al. A prospective clinical model for investigating the development of CRPS. In: Harden RN, Baron R, Janig W, eds. *Complex Regional Pain Syndrome.* Vol. 22. Seattle, WA: IASP Press; 2001:151–164.
165. Stanton-Hicks M, et al. Complex regional pain syndromes: guidelines for therapy. *Clin J Pain.* 1998;14(2):155–166.
166. Stanton-Hicks M, Jänig W, Hassenbusch S. Reflex sympathetic dystrophy: changing concepts and taxonomy. *Pain.* 1995;63(1):127–133.
167. Stanton-Hicks M, Rauck RL, Hendrickson M, et al. Miscellaneous and experimental therapies. In: Wilson P, Stanton-Hicks M, Harden RN, eds. *CRPS: Current Diagnosis and Therapy.* Vol. 32. Seattle, WA: IASP Press; 2005:255–274.
168. Steinbrocker O. The shoulder-hand syndrome: present perspective. *Arch Phys Med Rehabil.* 1968;49(7):388–395.
169. Subbarao J, Stillwell GK. Reflex sympathetic dystrophy syndrome of the upper extremity: analysis of total outcome of management of 125 cases. *Arch Phys Med Rehabil.* 1981;62(11):549–554.
170. Sudeck P. Über die akute (reflektorische) Knochenatrophie nach Entzündungen und Verletzungen in den Extremitäten und ihre klinischen Erscheinungen. *Fortschr Geb Rontgenstr.* 1901;5:227–293.
171. Sudeck P. Über die Akute (reflektorische) Knochenatrophie. *Arch Klin Chir.* 1900; 762: 147–156.
172. Thomson McBride AR, Barnett AJ, Livingstone JA, et al. Complex regional pain syndrome (type 1): a comparison of 2 diagnostic criteria methods. *Clin J Pain.* 2008;24(7):637–640.
173. Torebjörk E, Wahren L, Wallin G, et al. Noradrenaline-evoked pain in neuralgia. *Pain.* 1995;63:11–20.
174. Uceyler N, Eberle T, Rolke R, et al. Differential expression patterns of cytokines in complex regional pain syndrome. *Pain.* 2007;132(1–2):195–205.
175. van der Laan L, Goris RJ. Reflex sympathetic dystrophy. An exaggerated regional inflammatory response? *Hand Clin.* 1997;13(3):373–385.
176. van der Laan L, Kapitein P, Verhofstad A, et al. Clinical signs and symptoms of acute reflex sympathetic dystrophy in one hindlimb of the rat, induced by infusion of a free-radical donor. *Acta Orthop Belg.* 1998;64(2):210–217.
177. van der Laan L, ter Laak HJ, Gabreëls-Festen A, et al. Complex regional pain syndrome type I (RSD): pathology of skeletal muscle and peripheral nerve. *Neurology.* 1998;51(1): 20–25.
178. van Hilten JJ, van de Beek WJ, Vein AA, et al. Clinical aspects of multifocal or generalized tonic dystonia in reflex sympathetic dystrophy. *Neurology.* 2001;56(12):1762–1765.
179. van Hilten, JJ, Blumberg H, Robert Schwartzman RJ. Factor IV: movement disorders and dystrophy. Pathophysiology and measurement. In: Wilson PR, Stanton-Hicks M, Harden RN, eds. *CRPS: Current Diagnosis and Therapy.* Seattle, WA: IASP Press; 2005;32:119–137.
180. Van Houdenhove B, Vasquez G, Onghena P, et al. Etiopathogenesis of reflex sympathetic dystrophy: a review and biopsychosocial hypothesis. *Clin J Pain.* 1992;8(4):300–306.
181. Van Houdenhove B, Vasquez G. Is there a relationship between reflex sympathetic dystrophy and helplessness? Case reports and a hypothesis. *Gen Hosp Psychiatry.* 1993; 15(5): 325–329.
182. Van Houdenhove B. Neuro-algodystrophy: a psychiatrist's view. *Clin Rheumatol.* 1986;5(3):399–406.
183. Veldman PH, Reynen HM, Arntz IE, et al. Signs and symptoms of reflex sympathetic dystrophy: prospective study of 829 patients. *Lancet.* 1993;342(8878):1012–1016.
184. Vincent G, Ernst J, Henniaux M, et al. [Attempt at a psychological approach in algoneurodystrophy]. *Rev Rhum Mal Osteoartic.* 1982;49(11):767–769.
185. Wahren LK, Gordh T Jr., Torebjörk E. Effects of regional intravenous guanethidine in patients with neuralgia in the hand; a follow-up study over a decade. *Pain.* 1995;62(3):379–385.
186. Wall PD, Devor M. Sensory afferent impulses originate from dorsal root ganglia as well as from the periphery in normal and nerve injured rats. *Pain.* 1983;17(4):321–339.
187. Wall PD. Noradrenaline-evoked pain in neuralgia. *Pain.* 1995;63(1):1–2.
188. Wasner G, Schattschneider J, Baron R. Skin temperature side differences—a diagnostic tool for CRPS? *Pain.* 2002;98(1–2):19–26.
189. Watson Jones SR. *Fractures and Joint Injuries.* London: ES Livingstone Ltd; 1952.
190. Wenzelburger R, Schattschneider J, Wasner G, et al. Grip force coordination in CRPS. In: Harden RN, Baron R, Janig W, eds. *Complex Regional Pain Syndrome.* Vol. 22. Seattle, WA: IASP Press; 2001:129–134.
191. Wilder R, Olsson GL. Management of pediatric patients with CRPS. In: Wilson P, Stanton-Hicks M, Harden RN, eds. *CRPS: Current Diagnosis and Therapy.* Vol. 32. Seattle, WA: IASP Press; 2005:275–289.
192. Wilder RT, Berde CB, Wolohan M, et al. Reflex sympathetic dystrophy in children. Clinical characteristics and follow-up of seventy patients. *J Bone Joint Surg Am.* 1992;74(6): 910–919.
193. Wilder RT. Management of pediatric patients with complex regional pain syndrome. *Clin J Pain.* 2006;22(5):443–448.
194. Woolf CJ, Mannion RJ. Neuropathic pain: aetiology, symptoms, mechanisms, and management. *Lancet.* 1999;353:1959–1964.
195. Woolf CJ, Salter MW. Neuronal plasticity: increasing the gain in pain. *Science.* 2000;288:1765–1768.
196. Zollinger PE, Tuinebreijer WE, Breederveld RS, et al. Can vitamin C prevent complex regional pain syndrome in patients with wrist fractures? A randomized, controlled, multicenter dose-response study. *J Bone Joint Surg Am.* 2007;89(7):1424–1431.
197. Zollinger PE, Tuinebreijer WE, Kreis RW, et al. Effect of vitamin C on frequency of reflex sympathetic dystrophy in wrist fractures: a randomised trial. *Lancet.* 1999;354(9195): 2025–2028.
198. Zucchini M, Alberti G, Moretti MP. Algodystrophy and related psychological features. *Funct Neurol.* 1989;4(2):153–156.
199. Zyluk A. [The three-staged evolution of the post-traumatic algodystrophy]. *Chir Narzadow Ruchu Ortop Pol.* 1998;63(5):479–486.
200. Zyluk A. Results of the treatment of posttraumatic reflex sympathetic dystrophy of the upper extremity with regional intravenous blocks of methylprednisolone and lidocaine. *Acta Orthop Belg.* 1998;64(4):452–456.
201. Zyluk A. The natural history of post-traumatic reflex sympathetic dystrophy. *J Hand Surg Br.* 1998;23(1):20–23.

26

Infecções ortopédicas e osteomielite

Bruce H. Ziran
Wade R. Smith
Nalini Rao

Introdução   768
Classificação   769
Patogênese   772
Infecção após uma fratura   775
Osteomielite pós-traumática aguda   776
Osteomielite crônica   776
Osteomielite fúngica   776
Testes diagnósticos clínicos e laboratoriais   776
   Imagens radiográficas   777
   Cintilografia óssea   777
   Outros métodos cintilográficos   780
   Imagens por ressonância magnética   781

Tomografia computadorizada   781
Culturas e biópsia   781
Diagnóstico molecular   782
Controle e tratamento   783
   Terapia antimicrobiana   784
   Soluções de irrigação   787
   Dispositivos e técnicas para depósito de antibióticos   787
   Técnicas de desbridamento   789
   Considerações no paciente geriátrico   790
Método de tratamento preferido pelos autores   793
   Avaliação inicial   793
   Avaliação diagnóstica   793
   Tratamento   793

INTRODUÇÃO

As primeiras descrições de infecções datam das placas sumérias entalhadas, época em que os princípios do tratamento eram a irrigação, a imobilização e a aplicação de bandagens.[83] Nesse período, a prática dos cuidados de infecção e feridas era essencialmente uma arte, havendo pouco conteúdo científico subjacente aos tratamentos. O tratamento consistia no uso de mel, vinho e fezes de jumento, e floresceram várias filosofias com relação ao valor da purulência. As personalidades dominantes tinham influência significativa em relação à prática médica; e o valor da purulência persistia graças aos escritos de Galeno de Pérgamo (120 a 201 d.C.). Não foi senão no terço final do segundo milênio que se passou a questionar o conceito do valor da purulência.[83]

Nos últimos três séculos, o tratamento da infecção consistia na aplicação de pomadas ou unguentos de uso local e na manutenção da ferida aberta, permitindo que a purulência deixasse o organismo. Alguns termos importantes foram adotados na terminologia médica. *Sequestro* foi definido como "um fragmento de osso morto separado do corpo". A palavra *sequestro* é derivada da palavra latina *sequester* ("depositário"), e *sequestrar* significa "manter afastado dos outros". A palavra *sequestro* é utilizada para descrever um fragmento de osso situado no interior de uma cavidade formada pela necrose. A palavra *invólucro* é derivada da palavra latina *involucrum* e significa "folheto envoltório ou envelope". Essa palavra descreve os efeitos da resposta inflamatória do organismo, em sua tentativa de envolver e isolar o sequestro com relação ao hospedeiro. A história natural da osteomielite era considerada o processo de isolamento do material infeccioso, seguido por uma lenta tentativa de reabsorção do material pelo sistema imune. Contudo, a palavra osteomielite não foi cunhada senão por volta de meados do século XIX, quando foi adotada por Nelaton.[99]

Em seu livro *The Story of Orthopaedics* (História da Ortopedia), Mercer Rang[99] descreve as três descobertas fundamentais que permitiram o sucesso das cirurgias ortopédicas: anestesia, antissepsia e radiografia. As duas primeiras descobertas foram importantes em todas as especialidades cirúrgicas. A anestesia tornou a cirurgia tolerável, mas permanecia ainda uma morbidade considerável, secundária à infecção. Somente em meados do século XIX, os progressos da antissepsia permitiram o controle das infecções e uma intervenção cirúrgica mais efetiva. Como resultado disso, os problemas da infecção passaram a fazer parte da medicina, e desde então foram estudados de maneira mais formal. Entretanto, descrições das primeiras sequestrectomias da tíbia já tinham sido ilustradas desde 1593 por Esculteto.[99]

Antes da anestesia, quase todos os procedimentos operatórios eram realizados com o uso de imobilização forçada e inebriação do paciente. As salas de cirurgia foram criadas porque os procedimentos realizados nas enfermarias horrorizavam os pacientes que os testemunhavam, e os gritos de agonia não contribuíam em nada para incentivar outros pacientes a procurar tratamento cirúrgico. Assim, os pacientes foram isolados do restante da enfermaria. Na mesma época foram descobertos muitos dos modernos agentes medicamentosos, como morfina, heroína, óxido nitroso e éter. De fato, a descoberta do éter como anestésico foi acidental, durante uma das festas de drogas que eram comuns naqueles tempos. Contudo, o éter foi utilizado pela primeira vez como anestésico no Hospital Geral de Massachusetts em 1846 por William T. G. Morton, e seu uso se disseminou de forma rápida por todo o mundo. Essa situação aumentou o incentivo para a realização de procedimentos cirúrgicos. O aumento subsequente do número de procedimentos cirúrgicos, juntamente com a ausência de antissepsia, significou também o aumento da morbidade e da mortalidade.[99] Pasteur e Lister são os cientistas mais creditados como os precursores da antissepsia, mas o avanço mais notável na demonstração da eficácia da transmissão bacteriana é o trabalho de Semmelweiss que, em 1848, provou que a lavagem das mãos entre manobras obstétricas reduzia a mortalidade materna de 88 para cerca de 1%. Lister leu o trabalho de Pasteur sobre fermentação, tendo comparado a putrefação dos tecidos ao mesmo processo. Em seguida, Lister desenvolveu o ácido carbólico, que reduziu a mortalidade por amputação de 43% em uma coorte de pacientes que não receberam tratamento para 15% em uma coorte tratada. Apesar dessa descoberta significativa, seus achados encontraram resistência durante décadas. Mesmo quando seus conceitos foram adotados, as peças restantes do quebra-cabeça, necessárias para o êxito de uma cirurgia asséptica, ainda tiveram de esperar por mais 100 anos.

O uso inicial de antibióticos foi tão acidental como o uso da anestesia e da antissepsia. Foram introduzidos alguns tratamentos antibacterianos, mas foi só na descoberta da penicilina por Alexander Fleming em 1928 que os médicos passaram a compreender a comprovada utilidade dos antibióticos. Mesmo Fleming não deu prosseguimento vigoroso à sua descoberta, mas quando Florey e Chain leram o artigo inicial de Fleming, deram prosseguimento aos experimentos e descobriram o real impacto da penicilina, que era efetiva contra estreptococos. Desde então, foram muitos os antibióticos desenvolvidos,[101] mas também aumentou o número de bactérias resistentes. Em conjunto, a lavagem das mãos, o uso de luvas e gorros, quartos fechados, técnicas assépticas e o uso imediato dos antibióticos diminuíram a incidência de infecções cirúrgicas. Contudo, os centros cirúrgicos no início do século XX ainda permitiam a presença de observadores que tossiam, não vestiam máscaras e usavam roupas comuns. Só em meados do século XX é que os cirurgiões começaram a integrar todos os aspectos controláveis da exposição do paciente a agentes infecciosos, mediante a tentativa de padronizar os efeitos contributivos do ambiente, do paciente, do cirurgião, da ferida, da antissepsia, dos antibióticos e das técnicas cirúrgicas. Entretanto, é provável que muitas das dúvidas relacionadas ao problema da infecção ainda estejam por ser respondidas, e parece plausível que, no momento, ainda não tenha sido compreendida por completo a simbiose entre bactérias e humanos.

Este capítulo se concentrará na descrição, na etiologia, no diagnóstico e no tratamento das infecções ortopédicas, mas terá um enfoque específico nos problemas pós-traumáticos. Haverá maior ênfase no controle das infecções institucionais e no paciente ortopédico geriátrico – sendo essa a seção da população que está crescendo mais rapidamente.

Para o tratamento de uma infecção ortopédica, é preciso compreender os aspectos básicos da interdependência de humanos e bactérias. As bactérias são uma parte necessária da existência humana, e a flora normal está presente de maneira abundante no organismo. Vale a pena considerar que, a qualquer momento, a pele de uma pessoa pode conter até 180 tipos de bactérias.[46] Existem até 10 unidades formadoras de colônia (UFC) de bactérias na boca e no períneo. Quase 95% das bactérias encontradas nas mãos se localizam sob as unhas. O ser humano comum se compõe de 100 trilhões de células, mas acredita-se que abrigue mais de 1.000 trilhões de bactérias no interior do organismo ou na superfície corporal. Constantemente o sangue sofre infiltração por bactérias por meio de soluções de continuidade na pele, translocação pelas membranas mucosas e por outras vias, mas a maior parte dessas bactérias é erradicada com rapidez e eficiência pelos mecanismos de defesa do hospedeiro. É o desequilíbrio da própria homeostase que proporciona uma oportunidade para que bactérias contaminantes externas, ou bactérias oportunistas no hospedeiro, se tornem patogênicas e causem infecção. Embora a colonização necessariamente preceda a infecção, a presença de bactérias por si só não constitui infecção. Essa ideia é reforçada pelos achados de um estudo de remoção de materiais de síntese ortopédica, em que 50% das culturas foram positivas em pacientes sem sinais ou sintomas de infecção.[81] Assim, é preciso fazer uma distinção importante entre colonização e infecção. O entendimento dos fatores que alteraram o ambiente local ou sistêmico, e que tiveram como resultado uma infecção bacteriana, é fundamental para a profilaxia e tratamento efetivos e para melhores resultados na cirurgia ortopédica.

Historicamente, o tratamento das infecções ortopédicas era do tipo ablativo, caso em que se fazia a amputação, ou contemporizador, com o tratamento de feridas crônicas ou de seios. Havia pouca probabilidade de salvação do membro, conforme ocorre hoje em dia; e ocasionalmente as infecções que não eram adequadamente tratadas se transformariam em sistêmicas e fatais.

Durante a Guerra Civil Norte-americana e a Primeira Guerra Mundial, certamente a alta mortalidade em pacientes com feridas expostas causadas por arma de fogo no fêmur era causada em grande parte pela sepse. No evento de cada guerra, ocorrem avanços nas ciências da cirurgia e da medicina, e isso é particularmente verdadeiro para a cirurgia traumatológica e para as lesões nos membros, que ainda são responsáveis por aproximadamente 65% de todas as lesões ligadas à guerra.[84] Portanto, ironicamente, muitos dos avanços no tratamento das infecções e das lesões de membros foram diretamente decorrentes de estados de guerra. Os recentes conflitos no Oriente Médio foram associados a menor mortalidade, em comparação com as guerras precedentes; e a maioria das baixas ortopédicas foi causada por lesões por explosão. Isso influenciou sobretudo o controle das infecções e as próteses. Muitos soldados se apresentavam com contaminação intensa em lesões no campo de batalha, o que impossibilitava uma fixação definita imediata. Essa situação levou os pesquisadores a investigar os melhores métodos de reconstrução dos tecidos em presença de uma contaminação significativa. As inevitáveis amputações que se faziam necessárias causaram um verdadeiro renascimento na indústria das próteses.

CLASSIFICAÇÃO

Em termos históricos, a osteomielite era classificada como aguda ou crônica, dependendo da duração dos sintomas. Kelly[61] documentou um sistema de classificação baseado na etiologia da osteomielite. Nessa classificação, havia quatro tipos; o tipo I era osteomielite hematogênica, o tipo II era uma osteomielite associada à consolidação da fratura, o tipo III era uma osteomielite sem consolidação da fratura e o tipo IV era uma osteomielite pós-operatória ou pós-traumática sem presença de fratura. Em 1984, Weiland et al.[127] sugeriram outro esquema de classificação, baseado na localização do envolvimento ósseo. Nesse sistema, os autores consideraram três tipos: o tipo I se caracterizava por osso exposto sem evidência de infecção óssea, mas com evidência de infecção de tecido mole; nas fraturas do tipo II, estava presente uma infecção cortical e endosteal circunferencial; e nas lesões do tipo III, a infecção cortical e endosteal estava associada a um defeito segmentar.

Em 1989, May et al.[71] propuseram outro esquema de classificação para osteomielite concentrado na tíbia. O sistema se baseava na natureza do osso, seguida do desbridamento dos tecidos moles e do osso. Os autores propuseram cinco categorias.

Considerava-se que a osteomielite tibial pós-traumática do tipo I estava presente quando a tíbia e a fíbula intactas se mostravam capazes de suportar cargas funcionais e quando não havia necessidade de reconstrução. Na osteomielite do tipo II, a tíbia intacta era incapaz de suportar cargas funcionais, necessitando da aplicação de enxerto ósseo. Na osteomielite do tipo III, a fíbula estava intacta, mas estava presente um defeito tibial que media não mais de 6 cm. O defeito tibial devia ser tratado com aplicação de enxerto ósseo esponjoso, sinostose tibiofibular ou histogênese por distração. A osteomielite do tipo IV se caracterizava por uma fíbula intacta, mas com um defeito que media mais de 6 cm de comprimento, implicando a necessidade de osteogênese por distração, sinostose tibiofibular ou enxerto ósseo vascularizado. A osteomielite do tipo V se caracterizava por um defeito tibial superior a 6 cm e sem uma fíbula intacta, frequentemente necessitando de amputação.

A classificação de Waldvogel[125] categorizava a osteomielite em três etiologias primárias – hematogênica, por contiguidade (proveniente de uma origem adjacente, por exemplo, uma fratura exposta ou um implante colonizado) ou crônica, nesse caso uma osteomielite de longa duração com reação madura do hospedeiro.

Esses diversos sistemas de classificação se baseavam nas crenças e opções terapêuticas da época, e todos se tornaram menos relevantes diante das modernas modalidades diagnósticas e terapêuticas. Entretanto, cada uma dessas classificações representou um esforço importante para a categorização da fisiopatologia da infecção óssea, a fim de facilitar a escolha de um tratamento efetivo.

A classificação atualmente aceita permanece sendo a de Cierny-Mader,[20] que não só descreve a patologia no osso, mas – ainda mais importante – também classifica o hospedeiro ou o paciente (Tabs. 26.1 e 26.2). A utilidade do sistema de Cierny-Mader é sua aplicabilidade à prática clínica e a enorme experiência e quantidade de dados reunida apenas de um só cirurgião que mantenha registros meticulosos. O diferencial da abordagem de Cierny e Mader é o uso de princípios oncológicos para o tratamento. Com efeito, a osteomielite se comporta de modo muito parecido com um tumor ósseo benigno, visto que em raros casos é letal, mas tende a retornar se não for feita a sua erradicação completa. Um fato curioso é que os dados dos resultados descritos por Cierny et al.[20] indicam que, depois de realizado o tratamento cirúrgico apropriado, o hospedeiro poderá ser a variável mais importante que afeta o tratamento e o resultado.

Um aspecto da classificação de Cierny-Mader é a análise do estado fisiológico do paciente ou hospedeiro. O hospedeiro é classificado pelo número de comorbidades sistêmicas e locais. Um hospedeiro A tem uma fisiologia e um membro saudáveis, com pouco comprometimento sistêmico ou local. O hospedeiro B é subdividido do seguinte modo: com comprometimento local (B local), com comprometimento sistêmico (B sistêmico) ou com ambos (B sistêmico/local, que inclui qualquer condição de imunocomprometimento, má nutrição, diabetes, velhice, politrauma, hipóxia crônica, doença vascular, malignidade ou insuficiência orgânica, como insuficiência renal ou hepática). O comprometimento local inclui condições como cirurgia ou trauma prévio, celulite, fibrose de irradiação, formação de cicatrizes por queimadura ou trauma, manifestações locais de doença vascular, linfedema ou problemas na zona de lesão. Acredita-se que uma nova variável de comprometimento possa ser identificada no paciente traumatizado, no qual o comprometimento sistêmico seja decorrente de lesões multiorgânicas e a resposta sistêmica consequente ao trauma e ao comprometimento local seja definida pelos efeitos de zona de lesão nos tecidos locais.

O hospedeiro C é um paciente no qual a morbidade decorrente do tratamento é maior do que a morbidade causada pela doença, por causa de condições comórbidas variadas e graves que não podem ser tratadas com segurança. Nesse paciente, o risco decorrente do tratamento curativo, como uma cirurgia de grande porte (p. ex., que dependesse de retalhos livres) ou uma reconstrução prolongada com transporte ósseo, seria maior do que o risco inerente à própria condição infecciosa. Com frequência, os hospedeiros do tipo C são tratados mais adequadamente com uma cirurgia não ablativa limitada e com supressão ou, se for o caso, com uma amputação.

Na classificação de Cierny-Mader,[20] a lesão óssea é classificada pela extensão do envolvimento e pela estabilidade. O tipo I é uma infecção medular ou endosteal sem penetração do córtex. Esse é o tipo de infecção que ocorre depois da colocação de haste intramedular. O tipo II é uma osteomielite superficial que envolve apenas o córtex externo, frequentemente havendo contiguidade com uma úlcera de pressão ou abscesso adjacente. O tipo III é permeativo, visto que ocorre envolvimento tanto de osso cortical quanto da medula; porém, e mais importante ainda, não ocorre perda da estabilidade axial do osso. O tipo IV envolve o osso cortical e a medula, mas de modo segmentar, de tal forma que ocorre perda da estabilidade axial. Os tipos III e IV seriam infecções típicas relacionadas a fraturas expostas. Nas lesões do tipo IV, a ressecção segmentar necessária dependerá da reconstrução do osso, enquanto nas lesões do tipo III, talvez não haja necessidade de estabilização adicional (Tabs. 26.1 e 26.2).

O pareamento dos quatro tipos de osteomielite com as três classes de hospedeiros permite a formulação de estratégias terapêuticas práticas. Cierny et al.[20] propuseram um regime terapêutico detalhado, com definição das modalidades terapêuticas ideais para cada estágio. Esses autores obtiveram 91% de sucesso clínico geral depois de 2 anos para todos os estágios. Como seria de se esperar, quando os resultados foram separados por classe de hospedeiro e tipo de lesão, os hospedeiros da classe A obtiveram os resultados mais satisfatórios. Nos hospedeiros da classe A, foram obtidos percentuais de sucesso de 98%, mesmo nos casos de osteomielite do tipo IV. Os percentuais de sucesso do comprometimento local ou sistêmico variando de 79 a 92%, dependendo do tipo anatômico. Em sua série, Cierny et al. constataram que a classe de hospedeiro parecia ser mais importante do que o tipo de infecção. O sucesso cumulativo foi superior a 90%, e quase todos os insucessos ocorreram nos hospedeiros B. Os hospedeiros C tiveram recomendação de amputação ou tratamento supressivo.[19] As lições extraídas dos achados desses autores são: é importante não somente tratar

TABELA 26.1 Classificação de Cierny-Mader para a osteomielite

	Localização óssea	Envolvimento
Tipo I—Medular A infecção se limita ao canal medular. Tipicamente observada após uso de haste intramedular.	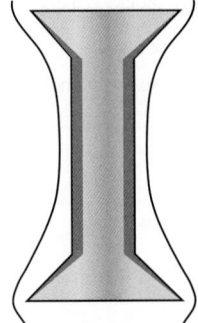 Medular	
Tipo II—Superficial A infecção se limita ao exterior do osso e não penetra no córtex. Tipicamente observada em decorrência de úlceras de pressão.	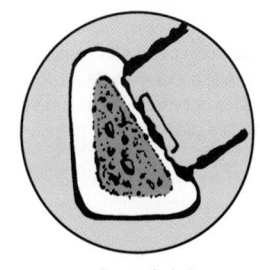 Superficial	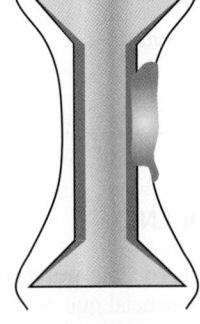
Tipo III—Permeativa/Estável A infecção penetra no córtex, mas o osso demonstra estabilidade axial e em geral dispensa estabilização suplementar. Tipicamente observada depois da fixação interna com placas.	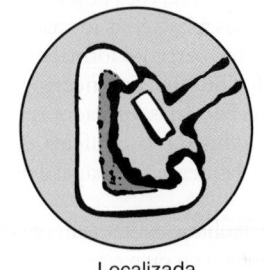 Localizada	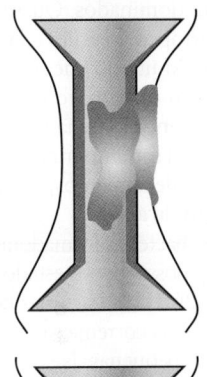
Tipo IV—Permeativa/Instável A infecção invade todo o osso, com distribuição segmentar, resultando em instabilidade axial. Tipicamente observada em infecções extensas ou após um desbridamento agressivo de infecções do tipo III, resultando em perda da estabilidade axial.	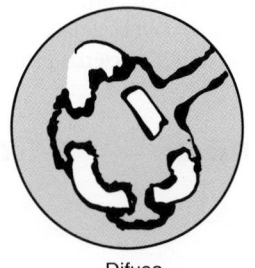 Difusa	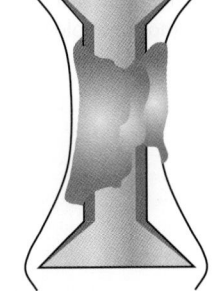

a doença, mas também o hospedeiro, e a condição fisiológica do paciente deve ser otimizada. Assim, no caso de um hospedeiro B local/sistêmico que tenha sofrido anteriormente uma fratura exposta e que, além disso, seja fumante e tenha diabetes não controlado, insuficiência renal e desnutrição, todos esses problemas deverão ser tratados de modo simultâneo com a doença óssea. Ao considerar os achados de Cierny et al.,[19,20] fica aparente que a melhora do estado do hospedeiro é um objetivo produtivo.

É importante ter em mente que os resultados de Cierny et al.[19,20] utilizaram critérios de resultados que eram de uso comum na época. Os atuais estudos de desfecho se concentram mais nas avaliações subjetivas baseadas no paciente, e não nas avaliações baseadas nas observações do cirurgião. Não existem muitos dados sobre os desfechos funcionais nos cenários descritos por Cierny et al., sendo possível que alguns dos pacientes salvos em sua série teriam obtido resultados mais favoráveis com uma substituição por prótese, e vice-versa.

TABELA 26.2 Classificação de Cierny-Mader para o hospedeiro

Classe de hospedeiro	Descrição
Hospedeiro A	Fisiologia e membro sadios
Hospedeiro B: sistêmico	Diabetes, doença multiorgânica estável, uso de nicotina, abuso de drogas, deficiência imunológica, desnutrição, malignidade, velhice, doença vascular **Contexto do trauma:** várias lesões
Hospedeiro B: local	Trauma prévio, queimaduras, cirurgia prévia, doença vascular, celulite, cicatrizes, radioterapia prévia, linfedema **Contexto do trauma:** zona de lesão
Hospedeiro B: sistêmico/local	Combinações de problemas sistêmicos e locais
Hospedeiro C	Várias comorbidades não corrigíveis. Incapaz de tolerar a extensão da reconstrução cirúrgica necessária. O tratamento da doença é pior do que a própria doença

PATOGÊNESE

Antes de iniciar uma discussão sobre diagnóstico e tratamento, é essencial que os mecanismos que promovem as infecções sejam dominados. Quase todas as infecções observadas no cenário ortopédico estão relacionadas a bactérias formadoras de biofilme. Muito do que se sabe sobre bactérias formadoras de biofilme tem origem no Centre for Biofilm Engineering (CBE) em Bozeman, Montana (EUA). As bactérias formadoras de biofilme também são importantes nas indústrias petrolíferas, de processamento de alimentos, naval, de fabricação de papel e de processamento da água.

As bactérias formadoras de biofilme existem em um de dois estados possíveis – o estado planctônico ou o estado de colonização (Fig. 26.1). As bactérias no estado planctônico flutuam de maneira livre na corrente sanguínea, isoladas e em quantidades relativamente pequenas. Nesse estado, as defesas corporais do hospedeiro podem erradicar o microrganismo com facilidade, por meio dos mecanismos imunológicos. É raro que as bactérias planctônicas sobrevivam por muito tempo na corrente sanguínea, apesar das numerosas e repetidas ocorrências de ingresso. Entretanto, se a carga bacteriana for significativa e contínua, os microrganismos poderão suplantar as defesas do hospedeiro e escapar aos efeitos dos antibióticos, seguindo-se a instalação de bacteremia conducente à septicemia e à morte. As bactérias planctônicas também são ativas em termos metabólicos e capazes de se reproduzir. Essa é uma consideração importante para os tratamentos antibióticos que operam pela interferência com a parede celular, com a síntese das proteínas ou ainda com a reprodução.

Se as bactérias planctônicas localizarem uma superfície inerte apropriada, por exemplo, tecido morto ou necrosado, corpos estranhos ou qualquer parte avascularizada do corpo, seja por contaminação direta, disseminação por contiguidade ou por via hematogênica, esses microrganismos poderão se fixar e dar início ao processo de colonização. A justaposição das bactérias com uma superfície ou biomaterial é concretizada pelas forças de van der Waals, que permitem às bactérias formar ligações entrecruzadas irreversíveis com a superfície (interação de aderência-receptor).[26] Além da carga e das forças físicas, a aderência se baseia em interações específicas (dependentes do tempo) entre proteínas de aderência-receptores, bem como na síntese de polímeros de carboidratos.[59] Após a aderência a uma superfície, as bactérias começam a criar uma camada de mucopolissacarídeo conhecida por biofilme, ou "lodo". Em seguida, esses microrganismos formam colônias. Essas colônias exibem um comportamento notavelmente elástico. A Figura 26.2 ilustra colônias de biofilme em que estão visíveis os pilares de um biofilme maduro, distribuídos na parte superior de uma monocamada de células associadas à superfície. Além das células fixas, existem células com motilidade, que mantêm sua associação com o biofilme durante longos períodos, nadando entre os pilares bacterianos associados ao biofilme.[126] A interação das colônias e bactérias demonstra uma comunicação complexa por meio de proteínas e marcadores que podem alterar o comportamento bacteriano.

Nos estágios iniciais da colonização, bactérias sésseis podem ser exterminadas ou neutralizadas pelas defesas do hospedeiro. Contudo, algumas dessas bactérias podem escapar à destruição, passando a atuar potencialmente como um ninho para futuras infecções. Em geral, a transição da colonização para a infecção depende da existência de outras condições. Isso poderia ocorrer

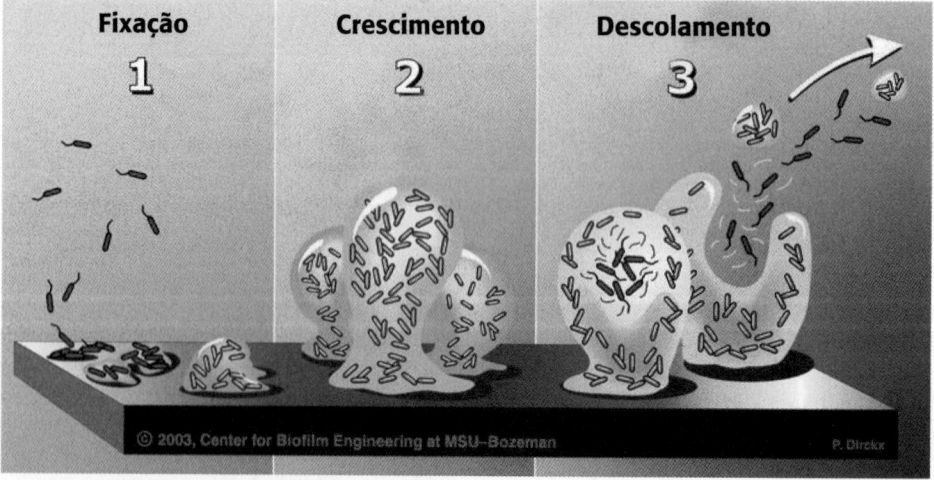

FIGURA 26-1 Ilustração do processo de colonização bacteriana de biofilme. Em primeiro lugar, as bactérias precisam encontrar uma superfície inerte, por exemplo, um implante ou tecido morto, para se aderirem. Então, ocorre seu crescimento e o processo de colonização terá continuidade até que se formem colônias maturas. Após atingida a maturidade, as colônias podem se descolar, dependendo de sinais ambientais ou de sinais entre colônias (do Center for Biofilm Engineering, Montana State University – Bozeman, com permissão).

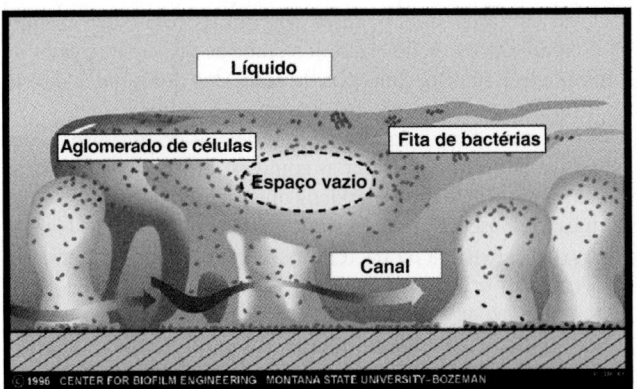

FIGURA 26.2 Ilustração de colônias em biofilme e suas interações (do Center for Biofilm Engineering, Montana State University–Bozeman, com permissão).

se existisse um inóculo que fosse maior do que os níveis limítrofes, um comprometimento dos mecanismos de defesa imune do hospedeiro, tecidos traumatizados ou necrosados, corpos estranhos ou uma superfície acelular ou inanimada (p. ex., osso, cartilagem ou biomaterial morto). Esses mecanismos complexos ajudam a explicar por que nem toda fratura exposta ou implante infectado irá resultar em osteomielite.

Conforme já discutido anteriormente, a primeira etapa da transição da colonização para a infecção depende da aderência bacteriana, que normalmente não ocorrerá sobre superfícies de tecidos viáveis. Então, ao ser encontrado um material estranho ou tecido morto no organismo, tem início uma "corrida para a superfície". As células do hospedeiro tentarão incorporar o material inerte ou sequestrar o tecido inviável por meio da encapsulação, de modo que um implante de biomaterial bem incorporado que tenha esse tipo de neocápsula histointegrada será resistente à aderência bacteriana. E a mesma integração histológica com frequência poderá isolar bactérias que se tornam sésseis em uma superfície de implante, mediante o sequestro dos microrganismos com relação aos nutrientes necessários, até que os mecanismos do hospedeiro possam agir.

No entanto, se as bactérias chegarem à superfície e formarem colônias maduras, a integração tecidual pelo hospedeiro poderá ficar prejudicada, e o processo de infecção poderá ter prosseguimento. Osso lesionado, tecidos necrosados e implantes podem funcionar como superfícies apropriadas para a aderência e colonização bacterianas.[69] O osso desvitalizado sem um periósteo normal apresenta uma matriz de colágeno que permite a ligação das bactérias. Além disso, foi sugerido que a sialoproteína óssea pode funcionar como ligante para a ligação das bactérias ao osso.[69] De modo geral, os biomateriais e outros corpos estranhos são inertes e suscetíveis à colonização bacteriana, por serem inanimados. Independentemente do quão inerte é um metal, ele ainda poderá modular eventos moleculares em sua superfície, que serão interações do tipo receptor-ligante, ligações covalentes e interações termodinâmicas.[44,50] A característica mais importante de qualquer método em particular é a interação entre a camada atômica de sua superfície externa e as glicoproteínas de células procarióticas e eucarióticas. As ligas de aço inoxidável e de cobalto-cromo e de titânio são resistentes à corrosão graças a diversos mecanismos, inclusive os óxido-passivatos de superfície. Esses óxidos de superfície formam uma interface reativa com as bactérias, capaz de promover a formação de colônias. Portanto, existe um equilíbrio entre a implantação de dispositivos e as estruturas superficiais que baixam as taxas de corrosão, mas que podem aumentar a probabilidade de ligação à superfície pelas bactérias. Assim, uma grande área de superfície e um inóculo bacteriano, em combinação com a lesão aos tecidos locais e com o comprometimento ou insuficiência da resposta do hospedeiro, poderá gerar em conjunto as condições necessárias para a infecção.

Após a aderência e a colonização bacteriana, a resistência aos antibióticos parece aumentar.[85,86] Essa resistência depende do tipo de superfície à qual os microrganismos estão aderidos. Os microrganismos que aderem a polímeros de hidrocarbonetos são muito resistentes aos antibióticos. Os mesmos microrganismos, quando aderidos a metais, não resistem com a mesma intensidade à antibioticoterapia. As colônias bacterianas podem passar por mudanças fenotípicas, e parecem hibernar. Podem sobreviver em um estágio de latência sem causar infecção, e isso pode explicar a recuperação de bactérias de materiais de síntese assintomáticos removidos.[81] Assim, enquanto a colonização é um precedente necessário para a infecção, isoladamente a colonização nem sempre levará à infecção.

Duas características de bactérias colonizadas podem ajudar a entender e explicar essa pseudorresistência. Tendo em vista que o trânsito dos antibióticos através dos tecidos se baseia em um gradiente de difusão, as bactérias colonizadas ficam isoladas por uma barreira natural de glicocálice, em geral conhecida como "lodo", através da qual o antibiótico em circulação deve se difundir antes de chegar à parede da célula bacteriana (Fig. 26.3). Então, as moléculas do antibiótico precisam se difundir até a célula bacteriana, ou terão de ser transportadas por membranas celulares bacterianas metabolicamente ativas. Tendo em vista a especulação de que as bactérias no interior dos biofilmes têm taxa metabólica reduzida e passam por mudanças fenotípicas, processos ativos como a formação de membrana celular, que constituem um alvo dos antibióticos, ficariam diminuídos da mesma forma (Fig. 26.4).[117] Em consequência, talvez haja necessidade de concentrações de antibióticos 1.500 vezes superiores ao normal para a penetração do biofilme e também da parede da célula bacteriana. Mesmo assim, quase todas as substâncias antimicrobianas funcionam pela interferência com a síntese da parede celular ou com a reprodução celular; portanto, dependem da presença de bactérias metabolicamente ativas para que possam ter eficácia. Com isso, as bactérias no biofilme podem estar latentes, aparentando uma pseudorresistência. Considerando-se os aspectos metabólicos, quanto mais inativas forem as bactérias, menos bactericida será a antibioticoterapia – e é por isso que infecções maduras ou

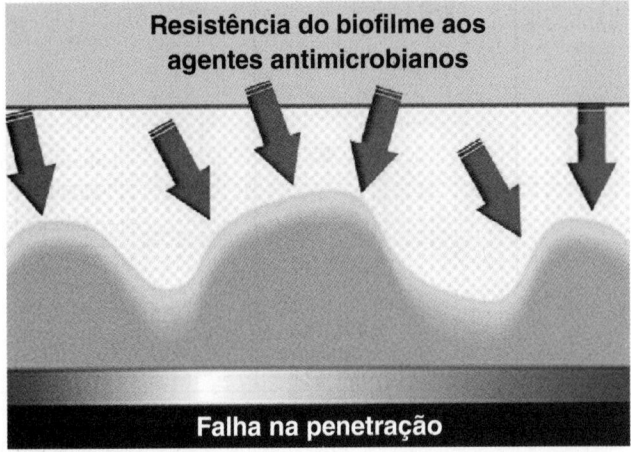

FIGURA 26.3 Ilustração demonstrativa da resistência à difusão através do biofilme, para antibióticos sistêmicos (do Center for Biofilm Engineering, Montana State University–Bozeman, com permissão).

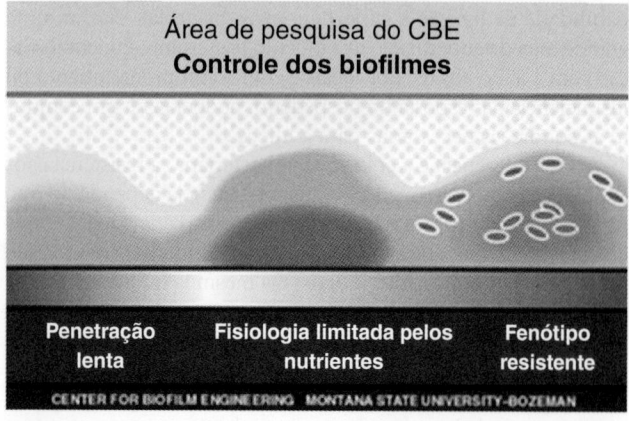

FIGURA 26.4 Fenômeno de pseudorresistência. No biofilme, as bactérias podem diminuir sua atividade metabólica. Tendo em vista que muitos antibióticos interferem com essa atividade metabólica, como seu mecanismo de ação, qualquer atenuação desse tipo poderá fazer com que os antibióticos se tornem menos efetivos. (do Center for Biofilm Engineering, Montana State University—Bozeman, com permissão).

crônicas em raros casos poderão ser curadas com o uso exclusivo de antibióticos. A Tabela 26.3 resume as principais classes de antibióticos e seus mecanismos de ação, dos quais todos devem estar limitados pelo estado bacteriano no biofilme.

Assim que ocorre a colonização, as defesas do organismo continuam a identificar as bactérias como estranhas. Podem ser ativados mecanismos quimiotáxicos que mantêm ativas as células imunes. A subsequente coleção de células inflamatórias levadas até a parede externa da bactéria pela quimiotaxia se manifesta na forma de purulência, que é um sintoma da tentativa do hospedeiro em isolar e destruir a infecção. As células inflamatórias agudas também liberarão um espectro de produtos oxidativos e enzimáticos, na tentativa de penetrar o glicocálice. Esses mediadores e enzimas são inespecíficos, podendo ser tóxicos para o tecido do hospedeiro. O aumento da lesão aos tecidos do hospedeiro poderá resultar na formação de mais substrato superficial para as bactérias locais, gerando um ciclo de lesão tecidual, resposta do hospedeiro e exacerbação da infecção (Fig. 26.5). Por fim, os tecidos do hospedeiro reagem para limitar o alastramento macroscópico e microscópico da infecção. A manifesta-

TABELA 26.3 Principais classes de antibióticos e seu mecanismo de ação

Inibição da síntese/desenvolvimento da parede celular	Penicilina, cefalosporinas, vancomicina, bacitracina, clorexidina
Inibição da síntese de proteínas	Cloranfenicol, macrolídeos, lincosamidas, tetraciclinas
Inibição da síntese de RNA	Rifampina
Inibição da síntese de DNA	Quinolonas, macrolídeos
Inibição da atividade enzimática/metabólica	Trimetoprim-sulfametoxazol (bloqueia a produção do ácido fólico)

Fonte: www.sigmaaldrich.com/Area_of_Interest/Biochemicals/Antibiotic_Explorer/Mechanism_of_Action.html.

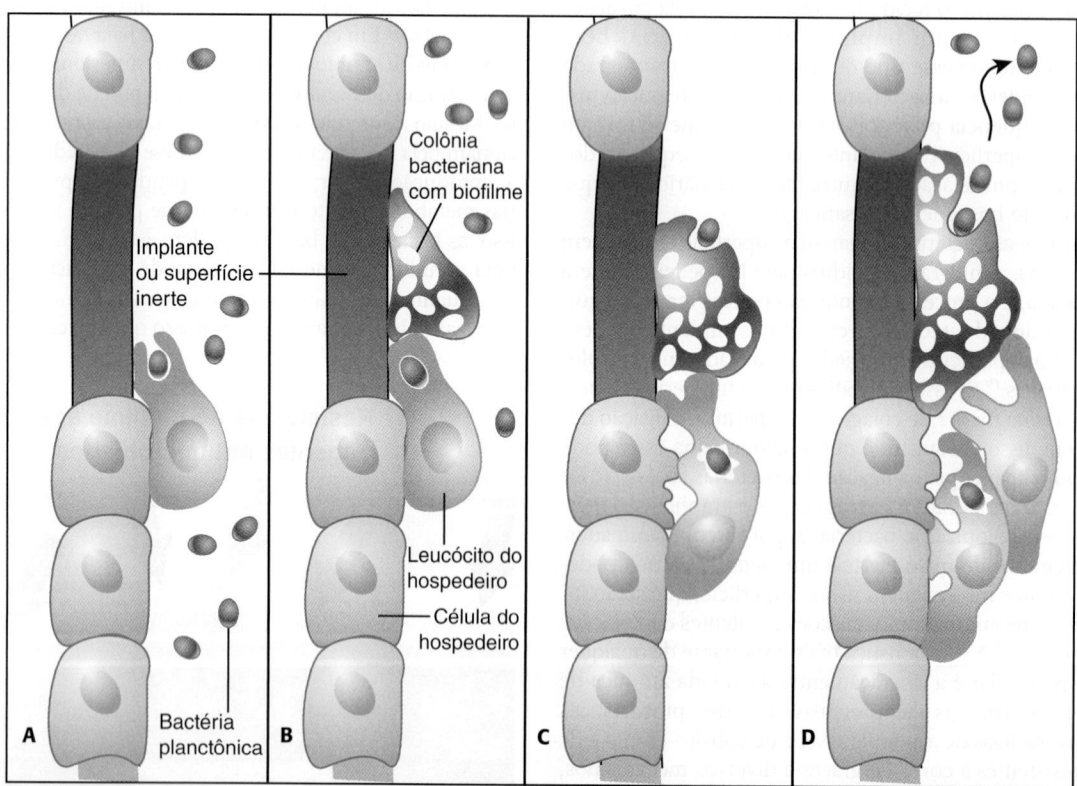

FIGURA 26.5 Mecanismo de autolesão dos leucócitos do hospedeiro em resposta às bactérias do biofilme. **A.** O leucócito do hospedeiro engolfa a bactéria planctônica e, em seguida, **(B)** se movimenta até engolfar uma colônia bacteriana que se desenvolveu, mas não tem capacidade para tal. **C.** A próxima resposta do leucócito do hospedeiro à bactéria engolfada é liberar enzimas oxidativas, mas essas enzimas também causam lesão às células locais do hospedeiro. **D.** A erradicação malsucedida da bactéria e o crescimento da colônia atraem mais leucócitos do hospedeiro, resultando em maior lesão ao tecido do hospedeiro.

ção clínica de uma infecção sequestrada é um abscesso, ou um invólucro. Como alternativa, se a infecção crescer e atingir a pele ou uma superfície epitelial interna, ocorrerá a formação de um trato sinusal, como via para expelir os resíduos. Embora o surgimento de um trato sinusal seja uma manifestação de um processo patológico localmente devastador e indique uma infecção subjacente grave, é importante ter em mente que sua presença também pode impedir o acúmulo da fixação interna, que poderia levar à bacteremia e à septicemia.

No final do processo, poderá surgir um equilíbrio na forma de uma infecção crônica – que é o quadro observado por muitos cirurgiões na prática. De modo geral, há uma história de sintomas intermitentes e de drenagem que responderam a algum tipo de regime antibiótico. É provável que isso signifique a inibição da expansão das colônias nas margens do local infeccioso. Em geral, as manifestações clinicamente prejudiciais de uma infecção são causadas pela liberação, na corrente sanguínea, de bactérias metabolicamente ativas e liberadoras de toxinas, além da liberação de enzimas oxidativas pelas células do hospedeiro. Embora as bactérias permaneçam sensíveis às defesas do organismo do hospedeiro e aos antibióticos, seu número e a contínua liberação para a corrente sanguínea representam uma doença debilitante crônica. Qualquer estresse agudo no ambiente do hospedeiro – um trauma, doença ou imunossupressão – poderá abrir caminho para que a infecção se fortaleça e se alastre. Assim, infecções de longa duração que foram toleradas por indivíduos jovens e sadios podem subitamente passar a ameaçar o membro ou a vida da pessoa à medida que ela envelhece.

Novos desenvolvimentos originários do trabalho do grupo de Bozeman oferecem novas oportunidades para o tratamento das infecções bacterianas de implantes ortopédicos. São os revestimentos de superfícies, agentes inibidores da colonização ou promotores da dissolução de colônias, pequenos campos elétricos, um pH baixo e superfícies ácidas e negativamente carregadas, resistentes aos biofilmes. As propriedades das superfícies dos implantes ou das medicações locais ou sistêmicas podem ajudar a diminuir o risco de infecção, em particular na população idosa, que exibe atividade diminuída do sistema imune.

INFECÇÃO APÓS UMA FRATURA

É mais provável que a infecção subsequente a uma fratura esteja associada com fraturas expostas ou com procedimentos cirúrgicos invasivos. São poucas as fraturas fechadas tratadas de forma conservadora que evoluirão para osteomielite. Para melhorar o diagnóstico das infecções ósseas pós-traumáticas, é preciso compreender os mecanismos de infecção, em particular para fraturas expostas.

Aproximadamente 60 a 70% das fraturas expostas estão contaminadas com bactérias, mas um percentual muito pequeno evoluirá para a infecção. O risco de infecção tem correlação significativa com o grau de lesão aos tecidos moles.[121] Considerando-se que a mera presença de bactérias em uma ferida aberta não é suficiente para causar infecção, será então importante reconhecer que uma fratura intensamente contaminada em raros casos poderá ser desbridada até o ponto de se chegar a um leito tecidual estéril ou livre de bactérias. Acredita-se que, afora a remoção da maior parte das bactérias do leito tecidual contaminado, o segundo maior objetivo de um desbridamento amplo e agressivo é deixar no paciente um leito de tecido viável com mínima superfície necrosada ou inerte para a colonização das bactérias remanescentes. Ao minimizar a contaminação bacteriana mediante a eliminação de aderências e dos nutrientes, o hospedeiro ganha a oportunidade de erradicar qualquer contaminante remanescente na zona de lesão. A Figura 26.6 demonstra o conceito de desbridamento de fratura exposta, em que a ferida contaminada é desbridada até que a ferida restante lembre uma ferida criada de forma cirúrgica, na qual o tecido residual é sadio e demonstra pouca evidência de contaminação. É importante lembrar que a contaminação pode ter penetrado nos planos histológicos ou em locais não evidentes na ferida inicial. Esse pode ser um problema específico em casos de lesão por ex-

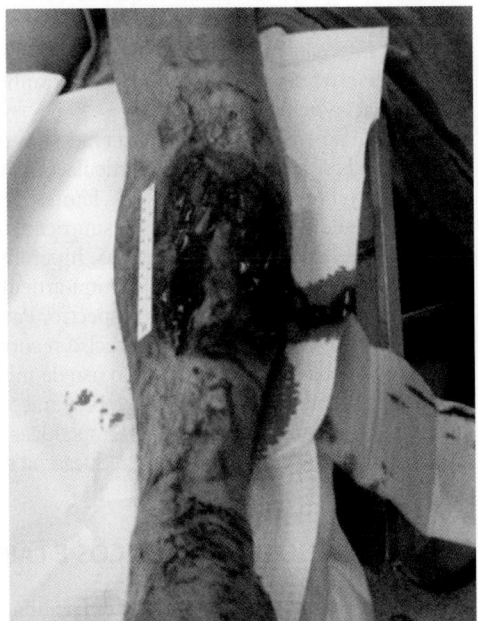
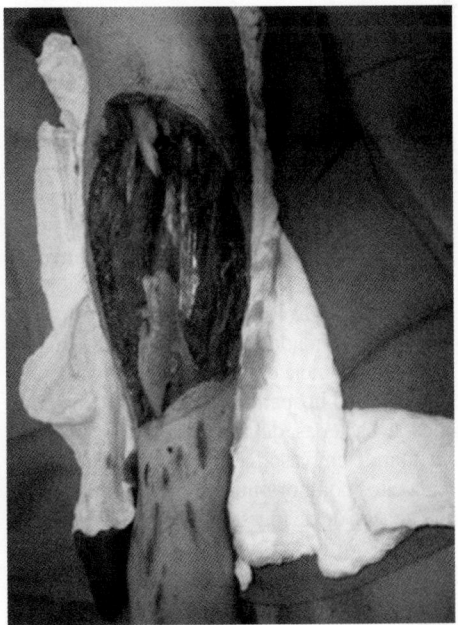

FIGURA 26.6 Fotografias operatórias de uma fratura exposta grave da tíbia. **A.** Aspecto antes do desbridamento cirúrgico. **B.** Aspecto depois do desbridamento cirúrgico. Observe que, depois do desbridamento, os tecidos e a ferida parecem ter sido cirurgicamente criados. Embora seja improvável a remoção total das bactérias, uma exploração minuciosa e um desbridamento cuidadoso, que deixe para trás apenas tecidos viáveis, minimizarão o risco de uma infecção subsequente.

plosão. O uso da irrigação pulsátil antes da exploração cirúrgica e do desbridamento pode, de fato, empurrar os contaminantes iniciais mais para o fundo nos tecidos, resultando em contaminantes que permanecerão em um leito tecidual localmente comprometido. Essa situação aumentará a probabilidade de infecção, tanto aguda como tardia.

Um fato importante que costuma passar despercebido é que as bactérias recuperadas das infecções clínicas não são necessariamente as bactérias detectadas de modo agudo no leito de tecido contaminado. Diversos estudos demonstraram que as culturas de rotina de fraturas expostas não têm maior utilidade, porque o microrganismo predominante recuperado de culturas agudas em geral não é o microrganismo que será recuperado se e quando ocorrer uma infecção. A antibioticoterapia baseada na cultura aguda, seja antes ou depois do desbridamento, pode ser prejudicial, porque o antibiótico que for escolhido talvez não esteja especificamente indicado e tenha o potencial de promover mudanças e supercrescimento na flora bacteriana. No pior cenário do caso, a antibioticoterapia de rotina baseada nas culturas iniciais da ferida poderá promover o desenvolvimento de cepas bacterianas resistentes.[64,92,122]

Com frequência, muitos dos microrganismos responsáveis por uma eventual osteomielite são patógenos hospitalares, por exemplo, *Staphylococcus aureus* resistente ou bacilos Gram-negativos, como *Pseudomonas aeruginosa*,[51,67] que não estão inicialmente presentes em uma ferida traumática. Isso não significa que outras bactérias não deverão ser consideradas, e que elas podem depender do ambiente. É preciso pensar na possibilidade de *Clostridium perfringens* se houver contaminação com terra; e *Pseudomonas* e *Aeromonas hydrophila* podem estar presentes após uma lesão ocorrida em água doce. *Vibrio* e *Erysipelothrix* podem estar presentes em lesões ocorridas em água salgada. Uma possível explicação para a baixa correlação entre culturas agudas e uma eventual infecção pode ser a baixa virulência dos contaminantes iniciais, que são facilmente neutralizados por uma combinação de desbridamento e antibióticos; mas o leito tecidual com comprometimento local e, em pacientes politraumatizados, com envolvimento sistêmico, fica aberto aos microrganismos nosocomiais mais agressivos.

OSTEOMIELITE PÓS-TRAUMÁTICA AGUDA

A osteomielite pós-traumática é uma infecção óssea que resulta em uma lesão traumática que possibilita aos microrganismos patogênicos entrarem em contato com osso/tecidos moles lesionados, com a proliferação e expressão da infecção.[75] Em um paciente com lesões traumáticas, outros fatores contributivos para o desenvolvimento subsequente da osteomielite são a presença de hipotensão, um desbridamento inadequado do local fraturado, desnutrição, hospitalização prolongada na unidade de terapia intensiva, alcoolismo e tabagismo.[41,118] A ocorrência de trauma pode levar a uma interferência com a resposta do hospedeiro à infecção. Uma lesão tecidual, ou a presença de bactérias, deflagra a ativação da cascata do complemento, resultando em vasodilatação local, edema tecidual, migração de leucócitos polimorfonucleares (LPN) para o local lesionado e maior capacidade de ingestão de bactérias pelos fagócitos.[56] Foi informado que o trauma retarda a resposta inflamatória às bactérias e que também deprime a imunidade mediada por célula e compromete as funções dos LPN (quimiotaxia, produção de superóxidos e extermínio microbiano).[56] Foi demonstrado que o sistema de Cierny-Mader,[20] de uso comum, tem íntima correlação com o estado geral do paciente, e não com as especificidades do envolvimento ósseo.

OSTEOMIELITE CRÔNICA

Com frequência, esse transtorno é o resultado de uma osteomielite aguda tratada de forma inadequada. Os fatores gerais predisponentes para a osteomielite crônica são: grau de necrose óssea, má nutrição, o microrganismo infeccioso, a idade do paciente, presença ou não de comorbidades e abuso de drogas/medicamentos.[25] Em geral, o microrganismo infeccioso varia com a causa da osteomielite crônica. A osteomielite crônica é consequência de osteomielite aguda e costuma ser causada por *S. aureus*, embora a osteomielite crônica ocorrente depois de uma fratura possa ser polimicrobiana ou causada por um microrganismo Gram-negativo. De modo geral, observa-se que usuários de drogas intravenosas têm infecções por *Pseudomonas* e também por *S. aureus*. Hoje, são diagnosticados microrganismos Gram-negativos em até 50% de todos os casos de osteomielite crônica; isso pode se dever a variáveis como intervenção cirúrgica, antibióticos crônicos, causas nosocomiais ou mudanças na flora bacteriana do leito tecidual.[25] Em pacientes com osteomielite crônica, o problema fundamental é a lenta revascularização progressiva do osso, que deixa bolsões protegidos de material necrosado para sustentar o crescimento bacteriano, que estão relativamente protegidos da antibioticoterapia sistêmica. Essa coleção de bactérias, tecidos moles e ósseos necrosados é o que se chama de sequestro, e a tentativa do organismo em emparedar o material agressor com tecido inflamatório reativo, seja por tecido ósseo ou por tecido mole, é conhecida como invólucro. O invólucro pode estar muito vascularizado, e pode ser viável e estruturado; durante o desbridamento cirúrgico, isso deverá ser levado em consideração.

OSTEOMIELITE FÚNGICA

As infecções osteoarticulares fúngicas são causadas por dois grupos de fungos. Caracteristicamente, os fungos dimórficos, que são *Blastomyces dermatitidis*, *Ciccidioides* sp, *Histoplasma capsulatum* e *Sporothrix schenckii*, causam infecções em hospedeiros saudáveis em regiões endêmicas, enquanto *Candida* sp, *Cryptococcus* e *Aspergillus* causam infecções em hospedeiros imunocomprometidos. A infecção é introduzida por um trauma ou lesão direta, mas pode estar associada a um corpo estranho penetrante ou à disseminação hematógena.

Candida sp é o fungo mais observado em pacientes com osteomielite. Esse fungo afeta tanto articulações nativas quanto protéticas, vértebras e ossos longos. Os fatores de risco são a perda da integridade da pele, diabetes, desnutrição, terapia imunossupressiva, uso de drogas intravenosas, hiperalimentação, uso de cateteres venosos centrais, injeções intra-articulares de esteroides e o uso de antibióticos de amplo espectro. Para que sejam obtidos resultados satisfatórios, será preciso recorrer a uma abordagem combinada ao tratamento, pelo uso de modalidades clínicas e cirúrgicas. Antifúngicos azólicos e preparações lipídicas de anfotericina B expandiram as opções terapêuticas em pacientes com osteomielite fúngica, pois ocorreu redução na toxicidade associada ao tratamento prolongado.[75]

TESTES DIAGNÓSTICOS CLÍNICOS E LABORATORIAIS

Uma história de infecção ou de enfermidade intercorrente e também de cirurgia ou trauma remoto deve aumentar a suspeita clínica de osteomielite. Os sinais normais de inflamação podem estar ausentes; assim, pode haver dificuldade em estabelecer um diagnóstico de infecção. O paciente pode ter uma história de infecção em outro local, por exemplo, pulmões, bexiga ou pele, juntamente com uma história de trauma. O paciente costuma se queixar de dor na área afetada e indisposição. Ademais, poderá apresentar redução da atividade, mal-estar, anorexia, febre, taquicardia e desatenção. Os achados locais incluem inchaço e calor, eritema ocasional, sensibilidade à palpação, drenagem e limitação na amplitude de movimento nas articulações adjacentes.

Os aspectos da história clínica que devem alertar o cirurgião para uma pesquisa de infecção são: história de fratura exposta, lesão grave a tecidos moles, história de uso abusivo de alguma substância, tratamento prévio inadequado ou um estado de imunocomprometimento. Tais fatores contribuem para um hospedeiro B. Os fatores que afetam o tratamento e que devem ser avaliados são: o momento do início da infecção, o estado dos tecidos moles, a viabilidade do osso, o estado da consolidação da fratura, a estabilidade do implante, a condição do hospedeiro e o exame neurovascular.

As hemoculturas de rotina pouco ajudarão, a menos que revelem manifestações de uma doença sistêmica; mas essas culturas podem ser positivas em até 50 a 75% dos casos com bacteremia ou septicemia simultânea.[128] As hemoculturas positivadas para estafilococos coagulase-negativos – um contaminante e patógeno comum – deverão ser correlacionadas com outros achados clínicos, antes que o médico lhes atribua qualquer significado clínico. Os resultados hematológicos sugestivos de infecção são a elevação da contagem de leucócitos e elevações dos níveis de proteína C reativa (PCR) e da velocidade de hemossedimentação (VHS). VHS pode estar normal nas primeiras 48 horas, mas subirá até níveis em torno de 100 mm/hora, podendo permanecer elevada durante algumas semanas. Entretanto, esse é um marcador inespecífico.[128] A combinação de VHS com PCR melhora a especificidade de tal modo que, se ambos forem negativos, a especificidade será de 90 a 95% para osteomielite aguda. Em outras palavras, valores negativos para PCR e VHS tornam improvável a presença de osteomielite. Seus valores também dependem da idade do paciente: com o envelhecimento, ocorre um aumento contínuo nos valores normais. Em um estudo publicado há pouco tempo, observou-se que VHS e PCR foram instrumentos diagnósticos úteis para a detecção de uma artroplastia infeccionada. Embora esses indicadores tenham baixas sensibilidades e baixos valores preditivos positivos – portanto com pouco valor para a triagem –, têm elevada especificidade e altos valores preditivos negativos, sendo úteis na tomada de decisões terapêuticas.[49] Esses e outros estudos diagnósticos talvez não tenham grande utilidade para as infecções pós-operatórias e crônicas. No cenário agudo, espera-se que VHS e PCR estejam elevados, em decorrência da inflamação local e sistêmica causada pelo procedimento cirúrgico. Nas infecções crônicas, o hospedeiro teve tempo de se adaptar à condição agressora; assim, talvez não monte a necessária resposta para deflagrar uma elevação desses parâmetros. Tão logo seja iniciado o tratamento da osteomielite, PCR e VHS passam a ser indicadores úteis para o acompanhamento da resposta ao tratamento. VHS e PCR são utilizados para o estabelecimento de um valor basal antes do desbridamento e do início da antibioticoterapia, assim como na monitoração da resposta subsequente ao tratamento.

Imagens radiográficas

Com frequência, os achados radiológicos na apresentação inicial de uma osteomielite aguda são normais. Os sinais radiográficos mais comuns de infecção óssea são rarefação, que representa uma desmineralização difusa secundária à hiperemia inflamatória; inchaço dos tecidos moles, com obliteração dos planos histológicos; destruição trabecular; lise; permeação cortical; reação periosteal; e formação do invólucro. A desmineralização radiologicamente detectável pode não ser observável durante pelo menos 10 dias depois do surgimento da osteomielite aguda.[128] Quando presente, a mineralização costuma significar destruição de osso trabecular. Se a infecção se alastrar para o córtex, em geral dentro de 3 a 6 semanas, poderá ser observada uma reação periosteal nas radiografias. Um estudo comunicou que, em casos comprovados de osteomielite, a princípio 5% das radiografias estavam normais ou apresentavam anormalidades, 33% estavam anormais depois de 1 semana e 90% estavam anormais depois de 4 semanas.[6] No tratamento de traumas e fraturas, a natureza da formação do calo e a obliteração do osso pelos implantes podem dificultar o reconhecimento das mudanças radiológicas nos estados iniciais ou intermediários da infecção. Com frequência, as alterações radiográficas específicas poderão ser identificadas apenas quanto ocorrer uma evidente formação de sequestro, de seio ou de invólucro, paralelamente aos achados clínicos (Fig. 26.7).

Cintilografia óssea

A cintilografia é muito utilizada e permanece sendo um instrumento diagnóstico bastante útil. Entretanto, conforme está assinalado adiante, a utilidade desse exame é governada por diversas variáveis, por exemplo, a técnica e a acurácia do exami-

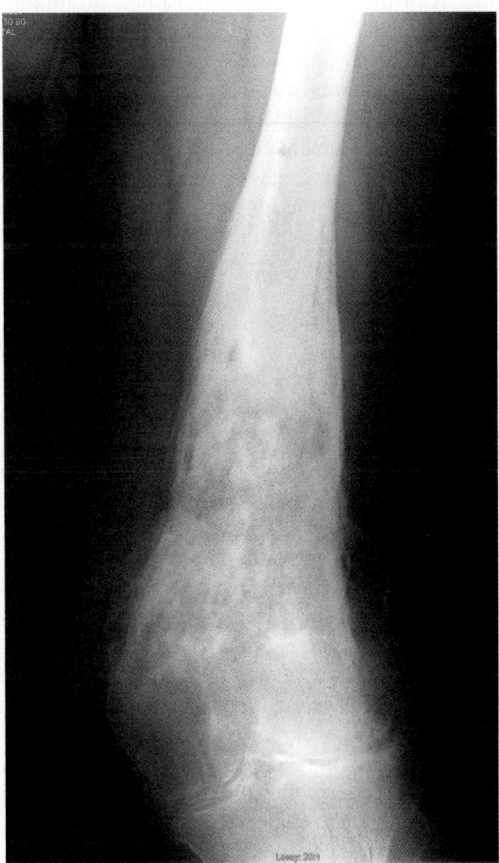

FIGURA 26.7 Radiografia ilustrando as mudanças observadas no osso com osteomielite. Observa-se a reação periosteal e as alterações na permeabilidade no osso.

nador; o ponto principal do diagnóstico ainda é a história clínica, juntamente com os exames de triagem comuns de PCR e VHS. São vários os tipos de cintilografia, mas, em geral, são utilizados três tipos de estudos no diagnóstico da infecção musculoesquelética. São a cintilografia óssea, que utiliza eritrócitos marcados; a cintilografia leucocitária, que utiliza leucócitos marcados; e a cintilografia de medula óssea, que investiga a atividade da medula óssea. Recentemente, a tomografia por emissão de pósitrons (PET) revelou-se uma técnica promissora; hoje em dia, essa técnica vem sendo investigada e utilizada com frequência cada vez maior.

Tecnécio-99m é o principal radioisótopo utilizado na maioria das cintilografias ósseas de corpo inteiro, com o uso de eritrócitos.[27,31,43] O tecnécio se forma como um intermediário metaestável durante o decaimento do molibdênio-99. Tem meia-vida de 6 horas, sendo relativamente barato e de fácil aquisição.[27] Depois da injeção intravenosa, ocorre rápida distribuição desse agente por todo o líquido extracelular. Dentro de algumas horas, mais da metade da dose terá se acumulado no osso, enquanto o restante será excretado na urina. Fosfatos de tecnécio se ligam tanto à matriz orgânica quanto à matriz inorgânica. Entretanto, a característica fundamental, que faz do estudo com tecnécio um procedimento útil, é a sua incorporação preferencial no osso metabolicamente ativo. De modo geral, as imagens ósseas são adquiridas 2 a 4 horas depois da injeção intravenosa do isótopo. Cintilografia óssea trifásica é um procedimento útil no exame da inflamação geral e dos processos correlatos. Após a injeção inicial, as imagens dinâmicas são capturadas sobre a região específica. As imagens dinâmicas são seguidas por imagens estáticas em pontos cronológicos subsequentes. A primeira fase representa a fase do fluxo sanguíneo; a segunda fase, logo depois da injeção, representa a fase de acúmulo nos ossos; e a terceira fase é uma imagem tardia obtida depois de 3 horas, quando a atividade nos tecidos moles está reduzida. Classicamente, a osteomielite se apresenta como uma região de aumento do fluxo sanguíneo, devendo ter um aspecto "quente" em todas as fases, com captura focal na terceira fase (Fig. 26.8). Outros processos, como consolidação das fraturas, próteses soltas e alterações degenerativas, não têm aspecto quente na fase inicial, apesar de assumirem o aspecto quente na fase tardia. As sensibilidades informadas para a cintilografia óssea na detecção de osteomielite variam de maneira considerável, de 32 a 100%. As especificidades informadas variam de 0 a 100%.[106,124]

Citrato de gálio-67 se liga de forma rápida às proteínas séricas, em particular transferrina.[10,102] A substância também é capturada no sangue, em especial pelos leucócitos. O gálio tem sido utilizado com o tecnécio-99 a fim de aumentar a especificidade da cintilografia óssea.[39,52] Foram postulados diversos mecanismos para explicar o aumento da atividade em locais de inflamação. O aumento do fluxo sanguíneo e a maior permeabilidade capilar provocam maior liberação. As bactérias necessitam muito de ferro e, por isso, absorvem gálio. O gálio se liga fortemente aos sideróforos bacterianos e às lactoferrinas leucocitárias. Em regiões de inflamação, essas proteínas estão disponíveis nos espaços extracelulares, e podem se ligar ao gálio com avidez. A quimiotaxia também funciona na localização de leucócitos marcados com gálio nos locais de infecção. Em um estudo típico, o gálio é injetado por via intravenosa, com aquisição de imagens depois de 48 e 72 horas. O ponto crucial da osteomielite é o aumento focal da captação de gálio. Infelizmente, a captação óssea inespecífica do gálio pode ser problemática, pois qualquer processo que cause formação de osso novo

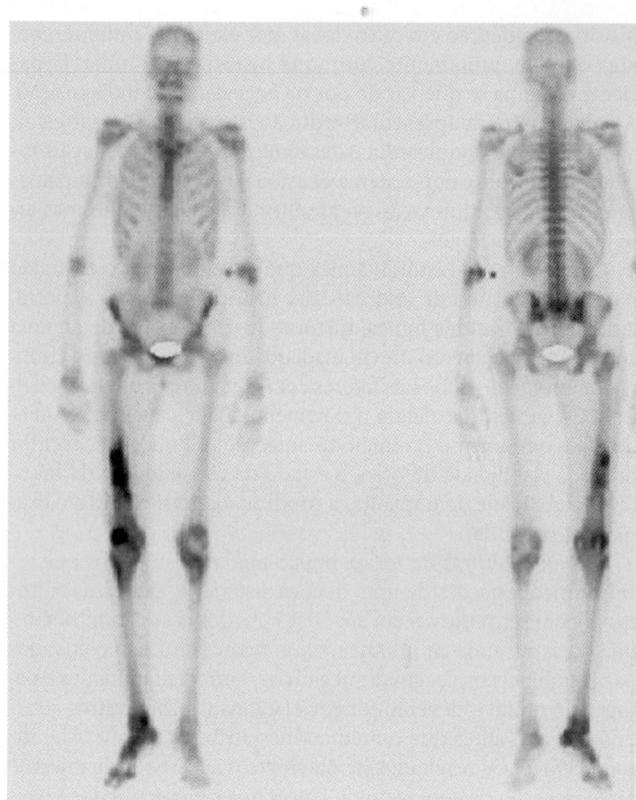

FIGURA 26.8 Cintilografia óssea de rotina, demonstrando aumento na atividade no terço distal do fêmur.

reativo terá um aspecto quente. Em pacientes com fraturas ou prótese, a osteomielite não pode ser diagnóstica com facilidade apenas com o uso do gálio. De maneira geral, as imagens com gálio são interpretadas em conjunto com uma cintilografia óssea com tecnécio. A atividade do gálio é interpretada como anormal se não houver congruência com a atividade em uma cintilografia óssea, ou se houver um padrão de compatibilidade com a atividade do gálio. As sensibilidades e especificidades informadas para o diagnóstico da osteomielite variam de 22 a 100% e de 0 a 100%, respectivamente.[27,52,77,106] Apesar de seu valor diagnóstico insatisfatório, o estudo com gálio ainda oferece algumas vantagens. O produto é facilmente administrado, sendo o agente de escolha para injeções crônicas em tecido mole, embora seja menos efetivo nas infecções ósseas. Sua utilidade também foi demonstrada no acompanhamento da resolução de um processo inflamatório, por demonstrar um declínio progressivo na atividade.

A cintilografia com leucócitos marcados com índio-111 ou com 99mTc-hexametilpropilenamina oxima (99mTc-HMPAO) (Ceretec; GE Healthcare) é a técnica cintilográfica mais utilizada em conjunto com uma cintilografia óssea de rotina. Os leucócitos marcados migram até a região da infecção ativa, resultando em uma cintilografia leucocitária "quente" sobre a área da inflamação ativa. O uso combinado das cintilografias com eritrócitos e leucócitos aumenta de forma significativa a sensibilidade e a especificidade; no momento, esse procedimento representa o padrão de referência para testes com radionuclídeos para detecção de infecções.[68] Por conta da precisão variável dos estudos com tecnécio e gálio, quase todos os laboratórios utilizam como rotina leucócitos marcados com índio-111.[102,105,109,123] Nas preparações com leucócitos marcados com índio, deve-se coletar aproximadamente 50 mL de sangue total autólogo com uma contagem de leucócitos mínima de

5.000 células/mm³. Os leucócitos são marcados com 1 mCi de índio-oxina e, em seguida, são reinjetados. As células marcadas se redistribuem no espaço intravascular. As imagens obtidas imediatamente revelam atividade nos pulmões, fígado, baço e no *pool* sanguíneo. A meia-vida do agente é de cerca de 7 horas. Depois de 24 horas, apenas o fígado, o baço e a medula óssea demonstram atividade. As lesões em processo normal de cura e as infecções tratadas por completo não demonstram aumento na absorção. Os leucócitos que migram até uma área de infecção óssea ativa demonstram maior captação (Fig. 26.9). A maioria dos resultados demonstra melhores sensibilidades (80 a 100%) e especificidades (50 a 100%) para o diagnóstico de osteomielite.[28-30,54,58] Em geral, as cintilografias com leucócitos marcados com índio são superiores às cintilografias ósseas e às cintilografias com gálio para a detecção de infecções. McCarthy et al.[73] relataram o uso de cintilografias com índio como marcador em 39 pacientes com quadro de osteomielite confirmada por biópsia óssea. Esses autores constataram que as cintilografias com índio tinham sensibilidade de 97% e especificidade de 82% para osteomielite. Os poucos resultados falso-positivos ocorreram em pacientes que padeciam de infecções de tecido mole suprajacentes. Uma cintilografia óssea de acompanhamento pode ajudar a diferenciar a infecção óssea de infecção de tecido mole. Nessas situações, a cintilografia com índio deve ser realizada antes da cintilografia óssea, para evitar a ocorrência de resultados falso-positivos. Para esses dois estudos, as sensibilidades e especificidades são superiores a 90%.

Até há pouco tempo, um clínico que estivesse investigando o local de focos infecciosos com o uso da medicina nuclear tinha uma escolha entre imagens com leucócitos marcados com 67Ga--citrato e com 111In-oxina.[28] Os avanços científicos, em especial na medicina nuclear, aumentaram de forma considerável essas escolhas. Diversas técnicas na medicina nuclear ajudaram de modo significativo o diagnóstico de infecção, inclusive a obtenção de imagens com leucócitos marcados com 99mTc-HMPAO e 99mTc-fluoreto estanhoso coloidal.[58] As principais indicações clínicas para o uso de leucócitos marcados com 99mTc-HMPAO são osteomielite e sepse de tecido mole. A osteomielite crônica, inclusive próteses articulares infectadas, será diagnosticada de forma mais adequada com leucócitos marcados com 111In.[93] O uso da cintilografia com leucócitos marcados com 99mTc-HMPAO em pacientes com artroplastia total do quadril ou do joelho demonstrou melhora na precisão diagnóstica, mediante o uso da avaliação semiquantitativa.[129]

A cintilografia óssea com enxofre coloidal é uma modalidade mais recente, que vem sendo cada vez mais utilizada para o diagnóstico de infecção. O estudo avalia a atividade da medula óssea em uma área onde haja suspeita de infecção. A medula pode tornar-se reativa em várias condições na ausência de infecção, e em geral sofre supressão nos casos de infecção. Com o uso de cintilografias de medula óssea com microcoloide, passa a ser maior o conjunto de informações, o que permite melhorar a especificidade do diagnóstico. Há a possibilidade de acúmulo de leucócitos em pacientes com certas condições inflamatórias que podem resultar em uma cintilografia com índio falso-positiva. A infecção tenderá a suprimir a atividade medular e, com isso, deixará a medula óssea com um aspecto "frio", enquanto a cintilografia com leucócitos poderá ainda estar "quente" (Fig. 26.10). Se a cintilografia com leucócitos estiver tão quente quanto a cintilografia de medula óssea, é possível que o paciente não esteja com infecção. Segura et al.[112] examinaram cintilografias com leucócitos marcados com tecnécio (Tc-HMPAO) e cintilografias de medula óssea com tecnécio microcoloidal em procedimentos de substituição articular total. Esses autores constataram que, em 77 pacientes, as cintilografias com leucócitos por si só ou isoladas tinham sensibilidade de 96% e

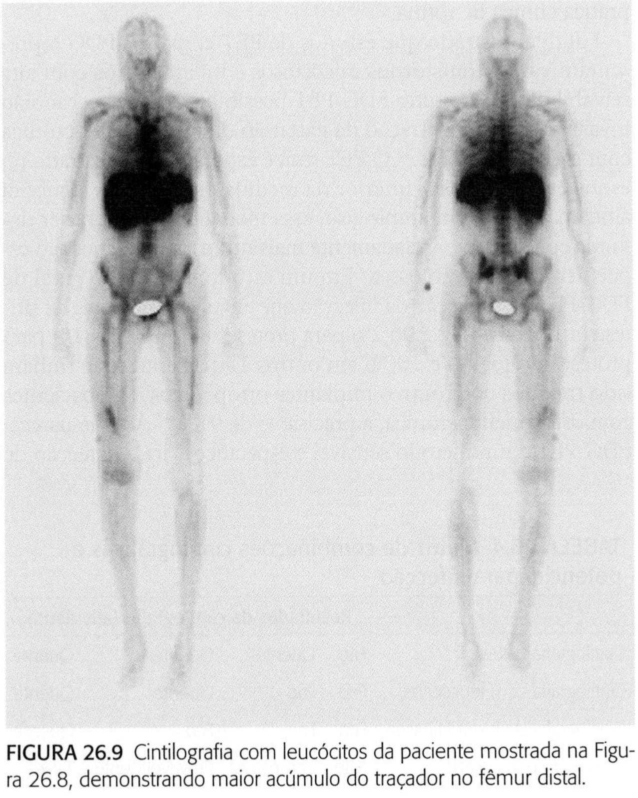

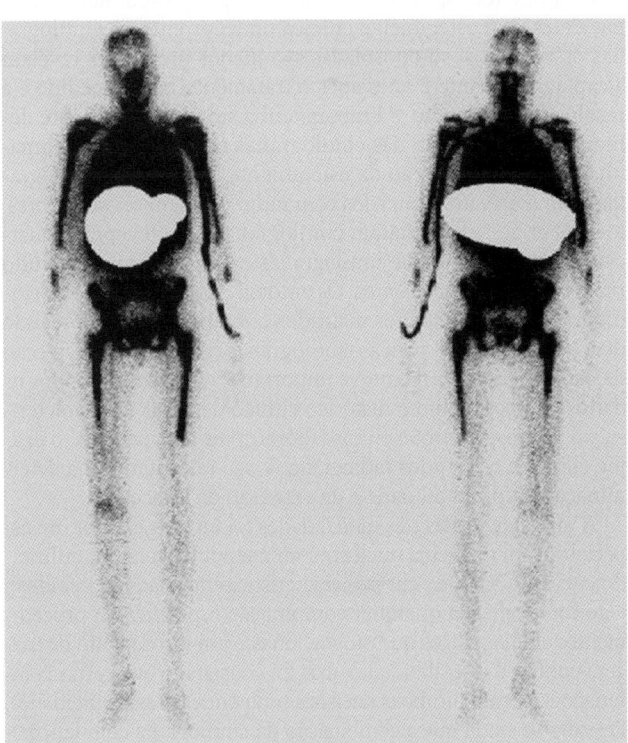

FIGURA 26.10 Cintilografia de medula óssea da paciente mostrada na Figura 26.8, demonstrando supressão da medula no fêmur distal. Cintilografia com enxofre coloidal. Imagens positivas, ou "quentes" indicam atividade medular; esse quadro pode ser observado em problemas medulares inflamatórios.

FIGURA 26.9 Cintilografia com leucócitos da paciente mostrada na Figura 26.8, demonstrando maior acúmulo do traçador no fêmur distal.

especificidade de 30%. Ao ser acrescentada a cintilografia com o coloide, a sensibilidade caiu para 93%, mas a especificidade aumentou para 98%. A adição de uma cintilografia de rotina com eritrócitos marcados não melhorou o quadro.[109] Em outro estudo de Palestro et al.,[90] uma cintilografia com leucócitos marcados com índio foi comparada com cintilografias marcadas com tecnécio e enxofre coloidal, com o objetivo de diferenciar a infecção da artropatia de Charcot. Esses autores constataram que as cintilografias com leucócitos foram positivas em 4 de 20 casos, dos quais 3 estavam infectados. Nas 16 cintilografias com leucócitos negativas, a cintilografia de medula óssea também foi negativa, mas nos 4 casos positivos, a cintilografia de medula óssea foi positiva em dois casos, que foram confirmados como infectados. Palestro et al. concluíram que o resultado das cintilografias com leucócitos pode ser positivo em ossos hematopoieticamente ativos; que isso pode ocorrer na ausência de infecção; e que é necessário usar cintilografias de medula óssea para confirmação do diagnóstico.

Classicamente, utiliza-se uma cintilografia com eritrócitos combinada com uma cintilografia com leucócitos. Considerando-se que, em geral, tanto os agentes utilizados de forma rotineira na cintilografia óssea quanto o gálio são positivos nos locais fraturados, seu valor é limitado na detecção de infecção em pacientes com fratura. Sem captação discernível no osso reativo, as cintilografias com leucócitos marcados com índio são superiores para a detecção de infecções pós-fratura. Em um estudo prospectivo de 20 pacientes com suspeita de osteomielite juntamente com uma retardo de consolidação, Esterhai et al.[40] informaram 100% de precisão das cintilografias com leucócitos marcados com índio. Seabold et al.[110] demonstraram que o uso de cintilografias ósseas e de cintilografias com leucócitos marcados com índio, para diferenciação entre infecções de tecido mole, pode ter especificidade de 97% para osteomielite. Nos pacientes com osteomielite crônica ou recorrente, as cintilografias ósseas por si só ou isoladas são menos úteis, pois revelam a captação durante 2 anos após o tratamento bem-sucedido e a resolução da infecção.[48] Embora tenha sido historicamente demonstrado o sucesso das cintilografias com gálio no acompanhamento da resolução da osteomielite crônica, as cintilografias com leucócitos marcados com índio parecem ser superiores. Merkel et al.[76] compararam cintilografias com leucócitos marcados com índio *versus* cintilografias com gálio em um estudo prospectivo de 50 pacientes. Os autores constataram que os cintilografias com leucócitos marcados com índio tinham precisão de 83% *versus* 57% para as cintilografias com gálio na detecção da osteomielite. Entretanto, é importante recordar que todos os dados clínicos, como o histórico clínico detalhado, a caracterização do hospedeiro, estudos laboratoriais apropriados, o exame clínico e os estudos radiográficos, são importantes na determinação da probabilidade e da extensão da infecção.

A utilidade dessas três modalidades foi investigada por um especialista em medicina nuclear (com metodologia cega), utilizando curvas ROC (i. e., curvas características dos dados recebidos). Não foi localizada qualquer combinação específica de procedimentos cintilográficos que proporcionasse um instrumento de triagem confiável (sensibilidade), mas foi constatado que certas combinações permitiam boas decisões terapêuticas (especificidade). Ressalte-se ainda que a combinação da cintilografia com leucócitos e da cintilografia de medula óssea equivalia à combinação dos três tipos de cintilografia, sendo melhor do que a combinação da cintilografia com eritrócitos e com leucócitos. Isso implica que a cintilografia com eritrócitos pode ter valor limitado. Enquanto as sensibilidades de todos esses testes e combinações foram baixas, as especificidades permaneceram em torno dos 90%; concluiu-se que a rotineira cintilografia com eritrócitos pode não ser necessária para o diagnóstico de infecção pós-traumática. Ademais, foram corroborados os achados de Segura et al.,[112] e verificou-se que a cintilografia com eritrócitos pouco acrescentava. É de se lamentar que os cirurgiões continuem a basear suas suspeitas de infecção em uma simples cintilografia óssea. A Tabela 26.4 ilustra uma matriz que serve de orientação para interpretar as combinações de cintilografias ósseas.[22]

Outros métodos cintilográficos

Em geral, a acumulação de compostos radiomarcados e de condições infecciosas ocorre por diversas vias. Os agentes marcados podem se ligar para a ativação do endotélio (antisseletina E). Também podem aumentar o influxo de leucócitos ou subprodutos correlatos (leucócitos autólogos, anticorpos antigranulócitos ou citocinas) e podem melhorar a captação de glicose pelos leucócitos ativados (F-fluorodesoxiglicose [FDG]).[65] Além disso, esses agentes se ligam diretamente a microrganismos (ciprofloxacina ou peptídeos antimicrobianos radiomarcados). A marcação de imunoglobulina policlonal é uma técnica bastante nova para investigação de infecções. A técnica utiliza anticorpos antigranulócitos, imunoglobulina (IgG) humana inespecífica radiomarcada, interleucinas e peptídeos antimicrobianos.[9] A IgG policlonal inespecífica preparada a partir da gamaglobulina sérica humana pode ser marcada com diversos agentes, como índio, gálio ou tecnécio, podendo ser utilizada na detecção de osteomielite.[9,95,102] Ao contrário das cintilografias com leucócitos marcados, a imunoglobulina é facilmente preparada e sua meia-vida é curta – cerca de 24 horas. A captação primária ocorre no fígado, com menor captação pela medula óssea.[75] A cintilografia com IgG marcada com índio pode ser utilizada na detecção de infecções musculoesqueléticas em pacientes em que eventos inflamatórios estéreis estimulam processos infecciosos.[79] Contudo, apesar de sua utilidade, essa modalidade ainda não ocupou um lugar na prática clínica de rotina.

Foi demonstrado que estudos de PET com 18F-FDG representam vários transtornos infecciosos e inflamatórios com alta sensibilidade. O estudo FDG-PET possibilita uma detecção não invasiva e a demonstração da extensão da osteomielite crônica com precisão de 97%.[32] O PET *scan* é especialmente acurado no esqueleto central, no interior da medula óssea ativa.[31] Embora ainda não esteja em amplo uso, essa modalidade poderá ser definida como o teste isoladamente mais útil para o diagnóstico específico de infecção óssea. Em um estudo, a precisão geral de FDG-PET na avaliação da infecção que envolveu materiais de síntese ortopédica foi de 96,2% para próteses do quadril, 81% para próteses do joelho e 100% em outros 15 pacientes que tinham sido tratados com outros implantes ortopédicos. Em pacientes com osteomielite crônica, a precisão é de 91%.[17] Ao que parece, FDG-PET é um método sensível e específico para a detecção de

TABELA 26.4 Matriz de combinações cintilográficas e potencial para infecção

	Resultados da cintilografia (atividade)			
Cintilografia óssea	Frio	Quente	Quente	Quente
Cintilografia com leucócitos	Frio	Frio	Quente	Quente
Cintilografia de medula óssea	Frio	Frio	Frio	Quente
Presença de infecção?	Não	Improvável	Provavelmente	Talvez

focos infecciosos causados por implantes metálicos, e isso faz da modalidade uma arma útil em pacientes com trauma. Os percentuais de sensibilidade, especificidade e precisão foram de 100, 93,3 e 97%, respectivamente, para todos os dados PET. Os percentuais foram 100, 100 e 100% para o esqueleto central e 100, 87,5 e 95%, respectivamente, para o esqueleto periférico.[107] É provável que os estudos com PET passem a se constituir na modalidade diagnóstica preferida para o diagnóstico e estadiamento de infecções esqueléticas.

Imagens por ressonância magnética

A RM continua a desempenhar um papel importante na avaliação das infecções musculoesqueléticas.[78,98,114] A sensibilidade e especificidade dos estudos de RM em casos de osteomielite variam de 60 a 100% e de 50 a 90%, respectivamente. A RM possui a resolução espacial necessária para uma avaliação precisa da extensão da infecção, para a preparação para o tratamento cirúrgico e, em particular, para a localização de cavidades de abscessos. Em geral, serão suficientes as imagens em T1 e T2; poderão ser acrescentadas sequências de supressão de gordura e de tempo de inversão de recuperação curto (STIR) para melhorar as imagens das anormalidades da medula óssea e dos tecidos moles. A RM também tem a capacidade de diferenciar entre o osso infectado e as estruturas de tecido mole adjacentes envolvidas. As imagens podem ser adquiridas em qualquer orientação e não há exposição à radiação. Em alguns casos, poderá ser identificado um trato sinusal (Fig. 26.11). É preciso obter uma intensificação com gadolínio na população pós-operatória, para obter uma melhor diferenciação entre artefato pós-cirúrgico e padrões de edema de medula óssea relacionados à infecção. Com o uso do gadolínio, é possível diferenciar entre a formação de abscesso e alterações inflamatórias difusas e coleções de líquido não infeccioso.

Caracteristicamente, a osteomielite ativa exibe sinal reduzido nas imagens em T1, assumindo um aspecto brilhoso nas imagens em T2. O processo apresenta a substituição da gordura medular pela água proveniente do edema, exsudatos, hiperemia e isquemia. No entanto, as características do sinal de RM que refletem a osteomielite são intrinsecamente inespecíficas, e tumores e fraturas também podem aumentar o conteúdo da água medular. Em pacientes sem complicações prévias, a RM mostrou-se sensível, mas não específica, para a osteomielite. Quando uma fratura ou cirurgia prévia estiver evidente, a RM é menos específica no diagnóstico de infecção. Além disso, na presença de implantes metálicos, os artefatos dificultam qualquer comentário nas áreas de interesse que estejam próximas ao implante. Certos fixadores externos não são compatíveis com RM e, portanto, tornarão inútil o seu uso. Constatou-se que a RM terá melhor uso como adjuvante, para determinar a extensão da infecção para o planejamento pré-operatório. Na experiência dos autores, constatou-se a utilidade de RM no planejamento do grau de ressecção óssea ou de desbridamento, mas essa modalidade pode levar à superestimativa da extensão da infecção, em razão da detecção do edema adjacente.

Tomografia computadorizada

Com a disseminação do uso de RM, a tomografia computadorizada (TC) vem perdendo importância na avaliação da osteomielite.[31] Entretanto, a TC permanece imbatível no estudo de imagem do osso cortical. TC é especialmente útil para delinear os detalhes corticais em pacientes com osteomielite crônica, por exemplo, sequestros e corpos estranhos.[115] Essa técnica também tem utilidade na avaliação da adequação do desbridamento cortical no tratamento da osteomielite crônica em etapas. Assim, essa técnica pode ajudar a diferenciar entre infecções dos tipos III e IV. Com o equipamento moderno, os estudos de TC em relação aos implantes em fraturas melhoraram, e podem ajudar na avaliação tanto da patologia óssea quanto da extensão da união óssea. A TC também é importante no tratamento de casos de osteomielite extensa, pois essa técnica pode determinar a extensão do envolvimento ósseo. Nos casos crônicos, diante de alguma remodelagem do osso do hospedeiro e também do osso patológico, a TC com frequência pode demonstrar achados patológicos úteis (Fig. 26.12).

Culturas e biópsia

A identificação de um microrganismo e a determinação de padrões de resistência aos antibióticos são cruciais para um desfecho bem-sucedido no tratamento da osteomielite. Com relação às fraturas expostas, a questão da cultura do leito tecidual antes e depois do desbridamento costuma ser discutida entre

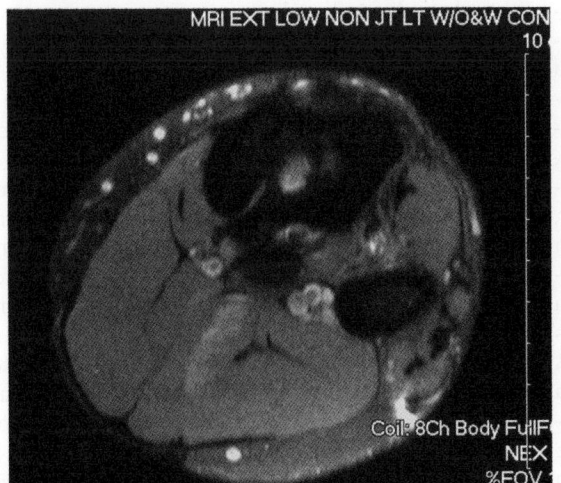
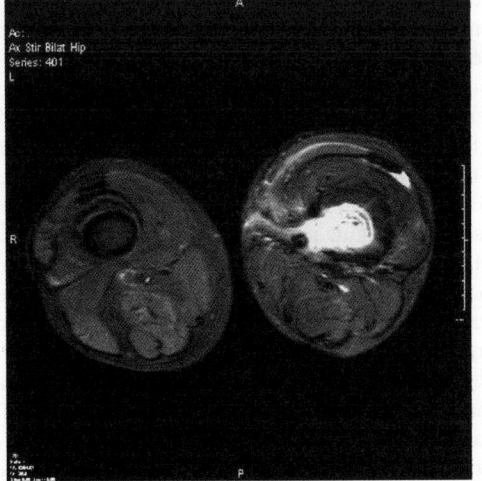

FIGURA 26.11 Imagem de ressonância magnética de uma tíbia infectada. **A.** No trato sinusal, pode ser vista a formação de um sequestro central (área branca no canal intramedular). Em **(B)**, observa-se o contraste penetrando em um abscesso ósseo.

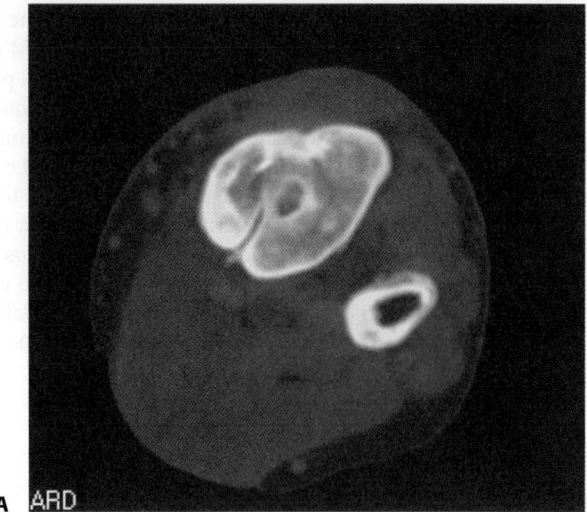
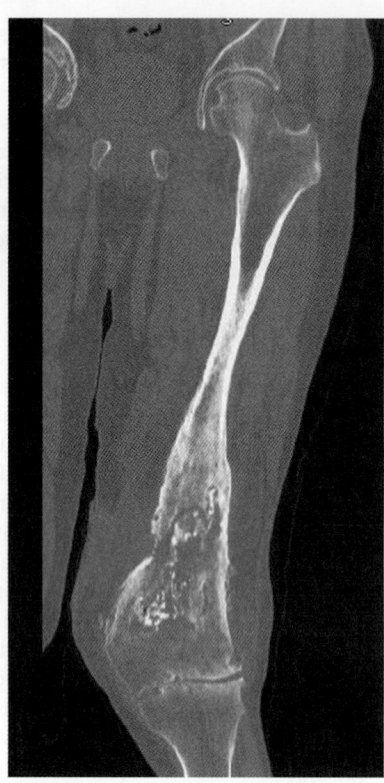

FIGURA 26.12 A: Imagens de tomografia computadorizada do trato sinusal ilustrado na Figura 26.11A. Nota-se evidência de alterações corticais sugestivas de sequestro. Em **(B)**, observa-se clara evidência de um sequestro; trata-se de osso avascularizado e infectado que não sofreu reabsorção e permanece como uma superfície para a proliferação de bactérias colonizadas. Antibióticos sistêmicos e mesmo locais não seriam suficientes para erradicar a infecção nesse estágio.

cirurgiões e especialistas em doenças infecciosas. Nos ferimentos civis, em geral ocorre predomínio das bactérias Gram-positivas por ocasião da lesão, mas com frequência esse predomínio passa para as bactérias Gram-negativas, que serão, em muitos casos, as causadoras das infecções tardias. Em um estudo, 119 de 225 fraturas expostas tiveram culturas de ferida positivas e apenas 8% das culturas feitas anteriormente ao desbridamento identificaram de forma correta o microrganismo infeccioso, enquanto 7% dos pacientes com culturas negativas para material coletado antes do desbridamento também sofreram infecção. Em apenas 22% dos pacientes as culturas feitas depois do desbridamento tiveram correlação com o microrganismo infeccioso final. Em termos clínicos, esses dados são relevantes, porque o tratamento da bactéria "errada" pode promover supercrescimento das bactérias realmente infecciosas, ou pode facilitar o desenvolvimento de microrganismos resistentes. Nas recentes experiências de guerra, cirurgiões militares observaram diferentes floras bacterianas causadoras de infecção, mas os mesmos princípios ainda se aplicam a seu tratamento.[14,64,84,122] Embora as culturas do trato sinusal possam ajudar, não devem ser o único guia para a antibioticoterapia.[40] Em um estudo de Moussa et al.,[82] foi constatado que 88,7% dos isolados de trato sinusal eram idênticos às amostras operatórias em 55 pacientes com infecção óssea crônica. No entanto, outros pesquisadores informaram concordância entre 25 e 45%.[66] A realização de culturas do seio realmente profundas melhora a concordância, mas ainda assim essas culturas não serão decisivas. Um estudo concluiu que, em comparação com amostras de osso, amostras não provenientes do osso tinham concordância pior, estando associadas com 52% de falso-negativos e com 36% de falso-positivos. É importante reconhecer não só a pouca validade das culturas superficiais de tratos sinusais, feridas abertas e fraturas, mas também que um erro na identificação da bactéria poderá levar à seleção inadequada do antibiótico, terminando por comprometer os resultados no paciente. A biópsia óssea permanece sendo o procedimento diagnóstico preferido em pacientes com osteomielite crônica. Se possível, deverão ser obtidas várias amostras, não só para minimizar o erro de amostragem, mas também para aumentar a especificidade e a sensibilidade. Quando houver suspeita de osteomielite, deve-se combinar as avaliações histológicas e microbiológicas das amostras de biópsias percutâneas. A sensibilidade da cultura no diagnóstico de osteomielite pode ser melhorada de 42 para 84%, mediante a adição da avaliação histológica.

Diagnóstico molecular

Atualmente, estão em desenvolvimento procedimentos de identificação baseados na análise molecular e na tipagem do RNA ou DNA para facilitar o diagnóstico da osteomielite. Essas técnicas constituem um método preciso de identificação dos microrganismos nos casos em que as técnicas de rotina não identificam um patógeno, apesar da presença clínica de infecção. Esse cenário não é raro em pacientes que foram tratados com antibióticos logo antes da coleta da amostra. Esses métodos estão orientados para macromoléculas específicas, exclusivas dos patógenos infectantes e que não estão presentes nas células do hospedeiro.[38,119] Com seu uso, é possível proporcionar resultados rápidos e de grande precisão.[57] O método mais utilizado no diagnóstico de infecção ortopédica é a reação em cadeia de polimerase (RCP).[57] A RCP tem sido utilizada para a identificação de microrremanescentes de bactérias, mediante a identificação de seu conteúdo nuclear. Sequências no interior do RNA ribossômico 16S bacteriano têm servido de alvos para amplificação e detecção.[57] Infelizmente, RCP não tem como diferenciar com facilidade materiais nucleares de bactérias vivas ou mortas. Com isso, aumenta a probabilidade de estudos falsos-positivos. Há necessidade de mais investigações antes que essas técnicas possam ser utilizadas de forma mais rotineira, pois no momento elas não possuem suficiente sensibilidade/especificidade, mas trata-se de técnicas promissoras. Recentemente, foram publicados relatos de testes em tempo real que também parecem ser mais confiáveis e rápidos – o que poderá ser de grande utilidade na decisão sobre a presença, ou não, de uma infecção, antes da implementação de algum procedimento que exija a implantação de material de síntese ortopédica.[116]

Uma nova técnica para triagem para *Staphylococcus aureus* resistente à meticilina (MRSA), recentemente avaliada em um centro traumatológico urbano, examina diretamente o DNA bacteriano. Essa técnica identifica os microrganismos, bem como sensibilidades a antibióticos, por meio de uma RCP *multiplex*. O Diatherix Laboratories (Huntsville, AL) comercializou um sistema de triagem que não só poderia evitar as complicações da infecção em pacientes traumatológicos, mas também proporcionaria a documentação de que as infecções durante a internação no hospital seriam decorrentes da colonização pré-hospitalização por MRSA. Uma revisão de 332 pacientes demonstrou uma redução significativa de infecções por MRSA clinicamente documentadas, de 2,7% para 0,3% (*paciente* <0,05), caso esse protocolo tivesse sido aplicado. Além disso, os resultados da RCP estavam disponibilizados cerca de 1,5 dia em média antes dos dados finais da cultura. Em comparação com os achados previamente descritos, um percentual muito mais alto de colonização por MRSA foi obtido pela triagem por ocasião da internação. Isso pode se dar devido ao percentual mais alto de colonização, à medida que MRSA vai ficando mais prevalente na comunidade; ou o motivo talvez seja a detecção mais precisa de MRSA pela RCP. A implementação de uma política de triagem, vigilância e controle pode ser uma forma de reduzir o percentual de infecção por MRSA em pacientes traumatizados.[42]

CONTROLE E TRATAMENTO

Na cirurgia ortopédica e, em particular, no tratamento das fraturas, a infecção pós-operatória é uma infeliz realidade. As perguntas importantes a serem feitas são: "Há uma infecção?" e, em seguida, "O que devo fazer agora?" O desafio é a dificuldade em se ter certeza da existência, ou não, de uma infecção, porque ainda não existe um método absolutamente confiável para determinar os elementos necessários da verdadeira infecção pós-operatória ou pós-traumática. Conforme já discutido anteriormente, para que uma infecção exista, será preciso que uma colônia se estabeleça e, em seguida, uma bactéria oportunista se instale em um hospedeiro ou ambiente comprometido. Ressalte-se ainda que a precisão e a confiabilidade dos exames diagnósticos existentes não são 100%; portanto, passam a ser fundamentais a experiência e o julgamento clínico, que podem ser considerados mais importantes do que os testes atualmente disponíveis.

Conforme já foi dito, o tratamento não deve seguir somente princípios básicos, mas também deve ser adaptado à realidade de cada cenário clínico. Seria ingênuo assumir que uma ferida pós-operatória inflamada e drenante em um paciente politraumatizado (B sistêmico), tratado para uma fratura importante (B local) e que respondeu a um breve curso de antibióticos, não tem chance de recorrência. Nesse caso, o melhor seria oferecer um tratamento suficiente para que o equilíbrio tendesse em favor do mecanismo de defesa do hospedeiro. Contudo, é provável que o nível-limite para a infecção tenha sido ultrapassado e que o organismo tenha manifestado sua resposta na forma de inflamação e drenagem. Depois da antibioticoterapia, as contagens bacterianas ficaram reduzidas; com isso, o hospedeiro foi capaz de "assumir" o problema e sequestrar a infecção com eficácia. Assim, uma resposta positiva inicial à antibioticoterapia não significa de fato que a infecção foi erradicada. Significa apenas que a infecção foi suprimida e possivelmente sequestrada. Utilizando uma analogia oncológica, a infecção pode ter sido forçada a entrar em remissão, possivelmente por um período indefinido, mas muitos desses pacientes se apresentarão mais tarde com sinais de infecção no mesmo membro. O problema é que a essa altura o paciente poderá estar mais idoso, com a saúde mais abalada e menos capaz (ou com menos vontade) de tolerar um procedimento ablativo agressivo – resultando em menor potencial de cura. A longo prazo, a supressão prematura pode causar ao paciente maior dano físico e psicológico do que medidas agressivas iniciais visando a uma erradicação completa. Por outro lado, uma abordagem agressiva demais pode pressupor um enorme esforço de reconstrução, conducente a outros problemas. Assim, na busca de respostas do tipo "preto-no-branco", a osteomielite costuma se apresentar em um panorama de meios-tons.

Os princípios do tratamento da osteomielite se baseiam em uma abordagem multidisciplinar que se inicia com o diagnóstico e a otimização na forma de estudos clínicos e radiológicos e que, em seguida, combina desbridamento, cobertura dos tecidos moles e antibioticoterapia com a cirurgia ortopédica, a cirurgia microvascular e o tratamento da doença infecciosa. Essa abordagem oferece a melhor chance de cura.[37,70] A princípio, é preciso diagnosticar a infecção e otimizar o hospedeiro. Isso pressupõe o tratamento de qualquer comorbidade presente e a otimização do estado fisiológico do hospedeiro. Intervenções que envolvem nutrição, uso de nicotina, diabetes, doença vascular e melhora da oxigenação dos tecidos aumentarão as probabilidades de sucesso do tratamento. Em segundo lugar, a osteomielite deve ser classificada e estadiada. Em seguida, é importante identificar o microrganismo para determinar a antibioticoterapia apropriada. Isso pode ser feito de forma independente com uma biópsia óssea ou com culturas profundas; ou, mais comumente, pode ser feito por ocasião da cirurgia. A identificação também dará uma ideia da virulência potencial do microrganismo causal – o que poderá influenciar as decisões relativas ao tratamento. No paciente com baixo risco de sepse ou de amputação, recomenda-se um período de supressão de todos os antibióticos, o que permitirá uma identificação bacteriana mais precisa. Esse procedimento poderá ser mais importante nos casos de longa duração, nos quais os microrganismos habituais podem ter sido substituídos por outras espécies mais exóticas.

Tão logo seja compreendida a extensão da doença e a natureza do hospedeiro e do microrganismo infeccioso, será necessário determinar qual, dentre as várias opções, será a sequência terapêutica geral a ser adotada. As opções terapêuticas disponíveis são a tentativa de ablação e cura da infecção ou, em casos selecionados (p. ex., um hospedeiro C que não seja bom candidato para cirurgia), poderá ser tentado algum tipo de tratamento supressivo. A tentativa de ablação e de cura completa implica a resolução de problemas e etapas para a tomada de decisão; muitas vezes será preciso recorrer ao equivalente oncológico de uma ressecção ampla com margens limpas. Embora seja desejável um leito cirurgicamente limpo decorrente de uma extensa ressecção, sempre que possível é importante se esforçar ao máximo para manter a estabilidade axial do esqueleto. Assim, talvez seja preferível preservar um invólucro bem vascularizado, mas afetado, ou um segmento ósseo viável adjacente à infecção, em vez de fazer uma ressecção segmentar que aumentaria o nível de complexidade do regime terapêutico. Se a prática da ressecção adequada resultar em uma reconstrução excessivamente grande e inadequada para o funcionamento do hospedeiro, ou que não atenda a seus desejos, a melhor opção será a amputação – e essa solução não deverá ser considerada como um fracasso. Em alguns casos de infecção em que há risco para a vida ou para o membro do paciente, a ressecção (i. e., citorredução) da infecção poderá ser uma primeira etapa apropriada, à qual seguirá a supressão crônica. Nessas circunstâncias, será preciso identificar a bactéria infectante para introduzir a antibioticoterapia específica. Se isso não for possível, deverão ser administrados antibióticos de amplo espectro.

Os autores adotaram uma abordagem colaborativa com seus colegas especialistas em doenças infecciosas. Os antibióticos modernos se tornaram inúmeros e complexos; assim, é bastante provável que o envolvimento desses especialistas aumente as chances de sucesso do tratamento. Em muitos hospitais, cada vez mais as infecções ósseas tornam obrigatória uma consulta ao infectologista, em função do risco da criação acidental de patógenos resistentes, da eficácia dos protocolos antibióticos combinados, de aspectos relativos à segurança do paciente e do custo dos novos regimes terapêuticos. Entretanto, é também importante que o ortopedista tenha uma boa noção do tratamento com antibióticos, pois é esse o profissional que iniciará o tratamento, antes de qualquer consulta ao infectologista. Também recomenda-se que os cirurgiões ortopédicos reconheçam que nem todas as práticas de combate às doenças infecciosas se baseiam em evidência e que nem todos os especialistas têm interesse/treinamento específico em infecções ósseas. Assim, é vital que o ortopedista inicie uma parceria franca e coligada com especialistas em doenças infecciosas que militam em sua comunidade, para unir seus esforços em prol do paciente. Tanto o cirurgião ortopédico como o infectologista devem trabalhar em conjunto para a aplicação de uma estratégia consistente de tratamento cirúrgico/quimioterápico baseado na melhor evidência/lógica disponível. Ziran et al.[131] demonstraram que uma abordagem dedicada em equipe pode melhorar os resultados do tratamento, resultando em percentuais mais altos de sucesso nas curas e supressões. Nas seções subsequentes deste capítulo, alguns agentes antimicrobianos (sistêmicos e locais) serão revisados de forma sucinta; também serão abordadas as técnicas e implantes utilizados durante o tratamento. Em seguida, alguns cenários e algoritmos específicos serão revisados.

Terapia antimicrobiana

Profilaxia

Considerando-se que a prevenção é sempre melhor do que a cura, o uso de antibióticos profiláticos tem papel importante no tratamento das fraturas fechadas. O uso da antibioticoprofilaxia apropriada para fraturas fechadas e em casos eletivos reduzirá a incidência de osteomielite pós-operatória. A administração de antibióticos não substitui a técnica asséptica apropriada, mas é uma medida adicional aprovada para a redução das infecções pós-operatórias.

A antibioticoprofilaxia foi demonstrada em um estudo holandês sobre traumas; os autores desse estudo constataram que, em 2.195 casos de cirurgia para fraturas fechadas, uma dose única de ceftriaxona no pós-operatório resultou em apenas 3,6% de infecções, em comparação com 8,3% no grupo de placebo ($P < 0,001$).[12] Ressalte-se ainda que os autores desse estudo também observaram uma incidência mais baixa de infecções nosocomiais dos tratos urinário e respiratório nos primeiros 30 dias do período pós-operatório (2,3 versus 10,2%, $P < 0,001$). Em outro estudo retrospectivo de 2.847 casos cirúrgicos, também foi observado que o momento da administração do antibiótico era fator importante. Se os antibióticos fossem administrados mais de 2 horas antes ou 3 horas depois da incisão, o percentual de infecções no local cirúrgico aumentava em seis vezes.[21] A recomendação atual é que os antibióticos sejam administrados 30 a 60 minutos antes de fazer a incisão, exceto nos casos em que for utilizada vancomicina – quando uma demora maior permitirá velocidades de infusão apropriadas.[12,47,108] Nos casos rotineiros de cirurgias para fraturas fechadas descomplicadas, não se deve fazer a antibioticoprofilaxia por mais de 24 horas, e muitos cirurgiões acreditam que basta uma dose isolada. Gillespie e Walenkamp realizaram uma metanálise de 8.307 pacientes submetidos a tratamento cirúrgico de fraturas dos quadris e ossos longos, para determinar se a antibioticoprofilaxia reduzia a incidência de infecções nas feridas. No total, foram analisados 22 estudos. Os autores constataram que a antibioticoprofilaxia em dose única reduzia de forma significativa a incidência de infecções nas feridas (risco relativo, 0,4; intervalo de confiança de 95%, 0,24 a 0,67).[47] Existe controvérsia em relação à profilaxia apropriada para pacientes cirúrgicos ortopédicos em hospitais com altos percentuais de MRSA. As cefalosporinas de primeira geração tradicionais podem não proporcionar uma cobertura adequada; e considerando-se a crescente prevalência de infecções por MRSA na Europa e na América do Norte, serão necessários mais estudos para compreender a relação risco-benefício para o uso rotineiro de vancomicina como agente profilático. Deve-se comparar as desvantagens de uma possível nefrotoxicidade e do aumento no surgimento de Staphylococcus aureus resistente à vancomicina (SARV) contra o risco de maior número de infecções pós-operatórias. Hoje, nem vancomicina nem clindamicina são utilizadas na rotina, exceto em casos conhecidos de alergia à penicilina ou à cefalosporina. Todas as instituições devem ter uma comissão de controle de infecções que envolva especialistas em doenças infecciosas, com vistas à determinação do espectro bacteriano da instituição. Pode-se obter um "antibiograma" que ajude a determinar quais são os melhores agentes para uso em tratamentos profiláticos e terapêuticos. Em nossa instituição, os especialistas em doenças infecciosas recomendam o uso de vancomicina e Rocefin® ou ceftriaxona, com base em nossa flora bacteriana nosocomial. Em casos de alergia à penicilina, os pacientes podem receber uma pequena dose de teste de cefalosporina depois da indução anestésica, para determinar se existe alguma reatividade cruzada.[47]

Fraturas expostas

Em termos históricos, preconiza-se o uso de uma cefalosporina de primeira geração para as fraturas expostas, seguido pela adição de um aminoglicosídeo para as feridas mais contaminadas, com suplementação de penicilina se houver qualquer contaminação com terra. Talvez surpreenda saber que essa recomendação já tem mais de 30 anos e que não é apoiada por nenhum estudo mais recente baseado em evidência de alto nível. Originalmente, essa prática era uma recomendação empírica e teórica. Tendo em vista que a incidência de infecção é muito baixa (a tal ponto que qualquer tratamento também terá pequeno potencial de efeito estatístico), pode não ser possível realizar um estudo potente o suficiente para testar com precisão o sucesso desse regime. A revisão mais recente realizada pela Surgical Infection Society verificou que a antibioticoprofilaxia de rotina hoje praticada se baseia em dados muito limitados.[55]

Outra questão que permanece ainda por ser respondida diz respeito à real necessidade dos aminoglicosídeos por ocasião da lesão. Considerando-se que o microrganismo inicial costuma ser um estafilococo, mas que o microrganismo infeccioso final é uma bactéria Gram-negativa resistente, fica proposta a questão de saber se a administração inicial de um aminoglicosídeo, frequentemente administrado em doses adequadas, promoverá o desenvolvimento de um microrganismo resistente. Em dois estudos, o uso isolado de uma cefalosporina teve resultado tão bom como a combinação de uma cefalosporina e uma penicilina ou de uma cefalosporina e um aminoglicosídeo.[92] Outro estudo que examinou o uso de antibióticos de amplo espectro propôs que seu uso poderia resultar no desenvolvimento de bactérias resistentes.

A análise da experiência militar dos Estados Unidos com fraturas expostas de alta energia demonstrou que existe um volume suficiente de dados de nível I em apoio ao uso de uma cefalosporina, mas que o uso de aminoglicosídeos, mesmo para fraturas expostas de grau III, pode ter efeito deletério. Essas recomendações se fundamentam em um desbridamento cirúrgico oportuno e adequado. Se houver atraso no tratamento – em que a colonização bacteriana pode ter começado, com maturação, ou se a ferida é de tal ordem a ponto de existirem bactérias Gram-negativas ou condições anaeróbicas, então poderá ser válida uma suplementação com antibióticos apropriados, além de um desbridamento inicial mais agressivo. Tendo em vista o limitado volume de evidências científicas sobre esse tópico, boa parte da prática cirúrgica atual tem cunho anedótico. Os autores acreditam que o desbridamento inicial é o princípio mais importante para o tratamento das fraturas expostas, e também para o tratamento de infecções recentes ou crônicas. Em geral, as abordagens minimalistas à remoção de tecido desvitalizado, na esperança de evitar a necessidade de uma futura cirurgia reconstrutiva importante, estão fadadas ao fracasso. Quando o cirurgião "tira de menos" inicialmente, frequentemente o paciente ficará condenado a "perder mais" no futuro, em decorrência da infecção em curso e da destruição difusa dos tecidos.

A duração do uso do antibiótico em fraturas expostas também tem sido pouco estudada, mas a recomendação atual é usar antibióticos durante 1 a 3 dias após o fechamento ou cobertura da ferida, e o tratamento deverá se basear em uma reavaliação da zona de lesão. Contudo, a atual prática de continuar com os antibióticos até o fechamento definitivo da ferida não tem base científica. Com efeito, a literatura sugere que o prolongamento do uso empírico ou profilático dos antibióticos pode gerar microrganismos resistentes. A recomendação mais moderna consiste em usar antibióticos durante longos períodos apenas se essa prática for apoiada pelas condições da ferida, que deverá exibir sinais de infecção.[83] As instituições dos autores resumiram a literatura disponível e concluíram que fraturas expostas devem ser tratadas com antibióticos durante 24 horas após o fechamento definitivo da ferida. Essas são também as recomendações que estão sendo desenvolvidas em novas orientações pelo Centers for Disease Control and Prevention (CDC) dos Estados Unidos. Recentemente, o suplemento de um artigo que estudou lesões militares examinou e resumiu o atual pensamento sobre infecções nos membros em lesões de guerra.[83,84] Um estudo recentemente publicado avaliou o momento paro fechamento da ferida, com base em culturas. A antibioticoterapia teve continuidade com base em culturas concomitantes positivas, e as feridas foram fechadas apenas depois da obtenção de resultados negativos das culturas. Os antibióticos foram reintroduzidos, com base na avaliação clínica, se fossem obtidos resultados positivos das culturas após o fechamento da ferida.

Infecção estabelecida

Visto que a duração da administração de antibióticos em pacientes com infecção crônica pode se prolongar, idealmente os antibióticos empregados no tratamento da infecção devem ser atóxicos, de administração conveniente, de baixo custo e fundamentados nas sensibilidades in vitro dos microrganismos. Todos os antibióticos têm a possibilidade de causar efeitos adversos e complicações; assim, uma providência útil é o envolvimento de um especialista em doenças infecciosas no regime terapêutico. A Tabela 26.5 lista os regimes terapêuticos para diversos microrganismos diferentes que são comumente incriminados como causadores de osteomielite. Qualquer que seja o antibiótico escolhido, deverá ter uma penetração óssea confiável; a Tabela 26.6 lista as concentrações séricas e ósseas para diversos antibióticos. Os especialistas ainda não chegaram a um consenso geral acerca da duração da administração dos antibióticos para pacientes com osteomielite; alguns estudiosos sugerem 2 semanas; outros optam por um tempo consideravelmente maior. Em geral, a terapia a longo prazo será preconizada para pacientes com infecções virulentas ou de longa duração, nas quais o desbridamento será seguido, em data futura, por uma reconstrução em tempos. Essa estratégia também será a escolhida se houver retenção de implante.

Se o paciente estiver necessitando de enxerto ou reconstrução após desbridamento bem-sucedido, frequentemente os antibióticos serão administrados durante 6-8 semanas, seguidos por um período de antibióticos com monitoração da PCR e VHS. Também poderá ser obtida uma nova biópsia. Se, à avaliação, inexistirem indicadores de infecção, em geral a reconstrução poderá ser efetuada sem que haja necessidade de antibioticoterapia adicional prolongada. São vários os fatores que devem ser levados em consideração ao se pensar no uso prolongado de antibióticos. Há relatos de imunossupressão, reação alérgica, baixa tolerância, pouca cooperação e dificuldades financeiras que também devem ser levados em consideração ao se decidir em favor de uma antibioticoterapia prolongada. Para aumentar a cooperação do paciente, os antibióticos receitados devem ser os de menor toxicidade e mais baratos e, de preferência, que dependam de administração uma ou duas vezes ao dia. A Tabela 26.7 lista os antibióticos orais com biodisponibilidade excelente. Sempre que possível, esses antibióticos devem substituir os agentes intravenosos, desde que o microrganismo seja sensível e que a penetração óssea seja adequada.

Por causa das maiores incidências de Enterococcus resistente à vancomicina (sobretudo nas unidades de terapia intensiva) e de SARV, deve-se utilizar vancomicina apenas diante de uma elevada incidência hospitalar de SARM ou de Staphylococcus epidermidis resistente à meticilina (SERM). A administração de uma dose única de vancomicina antes da cirurgia, seguida por duas ou três doses no pós-operatório, deverá proporcionar uma profilaxia perioperatória adequada em casos de alto risco. Esse antibiótico deverá ser utilizado somente nos casos de hipersensibilidade do tipo I às cefalosporinas que incluem pacientes com urticária, edema de laringe e broncoespasmo, com ou sem choque cardiovascular. Quando for contraindicado o uso de cefalosporinas, clindamicina é considerada o substituto de escolha.

Também há poucos dados com relação ao uso e duração dos antibióticos em pacientes com infecção estabelecida. A prática

TABELA 26.5 Regimes antibióticos específicos para bactérias comuns

Organismo	Antibiótico(s) de primeira linha	Antibiótico(s) alternativo(s)
Staphylococcus aureus ou estafilococos coagulase-negativos (sensíveis à meticilina)	Oxacilina 2 g IV a cada 6h Clindamicina 600 mg IV a cada 8h	Cefalosporina de primeira geração, vancomicina, daptomicina, tigeciclina
S. aureus ou estafilococos coagulase-negativos (resistentes à meticilina)	Vancomicina 1 g IV a cada 12h ± Rifampina 300 mg VO 2x/dia	Linezolida, trimetoprim-sulfametoxazol ou minociclina + rifampina, daptomicina, tigeciclina
Streptococcus pneumoniae sensível à penicilina, estreptococos variados (microrganismos beta-hemolíticos dos grupos A e B)	Penicilina G, 4 milhões de unidades IV a cada 6h Ceftriaxona 2 g IV 1x/dia Cefazolina 1 g IV a cada 8h	Clindamicina, eritromicina, vancomicina
S. pneumoniae com resistência intermediária à penicilina	Ceftriaxona 2 g IV a cada 24h	Eritromicina, clindamicina ou fluoroquinolona
S. pneumoniae resistente à penicilina	Vancomicina 1 g IV a cada 12h	Fluoroquinolona
Enterococcus spp.	Penicilina G, 4 milhões de unidades IV a cada 6h Ampicilina 2 g IV a cada 6h + Gentamicina 3-5 mg/kg/dia Vancomicina 1 g IV a cada 12h	Ampicilina-sulbactam, linezolida, daptomicina, tigeciclina + gentamicina
Pseudomonas spp., Serratia spp. ou Enterobacter spp.	Cefepima 2 g IV a cada 12h ± Fluoroquinolona (ver Tabela 26.7) Meropenem 1 g IV a cada 8h	Fluoroquinolona, ertapenem
Bastonetes Gram-negativos entéricos	Ceftriaxona 2 g IV a cada 24h Fluoroquinolona (ver mais adiante)	Cefalosporina de terceira geração
Anaeróbios	Clindamicina 600 mg IV a cada 8h Metronidazol 500 mg VO a cada 4h	Para anaeróbios Gram-negativos: amoxicilina-clavulanato ou metronidazol
Microrganismos aeróbios e anaeróbios mistos	Amoxicilina-clavulanato 3 g IV a cada 6h	Ertapenem

Fluoroquinolonas: ciprofloxacina 750 mg VO 2x/dia, levofloxacina 500 mg VO 1x/dia, moxifloxacina 400 mg VO 1x/dia.
Note que o uso de fluoroquinolonas foi associado à alteração na consolidação óssea em modelos animais e ao aumento do risco de ruptura de tendões em humanos.
Note que muitos antibióticos podem resultar no desenvolvimento de uma colite grave.

TABELA 26.6 Concentrações séricas e ósseas depois da administração dos antibióticos

Antibiótico	Soro	Osso	% Soro
Clindamicina (7 mg/kg)	2,1 ± 0,6	1,9 ± 1,9	98,3
Vancomicina (30 mg/kg)	36,4 ± 4,6	5,3 ± 0,8	14,5
Nafcilina (40 mg/kg)	21,8 ± 4,6	2,1 ± 0,3	9,6
Moxalactam (40 mg/kg)	65,2 ± 5,2	6,2 ± 0,7	9,5
Tobramicina (5 mg/kg)	14,3 ± 1,3	1,3 ± 0,1	9,1
Cefazolina (15 mg/kg)	7,2 ± 2,6	4,1 ± 0,7	6,1
Cefazolina (5 mg/kg)	45,6 ± 3,2	2,6 ± 0,2	5,7
Cefalotina (40 mg/kg)	34,8 ± 2,8	1,3 ± 0,2	3,7

TABELA 26.7 Agentes antimicrobianos orais selecionados com excelente biodisponibilidade oral e de uso comum para o tratamento da osteomielite

	Agentes antimicrobianos
Fluoroquinolonas	Ciprofloxacina 750 mg a cada 12h Levofloxacina 500 mg a cada 12h Moxifloxacina 400 mg a cada 12h
Mistos	Metronidazol 500 mg a cada 8h Linezolida 600 mg a cada 12h Rifampina 300 mg a cada 12h (não deve ser utilizado isoladamente) Trimetoprim-sulfametoxazol 1 DS 1x/dia Minociclina-doxiciclina 100 mg a cada 12h
Azólicos (antifúngicos)	Fluconazol 400 mg a cada 24h Itraconazol 200 mg a cada 12h

mais consagrada consiste em começar com um curso de 2-6 semanas com um agente biodisponível e específico para espécie.[63] Tal agente poderá ser administrado até que tenha ocorrido uma revascularização adequada. Com o advento dos numerosos – e mais caros – agentes orais, poderá ser possível diminuir a morbidade associada ao uso intravenoso de um programa para a rápida redução e conversão para um agente oral. Obviamente, esse regime talvez não seja tão bem-sucedido diante de microrganismos resistentes. Assim, até a presente data, têm havido poucas recomendações com relação à duração dos antibióticos em casos estabelecidos de osteomielite.

Um cenário clínico comum é a infecção parcialmente tratada. Pacientes que podem ter sido suprimidos mas incompletamente tratados podem se apresentar com uma inflamação aguda e com risco para o membro. Nossa abordagem foi continuar com o uso de antibióticos durante o diagnóstico e período de estadiamento, ocasião em que os exames necessários são realizados e o hospedeiro é otimizado. No entanto, acreditamos que, desde que inexistam sinais iminentes de sepse ou de perda do membro, vale a pena descontinuar a antibioticoterapia 1 a 2 semanas antes da interveção cirúrgica, de modo a possibilitar uma identificação bacteriana mais precisa e confiável. O médico deve dar início a um curso empírico de antibióticos no intraoperatório, depois de coletadas todas as culturas; essa estratégia terá continuidade até que o médico tenha acesso aos resultados da cultura. Em casos crônicos, nós medicamos com cobertura para Gram-negativos e MRSA e consultamos e conferenciamos com nossos colegas infectologistas, com respeito à seleção final do antibiótico e tratamento.

Soluções de irrigação

O uso original da irrigação pulsátil se baseava em antigos estudos sobre infecções que recomendavam a remoção das bactérias colonizadas da superfície, visto que os microrganismos ficavam aderentes ao tecido. Embora essa limpeza mecânica possa funcionar, não é fácil erradicar colônias bacterianas agudamente maduras com esse método. Além disso, há evidência de que a velocidade da corrente do fluxo pode ter efeito deletério, tanto para as células ósseas como para as células dos tecidos moles.[3,8,13,53,113] Assim, embora tenha sido demonstrado que o fluxo de alta pressão lesiona o osso e faz com que as bactérias se aprofundem ainda mais na ferida, a lavagem a baixas pressões parece ser procedimento adequado, sem causar os efeitos lesivos aos tecidos.[8,13,53]

Foi demonstrado em estudos com animais que a irrigação feita exclusivamente com solução salina reduz as contagens de colônias em cerca de 50% nas feridas contaminadas.[7] No entanto, estudos conflitantes demonstraram que não há efeito benéfico com o uso de solução salina.[15,23] Em um estudo, foi feita a comparação entre irrigação com água comum versus solução salina estéril, não tendo sido observada diferença nos percentuais de infecção.[80] O efeito da adição de agentes bactericidas às soluções de irrigação, com o objetivo de ajudar na remoção e na destruição das bactérias, também foi estudado em um modelo de estafilococos aderentes.[8] Esses estudos demonstraram que, embora soluções como Betadine® e peróxido de hidrogênio sejam efetivas quanto à eliminação de bactérias, também são tóxicas para os osteoblastos. Ademais, a adição de antibióticos às soluções de irrigação teve resultados mistos e, em geral, parecem ser poucos os benefícios obtidos com essa prática; mas as despesas aumentam de maneira significativa. Na melhor das hipóteses, seu uso adjuvante em soluções de irrigação é questionável.[4,34,94] Um estudo em um modelo de cabrito constatou que o uso de certos agentes bactericidas em soluções de irrigação resultou em contagens bacterianas de rebote, 24-48 horas após a irrigação.[89] Outro estudo em um modelo animal empregou gentamicina aplicada no leito da ferida, juntamente com uma cefalosporina sistêmica. Esses autores observaram contagens bacterianas significativamente mais baixas.[16] Nossa instituição vem empregando solução de clorpactina (WCS-90, USA Guardian Laboratories, Hauppauge, NY) em seus procedimentos de irrigação há décadas. Tipicamente, esse produto é usado como agente tópico para feridas de queimadura complicadas, sendo similar ao hipoclorito de sódio. Atualmente, usamos uma combinação de clorpactina e gentamicina em nossas soluções de irrigação, por ser uma mistura barata e por apresentar baixa morbidade quando esses produtos são combinados, com razoável evidência suportiva de eficácia.

Considerando-se os mínimos efeitos dos antibióticos nas soluções de irrigação, recentemente foram investigados compostos do tipo detergente ou soluções surfactantes, como forma de provocar a ruptura das forças hidrofóbicas ou eletrostáticas promotoras dos estágios iniciais da aderência bacteriana às superfícies. Foi desenvolvido um protocolo de irrigação sequenciada com surfactante, tendo sido demonstrado que esse procedimento tem eficácia em feridas polimicrobianas associadas a uma infecção estabelecida.[5,35,82] Foi demonstrado que detergentes, ou sabões, são as únicas soluções de irrigação que removem mais bactérias, além do puro efeito da irrigação mecânica.[8] Além disso, um estudo in vitro mostrou que soluções de sabão têm mínimo efeito na formação óssea e no número de osteoblastos.[7] O mecanismo proposto para esse efeito se baseia na formação de micelas que suplantam a força da interação entre os microrganismos e o osso. Há pouco tempo, foi informada a utilidade do sabão de Castille nessa situação.[5,82]

Dispositivos e técnicas para depósito de antibióticos

O conceito de antibioticoterapia local na forma de antibióticos impregnados no cimento ósseo, com o objetivo de reduzir a infecção nas artroplastias, foi introduzido na década de 1970. Como resultado do sucesso dessa estratégia, cresceu o interesse no uso de cimento ósseo impregnado com antibiótico como tratamento para a osteomielite. Keating et al.[60] comunicaram 4% de infecção em 53 fraturas expostas da tíbia com pérolas impregnadas com tobramicina. Ostermann et al.[88] informaram uma diferença significativa nos percentuais de infecção em casos de fraturas de grau IIIB tratadas com pérolas de aminoglicosídeos juntamente com antibióticos parenterais, em comparação com pacientes que apenas foram medicados com antibióticos parenterais. Os autores informaram 6,9% de infecções em 112 pacientes com a terapia combinada versus 40,7% de infecções em 27 pacientes medicados apenas com antibióticos parenterais. O uso de depósitos que contêm antibióticos permite a obtenção de elevadas concentrações locais do produto e pouca absorção sistêmica. A liberação de antibiótico é bifásica; a maior parte é liberada durante os primeiros dias e semanas após a implementação. Entretanto, a eluição do antibiótico persistirá por várias semanas. Em alguns casos, será possível recuperar antibióticos depois de transcorridos vários anos, mas tendo em vista que a eluição se baseia em um gradiente de difusão, apenas os 10 mm externos dos depósitos de grande volume eluirão o antibiótico. Com frequência, a parte central desses depósitos conterá antibiótico, mas o produto não será útil.[62,111]

O problema principal dos depósitos de antibiótico impregnado em polimetilmetacrilato (PMMA) é que o agente antibiótico deve ser termoestável, porque, durante o processo de endurecimento do cimento, a reação exotérmica pode tornar ineficazes os antibióticos termolábeis. Um dos antibióticos já testados com PMMA é a clindamicina, que tem boa eluição, mas não está disponível na forma de pó em grau farmacêutico. Foi informado que as fluoroquinolonas têm eluição apropriada, mas não existem relatos clínicos sobre seus resultados.[33] Eritromicina foi utilizada em alguns dos primeiros estudos, mas um artigo subsequente demonstrou que esse antibiótico elui de forma inadequada no cimento Palacos. Não é possível usar macrolídeos e azalídeos, e tetraciclina e polimixina E (Colistina) não eluem do cimento Palacos em quantidades clinicamente úteis. Outro problema é que os sistemas de depósito de antibióticos em PMMA terão de ser removidos. Se esses depósitos forem deixados no lugar durante muito tempo, os espaços do PMMA poderão ficar presos à cicatriz, quando então será difícil remover o dispositivo. Depois que os antibióticos eluem a partir da superfície externa da massa de cimento, a superfície fica desprotegida, podendo se prestar à colonização secundária. Quando esses dispositivos são utilizados agudamente em casos de fraturas expostas, ou quando são utilizados durante pouco tempo, em geral a remoção não será problemática, podendo mesmo ser efetuada por via percutânea. Existem exemplares da revista *Clinical Orthopaedics and Related Research* (números 295 e 420) inteiramente dedicados ao uso de métodos de depósito de antibióticos impregnados em PMMA; sugere-se que o leitor consulte os artigos para informações mais detalhadas.[1,2] Na formulação para manufatura de pérolas antibióticas de PMMA, os autores deste capítulo utilizam vancomicina e tobramicina. Embora até 4 g de vancomicina e 4,8 g de tobramicina possam ser misturadas por saco de cimento com 40 g, poderá haver dificuldade na preparação do cimento. Outras formulações de PMMA (p. ex., Cranioplast) não toleram nem mesmo pequenas quantidades de antibióticos em pó. Para o uso rotineiro, junta-se entre 1 e 2 g de vancomicina e 1,2 a 2,4 g de tobramicina por saco de cimento. Dependendo da situação clínica, os autores desenvolveram um método para criar três formas de pérolas antibióticas. Em primeiro lugar, corta-se determinado comprimento de um fio de aço #18 e faz-se uma alça em uma das extremidades. À medida que o material no interior da tigela ficar pastoso, "enrolam-se" várias bolas de cimento com cerca de 1 a 2 cm de diâmetro. Em seguida, o fio de aço é umedecido com água, e permite-se que a pérola deslize pelo arame. Limpa-se o cimento aderido para permitir o deslizamento das pérolas subsequentes. Depois que as pérolas "pousarem", elas devem ser deixadas curando, ou pode-se moldá-las em contas oblongas, em forma de salsicha, rolando-as como se fossem feitas com massa de modelar. Como opção, elas podem ser moldadas em forma de discos, porque se encaixam melhor entre os planos histológicos e, além disso, há menor chance de causarem efeitos compressivos locais nos tecidos (Fig. 26.13).

Recentemente, foram utilizados "pinos" intramedulares de cimento antibiótico. Na modelagem desses pinos, é utilizado um tubo comprido de toracostomia #36 French, com a introdução de um fio de aço #18 ou #20 no interior do tubo. Depois que o tubo é aparado (para descarte dos orifícios de respiro), pode-se usar cera óssea ou uma pinça de Kelly para a obstrução da sua extremidade delgada. Em seguida, a mistura antibiótico-cimento é injetada no tubo, ainda no estado líquido. Tão logo o cimento tenha curado, o tubo de toracostomia é cortado com um bisturi "no sentido do comprimento", e em seguida o "pino" poderá ser utilizado. É muito importante medir tanto o diâmetro do canal quanto o comprimento do pino (Fig. 26.14).

Quase todo o cimento antibiótico é utilizado nos Estados Unidos pelo cirurgião sem a devida aprovação oficial; apesar dos resultados encorajadores de vários estudos, a aprovação desses produtos pela U.S. Food and Drug Administration (FDA) vem sendo desanimadoramente lenta. Existem algumas marcas comerciais de cimento de PMMA impregnado por antibiótico disponibilizadas nos Estados Unidos e, sem dúvida, esses produtos vêm sendo utilizados há algum tempo em outras partes do mundo. Acredita-se que o uso de um aminoglicosídeo em um cimento impregnado de antibiótico será versátil o suficiente, pois é preciso levar em consideração o uso de vancomicina nos casos de possível presença de microrganismos estafilocócicos resistentes. Assim, os cimentos que contêm antibióticos produzidos comercialmente podem ter maior utilidade se forem utilizados de forma profilática nas artroplastias cimentadas.

Também existem tipos mais modernos de materiais reabsorvíveis e que dispensam remoção, para administração local de antibióticos. Recentemente, foi utilizado sulfato de cálcio de grau cirúrgico; seu uso foi descrito tanto em fraturas expostas quanto em infecções.[74] Embora os produtos com sulfato de cálcio tenham sido promovidos como substitutos para o enxerto ósseo, são limitados os dados de fraturas e infecções humanas

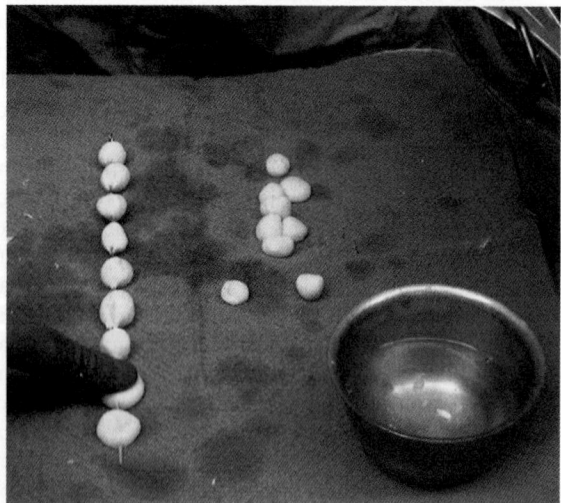
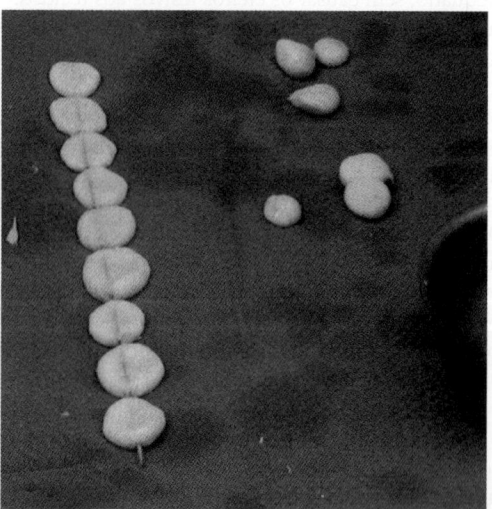

FIGURA 26.13 Manufatura de pérolas e discos de cimento ósseo antibiótico. **A.** Bolas antibióticas aplicadas a um fio de aço inoxidável, para formar as pérolas. Uma das bolas está sendo achatada, para formar um disco. **B.** Aspecto final dos discos antibióticos. Essa forma discoide causa menos pressão e isquemia nos tecidos, em comparação com as bolas antibióticas.

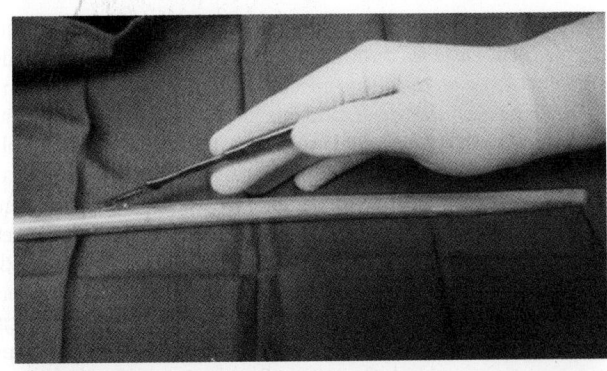

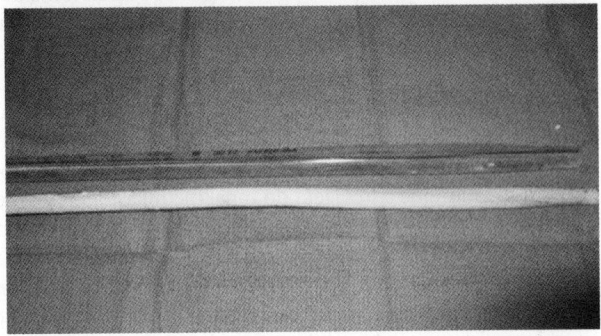

FIGURA 26.14 Fabricação de um pino antibiótico. São preconizados diversos métodos. **A:** Nesse exemplo, um fio de aço inoxidável é inserido em um tubo de toracotomia e o tubo é preenchido com cimento impregnado de antibiótico. Em seguida, o tubo é cortado, para possibilitar a remoção da barra. **B:** A fotografia ilustra a barra impregnada de antibiótico. Uma alternativa é o uso de uma barra de transporte ósseo rosqueada. Com isso, a resistência aumentará, mas isso poderá reduzir o diâmetro e a resistência da manta de cimento.

que demonstram a eficácia dessa dupla função (i. e., depósito e enxerto). Sulfato e carbonato de cálcio serão absorvidos ou dissolvidos independentemente da formação de osso; já o fosfato de cálcio tende a ser substituído de maneira muito lenta pelo osso. Acrescente-se ainda que grandes volumes de sulfato de cálcio podem causar um efeito osmótico que resultará no acúmulo de líquido e na possível formação de seroma e em drenagem pela ferida. Quando misturada com líquido e sangue, a drenagem do cálcio fica parecida com um pus sanguinolento, podendo induzir à realização de tratamentos cirúrgicos extras, que terão como resultado percentuais de complicação inaceitáveis.[11,132] Em um estudo, o uso de uma mistura de sulfato de cálcio-matriz óssea desmineralizada (MOD) (Allomatrix; Wright Medical, Memphis, TN) teve como resultado um percentual inaceitavelmente alto de drenagem, infecção e insucesso. Já foram ouvidos numerosos relatos curiosos relacionados ao problema da drenagem causada pelo sulfato de cálcio; seu uso não é recomendado como substituto do enxerto ósseo. No entanto, foi constatada a utilidade dessa substância como depósito de antibiótico. Para que o problema da drenagem seja minimizado, não se recomenda a colocação de grande quantidade de pérolas de sulfato de cálcio em uma cavidade; mas se isso for inevitável, será essencial uma oclusão impermeável em vários níveis. Nenhum problema foi observado com a drenagem, quando as pérolas são entremeadas em pequenos espaços e planos histológicos. Outro aspecto a ser considerado é que a adição de tobramicina ao sulfato de cálcio prolonga em muito o tempo de endurecimento, que poderá ser de 30 a 45 minutos. A vancomicina encurta em muito o tempo de endurecimento, que po-

derá ser de apenas 2 minutos; por essa razão, pode ser pouco prático o uso desse agente. Como rotina, utiza-se tanto vancomicina quanto tobramicina para infecções de alto risco, tendo constatado que o efeito da tobramicina domina o perfil de endurecimento. Assim, apesar de constituírem aparentemente um conceito novo, e apesar da propaganda comercial, esses produtos devem ser utilizados com cautela e por mãos experientes.

O uso de pérolas de cerâmica de hidroxiapatita impregnada com antibiótico pode simular um enxerto ósseo, por funcionar como matriz osteocondutiva; mas esses dispositivos são reabsorvidos lentamente e, depois da eluição, podem se comportar como corpos estranhos, com potencial para reinfecção – como também pode ocorrer com as pérolas de PMMA. Os implantes do copolímero polilactídeo-poliglicolídeo impregnados com gentamicina são biodegradáveis e podem dispensar a remoção, depois de terem sido implantados. Contudo, a experiência clínica com esses dispositivos ainda é pequena, sendo possível que promovam uma resposta inflamatória que pode mimetizar uma infecção aguda.

Técnicas de desbridamento

Se o cirurgião optar pelo tratamento cirúrgico, o aspecto essencial do tratamento será o desbridamento. Todas as estruturas inviáveis e inertes devem ser desbridadas, para que o material infectado e os debris sejam removidos; mas a estrutura óssea não deve ser desestabilizada. O objetivo é converter uma ferida infectada, hipóxica e necrosada em uma ferida viável. Para o cirurgião, a avaliação crítica ocorre quando há osso potencialmente infectado e que pode estar vascularizado em parte – condição necessária para que seja mantida a estabilidade estrutural do osso. Tratos sinusais presentes há mais de 1 ano devem ser excisados e enviados para exame patológico, para excluir a possibilidade de um carcinoma oculto.[104] A retração dos tecidos moles deve ser mínima, e não devem ser criados pedículos ou retalhos. Há um equilíbrio entre deixar para traz uma infecção – o que poderá resultar em recorrência – e praticar a ressecção com uma desestabilização subsequente, que poderá implicar a obrigação de uma reconstrução cirúrgica extensa, com todos os riscos associados. Para cada caso, o cirurgião deverá avaliar a relação risco-benefício, e essa avaliação deverá formar a base para um consentimento completamente informado.

O desbridamento meticuloso é uma das etapas iniciais mais importantes no tratamento de ossos e tecidos moles infectados. Classicamente, os limites do desbridamento têm sido determinados pelo "sinal da páprica", que se caracteriza por um sangramento cortical ou esponjoso puntiforme (Fig. 26.15). É preciso esforço para limitar qualquer desnudamento periosteal que possa desvitalizar ainda mais o osso. O osso novo reativo que circunda uma área de infecção crônica está vivo; em alguns casos, não haverá necessidade de desbridamento.[18] Todo osso morto sequestrado deverá ser identificado e removido, enquanto o osso vivo poderá ser preservado. Pode-se realizar um desbridamento rápido com um esmeril elétrico de alta velocidade, desde que o procedimento seja feito sob irrigação contínua para limitar a necrose térmica. A fluxometria Doppler a *laser* pode facilitar uma avaliação precisa do estado microvascular do osso, possibilitando sua identificação para remoção.[36] No entanto, verificou-se que essa técnica resulta em poucos benefícios, em comparação com a inspeção visual. A fluxometria Doppler a *laser* é o único método não destrutivo para uso *in vivo* na determinação do fluxo sanguíneo, capaz de determinar de imediato a perfusão.

Quando o canal medular está infectado, a fresagem intramedular é um método efetivo de desbridamento, permitindo a preserva-

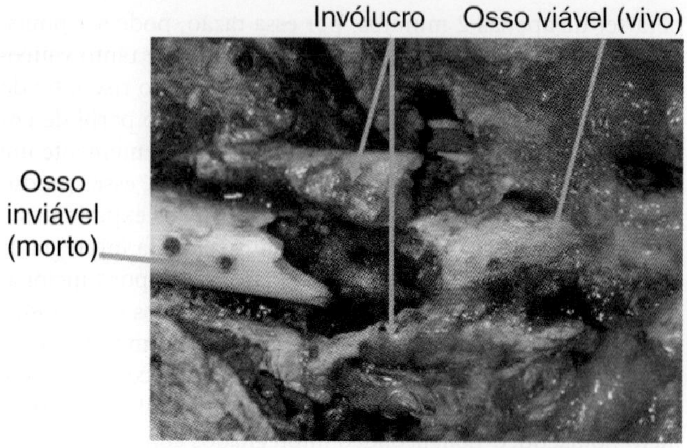

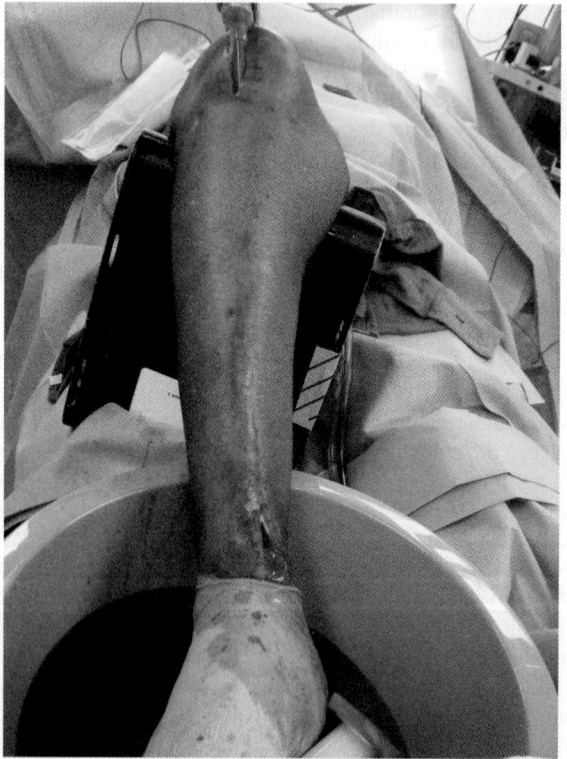

FIGURA 26.15 Aspecto do osso no momento do desbridamento. O osso vivo tem uma tonalidade rosada e um aspecto petequial indicativo de vascularização. O osso circunjacente é o invólucro; também está vascularizado. A ressecção do invólucro deve ficar a critério do cirurgião. O osso morto (inviável) está claramente avascularizado, devendo sofrer ressecção.

ção da estabilidade cortical.[24] Em geral, o canal medular deve ser fresado em excesso de 2 mm. Uma fresagem excessiva pode causar necrose cortical e exacerbar a infecção, por aumentar a área de superfície de osso morto. Pode-se fazer uma lavagem a partir do portal de entrada para a fresagem com as pontas do irrigador de canal utilizado nas artroplastias. A saída do material ocorrerá através de um respiro ou dos orifícios para parafusos de bloqueio previamente abertos (Fig. 26.16). Deve ser evitado o uso de fresas cegas e a geração de calor, para não aumentar a necrose cortical.

O recente uso do sistema de escariador-irrigador-aspirador (EIA)[72,97] proporciona um desbridamento com fresagem em alta velocidade, em combinação com uma irrigação/aspiração contínua do conteúdo medular. Diversas instituições têm defendido o seu uso no desbridamento de ossos longos infectados. Como rotina, empregamos essa técnica em casos de desbridamento de canal intramedular. Suas vantagens são a vigorosa limpeza do canal e a diminuição da embolização do conteúdo medular e, potencialmente, bactérias, até a circulação sistêmica. Suas desvantagens são o maior custo e uma curva de aprendizado mais difícil, com relação à adequação do diâmetro do fresador ao diâmetro do canal. A escolha de um fresador com diâmetro demasiadamente pequeno resultará em um desbridamento inadequado; já um fresador demasiadamente calibroso poderá causar fratura da diáfise. O dimensionamento deve ser efetuado no pré-operatório com a ajuda da radiografia digital, e será novamente verificado durante a operação com a fluoroscopia e um guia de medição intraoperatória.

A fresagem intramedular do canal medular, como técnica de desbridamento, demonstrou resultados favoráveis no tratamento da osteomielite medular. Em uma coorte de 32 pacientes que tinham sofrido, em média, 3,2 operações cirúrgicas por osteomielite, Pape et al.[91] constataram que a fresagem do canal medular foi bem-sucedida, visto que 84% dos pacientes conseguiram retornar às suas profissões anteriores e 97% não sentiam dores. As evidências para o tratamento de uma haste intramedular infectada foram amplamente derivadas de dados observacionais. Pommer et al.[96] observaram que a fresagem de um canal medular infectado resultou na erradicação da infecção em todos os pacientes quando a infecção ocorreu depois de uma haste intramedular primária, em comparação com 62% dos pacientes com várias operações antes da fresagem e do uso da haste. Ochsner et al. trataram 25 pacientes com osteomielite pós-traumática, dos quais 22 foram tratados com haste intramedular, foram acompanhados durante um mínimo de 6 meses. Vinte e um dos 22 pacientes estavam livres de qualquer infecção recorrente depois de um período médio de 26 meses. Em um estudo mais recente, Ochsner et al. documentaram 40 pacientes com osteomielite crônica que foram tratados com fresagem intramedular; apenas 4 pacientes tiveram recorrência da infecção.[87] Se a infecção medular for demasiadamente proximal ou distal para permitir um encaixe firme da fresa, deverá ser feita uma operação de saucerização, com a criação de uma calha para o desbridamento direto do canal. Considerando-se os aspectos biomecânicos, a forma mais desejável para essa calha é oval, pois essa forma resulta em mínima redução da resistência do osso à torção. Se for feita uma ressecção segmentar, ou se ocorrer mais de 30% de perda do contato cortical circunferencial, será preciso fazer um procedimento de estabilização.

Considerações no paciente geriátrico

A população de pacientes geriátricos não está aumentando apenas devido à maior taxa de natalidade que se seguiu à Segunda Guerra Mundial, mas também graças aos avanços da medicina, que resultaram em maior longevidade. Infelizmente, como ocorre com a maioria dos processos físicos e materiais, o desgaste e o envelhecimento têm consequências irreversíveis, que apenas poderão ser mitigadas ou retardadas. Assim, o paciente idoso sofrerá deterioração nas funções físicas, o que afeta o tratamento ortopédico, seja ele decorrente de trauma recente, reconstrução ou infecção.

Os princípios terapêuticos são os mesmos empregados para qualquer faixa etária: diagnóstico, estadiamento e tentativa de erradicação. Na população geriátrica, devem ser levadas em contas várias outras considerações. Primeiramente, a capacidade desses pacientes em tolerar a extensão da necessária reconstrução. Por definição, a maioria dos idosos serão hospedeiros do tipo B e muitos serão considerados como hospedeiros C, devido às várias co-

Figura 26.16 Fotografia intraoperatória da lavagem do canal medular em seguida à remoção de uma barra intramedular e do uso de um irrigador de canal medular. Os orifícios para os parafusos distais são conectados e abertos, para que seja criado um portal de efluxo.

morbidades. Portanto, é possível que, em um caso de osteomielite local/sistêmica B em estágio IV do terço distal da tíbia que necessite de uma ressecção de 6 cm e de transferência de tecido livre, seguidas por transporte de fragmento ósseo, não se permita, nesse paciente, tal tipo de tratamento. Em vez disso, o médico deverá considerar a realização de uma ressecção limitada e a introdução de terapia supressiva crônica, ou uma amputação, apesar dos inconvenientes cardiopulmonares. O princípio que preconiza a necessidade de otimização do hospedeiro é ainda mais importante nessa faixa etária. Não só a nutrição e as condições teciduais locais devem ser otimizadas, mas também devem ser cuidados os transtornos fisiológicos subjacentes, com o objetivo de minimizar o risco de complicação perioperatória.

Em segundo lugar, as expectativas e demandas do paciente devem ser levadas em conta. A maioria desses pacientes irá se aposentar e terá demandas limitadas; portanto, talvez não necessitem dos cuidados que devem ser prestados a um operário da construção com 30 anos, ou a uma mãe de três filhos. Também nesse caso, as considerações em favor de um tratamento não ablativo limitado que permita uma existência confortável com uma infecção "tratada", com ou sem terapia supressiva crônica, passam a ser muito mais atrativas nessa população. Em alguns pacientes, um desbridamento adequadamente realizado com o uso de depósitos e de estabilização, juntamente com o uso de antibióticos supressivos, poderá ser suficiente para a baixa demanda dos idosos, especialmente se apresentam comorbidades simultâneas que tornam arriscada a prática de repetidas intervenções cirúrgicas (Fig. 26.17).

Também deve ser considerada a opção da artroplastia. Embora essa opção seja contraindicada em casos de infecção ativa, um tratamento em estágios, consistindo de um desbridamento agressivo e de supressão antibiótica (local e sistêmica) poderá ser uma opção razoável em tais pacientes. O uso de um espaçador de cimento antibiótico e a antibioticoterapia supressiva poderão obter tamanho sucesso que os pacientes ficarão muito satisfeitos e dispensarão tratamentos subsequentes (Figs. 26.18 e 26.19).

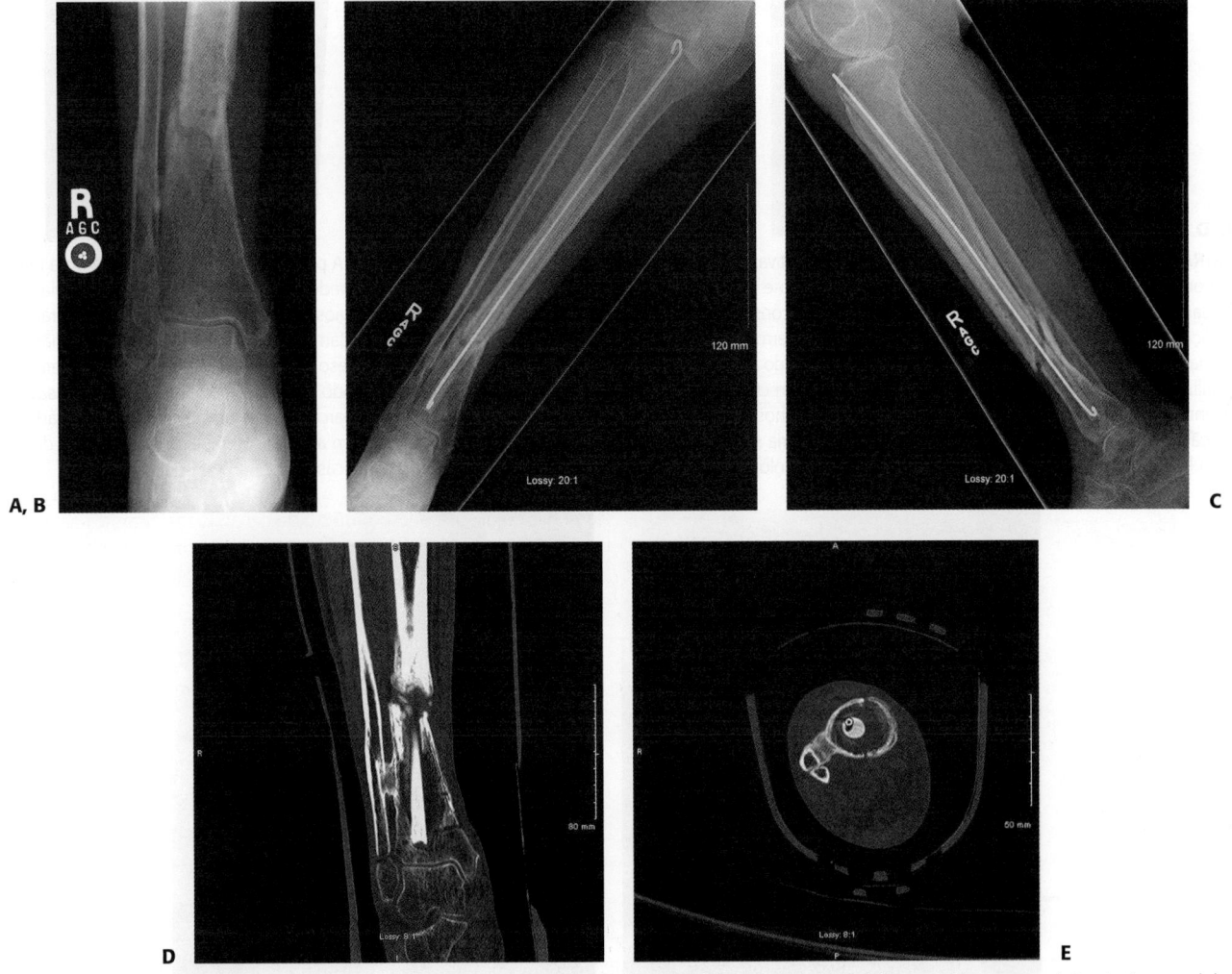

FIGURA 26.17 Mulher, 75 anos, com tratamento prévio com placa e haste intramedular. Essa paciente foi acometida por uma infecção intramedular e pseudartrose. **A:** A haste foi removida e, em seguida, foi realizada irrigação intramedular com o uso de um sistema de fresador-irrigador-aspirador. **B:** Em seguida, a paciente foi tratada com uma barra de PMMA com núcleo metálico impregnada com antibiótico, aplicada no interior do canal medular. **C:** O caso evoluiu para uma pequena área de união posterior, que pode ter sido estimulada pela fresagem e desbridamento, mas depois de transcorridos 9 meses ainda não havia completa consolidação. A paciente não apresentava evidências de infecção depois da descontinuação dos antibióticos orais. **D, E:** A paciente sentia pouca ou nenhuma dor, apesar de um estudo de TC que demonstrava ausência de evidências de consolidação, e se mostrava satisfeita com o uso de um andador com movimento de tornozelo controlado (*cam walker*) fora de sua casa. Outras tentativas de obtenção da consolidação imporiam a necessidade de vários procedimentos cirúrgicos, inclusive com necessidade de uma cobertura de tecido mole. No caso dessa paciente, suas expectativas e demandas justificaram uma abordagem menos agressiva.

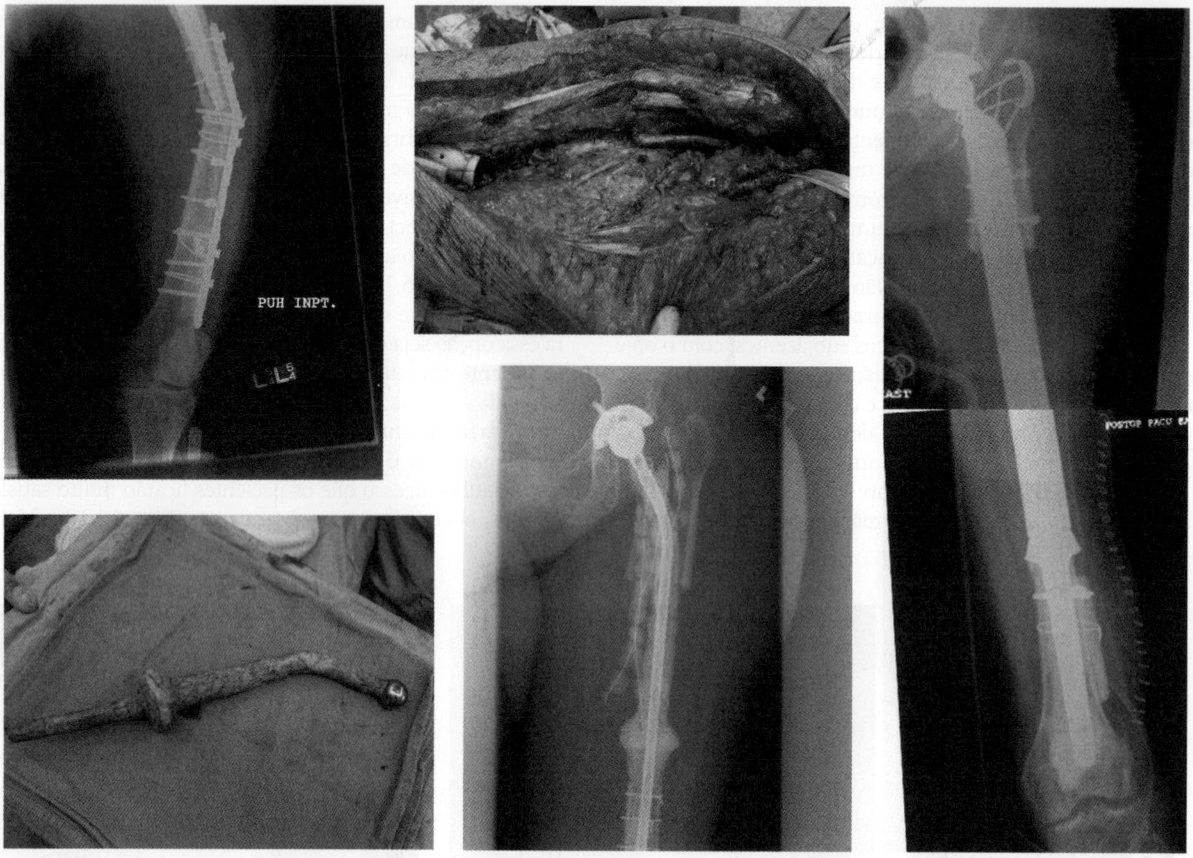

FIGURA 26.18 Mulher, 80 anos, passou por várias tentativas de reconstrução de uma fratura periprotética. **A:** A paciente se apresentou com uma infecção com origem distal que envolvia a placa, o aloenxerto e o aspecto distal da haste. Tratava-se de uma hospedeira local/sistêmica B e não havia possibilidade de um grande esforço reconstrutivo. O plano consistiu na realização de uma reconstrução em estágios com uso de artroplastia. **B:** Durante a operação, a infecção se localizava sobretudo na parte intermediária do fêmur. A cúpula acetabular estava devidamente fixada e, aparentemente, não havia qualquer envolvimento na infecção. **C, D:** Foi construído sob medida um espaçador para sustentação de peso impregnado com antibiótico; para tanto, utilizou-se uma haste tibial revestida. **E:** Depois de um curso de antibióticos IV durante 6 semanas – período em que a paciente teve permissão de sustentar o peso para as transferências, ela retornou ao hospital para a reconstrução com uma substituição parcial do fêmur. Devido à proximidade da infecção e o potencial de colonização, além de sua própria situação de hospedeira, a paciente foi mantida com antibioticoterapia oral supressiva durante um longo período, conforme recomendação do infectologista especializado em doenças musculoesqueléticas.

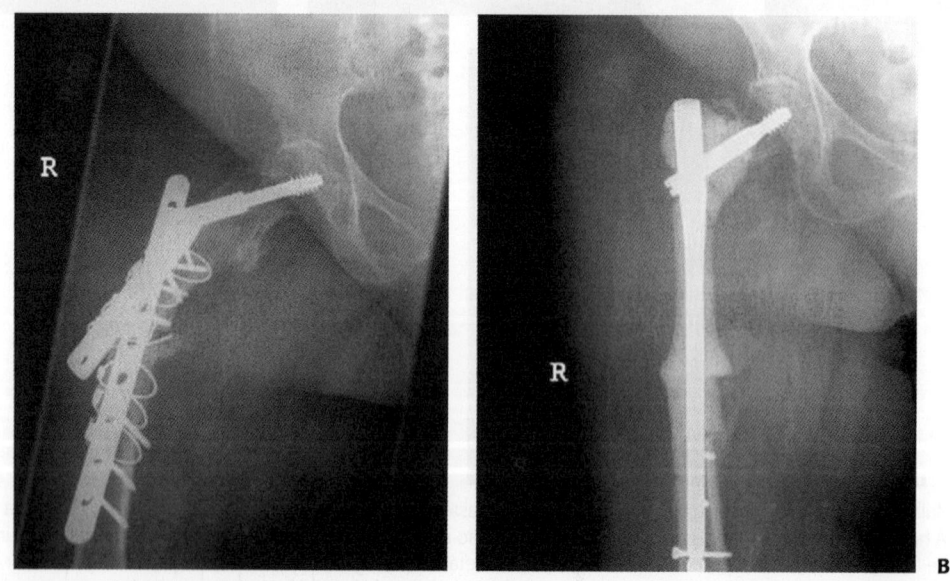

FIGURA 26.19 Mulher, 78 anos, com várias comorbidades; praticamente um hospedeiro C. **A:** A paciente tinha passado por uma tentativa de reconstrução de fratura periprotética em um hospital de comunidade rural. Seus exames indicaram grande probabilidade de infecção na região diafisária, sem envolvimento da área do quadril. **B:** A paciente foi submetida a uma reconstrução em estágios que preservou a cabeça e o colo do fêmur com o uso de uma prótese sob medida, revestida de antibiótico. Depois de um curso de 6 semanas de antibióticos, período em que a paciente deambulava com ajuda, foi marcada uma reconstrução com artroplastia total do quadril e substituição parcial do fêmur. A paciente se sentia "tão bem" a ponto de ter recusado qualquer tratamento subsequente, e veio a falecer antes da reconstrução.

MÉTODO DE TRATAMENTO PREFERIDO PELOS AUTORES

Avaliação inicial

Os autores assumem que qualquer paciente com história de tratamento cirúrgico de fratura, drenagem subsequente, deiscência da ferida, antibioticoterapia ou cirurgia não planejada pode estar com osteomielite. Em muitos desses pacientes, são limitados os dados nos registros médicos, e há carência de outros detalhes importantes. Além disso, sua própria lembrança dos eventos costuma ser limitada. Assim, deve-se presumir que há infecção até que se tenha forte evidência em contrário, sobretudo se os sintomas estiverem ocorrendo junto com pseudartrose da fratura.

Em primeiro lugar, classifica-se o hospedeiro e faz-se um esforço para otimizar o seu quadro. É importante melhorar a nutrição e a oxigenação dos tecidos antes de dar início ao tratamento cirúrgico. Em alguns casos, o uso de oxigênio hiperbárico ajudará (se possível e se o procedimento puder ser tolerado pelo paciente). O ideal é que o paciente pare de fumar, mas em geral essa é uma meta de difícil realização. Entretanto, os pacientes devem ser incentivados a limitar o uso de nicotina, pois acredita-se que essa substância cause efeitos microvasculares locais. Portanto, emplastros e goma de mascar de nicotina, embora tenham utilidade para os programas de cessação do fumo, podem não ajudar na otimização dos tecidos locais. Atualmente verificamos, como rotina, os níveis de vitamina D em todos os casos de atraso ou insucesso na consolidação óssea. Em geral, a suplementação consiste em 50.000 unidades por semana durante algumas semanas; contudo, haverá necessidade de descobrir e corrigir as causas subjacentes da deficiência. Uma consulta com um médico de cuidados primários ajudará a estabilizar problemas clínicos crônicos que podem ocorrer em muitos pacientes.

O membro também é avaliado para sua capacidade de tolerar a intervenção cirúrgica. Membros operados várias vezes são, por definição, classificados como "B local", e tecidos intensamente cicatriciais e imobilizados podem representar risco para a cura subsequente da ferida. Alguns pacientes podem não ser candidatos ou podem não tolerar a extensa cirurgia necessária; assim, talvez seja preciso procurar um meio-termo entre o tratamento e as expectativas do paciente. Hoje, muitos cirurgiões estão optando pelo tratamento do osso exposto com um dispositivo de oclusão assistido a vácuo. Embora esse dispositivo costume promover um leito de tecido de granulação sadio, é importante ter em mente que o osso subjacente estará comprometido e em maior risco de pseudartrose e de infecção. Outro problema é que o invólucro de tecido mole tende a ser uma camada aderente de tecido cicatricial sobre o osso; por isso, pode não tolerar bem uma cirurgia secundária. Sob tais circunstâncias, uma cirurgia secundária poderá resultar em nova infecção. Por esse motivo, ainda defende-se o uso de retalhos musculares ou fasciais sadios, que não só ajudam com a irrigação sanguínea externa para a superfície do osso, mas também podem tolerar mais procedimentos cirúrgicos subsequentes de modo mais adequado.

Avaliação diagnóstica

A princípio, devem ser obtidos exames laboratoriais, como leucometria, PCR (proteína C reativa) colhida junto com VHS. Se os resultados desses exames forem negativos e se não tiver outra razão de suspeita de infecção, o paciente é tratado como se tivesse uma pseudartrose asséptica; mas é importante estar atento aos achados intraoperatórios. Se, apesar dos achados laboratoriais normais, houver qualquer indicação de infecção, solicitam-se culturas intraoperatórias ou faz-se uma biópsia e aguardam-se os resultados. Um cenário comum é um caso com presunção de assepsia, em que culturas de rotina exibem crescimento de algumas colônias bacterianas. O problema é saber se os resultados das culturas representam uma infecção real ou uma contaminação. Nesses casos, os achados cirúrgicos devem ser analisados com o infectologista, que passará sua avaliação da validade das culturas. Se o clínico estiver convencido do baixo risco de infecção, pode-se fazer a cobertura do paciente com um breve curso de antibióticos orais específicos para as culturas. No entanto, se o clínico acreditar em um risco alto, utiliza-se um curso mais longo de antibioticoterapia. Constatou-se que mesmo nos casos de pouca evidência diagnóstica e operatória de infecção, ainda assim alguns pacientes poderão vir a sofrer uma infecção no futuro. Não existem meios para saber se a infecção subsequente é ressurgência de uma antiga infecção oculta ou se é uma infecção secundária resultante da intervenção cirúrgica recente. Um estudo recentemente publicado constatou que mais de 20% dos casos de pseudartrose que tiveram culturas coletadas durante a operação, tiveram resultados positivos para as culturas. Esses pacientes foram medicados com antibióticos e apenas um pouco mais de 2% evoluíram para infecção pelo mesmo microrganismo detectado pelas culturas pré-operatórias.[120]

Nos casos em que se suspeita de infecção, mas não se tem conhecimento do microrganismo causal, em geral removem-se os materiais de síntese iniciais e, em seguida, coletam-se várias amostras para cultura e biópsia de osso e de tecido mole (muitas vezes, seis ou mais). Em seguida, estabiliza-se temporariamente o osso da maneira menos invasiva possível; para tanto, utiliza-se um aparelho de gesso, órtese ou fixador externo monolateral. Em alguns casos, é válido obter dois grupos de culturas. Um grupo de culturas é obtido das áreas mais suspeitas, durante a parte inicial do procedimento cirúrgico. O segundo grupo de culturas é obtido depois do desbridamento das margens do leito tecidual. Se essa metodologia for utilizada, é possível avaliar se o desbridamento foi adequado, sobretudo se as culturas iniciais foram positivas. Se ainda restar incerteza quanto à extensão da infecção, deve-se tentar usar RM com contraste, para determinar a extensão da infecção no nível intramedular e nos tecidos moles. Em seguida, o tratamento deve ser planejado de acordo com os achados. Infelizmente, na maioria dos casos, existe um implante metálico que reduz a utilidade dos estudos de RM. Quando possível, são utilizados estudos cintilográficos no período pré-operatório, apesar das limitações dessa técnica. Já foram observadas anedoticamente variações significativas na precisão das leituras entre diversos radiologistas; assim, os autores incentivam o leitor a trabalhar com alguns radiologistas que se mostrem interessados e que tenham experiência em infecções musculoesqueléticas. Graças aos próprios achados dos autores e aos dados obtidos na literatura, hoje depende-se menos da cintilografia do que de outros sinais; em geral, não se usa mais a cintilografia com eritrócitos. Os achados iniciais com o PET *scan* são animadores.

Tratamento

Após a confirmação da infecção, a identificação de um microrganismo e o delineamento da extensão da infecção, decide-se se o objetivo é curar a infecção, suprimi-la ou recomendar a amputação. Em hospedeiros comprometidos, a cura costuma ser obtida apenas pela excisão completa de todo o tecido infeccioso, o que em geral significa a necessidade de amputação. Em hospedeiros mais saudáveis, uma ressecção marginal, deixando algumas bactérias para trás, ou mesmo ressecções intralesionais quando a infecção é periarticular, pode levar à cura com a antibioticoterapia apropriada. Em termos gerais, é preferível aconselhar o paciente de que a ressecção com uma margem limpa representa a melhor chance de cura.

Caso se opte pela ressecção óssea e pela salvação do membro, devem-se seguir os princípios gerais: defeitos ósseos de 6 cm ou mais devem ser tratados com transporte ósseo e com osteogênese por distração, enquanto defeitos menores frequentemente podem ser tratados com aplicação de enxerto ósseo. Na tíbia, dá-se preferência à técnica da abordagem posterolateral da tíbia-pro-fíbula, mas em alguns casos, é feito um enxerto ósseo central. Tenta-se evitar o uso exclusivo de matriz óssea desmineralizada (MOD) e aloenxerto, porque foi constatada uma incidência relativamente baixa de união óssea. Os baixos percentuais de sucesso com o uso de produtos de MOD podem ser decorrentes da baixa vascularização encontrada nesses leitos teciduais e nesses pacientes. Curiosamente, observam-se casos em que os pacientes se apresentam anos depois do insucesso de um enxerto ósseo com MOD da tíbia distal e, durante a reoperação, o material de MOD original parece estar inalterado. Isso indica que não ocorreu angiogênese (Fig. 26.20). Os relatos de DBM na literatura são limitados mas não orientam o uso de enxerto ósseo para pseudoartroses especialmente em perda óssea. Ironicamente são estes os casos em que o enxerto se faz necessário, como em casos onde a vascularização óssea está debilitada e o hospedeiro comprometido, são aqueles que o DBM tem menor valor o DBM alcança sucesso nos casos em que não é necessário enxerto ósseo.[132]

As proteínas morfogenéticas ósseas (PMO) são significativamente promissoras; trata-se de um agente indutivo muito mais potente, em comparação com MOD. Atualmente os cirurgiões ainda precisam utilizar PMO como "não indicado na bula", pois esse produto ainda não foi liberado para uso geral. São muitos os casos anedóticos de seu bem-sucedido uso em cirurgias para pseudartrose e infecção, e sua utilidade na salvação de membros é simplesmente inquestionável, mas existem algumas dúvidas acerca de sua potência e uso em mulheres que estejam considerando engravidar dentro de 1 ano de seu uso.

Foi demonstrado que a técnica mais moderna de coleta de enxerto com RIA obtém sucesso em pacientes com grandes defeitos, e o enxerto coletado parece ter excelente potencial osteogênico. A mistura com PMO pode resultar em um efeito ainda maior, porque PMO é material acelular, sendo apenas um indutor, enquanto que o aspirado obtido com RIA fornece elementos condutivos e componentes celulares necessários para a consolidação. A experiência com RIA tem sido positiva.[72,97]

Outra técnica a combinar o uso do enxerto RIA com uma biomembrana induzida adquiriu certa popularidade. Em seguida à ressecção óssea, a técnica de Masquelet incorpora um espaçador de cimento no defeito. Uma membrana biológica cresce sobre o espaçador, e este é removido semanas a meses mais tarde, tão logo tenha sido concluída a eluição do antibiótico. Por ocasião da remoção do espaçador, a membrana deve ser preservada da melhor maneira possível, com o objetivo de promover angiogênese; e no local, deve ser aplicado um enxerto volumoso com uso de crista ilíaca ou RIA.

Nos casos de presença de trato sinusal, verificamos que a técnica de injeção do corante azul de metileno diluído no interior do trato sinusal ajuda muito na localização da trajetória até qualquer coleção profunda de líquido, ou sequestro (Fig. 26.21). Esse procedimento ajuda a minimizar a quantidade de ressecção de tecido local. A técnica é relativamente simples, mas nem sempre será capaz de identificar integralmente a lesão. A ressecção do trato sinusal deve ser realizada com o uso de uma incisão cutânea elíptica longitudinal, para possibilitar o fechamento. A dissecção profunda acompanha o trato, até que o cirurgião tenha identificado o componente ósseo. A seguir, o cirurgião faz o desbridamento, em conformidade com o envolvimento. Se o envolvimento ósseo for do tipo Cierny III – em que existe estabilidade axial – o cirurgião deverá se esforçar ao máximo para evitar que a lesão do tipo III se transforme em uma do tipo IV, embora em alguns casos isso não seja possível. Por definição, as lesões do tipo IV exigem a complementação com fixação e reconstrução. Algumas lesões extensas do tipo III, embora tenham preservado alguma conexão axial, são, ainda assim, instáveis, e possivelmente dependem de tratamento extra – o que, na essência, transforma o defeito em uma lesão do tipo IV. Nas lesões do tipo III passíveis de salvação, não fazemos uma ressecção volumosa; em vez disso, frequentemente empregamos um esmeril de alta veloci-

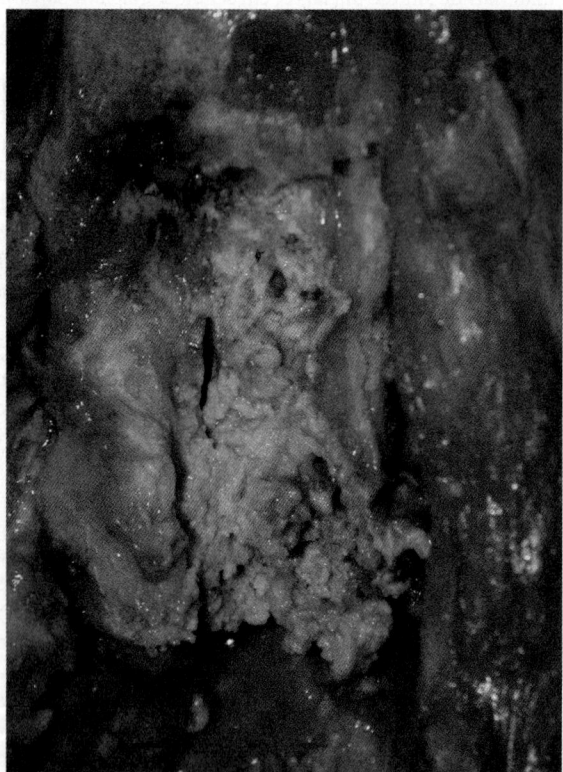

FIGURA 26.20 Fotografia intraoperatória de pseudartrose no terço distal da tíbia. Por ocasião da cirurgia, ficou aparente que a matriz óssea desmineralizada (MOD) que tinha sido aplicada *in situ* há mais de 5 anos pouco mudou. Embora MOD possa ser considerada como um agente indutivo e condutivo, na melhor das hipóteses seus efeitos são fracos a moderados; e sem melhora na vascularização óssea, esse material poderá ter valor limitado naqueles casos nos quais ele se faz mais necessário.

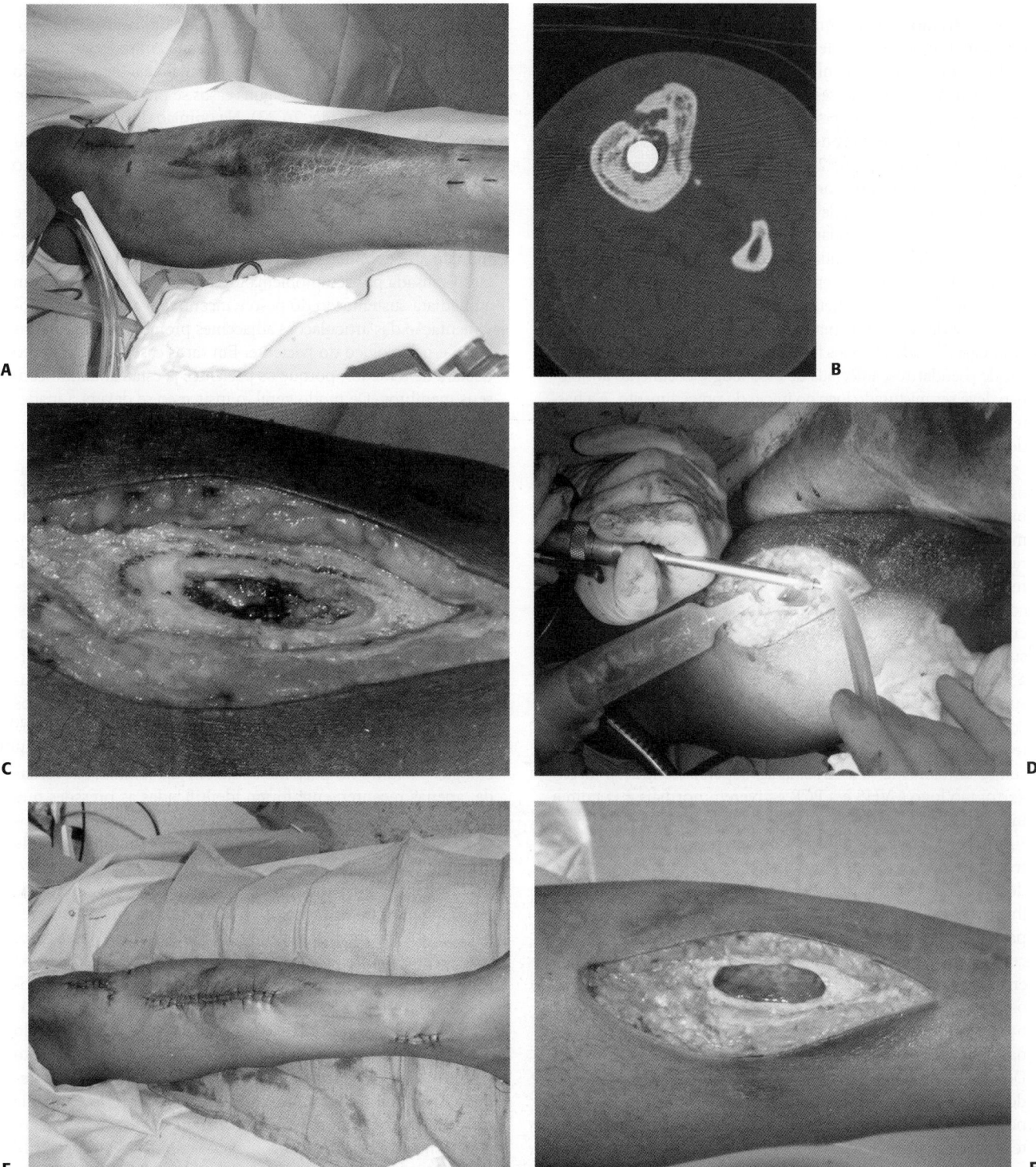

FIGURA 26.21 Imagens ilustrativas da técnica de desbridamento em um caso de osteomielite do tipo III com trato sinusal. **A, B:** Injeta-se azul de metileno no trato sinusal, na esperança de que o corante "ache seu caminho" até a cavidade óssea e o sequestro. **C:** A ressecção da pele é elíptica, prosseguindo até que seja identificado o defeito ósseo. **D:** Tendo em vista que essa lesão é do tipo III e estável, utilizamos um esmeril de alta velocidade resfriado a água para a ressecção apenas da quantidade necessária de tecido ósseo para a remoção do sequestro e do tecido avascularizado. **E:** Ressecção final. **F:** Fechamento da pele no seguimento.

dade resfriado a água, com remoção apenas da quantidade estritamente necessária de tecido ósseo.

Em lesões evidentemente do tipo IV, torna-se obrigatória a reconstrução óssea e, nesses casos, o que deve ser definido é o grau de reconstrução necessário. Constatamos que o transporte ósseo é o método de reconstrução mais confiável. Esse tópico está discutido no Capítulo 28. Em certas áreas, ou em pacientes que não toleram o transporte ósseo, as únicas alternativas viáveis são o uso da técnica de Masquelet ou o uso de "gaiolas" ósseas com aplicação abundante de enxerto e PMO.

O uso de hastes revestidas com antibiótico para pseudartroses infectadas encontra-se em contínua evolução. Diversos estudos demonstraram a eficácia das hastes estaticamente bloqueadas revestidas com uma manta de cimento de 2 mm. Estamos empregando cada vez mais frequentemente essa técnica para casos de pseudartrose infectada de osso longo. O cimento antibiótico deve ser misturado logo no início do procedimento, e a haste deve ser revestida com o uso de um tubo superdimensionado de bomba cardíaca, ou outro tubo de grande calibre que esteja estéril e que possa ser facilmente removido. Constatamos que os tubos torácicos não são suficientemente calibrosos. Para a tíbia ou fêmur, selecionamos uma haste de 9 mm. A haste e o cimento são preparados no início do caso; permitimos que ocorra a cura do cimento sobre a haste durante um mínimo de 45 minutos. O uso do tubo é garantia de um revestimento liso, com superfície vítrea que, em combinação com o processo de cura, diminui a possibilidade de descolamento por ocasião da sua inserção. O canal deve ser fresado com pelo menos 5 mm a mais, para que possa receber a haste e o cimento. Depois de sua inserção, o cirurgião realiza seu bloqueio distal e proximal com o uso de técnica de rotina. A haste permite que o paciente possa logo sustentar o peso. Em casos com perda óssea, fazemos tardiamente (8 a 12 semanas depois) a aplicação de enxerto, tão logo a VHS e a PCR estiverem normais e já com a interrupção dos antibióticos.[45,100,103]

Em geral, nos casos de infecção complexa, a base da reconstrução permanece sendo o uso das técnicas de transporte ósseo descritas por Ilizarov. Essas técnicas estão descritas com detalhes no Capítulo 28. Embora as técnicas não sejam simples nem para o paciente nem para o cirurgião, há vantagens notáveis com seu uso, em comparação com as técnicas de aplicação de enxerto. Uma dessas técnicas é o desenvolvimento imediato de osso regenerado logo após a ressecção óssea. Se for utilizado um enxerto ósseo, será preciso esperar que se passem 8 semanas ou mais, como parte do plano de reconstrução em estágios. Do mesmo modo, um dos efeitos da corticotomia é o aumento do fluxo sanguíneo no membro durante 4 a 6 semanas, o que pode ter efeito positivo em casos de infecção. E mais importante ainda, a funcionalidade melhora. O paciente é incentivado a sustentar o peso e a retomar a maioria das atividades cotidianas. Em muitos casos, o paciente poderá retornar ao trabalho, participar de atividades recreacionais e mesmo nadar. Nos casos de um prolongamento considerável do transporte, ou quando o transporte foi concluído mas é preciso esperar pela maturação do osso regenerado, tem-se utilizado placas bloqueadas inseridas por via percutânea (na função de fixador interno), abarcando e protegendo o osso regenerado em processo de maturação. Isso permite que o fixador anular seja logo removido (Fig. 26.22). Como opção, alguns casos se prestam ao transporte sobre uma haste (Fig. 26.23). Na opinião dos autores, os cirurgiões que desejam tratar infecções ósseas devem se familiarizar com o método de Ilizarov e procurar por treinamento apropriado.

Um componente fundamental no tratamento da infecção é a reabilitação funcional. Com frequência, os pacientes estão extremamente debilitados, em decorrência de anos de incapacitação causada por seu problema. Os tratamentos que permitem a imediata sustentação do peso e incentivam a prática da movimentação das articulações adjacentes promovem o bem-estar físico e psicológico do paciente. Em raros casos, o tratamento deixará de ter êxito, porque os pacientes já estão andando com seus membros. De modo geral, o insucesso se deverá à inadequação da ressecção, estabilidade e/ou biologia.

É muito difícil que cirurgiões que operam pouco frequentemente casos de infecção venham a obter os resultados publicados por especialistas. Não só o transporte ósseo é tarefa trabalhosa, mas o tratamento bem-sucedido depende de uma equipe integrada e bem treinada que esteja disposta a enfrentar as exigências dos pacientes e a facilitar o trabalho do cirurgião. Também é essencial que haja colaboração e que sejam convocados colegas especializados em doenças infecciosas, psiquiatria, medicina interna, cirurgia microvascular, assistência social, fisioterapia e terapia ocupacional. Da mesma forma, a equipe como um todo deve estar ciente das necessidades desses pacientes, muitos dos quais já passaram por vários procedimentos malsucedidos. É muito comum que a equipe se veja diante de depressão, ansiedade e outros problemas psicológicos – tanto no paciente como em sua família. Na verdade, apenas recentemente foram identificadas as pressões que recaem sobre os cuidadores, que relatam depressão, prejuízos econômicos e outros problemas que surgem ao cuidarem de membros de sua família.[130]

Também não há dúvida de que, diante das dificuldades no tratamento da infecção óssea, a melhor estratégia é a prevenção. Os cirurgiões sempre estiveram cientes desse fato, mas recentemente a comunidade médica, os pacientes e as organizações financiadoras da saúde passaram a tomar conhecimento do problema. Como consequência disso, o número crescente de estudos sobre esse assunto tem ampliado o nosso conhecimento acerca da infecção cirúrgica – e isso tem implicações significativas para a prevenção da osteomielite. Atualmente, contamos com maior corpo de conhecimentos sobre os fatores que aumentam o risco de infecção. Estão em processo de padronização os fatores do paciente controláveis, como a temperatura corpórea perioperatória, os níveis de glicose e a higiene pré-operatória. Também tem sido notada a influência de melhores técnicas cirúrgicas e da otimização do ambiente do paciente; no futuro, espera-se que os cirurgiões tenham condições de minimizar a incidência de osteomielite.

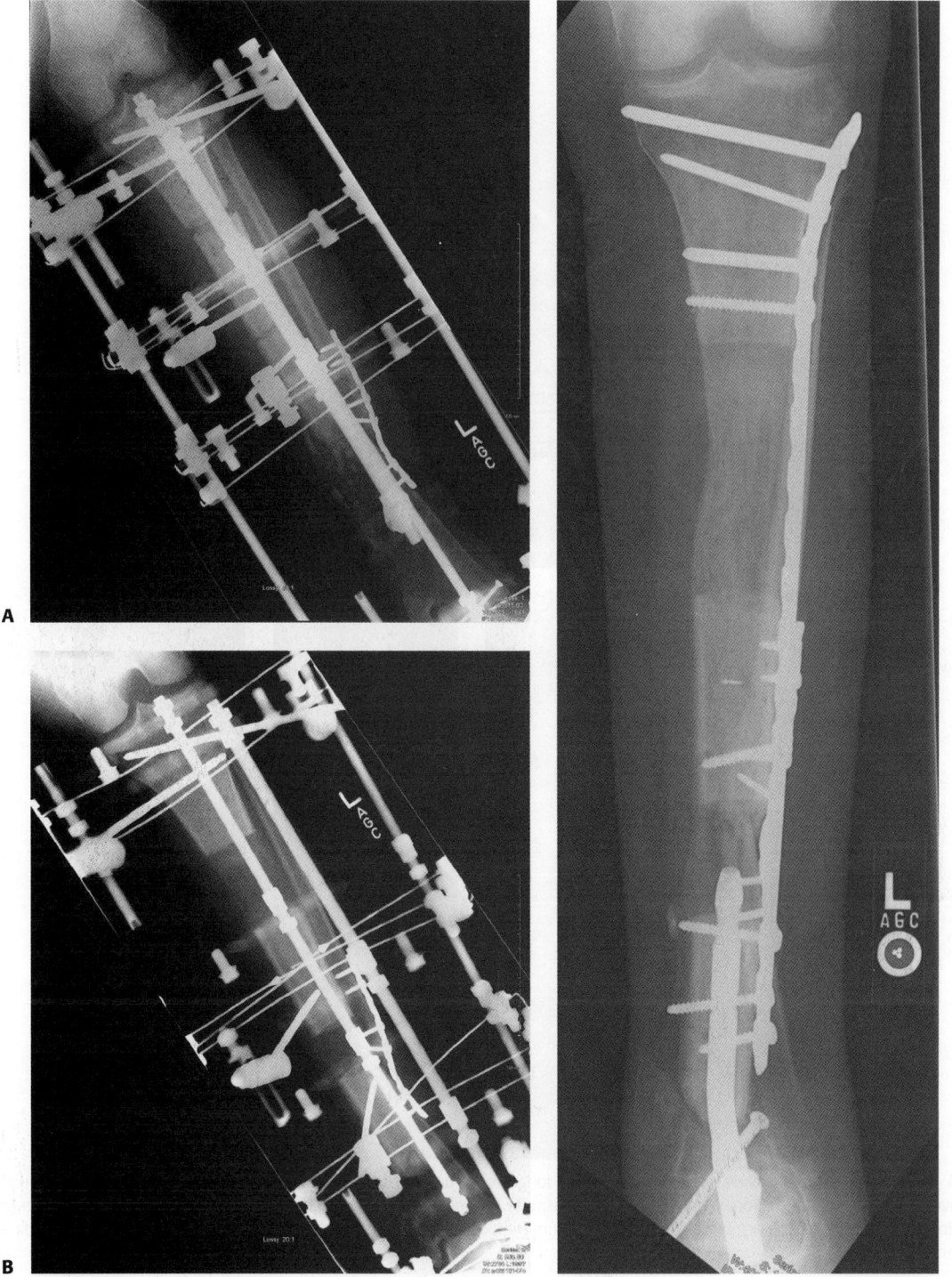

FIGURA 26.22 Radiografias de um transporte tibial distal longo. O paciente se apresentou com um defeito muito grande (~16 cm). **A, B:** Para abreviar o tempo de transporte, foi realizado um transporte bifocal até uma fusão de tornozelo. **C:** No momento do acoplamento, a articulação subtalar foi sacrificada, e foi inserida uma haste retrógrada pelo retropé. A essa configuração o cirurgião sobrepôs uma longa placa tibial bloqueada. Os parafusos foram aplicados através da placa e da haste. O osso em regeneração ficou protegido e, ao mesmo tempo, houve compressão do local de acoplamento no tornozelo.

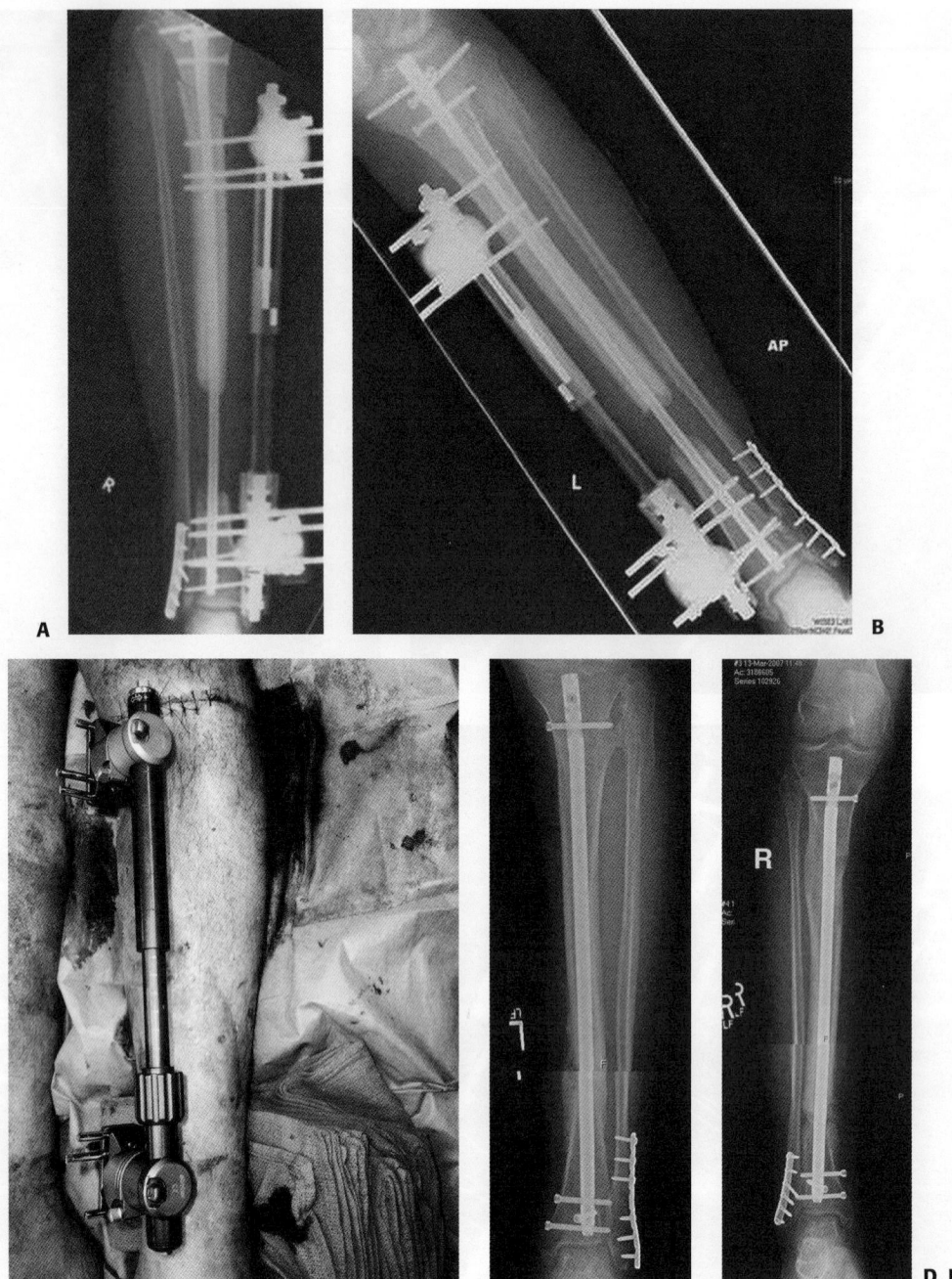

FIGURA 26.23 A, B: Imagens ilustrativas de um transporte estável longo sobre uma haste. Nesse caso o paciente se apresentava com um defeito bilateral considerável. **C:** O tratamento funcional consistiu em um transporte monolateral sobre uma haste. **D, E:** Por ocasião do acoplamento, as extremidades ósseas foram avivadas e receberam um enxerto; seguiu-se um período de compressão com o uso do fixador externo. A consolidação final ocorreu bilateralmente.

TRIBUTO A GEORGE C. CIERNY III

O falecimento de George C. Cierny III em 24 de junho de 2013 encheu de pesar a comunidade dos cirurgiões ortopédicos, particularmente aqueles envolvidos no tratamento da osteomielite. Dr. Cierny foi fundamental para o estudo e o entendimento do tratamento das infecções ósseas. Sua incrível energia e motivação resultaram em um acúmulo de dados que transformaram o diagnóstico, a classificação e o tratamento da osteomielite. Com seu colega Dr. J. Mader (doenças infecciosas), Dr. Cierny desenvolveu a classificação Cierny-Mader de osteomielite, amplamente citada e empregada. Os Drs. Cierny e Mader reconheceram a importância do hospedeiro e abordaram a osteomielite de maneira sistemática, identificando intuitivamente a utilidade da aplicação dos princípios da cirurgia tumoral às infecções ósseas. Sua habilidade cirúrgica e seu atendimento aos pacientes dificilmente encontravam paralelo; Dr. Cierny era internacionalmente requisitado como cirurgião e conferencista. Além disso, Dr. Cierny era um médico que se debruçava durante semanas na elaboração de um plano específico para cada paciente, com revisões diárias do plano e com modificações até que esse grande cientista o julgasse perfeito. Perfeição era simplesmente o que Dr. Cierny exigia para si próprio e para todos os que trabalhavam com ele – inclusive o paciente. Isso se verificava particularmente na sala cirúrgica. Foi membro fundador da Musculosketal Infection Society (MSIS) e deixou um enorme legado para seus colegas, estudantes e amigos. Os cirurgiões ortopédicos são devedores de suas realizações e sentirão muita falta de sua veracidade e sabedoria.

REFERÊNCIAS BIBLIOGRÁFICAS

1. Zalavras CG, Patzakis MJ, Holtom P. Local antibiotic therapy in the treatment of open fractures and osteomyelitis. *Clin Orth Relat Res.* 2004;427:86–93.
2. Nelson CL. The current status of material used for depot delivery of drugs. *Clin Orthop Relat Res.* 2004;427:72–78.
3. Anglen JO. Wound irrigation in musculoskeletal injury. *J Am Acad Orthop Surg.* 2001;9(4):219–226.
4. Anglen JO. Comparison of soap and antibiotic solutions for irrigation of lower-limb open fracture wounds. A prospective, randomized study. *J Bone Joint Surg Am.* 2005;87(7):1415–1422.
5. Anglen JO, Apostoles S, Christensen G, et al. The efficacy of various irrigation solutions in removing slime-producing Staphylococcus. *J Orthop Trauma.* 1994;8(5):390–396.
6. Ash JM, Gilday DL. The futility of bone scanning in neonatal osteomyelitis: Concise communication. *J Nucl Med.* 1980;21(5):417–420.
7. Benjamin JB, Volz RG. Efficacy of a topical antibiotic irrigant in decreasing or eliminating bacterial contamination in surgical wounds. *Clin Orthop Relat Res.* 1984;(184):114–117.
8. Bhandari M, Schemitsch EH, Adili A, et al. High and low pressure pulsatile lavage of contaminated tibial fractures: An in vitro study of bacterial adherence and bone damage. *J Orthop Trauma.* 1999;13(8):526–533.
9. Boerman OC, Rennen H, Oyen WJ, et al. Radiopharmaceuticals to image infection and inflammation. *Semin Nucl Med.* 2001;31(4):286–295.
10. Borman TR, Johnson RA, Sherman FC. Gallium scintigraphy for diagnosis of septic arthritis and osteomyelitis in children. *J Pediatr Orthop.* 1986;6(3):317–325.
11. Borrelli JJ, Prickett WD, Ricci WM. Treatment of nonunions and osseous defects with bone graft and calcium sulfate. *Clin Orthop Relat Res.* 2003;411:245–254.
12. Boxma H, Broekhuizen T, Patka P, et al. Randomised controlled trial of single-dose antibiotic prophylaxis in surgical treatment of closed fractures: The Dutch Trauma Trial. *Lancet.* 1996;347(9009):1133–1137.
13. Boyd JI 3rd, Wongworawat MD. High-pressure pulsatile lavage causes soft tissue damage. *Clin Orthop Relat Res.* 2004;(427):13–17.
14. Carsenti-Etesse H, Doyon F, Desplaces N, et al. Epidemiology of bacterial infection during management of open leg fractures. *Eur J Clin Microbiol Infect Dis.* 1999;18(5):315–323.
15. Casten DF, Nach RJ, Spinzia J. An experimental and clinical study of the effectiveness of antibiotic wound irrigation in preventing infection. *Surg Gynecol Obstet.* 1964;118:783–787.
16. Cavanaugh DL, Berry J, Yarboro SR, et al. Better prophylaxis against surgical site infection with local as well as systemic antibiotics. An in vivo study. *J Bone Joint Surg Am.* 2009;91(8):1907–1912.
17. Chacko TK, Zhuang H, Nakhoda KZ, et al. Applications of fluorodeoxyglucose positron emission tomography in the diagnosis of infection. *Nucl Med Commun.* 2003;24(6):615–624.
18. Cierny G. Treating chronic osteomyelitis: evolving our antibiotic protocol. Paper presented at Musculoskeletal Infection Society, August, 2000.
19. Cierny G, Mader JT, Pennick JJ. A clinical staging system for adult osteomyelitis. *Contemp Orthop.* 1985;10:17–37.
20. Cierny G 3rd, Mader JT, Penninck JJ. A clinical staging system for adult osteomyelitis. *Clin Orthop Relat Res.* 2003;(414):7–24.
21. Classen DC, Evans RS, Pestotnik SL, et al. The timing of prophylactic administration of antibiotics and the risk of surgical-wound infection. *N Engl J Med.* 1992;326(5):281–286.
22. Collier BD. Scintigraphic diagnosis of acute bone infection: Is the red cell scan necessary? *Personal communication.*
23. Condie JD, Fergerson DJ. Experimental wound infections: Contamination versus surgical technique. *Surgery.* 1961;50:367.
24. Court-Brown CM, Keating JF, McQueen MM. Infection after intramedullary nailing of the tibia. Incidence and protocol for management. *J Bone Joint Surg Br.* 1992;74(5):770–774.
25. Cunha B, Klein N. Bone and joint infections. In: Dee R, Hurst LC, Gruber MA, Kottmeier SA, eds. *Principles of Orthopaedic Practice.* 2nd ed. New York, NY: McGraw-Hill; 1997:317–344.
26. Dankert J, Hogt AH, Feijen J. Biomedical polymers:Bacterial adhesion, colonization, and infection. *CRC Crit Rev Biocompat.* 1986;2:219–301.
27. Datz FL. *Minutes in Nuclear Medicine.* 2nd ed. New York, NY: Appleton Century Crofts; 1983:82–85.
28. Datz FL. Infection imaging. *Semin Nucl Med.* 1994;24(2):89–91.
29. Datz FL. Abdominal abscess detection: Gallium, 111In-, and 99mTc-labeled leukocytes, and polyclonal and monoclonal antibodies. *Semin Nucl Med.* 1996;26(1):51–64.
30. Datz FL, Seabold JE, Brown ML, et al. Procedure guideline for technetium-99m-HMPAO-labeled leukocyte scintigraphy for suspected infection/inflammation. Society of Nuclear Medicine. *J Nucl Med.* 1997;38(6):987–990.
31. David R, Barron BJ, Madewell JE. Osteomyelitis, acute and chronic. *Radiol Clin North Am.* 1987;25(6):1171–1201.
32. Dich VQ, Nelson JD, Haltalin KC. Osteomyelitis in infants and children. A review of 163 cases. *Am J Dis Child.* 1975;129(11):1273–1278.
33. DiMaio FR, O'Halloran JJ, Quale JM. In vitro elution of ciprofloxacin from polymethylmethacrylate cement beads. *J Orthop Res.* 1994;12(1):79–82.
34. Dirschl DR, Duff GP, Dahners LE, et al. High pressure pulsatile lavage irrigation of intraarticular fractures:Effects on fracture healing. *J Orthop Trauma.* 1998;12(7):460–463.
35. Dirschl DR, Wilson FC. Topical antibiotic irrigation in the prophylaxis of operative wound infections in orthopedic surgery. *Orthop Clin North Am.* 1991;22(3):419–426.
36. Duwelius PJ, Schmidt AH. Assessment of bone viability in patients with osteomyelitis:P-preliminary clinical experience with laser Doppler flowmetry. *J Orthop Trauma.* 1992;6(3):327–332.
37. Eckardt JJ, Wirganowicz PZ, Mar T. An aggressive surgical approach to the management of chronic osteomyelitis. *Clin Orthop Relat Res.* 1994;(298):229–239.
38. Eisenstein BI. The polymerase chain reaction. A new method of using molecular genetics for medical diagnosis. *N Engl J Med.* 1990;322(3):178–183.
39. Esterhai J, Alavi A, Mandell GA, et al. Sequential technetium-99m/gallium-67 scintigraphic evaluation of subclinical osteomyelitis complicating fracture nonunion. *J Orthop Res.* 1985;3(2):219–225.
40. Esterhai JL Jr, Goll SR, McCarthy KE, et al. Indium-111 leukocyte scintigraphic detection of subclinical osteomyelitis complicating delayed and nonunion long bone fractures: A prospective study. *J Orthop Res.* 1987;5(1):1–6.
41. Evans RP, Nelson CL, Harrison BH. The effect of wound environment on the incidence of acute osteomyelitis. *Clin Orthop Relat Res.* 1993;(286):289–297.
42. Fennessy JM, Franzus M, Schlatterer D, et al. MRSA screening, surveillance, and control protocol in trauma patients. Poster. Annual Meeting of the AAOS, March 9–13, 2010.
43. Fink-Bennett D, Balon HR, Irwin R. Sequential technetium-99m sulfur colloid/indium-111 white blood cell imaging in macroglobulinemia of Waldenstrom. *Clin Nucl Med.* 1990;15(6):389–391.
44. Fischer B, Vaudaux P, Magnin M, et al. Novel animal model for studying the molecular mechanisms of bacterial adhesion to bone-implanted metallic devices: Role of fibronectin in Staphylococcus aureus adhesion. *J Orthop Res.* 1996;14(6):914–920.
45. Fuchs T, Stange R, Schmidmaier G, et al. The use of gentamicin-coated nails in the tibia: Preliminary results of a prospective study. *Arch Orthop Trauma Surg.* 2011;131(10):1419–1425.
46. Gao Z, Tseng CH, Pei Z, et al. Molecular analysis of human forearm superficial skin bacterial biota. *Proc Natl Acad Sci U S A.* 2007;104(8):2927–2932.
47. Gillespie WJ, Walenkamp G. Antibiotic prophylaxis for surgery for proximal femoral and other closed long bone fractures. *Cochrane Database Syst Rev.* 2001;1:CD000244.
48. Graham GD, Lundy MM, Frederick RJ, et al. Predicting the cure of osteomyelitis under treatment: Concise communication. *J Nucl Med.* 1983;24(2):110–113.
49. Greidanus NV, Masri BA, Garbuz DS, et al. Use of erythrocyte sedimentation rate and C-reactive protein level to diagnose infection before revision total knee arthroplasty. A prospective evaluation. *J Bone Joint Surg Am.* 2007;89(7):1409–1416.
50. Gristina AG, Barth E, Webb LX. Microbial adhesion and the pathogenesis of biomaterial-centered infections. In: Gustilo RB, Tsukayama DT, eds. *Orthopaedic Infection.* Philadelphia, PA: WB Saunders; 1989:3–25.
51. Haas DW, McAndrew MP. Bacterial osteomyelitis in adults: Evolving considerations in diagnosis and treatment. *Am J Med.* 1996;101(5):550–561.
52. Hartshorne MF, Graham G, Lancaster J, et al. Gallium-67/technetium-99m methylene diphosphonate ratio imaging: Early rabbit osteomyelitis and fracture. *J Nucl Med.* 1985;26(3):272–277.
53. Hassinger SM, Harding G, Wongworawat MD. High-pressure pulsatile lavage propagates bacteria into soft tissue. *Clin Orthop Relat Res.* 2005;439:27–31.
54. Hauet JR, Barge ML, Fajon O, et al. Sternal infection and retrosternal abscess shown on Tc-99m HMPAO-labeled leukocyte scintigraphy. *Clin Nucl Med.* 2004;29(3):194–195.
55. Hauser CJ, Adams CA Jr, Eachempati SR. Surgical Infection Society guideline: Prophylactic antibiotic use in open fractures: An evidence-based guideline. *Surg Infect (Larchmt).* 2006;7(4):379–405.
56. Hoch RC, Rodriguez R, Manning T, et al. Effects of accidental trauma on cytokine and endotoxin production. *Crit Care Med.* 1993;21(6):839–845.
57. Hoeffel DP, Hinrichs SH, Garvin KL. Molecular diagnostics for the detection of musculoskeletal infection. *Clin Orthop Relat Res.* 1999;(360):37–46.
58. Hughes DK. Nuclear medicine and infection detection: The relative effectiveness of imaging with 111In-oxine-, 99mTc-HMPAO-, and 99mTc-stannous fluoride colloid-labeled leukocytes and with 67Ga-citrate. *J Nucl Med Technol.* 2003;31(4):196–201; quiz 203–204.
59. Jefferson KK. What drives bacteria to produce a biofilm? *FEMS Microbiol Lett.* 2004;236(2):163–173.
60. Keating JF, Blachut PA, O'Brien PJ, et al. Reamed nailing of open tibial fractures: Does the antibiotic bead pouch reduce the deep infection rate? *J Orthop Trauma.* 1996;10(5):298–303.
61. Kelly PJ. Infected nonunion of the femur and tibia. *Orthop Clin North Am.* 1984;15(3):481–490.
62. Law HT, Flemming RH, Gilmore MF, et al. In vitro measurement and computer modelling of the diffusion of antibiotic in bone cement. *J Biomed Eng.* 1986;8(2):149–155.
63. Lazzarini L, Lipsky BA, Mader JT. Antibiotic treatment of osteomyelitis: What have we learned from 30 years of clinical trials? *Int J Infect Dis.* 2005;9(3):127–138.
64. Lee J. Efficacy of cultures in the management of open fractures. *Clin Orthop Relat Res.* 1997;(339):71–75.
65. Lenarz CJ, Watson JT, Moed BR, et al. Timing of wound closure based on cultures obtained after debridement. *J Bone Joint Surg Am.* 2010;92:1921–1926.
66. Mackowiak PA, Jones SR, Smith JW. Diagnostic value of sinus-tract cultures in chronic osteomyelitis. *JAMA.* 1978;239(26):2772–2775.
67. Mader JT, Calhoun J. Long-bone osteomyelitis diagnosis and management. *Hosp Pract (Off Ed).* 1994;29(10):71–76.
68. Magnuson JE, Brown ML, Hauser MF, et al. In-111-labeled leukocyte scintigraphy in suspected orthopedic prosthesis infection: Comparison with other imaging modalities. *Radiology.* 1988;168(1):235–239.
69. Mann S. Molecular recognition in biomineralization. *Nature.* 1988;332:119–124.
70. Marsh JL, Prokuski L, Biermann JS. Chronic infected tibial nonunions with bone loss. Conventional techniques versus bone transport. *Clin Orthop Relat Res.* 1994;(301):139–146.
71. May JW Jr, Jupiter JB, Weiland AJ, et al. Clinical classification of post-traumatic tibial osteomyelitis. *J Bone Joint Surg Am.* 1989;71(9):1422–1428.
72. McCall TA, Brokaw DS, Jelen BA, et al. Treatment of large segmental bone defects with reamer-irrigator-aspirator bone graft. Technique and case series. *Orthop Clin North Am.* 2010;41(1):63–73.
73. McCarthy K, Velchik MG, Alavi A, et al. Indium-111-labeled white blood cells in the detection of osteomyelitis complicated by a pre-existing condition. *J Nucl Med.* 1988;29(6):1015–1021.
74. McKee MD, Wild LM, Schemitsch EH, et al. The use of an antibiotic-impregnated, osteoconductive, bioabsorbable bone substitute in the treatment of infected long bone defects: Early results of a prospective trial. *J Orthop Trauma.* 2002;16(9):622–627.
75. Meadows SE, Zuckerman JD, Koval KJ. Posttraumatic tibial osteomyelitis: Diagnosis, classification, and treatment. *Bull Hosp Jt Dis.* 1993;52(2):11–16.
76. Merkel KD, Brown ML, Dewanjee MK, et al. Comparison of indium-labeled-leukocyte imaging with sequential technetium-gallium scanning in the diagnosis of low-grade musculoskeletal sepsis. A prospective study. *J Bone Joint Surg Am.* 1985;67(3):465–476.
77. Merkel KD, Brown ML, Fitzgerald RH Jr. Sequential technetium-99m HMDP-gallium-67 citrate imaging for the evaluation of infection in the painful prosthesis. *J Nucl Med.* 1986;27(9):1413–1417.
78. Modic MT, Feiglin DH, Piraino DW, et al. Vertebral osteomyelitis: Assessment using MR. *Radiology.* 1985;157(1):157–166.
79. Molina-Murphy IL, Palmer EL, Scott JA, et al. Polyclonal, nonspecific 111In-IgG scintigraphy in the evaluation of complicated osteomyelitis and septic arthritis. *Q J Nucl Med.* 1999;43(1):29–37.

80. Moscati RM, Mayrose J, Reardon RF, et al. A multicenter comparison of tap water versus sterile saline for wound irrigation. *Acad Emerg Med.* 2007;14(5):404–409.
81. Moussa FW, Anglen JO, Gehrke JC, et al. The significance of positive cultures from orthopedic fixation devices in the absence of clinical infection. *Am J Orthop.* 1997;26(9):617–620.
82. Moussa FW, Gainor BJ, Anglen JO, et al. Disinfecting agents for removing adherent bacteria from orthopaedic hardware. *Clin Orthop Relat Res.* 1996;(329):255–262.
83. Murray CK, Hinkle MK, Yun HC. History of infections associated with combat-related injuries. *J Trauma.* 2008;64(3 suppl):S221–S231.
84. Murray CK, Hsu JR, Solomkin JS, et al. Prevention and management of infections associated with combat-related extremity injuries. *J Trauma.* 2008;64(3 suppl):S239–S251.
85. Naylor P, Jennings R, Myrvik Q. Antibiotic sensitivity of biomaterial-adherent Staphylococcus epidermidis. *Orthop Trans.* 1988;12:524–525.
86. Nichols WW, Dorrington SM, Slack MP, et al. Inhibition of tobramycin diffusion by binding to alginate. *Antimicrob Agents Chemother.* 1988;32(4):518–523.
87. Ochsner PE, Brunazzi MG. Intramedullary reaming and soft tissue procedures in treatment of chronic osteomyelitis of long bones. *Orthopedics.* 1994;17(5):433–440.
88. Ostermann PA, Henry SL, Seligson D. [Value of adjuvant local antibiotic administration in therapy of open fractures. A comparative analysis of 704 consecutive cases]. *Langenbecks Arch Chir.* 1993;378(1):32–36.
89. Owens BD, White DW, Wenke JC. Comparison of irrigation solutions and devices in a contaminated musculoskeletal wound survival model. *JBJS (Am).* 2009;91:92–98.
90. Palestro CJ, Mehta HH, Patel M, et al. Marrow versus infection in the Charcot joint: Indium-111 leukocyte and technetium-99m sulfur colloid scintigraphy. *J Nucl Med.* 1998;39(2):346–350.
91. Pape HC, Zwipp H, Regel G, et al. [Chronic treatment refractory osteomyelitis of long tubular bones–possibilities and risks of intramedullary boring]. *Unfallchirurg.* 1995;98(3):139–144.
92. Patzakis MJ, Wilkins J. Factors influencing infection rate in open fracture wounds. *Clin Orthop Relat Res.* 1989;(243):36–40.
93. Peters AM. The utility of [99mTc]HMPAO-leukocytes for imaging infection. *Semin Nucl Med.* 1994;24(2):110–127.
94. Petrisor B, Jeray K, Schemitsch E, et al. Fluid lavage in patients with open fracture wounds (FLOW): An international survey of 984 surgeons. *BMC Musculoskelet Disord.* 2008;23(9):7.
95. Poirier JY, Garin E, Derrien C, et al. Diagnosis of osteomyelitis in the diabetic foot with a 99mTc-HMPAO leucocyte scintigraphy combined with a 99mTc-MDP bone scintigraphy. *Diabetes Metab.* 2002;28(6 Pt 1):485–490.
96. Pommer A, David A, Richter J, et al. [Intramedullary boring in infected intramedullary nail osteosyntheses of the tibia and femur]. *Unfallchirurg.* 1998;101(8):628–633.
97. Porter, RM, Fangjun L, Carmencita P, et al. Osteogenic potential of reamer irrigator aspirator from patients undergoing hip arthroplasty. *J Orthop Res.* 2009;27(1):42–49.
98. Quinn SF, Murray W, Clark RA, et al. MR imaging of chronic osteomyelitis. *J Comput Assist Tomogr.* 1988;12(1):113–117.
99. Rang M. *The Story of Orthopaedics.* Philadelphia, PA: WB Saunders; 2000.
100. Riel RU, Gladden PB. A simple method for fashioning an antibiotic cement-coated interlocking intramedullary nail. *Am J Orthop (Belle Mead NJ).* 2010;39(1):18–21.
101. Rosenstein BD, Wilson FC, Funderburk CH. The use of bacitracin irrigation to prevent infection in postoperative skeletal wounds. An experimental study. *J Bone Joint Surg Am.* 1989;71(3):427–430.
102. Rubin RH, Fischman AJ, Needleman M, et al. Radiolabeled, nonspecific, polyclonal human immunoglobulin in the detection of focal inflammation by scintigraphy: Comparison with gallium-67 citrate and technetium-99m-labeled albumin. *J Nucl Med.* 1989;30(3):385–389.
103. Sancineto CF, Barla JD. Treatment of long bone osteomyelitis with a mechanically stable intramedullar antibiotic dispenser: Nineteen consecutive cases with a minimum of 12 months follow-up. *J Trauma.* 2008;65(6):1416–1420.
104. Sankaran-Kutty M, Corea JR, Ali MS, et al. Squamous cell carcinoma in chronic osteomyelitis. Report of a case and review of the literature. *Clin Orthop Relat Res.* 1985;(198):264–267.
105. Schauwecker DS. Osteomyelitis: Diagnosis with In-111-labeled leukocytes. *Radiology.* 1989;171(1):141–146.
106. Schauwecker DS, Braunstein EM, Wheat LJ. Diagnostic imaging of osteomyelitis. *Infect Dis Clin North Am.* 1990;4(3):441–463.
107. Schiesser M, Stumpe KD, Trentz O, et al. Detection of metallic implant-associated infections with FDG PET in patients with trauma: Correlation with microbiologic results. *Radiology.* 2003;226(2):391–398.
108. Schmidt AH, Swiontkowski MF. Pathophysiology of infections after internal fixation of fractures. *J Am Acad Ortho Surg.* 2000;8(5):285–291.
109. Seabold JE, Flickinger FW, Kao SC, et al. Indium-111-leukocyte/technetium-99m-MDP bone and magnetic resonance imaging: Difficulty of diagnosing osteomyelitis in patients with neuropathic osteoarthropathy. *J Nucl Med.* 1990;31(5):549–556.
110. Seabold JE, Nepola JV, Conrad GR, et al. Detection of osteomyelitis at fracture nonunion sites: Comparison of two scintigraphic methods. *AJR Am J Roentgenol.* 1989;152(5):1021–1027.
111. Seeley SK, Seeley JV, Telehowski P, et al. Volume and surface area study of tobramycin-polymethylmethacrylate beads. *Clin Orthop Relat Res.* 2004;(420):298–303.
112. Segura AB, Munoz A, Brulles YR, et al. What is the role of bone scintigraphy in the diagnosis of infected joint prostheses? *Nucl Med Commun.* 2004;25(5):527–532.
113. Svoboda SJ, Bice TG, Gooden HA, et al. Comparison of bulb syringe and pulsed lavage irrigation with use of a bioluminescent musculoskeletal wound model. *J Bone Joint Surg Am.* 2006;88(10):2167–2174.
114. Tang JS, Gold RH, Bassett LW, et al. Musculoskeletal infection of the extremities: Evaluation with MR imaging. *Radiology.* 1988;166(1 Pt 1):205–209.
115. Tehranzadeh J, Wang F, Mesgarzadeh M. Magnetic resonance imaging of osteomyelitis. *Crit Rev Diagn Imaging.* 1992;33(6):495–534.
116. Thomas LC, Gidding HF, Ginn AN, et al. Development of a real-time Staphylococcus aureus and MRSA (SAM-) PCR for routine blood culture. *J Microbiol Methods.* 2007;68(2):296–302.
117. Toguchi A, Siano M, Burkart M, et al. Genetics of swarming motility in Salmonella enterica serovar typhimurium: Critical role for lipopolysaccharide. *J Bacteriol.* 2000;182(22):6308–6321.
118. Toh CL, Jupiter JB. The infected nonunion of the tibia. *Clin Orthop Relat Res.* 1995;(315):176–191.
119. Tompkins LS. The use of molecular methods in infectious diseases. *N Engl J Med.* 1992;327(18):1290–1297.
120. Tornetta, P, Olszewski D, Jones, CB, et al. The fate of patients with a surprise positive culture after nonunion surgery. AAOS 2011, San Diego.
121. Tsukayama DT. Pathophysiology of posttraumatic osteomyelitis. *Clin Orthop Relat Res.* 1999;(360):22–29.
122. Valenziano CP, Chattar-Cora D, O'Neill A, et al. Efficacy of primary wound cultures in long bone open extremity fractures: Are they of any value? *Arch Orthop Trauma Surg.* 2002;122(5):259–261.
123. Van Nostrand D, Abreu SH, Callaghan JJ, et al. In-111-labeled white blood cell uptake in noninfected closed fracture in humans: Prospective study. *Radiology.* 1988;167(2):495–498.
124. Wald ER, Mirro R, Gartner JC. Pitfalls on the diagnosis of acute osteomyelitis by bone scan. *Clin Pediatr (Phila).* 1980;19(9):597–601.
125. Waldvogel FA, Medoff G, Swartz MN. Osteomyelitis: A review of clinical features, therapeutic considerations and unusual aspects. *N Engl J Med.* 1970;282(4):198–206.
126. Watnick P, Kolter R. Biofilm, city of microbes. *J Bacteriol.* 2000;182(10):2675–2679.
127. Weiland AJ, Moore JR, Daniel RK. The efficacy of free tissue transfer in the treatment of osteomyelitis. *J Bone Joint Surg Am.* 1984;66(2):181–193.
128. Wheat J. Diagnostic strategies in osteomyelitis. *Am J Med.* 1985;78(6B):218–224.
129. Wolf G, Aigner RM, Schwarz T. Diagnosis of bone infection using 99m Tc-HMPAO labelled leukocytes. *Nucl Med Commun.* 2001;22(11):1201–1206.
130. Ziran BH, Barrette-Grishow MK, Hull TF. Hidden burdens of orthopedic injury care: The lost providers. *J Trauma.* 2009;66(2):536–549.
131. Ziran BH, Rao N, Hall RA. A dedicated team approach enhances outcomes of osteomyelitis treatment. *Clin Orthop Relat Res.* 2003;414:31–36.
132. Ziran BH, Smith WR, Morgan SJ. Use of calcium-based demineralized bone matrix/allograft for nonunions and posttraumatic reconstruction of the appendicular skeleton: Preliminary results and complications. *J Trauma.* 2007;63(6):1324–1328.

27

Princípios do tratamento de pseudartroses

William M. Ricci
Brett Bolhofner

Introdução aos princípios de tratamento das pseudartroses e definições 801
Fisiopatologia e etiologia da pseudartrose 802
    Fatores específicos da fratura relacionados à pseudartrose 802
    Fatores do hospedeiro relacionados à pseudartrose 802
    Fatores do tratamento relacionados à pseudartrose 804
    Infecção como fator ligado à ocorrência de pseudartrose 806
Classificação da pseudartrose 806
    Pseudartrose atrófica 806
    Pseudartrose hipertrófica 807
    Pseudartrose oligotrófica 807
    Pseudartrose sinovial 808
Avaliação e diagnóstico das pseudartroses 808
    Histórico e exame físico relacionados à pseudartrose 809
    Avaliação radiográfica da pseudartrose 810
    Estudos laboratoriais para o diagnóstico de pseudartrose 812

Tratamento das pseudartroses 813
    Objetivos e princípios gerais do tratamento das pseudartroses 813
    Tratamento dos tecidos moles associados à pseudartrose 814
    Indicações e contraindicações para o tratamento conservador e cirúrgico 814
    Tratamento conservador das pseudartroses 814
    Tratamento cirúrgico da pseudartrose 817
Meios auxiliares para o reparo cirúrgico de pseudartroses 825
    Enxerto ósseo autógeno 825
    Substitutos do enxerto ósseo e outros modificadores da consolidação óssea 827
    Preparação do local para enxerto 829
Circunstâncias especiais no tratamento de pseudartroses 829
    Tratamento de pseudartrose articular 829
    Tratamento da perda óssea segmentar 829
    Tratamento de pseudartrose infectada 831
    Tratamento do comprometimento de tecidos moles em associação com pseudartrose 834

INTRODUÇÃO AOS PRINCÍPIOS DE TRATAMENTO DAS PSEUDARTROSES E DEFINIÇÕES

A consolidação óssea é um fenômeno biológico elegante, mas complexo. Quase todos os demais tecidos no corpo humano apenas podem se curar com a formação de uma cicatriz, mas o processo de consolidação óssea se faz pela formação de osso novo. Embora a consolidação de uma fratura geralmente ocorra sem maiores complicações, esse processo pode ser adversamente afetado, ou mesmo interrompido, de muitas maneiras. Os tratamentos associados, a incapacitação funcional, as dores prolongadas e as remunerações perdidas podem acarretar um substancial comprometimento psicossocial, problemas econômicos para o paciente e sobrecarga no sistema de saúde.[72]

A **pseudartrose** ocorre quando uma fratura deixa de consolidar no tempo esperado e parece que a consolidação não ocorrerá sem uma nova intervenção.[35,37,197] O **retardo de consolidação** ocorre quando não há consolidação completa da fratura no tempo esperado, mas ainda existe potencial de consolidação, sem a necessidade de uma nova intervenção. Embora essas descrições pareçam simples, a definição do tempo esperado para a consolidação e a identificação do momento em que a consolidação finalmente ocorreu podem ser tarefas difíceis. O estabelecimento de uma pseudartrose também pode ser definido com base na inexistência de uma consolidação óssea completa em determinado espaço de tempo, comumente 6 a 8 meses, mas isso é arbitrário.[134]

Em casos de retardo de consolidação, as evidências clínicas e radiográficas de consolidação exibem um descompasso em relação ao que, em geral, estaria presente em uma fratura similar no mesmo osso. Certamente, isso depende do osso particularmente envolvido, da região anatômica desse osso, do padrão de fratura, da energia da lesão original, das lesões associadas aos tecidos moles e do método de tratamento. Para que se possa identificar retardo de consolidação, é preciso comparar os tempos de consolidação informados na literatura para fraturas similares e, além disso, é necessário que o médico tenha experiência clínica. As imprecisões potenciais nessa análise são complicadas pelo fato de que, intrinsecamente, as tentativas para definir um processo celular mediante a revisão de dados radiográficos são ineficientes. Foi sugerido que a cessação da resposta de consolidação periosteal – e não da resposta endosteal – antes da formação da ponte na fratura pode definir um retardo de consolidação no nível celular.[199]

Com frequência uma pseudartrose, embora seja evento óbvio em retrospecto, é de difícil definição e diagnóstico em tempo real. Na tíbia, por exemplo, o tempo necessário para que uma fratura metafisária seja considerada como uma pseudartrose será diferente do tempo para uma fratura na diáfise. Há necessidade de achados clínicos e também radiográficos para que se estabeleça um diagnóstico de pseudartrose. No entanto, esses sinais podem ser elusivos, pois as consolidações primária e secundária podem ocorrer simultaneamente. No nível celular, uma pseudartrose ocorre quando houve interrupção de um processo reparativo que antecede a consolidação óssea.[115,318] O tratamento cirúrgico prévio de uma fratura pode alterar a definição de pseudartrose e também pode complicar ainda mais a capacidade de diagnosticar a pseudartrose. Embora a quebra de um implante possa tornar óbvio esse diagnóstico, com o uso dos novos implantes e técnicas (hastes e placas bloqueadas), a escassa ocorrência de sintomas clínicos e de achados radiográficos poderá persistir por muito tempo depois de cessada a progressão da consolidação. Este capítulo revisará os importantes aspectos da fisiopatologia da pseudartrose, inclusive os fatores de risco para a ocorrência de pseudartrose, discutirá os métodos atuais para avaliação e diagnóstico de pseudartroses, apresentará os métodos conservadores e cirúrgicos de uso comum para o tratamento de pseudartroses, inclusive os meios auxiliares aos tratamentos cirúrgicos e seus resultados, e apresentará e discutirá os tratamentos preferidos pelo autor em casos de pseudartrose.

FISIOPATOLOGIA E ETIOLOGIA DA PSEUDARTROSE

A não progressão de uma fratura recente para a consolidação oportuna pode ter como causa uma miríade de fatores. Estima-se que haja uma prevalência combinada de 6,9% para deficiências na consolidação da fratura, retardo de consolidação e pseudartrose.[248] Já foi identificada uma série de fatores que pode afetar a consolidação óssea, por exemplo, idade, gênero, estado nutricional, qualidade óssea e transtornos endócrinos (sobretudo diabete) no paciente, fumo, energia, localização e padrão da fratura, lesões associadas, exposição à radiação e a medicamentos (mais notavelmente esteroides, quimioterapia e agentes anti-inflamatórios não esteroides [AINE]).[20,46] Alguns desses fatores estão dentro das possibilidades de controle pelo cirurgião; outros, não.

O risco de pseudartrose aumenta com o aumento da energia da lesão. Uma energia maior na lesão está associada a maior lesão ao osso e também aos tecidos moles circunjacentes. O osso lesionado exibe diminuição da capacidade intrínseca de formar osso novo e os tecidos moles lesionados sofrem redução em sua capacidade de estimular o processo reparativo. Não surpreende que a incidência de pseudartrose em presença de uma fratura exposta e de lesão extensa dos tecidos moles se aproxime dos 20%.[297] As características da lesão original, a capacidade (ou incapacidade) do paciente em gerar uma resposta de consolidação normal à lesão em questão, o ambiente mecânico e biológico gerado pelo método terapêutico escolhido, e a presença ou ausência de uma infecção associada se encontram entre os fatores que podem influenciar a velocidade e probabilidade de ocorrência de uma consolidação de fratura descomplicada e no tempo certo.

Fatores específicos da fratura relacionados à pseudartrose

O osso envolvido e a localização específica da fratura em determinado osso influenciam a capacidade inata para a consolidação da fratura. Em grande parte isso está relacionado à irrigação vascular para a região fraturada. O colo do tálus, a junção metafisária-diafisária proximal do primeiro metatarsal, o colo do fêmur e o colo do escafoide são exemplos de locais anatômicos que exibem irrigações vasculares relativamente limitadas ou com dupla irrigação que podem sofrer interrupção pela fratura. Assim, fraturas nesses locais exibem propensão a complicações na consolidação ou à ocorrência de osteonecrose. Por outro lado, as regiões metafisárias da maioria dos ossos longos e também dos ossos pélvicos e escapulares são atendidos por uma robusta irrigação vascular e, na ausência de outros fatores complicadores, sua consolidação ocorre de maneira confiável. As regiões diafisárias dos ossos longos, especialmente da tíbia, se situam entre esses extremos. A região diafisária dos ossos longos exibe limitada irrigação sanguínea; assim, em geral, as fraturas diafisárias necessitam de períodos mais longos para a consolidação, em comparação com as fraturas metafisárias; além disso, têm maiores probabilidades de evoluírem para a pseudartrose.

Independentemente da localização anatômica da fratura, o grau de lesão óssea e dos tecidos moles influencia o potencial de consolidação. Recentemente, em uma pesquisa de cirurgiões, o grau de lesão aos tecidos moles foi identificado como um dos fatores mais importantes para a ocorrência de pseudartrose.[22] Fraturas de alta energia causam desvascularização do osso fraturado, na forma de desnudamento periosteal e/ou irrigação sanguínea endosteal. Isso fica claramente evidente em casos de fraturas expostas (Fig. 27.1), mas o desnudamento de tecido mole também pode ocorrer em fraturas fechadas. Além disso, as lesões graves causadas por mecanismo de alta energia podem tornar as extremidades do osso inviáveis, seja pela imediata morte celular, seja pelo processo de apoptose.[34] A perda óssea, associada ao trauma com fratura exposta ou ao resultado de desbridamento cirúrgico, é um precursor potencial de pseudartrose, que tem íntima relação com o grau da fratura exposta, uma vez que proporciona uma fonte de contaminação bacteriana e cria a possibilidade de infecção.

Fatores do hospedeiro relacionados à pseudartrose

É evidente que os fatores do hospedeiro desempenham um papel importante no potencial para as alterações na consolidação das fraturas. As condições específicas que são consideradas mais capazes de afetar a consolidação das fraturas são fumo, diabetes e doença vascular.[22,109,208] O fumo foi considerado um fator importante na ocorrência de pseudartrose por 81% dos cirurgiões especializados em traumas ortopédicos entrevistados; diabete por 59%, e vasculopatia por 53%.[22] Outros fatores, como exposição a certas medicações, presença de osteoporose, idade avançada e imunossupressão, também foram implicados, com graus variados de dados auxiliares, da mesma forma que os fatores de risco para pseudartrose.

Diabete

Evidências laboratoriais demonstram que a maioria das fases da consolidação das fraturas é afetada pelo diabetes melito. Redução na proliferação celular pode ser observada nas fases iniciais da consolidação das fraturas[194] e redução na resistência do calo nas fases mais avançadas.[14,107] O efeito clínico final do diabetes de longa duração e, em especial, quando não controlado, é o aumento do risco do retardo de consolidação e pseudartrose. Foi postulado que a doença microvascular, e talvez a diminuição da imunocompetência e da neuropatia associadas ao diabetes, conduzem a alterações no metabolismo ósseo, o que, por sua vez,

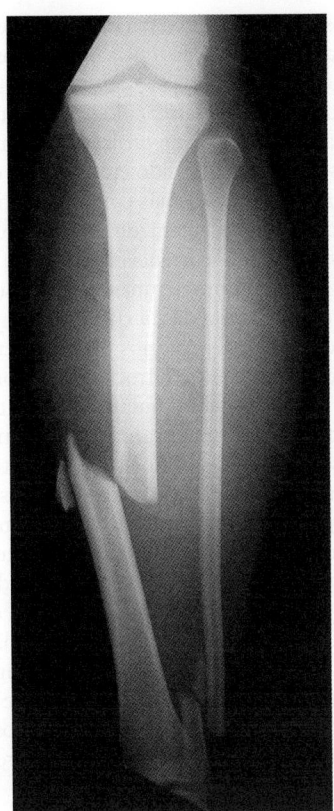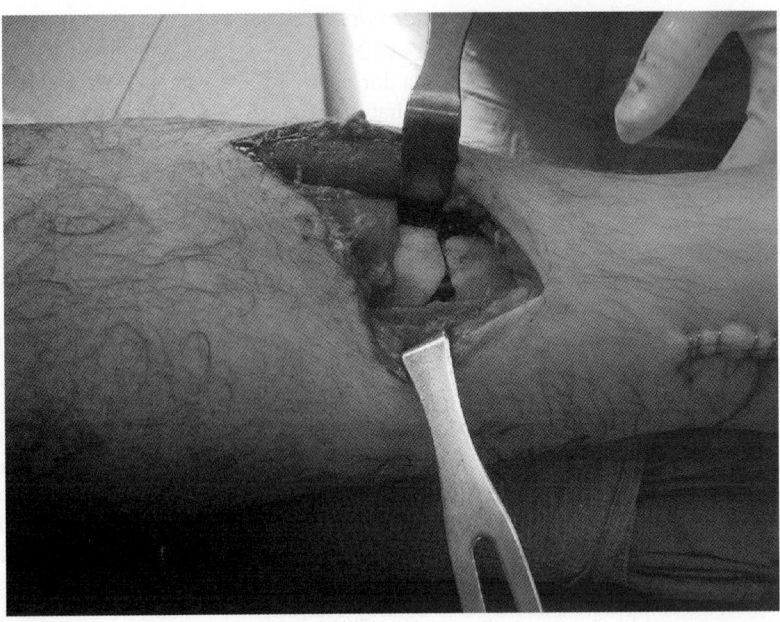

FIGURA 27.1 Radiografia AP (**A**) de uma fratura exposta da diáfise da tíbia com divulsão periosteal associada visível na fotografia clínica (**B**).

leva ao retardo de consolidação das fraturas.[249] O diabetes também implica maiores riscos de complicações na cicatrização dos tecidos moles, além do maior risco de infecção após o tratamento cirúrgico da fratura.[158] Já foi estabelecida uma associação de hiperglicemia com complicações relacionadas à cirurgia ortopédica.[122,263,301] Entretanto, ainda não foi esclarecido quais comorbidades ligadas ao diabetes podem (se for o caso) afetar a consolidação óssea. Um estudo recentemente publicado sugeriu que a neuropatia periférica e os níveis de hemoglobina A1c >7% estavam significativamente associados a complicações na consolidação óssea no pé e no tornozelo.[301]

Fumo

Comumente, o tabagismo é identificado por cirurgiões especializados em trauma ortopédico como um dos fatores causadores de retardo de consolidação e pseudartrose.[22] Essa percepção se fundamenta em sólidas evidências que ligam o fumo à demora na consolidação de fraturas recentes[49,148,193] e na falha do tratamento das pseudartroses,[208] assim como no insucesso da consolidação óssea associado a fusões vertebrais e osteotomias.[177] Foi demonstrado que mesmo uma história de uso prévio do fumo e de exposição passiva à fumaça de cigarro retarda a consolidação óssea.[49,177] O fumo não afeta, efetivamente, apenas a consolidação óssea, mas também aumenta o risco de outras complicações, como infecções recentes e osteomielite.[208]

Estudos em animais sugerem que as propriedades vasoconstritoras da nicotina inibem a diferenciação dos tecidos e as respostas angiogênicas normais nos estágios iniciais da consolidação das fraturas; além disso, a nicotina interfere diretamente na função dos osteoblastos.[71,323,360] Dados recentes em seres humanos, nos quais amostras de ossos fraturados e não fraturados de fumantes e não fumantes foram testados para a proteína morfogênica óssea (BMP, *bone morphogenetic protein*) 2, –6, –4 e –7 pela reação em cadeia de polimerase, sugerem que o fumo reduz a expressão do gene para a BMP periosteal.[53]

Em um estudo prospectivo de Castillo et al.,[49] observou-se que fumantes que sofreram fratura exposta da tíbia tratados com hastes intramedulares (IM) tinham probabilidade 37% menor em obter consolidação e probabilidade 3,7 vezes maior de sofrer osteomielite quando comparados aos não fumantes. Também foi constatado que o fumo retarda a consolidação de modo dependente da dose, depois do tratamento fechado de fraturas da diáfise da tíbia.[180,287] Em um cenário de reconstrução de membro com a técnica de Ilizarov, McKee et al.[208] demonstraram que o fumo estava associado a numerosas complicações. O percentual geral de complicações era mais de três vezes superior nos fumantes, quando comparados aos não fumantes, inclusive com percentuais mais elevados de infecção persistente, pseudartrose e amputação.

Apesar de ser um dos poucos fatores de risco potencialmente modificáveis, abandonar o fumo diante de estresses associados a uma fratura recente é excepcionalmente difícil. Apesar desses desafios, é prudente que se defenda e apoie a cessação do fumo em todos os pacientes com fraturas em risco de pseudartrose e naqueles que estejam diante de uma situação de reparo de pseudartrose. Diante dos efeitos adversos diretos da nicotina na consolidação óssea, deve-se evitar a suplementação de nicotina (p. ex., adesivos de nicotina) como parte do programa de descontinuação do fumo. Esse conceito é apoiado por dados obtidos em estudos com animais, que ligam a nicotina transdérmica à pseudartrose e à diminuição da resistência mecânica das fraturas em processo de consolidação.[846]

Medicamentos anti-inflamatórios não esteroides

Os agentes anti-inflamatórios não esteroides (AINE), outrora empregados universalmente para o controle da dor pós-fratura, foram implicados na indução da pseudartrose de fraturas.[215] Atualmente, essas medicações são utilizadas de forma muito mais criteriosa no cenário de reparos de fraturas recentes ou de pseudartroses, sobretudo nas semanas iniciais após a lesão – um período correspondente à fase inflamatória da consolidação da fratura. A resposta inicial de cura biológica à fratura é um processo inflamatório. Portanto, é lógico que os AINE podem ser inibidores desse processo. As prostaglandinas são mediadores inflamatórios presentes durante as fases iniciais da consolidação das fraturas. Sua síntese a partir do ácido araquidônico é catalisada pelas enzimas das cicloxigenases (COX). Assim, foi constatado que tanto os AINE tradicionais como os inibidores seletivos de COX-2 interferem na suprarregulação de COX-2 e, portanto, na síntese das prostaglandinas, inclusive da presente no processo de consolidação óssea.[116,258]

Os resultados de estudos clínicos sobre o efeito dos AINE na consolidação das fraturas produziram recomendações conflitantes.[15,60,114,175,255,295] Para complicar ainda mais essa controvérsia, alega-se atividade fraudulenta de certas pesquisas nessa área, o que levou à retratação de pelo menos 20 artigos e que, por isso, lançou dúvida quanto a alguns resultados.[83,341] Em recente metanálise, que envolveu mais de 10 mil pacientes, foram investigados diversos fatores clínicos importantes relacionados ao uso de AINE em casos de consolidação das fraturas.[83] Foi observado que a exposição aumenta o risco de pseudartrose (razão de probabilidade [odds ratio] = 3); no entanto, foi observado que a baixa qualidade dos estudos funcionou como variável complicadora. A baixa qualidade do estudo foi associada ao maior risco de pseudartrose. Estudos de baixa qualidade afetaram a associação do uso de AINE ao percentual de consolidação na coluna vertebral, mas não à consolidação de fraturas em ossos longos. Contudo, quando considerados isoladamente os estudos de qualidade moderada que tratavam de consolidação em ossos longos, ainda assim a exposição a AINE foi associada a maior risco de pseudartrose (odds ratio = 4,4). Foi constatado que nenhuma associação de fatores – inclusive dose ou via de administração (parenteral ou oral) ou duração do tratamento – afetava o risco de pseudartrose. Embora esses dados não funcionem como uma clara contraindicação ao uso de AINE em pacientes com ossos em processo de consolidação, parece razoável usar medicações alternativas, sempre que possível.

Outras medicações e condições sistêmicas

Empiricamente, outros problemas de saúde crônicos, mesmo que não demonstrem diretamente qualquer impacto negativo na consolidação das fraturas, podem causar alterações na resposta de consolidação. Qualquer estado conducente à desnutrição ou à imunossupressão como, por exemplo, o uso de esteroides, doença reumatoide e malignidade, podem afetar negativamente a resposta de cura do corpo, inclusive na consolidação das fraturas. Osso previamente irradiado ou osso ativamente infiltrado com tumor também têm alto risco de retardo de consolidação ou pseudartrose.[47] Embora as crianças tenham demonstrado claramente um maior potencial de consolidação em comparação com adultos, ainda não foi esclarecido se a idade avançada – tão logo tenha ocorrido o fechamento da fise – é fator de risco independente para pseudartrose.[132] Foi observado que a idade avançada era fator de risco independente para pseudartrose em pacientes com fratura recente de clavícula;[269] entretanto, outros fatores prognósticos não conseguiram identificar idade como fator de risco para pseudartrose em outros locais anatômicos.[25,61] Embora seja evidente que a osteoporose é fator de risco para fratura recente, depois da fratura, não parece que esse fator – a osteoporose – seja fator de risco para uma subsequente pseudartrose.[329]

Os bifosfonatos são uma classe farmacológica que impede a destruição óssea mediante a redução do *turnover* ósseo mediado pelos osteoclastos; esses agentes têm sido empregados com sucesso no tratamento da osteoporose, mais comumente na forma do medicamento alendronato. Recentemente, o uso prolongado de bifosfonatos foi envolvido em ocorrências atípicas de fraturas de estresse[124,186,220,298] e com comprometimento da consolidação delas. De acordo com a força-tarefa da *American Society for Bone and Mineral Research*, os principais critérios para as fraturas atípicas do fêmur são a localização entre o trocanter menor e a expansão supracondilar, associação com trauma mínimo, configuração transversal ou oblíqua curta, ausência de cominuição e espícula medial em casos de fraturas completas.[298] As fraturas atípicas resultam em achados radiográficos característicos, como: fratura transversal simples, espessamento cortical e formação de uma espícula medial no local fraturado. Outras características menos importantes são os sintomas prodrômicos, o uso de bifosfonatos e o retardo de consolidação. Foi sugerido que a descontinuação dos bifosfonatos ajuda na promoção da consolidação em casos de fratura atípica.[76,227] Contudo, considerando a longa meia-vida desses medicamentos e também que se supõe que os efeitos fisiológicos terão continuidade por pelo menos 5 anos após a descontinuação desses fármacos, não ficou ainda esclarecido se tal medida tem qualquer utilidade clínica.

Fatores do tratamento relacionados à pseudartrose

Há necessidade de estabilidade mecânica apropriada para que se possa criar um ambiente conducente à consolidação das fraturas. Infelizmente, é tarefa muito difícil definir a "estabilidade apropriada" e ainda mais difícil quantificá-la. Com efeito, o grau desejado de estabilidade depende, em grande parte, do método de estabilização escolhido. O processo natural de consolidação óssea, comumente conhecido como consolidação óssea secundária, com formação do calo ósseo, depende de micromovimentos no local fraturado. Na natureza, as fraturas podem consolidar sem estabilização, mas a estabilização diminui o risco de pseudartrose. O uso da imobilização externa com uma tala, por exemplo, como método de promoção da consolidação das fraturas, evoluiu com base em um esforço de controle da dor. De maneira parecida, a prática médica evoluiu no sentido de compreender que a consolidação das fraturas ocorre de forma mais confiável quando elas estão imobilizadas. De fato, quase todas as fraturas evoluirão para a consolidação com a estabilidade relativamente limitada proporcionada pela imobilização com uma tala ou aparelho gessado. A fixação interna rígida, como a proporcionada pela técnica com placa de compressão, representa a extremidade oposta do espectro da estabilidade associada ao tratamento das fraturas. As fraturas rigidamente estabilizadas consolidam sem a formação de calo, por meio da consolidação óssea primária – uma estratégia relativamente pouco natural, embora bem-sucedida.

Independentemente do método de fixação com estabilidade absoluta ou relativa, levando a consolidação óssea primaria ou secundaria, o uso de uma técnica imprópria poderá resultar em maior risco de pseudartrose. Um aparelho gessado mal aplicado ou que tenha sido aplicado a uma extremidade intensamente lipomatosa, por exemplo, poderá resultar em uma estabilidade inadequada, o que, por sua vez, resultará em mobilização excessiva no local fraturado e no desenvolvimento de pseudartrose. Com frequência, é difícil prever a resposta da consolidação da fratura ao movimento excessivo, pois poderá ocorrer tanto a formação excessiva quanto a insuficiente de calo (Fig. 27.2). As técnicas de fixação interna relativamente rígidas que não conseguem estabelecer o contato osso a osso e a compressão (i. e., as técnicas com espaçamento no local fraturado) não ajudam no processo de consolidação óssea primária, que depende da remodelação direta do osso por meio de cones de corte que atravessam a fratura; isso também poderá resultar em pseudartrose (Fig. 27.3). Embora as modernas técnicas cirúrgicas enfatizem uma manipulação biolo-

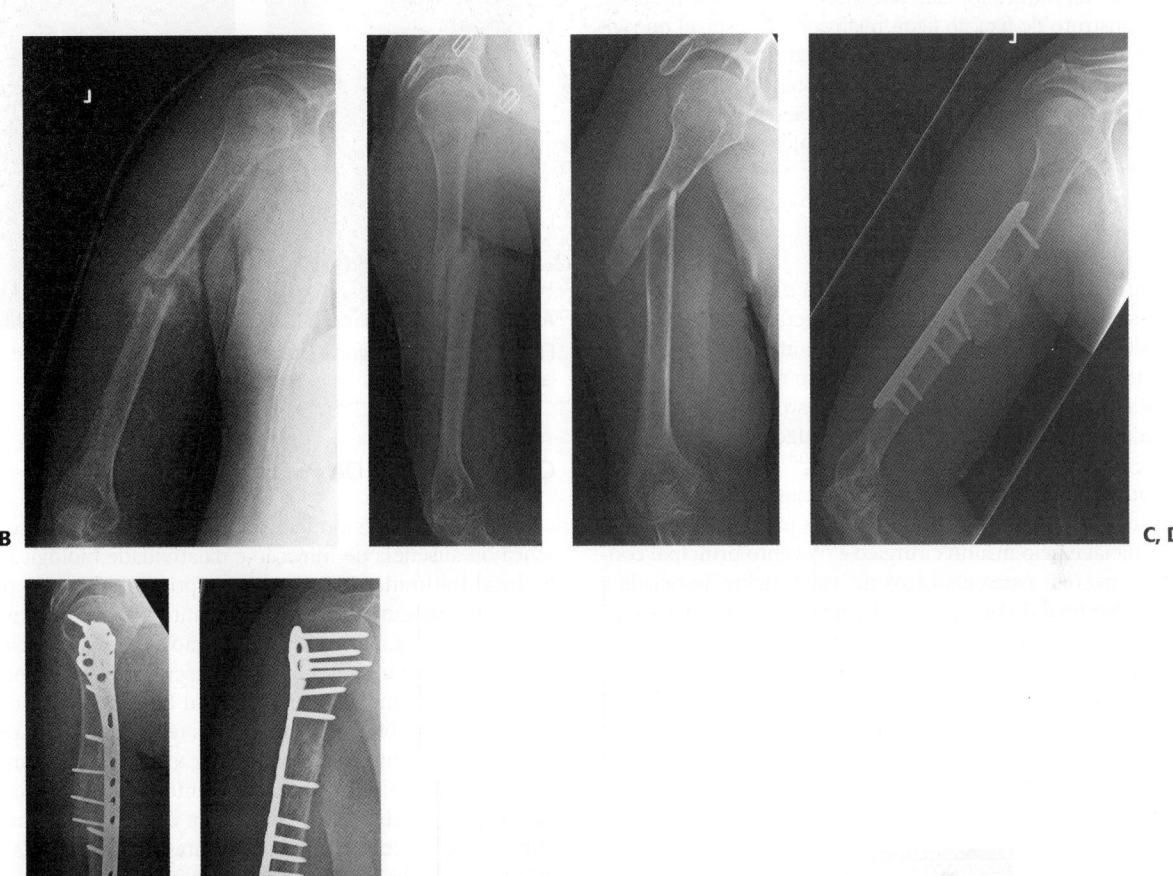

FIGURA 27.2 Três fraturas da diáfise do úmero tratadas por procedimento conservador que evoluíram para diferentes tipos de pseudartrose: hipertrófica (**A**), oligotrófica (**B**) e atrófica (**C**). Radiografias depois do tratamento das pseudartroses apenas com fixação por placa para as pseudartroses hipertrófica (**D**) e oligotrófica (**E**) e fixação por placa complementada por enxerto ósseo para a pseudartrose atrófica (**F**).

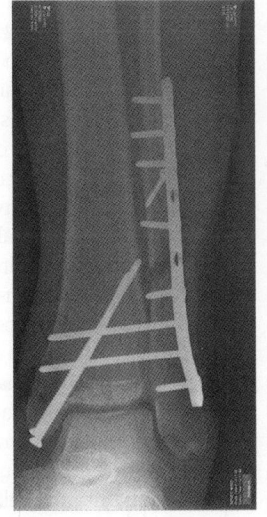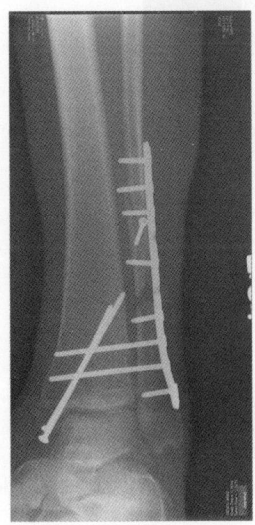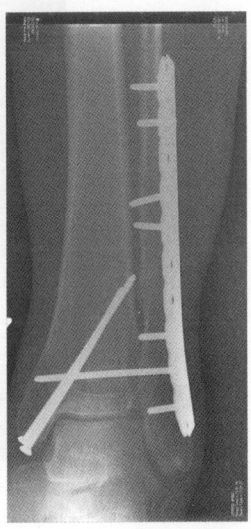

FIGURA 27.3 Radiografia pós-operatória que ilustra uma lacuna no foco da fratura da fíbula (**A**). Três meses após a operação, nota-se persistência da lacuna (**B**). O reparo da pseudartrose com a aplicação de enxerto ósseo promoveu a consolidação (**C**).

gicamente amigável dos tecidos, as técnicas mais antigas que envolviam redução anatômica individual de fragmentos fraturados eram realizadas à custa da divulsão dos tecidos moles em relação aos fragmentos fraturados, o que acarretava a formação de um ambiente não ideal para a consolidação da fratura. Não importa se a redução da fratura foi feita por método direto ou indireto, ou se o construto de fixação ficou relativamente estável ou rígido – é fundamental que o cirurgião minimize a ruptura dos tecidos moles, para que possa maximizar o potencial de consolidação e minimizar outras possíveis complicações relacionadas à desvitalização do osso, especificamente a infecção.

Infecção como fator ligado à ocorrência de pseudartrose

As fraturas podem consolidar, mesmo diante de infecção; mas mesmo uma tratada e contida pode alterar substancialmente o processo de consolidação, e uma osteomielite não controlada pode inibir completamente o processo normal de consolidação da fratura (Fig. 27.4). O processo inflamatório em resposta à infecção pode inibir a consolidação da fratura por causar remodelagem excessiva e osteólise.[105] A necrose dos tecidos pode ficar acelerada pela infecção, mas evidências histológicas sugerem que a ruptura dos tecidos moles causada pelo trauma inicial e pelo insulto cirúrgico é o evento principal conducente à necrose óssea em casos de osteomielite associada à fratura.[226] No final do processo, os fragmentos ósseos desvitalizados soltos e pedaços de osso delimitados por atividade osteoclástica serão transformados em sequestros (Fig. 27.5).[226] A infecção não apenas predispõe à pseudartrose, mas torna seu reparo muito mais complexo e exige, frequentemente, protocolos terapêuticos em vários estágios, o que será discutido mais adiante nesse capítulo.

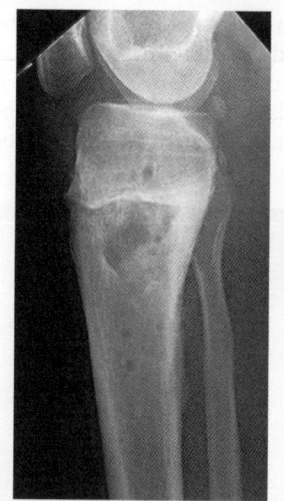 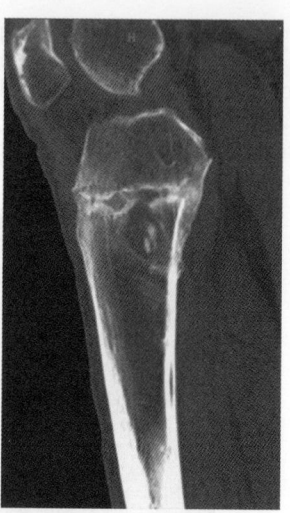

FIGURA 27.5 A radiografia lateral (**A**) e o estudo de TC sagital (**B**) revelam um sequestro.

CLASSIFICAÇÃO DA PSEUDARTROSE

As pseudartroses podem ser classificadas com base na presença ou ausência de infecção e na atividade biológica relativa no local fraturado. Pseudartrose séptica implica um processo infeccioso em curso no local, enquanto pseudartrose asséptica é o processo na ausência de infecção. A subclassificação das pseudartroses é uma tentativa de descrever as ocorrências biológicas, ou sua inexistência, no local fraturado. Pseudartroses atróficas, oligotróficas e hipertróficas representam um potencial biológico crescente para a consolidação da fratura. A análise radiográfica é o método mais comumente empregado para distinguir entre esses tipos de classificação. Quaisquer inacurácias ou imprecisões de interpretação inerentes, são confusões geradas pela tentativa de identificar um fenômeno biológico pela mera análise radiográfica.

Pseudartrose atrófica

A pseudartrose atrófica, também conhecida como pseudartrose avascular, inviável ou não vital, indica uma resposta de consolidação insatisfatória, com baixa quantidade ou ausência de células osteogênicas ativas no local fraturado.[205,210] Caracteristicamente, a irrigação sanguínea à pseudartrose atrófica é deficiente. Normalmente, isso se manifesta radiograficamente pela ausência de qualquer reação óssea (Figs. 27.2C e 27.3). Essa inexistência de resposta de consolidação pode ocorrer em função da lesão (p. ex., fratura exposta) ou pelo tratamento cirúrgico subsequente (p. ex., divulsão cirúrgica dos tecidos moles em torno do local fraturado) ou ainda por problemas do paciente ou organismo hospedeiro (p. ex., diabetes ou tabagismo).[285] Em geral, a estratégia para o tratamento das pseudartroses atróficas envolve um método que proporcione estímulo biológico ao local fraturado, mais comumente com a aplicação de enxerto ósseo autógeno ou BMP. Desbridamento ou excisão das extremidades ósseas desvitalizadas é outro princípio para o tratamento das pseudartroses atróficas. O grau de ressecção óssea pode variar muito, de acordo com o modo de tratamento a ser utilizado e da presença ou ausência de infecção. Uma pseudartrose atrófica asséptica tratada com placa de compressão necessitará de pouca ressecção óssea, enquanto uma pseudartrose atrófica séptica tratada com método de Ilizarov, que inclui transporte ósseo, poderá ser beneficiada com uma área relativamente extensa de ressecção óssea.

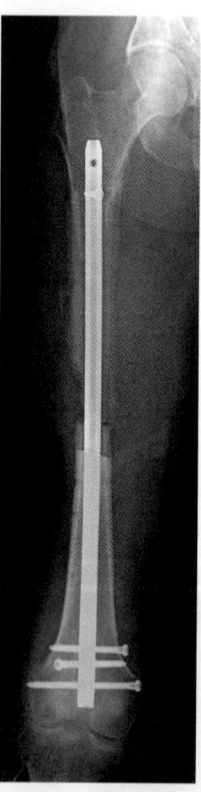

FIGURA 27.4 Radiografia AP de uma pseudartrose infectada do fêmur após aplicação de haste IM.

Pseudartrose hipertrófica

Na outra extremidade do espectro, em relação à pseudartrose atrófica, encontra-se a pseudartrose hipertrófica, também conhecida como pseudartrose hipervascular, viável ou vital. Nesse caso, observa-se uma associação de resposta de consolidação adequada com vascularização satisfatória.[206,211] Essas fraturas não exibem uma estabilidade adequada para que possam evoluir para a consolidação. A fibrocartilagem de consolidação viável não pode ser mineralizada por causa de fatores mecânicos desfavoráveis presentes no local fraturado.[285] Esse quadro se manifesta radiograficamente pela formação de calo – geralmente abundante, com uma área interveniente de fibrocartilagem carente de mineral que, por isso, fica evidenciada em tons escuros nas radiografias comuns. As pseudartroses hipertróficas podem ocorrer após o tratamento cirúrgico inicial (Fig. 27.2A), ou depois de tentativas de estabilização operatória (Fig. 27.6A,B). Para que seja alcançado sucesso no tratamento das pseudartroses hipertróficas, o cirurgião deverá utilizar métodos que proporcionem a estabilidade necessária para que a resposta biológica adequada tenha a oportunidade de se completar (Figs. 27.2D e 27.6C–F). A estabilização rígida permite a mineralização da fibrocartilagem em um processo mediado pelos condrócitos no local da pseudartrose hipertrófica, em geral após cerca de 8 semanas. Não é necessário, nem desejável, fazer a ressecção ou o desbridamento da pseudartrose hipertrófica asséptica. Ao contrário das pseudartroses atróficas, em pacientes com pseudartroses hipertróficas não há necessidade de um estímulo biológico, como o enxerto ósseo, para o tratamento.

Pseudartrose oligotrófica

Provavelmente as pseudartroses oligotróficas representam um estado situado em algum ponto entre as pseudartroses hipertrófica e atrófica. As pseudartroses hipertróficas são viáveis, mas em geral manifestam mínima reação de consolidação (calo) nas ra-

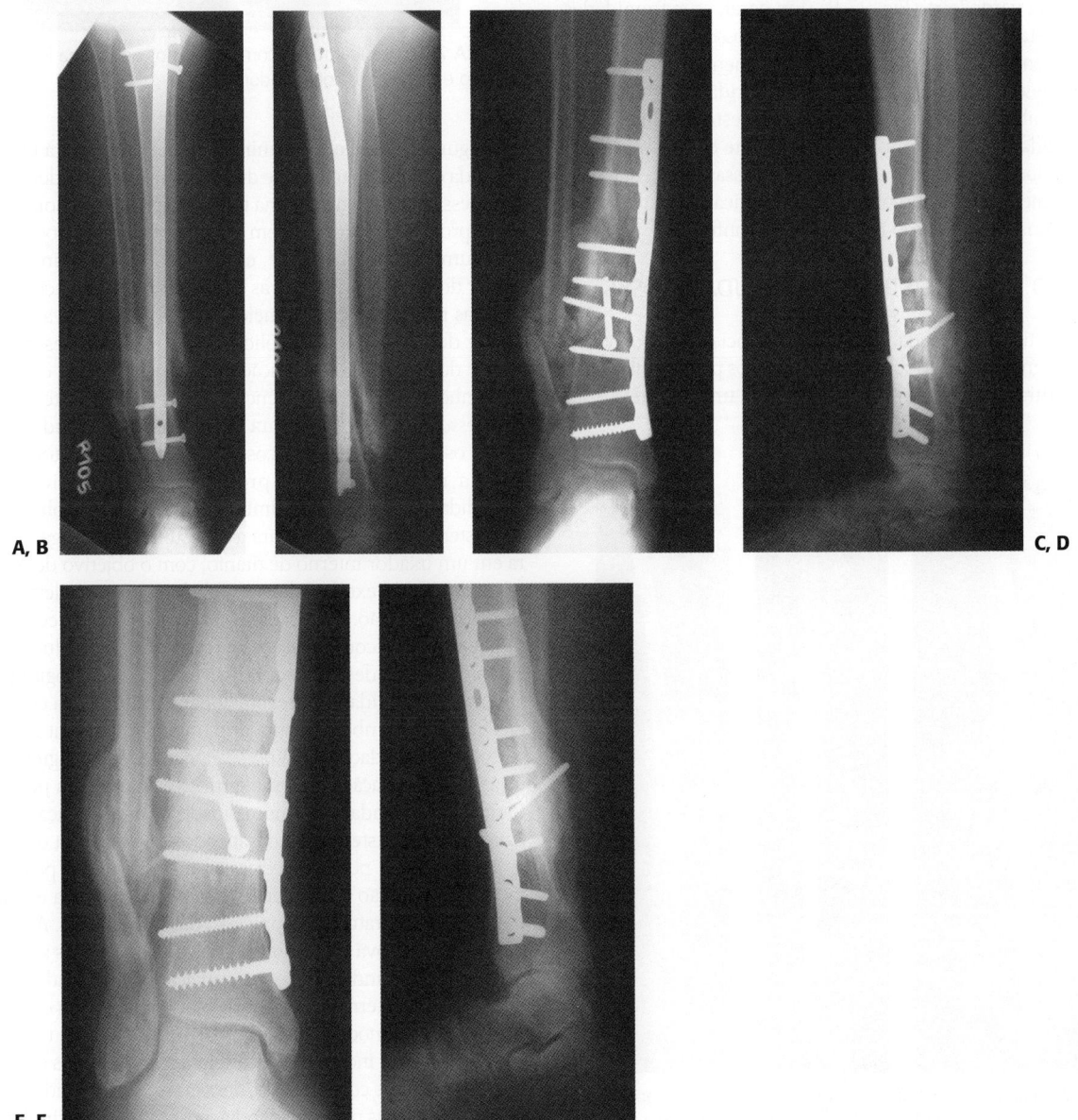

FIGURA 27.6 Pseudartrose hipertrófica que resultou do uso de uma haste IM em uma fratura da diáfise da tíbia distal (**A, B**) e tratada com fixação por placa e parafusos (**C, D**); consolidação sem a necessidade de enxerto ósseo adjuvante (**E, F**).

diografias, frequentemente devido a uma aproximação inadequada das superfícies fraturadas (Figs. 27.2B e 27.7). Pode haver necessidade de uma cintilografia óssea, para que o cirurgião possa diferenciar entre esse tipo de pseudartrose e uma pseudartrose francamente atrófica. A situação de oligotrofismo se manifestará pelo aumento na absorção, enquanto a situação atrófica se revelaria como uma zona relativamente fria na cintilografia.[306] Em geral, o tratamento das pseudartroses oligotróficas envolve a resolução de deficiências no contato entre os fragmentos ósseos, seja por compressão mecânica, seja pela aplicação de enxerto ósseo em defeitos associados, ou ainda por uma combinação de métodos biológicos e mecânicos (Fig. 27.7B e C).

Pseudartrose sinovial

A pseudoartrose sinovial, que é uma subclassificação da falta de consolidação óssea, possui propriedades da pseudartrose hipertrófica, mas, em razão dos movimentos excessivos e crônicos, ocorre a formação de uma verdadeira pseudocápsula sinovial que contém um líquido, de maneira muito parecida com uma articulação sinovial verdadeira (Fig. 27.8). Em geral, as extremidades medulares estão vedadas e, nas cintilografias ósseas, pode-se perceber uma fenda fria interveniente. Normalmente, o tratamento dessa falta de consolidação depende do desbridamento da pseudartrose, da abertura do canal medular e do estabelecimento de uma estabilidade mais apropriada, tipicamente com compressão exercida no local da pseudoartrose. Embora essas deficiências sejam tecnicamente vitais, a estimulação biológica poderá ajudar a promover uma consolidação mais rápida e confiável.

AVALIAÇÃO E DIAGNÓSTICO DAS PSEUDARTROSES

O diagnóstico das pseudartroses é uma ciência inexata, mesmo quando são ignorados os problemas cronológicos para definir quando uma fratura deve, ou não, ser considerada uma pseudartrose.

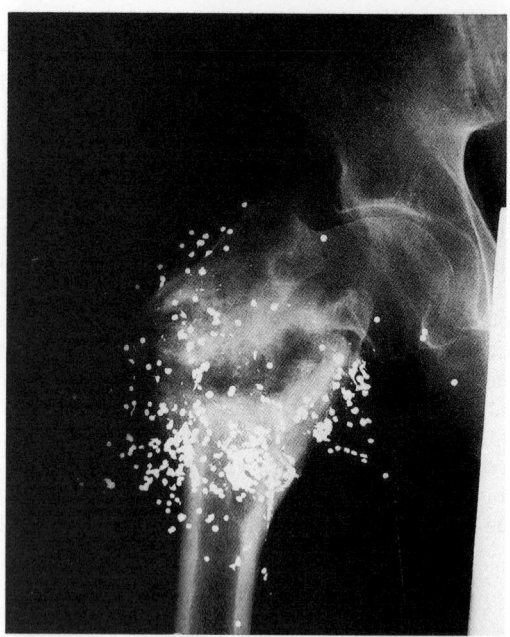

FIGURA 27.8 Pseudartrose ocorrida 20 anos após uma lesão por arma de fogo e tratamento conservador.

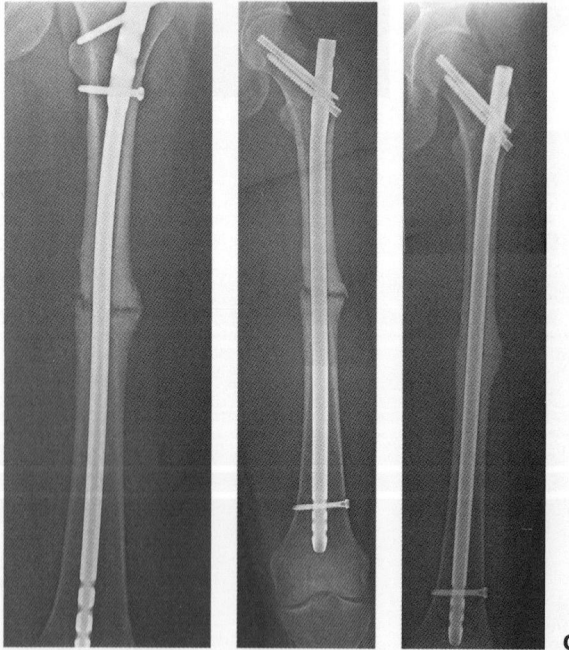

FIGURA 27.7 Pseudartrose oligotrófica em diáfise do fêmur, após tratamento inicial com haste IM (**A**) tratada com troca de haste (**B**); a consolidação ocorreu sem maiores problemas (**C**), provavelmente como resultado do enxerto ósseo gerado pela fresagem e pela maior estabilidade.

Em algum momento, determinar se uma fratura está ou não consolidada é mais direto do que diagnosticar uma pseudoartrose, contudo, essa também não é uma tarefa simples. A consolidação óssea é um processo progressivo em que a robustez do processo reparativo aumenta gradualmente, em circunstâncias rotineiras, com o passar do tempo. As tentativas de definir a consolidação são prejudicadas pela utilização de meios indiretos para a avaliação da robustez do processo de consolidação. Além disso, mesmo que a robustez do osso em consolidação pudesse ser avaliada com precisão, desconhece-se tanto a resistência basal do osso intacto, como a fração desse valor necessária para a obtenção da consolidação. No entanto, os avanços tecnológicos em microeletrônica tornaram possível a mensuração das propriedades mecânicas do osso consolidado. Um relato preliminar recentemente publicado avaliou um sistema de telemetria para a mensuração da carga de curvatura em um fixador interno de titânio, com o objetivo de determinar se seria possível extrair informações clinicamente relevantes a partir dessa aplicação.[294] Bem antes de ser possível detectar os sinais radiográficos da consolidação, foi registrada uma redução substancial na elasticidade do fixador. Essa e outras tecnologias parecidas abrem a possibilidade de revolucionar a avaliação da consolidação das fraturas e também de mudar o tratamento de fraturas em processo de consolidação. Será possível identificar a progressão em direção à consolidação ou à pseudartrose e definir com precisão uma fratura consolidada sem a necessidade de usar radiação ionizante. Com base em sistemas automatizados que avaliem os dados em tempo real, será possível acelerar a sustentação do peso ou recomendar a redução da atividade, e também mudar a estratégia de tratamento das fraturas em processo de consolidação. Antes da maturação dessa nova e excitante tecnologia, os clínicos ainda dependerão de meios indiretos para a avaliação da consolidação das fraturas e para a determinação da ocorrência, ou não, da consolidação.

Conforme a modalidade em uso, o diagnóstico de uma pseudartrose pode ser de inclusão ou de exclusão. Ou seja, nos casos em que haja evidência de consolidação, descarta-se a possibilidade de pseudartrose. Algumas modalidades diagnósticas como a cintilografia óssea podem identificar diretamente casos de pseudartrose por um resultado positivo do exame. Na prática clínica cotidiana, o cirurgião utiliza as informações reunidas com base em muitas modalidades, como história, exame físico, radiografias e outros exames especiais, para determinar a presença ou ausência de consolidação da fratura. Considerando-se que a maioria desses instrumentos de avaliação é subjetiva, cada clínico poderá interpretar os resultados de maneira diferente e designar uma importância relativa diferente às diversas mensurações, o que resulta em uma dificuldade intrínseca no estabelecimento de definições uniformes e consensuais para retardo de consolidação e pseudartrose.[22,24,67,199] Uma pesquisa recente que envolveu 335 cirurgiões especializados em trauma ortopédico confirmou que, atualmente, inexiste uma padronização nas definições de retardo de consolidação e pseudartrose.[22] Os cirurgiões participantes de fato concordaram que essas definições devem considerar tanto critérios radiográficos como clínicos.

Histórico e exame físico relacionados à pseudartrose

O histórico e o exame físico são criticamente importantes, tanto para a avaliação inicial do paciente examinado com o objetivo de determinar a presença ou a ausência de consolidação da fratura depois de uma fratura recente, como no caso em que se suspeita que o paciente tenha uma pseudartrose estabelecida. A história dos eventos circunjacentes à lesão de referência possibilita uma visão em relação a qualquer desvio do curso normal da consolidação da fratura para o tipo específico de fratura em avaliação. Essa informação pode aumentar o nível de suspeita do cirurgião, não só para a pseudartrose, mas também para problemas associados, como a infecção. O mecanismo de lesão e, talvez ainda mais importante, a energia associada à lesão, têm implicações no que tange à consolidação da fratura. Lesões de maior energia, em virtude do grande dano causado no osso e nos tecidos moles circundantes, trazem maior risco de complicações com a consolidação. Analogamente, a natureza da lesão associada aos tecidos moles pode ser prognóstica para retardo de consolidação óssea. No caso de uma fratura exposta, espera-se o retardo em sua consolidação e a infecção será um achado mais comum.

Os detalhes de tratamentos precedentes e a subsequente recuperação completam o histórico do problema em questão. É importante descobrir o tipo e o momento dos tratamentos iniciais, bem como qualquer intervenção subsequente. É preciso identificar a indicação para os detalhes específicos, além do resultado de qualquer procedimento adicional que tenha sido realizado. Em especial, é fundamental diferenciar se os procedimentos de desbridamento secundário foram realizados com objetivos profiláticos planejados, ou se foram realizados para o tratamento de uma infecção documentada. Deve-se esclarecer quais os microrganismos causais, se há sensibilidade a antibióticos e quais os detalhes da antibioticoterapia. A resposta clínica a tais tratamentos pode dar indicações valiosas para futuras respostas a tratamento similar. A natureza dos procedimentos cirúrgicos precedentes, com o objetivo de incrementar a consolidação da fratura, fornecerá informações úteis em relação ao diagnóstico, além de ajudar na orientação de futuros tratamentos. É importante distinguir entre a remoção prévia de implante realizada por motivo de dor e procedimentos similares efetuados com o objetivo de promover a consolidação da fratura como, por exemplo, a dinamização de haste. Diante de um histórico de aplicação prévia de enxerto ósseo, deve-se esclarecer se o enxerto foi autólogo ou de outro tipo. Se foi autólogo, o local da coleta deve ser confirmado com o exame físico, para que, no caso de ser contemplada a futura necessidade de coleta de enxerto, o cirurgião possa preparar um local específico. Se o paciente foi tratado com estimuladores de crescimento ósseo, tais dispositivos poderão ser utilizados em futuros tratamentos com pouca ou nenhuma despesa extra para o paciente.

Os sinais e sintomas característicos da pseudartrose consistem em uma combinação de dor, sensibilidade e mobilidade detectável no local fraturado. Deve-se considerar que os sintomas de pseudartrose podem estar mascarados em pacientes com uma fixação relativamente estável ou rígida, como a que se observa em construtos que utilizam placa bloqueada. Não é raro que tais pacientes se apresentem com um surgimento de dor aguda ou subaguda e com incapacitação associadas à fratura do implante, após um período de completa sustentação do peso; por outro lado, podem se apresentar assintomáticos ou com uma relativa escassez de sintomas (Fig. 27.9). Nessas circunstâncias, a perda da estabilidade que acompanha a fratura do implante suscita o

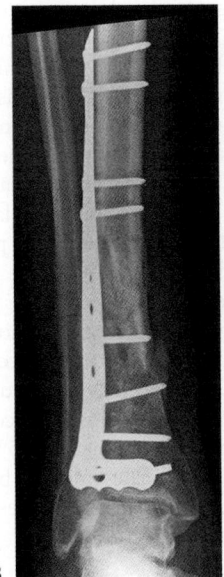
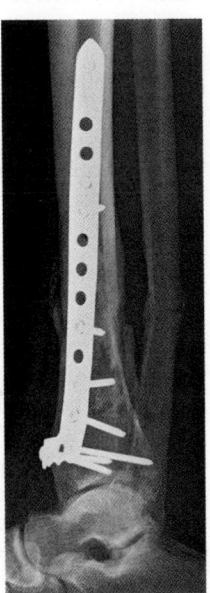
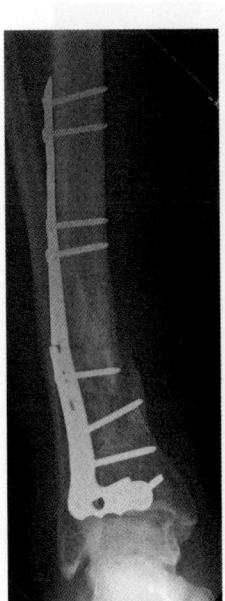
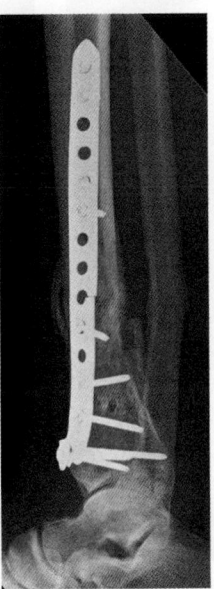

A, B   **C, D**

FIGURA 27.9 Quatro meses após um tratamento cirúrgico de pseudartrose no terço distal da tíbia, as radiografias (**A, B**) e a sustentação do peso indolor sugerem a ocorrência de consolidação. Duas semanas mais tarde, o paciente se apresenta com aumento da dor com a sustentação do peso. As radiografias (**C, D**) revelam a fratura da placa e sugerem uma pseudartrose persistente.

surgimento dos sintomas. Em uma sondagem de opinião recentemente publicada entre cirurgiões especializados em trauma ortopédico, a incapacidade de sustentar o peso foi considerada o fator clínico mais importante no diagnóstico de uma pseudartrose de membro inferior; em seguida, vieram dor no local fraturado, situação da sustentação de peso e sensibilidade à palpação.[22]

Avaliação radiográfica da pseudartrose

Radiografias simples

As radiografias simples são universalmente utilizadas na avaliação de fraturas, pois são uma forma oportuna, precisa e barata para o diagnóstico de uma fratura recente. Porém a utilidade das radiografias simples na avaliação da consolidação da fratura não é tão evidente. Considerando que o processo de consolidação da fratura é lento e progressivo, frequentemente, é difícil determinar o momento de sua ocorrência. Em muitos casos, as radiografias simples ajudam a determinar o diagnóstico de pseudartrose, mediante a exclusão da consolidação.

O diagnóstico de consolidação da fratura por radiografias simples é caracteristicamente definido pela presença de um calo de união ao longo da fratura. Não existe consenso sobre a necessidade, ou não, de uma ponte em toda a circunferência – o que se evidencia pela união em todos os quatro corticais nas radiografias ortogonais – para um diagnóstico preciso de consolidação. A literatura ortopédica é conflitante em relação a essa necessidade, visto que diferentes estudos podem definir consolidação como a união em apenas dois ou três (não em quatro) corticais nas projeções ortogonais.[22] Embora a identificação do número de corticais consolidadas possa parecer tarefa simples, na prática este é um exercício muito subjetivo e impreciso, sobretudo na presença de implantes que obscureçam a visualização. Além disso, com frequência é difícil saber se a radiografia e a fratura estão coplanares. Quando isso não ocorre, lacunas na fratura poderão ficar ocultas pelo osso suprajacente. Pequenas variações no ângulo do feixe de raios X podem ocultar completamente uma pseudartrose (Fig. 27.10). Foram propostos sistemas de atribuição de pontos com o objetivo de quantificar mais apropriadamente as informações coletadas com base em radiografias simples, para ajudar na previsão da consolidação, mais notavelmente o *Radiographic Union Score for Tibia Fractures* (RUST), mas tais sistemas ainda não são amplamente utilizados na clínica.[340]

A localização, o tipo de fratura e a estabilidade relativa do método de fixação geram grandes variações na esperada resposta biológica de consolidação e, assim, variações no aspecto radiográfico esperado da consolidação. As fraturas diafisárias simples fixadas anatomicamente com técnicas que utilizam placas de compressão rígida capazes de promover a consolidação óssea primária sem a formação de calo de fratura podem parecer quase idênticas, por ocasião da consolidação, ao aspecto que apresentavam imediatamente após a fixação (Fig. 27.11). A presença de um calo de fratura abundante seria algo inesperado. Em tais circunstâncias, pode haver dificuldade na obtenção de um diagnóstico preciso de consolidação, mas a ausência de consolidação pode ficar direta ou indiretamente evidente. A evidência direta é uma lacuna no local fraturado observada em uma radiografia obtida de modo coplanar à fratura (Fig. 27.10B). Na ausência de evidência direta de pseudartrose, as radiografias simples devem ser cuidadosamente examinadas em busca de evidência indireta de consolidação incompleta. Implantes progressivamente frouxos ou fraturados indicam movimento persistente na fratura. Achados mais sutis são os artefatos de movimento observados no osso, na margem de implantes aparentemente estáveis ou de parafusos fraturados, ou em suas cercanias, sem que ocorra perda completa da fixação (Fig. 27.12). A utilização criteriosa de outros estudos de imagem ajuda a confirmar o diagnóstico de pseudartrose nos casos em que as radiografias planas apresentem apenas evidências indiretas. Deve-se considerar que a consolidação da fratura pode ter continuidade e, em alguns casos, é reforçada pela fratura do implante. Um exemplo é a "autodinamização" de uma haste IM, em que os parafusos bloqueados sofrem fratura, o que permite a compressão dinâmica no local fraturado. Esse fenômeno também pode ocorrer depois da fixação por placa (Fig. 27.13), mas está frequentemente associado a um alinhamento vicioso progressivo, que poderá, ou não, ser problemático.

Tomografia computadorizada

Comparada às radiografias simples, a tomografia computadorizada (TC) oferece oportunidade para um delineamento mais preciso da anatomia óssea no local de uma suspeita de pseudartrose. Os estudos de TC modernos podem ser reformatados em alta qualidade e em qualquer plano. Isso permite uma orientação das imagens precisamente otimizada, com vistas à avaliação da possível ausência de ponte óssea, o que elimina a principal falha das radiografias simples. Foi demonstrado que os estudos de TC são altamente sensíveis (100%) para a detecção de pseudartrose tibial,[26] mas a limitação da TC é a ausência relativa de especificidade (62%), o que pode levar à cirurgia em pacientes que têm suas fraturas consolidadas (Fig. 27.14).[26]

No futuro, a TC poderá se revelar capaz de proporcionar uma avaliação quantitativa não só da consolidação, mas também da estabilidade da fratura. Em um estudo, foi constatado que pacientes com menos de 25% de união da circunferência do osso tinham alto risco (37,5%) de insucesso clínico na consolidação da fratura, enquanto pacientes com mais de 25% de união tinham apenas 9,7% de insucesso.[68] Finalmente, um benefício adicional da TC é a capacidade de avaliar deformidades rotacionais associadas à pseudartrose.

Imagens nucleares

O uso da cintilografia óssea tem início nos anos de 1920. Inúmeros materiais radioativos têm sido aplicados ao diagnóstico de

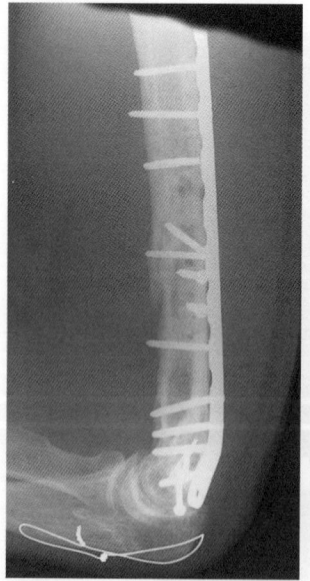
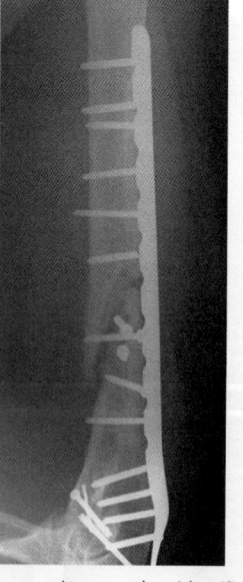

FIGURA 27.10 A radiografia lateral (**A**) não permite uma clara identificação de uma pseudartrose 8 meses após RAFI de uma fratura no terço distal da diáfise do úmero, enquanto uma projeção ligeiramente oblíqua em relação ao plano lateral (**B**) demonstra nitidamente a pseudartrose.

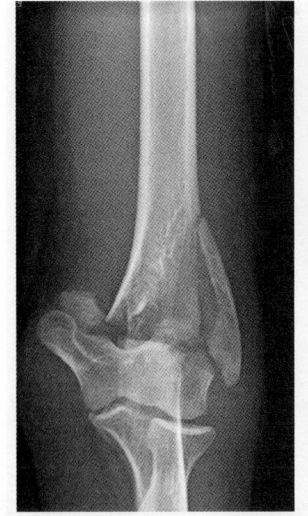
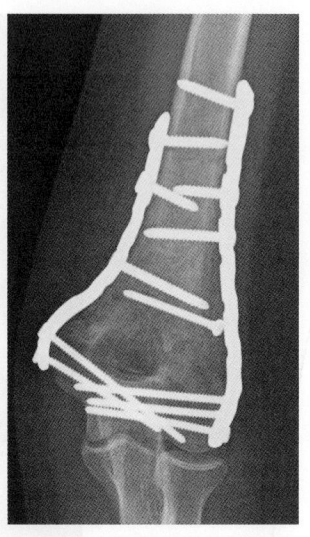

FIGURA 27.11 Fratura do terço distal do úmero. **A:** tratada com fixação rígida. **B:** possibilita a consolidação da fratura sem a formação de calo.

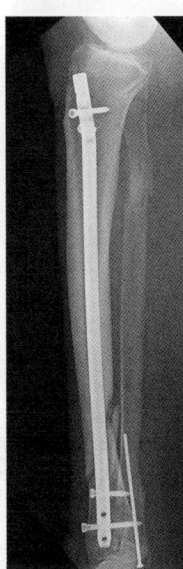
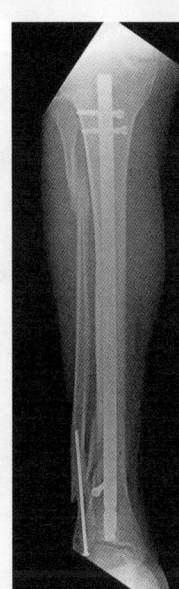
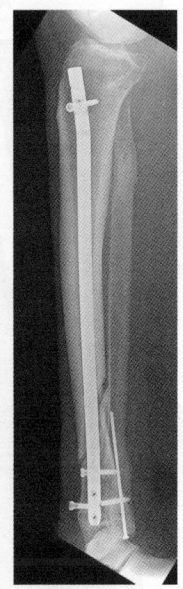

FIGURA 27.12 As radiografias revelam uma fratura tibial em processo de consolidação depois do tratamento com haste IM (**A, B**). Um mês depois, um bloqueio distal fraturado confirma a pseudartrose da fratura (**C, D**).

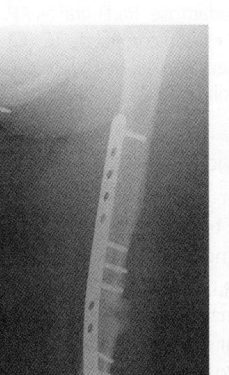
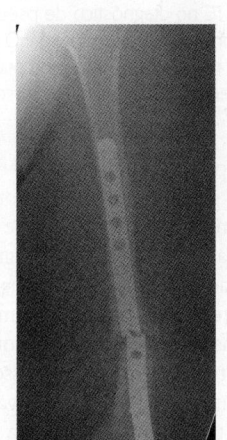
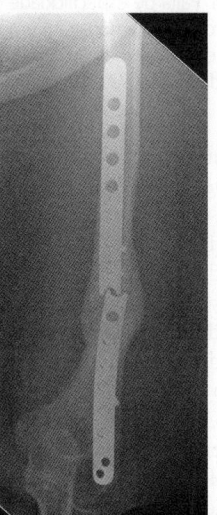

FIGURA 27.13 Uma paciente com fratura exposta do terço distal da diáfise do úmero (**A**) foi tratada com irrigação, desbridamento e fixação por placa (**B**). Apesar de conviver com uma pseudartrose por 6 meses, a paciente demonstrava boa funcionalidade do membro e ausência de dor, por causa da estabilidade proporcionada pela placa. Um aumento recente da dor resultou da quebra da placa (**C**). De modo subsequente, ocorreu consolidação da fratura em ligeiro desvio em varo, sem qualquer cirurgia adicional (**D**).

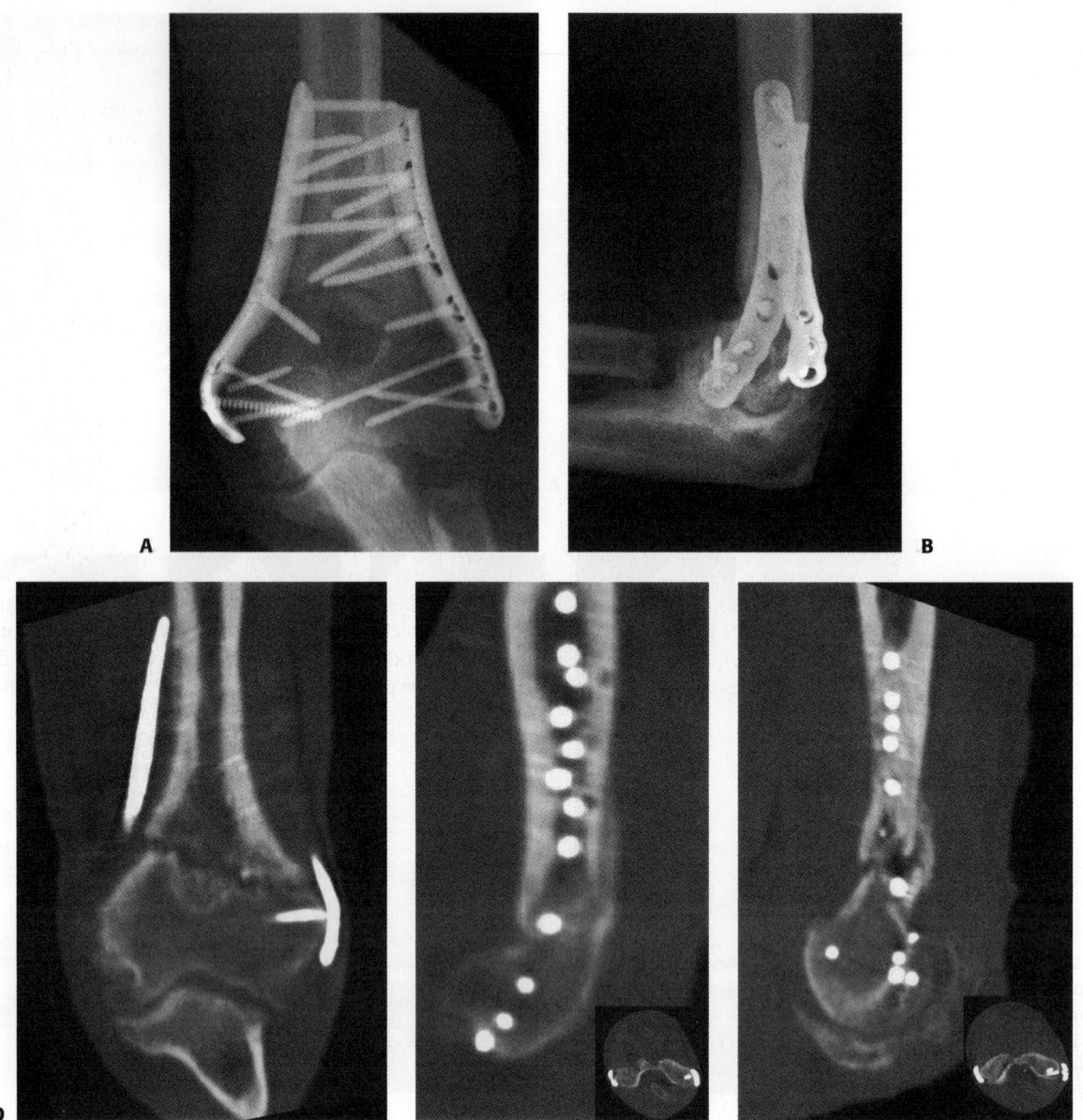

FIGURA 27.14 Falta de especificidade da TC no diagnóstico de pseudartrose. Radiografias AP e lateral (**A, B**) 6 meses após o reparo de uma pseudartrose do úmero distal demonstram uma consolidação equivocada. O estudo coronal de TC (**C**) demonstra uma linha de lucência, consistente com pseudartrose, o que levou à realização de uma revisão para reparo da pseudartrose, quando o cirurgião se deparou com uma sólida consolidação, em lugar de uma pseudartrose. Um exame mais atento da TC revelou a consolidação das corticais posteriores das colunas medial (**D**) e lateral (**E**).

patologias musculosqueléticas como, por exemplo, tecnécio-99m (^{99m}Tc), índio-111 (^{111}In), citrato de gálio-67 (^{67}Ga) e flúor-18 (^{18}F).[219,292] A cintilografia óssea com metileno difosfonato de tecnécio-99m (Tc-99m) pode ser empregada para ajudar no diagnóstico da pseudartrose. A principal limitação dessa técnica é que um resultado positivo pode ser relativamente inespecífico. A vasta maioria das pseudartroses demonstra intensa captação do traçador no local fraturado, como também ocorre nas fraturas em processo de consolidação normal.[284] Vários outros tipos de estudos empregados individualmente, ou em combinação, têm sido utilizados, na tentativa de diferenciar entre uma pseudartrose simples e as complicadas por infecção. O aumento do fluxo sanguíneo e o acúmulo de sangue, demonstrados durante a primeira e a segunda fases de uma cintilografia óssea trifásica, são achados consistentes com a reação inflamatória observada em casos de infecção, mas que não são patognomônicos para infecção. O uso combinado de um estudo com Tc-99m e gálio-67 tem produzido resultados inconsistentes para uma detecção acurada da infecção no local da pseudartrose.[92,284] Em contraste com outras formas de pseudartrose, uma pseudartrose sinovial tem correlação com a presença de uma fenda fria entre duas zonas intensas de captação na cintilografia.[93] Tecnologias mais recentes como a tomografia computadorizada por emissão de fóton único (SPECT) têm sido investigadas para o uso na diferenciação entre pseudartroses infectadas e não infectadas, e vitais e não vitais.[189] Ao que parece, a tecnologia tem elevada especificidade, mas baixa sensibilidade na confirmação da inviabilidade em um local de pseudartrose.

Estudos laboratoriais para o diagnóstico de pseudartrose

Dado que as evidências clínicas e radiográficas não são confiáveis para a detecção e o prognóstico precoces de uma eventual pseudartrose, têm sido envidados repetidos esforços para a identificação de exames laboratoriais confiáveis para a avaliação da consolidação óssea. Se confiável, a predição precoce de uma eventual pseudartrose proporcionaria oportunidade para uma rápida intervenção, com o objetivo de evitar a pseudartrose subsequente e, com isso, reduzir o tempo, a dor, as despesas e a incapacitação associados. Os marcadores do metabolismo ósseo são alvos naturais para esse tipo de investigação, mas ainda não demonstraram se são clinicamente confiáveis.[69] A principal aplicação dos exames laboratoriais em um cenário de pseudartrose visa a ajudar no diagnóstico de uma infecção associada. Esse tópico está discutido com brevidade mais adiante, em uma seção desse capítulo, relacionada a pseudartroses infectadas, e com maior profundidade no capítulo dedicado às infecções ortopédicas e à osteomielite (Capítulo 26).

TRATAMENTO DAS PSEUDARTROSES

Objetivos e princípios gerais do tratamento das pseudartroses

Independentemente do método escolhido para o reparo cirúrgico de uma pseudartrose, existem certos princípios comuns que podem ser aplicados. Como ocorre com a maioria dos problemas clínicos, a identificação precisa do diagnóstico é um primeiro passo essencial para o planejamento terapêutico, o que é especialmente importante quando se lida com pseudartroses. A classificação da pseudartrose como hipertrófica, oligotrófica, atrófica ou pseudartrose (pseudartrose sinovial) propriamente dita; a identificação desse problema como séptico ou asséptico; e a identificação das deformidades associadas são, sem exceção, aspectos críticos para a formulação de um diagnóstico completo e, em seguida, do plano terapêutico preferido. A classificação da pseudartrose ditará a necessidade de uma exposição direta seguida por desbridamento e a indicação da aplicação adjuvante de um enxerto ósseo. Por definição, as pseudartroses hipertróficas possuem capacidade biológica intrínseca, mas estabilidade mecânica insuficiente para que a consolidação se complete. Diante disso, o tratamento para esse diagnóstico deve se concentrar no aumento – e frequentemente na maximização – da estabilidade mecânica. Em geral, deve-se preferir formas mais rígidas de fixação como, por exemplo, a fixação por placa ou por uma haste com encaixe firme em uma região diafisária, em lugar de formas menos rígidas, como as técnicas de aplicação de placa em ponte ou hastes com encaixe frouxo em regiões metafisárias. Considerando que as pseudartroses hipertróficas têm potencial biológico para a consolidação, o desbridamento do local da pseudartrose e a aplicação de enxerto ósseo não são exigências absolutas para que a união óssea seja obtida (Figs. 27.2A e 27.2D).[155]

As pseudartroses atróficas e as pseudoartroses sinoviais propriamente ditas têm em comum a necessidade de desbridamento do local da pseudartrose, apesar de as pseudartroses atróficas serem consideradas sem vitalidade, enquanto as pseudoartroses sinoviais propriamente ditas têm vitalidade. Os princípios terapêuticos para as pseudartroses atróficas impõem a necessidade de desbridamento das extremidades ósseas inviáveis até que se chegue ao sangramento vivo do osso. Caracteristicamente, essas duas classes de pseudartrose também devem receber enxertos ósseos. A relativa carência de potencial de consolidação de uma pseudartrose atrófica implica a necessidade de aplicação de um enxerto com propriedades osteoindutivas ou osteogênicas. Uma pseudartrose, tão logo tenha sido desbridada, possui extremidades vasculares viáveis, o que lhe permite, tecnicamente, dispensar um enxerto ósseo. Contudo, na ausência de transporte ósseo ou de encurtamento proposital, em geral, o material de enxerto é empregado para preencher a lacuna que invariavelmente resta depois do desbridamento do tecido sinovial central à pseudartrose. Pseudartroses oligotróficas possuem capacidade biológica intermediária. Pode haver dificuldade para que se estabeleça se o insucesso na consolidação foi relacionado a um problema primário da biologia do paciente, à mecânica ou à combinação desses dois fatores. Por isso, é prudente direcionar o tratamento de pseudartroses oligotróficas para melhorar tanto o ambiente biológico como mecânico.

Outro princípio geral do tratamento das pseudartroses é o controle – e, de preferência, a erradicação – de qualquer infecção associada. Mesmo pseudartroses complexas podem ser tratadas com sucesso na ausência de infecção, enquanto pseudartroses simples podem se revelar recalcitrantes em presença de infecção. Se a infecção foi diagnosticada, antes do início do tratamento da pseudartrose, então seu tratamento será prioridade e será feito antes do tratamento da pseudartrose. Ocasionalmente, a infecção e a pseudartrose podem ser tratadas simultaneamente com sucesso, mas, na maioria das circunstâncias, será prudente priorizar o tratamento da infecção, seguido do melhor tratamento possível para pseudartrose. Essa estratégia de tratamento seriado – não em paralelo – para a infecção e a pseudartrose ocasionará duração adicional do tratamento. O melhor tratamento da infecção associada a uma pseudartrose tem início com a remoção dos implantes porventura existentes. O cirurgião dará continuidade ao tratamento com o desbridamento seriado dos tecidos moles necrosados e do osso, até que consiga obter um ambiente saudável e estável. Para que se consiga a estabilização esquelética por meios que conduzam à erradicação da infecção, será preciso não permitir a presença de implantes na zona de infecção; para tanto, serão empregados dispositivos de fixação externa. Em geral, a fixação interna deve ser evitada, com a notável exceção das hastes IM revestidas com antibiótico, para as quais, nesse cenário, recentemente foi demonstrado sucesso terapêutico.[229,257,319] Por outro lado, certas áreas anatômicas – e, de forma mais notável, o terço proximal do fêmur – não são apropriadas para a fixação externa ou para hastes revestidas com antibióticos. Nessas circunstâncias, o julgamento clínico decidirá se o tratamento deverá ter continuidade com construtos de placa/parafusos, ou sem qualquer fixação interna. O tratamento da infecção terá continuidade com antibióticos específicos para o microrganismo, geralmente administrados por via parenteral durante 6 semanas. Tão logo os dados clínicos e laboratoriais indiquem o controle da infecção, deverá ser efetuado o tratamento definitivo da pseudartrose. Se o cirurgião planeja uma conversão da fixação externa para interna, então o uso de um protocolo em estágios, que consiste na remoção dos fixadores externos e na aplicação de um aparelho gessado (nos casos em que tal medida seja razoavelmente apropriada), permitirá a cicatrização dos locais de aplicação dos pinos, antes da cirurgia definitiva para a pseudartrose. Ocasionalmente, a consolidação pode ser conseguida simultaneamente na fase antibiótica do tratamento da pseudartrose, mas o tratamento da infecção não deverá ser comprometido em função da concretização dessa meta.

Em presença de uma pseudartrose com alinhamento vicioso, a correção de qualquer deformidade associada é medida fundamental para um desfecho bem-sucedido. A correção da consolidação não apenas restaura a anatomia normal e melhora o potencial de recuperação funcional, mas também é medida essencial para estabelecer a mecânica apropriada no local da pseudartrose, com o objetivo de promover maximamente a consolidação.

Finalmente, a resposta individual do paciente ao tratamento prévio, seu atual nível de incapacitação, as limitações temporais para as futuras restrições com a sustentação do peso, além de suas necessidades funcionais, têm importância crítica para as escolhas feitas para o tratamento de uma pseudartrose. Diante de uma situação em que todos os demais fatores se equivalem, o paciente com dor e incapacitação progressivamente crescentes em decorrência de uma fratura não consolidada terá maior probabilidade de ser beneficiado com uma intervenção cirúrgica, em comparação com um paciente com sintomas mínimos ou em processo de melhora. Entretanto, o paciente com sinais radiográficos evidentes de pseudartrose, mas com dor limitada e incapacitação funcional intermediária, pode ser um candidato mais apropriado para procedimentos terapêuticos menos invasivos, como a estimulação externa do crescimento ósseo, especialmente se problemas de comorbidade fizerem da cirurgia uma opção arriscada, ou se as limitações subsequentes ao tratamento cirúrgico puderem resultar na perda prematura do posto de trabalho.

Tratamento dos tecidos moles associados à pseudartrose

Em muitos casos, os tecidos moles no entorno de uma pseudartrose ficam comprometidos pela lesão original ou por cirurgias subsequentes. Em situações nas quais o cirurgião planeje um tratamento cirúrgico, poderá haver necessidade de obter cobertura de tecido mole com retalhos do tecido local, rotacional ou livre, antes de um bem-sucedido reparo da pseudartrose. Isso é particularmente válido se o cirurgião objetivar a estabilização da pseudartrose com fixação por placa. Tal opção exige ponderação, pois um procedimento ósseo perfeito poderá ser planejado e realizado apenas para, na conclusão do caso, restar uma quantidade insuficiente de tecido para um fechamento livre de tensão. Será prudente consultar uma equipe de reconstrução dos tecidos moles (equipe que faça retalhos, inclusive microcirúrgicos, também equipes especializadas em curativos especiais) que permita o planejamento de qualquer cobertura que se faça necessária e também para coordenar os problemas logísticos ligados à sua disponibilidade. No cenário de uma pseudartrose infectada, frequentemente haverá a necessidade de reconstrução com tecido mole. Em geral, esse procedimento é realizado após um ou mais desbridamentos, tão logo a infecção tenha sido controlada.

Entre a miríade de retalhos disponíveis, apenas a transferência de tecido representa algo novo ao ambiente local, em termos de vascularização e oxigenação.[52,97,100,202] O cirurgião deve dar uma atenção especial aos tecidos moles no lado côncavo de qualquer deformidade associada nos casos em que esteja sendo planejada a correção angular de uma pseudartrose com alinhamento vicioso. Nos casos de carência de cobertura de tecido mole e quando não é praticável a cobertura com retalho, poderá ser utilizada uma técnica de fixação externa ou de encurtamento primário por outros procedimentos. Foi descrito um procedimento de encurtamento/deformação óssea proposital – com o objetivo de possibilitar o fechamento de tecidos moles sem tensão – seguido pela correção gradual do alinhamento e por osteogênese distrativa com o uso do aparelho *Taylor Spatial Frame*.[222] Outra estratégia bem-sucedida consiste no encurtamento primário durante o reparo da pseudartrose, seguido por um alongamento secundário depois de ocorrida a consolidação.[196,235]

Indicações e contraindicações para o tratamento conservador e cirúrgico

Considerando a incapacidade intrínseca de uma avaliação precisa do potencial biológico das fraturas não consolidadas, na maioria dos casos o cirurgião poderá optar pelo uso de procedimentos conservadores. Para isso, poderá ser necessário um tempo complementar para a total consolidação da fratura, sem qualquer outra intervenção. Nos casos em que exames seriados demonstrem pouco ou nenhum progresso da consolidação e diante de um diagnóstico estabelecido de pseudartrose, definida como uma fratura com pouca probabilidade de consolidação sem outras intervenções, haverá indicação de tratamento intervencional. A princípio, pode parecer haver pouca desvantagem ao optar pelo tratamento conservador, exceto pelo tempo que deverá transcorrer para seu sucesso com métodos não cirúrgico. Contudo, esses aspectos não devem ser desconsiderados. Os aspectos socioeconômicos e psicológicos decorrentes de prolongados períodos de dor, perda funcional, incapacitação e dificuldades econômicas podem ter repercussão profunda. Do mesmo modo, existem alguns riscos intrínsecos associados a um tratamento conservador prolongado. Pode ocorrer um progressivo alinhamento vicioso da fratura, sobretudo nos casos de quebra de implante. Isso representa uma contraindicação relativa ao tratamento conservador de pseudartroses. Movimentos persistentes e excessivos no local da pseudartrose também podem causar reabsorção óssea, especialmente nos casos em que esteja presente uma infecção indolente. A presença constatada de infecção no local da pseudartrose é outra contraindicação relativa ao tratamento conservador. Por isso, a situação ideal para o tratamento conservador de uma pseudartrose é quando o membro se apresenta com um alinhamento aceitável e acredita-se que esse método traga uma possibilidade razoável de sucesso, e o tempo previsto para a consolidação está associado a pouca morbidade. Em sua maioria, as pseudartroses não seguem esses critérios e melhor se adequam, portanto, ao tratamento cirúrgico.

Tratamento conservador das pseudartroses

As intervenções conservadoras em problemas de consolidação óssea podem acelerar o processo de consolidação em curso, ou podem promover um processo de consolidação extra – que, sem elas, não ocorreria. Essas estratégias podem alcançar extremo sucesso ao fazer um retardo de consolidação evoluir para a consolidação, mas também é possível conseguir a consolidação de uma pseudartrose estabelecida. O atrativo do tratamento conservador é que essa opção evita complicações decorrentes da cirurgia.

O tratamento conservador pode ser dividido em intervenções diretas e indiretas. A intervenção direta implica a aplicação de tratamento, como a estimulação elétrica e o ultrassom, diretamente ao osso não consolidado. A intervenção indireta implica a instituição do tratamento direcionado mais para o paciente como um todo. São exemplos de intervenção indireta o reforço nutricional ou a complementação vitamínica, a alteração de certos medicamentos e a descontinuação do tabagismo (Tab. 27.1).

Intervenções indiretas para tratamento conservador

É provável que a nutrição adequada seja o ingrediente mais óbvio e necessário para a cicatrização de todos os tecidos, inclusive a

TABELA 27.1　Tratamento conservador de pseudartroses

Intervenção indireta
- Cessação do fumo
- Otimização da nutrição
- Correção de transtornos endócrinos e metabólicos
- Eliminação ou redução de certos medicamentos

Intervenção direta
- Sustentação do peso
- Imobilização ou suporte externo (p. ex., aparelho gessado ou órtese)
- Estimulação eletromagnética
- Estimulação ultrassônica
- Hormônio paratireoidiano

consolidação do osso. Há necessidade de uma ingestão adequada de calorias, vitaminas e proteína, para que o processo de cicatrização/consolidação seja otimizado.[133,135,307] A nutrição do paciente pode ser investigada indiretamente mediante a avaliação dos níveis de albumina total. Se tais níveis estiverem baixos, a complementação nutricional e o aconselhamento dietético poderão ajudar.

É provável que o tabagismo seja a comorbidade mais frequentemente estudada capaz de afetar a consolidação óssea em pacientes. Os percentuais mais altos de retardo de consolidação e de pseudartrose foram descritos em fumantes e, provavelmente, o efeito é proporcional ao número de cigarros fumados.[180,287] O mecanismo, embora não completamente elucidado, parece ter relação com a diminuição das funções dos osteoblastos e a redução da vascularização local.[71,96] Assim, logicamente a cessação do fumo seria muito importante para qualquer paciente que tenha sofrido uma fratura ou que apresente pseudartrose, independentemente do método de tratamento. No entanto, a cessação do fumo, em face dos estresses associados a uma fratura recente, é algo excepcionalmente difícil. O encaminhamento para um médico com experiência em cessação do fumo, ou a um programa para cessação do fumo, poderá proporcionar a ajuda necessária para a obtenção do sucesso. Diante dos efeitos adversos diretos da nicotina na consolidação óssea, deve-se evitar a suplementação de nicotina (p. ex., adesivos de nicotina) como parte de um programa de cessação do fumo. Esse conceito é apoiado por dados de animais que ligam a nicotina transdérmica à pseudartrose e à diminuição da resistência mecânica das fraturas em processo de consolidação.[84]

Doenças como o diabetes também afetam a consolidação óssea e aumentam o risco de pseudartrose. Pacientes diabéticos com uma ou mais comorbidades apresentam maior risco de desenvolvimento de pseudartrose.[165] Deve-se incentivar a modificação da dieta e a manutenção de níveis glicêmicos bem controlados, pois tais condições podem minimizar o efeito negativo da hiperglicemia nas fraturas e na cicatrização das feridas.[14]

Em alguns pacientes, outras anormalidades metabólicas e endócrinas também podem desempenhar certo papel na pseudartrose. Problemas como desequilíbrio de cálcio, hipogonadismo e transtornos da tireoide e da paratireoide devem ser clinicamente tratados pelo especialista apropriado.[39] Pacientes com uma pseudartrose estabelecida têm grande probabilidade de padecer de alguma disfunção endócrina. Ainda não foi definido com precisão quais exames de triagem devem ser solicitados. No mínimo, é comum a solicitação de níveis séricos de vitamina D durante a avaliação do paciente com pseudartrose, pois este é um exame de fácil realização (por ser um exame sorológico relativamente rotineiro), relativamente barato, que pode esclarecer um fator potencialmente complicador na consolidação das fraturas, e é facilmente tratado.[57] Se o cirurgião cogitar a possibilidade de uma cirurgia de reparo da pseudartrose, essa opção deverá ser adiada até que, sempre que possível, os níveis de vitamina D tenham sido restaurados à normalidade. Pacientes com baixos níveis de vitamina D são tratados com 50 mil UI de vitamina D por semana em doses únicas durante 4 a 6 semanas. Se os níveis permanecerem baixos, esse regime será repetido. Pacientes com baixos níveis de vitamina D que se mostrem recalcitrantes a esse tratamento são merecedores de uma avaliação minuciosa feita por um endocrinologista ou por um especialista em doenças ósseas metabólicas.[39]

Além da nicotina, outros agentes e medicamentos como, por exemplo, esteroides, dilantina, agentes quimioterápicos, AINE e alguns antibióticos (fluoroquinolonas) afetam negativamente a consolidação óssea.[40,120,244] Qualquer efeito adverso associado à descontinuação desses agentes deverá ser avaliado contra os benefícios associados ao tratamento da pseudartrose.

Em pacientes que sofreram fratura, é desejável o estabelecimento de um tratamento clínico adequado para infecções sistêmicas, inclusive HIV; provavelmente haverá necessidade de tal procedimento no tratamento de pacientes com uma pseudartrose estabelecida, especialmente nos casos em que as contagens de CD4 estiverem baixas.[143]

Ao que parece, atualmente inexistem evidências clínicas em apoio ao uso do oxigênio hiperbárico ("câmara hiperbárica") para o tratamento da pseudartrose.[17]

Sustentação do peso e estabilização externa

Provavelmente a intervenção direta mais simples e duradoura para uma pseudartrose seria a aplicação da sustentação do peso em uma órtese funcional, mas essa solução só é razoavelmente prática para a tíbia. Diz-se que o mecanismo para o sucesso desse tratamento é a estimulação da atividade osteoblástica mediante a aplicação de carga mecânica.[252,282] A maior estabilidade proporcionada por um aparelho gessado ou órtese pode ter maior efetividade no tratamento de pseudartroses hipertróficas. Sarmiento et al.[282] trataram 16 retardos de consolidação e 57 pseudartroses da tíbia com órteses funcionais abaixo do joelho. Em 48 casos, foi realizada uma osteotomia fibular, com o objetivo de possibilitar a compressão no local da pseudartrose com sustentação do peso, e dez pacientes receberam, como adjuvante, enxerto ósseo. Ocorreu consolidação em 91,3% dos pacientes, em uma mediana de 4 meses, com uma média de 5 mm de encurtamento nos casos de pseudartrose. Aparelhos de sustentação externa desempenharam um papel pequeno no tratamento das pseudartroses atróficas, pseudartroses propriamente ditas, pseudartroses com alinhamento vicioso e pseudartroses infectadas. Em geral, esses métodos são considerados menos efetivos em relação aos procedimentos cirúrgicos modernos para praticamente todas as pseudartroses e estão associados à possibilidade de uma deformidade progressiva, com possível ruptura da pele com exposição óssea.

Estimulação elétrica

Atualmente, são empregadas quatro formas de estimulação elétrica – corrente direta (CD), acoplamento capacitivo (AC), estimulação com campo eletromagnético pulsado (ECEP) e campos magnéticos combinados (CMC) – no tratamento de retardos de consolidação e de pseudartroses. Estima-se que mais de 400 mil pseudartroses e retardos de consolidação de fraturas já foram tratadas com essas forças físicas.[218] A estimulação elétrica por CD é peculiar, visto que envolve uma implantação cirúrgica e possivelmente a remoção cirúrgica do dispositivo de estimulação. Os demais métodos são não invasivos e envolvem a aplicação externa diária com durações variáveis. Caracteristicamente, a aplicação de ECEP é recomendada durante aproximadamente 8 a 12 horas por dia; o dispositivo de AC deve ser "vestido" durante 24 horas por dia; e os CMC são aplicados diariamente por 30 minutos. As substanciais exigências diárias de tempo para ECEP e AC resultam em limitações com vistas à cooperação do paciente.

Acredita-se que, para todos esses dispositivos, o mecanismo de ação seja a alteração dos potenciais elétricos no local fraturado.[102,245,291] Foi demonstrado em estudos com animais que os campos eletromagnéticos diminuem a reabsorção óssea ligada à ação dos osteoclastos, aumentam a formação de osteoide e estimulam a angiogênese.[232]

Embora tenha sido relatado que ECEP é igualmente efetiva, em comparação com o tratamento cirúrgico de pseudartroses,[127] ainda existe certo grau de ceticismo para esses métodos, devido à inexistência de estudos clínicos bem planejados sobre essa tecnologia. O único estudo prospectivo duplo-cego de AC, publicado em 1994, demonstrou um percentual de consolidação de 0% no grupo de placebo, sem tratamento, e de 60% no grupo tratado, mas a série era pequena, com apenas 21 pacientes recrutados.[291] Recentemente, foram comparadas quatro metanálises de estimulação elétrica.[125] A mais rigorosa dessas metanálises informou que as evidências disponíveis são insuficientes para que se possa concluir o benefício da estimulação eletromagnética em relação à melhora dos percentuais de consolidação das fraturas ou de prevenção de pseudartroses.[212]

Com relação à prevenção da pseudartrose, Adie et al. publicaram sua experiência em um grande estudo multicêntrico prospectivo, randomizado e duplo-cego.[1] Duzentos e dezoito pacientes com fraturas recentes da diáfise da tíbia completaram o estudo de 12 meses. Não foi observada diferença na necessidade de uma intervenção cirúrgica secundária em decorrência de retardo de consolidação ou pseudartrose no grupo com dispositivos ativos de ECEP versus grupo com dispositivos inativos (razão de risco = 1,02). Considerando a moderada cooperação com o protocolo terapêutico recomendado de 10 horas por dia durante 12 semanas (o uso diário médio foi de 6,2 horas), uma subanálise entre os pacientes cooperativos com unidades ativas e os pacientes com unidades inativas em combinação com pacientes não cooperativos com unidades ativas também não conseguiu demonstrar qualquer benefício dos aparelhos de estimulação com campo magnético pulsado (razão de risco = 0,97).

As condições necessárias para a bem-sucedida aplicação da estimulação elétrica a pseudartroses são: alinhamento aceitável do membro, proximidade das margens ósseas e ausência de pseudartrose. Considera-se fatores de risco e contraindicações relativas para a estimulação elétrica uma pseudartrose de longa duração, cirurgia prévia para aplicação de enxerto ósseo, aplicação prévia de estimulação elétrica malsucedida, fraturas expostas, osteomielite ativa, cominuição extensa e pseudartrose atrófica.[36] Atualmente, é provável que a estimulação elétrica possa ser considerada uma forma não operatória razoável e aceitável para o tratamento das pseudartroses. Não se deve esperar pela realização de novos estudos duplo-cegos de grande porte que ofereçam evidência de nível I, devido à necessidade de se ter um grupo de controle sem tratamento para a pseudartrose durante longos períodos.

Estimulação por ultrassom

O ultrassom pulsado de baixa intensidade (USPBI, em inglês low-intensity pulsed ultrasound – LIPUS) é um dos diversos métodos biofísicos não invasivos empregados para a promoção da cura das fraturas e da consolidação das pseudartroses. Os sinais do LIPUS têm uma frequência de 1,5 MHz, uma largura de sinal de pulso de 200 mc, uma frequência de repetição de 1 kHz, uma intensidade de 300 mW/cm[37] (Fig. 27.15) e um tempo de administração de aproximadamente 20 minutos por dia.[335] O sinal de LIPUS é de baixa energia, similar ao utilizado na ultrassonografia diagnóstica de órgãos vitais e fetos (10 a 50 mW/cm²). Por tanto, seu perfil de efeitos colaterais é desprezível, quando comparado à terapia por onda de choque de alta energia.

Acredita-se que, em parte, o mecanismo esteja relacionado ao próprio fenômeno mecânico gerado pelo ultrassom. LIPUS é uma forma de baixa energia mecânica que pode ser uma forma de simulação para a ossificação.[344] Foi teorizado que as ondas acústicas do LIPUS podem proporcionar um substituto para as forças envolvidas na lei de Wolff.[126] Além disso, outras investigações sugerem que o LIPUS afeta as interações celulares, a expressão gênica, a transdução de sinais e a regulação do nível celular de cálcio.[7,136,240,271,273,274] Como resultado desses efeitos celulares complexos, acredita-se que numerosas fases do processo de consolidação das fraturas, como inflamação, reparo e remodelagem, além de angiogênese, condrogênese e atividade osteoblástica, são influenciadas, sem exceção, por LIPUS.[7,259,273,354]

Foi demonstrado que o LIPUS acelera a consolidação das fraturas, tanto em modelos com animais[85,334,354,355] como em estudos clínicos.[145,178,187] Clinicamente, LIPUS desempenha um papel de aceleração da consolidação das fraturas, de modo a reduzir as complicações da consolidação na população de alto risco (diabéticos, fumantes etc.) e no tratamento de retardos de consolidação e pseudartroses existentes. Em um estudo de fraturas fechadas ou expostas do tipo I de Gustilo na diáfise da tíbia tratadas com imobilização por aparelho gessado, foram demonstradas melhoras significativas no tempo até a consolidação com o uso de LIPUS; o percentual de fraturas consolidadas após 120 dias foi de 88% no grupo tratado com LIPUS e de 44% nos controles.[145] Ao que parece, os benefícios oriundos do uso de LIPUS parecem maiores em pacientes com fatores de risco para retardo de consolidação, como o fumo.[65,146] Dados laboratoriais também indicam que o LIPUS pode aumentar a resposta da fratura, normalmente atenuada quando associada à presença de diabetes, para níveis praticamente normais.[66]

Não existem estudos clínicos duplo-cegos e controlados com placebo de alta qualidade para o uso do ultrassom no tratamento de pseudartroses – e provavelmente eles não serão realizados. Também nesse caso, existe uma consideração ética, pois por necessidade, essencialmente o grupo de controle ficaria sem tratamento para suas pseudartroses durante um longo período. Contudo, já foram publicados estudos que apoiam seu uso (basicamente, controles autopareados para casos de pseudartrose), em que os percentuais de consolidação se aproximam dos 90% e com tempo de consolidação que varia de 100 até 180 dias aproximadamente.[101,113,204,224,271,335] O percentual de sucesso para ossos mais profundos parece ser mais baixo do que para ossos subcutâneos.[335] Mais uma vez, o alinhamento aceitável do membro, a proximidade das margens ósseas e a ausência de uma pseudartrose são condições necessárias para o tratamento com o ultrassom.

Terapia com onda de choque extracorpórea

Em comparação com o LIPUS, a terapia por onda de choque extracorpórea (TOCE, em inglês extracorporeal shock wave therapy – ESWT) é uma modalidade terapêutica de energia mais alta.

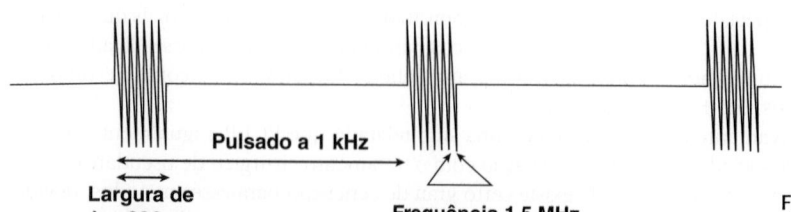

FIGURA 27.15 Diagrama esquemático que ilustra as características do sinal de ultrassom pulsado de baixa intensidade.

A ESWT tem sido aplicada no tratamento de muitos transtornos musculoesqueléticos, inclusive tendinopatia do manguito rotador, epicondilite lateral e fasciopatia plantar crônica. Ao contrário do LIPUS, que é método autoaplicado diariamente pelo paciente, a terapia por onda de choque extracorpórea costuma requerer anestesia geral ou regional (para maiores informações, acesse www.sbtoc.org.br), além de investimento em equipamento essencial pela instituição responsável pelo tratamento. Estudos demonstraram que as ondas de choque geradas podem promover uma ampliação na diferenciação osteogênica das células-tronco mesenquimatosas e, além disso, podem reforçar as propriedades biomecânicas do osso e da angiogênese.[90] Essas propriedades fazem dessa tecnologia algo potencialmente aplicável ao tratamento das pseudartroses. As experiências iniciais demonstraram uma resposta e um perfil de efeitos colaterais favoráveis.[27,90,283,328,332] Os efeitos colaterais incluem inchaço, formação de hematoma e hemorragias petequiais. Em um relato de 115 pacientes com pseudartroses estabelecidas ou retardos de consolidação tratados com ondas de choque de alta energia, em 75,7% ocorreu a consolidação depois de uma aplicação[283] e, em um relatório de acompanhamento de pacientes do mesmo grupo, 80,2% consolidaram depois de 1 a 3 aplicações, com uma média de 4,8 ± 4 meses.[90] Uma revisão recentemente publicada de ESWT identificou dez estudos (todos com evidência de nível IV) que envolveram 924 pacientes.[358] O percentual global de consolidações foi de 76%, significativamente mais elevado em pseudartroses hipertróficas. Em sua maioria, esses estudos foram complicados pelo tratamento associado à imobilização por aparelho gessado ou por fixador externo e, na ausência de um grupo de controle sem tratamento por onda de choque, ainda não foi quantificado o efeito que essa terapia exerce na consolidação das pseudartroses.

Hormônio paratireoidiano

O hormônio paratireoidiano (PTH) é um regulador do metabolismo do cálcio e também um auxiliar na regulação do *turnover* ósseo. Pesquisas em animais estabeleceram que o PTH desempenha um importante papel na consolidação das fraturas. O PTH se liga aos osteoblastos e estimula a liberação de mediadores que, por sua vez, estimulam os osteoclastos para a reabsorção óssea.[79] Essa grande simplificação da ação do PTH na complexa inter-relação dos osteoclastos e osteoblastos sugere um possível papel para o PTH na consolidação das fraturas. A utilidade do PTH no reforço da consolidação de fraturas recentes e na estimulação da consolidação de pseudartroses tem sido objeto de diversos artigos recentes. Teriparatida é um hormônio sintético que contém o fragmento 1-34 de aminoácidos do PTH recombinante humano, empregado nessas investigações com humanos. Relatos de casos têm demonstrado a consolidação de pseudartroses e de fraturas atípicas em relação à terapia com bifosfonatos em seguida à administração de teriparatida.[54,117,230] A possível ocorrência de consolidação óssea sem a administração dos medicamentos lança algumas dúvidas sobre a eficácia do PTH nesses cenários. Estudos clínicos controlados que avaliem a eficácia do PTH para o tratamento de pseudartroses são ansiosamente aguardados.[250]

Terapia gênica

Um conjunto crescente de pesquisas sugere que as terapias gênicas têm o potencial de incrementar a consolidação das fraturas e de tratamento de pseudartroses. Começam a surgir respostas para questões críticas como, por exemplo, qual o gene a ser transferido, para onde o gene deve ser transferido, como deve ser transferido, se a transferência funciona e se é segura.[94] Células-tronco geneticamente modificadas têm sido utilizadas com sucesso em modelos de defeitos segmentares e de pseudartrose.[73,214,230,247,299] Outra abordagem que dispensa o isolamento de células-tronco utiliza a introdução direta de um gene osteogênico em um tecido-alvo – certos genes com o uso de vetores virais[21,108,188] e outros sem tais vetores.[173,300] Esses métodos diretos se fundamentam na expressão temporária do gene fornecido. Foi demonstrado que essa expressão temporária de membros da família das BMP (BMP-2, -4, -6 e -9) é suficiente para a formação de tecido ósseo.[300] Essas técnicas de geneterapia direcionada são promissoras, visto que se baseiam em quantidades relativamente pequenas de plasmídeo de DNA – um produto barato – em contraste com as megadoses das dispendiosas proteínas recombinantes (p. ex., rhBMP) atualmente empregadas na prática clínica. Embora a prova do conceito tenha sido demonstrada em modelos de pequenos animais, alguns estudos em grandes animais produziram resultados animadores.[94] O progresso na direção do desenvolvimento de terapias gênicas clinicamente relevantes, com o objetivo de incrementar a consolidação óssea, fica limitado pelas substanciais limitações financeiras e também pelo ambiente regulatório em constante mudança.[217]

Tratamento cirúrgico da pseudartrose

Embora um objetivo comum do tratamento cirúrgico das pseudartroses seja a consolidação óssea, nota-se uma ampla variação nos métodos disponíveis para sua obtenção. Embora uma opção terapêutica isolada seja frequentemente superior para uma fratura recente como, por exemplo, o uso de haste IM para uma fratura fechada do aspecto médio da diáfise da tíbia, várias opções podem ser igualmente apropriadas para o tratamento de uma pseudartrose da mesma lesão (p. ex., troca de hastes, dinamização da haste, osteossíntese com placa, fixação externa circular e estimulação óssea externa para uma pseudartrose da parte intermediária da diáfise da tíbia). Normalmente, a vasta gama de opções pode ser refinada, quando se considera a integridade do invólucro de tecido mole, o grau de perda óssea e outros problemas coexistentes. Como exemplo, a pseudartrose em face de uma infecção associada torna o reparo com placas menos atrativo, e a fixação externa mais vantajosa. As pseudartroses com alinhamento vicioso não são suficientemente apropriadas para intervenções que não cuidem da deformidade, como a estimulação externa ou a dinamização da haste. Além disso, um refinamento do método terapêutico mais desejável considera a experiência do cirurgião e sua habilidade, os riscos e benefícios relativos, assim como a tolerância do paciente frente aos métodos terapêuticos remanescentes.

Momento oportuno para a intervenção cirúrgica

A dificuldade em estabelecer o momento ideal para a intervenção cirúrgica no tratamento de uma pseudartrose acompanha a dificuldade no diagnóstico de uma pseudartrose. Tão logo o diagnóstico de uma pseudartrose tenha sido firmemente estabelecido, é razoável acreditar que a intervenção cirúrgica seja recomendada em qualquer momento ulterior. Contudo, se uma futura pseudartrose puder ser prevista com precisão em um estágio inicial, antes que tenham sido atendidos os critérios para o estabelecimento de uma pseudartrose, a pronta intervenção operatória poderá ser benéfica. Essa estratégia pode preservar o paciente do prolongado efeito adverso de conviver com uma fratura não consolidada e com todas as habituais morbidades físicas e psicológicas e dificuldades socioeconômicas. No entanto, se a previsão para uma eventual pseudartrose pecou por imprecisão, o paciente poderia ser submetido a operações desnecessárias. Diversos estudos recentemente publicados trataram desses tópicos. Um estudo prospectivo multicêntrico para a comparação da aplicação de hastes IM com e sem fresagem de fraturas da tíbia sugeriu que a não realização de qualquer intervenção cirúrgica durante pelo menos 6 meses no pós-operatório pode diminuir a necessidade de reoperação.[23] Outros investigadores sugerem que o tratamento cirúrgico da pseudartrose seja realizado em até 3 meses.[38,51,98] Em uma pesquisa com cirurgiões especializados em traumas ortopédicos, 55% dos entrevistados se sentiam mais confiantes, em termos da previsão de pseudartrose na (e após a) 14ª semana em fraturas da diáfise da tíbia e do fêmur, e por volta da 12ª semana, após fraturas da diáfise do úmero, ramo púbico e escafoide.[22] Recentemente, foi informado que a precisão diagnóstica geral de uma previsão precoce (em 12 semanas) de uma eventual pseudartrose era de 74%, com sensibilidade de 62% e especificidade de 77%.[352] A precisão diagnóstica foi mais elevada em pacientes com menor formação de calo, com mecanismos de alta energia, lesões fechadas e diabetes. Esses autores concluíram que um protocolo padronizado de uma espera de 6 meses antes da reoperação em todos os pacientes com fraturas da tíbia tratadas com haste pode submeter grande percentual dos pacientes a incapacitação e desconforto prolongados e desnecessários.

Fixação por placa e parafusos para o reparo de pseudartroses

O reparo de uma pseudartrose com métodos que envolvam placa e parafusos se aplica à maioria das localizações anatômicas (Fig. 27.16), e placas são aplicáveis no reparo de pseudartroses diafisárias e também de segmentos terminais. Embora o uso de haste IM seja quase que universalmente considerado o tratamento de escolha para fraturas recentes da parte central da diáfise do fêmur e da tíbia e para algumas fraturas do úmero, a fixação por placa é aplicável e pode ser preferível para reparar fraturas não consolidadas nessas localizações. Outras vantagens relativas da fixação de pseudartroses por placa e parafusos são a capacidade de tratar das deformidades angulares, rotacionais e translacionais e, com pequenas modificações técnicas, a capacidade de tratamento de pseudartroses periprotéticas. Na ausência de problemas que envolvam tecidos moles, em que os tecidos moles locais possam acomodar o volume do implante e a necessária dissecção para a inserção dos implantes, o tratamento cirúrgico das pseudartroses com o uso de placa constitui-se em um método extremamente poderoso, que pode ser utilizado com sucesso para qualquer classe de pseudartrose (i. e., atrófica ou hipertrófica), por proporcionar a estabilidade, o controle do alinhamento e, quando apropriado, a compressão requerida para um bem-sucedido tratamento da pseudartrose.

Não importa se tíbia, fêmur ou úmero estão envolvidos – na maioria das circunstâncias, uma haste IM preexistente deve ser removida na ocasião do reparo da pseudartrose com placas. No entanto, já foram relatados sucessos com a fixação por placa bloqueada e de compressão de pseudartroses, sem que tenha sido efetuada a remoção da haste.[216,356] O posicionamento excêntrico da placa permite a fixação por parafusos bicorticais em torno da haste, para reforço dos parafusos unicorticais bloqueados.[216]

Existem algumas limitações inerentes às técnicas de placa e parafusos no tratamento de pseudartroses. O reparo de pseudartroses com placas fica limitado basicamente por sua relativa invasibilidade, principalmente em relação ao possível comprometimento de qualquer invólucro de tecido mole que, com frequência, já está em condição marginal, quando se lida com uma pseudartrose. Em geral, esses construtos suportam a carga do corpo e, portanto, caracteristicamente, haverá necessidade de limitar a sustentação do peso logo após a realização da cirurgia. Os extremos estresses incidentes sobre as placas que abrangem grandes defeitos segmentares, em razão de sua localização extramedular e excêntrica, podem causar uma prematura quebra do implante (Fig. 27.17). Os tratamentos cirúrgicos com placa e parafusos também ficam limitados pela incapacidade de corrigir o encurtamento do membro em decorrência da perda de tecido ósseo.

Os cuidados subsequentes para pseudartroses reparadas com placa devem considerar o invólucro de tecido mole. Com frequência, esses procedimentos são extensos; o inchaço pós-operatório

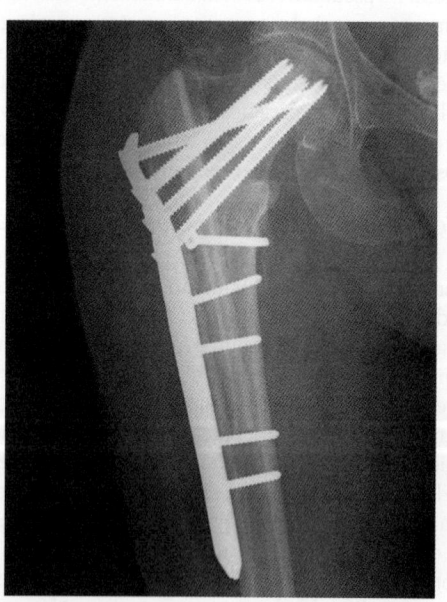 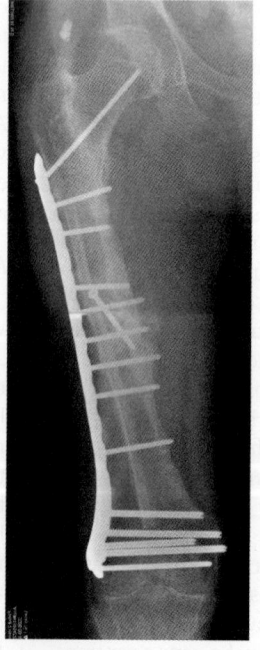 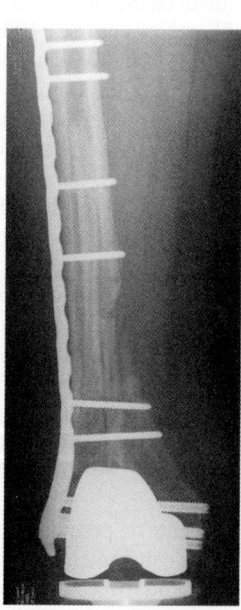

FIGURA 27.16 Placas podem ser empregadas no tratamento de pseudartroses em praticamente qualquer local de qualquer osso longo. Uma pseudartrose no aspecto proximal do fêmur foi reparada com uma placa bloqueada para terço proximal do osso, com o auxílio de enxerto ósseo de crista ilíaca e de uma estrutura fibular intramedular (**A**). Pseudartroses da diáfise intermediária (**B**) e distal (**C**) do fêmur foram reparadas com placas bloqueadas para terço distal do osso.

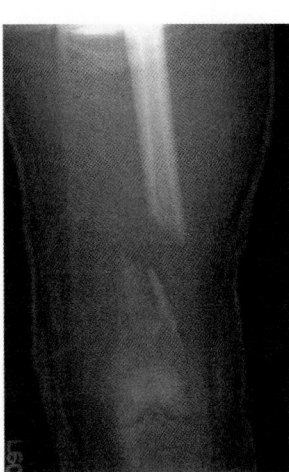 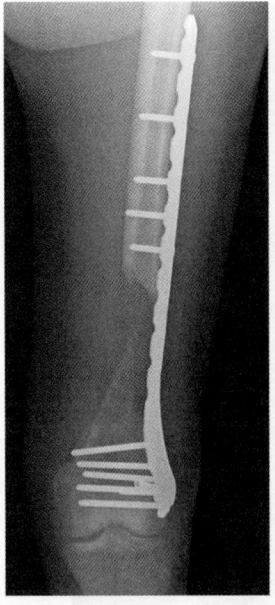 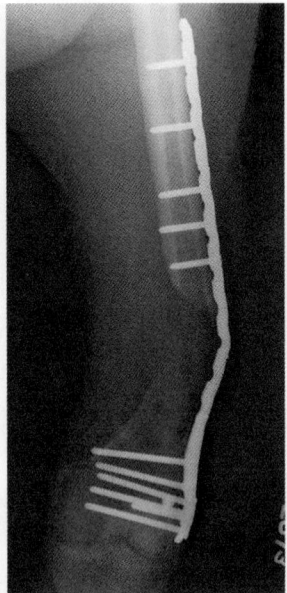 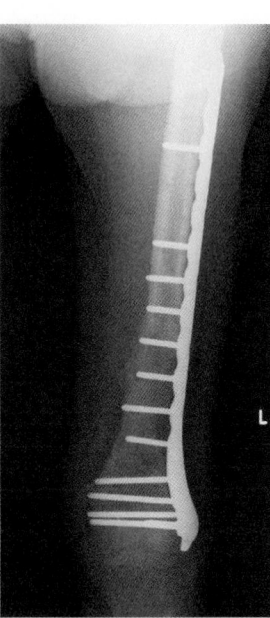

A, B   **C, D**

FIGURA 27.17 Fratura exposta do terço distal do fêmur tratada com desbridamento e aplicação de placa lateral; o resultado foi um grande defeito segmentar (**A**). Os grandes estresses em varo incidentes na placa com posicionamento excêntrico (**B**) tiveram como resultado a fratura da placa antes da ocorrência da consolidação, apesar da aplicação de enxerto ósseo (**C**). O reparo da pseudartrose com revisão com placa e aplicação de enxerto ósseo autólogo adicional resultaram na consolidação da fratura (**D**).

pode ser relevante, acarretando eventualmente a formação de bolhas, problemas não previstos com a ferida e mesmo síndrome compartimental. Portanto, é fundamental que sejam envidados esforços no sentido de minimizar o inchaço do membro. Utiliza-se, muitas vezes, mesmo nos casos em que não há necessidade, um imobilizador devidamente acolchoado, sem oclusão proximal, para a proteção da integridade mecânica do reparo. A elevação do membro acima do nível do coração e a crioterapia são princípios do regime pós-operatório inicial. A observação cuidadosa e oportuna das feridas é uma prática que pode identificar e que possivelmente ajudará a evitar problemas iminentes. Os resultados de reparos de pseudartrose com placa e parafusos serão apresentados em cada capítulo específico sobre uma localização anatômica.

Uso de haste IM em pseudartroses

O uso de hastes IM em pseudartroses e em retardos de consolidação pode assumir três formas: aplicação primária da haste em uma pseudartrose, na ausência de uma haste preexistente; troca de haste; e dinamização. Independentemente de qual a situação presente, o tratamento com haste é o mais aplicável às pseudartroses diafisárias. O uso de haste em pseudartroses metafisárias foi associado a resultados variáveis e depende da região específica em tratamento; e o sucesso é mais notavelmente relatado para lesões nos terços distais do fêmur e da tíbia.[265,349]

Uso primário de haste e troca de haste. A aplicação primária de haste IM em uma pseudartrose é menos comum do que a troca de haste. Isso ocorre porque é muito provável que as pseudartroses que permitem o uso de haste já tiveram nesse tipo de implante um método terapêutico inicial propício. Portanto, a aplicação primária de uma haste em pseudartroses na região intermediária da diáfise geralmente ocorre depois do tratamento conservador primário de fraturas da diáfise da tíbia ou do úmero. Pseudartroses de segmento terminal bem alinhadas, inicialmente tratadas com fixação por placa, também são candidatas potenciais para a aplicação primária da haste.

A troca de haste, isto é, a prática de remoção de uma haste preexistente em favor de uma nova haste, é particularmente aplicável em situações nas quais as deficiências da haste preexistente podem ser contornadas com o uso de uma nova e maior haste fresada. Tais deficiências podem incluir a inexistência do controle rotacional em decorrência da ausência ou fratura de parafusos bloqueados e pela ausência de uma estabilidade adequada causada por uma haste subdimensionada. Mesmo nos casos em que inexistam deficiências mecânicas óbvias da haste preexistente, a fresagem associada ao procedimento de troca de haste pode depositar pequenas quantidades de enxerto ósseo local e pode estimular uma resposta inflamatória suficiente para a promoção da consolidação.[62] No entanto, deve-se observar que não é possível esperar que a deposição do enxerto local, proporcionada pela troca de hastes, preencha o defeito, caso este tenha qualquer tamanho substancial. Portanto, a troca de hastes é mais aplicável em situações nas quais não haja perda óssea, a menos que uma aplicação de enxerto ósseo por processo aberto auxiliar acompanhe o procedimento. Do mesmo modo, a troca de hastes será considerada mais apropriada nos casos em que o alinhamento angular seja satisfatório. A nova haste tenderá a acompanhar a trajetória IM preexistente da haste que tinha sido previamente introduzida e, com isso, os alinhamentos viciosos angulares tendem a persistir depois da troca de hastes, caso não sejam tomadas medidas específicas para a correção (Fig. 27.18).

Em geral, a técnica para aplicação de haste IM em pseudartroses é parecida com a técnica empregada para a aplicação de haste IM em fraturas recentes. O grau de alargamento por fresagem necessário para uma efetiva aplicação da troca de hastes é motivo de certa controvérsia. Evidências mais recentes sugerem que 1 mm de excesso de fresagem é suficiente, em lugar das recomendações históricas de pelo menos 2 mm de excesso de fresagem.[348] Deve ficar claro que o requisito mínimo para a troca de hastes é a capacidade de inserir uma haste suficientemente calibrosa de modo a proporcionar resistência mecânica ao reparo. Ao se considerar uma troca de hastes para a tíbia, tem-se considerado, como parte integrante do procedimento, a associação com uma osteotomia fibular, para que haja possibilidade de comprimir a fratura durante o reparo, mas evidências recentes sugerem que nem sempre tal medida é essencial.[154]

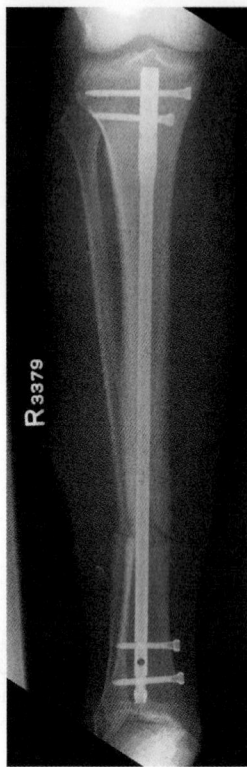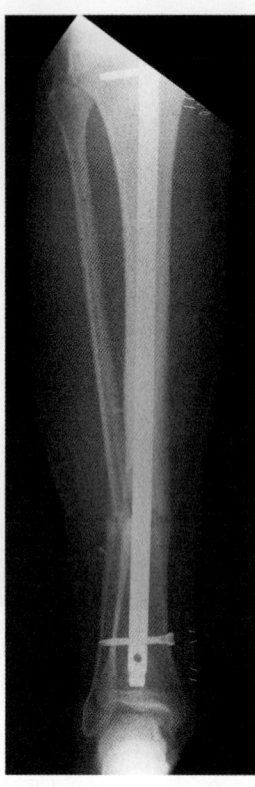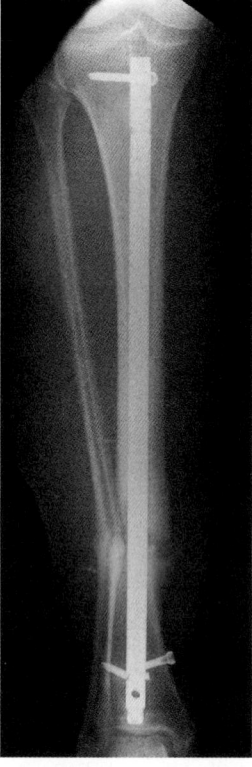

FIGURA 27.18 Troca de hastes em um caso de pseudartrose com alinhamento vicioso de tíbia. Uma haste subdimensionada foi utilizada no tratamento de uma fratura exposta de diáfise da tíbia, o que acarretou pseudartrose atrófica com leve alinhamento em valgo (**A**). Foi realizada a troca de hastes, sem que o cirurgião levasse especificamente em consideração a alinhamento vicioso, o que resultou em um grau praticamente idêntico de valgo (**B**). Disso resultou uma pseudartrose persistente, embora agora do tipo oligotrófico, com fratura dos parafusos bloqueados (**C**).

Alterações no alinhamento angular podem ser feitas durante a troca de hastes, mas isso aumenta os substanciais desafios técnicos do procedimento; qualquer correção de alinhamento vicioso deverá ser efetuada antes da fresagem. Isso exige mobilidade da pseudartrose – a mobilidade já existente ou aquela criada por meios cirúrgicos, por exemplo – pelo desbridamento da pseudartrose, e, no caso da tíbia, por uma osteotomia da fíbula. Dispositivos, como o distrator femoral, aplicados externamente, são ferramentas inestimáveis para ajudar o cirurgião a obter e manter o alinhamento durante o procedimento. Nos casos em que estejam presentes deformidades multiplanares, o uso simultâneo de dois distratores poderá ajudar – um no plano sagital e o outro no plano coronal. Obviamente, todos os pinos dos distratores deverão ser aplicados em locais que não interfiram na aplicação da haste.

Os percentuais de consolidação para a troca de hastes em casos de pseudartrose de diáfise do fêmur e da tíbia têm variado substancialmente – desde menos de 50 para mais de 90%.[38,139,228,338,346,348] Com respeito aos principais ossos longos, com maior frequência, os autores descrevem sucesso para a tíbia e o fêmur; a troca de hastes em pseudartroses umerais é procedimento menos consistente, a menos que o cirurgião utilize enxerto ósseo complementar.[38,139,176,331,348] Foi observado que os resultados da troca de hastes do fêmur são melhores para fraturas do istmo (87% de consolidação) quando comparados aos resultados para fraturas fora do istmo (50% de consolidação).[353]

Dinamização. Prática que consiste na remoção dos parafusos bloqueados em uma das extremidades de uma haste, com o objetivo de permitir um encurtamento axial com a sustentação do peso, é método defendido com o intuito de promover a consolidação de retardos de consolidação ou de pseudartroses nos casos em que estejam presentes pequenas lacunas no local fraturado. Tais lacunas podem estar presentes em decorrência da perda de material ósseo, reabsorção óssea osteoplástica ou prévia aplicação de haste estática com distração no local fraturado. A dinamização com as modernas hastes, que proporcionam uma fenda de bloqueio dinâmico, pode assumir duas formas. A remoção de parafusos estáticos com retenção ou adição de um parafuso dinâmico tem a vantagem de preservar o controle rotacional, mas limita a quantidade de encurtamento do comprimento de excursão do parafuso dinâmico no interior da fenda dinâmica oval existente na haste. Em geral, na maioria dos modelos de haste, isso representa apenas alguns milímetros. Por um lado, esse limite pode ser vantajoso, por evitar um encurtamento excessivo; mas, por outro, pode ser prejudicial, por impedir uma compressão suficiente no local fraturado, de modo a concretizar a consolidação. Outra forma de dinamização consiste na remoção de todos os parafusos bloqueados de uma das extremidades da haste. Essa estratégia permite maior liberdade para o encurtamento, à custa de qualquer controle axial ou rotacional inerente no construto com a haste; com isso, cria-se um potencial para complicações de encurtamento excessivo e rotação viciosa.[41] A situação ideal para essa forma de dinamização ocorre quando o próprio padrão de fratura resulta em um encurtamento limitado, e quando se acredita que a resposta de consolidação existente proporciona alguma estabilidade rotacional intrínseca. A compressão possibilitada pela dinamização também proporciona maior estabilidade rotacional. São várias as considerações que devem ser pensadas para a tomada de decisão concernente a qual a extremidade da haste deve ser dinamizada. A estabilidade será maximizada se os parafusos próximos à fratura forem retidos, e se forem removidos os parafusos no lado oposto do istmo, em relação ao local da pseudartrose. Outra consideração diz respeito a qual das extremidades será telescopada sobre a haste. À medida que o osso sofre encurtamento, a haste ficará mais saliente na extremidade em que os parafusos forem removidos. Portanto, os parafusos não deverão ser removidos se esse resultado (p. ex., a protrusão da haste na articulação adjacente) for indesejável. O cirurgião também deve considerar que a previsão do grau de encurtamento poderá ser imprecisa. Um exemplo notável é a remoção dos parafusos distais situados mais próximos ao joelho, no caso de uma haste femoral retrógrada. Nesse cenário, teoricamente a extremidade de impulsão da haste, se estiver desprovida de parafusos bloqueados, poderá recuar até o joelho e provocar danos devastadores à cartilagem articular da patela.[261]

Dada sua relativa simplicidade e mínima morbidade para o paciente, outrora a prática da dinamização era lugar-comum e, em alguns casos, tornou-se um procedimento planejado em estágios e rotinas após a aplicação de haste femoral. Essa prática era empregada, apesar da inexistência de evidências clínicas que apoiavam seu uso. Uma justificativa para ela era a obtenção de bons resultados após a dinamização de rotina de fraturas recentes do fêmur.[170,171,320] Evidências subsequentes revelaram que seria possível esperar por elevados percentuais de consolidação com o uso de hastes femorais estáticas sem a realização de dinamização secundária.[42] No caso de um retardo de consolidação ou de pseudartrose estabelecida no fêmur, foi demonstrado que a dinamização apenas era bem-sucedida na promoção da consolidação em aproximadamente 50% dos casos.[239,251,345,347,351] Apesar dos resultados marginais da dinamização, essa prática tem seu papel no tratamento das pseudartroses femorais e tibiais, e o cirurgião deve cogitar seu uso em casos de improvável ocorrência de encurtamento. Suas vantagens são a mínima morbidade e a possibilidade de uma completa e imediata sustentação do peso.

Fixação externa para tratamento de pseudartrose

Dos muitos tipos diferentes de estruturas para fixação externa e de técnicas empregadas no tratamento das fraturas, os fixadores com anéis circulares que utilizam fios metálicos finos e os conceitos de Ilizarov constituem os princípios para o tratamento de pseudartroses por fixação externa. Os princípios gerais dessas técnicas estão apresentados no Capítulo 8 (Princípios da fixação externa). A aplicabilidade dos fixadores com fios metálicos finos no tratamento das pseudartroses se estendem a praticamente qualquer localidade, em qualquer osso longo, assim como na mão, pé e clavícula.[4,45,50,157,168,174,182,277,321] Essas técnicas podem até ser aplicadas em um cenário de insucesso de fixações por placa.[13] Outras vantagens das técnicas de Ilizarov são a relativa pequenez do trauma aos tecidos moles causado por esse método de reparo de pseudartroses, e a capacidade de corrigir lentamente as deformidades associadas. Essa última vantagem também protege os tecidos moles contra o estiramento que pode acompanhar a correção recente de deformidades com outros métodos. Outras vantagens da fixação externa circular são a possibilidade de fazer um ajuste fino da correção e a possibilidade de uma pronta sustentação do peso.

O tratamento assistido por computador com o fixador externo hexapodal de Taylor (*Taylor Spatial Frame – TSF*) é um avanço recente que simplificou consideravelmente a correção de qualquer alinhamento vicioso – mesmo as complexas deformidades multiplanares – com dispositivos do tipo de Ilizarov.[89,270] O *Taylor Spatial Frame* e outros fixadores dinâmicos hexapodais, diferem dos fixadores de Ilizarov tradicionais por utilizar estruturas ajustáveis que são orientadas em uma configuração hexápode. Juntamente com programas de computador especiais baseados na web, torna-se possível notadamente a correção é obtida através da ação dos seis eixos da estrutura do fixador externo conjuntamente.

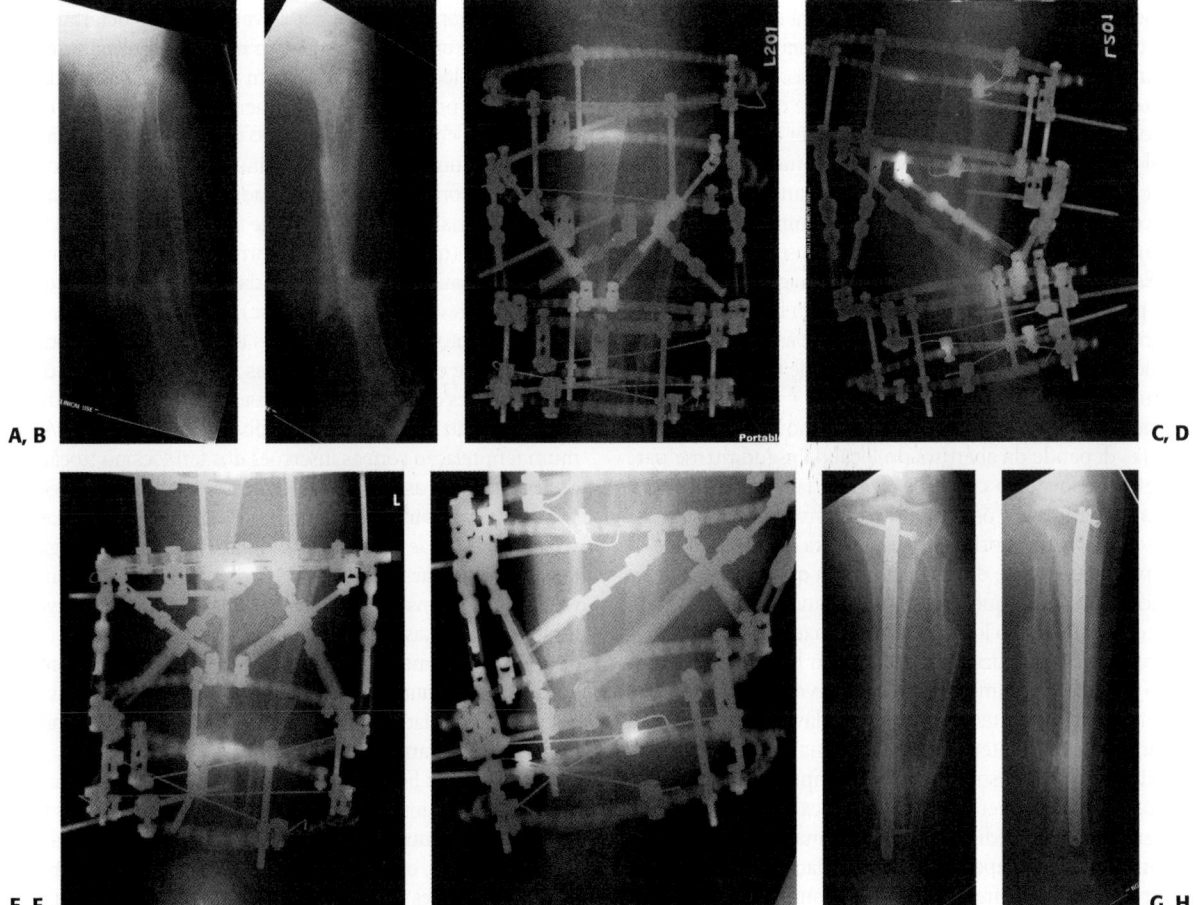

FIGURA 27.19 Uma pseudartrose tibial com alinhamento vicioso (**A, B**) foi tratada com um fixador externo hexapodal tipo Taylor *(Taylor Spatial Frame – TSF)* (**C, D**), o que permite a gradual correção do alinhamento (**E, F**). A estrutura foi removida depois da correção e a consolidação foi obtida com o uso de uma haste IM (**G, H**).

A tomada de decisão para o tratamento de pseudartrose com fixadores circulares deve considerar se é prudente a aplicação adjuvante de enxerto ósseo, seja no procedimento inicial para a pseudartrose, ou mais futuramente, em procedimento em estágios. As características da pseudartrose ditam esse aspecto da estratégia terapêutica, em que as pseudartroses rígidas são diferenciadas das pseudartroses móveis. Raramente as pseudartroses rígidas necessitam de enxerto ósseo, enquanto as pseudartroses móveis frequentemente são beneficiadas pelo estímulo osteogênico propiciado por um enxerto. Geralmente, a avaliação radiográfica da pseudartrose rígida revela a formação de um calo hipertrófico e, durante o exame físico, nota-se que o estresse no local da pseudartrose é acompanhado de dor, com resistência à deformação. Por outro lado, as pseudartroses móveis se caracterizam tanto por aspectos atróficos no exame radiográfico quanto pelos de uma pseudartrose sinovial. A pseudartrose móvel pode ser facilmente mobilizada pela aplicação de estresse e, frequentemente, sem dor substancial. As pseudartroses rígidas exibem atividade biológica intrínseca e, assim, geralmente dispensam a aplicação de um enxerto ósseo e respondem de forma favorável a métodos de fixação externa fechada que utilizam compressão, distração ou uma combinação desses dois procedimentos.[50,157,168,174] De acordo com os princípios da osteogênese por distração, a distração gradual de uma pseudartrose hipertrófica pode estimular a formação de osso novo e, eventualmente, a consolidação. As pseudartroses hipertróficas atuam de maneira similar no osso regenerado, o que se observa diante de procedimentos de alongamento do membro ou de transporte ósseo. Tipicamente, um alongamento modesto, de até aproximadamente 1,5 cm, pode ser conseguido por meio de uma pseudartrose hipertrófica. Se houver necessidade de maior alongamento, isso poderá ser realizado por outro tipo de procedimento com uma osteotomia distante do foco de pseudoartrose (alongamento e transporte ósseo com fixador externo). Antes da distração, um breve período de compressão, tipicamente com duração de 7 a 14 dias, poderá ser útil para "preparar" o local para o processo osteogênico. Em certas circunstâncias, em que o cirurgião se vê diante de uma pseudartrose transversal, na qual a compressão externa resultará em compressão dos fragmentos fraturados, a consolidação poderá ser conseguida com o uso exclusivo da compressão. Obviamente, uma vantagem do tratamento gradual possibilitado pela fixação externa com fios metálicos firmes, especialmente quando o procedimento se associa à correção da deformidade, é a preservação do invólucro de tecido mole, que frequentemente está comprometido.

Em geral, o tratamento de pseudartroses móveis com fixadores circulares depende da abertura do local da pseudartrose para que seja feita a conversão cirúrgica da pseudartrose atrófica inviável para extremidades ósseas viáveis e avivadas; ou, no caso de uma pseudartrose propriamente dita, para a ressecção do sinóvio, da pseudocápsula e da fibrocartilagem que reveste as duas extremidades. Qualquer que seja o caso, o canal medular é aberto e, caracteristicamente, o local recebe um enxerto ósseo. Os fiéis adeptos das técnicas de Ilizarov podem – em lugar da aplicação do enxerto ósseo – fazer uma corticotomia do osso envolvido em um local circundado por tecidos moles saudáveis e, em seguida transportar o segmento intercalar para, no final do processo, obter respectivamente a consolidação pela compressão no local da pseudartrose e pela regeneração óssea no local da corticotomia. Tecnicamente, esse procedimento é muito mais exigente, pode consumir mais tempo, depende da consolidação em dois locais (não em apenas um) e sofre das possíveis complicações inerentes ao transporte ósseo. Apesar disso tudo, esta é uma poderosa estratégia em mãos experientes, sobretudo nos casos em que haja necessidade de um alongamento superior a 2 cm.

É evidente que os cuidados subsequentes específicos ao tratamento de uma pseudartrose com estruturas circulares requerem o tratamento dos locais de aplicação dos pinos. A infecção no local de aplicação de um pino, próximo à articulação, pode causar sepse articular e, nesses casos, a cuidadosa atenção a tais locais e uma observação atenta podem evitar consequências desastrosas. São muitas as estratégias adotadas para os cuidados nos locais de aplicação dos pinos, mas pelo menos uma delas deve ser escolhida e explicada com clareza ao paciente e a seus cuidadores. Sinais e sintomas de infecção devem motivar um tratamento mais agressivo como, por exemplo, a implementação da antibioticoterapia, ou a troca dos fios metálicos. A possibilidade de uma sustentação do peso segura e precoce é uma das vantagens do tratamento de pseudartroses com fixadores anulares. Tão logo as possíveis deformidades associadas tenham sido corrigidas e as deficiências de tecidos moles resolvidas, só não se permite certo grau de sustentação do peso na estrutura em situações mais extremas.

Os fixadores circulares têm limitações quanto ao tratamento das pseudartroses em segmento terminal, em decorrência da proximidade dos fios metálicos finos em relação à articulação envolvida.[313] Fios que puncionem a cápsula articular representam risco de ocorrência de sepse articular, em caso de infecção do trajeto do pino.

Artroplastia para o tratamento de pseudartroses

São limitadas as circunstâncias que fazem da artroplastia total ou da hemiartroplastia uma opção terapêutica viável para o tratamento de pseudartrose. No entanto, quando as circunstâncias são apropriadas, uma artroplastia poderá resultar em uma melhora sintomática e funcional rápida e profunda. Diversos fatores determinam a conveniência de uma artroplastia. Um requerimento mínimo é a pseudartrose em local periarticular com uma opção associada de artroplastia que possa acomodar a necessária ressecção óssea para eliminar a pseudartrose. De acordo com outros fatores, a artroplastia pode ser uma excelente primeira escolha, uma opção de último recurso ou pode estar contraindicada em caso de pseudartrose. Em idosos, especialmente naqueles que também apresentem uma artrose associada (que pode estar na forma de uma artrite preexistente, artrite pós-traumática, destruição da articulação em decorrência de implantes prévios ou osteonecrose), deve-se preferir a artroplastia em detrimento de outros métodos de tratamento da pseudartrose. Em contraste com as extremidades metafisárias distais do fêmur e úmero, nesses ossos, as pseudartroses metafisárias das extremidades proximais não se prestam tão idealmente à artroplastia. A razão comum tem relação com as inserções dos tendões no trocanter maior do fêmur e com as tuberosidades maior e menor do úmero, respectivamente. Essas inserções tendinosas devem ser mantidas para que sejam preservadas as funções normais; com isso, o cirurgião apenas deverá considerar uma artroplastia de substituição proximal nessas regiões em circunstâncias extremas, quando outras possíveis opções forem tão ou mais desfavoráveis.[262] Nos casos em que o cirurgião opta pela artroplastia, esse procedimento, geralmente, oferece as vantagem da imediata sustentação do peso e o tratamento simultâneo da artrose associada – dois aspectos que não são realizados com o reparo da pseudartrose.

Em pacientes fisiologicamente mais jovens, a artroplastia passa a ser menos vantajosa, devido à limitada longevidade dos implantes. Na ausência de uma artrose substancial e debilitante nessa população de pacientes, em geral, o melhor tratamento para as pseudartroses periarticulares é o reparo. Independentemente da idade do paciente, a ocorrência de infecção ativa no local da pseudartrose é contraindicação para a artroplastia. Não são despropositadas as estratégias para uma artroplastia depois da erradicação da infecção, frequentemente acompanhada pela aplicação de um espaçador antibiótico; contudo, tais estratégias trazem consigo um risco substancial de recorrência da infecção. Pode-se considerar uma artroplastia depois de um tratamento agressivo de uma pseudartrose infectada. Caracteristicamente, esse procedimento envolve um desbridamento relativamente radical do osso envolvido, o implante interno de espaçadores de cimento impregnado com antibiótico, e a administração, durante longo período, de antibióticos parenterais específicos para o microrganismo. Ainda não ficou decidido se deve haver um período livre de infecção sem uso de antibióticos antes da artroplastia (com o objetivo de comprovar a erradicação da infecção) ou se a artroplastia deve ser acompanhada por uma prolongada supressão com antibioticoterapia via oral, e caracteristicamente tais decisões são individualizadas, e tomadas depois de uma consulta com especialistas em doenças infecciosas. Uma história mais remota de infecção apresenta um dilema parecido. A obtenção de uma biópsia ou de aspirado articular poderá funcionar como um guia útil para a tomada de decisão.

Com respeito à pseudartrose metafisária, uma das localizações mais favoráveis para uma artroplastia é o terço distal do fêmur. Nesses casos, a opção dominante é a artroplastia do joelho com substituição do fêmur distal e que, tecnicamente, é considerada procedimento de complexidade moderada, mas não extrema. Além disso, graças à relativa ausência de inserções críticas de tecido mole no fêmur distal, em geral esse procedimento está associado a bons resultados funcionais.[5,30,77,138,225,327] Entretanto, certamente, não são universais os bons resultados com o uso desse método e os percentuais de complicações, especialmente para infecção, são potencialmente elevados.[142,153] Em uma série, ocorreram complicações não infecciosas em seis de 15 casos;[153] em outra, foi informado um percentual de 13% de revisões após um período de acompanhamento de 24 meses.[18] Na ausência de complicações, e mesmo em alguns pacientes com suas complicações tratadas, a substituição do fêmur distal oferece o potencial para melhora substancial na funcionalidade.[153,327]

Influenciada por outros fatores como, por exemplo, condições da articulação do quadril e demandas do paciente, a artroplastia de rotina para o quadril, tanto parcial como total, é uma opção em casos de pseudartrose do colo do fêmur e da região intertrocantérica.[78,137,359]

Embora já tenha sido descrita,[153] caracteristicamente, a artroplastia para pseudartrose da tíbia proximal deve ser evitada em favor de uma artroplastia do joelho em estágios, após reparo da pseudartrose, mesmo na presença de artrose do joelho, por causa da importância crítica do tubérculo tibial para a função dos extensores. Além disso, em uma série recentemente publicada, seus autores relataram a ocorrência de infecção em 50% das substituições da tíbia proximal.[153]

Inserções essenciais de tecido mole não limitam a aplicabilidade da substituição total do tornozelo em casos de pseudartrose da tíbia distal, mas a ausência de prótese que ajude no ajuste da perda óssea nesse local é fator limitante para esse procedimento.

Com frequência, pseudartroses do úmero distal podem ser tratadas com substituições totais rotineiras do cotovelo, o que dispensa a substituição do úmero distal.[8,213,281] Isso se deve a uma combinação entre a alta frequência de fraturas no âmbito do bloco articular do úmero distal, os problemas potenciais de fixação de fraturas muito distais nessa região, e também pela comum associação entre a osteoporose e esses fatores. Nos casos em que a pseudartrose se localiza mais proximalmente, pode-se empregar uma prótese de substituição total do cotovelo no úmero distal.[59]

Amputação para o tratamento das pseudartroses

Com frequência, a amputação como tratamento definitivo para pseudartroses é uma escolha ditada pelos problemas associados de comorbidade e pela preferência do paciente, e não em razão da incapacidade técnica de obter a consolidação no final do tratamento.[195,231] É importante que fatores psicológicos e psicossociais específicos para cada paciente considerado individualmente sejam identificados, discutidos e considerados antes de prosseguir com uma tomada de decisão compartilhada em favor da amputação no paciente com pseudartrose. O tempo e os esforços investidos em tratamentos prévios levam alguns pacientes a relutarem em considerar a amputação; tais pacientes se mostram ansiosos por novas ideias e estratégias para reparo, enquanto os mesmos investimentos em insucessos prévios podem levar outros pacientes à frustração, perderem a paciência e a se mostrarem prontos para prosseguir com um procedimento definitivo como a amputação. Avaliações isentas com vistas à possibilidade de êxito com tentativas extras de reparo da pseudartrose, o necessário investimento em tempo e energia do paciente e os relativos desfechos funcionais, estéticos e neurológicos (i. e., dor, neuralgia) do sucesso comparado ao fracasso do reparo da pseudartrose devem ser discutidos e utilizados como orientação para as decisões terapêuticas. A dor crônica decorrente de uma pseudartrose, que se dissipará com a consolidação óssea, deve ser diferenciada da dor neurogênica que provavelmente persistirá. Se essa dor neurogênica se revelar cronicamente incapacitante, então os esforços em favor do reparo da pseudartrose podem estar equivocados; nesse cenário, a amputação merece ser seriamente considerada. Da mesma forma, será válido ter um plano de contingência para o que se seguirá, no caso de fracasso no reparo de uma futura pseudartrose. Um plano para amputação, se não for obtido sucesso com a próxima intervenção, poderá facilitar demais a conciliação de alguns pacientes com a realidade da amputação.

Artrodese para o tratamento das pseudartroses

Em certas circunstâncias, há indicação de artrodese para o tratamento de pseudartroses periarticulares.[12,44] Caracteristicamente, a escolha da artrodese é aquela de último recurso, quando o paciente não deseja um reparo com técnicas de rotina, a artroplastia é contraindicada ou esses procedimentos estão indisponíveis. Algumas indicações típicas para a artrodese são as pseudartroses periarticulares não passíveis de reconstrução e sem boas opções de artroplastia que possam conciliar defeitos ósseos (p. ex., tornozelo); pseudartroses periarticulares não passíveis de reconstrução com boas opções de artroplastia, mas em pacientes jovens que, provavelmente, obterão pouco sucesso a longo prazo com a artroplastia; e pseudartroses periarticulares infectadas. Com frequência, e especialmente diante de pseudartroses infectadas do membro inferior em um hospedeiro comprometido, a escolha se divide entre a artrodese e a amputação. Será válido expor pacientes que estejam tentando tomar tal decisão a outros pacientes que já tenham passado por artrodese ou amputação.

Artroplastia para excisão e ressecção de fragmentos para tratamento de pseudartroses

As pseudartroses podem ser tratadas direta ou indiretamente com excisão. A excisão direta de um ou mais fragmentos ósseos não consolidados será mais aplicável quando a excisão foi planejada para a eliminação do contato (associado à dor) dos fragmentos entre si e quando a excisão promoverá mínimos problemas funcionais. Fragmentos não consolidados decorrentes de fratura por avulsão, com permanência da continuidade de uma parte da inserção ligamentosa ao osso intacto, são candidatos primários para a excisão. Os exemplos anatômicos são as fraturas por avulsão da base do quinto metatarsal,[268] fraturas do maléolo medial, do polo inferior da patela, do trocanter maior do fêmur,[48] do estiloide ulnar,[144] do olécrano[238] e da tuberosidade maior do úmero. Embora os fragmentos que sofreram avulsão representem uma grande categoria de fragmentos ósseos não consolidados passíveis de excisão, qualquer fragmento não consolidado é candidato potencial para a excisão. Já foram descritas excisões de um fragmento não consolidado de cabeça de rádio,[86] polo proximal do escafoide[44,272] e processo anterior do calcâneo.[192]

Recentemente foi relatada a utilidade desse método de tratamento das pseudartroses para a excisão de fraturas por avulsão do quinto metatarsal em 6 atletas de elite.[268] Todos os pacientes obtiveram alívio da dor ligada à atividade e retornaram à prática esportiva competitiva em uma média de 11,7 semanas após a cirurgia. Foi observado que a maior parte da inserção do tendão do fibular curto ao quinto metatarsal tinha sido preservada em todos os atletas, à exceção de um caso. No caso com mais de 50% do tendão aderido ao fragmento excisado, o tendão foi reparado junto à base do quinto metatarsal remanescente.

As pseudartroses podem ser tratadas indiretamente por excisão parcial de um osso adjacente intacto, com o objetivo de facilitar a consolidação do osso não consolidado. Um exemplo marcante é a excisão de um segmento de fíbula, de modo a permitir a compressão da tíbia. Tendo em vista que a osteotomia e a excisão atendem à mesma finalidade, esse tipo de excisão será discutido em maiores detalhes na próxima seção, sobre osteotomia.

Osteotomia para tratamento de pseudartroses

Em geral, a osteotomia ligada ao tratamento de pseudartroses atende à finalidade de realinhar diretamente a pseudartrose ou de permitir um encurtamento axial secundário de um osso adjacente (p. ex., osteotomia fibular para uma pseudartrose tibial). Qualquer que seja o caso, o objetivo final da osteotomia é possibilitar a compressão no local da pseudartrose, de modo a promover a consolidação. A osteotomia de realinhamento prototípica é osteotomia de Pauwels para uma pseudartrose de colo do fêmur descrita em 1935 e ainda utilizada hoje em dia.[9,200,242,309] Nesse caso, a realização de uma osteotomia em cunha de fechamento localizada distalmente a uma pseudartrose do colo do fêmur se presta à reorientação de uma pseudartrose vertical para um plano mais horizontal. A fixação através tanto da osteotomia como da pseudartrose do colo do fêmur, normalmente com uma placa-lâmina, proporciona compressão direta na osteotomia e possibilita uma compressão dinâmica secundária ao longo da pseudartrose (Fig. 27.20). Esse procedimento obteve percentuais de sucesso de até 90%.[200,309]

Nos casos em que haja necessidade de manipulação do comprimento da tíbia, seja por compressão ou distração (em associação com métodos bifocais de Ilizarov), durante o tratamento de uma pseudartrose e o paciente apresenta uma fíbula intacta, faz-se uma osteotomia fibular ou uma excisão parcial. A osteotomia sem excisão possibilita a ocorrência de compressão por um período relativamente curto, até que ocorra a consolidação da osteotomia. Nos casos em que haja necessidade de mais tempo para a obtenção da

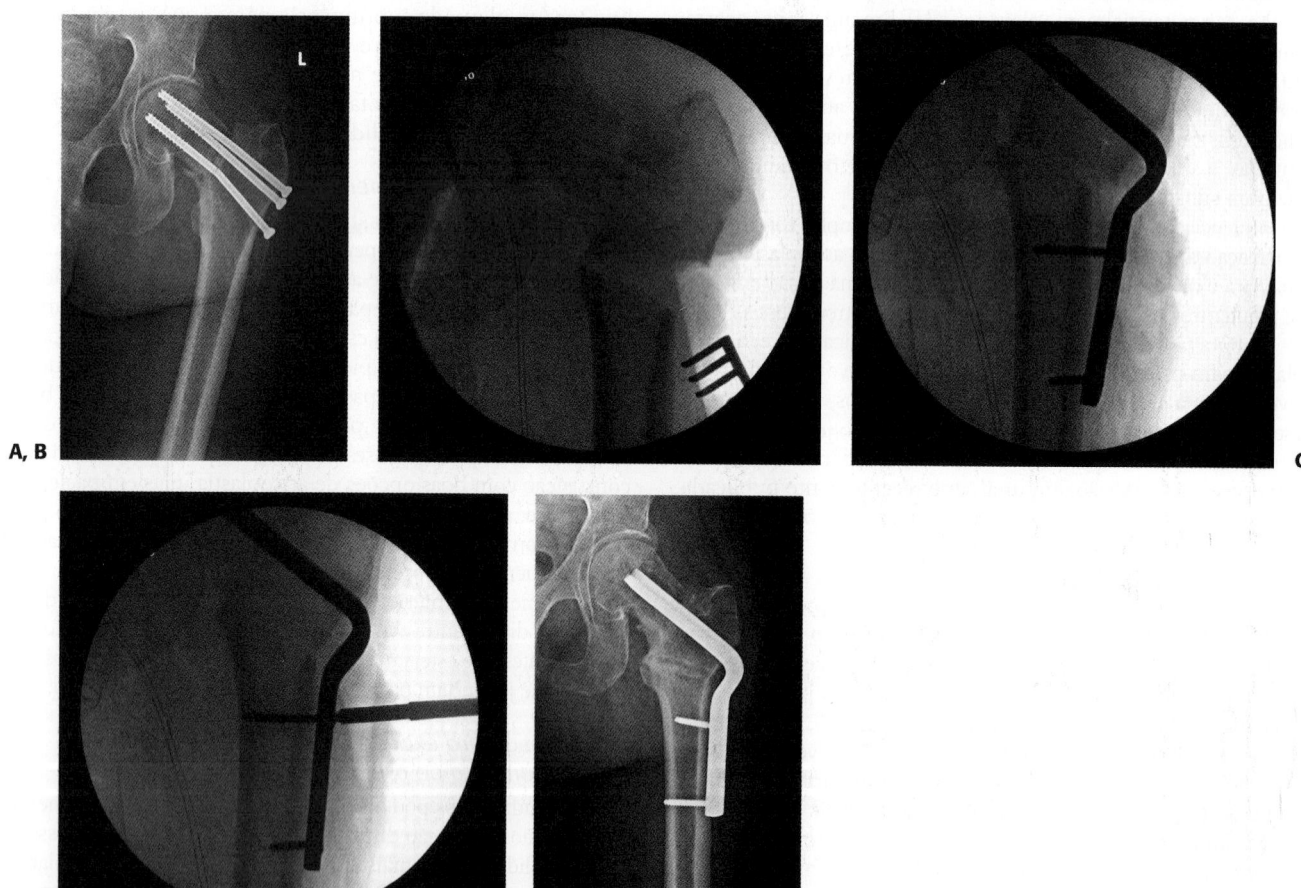

FIGURA 27.20 Uma pseudartrose de colo do fêmur (**A**) é tratada com uma osteotomia valgizante (**B**) e por fixação com placa-lâmina. A obliquidade da osteotomia permite a compressão no local osteotomizado, com o aperto dos parafusos distais (**C, D**), e a orientação da pseudartrose em relação à placa-lâmina permite que ocorra a compressão da pseudartrose com suporte de peso. A consolidação é obtida tanto no local da pseudartrose como da osteotomia (**E**).

desejada compressão da tíbia, será preferível realizar uma excisão de um segmento de fíbula suficientemente grande a ponto de tornar improvável a consolidação. Foi sugerido que o nível de excisão da fíbula recaia em um local diferente do da pseudartrose, para que não ocorra desestabilização.[63] Contudo, essa recomendação é mais aplicável ao tratamento da pseudartrose com imobilização por aparelho gessado, sem qualquer outra fixação.[282] É provável que, em um cenário de fixação interna ou externa adequada, o nível da excisão fibular seja de menor importância.

Sinostose para o tratamento das pseudartroses

Em virtude de possuírem ossos pareados, é possível empregar a técnica de sinostose para o tratamento de pseudartroses de um dos ossos da parte inferior da perna ou do antebraço. Essas técnicas são principalmente aplicáveis a pseudartroses tibiais, pois a sinostose entre a fíbula e a tíbia terá poucas consequências funcionais.[181,305] Essa situação contrasta com o que ocorre no antebraço, onde a sinostose do rádio e da ulna elimina a supinação e a pronação. Contudo, a sinostose do antebraço pode ser uma opção razoável em situações nas quais já se antecipa a perda da rotação do antebraço como, por exemplo, nos casos de tratamento tardio de um membro mutilado. A sinostose da fíbula e da tíbia pode ser identificada por diversas denominações: transferência de fíbula; fíbula-pró-tíbia; transposição fibular; fibulização; medialização fibular; aplicação de enxerto ósseo posterolateral; tibialização da fíbula; aplicação de enxerto transtibiofibular; e sinostose. Em geral, as técnicas da sinostose tentam criar uma continuidade entre os ossos pareados acima e abaixo da pseudartrose. As forças da sustentação do peso são transmitidas, via sinostose, em torno da pseudartrose, através do osso adjacente. A consolidação da pseudartrose não é requisito para o sucesso do procedimento de sinostose.

MEIOS AUXILIARES PARA O REPARO CIRÚRGICO DE PSEUDARTROSES

Todos os anos, são realizados nos Estados Unidos aproximadamente 500 mil procedimentos de aplicação de enxerto ósseo.[129] Enxertos ósseos autólogos constituem o padrão de referência para uso em pseudartroses decorrentes de fraturas, mas aloenxertos e outros substitutos do enxerto ósseo fazem, todos, parte do arsenal terapêutico para essas pseudartroses. A escolha ideal do material para enxerto fica determinada por fatores como as necessárias propriedades (p. ex., osteogênico, osteoindutivo ou osteocondutivo), o volume necessário, a acessibilidade do material, o custo incidente e uma reconhecida eficácia.

Enxerto ósseo autógeno

O enxerto ósseo autógeno (autólogo) permanece como substância de referência para aplicação de enxertos empregados no reparo de pseudartroses atróficas, algumas pseudartroses oligotróficas e algumas pseudartroses propriamente ditas. O enxerto ósseo autógeno possui a melhor e mais longa documentação/experiência, e não confere risco de disseminação de doenças infecciosas. O autoenxerto obtido da crista ilíaca, por exemplo, e empregado no tratamento de pseudartroses tibiais e femorais, resultam normalmente em percentuais de consolidação superiores a 90%.[275] O enxerto ósseo autógeno esponjoso fornece materiais osteogênicos e osteocondutivos. Células osteogênicas, por exemplo, células estromais, estão presentes no material para enxerto. Esse material proporciona um suporte osteocondutivo, através das espículas ósseas esponjosas. Estima-se que 15% dos osteócitos e osteoblastos podem sobreviver ao procedimento de enxerto ósseo.[88] Dados recentemente publicados também sugerem que diversos fatores de crescimento e BMP estão presentes no enxerto ósseo autólogo e que esses níveis parecem não depender do local da coleta.[286,317]

As desvantagens da aplicação de enxerto ósseo autógeno têm relação com as limitadas quantidades que podem ser coletadas, a qualidade variável e a morbidade no local doador. Foi estimado que o volume requerido para o preenchimento de um defeito cilíndrico na diáfise do fêmur ou tibial é de 11,3 cm³/cm e 7,1 cm³/cm, respectivamente.[311] Portanto, defeitos com vários centímetros ou mais compridos excederão o volume de enxerto ósseo autógeno disponível. Também foi estimado que o limite de comprimento do defeito que pode ser preenchido com o uso de enxerto ósseo de crista ilíaca (EOCI) é de 5 a 7 cm.[169] A qualidade do enxerto autógeno depende da saúde geral do hospedeiro e talvez, até certo ponto, também da saúde óssea, como num caso de osteoporose. Em termos de morbidade no local doador, pode-se citar potencial para infecção, dor (recente e crônica), lesão neurovascular, fraturas secundárias e hematoma.[6,316] A crista ilíaca é o local mais frequentemente empregado para a obtenção de enxertos de grande volume, mas outros locais, como o trocanter maior e os côndilos femoral e tibial, podem ser empregados para pequenas quantidades.

Enxerto ósseo de crista ilíaca (EOCI)

O aspecto anterior da crista ilíaca é o local mais comum para coleta de enxerto ósseo autógeno para o tratamento de pseudartroses. Trata-se de local relativamente acessível em todos os pacientes, com exceção dos mais obesos, e há a possibilidade de obter quantidades relativamente grandes de enxerto, que pode ser esponjoso, cortical ou uma combinação desses tipos. Ademais, já está comprovada a eficácia desse enxerto. A crista ilíaca posterior é uma alternativa praticamente idêntica, exceto pelas óbvias implicações do posicionamento do paciente e da abordagem cirúrgica.

As desvantagens do uso da crista ilíaca anterior são as mesmas descritas para a coleta de enxertos ósseos autólogos em geral.[2,11,80,303,316,339] Os percentuais publicados têm variado de 2 a 26% para a dor,[2,80,190,303,316,339] de 0 a 7,5% para a infecção[2,16,80,339] e de 0 a 16% para sintomas persistentes do nervo cutâneo lateral do fêmur.[2,11,179,190,303,316] As complicações menos frequentes, porém graves, relacionadas à coleta de EOCI são lesão arterial,[91] hérnia abdominal,[260] instabilidade pélvica[70] e fratura secundária no local da coleta.[2,6,253] Um estudo prospectivo recentemente publicado de 92 pacientes que passaram pela aplicação de EOCI anterior por causa de retardo de consolidação ou de pseudartrose sugeriu que esse era um procedimento bem tolerado. Apenas dois pacientes (2%) informaram um valor >3 para a dor cerca de 1 ou mais anos após a operação, não ocorreu comprometimento funcional quando comparado a controles sem EOCI, não houve deficiências sensitivas ligadas ao nervo cutâneo lateral do fêmur e foi mínima a ocorrência de infecção profunda (3%). Esses dados contrastam com aqueles de um dos artigos mais citados na história do *Journal of Orthopaedic Trauma*,[185] no qual foram informados percentuais de 8,6% de complicações importantes e de 20,6% de complicações menores depois da aplicação de enxerto ósseo autógeno.[357] Esse artigo incluía enxertos coletados de diferentes locais doadores, uma população de pacientes heterogênea e vários cirurgiões.

Existem algumas técnicas disponíveis para a coleta de EOCI anterior. O material pode ser coletado através de um "alçapão" na crista, a partir da tábua interna, ou pela tábua externa. Enxertos estruturais podem ser obtidos na forma de uma cunha tricortical da crista.[32] Enxertos esponjosos podem ser coletados isoladamente, através da abordagem por alçapão ou em combinação com o delgado osso cortical da tábua interna ou externa. Curetas, osteótomos e goivas são instrumentos úteis para a coleta. Alternativamente, o cirurgião poderá usar fresas acetabulares para raspagem da tábua e do osso esponjoso subjacente; essa técnica propiciará uma combinação homogênea de osso cortical e esponjoso (Fig. 27.21).[339]

Locais alternativos para a coleta de enxerto ósseo autólogo

Embora os aspectos anterior e posterior da crista ilíaca sejam os locais mais comuns para a coleta de enxerto ósseo autólogo, outras regiões anatômicas podem proporcionar enxerto esponjoso para uso em cirurgias de pseudartrose, sobretudo nos casos em que haja necessidade apenas de pequenos volumes de enxerto. O fêmur distal e a tíbia proximal podem fornecer um volume modesto de material de enxerto, da mesma forma que a tíbia distal, o úmero proximal e o olécrano. As preocupações concernentes à eficácia de enxertos obtidos desses locais alternativos para coleta têm limitado seu uso, mas dados recentemente publicados sugerem que outros locais, que não a crista ilíaca, possuem níveis parecidos de BMP endógena, em comparação com o enxerto de crista;[317] e os enxertos desses locais são associados a bons resultados clínicos.[184,233] Entretanto, outro estudo recente sugeriu que a crista ilíaca pode ter uma quantidade superior de células progenitoras hematopoéticas e osteogênicas, com base em diferenças histológicas.[55]

Fresador-irrigador-aspirador

O enxerto ósseo autógeno também pode ser coletado com o uso do sistema fresador-irrigador-aspirador (*reamer–irrigator–aspirator*, RIA) (Synthes, Paoli, PA) (Fig. 27.22).[221] Esse dispositivo foi originalmente planejado como fresador de uma passagem para a aplicação de haste intramedular, a fim de minimizar o fenômeno embólico.[74,75,162,163,290,315] Com o RIA, o material fresado é evacuado por meio de sucção e coletado, para uso como enxerto ósseo. Nas experiências relativamente limitadas até agora publicadas, apenas mínimas complicações ocorreram, mas certamente existe a possibilidade de disfunção mecânica, fratura de fêmur, embolia e perda sanguínea excessiva.[221,310] Em geral, foi demonstrado que o material resultante da fresagem, em análises *in vitro*, contém células-tronco pluripotenciais, com a possibilidade dediferenciação em osteoblastos.[337] Avaliações especificamente quantitativas demonstram a presença de fatores de crescimento significativos com o uso da técnica RIA,[106,152,254,286,337] e

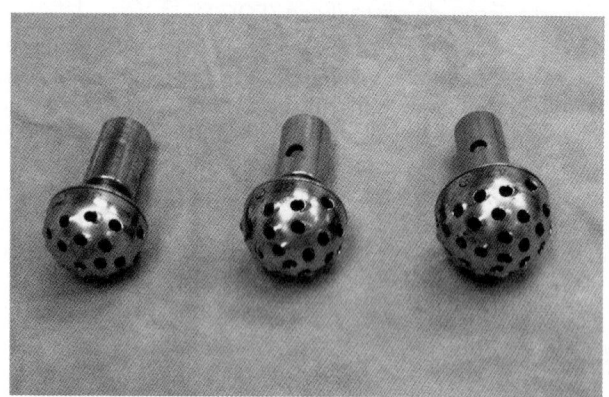 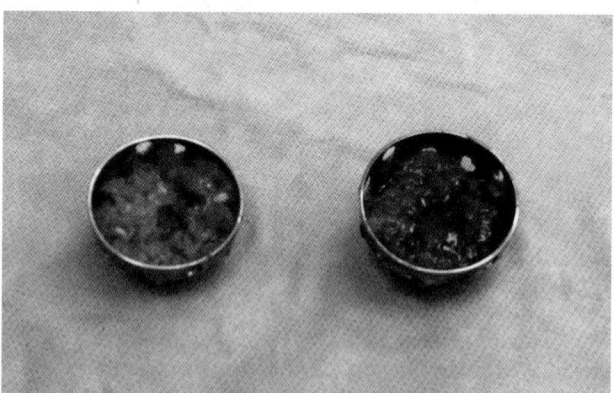

FIGURA 27.21 Fresadores acetabulares (**A**) podem ser utilizados para a coleta de enxerto ósseo da crista ilíaca (**B**).

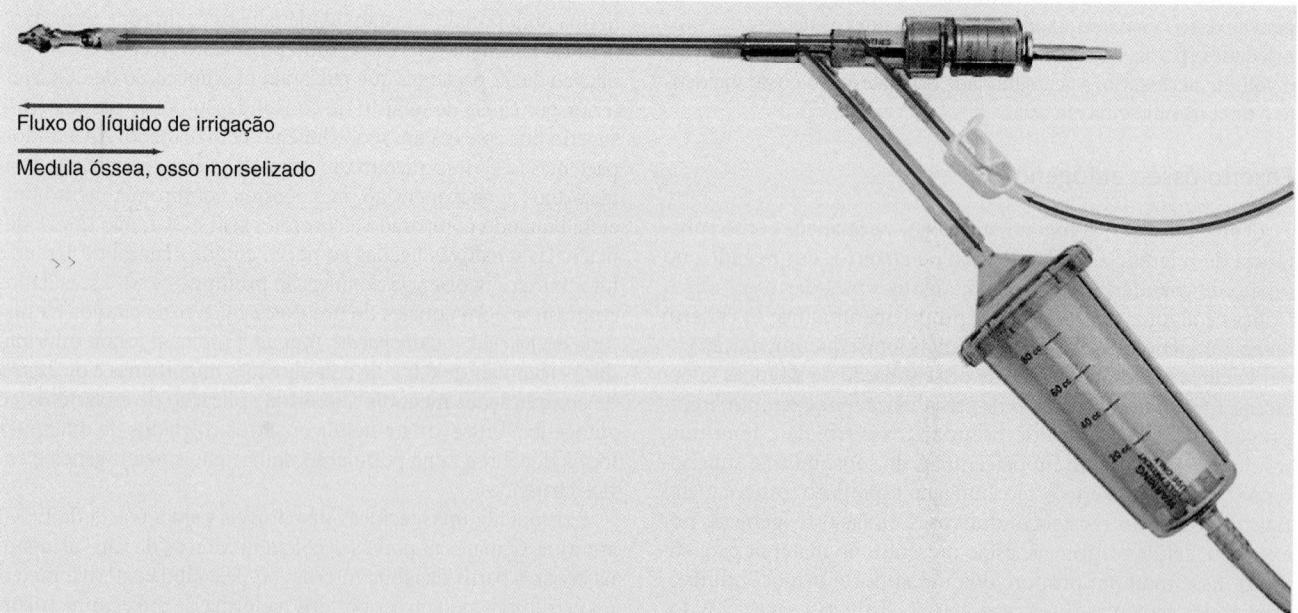

FIGURA 27.22 Fresador-irrigador-aspirador (RIA).

também que o complemento de elementos osteogênicos no aspirado pode ser superior àqueles presentes no EOCI.[342] Além disso, um estudo em animais sugeriu que se pode obter qualidade superior do calo com a implantação de material de enxerto coletado por esse processo.[140]

Em geral, os resultados clínicos do enxerto obtido pela técnica RIA e utilizado em defeitos segmentares e pseudartroses são favoráveis. Stafford e Norris[311] relataram 70% de consolidação após 6 meses e 90% de consolidação após 12 meses em 27 pseudartroses com defeito segmentar em osso longo (média do defeito = 5,8 cm, variação, 1-25 cm) tratadas com enxerto ósseo do fêmur RIA. McCall et al.[205] descreveram sua experiência com um grupo similar de 21 pacientes com defeitos que mediam, em média, 6,6 cm. Após 11 meses, ocorreu consolidação em 17 dos 21 pacientes; no entanto, em apenas dez dos 21 a consolidação ocorreu sem intervenção secundária. O uso combinado do enxerto RIA e de rhBMP-2 em pseudartroses tibiais recalcitrantes resultou em consolidação em uma pequena série de casos de nove pacientes, descrita por Desai et al.[81]

Estão surgindo estudos comparativos da coleta de RIA com outros métodos de rotina de fresagem e de coleta de enxerto. Em um estudo retrospectivo, Streubel et al.[314] compararam a fresagem convencional com RIA durante a aplicação de haste intramedular em fraturas da diáfise do fêmur. Esses autores não observaram ganhos com o uso de RIA em relação à redução das complicações pulmonares, mas observaram uma tendência em favor do aumento nas complicações de consolidação no grupo tratado com RIA. Belthur et al.[16] constataram que a dor associada à coleta do enxerto com o método RIA é menos intensa, em comparação com a dor que o paciente sente depois da coleta de EOCI por técnica tradicional.

As complicações associadas à coleta de enxerto ósseo por RIA foram, mais notavelmente, a ocorrência de fratura e a perda de sangue. Lowe et al.[191] relataram a ocorrência de cinco fraturas pós-operatórias depois da coleta de enxerto ósseo pela técnica RIA e sugeriram que esta seja evitada em pacientes com osteoporose ou osteopenia; sugeriram também que o grau de fresagem cortical seja cuidadosamente monitorado.

Deve-se selecionar um fresador que tenha diâmetro de 1 a 4 mm maior do que a parte mais estreita do canal femoral, com a medição efetuada com base em imagens pré-operatórias ou intraoperatórias. O ponto de entrada (que pode ser piriforme ou trocantérico) é o mesmo empregado para a aplicação de uma haste intramedular. Com o emprego de uma técnica de rotina para introdução de haste intramedular, o cirurgião insere um fio-guia no interior do canal femoral controlado por imagem e, em seguida, utiliza cuidadosamente um fresador de passagem única para alargar o canal femoral com um movimento de entrada/saída, para que o avanço do instrumento não seja excessivamente agressivo. O cirurgião deve empregar um "alçapão" para a coleta do material resultante da fresagem. Normalmente, em mãos experientes, será possível coletar 60 a 80 cm^3 de enxerto, sem que o osso doador fique criticamente enfraquecido.[99,256]

Enxertos vascularizados

Os enxertos vascularizados são empregados mais amiúde no tratamento de defeitos segmentares e em pseudartroses do colo do fêmur.[167] Em tais situações, esses enxertos são vantajosos, pois proporcionam um enxerto ósseo vivo que também possui propriedades estruturais. Essas são propriedades não fornecidas por um autoenxerto esponjoso de crista ilíaca obtido de forma rotineira. A fíbula é o osso mais frequentemente coletado, embora outros locais como, por exemplo, a crista ilíaca[279] e a costela,[336] também tenham sido empregados. Caracteristicamente, os enxertos vascularizados devem passar por certo grau de hipertrofia para que seja obtido o sucesso final, além da cura do tecido do hospedeiro em cada extremidade.[156] Foi proposto o uso de enxertos duplamente vascularizados (fíbula), em combinação com enxertos esponjosos, com o objetivo de obter uma estabilidade extra, de forma mais rápida.[10] Contudo, esse é um procedimento tecnicamente exigente, que depende de anastomoses microvasculares. As complicações são fraturas recorrentes do enxerto e morbidade no local doador.[141]

Substitutos do enxerto ósseo e outros modificadores da consolidação óssea

Recentemente, foi questionada a posição dos enxertos ósseos autólogos como a substância de enxerto padrão de referência para pseudartroses.[297] Alternativas ao enxerto ósseo autólogo, por exemplo, matriz óssea desmineralizada (MOD), aspirado de medula óssea, plasma rico em plaquetas (PRP), aloenxerto e produtos cerâmicos têm sido desenvolvidos e utilizados no tratamento das pseudartroses com graus variáveis de sucesso. Novos avanços na bioengenharia decorrentes de uma compreensão mais aprofundada dos aspectos celulares e moleculares da consolidação das fraturas levaram ao desenvolvimento e uso clínico de fatores de crescimento, como as BMP, que são empregados como reforço da consolidação das fraturas. Os detalhes da ciência básica e do mecanismo de ação desses materiais alternativos estão apresentados no Capítulo 5. Em comparação com o enxerto ósseo autólogo, as vantagens desses substitutos no tratamento das pseudartroses são a diminuição ou eliminação da morbidade para o paciente e um suprimento maior ou mesmo ilimitado.

O substituto ideal de um enxerto para o tratamento das pseudartroses deve ser de baixo custo, com um suprimento ilimitado, de fácil preparação e manipulação, de fácil implantação, sem reações adversas, e com eficácia de 100%. Cada um dos substitutos de enxerto mencionados no parágrafo anterior possui alguns desses atributos para um enxerto ideal, mas nenhum deles tem todas essas qualidades. Estudos têm informado eficácia no tratamento das pseudartroses para cada um desses substitutos, mas são poucos os artigos que comparam diretamente qualquer deles com o uso de enxerto ósseo autólogo.[28,64,119,123,151,172,198,304] Há controvérsias em relação à utilidade da BMP com o objetivo de ampliar os efeitos do enxerto ósseo autólogo.[118] Parece lógico que a adição de um estimulador do crescimento ósseo como a BMP ao enxerto ósseo autógeno aumentaria a capacidade de consolidação. Em um modelo de fusão vertebral sem uso de instrumentação, a combinação de proteína osteogênica-1 (OP-1) com autoenxerto resultou em um percentual de 55% de consolidações, valor similar ao para controles históricos.[325] No cenário de uma pseudartrose de fratura, recentemente também foi demonstrado um baixo grau de eficácia.[264]

Proteínas recombinantes

As BMP são cada vez mais estudadas como possíveis substitutos para o enxerto ósseo autólogo.[288] Sua produção com o uso da tecnologia de genes recombinantes faz esses produtos serem disponibilizados em quantidades ilimitadas. Ademais, as BMP são fornecidas em concentrações exatas, o que permite uma dosagem terapêutica acurada. Todavia, seu maior problema ainda é seu alto custo de aquisição. A proteína osteogênica humana recombinante-1 (rhOP-1), também conhecida como BMP-7, foi estudada em casos de pseudartroses dos membros superiores e inferiores, tendo sido demonstrados elevados percentuais de consolidação quando esse produto foi utilizado isoladamente ou em combinação com enxerto ósseo autólogo ou alogênico.[31,82,280,361] Quando empregada apenas em combinação com um transportador de colágeno do tipo I, foi demonstrado que a BMP-7 atinge percentuais de consolidação parecidos aos com o uso do autoenxerto de crista ilíaca em pseudartroses tibiais, sem a morbidade associada no local doador.[103,104] No entanto, a BMP-7 foi aprovada nos Estados Unidos apenas com licença para uso humanitário, e foi estipulado que seu uso se limita apenas às situações em que não haja disponibilidade de enxerto ósseo autólogo, o que limita a sua aplicabilidade clínica.[112] Foi demonstrado que a BMP-2 aumenta os percentuais de consolidação e diminui o risco de infecção e o número de procedimentos secundários após o tratamento de fraturas tibiais recentes com haste intramedular.[128] Foram publicados percentuais de consolidação similares aos obtidos com o uso de EOCI autólogo para a combinação de BMP-2 e aloenxerto esponjoso liofilizado no tratamento de fraturas da diáfise tibial acompanhadas por defeitos segmentares.[164] Embora nos Estados Unidos esse produto tenha sido aprovado pela FDA apenas para o tratamento de fraturas expostas recentes da tíbia, fusões da coluna vertebral e no reforço oral para ossos faciais, a BMP-2 tem sido empregada para finalidades não indicadas na bula, como no tratamento de pseudartroses estabelecidas, isoladamente ou em combinação com EOCI.[159,160,161,280,312,322,326]

Em um estudo prospectivo randomizado, rhOP-1 foi comparada diretamente ao autoenxerto no tratamento de 124 pseudartroses tibiais.[104] Nove meses depois da realização do reparo com o uso de uma haste intramedular, 81% das pseudartroses tratadas com rhOP-1 e 85% das tratadas com autoenxerto exibiam consolidação clínica. No grupo tratado com rhOP-1, a consolidação radiográfica alcançou 75%, mas permaneceu essencialmente inalterada, em comparação com a consolidação clínica, no grupo tratado com material autólogo (84%). A principal vantagem da rhOP-1 foi a eliminação da dor no local doador, que ocorria em 20% dos pacientes medicados com o autoenxerto. Dados não comparativos demonstraram bons percentuais de consolidação – de 89 a 92% – com rhBMP-7 (rhOP-1) no tratamento de diversas pseudartroses, tanto no membro superior como no membro inferior.[82,206] Foi publicado um estudo randomizado e controlado comparativo de rhBMP-2 e aloenxerto ao enxerto ósseo autógeno para a reconstrução de fraturas da diáfise tibial com defeitos corticais.[164] Treze pacientes no grupo de rhBMP-2 obtiveram resultados comparáveis aos dos dez no grupo de autoenxerto. Essas fraturas não eram pseudartroses, mas diante de um defeito médio de 4 cm, certamente era improvável que viessem a consolidar sem uma intervenção. Uma recente comparação retrospectiva de BMP-2 mais aloenxerto esponjoso com EOCI autólogo para tratamento de pseudartroses em ossos longos revelou uma diferença moderada, mas não estatisticamente significativa, nos percentuais de consolidação entre os dois grupos – de 68,4% e 85,1%, respectivamente.[322] Os autores concluíram que BMP-2 poderia se transformar em uma alternativa adequada ao EOCI, mas reconheceram a possibilidade de beta-erro em seu estudo. Embora o alto custo das BMP recombinantes seja uma desvantagem, dados recentes sugerem que, na verdade, seu uso poderia diminuir os custos ao tratar pseudartroses complexas ou recalcitrantes, pois diminuiria o número de procedimentos e também os dias de hospitalização.[72]

Matriz óssea desmineralizada

A MOD é produzida pela extração de proteínas de osso para aloenxerto[324] e contém colágeno do tipo I e proteínas não colagenosas, o que inclui fatores de crescimento osteoindutivos. A American Association of Tissue Banks e a FDA exigem que cada lote de MOD seja proveniente de um mesmo doador. Essa exigência gera a possibilidade de diferenças substanciais na atividade biológica entre lotes. Também existe outro tipo de heterogeneidade entre diferentes formulações de MOD, em razão dos diferentes processos de manufatura e dos diferentes transportadores empregados por vários produtores comerciais.[246]

Vários estudos publicados informaram bons resultados após o tratamento de pseudartroses com o uso de MOD, tanto isoladamente como em combinação com outros materiais para enxerto.[266,343,362,363] Esses estudos padecem da ausência de controles; com isso, são incertas as conclusões concernentes à eficácia de MOD. Quando empregada como auxiliar na aplicação de placas de compressão bloqueadas em casos de pseudartrose da diáfise do úmero em pacientes com osteoporose, ocorreu consolidação em 11 de 13 pacientes.[366] Os dois insucessos evoluíram para a consolidação depois da aplicação secundária de enxerto ósseo de crista ilíaca. Por comparação, no mesmo estudo, ocorreu consolidação em todas as 12 pseudartroses em pacientes tratados com autoenxerto, sem qualquer outra intervenção.

Aspirado de medula óssea

Foi demonstrado que o aspirado de medula óssea, basicamente obtido da crista ilíaca, contém células osteoprogenitoras e possui propriedades osteogênicas e osteoindutivas.[19] A concentração dessas células, geralmente baixa ($612/cm^3$), e a variabilidade entre pacientes (de 12 até $1.224/cm^3$) resultaram no desenvolvimento de melhores técnicas de punção aspirativa, com uso de agulhas especializadas e de sistemas para concentração celular com o objetivo de aumentar tanto o número como a densidade das células progenitoras.[149] Sem a concentração, evidências sugerem que o número de células em um aspirado de medula óssea seria insatisfatório para o tratamento de pseudartroses.[150] Além disso, existe alguma controvérsia em relação à decisão de injetar diretamente as células concentradas por via percutânea, e a necessidade de aplicações com um transportador osteocondutivo depois do desbridamento aberto da pseudartrose, para que se possa obter um resultado ideal.[297] É difícil interpretar a real eficiência da injeção direta do aspirado medular, diante das intervenções associadas como, por exemplo, a imobilização por aparelho gessado e aplicação de haste intramedular, que acompanharam a injeção em séries que relataram percentuais de consolidação entre 75 e 90%.[64,111,123]

Plasma rico em plaquetas

PRP é coletado na forma da delgada camada entre o plasma transparente e os eritrócitos no tubo de sangue periférico centrifugado. Esse líquido contém plaquetas concentradas (300 a 600%) que, segundo se acredita, promovem proliferação e diferenciação de osteoblastos.[330] Contudo, até agora não há evidências clínicas em apoio ao uso do PRP no tratamento de pseudartroses.

Aloenxerto e material cerâmico

Outros materiais substitutos para enxerto como as cerâmicas (sulfato de cálcio, fosfatos de cálcio, beta-fosfato tricálcico e hidroxiapatita) e os aloenxertos são carentes em propriedades osteoindutivas ou osteogênicas e desempenham pequeno papel na promoção da consolidação óssea em um cenário de pseudartrose. Esses materiais cerâmicos são, basicamente, osteocondutivos e funcionam melhor como extensores de enxerto ou transportadores para outros compostos osteoindutivos.[33] As propriedades fundamentais das estruturas de aloenxerto tem sido exploradas mais frequentemente para as pseudartroses periarticulares acompanhadas por perda de tecido ósseo[241] e para o tratamento de pseudartroses do terço proximal do úmero.[110]

Preparação do local para enxerto

A aplicação bem-sucedida de um enxerto ósseo ou de um substituto de enxerto ósseo exige preparação do local receptor.

Os princípios gerais consistem na exposição de osso saudável mediante a remoção do tecido cicatricial local ou de outros materiais interpostos, de modo a aumentar a área de superfície para a aderência do enxerto e estimular o fluxo sanguíneo até a área afetada. Esses princípios podem ser estendidos para a situação de uma pseudartrose em reparação primária com compressão, sem o uso de um enxerto auxiliar. O desbridamento de um local de pseudartrose é tarefa tediosa e demorada, mas talvez seja uma das etapas mais críticas no tratamento das pseudartroses. Em certos casos, um desbridamento minucioso conflita com a preservação das inserções locais de tecido mole. O desbridamento do espaço situado diretamente entre as extremidades ósseas pode ser realizado com a exposição a partir de uma direção; com isso, será limitada a divulsão circunferencial dos tecidos moles. Contudo, a aplicação, adesão e consolidação do enxerto à periferia de uma pseudartrose de osso longo são eventos biomecanicamente vantajosos. O material de enxerto aplicado em um raio mais distante do eixo central proporciona uma resistência substancialmente maior, em comparação com o material aplicado centralmente. Esse achado se baseia em cálculos da resistência do cilindro: a resistência à torção é proporcional à terceira potência do raio e a resistência ao encurvamento é proporcional à quarta potência do raio. Portanto, será vantajoso que o cirurgião prepare circunferencialmente ambos os lados de uma pseudartrose diafisária, enquanto, ao mesmo tempo, minimiza a divulsão (i. e., desnudamento) dos tecidos moles.

A técnica de Judet e Patel,[166] publicada há mais de 40 anos, permanece como o método de referência para a preparação do osso para a recepção do enxerto. Essa técnica envolve a elevação dos fragmentos osteoperiosteais da periferia da pseudartrose, seja através da cortical ou do calo. Para tanto, o cirurgião utiliza um osteótomo para a confecção de pequenos fragmentos corticais com 2 a 3 mm, cada qual com uma luva de tecido mole aderida. O cirurgião deve tratar dessa maneira uma área de 3 a 4 cm de comprimento de cada lado da pseudartrose, que abranja aproximadamente dois terços de sua circunferência. Esse método aumenta a área de superfície para a consolidação do enxerto ósseo e pode estimular o processo de consolidação. Foram propostas várias modificações,[203,223] mas os princípios originais de Judet continuam a ser seguidos de forma consistente. A formação de "pétalas" ou de "escamas de peixe" representa uma modificação menos elegante, mas tecnicamente mais fácil. Para tanto, o cirurgião usa um osteótomo ou pequena goiva, simplesmente para elevar flocos de osso que se parecem com pétalas de flor ou escamas de peixe. Esse procedimento aumenta a área de superfície e pode promover sangramento na área, mas terá efeitos biológicos mais limitados, em comparação com a verdadeira técnica de Judet. Essas técnicas devem ser aplicadas com cautela no osso com osteoporose, pois as fraturas iatrogênicas e o enfraquecimento do osso podem dificultar a fixação.

CIRCUNSTÂNCIAS ESPECIAIS NO TRATAMENTO DE PSEUDARTROSES

Tratamento de pseudartrose articular

As pseudartroses articulares são relativamente incomuns. Um possível fator causal é a compressão inadequada da lacuna na fratura articular, o que conduz a uma prolongada exposição das superfícies fraturadas ao líquido sinovial. Assim, essas pseudartroses são mais comumente do tipo oligotrófico e suscetíveis a técnicas de compressão.[293] A avaliação das pseudartroses articulares e o planejamento cirúrgico para tais lesões devem considerar, além dos fatores de rotina avaliados para as pseudartroses não articulares, a congruência articular, possível artrose associada, estabilidade e rigidez da articulação afetada. A situação ideal para o reparo de uma pseudartrose articular é aquela em que inexiste qualquer associação com artrose articular, não ocorre instabilidade articular e cuja rigidez é mínima. O reparo não terá por objetivo o tratamento ou a melhora da artrose, e frequentemente será tarefa difícil obter estabilidade articular apenas com o reparo da pseudartrose. Uma articulação rígida colocará o reparo da pseudartrose sob maior estresse durante a reabilitação pós-operatória, em comparação com o que ocorre no reparo de uma pseudartrose que envolva uma articulação flexível. Portanto, ou a contratura articular deverá ser liberada durante o reparo da pseudartrose, ou os exercícios de amplitude de movimento deverão ser modificados no pós-operatório, com vistas à minimização do risco de quebra do implante antes da consolidação. Como em qualquer fratura articular, os objetivos do tratamento de uma pseudartrose articular são a restauração de sua congruência, a recriação de um alinhamento apropriado do membro, a maximização da função da articulação e a minimização da dor. Nos casos em que tais metas não possam ser concretizadas com o reparo da pseudartrose, a artroplastia torna-se uma opção relativamente atraente.[18,30,78] A artroplastia será particularmente benéfica nos casos em que o paciente tem idade avançada ou suas funções basais são limitadas. Na presença de infecção ativa, fica contraindicada uma artroplastia total, e o será cogitada uma artroplastia de ressecção ou uma artrodese. Tanto a artroplastia como a artrodese, enquanto tratamentos para pseudartroses, são discutidas com maiores detalhes nas seções que precedem este capítulo.

Tratamento da perda óssea segmentar

Defeitos segmentares relacionados ao trauma são resultantes da perda recente de tecido ósseo ou estão ligados a pseudartroses estabelecidas. Independentemente da etiologia, esses problemas são grandes desafios, tanto para o paciente como para o cirurgião. O tratamento do defeito esquelético crônico pode ser apenas parte do desafio, visto que, com frequência, a infecção e o comprometimento dos tecidos moles estão associados. Existem diversas opções cirúrgicas para o tratamento de defeitos segmentares como, por exemplo, a aplicação de enxerto ósseo autógeno, de enxerto ósseo fibular vascularizado livre e transporte ósseo. A relativa raridade desses problemas e a substancial variabilidade entre os casos significa que é difícil obter evidências de alto nível para a orientação do tratamento. Por isso, embora as decisões terapêuticas se fundamentem no conhecimento de evidências de baixo nível disponíveis, o conhecimento dos modernos princípios de tratamento das pseudartroses e o peso da experiência e habilidade pessoais com os diversos métodos são ainda mais importantes.

Em geral, é considerado um defeito de dimensões críticas aquele que exige uma intervenção, mais comumente algum tipo de enxerto ou procedimento de transporte, além da estabilização óssea para a concretização da consolidação. O conceito de defeito de dimensões críticas varia de acordo com uma série de fatores, tais como: o osso especificamente envolvido, a localização relativa no osso, o estado dos tecidos moles circunjacentes e a resposta biológica esperada do hospedeiro (fratura recente vs. pseudartrose estabelecida, paciente saudável vs. fumante diabético etc.).

Aplicação de enxerto ósseo autógeno com o uso da técnica de Masquelet

Nos casos de perda segmentar, dá-se preferência ao uso da técnica de Masquelet, ou encurtamento primário seguido por alongamento. Na técnica de Masquelet, a área da perda segmentar é preenchida com cimento de (Polimetilmetacrilato). Transcorridas 4 a 6 semanas, ocasião em que uma membrana osteogênica já terá se formado em torno do cimento, a membrana deve ser cirurgicamente reaberta, o cimento é removido e o cirurgião aplica um volume generoso de enxerto esponjoso (Fig. 27.23). Em geral, a recorticalização ocorre lentamente, mas normalmente por volta de 3 a 6 meses. Certamente esse procedimento deve ser realizado juntamente com a estabilização interna, mais frequentemente pelo uso de uma haste IM bloqueada para defeitos diafisários, ou placas bloqueadas para defeitos metafisários.[201] O papel primário do espaçador é manter o espaço para a futura aplicação do enxerto, para evitar o crescimento fibroso no local. O papel secundário desse dispositivo é a indução da formação da membrana. Essa membrana é do tipo sinovial, com poucas células inflamatórias.[243] A própria membrana tem a função de conter o enxerto, impedir o crescimento de tecido fibroso no local e fornecer fatores de crescimento.[3] A imuno-histoquímica demonstrou que a membrana produz fatores de crescimento e fatores indutivos, inclusive BMP-2, provavelmente com um pico máximo por volta de 4 semanas.[243] Em seu artigo original, Masquelet informou ter utilizado com sucesso essa técnica em dois estágios em 35 casos que se apresentaram com defeitos que variam de 4 a 25 cm de comprimento.[201] Outros autores obtiveram sucesso parecido com essa técnica em estágios com indução de membrana.[267,289] O mecanismo subjacente responsável pela formação da membrana ainda não foi esclarecido, mas têm-se observados casos nos quais a própria membrana gerou tecido ósseo suficiente a ponto de dispensar a aplicação secundária de enxerto. Ainda não ficou claro se essa membrana pode se formar a partir de outras substâncias diferentes do metilmetacrilato; essa técnica depende da presença de um invólucro de tecido mole excelente.[201]

Técnicas de Ilizarov para defeitos ósseos

O uso de técnicas de Ilizarov no tratamento de pseudartroses sem a presença de defeito associado caracteristicamente envolve a simples compressão ou distração, ou alguma combinação dessas duas manobras no local da pseudartrose. Essa é considerada uma técnica de Ilizarov monofocal (Fig. 27.24). Nos casos de presença de defeito ósseo, considera-se que a corticotomia em um local adjacente, seguida por osteogênese distrativa através da corticotomia (transporte ósseo) e por eventual compressão no local da pseudartrose seja um método de Ilizarov bifocal para tratamento de defeitos ósseos (Fig. 27.25). Considera-se que o alongamento em dois níveis com compressão no local da pseudartrose seja um transporte ósseo trifocal. Esses métodos têm sido aplicados com sucesso ao longo das duas últimas décadas e mesmo antes, no tratamento dos defeitos tibiais.[58,234,237,308]

Em uma série retrospectiva de 50 pacientes tratados com osteogênese distrativa para pseudartrose femoral infectada, Blum et al.[29] avaliaram as complicações associadas. Os locais de pseudartrose infectados foram extensamente desbridados, o que criou defeitos segmentares. Nesse grupo excepcionalmente difícil de pacientes, que já tinham passado, em média, por 3,8 procedimentos cirúrgicos prévios, não é raro que tenha ocorrido atraso no tratamento e que a maioria dos pacientes tenha sofrido alguma complicação. A duração da osteogênese distrativa foi de 24,5 meses; todos os pacientes sofreram infecções do trajeto do pino; a amplitude de movimento do joelho foi consistentemente reduzida; 26% sofreram com dor persistente e a discrepância residual no comprimento das pernas foi de, em média, 1,9 cm. Contudo, todos os pacientes, exceto um, foram beneficiados com a consolidação.

A relativa facilidade de uso e a capacidade de corrigir simultaneamente a deformidade fizeram do uso do aparelho *Taylor Spatial Frame* uma opção atrativa para esses casos.[270,278] Recentemente, foram obtidos bons resultados em uma pequena (n = 12) série retrospectiva por Sala et al.[278] para o tratamento de pseudartro-

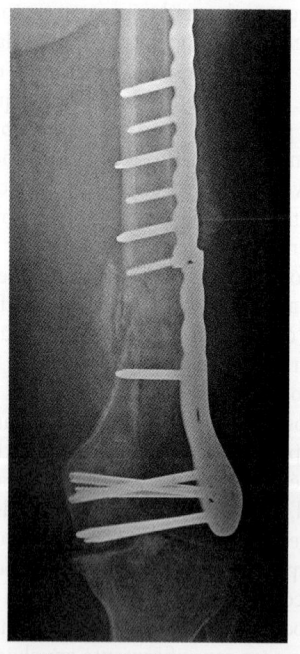
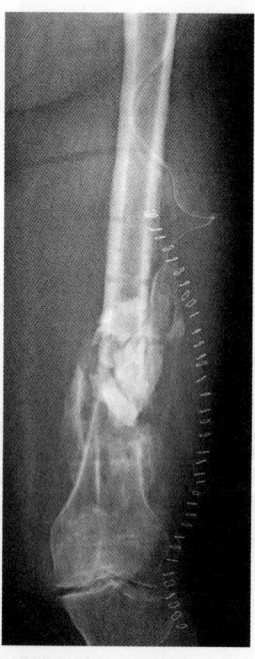
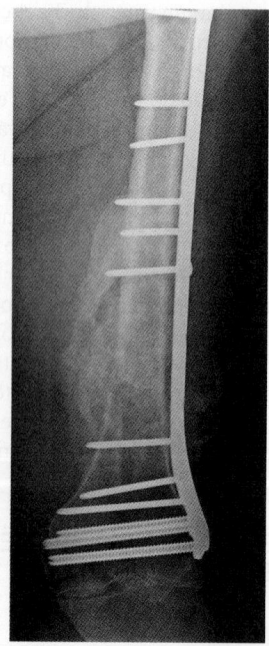

FIGURA 27.23 Pseudartrose do terço distal do fêmur infectada (**A**) que foi tratada com a remoção dos implantes avariados, desbridamento e implantação de um espaçador de cimento impregnado com antibiótico, segundo a técnica de Masquelet (**B**). A consolidação é conseguida depois da antibioticoterapia apropriada, seguida pelo reparo da pseudartrose com remoção do espaçador de cimento, aplicação de enxerto ósseo de crista ilíaca no defeito e estabilização por placa (**C**).

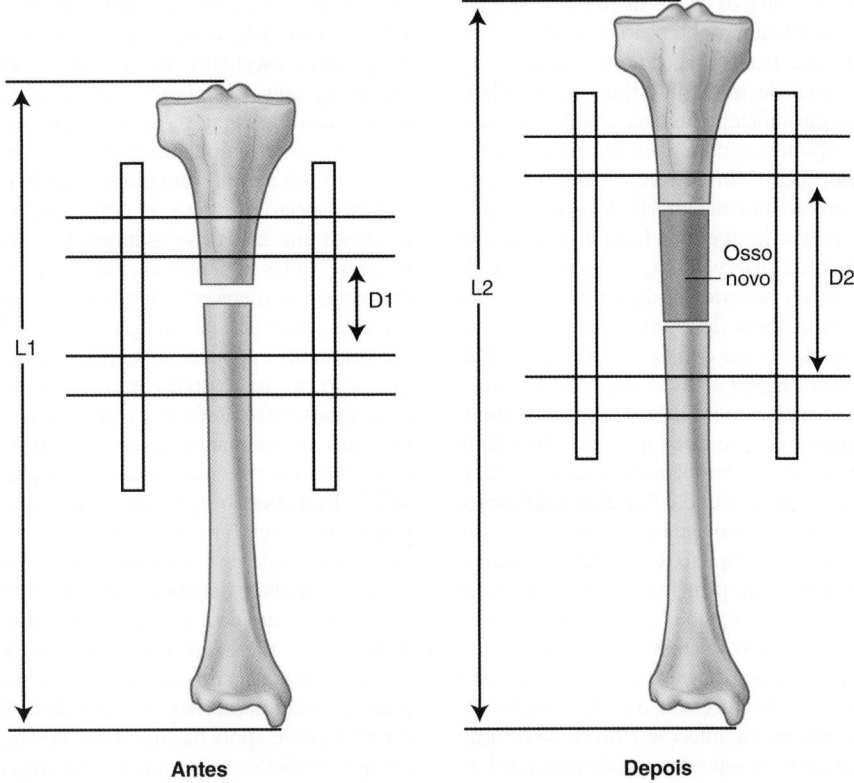

FIGURA 27.24 Diagrama esquemático da técnica de alongamento monofocal com aparelho de Ilizarov. O aumento no comprimento (L2–L1) é conseguido pelo aumento da distância em um local (D2–D1).

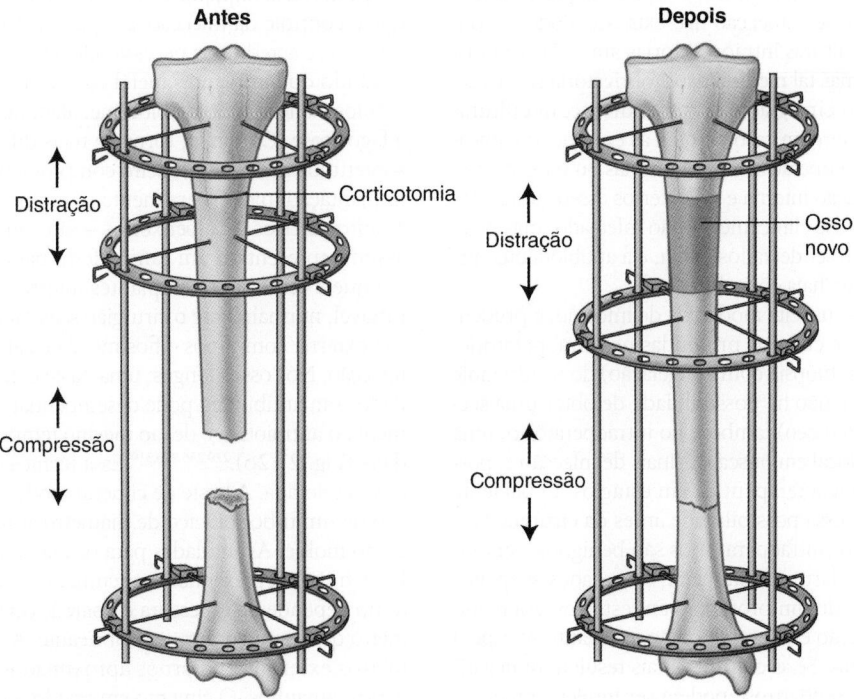

Figura 27.25 Diagrama esquemático da técnica bifocal de Ilizarov.

ses atróficas pós-infecciosas na tíbia com o uso de técnicas de transporte ósseo bifocal e trifocal. Todos os pacientes foram tratados com os princípios de Ilizarov, mas com o aparelho *Taylor Spatial Frame*. Todos os pacientes evoluíram satisfatoriamente para a consolidação e erradicação da infecção.

Tratamento de pseudartrose infectada

O estabelecimento do diagnóstico de uma pseudartrose infectada pode ser evidente ou muito sutil. O padrão de referência para o diagnóstico é uma cultura positiva de tecido profundo ou de osso. Entretanto, a morbidade e os custos de um procedimento cirúrgico distinto não justificam a obtenção de culturas profundas em um local de pseudartrose, a menos que a suspeita seja suficientemente forte. O estabelecimento do limite correto para o que constitui uma suspeita "suficiente" é mais arte do que ciência. Nesse cenário, têm importância crítica um histórico criterioso e um exame físico apropriado. Um histórico de fratura exposta prévia ou de tratamento de fratura exposta deve aumentar a suspeita em grau mais intenso do que uma fratura fechada prévia tratada por procedimento conservador. Qualquer história de infecção prévia confirmada ou de ferida cirúrgica ou traumática com drenagem persistente também deve aumentar substancialmente a suspeita de infecção. A dor constante em um local de pseudartrose, e não uma dor ligada à atividade, pode ser outro indício para uma infecção subjacente. Em um cenário de pseudartrose, qualquer achado do exame físico que seja consistente com inflamação recente ou crônica também deve ser considerado um sinal de possível infecção profunda. A avaliação laboratorial para diagnóstico de infecção associada a uma pseudartrose, em geral, inclui um hemograma completo, velocidade de hemossedimentação (VHS) e um nível de proteína C reativa (PCR). A utilidade desses e de outros exames para o diagnóstico de infecção óssea será discutida com maiores detalhes no Capítulo 26.

Depois de reunir as informações diagnósticas concernentes à possibilidade de uma pseudartrose infectada, o clínico, muitas vezes, se vê diante do risco relativo de infecção e do curso de ação apropriado. Será válido que o risco seja estratificado como de baixa, moderada ou alta intensidade. Também nesse caso – conforme já foi dito em parágrafos anteriores – essa estratificação se fundamenta em grande parte na experiência, e não em diretrizes estabelecidas. Em um cenário de baixo risco, o reparo da pseudartrose poderá prosseguir como se a infecção não existisse. Pode-se considerar a obtenção de culturas intraoperatórias antes da administração de antibióticos, mas tal medida não é obrigatória nesses casos. Ocasionalmente, o cirurgião é surpreendido com culturas positivas nesse cenário, em um caso no qual as evidências clínicas ou laboratoriais antes da operação eram mínimas ou inexistentes. Os implantes para a fixação interna e os enxertos ósseos utilizados nesse local de pseudartrose clinicamente não infectado, mas positivo para cultura, podem ser deixados in situ, e a antibioticoterapia terá continuidade até que haja consolidação.[87]

Nos casos em que há suspeita moderada de infecção, é prudente planejar a obtenção de culturas profundas no intraoperatório, de secção congelada (ou biópsia com congelação) do tecido mole associado (normalmente não há possibilidade de obter uma secção congelada de tecido ósseo) também no intraoperatório, uma cuidadosa inspeção do local em busca de sinais de infecção e, possivelmente, uma estratégia terapêutica em estágios. O paciente deve ser alertado sobre essa possibilidade antes da cirurgia. Nos casos em que os achados intraoperatórios são benignos, será razoável o reparo da pseudartrose. Em geral, os achados suspeitos dão ensejo à instalação de um protocolo em estágios orientado para o controle da infecção e sua erradicação, enquanto se espera os resultados das culturas. Se as culturas finais resultarem negativas, então o reparo da pseudartrose poderá ser implementado.

Quando há suspeita de infecção, mas ela ainda não foi estabelecida, o plano terapêutico inicial costuma prosseguir supondo que a infecção está presente. Por isso, o arranjo cirúrgico inicial deve ser dedicado à confirmação do diagnóstico e à preparação da pseudartrose para um eventual reparo, conforme será descrito nos parágrafos a seguir. Em um cenário de pseudartrose com infecção estabelecida, o controle e, se possível, a erradicação da infecção precederão os esforços para obtenção da consolidação. Na ausência de infecção, geralmente a obtenção da consolidação, mesmo em um caso com defeito segmentar, pode ser conseguida em todos os hospedeiros, exceto nos mais problemáticos. No entanto, cada caso deverá ser individualizado e, em algumas circunstâncias, poderá ser formulada uma estratégia razoável com vistas ao tratamento da infecção de forma simultânea aos esforços de obtenção da consolidação óssea, ou mesmo para priorização da consolidação.

Um aspecto que deve ser considerado no tratamento de pseudartroses infectadas é se os implantes existentes serão removidos ou preservados. Quando as evidências sugerem que os implantes existentes não oferecem estabilidade, ou quando essa estabilidade é apenas marginal, sua remoção é o curso habitual, pois sua retenção resultará em pouco ou nenhum ganho. Nas circunstâncias em que os implantes existentes proporcionam estabilidade suficiente e nas quais, aparentemente, continuarão a proporcioná-la durante o curso do tratamento da pseudartrose infectada, a decisão quanto à remoção à retenção dos implantes passa a ser mais controversa.[87,183] Essa decisão representa um enigma. Os implantes internos podem aumentar o risco de infecção persistente, além de prejudicar a capacidade do hospedeiro quanto à sua erradicação; contudo, a estabilidade decorrente do uso dos implantes pode beneficiar o tratamento da infecção e, além disso, proporcionar conforto ao paciente e preservar sua funcionalidade. As situações mais favoráveis à retenção dos implantes são aquelas em que se pode esperar a consolidação, sem a necessidade de aplicação de enxerto. A estratégia se apoia na supressão da infecção, ao mesmo tempo em que possibilita que o processo biológico existente, juntamente com os implantes existentes, evolua até a consolidação. Tão logo a consolidação ocorra, a remoção dos implantes passa a fazer parte da estratégia de erradicação da infecção. A estratégia alternativa – a remoção dos implantes – terá maior aplicabilidade nos casos em que o controle da infecção seja particularmente problemático, ou quando se acredita na necessidade da aplicação de enxerto ósseo. É sabido que implantes metálicos promovem a aderência de micróbios e a formação de biofilme, além de afetarem adversamente a fagocitose. Com isso, torna-se mais difícil controlar a infecção, sobretudo em um hospedeiro comprometido.[130,131] Por ocasião da implantação inicial, geralmente os enxertos ósseos – não importa se autoenxertos ou aloenxertos – são considerados avasculares e, assim, representam um campo fértil para a infecção. Na situação em que a remoção de implantes internos deixará a pseudartrose instável, normalmente o cirurgião selecionará uma técnica de fixação externa com pinos e fios metálicos aplicados fora da zona de infecção. Nos ossos longos, uma haste com cimento ósseo impregnado com antibiótico pode desempenhar o papel de liberar localmente o antibiótico e de, ao mesmo tempo, proporcionar estabilidade (Fig. 27.26).[229,236,296,319] Essa técnica é relativamente simples e bem tolerada. A haste de cimento pode ser manufaturada com o uso de um tubo torácico de diâmetro apropriado que funcionará como molde. As unidades para os diâmetros dos tubos torácicos, French (Fr), representam a circunferência externa. O diâmetro interno depende da espessura da parede do tubo torácico, um parâmetro que varia conforme o fabricante. A Tabela 27.2 lista os diâmetros externos e internos aproximados de tubos torácicos de vários tamanhos. O cimento em estado semilíquido é injetado em um tubo torácico com diâmetro interno apropriado, geralmente cerca de 1,5 mm menor do que o canal fresado, para evitar um estresse excessivo na haste durante a inserção. O comprimento tomará por base as mensurações intraoperatórias. O cirurgião insere uma haste ou fio metálico delgado, como um fio-guia utilizado para a fresagem IM, como núcleo central de reforço antes da cura do cimento. Também se pode modelar um gancho na extremidade de avanço da haste, para facilitar sua remoção. Tão logo o ci-

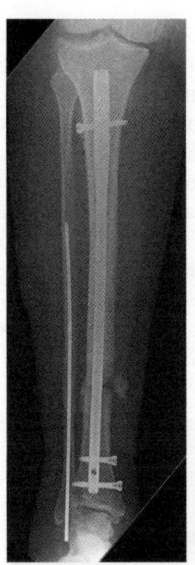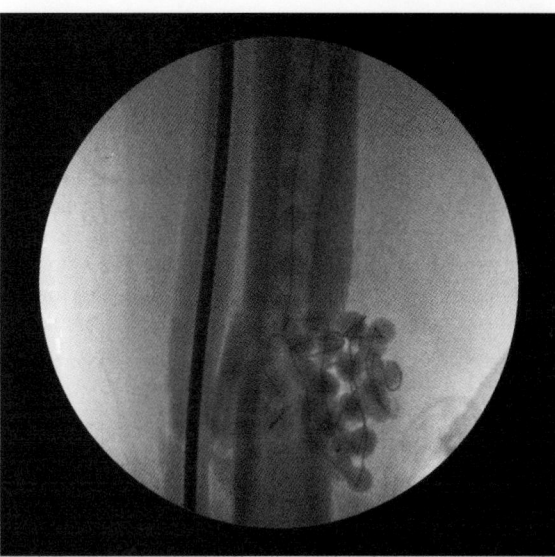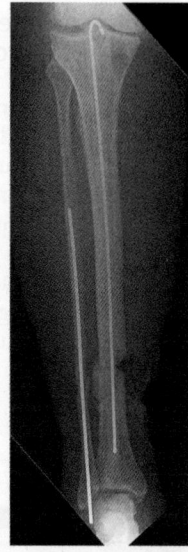

FIGURA 27.26 Uma pseudartrose tibial infectada (**A**) foi inicialmente tratada com a remoção dos implantes, desbridamento e liberação local de antibiótico (além da administração de antibióticos IV) (**B**); em seguida, o desbridamento foi repetido e o paciente recebeu uma "haste" IM impregnada com antibiótico (**C**).

TABELA 27.2 Diâmetros internos e externos dos tubos torácicos

Tamanho do tubo torácico	Diâmetro externo	Diâmetro interno aproximado
38 Fr	12,1 mm	9,4 mm
40 Fr	12,7 mm	10 mm
42 Fr	13,3 mm	10,5 mm
44 Fr	14 mm	11,3 mm

mento tenha endurecido e resfriado, o tubo torácico deve ser cortado. Então, a haste de cimento deve ser inserida por meio do mesmo portal empregado para a aplicação prévia da haste intramedular; sua remoção é tarefa fácil e permite subsequente troca de hastes com facilidade. Nos casos em que haja necessidade de robustez extra como, por exemplo, nos casos de pseudartrose femoral com grande instabilidade em um paciente de estatura avantajada, o cirurgião poderá aplicar o cimento manualmente em torno de uma haste comum de pequeno diâmetro. Uma análise retrospectiva demonstrou sucesso em 14 de 16 pacientes com pseudartroses infectadas de ossos longos, tratadas com um protocolo de cultura específica IV e antibióticos orais, desbridamento cirúrgico e estabilização com uma haste de cimento ósseo impregnado de antibiótico.[296]

O tratamento do processo infeccioso no cenário de uma pseudartrose infectada acompanha os princípios gerais que se aplicam ao tratamento de osteomielite apresentados no Capítulo 26. Seus objetivos primários são o desbridamento cirúrgico do osso infectado inviável e dos tecidos moles circunjacentes inviáveis, administração de antibióticos parenterais específicos para cultura e estabilização óssea. Com frequência, também se inclui a administração local de antibióticos, sobretudo quando ocorre a formação de espaço morto em decorrência do desbridamento, na forma de material sintético impregnado com antibiótico. Nessas circunstâncias, o veículo mais comumente empregado para a liberação de antibióticos é o PMMA na forma de pérolas ou de um espaçador de cimento.[43,56,95] As pérolas possuem maior área de superfície, em comparação com o espaçador; portanto, o cimento, naquela forma, pode proporcionar concentrações iniciais mais altas do antibiótico, mas pode ter menor duração efetiva para a eluição dessa medicação.[302] A criação de uma "bolsa de pérolas" constitui um método excelente para a liberação local de antibiótico entre procedimentos seriados de desbridamento. Com relação a uma implantação em prazo mais longo, as pérolas podem oferecer uma dificuldade substancialmente maior para sua remoção depois de transcorridas mais de 4 semanas quando comparada com um bloco de cimento, devido ao crescimento local de tecido cicatricial. Além disso, um espaçador de cimento impregnado com antibiótico prepara o defeito para a aplicação do enxerto ósseo em conformidade com a técnica de Masquelet, já descrita em parágrafos anteriores. Um contratempo óbvio de um sistema de liberação não absorvível como o PMMA é a característica necessidade de remoção. Substitutos ósseos bioabsorvíveis que podem estar impregnados com antibióticos são elementos osteocondutivos, podem promover a consolidação óssea e não exigem necessariamente um procedimento em segundo estágio para sua remoção. Vários estudos experimentais em animais e, mais recentemente, estudos clínicos em humanos sustentam essa abordagem.[121,210] Recentemente, McKee et al.[209] publicaram resultados promissores em um estudo prospectivo randomizado que comparou um substituto ósseo de sulfato de cálcio impregnado com antibiótico às pérolas de PMMA impregnadas com antibiótico no tratamento de casos de osteomielite crônica e de pseudartroses infectadas. Ocorreu erradicação da infecção em 86% dos pacientes nos dois grupos; sete dos oito pacientes evoluíram para a consolidação de suas pseudartroses no grupo com material bioabsorvível, em comparação com seis dos oito pacientes no grupo tratado com PMMA; no grupo de PMMA, houve maior o número de operações.

Em geral, as pseudartroses infectadas são tratadas por uma estratégia em estágios, mas Wu[350] informou ter obtido sucesso com o tratamento cirúrgico em um estágio para pseudartroses infectadas da tíbia distal. Vinte e dois pacientes consecutivos foram tratados com sucesso e obtiveram consolidação com o uso de um protocolo de remoção do implante, desbridamento intra e extramedular, aplicação de autoenxerto de osso esponjoso com antibióticos (vancomicina e gentamicina) e estabilização com um fixador de Ilizarov.

Tratamento do comprometimento de tecidos moles em associação com pseudartrose

Nos casos em que os tecidos demonstram baixa qualidade ou estão deficientes e não há possibilidade de transferência de tecido livre, é preferível fazer um encurtamento primário com uma haste intramedular, seguido pela completa sustentação do peso e uso de um sapato elevado. Assim que a consolidação ocorrer, o membro poderá ser realongado se o paciente assim o desejar, seja por meio de uma haste de distração esquelética interna (ISKD Orthofix Inc., McKinney, Texas) (Fig. 27.27), seja pela técnica de Ilizarov.[222,276,333] Em alguns casos cujo encurtamento é inferior a 3 ou 4 cm, frequentemente os pacientes se consideram satisfeitos com o resultado e não demonstram desejo de passar por um alongamento secundário. Aparentemente, a haste de distração esquelética interna parece ser mais bem tolerada, em comparação com as técnicas que lançam mão do fixador externo com fios metálicos finos percutâneos. Contudo, a haste de distração não é mais rápida. Complicações parecidas com as decorrentes do uso de outras técnicas distrativas e de transporte ainda ocorrem, inclusive uma distração demasiadamente rápida ou lenta, não obtenção ou atraso na formação do osso regenerado, problemas nas adjacências da articulação, a necessidade de troca de hastes e a quebra do próprio dispositivo de distração.

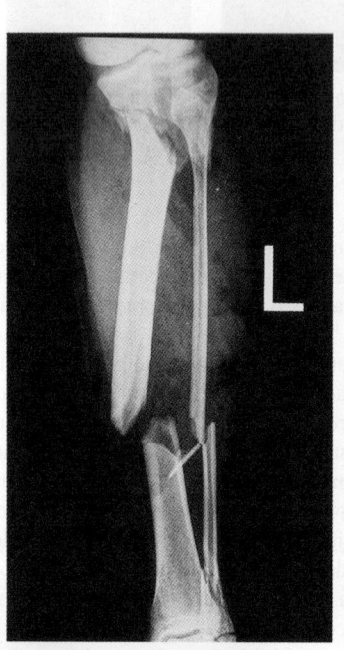
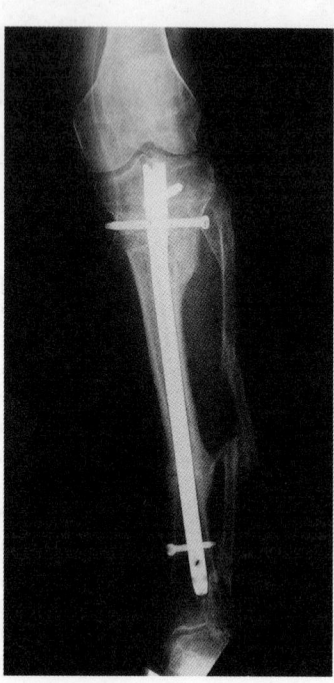
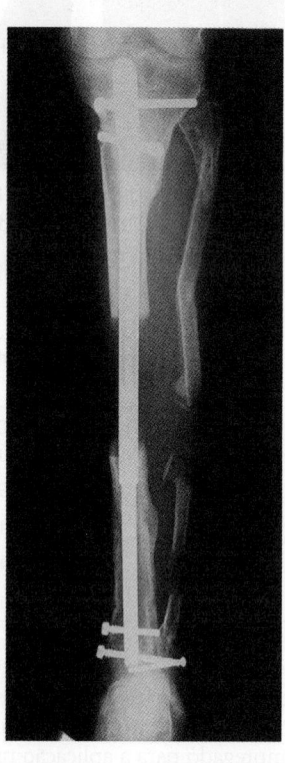
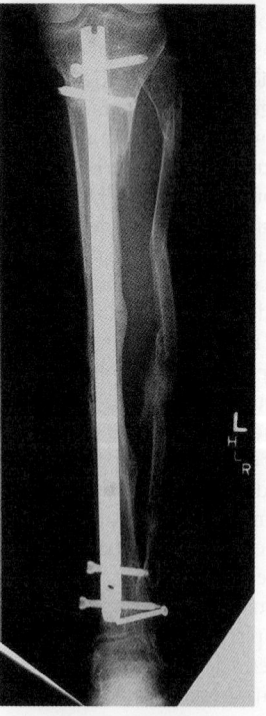

FIGURA 27.27 (A) Mulher de 40 anos, com fratura exposta de grau IIIB da tíbia. O fragmento central ficou completamente desnudado do tecido mole. A paciente não era candidata para transferência de tecido livre. (B) Após a ressecção do osso desvitalizado, a perna foi encurtada e tratada com uma haste bloqueada. A fratura consolidou, e a paciente deambulava com completa sustentação do peso em um sapato sob medida. Note a superposição da fíbula. Apenas tecidos moles locais, que se mostravam adequados em termos de volume depois do encurtamento, foram utilizados na cobertura. (C) Alongamento subsequente com a haste interna de distração esquelética. (D) Procedeu-se à troca de hastes e, depois de transcorridos cerca de 6 meses, o osso regenerado estava consolidado. (Caso por cortesia do Dr. Timothy Weber, Orthoindy, Indianapolis, IN.)

PREFERÊNCIAS DOS AUTORES PARA TRATAMENTO DE PSEUDARTROSES

Tratamento conservador de pseudartroses

O uso exclusivo de estimulação externa – caracterizada pelo ultrassom – fica reservado a pacientes minimamente sintomáticos em decorrência de sua pseudartrose e que não sejam candidatos à cirurgia ou a procedimentos adicionais (Fig. 27.28). Em certas circunstâncias, a estimulação ultrassônica é empregada junto ao tratamento cirúrgico em pacientes de alto risco como fumantes e diabéticos.

Tratamento cirúrgico de pseudartroses

Tratamento preferido pelos autores para pseudartroses sépticas

As pseudartroses sépticas requerem um dos procedimentos reconstrutivos mais desafiadores enfrentados pelo traumatologista ortopédico; por isso, esses pacientes merecem ser beneficiados com a experiência de uma equipe experimentada nesse tipo de tratamento. Com frequência, pseudartroses infectadas são transtornos que põem em risco o membro. Considerada a gravidade desse problema, nossa abordagem consiste em maximizar as decisões terapêuticas com o intuito de erradicar a infecção. Assim, deve-se proceder com a remoção dos implantes, desbridamento amplo, cobertura de tecido mole conforme necessário, uso de antibióticos tópicos e IV específicos para cultura, e estabilização óssea na fase inicial de um protocolo terapêutico em vários estágios. A liberação local de antibióticos se faz normalmente com a aplicação de pérolas antibióticas entre desbridamentos seriados e com o uso de espaçadores de PMMA impregnados com antibiótico ou hastes antibióticas após o fechamento definitivo. A estabilização se faz com uma haste antibiótica nos casos que permitam esse tipo de tratamento (p. ex., pseudartrose de diáfise tibial); em caso contrário, o cirurgião fará a estabilização com fixação externa.

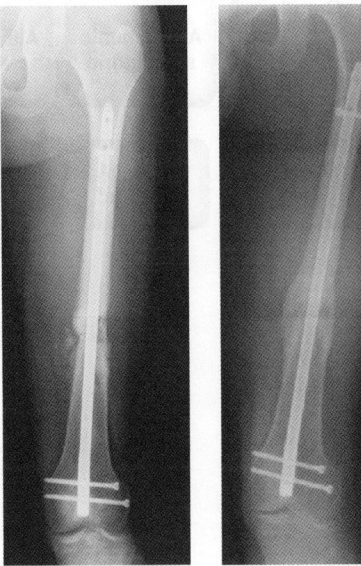

FIGURA 27.28 Radiografia AP (**A**) que revela uma pseudartrose em homem com 27 anos, 6 meses após a aplicação de haste intramedular para uma fratura na parte intermediária da diáfise do fêmur. A essa altura, o paciente sustentava integralmente o seu peso com mínima dor; um estimulador ósseo ultrassônico externo era aplicado na base de 20 minutos por dia. Seis meses depois, e sem qualquer outra intervenção cirúrgica, tinha ocorrido consolidação da pseudartrose (**B**).

A segunda fase do tratamento é dedicada ao tratamento com antibióticos IV e à monitoração. Para definir a seleção e a duração da antibioticoterapia, e para tratar qualquer efeito colateral que porventura ocorra, deve-se recorrer a uma equipe de infectologia com experiência no tratamento de osteomielite. A segunda fase termina quando os sinais clínicos, laboratoriais e radiográficos estiverem ausentes, em geral após cerca de 6 semanas de tratamento.

Em geral, a terceira fase no tratamento de pseudartroses infectadas tipicamente se assemelha com o tratamento das pseudartroses atróficas assépticas, a ser discutido na próxima seção. Nessas circunstâncias, uma importante decisão a ser tomada é se a antibioticoterapia deve ser descontinuada antes do reparo da pseudartrose, ou se a terapia terá continuidade durante e depois do reparo da pseudartrose. Em geral, há a tendência de continuar a terapia oral até que a consolidação ocorra nos casos em que haja qualquer dúvida em relação ao sucesso na erradicação da infecção.

Tratamento preferido pelos autores para pseudartroses assépticas

Tratamento preferido pelos autores para pseudartroses atróficas ou oligotróficas

Ao lidar com pseudartroses inviáveis ou marginalmente vitais, o primeiro aspecto a ser considerado é a possibilidade de exercer compressão direta das extremidades ósseas sem que ocorra um encurtamento inaceitável. Quando a resposta for positiva, então será desejável fazer a compressão com uma haste ou placa, a menos que os tecidos moles tornem necessário o uso de fixação externa com fios metálicos finos. Se a pseudartrose estiver alinhada de forma satisfatória, então a escolha de uma haste intramedular, ou de uma placa, dependerá em grande parte da localização da pseudartrose. Na ausência de perda de material ósseo, as pseudartroses não diafisárias bem alinhadas devem ser tratadas com a aplicação de uma placa de compressão. As pseudartroses diafisárias sem defeito ósseo serão preferencialmente tratadas com a aplicação primária de haste IM, ou com troca de hastes (nos casos de uso prévio de uma haste), se o alinhamento for satisfatório. Se houver alinhamento vicioso da pseudartrose, será preferível a aplicação de uma placa de compressão, independentemente da localização da lesão. Nos casos em que a compressão de pseudartroses atróficas puder ser realizada sem qualquer defeito remanescente, é desnecessária a adição de um enxerto ósseo. Essa é uma circunstância rara, que é mais observada quando o cirurgião se vê diante de pseudartroses do úmero ou da clavícula. Nos casos em que a compressão direta ainda deixou algum defeito ósseo, o osso esponjoso é a escolha primária de material para enxerto. Uma combinação de aloenxerto esponjoso com BMP é alternativa razoável. Não é válida a exclusiva aplicação de aloenxerto em pseudartroses atróficas.

Nos casos em que defeitos ósseos estejam presentes, é preferível preenchê-los com enxerto ósseo autólogo, sempre que esse material puder ser obtido em quantidade suficiente. Por experiência, foi constatado que enxertos de crista ilíaca coletados com um fresador acetabular e enxertos coletados do fêmur com o uso do sistema RIA são igualmente efetivos. Quando o volume de enxerto autólogo é insuficiente para o preenchimento do defeito, prefere-se aloenxerto esponjoso para expandir o volume. Como regra geral, considera-se aceitável uma relação entre autoenxerto / aloenxerto de 1:2. Nos casos em se espera a necessidade de maiores quantidades relativas de aloenxerto, utiliza-se, em geral, métodos de transporte ósseo, e não de enchimento direto das lacunas. É preferível considerar a mistura de enxerto autólogo com aloenxerto como pertencente a um entre três graus. O enxerto de grau A é puramente constituído de autoenxerto. Esse material tem maior potencial de consolidação e é empregado nas regiões mais importantes da pseudartrose, tipicamente na periferia. O enxerto de grau B é uma mistura de autoenxerto com aloenxerto. Essa mistura tem potencial biológico intermediário para a consolidação e é empregada centralmente para o preenchimento do canal medular de pseudartroses em ossos longos. O enxerto de grau C é exclusivamente constituído por aloenxerto. Esse material tem o menor potencial para a consolidação, em comparação com os demais graus, e é empregado frugalmente e em localizações consideradas menos importantes para uma rápida consolidação. A fixação em presença de um defeito preenchido deverá ser feita com uma haste intramedular ou com uma placa em ponte.

Tratamento preferido pelos autores para pseudartroses hipertróficas

As pseudartroses hipertróficas são simplesmente realinhadas, se necessário; em seguida são estabilizadas e, quando possível, submetidas à compressão (Fig. 27.2A e 27-2D). A escolha do implante depende da localização da pseudartrose e do alinhamento do membro. Pseudartroses hipertróficas bem alinhadas no segmento terminal de ossos longos ou de ossos planos são preferencialmente tratadas com a aplicação de placa. Pseudartroses hipertróficas diafisárias são preferencialmente tratadas com a aplicação primária de haste intramedular, ou por troca de hastes (se previamente o paciente tinha sido tratado com uma haste), quando bem alinhadas. Se a pseudartrose estiver com alinhamento vicioso, será preferível utilizar uma placa, independente de sua localização (Fig. 27.29).

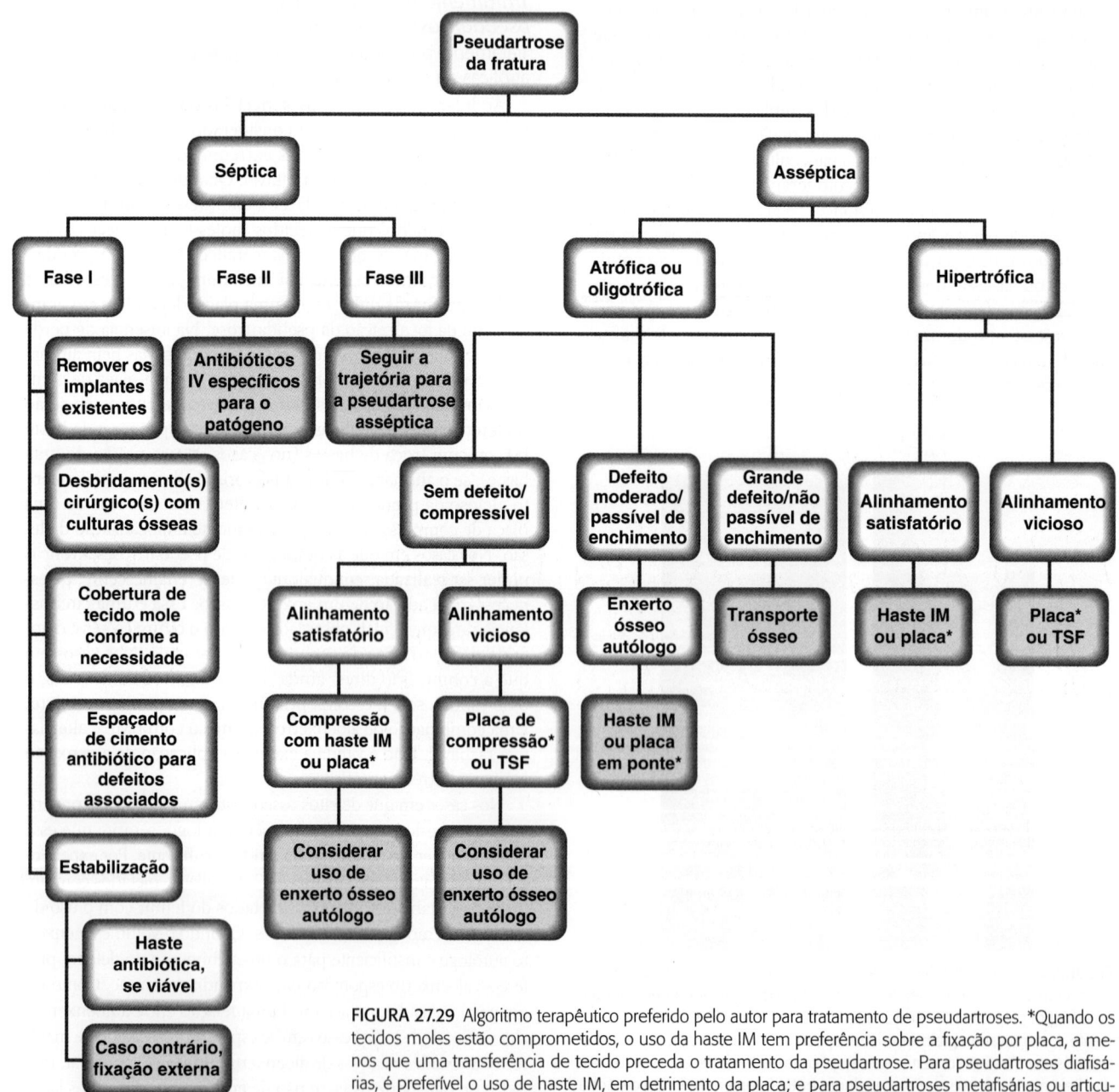

FIGURA 27.29 Algoritmo terapêutico preferido pelo autor para tratamento de pseudartroses. *Quando os tecidos moles estão comprometidos, o uso da haste IM tem preferência sobre a fixação por placa, a menos que uma transferência de tecido preceda o tratamento da pseudartrose. Para pseudartroses diafisárias, é preferível o uso de haste IM, em detrimento da placa; e para pseudartroses metafisárias ou articulares, é preferível o uso da placa, em lugar da haste IM (TSF = *Taylor Spatial Frame*).

REFERÊNCIAS BIBLIOGRÁFICAS

1. Adie S, Harris IA, Naylor JM, et al. Pulsed electromagnetic field stimulation for acute tibial shaft fractures: a multicenter, double-blind, randomized trial. *J Bone Joint Surg Am.* 2011;93(17):1569–1576.
2. Ahlmann E, Patzakis M, Roidis N, et al. Comparison of anterior and posterior iliac crest bone grafts in terms of harvest-site morbidity and functional outcomes. *J Bone Joint Surg Am.* 2002;84-A(5):716–720.
3. Aho OM, Lehenkari P, Ristiniemi J, et al. The mechanism of action of induced membranes in bone repair. *J Bone Joint Surg Am.* 2013;95(7):597–604.
4. Al-Sayyad MJ. Taylor spatial frame in the treatment of upper extremity conditions. *J Pediatr Orthop.* 2012;32(2):169–178.
5. Appleton P, Moran M, Houshian S, et al. Distal femoral fractures treated by hinged total knee replacement in elderly patients. *J Bone Joint Surg Br.* 2006;88(8):1065–1070.
6. Arrington ED, Smith WJ, Chambers HG, et al. Complications of iliac crest bone graft harvesting. *Clin Orthop Relat Res.* 1996;(329):300–309.
7. Azuma Y, Ito M, Harada Y, et al. Low-intensity pulsed ultrasound accelerates rat femoral fracture healing by acting on the various cellular reactions in the fracture callus. *J Bone Miner Res.* 2001;16(4):671–680.
8. Baksi DP, Pal AK, Baksi D. Prosthetic replacement of elbow for intercondylar fractures (recent or ununited) of humerus in the elderly. *Int Orthop.* 2011;35(8):1171–1177.
9. Ballmer FT, Ballmer PM, Baumgaertel F, et al. Pauwels osteotomy for nonunions of the femoral neck. *Orthop Clin North Am.* 1990;21(4):759–767.
10. Banic A, Hertel R. Double vascularized fibulas for reconstruction of large tibial defects. *J Reconstr Microsurg.* 1993;9(6):421–428.
11. Banwart JC, Asher MA, Hassanein RS. Iliac crest bone graft harvest donor site morbidity. A statistical evaluation. *Spine (Phila Pa 1976).* 1995;20(9):1055–1060.
12. Barwick TW, Montgomery RJ. Knee arthrodesis with lengthening: Experience of using Ilizarov techniques to salvage large asymmetric defects following infected peri-articular fractures. *Injury.* 2013;44:1043–1048.
13. Basbozkurt M, Kurklu M, Yurttas Y, et al. Ilizarov external fixation without removal of plate or screws: effect on hypertrophic and oligotrophic nonunion of the femoral shaft with plate failure. *J Orthop Trauma.* 2012;26(8):e123–e128.
14. Beam HA, Parsons JR, Lin SS. The effects of blood glucose control upon fracture healing in the BB Wistar rat with diabetes mellitus. *J.Orthop.Res.* 2002;20(6):1210–1216.
15. Beck A, Salem K, Krischak G, et al. Nonsteroidal anti-inflammatory drugs (NSAIDs) in the perioperative phase in traumatology and orthopedics effects on bone healing. *Oper Orthop Traumatol.* 2005;17(6):569–578.
16. Belthur MV, Conway JD, Jindal G, et al. Bone graft harvest using a new intramedullary system. *Clin Orthop Relat Res.* 2008;466(12):2973–2980.
17. Bennett MH, Stanford R, Turner R. Hyperbaric oxygen therapy for promoting fracture healing and treating fracture non-union. *Cochrane Database Syst Rev.* 2005;(1): CD004712.
18. Berend KR, Lombardi AV Jr. Distal femoral replacement in nontumor cases with severe bone loss and instability. *Clin Orthop Relat Res.* 2009;467(2):485–492.
19. Beresford JN. Osteogenic stem cells and the stromal system of bone and marrow. *Clin Orthop Relat Res.* 1989;(240):270–280.
20. Bergmann P, Schoutens A. Prostaglandins and bone. *Bone.* 1995;16(4):485–488.
21. Betz OB, Betz VM, Nazarian A, et al. Direct percutaneous gene delivery to enhance healing of segmental bone defects. *J Bone Joint Surg Am.* 2006;88(2):355–365.
22. Bhandari M, Fong K, Sprague S, et al. Variability in the definition and perceived causes of delayed unions and nonunions: a cross-sectional, multinational survey of orthopaedic surgeons. *J Bone Joint Surg Am.* 2012;94(15):e1091–1096.
23. Bhandari M, Guyatt G, Tornetta P 3rd, et al. Randomized trial of reamed and unreamed intramedullary nailing of tibial shaft fractures. *J Bone Joint Surg Am.* 2008;90(12):2567–2578.
24. Bhandari M, Guyatt GH, Swiontkowski MF, et al. A lack of consensus in the assessment of fracture healing among orthopaedic surgeons. *J.Orthop.Trauma.* 2002;16(8):562–566.
25. Bhandari M, Tornetta P III, Sprague S, et al. Predictors of reoperation following operative management of fractures of the tibial shaft. *J.Orthop.Trauma.* 2003;17(5):353–361.
26. Bhattacharyya T, Bouchard KA, Phadke A, et al. The accuracy of computed tomography for the diagnosis of tibial nonunion. *J.Bone Joint Surg.Am.* 2006;88(4):692–697.
27. Biedermann R, Martin A, Handle G, et al. Extracorporeal shock waves in the treatment of nonunions. *J Trauma.* 2003;54(5):936–942.
28. Bielecki T, Gazdzik TS, Szczepanski T. Benefit of percutaneous injection of autologous platelet-leukocyte-rich gel in patients with delayed union and nonunion. *Eur Surg Res.* 2008;40(3):289–296.
29. Blum AL, BongioVanni JC, Morgan SJ, et al. Complications associated with distraction osteogenesis for infected nonunion of the femoral shaft in the presence of a bone defect: a retrospective series. *J Bone Joint Surg Br.* 2010;92(4):565–570.
30. Boileau P, Trojani C, Walch G, et al. Shoulder arthroplasty for the treatment of the sequelae of fractures of the proximal humerus. *J Shoulder Elbow Surg.* 2001;10(4):299–308.
31. Bong MR, Capla EL, Egol KA, et al. Osteogenic protein-1 (bone morphogenic protein-7) combined with various adjuncts in the treatment of humeral diaphyseal nonunions. *Bull Hosp Jt Dis.* 2005;63(1-2):20–23.
32. Borrelli J Jr, Leduc S, Gregush R, et al. Tricortical bone grafts for treatment of malaligned tibias and fibulas. *Clin Orthop Relat Res.* 2009;467(4):1056–1063.
33. Borrelli J Jr, Prickett WD, Ricci WM. Treatment of nonunions and osseous defects with bone graft and calcium sulfate. *Clin Orthop Relat Res.* 2003;(411):245–254.
34. Borrelli J Jr, Tinsley K, Ricci WM, et al. Induction of chondrocyte apoptosis following impact load. *J.Orthop.Trauma.* 2003;17(9):635–641.
35. Brashear HR. Treatment of ununited fractures of the long bones; diagnosis and prevention of non-union. *J.Bone Joint Surg.Am.* 1965;47:174–178.
36. Brighton CT, Shaman P, Heppenstall RB, et al. Tibial nonunion treated with direct current, capacitive coupling, or bone graft. *Clin.Orthop.Relat Res.* 1995;(321):223–234.
37. Brinker MR. Nonunions: evaluation and treatment. In: Browner BD, Jupiter JB, Levine AM, Trafton PG, eds. *Skeletal Trauma Basic Science Management and Reconstruction.* Philadelphia, PA: WB Saunders; 2003:507–604.
38. Brinker MR, O'Connor DP. Exchange nailing of ununited fractures. *J.Bone Joint Surg.Am.* 2007;89(1):177–188.
39. Brinker MR, O'Connor DP, Monla YT, et al. Metabolic and endocrine abnormalities in patients with nonunions. *J.Orthop.Trauma.* 2007;21(8):557–570.
40. Brown KM, Saunders MM, Kirsch T, et al. Effect of COX-2-specific inhibition on fracture-healing in the rat femur. *J.Bone Joint Surg.Am.* 2004;86-A(1):116–123.
41. Brumback RJ, Reilly JP, Poka A, et al. Intramedullary nailing of femoral shaft fractures. Part I: Decision-making errors with interlocking fixation. *J Bone Joint Surg Am.* 1988;70(10):1441–1452.
42. Brumback RJ, Uwagie-Ero S, Lakatos RP, et al. Intramedullary nailing of femoral shaft fractures. Part II: Fracture-healing with static interlocking fixation. *J Bone Joint Surg Am.* 1988;70(10):1453–1462.
43. Buchholz HW, Elson RA, Heinert K. Antibiotic-loaded acrylic cement: current concepts. *Clin Orthop Relat Res.* 1984;(190):96–108.
44. Buijze GA, Ochtman L, Ring D. Management of scaphoid nonunion. *J Hand Surg Am.* 2012;37(5):1095–1100; quiz 1101.
45. Bumbasirevic M, Tomic S, Lesic A, et al. The treatment of scaphoid nonunion using the Ilizarov fixator without bone graft, a study of 18 cases. *J Orthop Surg Res.* 2011;6:57.
46. Calori GM, Albisetti W, Agus A, et al. Risk factors contributing to fracture non-unions. *Injury.* 2007;38(Suppl 2):S11–S18.
47. Cannon CP, Lin PP, Lewis VO, et al. Management of radiation-associated fractures. *J Am Acad Orthop Surg.* 2008;16(9):541–549.
48. Capello WN, Feinberg JR. Trochanteric excision following persistent nonunion of the greater trochanter. *Orthopedics.* 2008;31(7):711.
49. Castillo RC, Bosse MJ, MacKenzie EJ, et al. Impact of smoking on fracture healing and risk of complications in limb-threatening open tibia fractures. *J.Orthop.Trauma.* 2005;19(3):151–157.
50. Catagni MA, Guerreschi F, Holman JA, et al. Distraction osteogenesis in the treatment of stiff hypertrophic nonunions using the Ilizarov apparatus. *Clin Orthop Relat Res.* 1994;(301):159–163.
51. Chalidis BE, Petsatodis GE, Sachinis NC, et al. Reamed interlocking intramedullary nailing for the treatment of tibial diaphyseal fractures and aseptic nonunions. Can we expect an optimum result? *Strategies Trauma Limb Reconstr.* 2009;4(2):89–94.
52. Chang N, Mathes SJ. Comparison of the effect of bacterial inoculation in musculocutaneous and random-pattern flaps. *Plast.Reconstr.Surg.* 1982;70(1):1–10.
53. Chassanidis CG, Malizos KN, Varitimidis S, et al. Smoking affects mRNA expression of bone morphogenetic proteins in human periosteum. *J Bone Joint Surg Br.* 2012;94(10):1427-1432.
54. Chintamaneni S, Finzel K, Gruber BL. Successful treatment of sternal fracture nonunion with teriparatide. *Osteoporosis international: a journal established as result of cooperation between the European Foundation for Osteoporosis and the National Osteoporosis Foundation of the USA.* 2010;21(6):1059–1063.
55. Chiodo CP, Hahne J, Wilson MG, et al. Histological differences in iliac and tibial bone graft. *Foot Ankle Int.* 2010;31(5):418–422.
56. Cho SH, Song HR, Koo KH, et al. Antibiotic-impregnated cement beads in the treatment of chronic osteomyelitis. *Bull Hosp Jt Dis.* 1997;56(3):140–144.
57. Christodoulou S, Goula T, Ververidis A, et al. Vitamin D and bone disease. *BioMed research international.* 2013;2013:396–541.
58. Cierny G 3rd, Zorn KE. Segmental tibial defects. Comparing conventional and Ilizarov methodologies. *Clin Orthop Relat Res.* 1994;(301):118–123.
59. Cil A, Veillette CJ, Sanchez-Sotelo J, et al. Linked elbow replacement: a salvage procedure for distal humeral nonunion. *J Bone Joint Surg Am.* 2008;90(9):1939–1950.
60. Clarke S, Lecky F. Best evidence topic report. Do non-steroidal anti-inflammatory drugs cause a delay in fracture healing? *Emergency medicine journal: EMJ.* 2005;22(9):652–653.
61. CM C-B, McQueen MM. Nonunions of the proximal humerus: their prevalence and functional outcome. *J.Trauma.* 2008;64(6):1517–1521.
62. Cole JD. The vascular response of bone to internal fixation. In: BD B, ed. *The Science and Practice of Intramedullary Nailing.* 2nd ed. Baltimore: Williams & Wilkins; 1996:43–69.
63. Connolly JF. Common avoidable problems in nonunions. *Clin Orthop Relat Res.* 1985;(194):226–235.
64. Connolly JF, Guse R, Tiedeman J, et al. Autologous marrow injection as a substitute for operative grafting of tibial nonunions. *Clin Orthop Relat Res.* 1991;(266):259–270.
65. Cook SD, Ryaby JP, McCabe J, et al. Acceleration of tibia and distal radius fracture healing in patients who smoke. *Clin Orthop Relat Res.* 1997;(337):198–207.
66. Coords M, Breitbart E, Paglia D, et al. The effects of low-intensity pulsed ultrasound upon diabetic fracture healing. *J Orthop Res.* 2011;29(2):181–188.
67. Corrales LA, Morshed S, Bhandari M, et al. Variability in the assessment of fracture-healing in orthopaedic trauma studies. *J Bone Joint Surg Am.* 2008;90(9):1862–1868.
68. Costelloe CM, Dickson K, Cody DD, et al. Computed tomography reformation in evaluation of fracture healing with metallic fixation: correlation with clinical outcome. *J.Trauma.* 2008;65(6):1421–1424.
69. Coulibaly MO, Sietsema DL, Burgers TA, et al. Recent advances in the use of serological bone formation markers to monitor callus development and fracture healing. *Critical reviews in eukaryotic gene expression.* 2010;20(2):105–127.
70. Coventry MB, Tapper EM. Pelvic instability: a consequence of removing iliac bone for grafting. *J Bone Joint Surg Am.* 1972;54(1):83–101.
71. Daftari TK, Whitesides TE Jr, Heller JG, et al. Nicotine on the revascularization of bone graft. An experimental study in rabbits. *Spine.* 1994;19(8):904–911.
72. Dahabreh Z, Dimitriou R, Giannoudis PV. Health economics: a cost analysis of treatment of persistent fracture non-unions using bone morphogenetic protein-7. *Injury.* 2007;38(3):371–377.
73. Dai KR, Xu XL, Tang TT, et al. Repairing of goat tibial bone defects with BMP-2 gene-modified tissue-engineered bone. *Calcified tissue international.* 2005;77(1):55–61.
74. Danckwardt-Lilliestrom G, Lorenzi GL, Olerud S. Intramedullary nailing after reaming. An investigation on the healing process in osteotomized rabbit tibias. *Acta Orthop Scand Suppl.* 1970;134:1–78.
75. Danckwardt-Lilliestrom G, Lorenzi L, Olerud S. Intracortical circulation after intramedullary reaming with reduction of pressure in the medullary cavity. *J Bone Joint Surg Am.* 1970;52(7):1390–1394.
76. Das De S, Setiobudi T, Shen L, et al. A rational approach to management of alendronate-related subtrochanteric fractures. *J Bone Joint Surg Br.* 2010;92(5):679–686.
77. Davila J, Malkani A, Paiso JM. Supracondylar distal femoral nonunions treated with a megaprosthesis in elderly patients: a report of two cases. *J Orthop Trauma.* 2001;15(8):574–578.
78. Dean BJ, Matthews JJ, Price A, et al. Modular endoprosthetic replacement for failed internal fixation of the proximal femur following trauma. *Int Orthop.* 2012;36(4):731–734.
79. Della Rocca GJ, Crist BD, Murtha YM. Parathyroid hormone: is there a role in fracture healing? *J Orthop Trauma.* 2010;24(Suppl 1):S31–S35.

80. DeOrio JK, Farber DC. Morbidity associated with anterior iliac crest bone grafting in foot and ankle surgery. *Foot Ankle Int.* 2005;26(2):147–151.
81. Desai PP, Bell AJ, Suk M. Treatment of recalcitrant, multiply operated tibial nonunions with the RIA graft and rh-BMP2 using intramedullary nails. *Injury.* 2010;41(Suppl 2): S69–S71.
82. Dimitriou R, Dahabreh Z, Katsoulis E, et al. Application of recombinant BMP-7 on persistent upper and lower limb non-unions. *Injury.* 2005;36(Suppl 4):S51–S59.
83. Dodwell ER, Latorre JG, Parisini E, et al. NSAID exposure and risk of nonunion: a meta-analysis of case-control and cohort studies. *Calcif Tissue Int.* 2010;87(3):193–202.
84. Donigan JA, Fredericks DC, Nepola JV, et al. The effect of transdermal nicotine on fracture healing in a rabbit model. *J Orthop Trauma.* 2012;26(12):724–727.
85. Duarte LR. The stimulation of bone growth by ultrasound. *Arch Orthop Trauma Surg.* 1983;101(3):153–159.
86. Duckworth AD, McQueen MM, Ring D. Fractures of the radial head. *Bone Joint J.* 2013;95-B(2):151–159.
87. Dunbar RP Jr. Treatment of infection after fracture fixation. Opinion: retain stable implant and suppress infection until union. *J Orthop Trauma.* 2007;21(7):503–505.
88. Ebraheim NA, Elgafy H, Xu R. Bone-graft harvesting from iliac and fibular donor sites: techniques and complications. *J Am Acad Orthop Surg.* 2001;9(3):210–218.
89. Elbatrawy Y, Fayed M. Deformity correction with an external fixator: ease of use and accuracy? *Orthopedics.* 2009;32(2):82.
90. Elster EA, Stojadinovic A, Forsberg J, et al. Extracorporeal shock wave therapy for nonunion of the tibia. *J Orthop Trauma.* 2010;24(3):133–141.
91. Escalas F, DeWald RL. Combined traumatic arteriovenous fistula and ureteral injury: a complication of iliac bone-grafting. *J Bone Joint Surg Am.* 1977;59(2):270–271.
92. Esterhai J, Alavi A, Mandell GA, et al. Sequential technetium-99 m/gallium-67 scintigraphic evaluation of subclinical osteomyelitis complicating fracture nonunion. *J.Orthop. Res.* 1985;3(2):219–225.
93. Esterhai JL Jr, Brighton CT, Heppenstall RB, et al. Detection of synovial pseudarthrosis by 99mTc scintigraphy: application to treatment of traumatic nonunion with constant direct current. *Clin.Orthop.Relat Res.* 1981;(161):15–23.
94. Evans CH. Gene therapy for bone healing. *Expert Rev Mol Med.* 2010;12:e18.
95. Evans RP, Nelson CL. Gentamicin-impregnated polymethylmethacrylate beads compared with systemic antibiotic therapy in the treatment of chronic osteomyelitis. *Clin Orthop Relat Res.* 1993;(295):37–42.
96. Fang MA, Frost PJ, Iida-Klein A, et al. Effects of nicotine on cellular function in UMR 106-01 osteoblast-like cells. *Bone.* 1991;12(4):283–286.
97. Feng LJ, Price DC, Mathes SJ, et al. Dynamic properties of blood flow and leukocyte mobilization in infected flaps. *World J Surg.* 1990;14(6):796–803.
98. Finkemeier CG, Schmidt AH, Kyle RF, et al. A prospective, randomized study of intramedullary nails inserted with and without reaming for the treatment of open and closed fractures of the tibial shaft. *J Orthop Trauma.* 2000;14(3):187–193.
99. Finnan RP, Prayson MJ, Goswami T, et al. Use of the Reamer-Irrigator-Aspirator for bone graft harvest: A mechanical comparison of three starting points in cadaveric femurs. *J Orthop Trauma.* 2010;24(1):36–41.
100. Fisher J, Wood MB. Experimental comparison of bone revascularization by musculocutaneous and cutaneous flaps. *Plast Reconstr Surg.* 1987;79(1):81–90.
101. Frankel VH. Results of prescription use of pulse ultrasound therapy in fracture management. *Surg Technol Int.* 1998;VII:389–393.
102. Friedenberg ZB, Brighton CT. Bioelectric potentials in bone. *J Bone Joint Surg Am.* 1966;48(5):915–923.
103. Friedlaender GE. Osteogenic protein-1 in treatment of tibial nonunions: current status. *Surg Technol Int.* 2004;13:249–252.
104. Friedlaender GE, Perry CR, Cole JD, et al. Osteogenic protein-1 (bone morphogenetic protein-7) in the treatment of tibial nonunions. *J Bone Joint Surg Am.* 2001;83-A Suppl 1(Pt 2):S151–S158.
105. Friedrich B, Klaue P. Mechanical stability and post-traumatic osteitis: an experimental evaluation of the relation between infection of bone and internal fixation. *Injury.* 1977; 9(1):23–29.
106. Frolke JP, Nulend JK, Semeins CM, et al. Viable osteoblastic potential of cortical reamings from intramedullary nailing. *J Orthop Res.* 2004;22(6):1271–1275.
107. Funk JR, Hale JE, Carmines D, et al. Biomechanical evaluation of early fracture healing in normal and diabetic rats. *J Orthop Res.* 2000;18(1):126–132.
108. Gafni Y, Pelled G, Zilberman Y, et al. Gene therapy platform for bone regeneration using an exogenously regulated, AAV-2-based gene expression system. *Mol Ther.* 2004; 9(4):587–595.
109. Gandhi A, Liporace F, Azad V, et al. Diabetic fracture healing. *Foot Ankle Clin.* 2006;11(4):805–824.
110. Gao K, Gao W, Huang J, et al. Treatment of surgical neck nonunions of the humerus with locked plate and autologous fibular strut graft. *Med Princ Pract.* 2012;21(5):483–487.
111. Garg NK, Gaur S, Sharma S. Percutaneous autogenous bone marrow grafting in 20 cases of ununited fracture. *Acta Orthop Scand.* 1993;64(6):671–672.
112. Garrison KR, Donell S, Ryder J, et al. Clinical effectiveness and cost-effectiveness of bone morphogenetic proteins in the non-healing of fractures and spinal fusion: a systematic review. *Health Technol Assess.* 2007;11(30):1–150.
113. Gebauer D, Mayr E, Orthner E. Nonunions treated by pulsed low-intensity ultrasound. *J Orthop Trauma.* 2000;14(2):154–154.
114. Gerner P, O'Connor JP. Impact of analgesia on bone fracture healing. *Anesthesiology.* 2008;108(3):349–350.
115. Gerstenfeld LC, Cullinane DM, Barnes GL, et al. Fracture healing as a post-natal developmental process: molecular, spatial, and temporal aspects of its regulation. *J Cell Biochem.* 2003;88(5):873–884.
116. Gerstenfeld LC, Thiede M, Seibert K, et al. Differential inhibition of fracture healing by non-selective and cyclooxygenase-2 selective non-steroidal anti-inflammatory drugs. *J Orthop Res.* 2003;21(4):670–675.
117. Giannotti S, Bottai V, Dell'osso G, et al. Atrophic femoral nonunion successfully treated with teriparatide. *Eur J Orthop Surg Traumatol.* 2013;23(Suppl 2):S291–S294.
118. Giannoudis PV, Dinopoulos HT. Autologous bone graft: when shall we add growth factors? *Foot Ankle Clin.* 2010;15(4):597–609.
119. Giannoudis PV, Kanakaris NK, Dimitriou R, et al. The synergistic effect of autograft and BMP-7 in the treatment of atrophic nonunions. *Clin Orthop Relat Res.* 2009;467:3239–3248.
120. Giannoudis PV, MacDonald DA, Matthews SJ, et al. Nonunion of the femoral diaphysis. The influence of reaming and non-steroidal anti-inflammatory drugs. *J Bone Joint Surg Br.* 2000;82(5):655–658.
121. Gitelis S, Brebach GT. The treatment of chronic osteomyelitis with a biodegradable antibiotic-impregnated implant. *J Orthop Surg (Hong Kong).* 2002;10(1):53–60.
122. Glassman SD, Alegre G, Carreon L, et al. Perioperative complications of lumbar instrumentation and fusion in patients with diabetes mellitus. *Spine J.* 2003;3(6):496–501.
123. Goel A, Sangwan SS, Siwach RC, et al. Percutaneous bone marrow grafting for the treatment of tibial non-union. *Injury.* 2005;36(1):203–206.
124. Goh SK, Yang KY, Koh JS, et al. Subtrochanteric insufficiency fractures in patients on alendronate therapy: a caution. *J Bone Joint Surg Br.* 2007;89(3):349–353.
125. Goldstein C, Sprague S, Petrisor BA. Electrical stimulation for fracture healing: current evidence. *J Orthop Trauma.* 2010;24(Suppl 1):S62–S65.
126. Goodship AE, Cunningham JL, Kenwright J. Strain rate and timing of stimulation in mechanical modulation of fracture healing. *Clin Orthop Relat Res.* 1998;355(Suppl):S105–S115.
127. Gossling HR, Bernstein RA, Abbott J. Treatment of ununited tibial fractures: a comparison of surgery and pulsed electromagnetic fields (PEMF). *Orthopedics.* 1992;15(6):711–719.
128. Govender S, Csimma C, Genant HK, et al. Recombinant human bone morphogenetic protein-2 for treatment of open tibial fractures: a prospective, controlled, randomized study of four hundred and fifty patients. *J Bone Joint Surg Am.* 2002;84-A(12):2123–2134.
129. Greenwald AS, Boden SD, Goldberg VM, et al. Bone-graft substitutes: facts, fictions, and applications. *J Bone Joint Surg Am.* 2001;83-A(Suppl 2 Pt 2):98–103.
130. Gristina AG. Biomaterial-centered infection: microbial adhesion versus tissue integration. *Science.* 1987;237(4822):1588–1595.
131. Gristina AG, Naylor PT, Myrvik QN. Mechanisms of musculoskeletal sepsis. *Orthop Clin North Am.* 1991;22(3):363–371.
132. Gruber R, Koch H, Doll BA, et al. Fracture healing in the elderly patient. *Exp Gerontol.* 2006;41(11):1080–1093.
133. Guarniero R, Barros Filho TE, Tannuri U, et al. Study of fracture healing in protein malnutrition. *Rev Paul Med.* 1992;110(2):63–68.
134. Rosen H. Treatment of nonunion. In: Chapman WM, ed. *Operative Orthopaedics.* Philadelphia, PA: Lippincott-Raven; 1988:489–509.
135. Rosen H. Nonunion and malunion. In: Browner BD, Levine AM, Jupiter JB, eds. *Skeletal Trauma.* Philadelphia, PA: WB Saunders; 1998:501–541.
136. Hadjiargyrou M, McLeod K, Ryaby JP, et al. Enhancement of fracture healing by low intensity ultrasound. *Clin Orthop Relat Res.* 1998;355(Suppl):S216–S229.
137. Haidukewych GJ. Salvage of failed treatment of femoral neck fractures. *Instr Course Lect.* 2009;58:83–90.
138. Haidukewych GJ, Springer BD, Jacofsky DJ, et al. Total knee arthroplasty for salvage of failed internal fixation or nonunion of the distal femur. *J Arthroplasty.* 2005;20(3):344–349.
139. Hak DJ, Lee SS, Goulet JA. Success of exchange reamed intramedullary nailing for femoral shaft nonunion or delayed union. *J Orthop Trauma.* 2000;14(3):178–182.
140. Hammer TO, Wieling R, Green JM, et al. Effect of re-implanted particles from intramedullary reaming on mechanical properties and callus formation. A laboratory study. *J Bone Joint Surg Br.* 2007;89(11):1534–1538.
141. Han CS, Wood MB, Bishop AT, et al. Vascularized bone transfer. *J Bone Joint Surg Am.* 1992;74(10):1441–1449.
142. Hardes J, von Eiff C, Streitbuerger A, et al. Reduction of periprosthetic infection with silver-coated megaprostheses in patients with bone sarcoma. *J Surg Oncol.* 2010; 101(5):389–395.
143. Harrison WJ, Lewis CP, Lavy CB. Open fractures of the tibia in HIV positive patients: a prospective controlled single-blind study. *Injury.* 2004;35(9):852–856.
144. Hauck RM, Skahen J 3rd, Palmer AK. Classification and treatment of ulnar styloid nonunion. *J Hand Surg Am.* 1996;21(3):418–422.
145. Heckman JD, Ryaby JP, McCabe J, et al. Acceleration of tibial fracture-healing by non-invasive, low-intensity pulsed ultrasound. *J.Bone Joint Surg.Am.* 1994;76(1):26–34.
146. Heckman JD, Sarasohn-Kahn J. The economics of treating tibia fractures. The cost of delayed unions. *Bull Hosp Jt Dis.* 1997;56(1):63–72.
147. Hernandez RK, Do TP, Critchlow CW, et al. Patient-related risk factors for fracture-healing complications in the United Kingdom General Practice Research Database. *Acta Orthop.* 2012;83(6):653–660.
148. Hernigou J, Schuind F. Smoking as a predictor of negative outcome in diaphyseal fracture healing. *Int Orthop.* 2013;37(5):883–887.
149. Hernigou P, Mathieu G, Poignard A, et al. Percutaneous autologous bone-marrow grafting for nonunions. Surgical technique. *J Bone Joint Surg Am.* 2006;88(Suppl 1 Pt 2):322–327.
150. Hernigou P, Poignard A, Beaujean F, et al. Percutaneous autologous bone-marrow grafting for nonunions. Influence of the number and concentration of progenitor cells. *J Bone Joint Surg Am.* 2005;87(7):1430–1437.
151. Hierholzer C, Sama D, Toro JB, et al. Plate fixation of ununited humeral shaft fractures: effect of type of bone graft on healing. *J Bone Joint Surg Am.* 2006;88(7):1442–1447.
152. Hoegel F, Mueller CA, Peter R, et al. Bone debris: dead matter or vital osteoblasts. *J Trauma.* 2004;56(2):363–367.
153. Holl S, Schlomberg A, Gosheger G, et al. Distal femur and proximal tibia replacement with megaprosthesis in revision knee arthroplasty: a limb-saving procedure. *Knee Surg Sports Traumatol Arthrosc.* 2012;20:2513–2518.
154. Hsiao CW, Wu CC, Su CY, et al. Exchange nailing for aseptic tibial shaft nonunion: emphasis on the influence of a concomitant fibulotomy. *Chang Gung Med J.* 2006;29(3):283–290.
155. Huang HK, Chiang CC, Hung SH, et al. The role of autologous bone graft in surgical treatment of hypertrophic nonunion of midshaft clavicle fractures. *J Chin Med Assoc.* 2012;75(5):216–220.
156. Ikeda K, Tomita K, Hashimoto F, et al. Long-term follow-up of vascularized bone grafts for the reconstruction of tibial nonunion: evaluation with computed tomographic scanning. *J Trauma.* 1992;32(6):693–697.
157. Inan M, Karaoglu S, Cilli F, et al. Treatment of femoral nonunions by using cyclic compression and distraction. *Clin Orthop Relat Res.* 2005;(436):222–228.
158. Jani MM, Ricci WM, Borrelli J Jr, et al. A protocol for treatment of unstable ankle fractures using transarticular fixation in patients with diabetes mellitus and loss of protective sensibility. *Foot Ankle Int.* 2003;24(11):838–844.

159. Johnson EE, Urist MR, Finerman GA. Bone morphogenetic protein augmentation grafting of resistant femoral nonunions. *Clin Orthop.* 1988;230:257–265.
160. Johnson EE, Urist MR, Finerman GA. Repair of segmental defects of the tibia with cancellous bone grafts augmented with human bone morphogenetic protein. *Clin Orthop.* 1988;236:249–257.
161. Johnson EE, Urist MR, Finerman GA. Resistant nonunions and partial or complete segmental defects of long bones. *Clin Orthop.* 1992;277:229–237.
162. Joist A, Schult M, Frerichmann U, et al. [A new irrigation-suction boring system facilities low-pressure intramedullary boring of isolated swine femurs]. *Unfallchirurg.* 2003;106(10):874–880.
163. Joist A, Schult M, Ortmann C, et al. Rinsing-suction reamer attenuates intramedullary pressure increase and fat intravasation in a sheep model. *J Trauma.* 2004;57(1):146–151.
164. Jones AL, Bucholz RW, Bosse MJ, et al. Recombinant human BMP-2 and allograft compared with autogenous bone graft for reconstruction of diaphyseal tibial fractures with cortical defects. A randomized, controlled trial. *J Bone Joint Surg Am.* 2006;88(7):1431–1441.
165. Jones KB, Maiers-Yelden KA, Marsh JL, et al. Ankle fractures in patients with diabetes mellitus. *J.Bone Joint Surg.Br.* 2005;87(4):489–495.
166. Judet PR, Patel A. Muscle pedicle bone grafting of long bones by osteoperiosteal decortication. *Clin Orthop Relat Res.* 1972;87:74–80.
167. Jun X, Chang-Qing Z, Kai-Gang Z, et al. Modified free vascularized fibular grafting for the treatment of femoral neck nonunion. *J Orthop Trauma.* 2010;24(4):230–235.
168. Kabata T, Tsuchiya H, Sakurakichi K, et al. Reconstruction with distraction osteogenesis for juxta-articular nonunions with bone loss. *J Trauma.* 2005;58(6):1213–1222.
169. Keating JF, Simpson AH, Robinson CM. The management of fractures with bone loss. *J Bone Joint Surg Br.* 2005;87(2):142–150.
170. Kellam JF. Early results of the Sunnybrook experience with locked intramedullary nailing. *Orthopedics.* 1985;8(11):1387–1388.
171. Kempf I, Grosse A, Lafforgue D. [Combined Kuntscher nailing and screw fixation (author's transl)]. *Rev Chir Orthop Reparatrice Appar Mot.* 1978;64(8):635–651.
172. Kettunen J, Makela EA, Turunen V, et al. Percutaneous bone grafting in the treatment of the delayed union and non-union of tibial fractures. *Injury.* 2002;33(3):239–245.
173. Kishimoto KN, Watanabe Y, Nakamura H, et al. Ectopic bone formation by electroporatic transfer of bone morphogenetic protein-4 gene. *Bone.* 2002;31(2):340–347.
174. Kocaoglu M, Eralp L, Sen C, et al. Management of stiff hypertrophic nonunions by distraction osteogenesis: a report of 16 cases. *J Orthop Trauma.* 2003;17(8):543–548.
175. Koester MC, Spindler KP. NSAIDs and fracture healing: what's the evidence? *Curr Sports Med Rep.* 2005;4(6):289–290.
176. Kontakis GM, Papadokostakis GM, Alpantaki K, et al. Intramedullary nailing for non--union of the humeral diaphysis: a review. *Injury.* 2006;37(10):953–960.
177. Krannitz KW, Fong HW, Fallat LM, et al. The effect of cigarette smoking on radiographic bone healing after elective foot surgery. *J Foot Ankle Surg.* 2009;48(5):525–527.
178. Kristiansen TK, Ryaby JP, McCabe J, et al. Accelerated healing of distal radial fractures with the use of specific, low-intensity ultrasound. A multicenter, prospective, randomized, double-blind, placebo-controlled study. *J Bone Joint Surg Am.* 1997;79(7):961–973.
179. Kurz LT, Garfin SR, Booth RE Jr. Harvesting autogenous iliac bone grafts. A review of complications and techniques. *Spine (Phila Pa 1976).* 1989;14(12):1324–1331.
180. Kyro A, Usenius JP, Aarnio M, et al. Are smokers a risk group for delayed healing of tibial shaft fractures? *Ann Chir Gynaecol.* 1993;82(4):254–262.
181. Lamb RH. Posterolateral bone graft for nonunion of the tibia. *Clin Orthop Relat Res.* 1969;64:114–120.
182. Lammens J, Bauduin G, Driesen R, et al. Treatment of nonunion of the humerus using the Ilizarov external fixator. *Clin Orthop Relat Res.* 1998;(353):223–230.
183. Leduc S, Ricci WM. Treatment of infection after fracture fixation. Opinion: two-stage protocol: treatment of nonunion after treatment of infection. *J Orthop Trauma.* 2007;21(7):505–506.
184. Lee M, Song HK, Yang KH. Clinical outcomes of autogenous cancellous bone grafts obtained through the portal for tibial nailing. *Injury.* 2012;43(7):1118–1123.
185. Lefaivre KA, Guy P, O'Brien PJ, et al. Leading 20 at 20: top cited articles and authors in the Journal of Orthopaedic Trauma, 1987–2007. *J Orthop Trauma.* 2010;24(1):53–58.
186. Lenart BA, Lorich DG, Lane JM. Atypical fractures of the femoral diaphysis in postmenopausal women taking alendronate. *N Engl J Med.* 2008;358(12):1304–1306.
187. Leung KS, Lee WS, Tsui HF, et al. Complex tibial fracture outcomes following treatment with low-intensity pulsed ultrasound. *Ultrasound Med Biol.* 2004;30(3):389–395.
188. Li JZ, Hankins GR, Kao C, et al. Osteogenesis in rats induced by a novel recombinant helper-dependent bone morphogenetic protein-9 (BMP-9) adenovirus. *J Gene Med.* 2003;5(9):748–756.
189. Liodakis E, Liodaki E, Krettek C, et al. Can the viability of a nonunion be evaluated using SPECT/CT? A preliminary retrospective study. *Technol Health Care.* 2011;19(2):103–108.
190. Loeffler BJ, Kellam JF, Sims SH, et al. Prospective observational study of donor-site morbidity following anterior iliac crest bone-grafting in orthopaedic trauma reconstruction patients. *J Bone Joint Surg Am.* 2012;94:1649–1654.
191. Lowe JA, Della Rocca GJ, Murtha Y, et al. Complications associated with negative pressure reaming for harvesting autologous bone graft: a case series. *J Orthop Trauma.* 2009;24(1):46–52.
192. Lui TH. Endoscopic excision of symptomatic nonunion of anterior calcaneal process. *J Foot Ankle Surg.* 2011;50(4):476–479.
193. Lynch JR, Taitsman LA, Barei DP, et al. Femoral nonunion: risk factors and treatment options. *J Am Acad Orthop Surg.* 2008;16(2):88–97.
194. Macey LR, Kana SM, Jingushi S, et al. Defects of early fracture-healing in experimental diabetes. *J Bone Joint Surg Am.* 1989;71(5):722–733.
195. MacKenzie EJ, Bosse MJ, Kellam JF, et al. Factors influencing the decision to amputate or reconstruct after high-energy lower extremity trauma. *J Trauma.* 2002;52(4):641–649.
196. Mahaluxmivala J, Nadarajah R, Allen PW, et al. Ilizarov external fixator: acute shortening and lengthening versus bone transport in the management of tibial non-unions. *Injury.* 2005;36(5):662–668.
197. Mandt PR, Gershuni DH. Treatment of nonunion of fractures in the epiphyseal-metaphyseal region of long bones. *J Orthop Trauma.* 1987;1(2):141–151.
198. Mariconda M, Cozzolino F, Cozzolino A, et al. Platelet gel supplementation in long bone nonunions treated by external fixation. *J Orthop Trauma.* 2008;22(5):342–345.
199. Marsh D. Concepts of fracture union, delayed union, and nonunion. *Clin Orthop Relat Res.* 1998;355(Suppl):S22–S30.
200. Marti RK, Schuller HM, Raaymakers ELF. Intertrochanteric osteotomy for Nonunion of the femoral neck. *J Bone Joint Surg [Br].* 1989;71-B(5):782–787.
201. Masquelet AC, Fitoussi F, Begue T, et al. [Reconstruction of the long bones by the induced membrane and spongy autograft]. *Ann Chir Plast Esthet.* 2000;45(3):346–353.
202. Mathes SJ, Alpert BS, Chang N. Use of the muscle flap in chronic osteomyelitis: experimental and clinical correlation. *Plast Reconstr Surg.* 1982;69(5):815–829.
203. Matsushita T, Watanabe Y. Chipping and lengthening technique for delayed unions and nonunions with shortening or bone loss. *J Orthop Trauma.* 2007;21(6):404–406.
204. Mayr E, Frankel V, Ruter A. Ultrasound–an alternative healing method for nonunions? *Arch Orthop Trauma Surg.* 2000;120(1–2):1–8.
205. McCall TA, Brokaw DS, Jelen BA, et al. Treatment of large segmental bone defects with reamer-irrigator-aspirator bone graft: technique and case series. *Orthop Clin North Am.* 2009;41(1):63–73; table of contents.
206. McKee M. Aseptic nonunion. In: Ruedi TP, Murphy W, eds. *AO Principles of Fracture Management.* Stuttgart and New York: Georg Thieme Vercal; 2000:748–762.
207. McKee MD. Recombinant human bone morphogenic protein-7: applications for clinical trauma. *J Orthop Trauma.* 2005;19(10 Suppl):S26–S28.
208. McKee MD, DiPasquale DJ, Wild LM, et al. The effect of smoking on clinical outcome and complication rates following Ilizarov reconstruction. *J Orthop Trauma.* 2003;17(10):663–667.
209. McKee MD, Li-Bland EA, Wild LM, et al. A prospective, randomized clinical trial comparing an antibiotic-impregnated bioabsorbable bone substitute with standard antibiotic-impregnated cement beads in the treatment of chronic osteomyelitis and infected nonunion. *J Orthop Trauma.* 2010;24(8):483–490.
210. McKee MD, Wild LM, Schemitsch EH, et al. The use of an antibiotic-impregnated, osteoconductive, bioabsorbable bone substitute in the treatment of infected long bone defects: early results of a prospective trial. *J Orthop Trauma.* 2002;16(9):622–627.
211. Megas P. Classification of non-union. *Injury.* 2005;36(Suppl 4):S30–S37.
212. Mollon B, da Silva V, Busse JW, et al. Electrical stimulation for long-bone fracture-healing: a meta-analysis of randomized controlled trials. *J Bone Joint Surg Am.* 2008;90(11):2322–2330.
213. Morrey BF, Adams RA. Semiconstrained elbow replacement for distal humeral nonunion. *J Bone Joint Surg Br.* 1995;77(1):67–72.
214. Moutsatsos IK, Turgeman G, Zhou S, et al. Exogenously regulated stem cell-mediated gene therapy for bone regeneration. *Mol Ther.* 2001;3(4):449–461.
215. Murnaghan M, Li G, Marsh DR. Nonsteroidal anti-inflammatory drug-induced fracture nonunion: an inhibition of angiogenesis? *J Bone Joint Surg Am.* 2006;88(Suppl 3):140–147.
216. Nadkarni B, Srivastav S, Mittal V, et al. Use of locking compression plates for long bone nonunions without removing existing intramedullary nail: review of literature and our experience. *J Trauma.* 2008;65(2):482–486.
217. Nauth A, Miclau T 3rd, Li R, et al. Gene therapy for fracture healing. *J Orthop Trauma.* 2010;24(Suppl 1):S17–S24.
218. Nelson FR, Brighton CT, Ryaby J, et al. Use of physical forces in bone healing. *J Am Acad Orthop Surg.* 2003;11(5):344–354.
219. Nepola JV, Seabold JE, Marsh JL, et al. Diagnosis of infection in ununited fractures. Combined imaging with indium-111-labeled leukocytes and technetium-99 m methylene diphosphonate. *J Bone Joint Surg Am.* 1993;75(12):1816–1822.
220. Neviaser AS, Lane JM, Lenart BA, et al. Low-energy femoral shaft fractures associated with alendronate use. *J Orthop Trauma.* 2008;22(5):346–350.
221. Newman JT, Stahel PF, Smith WR, et al. A new minimally invasive technique for large volume bone graft harvest for treatment of fracture nonunions. *Orthopedics.* 2008;31(3):257–261.
222. Nho SJ, Helfet DL, Rozbruch SR. Temporary intentional leg shortening and deformation to facilitate wound closure using the Ilizarov/Taylor spatial frame. *J Orthop Trauma.* 2006;20(6):419–424.
223. Niikura T, Miwa M, Lee SY, et al. Technique to prepare the bed for autologous bone grafting in nonunion surgery. *Orthopedics.* 2012;35(6):491–495.
224. Nolte PA, van der KA, Patka P, et al. Low-intensity pulsed ultrasound in the treatment of nonunions. *J Trauma.* 2001;51(4):693–702.
225. Norris TR, Green A, McGuigan FX. Late prosthetic shoulder arthroplasty for displaced proximal humerus fractures. *J Shoulder Elbow Surg.* 1995;4(4):271–280.
226. Ochsner PE, Hailemariam S. Histology of osteosynthesis associated bone infection. *Injury.* 2006;37(Suppl 2):S49–S58.
227. Odvina CV, Zerwekh JE, Rao DS, et al. Severely suppressed bone turnover: a potential complication of alendronate therapy. *J Clin Endocrinol Metab.* 2005;90(3):1294–1301.
228. Oh JK, Bae JH, Oh CW, et al. Treatment of femoral and tibial diaphyseal nonunions using reamed intramedullary nailing without bone graft. *Injury.* 2008;39(8):952–959.
229. Ohtsuka H, Yokoyama K, Higashi K, et al. Use of antibiotic-impregnated bone cement nail to treat septic nonunion after open tibial fracture. *J Trauma.* 2002;52(2):364–366.
230. Oteo-Alvaro A, Moreno E. Atrophic humeral shaft nonunion treated with teriparatide (rh PTH 1–34): a case report. *J Shoulder Elbow Surg.* 2010;19(7):e22–e28.
231. O'Toole RV, Castillo RC, Pollak AN, et al. Determinants of patient satisfaction after severe lower-extremity injuries. *J Bone Joint Surg Am.* 2008;90(6):1206–1211.
232. Otter MW, McLeod KJ, Rubin CT. Effects of electromagnetic fields in experimental fracture repair. *Clin Orthop Relat Res.* 1998;355(Suppl):S90–S104.
233. Owoola AM, Odunubi OO, Yinusa Y, et al. Proximal tibial metaphysis: its reliability as a donor site for grafting. *West Afr J Med.* 2010;29(6):403–407.
234. Paley D. Treatment of tibial nonunion and bone loss with the Ilizarov technique. *Instr Course Lect.* 1990;39:185–197.
235. Paley D, Catagni MA, Argnani F, et al. Ilizarov treatment of tibial nonunions with bone loss. *Clin Orthop Relat Res.* 1989;(241):146–165.
236. Paley D, Herzenberg JE. Intramedullary infections treated with antibiotic cement rods: preliminary results in nine cases. *J Orthop Trauma.* 2002;16(10):723–729.
237. Paley D, Maar DC. Ilizarov bone transport treatment for tibial defects. *J Orthop Trauma.* 2000;14(2):76–85.
238. Papagelopoulos PJ, Morrey BF. Treatment of nonunion of olecranon fractures. *J Bone Joint Surg Br.* 1994;76(4):627–635.
239. Papakostidis C, Psyllakis I, Vardakas D, et al. Femoral-shaft fractures and nonunions treated with intramedullary nails: the role of dynamisation. *Injury.* 2011;42(11):1353–1361.
240. Parvizi J, Parpura V, Greenleaf JF, et al. Calcium signaling is required for ultrasound-stimulated aggrecan synthesis by rat chondrocytes. *J Orthop Res.* 2002;20(1):51–57.
241. Patel AA, Ricci WM, McDonald DJ, et al. Treatment of periprosthetic femoral shaft nonunion. *J Arthroplasty.* 2006;21(3):435–442.

242. Pauwels F. Der Schenkelhalsbruch: Ein mechanisches problem. Stuttgart: Ferdinand Enke Verlag; 1935.
243. Pelissier P, Masquelet AC, Bareille R, et al. Induced membranes secrete growth factors including vascular and osteoinductive factors and could stimulate bone regeneration. J Orthop Res. 2004;22(1):73–79.
244. Perry AC, Prpa B, Rouse MS, et al. Levofloxacin and trovafloxacin inhibition of experimental fracture-healing. Clin Orthop Relat Res. 2003;(414):95–100.
245. Perry CR. Bone repair techniques, bone graft, and bone graft substitutes. Clin Orthop Relat Res. 1999;(360):71–86.
246. Peterson B, Whang PG, Iglesias R, et al. Osteoinductivity of commercially available demineralized bone matrix. Preparations in a spine fusion model. J Bone Joint Surg Am. 2004;86-A(10):2243–2250.
247. Peterson B, Zhang J, Iglesias R, et al. Healing of critically sized femoral defects, using genetically modified mesenchymal stem cells from human adipose tissue. Tissue Eng. 2005;11(1–2):120–129.
248. Phieffer LS, Goulet JA. Delayed unions of the tibia. J Bone Joint Surg Am. 2006;88(1):206–216.
249. Piepkorn B, Kann P, Forst T, et al. Bone mineral density and bone metabolism in diabetes mellitus. Horm Metab Res. 1997;29(11):584–591.
250. Pietrogrande L, Raimondo E. Teriparatide in the treatment of non-unions: Scientific and clinical evidences. Injury. 2013;44(Suppl 1):S54–S57.
251. Pihlajamaki HK, Salminen ST, Bostman OM. The treatment of nonunions following intramedullary nailing of femoral shaft fractures. J Orthop Trauma. 2002;16(6):394–402.
252. Polyzois VD, Papakostas I, Stamatis ED, et al. Current concepts in delayed bone union and non-union. Clin Podiatr Med Surg. 2006;23(2):445–453.
253. Porchet F, Jaques B. Unusual complications at iliac crest bone graft donor site: experience with two cases. Neurosurgery. 1996;39(4):856–859.
254. Porter RM, Liu F, Pilapil C, et al. Osteogenic potential of reamer irrigator aspirator (RIA) aspirate collected from patients undergoing hip arthroplasty. J Orthop Res. 2009;27(1):42–49.
255. Pountos I, Georgouli T, Blokhuis TJ, et al. Pharmacological agents and impairment of fracture healing: what is the evidence? Injury. 2008;39(4):384–394.
256. Pratt DJ, Papagiannopoulos G, Rees PH, et al. The effects of medullary reaming on the torsional strength of the femur. Injury. 1987;18(3):177–179.
257. Qiang Z, Jun PZ, Jie XJ, et al. Use of antibiotic cement rod to treat intramedullary infection after nailing: preliminary study in 19 patients. Arch Orthop Trauma Surg. 2007;127(10):945–951.
258. Raisz LG. Prostaglandins and bone: physiology and pathophysiology. Osteoarthritis Cartilage. 1999;7(4):419–421.
259. Rawool NM, Goldberg BB, Forsberg F, et al. Power Doppler assessment of vascular changes during fracture treatment with low-intensity ultrasound. J Ultrasound Med. 2003;22(2):145–153.
260. Reid RL. Hernia through an iliac bone-graft donor site. A case report. J Bone Joint Surg Am. 1968;50(4):757–760.
261. Ricci WM, Bellabarba C, Evanoff B, et al. Retrograde versus antegrade nailing of femoral shaft fractures. J Orthop Trauma. 2001;15(3):161–169.
262. Ricci WM, Haidukewych GJ. Periprosthetic femoral fractures. Instr Course Lect. 2009;58:105–115.
263. Ricci WM, Loftus T, Cox C, et al. Locked plates combined with minimally invasive insertion technique for the treatment of periprosthetic supracondylar femur fractures above a total knee arthroplasty. J Orthop Trauma. 2006;20(3):190–196.
264. Ricci WMS, P.N.;McAndrew CM;Gardner MJ. If Treatment of Nonunions With ICBG Works, Adding BMP-2 Must Work Better—Right or Wrong? Orthopaedic Trauma Association Annual Meeting. October 3–6, 2012, 2012; Minneapolis, MN.
265. Richmond J, Colleran K, Borens O, et al. Nonunions of the distal tibia treated by reamed intramedullary nailing. J Orthop Trauma. 2004;18(9):603–610.
266. Ring D, Kloen P, Kadzielski J, et al. Locking compression plates for osteoporotic nonunions of the diaphyseal humerus. Clin Orthop Relat Res. 2004;(425):50–54.
267. Ristiniemi J, Lakovaara M, Flinkkila T, et al. Staged method using antibiotic beads and subsequent autografting for large traumatic tibial bone loss: 22 of 23 fractures healed after 5–20 months. Acta Orthop. 2007;78(4):520–527.
268. Ritchie JD, Shaver JC, Anderson RB, et al. Excision of symptomatic nonunions of proximal fifth metatarsal avulsion fractures in elite athletes. Am J Sports Med. 2011;39(11):2466–2469.
269. Robinson CM, Court-Brown CM, McQueen MM, et al. Estimating the risk of nonunion following nonoperative treatment of a clavicular fracture. J Bone Joint Surg Am. 2004;86-A(7):1359–1365.
270. Rozbruch SR, Pugsley JS, Fragomen AT, et al. Repair of tibial nonunions and bone defects with the Taylor Spatial Frame. J Orthop Trauma. 2008;22(2):88–95.
271. Rubin C, Bolander M, Ryaby JP, et al. The use of low-intensity ultrasound to accelerate the healing of fractures. J Bone Joint Surg Am. 2001;83-A(2):259–270.
272. Ruch DS, Papadonikolakis A. Resection of the scaphoid distal pole for symptomatic scaphoid nonunion after failed previous surgical treatment. J Hand Surg Am. 2006;31(4):588–593.
273. Ryaby JJ, Bachner EJ, Bendo JA, et al. Low intensity pulsed ultrasound increases calcium incorporation in both differentiating cartilage and bone cell cultures. Trans Orthop Res Soc. 1989;14:15–15.
274. Ryaby JT, Matthew J, Duarte-Alves P. Low intensity pulsed ultrasound affects adenylate cyclase activity and TGF-b synthesising osteoblastic cells. Orthop Res Soc Trans. 1992;17:590.
275. Ryzewicz M, Morgan SJ, Linford E, et al. Central bone grafting for nonunion of fractures of the tibia: a retrospective series. J Bone Joint Surg Br. 2009;91(4):522–529.
276. Sabharwal S, Rozbruch SR. What's new in limb lengthening and deformity correction. J Bone Joint Surg Am. 2011;93(24):2323–2332.
277. Safoury YA, Atteya MR. Treatment of post-infection nonunion of the supracondylar humerus with Ilizarov external fixator. J Shoulder Elbow Surg. 2011;20(6):873–879.
278. Sala F, Thabet AM, Castelli F, et al. Bone transport for postinfectious segmental tibial bone defects with a combined ilizarov/taylor spatial frame technique. J Orthop Trauma. 2011;25(3):162–168.
279. Salibian AH, Anzel SH, Salyer WA. Transfer of vascularized grafts of iliac bone to the extremities. J Bone Joint Surg Am. 1987;69(9):1319–1327.
280. Salkeld SL, Patron LP, Barrack RL, et al. The effect of osteogenic protein-1 on the healing of segmental bone defects treated with autograft or allograft bone. J Bone Joint Surg Am. 2001;83-A(6):803–816.
281. Sanchez-Sotelo J. Distal humeral nonunion. Instr Course Lect. 2009;58:541–548.
282. Sarmiento A, Burkhalter WE, Latta LL. Functional bracing in the treatment of delayed union and nonunion of the tibia. Int Orthop. 2003;27(1):26–29.
283. Schaden W, Fischer A, Sailler A. Extracorporeal shock wave therapy of nonunion or delayed osseous union. Clin Orthop Relat Res. 2001;(387):90–94.
284. Schelstraete K, Daneels F, Obrie E. Technetium-99m-diphosphonate, gallium-67 and labeled leukocyte scanning techniques in tibial nonunion. Acta Orthop Belg. 1992;58(Suppl 1):168–172.
285. Schenk R. Histology of Fracture Repair and Nonunion. Bulletin of the Swiss Association for Study of Internal Fixation, Bern, Swiss Association for Study of Internal Fixation. 1978.
286. Schmidmaier G, Herrmann S, Green J, et al. Quantitative assessment of growth factors in reaming aspirate, iliac crest, and platelet preparation. Bone. 2006;39(5):1156–1163.
287. Schmitz MA, Finnegan M, Natarajan R, et al. Effect of smoking on tibial shaft fracture healing. Clin Orthop Relat Res. 1999;(365):184–200.
288. Schmokel HG, Weber FE, Seiler G, et al. Treatment of nonunions with nonglycosylated recombinant human bone morphogenetic protein-2 delivered from a fibrin matrix. Vet Surg. 2004;33(2):112–118.
289. Schottle PB, Werner CM, Dumont CE. Two-stage reconstruction with free vascularized soft tissue transfer and conventional bone graft for infected nonunions of the tibia: 6 patients followed for 1.5 to 5 years. Acta Orthop. 2005;76(6):878–883.
290. Schult M, Kuchle R, Hofmann A, et al. Pathophysiological advantages of rinsing-suction-reaming (RSR) in a pig model for intramedullary nailing. J Orthop Res. 2006;24(6):1186–1192.
291. Scott G, King JB. A prospective, double-blind trial of electrical capacitive coupling in the treatment of non-union of long bones. J Bone Joint Surg Am. 1994;76(6):820–826.
292. Seabold JE, Nepola JV, Conrad GR, et al. Detection of osteomyelitis at fracture nonunion sites: comparison of two scintigraphic methods. AJR Am J Roentgenol. 1989;152(5):1021–1027.
293. Sears BW, Lazarus MD. Arthroscopically assisted percutaneous fixation and bone grafting of a glenoid fossa fracture nonunion. Orthopedics. 2012;35(8):e1279–e1282.
294. Seide K, Aljudaibi M, Weinrich N, et al. Telemetric assessment of bone healing with an instrumented internal fixator: a preliminary study. J Bone Joint Surg Br. 2012;94(3):398–404.
295. Seidenberg AB, An YH. Is there an inhibitory effect of COX-2 inhibitors on bone healing? Pharmacol Res. 2004;50(2):151–156.
296. Selhi HS, Mahindra P, Yamin M, et al. Outcome in patients with an infected nonunion of the long bones treated with a reinforced antibiotic bone cement rod. J Orthop Trauma. 2012;26(3):184–188.
297. Sen MK, Miclau T. Autologous iliac crest bone graft: should it still be the gold standard for treating nonunions? Injury. 2007;38(Suppl 1):S75–S80.
298. Shane E, Burr D, Ebeling PR, et al. Atypical subtrochanteric and diaphyseal femoral fractures: report of a task force of the American Society for Bone and Mineral Research. J Bone Miner Res. 2010;25(11):2267–2294.
299. Shen HC, Peng H, Usas A, et al. Structural and functional healing of critical-size segmental bone defects by transduced muscle-derived cells expressing BMP4. J Gene Med. 2004;6(9):984–991.
300. Sheyn D, Kimelman-Bleich N, Pelled G, et al. Ultrasound-based nonviral gene delivery induces bone formation in vivo. Gene Ther. 2008;15(4):257–266.
301. Shibuya N, Humphers JM, Fluhman BL, et al. Factors associated with nonunion, delayed union, and malunion in foot and ankle surgery in diabetic patients. J Foot Ankle Surg. 2013;52(2):207–211.
302. Shinsako K, Okui Y, Matsuda Y, et al. Effects of bead size and polymerization in PMMA bone cement on vancomycin release. Biomed Mater Eng. 2008;18(6):377–385.
303. Silber JS, Anderson DG, Daffner SD, et al. Donor site morbidity after anterior iliac crest bone harvest for single-level anterior cervical discectomy and fusion. Spine (Phila Pa 1976). 2003;28(2):134–139.
304. Sim R, Liang TS, Tay BK. Autologous marrow injection in the treatment of delayed and non-union in long bones. Singapore Med J. 1993;34(5):412–417.
305. Simpson JM, Ebraheim NA, An HS, et al. Posterolateral bone graft of the tibia. Clin Orthop Relat Res. 1990;(251):200–206.
306. Smith MA, Jones EA, Strachan RK, et al. Prediction of fracture healing in the tibia by quantitative radionuclide imaging. J Bone Joint Surg Br. 1987;69(3):441–447.
307. Smith TK. Prevention of complications in orthopedic surgery secondary to nutritional depletion. Clin Orthop Relat Res. 1987;(222):91–97.
308. Song HR, Cho SH, Koo KH, et al. Tibial bone defects treated by internal bone transport using the Ilizarov method. Int Orthop. 1998;22(5):293–297.
309. Sringari T, Jain UK, Sharma VD. Role of valgus osteotomy and fixation by double-angle blade plate in neglected displaced intracapsular fracture of neck of femur in younger patients. Injury. 2005;36(5):630–634.
310. Stafford P, Norris B. Reamer-irrigator-aspirator as a bone graft harvester. Tech Foot Ankle Surg. 2007;6(2):100–107.
311. Stafford PR, Norris BL. Reamer-irrigator-aspirator bone graft and bi Masquelet technique for segmental bone defect nonunions: a review of 25 cases. Injury. 2010;41(Suppl 2):S72–S77.
312. Starman JS, Bosse MJ, Cates CA, et al. Recombinant human bone morphogenetic protein-2 use in the off-label treatment of nonunions and acute fractures: a retrospective review. J Trauma Acute Care Surg. 2012;72(3):676–681.
313. Stavlas P, Polyzois D. Septic arthritis of the major joints of the lower limb after periarticular external fixation application: are conventional safe corridors enough to prevent it? Injury. 2005;36(2):239–247.
314. Streubel PN, Desai P, Suk M. Comparison of RIA and conventional reamed nailing for treatment of femur shaft fractures. Injury. 2010;41(Suppl 2):S51–S56.
315. Sturmer KM, Schuchardt W. [New aspects of closed intramedullary nailing and marrow cavity reaming in animal experiments. II. Intramedullary pressure in marrow cavity reaming (author's transl)]. Unfallheilkunde. 1980;83(7):346–352.
316. Summers BN, Eisenstein SM. Donor site pain from the ilium. A complication of lumbar spine fusion. J Bone Joint Surg Br. 1989;71(4):677–680.
317. Takemoto RC, Fajardo M, Kirsch T, et al. Quantitative assessment of the bone morphogenetic protein expression from alternate bone graft harvesting sites. J Orthop Trauma. 2010;24(9):564–566.
318. Taylor J. Delayed union and nonunion of fractures. In: Crenshaw A, ed. Campbell's Operative Orthopedics. St. Louis: Mosby; 1992:1287–1345.

319. Thonse R, Conway J. Antibiotic cement-coated interlocking nail for the treatment of infected nonunions and segmental bone defects. *J Orthop Trauma.* 2007;21(4):258-268.
320. Thoresen BO, Alho A, Ekeland A, et al. Interlocking intramedullary nailing in femoral shaft fractures. A report of forty-eight cases. *J Bone Joint Surg Am.* 1985;67(9):1313-1320.
321. Tomic S, Bumbasirevic M, Lesic A, et al. Modification of the Ilizarov external fixator for aseptic hypertrophic nonunion of the clavicle: an option for treatment. *J Orthop Trauma.* 2006;20(2):122-128.
322. Tressler MA, Richards JE, Sofianos D, et al. Bone morphogenetic protein-2 compared to autologous iliac crest bone graft in the treatment of long bone nonunion. *Orthopedics.* 2011;34(12):e877-e884.
323. Ueng SW, Lin SS, Wang CR, et al. Bone healing of tibial lengthening is delayed by cigarette smoking: study of bone mineral density and torsional strength on rabbits. *J Trauma.* 1999;46(1):110-115.
324. Urist MR, Silverman BF, Buring K, et al. The bone induction principle. *Clin Orthop Relat Res.* 1967;53:243-283.
325. Vaccaro AR, Patel T, Fischgrund J, et al. A pilot safety and efficacy study of OP-1 putty (rhBMP-7) as an adjunct to iliac crest autograft in posterolateral lumbar fusions. *Eur Spine J.* 2003;12(5):495-500.
326. Vaccaro AR, Patel T, Fischgrund J, et al. A 2-year follow-up pilot study evaluating the safety and efficacy of op-1 putty (rhbmp-7) as an adjunct to iliac crest autograft in posterolateral lumbar fusions. *Eur Spine J.* 2005;14(7):623-629.
327. Vaishya R, Singh AP, Hasija R, et al. Treatment of resistant nonunion of supracondylar fractures femur by megaprosthesis. *Knee Surg Sports Traumatol Arthrosc.* 2011;19(7):1137-1140.
328. Valchanou VD, Michailov P. High energy shock waves in the treatment of delayed and nonunion of fractures. *Int Orthop.* 1991;15(3):181-184.
329. van Wunnik BP, Weijers PH, van Helden SH, et al. Osteoporosis is not a risk factor for the development of nonunion: A cohort nested case-control study. *Injury.* 2011;42(12):1491-1494.
330. Veillette CJ, McKee MD. Growth factors–BMPs, DBMs, and buffy coat products: are there any proven differences amongst them? *Injury.* 2007;38(Suppl 1):S38-S48.
331. Verbruggen JP, Stapert JW. Failure of reamed nailing in humeral non-union: an analysis of 26 patients. *Injury.* 2005;36(3):430-438.
332. Vogel J, Hopf C, Eysel P, et al. Application of extracorporeal shock-waves in the treatment of pseudarthrosis of the lower extremity. Preliminary results. *Arch Orthop Trauma Surg.* 1997;116(8):480-483.
333. Wang K, Edwards E. Intramedullary skeletal kinetic distractor in the treatment of leg length discrepancy–a review of 16 cases and analysis of complications. *J Orthop Trauma.* 2012;26(9):e138-e144.
334. Wang SJ, Lewallen DG, Bolander ME, et al. Low intensity ultrasound treatment increases strength in a rat femoral fracture model. *J Orthop Res.* 1994;12(1):40-47.
335. Watanabe Y, Matsushita T, Bhandari M, et al. Ultrasound for fracture healing: current evidence. *J Orthop Trauma.* 2010;24(Suppl 1):S56-S61.
336. Weiland AJ. Current concepts review: vascularized free bone transplants. *J Bone Joint Surg Am.* 1981;63(1):166-169.
337. Wenisch S, Trinkaus K, Hild A, et al. Human reaming debris: a source of multipotent stem cells. *Bone.* 2005;36(1):74-83.
338. Weresh MJ, Hakanson R, Stover MD, et al. Failure of exchange reamed intramedullary nails for ununited femoral shaft fractures. *J Orthop Trauma.* 2000;14(5):335-338.
339. Westrich GH, Geller DS, O'Malley MJ, et al. Anterior iliac crest bone graft harvesting using the corticocancellous reamer system. *J Orthop Trauma.* 2001;15(7):500-506.
340. Whelan DB, Bhandari M, Stephen D, et al. Development of the radiographic union score for tibial fractures for the assessment of tibial fracture healing after intramedullary fixation. *J Trauma.* 2010;68(3):629-632.
341. White PF, Kehlet H, Liu S. Perioperative analgesia: what do we still know? *Anesth Analg.* 2009;108(5):1364-1367.
342. Wildemann B, Kadow-Romacker A, Haas NP, et al. Quantification of various growth factors in different demineralized bone matrix preparations. *J Biomed Mater Res A.* 2007;81(2):437-442.
343. Wilkins RM, Kelly CM. The effect of allomatrix injectable putty on the outcome of long bone applications. *Orthopedics.* 2003;26(5 Suppl):s567-s570.
344. Williams JL. Ultrasonic wave propagation in cancellous and cortical bone: prediction of some experimental results by Biot's theory. *J Acoust Soc Am.* 1992;91(2):1106-1112.
345. Wu CC, Chen WJ. Healing of 56 segmental femoral shaft fractures after locked nailing. Poor results of dynamization. *Acta Orthop Scand.* 1997;68(6):537-540.
346. Wu CC, Shih CH, Chen WJ, et al. High success rate with exchange nailing to treat a tibial shaft aseptic nonunion. *J Orthop Trauma.* 1999;13(1):33-38.
347. Wu CC, Shih CH. Effect of dynamization of a static interlocking nail on fracture healing. *Can J Surg.* 1993;36(4):302-306.
348. Wu CC. Exchange nailing for aseptic nonunion of femoral shaft: a retrospective cohort study for effect of reaming size. *J Trauma.* 2007;63(4):859-865.
349. Wu CC. Retrograde dynamic locked nailing for femoral supracondylar nonunions after plating. *J Trauma.* 2009;66(1):195-199.
350. Wu CC. Single-stage surgical treatment of infected nonunion of the distal tibia. *J Orthop Trauma.* 2011;25(3):156-161.
351. Wu CC. The effect of dynamization on slowing the healing of femur shaft fractures after interlocking nailing. *J Trauma.* 1997;43(2):263-267.
352. Yang JS, Otero J, McAndrew CM, et al. Can tibial nonunion be predicted at 3 months after intramedullary nailing? *J Orthop Trauma.* 2013;27:599-603.
353. Yang KH, Kim JR, Park J. Nonisthmal femoral shaft nonunion as a risk factor for exchange nailing failure. *J Trauma Acute Care Surg.* 2012;72(2):E60-E64.
354. Yang KH, Parvizi J, Wang SJ, et al. Exposure to low-intensity ultrasound increases aggrecan gene expression in a rat femur fracture model. *J Orthop Res.* 1996;14(5):802-809.
355. Yang RS, Lin WL, Chen YZ, et al. Regulation by ultrasound treatment on the integrin expression and differentiation of osteoblasts. *Bone.* 2005;36(2):276-283.
356. Ye J, Zheng Q. Augmentative locking compression plate fixation for the management of long bone nonunion after intramedullary nailing. *Arch Orthop Trauma Surg.* 2012;132(7):937-940.
357. Younger EM, Chapman MW. Morbidity at bone graft donor sites. *J Orthop Trauma.* 1989;3(3):192-195.
358. Zelle BA, Gollwitzer H, Zlowodzki M, et al. Extracorporeal shock wave therapy: current evidence. *J Orthop Trauma.* 2010;24(Suppl 1):S66-S70.
359. Zhang B, Chiu KY, Wang M. Hip arthroplasty for failed internal fixation of intertrochanteric fractures. *J Arthroplasty.* 2004;19(3):329-333.
360. Zheng LW, Ma L, Cheung LK. Changes in blood perfusion and bone healing induced by nicotine during distraction osteogenesis. *Bone.* 2008;43(2):355-361.
361. Zimmermann G, Moghaddam A, Wagner C, et al. [Clinical experience with bone morphogenetic protein 7 (BMP 7) in nonunions of long bones]. *Unfallchirurg.* 2006;109(7):528-537.
362. Ziran BH, Hendi P, Smith WR, et al. Osseous healing with a composite of allograft and demineralized bone matrix: adverse effects of smoking. *Am J Orthop (Belle Mead NJ).* 2007;36(4):207-209.
363. Ziran BH, Smith WR, Morgan SJ. Use of calcium-based demineralized bone matrix/allograft for nonunions and posttraumatic reconstruction of the appendicular skeleton: preliminary results and complications. *J Trauma.* 2007;63(6):1324-1328.

28

Princípios das consolidações viciosas

Mark R. Brinker
Daniel P. O'Connor

Avaliação 842
   Avaliação clínica 842
   Avaliação radiográfica 842
   Avaliação dos diversos tipos de deformidade 847

Tratamento 851
   Osteotomias 852
   Tratamento por tipo de deformidade 855
   Tratamento por localização da deformidade 858
   Tratamento por método 859

AVALIAÇÃO

Cada fratura viciosamente consolidada apresenta um conjunto único de deformidades ósseas. Deformidades são descritas em termos de anormalidades do comprimento, angulação, rotação e translação. A localização, a magnitude e a direção da deformidade completam a caracterização da consolidação viciosa. Uma avaliação apropriada permite que o cirurgião determine um plano terapêutico efetivo para a correção da deformidade.

Avaliação clínica

A avaliação tem início com a história clínica e com uma revisão de todos os registros clínicos disponíveis. A história deve incluir a data e o mecanismo de lesão da fratura inicial e todas as intervenções cirúrgicas e conservadoras subsequentes. A história também deve incluir descrições de infecções precedentes no osso e na ferida, e devem ser obtidos os resultados de culturas já feitas. Devem ser considerados todos os problemas clínicos e incapacitações já existentes antes da lesão, ou lesões associadas. Finalmente, deve ser documentado o atual nível de dor do paciente e suas limitações funcionais, além do uso de medicamentos.

Após a obtenção da história, faz-se o exame físico. Devem ser inspecionados a pele e os tecidos moles na zona de lesão, e será anotada a presença de drenagem ativa ou de formação de fístula.

O local da consolidação viciosa deve ser submetido a uma tensão manual, para que seja excluída a presença de movimento e o cirurgião possa avaliar a dor. Em uma fratura solidamente consolidada e com deformidade, a aplicação de tensão manual no local da consolidação viciosa não deve provocar dor. Se a dor for provocada por essa manobra, o cirurgião ortopédico deverá considerar a possibilidade de pseudartrose.

Deve ser efetuado um exame neurovascular do membro e a avaliação do movimento ativo e passivo das articulações proximal e distal ao local da consolidação viciosa. A redução do movimento em uma articulação adjacente a um local de consolidação viciosa pode alterar tanto o plano terapêutico como as expectativas para o resultado funcional final. Pacientes com uma consolidação viciosa periarticular podem também exibir uma deformidade fixa compensatória em uma articulação adjacente, que deve ser identificada para que seja incluída sua correção no plano terapêutico. A correção da consolidação viciosa sem atenção a uma deformidade articular compensatória resultará em um osso retilíneo com uma articulação mal orientada – e o resultado será um membro incapacitado. Nesses casos, o membro pode parecer alinhado, mas a avaliação radiográfica revelará a deformidade articular. Se o paciente não puder colocar a articulação na posição que acompanhe a deformidade no local de consolidação viciosa (p. ex., eversão da articulação subtalar em valgo, em presença de uma consolidação viciosa tibial em varo), a deformidade articular será fixa, necessitando de correção (Fig. 28.1).

Avaliação radiográfica

As radiografias simples da fratura original demonstram o tipo e gravidade da lesão óssea inicial. Radiografias simples subsequentes demonstram o estado do implante ortopédico (p. ex., frouxo, quebrado, subdimensionado) e também documentam a oportunidade da inserção ou remoção. O cirurgião deve avaliar a evolução da deformidade – por exemplo, gradual *versus* súbita.

Em seguida, são avaliadas as radiografias atuais. Para tanto, são utilizadas radiografias anteroposterior (AP) e perfil do osso envolvido, com inclusão das articulações proximal e distal, para avaliação dos eixos do osso envolvido; pode ser utilizada a mensuração manual em radiografias de rotina ou a medição assistida por computador em radiografias digitais, com precisão equiva-

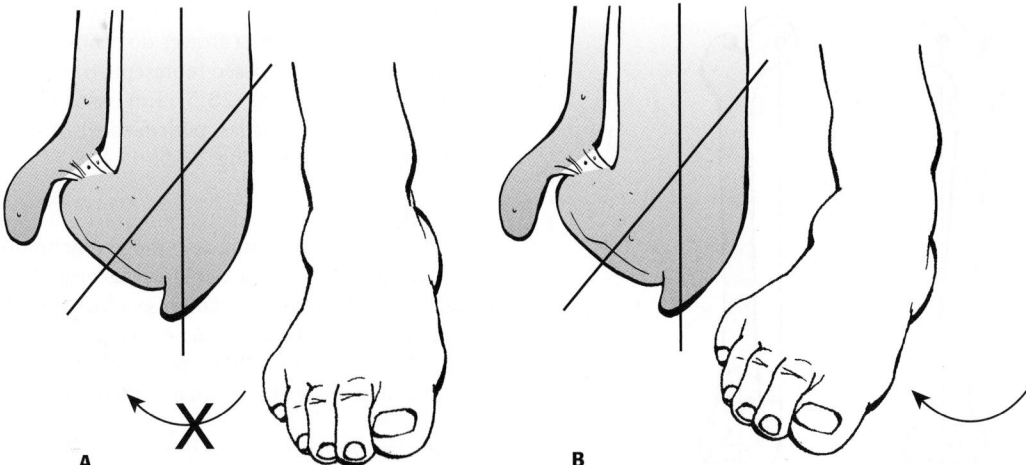

FIGURA 28.1 Uma deformidade angular nas proximidades de uma articulação pode resultar em uma deformidade compensatória em uma articulação vizinha. Por exemplo, deformidades do plano frontal da tíbia distal podem resultar em uma deformidade compensatória no plano frontal da articulação subtalar. A deformidade da articulação subtalar será fixa (**A**) se o pé do paciente não puder ser posicionado em paralelo com a deformidade da tíbia distal; ou flexível (**B**), se o pé puder ser posicionado paralelamente à deformidade da tíbia distal.

lente.[88,92,99] São obtidas radiografias (AP e lateral) bilaterais (51"), para deformidades do membro inferior, para a avaliação do alinhamento do membro (Fig. 28.2). Radiografias laterais em flexão/extensão podem ter utilidade para determinar o arco de movimento das articulações circunjacentes.

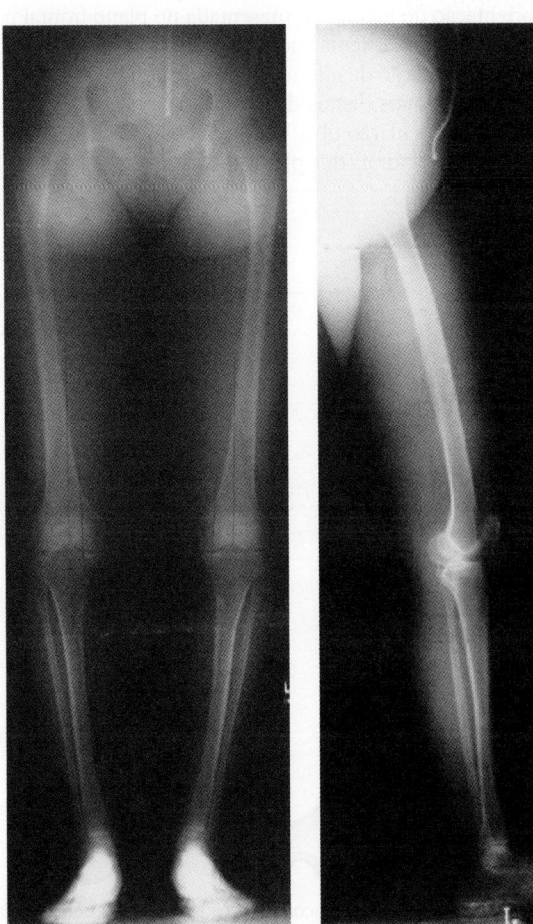

FIGURA 28.2 (**A**) Radiografia com alinhamento AP (51", bilateral, com sustentação de peso) e (**B**) radiografia com alinhamento lateral (51"), utilizadas na avaliação do alinhamento de membro inferior.

As radiografias atuais são utilizadas para documentar as seguintes características: alinhamento do membro, orientação da articulação, eixos anatômicos e centro de rotação da angulação (CRA). Na avaliação das deformidades, são utilizados valores normativos para as relações entre esses vários parâmetros.[14,78]

Alinhamento do membro

A avaliação do alinhamento do membro envolve a avaliação do eixo mecânico no plano frontal do membro inteiro, e não dos ossos considerados isoladamente.[35,45,47,76,77,91] No membro inferior, o eixo mecânico no plano frontal do membro inteiro é avaliado por meio da radiografia AP de alinhamento (51") com ortostatismo e com os pés apontados para frente (rotação neutra).[41,49,82]

O desvio do eixo mecânico (DEM) é medido como a distância entre o centro da articulação do joelho até a linha que conecta os centros articulares do quadril e do tornozelo. O centro da articulação do quadril se localiza no centro da cabeça do fêmur. O centro da articulação do joelho se situa a meio caminho da distância desde o nadir localizado entre as espinhas tibiais até o ápice da incisura intercondilar no fêmur. O centro da articulação do tornozelo é o centro do teto tibial.

Normalmente, o eixo mecânico do membro inferior situa-se de 1 a 15 mm medialmente ao centro da articulação do joelho (Fig. 28.3). Se o eixo mecânico do membro inferior se situar fora dessa faixa, a deformidade será descrita como DEM (Fig. 28.3). Se o eixo estiver mais de 15 mm medial será considerada uma deformidade em varo, se estiver mais que 1 mm lateral será uma deformidade em valgo.

Eixos anatômicos de osso longo

Os eixos anatômicos e mecânicos dos ossos longos são avaliados tanto no plano frontal (radiografias AP) como no plano sagital (radiografias laterais). Os eixos anatômicos são definidos pela linha que passa pelo centro da diáfise, acompanhando o comprimento ou segmento do osso. Para a identificação do eixo anatômico, o centro do diâmetro transversal da diáfise é identificado em vários pontos ao longo do osso ou segmento do osso. A linha que passa através desses pontos representa o eixo anatômico (Fig. 28.4).

Em um osso normal, o eixo anatômico é uma linha reta simples. Em um osso com consolidação viciosa e com angulação,

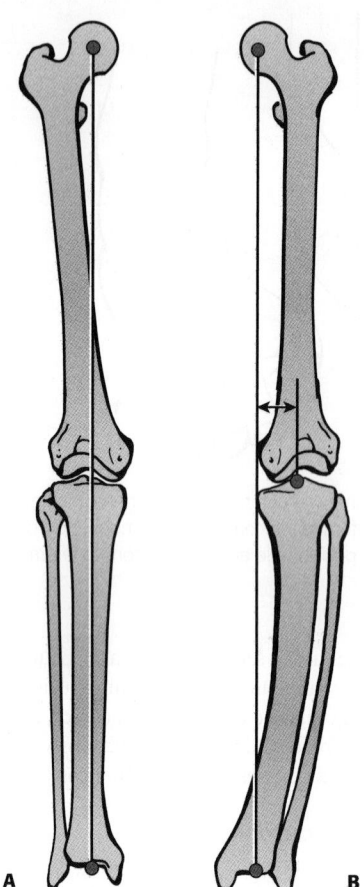

FIGURA 28.3 A. Eixo mecânico do membro inferior, que normalmente se situa entre 1 e 15 mm medialmente ao centro da articulação do joelho. **B.** Desvio medial do eixo mecânico, em que o eixo mecânico do membro inferior se situa a mais de 15 mm medialmente ao centro da articulação do joelho.

cada segmento ósseo pode ser definido por seu próprio eixo anatômico, em que uma linha através do centro do diâmetro da diáfise em cada segmento ósseo representa o respectivo eixo anatômico do segmento (Fig. 28.5). Em ossos com deformidades multiapicais ou combinadas, podem coexistir vários eixos anatômicos no mesmo plano (Fig. 28.5).

Eixos mecânicos

O eixo mecânico de um osso longo é definido como a linha que passa pelos centros articulares das articulações proximal e distal. Para que o eixo mecânico seja identificado em um osso longo, os centros articulares são conectados por uma linha (Fig. 28.6). O eixo mecânico do membro inferior inteiro foi descrito anteriormente, na seção "Alinhamento do membro".

Linhas de orientação articular

O termo "orientação articular" descreve a relação de uma articulação com os respectivos eixos anatômicos e mecânicos de um osso longo. As linhas de orientação articular são traçadas nas radiografias AP e laterais nos planos frontal e sagital, respectivamente.

A orientação do quadril pode ser avaliada de duas maneiras no plano frontal. A orientação articular da linha trocanter-cabeça femoral conecta a ponta do trocanter maior com o centro da articulação do quadril (o centro da cabeça femoral). A orientação articular da linha do colo femoral conecta o centro da articulação do quadril com uma série de pontos que bissectam o diâmetro do colo femoral.

A orientação do joelho é representada no plano frontal por linhas de orientação articular no fêmur distal e na tíbia proximal. A linha de orientação da articulação femoral distal é traçada para ligar os pontos mais distais dos côndilos femorais. A linha de orientação da articulação tibial proximal é traçada tangencialmente às linhas subcondrais dos platôs tibiais medial e lateral. O ân-

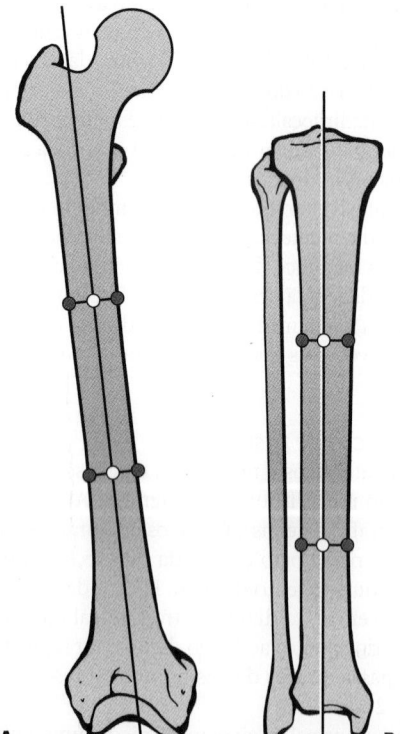

FIGURA 28.4 A. Eixo anatômico do fêmur. **B.** Eixo anatômico da tíbia.

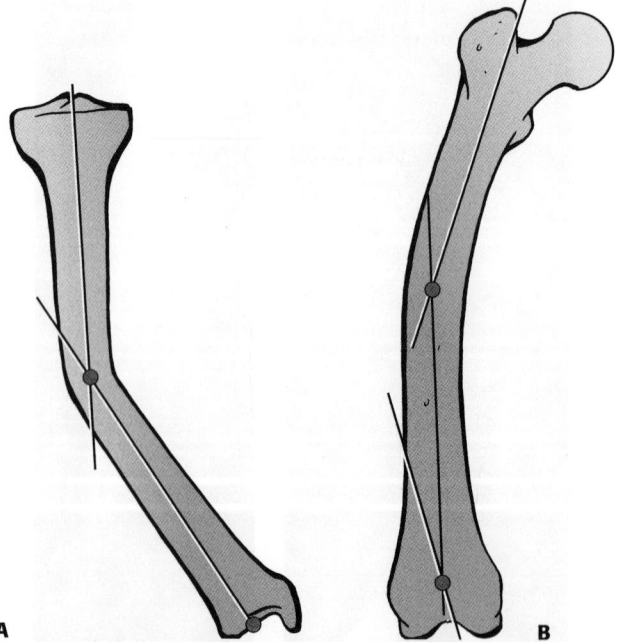

FIGURA 28.5 A. Fratura da tíbia com consolidação viciosa, com angulação, mostrando o eixo anatômico para cada segmento ósseo representado como uma linha através do centro do diâmetro dos respectivos segmentos diafisários. **B.** Fratura femoral com consolidação viciosa e com deformidade multiapical, exibindo vários eixos anatômicos no mesmo plano.

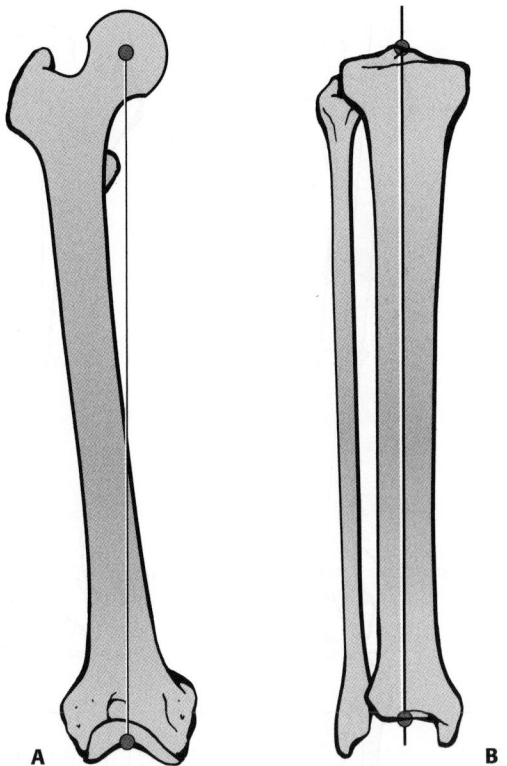

FIGURA 28.6 O eixo mecânico de um osso longo é definido como a linha que passa pelos centros articulares das articulações proximal e distal. **A.** Eixo mecânico do fêmur. **B.** Eixo mecânico da tíbia.

ral. A linha de orientação articular tibial proximal sagital é desenhada tangenciando as linhas subcondrais dos platôs tibiais.

A má orientação da articulação do joelho causa alinhamento vicioso do membro inferior, mas este (DEM fora da faixa normal) não se deve necessariamente à má orientação da articulação do joelho.

A orientação do tornozelo é representada, no plano frontal, por uma linha traçada através da linha subcondral do teto tibial. A orientação do tornozelo é representada, no plano sagital, por uma linha traçada através dos pontos mais distais da tíbia distal anterior e posterior.

Ângulos de orientação articular

A relação entre os eixos anatômicos ou os eixos mecânicos e as linhas de orientação articular pode ser descrita como representativa dos ângulos de orientação articular descritos, utilizando uma nomenclatura padronizada (Tab. 28.1 e Fig. 28.7).

Para traçar um ângulo de orientação articular no membro inferior, devemos começar traçando uma linha de orientação articular. Em seguida, devemos identificar o centro da articulação, pois esse ponto sempre se situará sobre o eixo mecânico e a linha de orientação articular. A linha do eixo mecânico do segmento do osso imediatamente adjacente à articulação pode então ser traçada utilizando qualquer de três métodos: (1) pelo uso do valor médio na população para o ângulo de orientação articular em questão; (2) pelo uso do ângulo de orientação articular do membro contralateral, assumindo sua normalidade; ou (3) pela extensão do eixo mecânico do osso vizinho.

Por exemplo, para traçar o ângulo do eixo mecânico femoral distal lateral (AmFDL) em um fêmur com deformidade no plano frontal, devem ser percorridas as seguintes etapas: 1) trace a linha de orientação articular femoral distal; 2) com início no centro articular, trace um AmFDL de 88° (valor médio normal para a população), que definirá o eixo mecânico do segmento femoral distal. Como alternativa, trace um AmFDL que mimetize o femoral distal contralateral (se normal); ou ainda, estenda o eixo mecânico da tíbia proximalmente (se a tíbia estiver normal) para definir o eixo mecânico femoral distal.

Centro de rotação da angulação (CRA)

A intersecção do eixo proximal com o eixo distal de um osso deformado é chamada CRA (Fig. 28.8), que é o ponto em torno do qual a deformidade pode ser girada, até que seja obtida

gulo entre as duas linhas de orientação articular do joelho é chamado ângulo de congruência da linha articular (ACLA), normalmente variando de 0° a 2° no ACLA medial (i. e., articulação do joelho em ligeiro varo). A ocorrência de um ACLA lateral de qualquer grau representa má orientação em valgo do joelho, e um ACLA medial de 3 ou mais graus representa má orientação em varo do joelho.

A orientação do joelho é representada, no plano sagital, por linhas de orientação articular no fêmur distal e na tíbia proximal. A linha de orientação articular femoral distal sagital é traçada através das junções anterior e posterior dos côndilos com a metáfise femo-

TABELA 28.1   Valores normais para ângulos de orientação das articulações no membro inferior

Osso – Plano		Componentes	Valor médio (em graus)	Variação normal (em graus)
Fêmur – frontal				
Ângulo anatômico femoral proximal medial	Eixo anatômico	Linha trocanter-cabeça	84	80-89
Ângulo mecânico femoral proximal lateral	Eixo mecânico	Linha trocanter-cabeça	90	85-95
Ângulo colo-diáfise	Eixo anatômico	Linha do colo femoral	130	124-136
Ângulo anatômico femoral distal lateral	Eixo anatômico	Linha de orientação articular femoral distal	81	79-83
Ângulo mecânico femoral distal lateral	Eixo mecânico	Linha de orientação articular femoral distal	88	85-90
Fêmur – Sagital				
Ângulo femoral distal posterior	Linha diafisária média	Linha de orientação articular femoral distal sagital	83	79-87
Tíbia – Frontal				
Ângulo tibial proximal medial	Eixo mecânico	Linha de orientação articular tibial proximal	87	85-90
Ângulo tibial distal lateral	Eixo mecânico	Linha de orientação articular tibial distal	89	88-92
Tíbia – Sagital				
Ângulo tibial proximal posterior	Linha diafisária média	Linha de orientação articular tibial proximal sagital	81	77-84
Ângulo tibial distal anterior	Linha diafisária média	Linha de orientação articular tibial distal sagital	80	78-82

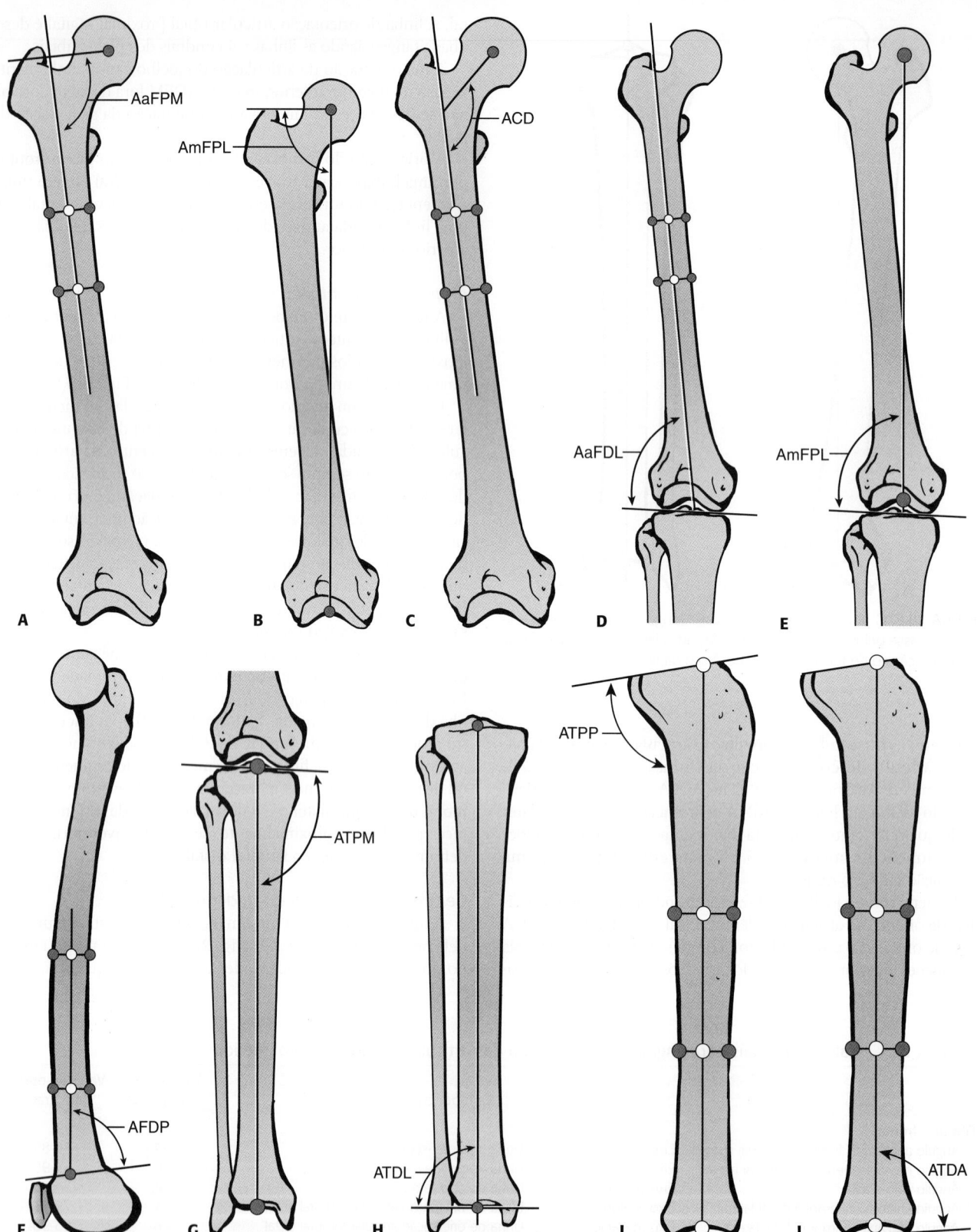

FIGURA 28.7 Ângulos de orientação articular. **A.** Ângulo anatômico femoral proximal medial (AaFPm). **B.** Ângulo mecânico femoral proximal lateral (AmFPL). **C.** Ângulo colo-diáfise (ACD). **D.** Ângulo anatômico femoral distal lateral (AaFDL). **E.** Ângulo mecânico femoral distal lateral (AmFDL). **F.** Ângulo femoral distal posterior (AFDP). **G.** Ângulo tibial proximal medial (ATPM). **H.** Ângulo tibial distal lateral (ATDL). **I.** Ângulo tibial proximal posterior (ATPP). **J.** Ângulo tibial distal anterior (ATDA).

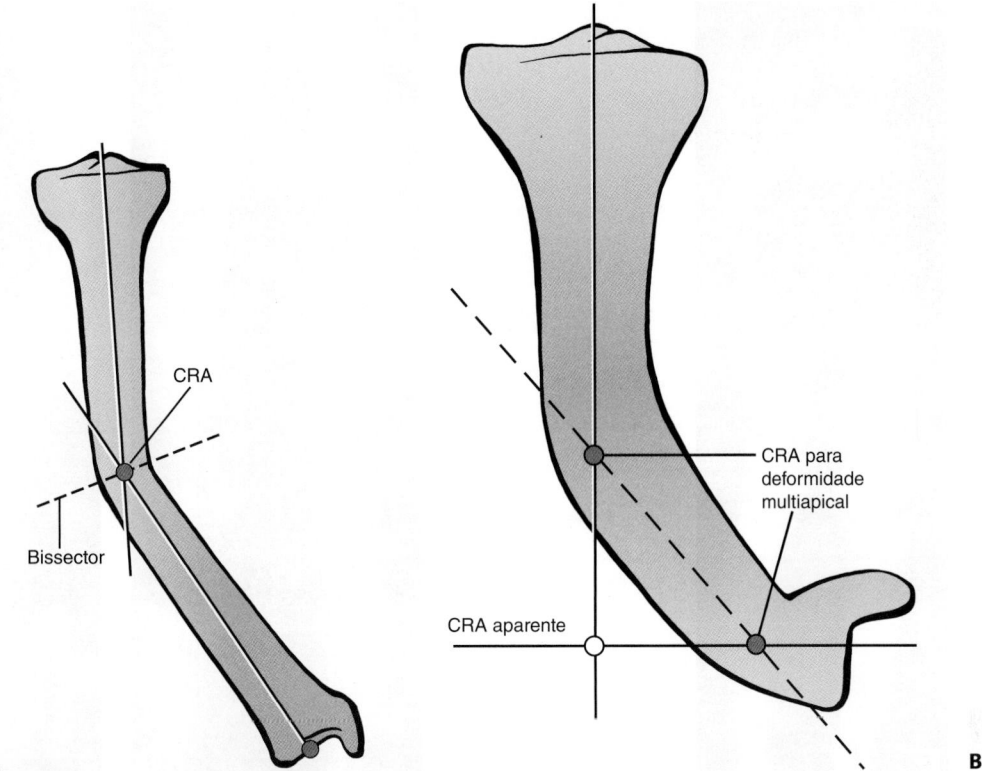

FIGURA 28.8 A. CRA e bissector para uma deformidade angular tibial em varo. **B.** Deformidade tibial multiapical, mostrando que o CRA aparente que une os eixos anatômicos proximal e distal (*linhas contínuas*) se situa fora do osso. Um terceiro eixo anatômico para o segmento médio (*linha tracejada*) mostra dois CRA para essa deformidade multiapical; os dois se situam dentro do osso.

a correção.[22,30,34,46,72,75-78,89] O ângulo formado pelos dois eixos no CRA é uma medida da deformidade angular no plano considerado. Podemos usar tanto o eixo anatômico como o eixo mecânico para identificar o CRA, mas esses eixos não podem ser confundidos. Em casos de consolidações viciosas diafisárias, os eixos anatômicos são os mais convenientes. Já para deformidades justa-articulares (metafisárias, epifisárias), o eixo mecânico do segmento curto é construída empregando um dos três métodos descritos.

Para definir o CRA, são identificados os eixos proximal e distal do osso; em seguida são avaliadas as orientações das articulações proximal e distal. Se a intersecção dos eixos proximal e distal se situar no ponto de deformidade óbvia no osso e se as orientações articulares estiverem normais, o ponto de intersecção é o CRA e a deformidade é uniapical (no plano respectivo). Se a intersecção dos eixos se situa fora do ponto de deformidade óbvia ou se qualquer das orientações articulares estiver anormal, deve existir um segundo CRA nesse plano e a deformidade é multiapical, ou existe uma deformidade translacional no plano, o que normalmente fica evidente na radiografia.

O CRA é utilizado no planejamento da correção cirúrgica de deformidades angulares. A correção da angulação mediante a rotação do osso em torno de um ponto na linha que bissecta o ângulo do CRA (o "bissector") assegura o realinhamento dos eixos anatômico e mecânico, sem que seja introduzida uma deformidade translacional iatrogênica.[34] O bissector é uma linha que passa pelo CRA, é a bissetriz do ângulo formado pelos eixos proximal e distal (Fig. 28.8).[78] A correção angular ao longo do bissector resulta em uma correção completa da deformidade, sem a introdução de deformidade translacional.[14,72,74,76,77] Todos os pontos situados no bissector podem ser considerados como CRA, porque a angulação em torno desses pontos resultará em realinhamento do osso deformado (ver "Tratamento – Osteotomias").

Devemos observar que a metade proximal do eixo mecânico para o fêmur e a porção do úmero proximal normalmente se situam fora do osso. Assim, o CRA que é identificado pelo uso do eixo mecânico do fêmur pode também se situar fora do osso, embora a deformidade possa ser uniapical. Por outro lado, se o CRA identificado pelo uso do eixo anatômico do fêmur ou do úmero, ou por qualquer eixo da tíbia, se situar fora do osso, então trata-se de uma deformidade multiapical (Fig. 28.8).

Avaliação dos diversos tipos de deformidade

Comprimento

As deformidades que envolvem o comprimento são o encurtamento e a superdistração, as quais se caracterizam por sua direção e magnitude. Essas deformidades são medidas de um centro articular a outro (em centímetros) sobre radiografias simples, e comparadas com o membro normal contralateral, utilizando um marcador radiográfico como correção para a ampliação (Fig. 28.9).[90] O encurtamento em seguida a uma lesão pode ser decorrente de perda de massa óssea (por causa da lesão ou do desbridamento) ou da sobreposição dos fragmentos fraturados consolidados. Uma superdistração por ocasião da fixação da fratura pode resultar em uma fratura consolidada com alongamento excessivo do osso.

Angulação

As deformidades que envolvem angulação caracterizam-se por sua magnitude e pela direção do ápice da angulação. Deformidades de angulação da diáfise estão frequentemente associadas a uma consoli-

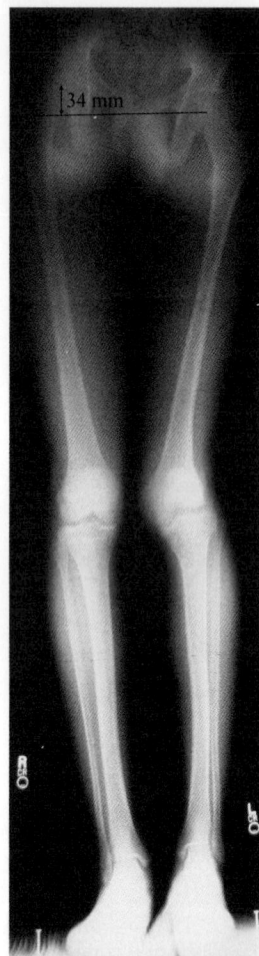

FIGURA 28.9 Radiografia panorâmica dos membros inferiores AP em 51", paciente em pé, revelando uma desigualdade de 34 mm no comprimento das pernas.

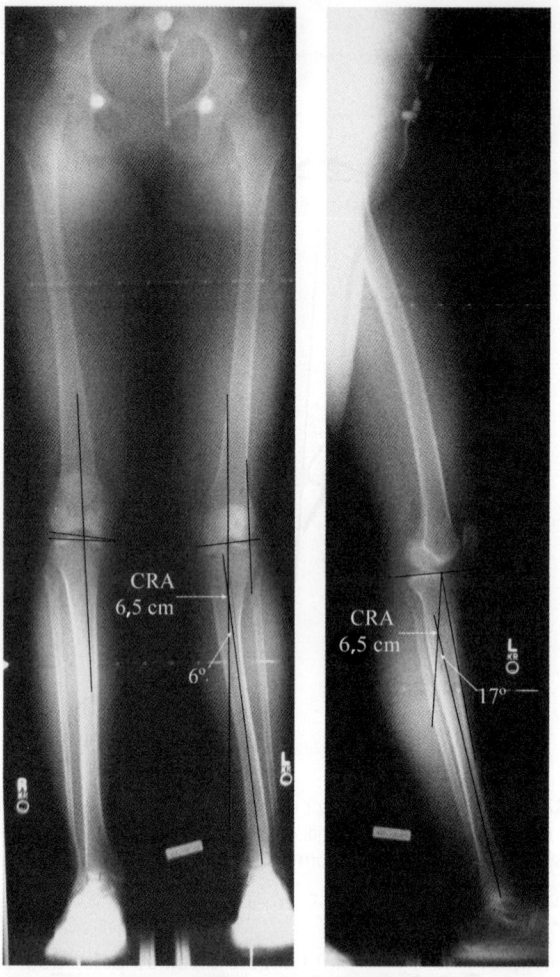

FIGURA 28.10 Essa mulher de 28 anos de idade se apresentou com queixas de que sua perna "se projetava", e que estava ocorrendo hiperextensão do joelho. **A.** A radiografia panorâmica dos membros inferiores AP em 51" revela o ápice da deformidade medial de 6° com o CRA 6,5 cm distal à linha de orientação da articulação tibial proximal. **B.** A radiografia panorâmica dos membros inferiores em perfil revela o ápice da deformidade posterior de 17° com um CRA 6,5 cm distal à linha de orientação da articulação tibial proximal. Essa paciente tinha uma deformidade angular no plano oblíquo, sem translação.

dação viciosa do membro (DEM), conforme foi descrito anteriormente. Deformidades de angulação da metáfise e da epífise (deformidades justa-articulares) podem ser difíceis de caracterizar. Deve ser medido o ângulo formado pela intersecção de uma linha de orientação articular e o eixo anatômico ou mecânico do osso deformado. Quando o ângulo formado diferir significativamente do membro normal contralateral (ou dos valores normais, quando o membro contralateral estiver anormal), estará presente uma deformidade justa-articular.[14,74,77] A identificação do CRA é a chave para a caracterização das deformidades angulares e para o planejamento de sua correção.

É simples caracterizar as deformidades angulares exclusivamente no plano frontal ou no plano sagital; a deformidade fica evidente apenas na radiografia AP ou lateral, respectivamente. Entretanto, se as radiografias AP e lateral tiverem uma angulação com CRA ao mesmo nível nas duas projeções, a orientação da deformidade angular estará em um plano oblíquo (Fig. 28.10). A caracterização da magnitude e da direção das deformidades no plano oblíquo pode ser computada com base nas medidas em radiografias AP e laterais, utilizando-se o método trigonométrico ou gráfico.[18,36,78] Pelo método trigonométrico, a magnitude de uma deformidade angular no plano oblíquo é

$$\text{magnitude oblíqua} = \tan^{-1}\sqrt{\tan^2(\text{magnitude frontal}) + \tan^2(\text{magnitude sagital})}$$

e a orientação (em relação ao plano frontal) de uma deformidade no plano oblíquo é

$$\text{orientação oblíqua} = \tan^{-1}\left[\frac{\tan(\text{magnitude sagital})}{\tan(\text{magnitude frontal})}\right]$$

Utilizando-se o método gráfico, a magnitude de uma deformidade angular no plano oblíquo é

$$\text{magnitude oblíqua} = \sqrt{(\text{magnitude frontal})^2 + (\text{magnitude sagital})^2}$$

e a orientação (em relação ao plano frontal) de uma deformidade no plano oblíquo é

$$\text{orientação oblíqua} = \tan^{-1}\left(\frac{\text{magnitude sagital}}{\text{magnitude frontal}}\right)$$

O método gráfico, baseado no teorema de Pitágoras, é uma aproximação do método trigonométrico exato. O erro de aproximação para deformidades angulares com o uso do método gráfico é inferior a 4°, a menos que as magnitudes nos planos frontal e sagital sejam, ambas, superiores a 45°.[14,46,72,74,76,77]

Quando o CRA está situado em um nível diferente nas radiografias AP e perfil, trata-se de uma deformidade translacional, além de uma deformidade angular (Fig. 28.11).

Uma deformidade multiapical é definida pela presença de mais de um CRA na radiografia AP e/ou lateral. Em uma deformidade multiapical sem translação, uma das articulações parecerá estar mal orientada com relação ao eixo anatômico do respectivo segmento. Com relação à deformidade multiapical, o eixo anatômico do segmento mais próximo da articulação com orientação defeituosa proporciona uma terceira linha que intersecta ambas as linhas existentes no osso. Essas intersecções são os locais dos vários CRA (Fig. 28.12).

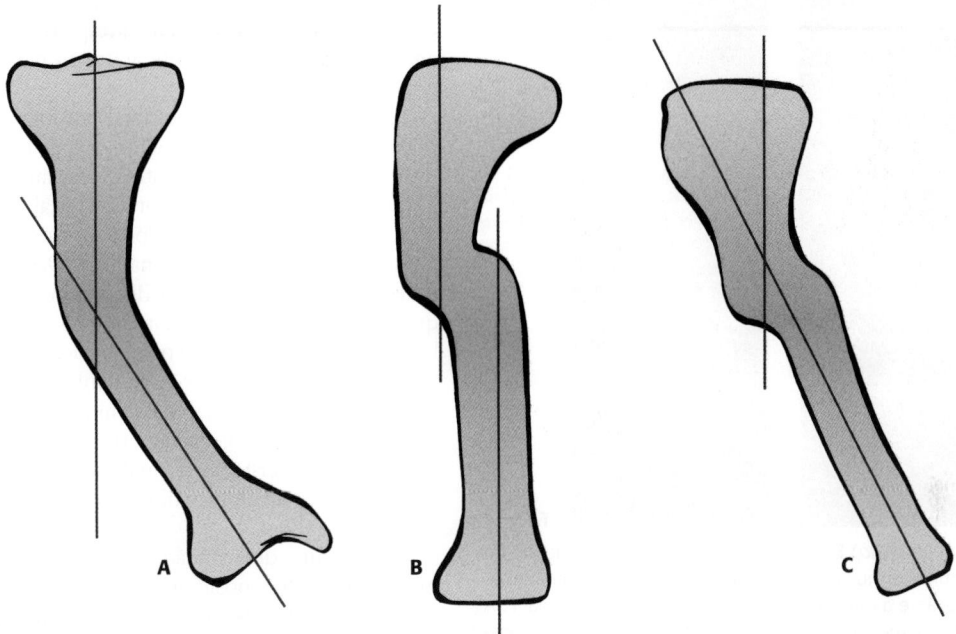

FIGURA 28.11 Projeções frontal (**A**) e sagital (**B**) de uma tíbia com deformidade angular-translacional. Observe que a deformidade angular está evidente apenas na projeção frontal, e que a deformidade translacional pode ser percebida apenas na projeção sagital. A projeção oblíqua (**C**) revela as duas deformidades.

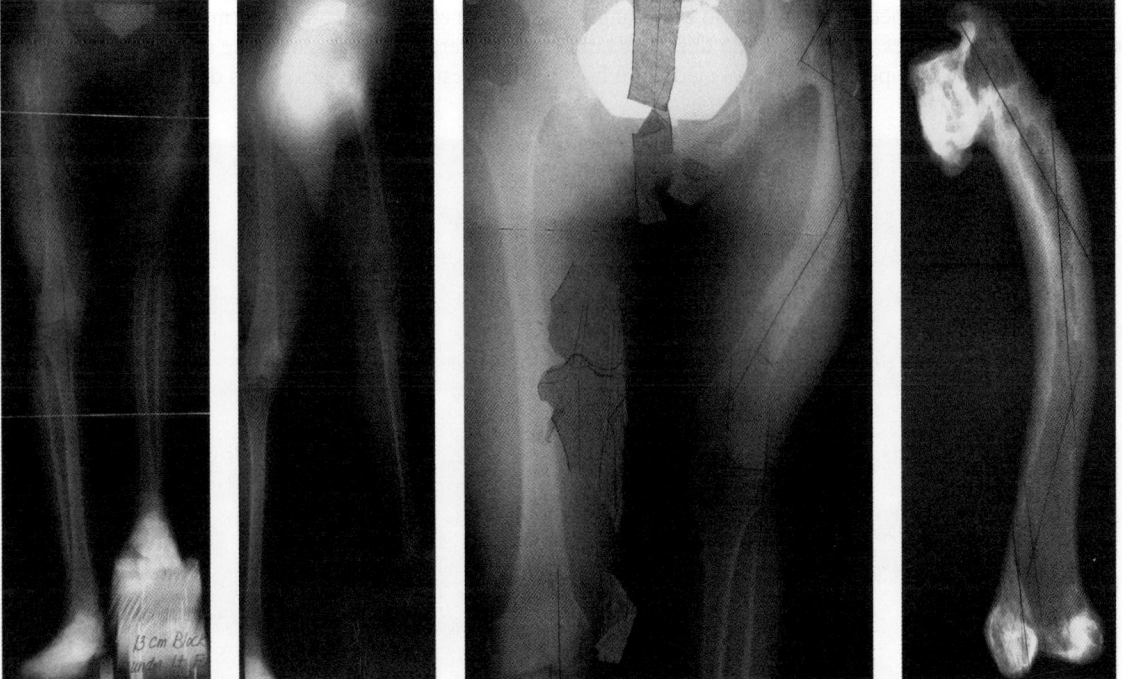

FIGURA 28.12 Radiografias (**A**) AP e (**B**) lateral com abrangência de grande parte da perna de uma mulher de 27 anos de idade, com deformidade multiapical do fêmur, um grande desvio do eixo mecânico lateral, uma discrepância de 13 cm no comprimento das pernas, subluxação superior da articulação do quadril, doença degenerativa da articulação do quadril e história de displasia do quadril, deficiência focal femoral proximal, e osteotomia de Wagner na infância. O plano terapêutico em estágios envolvia correção da deformidade, seguida pelo alongamento do fêmur e, finalmente, artroplastia do quadril. **C:** Uso de papel de decalque e (**D**) reconstrução tridimensional de TC do fêmur, para facilitar o planejamento do tratamento. Nessas imagens, pode-se apreciar a deformidade multiapical e seus três CRA.

(continua)

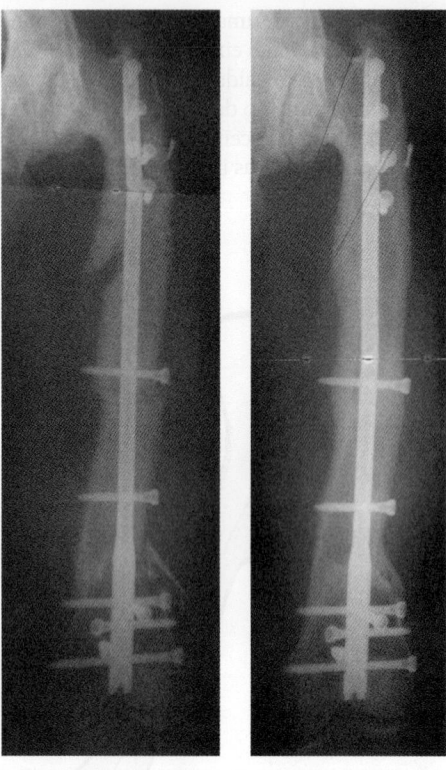

FIGURA 28.12 (continuação) **E:** A radiografia AP obtida 1 mês depois da correção da deformidade multiapical e da aplicação de haste intramedular revela a localização e a orientação dos três locais de osteotomia. **F:** A radiografia AP obtida 7 meses após a correção da deformidade demonstra uma sólida consolidação óssea nos três locais de corticotomia.

Rotação

A deformidade rotacional ocorre em torno do eixo longitudinal do osso. Deformidades rotacionais são descritas em termos de sua magnitude e da posição (rotação medial ou lateral) do segmento distal com relação ao segmento proximal. A identificação de uma deformidade rotacional e a quantificação da magnitude podem ser efetuadas por meio de mensurações clínicas,[100] tomografia computadorizada (TC) axial (Fig. 28.13)[9] ou radiografias AP ou laterais por meio de cálculos trigonométricos, ou da aproximação gráfica.[78] Embora a TC axial e os métodos radiográficos permitam uma mensuração mais precisa das deformidades rotacionais, o método de mensuração clínica mais adequado muitas vezes resulta em medidas com suficiente acurácia para permitir uma correção adequada.[100]

Para medir a má rotação tibial por meio do exame clínico, a posição do eixo do pé, indicado por uma linha que avança a partir do segundo dedo até o centro do calcâneo, é comparada à projeção do eixo anatômico femoral ou tibial. Se for utilizado o eixo femoral, o paciente deve ser posicionado em pronação ou sentando-se com o joelho flexionado em 90°. O examinador mede o desvio do eixo do pé a partir da linha do eixo femoral; qualquer desvio é considerado como representativo de má rotação tibial. Se for utilizado o eixo tibial, o paciente fica em pé com a patela voltada anteriormente (i. e., alinhada no plano frontal). Para medir a má rotação tibial, o examinador mede o desvio do eixo do pé a partir da projeção anterior do eixo anatômico tibial no plano sagital; considera-se qualquer desvio do eixo do pé com relação ao eixo anatômico tibial como representativo de má rotação tibial.

Para medir a deformidade rotacional por meio do exame clínico, o paciente é posicionado em pronação com o joelho flexionado em 90° e os côndilos femorais paralelos à mesa de exame. O examinador faz rotação medial e lateral passiva do fêmur, sendo medidas as respectivas excursões angulares da tíbia. A presença de assimetria de rotação em comparação com o lado oposto indica deformidade rotacional femoral. Se o paciente também estiver com uma deformidade angular tibial, a tíbia não ficará perpendicular à mesa de exame quando os côndilos femorais estiverem posicionados dessa forma; a deformidade an-

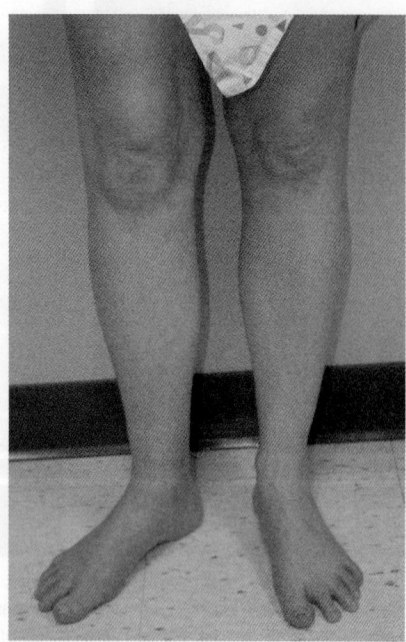
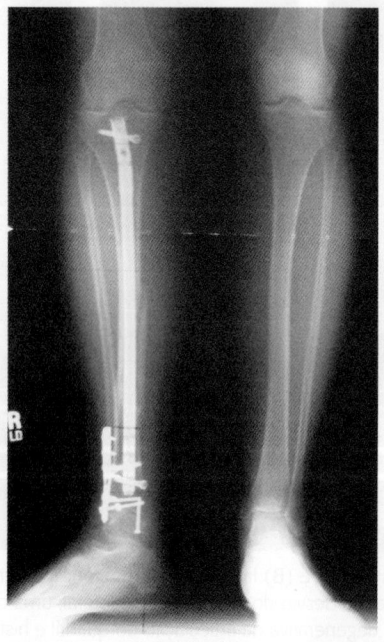

FIGURA 28.13 A: Mulher de 38 anos de idade 9 meses depois de uma fixação com haste de uma fratura da tíbia. Ela se queixou de que seu pé direito apontava para fora. **B:** Radiografia simples que mostra o que parece ser uma fratura cicatrizada após a inserção de haste. A comparação entre a parte distal e proximal da tíbia bilateralmente foi compatível com uma má rotação da parte distal da tíbia direita.

(continua)

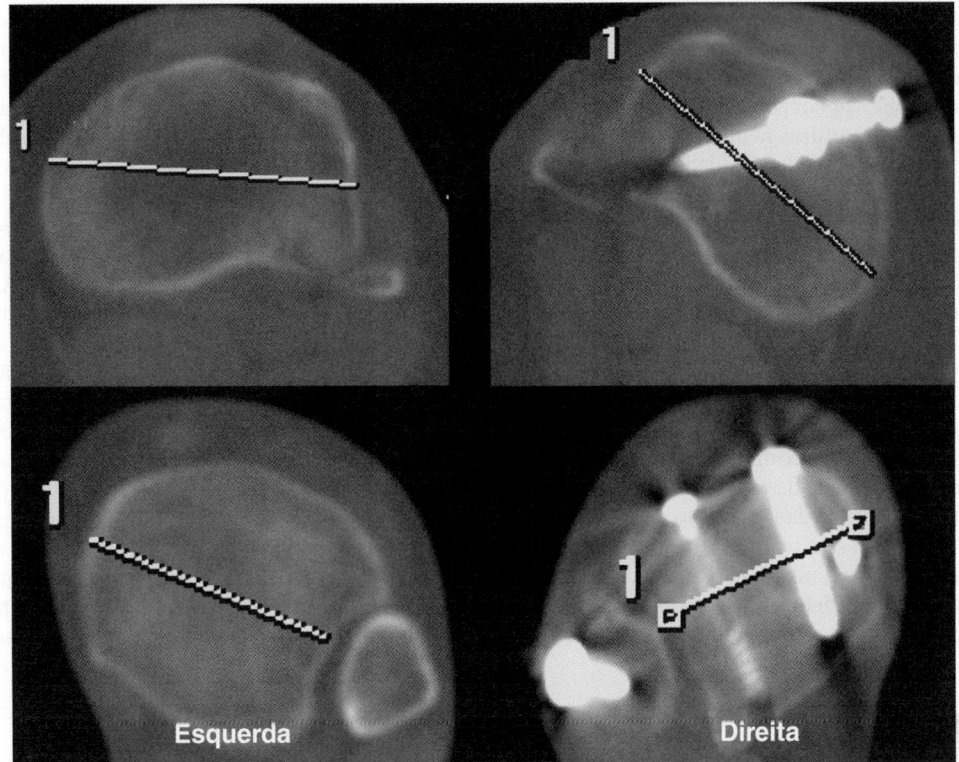

FIGURA 28.13 (continuação) **C:** Estudos de TC para as duas tíbias (terços proximal e distal) demonstram uma rotação lateral assimétrica do terço distal da tíbia direita, que mede 42°. O estudo de TC também confirmou uma sólida consolidação óssea no local fraturado.

gular tibial provocará uma aparente assimetria em rotação femoral. Nesse caso, as excursões rotacionais da tíbia devem ser ajustadas para a magnitude da deformidade angular tibial, para que seja evitada uma avaliação incorreta da rotação femoral.

Translação

Deformidades translacionais podem ser resultantes da consolidação viciosa em seguida a uma fratura ou osteotomia. As deformidades translacionais se caracterizam por seu plano, direção, magnitude e nível. A direção da deformidade translacional é descrita em termos da posição do segmento distal com relação ao segmento proximal (medial, lateral, anterior, posterior), exceto para as cabeças femoral e umeral, em que a descrição se faz pela posição da cabeça com relação à diáfise. As deformidades translacionais podem ocorrer em um plano oblíquo, e podem-se utilizar métodos trigonométricos ou gráficos (similares àqueles descritos para a caracterização das deformidades angulares) para a identificação do plano e da direção da deformidade.[18,36,78] A magnitude da translação é medida como a distância horizontal a partir do eixo anatômico do segmento proximal até o eixo anatômico do segmento distal, ao nível da extremidade proximal do segmento distal (Fig. 28.14).

TRATAMENTO

As avaliações clínica e radiográfica da deformidade proporcionam a informação necessária para a formulação de um plano terapêutico. Em seguida à avaliação, a deformidade se caracteriza por seu tipo (comprimento, angulação, rotacional, translacional ou combinado), a direção do ápice (anterior, lateral, posterolateral, etc.), seu plano de orientação, sua magnitude e o nível do CRA.

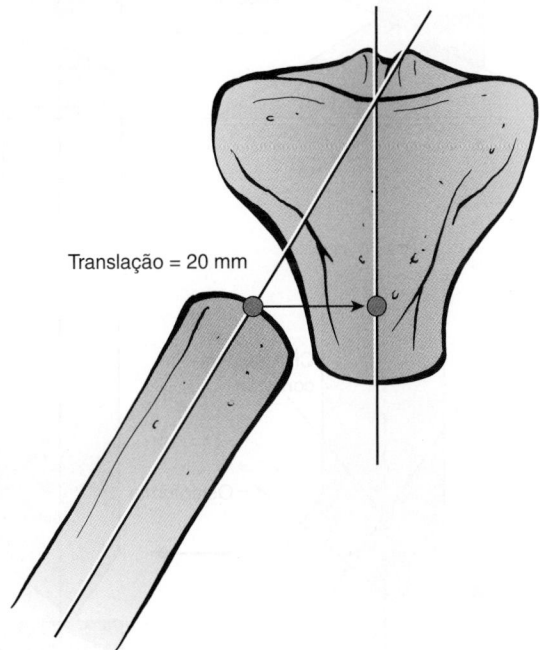

FIGURA 28.14 Método para medição da magnitude de deformidades translacionais. Nesse exemplo, tanto com angulação como com translação, a magnitude da deformidade translacional é a distância horizontal que vai do eixo anatômico do segmento proximal até o eixo anatômico do segmento distal, no nível da extremidade proximal do segmento distal.

O estado dos tecidos moles pode influenciar o tratamento cirúrgico de uma deformidade óssea. O planejamento pré-operatório deve incluir uma avaliação dos pedículos livres de tecido mole suprajacentes e dos enxertos de pele. Ressalte-se ainda que a presença de cicatrizes, a retenção de feixes neurovasculares e a presença de infecção podem implicar a necessidade de modificações do plano terapêutico, para que, além da correção da consolidação viciosa, esses problemas concomitantes também sejam resolvidos. Ademais, se as estruturas neurovasculares estiverem situadas no lado côncavo de uma deformidade angular, a correção aguda poderá levar a uma lesão dessas estruturas por tração e complicações temporárias ou permanentes. Nesses casos, pode ser preferível optar pela correção gradual da deformidade, quando será permitida uma acomodação gradual dos nervos ou dos vasos, para atenuar complicações.

Osteotomias

Faz-se uma osteotomia para separar os segmentos ósseos deformados, possibilitando assim o realinhamento dos eixos anatômico e mecânico. A capacidade de restauração do alinhamento com uma osteotomia depende da localização do CRA, do eixo em torno do qual a correção será realizada (o eixo de correção) e da localização da osteotomia. Embora o CRA seja definido pelo tipo, direção e magnitude da deformidade, o eixo de correção depende da localização e do tipo da osteotomia, dos tecidos moles e da escolha da técnica de fixação. A relação desses três fatores entre si determina a posição final dos segmentos ósseos. A redução que se segue à osteotomia gera um entre três resultados possíveis: (1) realinhamento apenas pela angulação; (2) realinhamento pela angulação e translação; e (3) realinhamento pela angulação e translação, com uma anormalidade translacional iatrogênica residual.

Quando o CRA, o eixo de correção e a osteotomia se situam no mesmo local, o realinhamento do osso ocorrerá apenas por meio de angulação, sem translação (Fig. 28.15A). Quando o CRA e o eixo de correção estão situados no mesmo local, mas a osteotomia foi efetuada proximal ou distalmente a esse local, o osso realinhará por meio de angulação e translação (Fig. 28.15B). Quando o CRA se localiza em um ponto diferente com relação ao eixo de correção e também do local da osteotomia, a correção da angulação alinha os eixos proximal e distal em paralelo, mas ocorrerá translação excessiva, o que resultará em uma deformidade translacional iatrogênica (Fig. 28.15C).

As osteotomias podem ser classificadas por corte (reto ou em cúpula [na verdade não têm realmente a forma de cúpula; são cilíndricas]) e tipo (de abertura, de fechamento, neutra). Um corte reto, por exemplo, em uma osteotomia transversal ou em

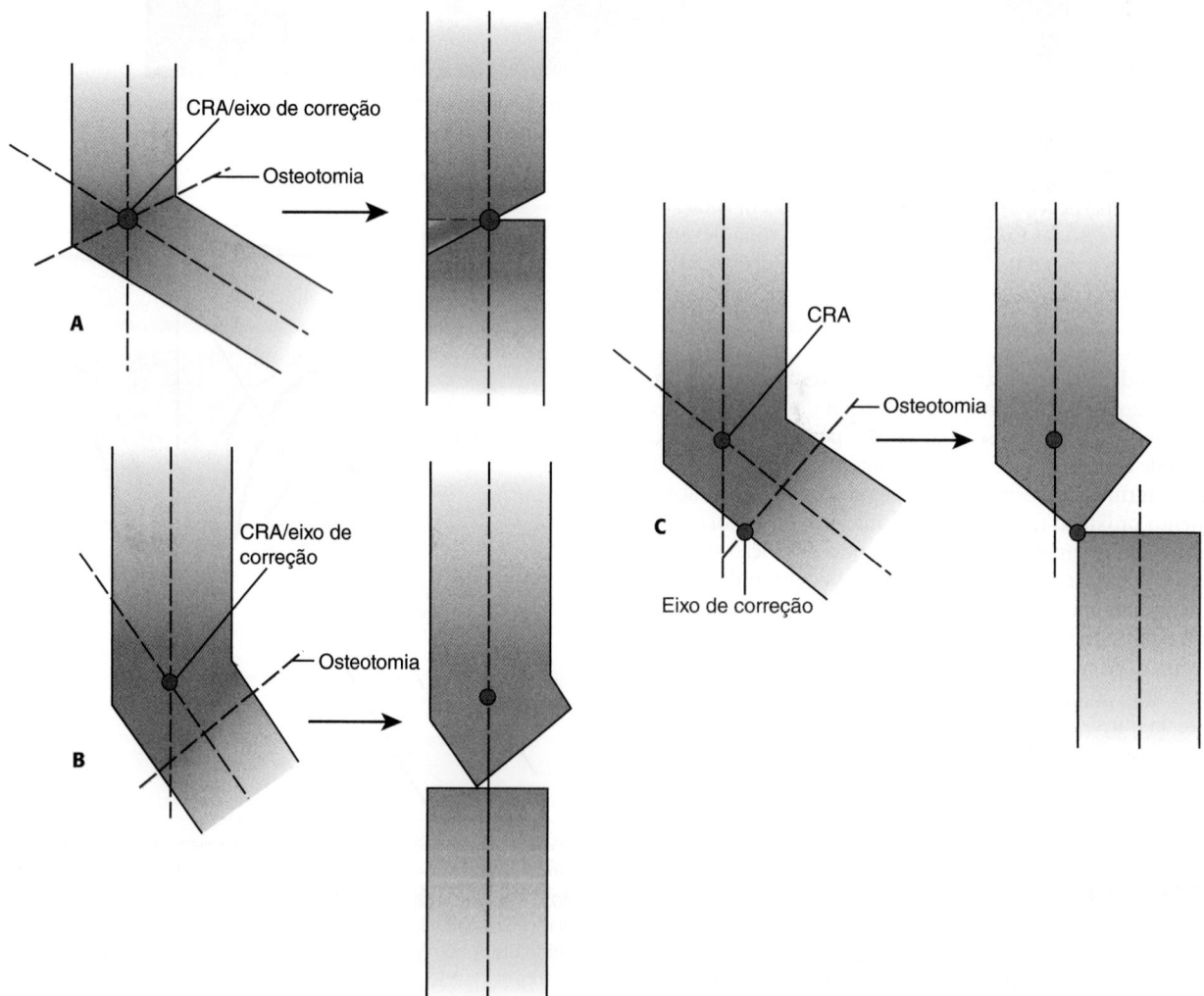

FIGURA 28.15 Resultados possíveis ao ser feita uma osteotomia para correção de deformidade. **A.** O CRA, o eixo de correção e a osteotomia se situam, todos, no mesmo local; o osso pode ser realinhado apenas por meio de angulação, sem necessidade de translação. **B.** O CRA e o eixo de correção se situam no mesmo local, mas a osteotomia está situada proximal ou distal a esse local; o osso pode ser realinhado por meio de angulação e translação. **C.** O CRA se situa em um local, e o eixo de correção e a osteotomia se situam em um local diferente; a correção da angulação resulta em deformidade translacional iatrogênica.

cunha, é efetuado de tal forma que as extremidades ósseas opostas ficam com superfícies planas. Já a osteotomia em cúpula é feita de tal forma que as extremidades ósseas opostas exibem superfícies cilíndricas (convexa e côncava) congruentes. O tipo descreve a rotação dos segmentos ósseos um em relação ao outro, no local da osteotomia.

A seleção do tipo de osteotomia depende do tipo, magnitude e direção da deformidade, da proximidade da deformidade a uma articulação, do local e de seu efeito nos tecidos moles e do tipo de fixação selecionada. Em certos casos, uma pequena deformidade iatrogênica pode ser aceitável, se a expectativa for que o defeito não influencie o resultado funcional final do paciente. Essa situação pode ser preferível à escolha de um tipo de osteotomia que dependa de um método de fixação pouco familiar ou de uma técnica de fixação à qual o paciente terá baixa tolerância.

Osteotomia em cunha

O tipo de osteotomia em cunha será determinado pela localização da osteotomia com relação aos locais do CRA e do eixo de correção. Quando o CRA e o eixo de correção se situam no mesmo local (para evitar deformidade translacional), podem estar situados no córtex do lado convexo da deformidade no córtex do lado côncavo da deformidade ou no meio do osso (Fig. 28.16).

Quando o CRA e o eixo de correção se situam no córtex convexo da deformidade, a correção resultará em uma osteotomia em cunha de abertura (Fig. 28.16A), na qual o córtex no lado côncavo da deformidade é submetido a uma distração para que o alinhamento seja restaurado, com a abertura de uma cunha vazia transversal ao diâmetro do osso. A osteotomia em cunha de abertura também aumenta o comprimento do osso.

Quando o CRA e o eixo de correção se situam no meio do osso, a correção promove distração do córtex no lado côncavo e comprime o córtex do lado convexo. O cirurgião remove uma cunha óssea apenas do lado convexo, lado comprimido, para permitir o realinhamento. Essa osteotomia em cunha neutra (Fig. 28.16B) não tem efeito no comprimento do osso.

Quando o CRA e o eixo de correção se situam no córtex côncavo da deformidade, a correção resulta em uma osteotomia em cunha de fechamento (Fig. 28.16C), na qual o córtex no lado convexo da deformidade é comprimido, para restauração do alinhamento; isso pressupõe a remoção de uma cunha óssea ao lon-

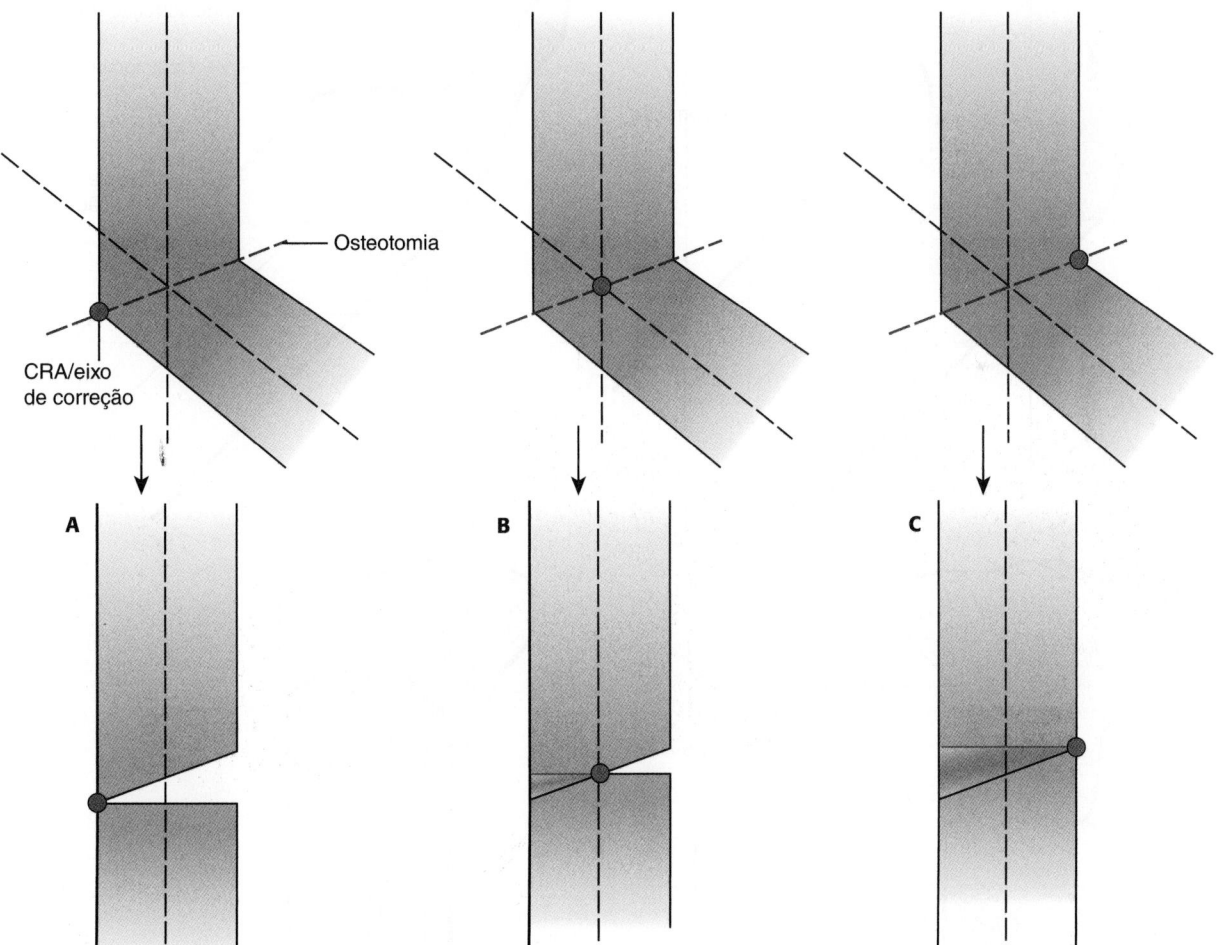

FIGURA 28.16 Osteotomias em cunha; a osteotomia é feita no nível do CRA e do eixo de correção em todos os exemplos ilustrados. **A.** Osteotomia em cunha de abertura. O CRA e o eixo de correção se situam no córtex do lado convexo da deformidade. O córtex do lado côncavo da deformidade está distracionado para restauração do alinhamento, abrindo uma cunha vazia transversal ao diâmetro do osso. A osteotomia em cunha de abertura aumenta o comprimento final do osso. **B.** Osteotomia em cunha neutra. O CRA e o eixo de correção se situam no meio do osso. O córtex do lado côncavo está distracionado, e o córtex do lado convexo está comprimido. Foi removida uma cunha óssea do lado convexo. A osteotomia em cunha neutra não tem efeito no comprimento final do osso. **C.** Osteotomia em cunha de fechamento. O CRA e o eixo de correção se situam no córtex côncavo da deformidade. O córtex no lado convexo da deformidade está comprimido para a restauração do alinhamento, implicando a necessidade da remoção de uma cunha óssea através de todo o diâmetro do osso. A osteotomia em cunha de fechamento diminui o comprimento final do osso.

go de todo o diâmetro do osso. A osteotomia em cunha de fechamento também diminui o comprimento do osso, resultando em encurtamento.

Esses princípios da osteotomia também são válidos quando a osteotomia está localizada proximal ou distalmente ao local comum ocupado pelo CRA e pelo eixo de correção; exceto nesses casos, o realinhamento ocorre via angulação e translação. Quando o CRA e o eixo de correção não se situam no mesmo ponto e a osteotomia é realizada proximal ou distalmente ao CRA, a manobra de correção resulta em excessiva translação e em uma deformidade translacional iatrogênica.

Osteotomia em cúpula

O tipo de osteotomia em cúpula também é determinado pela localização do CRA e do eixo de correção quanto à osteotomia, mas, ao contrário de uma osteotomia em cunha, o local da osteotomia jamais deve passar pelo local comum ocupado pelo CRA e pelo eixo de correção (Fig. 28.17). Assim, se for utilizada uma osteotomia em cúpula, sempre ocorrerá translação com a correção da deformidade.

Idealmente, o CRA e o eixo de correção estão mutuamente localizados, de tal modo que a angulação e a translação obrigatória que ocorre no local da osteotomia resultam em realinhamento. As tentativas de realinhamento quando o CRA e o eixo de correção não estão mutuamente localizados resultam em uma deformidade translacional (Fig. 28.17B). De modo parecido com o que ocorre em uma osteotomia em cunha, o CRA e o eixo de correção podem se situar no córtex no lado convexo da deformidade, no córtex no lado côncavo da deformidade ou no meio do osso.

Os princípios orientadores das osteotomias em cunha se aplicam para as osteotomias em cúpula. Quando o CRA e o eixo de correção se situam no córtex no lado convexo da deformidade, a correção resultará em uma osteotomia em cúpu-

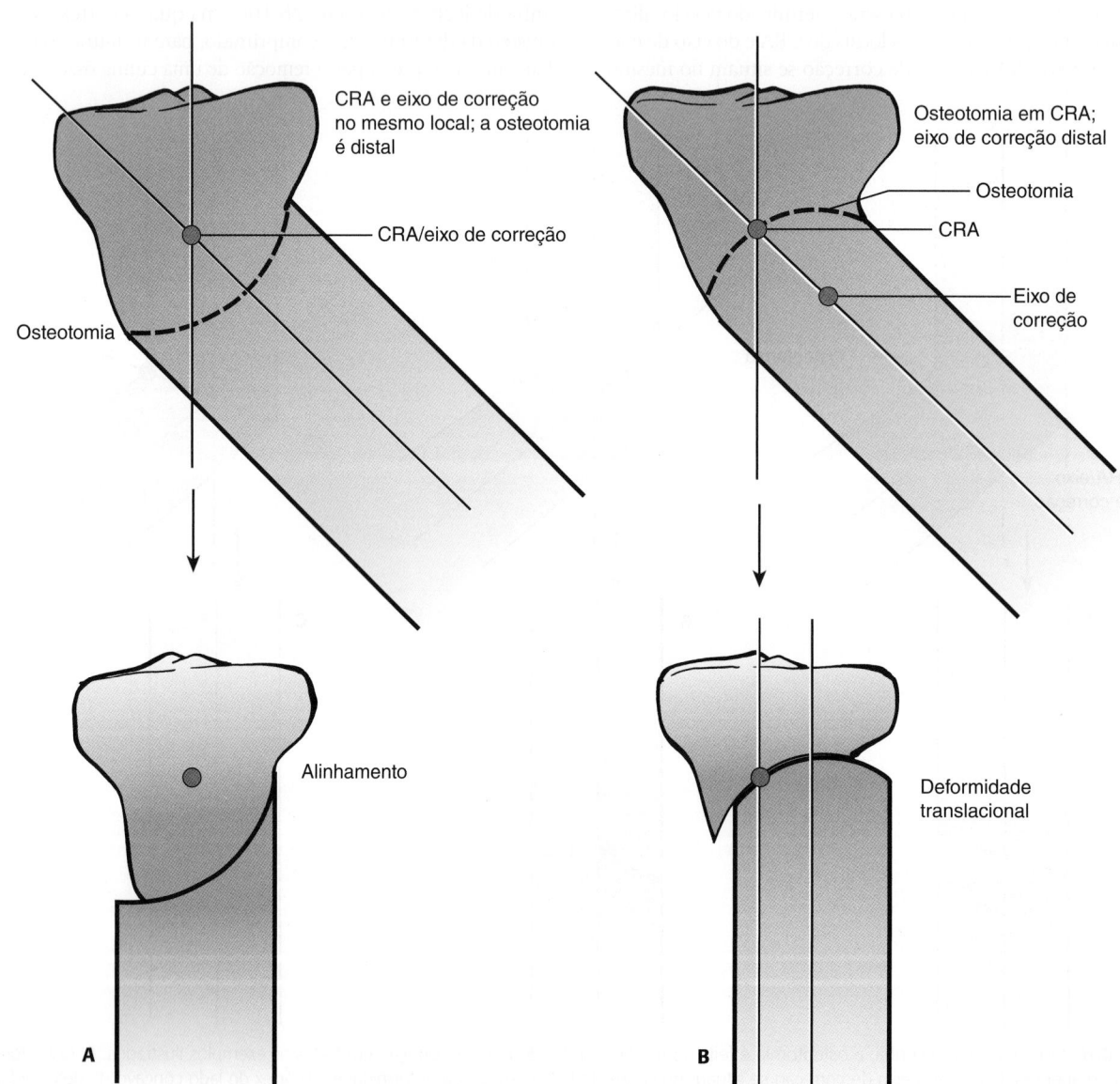

FIGURA 28.17 Em uma osteotomia em cúpula, o local da osteotomia não pode passar através do CRA e do eixo de correção. Assim, sempre ocorrerá translação nos casos tratados com osteotomia em cúpula. **A.** Idealmente, o CRA e o eixo de correção ocupam o mesmo local, com a osteotomia feita proximal ou distalmente a esse local. Com isso, a angulação e a translação obrigatória que ocorre no local da osteotomia resultarão no realinhamento do eixo do osso. **B.** Quando o CRA e o eixo de correção não têm localização comum, uma osteotomia em cúpula através do local do CRA resultará em deformidade translacional.

la de abertura (Fig. 28.18). A translação que ocorre em uma osteotomia em cúpula de abertura aumenta o comprimento final do osso. Quando o CRA e o eixo de correção se situam no meio do osso, a correção resultará em uma osteotomia em cúpula neutra. A osteotomia em cúpula neutra não tem efeito no comprimento do osso. Quando o CRA e o eixo de correção se situam no córtex no lado côncavo da deformidade, a correção resultará em uma osteotomia em cúpula de fechamento. A translação que ocorre em uma osteotomia em cúpula de fechamento diminui o comprimento final do osso. Ao contrário das osteotomias em cunha, raramente ocorrerá impedimento do movimento de um segmento do osso com relação ao outro; assim, normalmente não haverá necessidade de remoção de material ósseo, a menos que a configuração final resulte em uma projeção significativa do osso, ultrapassando a coluna óssea alinhada.

Tratamento por tipo de deformidade

Comprimento

Métodos agudos de distração ou de compressão obtêm correção imediata do comprimento do membro pelo alongamento agudo com aplicação de enxerto ósseo, ou por encurtamento agudo, respectivamente. A extensão possível do alongamento ou do encurtamento agudo fica limitada pelos tecidos moles (distensibilidade dos tecidos moles, feridas cirúrgicas e expostas e estruturas neurovasculares).

Os métodos de tratamento por distração aguda envolvem a distração das extremidades ósseas até o comprimento apropria-

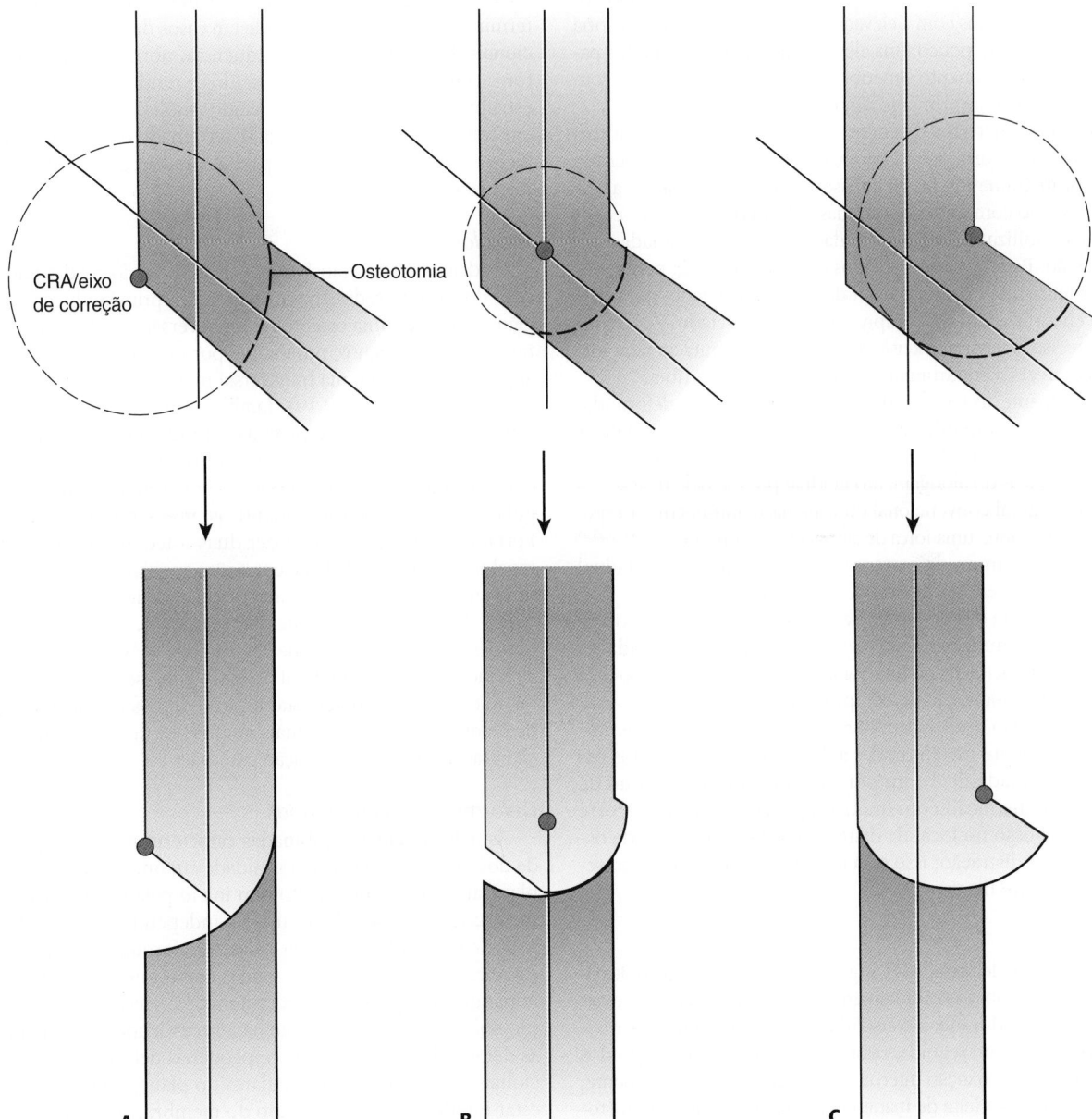

FIGURA 28.18 Osteotomias em cúpula. O CRA e o eixo de correção têm a mesma localização, sendo a osteotomia feita distalmente a esse local em todos os exemplos ilustrados. **A.** Osteotomia em cúpula de abertura. O CRA e o eixo de correção se situam no córtex do lado convexo da deformidade. A osteotomia em cúpula de abertura aumenta o comprimento final do osso. **B.** Osteotomia em cúpula neutra. O CRA e o eixo de correção se situam no meio do osso. A osteotomia em cúpula neutra não tem influência no comprimento final do osso. **C.** Osteotomia em cúpula de fechamento. O CRA e o eixo de correção se situam no córtex côncavo da deformidade. A osteotomia em cúpula de fechamento diminui o comprimento final do osso e pode resultar em uma projeção significativa do osso, exigindo talvez ressecção.

do, aplicação de um enxerto ósseo no espaço resultante entre os segmentos ósseos e estabilização da estrutura para possibilitar a incorporação do enxerto. As opções para o tratamento de deformidades de comprimento consistem no uso de: (1) enxertos ósseos autógenos (esponjosos ou corticais); (2) autoenxertos vascularizados; (3) aloenxertos corticais estruturais ou de volume; (4) gaiolas cilíndricas de malha para enxerto ósseo; e (5) técnicas de sinostose. Existe grande variedade de métodos de tratamento por fixação interna e externa para estabilização da estrutura durante a incorporação do enxerto.[13]

Não há certeza quanto à quantidade da deformidade de encurtamento necessário para a indicação de alongamento.[38,65,102] No membro superior, em geral é bem tolerado um encurtamento de até 3 a 4 cm; foi relatado que a restauração do comprimento, quando o encurtamento excede esse valor, melhora a função.[1,19,59,71,81,96,104,107] No membro inferior, até 2 cm de encurtamento podem ser tratados com a elevação do salto do sapato; a maioria dos pacientes tolera pouco uma elevação de 2 a 4 cm, e muitos pacientes com encurtamento superior a 4 cm serão beneficiados com a restauração do comprimento do osso.[7,8,31,64,102,109]

Utilizam-se métodos de encurtamento agudo com compressão interfragmentária para a correção da deformidade superdistração; primeiramente, faz-se a ressecção do comprimento apropriado do osso com aproximação das extremidades ósseas, e, em seguida, estabilizam-se as extremidades ósseas aproximadas sob compressão. Para os ossos pareados do antebraço e da perna, deverá ser feita uma excisão parcial do osso não afetado, para permitir o encurtamento e a compressão do osso afetado. Por exemplo, é preciso fazer uma excisão parcial da fíbula intacta para que sejam possíveis o encurtamento e a compressão da tíbia.

Normalmente, as técnicas de correção gradual para deformidades do comprimento utilizam fixação externa com fios metálicos tensionados (Ilizarov),[5,16,51,59,60,62,73,102,104,107] embora tenham sido descritas técnicas do alongamento gradual por meio de fixação externa monolateral convencional ou uma haste intramedular especial que proporciona uma força de alongamento contínua.[17,43,44,70,93,94] A forma mais comum de correção gradual é a distração gradual para correção do encurtamento do membro. Os métodos de correção gradual para deformidades de comprimento também podem ser utilizados simultaneamente para a correção de deformidades angulares, translacionais ou rotacionais associadas, no mesmo procedimento de restauração do comprimento.

Uma distração gradual envolve a criação de uma corticotomia (normalmente metafisária) e a distração dos segmentos ósseos na velocidade de 1 mm por dia, utilizando um ritmo de 0,25 mm de distração com quatro repetições por dia. Ocorre formação de osso no local da distração por um processo de osteogênese por distração; isso será discutido mais adiante, na seção "Técnicas de Ilizarov".

Angulação

A correção de deformidades angulares envolve realização de osteotomia, obtenção do realinhamento dos segmentos ósseos e garantia de fixação durante a consolidação. A correção pode ser feita agudamente e, em seguida, estabilizada por meio de algum dos vários métodos de fixação interna ou externa.[28,39] Opcionalmente, a correção pode ser feita de maneira gradual, utilizando um método de fixação externa para a restauração do alinhamento e também para estabilizar o local durante a consolidação.[28,105]

Deformidades angulares diafisárias são mais propícias à correção por meio de uma osteotomia em cunha ao mesmo nível do eixo de correção e do CRA. No entanto, em casos de deformidades angulares justa-articulares, o eixo de correção e o CRA podem estar localizados perto demais da respectiva articulação, para que seja possível realizar uma osteotomia em cunha. Assim, as deformidades angulares justa-articulares podem tornar necessária uma osteotomia em cúpula, em que a osteotomia fica localizada proximal ou distalmente ao nível do eixo de correção e do CRA.

Rotação

A correção de uma deformidade rotacional depende de uma osteotomia e do realinhamento rotacional, seguidos por estabilização. A estabilização pode ser obtida, depois da correção aguda, por uma fixação interna ou externa; ou pode-se utilizar a fixação externa para uma correção gradual da deformidade, mas a determinação do nível adequado para a osteotomia pode ser difícil. Embora o nível da deformidade esteja óbvio no caso de uma consolidação viciosa angulada, frequentemente é tarefa árdua determinar o nível da deformidade em casos de deformidades rotacionais do membro. Em consequência, normalmente outros fatores (linha de tração dos músculos e tendões, localização das estruturas neurovasculares e tecidos moles) devem ser levados em consideração para que seja determinado o nível da deformidade e o nível da osteotomia para a correção de uma deformidade rotacional.[32,56,57,78,80,101]

Translação

As deformidades translacionais podem ser corrigidas por qualquer dos três procedimentos a seguir. Em primeiro lugar, o cirurgião pode fazer uma osteotomia transversal simples para restauração do alinhamento, puramente por meio de translação e sem angulação; a osteotomia transversal não precisa ser feita ao nível da deformidade (Fig. 28.19). Também é possível fazer uma osteotomia oblíqua simples ao nível da deformidade, para restauração do alinhamento e aquisição de comprimento. Finalmente, uma deformidade translacional pode ser representada como duas angulações com magnitudes idênticas, mas em direções opostas. Portanto, o cirurgião pode fazer duas osteotomias em cunha ao nível dos respectivos CRA e correções angulares de igual magnitude em direções opostas, para correção da deformidade translacional. Deve-se ter em mente que os tipos de osteotomia utilizados nesse terceiro método (de abertura, de fechamento ou neutra) afetarão o comprimento final do osso. Pode-se usar fixação interna ou externa para obter estabilização depois da correção aguda de deformidades translacionais ou pode-se optar por uma correção gradual, utilizando fixação externa.

Deformidades combinadas

As deformidades combinadas caracterizam-se pela presença de dois ou mais tipos de deformidade em um mesmo osso.[36,40] O planejamento do tratamento tem início pela identificação e caracterização de cada deformidade, independentemente das demais deformidades. Tão logo todas as deformidades tenham sido caracterizadas, devem ser avaliadas como um grupo para determinar qual ou quais delas necessitam de correção para que a função seja restaurada. Talvez não haja necessidade de corrigir todas as deformidades; por exemplo, pequenas deformidades translacionais ou deformidades angulares no plano sagital podem não estar interferindo com a função do membro; então, podem permanecer sem tratamento. Assim que forem identificadas as deformidades que precisam de correção, um plano terapêutico definindo a ordem e o método de correção para cada deformidade poderá ser desenvolvido.

Em muitos casos, pode ser feita uma osteotomia simples para correção de duas deformidades. Por exemplo, uma deformidade

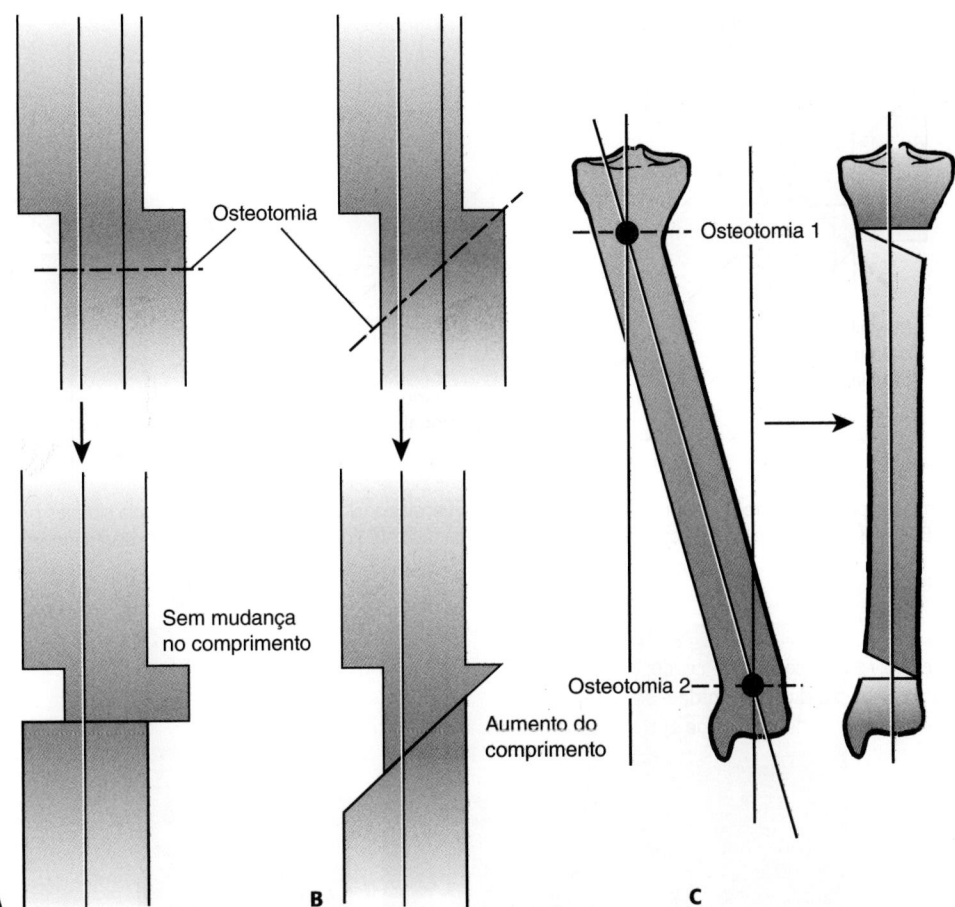

FIGURA 28.19 A. Osteotomia transversal simples, para restauração do alinhamento puramente por translação, sem necessidade de angulação. **B.** Osteotomia oblíqua simples no nível da deformidade, para restauração do alinhamento e aquisição de comprimento. **C.** Deformidade translacional representada como duas angulações com magnitudes idênticas, mas em direções opostas, causando alinhamento vicioso do eixo mecânico do membro inferior. Duas osteotomias em cunha de igual magnitude e em direções opostas nos níveis dos respectivos CORAs podem ser usadas para corrigir uma deformidade translacional e restaurar o alinhamento do eixo mecânico do membro inferior.

combinada de angulação-translação pode ser corrigida utilizando apenas uma osteotomia ao nível do ápice da deformidade angular. Esse método restaura o alinhamento e a congruência dos canais medulares e corticais dos respectivos segmentos ósseos (Fig. 28.20). Em seguida, as deformidades são reduzidas, uma de cada vez – com redução da translação e depois da angulação, por exemplo. Em consequência, pode-se obter a estabilização com o uso de uma haste intramedular (Fig. 28.21) ou outros métodos de fixação interna e de fixação externa.

As deformidades combinadas de angulação-translação também podem ser tratadas como deformidades angulares multiapicais por meio de uma osteotomia através de cada CRA (ou através dos dois CRA) nos planos frontal e sagital. Embora esse método restaure o alinhamento do eixo mecânico do osso, também pode resultar em um contato incompleto osso com osso e em incongruência dos canais medulares e corticais dos segmentos ósseos. Como resultado, a estabilização não será obtida com o uso de uma haste intramedular, havendo necessidade de recorrer a outros métodos de fixação interna e de fixação externa para que os segmentos ósseos fiquem estabilizados.

Uma deformidade combinada de angulação-rotação pode ser corrigida por uma rotação simples do segmento distal em torno de um eixo oblíquo que represente as resoluções dos dois eixos componentes (de angulação e de rotação) (Fig. 28.22).[66] A direção e a magnitude da deformidade combinada de angulação-rotação estão, ambas, caracterizadas nesse ângulo oblíquo. O ângulo do eixo de correção oblíquo, que é perpendicular ao plano da osteotomia necessária, pode ser estimado pelo uso da trigonometria (ângulo do eixo = $\tan^{-1}$ [rotação/angulação]; orientação do plano da osteotomia = 90 – ângulo do eixo).

Essa osteotomia simples é feita em um ponto que implique sua passagem através do nível do CRA da deformidade angular (i. e., o bissector dos eixos dos segmentos proximal e distal). A rotação do segmento distal em torno desse CRA no plano da osteotomia resulta em realinhamento; as correções por cunha de abertura e de fechamento também podem ser conseguidas pelo uso do CRA localizado no respectivo córtex. A rotação do segmento distal no plano da osteotomia, mas não em torno de um CRA, levará a uma deformidade translacional secundária. Essa deformidade secundária pode ser corrigida pela redução da translação, depois de completada a rotação. Se não for possível fazer a osteotomia passar pelo nível do CRA, o cirurgião também poderá situar o nível da osteotomia distalmente ao nível do CRA, e corrigir a deformidade translacional secundária com o objetivo de corrigir uma deformidade combinada. Essa situação poderá ocorrer se, em sua trajetória, a osteotomia violar uma placa de crescimento ou se colocar em risco tecidos moles ou estruturas neurovasculares.

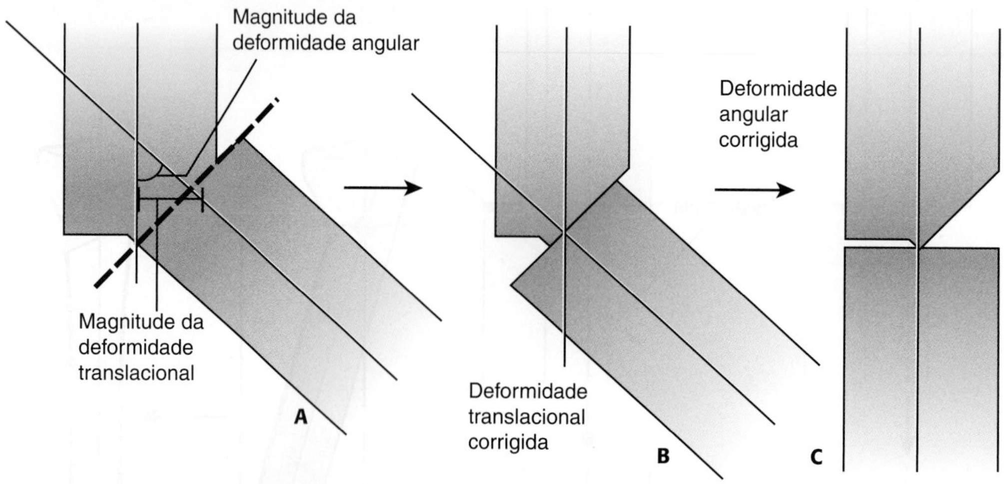

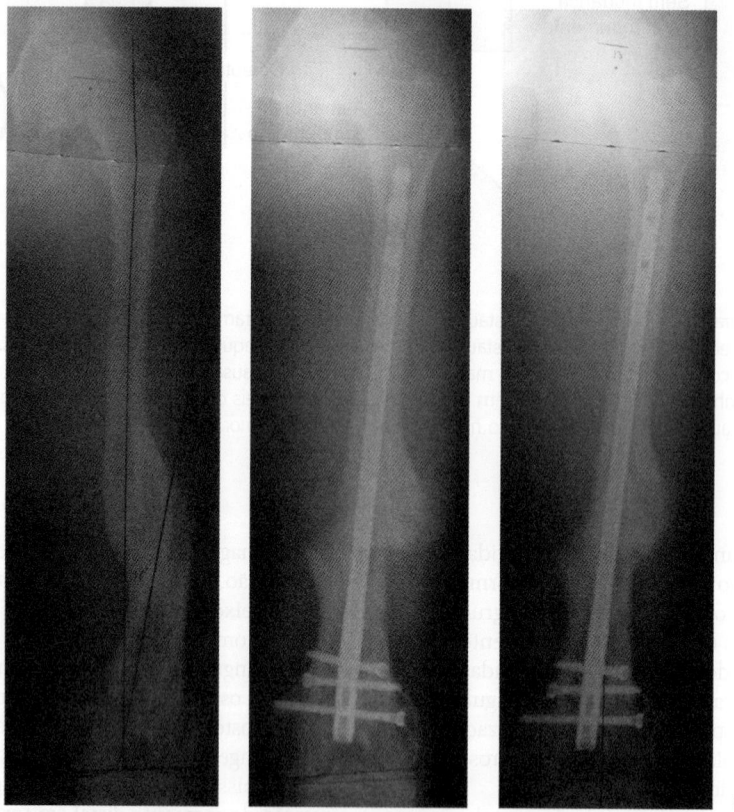

FIGURA 28.20 Osteotomia simples para correção de uma deformidade angular-translacional. **A.** Faz-se uma osteotomia simples para permitir a correção das duas deformidades. **B.** Correção da deformidade translacional, seguida pela correção (**C**) da deformidade angular, resultando em realinhamento.

FIGURA 28.21 A: Radiografia AP de mulher com 50 anos com fratura de fêmur sofrida em acidente automobilístico há 28 anos. O fêmur esquerdo exibe deformidade em varo de 12°, com 23 mm de translação lateral. **B:** A radiografia AP demonstra a correção recente com uma osteotomia e fixação por haste intramedular com bloqueio estático. **C:** A radiografia AP revela a correção final da deformidade e uma consolidação sólida 8 meses após a cirurgia. Foi realizada dinamização da haste 5 meses após a osteotomia corretiva.

Tratamento por localização da deformidade

O osso e a região ou regiões ósseas envolvidas (p. ex., epífise, metáfise, diáfise) definem a localização anatômica. Embora esteja fora dos objetivos deste capítulo uma discussão de cada osso do corpo, analisaremos em termos gerais a influência das regiões anatômicas dos ossos longos no tratamento das consolidações viciosas.

Localização na diáfise

As deformidades diafisárias envolvem principalmente o osso cortical na seção central dos ossos longos. A caracterização das deformidades é tarefa simples, pois normalmente as deformidades angulares e translacionais ficam evidentes nas radiografias simples. Ressalte-se ainda que, em geral, pode-se recorrer a uma osteotomia em cunha passando pelo CRA para a correção de deformidades, e isso permite que o cirurgião reduza a deformidade sem maiores preo-

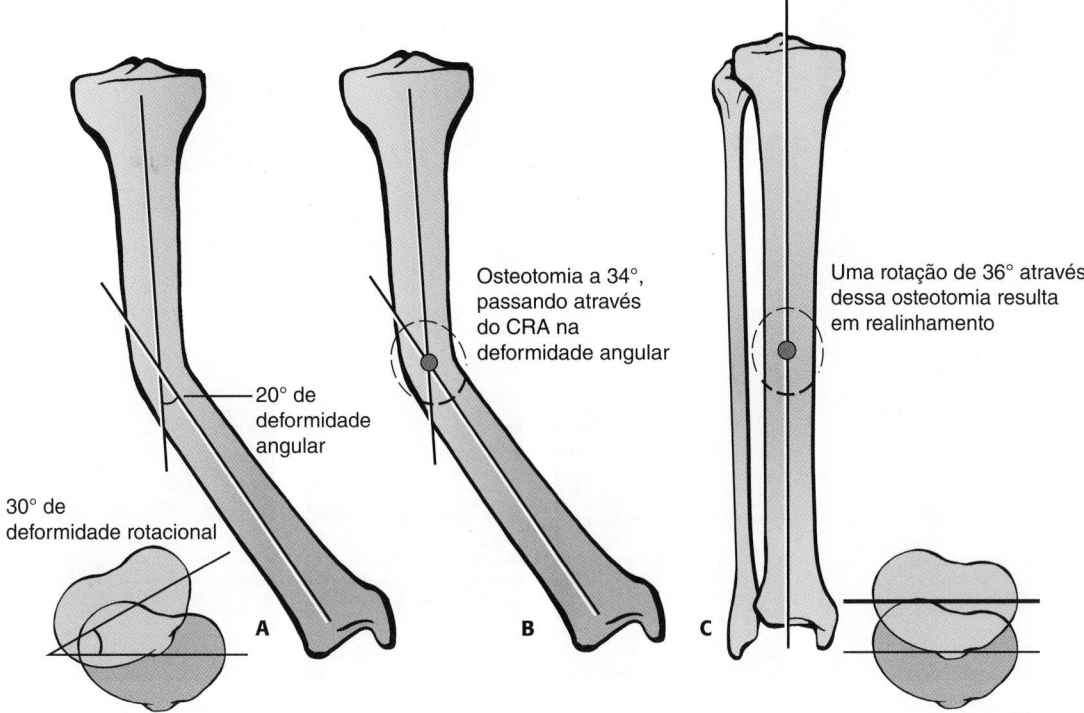

FIGURA 28.22 A. Deformidade angular-rotacional combinada com deformidade angular de 20° e deformidade rotacional de 30°. Os cálculos do eixo de correção (ver texto para as fórmulas) demonstram uma inclinação de 56°, que corresponde a uma inclinação de 34° para a osteotomia. **B.** A osteotomia de 34° é feita de modo a passar através do CRA da deformidade angular. **C.** A rotação de 36° em torno do eixo de correção no plano da osteotomia resulta em realinhamento, graças à simultânea correção das duas deformidades.

cupações sobre a indução de deformidades translacionais secundárias. Em virtude de sua morfologia relativamente homogênea, as deformidades diafisárias se prestam a grande variedade de métodos de fixação, depois de feita a correção. Quando possível, deve-se dar preferência à fixação por haste intramedular (Fig. 28.23).

Localização periarticular

É mais difícil identificar, caracterizar e tratar deformidades periarticulares localizadas na metáfise e na epífise. Além das deformidades justa-articulares de comprimento, angulação, rotação e translação e da presença de uma orientação articular defeituosa, também pode ocorrer redução defeituosa das superfícies articulares e deformidades articulares compensatórias, por exemplo, contratura dos tecidos moles e subluxação ou luxação de articulações fixas. É essencial que o cirurgião identifique, caracterize e priorize cada componente, para que possa elaborar um plano terapêutico bem-sucedido.

Mais frequentemente, a correção aguda de deformidades periarticulares é conseguida com o uso da fixação por placa e parafusos ou por fixação externa. Uma correção gradual pode ser efetuada com o uso de fixação externa, particularmente em caso de segmentos ósseos periarticulares pequenos (Fig. 28.24).

Tratamento por método

Fixação por placa e parafusos

As vantagens da fixação por placa e parafusos são: rigidez da fixação, versatilidade para várias localizações anatômicas e situações (p. ex., deformidades periarticulares), correção das deformidades sob visualização direta e segurança após uma fixação externa malsucedida ou temporária. As desvantagens do método são: dissecção extensa dos tecidos moles, limitação da sustentação imediata do peso e da funcionalidade e incapacidade de corrigir uma deformidade de encurtamento significativa. Existem vários tipos de placas e técnicas, apresentados nos capítulos que tratam de tipos específicos de fratura, mas, em casos de correção da deformidade com mau contato osso com osso depois da redução, o cirurgião deverá levar em consideração outros métodos de estabilização esquelética.

As placas bloqueadas aceitam parafusos com rosca que se prendem em orifícios também rosqueados na placa correspondente. Esse efeito de bloqueio cria um dispositivo em ângulo fixo, ou estrutura de "viga simples", porque não ocorre movimento entre os parafusos e a placa.[15,24,42] Contrastando com as estruturas tradicionais de placa e parafusos, os parafusos bloqueados resistem aos momentos de flexão e a estrutura distribui a carga axial por todas as interfaces parafuso-osso.[24,42] Em comparação com as placas de compressão, em que a consolidação ocorre por união osteonal direta entre as partes fraturadas, as estruturas de placa bloqueada aplicadas sem compressão resultam na consolidação por meio de formação de calo.[24,48,79,95,110] Em decorrência da estabilidade axial e rotacional inerente ao uso de dispositivos bloqueados, não há necessidade de obter contato entre a placa e o osso; o construto pode ser pensado como tendo função parecida à de um fixador externo, mas com localização dentro do osso. Em consequência, a lesão periosteal e o comprometimento microvascular são mínimos. As placas bloqueadas são consideravelmente mais caras do que as placas tradicionais, devendo ser utilizadas principalmente em casos de deformidade que não possam ser tratados pela fixação tradicional com placa e parafusos.[15]

Haste intramedular

A fixação por haste intramedular é particularmente útil no membro inferior, graças às características de resistência e de compartilhamento de carga das hastes intramedulares. Esse método

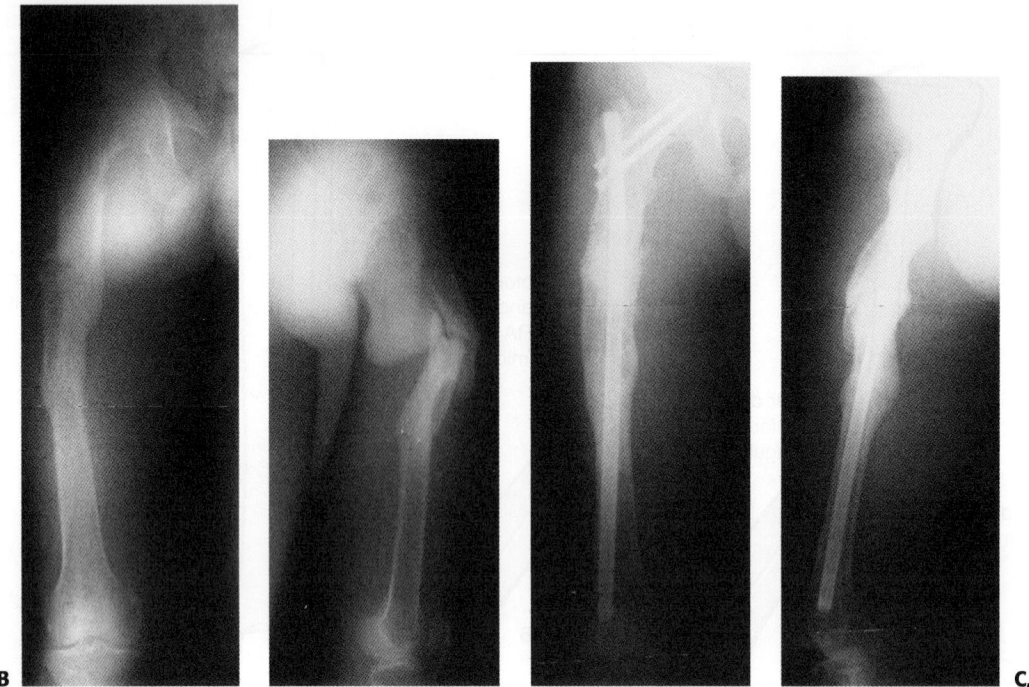

A, B   **C, D**

FIGURA 28.23 A,B. Radiografias AP e lateral de um homem de 37 anos de idade, a princípio tratado definitivamente em tração, na África, em decorrência de uma fratura de diáfise do fêmur. **C,D.** Radiografias AP e lateral, após a correção da deformidade com haste intramedular femoral anterógrada fechada.

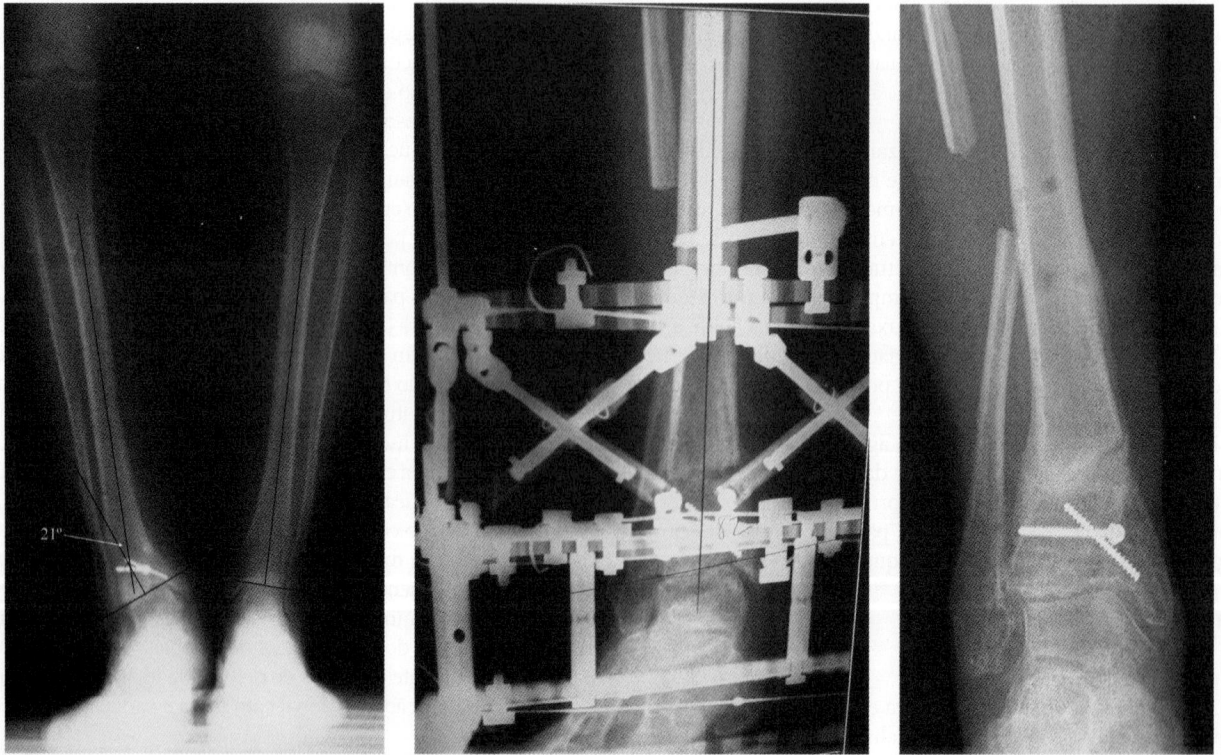

A, B   **C**

FIGURA 28.24 A. Radiografia AP de uma mulher de 45 anos de idade com fratura tibial distal exibindo consolidação viciosa. Essa deformidade exclusivamente no plano frontal media 21° de varo, com um CRA localizado 21 mm proximalmente à linha de orientação da articulação tibial distal. **B.** Radiografia AP após uma osteotomia transversal durante a correção gradual da deformidade (alongamento diferencial) utilizando um fixador Taylor Spatial Frame™. **C.** Radiografia AP final, depois da correção da deformidade e da consolidação óssea.

de fixação é ideal para os casos em que estejam sendo corrigidas deformidades diafisárias (Fig. 28.25). O método também pode ter utilidade para deformidades na junção metáfiso-diafisária. Implantes intramedulares são excelentes para o osso osteopênico, nos quais a "pega" dos parafusos pode ser insatisfatória.

Técnicas de Ilizarov

As técnicas de Ilizarov* têm muitas vantagens, incluindo: (1) sua aplicação é basicamente percutânea e minimamente invasiva; caracteristicamente, essas técnicas dependem apenas de mínima dissecção de tecidos moles; (2) podem promover geração de tecido ósseo; (3) são versáteis; (4) podem ser utilizadas em presença de infecção aguda ou crônica; (5) permitem a estabilização de pequenos fragmentos ósseos intra-articulares ou periarticulares; (6) permitem a simultânea correção da deformidade e a promoção da consolidação óssea;[3,5,6,11,13,37,50,55] (7) permitem que o paciente sustente imediatamente o peso, e sua articulação poderá ter pronta funcionalidade; (8) permitem a ampliação ou modificação do tratamento, conforme a necessidade, por meio do ajuste da estrutura; e (9) resistem às forças de cisalhamento e rotacionais, enquanto os fios metálicos tensionados possibilitam o "efeito de cama elástica" (aplicação/retirada de carga axial) durante as atividades com sustentação do peso.

O fixador externo de Ilizarov pode ser utilizado para reduzir e estabilizar virtualmente qualquer tipo de deformidade, inclusive deformidades combinadas complexas (Fig.28.26), e para restaurar o comprimento do membro em casos de encurtamento.

*Referências 3-6,9,10,12,21,23,26,33,37,39,46,51-55,61,72,73,81,84,85,104,105.

Podem ser empregados diversos modos de tratamento com o uso do fixador externo de Ilizarov, por exemplo, distração-alongamento; e vários locais em um mesmo osso podem ser simultaneamente tratados. O alongamento monofocal envolve a aplicação de distração em apenas um local. O alongamento bifocal pressupõe a existência de dois locais de alongamento (Fig. 28.27).

Distração-alongamento

O osso formado no local da corticotomia em casos de tratamento com distração-alongamento de Ilizarov ocorre por osteogênese por distração (Fig. 28.28).[3,4,20,51,67] A distração promove um efeito de tensão-deformação que provoca neovascularização e proliferação celular em muitos tecidos, inclusive a regeneração óssea, basicamente por meio da formação de osso intramembranoso. A corticotomia e a osteogênese por distração resultam em uma estimulação biológica profunda. Exemplificando, Aronson,[6] estudando cães, relatou um aumento de quase 10 vezes no fluxo sanguíneo em seguida à corticotomia e ao alongamento no local de distração da tíbia proximal, em comparação com o membro de controle. Esse autor também citou um aumento do fluxo sanguíneo na tíbia distal.

Vários fatores mecânicos e biológicos afetam a osteogênese por distração. Primeiramente, a corticotomia ou osteotomia deve ser feita com uma técnica de baixa energia, para que a necrose seja minimizada. Em segundo lugar, a distração das regiões metafisárias ou metafisárias-diafisárias têm maior potencial para a formação de osso regenerado, em comparação com locais situados na diáfise. Em terceiro lugar, a estrutura do fixador externo deve ter grande estabilidade. Em quarto lugar, é recomendável um período de latência de

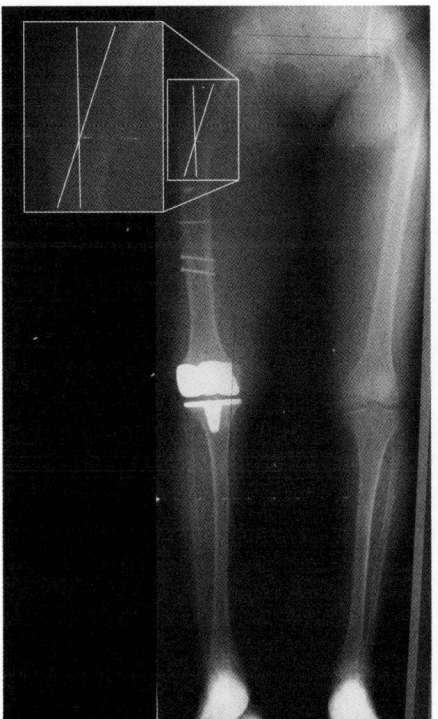
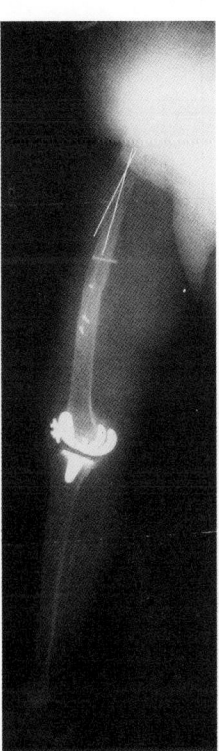
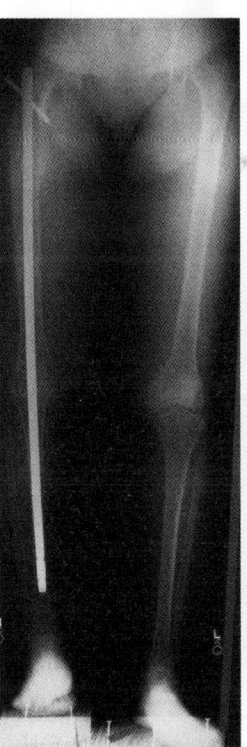
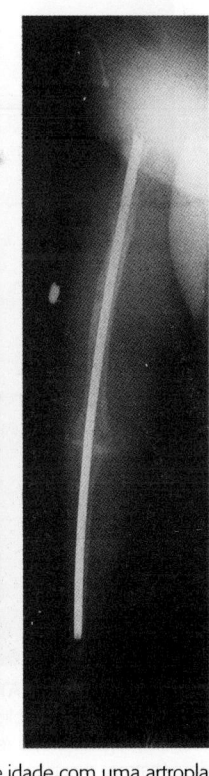

A, B   **C, D**

FIGURA 28.25 A,B. Radiografias panorâmicas dos membros inferiores AP e perfil em 51" de uma mulher de 52 anos de idade com uma artroplastia total do joelho causando dor. Essa paciente exibia artrofibrose grave, dor intensa e não obteve resultado com a revisão da artroplastia total do joelho. Foi encaminhada para fusão do joelho, mas o médico observou que a paciente tinha uma consolidação viciosa angular de seu fêmur proximal no plano oblíquo, fruto de uma fratura prévia, e que ficou evidenciada pelas linhas brancas superpostas no fêmur. Foi considerado que, sem a correção dessa consolidação viciosa femoral, seria difícil a passagem da haste para fusão do joelho através da diáfise femoral angulada, e provavelmente os resultados clínicos e funcionais finais não seriam satisfatórios em razão do alinhamento vicioso do eixo mecânico do membro inferior. **C,D.** Radiografias de acompanhamento 5 meses depois do tratamento cirúrgico com ressecção da artroplastia total do joelho, corticotomia percutânea do fêmur proximal para correção da deformidade e uso de haste femoral anterógrada percutânea para estabilização do local da corticotomia e também do local de fusão do joelho.

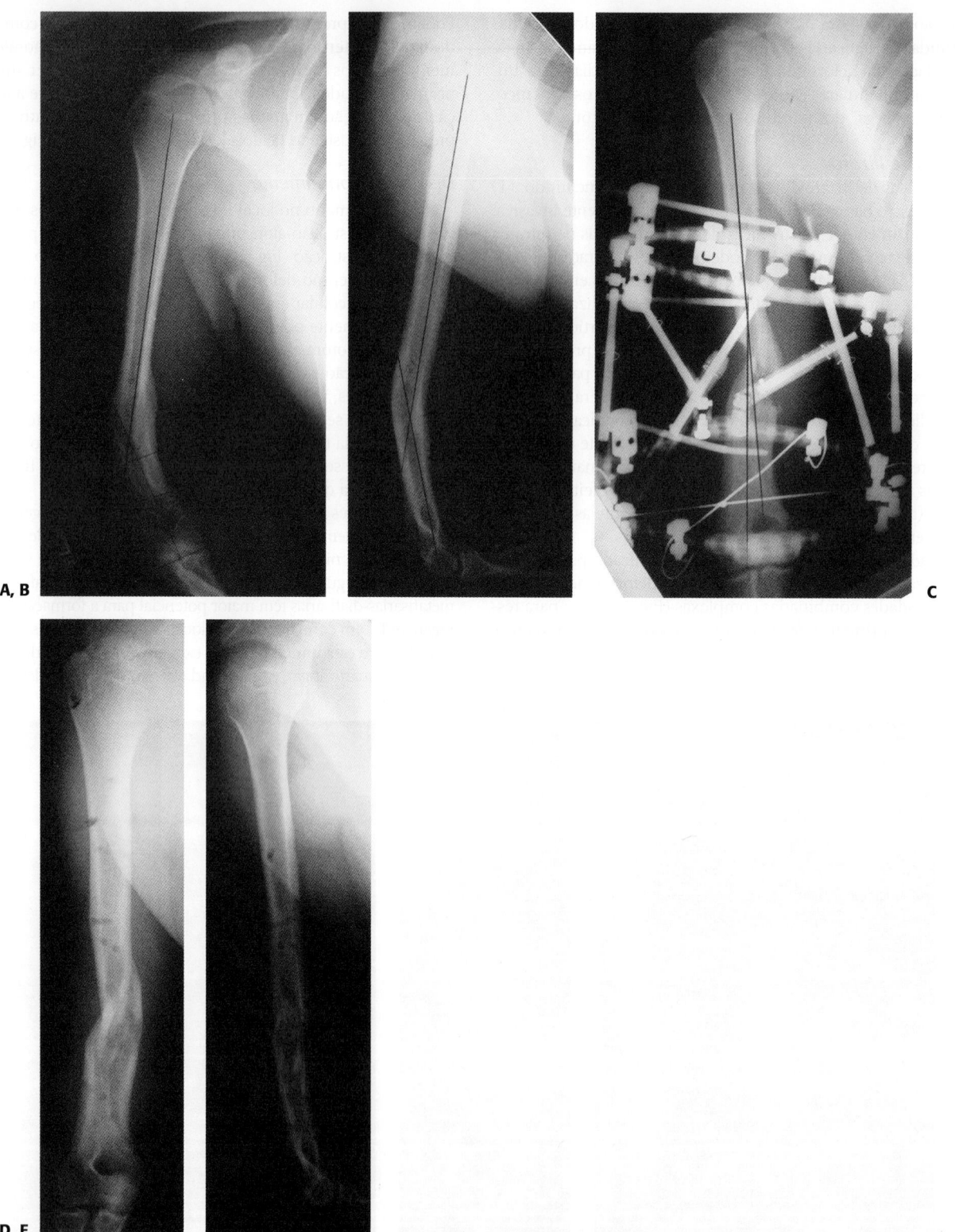

FIGURA 28.26 Radiografias (**A**) AP e (**B**) lateral de homem com 25 anos de idade, 2 anos após a fratura do úmero durante uma "queda de braços". Essa deformidade no plano oblíquo apresenta 30° em varo (AP), 21° de desvio apical posterior (lateral) e 5 mm de encurtamento axial; o úmero contralateral foi empregado como referência. **C:** Correção gradual da deformidade com aparelho de Ilizarov em progressão. Radiografias (**D**) AP e (**E**) lateral que demonstram a correção final da deformidade e uma sólida consolidação óssea do local osteotomizado.

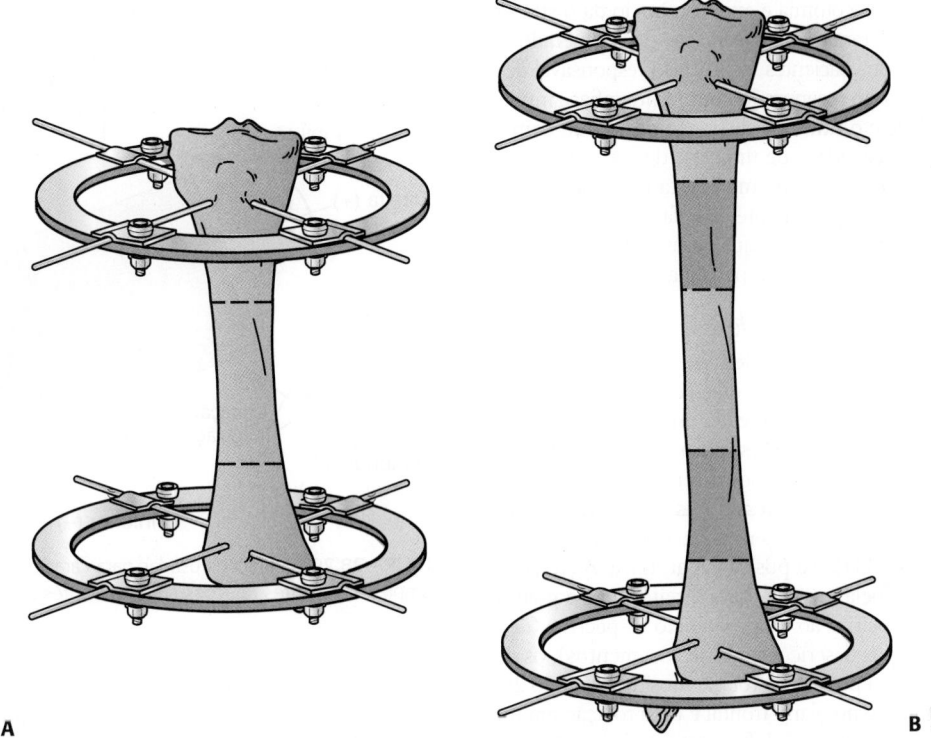

FIGURA 28.27 Alongamento bifocal. **A.** Tíbia com deformidade de comprimento, exibindo dois locais de corticotomia. **B.** Tíbia após osteogênese por distração nos dois locais de corticotomia, exibindo restauração do comprimento.

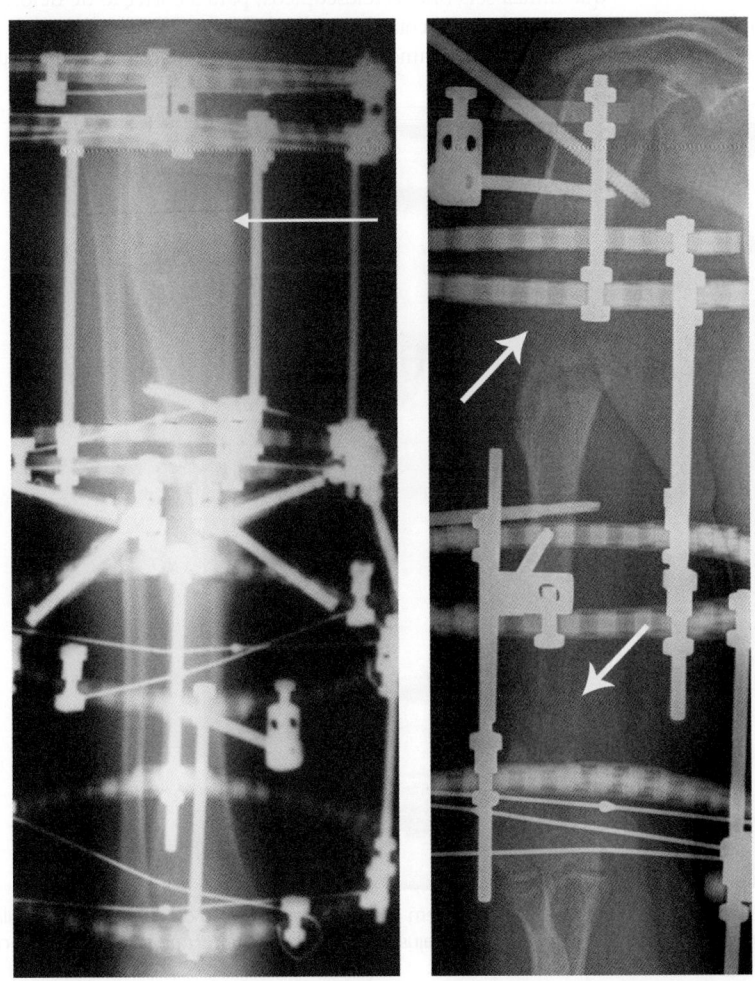

FIGURA 28.28 O osso regenerado (*setas*) no local da corticotomia se forma por meio de osteogênese distrativa. **A:** Alongamento monofocal da tíbia. **B:** Alongamento bifocal do úmero.

7 a 14 dias depois da corticotomia e antes do início da distração. Em quinto lugar, considerando que a formação do regenerado ósseo é mais lenta em alguns pacientes, o cirurgião responsável deve monitorar a progressão do regenerado com radiografias simples, ajustando a velocidade e o ritmo da distração de acordo com os achados. Por fim, há necessidade de uma fase de consolidação na qual a fixação externa continuará no modo estático depois da restauração do comprimento. Geralmente, essa fase se prolonga por um período 2 a 3 vezes mais longo do que na fase de distração, para que sejam possíveis a maturação e a hipertrofia do regenerado.

Deformidades combinadas complexas

Todas as deformidades ósseas podem ser caracterizadas pela descrição da posição de um segmento ósseo em relação ao outro, em termos de rotações angulares em cada um dos três planos, e em termos de deslocamentos lineares junto a cada um dos três eixos. As deformidades complexas podem ser caracterizadas pelo uso de magnitudes para cada um desses seis parâmetros. As direções das rotações ou dos deslocamentos são definidas como positivas e negativas, com relação à posição anatômica. As rotações positivas são definidas pela regra da mão direita: com o polegar apontado na direção positiva ao longo do eixo respectivo (definido de modo idêntico às descrições dos deslocamentos), os dedos encurvados indicam a posição da rotação positiva (Fig. 28.29). Por exemplo, a angulação no plano frontal é uma rotação em torno de um eixo AP. Com "anterior" definido como a direção positiva para esse eixo, a rotação no sentido anti-horário (para um examinador que esteja voltado para o paciente) é positiva, e a rotação no sentido horário é negativa. Deslocamentos anterior, à direita e superior são definidos como valores positivos.

Com frequência, as deformidades combinadas complexas necessitam de uma correção gradual para possibilitar a adaptação

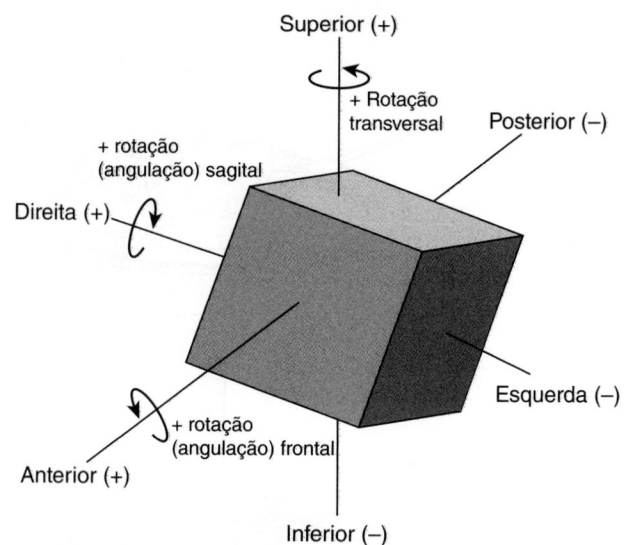

FIGURA 28.29 Definições usadas para caracterização de deformidades complexas, com três rotações angulares e três deslocamentos lineares.

não apenas do osso, mas também dos tecidos moles e das estruturas neurovasculares circundantes. O conjunto moderno de Ilizarov utiliza diferentes componentes (dobradiças, barras rosqueadas, caixas de rotação-translação) para possibilitar a correção de vários tipos de deformidade em um mesmo osso. Opcionalmente, pode ser utilizado o fixador Taylor Spatial Frame™ (Fig. 28.30), que utiliza seis braços telescópicos, para a correção de deformidades combinadas complexas.[2,25-27,29,58,62,63,68,69,83-87,97,98,103,106,108,111,112]

Ao planejar o tratamento, utiliza-se um programa de computa-

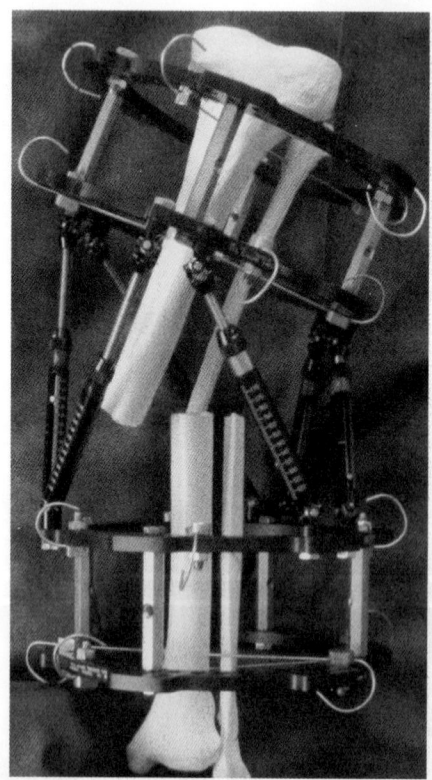
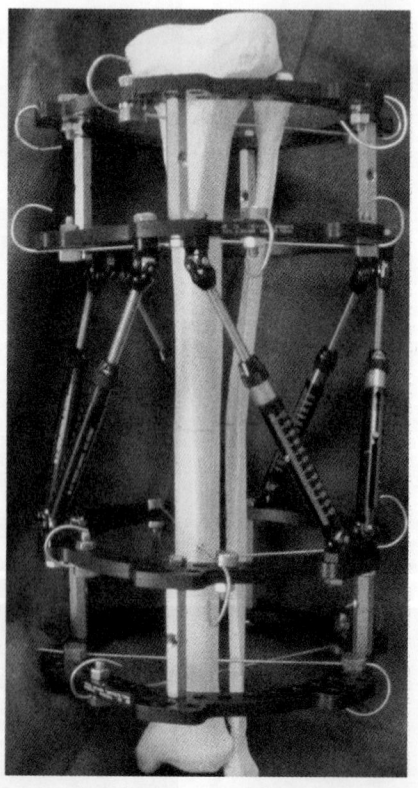

FIGURA 28.30 A. Fixador Taylor Spatial Frame™ com anéis, aplicados obliquamente entre eles e em paralelo com a posição da deformidade angular-translacional da tíbia. **B.** Fixador Taylor Spatial Frame™ após correção da deformidade, mediante o ajuste das seis hastes telescópicas com o fim de obter uma altura neutra da estrutura (i. e., anéis em paralelo).

dor para determinar os comprimentos dos braços a fim de conectar os anéis para a construção da estrutura original ao redor da deformidade. Os anéis da estrutura de fixação externa são fixados perpendicularmente aos respectivos segmentos ósseos, e os braços são gradualmente ajustados para que seja obtida uma altura neutra da estrutura (i. e., anéis em paralelo). Em seguida, qualquer deformidade residual será corrigida por novos ajustes dos braços.

A correção pode ser simultânea quando todas as deformidades são corrigidas ao mesmo tempo; ou sequenciada, quando algumas deformidades (p. ex., angulação-rotação) são corrigidas antes das demais deformidades (p. ex., translações). A velocidade de ocorrência da correção deve ser determinada para cada paciente e depende do tipo e magnitude da deformidade, dos possíveis efeitos nos tecidos moles, da saúde e do potencial de consolidação do paciente e do equilíbrio entre consolidação prematura e formação inadequada do osso regenerado.

REFERÊNCIAS BIBLIOGRÁFICAS

1. Abe M, Shirai H, Okamoto M, et al. Lengthening of the forearm by callus distraction. J Hand Surg Br. 1996;21:151–163.
2. Al-Sayyad MJ. Taylor Spatial Frame in the treatment of pediatric and adolescent tibial shaft fractures. J Pediatr Orthop. 2006;26:164–170.
3. Aronson J, Good B, Stewart C, et al. Preliminary studies of mineralization during distraction osteogenesis. Clin Orthop Relat Res. 1990;250:43–49.
4. Aronson J, Harrison B, Boyd CM, et al. Mechanical induction of osteogenesis: Preliminary studies. Ann Clin Lab Sci. 1988;18:195–203.
5. Aronson J. Limb-lengthening, skeletal reconstruction, and bone transport with the Ilizarov method. J Bone Joint Surg Am. 1997;79:1243–1258.
6. Aronson J. Temporal and spatial increases in blood flow during distraction osteogenesis. Clin Orthop Relat Res. 1994;301:124–131.
7. Bhave A, Paley D, Herzenberg JE. Improvement in gait parameters after lengthening for the treatment of limb-length discrepancy. J Bone Joint Surg Am. 1999;81:529–534.
8. Brady RJ, Dean JB, Skinner TM, et al. Limb length inequality: Clinical implications for assessment and intervention. J Orthop Sports Phys Ther. 2003;33:221–234.
9. Brinker MR, Gugenheim JJ, O'Connor DP, et al. Ilizarov correction of malrotated femoral shaft fracture initially treated with an intramedullary nail: A case report. Am J Orthop. 2004;33:489–493.
10. Brinker MR, Gugenheim JJ. The treatment of complex traumatic problems of the forearm using Ilizarov external fixation. Atlas Hand Clin. 2000;5:103–116.
11. Brinker MR, O'Connor DP. Basic sciences. In: Miller MD, ed. Review of Orthopaedics. Philadelphia, PA: W.B. Saunders; 2004:1–153.
12. Brinker MR, O'Connor DP. Ilizarov compression over a nail for aseptic femoral nonunions that have failed exchange nailing: A report of five cases. J Orthop Trauma. 2003; 17:668–676.
13. Brinker MR. Nonunions: Evaluation and treatment. In: Browner BD, Levine AM, Jupiter JB, Trafton PG, eds. Skeletal Trauma: Basic Science, Management, and Reconstruction. Philadelphia, PA: W.B. Saunders; 2003:507–604.
14. Brinker MR. Principles of fractures. In: Brinker MR, ed. Review of Orthopaedic Trauma. Philadelphia, PA: W.B. Saunders; 2001.
15. Cantu RV, Koval KJ. The use of locking plates in fracture care. J Am Acad Orthop Surg. 2006;14:183–190.
16. Cattaneo R, Catagni M, Johnson EE. The treatment of infected nonunions and segmental defects of the tibia by the methods of Ilizarov. Clin Orthop Relat Res. 1992;280: 143–152.
17. Cole JD, Justin D, Kasparis T, et al. The intramedullary skeletal kinetic distractor (ISKD): First clinical results of a new intramedullary nail for lengthening of the femur and tibia. Injury. 2001;32(suppl 4):SD129–SD139.
18. Dahl MT. Preoperative planning in deformity correction and limb lengthening surgery. Instr Course Lect. 2000;49:503–509.
19. Damsin JP, Ghanem I. Upper limb lengthening. Hand Clin. 2000;16:685–701.
20. Delloye C, Delefortrie G, Coutelier L, et al. Bone regenerate formation in cortical bone during distraction lengthening: An experimental study. Clin Orthop Relat Res. 1990;250:34–42.
21. DiPasquale D, Ochsner MG, Kelly AM, et al. The Ilizarov method for complex fracture nonunions. J Trauma. 1994;37:629–634.
22. Dismukes DI, Fox DB, Tomlinson JL, et al. Use of radiographic measures and three-dimensional computed tomographic imaging in surgical correction of an antebrachial deformity in a dog. J Am Vet Med Assoc. 2008;232:68–73.
23. Ebraheim NA, Skie MC, Jackson WT. The treatment of tibial nonunion with angular deformity using an Ilizarov device. J Trauma. 1995;38:111–117.
24. Egol KA, Kubiak EN, Fulkerson E, et al. Biomechanics of locked plates and screws. J Orthop Trauma. 2004;18:488–493.
25. Eidelman M, Bialik V, Katzman A. Correction of deformities in children using the Taylor spatial frame. J Pediatr Orthop B. 2006;15:387–395.
26. Fadel M, Hosny G. The Taylor spatial frame for deformity correction in the lower limbs. Int Orthop. 2005;29:125–129.
27. Feldman DS, Madan SS, Koval KJ, et al. Correction of tibia vara with six-axis deformity analysis and the Taylor Spatial Frame. J Pediatr Orthop. 2003;23:387–391.
28. Feldman DS, Madan SS, Ruchelsman DE, et al. Accuracy of correction of tibia vara: Acute versus gradual correction. J Pediatr Orthop. 2006;26:794–798.
29. Feldman DS, Shin SS, Madan S, et al. Correction of tibial malunion and nonunion with six-axis analysis deformity correction using the Taylor Spatial Frame. J Orthop Trauma. 2003;17:549–554.
30. Fox DB, Tomlinson JL, Cook JL, et al. Principles of uniapical and biapical radial deformity correction using dome osteotomies and the center of rotation of angulation methodology in dogs. Vet Surg. 2006;35:67–77.
31. Friend L, Widmann RF. Advances in management of limb length discrepancy and lower limb deformity. Curr Opin Pediatr. 2008;20:46–51.
32. Fujimoto M, Kato H, Minami A. Rotational osteotomy at the diaphysis of the radius in the treatment of congenital radioulnar synostosis. J Pediatr Orthop. 2005;25:676–679.
33. Gardner TN, Evans M, Simpson H, et al. Force-displacement behaviour of biological tissue during distraction osteogenesis. Med Eng Phys. 1998;20:708–715.
34. Gladbach B, Heijens E, Pfeil J, et al. Calculation and correction of secondary translation deformities and secondary length deformities. Orthopedics. 2004;27:760–766.
35. Goker B, Block JA. Improved precision in quantifying knee alignment angle. Clin Orthop Relat Res. 2007;458:145–149.
36. Green SA, Gibbs P. The relationship of angulation to translation in fracture deformities. J Bone Joint Surg Am. 1994;76:390–397.
37. Green SA. The Ilizarov method. In: Browner BD, Levine AM, Jupiter JB, eds. Skeletal Trauma: Fractures, Dislocations, Ligamentous Injuries. Philadelphia, PA: W.B. Saunders; 1998:661–701.
38. Gross RH. Leg length discrepancy: How much is too much? Orthopedics. 1978;1:307–310.
39. Gugenheim JJ Jr., Brinker MR. Bone realignment with use of temporary external fixation for distal femoral valgus and varus deformities. J Bone Joint Surg Am. 2003; 85-A:1229–1237.
40. Gugenheim JJ, Probe RA, Brinker MR. The effects of femoral shaft malrotation on lower extremity anatomy. J Orthop Trauma. 2004;18:658–664.
41. Guichet JM, Javed A, Russell J, et al. Effect of the foot on the mechanical alignment of the lower limbs. Clin Orthop Relat Res. 2003;415:193–201.
42. Haidukewych GJ. Innovations in locking plate technology. J Am Acad Orthop Surg. 2004;12:205–212.
43. Hankemeier S, Gosling T, Pape HC, et al. Limb lengthening with the Intramedullary Skeletal Kinetic Distractor (ISKD). Oper Orthop Traumatol. 2005;17:79–101.
44. Hankemeier S, Pape HC, Gosling T, et al. Improved comfort in lower limb lengthening with the intramedullary skeletal kinetic distractor. Principles and preliminary clinical experiences. Arch Orthop Trauma Surg. 2004;124:129–133.
45. Heijens E, Gladbach B, Pfeil J. Definition, quantification, and correction of translation deformities using long leg, frontal plane radiography. J Pediatr Orthop B. 1999;8:285–291.
46. Herzenberg JE, Smith JD, Paley D. Correcting tibial deformities with Ilizarov's apparatus. Clin Orthop Relat Res. 1994;302:36–41.
47. Hinman RS, May RL, Crossley KM. Is there an alternative to the full-leg radiograph for determining knee joint alignment in osteoarthritis? Arthritis Rheum. 2006;55:306–313.
48. Hofer HP, Wildburger R, Szyszkowitz R. Observations concerning different patterns of bone healing using the Point Contact Fixator (PC-Fix) as a new technique for fracture fixation. Injury. 2001;32(suppl 2):B15–B25.
49. Hunt MA, Fowler PJ, Birmingham TB, et al. Foot rotational effects on radiographic measures of lower limb alignment. Can J Surg. 2006;49:401–406.
50. Ilizarov GA, Kaplunov AG, Degtiarev VE, et al. Treatment of pseudarthroses and ununited fractures, complicated by purulent infection, by the method of compression-distraction osteosynthesis. Ortop Travmatol Protez. 1972;33:10–14.
51. Ilizarov GA. Clinical application of the tension-stress effect for limb lengthening. Clin Orthop Relat Res. 1990;250:8–26.
52. Ilizarov GA. The principles of the Ilizarov method. Bull Hosp Jt Dis Orthop Inst. 1988;48:1–11.
53. Ilizarov GA. The tension-stress effect on the genesis and growth of tissues. Part II. The influence of the rate and frequency of distraction. Clin Orthop Relat Res. 1989;239: 263–285.
54. Ilizarov GA. The tension-stress effect on the genesis and growth of tissues. Part I. The influence of stability of fixation and soft-tissue preservation. Clin Orthop Relat Res. 1989;238:249–281.
55. Ilizarov GA. Transosseous Osteosynthesis. Theoretical and Clinical Aspects of the Regeneration and Growth of Tissue. Berlin: Springer-Verlag; 1992.
56. Inan M, Ferri-de Baros F, Chan G, et al. Correction of rotational deformity of the tibia in cerebral palsy by percutaneous supramalleolar osteotomy. J Bone Joint Surg Br. 2005;87:1411–1415.
57. Krengel WF 3rd, Staheli LT. Tibial rotational osteotomy for idiopathic torsion. A comparison of the proximal and distal osteotomy levels. Clin Orthop Relat Res. 1992;283:285–289.
58. Kristiansen LP, Steen H, Reikeras O. No difference in tibial lengthening index by use of Taylor spatial frame or Ilizarov external fixator. Acta Orthop. 2006;77:772–777.
59. Maffuli N, Fixsen JA. Distraction osteogenesis in congenital limb length discrepancy: A review. J R Coll Surg Edinb. 1996;41:258–264.
60. Mahaluxmivala J, Nadarajah R, Allen PW, et al. Ilizarov external fixator: Acute shortening and lengthening versus bone transport in the management of tibial non-unions. Injury. 2005;36:662–668.
61. Marsh DR, Shah S, Elliott J, et al. The Ilizarov method in nonunion, malunion and infection of fractures. J Bone Joint Surg Br. 1997;79:273–279.
62. Matsubara H, Tsuchiya H, Sakurakichi K, et al. Deformity correction and lengthening of lower legs with an external fixator. Int Orthop. 2006;30:550–554.
63. Matsubara H, Tsuchiya H, Takato K, et al. Correction of ankle ankylosis with deformity using the taylor spatial frame: A report of three cases. Foot Ankle Int. 2007;28:1290–1294.
64. McCarthy JJ, MacEwen GD. Management of leg length inequality. J South Orthop Assoc. 2001;10:73–85.
65. McCaw ST, Bates BT. Biomechanical implications of mild leg length inequality. Br J Sports Med. 1991;25:10–13.
66. Meyer DC, Siebenrock KA, Schiele B, et al. A new methodology for the planning of single-cut corrective osteotomies of mal-aligned long bones. Clin Biomech (Bristol, Avon). 2005; 20:223–227.
67. Murray JH, Fitch RD. Distraction histiogenesis: Principles and indications. J Am Acad Orthop Surg. 1996;4:317–327.
68. Nakase T, Ohzono K, Shimizu N, et al. Correction of severe post-traumatic deformities in the distal femur by distraction osteogenesis using Taylor Spatial Frame: A case report. Arch Orthop Trauma Surg. 2006;126:66–69.
69. Nho SJ, Helfet DL, Rozbruch SR. Temporary intentional leg shortening and deformation to facilitate wound closure using the Ilizarov/Taylor spatial frame. J Orthop Trauma. 2006;20:419–424.
70. Noonan KJ, Leyes M, Forriol F, et al. Distraction osteogenesis of the lower extremity with use of monolateral external fixation. A study of two hundred and sixty-one femora and tibiae. J Bone Joint Surg Am. 1998;80:793–806.

71. Pajardi G, Campiglio GL, Candiani P. Bone lengthening in malformed upper limbs: A four year experience. *Acta Chir Plast.* 1994;36:3–6.
72. Paley D, Chaudray M, Pirone AM, et al. Treatment of malunions and mal-nonunions of the femur and tibia by detailed preoperative planning and the Ilizarov techniques. *Orthop Clin North Am.* 1990;21:667–691.
73. Paley D, Herzenberg JE, Paremain G, et al. Femoral lengthening over an intramedullary nail. A matched-case comparison with Ilizarov femoral lengthening. *J Bone Joint Surg Am.* 1997;79:1464–1480.
74. Paley D, Herzenberg JE, Tetsworth K, eds. *Program Manual: Annual Baltimore Limb Deformity Course.* Baltimore, MD: Maryland Center for Limb Lengthening, 2000.
75. Paley D, Herzenberg JE, Tetsworth K, et al. Deformity planning for frontal and sagittal plane corrective osteotomies. *Orthop Clin North Am.* 1994;25:425–465.
76. Paley D, Tetsworth K. Mechanical axis deviation of the lower limbs. Preoperative planning of multiapical frontal plane angular and bowing deformities of the femur and tibia. *Clin Orthop Relat Res.* 1992;280:65–71.
77. Paley D, Tetsworth K. Mechanical axis deviation of the lower limbs. Preoperative planning of uniapical angular deformities of the tibia or femur. *Clin Orthop Relat Res.* 1992;280:48–64.
78. Paley D. *Principles of Deformity Correction.* Berlin: Springer-Verlag; 2002.
79. Perren SM. Evolution of the internal fixation of long bone fractures. The scientific basis of biological internal fixation: Choosing a new balance between stability and biology. *J Bone Joint Surg Br.* 2002;84:1093–1110.
80. Pirpiris M, Trivett A, Baker R, et al. Femoral derotation osteotomy in spastic diplegia. Proximal or distal? *J Bone Joint Surg Br.* 2003;85:265–272.
81. Raimondo RA, Skaggs DL, Rosenwasser MP, et al. Lengthening of pediatric forearm deformities using the Ilizarov technique: Functional and cosmetic results. *J Hand Surg Am.* 1999;24:331–338.
82. Rauh MA, Boyle J, Mihalko WM, et al. Reliability of measuring long-standing lower extremity radiographs. *Orthopedics.* 2007;30:299–303.
83. Rogers MJ, McFadyen I, Livingstone JA, et al. Computer hexapod assisted orthopaedic surgery (CHAOS) in the correction of long bone fracture and deformity. *J Orthop Trauma.* 2007;21:337–342.
84. Rozbruch SR, Fragomen AT, Ilizarov S. Correction of tibial deformity with use of the Ilizarov-Taylor spatial frame. *J Bone Joint Surg Am.* 2006;88(suppl 4):156–174.
85. Rozbruch SR, Helfet DL, Blyakher A. Distraction of hypertrophic nonunion of tibia with deformity using Ilizarov/Taylor Spatial Frame. Report of two cases. *Arch Orthop Trauma Surg.* 2002;122:295–298.
86. Rozbruch SR, Pugsley JS, Fragomen AT, et al. Repair of tibial nonunions and bone defects with the Taylor Spatial Frame. *J Orthop Trauma.* 2008;22:88–95.
87. Rozbruch SR, Weitzman AM, Watson JT, et al. Simultaneous treatment of tibial bone and soft-tissue defects with the Ilizarov method. *J Orthop Trauma.* 2006;20: 197–205.
88. Rozzanigo U, Pizzoli A, Minari C, et al. Alignment and articular orientation of lower limbs: Manual vs computer-aided measurements on digital radiograms. *Radiol Med (Torino).* 2005;109:234–238.
89. Sabharwal S, Lee J Jr., Zhao C. Multiplanar deformity analysis of untreated Blount disease. *J Pediatr Orthop.* 2007;27:260–265.
90. Sabharwal S, Zhao C, McKeon JJ, et al. Computed radiographic measurement of limb-length discrepancy. Full-length standing anteroposterior radiograph compared with scanogram. *J Bone Joint Surg Am.* 2006;88:2243–2251.
91. Sabharwal S, Zhao C. Assessment of lower limb alignment: Supine fluoroscopy compared with a standing full-length radiograph. *J Bone Joint Surg Am.* 2008;90:43–51.
92. Sailer J, Scharitzer M, Peloschek P, et al. Quantification of axial alignment of the lower extremity on conventional and digital total leg radiographs. *Eur Radiol.* 2005;15:170–173.
93. Sangkaew C. Distraction osteogenesis of the femur using conventional monolateral external fixator. *Arch Orthop Trauma Surg.* 2008;128:889–899.
94. Sangkaew C. Distraction osteogenesis with conventional external fixator for tibial bone loss. *Int Orthop.* 2004;28:171–175.
95. Schutz M, Sudkamp NP. Revolution in plate osteosynthesis: New internal fixator systems. *J Orthop Sci.* 2003;8:252–258.
96. Seitz WH Jr, Froimson AI. Callotasis lengthening in the upper extremity: Indications, techniques, and pitfalls. *J Hand Surg Am.* 1991;16:932–939.
97. Siapkara A, Nordin L, Hill RA. Spatial frame correction of anterior growth arrest of the proximal tibia: Report of three cases. *J Pediatr Orthop B.* 2008;17:61–64.
98. Sluga M, Pfeiffer M, Kotz R, et al. Lower limb deformities in children: Two-stage correction using the Taylor spatial frame. *J Pediatr Orthop B.* 2003;12:123–128.
99. Specogna AV, Birmingham TB, DaSilva JJ, et al. Reliability of lower limb frontal plane alignment measurements using plain radiographs and digitized images. *J Knee Surg.* 2004;17:203–210.
100. Staheli LT, Corbett M, Wyss C, et al. Lower-extremity rotational problems in children. Normal values to guide management. *J Bone Joint Surg Am.* 1985;67:39–47.
101. Staheli LT. Torsion–treatment indications. *Clin Orthop Relat Res.* 1989:61–66.
102. Stanitski DF. Limb-length inequality: Assessment and treatment options. *J Am Acad Orthop Surg.* 1999;7:143–153.
103. Taylor JC. Perioperative planning for two- and three-plane deformities. *Foot Ankle Clin.* 2008;13:69–121.
104. Tetsworth K, Krome J, Paley D. Lengthening and deformity correction of the upper extremity by the Ilizarov technique. *Orthop Clin North Am.* 1991;22:689–713.
105. Tetsworth KD, Paley D. Accuracy of correction of complex lower-extremity deformities by the Ilizarov method. *Clin Orthop Relat Res.* 1994;301:102–110.
106. Tsaridis E, Sarikloglou S, Papasoulis E, et al. Correction of tibial deformity in Paget's disease using the Taylor spatial frame. *J Bone Joint Surg Br.* 2008;90:243–244.
107. Villa A, Paley D, Catagni MA, et al. Lengthening of the forearm by the Ilizarov technique. *Clin Orthop Relat Res.* 1990;250:125–137.
108. Viskontas DG, MacLeod MD, Sanders DW. High tibial osteotomy with use of the Taylor Spatial Frame external fixator for osteoarthritis of the knee. *Can J Surg.* 2006;49: 245–250.
109. Vitale MA, Choe JC, Sesko AM, et al. The effect of limb length discrepancy on health-related quality of life: Is the '2 cm rule' appropriate? *J Pediatr Orthop B.* 2006;15:1–5.
110. Wagner M, Frenk A, Frigg R. New concepts for bone fracture treatment and the Locking Compression Plate. *Surg Technol Int.* 2004;12:271–277.
111. Watanabe K, Tsuchiya H, Matsubara H, et al. Revision high tibial osteotomy with the Taylor spatial frame for failed opening-wedge high tibial osteotomy. *J Orthop Sci.* 2008;13:145–149.
112. Watanabe K, Tsuchiya H, Sakurakichi K, et al. Double-level correction with the Taylor Spatial Frame for shepherd's crook deformity in fibrous dysplasia. *J Orthop Sci.* 2007;12:390–394.

29

Síndrome compartimental aguda

Margaret M. McQueen

Introdução   867
História   867
Epidemiologia   868
Patogênese   870
   Efeitos da elevação da pressão tecidual no músculo   871
   Efeitos da elevação da pressão tecidual no nervo   871
   Efeitos da elevação da pressão tecidual no osso   871
   Lesão de reperfusão   871
Diagnóstico de síndrome compartimental aguda   871
   Diagnóstico clínico   872
   Monitoração da pressão no compartimento   872
   Limite para descompressão na síndrome compartimental aguda   873
   O momento da decisão   874

Anatomia cirúrgica e aplicada   875
   Coxa   875
   Perna   875
   Braço   877
   Antebraço   877
   Mão   878
Tratamento   878
   Fasciotomia   878
Complicações da síndrome compartimental aguda   880
   Diagnóstico tardio   881
Rumos futuros   881

INTRODUÇÃO

A síndrome compartimental aguda ocorre quando a pressão se eleva no interior de um espaço confinado no corpo, o que resulta em uma redução crítica do fluxo sanguíneo para os tecidos contidos dentro do espaço. Sem uma descompressão urgente, ocorrerão isquemia e necrose dos tecidos e comprometimento funcional. A síndrome compartimental aguda deve ser diferenciada de outros transtornos correlatos. É importante que tenhamos conhecimento das diferentes definições associadas a uma síndrome compartimental.

Síndrome compartimental aguda é definida como uma elevação da pressão intracompartimental até determinado nível e por certa duração que, sem descompressão, acarretará isquemia e necrose.

Síndrome compartimental de esforço é a elevação da pressão intercompartimental durante o exercício, causando isquemia, dor e, raramente, sinais e sintomas neurológicos. Esse transtorno se caracteriza pela resolução dos sintomas com o repouso, mas pode evoluir para uma síndrome compartimental aguda, se o exercício continuar.

Contratura isquêmica de Volkmann é o estágio final de uma síndrome compartimental aguda negligenciada, em que uma necrose muscular irreversível acarreta contraturas isquêmicas.

A *síndrome do esmagamento* é o resultado sistêmico da necrose muscular comumente causada por uma compressão externa prolongada de um membro. Em um caso de síndrome do esmagamento, a necrose muscular já estará instalada por ocasião da apresentação, mas a pressão intracompartimental pode se elevar como consequência de um edema intracompartimental, o que leva à superposição de uma síndrome compartimental aguda.

HISTÓRIA

Mais de um século se passou desde que a primeira descrição de contraturas musculares isquêmicas foi publicada na literatura médica. O primeiro relato da condição foi atribuído a Hamilton em 1850 por Hildebrand,[64] mas a descrição original de Hamilton nunca foi encontrada. O crédito para a primeira descrição completa pertence a Richard von Volkmann[155] que publicou um resumo de seus achados em 1882. Ele afirmou que paralisia e contraturas apareceram depois da aplicação de uma bandagem muito apertada no antebraço e na mão, tinham natureza isquêmica e foram causadas pelo bloqueio prolongado do sangue arterial. Volkmann reconheceu que o músculo não pode sobreviver por mais de 6 horas diante de uma interrupção completa de seu fluxo de sangue, e que 12 horas ou menos de uma bandagem muito apertada foram suficientes para ocasionar "uma incapacitação sombria e permanente". Em 1888, Peterson[118] reconheceu que a contratura isquêmica poderia ocorrer na ausência da bandagem, mas não postulou qualquer causa.

Os primeiros relatos importantes apareceram na literatura de língua inglesa no início do século XX. Nessa ocasião, foi sugerido que o edema após a remoção da bandagem apertada poderia contribuir para a contratura, e que esta era causada por "elementos formadores de tecido fibroso" ou por um processo miosítico.[30,129,159] Por volta da primeira parte do século XX, os relatos publicados da sequência de eventos na síndrome compartimental aguda já eram notavelmente semelhantes ao que sabemos hoje em dia, com a diferenciação entre isquemia aguda causada por ruptura de um vaso importante, isquemia aguda causada por "tensão subfascial," o estágio final da contratura isquêmica, e o conceito distinto de envolvimento nervoso.[9] Esse artigo foi a primeira descrição da prática de fasciotomia para aliviar a pressão. Nessa época, foi sugerida a importância da realização imediata da fasciotomia,[9,110] o que foi confirmado pela prevenção da ocorrência de contraturas em experimentos com animais.[70]

Durante a Segunda Guerra Mundial, as atenções se afastaram dessas conclusões sensatas. Como hipótese, foi proposto que a contratura isquêmica era causada por lesão e espasmo arterial, ocorrendo em espasmo reflexo colateral. Sem dúvida, os resultados bem-sucedidos com a excisão da artéria lesionada[36,47] foram obtidos graças à fasciotomia realizada como parte da exposição para a cirurgia. Um triste legado dessa crença persiste até hoje na visão, perigosamente equivocada, de que uma síndrome compartimental aguda não pode existir em presença de pulsos periféricos normais.

A teoria da lesão arterial foi questionada por Seddon[132] em 1966. Esse autor observou que em todos os casos de contratura isquêmica houve visível inchaço inicial que exigia a imediata realização da fasciotomia, e que 50% de seus casos tinham pulsos periféricos palpáveis. Seddon não conseguiu explicar infartos musculares no mesmo nível da lesão com base na lesão arterial, tendo recomendado uma fasciotomia imediata.

Em seu artigo clássico, McQuillan e Nolan[101] relataram 15 casos complicados por "isquemia local". Esses autores descreveram o ciclo vicioso da crescente tensão em um compartimento fechado, o que causa obstrução venosa e consequente redução no influxo arterial. Sua conclusão mais importante foi que o atraso na execução de uma fasciotomia era a única causa do insucesso do tratamento.

EPIDEMIOLOGIA

É importante conhecer a epidemiologia da síndrome compartimental aguda na definição do paciente em risco de desenvolver esse transtorno. A epidemiologia da síndrome compartimental aguda foi descrita em uma coorte com amostra de 164 pacientes retirados de uma população definida no Reino Unido.[100]

A incidência anual de síndrome compartimental aguda em uma população ocidentalizada é de 3,1 por 100.000 habitantes da população.[100] A incidência anual em homens é de 7,3 por 100.000, em comparação com 0,7 por 100.000 em mulheres, um aumento de dez vezes no risco para homens. As incidências específicas para idade e gênero estão ilustradas na Figura 29.1, revelando um padrão do tipo B (ver Cap. 3) ou o padrão em forma de L descrito por Buhr e Cooke.[18] A idade média para todo o grupo foi de 32 anos; a mediana da idade foi de 30 anos para homens e 44 anos para mulheres.

Mais comumente, a condição subjacente causadora de síndrome compartimental aguda foi uma fratura (69% dos casos) (Tab. 29.1). Percentuais semelhantes foram relatados para crianças, em que 76% dos casos foram causados por fratura, predominantemente de diáfise tibial, rádio distal e antebraço.[8] A fratura associada com maior frequência à síndrome compartimental aguda em adultos é a fratura da diáfise tibial. Foi relatado que a prevalência de síndrome compartimental aguda em fraturas da diáfise tibial vai de 2,7 a 15%,* e as diferenças nas prevalências provavelmente ocorrem por causa de diferentes técnicas de diagnóstico e de seleção dos pacientes.

A segunda causa mais comum de síndrome compartimental aguda é uma lesão de tecidos moles que, juntamente à fratura da diáfise tibial, chega a quase dois terços dos casos. A segunda fratura mais comum a ser complicada pela síndrome compartimen-

---

* Referências 3,16,24,34,98-100,109,141,163.

TABELA 29.1 Condições associadas com lesão causadora de síndrome compartimental aguda em pacientes que se apresentaram a uma unidade traumatológica ortopédica

Condição subjacente	% de casos
Fratura de diáfise tibial	36
Lesão aos tecidos moles	23,2
Fratura do rádio distal	9,8
Síndrome do esmagamento	7,9
Fratura de diáfise do antebraço	7,9
Fratura de diáfise do fêmur	3
Fratura do platô tibial	3
Fratura(s) da mão	2,5
Fraturas do pilão tibial	2,5
Fratura(s) do pé	1,8
Fratura do tornozelo	0,6
Fratura-luxação do cotovelo	0,6
Fratura pélvica	0,6
Fratura de diáfise umeral	0,6

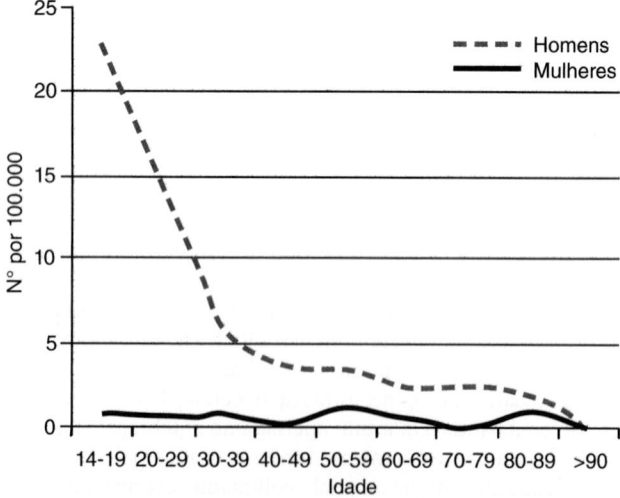

FIGURA 29.1 Incidência anual de síndrome compartimental aguda específica para idade e gênero.

tal aguda é a fratura do rádio distal, que ocorre em aproximadamente 0,25% dos casos. Fraturas diafisárias do antebraço são complicadas pela síndrome compartimental aguda em 3% dos casos. A prevalência de síndrome compartimental aguda em outros locais anatômicos é apenas raramente relatada. Outras causas menos comuns de síndrome compartimental aguda estão listadas na Tabela 29.2.

Como já foi mencionado, a partir da adolescência os pacientes mais jovens estão em maior risco de sofrer síndrome compartimental. Foi relatado que, nas fraturas da diáfise tibial, a prevalência de síndrome compartimental aguda era três vezes maior no grupo etário com menos de 35 anos de idade; já nas fraturas do rádio distal, a prevalência é 35 vezes menor no grupo etário mais idoso.[100] Reconhece-se que os adolescentes têm percentual mais alto (8,3%) de síndrome compartimental depois de uma fratura tibial.[24] Mais recentemente, em uma coorte de 212 crianças com fraturas da diáfise tibial e mediana de idade de 13 anos, foi informada uma prevalência de 11,4%. No grupo com mais de 14 anos, com lesão em acidente automobilístico, a prevalência foi de 48%.[141] A análise de 1.403 fraturas da diáfise tibial apresentadas à Edinburgh Orthopaedic Trauma Unit durante o período de 1995 a 2007 revela que houve 160 casos de síndrome compartimental aguda (11,4%). Utilizando uma análise univariada, os fatores de risco significativos para a ocorrência de síndrome compartimental aguda foram: jovens ($P<0,001$) e gênero masculino. Homens tinham probabilidade seis vezes maior de sofrer síndrome compartimental aguda se tivessem entre 20 e 29 anos, em comparação com homens com idade superior a 40 anos. Portanto, a juventude, independentemente do gênero, é fator de risco significativo para ocorrência de síndrome compartimental aguda após uma fratura da tíbia. A única exceção à juventude como fator de risco para síndrome compartimental aguda ocorre nos casos com lesão apenas dos tecidos moles. Esses pacientes têm média de idade de 36 anos e são significativamente mais velhos do que pacientes com fratura.[66]

Em geral, acredita-se que as lesões de alta energia aumentem os riscos de ocorrência de uma síndrome compartimental aguda. Apesar disso, em adultos, em uma fratura da diáfise tibial complicada por uma síndrome compartimental aguda, os percentuais de lesões de alta e baixa energia demonstram ligeira preponderância em favor das lesões de baixa energia (59%).[100] Na mesma população ocorre um número igual de lesões de alta e de baixa energia, em casos de fratura da diáfise tibial não complicada por síndrome compartimental aguda.[25] Adolescentes podem constituir exceção a isso, devido à elevada prevalência de 48% descrita em adolescentes em seguida a acidentes rodoviários.[141] Na série de Edimburgo, o risco de síndrome compartimental aguda era maior em pacientes com fraturas fechadas, em comparação com fraturas expostas ($P<0,05$). Isso sugere que a síndrome compartimental aguda pode ser mais prevalente depois de uma lesão de baixa energia, possivelmente porque em lesões desse tipo os limites do compartimento se mostram menos propensos a sofrer ruptura, sendo evitado um efeito de "autodescompressão". O conceito que propõe que pacientes com lesão de baixa energia estão em maior risco é apoiado pela distribuição de fraturas expostas graves. Naquelas fraturas complicadas por síndrome compartimental aguda, 20% eram do tipo Gustilo III[100]; em toda a população de fraturas da tíbia, 60% eram do tipo III.[25] É importante notar que pacientes com fraturas expostas da diáfise tibial continuam em risco de sofrer síndrome compartimental aguda, que ocorre em aproximadamente 3%;[100] mas parece que os tipos de Gustilo mais baixos estão em maior risco, possivelmente pela não ocorrência de ruptura dos limites do compartimento.

As fraturas do rádio distal e das diáfises do antebraço associadas a uma lesão de alta energia têm maior propensão de serem complicadas por síndrome compartimental aguda, provavelmente por causa da grande preponderância de jovens do gênero masculino que sofreram esse tipo de lesão. Isso fica ilustrado por uma comparação da incidência relacionada à idade e ao gênero de fraturas do rádio distal complicadas por síndrome compartimental aguda (Fig. 29.2). A explicação provável para a preponderância de pacientes jovens com síndrome compartimental aguda é que esses pacientes têm volumes musculares relativamente grandes, ao passo que o tamanho de seus compartimentos não muda depois do final do período de crescimento. Assim, depois da lesão, os pacientes jovens podem ter menos espaço para acomodar o edema muscular. Presume-se que pessoas mais velhas tenham músculos menores, hipotróficos, que permitem mais espaço para o inchaço. Também pode ocorrer um efeito protetor da hipertensão nos pacientes idosos.

TABELA 29.2 Causas menos comuns de síndrome compartimental aguda

Condições que aumentam o volume do conteúdo do compartimento
Fratura
Lesão dos tecidos moles
Síndrome do esmagamento (inclusive o uso da posição de litotomia)[84]
Revascularização
Exercício[94]
Diátese hemorrágica/anticoagulantes[66,125]
Infusão de líquido (inclusive artroscopia)[10,133]
Punção arterial[134]
Ruptura de gânglios/cistos[31]
Osteotomia[45]
Mordida de cobra[153]
Síndrome nefrótica[147]
Infiltração leucêmica[152]
Miosite viral[78]
Osteomielite hematógena aguda[145]

Condições que reduzem o volume do compartimento
Queimaduras
Reparo de hérnia muscular[4]

Comorbidade clínica
Diabetes[21]
Hipotireoidismo[67]

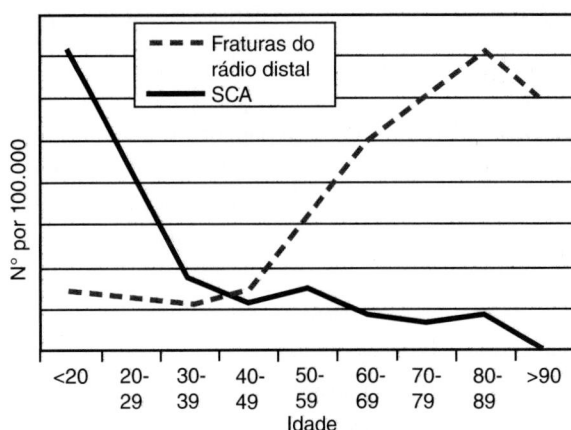

FIGURA 29.2 Incidência anual específica para todas as fraturas do rádio distal, em comparação com a incidência anual de síndrome compartimental aguda específica por idade nas fraturas do rádio distal.

O segundo tipo mais comum de síndrome compartimental aguda é aquele que ocorre na ausência de fratura. Em sua maioria, esses casos surgem depois de uma lesão de partes moles, particularmente uma lesão do tipo de esmagamento, mas alguns casos ocorrem sem história anterior de trauma.[66] Em crianças, 61% dos casos de síndrome compartimental aguda na ausência de fratura são relatados como de fundo iatrogênico.[120] Os pacientes com síndrome compartimental aguda sem ocorrência de fratura tendem a ser mais idosos e apresentar-se com mais comorbidades médicas do que os pacientes com uma fratura. Esses pacientes estão distribuídos mais uniformemente entre os gêneros, com uma relação homem/mulher de 5:1. O uso de anticoagulantes também parece ser um fator de risco para a ocorrência de síndrome compartimental aguda.

Pacientes com politraumatismo estão particularmente em risco de sofrer atraso no diagnóstico de sua síndrome compartimental aguda, assim, passa a ter importância especial a identificação de fatores de risco neste grupo.[37] Kosir et al.[75] examinaram fatores de risco para síndrome compartimental aguda do membro inferior em 45 pacientes traumatizados e em estado crítico, com a instituição de um protocolo de triagem. A prevalência de síndrome compartimental aguda foi de 20%. Nesse grupo, foram fatores de risco importantes: *base excess* muito negativos, níveis de lactato elevados e necessidade de transfusão.

Os possíveis fatores de risco para a ocorrência ou para um diagnóstico tardio da síndrome compartimental aguda estão listados na Tabela 29.3.Tanto quanto os fatores de risco demográficos, a percepção alterada da dor pode retardar o diagnóstico. Essa situação poderá ocorrer se o paciente estiver em um estado de consciência alterado, ou se tiver recebido certos tipos de anestesia ou analgesia.[55,81,108]

PATOGÊNESE

Ainda permanece a incerteza sobre o mecanismo fisiológico exato da redução no fluxo sanguíneo em casos de síndrome compartimental aguda, embora em geral seja aceito que o efeito se dá ao nível dos pequenos vasos – Arteríolas, capilares ou veias capilares ou venosos.

A teoria da pressão crítica de fechamento afirma que existe uma pressão crítica de fechamento nos pequenos vasos quando a pressão transmural (i. e., a diferença entre pressão intravascular e pressão tecidual) cai.[19] A pressão transmural (TM) é contrabalançada por uma força de constrição (FC) que consiste na tensão ativa e elástica derivada da ação da musculatura lisa nas paredes vasculares. O equilíbrio entre as forças de expansão e de compressão fica expresso em uma derivação da lei de Laplace:

$$TM = FC \div r$$

TABELA 29.3 Fatores de risco para ocorrência ou diagnóstico tardio de síndrome compartimental aguda

Demografia	Alteração da percepção da dor
Juventude	Alteração do nível de consciência
Fratura tibial	Anestesia regional
Fratura de alta energia no antebraço	Analgesia controlada pelo paciente
Fratura de alta energia da diáfise fêmur	Crianças
Diátese hemorrágica/anticoagulantes	Lesão nervosa associada
Politraumatismo com elevado déficit de *"base excess"*, níveis de lactato altos e necessidade de transfusão	

Onde r é o raio do vaso.

Se, por causa do aumento da pressão dos tecidos, a pressão transmural cair para um nível suficientemente baixo a ponto de impedir a distensão das fibras elásticas nas paredes dos vasos (que, com isso, não podem mais contribuir com qualquer tensão elástica), então não haverá nova redução automática no raio. Dessa forma, TC ÷ r passa a ser maior do que TM, e ocorrerá fechamento ativo do vaso. Esse conceito foi verificado em leitos vasculares locais de animais e de humanos.[6,115,124,168] Ashton[7] foi o primeiro a relacionar esses achados com a síndrome compartimental aguda, tendo concluído que qualquer que seja a causa da pressão tecidual elevada, o fluxo sanguíneo ficará diminuído, podendo até mesmo cessar completamente durante algum tempo, como resultado de uma combinação de fechamento arteriolar ativo e de compressão passiva dos capilares, dependendo do tônus vasomotor e da altura da pressão tecidual total. Os críticos dessa teoria questionam a possibilidade de manter o fechamento arteriolar em presença de isquemia, que é um forte estímulo local para a vasodilatação.[85] Ashton[6] observou que o fluxo retorna depois de 30 a 60 segundos de pressão tecidual persistente e atribuiu esse fenômeno à reabertura dos vasos, possivelmente por causa do acúmulo de metabólitos vasodilatadores.

Uma segunda teoria é a do gradiente arteriovenoso.[85,92] De acordo com essa teoria, os aumentos na pressão tecidual local reduzem o gradiente de pressão arteriovenosa local e, portanto, reduzem o fluxo sanguíneo. Quando o fluxo diminui para um valor inferior às demandas metabólicas dos tecidos (e não necessariamente para zero), então o resultado será a ocorrência de anormalidades funcionais. A relação entre gradiente arteriovenoso (AV) e fluxo sanguíneo local (FSL) está resumida na equação:

$$FSL = (Pa - Pv) \div R$$

Onde Pa é a pressão arterial local, Pv é a pressão venosa local, e R é a resistência vascular local. As veias são tubos colabáveis e a pressão em seu interior jamais poderá ser inferior à pressão tecidual local. Se a pressão tecidual se elevar, como nos casos de síndrome compartimental aguda, então a Pv também deverá aumentar, reduzindo, assim, o gradiente AV (Pa – Pv) e, portanto, o fluxo sanguíneo local. Em baixos gradientes AV, a compensação pela resistência vascular local (R) é relativamente ineficaz,[62] e o fluxo sanguíneo local fica basicamente determinado pelo gradiente AV. Matsen et al.[92] apresentaram resultados em humanos que demonstravam redução do gradiente AV com a elevação do membro, em presença de uma pressão tecidual elevada. Essa teoria foi corroborada por um artigo, demonstrando que, com a aplicação de pressão externa, simulando uma síndrome compartimental, ocorreu cessação dos fluxos venoso e capilar, mas as arteríolas eram ainda capazes de transportar o fluxo.[156] Isso refuta a teoria do fechamento crítico, mas apoia a hipótese do gradiente arteriovenoso reduzido como o mecanismo de redução do fluxo sanguíneo.

Uma terceira teoria, a teoria de oclusão microvascular, postula que a oclusão capilar é o principal mecanismo de redução do fluxo sanguíneo em casos de síndrome compartimental aguda.[52] A mensuração da pressão capilar em cães com pressões teciduais normais revelou um nível médio de 25 mmHg. Hargens et al.[52] sugerem que uma pressão tecidual de valor semelhante é suficiente para reduzir o fluxo sanguíneo capilar. A isquemia muscular resultante leva ao aumento da permeabilidade da membrana capilar às proteínas plasmáticas, aumentando o edema e a obstrução dos linfáticos pela pressão tecidual aumentada. Não obstante, os autores admitiram que a hiperemia reativa e a vasodilatação tendem, ambas, a aumentar o nível crítico de pressão para a oclusão microvascular. Entretanto, esse experimento foi realizado em presença de pressões teciduais normais e também lembramos, um pouco acima, que os capilares são tubos colabáveis[85] e que sua pressão intravascular deve aumentar em presença de pressões teciduais elevadas. A teoria de Hargens[52] foi apoiada por um artigo que demonstrou uma redução do número de capilares perfundidos por unidade de área em um cenário de pressões teciduais elevadas.[57]

Efeitos da elevação da pressão tecidual no músculo

Independentemente do mecanismo de fechamento vascular, a redução do fluxo sanguíneo em casos de síndrome compartimental aguda tem profundo efeito nos tecidos musculares. Nos membros, o músculo esquelético é o tecido mais vulnerável à isquemia; portanto, é o tecido mais importante a ser considerado em casos de síndrome compartimental aguda. Já foi experimentalmente demonstrado que tanto a magnitude como a duração da elevação da pressão são influências importantes na extensão da lesão muscular.

Atualmente, há concordância universal de que a elevação da pressão tecidual leva à redução no fluxo sanguíneo muscular. Alguns estudos experimentais destacaram a importância da pressão de perfusão e também da pressão tecidual na redução do fluxo sanguíneo muscular. Mensurações do transtorno metabólico celular (pH, oxigenação dos tecidos e reservas de energia) realizadas com RM e com estudos histológicos, inclusive microscopia eletrônica e videomicroscopia do fluxo sanguíneo capilar, demonstraram que os limites da pressão tecidual crítica situam-se 10 a 20 mmHg abaixo da pressão arterial diastólica, ou 25 a 30 mmHg abaixo da pressão arterial média.[57,60,63,83] Foi demonstrada maior vulnerabilidade no músculo previamente traumatizado ou isquêmico, nos casos em que o limite crítico pode ocorrer em pressões teciduais de mais de 30 mmHg abaixo da pressão arterial média.[12]

O resultado final da redução do fluxo sanguíneo para o músculo esquelético é a isquemia seguida de necrose, existindo concordância geral de que períodos maiores de isquemia completa acarretam alterações irreversíveis cada vez mais severas.[59,77,119] Evidências indicam a presença de necrose muscular em sua maior extensão central do músculo, e que a avaliação externa do grau de necrose muscular não é confiável. A duração da isquemia muscular ditará a quantidade de necrose, embora algumas fibras musculares sejam mais vulneráveis do que outras. Exemplificando, os músculos do compartimento anterior da perna contêm fibras do tipo 1, ou fibras vermelhas de lenta contração, enquanto o gastrocnêmio contém principalmente fibras do tipo 2, ou fibras brancas de rápida contração. As fibras do tipo 1 dependem do metabolismo oxidativo dos triglicerídeos como sua fonte de energia, sendo mais vulneráveis à depleção de oxigênio, em comparação com as fibras do tipo 2, cujo metabolismo é principalmente anaeróbico.[79] Isso pode explicar a especial vulnerabilidade do compartimento anterior à elevação da pressão intracompartimental.

Efeitos da elevação da pressão tecidual no nervo

Há pouca dúvida sobre os efeitos da elevação da pressão tecidual na função neurológica. Todos os investigadores observam perda da função neuromuscular com a elevação das pressões teciduais, mas em limites de pressão e durações variáveis.[40,54,87,140] Em um estudo sobre função neurológica humana, Matsen et al.[89] observaram variação considerável de tolerância à pressão, que não podia ser atribuída às diferenças na pressão sistêmica.

O mecanismo de lesão nervosa ainda não foi devidamente esclarecido, podendo ser consequência de isquemia, isquemia juntamente à compressão, efeitos tóxicos ou efeitos da acidose.

Efeitos da elevação da pressão tecidual no osso

Atualmente, a não consolidação é reconhecida como uma complicação da síndrome compartimental aguda.[23,27,71,98,103] Em 1938, Nario sugeriu pela primeira vez que a "doença de Volkmann" causava obliteração dos vasos "musculodiafisários" e, com frequência, também pseudartrose.[113] McQueen[95] observou reduções no fluxo sanguíneo ósseo e na consolidação óssea em tíbias de coelho, em seguida a uma síndrome compartimental aguda experimentalmente induzida. É provável que a isquemia muscular reduza a capacidade de desenvolvimento da irrigação sanguínea extraóssea, da qual os ossos longos dependem para a consolidação.

Lesão de reperfusão

A síndrome de reperfusão é um grupo de complicações que se seguem ao restabelecimento do fluxo sanguíneo aos tecidos isquêmicos, podendo ocorrer após a fasciotomia e a restauração do fluxo sanguíneo muscular em casos de síndrome compartimental aguda. A reperfusão é seguida por uma resposta inflamatória no tecido isquêmico que pode causar maior lesão aos tecidos. É provável que o "gatilho" para a resposta inflamatória seja a presença de produtos de degradação do músculo.[15] Alguns desses produtos são procoagulantes que ativam a via intrínseca da coagulação. Isso resulta em aumento da trombose microvascular, levando ao aumento da abrangência da lesão muscular.

Caso seja considerável o volume de músculo envolvido no processo isquêmico, a resposta inflamatória pode se tornar sistêmica. Na síndrome compartimental aguda, é mais provável que isso ocorra na síndrome do esmagamento. Os procoagulantes escapam para a circulação sistêmica, causando coagulopatia sistêmica com a ativação paralela de mediadores inflamatórios. Então, tais eventos lesionam o endotélio vascular, causando aumento da permeabilidade, vazamento de líquido transcapilar e subsequente piora da pressão intracompartimental[46] e, no final do processo, falência múltipla de órgãos. A coagulação sistêmica e os produtos da degradação provenientes das células mortas ou muito danificadas também provocam a ativação dos leucócitos, com liberação de mais mediadores inflamatórios como histamina, interleucinas, radicais livres de oxigênio, tromboxano e muitos outros.[15] Essa é a base para o uso de agentes como antioxidantes, antitromboxanos, antileucotrienos e fatores ativadores antiplaquetários que modificam o processo inflamatório. Foi demonstrado no laboratório que alguns desses agentes são capazes de reduzir a lesão muscular.[1,72,73,157]

DIAGNÓSTICO DE SÍNDROME COMPARTIMENTAL AGUDA

O diagnóstico imediato da síndrome compartimental aguda é a chave para um resultado bem-sucedido. Há muito tempo já se sabe que o atraso no diagnóstico é a única causa de insucesso no tratamento da síndrome compartimental aguda.[86,101,126,128] A demora no diagnóstico pode ser decorrente da inexperiência e da não consideração da possibilidade de uma síndrome compartimental aguda, de uma apresentação clínica indefinida e confusa[102,151] ou do uso de técnicas anestésicas ou analgésicas que mascaram os sinais clínicos.[26,55,81,108]

Qualquer atraso no tratamento da síndrome compartimental aguda pode ter efeito catastrófico, levando a graves complicações, por exemplo, deficiências sensitivas e motoras permanentes, contraturas, infecção e, em alguns casos, amputação do membro.[109,120,128] Nos casos mais sérios, pode ocorrer lesão sistêmica causada pela síndrome de reperfusão. Assim, torna-se essencial que o médico tenha pleno domínio das técnicas clínicas necessárias para o estabelecimento de um diagnóstico imediato, para que essas complicações sejam evitadas. Além de melhorar o resultado, a identificação e o tratamento imediatos de uma síndrome compartimental aguda estão associados à diminuição do risco de indenização em possíveis alegações judiciais de má prática.[14]

Diagnóstico clínico

A dor é considerada como o primeiro sintoma da síndrome compartimental aguda. A dor sofrida pelo paciente é, por natureza, isquêmica, sendo normalmente intensa e fora de proporção com a situação clínica, mas a dor pode ser uma indicação pouco confiável da presença de síndrome compartimental aguda, pois pode ter intensidade variável.[32,88,162] A dor pode estar ausente na síndrome compartimental aguda associada a uma lesão nervosa,[65,167] ou pode ser mínima na síndrome compartimental posterior profunda.[86,88] A dor está presente na maioria dos casos por causa da lesão de referência, mas não pode ser detectada no paciente inconsciente, ou nos casos em que se tenha recorrido à anestesia regional.[26,55,108] Kosir et al.[75] abandonaram o exame clínico como parte de seu protocolo de triagem para pacientes traumatizados em estado crítico por causa da dificuldade em fazer aflorar sinais e sintomas confiáveis nesse grupo. As crianças talvez não sejam capazes de expressar a intensidade de sua dor; assim, inquietude, agitação e ansiedade, acompanhadas por maior necessidade de analgésicos, devem aumentar a suspeita de presença de uma síndrome compartimental aguda.[8] Tanto Shereff[139] como Myerson[112] afirmam que o diagnóstico clínico de síndrome compartimental aguda no pé é tão pouco confiável, que devem ser empregados outros métodos.

Foi demonstrado que a dor tem sensibilidade de apenas 19% e especificidade de 97% no diagnóstico de síndrome compartimental aguda (i. e., percentual elevado de casos falsos-negativos ou não diagnosticados, mas baixo percentual de casos falsos-positivos).[151] Contudo, em geral, os estudiosos concordam que a dor, se presente, é um sintoma relativamente precoce de síndrome compartimental aguda no paciente alerta e desperto.[151] Na avaliação da intensidade da dor, também deve ser considerada a maior necessidade por opióides.

A dor promovida com o alongamento passivo dos músculos envolvidos é reconhecida como sintoma de síndrome compartimental aguda. Assim, há mais dor, por exemplo, em uma síndrome compartimental anterior quando os dedos ou o pé são flexionados de modo plantar. Esse sintoma não é mais confiável do que a presença de dor em repouso, porque as razões para pouca confiabilidade apontadas acima se aplicam igualmente à dor durante o alongamento passivo. A sensibilidade e a especificidade da dor durante o alongamento passivo são semelhantes para a dor em repouso.[151]

É possível que ocorram parestesia e hipoestesia no território dos nervos que atravessam o compartimento afetado; normalmente esses são os primeiros sinais de isquemia nervosa, embora a anormalidade sensitiva possa ser resultante de uma lesão nervosa simultânea.[163,167] Ulmer[151] citou sensibilidade de 13% e especificidade de 98% para o achado clínico de parestesia em casos de síndrome compartimental aguda, um percentual de falsos-negativos que impossibilita o uso desse sintoma como instrumento diagnóstico útil.

A paralisia de grupos musculares afetados pela síndrome compartimental aguda é reconhecida como sendo um sinal tardio.[151] Como os demais, esse sinal tem sensibilidade igualmente baixa para previsão da presença de síndrome compartimental aguda, provavelmente por causa da dificuldade de interpretação da causa subjacente da debilidade, que poderia ser inibição causada pela dor, lesão direta ao músculo ou lesão nervosa associada. Caso o paciente venha a exibir déficit motor, raramente a recuperação será completa.[17,27,29,126,131,165] Bradley[17] informou a ocorrência de recuperação completa em apenas 13% dos pacientes com paralisia como um dos seus casos de síndrome compartimental aguda.

O inchaço palpável no compartimento afetado pode ser outro sinal de síndrome compartimental; entretanto, é difícil avaliar com precisão o grau do inchaço, o que empresta grande subjetividade a esse sinal. Com frequência, aparelhos gessados ou curativos obscurecem os compartimentos em risco e impedem uma avaliação do inchaço.[75] Alguns compartimentos, por exemplo, o compartimento posterior profundo da perna, estão completamente escondidos sob os compartimentos musculares, obscurecendo qualquer inchaço existente.

Os pulsos periféricos e o retorno capilar estão sempre intactos em uma síndrome compartimental aguda, a menos que tenha ocorrido alguma doença ou lesão arterial importante, ou que o paciente esteja nos estágios terminais da síndrome compartimental aguda, quando a amputação se torna inevitável. Se houver suspeita de síndrome compartimental aguda e se os pulsos estiverem ausentes, então deverá ser feita uma arteriografia. Por outro lado, é perigoso excluir o diagnóstico de síndrome compartimental aguda por causa da presença de pulsos distais.

O uso de uma combinação de sinais e sintomas clínicos aumenta sua sensibilidade como instrumento diagnóstico,[151] mas, para que seja alcançada uma probabilidade superior a 90% de presença de síndrome compartimental aguda, devem ser observados três achados clínicos. O terceiro achado clínico é a paresia; assim, para que seja estabelecido com precisão um diagnóstico clínico de síndrome compartimental aguda, devemos permitir que o transtorno prossiga até um estágio mais avançado. Obviamente, isso é inaceitável, o que impulsionou a realização de pesquisas para obtenção de métodos diagnósticos mais precoces e confiáveis.

Monitoração da pressão no compartimento

Foram desenvolvidas várias técnicas para aferição da pressão intracompartimental (PIC), logo que se percebeu que a síndrome compartimental aguda era causada pelo aumento da pressão tecidual no interior do compartimento afetado. Visto que a elevação da pressão tecidual é o evento primário na síndrome compartimental aguda, mudanças na PIC precederão os sinais e sintomas clínicos.[96]

São vários os métodos disponíveis para medir uma PIC. Um dos primeiros métodos utilizados foi o método do manômetro de agulha, que utiliza uma agulha introduzida no compartimento e conectada a uma coluna ocupada em parte com solução salina e em parte com ar.[162] Uma seringa ocupada com ar é conectada a essa coluna, além de um transdutor ou manômetro de pressão. PIC é a pressão necessária para injetar ar na tubulação e achatar o menisco situado entre a solução salina e o ar. Esse método foi modificado por Matsen et al., para permitir a infusão de solução salina no compartimento.[90,91] PIC é a pressão de resistência à infusão de solução salina. Esses métodos, embora simples e baratos, têm alguns problemas. Existe o perigo da infusão de um volume excessivo, possivelmente induzindo síndrome compartimental. Provavelmente, essa é a menos precisa das técnicas para mensuração disponíveis; foram registrados valores falsamente altos, em comparação com outras técnicas,[104] e valores falsamente baixos em casos de PIC muito elevada.[146] Uma agulha com apenas uma perfuração em sua ponta também pode ficar facilmente bloqueada.

O cateter de pavio (*wick catheter*) foi descrito originalmente por Mubarak et al. para uso em casos de síndrome compartimental aguda.[105] Trata-se de uma modificação da técnica da agulha, em que fibrilas se salientam do orifício do equipo do cateter. Isso possibilita uma grande área de superfície para mensuração, além de evitar a obstrução da agulha; é técnica ideal para a mensuração contínua. Uma desvantagem dessa técnica é a possibilidade de bloqueio da ponta por um coágulo sanguíneo ou da introdução de ar na coluna de líquido entre o cateter e o transdutor, o que comprometeria a resposta, ocasionando leituras falsamente baixas. Há o risco teórico de retenção de material da mecha nos tecidos.

O cateter de fenda foi descrito originalmente por Rorabeck et al.[127] Esse dispositivo funciona no mesmo princípio do cateter de pavio e foi projetado para aumentar a área de superfície na ponta do cateter por meio de um corte axial na sua extremidade (Fig. 29.3). A pressão intersticial é medida por meio de uma coluna de solução salina acoplada a um transdutor. A desobstrução pode ser confirmada por uma suave pressão sobre a ponta do cateter; deve ser percebida uma elevação imediata na pressão. É preciso tomar o cuidado de evitar a presença de bolhas de ar no sistema, pois isso poderá acarretar, como também ocorre com o cateter de pavio, leituras falsamente baixas. O cateter de fenda é mais preciso que o método de infusão contínua,[104] sendo tão preciso quanto o cateter de pavio.[138]

As tentativas de aumentar a confiabilidade das medidas da PIC levaram ao posicionamento do transdutor de pressão diretamente no interior do compartimento, mediante sua colocação no interior do lúmen de um cateter. Em 1984, foi descrito o cateter intracompartimental com transdutor *solid state* (CITS), e suas mensurações foram correlacionadas aos sistemas convencionais de monitoração da pressão.[93] Atualmente, esse dispositivo pode ser adquirido no comércio, e é amplamente utilizado, mas para que seja mantida a patência do cateter para uma monitoração contínua, deve-se apelar para uma infusão, com seus problemas correlatos. A alternativa é a obtenção de mensurações intermitentes da pressão, o que geralmente causa desconforto maior aos pacientes e consiste em técnica mais trabalhosa. Os sistemas mais modernos em que o transdutor fica localizado na ponta do cateter não dependem de uma coluna de líquido; assim, esses dispositivos contornam os problemas de patência.[166] No entanto, esses sistemas são mais caros e representam um problema potencial para reesterilização.

Todos os métodos descritos acima medem a PIC, que é uma forma indireta de medir o fluxo sanguíneo e a oxigenação dos músculos. A espectroscopia por proximidade do infravermelho mede a saturação do oxigênio nos tecidos de forma não invasiva, por meio de uma sonda aplicada sobre a pele. Foi demonstrado que essa técnica tem correlação com as pressões teciduais, tanto experimentalmente[5] como em voluntários humanos.[42] Em pacientes com síndrome compartimental aguda, foi demonstrado que a redução dos valores de oxigenação, em comparação com a perna oposta não lesionada, tem correlação com a redução das pressões de perfusão; contudo, ainda não foi estabelecido um nível crítico.[143] A técnica também foi utilizada na demonstração da resposta hiperêmica à lesão em casos de fraturas tibiais.[144] A técnica se revelou promissora, mas ainda depende de validação em humanos sujeitos à lesão.

Em geral, a PIC é monitorada no compartimento anterior, porque esta é a região mais comumente envolvida na síndrome compartimental aguda e também por ser de fácil acesso.[98] Há o risco de deixar de diagnosticar uma síndrome compartimental aguda nos compartimentos posteriores profundos, e alguns autores recomendam a mensuração nos dois compartimentos,[61] mas essa é uma tarefa muito mais incômoda. Se for monitorado apenas o compartimento anterior, o cirurgião deverá estar ciente da pequena probabilidade de uma síndrome compartimental aguda no compartimento posterior profundo. Assim, deverá medir as pressões no compartimento posterior profundo diante de sintomas não explicados em presença de pressões no compartimento anterior com uma diferença segura entre as pressões diastólica e tecidual (ΔP). É importante medir a pressão de pico no interior do membro, que normalmente ocorre em uma área não mais distante do que 5 cm do nível da fratura.[61] A Tabela 29.4 resume o posicionamento recomendado para o cateter para cada uma das áreas anatômicas.

Limite para descompressão na síndrome compartimental aguda

Muito se tem discutido sobre o limite crítico para a pressão, além do qual haverá necessidade de descompressão de uma síndrome compartimental aguda. Depois de percebida a natureza da síndrome compartimental aguda como um fenômeno de elevação da PIC, o debate centrou-se em torno do uso exclusivo da

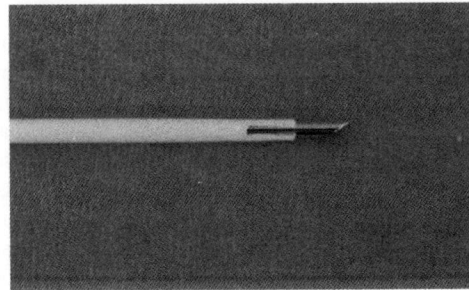

FIGURA 29.3 Ponta de um cateter de fenda, dispositivo facilmente confeccionado a partir de um equipamento de rotina, bastando cortar duas fendas na ponta do cateter.

TABELA 29.4 Posicionamentos do cateter recomendados para monitoração da pressão no compartimento

Área anatômica	Posicionamento do cateter
Coxa	Compartimento anterior
Perna	Compartimento anterior Compartimento posterior profundo, se houver suspeita clínica
Pé	Compartimentos interósseos Considere o compartimento calcâneo nas lesões no retropé
Antebraço	Compartimento dos flexores
Mão	Compartimento interósseo

pressão tecidual como indicação da necessidade de descompressão. Um nível considerado como crítico era PIC=30 mmHg, por ser este um valor próximo da pressão sanguínea capilar.[53,107] Alguns autores acreditavam que 40 mmHg de pressão tecidual deveria ser o limite para descompressão,[50,90,93,131] embora outros reconhecessem uma variação significativa na tolerância de PIC elevada entre os pacientes.[50,92] Em uma série de pacientes com fraturas tibiais, foi recomendada uma pressão tecidual de 50 mmHg como limite de pressão para descompressão em pacientes normotensos.[51]

Atualmente, é sabido que a aparente variação entre indivíduos em sua tolerância à elevação da PIC se dá por causa de variações na pressão sanguínea sistêmica. Whitesides et al.[162] foram os primeiros a sugerir a importância da diferença entre a pressão sanguínea diastólica e a pressão tecidual, ou ΔP. Esses autores afirmaram que ocorrem perfusão inadequada e isquemia relativa quando a pressão tecidual se eleva para algo dentro de 10 a 30 mmHg da pressão diastólica. Atualmente, contamos com boa evidência experimental em apoio a esse conceito,[60,83] ou a um conceito semelhante de que a diferença entre pressão arterial média e pressão tecidual não deve ser inferior a 30 mmHg no músculo normal, ou 40 mmHg no músculo sujeito a um trauma[63] ou que já tenha sofrido uma isquemia anteriormente.[12]

Esse conceito foi posto à prova em um estudo clínico planejado para testar a hipótese da pressão diferencial como limite para a descompressão.[98] Cento e dezesseis pacientes com fraturas da diáfise tibial tiveram sua PIC continuamente monitorada, tanto no período perioperatório como durante pelo menos 24 horas depois da cirurgia. Foi registrada a pressão diferencial entre a pressão arterial diastólica e a PIC. Foram calculadas pressões médias ao longo de um período de 12 horas para a inclusão, na análise, da duração da pressão elevada. Três pacientes tinham ΔP inferior a 30 mmHg por mais de 2 horas e foram tratados com fasciotomia. Dos pacientes restantes, todos mantiveram ΔP superior a 30 mmHg, apesar de alguns terem apresentado PIC superior a 40 mmHg. Nenhum desses pacientes foi tratado com fasciotomia e nenhum teve qualquer sequela de síndrome compartimental aguda na revisão final. Os autores concluíram que o valor para ΔP de 30 mmHg é um limite seguro para descompressão em pacientes com síndrome compartimental aguda. Esse ponto de vista foi validado pelo mesmo grupo, que examinou os resultados em termos de potência muscular e retornou à função em dois grupos de pacientes com fraturas tibiais.[161] No primeiro grupo de pacientes, todos tinham PIC superior a 30 mmHg; no segundo grupo, todos tinham PIC inferior a 30 mmHg. Nos dois grupos houve manutenção de ΔP superior a 30 mmHg. Não foram observadas diferenças nos resultados entre os dois grupos. O conceito do uso de ΔP é também apoiado por Ovre et al.,[117] que observaram um percentual inaceitavelmente alto de fasciotomias (29%) com o uso da PIC de 30 mmHg como limite para descompressão.

Recentemente um estudo descreveu a sensibilidade e a especificidade da monitoração contínua da pressão compartimental.[99] Com o uso de um limiar de pressão de ΔP de 30 mmHg durante mais de 2 horas em 850 pacientes, foram computados 11 falso-positivos e 9 falso-negativos, o que resultou em uma sensibilidade de 94% e especificidade de 98,4%. O valor preditivo positivo foi de 92,8% e o valor preditivo negativo foi de 98,7%. Para que seja possível atingir uma precisão similar com os sinais e sintomas clínicos, devem estar presentes três sinais – e o terceiro deles é a paralisia.[151] Os autores informaram que, idealmente, deveria haver uma certeza de 100% do diagnóstico, mas reconheceram que tal cenário não é possível na prática clínica, quando, na maioria das situações, tanto o cirurgião como o paciente devem aceitar um pequeno grau de risco. Em face de uma síndrome compartimental aguda, deve-se aceitar um pequeno risco em favor da opção por falso-positivos ou da realização de uma fasciotomia possivelmente desnecessária – um cenário considerado como preferível em lugar da opção por falso-negativos ou pela possibilidade de não se diagnosticar uma síndrome compartimental aguda.

Para que seja possível derivar benefício máximo da monitoração para a síndrome compartimental aguda, o diagnóstico deve ser estabelecido com base em medições sequenciadas dos diferenciais de pressão, não se devendo esperar pelo afloramento dos sinais e sintomas clínicos. Já ficou demonstrado que essa abordagem diminui tanto o atraso na realização da fasciotomia como a ocorrência de sequelas,[97] e que o surgimento de sinais e sintomas clínicos ocorre mais tardiamente, com relação às mudanças na pressão.[98] Essa situação fica adequadamente ilustrada em um estudo no qual os autores informaram ter comparado a monitoração das pressões intracompartimentais com os achados clínicos em um estudo randomizado de 178 fraturas tibiais,[56] mas o limiar considerado pelos autores para a realização da fasciotomia nos dois grupos foi o surgimento de sinais clínicos, independentemente da medida de pressão. Não surpreende que os autores não tenham observado diferenças no desfecho para os dois grupos; por outro lado, computaram um total de 27 complicações advindas de casos de síndrome compartimental aguda negligenciada, exceto pseudartroses.

Todos os artigos citados acima foram realizados em adultos e com referência à síndrome compartimental da perna. O limite pode ser diferente para crianças com baixa pressão diastólica que, com isso, têm maior probabilidade de ter ΔP inferior a 30 mmHg. Mars e Hadley[82] recomendam o uso da pressão arterial média, em lugar da pressão diastólica, para que esse problema seja superado. Foi assumido que esses limites de pressão se aplicam igualmente a outras áreas anatômicas diferentes da perna, embora essa suposição não tenha sido formalmente examinada

O momento da decisão

O fator tempo também é importante na tomada de decisão para prosseguir com a fasciotomia. Já foi devidamente estabelecido, tanto no campo experimental como no clínico, que a duração e também a intensidade da elevação da pressão influenciam o desenvolvimento de necrose muscular e sequela.* A monitoração contínua da pressão permite um registro claro da tendência das medições da pressão tecidual. Em situações nas quais a ΔP cai para menos de 30 mmHg, se a PIC estiver caindo e a ΔP aumentando, então será seguro observar o paciente, com a antecipação do retorno de ΔP para níveis seguros dentro de um curto período. Se a PIC estiver aumentando, a ΔP caindo e for observado um valor inferior a 30 mmHg e se, além disso, essa tendência demonstrar consistência por um período de 1 a 2 horas, então o cirurgião deverá fazer a fasciotomia. Não se deve fazer a fasciotomia com base em apenas uma leitura de pressão, exceto em casos extremos. Utilizando esse protocolo, o atraso na fasciotomia e as sequelas da síndrome compartimental aguda serão reduzidos sem que sejam realizadas fasciotomias desnecessárias.[98]

Tratamentos excessivamente zelosos foram citados como problemáticos nas situações de monitoração contínua,[69] mas o estudo não levou em consideração a importância da duração da elevação da PIC no diagnóstico de síndrome compartimental aguda.

---

* Referências 29,77,79,83,98,119,120,163.

Alguns autores constataram que a monitoração da pressão no compartimento tem menos utilidade, mas lançaram mão dos sinais e sintomas clínicos como sua indicação para fasciotomia; nesses casos, a monitoração da pressão foi utilizada apenas como meio adjuvante.[3,56] Para que a monitoração da PIC tenha máxima eficácia em termos de diminuição do atraso, ela deverá ser utilizada como indicação primária para fasciotomia.

ANATOMIA CIRÚRGICA E APLICADA

Coxa

A coxa está dividida em três compartimentos principais, e todos estão limitados pela fáscia lata e separados pelos septos intermusculares medial e lateral (Fig. 29.4). Seu conteúdo e os sinais clínicos de síndrome compartimental em cada um de seus compartimentos estão resumidos na Tabela 29.5. É raro o envolvimento do compartimento adutor.

Perna

Há quatro compartimentos na perna – anterior, lateral, posterior superficial e posterior profundo (Fig. 29.5).

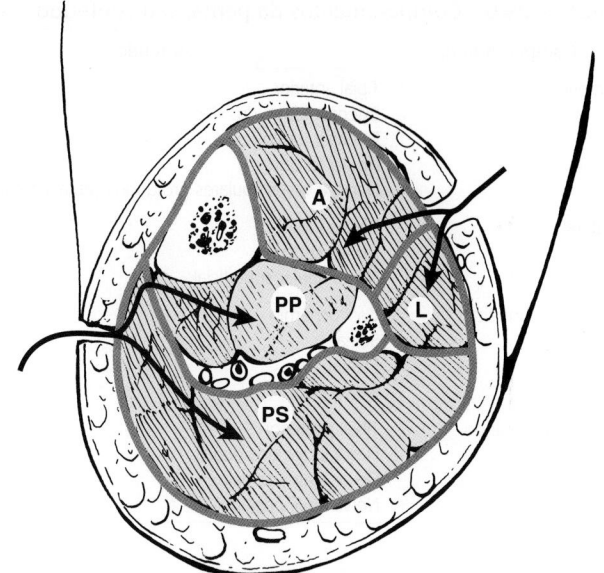

Figura 29.5 Secção transversal da perna, demonstrando os quatro compartimentos. As setas indicam as vias para a fasciotomia dos quatro compartimentos por dupla incisão. A, compartimento anterior; PP, compartimento posterior profundo; L, compartimento lateral; PS, compartimento posterior superficial.

O compartimento anterior está limitado anteriormente por pele e fáscia, lateralmente pelo septo intermuscular, posteriormente pela fíbula e membrana interóssea, e medialmente pela tíbia. Seu conteúdo e os sinais clínicos de síndrome compartimental aguda estão listados na Tabela 29.6.

O compartimento lateral está limitado lateralmente por pele e fáscia, posteriormente pelo septo intermuscular posterior, medialmente pela fíbula, e anteriormente pelo septo intermuscular anterior. Seu conteúdo e os sinais clínicos de envolvimento na síndrome compartimental aguda estão detalhados na Tabela 29.6. Em raros casos, o nervo fibular profundo poderá ficar afetado em sua trajetória através do compartimento lateral, a caminho do compartimento anterior.

O compartimento posterior superficial está limitado anteriormente pelo septo intermuscular entre os compartimentos superficial e profundo, e posteriormente por pele e fáscia. Seu conteúdo e os sinais clínicos de síndrome compartimental aguda estão resumidos na Tabela 29.6.

O compartimento posterior profundo está limitado anteriormente pela tíbia e membrana interóssea, lateralmente pela fíbula, posteriormente pelo septo intermuscular, que serve de separação entre este compartimento e o compartimento posterior

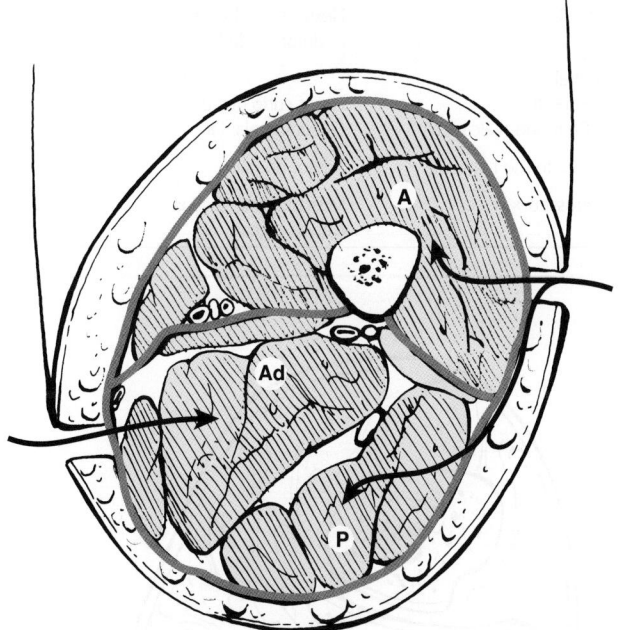

Figura 29.4 Secção transversal da coxa demonstrando os três compartimentos e como acessá-los. A, anterior; Ad, adutor; P, posterior.

TABELA 29.5 Compartimentos da coxa, seu conteúdo e sinais de síndrome compartimental aguda

Compartimento	Conteúdo	Sinais
Anterior	Músculo quadríceps Sartório Nervo femoral	Dor durante flexão passiva do joelho Dormência – perna/pé mediais Debilidade – extensão do joelho
Posterior	Músculos isquiotibiais Nervo ciático	Dor durante extensão passiva do joelho Alterações sensitivas são raras Debilidade – flexão do joelho
Dos adutores	Músculos adutores Nervo obturador	Dor durante abdução passiva do quadril Alterações sensitivas são raras Debilidade – adução do quadril

TABELA 29.6 Compartimentos da perna, seu conteúdo e sinais clínicos de síndrome compartimental aguda

Compartimento	Conteúdo	Sinais
Anterior	Tibial anterior Extensor longo dos dedos Extensor longo do hálux Fibular terceiro Nervo e vasos fibulares profundos (tibial anterior)	Dor durante flexão passiva – tornozelo/dedos Dormência – 1° espaço membranoso Debilidade – extensão do tornozelo/dedos
Lateral	Fibular longo Fibular curto Nervo fibular superficial	Dor durante inversão passiva do pé Dormência – dorso do pé Debilidade de eversão
Posterior superficial	Gastrocnêmio Solear Plantar Nervo sural	Dor durante extensão passiva do tornozelo Dormência – parte dorsolateral do pé Debilidade – flexão plantar
Posterior profundo	Tibial posterior Flexor longo dos dedos Flexor longo do hálux Nervo tibial posterior	Dor durante extensão passiva do tornozelo/dedos/eversão do pé Dormência – planta do pé Debilidade – flexão dos dedos/tornozelo, inversão do pé

superficial, e medialmente por pele e fáscia na parte distal da perna. A Tabela 29.6 lista o conteúdo do compartimento posterior profundo e os prováveis sinais clínicos na síndrome compartimental aguda.

Pé

Até recentemente, quase todas as autoridades acreditavam na existência de quatro compartimentos no pé – medial, lateral, central e interósseo (Fig. 29.6). O compartimento medial situa-se na superfície plantar do hálux, o compartimento lateral está localizado na superfície plantar do quinto metatarsal, e o compartimento central situa-se na superfície plantar do pé. O compartimento interósseo está localizado dorsalmente aos demais, entre os metatarsais. O conteúdo de cada um desses compartimentos está descrito na Tabela 29.7.

Manoli e Weber questionaram o conceito de quatro compartimentos, utilizando técnicas de infusão em cadáveres.[80] Esses autores acreditam na existência de nove compartimentos no pé, com dois compartimentos centrais, sendo um superficial contendo o flexor curto dos dedos, e um profundo (o compartimento calcâneo) (Fig. 29.7) contendo o quadrado plantar, que se comunica com o compartimento posterior profundo da perna. Eles demonstraram que

TABELA 29.7 Compartimentos do pé e seu conteúdo

Compartimento	Conteúdo
Medial	Músculos intrínsecos do hálux
Lateral	Flexor do dedo mínimo Abdutor do dedo mínimo
Central • Superficial • Profundo (calcâneo)	 Flexor curto dos dedos Quadrado plantar
Do adutor do hálux	Adutor do hálux
Interósseo × 4	Músculos interósseos Nervos digitais

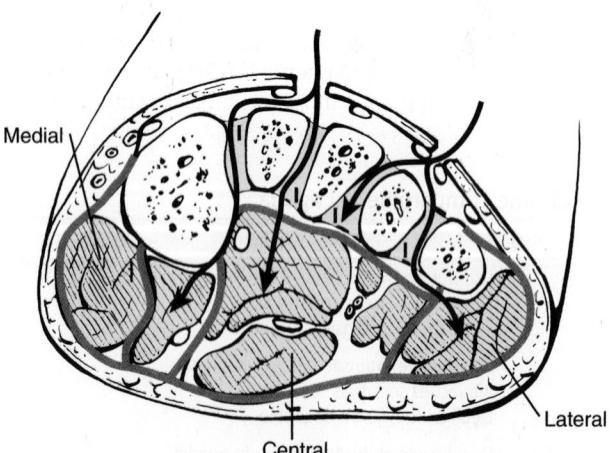

FIGURA 29.6 Secção transversal do pé, indicando o acesso a partir do dorso do pé para os compartimentos. I, interósseo.

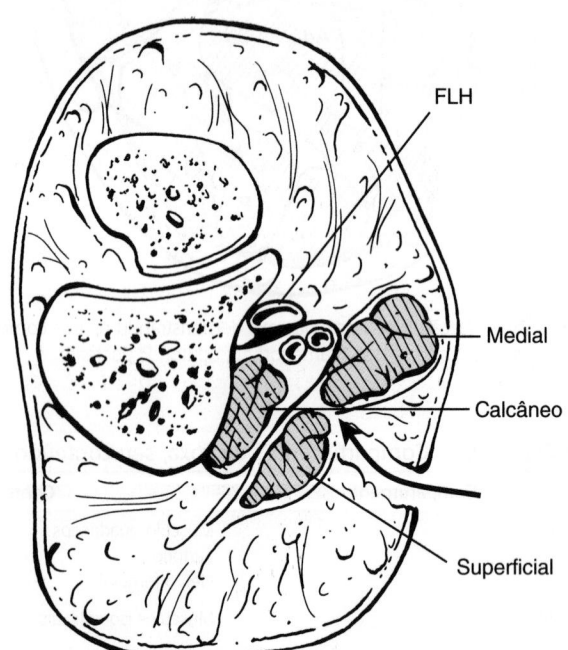

FIGURA 29.7 Secção através do retropé, ilustrando os compartimentos medial, superficial e central profundo (calcâneo). Está indicada na ilustração a abordagem medial para liberação do compartimento calcâneo. FLH, flexor longo do hálux.

cada um dos quatro músculos interósseos e o adutor do hálux situam-se em compartimentos distintos, o que aumenta o número de compartimentos para nove. A importância clínica desses achados anatômicos foi posta em questão depois de ter sido descoberto que a barreira entre os compartimentos superficial e calcâneo torna-se incompetente a uma pressão de 10 mmHg, muito mais baixa do que a exigida para a produção de uma síndrome compartimental aguda.[49] O diagnóstico clínico de síndrome compartimental aguda deve ser suspeitado em presença de edema muito intenso, mas é extremamente difícil diferenciar os compartimentos afetados.

Braço

Há dois compartimentos no braço: anterior e posterior (Fig. 29.8). O compartimento anterior está limitado pelo úmero posteriormente, pelos septos intermusculares lateral e medial e pela fáscia braquial anteriormente. Seu conteúdo e sinais clínicos de síndrome compartimental aguda estão detalhados na Tabela 29.8. Nos casos avançados, observa-se paralisia dos músculos inervados pelos nervos mediano, ulnar e radial.

O compartimento posterior tem os mesmos limites do compartimento anterior, mas situa-se posteriormente ao úmero. Seu conteúdo e sinais clínicos de síndrome compartimental aguda estão listados na Tabela 29.8.

Antebraço

O antebraço contém três compartimentos: volar, dorsal e a "massa móvel" (Fig. 29.9). O compartimento volar tem a ulna, o rádio e a membrana interóssea como seu limite posterior, e a fáscia antebraquial como seu limite anterior. A Tabela 29.9 lista o conteúdo e os sinais clínicos da síndrome compartimental aguda

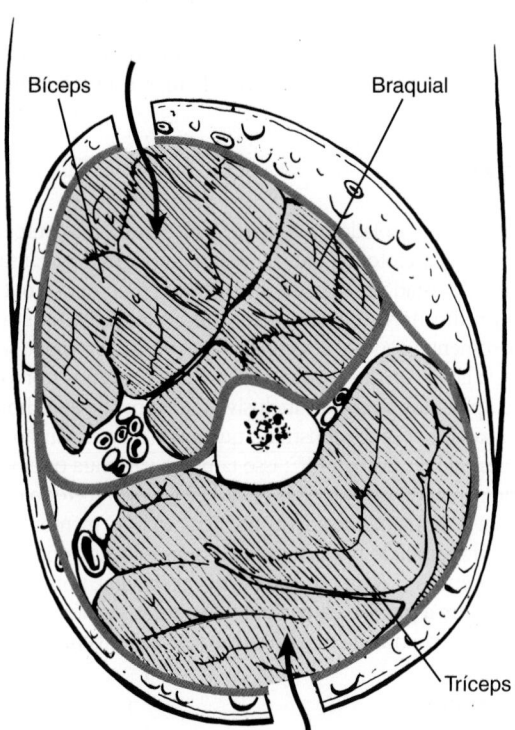

Figura 29.8 Secção transversal do braço, ilustrando o compartimento anterior que contém o bíceps e o braquial, e o compartimento posterior que contém o tríceps.

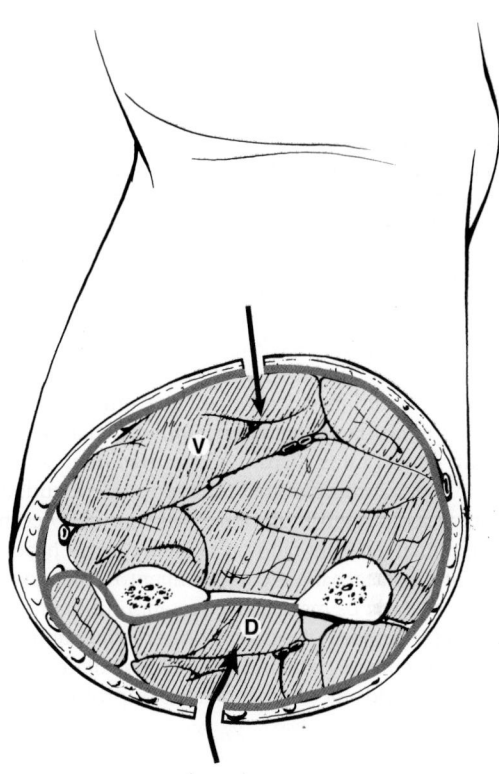

FIGURA 29.9 Secção transversal da parte intermediária do antebraço. Não está ilustrado o compartimento do pronador quadrado, por situar-se no antebraço distal. D, dorsal; V, volar.

TABELA 29.8 Compartimentos do braço, seu conteúdo e sinais clínicos de síndrome compartimental aguda

Compartimento	Conteúdo	Sinais
Anterior	Bíceps Braquial Coracobraquial Nervo mediano Nervo ulnar Nervo musculocutâneo Nervo cutâneo lateral Nervo antebraquial Nervo radial (terço distal)	Dor durante extensão passiva do cotovelo Dormência – distribuição mediana/ulnar Dormência – parte volar/lateral do antebraço distal Debilidade – flexão do cotovelo Debilidade – função motora mediana/ulnar
Posterior	Tríceps Nervo radial Nervo ulnar (distalmente)	Dor durante a flexão passiva do cotovelo Dormência – distribuição ulnar/radial Debilidade – extensão do cotovelo Debilidade – função motora radial/ulnar

TABELA 29.9 Compartimentos do antebraço, seu conteúdo e sinais clínicos de síndrome compartimental aguda

Compartimento	Conteúdo	Sinais
Volar	Flexores longo e curto radiais do carpo Flexores superficiais e profundos dos dedos Pronador redondo Pronador quadrado Nervo mediano Nervo ulnar	Dor durante extensão passiva do punho/dedos Dormência – distribuição mediana/ulnar Debilidade – flexão do punho/dedos Debilidade – função motora mediana/ulnar na mão
Dorsal	Extensor dos dedos Extensor longo do polegar Abdutor longo do polegar Extensor ulnar do carpo	Dor – flexão passiva do punho/dedos Debilidade – flexão do punho/dedos
Coxim móvel	Braquiorradial Extensor radial do carpo	Dor durante flexão passiva do punho/extensão passiva do cotovelo Debilidade – extensão do punho/flexão do cotovelo

no compartimento volar do antebraço. Foi sugerido que o compartimento volar do antebraço contém três espaços: os espaços volar superficial, volar profundo e do pronador quadrado,[43] mas, na prática, normalmente não há necessidade de diferenciação desses espaços durante uma fasciotomia.[20]

O compartimento dorsal do antebraço situa-se dorsalmente ao rádio, à ulna e à membrana interóssea e contém os extensores dos dedos e do polegar, o abdutor longo do polegar e o extensor ulnar do carpo. Seu conteúdo e sinais clínicos da síndrome compartimental aguda estão resumidos na Tabela 29.9.

Mão

Em geral, os estudiosos concordam que a mão tem dez compartimentos musculares: um tenar, um hipotenar, um adutor do polegar, quatro interósseos dorsais e três interósseos volares (Fig. 29.10). O compartimento tenar está circundado pela fáscia tenar, septo tenar e primeiro metacarpal. O compartimento hipotenar está limitado pela fáscia e septo hipotenares e pelo quinto metacarpal. Os compartimentos interósseos dorsais situam-se entre os metacarpais, estando limitados lateralmente por esses ossos, e anterior e posteriormente pela fáscia interóssea. Os compartimentos interósseos volares situam-se no aspecto volar dos metacarpais, mas é improvável que esses compartimentos sejam funcionalmente distintos dos compartimentos interósseos dorsais, porque a barreira tecidual entre os dois não pode suportar pressões superiores a 15 mmHg.[48] O conteúdo dos compartimentos da mão estão detalhados na Tabela 29.10.

TRATAMENTO

O tratamento isolado mais efetivo para a síndrome compartimental aguda é a fasciotomia, que, se sofrer atraso, poderá causar complicações devastadoras. Apesar disso, devem ser tomadas outras medidas preliminares em casos de iminência de uma síndrome compartimental aguda. Ocasionalmente, o processo pode ser abortado pela liberação dos invólucros limitantes externos, como curativos ou aparelhos gessados, inclusive o material de acolchoamento sob o aparelho. Foi demonstrado que o corte e a expansão do aparelho gessado reduzem a PIC; isso também vale para os curativos.[38] O corte/expansão do aparelho gessado é o único método que pode dar conta do aumento no edema do membro.[161] O membro não deve ser elevado acima do nível do coração, pois isso reduziria o gradiente arteriovenoso.[92] A hipotensão deve ser corrigida, porque essa medida reduzirá a pressão de perfusão. Devemos instituir a oxigenoterapia, como garantia da máxima saturação de oxigênio.

Fasciotomia

O princípio básico da fasciotomia de qualquer compartimento é a descompressão completa e adequada. Devem ser feitas incisões cutâneas ao longo de todo o comprimento do compartimento afetado. Não há lugar para uma fasciotomia limitada ou subcutânea em casos de síndrome compartimental aguda. É es-

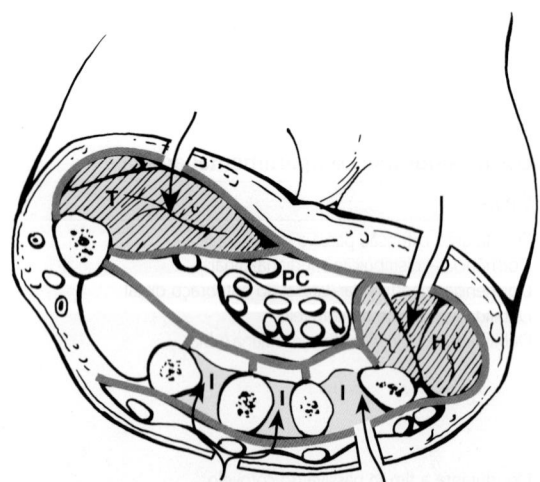

FIGURA 29.10 Secção transversal da mão, ilustrando os compartimentos musculares. O adutor do polegar situa-se mais distalmente. PC, palmar central; H, hipotenar; I, interósseo; T, tenar.

TABELA 29.10 Compartimentos da mão e seu conteúdo

Compartimento	Conteúdo
Tenar	Abdutor curto do polegar Flexor curto do polegar Oponente do polegar
Hipotenar	Abdutor do dedo mínimo Flexor do dedo mínimo Oponente do dedo mínimo
Interósseo dorsal × 4	Interósseos dorsais
Interósseo volar × 3	Interósseos volares
Adutor do polegar	Adutor do polegar

sencial que todos os músculos contidos sejam visualizados em sua totalidade (Fig. 29.11), para que sua viabilidade seja avaliada, e qualquer necrose muscular seja completamente desbridada para que não ocorra infecção. Por essas razões, e também porque a pele pode funcionar como fronteira limitante, fica contraindicada a fasciotomia subcutânea.[39]

Na perna devem ser liberados todos os quatro compartimentos. Uma das técnicas mais comumente utilizadas é a fasciotomia com dupla incisão nos quatro compartimentos.[106] Os compartimentos anterior e lateral são liberados por meio de uma incisão cutânea lateral sobre o septo intermuscular entre os compartimentos (ver Fig. 29.5). Em seguida, a pele pode ser afastada para possibilitar incisões fasciais sobre os dois compartimentos. Deve-se tomar o cuidado de não lesionar o nervo fibular superficial que perfura a fáscia e situa-se superficialmente a esta estrutura, no terço distal da perna (Fig. 29.11). Há considerável variação em seu curso, e aproximadamente três quartos dos nervos permanecem no compartimento lateral antes de aflorar através da fáscia profunda, e um quarto do nervo avança pelo compartimento anterior.[2]

Os dois compartimentos posteriores são acessados por meio de uma incisão cutânea situada a 2 cm da borda medial da tíbia (Fig. 29.5). Essa incisão permite a obtenção de uma generosa ponte cutânea para a incisão lateral, mas deve ficar situada anteriormente à artéria tibial posterior, em especial nas fraturas expostas, para a proteção dos vasos perfurantes que irrigam os tecidos fasciocutâneos locais. O compartimento posterior superficial fica facilmente exposto com o afastamento da pele. O compartimento posterior profundo fica exposto pelo afastamento posterior do compartimento superficial, sendo identificado com muita facilidade no terço distal da perna (Fig. 29.12). Em alguns casos, há necessidade de elevar os músculos do compartimento superficial da tíbia por uma curta distância, para que seja possível liberar o compartimento posterior profundo ao longo de sua extensão. É preciso tomar o cuidado de proteger a veia e o nervo safenos nessa área; também devem ser protegidos os vasos e nervos tibiais posteriores.[121]

Uma fasciotomia por incisão única de todos os quatro compartimentos foi a princípio descrita com a excisão da fíbula,[74] mas esse procedimento é desnecessariamente destrutivo e traz o risco de causar lesão ao nervo fibular comum. Pode-se fazer uma fasciotomia dos quatro compartimentos com apenas uma incisão, sem fibulectomia, por meio de uma incisão lateral que permita fácil acesso aos compartimentos anterior e lateral.[22] O afastamento anterior dos músculos fibulares permite a exposição do septo

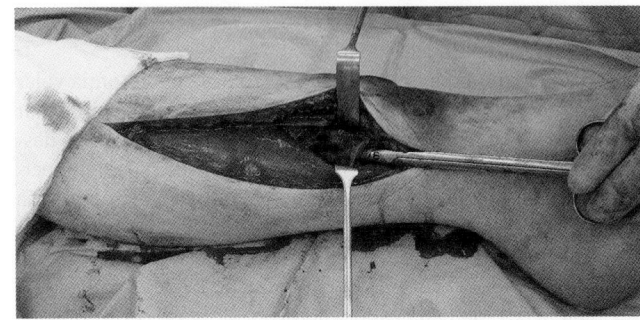

FIGURA 29.12 Descompressão do lado medial da perna. O compartimento posterior superficial do lado medial da perna está sendo afastado, para exibir o compartimento profundo. As tesouras estão aplicadas profundamente à fáscia suprajacente ao compartimento posterior profundo.

intermuscular posterior suprajacente ao compartimento posterior superficial. O compartimento posterior profundo é invadido por uma incisão feita em um local imediatamente posterior à borda posterolateral da fíbula.

A fasciotomia de dupla incisão é mais rápida e provavelmente mais segura do que os métodos com apenas uma incisão, porque as incisões fasciais são todas superficiais. Com a utilização do método de incisão única, pode ser difícil visualizar, em toda a sua extensão, o compartimento posterior profundo. Os dois métodos parecem ser igualmente efetivos na redução da PIC.[106,154]

Nas regiões da coxa e dos glúteos, a descompressão é procedimento simples, e os compartimentos são facilmente visualizados. Os dois compartimentos da coxa podem ser abordados por meio de apenas uma incisão cutânea lateral (Fig. 29.13),[148] embora possa ser tentada uma incisão medial sobre os adutores, em caso de necessidade (Fig. 29.4).

No pé existem vários compartimentos para descompressão, sendo essencial um sólido conhecimento da anatomia. Incisões dorsais sobre o segundo e quarto metatarsais possibilitam um acesso suficiente aos compartimentos interósseos e ao compartimento central que situa-se profundamente aos compartimentos interósseos (Fig. 29.6). Os compartimentos medial e lateral podem ser acessados em torno das superfícies profundas do primeiro e quinto metatarsais, respectivamente. Em geral, essa descompressão é suficiente em casos de lesão do antepé, mas quando está presente uma lesão do retropé, especialmente uma fratura do calcâneo, talvez se faça necessária uma incisão distinta para a descompressão do compartimento calcâneo (Fig. 29.7).[111,130]

A fasciotomia do braço é feita por meio de incisões anterior e posterior (Fig. 29.8), quando os compartimentos são facilmente

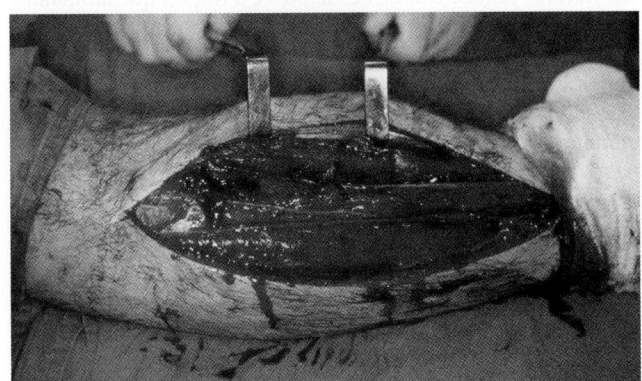

FIGURA 29.11 Fasciotomia dos compartimentos anterior e lateral da perna. Observe que a incisão se estende ao longo de todo o compartimento muscular, permitindo a inspeção de todos os grupos musculares.

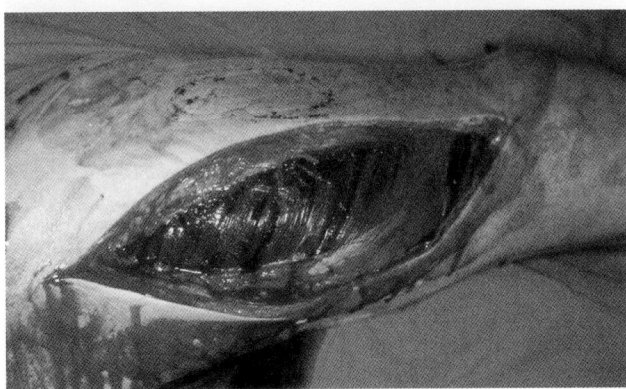

FIGURA 29.13 Fasciotomia da coxa por meio de uma única incisão lateral.

visualizados. Em raras ocasiões, também deve ser feita a descompressão do músculo deltoide.[28]

No antebraço pode ser realizada tanto uma fasciotomia volar como uma dorsal. Na maioria dos casos, o compartimento volar é abordado de início por meio de uma incisão que se estende desde o tendão do bíceps no cotovelo até a palma da mão, para permitir a descompressão do túnel carpal, habitualmente necessária (Fig. 29.14). Então, a incisão fascial permite o acesso direto ao compartimento (ver Fig. 29.9). Depois da incisão fascial, os flexores profundos devem ser cuidadosamente inspecionados. Talvez haja necessidade da exposição/descompressão do pronador quadrado em separado.[20] Geralmente, a fasciotomia volar será suficiente para a descompressão do antebraço,[29] mas se a PIC permanecer elevada no compartimento dorsal depois da operação, então uma descompressão dorsal será facilmente realizada por meio de uma incisão dorsal retilínea (ver Fig. 29.9).

Normalmente, a descompressão da mão pode ser adequadamente realizada com a utilização de duas incisões dorsais que permitam o acesso aos compartimentos interósseos (ver Fig. 29.10). Com frequência, esse procedimento pode ser suficiente, mas se houver suspeita clínica ou constatação de elevação da PIC, então poderão ser feitas incisões sobre as eminências tenar e hipotenar, o que permitirá a fasciotomia desses compartimentos.

Tratamento das feridas de fasciotomia

As incisões para fasciotomia jamais deverão ser fechadas primariamente, porque esse procedimento poderá acarretar elevação persistente da PIC.[58] As feridas permanecerão abertas e com curativos; cerca de 48 horas depois da fasciotomia, deverá ser efetuado um procedimento em "segundo tempo", para que fique assegurada a viabilidade de todos os grupos musculares. Não devemos tentar a oclusão da pele ou outro tipo de cobertura, a menos que todos os grupos musculares estejam viáveis.

O tipo de fechamento ou de cobertura que deve ser utilizado será previsto em função da idade do paciente e do tipo de lesão; assim, o uso de enxertos de pele de espessura parcial é significativamente mais comum em pacientes mais jovens e em lesões do tipo por esmagamento, supostamente devido ao maior volume muscular existente nesses grupos.[29] Em seguida, as feridas podem ser fechadas, se possível por oclusão primária retardada, embora esse procedimento deva ser realizado sem tensão nas bordas cutâneas. Na perna, normalmente essa técnica é possível na ferida medial, mas não na ferida lateral. Se não for possível uma oclusão primária retardada, então a ferida deverá ser fechada com o uso de técnicas de dermatotração ou com a aplicação de enxerto cutâneo de espessura parcial. As técnicas de dermatotração, ou de oclusão gradual, têm a vantagem de evitar os problemas estéticos dos enxertos de espessura parcial, mas podem causar necrose nas margens cutâneas.[68] Outra desvantagem é o longo período que deverá transcorrer para a oclusão, o que pode significar até 10 dias.[11,68]

Embora ofereça uma cobertura cutânea imediata, o enxerto de espessura parcial tem a desvantagem do elevado percentual de morbidade a longo prazo.[35] É provável que a recente introdução dos sistemas de fechamento assistido a vácuo (VAC) represente uma vantagem significativa nessa área, e talvez possa diminuir a necessidade de aplicação de enxertos de espessura parcial, o que permitirá baixo percentual de complicações.[160]

Tratamento das fraturas associadas

Atualmente, em geral se aceita que as fraturas, sobretudo dos ossos longos, devem ser estabilizadas em pacientes com síndrome compartimental aguda tratados por fasciotomia.[40,44,126,150] Na realidade, o tratamento da fratura não deve ser alterado pela presença de uma síndrome compartimental aguda, embora seja contraindicado o tratamento de uma fratura tibial por aparelho gessado em pacientes com esse problema. A fasciotomia deve ser feita antes da estabilização da fratura, para que seja eliminado qualquer atraso desnecessário na descompressão. A estabilização da fratura permite fácil acesso aos tecidos moles, protegendo-os e permitindo que cicatrizem.

A fixação com haste intramedular com fresagem da tíbia confere excelente estabilização das fraturas diafisárias; hoje em dia, na maioria dos centros, é provável que este seja o tratamento de escolha para fraturas da diáfise tibial, mas alguns autores implicaram a fresagem como causa possível de síndrome compartimental aguda.[76,103] Essa suposição foi refutada por outros estudos que examinaram pressões intracompartimentais durante e após a haste tibial. McQueen et al.,[97] que estudaram a fixação intramedular com fresagem, e Tornetta e French,[149] que estudaram a fixação intramedular sem fresagem, concordam que a PIC aumentava no período perioperatório e se dissipava no pós-operatório, e que a pinagem não aumentava a probabilidade de síndrome compartimental aguda. Nassif et al.[114] não observaram diferenças na PIC entre casos de fixação com e sem fresagem. Em um grupo de 212 crianças e adolescentes com fraturas tibiais tratadas com aparelho gessado, fixação externa e haste bloqueada e flexível, o tipo de fixação "não influenciou o prognóstico" de síndrome compartimental aguda.[141]

Diversos fatores podem elevar a PIC durante a estabilização das fraturas tibiais. Um desses fatores é a tração, que aumenta a pressão no compartimento posterior profundo em aproximadamente 6% por quilograma de peso aplicado.[137] A contra-tração que utiliza uma barra na coxa pode causar compressão externa da panturrilha, se a barra estiver mal posicionada; também pode diminuir o fluxo sanguíneo e o retorno venoso, o que torna a perna mais vulnerável à isquemia. A elevação da perna (p. ex., na posição 90-90) diminui a tolerância do membro à isquemia.[89] Assim, a tração excessiva, o mau posicionamento da barra na coxa e a grande elevação da perna devem ser evitados em pacientes em risco de síndrome compartimental aguda.

COMPLICAÇÕES DA SÍNDROME COMPARTIMENTAL AGUDA

São incomuns as complicações da síndrome compartimental aguda, se o transtorno foi prontamente tratado. Atraso no

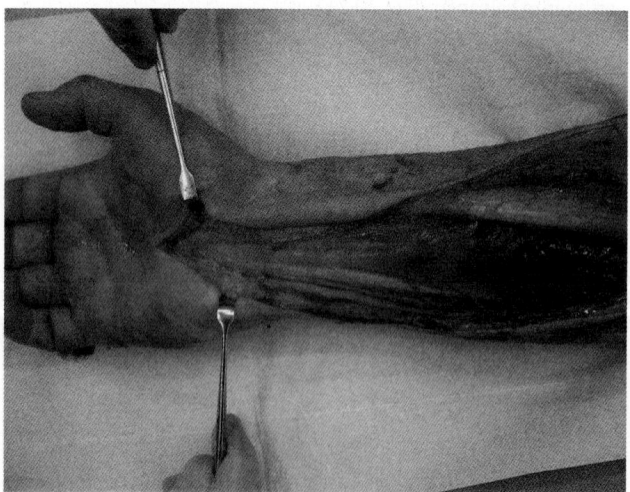

FIGURA 29.14 Fasciotomia do antebraço em um caso de síndrome do esmagamento. Proximalmente, observa-se necrose dos flexores do antebraço. Foi feita descompressão do túnel carpal.

diagnóstico foi citado como a única razão para insucesso no tratamento de casos de síndrome compartimental aguda.[101] É provável que um atraso superior a 6 horas na realização da fasciotomia venha a causar sequelas significativas,[128] por exemplo, contraturas musculares, debilidade muscular, perda da sensibilidade, infecção e pseudartrose.* Em casos graves, poderá haver necessidade de amputação, por causa de infecção ou de impotência funcional grave.[33]

Diagnóstico tardio

Os especialistas ainda discutem sobre o local da descompressão nos casos de diagnóstico tardio e de necrose muscular inevitável, seja por causa de uma síndrome compartimental aguda que passou despercebida, seja por uma síndrome do esmagamento. Pouco se ganhará com a exploração de uma síndrome do esmagamento fechada nos casos em que a necrose muscular é inevitável, exceto em circunstâncias nas quais estejam presentes efeitos sistêmicos graves ou potencialmente graves, implicando, talvez, a necessidade de amputação. Quando esses casos foram explorados, os autores informaram percentuais mais elevados de sepse, com consequências potencialmente graves.[122] Não obstante, se houver suspeita de uma necrose muscular parcial e se a monitoração do compartimento revelar pressões superiores ao limite para descompressão, poderá haver indicação para fasciotomia, com o objetivo de salvar a musculatura viável remanescente. Nessas circunstâncias, o desbridamento do músculo necrosado deverá ser completo, para que fiquem reduzidas as probabilidades de infecção. Em casos raros, a PIC pode estar suficientemente elevada a ponto de ocluir os principais vasos. Essa é mais uma indicação para fasciotomia, objetivando a salvação da parte distal do membro.[122]

É recomendável que, se não houver possibilidade de qualquer músculo sobrevivente em um paciente com pressões compartimentais baixas, a fasciotomia não seja feita. Se houver qualquer possibilidade de algum músculo viável remanescente, ou se as pressões compartimentais estiverem acima dos níveis críticos, deve-se tentar a fasciotomia para a possível preservação de toda musculatura viável. Qualquer que seja a circunstância, é obrigatório o completo desbridamento da musculatura necrosada.

---
* Referências 23,27,41,54,59,71,79,87,89,98,103,123,140.

MÉTODO DE TRATAMENTO PREFERIDO PELO AUTOR

O diagnóstico precoce de síndrome compartimental aguda é essencial; além disso, é importante que identifiquemos os pacientes em risco de sofrer esse transtorno. Boas técnicas de exame clínico no paciente alerta ajudarão a identificar os compartimentos em risco. Devemos fazer a monitoração dos compartimentos em todos os pacientes "em risco", conforme está definido na Tabela 29.3. Na prática, isso significa que todas as fraturas tibiais devem ser monitoradas, mas se os recursos para tal estratégia forem limitados, então devemos selecionar pacientes mais jovens para a monitoração. Devemos monitorar o compartimento anterior, mas, em raros casos com sintomatologia que não possa ser explicada pelas pressões teciduais no compartimento anterior, será preciso também monitorar o compartimento posterior.

A fasciotomia deve ser realizada com base em uma pressão diferencial persistente inferior a 30 mmHg (ver Fig. 29.15). Se ΔP for inferior a 30 mmHg, mas com uma pressão tecidual descendente, como pode ocorrer, por exemplo, durante um curto período pós-haste tibial, então o cirurgião deverá observar o comportamento da pressão durante um curto período, na antecipação da elevação de ΔP. Contudo, se ΔP permanecer inferior a 30 mmHg ou estiver caindo, então o cirurgião deverá fazer a fasciotomia imediatamente. O atraso e as complicações serão minimizados se for tomada a decisão de realizar a fasciotomia primariamente no nível de ΔP; neste caso, os sinais e sintomas clínicos serão utilizados como auxiliares do diagnóstico.

Prefiro a fasciotomia dos quatro compartimentos na perna, por ser mais simples e por possibilitar uma visão excelente de todos os compartimentos. Se estiver presente qualquer necrose muscular, o cirurgião deverá proceder a um desbridamento completo. Nesse estágio, caso tenha ocorrido uma fratura, esta deverá ser estabilizada, se essa providência já não tiver sido previamente tomada. Se for possível, deverão ser aplicados curativos à vácuo. Transcorridas 48 horas da realização da fasciotomia, o cirurgião deverá reavaliar; nessa ocasião, em caso de necessidade será realizado um novo desbridamento. Se a ferida estiver saudável, seu fechamento deverá ser efetuado nesse estágio, por fechamento direto ou pela aplicação de um enxerto de pele de espessura parcial. Eu não emprego técnicas graduais de fechamento, devido ao risco de necrose das bordas da ferida e dos tempos demorados para a cobertura. Não há indicação para o adiamento do fechamento além de 48 horas, a menos que esteja presente necrose muscular residual.

RUMOS FUTUROS

A síndrome compartimental aguda continua sendo uma complicação das fraturas potencialmente devastadora e permanece como causa significativa de incapacitação e de questões judiciais bem-sucedidas.[14,136] Em uma revisão de processos jurídicos no Canadá relacionados a casos de SCA entre 1998 e 2008, 55% dos casos tiveram desfecho desfavorável para os médicos ou nos julgamentos para os queixosos; 77% dos queixosos tinham sofrido incapacitação permanente. Em ambos os grupos, atribuiu-se responsabilidade dos cirurgiões ortopédicos em maior número de processos, e o problema clínico mais frequente foi o erro diagnóstico ou o atraso em seu estabelecimento.[136] Em um estudo dos Estados Unidos, o fator de risco mais importante para o pagamento de indenização foi a demora no diagnóstico, e o número de horas de atraso teve relação linear com o valor da reivindicação.[14] O atraso para estabelecimento de um diagnóstico foi citado como a causa isolada dos resultados insatisfatórios há mais de 40 anos, ainda assim, permanecemos em uma situação de notável falta de consistência nos métodos utilizados para diagnosticar esse problema.[158,164] À luz da alta sensibilidade/especificidade da monitoração contínua da PIC, em comparação com a sensibilidade/especificidade do diagnóstico clínico de SCA, não se deve mais considerar o diagnóstico clínico como o padrão de referência. A monitoração contínua da PIC deve ser instituída em todos os pacientes em risco de SCA. Além disso, há necessidade de diretrizes clínicas claras e universalmente aceitáveis, com o intuito de aumentar a velocidade do diagnóstico em todas as unidades de tratamento trau-

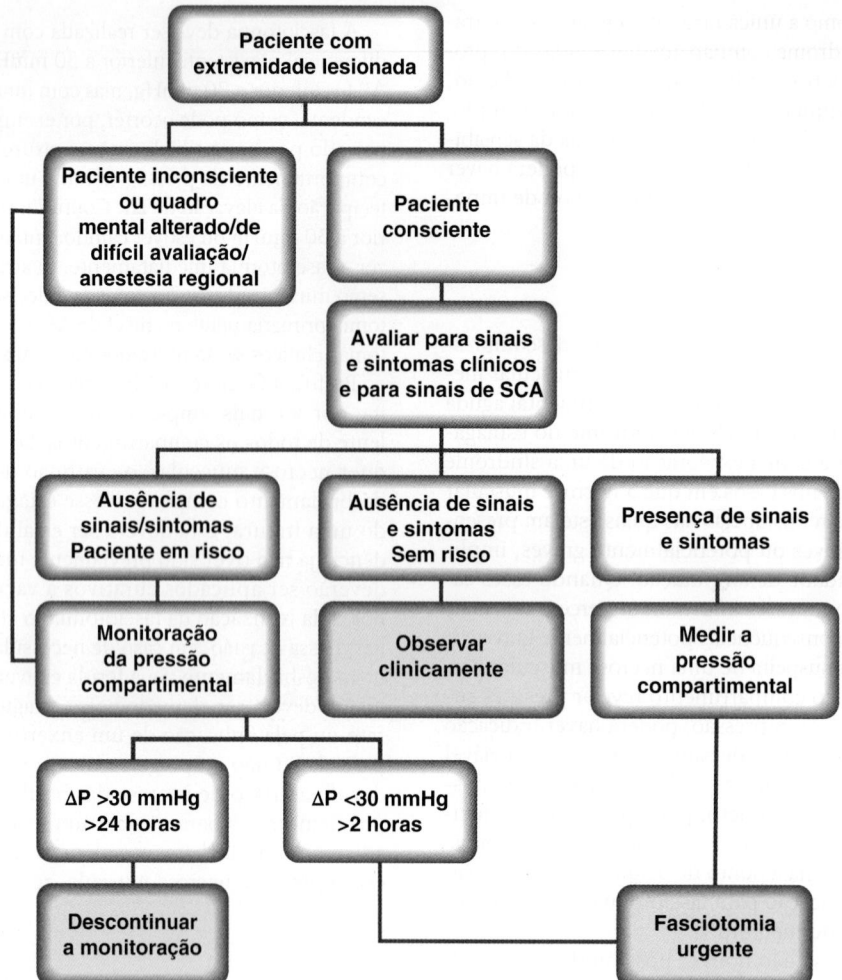

FIGURA 29.15 Monitoração da pressão compartimental. SCA: Síndrome compartimental aguda.

matológico; provavelmente esse seria o avanço mais expressivo no tratamento desse distúrbio.

Outros desenvolvimentos futuros provavelmente se concentrarão nos métodos diretos de mensuração do fluxo sanguíneo, em vez dos métodos indiretos por mensuração da PIC. Encontram-se em avaliação métodos não invasivos para diagnóstico da síndrome compartimental aguda.[135] Um exemplo é a espectroscopia por proximidade do infravermelho, que mede transcutaneamente a quantidade de hemoglobina oxigenada nos tecidos musculares.[5,42,64,142]

Também é provável que os métodos para a redução dos efeitos da síndrome compartimental aguda venham a desempenhar algum papel no futuro. Já foram publicadas algumas pesquisas no campo da ciência básica que tratam dos efeitos dos antioxidantes nos desfechos para a síndrome compartimental aguda, com resultados promissores.[72] Esse trabalho deve ser estendido para os estudos em seres humanos, como uma tentativa de reduzir os efeitos da síndrome compartimental aguda na situação clínica.

A prevenção da síndrome compartimental aguda é o objetivo final de seu tratamento. Foram feitas tentativas de reduzir a PIC com a administração intravenosa de líquidos hipertônicos,[13] mas tais tentativas jamais alcançaram sucesso clínico. Apesar disso, um experimento clínico com humanos demonstrou que o uso da ultrafiltração com o objetivo de remoção de líquido do compartimento é capaz de reduzir a PIC.[116] Ainda está por ser constatado se essa técnica poderá ter utilidade clínica.

REFERÊNCIAS BIBLIOGRÁFICAS

1. Adams JG Jr, Dhar A, Shukla SD, et al. Effect of pentoxifylline on tissue injury and platelet-activating factor production during ischemia-reperfusion injury. *J Vasc Surg.* 1995;21:742–748.
2. Adkison DP, Bosse MJ, Gaccione DR, et al. Anatomical variations in the course of the superficial peroneal nerve. *J Bone Joint Surg Am.* 1991;73:112–114.
3. Al-Dadah OQ, Darrah C, Cooper A, et al. Continuous compartment pressure monitoring vs. clinical monitoring in tibial diaphyseal fractures. *Injury.* 2008;39:1204–1209.
4. Almdahl SM, Due J Jr, Samdal FA. Compartment syndrome with muscle necrosis following repair of hernia of tibialis anterior. Case report. *Acta Chir Scand.* 1987;153:695.
5. Arbabi S, Brundage SI, Gentilello LM. Near-infrared spectroscopy: a potential method for continuous, transcutaneous monitoring for compartmental syndrome in critically injured patients. *J Trauma.* 1999;47:829–833.
6. Ashton H. Critical closing pressure in human peripheral vascular beds. *Clin Sci.* 1962;22:79–87.
7. Ashton H. The effect of increased tissue pressure on blood flow. *Clin Orthop Relat Res.* 1975;15–26.
8. Bae DS, Kadiyala RK, Waters PM. Acute compartment syndrome in children: contemporary diagnosis, treatment, and outcome. *J Pediatr Orthop.* 2001;21:680–688.
9. Bardenheuer L. Die Anlang und Behandlung der ischaemische Muskellahmungen und Kontrakturen. *Samml Klin Vortrage.* 1911;122:437.
10. Belanger M, Fadale P. Compartment syndrome of the leg after arthroscopic examination of a tibial plateau fracture. Case report and review of the literature. *Arthroscopy.* 1997;13:646–651.
11. Berman SS, Schilling JD, McIntyre KE, et al. Shoelace technique for delayed primary closure of fasciotomies. *Am J Surg.* 1994;167:435–436.
12. Bernot M, Gupta R, Dobrasz J, et al. The effect of antecedent ischemia on the tolerance of skeletal muscle to increased interstitial pressure. *J Orthop Trauma.* 1996;10:555–559.
13. Better OS, Zinman C, Reis DN, et al. Hypertonic mannitol ameliorates intracompartmental tamponade in model compartment syndrome in the dog. *Nephron.* 1991;58:344–346.
14. Bhattacharyya T, Vrahas MS. The medical-legal aspects of compartment syndrome. *J Bone Joint Surg Am.* 2004;86-A:864–868.
15. Blaisdell FW. The pathophysiology of skeletal muscle ischemia and the reperfusion syndrome: a review. *Cardiovasc Surg.* 2002;10:620–630.
16. Blick SS, Brumback RJ, Poka A, et al. Compartment syndrome in open tibial fractures. *J Bone Joint Surg Am.* 1986;68:1348–1353.

17. Bradley EL III. The anterior tibial compartment syndrome. *Surg Gynecol Obstet.* 1973;136:289–297.
18. Buhr AJ, Cooke AM. Fracture patterns. *Lancet.* 1959;1:531–536.
19. Burton AC. On the physical equilibrium of small blood vessels. *Am J Physiol.* 1951;164: 319–329.
20. Chan PS, Steinberg DR, Pepe MD, et al. The significance of the three volar spaces in forearm compartment syndrome: a clinical and cadaveric correlation. *J Hand Surg Am.* 1998;23:1077–1081.
21. Chautems RC, Irmay F, Magnin M, et al. Spontaneous anterior and lateral tibial compartment syndrome in a type I diabetic patient: case report. *J Trauma.* 1997;43: 140–141.
22. Cooper GG. A method of single-incision, four compartment fasciotomy of the leg. *Eur J Vasc Surg.* 1992;6:659–661.
23. Court-Brown C, McQueen M. Compartment syndrome delays tibial union. *Acta Orthop Scand.* 1987;58:249–252.
24. Court-Brown CM, Byrnes T, McLaughlin G. Intramedullary nailing of tibial diaphyseal fractures in adolescents with open physes. *Injury.* 2003;34:781–785.
25. Court-Brown CM, McBirnie J. The epidemiology of tibial fractures. *J Bone Joint Surg Br.* 1995;77:417–421.
26. Davis ET, Harris A, Keene D, et al. The use of regional anaesthesia in patients at risk of acute compartment syndrome. *Injury.* 2006;37:128–133.
27. DeLee JC, Stiehl JB. Open tibia fracture with compartment syndrome. *Clin Orthop Relat Res.* 1981;160:175–184.
28. Diminick M, Shapiro G, Cornell C. Acute compartment syndrome of the triceps and deltoid. *J Orthop Trauma.* 1999;13:225–227.
29. Duckworth AD, Mitchell SE, Molyneux SG, et al. Acute compartment syndrome of the forearm. *J Bone Joint Surg Am.* 2012;94:e63.
30. Dudgeon LS. Volkmann's Contracture. *Lancet.* 1902;1:78–85.
31. Dunlop D, Parker PJ, Keating JF. Ruptured Baker's cyst causing posterior compartment syndrome. *Injury.* 1997;28:561–562.
32. Eaton RG, Green WT. Volkmann's ischemia. A volar compartment syndrome of the forearm. *Clin Orthop Relat Res.* 1975;113:58–64.
33. Finkelstein JA, Hunter GA, Hu RW. Lower limb compartment syndrome: course after delayed fasciotomy. *J Trauma.* 1996;40:342–344.
34. Finkemeier CG, Schmidt AH, Kyle RF, et al. A prospective, randomized study of intramedullary nails inserted with and without reaming for the treatment of open and closed fractures of the tibial shaft. *J Orthop Trauma.* 2000;14:187–193.
35. Fitzgerald AM, Gaston P, Wilson Y, et al. Long-term sequelae of fasciotomy wounds. *Br J Plast Surg.* 2000;53:690–693.
36. Foisie PS. Volkmann's Ischemic Contracture. *N Engl J Med.* 1942;226:679.
37. Frink M, Klaus AK, Kuther G, et al. Long term results of compartment syndrome of the lower limb in polytraumatised patients. *Injury.* 2007;38:607–613.
38. Garfin SR, Mubarak SJ, Evans KL, et al. Quantification of intracompartmental pressure and volume under plaster casts. *J Bone Joint Surg Am.* 1981;63:449–453.
39. Gaspard DJ, Kohl RD Jr. Compartmental syndromes in which the skin is the limiting boundary. *Clin Orthop Relat Res.* 1975;113:65–68.
40. Gelberman RH. Upper extremity compartment syndromes. In: Mubarak SJ, Hargens AR, eds. 1st ed. Philadelphia, PA: Saunders WB.; 1981.
41. Gelberman RH, Szabo RM, Williamson RV, et al. Tissue pressure threshold for peripheral nerve viability. *Clin Orthop Relat Res.* 1983;178:285–291.
42. Gentilello LM, Sanzone A, Wang L, et al. Near-infrared spectroscopy versus compartment pressure for the diagnosis of lower extremity compartmental syndrome using electromyography-determined measurements of neuromuscular function. *J Trauma.* 2001;51:1–8, discussion.
43. Gerber A, Masquelet AC. Anatomy and intracompartmental pressure measurement technique of the pronator quadratus compartment. *J Hand Surg Am.* 2001;26:1129–1134.
44. Gershuni DH, Mubarak SJ, Yaru NC, et al. Fracture of the tibia complicated by acute compartment syndrome. *Clin Orthop Relat Res.* 1987;217:221–227.
45. Gibson MJ, Barnes MR, Allen MJ, et al. Weakness of foot dorsiflexion and changes in compartment pressures after tibial osteotomy. *J Bone Joint Surg Br.* 1986;68:471–475.
46. Gillani S, Cao J, Suzuki T, et al. The effect of ischemia reperfusion injury on skeletal muscle. *Injury.* 2012;43:670–675.
47. Griffiths DL. Volkmann's ischemic contracture. *Br J Surg.* 1940;28:239–260.
48. Guyton GP, Shearman CM, Saltzman CL. Compartmental divisions of the hand revisited. Rethinking the validity of cadaver infusion experiments. *J Bone Joint Surg Br.* 2001A;83:241–244.
49. Guyton GP, Shearman CM, Saltzman CL. The compartments of the foot revisited. Rethinking the validity of cadaver infusion experiments. *J Bone Joint Surg Br.* 2001B;83: 245–249.
50. Halpern AA, Nagel DA. Compartment syndromes of the forearm: early recognition using tissue pressure measurements. *J Hand Surg Am.* 1979;4:258–263.
51. Halpern AA, Nagel DA. Anterior compartment pressures in patients with tibial fractures. *J Trauma.* 1980;20:786–790.
52. Hargens AR, Akeson WH, Mubarak SJ, et al. Fluid balance within the canine anterolateral compartment and its relationship to compartment syndromes. *J Bone Joint Surg Am.* 1978;60:499–505.
53. Hargens AR, Akeson WH, Mubarak SJ, et al. Kappa Delta Award paper. Tissue fluid pressures: from basic research tools to clinical applications. *J Orthop Res.* 1989;7:902–909.
54. Hargens AR, Romine JS, Sipe JC, et al. Peripheral nerve-conduction block by high muscle-compartment pressure. *J Bone Joint Surg Am.* 1979;61:192–200.
55. Harrington P, Bunola J, Jennings AJ, et al. Acute compartment syndrome masked by intravenous morphine from a patient-controlled analgesia pump. *Injury.* 2000;31:387–389.
56. Harris IA, Kadir A, Donald G. Continuous compartment pressure monitoring for tibia fractures: does it influence outcome? *J Trauma.* 2006;60:1330–1335.
57. Hartsock LA, O'Farrell D, Seaber AV, et al. Effect of increased compartment pressure on the microcirculation of skeletal muscle. *Microsurgery.* 1998;18:67–71.
58. Havig MT, Leversedge FJ, Seiler JG III. Forearm compartment pressures: an in vitro analysis of open and endoscopic assisted fasciotomy. *J Hand Surg Am.* 1999;24:1289–1297.
59. Hayes G, Liauw S, Romaschin AD. Separation of reperfusion injury from ischemia induced necrosis. *Surg Forum.* 1988;39:306–308.
60. Heckman MM, Whitesides TE Jr, Grewe SR, et al. Histologic determination of the ischemic threshold of muscle in the canine compartment syndrome model. *J Orthop Trauma.* 1993;7:199–210.
61. Heckman MM, Whitesides TE Jr, Grewe SR, et al. Compartment pressure in association with closed tibial fractures. The relationship between tissue pressure, compartment, and the distance from the site of the fracture. *J Bone Joint Surg Am.* 1994;76:1285–1292.
62. Henriksen O. Orthostatic changes of blood flow in subcutaneous tissue in patients with arterial insufficiency of the legs. *Scand J Clin Lab Invest.* 1974;34:103–109.
63. Heppenstall RB, Sapega AA, Scott R, et al. The compartment syndrome. An experimental and clinical study of muscular energy metabolism using phosphorus nuclear magnetic resonance spectroscopy. *Clin Orthop Relat Res.* 1988;226:138–155.
64. Hildebrand O. Die Lehre von den ischamischen Muskellahmungen und Kontrakturen. *Zeitschrift fur Chirurgie.* 1906;108:44–201.
65. Holden CE. The pathology and prevention of Volkmann's ischaemic contracture. *J Bone Joint Surg Br.* 1979;61-B:296–300.
66. Hope MJ, McQueen MM. Acute compartment syndrome in the absence of fracture. *J Orthop Trauma.* 2004;18:220–224.
67. Hsu SI, Thadhani RI, Daniels GH. Acute compartment syndrome in a hypothyroid patient. *Thyroid.* 1995;5:305–308.
68. Janzing HM, Broos PL. Dermatotraction: an effective technique for the closure of fasciotomy wounds: a preliminary report of fifteen patients. *J Orthop Trauma.* 2001A;15:438–441.
69. Janzing HM, Broos PL. Routine monitoring of compartment pressure in patients with tibial fractures: Beware of overtreatment! *Injury.* 2001B;32:415–421.
70. Jepson PN. Ischaemic contracture: experimental study. *Ann Surg.* 1926;84:785–795.
71. Karlstrom G, Lonnerholm T, Olerud S. Cavus deformity of the foot after fracture of the tibial shaft. *J Bone Joint Surg Am.* 1975;57:893–900.
72. Kearns SR, Daly AF, Sheehan K, et al. Oral vitamin C reduces the injury to skeletal muscle caused by compartment syndrome. *J Bone Joint Surg Br.* 2004;86:906–911.
73. Kearns SR, Moneley D, Murray P, et al. Oral vitamin C attenuates acute ischaemia-reperfusion injury in skeletal muscle. *J Bone Joint Surg Br.* 2001;83:1202–1206.
74. Kelly RP, Whitesides TE. Transfibular route for fasciotomy of the leg. *J Bone Joint Surg Am.* 1967;49:1022–1023.
75. Kosir R, Moore FA, Selby JH, et al. Acute lower extremity compartment syndrome (ALECS) screening protocol in critically ill trauma patients. *J Trauma.* 2007;63:268–275.
76. Koval KJ, Clapper MF, Brumback RJ, et al. Complications of reamed intramedullary nailing of the tibia. *J Orthop Trauma.* 1991;5:184–189.
77. Labbe R, Lindsay T, Walker PM. The extent and distribution of skeletal muscle necrosis after graded periods of complete ischemia. *J Vasc Surg.* 1987;6:152–157.
78. Lam R, Lin PH, Alankar S, et al. Acute limb ischemia secondary to myositis-induced compartment syndrome in a patient with human immunodeficiency virus infection. *J Vasc Surg.* 2003;37:1103–1105.
79. Lindsay TF, Liauw S, Romaschin AD, et al. The effect of ischemia/reperfusion on adenine nucleotide metabolism and xanthine oxidase production in skeletal muscle. *J Vasc Surg.* 1990;12:8–15.
80. Manoli A, Weber TG. Fasciotomy of the foot: an anatomical study with special reference to release of the calcaneal compartment. *Foot Ankle.* 1990;10:267–275.
81. Mar GJ, Barrington MJ, McGuirk BR. Acute compartment syndrome of the lower limb and the effect of postoperative analgesia on diagnosis. *Br J Anaesth.* 2009;102:3–11.
82. Mars M, Hadley GP. Raised compartmental pressure in children: a basis for management. *Injury.* 1998;29:183–185.
83. Matava MJ, Whitesides TE Jr, Seiler JG III, et al. Determination of the compartment pressure threshold of muscle ischemia in a canine model. *J Trauma.* 1994;37:50–58.
84. Mathews PV, Perry JJ, Murray PC. Compartment syndrome of the well leg as a result of the hemilithotomy position: a report of two cases and review of literature. *J Orthop Trauma.* 2001;15:580–583.
85. Matsen FA III. *Compartmental Syndromes.* 1st ed. New York, NY: Grune and Stratton; 1980.
86. Matsen FA III, Clawson DK. The deep posterior compartmental syndrome of the leg. *J Bone Joint Surg Am.* 1975;57:34–39.
87. Matsen FA III, King RV, Krugmire RB Jr, et al. Physiological effects of increased tissue pressure. *Int Orthop.* 1979;3:237–244.
88. Matsen FA III, Krugmire RB Jr. Compartmental syndromes. *Surg Gynecol Obstet.* 1978;147:943–949.
89. Matsen FA III, Mayo KA, Krugmire RB Jr, et al. A model compartmental syndrome in man with particular reference to the quantification of nerve function. *J Bone Joint Surg Am.* 1977;59:648–653.
90. Matsen FA III, Mayo KA, Sheridan GW, et al. Monitoring of intramuscular pressure. *Surgery.* 1976;79:702–709.
91. Matsen FA III, Winquist RA, Krugmire RB Jr. Diagnosis and management of compartmental syndromes. *J Bone Joint Surg Am.* 1980;62:286–291.
92. Matsen FA III, Wyss CR, Krugmire RB Jr, et al. The effects of limb elevation and dependency on local arteriovenous gradients in normal human limbs with particular reference to limbs with increased tissue pressure. *Clin Orthop Relat Res.* 1980;187–195.
93. McDermott AG, Marble AE, Yabsley RH. Monitoring acute compartment pressures with the S.T.I.C. catheter. *Clin Orthop Relat Res.* 1984;190:192–198.
94. McKee MD, Jupiter JB. Acute exercise-induced bilateral anterolateral leg compartment syndrome in a healthy young man. *Am J Orthop (Belle Mead NJ).* 1995;24:862–864.
95. McQueen MM. The effect of acute compartment syndrome on bone blood flow and bone union [Thesis] University of Edinburgh; 1995.
96. McQueen MM, Christie J, Court-Brown CM. Compartment pressures after intramedullary nailing of the tibia. *J Bone Joint Surg Br.* 1990;72:395–397.
97. McQueen MM, Christie J, Court-Brown CM. Acute compartment syndrome in tibial diaphyseal fractures. *J Bone Joint Surg Br.* 1996;78:95–98.
98. McQueen MM, Court-Brown CM. Compartment monitoring in tibial fractures. The pressure threshold for decompression. *J Bone Joint Surg Br.* 1996;78:99–104.
99. McQueen MM, Duckworth AD, Aitken SA, et al. The estimated sensitivity and specificity of compartment pressure monitoring for acute compartment syndrome. *J Bone Joint Surg Am.* 2013;95:673–677.
100. McQueen MM, Gaston P, Court-Brown CM. Acute compartment syndrome. Who is at risk? *J Bone Joint Surg Br.* 2000;82:200–203.
101. McQuillan WM, Nolan B. Ischaemia complicating injury. A report of thirty-seven cases. *J Bone Joint Surg Br.* 1968;50:482–492.

102. Mithoefer K, Lhowe DW, Vrahas MS, et al. Functional outcome after acute compartment syndrome of the thigh. *J Bone Joint Surg Am.* 2006;88:729–737.
103. Moed BR, Strom DE. Compartment syndrome after closed intramedullary nailing of the tibia: a canine model and report of two cases. *J Orthop Trauma.* 1991;5:71–77.
104. Moed BR, Thorderson PK. Measurement of intracompartmental pressure: a comparison of the slit catheter, side-ported needle, and simple needle. *J Bone Joint Surg Am.* 1993;75:231–235.
105. Mubarak SJ, Hargens AR, Owen CA, et al. The wick catheter technique for measurement of intramuscular pressure. A new research and clinical tool. *J Bone Joint Surg Am.* 1976;58:1016–1020.
106. Mubarak SJ, Owen CA. Double-incision fasciotomy of the leg for decompression in compartment syndromes. *J Bone Joint Surg Am.* 1977;59:184–187.
107. Mubarak SJ, Owen CA, Hargens AR, et al. Acute compartment syndromes: diagnosis and treatment with the aid of the wick catheter. *J Bone Joint Surg Am.* 1978;60:1091–1095.
108. Mubarak SJ, Wilton NC. Compartment syndromes and epidural analgesia. *J Pediatr Orthop.* 1997;17:282–284.
109. Mullett H, Al-Abed K, Prasad CV, et al. Outcome of compartment syndrome following intramedullary nailing of tibial diaphyseal fractures. *Injury.* 2001;32:411–413.
110. Murphy JB. Myositis. *JAMA.* 1914;63:1249–1255.
111. Myerson M, Manoli A. Compartment syndromes of the foot after calcaneal fractures. *Clin Orthop Relat Res.* 1993;290:142–150.
112. Myerson MS. Management of compartment syndromes of the foot. *Clin Orthop Relat Res.* 1991;271:239–248.
113. Nario CV. La enfermedad de Volkman experimental. *Ann Fac Med Montivideo.* 1938;10:87–128.
114. Nassif JM, Gorczyca JT, Cole JK, et al. Effect of acute reamed versus unreamed intramedullary nailing on compartment pressure when treating closed tibial shaft fractures: a randomized prospective study. *J Orthop Trauma.* 2000;14:554–558.
115. Nichol J, Girling F, Jerrard W, et al. Fundamental instability of the small blood vessels and critical closing pressures in vascular beds. *Am J Physiol.* 1951;164:330–344.
116. Odland R, Schmidt AH, Hunter B, et al. Use of tissue ultrafiltration for treatment of compartment syndrome: a pilot study using porcine hindlimbs. *J Orthop Trauma.* 2005;19:267–275.
117. Ovre S, Hvaal K, Holm I, et al. Compartment pressure in nailed tibial fractures. A threshold of 30 mmHg for decompression gives 29% fasciotomies. *Arch Orthop Trauma Surg.* 1998;118:29–31.
118. Peterson F. Uber ischamische Muskellahmung. *Arch Klin Chir.* 1888;37:675–677.
119. Petrasek PF, Homer-Vanniasinkam S, Walker PM. Determinants of ischemic injury to skeletal muscle. *J Vasc Surg.* 1994;19:623–631.
120. Prasarn ML, Ouellette EA, Livingstone A, et al. Acute pediatric upper extremity compartment syndrome in the absence of fracture. *J Pediatr Orthop.* 2009;29:263–268.
121. Pyne D, Jawad AS, Padhiar N. Saphenous nerve injury after fasciotomy for compartment syndrome. *Br J Sports Med.* 2003;37:541–542.
122. Reis ND, Michaelson M. Crush injury to the lower limbs. Treatment of the local injury. *J Bone Joint Surg Am.* 1986;68:414–418.
123. Reverte MM, Dimitriou R, Kanakaris NK, et al. What is the effect of compartment syndrome and fasciotomies on fracture healing in tibial fractures? *Injury.* 2011;42:1402–1407.
124. Roddie IC, Shepherd JT. Evidence for critical closure of digital resistance vessels with reduced transmural pressure and passive dilatation with increased venous pressure. *J Physiol.* 1957;136:498–506.
125. Rodriguez-Merchan EC. Acute compartment syndrome in haemophilia. *Blood Coagul Fibrinolysis.* 2013;24:677–682.
126. Rorabeck CH. The treatment of compartment syndromes of the leg. *J Bone Joint Surg Br.* 1984;66:93–97.
127. Rorabeck CH, Castle GS, Hardie R, et al. Compartmental pressure measurements: an experimental investigation using the slit catheter. *J Trauma.* 1981;21:446–449.
128. Rorabeck CH, Macnab L. Anterior tibial-compartment syndrome complicating fractures of the shaft of the tibia. *J Bone Joint Surg Am.* 1976;58:549–550.
129. Rowlands RP. A case of Volkmann's contracture treated by shortening the radius and ulna. *Lancet.* 1905;2:1168–1171.
130. Sanders R. Displaced intra-articular fractures of the calcaneus. *J Bone Joint Surg Am.* 2000;82:225–250.
131. Schwartz JT Jr, Brumback RJ, Lakatos R, et al. Acute compartment syndrome of the thigh. A spectrum of injury. *J Bone Joint Surg Am.* 1989;71:392–400.
132. Seddon HJ. Volkmann's ischaemia in the lower limb. *J Bone Joint Surg Br.* 1966;48:627–636.
133. Seiler JG III, Valadie AL III, Drvaric DM, et al. Perioperative compartment syndrome. A report of four cases. *J Bone Joint Surg Am.* 1996;78:600–602.
134. Shabat S, Carmel A, Cohen Y, et al. Iatrogenic forearm compartment syndrome in a cardiac intensive care unit induced by brachial artery puncture and acute anticoagulation. *J Interv Cardiol.* 2002;15:107–109.
135. Shadgan B, Menon M, O'Brien PJ, et al. Diagnostic techniques in acute compartment syndrome of the leg. *J Orthop Trauma.* 2008;22:581–587.
136. Shadgan B, Menon M, Sanders D, et al. Current thinking about compartment syndrome of the lower extremity. *Can J Surg.* 2010;53:329–334.
137. Shakespeare DT, Henderson NJ. Compartmental pressure changes during calcaneal traction in tibial fractures. *J Bone Joint Surg Br.* 1982;64:498–499.
138. Shakespeare DT, Henderson NJ, Clough G. The slit catheter: a comparison with the wick catheter in the measurement of compartment pressure. *Injury.* 1982;13:404–408.
139. Shereff MJ. Compartment syndromes of the foot. *Instr Course Lect.* 1990;39:127–132.
140. Sheridan GW, Matsen FA III, Krugmire RB Jr. Further investigations on the pathophysiology of the compartmental syndrome. *Clin Orthop Relat Res.* 1977;123:266–270.
141. Shore BJ, Glotzbecker MP, Zurakowski D, et al. Acute compartment syndrome in children and teenagers with tibial shaft fractures: incidence and multivariable risk factors. *J Orthop Trauma.* 2013;27:616–621.
142. Shuler MS, Reisman WM, Cole AL, et al. Near-infrared spectroscopy in acute compartment syndrome: Case report. *Injury.* 2011;42:1506–1508.
143. Shuler MS, Reisman WM, Kinsey TL, et al. Correlation between muscle oxygenation and compartment pressures in acute compartment syndrome of the leg. *J Bone Joint Surg Am.* 2010;92:863–870.
144. Shuler MS, Reisman WM, Whitesides TE Jr, et al. Near-infrared spectroscopy in lower extremity trauma. *J Bone Joint Surg Am.* 2009;91:1360–1368.
145. Stott NS, Zionts LE, Holtom PD, et al. Acute hematogenous osteomyelitis. An unusual cause of compartment syndrome in a child. *Clin Orthop Relat Res.* 1995;317:219–222.
146. Styf JR, Crenshaw A, Hargens AR. Intramuscular pressures during exercise. Comparison of measurements with and without infusion. *Acta Orthop Scand.* 1989;60:593–596.
147. Sweeney HE, O'Brien GF. Bilateral anterior tibial syndrome in association with the nephrotic syndrome. Report of a case. *Arch Intern Med.* 1965;116:487–490.
148. Tarlow SD, Achterman CA, Hayhurst J, et al. Acute compartment syndrome in the thigh complicating fracture of the femur. A report of three cases. *J Bone Joint Surg Am.* 1986;68:1439–1443.
149. Tornetta P III, French BG. Compartment pressures during nonreamed tibial nailing without traction. *J Orthop Trauma.* 1997;11:24–27.
150. Turen CH, Burgess AR, Vanco B. Skeletal stabilization for tibial fractures associated with acute compartment syndrome. *Clin Orthop Relat Res.* 1995;315:163–168.
151. Ulmer T. The clinical diagnosis of compartment syndrome of the lower leg: are clinical findings predictive of the disorder? *J Orthop Trauma.* 2002;16:572–577.
152. Veeragandham RS, Paz IB, Nadeemanee A. Compartment syndrome of the leg secondary to leukemic infiltration: a case report and review of the literature. *J Surg Oncol.* 1994;55:198–200.
153. Vigasio A, Battiston B, De FG, et al. Compartmental syndrome due to viper bite. *Arch Orthop Trauma Surg.* 1991;110:175–177.
154. Vitale GC, Richardson JD, George SM Jr, et al. Fasciotomy for severe, blunt and penetrating trauma of the extremity. *Surg Gynecol Obstet.* 1988;166:397–401.
155. Volkmann RV. Die ischaemischen Muskellahmungen und Kontrakturen. *Zentrabl Chir.* 1882;8:801–803.
156. Vollmar B, Westermann S, Menger MD. Microvascular response to compartment syndrome-like external pressure elevation: an in vivo fluorescence microscopic study in the hamster striated muscle. *J Trauma.* 1999;46:91–96.
157. Walker PM, Lindsay TF, Labbe R, et al. Salvage of skeletal muscle with free radical scavengers. *J Vasc Surg.* 1987;5:68–75.
158. Wall CJ, Richardson MD, Lowe AJ, et al. Survey of management of acute, traumatic compartment syndrome of the leg in Australia. *ANZ J Surg.* 2007;77:733–737.
159. Wallis FC. Treatment of paralysis and muscular atrophy after the prolonged use of splints or of an Esmarch's cord. *The Practitioner.* 1907;67:429–436.
160. Webb LX. New techniques in wound management: vacuum-assisted wound closure. *J Am Acad Orthop Surg.* 2002;10:303–311.
161. White TO, Howell GE, Will EM, et al. Elevated intramuscular compartment pressures do not influence outcome after tibial fracture. *J Trauma.* 2003;55:1133–1138.
162. Whitesides TE, Haney TC, Morimoto K, et al. Tissue pressure measurements as a determinant for the need of fasciotomy. *Clin Orthop Relat Res.* 1975;113:43–51.
163. Williams J, Gibbons M, Trundle H, et al. Complications of nailing in closed tibial fractures. *J Orthop Trauma.* 1995;9:476–481.
164. Williams PR, Russell ID, Mintowt-Czyz WJ. Compartment pressure monitoring–current UK orthopaedic practice. *Injury.* 1998;29:229–232.
165. Willis RB, Rorabeck CH. Treatment of compartment syndrome in children. *Orthop Clin North Am.* 1990;21:401–412.
166. Willy C, Gerngross H, Sterk J. Measurement of intracompartmental pressure with use of a new electronic transducer-tipped catheter system. *J Bone Joint Surg Am.* 1999;81:158–168.
167. Wright JG, Bogoch ER, Hastings DE. The 'occult' compartment syndrome. *J Trauma.* 1989;29:133–134.
168. Yamada S. Effects of positive tissue pressure on blood flow of the finger. *J Appl Physiol.* 1954;6:495–500.

Seção 2

Membro superior

Seção 2

Membro superior

30

Fraturas e luxações da mão

Mark H. Henry

Introdução a fraturas e luxações da mão 888
Avaliação das fraturas e luxações da mão 888
   Mecanismos de lesão das fraturas e luxações da mão 888
   Lesões associadas a fraturas e luxações da mão 888
   Sinais e sintomas de fraturas e luxações da mão 892
   Imagens e outros estudos diagnósticos de fraturas e luxações da mão 893
   Classificação das fraturas e luxações da mão 893
   Resultados das fraturas e luxações da mão 893
Opções terapêuticas para as fraturas e luxações da mão 894
   Tratamento conservador de fraturas e luxações da mão 894
Introdução às fraturas da falange distal (F3) 894
Anatomia patológica e anatomia aplicada para fraturas da falange distal 895
Opções terapêuticas das fraturas da falange distal 896
   Fraturas da tuberosidade da falange distal 896
   Fraturas da diáfise 896
   Fraturas da base dorsal – RFFI 897
   Fraturas da base dorsal – RAFI 897
   Fraturas da base volar 898
Introdução às luxações interfalângicas distais (IFD) e interfalângicas (IF) do polegar 900
Anatomia patológica e aplicada das luxações interfalângicas distais (IFD) e interfalângicas (IF) do polegar 900
Opções terapêuticas para as luxações das articulações interfalângicas distais e do polegar 901
   Tratamento conservador das luxações das articulações interfalângicas distais e do polegar 901
Introdução às fraturas da falange média (F2) 902
Anatomia patológica e anatomia aplicada em relação às fraturas da falange média 902
Opções terapêuticas para as fraturas da falange média 904
   Imobilização estática 904

Imobilização por bloqueio dinâmico da extensão 904
Fraturas condilares da cabeça 904
Introdução às luxações da articulação interfalângica proximal (IFP) 912
Anatomia patológica e aplicada em relação às luxações da articulação interfalângica proximal (IFP) 913
Opções terapêuticas para as luxações da articulação interfalângica proximal (IFP) 913
   Luxações dorsais – tratamento conservador 913
   Luxações volares puras – tratamento conservador 914
   Luxações volares rotacionais – tratamento conservador 914
   Redução aberta 914
Introdução às fraturas da falange proximal (F1) 915
Anatomia patológica e aplicada em relação às fraturas da falange proximal (F1) 917
   Relações das partes moles locais 917
   Forças deformantes 917
   Biomecânica da fixação 917
Opções terapêuticas para as fraturas da falange proximal (F1) 918
   Tratamento conservador 918
   Tratamento cirúrgico 918
Introdução às luxações da articulação metacarpofalângica (MF) 927
Anatomia patológica e anatomia aplicada relacionadas às luxações da articulação metacarpofalângica (MF) 929
Opções terapêuticas para luxações da articulação metacarpofalângica (MF) 929
   Tratamento conservador – dedos 929
   Tratamento conservador – polegar 929
   Redução aberta – dedos 929
   Redução aberta – polegar 930
   Reconstrução de ligamento 930
Introdução às fraturas do metacarpo 933
Anatomia patológica e aplicada em relação às fraturas do metacarpo 934

Opções terapêuticas para as fraturas metacarpais 934
  Tratamento conservador 934
  Tratamento cirúrgico 936
Introdução às luxações e fratura-luxações da articulação carpometacarpal (CMC) 942
Anatomia patológica e anatomia aplicada em relação às luxações e fraturas-luxações carpometacarpais (CMC) 944
  Articulações CMC dos dedos 944
  Articulação CMC do polegar 944
Opções terapêuticas para as luxações e fraturas-luxações da articulação carpometacarpal (CMC) 945
  Tratamento conservador 945
  Tratamento cirúrgico 946
Tratamento de resultados adversos esperados e de complicações inesperadas 950
  Infecção 951
  Rigidez 951
  Hipersensibilidade 951
  Consolidação viciosa e deformidade 952
  Pseudartrose 953
  Instabilidade residual 954
  Artrite pós-traumática 954
  Complicações com implantes 956
  Ruptura de tendão 956
  Matriz ungueal 956
Resumo, controvérsias e orientações futuras 956
  Tomada de decisão 956
  Artrite pós-traumática 957
  Tratamento da perda de substância óssea 957
  Feridas associadas 957
  Implantes bioabsorvíveis 958
Resumo 958

INTRODUÇÃO A FRATURAS E LUXAÇÕES DA MÃO

Fraturas e luxações da mão constituem algumas das lesões musculoesqueléticas mais frequentemente observadas. No Canadá, foi constatado que a incidência anual era de 29/10 mil indivíduos com mais de 20 anos, e de 61/10 mil indivíduos com menos de 20 anos.[55] Os homens representavam um risco 2,08 vezes maior até os 65 anos, quando as mulheres passavam a apresentar maior risco.[55,153] Outro estudo relatou a ocorrência de 3,7 fraturas da mão por ano por mil homens contra 1,3 fraturas da mão por ano por mil mulheres.[8] A United States National Hospital Ambulatory Medical Care Survey realizada em 1998 verificou que as fraturas falângicas (23%) e metacarpais (18%) ocupavam o segundo e terceiro lugar entre as fraturas mais comuns abaixo do cotovelo, com picos na terceira década para os homens e na segunda década para as mulheres.[29] Em outra série de 1.358 fraturas, os autores informaram as seguintes distribuições: 57,4% para a falange proximal, 30,4% para a falange média, e 12,2% para os metacarpais.[90] De 502 fraturas falângicas, 192 ocorreram na falange proximal (F1), 195 na falange média (F2), e 115 na falange distal (F3).[175] O eixo do dedo mínimo é o mais frequentemente lesionado e constitui até 37% do total das fraturas da mão.[153]

AVALIAÇÃO DAS FRATURAS E LUXAÇÕES DA MÃO

Mecanismos de lesão das fraturas e luxações da mão

Na descrição do mecanismo lesional devem ser incluídos intensidade, direção, ponto de contato e tipo de força causadores do trauma. O alto grau de variação, com respeito ao mecanismo lesional, explica o amplo espectro de padrões observados em traumas na mão. Com frequência, as pessoas sofrem lesões por carga axial ou por compressão, durante esportes com bola ou quando a pessoa tem que pegar subitamente algum objeto durante as atividades do dia a dia como, por exemplo, ao pegar um objeto em queda. Os padrões que frequentemente resultam desse mecanismo são as fraturas articulares por cisalhamento ou as fraturas por compressão metafisária. A aplicação de uma carga axial ao longo do membro superior também deve levantar suspeitas de lesões associadas ao carpo, antebraço, cotovelo e ombro. Em geral, para que ocorram, as fraturas diafisárias e luxações articulares dependem de um componente de flexão no mecanismo lesional, que pode ocorrer durante esportes que envolvam o manejo de uma bola, ou quando a mão fica presa por um objeto e não se movimenta com o resto do braço. Um dedo pode facilmente enroscar na roupa, móveis, ou em equipamento no local de trabalho e ficar submetido a mecanismos lesionais de torção, o que resulta em fraturas espirais ou em padrões mais complexos de luxação. Cenários industriais ou outros ambientes com objetos pesados e forças intensas podem resultar em mecanismos de esmagamento que combinam flexão, cisalhamento e torção, o que gera padrões singulares de lesão esquelética, em associação com lesões significativas de tecido.

Lesões associadas a fraturas e luxações da mão

Lesões abertas

Lesões tegumentares ocorrem com facilidade e fraturas expostas são comuns. As feridas abertas não devem ser submetidas à exploração na sala de emergência; tal procedimento pode fazer com que contaminantes presentes na superfície sejam levados a planos mais profundos e, além disso, o procedimento raramente resultará em informação útil. Há controvérsias em relação à necessidade de antibióticos profiláticos em fraturas expostas da mão. A administração rotineira de cefazolina, prática comum no passado, não parece ter aplicação em nossos dias, diante da dominância do *Staphylococcus aureus* resistente à meticilina (MARSA) na maioria dos perfis de infecção adquirida na comunidade. Clindamicina, vancomicina, sulfametoxazol-trimetoprima (Bactrim) e as quinolonas são agentes válidos contra MARSA. Aminoglicosídeos são adicionados em feridas contaminadas, e penicilinas são empregadas em ambientes rurais ou com terra. Não há evidências robustas em apoio à continuação de antibióticos para além das primeiras 24 horas. A exceção a tal estratégia podem ser casos de ferimentos por mordidas, cujo potencial para osteomielite é significativo, se o dente penetrar diretamente na cortical, possibilitando a invasão da estrutura esponjosa pela saliva. Em todos os casos de ferida por mordida, haverá necessidade de um desbridamento cirúrgico agressivo e imediato.

A falange distal é diretamente responsável pelo suporte à matriz ungueal. Diante do desvio substancial da cortical dorsal, pode-se esperar pela ruptura da matriz ungueal; assim, o cirurgião deverá planejar um reparo direto. A reconstrução das feridas adjacentes a locais de lesão esquelética deverá ser feita com retalhos. Com frequência, o uso de retalhos de rotação bastará. Menos frequentemente, haverá necessidade de retalhos pediculados ou livres.[76,80] O maior desafio para a mão, e particularmente para os dedos, é conseguir uma cobertura com tecido suficientemente fino e flexível. O uso de um retalho fascial coberto por um enxerto cutâneo de espessura parcial propicia essa combinação de características, exceto na polpa volar, caso em que haverá necessidade de um retalho cutâneo com volume e diretamente inervado (Fig. 30.1).

Tendões

Rupturas fechadas de tendão extensor, próximas a pontos de inserção, podem acompanhar algumas luxações. São exemplos primordiais as rupturas tendíneas terminais associadas a lesões à articulação interfalângica distal (IFD), e as rupturas do tendão central (banda central do mecanismo extensor) associadas a lesões à articulação interfalângica proximal (IFP). Um exame inicial da mão traumatizada deve levar em conta uma pesquisa que documente a lesão potencial de cada tendão. Afora tais situações, em geral as lesões de tendão ocorrem apenas em conjunto com uma laceração e/ou em lesões abertas combinadas.

Nervos e vasos

Exceto nas lesões abertas combinadas, apenas raramente esses tecidos sofrem lesão, como parte de fraturas e luxações simples da mão. Diante de um importante trauma aberto da mão, em geral, nota-se uma zona de lesão significativa. O tratamento apropriado consiste na excisão dos tecidos desvitalizados na zona de lesão, inclusive tecido nervoso e vascular; seguidos da reconstrução com enxertos autógenos ou com transferências adjacentes.

Lesões combinadas

O termo "combinado" refere-se à associação de uma fratura da mão com a lesão a pelo menos um dos tecidos moles listados acima. Mais frequentemente trata-se de lesões abertas, em que o componente de tecido mole de maior significância é a lesão aos tendões flexores e/ou extensores. A ocorrência desse padrão lesional combinado influencia diretamente a estratégia terapêutica para a própria fratura. Muitos padrões de fratura que se apresentam como lesão isolada seriam tratados mais apropriadamente com um procedimento conservador ou com redução fechada e fixação interna (RFFI), com uso de fios de Kirschner. A ferida aberta em comunicação local fraturado muda automaticamente a abordagem cirúrgica para uma redução aberta, geralmente seguida por fixação interna (RAFI). Para que se possa contar com um local adjacente para reparo de tendão, será preciso obter a estabilidade esquelética em grau suficiente para suportar as forças implícitas em um programa imediato de reabilitação de deslizamento de tendão. Com frequência, isso significa o uso de fixação interna rígida (Fig. 30.2). Em um estudo que se limitou ao tratamento de fraturas intra-articulares por RAFI, cominuição e lesão inicial aberta foram identificadas como variáveis independentes, prenunciadoras de um prognóstico pior.[164] Em outro estudo de fraturas falângicas cominutivas e de lesões associadas aos tecidos moles, apenas seis de dezesseis pacientes obtiveram mais de 180° de amplitude de movimento total (ADM).[34] O restante desse capítulo descreve as técnicas mais apropriadas para o tratamento de fraturas e luxações da mão, como lesões isoladas.

Mão drasticamente traumatizada

O planejamento abrangente exigido para o tratamento da mão drasticamente traumatizada merece, *por si*, um livro inteiro, e isso está além dos objetivos desse capítulo. Nessas lesões, a maior parte do complexo processo de tomada de decisão tem relação com a estratégia escolhida para os tecidos moles (Fig. 30.3). Diante de uma real lesão de "desenluvamento" e com exposição de osso e tendão, deve-se usar retalhos pediculados ou livres para a cobertura, sendo que os primeiros são mais simples e rápidos, embora apresentem limitação de tamanho e de alcance. Além disso, estão associados a maiores percentuais de complicações, quando comparados a retalhos fasciais livres de pouca espessura, que podem revestir defeitos de qualquer tamanho e forma.[76,80] É tarefa bastante difícil avaliar clinicamente essas lesões, pois frequentemente o paciente não pode, ou não quer, se empenhar muito em um exame interativo. No que tange à extensão da lesão, isso é determinado em grande parte durante a cirurgia. No início, é raro que sejam obtidas radiografias de boa qualidade; em geral, as imagens consistem em projeções semi oblíquas da mão, com elevado grau de superposição óssea. O cirurgião deverá envidar todos os esforços para atender à meta de tratamento total do paciente, para que sejam obtidas incidências radiográficas adicionais apropriadas, de modo a não deixar passar em branco lesões associadas. Na maioria das vezes, a oportunidade de obtenção de tais projeções se apresenta primeiramente na sala operatória. Uma armadilha facilmente encontrada é voltar a atenção para os achados radiográficos mais evidentes, sem se deter na busca de lesões mais sutis. O cirurgião deverá procurar por evidências radiográficas de corpos estranhos incrustados na mão, e também deverá constatar sua ausência na conclusão do desbridamento.

A classificação de Gustilo para fraturas expostas foi modificada para a mão, com a redução do limite de comprimento das feridas, de 10 para 2 cm. A validade da classificação é corroborada pelos 62,5% de funcionamento normal da mão depois de lesões do tipo I, em comparação com os 21% em seguida a fraturas do tipo III.[116] Outra série chegou a 92% de resultados insatisfatórios em associação com lesões de graus IIIB e IIIC.[46] Com base em uma série de duzentas fraturas expostas da mão, Swanson et al.[159] estabeleceram diferenças entre feridas do tipo II e do tipo I por três critérios: contaminação na apresentação inicial, ferida aberta por mais de 24 horas antes do tratamento, ou ferida em paciente com doença sistêmica. Em casos de feridas de tipo II, não é recomendável o fechamento primário.

Tanto a fixação interna como a externa podem ser utilizadas em lesões expressivas da mão. As indicações de rotina para a fixação externa são: contaminação visível da ferida original, perda de segmento ósseo ou cominuição, e indisponibilidade de boa cobertura de partes moles.[35] Na mão, os aspectos biomecânicos da fixação externa são os mesmos vigentes em outras partes do corpo, e o diâmetro dos fios constitui o principal fator determinante da rigidez do fixador. Quatro fios, dois aplicados proximalmente e dois distalmente, são suficientes para a maioria das intervenções na mão. Determinada lesão na mão pode ser fixada mais apropriadamente por um método totalmente interno, totalmente externo, ou por uma combinação desses dois métodos de fixação. Uma compreensão mais aprofundada e um conjunto mais amplo de técnicas elegantes de cobertura com tecido mole resultaram na superação das preocupações que per-

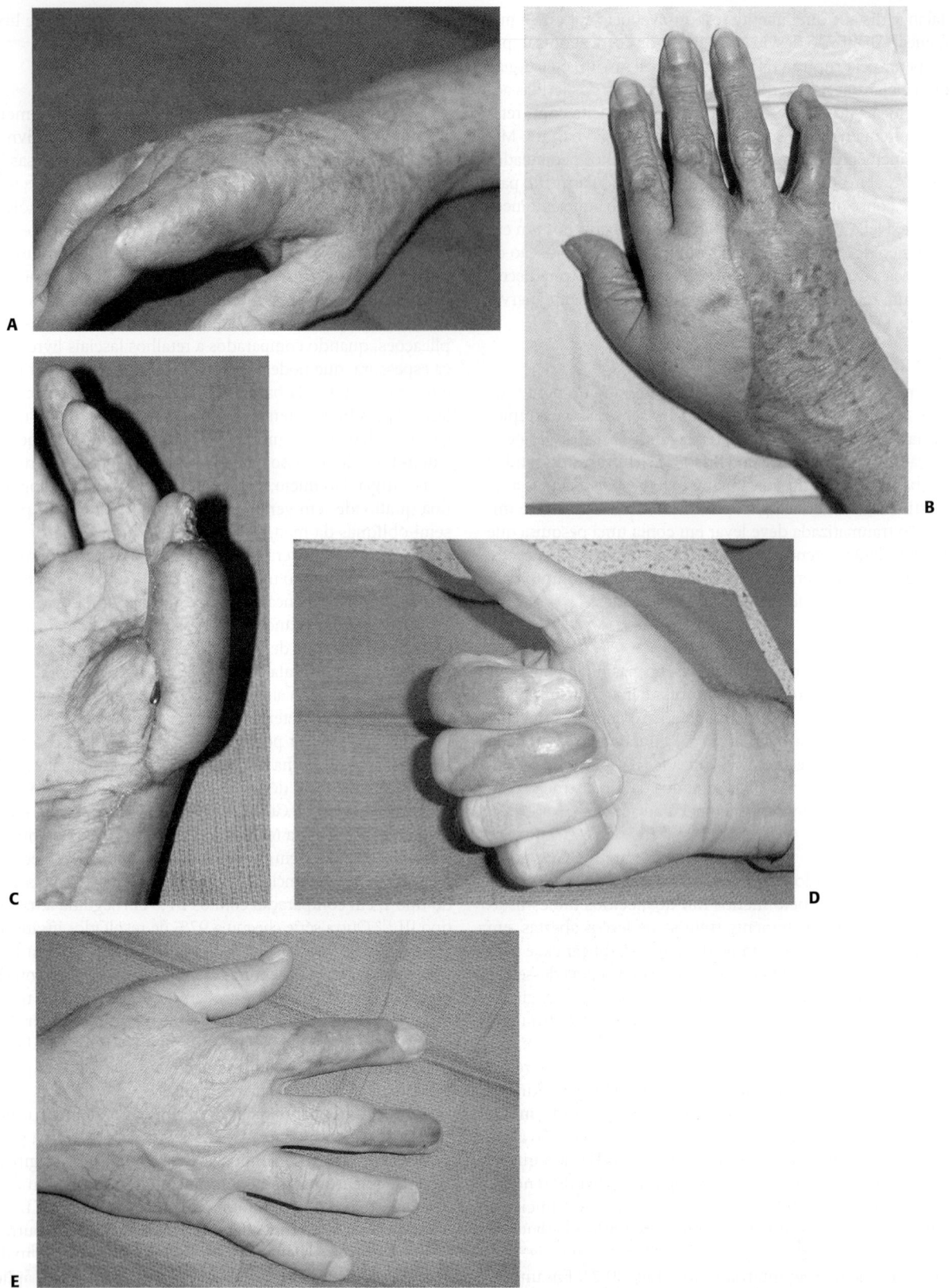

FIGURA 30.1 Pode-se obter uma cobertura fina e flexível para feridas causadas por traumas na mão com (**A**) retalhos fasciais mais finos, cobertos por um enxerto cutâneo de espessura parcial, ou (**B**) com retalhos cutâneos ou fasciocutâneos mais espessos. **C:** Os retalhos fasciocutâneos no nível digital podem demonstrar uma diferença ainda mais substancial, em comparação com a finura e flexibilidade de um retalho fascial enxertado (**D, E**).

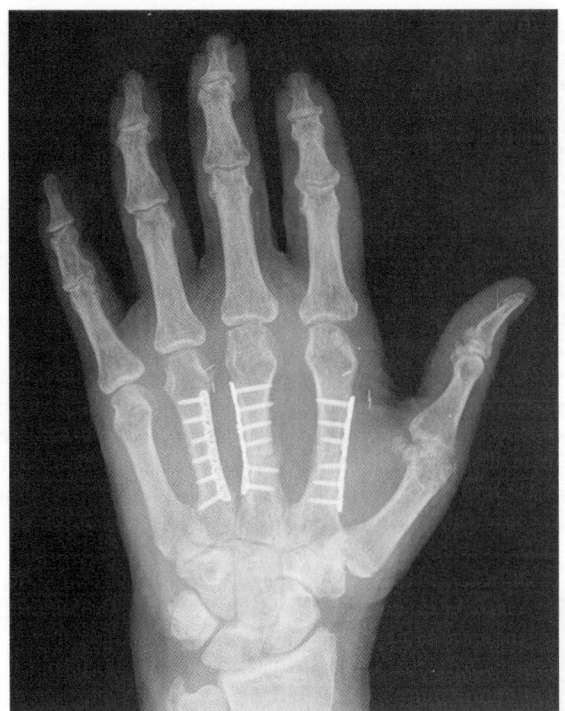

FIGURA 30.2 Com frequência um trauma aberto importante na mão dependerá das formas mais estáveis de fixação, para facilitar a implementação de um programa imediato e agressivo de reabilitação, concentrado no deslizamento dos tendões.

turbavam os cirurgiões em relação à exposição do material de síntese com a fixação interna.[76,80]

Sempre que a lesão envolver a primeira comissura (especialmente em casos de lesão por esmagamento), os metacarpais do polegar e do indicador devem receber fios em abdução, para que não venha a ocorrer contratura da primeira comissura. Não importa o método de tratamento da lesão, a estratégia deve prever que a reabilitação – não obstruída por curativos externos volumosos – tenha início por volta de 72 horas após a cirurgia. Em uma série, 72 fraturas metacarpais e falângicas acompanhadas por graves lesões aos tecidos moles foram tratadas com placas e parafusos, com os seguintes resultados: bons, 46%; razoáveis, 32%; e ruins, 22%, conforme critérios de ADM da *American Society for Surgery of the Hand* (ASSH).[24] Os resultados gerais para o tratamento dessas lesões graves estão mais intimamente ligados às partes moles, e não ao estado da lesão esquelética.[67] Em um estudo prospectivo com 245 lesões abertas, a presença exclusiva de lesão a tendão extensor teve 50% de resultados ruins, mas lesões de tendão flexor ou múltiplas lesões de tecido mole acarretaram 80% de resultados ruins.[28] Uma série de 140 fraturas expostas demonstrou melhores resultados no metacarpo, em comparação com o nível da falange; os piores desfechos ocorreram nos casos de lesões nos níveis da falange proximal (F1) e da articulação IFP, especialmente nos casos de associação com lesão de tendão.[46]

Perda óssea

A perda de segmento ósseo é achado frequente em casos de lesão maciça à mão. Tão logo tenha terminado a limpeza da mão com um ou vários desbridamentos, será apropriada a aplicação de

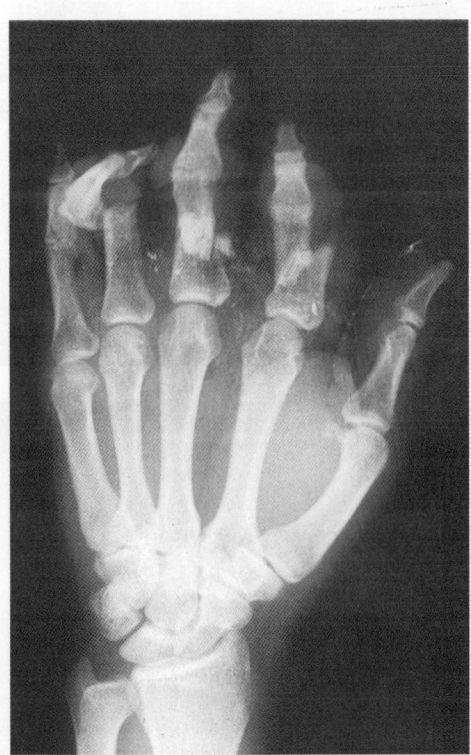
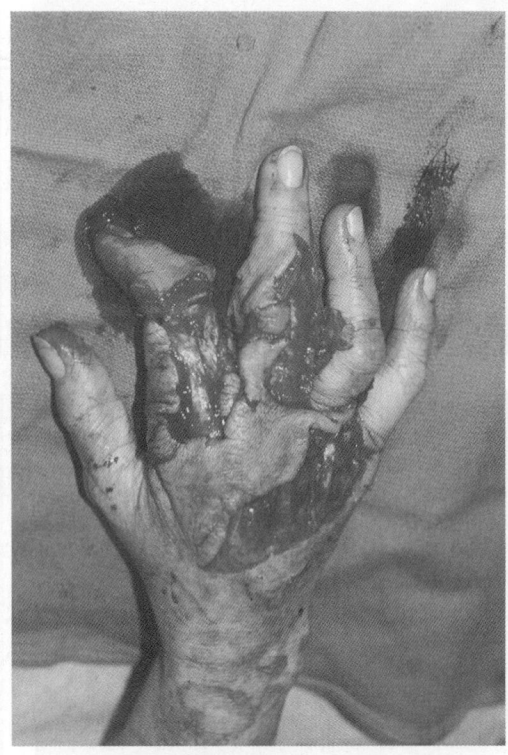

A **B**

FIGURA 30.3 Em geral, um grande trauma na mão causado por esmagamento provoca seus efeitos mais devastadores (**A**) não para os próprios elementos esqueléticos, e sim difusamente por meio da desvitalização (**B**) dos tecidos moles que cobrem o osso.

enxerto ósseo com uso de osso corticoesponjoso, ou apenas osso esponjoso, modelado e dimensionado de modo a se adaptar à curvatura e ao volume do segmento perdido. A fixação estável será conseguida com a aplicação de uma placa, ou com um fixador externo (Fig. 30.4). Após um desbridamento apropriado, será seguro a aplicação imediatamente um enxerto ósseo primário. Em uma série de doze pacientes com fraturas expostas do tipo III e outros vinte pacientes com fraturas falângicas causadas por arma de fogo de baixa velocidade, ambos os grupos apresentaram nenhuma infecção com o uso imediato de um autoenxerto.[66,139] Se for planejado um adiamento na aplicação do enxerto ósseo, pode-se usar um espaçador temporário com o objetivo de preservar o volume que, mais adiante, será ocupado pelo enxerto (Fig. 30.5). A perda óssea que envolve a superfície articular representa um problema inteiramente diferente e muito mais complexo. As estratégias que têm sido preconizadas são o uso de autoenxertos de cabeça de metatarso e das articulações carpometacarpais (CMC); substituição imediata por prótese de Silastic; aloenxertos osteoarticulares; artrodese primária; e transferência de enxerto composto vascularizado livre de articulação total de dedo do pé.[91]

Sinais e sintomas de fraturas e luxações da mão

Os sintomas associados a uma fratura ou luxação da mão são: dor, edema, rigidez, fraqueza, deformidade e perda da coordenação. Dormência e formigamento significam envolvimento de nervo associado (seja por lesão direta ao nervo, ou como efeito secundário do edema). Os sinais são: sensibilidade, edema, equimose, deformidade, crepitação e instabilidade. Com frequência será possível fazer um exame esquelético mais detalhado com a ajuda da anestesia aplicada diretamente ao local lesionado, ou em sua região. Luxações isoladas da articulação metacarpofalângica (MF) e fraturas metacarpais isoladas podem ser tratadas com uma injeção direta de anestésico no local lesionado.

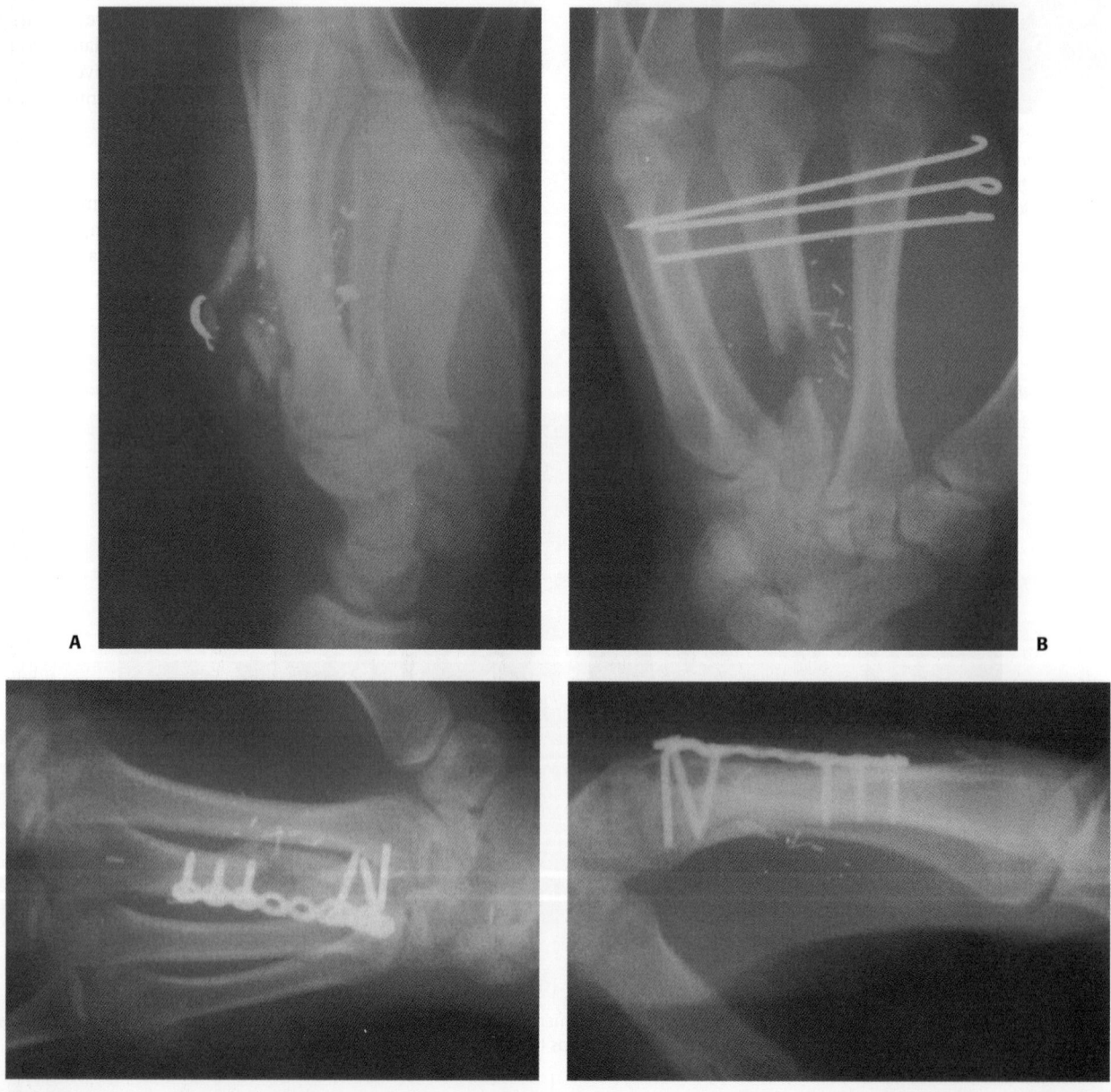

FIGURA 30.4 Nos casos de perda de segmento ósseo (**A**), o encurtamento poderá ser evitado pela estabilização temporária (**B**). A subsequente fixação interna (**C, D**) e a aplicação de enxerto ósseo podem restaurar os parâmetros anatômicos originais da unidade esquelética.

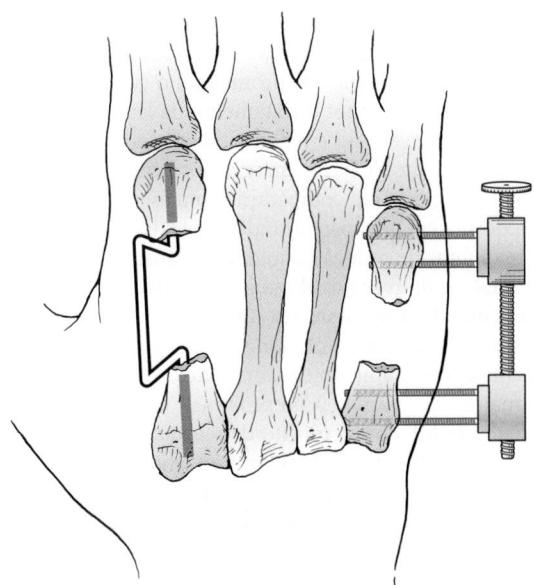

FIGURA 30.5 Quando uma grande contaminação impede o uso da fixação interna ou quando a reconstrução óssea será realizada mais tarde, poderá ser útil o uso de fios metálicos com espaçador ou a aplicação de um fixador externo com capacidade de distração e compressão.

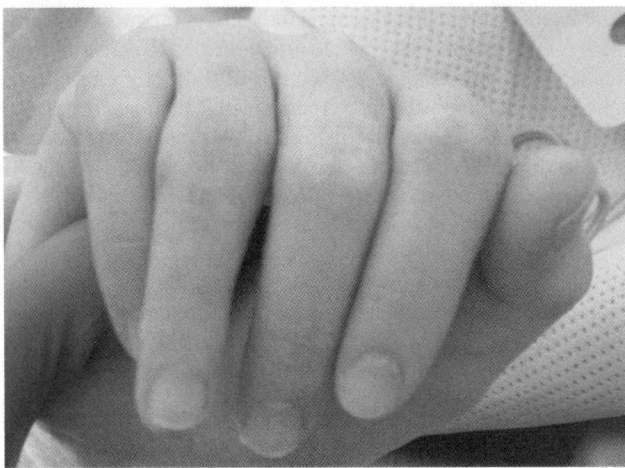

FIGURA 30.6 A pronação da falange proximal do dedo anular fica facilmente demonstrada pela discrepância angular das falanges médias, visualizadas com as articulações IFP flexionadas em 90°.

Lesões mais distais serão facilmente anestesiadas com um bloqueio digital. Será possível obter um alívio mais global da dor por meio de bloqueios nervosos realizados no punho, de modo que sejam incluídos os nervos mediano e ulnar, assim como os ramos cutâneos dorsais dos nervos radial e ulnar. O tempo que se segue à administração do anestésico poderá ser utilizado para a limpeza de feridas superficiais e também na preparação dos insumos para imobilização. Depois dessa preparação, poderá haver uma demonstração dos tendões e da estabilidade da fratura e dos ligamentos. Ao final do exame esquelético sob anestesia, a lesão poderá ser imediatamente reduzida e imobilizada.

Um fator importante em muitos algoritmos de tratamento é a presença de deformidade rotacional. O examinador deve ter bom conhecimento acerca do método de tratamento apropriado. Os ossos da mão são estruturas tubulares curtas. Má rotação em um segmento ósseo fica representada mais apropriadamente pelo alinhamento do próximo segmento mais distal. Esse alinhamento fica demonstrado de forma mais adequada quando a articulação interveniente é flexionada em 90° (Fig. 30.6). A comparação do alinhamento da placa ungueal é método inadequado de avaliação da rotação. Outros achados peculiares do exame físico serão discutidos em associação com lesões específicas.

Imagens e outros estudos diagnósticos de fraturas e luxações da mão

Em uma avaliação por radiografias simples, devem ser obtidas pelo menos duas projeções, com o feixe centrado no nível de interesse. Com frequência uma terceira projeção oblíqua será bastante instrutiva, pois revelará um desvio não evidente na vista posteroanterior (PA) ou lateral de rotina. Raramente haverá necessidade de outros estudos de imagem para avaliar fraturas e luxações da mão. Nos casos de fraturas periarticulares complexas, por exemplo, as fraturas do pilão na base de F2, os estudos de tomografia computadorizada (TC) ajudam alguns cirurgiões no planejamento operatório. Nem sempre os corpos estranhos podem ser detectados pelas projeções radiográficas de rotina. Vidro ou areia são objetos que podem ser detectados mais apropriadamente com uma técnica de tecido mole. Os estudos de TC podem detectar plástico, vidro e madeira. O ultrassom pode detectar objetos não radiopacos. As imagens por ressonância magnética (RM) permanecem como exame de segurança mais caro para todos os tipos de corpos estranhos.

Classificação das fraturas e luxações da mão

Lamentavelmente, a literatura pertinente a essas lesões não tem sido publicada em conformidade com qualquer esquema definido de classificação, e com isso é difícil que sejam feitas reais comparações. O abrangente sistema de classificação AO demonstrou ter baixa concordância interobservadores (coeficiente κ = 0,44) e intraobservadores (coeficiente κ = 0,62).[161] Em grande parte, as descrições das fraturas têm tomado como base a localização no osso (cabeça, colo, diáfise, base), com modificação segundo a direção do plano de fratura (transversal, espiral, oblíqua, cominutiva), e pelo grau mensurável de desvio. As luxações têm sido descritas pela direção de desvio do segmento distal (dorsal, volar, rotacional), com modificação segundo a possibilidade (simples) ou impossibilidade (complexa) de redução fechada. Nas seções a seguir, em relação a cada lesão será assumido que as designações acima descritas estão em vigor, salvo onde forem assinaladas exceções específicas.

Resultados das fraturas e luxações da mão

Na era moderna da cirurgia da mão, o estudo dos resultados se tornou ainda mais refinado, com conceitos como a mínima diferença clinicamente importante, a análise de custo-benefício, as revisões do sistema Cochrane e uma compreensão mais aprofundada de como o quadro psicológico do paciente interfere na sintomatologia relatada.[30,95,122,142,143,168,177] Com frequência a perda funcional é subvalorizada e de difícil mensuração. Não foi possível extrair uma correlação estatisticamente significativa em um estudo que comparou o sistema de pontuação para a diminuição da capacidade da *American Medical Association* e o questionário Disability of the Arm, Shoulder, and Hand (DASH).[176] Em uma série de 924 fraturas da mão, os resultados globais foram considerados excelentes ou bons em 90% dos polegares e em apenas 59 a 76% dos demais dedos; os autores citaram cominuição e fraturas expostas ou polifratura como indicadores prognósticos sombrios.[90] Ao que parece, a extensão intra-articular confere um prognóstico pior, com TAM de 169° contra TAM de 213° em fraturas sem extensão intra-articular.[66] Apenas alguns padrões de luxação são conducentes à instabilidade residual. Mas as fraturas podem, com facilidade, resultar em consolidação viciosa. Alguns médicos notam uma relação entre a rigidez e uma instabilidade residual, ou consolidação viciosa. Mas esse não é necessariamente o caso. Na medida em que a compreensão dessas difíceis lesões se aprofundando, junto com novas técnicas cirúrgicas, torna-se cada vez mais possível obter uma boa função da mão, ao mesmo tempo em que são evitadas complicações para a maioria das fraturas e luxações isoladas. No entanto, um trauma importante na mão é outra questão.

OPÇÕES TERAPÊUTICAS PARA AS FRATURAS E LUXAÇÕES DA MÃO

Um dos princípios mais fundamentais do tratamento é que os efeitos negativos da cirurgia nos tecidos não devem exceder os efeitos negativos da lesão original. Dessa forma, o tratamento conservador tem um papel significativo no tratamento de fraturas e luxações da mão. Uma constatação desse princípio é que, embora as fraturas e luxações sejam, basicamente, lesões esqueléticas, a maior parte das difíceis tomadas de decisão se centra no tratamento das partes moles. Não se deve considerar a parte lesionada isoladamente. As várias articulações da mão são mantidas em um delicado equilíbrio pelos sistemas tendíneos intrínsecos e extrínsecos, de tal forma que, com frequência, a perturbação de um grupo de tecidos afetará significativamente os demais.

O raciocínio fundamental para o tratamento de fraturas e luxações da mão é obter uma estabilidade suficiente, sem que isso resulte em consolidação viciosa para as fraturas, nem em instabilidade residual para as luxações. A opção terapêutica preferida é a técnica menos invasiva que possa concretizar esses objetivos.[77] Essencialmente, contamos com cinco alternativas terapêuticas principais: mobilização imediata, imobilização temporária, RFFI, RAFI, e reconstrução imediata.[164,99,105,154,166] A fixação externa é uma variação que, de forma bastante surpreendente, tem sido aplicada mesmo em fraturas inicialmente fechadas.[115] Assume-se que as vantagens gerais de um tratamento conservador em sua totalidade sejam mais baratas e que, além disso, evitem os riscos e complicações associados à cirurgia e à anestesia. A desvantagem presumida em geral é que há menor garantia de estabilidade, em comparação com algum tipo de fixação cirúrgica. Espera-se que a RFFI previna uma deformidade visível, sem obter uma redução anatomicamente perfeita. Infecção do trato da haste é a principal complicação a ser discutida com os pacientes em preparação para RFFI. A fixação aberta é considerada capaz de aumentar a morbidade do trauma cirúrgico aos tecidos, em confronto com a presumida vantagem da obtenção da redução mais anatômica e estável.

Tratamento conservador de fraturas e luxações da mão

Os elementos essenciais na escolha entre o tratamento conservador e o tratamento cirúrgico são as avaliações da consolidação viciosa rotacional e da estabilidade.[147] Para definir estabilidade, alguns autores têm empregado o que parece ser o critério mais razoável de manutenção da redução da fratura, quando as articulações adjacentes são mobilizadas até pelo menos, 30% de seu movimento normal.[28] A retração dos tecidos moles tem início aproximadamente 72 horas após a ocorrência da lesão. Nesse momento, os movimentos devem ser instituídos para todas as articulações estáveis o suficiente para tolerarem a reabilitação. Elevação e compressão elásticas promovem o controle do edema. Quanto mais agressivo for o tratamento da lesão pelo cirurgião, mais agressiva deverá ser a reabilitação. Lesões isoladas, causadas por mecanismo de baixa energia, apresentam um risco muito menor de rigidez, em comparação com as lesões causadas por trauma de alta energia, com grandes áreas de lesão.

As manobras de redução não devem causar maiores traumas aos tecidos. Se houver possibilidade de reduzir a lesão, a manipulação cuidadosa resultará em uma redução muito mais bem-sucedida que o uso de tração longitudinal vigorosa. O princípio subjacente é o relaxamento das forças deformantes, por meio do posicionamento da articulação proximal, por exemplo, a flexão da articulação MF com o intuito de relaxar os intrínsecos, ou a flexão do punho objetivando relaxar os tendões flexores dos dedos. Com frequência haverá necessidade de uma manobra rotacional para a frente e para trás, para que uma saliência óssea seja liberada do seu encarceramento em tecido mole. Então, a parte distal móvel será reduzida com relação à parte proximal estável.

Talas devem imobilizar o número mínimo possível de articulações; além disso, devem possibilitar a mobilização sem restrições de todas as demais articulações. Um tópico controverso diz respeito à necessidade de imobilizar o punho. O estabelecimento de relações apropriadas de comprimento-tensão nos motores extrínsecos (nos casos em que estejam incidindo forças deformantes) será efetuado mais facilmente por meio da imobilização do punho em 25 a 35° de extensão. A imobilização do punho em extensão é procedimento de extrema utilidade em pacientes com baixa tolerância à dor que tendem a colocar a mão em uma postura disfuncional característica de flexão do punho, extensão da articulação MF e flexão da articulação interfalângica (IF) (a posição da "pata ferida"). Outros pacientes capazes de evitar essa posição sozinhos frequentemente dispensam a imobilização do punho. Uma tala simples, que tem sua utilidade em lesões que variam desde as articulações CMC proximalmente até as fraturas F1 distalmente, consiste em uma tala de gesso ou de fibra de vidro aplicada no aspecto dorsal. Com início no antebraço, a tala avança até além do nível das articulações IFP distalmente com o punho estendido e as articulações MF completamente flexionadas. Ao longo de todo o processo de consolidação, o paciente deverá ser incentivado a praticar a mobilização completa das articulações IF. A duração total da imobilização raramente deverá exceder três ou quatro semanas. Depois de transcorrido esse período, as fraturas da mão estarão suficientemente estáveis para tolerar amplitude de movimentos ativos (ADMA), com subsequente remodelagem por volta da oitava e décima semanas.

Desse ponto em diante, pode-se considerar o tratamento conservador, juntamente com possíveis tratamentos cirúrgicos para cada segmento do raio, operando na direção distal-proximal (Tab. 30.1).

INTRODUÇÃO ÀS FRATURAS DA FALANGE DISTAL (F3)

Por ser o ponto terminal de contato com o ambiente, a falange distal vivencia cargas de estresse praticamente a cada uso da mão. A cobertura de tecido mole é limitada, e geralmente os sinais locais de fraturas podem ser detectados na superfície. Quando as fraturas acompanham uma lesão ao leito ungueal, pode-se observar um hematoma por baixo da placa ungueal. Nos casos em que também ocorreu a ruptura da barreira existente entre a placa ungueal e o hipôniquio, estamos diante de uma fratura exposta – que deve ser tratada como tal. Frequentemente o meca-

TABELA 30.1 Tratamento conservador

Indicações	Contraindicações
Fratura não desviada	Luxação ou fratura exposta
Fratura reduzida, com estabilidade ao estresse do movimento	Fratura ou luxação irredutível
Luxação reduzida, com estabilidade ao estresse do movimento	Lesões associadas aos tecidos moles que necessitem de reparo
Comorbidade excessiva	Várias lesões musculoesqueléticas no mesmo membro
Paciente clinicamente instável	Paciente politraumatizado, clinicamente estável

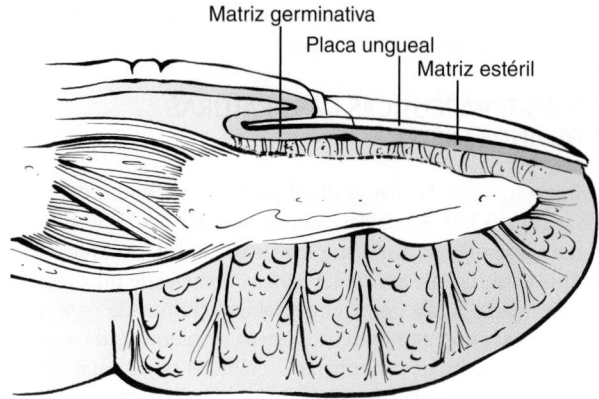

FIGURA 30.7 Existe uma relação íntima entre as três camadas da cortical dorsal da falange distal, a matriz ungueal (tanto germinativa como estéril) e a placa ungueal.

nismo lesional envolve esmagamento e, em muitos casos, a lesão aos tecidos moles tem maior significado para o prognóstico em longo prazo do que a própria fratura. No caso de suspeita de uma fratura da falange distal, deverão ser obtidas radiografias, como incidências isoladas do dedo lesionado.

ANATOMIA PATOLÓGICA E ANATOMIA APLICADA PARA FRATURAS DA FALANGE DISTAL

As características singulares da falange distal são os ligamentos que passam desde a margem distal da ampla base lateral até as margens proximais expandidas da tuberosidade da falange distal (tofo). Pequenos ramos da artéria digital própria que irrigam a arcada dorsal, na área imediatamente proximal à prega ungueal, passam por baixo desses ligamentos em um ponto muito próximo à base da diáfise da falange distal. A tuberosidade da falange distal é um ponto de fixação para a arquitetura especializada da polpa digital, uma estrutura em colmeia de septos fibrosos que contém bolsas de gordura em cada compartimento. A parte proximal da polpa é mais espessa e se apresenta com maior mobilidade, em comparação com a polpa distal. A parte proximal de uma fratura de tuberosidade da falange distal pode ficar encarcerada nos septos da polpa, o que impossibilitará sua redução.[5] A superfície dorsal da falange distal é a sustentação direta para a matriz germinativa e para a matriz estéril da unha. O osso (volarmente) e a placa ungueal (dorsalmente) criam um sanduiche de três camadas, com a matriz situada no meio (Fig. 30.7).

Pode-se conceber que as fraturas na falange distal ocorrem em três regiões principais: a tuberosidade da falange distal, a diáfise, e a base (Fig. 30.8). Os dois mecanismos lesionais que ocorrem com maior frequência são uma carga axial aguda (p. ex., em esportes com bola) ou lesões por esmagamento. Com frequência as fraturas da tuberosidade da falange distal por esmagamento são lesões estáveis que se mantêm no lugar graças à rede fibrosa da polpa volarmente e ao efeito imobilizador da placa ungueal dorsalmente. Proximalmente, os tendões flexores dos dedos e extensores terminais se inserem nas bases volar e dorsal da falange distal. Considerando que essas são as últimas inserções tendíneas no dedo, todos os planos de fratura que ocorrem distalmente a essas inserções tendíneas ficam separados de qualquer força deformante interna. Por outro lado, as fraturas das bases volar e dorsal são instáveis, em que a força total de um tendão traciona o pequeno fragmento de base, afastando-o do restante do osso. Pode ser particularmente difícil o controle da rotação nesses pequenos fragmentos. Fraturas intra-articulares da base dorsal, causadas pelo componente de cisalhamento de uma lesão por carga axial, devem ser diferenciadas das fraturas por avulsão que ocorrem sob estresse aplicado pelo tendão terminal. Essas últimas fraturas são fragmentos menores,

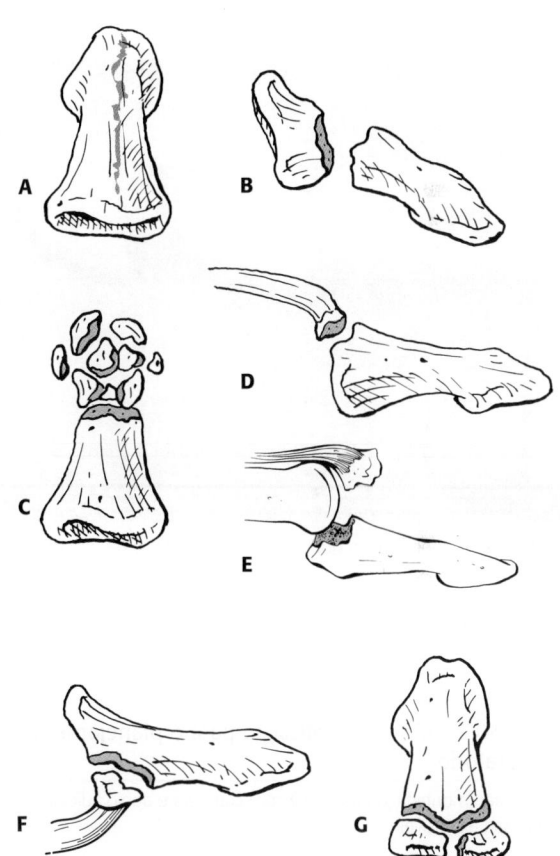

FIGURA 30.8 Os padrões de fratura observados na falange distal são: (**A**) diafisária longitudinal, (**B**) diafisária transversal, (**C**) da tuberosidade da falange distal, (**D**) por avulsão da base dorsal, (**E**) por cisalhamento da base dorsal, (**F**) da base volar, e (**G**) articular completa.

com a linha de fratura perpendicular à linha da força tênsil no tendão, enquanto as primeiras lesões são fragmentos maiores que compreendem uma parte significativa (>20%) da superfície articular, com a linha de fratura perpendicular à superfície articular. Estas são lesões muito diferentes, e com diferentes necessidades terapêuticas. Dentro dessa mesma linha, muitos dos fragmentos na base volar de F3 são, na verdade, rupturas do tendão flexor profundo dos dedos (FPD) que ocorrem através do osso. Pequeno percentual das fraturas da base volar, especialmente quando se apresentam com grandes dimensões, não são avulsões do FPD, mas fraturas por cisalhamento que permitem o tratamento com fixação ou imobilização em bloco de extensão.

OPÇÕES TERAPÊUTICAS DAS FRATURAS DA FALANGE DISTAL

Muitas fraturas da falange distal podem ser tratadas com talas digitais (Fig. 30.9). A tala deve deixar livre a articulação IFP, mas em geral será preciso atravessar a articulação IFD, simplesmente para que adquira base suficiente para a obtenção de uma estabilidade adequada. A tala pode ser diariamente removida para que o paciente possa executar exercícios ativos de bloqueio da articulação IFD. Os materiais comumente escolhidos são as talas de alumínio e espuma, ou de gesso. Nos casos em que o cirurgião esteja contemplando a possibilidade de tratamento cirúrgico, ele deverá consultar uma lista de planejamento pré-operatório (Tab. 30.2).

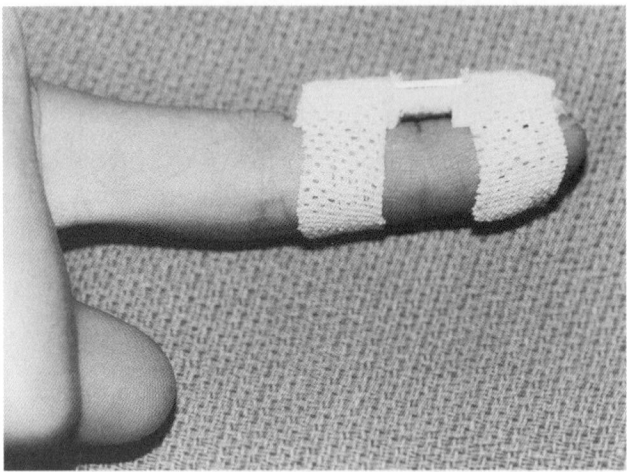

FIGURA 30.9 A imobilização dorsal da falange distal e da articulação IFD pode ser facilmente realizada com uma tala de alumínio e espuma. O recorte da espuma sobre a pele da prega ungueal dorsal alivia a pressão direta em um local onde a pele se encontra em maior risco de necrose isquêmica.

TABELA 30.2 Lista de verificação para o planejamento pré-operatório

Mesa de mão montada, ou mesa SO com corrimão e apoio adicional por uma base extensível
Torniquete não estéril no nível da artéria braquial
Campo cirúrgico para o membro, com um orifício, específico para a cobertura da mesa de mão
Unidade de minifluoroscopia com braço-C horizontal, localizado na extremidade da mesa de mão, no lado do cirurgião
Mesa de instrumentos do instrumentador localizada na extremidade da mesa de mão, ao lado do assistente
Instrumentos cirúrgicos para a mão necessários para o tratamento de fraturas: pacote de gaze, pequenos microcureta
Perfurador elétrico com mandril dos tipos pistola (fios de Kirschner) e lápis (pequenas brocas)
Fios de Kirschner de diâmetro apropriado para a região lesionada (0,71 a 1,57 cm)
Conjunto de placa modular e parafusos, com diâmetros variando de 1 a 2,5 mm

Fraturas da tuberosidade da falange distal

Se a superfície dorsal da parte distal da falange que dá sustentação à matriz ungueal estiver exibindo um desnível significativo, especialmente se tiver ocorrido simultaneamente uma avulsão da placa ungueal, a fratura deverá ser restaurada a uma superfície nivelada; na sequência, o cirurgião aplicará fios de Kirschner para sustentar o reparo cirúrgico da matriz ungueal. Por outro lado, se houve manutenção da barreira da placa ungueal no hiponíquio e se a superfície dorsal da falange distal estiver nivelada, não haverá necessidade de uma remoção formal da placa para a realização do reparo da matriz ungueal, apesar da presença de hematoma (de qualquer tamanho) na área sob a unha. Os defeitos da matriz devem receber um enxerto de espessura parcial obtido do leito ungueal adjacente. Depois do reparo, a prega ungueal dorsal deverá receber um *stent* (material de interposição) para que não ocorra aderência à matriz, mas de uma forma que ainda permita a drenagem de líquido. O paciente deve ser alertado quanto à possibilidade de deformidade da unha e também quanto ao tempo que deverá transcorrer (4 a 5 meses) para o novo crescimento.

Fraturas da diáfise

Quase todas as fraturas diafisárias exibem desvio suficientemente limitado para que se possa optar com segurança por um tratamento conservador. Poderão ser preconizados movimentos ativos da articulação IFD desde o início, pois as forças do FPD e do tendão extensor terminal não estão incidindo através da fratura. Apenas forças externamente aplicadas como, por exemplo, o beliscamento, deformarão a fratura. É possível que não ocorra consolidação de fraturas diafisárias que exibam grande desvio sem maior aproximação dos fragmentos. Em geral, RFFI será suficiente para essas fraturas, a menos que haja tecido interposto que impeça a redução (Fig. 30.10). Também pode ser preferível a fixação por meio de fios de Kirschner (0/5 consolidações viciosas) ao uso de talas (3/18 consolidações viciosas em flexão) nos casos de fratura transversal, extra-articular, e localizada na

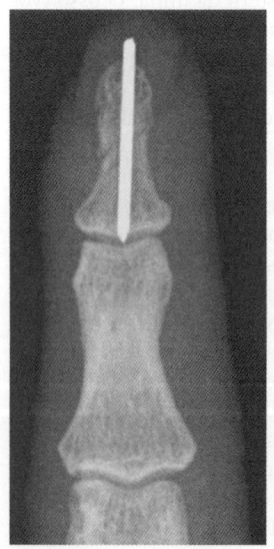 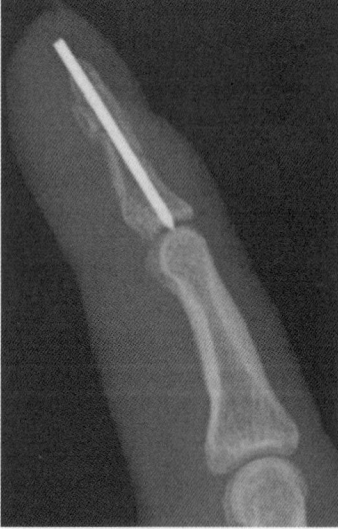

FIGURA 30.10 Em primeiro lugar, as fraturas diafisárias devem sofrer compressão axial e, em seguida, serão estabilizadas com um fio de Kirschner longitudinal que seja introduzido num ponto imediatamente junto à placa óssea subcondral e, em seguida, percutido axialmente no osso subcondral, sem aplicar movimento rotatório do fio.

base da falange distal.[6] Em situações extremas, nas quais os fragmentos continuam a se distanciar longitudinalmente ao longo dos fios metálicos com lados lisos, a compressão axial poderá ser conseguida com um parafuso sem cabeça e com microdiâmetro (Fig. 30.11).

Fraturas da base dorsal – RFFI

Redução fechada e fixação por fio é o tratamento de escolha para as fraturas da base dorsal causadas por cisalhamento e que compreendam mais de 25% da superfície articular (Fig. 30.12). Já foram descritas diversas técnicas de fixação, mas a principal é a aplicação de fios com bloqueio de extensão (Figs 30.13 e 30.14).[84,93,112,133,186] Vinte e três pacientes tratados com bloqueio de extensão com fio de Kirschner para fragmentos que representavam, em média, 40% da superfície articular tiveram uma flexão média de 77°, com um *lag* extensor (movimentação restante para se chegar à extensão total) de 4°, com duas perdas de redução.[84] A dificuldade na comparação dos desfechos publicados para essas lesões é que, em geral, a literatura não conseguiu diferenciar entre fraturas dorsais que são meramente variantes ósseas de lesões do tendão terminal e as fraturas intra-articulares mais significativas, discutidas nessa seção.

Fraturas da base dorsal – RAFI

Em raros casos, as fraturas da base dorsal necessitam de RAFI. Embora subluxação tenha sido citada como uma razão para a

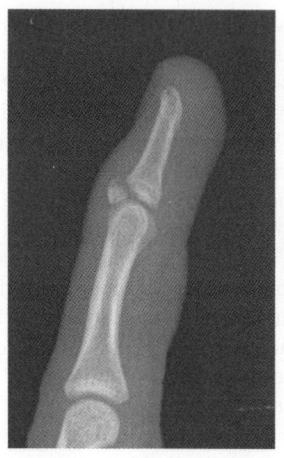
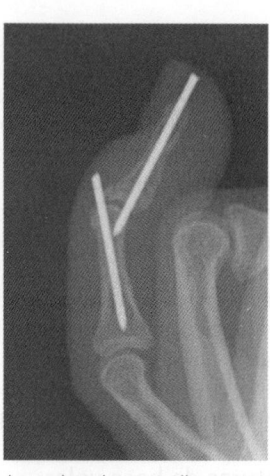

FIGURA 30.13 Fraturas articulares da base dorsal por cisalhamento (**A**) podem ser estabilizadas pela técnica de bloqueio da extensão com fio (**B**) com uso de dois fios de Kirschner de 1,14 mm.

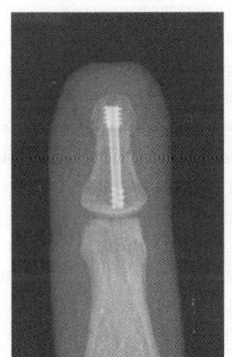
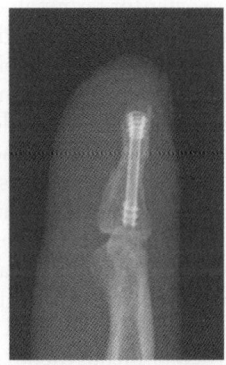

FIGURA 30.11 As fraturas diafisárias podem ser axialmente comprimidas a fim de evitar a pseudartrose resultante da distração, mediante a aplicação de um microparafuso sem cabeça de compressão com passo variável sobre um fio-guia.

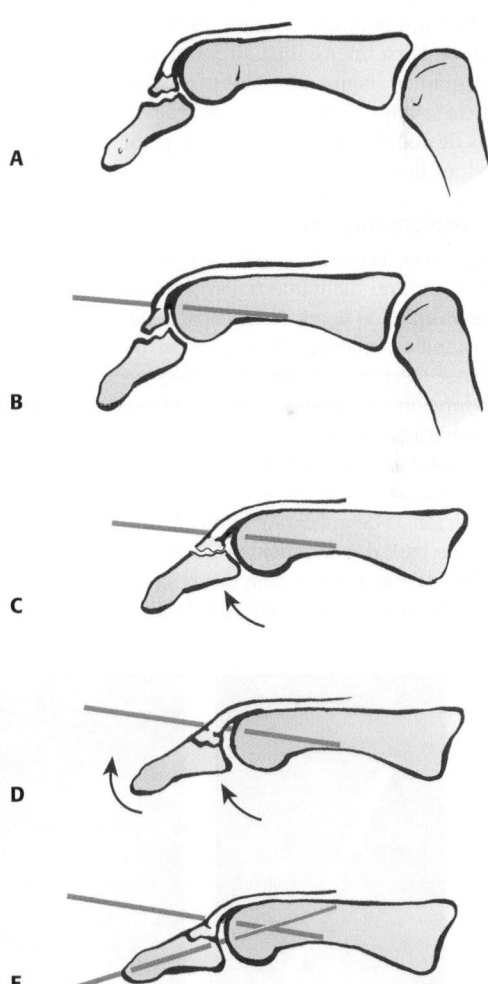

FIGURA 30.14 As etapas do método por bloqueio da extensão com fio de Kirschner têm início com (**A**) a hiperflexão da articulação IFD, com o objetivo de desviar o fragmento dorsal em uma direção volar, onde o fragmento será (**B**) bloqueado, para que não possa retornar à completa extensão pelo primeiro fio de Kirschner de 1,14 mm. Em seguida, o fragmento volar de maior tamanho deve ser reduzido, (**C**) primeiramente na superfície articular, para que possa encontrar o fragmento dorsal, seguido pela (**D**) extensão da diáfise, para sua aproximação à metáfise, com manutenção da posição pelo segundo fio de Kirschner (**E**).

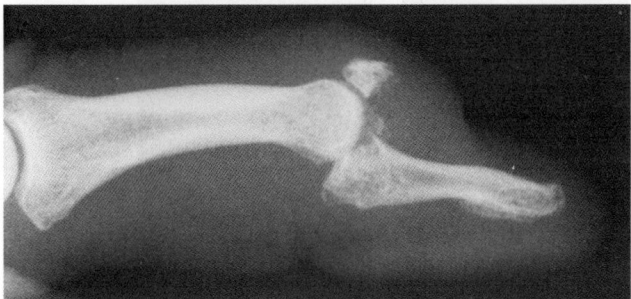

FIGURA 30.12 Fraturas da base dorsal em decorrência de impactação axial, em que ocorre cisalhamento (em lugar de uma lesão de avulsão por tração) podem demonstrar subluxação do fragmento volar, com rotação em extensão do fragmento dorsal, de menor tamanho. Essas características indicam a necessidade de tratamento cirúrgico para essa lesão.

realização de RAFI, um estudo biomecânico demonstrou que não foi observada subluxação nos casos em que o fragmento menor representasse menos de 43% da superfície articular.[88] Trinta e três pacientes tratados com RAFI por meio de fios de Kirschner obtiveram um arco médio de 4 a 67° de movimento final.[162] Como método alternativo da RAFI, nove pacientes foram tratados com uma "placa-gancho" feita sob medida e formada pelo corte de uma placa reta modular de 1,3 mm, tendo obtido uma média de 64° de amplitude de movimento (ADM) da articulação IFD, sem que ocorresse *lag* extensor.[165] Um método de evitar as potenciais complicações associadas à cirurgia aberta na articulação IFD (0/19), aplicado em dezenove pacientes, poderia ser a utilização de cinco semanas de fixação externa, o que resultou em 70° de flexão, com uma média de 2° para o *lag* extensor.[94]

Fraturas da base volar

A RAFI é o tratamento de escolha para fraturas da base volar com intenso desvio e que apresentem um grande fragmento intra-articular e perda da integridade funcional do FPD. Se o fragmento do FPD volar for suficientemente grande, poderá ser fixado com um parafuso de compressão. Bloqueio da extensão com fio de Kirschner é uma alternativa raramente empregada. Os pequenos fragmentos ósseos restantes, localizadas na base volar da falange distal, são avulsões tendinosas e devem ser tratadas de acordo com os modernos princípios da reinserção de tendões flexores.

Cuidados pós-operatórios

Com frequência, a consolidação nesse nível do dedo é um evento demorado. Fraturas diafisárias transversais podem levar de três a quatro meses antes de se revelarem capazes de opor resistência à força de pinçamento máxima. Nos casos de fraturas da tuberosidade da falange distal e longitudinais, as talas poderão ser removidas e o uso funcional da mão instituído tão logo o paciente tolere. Em geral, as fraturas da base dorsal terão os fios de Kirschner removidos por volta da quarta semana, e a proteção externa terá continuidade por mais duas ou três semanas nos casos tratados pelas técnicas tradicionais de aplicação de fios. O método de bloqueio da extensão da base dorsal funciona por meio da instituição de exercícios de extensão passiva, com início na quarta semana, junto à remoção dos fios. Quanto mais distal estiver a lesão no dedo, mais provável será a hipersensibilidade do paciente no contato com a superfície. A dessensibilização por meio do contato progressivamente estimulante constitui o componente mais precoce do programa de reabilitação, com o objetivo de reincorporar a ponta do dedo no máximo possível de atividades do dia a dia.

Armadilhas potenciais e medidas preventivas

O espaço da polpa volar adjacente às fraturas da falange distal representa uma unidade hidrodinâmica tridimensional tensa que tenderá a se expandir em caso de lesão e a provocar uma vigorosa distração dos fragmentos fraturados entre si, o que resulta nas pseudartroses frequentemente observadas nesse nível. A direção de desvio mais comumente observada ocorre em distração. Os fios de Kirschner de lados lisos são os dispositivos mais comumente empregados para a fixação de fraturas de F3, mas o uso de tais implantes talvez permita o deslizamento dos fragmentos fraturados ao longo da superfície dos fios. A melhor maneira de contornar esse problema é aplicar os fios com a maior obliquidade possível e usar padrões convergentes e divergentes (Fig. 30.15). Para evitar que os fios de Kirschner migrem até a articulação IFD, os implantes deverão ser percutidos, sem que se façam perfurações, até o osso subcondral na base da falange. Para que não ocorra a infecção do trato do fio, os fios deverão ser seccionados abaixo do nível da pele, sem que fiquem excessivamente curtos – o que resultaria em um fio irrecuperável. Ao realizar a técnica do bloqueio da extensão com fio de Kirschner para fraturas da base dorsal, é difícil conseguir uma articulação realmente congruente. Há dois problemas típicos: rotação do fragmento menor em extensão, sob a influência do tendão extensor terminal, e o escoramento (em cantiléver) do fragmento volar articular-diafisário. Um método para contornar o primeiro desses problemas consiste em usar outro fio de Kirschner de forma percutânea para que esse dispositivo exerça pressão na cortical dorsal do pequeno fragmento, enquanto o fio para bloqueio de extensão é aplicado. Nessa manobra de redução, o cirurgião deverá usar o lado achatado do fio (e não a sua ponta aguçada). O segundo problema é gerado pelo cirurgião, ao prender manualmente o fragmento da diáfise da falange distal e aplicar uma força de extensão para a redução. Em vez de obter uma redução articular congruente, o maior fragmento escora e reduz no nível metafisário, mas à custa de uma lacuna articular incongruente. A aplicação do cabo de um ins-

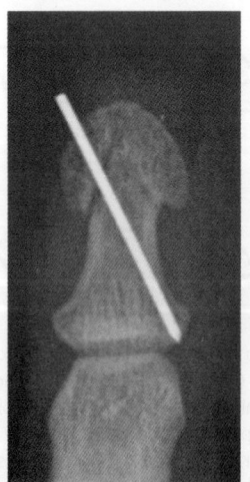
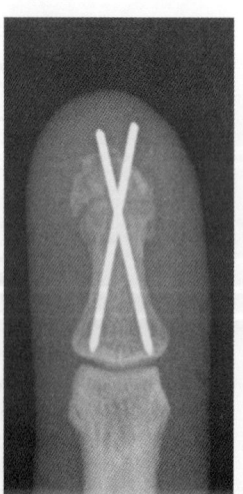
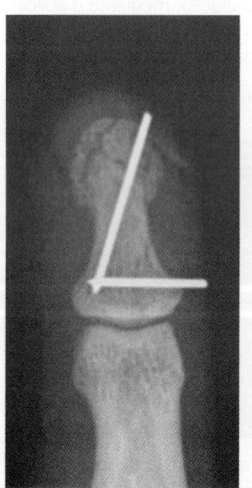
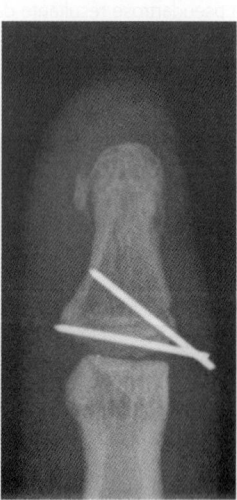

FIGURA 30.15 O deslizamento de um fragmento fraturado ao longo da haste lisa do fio de Kirschner pode ser evitado (**A**) por um posicionamento maximamente oblíquo a partir de uma borda lateral da tuberosidade da falange distal até o canto lateral oposto da base, (**B**) por dois fios direcionados para os cantos laterais da base, (**C**) por padrões de fios convergentes, e (**D**) por padrões de fios divergentes.

trumento como um elevador de Freer, transversalmente em relação à base volar, em um ponto imediatamente distal à prega de flexão e empregando o instrumento para a aplicação da força de extensão diretamente no nível da articulação, pode resolver esse segundo problema. A redução ocorrerá primeiramente de maneira congruente na articulação e, então, secundariamente, na metáfise.

O tecido da matriz ungueal pode se dobrar no interior de qualquer abertura dorsal de um local fraturado, particularmente na base da matriz germinativa. Se o cirurgião constatar que a redução de uma fratura de falange distal ficou incompleta, com visível lacuna cortical dorsal na radiografia lateral, essa possibilidade deverá ser considerada, e a liberação do tecido será realizada com o objetivo de evitar a ocorrência de pseudartrose e de deformidade da unha. A sutura da matriz ungueal pode ser tarefa difícil. Pode ocorrer facilmente a laceração de um tecido de matriz ungueal friável quando, durante o reparo, o cirurgião empurra a agulha (em vez de fazer seu rolamento ao longo de seu eixo) durante o reparo – um problema que é agravado pela tendência da ponta da agulha em "agarrar" na cortical dorsal, quando a agulha é impulsionada mais profundamente. Esses problemas podem ser contornados com o uso de uma sutura com fio absorvível cromado 6-0 com uma agulha de ponta em espátula que possa ser passada com um movimento de rolamento dos dedos, com a agulha montada em um passa-agulha de Castroviejo (Tab. 30.3).

TABELA 30.3   Armadilhas potenciais e medidas preventivas – fraturas de F3

Armadilha	Prevenção
Distração hidrostática dos fragmentos	Vários fios convergentes/divergentes
Migração do fio de Kirschner para a articulação AID	Percutir o fio (não usar perfurador) no osso subcondral
Infecção no trajeto do fio	Cortar os fios abaixo do nível da pele
Impossibilidade de recuperação do fio de Kirschner	Ao cortar os fios, não deixar que fiquem curtos demais
Fragmento estendido na base dorsal	A pressão direta (não penetrante) no fio deve ser mantida sobre o fragmento durante a redução e fixação
Fragmento de base volar incongruente	Reduzir até a superfície articular primeiramente com pressão instrumentada; em seguida, fazer a extensão e fechar a metáfise
Encarceramento da matriz ungueal	Verificar as radiografias laterais para uma redução da cortical dorsal contígua
Laceração da matriz ungueal durante o reparo	Usar uma pequena agulha-espátula especial com técnica de rolamento, sem empurrar

TRATAMENTO PREFERIDO PELO AUTOR (FIG. 30.16)

Fraturas da tuberosidade da falange distal

Muitas fraturas da tuberosidade da falange distal podem ser imobilizadas com uma simples tala de alumínio e espuma, durante um período de tempo que será determinado exclusivamente pelos sintomas do paciente. O curso de tempo para a cicatrização da lesão de tecido mole associada poderá determinar a duração total da incapacitação – de maneira muito mais decisiva do que a própria fratura. Nos casos em que a barreira entre a placa ungueal o hiponíquio foi rompida e a fratura da tuberosidade da falange distal foi desviada, isso representa uma fratura exposta que deve ser tratada no dia da lesão com desbridamento, seguido pelo reparo direto da matriz ungueal. Se o fragmento distal tiver dimensões substanciais, a cortical dorsal da falange distal que dá sustentação à matriz ungueal proporcionará uma superfície mais nivelada se for aplicado um ou mais fios de Kirschner de 0,071 mm por quatro a seis semanas.

Fraturas da diáfise

As fraturas longitudinais da diáfise no plano sagital da falange distal podem ser tratadas inteiramente por processo conservador se o desvio for mínimo, ou com RFFI com a aplicação oblíqua de fios de Kirschner de 0,071 a 0,089 mm para as raras fraturas com desvio. Devem ser usados dois ou mais fios, para que não ocorra deslizamento da fratura ao longo da superfície lisa de um único fio de Kirschner. O cirurgião deverá tomar o cuidado de evitar a penetração da matriz ungueal com o fio. Se a fratura ocorreu no nível médio da diáfise, ou em local mais distal, o fio proporcionará suficiente estabilidade, se esse dispositivo for introduzido apenas até a base subcondral da falange distal. Nos casos de fraturas ocorrentes na junção metafisária-diafisária, talvez haja necessidade de fazer com que o fio atravesse a articulação IFD, para que seja obtida uma estabilidade suficiente.

Fraturas da base dorsal

As fraturas intra-articulares da base dorsal causadas por mecanismo de cisalhamento geram um fragmento dorsal triangular que se estende e sofre translação em decorrência da tração exercida pelo tendão terminal. Havendo lesão do ligamento colateral próprio, o fragmento articular maior, que tem continuidade com o restante da falange, poderá sofrer subluxação volar. Os procedimentos de RAFI acrescentam trauma cirúrgico excessivo a esse delicado conjunto de tecidos e, em geral, o fragmento dorsal é demasiadamente pequeno para que possa receber dispositivos de fixação que o atravessem diretamente, sem que sofra cominuição. O melhor tratamento para essa lesão se faz pelo bloqueio da extensão com fio de Kirschner. Mobiliza-se a articulação IFD em hiperflexão e, com isso, o fragmento dorsal é volarmente arrastado, para que chegue à sua posição natural em relação à cabeça de F2. Em seguida, o cirurgião deve inserir um fio de Kirschner de 1,14 mm na margem dorsal do fragmento (mas sem atravessar o fragmento), para bloqueá-lo e impedi-lo de retornar à posição de retração sob a influência do tendão extensor terminal (Fig. 30.14). Em seguida, o restante da falange distal (que consiste no fragmento volar articular-diafisário) deve ser estendido até encontrar o fragmento menor bloqueado, com a restauração da congruência articular. Feito isso, o cirurgião passa um segundo fio de Kirschner de 1,14 mm desde o fragmento maior de F3, que atravessa a articulação IFD até chegar a F2. Os fios deverão ficar aplicados durante quatro semanas. Por ocasião da remoção, exercícios de extensão passiva comprimem ainda mais os dois fragmentos e ajudam nos estágios finais da consolidação do osso esponjoso. O tratamento pode ainda ser executado em até quatro ou cinco semanas após a lesão inicial, mas o calo primário que se formou entre os dois fragmentos deverá ser disperso, ou não será possível obter uma aproximação satisfatória (Tab. 30.4).

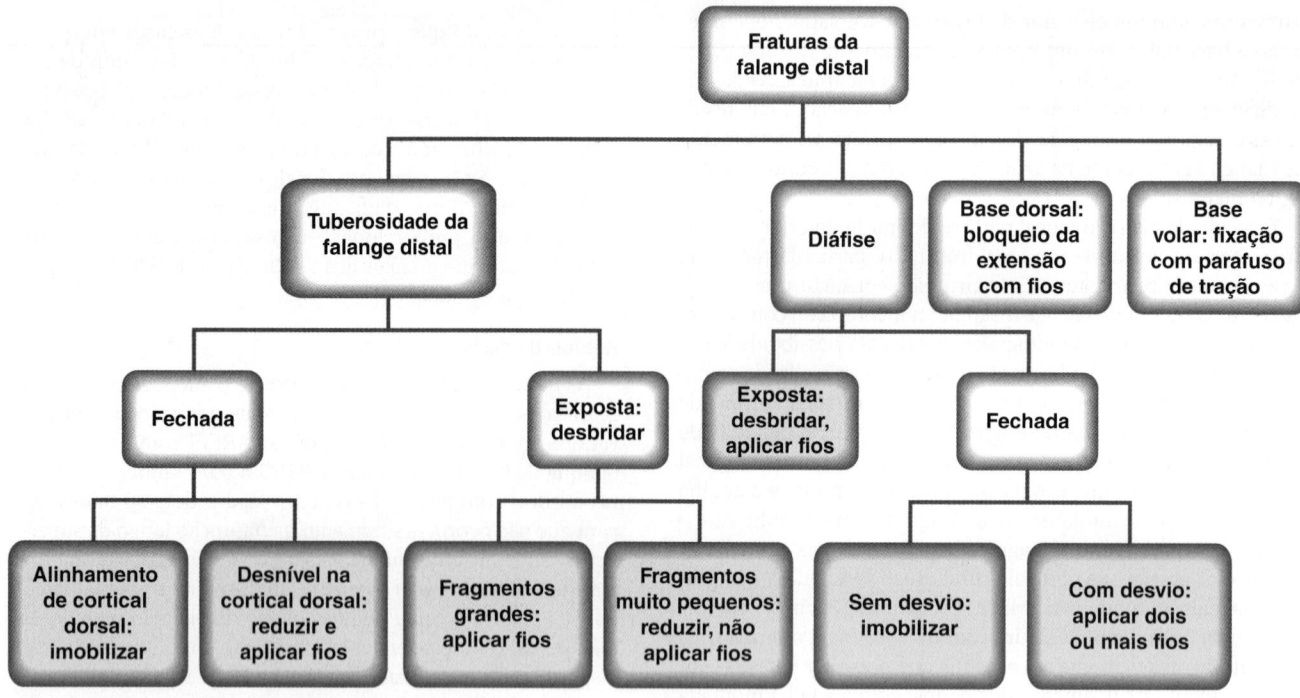

FIGURA 30.16 Fraturas da falange distal (F3).

TABELA 30.4 Etapas cirúrgicas – bloqueio da extensão de fraturas de F3 da base dorsal com fio

Flexionar a articulação IFD para que todos os fragmentos sejam mobilizados volarmente em relação à cabeça de F2

Aplicar pressão não penetrante no fio, contra o pequeno fragmento da base dorsal, para que este seja impedido de girar em extensão sob a influência do tendão terminal

Aplicar o fio para bloqueio da extensão dorsalmente ao pequeno fragmento, até a incisura intercondilar da cabeça de F2

Pré-posicionar o fio transarticular axial na diáfise de F3, sem entrar ainda no local fraturado

Verificar o posicionamento de ambos os fios e a inter-relação entre os fragmentos na fluoroscopia lateral

Reduzir a superfície articular com o uso de pressão instrumentada na base volar do fragmento da diáfise

Estender o fragmento da diáfise, o que resultará no fechamento da metáfise, enquanto mantém a pressão no instrumento

Avançar o fio axial através da articulação IFD

Inspecionar a fixação final na fluoroscopia, fazer os ajustes necessários, cortar os fios, aplicar o curativo e imobilizar

INTRODUÇÃO ÀS LUXAÇÕES INTERFALÂNGICAS DISTAIS (IFD) E INTERFALÂNGICAS (IF) DO POLEGAR

As luxações da articulação AID/AI padecem de subvalorização e de apresentação tardia. As lesões são consideradas crônicas depois de transcorridas três semanas. É rara a ocorrência exclusiva de uma luxação, desacompanhada de ruptura de tendão; em geral, isso ocorre em praticantes de esportes que envolvem agarrar uma bola, e basicamente tais lesões exibem uma direção dorsal e podem ocorrer em associação com luxações da articulação IFP (Fig. 30.17). Fraturas expostas transversais na prega cutânea volar são frequentes (Fig. 30.18). É rara a ocorrência de lesão a um ligamento colateral isolado ou apenas à placa volar na articulação IFD.

ANATOMIA PATOLÓGICA E APLICADA DAS LUXAÇÕES INTERFALÂNGICAS DISTAIS (IFD) E INTERFALÂNGICAS (IF) DO POLEGAR

A articulação AID/AI é um gínglimo bicondilar estabilizado de cada lado pelos ligamentos colaterais próprio e acessório e pela placa volar. Os ligamentos colaterais próprios se inserem nos tubérculos laterais na base de F3, que também funciona como origem para os ligamentos laterais da tuberosidade da falange distal. Os ligamentos colaterais acessórios se prendem distalmente às margens laterais da placa volar. A placa volar da articulação IFD possui uma inserção proximal que conflui fracamente com a extensão distal do tendão do flexor superficial dos dedos (FSD), mas

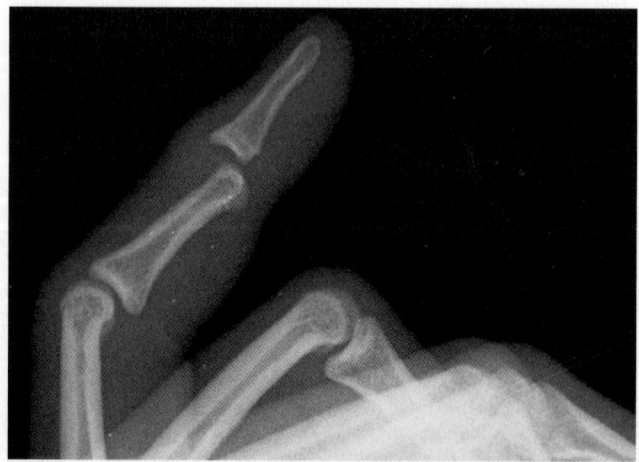

FIGURA 30.17 As luxações da articulação IFD são quase sempre dorsais.

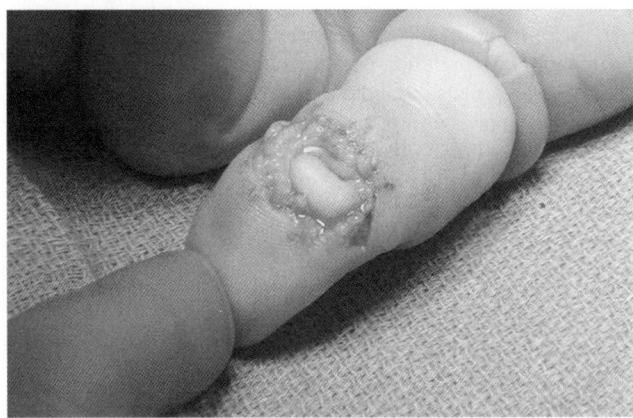

Figura 30.18 Frequentemente as luxações dorsais da IFD são lesões abertas, com uma fissura transversal na prega de flexão resultante de rompimento, e não de uma laceração direta. Se possível, antes da redução a ferida deve ser desbridada.

não possui ligamentos de frenagem robustos, como os existentes na articulação IFP. Isso concorda com a observação clínica de que a placa volar descola proximalmente quando a articulação AID/AI sofre luxação dorsal. A articulação é intrinsecamente estável, graças à congruência articular e ao equilíbrio dinâmico dos tendões flexores e extensores. No entanto, a articulação AID/AI não é tão intrinsecamente estável como a articulação IFP e depende em grande parte de seus ligamentos.

As articulações AID/AI exibem complexos padrões de movimento que envolvem uma rotação axial diferente para cada dedo e "planejada" para garantir a correspondência, quando a mão circunda um objeto. A capacidade de hiperextensão passiva da articulação AID/AI é exclusiva dos humanos modernos, mas ainda não ficou elucidado o papel que essa capacidade desempenha na etiologia da luxação. Acredita-se que as luxações dorsais não passíveis de redução ocorram mediante uma série de diferentes circunstâncias anatômicas. As razões são, entre outras, o encarceramento da placa volar, o encarceramento do FPD por trás de um dos côndilos de F2 (desvio lateral significativo), a interposição de F2 através da placa volar ou de uma fissura no FPD, e sesamoides do polegar. As luxações volares também podem não permitir redução com o tendão extensor desviado em torno da cabeça de F2.

OPÇÕES TERAPÊUTICAS PARA AS LUXAÇÕES DAS ARTICULAÇÕES INTERFALÂNGICAS DISTAIS E DO POLEGAR

Tratamento conservador das luxações das articulações interfalângicas distais e do polegar

As luxações reduzidas que demonstram estabilidade podem ser imediatamente beneficiadas com exercícios de ADMA. A rara luxação dorsal instável deve ser imobilizada em 20° de flexão por até três semanas, antes da instituição dos exercícios de ADMA. A duração da imobilização deve estar em direta proporção com a avaliação do cirurgião em relação à estabilidade articular após a redução. As lesões completas do ligamento colateral devem ser protegidas contra estresses laterais durante pelo menos quatro semanas. Nos casos de imobilização no nível da articulação AID/AI, deve-se tomar extrema cautela em relação à vascularização da pele dorsal entre a prega cutânea de extensão e a prega ungueal dorsal. Não só a pressão direta, mas o mero ângulo de hiperextensão será capaz de impedir a irrigação sanguínea para essa pele, o que poderá resultar em necrose na espessura total da cútis. Acredita-se que essa complicação ocorra em um ângulo que representa 50% da hiperextensão passiva disponível da articulação IFD; esse problema pode ser identificado pela palidez da pele.

Redução fechada e fixação interna (RFFI)

É possível que, depois da redução, o grau de instabilidade seja grande o suficiente para impor um breve período (três a quatro semanas) de estabilidade com fios de Kirschner de 1,14 mm através da articulação (Fig. 30.19). A necessidade de estabilidade adicional ocorre principalmente nos casos de necessidade de uma reabilitação agressiva para lesões adjacentes na mão.

Redução aberta

A apresentação de uma articulação subluxada tardiamente (mais de 3 semanas) pode impor a necessidade de uma redução aberta com o objetivo de resseccionar o tecido cicatricial e permitir uma redução congruente, mas isso poderá ter como resultado maior rigidez pós-operatória. Em um estudo, dez pacientes com luxações crônicas de fraturas dorsais das articulações IFD e IF (média: oito semanas) foram tratados com uma artroplastia da placa volar com quatro semanas de fixação por fios de Kirschner, e o resultado foi uma média de 42° para o arco de movimento das articulações IFD dos dedos e de 51° para as articulações IF do polegar, com uma média de 12° de contratura em flexão.[134] As luxações expostas devem ser tratadas com um minucioso desbridamento, para evitar infecções. A necessidade de fixação com um fio de Kirschner deve ser fundamentada na avaliação da estabilidade, não sendo necessariamente exigida em todas as luxações expostas. O fio pode ser aplicado longitudinalmente ou em uma trajetória oblíqua. A duração da imobilização pelo fio não deve ser superior a quatro semanas. A vantagem da aplicação longitudinal do fio de Kirschner é a ausência de qualquer saliência lateral do fio fazendo contato com dedos adjacentes. A vantagem da aplicação oblíqua é a possibilidade de remover os dois pedaços do fio, caso ocorra quebra do implante através da articulação. Nos casos de necessidade de uma redução aberta da articulação, uma incisão dorsal transversal na prega da articulação distal, entre linhas médio-axiais, proporcionará uma ampla exposição. Em caso de necessidade de uma exposição adicional, é possível praticar extensões médio-axiais proximais.

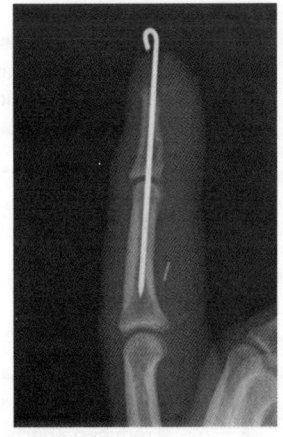
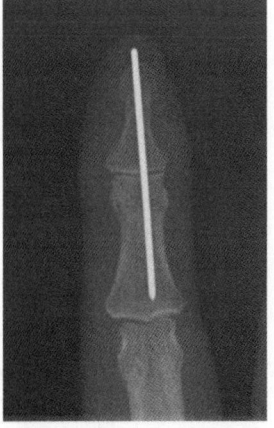

FIGURA 30.19 A redução fechada e fixação interna da articulação IFD deve assegurar (**A**) uma articulação congruente em posição neutra na projeção lateral, e (**B**) aplicação do fio na posição neutra na projeção AP.

Armadilhas potenciais e medidas preventivas. Duas das principais complicações da cirurgia aberta nessa região são os problemas com a cicatrização da ferida e a hipersensibilidade. A dissecção e preservação dos canais venosos longitudinais durante a cirurgia facilitará a drenagem venosa do limitado retalho cutâneo entre a ferida e a prega ungueal dorsal. Em geral, nota-se um grupo importante de veias diretamente na linha média, sobrejacentes ao tendão extensor, e um grupo importante em cada canto dorsolateral. Os grupos venosos laterais estão acompanhados pelos ramos distais dos nervos digitais dorsais. A transecção desses pequenos ramos nervosos com a subsequente formação de pequenos neuromas aderentes à ferida pode ser uma das razões para a alta incidência de hipersensibilidade nessa região. A incisão cirúrgica inicial deve cortar exclusivamente a derme e, em seguida, o cirurgião deverá fazer uma cuidadosa dissecção longitudinal dessas estruturas neurovasculares, sob ampliação, antes de dar prosseguimento ao restante da cirurgia (Tab. 30.5).

TABELA 30.5 Armadilhas potenciais e medidas preventivas – luxações da articulação AID

Armadilha	Prevenção
Má cicatrização da ferida	Técnica cuidadosa, preservar as veias dorsais
Hipersensibilidade	Técnica cuidadosa, preservar os pequenos ramos nervosos

TRATAMENTO PREFERIDO PELO AUTOR (FIG. 30.20)

Para a maioria das lesões, o tratamento preferido é a redução fechada e a imobilização (Fig. 30.20). Em caso de haver necessidade de acrescentar a estabilização por colocação de fio em decorrência de instabilidade recorrente, será suficiente a aplicação longitudinal de um fio de Kirschner de 1,14 mm. Pode parecer impossível a opção da redução fechada. Em geral, a causa é a interposição de um tecido, que pode ser a placa volar, ligamento colateral ou tendão. Apenas raramente a tração longitudinal será bem-sucedida em contornar esse bloqueio. Por outro lado, o posicionamento da articulação proximal de modo a relaxar os tendões envolvidos, seguido por uma suave rotação, talvez permita que o tecido interposto deslize para fora da articulação.

Se for comprovada a necessidade de uma redução aberta, minha incisão preferida para a articulação AID/AI é dorsal e transversal. A mais distal das pregas extensoras principais corresponde no nível da articulação. Extensões proximais de 5 mm efetuadas nas linhas médio-axiais geram um efeito de alçapão que possibilita uma ampla exposição para qualquer procedimento. Devemos proteger o tendão extensor terminal, ou o extensor longo do polegar (ELP). O uso de um gancho de pele com apenas um dente é um método suave de controlar o tendão, sem que haja necessidade de preensão e esmagamento de suas fibras com uma pinça durante as manobras para obtenção da redução. Deve-se fazer uma busca por pequenas lesões condrais ou osteocondrais, basicamente com a finalidade de remoção dos fragmentos da articulação, para que subsequentemente não venha a ocorrer desgaste abrasivo por corpo estranho.

INTRODUÇÃO ÀS FRATURAS DA FALANGE MÉDIA (F2)

Intencionalmente, essa seção dará maior ênfase às fraturas intra-articulares que ocorrem na base da falange média. Estas talvez sejam, sob o ponto de vista funcional, as fraturas e luxações mais devastadoras da mão e as que apresentam maiores dificuldades técnicas em seu tratamento. Muitos outros padrões de fratura que ocorrem na falange média são idênticos àqueles padrões observados na falange proximal. A literatura raramente diferencia entre F1 e F2 em suas descrições de fraturas de falange; e os dados publicados sobre esse tópico, em sua maioria, estão estudados na seção sobre fraturas da falange proximal, mais adiante neste capítulo.

ANATOMIA PATOLÓGICA E ANATOMIA APLICADA EM RELAÇÃO ÀS FRATURAS DA FALANGE MÉDIA

As fraturas da falange média podem ser grupadas pelas regiões anatômicas da cabeça, colo, diáfise e base (Fig. 30.21). As inserções de tendão importantes na deformação da fratura são a banda central na base dorsal e o tendão terminal que atua na articulação IFD. O FSD exibe uma longa inserção ao longo das margens laterais volares da diáfise de F2, desde o quarto proximal até o quarto distal. Em geral, as fraturas no colo de F2 exibirão angulação com ápice volar, em decorrência da flexão do fragmento proximal pelo FSD e da extensão do fragmento

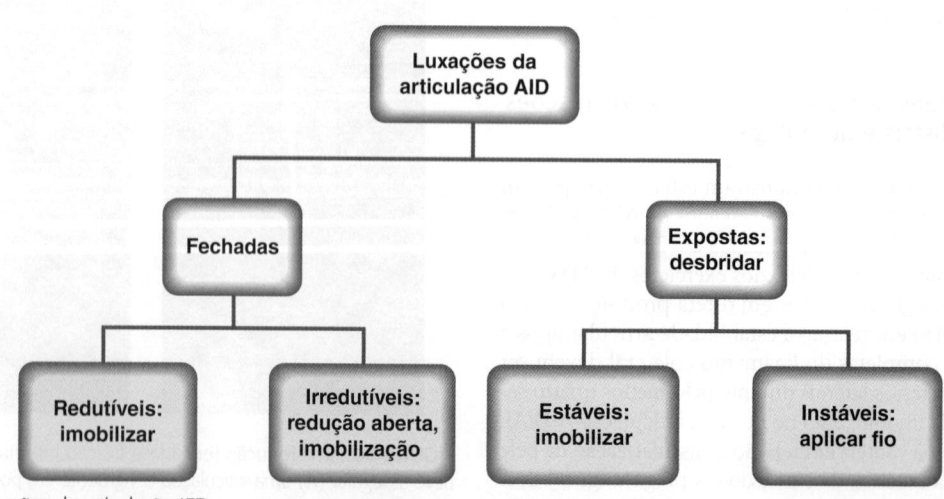

FIGURA 30.20 Luxações da articulação IFD.

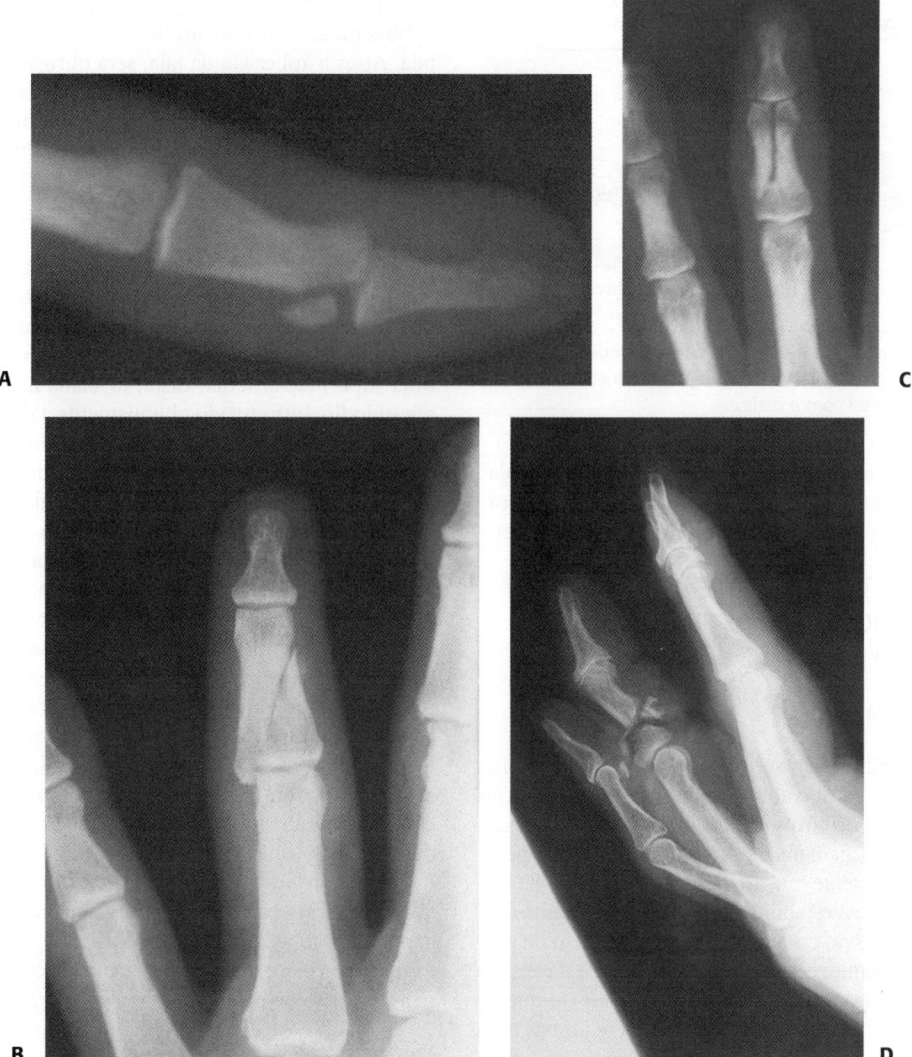

FIGURA 30.21 Os outros padrões de fratura de F2, além dos padrões básicos específicos, a serem discutidos mais adiante são (**A**) fraturas intra-articulares da cabeça, (**B**) fraturas diafisárias oblíquas, (**C**) fraturas diafisárias longitudinais, e (**D**) fraturas diafisárias transversais.

distal pelo tendão terminal (Fig. 30.22). Em geral, as fraturas na base exibirão angulação com ápice dorsal, em decorrência da flexão do fragmento distal pelo FSD e da extensão do fragmento proximal pela banda central central. Apesar da teórica resolução desses vetores de força, na verdade as fraturas de F2 são menos previsíveis e estão sujeitas a qualquer tipo de padrão de desvio. Padrões lesionais de carga axial podem acarretar fraturas unicondilares ou bicondilares da cabeça, ou fraturas intra-articulares da base. As fraturas da base podem ser divididas em fraturas articulares parciais da base dorsal, base volar e base lateral, ou em fraturas articulares completas, em geral cominutivas e frequentemente denominadas de fraturas do pilão. As fraturas do pilão são instáveis em todas as direções, inclusive axialmente.

Embora as fraturas articulares completas constituam os maiores desafios para a restauração da funcionalidade, os vetores de força das fraturas da base volar são talvez mais interessantes. As fraturas da base volar de F2 podem se revelar particularmente instáveis em relação ao percentual da superfície articular envolvida. Quando o fragmento volar constitui mais do que aproximadamente 40% da superfície articular, esse fragmento levará consigo a maior parte da inserção do ligamento colateral próprio, além das inserções do ligamento acessório e da placa volar (Fig. 30.23). Com isso, o fragmento dorsal e o restante de F2 subluxarão proximal e dorsalmente, e o desvio será causado pela tração

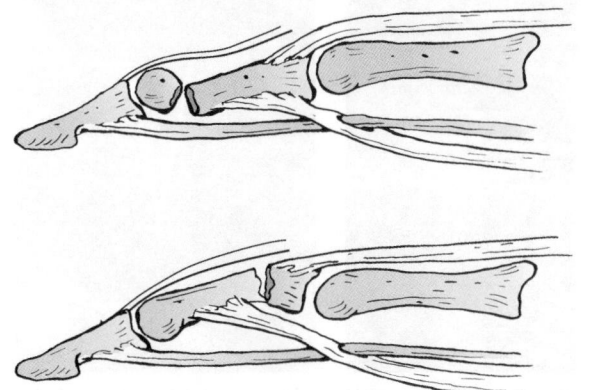

FIGURA 30.22 Caracteristicamente, as inserções do flexor superficial dos dedos, flexor profundo dos dedos e os componentes do aparelho extensor causam fraturas no quarto distal de F2, com angulação do ápice volar; as fraturas ocorrentes no quarto proximal de F2 angulam o ápice dorsal.

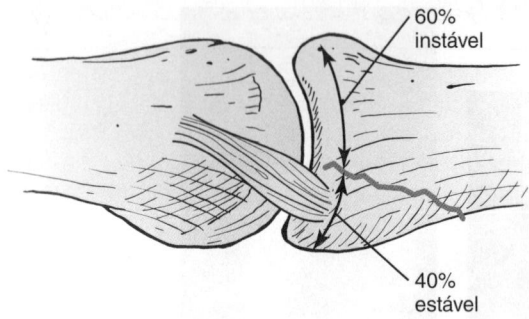

FIGURA 30.23 Quando o fragmento volar da base de F2 abrange mais de 40% da superfície articular, os ligamentos colaterais aderem ao fragmento volar, e não ao fragmento dorsal, o que provoca instabilidade em extensão do fragmento dorsal com a diáfise.

exercida pelo FSD e pela banda central. Diante disso, a articulação se dobra, em vez de deslizar, girando sobre a margem fraturada do fragmento dorsal e causando abrasão na cartilagem articular na cabeça de F1.

OPÇÕES TERAPÊUTICAS PARA AS FRATURAS DA FALANGE MÉDIA

Imobilização estática

Muitas fraturas de F2 podem ser tratadas com êxito por procedimento inteiramente conservador. A presença de cominuição não implica necessidade de cirurgia. Nos casos em que o mecanismo lesional foi o esmagamento, o invólucro periosteal pode ter permanecido relativamente intacto, desde que o desvio da fratura não seja significativo. A estabilidade intrínseca da fratura está mais ligada ao grau de desvio do que à direção ou número de planos de fratura. Não obstante, certos padrões são mais estáveis do que outros. As fraturas transversais são mais estáveis do que as fraturas oblíquas longas ou as fraturas em espiral, e ambas tendem ao encurtamento e ao desvio lateral ou à rotação, o que causa padrões de interferência com os dedos vizinhos. A imobilização deve ser confinada exclusivamente ao dedo, mediante a aplicação dorsal de uma tala de alumínio e espuma, ou de tala de ortoplast feita sob medida. A reabilitação dos movimentos deverá ser iniciada por volta da terceira semana depois da lesão; nesse intervalo, o dedo permanecerá imobilizado até que sejam notados sinais clínicos de consolidação (mas não além de 6 semanas).[22] Normalmente, depois das primeiras três semanas a imobilização por esparadrapo juntamente com um dedo adjacente proporciona proteção suficiente contra forças externas.

Imobilização por bloqueio dinâmico da extensão

Uma técnica conservadora (i. e., não operatória) utilizada especificamente em casos de fratura da base volar é a imobilização por bloqueio da extensão. Em geral, fraturas da base volar de F2 que envolvam menos de 40% da superfície articular podem ser tratadas efetivamente com imobilização por bloqueio da extensão. O segredo do sucesso com esse tratamento é a absoluta manutenção de uma redução congruente, devendo ser evitados os movimentos em dobradiça que ocorrem em casos de subluxação dorsal e proximal do fragmento maior. A aplicação correta da imobilização com bloqueio dorsal da extensão depende da manutenção do contato entre o dorso do segmento da falange proximal e o dispositivo imobilizador. Se for permitido ao dedo ser tracionado da tala volarmente, a articulação IFP poderá fazer um movimento de extensão que ultrapassará a faixa de segurança, subluxará e, com isso, anulará o efeito desejado com o uso da tala. Após a aplicação da tala, será obrigatório o seguimento semanal do caso por meio de uma radiografia em perfil verdadeiro da articulação IFP, para monitoração da progressão da extensão em uma velocidade aproximada de 10° por semana (ver mais adiante, para detalhes da imobilização por bloqueio da extensão).

Fraturas condilares da cabeça

As fraturas unicondilares ou bicondilares da cabeça de F2 com desvio devem ser tratadas com a aplicação de um fio de Kirschner transversal através dos côndilos, com o objetivo de manter uma superfície articular distal nivelada na articulação IFD. Um segundo fio, introduzido obliquamente à diáfise da cortical oposta, impedirá a migração lateral do fragmento condilar ao longo do corpo liso do primeiro fio de Kirschner – o que poderia provocar o surgimento de uma lacuna articular (Fig. 30.24). Esse segundo fio também controla a rotação do fragmento no plano sagital, o que poderia ocorrer se a fixação fosse realizada com apenas um fio. Se o paciente se apresentar fratura tardia, ou se houver interposição de tecido mole no plano da fratura entre os côndilos, será improvável que o cirurgião consiga obter uma redução fechada correta assim, poderá haver necessidade de uma redução aberta. Uma vez aberta, existirá a oportunidade de fixação por parafuso de tração rosqueado, em lugar da fixação por fios de Kirschner. Se o fragmento condilar não tiver uma extensão diafisária, então o local para a aplicação do parafuso de tração será diretamente através do ligamento colateral, mas isso poderá anular a vantagem teórica do parafuso, em comparação com o uso de dois fios de Kirschner divergentes, em termos da pronta mobilização da mão. As fraturas bicondilares mais complexas com extensão até a diáfise dependerão de estratégias individualizadas para sua estabilização, inclusive com uma fixação definitiva por meio de placas laterais (Fig. 30.25).

Fraturas diafisárias instáveis

Em geral, os procedimentos de RFFI podem ser realizados com o uso de fio de Kirschner de 0,089 mm, de acordo com o tamanho

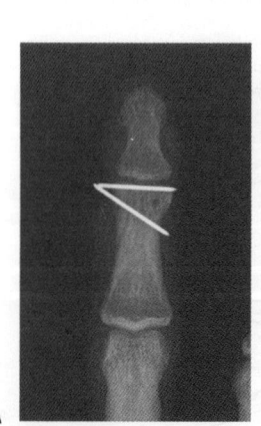
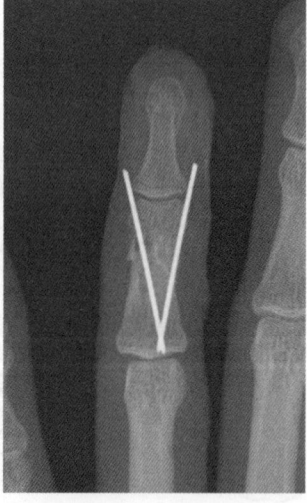

FIGURA 30.24 Fraturas condilares da cabeça de F2 tendem a deslizar ao longo da interface do fio, o que cria um espaço e/ou desnível articular. **A:** As fraturas unicondilares devem ser tratadas com fios divergentes para prevenir a separação dos fragmentos. **B:** Nas fraturas bicondilares, usa-se fios convergentes para evitar a separação dos fragmentos.

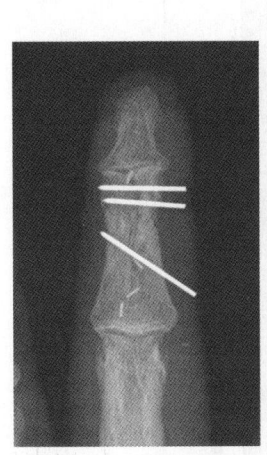 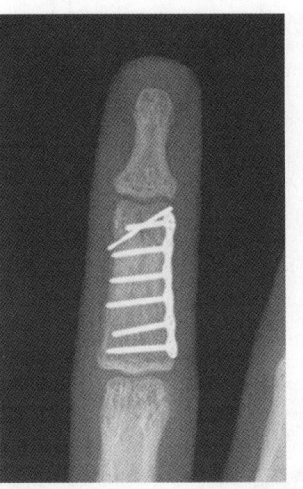

FIGURA 30.25 As fraturas bicondilares mais complexas podem ser estabilizadas com o uso de (**A**) vários fios em diferentes planos, ou (**B**) por uma placa lateral e parafusos.

da mão do paciente (Fig. 30.26). Os fios de Kirschner que cruzam na parte média da diáfise geram um padrão de fixação menos estável, principalmente se a fratura estiver localizada no ponto onde os fios se cruzam. Nos casos de padrões transversais ou oblíquos curtos, pode ser tarefa difícil a aplicação de fios de Kirschner com outro procedimento que não o padrão cruzado, sem que ocorra violação da articulação IFD ou IFP ou penetração direta de um tendão (Fig. 30.27). As fraturas diafisárias oblíquas longas ou em espiral se prestam à aplicação relativamente transversal dos fios de Kirschner sem penetração de articulação ou tendão. Nos casos em que o alinhamento rotacional não pode ser efetivamente restaurado por procedimento fechado, em geral, a fixação por parafuso de tração interfragmentar será bastante efetiva para as fraturas em espiral. Nos casos em que haja cominuição ou instabilidade axial, um número limitado de fraturas de F2 poderá ser tratado mais efetivamente com a fixação por placa e parafusos (Fig. 30.28).

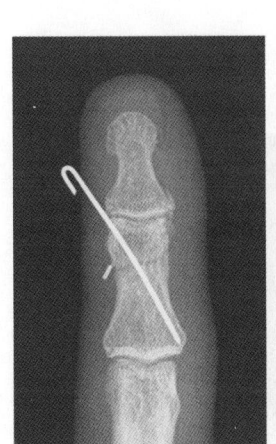 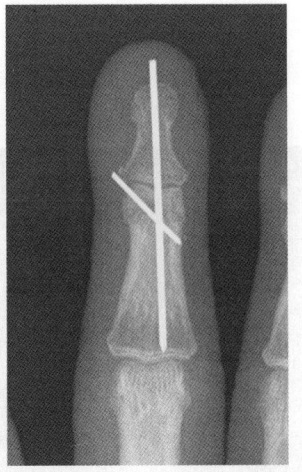

FIGURA 30.26 Fraturas do colo de F2 podem ser tratadas com um fio, com (**A**) apenas um fio oblíquo simples nos casos em que os tecidos moles locais e a geometria da própria fratura já adicionam inerentemente alguma estabilidade. A aplicação correta deve ser feita desde o recesso colateral distalmente até o canto oposto da base da metáfise. **B:** Se houver também um reparo de tendão extensor na zona II que precise de proteção, a colocação de fio pode incluir a articulação IFD com um fio oblíquo em F2, para que não ocorra rotação axial.

Colocação de fio transarticular temporária para fraturas parciais da base articular

A colocação de fio com bloqueio da extensão é uma estratégia efetiva para fraturas das bases dorsal e volar (Fig. 30.29). Uma ADM média de 91° para a articulação IFP foi obtida após tratamento de fraturas da base dorsal por RFFI, apesar de um *lag* extensor superior a 10° em cinco de nove pacientes.[135] Dez pacientes que receberam fios transarticulares para fraturas da base volar durante três semanas, com mais duas semanas de bloqueio da extensão com fio de Kirschner, obtiveram um arco de movimento médio de 85°, com uma contratura em flexão de 8°, sem alterações degenerativas graves em um acompanhamento por dezesseis anos.[120] Outro estudo comparou a fixação transarticular (oito pacientes) à RAFI com parafusos de tração (seis pacientes), ou RAFI com fios em cerclagem (cinco pacientes). Após um acompanhamento médio por sete anos, os pacientes tratados com fios em cerclagem apresentavam o menor arco de movimento (mediana, 48°) em comparação com a colocação de fios (mediana, 75°). Onze de dezenove pacientes obtiveram a consolidação com algum grau de incongruência, ou com subluxação evidente.[3]

Fraturas da base volar

Uma estratégia de fixação fechada, planejada exclusivamente para fraturas da base volar, é o uso de um dispositivo de par de forças que funciona de modo a reduzir dinamicamente a tendência para a subluxação dorsal de F2.[18] As fraturas recentes da base volar que envolvem mais de 40% da superfície articular e aquelas com subluxação residual (subaguda ou crônica) podem ser tratadas com uma artroplastia da placa volar. Dezessete pacientes acompanhados por 11,5 anos demonstraram um ADM de 85°, quando operados dentro de quatro semanas a contar da lesão, e de 61° quando operados após a quarta semana da lesão.[43] Em uma série de 56 pacientes com fraturas-luxações da base volar tratados com artroplastia da placa volar (23/56) ou RAFI (33/56), ocorreu mínima dor em 83%, mas houve evidências radiográficas de alterações degenerativas em 96% após um acompanhamento de 46 meses.[41]

A fixação por parafusos de tração é uma opção excelente para grandes fragmentos volares sem cominuição (Fig. 30.30). Sete pacientes submetidos à fixação por parafuso de tração dentro de duas semanas após a ocorrência da lesão obtiveram uma ADM média para a articulação IFP de 100°; já um grupo similar de sete pacientes operados após a segunda semana obteve, em média, 86°.[68] Outros doze dedos monitorados durante uma média de 8,7 meses após tratamento com RAFI e parafusos de tração demonstraram arcos de movimento combinados para as articulações IFP e IFD de, em média, 132°.[104] Após um acompanhamento médio de 42 meses após a cirurgia, nove pacientes com problemas similares demonstraram uma amplitude média de 70° para a articulação IFP, com uma contratura em flexão de 14°.[70] Mesmo fraturas desviadas com mais de cinco semanas após a lesão podem ser cuidadosamente corrigidas na superfície articular e apoiadas por um enxerto ósseo, com o uso do acesso com exposição volar "em espingarda".[38] Nos casos em que a cominuição é excessiva, será possível fazer a restauração do apoio volar com cartilagem hialina verdadeira, com o uso de um autoenxerto osteocondral de hemi-hamato. Treze pacientes tratados com essa estratégia por 45 dias (em média) após a ocorrência da lesão para casos de cominuição dos 60% volares da base de F2 apresentaram um arco de movimento médio para a articulação IFP de 85° em um acompanhamento por 16 meses.[182] Outro grupo de pacientes obteve, em média, um arco de movimento de 70° com uma contratura em flexão de 20° e escore DASH de 5.[21] Após um acompanhamento mínimo de quatro anos de oito pacientes tratados com enxerto osteocondral hemi-hamato, os autores

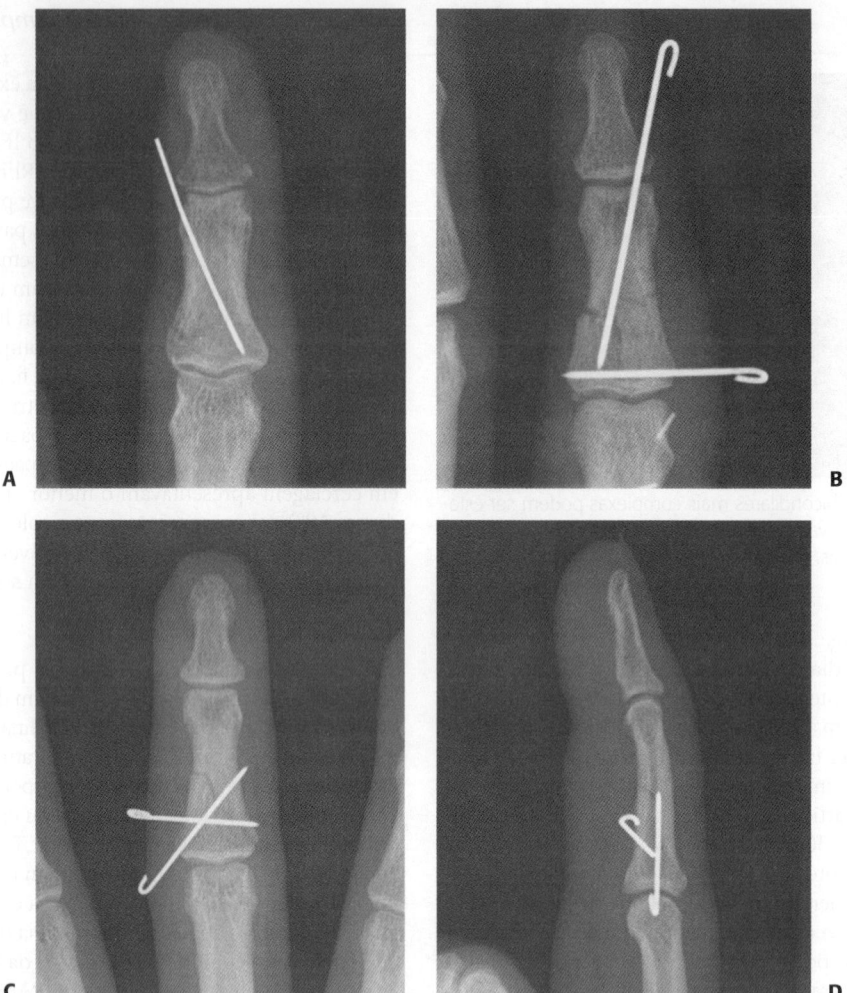

FIGURA 30.27 Fraturas da diáfise de F2 podem ser estabilizadas com **(A)** um fio oblíquo introduzido do recesso colateral até a base oposta, se depois da redução for observada uma estabilidade relativa, **(B)** fios convergentes em diferentes planos, nos casos em que haja necessidade de estabilidade adicional, ou **(C, D)** fios divergentes.

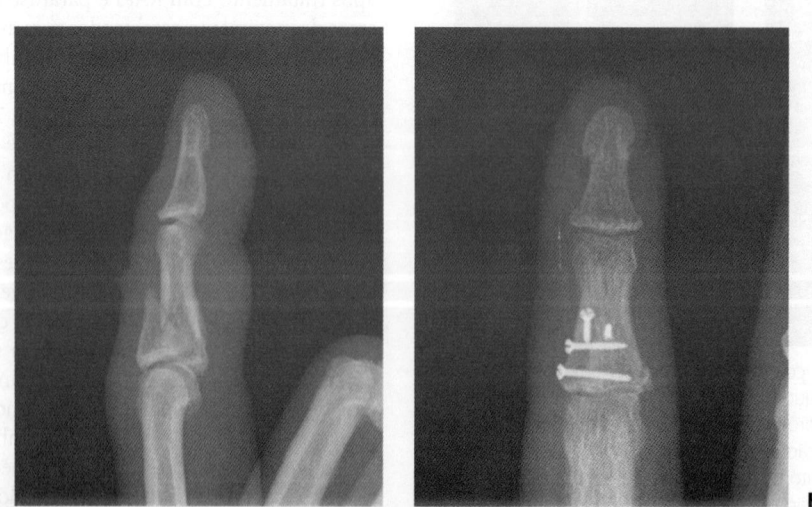

FIGURA 30.28 Fraturas diafisárias mais complexas **(A)** podem ser estabilizadas por **(B, C)** vários parafusos de tração, ou **(D)** uma placa lateral e parafusos.

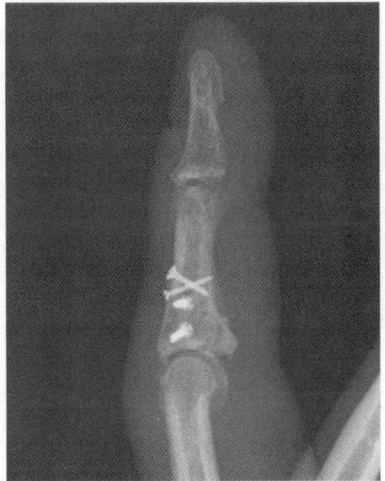
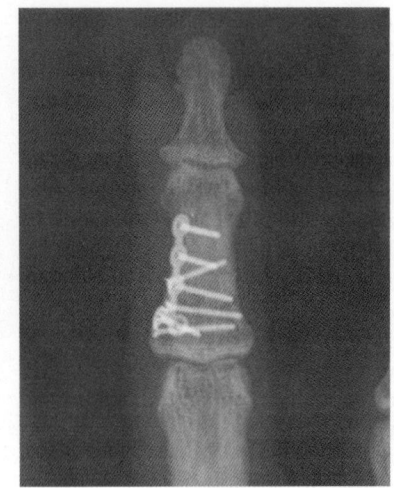

FIGURA 30.28 *(continuação)*

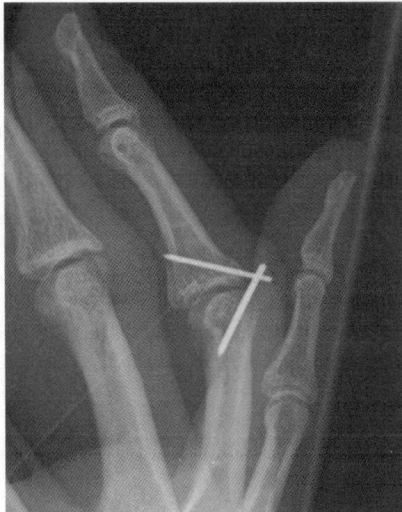

FIGURA 30.29 O bloqueio da extensão com fio consiste no uso de pelo menos um fio de Kirschner aplicado na incisura intercondilar de F1, com o objetivo de evitar o desvio dorsal da base de F2. Pode-se acrescentar um segundo fio interfragmentar na própria base de F2.

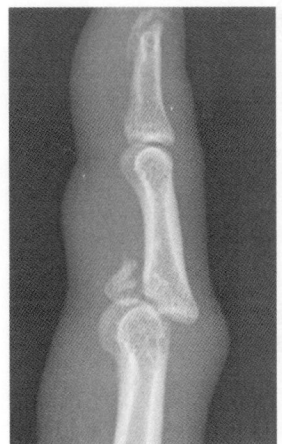
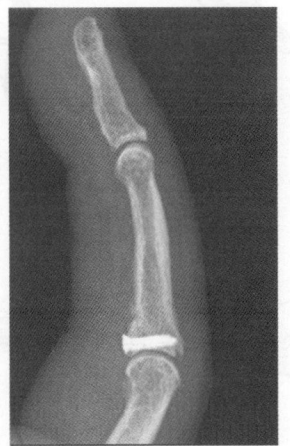

FIGURA 30.30 As fraturas da base volar de F2 permitem que a diáfise e o fragmento da base dorsal (**A**) subluxem dorsal e proximalmente, o que resulta em um movimento em dobradiça, e não de deslizamento. A fixação do fragmento da base volar deve (**B**) restaurar o apoio do rebordo volar contra a subluxação e recriar uma articulação congruente.

de um estudo observaram um arco de movimento médio da articulação IFP de 67°, com artrite leve em dois pacientes e artrite severa em outros dois pacientes (Tab. 30.6).[2]

Fraturas do "pilão"

Em termos funcionais, as lesões mais devastadoras da articulação IFP são as fraturas "do pilão" que envolvem completamente a superfície articular, em combinação com compactação metafisária. Trata-se de lesões altamente instáveis e refratárias às técnicas cirúrgicas de rotina. Embora outros eventos adversos como, por exemplo, a infecção de trato de fio, possam ocorrer, a complicação principal é a rigidez. Formas peculiares de tratamento têm sido concebidas para esses padrões lesionais, envolvendo uma "tração dinâmica."[11,37,49,98,114,137,140,160,167] Um modelo alternativo lança mão de um mecanismo de mola dorsal.[53] O princípio geral é o estabelecimento de uma base no centro de rotação na cabeça de F1. A partir dessa base, aplica-se tração (ajustável ou elástica) ao longo

TABELA 30.6 Etapas cirúrgicas – Reconstrução osteocondral de base volar de fraturas de F2

Incisão de Bruner desde a articulação IFD até a prega de flexão palmodigital, rebater e suturar de volta o retalho cutâneo
Mobilizar os feixes neurovasculares para evitar tração durante a inversão da ferida pelo método "em espingarda"
Abrir o retalho retangular na bainha flexora da polia A2 até A4
Fazer incisão nos ligamentos colaterais desde a cabeça de F1
Excisar a placa volar
Inverter a ferida utilizando a manobra "em espingarda", deslocando para o lado os tendões flexores
Avaliar a fratura e preparar o defeito receptor com o uso de cortes diretos e planos com uma serra, para formar um ângulo reto
Coletar o enxerto osteocondral do hamato; deve ser maior do que as medidas do defeito receptor
Aparar o enxerto, para orientar a crista sagital de modo a se encaixar no defeito e restaurar a postura de flexão do rebordo volar
Fixar o enxerto no defeito com 2 a 3 parafusos de tração (1,2-1,3 mm) e verificar a orientação e o encaixe
Reduzir a articulação e testar sua estabilidade; não deve subluxar nem luxar, mesmo em extensão completa
Fechar a bainha flexora e os retalhos cutâneos, aplicar curativo e imobilizar

do eixo de F2, para manter o componente metafisário da fratura no comprimento, ao mesmo tempo possibilitando uma pronta mobilização, para remodelamento da superfície articular. A tração dinâmica com fios e bandas elásticas aplicada em catorze pacientes (monitorados durante 2,5 anos) resultou em um movimento médio da articulação IFP de 74° e em um ADM de 196°.[114] A fixação dinâmica com fios metálicos, sem elasticidade, em oito pacientes resultou em um movimento médio final de 12 a 88°, depois de transcorridas seis semanas de sua remoção.[89] Idealmente, o paciente deverá iniciar o tratamento o mais rápido possível quando comparado à aplicação tardia do dispositivo.[27] É possível empregar muitos tipos de montagens para tal dispositivo (Fig. 30.31). As montagens mais simples envolvem exclusivamente o uso de fios de Kirschner e de bandas de borracha. Com o uso desse tipo de dispositivo, 34 pacientes das Forças Armadas obtiveram médias finais de 88 e 60° para os arcos de movimento das articulações IFP e IFD, respectivamente, e ocorreram oito infecções do trajeto do fio.[137] Outro grupo de pacientes civis obteve arcos de movimento médios de 64° e de 52° para as articulações IFP e IFD.[167] Em um total de seis pacientes tratados com tração aplicada durante apenas 3,5 semanas em média, foram obtidos arcos de movimento médios de 94° e de 62,5° para as articulações IFP e IF do polegar, respectivamente.[140] Outros seis pacientes que tiveram o dispositivo removido entre a terceira e a quarta semanas obtiveram arcos de movimento de 5 a 89°; além de duas infecções do trajeto do fio.[11] A remoção precoce do dispositivo pode ser importante, pois um grupo observou que seus pacientes obtiveram mínimo movimento antes da remoção do dispositivo, em uma média de 38 dias; enquanto o desconforto medido com o dispositivo em uso recebeu escores de 5,5/10.[57] Cerca de 26 meses, em média, após a operação, cinco de oito pacientes já demonstravam deformidades de desnível ou artrite.[49]

Armadilhas potenciais e medidas preventivas. O tratamento bem-sucedido de fraturas da base de F2 depende de uma articulação congruente. Assim, assumem importância fundamental as radiografias laterais verdadeiras da articulação IFP. Um espaço articular dorsal em forma de "V" é um indício sutil de incongruência articular. Diante de uma fratura-luxação da base volar de F2, o fragmento diafisário subluxa em relação à cabeça de F1. Para que não ocorra subluxação, a diáfise de F2 deve ser vigorosamente condicionada, pela técnica mais adequada, ao grau e natureza da subluxação. Dentro dessa mesma linha, o colapso axial e a separação dos fragmentos, que ocorrem em uma fratura do pilão, devem receber resistência por um método de fixação – interna ou externa – adequado. Ao lidar com procedimentos abertos que envolvam pequenos fragmentos articulares, a dissecção deverá ser muito meticulosa e cuidadosa, com limitação do grau de divulsão das partes moles, com o objetivo de evitar necrose avascular dos pequenos fragmentos.

Há duas etapas críticas na realização de reconstruções com enxerto osteocondral de base volar. A primeira é o estabelecimento de bordas exatas e planas no defeito metafisário, para a recepção e inserção do enxerto, de modo estável, com amplas superfícies esponjosas para que possa ocorrer uma rápida consolidação óssea. A segunda etapa crítica é a regularização do enxerto para que este possa se encaixar no seu leito. A armadilha comum é a aplicação da superfície articular do enxerto em uma posição perpendicular ao eixo neutro do osso. Tal situação não permite o restabelecimento do apoio volar e nem uma superfície articular realmente congruente. Se for corretamente seccionado, o enxerto, depois de inserido, deverá mimetizar a função de apoio da base volar original e impedir assim uma luxação dorsal. Outra armadilha consiste simplesmente em preencher o espaço com um enxerto excessivamente grande, que limitará a flexão da articulação IFP, o que pode ser parcialmente remediado pela excisão da placa volar (Tab. 30.7).

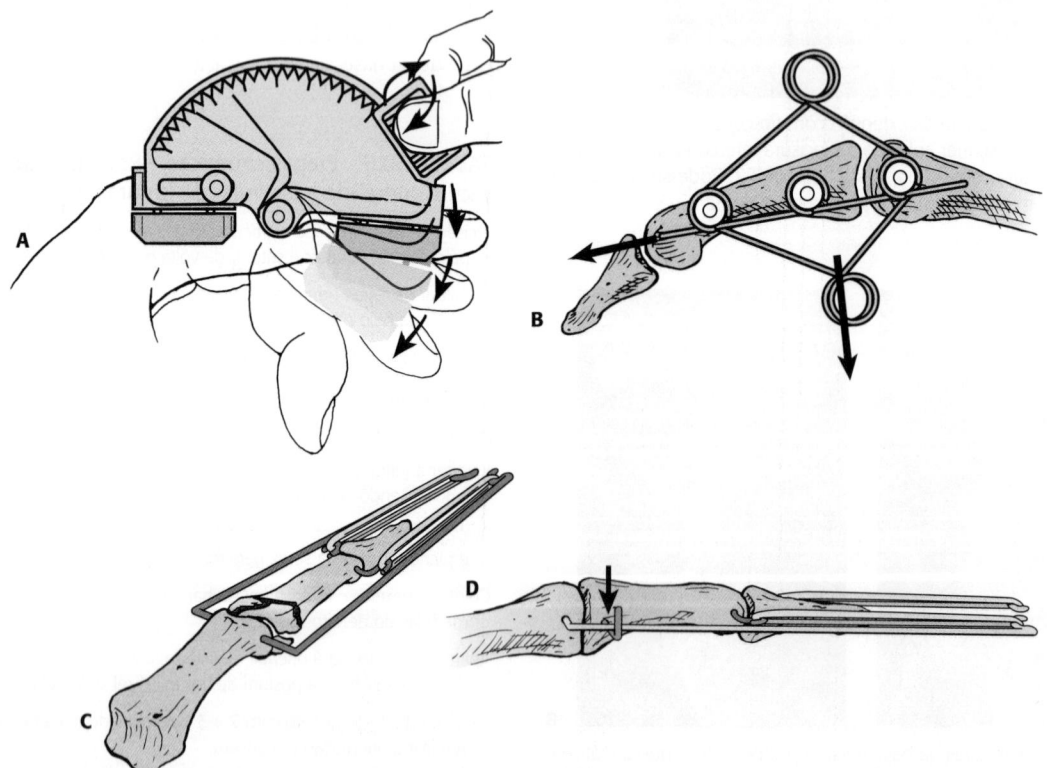

FIGURA 30.31 As estratégias para o tratamento de fraturas "do pilão" na base de F2 incluem (**A**) um fixador externo unilateral articulado com possibilidade de distração, (**B**) um construto com mola de fio, (**C**) a configuração original de fios e tiras de borracha, e (**D**) a mesma fundação, reforçada com um fio transversal adicional que atravesse a base metafisária de F2, para opor resistência à subluxação dorsal.

TABELA 30.7 Armadilhas potenciais e medidas preventivas – fraturas de F2

Armadilha	Prevenção
Inicialmente deixar de notar uma articulação IFP incongruente	Imagens laterais verdadeiras e precisas para detecção de sutilezas, como o sinal em V dorsal
Subluxação dorsal subsequente da base de F2	Uso de uma técnica apropriada para opor resistência à subluxação: tala em bloqueio de extensão, fio para bloqueio dorsal, restauração do rebordo articular volar apoiada por fixação interna
Colapso axial de fratura do pilão	Dispositivos suficientes para fixação externa ou interna com o objetivo de opor resistência às forças da contração dos tendões
Necrose avascular de pequenos fragmentos articulares	Limitar a dissecção aberta e preservar as inserções dos ligamentos colaterais aos pequenos fragmentos
Restauração inadequada do lábio articular volar na reconstrução osteocondral	Fazer uma correta rotação do enxerto mediante a regularização das superfícies esponjosas para que ele se encaixe no leito receptor, de tal forma que a superfície do enxerto não fique perpendicular ao eixo neutro de F2
Flexão inadequada depois da reconstrução osteocondral	Dimensionar o enxerto corretamente, sem que o espaço fique "estufado", e excisar a placa volar

TRATAMENTO PREFERIDO PELO AUTOR (FIG. 30.32)

De preferência, as fraturas estáveis são tratadas por talas digitais limitadas durante três semanas ou menos e, em seguida, por movimentos protegidos realizados precocemente, com a fixação lateral do dedo lesionado por esparadrapo a um dedo adjacente, até que ocorra a resolução clínica. Fraturas instáveis, não cominutivas da diáfise poderão ser tratadas satisfatoriamente por fixação percutânea fechada temporária (três semanas) (Fig. 30.33). Há algumas fraturas em espiral para as quais a redução fechada não conseguirá controle satisfatório da rotação; assim, deve-se preferir fixação por parafusos de tração de 1,2 mm a técnicas de fixação percutânea com fio. Essas estratégias terapêuticas também são utilizadas em fraturas da falange proximal; maiores detalhes poderão ser encontrados na seção subsequente deste capítulo.

Fraturas da base dorsal

Quando uma fratura da base dorsal se apresenta precocemente, a colocação de fio com bloqueio da extensão é um tratamento excelente. Os princípios são idênticos aos descritos acima para o bloqueio da extensão com fio de Kirschner em fraturas da base dorsal na falange distal. Na base de F2, é mais

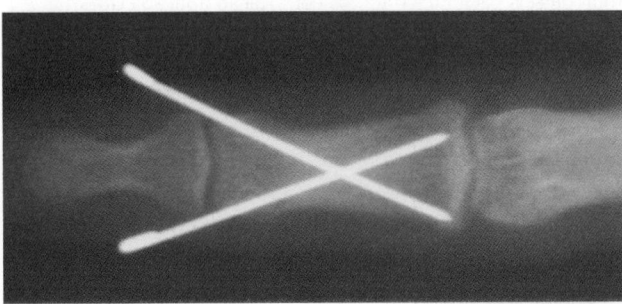

FIGURA 30.33 A relativa inferioridade biomecânica dos fios de Kirschner que cruzam na parte média da diáfise da falange pode ser contornada pelas menores demandas incidentes em F2 durante a reabilitação, em comparação com F1, e pela vantagem de evitar a penetração da articulação, para obter uma fixação percutânea com fios.

fácil trabalhar e manipular o fragmento dorsal maior (em comparação com a base de F3), mas a articulação IFP (em comparação com articulação AID) impõe maiores demandas para que seja obtida uma redução perfeitamente congruente da articulação, por causa de seu papel mais importante na função geral do

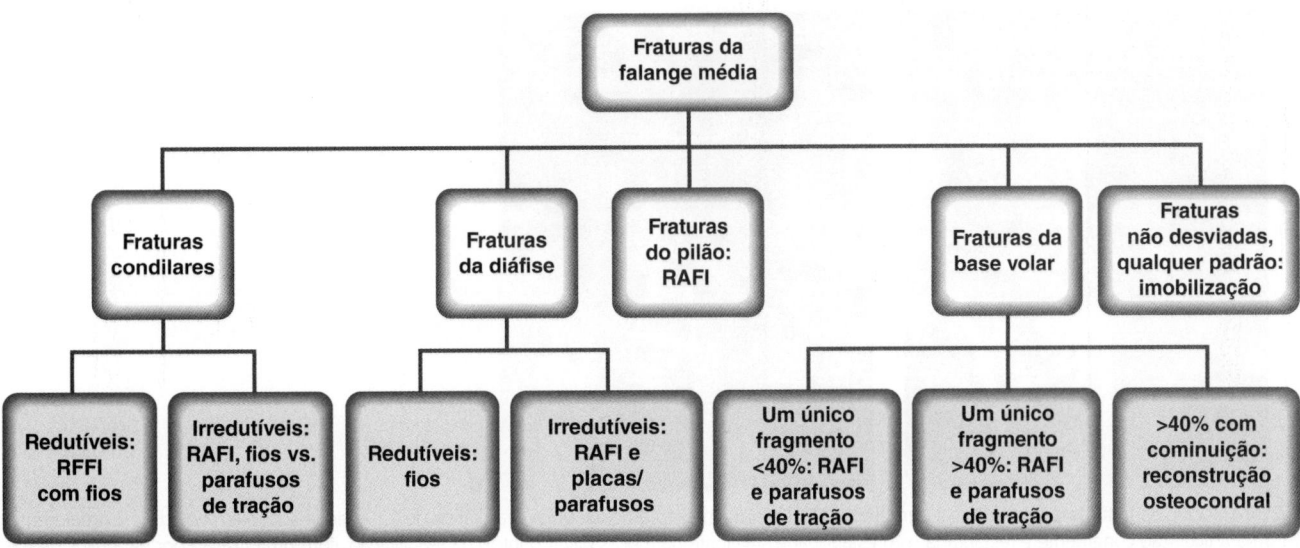

FIGURA 30.32 Fraturas da falange média (F2).

dedo. Quase sempre os fragmentos articular volar e da diáfise encontram-se subluxados, tanto proximal como volarmente. Nos casos em que transcorreram mais de 10 a 14 dias da lesão, poderá ser bastante difícil (em razão da contratura inicial das partes moles) obter uma redução fechada desse fragmento em relação à cabeça de F1. É por essas razões que, com frequência, fraturas da base dorsal, quando apresentadas em segundo tempo, serão tratadas de forma mais adequada com RAFI, para que haja garantia da eliminação do hematoma em consolidação situado entre os fragmentos e a exata aproximação da redução da articulação (Fig. 30.34). Em tal situação, a fixação com dois parafusos de tração de 1,2 mm costuma proporcionar estabilidade suficiente para que se dê pronto prosseguimento aos exercícios de mobilização. O uso de um fresador será importante para minimizar a saliência dorsal das cabeças dos parafusos e evitar uma concentração de pressão, que poderia causar cominuição ao fragmento dorsal, ainda relativamente pequeno. Mesmo que o procedimento cirúrgico ocorra distalmente à zona extensora IV, o cirurgião ainda deverá priorizar a excursão ativa do tendão extensor durante a reabilitação, de modo a evitar, em longo prazo, um *lag* extensor. Em casos selecionados, poderá haver necessidade de apoio adicional, na forma de uma placa de apoio (Fig. 30.34). A avaliação intraoperatória da estabilidade da fixação orientará a progressão da reabilitação, como forma de assegurar que não haverá problemas de perda da fixação, tendo em vista a pequena extensão das roscas para os parafusos em osso esponjoso (e não cortical) na base metafisária de F2.

Fraturas da base volar — tratamento fechado

Fraturas da base volar que constituam menos de 25 a 30% da superfície articular raras vezes necessitarão de cirurgia, a menos que o paciente se apresente tardiamente e com uma articulação incongruente. Quando examinadas imediatamente, essas fraturas poderão ser adequadamente tratadas com uma tala em bloqueio de extensão, que começam com 40° e avançam 10 a 15° por semana durante as primeiras três semanas. Se o bloqueio de extensão com fio de Kirschner não puder ser eliminado em três semanas, essa estratégia terapêutica não será apropriada. Fraturas que constituam mais de 25%, porém menos de 40% da superfície articular, significam dificuldades para o planejamento terapêutico, pois tais lesões formam um grupo intermediário em que as desvantagens das duas opções principais são bastante parecidas. É difícil prever antecipadamente como as desvantagens interferirão ao longo do curso do tratamento em determinado paciente. A desvantagem da imobilização ou colocação de fio em bloqueio da extensão é que, nos casos de envolvimento de maior área de superfície articular, o bloqueio deverá ter início com um ângulo maior e, além disso, levará mais tempo para alcançar a completa extensão. Nesse cenário, a consequência a ser evitada é uma contratura em flexão permanente. Essa complicação deve ser confrontada com a tendência geral para a perda do movimento articular em associação com os procedimentos de RAFI ou de reconstrução aberta.

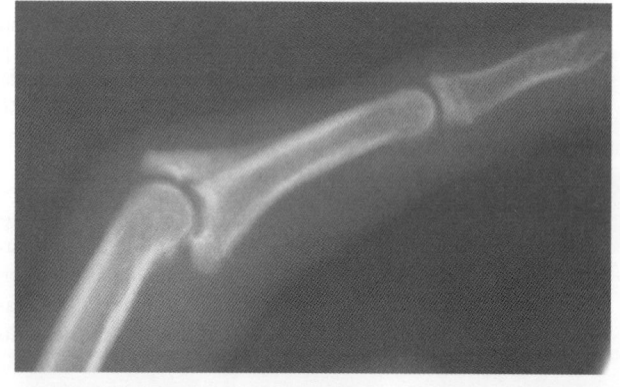
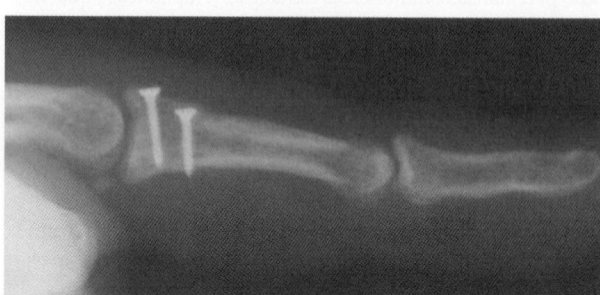
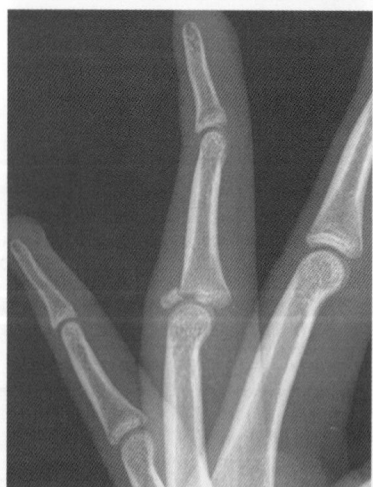
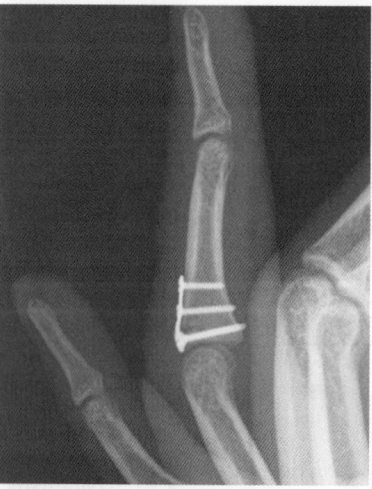

FIGURA 30.34 As fraturas da base dorsal permitem **(A)** que o fragmento articular volar e a diáfise de F2 aderida subluxem volar e proximalmente. B: Uma articulação congruente é restaurada com estabilidade suficiente para possibilitar o início da reabilitação, com uma fixação por parafusos de tração. Uma estratégia alternativa para a fixação é **(C, D)** o uso de uma pequena placa-gancho cortada para cada paciente.

Fraturas da base volar – RAFI

Quando o fragmento (ou fragmentos) volar constitui mais de 40% da superfície articular, um procedimento aberto oferece a maior garantia de obtenção de uma articulação congruente, como resultado final. Com frequência não é possível distinguir entre a necessidade de uma RAFI para um ou dois fragmentos relativamente grandes e uma reconstrução aberta para vários fragmentos em uma situação de intensa cominuição, até o momento da cirurgia. O cirurgião sempre deverá estar preparado para essas duas possibilidades nas discussões do planejamento pré-operatório com seu paciente. Em geral, as fraturas da base dorsal propiciam apenas um fragmento de dimensões razoáveis para a fixação direta por parafuso de tração. As fraturas da base volar não oferecem tal facilidade. Um ou dois grandes fragmentos que facilitam a fixação por parafusos de tração são a exceção – não a regra. Nesse caso, será apropriado recorrer a dois parafusos de tração de 1,2 mm. A aplicação deve ser feita lado a lado, com um parafuso na metade radial do fragmento da base e o outro na metade ulnar. Se forem detectados dois fragmentos distintos da base volar (radial e ulnar), essa estratégia ainda será aceitável, desde que o diâmetro do fragmento meça pelo menos o triplo do diâmetro do parafuso e de que a compressão possa ser feita sem causar cominuição do fragmento. Nesse cenário, terá utilidade o uso de um fresador. Diante de maior cominuição e com a perda do apoio metafisário para os fragmentos articulares, o osso original ainda poderá ser salvo por uma placa de apoio volar, cuja aplicação evitará a progressão para o próximo degrau da escada reconstrutiva – a reconstrução osteocondral.[23]

Fraturas da base volar – Reconstrução osteocondral

O cirurgião deve fazer uma incisão de Bruner, em que um dos ramos se situa sobre F1 e o segundo ramo sobre F2. Em seguida, o cirurgião rebate a bainha do tendão flexor na forma de um retalho retangular articulado em sua margem lateral, entre a margem distal da polia A2 e a margem proximal da polia A4. O FSD e o FPD são lateralmente afastados – um para cada lado – e as origens do ligamento colateral são dissecadas para formar uma luva a partir das superfícies laterais da cabeça de F1. A liberação da placa volar permite a completa hiperextensão da articulação IFP e a apresentação das duas superfícies articulares, voltadas para o cirurgião. Essa é a chamada abordagem "em espingarda" e suas variações são focadas no tratamento da placa volar. Essa abordagem também é empregada para a artroplastia da placa volar e para RAFI. No primeiro desses procedimentos, a placa volar é distalmente liberada, de modo que possa ser avançada para resolver o defeito na superfície articular volar. No segundo procedimento, a placa volar deve permanecer presa aos fragmentos, como fonte importante de irrigação sanguínea. Ao realizar a reconstrução de uma cominuição não passível de reparo, a placa volar deixa de ter uma conexão anatômica com a base volar de F2, e sua completa excisão facilitará a restauração da flexão da articulação IFP, depois da reconstrução com enxerto. O defeito na superfície articular volar pode variar, de algo em torno de 40% até praticamente 90%, e, muitas vezes, apresentar margens irregulares. O cirurgião deverá usar uma serra pequena ou esmeril para retificar as margens irregulares até a obtenção de cortes ortogonais aguçados que definem nitidamente um leito de osso esponjoso na metáfise, cuja medição precisa possibilita a reconstrução. A superfície articular na base de F2 possui uma crista com orientação sagital que faz interdigitação com o sulco existente entre os dois côndilos na cabeça de F1. Essa relação é importante, não apenas para a preservação da congruência articular, mas também para a manutenção da estabilidade no cenário de liberação de ligamento colateral. Foi observada uma excelente compatibilidade geométrica na superfície articular distal do hamato, na crista que separa as articulações CMC dos dedos anular e mínimo. As medidas obtidas no defeito, na base de F2, são transpostas para o hamato; então, o cirurgião utiliza uma pequena serra e osteótomos para a remoção do enxerto osteocondral de seu local doador. A seguir, o enxerto é aparado com precisão, de modo a se acomodar ao defeito, e sua fixação é obtida com dois parafusos de tração de 1,2 mm (Fig. 30.35). A articulação deve ser verificada, tanto clínica como radiograficamente, quanto à manutenção da congruência durante um ADM completo. A bainha do flexor deve ser reaproximada com suturas monofilamentares 6-0, e a articulação IFP deve ser imobilizada para proteção. Em poucos dias após a cirurgia, terão início os exercícios de reabilitação com movimentos ativos. Essas mesmas técnicas podem ser extrapoladas para uso em locais alternativos como, por exemplo, na articulação IF do polegar, com o uso de uma abordagem de rebatimento parcial do FPD (Fig. 30.36).

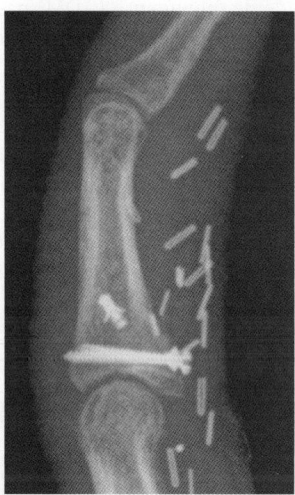

FIGURA 30.35 Fraturas da base volar com cominuição de parte substancial da superfície articular e com subluxação podem ser reconstruídas com um enxerto osteocondral obtido do hamato, com particular ênfase na recriação do apoio do rebordo volar e com uma reprodução realmente congruente do raio de curvatura.

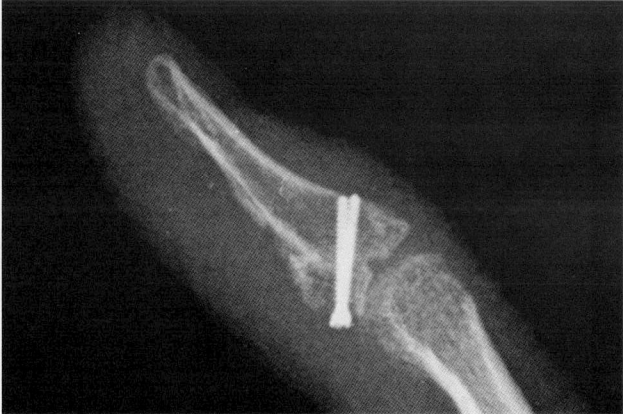

FIGURA 30.36 Também é possível fazer uma reconstrução osteocondral congruente de uma fratura crônica da base volar no polegar, com uma abordagem de rebatimento parcial do FPL.

Fraturas do pilão – RAFI

As fraturas articulares completas da base de F2 podem ser tratadas em sua totalidade por redução fechada e estabilização. Se houver perda significativa de osso metafisário, ou se os fragmentos articulares na base de F2 não são suficientemente reduzidos apenas com a tração, o cirurgião poderá fazer uma pequena incisão, através da qual poderá adicionar um enxerto ósseo esponjoso para o preenchimento do vazio metafisário e também para ajudar no apoio à redução dos fragmentos articulares. Podem ser transversalmente aplicados fios de Kirschner de 0,089 mm no nível subcondral, para que sejam preservadas as relações articulares. Em seguida, a fratura deve ser reduzida no nível metafisário e estabilizada de forma firme o suficiente para que possa suportar os rigores dos primeiros movimentos que devem acompanhar a reabilitação de fraturas articulares. É nesse ponto que surgem as significativas variações na técnica, junto com os diferentes dispositivos disponíveis para a estabilização. Antigamente, usava-se um fixador externo articulado unilateral pronto para uso. O dispositivo, que não mais é comercializado, permitia uma ADMA livre com uma engrenagem desengatada, ou uma amplitude de movimento (ADM) passiva com a engrenagem engatada, além da possibilidade de travar e alongar os pontos finais de movimento (Fig. 30.37). Os fixadores externos para as fraturas do pilão não são bem recebidos pelos pacientes, que tendem a recusar grandes mobilizações da articulação IFP com o dispositivo aplicado. Por essas razões, prefere-se, nos dias atuais, o tratamento das fraturas do pilão com RAFI, uma transição que foi ajudada pela crescente disponibilidade de pequenas placas bloqueadas. Essa é uma opção bem recebida pelos pacientes, desde que se consiga uma fixação estável, e que o resultado seja mantido durante o estresse da terapia (Fig. 30.38).

INTRODUÇÃO ÀS LUXAÇÕES DA ARTICULAÇÃO INTERFALÂNGICA PROXIMAL (IFP)

As luxações da articulação IFP apresentam elevado percentual de diagnósticos não estabelecidos, que são interpretados como "entorses". Embora ocorra grande número de lesões incompletas (especialmente em esportes com manuseio de bola), também são frequentes as rupturas completas dos ligamentos colaterais e da placa volar. Considerando que o inchaço muitas vezes está presente, mesmo em casos de pequenas lesões na articulação IFP, em muitos casos esse sinal pode passar despercebido nos primeiros atendimentos do paciente. Uma palpação cuidadosa em busca de sensibilidade localizada pode chamar a atenção para um dos ligamentos colaterais, a placa volar, ou a inserção da banda central. A capacidade de realizar extensão ativa da articulação IFP contra resistência, de uma posição inicial de flexão da articulação IFP, confirma a integridade da banda central. Depois de transcorridas algumas semanas da lesão inicial, poderá surgir uma limitação da flexão passiva da articulação IFD enquanto a articulação IFP é mantida em extensão; esse achado significa uma deformidade em *boutonnière* (dedo em botoeira) em desenvolvimento. A congruência na radiografia lateral é a chave para a detecção de uma subluxação residual. O alinhamento rotacional axial correto fica demonstrado quando tanto F1 como F2 são visualizados em uma projeção lateral verdadeira na mesma radiografia.

A ocorrência de instabilidade residual é bastante rara em luxações puras, ao contrário do que ocorre em fraturas-luxações, em que o que está em jogo é exatamente a instabilidade. A instabilidade residual se manifesta na forma de um afrouxamento (lassidão) em hiperextensão após lesões da placa volar tratadas com um grau inicial inadequado de bloqueio de extensão. A correção da instabilidade em hiperextensão pode ser realizada com uma refixação em segundo plano da placa volar, ou com uma reconstrução por capsulotenodese. Nas luxações puras, a

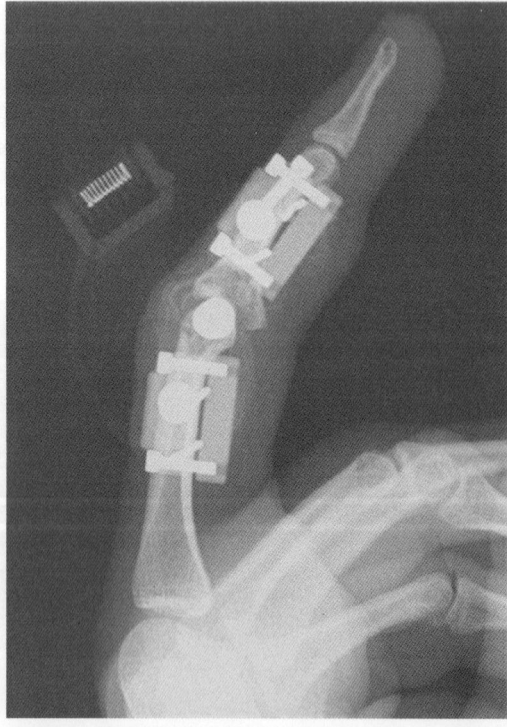
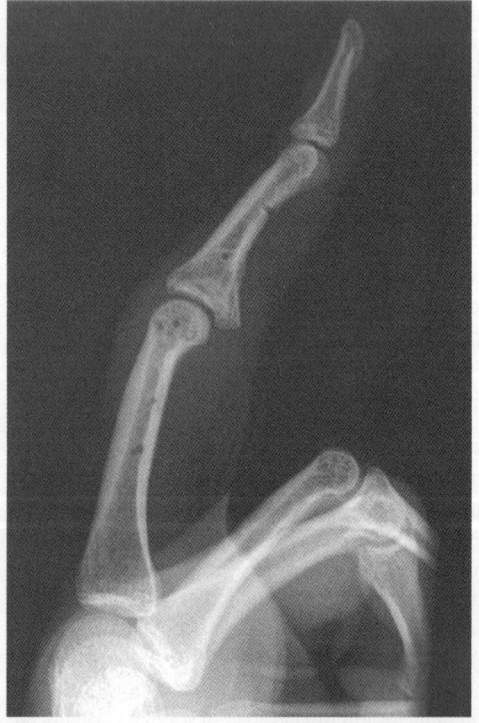

FIGURA 30.37 Pode-se usar um fixador externo articulado para controle das fraturas do pilão, o que começa com (**A**) a aplicação de um fio de Kirschner transversal através do centro de rotação da articulação IFP na cabeça de F1, seguida pela montagem do dispositivo em torno desse fio-base. Se o procedimento for realizado corretamente, o resultado será (**B**) uma articulação congruente após a consolidação.

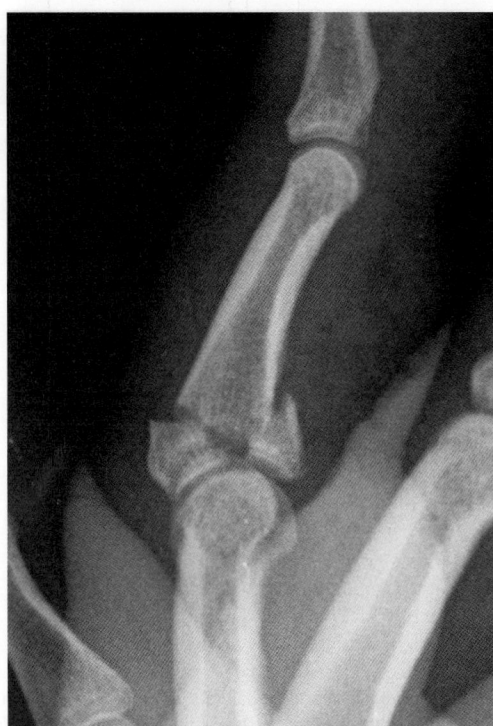 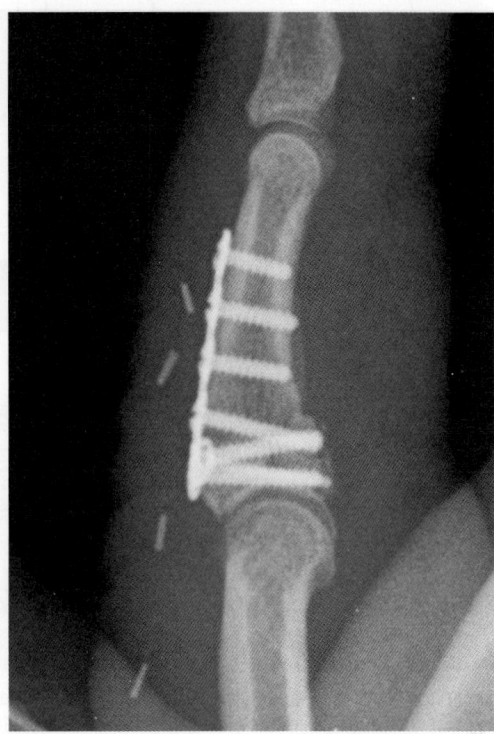

FIGURA 30.38 Algumas fraturas do pilão respondem ao tratamento com RAFI, o que evita complicações de infecção do trato do fio associadas às estratégias de tração dinâmica.

preocupação principal é a rigidez, que pode ocorrer como consequência de qualquer padrão lesional e responde melhor no estágio avançado à excisão completa do ligamento colateral.[108] Luxações crônicas não diagnosticadas devem ser tratadas com redução aberta, com um grau previsível de subsequente rigidez. Os pacientes devem ser orientados para que esperem um alargamento residual permanente da articulação e a ocorrência da resolução final da rigidez e da dor, que pode levar dentro de 12 a 18 meses.

ANATOMIA PATOLÓGICA E APLICADA EM RELAÇÃO ÀS LUXAÇÕES DA ARTICULAÇÃO INTERFALÂNGICA PROXIMAL (IFP)

A cabeça de F1 é bastante diferente da cabeça do metacarpal. Não há efeito "cam". A cabeça é bicondilar e os ligamentos colaterais têm origem no eixo central de rotação da articulação. Apesar disso, os ligamentos colaterais acessórios e a placa volar ficam frouxos em flexão e sofrerão contratura se ficarem imobilizados nessa posição. Na base volar de F2, existem tubérculos para a confluência dos ligamentos colaterais próprios e acessórios com a placa volar. Essa junção é conhecida como "canto crítico". Essa disposição em caixa de três lados proporciona excelente estabilidade articular inerente. A anatomia da placa volar é singular na articulação IFP, com a presença de fortes ligamentos de frenagem que se originam dentro das margens da polia A2, em confluência com as fibras da polia C1 e do ligamento retinacular oblíquo. A inserção distal da placa volar é forte apenas em suas margens laterais. A superfície inferior da banda central possui uma fibrocartilagem articular que pode ajudar na estabilização, evitar a atenuação da banda central, e aumentar o braço de momento extensor. Embora seja basicamente um gínglimo, a articulação IFP acomoda 7 a 10° de desvio lateral e uma leve rotação axial.

A ADM normal pode ser de até 120° de flexão, em contraste com as demais pequenas articulações da mão; em geral, as rupturas da placa volar da articulação IFP ocorrem distalmente. Os ligamentos colaterais próprios são os estabilizadores primários para estresses laterais, e uma abertura superior a 20° significa uma ruptura completa. Normalmente a ruptura de ligamento colateral ocorre proximalmente, mas tradicionalmente as fibras ficam posicionadas sobre sua origem anatômica para a subsequente cicatrização.

Os padrões de luxação identificados são a luxação dorsal, luxação volar pura, e luxação volar rotacional (Fig. 30.39). As luxações dorsais envolvem uma lesão da placa volar (em geral distalmente, acompanhada ou não de um pequeno fragmento ósseo). Para sofrer uma luxação volar pura, o paciente deve ter rompido a placa volar, pelo menos um ligamento colateral e a banda central. A luxação volar rotacional ocorre quando a cabeça de F1 passa entre a banda central e as bandas laterais, que podem criar um efeito de laço (ou casa de botão) e impedir a redução (Fig. 30.40). Luxações irredutíveis obstruídas pela placa volar ou pelos tendões flexores são lesões pouco comuns.

OPÇÕES TERAPÊUTICAS PARA AS LUXAÇÕES DA ARTICULAÇÃO INTERFALÂNGICA PROXIMAL (IFP)

Luxações dorsais – tratamento conservador

As lesões isoladas da placa volar podem ser tratadas com a prática imediata de ADMA, com o dedo lesionado preso por esparadrapo ao dedo adjacente. Felizmente, na maioria das vezes, as lesões por hiperextensão permanecem congruentes, mesmo quando em total extensão; tais lesões dispensam o uso de uma tala em bloqueio de extensão. Contudo, é preciso considerar que a placa volar distal é uma área escassamente vascularizada e que, se não ocorrer uma rápida cicatrização, o resultado poderá ser

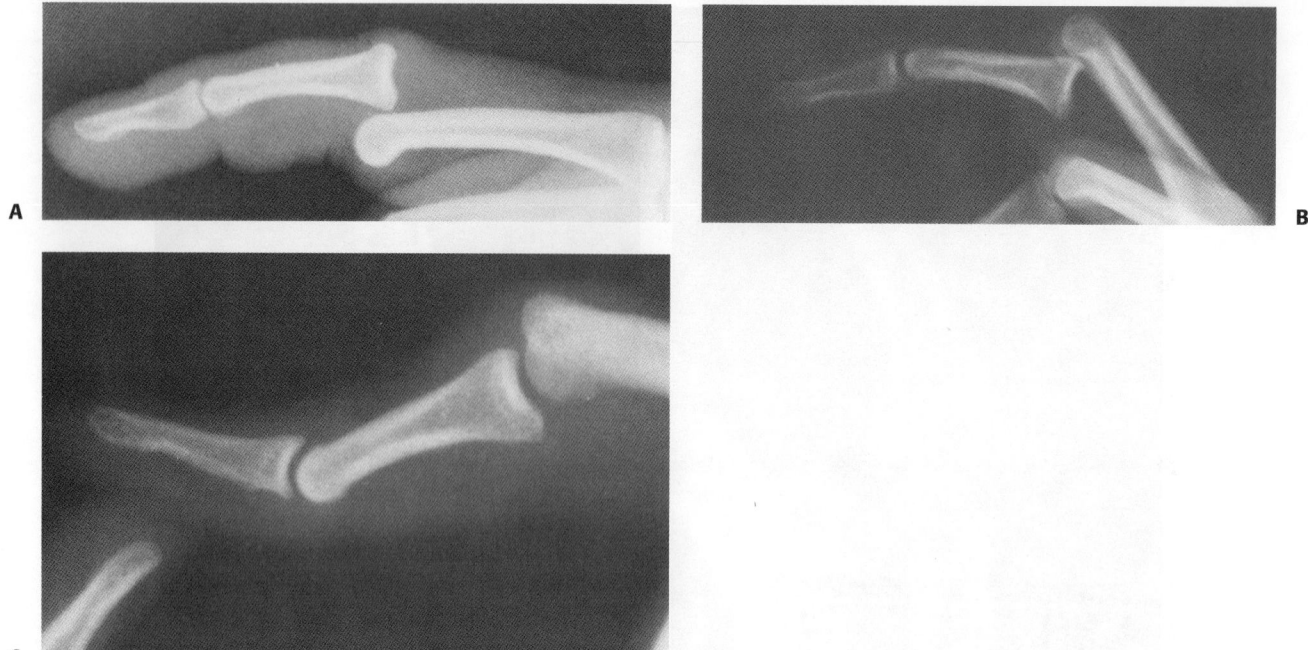

FIGURA 30.39 Podem ser observadas três variantes da luxação da articulação IFP. **A:** A mais comum, dorsal, **(B)** puramente volar com ruptura da banda central, e **(C)** rotacional volar (nota-se que F2 é visualizado em projeção lateral verdadeira, enquanto F1 é visualizado em perfil oblíquo).

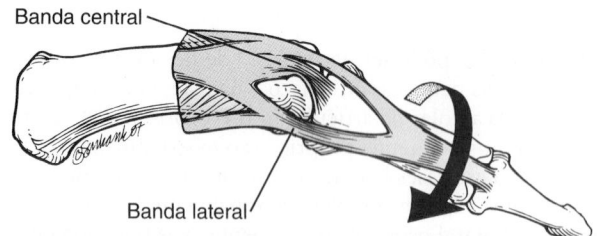

FIGURA 30.40 Em casos de luxações rotacionais volares, a cabeça de F1 se salienta entre a banda central intacto e uma banda lateral, o que cria um efeito de laço que impossibilita a redução, sobretudo se for aplicada uma tração longitudinal.

uma lassidão crônica em hiperextensão. A presença de edema e dor servem para limitar os pacientes com relação à completa extensão, e a fixação do dedo lesionado com esparadrapo ao dedo adjacente inibe a extensão máxima o suficiente, a ponto de fazer com que o bloqueio da extensão com fio de Kirschner apenas poucas vezes seja necessário. Nos casos em que o cirurgião optou por um bloqueio formal da extensão (geralmente apenas em uma situação de subluxação da fratura), a velocidade de progressão a cada semana ficará determinada pela gravidade da lesão inicial, mas a completa extensão será alcançada em no máximo três semanas a contar da lesão.

Luxações volares puras – tratamento conservador

Nos casos de luxação volar pura, ocorre ruptura da banda central; que resultará em uma deformidade em *boutonnière (dedo em botoeira)* se não tratada de forma adequada. Um cuidadoso exame, consistindo em extensão da articulação IFP contra resistência a partir de uma posição inicial de completa flexão, fará com que o médico não perca o diagnóstico de ruptura da banda central. A limitação da flexão passiva da articulação IFD é sinal precoce de deformidade em botoeira em desenvolvimento. Mesmo quando a lesão é identificada em segundo tempo, o tratamento de escolha é a imobilização em extensão na articulação IFP, seguida pela prática imediata de exercícios ativos de bloqueio da articulação IFD. A flexão ativa da articulação IFD traciona o mecanismo extensor em sua totalidade (inclusive a banda central que se rompeu) distalmente através das bandas laterais intactas. A imobilização da articulação IFP em extensão deverá se prolongar por seis semanas. Os exercícios de arcos de movimento curtos poderão começar depois de transcorridas quatro semanas e, entre sessões, a articulação retornará à imobilização em extensão.

Luxações volares rotacionais – tratamento conservador

As luxações volares rotacionais, nas quais a cabeça de F1 fica presa entre a banda central e a banda lateral, podem oferecer dificuldades para sua redução, em razão do efeito de laço exercido por essas duas estruturas de tecido mole. A chave para a redução fechada (se essa opção for possível) consiste em relaxar as duas estruturas. A extensão do punho relaxa o componente extrínseco, e a flexão completa da articulação MF relaxa o componente intrínseco. A realização de uma cuidadosa manobra que evita uma excessiva tração longitudinal terá maior chance de sucesso. Algumas dessas luxações permanecem irredutíveis, mesmo nas mãos mais experientes. Nos casos em que for possível conseguir a redução, o médico instituirá a imediata mobilização, com o dedo lesionado imobilizado por esparadrapo junto a um dedo adjacente (normalmente o mais radial), na tentativa de evitar o enrijecimento.

Redução aberta

São duas as indicações para o tratamento aberto de lesões da articulação AIP: uma lesão exposta ou uma luxação irredutível.[126] As luxações laterais também podem não permitir re-

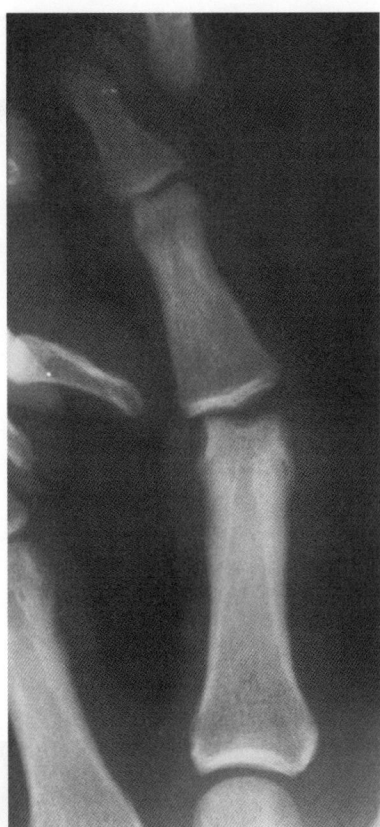

FIGURA 30.41 O encarceramento de um ligamento colateral pode impedir a redução da articulação IFP; nessa situação, o exame lateral com estresse demonstra o alto grau de instabilidade.

TABELA 30.8 Armadilhas potenciais e medidas preventivas — luxações da articulação IFP

Armadilha	Prevenção
Tentativa de usar tração longitudinal para reduzir a luxação	Manobras rotacionais suaves e um posicionamento estratégico da articulação proximal, para relaxar os tendões
Não obtenção de uma redução congruente	Obtenção de uma radiografia lateral verdadeira em flexão e extensão, ou fluoroscopia lateral com movimento
Infecção após luxações abertas	Desbridamento cirúrgico definitivo na sala operatória, antes da redução

TRATAMENTO PREFERIDO PELO AUTOR (FIG. 30.42)

Tão logo se consiga a redução, os pacientes que tenham sofrido luxações volares rotacionais, rupturas isoladas de ligamento colateral e luxações dorsais congruentes em extensão completa na radiografia lateral poderão dar início imediato aos exercícios de ADMA, com o dedo lesionado imobilizado por esparadrapo com o dedo adjacente. Luxações dorsais que demonstrem subluxação em uma radiografia lateral com extensão necessitarão de algumas semanas de bloqueio da extensão com fio de Kirschner, antes de avançar (no entanto, essa é uma situação incomum, com luxação exclusiva, sem um componente de fratura). Casos de luxação volar com ruptura da banda central precisarão de seis semanas de imobilização em extensão da articulação IFP, seguidas pela imobilização estática em extensão durante a noite por mais duas semanas. Deve-se retirar a imobilização da articulação IFD para a prática ativa de flexão durante todo o período de recuperação. Os exercícios de movimentos em arco curto da articulação IFP podem ter início depois de transcorridas quatro semanas.

Em geral, as luxações dorsais abertas exibem uma laceração transversal na pele, na prega de flexão. O desbridamento dessa ferida deve preceder a redução da luxação. Os possíveis *debris* articulares deverão ser eliminados, para que não ocorra desgaste por corpo estranho. O "canto crítico" merece especial atenção. Nos casos fechados em que não há possibilidade de redução, a prática de incisões medioaxiais unilaterais ou bilaterais permitem um acesso excelente, tanto às estruturas volares como dorsais, sem que ocorra violação do mecanismo extensor. O tratamento pós-operatório seguirá os mesmos cursos cronológicos descritos acima, para o tratamento conservador, e será baseado no padrão e na gravidade da lesão.

dução, em razão da interposição de um ligamento colateral lacerado (Fig. 30.41). Uma incisão medioaxial (ou medioaxial dupla) permite tanto o tratamento de luxações dorsais como de luxações volares. Ainda há controvérsia com relação à necessidade de um reparo direto de rupturas completas de ligamento colateral e lesões da placa volar. Provavelmente o reparo direto será apenas funcionalmente necessário em longo prazo para o ligamento colateral radial (LCR) do dedo indicador. É raro haver necessidade de reconstrução crônica de deficiência de ligamento colateral; além disso, esse é um procedimento ainda mais exigente, que traz consigo uma alta propensão para a ocorrência de rigidez, mas que pode ser realizado por diversas técnicas.

Armadilhas potenciais e medidas preventivas

Quase nunca a simples tração longitudinal será resposta para a realização da redução e, certamente, esta é a estratégia que, com maior certeza, levará à lesão na articulação IFP. O relaxamento das maiores forças tendinosas que agem na articulação é a chave para facilitar uma redução sem complicações e que não causará lesão adicional às cartilagens hialinas. Depois de efetuada a redução, uma avaliação clínica e radiográfica será crucial, com ênfase na radiografia lateral em extensão completa, para uma avaliação da congruência. O paciente deve ter a capacidade de movimentar o dedo por meio de uma ADM quase completa, sob a influência do bloqueio digital empregado para a obtenção da redução. Considerável importância deve ser dada às luxações abertas, com desbridamento antes da redução, devido ao percentual alto de potenciais complicações. (Tab. 30.8).

INTRODUÇÃO ÀS FRATURAS DA FALANGE PROXIMAL (F1)

Os padrões identificados de fratura da falange proximal são as fraturas intra-articulares da cabeça, fraturas extra-articulares do colo e da diáfise, e fraturas tanto extra como intra-articulares da base (Fig. 30.43). Uma descrição mais detalhada do padrão da fratura, como transversal, oblíqua curta, oblíqua longa, ou em espiral para as fraturas da diáfise, e articular parcial ou completa para as fraturas intra-articulares (junto com o grau e direção do desvio) proporciona a informação necessária para ajudar nas decisões terapêuticas. Um padrão de fratura específico que representa um risco de limitação extrema da articulação IFP é o do colo da falange proximal, em que uma espícula óssea volar, do fragmento proximal

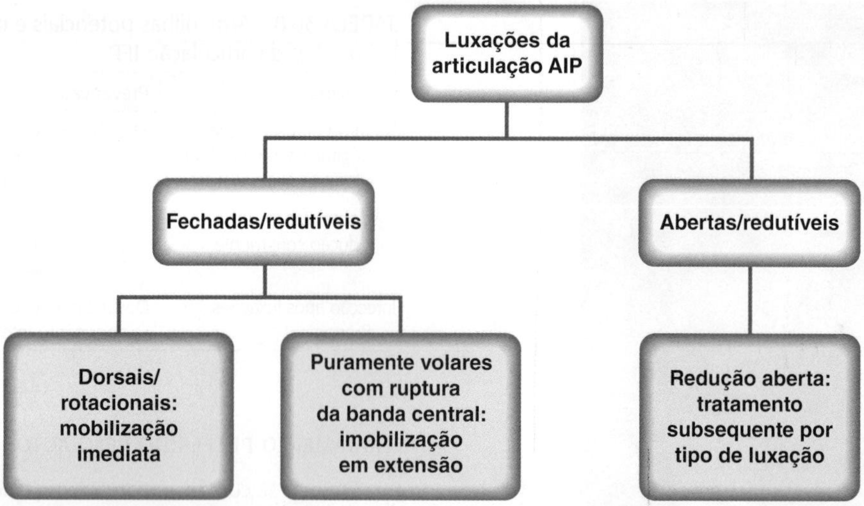

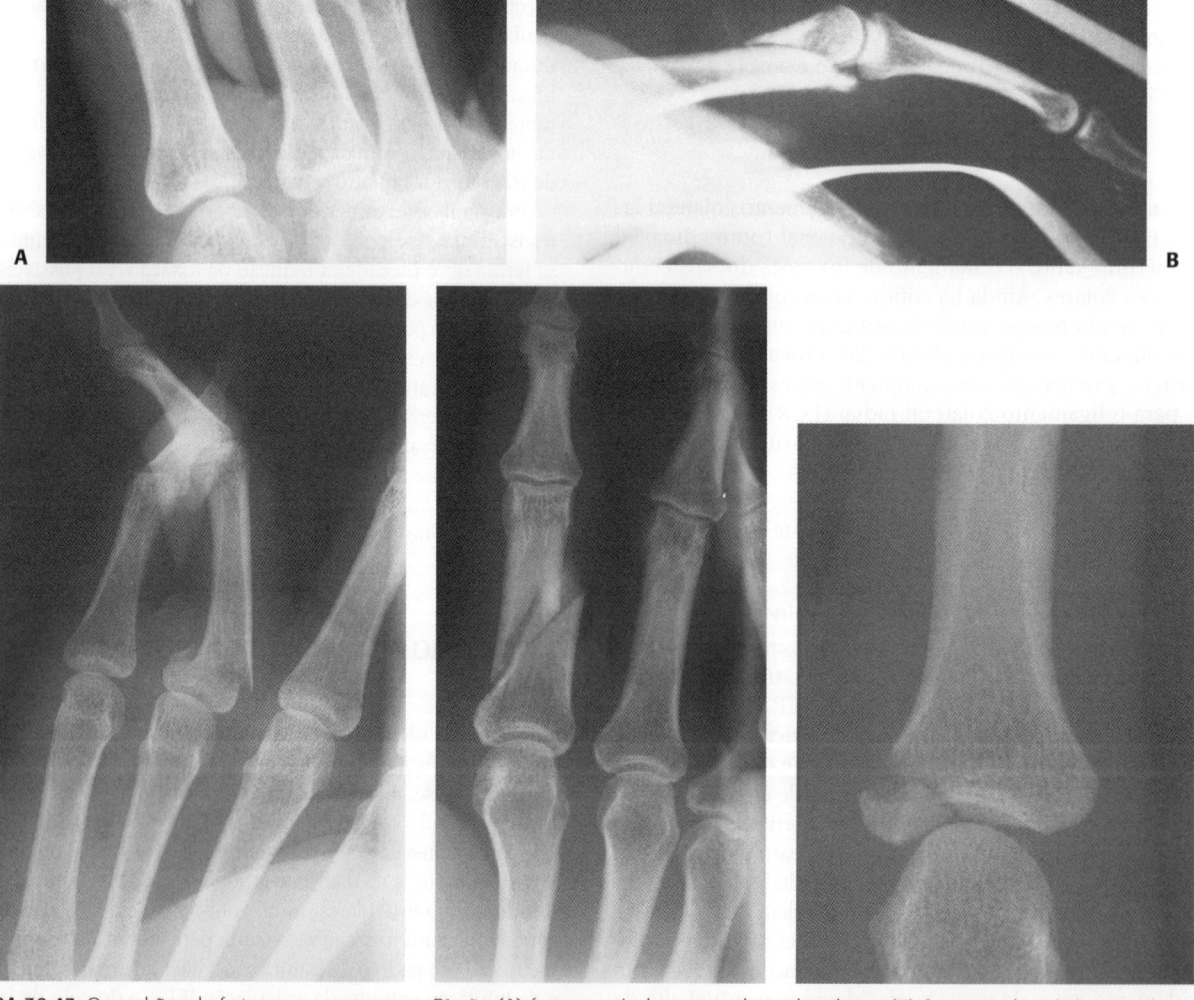

FIGURA 30.42 Luxações da articulação IFP.

FIGURA 30.43 Os padrões de fratura que ocorrem em F1 são (A) fraturas articulares completas da cabeça, (B) fraturas subcapitais com pinçamento do recesso da placa volar, (C) fraturas transversais da diáfise ou da base, (D) fraturas oblíquas da diáfise, e (E) fraturas articulares da base.

da fratura, colide com o recesso subcapital volarmente ao colo de F1 (Fig. 30.43B). Se a fratura se consolidar nessa posição, uma flexão completa da articulação IFP será restrita pela obstrução do espaço para o dobramento da placa volar. Esse padrão será identificado mais de forma apropriada em uma radiografia lateral obtida exclusivamente para o dedo em questão, e justifica um tratamento cirúrgico para que possa ser evitada uma consolidação viciosa funcionalmente incapacitante.

ANATOMIA PATOLÓGICA E APLICADA EM RELAÇÃO ÀS FRATURAS DA FALANGE PROXIMAL (F1)

Relações das partes moles locais

A fratura da falange proximal pode ser realmente uma das lesões na mão mais frustrantes, em termos de tratamento, em razão da anatomia dos tecidos moles locais.[99,105] Embora o metacarpo possua apenas um tendão extensor (que se assemelha a um cordão) que avança bem dorsalmente ao osso, a falange proximal está intimamente revestida por um mecanismo extensor em forma de camadas com um conjunto complexo de fibras colagenosas entrecruzadas (Fig. 30.44). A alteração do fino equilíbrio entre essas fibras, causada pela cirurgia, pode alterar para sempre a função do dedo em longo prazo. A abordagem cirúrgica à articulação F1 pode ser dorsal ou lateral. A abordagem dorsal pode ser tecnicamente mais simples, mas transgride o mecanismo extensor e não deve ser escolhida, a menos que um trauma aberto já tenha causado a ruptura do tendão. A abordagem mediaxial lateral permite a completa exposição da fratura e a aplicação do implante em sua posição lateral apropriada (se houver indicação para um implante), sem que ocorra violação direta do mecanismo extensor.[79] Se houver necessidade de aplicar um implante saliente, o tendão intrínseco nesse lado (geralmente o lado ulnar) poderá ser resseccionado. A falange proximal não é um cilindro; em vez disso, trata-se de uma estrutura muito elíptica (na verdade, em forma de túnel) na secção transversal, com uma cortical dorsal mais espessa.

Forças deformantes

No nível da falange proximal, as forças dos tendões – tanto intrínsecos como extrínsecos – deformam a fratura. Tais forças resultam em uma previsível deformidade com ápice volar em casos de fraturas transversais e oblíquas curtas. Essas forças podem ser empregadas de maneira benéfica durante a reabilitação. Se as

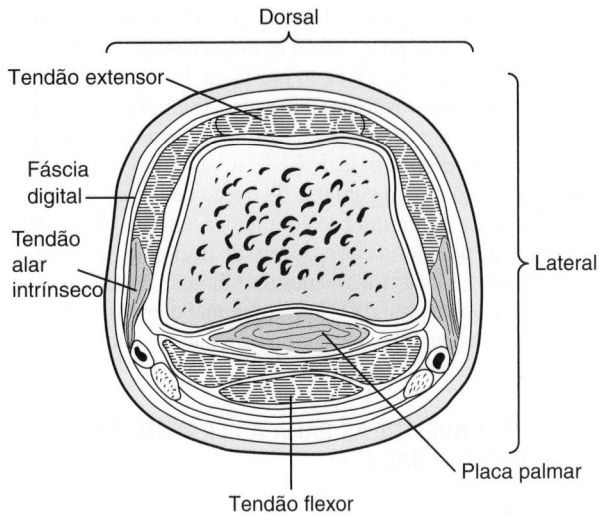

FIGURA 30.44 A falange proximal está intimamente revestida pela bainha do tendão extensor da zona IV dorsalmente, pela mescla dos tendões intrínsecos lateral e volarmente, e pelos tendões flexores e bainha dos flexores diretamente volar.

articulações MF estiverem flexionadas ao máximo (a posição intrínseca *plus*), as forças dos músculos intrínsecos atuantes através do mecanismo extensor sobrejacente a F1 geram um efeito de banda de estresse que ajuda a manter a redução da fratura (Fig. 30.45). O movimento ativo da articulação IFP ampliará esse efeito e constituirá a base para o tratamento conservador da fratura.[56] As fraturas em espiral e oblíquas longas tendem a encurtar e a fazer rotação, em vez de angular. Essas fraturas também exibem padrões mais complexos de deformidade que não são tão fáceis de serem controladas por meio do posicionamento da articulação descrito acima. Pode-se esperar por 12° de *lag* extensor na articulação IFP para cada milímetro de encurtamento, e 1,5° para cada grau de angulação com ápice palmar da fratura.[173]

Biomecânica da fixação

As fraturas transversais e oblíquas curtas da diáfise da falange proximal deformam em decorrência da flexão com ápice volar. Investigações laboratoriais demonstraram a ineficiência biomecânica

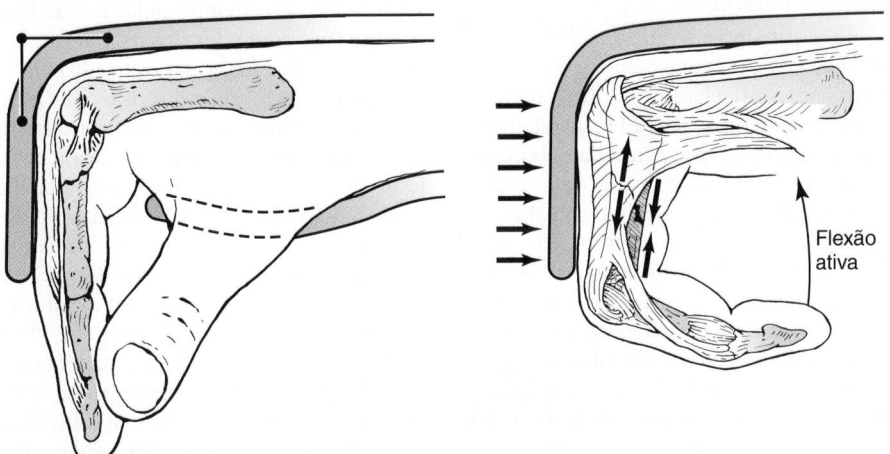

FIGURA 30.45 A flexão das articulações MF faz com que o aparelho extensor funcione inteiramente como uma banda de estresse em relação a uma fratura transversal na diáfise de F1, o que ajuda a reduzir a deformidade e a estabilizar a fratura, quando a articulação IFP é ativamente flexionada.

de placas com aplicação dorsal em um modelo de flexão com ápice volar que tinha correlação com as forças clínicas incidentes no nível F1.[111] Mesmo com a fixação por placa, foi demonstrado que o invólucro dos tecidos moles aumenta a estabilidade durante a aplicação de carga.[127] Isso é particularmente verdadeiro nos 6 a 9 mm mais proximais, na base de F1.[181] A base mais válida em um modelo de fixação é um parafuso de tração bem aplicado através de uma interface de fratura não cominutiva, embora alguns cirurgiões tenham "pulado" a etapa do uso de tração do parafuso, em favor de parafusos bicorticais menos trabalhosos.[136] As fraturas oblíquas longas e em espiral da falange proximal demonstram menor deformidade angular em comparação com fraturas transversais, em vez de encurtamento e rotação axial.

OPÇÕES TERAPÊUTICAS PARA AS FRATURAS DA FALANGE PROXIMAL (F1)

Tratamento conservador

Esse é o tratamento preferido para muitas fraturas das falanges com mínimo deslocamento ou que possam ser estabilizadas com facilidade pela redução. Em comparação com fraturas oblíquas, em espiral ou cominutivas, em geral as fraturas transversais ficarão estáveis após a redução. As fraturas estáveis de falange proximal são candidatas ideais para o uso de uma tala dorsal com a articulação MF em flexão. Apenas quatro dos 45 pacientes tratados com tala intrínseca *plus* não conseguiram obter uma completa mobilização depois de transcorridas 6 semanas.[48] Outros 65 pacientes tratados com tala intrínseca *plus* obtiveram 86% dos movimentos normais.[56] A tala deverá ser descontinuada após 3 semanas, seguindo-se exercícios de ADM ativa sem resistência. As fraturas não deslocadas estáveis podem ser tratadas com um programa imediatamente implementado de ADM ativa, apenas com a proteção de um esparadrapo de fixação a um dedo adjacente. A mensagem-chave para o tratamento conservador é que uma tala cuidadosamente aplicada e/ou a fixação por esparadrapo a um dedo adjacente poderá manter, com eficácia, uma redução existente razoavelmente estável; mas talas e esparadrapos não são capazes de obter uma redução *per se*. Depois de transcorrida 1 semana, todos os pacientes tratados por procedimento conservador deverão passar por uma revisão, com o objetivo de verificar a manutenção clínica e também radiográfica da redução.

Tratamento cirúrgico

Redução fechada e fixação interna

Esse é o tratamento de escolha para a categoria de fraturas isoladas que podem ser reduzidas, mas que estão instáveis – as extra-articulares e algumas intra-articulares.[77] O cirurgião deve se cercar de grandes precauções ao realizar RFFI nas falanges, em comparação com os metacarpais, por causa da cobertura próxima pelo largo mecanismo extensor. Os locais de introdução dos pinos devem ser cuidadosamente escolhidos, para que fique minimizada a retenção do mecanismo extensor. Nos dois terços proximais de F1, isso é virtualmente impossível. À medida que o terço distal é abordado, o cirurgião pode optar por uma abordagem lateral direta, volarmente ao tendão interósseo. Em casos de fraturas oblíquas longas ou em espiral, o cirurgião aplica três fios de Kirschner (0,045" ou 0,035") perpendicularmente ao plano da fratura (Fig. 30.46). Em casos de fraturas do colo, pode haver necessidade de uma aplicação retrógrada dos fios (Fig. 30.47). Já em casos de fraturas oblíquas curtas e transversais, fios de Kirschner (0,045") longitudinais são aplicados

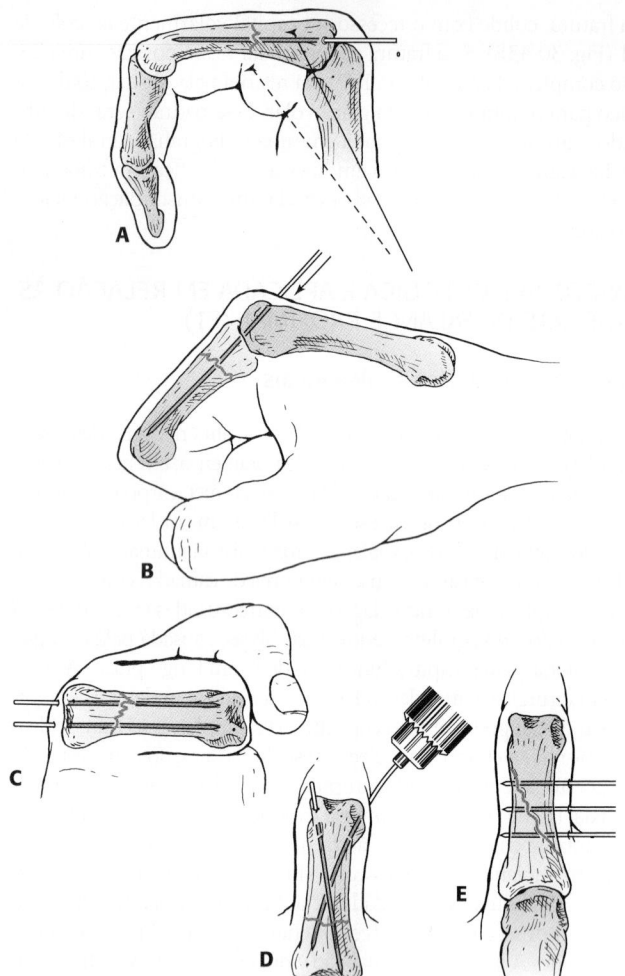

FIGURA 30.46 Pode-se obter redução fechada e fixação interna de fraturas da diáfise de F1 **(A)** longitudinalmente através da articulação MF, mas não da cabeça do metacarpo, **(B)** ou através da cabeça do metacarpo, **(C)** e em qualquer dessas opções os fios devem avançar paralelamente na falange, ou ainda **(D)** ingressando no recesso colateral e cruzando, ou **(E)** passando transversalmente.

através da articulação MF (Fig. 30.48). Doze pacientes obtiveram um ADM médio de 265° com dois fios longitudinais aplicados através da articulação MF e até a diáfise da falange proximal.[85] Devem ser empregados fios de Kirschner com ponta em trocarte (não com ponta losangular) ou fios de corte pelo cirurgião. O fio deve atravessar os tecidos moles e chegar até o osso, antes que seja ativado o dispositivo de introdução de fios. A critério do cirurgião, os fios serão cortados imediatamente abaixo da superfície cutânea, para que sejam evitadas infecções de trato de pino, ou ficarão salientes para facilitar a remoção. O paralelismo absoluto dos fios de Kirschner em fraturas oblíquas representa um risco para o deslocamento da fratura, com seu deslizamento ao longo dos fios. Certo grau de convergência ou de divergência dos fios ajudará a evitar essa consequência do uso de fios lisos. O procedimento de RFFI se torna mais difícil do que a princípio poderia parecer, em razão do desafio representado pela obtenção de uma redução realmente precisa por um método fechado. Alguns dispositivos comercializados foram especialmente projetados para a aplicação de hastes intramedulares por procedimento fechado na falange (Fig. 30.49). Como rotina, os fios devem ser removidos por volta de 3 semanas

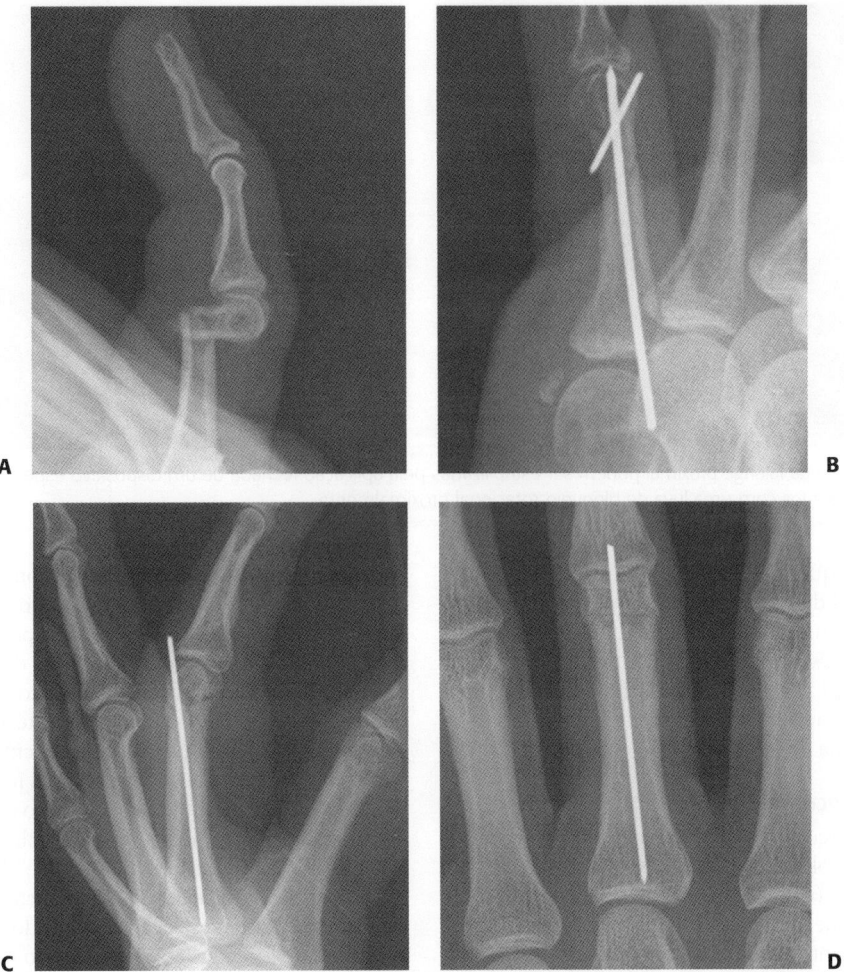

FIGURA 30.47 As fraturas do colo da falange proximal com angulação com ápice volar (**A**) podem ser estabilizadas pela aplicação anterógrada de fio com um fio transversal de controle rotacional se a fratura for suficientemente proximal; contudo, fraturas muito distais (**C, D**) geralmente devem ser tratadas com a aplicação de fios retrógrados.

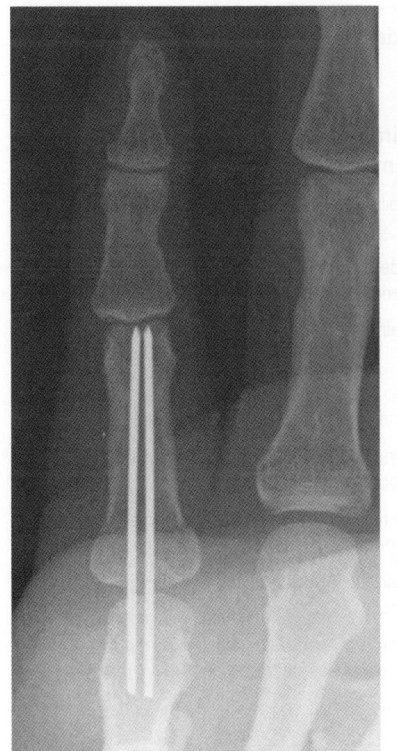
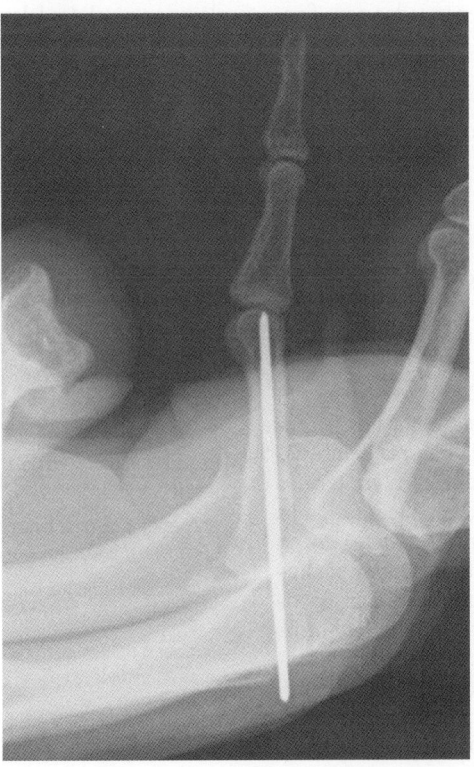

FIGURA 30.48 As fraturas transversais da diáfise de F1 são estabilizadas mais adequadamente por fios de Kirschner de 1,14 mm introduzidos longitudinalmente através da cabeça do metacarpo; esses implantes serão removidos em três semanas.

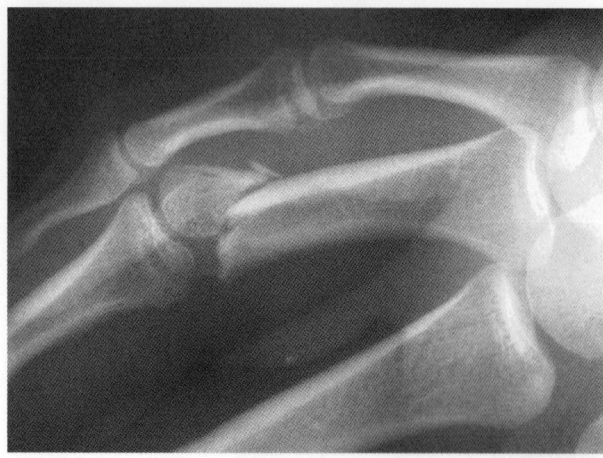 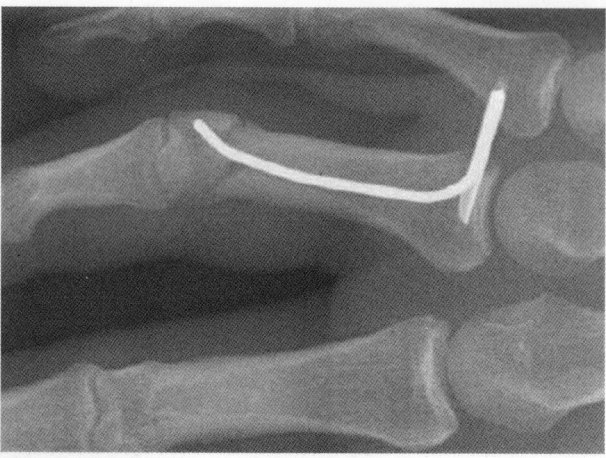

FIGURA 30.49 A: As fraturas da falange proximal podem ser estabilizadas pela aplicação fechada de um dispositivo especialmente projetado que consegue **(B)** fixação em três pontos com uma luva de bloqueio rotacional proximalmente.

depois. Quando esse esquema é seguido, é muito provável que qualquer limitação final do movimento se deva à própria lesão, não aos fios. Em 35 fraturas da falange proximal tratadas com pinagem percutânea, 32% apresentaram contratura por flexão da IFP de, em média, 18°.[50] Uma leve variação do tema é a pinagem "intrafocal" utilizada em cinco pacientes, com obtenção de uma amplitude média de 90° para a IFP.[32]

Redução aberta e fixação interna

RAFI é a técnica de escolha para fraturas expostas graves com várias lesões de partes moles ocorridas em associação, e para pacientes com várias lesões (na mesma mão, ou pacientes politraumatizados). É também a técnica de escolha para fraturas intra-articulares com deslocamento em F1. Em uma série de 38 fraturas unicondilares distais de F1, 5 de 7 fraturas inicialmente sem deslocamento e não fixadas e 4 de 10 fraturas fixadas com apenas um fio de Kirschner subsequentemente sofreram deslocamento.[180] Fraturas deslocadas da base intra-articular de F1 com mais de 20% de envolvimento articular devem ser tratadas com fixação interna. Com o uso de uma abordagem volar pela polia A1, 10 pacientes receberam fixação de fraturas da base lateral com subsequente recuperação completa dos movimentos, boa estabilidade, e com mais de 90% da força de preensão contralateral.[100] O papel da RAFI para uma fratura extra-articular isolada e sem cominuição está claramente definido apenas para aquela rara fratura não redutível. Fraturas em espiral podem se beneficiar com a técnica de RAFI com parafusos de tração, para a obtenção do controle preciso da rotação, desde que um cirurgião com experiência especificamente nessa técnica possa minimizar a intervenção nos tecidos moles.[77,79] Quase todos os cirurgiões se sentirão mais à vontade com RFFI para aquelas fraturas que possam ser reduzidas. O seguimento de 40 meses para 32 pacientes, em um estudo prospectivo randomizado, para a fixação por fios percutâneos *versus* parafusos de tração em casos de fraturas diafisárias oblíquas longas e em espiral não observou diferença em termos de função, escores para a dor, ADM, ou força de preensão, mas apresentou perda média de 8% para a extensão ativa no grupo com fixação por fios e de 27% no grupo com fixação por parafusos.[86] A técnica cirúrgica foi de tal ordem que ocorreram 8 consolidações viciosas entre os 15 pacientes tratados com parafusos de tração com grande diâmetro, de até 2 mm. Três dos 17 pacientes tratados com fios de Kirschner necessitaram, subsequentemente, de uma tenólise extensora formal para problemas de aderência, mas isso não ocorreu em nenhum dos pacientes tratados com parafusos de tração.[86] A RAFI com parafusos e/ou placas é tecnicamente um procedimento muito mais exigente do que no metacarpo, por uma série de razões, por exemplo, a proximidade do mecanismo extensor, as origens da bainha osteofibrosa dos tendões flexores, e as dimensões e a consistência do osso. Maior ainda do que apenas a complexidade técnica da RAFI é o problema da resposta pós-operatória dos tecidos moles circunjacentes à dissecção cirúrgica e a presença dos implantes (Tabela 30.9).

As opções para RAFI são a aplicação de fios intraósseos, a aplicação composta de fios, a fixação exclusiva por parafusos, ou a fixação por parafusos e placa.[34,66,139,77,79,26,74,138,158] É provável que a familiaridade do cirurgião com a técnica específica seja o fator mais importante na seleção do método. De 30 pacientes seguidos durante 2,3 anos após a aplicação de fios em banda de tensão, 17 obtiveram um ADM superior a 195% e 13 tiveram um ADM situado entre 130 e 195%.[138] Mais recentemente, as atenções têm se voltado cada vez mais para o uso da tecnologia da placa e parafusos (Figs. 30.50 e 30.51). O volume relativo das placas ao nível das falanges, em comparação com os metacarpais, pode levar à necessidade de remoção, mesmo diante de resultados

TABELA 30.9 Etapas cirúrgicas – fixação por parafusos de tração de fraturas em espiral da falange proximal

Excisão medioaxial, com mobilização do ramo dorsal do nervo digital próprio dorsalmente

Abordagem com confecção de um invólucro em plano único até a zona extensora IV, através do periósteo até o osso

Fazer elevação como um retalho de tecido a partir do subperiósteo, sem dissecção entre camadas

Usar uma cureta e eliminar do local fraturado o coágulo e debris, para que seja possível definir com precisão as bordas da fratura

Reduzir a fratura com uma pinça de Adson-Brown, obter uma interdigitação precisa das bordas da fratura

Converter para uma pinça de redução óssea para manter a redução vs. continuar a fixação com a pinça

Verificar clinicamente, com cuidado, a rotação, através do teste de tenodese com as mãos livres

Perfurar o núcleo, perfurar com margem de folga, rebaixar, medir a profundidade e aplicar 2-3 parafusos de tração de 1,2-1,7 mm

Retornar a luva de tecido mole à posição original, fechar a ferida com monofilamento 5-0, fazer o curativo e imobilizar

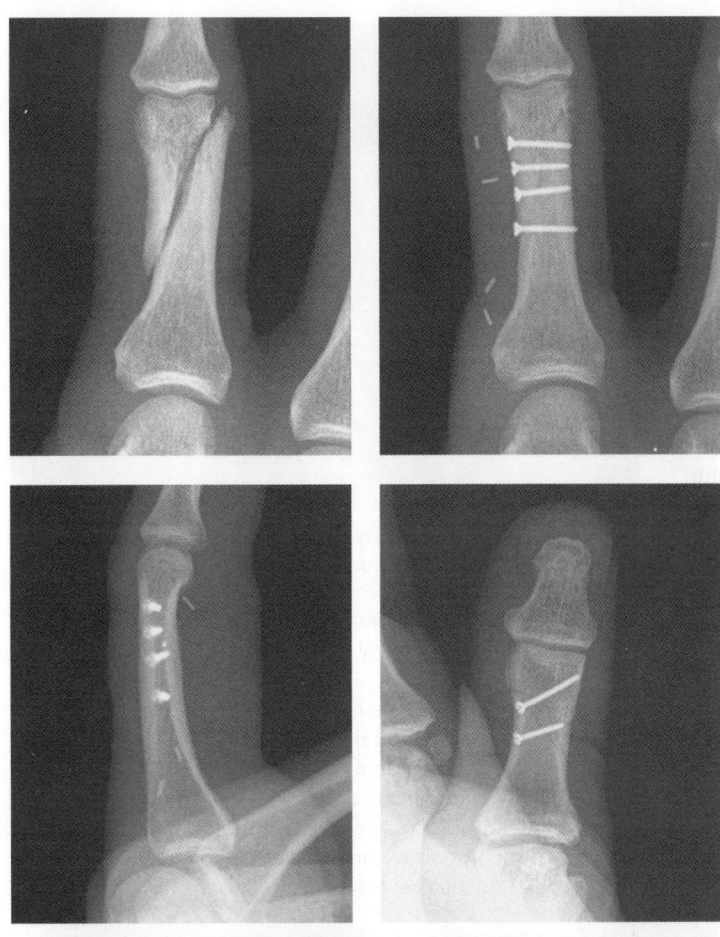

FIGURA 30.50 Em fraturas oblíquas longas da diáfise com encurtamento, pode-se conseguir uma redução exata e estabilidade suficiente para dar condições para uma mobilização imediata com uma fixação apenas com parafusos de tração.

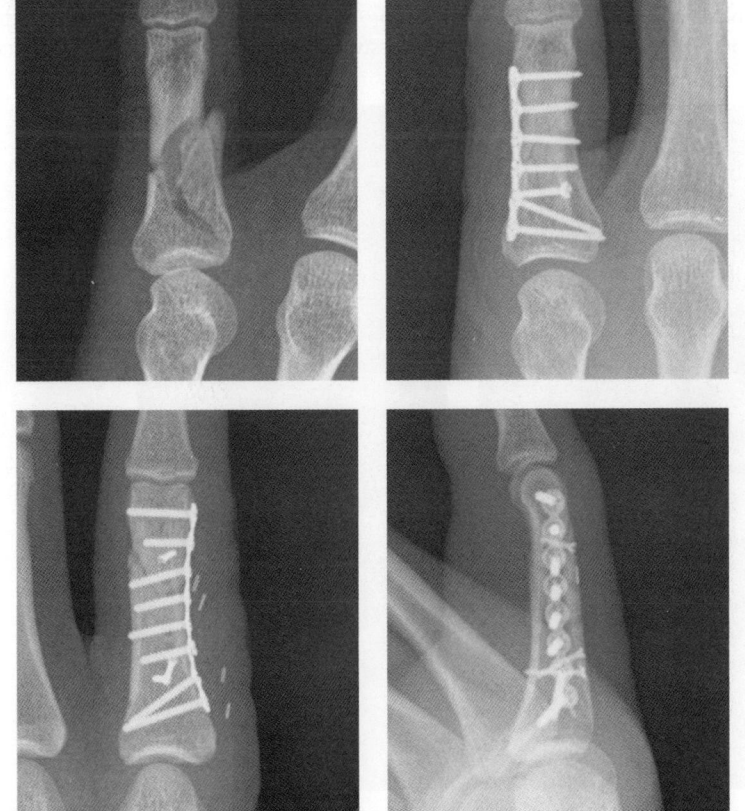

FIGURA 30.51 As fraturas mais complexas da diáfise (**A**) podem ser adequadamente estabilizadas (**B**) pela aplicação de uma placa lateral. Devem ser tomados cuidados específicos para (**C**) modelar meticulosamente a placa para que o implante se encaixe na cortical e também para que o implante seja aplicado (**D**) na posição mediolateral verdadeira.

iniciais excelentes. Os resultados da fixação interna estão intimamente relacionados às lesões associadas presentes. Mas o pior perigo ocorre quando o cirurgião opta pela RAFI mas, em seguida, não consegue obter uma fixação rígida da fratura. Nessa situação, o paciente foi submetido "ao pior dos dois mundos," sendo possível prever com confiança um desfecho ruim.

Fraturas intra-articulares

São observados dois padrões intra-articulares distalmente, na cabeça da falange: unicondilar (fratura articular parcial) ou bicondilar (fratura articular completa). Em geral os fragmentos condilares são extremamente pequenos, podem ser frágeis e recebem sua irrigação sanguínea dos ligamentos colaterais aderidos. A fixação de apenas um côndilo é mais rígida quando conseguida por meio de um parafuso de compressão transversalmente aplicado, com ingresso nas proximidades da origem do ligamento colateral (Fig. 30.52). Tecnicamente, esse procedimento pode ser bastante desafiador, e as reservas ósseas apenas poderão tolerar técnicas com fios de Kirschner ou técnicas combinadas com fios metálicos (Fig. 30.53). As fraturas triplanares da cabeça da falange proximal são adequadamente tratadas com parafusos de tração de 1,2 mm (Fig. 30.54).[26] As fraturas articulares completas podem ser fixadas exclusivamente com parafusos se um dos dois côndilos exibir uma espícula alongada. Em caso contrário, talvez haja necessidade de recorrer à fixação com placa minicondilar ou com placa bloqueada, para que seja obtida uma estabilização adequada. Também nesse caso, as reservas ósseas talvez não tolerem a aplicação desses dispositivos; assim, as técnicas com uso de fios metálicos permanecem sendo uma estratégia alternativa.

O grupo final de fraturas articulares é o observado no canto lateral da base da falange. A fixação mais direta emprega uma abordagem volar e apenas um parafuso de tração para fixação, com obtenção dos movimentos integrais depois de transcorridas 3 semanas.[144] Fraturas articulares cominutivas da base da falange proximal podem ser estabilizadas por uma pequena placa volar aplicada através da abordagem pela polia A1 (Fig. 30.55).[74]

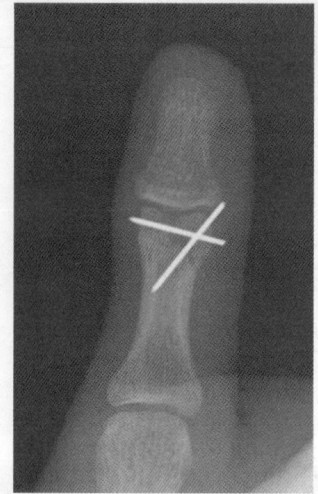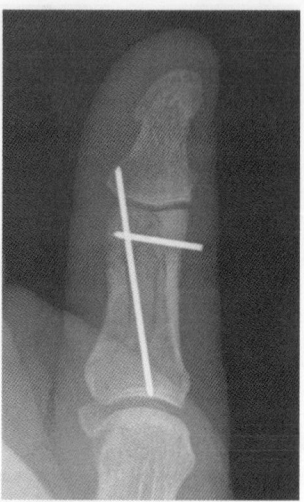

FIGURA 30.53 Nos casos em que uma fratura unicondilar da cabeça de F1 exibe uma extensão para a diáfise proximal no fragmento menor, a fixação por meio de fios de Kirschner em um padrão divergente pode evitar a migração do fragmento, que ocorreria com a fixação exclusivamente com apenas um fio de Kirschner liso.

Um subgrupo específico de fraturas da base da falange proximal exclusivamente de natureza por impactação pode ser tratado apenas pelo apoio dos fragmentos impactados com a aplicação de osso esponjoso compactado; em uma série de 10 pacientes seguidos durante 32 meses, não ocorreram deslocamentos secundários, e os pacientes obtiveram uma flexão média da articulação MF de 88% e uma flexão média da articulação IFP de 95%.[158]

Cuidados pós-operatórios. O tratamento conservador deve limitar o uso de talas a 3 semanas, seguindo-se exercícios ativos de ADM com o uso opcional de imobilização junto ao dedo adjacente por esparadrapo. Analogamente, em pacientes tratados com RFFI, deve ser possível a remoção dos fios após 3 semanas,

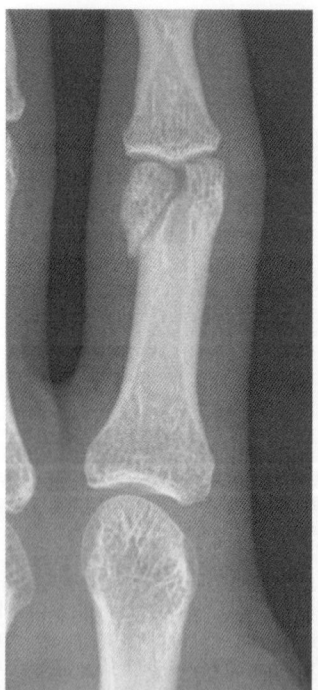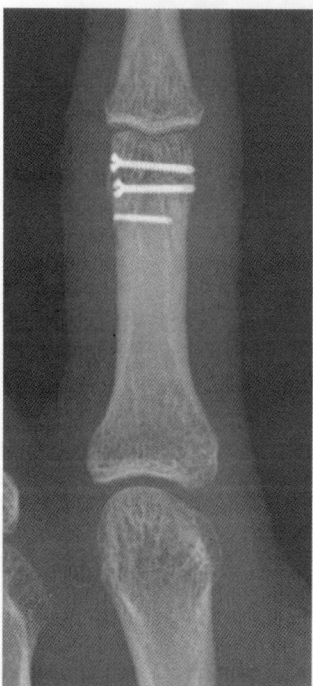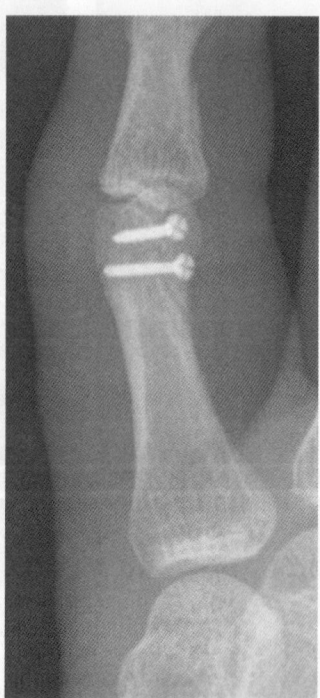

FIGURA 30.52 **A:** As fraturas unicondilares da cabeça de F1 são beneficiadas com a compressão entre os fragmentos articulares por meio da **(B, C)** fixação por parafuso de tração.

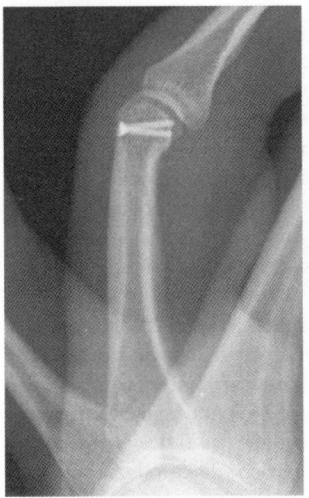 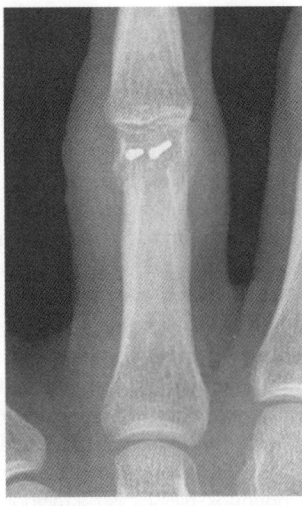 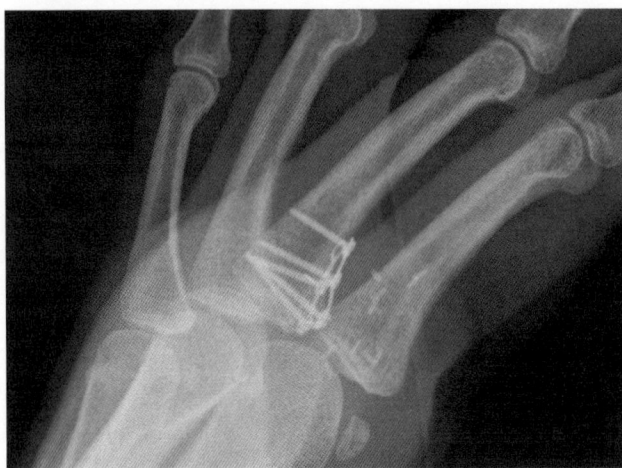

FIGURA 30.54 Fraturas triplanares da cabeça da falange proximal podem ser adequadamente estabilizadas por dois parafusos de tração pequenos (1,2 a 1,5 mm).

FIGURA 30.55 As fraturas por cisalhamento volar cominutivas na base de F1 podem necessitar da aplicação de uma placa de apoio volar para a obtenção de uma estabilidade adequada, que possibilite a pronta reabilitação.

e os exercícios ativos de ADM terão início dentro desse período. Se o cirurgião optou por um procedimento de RAFI, os exercícios ativos de ADM deverão ter início dentro de 72 horas da cirurgia, e o controle do edema deverá ser absolutamente prioritário no plano terapêutico, por meio do uso de bandagens elásticas coesivas.[58] A prática exclusiva de exercícios ativos de ADM pode não bastar para contrabalançar o *lag* extensor na articulação, distalmente ao local de fixação. A rápida aceleração do tendão extensor concentricamente, sem resistência, limita da melhor maneira a formação de aderências locais (Fig. 30.56).[75] Esses exercícios podem ser complementados com a aplicação de estimulação muscular elétrica durante as sessões de terapia

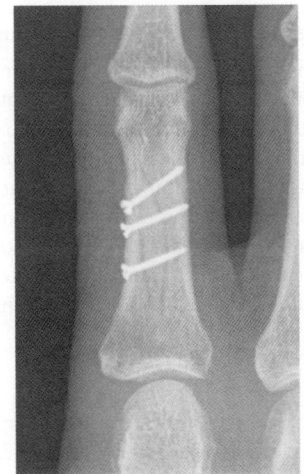 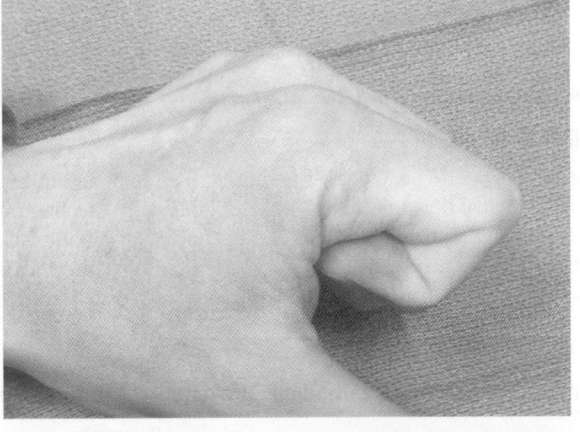

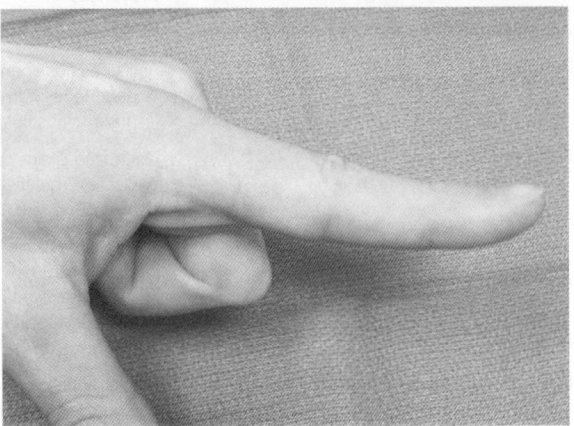

FIGURA 30.56 Depois (**A**) da fixação por parafusos de tração de uma fratura diafisária em F1, (**B**) pode-se obter uma flexão completa da articulação IFP e (**C**) hiperextensão da articulação PIP com um programa terapêutico especial e agressivo de pré-carga, contra resistência, do tendão extensor da zona IV, seguido pela súbita liberação com acompanhamento.

ambulatorial. O uso de uma tala durante a noite com a articulação IFP em extensão é medida que poderá ajudar, mas que *per se* não resolverá o *lag* extensor.

Armadilhas potenciais e medidas preventivas. Fios longitudinais aplicados até além da cabeça de F1 e até a articulação IFP, e que mais tarde recuam, poderão migrar de volta para a articulação IFP durante a reabilitação, com danos à cartilagem hialina na base de F2. Durante a aplicação inicial, o fio deve ser introduzido até o osso subcondral, sem entretanto penetrar em sua estrutura; em seguida deve ser impactado. Os fios metálicos não devem ser aplicados atravessando tendões. Todos os casos, não importando se fechados ou abertos, devem ser cuidadosamente verificados sob o aspecto clínico em busca de angulação e rotação; para tanto, o cirurgião deverá usar uma técnica *no-touch*, que não cause qualquer distorção na avaliação do alinhamento. A cirurgia aberta deverá ser realizada estritamente no aspecto lateral, ficando vedadas incisões dorsais, sem divisão de extensores da zona IV e, em especial, sem uso de placas dorsais. Com a abordagem lateral, o cirurgião deverá tomar o cuidado de não transeccionar o ramo nervoso dorsal que avança obliquamente a partir do nervo digital próprio. A perfuração em excessiva velocidade terá como resultado um orifício maior do que o diâmetro da broca, por causa de excessiva movimentação para as laterais, com perda da fixação do parafuso ("pega"). Um aperto excessivo de pequenos parafusos de titânio poderá causar o arrancamento das cabeças desses implantes, mas isso raramente irá ocorrer se o cirurgião manejar a chave de parafusar com as pontas dos dedos. Se a placa não estiver corretamente moldada, ao ser comprimida contra o osso irá induzir a ocorrência de consolidação viciosa (Tab. 30.10).

TRATAMENTO PREFERIDO PELO AUTOR (FIG. 30.57)

Redução fechada e fixação interna

RFFI é meu tratamento preferido para todas as fraturas fechadas isoladas da falange proximal dos tipos transversal e oblíquo (Fig. 30.58). A aplicação longitudinal de dois fios de Kirschner que atravessam a cabeça do metacarpo com a articulação MF flexionada em 80-90% tem proporcionado resultados confiáveis.[77]

Em pacientes mais robustos, é possível introduzir dois fios de Kirschner de 0,045" no canal medular. Em pacientes de menor estatura, poderá ser mais compatível a aplicação de um fio de 0,045" e outro de 0,035". Se for percebida a ocorrência de entrosamento rotacional entre os fragmentos, pode-se usar um fio. Os fios são aplicados um de cada lado do espesso tendão extensor central, situado dorsalmente à articulação MF, e podem ser aplicados num ponto imediatamente proximal às fibras da banda sagital. Em seguida os fios são passados através do fragmento basal, devem atravessar o local fraturado, avançando pela diáfise distal da falange até a cabeça. A aplicação fechada de fios também é técnica importante para fraturas sem deslocamento na cabeça de F1. Diante de uma fratura condilar, o cirurgião deve usar um fio transversal que conecte os dois côndilos, e também um fio oblíquo desde o côndilo até a cortical diafisária oposta. Já em casos de fratura bicondilar, há necessidade de introduzir dois fios oblíquos. Nesse caso, a melhor prática é o corte dos fios oblíquos para sua recuperação num ponto proximal, não distal, pois sua passagem através dos tecidos moles periarticulares interferirá com os movimentos da articulação IFP. A aplicação fechada de fios representa uma opção terapêutica razoável para fraturas oblíquas longas ou em espirais não deslocadas com suspeita de deslocamento subsequente, ao serem submetidas às tensões da reabilitação motora. Contudo, na prática, não constatei a existência desse padrão de fratura. Tenho observado tanto fraturas realmente não deslocadas com expectativa de que permaneçam estáveis, e as trato por procedimento conservador, como fraturas oblíquas longas e em espiral com deslocamento – e nesse caso prefiro tratar com uma redução aberta.

Redução aberta e fixação interna com parafusos de tração

Esse é o meu tratamento preferido para fraturas oblíquas longas e em espiral da diáfise, e também para fraturas articulares parciais com deslocamento (Fig. 30.59). Tenho encontrado dificuldades na correção de todo o encurtamento e rotação de fraturas oblíquas longas e em espiral exclusivamente por procedimento fechado. Existe um compromisso entre o inegável aumento do trauma cirúrgico representado por uma abordagem aberta e os benefícios de uma redução anatomicamente precisa. Nos casos em que parafusos de tração são os únicos implantes utilizados

TABELA 30.10 Armadilhas potenciais e medidas preventivas – fraturas de F1

Armadilha	Prevenção
Migração do fio distal até a articulação IFP	Percutir, em vez de perfurar, até a placa subcondral na cabeça de F1, sem penetrar
Aprisionamento de tendão pelos fios	Aplicar os fios apenas a partir dos pontos de entrada adjacentes, mas não através de tendões; remover depois de transcorridas cerca de 3 semanas; e no máximo absoluto, 4 semanas
Rotação viciosa que acarreta pseudartrose	Verificação clínica cuidadosa da rotação; dois fios axiais para fraturas transversais distais à metáfise
Aderências na zona extensora IV	Apenas cirurgia medioaxial, sem incisões dorsais, sem incisões através da zona extensora IV, sem uso de placas aplicadas no aspecto dorsal
Neuroma de ramo do nervo digital dorsal	Mobilizar o ramo oblíquo dorsal para fora do campo operatório
Perfuração excessiva do orifício distante para os parafusos de tração, que resulta em má fixação	Usar baixa velocidade para evitar o movimento lateral da pequena broca; usar parafusos de "salvamento" com maior diâmetro
Ruptura da cabeça de parafusos pequenos de titânio por cisalhamento	Apertar apenas com as pontas dos dedos; não apertar pegando a chave de fenda como se fosse uma chave de fechadura
Indução de consolidação viciosa com placa	Retirar e remodelar a placa tantas vezes quanto for necessário, de modo que, quando for dado o aperto final, o implante não force o osso em alinhamento defeituoso ou má rotação

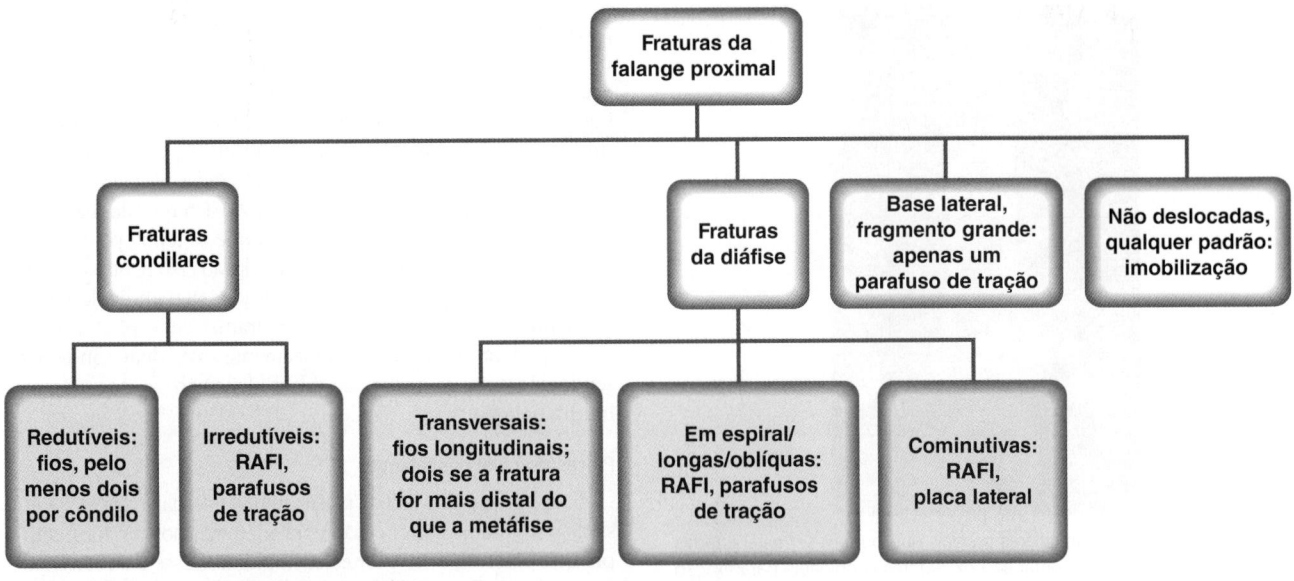

FIGURA 30.57 Fraturas da falange proximal (F1).

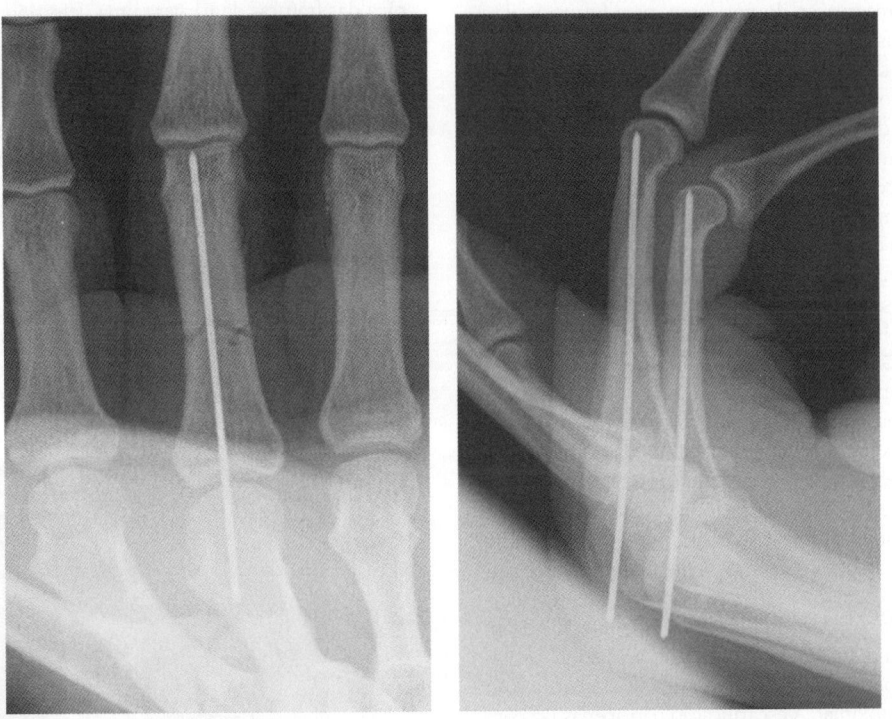

FIGURA 30.58 As fraturas transversais de F1 sem cominuição devem obter suficiente estabilidade interfragmentar para que seja obtido controle rotacional com apenas um fio direcionado para (**A**) a incisura intercondilar e (**B**) que avança até alcançar o osso subcondral.

para a fixação, a reabilitação com mobilização completa poderá ter início imediatamente.[79,75] Isso não é possível com o uso de fios de Kirschner que aprisionam tecidos moles, limitando os movimentos e, além disso, com risco de uma infecção no trajeto do fio. A realização da fixação aberta de maneira cuidadosa e precisa, com o objetivo de minimizar o trauma às partes moles, é algo mais facilmente falado do que executado. Prefiro operar fraturas fechadas por volta do 3º ao 5º dia após a ocorrência da lesão, quando mesmo um periósteo adulto sofrerá um espessamento dramático em resposta à lesão, podendo ser cirurgicamente manipulado como retalho tecidual. Uma incisão médio-axial real é praticada nas linhas de tensão neutra da pele; essa opção faz com que a abordagem se desloque para o bordo volar do tendão intrínseco. Um dos princípios mais importantes na fixação aberta de uma fratura F1 é a não criação de planos de dissecção cirúrgica, tanto superficiais como profundos, na zona IV do tendão extensor. A única dissecção que deverá ocorrer ao nível subcutâneo é a que permitirá a identificação dos ramos do nervo cutâneo dorsal, para sua efetiva mobilização, com o objetivo de evitar a formação de neuromas. Afora isso, a abordagem deverá criar apenas um retalho tecidual desde a pele, incluindo o periósteo e chegando ao osso.[79] Será preciso empregar uma lâmina afiada

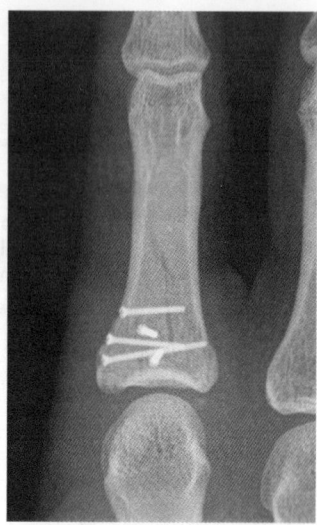

FIGURA 30.59 Fraturas articulares parciais que podem ser estabilizadas por compressão interfragmentar são excelentes candidatas para fixação por parafuso de tração.

para a cuidadosa preservação do periósteo, para futuro reparo com o uso de suturas monofilamentares reabsorvíveis. Esse procedimento cria uma camada deslizante adicional de proteção para o mecanismo extensor. O cirurgião deve usar uma cureta de ponta final para retirar da interface fraturada todos os vestígios de coágulo e de tecido mole, pois em caso contrário não haverá possibilidade de uma redução interdigitada e verdadeiramente anatômica. Diante de uma fratura diafisária simples com dois fragmentos, haverá uma estabilidade inerente entre as bordas ósseas, tão logo a fratura tenha sido reduzida. Então, o papel da fixação interna é explorar essa estabilidade inerente mediante maior compressão da linha de fratura, tarefa que ficará otimizada pelo uso de parafusos de tração interfragmentares. Embora a fixação provisória da fratura com fios de Kirschner tenha sido recomendada por outros autores, constatei que não há possibilidade de obter uma redução absolutamente perfeita com o uso de fios lisos, que invariavelmente permitem que a redução "escorregue" um pouco. Isso será garantia de que a trajetória de perfuração não se situará exatamente no local desejado e que, por isso, a aplicação final do parafuso ou da placa será imperfeita. Prefiro manter manualmente a redução com uma pinça óssea especial para os curtos ossos tubulares da mão, ou com uma pinça de Brown-Adson. Uma vez concluída a redução e a estabilização provisória, as etapas seguintes são a perfuração central seguida pela escarificação da superfície óssea proximal. A escarificação não apenas faz com que o parafuso fique rebaixado, mas também distribui a força de compressão, o que diminui a probabilidade de propagação de uma nova linha de fratura. A seguir, o cirurgião deve medir o comprimento do parafuso; e o tempo consumido pelo instrumentador em localizar o parafuso correto poderá ser empregado na perfuração do orifício deslizante. É um pouco difícil a introdução inicial, no osso, de parafusos autorroscantes, pois haverá necessidade da aplicação de alguma carga axial para que o parafuso rompa o osso; mas a aplicação dessa carga não alinhada com o eixo real causará alavancagem do parafuso. O cirurgião deverá aprender os refinamentos dessa técnica com o tratamento de muitos casos com o uso desses implantes. Os parafusos devem ser apertados com uma pega "de mandril" com três dedos no instrumento de parafusar; o cirurgião não deverá pegar o instrumento de parafusar como se fosse uma chave, pois a maior força empre-

gada poderá causar a separação entre a cabeça e o corpo do parafuso. Uma das regras para a seleção de uma fixação exclusivamente com parafusos é que a fratura tenha comprimento equivalente a pelo menos três vezes o diâmetro do parafuso. É imperioso que o cirurgião siga rigidamente os princípios; numerosas passagens da broca não são bem toleradas pela falange. Para F1, são apropriados os parafusos de 1,2 a 1,5 mm de diâmetro. Em termos biomecânicos, é desejável que se tenha pelo menos um parafuso aplicado perpendicularmente ao eixo neutro do osso. Os parafusos restantes devem ser aplicados perpendicularmente ao plano de fratura. No caso de uma fratura em espiral, um parafuso poderá satisfazer simultaneamente essas duas condições, sendo denominado o parafuso "ideal". Esse não é o caso em uma fratura oblíqua.

Placas no nível das falanges

Não é desejável o uso de placas ao nível das falanges, por causa de seu volume e propensão para aderência aos tendões; sempre que possível, evito usar esses implantes. Esse é o meu tratamento de escolha para fraturas com cominuição e perda de matriz óssea e em fraturas articulares completas da cabeça da falange que demonstrem instabilidade. Tendo em vista que a biomecânica das fraturas de F1 gera uma deformidade apical palmar no plano sagital, a placa teria que ser aplicada à superfície volar do osso para que pudesse promover seu efeito ideal de banda de tensão – e isso é impossível. Assim, a aplicação lateral é, a seguir, a opção mais desejável, e tal procedimento corresponde adequadamente ao acesso cirúrgico menos prejudicial para as partes moles.[79] Faço uma incisão medioaxial volarmente à margem do mecanismo extensor, diretamente através do periósteo; e o invólucro inteiro de partes moles é elevado em bloco, devendo ser evitada qualquer dissecção dos planos circunjacentes ao tendão extensor. Nos casos em que uma placa é empregada, deve-se tentar aplicar os parafusos o mais perpendicularmente possível à superfície da placa (Fig. 30.60). As cabeças dos parafusos aplicados

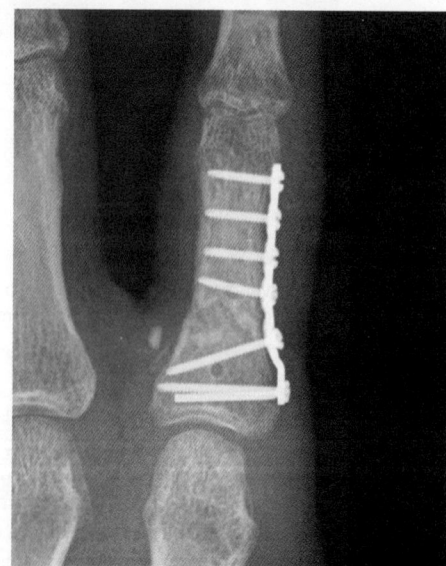

FIGURA 30.60 Na fixação por placa em F1, o implante deve ser meticulosamente modelado para que seja restaurada a forma anatômica normal do osso. A placa-lâmina condilar também pode ser empregada na base da metáfise de uma falange proximal. Com frequência, será vantajoso o uso de um parafuso oblíquo para que seja obtido um ponto adicional de compressão no fragmento metafisário.

numa direção oblíqua ficam com um bordo saliente. As placas também devem ser meticulosamente moldadas, como uma forma de garantir tanto o perfil mais baixo, como uma função biomecânica apropriada (pré-carga, compressão dinâmica, efeito de suporte). Se ficar claro que a forma da placa não está correta, o cirurgião não deverá hesitar em removê-la e em moldá-la novamente depois da aplicação dos dois primeiros parafusos. A aplicação de uma placa incorretamente moldada é certeza de uma redução imperfeita da fratura. Um erro comumente cometido ocorre com placas que terminam nas proximidades da expansão metafisária e que devem ter uma pequena curvatura no último orifício para acomodar a curvatura do osso nesse nível. Placas bloqueadas de pequenas dimensões representam uma tremenda vantagem, em comparação com o único implante antes disponível, que oferecia uma estabilidade em ângulo fixo – a placa minicondilar (Fig. 30.61). A placa minicondilar pode não ficar completamente acomodada à superfície do osso antes da aplicação da lâmina; mas uma placa bloqueada pode. Caso tenha ocorrido cominuição ou perda de matriz óssea em mais de 50% da área da secção transversal do osso, talvez haja necessidade de um enxerto ósseo.

INTRODUÇÃO ÀS LUXAÇÕES DA ARTICULAÇÃO METACARPOFALÂNGICA (MF)

As luxações da articulação MF dorsal são as lesões mais comuns. Luxações simples são passíveis de redução e se apresentam com uma postura de hiperextensão. Na verdade, essas lesões são subluxações, pois ainda resta algum contato entre a base da F1 e a cabeça do metacarpo. A placa volar permanece numa posição volar ou distal à cabeça do metacarpo. A redução deve ser obtida com a simples flexão da articulação; deve-se evitar uma excessiva tração longitudinal aplicada ao dedo. A tração longitudinal pode converter uma luxação simples em complexa. Por definição, uma luxação MF complexa não permite redução, mais frequentemente em razão da interposição da placa volar (Fig.

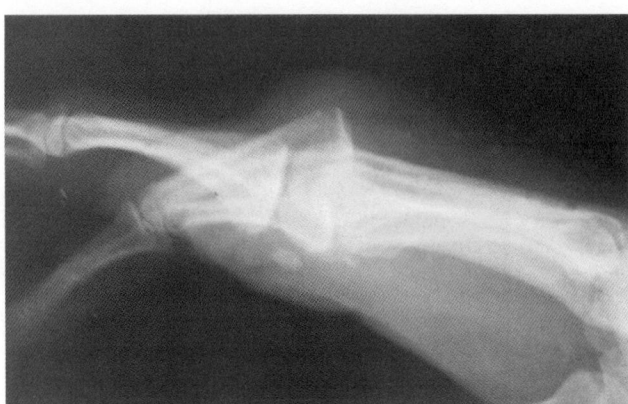

FIGURA 30.62 A típica luxação dorsal complexa da articulação MF se apresenta com um sobreposicionamento completo da falange sobre o metacarpo.

30.62). As luxações complexas ocorrem mais frequentemente no dedo indicador. Um sinal radiográfico patognomônico de luxação complexa é o surgimento de um sesamoide no espaço articular (Fig. 30.63). As lesões que podem ocorrer simultaneamente são pequenos fragmentos ósseos no dorso da cabeça do metacarpo que foram separadas por cisalhamento em casos de luxação complexa pela base volar de F1.[69,83] Outras fraturas de difícil detecção são as avulsões ósseas de ligamento colateral.

Quase todas as luxações dorsais ficarão estáveis após a redução, e dispensarão reparo cirúrgico dos ligamentos ou da placa volar. As luxações volares são raras, mas particularmente instáveis.[118] As obstruções à redução das luxações volares são a placa volar, o ligamento colateral, e a cápsula dorsal. Tem sido informado que as luxações irredutíveis do aspecto volar do polegar envolvem o ELP, o extensor curto do polegar (ECP), o flexor longo do polegar e o encarceramento do côndilo radial do metacarpo em uma laceração situada dorsalmente ao complexo colateral acessório-placa volar.[83]

Os pequenos fragmentos fraturados nas inserções dos colaterais (base de F1 ou cabeça do metacarpo) merecem especial atenção, pois tais lesões compartilham as características de

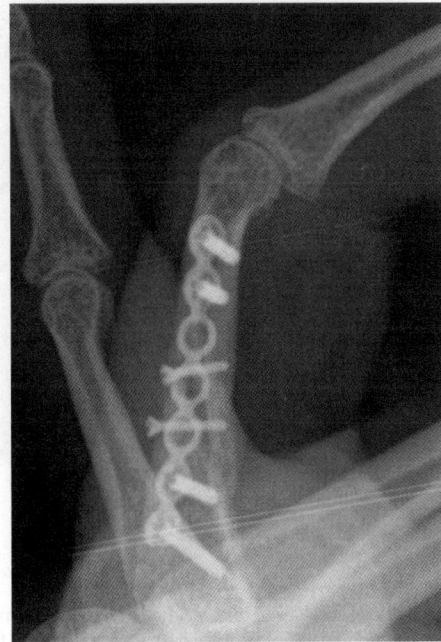
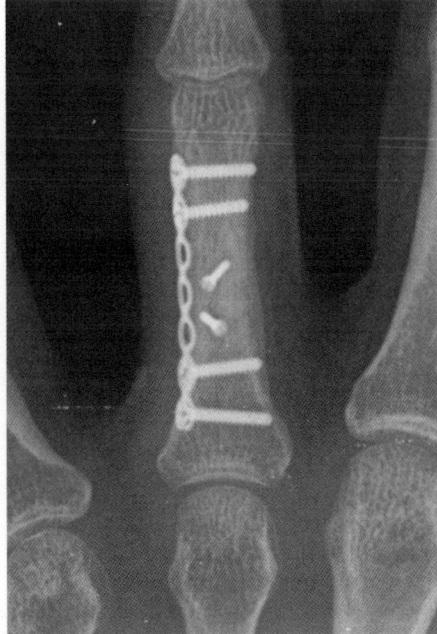

FIGURA 30.61 Pequenas placas bloqueadas podem abarcar zonas de cominuição e, com isso, dispensar o uso da placa-lâmina de ângulo fixo.

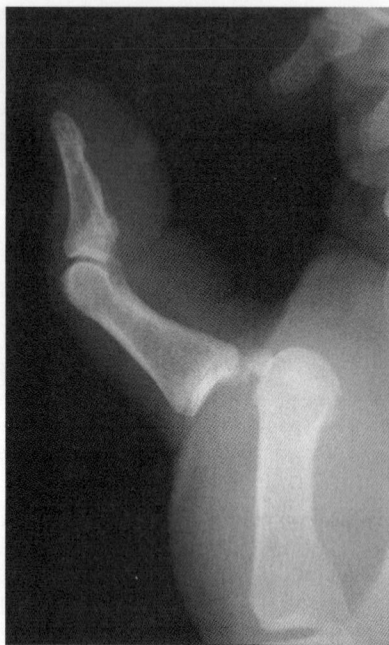

FIGURA 30.63 Tipicamente, a luxação da articulação metacarpofalângica no polegar, como nos demais dedos, ocorre dorsalmente. Observa-se o sesamoide interposto no espaço articular.

instabilidade ligamentar e as consequências de uma fratura intra-articular.[141,144,145] As lesões isoladas de ligamento colateral são mais comuns no aspecto radial do dedo mínimo, seguidas por lesões no dedo indicador. Um diagnóstico diferencial que deve ser levado em consideração em casos de inchaço pós-traumático ao nível da articulação MF é a ruptura das bandas sagitais (o que é confirmado por uma subluxação ulnar visível ou palpável do tendão extensor na zona V), o que exige a proteção em extensão durante 4 semanas. Uma rara variante dessa lesão na articulação MF é uma laceração capsular dorsal (articulação de boxeador) que pode se revelar persistentemente sintomática. Em uma série de 16 pacientes (luxação de tendão extensor em 7), foi informado que o fechamento cirúrgico da laceração observada na cápsula dorsal ou no capuz extensor foi bem-sucedido em todos os casos.[9]

A ruptura completa do ligamento colateral ulnar (LCU) da articulação MF do polegar é lesão comum que, em menor frequência, pode acompanhar uma luxação completa da articulação MF (Fig. 30.63). Com frequência, a palpação da articulação MF em toda a sua circunferência pode localizar a dor no LCU, LCR, placa volar, ou em uma combinação desses locais. Em seguida à injeção articular de um anestésico local, qualquer instabilidade presente poderá ser revelada com a aplicação de um teste de estresse em completa extensão e em 30% de flexão. A flexão da articulação relaxa a placa volar, de modo que apenas o ligamento colateral oporá resistência à força de exame aplicada no plano coronal. Em completa extensão, uma placa volar intacta pode mascarar uma ruptura do ligamento colateral próprio, o que levaria a uma conclusão falso-negativa de estabilidade (Fig. 30.64A). Se a incerteza clínica persistir, também poderão ser realizadas radiografias de estresse (Fig. 30.64B). Ainda não foi atribuído um papel consistente para a RNM no diagnóstico da lesão de Stener (um LCU com ruptura distal, cuja cicatrização fica impedida pela aponeurose dos adutores interposta).[82] Em uma série de 24 pacientes, uma massa sensível e palpável no lado ulnar da articulação MF foi empregada como único critério diagnóstico para a lesão de Stener. Os autores desse estudo fizeram tratamento

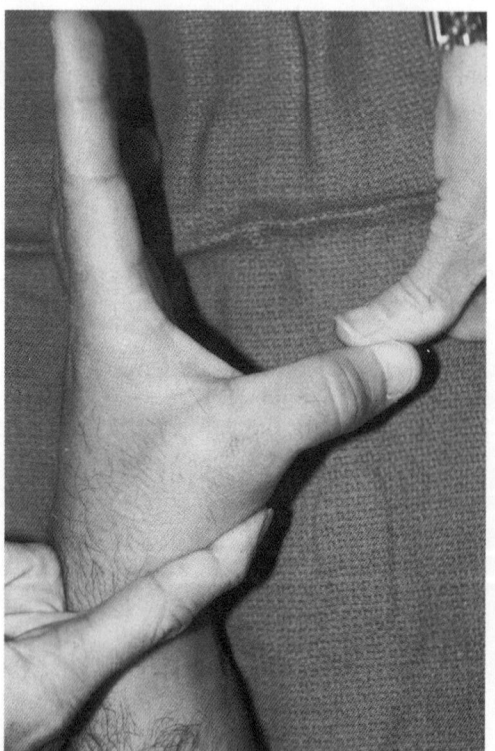
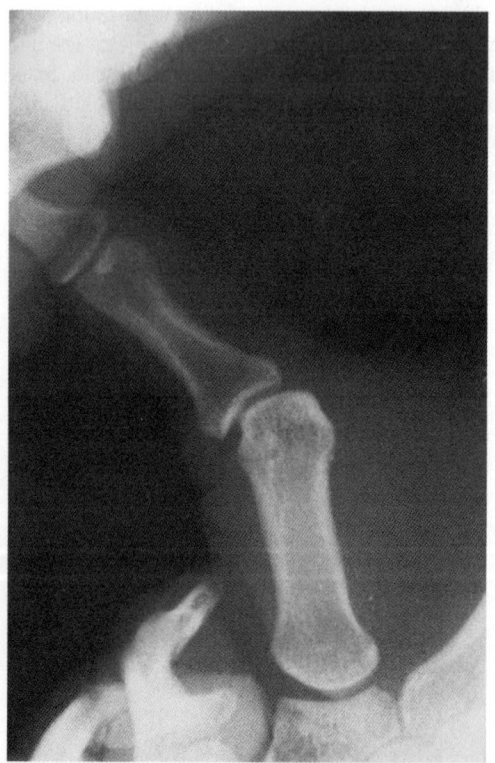

FIGURA 30.64 A: Um teste de estresse clínico do ligamento colateral ulnar em 30° de flexão evita que o cirurgião chegue a uma conclusão falso-negativa quando uma placa volar intacta oculta a instabilidade de uma ruptura completa do ligamento colateral ulnar próprio. **B:** O teste de estresse com radiografia também será válido nos casos de incerteza clínica.

cirúrgico para os pacientes que demonstraram sensibilidade para a lesão, e optaram pelo tratamento conservador para aqueles com insensibilidade, o que resultou em apenas um caso de instabilidade no longo prazo.[1]

ANATOMIA PATOLÓGICA E ANATOMIA APLICADA RELACIONADAS ÀS LUXAÇÕES DA ARTICULAÇÃO METACARPOFALÂNGICA (MF)

A anatomia da articulação MF é similar à mesma caixa em três lados já apresentada anteriormente para a articulação IFP, composta pelos ligamentos colaterais próprios, ligamentos colaterais acessórios, e placa volar. Os ligamentos colaterais próprios radial e ulnar são os estabilizadores primários para o movimento em todos os planos, inclusive distração, translação dorsopalmar, abdução-adução, e supinação-pronação. Os ligamentos colaterais acessórios complementam a estabilidade em adução-abdução. As placas volares estão conectadas entre si pelo ligamento intermetacarpal transverso profundo. Os ligamentos colaterais da articulação MF têm sua origem dorsalmente ao eixo central de rotação da articulação. Essa característica se combina com duas outras (a maior largura da cabeça do metacarpo volarmente, e a maior distância desde o centro de rotação até a superfície articular volar, em comparação com a superfície articular distal) para maximizar a tensão na verdadeira parte colateral do ligamento, quando a articulação se encontra em flexão completa. Em consequência, um teste de tensão, com o objetivo de determinar a presença de instabilidade, deverá ser realizado em flexão completa.

O acesso para a redução aberta de luxações complexas é tópico intensamente controverso. As articulações MF centrais podem ser abordadas tanto dorsal como volarmente. Embora a placa volar seja a estrutura mais comumente observada como causadora do impedimento da redução, também já foram incriminados os tendões flexores, lumbricais, ligamentos intermetacarpais transversos profundos, as junturas tendíneas, e a cápsula dorsal.[132] Em uma série de 10 rupturas ligamentares tratadas por cirurgia, quase todas tinham ocorrido distalmente, com o ligamento ocasionalmente encarcerado entre o tendão intrínseco e a banda sagital, inclusive com 2 rupturas interósseas dorsais ocorridas na inserção falângica.[39]

Além de seu plano primário de flexão e de extensão, a articulação MF do polegar permite um movimento de abdução-adução e pequena quantidade de rotação (pronação com flexão). A amplitude de flexão e de extensão exibe ampla variação natural, o que pode estar ligado ao aplainamento da cabeça metacarpal; isso também pode desempenhar um papel na predisposição para a ocorrência de lesão nos casos de menor movimentação. Em um caso de lesão unilateral de ligamento colateral, a falange tende a subluxar volarmente, em um modo rotatório, girando em torno do ligamento colateral oposto intacto. O LCU pode ter sofrido lesão em dois níveis, que consiste em uma fratura da base ulnar de F1, acompanhada pela ruptura e descolamento do fragmento fraturado.[63] De particular importância é o bordo proximal da aponeurose dos adutores, que forma a base anatômica da lesão de Stener. O coto lacerado do LCU vai repousar sobre a aponeurose; com isso, não tem possibilidade de cicatrização junto à sua inserção anatômica no aspecto volar da base ulnar da falange proximal. Desconhecemos a real incidência da lesão de Stener, em razão dos relatos amplamente díspares. O abdutor curto do polegar também remete fibras para o mecanismo extensor, e o LCR pode ser impedido de alcançar a base de F1 para que possa cicatrizar corretamente, embora no lado radial inexista um padrão preciso do que constitui uma lesão de Stener clássica. Foi observado que lesões do LCR ocorrem na inserção falângica em 13 de 38 casos, e na origem metacarpal em 25 de 38 casos.[31]

OPÇÕES TERAPÊUTICAS PARA LUXAÇÕES DA ARTICULAÇÃO METACARPOFALÂNGICA (MF)

Tratamento conservador – dedos

Em casos de luxações dorsais passíveis de redução e de lesões de ligamento colateral, o tratamento conservador é a escolha mais apropriada. As lesões de ligamento colateral devem ser imobilizadas em flexão parcial (50°) durante 3 semanas e, em seguida, têm início os exercícios ativos de ADM enquanto o dedo fica imobilizado por esparadrapo a um dedo adjacente, para que seja oposta resistência ao estresse de desvio lateral. Mesmo nos casos em que os fragmentos fraturados constituem até 25% da largura da base da falange, a imediata mobilização ativa com o uso de proteção com aplicação de esparadrapo ao dedo adjacente resultou em movimentos e força de preensão normais em seis de sete pacientes com um DASH médio de 3,1.[141] Normalmente as luxações dorsais se revelarão estáveis durante os exercícios ativos de ADM realizados imediatamente. Apenas em casos excepcionais haveria necessidade do uso de uma tala de bloqueio em extensão de aproximadamente 20° durante 2 a 3 semanas. Em se tratando de um paciente com alta demanda, o cirurgião deverá considerar um reparo operatório do LCR da articulação MF do dedo indicador.

Tratamento conservador – polegar

O tratamento conservador é o principal tratamento para as lesões da articulação MF do polegar. Apenas a lesão completa ao LCU com uma lesão de Stener e luxações volares necessitam de tratamento mais agressivo. O tratamento de rotina consiste em quatro semanas de imobilização estática da articulação MF, deixando livre a articulação IF. O tratamento em presença de uma fratura na base ulnar de F1 é tópico mais controverso. Todos os nove pacientes com desvio inferior a 2 mm desse fragmento, tratados de forma conservadora, exibiam dor crônica e uma força de pinçamento igual a 36% do normal. Após o tratamento cirúrgico, a força de pinçamento melhorou para 89% do normal e ocorreu resolução dos sintomas.[42] Por outro lado, 28 pacientes com fraturas da base ulnar, mas com avaliação clinicamente estável para testes de estresse, foram tratados de forma conservadora, o que resultou em forças de preensão e de pinçamento equivalentes às do lado contralateral, e 93% não sentiam dores, apesar de um percentual de 60% de união fibrosa.[149] Rupturas do LCR e luxações dorsais puras podem ser tratadas com sucesso por um período de quatro semanas de imobilização da articulação MF.

Redução aberta – dedos

As luxações volares, luxações dorsais complexas e rupturas de ligamento colateral associadas a grandes fragmentos ósseos devem ser tratadas por redução e reparo abertos (Fig. 30.65). Lesões ao LCR reparadas em segundo tempo trazem o risco de maior incidência de debilidade no pinçamento; por isso, devem ser imediatamente atendidas. Também pode haver necessidade de reparo ou reconstrução aberta com um enxerto livre de tendão em casos crônicos que exibam sintomas persistentes após o tratamento conservador inicial. De 33 pacientes com fraturas por avulsão de ligamento colateral da base da falange proximal da articulação

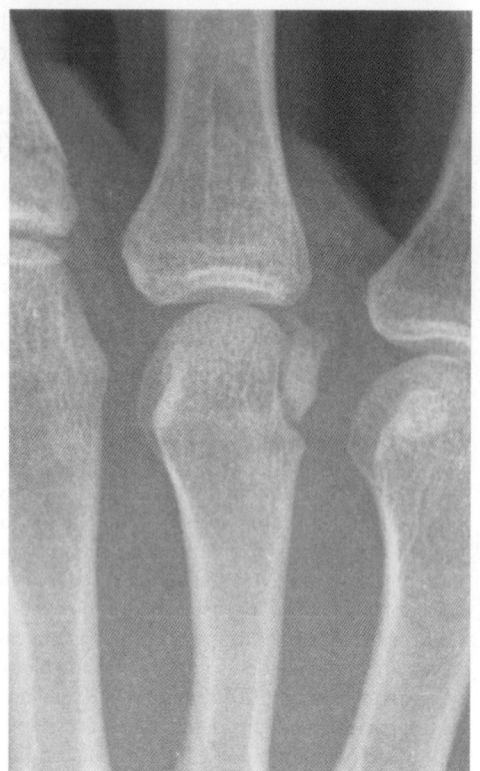 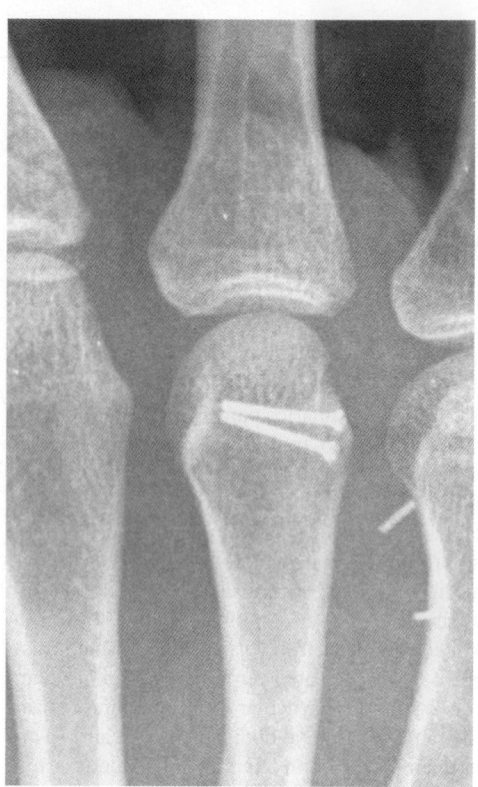

FIGURA 30.65 As lesões de ligamento colateral que (**A**) exibem avulsão de um grande fragmento ósseo na cabeça do metacarpo podem ser estabilizadas por fixação óssea direta (**B**).

MF, os oito que a princípio foram tratados por procedimento conservador evoluíram, sem exceção, para uma pseudartrose sintomática que tornou necessária uma cirurgia subsequente.[144] Em uma série similar de dezenove pacientes com avulsão na cabeça do metacarpo, foram obtidos resultados bem-sucedidos nos onze fragmentos desviados tratados com fixação interna por meio de uma abordagem dorsal, mas três de sete fragmentos inicialmente não desviados evoluíram para uma pseudartrose sintomática, o que tornou necessária uma cirurgia.[145] Nas luxações volares da articulação MF devem ser reparados os ligamentos colaterais e a placa volar, para que não ocorra uma instabilidade tardia. Nesses casos, é aceitável uma abordagem dorsal ou volar, e o cirurgião deverá optar pela abordagem que proporcione acesso à patologia mais importante, com base nos achados pré-operatórios para cada paciente. Dorsalmente, uma incisão longitudinal na linha média proporciona bom acesso para o tratamento de qualquer fratura osteocondral associada. Talvez haja necessidade de dividir longitudinalmente a placa volar, com sua mobilização em torno dos lados da cabeça do metacarpo, para que seja conseguida a redução. A abordagem volar evita a divisão da placa volar, mas traz consigo o risco de lesão aos nervos digitais, que estão suspensos ("em tenda") sobre a deformidade e que se localizam diretamente sob a derme. Escolhida uma abordagem volar, a placa volar poderá ser tracionada para fora da articulação e reduzida sem a necessidade de dividi-la.

A duração da imobilização deve estar diretamente relacionada à avaliação, pelo cirurgião, da instabilidade depois da redução. Embora quase todos os pacientes possam dar imediato início à ADMA, aquelas lesões que demonstrem grau adicional de instabilidade deverão ser imobilizadas em flexão parcial por três semanas. Não importa se simples ou complexas – as luxações devem ser imobilizadas apenas em flexão parcial (50°), de modo a permitir a cicatrização do ligamento, sob estresse apropriado. Transcorridas três semanas, a ADMA continuará até a sexta semana, ocasião em que serão permitidos movimentos passivos completos, inclusive a hiperextensão.

Redução aberta – polegar

Em grande parte, o tratamento cirúrgico das lesões da articulação MF do polegar se limita às rupturas do LCU com uma lesão de Stener e às luxações volares ou irredutíveis da articulação MF. A determinação da presença de uma lesão de Stener no lado ulnar da articulação ainda é uma ciência inexata; por isso, pode-se argumentar em favor do tratamento aberto, como tratamento de escolha para todas as rupturas muito instáveis no lado ulnar. As rupturas puras da substância média ligamentar podem ser reparadas por sutura direta. O local onde costuma ocorrer a ruptura fica distal à inserção falângica, onde será possível usar âncoras ósseas para a reinserção do ligamento. Deve-se evitar um tensionamento excessivo, pois locais de inserção mal posicionados volarmente ou distalmente na falange proximal resultarão em perda de movimento.[12] Em casos de fragmentos decorrentes de avulsão óssea, são várias as opções terapêuticas à disposição do cirurgião: fixação por parafuso, aplicação de fio em banda de tensão, aplicação de fio intraósseo, ou excisão do fragmento com ancoragem do ligamento.

Reconstrução de ligamento

Os casos que se apresentam em segundo tempo com instabilidade residual (depois de ter ocorrido degeneração da substância ligamentar) podem necessitar do uso de métodos reconstrutivos.[54] Vinte e seis pacientes com reconstrução de tendão para o

LCU do polegar, acompanhados durante 4,5 anos, obtiveram ADM equivalente a 85% do normal e uma força de pinçamento igual à do lado oposto com 9,07 kg.[64] Pacientes com lacerações de alto grau do LCR que demonstrem grande instabilidade poderão ser beneficiados com o avanço direto dos tecidos moles e reparo; depois de dez meses de acompanhamento, 38 pacientes obtiveram 92% da força de pinçamento normal e 87% estavam assintomáticos.[31]

Lesões osteocondrais associadas da cabeça do metacarpo ou fratura da base da articulação F1

Uma cuidadosa identificação do aspecto dorsal da cabeça do metacarpo deve identificar qualquer fratura condral ou osteocondral porventura existente. Contamos com três estratégias para tratamento dessas fraturas. Se o fragmento é pequeno e demonstra extrema instabilidade, deverá ser excisado. Se o fragmento possui uma grande base no osso subcondral, poderá ser fixado com um parafuso rebaixado. Se não houver possibilidade de fixação, mas o fragmento puder ser encarcerado com estabilidade em seu leito pela superfície articular oposta congruente, o fragmento poderá ser ainda mais contido por meio de suturas reabsorvíveis finas. Nos casos de lesões de ligamento colateral associadas a fragmentos ósseos, há duas possibilidades. Se o fragmento ósseo for grande e exibir suficiente solidez para que possa receber uma fixação definitiva, o cirurgião poderá optar por uma RAFI, com a aplicação de fio em banda de tensão ou parafuso de tração. Foi relatado que 25 pacientes com lesões por avulsão de ligamento na base de F1 recuperaram a mobilidade completa depois de transcorridas três semanas após a fixação por um único parafuso de tração através de uma abordagem volar.[144] Se o fragmento ósseo for muito pequeno ou se houver intensa cominuição, o osso poderá ser excisado e a extremidade do ligamento reinserida ao leito esponjoso da cabeça do metacarpo ou da base da falange proximal. Esses procedimentos podem ser realizados com uma miniâncora óssea, ou com uma sutura transóssea. Nem sempre haverá necessidade de cirurgia para a obtenção de força de preensão e de pinçamento em casos de fraturas por avulsão da base lateral de F1. Exemplificando, 27 de 30 pacientes tratados por procedimento conservador obtiveram estabilidade clínica, apesar de uma incidência de 25% de pseudartrose radiográfica, mas apenas dezenove dos trinta informaram não sentir dor.[103]

Armadilhas potenciais e medidas preventivas. Hipersensibilidade e formação de pequenos neuromas cutâneos são muitas vezes consideradas elementos "venenosos" da cirurgia da mão. Embora jamais totalmente evitáveis, essas complicações indesejadas podem ser minimizadas com a ajuda de um conhecimento profundo dos padrões de ramificação dos nervos cutâneos e pela meticulosa atenção aos detalhes durante a cirurgia. O nervo digital dorsal, ao longo do lado ulnar da articulação MF do polegar, se encontra em alto risco de sofrer lesão. Por isso, deve ser dorsalmente mobilizado para o procedimento e sempre verificado antes de iniciar uma perfuração. Talvez o maior risco ocorra durante o fechamento da aponeurose dos adutores, ao longo da margem do tendão ELP. É bastante fácil simplesmente capturar o ramo do nervo com uma dessas suturas, caso o cirurgião não visualize com qual sutura passar.

É fácil ocorrer uma contratura na primeira comissura após a imobilização de qualquer lesão na mão e, em especial, quando a lesão estiver localizada nessa comissura. Considerando que a primeira comissura se localiza no nível da articulação MF, todas as forças de posicionamento projetadas para a prevenção de contratura incidem sobre a falange proximal e através da articulação MF. O valor da aplicação de um fio de Kirschner de 1,14 mm na articulação MF do polegar, durante o período de imobilização de quatro semanas em uma tala no polegar, é que a tala pode ser apropriadamente modelada de modo a fazer a abdução desse dedo e evitar a contratura da comissura (Tab. 30.11).

TRATAMENTO PREFERIDO PELO AUTOR (FIG. 30.66)

Uma cuidadosa revisão da literatura publicada em relação às lesões ligamentares das articulações MF dos dedos e do polegar sugere que a avaliação clínica de instabilidade é fundamental no planejamento do tratamento subsequente. A aplicação de uma injeção de anestésico local na articulação MF permite a realização de testes de estresse ligamentar vigorosos, sem que se tenha resistência do paciente e sem causar dor indevida. A realização do teste tanto em extensão como em flexão revela o valor absoluto do desvio, bem como a discrepância, em comparação com o lado não lesionado. A "sensação" no ponto terminal do arco é também um dado informativo significativo. Uma diferença superior a 15° entre

---

TABELA 30.11 Armadilhas potenciais e medidas preventivas – luxações da articulação MF

Armadilha	Prevenção
Conversão de uma luxação simples de articulação MF no aspecto dorsal do dedo em uma lesão complexa	Não fazer tração longitudinal, fazer a redução acentuando a deformidade angular, com deslizamento da base da falange proximal de volta ao seu lugar, por sobre o contorno da cabeça do metacarpal
Lesão ao nervo digital próprio durante a redução aberta de uma luxação complexa de dedo, particularmente do nervo digital radial ao dedo indicador	Uma vez ultrapassada a derme, o cirurgião deve localizar e proteger o nervo, tendo em mente que a anatomia patológica desvia o nervo de sua posição normal
Lesão ao nervo digital dorsal durante o fechamento de uma aponeurose de adutor, após o tratamento de uma lesão de Stener do colateral ulnar do polegar	É preciso visualizar o ramo do nervo digital dorsal durante cada passagem da agulha, para fechamento da aponeurose
Contratura do espaço da primeira comissura depois do reparo de colateral ulnar, ou de reconstrução do polegar	Aplicar o fio de Kirschner na articulação MF para ajudar a força radialmente orientada sobre a falange proximal, o que é necessário para a prevenção da contratura da primeira comissura
Perda permanente dos movimentos na articulação MF do polegar	Garantir um alvo anatômico de fixação para os pontos de reparo e de inserção para o enxerto. Um erro típico é o posicionamento excessivamente dorsal da falange proximal

os lados e um ponto terminal frouxo são indicadores mais robustos de ruptura completa do ligamento, em comparação com o valor do ângulo articular sob estresse. O cirurgião deve avaliar a integridade da placa volar, junto com o surgimento de uma subluxação rotacional. Geralmente, emprega-se uma combinação do grau clínico de instabilidade e da presença de uma lesão de Stener palpável, na escolha do reparo direto do LCU do polegar, LCR do dedo indicador, e de grandes lesões por avulsão óssea. Atualmente, o tratamento de rupturas completas do LCR encontra-se em transição no campo da cirurgia da mão. A subluxação até uma posição de pronação, em decorrência do pivotamento da falange proximal em torno do LCU intacto, fez com que aumentasse o interesse nos reparos diretos mais antigos. Nos casos em que é possível evidenciar uma subluxação rotacional durante o exame, atualmente prefere-se o reparo do LCR. Luxações volares trazem consigo o risco de futura instabilidade, caso tais lesões não sejam cirurgicamente reparadas. Quando o paciente se apresenta tardiamente, depois de ter sofrido uma ruptura completa de ligamento, poucas vezes será possível fazer um reparo direto. Nesses casos, a reconstrução mais simples consistirá em criar um retalho de base proximal do ligamento retraído, fazendo-o retornar à inserção anatômica na base volar da falange proximal. Nem sempre esse tecido se encontra em quantidade suficiente. Quando for esse o caso, pode-se recorrer a um enxerto livre de tendão (plantar ou palmar longo) que será aplicado através de orifícios perfurados com vistas à reconstrução do ligamento. Com uma reabilitação apropriada, esses pacientes ainda poderão obter uma mobilidade praticamente normal.

Redução aberta das luxações da articulação MF dos dedos

Os dedos mais externos – isto é, o indicador e o mínimo – podem ser facilmente abordados por meio de uma incisão medioaxial que oferece todas as vantagens propostas tanto para a abordagem volar como para a abordagem dorsal. Lesões de cartilagem na cabeça do metacarpo podem ser satisfatoriamente visualizadas, os nervos digitais são facilmente protegidos e a placa volar pode ser conduzida de volta para a sua posição correta. Em casos que envolvem os dedos médio e anular, é preferível fazer uma incisão transversal dorsal no nível da parte distal da cabeça do metacarpo. Esse nível pode ser detectado, de maneira confiável, no ápice dorsal da forma de V inclinado representado na comissura. Não há necessidade de dividir as bandas sagitais; em vez disso, essas estruturas podem ser distalmente afastadas, para que o cirurgião tenha acesso à articulação. A placa volar pode ser reduzida sem que se faça a sua divisão, por meio de uma combinação de flexão do punho (para relaxamento dos tendões flexores extrínsecos) e de hiperextensão da articulação MF. Em seguida, um elevador de Freer direcionará a placa volar até a superfície distal da cabeça do metacarpo, antes que seja feita uma tentativa de redução da própria articulação. Para o LCR do dedo indicador, o cirurgião poderá usar uma ancora óssea absorvível de 1,3 mm para o reparo de rupturas insercionais e uma sutura monofilamentar absorvível 4-0 para as rupturas da substância média. Não há necessidade da aplicação de fios de Kirschner na articulação dos dedos, pois a fixação por esparadrapo ao dedo adjacente proporciona uma contenção suficiente para um desvio excessivo do plano coronal, para proteção da cicatrização do reparo. A exceção a essa regra é aquela rara luxação volar causada por mecanismo de alta energia, tão instável a ponto de necessitar de três semanas de fixação transarticular por fios de Kirschner.

Reparo de ligamento colateral da articulação MF do polegar

A técnica operatória consiste em acesso de chevron sobre o aspecto ulnar da articulação MF, o que garante uma adequada exposição volar na base da falange proximal. É preciso tomar o cuidado com os ramos superficiais do nervo radial, para que seja evitada a formação de neuromas. Em geral, observa-se um grande ramo que avança através do campo cirúrgico e que pode ser mobilizado mais adequadamente na direção dorsal. O cirurgião faz uma incisão na aponeurose dos adutores, em um ponto imediatamente ulnar ao tendão do ELP e deixa uma bainha para o reparo. O rebatimento dessa camada revela a cápsula articular e o ligamento colateral lacerado. Embora já tenham sido descritos todos os padrões de ruptura, o mais frequente é aquele da avulsão distal da base da falange proximal. Com frequência nota-se um rasgo transversal na cápsula dorsal, além de evi-

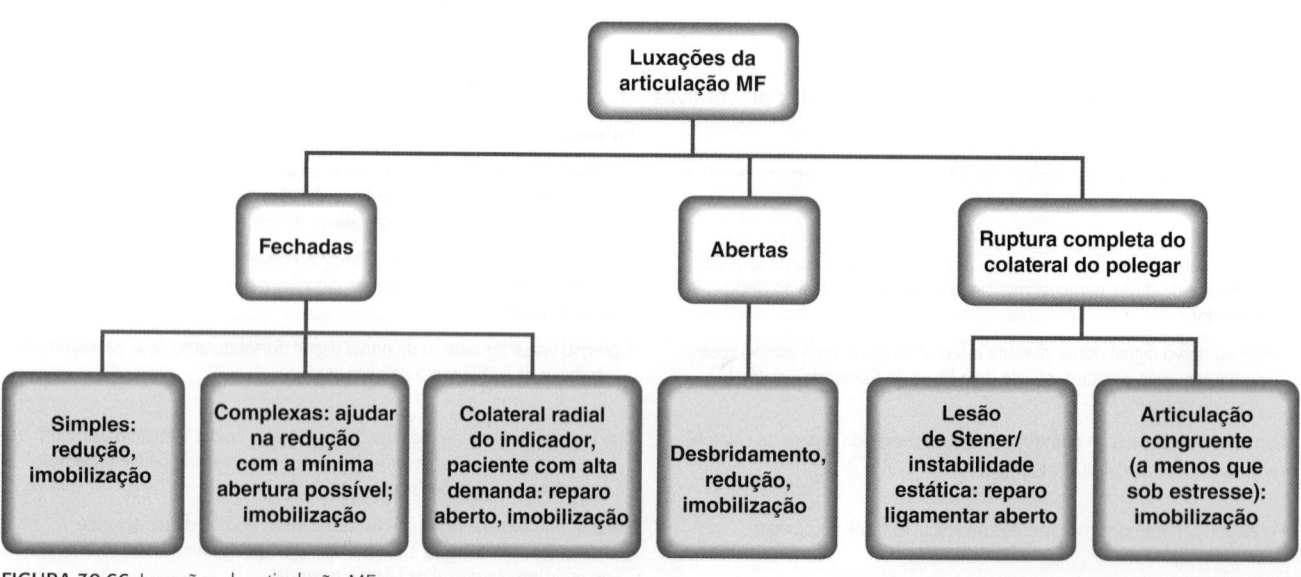

FIGURA 30.66 Luxações da articulação MF.

dências de lesão à placa volar. O reparo direto será mais fácil se for empregada uma âncora óssea absorvível de 1,3 mm aplicada no local da real inserção no tubérculo lateral volar, com o objetivo de restaurar a anatomia normal e de reduzir a subluxação rotacional da articulação; além disso, ele pode envolver a aplicação de uma sutura através da margem da placa volar com o intuito de recriar o "canto crítico." A articulação deve receber um fio de Kirschner de 1,14 mm antes da ligação das suturas da âncora, para que não ocorra um acidental desvio radial e a ruptura prematura do reparo durante as quatro primeiras semanas pós-operatório. Um grande fragmento ósseo que contenha o ponto de inserção do ligamento poderá ser estabilizado com um ou dois parafusos de tração (Fig. 30.67). A articulação IF deve ser deixada livre para mobilização durante todo o processo. Os movimentos na articulação MF poderão ter início de forma protegida depois de transcorridas quatro semanas da remoção do fio de Kirschner; e depois de cerca de seis semanas, os movimentos poderão ser realizados de maneira desprotegida. As atividades vigorosas de pinçamento que tencionam o ligamento no plano coronal do polegar deverão ser evitadas por até três meses após o reparo.

Reconstrução do LCU do polegar com enxerto livre de tendão

A abordagem à base ulnar do polegar é a mesma utilizada para um reparo simples. Os locais anatômicos corretos da origem do ligamento na cabeça do metacarpo e da inserção na base da falange devem ser facilmente identificáveis, por apresentarem remanescentes das fibras do ligamento original. O cirurgião deve construir túneis com uma broca apropriada a partir de cada um desses pontos, com direção oblíqua em afastamento da articulação; para tanto, será empregada uma broca de 3 mm. O enxerto livre de tendão pode ser coletado por métodos convencionais, tanto do palmar longo (dentro do campo cirúrgico) como do plantar (uma adequação mais apropriada em termos de tamanho). O tendão deve ser passado através de cada um dos orifícios perfurados, tensionado e fixado com parafusos de interferência de 3 mm (Tab. 30.12).

INTRODUÇÃO ÀS FRATURAS DO METACARPO

Os padrões de fratura podem ser divididos naqueles da cabeça, colo e diáfise do metacarpo. As fraturas intra-articulares da base do metacarpo serão estudadas na seção a seguir, sobre fraturas-luxações da articulação CMC. As fraturas da cabeça do metacarpo se apresentam com uma série de padrões, que necessitam de diferentes estratégias terapêuticas para restaurar uma superfície articular suavemente congruente. Característicamente, as fraturas transversais do colo e da diáfise do metacarpo demonstrarão uma angulação com ápice dorsal. O cirurgião deverá ter em mente o ângulo normal entre o colo anatômico e a diáfise, de 15°, ao avaliar o grau de angulação em fraturas subcapitais. A avaliação radiográfica da angulação com ápice dorsal exibe grande variabilidade interobservadores e intraobservadores.[107] Pseudogarra é um termo empregado na

TABELA 30.12 Etapas cirúrgicas – reconstrução do LCU do polegar com enxerto livre de tendão

Abordagem ulnar medioaxial, fora da comissura, com proteção do nervo digital dorsal
Eliminar cicatrizes antigas e fibras de ligamentos rompidos dos pontos anatômicos de inserção do LCU
Construir túneis de 3 mm desde o ponto de inserção até a cortical radial
Mobilizar o enxerto livre de tendão (palmar, ou outro adequado) pelo túnel com a ajuda de uma sutura de tração montada em agulha reta de Keith
Fixar o enxerto no local com um parafuso de interferência de 3 mm, tracionar para testar a fixação
Repetir a inserção do enxerto livre no outro túnel, tensionar o enxerto e fixar com parafuso de interferência
Verificar o estresse no enxerto e ajustar a fixação (se houver necessidade); verificar a amplitude de movimento
Inspecionar o ramo do nervo dorsal, fechar a ferida com monofilamento absorvível, fazer o curativo e imobilizar

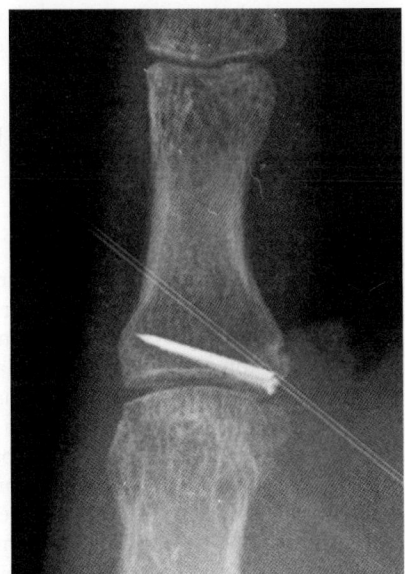 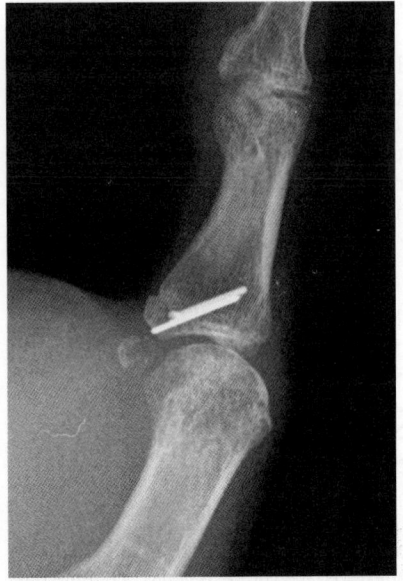

FIGURA 30.67 Quando um fragmento ósseo substancial acompanha uma lesão ao ligamento colateral ulnar da articulação MF, a compressão por parafuso de tração proporciona excelente estabilidade mediante a consolidação óssea direta, desde que não tenha ocorrido uma lesão em vários níveis do ligamento que separe essa estrutura e o fragmento ósseo.

descrição de um desequilíbrio dinâmico que se manifesta na forma de uma deformidade em hiperextensão da articulação MF e de uma deformidade em flexão da articulação IFP (Fig. 30.68). Isso ocorre como uma resposta compensatória à angulação com ápice dorsal de fraturas metacarpais (habitualmente no colo) e representa uma indicação clínica para a correção da angulação da fratura. Fraturas oblíquas e em espiral tendem a encurtar e fazer rotação, e não a angular (Fig. 30.69). Como em todas as fraturas da mão, a avaliação da rotação permanece como uma das avaliações mais críticas, para que se possa evitar uma consolidação viciosa funcionalmente incapacitante. Dez graus de má rotação (que traz o risco de até 2 cm de superposição na ponta do dedo) deve representar o limite superior tolerável. O problema da superposição das sombras ósseas levou à formulação de diversas incidências radiográficas especiais (Fig. 30.70). As incidências de Brewerton e Mehara podem revelar fraturas nas bases metacarpais que, em outras projeções, ficariam ocultas. A incidência oblíqua reversa possibilita uma estimativa mais acurada da angulação no colo do segundo metacarpo. A incidência em "linha do horizonte" pode demonstrar fraturas por impactação vertical da cabeça do metacarpo, não apreciáveis em qualquer outra projeção.

ANATOMIA PATOLÓGICA E APLICADA EM RELAÇÃO ÀS FRATURAS DO METACARPO

No esqueleto, os metacarpos são os elementos fundamentais a participar na formação dos três arcos da mão. Há dois arcos transversais que existem nos níveis das articulações CMC e MF. Os próprios metacarpos exibem um arqueamento longitudinal com uma superfície dorsal razoavelmente convexa. A geometria intramedular exibe grande variação, mas com uma cortical volar consistentemente 20% mais espessa. O acesso cirúrgico aos metacarpos é facilmente conseguido por meio de incisões aplicadas sobre os sulcos intermetacarpais e distalmente encurvadas para evitar a invasão das comissuras interdigitais.

Os metacarpos são mantidos em firme ligação entre si por robustos ligamentos interósseos em suas bases, e pelos ligamentos intermetacarpais transversais profundos distalmente. Essas conexões ajudam a manter os arcos transversais da mão, mas pode ocorrer achatamento nos casos de múltiplas fraturas metacarpais, ou de lesões por esmagamento. O encurtamento de uma fratura de metacarpo individual se limita a esses mesmos ligamentos (mais efetivamente para os metacarpais centrais do que para os das margens da mão). Para cada 2 mm de encurtamento metacarpal, pode-se esperar por 7° de *lag* extensor.[157] Um dos pontos mais frágeis do metacarpo é o aspecto volar do colo, onde frequentemente encontramos co-

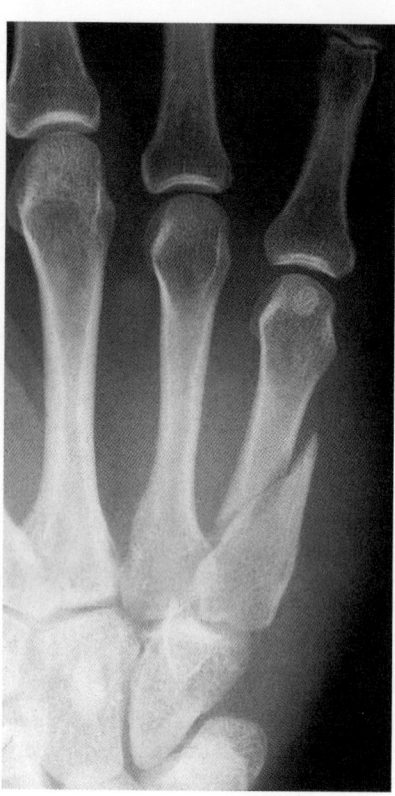

FIGURA 30.69 As fraturas oblíquas longas e em espiral da diáfise do metacarpo tendem mais para o encurtamento e a rotação, em comparação com a angulação.

minuição. No plano sagital, as forças deformantes primárias são os músculos intrínsecos; que podem ser contrapostos por meio da flexão da articulação MF, um componente importante da manobra de redução para as fraturas metacarpais. A correção da angulação com ápice dorsal e controle rotacional são conseguidos indiretamente, pela preensão do dedo com o objetivo de exercer controle sobre o fragmento metacarpal distal. A flexão da articulação IFP para a redução – procedimento recomendado há muito tempo – é manobra desnecessária que, na verdade, complica o processo de redução, por tensionar os intrínsecos.

OPÇÕES TERAPÊUTICAS PARA AS FRATURAS METACARPAIS

Tratamento conservador

Muitas fraturas do colo do metacarpo e da diáfise podem ser tratadas por procedimento conservador. Em um estudo, 27 fraturas metacarpais do dedo mínimo com uma angulação inicial de 40° foram reduzidas e tratadas em um aparelho gessado curto na mão durante quatro semanas; nesse grupo, apenas três pacientes perderam a redução em mais de 15°.[36] Fraturas intra-articulares da cabeça e da base também podem ser tratadas por procedimento conservador, desde que o plano da fratura esteja estável e exiba mínimo desvio. Fraturas metacarpais com rotação ou encurtamento significativo não podem ser efetivamente controladas por meios inteiramente conservadores. No entanto, foi demonstrado que o encurtamento e o *lag* extensor iniciais melhoram com o passar do tempo; depois de transcorrido um ano, 42 pacientes com esses tipos de fratura

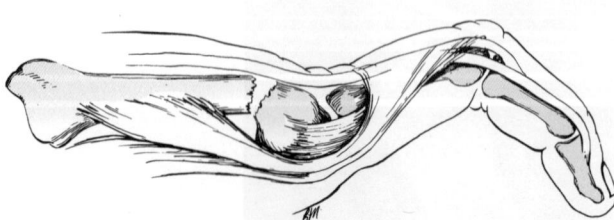

FIGURA 30.68 Pseudogarra é um desequilíbrio da hiperextensão da articulação MF e da flexão da articulação IFP compensatórias ocorrente durante a tentativa de extensão do dedo, proporcionalmente ao grau de angulação com ápice dorsal no local da fratura do metacarpo; esse quadro representa indicação para cirurgia.

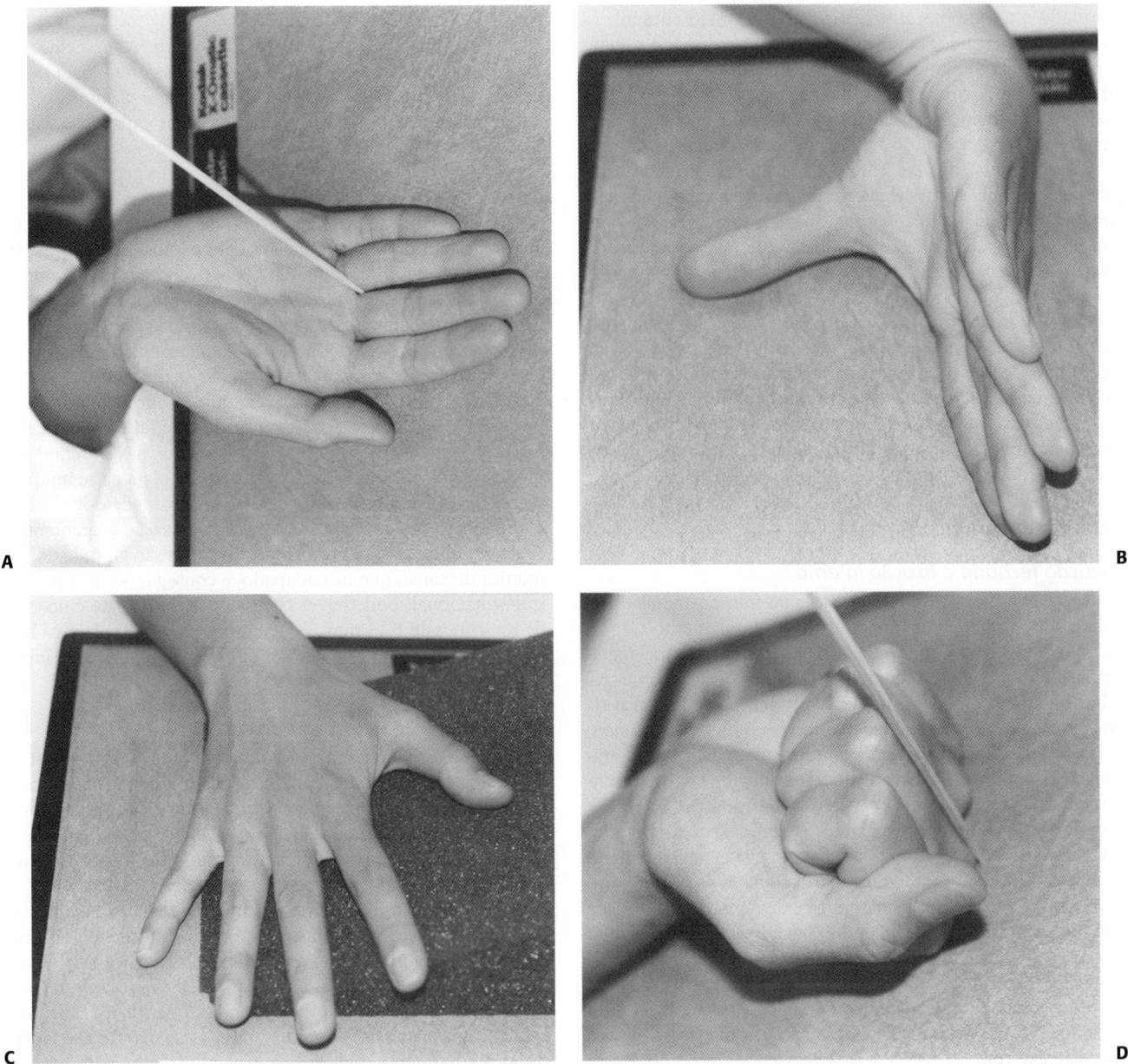

FIGURA 30.70 O uso de incidências radiográficas especiais poderá ajudar na definição dos padrões lesionais no metacarpo, por exemplo, **(A)** a projeção de Brewerton das bases metacarpais, **(B)** a projeção de Mehara para as relações CMC do dedo indicador, **(C)** a projeção oblíqua reversa para a angulação no colo do metacarpo do dedo indicador, e **(D)** a projeção "da linha do horizonte" para fraturas com impactação vertical da cabeça do metacarpo.

tinham obtido 94% da força de preensão contralateral.[7] Uma tala aplicada externamente exerce controle indireto (mas não direto) sobre a posição da fratura mediante o posicionamento e redução das forças deformantes miotendíneas. O uso de uma tala será capaz de preservar a posição de uma fratura que esteja intrinsecamente estável, mas esse dispositivo não é capaz de reduzir e manter uma posição instável. Basicamente, a estabilidade de uma fratura de metacarpo é determinada pelas estruturas adjacentes (periósteo, metacarpos adjacentes, ligamento intermetacarpal transversal profundo, e ligamentos interósseos proximais), bem como pelos graus de desvio e cominuição iniciais. A imobilização deve ser orientada para o controle da dor e para a neutralização de forças deformantes. O contato com a superfície deve ser o mais amplo possível, com uso de um volume apropriado de algodão para proteção.

A tala poderá ser descontinuada tão logo o paciente possa executar confortavelmente exercícios de ADM com a mão, e não depois de três semanas. Os movimentos da articulação IF poderão ter início imediatamente após a lesão. A aplicação de uma tala dorsal na posição de extensão completa da articulação MF atende satisfatoriamente às necessidades do paciente, mas talvez seja uma solução que excederá o que se faz preciso. Alguns autores defenderam a mobilização funcional para fraturas metacarpais absolutamente sem uso de imobilização.[16] Em comparação com o simples uso da imobilização do dedo lesionado por esparadrapo a um dedo adjacente em 73 pacientes, uma órtese metacarpal moldada para fraturas do colo do metacarpo do dedo mínimo com menos de 40° de angulação obteve resultados clínicos similares, com menos dor.[72] A definição dos limites aceitáveis de deformidade para cada local lesionado é tópico bastante controverso. Funcionalmente, a ocorrência de pseudogarra é inaceitável. Além disso, o paciente pode ser incomodado por uma saliência dorsal no local fraturado, ou um desvio da cabeça do metacarpo em relação à sua posição dorsalmente visível em direção à palma. Apenas raramente o desvio em direção à palma da mão acarretará um problema funcional. Cada paciente pode ter um grau diferente de deformidade que estará disposto a tolerar. Ainda não ficou claramente estabelecida uma correlação entre deformidade e sintomas. Graus maiores de angulação são toleráveis em fraturas do colo em comparação com fraturas da diáfise. Uma angulação maior é tolerável nos metacarpais dos dedos anular e mínimo em relação aos metacarpais dos dedos indicador e médio, em decorrência da maior mobilidade das articulações CMC no lado ulnar. Ocorre uma queda biomecanicamente significativa na eficiência do tendão flexor, em razão do afrouxamento nos músculos flexor do dedo mínimo e terceiro volar interósseo em casos com angulações superiores a 30° no colo do quinto metacarpo, o local de maior angulação permissível.[4,14]

Tratamento cirúrgico

Redução fechada e fixação interna

RFFI é o princípio do tratamento para fraturas metacarpais isoladas que não atendam aos critérios para tratamento conservador (Fig. 30.71). Vinte e cinco pacientes com fraturas metacarpais do dedo mínimo foram beneficiados com excelentes resultados funcionais depois da estabilização com três fios de Kirschner aplicados transversalmente; não houve encurtamento, angulação apreciável, nem complicações.[61] Uma comparação entre a aplicação transversal e intramedular de fios de Kirschner em 59 pacientes não conseguiu demonstrar qualquer diferença nos resultados; em ambos os grupos, não foram anotadas complicações.[183] RFFI pode ser empregada tanto para fraturas extra-articulares como intra-articulares, desde que a fratura permita uma redução anatômica e demonstre estabilidade durante o estresse dos movimentos com a fixação exclusiva por fios de Kirschner. RFFI é o tratamento mínimo necessário para as fraturas da base do metacarpo que não possam ser mantidas em redução por procedimento conservador (Fig. 30.72). Outra opção de redução fechada em combinação com estabilização é a fixação externa.[115]

Fixação intramedular

As estratégias de fixação intramedular se prestam melhor aos padrões de fraturas transversais e oblíquas curtas; para tanto, usa-se apenas um pino de grande diâmetro, por exemplo, o pino de Steinmann, um dispositivo intramedular expansível, vários fios de Kirschner pré-encurvados, ou dispositivos especialmente confeccionados inseridos na base do metacarpo, projetados para a obtenção de fixação intramedular em três pontos (Fig. 30.73).[10,125] Pode-se inserir um pino de Steinmann por técnica aberta através do local da fratura com os dois fragmentos impactados ao redor do implante. O controle rotacional é obtido pelo engate dos fragmentos fraturados, e a mobilização poderá ter início imediatamente. A estratégia do uso de vários fios de Kirschner pré-encurvados aplicados em feixe merece uma aceitação mais ampla, em comparação com as duas outras estratégias, talvez graças à técnica fechada que é utilizada para sua introdução.[110] Os fios são pré-encurvados, de tal modo que seja obtido o contato em três pontos dorsalmente, nas extremidades proximal e distal do metacarpo, e volarmente na parte intermediária da diáfise. Esse arco se opõe à convexidade dorsal natural do metacarpo e constitui a base para a fixação aparentemente segura obtida com essa técnica. Os pinos são empilhados no interior do canal, que fica ocupado, e consegue-se melhor controle rotacional; pode haver necessidade de três até cinco fios de Kirschner de 1,14 mm. Também pode ser utilizada uma haste intramedular bloqueada em casos especiais, como os ferimentos por arma de fogo.[10]

Redução aberta e fixação interna

A RAFI é o tratamento de escolha para fraturas intra-articulares que não possam ser reduzidas e mantidas por procedimento fechado. A fixação interna também deve ser utilizada em casos de pacientes polifraturados, sem estabilidade inerente e para fraturas expostas, especialmente quando essas lesões estão associadas a rupturas de tendão.[59,150] A fixação interna pode ser conseguida pela aplicação de fios intraósseos, fios compostos, pelo uso exclusivo de parafusos, ou com parafusos e placas (Fig. 30.74). Tradicionalmente, as técnicas de aplicação de fios se mostravam mais vantajosas em comparação com a aplicação de placa e parafusos em termos de facilidade técnica e de disponibilidade dos materiais. Contudo, com os sistemas de placas modulares atualmente disponíveis especificamente para uso nas

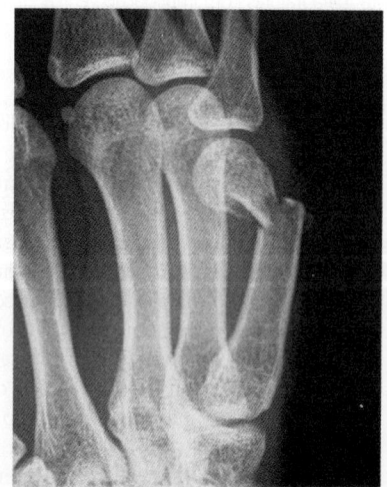
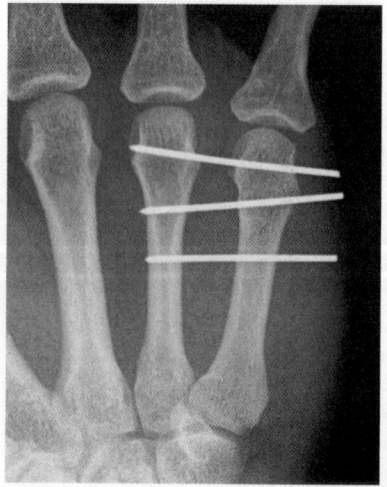

FIGURA 30.71 A redução fechada e fixação interna é opção efetiva para as fraturas do colo metacarpal, apesar do tamanho menor do fragmento da cabeça e da necessidade de obter a separação dos dois fios que atravessam o osso, para controlar a rotação do fragmento no plano sagital.

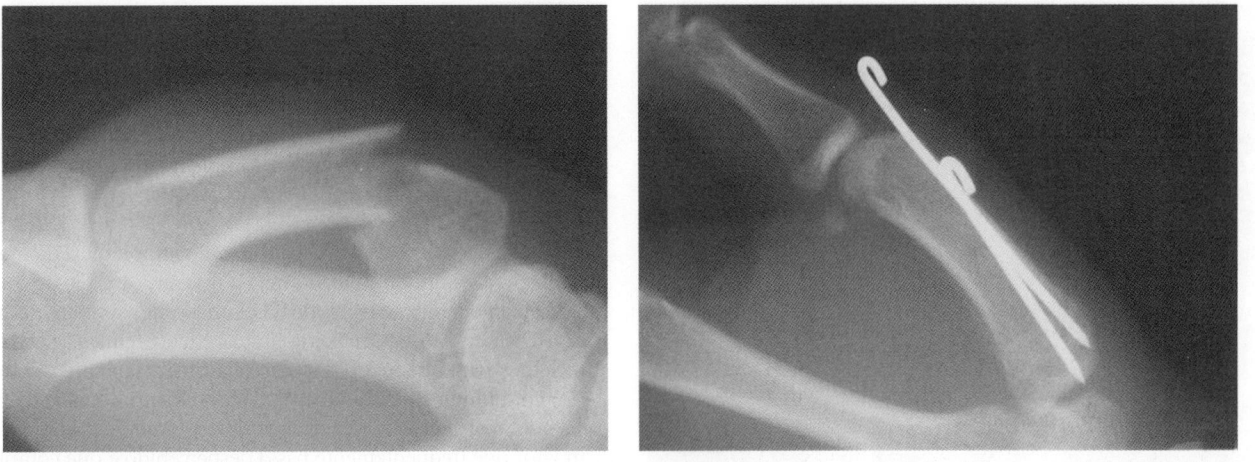

FIGURA 30.72 Fraturas extra-articulares do metacarpo do polegar (**A**) podem ser tratadas efetivamente (**B**) pela aplicação retrógrada de um fio através da fratura e até o fragmento da base.

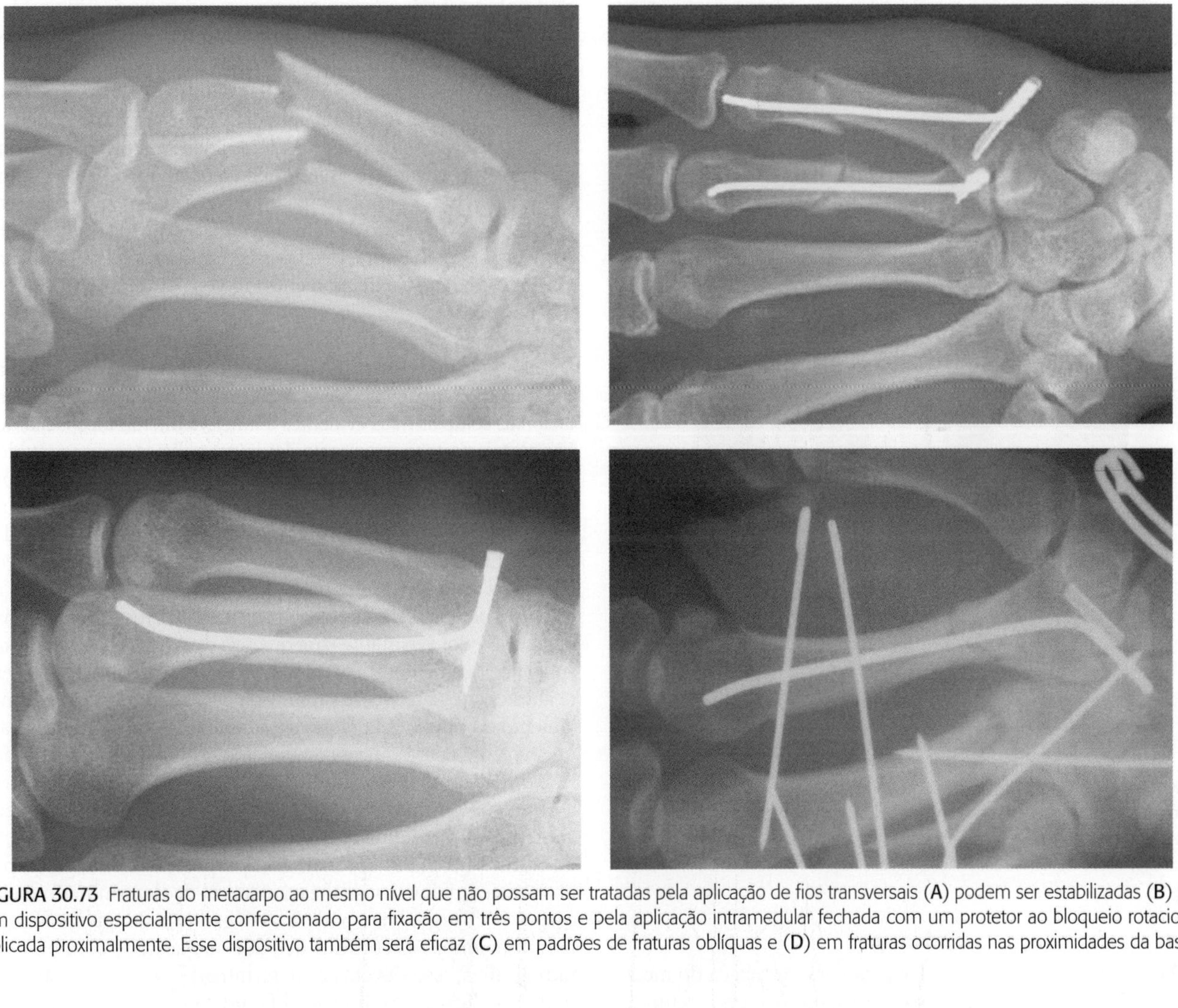

FIGURA 30.73 Fraturas do metacarpo ao mesmo nível que não possam ser tratadas pela aplicação de fios transversais (**A**) podem ser estabilizadas (**B**) por um dispositivo especialmente confeccionado para fixação em três pontos e pela aplicação intramedular fechada com um protetor ao bloqueio rotacional aplicada proximalmente. Esse dispositivo também será eficaz (**C**) em padrões de fraturas oblíquas e (**D**) em fraturas ocorridas nas proximidades da base.

cirurgias da mão, pode-se obter uma fixação com perfil mais baixo e maior rigidez (Fig. 30.75).[121] A consideração mais importante, no caso, é que o cirurgião deverá escolher o método de fixação interna com o qual ele se sinta mais à vontade, lembrando-se de que mesmo a fixação com placa pode levar ao insucesso.[40] Um estudo não randomizado de 52 pacientes não chegou a diferenças estatisticamente significativas nos resultados funcionais entre pacientes com aplicação de haste intramedular e placa e parafusos em casos de fratura metacarpal extra-articular.[130] Ao contrário dos pacientes tratados com placa e parafusos, a redução se desfez em 5 de 38 pacientes tratados com haste intramedular, o grupo apresentou penetração intramedular na articulação MF e, além disso, precisou de maior número de cirurgias secundárias para remoção de implante.

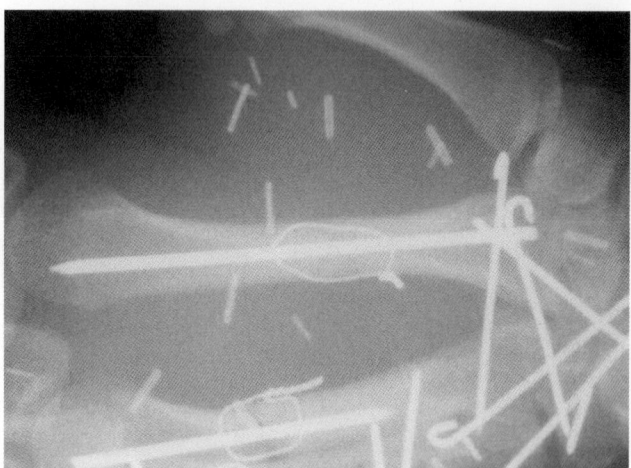

FIGURA 30.74 Quando apenas o controle rotacional não é suficiente para a fixação intramedular, usa-se uma composição de fios que também aumenta a força compressiva através do local fraturado.

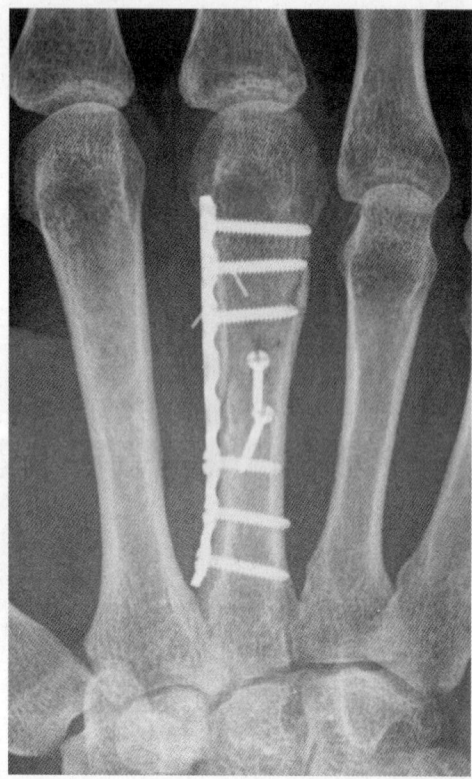

FIGURA 30.75 Há indicação para o uso de placas em casos de fraturas cominutivas que não apresentem estabilidade inerente, e em fraturas expostas que apresentem também lesão aos tecidos moles e necessitem imediatamente de uma reabilitação agressiva.

Fraturas da cabeça do metacarpo

Em casos de fraturas articulares parciais da cabeça do metacarpo, a fixação exclusivamente por parafusos é o tratamento de escolha, através do qual podem ser obtidos até 79° de ADM.[163] Se ocorrer um encaixe suficiente das espículas ósseas, o uso exclusivo de um parafuso rebaixado de 1,2 a 1,5 mm poderá controlar a rotação do fragmento. Se esse encaixe não for efetivo, será preferível usar dois parafusos, mesmo que isso signifique a diminuição do diâmetro dos parafusos, para que os dois implantes possam ser acomodados no fragmento, sem causar cominuição (Fig. 30.76). Em casos de fraturas articulares completas da cabeça, costumava-se usar uma placa-lâmina. As placas bloqueadas modulares de pequeno tamanho para uso na mão, atualmente disponíveis, permitem o apoio em ângulo fixo de fraturas periarticulares cominutivas, com a possibilidade de, primeiramente, modelar a placa; além de evitar a complexidade associada à inserção da placa-lâmina (Fig. 30.77).

Cuidados pós-operatórios. Deve-se considerar a importância da mobilização precoce em proporção direta à magnitude da lesão ou ao procedimento cirúrgico realizado.[117] Os modernos sistemas de aplicação de placas toleram cargas aplicadas em espécimes de cadáver suficientes para que seja possível iniciar imediatamente a reabilitação com movimentação ativa.[148] Quanto maior a lesão tecidual presente, mais agressivo deverá ser o programa de mobilização. Um fator que frequentemente passa despercebido e que complica enormemente o progresso no tratamento é o controle do edema. Curativos de compressão externa aplicados à zona lesionada com faixas elásticas coesivas funcionam de modo a minimizar a presença de edema desde o início. Nos casos em que houve necessidade de uma fixação interna, o cirurgião deverá prever a ocorrência de um *lag* extensor na articulação MF. Além disso, deverá dar especial atenção ao deslizamento do tendão extensor na zona VI, para suplantar um *lag* em desenvolvimento. A rápida ativação do tendão tem obtido sucesso no rompimento de aderências livres em formação entre o peritendão e os tecidos ao redor (Fig. 30.78).[75] Os pacientes devem ter permissão para usar a mão em atividades leves durante todo o período de convalescença. As atividades de leve resistência poderão ter início depois de transcorridas seis semanas. Os padrões de uso extremamente vigoroso deverão ser postergados por três meses.

Armadilhas potenciais e medidas preventivas. O metacarpo é o osso mais proximal no raio digital. Nessa região, as consolidações viciosas rotacionais serão as mais evidentes e funcionalmente incapacitantes. Em grande parte, o tratamento das fraturas metacarpais tem tudo a ver com a garantia de uma rotação correta. Certamente, o comprimento e a angulação não devem ser esquecidos. A avaliação da rotação, tanto no pré-operatório como durante a cirurgia, merece discussão. Em ambos os casos, o examinador não deve tocar o dedo durante a avaliação. Antes da cirurgia, talvez haja necessidade de fazer um bloqueio anestésico no paciente desperto, com o objetivo de aliviar a dor o bastante para que seja capaz de fazer uma flexão suficiente que demonstre o quadro rotacional do dedo. No paciente anestesiado, a tenodese promovida pela amplitude total de movimento do punho gera flexão e extensão do dedo suficientes para que o médico possa julgar com precisão o alinhamento rotacional.

Ao realizar a aplicação de fios transversais em metacarpos, a obtenção de imagens durante a cirurgia demonstrará efetivamente a profundidade de penetração dos fios e a orientação da fratura no plano coronal. A superposição dos metacarpos obscurece qualquer visualização lateral de determinado metacarpo. O cirurgião não poderá ter a garantia de que os fios penetraram ambas as corticais dos dois metacarpos com base em radiografias; isso deverá ser determinado pela "sensação" durante a aplicação. Se houver dificuldade na obtenção de uma redução fechada, ou se for observada uma tendência para o deslizamento durante a introdução dos fios, não devemos converter o caso para uma redução aberta completa. Um pequeno instrumento, por exemplo, uma haste fina ou microelevador, poderá ser aplicado percutaneamente no local da fratura, com o objetivo de controlar diretamente a redução, enquanto o cirurgião prossegue com a introdução do fio (não mais por

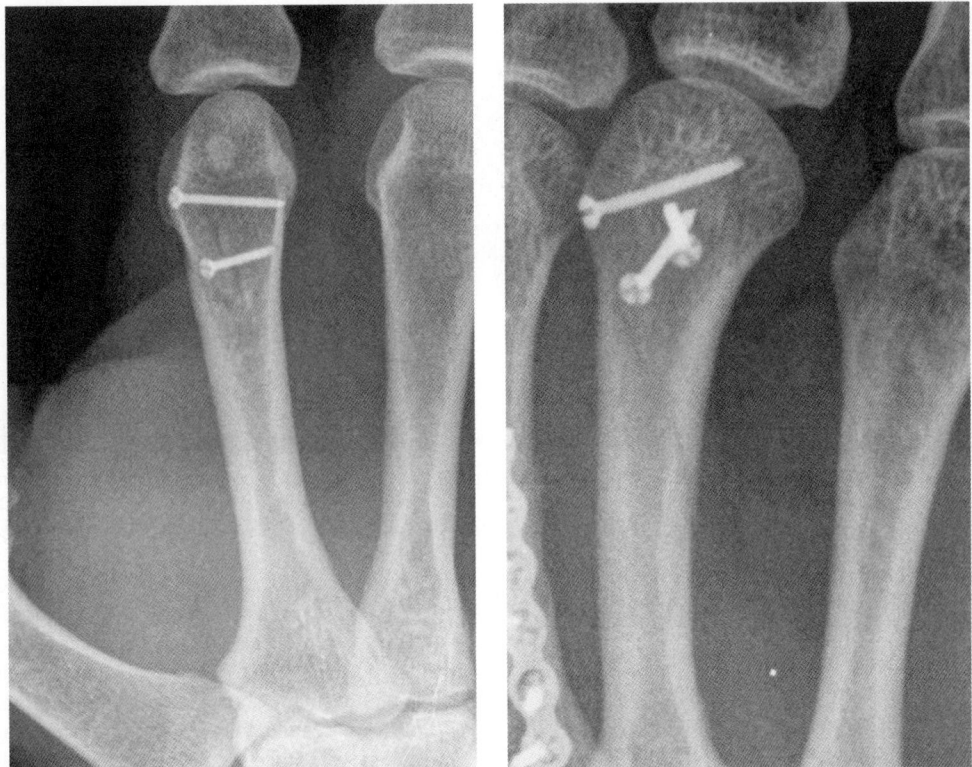

FIGURA 30.76 As fraturas de cabeça metacarpal que apresentem apenas poucos fragmentos serão estabilizadas mais apropriadamente com pequenos parafusos de tração embutidos.

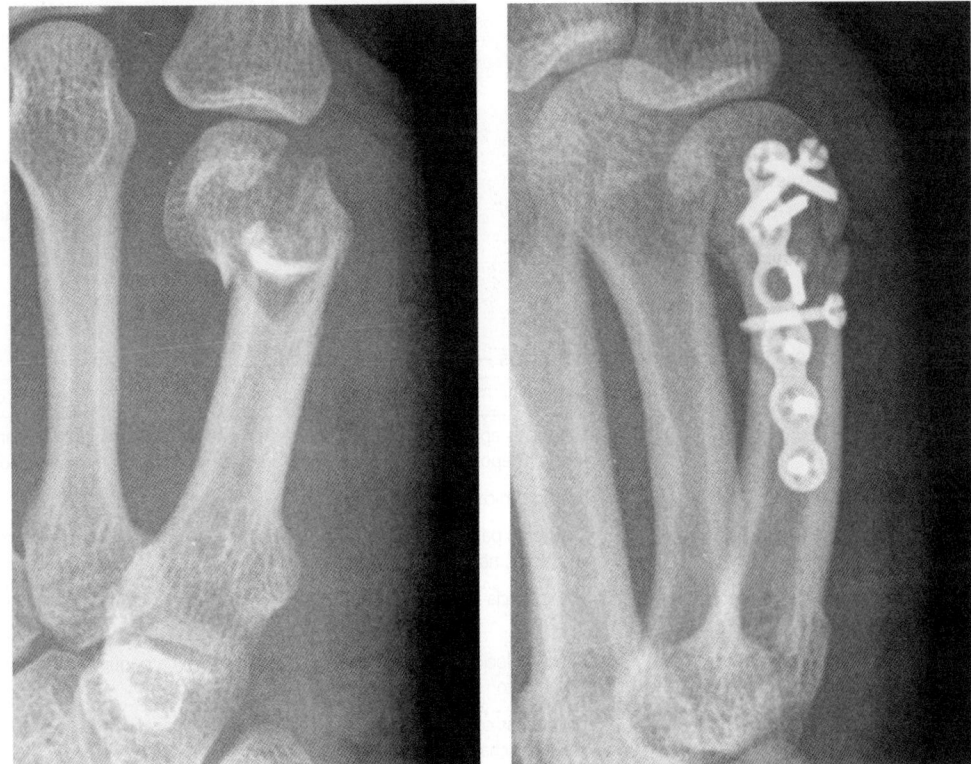

FIGURA 30.77 Fraturas de cabeça metacarpal com (**A**) alto grau de cominuição e inerente instabilidade talvez devam ser tratadas (**B**) com estabilização por placa, para evitar o colapso.

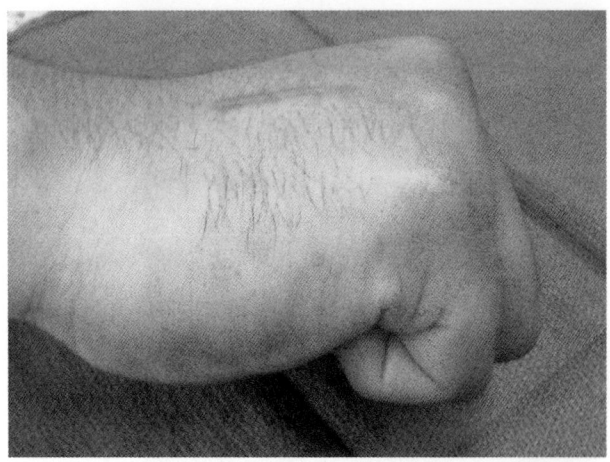 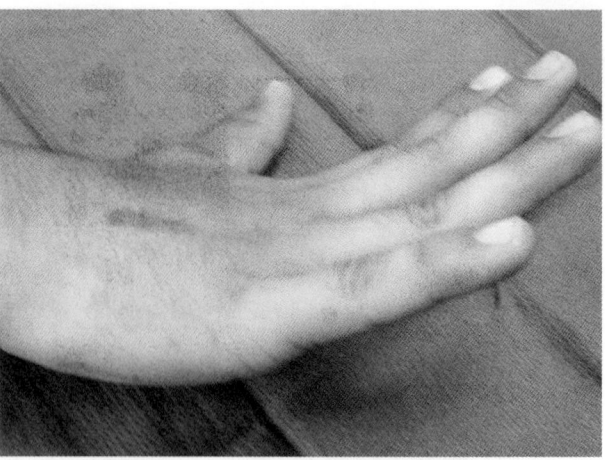

FIGURA 30.78 Mesmo depois da RAFI, nos casos em que se administra um programa de reabilitação adequadamente planejado será possível (**A**) conseguir flexão e (**B**) hiperextensão completas.

técnica inteiramente fechada). Em comparação com a aplicação de placa em fraturas da falange, aqui o risco é ainda maior em relação à indução de uma consolidação viciosa rotacional iatrogênica durante o aperto dos parafusos. Se a placa metacarpal não foi modelada corretamente no seu aspecto axial; por ocasião do aperto dos parafusos, a placa fará, efetivamente, com que o fragmento distal saia de uma redução que anteriormente estava correta. Por essa razão, não importa quantas vezes a redução já tenha sido clinicamente avaliada – o cirurgião deverá fazê-la pelo menos mais uma vez na ocasião da aplicação final de todas as fixações (Tab. 30.13).

TRATAMENTO PREFERIDO PELO AUTOR (FIG. 30.79)

Tratamento conservador

Muitas fraturas extra-articulares e algumas intra-articulares, que são categorizadas como estáveis em virtude de apresentarem mais de 30% da ADM normal sem movimentação no local da fratura, podem ser tratadas com procedimentos absolutamente não cirúrgicos, com o uso de imobilização temporária. Os pacientes com fraturas inteiramente sem desvio e que exibam uma excelente estabilidade intrínseca dispensam qualquer imobilização externa, e os pacientes podem iniciar imediatamente os exercícios de ADMA, normalmente com a proteção adicional da imobilização do dedo lesionado por esparadrapo ao dedo adjacente. Pacientes com fraturas estáveis de diáfise do metacarpo poderão retornar a praticamente todas as atividades de leve intensidade com uma tala manual, que será usada por no máximo três semanas. As fraturas estáveis do colo e intra-articulares da cabeça serão protegidas de modo mais efetivo por um apoio que envolva desde o nível da articulação IFP até o antebraço, com as articulações MF em completa flexão. Pelo menos um dedo adjacente será incluído com o raio afetado. Os movimentos da articulação IF deverão ter início imediatamente, não importando qual a estratégia escolhida.

Redução fechada e fixação interna

A aplicação de fios transversais a metacarpos adjacentes é o tratamento de escolha para todas as fraturas metacarpais fechadas instáveis, exceto múltiplas fraturas adjacentes no mesmo nível com inclusão de um dedo da borda da mão. A biomecânica da estratégia de aplicação de fios em metacarpos é a da fixação externa. Devem ser assegurados quatro pontos de controle. Os dois pontos mais próximos do local fraturado de cada lado devem ficar o mais junto possível. Os dois mais distantes do local fraturado devem ficar com o maior afastamento possível. Os ligamentos intermetacarpal proximal e CMC são

TABELA 30.13 Armadilhas potenciais e medidas preventivas – fraturas metacarpais

Armadilha	Prevenção
Aprisionamento de tendão pelos fios	Aplicar os fios apenas no plano coronal e permanecer proximalmente às bandas sagitais; remover depois de transcorridas cerca de 3 semanas; e, no máximo absoluto, 4 semanas
Má rotação conducente à consolidação viciosa	Verificação clínica cuidadosa da rotação
Não conseguir uma fixação firme através de todas as quatro corticais durante a aplicação de fios transversais	O julgamento para constatar se o fio de Kirschner atravessou todas as quatro corticais é por "sensação", não por imagens radiográficas
A aplicação dos fios gera um posicionamento insatisfatório do fragmento por translação	Opor resistência à translação com a aplicação percutânea de um pequeno elevador ósseo
Perfuração excessiva do orifício distante para os parafusos de tração, o que resulta em má fixação	Usar baixa velocidade para evitar o mobilização lateral da pequena broca; usar parafusos de "salvamento" com maior diâmetro
Ruptura da cabeça de parafusos pequenos de titânio por cisalhamento	Apertar apenas com as pontas dos dedos; não apertar pegando a chave de fenda como se fosse uma chave de fechadura
Indução de consolidação viciosa com a placa	Retirar e remodelar a placa tantas vezes quanto for necessário, de modo que, quando for dado o aperto final, o implante não force o osso em alinhamento defeituoso ou má rotação

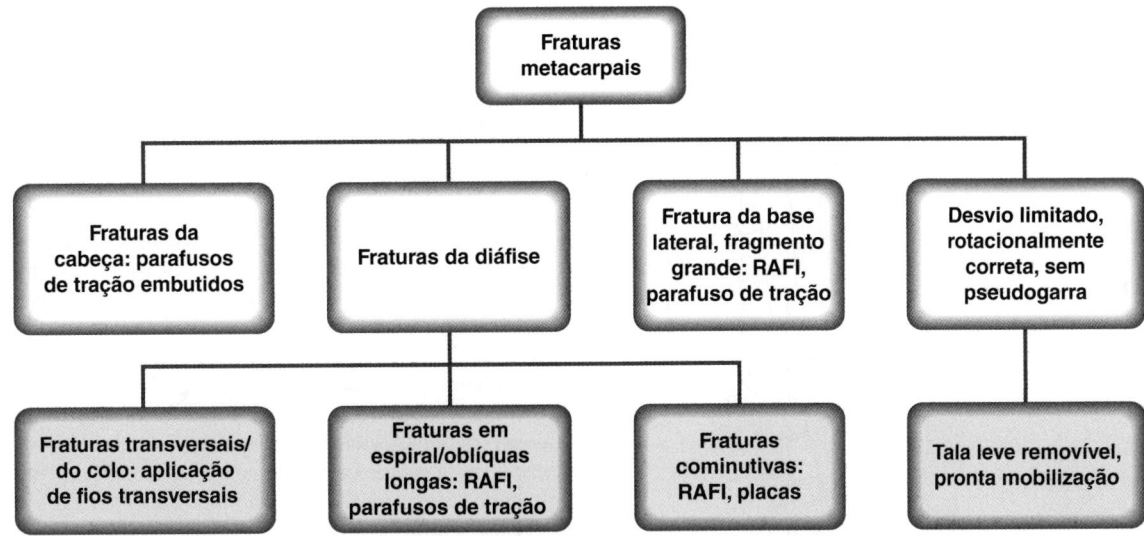

FIGURA 30.79 Fraturas metacarpais.

suficientemente robustos para que se qualifiquem como o ponto de fixação mais proximal, de tal modo que haverá necessidade de apenas um fio de Kirschner de 1,14 mm proximalmente ao local fraturado. O fio mais distal deve evitar a transgressão das bandas sagitais. Essa manobra deve ser clinicamente titulada contra a meta de aplicação do ponto de fixação o mais distante possível do local fraturado. A estratégia para a aplicação dos fios transversais funciona igualmente bem para os metacarpos dos dedos centrais (médio e anular) e da borda da mão (indicador e mínimo) (Fig. 30.80). Se o cirurgião imaginar os quatro metacarpos dos dedos (exceto o polegar) como ocorrentes em duas colunas (uma coluna radial para os dedos indicador e médio, e uma coluna ulnar para os dedos anular e mínimo), então, na maioria das combinações de fraturas metacarpais múltiplas, ainda será possível fazer a fixação com essa estratégia; e a estratégia sempre poderá ser aplicada nos casos em que tenha ocorrido apenas uma fratura por coluna. Se ambos os metacarpais na coluna estiverem fraturados, mas em níveis diferentes, os ossos poderão ser empregados na estabilização recíproca (Fig. 30.81). Para que haja eficácia, a exigência específica para a estabilização recíproca é que exista uma zona na diáfise de ambos os ossos onde dois fios poderão ser aplicados com um espaçamento adequado entre os implantes (distal a uma fratura e proximal à outra). Na conclusão do procedimento, o cirurgião poderá escolher entre deixar os fios salientes através da pele e cortá-los por baixo da pele. Em edições precedentes desse capítulo, propôs-se que os fios que fossem aplicados por menos de quatro semanas ficassem fora da pele para facilitar sua remoção; contudo, atualmente, corta-se praticamente todos os fios abaixo do nível da pele, diante da prevalência de MARSA na comunidade. Inicialmente, a mão é imobilizada em flexão completa da articulação MF, como uma forma de resistir à ocorrência de contraturas. Em seguida, os movimentos poderão ser rapidamente iniciados, enquanto os fios ainda estão aplicados.

Redução aberta e fixação interna

A RAFI é o tratamento de escolha para fraturas expostas e polifraturas que não atendam aos critérios para estabilização transversal recíproca. Nos casos em que ocorre encaixe entre

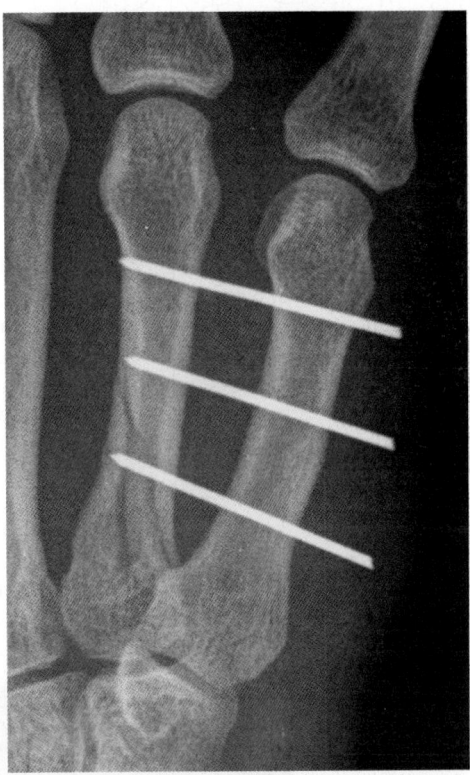

FIGURA 30.80 A redução fechada transversal e a fixação interna funcionam sob os mesmos princípios biomecânicos aplicáveis à fixação externa. Notar que o fio distal está aplicado em um ponto imediatamente proximal ao recesso colateral dos dois ossos, e que também evitou o aprisionamento das bandas sagitais.

as espículas ósseas no plano de fratura, várias técnicas poderão ser consideradas: aplicação de fios intraósseos, fios compostos, uso exclusivo de parafusos, ou fixação por placa e parafusos. Prefere-se a fixação por parafusos de tração para as fraturas oblíquas longas ou em espiral, visto que RFFI não pode controlar a redução desses padrões praticamente tão bem como nas fraturas transversais (Fig. 30.82). Para que se possa selecionar a fixação apenas por parafusos, a relação entre o

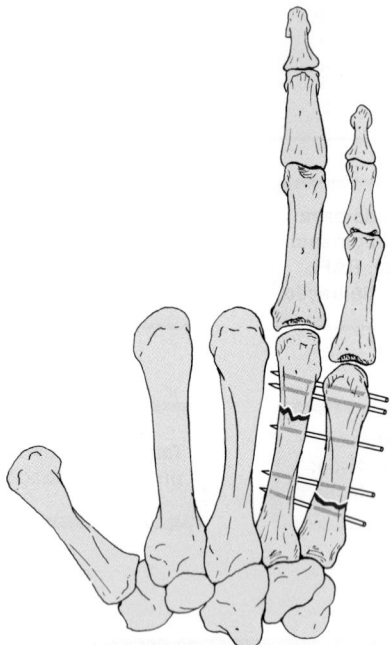

FIGURA 30.81 A estabilização transversal recíproca de fraturas em metacarpos adjacentes é possível quando os níveis das duas fraturas estão suficientemente separados para que seja permitida a aplicação de dois fios que se situem distalmente à primeira fratura e proximalmente à segunda, de tal forma que o primeiro metacarpo fica suficientemente estabilizado, para que, por sua vez, proporcione estabilidade ao outro metacarpo.

comprimento da fratura oblíqua ou em espiral e o diâmetro do osso deve ser de, no mínimo, 2:1. Além disso, para que não ocorra cominuição, os parafusos devem atravessar uma área na espícula óssea onde o diâmetro externo do parafuso seja inferior a um terço da largura da espícula. Os diâmetros de parafuso mais apropriados para um metacarpo são 1,5 e 1,7 mm. Casos de várias fraturas expostas transversais ou oblíquas curtas da parte média da diáfise, decorrentes de lesões abertas causadas por esmagamento, serão satisfatoriamente tratadas com pinos intramedulares. O controle rotacional pode ser suplementado com uma alça de fio composto. Nos casos em que não seja possível obter compressão interfragmentar, em razão de presença de cominuição ou de perda de matéria óssea, fica indicado o uso de placas e parafusos.

Como ocorre com todas as técnicas de fixação interna, é essencial revestir o implante com um fechamento periosteal, de modo a proporcionar uma camada deslizante separada. É preferível operar entre o terceiro e o quinto dia após a lesão, para que ocorra espessamento do periósteo em resposta à lesão; assim ele pode ser dissecado como um retalho e fechado com uma sutura firme. Ao contrário do que ocorre sobre a falange proximal, nesse nível os tendões extensores são cordões discretos e, na maioria dos casos, deverá ser possível a aplicação do implante longe dessas estruturas. A aplicação da placa no aspecto dorsal faz com que o implante fique sobre a cortical de estresse do osso, mas nessa posição a placa interferirá mais diretamente com os tendões extensores. A aplicação da placa em uma posição lateral verdadeira possibilita que as forças no plano sagital sejam resistidas pela largura da placa, e não por sua espessura; e quase sempre será possível esse procedimento – apenas com mais dificuldade técnica. Esta é a escolha para a aplicação de placa, a menos que circunstâncias atenuantes imponham um posicionamento dorsal. Uma dessas circunstâncias é a cominuição da fratura se estendendo até alcançar a base do metacarpo. Todos os comentários técnicos feitos na seção sobre fraturas de falange proximal também se aplicam aos tópicos aqui discutidos (Tab. 30.14).

INTRODUÇÃO ÀS LUXAÇÕES E FRATURAS-LUXAÇÕES DA ARTICULAÇÃO CARPOMETACARPAL (CMC)

Em geral, as luxações e fraturas-luxações nas articulações CMC dos dedos são causadas por mecanismos de alta energia, com envolvimento das estruturas associadas, frequentemente neurovasculares (Fig. 30.83). É preciso ter muita cautela no exame da função do nervo ulnar, especialmente na parte motora, por causa de sua íntima proximidade com a quinta articulação CMC. Frequentemente o padrão é o de fraturas-luxação com envolvimento das bases metacarpais e/ou ossos carpais distais.[101] A superposição nas radiografias laterais impede uma visualização acurada do padrão lesional, e a maioria dos autores recomenda pelo menos uma variante da incidência oblí-

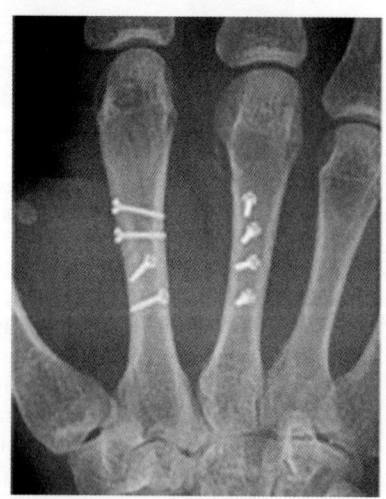
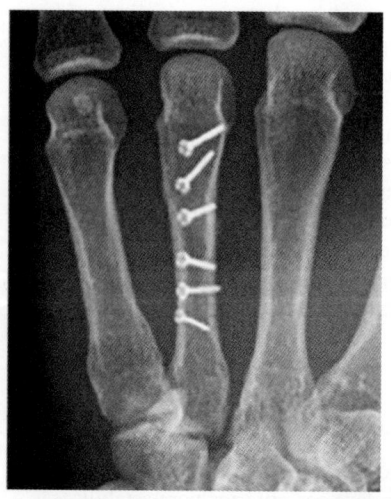

FIGURA 30.82 O uso de parafusos de tração interfragmentares proporciona uma fixação estável (**A**) de metacarpais adjacentes e (**B**) de fraturas trifragmentares com um fragmento em borboleta intermediário, suficiente para permitir uma reabilitação imediata com mobilização completa.

TABELA 30.14 Etapas cirúrgicas – aplicação de placa em fraturas metacarpais cominutivas

Incisão longitudinal sem avançar por sobre a trajetória do tendão extensor comum dos dedos

Evitar o tendão e confeccionar um invólucro musculoperiosteal em plano único até a fratura, minimizando a divulsão do periósteo da fratura até somente o local onde a placa será aplicada

Preparar o local fraturado com eliminação do coágulo e debris com uma cureta, de modo a permitir uma redução acurada

Reduzir provisoriamente com o uso de uma pinça de Adson-Brown e pequenos elevadores

Selecionar o comprimento e tipo de placa; tomar a decisão em relação a bloqueio vs. não bloqueio (pelo menos quatro corticais diafisárias, além da zona de cominuição)

Modelar provisoriamente a placa, verificar, voltar a modelar, verificar, repetir...

Fixar a placa ao osso com um parafuso proximal e outro distal perto das extremidades da placa; parafusos não bloqueados

Verificar clínica e radiograficamente o comprimento, alinhamento e rotação; refaça as etapas anteriores, se houver incorreção

Adicionar os segundos parafusos, um proximal e outro distal (se a opção foi por parafusos bloqueados, o momento é agora)

Fazer nova verificação de todos os parâmetros, mas especialmente a rotação nesse estágio fundamental; refaça as etapas anteriores, se for observada incorreção

Fixação completa pela aplicação dos parafusos restantes na zona intermediária

Verificação final de todos os parâmetros por meios clínicos e radiográficos; fechar a ferida com monofilamento absorvível, fazer o curativo e imobilizar (posição intrínseco plus)

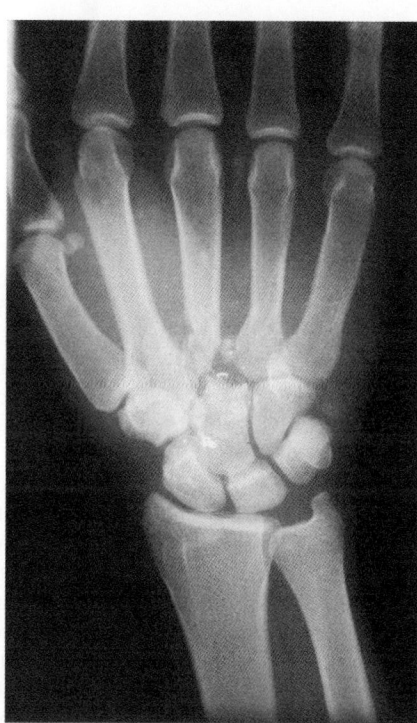
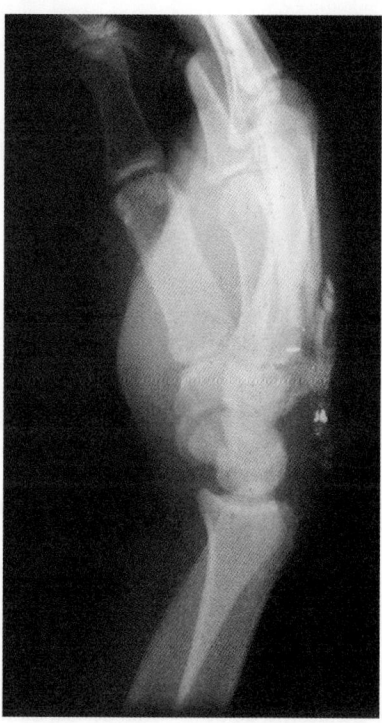

FIGURA 30.83 Caracteristicamente, as fraturas das articulações CMC (**A**) são lesões de alta energia com (**B**) cominuição tanto da base metacarpal como da fileira carpal distal.

qua.[185] Nesse tocante, a incidência de Brewerton pode ajudar, pela obtenção dos perfis de cada uma das bases dos metacarpos. Quando as fraturas-luxações envolvem a cortical dorsal do hamato, poderá haver necessidade de recorrer a um estudo de TC, para que se avalie completamente a anatomia patológica. Outro padrão a ser identificado é a luxação de uma articulação CMC com fratura de uma base metacarpal adjacente. O encurtamento pode ser avaliado observando-se uma ruptura da cascata normal observada distalmente nas articulações MF. São raras as luxações CMC volares.

Quase todas as luxações da articulação CMC do polegar são dorsais e supõe-se que ocorram mediante a aplicação de uma carga axial em um polegar em flexão parcial (Fig. 30.84). Os motociclistas podem exibir uma tendência singular de sofrer essa rara lesão e de não a ter diagnosticada em uma avaliação inicial. Frequentemente a lesão será reduzida antes de ser examinada pelo cirurgião. Nesses casos, o diagnóstico clínico se fundamenta na identificação da instabilidade residual. É essencial a diferenciação entre uma ruptura ligamentar completa e outra incompleta, pois o tratamento operatório inicial será apropriado apenas para casos de ruptura completa. Talvez haja necessidade da infiltração de um anestésico local na articulação, para que seja possível realizar com liberdade o exame. Na maioria dos casos, um teste de estresse manual – com comparação com o lado contralateral – deverá permitir o diagnóstico.

A maioria das fraturas da base do metacarpo do polegar são intra-articulares (Fig. 30.85). E a maioria das lesões da articulação CMC do polegar são fraturas-luxações, e não luxações puras.

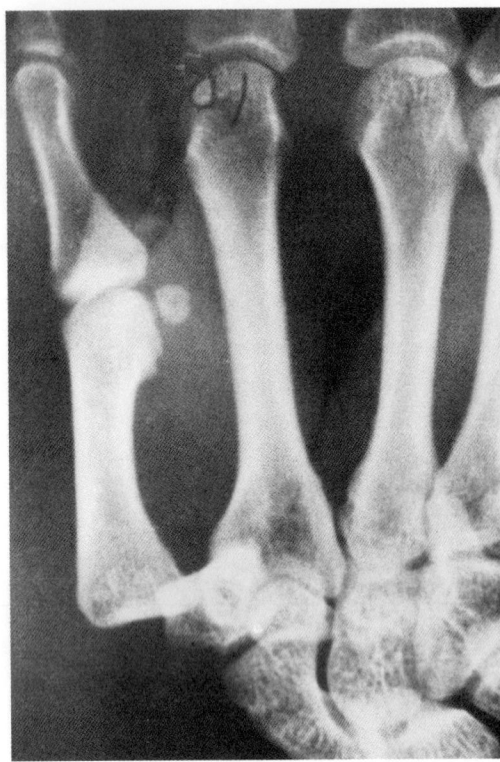

FIGURA 30.84 Luxações puras da articulação CMC do polegar são lesões raras e, tipicamente, ocorrem no aspecto dorsorradial.

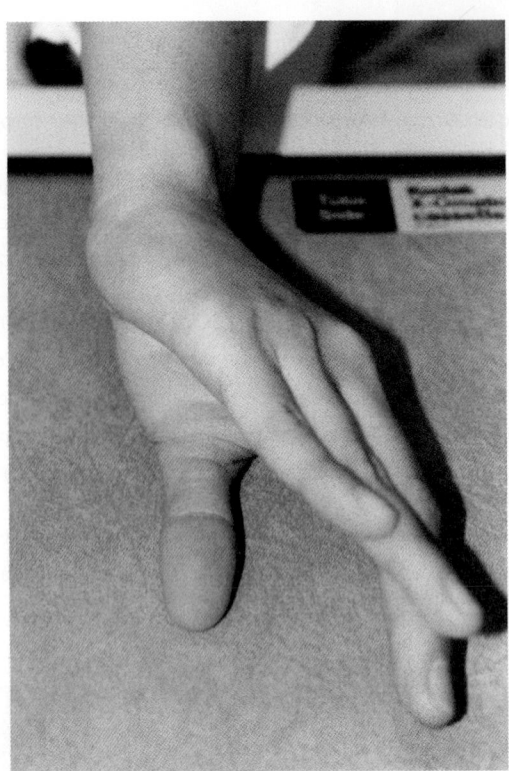

FIGURA 30.86 O polegar não está situado no mesmo plano do restante da mão. Uma radiografia AP verdadeira do polegar pode ser obtida com a projeção de Robert.

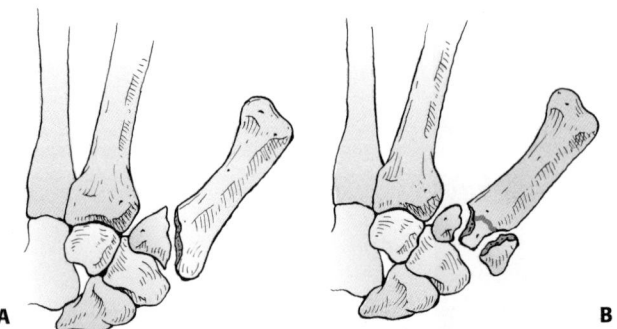

FIGURA 30.85 Os padrões mais identificados de fraturas intra-articulares da base do metacarpo do polegar são (**A**) a fratura articular parcial de Bennett e (**B**) a fratura articular completa de Rolando.

O menor fragmento fraturado na base volar do metacarpo do polegar está profundamente colocado e não pode ser palpado. Os epônimos associados a essas fraturas-luxações são as fraturas de Bennett (articular parcial) e de Rolando (articular completa). Para que as lesões ao longo desse eixo sejam corretamente identificadas, deverão ser obtidas radiografias especiais nos planos AP e lateral verdadeiros do polegar (e não uma série de radiografias da mão) (Fig. 30.86).

ANATOMIA PATOLÓGICA E ANATOMIA APLICADA EM RELAÇÃO ÀS LUXAÇÕES E FRATURAS-LUXAÇÕES CARPOMETACARPAIS (CMC)

Articulações CMC dos dedos

A estabilidade das articulações CMC dos dedos é proporcionada por um sistema de quatro ligamentos. Nota-se um alto grau de variação com os ligamentos dorsais, vários ligamentos palmares e dois conjuntos de ligamentos interósseos (apenas um entre os metacarpos dos dedos médio e anular).[47,119] Os ligamentos interósseos são os mais robustos e exibem uma configuração em V, em que a base do V está orientada na direção do quarto metacarpo. A ADM das articulações CMC dos dedos indicador e médio fica limitada a menos de 5°, com 15° no dedo anular, e de 25 a 30° no dedo mínimo. O movimento da articulação CMC do dedo mínimo sofre uma redução de 28-40% quando o dedo anular fica imobilizado.[52] O eixo de movimento fica localizado nas proximidades da base do metacarpo. O metacarpo do dedo indicador apresenta-se com uma configuração particularmente estável, graças à sua articulação cuneiforme com o trapezoide. A articulação CMC do dedo mínimo é a única articulação que não possui uma configuração deslizante; em vez disso, é uma articulação em forma de sela modificada. A maior mobilidade no lado ulnar da mão pode ser fator predisponente para a maior frequência de lesões nessa parte. As relações críticas dos tecidos moles que devem ser observadas durante o tratamento das lesões nas articulações CMC são as posições do ramo motor do nervo ulnar, diretamente à frente da quinta articulação CMC, e o arco palmar profundo em frente à terceira. De todas as fraturas e luxações da mão, a lesão no nível da articulação CMC exige o mais alto grau de vigilância, com relação às lesões neurológicas associadas. O mecanismo de alta energia dessas lesões e os profundos graus de edema podem resultar em resultados piores, em decorrência da compressão nervosa residual em longo prazo.

Articulação CMC do polegar

Os ramos dos nervos cutâneo antebraquial lateral e radial superficial se ramificam por toda a região da base do polegar no lado radial. Três tendões passam por essa região: o abdutor longo do polegar (ALP), extensor curto do polegar (ECP) e o extensor longo do polegar (ELP). A artéria radial avança por baixo do ALP e do ECP em seu curso até a primeira comissura esse vaso se situa em uma posição imediatamente proximal à articulação CMC. A anatomia da articulação consiste em superfícies em forma de sela do aspecto distal do trapézio e proximal do metacarpo. Então, o eixo dessa articulação côncavo-convexa se encurva em um terceiro plano, com a convexidade no aspecto lateral. A ADM normal da articulação CMC do polegar se situa em torno dos 50° de flexão-extensão, 40° de abdução-adução, e 15° de pronação-supinação. Há consenso em relação a quais ligamentos estão anatomicamente presentes na articulação trapeziometacarpal (Fig. 30.87). São os ligamentos oblíquo anterior superficial, oblíquo anterior profundo, colateral ulnar, intermetacarpal, oblíquo posterior e dorsorradial.[13] Existe um ponto de confluência no tubérculo ulnar palmar da base do primeiro metacarpo. Houve um período de discordância em relação ao ligamento estabilizador primário para a prevenção de luxação, entre os ligamentos oblíquo anterior profundo e o dorsorradial. Embora o oblíquo anterior profundo tenha sido anteriormente considerado como estabilizador primário, pesquisas mais recentes demonstraram efetivamente que o ligamento dorsorradial é o limitador primário para a luxação. O ligamento dorsorradial é o ligamento mais curto no grupo e o primeiro a ficar retesado em casos de subluxação dorsal ou dorsorradial.[13] A secção seletiva de ligamento demonstrou que a deficiência do ligamento dorsorradial acarretou o maior grau de subluxação.[174] Em geral, a luxação dorsal ocorre em decorrência da ruptura dos ligamentos dorsais com uma avulsão do tipo "em luva" do ligamento oblíquo anterior, quando essa estrutura descola da superfície volar do primeiro metacarpo.[156] A supinação também pode desempenhar um papel significativo no mecanismo dessa lesão. Deformidade nas fraturas da base do metacarpo do polegar ocorrem devido a um movimento complexo (Fig. 30.88). A porção distal do metacarpo sofre adução e supinação pelo adutor do polegar. Ao mesmo tempo, o ALP traciona radial e proximalmente o metacarpo. As manobras reducionais devem ter por objetivo oferecer resistência a cada uma dessas forças. Provavelmente o aspecto mais difícil para manutenção da redução por meio de talas é o desvio radial da base.

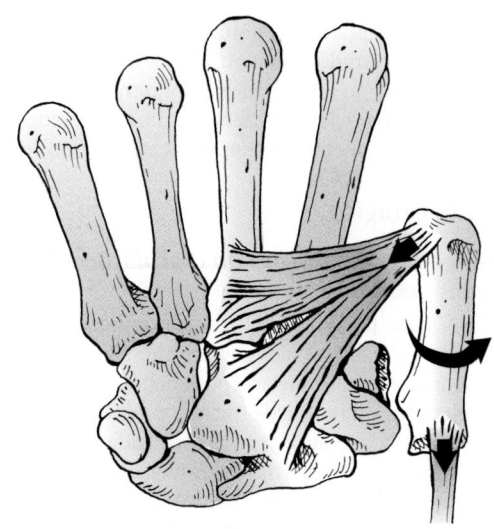

FIGURA 30.88 O desvio das fraturas de Bennett é promovido basicamente pelos músculos abdutor longo do polegar (migração proximal) e adutor do polegar (adução e supinação).

OPÇÕES TERAPÊUTICAS PARA AS LUXAÇÕES E FRATURAS-LUXAÇÕES DA ARTICULAÇÃO CARPOMETACARPAL (CMC)

Tratamento conservador

Em geral, há possibilidade de fazer uma redução fechada imediata, mas isso poderá ser difícil se já tiver transcorrido algum tempo após a lesão. Normalmente as fraturas-luxações dorsais da articulação CMC dos dedos não podem ser contidas efetivamente apenas por meios externos. Embora seja geralmente aceito como o método menos invasivo de tratamento para a maioria das lesões, o tratamento inteiramente conservador de luxações puras da articulação CMC do polegar não proporciona suficiente estabilidade para que os ligamentos cicatrizem com precisão. Não é possível, com o uso exclusivo de meios externos, manter um controle completo da redução de uma fratura-luxação intra-articular com grande desvio na base do polegar ao longo de todo o período de convalescença. Contudo, foi questionada a necessidade de obter uma

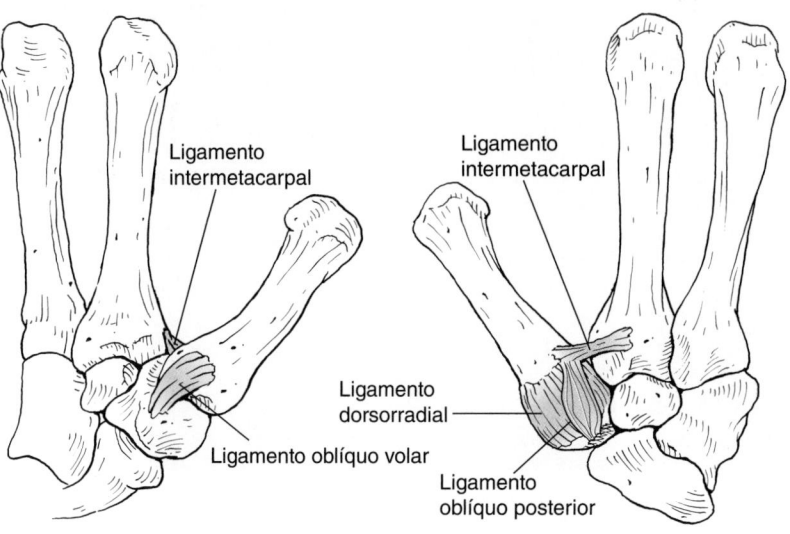

FIGURA 30.87 Os ligamentos estabilizadores primários da articulação CMC do polegar são os ligamentos oblíquo anterior, dorsorradial, oblíquo posterior e intermetacarpal. Os ligamentos oblíquo anterior superficial e colateral ulnar não são estabilizadores primários.

consolidação anatômica dessas fraturas. Embora ainda não tenha sido publicado um estudo definitivo, o risco de uma consolidação viciosa significativa, ao tratar uma fratura intra-articular que inicialmente exibia amplo desvio, é demasiadamente grande para que se justifique um tratamento inteiramente conservador.

Tratamento cirúrgico

Luxações e fraturas-luxações da articulação CMC dos demais dedos

Para lesões que podem ser reduzidas com precisão, RFFI é o tratamento de escolha. A técnica envolve a restauração do comprimento anatômico para os metacarpos encurtados e luxados por meio da aplicação combinada de tração e pressão direta nas bases metacarpais. Então, a redução manual é seguida pela aplicação de fios de Kirschner de 1,14 mm das bases metacarpais nos ossos carpais ou em metacarpos adjacentes estáveis (Fig. 30.89). A adequação da redução, bem como da estabilidade, deve ser avaliada tanto por meios radiográficos como clínicos. Os fios devem permanecer aplicados por seis semanas. Ao contrário de outras fraturas da mão, a instabilidade residual, e não a rigidez, é o risco dessa lesão. Inicialmente, as fraturas expostas e aquelas com interposição de tecido que impede a redução deverão ser tratadas com RAFI. É muito mais provável que haja necessidade de uma redução aberta em casos que se apresentem em segundo tempo; esse procedimento pode ser realizado em até três meses após a lesão inicial (Fig. 30.90). A estratégia de estabilização é a mesma empregada para RFFI: a parte aberta do procedimento se presta exclusivamente para finalidades de redução. Na maioria dos casos, pode-se obter uma estabilidade indolor excelente em longo prazo. Nos casos mais graves, talvez haja necessidade de realizar uma imediata artrodese das articulações CMC.[71]

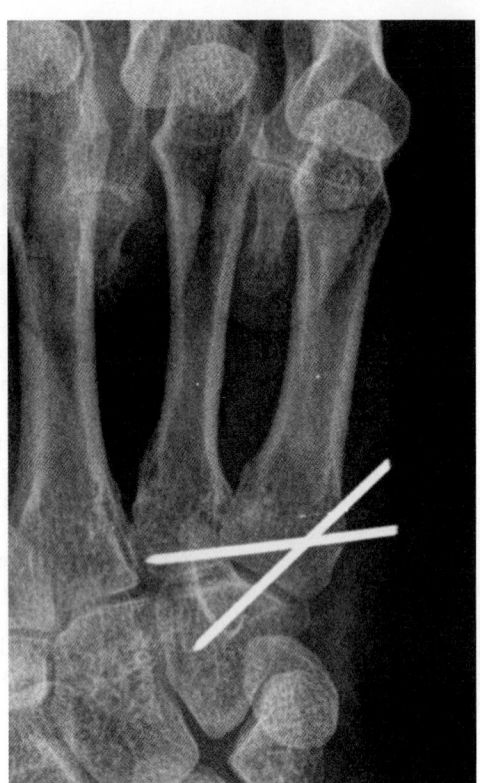

FIGURA 30.89 Fraturas-luxações isoladas da articulação CMC podem ser reduzidas e fixadas com fios metálicos por procedimento fechado até um metacarpal adjacente estável e a fileira carpal distal.

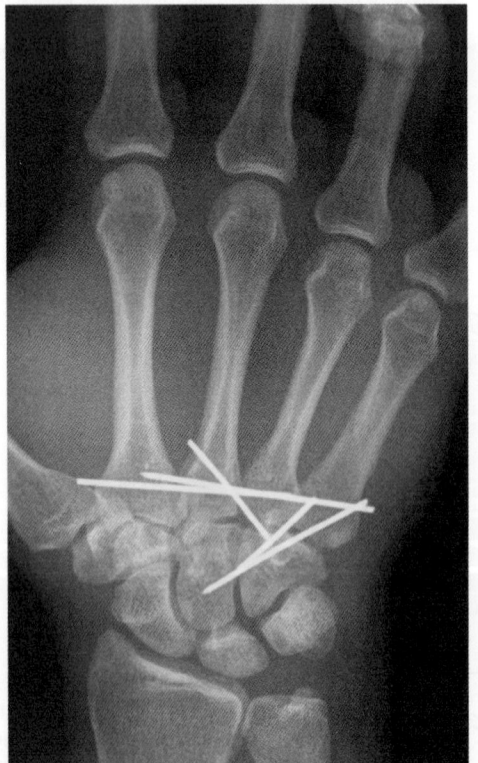

A

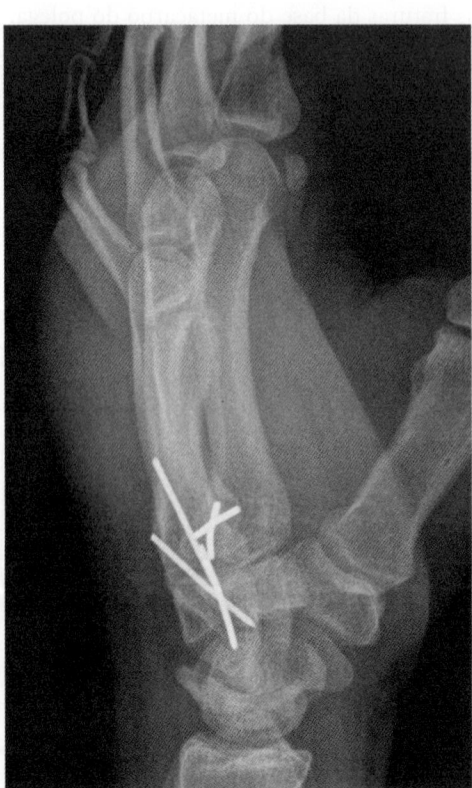

B

FIGURA 30.90 No caso de várias luxações CMC altamente instáveis, haverá alto risco de redução incompleta; assim, tais lesões exigirão (A) vários pontos de fixação e (B) uma cuidadosa inspeção da radiografia lateral, para identificação de qualquer subluxação dorsal residual.

Luxações puras da articulação CMC do polegar

Surpreendentemente, mesmo os resultados da RFFI não têm sido suficientes para que se possa prevenir em longo prazo e de maneira consistente os sintomas de instabilidade e de artrite em luxações puras da articulação CMC do polegar. Em uma série de oito luxações tratadas por fios de Kirschner durante seis semanas e imobilizadas durante um período total de 7,4 semanas, quatro casos necessitaram de reconstrução de ligamento (três para instabilidade sintomática e um em decorrência da progressão de uma artrite pós-traumática precoce).[146] Com base nesses resultados sofríveis, os mesmos autores trataram subsequentemente os próximos nove pacientes com reconstrução imediata de ligamento, o que resultou na inexistência de sintomas tardios, em movimentos integrais, e em uma força de preensão normal (Fig. 30.91).

Fraturas-luxações da articulação CMC do polegar

Para praticamente todas as fraturas de Bennett e para a maioria das fraturas de Rolando, o tratamento de escolha é a redução fechada e a estabilização interna com fios de Kirschner (1,14 mm) (Fig. 30.92). Pode-se acrescentar a artroscopia, para orientação da redução.[33] Em uma série de 32 pacientes seguidos por sete anos com desníveis articulares inferiores a 1 mm, não foi observada diferença entre a aplicação fechada de fios de Kirschner e a RAFI para fraturas de Bennett, com a exceção de uma incidência mais alta de contraturas em adução no grupo tratado com colocação de fio.[113] Os defensores da fixação interna podem optar por tratar fraturas de Rolando menos cominutivas e algumas fraturas de Bennett com RAFI.[109] Nos casos em que existam fragmentos razoavelmente grandes, que aceitem a fixação de pelo menos um parafuso firme por fragmento, pode-se considerar a estabilização por placa e parafusos em uma fratura de Rolando (Fig. 30.93). Contudo, o uso de RAFI em uma fratura de Rolando não é tarefa para cirurgiões que apenas ocasionalmente tratam da mão. Cominuição é a regra, não a exceção, e a restauração da anatomia normal é objetivo bastante difícil. A combinação de uma fixação interna limitada e de fixação externa, para manutenção do comprimento e a retirada de carga na redução articular, poderá ser de utilidade em fraturas de Rolando complexas.[51] Em uma série de dez pacientes tratados com essa estratégia e acompanhados por 35 meses, ficou demonstrada uma força de pinçamento de 88% comparado ao lado contralateral em que nove de dez pacientes informaram satisfação geral em nível bom ou razoável.[20] Embora algumas séries tenham diminuído a ênfase no papel da redução anatômica em termos de melhores resultados em longo prazo, outras séries enfatizaram esse papel. Dezoito pacientes seguidos durante 10,7 anos demonstraram uma nítida correlação entre a qualidade da redução e artrite pós-traumática.[170] Uma série similar, com mais de sete anos de acompanhamento, demonstrou uma nítida correlação entre artrite pós-traumática radiográfica e um desnível articular superior a 1 mm na redução final.[169] Vinte e um pacientes obtiveram 80% da força de preensão normal, apesar dos sinais radiográficos em dezesseis pacientes, sem correlação com o resultado clínico.[17] Trinta e um pacientes acompanhados durante 7,3 anos demonstraram uma correlação entre os sinais radiográficos de osteoartrite e (mais importante) sintomas de dor com desvio residual final nos casos em que a consolidação tinha ocorrido com mais de 2 mm de desnível articular.[97]

Cuidados pós-operatórios. A imobilização deve se prolongar por um período de seis a oito semanas em uma tala do tipo ortoplast. O principal problema em pacientes com lesões da articulação CMC do dedo é a instabilidade residual, e não a rigidez articular. Uma vez realizado o tratamento, as articulações MF devem ficar livres durante todo o período pós-operatório, e deve-se dar atenção à excursão dos tendões extensores comuns dos dedos. Nos casos de lesões da articulação CMC do polegar, a imobilização continuará por seis semanas em uma

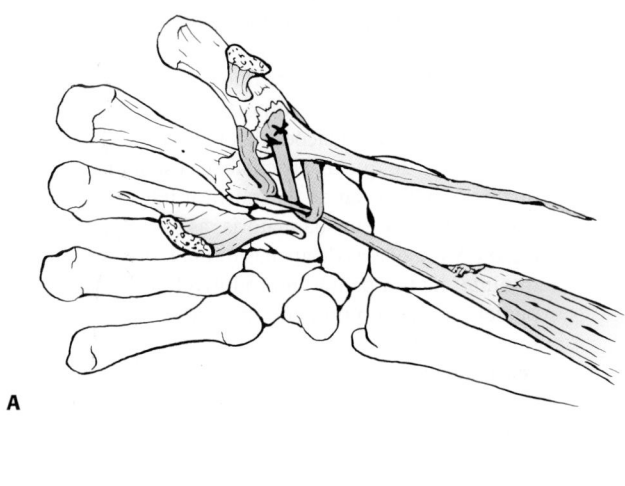
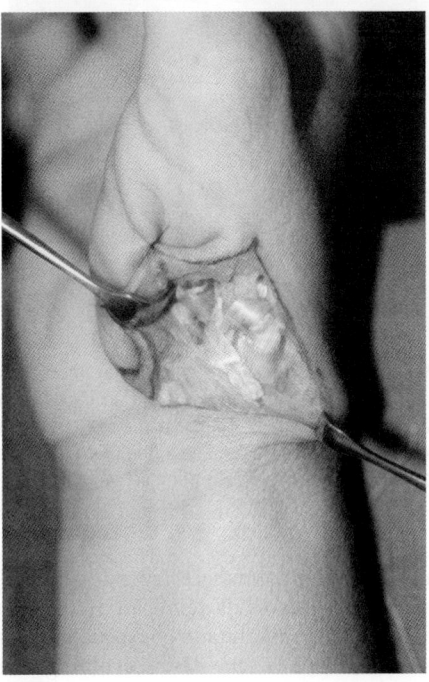

FIGURA 30.91 A reconstrução dos ligamentos CMC do polegar pode ser realizada com (**A**) um enxerto dividido de flexor radial do carpo passado através de um túnel ósseo na base do metacarpo do polegar, com saída na cortical dorsal, avançando profundamente ao abdutor longo do polegar, em torno do flexor radial do carpo que resta intacto, e de volta ao aspecto radiovolar da base do metacarpo. **B:** Esse procedimento é realizado por meio de uma abordagem de Wagner tradicional.

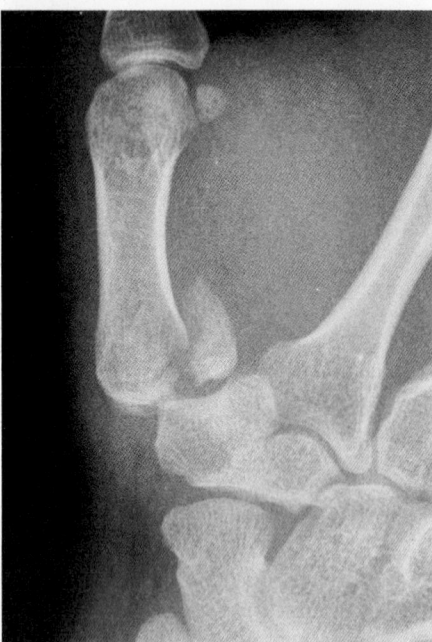
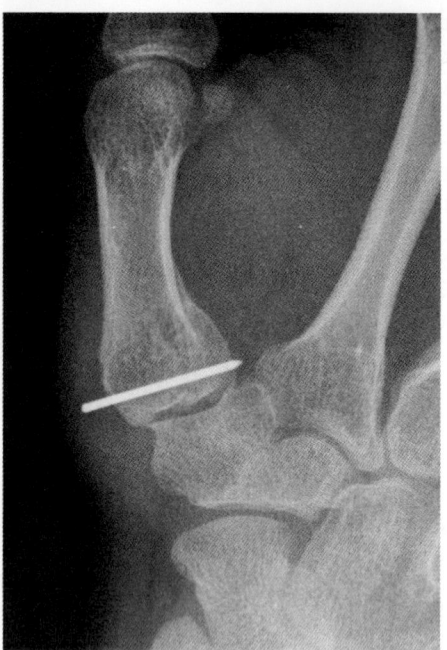

FIGURA 30.92 As fraturas de Bennett podem ser estabilizadas pela aplicação de fios da redução articular por técnica fechada, acompanhada ou não de estabilização adicional da diáfise do metacarpal do polegar ao trapézio.

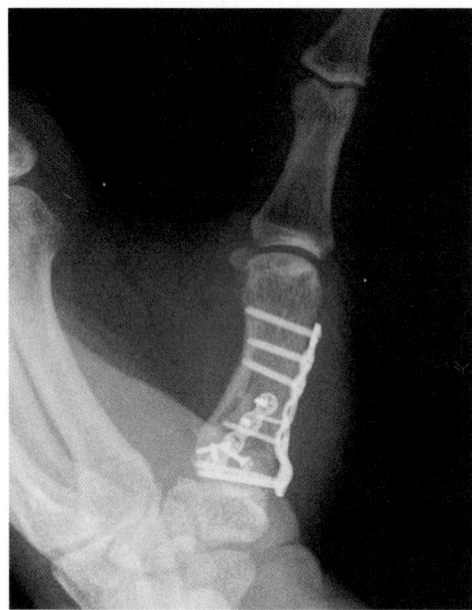

FIGURA 30.93 As fraturas de Rolando são lesões altamente instáveis e, para seu tratamento, requerem técnicas como a aplicação de placa em ângulo fixo adjacente ao osso subcondral, para que resista ao colapso; em alguns casos, emprega-se mesmo uma segunda placa, de menores dimensões, aplicada em 90° em relação à primeira.

tala. A articulação IF deve permanecer livre durante todo o período pós-operatório. Depois da remoção do dispositivo de imobilização, o paciente será tratado com uma progressão rotineira de exercícios de ADM, que deverá evoluir gradualmente, conforme a tolerância do paciente, até o uso funcional por volta de oito a dez semanas. Nos próximos três meses do pós-operatório, o paciente deverá evitar o uso de movimentos vigorosos de pinçamento.

Armadilhas potenciais e medidas preventivas. O tratamento das lesões das articulações CMC do polegar e também dos demais dedos propicia uma ampla oportunidade para a ocorrência de duas complicações frequentes na cirurgia da mão: lesões aos nervos cutâneos e infecções do trajeto do fio. É provável que a lesão aos nervos cutâneos ocorra com a introdução de um fio, e não durante a dissecção; e particularmente com a abordagem ao lado radial da base do polegar. Nesse local, os fios são retidos por mais tempo (6 semanas), em comparação com o que ocorre na estabilização de fraturas metacarpais (implantes removidos após 4 semanas) ou falângicas (removidos após 3 semanas). Portanto, haverá mais tempo para que ocorra uma infecção do trajeto do fio. Os pontos mais importantes a serem considerados em casos de fraturas-luxações da articulação CMC dos dedos são: certificar-se de que as articulações estejam completamente reduzidas e não deixar de diagnosticar fraturas associadas em osso carpal. Embora, em sua maioria, as fraturas-luxações da articulação CMC isoladas de apenas um raio ocorram no eixo do dedo mínimo, há um padrão reprodutível que, ocasionalmente, será percebido no raio do dedo indicador, no qual a base articular se divide em dois fragmentos de boa qualidade e bem suscetíveis para a fixação percutânea por parafuso sem cabeça de compressão (Fig. 30.94).

Com certeza, as fraturas cominutivas da articulação CMC do polegar são lesões de tratamento complexo, mas que ficam muito mais simples pela abordagem terapêutica que segue: visualize o local onde a diáfise do metacarpo do polegar está em uma posição funcional correta, em relação ao resto da mão, e imobilize esse osso nesse local (no metacarpo do dedo indicador) com dois fios de Kirschner de 1,57 mm. Em seguida, faça com que a superfície articular da base do metacarpo fique congruente com um enxerto ósseo de apoio e/ou pequenos fios subcondrais aplicados através de uma abertura limitada. O que a princípio parecia ser uma missão impossível, agora passa a ser um processo em duas etapas relativamente simples (Tab. 30.15).

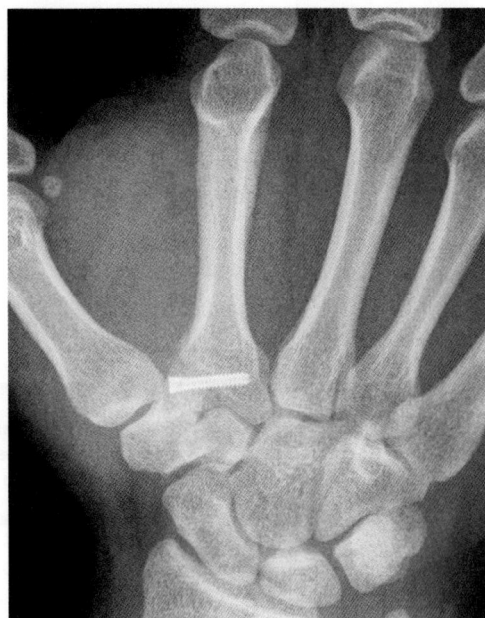

FIGURA 30.94 Uma fratura-luxação isolada da articulação CMC (metacarpo) do dedo indicador pode ser reduzida por via percutânea e fixada de maneira estável com um parafuso de compressão sem cabeça, do tipo de rosca variável.

TRATAMENTO PREFERIDO PELO AUTOR (FIG. 30.95)

Luxações puras da articulação CMC dos dedos

As luxações puras raramente ocorrem sem fratura das bases dos metacarpos ou de ossos carpais da fileira distal. No entanto, a ausência de tais fraturas cria uma oportunidade para um tratamento bem-sucedido por RFFI. O cirurgião deve "sentir" que as bases dos metacarpos encaixam suas articulações totalmente e que demonstram completa congruência nas radiografias. Apenas quando o feixe de raios-x avança tangencialmente através da articulação será possível fazer uma avaliação precisa. Os fios de Kirschner devem permanecer aplicados por seis semanas, com mais duas semanas extras de proteção por tala, antes que tenha início a reabilitação do punho e da articulação CMC. Todas as demais articulações permanecerão móveis ao longo de todo o período pós-operatório.

Fraturas-luxações da articulação CMC dos dedos

Se for possível obter uma redução fechada com precisão, a RFFI será uma escolha excelente. Casos examinados semanas depois da lesão ou aqueles com interposição de tecido provavelmente terão de ser tratados por RAFI, para que se possa obter uma redução precisa. A abordagem pode ser ditada pela presença de uma ferida traumática aberta. Ramos do nervo radial superficial e do ramo cutâneo dorsal do nervo ulnar devem ser identificados e protegidos, não só da abordagem cirúrgica, mas também durante a aplicação dos fios. Os tendões extensores comuns se situam sobre as bases dos metacarpais centrais, e os tendões extensores do punho se inserem nos metacarpais da borda da mão. A incisão do retináculo extensor aumenta a mobilidade lateral desses tendões, o que possibilita ao cirurgião operar em torno dessas estruturas. Fragmentos ósseos e cartilaginosos demasiadamente pequenos para fixação, mas suficientemente grandes para causar desgaste abrasivo por corpo estranho na articulação, deverão ser removidos. A fixação se baseia na passagem de fios de Kirschner de 1,14 mm desde as bases dos metacarpos através das articulações CMC e até a fileira carpal distal. Se os metacarpos adjacentes estiverem estáveis, sem lesão na articulação CMC, a estabilização transversal entre as bases dos metacarpos é um acréscimo excelente. Em cada caso, o cirurgião deve fazer a avaliação das corticais dorsais do hamato e do capitato, pois frequentemente esses ossos também estão fraturados. Fragmentos ósseos de grandes dimensões devem ser restaurados aos seus leitos esponjosos e fixados com parafusos rebaixados de compressão. Os fragmentos ósseos pequenos deverão ser removidos.

Luxações puras da articulação CMC do polegar

A literatura simplesmente não apoia o RFFI como tratamento válido para essa lesão, apesar dos princípios básicos que deveriam permitir que esse método promovesse resultados satisfatórios. Embora alguns artigos sugiram que há necessidade da imediata realização da reconstrução com enxerto livre de tendão em casos de luxações completas da articulação CMC do polegar, essa não tem sido a minha experiência. Constatou-se de forma consistente que o reparo aberto de ligamento resulta em movimentos estáveis e indolores. Os achados cirúrgicos reprodutíveis são uma avulsão do ligamento oblíquo anterior profundo (que se assemelha a uma luva) da superfície volar do metacarpo e uma ruptura dos ligamentos dorsorradial e oblíquo posterior. Em geral, essa ruptura ocorre distalmente, a partir da inserção metacarpal. O procedimento é facilmente realizado mediante inserção de uma série de âncoras ósseas de 1,3 mm em torno da margem da base metacarpal e uso das suturas para o reparo anatômico dos ligamentos dorsais. A articulação deve receber os fios em uma posição reduzida, antes da sutura dos ligamentos dorsais. Depois da redução e estabilização da articulação, o ligamento oblíquo anterior profundo repousa junto à

TABELA 30.15 Armadilhas potenciais e medidas preventivas – luxações e fraturas-luxações da articulação CMC

Armadilha	Prevenção
Lesão de nervo cutâneo por fio de Kirschner	Conhecer a anatomia, aplicar à mão a ponta do fio de Kirschner durante toda a sua trajetória até o osso, não girar o fio, a menos que a ponta tenha feito contato com o osso, não fazer incisões prévias, nem alargar o trajeto em torno do fio
Infecção do trajeto do fio	Cortar os pinos abaixo da superfície cutânea com uma distância que seja suficiente para evitar que o edema da redução e a pressão da imobilização externa causem protrusão
Articulação incongruente	Obter imagens com o feixe orientado de modo a atravessar com precisão a articulação CMC; quando em dúvida, abrir
Subluxação dorsal residual	Obter incidências de perfil tangencial; quando em dúvida, abrir
Fraturas não diagnosticadas do hamato-capitato	Palpação cuidadosa; obter incidências de perfil tangencial; quando em dúvida, abrir

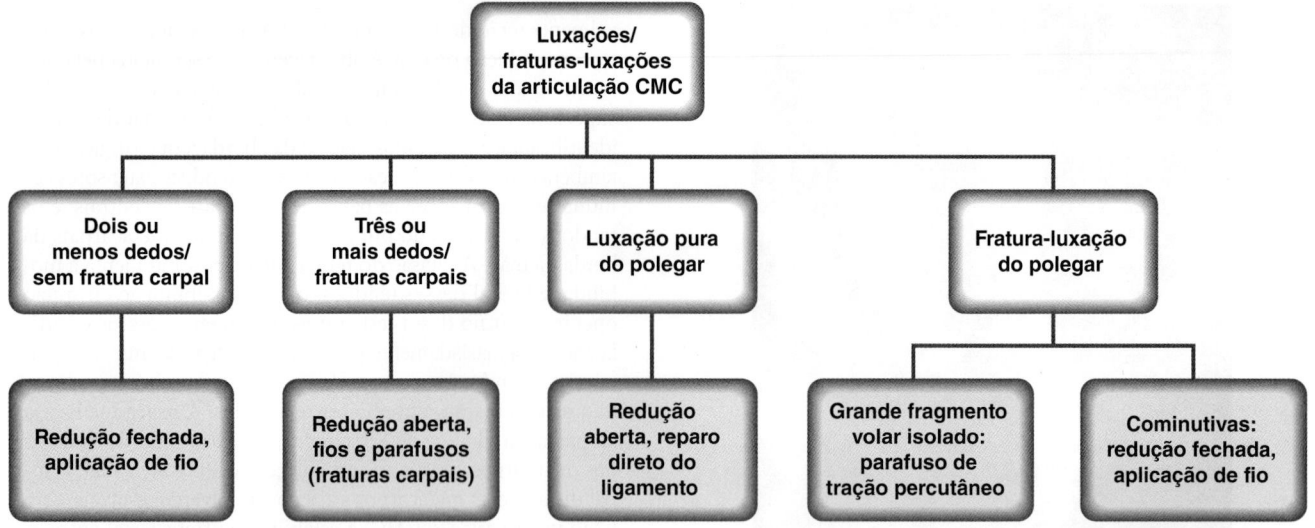

FIGURA 30.95 Luxações e fraturas-luxações da articulação CMC.

superfície metacarpal. Os fios devem ficar no local por seis semanas, quando serão instituídos os movimentos da articulação CMC do polegar. O paciente terá permissão para fazer movimentos de pinçamento leve, com progressão para o pinçamento com força por volta dos três meses após a cirurgia.

Fraturas-luxações da articulação CMC do polegar

Em sua maioria, essas lesões podem ser tratadas com RFFI, e quase todas as fraturas-luxações restantes devem ser reforçadas com pequenas aberturas para o controle de pequenos fragmentos articulares, ou para a aplicação de enxerto ósseo na metáfise; finalmente, uma minoria será completamente tratada com RAFI. O cirurgião deverá considerar a anatomia dos tecidos moles dessa região durante a aplicação dos fios. O perfurador não deverá ser ativado até que o fio esteja firmemente posicionado no osso. Os fios podem ser aplicados a partir do fragmento principal do metacarpal do polegar até chegar ao pequeno fragmento volar, trapézio e metacarpal do dedo indicador, em combinações variáveis, baseadas apenas nas características de cada fratura e de cada paciente. Os objetivos do tratamento em casos de fratura de Rolando são diferentes. O objetivo primário é proporcionar distração, para que seja possível a consolidação na zona metafisária frequentemente cominutiva. O cirurgião atingirá mais apropriadamente esse objetivo mediante a aplicação de fios no metacarpo do polegar (dois fios de Kirschner de 1,57 mm) até o metacarpal do dedo indicador, e não ao trapézio. É justamente nesses casos de cominuição articular completa que será útil a confecção de uma pequena abertura para aplicação de um elevador na metáfise. Os fragmentos articulares podem ser modelados contra a superfície distal do trapézio e ser lá mantidos pela aplicação de enxerto ósseo por trás desses fragmentos ou pela aplicação de fios de Kirschner adicionais, de menor calibre (0,89 mm), em uma direção transversal no nível subcondral, com o objetivo de manter a congruência articular. Geralmente, a vantagem da estabilização de uma fratura intra-articular por placa e parafusos é permitir que o paciente possa rapidamente mobilizar a articulação, para que ocorra a nutrição da cartilagem e a preservação da ADM em longo prazo. Os pequenos fragmentos na base do metacarpo do polegar estarão em maior risco de desvascularização se for realizado um procedimento com ampla abertura que envolva divulsão de periósteo para a aplicação de uma pequena placa de titânio. Não foram encontrados casos em que a perda de movimento em longo prazo seja problemática na articulação trapeziometacarpal, depois de seis semanas de imobilização com fios para essas fraturas, mas já foi observado que a presença da placa resulta na formação de aderências dos tendões ELP e ECP e que isso pode causar perda dos movimentos em longo prazo, tanto na articulação MF como IF – o que é um problema clinicamente relevante.

Se o cirurgião optar por RAFI para um caso específico, uma incisão de Wagner ao longo da borda entre as peles fina e espessa da base do polegar pode ser encurvada em uma direção volar e transversal, com o objetivo de expor o grupo dos músculos tênares. O rebatimento desses músculos revela a cápsula articular em uma localização volar à inserção do ALP. A artrotomia revela a fratura intra-articular, e uma dissecção subperiosteal ao longo da diáfise possibilita a inserção de uma placa. Uma fixação interna estável de fraturas de Rolando apenas será possível quando os fragmentos forem suficientemente grandes para aceitarem a fixação de parafusos individuais. Atualmente, a fixação de escolha nessa situação é uma placa condilar bloqueada de titânio (de 1,7 mm ou 2,3 mm, de acordo com o tamanho do paciente). A perfuração excêntrica dos orifícios condilares pode acrescentar compressão transversal entre os fragmentos da base articular. Se o cirurgião optar por RAFI para uma fratura de Bennett, deve usar uma versão menor da mesma abordagem empregada, para que haja suficiente acesso para a compressão da redução e aplicação de um parafuso de tração interfragmentar na direção dorsal-volar. Microparafusos sem cabeça com rosca variável também são bastante apropriados para os tamanhos de fragmentos encontrados em uma fratura de Bennett (Tab. 30.16).

TRATAMENTO DE RESULTADOS ADVERSOS ESPERADOS E DE COMPLICAÇÕES INESPERADAS

São altos os percentuais de complicação publicados associados à fixação interna rígida; frequentemente esses percentuais são atribuíveis à natureza complexa das lesões para as quais esse método terapêutico é selecionado. Em uma série de 41 fraturas de metacarpo e 27 fraturas de falange, foram observadas complicações de implantes

Tabela 30.16 Etapas cirúrgicas – fraturas-luxações múltiplas da articulação CMC

Abordagem longitudinal curta na borda ulnar dos extensores comuns dos dedos
Pequena artrotomia na junção do metacarpal até o capitato do dedo médio e o metacarpo até o hamato do dedo anular, de modo que as duas articulações CMC possam ser visualizadas para a inspeção de uma real congruência
Curetar e reduzir todos os componentes de fratura e luxação da lesão, com foco na subluxação dorsal residual e no encurtamento, por serem os dois erros de redução mais comuns
Manter os fragmentos dorsais do capitato/hamato aproximados dos correlatos volares com instrumentos para pequenos ossos, e fixar permanentemente com pequenos parafusos de tração no plano sagital
Identificar o metacarpo mais estável e começar nesse local, como base (normalmente radial) e, em seguida, ligar outros metacarpos a esse ponto de ancoragem e à fileira distal
Reconstruir progressivamente o arco transversal da mão, pela aplicação de fio de Kirschner em metacarpos sucessivos no plano coronal/oblíquo entre si e à fileira carpal distal
Cortar os pinos abaixo do nível da pele e distante dos tendões extensores
Verificar a congruência por visualização direta através da artrotomia original, e radiograficamente com incidências tangenciais; inspecionar em busca de uma subluxação dorsal residual
Verificar o alinhamento rotacional clínico de cada eixo metacarpal; fechar a ferida com monofilamento absorvível, fazer o curativo e imobilizar

(45%), *lag* extensor (19%) e infecção (12%).[128] Em outra série de 37 fraturas de falange, os autores informaram um percentual de 92% de complicações, com 60% de *lag* extensor e 38% de contraturas fixas em flexão.[131] Percentuais maiores de complicações foram associados a localização intra-articulares/periarticulares com extensão até a diáfise, lesões abertas, lesões de partes moles associadas e necessidade do uso de enxerto ósseo. Nas luxações de pequenas articulações, talvez tenham que transcorrer até dezoito meses para que a sensação de dor e a rigidez cedam. Em 490 fraturas falângicas graves, foram anotadas 31 (6%) pseudartroses, 44 (9%) consolidações viciosas, e oito (2%) infecções.[176]

Em duzentas fraturas expostas da mão, ocorreram nove infecções profundas, dezoito consolidações viciosas, dezessete retardos de consolidação ou pseudartroses, 23 complicações ligadas à fixação, e duas amputações tardias.[159] Em geral essas complicações estavam associadas a feridas de Swanson do tipo II (14% contra 1,4% em feridas do tipo I), mas não com o uso de fixação interna, casos de lesões de alta energia, feridas de grandes dimensões, ou em associação com lesão de partes moles.

Infecção

Apesar da excelente vascularização da mão, ainda assim infecções ocorrem em pacientes com fraturas expostas. Na prática moderna, MARSA é a espécie mais comumente isolada. Não foi corroborado o papel dos antibióticos na redução dos percentuais de infecção em feridas abertas não contaminadas e com vasos intactos. Quando 198 pacientes foram randomizados em um estudo duplo-cego e controlado por placebo para medicação com flucloxacilina para fraturas expostas de falange distal, ocorreram sete infecções superficiais e nenhuma profunda (três com antibióticos, quatro sem essa medicação).[155] Em 408 casos de fixação de fraturas da mão com fios de Kirschner, foi observado um percentual de complicações de 14%, que não foi afetado pelo uso empírico de antibióticos.[87]

Rigidez

Talvez a complicação mais temida e certamente uma das mais comuns depois de uma fratura ou luxação na mão é a rigidez. Vinte e dois de 54 pacientes não conseguiram obter um ADM superior a 180° depois da fixação de fraturas de falange por placa.[102] A rigidez é um produto da magnitude do trauma original, da idade e da genética do paciente, da duração da imobilização, da posição da imobilização e da invasibilidade de qualquer intervenção cirúrgica. Os principais fatores que influenciam a rigidez são a lesão associada aos tecidos moles e a idade do paciente.[28,180] Com demasiada frequência, a posição da imobilização viola os princípios fundamentais de manter estáveis os ligamentos em toda a sua extensão e equilibrar as ações tendinosas que atuam no foco de fratura.[58] É comum que ocorram contraturas da primeira comissura; tais complicações podem ser minimizadas pela aplicação de fios de Kirschner ou de talas do metacarpo do polegar em abdução máxima. Discrepâncias entre movimentos ativos e passivos surgem com maior frequência na forma de um *lag* extensor. O tendão extensor fica aderido ao local fraturado e sua subsequente deficiência de excursão gera um *lag* extensor na próxima articulação mais distal. Esse fenômeno é mais comum na articulação IFP, em seguida a fraturas de F1 com aderências no tendão extensor, que tem uma configuração plana e larga, na zona IV. Apenas 11% das fraturas de falange fixadas com placas tiveram um ADM de 220°.[131] O médico poderá lançar mão de uma técnica de reabilitação enfocada no aproveitamento das propriedades viscoelásticas diferentes do tendão e do tecido cicatricial, com o objetivo de maximizar a excursão extensora sobre as fraturas da falange e também do metacarpo.[75] Tão logo uma contratura fixa tenha se estabelecido à época da homeostase dos tecidos, depois do trauma inicial, haverá necessidade de uma tenólise associada a capsulotomia se o paciente desejar ter seus movimentos melhorados.[108] Uma das principais preocupações com o tratamento cirúrgico de rupturas do ligamento na MF do polegar tem sido a perda de movimento. A perda de movimento pode ser mais significativa em pacientes submetidos a reconstruções tardias, conforme ocorreu em 21 pacientes de uma série de setenta enxertos de tendão livre.[103]

Hipersensibilidade

O tamanho e a estrutura da mão proveem pouquíssimo acolchoamento entre a superfície e um complexo conjunto de ramos nervosos de pequeno calibre. Há uma grande restrição locais para incisões cirúrgicas ou para a aplicação de fios percutâneos onde pequenos ramos nervosos estejam localizados a mais de um centímetro. A hipersensibilidade é uma consequência frequentemente observada do mecanismo da própria lesão. Quase que invariavelmente, as lesões por esmagamento são acompanhadas por algum grau de hipersensibilidade. Quando o tratamento cirúrgico é realizado logo depois da lesão, o próprio procedimento é equivocadamente incriminado como causador da hipersensibilidade. A hipersensibilidade pode ser ainda mais exacerbada pela intolerância ao frio.[123] Algumas áreas se encontram em maior risco do que outras. Ao operar ao longo do lado ulnar da articulação MF do polegar, com sua alta concentração de pequenos ramos nervosos digitais dorsais, e no lado radial do punho nas proximidades do nervo radial superficial, o cirurgião deverá tomar medidas protetoras para que não ocorra formação de neuroma, seja por meio de lesão direta ou pelo aprisionamento do nervo na cicatriz pós-operatória. O tratamento se baseia em uma combinação de medicações específicas, planejadas para a redução da dor nervosa, como, por exemplo, gabapentina, amitriptilina, ou pregabalina, e em um programa progressivo de terapia de dessensibilização de contato. Essencialmente, o suave contato superficial treina as fibras dos nervos sensitivos para que tolerem esse nível de estimulação, antes de avançar para uma estimulação mais intensa. Com o tempo, o paciente criará condições para que possa usar a mão. Nesse meio tempo, deve-se evitar a superestimulação da dor nervosa por meio de tração e de movimento, mesmo se isso significar um progresso mais lento no programa de mobilização. Se esse princípio for desconsiderado, o resultado será a progressão desde uma simples hipersensibilidade para uma síndrome de dor regional complexa e uma espiral descendente de agravamento da dor e da funcionalidade que excederá em muito uma simples redução precoce nos movimentos.

Consolidação viciosa e deformidade

A consolidação viciosa é uma complicação frequentemente observada em fraturas da mão, em decorrência da pouca compreensão da biomecânica da mão, de uma crença infundada de que todas as fraturas da mão serão satisfatoriamente resolvidas com o tratamento conservador, ou de um paciente não-colaborativo. As consolidações viciosas são tratadas com osteotomia corretiva. Cada aspecto da deformidade deve ser perfeitamente dominado, considerando-se aspectos angulares, rotacionais e de comprimento. A principal decisão é se a osteotomia será efetuada no local da deformidade original, ou se será realizada uma osteotomia compensatória que gerará deformidades recíprocas. Fundamentalmente, a melhor opção é fazer a correção no local da deformidade original. O problema é a interferência dos implantes com as partes moles. A placa e os parafusos geralmente necessários para a estabilização da correção talvez não se encaixem de forma satisfatória no local da deformidade original. Outra consideração é o potencial de consolidação das regiões metafisárias quando comparado ao das diafisárias, particularmente se o osso diafisário sofreu divulsão de sua irrigação sanguínea durante procedimentos prévios. Pelas razões acima descritas, um local comum para as correções rotacionais em particular é a base metacarpal.

A consolidação viciosa no plano sagital da falange proximal com ápice volar ocorre nos casos em que a mão não foi imobilizada com talas na posição de flexão completa da articulação MF, que corrigiria o desequilíbrio dinâmico através do local da fratura. Caracteristicamente, a consolidação viciosa rotacional tem sua origem na escolha inadequada do tratamento conservador, nos casos em que haveria necessidade de fixação direta para o controle da rotação. É tarefa difícil reduzir corretamente uma fratura em espiral por procedimento fechado, e é grande a possibilidade de uma consolidação viciosa rotacional se tal lesão for tratada por RFFI, especialmente no nível da falange proximal. O alinhamento pela placa ungueal é método inadequado de avaliação da rotação, que deve ser avaliada pelo paralelismo do segmento ósseo distal ao segmento lesionado, com a articulação entre eles flexionada em 90°. A osteotomia corretiva será mais bem-sucedida no nível do metacarpo que no falângico.[65] A correção de uma consolidação viciosa no plano sagital ou multidirecional será realizada mais satisfatoriamente no local da fratura original (Fig. 30.96).[106,172] Com frequência uma rigidez significativa acompanha a consolidação viciosa. Se for obtida

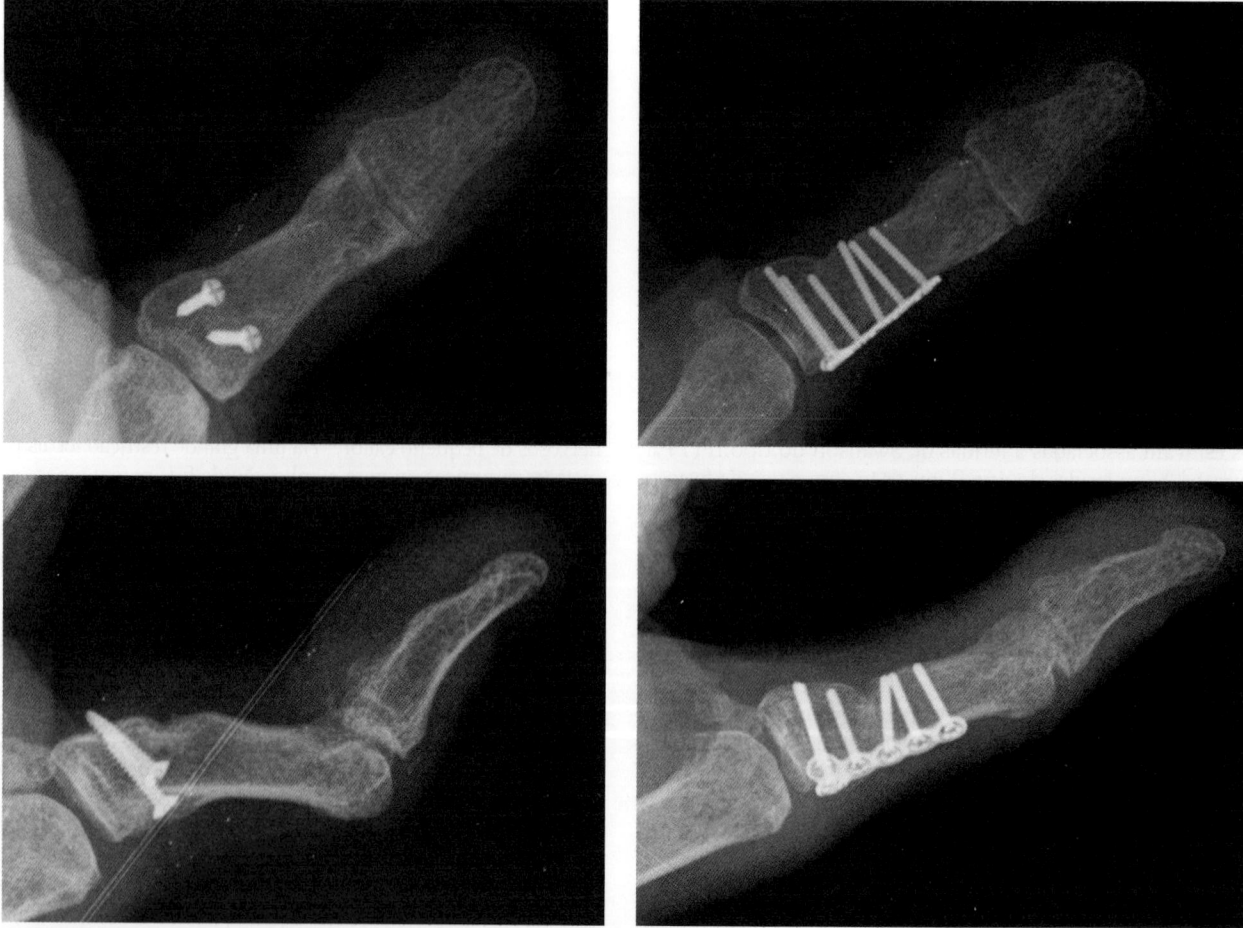

FIGURA 30.96 Tipicamente, a consolidação viciosa de fraturas de F1 é do tipo com ápice volar, mas pode incluir deformidade multiplanar, que será corrigida mais apropriadamente no nível do trauma original.

uma fixação rígida da osteotomia, pode-se realizar simultaneamente uma tenólise com capsulotomia. A alternativa é dividir a solução em duas partes: no primeiro estágio, consegue-se a correção da deformidade esquelética por meio da osteotomia e, no segundo estágio, melhora-se o movimento por meio da tenólise com capsulotomia. Esses pacientes obtêm os maiores ganhos em termos de movimento, embora a amplitude final medida possa ser inferior a de outros pacientes com lesões menos graves.[19,170] Em casos de consolidações viciosas leves a moderadas, uma avaliação realista, em relação à melhora esperada na funcionalidade, deverá ser cuidadosamente pesada contra o grau previsto de rigidez do dedo gerada pelo próprio procedimento de osteotomia e pelo implante utilizado.[173,184] A osteotomia intra-articular é uma tarefa extremamente exigente, devendo se limitar a pacientes cuidadosamente selecionados (Fig. 30.97). Cinco pacientes tratados com osteotomia extra-articular para fraturas unicondilares com consolidação viciosa da falange proximal obtiveram aumento no movimento médio da articulação, IFP de 40° antes da cirurgia para 86° no pós-operatório.[73] A cirurgia poderá ser realizada até vários meses após a lesão inicial, através do plano da fratura original.

Normalmente a consolidação viciosa de uma fratura de metacarpo se apresenta como uma deformidade no plano sagital com ápice dorsal. O paciente pode se queixar da deformidade estética, da dor na saliência dorsal ou do desconforto durante a preensão em razão da cabeça metacarpal saliente na palma. O paciente deve ser aconselhado a avaliar sua deformidade e a decidir se sua insatisfação é suficiente para justificar a realização de uma osteotomia corretiva. A osteotomia deverá ser adiada até que se tenha homeostasia dos tecidos, a menos que exista uma oportunidade para uma intervenção mais cedo (menos de 6 semanas) (Fig. 30.98). Será possível obter uma correção mais adequada através do local da fratura original por meio de uma fixação interna rígida, seguida por mobilização imediata. Na escolha entre os diversos tipos de osteotomia – em cunha de abertura, em cunha de fechamento, em pivô ou oblíqua – será preciso avaliar o padrão exato da deformidade, e a osteotomia será planejada de modo obter uma restauração o mais anatômico possível. Isso demandará um corte diferente para cada paciente, mas quanto mais simples for a osteotomia pretendida, mais provável será a obtenção de um bom resultado. Se for planejada uma osteotomia em cunha, o cirurgião deverá considerar o encurtamento. Pode-se prever um *lag* extensor de 7° na articulação MF para cada 2 mm de encurtamento.[156] Também pode ocorrer consolidação viciosa em um metacarpo, o que acarretará sobreposição de dedos. A osteotomia poderá ser realizada no local da lesão original, ou na base do metacarpo. A osteotomia rotacional realizada na base do metacarpo oferece superfícies de osso esponjoso mais amplas para a consolidação; com essa opção, é possível corrigir de 25 a 30° de rotação.[92] Se o plano de deformidade apresentar maior complexidade do que a simples rotação, poderá ser mais inteligente tentar uma correção multiplanar através do local da fratura original.

A osteotomia intra-articular na cabeça do metacarpo tem poucas indicações, pois a correção de uma consolidação viciosa intra-articular é tarefa extremamente difícil. Em um seguimento prolongado, foi constatado que a consolidação viciosa intra-articular acarretou osteoartrite (65%), redução da preensão (49%), e dor (38%).[96] Uma artrodese é a solução preferida para esses problemas, inclusive para o quinto metacarpo. A artrodese melhora, de maneira confiável, a força de preensão, juntamente com a eliminação da dor. O movimento compensatório da articulação hamatopiramidal pode minimizar o efeito da artrodese na mobilidade do lado ulnar da mão. Uma alternativa é a artroplastia por ressecção na articulação CMC do dedo mínimo, em que se faz a fusão do metacarpo desse dedo com o metacarpo do dedo anular, para que seja evitado o encurtamento.[44]

Pseudartrose

Pseudartrose é uma rara complicação nas fraturas da mão, com a exceção das fraturas da falange distal, quando um procedimento de RFFI causou distração, ou em fraturas tratadas com RAFI nas quais ocorreu excessiva divulsão do periósteo. As pseudartroses não são tratadas de modo diferente de quaisquer outras partes do corpo. Pseudartroses hipertróficas podem ser tratadas

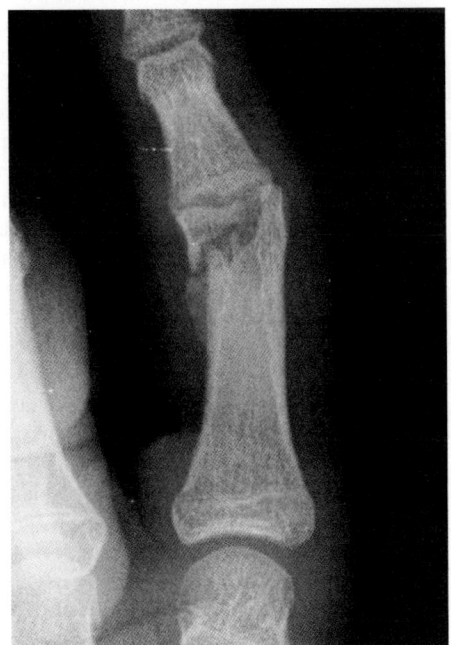
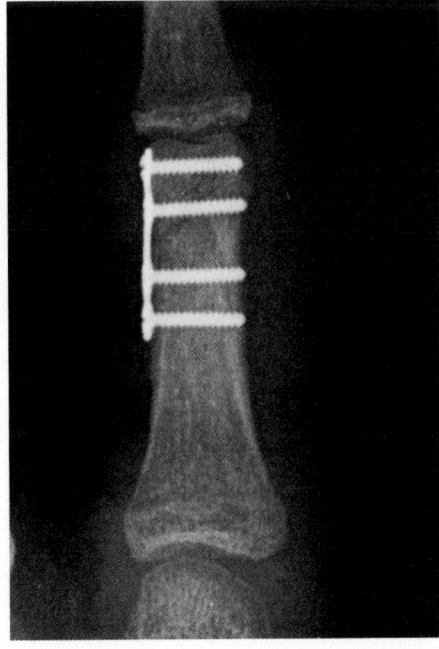

FIGURA 30.97 A osteotomia corretiva intra-articular é uma tarefa exigente, mas pode-se obter resultados excelentes se o cirurgião se propuser a fazer uma restauração precisa da congruência articular.

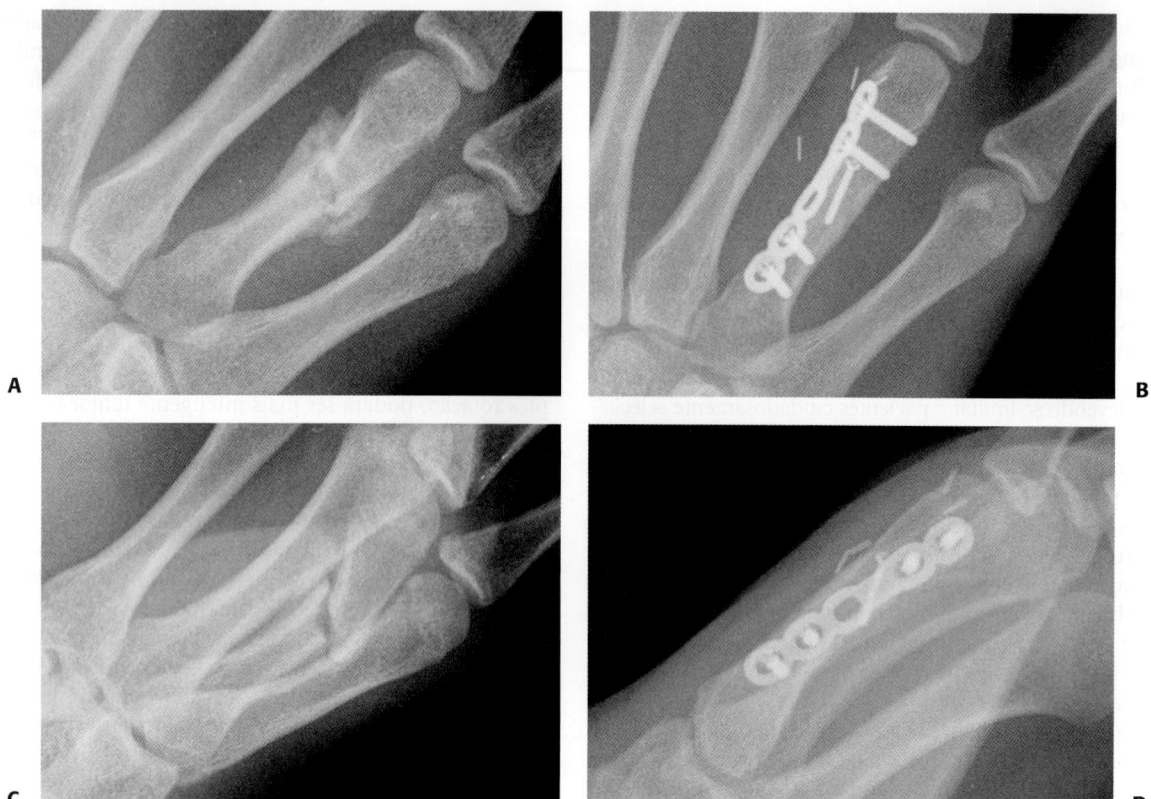

FIGURA 30.98 Consolidações viciosas em estágio inicial com formação de calo, mas que possam ser divididas com um osteótomo à mão, sem a necessidade de serra (**A, C**), constituem oportunidades excelentes para a obtenção de uma restauração realmente anatômica (**B, D**), em comparação com aquelas de calo mais fortemente estabelecido.

exclusivamente por compressão, com o uso de uma placa de compressão dinâmica. Pseudartroses com perda óssea ou com irrigação vascular inadequada necessitarão de complementação com enxerto ósseo, além da fixação estável. Fraturas da tuberosidade da falange distal frequentemente resultam em uma união fibrosa, mas raramente serão sintomáticas em longo prazo. Fraturas transversais da diáfise da falange distal deixadas sem apoio cedo demais poderão resultar em uma consolidação viciosa com ápice volar, ou em uma pseudartrose, depois de repetidamente submetidas a forças de pinçamento. Microparafusos sem cabeça, de rosca variável, podem ser empregados na compressão percutânea de pseudartroses da diáfise de F3, mas o cirurgião ainda deverá se cercar de cuidados na avaliação da relação entre o parafuso e as dimensões de F3 do plano sagital, em razão do risco de extensão da fratura e também de lesão ao aparelho ungueal (Fig. 30.99).[81] Outras pseudartroses da falange distal podem ter sofrido suficiente perda óssea a ponto de necessitar da aplicação suplementar de enxerto ósseo (Fig. 30.100).[25,129] Se não ocorreu perda óssea, a simples compressão através de uma pseudartrose hipertrófica em osso tubular com uso de uma pequena placa deverá ser suficiente para obter a consolidação. No caso de perda óssea, talvez haja necessidade de utilizar uma placa mais longa e de aplicar enxerto ósseo corticoesponjoso ou esponjoso.

Instabilidade residual

A ocorrência de instabilidade residual depois de uma luxação é rara distalmente, porém mais comum proximalmente. Todas as cinco articulações CMC estão sujeitas, com frequência, à instabilidade recorrente, em particular diante de padrões de luxação pura, em comparação com fraturas-luxações. A razão é que, em casos de luxação pura, todos os ligamentos sofreram ruptura e necessitam de procedimentos para cicatrização de ligamento a osso, ou de ligamento a ligamento. Normalmente as fraturas-luxações ocorrem de forma que um ou mais ligamentos estabilizadores permanecem aderidos a fragmentos ósseos importantes, de modo que a consolidação do tipo osso a osso restaurará a estabilidade articular. Em uma série, ocorreu reluxação em seis de 56 fraturas-luxações dorsais da articulação IFP.[29] Casos de instabilidade crônica depois do tratamento fechado de uma lesão completa do LCR na articulação MF talvez tenham que ser cirurgicamente tratados. Existe uma pequena população de pacientes com afrouxamento por hiperextensão crônica na articulação MF do polegar, que pode ser passivo (apenas na placa volar) ou ativo (com envolvimento dos intrínsecos); esses pacientes talvez necessitem de um avanço cirúrgico da placa volar, para reconstrução e restauração da estabilidade. Pode-se avaliar uma instabilidade sintomática tardia depois de uma fratura-luxação da articulação CMC de dedo com uma injeção de lidocaína na articulação. Se houver alívio, a artrodese é uma forma confiável de eliminação da dor. A quinta articulação pode ser fundida entre 20 e 30° de flexão, com pouca perda dos movimentos da mão em longo prazo, aparentemente através de movimentos compensatórios da articulação hamatopiramidal. A instabilidade residual da articulação CMC do polegar com dor é tratada por reconstrução de ligamento, e não por artrodese.

Artrite pós-traumática

Como ocorre em outros locais no corpo, as fraturas intra-articulares e a instabilidade articular residual podem causar desgaste acelerado da cartilagem hialina, resultando em artrite pós-traumática. Existe baixa correlação entre o aspecto radiográfico da artrite

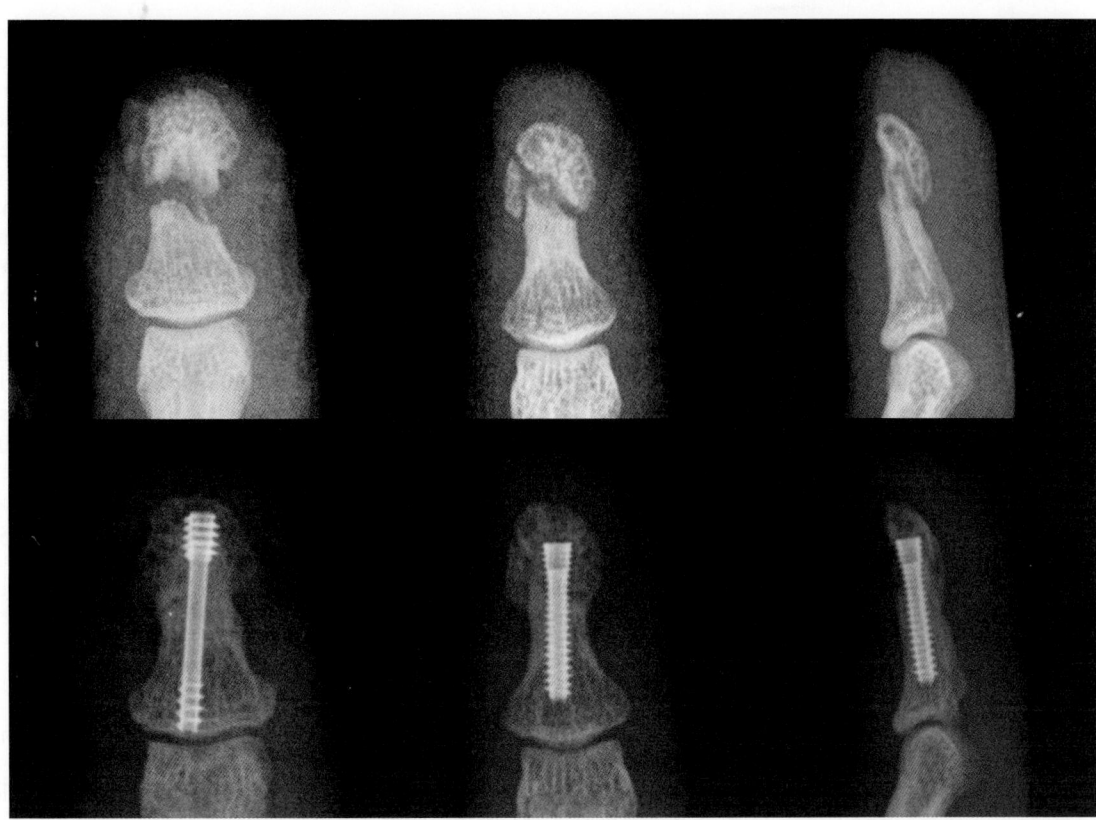

FIGURA 30.99 Pseudartroses da diáfise da falange distal podem ser tratadas pela aplicação de compressão através do local da pseudartrose com um microparafuso canulado, sem cabeça, com rosca variável; a consolidação é demorada.

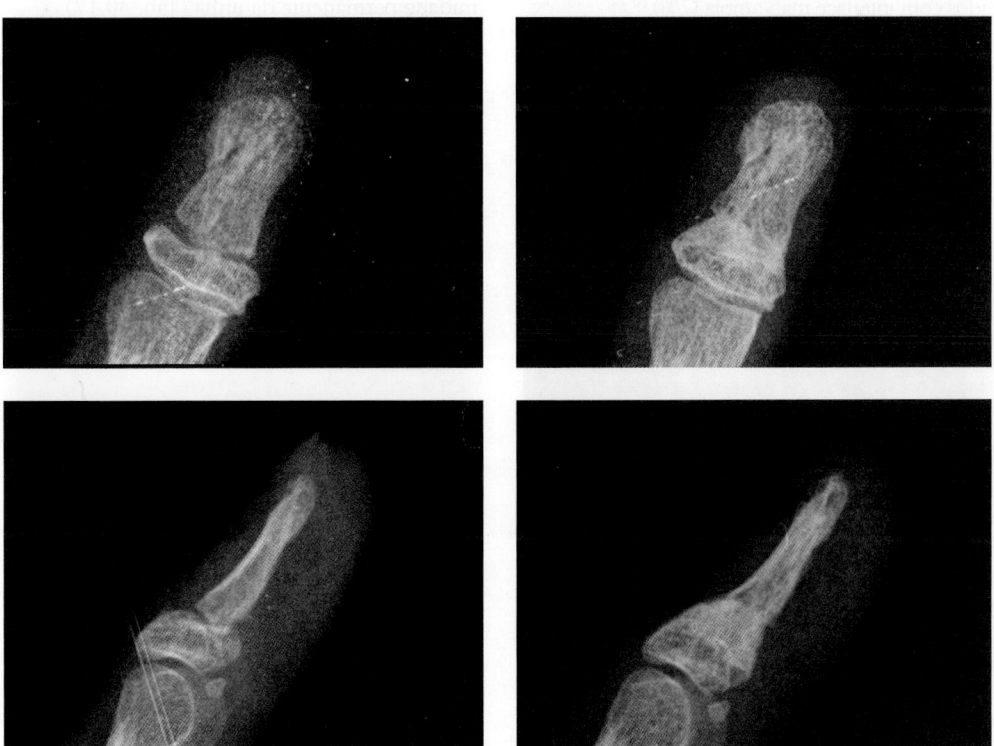

FIGURA 30.100 Basicamente, algumas pseudartroses são caracterizadas pela inexistência de uma reserva óssea adequada e, na maioria dos casos, haverá necessidade da aplicação maciça de osso esponjoso de alta qualidade.

pós-traumática e a dor perda clínica da funcionalidade. Os pacientes devem ser tratados para a artrite com atenção aos déficits clínicos, e não com base na anormalidade radiográfica. A artrite pós-traumática da articulação CMC do polegar pode ser tratada com sucesso por artrodese, e o resultado é uma excelente funcionalidade geral da mão. São poucas as articulações na mão que podem ser fusionadas com tão pouco impacto na funcionalidade (articulações CMC dos dedos indicador e médio) (Fig. 30.101). As fusões das articulações MF e IFP de um dedo resultam em grande perda da funcionalidade.

Complicações com implantes

Fios de Kirschner são implantes apropriados para a realização da fixação interna de fraturas da mão e, ocasionalmente, para a estabilização de luxações; contudo, os fios de Kirschner podem resultar em taxas de complicações de até 15%.[152] A complicação mais comumente observada é a infecção do do trajeto do fio. As infecções eram mais raras quando os fios de Kirschner permaneciam aplicados por menos de quatro semanas, e em geral essa complicação respondia satisfatoriamente à remoção do fio e administração de antibióticos orais. Com a crescente prevalência de MARSA na comunidade, os fios expostos representam, hoje em dia, maior risco do que no passado; será mais seguro que esses implantes sejam cortados abaixo do nível da pele. Outra complicação do uso de implantes é a simples irritação dos tecidos adjacentes como, por exemplo, dos tendões superpostos pela presença de implante saliente. Considerando os tecidos delicados e finos da mão, mesmo implantes com espessura de apenas alguns milímetros serão suficientes para causar sintomas persistentes em muitos pacientes. Em uma série, houve necessidade de remover a placa em sete de 57 pacientes.[124] Em outra série, os autores informaram um percentual de complicações de 82% após a fixação de fraturas de falange por placa contra 31% nos casos tratados com placas metacarpais.[171] Mas uma preocupação singular com o uso de placas é o potencial de retardo de consolidação ou de pseudartrose em fraturas transversais de metacarpo (30%) em contraste com locais fraturados com interface mais ampla (7%).[60]

Ruptura de tendão

Rupturas de tendão podem ocorrer em associação com luxações da articulação adjacente ao local de inserção do tendão. Se o exame não for meticuloso, essa lesão associada poderá não ser notada. Em geral, a consequência é uma postura de deformidade como a do dedo em martelo na articulação IFD, ou uma deformidade em botoeira na articulação IFP. As reconstruções abertas de rupturas crônicas de tendão terminal com tecidos locais ou com enxertos livres de tendão não se mostraram particularmente bem-sucedidas. Em casos de deficiências incapacitantes de tendão terminal em grau elevado de flexão, a artrodese da articulação IFD é uma solução permanente e durável. A perda de movimento associada à artrodese não é tão bem tolerada na articulação IFP, na qual o cirurgião deverá se esforçar ao máximo a fim de que a extensão ativa seja restaurada. Deformidades leves, sobretudo quando identificadas razoavelmente cedo, podem responder a um programa de imobilização da articulação IFP em extensão e com exercícios de flexão da articulação IFD. O sucesso dependerá da tendência natural de contração do colágeno nas cicatrizes. Em casos de deficiências mais substanciais, talvez haja necessidade de uma reconstrução cirúrgica com o uso de tecidos locais ou de um enxerto livre de tendão, tão logo os movimentos passivos tenham sido readquiridos por meio de reabilitação ou por uma capsulotomia cirúrgica realizada em estágio prévio.

Matriz ungueal

Podem ocorrer deformidades ungueais quando um mecanismo lesional por esmagamento envolve a zona da unha, ou quando o implante empregado na fixação lesiona os delicados tecidos da matriz. Deve-se evitar a passagem temporária ou permanente de dispositivos de fixação através da região da matriz germinativa; se necessário, a passagem pela matriz estéril deve ser temporária ou por material de sutura. Uma complicação rara mas problemática é o encarceramento da matriz germinativa em uma lacuna de fratura transversal (que pode ocorrer diante de um aspecto externo razoavelmente normal do dedo), ocorrência que impede a consolidação da fratura e, além disso, resulta em deformidade permanente da unha (Tab. 30.17).

RESUMO, CONTROVÉRSIAS E ORIENTAÇÕES FUTURAS

Tomada de decisão

Não é expressiva a controvérsia circunjacente aos métodos técnicos de redução e fixação para fraturas e luxações da mão. A controvérsia se torna muito maior quando se deve decidir como fraturas e luxações específicas devem ser tratadas. Muitos cirurgiões compreendem e aceitam o princípio básico de que devem empregar o método menos invasivo que resulte em uma conso-

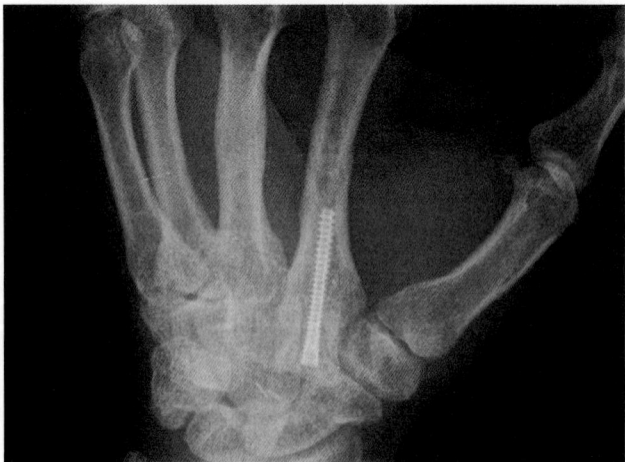

FIGURA 30.101 As articulações CMC dos dedos indicador e médio toleram satisfatoriamente a fusão sem que ocorra perda funcional, especialmente quando o processo é realizado com uma fixação cuidadosa que evita interferir com os tendões extensores dos dedos.

TABELA 30.17 Resultados adversos e complicações comuns

Infecção

Rigidez

Hipersensibilidade

Consolidação viciosa e deformidade

Pseudartrose

Instabilidade residual

Artrite pós-traumática

Complicações com os implantes

Ruptura de tendão

Anormalidades na matriz ungueal

lidação estável e anatomicamente correta e que ainda permita uma reabilitação motora suficiente para que seja alcançado um resultado final útil e funcional. O problema se situa no fato de que simplesmente não existem dados em qualquer lugar na literatura publicada que correlacione definitivamente estratégias terapêuticas específicas aos muitos padrões de fratura distintos existentes. Cada um dos pequenos ossos da mão (F3, F2, F1, metacarpo) responde diferentemente ao tratamento. Há diversas variedades apenas em relação ao padrão de fratura em cada um desses ossos, para não mencionar as lesões de partes moles associadas que influenciam substancialmente no resultado final. Ainda não foi publicado estudo que tenha empregado métodos estatísticos suficientemente rigorosos para que se possa separar todos os grupos e estratificar os resultados. O mesmo vale para as luxações.

A área em que o processo de tomada de decisão se torna particularmente difícil é aquela da coordenação de reconstruções mais complexas que envolvam vários tecidos. Quando o tratamento original do trauma esquelético na mão evolui para resultados insatisfatórios, poderá haver necessidade de uma cirurgia secundária. O momento apropriado e a ordem dos eventos configuram sobretudo matéria de preferência e experiência individual do cirurgião. A base para uma boa função da mão é uma estrutura esquelética interna estável e um invólucro tegumentar externo bem vascularizado e flexível. Esses são os primeiros passos a serem dados em qualquer reconstrução. O passo a seguir consiste em garantir articulações passivamente flexíveis, que também exibam estabilidade. Então, essa infraestrutura é acionada por três grupos de tendões responsáveis pela movimentação ativa na mão: os extensores extrínsecos, os flexores extrínsecos, e os intrínsecos. Uma boa mobilidade facilita a interação com o ambiente, uma função que também depende de sensibilidade. A cirurgia reconstrutiva dos nervos deve ser devidamente programada, de modo a coincidir com os procedimentos nos tendões. Aqui, foram delineados três estágios, mas isso não significa necessariamente que haja necessidade de três procedimentos cirúrgicos distintos. Avaliar quais combinações de procedimentos obterão os melhores resultados é da alçada do cirurgião experiente em revisão na mão. Em geral, é possível combinar procedimentos que necessitam do mesmo tipo de reabilitação, enquanto os que envolvem metas terapêuticas díspares deverão ser separados como eventos cirúrgicos distintos. Quando uma série de procedimentos cirúrgicos é estadiada, é preciso que seja obtida a homeostasia dos tecidos depois do procedimento precedente, antes que se possa avançar para o subsequente.

Artrite pós-traumática

Antigamente, afora a transferência total de articulação por procedimento microvascular, a única alternativa para a artrodese era a implantação de uma prótese de silicone unimodular do tipo de Swanson, com os respectivos altos percentuais de fratura de prótese e de geração de *debris* de silicone que acarretam osteólise. Desde edições anteriores desse texto, novos implantes protéticos têm sido disponibilizados para substituição total das articulações MF e IFP. Existem modelos metálicos com encaixe de polietileno, além de superfícies de pirocarbono. Os percentuais de afrouxamento, a osteólise causada por *debris*, e a quebra de prótese determinarão se esses modelos realmente oferecem uma nova oportunidade para melhores resultados com os movimentos e a funcionalidade da mão de pacientes com artrite pós-traumática nas articulações MF e IFP. Encontra-se em exploração a hemiartroplastia com prótese para fraturas intra-articulares não passíveis de reconstrução e nas quais houve perda de cartilagem, mas ainda está por ser comprovada a tolerância ao desgaste em longo prazo.[78]

Tratamento da perda de substância óssea

A perda de um segmento ósseo pode ocorrer em locais periarticulares ou na diáfise. De longe, a perda diafisária é o problema mais simples. As atuais controvérsias estão ligadas à escolha de um enxerto exclusivamente esponjoso com a aplicação de uma placa em ponte, ou de enxertos corticoesponjosos. Há também outra controvérsia, referente ao momento da aplicação do enxerto ósseo em fraturas expostas. Tradicionalmente, a escolha recaía nos enxertos corticoesponjosos aplicados em segundo tempo. As novas tendências se inclinam para a imediata aplicação enxerto depois de um amplo desbridamento, com uso apenas de enxerto esponjoso.[151] Os defeitos osteoarticulares podem ser resolvidos com autoenxertos osteoarticulares não vascularizados, desde que o defeito envolva, no máximo, metade de uma articulação.[91] A aplicação de enxertos osteocondrais parciais de articulação de dedo do pé para a articulação IFP da mão resultou em perda significativa dos movimentos em três de cinco casos, e em reabsorção em outro.[62] Os locais que mais frequentemente necessitam de enxertos osteoarticulares parciais são côndilos isolados na cabeça de F1 e a base volar de F2. As articulações IFP de dedo do pé oferecem locais doadores condilares com boa compatibilidade. A parte dorsal do hamato é um excelente doador para a base volar de F2. Transferências articulares totais não vascularizadas não têm obtido sucesso. Se uma articulação em sua totalidade necessitar de substituição autógena, haverá necessidade de transferir uma articulação inteira e vascularizada do pé. Casos bastante específicos oferecem a oportunidade de criar uma transferência pediculada de articulação total vascularizada de um dedo impossível de salvar para um dedo adjacente.

Feridas associadas

A obtenção de uma cobertura estável da ferida é pré-requisito para qualquer outro tipo de retardo de consolidação. Com frequência a cobertura é realizada ao mesmo tempo que a reconstrução esquelética, devendo ser efetuada antes da maioria das demais reconstruções, exceto no primeiro estágio da tenoplastia com enxerto de tendão. Os métodos de reconstrução da ferida são: fechamento primário, fechamento secundário, aplicação de enxerto cutâneo de espessura parcial ou total, retalhos de transposição, retalhos pediculados e retalhos livres. Deve ser escolhida a estratégia mais simples que seja capaz de proporcionar um deslizamento ideal das estruturas subjacentes, sem formação de contratura. Diante de feridas mais complexas que necessitem de reconstrução com retalho na mão, o desafio é encontrar tecido que seja fino e flexível. As tendências atuais falam em favor de aplicações mais precoces (dentro de 72 horas) de retalhos cada vez mais finos. Uma estratégia válida envolve o uso de retalhos fasciais que são cobertos com enxertos de pele de espessura parcial. Nesse tocante, o uso do retalho do aspecto lateral do braço, invertido de modo a orientar a superfície muscular para a recepção do enxerto cutâneo, tem dado resultados particularmente bons.[76] A fáscia suprajacente ao serrátil anterior é delgada e oferece um pedículo longo, largo e confiável. Uma crítica em relação ao uso de retalhos fasciais com recepção de enxerto cutâneo é que, em comparação com os retalhos cutâneos, torna-se ligeiramente mais difícil operar no caso de uma futura revisão. A tendência atual na microcirurgia em favor de retalhos perfurantes resultou em vários tipos de retalhos cutâneos, suficientemente delgados para uso em torno da mão, punho e antebraço – mas não nos dedos.

Implantes bioabsorvíveis

Um sistema de parafusos e placa de ácido polilático testado *in vitro* resultou na manutenção de uma força, durante oito semanas, comparável ao titânio; contudo, ocorreu degradação com perda de força por volta da décima segunda semana com a aplicação de estresse de flexão em quatro pontos.[15] Testes realizados em 112 cadáveres recentes congelados com placas de poli-L/DL-lactídeo de 2 mm demonstraram uma estabilidade geral comparável àquela proporcionada com placas de titânio de 1,7 mm.[178,179] Estudos como este surgem na literatura, mas o uso rotineiro de implantes bioabsorvíveis na mão simplesmente ainda não teve aderência na prática clínica. Uma preocupação a esse respeito pode ser o relato de formação de abscessos estéreis em torno dos implantes manufaturados com os mesmos materiais utilizados em outras aplicações ortopédicas. Em uma pequena série de doze casos, dois perderam a redução e três demonstraram uma excessiva e contínua reação de partes moles ao implante de copolímero L-lactídeo e ácido glicólico, com formação de queloide.[45] Desde a última edição desse texto, não houve qualquer avanço evidente em favor do maior uso de implantes bioabsorvíveis para as fraturas da mão.

RESUMO

As fraturas e luxações da mão constituem um grupo distinto de lesões que compartilham uma temática comum no tratamento. A mão é um órgão delicado que depende tanto de estabilidade como de flexibilidade; a função segue a forma. Embora possam ser traçadas linhas orientadoras gerais pelo exame da literatura publicada, ainda recai nas mãos de cada cirurgião o julgamento de quais fraturas e luxações podem ser tratadas por cada um dos diversos métodos discutidos nesse capítulo.

Contamos com três opções terapêuticas básicas para a maioria das fraturas e luxações da mão: gessada, RFFI e RAFI. Muitas fraturas e a maioria das luxações na mão exibem suficiente estabilidade intrínseca para que possam ser tratadas por procedimento conservador. Um teste para estabilidade intrínseca no consultório, com uso de movimentos ativos sob a proteção de anestésicos injetáveis, deve demonstrar aquelas fraturas e luxações que poderão ser tratadas sem cirurgia com segurança. Em geral, as fraturas com má rotação, múltiplas, causadas por mecanismo de alta energia, e fraturas expostas são tratadas por procedimento cirúrgico. As luxações e fraturas-luxações da articulação CMC (ao contrário das lesões nas articulações MF e AIP) também são normalmente tratadas com cirurgia. Quase todas as fraturas e luxações da mão tratadas por procedimento cirúrgico são lesões fechadas e isoladas, em que geralmente RFFI é o método apropriado. As exceções a essa regra estão indicadas ao longo do capítulo. Alguns padrões lesionais selecionados, por exemplo, as fraturas intra-articulares da base de F2, merecem tratamentos específicos e singulares que devem ser relembrados e empregados de acordo com as indicações descritas. Já com o tratamento em curso, o cirurgião deverá ficar atento ao controle do edema e à pronta promoção dos movimentos. As etapas finais para a obtenção de um resultado bem-sucedido se situam em evitar complicações, como a hipersensibilidade nervosa e infecções de trajeto do fio. Mas diante de uma complicação, o segredo se situa em planejar uma correção cuidadosa em termos da análise de risco-benefício e de estadiamento. Finalmente, os pacientes devem ser orientados em relação às expectativas, isto é, fraturas e luxações da mão causam edema, rigidez e dores que, em muitos casos, levam mais de um ano para desaparecer.

REFERÊNCIAS BIBLIOGRÁFICAS

1. Abrahamsson SO, Sollerman C, Lundborg G, et al. Diagnosis of displaced ulnar collateral ligament of the metacarpophalangeal joint of the thumb. *J Hand Surg.* 1990;15A:457–460.
2. Afendras G, Abramo A, Mrkonjic A, et al. Hemi-hamate osteochondral transplantation in proximal interphalangeal dorsal fracture dislocations: a minimum 4 year follow-up in eight patients. *J Hand Surg.* 2010;35E:627–631.
3. Aladin A, Davis TRC. Dorsal fracture-dislocation of the proximal interphalangeal joint: a comparative study of percutaneous Kirschner wire fixation versus open reduction and internal fixation. *J Hand Surg.* 2005;30B:120–128.
4. Ali A, Hamman J, Mass DP. The biomechanical effects of angulated boxer's fractures. *J Hand Surg.* 1999;24:835–844.
5. Al-Qattan MM, Hashem F, Helmi A. Irreducible tuft fractures of the distal phalanx. *J Hand Surg.* 2003;28B:18–20.
6. Al-Qattan MM. Extra-articular transverse fractures of the base of the distal phalanx (Seymour's fracture) in children and adults. *J Hand Surg.* 2001;26B:201–206.
7. Al-Qattan MM. Outcome of conservative management of spiral/long oblique fractures of the metacarpal shaft of the fingers using a palmar wrist splint and immediate mobilisation of the fingers. *J Hand Surg.* 2008;33E:723–727.
8. Anakwe RE, Aitken SA, Cowie JG, et al. The epidemiology of fractures of the hand and the influence of social deprivation. *J Hand Surg.* 2011;36E:62–65.
9. Arai K, Toh S, Nakahara K, et al. Treatment of soft tissue injuries to the dorsum of the metacarpophalangeal joint (Boxer's knuckle). *J Hand Surg.* 2002;27B:90–95.
10. Bach HG, Gonzales MH, Hall Jr RF. Locked intramedullary nailing of metacarpal fractures secondary to gunshot wounds. *J Hand Surg.* 2006;31A:1083–1087.
11. Badia A, Riano F, Ravikoff J, et al. Dynamic intradigital external fixation for proximal interphalangeal joint fracture dislocations. *J Hand Surg.* 2005;30A:154–160.
12. Bean CHG, Tencer AF, Trumble TE. The effect of thumb metacarpophalangeal ulnar collateral ligament attachment site on joint range of motion: an in vitro study. *J Hand Surg.* 1999;24:283–287.
13. Bettinger PC, Linscheid RL, Berger RA, et al. An anatomic study of the stabilizing ligaments of the trapezium and trapeziometacarpal joint. *J Hand Surg.* 1999;24:786–798.
14. Birndorf MS, Daley R, Greenwald DP. Metacarpal fracture angulation decreases flexor mechanical efficiency in human hands. *Plast Reconstr Surg.* 1997;99:1079–1083.
15. Bozic KJ, Perez LE, Wilson DR, et al. Mechanical testing of bioresorbable implants for use in metacarpal fracture fixation. *J Hand Surg.* 2001;26:755–761.
16. Braakman M. Functional taping of fractures of the fifth metacarpal results in a quicker recovery. *Injury.* 1998;29:5–9.
17. Bruske J, Bednarski M, Niedzwiedz Z, et al. The results of operative treatment of fractures of the thumb metacarpal base. *Acta Orthop Belg.* 2001;67:368–373.
18. Buchanan RT. Mechanical requirements for application and modification of the dynamic force couple method. *Hand Clin.* 1994;10:221–228.
19. Buchler U, Gupta A, Ruf S. Corrective osteotomy for posttraumatic malunion of the phalanges of the hand. *J Hand Surg.* 1996;21B:33–42.
20. Buchler U, McCollam SM, Oppikofer C. Comminuted fractures of the basilar joint of the thumb: combined treatment by external fixation, limited internal fixation, and bone grafting. *J Hand Surg.* 1991;16A:556–560.
21. Calfee RP, Kiefhaber TR, Sommerkamp TG, et al. Hemi-hamate arthroplasty provides functional reconstruction of acute and chronic proximal interphalangeal fracture-dislocations. *J Hand Surg.* 2009;34:1232–1241.
22. Cannon NM. Rehabilitation approaches for distal and middle phalanx fractures of the hand. *J Hand Ther.* 2009;34:105–116.
23. Cheah AE, Tan DM, Chong AK, et al. Volar plating for unstable proximal interphalangeal joint dorsal fracture-dislocations. *J Hand Surg Am.* 2012;37:28–33.
24. Chen SH, Wei FC, Chen HC, et al. Miniature plates and screws in acute complex hand injury. *J Trauma.* 1994;37:237–242.
25. Chim H, Teoh LC, Yong FC. Open reduction and interfragmentary screw fixation for symptomatic nonunion of distal phalangeal fractures. *J Hand Surg.* 2008;33E:71–76.
26. Chin KR, Jupiter JB. Treatment of triplane fractures of the head of the proximal phalanx. *J Hand Surg.* 1999;24:1263–1268.
27. Chinchalkar SJ, Gan BS. Management of proximal interphalangeal joint fractures and dislocations. *J Hand Ther.* 2003;16:117–128.
28. Chow SP, Pun WK, So YC, et al. A prospective study of 245 open digital fractures of the hand. *J Hand Surg.* 1991;16B:137–140.
29. Chung KC, Spilson SV. The frequency and epidemiology of hand and forearm fractures in the United States. *J Hand Surg.* 2001;26:908–915.
30. Chung KC. Clinical research in hand surgery. *J Hand Surg.* 2010;35:109–120.
31. Coyle MP. Grade III radial collateral ligament injuries of the thumb metacarpophalangeal joint: treatment by soft tissue advancement and bony reattachment. *J Hand Surg.* 2003;28:14–20.
32. Crofoot CD, Saing M, Raphael J. Intrafocal pinning for juxta-articular phalanx fractures. *Tech Hand Up Extrem Surg.* 2005;9:169–171.
33. Culp RW, Johnson JW. Arthroscopically assisted percutaneous fixation of Bennett Fractures. *J Hand Surg.* 2010;35:137–140.
34. Curtin CM, Chung KC. Use of eight-hole titanium miniplates for unstable phalangeal fractures. *Ann Plast Surg.* 2002;49:580–586.
35. Dailiana Z, Agorastakis D, Varitimidis S, et al. Use of a mini-external fixator for the treatment of hand fractures. *J Hand Surg.* 2009;34:630–636.
36. Debnath UK, Nassab RS, Oni JA, et al. A prospective study of the treatment of fractures of the little finger metacarpal shaft with a short hand cast. *J Hand Surg.* 2004;29B:214–217.
37. Debus G, Courvoisier A, Wimsey S, et al. Pins and rubber traction system for intra-articular proximal interphalangeal joint fractures revisited. *J Hand Surg.* 2010;35E:396–401.
38. Del Pinal F, Garcia-Bernal FJ, Delgado J, et al. Results of osteotomy, open reduction, and internal fixation for late-presenting malunited intra-articular fractures of the base of the middle phalanx. *J Hand Surg.* 2005;30A:1039e1–e14.
39. Delaere OP, Suttor PM, Degolla R, et al. Early surgical treatment for collateral ligament rupture of metacarpophalangeal joints of the fingers. *J Hand Surg.* 2003;28:309–315.
40. Diaconu M, Facca S, Gouzou S, et al. Locking plates for fixation of extra-articular fractures of the first metacarpal base: a series of 15 cases. *Chir Main.* 2011;30:26–30.
41. Dietch MA, Kiefhaber TR, Comisar R, et al. Dorsal fracture dislocations of the proximal interphalangeal joint: surgical complications and long-term results. *J Hand Surg.* 1999;24:914–923.

42. Dinowitz M, Trumble T, Hanel D, et al. Failure of cast immobilization for thumb ulnar collateral ligament avulsion fractures. *J Hand Surg.* 1997;22A:1057–1063.
43. Dionysian E, Eaton RG. The long-term outcome of volar plate arthroplasty of the proximal interphalangeal joint. *J Hand Surg.* 2000;25:429–437.
44. Dubert TP, Khalifa H. "Stabilized arthroplasty" for old fracture dislocations of the fifth carpometacarpal joint. *Tech Hand Up Extrem Surg.* 2009;13:134–136.
45. Dumont C, Fuchs M, Burchhardt H, et al. Clinical results of absorbable plates for displaced metacarpal fractures. *J Hand Surg.* 2007;32A:491–496.
46. Duncan RW, Freeland AE, Jabaley ME, et al. Open hand fractures: an analysis of the recovery of active motion and of complications. *J Hand Surg.* 1993;18A:387–394.
47. Dzwierzynski WW, Matloub HS, Yan JG, et al. Anatomy of the intermetacarpal ligaments of the carpometacarpal joints of the fingers. *J Hand Surg.* 1997;22:931–934.
48. Ebinger T, Erhard N, Kinzl L, et al. Dynamic treatment of displaced proximal phalangeal fractures. *J Hand Surg.* 1999;24:1254–1262.
49. Ellis SJ, Cheng R, Prokopis P, et al. Treatment of proximal interphalangeal dorsal fracture-dislocation injuries with dynamic external fixation: a pins and rubber band system. *J Hand Surg.* 2007;32A:1242–1250.
50. Elmaraghy MW, Elmaraghy AW, Richards RS, et al. Transmetacarpal intramedullary K-wire fixation of proximal phalangeal fractures. *Ann Plast Surg.* 1998;41:125–130.
51. El-Sharkawy AA, El-Mofty AO, Moharram AN, et al. Management of Rolando fracture by modified dynamic external fixation: a new technique. *Tech Hand Up Extrem Surg.* 2009;13:11–15.
52. El-Shennawy M, Nakamura K, Patterson RM, et al. Three-dimensional kinematic analysis of the second through fifth carpometacarpal joints. *J Hand Surg.* 2001;26:1030–1035.
53. Fahmy N, Khan W. The S-Quattro in the management of acute intra-articular phalangeal fractures of the hand. *J Hand Surg.* 2006;31:79–92.
54. Fairhurst M, Hansen L. Treatment of "gamekeeper's thumb" by reconstruction of the ulnar collateral ligament. *J Hand Surg.* 2003;27B:542–545.
55. Feehan LM, Sheps SB. Incidence and demographics of hand fractures in British Columbia, Canada: a population-based study. *J Hand Surg.* 2006;31A:1068–1074.
56. Figl M, Weninger P, Hofbauer M, et al. Results of dynamic treatment of fractures of the proximal phalanx of the hand. *J Trauma.* 2011;70:852–856.
57. Finsen V. Suzuki's pins and rubber traction for fractures of the base of the middle phalanx. *J Plast Surg Hand Surg.* 2010;44:209–213.
58. Freeland AE, Hardy MA, Singletary S. Rehabilitation for proximal phalangeal fractures. *J Hand Ther.* 2003;16:129–142.
59. Freeland AE, Lineaweaver WC, Lindley SG. Fracture fixation in the mutilated hand. *Hand Clin.* 2003;19:51–61.
60. Fusetti C, Della Santa DR. Influence of fracture pattern on consolidation after metacarpal plate fixation. *Chir Main.* 2004;23:32–36.
61. Galanakis I, Aliquizakis A, Katonis P, et al. Treatment of closed unstable metacarpal fractures using percutaneous transverse fixation with Kirschner wires. *J Trauma.* 2003;55:509–513.
62. Gaul JS. Articular fractures of the proximal interphalangeal joint with missing elements: repair with partial toe joint osteochondral autografts. *J Hand Surg.* 1999;24:78–85.
63. Giele H, Martin J. The two-level ulnar collateral ligament injury of the metacarpophalangeal joint of the thumb. *J Hand Surg.* 2003;28B:92–93.
64. Glickel SZ, Malerich M, Pearce SM, et al. Ligament replacement for chronic instability of the ulnar collateral ligament of the metacarpophalangeal joint of the thumb. *J Hand Surg.* 1993;18A:930–941.
65. Gollamudi S, Jones WA. Corrective osteotomy of malunited fractures of phalanges and metacarpals. *J Hand Surg.* 2000;25B:439–441.
66. Gonzales MH, Hall M, Hall RF Jr. Low-velocity gunshot wounds of the proximal phalanx: treatment by early stable fixation. *J Hand Surg.* 1998;23A:142–149.
67. Graham TJ. The exploded hand syndrome: logical evaluation and comprehensive treatment of the severely crushed hand. *J Hand Surg.* 2006;31A:1012–1023.
68. Grant I, Berger AC, Tham SK. Internal fixation of unstable fracture dislocations of the proximal interphalangeal joint. *J Hand Surg.* 2005;30:492–498.
69. Hamada Y, Sairyo K, Tonogai I, et al. Irreducible fracture dislocation of a finger metacarpophalangeal joint: A case report. *Hand.* 2008;3:76–78.
70. Hamilton SC, Stern PJ, Fassler PR, et al. Miniscrew fixation for the treatment of proximal interphalangeal joint dorsal fracture-dislocations. *J Hand Surg.* 2006;31A:1349–1354.
71. Hanel DP. Primary fusion of fracture dislocations of central carpometacarpal joints. *Clin Orthop.* 1996;327:85–93.
72. Harding IJ, Parry D, Barrington RL. The use of a moulded metacarpal brace versus neighbour strapping for fractures of the finger metacarpal neck. *J Hand Surg.* 2001;26B:261–263.
73. Harness NG, Chen A, Jupiter JB. Extra-articular osteotomy for malunited unicondylar fractures of the proximal phalanx. *J Hand Surg.* 2005;30A:566–572.
74. Hattori Y, Doi K, Sakamoto S, et al. Volar plating for intra-articular fracture of the base of the proximal phalanx. *J Hand Surg.* 2007;32A:1299–1303.
75. Henry MH, Stutz C, Brown H. Technique for extensor tendon acceleration. *J Hand Ther.* 2006;19:421–424.
76. Henry MH. Degloving combined with structural trauma at the digital level: functional coverage with fascial free flaps. *J Reconstr Microsurg.* 2007;23:59–62.
77. Henry MH. Fractures of the proximal phalanx and metacarpals in the hand: preferred methods of stabilization. *J Am Acad Orthop Surg.* 2008;16:320–329.
78. Henry MH. Prosthetic hemi-arthroplasty for post-traumatic articular cartilage loss in the proximal interphalangeal joint. *HAND.* 2011;6:93–97.
79. Henry MH. Soft tissue sleeve approach to open reduction and internal fixation of proximal phalangeal fractures. *Tech Hand Up Extr Surg.* 2008;12:161–165.
80. Henry MH. Specific complications associated with different types of intrinsic pedicle flaps of the hand. *J Reconstr Microsurg.* 2008;24:221–225.
81. Henry MH. Variable pitch headless compression screw treatment of distal phalangeal nonunions. *Tech Hand Up Extrem Surg.* 2010;14:230–233.
82. Hinke DH, Erickson SJ, Chamoy L, et al. Ulnar collateral ligament of the thumb: MR findings in cadavers, volunteers, and patients with ligamentous injury (gamekeeper's thumb). *Am J Roentgenol.* 1994;163:1431–1434.
83. Hirata H, Tsujii M, Nakao E. Locking of the metacarpophalangeal joint of the thumb caused by a fracture fragment of the radial condyle of the metacarpal head after dorsal dislocation. *J Hand Surg.* 2006;31B:635–636.
84. Hofmeister EP, Mazurek MT, Shin AY, et al. Extension block pinning for large mallet fractures. *J Hand Surg.* 2003;28:453–459.
85. Hornbach EE, Cohen MS. Closed reduction and percutaneous pinning of fractures of the proximal phalanx. *J Hand Surg.* 2003;26B:45–49.
86. Horton TC, Hatton M, Davis TRC. A prospective randomized controlled study of fixation of long oblique and spiral shaft fractures of the proximal phalanx: closed reduction and percutaneous Kirschner wiring versus open reduction and lag screw fixation. *J Hand Surg.* 2003;28B:5–9.
87. Hsu LP, Schwartz EG, Kalainov DM, et al. Complications of K-wire fixation in procedures involving the hand and wrist. *J Hand Surg.* 2011;36:610–616.
88. Husain SN, Dietz JF, Kalainov DM, et al. A biomechanical study of distal interphalangeal joint subluxation after mallet fracture injury. *J Hand Surg.* 2008;33:26–30.
89. Hynes MC, Giddins GEB. Dynamic external fixation for pilon fractures of the interphalangeal joints. *J Hand Surg.* 2001;26B:122–124.
90. Ip WY, Ng KH, Chow SP. A prospective study of 924 digital fractures of the hand. *Injury.* 1996;27:279–285.
91. Ishida O, Ikuta Y, Kuroki H. Ipsilateral osteochondral grafting for finger joint repair. *J Hand Surg.* 1994;19:372–377.
92. Jawa A, Zucchini M, Lauri G, et al. Modified step-cut osteotomy for metacarpal and phalangeal rotational deformity. *J Hand Surg.* 2009;34:335–340.
93. Jorgsholm P, Bjorkman A, Emmeluth A, et al. Extension block pinning of mallet fractures. *Scand J Plast Reconstr Surg Hand Surg.* 2010;44:54–58.
94. Kaleli T, Ozturk C, Ersozlu S. External fixation for surgical treatment of a mallet finger. *J Hand Surg.* 2003;28B:228–230.
95. Keogh E, Book K, Thomas J, et al. Predicting pain and disability in patients with hand fractures: comparing pain anxiety, anxiety sensitivity and pain catastrophizing. *Eur J Pain.* 2010;14:446–451.
96. Kjaer-Peterson K, Jurik AG, Peterson LK. Intraarticular fractures at the base of the fifth metacarpal. A clinical and radiographic study of 64 cases. *J Hand Surg.* 1992;17B:144–147.
97. Kjaer-Peterson K, Langoff O, Andersen K. Bennett fracture. *J Hand Surg.* 1990;15B:58–61.
98. Korting O, Facca S, Diaconu M, et al. Treatment of complex proximal interphalangeal joint fractures using a new dynamic external fixator: 15 cases. *Chir Main.* 2009;28:153–157.
99. Kozin SH, Thoder JJ, Lieberman G. Operative treatment of metacarpal and phalangeal shaft fractures. *J Am Acad Orthop Surg.* 2000;8:111–121.
100. Kuhn KM, Khiem DD, Shin AY. Volar A1 pulley approach for the fixation of avulsion fractures of the base of the proximal phalanx. *J Hand Surg.* 2001;26:762–771.
101. Kumar R, Malhotra R. Divergent fracture-dislocation of the second carpometacarpal joint and the three ulnar carpometacarpal joints. *J Hand Surg.* 2001;26:123–129.
102. Kurzen P, Fusetti C, Bonaccio M, et al. Complications after plate fixation of phalangeal fractures. *J Trauma.* 2006;60:841–384.
103. Kuz JE, Husband JB, Tokar N, et al. Outcome of avulsion fractures of the ulnar base of the proximal phalanx of the thumb treated nonsurgically. *J Hand Surg.* 1999;24:275–282.
104. Lee JYL, Teoh LC. Dorsal fracture dislocations of the proximal interphalangeal joint treated by open reduction and interfragmentary screw fixation: indications, approaches, and results. *J Hand Surg.* 2006;31B:138–146.
105. Lee SG, Jupiter JB. Phalangeal and metacarpal fractures of the hand. *Hand Clin.* 2000;16:323–332.
106. Lester B, Mallik A. Impending malunions of the hand. Treatment of subacute, malaligned fractures. *Clin Orthop.* 1996;327:55–62.
107. Leung YL, Beredjiklian PK, Monaghan BA, et al. Radiographic assessment of small finger metacarpal neck fractures. *J Hand Surg.* 2002;27:443–448.
108. Levaro F, Henry MH. Management of the stiff proximal interphalangeal joint. *J Am Soc Surg Hand.* 2003;3:78–87.
109. Liebovic SJ. Treatment of Bennett and Rolando fractures. *Tech Hand Upper Ext Surg.* 1998;2:36–46.
110. Liew KH, Chan BK, Low CO. Metacarpal and proximal phalangeal fractures-fixation with multiple intramedullary Kirschner wires. *Hand Surg.* 2000;5:125–130.
111. Lins RE. A comparative mechanical analysis of plate fixation in a proximal phalanx fracture model. *J Hand Surg.* 1996;21A:1059–1064.
112. Lucchina S, Badia A, Dornean V, et al. Unstable mallet fractures: a comparison between three different techniques in a multicenter study. *Chin J Traumatol.* 2010;13:195–200.
113. Lutz M, Sailer R, Zimmerman R, et al. Closed reduction transarticular Kirshner wire fixation versus open reduction internal fixation in the treatment of Bennett fracture dislocation. *J Hand Surg.* 2003;28B:142–147.
114. Majumder S, Peck F, Watson JS, et al. Lessons learned from the management of complex intra-articular fractures at the base of the middle phalanges of fingers. *J Hand Surg.* 2003;28B:559–565.
115. Margic K. External fixation of closed metacarpal and phalangeal fractures of digits. A prospective study of 100 consecutive patients. *J Hand Surg.* 2006;31B:30–40.
116. McLain RF, Steyers C, Stoddard M. Infections in open fractures of the hand. *J Hand Surg.* 1991;16A:108–112.
117. McNemar TB, Howell JW, Chang E. Management of metacarpal fractures. *J Hand Ther.* 2003;16:143–151.
118. Murase T, Morimoto H, Yoshikawa H. Palmar dislocation of the metacarpophalangeal joint of the finger. *J Hand Surg.* 2004;29B:90–93.
119. Nakamura K, Patterson RM, Viegas SF. The ligament and skeletal anatomy of the second through fifth carpometacarpal joints and adjacent structures. *J Hand Surg.* 2001;26:1016–1029.
120. Newington DP, Davis TRC, Barton NJ. The treatment of dorsal fracture-dislocation of the proximal interphalangeal joint by closed reduction and Kirschner wire fixation: a 16-year follow-up. *J Hand Surg.* 2002;27B:537–540.
121. Nicklin S, Ingram S, Gianoutsos MP, et al. In vitro comparison of lagged and nonlagged screw fixation of metacarpal fractures in cadavers. *J Hand Surg.* 2008;33:1732–1736.
122. Niekel MC, Lindenhovius AL, Watson JB, et al. Correlation of DASH and QuickDASH with measures of psychological distress. *J Hand Surg.* 2009;34:1499–1505.
123. Nijhuis TH, Smits ES, Jaquet JB, et al. Prevalence and severity of cold intolerance in patients after hand fracture. *J Hand Surg.* 2010;35:306–311.
124. O'Sullivan ST, Limantzakis G, Kay SP. The role of low-profile titanium miniplates in emergency and elective hand surgery. *J Hand Surg.* 1999;24B:347–349.
125. Orbay JL, Indriago I, Gonzales E, et al. Percutaneous fixation of metacarpal fractures. *Oper Tech Plast Reconstr Surg.* 2002;9:138–142.
126. Otani K, Fukuda K, Hamanishi C. An unusual dorsal fracture-dislocation of the proximal interphalangeal joint. *J Hand Surg.* 2007;32E:193–194.
127. Ouellette EA, Dennis JJ, Latta LL, et al. The role of soft tissues in plate fixation of proximal phalanx fractures. *Clin Orthop.* 2004;418:213–218.

128. Ouellette EA. Use of the minicondylar plate in metacarpal and phalangeal fractures. *Clin Orthop.* 1996;327:38–46.
129. Ozcelik IB, Kabakas F, Mersa B, et al. Treatment of nonunions of the distal phalanx with olecranon bone graft. *J Hand Surg.* 2009;34:638–642.
130. Ozer K, Gillani S, Williams A, et al. Comparison of intramedullary nailing versus plate-screw fixation of extra-articular metacarpal fractures. *J Hand Surg.* 2008;33:1724–1731.
131. Page SM, Stern PJ. Complications and range of motion following plate fixation of metacarpal and phalangeal fractures. *J Hand Surg.* 1998;23A:827–832.
132. Patel MR, Bassini L. Irreducible palmar metacarpophalangeal joint dislocation due to juncture tendinum interposition: a case report and review of the literature. *J Hand Surg.* 2000;25:166–172.
133. Pegoli L, Toh S, Arai K, et al. The Ishiguro extension block technique for the treatment of mallet finger fracture: indications and clinical results. *J Hand Surg.* 2003;28B:15–17.
134. Rettig ME, Dassa G, Raskin KB. Volar plate arthroplasty of the distal interphalanageal joint. *J Hand Surg.* 2001;26A:940–944.
135. Rosenstadt BE, Glickel SZ, Lane LB, et al. Palmar fracture dislocation of the proximal interphalangeal joint. *J Hand Surg.* 1998;23A:811–820.
136. Roth JJ, Auerbach DM. Fixation of hand fractures with bicortical screws. *J Hand Surg.* 2005;30:151–153.
137. Ruland RT, Hogan CJ, Cannon DL, et al. Use of dynamic distraction external fixation for unstable fracture-dislocations of the proximal interphalangeal joint. *J Hand Surg.* 2008;33:19–25.
138. Safoury Y. Treatment of phalangeal fractures by tension band wiring. *J Hand Surg.* 2001;26B:50–52.
139. Saint-Cyr M, Miranda D, Gonzalez R, et al. Immediate corticocancellous bone auto-grafting in segmental bone defects of the hand. *J Hand Surg.* 2006;31B:168–177.
140. Sams I, Goitz RJ, Sotereanos DG. Dynamic traction and minimal internal fixation for thumb and digital pilon fractures. *J Hand Surg.* 2004;29A:39–43.
141. Sawant N, Kulikov Y, Giddins GEB. Outcome following conservative treatment of metacarpophalangeal collateral ligament avulsion fractures of the finger. *J Hand Surg.* 2007;32B:102–104.
142. Schadel-Hopfner M, Windolf J, Antes G, et al. Evidence-based hand surgery: the role of Cochrane reviews. *J Hand Surg.* 2008;33E:110–117.
143. Shauver MJ, Chung KC. The minimal clinically important difference of the Michigan hand outcomes questionnaire. *J Hand Surg.* 2009;34:509–514.
144. Shewring DJ, Thomas RH. Avulsion fractures from the base of the proximal phalanges of the fingers. *J Hand Surg.* 2003;28B:10–14.
145. Shewring DJ, Thomas RH. Collateral ligament avulsion fractures from the heads of the metacarpals of the fingers. *J Hand Surg.* 2006;31B:537–541.
146. Simonian PT, Trumble TE. Traumatic dislocation of the thumb carpometacarpal joint: early ligamentous reconstruction versus closed reduction and pinning. *J Hand Surg.* 1996;21A:802–806.
147. Smith NC, Moncrieff NJ, Hartnell N, et al. Pseudorotation of the little finger metacarpal. *J Hand Surg.* 2003;28B:395–398.
148. Sohn RC, Jahng KH, Curtiss SB, et al. Comparison of metacarpal plating methods. *J Hand Surg.* 2008;33A:316–321.
149. Sorene ED, Goodwin DR. Nonoperative treatment of displaced avulsion fractures of the ulnar base of the proximal phalanx of the thumb. *Scand J Plast Reconstr Surg Hand Surg.* 2003;37:225–227.
150. Souer JS, Mudgal CS. Plate fixation in closed ipsilateral multiple metacarpal fractures. *J Hand Surg.* 2008;33E:740–744.
151. Stahl S, Lerner A, Kaufman T. Immediate autografting of bone in open fractures with bone loss of the hand: a preliminary report. Case reports. *Scand J Plast Reconstr Surg Hand Surg.* 1999;33:117–122.
152. Stahl S, Schwartz O. Complications of K-wire fixation of fractures and dislocations in the hand and wrist. *Arch Orthop Trauma Surg.* 2001;121:527–530.
153. Stanton JS, Dias JJ, Burke FD. Fractures of the tubular bones of the hand. *J Hand Surg.* 2007;32E:626–636.
154. Stern PJ. Management of fractures of the hand over the last 25 years. *J Hand Surg.* 2000: 25A:817–823.
155. Stevenson J, McNaughton G, Riley J. The use of prophylactic flucloxacillin in treatment of open fractures of the distal phalanx within an accident and emergency department: a double-blind randomized placebo-controlled trial. *J Hand Surg.* 2003;28B: 388–394.
156. Strauch RJ, Behrman MJ, Rosenwasser MP. Acute dislocation of the carpometacarpal joint of the thumb: an anatomic and cadaver study. *J Hand Surg.* 1994;19:93–98.
157. Strauch RJ, Rosenwasser MP, Lunt JG. Metacarpal shaft fractures: the effect of shortening on the extensor tendon mechanism. *J Hand Surg.* 1998;23:519–523.
158. Strickler M, Nagy L, Buchler U. Rigid internal fixation of basilar fractures of the proximal phalanges by cancellous bone grafting only. *J Hand Surg.* 2001;26B:455–458.
159. Swanson TV, Szabo RM, Anderson DD. Open hand fractures: prognosis and classification. *J Hand Surg.* 1991;16A:101–107.
160. Syed AA, Agarwal M, Boome R. Dynamic external fixation for pilon fractures of the proximal interphalangeal joints: a simple fixator for a complex fracture. *J Hand Surg.* 2003;28B:137–141.
161. Szwebel JD, Ehlinger V, Pinsolle V, et al. Reliability of a classification of fractures of the hand based on the AO comprehensive classification system. *J Hand Surg.* 2010;35E:392–395.
162. Takami H, Takahashi S, Ando M. Operative treatment of mallet finger due to intra-articular fracture of the distal phalanx. *Arch Orthop Trauma Surg.* 2000;120:9–13.
163. Tan JS, Foo AT, Chew WC, et al. Articularly placed interfragmentary screw fixation of difficult condylar fractures of the hand. *J Hand Surg.* 1994;19B:373–377.
164. Tan V, Beredjiklian PK, Weiland AJ. Intra-articular fractures of the hand: treatment by open reduction and internal fixation. *J Orthop Trauma.* 2005;19:518–523.
165. Teoh LC, Lee JYL. Mallet fractures: a novel approach to internal fixation using a hook plate. *J Hand Surg.* 2007;32B:24–30.
166. Teoh LC, Tan PL, Tan SH, et al. Cerclage wiring-assisted fixation of difficult hand fractures. *J Hand Surg.* 2006;31B:637–642.
167. Theivendran K, Pollock J, Rajaratnam V. Proximal interphalangeal joint fractures of the hand: treatment with an external dynamic traction device. *Ann Plast Surg.* 2007;58:625–629.
168. Thoma A, McKnight L, Knight C. The use of economic evaluation in hand surgery. *Hand Clin.* 2009;25:113–123.
169. Thurston AJ, Dempsey SM. Bennett fracture: a medium- to long-term review. *Aust NZ J Surg.* 1993;63:120–123.
170. Timmenga EJF, Blokhuis TJ, Maas M, et al. Long-term evaluation of Bennett fractures. A comparison between open and closed reduction. *J Hand Surg.* 1994;19B:373–377.
171. Trevisan C, Morganti A, Casiraghi A, et al. Low-severity metacarpal and phalangeal fractures treated with miniature plates and screws. *Arch Orthop Trauma Surg.* 2004;124:675–680.
172. Trumble T, Gilbert M. In situ osteotomy for extra-articular malunion of the proximal phalanx. *J Hand Surg.* 1998;23A:821–826.
173. Vahey JW, Wegner DA, Hastings H II. Effect of proximal phalangeal fracture deformity on extensor tendon function. *J Hand Surg.* 1998;23A:673–681.
174. Van Brenk B, Richards RR, Mackay MB, et al. A biomechanical assessment of ligaments preventing dorsoradial subluxation of the trapeziometacarpal joint. *J Hand Surg.* 1998;23:607–611.
175. Van Onselen EBH, Karim RB, Hage JJ, et al. Prevalence and distribution of hand fractures. *J Hand Surg.* 2003;28B:491–495.
176. Van Oosterom FJT, Brete GJV, Ozdemir C. Treatment of phalangeal fractures in severely injured hands. *J Hand Surg.* 2001;26B:108–111.
177. Waljee JF, Kim HM, Burns PB, et al. Development of a brief, 12-item version of the Michigan Hand Questionnaire. *Plast Reconstr Surg.* 2011;128:208–220.
178. Waris E, Ashammakhi N, Happonen H, et al. Bioabsorbable miniplating versus metallic fixation for metacarpal fractures. *Clin Orthop.* 2003;410:310–319.
179. Waris E, Ashammakhi N, Raatikainen T, et al. Self-reinforced bioabsorbable versus metallic fixation systems for metacarpal and phalangeal fractures: a biomechanical study. *J Hand Surg.* 2002;27:902–909.
180. Weiss APC, Hastings H II. Distal unicondylar fractures of the proximal phalanx. *J Hand Surg.* 1993;18A:594–599.
181. Widgerow AD, Ladas CS. Anatomical attachments to the proximal phalangeal base: a case for stability. *Scand J Plast Reconstr Surg Hand Surg.* 2001;35:85–90.
182. Williams RMM, Kiefhaber TR, Sommerkamp TG, et al. Treatment of unstable dorsal proximal interphalangeal fracture/dislocations using a hemi-hamate autograft. *J Hand Surg.* 2003;28:856–865.
183. Wong T-C, Ip FK, Yeung SH. Comparison between percutaneous transverse fixation and intramedullary K-wires in treating closed fractures of the metacarpal neck of the little finger. *J Hand Surg.* 2006;31B:61–65.
184. Yong FC, Tan SH, Tow BPB, et al. Trapezoid rotational bone graft osteotomy for metacarpal and phalangeal fracture malunion. *J Hand Surg.* 2007;32B:282–288.
185. Yoshida R, Shah MA, Patterson RM, et al. Anatomy and pathomechanics of ring and small finger carpometacarpal joint injuries. *J Hand Surg.* 2003;28:1035–1043.
186. Zhang X, Meng H, Shao X, et al. Pull-out wire fixation for acute mallet finger fractures with K-wire stabilization of the distal interphalangeal joint. *J Hand Surg.* 2010;35:1864–1869.

31

Fraturas e luxações do carpo

Andrew D. Duckworth
David Ring

Introdução às fraturas e luxações do carpo 961
Anatomia e cinemática das fraturas e luxações do carpo 962
    Anatomia óssea e ligamentar das fraturas e luxações do carpo 962
    Anatomia neurovascular das fraturas e luxações do carpo 965
    Cinemática das fraturas e luxações do carpo 966
    Anatomia patológica das fraturas e luxações do carpo 969
Epidemiologia das fraturas e luxações carpais 972
    Fraturas do carpo 972
    Lesões associadas a fraturas e luxações do carpo 973
Diagnóstico das lesões do carpo 973
    Mecanismo de lesão das fraturas e luxações do carpo 973
    Avaliação clínica e diagnóstico das lesões do carpo 973
    Imagens para fraturas e luxações do carpo 974
    Diagnóstico de lesões do carpo: dicas e armadilhas 977
Fraturas do escafoide 977
    Anatomia clínica das fraturas do escafoide 977
    Epidemiologia e etiologia das fraturas do escafoide 978
    Avaliação clínica e diagnóstico das fraturas do escafoide 979
    Classificação das fraturas do escafoide e lesões associadas 984
Método de tratamento preferido pelos autores – obtenção de imagens e diagnóstico de desvio 986
Método de tratamento preferido pelos autores – fraturas agudas do escafoide 986
    Suspeita de fratura do escafoide 986
    Fraturas do tubérculo do escafoide 986
    Fraturas não desviadas do escafoide 986
    Fraturas instáveis e/ou desviadas do escafoide 987
    Fraturas do polo proximal do escafoide 987
Tratamento de fraturas do escafoide 987
    Complicações das fraturas do escafoide: consolidação viciosa 994
    Complicações das fraturas do escafoide: pseudartrose 994
Método de tratamento preferido pelos autores – pseudartrose do escafoide 998
    Complicações das fraturas do escafoide: necrose avascular 999
    Orientações para futuras pesquisas em fraturas do escafoide 999
    Fraturas do escafoide: dicas e armadilhas 1000
Outras fraturas do carpo 1000
    Fraturas do piramidal 1000
    Fraturas do semilunar 1000
    Outras fraturas do carpo 1001
Método de tratamento preferido pelos autores – outras fraturas do carpo 1001
    Orientações para futuras pesquisas em fraturas do carpo 1001
    Outras fraturas do carpo: dicas e armadilhas 1003
Lesões dos ligamentos do carpo 1003
    Dissociação escafossemilunar (DSL) das lesões dos ligamentos do carpo 1003
Método de tratamento preferido pelos autores – DSL 1009
    Dissociação lunopiramidal das lesões dos ligamentares do carpo 1010
    Luxação e fratura-luxação perilunar 1011
Método de tratamento preferido pelos autores – luxações e fraturas-luxações perilunares 1015
    Instabilidade radiocarpal 1016
    Orientações para futuras pesquisas em instabilidade radiocarpal 1017
    Lesões dos ligamentos do carpo: dicas e armadilhas 1017

INTRODUÇÃO ÀS FRATURAS E LUXAÇÕES DO CARPO

A ocorrência de lesões carpais é mais frequente em pacientes jovens e ativos e em geral não são muito comuns. Essas lesões são discutidas e estudadas em desproporção com sua frequência, porque seu tratamento pode ser tarefa difícil. Por exemplo, as fraturas do escafoide são notórias pela ocorrência de pseudartrose e, em alguns casos, a fratura não é visível nas primeiras radiografias. O diagnóstico de uma fratura verdadeira entre suspeitas de fratura do escafoide permanece ainda problemático apesar dos avanços no diagnóstico por imagem, porque mesmo exames de imagem mais sofisticados têm seus falsos-positivos e falsos-nega-

tivos. Isso ocorre porque as fraturas verdadeiras são raras e também por não haver um padrão de referência consensual para as fraturas verdadeiras. O uso de regras de prognóstico clínico e da análise de classe latente será útil, reconhecendo que o melhor que pode ser feito é definir e refinar a probabilidade de uma fratura.

Tradicionalmente, fraturas não desviadas do colo do escafoide vêm sendo tratadas com aparelhos gessados abaixo do cotovelo com inclusão do polegar durante cerca de 3 meses; porém, os problemas de pseudartrose ainda persistem. A fixação por parafuso é uma opção atrativa, mas pesquisas sugerem que, diante de um diagnóstico preciso de desvio, poderá bastar o uso de métodos de imobilização mais curtos e menos incômodos. De forma mais rotineira, as fraturas do polo proximal e as fraturas não desviadas do colo do escafoide são tratadas por cirurgia, enquanto aquelas do polo distal são tratadas sintomaticamente. Luxações e fraturas-luxações perilunares são lesões graves; no entanto, um tratamento efetivo pode proporcionar um punho móvel e funcional. As lesões ligamentares intercarpais e a consolidação viciosa do carpo permanecem ainda tópicos confusos e sujeitos a debate; existem muitas opções a serem consideradas, tanto pelos pacientes como pelos cirurgiões, e muitas questões merecem ser estudadas.

ANATOMIA E CINEMÁTICA DAS FRATURAS E LUXAÇÕES DO CARPO

O conhecimento da anatomia e da cinemática dos oito ossos carpais é fundamental para o estabelecimento do diagnóstico e tratamento das lesões carpais. O advento de técnicas de imagem avançadas ampliou o conhecimento dos ortopedistas com relação aos movimentos tridimensionais (3D) do carpo, inclusive suas contribuições individuais e combinadas para o movimento e a estabilidade do punho.

Anatomia óssea e ligamentar das fraturas e luxações do carpo

O carpo engloba duas fileiras, com 8 ossos (Fig. 31.1) que funcionam como uma ponte entre o antebraço e a mão, proporcionando movimento na articulação do punho e ao mesmo tempo mantendo um notável grau de estabilidade.[44,246,247,283,300,516] Na direção radial/ulnar, a fileira proximal do carpo é formada pelo escafoide, semilunar e piramidal. Ela é conhecida como o segmento intercalado chave entre o antebraço e a fileira distal do carpo, a qual está relativamente fixada na parte distal aos metacarpos. O movimento é resultante da forma dos ossos, de sua interação com outros ossos e das várias inserções ligamentares.[247,277,283,502,530] Por meio dessas articulações, a fileira proximal do carpo proporciona movimento e congruência à articulação do punho, e também a transmissão de força entre o antebraço e a mão.[43,46,300] Para que esses eventos sejam possíveis, a posição e a orientação do escafoide, do semilunar e do piramidal são dinâmicas, por meio de suas inserções ligamentares, pois a fileira proximal do carpo não possui inserções tendíneas diretas.[246,247,283] Embora o osso pisiforme possa proporcionar estabilidade à fileira proximal do carpo por meio da articulação pisopiramidal, teoricamente esse osso não deve ser considerado como parte da fileira proximal do carpo, por ser um osso sesamoide envolto pela bainha do tendão do flexor ulnar do carpo.[43,299]

Em uma direção radial/ulnar, a fileira distal do carpo é constituída pelo trapézio, trapezoide, capitato e hamato.[44,246,283,300,516] A fileira distal se articula com a fileira proximal do carpo e, distalmente, com os cinco metacarpos da mão, mediante a formação de um arco transversal sobre o qual se apoiam. O trapézio se articula com o 1º metacarpo, o trapezoide com o 2º metacarpo, o capitato com o 4º metacarpo e o hamato com os 4º e 5º metacarpos. O capitato e o trapezoide estão firmemente conectados aos metacarpos, mas, em compensação, existe 30-40° de flexão-extensão e rotação na articulação trapeziometacarpiana. O movimento na fileira distal do carpo é controlado pelos flexores e extensores extrínsecos do punho.

Ligamentos do carpo

Os ligamentos do punho estão predominantemente contidos no interior da cápsula articular. A estabilidade inerente das fileiras do carpo, em combinação com o grau de movimento conseguido na articulação do punho, se deve predominantemente à sustentação dada pelos ligamentos extrínsecos (Tab. 31.1) e intrínsecos (Tab. 31.2) que reforçam a cápsula do carpo.[43,46,102,283,300,476,516] Buijze et al.[71] revisaram 58 estudos anatômicos e observaram que, exceto pelo ligamento escafocapitato, os ligamentos do carpo não são satisfatoriamente descritos.

Ligamentos extrínsecos. Os ligamentos extrínsecos do carpo (Fig. 31.2) conectam os ossos do carpo aos do antebraço (proximalmente) e aos metacarpos (distalmente) (Tab. 31.1). Com frequência há dificuldade em diferenciá-los da cápsula fibrosa do punho durante uma dissecção; contudo, os ligamentos são externos às articulações.

Os ligamentos radiocarpais palmares extrínsecos (Fig. 31.2A) são: transverso do carpo radioescafocapitato (REC), radioescafossemilunar (ligamento de Testut; RSL), colateral radial, radiossemilunar longo e radiossemilunar curto.[5,43,46,63,286,300,355,426,476] Os ligamentos ulnocarpais extrínsecos são: ulnopiramidais (dorsal e palmar), ulnossemilunar e ulnocapitato.[5,43,46,63,286,300,355,426,476] Esses ligamentos palmares se originam, de forma predominante, de uma posição lateral na faceta radiopalmar da estiloide do rádio e seguem em direção ulnar e distal onde se reúnem com os ligamentos ulnocarpais palmares, originados medialmente da ulna distal e do complexo da fibrocartilagem triangular (CFCT). Os fortes ligamentos radiais palmares extrínsecos oblíquos impedem que o carpo faça translação medial ao longo da inclinação do rádio distal por meio de duas faixas ligamentares em forma de V.[38,42,512,565] Uma delas é proximal (radiossemilunar longo, RSL, ulnossemilunar, ulnopiramidal) e conecta o antebraço à fileira proximal do carpo; e a outra é distal (RSC, ulnocapitato) e conecta o antebraço à fileira distal do carpo. Entre os ligamentos palmares radial (REC) e ulnar (radiossemilunar longo) existe um sulco interligamentar em forma de V sobre a articulação capitato-semilunar, que é um intervalo de enfraquecimento capsular conhecido como espaço de Poirier. Observa-se máximo es-

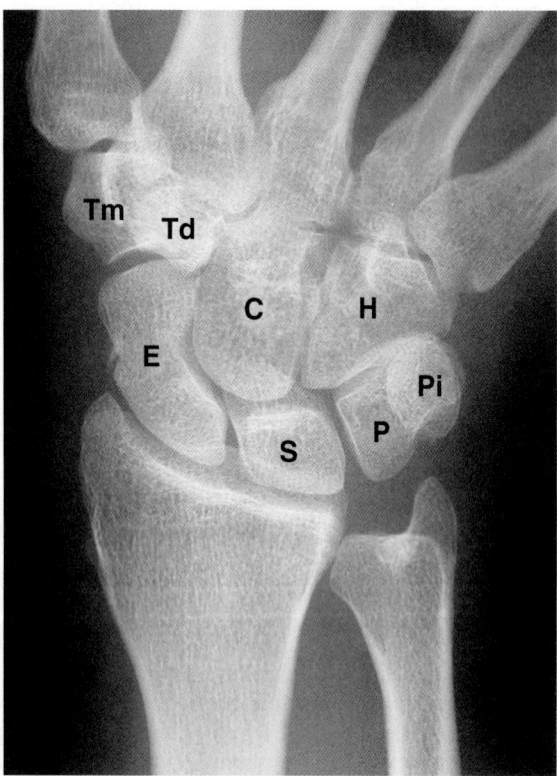

FIGURA 31.1 O punho se compõe de duas fileiras de ossos que propiciam movimento e forças de transferência. C, capitato; H, hamato; S, semilunar; E, escafoide; P, piramidal; Pi, pisiforme; Td, trapezoide; Tm, trapézio.

TABELA 31.1 Ligamentos extrínsecos do carpo

Ligamento	Origem	Inserção(ões)	Comentários
Carpal transverso[43,48,71,92,344,352,363,457]	Tuberosidade escafoide volar e crista do trapézio	Gancho do hamato e pisiforme	Ligamento extra-articular Dá sustentação ao arco carpal proximal Contém tendões flexores Parte média do retináculo flexor
REC[43,44,46,251,425,430-432,449,479]	Estiloide radial no nível da fossa do escafoide	Face volar do capitato	Sem inserção no escafoide Cruza o escafoide (parte do ligamento arciforme), permitindo rotação Estabilizador secundário da articulação escafossemilunar Discute-se a existência de um ligamento radioescafoide separado Reforça a cápsula articular radial
RESL[39,41,43,46,221,300,340,476]	Crista distal do rádio entre as fossas do escafoide e semilunar	Escafoide proximal e semilunar	Retalho derivado da artéria interóssea anterior, artéria radial e nervo interósseo anterior Aporte neurovascular à MIO Ligamento fraco; alguns consideram que não seria realmente um ligamento extrínseco
Radiossemilunar longo/curto[42,43,46,300,345,476]	Borda volar da estiloide radial	Semilunar (corno palmar) e piramidal	Situa-se paralelamente ao ligamento REC Avança anteriormente ao polo proximal do escafoide
Colateral radial[42,43,46,251,319,476]	Borda dorsal/volar da estiloide radial	Colo do escafoide	Muitos questionam a existência de ligamentos colaterais Alguns consideram esse ligamento como parte do ligamento RSC
RCD[42,43,46,319,433,434,447,476,513,514]	Rádio distal, tubérculo de Lister	Semilunar, ligamento lunopiramidal, piramidal (tubérculo dorsal)	Origem controversa Possível inserção no escafoide (ligamento radioescafoide dorsal) Desempenha um papel na estabilidade escafossemilunar
Intercarpal dorsal[42,43,46,319,340,414,424,447,476,513,514]	Parte dorsorradial do piramidal	Sulco dorsorradial do escafoide	Foram sugeridas várias outras inserções (trapézio, radioescafoide, semilunar, capitato)
Ulnopiramidal[43,46,300,476]	CFCT, borda palmar	Superfícies proximal/ulnar do piramidal	Proximalmente, mínima diferenciação com o ligamento ulnossemilunar Pode ter fibras aderidas à estiloide ulnar Orifício proporciona comunicação entre as articulações radiocarpal e pisopiramidal
Ulnossemilunar[43,46,300,476]	CFCT, borda palmar	Córtex palmar do semilunar	Tem continuidade com o ligamento radiossemilunar curto
Ulnocapitato[43,46,300,476]	Cabeça da ulna, região da fóvea	Capitato	Pode funcionar como âncora ulnar para o carpo 10% de inserção no capitato; restante no ligamento arciforme Reforça a região palmar do ligamento interósseo LP

REC, radioescafocapitato; RESL, radioescafossemilunar; RCD, radiocarpal dorsal; CFTC, complexo da fibrocartilagem triangular; MIO, membrana interóssea; LP, lunopiramidal.

paço quando o punho se encontra em extensão; esse espaço praticamente desaparece em flexão. Isso tem relevância clínica durante as luxações dorsais, pois é por essa área de debilidade que o semilunar sofre desvio para dentro do canal carpal. O ligamento arqueado está localizado no terço médio da cápsula articular palmar; acredita-se que esse ligamento seja formado a partir da interdigitação de fibras transversais dos ligamentos REC, ulnocapitato, capitatopiramidal e escafopiramidal volar.[43,46,71,300,476] Esse ligamento forma um laço para a região carpal média, em particular a cabeça do capitato – o que, segundo se supõe, melhora o movimento médio-cárpico ao mesmo tempo em que proporciona estabilidade. O ligamento arqueado também é conhecido como deltoide, palmar distal em V ou oblíquo de Weitbrecht.[46,71] Há controvérsia com relação à existência de formas individuais de alguns dos ligamentos que compõem o ligamento arqueado, em particular o escafopiramidal volar.[46,425,449]

Os ligamentos dorsais extrínsecos do carpo (Fig. 31.2B) são: radiocarpal dorsal (RCD), que também pode ser conhecido como ligamento radioulnopiramidal dorsal ou radiopiramidal dorsal, e o ligamento intercarpal dorsal, que assume uma configuração em V. A cápsula ulnodorsal do punho é reforçada pelos ligamentos ulnossemilunar e ulnopiramidal e pelos assoalhos dos compartimentos extensores V e VI.[5,43,46,63,286,300,355,426,444,513] Alguns estudos sugeriram um papel essencial dos ligamentos dorsais do carpo para a estabilidade escafossemilunar.[147,317,433,434]

Ligamentos intrínsecos. Os ligamentos intrínsecos conectam individualmente os ossos do carpo entre si (Fig. 31.3 e Tab. 31.2). Esses ligamentos são fibras curtas intra-articulares que conectam e mantêm unidos entre si os ossos do carpo das fileiras proximal e distal. Ocorre uma fusão contígua dos ligamentos interósseos com a cartilagem articular nas articulações. Os ligamentos intrínsecos são: médios palmares do carpo (escafotrapeziotrapezoide — ETT, escafocapitato — EC, capitato-piramidal — CP, hamatopiramidal — HP), interósseos proximais (escafossemilunar — ESL, lunopiramidal — LP) e interósseos distais (trapeziotrapezoide, trapézio-capitato, capitato-hama-

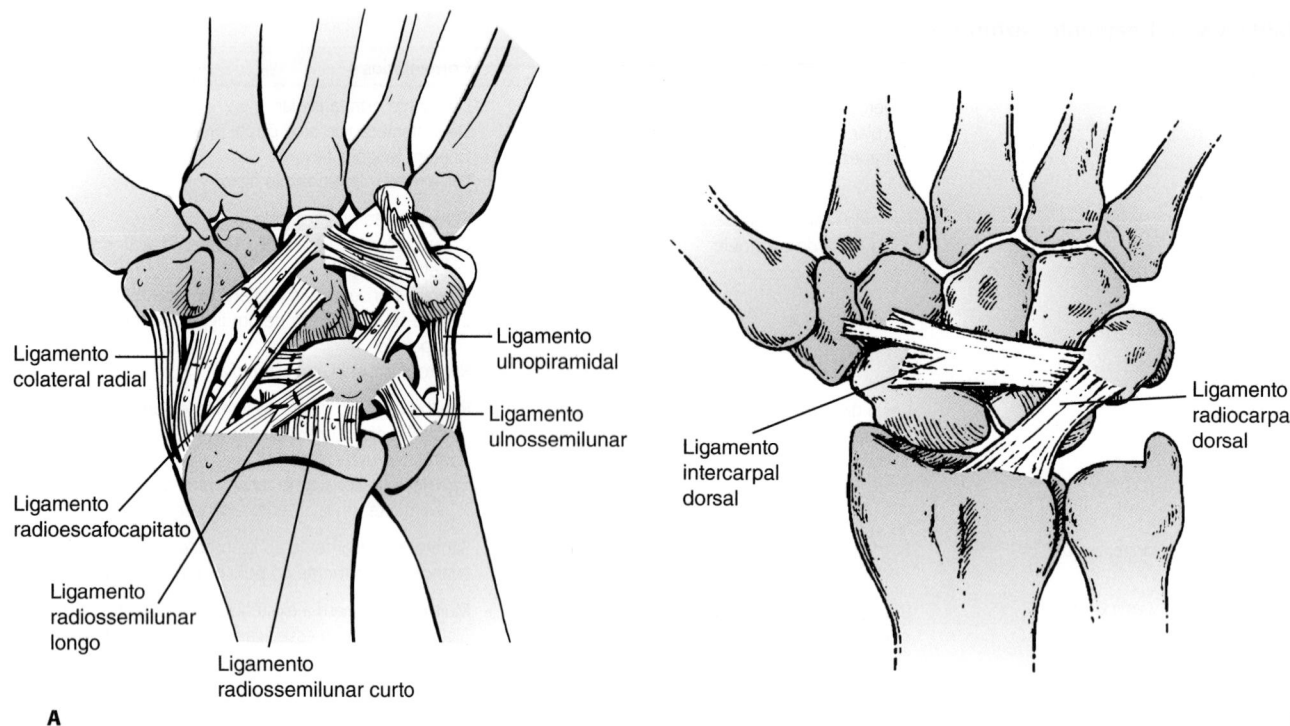

FIGURA 31.2 A: Ligamentos palmares extrínsecos do carpo. **B:** Ligamentos dorsais extrínsecos do carpo. (A parte B foi reproduzida de: Duckworth AD, Buijze GA, Moran M, et al. Predictors of fracture following suspected injury to the scaphoid. *J Bone Joint Surg Br.* 2012;94-B(7):961–968.)

to).[43,46,63,286,300,355] Os ligamentos associados ao pisiforme são: pisopiramidal, que une a articulação pisopiramidal, e piso-hamato, que é uma extensão do flexor ulnar do carpo.[43,46]

No lado radial do punho, localiza-se o ligamento escafotrapeziotrapezoide em forma de V; esse ligamento proporciona estabilidade à articulação escafotrapeziotrapezoide e também ao próprio escafoide.[43,44,46,48,134,329,345,476] A forma em V decorre do componente escafotrapezial do ligamento. Embora alguns contestem sua inserção no osso trapezoide, estudos recentemente publicados sugeriram a existência de dois ligamentos distintos: escafotrapezoide e escafotrapézio; o primeiro é mais delgado e menos robusto.[43,44,46,251,345] No entanto, alguns autores sugeriram que as partes moles presen-

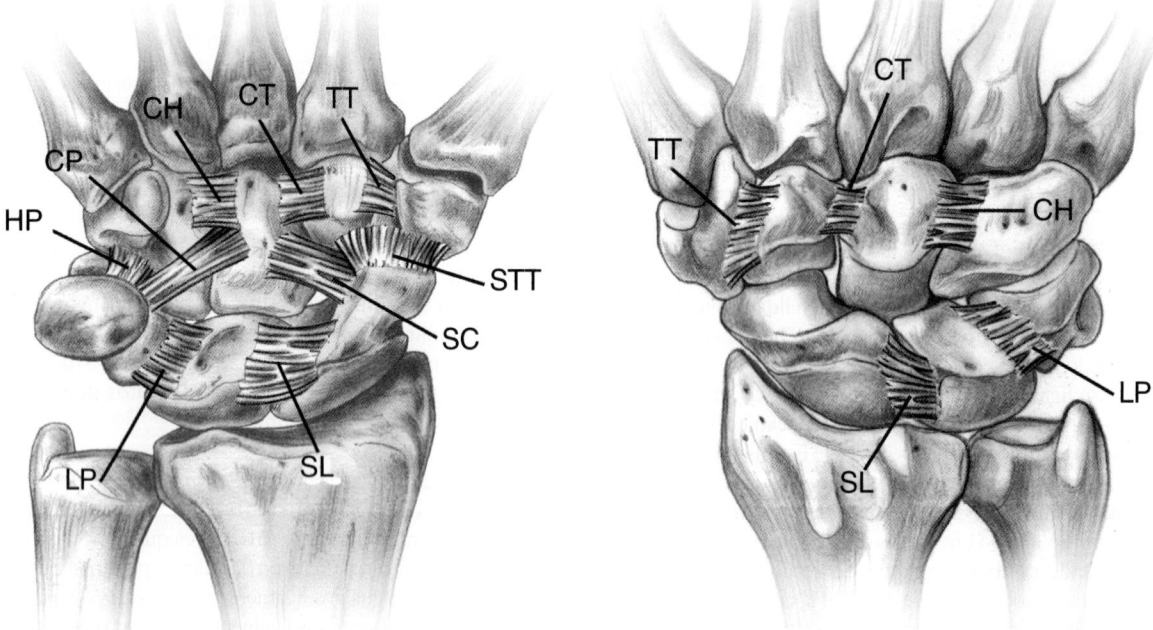

FIGURA 31.3 A: Ligamentos intrínsecos palmares – escafotrapeziotrapezoide (STT) escafocapitato (SC), capitatopiramidal (CP) e hamatopiramidal (HP). **B:** Ligamentos intrínsecos dorsais – capitato-hamato (CH), capitatotrapezoide (CT), lunopiramidal (LP), escafossemilunar (SL) e trapeziotrapezoide (TT). O ligamento intercarpal dorsal não está mostrado. (de: Berger RA, Weiss APC. *Hand Surgery.* 1st ed. Philadelphia, PA: Lippincott Williams & Wilkins; 2003.)

TABELA 31.2 Ligamentos intrínsecos do carpo, excluindo os interósseos distais

Ligamento	Origem	Inserção(ões)	Comentários
Capitato-piramidal (ETT)[43,44,46,48,134,329,345,430-432,476]	Polo distal do escafoide	Aspecto palmar proximal do trapézio/trapezoide	A inserção no trapézio é controversa Estabilizador secundário da articulação escafossemilunar Impede flexão extrema do escafoide
EC[43,46,134,344,345]	Polo distal do escafoide	Face volar radial do capitato	Origem em grande superfície da área distal do escafoide
Capitato-piramidal (CP)[43,46,477]	Canto distal/radial do piramidal	Face ulnar do capitato	Continuação do ligamento ulnopiramidal
Capitato-hamato (HP)[43,46,477]	Córtex palmar distal do piramidal	Aspecto palmar do corpo do hamato	Continuação do ligamento ulnopiramidal
ESL[37,40,43,45,46,67,340,428,448,453,476,497]			
Dorsal	Corno lateral dorsal do semilunar	Aspecto ulnodorsal do polo proximal do escafoide	Fibras transversais espessas (2-4 mm) e fortes Funde-se distalmente com o intercarpal dorsal
Palmar	Corno lateral dorsal do semilunar	Aspecto ulnodorsal do polo proximal do escafoide	Histologia comparável à parte dorsal, mas com fibras oblíquas e mais delgadas (1–2 mm) e menos rígidas
Proximal	Corno lateral dorsal do semilunar	Aspecto ulnodorsal do polo proximal do escafoide	Membrana fibrocartilaginosa Funde-se com a cartilagem articular adjacente Seção mais larga, delgada (1 mm) e fraca
LP[43,46,340,398,476]			
Dorsal	Semilunar	Piramidal	Fibras transversais, porém mais delgadas e menos rígidas do que no feixe palmar
Palmar	Semilunar	Piramidal	Feixe espesso e forte de fibras transversais Faz interdigitação com o ligamento ulnocapitato
Proximal	Semilunar	Piramidal	Membrana fibrocartilaginosa similar à parte proximal do ELS

ETT, escafotrapeziotrapezoide; EC, escafocapitato; CP, capitatopiramidal; HP, hamatopiramidal; ESL, escafossemilunar; LP, lunopiramidal.
Reproduzido com permissão de: Duckworth AD, Ring D, McQueen MM. Assessment of the suspected fracture of the scaphoid. *J Bone Joint Surg Br.* 2011;93:713–719.

tes nesta área são tecido capsular.[134] Adjacente ao ligamento escafotrapeziotrapezoide está localizado o escafocapitato, um ligamento grande e robusto que proporciona estabilidade à área mediocarpal com fibras que avançam paralelamente ao ligamento REC.[43,46,134,344,345] Um estudo recente analisou oito cadáveres com uso de imagens por TAC 3D e de técnicas de anatomia patológica, a fim de conseguir uma definição mais adequada da anatomia óssea e ligamentar do escafoide.[67] Seus autores concluíram que o ligamento escafocapitato era o mais espesso entre todos os que se inseriam no escafoide, com uma espessura média de 2,2 mm. No lado ulnar do punho, os ligamentos mediocarpais palmares remanescentes são o capitatopiramidal e o hamatopiramidal.[43,46,477]

Os ligamentos interósseos proximais escafossemilunar e lunopiramidal se localizam profundamente no interior do carpo e são considerados os dois ligamentos intrínsecos mais importantes, por serem essenciais para a estabilidade do carpo.[183] O ligamento interósseo escafossemilunar é uma estrutura robusta e rígida em forma de C que desempenha um papel crucial na estabilidade do carpo; sua porção dorsal, espessa e robusta, contém fascículos de colágeno transversalmente orientados que são fundamentais para a estabilidade da articulação escafossemilunar.[37,40,43,45,46,67,340,428,448,453,476,497] As partes palmar/volar e proximal/central funcionam como estabilizadores secundários, contribuindo sobretudo para a estabilidade rotacional da articulação.[40] Estudos recentes demonstraram que o ligamento interósseo escafossemilunar é o estabilizador primário da articulação escafossemilunar, com os ligamentos escafotrapeziotrapezoide e REC funcionando como estabilizadores escafotrapeziotrapezoide,[430-432] e com os ligamentos dorsais do carpo tendo papel terciário.[147,317,433,434] O ligamento lunopiramidal faz interdigitação com três ligamentos extrínsecos: ulnopiramidal, ulnossemilunar e radiossemilunar.[43,46,340,398,476] A zona mais espessa e robusta do ligamento lunopiramidal se localiza palmarmente.[43,340,398] Observa-se uma relação cinemática mais forte do que a do ligamento escafossemilunar, em decorrência da íntima associação de suas fibras.[43,300,398,476] O ligamento escafopiramidal é uma extensão distal do escafossemilunar e do lunopiramidal.[43]

Os ligamentos interósseos distais têm uma estrutura comparável à dos interósseos proximais, exibindo tanto fibras palmares como dorsais.[43,46,396,397,476] Analogamente, os ligamentos trapeziotrapezoide e trapeziocapitato abrangem suas respectivas articulações, mas essa última estrutura exibe um ligamento profundo que une a articulação. O ligamento capitato-hamato atende apenas à parte distal da articulação capitato-hamato e, também nesse caso, sua estrutura é reforçada por um grande ligamento profundo que exibe extensões para os metacarpos dos dedos médio e anular.

Anatomia neurovascular das fraturas e luxações do carpo

O aporte neurovascular ao carpo se faz por meio da vascularização e inervação regional.[47,164,185,186,298,366,474] A inervação é dada pelos nervos interósseos anterior e posterior. A perfusão do carpo é feita por meio de vascularizações extraóssea e intraóssea, pelos sistemas vasculares dorsal e palmar, que são ramos das artérias radial, ulnar, interóssea anterior e do arco palmar profundo (Fig. 31.4).[57,164,185,186,366] A irrigação arterial extraóssea é formada por uma rede anastomótica de arcos transversais dorsais e palmares, conectados longitudinalmente desde seus limites medial e lateral pelas artérias radial, ulnar e interóssea anterior.[164,185,186,366,474] Os três arcos transversos dorsais do carpo são: radiocarpal, intercarpal e metacarpal basal.[164] Os três arcos transversos palmares do carpo são: radiocarpal, intercarpal e palmar profundo.[164] Em

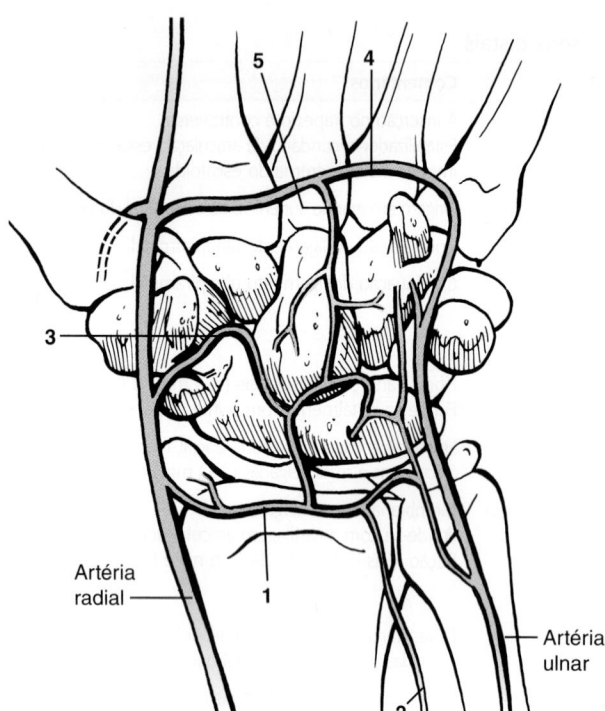

FIGURA 31.4 Desenho esquemático da irrigação arterial do aspecto palmar do carpo. A circulação do punho se faz através das artérias radial, ulnar e interóssea anterior, além do arco palmar profundo. 1, arco radiocarpal palmar; 2, ramo palmar da artéria interóssea anterior; 3, arco intercarpal palmar; 4, arco palmar profundo; 5, artéria recorrente.

espécimes cadavéricos, não há consistência com relação à presença de qualquer um desses arcos.[164]

A incidência de necrose avascular (NAV) após uma lesão a ossos do carpo está relacionada à sua complexa irrigação sanguínea intraóssea.[57,164,185,186,366] Um estudo original documentou que a irrigação vascular da maioria dos ossos do carpo penetra pela metade distal, o que deixa a metade proximal sob risco de NAV. A Tabela 31.3 mostra a irrigação vascular a todos os ossos do carpo. Com base nesse estudo, foram descritos três padrões gerais de vascularização intraóssea; estes ajudam na identificação dos ossos do carpo em risco de osteonecrose.[57,164,184–186,366]

1. O escafoide, o capitato e cerca de 20% de todos os semilunares são irrigados por apenas um vaso, o que aumenta o risco de NAV.
2. O trapézio, o piramidal, o pisiforme e 80% dos semilunares recebem artérias nutrícias através de duas superfícies não articulares e possuem anastomoses intraósseas consistentes; isso reduz o risco de NAV.
3. O trapezoide e 50% dos hamatos não possuem anastomose intraóssea, estando em risco de evoluir com fragmentos avasculares após um trauma.

Cinemática das fraturas e luxações do carpo

O estudo da cinemática carpal teve início no final do século XIX com o uso de radiografias simples; seu conhecimento avançou com os estudos *in vitro* de cadáveres e também com o uso de técnicas avançadas de imagem como a TAC 3D.

A biomecânica da articulação do punho deve permitir a transmissão de carga da mão para o antebraço, e também uma grande amplitude de movimento, ao mesmo tempo em que precisa manter a estabilidade durante todo o processo. Duas articulações predominantes se localizam no punho; a primeira é formada pelos ossos proximais do carpo (escafoide, semilunar, piramidal) com a parte distal do rádio e da ulna; essa é considerada o segmento intercalado essencial, por proporcionar principalmente a extensão e o desvio ulnar no punho.[246,247,502,530] A segunda articulação se situa entre as fileiras proximal e distal do carpo e propicia predominantemente flexão e desvio radial. O movimento ocorre sobretudo em dois planos, com flexão-extensão em cerca de 70° em ambas as direções e desvio radial e ulnar em cerca de 20 e 40°, respectivamente.[246,247,283,516] A articulação radioulnar adjacente proporciona um arco rotatório substancial de cerca de 140°, em torno do eixo longitudinal do antebraço.[282,364,365]

Embora tenham sido propostas muitas teorias, existem duas predominantes que são utilizadas na explicação da cinemática do carpo, conhecidas como as teorias colunar e a do anel oval ou das fileiras[179,183] A teoria colunar é mais antiga e foi descrita por Navarro (Fig. 31.5).[349] Esse autor observou movimento entre os ossos da fileira proximal do carpo, predominantemente a partir de dados coletados em pássaros. Navarro propôs a teoria de três colunas longitudinais:

1. Uma *coluna lateral (radial) móvel* que consiste no escafoide, trapézio e trapezoide
2. Uma *coluna central de flexão-extensão* que consiste no semilunar, capitato e hamato
3. Uma *coluna medial (ulnar) rotacional* que consiste no piramidal e pisiforme

Essa teoria explica até certo ponto a transmissão de carga no punho, mas não o seu movimento sincronizado. Taleisnik[476] propôs uma modificação dessa teoria, mediante a inclusão do trapézio e do trapezoide (ou seja, semilunar + fileira distal do carpo) à coluna central, além de remover o pisiforme da coluna medial. Com essa teoria, a flexão e a extensão ocorrem através da coluna central, mas Taleisnik sugeriu que o escafoide era um estabilizador essencial para a articulação mediocarpal (coluna radial), que o piramidal (articulação hamatopiramidal) era o ponto de pivotagem para a rotação do carpo e que o desvio radial/ulnar ficava facilitado por meio da rotação do escafoide lateralmente e do piramidal medialmente.

A teoria alternativa do anel oval combina as teorias das fileiras carpais e o conceito do anel oval (Fig. 31.6).[275,276,283] Os conceitos essenciais para ela são o segmento intercalado proximal, a geometria variável e também o movimento sincrônico e recíproco (espelhado) das fileiras do carpo. O fator essencial para proporcionar versatilidade à articulação do punho, em combinação com a capacidade de permanecer estável durante todo o processo, é o segmento intercalado proximal (fileira proximal do carpo).[179,246,247,266,502,530] Foi constatado que o eixo primário para o movimento combinado do carpo se situa no interior da cabeça/colo do capitato, que não é um ponto singular, mas um eixo espiral oblíquo.[246,247,283,516,563] O escafoide se situa em um eixo de 45° em relação ao semilunar e ao capitato, proporcionando estabilidade para a articulação mediocarpal, ao mesmo tempo em que estabiliza a coluna central. Em virtude de sua obliquidade, o escafoide sofrerá flexão quando sob compressão, exercendo uma força semelhante no semilunar. Porém, este também se encontra sob a influência do piramidal, que inerentemente tende a fazer extensão. Por essa razão, pode-se considerar que o semilunar encontra-se em um estado de equilíbrio dinâmico entre dois antagonistas, tendendo a ficar na posição de menor energia potencial mecânica.

O movimento de cada componente da fileira proximal do carpo permite que o comprimento e o contorno dessa fileira sejam

TABELA 31.3 Irrigação vascular para todos os ossos do carpo

Osso carpal	Irrigação vascular	Comentários
Escafoide[57,164,185,186,366]	Ramos para o escafoides da artéria radial: • O ramo dorsal irriga 70–80% proximalmente • O ramo volar irriga 20–30% distalmente	Sem perfurantes no colo, cartilagem ou ligamento ESL Todas as abordagens cirúrgicas têm potencial de ameaçar alguns dos ramos arteriais
Semilunar[57,164,182,186,366,542]	~80% recebem vasos das superfícies palmar e dorsal • Dorsal tem origem no arco radiocarpal, arco intercarpal e, raramente, no ramo dorsal da interóssea anterior ~20% recebem vasos apenas da superfície palmar • Palmar tem origem no arco radiocarpal, arco intercarpal, ramos das artérias interóssea anterior e recorrente ulnar	Grande superfície articular sem perfurantes O polo proximal exibe menos vascularização Três padrões intraósseos: • Y (59%; dorsal ou palmar) • I (30%; um dorsal, um palmar) • X (10%, dois dorsais, dois palmares)
Piramidal[164,366]	Ramos da artéria ulnar, arco intercarpal dorsal e arco intercarpal palmar • Vasos dorsais irrigam 60% • Vasos palmares irrigam 40%	Os vasos penetram através de duas superfícies não articulares (crista dorsal/faceta oval palmar) Anastomoses no sentido dorsal-palmar são observadas em 86%
Pisiforme[164,366]	Ramos da artéria ulnar	Dois pontos de entrada para vasos: • polo proximal inferior à faceta piramidal • polo distal inferior às facetas articulares São observadas anastomoses no sentido proximal-distal
Trapézio[164,366]	Ramos da artéria radial • Predomínio da irrigação dorsal	Os vasos entram através de três superfícies não articulares (tubérculo palmar/lateral/dorsal) Anastomoses em sentido dorsal-lateral-palmar observadas
Trapezoide[164,366]	Ramos do arco dorsal, arco intercarpal, arco metacarpal basal e artéria recorrente radial • Vasos dorsais irrigam 70% • Vasos palmares irrigam 30%	Os vasos entram através de duas superfícies não articulares (dorsal/palmar)
Capitato[164,366]	Ramos do arco intercarpal dorsal, arco metacarpal basal dorsal, arco intercarpal palmar e artéria recorrente ulnar	Os vasos entram através de duas superfícies não articulares (dorsal/palmar) Em 1/3, a irrigação da cabeça do capitato ocorre exclusivamente pelo lado palmar Anastomoses em sentido dorsal-palmar observadas em 30%
Hamato[164,366]	Ramos do arco intercarpal dorsal, artéria recorrente ulnar e artéria ulnar • Vasos dorsais irrigam os 30-40% dorsais	Os vasos entram através de três superfícies não articulares (dorsal/palmar/medial) Anastomoses em sentido dorsal-palmar observadas em 50%, mas sem anastomoses com vasos mediais

Reproduzido com autorização de: Duckworth AD, Ring D, McQueen MM. Assessment of the suspected fracture of the scaphoid. *J Bone Joint Surg Br.* 2011;93:713–719.

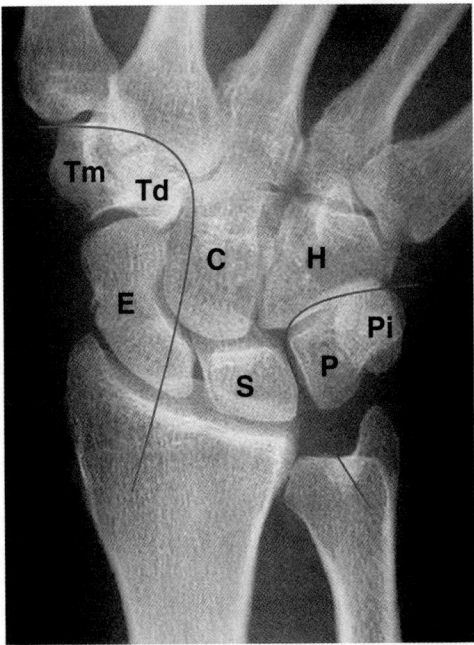

FIGURA 31.5 Teoria colunar da cinemática carpal.

dinâmicos, propiciando movimentos extremos no punho, ao mesmo tempo em que é mantida a estabilidade em torno do eixo longitudinal.[246,247,283,502,516,530] Esse conceito é conhecido como geometria variável da fileira proximal do carpo. Para que possa proporcionar tal grau de movimento, cada osso do carpo é multirrotacional, movimentando-se não só para cima e para baixo e para trás e para a frente, mas também girando e rolando em torno de seus próprios eixos.[246,247,283,516]

Durante a flexão e a extensão do punho, cada osso das fileiras do carpo sofre angulação na mesma direção, com uma amplitude praticamente igual e de maneira sincrônica, um conceito conhecido como angulação sincrônica (Fig. 31.7).[64,246-249,283,306,325,413,516,549,563] No entanto, a amplitude de movimento é diferente para os ossos de cada coluna.[79] Estudos recentes que usaram imagens 3D não invasivas reexaminaram estudos precedentes, com análise das contribuições radiocarpais e mediocarpais à flexão e à extensão do punho.[64,248,249,306,325,413,549,563] Sarrafian et al.[413] documentaram que aproximadamente 40% da flexão ocorre na articulação radiocarpal, e cerca de 60% na articulação mediocarpal; e que aproximadamente 66,5% da extensão ocorre na articulação radiocarpal, e cerca de 33,5% na articulação mediocarpal. Estudos mais recentes documentaram que, em flexão, 62-75% do movimento do punho ocorre na articulação radioes-

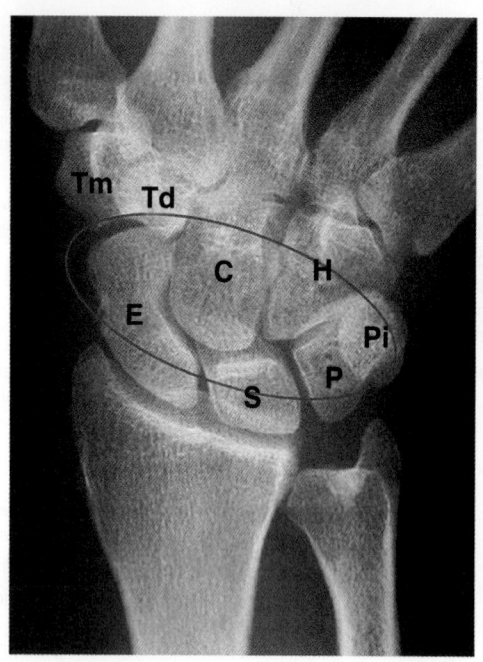 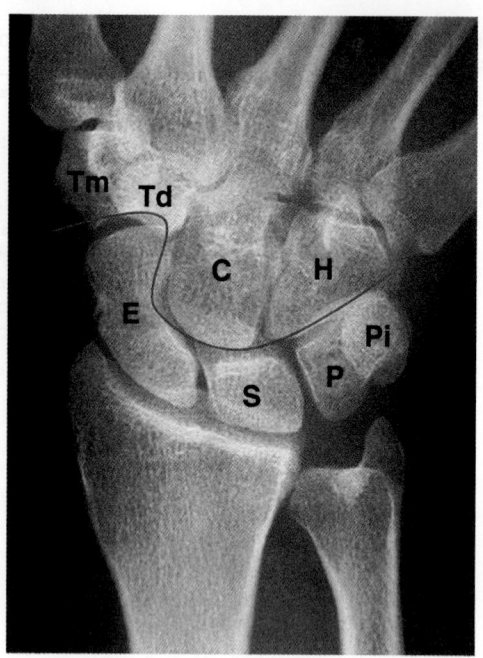

FIGURA 31.6 Teorias oval (**A**) e das fileiras (**B**) da cinemática carpal.

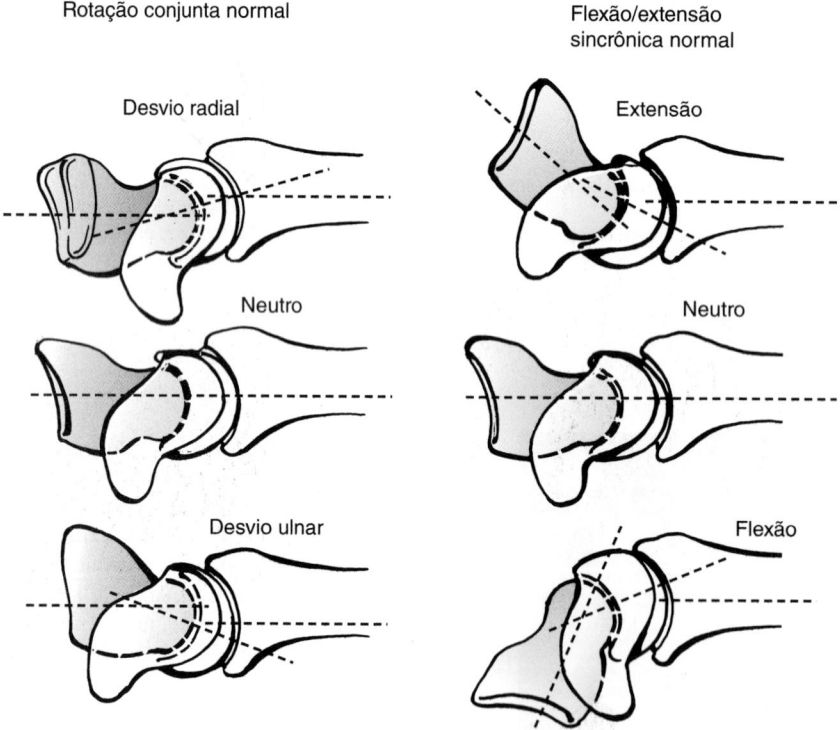

FIGURA 31.7 Rotação conjunta de toda a fileira intercalada proximal em flexão, durante o desvio radial (**acima, à esquerda**). Os eixos do rádio e as fileiras do carpo ficam colineares na posição neutra (**no meio, à esquerda**), e a fileira proximal estende em desvio ulnar (**abaixo, à esquerda**). Excursões angulares das fileiras proximal e distal são essencialmente iguais em termos de amplitude e direção durante a extensão (**acima, à direita**) e flexão (**abaixo, à direita**). Isso foi denominado angulação sincrônica.

cafoide, e 31-50% na articulação radiossemilunar.[249,325,549] Foi demonstrado que, em extensão, 87-99% do movimento do punho ocorre na articulação radioescafoide, com 52-68% na articulação radiossemilunar.

Durante o desvio radial/ulnar, a fileira proximal exibe uma angulação extraplanar secundária (plano sagital) juntamente com o movimento sincrônico que ocorre no plano coronal.[64,248,306,325,563] No desvio radial, a fileira proximal do carpo flexiona e o capitato estende (movimento espelhado). À medida que o trapézio e o trapezoide se aproximam do rádio, a flexão do escafoide (que está obliquamente orientado) é transmitida através do ligamento escafossemilunar dorsal e sobre o semilunar e o piramidal, quando a flexão se situa entre 10-20°. No desvio ulnar, a fileira proximal do carpo entra em extensão e o capitato flexiona juntamente com a migração proximal do hamato; isso força o piramidal a se movimentar em desvio palmar e em extensão, trazendo com ele o semilunar. Estudos recentes demonstraram que a pronação (desvio radial) e a supinação (desvio ulnar) associadas da fileira proximal do carpo são mínimas.[248,325] Esses estudos também demonstraram que os desvios radial e ulnar ocorreram sobretudo na articulação mediocarpal, sendo responsáveis por cerca de 60 e 85% do movimento, respectivamente.

Um estudo sugeriu que, à medida que o punho é mobilizado em desvio ulnar, a forma helicoidal da articulação hamatopiramidal força a fileira distal do carpo a fazer translação dorsal e o piramidal a se inclinar em extensão, o que resulta na extensão da fileira proximal do carpo.[530] Durante o desvio radial, ocorre o inverso.

Anatomia patológica das fraturas e luxações do carpo

Uma lesão ao carpo ocorre comumente através de um mecanismo em que uma força de compressão axial é aplicada ao punho, normalmente levando à hiperextensão, quando os ligamentos palmares estão tensionados e as articulações dorsais ficam sujeitas a forças de cisalhamento.[255,279,302,529] Foi demonstrado que tanto o grau de força aplicada ao punho como o grau de seu desvio radial ou ulnar determinarão se ocorreu lesão ligamentar, fratura, ou ambos. Lesões menores, como as entorses ligamentares, são frequentemente resultantes de uma lesão de baixa energia. No entanto, um estudo demonstrou relação entre uma queda simples de baixa energia em mulheres e a ocorrência de uma fratura do escafoide.[136] Lesões de maior energia causadas por uma força mais considerável resultam em fratura de um ou mais dos ossos do carpo e/ou ruptura ligamentar, com possível envolvimento de ligamentos intrínsecos e extrínsecos.[255,279,302,529] Variações na qualidade óssea, direção e magnitude da força do trauma e a posição do punho por ocasião da lesão explicam a diversidade de lesões que podem ocorrer.

Fraturas do carpo

Fratura do escafoide. Qualquer força de cisalhamento que avance pela articulação mediocarpal é transferida através do escafoide, podendo causar fratura e/ou luxação. Foi demonstrado que a fratura do escafoide ocorre quando o punho está em extensão maior que 95° e em desvio radial maior que 10°.[255,279,302,529] Nessa posição, o polo proximal do escafoide fica firmemente retido entre o rádio, o capitato, o ligamento REC e a cápsula palmar (Fig. 31.8).[302,529] Com o punho em desvio radial, o ligamento REC fica relaxado e portanto incapaz de aliviar a crescente força que está sendo aplicada à face radiopalmar do escafoide.[302,529] Ao ocorrer uma carga axial e/ou compressão dorsal do escafoide nessa posição, ele fraturará, mais frequentemente através de seu colo, pois este é o local sujeito ao movimento máximo de angulação.[173,529]

O grau de força e a posição do punho no momento da lesão são os determinantes prováveis para o tipo e a gravidade da fratura do escafoide. Herbert[213] sugeriu que o desvio do punho pode predizer a localização da fratura, pois a linha da articulação mediocarpal cruza o polo proximal em desvio radial, e o polo distal em desvio ulnar. Geralmente as fraturas do colo do escafoide são resultantes de forças de cisalhamento incidentes ao longo desse osso, enquanto as fraturas do tubérculo do escafoide parecem ser causadas por compressão ou avulsão.[156,377] Compson[96] sugeriu que o tamanho de uma fratura do polo proximal depende do tamanho da cobertura proximal da faceta ar-

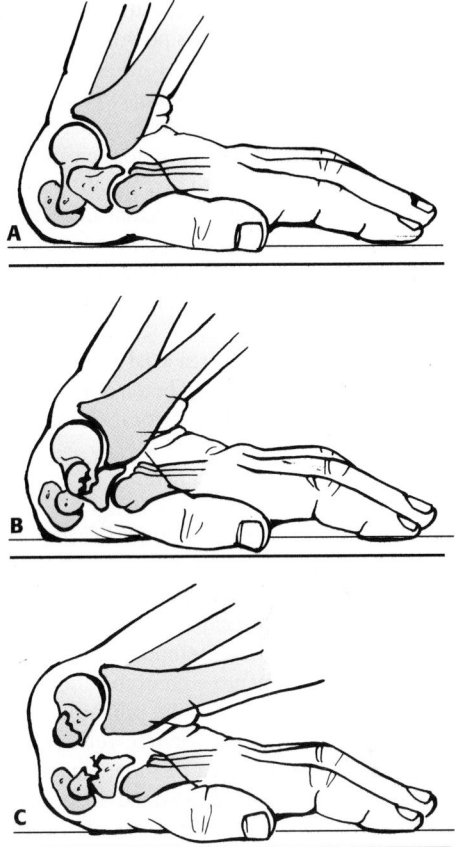

FIGURA 31.8 O desenho esquemático demonstra a progressão até a fratura do escafoide durante uma lesão de hiperextensão no punho. O polo proximal do escafoide fica retido entre o rádio e os ligamentos extrínsecos palmares que estão tensos; a força fica concentrada no colo do escafoide, acarretando fratura.

ticular com o capitato, que é o aspecto mais variável da anatomia do escafoide. Fraturas menores no polo proximal também podem ser causadas pela avulsão da inserção do ligamento escafossemilunar.

Diante de uma fratura de escafoide desviada e instável, a cinemática do punho fica alterada. Sem exceção, forças compressivas atuantes na articulação, forças de cisalhamento entre o trapézio e o escafoide e momentos de rotação capitossemilunares incidem no escafoide, causando dissociação das fileiras proximal e distal do carpo; e isso abre espaço para a tendência natural de que as duas fileiras do carpo se desagreguem por colapso, assumindo uma posição de extensão do semilunar. O escafoide assumirá uma posição de anteversão, o semilunar e o piramidal farão subluxação anterógrada e rotação dorsal, e ocorrerá subluxação dorsal e proximal do capitato e do hamato, gerando a deformidade de instabilidade do segmento intercalado dorsal (DISI, *dorsal intercalated segment instability*) (ver a seção Lesões dos ligamentos do carpo, a seguir). Isso fica clinicamente demonstrado pelo padrão de colapso observado em casos crônicos de pseudartrose do escafoide, uma condição conhecida como colapso avançado por pseudartrose do escafoide (SNAC), que fica evidenciada como uma deformidade por DISI.[109,411,446] Os fragmentos proximal e distal da fratura podem colabar, o que resultará em uma posição flexionada, ou "em corcunda", característica nas radiografias, com um ângulo intraescafoide superior a 30°.[411]

Fratura do capitato. Foi sugerido que a fratura do capitato ocorre por meio de um dos três mecanismos possíveis:

1. Síndrome escafocapitato:[154,296,314] ocorre em função de um golpe violento direcionado para a estiloide radial que, primeiramente, fratura o escafoide e, em seguida, o capitato; porém, não causa luxação. O fragmento do capitato pode sofrer rotação de 90-180°, e a superfície articular fica anteriormente desviada, ou fica voltada para a superfície fraturada do colo do capitato.[510] Alguns autores questionaram a nomenclatura, com artigos sugerindo que nem sempre ocorre fratura do escafoide.[24]
2. Mecanismo de bigorna: uma carga axial com o punho em extensão, forçando o capitato sobre a borda dorsal do rádio. Esta última colidirá com o capitato e provocará fraturas através de seu colo.
3. Golpe direto ou lesão de esmagamento.

Fratura do semilunar. Habitualmente a fratura do semilunar decorre de um trauma em hiperextensão do punho. Em extensão, o semilunar sofre desvio sobre a face palmar da fossa semilunar, além de rotação dorsal.[429,549] O capitato empurra contra a face palmar do semilunar e, ao mesmo tempo, se movimenta em direção ulnar, mas esse movimento é contrabalançado pelo ligamento RSL. Quando o antebraço está em pronação e há um quadro de variante ulnar negativa, ocorre redução do apoio oferecido pelo CFCT e pela cabeça da ulna; e as tensões compressivas ao longo da convexidade proximal do semilunar ficam alternadas entre o CFCT e a superfície articular radial.[204,534] O apoio ulnar reduzido também pode permitir um desvio proximal do piramidal, o que implicará maior força tênsil sobre a superfície do semilunar através do ligamento lunopiramidal. Essa cadeia de eventos pode resultar em uma fratura transversa do semilunar no plano sagital.[204,534]

Com frequência, avulsões do polo dorsal do semilunar estão associadas a uma dissociação escafossemilunar (DSL); portanto, são provavelmente secundárias à tensão aplicada sobre o ligamento escafossemilunar. Muitas vezes as fraturas por avulsão da borda ulnar e palmar do semilunar estão associadas a uma luxação perilunar, sendo, portanto, secundárias ao estresse aplicado sobre o ligamento lunopiramidal (ver adiante).

Nos cenários abordados, a vascularização do semilunar pode estar comprometida (Tab. 31.3) antes da ocorrência da fratura, causando doença de Kienböck. Existe um montante considerável de evidências indicando que os mecanismos de fratura também estão associados à ocorrência de doença de Kienböck; sabe-se que essa doença é secundária a traumas, variância ulnar e comprometimento da vascularização.[33,182,265]

Lesões dos ligamentos carpais

Em geral, a instabilidade carpal se segue a uma lesão de alta energia, que torna o punho sujeito a uma força associada de hiperextensão, desvio ulnar e supinação intercarpal.[301-304] Esse quadro pode levar à ruptura do anel oval, comumente na fileira proximal do carpo, o que resulta em instabilidade. O padrão de lesão mais comum está associado a uma luxação ou fratura-luxação perilunar (ver adiante).

Embora tenham sido propostos diversos sistemas, três sistemas de classificação inter-relacionados são de uso comum na definição de instabilidade carpal; eles têm utilidade para o entendimento da anatomia patológica da lesão. As três classificações são: instabilidade do segmento intercalado,[277,278] instabilidade estática versus dinâmica[476] e instabilidade dissociativa versus não dissociativa (Tab. 31.4). Linscheid descreveu a instabilidade em relação à aparência do semilunar e do segmento intercalado nas radiografias laterais de rotina (Fig. 31.9).[277] Quando a relação cinemática dinâmica entre escafoide, semilunar e piramidal é interrompida por uma fratura e/ou lesão ligamentar, ocorrerá instabilidade do punho, com perda dos movimentos sincrônicos e dos padrões de contato intercarpais. Ocorre flexão do semilunar com a perda da sustentação ulnar do piramidal e, quando o semilunar assumir uma posição fixa de flexão superior a 15°, terá ocorrido instabilidade volar do segmento intercalado (VISI). Quando ocorre o oposto e o semilunar se posiciona em extensão fixa superior a 10°, terá ocorrido instabilidade dorsal do segmento intercalado (DISI). O mau posicionamento fixo do semilunar, mesmo em desvio radial e ulnar do punho, afeta o funcionamento do segmento intercalado proximal e, portanto, a cinemática do punho. Em caso de persistência da instabilidade, seguir-se-ão alterações degenerativas como consequência do aumento das forças de cisalhamento e do contato anormal entre os ossos do carpo.[15,267,524,527]

As instabilidades dissociativas do carpo envolvem a ruptura isolada de um ligamento entre dois ossos carpais conectados (lesão aos maiores ligamentos intrínsecos), com ou sem ruptura óssea associada; por exemplo, DSL ± uma fratura do escafoide.[102,183,553] As instabilidades não dissociativas do carpo são as subluxações ou luxações incompletas de todo o carpo (subluxação ou luxação radiocarpal), que podem ser puramente ligamentares (lesão aos maiores ligamentos extrínsecos), mas que mais comumente envolvem um fragmento da parte distal do rádio.[183] Com frequência, essas luxações consistem em uma fratura-luxação dorsal ou palmar de Barton, ou uma fratura-luxação da estiloide radial (p. ex., uma "fratura de chofer"). As instabilidades do tipo DISI ou VISI podem ser dissociativas ou não, dependendo do grau de lesão às conexões ligamentares da fileira proximal do carpo.

Ocorre instabilidade estática quando se observa uma perda de alinhamento do carpo e instabilidade nas radiografias PA e lateral de rotina do punho. Já em casos de instabilidade dinâmica, o mau alinhamento e a instabilidade do carpo apenas são evidenciadas com o uso de testes clínicos específicos de provocação física e quando as radiografias em estresse são positivas (radiografias de rotina normais). A denominação "instabilidade adaptativa do carpo" relaciona-se à ocorrência de instabilidade do carpo decorrente de uma causa não relacionada a ele; por exemplo, um mau alinhamento do carpo por consequência a uma consolidação viciosa grave de uma fratura do rádio distal.

Luxações e fraturas-luxações perilunares

Luxações e fraturas-luxações perilunares ocorrem predominantemente devido a um mecanismo de alta energia, com hiperextensão, desvio ulnar e supinação intercarpal no punho.[301-304] Já foram observados casos raros de instabilidade perilunar reversa, quando o punho fica em pronação no momento do impacto, o que acrescenta uma força externa à região hipotenar, forçando o punho em um movimento de extensão e desvio radial. Para esses casos, a lesão ao ligamento lunopiramidal ocorre primeiro, e o ligamento escafossemilunar pode permanecer intacto.[274,384]

As luxações perilunares podem ser subdivididas em dois grupos:[239,324]

1. *Luxações perilunares de arco menor*: lesões exclusivamente ligamentares em torno do semilunar

TABELA 31.4 Classificações da instabilidade carpal

Classificação	Descrição	Exemplos
Instabilidade dorsal do segmento intercalado (DISI)	Extensão do semilunar, desvio dorsal do capitato Ângulo do escafossemilunar >60° Ângulo capitato-semilunar >15° Ângulo radiossemilunar >10–15° na direção dorsal	Dissociação escafossemilunar Fratura desviada do escafoide Pseudartrose do escafoide
Instabilidade volar do segmento intercalado (VISI)	Flexão do semilunar, desvio volar do capitato Ângulo escafossemilunar <30° Ângulo capitatossemilunar >30° Ângulo radiossemilunar >10–15° na direção volar	Dissociação lunopiramidal Instabilidade carpal complexa múltipla
Dissociativa	Instabilidade decorrente de lesão na mesma fileira carpal (lesão de ligamento intrínseco)	Fratura do escafoide Dissociação escafossemilunar Luxação perilunar
Não dissociativa	Instabilidade decorrente de lesão entre as fileiras do carpo (lesão de ligamento extrínseco)	Instabilidade radiocarpal Instabilidade mediocarpal Fraturas-luxações de Barton Fraturas-luxações *die-punch*
Combinada	Combinação das formas dissociativa e não dissociativa	
Instabilidade estática	Radiografias de rotina sem estresse (PA e lateral) demonstram mau alinhamento/instabilidade carpal	
Instabilidade dinâmica	Radiografias de rotina sem estresse não demonstram mau alinhamento/instabilidade carpal, mas sim nas radiografias com estresse	

DISI, instabilidade do segmento intercalado dorsal; VISI, instabilidade do segmento intercalado volar.

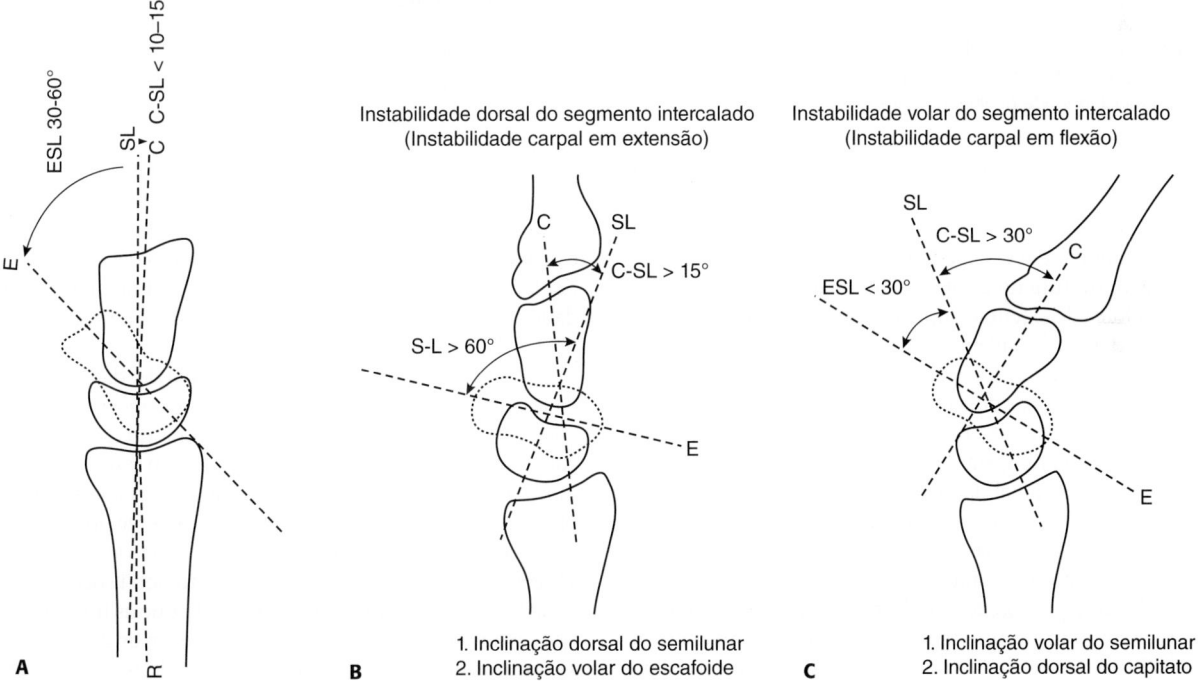

FIGURA 31.9 Desenho esquemático de instabilidade carpal. **A:** Alinhamento longitudinal normal dos ossos do carpo com o eixo do escafoide em um ângulo de aproximadamente 45° com os eixos do capitato, semilunar e rádio. **B:** Deformidade em DISI (ângulo escafossemilunar >60°). **C:** Deformidade em VISI (ângulo escafossemilunar <30°).

2. *Luxações perilunares de arco maior*: lesões ligamentares associadas a uma fratura de um ou mais dos ossos em torno do semilunar

Mayfield sugeriu que a instabilidade carpal ocorre predominantemente em relação ao semilunar, que é a "base" do carpo.[301–304] Esse autor propôs uma classificação anatomopatológica associada a uma instabilidade perilunar progressiva, em direção de radial para ulnar (Fig. 31.10).

- 1º estágio: fratura do escafoide e/ou DSL
  - Quando a fileira distal do carpo sofre extensão, supinação e desvio ulnar violentos, os ligamentos escafotrapeziotrapezoide e escafocapitato ficam retesados; com isso, ocorre extensão do escafoide. Com essa extensão, o ligamento escafossemilunar transmite a força para o semilunar, que não pode fazer rotação no mesmo grau do escafoide, em decorrência da oposição exercida pelos ligamentos radiossemilunar e ulnossemilunar localizados na face pal-

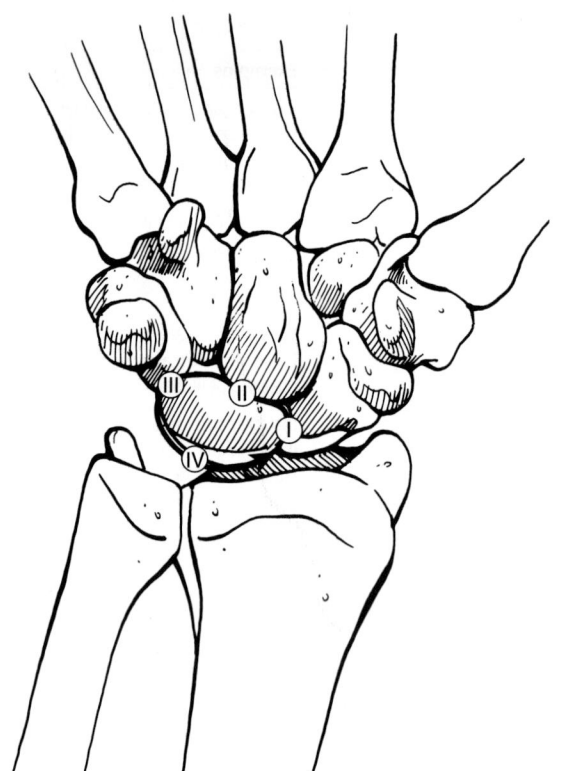

FIGURA 31.10 Estágios de Mayfield de instabilidade perilunar progressiva. O 1º estágio resulta em instabilidade ESL. O 2º ao 4º estágios resultam em uma instabilidade perilunar progressivamente pior.

mar. Como consequência, pode ocorrer fratura do escafoide ou alongamento progressivo e laceração dos ligamentos escafossemilunar e REC palmar, potencialmente levando a uma DSL completa.
- 2º estágio: ruptura do capitato-semilunar
  - Se a força de extensão-supinação incidente no punho persistir depois de a fileira proximal do carpo sofrer luxação, a transmissão da força em sentido distal poderá levar o capitato a desviar dorsalmente e até a uma eventual luxação através do espaço de Poirier. Esse evento é seguido pela luxação do restante da fileira distal do carpo e pela porção mais radial da fileira proximal do carpo já deslocada. Nesse caso, o escafoide poderá ser afetado em sua totalidade, ou apenas em seu fragmento distal.
- 3º estágio: ruptura lunopiramidal
  - Se houver persistência da força de extensão-supinação incidente no punho, tão logo o capitato tenha sofrido luxação desvio dorsal poderá ocorrer ruptura dos ligamentos lunopiramidal (a mais comum), ulnopiramidal e/ou hamatocapitatopiramidal. O 3º estágio se completa ao ocorrer ruptura total do ligamento lunopiramidal palmar, incluindo as expansões mediais do ligamento radiossemilunar longo, com desvio da articulação.
- 4º estágio: luxação perilunar
  - Se houver persistência da força de extensão-supinação incidente no punho, o capitato desviado dorsalmente sofrerá tração proximal, o que gera pressão sobre o aspecto dorsal do semilunar, forçando esse osso a luxar em uma direção palmar em decorrência de lesão ao ligamento radiocarpal dorsal. Tendo em vista que os ligamentos palmares são muito mais fortes do que a cápsula dorsal, é raro que esse tipo de luxação cause um desvio palmar verdadeiro do semilu-

nar; mas, em vez disso, ocorrerá uma rotação palmar de grau variável do osso na direção do túnel do carpo, com os ligamentos palmares intactos servindo como dobradiça.

A luxação do semilunar é o estágio final de uma luxação perilunar progressiva. Juntamente com as rupturas ligamentares, podem também ocorrer fraturas da estiloide radial, escafoide, capitato e da estiloide ulnar.

EPIDEMIOLOGIA DAS FRATURAS E LUXAÇÕES CARPAIS

Quando comparadas às fraturas do rádio distal e da mão, as fraturas do carpo são pouco comuns, em particular aquelas que não envolvem o escafoide. Foram publicados poucos dados que documentaram a epidemiologia global dessas lesões. A maioria dos artigos na literatura tem relação com a epidemiologia das fraturas do escafoide, que serão discutidas mais adiante. Um problema com muitos dos estudos epidemiológicos nessa área é que quase todos os dados são coletados retrospectivamente, o que acarreta imprecisões no diagnóstico e na classificação. Além disso, muitos estudos são realizados levando em conta populações específicas; por exemplo, militares, o que leva a resultados muito variáveis em termos de incidência, idade, gênero e mecanismos de lesão.

Fraturas do carpo

Em conformidade com o uso dos dados apresentados no Capítulo 3 sobre epidemiologia das fraturas, extraídos da base de dados de Edimburgo de 2010-2011, as fraturas do carpo são relativamente frequentes, pois representam 2,8% de todas as fraturas, com incidência populacional de 37,5/100.000 por ano. No início do século XX, Stimson[462] relatou uma prevalência de 0,2% para as fraturas do carpo em relação à totalidade delas, embora esse autor tenha reconhecido que o número dessas fraturas, particularmente as do escafoide, fosse provavelmente mais alto. Os dados dos últimos 60 anos são consistentes; a prevalência varia de 2-3% de todas as fraturas.[107,148]

Para todas as fraturas do carpo, a média de idade no momento da lesão varia de 35-40 anos, com predominância do gênero masculino.[218,227,507] Em termos globais, as fraturas do carpo exibem uma curva de distribuição do tipo A (Cap. 3), com uma distribuição bimodal envolvendo homens jovens e mulheres idosas. Quedas da própria altura são responsáveis por praticamente dois terços de todas as lesões; os demais mecanismos de lesão são: prática esportiva, golpe direto, agressão e acidentes automobilísticos.[218,227,507]

Já foi consistentemente documentado que as fraturas do escafoide e do piramidal são responsáveis por mais de 90% de todas as fraturas do carpo; são raras as lesões de hamato, pisiforme, semilunar, capitato, trapézio e trapezoide.[218,227,507] Aparentemente, as fraturas do escafoide, hamato, pisiforme e trapézio ocorrem predominantemente em homens jovens, com idades que variam de 29-43 anos e com predominância para esse gênero variando de 66-100%. Esses dados concordam com uma curva de distribuição para fraturas do tipo B (Fig. 31.11). As fraturas do piramidal parecem ter um padrão diferente em relação às demais do carpo; essas lesões ocorrem em indivíduos com 51 anos em média e exibem distribuição aproximadamente igual entre gêneros; assim, as fraturas do piramidal se enquadram de forma mais adequada em uma curva de distribuição do tipo A. Um estudo analisou a epidemiologia das fraturas do escafoide *versus* as demais do carpo, tendo constatado que juventude e gênero masculino estavam associados às fraturas do escafoide.[218]

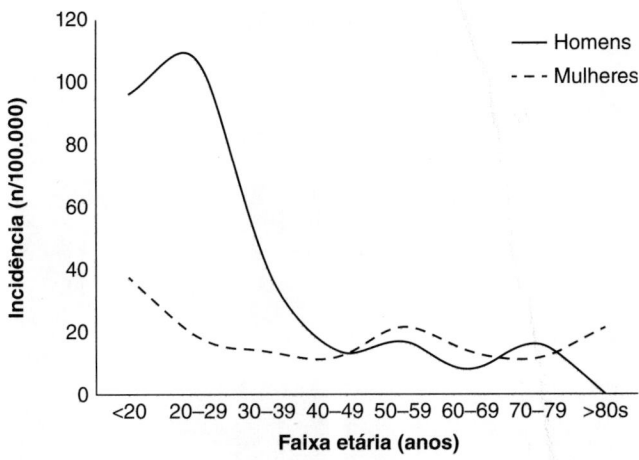

FIGURA 31.11 Curva de distribuição das fraturas do tipo B para fraturas do escafoide conforme observado em Edimburgo no período de 2007-2008. (Reproduzido com permissão de: *J Trauma Acute Care Surg.* 2012;72(2): E41–E45.)

Lesões associadas a fraturas e luxações do carpo

Lesões associadas são diagnosticadas em aproximadamente 7% dos casos; fraturas da parte proximal ou distal do rádio representam mais de 90% delas. Um estudo demonstrou que, de todos os pacientes com uma fratura do carpo, apenas 7% sofrem várias fraturas do carpo, quase metade dessas lesões se compõe de fraturas-luxações perilunares e mais de 90% envolvem uma fratura do escafoide.[218] O estudo de Edimburgo sobre luxações demonstrou que as luxações perilunares têm incidência de 0,5/100.000 por ano na população; essas lesões ocorrem mais frequentemente em homens com média de 26 anos. Dois estudos demonstraram que traumas de alta energia são fator de risco para ocorrência de lesões associadas às fraturas do carpo.[136,218] As fraturas expostas do carpo são consideradas raras;[106,218] apenas uma dessas lesões foi documentada em um estudo de 15 anos abrangendo 2.386 fraturas expostas.[106]

DIAGNÓSTICO DAS LESÕES DO CARPO

Mecanismo de lesão das fraturas e luxações do carpo

Comumente, uma lesão do carpo ocorre após um trauma no qual uma força de compressão axial é aplicada ao punho. Habitualmente essa força leva à hiperextensão, fazendo com que os ligamentos palmares fiquem submetidos a tensão e as articulações dorsais sofram cisalhamento.[255,279,302,529] Diante disso, o mecanismo de lesão mais comum é a queda sobre a mão espalmada, quando um indivíduo estica o braço para se proteger e o peso do corpo e forças externas são aplicadas através da articulação do punho. Um mecanismo de lesão menos comum é quando uma força é aplicada pelo punho em flexão palmar. Em sua maioria, as instabilidades do carpo e, em particular, as luxações perilunares, ocorrem como consequência de uma lesão de alta energia; por exemplo, uma queda de local elevado sobre a mão espalmada ou um acidente automobilístico.

Avaliação clínica e diagnóstico das lesões do carpo

É comum que pacientes com uma lesão do carpo tenham a dor no punho como queixa principal à apresentação. No exame clínico, o médico lança mão de uma combinação de sinais clínicos, juntamente com exames especiais, que o ajudarão no diagnóstico; porém, na fase aguda os pacientes podem apresentar dor, inchaço e equimose em torno da região do carpo. Com frequência terá utilidade a realização de um exame completo do punho contralateral, particularmente durante uma avaliação para instabilidade. O sinal mais constante e confiável de lesão do carpo é um ponto de sensibilidade bem localizado.[56,173]

- Tabaqueira anatômica (TA): lesão do escafoide
- Distal ao tubérculo de Lister: lesões escafossemilunares e semilunares
- Borda dorsal, distalmente à cabeça da ulna: lesões do piramidal e dos ligamentos lunopiramidal e hamatopiramidal

Durante uma inspeção do membro podem ficar evidenciadas mudanças no alinhamento da mão, punho e antebraço. Presença de inchaço sobre a fileira proximal do carpo sugere avulsão ligamentar, com ou sem fratura associada. Diante de uma instabilidade e/ou luxação do carpo, pode ser evidenciada uma deformidade grosseira, e a presença de inchaço dorsal é sugestiva de luxação perilunar. Forças compressivas aplicadas de forma ativa ou passiva podem causar dor no local da lesão e, além disso, causam um estalido, clique, desvio ou ruído de encaixe palpável e audível, que também pode ser apreciado durante a movimentação do punho. A aplicação de carga ao punho com compressão e um movimento de desvio de radial para ulnar pode simular instabilidade mediocarpal e produzir um ruído de clique, quando a fileira proximal dos ossos do carpo "estala" na trajetória entre a flexão e a extensão. Deve-se ter em mente que luxações tendíneas com estalidos audíveis são gerados com facilidade em alguns pacientes, mas raramente são sintomáticos. Apesar de serem testes com desempenho diagnóstico fraco em função da raridade dessas lesões, foram propostos alguns testes especiais que ajudarão no diagnóstico da lesão ligamentar do carpo.

- Teste do desvio do escafoide (Fig. 31.12)[370,523,528,547,548]
  - Pressão aplicada sobre o tubérculo do escafoide, punho mobilizado do desvio radial para o ulnar
  - Positivo se for ouvido um "estalo", quando o escafoide subluxa dorsalmente para fora da fossa do escafoide (o teste é positivo em até 30% dos punhos normais)[140]
  - Diagnóstico de ruptura escafossemilunar
- Teste do desvio mediocarpal[153,276]
  - Pressão aplicada sobre o dorso do capitato, com o punho mobilizado do desvio radial para o ulnar
  - Positivo se for ouvido um "estalo", ao ocorrer redução do semilunar da posição de flexão palmar
  - Diagnóstico de instabilidade mediocárpica
- Gaveta lunopiramidal[384]
  - Semilunar fixado com o polegar e o indicador de uma das mãos, enquanto o piramidal é desviado na direção palmar e dorsal com o polegar da outra mão
  - Positivo se o paciente sentir dor
  - Diagnóstico de instabilidade ou artrose lunopiramidal
- Teste do cisalhamento lunopiramidal
  - Pressão em uma direção dorsal aplicada ao pisiforme (diretamente palmar ao piramidal) e pressão em uma direção palmar ao semilunar (em um ponto imediatamente distal à borda dorsoulnar do rádio distal).
  - Positivo se houver reprodução da dor do paciente, juntamente com crepitação ou estalido palpável
  - Diagnóstico de instabilidade lunopiramidal

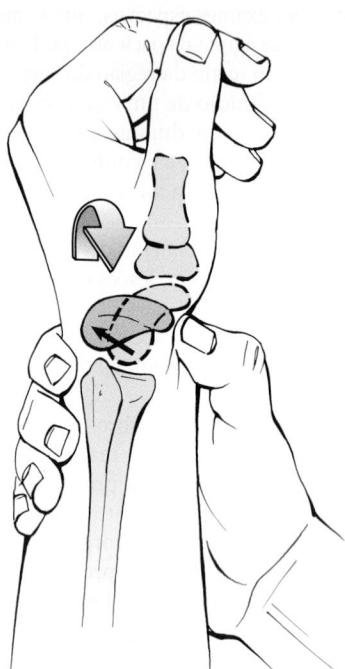

FIGURA 31.12 Teste do desvio do escafoide: aplica-se pressão ao aspecto palmar do tubérculo do escafoide, enquanto o punho é mobilizado do desvio ulnar para o radial.

Imagens para fraturas e luxações do carpo

Radiografias

As quatro projeções de rotina comumente utilizadas na avaliação das fraturas do escafoide podem ser empregadas na detecção da maioria das lesões do carpo.[85,170] Essas incidências são as radiografias neutras posteroanterior (PA) e lateral, juntamente com uma projeção oblíqua radial de 45° e uma oblíqua ulnar de 45° (Fig. 31.13). Incidências extras em extensão e flexão são preconizadas para a detecção da lesão ligamentar intercarpal, juntamente com incidências com o punho cerrado e em estresse.[183] Alguns autores também defendem a obtenção de projeções do punho contralateral, por causa da grande variação de alinhamentos normais. As radiografias neutras PA e lateral de rotina têm utilidade na determinação da presença de fraturas evidentes e na avaliação do alinhamento do carpo, mas frequentemente essas radiografias são insuficientes para a detecção de fraturas do escafoide, por conta da saliência do tubérculo na incidência PA e à sua superposição na incidência lateral.[96] As projeções oblíqua radial de 45°, oblíqua ulnar de 45°, PA com desvio ulnar, de Ziter (Fig. 31.14) e do túnel do carpo têm a finalidade de melhorar a capacidade de diagnosticar fraturas, em particular as do escafoide; essas projeções serão discutidas mais adiante.[96,170,399,400,401,566] Comumente, padrões VISI e DISI de mau alinhamento do carpo são detectados com a ajuda de radiografias neutras laterais de rotina e, no caso de dúvida diagnóstica, com projeções adicionais em máximo desvio radial e ulnar.

No caso de um carpo normal com o punho e a mão em posição neutra, no plano coronal (PA), uma linha traçada através do eixo de rotação e paralela ao eixo anatômico do antebraço atravessará a cabeça e base do 3º metacarpo, capitato, face radial do semilunar e centro da fossa semilunar do rádio.[306,563] No plano sagital (lateral), com o punho e a mão em posição neutra, uma linha imaginária avançará pelo eixo longitudinal do 2º metacarpo, capitato, semilunar e rádio, com o escafoide situado em um eixo que forma um ângulo de 45° com essa linha.[306,563] As radiografias de rotina devem demons-

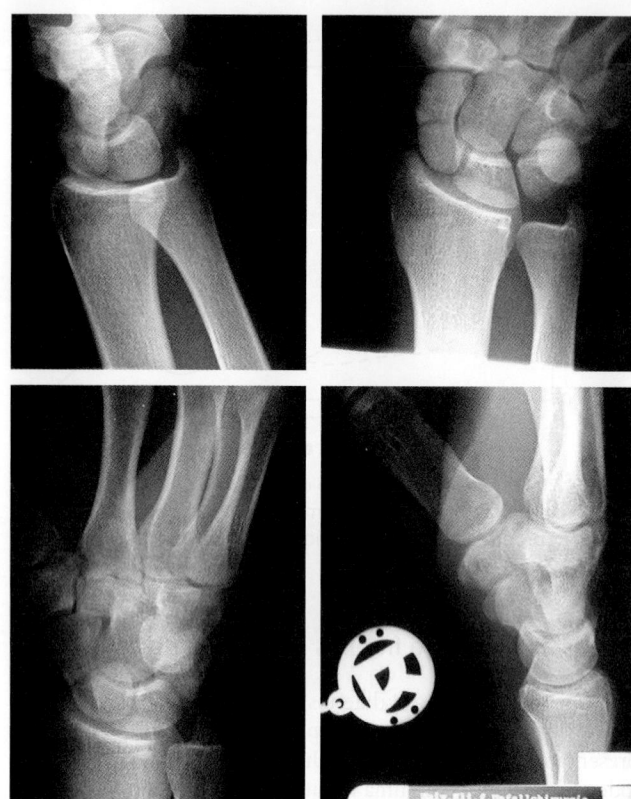

FIGURA 31.13 As quatro projeções do escafoide (PA, lateral verdadeira, oblíqua radial e oblíqua ulnar) detectam a maioria das fraturas do carpo.

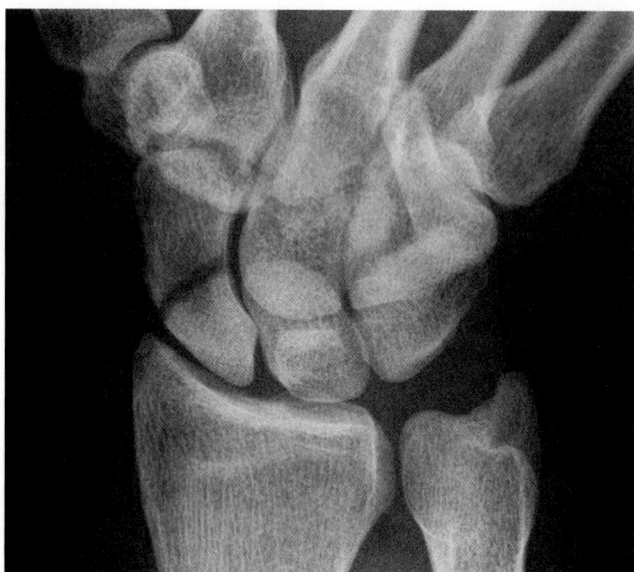

FIGURA 31.14 Projeção de Ziter: uma imagem extra que pode ajudar no diagnóstico de fraturas do escafoide.

trar um espaço constante entre escafoide, semilunar e piramidal ao longo de toda a amplitude de movimento do punho. O conhecimento desses fatos pode ajudar no diagnóstico do desvio de fraturas, da instabilidade e do colapso do carpo:

- Espaços articulares intercarpais, carpometacarpais e radiocarpais (incidência PA neutra)
  - Avaliação do espaço articular entre os ossos do carpo, entre ossos do carpo e metacarpos, e entre ossos do carpo e do rádio

- Normalmente o espaço mede até 2 mm; deve-se suspeitar de ruptura ligamentar quando o espaço é maior que 3 mm; e, com frequência, tem-se um diagnóstico se o espaço for maior que 5 mm
- Se houver dúvida, projeções de punho cerrado podem aumentar esse espaço
- Linhas de Gilula (Fig. 31.15) (incidência PA neutra)[193]
    - O arco 1 avança ao longo da superfície articular proximal da fileira proximal do carpo
    - O arco 2 avança ao longo da superfície articular distal da fileira proximal do carpo
    - O arco 3 avança ao longo das margens corticais proximais do capitato e do hamato
    - Três arcos do carpo que, quando traçados, geram curvas suaves; um arco "quebrado" é diagnóstico de fratura e/ou instabilidade, particularmente de fraturas-luxações perilunares
    - No caso de dissociação lunopiramidal, talvez não seja observado um afastamento intercarpal, mas fica evidente uma quebra no arco carpal normal da fileira proximal do carpo
- Relação de altura do carpo = altura do carpo / comprimento do 3º metacarpo (incidência PA neutra) (Fig. 31.16)
    - Um método de mensuração da altura do carpo consiste em medir a distância entre a base do 3º metacarpo até a linha esclerótica subcondral da superfície articular do rádio distal. A linha deve ser a bissetriz entre a metade do rádio e o metacarpo
    - O método é utilizado na quantificação do colapso do carpo; a relação normal é de 50% (45-60%); um valor menor que 45% indica colapso do carpo
    - Um estudo sugeriu valores normais específicos para gênero[520]
    - Tem valor diagnóstico limitado para detectar instabilidade do carpo
    - Um método alternativo usa a altura do capitato, em vez da altura do 3º metacarpo[348]
- Ângulos intercarpais e intracarpais (incidência lateral neutra) (Tab. 31.4)
    - Ângulo escafossemilunar (normal, 45°; variação, 30-60°)
        - Ângulo criado pelos eixos longitudinais do escafoide e do semilunar (Fig. 31.17)

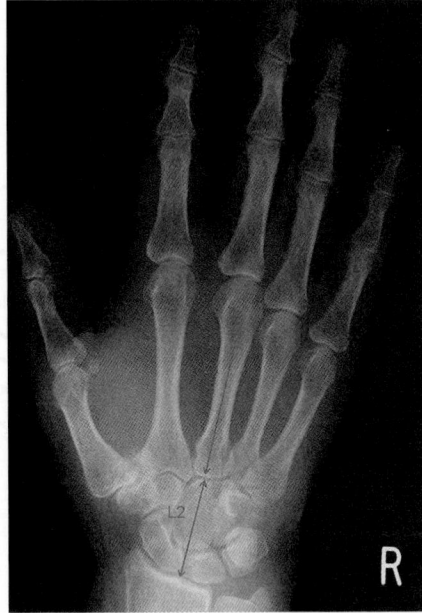

FIGURA 31.16 Relação de altura do carpo, calculada por L2/L1.

- O eixo longitudinal do escafoide é uma linha que tangencia as superfícies convexas palmares dos polos proximal e distal do escafoide
- O eixo longitudinal do semilunar é uma linha perpendicular à linha que conecta as bordas dorsal e palmar do semilunar
- Padrão de DISI quando maior que 60° padrão de VISI quando menor que 30° valores maiores que 80° são diagnósticos de instabilidade do carpo (escafossemilunar)[183,277]
- Ângulo capitato-semilunar (normal, menor que 15°): ângulos maiores que 15-20° são sugestivos de instabilidade carpal (Fig. 31.9)
- Ângulo radiossemilunar (normal, menor que 15°): ângulos maiores que 15-20° são sugestivos de instabilidade carpal

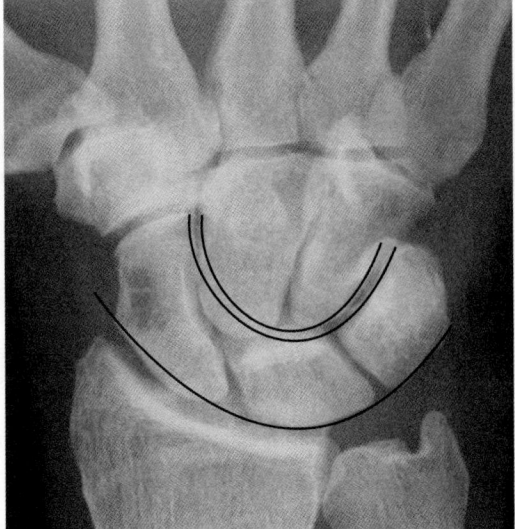 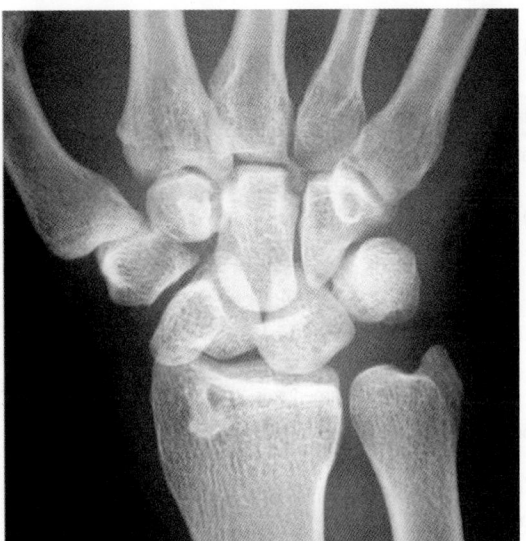

FIGURA 31.15 Linhas de Gilula. **A:** Projeções PA revelam três arcos de Gilula suaves em um punho normal. Esses arcos delineiam as superfícies proximal e distal da fileira proximal do carpo e as margens corticais proximais do capitato e hamato. **B:** O arco I está quebrado; isso indica uma articulação lunopiramidal anormal, decorrente de uma luxação perilunar. Outros achados são o sinal do anel cortical produzido pelo contorno do polo distal do escafoide e uma forma trapezoidal do semilunar.

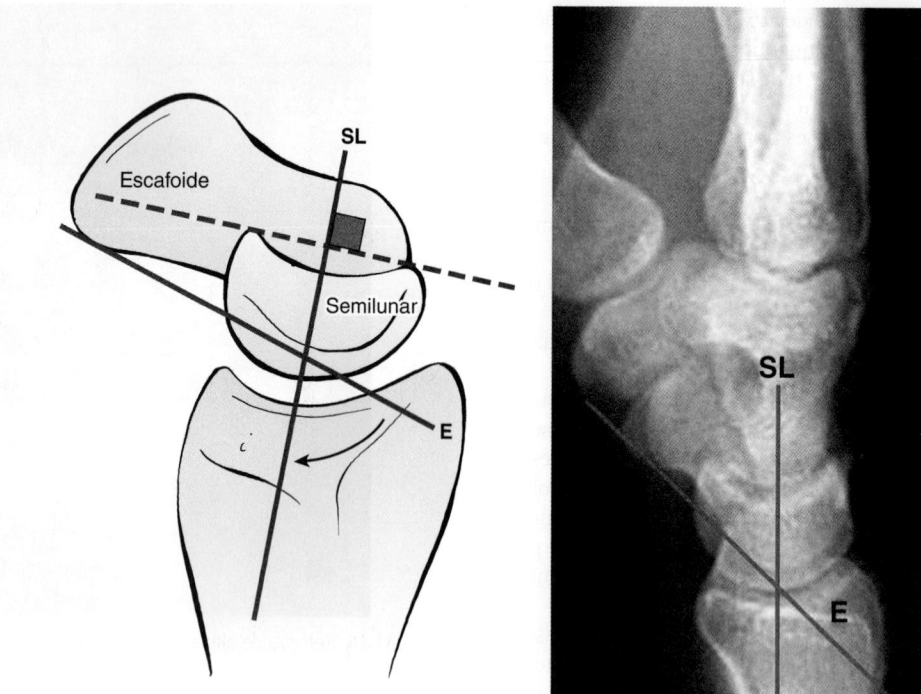

FIGURA 31.17 O ângulo escafossemilunar é criado pelo eixo longitudinal do escafoide e uma linha perpendicular à articulação capitato-semilunar.

Exames de imagem secundários

Os exames de imagem secundários são predominantemente utilizados na avaliação das fraturas do escafoide e no diagnóstico de lesão ligamentar intercarpal, além de e de qualquer instabilidade associada (Tab. 31.5). Nos casos de fraturas carpais, recorre-se a outros meios auxiliares de imagem para o diagnóstico, para determinação de desvios, ou na avaliação e tratamento de consolidações viciosas, pseudartroses ou perda de massa óssea. Na seção sobre fraturas do escafoide, o uso de exames secundários para fraturas desse osso é detalhadamente discutido.

TABELA 31.5 Exames de imagem secundários para lesões do carpo

Modalidade	Uso(s)
Ultrassonografia	Casos de suspeita de fratura do carpo, lesões ligamentares
TAC (2D/3D)	Casos de suspeita de fratura do carpo, desvio de fratura, consolidação viciosa, pseudartrose e perda de massa óssea As imagens 3D têm utilidade em procedimentos reconstrutivos para consolidações viciosas e pseudartroses TAC dinâmica é usada por alguns clínicos para lesões ligamentares
Cintilografia óssea	Casos de suspeita de fratura carpal, lesões por avulsão
Artrografia ± videofluoroscopia	Lesões ligamentares
Imagens de RM	Casos de suspeita de fratura carpal, necrose avascular de ossos do carpo, lesões ligamentares
Artroscopia do punho	Casos de suspeita de fratura carpal, desvio de fratura, lesões ligamentares

A seguir, estão listadas algumas medidas de desvio de fraturas do escafoide, basicamente avaliadas sobre imagens de TAC e/ou de RM:[18,30]

- Ângulo intraescafoide lateral (normal, 30 ± 5°; incidência sagital)
    - Ângulo criado por linhas traçadas perpendicularmente às superfícies articulares proximal e distal/polos do escafoide (Fig. 31.18A)
    - Um ângulo maior que 35° é utilizado como critério para determinar o desvio[18]
- Ângulo intraescafoide AP (normal, 40 ± 5°; incidências coronais)
    - Ângulo criado por linhas traçadas perpendicularmente às superfícies articulares proximal e distal
- Ângulo cortical dorsal (normal, 140°, anormal se acima de 160°; incidência sagital)
    - Ângulo criado por linhas tangenciais traçadas ao longo das corticais dorsais dos fragmentos proximal e distal do escafoide (Fig. 31.18B)
- Relação altura/comprimento do escafoide (normal, 0,60; anormal, >0,65; incidência sagital)
    - Relação das linhas que medem a altura e o comprimento do escafoide
    - O comprimento é determinado pela linha palmar traçada desde a borda mais proximal até a mais distal do escafoide (Fig. 31.18C)
    - A altura é o ponto máximo que incide em uma linha perpendicular à do comprimento

Bain et al.[30] determinaram que, respectivamente, a confiabilidade intraobservadores e interobservadores do ângulo intraescafoide lateral é baixa e baixa-moderada; o ângulo cortical dorsal é moderado-excelente para ambas as confiabilidades; e a relação entre altura/comprimento foi excelente e moderada-excelente.

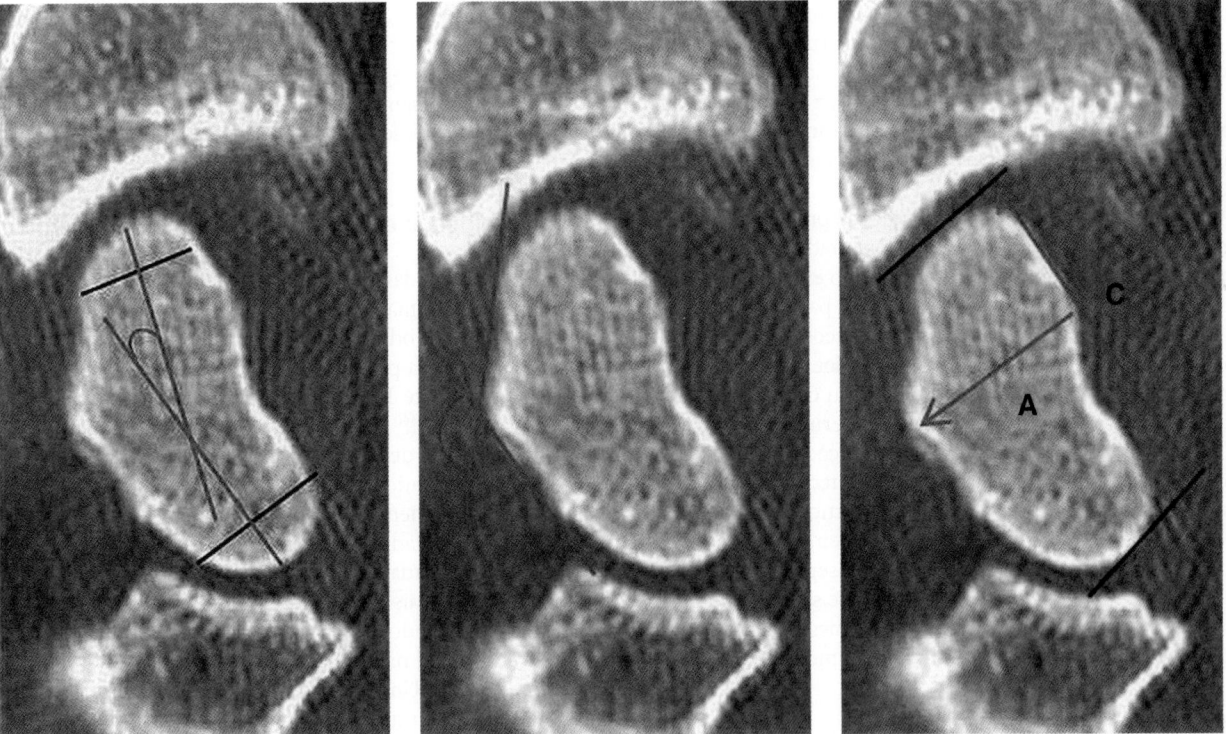

FIGURA 31.18 A: Medição do ângulo intraescafoide lateral. **B:** Medição do ângulo cortical dorsal. **C:** Medição da relação altura/comprimento do escafoide.

Diagnóstico de lesões do carpo: dicas e armadilhas

- As incidências radiográficas de rotina do escafoide detectam a maioria das lesões do carpo
- Mais comumente, o padrão DISI está associado a fraturas desviadas do escafoide e à dissociação escafossemilunar
- Luxações perilunares podem não ser diagnosticadas
- A avaliação das linhas de Gilula pode ajudar no diagnóstico de luxações perilunares
- TAC tem utilidade no diagnóstico para casos de suspeita de fratura carpal e na avaliação da consolidação
- RM tem utilidade na detecção de casos com suspeita de fratura e de necrose avascular do carpo
- Pode-se recorrer à artroscopia do punho como meio auxiliar ao diagnóstico de lesões ligamentares e fraturas desviadas

FRATURAS DO ESCAFOIDE

O nome "escafoide" tem sua origem na palavra grega *"skaphos"* que significa barco, uma referência à forma do osso.[173] As fraturas agudas do escafoide foram originalmente descritas por Cousin e Destot em 1889, com descrições subsequentes por Mouchet e Jeanne em 1919.[173] A posição do escafoide no lado radial do punho, como uma extensão proximal do raio do polegar, torna esse osso vulnerável a lesões.

Algumas fraturas não desviadas do escafoide não são visíveis nas radiografias obtidas por ocasião da lesão (fratura oculta). Com frequência, suspeita-se que pacientes com dor e sensibilidade no lado radial do punho em seguida a uma queda sofreram fratura oculta do escafoide. Casos de suspeita de fratura do escafoide permanecem um cenário clínico problemático, apesar dos avanços obtidos tanto no conhecimento como nas imagens radiológicas. Nos últimos anos, a mentalidade e a tendência observadas nas pesquisas têm se direcionado para a determinação do exame radiológico ideal, com o objetivo de não deixar nenhuma fratura sem diagnóstico, e também para o estabelecimento de um diagnóstico precoce definitivo. Com isso, pretende-se limitar o período de imobilização, as restrições e o número de reavaliações clínicas.[132,168,194,209,235,307,490,506] Contudo, apesar dos defensores dos diversos exames de imagem secundários, ainda não se chegou a uma resposta clara para esse problema.

Fraturas desviadas, cominutivas e instáveis do escafoide são rotineiramente tratadas com intervenção cirúrgica. Boa parte da atual controvérsia diz respeito a fraturas agudas não desviadas, ou com mínimo desvio. O ponto de vista atual é que pacientes com fraturas não desviadas do escafoide precisam de proteção e imobilização em aparelho gessado durante 6-12 semanas; isso significa considerável perda de tempo e de produtividade em uma população predominantemente jovem e ativa.[31,171,307,404,405] Os defensores da intervenção cirúrgica imediata afirmam que a fixação por parafuso não só diminui a necessidade de um aparelho gessado, mas também possibilitaria um retorno mais rápido à prática esportiva e ao trabalho.[66,307,368,560]

Anatomia clínica das fraturas do escafoide

O osso escafoide está localizado na fileira proximal do carpo, no aspecto radial do punho; trata-se de um pequeno osso tubular, irregular, em forma de S.[44,67,71] O escafoide se situa inteiramente na articulação do punho e se localiza em um plano de 45° com os eixos longitudinal e horizontal do punho. O osso exibe reduzida capacidade de consolidação periosteal e maior tendência para retardo na consolidação e para a pseudartrose, porque pouco mais de 80% de sua superfície é constituída por cartilagem articular.

O escafoide apresenta uma crista ao longo de sua superfície dorsorradial não articular, ao longo da qual avançam os vasos essenciais da crista dorsal. A crista é o ponto de inserção tanto para o componente dorsal do ligamento escafossemilunar (Tab. 31.2) como do ligamento intercarpal (Tab. 31.1). O polo distal se posiciona em pronação, flexão e angulação ulnar em relação ao polo proximal. O osso faz articulações com trapézio/trapezoide (superfície distal), rádio (superfície proximal/lateral), capitato (superfície medial) e semilunar (superfície medial).[44,67,71]

As inserções ligamentares do escafoide são predominantemente observadas na superfície não articular dorsorradial. Os ligamentos intrínsecos curtos propiciam estabilidade ao escafoide por meio de inserções aos outros ossos do carpo, em particular o semilunar, e se fundem com os ligamentos extrínsecos e cápsula do punho.[43,44,46,53,67,71,300,476] O ligamento RSC (radioescafocapitato) não se insere ao próprio osso, mas atravessa seu colo, funcionando como uma alça através do escafoide e permitindo sua rotação.[43,44,46,251,425,430–432,449,476] Não existem inserções tendíneas ao escafoide.[283] Por meio dessas articulações e inserções de tecido mole, o escafoide funciona como uma "ponte" articular mediocarpal que une e sincroniza os movimentos das fileiras proximal e distal do carpo, como parte fundamental do segmento intercalado.[44,246,247,434,530] Os movimentos do escafoide são: proximalmente, rotação e, distalmente, deslizamento; ao mesmo tempo, o osso proporciona estabilidade para a articulação mediocarpal.

Irrigação vascular

Com frequência, o potencial para pseudartrose do escafoide é imputado à sua escassa irrigação sanguínea, em grande parte retrógrada (Tab. 31.3),[57,164,185,186,366,474] por meio de inserções de partes moles, através de dois pedículos vasculares com origem nos ramos escafoides da articulação radial (Fig. 31.19).[44,185,186,366]

- Ramo dorsal: penetração através dos pequenos forames existentes ao longo do sulco espiral e da crista dorsal do escafoide. Esse ramo atende a 70-80% do escafoide proximalmente, inclusive o polo proximal.
- Ramo volar: penetração através do tubérculo do escafoide; irriga os 20-30% restantes do escafoide distal.

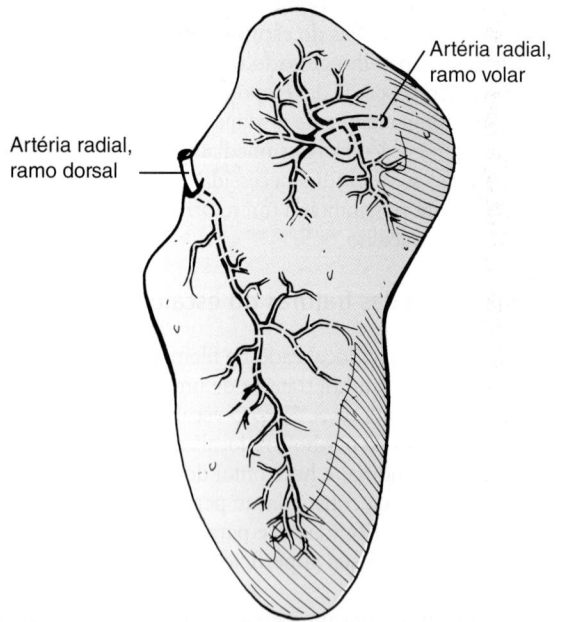

FIGURA 31.19 A irrigação vascular do escafoide é proporcionada por dois retalhos vasculares.

É importante notar que o colo do escafoide exibe mínima ou nenhuma vascularização perfurante.[185] Ademais, nenhum vaso perfura a área cartilaginosa dorsal proximal ou avança através do ligamento escafossemilunar.[164] Para uma anatomia patológica das lesões, consultar a seção Anatomia patológica das fraturas e luxações do carpo.

Epidemiologia e etiologia das fraturas do escafoide

As fraturas agudas do escafoide compreendem 2-3% de todas as fraturas, aproximadamente 10% de todas as fraturas da mão e entre 60-80% de todas as fraturas do carpo.[173,226,270] A incidência citada na literatura para as fraturas do escafoide é inconsistente, variando de 1,5 até 121 fraturas por 100 mil habitantes por ano.[136,226,242,270,506,509,546,558] É mais provável que a ampla variação documentada se deva ao uso de dados predominantemente retrospectivos, dados provenientes de análises de populações específicas de pacientes (p. ex., militares), além da limitação de muitas bases de dados de grande porte que não fazem diferença entre fratura verdadeira e suspeita de fratura.[226,242,270,506,509,546,558] As incidências mais baixas descritas na literatura parecem ser mais realistas, tendo em vista que a incidência média de fraturas do rádio distal na população é de 195 por 100.000 habitantes por ano.[107,509] Um estudo de Edimburgo documentou a epidemiologia de fraturas agudas verdadeiras do escafoide, radiograficamente confirmadas, em uma população adulta definida, com uso de uma base de dados prospectiva, tendo observado uma incidência anual de 29 por 100.000 habitantes,[136] número consistente com estudos precedentes da Escandinávia, que informaram uma incidência de 26-39 por 100.000 habitantes por ano.[242,270] A média de idade na literatura varia de 25-35 anos; em homens, a lesão ocorre em faixa etária mais jovem em comparação com as mulheres; isso sugere que as fraturas do escafoide se encaixam de forma mais adequada em uma curva de distribuição de fraturas do tipo B (Fig. 31.11). Observa-se predominância do gênero masculino, com uma relação entre homens/mulheres de cerca de 2,5:1.[136,226,242,270,506,509,546,558] Dois estudos documentaram que o gênero masculino é fator de risco associado a fraturas verdadeiras.[135,235]

Em geral, as fraturas do escafoide ocorrem devido a uma queda sobre a mão espalmada ou durante a prática esportiva;[136,235,270,509] dois estudos informaram que lesões esportivas estão associadas a fraturas verdadeiras.[135,235] Um estudo documentou que uma queda da própria altura ocorre mais frequentemente em mulheres; quanto aos homens, é mais provável que sofram sua fratura devido a uma lesão de alta energia, durante a prática esportiva ou em uma colisão automobilística.[136] Essas considerações estão mais de acordo com a faixa etária mais jovem dos homens afetados pelas fraturas. Os esportes implicando maior risco são: futebol americano, basquetebol, ciclismo e skate, dependendo da origem do estudo.[136,509] As fraturas do escafoide estão sendo cada vez mais documentadas devido a lesões causadas por soco ou relacionadas a agressões.[224,468]

É essencial que a epidemiologia e a etiologia das fraturas do escafoide sejam perfeitamente dominadas durante o estabelecimento de um diagnóstico em casos suspeitos em particular com relação ao uso de outros exames de imagem, como TAC ou RM. Tendo em vista as evidências cada vez mais consistentes em favor de um retorno mais rápido às funções em seguida à fixação do escafoide,[66,307] torna-se importante levar em consideração que a população afetada é constituída predominantemente por jovens ativos e que, nesse grupo, com frequência essas lesões são instáveis.

Avaliação clínica e diagnóstico das fraturas do escafoide

O diagnóstico de uma fratura do escafoide é estabelecido por uma combinação de história clínica, exame e avaliação radiográfica. Classicamente, o paciente se apresenta com uma dor no punho em seguida a uma queda sobre a mão espalmada; quase 90% dos pacientes se lembram de uma lesão de hiperextensão. No exame clínico, utiliza-se uma combinação de sinais clínicos (Tab. 31.6). Em geral, podem estar presentes na fase aguda: dor, inchaço, equimose e sensibilidade em torno da região do escafoide. Subsequentemente, são utilizadas as quatro projeções de rotina para a confirmação do diagnóstico.

Contudo, até 30-40% das fraturas do escafoide deixam de ser identificadas na avaliação inicial; portanto, a investigação com as quatro incidências radiográficas de rotina classificará o exame como "suspeita de fratura".[31,62,170,172,173,255,393,505,517] Considera-se que aqueles pacientes subsequentemente diagnosticados com uma fratura em uma avaliação de retorno com novas imagens radiográficas, em 10-14 dias após a lesão, sofreram uma fratura oculta do escafoide.[23,60,168,170,261,311,393] Nesses casos, o cirurgião responsável pelo tratamento deve confrontar a imobilização e limitação das atividades em uma população predominantemente jovem e ativa, contra os riscos de pseudartrose e de artrose associadas a uma fratura do escafoide não diagnosticada nem tratada.[104,250,405]

Sintomas

Os pacientes se apresentam com história de hiperextensão no punho, frequentemente após uma queda, prática esportiva ou lesão decorrente de um soco. É importante que seja investigada uma história de trauma precedente ao escafoide, em vez de tratar a pseudartrose como se fosse uma fratura recente. A queixa principal é de dor no lado radial do punho, com sensibilidade localizada sobre o escafoide na região da tabaqueira anatômica.

Sinais

Não existe um sinal que, de forma isolada, seja adequadamente sensível ou específico (Tab. 31.6).[150,167,200,350,371,376,505,517] Os primeiros estudos nessa área analisaram a sensibilidade e a especificidade dos sinais clínicos individuais clássicos. Presença de sensibilidade na TA demonstra grande sensibilidade e baixa especificidade. Em um estudo de 246 pacientes com suspeita de fratura do escafoide, foi constatado que tabaqueira anatômica sensibilidade de 90% e especificidade de 40%; dor na área do tubérculo do escafoide, há sensibilidade de 87% e especificidade de 57%.[167] Com base em outro estudo, uma análise prospectiva de 73 pacientes com suspeita de fratura do escafoide, foram calculadas a sensibilidade e a especificidade da dor na tabaqueira anatômica durante o desvio ulnar do punho em pronação.[376] Esse sinal individual teve um valor preditivo negativo (VPN) de 100%; os autores desse estudo concluíram que pacientes com um teste negativo poderiam receber alta com segurança no momento do primeiro atendimento, pois não tinham sofrido uma fratura do escafoide.

Outros estudos objetivaram melhorar o desempenho diagnóstico, em particular a especificidade dos sinais clínicos, mediante sua combinação. Parvizi et al.[371] conduziram um estudo prospectivo em 215 pacientes e demonstraram que o uso isolado de um sinal clínico era insuficiente para o diagnóstico de uma fratura, mas que a combinação de sensibilidade na TA, sensibilidade no tubérculo do escafoide e dor na tabaqueira anatômica à compressão longitudinal do polegar resultou em sensibilidade de 100% e em especificidade de 74%. No entanto, esses achados apenas demonstraram validade para as primeiras 24 horas seguintes à lesão.

Estudos recentes examinaram sinais clínicos alternativos como preditores de fratura do escafoide. Unay et al. analisaram dez manobras de exame clínico em 41 pacientes com suspeita de fratura do escafoide e utilizaram RM para determinar a presença ou ausência de uma fratura. Esses autores demonstraram que dor provocada pelo movimento de pinça dos dedos polegar e indicador e dor na tabaqueira anatômica com pronação do antebraço foram mais sugestivas de fratura verdadeira do escafoide.[505] Duckworth et al.[135] determinaram que os melhores preditores de fratura dentro de 72 horas após a lesão foram a ausência de dor com o desvio ulnar do punho e de dor no teste de pinça do polegar com o indicador; na segunda semana, sensibilidade no tubérculo do escafoide teve maior valor preditivo.

Radiografias

As incidências radiográficas neutras PA e lateral são úteis na verificação do alinhamento carpal e na avaliação das fraturas-luxações perilunares; contudo, tais projeções são insatisfatórias em termos da detecção de fratura, particularmente com a saliência do tubérculo observada na projeção PA neutra.[85,96] As projeções sugeridas como capazes de aumentar a capacidade diagnóstica de uma fratura do escafoide estão listadas na Tabela 31.7.[85,96,170,566]

TABELA 31.6 Sensibilidade, especificidade, valor preditivo positivo e valor preditivo negativo dos sinais clínicos de fraturas do escafoide

	Sensibilidade (%)	VPP (%)	Especificidade (%)	VPN (%)
Sensibilidade na TA	100	30	19	100
Sensibilidade no tubérculo do escafoide	100	34	30	100
Compressão longitudinal com o polegar	100	40	48	100
Redução do movimento do polegar	66	41	66	85
Inchaço na TA	61	50	52	58
Dor na TA em desvio ulnar/pronação	83	44	17	56
Dor na TA em desvio radial/pronação	70	45	31	56
Dor no teste de pinça do polegar/indicador	48	44	31	41
Teste do desvio do escafoide (Kirk-Watson)	66	49	31	69

VPP, valor preditivo positivo; VPN, valor preditivo negativo; TA, tabaqueira anatômica.

TABELA 31.7 Projeções radiográficas complementares usadas na avaliação das fraturas do escafoide

Projeção radiológica	Vantagens
Com desvio ulnar	Detecção de fraturas do polo proximal
Oblíqua ulnar em 45° (semipronada)	Detecção de fraturas oblíquas, do colo (em particular, desvio) e do tubérculo
Oblíqua radial em 45° (semissupinada)	Detecção de fraturas do polo proximal, deformidades "em corcunda" e fraturas por avulsão
Projeção de Ziter	Detecção de fraturas do colo, com o feixe em ângulo reto com o eixo longitudinal

A projeção de Ziter, ou "projeção da banana", consiste de uma incidência PA do punho em desvio ulnar com angulação de 20° do tubo para o cotovelo (Fig. 31.14).[566] Essa projeção modificada pode ajudar na identificação das fraturas do colo do escafoide, embora as fraturas oblíquas ao feixe de raios X não sejam satisfatoriamente identificadas. Foi demonstrado que incidências de túnel carpal aumentam a concordância na interpretação das quatro radiografias de rotina de 36 para 55%, embora não sejam rotineiramente utilizadas.[400,401] Alguns autores também sugerem que o uso de projeções comparativas do punho contralateral intacto pode ajudar no diagnóstico da fratura suspeitada.[1]

Alguns estudos sugeriram que, quando a avaliação clínica e radiográfica é realizada por cirurgiões experientes, todos os casos de suspeita de fratura do escafoide podem ser detectados dentro de 6 semanas após a lesão.[31,170] Entretanto, a vasta maioria dos estudos na literatura indica consistentemente que até 30-40% das fraturas do escafoide não são identificadas em uma avaliação inicial nem pela investigação com as quatro incidências radiográficas.[31,62,170,172,173,255,393,505,517] Foi demonstrado que essas quatro incidências têm baixa confiabilidade interobservadores e intraobservadores para o diagnóstico de fraturas do escafoide suspeitadas.[491,492] Foi documentado que a repetição da avaliação radiográfica tem baixa sensibilidade; um estudo detectou apenas 50% dos casos de suspeita de fratura do escafoide.[172] Barton sugeriu três razões possíveis para a frequente má interpretação das radiografias de rotina do escafoide.[31]

1. Pode ocorrer formação de uma linha escura pelo lábio dorsal do rádio, em superposição ao escafoide
2. Presença de uma linha branca formada pela extremidade proximal do tubérculo do escafoide
3. A crista dorsal do escafoide pode assumir um aspecto encurvado na projeção semissupinada

Os sinais de partes moles de uma fratura do escafoide nas radiografias simples são: sinal do coxim adiposo do escafoide (distorção ou perda das listras adiposas adjacentes ao aspecto radial do escafoide na projeção PA com o punho em desvio ulnar) e sinal do coxim/listra adiposa do pronador (um coxim adiposo do pronador quadrado proeminente sobre o aspecto volar do punho na projeção lateral). Embora esses sinais de partes moles tenham seus defensores,[268] foi demonstrada baixa confiabilidade para quase todos como detectores de fratura do escafoide.[23,123] Tendo em vista a dificuldade em diagnosticar com confiança uma fratura do escafoide com base exclusiva nas radiografias de rotina, nos casos de suspeita clínica, mas cujas radiografias são negativas, é recomendável a imobilização, com subsequente repetição do exame e das radiografias dentro de 10-14 dias após a lesão. Esse retardo pode diminuir tanto a sensibilidade do paciente como sua ansiedade, resultando em um exame mais proveitoso.

Ultrassonografia

A ultrassonografia é uma técnica não invasiva e relativamente barata para diagnóstico de fraturas do escafoide; no entanto, ela depende do operador. Foi demonstrado que a ultrassonografia é a técnica com menor eficácia na detecção de fraturas verdadeiras, com sensibilidade de 37-93% e especificidade de 61-91%.[88,110,235,337,423] A sonografia de alta resolução espacial tem seus defensores para a detecção de fraturas do escafoide; a sensibilidade para essa técnica se eleva até 100%, e sua especificidade chega a 91%.[168,214] Outros sugeriram que a técnica é um precursor útil para outros exames de imagem, quando utilizada no serviço de emergência.[373]

Cintilografia óssea

A cintilografia tem ferrenhos defensores.[34,35,490,491] No entanto, quase todos os autores acreditam que sua especificidade é demasiadamente baixa, quando comparada à TAC e à RM.[59,162,391,394,559] Beeres et al.[35] analisaram 100 pacientes com suspeita de fratura e constataram que a cintilografia teve sensibilidade de 100% e especificidade de 90%; assim, esses autores concluíram que não havia vantagem da RM com relação àquele exame. Um estudo subsequente desse mesmo grupo chegou a resultados semelhantes na comparação entre TAC e cintilografia.[391] Porém, Fowler et al.[162] constataram, com base em 43 pacientes com suspeita de fratura do escafoide, que a cintilografia era inferior à RM, tanto em termos de sensibilidade como de especificidade; nesse estudo, os autores usaram como padrão de referência o acompanhamento de 1 ano.

Tomografia computadorizada

Muitos autores defendem o uso da TAC para o diagnóstico de fraturas verdadeiras entre casos de suspeita de fratura do escafoide,[59,108,292,504,562] embora alguns tenham alertado contra seu uso para fraturas não desviadas.[3] Em uma análise de 47 pacientes com suspeita de fratura do escafoide que tiveram como padrão de referência o uso de RM e/ou radiografias de 2 semanas, seus autores observaram que a TAC tem sensibilidade de 94,4% e especificidade de 100%, com valor preditivo negativo (VPN) de 96,8% e um valor preditivo positivo (VPP) de 100%.[198] Também foi demonstrado que a TAC se presta à detecção de outras lesões em torno do punho, particularmente na avaliação aguda da fratura suspeitada.[461,504] Em um estudo de 28 pacientes com suspeita de fratura do escafoide examinados por TAC, fraturas não desviadas do rádio distal ou do carpo foram demonstradas em 36% dos pacientes.[504] Stevenson et al. realizaram uma análise retrospectiva de 84 pacientes com suspeita de fratura do escafoide examinados por TAC dentro de 14 dias a contar da lesão. Cinquenta e quatro dos estudos de TAC tiveram resultado normal. Dos 30 estudos de TAC anormais, os autores constataram que 7% eram fraturas ocultas do escafoide, 18% eram fraturas carpais ocultas (piramidal, capitato, semilunar) e 5% eram fraturas do rádio distal.[461] Globalmente, cerca de um terço dos estudos de TAC para fraturas do escafoide detectou outras lesões do punho.

Com o objetivo de determinar a confiabilidade intraobservadores e interobservadores da TAC no diagnóstico de uma fratura não desviada do escafoide, um estudo empregou oito observadores para avaliar imagens de TAC de 30 pacientes.[3] Embora seus autores tenham observado confiabilidade substancial intraobservadores e interobservadores, também notaram elevado percentual de falso-positivos, possivelmente em decorrência da interpretação equivocada dos canais vasculares, tomados por fratura unicortical (Fig. 31.20). Um estudo muito recente informou um valor kappa de apenas 0,51 (concordância moderada) para a confiabilidade interobservadores entre radiologistas com o uso da TAC no diagnóstico de fraturas do escafoide.[116]

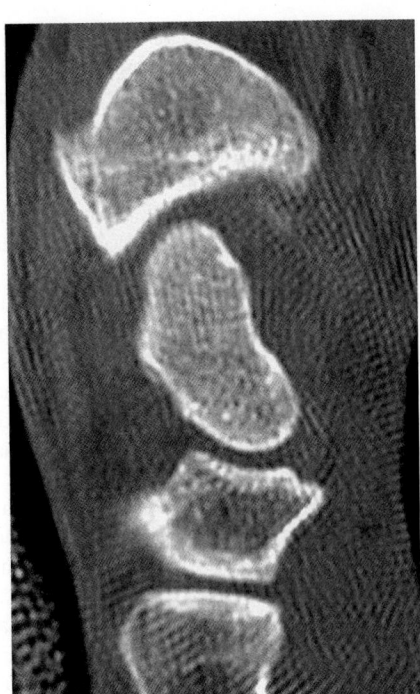

FIGURA 31.20 Secção sagital de TAC demonstrando uma fratura não desviada do colo do escafoide, embora esse achado possa ser equivocadamente tomado por um canal vascular.

Ressonância magnética

Em casos de suspeita de fratura do escafoide, admite-se que a RM é a melhor técnica de investigação, embora algumas instituições tenham acesso limitado e existam inconsistências no que concerne ao custo-benefício da técnica.[65,132,171,194,209,235,261,379,559] Em um estudo prospectivo cego no qual foram realizados estudos de RM dentro de 72 horas após a lesão em 32 pacientes com suspeita de fratura do escafoide, foi determinado que tanto a sensibilidade como a especificidade da técnica chegaram a 100%, com economia potencial de 7.200 dólares por 100 mil habitantes, por terem sido evitadas imobilizações/revisões desnecessárias.[171] Esse estudo utilizou como referência um seguimento clínico e/ou radiográfico após 6 semanas. Um estudo randomizado e controlado mais recente alocou 84 pacientes com suspeita de fratura do escafoide para exame RM e alta hospitalar se o paciente não tivesse lesão, ou para uma reavaliação de rotina na clínica 10-14 dias após a lesão.[372] Os autores do estudo não observaram diferença entre os dois grupos em termos de despesas médias com o tratamento, dor, satisfação do paciente e tempo de ausência no trabalho ou na prática esportiva.

Embora até a presente data a RM seja o exame de imagem secundário mais bem-sucedido em termos de características de desempenho, em situações de baixa prevalência foi constatado que seu valor preditivo positivo é de apenas 88%; além disso, um estudo recente documentou o potencial de estudos de RM falsos-positivos.[117] Ring e Lozano-Calderon[394] conduziram uma análise com o objetivo de determinar as características de desempenho diagnóstico dos diversos exames de imagem utilizados na avaliação da suspeita de fratura do escafoide (Tab. 31.8). Com o emprego das fórmulas de Bayes e com uma prevalência média publicada de 7% para fraturas do escafoide entre os casos suspeitos, o valor preditivo negativo para a RM foi de 88%; isso significa que aproximadamente 12% dos pacientes com suspeita de fratura do escafoide são examinados por uma RM que é interpretada como demonstrativa de uma fratura, quando, na verdade, tais pacientes podem não ter sofrido tal fratura. Um estudo recente feito em indivíduos saudáveis também destacou o potencial para estudos de RM falso-positivos, em que anormalidades benignas são diagnosticadas como se fossem fraturas por vários radiologistas desconhecedores dos casos.[117] Esse estudo concluiu que RM não é padrão de referência apropriado para a detecção de fraturas do escafoide verdadeiras entre pacientes com suspeita.

Um estudo prospectivo de coorte que também utilizou radiografias de 6 semanas como padrão de referência demonstrou que a TAC e a RM tiveram características de desempenho diagnóstico comparáveis para a detecção de fraturas verdadeiras entre casos de suspeita de fratura do escafoide; o VPP para a TAC foi de 76% versus 54% para a RM.[292] Esse estudo também levantou uma questão: se a presença de edema ósseo na RM e de pequenas linhas unicorticais na TAC tem, ou não, peso diagnóstico em uma fratura verdadeira do escafoide. Foi documentado um percentual de 2% para contusão do osso escafoide (Fig. 31.21) em estudos de RM.[487]

Prática atual

Apesar dos muitos defensores, nenhum exame de imagem isolado é ideal. Recentemente, um artigo apresentou uma metanálise de 26 estudos com o objetivo de determinar as características de desempenho diagnóstico da cintilografia, TC e RM para casos de suspeita de fratura do escafoide.[559] Dos 26 estudos, nove utilizaram como padrão de referência um seguimento radiográfico na sexta semana. Foi demonstrado que a cintilografia e a RM têm percentuais de sensibilidade altos e comparáveis, embora a RM tenha sido mais específica (Tab. 31.9).

Orientações de algumas associações profissionais e também os defensores do uso da RM sugerem uma avaliação excessivamente otimista para seu uso. O Royal College of Radiologists (Grã-Bretanha) recomenda que, com base em evidências contemporâneas, cintilografia, TAC e RM são comparáveis para a realização de triagem de casos de suspeita de fratura do escafoide.[403] No entanto, o American College of Radiology (ACR) concluiu pelo uso de radiografias e RM.[19] Uma pesquisa internacional de 105 hospitais em todo o mundo foi realizada com o intuito de determinar seus próprios protocolos de investigação por imagem para

TABELA 31.8 Sensibilidade, especificidade, acurácia e VPP e VPN ajustados para prevalência média para diversas modalidades de imagem, segundo Ring et al. para casos de suspeita de fratura do escafoide

Modalidade de imagem (Número de estudos avaliados)	Sensibilidade (%)	Especificidade (%)	Acurácia (%)	VPP	VPN
Ultrassonografia ($n = 4$)	93	89	92	0,38	0,99
Cintilografia óssea ($n = 18$)	96	89	93	0,39	0,99
TAC ($n = 8$)	94	96	98	0,75	0,99
RM ($n = 22$)	98	99	96	0,88	1,00

De: Duckworth AD, Ring D, McQueen MM. Assessment of the suspected fracture of the scaphoid. *J Bone Joint Surg Br.* 2011;93-B(6):713–719.

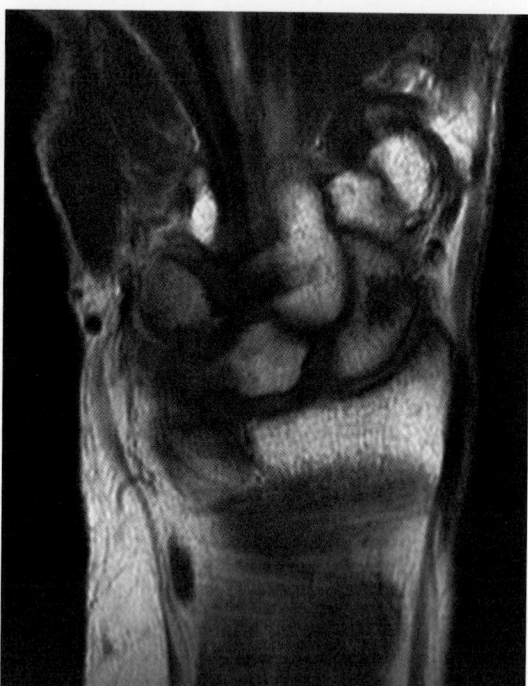

FIGURA 31.21 RM demonstrando contusão do osso escafoide, mas sem fratura.

TABELA 31.9 Sensibilidade e especificidade segundo determinação de Yin et al. de diferentes técnicas de imagem no diagnóstico de fraturas ocultas do escafoide

Modalidade de imagem (Número de estudos avaliados)	Sensibilidade (%)	Especificidade (%)
Cintilografia óssea ($n = 15$)	97	89
TAC ($n = 6$)	93	99
RM ($n = 10$)	96	99

De: Duckworth AD, Ring D, McQueen MM. Assessment of the suspected fracture of the scaphoid. *J Bone Joint Surg Br.* 2011;93-B(6):713–719; com dados de Yin ZG, Zhang JB, Kan SL, et al. Diagnosing suspected scaphoid fractures: A systematic review and meta-analysis. *Clin Orthop Relat Res.* 2010;468:723–734.

casos de suspeita de fratura do escafoide. Esse estudo informou um elevado percentual de inconsistência entre os hospitais; e apenas 22% deles contavam com um protocolo fixo.[201]

Avaliação dos testes diagnósticos

Tendo em vista a combinação de sinais clínicos excessivamente sensíveis e a inexistência de um consenso para o diagnóstico das fraturas do escafoide, a maioria dos pacientes com suspeita de fratura do escafoide recebem mais proteção e exames diagnósticos do que o necessário.[31,150,167,170,200,371,376] Esse padrão de conduta pode acarretar problemas como a rigidez do punho e também em relação às despesas, tanto para o sistema de saúde como para o paciente, em decorrência das ausências ao trabalho e à prática esportiva em um grupo de pacientes predominantemente jovens, saudáveis e ativos.[132,438,490,506]

Foi proposto que a avaliação dos diversos testes diagnósticos para o estudo de casos de suspeita de fratura do escafoide deve levar em conta dois aspectos importantes.[137,394] O primeiro é a baixa prevalência de fraturas verdadeiras entre os casos de suspeita de fratura do escafoide, o que reduz enormemente a probabilidade de que um teste positivo vá corresponder a uma fratura verdadeira, pois os falso-positivos são quase tão comuns como os casos verdadeiramente positivos.[3,137,226,235,255,270,390,394] Pesquisas documentaram que apenas 5-20% dos pacientes que comparecem ao serviço de emergência com suspeita de fratura do escafoide são realmente diagnosticados com uma fratura verdadeira.[3,226,235,255,270,390,394] Levando em consideração que para a maioria dos testes diagnósticos há 5-10% de falso-positivos e falso-negativos, essa baixa prevalência da fratura entre os pacientes avaliados resulta em baixos VPP, de acordo com o teorema de Bayes, mesmo quando o teste diagnóstico é considerado de alta sensibilidade/especificidade (Fig. 31.22).[16,394]

O segundo aspecto tem relação com o fato de que o cálculo das características de desempenho diagnóstico (sensibilidade, especificidade, VPP, VPN e acurácia) para as diversas modalidades de imagem por meio de uma fórmula tradicional depende de existir um consenso para presença ou ausência de uma fratura.[16,17] O padrão mais frequentemente utilizado na literatura é a ausência de uma fratura nas radiografias feitas 6 semanas após a lesão.[3,170,338,394,559] Contudo, tendo em vista a inexistência de tal consenso, é preferível recorrer a um método alternativo para o cálculo das características de desempenho diagnóstico, fundamentado em um método estatístico que identifique os fatores clínicos que tendem a se associar (classes latentes) em pacientes com alta probabilidade de fratura.[3,338,394] Essa técnica tem sido aplicada ao diagnóstico da síndrome do túnel do carpo,[263] bem como em dois estudos recentemente publicados sobre a avaliação de casos de suspeita de fratura do escafoide.[72,135] Esses estudos observaram diferenças pequenas, mas potencialmente importantes, entre os resultados obtidos com o uso da fórmula tradicional e aqueles obtidos durante a análise de classes latentes.[72,135]

A conclusão que pode ser extraída sobre os aspectos decorrentes da baixa prevalência e da inexistência de um padrão de referência de consenso é que, muito provavelmente, sempre haverá uma pequena chance de não se diagnosticar uma fratura verdadeira entre casos de suspeita de fratura do escafoide. Se pacientes, médicos e a sociedade puderem aceitar uma probabilidade de aproximadamente 1% de não estabelecimento de um diagnóstico de fratura verdadeira, será possível, na prática contemporânea, contar com estratégias terapêuticas. Não está claro se a tecnologia melhorará essas probabilidades, porque tecnologias com melhores imagens exibem achados de difícil interpretação. Possivelmente a melhor opção seria aumentar as probabilidades de presença de uma fratura, antes que fossem solicitados exames de imagem avançados – e isso pode ser feito pela aplicação de uma regra de predição clínica que determine quando devem ser solicitados estes exames.

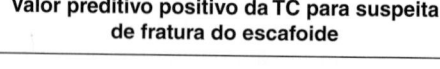
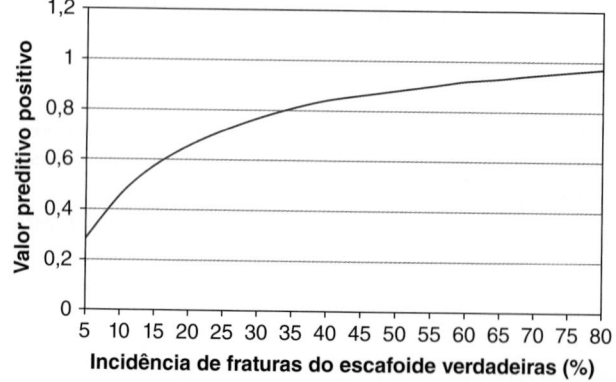

FIGURA 31.22 Relação entre a prevalência das fraturas e o valor preditivo positivo dos testes diagnósticos (nesse caso, TAC).

Regras de predição clínica

Na medicina, já foram devidamente documentados os benefícios auferidos com o uso de regras de predição clínica com o objetivo de orientar, mas não de impor, o tratamento de pacientes.[285,387] Foi sugerido que uma etapa importante para melhorar o desempenho diagnóstico dos diversos exames de imagem para casos de suspeita de fratura do escafoide seria o aumento da prevalência de fraturas verdadeiras entre as suspeitadas, por meio da formulação e promoção de regras de predição clínica.[137,394] Essas regras devem incorporar uma combinação de fatores de risco demográficos e clínicos, preditivos de uma fratura verdadeira do escafoide. É possível que a implementação dessas regras aumente a prevalência de fraturas verdadeiras do escafoide entre casos de suspeita e, subsequentemente, permita a utilização de tecnologias sofisticadas de imagem em pacientes de alto risco. Por sua vez, isso resultaria no aprimoramento das características de desempenho do diagnóstico por imagem.

Dois estudos demonstraram o potencial das regras de predição clínica no aprimoramento do tratamento de casos de suspeita de fratura do escafoide. Um estudo holandês analisou 78 pacientes com suspeita de fratura do escafoide e determinou, com o uso de uma análise multivariada, que uma redução superior a 50% na extensão, uma força de supinação menor que 10% e presença de uma fratura prévia tinham grande peso preditivo para uma fratura verdadeira.[390] Um estudo prospectivo realizado em Edimburgo e Boston, analisou 223 pacientes com uma fratura do escafoide com suspeita clínica ou com confirmação por radiografias, usando como referência a avaliação por imagens radiográficas após 6 semanas.[135] Seus autores demonstraram que os fatores de risco para uma fratura verdadeira eram: gênero masculino, lesão esportiva, dor na tabaqueira anatômica ao desvio ulnar do punho e dor no teste de pinça do polegar com o indicador, além da sensibilidade persistente na região do tubérculo do escafoide na revisão de 2 semanas. Os autores incorporaram esses sinais para a formulação de regras de predição clínica que podem orientar a avaliação desses pacientes (Fig. 31.23). Em última análise, esse estudo demonstrou que essas regras exercem influência substancial e significativa na probabilidade de se ter uma fratura do escafoide em casos suspeitos.

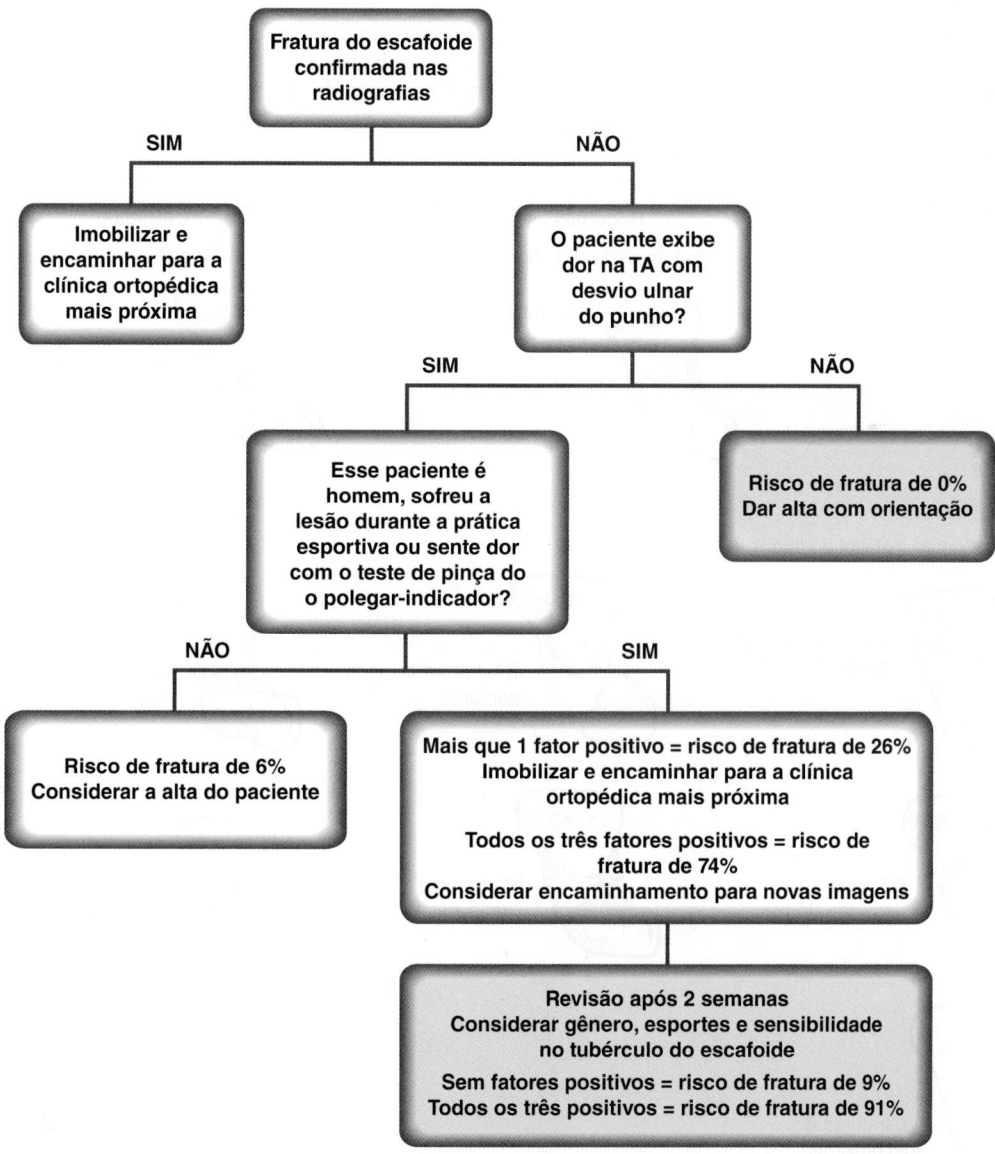

FIGURA 31.23 Possível algoritmo para tratamento de casos de suspeita de fratura do escafoide, com base em uma regra de prognóstico clínico desenvolvida por Duckworth et al. (Reproduzido com permissão de: *J Bone Joint Surg Br.* 2012;94(7):961–968, Figura 2.)

Classificação das fraturas do escafoide e lesões associadas

Existem diversos sistemas de classificação disponíveis para as fraturas do escafoide, que estão listados a seguir:

- Classificação de Russe[407]
- Classificação AO
- Classificação de Herbert e Fisher[211]
- Classificação de Mayo[100]

A classificação de Russe faz uma previsão da instabilidade de acordo com a inclinação da linha de fratura; por exemplo, fraturas oblíquas verticais. A classificação AO divide a fratura em localização anatômica simples (polo distal, colo, polo proximal) e cominuição.

Herbert e Fisher[211] propuseram uma classificação com o objetivo de identificar aquelas fraturas mais apropriadas para a fixação cirúrgica; essa classificação é de uso comum em toda literatura (Tab. 31.10 e Fig. 31.24). Fraturas do tipo A são estáveis e frequentemente exibem aspecto incompleto (unicorticais), estão associadas a bons percentuais de consolidação e dependem de mínimo tratamento. As fraturas do tipo B incluem qualquer fratura bicortical aguda e são definidas como instáveis; portanto, muito provavelmente a maioria dessas lesões necessitará de tratamento cirúrgico, por causa da possibilidade de desvio durante

TABELA 31.10 Prevalência de diferentes tipos de Herbert e Fisher para fraturas recentes do escafoide

Classificação de Herbert	Prevalência (%)[136]
Tipo A — Fraturas recentes estáveis	31,1
A1 (tubérculo)	14,6
A2 (colo unicortical)	16,5
Tipo B — Fraturas recentes instáveis	68,9
B1 (oblíqua distal/polo)	21,2
B2 (colo, completa)	36,4
B3 (polo proximal)	6
B4 (fratura-luxação perilunar transescafoide)	2
B5 (cominutiva)	3,3

o tratamento com aparelho gessado e de retardo de consolidação. Atualmente, contamos com dois estudos que demonstraram que as fraturas desviadas do colo do escafoide (Herbert B2) correspondem a mais de um terço de todas as fraturas;[61,136] um desses estudos demonstrou que as fraturas instáveis (Herbert B) eram significativamente mais comuns em pacientes jovens, após uma lesão de alta energia.[136] As fraturas dos tipos C e D estão associadas a um retardo de consolidação e à pseudartrose, respectivamente. As características do retardo de consolidação do tipo C

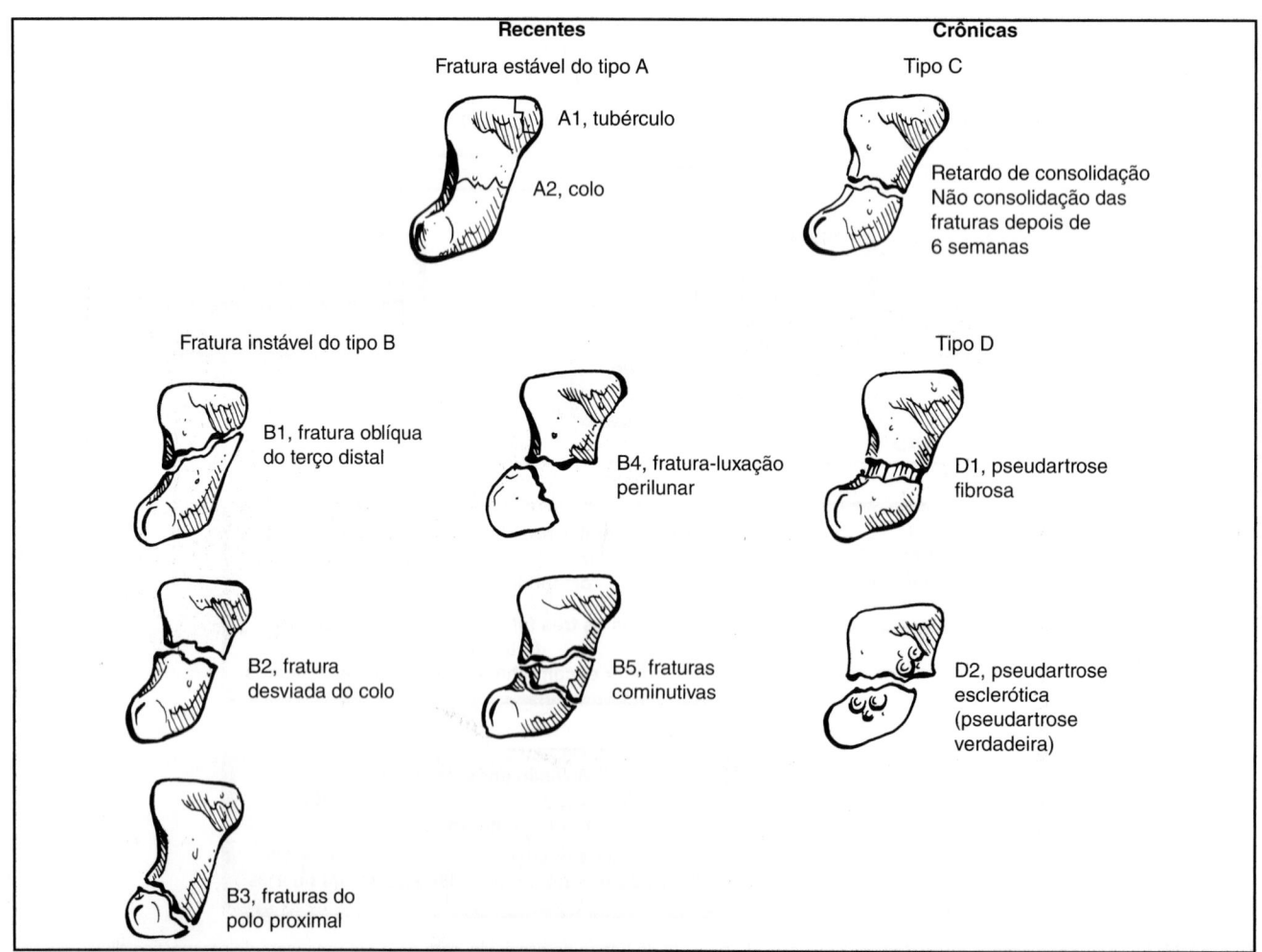

FIGURA 31.24 Desenho esquemático da classificação de Herbert e Fisher para as fraturas do escafoide.

são definidas por um alargamento da linha de fratura, formação de cistos adjacentes a ela e uma relativa hiperdensidade do fragmento proximal.

Alguns argumentam que a classificação mais útil para a orientação do tratamento, particularmente em casos de fraturas desviadas, é a classificação de Mayo.[100,125] Os critérios para instabilidade detalhados nessa classificação são:

- Mais que 1 mm de desvio da fratura[103,143]
- Ângulo intraescafoide lateral maior que 35° (ver a seguir)
- Perda óssea ou cominuição
- Consolidação viciosa da fratura
- Fraturas do polo proximal
- Deformidade em DISI
- Fratura-luxação perilunar

Uma crítica feita com relação a todas essas classificações é que elas não consideram com clareza a extensão das lesões de tecido mole associadas às fraturas.

Diagnóstico de desvio e instabilidade

É essencial que se faça uma avaliação do desvio e da instabilidade das fraturas do escafoide, tendo em vista os maiores percentuais de pseudartrose associados ao tratamento conservador.[143] Todas as fraturas desviadas são instáveis. Um percentual muito pequeno de pacientes exibe fraturas não desviadas (sem sinais radiográficos de desvio), mas que exibem instabilidade (os fragmentos fraturados se movimentam com facilidade com o uso de uma sonda, ou por pressão externa exercida no polo distal do escafoide durante a artroscopia do punho). Existem vários métodos para determinar o desvio de fraturas do escafoide (Tab. 31.11). A exemplo do que ocorre com a avaliação de casos de suspeita de fratura do escafoide, os diversos exames de imagem ficam prejudicados pela baixa prevalência de fraturas desviadas do escafoide. Com isso, todos os exames têm melhor desempenho na exclusão do desvio, e não em sua confirmação.

Radiografias de rotina para o escafoide podem ser empregadas na determinação do desvio em termos de translação, presença de degrau e/ou afastamento, rotação e angulação (Fig. 31.25);[125] no entanto, alguns questionam a validade de seu uso, pois foi relatado que a confiabilidade interobservadores é apenas moderada.[47,50,121] Algumas autoridades defendem o uso de projeções radiográficas com desvio do punho para a demonstração do desvio da fratura, e o comprimento do escafoide fica determinado pela desvio da fratura de projeções em desvio ulnar e radial nos dois punhos. Na suposição de que as duas incidências sejam idênticas, qualquer diferença no comprimento será indicativa de uma deformidade do escafoide, como consequência de uma fratura e/ou lesão ligamentar. Nos casos de suspeita de desvio e instabilidade, será essencial uma cuidadosa avaliação posição do semilunar (Fig. 31.17) e da angulação intraescafoide (Fig. 31.18) na radiografia lateral.[50,121] É recomendável a obtenção de novas radiografias na reavaliação clínica, pois o desvio pode ocorrer com o passar do tempo.

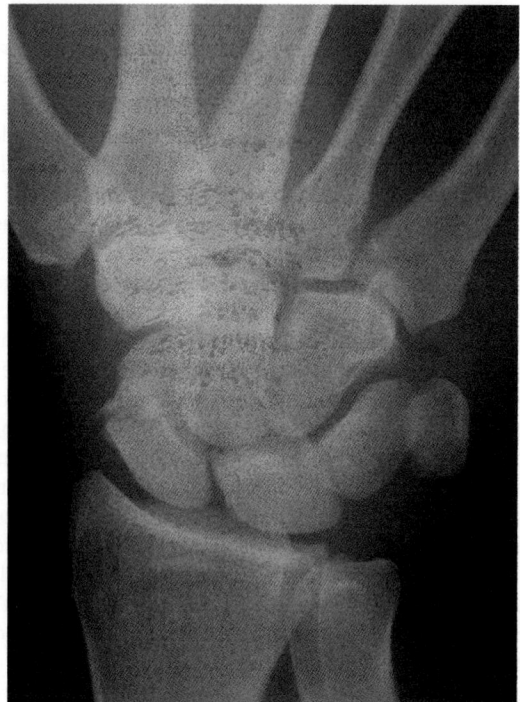

FIGURA 31.25 Fratura cominutiva com desvio através do colo do escafoide direito.

Tomografia computadorizada é uma técnica mais acurada e confiável do que as radiografias para o diagnóstico de desvio de fraturas do escafoide,[287,343] mas ainda não ficou esclarecido se o uso rotineiro de estudos de TAC melhora os resultados. Um estudo determinou baixa sensibilidade da TAC no diagnóstico de desvio no plano radial/ulnar, enquanto as radiografias exibiram baixa sensibilidade no diagnóstico de desvio no plano volar/dorsal.[486] As determinações úteis são:

- Desvio da fratura[103,143]
  - Desvio / Degrau maior que 1 mm na cortical dorsal ou radial
  - Afastamento maior que 1 mm (projeções sagitais ou coronais)

Lozano-Calderon et al.[287] analisaram as características de desempenho diagnóstico das radiografias e/ou TAC para a detecção do desvio de fraturas agudas do escafoide. Esses autores concluíram que os estudos de TAC melhoraram a confiabilidade da detecção do desvio da fratura do escafoide, mas com uma acurácia ainda <80%, em que o uso dessa técnica de imagem ficou limitado pela baixa prevalência de fraturas desviadas. Um estudo constatou que as medidas quantitativas do desvio de fraturas do escafoide com o uso deste exame tiveram limitada confiabilidade intraobservadores e interobservadores,[395] e outros autores sugeriram que a medição fica influenciada pelo plano da imagem e pela espessura

TABELA 31.11 Sensibilidade, especificidade, acurácia, VPP e VPN dos diversos exames de imagem utilizados na avaliação das fraturas desviadas do escafoide

Modalidade de imagem	Sensibilidade (%)	Especificidade (%)	Acurácia (%)	VPP	VPN
Radiografias	75	72	64	10	97
TAC	72	80	80	13	98
Radiografias + TAC	80	73	73	16	99

De: Dias JJ, Singh HP. Displaced fracture of the waist of the scaphoid. *J Bone Joint Surg Br.* 2011;93:1433–1439.

das secções utilizadas.[388,446] No entanto, um estudo recente sugeriu que o treinamento do operador poderá resultar em ligeiro aumento na confiabilidade para a detecção de desvios com o uso de tais métodos.[68]

Ultrassonografia (US), ressonância magnética e artroscopia do punho são métodos alternativos para a determinação do desvio de fraturas.[50,70] Um estudo informou 100% de especificidade para a determinação de instabilidade de fraturas do escafoide com o uso da US; contudo, foi observado também que essa especificidade depende muito do operador.[124] Outro estudo recentemente publicado analisou 58 pacientes com uma fratura do escafoide tratada por fixação cirúrgica assistida por artroscopia.[70] Seus autores verificaram uma correlação significativa entre cominuição (mais que 2 fragmentos) radiográfica e desvio e instabilidade determinados pela artroscopia. Ao utilizar a artroscopia como padrão de referência (Fig. 31.26), um estudo constatou que não se pode confiar nas radiografias nem nos estudos de TAC para o estabelecimento de um diagnóstico acurado de desvio e/ou instabilidade em fraturas do escafoide.[69] Esse estudo inovou ao fazer uma nítida distinção entre desvio e instabilidade, tendo observado algumas fraturas radiologicamente bem alinhadas que demonstraram instabilidade na visualização artroscópica. Atualmente, não foram ainda publicados dados referentes ao prognóstico de fraturas instáveis com bom alinhamento.

Lesões associadas

Lesões associadas ocorrem em cerca de 10% de todas as fraturas do escafoide, habitualmente após um mecanismo de lesão de alta energia; nesse cenário, são observadas com mais frequência as fraturas do rádio distal.[136,541] Podem ocorrer fraturas da parte distal do rádio, bem como luxações perilunares e fraturas-luxações trans-escafoperilunares do carpo.[136,218] A presença simultânea de uma fratura na parte distal do rádio pode ser indicativa de ruptura ligamentar mais grave e de instabilidade carpal.[228] É essencial lembrar que jamais uma radiografia determinará com precisão o grau real de uma lesão articular e ligamentar.

Estudos recentes objetivaram documentar a incidência de lesões ligamentares associadas, tendo em vista o uso cada vez mais frequente da artroscopia no tratamento de fraturas do escafoide.

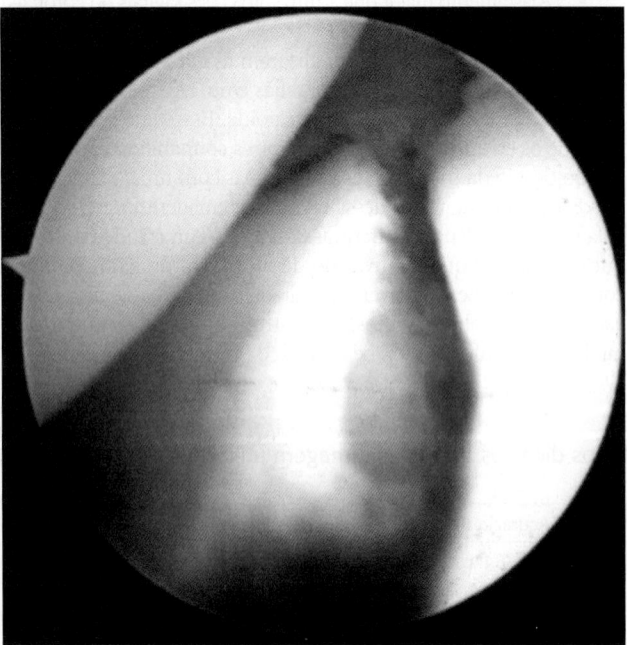

FIGURA 31.26 Diagnóstico artroscópico de fratura desviada do escafoide.

Caloia et al.[77] documentaram a presença de uma lesão ligamentar e/ou óssea associada em 63% das 24 fraturas agudas do escafoide em sua série. Em um estudo mais recente de 41 fraturas do colo do escafoide, foram diagnosticadas lesões agudas de ligamentos intrínsecos em 34 casos; e em 29 casos a lesão se situava no ligamento escafossemilunar (ruptura completa em dez). Curiosamente, não foi observada diferença significativa no percentual de lesões ligamentares entre fraturas desviadas e não desviadas do escafoide.[243] Ainda está por ser determinada a relevância clínica dessas lesões ligamentares associadas.

MÉTODO DE TRATAMENTO PREFERIDO PELOS AUTORES – OBTENÇÃO DE IMAGENS E DIAGNÓSTICO DE DESVIO

Diante da baixa prevalência de desvios e instabilidades, nos sentimos à vontade para confiar nas radiografias que revelem inexistência de um afastamento ou de translação na fratura e inexistência de inclinação dorsal do semilunar se o paciente concordar que um risco muito pequeno de problema na consolidação é preferível, em lugar da radiação e de outros inconvenientes gerados pela TAC. Em um cenário em que paire alguma incerteza, nossa estratégia é solicitar um estudo de TAC nos planos definidos pelo eixo longitudinal do escafoide.

MÉTODO DE TRATAMENTO PREFERIDO PELOS AUTORES – FRATURAS AGUDAS DO ESCAFOIDE

Suspeita de fratura do escafoide

Pacientes com suspeita de fratura oculta do escafoide são reavaliados depois de 1-2 semanas de imobilização em um aparelho gessado ou em uma tala antebraquiopalmar. Na maioria das circunstâncias, o exame feito por um especialista depois que a lesão ficou menos dolorida diminui substancialmente a probabilidade de fratura do escafoide. Se a probabilidade de uma fratura permanecer inaceitável (uma decisão compartilhada com o paciente) e se as novas radiografias específicas do escafoide também forem normais, o paciente poderá continuar com a imobilização (em presença de radiografias normais do escafoide, provavelmente bastarão 6 semanas de imobilização), ou o clínico poderá solicitar estudos avançados de imagem (em geral, TAC ou RM), na tentativa de excluir uma fratura e de evitar nova imobilização/restrição das atividades. Quanto maiores forem as chances de uma fratura antes do exame, mais provável será a correlação entre um diagnóstico de fratura por imagem e uma fratura verdadeira. Quanto menores forem as chances antes do exame (p. ex., "exclusão" em vez de "confirmação"), menor será a probabilidade de correspondência entre um diagnóstico radiológico e uma fratura verdadeira. Os pacientes com necessidades mais prementes de obtenção de um diagnóstico de fratura (alguns atletas e indivíduos com certas ocupações) podem ser encaminhados mais precocemente para estudos de imagem mais sofisticados, sempre tendo em mente as limitações dessa estratégia diagnóstica.

Fraturas do tubérculo do escafoide

Em casos de fraturas do tubérculo, recomendamos 3-4 semanas em uma tala, seguidas por mobilização ativa.

Fraturas não desviadas do escafoide

Em pacientes com fraturas não desviadas e estáveis do escafoide, recomendamos como rotina o uso de um aparelho gessado abaixo do cotovelo, deixando livre o polegar. Em caso de qualquer dúvida sobre a presença de desvio, e em particular se ocorreu fragmentação na linha de fratura, nossa estratégia é prosseguir para um estudo de TAC. Com base mais na tradição do que em dados, a duração da imobilização é de 8-10 semanas. Não se deve lançar mão apenas de radiografias e do exame clínico para determinar a duração da imobilização, porque tais meios são pouco confiáveis para o diagnóstico de consolidação óssea. O retorno à prática esportiva e o uso da mão com aplicação de força deverão ser adiados até que haja clara evidência radiográfica de consolidação, ou caso tenham se passado 4-6 meses. Nesse ponto, é razoável "colocar as coisas em teste", sem levar em consideração o que as radiografias revelam, pois é improvável que uma proteção adicional vá facilitar a consolidação.

Em nosso serviço, oferecemos aos pacientes que sofreram fraturas não desviadas ou minimamente desviadas a opção da fixação por parafuso percutâneo, com uma ponderada discussão sobre os riscos e benefícios da cirurgia, com base na melhor evidência disponível. Um dos autores do capítulo prefere uma abordagem volar para a fixação percutânea; o outro utiliza tanto a abordagem dorsal como a abordagem volar. Acreditamos que as vantagens da abordagem volar incluem o fato de que o tubérculo do escafoide é muito superficial, o punho pode ser mantido em uma posição neutra (o que torna mais fácil a obtenção de imagens) e diminui a probabilidade de dobra do fio-guia; além disso, não há necessidade de abrir a articulação radiocarpal. Por outro lado, o cirurgião deve ter cuidado para que a presença de um trapézio saliente não resulte em um parafuso introduzido em um plano muito superficial (excessivamente volar) ou muito vertical. Também há o risco de uma artrose escafotrapezial tardia. Com essa abordagem, o cirurgião deve estar preparado para aplicar o parafuso através da projeção do trapézio, que em geral se situa em uma posição extra-articular. Se o parafuso for aplicado muito verticalmente no plano sagital, sua ponta poderá penetrar na cortical radial-dorsal do escafoide o que colocaria em perigo a cartilagem radioescafoide e que proporcionaria fixação inadequada para o fragmento proximal.

A nosso ver, a vantagem de uma abordagem dorsal é a passagem mais fácil do parafuso, centralizado no polo proximal e no corpo do escafoide. Suas desvantagens são a necessidade de manter o punho em uma posição de flexão, o maior risco de dobra do fio-guia, risco para os tendões extensores dos dedos e a criação de um orifício na superfície articular do escafoide. O ponto inicial do fio-guia pode ser identificado pela artroscopia; uma agulha de grosso calibre pode ser utilizada como fio-guia, ou essa manobra pode ser inteiramente realizada com a ajuda do intensificador de imagens. A mão deve ficar posicionada sobre um coxim durante a radioscopia para que o punho seja mantido em flexão de modo a permitir o acesso ao ponto inicial e também para que a possibilidade de dobra do fio seja minimizada. O punho é mantido em flexão e as imagens são perpendiculares ao carpo. Depois de determinado o comprimento do parafuso, o fio-guia é ancorado no trapézio, para que seja evitada sua extração acidental, se o cirurgião optar pela pré-perfuração.

Após a fixação por parafuso, alguns cirurgiões permitem que seus pacientes retornem mais cedo à prática esportiva e às atividades vigorosas, em comparação ao que ocorreria com o tratamento com aparelho gessado (em alguns casos dentro de poucas semanas após a aplicação do parafuso); mas não recomendamos essa abordagem. No pós-operatório, a região é imobilizada com um enfaixamento; em geral, não há necessidade de imobilizar com aparelho gessado. Os pacientes praticantes de esportes sem contato físico têm permissão para um retorno imediato. Esportes de contato, levantamento de grandes pesos ou a aplicação de cargas axiais ao punho poderão ter início progressivamente, com início 6 semanas após a cirurgia.

Fraturas instáveis e/ou desviadas do escafoide

Recomenda-se a fixação assistida por artroscopia ou redução aberta e fixação interna (RAFI) do escafoide no caso de existir qualquer afastamento ou angulação nesse osso, mesmo nos casos em que a fratura tenha aspecto estável e impactado, pois nosso conceito é que fraturas desviadas são instáveis e, portanto, devem ser tratadas cirurgicamente.[543] Se a redução puder ser efetuada e monitorada por artroscopia, será possível fazer a fixação por via percutânea, mas acreditamos que o tratamento de rotina deva ser com RAFI. A redução fica facilitada por fios de Kirschner que serão usados como *joysticks* em cada fragmento, além de outros instrumentos empregados para empurrar e guiar os fragmentos em posição. Diante de cominuição, deve-se considerar o uso de enxerto ósseo.

Em seguida à fixação cirúrgica, aplica-se uma tala para proporcionar conforto ao paciente. Na maioria dos casos, a tala será mantida até a remoção das suturas, cerca de 2 semanas mais tarde. Em pacientes pouco confiáveis ou em algumas fraturas muito instáveis ou muito proximais, poderá ser aplicado um aparelho gessado durante 4-8 semanas. O retorno à prática esportiva representará risco ao paciente até que tenha ocorrido consolidação da fratura (pelo menos 2-3 meses). Aqueles pacientes ansiosos por um retorno mais rápido deverão concordar em assumir os riscos concomitantes.

Fraturas do polo proximal do escafoide

Em casos de fraturas do polo proximal, recomendamos o tratamento cirúrgico com o uso de uma abordagem dorsal com pequena abertura para a verificação do alinhamento, se a fratura for instável.[442] Preferimos uma incisão retilínea com 3-4 cm centrada sobre a face dorsal do punho, depois de ter verificado o nível da articulação escafossemilunar com a radioscopia. Normalmente, o tendão extensor longo do polegar pode ser deixado no seu local original. Em seguida, a cápsula dorsal é incisada, com exposição do escafoide. Deve-se tomar o cuidado de evitar lesão à vascularização da crista dorsal durante a abordagem. Em casos de fraturas instáveis, pode-se considerar o uso de enxerto ósseo para estimular a consolidação. Aplicamos um parafuso de compressão sobre um fio-guia, com uso de um segundo fio para o controle da rotação se o fragmento estiver instável. Nosso protocolo pós-operatório é o mesmo aplicado a fraturas instáveis/desviadas.

Tratamento de fraturas do escafoide

Casos de suspeita de fratura do escafoide

Em casos de suspeita de fratura, as do polo distal/tubérculo e as não desviadas do colo, é importante obter um diagnóstico precoce. Se o diagnóstico foi confirmado por ocasião da lesão, com o uso de métodos secundários de imagem (p. ex., TAC ou RM), o paciente deve ser tratado como tendo uma fratura não desviada do escafoide. Normalmente, esse tratamento consiste na aplicação de um aparelho gessado abaixo do cotovelo com ou sem imobilização do polegar, durante 6 semanas. Por ocasião da remoção do aparelho gessado, devem ser obtidas novas projeções radiográficas para a verificação do escafoide. Nos casos de sinais clínicos e radiográficos persistentes de fratura, é recomendável que a imobilização em um aparelho gessado tenha continuidade por mais 2 semanas. Nos casos em que não foram utilizadas imagens secundárias no primeiro atendimento, em geral é realizada uma nova avaliação com imagens radiográficas, mais frequentemente por volta de 10-14 dias após a lesão. Nesse intervalo, o paciente deverá receber um aparelho gessado abaixo do cotovelo com ou sem imobilização do polegar, até que o diagnóstico de fratura seja confirmado ou descartado.

Fraturas do tubérculo do escafoide

Como rotina, o tratamento conservador é utilizado para as fraturas do tubérculo do escafoide (Herbert A1).[122,127,232] Em geral, elas consistem em uma lesão benigna por avulsão. Embora alguns autores tenham sugerido que o uso de uma tala é adequado outros preferem a imobilização com aparelho gessado durante 4 semanas. Fraturas do tubérculo tratadas com aparelho gessado podem ter radiografias que exibem um desvio persistente e consolidação fibrosa sem causar incapacitação, embora esses achados sejam observados com mais frequência em fraturas tratadas sem imobilização.[320]

Fraturas não desviadas do escafoide

Tratamento conservador versus cirúrgico. Há controvérsia com relação às técnicas de tratamento para fraturas não desviadas ou minimamente desviadas do colo (Herbert A2, B1 e B2). Com frequência, os estudos nessa área incluem tanto fraturas não desviadas como as chamadas minimamente desviadas. Em geral, as primeiras são estáveis, embora não exista um padrão-ouro para a confirmação dessa suposição; essas lesões alcançam percentuais de consolidação entre 95-99%, quando tratadas de forma conservadora.[54] Alguns autores sugerem que a imobilização por aparelho gessado é o método de escolha para o tratamento primário de fraturas não desviadas ou minimamente desviadas do escafoide.[122,127,232] Foram publicados percentuais variáveis (3-20%) para a subsequente ocorrência de desvio da fratura dentro do gesso,[91,272] devido a inexistência de consenso sobre a qual seria o exame de imagem apropriado a ser usado, e aos critérios para determinar o desvio.

No entanto, vêm crescendo as evidências em apoio da imediata fixação dessas fraturas por parafuso percutâneo; os defensores dessa opção descrevem uma técnica minimamente invasiva associada a baixos percentuais de complicações, menor tempo até a consolidação (redução de cerca de 1 mês), melhora mais rápida nos testes funcionais e também um retorno mais rápido à prática esportiva e ao trabalho, tudo em uma população predominantemente jovem e ativa.[55,206,231,307,368,409,560] É difícil avaliar o menor tempo até a consolidação, pois é sabido que as radiografias são pouco confiáveis.

Herbert e Fisher[211] relataram uma incidência global de 50% de pseudartrose após o tratamento conservador e, subsequentemente, defenderam o uso da fixação interna para fraturas do escafoide com um parafuso de novo *design*. Mais recentemente, foram publicados vários estudos preconizando o uso da fixação imediata para fraturas não desviadas ou minimamente desviadas do escafoide;[206,231,368,560] hoje em dia, já contamos com vários estudos randomizados e controlados que comparam de forma direta as duas modalidades terapêuticas (Tab. 31.12).[6,27,55,127,307,409,515]

Em seu estudo prospectivo randomizado com 60 pacientes (30 fixações percutâneas e 30 aparelhos gessados) seguidos por cerca de 1 ano, McQueen et al. informaram a ocorrência de redução significativa no tempo de consolidação e retorno mais rápido às funções, à prática esportiva e ao trabalho, em comparação com pacientes tratados conservadoramente.[307] Também foram relatados baixos percentuais de complicações com o uso da técnica cirúrgica. Arora et al.[27] chegaram a resultados semelhantes em seu estudo prospectivo de fixação, com custos comparáveis para as duas técnicas; no entanto, Davis et al.[112] relataram uma economia de quase 6 mil dólares em favor da fixação cirúrgica.

Saeden et al. realizaram um estudo prospectivo randomizado de longa duração e seguimento de 12 anos. Nesse estudo, os autores compararam RAFI e tratamento conservador, observando um retorno mais rápido às funções no grupo cirúrgico; sua recomendação foi no sentido de oferecer a cirurgia a pacientes jovens e ativos.[409] Com efeito, esse estudo relatou aumento no percentual de sinais radiográficos de artrose da articulação escafotrapezial no grupo cirúrgico, mas não houve correlação entre esse dado e achados clínicos subjetivos. Dias et al.[127] avaliaram 88 pacientes (44 RAFI, 44 aparelhos gessados), com seguimento durante o ano que se seguiu à lesão. Esses autores informaram resultados superiores e mais rápidos no grupo cirúrgico para muitos dos critérios de resultado estudados. Dez (23%) pacientes pertencentes ao grupo de tratamento conservador sofreram pseudartrose *versus* nenhum paciente no grupo cirúrgico. Foi anotado um percentual de 30% de complicações no grupo cirúrgico, mas todos esses problemas foram de pequena monta, e a grande maioria estava relacionada à cicatriz decorrente da técnica aberta. Apesar desses achados, os autores concluíram que fraturas não desviadas ou minimamente desviadas do colo do escafoide devem ser tratadas em um aparelho gessado.

Três de quatro revisões sistemáticas com metanálise recentemente publicadas concluíram que, com base nas atuais evidências, nenhum desses métodos é decisivamente superior, diante de um cenário em que o tratamento cirúrgico está associado a melhor evolução funcional, retorno mais rápido às funções/prática esportiva/trabalho e a percentuais de consolidação superiores, mas também com aumento significativo no percentual de complicações.[13,66,232,470] Porém, essas revisões incluíram fraturas "minimamente desviadas" e combinaram RAFI e fixação percutânea no mesmo grupo para tratamento cirúrgico; RAFI esteve associada a complicações com mais frequência.[127]

Técnica – tratamento conservador. Para fraturas não desviadas, minimamente desviadas ou alguns tipos de desviadas (ver adiante), um aparelho gessado abaixo do cotovelo, com ou sem imobilização do polegar, poderá ser usado por 2 semanas; então, recomenda-se uma revisão clínica, sendo obrigatória a obtenção de projeções radiográficas do escafoide, pois pode haver necessidade de cirurgia se a fratura sofrer desvio. Em caso de dúvida, é recomendável a obtenção de imagens complementares. Se a fratura permanecer sem desvio, um aparelho gessado poderá ser reaplicado até que a consolidação da fratura tenha sido clínica e radiograficamente confirmada. Há consenso universal de que as fraturas mais estáveis do escafoide consolidam em 6-8 semanas com imobilização por aparelho gessado; no entanto, o exame e as radiografias não são confiáveis. Assim, em última análise, a duração da imobilização dependerá da preferência do cirurgião.[126] Porém, a consolidação óssea poderá levar entre 12-16 semanas, e algumas fraturas não terão consolidado, mesmo depois de transcorrido esse período.

Uma das dúvidas importantes relativas ao tratamento conservador das fraturas do escafoide é o tipo de aparelho gessado a ser aplicado – um acima do cotovelo, um de Colles (abaixo do cotovelo, sem imobilização do polegar) ou um de escafoide (abaixo do cotovelo, com imobilização do polegar). Três revisões siste-

TABELA 31.12 Detalhes dos estudos prospectivos randomizados e controlados comparando o tratamento cirúrgico *versus* conservador para fraturas não desviadas ou minimamente desviadas do escafoide

Estudo (Seguimento)	Média de idade (anos)	Homens/ mulheres (%)	Tratamento (n) Conservador	Tratamento (n) Cirúrgico	Tipo de fratura (desviada)	Principais achados e recomendações
Adolfsson et al.[6] (Mín. 16 semanas)	31	74/26	28	23	Herbert B1, B2 (nenhuma)	Sem diferença significativa para percentual de consolidação ou tempo até a consolidação. O grupo tratado por cirurgia exibia amplitude de movimento significativamente melhor após 16 semanas; sem diferença na força de preensão
Arora et al.[27] (Mín. 24 semanas)	33	73/27	24	23	Herbert B2 (nenhuma)	Sem diferença significativa na amplitude de movimento do punho ou na força de preensão. O grupo tratado por cirurgia teve escore IBOM médio melhor, menor tempo até a consolidação e retorno mais rápido ao trabalho
Bond et al.[55] (Média, 25 meses)	24	88/12	14	11	Herbert A2, B2 (nenhuma)	Sem diferença significativa na amplitude de movimento do punho ou na força de preensão. O grupo tratado por cirurgia obteve consolidação em um tempo significativamente menor; isso também ocorreu com o tempo médio para retorno ao trabalho. Alta satisfação dos pacientes nos dois grupos
Dias et al.[127] (Mín. 1 ano)	30	90/10	44	44	Herbert A2, B2, B5 (11 minimamente desviadas)	O grupo tratado por cirurgia exibia amplitude de movimento, medida de autoavaliação e força de preensão significativamente melhores na 8ª semana, com força de preensão significativamente melhor na 12ª semana. Sem diferença significativa entre grupos com respeito a qualquer outro critério de resultado em qualquer outra ocasião. Retorno ao trabalho igual para os dois grupos. O percentual de pseudartrose foi mais alto no grupo tratado de forma conservadora; percentual de complicações (predominantemente sensibilidade na cicatriz) mais alto no grupo tratado por cirurgia
McQueen et al.[307] (Mín. 1 ano)	29	83/17	30	30	Herbert B1, B2 (7 minimamente desviadas)	O grupo tratado por cirurgia exibiu tempo significativamente menor até a consolidação. Tendência a percentual mais alto de pseudartrose no grupo tratado de forma conservadora. O grupo tratado por cirurgia exibiu tempo significativamente menor para retorno à função, prática esportiva e trabalho
Saeden et al.[409] (Mín. 12 anos)	33	79/21	30	31	AO C2, C3 (nenhuma)	Retorno ao trabalho significativamente mais rápido no grupo tratado por cirurgia em ocupações de produção (operários manuais). Sem diferença com respeito a função, consolidação ou artrose carpal. O grupo tratado por cirurgia exibiu percentual mais alto de artrose da articulação escafotrapezoide, mas sem correlação com sintomas subjetivos
Vinnars et al.[515] (Média, 10 anos)	31	78/22	42	41	Herbert A2, B1, B2, B3 (nenhuma)	O grupo tratado por cirurgia exibiu aumento significativo no percentual de artrose da articulação escafotrapezoidal. Não foi observada diferença nos escores de resultados específicos para o membro. Amplitude de movimento e força de preensão foram melhores (não significativo) no grupo tratado de forma conservadora

IBOM, Incapacidades do braço, ombro e mão (Disabilities of arm, shoulder and hand — DIASH).
Adaptado de: Doornberg JN, Buijze GA, Ham SJ, et al. Nonoperative treatment for acute scaphoid fractures: A systematic review and meta-analysis of randomized controlled trials. *J Trauma.* 2011;71:1073–1081.

máticas concluíram que, com base nas atuais evidências, não há vantagem em favor de qualquer desses métodos.[13,131,470] Embora alguns autores ainda defendam o uso dos aparelhos acima do cotovelo, dois estudos randomizados demonstraram não haver vantagem significativa com o uso desses gessos.[10,188] Em outro estudo prospectivo não randomizado, foi constatado que o uso de um aparelho acima do cotovelo pode causar aumento do movimento no local da fratura.[259]

O que resta a discutir é se devemos usar o gesso de escafoide ou o de Colles. Antes de 1942, Bohler et al.[54] propuseram o uso de uma tala dorsal não acolchoada, mas logo alteraram o aparelho de modo a incluir a falange proximal do polegar – gesso de escafoide. Desde então, foram publicados diversos estudos que demonstraram a inexistência de diferença entre as duas técnicas. Em um estudo com cadáveres, foi constatado que, desde que o punho não estivesse em desvio ulnar, a posição do polegar não influenciava o afastamento existente na fratura.[557] Hambidge et al.[208] avaliaram 121 fraturas agudas do escafoide submetidas a tratamento conservador em um aparelho agudas gessado de Colles com o punho avaliaram imobilizado em 20° de flexão (n = 58) ou 20° de extensão (n = 63). Os autores não encontraram diferença entre os grupos em termos de percentual de consolidação, flexão do punho ou força de preensão, mas constataram que os punhos que tinham sido imobilizados em flexão exibiram maior perda na extensão articular.

Atualmente, contamos com dois grandes estudos prospectivos randomizados (um já publicado e o outro por publicar) de comparação entre gesso de Colles *versus* escafoide. Os dois estudos demonstraram não haver vantagem em favor de qualquer dos métodos.[91] Por essa razão, defende-se o uso de aparelhos de Colles ou antebraquiopalmares em lugar dos gessos de escafoide.

Técnica – fixação percutânea. Em casos de fraturas não desviadas ou minimamente desviadas, a fixação interna percutânea é superior à RAFI, resultando em percentuais superiores de consolidação, recuperação funcional mais rápida e diminuição da morbidade cirúrgica (p. ex., cicatriz, síndrome da dor regional complexa [SDRC]).[125,127,212,388] A fixação percutânea é uma técnica simples que pode ser realizada por uma abordagem volar ou dorsal; estudos demonstraram que nenhuma dessas abordagens proporcionou resultado superior.[2,133,238,347]

Alguns autores acreditam que é mais fácil introduzir o parafuso no centro do escafoide com a abordagem dorsal, particularmente em casos de fratura do polo proximal.[205] Com frequência, essa abordagem é descrita com o uso de uma pequena incisão e foi relatado aumento no risco de lesão aos tendões ou nervos, em particular os nervos interósseo posterior, extensor comum do dedo indicador e extensor próprio do indicador,[2] mas o autor sênior e outros defensores (p. ex., Slade) utilizam uma abordagem completamente percutânea.[442] Slade posicionou o punho em uma torre de tração para facilitar a artroscopia; além disso, recorreu a um mini-intensificador de imagens lateralmente posicionado. O autor sênior deste capítulo posiciona verticalmente o minibraço-C, coloca um coxim sobre o coletor para que o punho se mantenha flexionado, com o carpo perpendicular ao feixe. Slade e Geissler localizaram o ponto de introdução do parafuso através do artroscópio e sugeriram a marcação do ponto com uma agulha calibrosa, que poderia ser utilizada como guia para a inserção do fio. O autor sênior localiza o ponto de partida sob o intensificador de imagens. Slade avançou os fios-guia para fora da superfície volar do polegar, para fazer o fio sair do punho; com isso, ficava facilitada a obtenção de uma projeção PA do punho sem o risco de dobrar o fio. O autor sênior mantém o punho em flexão de pelo menos 45° a fim de evitar que o fio se dobre; e obtém radiografias perpendiculares ao escafoide, e não ao rádio distal. Slade posicionou o escafoide no intensificador de imagens com alguma flexão e suficiente rotação do punho para que ocorresse superposição dos polos distal e proximal do escafoide, o que gera uma imagem quase circular, na qual o fio-guia para o parafuso deve ficar absolutamente centralizado. O autor sênior considera que essa projeção é imprevisível e não confiável; em vez disso, utiliza imagens de 360° em tempo real para avaliar a posição do parafuso; também nesse caso, o punho é mantido em flexão.

No caso da abordagem volar (Fig. 31.27), uma possível desvantagem é um aumento na prevalência de osteoartrose escafotrapezial tardia; no entanto, essa complicação é comumente assintomática e não exerce impacto no resultado final.[515] Ainda com relação à abordagem volar, a mão é posicionada sobre uma mesa radiolucente ou, com muito cuidado, diretamente sobre o coletor de um pequeno intensificador de imagens, com o ombro em abdução e o antebraço em supinação. O punho fica estendido sobre um coxim. O posicionamento correto do fio-guia é crucial para o sucesso do procedimento. O dispositivo ajuda a lembrar-se de que o escafoide se situa em um plano de 45° com os eixos longitudinal e horizontal do punho. O ponto de incisão para a abordagem volar situa-se cerca de 1 cm distal e radialmente ao tubérculo do escafoide, e o ponto de entrada se situa no tubérculo. Faz-se uma incisão de 4-5 mm; ou o fio-guia pode ser inserido por via percutânea. Nesse último caso, faz-se uma incisão em torno do fio com dimensões suficientes para a passagem do parafuso, tão logo a posição do fio-guia seja considerada aceitável. Em alguns casos que apresentam uma saliência do trapézio, pode haver necessidade de inserir o fio-guia através desse osso; aparentemente, essa opção não resulta em maior morbidade.[190,191,308] A extremidade do fio-guia é aplicada sobre o tubérculo do escafoide. O ponto de penetração ideal é aquele que permitirá o posicionamento central do parafuso no polo proximal do escafoide. Se a opção foi a abordagem volar, com frequência ela fica em uma situação relativamente radial no polo distal. O fio-guia é inserido em um ângulo de 45° nos dois planos (mais ou menos em alinhamento com o metacarpo do polegar em abdução radial e palmar), com sua extremidade apontada para o ápice do polo proximal. O intensificador de imagens é utilizado na verificação do posicionamento do fio, com base nas projeções anteroposterior, lateral e oblíquas (em supinação e em pronação).[173]

Com o fio-guia em boa posição no escafoide (e o alinhamento do escafoide confirmado para casos de fraturas minimamente desviadas), faz-se uma tentativa de medir o parafuso. O comprimento do parafuso deve ser cuidadosamente medido; alguns milímetros deverão ser subtraídos do comprimento medido, para que não ocorra saliência em qualquer das suas extremidades. Vale a pena estimar o comprimento do escafoide com base em uma medição pré-operatória. Pela inserção percutânea (que terá dimensões apenas suficientes para a passagem do parafuso) pode ser difícil fazer a medição com o uso do medidor disponível no instrumental mas pode-se usar um segundo fio do mesmo comprimento e medir a diferença. Em seguida, alguns cirurgiões introduzem o fio-guia no trapézio, para ancorá-lo. Dependendo do tipo de parafuso, deve-se fazer pré-perfuração. A broca é passada por sobre o fio-guia; essa manobra deve ser interrompida no caso de qualquer resistência, pois isso poderá ser indicativo de uma dobra no fio, com possível quebra da broca ou do fio-guia. Mesmo com o uso de um parafuso autoperfurante, há o risco de distração da fratura; portanto, se a pré-perfuração não for feita, a progressão do parafuso deverá ser monitorada com o intensificador de imagens, como garantia de que não ocorrerá rotação ou distração no local da fratura. Caso ocorra distração, o parafuso deverá ser removido e seu percurso será broqueado. Em casos de ocorrência de uma dobra, normalmente o fio-guia poderá ser avançado, para que a broca passe por sobre uma parte não dobrada do fio. Depois da perfuração, o parafuso deve ser avançado com a ajuda do intensificador de imagens. É importante avaliar o comprimento do parafuso antes de sua completa introdução. Em seguida, o fio-guia é removido; e o posicionamento central do parafuso, sem penetração na articulação radiocarpal ou na escafotrapezial, deverá ser confirmado com o auxílio de projeções AP, lateral, em supinação e em pronação do punho.[173]

Contamos com diversos tipos de parafuso fornecidos em vários tamanhos e com variação do passo; os parafusos podem ter rosca parcial, completa ou apenas na sua ponta, e serão introduzidos com ou sem técnicas auxiliares para obtenção da compressão (p. ex., chaves parafusadoras especiais ou mesmo parafusos com partes móveis). Estudos biomecânicos confirmaram que parafusos maiores são mais fortes;[32,89,198,207,357,466] no entanto, não contamos com evidências de que o tipo de parafuso venha a afetar o resultado, exceto que, no caso do parafuso canulado, foi demonstrado que seu uso torna mais precisa a localização central do parafuso, em comparação com o parafuso de Herbert.[503]

Fraturas instáveis e/ou desviadas do escafoide

O tratamento cirúrgico é rotineiramente utilizado em casos de fraturas desviadas (Herbert B1, B2), cominutivas (Herbert B5) e associadas com instabilidade carpal e/ou com luxação (Herbert B4). Fraturas instáveis ou desviadas, bem como aquelas do polo proximal do escafoide, exibem maior percentual de perda da redução,[91] retardo de consolidação e pseudartrose,[143] quando tais complicações são tratadas apenas com imobilização por aparelho gessado.[73,367,551] Um estudo recente envolvendo fraturas desviadas do escafoide observou um risco quatro vezes maior de pseudartrose, em comparação com fraturas não desviadas, após tratamento conservador; e uma probabilidade 17 vezes maior de ocorrência de pseudartrose, se uma fratura desviada do escafoide for tratada por procedimento conservador.[436]

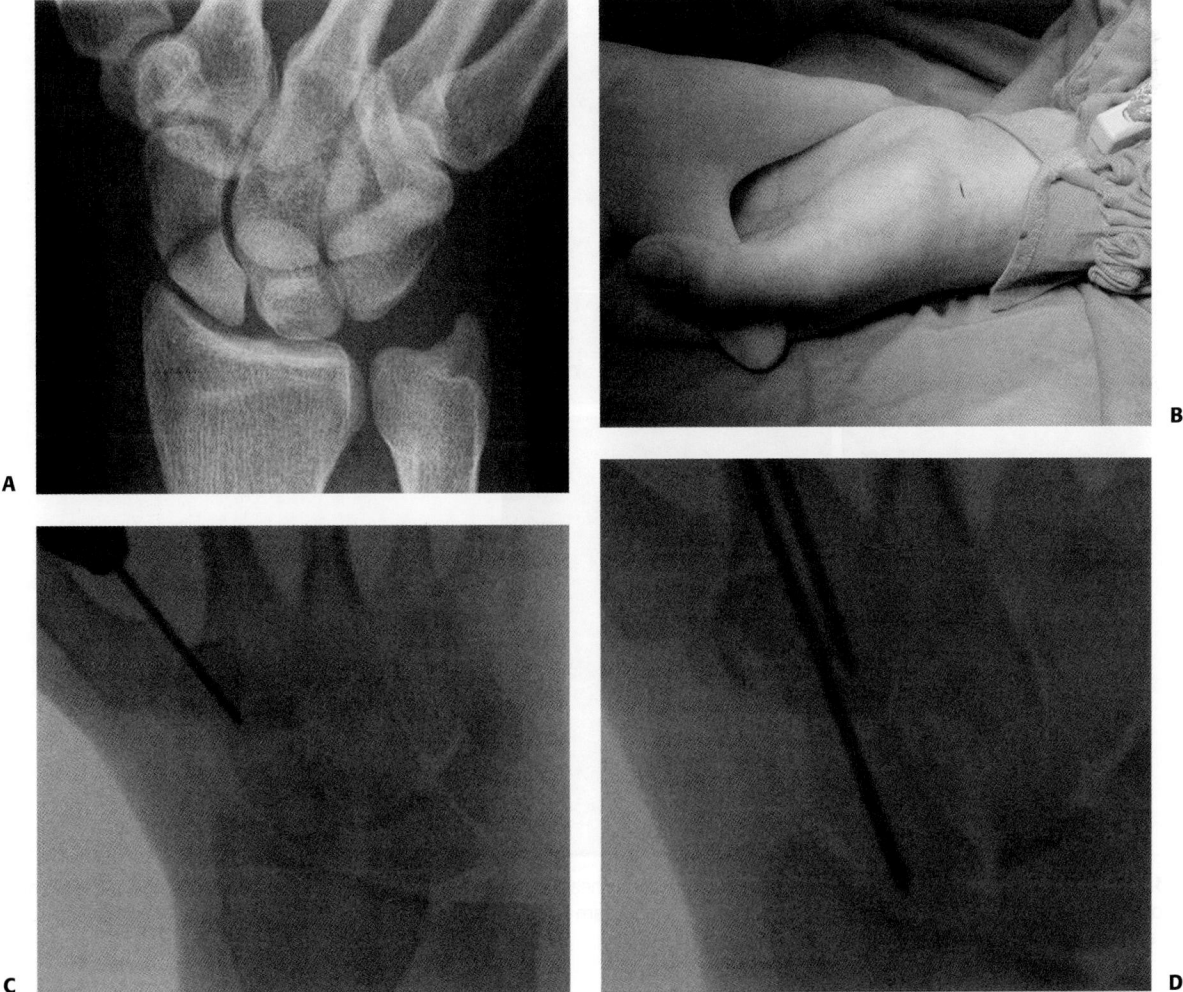

FIGURA 31.27 Estabilização percutânea de fratura do escafoide. **A:** Fratura através do colo do escafoide. **B:** O punho deve estar posicionado em extensão antes da inserção do fio de Kirschner; faz-se uma incisão de 4-5 mm na prega cutânea, suficiente para a inserção do parafuso. **C:** O fio de Kirschner é inserido em um ângulo de 45° nos dois planos e a posição é verificada com a ajuda da radioscopia. **D, E:** Pode-se usar um segundo fio de Kirschner, se a posição do primeiro não for suficientemente adequada, ou se houver dúvida quanto à possível rotação dos fragmentos da fratura.

(continua)

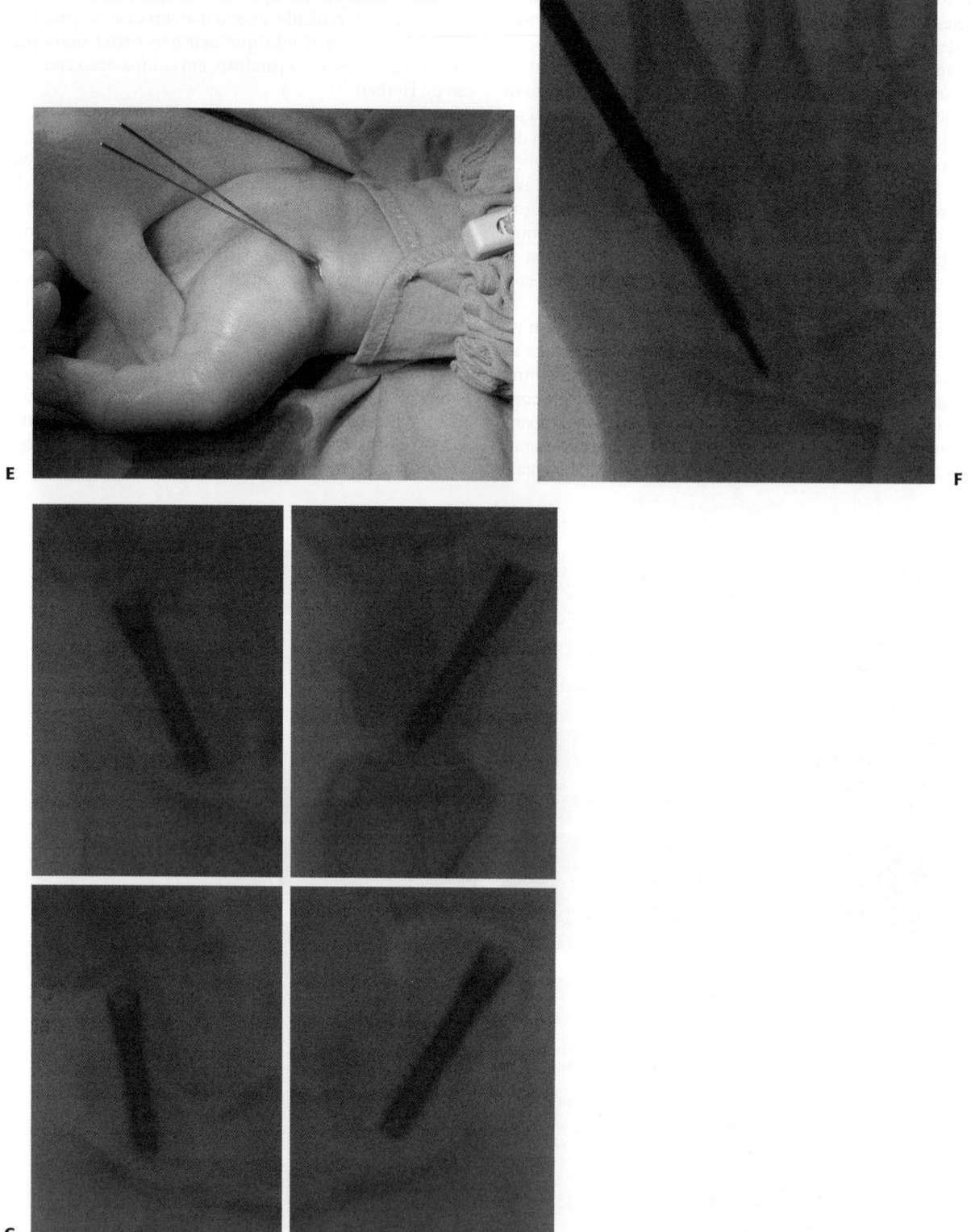

FIGURA 31.27 (*continuação*) **F:** Inserção do parafuso escafoide automacheante com passo variável com a ajuda da radioscopia para que não ocorra rotação dos fragmentos da fratura. **G:** Projeções pós-operatórias. Demonstram boa compressão dos fragmentos e uma posição satisfatória do parafuso em todas as incidências.

Discute-se se é possível tratar algumas fraturas instáveis e desviadas do escafoide em um aparelho gessado.[73,367,551] Ao levar em conta que o desvio é o fator de risco principal para pseudartrose, além de ser também o único comprovado em evidências, deve-se considerar enfaticamente a redução aberta ou assistida por artroscopia, com fixação interna, para todos os casos de fratura desviada. É possível que alguns pacientes não cumpram as condições para a operação; por exemplo, pacientes não cooperativos e idosos com ou sem comorbidade clínica significativa.[173] Ainda não se tem certeza sobre as consequências do tratamento desses pacientes por método conservador; pode ocorrer que, no paciente idoso, o tratamento conservador proporcione um resultado comparável ao tratamento cirúrgico, sem incorrer nos riscos associados à cirurgia. Os percentuais de perda de redução da fratura variam de 12-22%;[10,91,103,143] de consolidação, 50-90%;[10,103,125,409] e de artrose, 16-31%.[122,409]

Técnica – Redução Aberta e Fixação Interna (RAFI). McLaughlin[305] foi o primeiro a descrever o uso de RAFI primária para fraturas do escafoide; subsequentemente, muitos estudos relataram resultados positivos.[388] As fraturas desviadas são tratadas com RAFI ou fixação percutânea assistida por artroscopia. É obrigatória a visualização direta da redução da fratura, pois a forma peculiar do escafoide e a complexa anatomia do carpo tornam a radioscopia isolada uma opção inadequada. Algumas fraturas sofrem redução com desvio radial e extensão, mas muitas lesões dependem da manipulação direta, que pode ser facilitada pelo uso de fios de Kirschner inseridos em cada fragmento da fratura. As abordagens dorsal e volar foram descritas com sucesso; a exposição volar limita os possíveis danos à irrigação vascular, mas a abordagem dorsal proporciona melhor acesso às fraturas proximais.[125,212,297] Em seguida à redução da fratura, a aplicação do parafuso segue a descrição para a fixação percutânea.

No caso da abordagem volar, a maioria dos cirurgiões usa uma incisão através dos sulcos transversos do punho, alinhado com o tendão do flexor radial do carpo (FRC). A incisão tem início distalmente ao polo distal do escafoide e mede cerca de 5 cm de comprimento. O cirurgião abre a bainha do FRC e o afasta em uma direção ulnar. Em seguida, afasta distalmente ou liga a artéria radial superficial. A cápsula do punho é isolada e dividida em linha com o escafoide, começando no polo distal e terminando tão logo a fratura tenha sido visualizada; o cirurgião deverá preservar o ligamento RSC ao máximo possível. A fratura é alinhada e provisoriamente fixada com um fio metálico. Em geral, insere-se um parafuso volar conforme a descrição anterior, mas nesse ponto também é possível inserir um parafuso dorsal por via percutânea.[173]

Técnica – redução e fixação assistida por artroscopia. Alguns autores preconizam o uso da redução e fixação assistida por artroscopia; foram informados altos percentuais de consolidação, além da vantagem extra da possibilidade de uma avaliação para a eventual presença de lesões de partes moles associadas.[181,427,440,441,443,482] No entanto, as desvantagens são parecidas com as da técnica aberta: uma curva de aprendizado rigorosa, lesão aos tendões extensores, redução insatisfatória da fratura, lesão nervosa e lesão à articulação escafotrapezial ou radioescafoide.[125,441] Em última análise, não está claro se a cirurgia assistida por artroscopia terá qualquer vantagem em relação à cirurgia aberta; além disso, o procedimento pode se revelar mais difícil e demorado. Depois que a fratura foi reduzida, é preciso tomar o cuidado de não flexionar, causar distração, translacionar ou fazer rotação dos fragmentos durante a inserção do parafuso e aquisição da compressão.

Com essa técnica, a fratura é observada mais facilmente através de um portal mediocarpal, normalmente com o uso do portal 4/5. A angulação, a translação e o afastamento da fratura podem ser observados na superfície articular do escafoide com o capitato, mas no lado radial, tal observação não é possível. Com frequência, o alinhamento pode ser restaurado com uma manobra de extensão e desvio radial, com estabilização volar do escafoide por fio metálico. Se a redução foi insuficiente, o fio de Kirschner deve ser recuado até o lado volar da fratura e preservado para futuro avanço através da fratura reduzida. O uso de fios de Kirschner extras em um ou ambos os fragmentos, bem como a inserção percutânea de probes ou descoladores podem ajudar na restauração do alinhamento. Em seguida, o fio metálico volar é avançado com o objetivo de estabilizar a fratura, e um parafuso é introduzido por via percutânea, conforme descrição anterior.

Fraturas do polo proximal do escafoide

Uma metanálise demonstrou que o risco relativo de pseudartrose para fraturas do polo proximal (Herbert B3) era 7,5 vezes maior, comparativamente ao risco de fraturas mais distais, quanto todas as lesões foram tratadas por método conservador (Fig. 31.28).[141] É certo que uma interrupção temporária da irrigação sanguínea ao fragmento proximal irá ocorrer nos casos de fratura do polo proximal, mas, diante de estabilização, o polo proximal tem a capacidade de revascularizar e consolidar.[187,290] Fraturas do polo proximal são raras, e o tratamento cirúrgico se baseia mais na intuição do que em dados concretos.

Técnica – Redução Aberta e Fixação Interna (RAFI). Em casos de fraturas do polo proximal, muitos autores recomendam o tratamento cirúrgico com o uso de uma pequena abordagem dorsal para assegurar o alinhamento e também para possibilitar o acesso ao fragmento proximal.[442] Como rotina, faz-se uma incisão reta de 3-4 cm centrada sobre o aspecto dorsal do punho, depois da verificação radioscópica do nível da articulação escafossemilunar. Também como rotina, o tendão do extensor longo do polegar não é mobilizado. Em seguida, faz-se uma incisão na cápsula dorsal, com exposição do escafoide. Du-

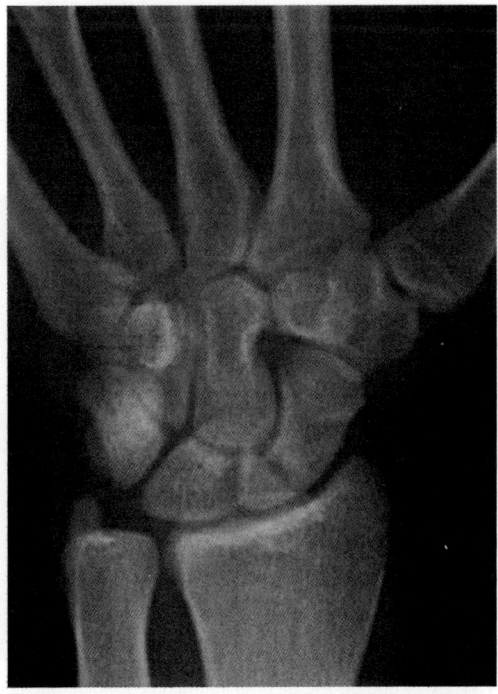

FIGURA 31.28 Fratura através do polo proximal do escafoide.

rante essa abordagem, o cirurgião deve se cercar de cautela, para que não ocorra lesão à vascularização da crista dorsal. Afora isso, a técnica para fixação é a mesma usada para RAFI (descrita anteriormente).

Complicações das fraturas do escafoide: consolidação viciosa

Em alguns casos de fraturas desviadas do escafoide, pode ocorrer consolidação viciosa, em geral resultando em deformidade "em corcunda" (Fig. 31.29). A pronação ou translação ulnar do fragmento distal ocorre menos comumente.[125] O efeito dessa consolidação viciosa nos sintomas e nas funções do punho é discutível.[18,342] Um estudo em cadáveres sugeriu que a consolidação viciosa do escafoide resulta em notável redução no movimento do punho,[74] e algumas pequenas séries de osteotomia em pacientes com essa complicação verificaram melhora nos movimentos e funções, juntamente com diminuição dos sintomas.[289] Entretanto, estudos de pseudartroses tratadas sem tentativas de correção do alinhamento (p. ex., com enxertos de Russe) não encontraram correlação entre déficit funcional ou artrose com consolidação viciosa do escafoide, tanto em curto como em longo prazo.[160,383]

Avaliação clínica e diagnóstico

Acredita-se que pacientes com consolidação viciosa do escafoide estejam em risco de sofrer dor no punho, redução do movimento de extensão e diminuição da força de preensão.[74,342] Um estudo demonstrou que a redução na extensão do punho é proporcional à deformidade angular,[74] enquanto outro sugeriu que o grau de deformidade em DISI tem correlação com a intensidade dos sintomas.[342] Radiografias de rotina constituem a primeira linha de investigação; serão utilizados procedimentos de imagem secundários (TAC) para melhor detalhamento da deformidade. As medidas úteis são:

- Ângulo intraescafoide lateral (Fig. 31.18A): usa-se um ângulo maior que 35° como referência para caracterizar desvio.[18] Tanto em TAC como em RM, foi observada baixa reprodutibilidade interobservadores para essa medida.[30,395]
- Relação altura/comprimento (Fig. 31.18C): foi constatado que essa medida apresenta a melhor reprodutibilidade na avaliação da angulação.[30,395]

Outras medidas consideradas menos úteis são o ângulo cortical dorsal (Fig. 31.18B) e o ângulo intraescafoide anteroposte-

rior.[18] Deve-se ter em mente que estudos retrospectivos – tanto de curta como de longa duração – não conseguiram demonstrar correlação entre qualquer resultado funcional e o grau de deformidade radiológica.[160,383]

Tratamento

Ainda não estão completamente esclarecidas as consequências clínicas da consolidação viciosa. Forward et al.[160] relataram sua experiência com os resultados clínicos, após 1 ano, de 42 pacientes com consolidação viciosa de fraturas do colo do escafoide, todas tratadas de forma conservadora. Esses autores não observaram correlação significativa entre qualquer parâmetro de resultado funcional (amplitude de movimento [AdM] ativa/passiva, força de preensão) e qualquer das três medidas de consolidação viciosa (relação altura/comprimento, ângulo cortical dorsal, ângulo intraescafoide lateral). Foram publicados resultados semelhantes em estudos de seguimento mais longo.[383]

Deve-se pensar em uma osteotomia nos casos em que esteja ocorrendo um comprometimento objetivo (p. ex., redução da extensão) aparentemente relacionado a uma consolidação viciosa do escafoide.[146,155] Lynch et al. descreveram uma técnica de osteotomia que corrige os ângulos intraescafoides, restaura o comprimento volar deste osso e reduz a deformidade em DISI do carpo.[281,289] Esses autores afirmam que tal método pode prevenir ou retardar o surgimento da artrose em pacientes jovens com grandes demandas funcionais.

Complicações das fraturas do escafoide: pseudartrose

A pseudartrose do escafoide acarreta um tipo específico de artrose pós-traumática do punho denominada colapso avançado por pseudartrose do escafoide (SNAC), parecida com a artrose que se forma em seguida a uma lesão do ligamento escafossemilunar.[290] A ocorrência de SNAC (Fig. 31.30) é extremamente variável em termos de rapidez de progressão e da associação com dor, rigidez, incapacitação ou consolidação. Uma linha de raciocínio para o tratamento cirúrgico com o objetivo de conseguir a consolidação do escafoide consiste em retardar ou prevenir a artrose; porém, ainda não ficou esclarecido se a consolidação pode alcançar esses objetivos, particularmente se a pseudartrose ocorreu há mais de 1 ano.

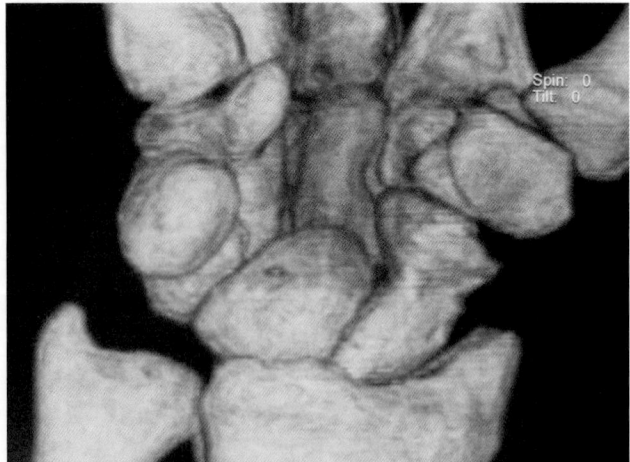

FIGURA 31.29 Estudo de TAC de uma fratura do escafoide que consolidou com uma deformidade "em corcunda". O ângulo intraescafoide mede 67°.

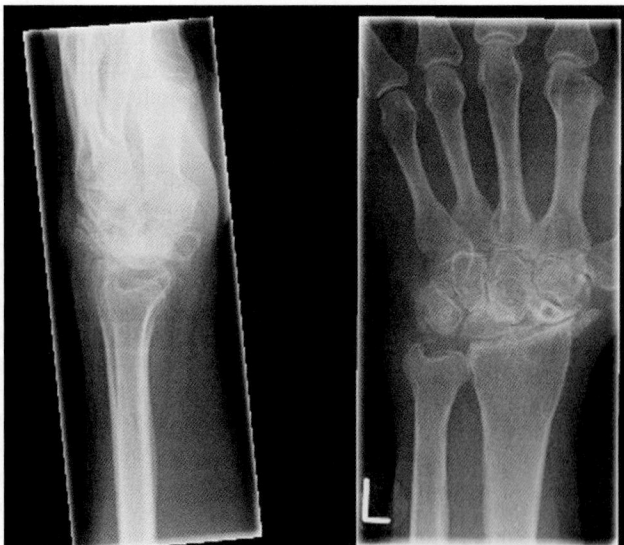

FIGURA 31.30 Colapso avançado por pseudartrose do escafoide (SNAC) do punho esquerdo.

Epidemiologia e etiologia

Desconhecemos a história natural da pseudartrose de fraturas do escafoide, pois a maioria dos pacientes são avaliados em decorrência de sintomas novos ou persistentes. O percentual citado de pseudartrose é variável, por conta da falta de concordância com relação aos critérios para consolidação e também quanto ao exame de imagem que deve ser usado. Foi estimado que pseudartroses ocorrem em aproximadamente 10% de todas as fraturas do colo do escafoide, mas o percentual é muito menor para fraturas não desviadas, chegando perto de zero quando uma fratura não desviada é tratada e protegida de modo adequado.[50,73] Fraturas desviadas exibem 50% de pseudartroses, e também se observa maior percentual em casos de fraturas do polo proximal (Tab. 31.13 e Fig. 31.31).[31,99,121,143,471] Outro fator de risco proposto para a ocorrência de pseudartrose de fraturas do colo do escafoide é o retardo no diagnóstico ou no tratamento.[104,141,269,367,405,551]

Anatomia patológica e classificação

Fisk[156] descreveu a angulação triplanar e subsequente deformidade "em corcunda" do escafoide que resulta de uma pseudartrose madura, em que a parte proximal do escafoide gira dorsalmente em extensão e a parte distal fica voltada para baixo, em flexão. O impacto entre o polo distal do escafoide (em flexão) e o processo estiloide radial causa artrose radiocarpal.[173] Ao mesmo tempo, o carpo sem sustentação entra em colapso, o que re-

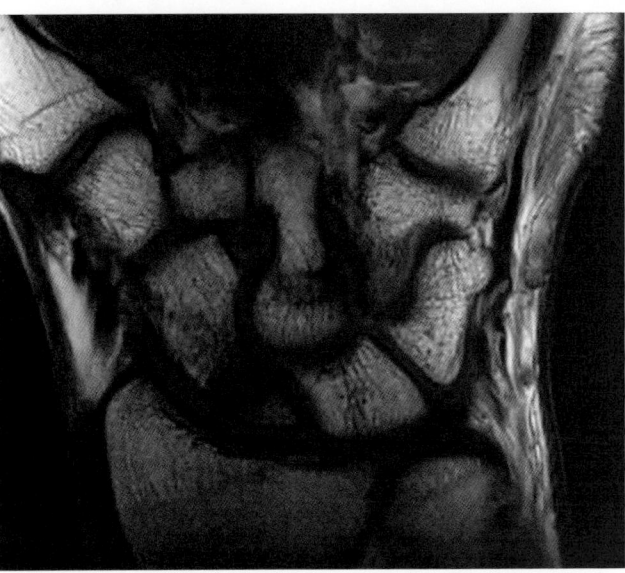

FIGURA 31.31 Pseudartrose madura após fratura do polo proximal do escafoide, diagnosticada no estudo de RM.

sulta em uma deformidade em DISI, com crescente subluxação e artrose secundária da articulação mediocarpal (Fig. 31.32). A articulação do polo proximal com o rádio e a articulação radiossemilunar ficam relativamente preservadas.

Algumas pseudartroses do escafoide exibem mínima ou nenhuma deformidade; parece ocorrer firme consolidação fibrosa entre os fragmentos da fratura. Ainda não está claro se haverá progressão dos sintomas ou se há necessidade de tratamento.[73,126,128,367] De acordo com a classificação de Herbert e Fisher (Fig. 31.24), as fraturas do tipo D1 são pseudartroses fibrosas do escafoide que ocorrem comumente em fraturas estáveis, após imobilização com aparelho gessado.[211]

As fraturas do tipo D2 consistem em uma pseudartrose esclerótica do escafoide. Em geral, essas lesões são instáveis, com uma

TABELA 31.13 Percentuais de pseudartroses de fratura do escafoide com base no tipo de fratura e tratamento ministrado

Tipo de fratura	Tratamento	
	Conservador	Cirúrgico
Não desviada/minimamente desviada	1–5%	0–2%
Desviada	10–50%	0–7%

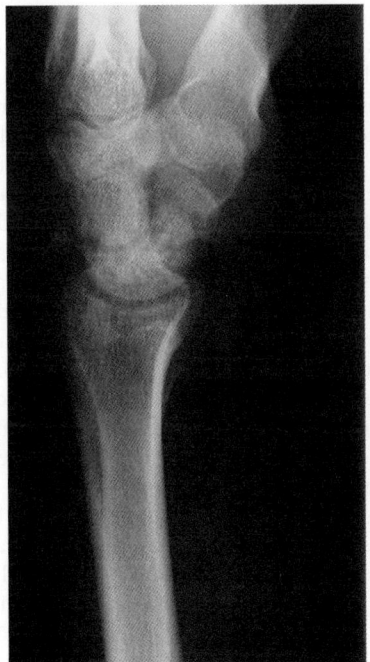
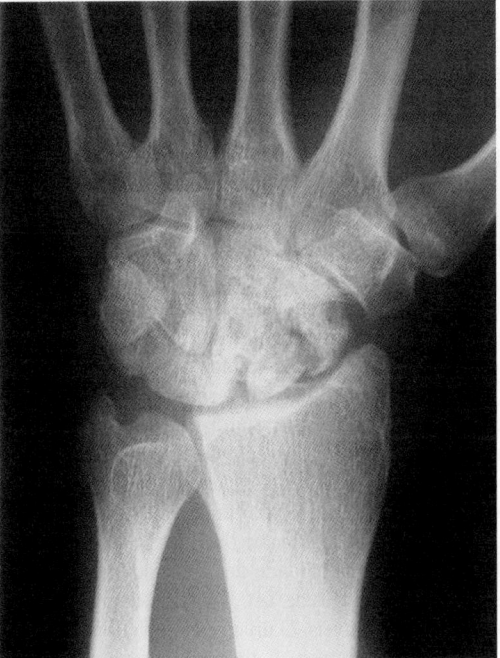

FIGURA 31.32 Pseudartrose madura no escafoide em associação com deformidade em DISI.

deformidade progressiva que evolui para artrose do punho (SNAC).[73,126,128,367] Foram descritos dois padrões de desvio de pseudartrose, dorsal ou volar; e a localização da linha de fratura em relação ao ápice dorsal da crista do escafoide é o fator determinante do padrão.[328,358,359] As fraturas distais do colo do escafoide, que exibem grandes defeitos ósseos triangulares, estão associadas ao padrão volar, com ocorrência de deformidade em corcunda e/ou DISI. As fraturas proximais do colo do escafoide, que exibem defeitos ósseos menores, planos ou em forma de crescente, estão associadas ao padrão dorsal.[173] De forma semelhante, um estudo constatou que a instabilidade carpal devido à pseudartrose do escafoide está relacionada à trajetória da linha de fratura, se distal ou proximal ao ápice do escafoide.[327]

Avaliação clínica e diagnóstico

Muitas pseudartroses do escafoide são fraturas que passam despercebidas e que se apresentam com sintomas gradativamente piores ou em seguida a uma queda ocorrida algum tempo depois.[250] Não é raro que o paciente fique sem um diagnóstico; com frequência isso resulta em morbidade extra, em decorrência de alterações secundárias, inclusive pseudartrose, deformidade por colapso e artrose.[290] Habitualmente os pacientes sentem dor no lado radial do punho, diminuição nos movimentos do punho com ocorrência de dor nos limites do movimento e redução na força de preensão.[73,74,250,367]

Imagens. Não é possível estabelecer de modo confiável um diagnóstico radiográfico de pseudartrose até que tenham transcorrido 6-12 meses a contar da lesão,[126,128] embora alguns possam argumentar que a consolidação poderá ser confirmada se o paciente estiver assintomático e se a linha de fratura original não for mais visível.[121] Antes desse período, as radiografias podem demonstrar os clássicos achados da pseudartrose, inclusive o alargamento do espaço da fratura, alterações císticas e esclerose da linha de fratura, mesmo quando esta se encontra em processo de consolidação.[73,126,128] As radiografias podem ser comparadas com imagens do punho contralateral, particularmente para o planejamento pré-operatório. Outras opções para o diagnóstico de uma pseudartrose são: ultrassonografia, TAC ou RM. Um estudo investigou o uso da ultrassonografia linear em tempo real para a determinação de movimento no local da fratura em 27 pacientes com pseudartrose do escafoide, dos quais 24 tinham sido cirurgicamente tratados. Seus autores constataram que a técnica tem 100% de especificidade para a visualização do movimento no local da fratura, apesar de ela não oferecer benefício com relação à avaliação da pseudartrose do polo proximal.[124]

Embora a RM seja utilizada no diagnóstico de necrose avascular do escafoide, não foi constatado que esse exame seja superior à TAC para a avaliação da pseudartrose e do alinhamento da fratura, e também para a comparação de achados antes e depois da cirurgia.[21,309,326,420,435] Considera-se que as imagens sagitais proporcionem o método mais apropriado para a avaliação da localização da pseudartrose e do grau de colapso. O ângulo intraescafoide lateral e a relação de altura/comprimento do osso ajudam a determinar a angulação e o colapso do escafoide; um ângulo maior que 35° está associado a maiores incidências de artrose, mesmo em pseudartroses que terminem evoluindo para a consolidação. Um estudo documentou boa correlação entre a esclerose no polo proximal e necrose avascular com subsequente consolidação da fratura, com especificidade de 100%, mas com sensibilidade de 60% e acurácia de 74%.[450] Em muitos centros, os estudos de TAC também são mais baratos e mais facilmente disponíveis. O único exame definitivo para a confirmação de necrose avascular é a observação, na hora da cirurgia, da presença ou ausência de sangramento ósseo.

Tratamento

O percentual de consolidação informado após o tratamento de pseudartroses do escafoide é muito variável; uma revisão recente demonstrou a ocorrência de 80% de consolidações com o uso de enxerto ósseo sem fixação, e de 84% para a aplicação de enxerto com fixação interna.[339]

Os objetivos do tratamento são: alívio dos sintomas, correção da deformidade carpal, obtenção da consolidação e (espera-se) um adiamento do início da artrose do punho.[73,367] Os princípios mais importantes a serem seguidos são:[173]

1. Estabelecer um diagnóstico precoce
2. Realizar ressecção completa da pseudartrose
3. Corrigir a deformidade secundária ao colapso carpal e à instabilidade carpal
4. Preservar integralmente a irrigação sanguínea
5. Obter a aposição óssea por um enxerto de interposição)
6. Obter estabilidade por meio de fixação com parafuso

As opções terapêuticas são: aplicação de enxerto ósseo, fixação sem uso de enxerto ósseo, fixação com um enxerto vascularizado ou não e, finalmente, procedimentos de salvação do punho (Tab. 31.14). São escassos os dados sobre a capacidade das modernas técnicas em reduzir os sintomas ou limitar o surgimento da artrose do punho, e também sobre o momento em que os procedimentos de salvação devem ser utilizados.[73] Alguns indicadores de mau prognóstico são: tempo prolongado de pseudartrose, prévio insucesso da cirurgia necessitando de revisão, posição mais proximal da pseudartrose e ausência de sangramento puntiforme no polo proximal durante a cirurgia.[380,478,479] Em geral, o número de pontos de sangramento puntiforme é bom indicador de vascularização óssea. Quando o polo proximal se encontra completamente desvascularizado, a probabilidade de sucesso na consolidação com um enxerto será virtualmente zero, devendo ser considerado recorrer a um procedimento de salvação alternativo.[197,380,478]

Pseudartroses estáveis. A pseudartrose estável do escafoide se caracteriza por uma firme pseudartrose fibrosa que impede a ocorrência de deformidade e gera um pequeno risco de artrose. As indicações para tratamento cirúrgico de pacientes com pseudartrose estável se limitam à melhora dos sintomas, evitar a progressão para uma pseudartrose instável ou adiamento na ocorrência de alterações degenerativas. Quanto mais rapidamente for realizada a cirurgia, mais baixa será a incidência de artrose secundária.[173]

Em casos de pseudartrose estável, não há necessidade de sustentação com um enxerto estruturado, mas deve ser utilizado um enxerto simples que promoverá a consolidação, embora alguns autores tenham sugerido que não há necessidade do uso de qualquer tipo de enxerto. Via de regra, o tratamento de pseudartroses estáveis trará bons resultados, tanto com técnica aberta como com um procedimento percutâneo.[291,386] Um trabalho científico mostrou dados sobre casos de retardo de consolidação ou de pseudartroses estáveis do escafoide (definida por uma pseudartrose que exibia bom alinhamento, sem presença de esclerose ou reabsorção óssea extensa no foco), cujo tratamento por fixação com parafuso percutâneo obteve bons resultados.[439] Um estudo de 27 pacientes com pseudartrose madura do escafoide (fratura bem alinhada com grande reabsorção óssea local) tratados exclusivamente com fixação por parafuso percutâneo informou bons resultados. Todas as fraturas exibiram consolidação depois de 3 meses em média.[291] Há necessidade de estudos adicionais que determinem quais são as pseudartroses receptivas a essa abordagem.

TABELA 31.14 Procedimentos de salvação do punho para pseudartrose do escafoide

Tipo de fratura	Comentários
Escafoidectomia parcial ou completa	Excisão dos fragmentos maiores (acima de 8 mm) provoca enfraquecimento do punho e resultado insatisfatório[177]
Substituição do escafoide	Vale a pena considerar em pacientes selecionados Os implantes de silicone foram abandonados, em decorrência da artrite por silicone progressiva em muitos casos, e pelos resultados variáveis no longo prazo[90,145,210,469] A menos que a articulação mediocarpal esteja estável e indolor, a substituição pode ser combinada com uma fusão através da articulação mediocarpal, como forma de evitar subluxação carpal[173] É provável que pacientes jovens e ativos se queixem de uma dor contínua após esse procedimento; nesses casos, frequentemente será preferível uma artrodese do punho
Denervação do punho	Bom alívio da dor, mas pode ser temporário[463]
Carpectomia da fileira proximal	Foram informados resultados variáveis Uma revisão sistemática recente comparou a carpectomia com artrodese de quatro cantos[335] Ambos os procedimentos promovem melhoras na dor e nas medidas de desfechos subjetivas A carpectomia propicia um movimento discretamente superior e menor número de complicações O risco de artrose é significativamente maior em pacientes tratados com a carpectomia
Artrodese do punho	Indicada para casos de artrose radiocarpal e mediocarpal associada a dor intensa, fraqueza e redução dos movimentos do punho Bons resultados, em particular alívio da dor e aumento da força, foram informados em pacientes jovens com alta demanda funcional[225]

Pseudartroses instáveis. As taxas de consolidação para casos de pseudartroses instáveis tratadas com fixação interna e uso de enxerto ósseo variam de 60-95%.[130,499] As diferenças percentuais podem ser explicadas pela natureza heterogênea dos dados demográficos dos pacientes, características das pseudartroses, ou da sabida dificuldade na definição de pseudartrose.[173] Dois estudos implicaram tabagismo como uma razão para o insucesso da cirurgia para pseudartrose.[130,284]

Técnicas e uso de enxerto ósseo

TAC e radiografias do membro contralateral podem ajudar a determinar as dimensões e forma ideais do enxerto ósseo necessário. A abordagem volar de rotina (ver anteriormente), que tem a vantagem de evitar danos à irrigação sanguínea, pode ser utilizada na maioria das reconstruções de pseudartroses instáveis do escafoide, exceto em fraturas envolvendo um pequeno fragmento do polo proximal. Foram desenvolvidas técnicas de uso de enxerto ósseo palmar e radiopalmar com o objetivo de corrigir a consolidação viciosa do escafoide e também restaurar o comprimento normal desse osso. A não correção da deformidade "em corcunda" resultará em problemas intraoperatórios, pois o parafuso pode não ser adequadamente posicionado, levando à instabilidade residual.[173] Mesmo se houver consolidação da pseudartrose, a chance de ocorrer artrose em escafoides com consolidação viciosa é o dobro, em comparação com escafoides consolidados com alinhamento correto.[500] Embora a necrose avascular do fragmento proximal possa eventualmente afetar o potencial de consolidação de um escafoide, a redução na vascularização da parte proximal do escafoide não é contraindicação para uso de enxerto ósseo de interposição por via volar.[173] Nos casos em que seja possível obter consolidação da fratura, ocorrerá melhora da vascularização.

São vários os métodos de enxertia óssea, mas nenhum deles se revelou superior em termos da obtenção de consolidação.[73,499] Antes da introdução dos modernos métodos de fixação, o enxerto de interposição de Matti-Russe era utilizado no tratamento de pseudartroses do escafoide (Fig. 31.33), mas

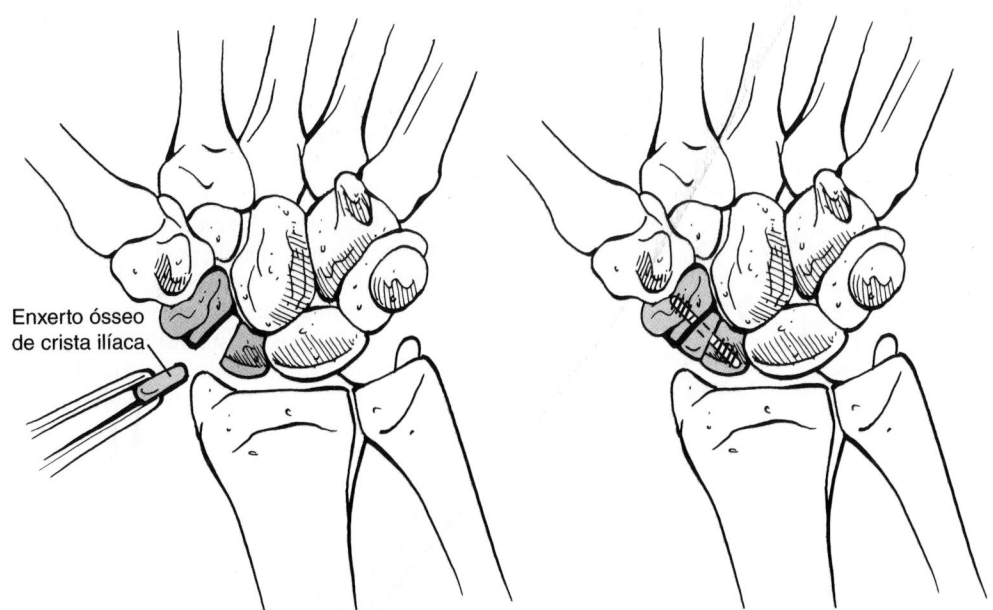

FIGURA 31.33 Enxerto ósseo de Russe clássico. A técnica de Russe se fundamentava na aplicação de enxerto ósseo córtico-esponjoso em uma calha curetada através da cortical volar dos dois fragmentos. Tendo em vista que a cortical volar frequentemente fica encurtada pela erosão dos fragmentos, é difícil corrigir o encurtamento sem a introdução de um enxerto cortical. Um enxerto alado de Russe (modificado) pode ser impactado em uma calha volar, para que seja obtido alongamento do escafoide.

em geral essa técnica não corrige a consolidação viciosa.[421] Atualmente, é comum o uso de enxerto ósseo em cunha anterior, com redução inicial do semilunar e fixação temporária com pino, pois essa técnica pode corrigir as deformidades em corcunda.[144,496] Em geral, foi observado que a fixação por parafuso resulta em percentuais superiores de consolidação, em comparação com a fixação por fios de Kirschner, nos casos em que foram utilizados enxertos não vascularizados.[73,313] Não foi demonstrada correlação entre locais doadores (crista ilíaca, rádio distal) e consolidação.[478,479] Alguns autores defendem a coleta de enxerto córtico-esponjoso do canto anterolateral da metáfise do rádio, e não da crista ilíaca, por permitir que a coleta fosse realizada através da mesma incisão; isso reduz a morbidade no local e resulta em percentuais comparáveis de consolidação.[7,385] Recentemente, Cohen et al.[93] informaram bons resultados clínicos e radiográficos em doze pacientes com pseudartrose do colo do escafoide com o uso de redução aberta e fixação interna, apenas com a interposição de enxerto ósseo esponjoso obtido do rádio distal ipsilateral. As possíveis desvantagens são os maiores percentuais de pseudartrose em presença de necrose avascular e de morbidade no local doador em curto prazo, em associação com o enxerto obtido da crista ilíaca.[73]

Foram descritos enxertos ósseos vascularizados obtidos do rádio distal do rádio (artéria radial), da ulna distal (artéria ulnar) e com base no pronador quadrado (Fig. 31.34).[460] Os percentuais de consolidação após o uso de enxertos pediculados de rádio distal variam de 27-100%, e foram observados percentuais sofríveis quando essa técnica foi utilizada em casos de necrose avascular.[73,459,464,564] Também foram descritos novos enxertos vascularizados livres provenientes da crista ilíaca e da região supracondilar medial do fêmur; um estudo documentou percentuais superiores de consolidação com o uso do enxerto supracondilar medial do fêmur, em comparação com um enxerto vascularizado do rádio distal.[240]

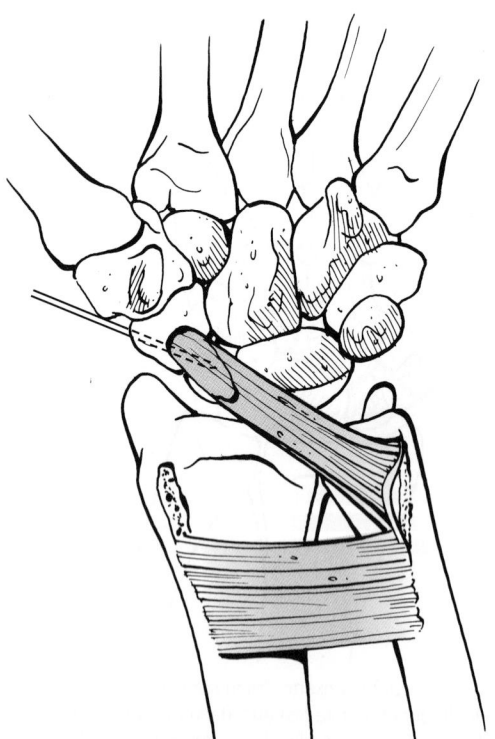

FIGURA 31.34 Enxerto de pronador quadrado.

Um estudo randomizado e controlado comparou enxertos ósseos vascularizados (do rádio distal) *versus* não vascularizados (da crista ilíaca) para casos de pseudartrose do escafoide, tendo alcançado 100% de consolidações no grupo não vascularizado e de 85% no grupo vascularizado ($p > 0,05$).[58] Não foram observadas diferenças significativas com relação ao tempo transcorrido até a consolidação ou parâmetros de resultado funcional.

MÉTODO DE TRATAMENTO PREFERIDO PELOS AUTORES – PSEUDARTROSE DO ESCAFOIDE

Em casos de pseudartrose estável do escafoide, preferimos uma abordagem volar com o uso de uma incisão reta, em vez da incisão curva descrita por Russe.[173,407] A incisão é feita sobre o tendão do FRC, ou radialmente a essa estrutura, desde o tubérculo do escafoide até o rádio distal. Faz-se uma incisão na bainha do tendão do FRC, e este é afastado em uma direção ulnar. Diretamente por baixo do tendão se situa a cápsula palmar do punho, logo acima do escafoide. A incisão da cápsula deve ter direção longitudinal. O ramo palmar superficial da artéria radial se situa distalmente à extremidade da incisão, devendo ser ligado em casos de uma exposição mais ampla do escafoide distal. Pode ocorrer que as pseudartroses estáveis do escafoide não sejam macroscopicamente visíveis, e com frequência devem ser incisadas com o bisturi. É válido inspecionar o local da pseudartrose, pois a fusão do polo proximal do escafoide com o semilunar ou do polo distal do escafoide e trapézio tem sido efetuada, assumindo que essa articulação era o local da pseudartrose. É importante preparar as superfícies da pseudartrose mediante a remoção de todo tecido fibroso e osso esclerótico. Normalmente, deixamos intocada a cartilagem dorsal. Isso proporciona uma "dobradiça" que facilita a avaliação do comprimento do escafoide. Na maioria dos casos de pseudartrose estável, em geral o uso de um enxerto de osso esponjoso obtido do rádio distal proporciona volume suficiente, pois não há necessidade de suporte estrutural (embora, em caso de necessidade, seja possível usar enxerto de crista ilíaca). Em seguida, faz-se a fixação do escafoide por parafuso. No pós-operatório, não há necessidade de imobilização gessada ou tala, exceto em alguns casos para alívio da dor.[173]

Em casos de pseudartrose instável, acreditamos que haja necessidade de uma abordagem volar para a correção da deformidade "em corcunda". O foco da pseudartrose é exposto e desbridado, e os fragmentos da fratura são mobilizados. É melhor deixar uma dobradiça de cartilagem na face posterior, para que se tenha um ponto de apoio em torno do qual os fragmentos podem ser abertos em dobradiça, embora essa técnica com frequência não seja possível em fraturas do escafoide mais antigas e instáveis. Se a "dobradiça" for liberada com a intenção de readquirir integralmente o comprimento do escafoide, os fragmentos da fratura ficarão bastante instáveis e de difícil alinhamento. Além disso, o espaço existente entre os dois fragmentos pode ser demasiadamente grande para que o escafoide revascularize o polo proximal.[500] O punho fica posicionado em extensão e faz-se suave distração dos dois fragmentos com pequenos afastadores. Em geral, essa manobra resulta na correção adequada da deformidade carpal e em melhora satisfatória na extensão do punho. Desde que seja obtida uma correção razoável e que o punho faça extensão de pelo menos 45°, quase todos os pacientes conseguirão resultados clínicos satisfatórios. As superfícies da fratura são excisadas com um pequeno osteótomo, rugina ou cureta. Preferimos usar um enxerto cuneiforme córtico-esponjoso obtido na crista ilíaca. Esse é um enxerto de interposição, que é inserido na superfície palmar e funciona como união entre os fragmentos da fratura e também para a correção de qualquer desvio ou angulação que tenha ocorrido no escafoide. Também foram descritos enxertos ósseos vascularizados obtidos do rádio distal (artéria radial) ou da ulna (artéria ulnar), embora nossa preferência seja pelo enxerto de pronador quadrado.[460] Para a correção da deformidade angular e restauração do comprimento normal do escafoide, o grau de ressecção e o tamanho do enxerto podem ser calculados antes da operação com a ajuda de um exame de TAC. As indicações para o uso de um enxerto de interposição são: movimento grosseiro no local da pseudartrose, reabsorção do escafoide e diminuição da altura do carpo. Mais comumente, o procedimento cirúrgico consiste no uso de um enxerto ósseo de interposição anterior; suas dimensões dependerão de radiografias comparativas do escafoide do punho contralateral e em medidas intraoperatórias. Mede-se a largura e profundidade do defeito; em seguida, remove-se um enxerto do tamanho exato da crista ilíaca com um osteótomo. Não se deve usar a serra oscilatória, pois isso poderá resultar em necrose térmica do enxerto. Com o enxerto cuneiforme aplicado ao local e com o escafoide reduzido e mantido em posição com fios de Kirschner, faz-se a inserção de um parafuso de compressão. Em geral, a fixação interna exclusivamente com um fio de Kirschner não será bem-sucedida, pois há necessidade de compressão para a obtenção da consolidação. Porém, se o enxerto demonstrar tendência para rotação, poderá haver necessidade de fixação extra com um fio de Kirschner. Se estiver presente uma deformidade DISI grave ou duradoura com um ângulo radiossemilunar maior que 20°, será aconselhável fixar um pino entre o semilunar e o rádio durante 6-8 semanas.[155] Pode ser difícil conseguir uma correção completa da instabilidade carpal em casos muito antigos; esses pacientes possivelmente terão melhores resultados com um dos diversos procedimentos de salvação. Finalmente, pode-se fazer uma estiloidectomia radial parcial em pacientes com sinais radiológicos de artrose do radioescafoide no estágio I; essa é uma artrose que se limita ao escafoide e à estiloide radial. A estiloidectomia é realizada com o objetivo de aliviar a dor originária de articulações degeneradas ou de impacto causado por osteófitos. Se não houver sinais radiológicos de artrose, deve-se desistir de uma estiloidectomia simultânea, pois frequentemente uma reconstrução do escafoide alivia os sintomas.[173]

No caso de uma fixação estável, geralmente não há necessidade de imobilização pós-operatória, mas pode-se usar um gesso de Colles se houver alguma dúvida sobre a estabilidade, ou se foram utilizados pinos através da articulação radiocarpal.

Complicações das fraturas do escafoide: necrose avascular

Necrose avascular (NAV) do escafoide pode ocorrer como complicação tardia de fraturas nesse osso, sobretudo aquelas que envolvem o polo proximal. Ocasionalmente, NAV pode ocorrer na ausência de fratura, seja como complicação de lesão do ligamento escafossemilunar seja como uma condição idiopática conhecida como doença de Preiser.

Avaliação clínica e diagnóstico

Os sintomas característicos da NAV são uma dor crescente e rigidez do punho. As radiografias de rotina demonstram um pequeno fragmento deformado no polo proximal, acompanhado por alterações císticas e áreas de esclerose. Questiona-se o valor da RM para o diagnóstico de NAV no tratamento de rotina de pseudartroses do escafoide. As melhores evidências com que contamos atualmente não demonstraram que a RM pode, de maneira confiável ou acurada, diagnosticar casos de NAV; além disso, os achados dessa técnica não são prognósticos.

Tratamento

Desconhece-se a história natural da NAV do escafoide; também não se sabe se o tratamento cirúrgico pode alterar o curso natural da doença. Uma opção terapêutica seria o uso de um enxerto ósseo vascularizado.[28,367,522] Arora et al.[28] informaram o uso de um enxerto de osso ilíaco vascularizado para tratamento de 21 pacientes com NAV e pseudartrose do escafoide; anteriormente, esses pacientes não tinham sido bem-sucedidos com o uso de enxerto ósseo convencional. Com o novo procedimento, ocorreu consolidação e alívio satisfatório dos sintomas em 16 desses pacientes.

O enxerto ósseo pode ser coletado dorsalmente, através do segundo compartimento dorsal do rádio distal ou anteriormente, na forma de um enxerto de pronador quadrado ou do 2º metacarpo. É importante que sejamos fiéis aos princípios básicos do tratamento da pseudartrose, com uma meticulosa preparação e estabilização do local da pseudartrose. Um artigo relatou o uso de desbridamento artroscópico no tratamento desses pacientes.[312]

Orientações para futuras pesquisas em fraturas do escafoide

É provável que jamais se tenha um consenso para diagnosticar fraturas verdadeiras entre casos de suspeita de fratura do escafoide. Até a presente data, as técnicas de imagem mais sofisticadas simplesmente têm identificado maior número de anormalidades de difícil interpretação. Em consequência, para que haja evolução nessa área, talvez seja preciso aceitar que, em última análise, estamos lidando com probabilidades, e não com certezas, no diagnóstico da fratura. Essa abordagem não mais perseguiria o diagnóstico definitivo de presença ou ausência de uma fratura. Ao contrário, o objetivo seria a obtenção de valores preditivos positivos e negativos (VPP e VPN) ideais, com a meta principal de alcançar certos limites que seriam aceitáveis. Tendo em vista que as probabilidades de uma fratura (ou a prevalência de fraturas verdadeiras entre casos de suspeita de fratura do escafoide) antes da realização dos exames exercem efeito substancial no VPP, as futuras pesquisas devem se concentrar nas tentativas do estabelecimento de protocolos de prognóstico clínico que levem em conta fatores demográficos e clínicos preditivos de uma fratura verdadeira, com a finalidade de identificar com maior certeza aqueles pacientes para os quais os procedimentos de imagem tenham VPN e VPP aceitáveis. Além disso, diante da inexistência de um padrão-ouro de referência, as futuras pesquisas deverão se apoiar na análise de classe latente para a estimativa das características de desempenho diagnóstico.

No que tange à decisão entre os tratamentos cirúrgico e conservador de fraturas não desviadas do colo do escafoide, os seguintes tópicos merecem uma investigação mais aprofundada: segurança existente no uso de gesso por períodos mais curtos, e o uso de aparelhos gessados, ou mesmo de talas, que sejam menos incômodos (p. ex., que deixem o polegar livre); diferenças na qualidade de vida, custo-benefício e segurança na determinação de um retorno mais rápido ao trabalho ou à prática esportiva; definição, diagnóstico e prevalência de fraturas "minimamente desviadas" do colo do escafoide; e comparação dos tratamentos cirúrgico e conservador para esse subgrupo de fraturas.

Em relação à pseudartrose do escafoide, há necessidade de maior volume de dados referentes a resultados no longo prazo, por exemplo, medidas autoinformadas após a intervenção cirúrgica. Também há controvérsia com relação ao uso de enxertos ósseos vascularizados em procedimentos reconstrutivos, e também quanto ao momento em que se deve optar por um procedimento de salvação.

Fraturas do escafoide: dicas e armadilhas

- Gênero masculino e lesões esportivas são fatores de risco para uma fratura aguda do escafoide
- Regras de prognóstico clínico podem ajudar na avaliação de casos de suspeita de fratura do escafoide
- Pode ser difícil diagnosticar um desvio em fraturas do escafoide; nesse cenário, TAC ou artroscopia poderão ajudar
- Os critérios para desvio, em particular para desvio mínimo, merecem uma investigação mais aprofundada e melhor definição
- Como rotina, o tratamento conservador é utilizado em casos de suspeita de fraturas do escafoide e do tubérculo
- A fixação percutânea para fraturas não desviadas ou minimamente desviadas do colo do escafoide pode reduzir o tempo de uso de gesso e aumentar os percentuais de retorno às funções e de consolidação
- Recomenda-se o tratamento cirúrgico para fraturas desviadas do escafoide, do polo proximal, cominutivas e que façam parte de uma lesão perilunar mais grave

OUTRAS FRATURAS DO CARPO

Fraturas do piramidal

As fraturas do piramidal constituem a segunda mais comum do carpo,[218,227,507] e as fraturas por avulsão (que representam, em essência, uma "entorse de punho" benigna) representam mais de 90% de todas as lesões do piramidal.[114,218] Outros padrões de fraturas menos comuns são:

- Fratura transversal do piramidal, como parte de uma luxação perilunar, embora desvios dorsais sejam observados mais frequentemente[14,273,412,452,555]
- Fratura por impacto e cisalhamento[178,489]
  - Impacção ulnar: estiloide ulnar contra o aspecto dorsal do piramidal, que ocorre com o punho em extensão e em desvio ulnar, particularmente diante de uma estiloide ulnar longa.
  - Impacção hamatopiramidal: hamato contra a face posterorradial do piramidal; ocorre mediante a compressão do punho em extensão e desvio e ulnar forçados com o antebraço posicionado em pronação.

Avaliação clínica e diagnóstico

Os pacientes se apresentam com dor e sensibilidade localizadas sobre a região do piramidal. As radiografias de rotina do escafoide detectarão a maioria das fraturas ocorridas nesse osso; frequentemente são observadas fraturas por avulsão dorsal do piramidal nas projeções oblíquas ou na incidência lateral.[114] As radiografias PA do punho podem ser utilizadas na identificação de fraturas transversais do corpo; no entanto, frequentemente essas incidências não detectarão fraturas por avulsão do piramidal, em decorrência da superposição normal do lábio dorsal sobre o semilunar. A projeção extra que pode ajudar no diagnóstico é a radiografia lateral oblíqua em pronação, que projetará o piramidal ainda mais dorsalmente com relação ao semilunar.[114] Em muitos casos não há necessidade do uso de exames de imagem secundários, embora TAC tenha utilidade para se obter um melhor detalhamento das fraturas do corpo. As fraturas ocultas do piramidal podem ser identificadas em situações em que se indiquem a TAC e a RM para a detecção de fraturas ocultas do escafoide.[171]

Tratamento

As avulsões do piramidal são tratadas com uma tala (com o objetivo exclusivo de proporcionar conforto ao paciente) e com alongamentos autoassistidos dentro dos limites de dor, para que o enrijecimento fique minimizado.[114] Com frequência, fraturas do corpo do piramidal associadas à lesão do carpo devem ser tratadas com fixação interna.[273,412,437,452]

Fraturas do semilunar

As fraturas do semilunar correspondem a menos de 1% de todas as fraturas do carpo; a maioria dessas lesões ocorre como parte de uma lesão perilunar.[218,227,507]

Anatomia clínica

O semilunar é o osso intermediário da fileira proximal do carpo; esse osso funciona como base na bem protegida concavidade da fossa semilunar do rádio, e está firmemente fixado a cada lado por meio de ligamentos interósseos que se conectam ao escafoide e ao piramidal.[247,277,283,502,530] Distalmente, a cabeça convexa do capitato se encaixa na concavidade do semilunar. As forças articulares oriundas do capitato e do rádio movimentam o semilunar em uma direção ulnar. O polo proximal do hamato possui uma faceta articular variável na superfície ulnar distal do semilunar, e o desvio ulnar aumenta o grau de contato entre esses dois ossos.

A irrigação do semilunar se faz principalmente por meio da arcada carpal proximal; a literatura contemporânea sugere que cerca de 80% dos ossos semilunares recebem vasos das superfícies dorsal e palmar; e os 20% restantes recebem sua irrigação exclusivamente pela superfície palmar (Tab. 31.3).[57,164,182,186,366,542] Foi dito que essa limitada irrigação sanguínea torna o semilunar vulnerável à necrose avascular;[57,164,185,186,366] contudo, essa complicação quase não é citada após luxações semilunares ou perilunares, supostamente porque em geral o arco radiocarpal palmar permanece intacto, pois a luxação ocorre ao redor espaço de Poirier. Com frequência a irrigação sanguínea do semilunar fica em risco de sofrer lesão com as abordagens dorsais habituais ao punho, mas normalmente a vascularização proveniente do arco radiocarpal palmar é suficiente.

Doença de Kienböck. Doença de Kienböck é um epônimo para osteonecrose avascular idiopática do semilunar.[75,116] Normalmente, essa doença surge de maneira insidiosa, sem qualquer história de lesão; contudo, em alguns casos, o diagnóstico é estabelecido após uma queda simples que causa fraturas no osso necrótico.[33,182] A osteonecrose pode ser resultante da interrupção da irrigação vascular ao semilunar, que não exibe evidência radiográfica de lesão até que ocorram esclerose e colapso osteocondral.[33,182,265] Esse problema é mais comum em pacientes com a variante ulnar negativa.[173,204,534]

Alguns autores acreditam que fraturas do semilunar não identificadas e não tratadas levem à doença de Kienböck, predominantemente em decorrência do trabalho de Verdan em cadáveres. Esse autor aplicou forças significativas a ossos de cadáver, tendo observado que as fraturas resultantes não eram visíveis nas radiografias de rotina, mas apenas nos estudos histológicos.[33,173,182] No entanto, outros questionaram esses achados; um desses estudos sugeriu que uma congestão venosa inicial (e não uma fratura) do semilunar seria responsável pela patogênese da doença de Kienböck.[419] É provável que a necrose do semilunar após uma luxação perilunar seja decorrente do comprometimento da vascularização arterial.[173]

Avaliação clínica e diagnóstico

Muitos pacientes com fraturas do semilunar têm história de lesão por hiperextensão, por exemplo, uma queda sobre a mão espalmada.[81,229] Os pacientes se apresentam com dor e sensibilidade localizadas sobre a região do semilunar e piramidal.

Imagens. Radiografias de rotina do escafoide constituem a principal investigação para casos suspeitos de fratura do semilunar.[114] Pode ser difícil visualizar imediatamente algumas lesões, pois uma fratura não desviada pode ficar obliterada por estruturas sobrepostas.[173]

- A linha cortical palmar da estiloide radial fica alinhada com a divisão entre os terços dorsal e palmar do semilunar, onde é frequente a ocorrência de fraturas.
- A projeção PA desse osso se situa em um plano praticamente perpendicular à fratura, que sofre sobreposição pelas bordas do rádio distal; com isso, a fratura pode não ser visualizada.
- O corno palmar do semilunar também pode estar oculto pelas sombras do pisiforme e do escafoide.

Ao considerar esses fatos, o clínico não deve demorar muito em recorrer a imagens extras quando houver dúvida no diagnóstico. A cintilografia óssea será positiva dentro de 24 horas após a lesão. TAC proporcionará os detalhes mais precisos para qualquer tipo de fraturas, além de evidenciar qualquer mudança osteonecrótica que possa necessitar de diferenciação de uma fratura primária, ou de uma secundária associada com fragmentação. O exame artroscópico permite uma avaliação direta, inclusive das superfícies articulares e dos ligamentos intrínsecos.[173]

Classificação. Pode ser difícil descrever uma fratura do semilunar; parte dessa dificuldade consiste na fragmentação que ocorre em casos de doença de Kienböck poder ser confundida com fraturas. Porém, Teisen e Hjarbaek[484] classificaram as fraturas recentes do semilunar em cinco grupos:

1. Fraturas frontais da face volar com envolvimento das artérias palmares nutrícias
2. Fraturas osteocondrais da superfície articular proximal, sem lesão substancial aos vasos nutrícios
3. Fraturas frontais do polo dorsal
4. Fraturas transversais do corpo
5. Fraturas frontais transarticulares do corpo

Fraturas recentes do semilunar incluem as fraturas por avulsão das bordas dorsal e volar, que ocorrem mais frequentemente no canto radial do que no ulnar. Em geral, as fraturas do corpo ocorrem transversalmente no plano coronal. A mais comum dessas lesões ocorre entre os terços médio e palmar do corpo.

Tratamento

O tratamento conservador em um aparelho gessado durante cerca de 4 semanas é apropriado para a maioria das fraturas isoladas do semilunar,[81,229] e raramente há ocorrência de pseudartrose. Ocorrerá consolidação das fraturas transversais do corpo se essas lesões permanecerem sem desvio, sobretudo em adolescentes.

As indicações para redução aberta e fixação interna são o desvio e/ou instabilidade carpal associada. Em caso de evidência de separação dos fragmentos do semilunar pelo capitato, não ocorrerá consolidação; nesse cenário, o paciente ficará sob risco significativamente maior de sofrer necrose avascular.[78,258,323] Embora a eficácia da fixação interna do semilunar não tenha sido ainda comprovada e considerando os substanciais obstáculos para uma redução/fixação bem-sucedida, as consequências da inação são previsíveis. A prática da distração com um fixador externo pode facilitar a redução dos fragmentos do semilunar, particularmente em casos crônicos.[83]

É rara a ocorrência de pseudartrose de uma fratura do corpo do semilunar, pois a maioria dessas lesões evoluirá para a doença de Kienböck. Se essa complicação ocorrer, o tratamento consistirá de encurtamento radial, osteotomia em cunha radial, ou alongamento ulnar nos estágios iniciais, com artrodese do carpo nos casos avançados.[11,111,151,173,195,310,483,537]

Outras fraturas do carpo

Raramente ocorrem outras fraturas do carpo, além daquelas nos ossos escafoide, semilunar e piramidal. Os fatos conhecidos acerca dessas lesões estão resumidos na Tabela 31.15.

MÉTODO DE TRATAMENTO PREFERIDO PELOS AUTORES – OUTRAS FRATURAS DO CARPO

Para a grande maioria das fraturas isoladas, não desviadas ou minimamente desviadas do carpo, preferimos o tratamento conservador. Como rotina, indicamos um gesso de Colles comum ou tala de punho, dependendo das necessidades do paciente, durante um período de aproximadamente 4 semanas, seguido por mobilização de rotina. Em casos de fraturas simples por avulsão, será suficiente a mobilização imediata e o uso de uma tala, conforme o caso, para combater o desconforto. Em casos de fraturas desviadas, em geral associadas a outras lesões ósseas ou de partes moles do carpo, preferimos a redução fechada ou aberta, com fixação interna.

Orientações para futuras pesquisas em fraturas do carpo

A literatura sobre todas as "outras fraturas do carpo" é escassa. São desconhecidos os detalhes exatos relativos à epidemiologia, ao diagnóstico com uso de radiografias de rotina e também aos resultados a curto e longo prazo em seguida ao tratamento conservador ou cirúrgico.

TABELA 31.15 Epidemiologia, etiologia, diagnóstico e tratamento das fraturas do trapézio, trapezoide, capitato, hamato e pisiforme

Fratura	Epidemiologia e etiologia	Avaliação clínica e diagnóstico	Tratamento e complicações
Trapézio	Rara, menos que 5% de todas as fraturas do carpo[218,467] Corpo (vertical), fraturas do tubérculo ou por avulsão Avulsão da crista ocorre após um desvio, tração ou rotação violenta nos ligamentos capsulares ou no retináculo dos flexores[330] Fraturas do tubérculo associadas a fraturas do hâmulo do hamato, ou com luxação do hamato, em decorrência das inserções do retináculo dos flexores[199,230,236,498] Fraturas da superfície articular podem estar associadas à luxação ou fratura-luxação da 1ª articulação carpometacarpal (CMC) [1176,230,330]	Dor e sensibilidade localizadas Investigação primária: radiografias de rotina para o escafoide Radiografias de túnel do carpo para fraturas do tubérculo[230] Foi relatada associação com fraturas do escafoide[222,508] Usar exames de imagem secundários para lesões complexas associadas	Não desviada: aparelho gessado incluindo o polegar Desviada/luxação: redução fechada com fixação interna (RFFI)[381] ou redução aberta com fixação interna (RAFI) [165,176,321,494] Artigo recente relatando o uso de artroscopia[540] 60% informaram resultado insatisfatório[105] Pseudartrose (fraturas da crista): excisão
Trapezoide	A fratura carpal mais rara (menos que 1%)[218] Os padrões de fratura são: sagital, coronal ou por esmagamento[244] Na grande maioria dos casos, não estará desviada[244] Luxações podem ocorrer em ambas as direções[76,175,244,346,458] Fraturas associadas ocorrem em um terço dos casos[244] As inserções ligamentares fortes significam a necessidade de mecanismos de lesão de alta energia para que ocorra lesão (p. ex., acidente automobilístico esmagamento, prática esportiva); foram descritos: carga axial, flexão forçada, extensão forçada e golpe direto[244,293,318]	Dor e sensibilidade localizadas (p. ex., base do 2º metacarpo) Os sintomas e sinais podem ser mínimos; mimetizam uma fratura do escafoide[244] Investigação primária: radiografias de rotina para o escafoide Radiografias oblíquas podem auxiliar no diagnóstico A superposição de ossos do carpo pode dificultar o diagnóstico[353] As fraturas coronais raramente são detectadas em radiografias[244] TAC/RM são necessárias para o diagnóstico em mais de 80% dos casos[244]	Não desviada (desvio < 2 mm): a grande maioria; aparelho gessado, incluindo o polegar Com frequência são obtidos resultados excelentes, mesmo com demora no tratamento[202,244,341] Desviada ± luxação ou retardo na consolidação: RAFI ou excisão[76,346,378,408,521]
Capitato	Há controvérsia com relação à frequência, menos que 1% das fraturas do carpo[75,218] O mecanismo de lesão envolve golpe direto/esmagamento, síndrome do escafocapitato[154,296,314] ou a teoria do mecanismo de bigorna para as lesões (ver Anatomia patológica) Com frequência lesões por golpe direto ou por esmagamento estão associadas a lesões a outros ossos carpais e/ou a metacarpais	Dor e sensibilidade localizadas Investigação primária: radiografias de rotina para o escafoide Radiografias laterais auxiliam na determinação de desvio e rotação da cabeça Estudos dinâmicos para determinar se há desvio TAC/RM para fraturas ocultas[8,115,356]	Não desviadas: consolida sem imobilização; aparelho gessado, incluindo o polegar Desviada ± luxação: RAFI[166,382,392,488,510] Pseudartrose é rara nos casos sem desvio[98,561] Possível ocorrência de necrose avascular em fraturas desviadas[294,495]
Hamato	Rara, menos que 5% de todas as fraturas do carpo; a terceira mais comum[218] Tipos de fratura: hâmulo (a mais comum), corpo ou arrancamento dorsoulnar[161,354,536,567] Comumente, a fratura do hâmulo é uma lesão relacionada à prática esportiva (esportes de raquete e golfe)[9,152,161,169,203,369,519] (Fig. 31.35) Fraturas do corpo ou coronais são comumente observadas em homens jovens em seguida a uma lesão por soco. É frequente a associação de uma fratura ou fratura-luxação de metacarpais[536] Em geral as fraturas de arrancamento ou por avulsão ocorrem em seguida a uma queda de baixa energia ou golpe direto	Dor e sensibilidade localizadas, embora frequentemente mínimas Lesão ao nervo ulnar (o ramo profundo do nervo ulnar contorna o hâmulo do hamato)[161,169,451] Ruptura de tendão em casos de diagnóstico tardio[315,485,556] Investigação primária: radiografias de rotina para o escafoide A perda do contorno ósseo levanta suspeita de luxação Um estudo sugeriu três sinais indicativos de fratura do hâmulo:[354] 1. Ausência do hâmulo 2. Esclerose do hâmulo 3. Pouca densidade cortical Radiografias oblíqua e do túnel do carpo aumentam as chances de diagnóstico de fraturas do hâmulo[262] É importante diferenciar do *os hamulus proprium* Projeção alternativa com máximo desvio radial do punho e máxima abdução do polegar[49] TAC/RM para casos de suspeita de fratura[22,245,375]	Não desviada: bons resultados informados com uso de aparelho gessado[519,535,536] Desviada ± luxação ± lesão nervosa: excisão ou RAFI[9,220,417,451,519] ± descompressão do canal de Guyon Com a excisão, alguns autores defendem o uso de enxerto ósseo para que seja preservado o efeito de polia nos tendões flexores[526] Um estudo determinou que uma lesão de partes moles concomitante era fator preditivo para um desfecho menos satisfatório[220] Pseudartrose (mais comum em casos de fraturas do hâmulo) pode acarretar dor crônica e lesão ao tendão flexor do dedo mínimo. Tratar com excisão ou RAFI ± enxerto ósseo[418,556]

(continua)

TABELA 31.15 *(Continuação)* Epidemiologia, etiologia, diagnóstico e tratamento das fraturas do trapézio, trapezoide, capitato, hamato e pisiforme

Fratura	Epidemiologia e etiologia	Avaliação clínica e diagnóstico	Tratamento e complicações
Pisiforme	Rara, menos que 5% de todas as fraturas do carpo[218] Predominantemente fraturas do corpo[218] Luxação é rara[119,336,415] Comumente são fraturas relacionadas à prática esportiva e frequentemente não são diagnosticadas[262]	Dor e sensibilidade localizadas[336] Lesão ao nervo ulnar (divisão do ramo terminal no pisiforme) Investigação primária: radiografias de rotina para o escafoide As radiografias lateral em 20-45° de supinação e do túnel do carpo auxiliam no diagnóstico[262] Subluxação da articulação pisopiramidal diagnosticada com 1 ou mais dos seguintes parâmetros: 1. espaço articular com menos de 4 mm de largura 2. perda do paralelismo maior que 20° 3. sobreposição proximal ou distal do pisiforme menor que 15% da largura das superfícies articulares	Em geral, o tratamento com aparelho gessado é suficiente Excisão por abordagem volar para pseudartrose dolorosa (raro)[26,95,336] Possíveis complicações da excisão: redução da força de preensão/flexão do punho, síndrome do martelo, neuropatia do nervo ulnar;[26] mas alguns estudos questionaram a perda de função do punho[264]

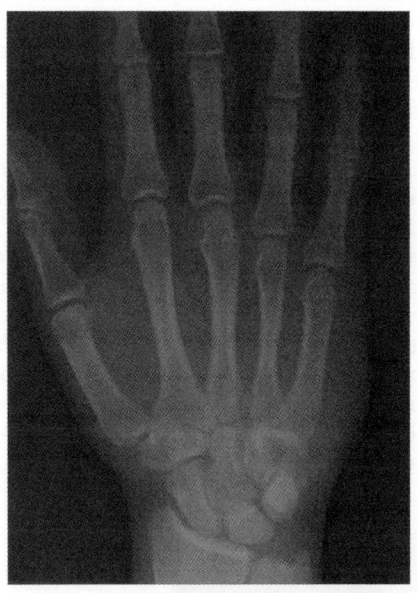 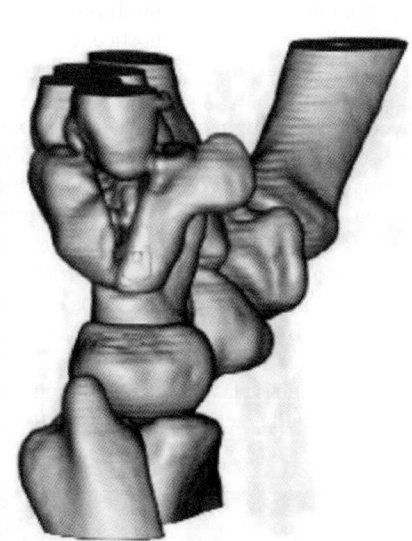 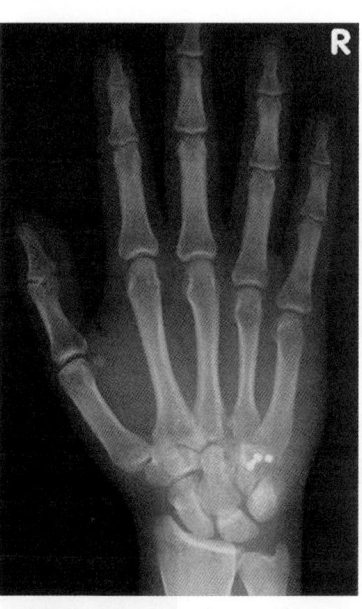

A, B **C**

FIGURA 31.35 A: A radiografia da mão direita revela uma fratura através do hamato. **B:** A reconstrução por TAC 3D confirma uma fratura através do corpo do hamato. **C:** Radiografia obtida após RAFI.

Outras fraturas do carpo: dicas e armadilhas

- As fraturas do piramidal constituem a segunda fratura carpal mais comum, após a fratura do escafoide
- As radiografias de rotina do escafoide detectam a maioria das lesões do carpo
- Há necessidade de uma avaliação completa em busca de outras lesões ósseas e ligamentares do carpo
- Em sua maioria, as outras fraturas do carpo podem ser tratadas por método conservador, com bons resultados

LESÕES DOS LIGAMENTOS DO CARPO

Existem várias classificações para o mau alinhamento do carpo e para as lesões ligamentares nessa região; tais problemas estão discutidos na seção Lesões do ligamento carpal. Diante de uma suspeita de lesão ligamentar, vários exames de imagem podem ser indicados. A investigação primária deve consistir na obtenção de radiografias de rotina do escafoide, com o acréscimo de incidências com desvio do punho e, possivelmente, uma incidência PA com o punho cerrado. A RM não é ideal para o estudo das lesões ligamentares do carpo; a artroscopia do punho é considerada o padrão-ouro, mas ainda não ficou esclarecido o que fazer com as chamadas lesões "parciais" e como elas podem ser diferenciadas das variações normais ou das mudanças ligadas ao envelhecimento.

Dissociação escafossemilunar (DSL) das lesões dos ligamentos do carpo

Etiologia

DSL é a forma mais comum de lesão ligamentar do carpo, e instabilidade escafossemilunar dinâmica é a causa mais frequente de instabilidade em adolescentes e em adultos jovens.[183,475,544] A instabilidade pode ocorrer isoladamente ou em associação com uma fratura do carpo ou do rádio distal.[84,149,331,332,362,416,511] O mecanismo de lesão mais comum envolve a hiperextensão do punho, em associação com desvio ulnar e supinação intracarpal, o que acarreta lesão dos ligamentos interósseos escafossemilunar e interósseos volares.[301-304] Uma lesão prévia, entorses de repetição no carpo ou a presença de sinovite recente ou crônica parecem alterar a quantidade de força necessária para causar ruptura ligamentar, a tal ponto que o evento desencadeante pode ser após uma lesão trivial.[173]

DSL descreve um espectro de lesões que variam desde entorses ligamentares até a luxação do escafoide. Pode ocorrer uma série de rupturas ligamentares, inclusive em um ou mais dos ligamentos interósseos escafossemilunares, ligamento radioescafossemilunar (RSL), ligamento radioescafo-capitato (RSC), ligamento escafotrapeziotrapezoide, ligamento radiocarpal dorsal (RCD) e ligamento intercarpal dorsal.[173] A ruptura do ligamento escafossemilunar leva à ocorrência de discinesia entre o escafoide e o semilunar, para finalmente resultar em um alargamento progressivo da articulação escafossemilunar.[480] As consequências clínicas da lesão dependerão da rigidez ou frouxidão do sistema capsuloligamentar do punho, e também da presença de qualquer dano ligamentar mediocarpal ou radiocarpal palmar associado.[173]

Avaliação clínica e diagnóstico

Com frequência os pacientes se apresentam com dor e inchaço localizados no punho após uma queda sobre a mão espalmada, com violenta hiperextensão do punho.[37,331,332,518] O paciente exibirá sensibilidade na região do escafoide e do semilunar. O movimento no punho pode ser mínimo, provocando dor durante a flexão-extensão, ou desvio radial/ulnar; e será possível perceber um estalido audível. Deve-se proceder a uma avaliação completa de todo o carpo, do rádio distal e da ulna, pois pode ter ocorrido alguma fratura associada. Também pode estar evidenciada uma deformidade clínica no punho; nesse caso, é imperativo fazer uma avaliação neurovascular completa, pois pode ocorrer síndrome do túnel do carpo aguda em casos de fraturas e luxações do carpo.[331,332]

Os achados clínicos podem ser sutis, e as características clássicas de instabilidade carpal podem não ficar evidenciadas sem a ajuda de testes provocativos de estresse. Uma manobra provocativa geral de simples execução consiste na preensão vigorosa que induz dor, um clique audível, uma deformidade dorsal na região do escafoide proximal e diminuição da força com a repetição dos testes de força de preensão. Um resultado positivo para o teste de Kirk-Watson (desvio do escafoide) é bastante sugestivo de instabilidade escafossemilunar (Fig. 31.12), embora não seja absolutamente específico para DSL, pois o teste poderá reposicionar a fileira proximal do carpo inteira se ela, e não somente o escafoide estiver instável.[370,523,528,547,548] Além disso, em indivíduos com ligamentos frouxos, podem ocorrer sinais falsos-positivos não patológicos de subluxação dorsal do escafoide. Pode estar presente um afrouxamento ligamentar generalizado em pacientes com DSL verdadeira pois muitos punhos lesionados exibem alguma forma de frouxidão ligamentar preexistente.[303]

Imagens. É essencial a obtenção das seis radiografias de rotina utilizadas no diagnóstico de instabilidade carpal para uma avaliação de suspeita de instabilidade escafossemilunar. Incidências com o punho cerrado e do punho contralateral poderão ajudar no diagnóstico. Os aspectos a seguir devem ser avaliados (ver seção Avaliação clínica e diagnóstico das lesões do carpo):

- Um *intervalo escafossemilunar* maior que 3 mm é sugestivo de instabilidade, e um maior que 5 mm é diagnóstico de DSL se for demonstrado um sinal do anel cortical positivo (Fig. 31.36). O maior intervalo entre o escafoide e o semilunar foi denominado sinal de Terry Thomas (Fig. 31.36), em homenagem ao sorriso do comediante britânico, que exibe um espaço entre os incisivos.[163] Foi sugerido que esse intervalo deveria ser comparado com o do membro contralateral intacto,[80] particularmente na ausência de um semilunar em extensão, que, com mais probabilidade, não tem origem traumática.[360]
- O aspecto do escafoide.

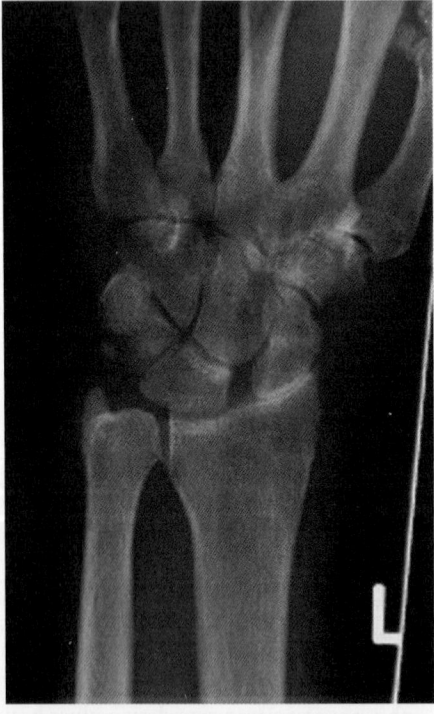
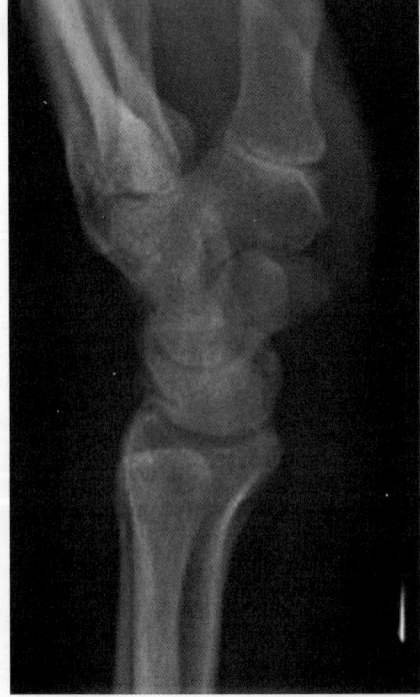

FIGURA 31.36 Instabilidade escafossemilunar com aumento do intervalo escafossemilunar (sinal de Terry Thomas) observada na projeção AP. Na projeção lateral, observa-se uma deformidade em DISI e aumento do ângulo escafossemilunar.

- Considera-se positivo um *sinal do anel cortical* quando o tubérculo distal do escafoide fica sobreposto ao corpo em uma projeção PA, o que sugere flexão do escafoide.[80]
- Um ângulo *escafossemilunar* maior que 60° é sugestivo de instabilidade; um ângulo maior que 80° é diagnóstico de DSL (Fig. 31.36).[183,277]
- O aspecto do semilunar.
  - *Deformidade em DISI* (Fig. 31.36), em que o semilunar se encontra em extensão (com angulação dorsal), está associada a DSL (Tab. 31.4).
  - Um semilunar em posição normal se apresenta com uma forma quadrangular na radiografia PA neutra; porém, o osso assume um aspecto triangular quando ele se encontra em rotação viciosa; esse achado está frequentemente associado com luxação perilunar.
- Um *ângulo capitato-semilunar ou radiossemilunar* maior que 15° é sugestivo de instabilidade; um ângulo maior que 20° é diagnóstico.
- *Linhas de Gilula* para instabilidade ligamentar (Fig. 31.15).
- Excluir fraturas associadas do rádio ou do carpo (Fig. 31.37), especialmente em pacientes mais jovens.
  - Foi constatado que uma variância ulnar positiva maior que 2 mm em pacientes sem osteoporose e apresentando uma fratura intra-articular do rádio distal tem valor preditivo para lesão escafossemilunar grave.[159]

Quando esses achados não são observados nas radiografias iniciais, o clínico poderá recorrer às manobras provocativas discutidas, quando serão obtidas radiografias com o punho cerrado ou incidências radioulnares em estresse, com o objetivo de determinar o diagnóstico e confirmar uma DSL dinâmica. Esta se caracteriza por radiografias normais do punho; porém, com a aplicação de carga axial nessa área, observa-se alargamento do intervalo escafossemilunar. A instabilidade estática se caracteriza por um alargamento do intervalo escafossemilunar em um punho livre de carga, e por um ângulo escafossemilunar maior que 60°.[317]

Os exames de imagem secundários são a radioscopia ou a cinerradiografia, com uso de movimentos de rotina e de mobilizações provocativas em estresse.[351,374] A artrografia exibe alto percentual de resultados falso-positivos e falso-negativos; portanto, essa modalidade tem uso limitado.[493,518] RM tem utilidade na determinação da extensão da lesão ligamentar. Pode-se recorrer à artroscopia do punho a fim de determinar a extensão da ruptura ligamentar e a presença de artrose radioescafoide e também para classificar e tratar as lesões.[180,223,465,518] Foi demonstrada a eficácia da artroscopia em pacientes com suspeita de DSL dinâmica (radiografias normais) para diagnóstico e tratamento de casos recentes e crônicos, por permitir a avaliação dos ligamentos e também das articulações mediocarpal e radiocarpal.[223,532]

Classificação. A DSL engloba um espectro de lesões que variam desde entorses ligamentares de grau I, passando por todos os graus de desestabilização ligamentar, até lesões de vários ligamentos e, finalmente, luxação.[173] Uma lesão do arco maior engloba DSL com uma fratura da estiloide radial. A classificação de instabilidade escafossemilunar leva em consideração se a lesão é recente ou crônica e se é estática ou dinâmica, pois essa distinção pode ter utilidade na orientação do tratamento.

Instabilidade estática não ocorre em pacientes com lesão isolada do ligamento escafossemilunar; com frequência tais deformidades ficam evidenciadas apenas em imagens em estresse; ou seja, instabilidade dinâmica.[45,317,331,332] A instabilidade estática ocorre quando o ligamento sofreu lesão juntamente com ruptura de vários ligamentos.

Um estudo descreveu quatro graus de lesão ligamentar com base em achados artroscópicos.[180]

- Grau I: pode-se observar afrouxamento ou hemorragia do ligamento desde o espaço mediocarpal, mas os ossos estão congruentes. Habitualmente, o tratamento conservador é suficiente.
- Grau II: incongruência entre os ossos do carpo, quando visualizados a partir do espaço mediocarpal. Normalmente, há necessidade de redução/fixação artroscópica.

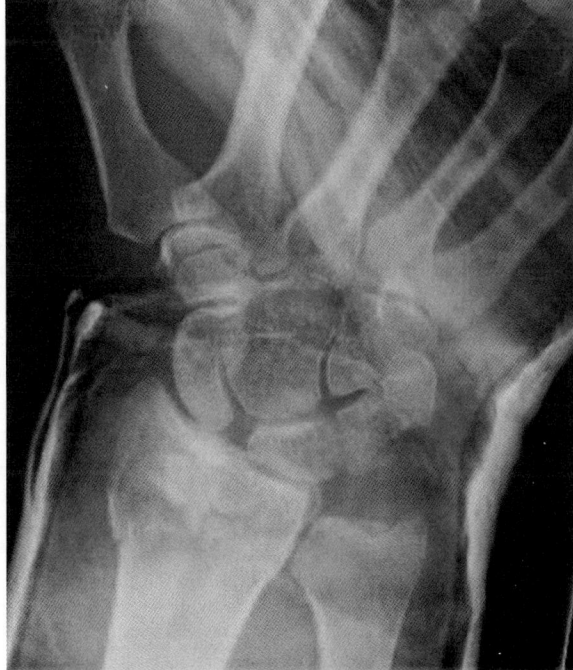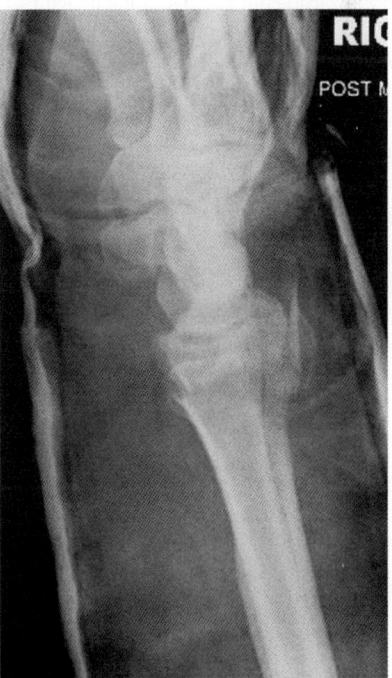

FIGURA 31.37 Radiografias do punho após a redução de uma fratura do rádio distal. Observa-se aumento do intervalo escafossemilunar, o que indica DSL; esse achado foi confirmado no intraoperatório.

- Grau III: mau alinhamento em ambos os espaços do carpo, com um intervalo entre os ossos do carpo que permite a introdução de uma sonda de 1 mm. Há necessidade de redução artroscópica ± aberta com fixação.
- Grau IV: mau alinhamento em ambos os espaços do carpo, com instabilidade grosseira e com um intervalo entre os ossos do carpo que permite a introdução de um artroscópio de 2,7 mm. A lesão deve ser tratada com redução aberta e fixação.

Kuo e Wolfe[260] propuseram uma classificação alternativa para definir o tratamento (Tab. 31.16).[252]

Tratamento

Com tratamento apropriado, é possível evitar possíveis complicações de uma lesão por DSL, inclusive o colapso escafossemilunar avançado e a artrose dolorosa do punho. Devem ser levadas em consideração diferentes opções terapêuticas, com base no tempo transcorrido desde a lesão, a magnitude do envolvimento ligamentar e presença de instabilidades e/ou fraturas associadas do carpo. Conforme foi descrito anteriormente, o grau de lesão ligamentar pode orientar o tratamento. Porém, o melhor parâmetro de avaliação é a duração desde a ocorrência da lesão, que é mais bem definida como se segue:

- menos que 4 semanas desde a ocorrência da lesão = aguda
- 4-24 semanas desde a ocorrência da lesão = subaguda
- mais que 6 meses = crônica

O objetivo primário do tratamento é a estabilização dos ossos do carpo em bom alinhamento, para permitir a restauração da mobilidade do punho. Quanto mais rapidamente for realizado o reparo ligamentar, mais fácil será realizar um reparo direto.[173]

DSL aguda. Pacientes que sofreram uma lesão ligamentar de grau I, mas sem evidência de instabilidade carpal, podem ser efetivamente tratados com imobilização por aparelho gessado. Em pacientes com lacerações ligamentares parciais, mas com instabilidade presente à artroscopia, a imobilização com gesso será insuficiente visto que o escafoide depende da extensão do punho para manter a redução, e o semilunar depende da flexão do punho.[481] Para esses casos, pode-se fazer a fixação por fios de Kirschner percutâneos, em combinação com imobilização gessada durante 8 semanas. Passa-se um fio de Kirschner desde o escafoide até o semilunar, e outro desde o escafoide até o capitato. Pode-se fixar pinos no escafoide e no semilunar, que serão utilizados como *joysticks* para a redução da articulação escafossemilunar.[173] Um estudo relatou 85% de sucesso na manutenção da redução escafossemilunar em pacientes com no máximo 3 mm de aumento do espaço escafossemilunar em relação ao punho contralateral, e em pacientes nos quais a lesão tinha ocorrido há menos de 3 meses.[538,539] Algumas lesões, mesmo quando inicialmente não estão associadas a uma instabilidade óbvia, podem evoluir para colapso escafossemilunar.[518]

Nos casos de impossibilidade da redução do carpo por método fechado, recomenda-se o reparo aberto do ligamento e a fixação por pinos em todos os casos de DSL recente. Estudos em cadáveres demonstraram que a redução da articulação escafossemilunar é essencial para a recuperação da cinemática normal do punho após a ocorrência de DSL.[480] Reparo e reconstrução de partes moles são procedimentos populares, porque tentam restaurar a cinemática normal do punho; a literatura contemporânea demonstra resultados superiores com o reparo ligamentar direto em comparação à reconstrução ligamentar.[36,94,316] A técnica de reparo mudou com o uso de âncoras de retenção para sutura intraóssea, que permitem a fixação do ligamento diretamente ao osso (Fig. 31.38).[29,51,402] Há controvérsia com relação aos resultados do reparo ligamentar primário aberto por meio de um acesso dorsal.[51,271] Alguns autores defendem uma abordagem combinada (dorsal e palmar), que permitiria a obtenção de redução e resultados mais satisfatórios.[139,295]

Bickert et al.[51] relataram os resultados de curta duração de doze pacientes submetidos ao reparo com uma abordagem dorsal, com seguimento médio de 19 meses. Esses autores informaram restauração de um ângulo escafossemilunar normal em dez pacientes, com amplitude de movimento média de 78% do normal e força de preensão média de 81%; e oito pacientes obtiveram resultado excelente ou bom. No entanto, esses autores não observaram correlação entre resultados funcionais e radiológicos, embora um dos dois resultados insatisfatórios estivesse associado a uma necrose do semilunar. Desconhece-se os resultados de longa duração, embora dados semelhantes tenham sido relatados 5-6 anos após a cirurgia.[258] Alguns autores preconizam o tratamento com o uso de uma técnica artroscópica que pode ajudar na confirmação do diagnóstico, além de determinar a localização e extensão da lesão ligamentar; por exemplo, afrouxamento do ligamento extrínseco palmar.[257,538] Porém, ainda não ficou esclarecido se essa técnica é superior.

TABELA 31.16 Classificação alternativa para DSL, com o objetivo de orientar o tratamento, proposta por Kuo e Wolfe

	I. Oculta	II. Dinâmica	III. Dissociação do escafossemilunar	IV. DISI	V. Colapso avançado por dissociação SL (SLAC)
Ligamentos lesionados	Ligamento ESL parcial	Ligamento SL incompetente ou com lesão completa e ligamentos volares extrínsecos com lesão parcial	Ligamentos SL	Ligamento SL e extrínsecos volares completos; alterações secundárias nos ligamentos RSL, escafotrapeziotrapezoide, dorsais	Como no estágio IV
Radiografias	Normal	Anormalidade no teste de estresse	dorsais, todos com lesão completa visivelmente anormal no teste de estresse	Ângulo SL maior que 60°, afastamento SL maior que 3 mm, ângulo RSL maior que 15° ângulo CSL maior que 15°	Artrose progressiva com artrose pancarpal no estágio final
Tratamento	Fixação com pino ou capsulodese	Reparo ligamentar com capsulodese	Reparo de ligamento com capsulodese ou reconstrução triligamentar	Se redutível: reconstrução triligamentar Se irredutível: artrodese	Carpectomia ou artrodese da fileira proximal

CSL, capitato-semilunar; RSL, radiossemilunar; SL, escafossemilunar; LIES, ligamento interósseo escafossemilunar; CAPE, colapso avançado por pseudoartrose do escafoide; ETT, escafotrapezio-trapezoide; OA, osteoartrite.
Adaptado de: Kitay A, Wolfe SW. Scapholunate instability: Current concepts in diagnosis and management. *J Hand Surg Am.* 2012;37:2175–2196 e Kuo CE, Wolfe SW. Scapholunate instability: Current concepts in diagnosis and management. *J Hand Surg Am.* 2008;33:998–1013.

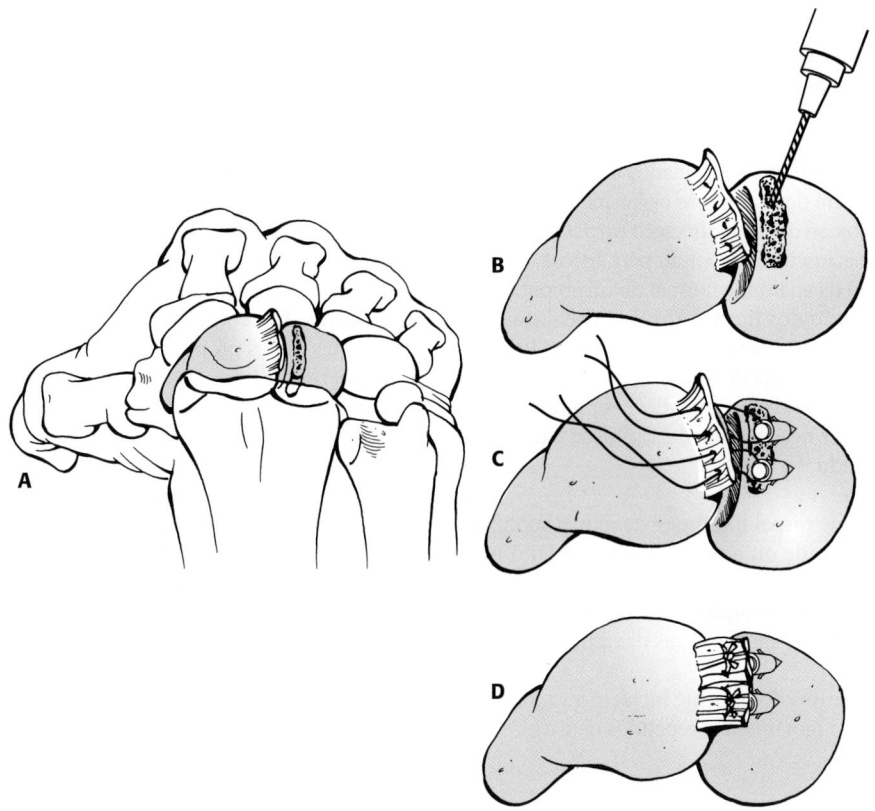

FIGURA 31.38 A–D: Reparo ligamentar de instabilidade escafossemilunar com o uso de âncoras fixadas ao semilunar (ou ao escafoide, dependendo de onde ocorreu a ruptura do ligamento); o ligamento é suturado de volta à sua posição.

DSL subaguda. Em pacientes com DSL subaguda, pode haver necessidade de fazer um reforço de tecido local nos casos de retração ou deficiência do ligamento.[173] A técnica de Blatt (Fig. 31.39) utiliza um retalho capsular dorsal com base proximal passado sobre a articulação escafossemilunar; esse retalho é suturado com o maior retesamento possível ao polo distal da face dorsal do escafoide, para funcionar como retentor.[52,334] Esse retalho pode ser acrescentado ao processo de reparo ligamentar, descrito anteriormente, mediante o uso de suturas não absorvíveis nos resquícios do ligamento semilunar até o tecido capsular e, em seguida, para fora através do escafoide. Um método alternativo consiste no uso de uma tira de tendão retirada dos extensores radiais do punho (extensor longo radial do carpo ou extensor curto radial do carpo); contudo, o tecido de tendão não constitui substituição ideal para o ligamento. Assim, como rotina, dá-se preferência a tecido capsular.[173]

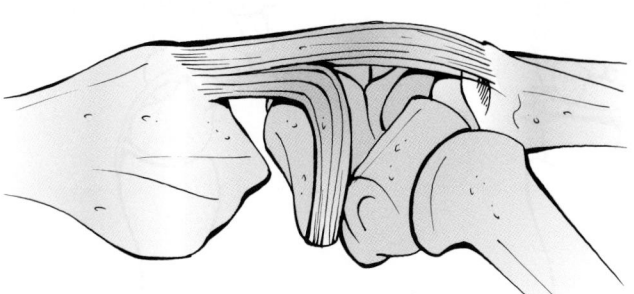

FIGURA 31.39 Técnica de Blatt de capsulodese dorsal; com o escafoide reduzido, um retalho capsular é fixado ao polo distal com uma âncora.

Por meio de uma abordagem volar, pode-se efetuar um reparo ligamentar direto com o uso de suturas não absorvíveis. Se houver deficiência de tecido, pode-se utilizar uma seção do FRC para reforçar o reparo. Perfuram-se orifícios através da parte proximal do escafoide e da metade radial do semilunar, com a passagem de metade do tendão do FRC de maneira circular, com o objetivo de reforçar os ligamentos dorsal e palmar. Os ligamentos RSC e RSL podem ser avançados até o intervalo. No caso de uma ruptura grande/completa ligamentar associada a um afastamento de 5 mm ou mais, em geral será necessário um reparo complementar do ligamento palmar.[173] Faz-se uma incisão do túnel do carpo com extensão ligeiramente radial e identifica-se a área lesionada com uma sonda inserida por uma incisão dorsal separada. O cirurgião deve identificar o intervalo entre os ligamentos RSC e RSL. Em seguida, poderá fixar suturas com âncoras intraósseas no polo proximal do escafoide ou nos remanescentes da membrana interóssea, que serão utilizadas para tracionar o ligamento RSL contra o polo proximal, com o objetivo de manter uma redução excessiva do escafoide proximal, o qual será estabilizado por fios de Kirschner. A finalidade desse reparo palmar é fazer com que o escafoide proximal, que está dorsalmente subluxado e em rotação, fique em aposição com os ligamentos intracapsulares palmares.[173]

Não importa se a abordagem é dorsal, palmar ou combinada – será preciso fazer um firme reparo das estruturas capsulares. Deve-se dar preferência à fixação interna durante um período de 12 semanas, complementada com um aparelho gessado antebraquiopalmar. Em seguida à remoção do gesso, o paciente receberá uma tala, que será usada durante o período de restauração da força muscular e do movimento das articulações, com a ajuda da fisioterapia, no que for cabível. Será melhor estratégia adiar o retorno ao trabalho ou à prática esportiva por um mínimo de 6 meses; durante as atividades esportivas, o paciente deverá usar a proteção continuamente.

DSL crônica. Os principais problemas associados à DSL crônica e à instabilidade consistem em determinar se os ligamentos podem ser diretamente reparados, se qualquer luxação carpal residual é passível de redução, e se a articulação evoluiu para artrose. Quando possível, a restauração da anatomia normal do carpo por meio do reparo e da reconstrução dos ligamentos de sustentação do punho permanece sendo o tratamento de escolha. Esse tipo de tratamento dependerá da existência de tecido local suficiente para o reparo; além disso, a instabilidade carpal deve ser ainda passível de correção. Pode haver necessidade de artrodese parcial ou completa do punho quando:[173]

- Existe uma deformidade carpal fixa; por exemplo, a subluxação rotacional do escafoide ou a deformidade em DISI não puderem ser reduzidas.
- O grau de ruptura e retração do ligamento não permite reparo.
- Ocorreram alterações degenerativas locais das articulações radiocarpal e mediocarpal.
- As demandas e expectativas do paciente incluem levantamento de grandes pesos ou movimentos repetidos de carga.

São muitas as técnicas descritas para tratamento da instabilidade escafossemilunar crônica.[52,173,422,472] As técnicas atuais para reconstrução ligamentar são: reparo com uso de retalho capsular dorsal, um procedimento de laçada do ligamento volar, ou uma combinação de procedimentos dorsal e volar que utilizam-se de tendão flexor ou extensor ao fazer o reparo.[173] O objetivo de cada uma dessas técnicas de reparo é proporcionar uma estrutura colagenosa para futura estabilidade.[52,173,422,472] As reconstruções com partes moles têm várias vantagens teóricas; com isso, essas alternativas se tornam atrativas, em comparação com outros procedimentos. Em contraste com as artrodeses, as reconstruções com partes moles proporcionam maior amplitude de movimento intercarpal.[472]

Foram tentados procedimentos de entrelaçamento de tendão e tenodeses (Fig. 31.40) com sucesso variável. Procedimentos de reforço com tendões extensores ou flexores do punho exigem o uso de orifícios ósseos feitos com perfurador. Nesse procedimento, os orifícios são cuidadosamente posicionados em uma direção dorsal-palmar através do escafoide e do semilunar. Em seguida, tiras de tendão são introduzidas através desses orifícios, na tentativa de reconstrução do ligamento. Os orifícios calibrosos que devem ser feitos para a passagem dos enxertos tendíneos podem causar fratura do carpo.[173] Uma técnica alternativa consiste em coletar parte de um tendão extensor ou flexor, passando-a através do capitato, escafoide, semilunar e rádio distal.[12] Outra técnica é a

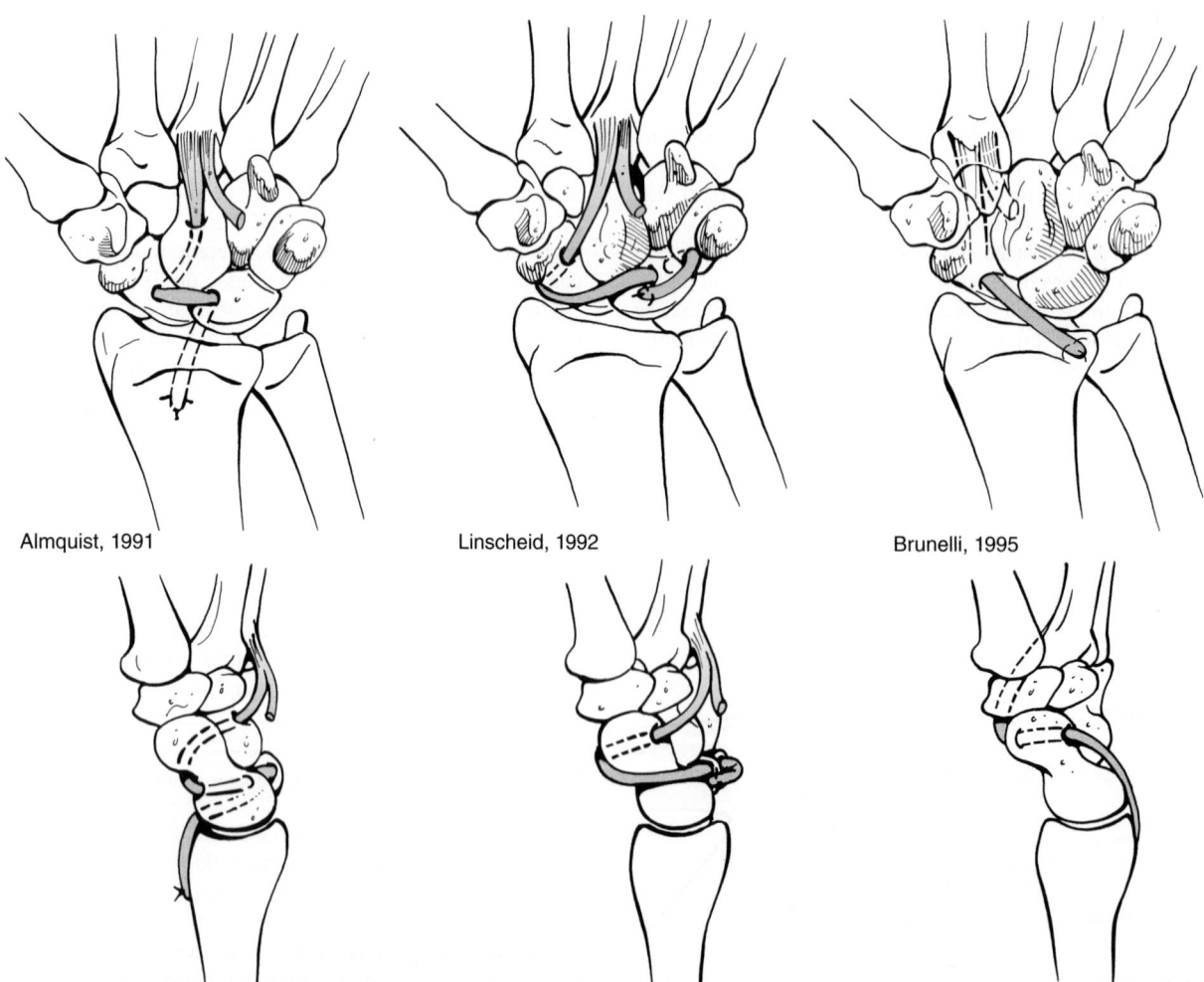

FIGURA 31.40 Reconstruções por meio de entrelaçamentos tendíneos propostos por vários autores.

reconstrução da parte dorsal do ligamento, com o uso de um autoenxerto de osso-ligamento-osso; contudo, os resultados clínicos não são particularmente convincentes.[533]

A abordagem palmar para o reparo do ligamento escafossemilunar (técnica de Conyers) é realizada através de uma incisão no túnel do carpo.[97] Tem utilidade a introdução de uma sonda ou agulha na direção dorsal-palmar, pois essa manobra ajudará a localizar a laceração no ligamento e os intervalos dos ligamentos volares. Faz-se o rebatimento lateral e medial de retalhos dos ligamentos RSC e RSL, com remoção de osso cortical volar do capitato, rádio distal, escafoide e semilunar em ambos os lados do intervalo escafossemilunar, e as superfícies cartilaginosas do escafoide e do semilunar são desnudadas até o osso subcondral, a fim de incentivar uma sindesmose robusta. Em seguida, o escafoide e o semilunar são reduzidos por meio de pinos rosqueados que permanecerão durante pelo menos 8 semanas. Os ligamentos volares são cuidadosamente reparados pela superposição das bordas sobre o osso cortical desnudado; com isso, será possível uma consolidação consistente junto ao osso. Os movimentos na área serão suspensos por 10-12 semanas, para que a sindesmose fique devidamente resistente.[173]

Foram descritos diversos procedimentos para limitar a subluxação rotatória do escafoide, mediante a criação de um tirante de retenção dorsal.[52,86,280,422] Um método de uso comum para a capsulodese dorsal é a reconstrução capsular de Blatt.[52] Os resultados da capsulodese de Blatt para DSL crônica são considerados aceitáveis, embora algumas séries clínicas não tenham relatado resultados favoráveis, o que poderia ser consequência da seleção inadequada dos pacientes.[120] Algumas séries de curta e longa duração informaram resultados promissores com o uso da capsulodese de ligamento intercarpal dorsal, consistindo em um procedimento de reconstrução de partes moles com base no ligamento intercarpal dorsal do punho.[174,444,445,472] A vantagem teórica desse método é que ele torna desnecessário o tirante de retenção entre o rádio distal e o escafoide, permitindo que a fileira proximal do carpo trabalhe como uma unidade funcional. Wyrick et al.[554] avaliaram o uso do reparo ligamentar e da capsulodese dorsal para casos de DSL estática, tendo observado que nenhum paciente estava livre de dor durante o seguimento clínico. A experiência desses autores, juntamente com a de outros, sugeriu que a capsulodese dorsal provavelmente é mais apropriada para pacientes com instabilidade dinâmica, e não para aqueles com instabilidade estática. Casos de instabilidade estática devem ser tratados com artrodese intercarpal.[173]

Artrodese do punho. Entre as artrodeses parciais do punho realizadas em casos de instabilidade, frequentemente recomenda-se a artrodese escafotrapeziotrapezoide (STT) na literatura.[142,173,525] A finalidade desse procedimento é estabilizar o escafoide distal e, com isso, manter o polo proximal de maneira mais firme no interior da fossa escafoide, no rádio distal.[173] Estudos clínicos demonstraram que a artrodese STT é confiável e efetiva, propiciando alívio da dor e resultados funcionais razoáveis. Resultados parecidos foram recentemente relatados para a artrodese escafocapitato no médio prazo.[118] No entanto, alterações degenerativas em articulações adjacentes podem ser problemáticas no longo prazo.[158] Pacientes jovens e ativos com instabilidade crônica e artrose grave podem ser tratados com excisão do escafoide e com artrose de quatro cantos, a qual inclui o capitato, semilunar, hamato e piramidal.

A artrodese STT pode ser realizada por meio de uma incisão transversal, centrada sobre a articulação STT ou por meio de uma incisão longitudinal universal. Se for realizada uma artrodese STT ou uma artrodese escafocapitato, é importante reduzir o escafoide que está fletido, fechar o intervalo escafossemilunar e preservar a altura do carpo.[118] O ângulo de flexão ideal do escafoide é de 45°. A fixação da articulação STT ou da articulação escafocapitato é realizada por meio de fios de Kirschner, parafusos, ou grampos. Utiliza-se um enxerto ósseo proveniente do rádio distal ou da crista ilíaca, colocado entre o escafoide distal decorticado e as superfícies proximais do trapézio e do trapezoide ((artrodese STT), ou entre a superfície articular medial do escafoide e a superfície lateral do capitato (fusão escafocapitato). Depois de obtido o alinhamento do escafoide, o cirurgião deve inserir o enxerto ósseo, fixando em seguida com fios de Kirschner para dar sustentação à área de fusão. O uso de fios de Kirschner antes da redução torna mais fácil conseguir uma orientação correta depois da redução.[173] Em seguida à artrodese intercarpal, normalmente a imobilização se prolongará por 8 semanas em um gesso incluindo o polegar, seguida por uma tala de sustentação por mais 4-6 semanas. Imagens de TAC podem ajudar na determinação do grau de consolidação no local da artrodese.

MÉTODO DE TRATAMENTO PREFERIDO PELOS AUTORES – DSL

Recomendamos um reparo primário e fixação por pinos para casos agudos de DSL, com uso de uma abordagem dorsal.[173] O acesso é centrado sobre o tubérculo de Lister, com rebatimento da cápsula dorsal do punho para que sejam preservados os ligamentos intercarpal dorsal e radiopiramidal dorsal, com o uso de um retalho capsular com base radial. A cápsula do rádio é rebatida do escafoide até seu colo. A técnica aberta permite a visualização direta do ligamento lesionado, a redução e o reparo ligamentar. Com mais frequência, o ligamento escafossemilunar está rompido na sua inserção no escafoide, mas ainda preso ao semilunar. Em casos raros, será observada uma avulsão do semilunar ou uma laceração oblíqua. A redução do semilunar e do escafoide é realizada com *joysticks* de fios de Kirschner inseridos em uma direção dorsal-palmar. A borda do escafoide proximal é cruentizada até alcançar osso subcondral; esse procedimento visa facilitar a cicatrização dos ligamentos. Idealmente, deve-se evitar o uso de brocas de alta velocidade, pois há a possibilidade de ocorrência de necrose térmica. Nos casos em que o ligamento permaneceu preso ao semilunar, âncoras intraósseas são inseridas no colo do escafoide. As âncoras são aplicadas em uma posição em que a sutura fica ligeiramente oblíqua, para resistir às forças rotacionais atuantes entre o escafoide e o semilunar.[51] As suturas presas às âncoras são passadas pelo ligamento escafossemilunar em uma direção palmar-dorsal. Se o cirurgião não dispuser de âncoras, será preciso fazer furos no escafoide, para possibilitar a inserção direta do ligamento nesse osso. Depois do posicionamento das suturas, é feita a redução do escafoide e do semilunar com a ajuda dos *joysticks*; os ossos são mantidos na posição reduzida com fios de Kirschner. Um fio de Kirschner é passado do escafoide até o semilunar; e o outro do escafoide até o capitato. As suturas são ligadas e a cápsula, reparada. Imobilização com gesso antebraquiopalmar será usada durante 12 semanas, ocasião em que os fios de Kirschner serão removidos.

Preferimos usar a técnica de Blatt de reconstrução capsular, recorrendo a uma capsulodese dorsal para o tratamento da instabilidade escafossemilunar crônica.[52,120,173] No caso de reconstrução capsular com a técnica de Blatt, utilizamos um longo retalho retangular com 1,5 cm de largura e com sua base no aspecto dorsal do rádio distal. A borda distal da cápsula é suturada ao polo distal do escafoide, depois que o osso ficou posicionado em redução. Um fio de Kirschner pode ser introduzido na região dorsal do semilunar, como um *joystick*, para a redução de qualquer DISI porventura existente. O escafoide é reduzido por meio de pressão exercida sobre seu tubérculo, e depois transfixado até o capitato por outro fio de Kirschner. A superfície dorsal do escafoide é cruentizada na área imediatamente distal ao centro de rotação. O retalho dorsal da cápsula do punho é suturado sob tensão com a ajuda de âncoras intraósseas distalmente ao centro de rotação do escafoide, para funcionar como um tirante de retenção do polo proximal na fossa escafoide. O retalho é suturado a fim de reforçar as partes moles do espaço escafossemilunar. No caso de um retalho com base distal, pode-se criar um retalho capsular de forma retangular, deixando a extremidade distal do retalho presa ao escafoide. Após a reconstrução do ligamento escafossemilunar é recomendável que a área fique imobilizada durante 8 semanas com um gesso antebraquiopalmar. Após 8 semanas, os fios de Kirschner são retirados. Sugerimos a imobilização por tala durante mais 4 semanas, para permitir a cicatrização dos tecidos com aplicação gradual de carga. É melhor indicar o uso de talas de sustentação durante 6 meses, para evitar movimentos súbitos ao punho e também permitir uma maturação mais intensa do colágeno.

Dissociação lunopiramidal das lesões ligamentares do carpo

A dissociação lunopiramidal (DLP) consiste em entorses e lacerações ligamentares parciais ou completas; também faz parte dos estágios da luxação perilunar ou em associação com lesões por impacto ulnocarpal e lesões do complexo da fibrocartilagem triangular (CFCT).[173] As lesões do ligamento lunopiramidal são menos comuns do que as do ligamento escafossemilunar.[243] Embora a DLP não esteja associada com ocorrência de alterações degenerativas no carpo, ela poderá causar alterações potencialmente devastadoras à cinemática do carpo, sobretudo se o processo avançar até um estágio de deformidade VISI. Mesmo na ausência dessa progressão, o paciente com dor crônica no lado ulnar sofre incapacitação significativa e contínua.[410]

O mecanismo da DLP isolada é relativamente desconhecido, quando comparado à DLP como parte de uma luxação perilunar. A articulação lunopiramidal é intrinsecamente estável – ainda mais que a articulação escafossemilunar. Ao que parece, é preciso que tenha ocorrido lesão ao ligamento radiopiramidal dorsal ou ao ulnocarpal palmar antes que venham a ocorrer deformidades fixas graves.[274]

Avaliação clínica e diagnóstico

O paciente se apresenta com uma história de trauma associado a uma dor no lado ulnar do punho, que piora com a atividade.[384] Alguns pacientes descrevem uma sensação de "estalo" quando o punho se movimenta do desvio radial para o ulnar.[384] Com frequência os sinais clínicos são difusos, embora em muitos casos haja sensibilidade diretamente sobre a articulação lunopiramidal, havendo possibilidade de haver "gaveta" do piramidal instável.[384] Os testes articulares de provocação em estresse (compressão, gaveta ou cisalhamento) podem ter resultado positivo; o teste de cisalhamento lunopiramidal é o de maior sensibilidade para o diagnóstico de DLP.[384]

Imagens. Na avaliação primária, devemos recorrer a radiografias de rotina do escafoide; porém, um dos maiores problemas no diagnóstico de DLP é que muitos pacientes têm radiografias normais; frequentemente os achados são sutis e dinâmicos, embora a deformidade induzida por estresse seja menos comum do que com DSL.[384] Os eventos a seguir podem ser observados em pacientes com DLP:

- Interrupção das linhas de Gilula na projeção PA, indicando alteração nas relações intercarpais
- Uma deformidade em VISI estática na projeção lateral (Fig. 31.41)
- Fraturas associadas; por exemplo, uma fratura do hamato

Talvez haja necessidade de recorrer a exames de imagem secundários. A artrografia do punho não é instrumento diagnóstico confiável, mas a videofluoroscopia poderá ajudar.[173] A artroscopia se transformou no mais importante instrumento diagnóstico para confirmação da presença e do grau de DLP. O exame das articulações radiocarpal e mediocarpal permitem a visualização da articulação escafotrapezio-trapezoide, ligamentos extrínsecos mediocarpais, articulação capito-hamato e das superfícies articulares dos ossos do carpo.[180,223] O estadiamento artroscópico se aplica a todas as dissociações ligamentares.[180]

Tratamento

Como rotina, a DLP aguda com pouca deformidade é tratada com uma imobilização gessada antebraquiopalmar.[384] Se as medidas conservadoras não obtiverem sucesso, deve-se considerar a intervenção cirúrgica. Há indicação para uma redução fechada e fixação interna percutânea do semilunar ao piramidal nos casos com desvio.[173] A artroscopia poderá ajudar em lesões agudas, na orientação da redução fechada e na aplicação percutânea de pinos.[361,406] Alguns autores sugerem que o artroscópio seja posicionado no portal mediocarpal radial para a realização desse procedimento, porque é muito mais fácil avaliar o alinhamento da articulação lunopiramidal.

A cirurgia aberta fica indicada em casos de insucesso da redução fechada ± artroscopia, ou quando a DLP está associada a uma deformidade angular, ou ainda em seguida a resultados insatisfatórios de um tratamento prévio. O reparo aberto deverá ser tentado apenas nos casos em que estiverem presentes resquícios ligamentares suficientemente fortes, quando tais resquícios tiverem potencial de cicatrização razoável e quando a articulação LP for facilmente reduzida.[173]

Recomenda-se redução aberta, reparo de ligamentos frouxos ou lesionados e fixação interna temporária com fios metálicos percutâneos atravessando o piramidal e o semilunar, com a fixação sendo mantida durante 6-8 semanas.[173] Todos os ligamentos envolvidos com a estabilidade LP devem ser reinseridos, sendo essencial a correção de qualquer deformidade VISI porventura presente. Normalmente o reparo do ligamento interósseo é efetuado por meio de uma abordagem dorsal. O cirurgião deverá tomar a precaução de evitar lesão ao ramo sensitivo dorsal do nervo ulnar. O 5º compartimento extensor é aberto, e em seguida, o cirurgião eleva um retalho retinacular com base ulnar. É mais provável que o ligamento tenha sido arrancado do piramidal. Na reconstrução, devem-se usar âncoras intraósseas contendo suturas. Os retalhos capsulares têm utilidade no reforço da parte dorsal desse reparo ou para reforçar os ligamentos radiopiramidal

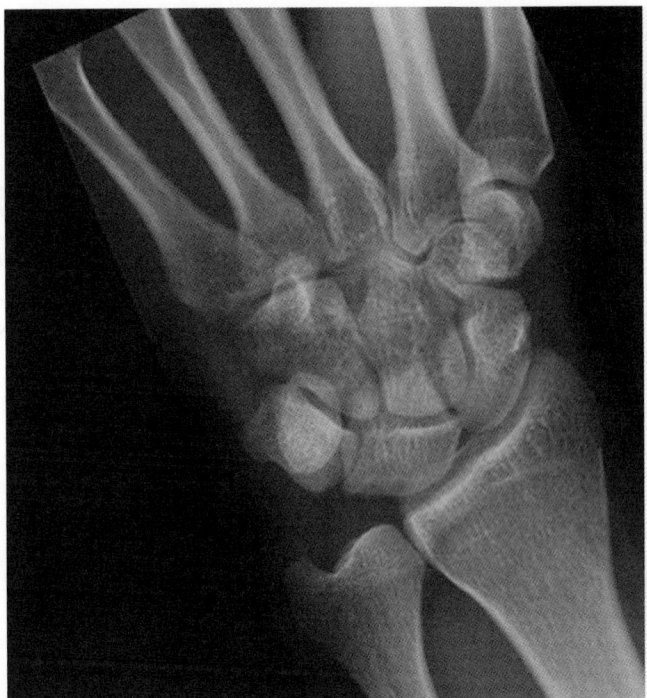 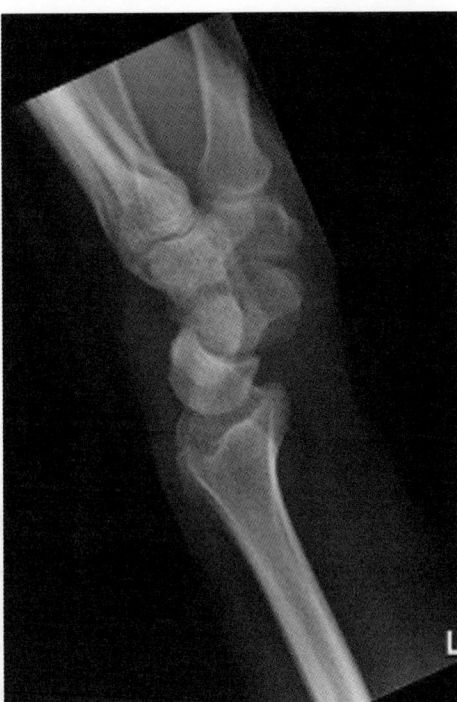

FIGURA 31.41 Deformidade em VISI do punho esquerdo. Um estudo subsequente de RM confirmou DLP.

dorsal e escafopiramidal dorsal. Em casos de lesões tardias com ruptura ligamentar completa e sem tecido para o reparo, é recomendável que, na reconstrução do ligamento, seja utilizada uma parte do tendão do extensor ulnar do carpo.[173,410]

Em casos de recidiva e/ou quando o reparo de partes moles não puder controlar a deformidade existente, pode haver indicação de artrodese da articulação lunopiramidal, com ou sem procedimentos concomitantes de denervação. Deve-se levar em consideração procedimentos simultâneos de encurtamento ulnar (especialmente com variância ulnar positiva) para fazer o retesamento dos ligamentos ulnocarpais palmares, além da artrodese ou reconstrução ligamentar. Alguns tratamentos mais agressivos são a carpectomia da fileira proximal e a artrodese total do punho em pacientes com sinais radiológicos de artrose.[173]

Luxação e fratura-luxação perilunar

Etiologia

Luxação ou fratura-luxação perilunar é a forma mais comum de luxação do punho, envolvendo um espectro de lesões que podem incluir tanto a ruptura ligamentar como óssea. Na prática clínica, o prefixo "trans" é comumente empregado em referência a fraturas associadas, enquanto o prefixo "peri" é empregado para descrever uma luxação.[173] Fraturas-luxações perilunares (lesões do arco maior) são mais frequentemente observadas, em comparação com as luxações perilunares (lesões do arco menor); foi relatada uma relação de 2:1 e ocorre desvio em uma direção dorsal em 97% dos casos.[215] Com frequência a lesão é observada em homens jovens com ossos fortes, pois o rádio distal e o escafoide precisam ser suficientemente robustos para que possam resistir à quantidade de torque necessário para ocorrer uma luxação perilunar.[215]

O tratamento imediato aumenta as chances de bons resultados no longo prazo; mas todos os pacientes devem ser alertados com relação à gravidade dessas lesões e quanto ao prognóstico reservado. A demora em estabelecer um diagnóstico retarda o tratamento, que é difícil e frequentemente não tão bem-sucedido. Cerca de 20% dos pacientes recebem um diagnóstico equivocado ao se apresentarem ao hospital; e esse lapso entre a lesão e o tratamento piora o prognóstico. Os casos negligenciados resultarão em dor, debilidade, enrijecimento, síndrome do túnel do carpo e artrose pós-traumática.[15,154,215,256]

Luxações perilunares. As luxações perilunares (lesão do arco menor) se caracterizam por uma ruptura progressiva das conexões capsulares e ligamentares do semilunar com os ossos do carpo e rádio, com ou sem fraturas associadas. Em geral, a ruptura ligamentar tem início radialmente e se propaga em torno (ou através) do semilunar até o lado ulnar do carpo (Fig. 31.42). Classicamente, a fileira distal sofre luxação em uma direção dorsal ou dorsorradial, seguida pelo escafoide e piramidal inteiros (luxações perilunares puras), ou apenas pelas partes distais destes ossos (fraturas-luxações perilunares). Com frequência ocorre persistência de DSL ou DLP mesmo depois da redução, sendo comum a recorrência da instabilidade, não importando se a lesão envolve um, ou ambos, dos arcos menor ou maior. É importante que qualquer lesão ligamentar associada, como DLP ou DSL, seja definida, para que seja evitado um futuro colapso carpal.[173] Para a anatomia patológica detalhada da lesão, consultar a seção Luxações e fraturas-luxações perilunares.

Fraturas-luxações perilunares. As fraturas-luxações perilunares (lesão do arco maior) combinam rupturas ligamentares, avulsões ósseas e diversos tipos de fraturas. O padrão mais frequente de instabilidade perilunar é a fratura-luxação perilunar transescafoide.[87,101,215] Também podem ocorrer fraturas do capitato, hamato, semilunar, piramidal e estiloide radial. Em uma série de 166 luxações e fraturas-luxações perilunares, as fraturas-luxações foram duas vezes mais frequentes do que casos exclusivamente com luxação; 61% eram fraturas-luxações perilunares trans-escafoides dorsais.[215] Também são bastante frequentes as fraturas do colo do capitato e fraturas

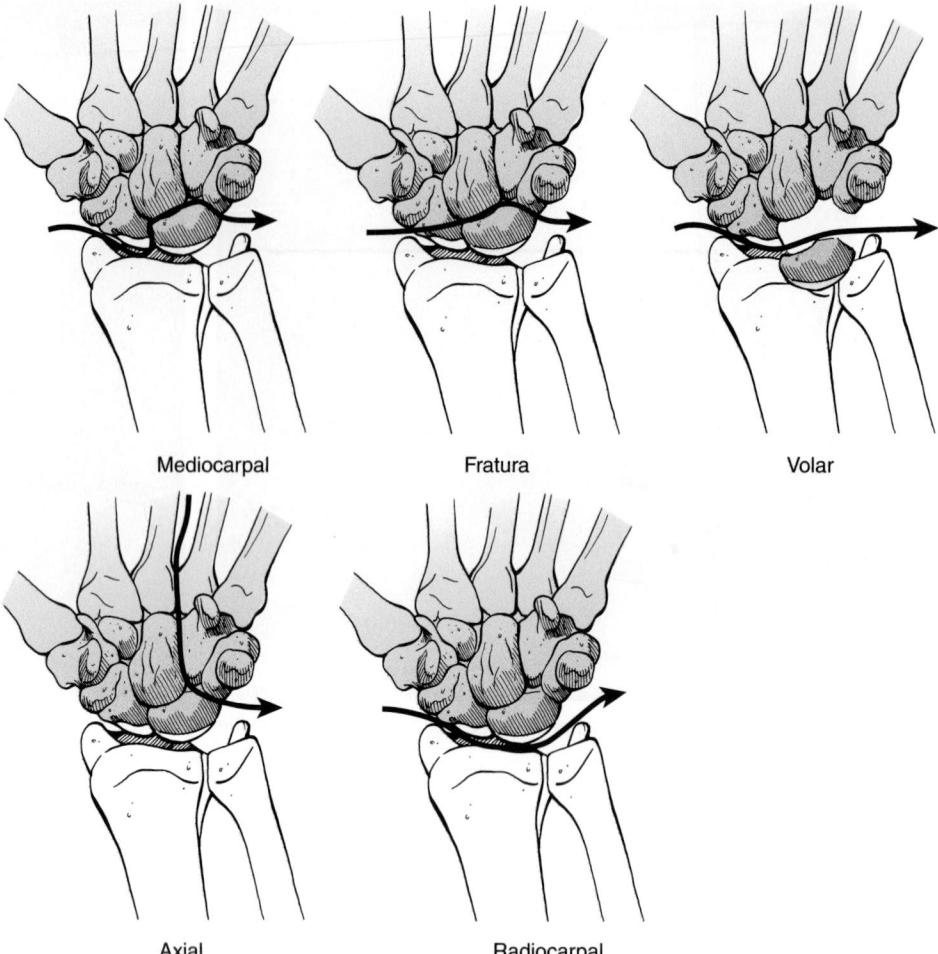

FIGURA 31.42 Diferentes tipos de luxações e fraturas-luxações perilunares.

sagitais do piramidal.[24,25,82,215,273] Frequentemente o fragmento do capitato sofre rotação de 180°, de modo que sua superfície articular fica voltada para a superfície trabecular cruenta do fragmento principal do capitato.[173] Tanto o fragmento do capitato como o do escafoide ficam desvascularizados, por causa do desvio; isso é conhecido como a síndrome do escafocapitato.[24,510]

Avaliação clínica e diagnóstico

Com frequência os pacientes são homens jovens que se apresentam após um trauma em hiperextensão de alta energia (p. ex., queda de local elevado, acidente automobilístico, prática esportiva), com dor persistente, inchaço e deformidade no punho.[15,215,219] Aproximadamente um quarto dos casos estará associado a politraumatismo; e um em dez casos sofre uma lesão associada no membro superior.[215] Em torno de 16% dos casos a apresentação clínica envolve sintomas e sinais do nervo mediano,[4] mas também pode ser observada neuropatia ulnar, lesão arterial, ou ruptura de tendão.[4,15,101,215,323]

Algumas luxações perilunares podem ser detectadas apenas alguns meses, ou mesmo anos, após a lesão inicial.[473] É mais provável que o paciente se apresente por causa de sintomas neurológicos crescentes ou por uma ruptura de tendão, e não por causa da deformidade do punho, à qual o paciente frequentemente já se acostumou.

Imagens. Na avaliação primária, o clínico recorre a radiografias de rotina do escafoide; os seguintes achados são sugestivos de luxação perilunar:[192,217]

- Interrupção das linhas de Gilula na projeção PA, indicando alteração na relação intercarpal (Fig. 31.43)
- "Sinal do bule de chá derramado" na projeção lateral, em decorrência da rotação palmar do semilunar e ruptura da articulação capitatossemilunar
- Aspecto triangular do semilunar, secundário à rotação
- Aumento da translação ulnocarpal[454,550]
  - Recomenda-se a obtenção de radiografias PA neutra e em desvio radial
  - Definida quando o semilunar está mais de 50% descoberto
- Alguns sugerem que esse aspecto é observado em 80% das lesões perilunares

Alguns sinais sutis da ruptura podem consistir de perda da altura do carpo e aumento dos espaços intercarpais. É essencial avaliar a presença de fraturas associadas do carpo e do rádio distal. A literatura sugere que 16-25% das luxações perilunares não são inicialmente diagnosticadas,[15,215,256] e é comum as lesões do arco menor não serem diagnosticadas, por causa da ausência de uma patologia óssea óbvia e da inexperiência do observador inicial. Pode haver necessidade de radiografias em estresse ou de um exame sob anestesia. Com frequência haverá necessidade de recorrer a exames de imagem secundários, por exemplo, TAC e RM, e a artrografia e a artroscopia são úteis na determinação da extensão da lesão.[20,113]

Classificação. Os sistemas mais frequentemente utilizados para a descrição das lesões perilunares são a classificação de Mayfield (Fig. 31.10) e os padrões de lesões do arco maior ou menor (seção Lu-

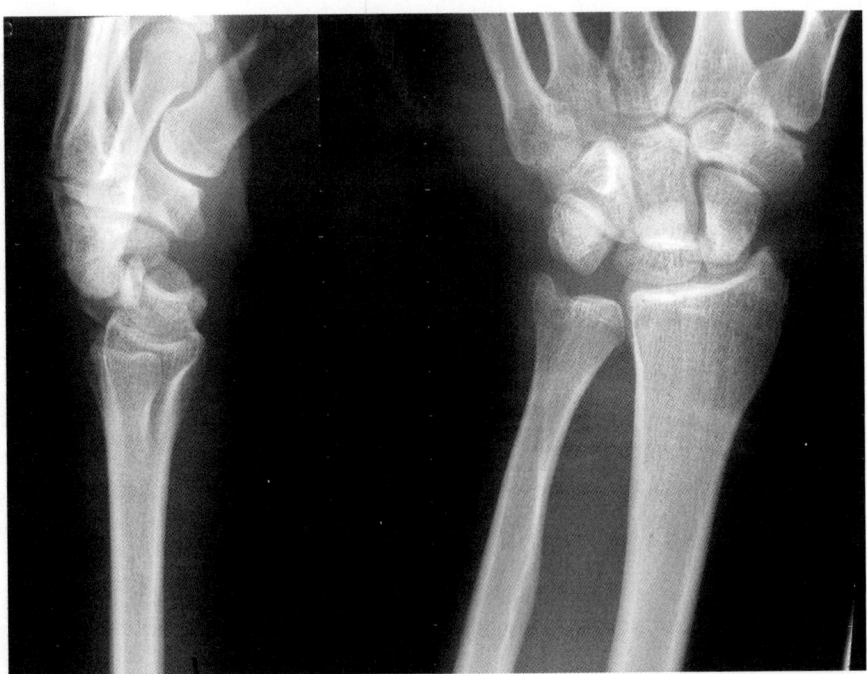

FIGURA 31.43 Radiografias do punho demonstrando sinais radiológicos típicos de fratura-luxação perilunar.

xações e fraturas-luxações perilunares).[239,301-304] As lesões também podem ser classificadas como recentes ou crônicas, e como redutíveis ou irredutíveis. O padrão de deformidade esquelética é variável. Em geral, a mão e a fileira distal do carpo permanecem intactas, mas o padrão de ruptura entre as fileiras distal e proximal do carpo é bastante variável. Em casos de fratura-luxação trans-escafoide, o escafoide distal sofre luxação, junto com a fileira distal do carpo. Isto deixa o escafoide proximal e o semilunar em uma relação praticamente normal com relação ao antebraço. Quando ocorre ruptura dos ligamentos perilunares, em geral o semilunar permanece no interior da articulação radiocarpal e o restante do carpo sofre luxação, em geral na direção dorsal; ocasionalmente pode ocorrer luxação em uma direção volar. Em alguns casos, o semilunar sofre desvio e rotação palmar, e o restante do carpo fica assentado em um alinhamento praticamente normal com o rádio distal. Em raros casos, até a inserção palmar do semilunar sofre ruptura, permitindo sua extrusão até o antebraço ou através da pele.[173]

Um sistema alternativo de classificação foi proposto por Witvoet e Allieu.[545]

- Grau I: o semilunar parece estar normalmente alinhado
- Grau II: o semilunar exibe rotação palmar menor que 90°
- Grau III: o semilunar exibe rotação palmar maior que 90°, mas ainda está preso ao rádio por seus ligamentos palmares
- Grau IV: o semilunar sofreu total enucleação, sem qualquer conexão com o rádio

Herzberg et al. sugeriram uma classificação em três estágios.[531]

- Estágio I: luxação dorsal do capitato; o semilunar permanece na fossa
- Estágio IIA: luxação dorsal do capitato; o semilunar sofreu luxação da fossa, com rotação maior que 90°
- Estágio IIB: luxação dorsal do capitato; o semilunar sofreu luxação da fossa, com rotação >90°

Tratamento

Foi demonstrado que o tratamento conservador e atrasos na intervenção em luxações e fraturas-luxações perilunares acarretam maus resultados.[25,189,215,531] Atualmente, recomenda-se a redução imediata e estabilização cirúrgica para a grande maioria dos casos. No entanto, os pacientes devem ser alertados sobre a gravidade dessa lesão, e seu prognóstico sempre deverá ser reservado. Alguns maus indicadores prognósticos são: trabalhadores braçais, redução inicial insatisfatória ou pacientes tratados com uma abordagem cirúrgica volar-dorsal combinada.[157,258]

Uma redução imediata diminui o inchaço, e reduz a probabilidade de lesões ao nervo mediano.[241] Quanto mais cedo for indicada a redução de uma luxação perilunar, mais fácil ela será. Idealmente, a redução deve ser realizada na sala de emergência. Há necessidade de anestesia geral ou regional; pois em geral, a anestesia local não é suficiente. O método mais comumente utilizado de redução fechada é a manobra de Tavernier.[173] Essa manobra consiste no travamento do capitato na concavidade distal do semilunar, mediante uma combinação de tração axial e flexão da fileira distal e, em seguida, pela redução do conjunto capitato-semilunar sobre o rádio por um movimento de extensão, enquanto se aplica externamente uma força em direção dorsal no semilunar, para ajudar na redução desse osso. Nos casos em que não há possibilidade de reduzir a lesão por método fechado, será preciso fazer a redução em regime de urgência no centro cirúrgico.[241] É essencial obter radiografias após a redução, para a avaliação da qualidade da redução e presença de qualquer fratura concomitante que possa ter passado despercebida nas radiografias iniciais.

Uma redução fechada realizada imediatamente diminui qualquer possível pressão sobre o nervo mediano; em seguida à redução fechada, a maioria dos pacientes terá seus sintomas neurológicos resolvidos.[4,219] Em geral, não há necessidade de descompressão imediata do nervo mediano, mas isso será feito nos casos em que não tenha ocorrido resolução dos sintomas, ou quando eles ocorrerem tardiamente.[129] Uma neuropatia grave ou que esteja progredindo do nervo mediano ou ulnar é sempre indicação para exploração cirúrgica.

A cirurgia pode ser realizada por abordagem dorsal ou volar, embora possa haver necessidade de uma abordagem combinada, especialmente se não houver possibilidade de reduzir a luxação por método fechado.[219,288,501] Alguns autores optam pela abordagem combinada em todos os casos, com o objetivo de reparar a cápsula palmar. A abordagem pela linha média dorsal permite que a fileira proximal do carpo e a articulação mediocarpal fiquem satisfatoriamente expostas (Fig. 31.44).[173] Caso estejam ocorrendo problemas neurovasculares, uma abordagem palmar extra permite o acesso para descompressão ou reparo do nervo mediano, reparo vascular (se cabível) e reparo dos ligamentos palmares do carpo. Essa abordagem permite a avaliação e o tratamento adequado de lesões intra-articulares e extra-articulares. Alguns estudos sugeriram que a abordagem combinada pode causar complicações (p. ex., infecção da ferida, aderências de tendões flexores), com resultados funcionais inferiores; no entanto, a maioria dos autores valoriza o uso rotineiro da abordagem combinada para lesões mais graves associadas a uma redução difícil e/ou a sintomas de nervo mediano.[258,455] Técnicas minimamente invasivas e/ou e assistidas por artroscopia também têm sido utilizadas com resultados satisfatórios.[237,531,552]

Lesões do arco menor. Existem reduções que ficam tão estáveis a ponto de se tornar tarefa difícil determinar se realmente ocorreu uma luxação perilunar completa; outras podem ser reduzidas e mantidas em um alinhamento quase normal com a imobilização gessada. Para que uma redução fechada obtenha sucesso, é preciso contar com imagens adequadas, com boas radiografias AP e lateral padronizadas do punho. Reduções inadequadas levam a um prognóstico ruim. É importante confirmar a estabilidade ligamentar com radiografias obtidas em testes de estresse, RM, artroscopia, ou exploração aberta. Aquelas raras lesões em que o cirurgião consegue um alinhamento normal por redução fechada e com as-

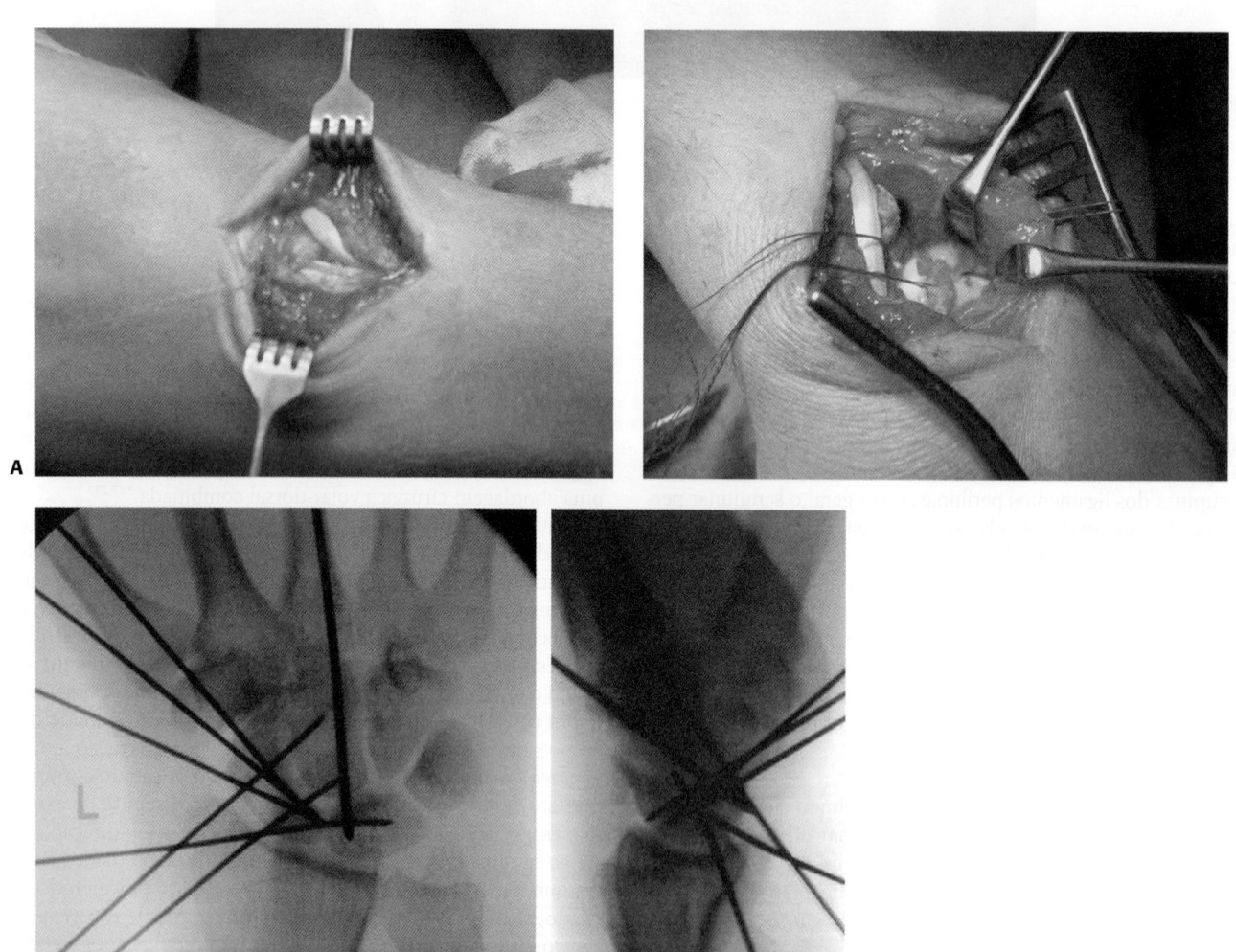

FIGURA 31.44 A: A cápsula dorsal fica exposta através de uma incisão longitudinal centrada sobre o tubérculo de Lister, dividindo o retináculo dos extensores entre o segundo e terceiro compartimentos extensores. O quarto compartimento é aberto com a secção do septo existente entre o terceiro e quarto compartimentos. **B:** Faz-se uma capsulotomia dividindo-se os ligamentos, com exposição das estruturas dorsais. **C:** A redução e a pinagem percutânea são realizadas sob controle direto. Fios de Kirschner extras podem ser inseridos no escafoide e no semilunar, para ajudar na redução. Os ligamentos são reparados com a ajuda de âncoras e suturas.

pecto estável podem ser tratadas com um gesso incluindo o polegar com o punho em posição neutra. Muitos autores preconizam uma revisão diária na primeira semana, como garantia de que não ocorreu novo desvio. Transcorrido esse período, a revisão passará a ocorrer a intervalos semanais ao longo de 12 semanas, quando o aparelho gessado poderá ser removido.[173]

No entanto, os resultados da redução fechada e da imobilização gessada são imprevisíveis; é comum que ocorra perda da redução[4,25] e um estudo constatou que, apesar do uso de imobilização gessada por 17 semanas, a instabilidade carpal persistiu.[101] Hoje em dia, há concordância geral de que o risco de uma deformidade tardia após uma redução bem-sucedida tratada exclusivamente com gesso é inaceitavelmente alto. Por isso, muitos defendem a imediata intervenção operatória.[4,25,173] Atualmente, recomenda-se o uso da fixação percutânea por fios de Kirschner para a estabilização do carpo após a redução fechada. Essa opção diminui a incidência de perda tardia da redução e melhora a capacidade de cicatrização dos ligamentos intrínsecos. Se possível, a fixação por pinos poderá ser efetuada com a ajuda da artroscopia.[237,531] Luxações perilunares que ficam estáveis após a redução necessitarão apenas de dois pinos para sua fixação. Um pino transversal passado entre o escafoide e o semilunar (o pino também pode ser introduzido através do rádio até o semilunar, para a neutralização do alinhamento radiossemilunar), e um segundo pino é passado pelo escafoide até o capitato. A estabilização da articulação lunopiramidal por pinos é um tópico controverso.[157,173,253] Como rotina, os pinos podem ser retirados após 8 semanas, mas a imobilização gessada deve continuar por um total de 12 semanas após a redução.[173]

Em sua grande maioria, as luxações perilunares são irredutíveis ou instáveis. Se a redução não ficar ideal ou se não puder ser efetuada, então ficam indicados exploração e reparo abertos.[25,78,196] Resultados significativamente superiores foram informados após a redução aberta, reparo ligamentar e estabilização com fios de Kirschner, em comparação com redução fechada e pinagem percutânea.[25,216] Alguns autores preconizam o uso da fixação temporária por parafusos, em vez dos fios de Kirschner, para possibilitar uma movimentação mais precoce.[456]

O prognóstico para essas lesões é reservado, mesmo nos casos de redução bem-sucedida e de manutenção da estabilidade intercarpal; estudos mais extensos relataram satisfação dos pacientes, mas foram observados altos percentuais de perda da redução e de artrose, embora esses achados não tenham correlação com o resultado funcional.[15,258] Em um estudo de média duração de 22 pacientes com luxações perilunares tratadas com redução aberta, cerclagem com fio metálico e reparo ligamentar, 15 pacientes informaram grande satisfação com o resultado, a amplitude de movimento chegou a 87% e a força de preensão a 77%, em comparação com o punho contralateral, mas apenas dez pacientes retornaram ao mesmo tipo de ocupação profissional que exerciam antes de sua lesão.[501]

Lesões do arco maior. O tratamento dessas lesões consiste na redução da luxação seguida por redução aberta e fixação interna (RAFI), pois esse é o melhor método para obtenção de uma redução anatômica da fratura. O método também permite o reparo de lesões ligamentares associadas, além do uso de enxerto ósseo nos casos de cominuição do escafoide.[101] Como rotina, recomenda-se a fixação do escafoide por parafuso canulado,[253,258,456] embora tenham sido publicados alguns relatos de fixação exclusivamente por fios de Kirschner.[157,216] Também nesse caso há questionamento com relação à estabilização da articulação lunopiramidal.[157,253]

A maioria das séries informa resultados radiológicos satisfatórios, embora muitos casos tenham evoluído para a artrose em revisões de longo prazo, aparentemente sem correlação com resultado funcional.[157,215,216,253,258] Do ponto de vista global, a reação dos pacientes é satisfatória, permitindo seu retorno ao emprego, embora apenas raramente a restauração das funções seja completa, pois foram documentados enrijecimento residual do punho e redução da força de preensão.[215,216,253,258]

Luxações perilunares crônicas. Lesões diagnosticadas dentro de 3 meses ainda são potencialmente tratáveis por redução aberta, desde que não tenha ocorrido degeneração da cartilagem, embora nesse estágio o tratamento seja frequentemente mais difícil por causa das alterações articulares e da contratura capsular, o que implica resultados piores.[251,254] O cirurgião poderá testar se uma redução tardia terá sucesso com radiografias do carpo sob 11-13 kg de tração.[173] Se o realinhamento dos ossos do carpo for possível, o cirurgião deverá oferecer ao paciente uma tentativa de redução aberta (por abordagens palmar e dorsal), reparo e fixação interna, porque mesmo em casos mais tardios os resultados podem ser surpreendentemente bons.[173,254,410,473] Quase sempre os problemas tardios, como isquemia de osso carpal e contratura ligamentar, exigem algum tipo de cirurgia de salvação; por exemplo, carpectomia da fileira proximal ou artrodese total do punho.[219] Normalmente, a carpectomia da fileira proximal propicia resultados satisfatórios nos casos em que houve preservação da cabeça do capitato e da fossa semilunar.[241,234,389]

Alguns pacientes não têm bons resultados com o tratamento agudo. Dependendo do momento do diagnóstico (a contar do momento de ocorrência da lesão) e da extensão e tipo de qualquer cirurgia que já tenha sido realizada, as opções para o tratamento são idênticas àquelas para o tratamento agudo. Nos casos em que ocorreu remoção de um osso ou fragmento ósseo, por exemplo, a parte proximal do escafoide ou um fragmento do capitato, as alternativas são reabilitação do membro e avaliação do nível funcional, ou um procedimento de salvação (p. ex., artrodese radiocarpal ou carpectomia da fileira proximal).[173]

MÉTODO DE TRATAMENTO PREFERIDO PELOS AUTORES – LUXAÇÕES E FRATURAS-LUXAÇÕES PERILUNARES

Todos os pacientes com lesão perilunar aguda devem ser imediatamente tratados por redução fechada. Para aqueles com *lesão do arco menor* que possa ser reduzida por método fechado, preferimos a fixação por fios de Kirschner em vez do tratamento conservador com gesso. Ainda não foi devidamente esclarecido o papel da redução associada à fixação percutânea, que ainda se encontra em fase experimental.

Preferimos uma abordagem pela linha média dorsal, com o objetivo de expor e realinhar os ossos (Fig. 31.44), com uma abordagem palmar adicional para problemas neurovasculares. A cirurgia é semelhante àquela para tratamento da DSL, exceto pela realização de uma liberação estendida do túnel do carpo, quando necessário. A cápsula palmar deve ser examinada ao longo de suas inserções na borda radial ou através do espaço de Poirier, que com frequência estará lesionado. Habitualmente, a cápsula dorsal é aberta ao longo de sua origem desde a borda radial dorsal, e também, do ponto de vista longitudinal, no espaço entre o segundo e o quarto compartimentos extensores; a seguir, deve-se examinar a fileira proximal do carpo.[173]

Diante de uma fratura do escafoide (*lesão do arco maior*), pode-se fazer a redução por meio da abordagem dorsal, com estabilização temporária com fios de Kirschner e fixação com um parafuso canulado. Em alguns casos, deve-se usar enxerto ósseo trabecular autógeno nos casos de fratura cominutiva do escafoide. Se não ocorreu fratura do escafoide, o osso será alinhado ao semilunar e, em seguida, fixa-se um parafuso percutâneo na direção radial-ulnar. O ligamento escafossemilunar dorsal é reinserido com uma pequena âncora de sutura. Entre 2-6 meses após a lesão, o parafuso será retirado. Uma vez que o escafoide esteja reduzido, em geral a articulação lunopiramidal fica alinhada. Em algumas circunstâncias, estabilizamos essa articulação com fios de Kirschner ou com um parafuso temporário; porém, mais recentemente temos optado por deixar esta articulação sem fixação.

A redução e a fixação por fios de Kirschner devem ser centradas no semilunar. O alinhamento do semilunar e sua fixação com pinos são feitos primeiramente através do rádio distal, para neutralização do alinhamento radiossemilunar. Em seguida, faz-se a redução/fixação da articulação lunopiramidal com um segundo fio de Kirschner. Os ligamentos serão reparados conforme a necessidade. Em seguida, avalia-se o alinhamento da articulação capitato-semilunar e confere-se o alinhamento colinear do carpo. Por último, a articulação escafossemilunar é reduzida e mantida em posição com fios de Kirschner. Em muitos pacientes nota-se uma fratura do rádio distal radial associada, que deve ser anatomicamente reduzida e estabilizada com fios de Kirschner ou com um parafuso de compressão.[173]

Instabilidade radiocarpal

Etiologia

As lesões mais comuns na articulação radiocarpal são fraturas-luxações do rádio distal e do carpo; por exemplo, fraturas-luxações palmar e volar de Barton, da estiloide radial e *die-punch*. São menos comuns as lesões radiocarpais exclusivamente ligamentares que podem resultar em verdadeira luxação ulnar, dorsal ou volar do punho; algumas dessas lesões passam despercebidas, pois podem reduzir de forma espontânea (Fig. 31.45). Translação ulnar é a instabilidade radiocarpal mais frequente. Essas lesões ocorrem predominantemente em homens jovens e com frequência são de natureza grave.[173]

Avaliação clínica e diagnóstico

A instabilidade radiocarpal pode ocorrer de forma aguda, evoluir gradualmente ou ser observada como sequela tardia de uma luxação perilunar. Na fase aguda, o paciente se apresenta com uma história de trauma de alta energia; por exemplo, queda de um local elevado. Queixa-se com frequência de inchaço, deformidade e dor no punho. Inchaço dorsal no punho e sensibilidade local são mais perceptíveis ao nível radiocarpal, sendo agravados pelo movimento do punho. A deformidade pode ser decorrente de translação ulnar, dorsal ou volar do carpo. No caso de translação ulnar, o punho e a mão estão desviados na direção ulnar. A maioria dos pacientes exibe lesão associada, sendo comum a ruptura da articulação radioulnar distal; portanto, justifica-se uma avaliação minuciosa.[138,333]

Imagens. Na avaliação primária, o clínico deve recorrer às radiografias de rotina para escafoide para a detecção de desvio e de fraturas associadas. Pode haver necessidade do uso de testes de estresse, para

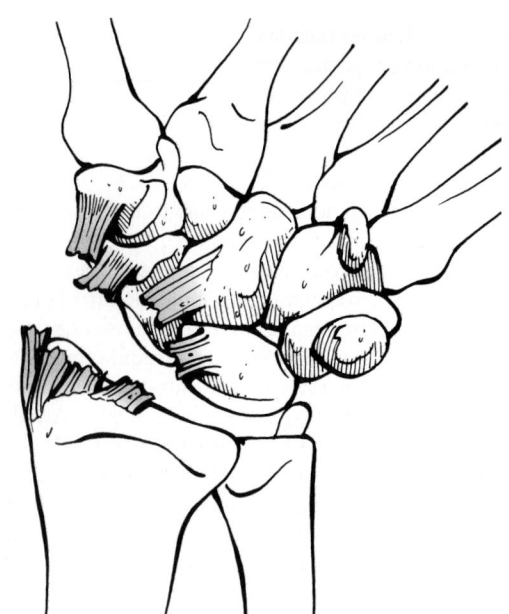

FIGURA 31.45 Luxação radiocarpal com ruptura de ligamentos radiocarpais. Essa lesão exige estabilização com fios de Kirschner e reparo direto dos ligamentos radiocarpais.

demonstração da instabilidade radiocarpal dinâmica.[138,333] Naqueles pacientes com translação ulnar, com frequência o aspecto radiográfico é dramático: o semilunar fica em uma posição imediatamente distal à ulna, e se abre um grande espaço entre a estiloide radial e o escafoide. Se também ocorreu uma lesão perilunar, o semilunar e o piramidal deslizam em uma direção ulnar, abrindo uma lacuna entre o escafoide e o semilunar. Em alguns casos, o desvio ulnar é sutil, e uma redução no índice ulnocarpal pode ser a única pista para o diagnóstico. As causas crônicas para a translação ulnar são: artrite reumatoide e deformidades do desenvolvimento (p. ex., deformidade de Madelung).[173]

Para uma definição mais adequada das lesões ósseas associadas, pode haver necessidade de um estudo de TAC. Para determinação da extensão da ruptura ligamentar, pode-se usar RM.

Classificação. A luxação radiocarpal foi classificada em dois grupos por Dumontier et al.[138]

- Tipo I: luxação radiocarpal sem fratura, ou com fratura na ponta de estiloide radial, quando se assume que os ligamentos radiocarpais sofreram avulsão do rádio.
- Tipo II: luxação radiocarpal com fratura do estiloide radial envolvendo mais de um terço da fossa escafoide, quando se assume que os ligamentos radiocarpais permaneceram presos ao processo estiloide.

Moneim et al.[322] também classificaram essas lesões em dois grupos, mas a classificação desses autores depende da presença ou ausência de uma lesão a um ligamento intercarpal.

- Tipo I: ligamentos intercarpais intactos
- Tipo II: combinação de luxação radiocarpal e intercarpal

Pode-se observar uma translação dorsal do carpo, juntamente com translação ulnar, em dois tipos: instabilidade verdadeira secundária à lesão ligamentar; e instabilidade decorrente de um desvio carpal devido a uma mudança na posição da superfície articular do rádio distal. Translação exclusivamente dorsal ocorre após a perda da inclinação palmar normaldo rádio distal, de um ângulo em flexão para um em extensão. Essa última situação é um problema que ocorre comumente devido ao colapso de fratura do rádio distal.[173]

Tratamento

Luxações da articulação radiocarpal devem ser imediatamente reduzidas, porque a deformidade associada pode comprometer estruturas neurovasculares adjacentes. Embora a redução em geral seja possível, com frequência haverá dificuldade em mantê-la. Deve-se considerar o tratamento aberto na maioria das luxações do carpo.[173]

Em casos de lesões do tipo I, os ligamentos radiocarpais volares devem ser reparados com o uso de âncoras de sutura, para que não ocorra translação ulnar ou volar secundária.[138] Nos casos com um grande fragmento de fratura, é provável que os ligamentos volares estejam presos ao fragmento; portanto, este deverá ser tratado com redução aberta e fixação interna (RAFI). É recomendável uma estabilização extra da articulação radiocarpal com uso de fios de Kirschner ou de fixação externa, a fim de evitar uma translação carpal tardia, especialmente em lesões do tipo I.[138,233] Lesões concomitantes de ligamentos intercarpais também devem ser reparadas.[322] Após a ocorrência de uma luxação radiocarpal, deve-se contar com limitação do movimento do punho de cerca de 30-40% do normal.[138,333]

Para pacientes que se apresentam com atraso ou têm um diagnóstico tardio, normalmente o reparo ligamentar não trará bons resultados. O método mais acertado para o controle de uma possível recidiva da deformidade é a artrodese radiocarpal parcial ou total. A artrodese radiossemilunar é uma técnica apropriada para essa situação, embora o grau de lesão articular possa indicar uma artrodese radioescafoide em alguns casos, e uma artrodese radioescafossemilunar (RSL) em outros. Em geral, haverá indicação para essa última opção nos casos de combinação de instabilidades radiocarpal e perilunar.[173]

Orientações para futuras pesquisas em instabilidade radiocarpal

Carecemos de mais dados de resultado em curto e em longo prazo referentes a todas as instabilidades do carpo. Recentemente, presenciamos um progresso substancial no entendimento e na detecção de lesões dos ligamentos do carpo, sobretudo graças aos exames de imagem, cada vez mais eficientes. Espera-se que melhores imagens e técnicas cirúrgicas venham a permitir previsões mais acuradas da evolução das instabilidades do carpo e, com isso, possam ser determinadas as indicações de tratamento cirúrgico em um estágio mais inicial. É provável que, no futuro, sejam concebidos métodos cirúrgicos aperfeiçoados para tratamento desses problemas. Provavelmente o uso de técnicas fechadas associadas à fluoroscopia ou artroscopia irá aumentar, resultando em melhores resultados terapêuticos.

Vale a pena especular se uma população cada vez mais idosa irá afetar o diagnóstico e o tratamento das fraturas e instabilidades do carpo. Atualmente, tais lesões ocorrem sobretudo em pacientes mais jovens; porém, com a mudança na demografia dos pacientes, é possível que essa incidência se altere e que talvez surjam novos desafios.

Lesões dos ligamentos do carpo: dicas e armadilhas

- DSL é o padrão mais comum de instabilidade carpal
- É provável que DSL sem um semilunar em extensão não tenha origem traumática
- Para casos de DSL, os resultados do tratamento com fios de Kirschner são imprevisíveis; assim, se as radiografias revelarem insucesso na redução fechada, deve-se fazer o reparo ligamentar
- Para casos de instabilidade escafossemilunar crônica, pode haver necessidade de uma artrodese parcial ou completa do punho
- Os padrões de luxação perilunar abrangem um espectro considerável de entorses, fraturas-luxações e instabilidades
- Nos exames iniciais, até um quarto das luxações perilunares deixa de ser diagnosticado
- Como rotina, luxações e fraturas-luxações perilunares devem ser imediatamente tratadas com redução e estabilização cirúrgica
- DLP pode resultar em interrupção das linhas de Gilula nas radiografias
- O reparo aberto do ligamento lunopiramidal apenas será possível na lesão aguda

REFERÊNCIAS BIBLIOGRÁFICAS

1. Abdel-Salam A, Eyres KS, Cleary J. Detecting fractures of the scaphoid: The value of comparative X-rays of the uninjured wrist. *J Hand Surg Br.* 1992;17:28–32.
2. Adamany DC, Mikola EA, Fraser BJ. Percutaneous fixation of the scaphoid through a dorsal approach: An anatomic study. *J Hand Surg Am.* 2008;33:327–331.
3. Adey L, Souer JS, Lozano-Calderon S, et al. Computed tomography of suspected scaphoid fractures. *J Hand Surg Am.* 2007;32:61–66.
4. Adkison JW, Chapman MW. Treatment of acute lunate and perilunate dislocations. *Clin Orthop Relat Res.* 1982;199–207.
5. Adler BD, Logan PM, Janzen DL, et al. Extrinsic radiocarpal ligaments: Magnetic resonance imaging of normal wrists and scapholunate dissociation. *Can Assoc Radiol J.* 1996;47:417–422.
6. Adolfsson L, Lindau T, Arner M. Acutrak screw fixation versus cast immobilisation for undisplaced scaphoid waist fractures. *J Hand Surg Br.* 2001;26:192–195.
7. Aguilella L, Garcia-Elias M. The anterolateral corner of the radial metaphysis as a source of bone graft for the treatment of scaphoid nonunion. *J Hand Surg Am.* 2012;37: 1258–1262.
8. Albertsen J, Mencke S, Christensen L, et al. Isolated capitate fracture diagnosed by computed tomography. Case report. *Handchir Mikrochir Plast Chir.* 1999;31:79–81.
9. Aldridge JM III, Mallon WJ. Hook of the hamate fractures in competitive golfers: Results of treatment by excision of the fractured hook of the hamate. *Orthopedics.* 2003;26:717–719.
10. Alho A, Kankaanpää U. Management of fractured scaphoid bone. A prospective study of 100 fractures. *Acta Orthop Scand.* 1975;46:737–743.
11. Allan CH, Joshi A, Lichtman DM. Kienböck's disease: Diagnosis and treatment. *J Am Acad Orthop Surg.* 2001;9:128–136.
12. Almquist EE, Bach AW, Sack JT, et al. Four-bone ligament reconstruction for treatment of chronic complete scapholunate separation. *J Hand Surg Am.* 1991;16:322–327.
13. Alshryda S, Shah A, Odak S, et al. Acute fractures of the scaphoid bone: Systematic review and meta-analysis. *Surgeon.* 2012;10(4):218–229.
14. Alt V, Sicre G. Dorsal transscaphoid-transtriquetral perilunate dislocation in pseudarthrosis of the scaphoid. *Clin Orthop Relat Res.* 2004;135–137.
15. Altissimi M, Mancini GB, Azzara A. Perilunate dislocations of the carpus. A long-term review. *Ital J Orthop Traumatol.* 1987;13:491–500.
16. Altman DG, Bland JM. Diagnostic tests 2: Predictive values. *BMJ.* 1994;309:102.
17. Altman DG, Bland JM. Diagnostic tests. 1: Sensitivity and specificity. *BMJ.* 1994;308:1552.
18. Amadio PC, Berquist TH, Smith DK, et al. Scaphoid malunion. *J Hand Surg Am.* 1989;14:679–687.
19. American College of Radiology (ACR). Expert Panel on Musculoskeletal Imaging, ACR Appropriateness Criteria. In: Reston VA. ed. *Acute Hand and Wrist Trauma.* 1st ed. American College of Radiology; 2001:1–7.
20. Anderson ML, Skinner JA, Felmlee JP, et al. Diagnostic comparison of 1.5 Tesla and 3.0 Tesla preoperative MRI of the wrist in patients with ulnar-sided wrist pain. *J Hand Surg Am.* 2008;33:1153–1159.
21. Anderson SE, Steinbach LS, Tschering-Vogel D, et al. MR imaging of avascular scaphoid nonunion before and after vascularized bone grafting. *Skeletal Radiol.* 2005;34:314–320.
22. Anderson R, Radmer S, Sparmann M, et al. Imaging of hamate bone fractures in conventional X-rays and high-resolution computed tomography. An in vitro study. *Invest Radiol.* 1999;34:46–50.
23. Annamalai G, Raby N. Scaphoid and pronator fat stripes are unreliable soft tissue signs in the detection of radiographically occult fractures. *Clin Radiol.* 2003;58:798–800.
24. Apergis E, Darmanis S, Kastanis G, et al. Does the term scaphocapitate syndrome need to be revised? A report of 6 cases. *J Hand Surg Br.* 2001;26:441–445.
25. Apergis E, Maris J, Theodoratos G, et al. Perilunate dislocations and fracture-dislocations. Closed and early open reduction compared in 28 cases. *Acta Orthop Scand Suppl.* 1997;275:55–59.
26. Arner M, Hagberg L. Wrist flexion strength after excision of the pisiform bone. *Scand J Plast Reconstr Surg.* 1984;18:241–245.
27. Arora R, Gschwentner M, Krappinger D, et al. Fixation of nondisplaced scaphoid fractures: Making treatment cost effective. Prospective controlled trial. *Arch Orthop Trauma Surg.* 2007;127:39–46.
28. Arora R, Lutz M, Zimmermann R, et al. Free vascularised iliac bone graft for recalcitrant avascular nonunion of the scaphoid. *J Bone Joint Surg Br.* 2010;92:224–229.

29. Baczkowski B, Lorczynski A, Kabula J, et al. Scapholunate ligament repair using suture anchors. *Ortop Traumatol Rehabil.* 2006;8:129–133.
30. Bain GI, Bennett JD, MacDermid JC, et al. Measurement of the scaphoid humpback deformity using longitudinal computed tomography: Intra- and interobserver variability using various measurement techniques. *J Hand Surg Am.* 1998;23:76–81.
31. Barton NJ. Twenty questions about scaphoid fractures. *J Hand Surg Br.* 1992;17: 289–310.
32. Beadel GP, Ferreira L, Johnson JA, et al. Interfragmentary compression across a simulated scaphoid fracture–analysis of 3 screws. *J Hand Surg Am.* 2004;29:273–278.
33. Beckenbaugh RD, Shives TC, Dobyns JH, et al. Kienböck's disease: The natural history of Kienböck's disease and consideration of lunate fractures. *Clin Orthop Relat Res.* 1980;98–106.
34. Beeres FJ, Hogervorst M, Rhemrev SJ, et al. A prospective comparison for suspected scaphoid fractures: Bone scintigraphy versus clinical outcome. *Injury.* 2007;38:769–774.
35. Beeres FJ, Rhemrev SJ, den HP, et al. Early magnetic resonance imaging compared with bone scintigraphy in suspected scaphoid fractures. *J Bone Joint Surg Br.* 2008;90: 1205–1209.
36. Beredjiklian PK, Dugas J, Gerwin M. Primary repair of the scapholunate ligament. *Tech Hand Up Extrem Surg.* 1998;2:269–273.
37. Berger RA, Blair WF, Crowninshield RD, et al. The scapholunate ligament. *J Hand Surg Am.* 1982;7:87–91.
38. Berger RA, Blair WF, El-Khoury GY. Arthrotomography of the wrist. The palmar radiocarpal ligaments. *Clin Orthop Relat Res.* 1984;224–229.
39. Berger RA, Blair WF. The radioscapholunate ligament: A gross and histologic description. *Anat Rec.* 1984;210:393–405.
40. Berger RA, Imeada T, Berglund L, et al. Constraint and material properties of the subregions of the scapholunate interosseous ligament. *J Hand Surg Am.* 1999;24:953–962.
41. Berger RA, Kauer JM, Landsmeer JM. Radioscapholunate ligament: A gross anatomic and histologic study of fetal and adult wrists. *J Hand Surg Am.* 1991;16:350–355.
42. Berger RA, Landsmeer JM. The palmar radiocarpal ligaments: A study of adult and fetal human wrist joints. *J Hand Surg Am.* 1990;15:847-54.
43. Berger RA. The anatomy of the ligaments of the wrist and distal radioulnar joints. *Clin Orthop Relat Res.* 2001;32–40.
44. Berger RA. The anatomy of the scaphoid. *Hand Clin.* 2001;17:525–532.
45. Berger RA. The gross and histologic anatomy of the scapholunate interosseous ligament. *J Hand Surg Am.* 1996;21:170–178.
46. Berger RA. The ligaments of the wrist. A current overview of anatomy with considerations of their potential functions. *Hand Clin.* 1997;13:63–82.
47. Bernard SA, Murray PM, Heckman MG. Validity of conventional radiography in determining scaphoid waist fracture displacement. *J Orthop Trauma.* 2010;24:448–451.
48. Bettinger PC, Linscheid RL, Berger RA, et al. An anatomic study of the stabilizing ligaments of the trapezium and trapeziometacarpal joint. *J Hand Surg Am.* 1999;24:786–798.
49. Bhalla S, Higgs PE, Gilula LA. Utility of the radial-deviated, thumb-abducted lateral radiographic view for the diagnosis of hamate hook fractures: Case report. *Radiology.* 1998;209:203–207.
50. Bhat M, McCarthy M, Davis TR, et al. MRI and plain radiography in the assessment of displaced fractures of the waist of the carpal scaphoid. *J Bone Joint Surg Br.* 2004; 86:705–713.
51. Bickert B, Sauerbier M, Germann G. Scapholunate ligament repair using the Mitek bone anchor. *J Hand Surg Br.* 2000;25:188–192.
52. Blatt G. Capsulodesis in reconstructive hand surgery. Dorsal capsulodesis for the unstable scaphoid and volar capsulodesis following excision of the distal ulna. *Hand Clin.* 1987;3:81–102.
53. Boabighi A, Kuhlmann JN, Kenesi C. The distal ligamentous complex of the scaphoid and the scapho-lunate ligament. An anatomic, histological and biomechanical study. *J Hand Surg Br.* 1993;18:65–69.
54. Bohler L, Trojan E, Jahna H. The results of treatment of 734 fresh, simple fractures of the scaphoid. *J Hand Surg Br.* 2003;28:319–331.
55. Bond CD, Shin AY, McBride MT, et al. Percutaneous screw fixation or cast immobilization for nondisplaced scaphoid fractures. *J Bone Joint Surg Am.* 2001;83-A:483–488.
56. Botte MJ, Gelberman RH. Fractures of the carpus, excluding the scaphoid. *Hand Clin.* 1987;3:149–161.
57. Botte MJ, Pacelli LL, Gelberman RH. Vascularity and osteonecrosis of the wrist. *Orthop Clin North Am.* 2004;35:405–421.
58. Braga-Silva J, Peruchi FM, Moschen GM, et al. A comparison of the use of distal radius vascularised bone graft and non-vascularised iliac crest bone graft in the treatment of non-union of scaphoid fractures. *J Hand Surg Eur Vol.* 2008;33:636–640.
59. Breederveld RS, Tuinebreijer WE. Investigation of computed tomographic scan concurrent criterion validity in doubtful scaphoid fracture of the wrist. *J Trauma.* 2004;57:851–854.
60. Breitenseher MJ, Metz VM, Gilula LA, et al. Radiographically occult scaphoid fractures: Value of MR imaging in detection. *Radiology.* 1997;203:245–250.
61. Brondum V, Larsen CF, Skov O. Fracture of the carpal scaphoid: Frequency and distribution in a well-defined population. *Eur J Radiol.* 1992;15:118–122.
62. Brooks S, Wluka AE, Stuckey S, et al. The management of scaphoid fractures. *J Sci Med Sport.* 2005;8:181–189.
63. Brown RR, Fliszar E, Cotten A, et al. Extrinsic and intrinsic ligaments of the wrist: Normal and pathologic anatomy at MR arthrography with three-compartment enhancement. *Radiographics.* 1998;18:667–674.
64. Brumbaugh RB, Crowninshield RD, Blair WF, et al. An in-vivo study of normal wrist kinematics. *J Biomech Eng.* 1982;104:176–181.
65. Brydie A, Raby N. Early MRI in the management of clinical scaphoid fracture. *Br J Radiol.* 2003;76:296–300.
66. Buijze GA, Doornberg JN, Ham JS, et al. Surgical compared with conservative treatment for acute nondisplaced or minimally displaced scaphoid fractures: A systematic review and meta-analysis of randomized controlled trials. *J Bone Joint Surg Am.* 2010;92:1534–1544.
67. Buijze GA, Dvinskikh NA, Strackee SD, et al. Osseous and ligamentous scaphoid anatomy: Part II. Evaluation of ligament morphology using three-dimensional anatomical imaging. *J Hand Surg Am.* 2011;36:1936–1943.
68. Buijze GA, Guitton TG, van Dijk CN, et al. Training improves interobserver reliability for the diagnosis of scaphoid fracture displacement. *Clin Orthop Relat Res.* 2012;470(7):2029–2034.
69. Buijze GA, Jorgsholm P, Thomsen NO, et al. Diagnostic performance of radiographs and computed tomography for displacement and instability of acute scaphoid waist fractures. *J Bone Joint Surg Am.* 2012;94(21):1967–1974.
70. Buijze GA, Jorgsholm P, Thomsen NO, et al. Factors associated with arthroscopically determined scaphoid fracture displacement and instability. *J Hand Surg Am.* 2012; 37:1405–1410.
71. Buijze GA, Lozano-Calderon SA, Strackee SD, et al. Osseous and ligamentous scaphoid anatomy: Part I. A systematic literature review highlighting controversies. *J Hand Surg Am.* 2011;36:1926–1935.
72. Buijze GA, Mallee WH, Beeres FJ, et al. Diagnostic performance tests for suspected scaphoid fractures differ with conventional and latent class analysis. *Clin Orthop Relat Res.* 2011;469:3400–3407.
73. Buijze GA, Ochtman L, Ring D. Management of scaphoid nonunion. *J Hand Surg Am.* 2012;37:1095–1100.
74. Burgess RC. The effect of a simulated scaphoid malunion on wrist motion. *J Hand Surg Am.* 1987;12:774–776.
75. Calandruccio JH, Duncan SF. Isolated nondisplaced capitate waist fracture diagnosed by magnetic resonance imaging. *J Hand Surg Am.* 1999;24:856–859.
76. Calfee RP, White L, Patel A, et al. Palmar dislocation of the trapezoid with coronal shearing fracture: Case report. *J Hand Surg Am.* 2008;33:1482–1485.
77. Caloia MF, Gallino RN, Caloia H, et al. Incidence of ligamentous and other injuries associated with scaphoid fractures during arthroscopically assisted reduction and percutaneous fixation. *Arthroscopy.* 2008;24:754–759.
78. Campbell RD Jr, Thompson TC, Lance EM, et al. Indications for open reduction of lunate and perilunate dislocations of the carpal bones. *J Bone Joint Surg Am.* 1965; 47:915–937.
79. Camus EJ, Millot F, Lariviere J, et al. [The double-cup carpus: A demonstration of the variable geometry of the carpus]. *Chir Main.* 2008;27:12–19.
80. Cautilli GP, Wehbe MA. Scapho-lunate distance and cortical ring sign. *J Hand Surg Am.* 1991;16:501–503.
81. Cetti R, Christensen SE, Reuther K. Fracture of the lunate bone. *Hand.* 1982;14:80–84.
82. Chantelot C, Peltier B, Demondion X, et al. A trans STT, trans capitate perilunate dislocation of the carpus. A case report. *Ann Chir Main Memb Super.* 1999;18:61–65.
83. Charalambous CP, Mills SP, Hayton MJ. Gradual distraction using an external fixator followed by open reduction in the treatment of chronic lunate dislocation. *Hand Surg.* 2010;15:27–29.
84. Cheng CY, Hsu KY, Tseng IC, et al. Concurrent scaphoid fracture with scapholunate ligament rupture. *Acta Orthop Belg.* 2004;70:485–491.
85. Cheung GC, Lever CJ, Morris AD. X-ray diagnosis of acute scaphoid fractures. *J Hand Surg Br.* 2006;31:104–109.
86. Choi R, Raskin KB. Rotatory subluxation of the scaphoid. *Bull Hosp Jt Dis.* 2000;59: 197-200.
87. Chou YC, Hsu YH, Cheng CY, et al. Percutaneous screw and axial Kirschner wire fixation for acute transscaphoid perilunate fracture dislocation. *J Hand Surg Am.* 2012;37(4):715–720.
88. Christiansen TG, Rude C, Lauridsen KK, et al. Diagnostic value of ultrasound in scaphoid fractures. *Injury.* 1991;22:397–399.
89. Chung KC. A simplified approach for unstable scaphoid fracture fixation using the Acutrak screw. *Plast Reconstr Surg.* 2002;110:1697–1703.
90. Clark DW, Blackburn N. Treatment of periscaphoid osteoarthritis by Silastic scaphoid implant. *J R Soc Med.* 1989;82:464–465.
91. Clay NR, Dias JJ, Costigan PS, et al. Need the thumb be immobilised in scaphoid fractures? A randomised prospective trial. *J Bone Joint Surg Br.* 1991;73:828–832.
92. Cobb TK, Dalley BK, Posteraro RH, et al. Anatomy of the flexor retinaculum. *J Hand Surg Am.* 1993;18:91–99.
93. Cohen MS, Jupiter JB, Fallahi K, et al. Scaphoid waist nonunion with humpback deformity treated without structural bone graft. *J Hand Surg Am.* 2013;38(4):701–705.
94. Cohen MS, Taleisnik J. Direct ligamentous repair of scapholunate dissociation with capsulodesis augmentation. *Tech Hand Up Extrem Surg.* 1998;2:18–24.
95. Collins ED, Gharbaoui I. Imaging and anatomic study of the pisiform bone/ulnar nerve relationship-evaluation of the preferred surgical approach for the excision of the pisiform bone. *Tech Hand Up Extrem Surg.* 2010;14:150–154.
96. Compson JP. The anatomy of acute scaphoid fractures: A three-dimensional analysis of patterns. *J Bone Joint Surg Br.* 1998;80:218–224.
97. Conyers DJ. Scapholunate interosseous reconstruction and imbrication of palmar ligaments. *J Hand Surg Am.* 1990;15:690–700.
98. Cooney AD, Stuart PR. Symptomatic nonunion of an isolated capitate fracture in an adolescent. *J Hand Surg Eur Vol.* 2013;38(5):565–567.
99. Cooney WP III, Dobyns JH, Linscheid RL. Nonunion of the scaphoid: Analysis of the results from bone grafting. *J Hand Surg Am.* 1980;5:343–354.
100. Cooney WP III. Scaphoid fractures: Current treatments and techniques. *Instr Course Lect.* 2003;52:197–208.
101. Cooney WP, Bussey R, Dobyns JH, et al. Difficult wrist fractures. Perilunate fracture-dislocations of the wrist. *Clin Orthop Relat Res.* 1987;136–147.
102. Cooney WP, Dobyns JH, Linscheid RL. Arthroscopy of the wrist: Anatomy and classification of carpal instability. *Arthroscopy.* 1990;6:133–140.
103. Cooney WP, Dobyns JH, Linscheid RL. Fractures of the scaphoid: A rational approach to management. *Clin Orthop Relat Res.* 1980;90–97.
104. Cooney WP. Failure of treatment of ununited fractures of the carpal scaphoid. *J Bone Joint Surg Am.* 1984;66:1145–1146.
105. Cordrey LJ, Ferrer-Torells M. Management of fractures of the greater multangular. Report of five cases. *J Bone Joint Surg Am.* 1960;42-A:1111–1118.
106. Court-Brown CM, Bugler KE, Clement ND, et al. The epidemiology of open fractures in adults. A 15-year review. *Injury.* 2012;43:891–897.
107. Court-Brown CM, Caesar B. Epidemiology of adult fractures: A review. *Injury.* 2006; 37:691–697.
108. Cruickshank J, Meakin A, Breadmore R, et al. Early computerized tomography accurately determines the presence or absence of scaphoid and other fractures. *Emerg Med Australas.* 2007;19:223–228.
109. Dacho A, Grundel J, Holle G, et al. Long-term results of midcarpal arthrodesis in the treatment of scaphoid nonunion advanced collapse (SNAC-Wrist) and scapholunate advanced collapse (SLAC-Wrist). *Ann Plast Surg.* 2006;56:139–144.
110. DaCruz DJ, Taylor RH, Savage B, et al. Ultrasound assessment of the suspected scaphoid fracture. *Arch Emerg Med.* 1988;5:97–100.
111. Daecke W, Lorenz S, Wieloch P, et al. Lunate resection and vascularized Os pisiform transfer in Kienböck's disease: An average of 10 years of follow-up study after Saffar's procedure. *J Hand Surg Am.* 2005;30:677–684.
112. Davis EN, Chung KC, Kotsis SV, et al. A cost/utility analysis of open reduction and internal fixation versus cast immobilization for acute nondisplaced mid-waist scaphoid fractures. *Plast Reconstr Surg.* 2006;117:1223–1235.

113. Davis KW, Blankenbaker DG. Imaging the ligaments and tendons of the wrist. *Semin Roentgenol.* 2010;45:194–217.
114. de Beer JD, Hudson DA. Fractures of the triquetrum. *J Hand Surg Br.* 1987;12: 52–53.
115. De SF, De SL. Isolated fracture of the capitate: The value of MRI in diagnosis and follow up. *Acta Orthop Belg.* 2002;68:310–315.
116. de Zwart AD, Beeres FJ, Kingma LM, et al. Interobserver variability among radiologists for diagnosis of scaphoid fractures by computed tomography. *J Hand Surg Am.* 2012;37:2252–2256.
117. de Zwart AD, Beeres FJ, Ring D, et al. MRI as a reference standard for suspected scaphoid fractures. *Br J Radiol.* 2012;85:1098–1101.
118. Deletang F, Segret J, Dap F, et al. Chronic scapholunate instability treated by scaphocapitate fusion: A midterm outcome perspective. *Orthop Traumatol Surg Res.* 2011;97(2):164–171.
119. Demartin F, Quinto O. Isolated dislocation of the pisiform. A case report. *Chir Organi Mov.* 1993;78:121–123.
120. Deshmukh SC, Givissis P, Belloso D, et al. Blatt's capsulodesis for chronic scapholunate dissociation. *J Hand Surg Br.* 1999;24:215–220.
121. Dias JJ, Brenkel IJ, Finlay DB. Patterns of union in fractures of the waist of the scaphoid. *J Bone Joint Surg Br.* 1989;71:307–310.
122. Dias JJ, Dhukaram V, Abhinav A, et al. Clinical and radiological outcome of cast immobilisation versus surgical treatment of acute scaphoid fractures at a mean follow-up of 93 months. *J Bone Joint Surg Br.* 2008;90:899–905.
123. Dias JJ, Finlay DB, Brenkel IJ, et al. Radiographic assessment of soft tissue signs in clinically suspected scaphoid fractures: The incidence of false negative and false positive results. *J Orthop Trauma.* 1987;1:205–208.
124. Dias JJ, Hui AC, Lamont AC. Real time ultrasonography in the assessment of movement at the site of a scaphoid fracture non-union. *J Hand Surg Br.* 1994;19:498–504.
125. Dias JJ, Singh HP. Displaced fracture of the waist of the scaphoid. *J Bone Joint Surg Br.* 2011;93:1433–1439.
126. Dias JJ, Taylor M, Thompson J, et al. Radiographic signs of union of scaphoid fractures. An analysis of inter-observer agreement and reproducibility. *J Bone Joint Surg Br.* 1988;70:299–301.
127. Dias JJ, Wildin CJ, Bhowal B, et al. Should acute scaphoid fractures be fixed? A randomized controlled trial. *J Bone Joint Surg Am.* 2005;87:2160–2168.
128. Dias JJ. Definition of union after acute fracture and surgery for fracture nonunion of the scaphoid. *J Hand Surg Br.* 2001;26:321–325.
129. DiGiovanni B, Shaffer J. Treatment of perilunate and transscaphoid perilunate dislocations of the wrist. *Am J Orthop (Belle Mead NJ).* 1995;24:818–826.
130. Dinah AF, Vickers RH. Smoking increases failure rate of operation for established non--union of the scaphoid bone. *Int Orthop.* 2007;31:503–505.
131. Doornberg JN, Buijze GA, Ham SJ, et al. Nonoperative treatment for acute scaphoid fractures: A systematic review and meta-analysis of randomized controlled trials. *J Trauma.* 2011;71:1073–1081.
132. Dorsay TA, Major NM, Helms CA. Cost-effectiveness of immediate MR imaging versus traditional follow-up for revealing radiographically occult scaphoid fractures. *AJR Am J Roentgenol.* 2001;177:1257–1263.
133. Drac P, Manak P, Cizmar I, et al. [A Palmar percutaneous volar versus a dorsal limited approach for the treatment of non- and minimally-displaced scaphoid waist fractures: An assessment of functional outcomes and complications]. *Acta Chir Orthop Traumatol Cech.* 2010;77:143–148.
134. Drewniany JJ, Palmer AK, Flatt AE. The scaphotrapezial ligament complex: An anatomic and biomechanical study. *J Hand Surg Am.* 1985;10:492–498.
135. Duckworth AD, Buijze GA, Moran M, et al. Predictors of fracture following suspected injury to the scaphoid. *J Bone Joint Surg Br.* 2012;94:961–968.
136. Duckworth AD, Jenkins PJ, Aitken SA, et al. Scaphoid fracture epidemiology. *J Trauma Acute Care Surg.* 2012;72:E41–E45.
137. Duckworth AD, Ring D, McQueen MM. Assessment of the suspected fracture of the scaphoid. *J Bone Joint Surg Br.* 2011;93:713–719.
138. Dumontier C, Meyer zu RG, Sautet A, et al. Radiocarpal dislocations: Classification and proposal for treatment. A review of twenty-seven cases. *J Bone Joint Surg Am.* 2001; 83-A:212–218.
139. Dunn MJ, Johnson C. Static scapholunate dissociation: A new reconstruction technique using a volar and dorsal approach in a cadaver model. *J Hand Surg Am.* 2001;26: 749–754.
140. Easterling KJ, Wolfe SW. Scaphoid shift in the uninjured wrist. *J Hand Surg Am.* 1994;19:604–606.
141. Eastley N, Singh H, Dias JJ, et al. Union rates after proximal scaphoid fractures; meta-analyses and review of available evidence. *J Hand Surg Eur Vol.* 2012.
142. Eckenrode JF, Louis DS, Greene TL. Scaphoid-trapezium-trapezoid fusion in the treatment of chronic scapholunate instability. *J Hand Surg Am.* 1986;11:497–502.
143. Eddeland A, Eiken O, Hellgren E, et al. Fractures of the scaphoid. *Scand J Plast Reconstr Surg.* 1975;9:234–239.
144. Eggli S, Fernandez DL, Beck T. Unstable scaphoid fracture nonunion: A medium-term study of anterior wedge grafting procedures. *J Hand Surg Br.* 2002;27:36–41.
145. Egloff DV, Varadi G, Narakas A, et al. Silastic implants of the scaphoid and lunate. A long-term clinical study with a mean follow-up of 13 years. *J Hand Surg Br.* 1993; 18:687–692.
146. El-Karef EA. Corrective osteotomy for symptomatic scaphoid malunion. *Injury.* 2005; 36:1440–1448.
147. Elsaidi GA, Ruch DS, Kuzma GR, et al. Dorsal wrist ligament insertions stabilize the scapholunate interval: Cadaver study. *Clin Orthop Relat Res.* 2004;152–157.
148. Emmett JE, Breck LW. A review and analysis of 11,000 fractures seen in a private practice of orthopaedic surgery, 1937–1956. *J Bone Joint Surg Am.* 1958;40-A:1169–1175.
149. Englseder WA. Scapholunate dissociation occurring with scaphoid fracture. *J Hand Surg Br.* 1993;18:272.
150. Esberger DA. What value the scaphoid compression test? *J Hand Surg Br.* 1994;19: 748–749.
151. Evans G, Burke FD, Barton NJ. A comparison of conservative treatment and silicone replacement arthroplasty in Kienböck's disease. *J Hand Surg Br.* 1986;11:98–102.
152. Evans MW Jr. Hamate hook fracture in a 17-year-old golfer: Importance of matching symptoms to clinical evidence. *J Manipulative Physiol Ther.* 2004;27:516–518.
153. Feinstein WK, Lichtman DM, Noble PC, et al. Quantitative assessment of the midcarpal shift test. *J Hand Surg Am.* 1999;24:977–983.
154. Fenton RL. The naviculo-capitate fracture syndrome. *J Bone Joint Surg Am.* 1956;38-A: 681–684.
155. Fernandez DL, Eggli S. Scaphoid nonunion and malunion. How to correct deformity. *Hand Clin.* 2001;17:631–646, ix.
156. Fisk GR. Carpal instability and the fractured scaphoid. *Ann R Coll Surg Engl.* 1970; 46:63–76.
157. Forli A, Courvoisier A, Wimsey S, et al. Perilunate dislocations and transscaphoid perilunate fracture-dislocations: A retrospective study with minimum ten-year follow-up. *J Hand Surg Am.* 2010;35:62–68.
158. Fortin PT, Louis DS. Long-term follow-up of scaphoid-trapezium-trapezoid arthrodesis. *J Hand Surg Am.* 1993;18:675–681.
159. Forward DP, Lindau TR, Melsom DS. Intercarpal ligament injuries associated with fractures of the distal part of the radius. *J Bone Joint Surg Am.* 2007;89:2334–2340.
160. Forward DP, Singh HP, Dawson S, et al. The clinical outcome of scaphoid fracture malunion at 1 year. *J Hand Surg Eur Vol.* 2009;34:40–46.
161. Foucher G, Schuind F, Merle M, et al. Fractures of the hook of the hamate. *J Hand Surg Br.* 1985;10:205–210.
162. Fowler C, Sullivan B, Williams LA, et al. A comparison of bone scintigraphy and MRI in the early diagnosis of the occult scaphoid waist fracture. *Skeletal Radiol.* 1998;27:683–687.
163. Frankel VH. The Terry-Thomas sign. *Clin Orthop Relat Res.* 1977;321–322.
164. Freedman DM, Botte MJ, Gelberman RH. Vascularity of the carpus. *Clin Orthop Relat Res.* 2001;47–59.
165. Freeland AE, Finley JS. Displaced vertical fracture of the trapezium treated with a small cancellous lag screw. *J Hand Surg Am.* 1984;9:843–845.
166. Freeland AE, Pesut TA. Oblique capitate fracture of the wrist. *Orthopedics.* 2004; 27:287–290.
167. Freeland P. Scaphoid tubercle tenderness: A better indicator of scaphoid fractures? *Arch Emerg Med.* 1989;6:46–50.
168. Fusetti C, Poletti PA, Pradel PH, et al. Diagnosis of occult scaphoid fracture with high-spatial-resolution sonography: A prospective blind study. *J Trauma.* 2005;59:677–681.
169. Futami T, Aoki H, Tsukamoto Y. Fractures of the hook of the hamate in athletes. 8 cases followed for 6 years. *Acta Orthop Scand.* 1993;64:469–471.
170. Gäbler C, Kukla C, Breitenseher MJ, et al. Diagnosis of occult scaphoid fractures and other wrist injuries. Are repeated clinical examinations and plain radiographs still state of the art? *Langenbecks Arch Surg.* 2001;386:150–154.
171. Gaebler C, Kukla C, Breitenseher M, et al. Magnetic resonance imaging of occult scaphoid fractures. *J Trauma.* 1996;41:73–76.
172. Gaebler C, Kukla C, Breitenseher MJ, et al. Limited diagnostic value of macroradiography in suspected scaphoid fractures. *Acta Orthop Scand.* 1998;69:401–403.
173. Gaebler C, McQueen MM. Carpus fractures and dislocations. In: Bucholz RW, Court-Brown CM, Heckman JD, Tornetta P, eds. *Rockwood and Green's Fractures in Adults.* 7th ed. Philadelphia, PA: Lippincott Williams & Wilkins; 2010:781–828.
174. Gajendran VK, Peterson B, Slater RR Jr, et al. Long-term outcomes of dorsal intercarpal ligament capsulodesis for chronic scapholunate dissociation. *J Hand Surg Am.* 2007;32:1323–1333.
175. Garcia-Elias M, Bishop AT, Dobyns JH, et al. Transcarpal carpometacarpal dislocations, excluding the thumb. *J Hand Surg Am.* 1990;15:531–540.
176. Garcia-Elias M, Henriquez-Lluch A, Rossignani P, et al. Bennett's fracture combined with fracture of the trapezium. A report of three cases. *J Hand Surg Br.* 1993;18:523–526.
177. Garcia-Elias M, Lluch A. Partial excision of scaphoid: Is it ever indicated? *Hand Clin.* 2001;17:687–695, x.
178. Garcia-Elias M. Dorsal fractures of the triquetrum-avulsion or compression fractures? *J Hand Surg Am.* 1987;12:266–268.
179. Gardner MJ, Crisco JJ, Wolfe SW. Carpal kinematics. *Hand Clin.* 2006;22:413–420.
180. Geissler WB, Freeland AE, Savoie FH, et al. Intracarpal soft-tissue lesions associated with an intra-articular fracture of the distal end of the radius. *J Bone Joint Surg Am.* 1996;78:357–365.
181. Geissler WB, Hammit MD. Arthroscopic aided fixation of scaphoid fractures. *Hand Clin.* 2001;17:575–588, viii.
182. Gelberman RH, Bauman TD, Menon J, et al. The vascularity of the lunate bone and Kienböck's disease. *J Hand Surg Am.* 1980;5:272–278.
183. Gelberman RH, Cooney WP III, Szabo RM. Carpal instability. *Instr Course Lect.* 2001;50:123–134.
184. Gelberman RH, Gross MS. The vascularity of the wrist. Identification of arterial patterns at risk. *Clin Orthop Relat Res.* 1986;40–49.
185. Gelberman RH, Menon J. The vascularity of the scaphoid bone. *J Hand Surg Am.* 1980;5:508–513.
186. Gelberman RH, Panagis JS, Taleisnik J, et al. The arterial anatomy of the human carpus. Part I: The extraosseous vascularity. *J Hand Surg Am.* 1983;8:367–375.
187. Gelberman RH, Wolock BS, Siegel DB. Fractures and non-unions of the carpal scaphoid. *J Bone Joint Surg Am.* 1989;71:1560–1565.
188. Gellman H, Caputo RJ, Carter V, et al. Comparison of short and long thumb-spica casts for non-displaced fractures of the carpal scaphoid. *J Bone Joint Surg Am.* 1989;71: 354–357.
189. Gellman H, Schwartz SD, Botte MJ, et al. Late treatment of a dorsal transscaphoid, transtriquetral perilunate wrist dislocation with avascular changes of the lunate. *Clin Orthop Relat Res.* 1988;196–203.
190. Geurts G, van RR, Meermans G, et al. Incidence of scaphotrapezial arthritis following volar percutaneous fixation of nondisplaced scaphoid waist fractures using a transtrapezial approach. *J Hand Surg Am.* 2011;36:1753–1758.
191. Geurts GF, van Riet RP, Meermans G, et al. Volar percutaneous transtrapezial fixation of scaphoid waist fractures: Surgical technique. *Acta Orthop Belg.* 2012;78:121–125.
192. Gilula LA, Destouet JM, Weeks PM, et al. Roentgenographic diagnosis of the painful wrist. *Clin Orthop Relat Res.* 1984;52–64.
193. Gilula LA, Weeks PM. Post-traumatic ligamentous instabilities of the wrist. *Radiology.* 1978;129:641–651.
194. Gooding A, Coates M, Rothwell A. Cost analysis of traditional follow-up protocol versus MRI for radiographically occult scaphoid fractures: A pilot study for the Accident Compensation Corporation. *N Z Med J.* 2004;117:U1049.
195. Graner O, Lopes EI, Carvalho BC, et al. Arthrodesis of the carpal bones in the treatment of Kienböck's disease, painful ununited fractures of the navicular and lunate bones with

avascular necrosis, and old fracture-dislocations of carpal bones. *J Bone Joint Surg Am.* 1966;48:767–774.
196. Green DP, O'Brien ET. Classification and management of carpal dislocations. *Clin Orthop Relat Res.* 1980;55–72.
197. Green DP. The effect of avascular necrosis on Russe bone grafting for scaphoid nonunion. *J Hand Surg Am.* 1985;10:597–605.
198. Gregory JJ, Mohil RS, Ng AB, et al. Comparison of Herbert and Acutrak screws in the treatment of scaphoid non-union and delayed union. *Acta Orthop Belg.* 2008;74: 761–765.
199. Griffin AC, Gilula LA, Young VL, et al. Fracture of the dorsoulnar tubercle of the trapezium. *J Hand Surg Am.* 1988;13:622–626.
200. Grover R. Clinical assessment of scaphoid injuries and the detection of fractures. *J Hand Surg Br.* 1996;21:341–343.
201. Groves AM, Kayani I, Syed R, et al. An international survey of hospital practice in the imaging of acute scaphoid trauma. *AJR Am J Roentgenol.* 2006;187:1453–1456.
202. Gruson KI, Kaplan KM, Paksima N. Isolated trapezoid fractures: A case report with compilation of the literature. *Bull NYU Hosp Jt Dis.* 2008;66:57–60.
203. Gupta A, Risitano G, Crawford R, et al. Fractures of the hook of the hamate. *Injury.* 1989;20:284–286.
204. Gupta R, Bingenheimer E, Fornalski S, et al. The effect of ulnar shortening on lunate and triquetrum motion–a cadaveric study. *Clin Biomech (Bristol. Avon).* 2005;20:839–845.
205. Gutow AP. Percutaneous fixation of scaphoid fractures. *J Am Acad Orthop Surg.* 2007;15:474–485.
206. Haddad FS, Goddard NJ. Acute percutaneous scaphoid fixation. A pilot study. *J Bone Joint Surg Br.* 1998;80:95–99.
207. Haddad FS, Goddard NJ. Acutrak percutaneous scaphoid fixation. *Tech Hand Up Extrem Surg.* 2000;4:78–80.
208. Hambidge JE, Desai VV, Schranz PJ, et al. Acute fractures of the scaphoid. Treatment by cast immobilisation with the wrist in flexion or extension? *J Bone Joint Surg Br.* 1999;81:91–92.
209. Hansen TB, Petersen RB, Barckman J, et al. Cost-effectiveness of MRI in managing suspected scaphoid fractures. *J Hand Surg Eur Vol.* 2009;34(5):627–630.
210. Haussman P. Long-term results after silicone prosthesis replacement of the proximal pole of the scaphoid bone in advanced scaphoid nonunion. *J Hand Surg Br.* 2002; 27:417–423.
211. Herbert TJ, Fisher WE. Management of the fractured scaphoid using a new bone screw. *J Bone Joint Surg Br.* 1984;66:114–123.
212. Herbert TJ. Open volar repair of acute scaphoid fractures. *Hand Clin.* 2001;17:589–599.
213. Herbert TJ. *The Fractured Scaphoid.* St. Louis, MO: Quality Medical Publishing; 1990.
214. Herneth AM, Siegmeth A, Bader TR, et al. Scaphoid fractures: Evaluation with high-spatial-resolution US initial results. *Radiology.* 2001;220:231–235.
215. Herzberg G, Comtet JJ, Linscheid RL, et al. Perilunate dislocations and fracture-dislocations: A multicenter study. *J Hand Surg Am.* 1993;18:768–779.
216. Herzberg G, Forissier D. Acute dorsal trans-scaphoid perilunate fracture-dislocations: Medium-term results. *J Hand Surg Br.* 2002;27:498–502.
217. Herzberg G. Perilunate and axial carpal dislocations and fracture-dislocations. *J Hand Surg Am.* 2008;33:1659–1668.
218. Hey HW, Chong AK, Murphy D. Prevalence of carpal fracture in Singapore. *J Hand Surg Am.* 2011;36:278–283.
219. Hildebrand KA, Ross DC, Patterson SD, et al. Dorsal perilunate dislocations and fracture-dislocations: Questionnaire, clinical, and radiographic evaluation. *J Hand Surg Am.* 2000;25:1069–1079.
220. Hirano K, Inoue G. Classification and treatment of hamate fractures. *Hand Surg.* 2005;10:151–157.
221. Hixson ML, Stewart C. Microvascular anatomy of the radioscapholunate ligament of the wrist. *J Hand Surg Am.* 1990;15:279–282.
222. Hodgkinson JP, Parkinson RW, Davies DR. Simultaneous fracture of the carpal scaphoid and trapezium–a very unusual combination of fractures. *J Hand Surg Br.* 1985;10:393–394.
223. Hofmeister EP, Dao KD, Glowacki KA, et al. The role of midcarpal arthroscopy in the diagnosis of disorders of the wrist. *J Hand Surg Am.* 2001;26:407–414.
224. Horii E, Nakamura R, Watanabe K, et al. Scaphoid fracture as a "puncher's fracture". *J Orthop Trauma.* 1994;8:107–110.
225. Houshian S, Schroder HA. Wrist arthrodesis with the AO titanium wrist fusion plate: A consecutive series of 42 cases. *J Hand Surg Br.* 2001;26:355–359.
226. Hove LM. Epidemiology of scaphoid fractures in Bergen, Norway. *Scand J Plast Reconstr Surg Hand Surg.* 1999;33:423–426.
227. Hove LM. Fractures of the hand. Distribution and relative incidence. *Scand J Plast Reconstr Surg Hand Surg.* 1993;27:317–319.
228. Hove LM. Simultaneous scaphoid and distal radial fractures. *J Hand Surg Br.* 1994; 19:384–388.
229. Hsu AR, Hsu PA. Unusual case of isolated lunate fracture without ligamentous injury. *Orthopedics.* 2011;34:e785–e789.
230. Hsu KY, Wu CC, Wang KC, et al. Simultaneous dislocation of the five carpometacarpal joints with concomitant fractures of the tuberosity of the trapezium and the hook of the hamate: Case report. *J Trauma.* 1993;35:479–483.
231. Iacobellis C, Baldan S, Aldegheri R. Percutaneous screw fixation for scaphoid fractures. *Musculoskelet Surg.* 2011;95:199–203.
232. Ibrahim T, Qureshi A, Sutton AJ, et al. Surgical versus nonsurgical treatment of acute minimally displaced and undisplaced scaphoid waist fractures: Pairwise and network meta-analyses of randomized controlled trials. *J Hand Surg Am.* 2011;36:1759–1768.
233. Ilyas AM, Mudgal CS. Radiocarpal fracture-dislocations. *J Am Acad Orthop Surg.* 2008;16:647–655.
234. Inoue G, Miura T. Proximal row carpectomy in perilunate dislocations and lunatomalacia. *Acta Orthop Scand.* 1990;61:449–452.
235. Jenkins PJ, Slade K, Huntley JS, et al. A comparative analysis of the accuracy, diagnostic uncertainty and cost of imaging modalities in suspected scaphoid fractures. *Injury.* 2008;39:768–774.
236. Jensen BV, Christensen C. An unusual combination of simultaneous fracture of the tuberosity of the trapezium and the hook of the hamate. *J Hand Surg Am.* 1990;15: 285–287.
237. Jeon IH, Kim HJ, Min WK, et al. Arthroscopically assisted percutaneous fixation for trans-scaphoid perilunate fracture dislocation. *J Hand Surg Eur Vol.* 2010;35:664–668.
238. Jeon IH, Micic ID, Oh CW, et al. Percutaneous screw fixation for scaphoid fracture: A comparison between the dorsal and the volar approaches. *J Hand Surg Am.* 2009;34:228–236.
239. Johnson RP. The acutely injured wrist and its residuals. *Clin Orthop Relat Res.* 1980; 33–44.
240. Jones DB Jr, Burger H, Bishop AT, et al. Treatment of scaphoid waist nonunions with an avascular proximal pole and carpal collapse. A comparison of two vascularized bone grafts. *J Bone Joint Surg Am.* 2008;90:2616–2625.
241. Jones DB Jr, Kakar S. Perilunate dislocations and fracture dislocations. *J Hand Surg Am.* 2012;37:2168–2173.
242. Jonsson BY, Siggeirsdottir K, Mogensen B, et al. Fracture rate in a population-based sample of men in Reykjavik. *Acta Orthop Scand.* 2004;75:195–200.
243. Jorgsholm P, Thomsen NO, Bjorkman A, et al. The incidence of intrinsic and extrinsic ligament injuries in scaphoid waist fractures. *J Hand Surg Am.* 2010;35:368–374.
244. Kain N, Heras-Palou C. Trapezoid fractures: Report of 11 cases. *J Hand Surg Am.* 2012;37:1159–1162.
245. Kato H, Nakamura R, Horii E, et al. Diagnostic imaging for fracture of the hook of the hamate. *Hand Surg.* 2000;5:19–24.
246. Kauer JM. Functional anatomy of the wrist. *Clin Orthop Relat Res.* 1980;(149):9–20.
247. Kauer JM. The mechanism of the carpal joint. *Clin Orthop Relat Res.* 1986;(202):16–26.
248. Kaufmann R, Pfaeffle J, Blankenhorn B, et al. Kinematics of the midcarpal and radiocarpal joints in radioulnar deviation: An in vitro study. *J Hand Surg Am.* 2005;30: 937–942.
249. Kaufmann RA, Pfaeffle HJ, Blankenhorn BD, et al. Kinematics of the midcarpal and radiocarpal joint in flexion and extension: An in vitro study. *J Hand Surg Am.* 2006;31:1142–1148.
250. Kawamura K, Chung KC. Treatment of scaphoid fractures and nonunions. *J Hand Surg Am.* 2008;33:988–997.
251. Kijima Y, Viegas SF. Wrist anatomy and biomechanics. *J Hand Surg Am.* 2009;34:1555–1563.
252. Kitay A, Wolfe SW. Scapholunate instability: Current concepts in diagnosis and management. *J Hand Surg Am.* 2012;37:2175–2196.
253. Knoll VD, Allan C, Trumble TE. Trans-scaphoid perilunate fracture dislocations: Results of screw fixation of the scaphoid and lunotriquetral repair with a dorsal approach. *J Hand Surg Am.* 2005;30:1145–1152.
254. Komurcu M, Kurklu M, Ozturan KE, et al. Early and delayed treatment of dorsal transscaphoid perilunate fracture-dislocations. *J Orthop Trauma.* 2008;22:535–540.
255. Kozin SH. Incidence, mechanism, and natural history of scaphoid fractures. *Hand Clin.* 2001;17:515–524.
256. Kozin SH. Perilunate injuries: Diagnosis and treatment. *J Am Acad Orthop Surg.* 1998;6: 114–120.
257. Kozin SH. The role of arthroscopy in scapholunate instability. *Hand Clin.* 1999;15: 435–444.
258. Kremer T, Wendt M, Riedel K, et al. Open reduction for perilunate injuries–clinical outcome and patient satisfaction. *J Hand Surg Am.* 2010;35:1599–1606.
259. Kuhlmann JN, Boabighi A, Kirsch JM, et al. [Experimental study on a plaster cast in fractures of the carpal scaphoid. Clinical deductions]. *Rev Chir Orthop Reparatrice Appar Mot.* 1987;73:49–56.
260. Kuo CE, Wolfe SW. Scapholunate instability: Current concepts in diagnosis and management. *J Hand Surg Am.* 2008;33:998–1013.
261. Kusano N, Churei Y, Shiraishi E, et al. Diagnosis of occult carpal scaphoid fracture: A comparison of magnetic resonance imaging and computed tomography techniques. *Tech Hand Up Extrem Surg.* 2002;6:119–123.
262. Lacey JD, Hodge JC. Pisiform and hamulus fractures: Easily missed wrist fractures diagnosed on a reverse oblique radiograph. *J Emerg Med.* 1998;16:445–452.
263. LaJoie AS, McCabe SJ, Thomas B, et al. Determining the sensitivity and specificity of common diagnostic tests for carpal tunnel syndrome using latent class analysis. *Plast Reconstr Surg.* 2005;116:502–507.
264. Lam KS, Woodbridge S, Burke FD. Wrist function after excision of the pisiform. *J Hand Surg Br.* 2003;28:69–72.
265. Lamas C, Carrera A, Proubasta I, et al. The anatomy and vascularity of the lunate: Considerations applied to Kienböck's disease. *Chir Main.* 2007;26:13–20.
266. Landsmeer JM. Studies in the anatomy of articulation. I. The equilibrium of the "intercalated" bone. *Acta Morphol Neerl Scand.* 1961;3:287–303.
267. Lane LB, Daher RJ, Leo AJ. Scapholunate dissociation with radiolunate arthritis without radioscaphoid arthritis. *J Hand Surg Am.* 2010;35:1075–1081.
268. Langer AJ, Gron P, Langhoff O. The scaphoid fat stripe in the diagnosis of carpal trauma. *Acta Radiol.* 1988;29:97–99.
269. Langhoff O, Andersen JL. Consequences of late immobilization of scaphoid fractures. *J Hand Surg Br.* 1988;13:77–79.
270. Larsen CF, Brondum V, Skov O. Epidemiology of scaphoid fractures in Odense, Denmark. *Acta Orthop Scand.* 1992;63:216–218.
271. Lavernia CJ, Cohen MS, Taleisnik J. Treatment of scapholunate dissociation by ligamentous repair and capsulodesis. *J Hand Surg Am.* 1992;17:354–359.
272. Leslie IJ, Dickson RA. The fractured carpal scaphoid. Natural history and factors influencing outcome. *J Bone Joint Surg Br.* 1981;63-B:225–230.
273. Leung YF, Ip SP, Wong A, et al. Transscaphoid transcapitate transtriquetral perilunate fracture-dislocation: A case report. *J Hand Surg Am.* 2006;31:608–610.
274. Li G, Rowen B, Tokunaga D, et al. Carpal kinematics of lunotriquetral dissociations. *Biomed Sci Instrum.* 1991;27:273–281.
275. Lichtman DM, Bruckner JD, Culp RW, et al. Palmar midcarpal instability: Results of surgical reconstruction. *J Hand Surg Am.* 1993;18:307–315.
276. Lichtman DM, Schneider JR, Swafford AR, et al. Ulnar midcarpal instability-clinical and laboratory analysis. *J Hand Surg Am.* 1981;6:515–523.
277. Linscheid RL, Dobyns JH, Beabout JW, et al. Traumatic instability of the wrist. Diagnosis, classification, and pathomechanics. *J Bone Joint Surg Am.* 1972;54:1612–1632.
278. Linscheid RL, Dobyns JH, Beckenbaugh RD, et al. Instability patterns of the wrist. *J Hand Surg Am.* 1983;8:682–686.
279. Linscheid RL, Dobyns JH. The unified concept of carpal injuries. *Ann Chir Main.* 1984;3:35–42.
280. Linscheid RL, Dobyns JH. Treatment of scapholunate dissociation. Rotatory subluxation of the scaphoid. *Hand Clin.* 1992;8:645–652.
281. Linscheid RL, Lynch NM. Scaphoid osteotomy for malunion. *Tech Hand Up Extrem Surg.* 1998;2:119–125.
282. Linscheid RL. Biomechanics of the distal radioulnar joint. *Clin Orthop Relat Res.* 1992;46–55.
283. Linscheid RL. Kinematic considerations of the wrist. *Clin Orthop Relat Res.* 1986; (202):27–39.
284. Little CP, Burston BJ, Hopkinson-Woolley J, et al. Failure of surgery for scaphoid non-union is associated with smoking. *J Hand Surg Br.* 2006;31:252–255.
285. Llewelyn H. Assessing properly the usefulness of clinical prediction rules and tests. *BMJ.* 2012;344:e1238.

286. Logan SE, Nowak MD. Intrinsic and extrinsic wrist ligaments: Biomechanical and functional differences. *Biomed Sci Instrum.* 1987;23:9–13.
287. Lozano-Calderon S, Blazar P, Zurakowski D, et al. Diagnosis of scaphoid fracture displacement with radiography and computed tomography. *J Bone Joint Surg Am.* 2006;88:2695–2703.
288. Lutz M, Arora R, Kammerlander C, et al. [Stabilization of perilunate and transscaphoid perilunate fracture-dislocations via a combined palmar and dorsal approach]. *Oper Orthop Traumatol.* 2009;21:442–458.
289. Lynch NM, Linscheid RL. Corrective osteotomy for scaphoid malunion: Technique and long-term follow-up evaluation. *J Hand Surg Am.* 1997;22:35–43.
290. Mack GR, Bosse MJ, Gelberman RH, et al. The natural history of scaphoid non-union. *J Bone Joint Surg Am.* 1984;66:504–509.
291. Mahmoud M, Koptan W. Percutaneous screw fixation without bone grafting for established scaphoid nonunion with substantial bone loss. *J Bone Joint Surg Br.* 2011; 93:932–936.
292. Mallee W, Doornberg JN, Ring D, et al. Comparison of CT and MRI for diagnosis of suspected scaphoid fractures. *J Bone Joint Surg Am.* 2011;93:20–28.
293. Malshikare V, Oswal A. Trapezoid fracture caused by assault. *Indian J Orthop.* 2007; 41:175–176.
294. Mansberg R, Lewis G, Kirsh G. Avascular necrosis and fracture of the capitate bone: Unusual scintigraphic features. *Clin Nucl Med.* 2000;25:372–373.
295. Marcuzzi A, Leti AA, Caserta G, et al. Ligamentous reconstruction of scapholunate dislocation through a double dorsal and palmar approach. *J Hand Surg Br.* 2006;31: 445–449.
296. Marsh AP, Lampros PJ. The naviculo-capitate fracture syndrome. *Am J Roentgenol Radium Ther Nucl Med.* 1959;82:255–256.
297. Martus JE, Bedi A, Jebson PJ. Cannulated variable pitch compression screw fixation of scaphoid fractures using a limited dorsal approach. *Tech Hand Up Extrem Surg.* 2005;9:202–206.
298. Mataliotakis G, Doukas M, Kostas I, et al. Sensory innervation of the subregions of the scapholunate interosseous ligament in relation to their structural composition. *J Hand Surg Am.* 2009;34:1413–1421.
299. May O. [The pisiform bone: Sesamoid or carpal bone?]. *Ann Chir Main Memb Super.* 1996;15:265–271.
300. Mayfield JK, Johnson RP, Kilcoyne RF. The ligaments of the human wrist and their functional significance. *Anat Rec.* 1976;186:417–428.
301. Mayfield JK, Johnson RP, Kilcoyne RK. Carpal dislocations: Pathomechanics and progressive perilunar instability. *J Hand Surg Am.* 1980;5:226–241.
302. Mayfield JK. Mechanism of carpal injuries. *Clin Orthop Relat Res.* 1980;45–54.
303. Mayfield JK. Patterns of injury to carpal ligaments. A spectrum. *Clin Orthop Relat Res.* 1984;36–42.
304. Mayfield JK. Wrist ligamentous anatomy and pathogenesis of carpal instability. *Orthop Clin North Am.* 1984;15:209–216.
305. McLaughlin HL. Fracture of the carpal navicular (scaphoid) bone; some observations based on treatment by open reduction and internal fixation. *J Bone Joint Surg Am.* 1954; 36-A:765–774.
306. McMurtry RY, Youm Y, Flatt AE, et al. Kinematics of the wrist. II. Clinical applications. *J Bone Joint Surg Am.* 1978;60:955–961.
307. McQueen MM, Gelbke MK, Wakefield A, et al. Percutaneous screw fixation versus conservative treatment for fractures of the waist of the scaphoid: A prospective randomised study. *J Bone Joint Surg Br.* 2008;90:66–71.
308. Meermans G, Verstreken F. Percutaneous transtrapezial fixation of acute scaphoid fractures. *J Hand Surg Eur Vol.* 2008;33:791–796.
309. Megerle K, Worg H, Christopoulos G, et al. Gadolinium-enhanced preoperative MRI scans as a prognostic parameter in scaphoid nonunion. *J Hand Surg Eur Vol.* 2011;36:23–28.
310. Mehrpour SR, Kamrani RS, Aghamirsalim MR, et al. Treatment of Kienböck disease by lunate core decompression. *J Hand Surg Am.* 2011;36:1675–1677.
311. Memarsadeghi M, Breitenseher MJ, Schaefer-Prokop C, et al. Occult scaphoid fractures: Comparison of multidetector CT and MR imaging–initial experience. *Radiology.* 2006;240:169–176.
312. Menth-Chiari WA, Poehling GG. Preiser's disease: Arthroscopic treatment of avascular necrosis of the scaphoid. *Arthroscopy.* 2000;16:208–213.
313. Merrell GA, Wolfe SW, Slade JF III. Treatment of scaphoid nonunions: Quantitative meta-analysis of the literature. *J Hand Surg Am.* 2002;27:685–691.
314. Meyers MH, Wells R, Harvey JP Jr. Naviculo-capitate fracture syndrome. Review of the literature and a case report. *J Bone Joint Surg Am.* 1971;53:1383–1386.
315. Milek MA, Boulas HJ. Flexor tendon ruptures secondary to hamate hook fractures. *J Hand Surg Am.* 1990;15:740–744.
316. Minami A, Kato H, Iwasaki N. Treatment of scapholunate dissociation: Ligamentous repair associated with modified dorsal capsulodesis. *Hand Surg.* 2003;8:1–6.
317. Mitsuyasu H, Patterson RM, Shah MA, et al. The role of the dorsal intercarpal ligament in dynamic and static scapholunate instability. *J Hand Surg Am.* 2004;29:279–288.
318. Miyawaki T, Kobayashi M, Matsuura S, et al. Trapezoid bone fracture. *Ann Plast Surg.* 2000;44:444–446.
319. Mizuseki T, Ikuta Y. The dorsal carpal ligaments: Their anatomy and function. *J Hand Surg Br.* 1989;14:91–98.
320. Mody BS, Belliappa PP, Dias JJ, et al. Nonunion of fractures of the scaphoid tuberosity. *J Bone Joint Surg Br.* 1993;75:423–425.
321. Mody BS, Dias JJ. Carpometacarpal dislocation of the thumb associated with fracture of the trapezium. *J Hand Surg Br.* 1993;18:197–199.
322. Moneim MS, Bolger JT, Omer GE. Radiocarpal dislocation–classification and rationale for management. *Clin Orthop Relat Res.* 1985;199–209.
323. Moneim MS, Hofammann KE III, Omer GE. Transscaphoid perilunate fracture-dislocation. Result of open reduction and pin fixation. *Clin Orthop Relat Res.* 1984;227–235.
324. Moneim MS. Management of greater arc carpal fractures. *Hand Clin.* 1988;4:457–467.
325. Moojen TM, Snel JG, Ritt MJ, et al. In vivo analysis of carpal kinematics and comparative review of the literature. *J Hand Surg Am.* 2003;28:81–87.
326. Morgan WJ, Breen TF, Coumas JM, et al. Role of magnetic resonance imaging in assessing factors affecting healing in scaphoid nonunions. *Clin Orthop Relat Res.* 1997;240–246.
327. Moritomo H, Murase T, Oka K, et al. Relationship between the fracture location and the kinematic pattern in scaphoid nonunion. *J Hand Surg Am.* 2008;33:1459–1468.
328. Moritomo H, Viegas SF, Elder KW, et al. Scaphoid nonunions: A 3-dimensional analysis of patterns of deformity. *J Hand Surg Am.* 2000;25:520–528.
329. Moritomo H, Viegas SF, Nakamura K, et al. The scaphotrapezio-trapezoidal joint. Part 1: An anatomic and radiographic study. *J Hand Surg Am.* 2000;25:899–910.
330. Morizaki Y, Miura T. Unusual pattern of dislocation of the trapeziometacarpal joint with avulsion fracture of the trapezium: Case report. *Hand Surg.* 2009;14:149–152.
331. Mudgal C, Hastings H. Scapho-lunate diastasis in fractures of the distal radius. Pathomechanics and treatment options. *J Hand Surg Br.* 1993;18:725–729.
332. Mudgal CS, Jones WA. Scapho-lunate diastasis: A component of fractures of the distal radius. *J Hand Surg Br.* 1990;15:503–505.
333. Mudgal CS, Psenica J, Jupiter JB. Radiocarpal fracture-dislocation. *J Hand Surg Br.* 1999;24:92–98.
334. Muermans S, De SL, Van RH. Blatt dorsal capsulodesis for scapholunate instability. *Acta Orthop Belg.* 1999;65:434–439.
335. Mulford JS, Ceulemans LJ, Nam D, et al. Proximal row carpectomy vs four corner fusion for scapholunate (Slac) or scaphoid nonunion advanced collapse (Snac) wrists: A systematic review of outcomes. *J Hand Surg Eur Vol.* 2009;34:256–263.
336. Muniz AE. Unusual wrist pain: Pisiform dislocation and fracture. *Am J Emerg Med.* 1999;17:78–79.
337. Munk B, Bolvig L, Kroner K, et al. Ultrasound for diagnosis of scaphoid fractures. *J Hand Surg Br.* 2000;25:369–371.
338. Munk B, Frokjaer J, Larsen CF, et al. Diagnosis of scaphoid fractures. A prospective multicenter study of 1,052 patients with 160 fractures. *Acta Orthop Scand.* 1995; 66:359–360.
339. Munk B, Larsen CF. Bone grafting the scaphoid nonunion: A systematic review of 147 publications including 5,246 cases of scaphoid nonunion. *Acta Orthop Scand.* 2004;75:618–629.
340. Nagao S, Patterson RM, Buford WL Jr, et al. Three-dimensional description of ligamentous attachments around the lunate. *J Hand Surg Am.* 2005;30:685–692.
341. Nagumo A, Toh S, Tsubo K, et al. An occult fracture of the trapezoid bone. A case report. *J Bone Joint Surg Am.* 2002;84-A:1025–1027.
342. Nakamura P, Imaeda T, Miura T. Scaphoid malunion. *J Bone Joint Surg Br.* 1991;73: 134–137.
343. Nakamura R, Imaeda T, Horii E, et al. Analysis of scaphoid fracture displacement by three-dimensional computed tomography. *J Hand Surg Am.* 1991;16:485–492.
344. Nanno M, Buford WL Jr, Patterson RM, et al. Three-dimensional analysis of the ligamentous attachments of the second through fifth carpometacarpal joints. *Clin Anat.* 2007;20:530–544.
345. Nanno M, Patterson RM, Viegas SF. Three-dimensional imaging of the carpal ligaments. *Hand Clin.* 2006;22:399–412.
346. Nanno M, Sawaizumi T, Ito H. Dorsal fracture dislocations of the second and third carpometacarpal joints. *J Hand Surg Eur Vol.* 2007;32:597–598.
347. Naranje S, Kotwal PP, Shamshery P, et al. Percutaneous fixation of selected scaphoid fractures by dorsal approach. *Int Orthop.* 2010;34:997–1003.
348. Nattrass GR, King GJ, McMurtry RY, et al. An alternative method for determination of the carpal height ratio. *J Bone Joint Surg Am.* 1994;76:88–94.
349. Navarro A. Luxaciones del carpo. *An Fac Med (Lima).* 1921;6:113–141.
350. Nguyen Q, Chaudhry S, Sloan R, et al. The clinical scaphoid fracture: Early computed tomography as a practical approach. *Ann R Coll Surg Engl.* 2008;90:488–491.
351. Nielsen PT, Hedeboe J. Posttraumatic scapholunate dissociation detected by wrist cineradiography. *J Hand Surg Am.* 1984;9A:135–138.
352. Nigro RO. Anatomy of the flexor retinaculum of the wrist and the flexor carpi radialis tunnel. *Hand Clin.* 2001;17:61–64.
353. Nijs S, Mulier T, Broos P. Occult fracture of the trapezoid bone: A report on two cases. *Acta Orthop Belg.* 2004;70:177–179.
354. Norman A, Nelson J, Green S. Fractures of the hook of hamate: Radiographic signs. *Radiology.* 1985;154:49–53.
355. Nowalk MD, Logan SE. Distinguishing biomechanical properties of intrinsic and extrinsic human wrist ligaments. *J Biomech Eng.* 1991;113:85–93.
356. Obdeijn MC, van der Vlies CH, van Rijn RR. Capitate and hamate fracture in a child: The value of MRI imaging. *Emerg Radiol.* 2010;17:157–159.
357. Oduwole KO, Cichy B, Dillon JP, et al. Acutrak versus Herbert screw fixation for scaphoid non-union and delayed union. *J Orthop Surg (Hong Kong).* 2012;20:61–65.
358. Oka K, Moritomo H, Murase T, et al. Patterns of carpal deformity in scaphoid nonunion: A 3-dimensional and quantitative analysis. *J Hand Surg Am.* 2005;30:1136–1144.
359. Oka K, Murase T, Moritomo H, et al. Patterns of bone defect in scaphoid nonunion: A 3-dimensional and quantitative analysis. *J Hand Surg Am.* 2005;30:359–365.
360. Ono H, Gilula LA, Evanoff BA, et al. Midcarpal instability: Is capitolunate instability pattern a clinical condition? *J Hand Surg Br.* 1996;21:197–201.
361. Osterman AL, Seidman GD. The role of arthroscopy in the treatment of lunatotriquetral ligament injuries. *Hand Clin.* 1995;11:41–50.
362. Osti M, Zinnecker R, Benedetto KP. Scaphoid and capitate fracture with concurrent scapholunate dissociation. *J Hand Surg Br.* 2006;31:76–78.
363. Pacek CA, Chakan M, Goitz RJ, et al. Morphological analysis of the transverse carpal ligament. *Hand (N Y).* 2010;5(2):135–140.
364. Palmer AK, Werner FW. Biomechanics of the distal radioulnar joint. *Clin Orthop Relat Res.* 1984;26–35.
365. Palmer AK. The distal radioulnar joint. Anatomy, biomechanics, and triangular fibrocartilage complex abnormalities. *Hand Clin.* 1987;3:31–40.
366. Panagis JS, Gelberman RH, Taleisnik J, et al. The arterial anatomy of the human carpus. Part II: The intraosseous vascularity. *J Hand Surg Am.* 1983;8:375–382.
367. Pao VS, Chang J. Scaphoid nonunion: Diagnosis and treatment. *Plast Reconstr Surg.* 2003;112:1666–1676.
368. Papaloizos MY, Fusetti C, Christen T, et al. Minimally invasive fixation versus conservative treatment of undisplaced scaphoid fractures: A cost-effectiveness study. *J Hand Surg Br.* 2004;29:116–119.
369. Papilion JD, DuPuy TE, Aulicino PL, et al. Radiographic evaluation of the hook of the hamate: A new technique. *J Hand Surg Am.* 1988;13:437–439.
370. Park MJ. Radiographic observation of the scaphoid shift test. *J Bone Joint Surg Br.* 2003;85:358–362.
371. Parvizi J, Wayman J, Kelly P, et al. Combining the clinical signs improves diagnosis of scaphoid fractures. A prospective study with follow-up. *J Hand Surg Br.* 1998;23: 324–327.
372. Patel NK, Davies N, Mirza Z, et al. Cost and clinical effectiveness of MRI in occult scaphoid fractures: A randomised controlled trial. *Emerg Med J.* 2013;30(3): 202–207.
373. Platon A, Poletti PA, Van AJ, et al. Occult fractures of the scaphoid: The role of ultrasonography in the emergency department. *Skeletal Radiol.* 2011;40:869–875.
374. Pliefke J, Stengel D, Rademacher G, et al. Diagnostic accuracy of plain radiographs and cineradiography in diagnosing traumatic scapholunate dissociation. *Skeletal Radiol.* 2008;37:139–145.

375. Polivy KD, Millender LH, Newberg A, et al. Fractures of the hook of the hamate—a failure of clinical diagnosis. *J Hand Surg Am.* 1985;10:101–104.
376. Powell JM, Lloyd GJ, Rintoul RF. New clinical test for fracture of the scaphoid. *Can J Surg.* 1988;31:237–238.
377. Prosser AJ, Brenkel IJ, Irvine GB. Articular fractures of the distal scaphoid. *J Hand Surg Br.* 1988;13:87–91.
378. Pruzansky M, Arnold L. Delayed union of fractures of the trapezoid and body of the hamate. *Orthop Rev.* 1987;16:624–628.
379. Raby N. Magnetic resonance imaging of suspected scaphoid fractures using a low field dedicated extremity MR system. *Clin Radiol.* 2001;56:316–320.
380. Ramamurthy C, Cutler L, Nuttall D, et al. The factors affecting outcome after non-vascular bone grafting and internal fixation for nonunion of the scaphoid. *J Bone Joint Surg Br.* 2007;89:627–632.
381. Ramoutar DN, Katevu C, Titchener AG, et al. Trapezium fracture—a common technique to fix a rare injury: A case report. *Cases J.* 2009;2:8304.
382. Rand JA, Linscheid RL, Dobyns JH. Capitate fractures: A long-term follow-up. *Clin Orthop Relat Res.* 1982;209–216.
383. Raudasoja L, Rawlins M, Kallio P, et al. Conservative treatment of scaphoid fractures: A follow up study. *Ann Chir Gynaecol.* 1999;88:289–293.
384. Reagan DS, Linscheid RL, Dobyns JH. Lunotriquetral sprains. *J Hand Surg Am.* 1984;9:502–514.
385. Reed DN, Fulcher SM, Harrison SJ. Unstable scaphoid nonunion treatment technique: Use of a volar distal radius corticocancellous autograft. *Tech Hand Up Extrem Surg.* 2012;16:91–94.
386. Reigstad O, Grimsgaard C, Thorkildsen R, et al. Long-term results of scaphoid nonunion surgery: 50 patients reviewed after 8 to 18 years. *J Orthop Trauma.* 2012;26:241–245.
387. Reilly BM, Evans AT. Translating clinical research into clinical practice: Impact of using prediction rules to make decisions. *Ann Intern Med.* 2006;144:201–209.
388. Rettig ME, Kozin SH, Cooney WP. Open reduction and internal fixation of acute displaced scaphoid waist fractures. *J Hand Surg Am.* 2001;26:271–276.
389. Rettig ME, Raskin KB. Long-term assessment of proximal row carpectomy for chronic perilunate dislocations. *J Hand Surg Am.* 1999;24:1231–1236.
390. Rhemrev SJ, Beeres FJ, van Leerdam RH, et al. Clinical prediction rule for suspected scaphoid fractures A Prospective Cohort Study. *Injury.* 2010;41(10):1026–1030.
391. Rhemrev SJ, de Zwart AD, Kingma LM, et al. Early computed tomography compared with bone scintigraphy in suspected scaphoid fractures. *Clin Nucl Med.* 2010;35:931–934.
392. Richards RR, Paitich CB, Bell RS. Internal fixation of a capitate fracture with Herbert screws. *J Hand Surg Am.* 1990;15:885–887.
393. Ring D, Jupiter JB, Herndon JH. Acute fractures of the scaphoid. *J Am Acad Orthop Surg.* 2000;8:225–231.
394. Ring D, Lozano-Calderon S. Imaging for suspected scaphoid fracture. *J Hand Surg Am.* 2008;33:954–957.
395. Ring D, Patterson JD, Levitz S, et al. Both scanning plane and observer affect measurements of scaphoid deformity. *J Hand Surg Am.* 2005;30:696–701.
396. Ritt MJ, Berger RA, Bishop AT, et al. The capitohamate ligaments. A comparison of biomechanical properties. *J Hand Surg Br.* 1996;21:451–454.
397. Ritt MJ, Berger RA, Kauer JM. The gross and histologic anatomy of the ligaments of the capitohamate joint. *J Hand Surg Am.* 1996;21:1022–1028.
398. Ritt MJ, Bishop AT, Berger RA, et al. Lunotriquetral ligament properties: A comparison of three anatomic subregions. *J Hand Surg Am.* 1998;23:425–431.
399. Roolker L, Tiel-van Buul MM, Bossuyt PP, et al. The value of additional carpal box radiographs in suspected scaphoid fracture. *Invest Radiol.* 1997;32:149–153.
400. Roolker W, Tiel-van Buul MM, Bossuyt PM, et al. Carpal Box radiography in suspected scaphoid fracture. *J Bone Joint Surg Br.* 1996;78:535–539.
401. Roolker W, Tiel-van Buul MM, Ritt MJ, et al. Experimental evaluation of scaphoid X-series, carpal box radiographs, planar tomography, computed tomography, and magnetic resonance imaging in the diagnosis of scaphoid fracture. *J Trauma.* 1997;42:247–253.
402. Rosati M, Parchi P, Cacianti M, et al. Treatment of acute scapholunate ligament injuries with bone anchor. *Musculoskelet Surg.* 2010;94:25–32.
403. Royal College of Radiologists. *Making the Best Use of a Department of Clinical Radiology; Guidelines for Doctors.* 5th ed. London, UK: Royal College of Radiologists; 2003.
404. Ruby LK, Leslie BM. Wrist arthritis associated with scaphoid nonunion. *Hand Clin.* 1987;3:529–539.
405. Ruby LK, Stinson J, Belsky MR. The natural history of scaphoid non-union. A review of fifty-five cases. *J Bone Joint Surg Am.* 1985;67:428–432.
406. Ruch DS, Poehling GG. Arthroscopic management of partial scapholunate and lunotriquetral injuries of the wrist. *J Hand Surg Am.* 1996;21:412–417.
407. Russe O. Fracture of the carpal navicular. Diagnosis, non-operative treatment, and operative treatment. *J Bone Joint Surg Am.* 1960;42-A:759–768.
408. Sadowski RM, Montilla RD. Rare isolated trapezoid fracture: A case report. *Hand (N Y).* 2008;3:372–374.
409. Saeden B, Tornkvist H, Ponzer S, et al. Fracture of the carpal scaphoid. A prospective, randomised 12-year follow-up comparing operative and conservative treatment. *J Bone Joint Surg Br.* 2001;83:230–234.
410. Sammer DM, Shin AY. Wrist surgery: Management of chronic scapholunate and lunotriquetral ligament injuries. *Plast Reconstr Surg.* 2012;130:138e–156e.
411. Sanders WE. Evaluation of the humpback scaphoid by computed tomography in the longitudinal axial plane of the scaphoid. *J Hand Surg Am.* 1988;13:182–187.
412. Sandoval E, Cecilia D, Garcia-Paredero E. Surgical treatment of trans-scaphoid, transcapitate, transtriquetral, perilunate fracture-dislocation with open reduction, internal fixation and lunotriquetral ligament repair. *J Hand Surg Eur Vol.* 2008;33:377–379.
413. Sarrafian SK, Melamed JL, Goshgarian GM. Study of wrist motion in flexion and extension. *Clin Orthop Relat Res.* 1977;153–159.
414. Savelberg HH, Kooloos JG, Huiskes R, et al. Stiffness of the ligaments of the human wrist joint. *J Biomech.* 1992;25:369–376.
415. Schadel-Hopfner M, Bohringer G, Junge A. Dislocation of the pisiform bone after severe crush injury to the hand. *Scand J Plast Reconstr Surg Hand Surg.* 2003;37: 252–255.
416. Schadel-Hopfner M, Junge A, Bohringer G. Scapholunate ligament injury occurring with scaphoid fracture—a rare coincidence? *J Hand Surg Br.* 2005;30:137–142.
417. Scheufler O, Andresen R, Radmer S, et al. Hook of hamate fractures: Critical evaluation of different therapeutic procedures. *Plast Reconstr Surg.* 2005;115:488–497.
418. Scheufler O, Radmer S, Erdmann D, et al. Therapeutic alternatives in nonunion of hamate hook fractures: Personal experience in 8 patients and review of literature. *Ann Plast Surg.* 2005;55:149–154.
419. Schiltenwolf M, Wrazidlo W, Brocai DR, et al. [A prospective study of early diagnosis of lunate necrosis by means of MRI]. *Rofo.* 1995;162:325–329.
420. Schmitt R, Christopoulos G, Wagner M, et al. Avascular necrosis (AVN) of the proximal fragment in scaphoid nonunion: Is intravenous contrast agent necessary in MRI? *Eur J Radiol.* 2011;77:222–227.
421. Schneider LH, Aulicino P. Nonunion of the carpal scaphoid: The Russe procedure. *J Trauma.* 1982;22:315–319.
422. Schweizer A, Steiger R. Long-term results after repair and augmentation ligamentoplasty of rotatory subluxation of the scaphoid. *J Hand Surg Am.* 2002;27:674–684.
423. Senall JA, Failla JM, Bouffard JA, et al. Ultrasound for the early diagnosis of clinically suspected scaphoid fracture. *J Hand Surg Am.* 2004;29:400–405.
424. Sennwald GR, Zdravkovic V, Kern HP, et al. Kinematics of the wrist and its ligaments. *J Hand Surg Am.* 1993;18:805–814.
425. Sennwald GR, Zdravkovic V, Oberlin C. The anatomy of the palmar scaphotriquetral ligament. *J Bone Joint Surg Br.* 1994;76:147–149.
426. Shahabpour M, De MM, Pouders C, et al. MR imaging of normal extrinsic wrist ligaments using thin slices with clinical and surgical correlation. *Eur J Radiol.* 2011;77:196–201.
427. Shih JT, Lee HM, Hou YT, et al. Results of arthroscopic reduction and percutaneous fixation for acute displaced scaphoid fractures. *Arthroscopy.* 2005;21:620–626.
428. Short WH, Werner FW, Fortino MD, et al. A dynamic biomechanical study of scapholunate ligament sectioning. *J Hand Surg Am.* 1995;20:986–999.
429. Short WH, Werner FW, Fortino MD, et al. Analysis of the kinematics of the scaphoid and lunate in the intact wrist joint. *Hand Clin.* 1997;13:93–108.
430. Short WH, Werner FW, Green JK, et al. Biomechanical evaluation of ligamentous stabilizers of the scaphoid and lunate. *J Hand Surg Am.* 2002;27:991–1002.
431. Short WH, Werner FW, Green JK, et al. Biomechanical evaluation of the ligamentous stabilizers of the scaphoid and lunate: Part II. *J Hand Surg Am.* 2005;30:24–34.
432. Short WH, Werner FW, Green JK, et al. Biomechanical evaluation of the ligamentous stabilizers of the scaphoid and lunate: Part III. *J Hand Surg Am.* 2007;32:297-309.
433. Short WH, Werner FW, Green JK, et al. The effect of sectioning the dorsal radiocarpal ligament and insertion of a pressure sensor into the radiocarpal joint on scaphoid and lunate kinematics. *J Hand Surg Am.* 2002;27:68–76.
434. Short WH, Werner FW, Sutton LG. Dynamic biomechanical evaluation of the dorsal intercarpal ligament repair for scapholunate instability. *J Hand Surg Am.* 2009;34:652–659.
435. Singh AK, Davis TR, Dawson JS, et al. Gadolinium enhanced MR assessment of proximal fragment vascularity in nonunions after scaphoid fracture: Does it predict the outcome of reconstructive surgery? *J Hand Surg Br.* 2004;29:444–448.
436. Singh HP, Taub N, Dias JJ. Management of displaced fractures of the waist of the scaphoid: Meta-analyses of comparative studies. *Injury.* 2012;43:933–939.
437. Skelly WJ, Nahigian SH, Hidvegi EB. Palmar lunate transtriquetral fracture dislocation. *J Hand Surg Am.* 1991;16:536–539.
438. Skirven T, Trope J. Complications of immobilization. *Hand Clin.* 1994;10:53–61.
439. Slade JF III, Geissler WB, Gutow AP, et al. Percutaneous internal fixation of selected scaphoid nonunions with an arthroscopically assisted dorsal approach. *J Bone Joint Surg Am.* 2003;85-A(suppl 4):20–32.
440. Slade JF III, Grauer JN, Mahoney JD. Arthroscopic reduction and percutaneous fixation of scaphoid fractures with a novel dorsal technique. *Orthop Clin North Am.* 2001;32:247–261.
441. Slade JF III, Gutow AP, Geissler WB. Percutaneous internal fixation of scaphoid fractures via an arthroscopically assisted dorsal approach. *J Bone Joint Surg Am.* 2002;84-A(suppl 2): 21–36.
442. Slade JF III, Jaskwhich D. Percutaneous fixation of scaphoid fractures. *Hand Clin.* 2001;17:553–574.
443. Slade JF, Lozano-Calderon S, Merrell G, et al. Arthroscopic-assisted percutaneous reduction and screw fixation of displaced scaphoid fractures. *J Hand Surg Eur Vol.* 2008;33:350–354.
444. Slater RR Jr, Szabo RM, Bay BK, et al. Dorsal intercarpal ligament capsulodesis for scapholunate dissociation: Biomechanical analysis in a cadaver model. *J Hand Surg Am.* 1999;24:232–239.
445. Slater RR Jr, Szabo RM. Scapholunate dissociation: Treatment with the dorsal intercarpal ligament capsulodesis. *Tech Hand Up Extrem Surg.* 1999;3:222–228.
446. Smith DK, Gilula LA, Amadio PC. Dorsal lunate tilt (DISI configuration): Sign of scaphoid fracture displacement. *Radiology.* 1990;176:497–499.
447. Smith DK. Dorsal carpal ligaments of the wrist: Normal appearance on multiplanar reconstructions of three-dimensional Fourier transform MR imaging. *AJR Am J Roentgenol.* 1993;161:119–125.
448. Smith DK. Scapholunate interosseous ligament of the wrist: MR appearances in asymptomatic volunteers and arthrographically normal wrists. *Radiology.* 1994;192:217–221.
449. Smith DK. Volar carpal ligaments of the wrist: Normal appearance on multiplanar reconstructions of three-dimensional Fourier transform MR imaging. *AJR Am J Roentgenol.* 1993;161:353–357.
450. Smith ML, Bain GI, Chabrel N, et al. Using computed tomography to assist with diagnosis of avascular necrosis complicating chronic scaphoid nonunion. *J Hand Surg Am.* 2009;34:1037–1043.
451. Smith P III, Wright TW, Wallace PF, et al. Excision of the hook of the hamate: A retrospective survey and review of the literature. *J Hand Surg Am.* 1988;13: 612–615.
452. Soejima O, Iida H, Naito M. Transscaphoid-transtriquetral perilunate fracture dislocation: Report of a case and review of the literature. *Arch Orthop Trauma Surg.* 2003; 123:305–357.
453. Sokolow C, Saffar P. Anatomy and histology of the scapholunate ligament. *Hand Clin.* 2001;17:77–81.
454. Song D, Goodman S, Gilula LA, et al. Ulnocarpal translation in perilunate dislocations. *J Hand Surg Eur Vol.* 2009;34:388–390.
455. Sotereanos DG, Mitsionis GJ, Giannakopoulos PN, et al. Perilunate dislocation and fracture dislocation: A critical analysis of the volar-dorsal approach. *J Hand Surg Am.* 1997; 22:49–56.
456. Souer JS, Rutgers M, Andermahr J, et al. Perilunate fracture-dislocations of the wrist: Comparison of temporary screw versus K-wire fixation. *J Hand Surg Am.* 2007;32: 318–325.
457. Stecco C, Macchi V, Lancerotto L, et al. Comparison of transverse carpal ligament and flexor retinaculum terminology for the wrist. *J Hand Surg Am.* 2010;35:746–753.
458. Stein AH Jr. Dorsal dislocation of the lesser multangular bone. *J Bone Joint Surg Am.* 1971;53:377–379.

459. Steinmann SP, Bishop AT, Berger RA. Use of the 1,2 intercompartmental supraretinacular artery as a vascularized pedicle bone graft for difficult scaphoid nonunion. *J Hand Surg Am.* 2002;27:391–401.
460. Steinmann SP, Bishop AT. A vascularized bone graft for repair of scaphoid nonunion. *Hand Clin.* 2001;17:647–653.
461. Stevenson JD, Morley D, Srivastava S, et al. Early CT for suspected occult scaphoid fractures. *J Hand Surg Eur Vol.* 2012;37:447–451.
462. Stimson LA. *A Practical Treatise on Fractures and Dislocations.* 4th ed. New York, NY, Philadelphia, PA; Lea Brothers & Co.; 1905.
463. Strauch RJ. Scapholunate advanced collapse and scaphoid nonunion advanced collapse arthritis–update on evaluation and treatment. *J Hand Surg Am.* 2011;36:729–735.
464. Straw RG, Davis TR, Dias JJ. Scaphoid nonunion: Treatment with a pedicled vascularized bone graft based on the 1,2 intercompartmental supraretinacular branch of the radial artery. *J Hand Surg Br.* 2002;27:413.
465. Stuffmann ES, McAdams TR, Shah RP, et al. Arthroscopic repair of the scapholunate interosseous ligament. *Tech Hand Up Extrem Surg.* 2010;14:204–208.
466. Sugathan HK, Kilpatrick M, Joyce TJ, et al. A biomechanical study on variation of compressive force along the Acutrak 2 screw. *Injury.* 2012;43:205–208.
467. Suresh S. Isolated coronal split fracture of the trapezium. *Indian J Orthop.* 2012;46:99–101.
468. Sutton PA, Clifford O, Davis TR. A new mechanism of injury for scaphoid fractures: 'Test your strength' punch-bag machines. *J Hand Surg Eur Vol.* 2010;35:419–420.
469. Swanson AB. Silicone rubber implants for the replacement of the carpal scaphoid and lunate bones. *Orthop Clin North Am.* 1970;1:299–309.
470. Symes TH, Stothard J. A systematic review of the treatment of acute fractures of the scaphoid. *J Hand Surg Eur Vol.* 2011;36:802–810.
471. Szabo RM, Manske D. Displaced fractures of the scaphoid. *Clin Orthop Relat Res.* 1988;30–38.
472. Szabo RM, Slater RR Jr, Palumbo CF, et al. Dorsal intercarpal ligament capsulodesis for chronic, static scapholunate dissociation: Clinical results. *J Hand Surg Am.* 2002;27:978–984.
473. Takami H, Takahashi S, Ando M, et al. Open reduction of chronic lunate and perilunate dislocations. *Arch Orthop Trauma Surg.* 1996;115:104–107.
474. Taleisnik J, Kelly PJ. The extraosseous and intraosseous blood supply of the scaphoid bone. *J Bone Joint Surg Am.* 1966;48:1125–1137.
475. Taleisnik J. Classification of carpal instability. *Bull Hosp Jt Dis Orthop Inst.* 1984;44: 511–531.
476. Taleisnik J. The ligaments of the wrist. *J Hand Surg Am.* 1976;1:110–118.
477. Taleisnik J. Triquetrohamate and triquetrolunate instabilities (medial carpal instability). *Ann Chir Main.* 1984;3:331–343.
478. Tambe AD, Cutler L, Murali SR, et al. In scaphoid non-union, does the source of graft affect outcome? Iliac crest versus distal end of radius bone graft. *J Hand Surg Br.* 2006;31:47–51.
479. Tambe AD, Cutler L, Stilwell J, et al. Scaphoid non-union: The role of vascularized grafting in recalcitrant non-unions of the scaphoid. *J Hand Surg Br.* 2006;31:185–190.
480. Tang JB, Ryu J, Omokawa S, et al. Wrist kinetics after scapholunate dissociation: The effect of scapholunate interosseous ligament injury and persistent scapholunate gaps. *J Orthop Res.* 2002;20:215–221.
481. Tang JB, Shi D, Gu YQ, et al. Can cast immobilization successfully treat scapholunate dissociation associated with distal radius fractures? *J Hand Surg Am.* 1996;21: 583–590.
482. Taras JS, Sweet S, Shum W, et al. Percutaneous and arthroscopic screw fixation of scaphoid fractures in the athlete. *Hand Clin.* 1999;15:467–473.
483. Tatebe M, Hirata H, Iwata Y, et al. Limited wrist arthrodesis versus radial osteotomy for advanced Kienböck's disease–for a fragmented lunate. *Hand Surg.* 2006;11:9–14.
484. Teisen H, Hjarbaek J. Classification of fresh fractures of the lunate. *J Hand Surg Br.* 1988;13:458–462.
485. Teissier J, Escare P, Asencio G, et al. Rupture of the flexor tendons of the little finger in fractures of the hook of the hamate bone. Report of two cases. *Ann Chir Main.* 1983;2:319–327.
486. Temple CL, Ross DC, Bennett JD, et al. Comparison of sagittal computed tomography and plain film radiography in a scaphoid fracture model. *J Hand Surg Am.* 2005;30:534–542.
487. Thavarajah D, Syed T, Shah Y, et al. Does scaphoid bone bruising lead to occult fracture? A prospective study of 50 patients. *Injury.* 2011;42:1303–1306.
488. Thompson NW, O'Donnell M, Thompson NS, et al. Internal fixation of an isolated fracture of the capitate using the Herbert-Whipple screw. *Injury.* 2004;35:541–542.
489. Thomsen NO. A dorsally displaced capitate neck fracture combined with a transverse shear fracture of the triquetrum. *J Hand Surg Eur Vol.* 2012;38(2):210–211.
490. Tiel-van Buul MM, Broekhuizen TH, van Beek EJ, et al. Choosing a strategy for the diagnostic management of suspected scaphoid fracture: A cost-effectiveness analysis. *J Nucl Med.* 1995;36:45–48.
491. Tiel-van Buul MM, van Beek EJ, Borm JJ, et al. The value of radiographs and bone scintigraphy in suspected scaphoid fracture. A statistical analysis. *J Hand Surg Br.* 1993;18:403–406.
492. Tiel-van Buul MM, van Beek EJ, Broekhuizen AH, et al. Radiography and scintigraphy of suspected scaphoid fracture. A long-term study in 160 patients. *J Bone Joint Surg Br.* 1993;75:61–65.
493. Tirman RM, Weber ER, Snyder LL, et al. Midcarpal wrist arthrography for detection of tears of the scapholunate and lunotriquetral ligaments. *AJR Am J Roentgenol.* 1985;144:107–108.
494. Tohyama M, Miya S, Honda Y. Trapezium fracture associated with occult fracture of the proximal pole of the scaphoid. *Arch Orthop Trauma Surg.* 2006;126:70–72.
495. Toker S, Ozer K. Avascular necrosis of the capitate. *Orthopedics.* 2010;33:850.
496. Tomaino MM, King J, Pizillo M. Correction of lunate malalignment when bone grafting scaphoid nonunion with humpback deformity: Rationale and results of a technique revisited. *J Hand Surg Am.* 2000;25:322–329.
497. Totterman SM, Miller RJ. Scapholunate ligament: Normal MR appearance on three-dimensional gradient-recalled-echo images. *Radiology.* 1996;200:237–241.
498. Tracy CA. Transverse carpal ligament disruption associated with simultaneous fractures of the trapezium, trapezial ridge, and hook of hamate: A case report. *J Hand Surg Am.* 1999;24:152–155.
499. Trezies AJ, Davis TR, Barton NJ. Factors influencing the outcome of bone grafting surgery for scaphoid fracture non-union. *Injury.* 2000;31:605–607.
500. Trumble T, Nyland W. Scaphoid nonunions. Pitfalls and pearls. *Hand Clin.* 2001; 17:611–624.
501. Trumble T, Verheyden J. Treatment of isolated perilunate and lunate dislocations with combined dorsal and volar approach and intraosseous cerclage wire. *J Hand Surg Am.* 2004;29:412–417.
502. Trumble TE, Bour CJ, Smith RJ, et al. Kinematics of the ulnar carpus related to the volar intercalated segment instability pattern. *J Hand Surg Am.* 1990;15:384–392.
503. Trumble TE, Clarke T, Kreder HJ. Non-union of the scaphoid. Treatment with cannulated screws compared with treatment with Herbert screws. *J Bone Joint Surg Am.* 1996;78:1829–1837.
504. Ty JM, Lozano-Calderon S, Ring D. Computed tomography for triage of suspected scaphoid fractures. *Hand (N Y).* 2008;3:155–158.
505. Unay K, Gokcen B, Ozkan K, et al. Examination tests predictive of bone injury in patients with clinically suspected occult scaphoid fracture. *Injury.* 2009;40:1265–1268.
506. van der Molen AB, Groothoff JW, Visser GJ, et al. Time off work due to scaphoid fractures and other carpal injuries in The Netherlands in the period 1990 to 1993. *J Hand Surg Br.* 1999;24:193–198.
507. van Onselen EB, Karim RB, Hage JJ, et al. Prevalence and distribution of hand fractures. *J Hand Surg Br.* 2003;28:491–495.
508. Van SP, De SC. Simultaneous fracture of carpal scaphoid and trapezium. *J Hand Surg Br.* 1986;11:112–114.
509. Van Tassel DC, Owens BD, Wolf JM. Incidence estimates and demographics of scaphoid fracture in the U.S. population. *J Hand Surg Am.* 2010;35:1242–1245.
510. Vance RM, Gelberman RH, Evans EF. Scaphocapitate fractures. Patterns of dislocation, mechanisms of injury, and preliminary results of treatment. *J Bone Joint Surg Am.* 1980;62:271–276.
511. Vender MI, Watson HK, Black DM, et al. Acute scaphoid fracture with scapholunate gap. *J Hand Surg Am.* 1989;14:1004–1007.
512. Viegas SF, Patterson RM, Ward K. Extrinsic wrist ligaments in the pathomechanics of ulnar translation instability. *J Hand Surg Am.* 1995;20:312–318.
513. Viegas SF, Yamaguchi S, Boyd NL, et al. The dorsal ligaments of the wrist: Anatomy, mechanical properties, and function. *J Hand Surg Am.* 1999;24:456–468.
514. Viegas SF. The dorsal ligaments of the wrist. *Hand Clin.* 2001;17:65–75.
515. Vinnars B, Pietreanu M, Bodestedt A, et al. Nonoperative compared with operative treatment of acute scaphoid fractures. A randomized clinical trial. *J Bone Joint Surg Am.* 2008;90:1176–1185.
516. Volz RG, Lieb M, Benjamin J. Biomechanics of the wrist. *Clin Orthop Relat Res.* 1980; 112–117.
517. Waizenegger M, Barton NJ, Davis TR, et al. Clinical signs in scaphoid fractures. *J Hand Surg Br.* 1994;19:743–747.
518. Walsh JJ, Berger RA, Cooney WP. Current status of scapholunate interosseous ligament injuries. *J Am Acad Orthop Surg.* 2002;10:32–42.
519. Walsh JJ, Bishop AT. Diagnosis and management of hamate hook fractures. *Hand Clin.* 2000;16:397–403, viii.
520. Wang YC, Tseng YC, Chang HY, et al. Gender differences in carpal height ratio in a Taiwanese population. *J Hand Surg Am.* 2010;35:252–255.
521. Watanabe H, Hamada Y, Yamamoto Y. A case of old trapezoid fracture. *Arch Orthop Trauma Surg.* 1999;119:356–357.
522. Waters PM, Stewart SL. Surgical treatment of nonunion and avascular necrosis of the proximal part of the scaphoid in adolescents. *J Bone Joint Surg Am.* 2002;84-A: 915–920.
523. Watson HK, Ashmead D, Makhlouf MV. Examination of the scaphoid. *J Hand Surg Am.* 1988;13:657–660.
524. Watson HK, Ballet FL. The SLAC wrist: Scapholunate advanced collapse pattern of degenerative arthritis. *J Hand Surg Am.* 1984;9:358–365.
525. Watson HK, Belniak R, Garcia-Elias M. Treatment of scapholunate dissociation: Preferred treatment–STT fusion vs other methods. *Orthopedics.* 1991;14:365–368.
526. Watson HK, Rogers WD. Nonunion of the hook of the hamate: An argument for bone grafting the nonunion. *J Hand Surg Am.* 1989;14:486–490.
527. Watson HK, Weinzweig J, Zeppieri J. The natural progression of scaphoid instability. *Hand Clin.* 1997;13:39–49.
528. Watson HK, Weinzweig J. Physical examination of the wrist. *Hand Clin.* 1997;13: 17–34.
529. Weber ER, Chao EY. An experimental approach to the mechanism of scaphoid waist fractures. *J Hand Surg Am.* 1978;3:142–148.
530. Weber ER. Concepts governing the rotational shift of the intercalated segment of the carpus. *Orthop Clin North Am.* 1984;15:193–207.
531. Weil WM, Slade JF III, Trumble TE. Open and arthroscopic treatment of perilunate injuries. *Clin Orthop Relat Res.* 2006;445:120–132.
532. Weiss AP, Sachar K, Glowacki KA. Arthroscopic debridement alone for intercarpal ligament tears. *J Hand Surg Am.* 1997;22:344–349.
533. Weiss AP. Scapholunate ligament reconstruction using a bone-retinaculum-bone autograft. *J Hand Surg Am.* 1998;23:205–215.
534. Werner FW, Palmer AK, Fortino MD, et al. Force transmission through the distal ulna: Effect of ulnar variance, lunate fossa angulation, and radial and palmar tilt of the distal radius. *J Hand Surg Am.* 1992;17:423–428.
535. Whalen JL, Bishop AT, Linscheid RL. Nonoperative treatment of acute hamate hook fractures. *J Hand Surg Am.* 1992;17:507–511.
536. Wharton DM, Casaletto JA, Choa R, et al. Outcome following coronal fractures of the hamate. *J Hand Surg Eur Vol.* 2010;35:146–149.
537. Wheatley MJ, Finical SJ. A 32-year follow-up of lunate excision for Kienböck's disease: A case report and a review of results from excision and other treatment methods. *Ann Plast Surg.* 1996;37:322–325.
538. Whipple TL. The role of arthroscopy in the treatment of scapholunate instability. *Hand Clin.* 1995;11:37–40.
539. Whipple TL. The role of arthroscopy in the treatment of wrist injuries in the athlete. *Clin Sports Med.* 1992;11:227–238.
540. Wiesler ER, Chloros GD, Kuzma GR. Arthroscopy in the treatment of fracture of the trapezium. *Arthroscopy.* 2007;23:1248–1244.
541. Wildin CJ, Bhowal B, Dias JJ. The incidence of simultaneous fractures of the scaphoid and radial head. *J Hand Surg Br.* 2001;26:25–27.
542. Williams CS, Gelberman RH. Vascularity of the lunate. Anatomic studies and implications for the development of osteonecrosis. *Hand Clin.* 1993;9:391–398.
543. Wilton TJ. Soft-tissue interposition as a possible cause of scaphoid non-union. *J Hand Surg Br.* 1987;12:50–51.
544. Wintman BI, Gelberman RH, Katz JN. Dynamic scapholunate instability: Results of operative treatment with dorsal capsulodesis. *J Hand Surg Am.* 1995;20:971–979.

545. Witvoet J, Allieu Y. [Recent traumatic lesions of the semilunar bone]. *Rev Chir Orthop Reparatrice Appar Mot.* 1973;59(suppl 1):98–125.
546. Wolf JM, Dawson L, Mountcastle SB, et al. The incidence of scaphoid fracture in a military population. *Injury.* 2009;40:1316–1319.
547. Wolfe SW, Crisco JJ. Mechanical evaluation of the scaphoid shift test. *J Hand Surg Am.* 1994;19:762–768.
548. Wolfe SW, Gupta A, Crisco JJ III. Kinematics of the scaphoid shift test. *J Hand Surg Am.* 1997;22:801–806.
549. Wolfe SW, Neu C, Crisco JJ. In vivo scaphoid, lunate, and capitate kinematics in flexion and in extension. *J Hand Surg Am.* 2000;25:860–869.
550. Wollstein R, Wei C, Bilonick RA, et al. The radiographic measurement of ulnar translation. *J Hand Surg Eur Vol.* 2009;34:384–387.
551. Wong K, von Schroeder HP. Delays and poor management of scaphoid fractures: Factors contributing to nonunion. *J Hand Surg Am.* 2011;36:1471–1474.
552. Wong TC, Ip FK. Minimally invasive management of trans-scaphoid perilunate fracture-dislocations. *Hand Surg.* 2008;13:159–165.
553. Wright TW, Dobyns JH, Linscheid RL, et al. Carpal instability non-dissociative. *J Hand Surg Br.* 1994;19:763–773.
554. Wyrick JD, Youse BD, Kiefhaber TR. Scapholunate ligament repair and capsulodesis for the treatment of static scapholunate dissociation. *J Hand Surg Br.* 1998;23:776–780.
555. Yamaguchi H, Takahara M. Transradial styloid, transtriquetral perilunate dislocation of the carpus with an associated fracture of the ulnar border of the distal radius. *J Orthop Trauma.* 1994;8:434–436.
556. Yamazaki H, Kato H, Nakatsuchi Y, et al. Closed rupture of the flexor tendons of the little finger secondary to non-union of fractures of the hook of the hamate. *J Hand Surg Br.* 2006;31:337–341.
557. Yanni D, Lieppins P, Laurence M. Fractures of the carpal scaphoid. A critical study of the standard splint. *J Bone Joint Surg Br.* 1991;73:600–602.
558. Yardley MH. Upper limb fractures: Contrasting patterns in Transkei and England. *Injury.* 1984;15:322–323.
559. Yin ZG, Zhang JB, Kan SL, et al. Diagnosing suspected scaphoid fractures: A systematic review and meta-analysis. *Clin Orthop Relat Res.* 2010;468:723–734.
560. Yip HS, Wu WC, Chang RY, et al. Percutaneous cannulated screw fixation of acute scaphoid waist fracture. *J Hand Surg Br.* 2002;27:42–46.
561. Yoshihara M, Sakai A, Toba N, et al. Nonunion of the isolated capitate waist fracture. *J Orthop Sci.* 2002;7:578–580.
562. You JS, Chung SP, Chung HS, et al. The usefulness of CT for patients with carpal bone fractures in the emergency department. *Emerg Med J.* 2007;24:248–250.
563. Youm Y, McMurthy RY, Flatt AE, et al. Kinematics of the wrist. I. An experimental study of radial-ulnar deviation and flexion-extension. *J Bone Joint Surg Am.* 1978;60:423–431.
564. Zaidemberg C, Siebert JW, Angrigiani C. A new vascularized bone graft for scaphoid nonunion. *J Hand Surg Am.* 1991;16:474–478.
565. Zdravkovic V, Sennwald GR, Fischer M, et al. The palmar wrist ligaments revisited, clinical relevance. *Ann Chir Main Memb Super.* 1994;13:378–382.
566. Ziter FM. A modified view of the carpal navicular. *Radiology.* 1973;108:706–707.
567. Zoltie N. Fractures of the body of the hamate. *Injury.* 1991;22:459–462.

32

Fraturas do terço distal do rádio e da ulna

Margaret M. McQueen

Introdução às fraturas do terço distal do rádio e da ulna   1025
Epidemiologia das fraturas do terço distal do rádio e da ulna   1027
  Fatores de risco para fraturas do terço distal do rádio   1028
Avaliação das fraturas do terço distal do rádio e da ulna   1029
  Mecanismos de lesão para fraturas do terço distal do rádio e da ulna   1029
  Lesões associadas a fraturas do terço distal do rádio e da ulna   1029
  Sinais e sintomas de fraturas do terço distal do rádio   1030
  Estudos de imagem e outros estudos para fraturas do terço distal do rádio e da ulna   1030
  Classificação das fraturas do terço distal do rádio e da ulna   1033
  Medidas de resultados para fraturas do terço distal do rádio e da ulna   1036
Anatomia patológica e anatomia aplicada de fraturas do terço distal do rádio e da ulna   1037

Opções terapêuticas   1038
  Previsão de instabilidade   1038
  Previsão de funcionalidade   1038
  Indicações para tratamento   1042
  Tratamento conservador das fraturas do terço distal do rádio e da ulna   1042
  Tratamento cirúrgico   1046
  Fraturas do terço distal da ulna   1073
Tratamento de resultados adversos esperados e de complicações inesperadas   1075
  Lesão de nervo   1075
  Lesão de tendão   1075
  Consolidação viciosa   1076
  Pseudartrose   1083
  Síndrome da dor regional complexa (SDRC)   1083
Controvérsias e rumos futuros   1083

INTRODUÇÃO ÀS FRATURAS DO TERÇO DISTAL DO RÁDIO E DA ULNA

As fraturas do terço distal do rádio e da ulna são as fraturas mais comumente observadas por cirurgiões traumato-ortopédicos; na Grã-Bretanha, ocorrem cerca de 120 mil fraturas por ano; nos Estados Unidos, essas fraturas somam 607 mil casos anuais.[60,73]

A história das fraturas do terço distal do rádio reflete a evolução da compreensão de muitas patologias trauma-ortopédicos. O crédito para a identificação da verdadeira natureza da lesão é compartilhado entre Petit, Pouteau e Colles, pois antes dos seus estudos acreditava-se que a lesão era uma luxação do carpo ou da articulação radiulnar distal. No início do século XVIII, Petit foi o primeiro a sugerir que essas lesões poderiam ser fraturas, em vez de luxações; mas foi Pouteau[291] o primeiro a reconhecer que, em geral, as lesões do punho decorrentes de uma queda sobre a mão espalmada eram fraturas do terço distal do rádio, com desvio "para fora" ou dorsal. Pouteau reconhecia um desvio "para dentro" ou volar, mas atribuía essa ocorrência à fratura ulnar. Suas meticulosas observações constituem um exemplo do conhecimento que pode ser adquirido com os exames clínicos. Pouteau não foi capaz de defender sua opinião diante do ceticismo de seus colegas, pois seu artigo foi publicado postumamente. Além disso, fora da França, dava-se pouca atenção aos seus pontos de vista.

As fraturas do terço distal do rádio passaram a chamar a atenção da literatura inglesa em 1814, ano em que Abraham Colles publicou suas considerações no artigo "Sobre a fratura da extremidade carpal do rádio". Colles foi professor de cirurgia no Royal College of Surgeons na Irlanda de 1804 a 1836. Era um cirurgião conhecido por sua veracidade e honestidade; em certa ocasião, Colles informou a seus alunos: "Cavalheiros, não adianta tergiversar; eu causei a morte do paciente." Colles escreveu: "Essa fratura ocorre a cerca de 4 cm acima da extremidade carpal do rádio... A superfície posterior do membro apresenta-se com considerável deformidade, pois pode-se notar uma depressão no antebraço, cerca de 4 cm acima da extremidade desse osso, enquanto um inchaço apreciável ocupa o punho e o metacarpo. De fato, o carpo e a base do metacarpo parecem estar se projetando retrogradamente de tal forma que, a um primeiro exame, permite levantar a suspeita de que o carpo sofreu luxação anterógrada. No exame da superfície anterior do membro, observamos considerável repleção, como se tivesse sido causada pela projeção anterógrada dos tendões flexores... Na superfície posterior, (o cirurgião) descobrirá pelo toque que o inchaço no punho e no metacarpo não é inteiramente causado por uma efusão entre as partes mais moles; perceberá que as extremidades dos metacarpais e a segunda fileira dos ossos carpais constituem não pequena parte do inchaço... Se o cirurgião fechar a sua mão na mão do paciente e fizer um movimento de extensão... restaurará o membro à sua forma natural, mas com a cessação da extensão a distorção do membro retornará instantaneamente... Ou se o cirurgião, equivocadamente, considerar que está diante de um caso de luxação do punho e tentar manter as partes *in situ* por meio de bandagens apertadas e imobilização por tala, a dor causada pela pressão exercida na parte de trás do punho vai obrigá-lo a desfazer a bandagem e a tala em algumas horas; e se esses curativos forem aplicados mais frouxamente, o cirurgião verificará, depois de transcorridas poucas semanas, que a deformidade ainda estará presente, em sua totalidade... Com tais equívocos, o paciente estará fadado a sofrer por muitos meses de considerável incapacitação e rigidez do membro, juntamente com dores intensas, ao tentar flexionar a mão e os dedos... O inchaço duro que surge nas costas da mão é causado pela superfície carpal do rádio, que está direcionada ligeiramente para trás, em vez de estar voltada diretamente para baixo. O carpo e o metacarpo, que preservam suas conexões com o osso, devem acompanhá-lo em sua deformação, causando a convexidade acima aludida. Assim, a extremidade fraturada do rádio, que está sendo arrastada retrogradamente, faz com que a ulna se saliente na direção da superfície palmar..."[66] Essas observações se tornam ainda mais extraordinárias pelo fato de que foram feitas sem os benefícios da dissecção anatômica ou da radiografia.

Com as publicações de suas "Leçons Orales" in 1841, Guillaume Dupuytren, o cirurgião-chefe do L'Hôtel Dieu em Paris, fez com que esse tópico ganhasse a atenção de uma audiência mais ampla. Dupuytren era conhecido não apenas por ser um profissional absolutamente perfeccionista, inteligente, motivado e com energia ilimitada, mas também por seu completo desdém em relação às suscetibilidades de seus colegas, sobre os quais afirmou que: "para um homem, nada deve ser tão temido como a mediocridade". Boa parte de seu vasto conhecimento foi transmitida em palestras que eram assistidas por centenas de pessoas, muitas provenientes de locais distantes, e que terminaram sendo publicadas por seus estudantes sob o título Leçons Orales de Clinique Chirurgicale. Com relação às fraturas do terço distal do rádio, Dupuytren reconhecia as contribuições de Petit e de Pouteau, tendo afirmado que "seria possível pensar... que as observações desses autores levantaram algumas dúvidas nas mentes dos modernos cirurgiões sobre esse obscuro tópico da doutrina: mas isso não ocorre; ... Há muito tempo, venho ensinando publicamente que as fraturas da extremidade carpal do rádio são extremamente comuns; que sempre acreditei que essas supostas luxações acabam se revelando como fraturas; e que, apesar de tudo o que já foi dito sobre o assunto, jamais encontrei ou ouvi falar de um só caso convincente e devidamente autenticado da luxação em questão".[86]

Em 1847, Malgaigne[237] definiu mais apropriadamente a lesão, tendo afirmado que, em sua maioria, as fraturas do terço distal do rádio eram causadas por uma queda sobre a mão espalmada e, um menor número, por uma queda sobre o dorso da mão. Malgaigne identificou fraturas extra e intra-articulares, inclusive fraturas não desviadas. Identificou também as sequelas da fratura não tratada: deformidade, diminuição da pronação, supinação e flexão, debilidade da mão, inchaço e dor prolongados, e rigidez permanente dos dedos. Ele relatou que o prognóstico seria favorável nos casos em que apenas ocorreu desvio dorsal e rápida identificação da fratura; porém, diante de encurtamento e desvio radiais, passa a ser "praticamente impossível superar totalmente esses problemas". Também reconheceu um prognóstico mais sombrio para as fraturas articulares.

O conceito de uma série de tipos de fraturas do terço distal do rádio foi desenvolvido por John Rhea Barton,[24] da Filadélfia, que em 1838 descreveu "uma subluxação do punho em seguida a uma fratura através da superfície articular da extremidade carpal do rádio". Barton descreveu o desvio dorsal do punho e a fratura articular parcial. Também reconheceu a morbidade da fratura do terço distal do rádio: "Desconheço qualquer assunto sobre o qual eu tenha sido mais frequentemente consultado do que sobre deformidades, articulações rígidas, dedos sem flexibilidade, perda dos movimentos de pronação e supinação e queixas neurálgicas resultantes de lesões do punho e da extremidade carpal do antebraço – com persistência de um ou mais desses males, não meramente como uma inconveniência temporária, mas como consequência permanente".

Robert William Smith, que foi professor de cirurgia em Dublin (e que também realizou o *post-mortem* de Colles), descreveu "a fratura da extremidade inferior do rádio com desvio anterógrado do fragmento inferior", afirmando que, em geral, essa lesão era resultante de uma queda sobre o dorso da mão.[337] Essa foi a primeira descrição de um desvio volar de fratura do terço distal do rádio.

O próximo avanço importante foi a descoberta dos raios X em 1895. Carl Beck,[26] um cirurgião da cidade de Nova York, concluiu em 1901 que "em nenhum tipo de fratura os raios de Roentgen são mais urgentemente necessários, para que percebamos com que frequência temos nos equivocado em sua real identificação" e descreveu oito tipos diferentes de fraturas do terço distal do rádio.

Na cidade de Boston, Frederick Cotton[70,71] descreveu seus achados em fraturas do terço distal do rádio empregando uma combinação de exames *post-mortem* e radiografias. Cotton descreveu a cominuição da metáfise, que, em sua opinião, era frequente e mais comum no dorso; e em dois artigos, ofereceu uma revisão clara e abrangente do conhecimento da época.

Durante aquela época, o principal debate sobre o tratamento centrava-se na mecânica de redução, posição da imobilização e tipos de tala utilizados. Foram registrados resultados sombrios e amputações causados por bandagens e talas de imobilização apertadas. Lucas-Champonnière[227] descreveu suas ideias inovadoras no tratamento de fraturas com o uso de massagem e mobilização imediata – procedimentos considerados revolucionários àquela época. Esse autor considerava que a fratura do terço distal do rádio se prestava mais a essa forma de tratamento.

As outras contribuições ao tratamento das fraturas do terço distal do rádio ocorreram nos campos da fixação dessa parte do rádio com o desenvolvimento dos métodos de estabilização, embora a maior influência tenha sido o advento da anestesia e da assepsia. A fixação externa do terço distal do rádio foi originalmente descrita por Ombredanne,[270] um cirurgião parisiense, em 1929. Interessa saber que se tratava de um fixador externo em não ponte, que era empregado em casos pediátricos. Ombredanne concluiu que "a osteossíntese temporária com conexões externas permite um ajuste matemático da correção cirúrgica... e é garantia de uma retenção mais consistente, com precisão ampla e suficiente".

A fixação externa em ponte foi introduzida em 1944 por Roger Anderson e Gordon O'Neill, de Seattle, por causa dos resultados insatisfatórios com o tratamento conservador. Esses cirurgiões reconheceram a dificuldade em manter uma redução, em particular do comprimento do rádio, tendo atribuído tal problema ao "esmagamento do osso esponjoso". Os autores denominaram a técnica de "fixação sem aparelho gessado".[13] Enquanto isso, Raoul Hoffmann de Genebra estava projetando seu fixador externo, que tinha grampos que permitiam a redução da fratura por manipulação fechada com o fixador já aplicado. Jacques Vidal et al.[380] introduziram o conceito de ligamentotaxia: "o dispositivo é aplicado além da articulação envolvida, no osso não afetado; em seguida, aplica-se tensão e, por meio de forças de tração que operam através das estruturas capsuloligamentares, pode-se obter a redução". O fixador de Hoffmann, embora modificado, permanece ainda em uso hoje em dia.

De longa data, a fixação interna de fraturas do terço distal do rádio tem sido dominada pela aplicação de pinos percutâneos, que foi primeiramente sugerida para tratamento de fraturas do terço distal do rádio por Lambotte em 1907, com o uso de um pino no estiloide radial.[295] Esse procedimento foi seguido por muitas outras técnicas de aplicação de múltiplos pinos de meados até o final do século XX.[295] A popularização da osteossíntese por placa ocorreu inicialmente graças a Ellis[93] em 1965. Desde então, o desenvolvimento da osteossíntese por placa dorsal e, em seguida, por placa bloqueada (ou de bloqueio) volar, ampliou suas indicações.

EPIDEMIOLOGIA DAS FRATURAS DO TERÇO DISTAL DO RÁDIO E DA ULNA

As fraturas do terço distal do rádio são as mais frequentemente examinadas por cirurgiões traumato-ortopédicos e representam 17,5% de todas as fraturas em adultos.[73] A literatura demonstra variação nas incidências (Tab. 32.1), mas esses dados são de difícil interpretação, por causa da variação nas idades das populações e nos métodos de registro da informação. A informação mais recente provém de Edimburgo, de 2010 a 2011 (dados inéditos) e da Finlândia em 2008;[105] incidências parecidas foram publicadas em cada um desses países (23,6 e 25,8 por 10 mil habitantes por ano, respectivamente) para fraturas do terço distal do rádio. Em todos os estudos, as incidências em mulheres são duas a três vezes mais altas do que em homens.

Os homens que sofrem fraturas do terço distal do rádio são significativamente mais jovens do que as mulheres. Foi informado que, em adultos, a média de idade de todas as fraturas do terço distal do rádio fica entre 57 e 66 anos; na média, as mulheres estão na sexta década de vida e os homens por volta da quarta década. Isso se reflete nas curvas de distribuição específicas para idade e gênero, que são do tipo A (ver Cap. 3). Uma lesão por mecanismo de baixa energia é a causa da maioria das fraturas do terço distal do rádio; 66-77% das fraturas estão relacionadas a uma queda da posição de pé,[41,105,304,332] com maior número de episódios no inverno.[105] Os dados de Edimburgo demonstram que as lesões por mecanismo de alta energia são responsáveis por algo em torno de 10% de todas as fraturas do punho.

Em sua maioria (57-66%), as fraturas são do tipo extra-articular (AO tipo A). Das fraturas restantes, 9-16% são descritas como lesões articulares parciais (AO tipo B) e 25-35% são fraturas articulares completas (tipo C). Com base nos dados de Edimburgo, ocorreram 51 fraturas articulares do tipo C3 ou complexas (4,5%), enquanto ocorreram 543 fraturas (48,3%) com cominuição meta-

TABELA 32.1 Incidências informadas para a fratura do terço distal do rádio

Área	Data	Incidência/10⁵/ano	Incidência em homens/10⁵/ano	Incidência em mulheres/10⁵/ano	Faixas etárias (anos)
Grã-Bretanha					
Dundee/Oxford[43]	1954-1958	20	7,2	29,9	≥15
Edimburgo[72]	1991-1993	17,2	7,7	25,7	
(ver texto e Capítulo 3)	2000	19,3	11,7	26	
	2007-2008	20,6	12,9	27,8	
	2010-2011	23,6	13,9	32,2	
Dorset[368]	1996-1997	26,1	11,4	35,9	>25
Escócia/Inglaterra[271]	1997-1998	23,6	9	36,8	>35
Dinamarca					
Frederiksborg[342]	1981	21,9	8,9	34,6	>20
Hvidovre[212]	1976-1984	19,7	N/A	39,7	≥20
Suécia					
Estocolmo[324]	1981-1982	36,5	13,4	54,6	>15
Uppsala[238]	1989-1990	29	14,3	43,2	>15
Malmö[28]	1953-1957	17,6	9,6	24,8	≥10
	1980-1981	42,2	19,6	62,4	
	1991-1992	31,3	16,5	44,4	
Sudoeste da Suécia[41]	2001	26	12	39	>18
Islândia[304,332]	1985	26	14	34	>15
	2004	27	17	37	
Finlândia					
Oulu[105]	2008	25,8	14,7	36,3	≥16
Estados Unidos					
Rochester[278]	1945-1974	17,6	7,8	25,7	≥50
Todas as salas de emergência[272]	2001-2007	26,5	8,8	40,9	≥35

fisária, mas sem envolvimento articular grave. Portanto, uma fratura metafisária potencialmente instável é 10 vezes mais comum do que uma fratura articular grave. Com a aplicação da fórmula de Mackenney,[234] o risco mediano de instabilidade é de 39,4%.

Algumas evidências provenientes da Escandinávia e da Grã-Bretanha informam que a epidemiologia das fraturas do terço distal do rádio está mudando. Na Islândia, entre 1985 e 2004, a incidência global das fraturas do terço distal do rádio não mudou significativamente, mas há mudanças no âmbito das incidências específicas para idade e gênero.[332] O autor especula que a diminuição da incidência em mulheres na faixa etária dos 50-70 anos ao longo desse período ocorreu por causa do maior uso da terapia de reposição hormonal (TRH). Em homens, foi observada uma tendência que demonstrava aumento na incidência que, segundo sugestão do autor, estava relacionado à maior longevidade dos homens (a média de idade por ocasião da fratura aumentou em 8 anos – para 50 anos – ao longo do período de 19 anos).

Por outro lado, dados de Edimburgo revelam aumento na incidência de fraturas do terço distal do rádio ao longo de um período de 17 anos (Tab. 32.1), o que foi principalmente atribuído a um aumento na incidência, tanto em homens mais jovens, como em idosos (Fig. 32.1). Em mulheres, ocorreu redução na incidência na faixa etária de 45-59 anos, mas aumento na incidência em mulheres com mais de 75 anos. No entanto, interessa saber que o percentual de pacientes independentes para as atividades da vida diária aumentou significativamente ao longo do período; isso confirma que, embora ficando mais velhas, as pessoas também estavam ficando com melhor forma física. Em casos de fraturas de fragilidade, houve aumento nas fraturas extra-articulares e nas fraturas articulares parciais, e correspondente diminuição nas fraturas articulares completas. No grupo considerado como um todo, não foi observada diferença na gravidade radiográfica das fraturas. No entanto, ao serem examinadas as fraturas de fragilidade (definidas como lesões ocorridas em pacientes com 50 ou mais anos), nota-se aumento significativo na probabilidade de instabilidade metafisária nas fraturas extra-articulares e articulares completas.

Assim, há indícios de que as fraturas do terço distal do rádio vêm aumentando em homens e também em mulheres idosas, mas permanecem mais comuns nesse segundo grupo. Foi observada diminuição numérica em mulheres de meia-idade, o que pode ser o efeito de programas bem-sucedidos para detecção e tratamento da osteoporose. Os dados de Edimburgo confirmam que os pacientes estão se tornando mais independentes em suas atividades da vida diária, mas as fraturas no grupo de idosos vêm se tornando mais graves. Se as projeções populacionais forem acuradas para os países ocidentalizados e se os percentuais de idosos continuarem a crescer, pode-se contar com maior carga de trabalho nos serviços traumato-ortopédicos em referência ao tratamento de fraturas mais instáveis do terço distal do rádio em pacientes mais idosos, porém mais ativos. Esse cenário aumenta a urgência de se chegar a um consenso sobre o método de tratamento recomendado para essas fraturas.

Fatores de risco para fraturas do terço distal do rádio

Existem diversos métodos para prognosticar o risco de uma fratura osteoporótica e muitos fatores de risco já foram descritos na literatura. Essas fraturas estão estudadas com maiores detalhes no Capítulo 3. No entanto, na literatura encontram-se alguns estudos que consideram os fatores de risco específicos para fraturas do terço distal do rádio.

Os riscos para toda a vida publicados para ocorrência de uma fratura do terço distal do rádio em indivíduos com 50 anos ou mais variam de 12 a 52,7% para mulheres e de 2,4 a 6,2% para homens (Tab. 32.2). Estas podem ser diferenças reais em risco, dependendo do país, embora também possa ocorrer que as dificuldades na averiguação da fratura sejam responsáveis por parte das diferenças.

Como ocorre também com todas as fraturas osteoporóticas, as fraturas do terço distal do rádio ocorrem como resultado de uma combinação de queda e baixa densidade mineral óssea (DMO). Não deve surpreender que DMO baixa seja um preditor importante de risco de futura fratura,[186,216,265,267] mas também há evidências de que o aumento das quedas, especialmente nas popu-

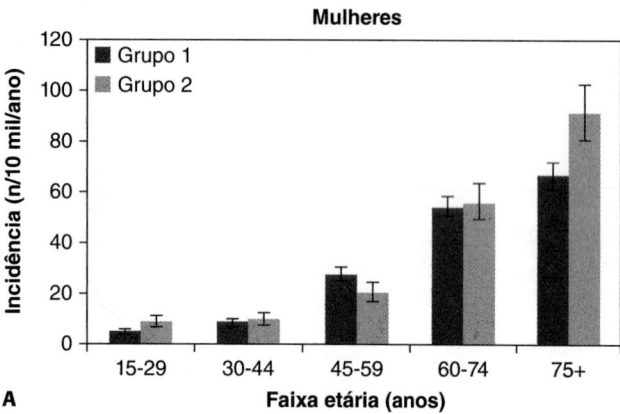
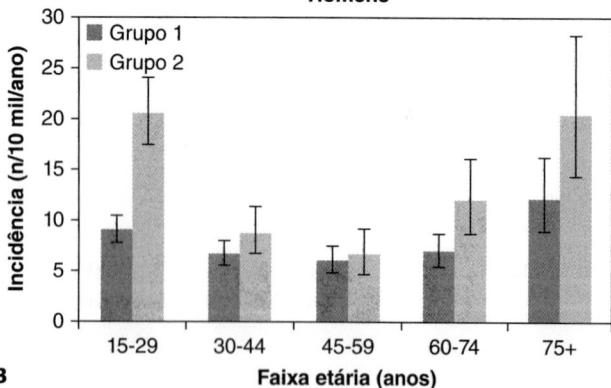

FIGURA 32.1 A, B: Incidência de fraturas do terço distal do rádio em homens e mulheres com intervalos de confiança de 95%. Os dados do grupo 1 foram coletados de 1991 até 1993 inclusive e os dados do grupo 2 foram coletados entre 2007 e 2008. Os aumentos ocorridos tanto em homens mais jovens como mais idosos explicam em grande parte o aumento global na incidência das fraturas do terço distal do rádio.

TABELA 32.2 Risco percentual estimado para toda a vida de sofrer uma fratura do terço distal do rádio depois dos 50 anos para homens e mulheres

	Mulheres	Homens	Datas
Noruega[7]	32,7	6,2	1994-2004
Suécia[181]	20,8	4,6	1987-1993
Grã-Bretanha[376]	16,6	2,9	1988-1998
Estados Unidos[74]	15	2,4	1979-1981
Tasmânia[67]	12	5	1997-1999
Coreia do Sul[283]	21,7	4,9	2005-2008
Dinamarca[212]	18	N/A	1976-1984

lações envelhecidas, constitui fator de risco significativo.[265,267] Alguns autores constataram que o risco de fratura do terço distal do rádio aumenta com o aumento do nível de atividade,[127,168,333] ou seja, indivíduos que sofrem esse tipo de fratura estão situados na coorte em melhor forma física na população idosa.

AVALIAÇÃO DAS FRATURAS DO TERÇO DISTAL DO RÁDIO E DA ULNA

Mecanismos de lesão para fraturas do terço distal do rádio e da ulna

O mecanismo de lesão que comumente resulta em uma fratura do terço distal do rádio é uma queda sobre a mão espalmada, com o indivíduo inicialmente em pé, embora ocorram lesões por mecanismo de alta energia em pequeno percentual de pacientes. Palvanen et al.[281] demonstraram que as típicas fraturas de membro superior com osteoporose em idosos são causadas por mecanismos de lesão específicos; esses autores observaram uma frequência significativamente maior de fraturas do terço distal do rádio em pessoas que interromperam sua queda com a mão espalmada, em comparação com indivíduos que sofrem fraturas do terço proximal do úmero ou do cotovelo. Isso sugere que pacientes com fraturas do terço distal do rádio possuem reflexos mais bem preservados e, em geral, estão em melhor forma física, em comparação com pacientes que sofreram fraturas do terço proximal do úmero.

Em geral, há consenso de que as diferentes características das fraturas do terço distal do rádio são influenciadas pela posição da mão por ocasião do impacto, tipo de superfície com a qual a mão faz contato e velocidade da força. Além disso, a qualidade e a resistência do osso do terço distal do rádio também influenciam a gravidade da fratura.

Grande parte da atenção tem se concentrado na posição da mão por ocasião do impacto. No final do século XIX, Lilienfeldt[220] utilizou braços de cadáveres para demonstrar que tanto a posição da mão como o ângulo de colisão do antebraço com o solo determinam o tipo de fratura. Segundo esse autor, a fratura do terço distal do rádio ocorreria se o ângulo se situasse entre 60 e 90°; já a fratura do estiloide radial resultaria da posição da mão em desvio ulnar, e a fratura do estiloide ulnar ocorreria por desvio radial. Lilienfeldt também reproduziu uma fratura com desvio volar com a mão em flexão. Frykman[114] refinou esses experimentos, tendo concluído pela ocorrência de tipos clínicos de fraturas do terço distal do rádio, desde que a flexão dorsal do punho ficasse entre 40 e 90°. Diante de ângulos menores, ocorreria uma fratura na parte proximal do antebraço; com ângulos maiores, uma fratura de osso carpal. Com o aumento da flexão dorsal, haveria necessidade de maior força para causar uma fratura. Esse autor produziu fraturas com desvio volar quando a mão se encontrava sob carga em flexão volar. Frykman também percebeu que havia necessidade de mais força para que ocorresse fratura em um homem em comparação com a lesão em uma mulher.

Fernandez e Jupiter[97] dividiram as fraturas do terço distal do rádio em cinco tipos, dependendo do mecanismo da lesão; essa divisão forma a base da classificação de Fernandes (ver adiante). Esses autores acreditavam que as fraturas por flexão ocorrem porque, por ocasião do impacto, a fileira carpal proximal transmite a força para a face dorsal do rádio e a cortical volar sofre fratura por causa das forças tênseis. Quando o rádio flexiona dorsalmente, a cortical dorsal sofre compressão, gerando cominuição dorsal e um defeito metafisário, sobretudo em um paciente osteopênico. Se o antebraço estiver supinado e o cotovelo estendido, a força será aplicada com o punho em flexão; nesse cenário, ocorre inversão do desvio, gerando compressão da borda volar e uma fratura extra-articular desviada por flexão.

É provável que as fraturas articulares parciais ou por cisalhamento da borda volar na parte distal do rádio ocorram da mesma forma que as fraturas extra-articulares com desvio volar em pacientes mais jovens. Nesses casos, a compressão da borda volar resulta em uma fratura articular com subluxação volar do carpo. Com frequência, a linha de fratura é vertical e normalmente instável.

A gravidade das fraturas do terço distal do rádio está relacionada à qualidade do osso. Clayton et al.[64] examinaram 37 fraturas do terço distal do rádio e demonstraram a existência de uma correlação linear entre T-escores da absorciometria de raios X de dupla energia (DEXA) e instabilidade e consolidação viciosa precoces. Os pacientes com osteoporose tinham 43% de probabilidade de sofrer uma fratura metafisária instável no terço distal do rádio e 66% de probabilidade de consolidação viciosa, em comparação com pacientes com T-escores normais, que tiveram 28 e 48% de probabilidade de instabilidade e de consolidação viciosa, respectivamente. Xie e Barenholdt,[396] que utilizaram estudos de TC quantitativos periféricos, demonstraram que a densidade volumétrica da secção transversal e as propriedades geométricas do osso cortical podem ser essenciais na determinação da gravidade de uma fratura do terço distal do rádio.

Lesões associadas a fraturas do terço distal do rádio e da ulna

As principais lesões associadas a fraturas do terço distal do rádio são as que ocorrem nos ligamentos interósseos do carpo e do complexo da fibrocartilagem triangular (CFCT). Lesões condrais também foram descritas em 32% dos pacientes. Seu significado é desconhecido, embora alguns autores tenham sugerido que essas fraturas podem ser precursoras de alteração degenerativa.[222]

Lesão do ligamento interósseo

As lesões do ligamento interósseo associadas a fraturas do terço distal do rádio são predominantemente escafossemilunares e lunopiramidais. A gravidade dessas lesões foi artroscopicamente classificada por Geissler, do grau 1 até o grau 4. Lesões de grau 1 são as menos graves e exibem atenuação ou hemorragia; lesões de graus 2 e 3 exibem maior incongruência do ligamento; e lesões de grau 4 consistem em visível instabilidade, com ruptura suficiente a ponto de permitir a passagem de um artroscópio desde a articulação radiocarpal até a articulação mediocarpal.

Foi relatado que lesões escafossemilunares ocorrem em 4,7 até 46% das fraturas do terço distal do rádio,[121,222,298,330,365] mas é difícil estimar o percentual real, pois a maioria dos estudos descreve séries altamente selecionadas de pacientes jovens, com fraturas predominantemente intra-articulares que foram tratadas por procedimento artroscópico. O percentual de 4,7% foi observado na série menos seletiva de fraturas do terço distal do rádio, sendo provável que esse valor esteja mais próximo do número correto.[365] As lesões lunopiramidais são menos comuns e exibem prevalências entre 12 e 34%.[121,222,298,330]

Nos casos mais graves, o diagnóstico de lesão ligamentar pode ser estabelecido com base em radiografias estáticas do terço distal do rádio (ver Cap. 31). No entanto, o diagnóstico poderá ser dificultado quando a lesão estiver associada a uma fratura do terço distal do rádio. É provável que a artroscopia seja o melhor método, mas essa opção é dispendiosa e pode submeter o paciente a um procedimento desnecessário. Essa situação pode ser minimizada pelo teste do estiramento do carpo, quando o cirurgião aplica tração ao punho para enfatizar a interrupção das linhas de Gilula. Foi relatado que esse teste tem sensibilidade de 78% e especificidade de 72% em casos com uma fratura do terço distal do rádio. Os autores concluíram que este é um teste de triagem útil para a exclusão das lacerações mais graves (de graus 3 e 4).[209] Foi demonstrado maior risco de lesão do ligamento interósseo em casos com mais de 2 mm de variância ulnar positiva e em fraturas intra-articulares.[109]

Ainda não ficou esclarecido o significado das lacerações de ligamento interósseo para o resultado das fraturas do terço distal do rádio. Foi sugerido que lesões não detectadas são uma das causas da dor contínua; mas em uma série de 51 pacientes com fraturas desviadas do terço distal do rádio, revisadas 11 a 27 meses após a lesão, não foram detectadas diferenças nas medidas de resultado informadas pelo paciente (MDIP) entre lesões ligamentares de graus 3 e 4 e lesões de graus 0 a 2. Os pacientes com lesões mais graves informavam dor, mas apenas ao ser aplicado o teste de Watson para desvio, e não em repouso nem com o uso da mão.[109] Contudo, Tang et al.[365] informaram deterioração do funcionamento em 20 pacientes com instabilidade escafossemilunar evidente nas radiografias, em comparação com casos com alinhamento normal do carpo.

Lesão do complexo da fibrocartilagem triangular (CFCT)

A lesão do CFCT é mais comum do que a lesão do ligamento interósseo, sendo descrita em 39 a 82% dos casos.[121,222,298,330] Em sua maioria, estas lesões são avulsões periféricas e podem estar associadas a fraturas do estiloide ulnar, cuja presença aumenta em 5,1 vezes o risco de laceração do CFCT.[222] A história natural dessas lesões permanece obscura, mas em uma revisão realizada depois de transcorridos 13 a 15 anos após a lesão, não foram notadas diferenças em qualquer medida de resultado, inclusive pelo escore. Incapacidades dos braços, ombro e mão — DASH (*disabilities of arm, shoulder and hand* — (DASH), entre pacientes com ou sem laceração completa do CFCT, ou entre aqueles com ou sem afrouxamento detectável na articulação radiulnar distal (ARUD), salvo pela redução da força de preensão para 83% nos pacientes com afrouxamento.[260] É discutível se esse achado tem significado clínico. A cirurgia de reparo de lacerações do CFCT apresenta bons resultados, embora tais resultados sejam parecidos aos de pacientes tratados por método conservador. Esses últimos pacientes demonstram força de preensão de 78% e escore DASH de 13, dois anos após a cirurgia.[315] Ainda não foram devidamente definidas as indicações para tratamento cirúrgico dessas lesões.

Sinais e sintomas de fraturas do terço distal do rádio

Em geral, avaliar os sintomas de uma fratura do terço distal do rádio é tarefa simples, diante de uma história de queda sobre a mão espalmada ou, ocasionalmente, uma lesão causada por mecanismo de maior energia. Invariavelmente, estão presentes dor e inchaço em torno do punho e, nos casos em que ocorreu desvio, o paciente pode também se queixar de uma visível deformidade. O questionamento específico deve considerar qualquer parestesia ou dormência nos dedos da mão para que possa excluir uma possível lesão do nervo mediano ou ulnar. Deve-se buscar evidência de dor em outras partes do membro, para diagnóstico de uma lesão ipsilateral.

Em geral, um inchaço em torno do punho fica evidente durante o exame. Em casos com desvio, pode-se visualizar a deformidade. A clássica deformidade em garfo é causada pelo desvio dorsal do carpo, secundariamente à angulação dorsal do terço distal do rádio (Fig. 32.2). Uma deformidade inversa pode ser observada em casos de fratura com desvio volar. A mão pode exibir desvio radial e, além disso, ocorre encurtamento do rádio e a ulna fica sa-

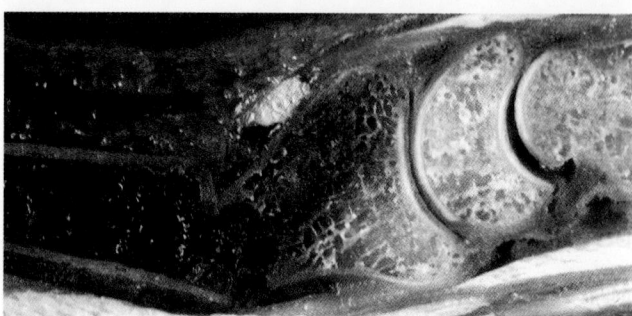

FIGURA 32.2 Secção sagital de uma fratura do terço distal do rádio. Nota-se angulação dorsal com cominuição da metáfise, causando a clássica deformidade em garfo, que é provocada pela consolidação viciosa do carpo.

liente. A pele deve ser inspecionada, para que sejam excluídas feridas expostas, que ocorrem mais amiúde no lado ulnar.

A palpação promove sensibilidade na área da fratura; essa manobra tem maior utilidade para levantar suspeita clínica nos casos em que não foi percebida uma deformidade óbvia. O médico deve fazer um exame neurológico completo da mão, pois a presença de síndrome do túnel do carpo (STC) pode exigir tratamento imediato. Também é importante que se tenha em mente que as fraturas do terço distal do rádio podem ser complicadas por uma síndrome compartimental aguda; portanto, o médico também deve pesquisar a presença de sinais e sintomas dessa condição (ver Cap. 29).

Estudos de imagem e outros estudos para fraturas do terço distal do rádio e da ulna

A série de rotina com projeções radiográficas posteroanterior (PA), lateral e oblíqua ajuda na visualização de uma fratura suspeitada do terço distal do rádio. Outras projeções podem ser obtidas, conforme a necessidade, para a avaliação de possível desvio ou de outras lesões.

São de uso comum diversas mensurações radiográficas que quantificam a orientação do terço distal do rádio; portanto, é importante ter boa compreensão dessas medidas, de modo a diminuir o erro interobservadores. Foi demonstrada uma discrepância significativa na confiabilidade intra e interobservadores na mensuração de critérios radiográficos padronizados. Em casos de fraturas extra-articulares, o desvio-padrão médio entre cirurgiões foi de 3,2° para o ângulo radial, 3,6° para a inclinação palmar lateral convencional e de 2,1° para 15° de inclinação palmar lateral.[175]

Inclinação dorsal/palmar: em uma projeção lateral verdadeira, traça-se uma linha que conecta os pontos mais distais dos lábios volar e dorsal do rádio. A inclinação dorsal ou palmar é o ângulo criado por uma linha traçada ao longo do eixo longitudinal do rádio (Fig. 32.3A).

Comprimento do rádio: essa variável é medida na radiografia PA. Trata-se da distância (em milímetros) entre uma linha traçada perpendicularmente ao eixo longitudinal do rádio e tangente ao ponto mais distal da cabeça da ulna e uma linha traçada perpendicularmente ao eixo longitudinal do rádio ao nível da ponta do estiloide radial (Fig. 32.3B).

Variância ulnar: essa é uma medida do encurtamento do rádio, não devendo ser confundida com a mensuração do comprimento desse osso. Variância ulnar é a distância vertical entre uma linha paralela ao canto medial da superfície articular do rádio e uma linha paralela ao ponto mais distal da superfície articular da

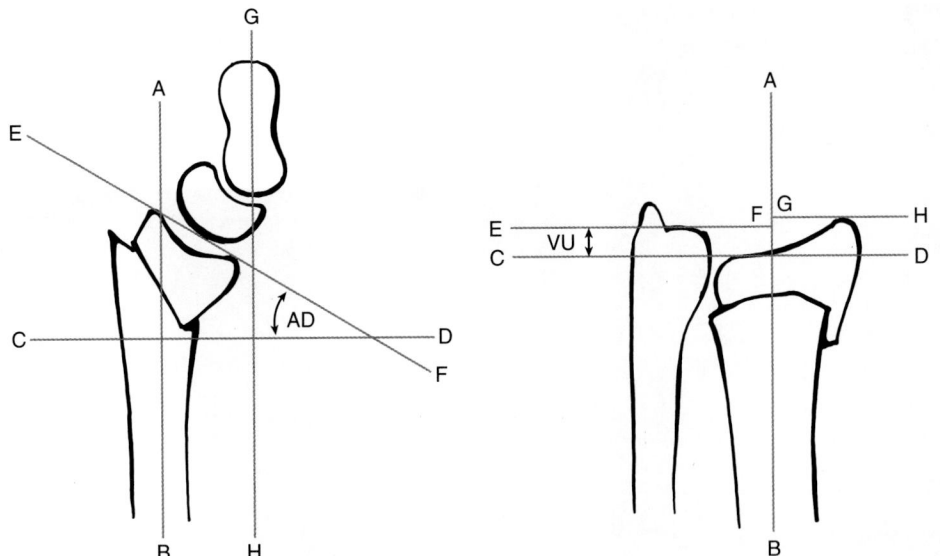

FIGURA 32.3 A: O ângulo dorsal (AD) é medido pela determinação do ângulo formado por uma linha (CD) perpendicular ao eixo longitudinal do rádio (AB) e pela linha que une as extremidades dorsal e volar da articulação radiocarpal (EF). O alinhamento do carpo é avaliado pelo ponto de intersecção da linha paralela ao eixo longitudinal do rádio (AB) e da linha paralela ao eixo longitudinal do capitato (GH). Se essas linhas fizerem intersecção fora do carpo ou não fizerem intersecção, como nessa ilustração, então o carpo está com consolidação viciosa. **B:** Variância ulnar (VU) é a distância entre duas linhas perpendiculares ao eixo longitudinal do rádio (AB). A primeira linha tangencia o canto ulnar do rádio (CD) e a segunda linha tangencia a cabeça da ulna (EF). Comprimento do rádio é a distância entre a linha EF e uma linha que tangencia o estiloide radial (GH). De Court-Brown C, McQueen M, Tornetta P. *Orthopaedic Surgery Essentials*: *Trauma*. Filadélfia, PA: Lippincott Williams & Wilkins; 2006, com permissão.

cabeça da ulna; as duas linhas são perpendiculares ao eixo longitudinal do rádio (Fig. 32.3B).

Inclinação do rádio: na projeção PA, o rádio se inclina na direção da ulna. Essa inclinação é medida pelo ângulo formado por uma linha traçada a partir da ponta do estiloide radial até o canto medial da superfície articular do rádio e por uma linha traçada perpendicularmente ao eixo longitudinal do rádio.

Consolidação viciosa do carpo: há dois tipos de alinhamento vicioso do carpo associados a fraturas do terço distal do rádio. O mais comum é o alinhamento vicioso que compensa a inclinação do terço distal do rádio, sendo extrínseca ao carpo. Numa projeção lateral, traça-se uma linha ao longo do eixo longitudinal do capitato e outra linha ao longo do eixo longitudinal do rádio. Se o carpo estiver alinhado, ocorrerá intersecção das linhas dentro do carpo. Se não estiver, as linhas farão intersecção fora do carpo (Fig. 32.3A). O alinhamento vicioso do carpo também pode ser causado por uma ruptura de ligamento carpal concomitante. O diagnóstico radiológico dessa condição está detalhado no Capítulo 31.

Ângulo em lágrima e distância anteroposterior (AP): mais recentemente, a atenção dos estudiosos se voltou para o exame do ângulo em lágrima e da distância AP, medidos em uma radiografia lateral.[254] A "lágrima" da superfície articular do terço distal do rádio se refere ao contorno em forma de U da borda volar da faceta do semilunar. "Ângulo em lágrima" refere-se ao ângulo entre o eixo central da "lágrima" e o eixo central da diáfise do rádio. Uma depressão do ângulo em lágrima inferior a 45° sugere desvio da faceta do semilunar (Fig. 32.4). A depressão do ângulo em lágrima pode ser a única evidência de uma redução incompleta e de permanência da incongruência articular. A distância AP é também uma medida de incongruência articular e é definida pela distância entre os ápices das bordas dorsal e volar da faceta do semilunar. Em média, a distância AP normal mede 19 mm em uma projeção lateral verdadeira,[254] mas provavelmente essa variável será avaliada mais adequadamente pela comparação com o punho contralateral normal.

As características específicas devem ser avaliadas em cada projeção do terço distal do rádio, conforme se segue.

Projeção PA. Em casos de fraturas extra-articulares, as seguintes variáveis devem ser avaliadas:

- Comprimento do rádio/variância ulnar
- Extensão da cominuição metafisária
- Localização da fratura do estiloide ulnar (ponta/colo/base)

Em casos de fraturas intra-articulares, além dessas determinações também serão avaliados os seguintes aspectos:

- Presença e orientação das fraturas articulares
- Depressão da faceta do semilunar
- Espaço entre o escafoide e a faceta do semilunar
- Fragmentos de impactação central
- Avaliação dos ossos do carpo — arco carpal I de Gilula, ou evidência de fratura do escafoide

Projeção lateral. Em casos de fraturas extra-articulares, serão avaliados os seguintes aspectos:

- Inclinação dorsal/palmar
- Extensão da cominuição metafisária
- Alinhamento do carpo
- Desvio volar da cortical
- Posição da ARUD

Em casos de fraturas intra-articulares, serão avaliados os seguintes aspectos:

- Depressão da faceta palmar do semilunar
- Depressão do fragmento central
- Espaço entre os fragmentos palmar e dorsal

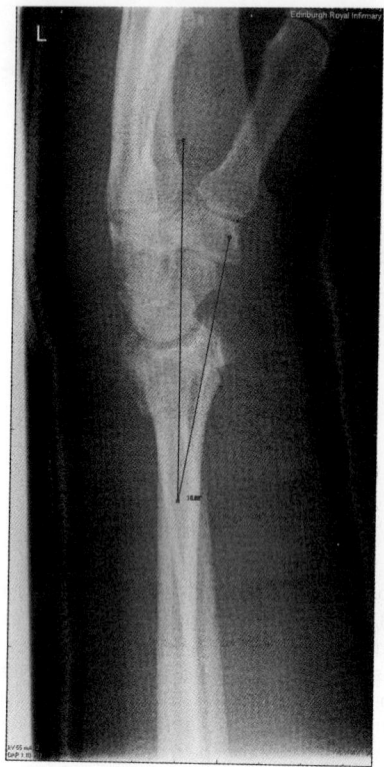 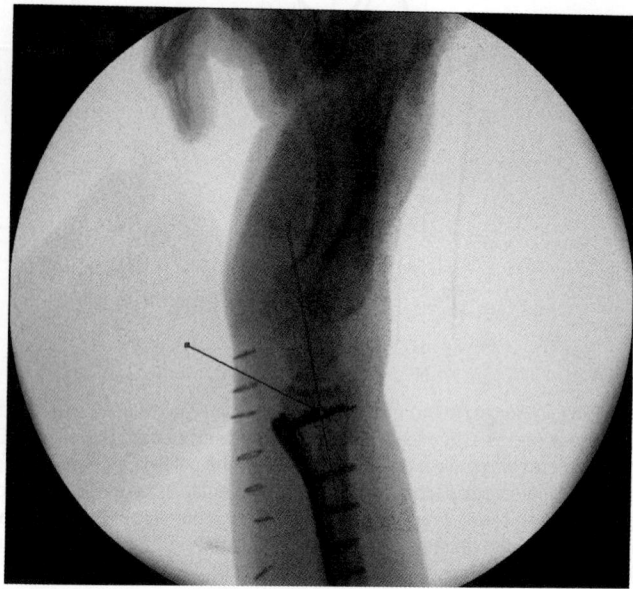

FIGURA 32.4 A: Projeção lateral de uma fratura intra-articular do terço distal do rádio exibindo um ângulo em lágrima deprimido (pouco acima de 10°). **B:** A fratura foi reduzida e o ângulo em lágrima está restaurado para algo menos que 54°.

- O ângulo escafossemilunar para possível lesão carpal associada
- Ângulo em lágrima
- Distância AP

A mensuração da inclinação dorsal e volar deve ser feita com base em uma projeção lateral verdadeira do terço distal do rádio, quando a ulna se encontra completamente superposta ao rádio. A pronação do antebraço diminui a inclinação volar aparente, enquanto a supinação aumenta a inclinação, embora não afete a mensuração do alinhamento rádio-semilunar ou do carpo.[46] Johnson e Szabo[175] verificaram que uma alteração rotacional de 5° gera uma mudança de 1,6° na inclinação palmar em uma projeção lateral convencional e de 1° na projeção lateral.

Projeções oblíquas. A projeção oblíqua em pronação demonstra o aspecto radial do terço distal do rádio, sendo particularmente útil para avaliar a cominuição do rádio, divisão ou depressão do estiloide radial e também para confirmar a posição dos parafusos no aspecto radial do terço distal do rádio (Fig. 32.5A).[335]

A projeção oblíqua em supinação demonstra o aspecto ulnar do terço distal do rádio, sendo útil para avaliar a depressão da faceta dorsal do semilunar e a posição dos parafusos no lado ulnar (Fig. 32.5B).

Projeção lateral com inclinação. Trata-se de uma projeção lateral obtida com a mão sobre um coxim, para inclinação do rádio em 22° na direção do feixe.[229] Essa projeção proporciona uma visão tangencial da faceta do semilunar e permite uma mensuração mais acurada da depressão da faceta e da possível penetração de parafusos na articulação radiocarpal (Fig. 32.5C-D).

Projeções sob tração (AP e lateral). Essas projeções são obtidas com tração manual ou com o uso de uma "dedeira chinesa" (*fingertrap*) aplicada aos dedos em seguida à redução e sob anestesia. Essas projeções são muito úteis em casos de fraturas articulares, pois permitem que, em seu planejamento, o cirurgião determine se técnicas fechadas serão suficientes para o tratamento ou se haverá necessidade de redução aberta. Uma projeção sob tração também ajuda na identificação de fragmentos fraturados que possam estar ocultos pelo desvio da fratura, além de evidenciar qualquer interrupção do arco de Gilula na fileira carpal proximal em casos associados a uma lesão do ligamento interósseo.

Punho contralateral (projeções AP e lateral). Essas radiografias podem ter utilidade antes da cirurgia, para avaliação da variância ulnar normal, ângulo escafossemilunar e distância AP do paciente, pois todas essas medidas variam entre pacientes.

Tomografia computadorizada

As avaliações por tomografia computadorizada (TC) têm o objetivo de melhorar a visualização e acurácia das medidas de fraturas articulares no terço distal do rádio. Os dados clínicos sugerem que a TC demonstra linhas de fraturas intra-articulares e mede o desvio intra-articular com maior precisão do que as radiografias simples[176] e, em particular, demonstra a presença e o desvio das fraturas da incisura sigmoide também com maior precisão, comparativamente às radiografias simples. Em um estudo comparativo entre radiografias simples *versus* TC, os autores constataram que, em 20 fraturas consecutivas, as radiografias simples documentaram envolvimento da incisura sigmoide em apenas 35% das fraturas, em comparação com os 65% detectados na TC.[312] Um estudo mais recente verificou que, em 95 fraturas articulares, os autores diagnosticaram 77% de envolvimento da incisura sigmoide, 71% do segmento dorsoulnar, 57% do segmento dorsorradial e apenas 13% de envolvimento do segmento volar da ulna.[364]

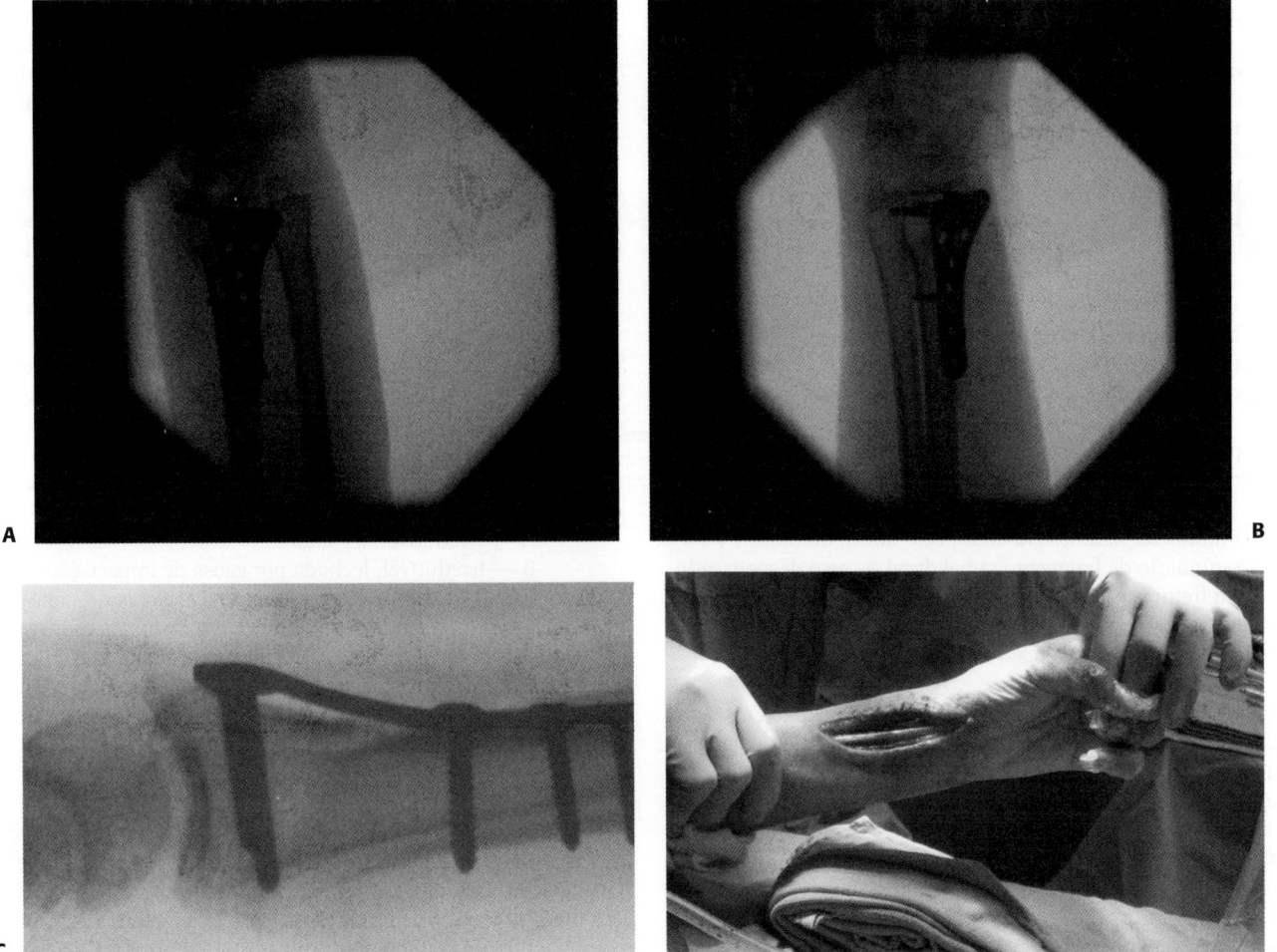

FIGURA 32.5 A: Projeção oblíqua em pronação do terço distal do rádio. Essa projeção permite a avaliação do lado radial da articulação. Nesse caso, uma placa volar está sendo inserida; pode-se observar que os parafusos estão fora da articulação radiocarpal. **B:** Projeção oblíqua em supinação do terço distal do rádio, permitindo a avaliação do lado ulnar da articulação. **C, D:** O antebraço está elevado em 20°, fora da mesa; com isso, é possível obter uma projeção lateral inclinada do terço distal do rádio, que captura a vista tangencial da articulação radiocarpal.

Atualmente, os estudos de TC tridimensional são de uso comum na avaliação de fraturas intra-articulares do terço distal do rádio. Foi demonstrado que o uso dessa técnica melhora a concordância intraobservadores, mas não interobservadores; além disso, permite a determinação confiável das características da fratura que podem influenciar o tratamento, por exemplo, linhas de fratura coronal, depressão articular central e cominuição articular. Foi demonstrado que o uso da TC tridimensional aumenta a necessidade percebida de exposição aberta de segmentos articulares desviados, em comparação com o uso da TC convencional,[149] mas a influência da técnica nos resultados funcionais ainda está por ser determinada.

Classificação das fraturas do terço distal do rádio e da ulna

Ao longo dos anos, têm sido propostos muitos sistemas de classificação para fraturas do terço distal do rádio e da ulna; a maioria desses sistemas aborda a morfologia e considera, em graus variáveis, a presença ou ausência de desvio, cominuição e envolvimento articular.

Classificações mais antigas

Dos sistemas de classificação mais antigos, os mais comuns e ainda citados são os de Gartland e Werley,[117] de Older[269] e de Frykman,[114] juntamente com a classificação de Melone para fraturas intra-articulares.[257] Em 1951, Gartland e Werley descreveram um sistema de classificação com inclusão de envolvimento articular, cominuição e desvio. Esses autores descreveram três grupos:

Grupo 1 — Fratura de Colles simples, sem envolvimento da superfície articular.

Grupo 2 — Fratura de Colles cominutiva da superfície articular do rádio, em que os fragmentos não sofreram desvio.

Grupo 3 — Fratura de Colles cominutiva com fraturas da superfície articular do rádio exibindo desvio dos fragmentos.

Grupo 4 — Gartland e Werley não especificaram se havia desvio nas fraturas do grupo 1, mas Solgaard[339] acrescentou um quarto grupo de fraturas extra-articulares sem desvio.

A classificação de Older foi publicada em 1965; tinha por objetivo ajudar o residente neófito quando este tivesse que selecionar um tratamento. Essa classificação se baseia na gravidade do desvio e da cominuição. São quatro tipos:

Tipo 1 — Sem desvio:

1. Perda de alguma angulação volar e de até 5° de angulação dorsal.
2. Sem encurtamento significativo do rádio — 2 mm ou mais acima da ulna distal.

Tipo 2 — Desviadas com mínima cominuição:

1. Perda da angulação volar ou desvio dorsal do fragmento distal.
2. Encurtamento — normalmente não abaixo da ulna distal; ocasionalmente até 3 mm abaixo da ulna distal.
3. Mínima cominuição do aspecto dorsal do rádio.

Tipo 3 — Desviadas com cominuição do terço distal do rádio:

1. Cominuição do aspecto dorsal do rádio.
2. Encurtamento — abaixo da ulna distal.
3. Cominuição de fragmento radial distal — normalmente não expressiva; frequentemente caracterizada pelos fragmentos.

Tipo 4 — Desviadas com grave cominuição do terço distal do rádio:

1. Cominuição significativa do aspecto dorsal do rádio.
2. Cominuição de fragmento radial distal — osso despedaçado, com fraturas na articulação.
3. Encurtamento — normalmente 2-8 mm abaixo da ulna distal.
4. Em alguns casos, cortical volar deficiente.

Older et al. correlacionaram seus resultados finais ao sistema de classificação, tendo observado que os resultados anatômicos e funcionais pioravam com o aumento da gravidade da fratura.

Frykman classificou as fraturas do terço distal do rádio com ênfase no envolvimento articular e ulnar (estiloide ou diáfise). Esse autor diferenciou especificamente entre envolvimento de articulação radiocarpal e da articulação radiulnar distal, pois acreditava que o envolvimento intra-articular e o envolvimento ulnar eram os fatores com maior peso no prognóstico:

Tipo I	Extra-articular, sem fratura da ulna
Tipo II	Extra-articular, com fratura da ulna
Tipo III	Articular radiocarpal, sem fratura da ulna
Tipo IV	Articular radiocarpal, com fratura da ulna
Tipo V	Articular da ARUD, sem fratura da ulna
Tipo VI	Articular da ARUD, com fratura da ulna
Tipo VII	Radiocarpal e ARUD, sem fratura da ulna
Tipo VIII	Radiocarpal e ARUD, com fratura da ulna

Melone classificou as fraturas intra-articulares do terço distal do rádio levando em consideração que cada fratura consistia em quatro partes: estiloide radial, fragmento medial dorsal, fragmento medial volar e diáfise do rádio. Esse autor designou os dois fragmentos mediais que compõem, juntamente com a fossa semilunar, o complexo medial e fundamentou sua classificação levando em conta a posição do complexo medial (Fig. 32.6).

Tipo 1 — Sem desvio, ou com desvio variável do complexo medial, como uma unidade. Sem cominuição. Estável em seguida à redução fechada.

Tipo 2 — Instável, com depressão. Desvio moderado ou intenso do complexo medial, como uma unidade, com cominuição das corticais dorsal e volar.

    A — Irredutível, fechada.

    B — Irredutível, fechada por causa de impactação.

Tipo 3 — Como o tipo 2, mas com uma espícula do rádio no aspecto volar, o que pode comprometer o nervo mediano.

Tipo 4 — Fratura dividida, instável. Ocorre intensa cominuição do fragmento do complexo medial, com rotação dos fragmentos.

Tipo 5 — Lesão por explosão. Desvio e cominuição intensos, frequentemente com cominuição da diáfise.

Classificações modernas

Provavelmente, o sistema de classificação mais amplamente utilizado seja a classificação AO (Fig. 32.7), que foi adotado pela Orthopaedic Trauma Association e rebatizado como classificação AO/OTA.[241] Trata-se de uma classificação alfanumérica inclusiva, com 27 subgrupos diferentes. Três tipos diferentes (A — extra-articular, B — articular parcial e C — articular completa) são divididos em 9 grupos principais e em 27 subtipos diferentes, dependendo da cominuição e da direção do desvio.

Em resposta à classificação AO, Fernandez e Jupiter[97] publicaram uma classificação simplificada com o objetivo de maior orientação para o tratamento, levando em conta o mecanismo de le-

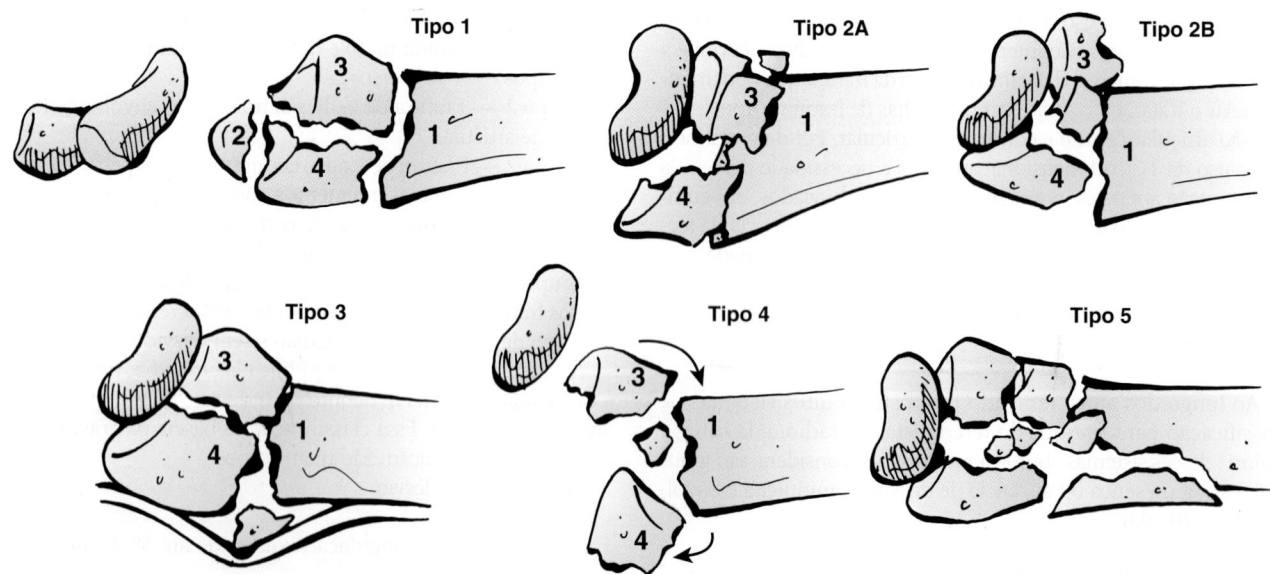

FIGURA 32.6 Classificação de Melone para fraturas intra-articulares do terço distal do rádio. Estão ilustradas quatro partes da fratura: os componentes da diáfise, estiloide radial, ulnar volar e dorsal volar.

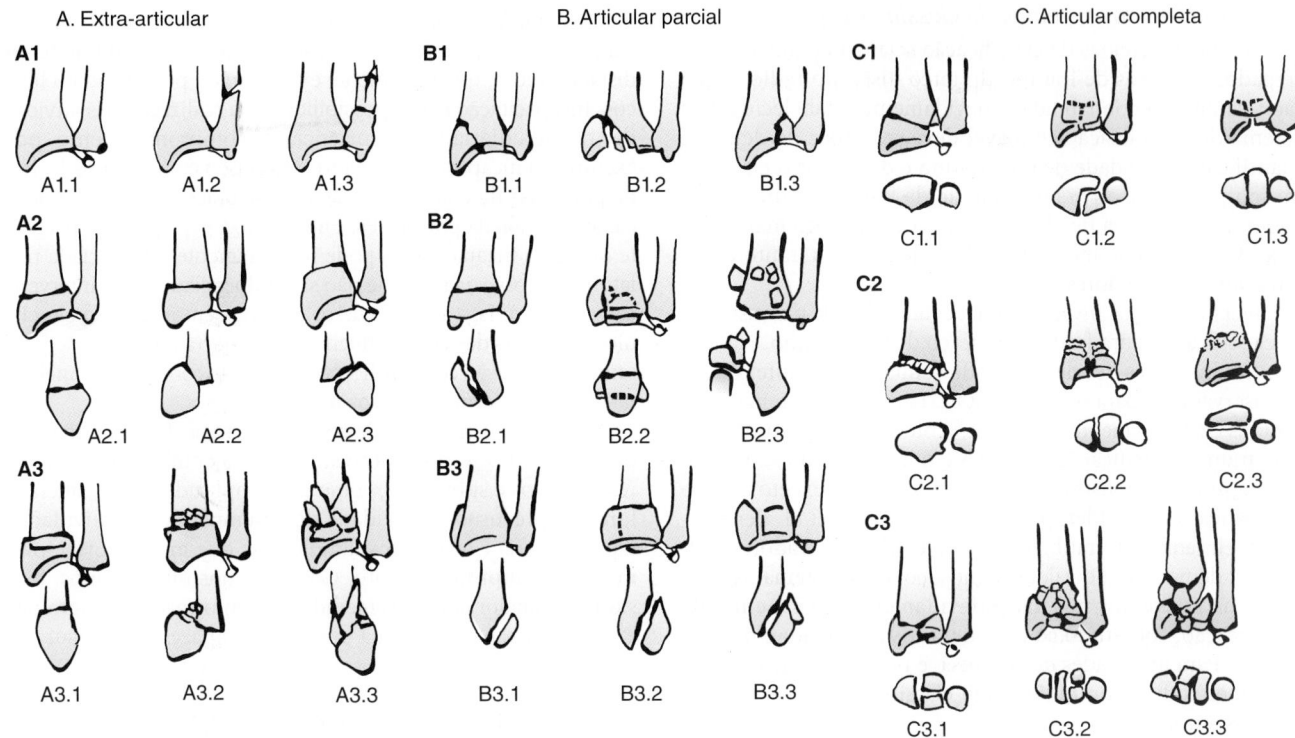

FIGURA 32.7 Classificação AO/OTA.

são. Há cinco tipos básicos—fraturas por flexão da metáfise, fraturas por cisalhamento da superfície articular, fraturas por compressão da superfície articular, fraturas por avulsão e fraturas combinadas causadas por lesão de alta velocidade (Fig. 32.8). O sistema é apresentado com o risco provável de instabilidade e lesões associadas; além disso, propõe recomendações de tratamento. Essa classificação simplificada ainda não foi validada em termos de recomendações terapêuticas.

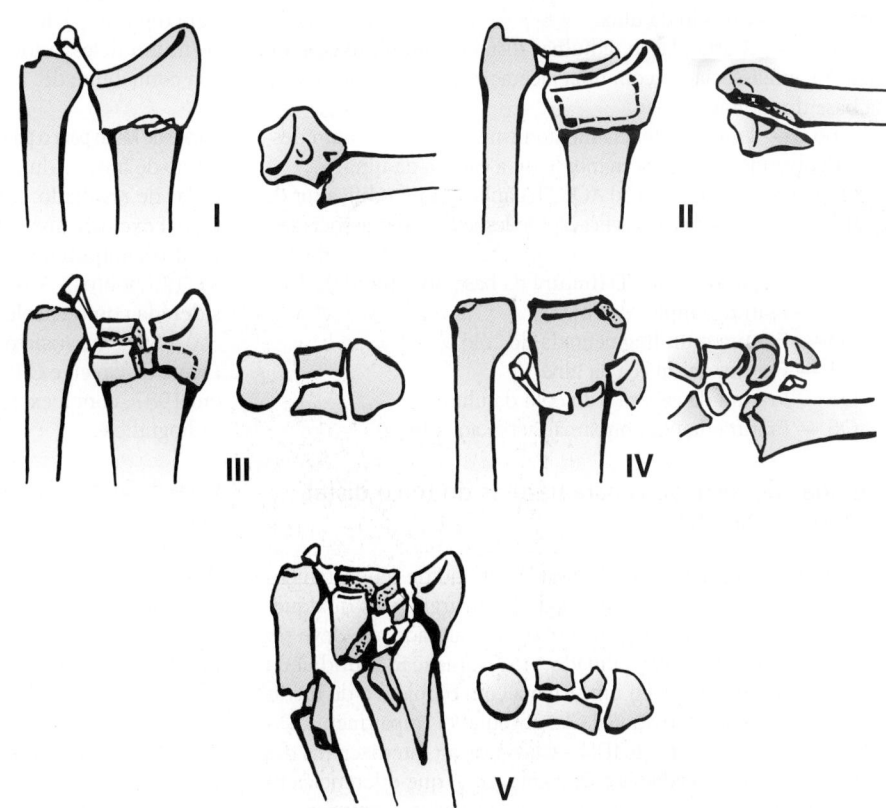

FIGURA 32.8 Classificação de Fernandez.

Confiabilidade dos sistemas de classificação

Embora os sistemas de classificação sejam amplamente empregados em casos de fraturas do terço distal do rádio, ainda não tiveram sua confiabilidade devidamente estabelecida. Um sistema de classificação confiável deve ser capaz de definir e quantificar a gravidade de uma fratura e de ajudar o cirurgião em seu prognóstico para o resultado da fratura. O dilema em elaborar um sistema de classificação é que, quanto mais complexo for o sistema, menos confiável ele se torna, tanto intra- como interobservadores.

Diversos estudos investigaram a confiabilidade dos sistemas de classificação para fraturas do terço distal do rádio. Na melhor das hipóteses, foi demonstrada confiabilidade inter ou intraobservadores para o sistema AO/OTA,[205,375] ao serem considerados exclusivamente os tipos A, B ou C. Outros estudos que avaliaram a classificação AO/OTA e outras classificações não conseguiram demonstrar confiabilidade,[11,102,288] exceto quanto à classificação de Older, para a qual Anderson et al. demonstraram elevada reprodutibilidade intra e interobservadores. Solgaard[339] demonstrou o valor prognóstico desse sistema. No entanto, não devemos nos fiar indevidamente em sistemas de classificação, sobretudo ao considerar o tratamento e o prognóstico. Para finalidades de pesquisa, é preferível que as fraturas do terço distal do rádio sejam classificadas por consenso entre os autores.

Classificação de lesão ulnar associada

Tanto a classificação AO/OTA[241] como a de Fernandez[97] constituem um sistema para classificação de lesões ulnares associadas a fraturas do terço distal do rádio. A classificação de Fernandez se concentra na estabilidade residual da ARUD, depois que a fratura do terço distal do rádio foi reduzida. Há três tipos.

Tipo 1 — A articulação radioulnar distal é clinicamente estável e congruente. Os estabilizadores primários da articulação estão intactos. Envolve a avulsão da ponta do estiloide ulnar e fraturas estáveis do colo da ulna.

Tipo 2 — A articulação radiulnar distal exibe subluxação ou luxação, em associação com uma laceração do CFCT ou fratura na base do estiloide ulnar.

Tipo 3 — Lesões potencialmente instáveis. Fratura com desvio envolvendo a incisura sigmoide ou a cabeça da ulna.

O sistema de classificação AO/OTA aplica um modificador de qualificação (Q) para a classificação de lesões ulnares associadas, conforme se segue:

Q1 — Luxação da ARUD (fratura da base do estiloide).
Q2 — Fratura simples do colo.
Q3 — Fratura multifragmentada do colo.
Q4 — Fratura da cabeça da ulna.
Q5 — Fratura da cabeça e do colo da ulna.
Q6 — Fratura da ulna proximalmente ao colo.

Medidas de resultados para fraturas do terço distal do rádio e da ulna

A avaliação do resultado de uma fratura ou de seu tratamento é essencial para a prática da moderna cirurgia; mas qualquer que seja o sistema empregado com essa finalidade, ele deve ser confiável, reprodutível e validado. A Organização Mundial da Saúde (OMS) desenvolveu um sistema com o objetivo de medir saúde e doença, a International Classification of Impairments, Disabilities and Handicaps (ICIDH – Classificação Internacional das Deficiências, Incapacidades e Desvantagens), que diferencia entre comprometimento, incapacitação e deficiência. Comprometimento é um funcionamento físico anormal, por exemplo, ausência da rotação do antebraço em seguida a uma fratura do terço distal do rádio, que geralmente é mensurado por métodos clínicos. Incapacitação é a impossibilidade na realização das atividades da vida diária em decorrência de comprometimento, por exemplo, a incapacidade de abrir um frasco com a tampa fechada por causa da falta de rotação do antebraço. Em geral, a deficiência é avaliada por MRIPs. Entretanto, a percepção do paciente quanto à incapacitação pode ser fortemente influenciada por fatores psicossociais,[300] que não são influenciados pela intervenção cirúrgica. Isso sugere que os métodos empregados pelo clínico (passíveis de serem influenciados pelo tratamento) que possam ter correlação com MRIPs possivelmente constituem o melhor método de determinação dos resultados.

No início, as medidas de resultado para as fraturas do terço distal do rádio se concentravam em uma combinação de fatores objetivos e subjetivos, como dor, amplitude de movimento, força de preensão, capacidade de desempenho das atividades da vida diária e avaliações radiológicas que medem principalmente o comprometimento. Contudo, nos últimos anos, tem sido dada maior ênfase às medidas autoinformadas de sintomas e de funções, em seguida a uma lesão, capazes de mensurar a incapacitação percebida.

Medidas de resultado aferidas pelo médico

As medidas de resultado aferidas pelo médico dependem da mensuração da força de preensão, amplitudes de movimento e forças de preensão especiais; essas medidas podem conter um elemento de avaliação da capacidade de desempenhar as atividades da vida diária. Embora não tenham relação com o paciente e mesmo considerando que essas medidas são teoricamente objetivas, deve-se ter em mente que o esforço aplicado pode ser influenciado pelo estado psicológico do paciente.[346]

Os escores dependentes do médico de uso mais frequente em casos de fratura do terço distal do rádio são os escores de Mayo para o punho,[68] de Gartland e Werley[117] e de Green e O'Brien.[134] Nenhum deles já foi examinado com o objetivo de determinar sua confiabilidade, responsividade ou validade.

Escore de Mayo para o punho. Esse escore foi desenvolvido para a avaliação de fraturas-luxações perilunares[68] e consiste em quatro medidas de resultado: intensidade da dor (25 pontos), estado funcional exclusivamente com base na capacidade de trabalho (25 pontos), amplitude de movimento (25 pontos) e força de preensão (25 pontos). A pontuação resultante (máximo = 100) é considerada como excelente (90 a 100), boa (80 a 90), satisfatória (60 a 80) e insatisfatória (abaixo de 60). O sistema se baseia no escore de Green e O'Brien, que foi modificado por Cooney et al.[68] em 1987, com a exclusão de qualquer pontuação para aspectos radiográficos.

Escore de Green e O'Brien. Esse sistema foi desenvolvido para avaliar luxações carpais e envolve a avaliação da dor (cinco categorias, 25 pontos), ocupação (cinco categorias, 25 pontos), amplitude de movimento (cinco categorias, 25 pontos), força de preensão (três categorias, 10 pontos) e radiologia (cinco categorias, 20 pontos).[135] A radiologia apenas pode ser pontuada para luxação carpal. De um escore total igual a 100, a pontuação é considerada satisfatória se for superior a 70.

Escore de Gartland e Werley. Em 1951, Gartland e Werley[117] elaboraram um escore para resultado com o objetivo de avaliar os resultados das fraturas do terço distal do rádio. Trata-se de um escore de deméritos, em que um resultado de 0 a 2 é considerado excelente; 3 a 8, bom; 9 a 20, razoável; e acima de 20, insatisfatório. Os pontos são atribuídos para deformidade residual, avaliação subjetiva (i. e., pelo paciente) da dor, incapacitação e limitação dos movimentos, avaliação objetiva (i. e., pelo cirurgião) da perda de movimento e da dor na articulação radiulnar distal, e complicações decorrentes de alteração artrítica, STC e rigidez dos dedos da mão. Os resultados radiológicos são descritos em separado.

Medidas de resultado informadas pelo paciente

Nos últimos anos, diversas MRIPs foram desenvolvidas, variando desde medidas genéricas que avaliam o impacto da lesão na saúde e bem-estar do paciente (p. ex., Short Form 36 [SF-36], perfil de impacto da doença [PID]) até medidas de resultado mais específicas, centradas em regiões anatômicas ou em condições específicas.

Atualmente, existem dois sistemas de pontuação de uso comum que se concentram no membro superior ou no punho.

Escore DASH. O escore Disabilities of the hand, arm and shoulder (DASH) (Incapacitações da mão, braço e ombro) foi originalmente descrito em 1996[165] por uma iniciativa conjunta da American Academy of Orthopaedic Surgeons (AAOS), Council of Musculoskeletal Research Societies, e Institute for Work & Health em Toronto, Canadá. Os autores desejavam criar uma medida autoaplicativa dos sintomas e, principalmente, do estado funcional físico. O resultado foi o escore DASH, que consiste em 30 itens que abordam incapacitações/sintomas, com pontuações a partir de 0 (sem incapacitação) até 100 (incapacitação grave). São propostas perguntas sobre o grau de dificuldade na realização de tarefas por causa do problema no membro superior (21 itens); intensidade da dor; dor com o uso, formigamento, debilidade ou rigidez (cinco itens); e o efeito do problema (ou problemas) nas atividades sociais, trabalho, sono e autoimagem (quatro itens). Um escore DASH normal fica abaixo dos 15 pontos.[119]

Estudos sobre validade, confiabilidade e responsividade do uso do escore DASH em transtornos do membro superior demonstraram validade, confiabilidade e responsividade boas para problemas nessa parte do corpo[53,78,141] e especificamente para as fraturas do terço distal do rádio.[232] Uma diferença de 10 pontos na média para o escore DASH é considerada como a mínima mudança clinicamente importante.[141] Também foi estruturado um questionário abreviado, o QuickDASH; esse instrumento consiste em 11 itens com resultados similares para validade e confiabilidade para diversos problemas do membro superior,[141] embora não especificamente para fraturas do terço distal do rádio.

Escore PRWE. O escore *patient-related wrist evaluation* (PRWE) (avaliação do punho relatada pelo paciente) é um questionário contendo 15 itens que examina a gravidade e a frequência da dor em cinco perguntas e a capacidade de desempenhar as atividades da vida diária em dez perguntas.[233] Esse instrumento foi desenvolvido e testado em pacientes com fraturas do terço distal do rádio; portanto, é específico para o punho – não para todo o membro superior. Seus desenvolvedores informaram que o escore PRWE tem excelente confiabilidade, além da capacidade de detectar mudanças ao longo do tempo. Concluíram que o instrumento funciona como uma medida curta, confiável e válida para a dor e a incapacitação relatadas pelo paciente. O escore PRWE obteve a maior responsividade (i. e., a capacidade de detectar mudanças) em uma comparação envolvendo os instrumentos SF-36, DASH e PRWE.[232] Changulani et al.[53] elaboraram um sumário da validade, confiabilidade e responsividade de quatro medidas de resultado, três das quais (Gartland e Werley, DASH e PRWE) são empregadas na avaliação dos resultados para pacientes com fraturas do terço distal do rádio; esses autores concluíram que a validade do escore PRWE era razoável, mas sua confiabilidade e responsividade eram boas. Outros autores também verificaram que esse sistema é confiável e válido, quando traduzido para diferentes idiomas.[394]

ANATOMIA PATOLÓGICA E ANATOMIA APLICADA DE FRATURAS DO TERÇO DISTAL DO RÁDIO E DA ULNA

A extremidade distal do rádio e da ulna é parte integrante da articulação do punho; a preservação de sua anatomia normal é essencial para a mobilidade dessa região e para sua capacidade de transmitir cargas axiais. A principal função da articulação do punho é posicionar a mão no espaço e permitir seu funcionamento integral. Assim, é provável que fraturas do terço distal do rádio com consolidação viciosa tenham uma influência significativa no funcionamento da mão.

A superfície articular do rádio distal possui duas concavidades – uma para a articulação com o escafoide e a outra para o semilunar. As duas facetas estão divididas por uma crista que avança no sentido dorsal volar. A superfície tem forma triangular: a base é formada pela incisura sigmoide, e o ápice pela ponta do estiloide radial. A superfície articular se apresenta inclinada, tanto na direção volar como na direção ulnar.

A superfície palmar do rádio forma uma curva côncava no sentido proximal distal. Essa curva é relativamente lisa, o que permite uma fácil modelagem de placas nessa área. Também permite a inserção dos robustos ligamentos radiocarpais, que funcionam como limitadores contra a tendência normal do carpo em deslizar na direção ulnar/palmar. A curva está revestida por fibras transversais do pronador quadrado, que está inserido no aspecto radial do osso.

A superfície dorsal é convexa e muito mais irregular com o tubérculo de Lister, em torno do qual passa o tendão do extensor longo do polegar (ELP) e se constitui na área mais saliente. Há sulcos que formam os assoalhos dos compartimentos dos extensores (Fig. 32.9). Durante a abordagem cirúrgica ao dorso do terço distal do rádio ou na aplicação de qualquer forma de fixação ao rádio distal dorsalmente, é essencial que o cirurgião conheça a anatomia da região (Tab. 32.3).

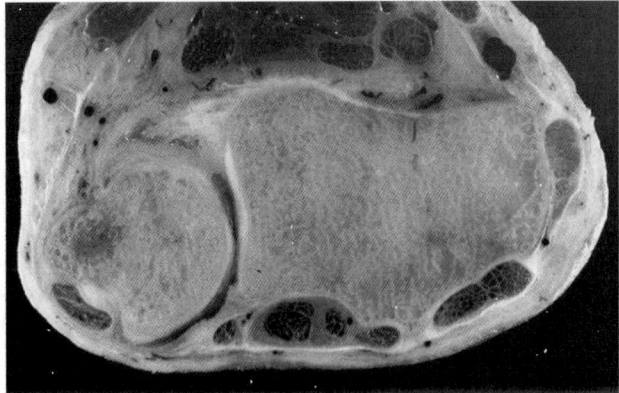

FIGURA 32.9 Anatomia da secção transversal do rádio, num corte imediatamente abaixo da articulação radiocarpal. Os tendões dos extensores se situam em seus compartimentos, em contato imediato com o osso, enquanto que, na superfície palmar, os tendões estão protegidos por uma camada de gordura.

TABELA 32.3 Compartimentos extensores do punho e seu conteúdo

Compartimento extensor	Conteúdo	Comentários
1	Abdutor longo do polegar Extensor curto do polegar	Formam a borda radial da tabaqueira anatômica
2	Extensor longo radial do carpo Extensor curto radial do carpo	
3	Extensor longo do polegar	Ulnar ao tubérculo de Lister
4	Extensor dos dedos Extensor do dedo indicador	
5	Extensor do dedo mínimo	Dorsal à articulação radiulnar distal
6	Extensor ulnar do carpo	Cursa em um sulco entre a cabeça da ulna e o estiloide

Além da articulação radiocarpal, o terço distal do rádio constitui metade da articulação radiulnar distal e a chanfradura sigmoide, que é uma curva uniforme de forma semicilíndrica, que permite a rotação do rádio em torno da cabeça da ulna. À medida que ocorre rotação, a cabeça da ulna se movimenta em uma direção volar com a supinação, e em uma direção dorsal com a pronação. Boa parte da cabeça da ulna está revestida por cartilagem, mesmo em sua superfície inferior. Contudo, a cabeça da ulna não se articula com o carpo, pois o CFCT se estende desde o aspecto ulnar do rádio até a base do estiloide ulnar; em vez disso, se articula com o piramidal. O CFCT funciona como estabilizador da articulação radiulnar distal, juntamente com os músculos extensor e flexor ulnar do carpo e pronador quadrado e com a membrana interóssea do antebraço.

OPÇÕES TERAPÊUTICAS

Existem várias opções terapêuticas para o tratamento de fraturas do terço distal do rádio: tratamento conservador, fixação externa e fixação interna. As indicações para cada uma dessas opções diferem, dependendo do paciente, de suas demandas e do tipo de fratura. Tendo em vista que o principal objetivo do tratamento é maximizar o funcionamento na mão e no punho, torna-se essencial que, durante o planejamento do tratamento, o cirurgião leve em consideração os fatores que podem funcionar como preditores de instabilidade da fratura ou de resultado funcional.

Previsão de instabilidade

Diversos fatores têm sido associados à perda de redução em seguida à manipulação fechada de fraturas do terço distal do rádio.

Idade

Em comparação com indivíduos com menos de 30 anos, pacientes idosos com mais de 80 anos com fratura com desvio do terço distal do rádio têm uma probabilidade três vezes maior de exibir instabilidade. Isso se torna ainda mais notável em pacientes com fraturas que exibem mínimo ou nenhum desvio, quando o risco de instabilidade aumenta 10 vezes em pacientes idosos.[234] Fraturas em pacientes idosos com osteopenia também podem sofrer desvio em um estágio mais avançado.

Desvio inicial da fratura[340]

Quanto maior for o grau de desvio inicial (particularmente com encurtamento do rádio), maior será a quantidade de energia transferida à fratura, resultando em maior probabilidade de insucesso com o tratamento fechado.

Cominuição da metáfise

A presença de um defeito metafisário, evidenciado por radiografias simples ou pela TC, aumenta a probabilidade de instabilidade.[340]

Desvio em seguida a tratamento fechado

Este é um preditor de instabilidade, pois é improvável que a repetição da manipulação resulte em um resultado radiográfico bem-sucedido.[104,250,251]

Mackenney et al.[234] examinaram a história natural de mais de 3.500 fraturas do terço distal do rádio e detalharam os preditores independentemente significativos de instabilidade imediata (perda da redução antes de 2 semanas), instabilidade tardia (perda da redução entre 2 semanas e a consolidação da fratura) e consolidação viciosa, tanto para fraturas sem desvio como desviadas. Foram propostas fórmulas matemáticas que oferecem uma probabilidade percentual de perda de redução ou de consolidação viciosa para pacientes considerados individualmente. Os autores dão como exemplo uma senhora independente aos 85 anos de idade com uma fratura exibindo desvio dorsal do terço distal do rádio com cominuição de metáfise e variância ulnar positiva de 2 mm. A probabilidade calculada de consolidação viciosa é de 82%. É provável que a aplicação clínica dessas fórmulas incentive o tratamento imediato em casos apropriados e diminua a prevalência de consolidação viciosa.

Previsão de funcionalidade

Fatores do paciente

Idade. O principal fator a influenciar a decisão sobre o tratamento de um paciente com uma fratura do terço distal do rádio é a demanda do indivíduo com relação a seu punho. A finalidade do tratamento é manter a força, a mobilidade e o funcionamento normais na mão e no punho. Esses fatores são influenciados pela idade e estado psicológico, que podem alterar as demandas que recaem no punho. Em geral, os métodos terapêuticos servem para restaurar a anatomia normal; caso isso não ocorra, o resultado será uma consolidação viciosa. É provável que, com a diminuição das demandas em relação ao punho, também diminuam os sintomas de consolidação viciosa e a importância de uma anatomia normal.

Contudo, até o momento, ainda não se chegou a um consenso acerca do modo de tratar os pacientes, pois não está clara a definição de "paciente idoso". A idade fisiológica e a idade real podem variar muito, mas normalmente o cirurgião faz seu julgamento com base em uma impressão subjetiva. O uso de medidas mais objetivas disponíveis na literatura geriátrica e epidemiológica, por exemplo, o escore PASE (*Physical Activity Scale of the Elderly*) poderá ajudar.[387] O escore PASE é um instrumento breve, projetado para a avaliação da atividade física em idosos; envolve a avaliação da participação nas atividades normais da vida diária e do lazer. O escore PASE foi validado como medida de atividade física, saúde e funcionamento físico em pessoas idosas.[327,386]

A menor demanda pode explicar os relatos de consolidação viciosa do terço distal do rádio em idosos, como um resultado compatível com bom funcionamento. Jaremko et al.[170] revisaram 74 pacientes idosos com fraturas do terço distal do rádio tratadas por procedimento conservador. Desses pacientes, 71% tinham pelo menos uma deformidade radiográfica inaceitável; mas por ocasião da revisão realizada 6 meses depois da fratura, os autores relataram baixos níveis de incapacitação autoinformada, com alto grau de satisfação do paciente, apesar de um escore DASH médio de 24 e um percentual de insatisfação do paciente de 28%. Foi observado aumento médio nos escores DASH se a deformidade radiológica estivesse fora da faixa aceitável, mas esse achado não foi estatisticamente significativo. Não foi possível prever os escores para resultado final com base na deformidade radiológica, possivelmente por causa de uma faixa etária muito ampla (≥ 50 anos de idade). Young e Rayan[399] estudaram pacientes de baixa demanda com mais de 60 anos. Trinta e dois por cento dos pacientes exibiram resultados radiográficos razoáveis ou insatisfatórios, mas apenas 12% tiveram resultados funcionais razoáveis ou ruins. A tarefa mais difícil era a abertura de frascos. Os autores concluíram que o tratamento conservador possibilita resultados satisfatórios em pacientes de baixa demanda. Não foi observada relação entre anatomia e função em um grupo de 74 pacientes idosos com fraturas do terço distal do rádio tratadas por procedimento conservador 6 meses após a lesão, embora apenas 59% dos pacientes demonstrassem satisfação com o resultado.[14] Grewal e MacDermid[136] constataram que o risco relativo de um resultado insatisfatório com alinhamento vicioso do rádio distal tendia a diminuir com o aumento da idade. Em uma comparação entre tratamento cirúrgico *versus* tratamento conservador em pacientes idosos, não foram observadas diferenças nos escores DASH ou nos escores para dor entre os grupos até 1 ano após a lesão, apesar dos melhores resultados anatômicos observados no grupo tratado cirurgicamente.[92]

Em contraste com esses estudos, Brogren et al.[40] examinaram 143 pacientes 1 ano depois da fratura do terço distal do rádio, classificando-os em três grupos: sem consolidação viciosa, com consolidação viciosa simples (inclinação dorsal de 10° ou variância ulnar positiva) e consolidação viciosa combinada (inclinação dorsal de 10° e também variância ulnar positiva). A média de idade era de 65 anos. Em relação ao grupo sem consolidação viciosa, o escore DASH médio foi 10,5 pontos pior no grupo com consolidação viciosa simples ($p = 0,015$) e 8,7 pontos pior no grupo com consolidação viciosa combinada ($p = 0,034$). Na análise regressiva, foi constatado que o risco relativo para maior incapacitação foi de 2,5 no grupo com consolidação viciosa simples e de 3,7 no grupo com consolidação viciosa combinada. Não foi observada diferença com o ajuste desses resultados para idade ou gênero. Os autores concluíram que a consolidação viciosa acompanhada de um ângulo dorsal superior a 10° ou com variância ulnar positiva acarreta maior incapacitação relacionada ao braço em seguida a uma fratura do terço distal do rádio, independentemente da idade ou gênero.

Outros fatores. Vários outros fatores foram relacionados aos resultados em pacientes que sofreram fraturas do terço distal do rádio. Foi demonstrado que pedidos de indenização ou lesões relacionadas ao trabalho influenciam negativamente os resultados.[138,231] Maior carência socioeconômica,[58] níveis mais baixos de educação[138] e baixa densidade óssea[158] também foram implicados em resultados menos satisfatórios.

Fatores da fratura

Há limitado consenso quanto ao que constitui um resultado radiológico "aceitável" em seguida a uma fratura do terço distal do rádio. Esse conceito deveria ser definido como uma posição radiológica capaz de prognosticar um funcionamento satisfatório na maioria substancial dos casos. Vários autores examinaram a influência da posição radiológica no funcionamento, tendo considerado tanto o alinhamento metafisário como articular.

Alinhamento metafisário. Todos os índices radiológicos da anatomia detalhados anteriormente nesse capítulo foram examinados na tentativa de detectar alguma correlação com a função.

Altura do rádio. Depois de ter revisado retrospectivamente 269 fraturas do terço distal do rádio em adultos, Solgaard[340] constatou que o encurtamento tinha a maior influência no resultado e recomendou que a restauração do comprimento do rádio fosse o objetivo principal da cirurgia. Batra e Gupta,[25] em uma revisão retrospectiva de 69 pacientes um ano depois da ocorrência de lesões, que tinham sido tratadas por técnicas variadas, repetiram os achados acima e enfatizaram que o comprimento do rádio é o determinante mais importante do resultado funcional. Jenkins et al.,[173] em um estudo prospectivo de 61 pacientes consecutivos que se apresentaram com fraturas do terço distal do rádio, tratadas com imobilização por aparelho gessado, demonstraram que encurtamentos superiores a 4 mm estavam associados à presença de dor no punho, depois de um seguimento médio de 23 meses. Trumble et al.[369] também concluíram que o grau de correção cirúrgica do encurtamento estava fortemente associado a resultados mais satisfatórios.

Variância ulnar. O desvio e a impactação do fragmento distal conduzem a um encurtamento relativo do rádio, em comparação com a ulna (Fig. 32.10), ou variância ulnar, que pode ser conferida pela comparação com o punho contralateral normal. A ulna pode ser mais longa (ulna-*plus*), mais curta (ulna-*minus*) ou alinhada (ulna neutra) do que o rádio na população normal.[21] Assim, a extensão do encurtamento do rádio como resultado da fratura não pode ser determinada simplesmente pela mensuração da distância entre o rádio e a ulna sem que se tenha uma radiografia obtida antes da lesão ou uma projeção do membro contralateral para comparação.

Adams,[3] em um experimento com cadáveres, demonstrou que uma variância ulnar positiva (ulna-*plus*) causava a maior alteração na cinemática da ARUD e a maior distorção da fibrocartilagem triangular, em comparação com a perda da inclinação radial e com a inclinação palmar. Em um estudo prospectivo randomizado envolvendo 120 pacientes com fraturas do terço distal do rádio redesviadas, McQueen et al.[250] demonstraram que o encurtamento do rádio (mais de 3 mm, em comparação com o punho contralateral) resultou em redução na força de preensão. Em um estudo mais recente que envolveu 118 pacientes com fraturas do terço distal do rádio tratadas com placa de bloqueio, a variância ulnar positiva à apresentação ou na revisão final foi fator preditor de dor no lado ulnar do punho na revisão final.[401] Brogren et al.[40] informaram escores DASH e SF-12 significativamente piores e menor força de preensão em casos de variância ulnar positiva, 1 ano depois da ocorrência da fratura.

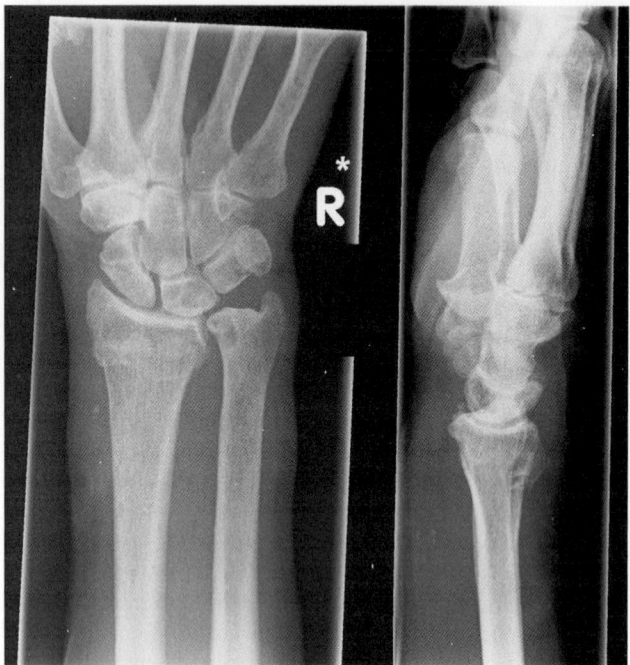

FIGURA 32.10 Fratura do terço distal do rádio com variância ulnar positiva, angulação dorsal e alinhamento vicioso do carpo.

Inclinação radial. A inclinação radial está intimamente relacionada à altura do rádio; esses dois fatores são indicações de compressão axial.[374] Um a três anos após uma fratura do terço distal do rádio, Jenkins e Mintowt-Czyz[173] demonstraram a existência de uma correlação entre perda da inclinação radial e diminuição da força de preensão. Compressão axial foi preditor da presença de alterações degenerativas na articulação radiocarpal e na ARUD em um estudo de 76 jovens pacientes depois de transcorridos, em média, 30 anos, embora, como resultado, nenhum desses pacientes tenha mudado sua ocupação profissional ou atividades de lazer.[200] Wilcke et al.[392] destacaram a associação entre perda da inclinação radial >10° e um escore DASH pior em uma avaliação retrospectiva de 78 fraturas do terço distal do rádio consolidadas, depois de transcorridos 22 meses, em média.

Inclinação dorsal/palmar. Estudos em cadáveres forneceram algumas evidências acerca dos efeitos mecânicos da perda da inclinação palmar. Foi demonstrado que a distribuição da pressão pelas superfícies articulares ulnar e radial muda e se torna mais concentrada à medida que a inclinação dorsal aumenta.[331] Em outro estudo, os efeitos do aumento da inclinação dorsal resultaram em agravamento da incongruência da articulação radiulnar distal, aumento do retesamento da membrana interóssea e limitação da rotação.[189] Além disso, a perda da inclinação palmar normal posiciona o carpo em um alinhamento de colapso dorsal, o que acarreta instabilidade mediocarpal, que pode ser corrigida por uma osteotomia radial distal.[362]

Têm sido observadas evidências conflitantes no impacto da perda da inclinação palmar normal nos resultados funcionais; isso pode ocorrer por causa das diferentes mensurações e definições da função, ou pela dificuldade em obter radiografias padronizadas; em consequência, a margem de erro nas mensurações é bastante ampla. Alguns autores não conseguiram chegar a qualquer relação entre radiologia e função.[369] Forward et al.[108] observaram que as medições da consolidação viciosa extra-articular não estavam relacionadas aos resultados do questionário PEM (*patient evaluation measure*; medida de avaliação do paciente), mas no mesmo estudo, esses autores observaram que a angulação dorsal estava associada a pior estreitamento do espaço articular e à redução da força de preensão, quando comparada com o lado contralateral não lesionado.

Por outro lado, foi demonstrado que a posição radiológica influencia várias medidas individuais de função avaliadas pelo cirurgião. Van der Linden e Ericson,[374] em um estudo de 250 casos consecutivos de fraturas extra-articulares do terço distal do rádio, observaram uma relação positiva entre redução da inclinação dorsal e resultados da amplitude de movimento, força de preensão e dor residual. Em um estudo de 115 pacientes seguidos durante 2 anos após a lesão, Porter e Stockley[290] demonstraram a ocorrência de redução significativa na força de preensão nos casos em que a inclinação dorsal excedeu 20°. Gartland e Werley,[117] em um estudo de 60 casos com seguimento médio de 18 meses, demonstraram que uma inclinação dorsal residual de 11° ou mais estava associada a uma perda significativa da flexão do punho. McQueen e Caspers[248] realizaram uma avaliação funcional abrangente em 30 pacientes com fraturas extra-articulares depois de um período médio de 5 anos. Esses autores demonstraram uma clara associação entre consolidação viciosa (inclinação dorsal de 12° ou mais, e mais de 2 mm de desvio radial) e limitação funcional significativa.

Um estudo mais recente que utilizou escores DASH como resultado primário demonstrou escores DASH significativamente piores, em termos clínicos e estatísticos, nos pacientes com um ângulo dorsal igual ou superior a 10°, 1 ano depois da ocorrência da fratura.[40] O mesmo efeito foi observado com os escores SF-12 e com a força de preensão.

Alinhamento do carpo. É importante ter em mente que, na maior parte das vezes, os casos de alinhamento vicioso do carpo em seguida a uma fratura do terço distal do rádio são causados por inclinação residual dorsal ou volar dessa parte do osso, e não por qualquer instabilidade intrínseca do carpo. Com a inclinação do rádio (p. ex., dorsalmente), o semilunar sofre inclinação juntamente com o osso. A posição da mão fica corrigida na articulação mediocarpal, o que resulta em alinhamento vicioso do carpo (Fig. 32.10).

Isso foi percebido pela primeira vez por Linscheid et al.[223] em 1972. Esses autores descreveram dois casos de consolidação viciosa do terço distal do rádio e de alinhamento vicioso do carpo e demonstraram correção do alinhamento vicioso e melhora das funções com uma osteotomia corretiva do rádio distal. Bickerstaff e Bell descreveram o alinhamento vicioso do carpo como a inevitável resposta do carpo à alteração da mecânica causada pela inclinação dorsal do terço distal do rádio; esses autores acreditavam que isso explicaria a morbidade causada pela fratura. Esses autores examinaram 32 pacientes e concluíram que o indício mais significativo de resultado insatisfatório era o grau de alinhamento vicioso do carpo.[30] Em um estudo prospectivo randomizado envolvendo 120 pacientes com fraturas instáveis do terço distal do rádio, a recuperação da força de preensão e da rotação do antebraço foi menos satisfatória naqueles pacientes com alinhamento vicioso do carpo.[250] Os autores concluíram que o alinhamento vicioso do carpo exerce a mais forte influência negativa no funcionamento. Gupta et al. estabeleceram uma diferenciação entre dois tipos de alinhamento vicioso do carpo: em um desses tipos, o semilunar sofre flexão dorsal com o desvio do terço distal do rádio; no outro tipo, o semilunar permanece colinear com o capitato. Esses autores acreditam que o segundo tipo está associado a uma lesão do ligamento radiocarpal e que tem pior prognóstico.[143]

Alinhamento articular. As relações entre as lesões iniciais à cartilagem, os efeitos da incongruência residual e a subsequente ocorrência de alterações degenerativas permanecem sendo objeto de discussão.[240] Não existem dados consistentes que possam orientar o cirurgião com relação à quantidade de desvio articular residual que possa ser considerada aceitável, com garantia razoável de um resultado satisfatório. É provável que essa situação seja causada por um grande número de outros fatores que influenciam o resultado e sua mensuração, por exemplo, idade, gravidade da lesão, confiabilidade inter e intraobservadores e dificuldade em obter mensurações adequadas da superfície articular.[124]

Ao que parece, a incongruência articular afeta adversamente a biomecânica da articulação; e três experimentos distintos em cadáveres, que utilizaram radiografias sensíveis à pressão, demonstraram aumentos significativos nas pressões de contato, com incongruência (*step-off*) articular variando entre 1 e 3 mm.[23,383]

Contudo, embora a degeneração radiológica possa ser demonstrada com o desvio articular, os investigadores têm se deparado com maiores dificuldades para demonstrar relações consistentes entre incongruência articular, osteoartrose e comprometimento funcional significativo. Em 1986, Knirk e Jupiter correlacionaram o resultado dos pacientes com incongruência intra-articular residual. Esses autores observaram uma incidência de 91% de artrose radiograficamente evidente com qualquer incongruência intra-articular mensurável; e uma incidência de 100% dos casos com mais de 2 mm de incongruência articular, entre os quais 93% (26 de 28) eram considerados sintomáticos. No entanto, apenas um paciente com fraturas bilaterais teve que parar de trabalhar como resultado direto das lesões. Em geral, 61% informaram resultado excelente ou bom.[196]

Subsequentemente, outros autores também enfatizaram a relação de até somente 1 mm ou mais de incongruência articular com um resultado clínico pior.[120,200] Embora esses estudos indiquem a importância da restauração da congruência articular, outros autores questionam a capacidade das radiografias simples em demonstrar consistentemente uma incongruência abaixo dos 2 mm. Os dados existentes sobre fraturas consolidadas sugerem que, na medição das deformidades de incongruência e de *gap* em uma radiografia aleatória, os médicos diferirão em mais de 3 mm em pelo menos 10% das vezes. Também se espera que a repetição de uma medição da incongruência ou do *gap* pelo mesmo observador irá diferir em mais de 2 mm em pelo menos 10% das vezes.[206]

Em outra revisão retrospectiva, 21 pacientes jovens foram examinados durante um seguimento médio de 7,1 anos após procedimentos de redução aberta e fixação interna (RAFI) de fraturas intra-articulares com desvio. Foi observada uma prevalência de 76% de artrose radiocarpal, mas nenhum dos pacientes informou resultado funcional insatisfatório. Foi observado que alterações degenerativas radiocarpais sofrem deterioração com o passar do tempo, mas os pacientes preservaram níveis elevados de funcionamento.[50]

Mais recentemente, Forward et al. revisaram 108 pacientes com um seguimento médio de 38 anos em seguida a uma fratura do terço distal do rádio. Na maioria dos casos, os pacientes foram tratados por procedimento conservador e apenas um paciente foi tratado com fixação interna. Na última revisão, a média de idade dos pacientes era de 64 anos. Por volta de dois terços das fraturas exibiam consolidação viciosa, embora nenhum dos pacientes tivesse informado qualquer limitação da atividade como resultado das lesões; e nenhum tinha necessitado de procedimento de salvação. Foi observado que a presença de lesão intra-articular é fator preditor robusto de alterações degenerativas radiológicas e de piores escores PEM e DASH.[108]

É possível prever o resultado?

O prognóstico do resultado se torna difícil diante dos numerosos fatores que, conforme foi demonstrado, influenciam no resultado final; mas esse prognóstico poderia ser útil, ajudando o cirurgião a tomar suas decisões terapêuticas para cada paciente. Exemplificando, uma das mais difíceis decisões é a de como tratar pacientes idosos, nos quais as idades biológica e cronológica podem variar significativamente, com a dificuldade inerente em saber se idade, nível de comorbidade e funcionamento anterior à lesão (ou uma combinação) são os fatores mais importantes, quando o médico tem de decidir se haverá algum ganho com a correção da posição anatômica.

Na tentativa de prever o limiar acima ou abaixo do qual se deve fazer a correção anatômica, foram examinados 642 pacientes tratados em Edimburgo para fraturas do terço distal do rádio. Um resultado funcional menos satisfatório foi previsto pela idade, nível de dor, angulação dorsal residual, variância ulnar positiva e alinhamento vicioso do carpo. Estão sendo desenvolvidas equações ponderadas que podem ser individualmente aplicadas para a previsão do resultado e como ajuda ao cirurgião na tomada de decisões terapêuticas. Outros autores também examinaram a influência de diversos fatores no resultado funcional. Em um estudo prospectivo de 96 pacientes com fraturas do terço distal do rádio tratados por procedimento conservador, Wakefield e McQueen[384] constataram que a consolidação viciosa, a gravidade do desvio inicial da fratura e níveis elevados de dor 6 semanas depois da fratura eram preditores independentes de resultado insatisfatório. Finsen et al. observaram uma relação com alto significado estatístico entre desvio radiográfico e escores de resultado clínico, inclusive os escores PRWE e DASH. Com uma análise de regressão múltipla, esses autores observaram que complicações, variância ulnar, angulação dorsal e tempo transcorrido desde a ocorrência da fratura contribuíam significativamente para os escores de resultado, mas que tais fatores contribuíram com apenas 11 a 16% da variabilidade dos escores.[99]

Em um estudo recentemente publicado, foi demonstrado que a presença de osteoporose levava a resultados piores em seguida a uma fratura do terço distal do rádio.[101] Em uma coorte de 64 pacientes tratados com RAFI, os exames de determinação de DMO demonstraram que 20 sofriam de osteoporose e 44 estavam osteopênicos. Um ano após a lesão, o grupo com osteoporose teve um escore DASH 15 pontos mais alto do que o grupo com osteopenia. Usando a análise multivariada, os autores demonstraram que osteoporose era forte preditor independente de escores DASH mais altos e de percentuais igualmente mais altos de complicações importantes. Nesse estudo, os autores utilizaram um índice de comorbidade para avaliar o estado de saúde geral dos pacientes; também ficou demonstrado que "mais comorbidade" era preditor robusto de escore DASH pior. Um estudo similar publicado no mesmo ano não conseguiu demonstrar uma relação entre osteoporose e escore DASH, mas revelou uma tendência para maior número de complicações nos pacientes com osteoporose.[381]

Considerando o conhecimento atual, não é possível prever com qualquer grau de confiança o resultado de uma fratura do terço distal do rádio; apenas é possível recomendar os níveis de desvio que podem ser aceitos no paciente bem condicionado, ativo e completamente funcional. Esses níveis estão detalhados na Tabela 32.4, sendo mais restritivos do que os recomendados pela AAOS, pois a publicação da AAOS não leva em consideração o

TABELA 32.4 Limites radiológicos além dos quais é recomendável corrigir o defeito	
Medição radiológica	Limites recomendáveis
Variância ulnar positiva (mm)	23
Consolidação viciosa do carpo	Nenhum
Inclinação dorsal (graus)	Neutro, se houver consolidação viciosa do carpo
	<10°, se o carpo estiver alinhado
Inclinação palmar (graus)	Sem limite, se o carpo estiver alinhado
Lacuna ou degrau na articulação (mm)	2

efeito do alinhamento vicioso do carpo. Se estiver presente alinhamento vicioso do carpo e se a inclinação dorsal estiver além da posição neutra, então a correção deverá ser realizada. É possível aceitar alguma inclinação dorsal, se o carpo estiver alinhado.[264] Também é possível aceitar a inclinação palmar, desde que o carpo esteja alinhado.

Indicações para tratamento

Existem diversas opções terapêuticas para fraturas do terço distal do rádio: tratamento conservador, fixação externa e fixação interna. As indicações para cada uma dessas opções irão diferir, dependendo do paciente, de suas demandas e do tipo de fratura.

O principal fator a influenciar as decisões sobre o tratamento de uma fratura do terço distal do rádio é a demanda que cada paciente impõe ao seu punho. A finalidade do tratamento de uma fratura desse tipo consiste em manter a força, mobilidade e funcionamento normais na mão e no punho. Esses fatores são influenciados pela idade e pelo estado fisiológico de cada paciente, que podem diminuir as demandas impostas ao punho. Normalmente, os métodos terapêuticos objetivam restaurar a anatomia normal e, no caso em que tal meta não é alcançada, o resultado será uma consolidação viciosa, que pode causar dificuldades com as atividades que exijam força na mão e no punho. Com a diminuição das demandas impostas ao punho, os sintomas de uma consolidação viciosa também diminuem; com isso, fica reduzida a necessidade de tratamento para manutenção do alinhamento normal.

Tratamento conservador das fraturas do terço distal do rádio e da ulna

O tratamento conservador permanece sendo a principal escolha para fraturas do terço distal do rádio, consistindo na aplicação de um aparelho gessado ou de imobilização por tala, com ou sem redução fechada. Os percentuais de tratamento conservador provavelmente giram em torno de 70%;[72] nos Estados Unidos, esses percentuais variam de 60 a 96%, dependendo da localização geográfica.[60,96] O tratamento conservador das fraturas do terço distal do rádio aumenta com o envelhecimento e com as comorbidades[59,96] em homens e em negros.[60] Foi postulado que isso ocorria porque pacientes negros tinham menor probabilidade de sofrer osteoporose e, portanto, exibiam fraturas mais estáveis.[60] Também é menos provável que o tratamento conservador seja utilizado por cirurgiões da mão, em comparação com cirurgiões traumato-ortopédicos.[59,60]

Ao longo dos anos, as tendências em favor do tratamento conservador das fraturas do terço distal do rádio vêm mudando. No início da década de 1950, pouco mais de 95% dessas fraturas eram tratadas por procedimento conservador em uma clínica urbana no sudoeste dos Estados Unidos,[94] em comparação com até somente 60% em algumas áreas desse país no século XXI.[96] Desde 2000, tendências recentes demonstram um aumento de 3 para 16% no uso de RAFI e uma diminuição concomitante de 82 para 70% no tratamento conservador em idosos.[60] Os autores atribuem tal mudança à introdução dos sistemas de osteossíntese por placa de bloqueio volar por volta daquele ano. Foi registrada uma mudança notável nas técnicas de fixação entre os cirurgiões mais jovens no período entre 1999 e 2007, mas não na resposta a melhores resultados relatados pelo cirurgião.[201] Isso sugere vulnerabilidade na profissão com relação à comercialização de novos dispositivos, e também enfatiza a importância da tomada de decisões terapêuticas com base em evidências científicas.

Indicações para tratamento conservador

O tratamento conservador está indicado em casos de fraturas estáveis sem desvio ou de fraturas com desvio estabilizadas em seguida à redução (Fig. 32.11). Após a redução, a estabilidade pode ser avaliada pela observação ao longo do tempo ou com a aplicação de algoritmos preditivos.[234]

A redução manipulativa fica indicada para aqueles casos em que a posição radiológica se situa fora dos limites aceitáveis (Tab. 32.4) e pode-se prever sucesso com o tratamento conservador, isto é, se a fratura tiver probabilidade de estabilizar (Fig. 32.12). Essa modalidade também é empregada nos casos de complicação iminente, que pode ser evitada com uma redução imediata, mesmo naqueles casos em que possa ser necessário continuar o tratamento. Em algumas situações, o tratamento manipulativo pode ser dispensado. São as fraturas com alto risco de instabilidade, para as quais será efetuado tratamento primário definitivo. Não se deve fazer redução manipulativa nos casos de fratura desviada e instável, mas em que o paciente não

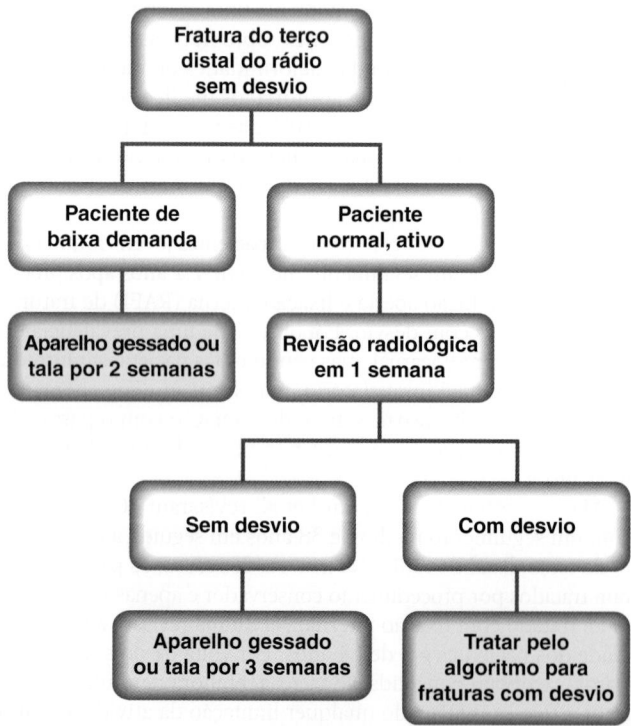

FIGURA 32.11 Tratamento de fratura do terço distal do rádio não desviada.

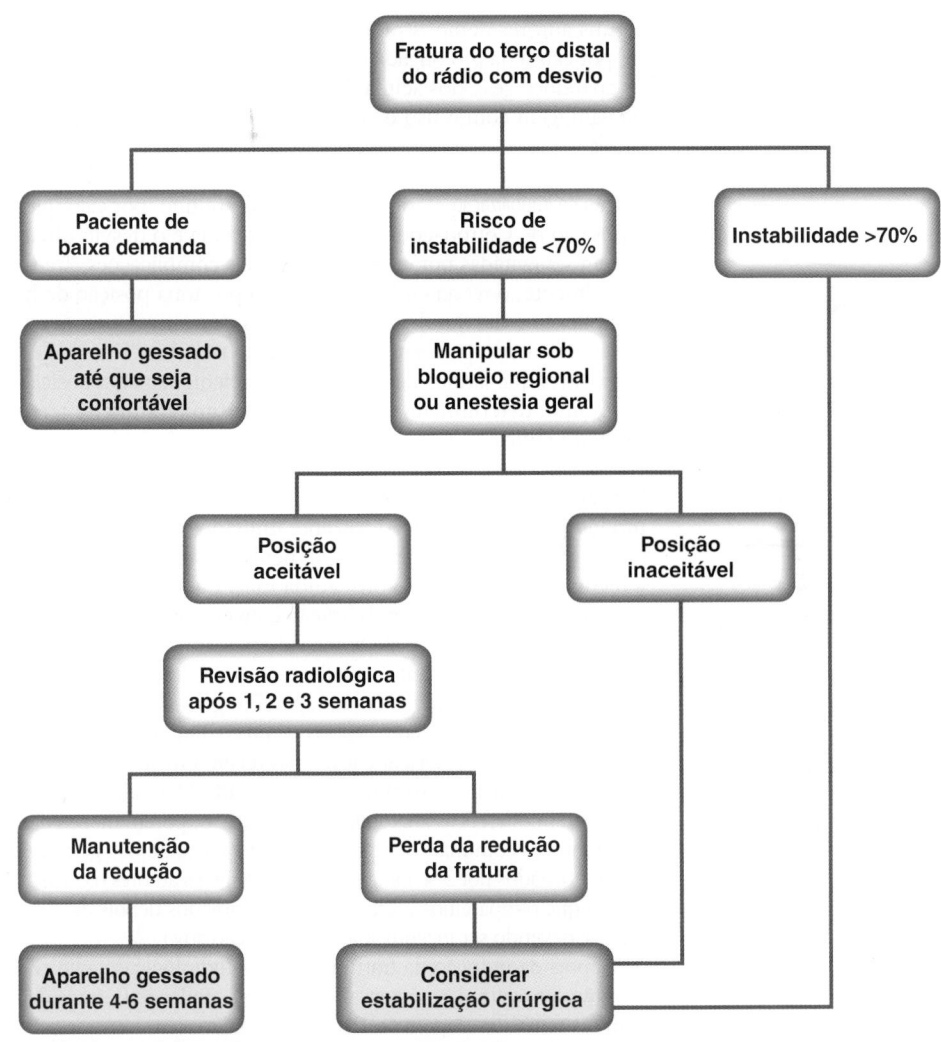

FIGURA 32.12 Tratamento conservador de fratura do terço distal do rádio com desvio.

é considerado como candidato para tratamento cirúrgico (p. ex., um paciente de baixa demanda). Em uma série de 59 pacientes de baixa demanda com média de idade de 82 anos e que tinham sido tratados por redução manipulativa, 53 deles vieram a sofrer consolidação viciosa. Os autores concluíram que a redução primária não era eficaz em pacientes idosos e fragilizados, tendo recomendado que essa opção fosse escolhida apenas se houvesse indicação específica, por exemplo, sintomas de nervo mediano.[29]

Técnica de redução incruenta

A redução de uma fratura do terço distal do rádio com desvio exige uma analgesia adequada ou alívio da dor, que pode ser conseguida pelo bloqueio do hematoma, anestesia regional ou geral, ou sedação intravenosa. A anestesia geral e a sedação intravenosa são empregadas em menor proporção;[130,348] para a maioria dos pacientes, opta-se pela anestesia regional ou pelo bloqueio de hematoma. Já foram publicados diversos estudos randomizados e controlados (ERCs), e todos concordam que a anestesia regional, na forma de um bloqueio de Bier, proporciona alívio e redução superiores da dor, sem risco significativo de complicações. O bloqueio de hematoma é citado como procedimento mais eficiente, por depender apenas de um médico presente, embora os tempos de trânsito no departamento de emergência sejam parecidos para os dois métodos.[187] No entanto, há consenso de que o bloqueio de Bier é procedimento seguro, efetivo e prático – e superior ao bloqueio de hematoma.[1,65,187,385] Apesar disso, foi informado que o bloqueio de hematoma permanece sendo procedimento comum[348] e que é empregado em até metade dos casos.

Tão logo o paciente esteja sob analgesia ou anestesia adequada, normalmente a redução de fraturas do terço distal do rádio é tarefa simples. O cirurgião aplica tração longitudinal ao antebraço; um assistente proporciona contra-tração acima do cotovelo. Em geral, essa manobra desencaixa a fratura e permite a aplicação de pressão direta ao fragmento distal do rádio na direção dorsal-volar se o desvio foi dorsal, ou na direção volar-dorsal se o desvio foi volar. A flexão do punho pode ajudar a obter alguma restauração da inclinação volar, mas apenas ocorrerá retesamento dos ligamentos dorsais diante da máxima flexão do punho.[4] Essa posição não pode ser mantida em um aparelho gessado porque a flexão excessiva (i. e., posição de Cotton-Loder) aumenta as pressões incidentes no túnel do carpo[122,198] e, portanto, o risco de STC aguda. Em casos recalcitrantes com desvio dorsal, por exemplo, uma redução tardia, frequentemente o cirurgião terá sucesso com o uso da técnica de Agee,[4] de aplicação de translação palmar da mão em relação ao antebraço (Fig. 32.13). "Dedeiras chinesas" (*fingertraps*) aplicadas aos dedos também podem ser utilizadas para tração longitudinal; essa manobra poderá ter utilidade nos casos em que o cirurgião não contar com um assistente; contudo, não foi demonstrado que essa manobra melhora a redução.[88]

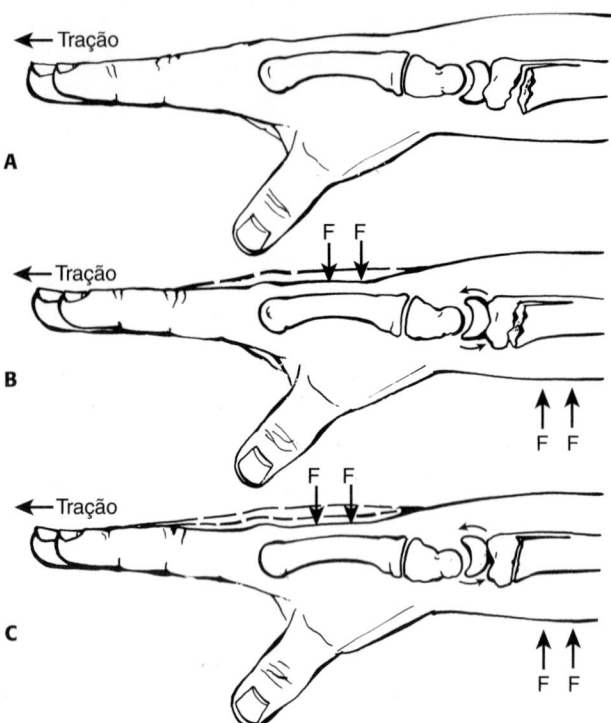

FIGURA 32.13 Para aplicação da manobra de Agee, inicialmente, o cirurgião aplica tração manual ou com "dedeiras chinesas" (*fingertraps*) colocadas nos dedos (**A**). Em seguida, aplica uma força de translação volar (*F*) ao fragmento distal do rádio (**B**). O semilunar faz translação com relação ao aspecto distal do rádio, fazendo o fragmento distal se inclinar em uma direção volar (**C**). De Court-Brown C, McQueen M, Tornetta P. *Orthopaedic Surgery Essentials: Trauma*. Filadélfia, PA: Lippincott Williams & Wilkins; 2006, com permissão.

Imobilização por aparelho gessado

Depois de completadas as manobras de redução, o cirurgião aplica um aparelho gessado. São várias as controvérsias acerca do uso de aparelhos gessados: o tipo de aparelho, o uso de órtese, a posição de imobilização e o tempo de uso do aparelho.

Tipo de aparelho. Em geral, o aparelho gessado aplicado inicialmente é do tipo tala tessada, ou um imobilizador em pinça de confeiteiro. Teoricamente, esses dispositivos abrem espaço para o inchaço que ocorrerá no interior do aparelho; contudo, essa suposição ainda não foi confirmada por meio de determinações de pressão no interior do gesso; assim, tem-se que a divisão de um aparelho gessado circunferencial é o único método que abre espaço para o inchaço que se seguirá à redução.[400] O aparelho gessado será completado quando o inchaço tiver diminuído. É importante que seja possível a livre movimentação dos dedos no interior do aparelho gessado; para tanto, o cirurgião deve se certificar de que o aparelho termina proximalmente às articulações metacarpofalângicas.

Tanto os aparelhos gessados para antebraço e acima do cotovelo eram utilizados em fraturas do terço distal do rádio. Aparelhos gessados acima do cotovelo eram utilizados porque se acreditava que a manutenção do antebraço em supinação evitava o redesvio decorrente da força deformante do braquiorradial.[322] Contudo, estudos randomizados demonstraram que a imobilização acima do cotovelo, em comparação com os aparelhos gessados de antebraço, não resulta em benefício em termos da manutenção da redução da fratura;[36,129,289,352,374] na verdade, alguns autores demonstraram que essa prática era desvantajosa, por causa da prolongada contratura rotacional ocorrente com os aparelhos gessados acima do cotovelo.[289] Não foi demonstrada vantagem com o uso de órteses em lugar de aparelhos gessados.[371]

Posição de imobilização. Posições extremas do punho, por exemplo, a posição de Cotton-Loder de flexão extrema e o desvio ulnar, devem ser evitadas por causa das possíveis complicações. Tradicionalmente, o recomendável é a opção por uma posição de ligeira flexão e desvio ulnar, mas posições neutras ou mesmo em flexão dorsal não parecem afetar a posição radiológica final.[142,374] É provável que fatores da fratura e do paciente, e não a posição do punho, determinem a estabilidade de uma fratura do terço distal do rádio.[234,374]

Permanência no aparelho gessado. Fraturas sem desvio precisam de um tempo de imobilização bastante limitado; há certas evidências em favor do uso de mínima ou nenhuma imobilização, com a recuperação funcional conseguida mais rapidamente do que nos casos tratados com imobilização convencional por aparelho gessado.[76,80,355] Caso a opção tenha sido pela imobilização, possivelmente o paciente aceitará melhor um imobilizador removível aplicado ao pulso, em vez de um aparelho gessado.[268]

Nos casos de fraturas com desvio que precisaram ser tratadas com redução incruenta, a permanência aceitável em um aparelho gessado é de 5 a 6 semanas. No entanto, em um ERC, McAuliffe et al. não observaram diferenças anatômicas significativas, porém menos dor em pacientes com mais de sessenta anos cujos aparelhos gessados foram utilizados por 3 semanas em vez de 5. Esses autores recomendaram que os aparelhos gessados sejam removidos depois de 3 semanas, devendo ser incentivada a mobilização ativa.[244]

Depois da redução da fratura, revisões radiológicas e clínicas deverão ser realizadas a intervalos regulares. Todas as fraturas devem ser revisadas depois de 1 semana, pois mesmo fraturas com mínimo desvio e que inicialmente dispensaram redução podem sofrer desvio. Mackenney et al. informaram que 10% das fraturas com mínimo desvio e 43% das fraturas desviadas ficaram instáveis dentro de 2 semanas. Esses autores também afirmaram que essas lesões teriam evoluído para uma consolidação viciosa se não houvesse continuidade do tratamento. Instabilidade tardia, definida como a perda da posição depois de 2 semanas da lesão, ocorreu em 22% das fraturas minimamente desviadas restantes e em 47% das fraturas com desvio restantes, depois da exclusão das fraturas que evoluíram rapidamente para a instabilidade.[234] Esses dados sugerem que as fraturas sejam revisadas na segunda e terceira semanas após a lesão.

Resultado do tratamento conservador

Estudos de coorte. Na maioria das vezes, os relatos de resultados do tratamento conservador se referem a coortes de pacientes idosos. Um estudo apresentou os resultados do tratamento conservador em um período de revisão de 9 a 13 anos. Por ocasião da lesão, as idades dos pacientes variavam entre 19 e 78 anos. Foi observado um alto percentual de deformidades radiológicas, com um ângulo dorsal médio de 13° nos pacientes com menos de 60 anos e de 18° nos pacientes mais idosos. Os resultados finais de 52 entre 66 pacientes foram classificados como excelentes ou bons, de acordo com o escore de Green e O'Brien modificado. Os autores observaram uma recuperação mais lenta no grupo com mais de 60 anos e concluíram que, uma década após a lesão, alguns pacientes com fraturas do terço distal do rádio tratadas conservadoramente sofrem alguma deficiência.[106]

Outros relatos se concentram em pacientes idosos e aqueles estudos que tiveram acesso a radiografias depois da consolidação relatam um percentual significativo de fraturas com consolidação viciosa.[14,170,360,399] Os escores DASH médios variam de 15,7 até 24.[10,170,360] A satisfação do paciente foi avaliada entre 59 e 92%.[14,170,399]

Estudos randomizados e controlados. Vários ERCs compararam o tratamento conservador com a aplicação de pinos percutâneos. A maioria desses estudos informa mínima ou nenhuma vantagem radiológica com o uso de pinos percutâneos, mas nenhum ganho funcional.[20,357,395] O único estudo a informar vantagens anatômicas e funcionais com a aplicação de pinos percutâneos, em comparação com o tratamento com aparelho gessado, avaliou pacientes com menos de 65 anos.[305]

Entre os autores de ERCs ou pseudo-ERCs, que compararam o tratamento conservador *versus* fixação externa em ponte, parece haver consenso de que essa segunda opção resulta em melhor posição anatômica;[8,57,160,164,203,250,308,341] no entanto, a maioria desses estudos não informou diferenças nos resultados funcionais.[160,203,250,308,341] A única série a aplicar o questionário DASH não encontrou diferenças,[8] enquanto que Christensen et al.[57] informaram melhora nos escores de Gartland e Werley para fixação externa depois de 3 e 9 meses após a lesão. Alguns autores descreveram uma tendência em favor de um funcionamento menos satisfatório[164,203] ou de piores resultados para o tratamento conservador em pequeno número de resultados objetivos orientados pelo cirurgião.[8] Contudo, foi informado um percentual mais baixo de complicações para o tratamento conservador.[160,341] Apenas um estudo descreveu uma comparação randomizada entre fixação externa em não ponte *versus* tratamento com aparelho gessado. Jenkins et al. compararam 26 casos tratados com gesso *versus* 30 casos tratados com fixação externa *nonbridging*. Todos os pacientes desses autores tinham menos de 60 anos. Ocorreu perda média de redução de 10,5° de angulação dorsal e 3,7 mm de comprimento do rádio no grupo tratado com gesso; o grupo tratado com fixador manteve a posição reduzida. Os autores concluíram que o fixador externo em não ponte era mais efetivo em termos da manutenção da posição reduzida em fraturas do terço distal do rádio.[171] No ano seguinte, o mesmo grupo publicou os resultados funcionais em 106 pacientes com menos de 60 anos que tinham sofrido fraturas do terço distal do rádio desviadas; esses pacientes foram randomizados entre tratamento com aparelho gessado *versus* fixação externa em não ponte. O estudo confirmou a superioridade do fixador externo para a manutenção da posição reduzida. Os autores informaram ainda que, no grupo de fixação externa, os pacientes obtiveram maior força de preensão e um percentual mais alto de resultados excelentes, tanto subjetiva como objetivamente, embora cada grupo tenha conseguido percentuais semelhantes de resultados satisfatórios.[172]

Apenas um ERC foi publicado comparando a osteossíntese por placa de bloqueio volar *versus* tratamento conservador. Arora et al. relataram sua experiência com 90 pacientes com mais de 65 anos que se apresentaram com fraturas instáveis do terço distal do rádio tratadas com placa de bloqueio volar *versus* manipulação sob anestesia e aparelho gessado. Os resultados radiológicos foram superiores no grupo tratado com osteossíntese por placa, que se refletiu em maior força de preensão nesse grupo. Os escores DASH e PRWE demonstraram vantagens imediatas no grupo tratado com placa, mas esses ganhos não se mantiveram em seguimento subsequente. O grupo tratado com cirurgia teve maior percentual de complicações (36% *vs.* 11%), com 22% de complicações em tendões e 31% de cirurgias secundárias.[16]

Um estudo comparou a fixação externa e RAFI como um grupo cirúrgico combinado *versus* tratamento conservador em pacientes com mais de 65 anos com fraturas do terço distal do rádio com desvio. Não surpreende que o grupo cirúrgico não só obteve resultados radiológicos melhores, mas também teve maior força de preensão e melhor supinação. Não foram observadas diferenças significativas nas médias dos escores DASH (12,1 para o grupo com tratamento conservador *versus* 10 para o grupo cirúrgico). O grupo com tratamento conservador tinha média de idade significativamente maior, o que pode ter influenciado os resultados.[92]

MÉTODO DE TRATAMENTO PREFERIDO PELA AUTORA PARA O TRATAMENTO CONSERVADOR DE FRATURAS DO TERÇO DISTAL DO RÁDIO E DA ULNA

Fraturas sem desvio ou com desvio mínimo são tratadas sem redução incruenta. Defino desvio mínimo como aquela fratura sem alinhamento vicioso do carpo, menos de 10° de inclinação dorsal e menos de 3 mm de variância ulnar. As fraturas sem desvio ou com desvio mínimo são tratadas com um aparelho gessado no antebraço ou com um imobilizador removível, com revisão radiológica após 1 semana. Se a fratura não estiver desviada, se o risco de instabilidade metafisária for calculado em menos de 70% e se a posição não sofreu alteração, o paciente será revisado em 3 semanas. Se as radiografias estiverem satisfatórias, o punho será mobilizado.

Em casos de fratura com desvio mínimo, o risco de instabilidade deve ser calculado; se esse risco for inferior a 70%, a revisão será realizada após 1 semana. Recomendo outra revisão radiológica após 2 semanas, com imobilização em um aparelho gessado no antebraço por um total de 4 semanas a contar da data da lesão. Em pacientes com baixa demanda e não considerados candidatos para fixação da fratura, a imobilização apenas se fará necessária para alívio da dor, e haverá necessidade de uma revisão radiológica apenas por ocasião da remoção do aparelho gessado ou do imobilizador, para confirmação da consolidação.

As fraturas do terço distal do rádio com desvio são cuidadosamente avaliadas para risco de instabilidade e alinhamento vicioso da articulação. Se for detectado um desvio articular superior a 2 mm de *gap* ou de incongruência, ou se o risco de instabilidade metafisária for superior a 70%, recomendo a imediata redução/estabilização operatória. O cálculo do risco de instabilidade[234] é facilmente realizado *online* (www.trauma.co.uk/wristcalc).

Se o alinhamento articular for considerado aceitável e se o risco de instabilidade for inferior a 70%, a redução incruenta deverá ser realizada sob anestesia regional. Em caso de necessidade, usa-se a técnica de Agee para restaurar a inclinação volar (Fig. 32.13). Se for obtida uma redução aceitável (Tab. 32.4), então o punho será imobilizado na posição neutra em um aparelho do tipo *tala tessada* no antebraço. Se as manobras de redução forem malsucedidas, então será feito o planejamento da cirurgia. As fraturas reduzidas são revisadas após 1, 2 e 3 semanas; o *tala tessada* será completado ou substituído por um aparelho gessado completo para o antebraço em 1 semana. A imobilização com o aparelho gessado será mantida por 4 a 6 semanas, dependendo das evidências de consolidação radiológica e dos sintomas do paciente.

Tratamento cirúrgico

Existem vários métodos de tratamento cirúrgico disponíveis para fraturas do terço distal do rádio: redução fechada e aplicação de pinos percutâneos, RAFI, diferentes tipos de fixação externa ou combinações de cada tipo de tratamento. As indicações para cada uma dessas opções são complexas e relativas, sendo até certo ponto orientadas pelo tipo de fratura.

Conforme foi indicado nesse capítulo, na seção sobre epidemiologia, cerca de 60% das fraturas do terço distal do rádio são extra-articulares e é provável que quase metade de praticamente todas as fraturas do terço distal do rádio exiba instabilidade metafisária. Do total, um terço está constituído por fraturas articulares; contudo, menos de 5% são fraturas articulares complexas. Há um pequeno percentual de fraturas com desvio volar, inclusive fraturas por cisalhamento volar. Para as finalidades de tomada de decisão com relação ao tratamento cirúrgico, devem ser considerados três grupos: fraturas metafisárias extra-articulares ou articulares mínimas instáveis, fraturas articulares com desvio e fraturas articulares parciais.

Fraturas metafisárias extra-articulares ou articulares mínimas instáveis

Essas são as fraturas mais comuns para tratamento cirúrgico. A instabilidade metafisária pode ser prevista ou real. Fratura articular mínima é aquela lesão com um componente articular e que não exige redução articular; quase todas são fraturas articulares sem desvio (Fig. 32.14). Em pacientes ativos e bem condicionados com tais fraturas, são indicadas a redução e a estabilização com o objetivo de maximizar a possibilidade de uma boa recuperação. As fraturas metafisárias instáveis podem ser estabilizadas por redução fechada e aplicação de pinos percutâneos, RAFI ou fixação externa. O tratamento por manipulação fechada e aparelho gessado gozava de popularidade há alguns anos, mas diversos autores demonstraram que essa opção é ineficaz.[250,251,324] Essa prática deve ser abandonada em favor de técnicas de fixação mais estáveis.

Aplicação de pinos percutâneos. O uso de pinos percutâneos em fraturas do terço distal do rádio foi originalmente sugerido no início do século XX, já tendo sido descritos muitos constructos diferentes de pinos.[295] A técnica é atrativa por ser minimamente invasiva; tem sido amplamente utilizada no tratamento de fraturas extra-articulares ou articulares mínimas instáveis do terço distal do rádio e também em fraturas intra-articulares.

Técnica. A aplicação de pinos percutâneos é realizada sob condições estéreis, com o braço em abdução sobre um suporte apropriado. Primeiramente, a fratura deve ser reduzida e mantida por um assistente ou com a ajuda de "dedeiras chinesas" aplicadas aos dedos. Se o cirurgião estiver planejando usar pinos intrafocais, não há necessidade de uma redução completa, pois os pinos são utilizados como instrumentos de redução. O posicionamento do pu-

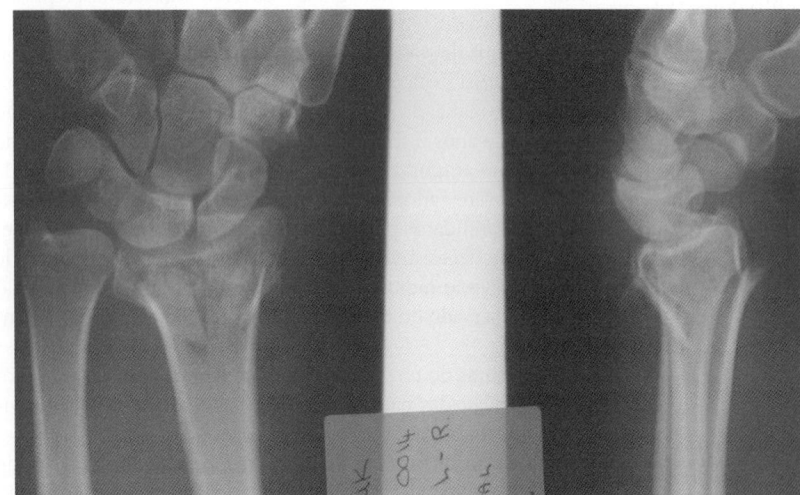

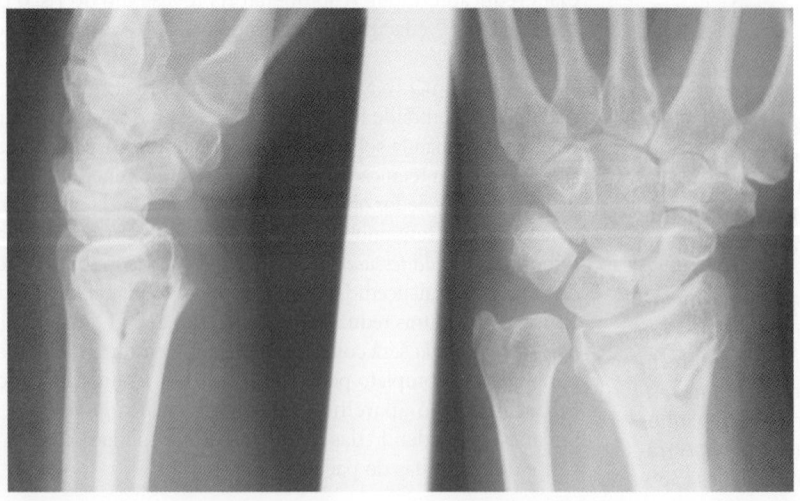

FIGURA 32.14 A: Fratura articular mínima do terço distal do rádio. **B:** Apesar da redução incruenta inicialmente bem-sucedida, a fratura perdeu a posição, por causa da instabilidade metafisária, mas o alinhamento articular foi mantido.

nho em flexão sobre toalhas poderá ajudar, pois essa manobra possibilita um acesso mais fácil para os pinos ulnares dorsais.

São três as montagens básicas para o tratamento com pinos percutâneos:

1. Aplicação de pinos no terço distal do rádio, em que os pinos são aplicados através da fratura nessa região. Pode-se usar apenas pinos no estiloide radial ou também um pino aplicado desde a face dorsal da ulna até a face volar do rádio.
2. Aplicação de pinos radioulnares, em que os pinos são aplicados a partir do rádio, alcançando a ulna.
3. Técnica intrafocal de aplicação de pinos, ou técnica de Kapandji, em que os pinos são inseridos na fratura, utilizados como instrumentos de redução e, em seguida, introduzidos no aspecto proximal do rádio.

Qualquer que seja a técnica empregada, é importante que sejam evitados danos ao ramo sensitivo dorsal do nervo radial ou aos tendões que se situam nas proximidades dos pontos de inserção dos fios no estiloide radial e no aspecto dorsal da ulna. O cirurgião deve fazer uma pequena incisão no ponto proposto para a introdução dos fios, com divulsão até alcançar o osso, para proteção de nervos e tendões.[56] Sob controle fluoroscópico, o cirurgião deve confirmar a aplicação correta dos fios de Kirschner. O fio no estiloide fixa o estiloide radial ao rádio; em geral, é aplicado primeiramente de um ponto na cortical lateral do rádio, a 1 cm (ou dentro dessa distância) da ponta do estiloide radial.[55] Em seguida, o fio é introduzido diagonalmente, em uma direção ulnar, de modo a penetrar na cortical proximal à fratura no lado ulnar do rádio (Fig. 32.15). Na face dorsal da ulna, o pino é introduzido desde o canto ulnar dorsal do rádio e através da fratura até a cortical radial volar. Em termos biomecânicos, o uso de dois pinos no estiloide radial e um na face dorsal da ulna constitui uma montagem mais rígida.[262] Esses autores também recomendam o uso de pinos com diâmetro de pelo menos 0,062.

Para a aplicação intrafocal, os pinos são introduzidos no local fraturado e empregados como alavancas para a redução da fratura (Fig. 32.16). Kapandji recomenda a aplicação de três fios metálicos: lateral, posterolateral e posteromedial. Segundo esse autor, faz-se uma pequena incisão na pele e, a seguir, o local é divulsionado, para que sejam evitados tendões e nervos.[182] Uma pequena incisão vertical é feita no local da fratura. No lado radial, o pino é inserido no plano situado entre os tendões do extensor curto do polegar (ECP) e do abdutor longo do polegar (ALP) e os extensores do punho. A incisão posterolateral é aplicada num local ligeiramente lateral ao tubérculo de Lister e acima dele; o fio é introduzido entre o ELP e os tendões do ECP e ALP. A aplicação posteromedial ocorre no quarto compartimento extensor, normalmente entre os extensores dos dedos anular e mínimo. Os fios são introduzidos perpendicularmente na linha

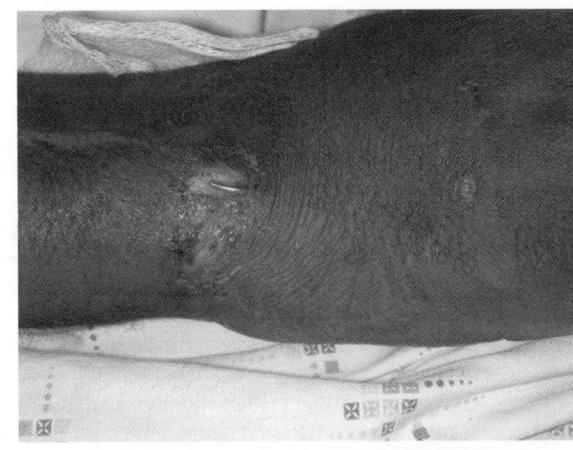

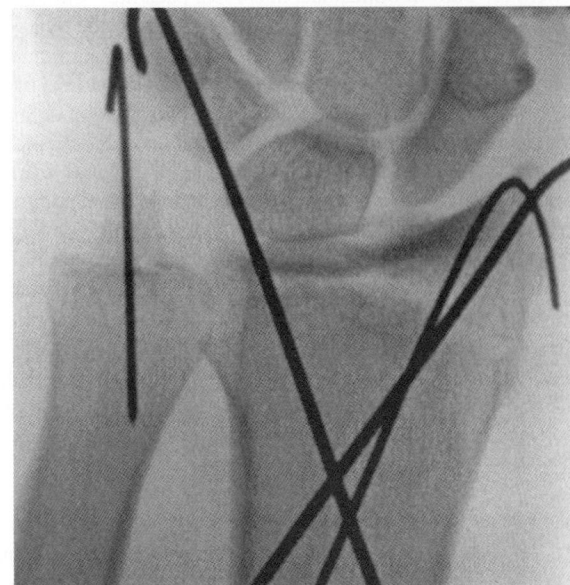

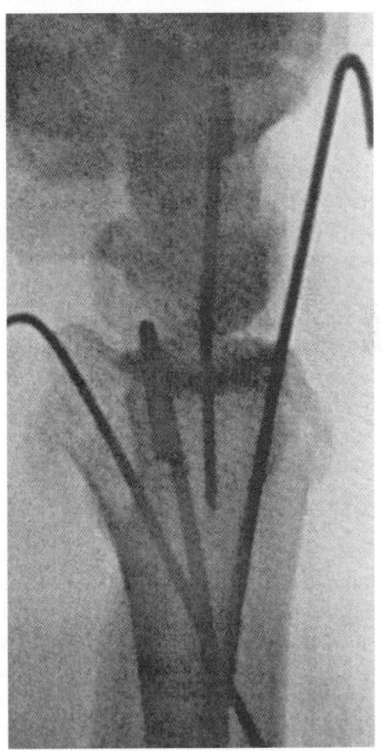

FIGURA 32.15 A-C: Fratura cominutiva do rádio em paciente politraumatizado tratado com técnica de aplicação de fios percutâneos.

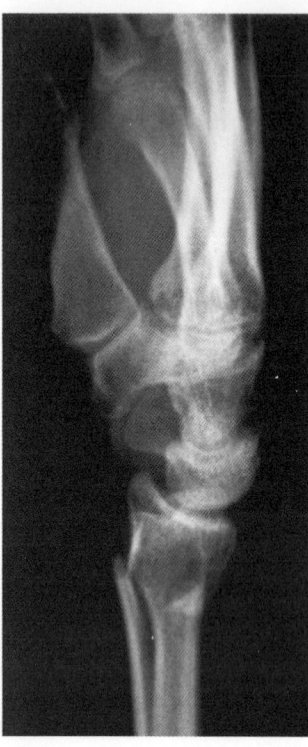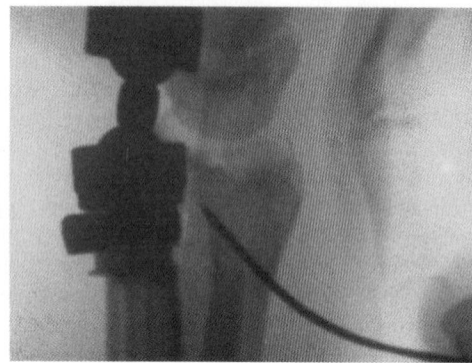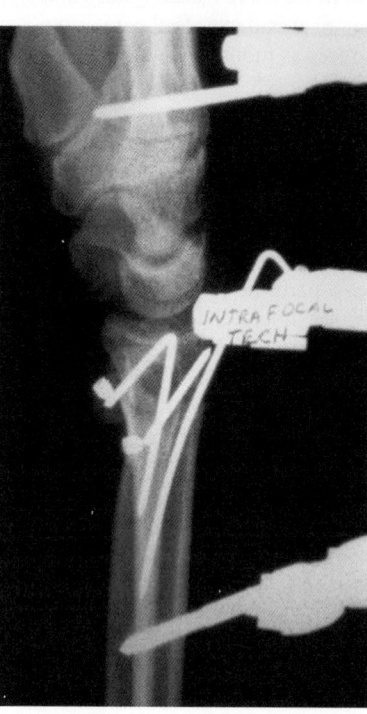

A, B **C**

FIGURA 32.16 Técnica de Kapandji: Fratura metafisária com redesvio em seguida à redução (**A**). O cirurgião insere um pino no local fraturado; o implante é manipulado para obter elevação distal do fragmento (**B**) e, em seguida, impulsionado até a cortical oposta (**C**). Com isso, os fragmentos são capturados, não havendo possibilidade de desvio dorsal.

da fratura e, em seguida, inclinados obliquamente numa direção superior; com isso, o implante escora a cortical do fragmento distal. Em seguida, o fio é impactado até a cortical oposta do rádio.

Os pinos podem se salientar da pele, o que facilitará sua remoção; contudo, um pequeno ERC demonstrou percentuais menores de infecção nos tecidos do trajeto do pino em pacientes cujos pinos ficaram ocultos sob a pele.[147] Essa última estratégia tem a desvantagem de necessitar, mais adiante, de um procedimento menor para a remoção dos pinos.

São várias as controvérsias que giram em torno do uso de fios metálicos percutâneos para as fraturas do terço distal do rádio. Algumas delas são: a melhor configuração dos fios, se os fios devem ficar sepultados, se há necessidade de imobilização e, em caso afirmativo, por quanto tempo.

Imobilização pós-operatória. Embora Kapandji tenha afirmado que "gesso fica terminantemente proibido",[182] a maioria dos autores aplica um aparelho gessado curto ao braço durante períodos variáveis de até 6 semanas após a aplicação dos fios percutâneos.[9,20,188,357] Allain conduziu um ERC envolvendo 160 pacientes tratados com fios transestiloides e comparou os períodos de 1 *versus* 6 semanas em um aparelho gessado. Esse autor não observou diferença entre os grupos, mas apenas 24 pacientes apresentavam cominuição metafisária; assim, é provável que a maioria das fraturas fosse estável. Allain concluiu que não havia necessidade do uso de gesso em seguida à aplicação de fios percutâneos, mas reconheceu que ocorreria maior perda da inclinação volar em fraturas cominuitivas.[9]

Tipo de aplicação de fio percutâneo. Não ficou ainda comprovado que qualquer tipo de aplicação extrafocal ou intrafocal de fios metálicos seja superior às demais. Lenoble[215] comparou a técnica de Kapandji para fixação transestiloide com dois fios metálicos em 96 pacientes que tinham sofrido fraturas do terço distal do rádio com desvio dorsal. Não foi utilizada imobilização depois da cirurgia de Kapandji, mas um aparelho gessado foi aplicado por mais de 6 semanas para o grupo tratado com a aplicação de fios no estiloide. Ocorreu perda da redução nos dois grupos, com pior perda da variância ulnar no grupo tratado pela técnica de Kapandji. Foi observada uma redução inicial melhor em termos de inclinação volar no grupo de Kapandji, mas algumas lesões exibiam super-redução em uma direção volar. Maior número de complicações ocorreu no grupo de Kapandji, com predomínio de sintomas sensitivos do nervo radial e de síndrome da dor regional complexa (SDRC). O grupo de Kapandji exibia melhor mobilidade depois de transcorridas 6 semanas, o que não deve surpreender, pois as lesões não tinham sido imobilizadas, mas esses pacientes sentiam mais dor. Em geral, houve desvantagens com a técnica de pinos de Kapandji, mas nenhum desses métodos teve resultado particularmente bom, tendo em vista que mais de metade das fraturas não apresentava cominuição. Um estudo similar foi realizado por Strohm et al.[358] comparando a técnica de fios metálicos de Kapandji *versus* dois fios transestiloides. Os autores não informaram os resultados radiológicos, mas 82% das fraturas não exibiam cominuição. Os autores obtiveram resultados melhores no grupo de Kapandji, mas as datas de revisão não foram padronizadas e um número significativo de pacientes foi perdido no seguimento; portanto, os autores recomendaram que esses resultados não deveriam ser considerados como fato comprovado.[146] Em uma comparação radiológica entre a tradicional técnica de fios metálicos de Kapandji *versus* a aplicação de um fio metálico transfocal no estiloide radial, esse último procedimento teve melhores resultados.[131]

Resultado da aplicação de fios percutâneos

Estudos de coorte. Já foram publicados diversos estudos de coorte que examinaram o resultado da aplicação de fios metálicos percutâneos para fraturas do terço distal do rádio. Embora alguns artigos mais antigos se mostrassem otimistas com relação ao resultado da técnica,[235,351] estudos mais recentes informaram uma perda de posição significativa na revisão final.[38,188] Esse aspecto é particularmente prevalente em pacientes idosos com reserva óssea inadequada e com fraturas cominutivas.[9,38,84,276]

Estudos randomizados e controlados. Alguns artigos já foram publicados com o objetivo de comparar a aplicação de fios metálicos percutâneos com outros métodos. Stoffelen e Broos examinaram 98 pacientes com fraturas do terço distal do rádio, randomizados para a técnica de aplicação de fios de Kapandji e aparelho gessado por 1 semana *versus* aparelho gessado por 6 semanas em seguida à redução fechada. Os autores não observaram diferenças significativas nos dois grupos, tanto em termos de resultado funcional quanto radiológico.[357] Azzopardi et al.[20] detectaram uma vantagem radiográfica marginal e nenhuma vantagem funcional no uso da aplicação de fios metálicos percutâneos. Wong et al. estudaram pacientes idosos e observaram vantagens radiológicas na angulação dorsal, mas não na variância ulnar, com o uso dos fios percutâneos. Esses autores não observaram diferenças funcionais.[395] No único estudo a informar ganhos anatômicos e funcionais com a aplicação de fios percutâneos, em comparação com o tratamento por aparelho gessado, a vantagem ocorreu em pacientes com menos de 65 anos.[305]

Três estudos compararam resultados da fixação externa *versus* aplicação de fios percutâneos. Ludvigsen[228] examinou 60 pacientes com fraturas do terço distal do rádio exibindo cominução metafisária, randomizados para fixação externa em ponte (média de idade: 61 anos) ou aplicação de fios percutâneos (média de idade: 58 anos), revisados 6 meses após a lesão. Não foram observadas diferenças significativas no resultado radiológico, percentuais de complicação ou funcionamento aferido pelo escore de Gartland e Werley modificado. Em uma série de 50 pacientes mais jovens, com menos de 65 anos e randomizados para reforço com fixação externa em ponte *versus* aplicação de fios percutâneos, não foram observadas diferenças no resultado radiológico ou nos escores DASH, exceto para a melhor redução das superfícies articulares no grupo com fixação externa.[148] A fixação externa em não ponte permitiu uma reabilitação rápida e precoce, em comparação com a aplicação de fios percutâneos em um estudo randomizado de 40 pacientes, mas sem ganhos no longo prazo.[111]

Nos últimos anos, foram publicadas duas comparações retrospectivas e várias comparações prospectivas randomizadas entre aplicação de fios percutâneos *versus* RAFI com osteossíntese por placa bloqueada volar. Os dois estudos retrospectivos constataram maior perda da redução com a aplicação de fios percutâneos,[214,274] particularmente variância ulnar, em pacientes com baixas determinações para a densidade óssea.[274] O tratamento com osteossíntese por placa de bloqueio resultou em maior rapidez na recuperação e em melhor força de preensão final em um dos estudos,[274] mas sem diferenças significativas em termos de funcionamento no outro estudo.[214] Dois dos estudos randomizados não revelaram diferenças significativas nos resultados radiológicos,[239,310] mas um desses artigos alertou contra a super-redução com aplicação de fios metálicos em presença de cominuição volar.[239] Todos demonstraram ganho consistente nos escores DASH para a osteossíntese por placa até 6 meses após a cirurgia.

Parece haver pouca vantagem no uso de pinos percutâneos em comparação com a aplicação de aparelho gessado em pacientes idosos. Basicamente, as indicações publicadas por Kapandji se referiam a pacientes mais jovens, com boa reserva óssea; e o uso dessa técnica em pacientes idosos resulta em um percentual significativo de instabilidade secundária. Esse percentual pode ser mais elevado do que se acredita, pois na maioria dos estudos a definição de instabilidade é vaga. Diversos estudos avaliaram fraturas sem cominuição metafisária; isso sugere que muitas são fraturas que obteriam bons resultados com tratamento mínimo. Ao que parece, a comparação com fixação externa ou RAFI demonstra vantagens em termos de um funcionamento mais imediato nos grupos de fixação externa e RAFI, mas isso pode ser uma decorrência da mobilização mais precoce.

Complicações da aplicação de fios percutâneos. A complicação mais comum dessa técnica é a lesão ao ramo superficial do nervo radial que, embora seja pouco descrita em alguns artigos, ocorre em até 15% dos casos.[9,55,144,215] Vários autores observam que essa complicação ocorre depois da remoção dos fios metálicos.[9,215] A aplicação dos fios metálicos deve ser efetuada sob visualização direta, com uso de pequenas incisões cutâneas e divulsão até chegar ao osso. Por ocasião da remoção dos fios metálicos, o cirurgião deverá se certificar de que as incisões sejam suficientemente grandes, para garantir a proteção do nervo.

Infecção nos tecidos do trajeto dos pinos é uma complicação frequentemente ignorada em casos tratados com a técnica de aplicação de fios percutâneos, sendo muitas vezes inadequadamente definida. Foram publicados sistemas de classificação que definem infecção nos tecidos do trajeto dos pinos.[147] Essas classificações devem ser empregadas com finalidades de pesquisa, mas na prática é importante fazer a diferenciação entre infecção maior *versus* menor nos tecidos do trajeto do pino. Ocorre infecção maior dos tecidos do trajeto dos pinos naqueles casos em que haverá necessidade de outra cirurgia para a erradicação do problema ou quando os pinos precisam ser removidos prematuramente. Em sua maioria, as infecções nos tecidos do trajeto do pino têm menor importância em seguida à aplicação dos fios metálicos; os percentuais publicados variam de 1,7 até 70%.[9,38,144,147,215,305] Por outro lado, infecções importantes nos tecidos do trajeto dos pinos ocorrem raramente; a maioria dos autores relata a não ocorrência dessa complicação. O sepultamento subcutâneo dos fios metálicos pode contribuir para que não ocorram infecções nos tecidos do trajeto dos pinos, especialmente se os fios ficarem no local por longos períodos.[147]

Fixação externa. A fixação externa para fraturas do terço distal do rádio foi empregada pela primeira vez há mais de 80 anos, e a primeira série de grande porte foi relatada por Anderson e O'Neill em 1944. Os autores utilizaram fios de Kirschner no metacarpo e no rádio e descreveram sua técnica como "a fixação sem aparelho gessado, permitindo funcionamento integral dos dedos."[13] A técnica não foi popularizada senão no final da década de 1970, quando Vidal et al.[380] descreveram o princípio da tensão nos ligamentos e na cápsula, permitindo a redução; na época, esses autores cunharam o termo "ligamentotaxia".

Existem dois métodos diferentes de utilização da fixação externa: a fixação em ponte (ou abrangente), e a fixação em não ponte (Fig. 32.17). A fixação externa em ponte utiliza pinos no segundo metacarpal e na diáfise do rádio; com isso, une as articulações radiocarpal, intercarpal e carpometacarpal, e depende da ligamentotaxia. Essa fixação pode ser estática, dinâmica ou reforçada. A fixação externa em não ponte lança mão de pinos aplicados ao fragmento distal da fratura e na diáfise do rádio e possibilita a fixação direta da fratura.

Fixação externa em ponte ou abrangente

Indicações. A indicação mais comum para a fixação externa em ponte é uma instabilidade real ou prevista na fratura extra-articular com desvio dorsal ou na fratura articular mínima do rádio distal, espe-

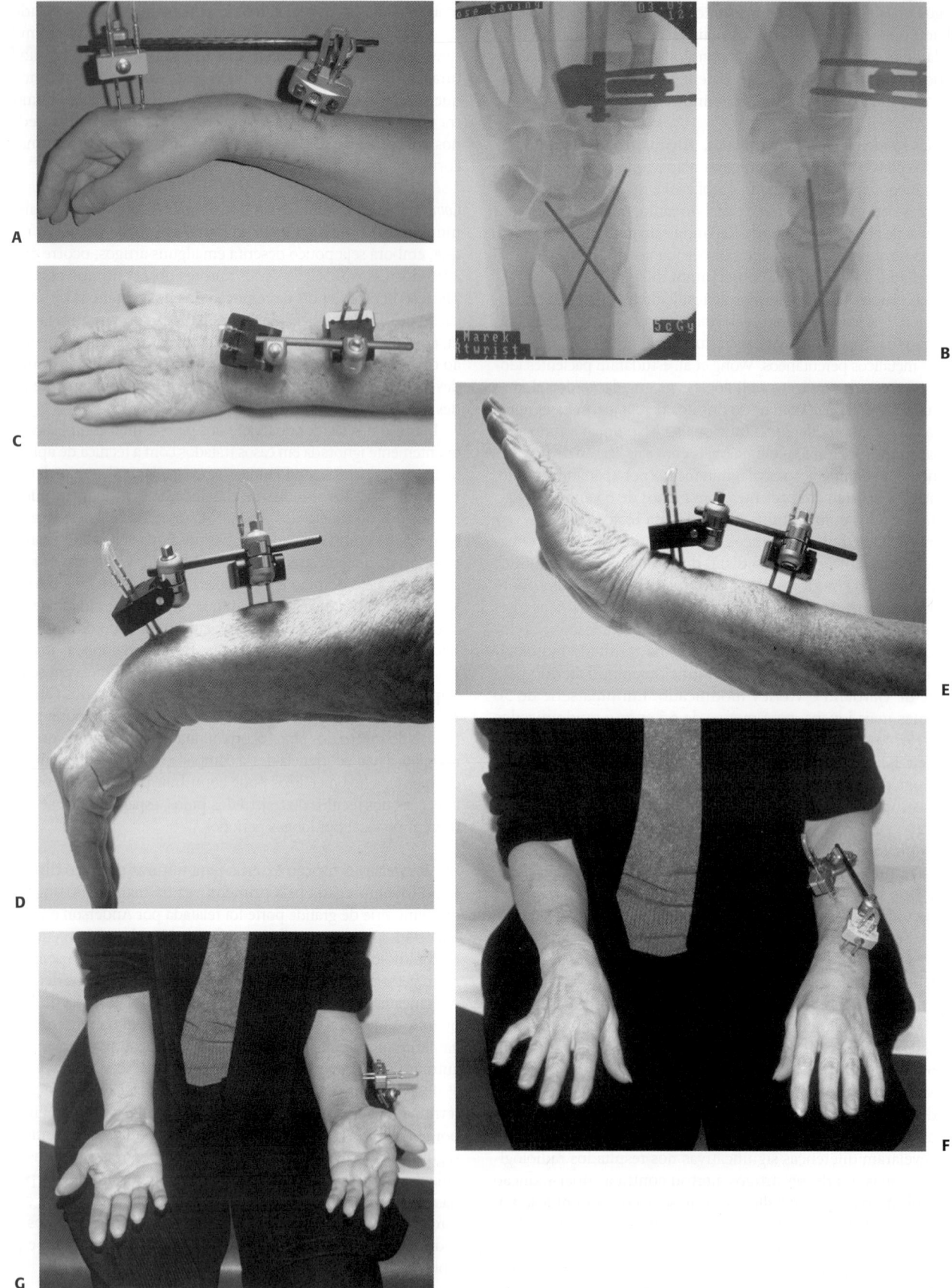

FIGURA 32.17 A: Fixador externo em ponte. Os pinos distais são fixados no segundo metacarpal e os pinos proximais no rádio; com isso, as articulações radiocarpais, intercarpais e carpometacarpais ficam imobilizadas. B: Reforço de um fixador externo em ponte com fios de Kirschner. C: Fixador externo em não ponte com os pinos distais aplicados proximalmente à articulação radiocarpal; isso permite a imediata mobilização do punho (D-G).

cialmente nos casos em que o fragmento distal é extremamente pequeno para permitir o uso da fixação externa em não ponte. A fixação externa em ponte também pode ser empregada em casos de fraturas articulares graves (ver adiante) e em fraturas expostas.

Técnica. O paciente deve ficar na posição supina sobre a mesa cirúrgica, com o braço em abdução de 90°, e um suporte de braço. Usa-se um torniquete no braço. O cirurgião senta-se junto à axila e o arco em C é mobilizado do lado oposto e num sentido diagonal, para abrir espaço para um assistente.

A técnica é a mesma, não importando se o fixador será utilizado como dispositivo estático, dinâmico ou reforçado. Inicialmente, dois pinos são aplicados ao segundo metacarpal; o pino proximal deve ficar junto à segunda articulação carpometacarpal, que pode ser facilmente palpada. O cirurgião poderá fazer uma ou duas incisões, dependendo de sua preferência; essas incisões são aplicadas na face lateral do metacarpal no intervalo entre o tendão extensor e o primeiro músculo interósseo dorsal. A incisão deve chegar até o osso, e a trajetória do pino deve ser perfurada com uma broca cujo diâmetro seja menor do que o diâmetro da rosca do pino que será utilizado. A broca deve ser aplicada em um ângulo aproximado de 45° com o plano frontal. Em seguida, o cirurgião deve inserir um pino por técnica manual; o implante deve abarcar as duas corticais. Em seguida, aplica-se um segundo pino num ponto mais proximal, usando o mesmo procedimento; se necessário, com a ajuda de um gabarito.

Os pinos proximais são aplicados à diáfise do rádio. O cirurgião faz uma incisão cutânea longitudinal de 2 a 3 cm ao nível da junção dos terços médio e distal do rádio. Em seguida, essa incisão é aprofundada por divulsão para que os ramos superficiais do nervo radial sejam protegidos. O rádio fica exposto pelo afastamento do músculo braquiorradial e dos ramos superficiais do nervo radial, o que permite a aplicação dos pinos proximais na posição mediolateral. Prosseguindo, o cirurgião aplica grampos aos pinos. Deve haver espaço suficiente para permitir a introdução de um dedo entre o grampo e a pele, enquanto o grampo é apertado. A seguir, o cirurgião coloca uma barra entre os grampos.

A fratura é reduzida com o uso das técnicas descritas anteriormente e o fixador é apertado. O cirurgião deverá tomar o cuidado de não promover excessiva tração do punho, o que pode ser identificado pelo alargamento da articulação radiocarpal (Fig. 32.18) ou com a medição do índice da altura do carpo. Em um estudo com cadáveres, foi demonstrado que uma tração do punho superior a 5 mm aumenta a carga necessária para gerar flexão da articulação metacarpofalângica,[282] embora os resultados de estudos clínicos sejam conflitantes: alguns demonstram efeitos adversos da tração,[180] enquanto outros não observaram desvantagem na tração, desde que a relação radiulnar distal tenha sido preservada[33] ou desde que a tração seja moderada.[48] Ao final do procedimento, as incisões para introdução dos pinos devem ser examinadas, para que fique assegurada a inexistência de tensão nas margens cutâneas; em caso de necessidade, as incisões devem ser estendidas. Não há necessidade de aplicação de suturas e seu uso pode acarretar tensão na pele em torno dos pinos.

Reforço. A fixação externa em ponte pode ser reforçada por fios de Kirschner percutâneos, uma RAFI limitada com placas, enxertia óssea ou uso de um substituto ósseo. O método mais comum de reforço lança mão de fios de Kirschner, que são inseridos com técnica similar à da aplicação de pinos percutâneos (Fig. 32.17B). Também se pode usar enxerto ósseo ou um substituto ósseo nos casos exibindo um grande defeito metafisário; em geral, esses reforços são introduzidos através de uma pequena incisão dorsal. Um

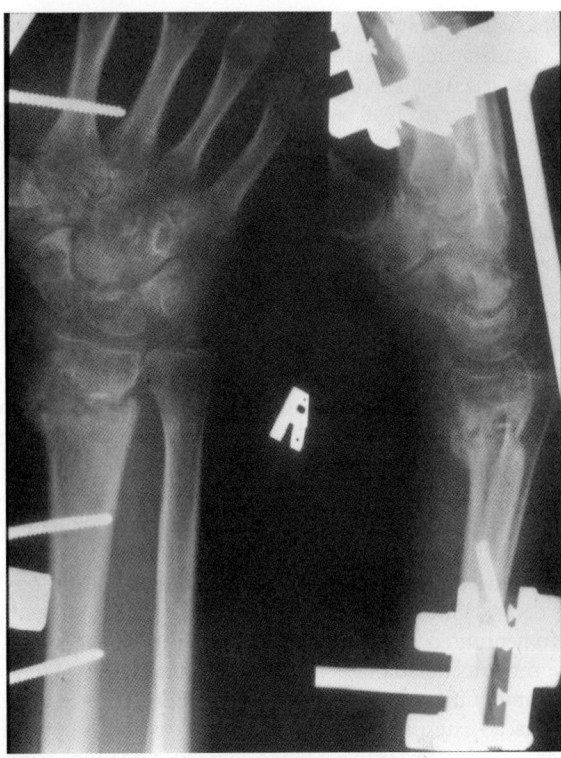

FIGURA 32.18 Fixação externa em ponte que provocou aumento do espaço da articulação do punho. Osteoporose regional, levantando a possibilidade de uma síndrome da dor regional complexa.

estudo descreveu o reforço com um quinto pino inserido por via dorsal no fragmento distal;[39,389] esse pino é aplicado por técnica parecida à dos pinos distais para a fixação externa em não ponte.

Cuidados pós-operatórios. A presença de pinos de fixação externa exige curativos periódicos, para que seja evitada a infecção nos tecidos do trajeto do pino. Basta um curativo seco simples, trocado 2 vezes/semana; em caso de necessidade, faz-se a limpeza dos locais de aplicação dos pinos com solução salina estéril. Não foram demonstrados ganhos com o uso de peróxido de hidrogênio para limpeza, nem com o uso de curativos antissépticos.[91]

O paciente deve ser instruído para mobilizar a mão, cotovelo e ombro. Se for detectado qualquer enrijecimento de dedo, haverá necessidade de recorrer à fisioterapia. Normalmente o fixador é removido depois de transcorridas cerca de 6 semanas. Habitualmente, a remoção do fixador dispensa o uso de anestésicos.

Resultado da fixação externa em ponte

Estudos de coorte. Em sua maioria, os autores concordam que, com o uso exclusivo da fixação externa em ponte, as fraturas do terço distal do rádio sofrerão perda da redução em graus variáveis. Perdas significativas na redução foram informadas por McQueen et al.[250] em 14 de 60 casos; além disso, não foi possível obter redução completa em 10 dos 60 casos com a técnica de redução fechada. Os autores consideraram que 24 dos 60 pacientes tiveram consolidação viciosa. Depois de transcorrido 1 ano, a força de preensão estava em torno de dois terços da força no lado normal, embora a média para a recuperação dos movimentos tenha ficado em 89%, com relação ao punho oposto. Embora os resultados anatômicos tenham sido melhores com a fixação externa em ponte *versus* tratamento com aparelho gessado, não ficaram demonstrados ganhos claros nos resultados funcionais. Os autores atribuíram esse achado à incapacidade de qualquer das duas técnicas em restaurar a inclinação volar e, portanto, o alinhamento do carpo, que estava significativamente relacionado ao funcionamento.

Em uma série de 641 fraturas do terço distal do rádio tratadas com fixação externa, 230 pacientes foram tratados com fixação externa em ponte. Vinte e quatro por cento se apresentaram com consolidação viciosa na revisão final, apesar da bem-sucedida redução inicial.[151] Outros autores relataram achados parecidos: resultados radiológicos melhores, mas com resultados funcionais semelhantes àqueles obtidos pelos pacientes tratados com um aparelho gessado.[8,203,250] De acordo com outros estudos, o uso da fixação externa em ponte não promove a reaquisição nem a manutenção da inclinação volar.[194,392] Wilcke et al. trataram 30 pacientes com fraturas do terço distal do rádio por meio de fixação externa em ponte, mas excluíram os casos de cominuição grave, que são aqueles com maior probabilidade de exibir instabilidade. Ainda assim, nove pacientes apresentaram angulação dorsal residual depois da consolidação.[392]

Foi sugerido o uso de reforço da fixação externa em ponte para diminuir a perda da redução. Dicpinigaitis et al. informaram que, em uma série de 70 casos tratados com fixação externa em ponte reforçada com pinos percutâneos, metade das fraturas perdeu mais de 5° da inclinação volar inicialmente reduzida. No entanto, em nenhum dos casos ocorreu deterioração suficiente a ponto de ser considerada radiologicamente inaceitável.[82] Lin et al. publicaram uma comparação retrospectiva de 20 casos tratados com fixação externa em ponte sem reforço e 36 casos com reforço para o fixador externo em ponte com o uso de pinos percutâneos. Esses autores demonstraram que o uso exclusivo da fixação externa em ponte não resultou na reaquisição da inclinação volar; e que o reforço obteve melhores resultados na preservação da redução inicial, tendo proporcionado melhor amplitude de movimento e força de preensão.[221]

O reforço da fixação externa em ponte com um quinto pino inserido dorsalmente no fragmento distal e acoplado ao fixador foi originalmente descrito em 1994.[39] Em 10 casos em que não foi possível restaurar a inclinação volar por redução fechada, a inclinação volar foi readquirida e preservada pela adição do quinto pino. Uma melhora nos resultados radiográficos e funcionais com o uso da técnica dos cinco pinos foi demonstrada em um ERC em 2003.[389] Essa técnica combina as vantagens da fixação externa em não ponte com uma desvantagem da fixação externa em ponte, sendo provável que não represente qualquer ganho em relação à fixação externa em não ponte.

A aplicação de enxerto ósseo ou a inserção de substitutos ósseos no defeito metafisário em seguida à redução e à fixação externa em ponte pode ajudar na manutenção da redução[318,372] e, além disso, pode permitir uma remoção mais rápida do fixador, por volta de 3 semanas, sem perda da redução.[218] Os substitutos ósseos parecem ser igualmente efetivos, em comparação com o enxerto ósseo autólogo;[318,372] e provavelmente são preferíveis, para que sejam evitadas as complicações no local doador do enxerto.

Estudos randomizados e controlados. Desde o final da década de 1980, foram publicados diversos ERC que compararam a fixação externa em ponte com outros métodos de tratamento para fraturas do terço distal do rádio. Com frequência, a análise de qualquer ERC para o tratamento de fraturas do terço distal do rádio fica prejudicada pelos critérios de inclusão e exclusão variáveis, o que dificulta as comparações. Para tais finalidades, instabilidade deve ser definida como uma fratura que sofreu perda da redução em gesso ou para a qual se pode prever uma probabilidade de instabilidade superior a 70%.[234]

Apesar disso, no geral parece haver consenso entre os autores de ERCs ou de pseudo-ERCs que comparam a fixação externa em ponte e o tratamento com aparelho gessado. Todos os autores concordam que a fixação externa em ponte resulta em melhor posição anatômica, em comparação com o tratamento conservador.[8,57,160,164,203,250,308,341] Porém, a maioria dos estudos informou que a melhora não se reflete nos resultados funcionais.[160,203,250,308,341] Com relação às medidas orientadas para o paciente, a única série que informou escores DASH não encontrou diferenças,[8] embora Christensen tenha informado melhora dos escores de Gartland e Werley para fixação externa, 3 e 9 meses após a ocorrência da lesão.[57] Alguns autores relataram uma tendência em favor de melhor funcionamento,[164,203] ou de melhora em pequeno número de resultados objetivos orientados para o cirurgião.[8] Contudo, normalmente essas vantagens na anatomia e na função se fizeram acompanhar pelo aumento na ocorrência de complicações prematuras,[160,341] geralmente por causa de infecções menores nos tecidos do trajeto dos pinos ou de irritação do nervo radial.

A opção de fixação externa em ponte reforçada não foi comparada, em um ERC prospectivo, com tratamento por aparelho gessado. O único ERC sobre esse tópico é uma comparação de fixação externa em ponte não reforçada *versus* fixação externa em ponte reforçada com um quinto pino no fragmento distal.[389] Cinquenta pacientes com uma fratura do terço distal do rádio exibindo angulação dorsal foram randomizados. A restauração e a preservação da redução foram melhores no grupo com o quinto pino, da mesma forma que a amplitude de movimento e a força de preensão. Os autores concluíram que seus achados clínicos apoiavam o conceito de reforço da fixação externa em ponte em fraturas instáveis do terço distal do rádio.

A fixação externa em ponte dinâmica para fraturas instáveis do terço distal do rádio era técnica popular nos anos de 1990; o procedimento era realizado com o uso de fixadores externos abrangentes com articulação integrada, que era liberada por volta de 2-3 semanas após a aplicação do fixador. Não foram observados ganhos com o uso dessa técnica.[163,250,343]

A fixação externa em ponte foi comparada com redução aberta e osteossíntese por placa em pacientes com fraturas do terço distal do rádio em vários estudos randomizados nos últimos 5 anos.[2,90,137,174,211,388,393] Quatro desses estudos não revelaram diferenças nos escores orientados para o paciente (DASH e PRWE) em qualquer período considerado[2,90,137,211] e três estudos revelaram melhora subjetiva nos primeiros meses após a cirurgia, mas sem persistência aos 6 meses.[174,388,393] Alguns autores informaram a ocorrência de rápida melhora na recuperação da amplitude de movimento em pacientes tratados com osteossíntese por placa,[2,90,388,393] mas em todos esses estudos, os pacientes tratados com placa tiveram permissão de mobilizar precocemente o punho no período pós-operatório, enquanto que o dispositivo de fixação externa imobilizou o punho até sua remoção. Landgren et al.[211] prolongaram para 5 anos os estudos de resultados com base em um estudo previamente publicado[2] e não observaram diferenças em termos de funcionamento entre a fixação externa e a osteossíntese por placa.

Na maioria dos estudos, houve equivalência radiológica entre a osteossíntese por placa e a fixação externa reforçada.[2,90,137,174,388] Em todos os casos em que resultados radiológicos menos satisfatórios foram informados, os pacientes tinham sido tratados sem reforço do fixador externo em ponte.[393] Apenas dois estudos informaram percentuais de consolidação viciosa. Jeudy et al.[174] informaram 31% de consolidação viciosa para a fixação externa e 30% para RAFI; os dois métodos permitiram a perda da redução depois da cirurgia. Abramo et al.[2] também informaram perda de correção nesses grupos.

Na maioria dos estudos, os percentuais de complicações foram semelhantes para os dois métodos de tratamento.[2,90,137,388,393]

Egol et al.[90] informaram um percentual mais alto de reoperações para osteossínteses por placa; a maioria das reoperações teve por causa algum problema com os implantes. Grewal et al. encontraram maior número de complicações com tendões em seu grupo tratado com RAFI, e alguns desses contratempos foram considerados como complicações importantes. À exceção de uma complicação (síndrome compartimental aguda) no grupo tratado com fixação externa, todas as demais tinham pouca importância, sobretudo pequenas infecções nos tecidos do trajeto dos pinos.[137]

Esposito et al. realizaram uma metaanálise de nove estudos e concluíram que, em geral, havia pouca diferença clínica entre os dois métodos de tratamento. Esses autores citam escores DASH mais baixos para as placas, mas a diferença não atingiu o valor de 10 pontos, reconhecido como clinicamente importante. Esposito et al. constataram que os percentuais globais de complicações eram similares, mas que a fixação externa resultou em percentual mais alto de casos de infecção, embora de menor importância.[95]

Portanto, em geral RAFI permitiria uma recuperação mais rápida, em comparação com a fixação externa em ponte, nos primeiros meses subsequentes à fratura, provavelmente por causa da mobilização mais precoce permitida pela técnica. Tanto Egol et al.[90] como Abramo et al.[2] aludem aos resultados mais favoráveis para a fixação externa em não ponte, em comparação com a fixação externa em ponte, por causa da fixação direta do fragmento distal, que pode desfazer essa vantagem da osteossíntese por placa. O percentual de complicações importantes ou de reoperação nos casos tratados com osteossíntese por placa é uma desvantagem da técnica e pode ser uma das razões para o uso da fixação externa, com o objetivo de limitar a gravidade das complicações no tratamento de fraturas extra-articulares ou articulares mínimas instáveis do terço distal do rádio.

Fixação externa em não ponte

Indicações. A principal indicação para a fixação externa em não ponte é o tratamento de fraturas do terço distal do rádio com instabilidade real ou prevista, com localização extra-articular ou que tenham uma extensão articular, e que não exiba desvio ou permita a redução fechada. É preciso que haja espaço suficiente no fragmento distal para a introdução dos pinos. Em geral, o cirurgião deverá contar com 1 cm de cortical volar intacta. A técnica também pode ser empregada em fraturas articulares com desvio, se houver espaço suficiente para os pinos depois da redução e fixação da superfície articular. A fixação externa em não ponte também pode ser empregada na osteotomia do terço distal do rádio em casos de consolidação viciosa dorsal.

Técnica. O posicionamento é similar ao utilizado para a fixação externa em ponte, exceto que o cirurgião se senta na cabeceira do paciente, pois os pinos distais são aplicados no sentido dorsal–volar.

Os pinos distais são aplicados em primeiro lugar, geralmente no sentido dorsal–volar, embora alguns fixadores utilizem pinos no lado radial. Para a aplicação dorsal–volar, o cirurgião aplica um marcador sobre a pele no ponto de entrada previsto para o pino no fragmento distal. Uma imagem é obtida com o antebraço na posição lateral. A extremidade proximal da incisão para o trato do pino deve estar nivelada com o ponto de entrada do pino no osso. O pino ulnar é o primeiro a ser introduzido, devendo ficar no lado ulnar do tubérculo de Lister, no canto ulnar do rádio (Fig. 32.19A); o cirurgião deve ter o cuidado de não penetrar na articulação radiulnar distal. Em seguida, é feita uma incisão cutânea longitudinal de 1 cm no ponto apropriado; a incisão deve ser aprofundada até que o retináculo dos extensores possa ser visualizado. Empregando divulsão, os tendões são afastados até que o osso possa ser palpado. A seguir, o cirurgião aplica um pino no osso, a meio caminho entre a fratura e a articulação radiocarpal na projeção lateral (Fig. 32.19B) e seu ponto inicial deve ser inspecionado com o fluoroscópio. O pino deve ser ajustado até que fique paralelo à articulação radiocarpal na projeção lateral e, em seguida, deve ser inserido manualmente sem pré-perfuração no fragmento distal. O pino deve penetrar na cortical volar (Fig. 32.19C). A seguir, o cirurgião mobiliza o antebraço em rotação para confirmar a livre rotação e também para que seja excluída a possibilidade de penetração da articulação radiulnar distal. A seguir, um segundo pino é inserido (por procedimento similar) no lado radial do tubérculo de Lister; em caso de necessidade, o grampo do fixador pode ser utilizado como gabarito.

Em seguida, dois pinos proximais são introduzidos no rádio, proximalmente à fratura, por procedimento similar ao empregado para a fixação externa em ponte, exceto que normalmente sua posição fica mais num sentido dorsal–volar, em vez de mediolateral. Tão logo a pele e os tecidos subcutâneos foram invadidos, o cirurgião pode visualizar o intervalo entre os tendões planos do extensor longo radial do carpo e o extensor curto radial do carpo. Esse intervalo é desenvolvido e o rádio fica exposto (Fig. 32.20). Em geral, esses pinos são pré-perfurados, pois é mais difícil controlar seu curso no osso cortical.

Em seguida, o fixador é montado, com o cuidado de manter um espaço adequado entre os grampos e a pele, para permitir acesso aos curativos para os trajetos dos pinos. A fratura é reduzida com a ajuda dos pinos distais como um *joystick*, para o controle da posição do fragmento distal (Fig. 32.19D). O cirurgião deve tomar o cuidado de evitar uma redução excessiva nos casos em que tenha ocorrido cominuição volar (Fig. 32.19E). Com a movimentação dos pinos distais com a redução, esses pinos devem se mover na direção do centro das incisões cutâneas corretamente aplicadas, mas a trajetória de cada pino deverá ser liberada, caso seja notada alguma tensão residual. O cirurgião não deve aplicar suturas nas trajetórias dos pinos para evitar tensão na pele, que pode acarretar infecção nos tecidos do trajeto do pino.

Cuidados pós-operatórios. Os cuidados com os tecidos no trajeto dos pinos são os mesmos prestados em casos de fixação externa em ponte. Não há necessidade de qualquer outro tipo de imobilização, e o cirurgião deve incentivar o paciente a movimentar completamente a mão e o punho. Em geral, não há necessidade de fisioterapia, a menos que venha a ocorrer rigidez dos dedos. Normalmente o fixador será removido depois de transcorridas 5 a 6 semanas. Não é preciso usar anestesia para a remoção.

Resultado da fixação externa em não ponte

Estudos de coorte. Já foram publicados diversos estudos de coorte que descrevem o resultado do uso de um fixador externo em não ponte para fraturas extra-articulares ou articulares mínimas instáveis no terço distal do rádio. O primeiro estudo da técnica foi publicado em 1981 em 22 casos de fraturas com perda da redução do terço distal do rádio, com média de idade de 64 anos. Os autores informaram 21 resultados bons ou excelentes e concluíram que o fixador externo em não ponte preservou a posição de redução e possibilitou a rápida restauração do bom funcionamento no punho e na mão.[107]

Desde então, formou-se um consenso de que a fixação externa em não ponte restaura e preserva a inclinação volar[12,100,104,151,249,252,259] e o alinhamento do carpo[104,151,249,252] em pacientes com idades variáveis. O comprimento do rádio é restaurado com um pequeno aumento na variância ulnar, em seguida à remoção do fixador.[12,100,104,151,249,252] Em uma comparação radiológica retrospectiva

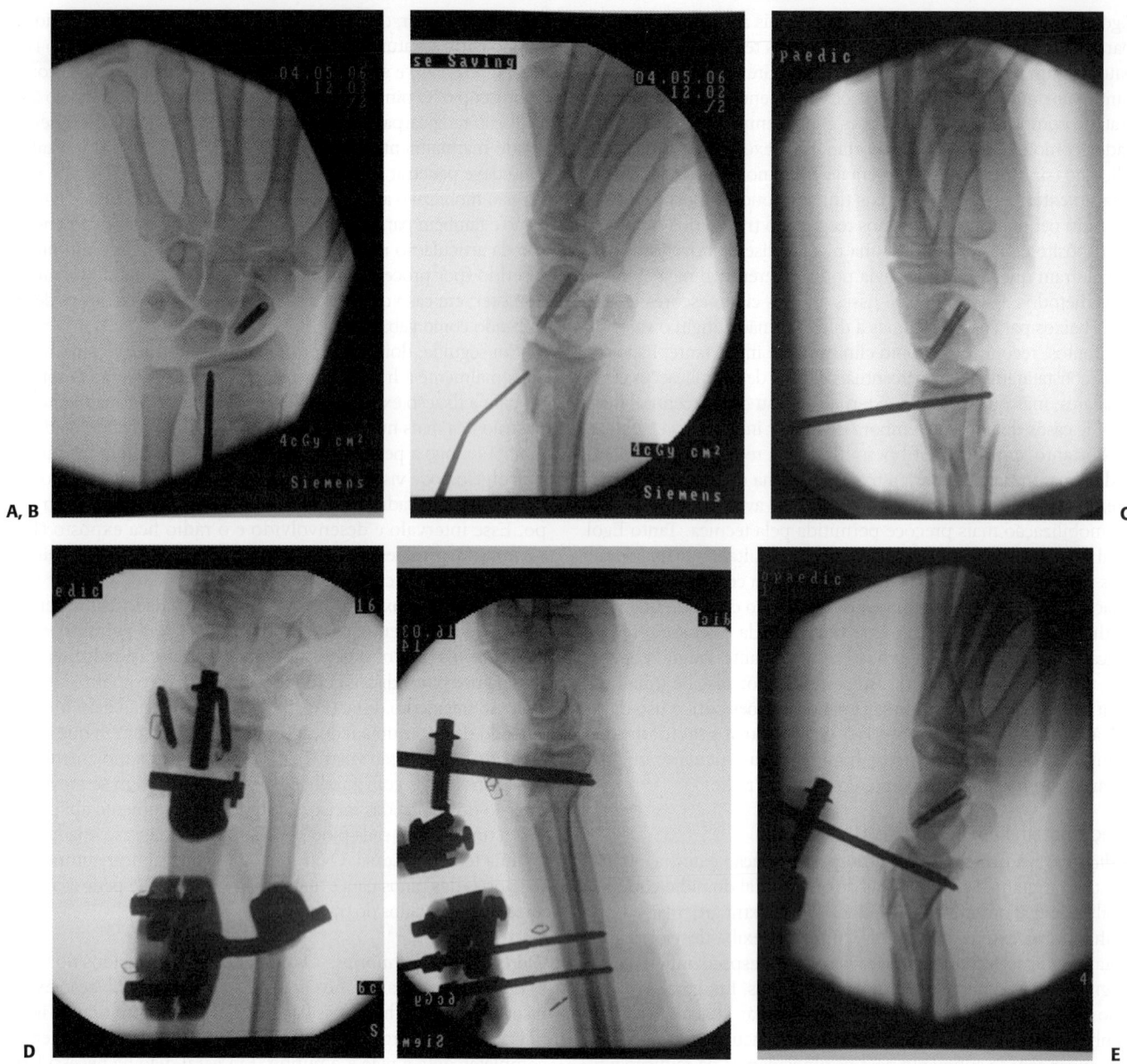

FIGURA 32.19 A: Aplicação de pinos distais para um fixador externo em não ponte. Na projeção AP, pode-se visualizar o ponto de partida para o pino ulnar. **B:** Marcador no ponto de partida na projeção lateral, que deve ficar a meio caminho entre a fratura e a articulação. **C:** O pino está posicionado em paralelo com a articulação radiocarpal e se prende na cortical volar. **D:** A redução foi obtida pelo uso de pinos distais, à guisa de um *joystick*. **E:** Onde haja uma cominuição volar ou aposição em baioneta, é possível fazer super-redução da fratura na direção volar.

de 588 fixadores externos em ponte ou em não ponte, Hayes et al.[151] relataram um aumento de 6,2 vezes na probabilidade de consolidação viciosa dorsal nos casos de fixação externa em ponte, em comparação com a fixação externa em não ponte; e um aumento de 2,5 vezes na probabilidade de encurtamento radial no grupo tratado com fixação externa em ponte.

Em estudos de coorte, os resultados funcionais obtidos são igualmente bons. Andersen et al.[12] informaram 88% de resultados excelentes ou bons aferidos pelo escore de Gartland e Werley e concluíram que a fixação externa em não ponte é método confiável para preservação da redução radiológica, com bom resultado funcional depois de 1 ano. Flinkkila et al. informaram ter obtido 90% de restauração da força de preensão e até 97% de restauração dos movimentos em uma média de 16 meses após a fratura; esses autores concluíram que a fixação externa em não ponte é um método fácil, minimamente invasivo e confiável, que restaura a anatomia e a função em pacientes que sofreram fratura instável do terço distal do rádio. Os autores consideram esse como o tratamento de escolha para essas fraturas.[104]

A facilidade da técnica foi demonstrada por Hayes et al.;[151] esses autores informaram sobre o sucesso da técnica nas mãos de cirurgiões em treinamento. Com isso, ficou confirmada sua generabilidade.

Estudos randomizados e controlados. O primeiro estudo randomizado a considerar a fixação externa em não ponte foi publicado no final dos anos de 1980. Inicialmente, Jenkins et al. informaram os resultados radiográficos da fixação externa *versus* tratamento com aparelho gessado; em seus dois primeiros casos, os autores utilizaram pinos no segundo metacarpal. Os autores concluíram, então, que "aparentemente não havia necessidade de abarcar a articulação do punho com uma estrutura, se os frag-

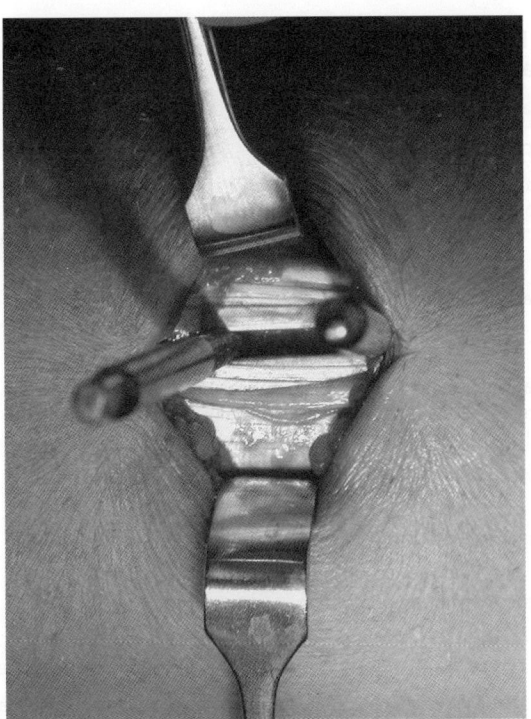

FIGURA 32.20 Posição do pino entre os músculos extensores radiais do carpo longo e curto. Observar a proximidade do ramo sensitivo dorsal do nervo radial. Lesão iatrogênica desse nervo é causa frequente de dor neurogênica em seguida à fixação externa; essa dor pode ser minimizada por uma inserção aberta (não percutânea) dos pinos.

mentos distais da fratura pudessem ser satisfatoriamente contidos" e utilizaram a fixação externa em não ponte para os 30 casos seguintes. Os autores compararam esses casos com 26 outros pacientes tratados em aparelho gessado. Todos os pacientes tinham menos de 60 anos. Foi observada uma perda média da redução de 10,5° de angulação dorsal e de 3,7 mm de comprimento do rádio no grupo tratado com aparelho gessado, enquanto o grupo tratado com fixador preservou a posição reduzida. Os autores concluíram que o fixador externo em não ponte era bastante efetivo para a manutenção da posição reduzida em fraturas do terço distal do rádio.[171] No ano seguinte, o mesmo grupo publicou os resultados funcionais de 106 pacientes com menos de 60 anos com fraturas do terço distal do rádio com desvio randomizadas entre os tratamentos com aparelho gessado *versus* fixação externa em não ponte e confirmou a superioridade do fixador externo para a manutenção da posição reduzida. Os autores informaram melhor força de preensão e um percentual mais alto de resultados excelentes, tanto subjetiva como objetivamente, no grupo de fixação externa, embora cada grupo tenha obtido percentuais similares de resultados satisfatórios.[172]

McQueen descreveu sua experiência em um ERC que analisou fixação externa em não ponte *versus* fixação externa em ponte em 60 pacientes com fraturas com perda da redução do terço distal do rádio e com média de idade de 61 anos. Havia pouca heterogeneidade entre as fraturas, pois todas tinham sofrido perda da redução e exibiam cominuição metafisária. Tanto fraturas extra-articulares como intra-articulares foram randomizadas, mas fraturas intra-articulares com desvio foram excluídas. Os estudos anatômicos foram melhores (com significado estatístico) no grupo tratado com fixador externo em não ponte ao longo de todo o período da revisão. A fixação externa em não ponte restaurou e preservou a inclinação volar, enquanto a fixação externa em ponte não conseguiu restaurar a inclinação volar depois da redução, além de ter perdido, em média, 8,6° de inclinação durante e depois do período de fixação. A fixação externa em não ponte perdeu algum comprimento do rádio em seguida à remoção do fixador, mas depois de transcorrido 1 ano, o encurtamento do rádio era ainda apenas metade do encurtamento medido no grupo tratado com fixação externa em ponte. Ainda depois de 1 ano, os autores registraram restauração do alinhamento do carpo em 28 de 30 pacientes no grupo de fixação externa em não ponte, mas em apenas 13 de 30 pacientes no grupo de fixação externa em ponte. Houve 14 casos de consolidação viciosa no grupo de fixação externa em ponte, mas nenhum no grupo de fixação externa em não ponte. No entanto, deve-se ter em mente que os autores desse estudo não utilizaram reforço no grupo tratado com fixação externa em ponte.[249] Todas as amplitudes de movimento foram significativamente melhores no período inicial de reabilitação no grupo de fixação externa não abrangente; é provável que esse achado tenha relação com a liberdade de movimentos do punho, permitida pela técnica. Apenas a amplitude de flexão demonstrou contínua superioridade nos pacientes tratados com fixação externa em não ponte, possivelmente devido à preservação da inclinação volar. Depois de transcorrido 1 ano, os escores para dor estavam baixos e, nesse tocante, os grupos não difeririam significativamente. O autor concluiu que a fixação externa em não ponte era significativamente melhor, em comparação com a fixação externa em ponte e que, portanto, deve ser o tratamento de escolha para fraturas instáveis do terço distal do rádio nos casos em que esteja sendo contemplado o uso de fixação externa e em que haja espaço para a aplicação de pinos no fragmento distal.[249]

Desde então, foram publicados mais três ERCs, que compararam a fixação externa em ponte *versus* fixação externa em não ponte em pacientes com fraturas extra-articulares ou articulares mínimas do terço distal do rádio.[19,208,373] Todos esses estudos demonstraram melhor redução nos grupos tratados com fixação externa em não ponte. Em dois desses estudos, os autores empregaram o escore DASH; em um deles, não foi percebida diferença;[19] no outro, os escores DASH foram melhores no grupo de fixação externa em não ponte.[208] O primeiro desses estudos informou ter obtido melhores pontuações iniciais com o uso do escore SF-12 (saúde física) para o grupo de fixação externa em não ponte, mas nenhuma diferença nos escores para dor.

Foi publicado apenas um ERC comparando fixação externa em não ponte *versus* aplicação de pinos percutâneos. A amplitude de movimento e a força de preensão foram similares em cada grupo, mas foi observado um percentual mais alto de resultados excelentes e bons com o uso da fixação externa em não ponte. O estudo concluiu que a fixação externa em não ponte trouxe as vantagens de rápida restauração das funções, fácil redução e livre uso da mão durante o período de tratamento.[111]

Foi publicado um ERC que comparou a fixação externa em não ponte com a osteossíntese por placa de bloqueio.[128] Foram recrutados 102 pacientes com média de idade de 63 anos. As fraturas exibiam perda da redução dorsal superior a 20° e 93 delas eram extra-articulares (AO/OTA A3) ou articulares mínimas (AO/OTA C2). Os autores constataram que o tempo de cirurgia foi significativamente menor no grupo de fixação externa em não ponte. Em todos os casos de fixação externa em não ponte foi obtida restauração da inclinação volar; por outro lado, nenhum caso do grupo tratado com osteossíntese por placa de bloqueio obteve tal resultado. Um ano depois da cirurgia, não foram observadas diferenças na amplitude de movimento, força de preensão ou dor. Embora a flexão volar fosse significativamente melhor no grupo de fixação externa após 6 meses ($p < 0,03$), é pouco provável que a diferença de 7° seja clinicamente significativa. Os resultados dos escores de Garland e Werley, Castaing e SF-36 foram similares entre os grupos, exceto em termos de funcionamento social no grupo tratado com osteossíntese por placa de bloqueio, apenas na oitava semana. Outras diferenças ficam evidentes na análise das complicações. Os autores observaram uma prevalência de 10% de infecções menores nos tecidos do trajeto dos pinos no grupo de fixação externa e ocorreram duas rupturas do ELP nesse grupo, o que exigiu reconstrução. No grupo de osteossíntese por placa de bloqueio ocorreram quatro problemas de tendão, com necessidade de reoperação. O percentual global de complicações foi similar para os grupos (20% para o grupo de fixação externa vs. 21% para o grupo de osteossíntese por placa de bloqueio), mas a natureza mais grave das complicações no grupo de osteossíntese por placa de bloqueio se refletiu no percentual de reoperações de 36,5% nesse grupo, em comparação com 6% no grupo de fixação externa.[128]

A principal complicação da técnica de fixação externa em não ponte, informada em estudos de coorte, é a infecção menor ou irritação nos tecidos do trajeto dos pinos, definida como a necessidade de antibioticoterapia e maior número de curativos, mas sem comprometimento do resultado final. Os percentuais variam de 17 a 31% em estudos de coorte.[12,100,104,151] Em uma comparação entre fixação externa em ponte *versus* fixação externa em não ponte, Hayes et al.[151] relataram um aumento do triplo de infecções menores dos tecidos no trajeto dos pinos com o uso da fixação externa em não ponte em comparação com a fixação externa em ponte, embora esse achado não tenha sido confirmado em ERCs, apesar da demonstração de uma tendência para maior número de infecções menores nos tecidos do trajeto dos pinos em pacientes tratados com fixação externa em não ponte.[19,249] Não ocorrem outras complicações nos dois tipos de fixação externa.

Complicações da fixação externa

Infecção dos tecidos no trajeto dos pinos. A complicação mais comum da fixação externa é a infecção dos tecidos no trajeto dos pinos. Existem diversos sistemas de classificação para a avaliação da gravidade dessas infecções,[54,147,319] mas em termos práticos é importante diferenciar entre infecções que comprometem o resultado final pela remoção prematura do fixador ou por um procedimento cirúrgico extra (infecções importantes dos tecidos no trajeto dos pinos) e as infecções que não comprometem e que meramente deverão ser tratadas com antibióticos e com aumento na frequência da troca de curativos (infecção menor dos tecidos no trajeto dos pinos).[151]

Os percentuais de infecção nos tecidos no trajeto dos pinos informados na literatura variam de 0 até 39% para infecções menores.[2,6,12,19,91,104,163,208,249,259,390,393] Por outro lado, infecções importantes nos tecidos no trajeto dos pinos são raras em pacientes tratados com fixação externa do terço distal do rádio, com nenhuma infecção na maioria dos estudos,[12,19,91,104,163,208,390] e casos isolados esporádicos em outros.[100,249,250,393] Na maior série de fixação externa de fraturas do terço distal do rádio descrita na literatura, infecção menor dos tecidos no trajeto dos pinos ocorreu em 126 de 588 casos (21%). Infecção importante nos tecidos no trajeto dos pinos, necessitando de remoção prematura do fixador ou de reoperação, ocorreu em apenas 12 casos (2%).[151]

Outras complicações dos tecidos no trajeto dos pinos. As demais complicações decorrentes do uso de pinos, como fratura do trato de pino, exteriorização de pino e aderência na pele, ocorrem apenas raramente. A maior prevalência de fraturas de trajeto de pino foi relatada por Ahlborg, com 11 ocorrências em 314 casos

TABELA 32.5 Armadilhas e medidas preventivas para fixação externa

Armadilha	Prevenção
Fixação externa em ponte	
Infecção nos tecidos do trajeto do pino	Assegurar-se de que não está ocorrendo tensão cutânea
	Inserir os pinos à mão, não por aparelho elétrico
Distração excessiva	Examinar as projeções fluoroscópicas em busca de *gap* radiocarpal e para o índice de altura do carpo
Perda da redução/ consolidação viciosa	Sempre reforçar
	Usar minirredução aberta se a redução fechada falhar
Rigidez na mão	Encaminhar à fisioterapia assim que surgirem sinais
Lesão ao nervo radial	Inserção dos pinos por técnica aberta
Fixação externa em não ponte	
Redução excessiva	Ter cautela, se houver cominuição volar, cortical volar com aposição em baioneta
Lesão tendínea	Inserção de pino distal por técnica aberta

de fixação externa em ponte: cinco no rádio e seis no segundo metacarpal. Duas dessas fraturas estavam relacionadas a um novo traumatismo, uma ocorreu durante a cirurgia, sete durante o período de fixação e três em seguida à remoção do fixador. Os autores não encontraram relação com infecção dos tecidos no trajeto dos pinos.[6] Em 588 casos, Hayes et al.[151] informaram a ocorrência de apenas três fraturas de trajeto de pino (0,5%), todas no segundo metacarpal. As fraturas de trajeto de pino que ocorrem durante o tratamento podem ser resolvidas pelo reassentamento do pino; as que ocorrem foram desse período devem ser tratadas com os métodos de rotina para a fratura específica.

Originalmente, exteriorizações de pino eram citadas como problema potencial para pinos aplicados no fragmento distal em casos tratados com fixação externa em não ponte, mas esses temores se revelaram infundados, pois apenas ocorreram casos esporádicos, tanto com fixadores externos em ponte como com fixadores externos em não ponte.[151]

Pode ocorrer aderência da pele em seguida à cicatrização dos tecidos no trajeto dos pinos, mas essa complicação não está bem documentada. Ahlborg e Josefsson[6] informaram um percentual de 1% de cirurgias para correção da aderência. Esse procedimento é simples e pode ser realizado com o uso de um anestésico local.

Lesão ao nervo radial. Os ramos superficiais do nervo radial avançam profundamente ao músculo braquiorradial no antebraço; cerca de 5 cm proximalmente ao estiloide radial, o nervo emerge dorsalmente, por baixo do tendão do braquiorradial. Nesse ponto, o nervo radial está vulnerável e pode ser lesionado pela inserção dos pinos proximais de um fixador externo. Essa é uma complicação que pode ser evitada, se o cirurgião tiver o cuidado de introduzir os pinos com o uso de incisões abertas, com proteção para o nervo (Fig. 32.20).

Vários estudos informaram que o percentual de lesões ao nervo radial se situa entre 0 e 13% dos casos.[2,6,19,137,151,174,208,388,390,393] Em uma série, a prevalência aumentou cinco vezes com RAFI, em comparação com a fixação externa em ponte, mas isso ocorreu com o uso de uma abordagem radial.[2] Não foi publicado estudo que informasse qualquer diferença no percentual de lesões ao nervo radial entre diferentes tipos de fixação externa; Hayes et al.[151] informaram o percentual de 1% em uma grande série em que os pacientes foram tratados tanto com fixação externa em ponte como com fixação externa em não ponte. Teoricamente, pode ocorrer aumento do risco nos casos em que pinos percutâneos são utilizados para reforçar um fixador externo em ponte, mas esse tópico ainda não foi descrito.

Tração da articulação. Nos casos tratados com fixação externa em ponte, há o risco de sobretração das articulações radiocarpal e mediocarpal se, nas tentativas de redução da fratura, o cirurgião aplicar força excessiva (Fig. 32.18). Normalmente essa situação é avaliada pela medição da distância desde o terço distal do rádio até a base do terceiro metacarpal; em seguida, o valor achado é dividido pelo comprimento do terceiro metacarpal (índice da altura do carpo). O índice-padrão da altura do carpo é 0,54.[398]

Os relatos iniciais levantaram a questão de se a tração do punho poderia acarretar uma síndrome da dor complexa regional[180] ou rigidez da mão[180,282] e se o resultado ficaria mais comprometido com uma duração maior da tração. Biyani et al.[33] informaram que a tração *per se* não causou problemas funcionais em sete pacientes com tração carpal de 5 a 8 mm, mas se a tração fosse suficiente para causar uma variância ulnar negativa, então o resultado poderia ficar prejudicado. Mais recentemente, em um estudo de maior porte, com 42 pacientes com fixação externa reforçada para fraturas instáveis do terço distal do rádio, Capo et al. constataram que a média do índice da altura do carpo no grupo de pacientes com resultados excelentes foi 0,63; já para o grupo com resultados bons ou regulares, o índice foi de 0,58. Os autores concluíram que um aumento moderado na tração obteve melhores resultados clínicos e, além disso, não causou subsequente rigidez articular; contudo sugeriram cautela contra uma tração extrema, que pode induzir alinhamento vicioso do carpo, agravar a lesão aos ligamentos intercarpais e induzir enrijecimento dos dedos.[48]

Osteossíntese por placa. RAFI com osteossíntese por placa é uma técnica alternativa para a estabilização de uma fratura extra-articular ou articular do terço distal do rádio. Originalmente, a osteossíntese por placa foi popularizada para tratamento de fraturas do terço distal do rádio com desvio volar por Ellis em 1965; esse autor usou uma placa que era aplicada sobre a superfície volar do rádio e que funcionava como apoio, com o objetivo de impedir o desvio volar do fragmento distal.[93] Variações da placa de apoio de Ellis foram utilizadas durante alguns anos, mas apenas para fraturas com desvio volar.

O problema da manutenção da posição reduzida de uma fratura do terço distal do rádio com desvio dorsal foi originalmente resolvido com a osteossíntese por placa dorsal. Essa técnica foi planejada para dar suporte à fratura com desvio dorsal, mas houve problemas em decorrência complicações com os tecidos moles. Diante disso, foram introduzidas placas bloqueadas volares com o intuito de oferecer estabilidade dorsal para fraturas desviadas. Como implantes de ângulo fixo, teoricamente, as placas de bloqueio volares proporcionam estabilidade suficiente aos fragmentos distais com desvio dorsal.

Osteossíntese por placa bloqueada volar

Indicações. A principal indicação para o uso de uma placa bloqueada volar em pacientes que sofreram fraturas extra-articulares ou articulares mínimas com desvio é similar à indicação para a fixação externa em não ponte, ou seja, para casos de instabilidade real ou prevista de uma fratura do terço distal do rádio; além disso, deve haver espaço suficiente para introdução de pinos no fragmento distal. Portanto, essa técnica é contraindicada em casos com um fragmento distal muito pequeno. A osteossíntese por placa bloqueada volar pode ser utilizada em casos de osteotomia corretiva para consolidação viciosa do terço distal do rádio. Essa técnica também pode ser empregada em fraturas volares desviadas, embora em pacientes mais jovens e com boa qualidade óssea não haja necessidade do uso de parafusos bloqueados. É aconselhável usar placas de bloqueio para as fraturas com desvio volar naquele paciente mais idoso, com probabilidade de sofrer osteoporose.

Técnica

Posicionamento. O posicionamento do paciente é parecido com o usado em outras técnicas; o paciente fica na posição supina e o braço, repousando em um suporte próprio, deve ser posicionado em abdução de 90° e em supinação. O cirurgião aplica um torniquete ao braço e deve se posicionar diante da axila do paciente; o arco em C fica posicionado diagonalmente, pelo lado oposto do suporte do braço.

Abordagem. A abordagem empregada para a maioria das fraturas do terço distal do rádio é a abordagem de Henry modificada, ou abordagem trans-flexor radial do carpo (FRC), entre a artéria radial e o tendão do FRC. O cirurgião deve fazer uma incisão cutânea longitudinal em linha com o tendão do FRC. O comprimento da incisão dependerá do tamanho da placa. A fáscia é liberada para exposição do tendão do FRC, que é mobilizado com a incisão da bainha. A seguir, o tendão deve ser afastado em uma direção ulnar; continuando, o cirurgião faz uma incisão no assoalho da bainha do tendão. Essa incisão expõe o ventre do músculo flexor longo do polegar (FLP), que deve ser mobilizado para o lado ulnar por divulsão. As fibras musculares transversais do pronador quadrado ficam então evidenciadas e devem ser liberadas do lado radial do rádio e subperiostealmente elevadas desse osso em uma direção volar. Se estiver sendo planejado um reparo, o cirurgião deverá deixar uma borda do pronador quadrado aderido ao rádio; entretanto, não existem evidências afirmando que o reparo confira qualquer benefício em termos de amplitude de rotação, níveis de dor, escores DASH ou prevenção da ruptura do FLP.[155] A exposição deve avançar radialmente até o primeiro compartimento dorsal no plano subperiosteal. Em caso de necessidade, o tendão do braquial pode ser liberado. Esse procedimento permite a visualização da superfície dorsal do rádio, o que será útil naqueles casos em que a fixação está sendo feita tardiamente e um calo primário já começou a se formar dorsalmente. Uma liberação subperiosteal mais ampla dorsalmente permitirá que o rádio seja pronado, com afastamento do fragmento distal. Com isso, o cirurgião poderá visualizar o desvio articular, fazer a redução e usar enxerto subarticular.

A principal limitação dessa abordagem é a visualização do canto ulnar volar do aspecto distal do rádio. A posição ideal da placa volar incorpora o canto ulnar volar com o lado ulnar da placa. Nos pacientes que sofreram uma fratura intra-articular no canto ulnar volar, é obrigatório que o cirurgião capture esse fragmento com a placa. Nessas circunstâncias, deve ser empregada uma abordagem entre os tendões flexores e o feixe neurovascular ulnar. A incisão para essa abordagem se situa mais ulnarmente sobre a borda ulnar do palmar longo. Os tendões flexores são mobilizados em uma direção radial, e o feixe neurovascular ulnar, em uma direção ulnar. O cirurgião incisa o pronador quadrado em sua inserção à ulna; em seguida, o músculo é radialmente elevado. Essa abordagem permite fácil acesso ao túnel do carpo se houver necessidade de liberar o nervo mediano.

Aplicação da placa. A técnica de osteossíntese por placa volar para fraturas extra-articulares ou articulares mínimas depende do desejo do cirurgião: se ele pretende reduzir manualmente a fratura ou com a ajuda da placa. A redução com a placa permite uma restauração mais fácil da inclinação volar. Os parafusos são aplicados distalmente na placa, em paralelo com a superfície articular na projeção lateral, com o cuidado de não penetrar na cortical dorsal (Fig. 32.21A). Nesse estágio, terão utilidade projeções oblíquas em pronação e em supinação e uma projeção lateral inclinada para que o cirurgião se assegure de que não ocorreu penetração dos parafusos distais na articulação radiocarpal ou radiulnar distal (Fig. 32.5). A placa fica afastada da diáfise do rádio. Em seguida, a parte proximal da placa é cuidadosamente empurrada na direção da diáfise – a chamada técnica do *lift*[336] – e fixada no lugar (Fig. 32.21B). Normalmente esse procedimento reduz o fragmento distal de maneira parecida com o efeito de *joystick* na fixação externa em não ponte.

Em fraturas com desvio volar, a fratura deve ser reduzida antes da aplicação da placa. Então, a placa é fixada à diáfise do rádio com um parafuso, normalmente em um orifício oval, o que permite ajustes na posição da placa. A seguir, o posicionamento da placa é confirmado no intensificador de imagens e ajustado distal ou proximalmente (conforme a necessidade) para que se tenha certeza do posicionamento correto dos parafusos distais. A placa não deve ficar posicionada distalmente à linha limítrofe, pois tal posição representa risco de ruptura do FLP.[18] Em seguida, os parafusos distais são inseridos; para tanto, o cirurgião deverá contar com projeções oblíquas ou com fluoroscopia rotacional[344] para ter a certeza de que a articulação radiocarpal ou radiulnar não foi penetrada. O comprimento dos dois parafusos centrais deve ter cerca de 2 mm menos do que o comprimento medido para evitar a penetração da cortical dorsal e também para diminuir o risco de ruptura de tendão. Há algumas evidências de que a inserção de parafusos em todos os orifícios disponíveis no fragmento distal confere estabilidade extra.[256]

Em casos de um grande defeito metafisário, há o risco de subsidência da fratura e de migração dos parafusos até a articulação radiocarpal. Essa complicação pode ser evitada pelo uso de reforço com um substituto ósseo ou por enxerto ósseo.[157,195]

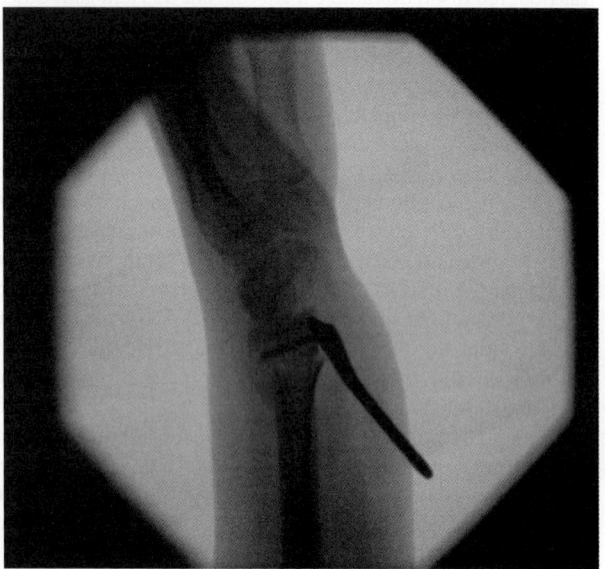
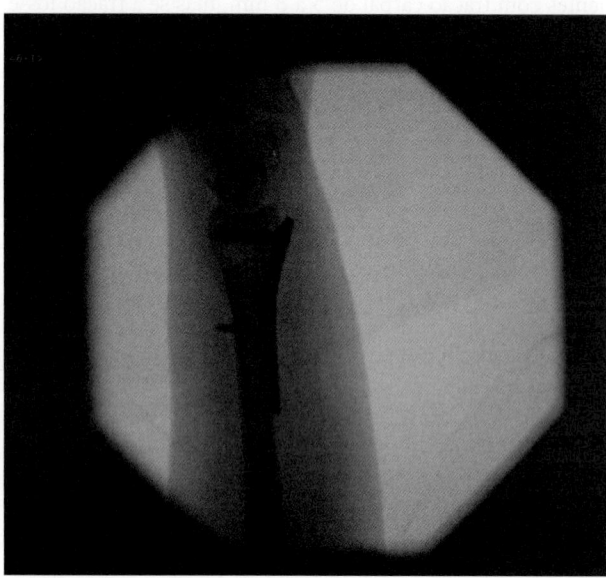
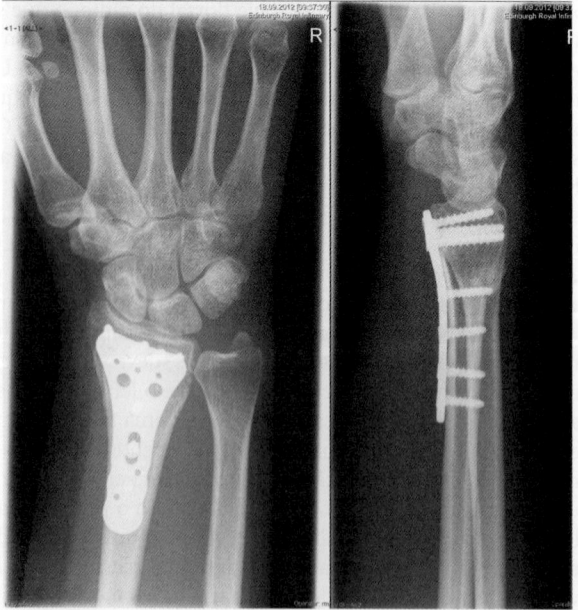

FIGURA 32.21 A: Uma placa volar foi fixada à extremidade distal do rádio na direção não reduzida. Os parafusos estão paralelos à articulação. **B:** O corpo da placa foi reduzido ao rádio; dessa forma, a fratura foi reduzida. **C:** Projeções AP e lateral da fratura reduzida, em seguida à consolidação.

Cuidados pós-operatórios. Teoricamente, depois da osteossíntese por placa volar (de bloqueio ou não), não há necessidade de imobilização do punho, pois a fixação é bastante estável. No entanto, na prática clínica, frequentemente aplica-se um aparelho gessado ou imobilização por tala nas primeiras semanas.[62,98] O paciente deve ser incentivado a começar a movimentação dos dedos e do punho assim que o conforto permitir, mas certamente por volta de 3 a 4 semanas após a fratura.

Complicações da osteossíntese por placa bloqueada volar

Os percentuais informados de complicações após a osteossíntese por placa de bloqueio volar são elevados, variando de 5,9 até 48%;[16,90,128,195,366,393] em sua maioria, as complicações estão relacionadas ao implante. As principais complicações relacionadas ao implante são ruptura ou irritação de tendão e penetração de um ou mais parafusos na articulação radiocarpal ou ARUD, frequentemente resultando em altos percentuais de reoperação.[16,90,128,195,317,393]

Penetração de parafusos. A penetração de um ou mais parafusos na articulação radiocarpal ou ARUD já foi informada em diversos estudos, variando de 3 até 57%.[16,85,195,311,317] Embora parafusos possam ser aplicados por acidente em uma articulação por ocasião da cirurgia, essa complicação pode ser consideravelmente evitada com o uso de uma técnica imaginológica como as projeções oblíquas e laterais inclinadas. Contudo, em pacientes que apresentam cominuição metafisária significativa, o colapso em torno da placa é um aspecto preocupante, pois já foram relatados percentuais de colapso de até 57%.[17,145,195,311] Como a placa é um dispositivo de ângulo fixo, quando ocorre o colapso da fratura, os parafusos penetram na articulação radiocarpal (Fig. 32.22), e esse problema será mais provável em uma fratura com pequeno fragmento distal, pois necessariamente os parafusos ficarão próximos ao osso subcondral.[195] Em casos de fraturas intra-articulares, também há o perigo da aplicação dos parafusos em linhas de fratura sagital, o que permitirá sua migração até o interior da articulação.[317] Normalmente, a pe-

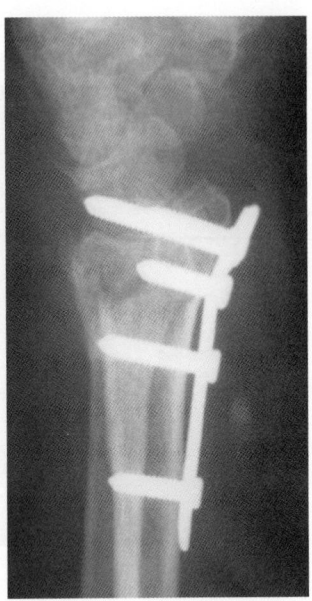

FIGURA 32.22 Fratura instável do terço distal do rádio fixada com uma placa bloqueada volar. Ocorreu colapso da fratura em angulação dorsal, permitindo que os parafusos de ângulo fixo penetrassem na articulação radiocarpal. A borda de ataque da placa está saliente, com risco de causar ruptura do tendão flexor.

netração da articulação radiocarpal implicará remoção dos implantes. Foi sugerido que o reforço do defeito com substitutos ósseos pode impedir o colapso.[195,317] Essa suposição foi corroborada por experimentos em cadáveres que demonstraram que a subsidência do fragmento distal pode ser significativamente reduzida pelo reforço.[157] No entanto, em um ERC recente, não foram observadas diferenças significativas nas medições radiológicas ou clínicas em pacientes idosos tratados com osteossíntese por placa bloqueada volar com ou sem cimento ósseo contendo fosfato de cálcio.[191]

Complicações em tendões. Os problemas em tendões, relacionados ao uso de implantes, são a irritação ou a ruptura de tendão; nesse cenário, pode haver envolvimento dos tendões flexores ou extensores, e ELP e FLP são os mais comumente afetados. A literatura informa uma ampla gama de prevalências, variando de 0,8 até 19,6%.[16,85,195,311,359,366,391]

É provável que a patologia do tendão extensor esteja relacionada à saliência dorsal (Fig. 32.23), que pode oferecer dificuldade para visualização por meio de radiografias por causa da irregularidade da superfície dorsal do rádio (Fig. 32.2) e da saliência representada pelo tubérculo de Lister. Em um estudo em que a ultrassonografia foi utilizada em 46 fraturas do terço distal do rádio tratadas com osteossíntese por placa bloqueada volar, ficou demonstrado que, dentre 230 parafusos distais, 59 se salientavam distalmente da cortical, tendo resultado em sete casos de tenossinovite e em duas rupturas do ELP.[359] Outro estudo utilizou TC e RM para demonstrar que, em um número substancial de casos, a profundidade da depressão entre o tubérculo de Lister e a incisura sigmoide era superior a 2 mm.[284] Os dois grupos de autores recomendaram que o comprimento medido dos parafusos distais fosse reduzido em 2 mm e que a presença de sintomas de tenossinovite levasse à remoção imediata dos implantes.

Em geral, a irritação ou ruptura de tendão flexor afeta o tendão do FLP, embora essas complicações tenham sido informadas em outros tendões flexores.[183,391] Esses problemas foram atribuídos à saliência da placa, especialmente quando o implante ficou posicio-

TABELA 32.6 Armadilhas e medidas preventivas da osteossíntese por placa volar

Armadilhas	Medidas preventivas
Colapso/consolidação viciosa da fratura	Cuidado com a redução excessiva de fratura com desvio volar, se houver cominuição dorsal
	Garantir que o fragmento do canto volar da ulna foi capturado pela placa
	Evitar parafusos em fraturas intra-articulares sagitais
	Reforçar com substituto ósseo ou enxerto ósseo, se houver um grande defeito metafisário
Lesão tendínea	Reduzir em 2 mm o comprimento medido dos parafusos distais
	Garantir que os parafusos proximais não se salientem dorsalmente
	Garantir que a extremidade distal da placa fique proximal à linha limítrofe
	Ficar atento a sinais de irritação de tendão no pós-operatório e, se presentes, remover logo a placa
Penetração da articulação por parafusos	Usar projeções oblíqua e lateral com inclinação no perioperatório
	Examinar flexão/extensão e rotação ao final do procedimento
	Prevenir o colapso da fratura

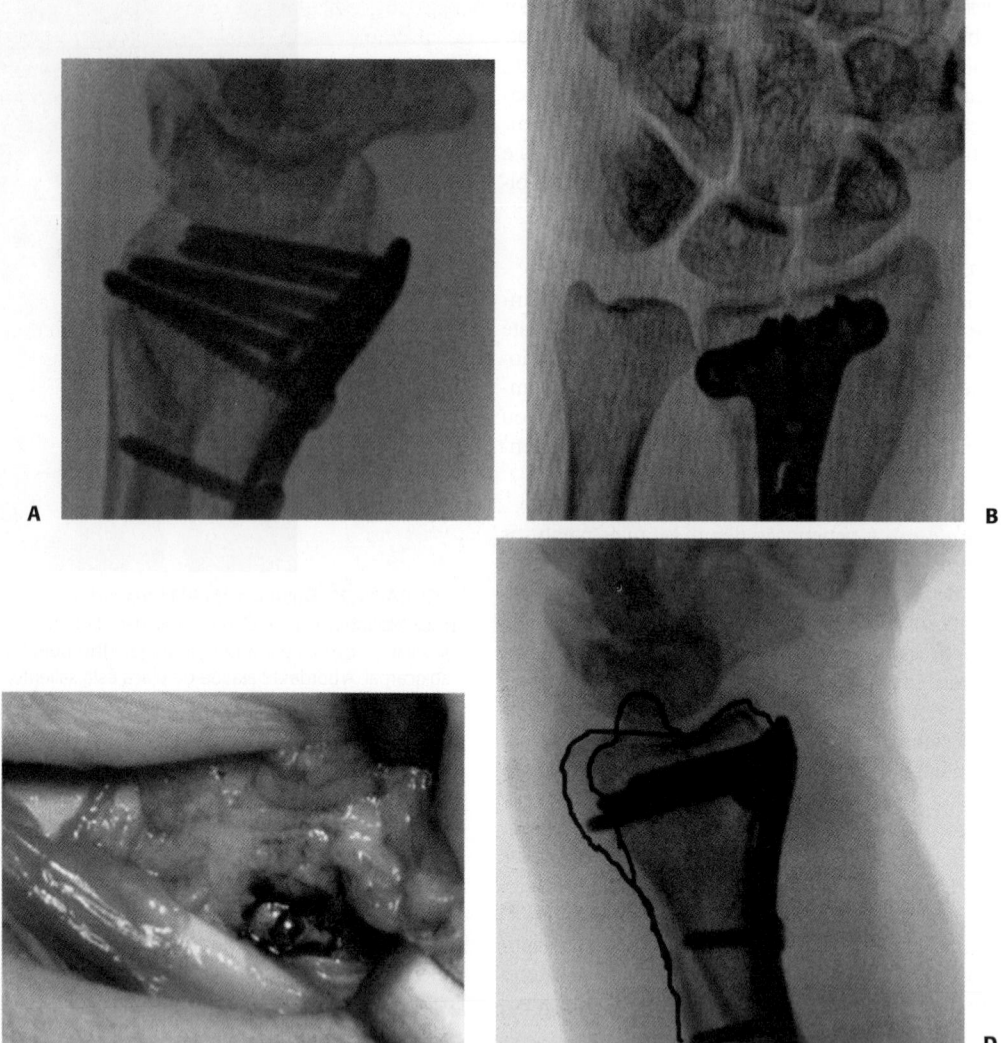

FIGURA 32.23 A, B: Paciente com ruptura de tendão do extensor longo do polegar em seguida à aplicação de placa palmar. Observar que, na projeção lateral inicial obtida na sala cirúrgica (**A**), os parafusos parecem estar devidamente contidos pela cortical dorsal. Porém, na projeção lateral, o tubérculo de Lister é o contorno dorsal (**C, D**), não servindo de proteção contra a penetração cortical dorsal, seja no aspecto radial seja no ulnar.

nado distalmente à linha limítrofe; raramente irritações ou rupturas de tendão eram descritas antes do advento das placas de bloqueio. Um estudo recente analisou o risco de ruptura de tendão flexor relacionado ao posicionamento da placa, tendo constatado que uma saliência volar na extremidade distal da placa superior a mais de 2 mm e um posicionamento da placa dentro de 3 mm da margem distal do rádio apresentavam alta sensibilidade e especificidade para ruptura de tendão. Em tais casos, foi recomendada a remoção eletiva dos implantes após a consolidação.[193]

Resultados da osteossíntese por placa volar

Estudos de coorte. Apesar do entusiasmo inicial, os resultados radiológicos e funcionais da osteossíntese por placa bloqueada volar em casos de fraturas extra-articulares e articulares mínimas do terço distal do rádio são similares aos das outras técnicas. Os resultados radiológicos publicados indicam que o uso da placa bloqueada volar obtém sucesso na restauração da inclinação volar e do comprimento do rádio,[17,62,195,311] mesmo em pacientes mais idosos.[61,98]

Em geral, o resultado funcional com o uso da osteossíntese por placa bloqueada volar é bom; os escores DASH variam de 13 a 28.[17,98,195,311] Algumas das diferenças são provavelmente explicadas pela idade do paciente; as coortes mais idosas apresentam os escores DASH mais altos.[98] Variações na duração do seguimento dos pacientes também podem explicar algumas das diferenças. Quando outras medidas de resultado são utilizadas, normalmente os percentuais de escores bons e excelentes são elevados.

Estudos randomizados e controlados. Até o presente momento, já foram publicados vários ERCs que comparam osteossínteses por placa bloqueada volar com outros métodos terapêuticos, embora padeçam de heterogeneidade nos critérios de inclusão, sobretudo na definição de instabilidade e na inclusão tanto de fraturas extra-articulares como de fraturas articulares graves.

Placa bloqueada volar versus *tratamento conservador.* Foi publicado apenas um ERC comparando a osteossíntese por placa bloqueada volar *versus* tratamento conservador. Arora et al. relataram sua experiência com 90 pacientes com mais de 65 anos de idade que se apresentaram com fraturas instáveis do terço distal do rádio tratadas com osteossíntese por placa bloqueada volar ou manipulação sob anestesia e tratamento com aparelho gessado. Os resultados radiológicos foram superiores no grupo tratado com placa, o que se refletiu em melhor força de preensão nesse grupo. Os escores DASH e PRWE revelaram vantagens imediatas no grupo tratado com placa, mas esses benefícios não se mantiveram em um seguimento subsequente. O grupo operatório exibiu um percentual de complicações mais elevado (36 vs. 11%), com 22% de complicações em tendões e 31% de cirurgias secundárias.[16]

Placa bloqueada volar versus *fixação externa*. O maior número de ERCs compara a osteossíntese por placa bloqueada volar *versus* fixação externa.[90,128,137,174,388,390,393] Seis dos sete estudos utilizaram fixação externa em ponte, cinco dos quais empregaram reforço com pinos percutâneos.

Foi possível manter a redução com os dois métodos de tratamento. No longo prazo, a maioria dos estudos não encontrou diferenças nos resultados funcionais nem diferenças relatadas pelo paciente, embora alguns estudos tenham demonstrado benefícios com a osteossíntese por placa no estágio inicial da reabilitação,[137,388,393] mas esse achado pode estar refletindo uma imobilização mais precoce no grupo de placa.

Nenhum desses estudos observou diferenças nos percentuais de complicações, mas ao serem examinados os tipos de complicações, surgiram algumas diferenças. Westphal et al. informaram que, de doze complicações, dez tiveram menor importância em seu grupo de fixação externa, em comparação com quatro em quatro complicações sérias no grupo tratado com placa. Esses autores recomendaram que todas as placas fossem removidas.[390] Grewal et al. informaram que as complicações em tendões relacionadas ao uso de implantes foram significativamente mais frequentes no grupo tratado com RAFI, com 23% de complicações em tendões. O grupo tratado com fixação externa apresentou um percentual significativamente aumentado de infecções, mas essas complicações foram todas pequenas infecções nos tecidos no trajeto dos pinos e não necessitaram de reoperação.[137]

Foi publicado apenas um estudo comparando fixação externa em não ponte *versus* osteossíntese por placa bloqueada volar.[128] Os autores examinaram 102 pacientes randomizados para fixação externa em não ponte ou osteossíntese por placa bloqueada volar. Observaram que o tempo operatório foi significativamente menor no grupo tratado com fixação externa. A inclinação volar foi restaurada em todos os casos tratados com fixação externa, mas em nenhum tratado com RAFI. Não foram observadas diferenças significativas nos escores de resultado relatados pelo paciente. Os percentuais de complicações foram similares, mas o percentual de reoperação no grupo tratado com osteossíntese por placa bloqueada volar foi de 36,5%, em comparação com 6% no grupo de fixação externa, o que reflete a natureza mais grave das complicações diagnosticadas no grupo tratado com a placa bloqueada volar.

Placa bloqueada volar versus *pinos percutâneos*. Dois ERCs compararam o uso da osteossíntese por placa bloqueada volar *versus* redução fechada e pinos percutâneos.[245,311] Rozental et al. descreveram sua experiência com 45 pacientes relativamente jovens, tendo observado melhores escores DASH e PRWE no grupo tratado com placa, mas os autores tinham mobilizado esse grupo mais precocemente. Não foram observadas outras diferenças significativas, exceto um aumento no percentual de complicações menos importantes, na forma de infecção dos tecidos no trajeto dos pinos no grupo tratado com pinos percutâneos.[311]

Em um ERC subsequente, os autores informaram ter conseguido melhores resultados radiológicos e escores de resultados relatados pelo paciente, além de menor número de complicações e reoperações no grupo tratado com placa; mas esse estudo padece de um período de revisão mais curto, de apenas 6 meses.[245]

Placa dorsal. Antes da introdução das placas bloqueadas volares, a osteossíntese por placa dorsal era utilizada em fraturas extra-articulares ou articulares mínimas do terço distal do rádio com desvio dorsal. Teoricamente, essa técnica deveria emprestar maior estabilidade, pois a placa é aplicada no lado de compressão da fratura, funcionando como suporte para fraturas com desvio dorsal. No entanto, dúvidas com relação ao colapso da fratura e à irritação ou ruptura de tendão limitaram o uso dessa técnica em fraturas extra-articulares ou articulares mínimas, embora seja utilizada em algumas fraturas articulares com desvio.

Haste intramedular. Nos últimos anos, têm sido publicados relatos do uso de técnicas de aplicação de hastes intramedulares para fraturas extra-articulares ou articulares mínimas do terço distal do rádio.[166,266,363,378] Essa técnica exige redução fechada da fratura e fixação provisória com fios metálicos percutâneos. O ponto de entrada para a haste é o estiloide radial entre o primeiro e o segundo compartimento dorsal. Antes da introdução da haste, há necessidade de fresagem sobre um fio-guia. Parafusos de bloqueio distal são aplicados por via subcondral, com um gabarito. Também se usa o bloqueio proximal.

Dois estudos de coorte demonstraram que a técnica consegue bons resultados radiológicos, embora (como ocorre com a maioria das técnicas) permita um ligeiro encurtamento, em termos de variância ulnar.[266] Também foram informados bons resultados funcionais.[266,378] Até agora, as complicações descritas são poucas: alguns casos de consolidação viciosa volar e de irritação dos ramos superficiais do nervo radial. Acredita-se que também há o risco de penetração do parafuso de bloqueio distal na articulação radiocarpal; portanto, o cirurgião deverá se cercar de cuidado para que tal problema não ocorra durante a cirurgia.

Foram publicados dois estudos comparativos; um deles é um ERC que comparou a fixação externa em não ponte *versus* aplicação de haste intramedular,[326] e o outro é uma comparação retrospectiva de tratamento com aparelho gessado *versus* aplicação de haste intramedular.[363] O ERC demonstrou melhor redução da inclinação volar no grupo tratado com fixador externo, mas melhor força de preensão no grupo de haste intramedular; no entanto, os pacientes foram seguidos apenas durante 3 meses após a cirurgia. As medidas de resultado relatadas pelo paciente não revelaram diferenças significativas entre as duas técnicas.[326] Na comparação retrospectiva entre o uso de hastes intramedulares e o tratamento com aparelho gessado, não surpreende que os resultados radiológicos tenham pendido fortemente em favor do grupo tratado com hastes intramedulares. A restauração das funções foi melhor no grupo de haste intramedular.[363]

Nitidamente os resultados publicados dessa técnica ainda são limitados e há uma possível preocupação com problemas dos ramos superficiais do nervo radial; mas o uso de hastes intramedulares pode ser um acréscimo ao arsenal do cirurgião.

MÉTODO DE TRATAMENTO PREFERIDO PELA AUTORA PARA FRATURAS INSTÁVEIS EXTRA-ARTICULARES OU COM PEQUENO TRAÇO ARTICULAR (FIG. 32.24)

Em pacientes de baixa demanda com fraturas extra-articulares ou articulares mínimas instáveis do terço distal do rádio, não recomendo o tratamento manipulativo ou cirúrgico. O principal efeito da consolidação viciosa no terço distal do rádio é reduzir a capacidade do indivíduo em realizar as ativi-

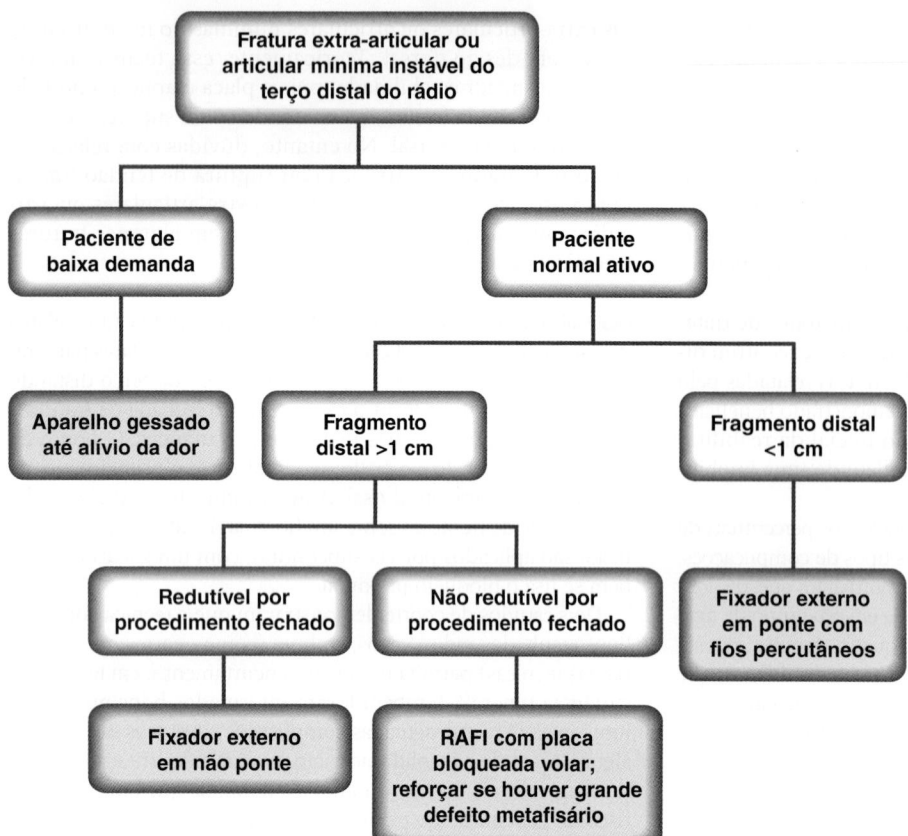

FIGURA 32.24 Tratamento de fratura extra-articular instável ou articular mínima do terço distal do rádio.

dades da vida diária que necessitem de força na mão e no punho. Quanto mais frágil for o paciente, menos provável que tenha que desempenhar tais atividades diariamente; acredito que isso explica os resultados dos estudos que exibem evidências limitadas ou nenhuma evidência de ganho para pacientes mais fragilizados, com a restauração da anatomia normal por qualquer tipo de técnica.[16,92,250] Por tudo isso, não realizo qualquer intervenção nesse grupo de pacientes – inclusive manipulação. A deformidade deve ser aceita, acompanhada pelo aconselhamento apropriado do paciente e por um aparelho gessado aplicado, até que o paciente se sinta confortável para mobilizar seu punho.

Nos pacientes mais condicionados e menos dependentes, meu tratamento de escolha é a fixação externa em não ponte, desde que haja espaço para a aplicação de pinos no fragmento distal e quando for possível prever que a fratura pode ser reduzida por procedimento fechado. Com o uso dessa técnica, não há necessidade de reforço. Acredito que, na maioria dos casos, os resultados radiológicos e funcionais da fixação externa em não ponte e da osteossíntese por placa bloqueada volar sejam parecidos; mas quando o cirurgião se depara com complicações, aquelas associadas à fixação externa em não ponte são menos importantes (geralmente, infecção menor dos tecidos no trajeto dos pinos), não resultam em reoperação e não afetam o resultado final. Por outro lado, geralmente as complicações associadas à osteossíntese por placa bloqueada volar são graves, resultam em maior percentual de reoperação e podem afetar o resultado final.

O fixador externo deverá ser usado durante 5 a 6 semanas e, durante esse período, o paciente deve ser incentivado a mobilizar o punho e a mão. A remoção será realizada no ambulatório, pois esse procedimento dispensa anestesia. Apenas em raros casos haverá necessidade de fisioterapia.

Nos casos em que provavelmente não haverá possibilidade de redução fechada, em geral por causa de aposição em baioneta da cortical volar ou por algum atraso no diagnóstico, e observa-se uma consolidação viciosa no início, recomendo tratamento com redução aberta e osteossíntese por placa bloqueada volar, desde que haja espaço para a aplicação de parafusos no fragmento distal. É importante orientar o paciente acerca do risco de complicações, como ruptura de tendão, colapso da fratura e necessidade de remoção da placa. Se possível, uso a técnica de *lift* (Fig. 32.21), com o intuito de assegurar a restauração da inclinação volar. É essencial que nos asseguremos de que a placa está corretamente posicionada, proximalmente à linha limítrofe; além disso, também devemos ter a garantia de que os parafusos não penetrarão na cortical dorsal. Se houver um grande defeito metafisário com risco de colapso de fratura, reforço a fixação com um substituto ósseo. No pós-operatório, o punho é imobilizado com uma tala removível durante 10 dias a 2 semanas; depois desse período, o paciente é aconselhado a mobilizar o punho dentro dos limites de seu conforto.

Nos casos em que não há espaço para pinos ou parafusos no fragmento distal, uso fixação externa em ponte reforçada com pinos percutâneos: um deles avança diagonalmente a partir do estiloide radial, se prolongando pela cortical do rádio proximal, e o outro é inserido no sentido dorsal-volar na linha média. O fixador e os pinos permanecerão aplicados durante 5 a 6 semanas, quando ambos serão removidos. Em geral, sepulto os pinos percutâneos sob a pele para que diminua a possibilidade de infecção dos tecidos no trajeto dos pinos. Assim, há necessidade de anestesia local para sua remoção.

Fraturas intra-articulares com desvio

Embora representem menos de 5% das fraturas do terço distal do rádio, as fraturas articulares graves são as mais desafiadoras em termos de tratamento. Ainda há polêmica acerca do efeito da incongruência articular no resultado final dessas fraturas, mas a recomendação vigente é que fraturas intra-articulares com desvio articular superior a 2 mm em pacientes condicionados e ativos deverão ser cirurgicamente tratadas (Tabela 32.4) (www.aaos.org/research/guidelines/drfguidline.pdf). Por outro lado, o tratamento conservador com um aparelho gessado para conforto será suficiente para pacientes idosos e fragilizados, como ocorre nas fraturas extra-articulares ou articulares mínimas. Fraturas articulares sem desvio articular devem ser tratadas como se fossem fraturas extra-articulares ou articulares mínimas.

O tratamento cirúrgico deverá cuidar do desvio intra-articular e de qualquer desvio e instabilidade metafisários concomitantes; assim, é possível que o cirurgião tenha que recorrer a uma combinação de técnicas. Cada fratura deve ser avaliada, para que o cirurgião se certifique do padrão de fratura e do desvio dos fragmentos; sua estratégia de tratamento será definida com base nessa avaliação. Será válido o conhecimento dos padrões de fratura típicos descritos por Melone.[257] Esse autor descreveu quatro partes – fragmento de estiloide radial, fragmentos volares dorsal e ulnar e diáfise radial (Fig. 32.7). Diante da colisão do semilunar na superfície articular, a faceta do semilunar pode exibir depressão, com o osso permanecendo sem fratura ou se dividindo em um componente volar e outro dorsal, juntamente com a impactação central. Caracteristicamente, o impacto do escafoide no estiloide radial causa uma fratura por cisalhamento. O entendimento desse mecanismo ajudará o cirurgião no planejamento dos procedimentos.

No tratamento cirúrgico de fraturas articulares com desvio, são empregadas duas técnicas: redução fechada ou percutânea da superfície articular com fixação externa em ponte para estabilização da cominuição metafisária, ou RAFI. Um ERC que avaliou as duas técnicas[204] demonstrou que, nos casos em que era possível o tratamento com redução indireta e fixação percutânea, então melhores resultados funcionais eram obtidos versus RAFI, desde que a articulação tivesse sido reduzida. Se não fosse possível reduzir a articulação com o método fechado, os autores prosseguiam o tratamento com RAFI. Os autores recomendaram que a redução aberta seja precedida por uma tentativa com redução percutânea minimamente invasiva e que, nos casos com boa redução, o tratamento com RAFI fosse dispensado.

Na prática, geralmente é possível aplicar a técnica de redução fechada e fixação percutânea nas fraturas menos graves, particularmente na ausência de desvio do fragmento ulnar volar. Radiografias sob tração ajudam a confirmar a possibilidade de reduzir a metáfise e a coluna radial. Em geral, é mais fácil corrigir percutaneamente a compressão residual do que o desvio rotatório residual.

Fixação externa com redução percutânea e aplicação de pinos

Técnica. O posicionamento do paciente é idêntico àquele utilizado para a aplicação de um fixador externo em ponte. A primeira etapa consiste na redução de qualquer alinhamento vicioso metafisário e na aplicação de um fixador externo em ponte.

A seguir, a superfície articular é avaliada com o fluoroscópio. Caso exista um fragmento de estiloide radial, ele será tratado em primeiro lugar para que a coluna radial seja reconstituída. O estiloide radial pode reduzir com a tração longitudinal; deve ser empregado um ligeiro desvio ulnar para a redução da metáfise; nesse caso, dois pinos são introduzidos a partir da ponta do estiloide num sentido diagonal, para se inserir na cortical ulnar do rádio, proximalmente à fratura. Se o estiloide permanecer desviado, então o cirurgião poderá fazer a manipulação percutânea; para tanto, deverá inserir parcialmente um pino, para uso como alavanca. Opcionalmente, poderá inserir percutaneamente um pequeno descolador, para elevar o estiloide.

Tão logo a coluna radial tenha sido reduzida, a atenção do cirurgião deve se voltar para a faceta do semilunar. Se a faceta do semilunar estiver reduzida, então o cirurgião aplicará pinos transversalmente, desde o estiloide na área subcondral pela maior distância possível, mas sem penetração da ARUD. O desvio residual da faceta do semilunar consiste em uma depressão ou lacuna sagital, quando a própria faceta estiver intacta. A faceta pode ser elevada com um pequeno descolador. Utilizando uma pequena incisão longitudinal (1 cm) no dorso do punho, o cirurgião pode inserir um descolador no rádio através da cominuição dorsal. Com o controle do intensificador de imagens, a ponta do descolador deve ficar posicionada em um ponto imediatamente proximal ao fragmento deprimido; ato contínuo, o cirurgião eleva o fragmento (Fig. 32.25B). Caso persista uma divisão sagital, o cirurgião poderá aplicar um grampo ósseo grande por via percutânea entre a coluna radial e o canto ulnar dorsal. A seguir, serão inseridos pinos transversais.

Se o paciente sofreu uma fratura em quatro partes com desvio dos fragmentos volar e dorsal da faceta volar, então geralmente não haverá possibilidade de fixação percutânea. Se o planejamento do cirurgião prevê a manutenção do fixador externo, os fragmentos volar e dorsal podem ser reduzidos e fixados através de abordagens abertas limitadas, com o uso de fios de Kirschner ou uma fixação com placa de apoio e parafusos no lado dorsal e/ou volar (o que for apropriado para a fratura e para sua redução). Em geral, é melhor prática reduzir e fixar o fragmento ulnar volar em primeiro lugar. Essa opção permite o uso do fragmento ulnar volar como ponto de apoio para a redução do fragmento ulnar dorsal; para tanto, deve-se usar flexão palmar e desvio radial, seguidos pela fixação com fios de Kirschner no sentido posterior-anterior.

No caso de um grande defeito metafisário em seguida à elevação do fragmento, então é recomendável que se reforce o procedimento com enxerto ósseo esponjoso ou um substituto ósseo (Fig. 32.25C-D).[120,204,218,306]

Cuidados pós-operatórios. No pós-operatório, o fixador externo e os fios de Kirschner serão removidos depois de transcorridas 6 semanas, desde que o controle radiográfico tenha revelado consolidação da fratura. A fisioterapia deve ser iniciada nesse estágio ou mais cedo, se existir algum comprometimento dos movimentos da mão.

Redução aberta e fixação interna.

A RAFI de fraturas articulares com desvio do terço distal do rádio pode ser obtida pelo uso de apenas uma placa, normalmente uma placa bloqueada volar, ou com uma abordagem específica para coluna ou fragmento com várias placas. A escolha da técnica deve ser determinada em função da configuração da fratura; se todos os fragmentos puderem ser capturados por apenas uma placa, então essa será a opção; caso contrário, haverá necessidade de várias placas.

Técnica. O posicionamento para essa técnica é idêntico àquele para a osteossíntese por placa para a fratura extra-articular. A abordagem para fraturas articulares graves é determinada pela localização e pelo desvio dos fragmentos intra-articulares e pelo grau de cominuição metafisária. Se o cirurgião antecipar que uma placa volar capturará todos os fragmentos necessários, então deverá recorrer à redução aberta com o uso da abordagem de Henry modificada, conforme foi descrito anteriormente para fraturas extra-articulares ou articulares mínimas. É essencial que o cirurgião visualize claramente o canto ulnar volar do rádio, para que pos-

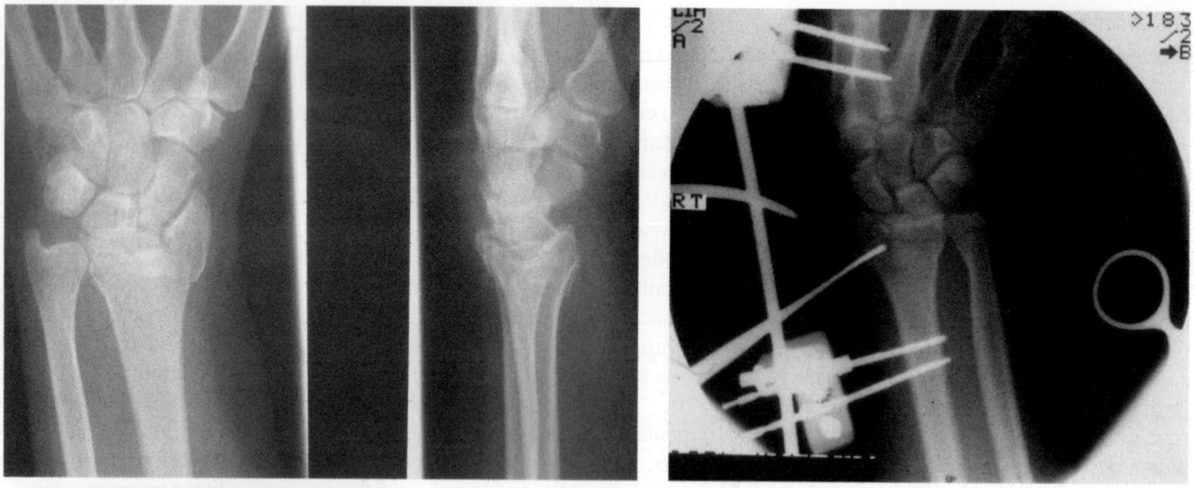

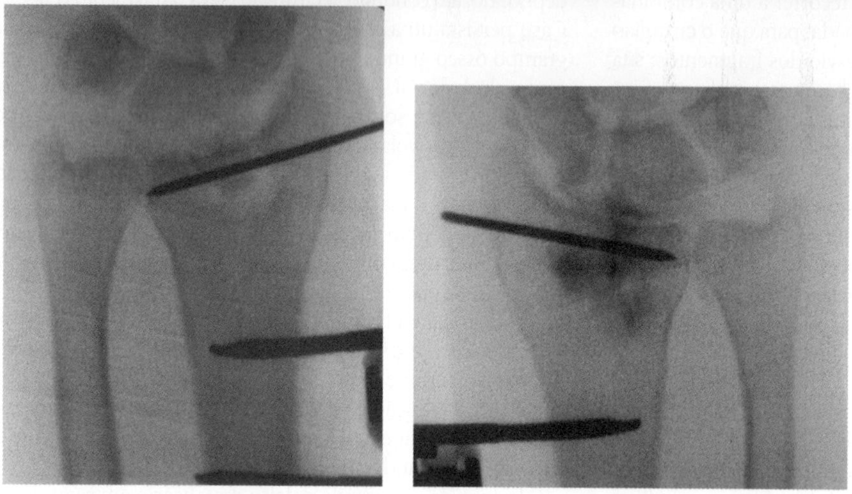

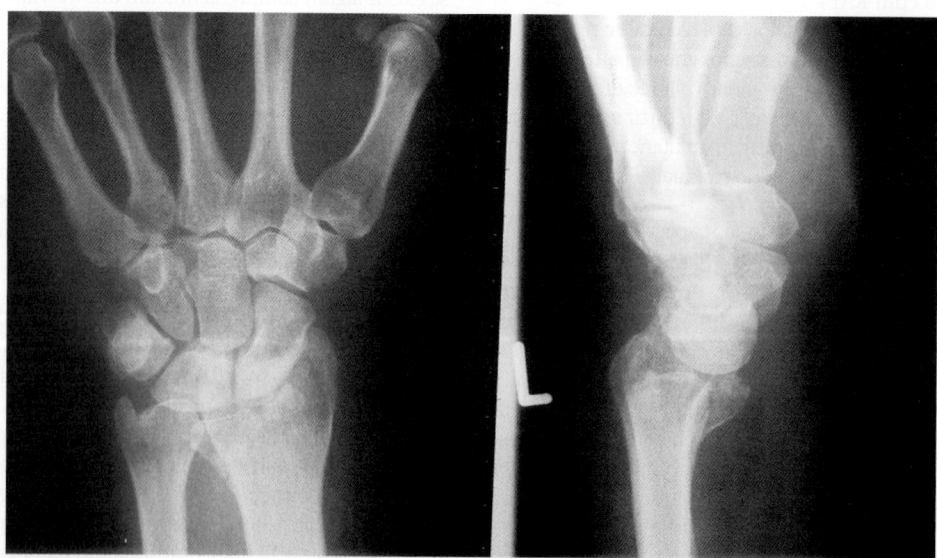

FIGURA 32.25 A: Fratura intra-articular complexa do terço distal do rádio com impactação central e lesão em depressão. **B:** Foi aplicado um fixador externo em ponte. A depressão central foi reduzida por procedimento fechado, com um descolador ósseo. **C:** O fragmento está reduzido, sendo mantido com um fio de Kirschner aplicado transversalmente. Há um defeito metafisário significativo. **D:** O defeito metafisário foi preenchido com substituto ósseo.

sa capturar qualquer fragmento dessa parte. Se isso for negligenciado, poderá ocorrer escape do fragmento com relação à placa, seguido por subluxação do carpo (Fig. 32.26).

Nos casos em que não haja possibilidade de capturar todos os fragmentos com uma placa volar, por exemplo, quando está presente um fragmento ulnar dorsal desviado, então o cirurgião poderá apelar para a fixação específica para coluna ou fragmento. Essa prática foi iniciada por Rikli e Regazzoni,[299] que identificaram as colunas intermediária e lateral no terço distal do rádio correspondendo à faceta do semilunar e ao estiloide radial e aplicaram placas ulnares radial e dorsal (Fig. 32.27). Contudo, a limitação dessa técnica foi constatada quando havia desvio da co-

FIGURA 32.26 Fratura intra-articular do terço distal do rádio com fratura do canto ulnar volar e subluxação do carpo.

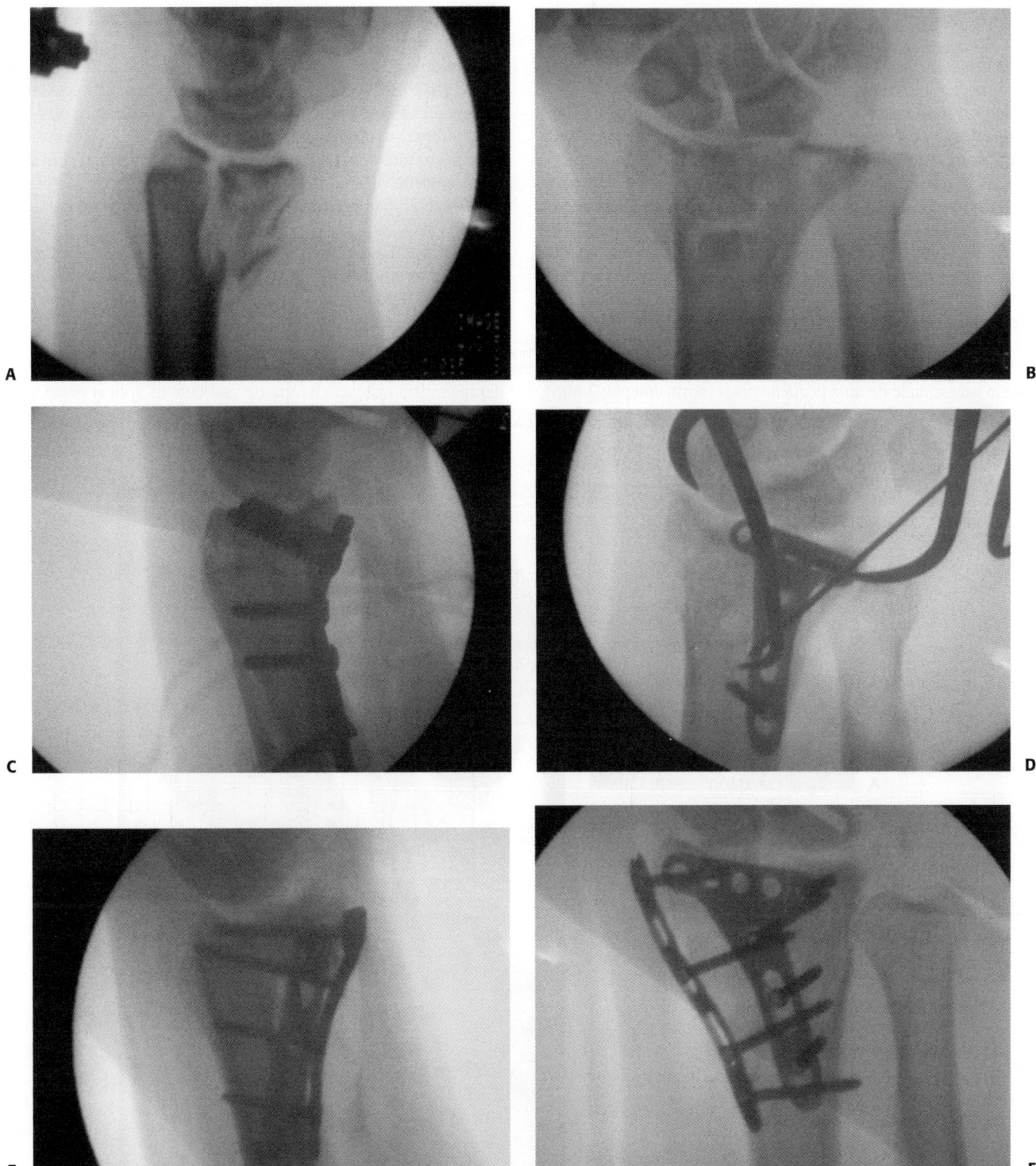

FIGURA 32.27 Projeções fluoroscópicas lateral e PA (**A, B**) depois de redução em tração de uma fratura intra-articular intensamente cominutiva. Observar que houve sucesso na recuperação do comprimento da cortical dorsal, enquanto a cortical palmar permanece com desvio. Em seguida à aplicação de uma placa palmar, ainda permanece alguma cominuição residual do estiloide radial (**C, D**). Talvez haja necessidade de fixação auxiliar do estiloide radial (sobretudo distalmente), com uma segunda placa ou com fios de Kirschner. Para o presente caso, foi utilizada em separado uma placa de coluna radial para criação da montagem final (**E, F**).

luna ulnar volar; nesse caso, havia necessidade de uma placa palmar. Assim, essa técnica evoluiu para a fixação específica para fragmento, em que pequenos implantes são utilizados, dependendo da configuração da fratura.

São empregadas abordagens limitadas (dorsal, radial e volar). Com a opção pela abordagem radial, o cirurgião faz uma incisão longitudinalmente à artéria radial, com proteção dos ramos superficiais do nervo radial nos retalhos cutâneos. O primeiro compartimento dorsal é liberado apenas proximalmente e os tendões são afastados. A seguir, o braquiorradial é liberado do rádio, com exposição do estiloide radial. Se houver necessidade da exposição volar do estiloide radial, o pronador quadrado poderá ser liberado do terço distal do rádio e em seguida elevado para exposição do aspecto volar. Em seguida, o estiloide radial deve ser reduzido e fixado com um fio de Kirschner. Em alguns casos, a adição de outro fio de Kirschner é suficiente, mas com frequência haverá necessidade de uma pequena placa (normalmente, 2 mm); essa placa deve ser moldada de modo a se encaixar no estiloide radial em seu aspecto lateral.

Tão logo a coluna radial esteja estabilizada, a atenção deve se voltar para o lado ulnar do rádio. Se houver necessidade de fixação dorsal, o cirurgião fará uma incisão longitudinal entre o terceiro e quarto compartimentos extensores. Se necessário, o tendão ELP será liberado e o quarto compartimento será elevado subperiostealmente; essa manobra permite boa exposição do aspecto ulnar dorsal do rádio. A fratura é reduzida com uso, se necessário, de enxerto ósseo, para reforçar a posição elevada. Em geral, há necessidade de uma placa em T para manter a redução (Fig. 32.28).

No lado volar do rádio, as fraturas ulnares volares são abordadas entre os tendões dos flexores e o feixe neurovascular ulnar. A fratura é reduzida, o cirurgião usa enxerto ósseo conforme a necessidade e aplica uma pequena placa T (Fig. 32.29).

Cuidados pós-operatórios. No pós-operatório, se a fixação foi considerada satisfatória, não haverá necessidade de aplicar gesso, embora o cirurgião possa usar um imobilizador de repouso, para conforto do paciente. A amplitude de movimento ativa terá iní-

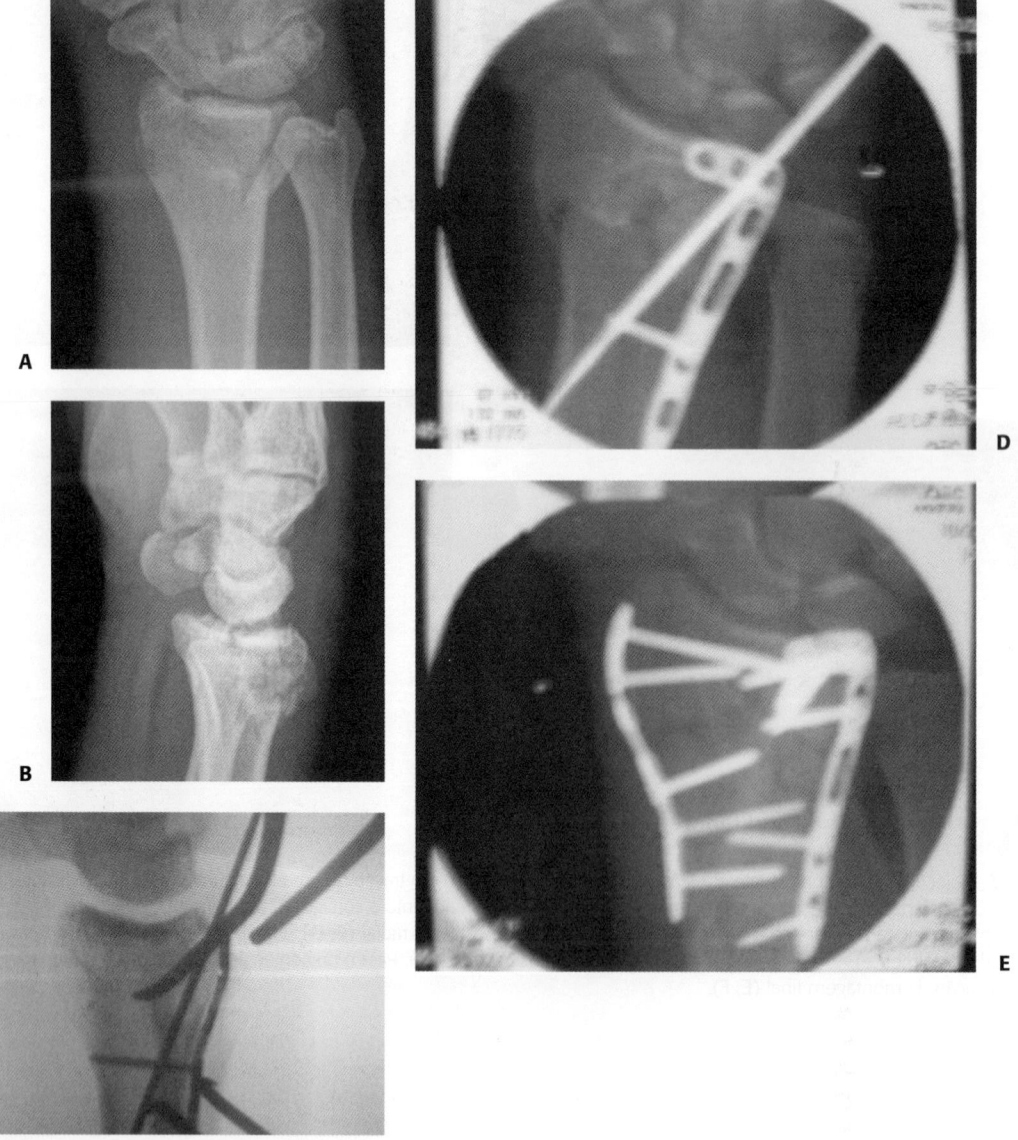

FIGURA 32.28 Um desvio residual da coluna intermediária dorsal (**A, B**) pode ser tratado por meio de uma abordagem dorsal. A coluna intermediária é estabilizada e, em seguida, a coluna radial é avaliada para rotação e desvio palmar (**C, D**). Em caso de necessidade, aplica-se uma segunda placa radial (**E**).

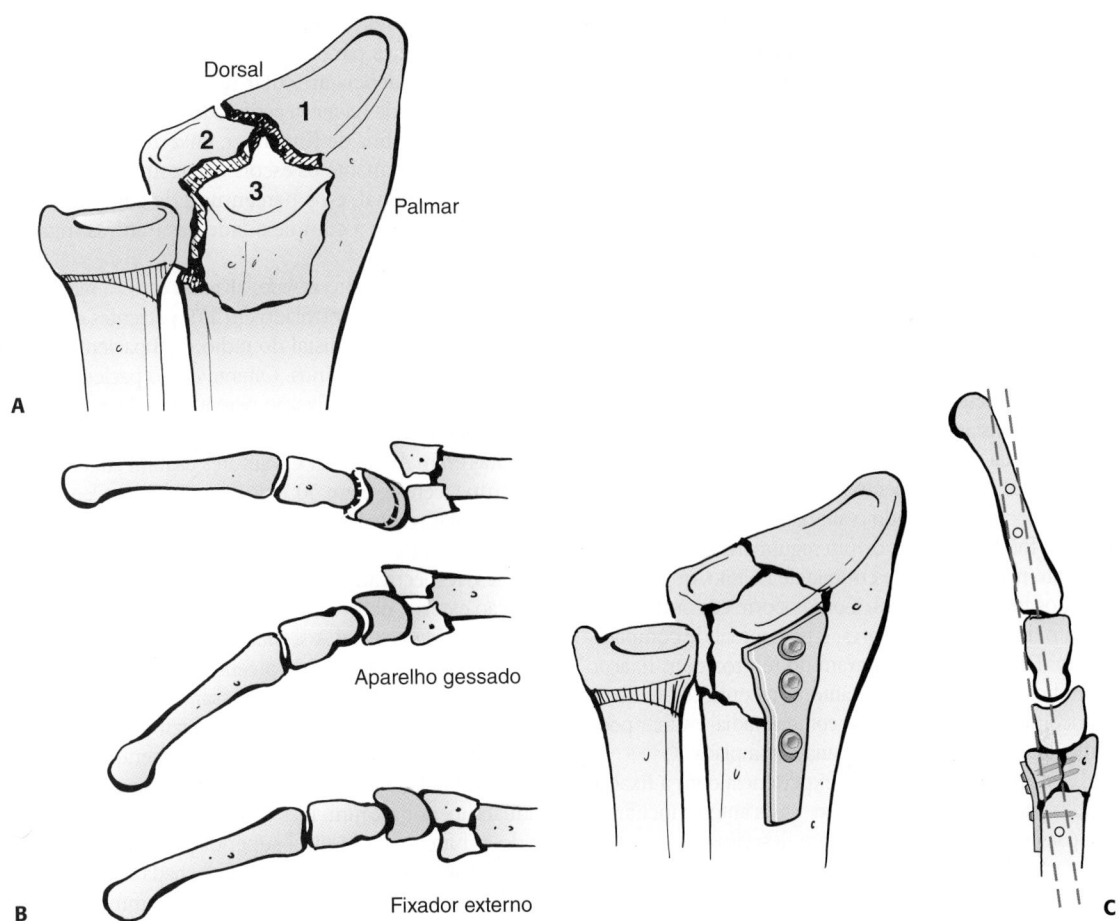

FIGURA 32.29 A: Típica fratura intra-articular em três partes do terço distal do rádio. **B:** É difícil reduzir uma depressão da faceta do semilunar em seu aspecto palmar por método fechado. **C:** Uma placa aplicada palmarmente à faceta do semilunar reduz e cobre tanto a ARUD como a articulação radiocarpal.

cio tão logo a dor o permita, embora os pacientes devam ser instruídos a evitar a sustentação do peso com a mão.

Resultados

Fixação externa e interna combinada. São limitados os relatos sobre o resultado da fixação externa e de redução aberta limitada. A redução aberta limitada desacompanhada de fixação externa já foi descrita, mas essa opção deve ficar reservada para o tratamento de fraturas com desvio articular sem cominuição metafisária. Em um estudo, os autores relataram sua experiência com 40 pacientes com fraturas intra-articulares do terço distal do rádio, dos quais 12 tinham sofrido fraturas AO tipo C3 e cinco dos doze foram tratados por redução e fixação percutânea, sem fixação externa. Os autores constataram que houve perda da redução metafisária em pacientes com cominuição metafisária. A redução articular foi obtida em metade dos 40 pacientes, mas houve necessidade de uma redução aberta limitada para os casos de fraturas volares com desvio ou de pequenos fragmentos articulares impactados.[120]

Uma combinação de fixação externa e osteossíntese por placa da faceta do semilunar foi utilizada no tratamento de 21 pacientes com menos de 65 anos por Ruch et al.[314] com resultados bons ou excelentes em 18 pacientes. O estudo de coorte mais abrangente sobre a combinação de redução fechada e fixação externa examinou retrospectivamente 22 pacientes com 23 fraturas AO tipo C3 em um tempo de revisão médio de 40 meses. Foram obtidos resultados excelentes ou bons com o uso da escala de Gartland e Werley em 17 casos; a força de preensão média alcançou 67,5% do lado oposto. Cinco de 23 fraturas consolidaram com um degrau superior a 2 mm e duas com um espaço superior a 2 mm. Foi observada correlação estatística entre melhores resultados e pacientes com menos de quarenta anos, e naquelas fraturas que consolidaram com um espaço ou degrau inferior a 2 mm. Os autores concluíram que, na maioria dos casos, a técnica resultou em resultados satisfatórios.[32] Esse estudo demonstra que as técnicas de redução fechada são satisfatórias, desde que tenha sido conseguida a redução da articulação.

Redução aberta e fixação interna. Foi publicado um número consideravelmente maior de artigos sobre esse assunto do que artigos sobre redução limitada e fixação externa. Há relatos sobre o uso de placas isoladas (normalmente placas de bloqueio volares) e de fixação específica para fragmento. O cirurgião deve cercar-se de cautela ao comparar os resultados desses estudos, pois em geral o uso de apenas uma placa ocorrerá em fraturas intra-articulares menos complexas.[320] Mesmo os estudos que se concentraram em um tipo de osteossíntese por placa são de difícil interpretação, pois a coorte geralmente é formada por um grupo heterogêneo de pacientes e as fraturas variam, desde as extra-articulares até as intra-articulares com grave desvio.[62,85,90,95,388,393] Mesmo quando os estudos se limitam a fraturas AO/OTA tipo C, não é dada atenção à situação de desvio dos fragmentos articulares – se estão ou não desviados e necessitando de redução aberta; é provável que isso exerça uma influência significativa em seu resultado.

Gruber et al. relataram os resultados de 54 pacientes com fraturas intra-articulares do terço distal do rádio tratadas com osteossíntese por placa bloqueada volar. Quarenta e nove fraturas eram AO tipo C2 ou C3 e as cinco restantes eram do tipo C1. A média de idade era de 63 anos e, comparativamente, as mulheres eram mais idosas e os homens mais jovens. Os autores consideraram que o uso exclusivo de uma placa de bloqueio volar não era suficiente nas fraturas "mais difíceis", e nesses casos foram acrescentados fios de Kirschner. Os autores informaram ainda uma boa restauração do alinhamento metafisário e 89% dos casos com incongruência articular inferior a 1 mm. Artrite radiológica ficou evidenciada em 24% dos casos após 2 anos e em 37% dos casos após 6 anos, com aumento significativo da gravidade média ao longo do mesmo período.[140]

No mesmo ano, Konstantinidis et al. publicaram os resultados da osteossíntese por placa volar em 40 fraturas AO tipo C, 60% das quais eram do tipo C3. O alinhamento metafisário foi mantido adequadamente, mas não foi informado o alinhamento articular. O escore DASH médio foi de 18 depois de um seguimento mínimo de 1 ano. Dez por cento necessitaram de cirurgia de revisão, que resultaram em resultados funcionais piores. Como ocorre em outros relatos do tratamento de fraturas articulares, o percentual de complicações foi elevado. Dez casos necessitaram de reforço com fixação externa ou com fios de Kirschner, e os autores reconheceram que o tratamento concomitante de fraturas das colunas radial e ulnar pode apresentar dificuldades com o uso de apenas uma placa.[199]

Jakob et al., em 2000, relataram sua experiência com a fixação interna específica para coluna ou fragmento. Esses autores incluíram no estudo 77 pacientes, 40 dos quais foram descritos como tendo sofrido fraturas articulares complexas. Um ano após a cirurgia, 75% não sentiam dor. Noventa e sete por cento retornaram ao trabalho, em média, 6 meses após a lesão. Não ocorreu incongruência intra-articular residual e 7% exibiam evidência radiográfica de osteoartrite. Houve 21,6% de complicações; nove pacientes tiveram problemas de tendão. Ocorreu perda da redução de quatro fraturas e o percentual de reoperação foi de 23%. Os autores concluíram que a técnica restaurou confiavelmente a congruência articular e o alinhamento extra-articular, mas se revelou tecnicamente exigente.[169]

A técnica específica para coluna foi ampliada de maneira a incluir a fixação de qualquer fragmento com pequenos implantes, a técnica específica para fragmento. A maior série de fraturas intra-articulares do terço distal do rádio já publicada descrevendo o uso dessa técnica envolveu 105 pacientes, todos com fraturas AO tipo C, dos quais 33 eram do tipo C3.[118] O restante consistia em 41 fraturas C1 e 31 fraturas C2. Seis pacientes foram adicionalmente tratados com um fixador externo em ponte, o que demonstra a necessidade de uma combinação de técnicas nos casos mais complexos. Trinta e um pacientes foram tratados com redução não anatômica da articulação, com *odds ratio* igual a 0,25 para obtenção de boa redução para fraturas C2 e de 0,17 para fraturas C3, em comparação com fraturas C1. Onze pacientes demonstraram evidência radiológica de artrose após 1 ano, oito dos quais tiveram no início uma redução insatisfatória da articulação. Depois de 1 ano, os escores DASH e PRWE não retornaram aos valores basais, mas esse indicador não foi afetado pelo subtipo de fratura ou pela qualidade da redução. Cinco pacientes perderam a redução por causa de uma cominuição dorsal não tratada ou por causa de fraturas do canto ulnar volar; e oito pacientes tiveram problemas de tendão. Os autores concluíram que, na maioria dos casos, as fraturas articulares podem ser tratadas com uma abordagem volar. As indicações para uma abordagem dorsal adicional foram definidas como: fragmento ulnar dorsal, cominuição dorsal ou impactação articular.

Outros autores informaram resultados similares com o tipo de técnica específica para fragmento. Todos os estudos informam alguma incongruência articular residual.[52,178,323] Nas fraturas mais complexas, pode haver necessidade de reforço das placas com fixação externa, fios de Kirschner, enxerto ósseo ou substituto ósseo.[52,178,323] Raramente os escores de resultado funcional revertem à situação original, e os percentuais de complicações são elevados, o que reflete a complexidade das fraturas tratadas.

Estudos randomizados e controlados. Kreder et al.[204] realizaram um estudo randomizado e controlado em 179 pacientes com fraturas intra-articulares do terço distal do rádio; 118 pacientes compareceram para a revisão após 2 anos. Oitenta e oito pacientes foram tratados com redução indireta, fixação percutânea e fixação externa em ponte, enquanto 91 foram tratados com RAFI. Na maioria dos casos, as fraturas eram AO tipo C. Os autores usaram enxerto ósseo em 13% do grupo fechado e em 50% do grupo aberto. Ocorreu incongruência articular residual em doze fraturas no grupo fechado e em treze fraturas no grupo aberto, e osteoartrite radiológica em sete e seis pacientes, respectivamente. O grupo tratado com redução fechada e fixação externa obteve escores superiores com o instrumento *Musculoskeletal Functional Assessment* (MFA) para o membro superior, menos dor e maior força de preensão/força de preensão especializada. Oito pacientes nesse grupo passaram para o grupo RAFI, pois ficou demonstrado ser impossível reduzir a fratura por modalidade fechada. Os autores informaram um aumento superior a dez vezes na probabilidade de osteoartrite, caso tivesse ocorrido um degrau residual superior a 2 mm. Eles concluíram que houve retorno mais rápido às funções e um nível superior para as funções em geral dentro de 2 anos no grupo de redução fechada e fixação externa, desde que a incongruência articular tivesse sido minimizada. Eles acreditam que nem a fixação nem o implante ditam o resultado, mas sim a capacidade do cirurgião em obter uma redução satisfatória com o procedimento de mínima invasibilidade possível e recomendam que RAFI de fraturas articulares do terço distal do rádio sejam precedidas por uma tentativa de redução indireta e fixação percutânea, complementada pela fixação externa em ponte.

Leung et al.[217] conduziram um ERC similar em 137 pacientes com 134 fraturas AO tipo C, com 113 pacientes seguidos durante 2 anos. Os escores de Gartland e Werley e a osteoartrite radiológica foram inferiores para as fraturas C2 tratadas com osteossíntese por placa, mas tal diferença não pode ser demonstrada para as fraturas C3 mais complexas nem para as fraturas C1 mais simples. Os autores atribuíram as diferenças entre o seu estudo e o estudo de Kreder ao uso de menor número de abordagens dorsais em seu estudo e ao uso da fixação externa a critério do cirurgião no estudo de Kreder.

Uma comparação precedente entre a osteossíntese por placa dorsal *versus* redução aberta limitada e fixação externa foi abandonada antes do término do recrutamento, por causa dos elevados percentuais de complicações, maior ocorrência de dor e pior força de preensão no grupo tratado com placa dorsal.[139]

A osteossíntese por placa bloqueada volar foi comparada retrospectivamente com a fixação externa para fraturas AO tipos C2 e C3 em 115 pacientes.[297] Maiores valores para força de preensão, amplitude de movimento e escores DASH, mas juntamente com percentuais de complicações mais altos, foram informados no grupo de osteossíntese por placa bloqueada volar; no entanto, uma tendência em favor do uso da fixação externa em fraturas expostas e um percentual mais elevado de fraturas C3 no grupo de fixação externa sugere que, considerando que este foi um estudo retrospectivo, as fraturas mais complexas podem ter sido tratadas com fixação externa.

O papel da artroscopia. A artroscopia tem sido utilizada já há alguns anos como meio auxiliar na redução das fraturas intra-articulares do terço distal do rádio, mas apesar disso, não existe consenso em termos de sua utilidade. A vantagem da artroscopia é a visualização direta da superfície articular com mínima violação dos tecidos moles, o que permite a confirmação da redução da articulação e a exclusão da possibilidade da localização intra-articular de um implante inadvertidamente aplicado. Contudo, em termos técnicos e logísticos, a artroscopia tem suas desvantagens: um procedimento mais demorado e mais difícil, custos mais elevados, curva de aprendizado demorada e o risco de extravasamento de líquido, que pode resultar em uma síndrome compartimental aguda.

Ainda não ficou firmemente estabelecido um possível benefício com o uso da artroscopia para o resultado do paciente. Doi et al.[83] conduziram um estudo randomizado que comparou 34 pacientes com redução assistida por artroscopia, fixação externa e fios de Kirschner *versus* 58 pacientes tratados com RAFI. Os autores acompanharam seus pacientes durante um mínimo de 2 anos. Não foi observada diferença radiológica na incongruência (*step-off*) residual, mas foi notada uma diferença de 0,5 mm no *gap* residual. Esse achado foi estatisticamente significativo, mas seu significado clínico deve ser questionado. Foi observado melhor alinhamento metafisário no grupo artroscópico. Nesse grupo, foram informados melhores resultados, aferidos pelos escores de Gartland e Werley e de Green e O'Brien, mas isso pode ter ocorrido por causa do melhor alinhamento metafisário, o que é difícil de atribuir ao uso do artroscópio. Em um ERC posterior, 20 fraturas foram tratadas apenas com fluoroscopia e 20 com fluoroscopia e artroscopia.[379] Em seguida à redução fechada, todas as fraturas exibiam gap ou um degrau residual de 2 mm ou mais e foram tratadas com fixação externa e pinos percutâneos. O tempo de uso do torniquete (e, portanto, presumidamente o tempo de cirurgia) foi significativamente prolongado no grupo da artroscopia. Os autores informaram uma média de 0,45 mm a menos de degrau ou *gap* no grupo da artroscopia, além de melhores medidas de resultado iniciais, aos 3 meses. Eles concluíram que a adição da artroscopia melhorou o resultado para as fraturas intra-articulares do terço distal do rádio.

Procedimentos de salvação. Em pequeno número de casos, pode não ser possível restaurar a congruência articular ou o alinhamento metafisário, por causa de uma grave cominuição articular ou metafisária, má qualidade óssea ou uma combinação desses três eventos. Em tais circunstâncias, pode haver necessidade de um procedimento de salvação.

Placa em ponte. Essa técnica envolve a construção de uma ponte para a articulação e a metáfise por meio do uso de uma placa comum, desde o terceiro metacarpal distalmente à diáfise do rádio proximal à fratura. Essa técnica foi descrita como um "fixador interno", com uso de ligamentotaxia para a obtenção da redução e tem sido recomendada para uso em pacientes politraumatizados que precisam sustentar o peso no membro, para fraturas causadas por uma lesão por mecanismo de alta energia, com extensa cominuição articular e extensão diafisária;[126] e para pacientes com osteoporose que sofreram fraturas gravemente cominuitivas.[296]

Técnica. Normalmente, a placa é aplicada com o uso de técnicas minimamente invasivas, embora, em caso de necessidade, possa ser empregada uma abordagem aberta. Sob controle de um torniquete, o cirurgião faz uma incisão de 4 cm sobre o terceiro metacarpal; em seguida, afasta os tendões extensores. Agora, o cirurgião faz uma incisão de comprimento parecido ou ligeiramente maior sobre o dorso do rádio, proximalmente a qualquer cominuição diafisária; com isso, o rádio fica exposto. O cirurgião deve tomar o cuidado de proteger os ramos superficiais do nervo radial. Uma terceira incisão menor deve ser feita ao nível do tubérculo de Lister, e o tendão do ELP é liberado de seu sulco. Nesse momento, o cirurgião usa um instrumento elevador para desenvolver um plano profundamente ao tendão extensor. Essa incisão também pode ser utilizada para a redução da fratura ou, se houver necessidade, para a inserção de enxerto ósseo. A seguir, o cirurgião insere uma placa, normalmente contendo 12 a 14 orifícios, no sentido distal-proximal, e sua posição deve ser verificada com o fluoroscópio. É preciso ter cuidado para que evitar o encarceramento dos tendões extensores sob a placa. O cirurgião insere um parafuso no metacarpal, aplicando tração à fratura. A seguir, a placa recebe um grampo que a prende à parte proximal do rádio, com confirmação fluoroscópica da redução da fratura. Deve-se evitar uma tração excessiva. Em seguida, o cirurgião confirma a possibilidade de completa rotação do antebraço e de flexão dos dedos, para excluir uma deformidade rotacional ao nível da fratura, ou algum encarceramento de tendão. Depois dessa verificação, devem ser inseridos pelo menos três parafusos proximal e distalmente. Então, havendo necessidade a superfície articular é reduzida através da incisão central e os fragmentos serão fixados com fios de Kirschner ou parafusos. Em geral, há necessidade da aplicação de enxerto ósseo, pois normalmente essas fraturas exibem um grande vazio na metáfise. A imobilização apenas se fará necessária durante um breve período, para alívio da dor. Depois dessa fase, o paciente deve ser incentivado a fazer exercícios de mobilização. A placa deverá ser removida após a consolidação.

Resultado. Dois relatos do resultado dessa técnica envolveram 22[313] e 33[296] pacientes; o segundo estudo recrutou pacientes com mais de 60 anos de idade. Os dois estudos informaram boa restauração dos alinhamentos metafisários e articulares. As médias dos escores DASH depois de 1 ano foram de 15[313] e 32,[296] respectivamente, mas no segundo artigo o índice DASH caiu para 11,5, 2 anos depois da lesão. Ao se considerar esses resultados, deve-se ter em mente a gravidade das fraturas tratadas.

Placas duplas ou em sanduíche. Essa técnica é indicada em casos com cominuição volar e dorsal, o que pode causar uma grave instabilidade. O uso de uma única placa pode acarretar perda de alinhamento na direção oposta; por exemplo, a aplicação de uma placa volar pode causar desvio dorsal (Fig. 32.30).[185] O desvio articular pode ser tratado antes da inserção dos parafusos distais na placa. Relatos dessa técnica sugerem que, em geral, obtém-se uma redução radiográfica satisfatória.[77,303] Os resultados funcionais são variáveis; um estudo informou dez resultados bons ou excelentes, 14 razoáveis e um insatisfatório, de acordo com o escore de Green e O'Brien modificado, em uma média de 26 meses após a lesão.[303] Day et al. informaram um escore DASH médio de 16 pontos em dez pacientes, 17 meses (em média) após a lesão. As dúvidas sobre a avascularidade dos fragmentos ou de retardo de consolidação são infundadas; mas as desvantagens dessa técnica são a necessidade de remoção da placa e o risco de ruptura de tendão.

Artrodese. Em raros casos, não é possível corrigir uma perda óssea articular ou incongruência grave e, nessa situação, deve-se considerar a opção de uma imediata artrodese radiocarpal ou completa do punho. Tais lesões são resultados de uma transferência de alta energia e são mais frequentemente causadas por ferimentos por projétil de arma de fogo, esmagamento ou explosão.[112] Quando se

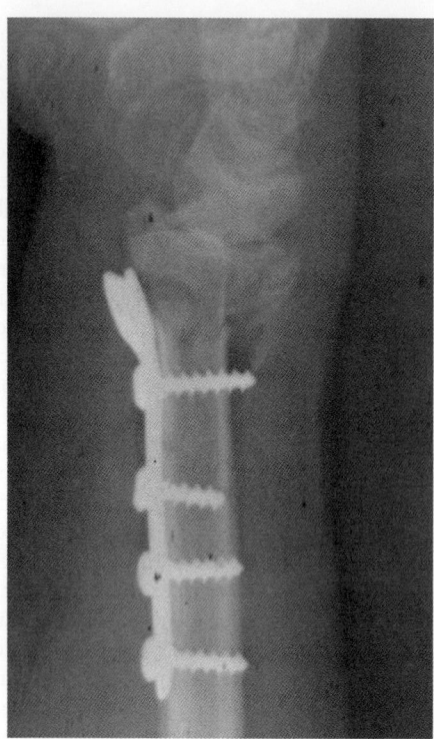

FIGURA 32.30 Placa volar inadequadamente aplicada em presença de cominuição volar e dorsal resultou em consolidação viciosa dorsal.

decidiu que a fratura não pode ser reparada, a artrodese deve ser primariamente efetuada se os tecidos moles o permitirem, ou então será realizada como um procedimento primário retardado, depois de obtida uma cobertura satisfatória dos tecidos moles ou sua cicatrização. A imediata realização da cirurgia diminuirá a probabilidade de rigidez pós-traumática na mão e antebraço.

A fusão radiocarpal tem a vantagem de preservar alguma mobilidade do punho, que ocorre nas articulações mediocarpais e carpometacarpais, mas em um estudo, três de quinze pacientes tiveram que ser tratados com conversão para fusão total do punho, por causa de uma osteoartrite mediocarpal sintomática que ocorreu entre 1 e 2 anos após a lesão. Dois pacientes tiveram que ser tratados com conversão para fusão total do punho por causa da pseudartrose da fusão radiocarpal. Durante o acompanhamento de dez pacientes num período de 8 anos após a cirurgia, em dois casos foi constatada dor residual suficiente para interferir com as atividades normais da vida diária. Em média, a força de preensão era de 43% com relação ao lado oposto. Foi medido, também em média, um arco de flexão-extensão de 50°, mas o desvio radial estava severamente limitado.[261]

Em casos de fusão completa do punho, as articulações mediocarpais e carpometacarpais são incluídas, juntamente com as articulações radiocarpais. A fusão será realizada mais efetivamente em 10 a 20° de extensão do pulso, com ligeiro desvio ulnar; esse objetivo é facilmente concretizado com placas disponíveis comercialmente. Em geral, os percentuais de fusão são altos e ocorrem 3 a 4 meses após a cirurgia,[112] com recuperação da força de preensão entre 60 e 80%.

Fraturas articulares parciais

As fraturas articulares parciais do terço distal do rádio ocorrem por cisalhamento volar ou no lábio volar (fratura volar de Barton), por cisalhamento dorsal ou no lábio dorsal (fratura de Barton) ou do estiloide radial (fratura de Chauffeur). Em geral, essas fraturas são resultantes da impacção do escafoide e do complexo semilunar na parte distal do rádio. As lesões são caracterizadas como fraturas articulares parciais porque parte da metáfise permanece intacta e preserva a continuidade com a diáfise do rádio e com a parte intacta da articulação. A linha de fratura é oblíqua, o que a torna instável; mas pode ser firmemente fixada à coluna intacta do rádio com o uso da fixação interna.

Fraturas por cisalhamento volar. Estas são fraturas AO tipo B3, sendo categorizadas pelo tamanho e cominuição do fragmento volar, e se há envolvimento da incisura sigmoide. Há muito tempo essas fraturas são reconhecidas como lesões inerentemente instáveis;[24,93] portanto, o tratamento conservador fica reservado para pacientes idosos e fragilizados ou para aquelas raras fraturas não desviadas.

O tratamento cirúrgico se faz com uma placa de apoio palmar, com ênfase na redução da superfície articular, inclusive a incisura sigmoide. A placa deve ser ligeiramente submoldada, para aplicar compressão na fratura contra a cortical dorsal intacta (Fig. 32.31). Deve-se tomar o cuidado de aplicar a placa numa posição suficientemente ulnar para dar apoio a uma fratura no lábio volar, do lado ulnar, que possa estar oculta. O cirurgião deve examinar cuidadosamente as imagens pré-operatórias, para que possa excluir linhas de fratura sutis se estendendo até a cortical dorsal que, não fosse isso, poderiam passar despercebidas, criando o risco de uma consolidação viciosa dorsal, se estiver sendo aplicada uma placa submoldada.[185]

Quase todos os relatos de resultado de fraturas por cisalhamento volar do terço distal do rádio incluem uma maioria de casos causados por lesão por mecanismo de alta energia, o que pode não refletir a real epidemiologia dessas lesões. Os resultados radiológicos descritos são bons, desde que seja evitado o risco de consolidação viciosa dorsal.[5,177,185,255,347] Nos estudos mais antigos, os resultados funcionais são relatados com alto percentual de resultados excelentes e bons.[5,177] Um estudo mais recente informou um escore DASH médio de 3,9, 2 anos depois da lesão.[347] Bolmers et al.[35] informaram resultados com prazos muito mais longos, com um escore DASH médio de 14 em 17 pacientes examinados entre 15 e 25 anos após a lesão. Os dois últimos estudos não observaram diferenças significativas em termos de resultados entre fraturas por cisalhamento volar com ou sem uma linha de fratura dorsal.

Fraturas do lábio dorsal. As fraturas do lábio dorsal, ou fraturas articulares marginais dorsais, são lesões raras que geralmente se associam a uma série de outras lesões e a subluxação ou luxação radiocarpal (Fig. 32.32). Lozano-Calderon et al. identificaram quatro padrões de lesões associadas:[226]

1. Impactação da maior parte da superfície articular com uma linha de fratura metafisária volar simples.
2. Fratura-luxação radiocarpal com ruptura do ligamento rádiossemilunar.
3. Fratura-luxação radiocarpal com fratura da margem volar da faceta do semilunar, a origem do ligamento rádiossemilunar.
4. Impactação articular central com relativa preservação da metade volar da articulação e do estiloide radial.

Com frequência, essas fraturas são o resultado de uma lesão por mecanismo de alta energia e tendem a ocorrer em pacientes mais jovens. É imperioso que o cirurgião proceda a um exame cuidadoso do carpo, para a exclusão de fratura do escafoide ou lesão a ligamento carpal.

Normalmente, o tratamento dessas lesões é cirúrgico, com uma abordagem dorsal, volar ou combinada, dependendo das

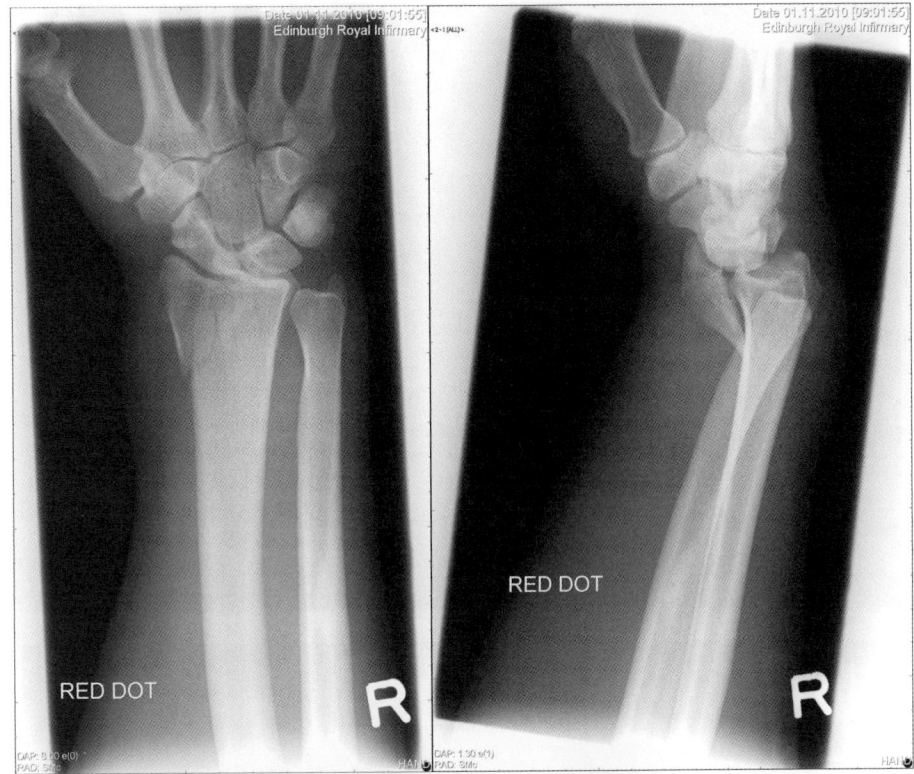

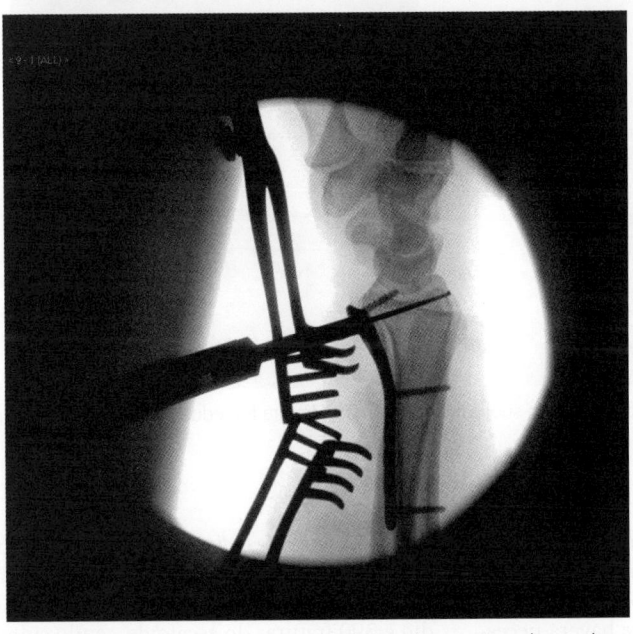

FIGURA 32.31 A: Fratura por cisalhamento volar do terço distal do rádio. **B:** Uma placa palmar está sendo aplicada, com ligeira submoldagem. Os parafusos são inseridos e apertados em sequência, para que a fratura seja comprimida contra a cortical dorsal intacta.

características da lesão. Um estudo de 20 pacientes informou um escore DASH médio de 15 após 30 meses; no entanto, mais de metade dos pacientes tiveram resultados insatisfatórios, pela aplicação do escore de risco de Mayo modificado. Os autores concluíram que essa é uma lesão grave, com a qual se pode prever um comprometimento permanente.[226]

Fraturas do estiloide radial. As fraturas do estiloide radial são o tipo mais comum de fratura articular parcial. Essas fraturas podem ocorrer isoladamente, associadas a uma fratura do escafoide, le-

são do escafossemilunar, luxação radiocarpal ou associadas a uma fratura mais complexa do terço distal do rádio. Esta última lesão está descrita na seção sobre fraturas articulares com desvio neste capítulo.

Fraturas isoladas do estiloide radial. Em geral, essas fraturas não apresentam desvio, e geralmente são lesões benignas; mas é imperioso que o cirurgião faça um exame cuidadoso do carpo, para exclusão de uma fratura do escafoide ou lesão ligamentar do carpo. Se as fraturas não sofreram desvio, poderão ser tratadas em um

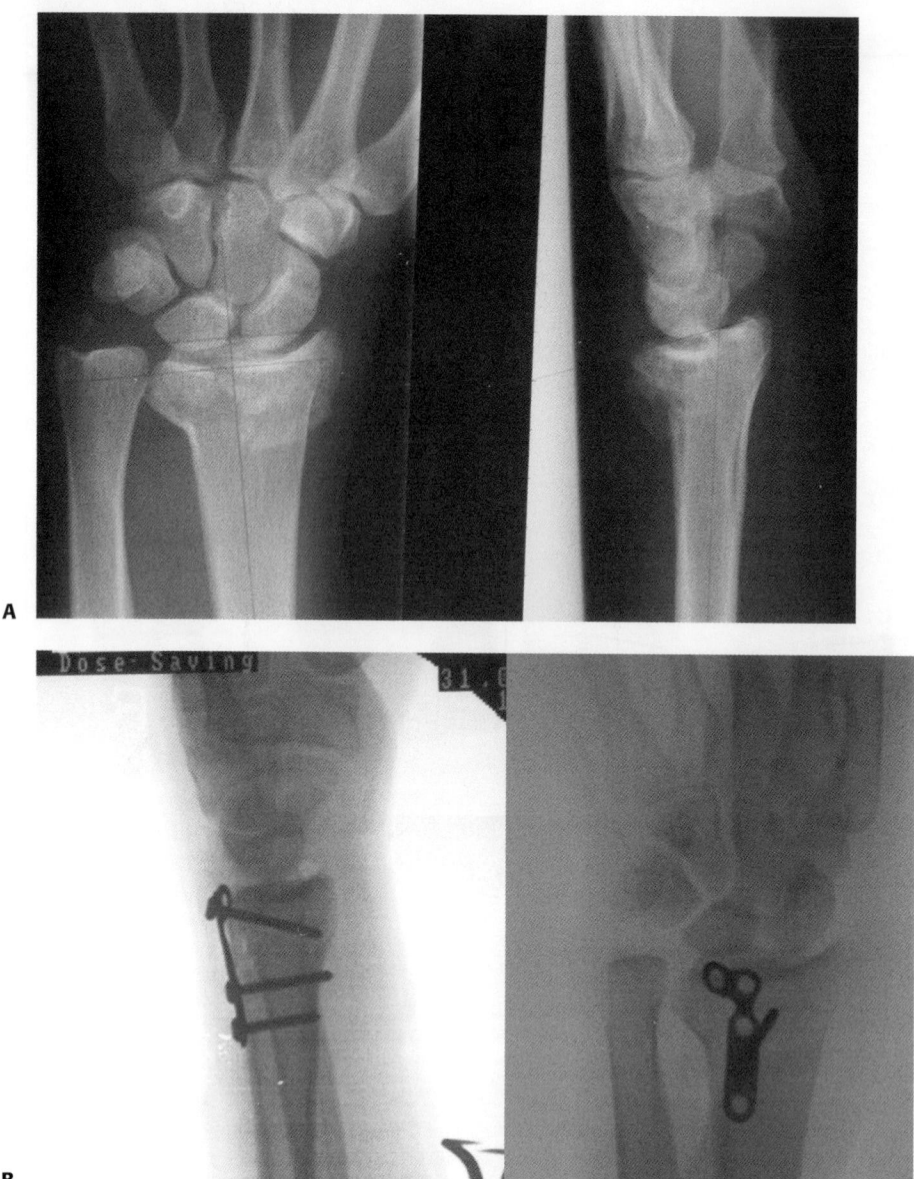

FIGURA 32.32 A: Fratura labial dorsal do terço distal do rádio, com subluxação carpal. **B:** A fratura foi reduzida e mantida com uma pequena placa dorsal; o carpo está reposicionado.

aparelho gessado ou serão imobilizadas em uma tala para alívio da dor e o punho será mobilizado tão logo os sintomas permitirem. A intervenção é indicada sempre que for observado um degrau ou *gap* articular, caso em que normalmente haverá necessidade de cirurgia. Se for possível, o tratamento deverá ser percutâneo, com redução incruenta e fixação por meio de pinos, parafusos ou parafusos sem cabeça. Se a redução não puder ser obtida por procedimento percutâneo, então haverá necessidade de redução aberta. Nesse cenário, talvez haja necessidade de osteossíntese por placa de apoio radial.

Helm e Tonkin informaram os resultados do tratamento cirúrgico em 14 fraturas do estiloide radial; a maioria dessas lesões foi causada por mecanismo de alta energia. Quatro delas apresentavam lesão carpal associada, com três fraturas do escafoide e uma fratura-luxação perilunar transestiloide, transescafoide. A fixação do estiloide radial foi feita com parafusos sem cabeça e fios de Kirschner e, em um dos casos, com uma placa T. Os autores informaram resultados funcionais bons ou excelentes.[153]

Fraturas do estiloide radial e do escafoide. Fraturas simultâneas do terço distal do rádio e de ossos do carpo são raras. Hove[162] relatou sua experiência com 2.330 fraturas do terço distal do rádio e 390 fraturas do escafoide, tendo sido diagnosticadas apenas 12 casos de fraturas combinadas. As fraturas do escafoide podem ocorrer com qualquer tipo de fratura do terço distal do rádio, mas são significativamente mais comuns nas fraturas articulares parciais.[197] Os mesmos autores informam que a fratura de osso carpal mais comumente associada é a do escafoide. As fraturas combinadas foram mais comuns em homens jovens com lesões por mecanismo de alta energia; os autores enfatizam a importância dos estudos de TC, sempre que houver suspeita de uma fratura combinada.

Em geral, o tratamento de fraturas combinadas depende da gravidade da fratura do terço distal do rádio e de qualquer desvio da fratura do escafoide. Artigos mais antigos sugerem que o tratamento conservador obtém resultados razoáveis;[162,275] no entanto, relatos mais recentes identificam uma mudança na estratégia, diante do aumento da gravidade da fratura do terço distal do rádio. De dez pacientes, Rutgers et al. trataram oito com cirurgia para o terço distal do rádio e o escafoide. Dos dois pacientes tratados conservadoramente a princípio, um necessitou de tratamento por RAFI do escafoide 6 semanas mais tarde. Foram relatados baixos níveis de dor, boas amplitudes de movimento e um retorno consistente ao trabalho depois de um período médio de revisão de 40 meses e com um período mínimo de revisão de 1 ano. Os autores recomendam que, nos casos em que houver necessidade de cirurgia para a fratura do terço distal do rádio, então a fratura do escafoide também deverá ser fixada. Concluíram ainda que a imediata e agressiva fixação interna das duas fraturas, em combinação com uma pronta reabilitação, resultou em resultados satisfatórios, com baixo nível de complicações.[316]

Fraturas do terço distal da ulna

É comum que fraturas do terço distal da ulna estejam associadas a fraturas do terço distal do rádio. Essas fraturas podem envolver a diáfise, o colo ou a cabeça da ulna, ou ainda o estiloide ulnar ou uma combinação de várias dessas partes. Embora sejam lesões comuns, não existe um grande volume de orientações com referência ao seu tratamento na literatura atual.

Fraturas extra-articulares do terço distal da ulna

As fraturas extra-articulares do terço distal da ulna associadas a fraturas do terço distal do rádio são do tipo diafisário ou ocorrem no colo ou na parte distal da ulna. Essas últimas lesões são definidas como situadas dentro de 5 cm da cúpula ulnar.[224] Foi informado que essas fraturas ocorrem em 5,6% das fraturas do terço distal do rádio com desvio.[34]

Muitas dessas fraturas ficarão realinhadas tão logo o terço distal do rádio tenha sido reduzido; nesses casos, será suficiente a imobilização por aparelho gessado (Fig. 32.33). Entretanto, se a ulna permanecer com alinhamento vicioso ou se demonstrar instabilidade em seguida à estabilização do terço distal do rádio, então o paciente deverá ser tratado com RAFI. Alinhamento vicioso foi definido como mais de 10° de angulação e instabilidade como mais de 50% de translação com a rotação do antebraço.[51]

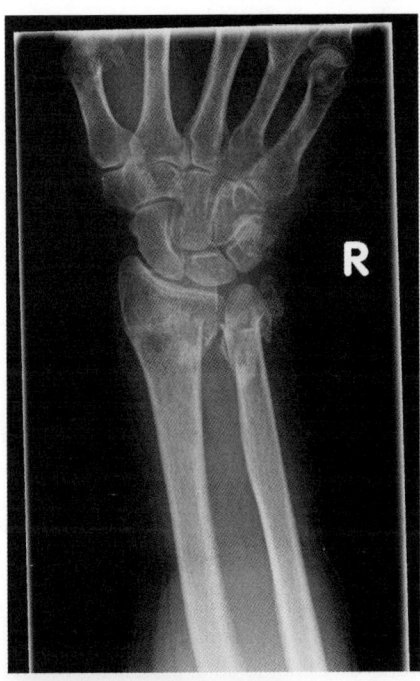
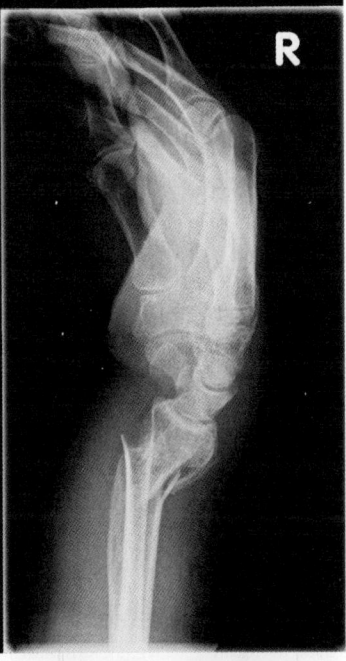
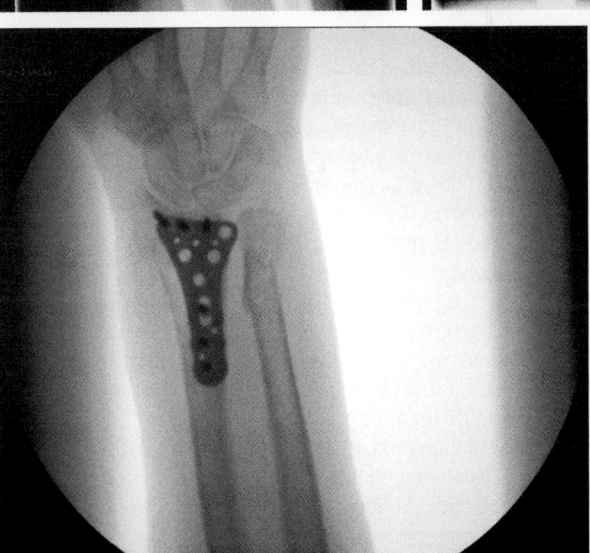
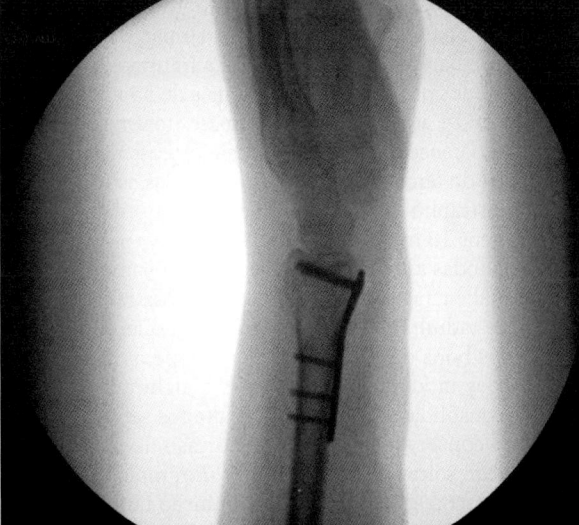

FIGURA 32.33 A: Fratura extra-articular instável do terço distal do rádio com uma fratura cominutiva do colo da ulna. **B:** Em seguida à fixação do terço distal do rádio, a fratura ulnar não está com o comprimento correto, com alinhamento aceitável e não necessita de fixação. Ambas as fraturas consolidaram nessa posição.

A RAFI pode ser realizada por diversos métodos.[51,110,213,263,301] Embora a maioria desses estudos tenha incluído fraturas extra-articulares, apenas um deles se concentra exclusivamente em fraturas do colo ou da parte distal da ulna, sem envolvimento articular.[51] Esse foi um estudo prospectivo não randomizado de 61 fraturas instáveis ou com alinhamento vicioso do terço distal da ulna associadas a fraturas do terço distal do rádio; todas foram tratadas com fixação interna. Todos os pacientes tinham mais de 64 anos. Vinte e nove pacientes foram tratados com RAFI e 32 com redução fechada e tratamento com aparelho gessado. Em um período médio de revisão de 34 meses, os autores não observaram diferenças significativas no resultado radiológico ou funcional.[51] Para pacientes idosos, parece que o tratamento conservador é satisfatório; contudo, não existe uma comparação entre métodos de tratamento em pacientes mais jovens.

Os resultados da RAFI para fraturas extra-articulares são geralmente bons. Ring et al. relataram sua experiência em 24 pacientes, 21 dos quais tinham sofrido fraturas extra-articulares. Esses autores utilizaram osteossíntese com placa-lâmina condilar, tendo informado boa restauração do alinhamento e função satisfatória; 21 dos seus pacientes obtiveram resultados bons ou excelentes, de acordo com o escore de Gartland e Werley modificado. Em uma das fraturas não ocorreu consolidação e sete placas tiveram que ser removidas.[301] Dennison descreveu cinco fraturas do terço distal da ulna tratadas com placas de bloqueio; esse autor obteve resultados excelentes e bons aferidos pelo escore de Gartland e Werley. Dois pacientes apresentaram sintomas temporários de nervo ulnar.[79]

Para pacientes idosos, aparentemente o tratamento conservador de fraturas extra-articulares do terço distal da ulna associadas a uma fratura do terço distal do rádio será satisfatório. Se o cirurgião julgar necessário o tratamento por RAFI, a consolidação será conseguida com poucas complicações e um bom resultado funcional.

Fraturas intra-articulares do terço distal da ulna

Fraturas intra-articulares do terço distal da ulna podem ocorrer isoladamente[338] ou associadas a fraturas do terço distal do rádio, quando podem ocorrer juntamente com fraturas do colo ou do estiloide ulnar. O tratamento deve se ater aos princípios gerais do tratamento das fraturas intra-articulares, pois é provável que um desvio residual cause bloqueio à rotação do antebraço (Fig. 32.34).[338] Nos casos em que ocorre um desvio significativo, talvez haja necessidade de recorrer à RAFI com parafusos sem cabeça ou fios de Kirschner, complementados por placa, quando apropriado.

Não foram publicados estudos de séries de fraturas articulares da cabeça da ulna associadas a uma fratura do terço distal do rádio, mas Namba et al. documentaram 14 pacientes com fraturas intra-articulares da ulna associadas a fraturas do terço distal do rádio. Todos os pacientes tinham mais de 55 anos com média de idade de 74 anos; e as fraturas ulnares foram tratadas por procedimento conservador em seguida à osteossíntese por placa das fraturas do terço distal do rádio. Em todas as fraturas, as ARUD demonstraram estabilidade no perioperatório. Na revisão realizada após 18 meses em média, os autores observaram consolidação de todas as fraturas. Cinco delas exibiam angulação ulnar residual e cinco padeciam de leve artrose radiográfica na articulação radiulnar distal, mas todos os pacientes obtiveram resultados bons ou excelentes, aferidos pelo escore de Gartland e Werley modificado. Os autores concluíram que é possível obter consolidação óssea com resultados satisfatórios pelo tratamento conservador, sobretudo no caso de pacientes idosos que possam sofrer de osteoporose.[263] Em raras circunstâncias, pode ter ocorrido uma grave cominuição tanto no interior da articulação como na metáfise; nesses casos, a fixação

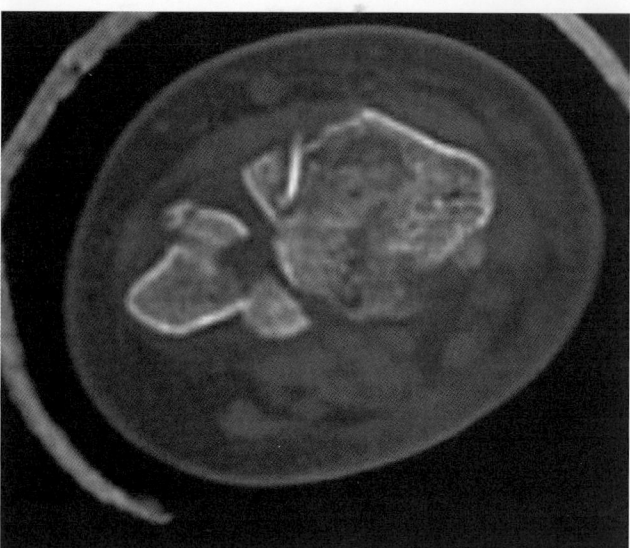

FIGURA 32.34 Grave fratura intra-articular da cabeça da ulna associada a uma fratura do terço distal do rádio. Sem recorrer à RAFI, esse caso resultaria em um bloqueio para a rotação do antebraço.

não é uma opção praticável. Esses casos podem ser inicialmente tratados com a restauração do alinhamento e tratamento com aparelho gessado, com a opção de um futuro procedimento de salvação. Foram descritos procedimentos de salvação agudos com o uso de substituição da cabeça da ulna,[133] ressecção da cabeça da ulna e interposição de tecido mole,[328] ou um procedimento de Sauvé-Kapandji prontamente realizado;[159] contudo, nenhum autor demonstrou superioridade dessas técnicas, em comparação com a reconstrução em uma futura data.

Fraturas do estiloide ulnar

As fraturas do estiloide ulnar representam a lesão mais comum no lado ulnar, tendo sido relatado que estão associadas a fraturas do terço distal do rádio em 40 a 60% dessas últimas lesões.[114,190,243,277,370] Apesar de sua frequência, permanece a controvérsia em relação ao seu papel no resultado funcional, em seguida a uma fratura do terço distal do rádio.

As evidências são conflitantes com relação ao efeito de uma fratura do estiloide ulnar no resultado. As publicações mais antigas examinam fraturas do estiloide ulnar associadas a uma fratura do terço distal do rádio tratada por procedimento conservador. Frykman considerou que a fratura do estiloide ulnar tinha importância prognóstica suficiente para que fosse incluída em sua classificação.[114] Oskarsson et al. examinaram 158 pacientes com fraturas do terço distal do rádio tratadas por procedimento conservador, 70 dos quais também exibiam uma fratura do estiloide ulnar. Os autores concluíram que uma fratura do estiloide ulnar era um preditor mais importante de resultado, em comparação com o envolvimento articular.[277] Esse ponto de vista foi apoiado por Stoffelen et al.;[356] esses autores observaram um prognóstico mais sombrio em presença de uma fratura do estiloide ulnar.

Entretanto, outros estudos que recorreram ao tratamento conservador de fraturas do terço distal do rádio não revelaram o valor prognóstico de uma fratura do estiloide ulnar.[309,353] Estudos mais recentes avaliaram uma série de fraturas do terço distal do rádio tratadas com osteossíntese por placa volar e fraturas do estiloide ulnar sem instabilidade da fratura radiulnar distal. Nenhum dos estudos revelou qualquer correlação entre resultados funcionais e presença, nível ou desvio de uma fratura do estiloide ulnar.[45,190,192,321,401,402]

Kim et al.[190] concluíram que uma fratura do estiloide ulnar não reparada não afeta a função ou estabilidade do punho.

Fratura do estiloide ulnar acompanhada de instabilidade da articulação radiulnar distal. Os ligamentos estabilizadores da articulação radiulnar distal (radiulnar, CFCT) se inserem na base do estiloide ulnar, o que pode levantar dúvidas, em fraturas basais, de que esteja presente uma instabilidade da ARUD. Tal ocorrência fica entre 5 e 23% das fraturas do terço distal do rádio,[115,150,184,190,210] mas é provável que a incidência seja menor, pois estas são séries selecionadas de fraturas instáveis do terço distal do rádio. É sabida a possibilidade de instabilidade da ARUD em casos de pseudartrose basal do estiloide; e foi enfatizada a importância da avaliação da instabilidade da ARUD em todos os casos de fratura do terço distal do rádio.[150] Fraturas expostas, variância ulnar superior a 6 mm, fratura basal acompanhada de desvio significativo, translação radial nas radiografias iniciais e desvio inicial da fratura são achados que, sem exceção, foram implicados como preditores de instabilidade da ARUD.[115,210,243,298] Embora a suspeita de instabilidade da ARUD deva ser intensificada pela presença desses preditores, em geral se recomenda que a estabilidade de ARUD seja testada em seguida à estabilização de uma fratura do terço distal do rádio. Essa verificação é feita pelo examinador, que pega o rádio e a ulna entre o polegar e o dedo indicador e aplica pressão dorsal e volar. O teste será considerado positivo se houver mais movimento do que no lado oposto, sem um ponto terminal firme.

No caso de ser detectada instabilidade da ARUD, pode-se esperar que essa ocorrência leve a um resultado pior, especialmente em pacientes mais jovens.[224] Não existe consenso sobre como essa instabilidade deve ser tratada, exceto quando coexiste uma fratura basal do estiloide ulnar, quando a maioria das autoridades concorda quanto ao uso de RAFI para estabilização da ARUD.

O fragmento de estiloide deve ser abordado através de uma incisão longitudinal sobre o extensor ulnar do carpo; o cirurgião deve tomar o cuidado de proteger os ramos sensitivos do nervo ulnar. Pode haver necessidade de posicionar o punho em supinação para a redução do fragmento; com isso, a fixação poderá ser efetivada com um pequeno parafuso canulado, se o fragmento tiver um bom tamanho; ou, alternativamente, por fios de Kirschner em banda de tensão. A seguir, o cirurgião deve confirmar a estabilidade da ARUD.

COMPLICAÇÕES

Complicações das fraturas do terço distal do rádio são relativamente comuns, com ocorrência muito variável, de 5 a 31% das séries mistas de fraturas.[69,81,246] Algumas dessas complicações estão associadas ao tratamento da fratura e estão descritas em outra seção deste capítulo. Esta seção se concentrará nas complicações específicas da fratura.

Lesão de nervo

Nervo mediano

A lesão de nervo mais comum associada a uma fratura do terço distal do rádio é a lesão do nervo mediano, que se apresenta na forma de STC. Essa lesão ocorre em 3 a 17% das fraturas.[15,69,114,246,354] Foi sugerido que as causas contributivas para ocorrência de STC precoce em seguida a uma fratura do terço distal do rádio são inchaço e hematoma com extensão até o interior do canal carpal, ou profundamente à fáscia, ao nível da fratura,[219,230,280] contusão direta do nervo,[202,257] bloqueio pelo hematoma[69,202] e a posição de Cotton-Loder.[230] Mais tardiamente, STC tem sido atribuída à formação de calo e à consolidação viciosa.[15,69,219,280,354]

Itsubo et al. constataram que o surgimento da STC em seguida a uma fratura do terço distal do rádio pode variar, de 1 dia até 25 anos.[167,354] Esses autores agruparam os intervalos de surgimento em três tipos:

1. Agudo — dentro de 1 semana após a fratura (27,4%).
2. Subagudo — 1 a 12 semanas após a fratura (44,3%).
3. Tardio — mais de 12 semanas após a fratura (28,3%).

O grupo de surgimento agudo era mais jovem e continha um número significativamente maior de homens, lesões por mecanismo de alta energia e lesões AO tipo C. Por outro lado, os outros dois grupos tinham maior número de mulheres, com mecanismos de mais baixa energia e com fraturas extra-articulares. As deformidades residuais em seguida à redução estavam homogeneamente distribuídas entre os três grupos. Poderia ser acrescentado um quarto grupo — a STC temporária —, em que os sintomas desaparecem depois da redução.[15]

É importante identificar a ocorrência de STC aguda em seguida a uma fratura do terço distal do rádio, pois se esse problema não for tratado poderá dar origem a uma disfunção permanente do nervo mediano. A STC é definida por sua ocorrência dentro de horas após a lesão decorrente da fratura e de sua redução, e por seu progressivo agravamento. Acredita-se que a STC seja causada pelo aumento da pressão no túnel carpal. Dyer et al. examinaram 50 pacientes que tinham sido tratados com descompressão do túnel carpal para a STC aguda e com RAFI para suas fraturas; o uso de uma análise multivariada considerou que mulheres com menos de 48 anos com mais de 35% de translação da fratura estavam em risco significativamente maior de ocorrência de STC aguda. Os autores sugeriram a necessidade de novos estudos, antes que se considerasse a descompressão profilática do túnel carpal nesse grupo, tendo enfatizado a necessidade de uma atitude de vigilância no diagnóstico de STC aguda em seguida a uma fratura do terço distal do rádio.[87]

A STC subaguda ou de surgimento retardado ocorre em pacientes idosos que sofreram lesões por mecanismo de mais baixa energia, para os quais uma consolidação viciosa pode ser um possível fator contributivo.[15,167,354] A STC de surgimento tardio também exerce influência negativa no resultado funcional, em seguida a uma fratura do terço distal do rádio.[31] A descompressão obtém sucesso na maioria dos pacientes,[230,354] mas deve-se ter em mente que a compressão pode ocorrer proximalmente à prega do punho, ao nível da fratura; assim, a liberação deve se prolongar até essa área.[219]

Nervo ulnar

Em comparação com as lesões do nervo mediano, as lesões de nervo ulnar são menos comuns, com uma prevalência variando de 0,5 a 4,2%.[15,21] Acredita-se que a mobilidade do nervo ulnar ao nível do punho e no antebraço o protege contra lesões.[63] As fraturas com risco de lesão ao nervo ulnar são: instabilidade da ARUD,[63,345] fraturas expostas, lesões por mecanismo de alta energia e desvio significativo da fratura. Em sua maioria, essas lesões são neurapraxias, com recuperação espontânea. É recomendável a exploração da lesão nos casos em que tenha ocorrido paralisia ulnar completa, juntamente com uma ferida aberta ou STC aguda concomitante.[345]

Lesão de tendão

Lesões de tendões ocorrem em pacientes com fratura do terço distal do rádio tratadas tanto por procedimento cirúrgico como conservador. O tendão mais comumente envolvido é o do músculo ELP; geralmente, essa lesão ocorre em menos de 1% das fraturas,[161,246,354] mas estudos já relataram sua ocorrência em até 5% das fraturas.[69,307,334]

Foram propostos vários mecanismos para a lesão do tendão ELP em seguida a uma fratura do terço distal do rádio; a lesão pode estar relacionada tanto à fratura como aos implantes. As rupturas relacionadas a implantes ocorrem mais frequentemente em pacientes tratados com osteossíntese por placa volar ou dorsal; essas lesões foram discutidas nas seções relevantes deste capítulo.

Foram sugeridas causas mecânicas e também biológicas para a ruptura do tendão ELP relacionada a fraturas. As causas de atrito citadas teorizam que um retináculo dos extensores intacto prende o tendão em uma ponta óssea aguçada, em uma área mais áspera do terço distal do rádio, ou em uma pseudartrose do tubérculo de Lister.[152,350] Alguns autores postularam uma causa vascular: isquemia de um segmento do tendão em decorrência do estreitamento do terceiro compartimento extensor juntamente com uma área já insuficientemente vascularizada que se torna avascularizada, e obstrução mecânica, que não permite um volume normal do líquido sinovial.[156] Essa teoria é apoiada pelo achado ultrassonográfico de espessamento da bainha do ELP em seguida a uma fratura do terço distal do rádio.[279]

Foi relatado que as rupturas do ELP ocorrem mais comumente em fraturas do terço distal do rádio não desviadas ou com mínimo desvio[307] e em momentos variados após a lesão. É provável que as rupturas relacionadas à fratura ocorram mais cedo depois da lesão, por volta de 6 semanas em média; por outro lado, pode ser mais provável que as rupturas tardias estejam relacionadas a problemas de atrito nos implantes. White et al.[391] informaram que a ruptura do ELP ocorreu em uma média de 9 semanas após a lesão inicial em pacientes tratados por procedimento conservador, e após cerca de 20 semanas, também em média, em seguida à osteossíntese por placa.

Se o paciente apresentar sintomas que estejam causando um problema funcional em seguida à ruptura do ELP, então o cirurgião deverá considerar a transferência de tendão, normalmente com o extensor próprio do indicador. Foi informado que esse procedimento obtém resultados satisfatórios, com baixos escores DASH,[391] elevado percentual de resultados excelentes e bons,[161] mínima perda da extensão do polegar e restauração de aproximadamente 70% das forças de preensão e de pinçamento por volta de 8 semanas após a cirurgia.[125]

Lesões de tendão flexor relacionadas a fratura são muito mais raras, possivelmente porque o ventre do músculo pronador quadrado funciona como camada de amortecimento entre os tendões flexores e o osso. Antes do início dos anos de 1990, apenas doze casos de ruptura de tendão flexor tinham sido relatados na literatura mundial. Entretanto, uma busca na literatura para ruptura de tendão flexor em casos de fratura do terço distal do rádio nos últimos 25 anos registrou 19 estudos especificamente relacionados à ruptura de tendão flexor, principalmente do FLP, em seguida à osteossíntese por placa volar; esse achado sugere que este seja um problema relacionado a implante.

Consolidação viciosa

A consolidação viciosa de fraturas do terço distal do rádio (Fig. 32.35) permanece comum, embora frequentemente esse problema não seja relatado como complicação de uma fratura do terço distal do rádio. Quando relatada, é difícil avaliar a prevalência, pois existe controvérsia considerável em torno da definição de consolidação viciosa. Os percentuais informados de consolidação viciosa também são afetados pela natureza seletiva de alguns estudos em seu recrutamento de fraturas estáveis e instáveis e seus métodos de tratamento: ambos influenciam a prevalência de consolidação viciosa. O efeito da consolidação viciosa no resultado funcional também é objeto

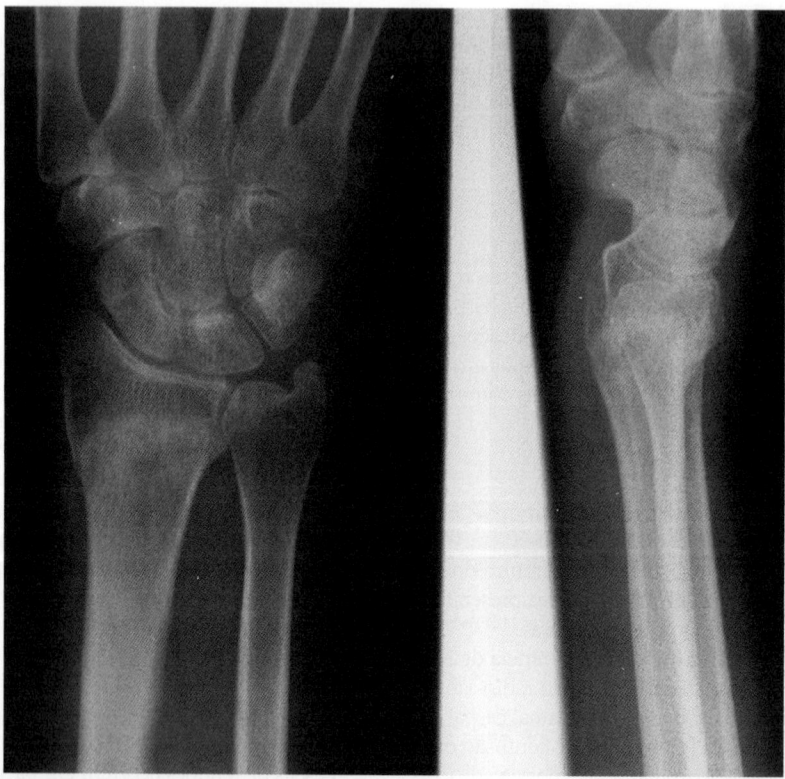

FIGURA 32.35 Consolidação viciosa de uma fratura do terço distal do rádio com inclinação dorsal, encurtamento radial e alinhamento vicioso do carpo.

de discussão, porém não se deve considerar o tratamento dessa complicação apenas por causa da deformidade radiológica, mas apenas no paciente sintomático. Uma possível exceção a esse caso é aquele paciente com uma grave consolidação viciosa articular em que os sintomas não surgem até que tenha ocorrido uma degeneração intra-articular irreversível. Nessas circunstâncias, algumas autoridades recomendam a opção de osteotomia em casos com grave desvio articular, na ausência de sintomas.[242,294,302]

Os sintomas característicos de consolidação viciosa são:

1. Dor — no lado ulnar
   — carpal
   — radiocarpal
2. Enfraquecimento da preensão
3. Redução da amplitude de movimento, sobretudo em rotação
4. Deformidade

A dor é um sintoma comum da consolidação viciosa do terço distal do rádio e pode estar localizada na ARUD, na área do carpo ou na articulação radiocarpal. A dor na ARUD é achado comum[253] e provavelmente é causada pela incongruência da incisura sigmoide provocada por inclinação radial, consolidação viciosa intra-articular ou dano à cartilagem da cabeça da ulna. A dor no carpo é causada pela alteração da mecânica do carpo com consolidação viciosa,[30,143,285,361] é tipicamente sentida sobre o dorso da mão e pode aumentar gradativamente em seguida à consolidação da fratura.[362] Normalmente, a dor radiocarpal é atribuível ao alinhamento vicioso intra-articular ou ao desenvolvimento de osteoartrite na articulação radiocarpal. É importante fazer a diferenciação entre as três áreas de dor, para que o tratamento possa ser apropriadamente orientado.

Redução da amplitude de movimento é também uma queixa comum em seguida a uma consolidação viciosa do terço distal do rádio; com mais frequência, ocorre redução da rotação do antebraço, causada pelo alinhamento vicioso ou por incongruência da ARUD em decorrência de inclinação dorsal ou volar, encurtamento do rádio ou patologia intra-articular. No caso de consolidação viciosa dorsal, pode ocorrer diminuição da flexão do punho; se houver consolidação viciosa volar, o paciente poderá apresentar redução da extensão. A diminuição da força de preensão pode ocorrer em função da dor ou da prejuízo mecânico do colapso carpal adaptativo, ou do alinhamento vicioso. Mais tarde, o paciente também poderá apresentar STC, com a consolidação viciosa do terço distal do rádio.[15,280]

Tratamento da consolidação viciosa

Em pacientes condicionados e independentes, o tratamento da consolidação viciosa sintomática é cirúrgico.

Momento. Ultimamente, o momento escolhido para o tratamento cirúrgico tem sido questionado, e destaca um dilema para o cirurgião. É prática rotineira que a correção da consolidação viciosa seja adiada, pois isso permite uma clara definição de problemas residuais e, além disso, pode evitar uma cirurgia desnecessária.[103] No entanto, esse adiamento conduz a maiores períodos de incapacitação e a maior dificuldade para a definição do plano de deformidade por ocasião da cirurgia. Essa demora também pode levar à contratura dos tecidos moles e a uma correção mais complicada da deformidade, com o potencial para maior uso de procedimentos ulnares extras. Jupiter e Ring examinaram 20 pacientes que tinham sido tratados com osteotomia do terço distal do rádio por motivo de uma série de deformidades. Metade desses pacientes submeteu-se a cirurgia dentro de 14 semanas a contar da data da fratura, com uma média de 8 semanas de adiamento; os outros dez pacientes tiveram a correção realizada em um mínimo de 30 semanas, com uma média de 40 semanas após a fratura. Por ocasião da revisão, realizada em média após 4 anos para as consolidações viciosas precoces ou "nascentes" e após 34 meses para as consolidações viciosas tardias, os autores demonstraram uma correção mais fácil, menor morbidade no local doador do enxerto, consolidação mais rápida e melhores resultados no grupo com consolidações viciosas precoces.[179] Um estudo semelhante, publicado mais recentemente, chegou a benefícios menos expressivos, embora o grupo precoce tenha necessitado de menos enxerto ósseo.[286] O primeiro grupo de estudo concluiu que os cirurgiões deveriam considerar a realização de uma osteotomia precoce naquele paciente com alta demanda funcional; o segundo grupo de estudo recomendou a osteotomia precoce nos casos em que o paciente apresenta sintomas mais cedo; mas recomendou um período de avaliação antes de chegar a uma decisão no caso de pacientes que apresentam sintomas mais tarde.

As contraindicações à osteotomia do terço distal do rádio são: uma osteoartrite significativa da articulação radiocarpal, caso em que pode haver necessidade de fusão, osteotomia intra-articular em presença de menos de 2 mm de desvio, e presença da síndrome da dor regional complexa.[44] O posicionamento para a técnica é semelhante ao usado para RAFI; o paciente é colocado em supinação e o braço afetado fica posicionado em abdução sobre o suporte lateral. Deve-se usar um torniquete. A abordagem e a técnica dependem da anatomia da deformidade.

Consolidação viciosa extra-articular dorsal. Em geral, a consolidação viciosa dorsal é tratada com uma abordagem dorsal. O tamanho da incisão fica determinado pela técnica de estabilização empregada. Se o cirurgião optou pela osteossíntese por placa, deverá utilizar uma abordagem longitudinal dorsal. O tendão ELP é liberado de seu sulco, e o rádio fica exposto subperiostealmente. Alternativamente, pode ser empregada uma técnica minimamente invasiva, com uso de fixação externa em não ponte.[253] Esse procedimento depende de uma incisão transversal ou na prega cutânea ao nível da deformidade, com incisão longitudinal no retináculo dos extensores. A técnica exige menor volume de dissecção, pois há necessidade de acesso apenas para a lâmina da serra. Alguns cirurgiões podem usar uma abordagem volar, caso pretendam inserir uma placa de bloqueio volar.

O cirurgião pode usar a técnica em cunha (de fechamento ou de abertura). A osteotomia em cunha de fechamento tem a vantagem do contato osso-com-osso e de maior estabilidade; mas com a disponibilidade dos modernos implantes, esse último benefício é menos importante. Entretanto, não ocorre defeito ósseo residual; assim, não há necessidade do uso de enxerto ósseo. A desvantagem de uma cunha de fechamento é a não correção de um possível encurtamento do rádio; leva à frequente necessidade de procedimentos no aspecto ulnar.[382] A osteotomia em cunha de abertura é mais frequentemente utilizada, por gerar um comprimento extra para o rádio. Essa opção pode ser adaptada de modo a corrigir deformidades frontais e sagitais (Fig. 32.36). As desvantagens dessa técnica são a menor estabilidade e a necessidade de enxerto ósseo.

Já foram descritos muitos tipos de fixação com o objetivo de estabilizar a osteotomia do terço distal do rádio. A osteossíntese por placa dorsal tem sido a opção mais popular[42,44,103,225,294] (Fig. 32.36), embora alguns relatos mais recentes tenham descrito o uso de placa bloqueada volar para a deformidade dorsal.[154,236,273] As vantagens citadas, em comparação com a osteossíntese por placa dorsal, são: menor número de problemas com tendões e uso de enxerto de osso morselizado, pois a placa bloqueada vo-

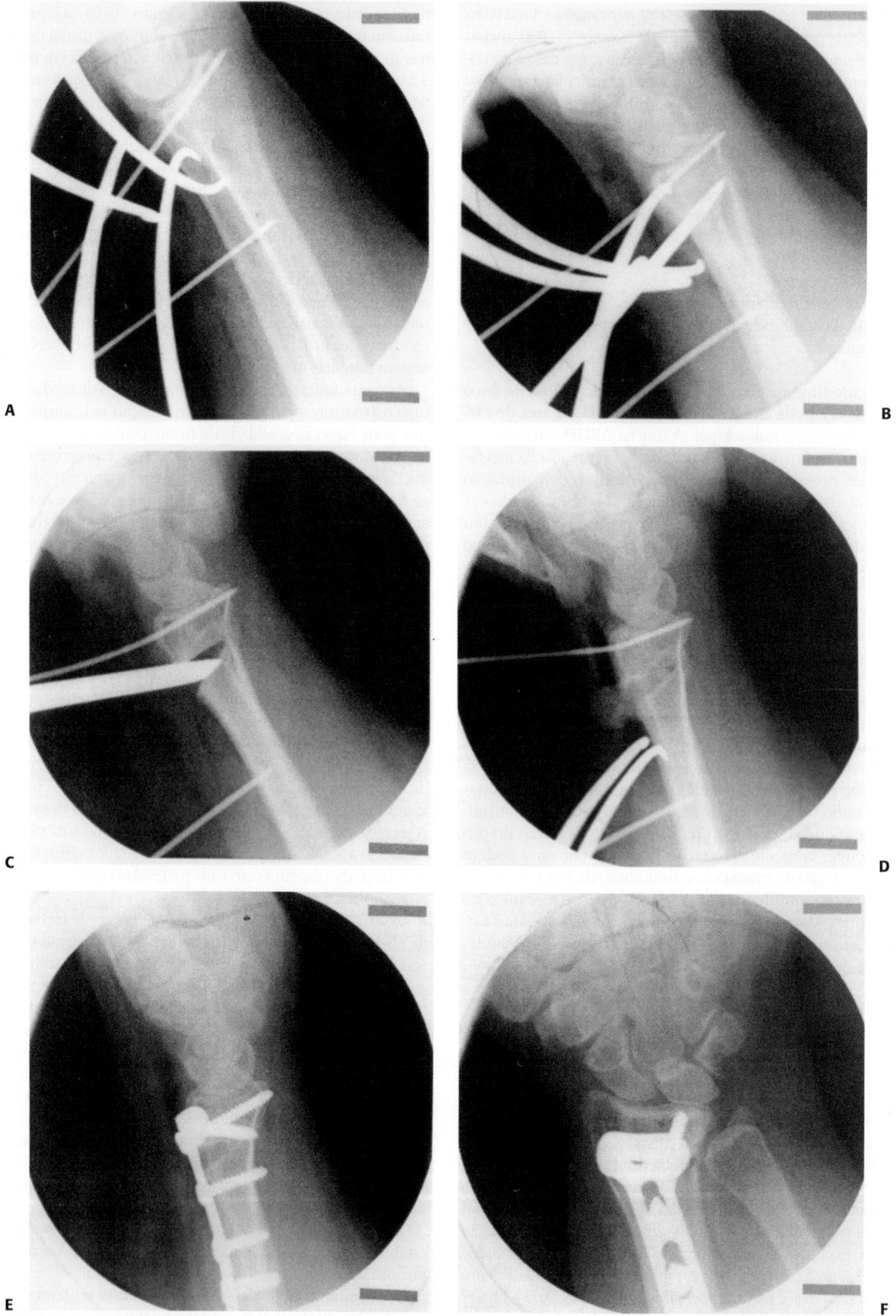

FIGURA 32.36 Técnica de osteotomia para uma consolidação viciosa dorsal. Os pinos são aplicados paralelamente à articulação e perpendicularmente à diáfise (**A**). O cirurgião usa um perfurador oscilatório para seccionar a cortical dorsal (**B**), enquanto a cortical palmar é deixada intacta. O fragmento é alavancado até sua posição (**C**) e, em seguida, o cirurgião aplica enxerto ósseo (**D**) e uma placa dorsal (**E, F**).

lar dispensa suporte estrutural[154] e, em alguns casos, até mesmo enxerto ósseo,[236] mas essas vantagens ainda não foram devidamente comprovadas.

O uso da fixação externa em não ponte para a estabilização da osteotomia (Fig. 32.37) tem várias vantagens potenciais. Esses ganhos são: técnica minimamente invasiva, fácil controle e correção do fragmento distal, uso de enxerto ósseo esponjoso não estrutural e facilidade de remoção do implante, que dispensa a internação no hospital.[22,253]

A estabilização por pinos percutâneos de osteotomias no terço distal do rádio já tinha sido empregada anteriormente, mas não proporcionava estabilidade suficiente para a obtenção de um resultado confiável. Também já foi relatado o sucesso da técnica em evolução da haste intramedular.[47]

O consenso sobre os resultados da osteotomia para uma consolidação viciosa extra-articular dorsal é que o procedimento melhora os resultados radiológicos e funcionais, mas raramente com reconstituição à normalidade.[44,103,207,225] Todos os autores concordam ser preferível a prevenção da consolidação viciosa.

Em termos de melhora do resultado radiológico, a técnica é confiável, embora a inclinação volar não seja consistentemente restaurada com técnicas de osteossíntese por placa.[42,44,103,225] Foi informado que a inclinação volar é confiavelmente restaurada e mantida com o uso da fixação externa em não ponte, talvez graças ao controle obtido pelos pinos distais.[253] Os resultados funcionais demonstram melhora consistente, tanto nas medidas de resultado objetivas como nas medidas relatadas pelo paciente,[154,179,207,253] mas vários autores alertam para o fato de que, no longo prazo, pode ocorrer deterioração dos resultados, pois a osteotomia radial distal não impede a progressão da osteoartrite.[103,225] Em geral, os percentuais de complicações são altos e em algumas séries, houve um número substancial de reoperações.[44,103,179,225]

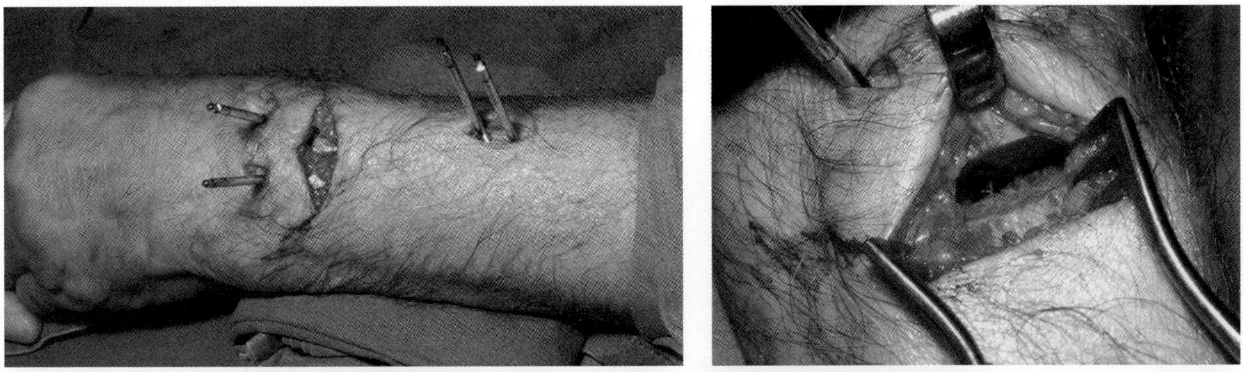

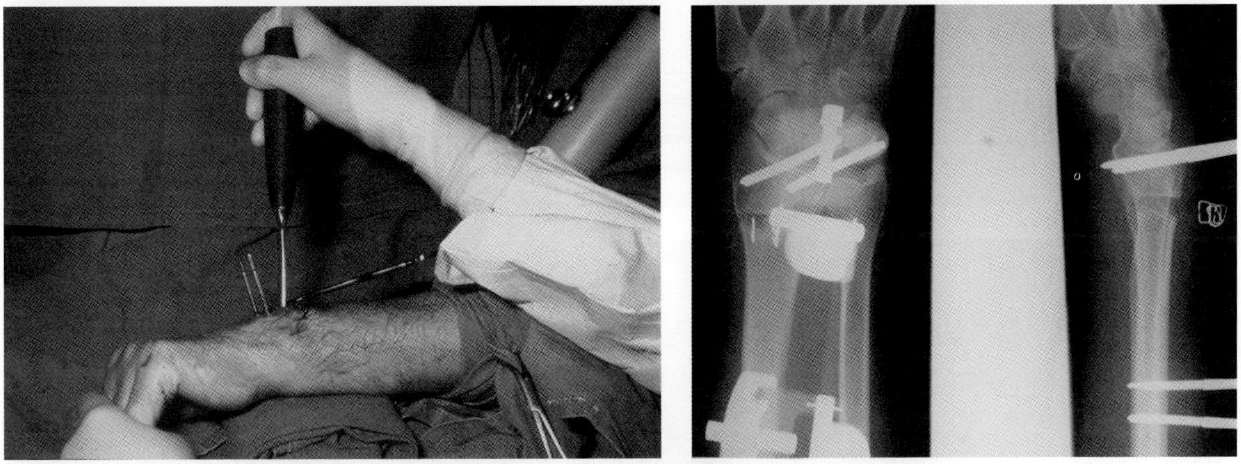

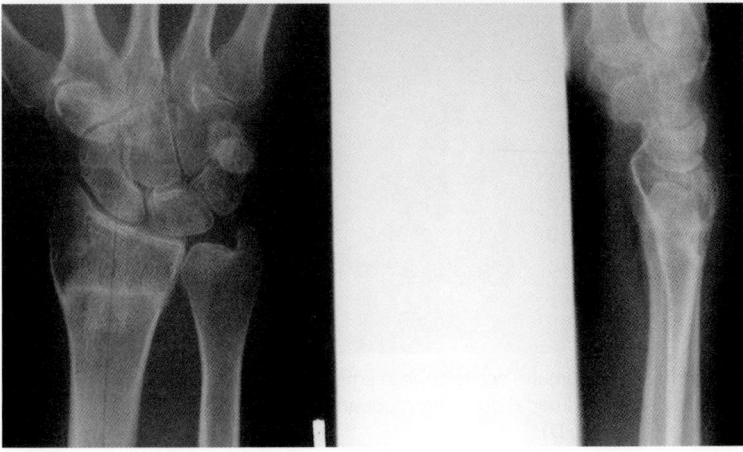

FIGURA 32.37 A: Para uma osteotomia radial distal com uso de fixação externa em não ponte, basta uma pequena incisão cutânea transversal. Em seguida, o cirurgião faz uma incisão longitudinal através do retináculo dos extensores. B: Em seguida à inserção dos pinos fixadores, o cirurgião faz a osteotomia no local da deformidade. C: A correção é efetuada com o uso de um osteótomo como alavanca. Os pinos são utilizados apenas para ajustes finos para evitar uma excessiva aplicação de força nesses dispositivos. D: As radiografias pós-operatórias mostram o enxerto de osso esponjoso no defeito e uma boa correção da deformidade ilustrada na Figura 32.38. E: O fixador externo é removido no ambulatório depois de transcorridas cerca de 6 semanas, quando a consolidação já terá ocorrido.

Consolidação viciosa extra-articular volar. A consolidação viciosa volar do terço distal do rádio é menos comum do que a consolidação viciosa dorsal, provavelmente porque a prevalência do desvio volar é menor e também porque, em geral, reconhece-se que fraturas com desvio volar são instáveis e tratadas com fixação primária.

O tratamento de escolha usa uma abordagem volar e a osteossíntese por placa. Com frequência, a consolidação viciosa volar é uma deformidade translacional, com pouca deformidade angular ou perda óssea. Nesse cenário, o cirurgião poderá fazer uma osteotomia em plano oblíquo; não há necessidade de aplicar enxerto ósseo (Fig. 32.38).[367] No caso de deformidade angular, haverá necessidade de uma osteotomia em cunha de abertura e aplicação de enxerto ósseo.[329] Foram informados bons resultados radiográficos e funcionais com essas duas técnicas, embora sintomas residuais na ARUD limitem seu sucesso.[329,367]

Consolidação viciosa intra-articular. A consolidação viciosa intra-articular do terço distal do rádio pode trazer graves consequências, com surgimento prematuro de alterações degenerativas, particularmente se em associação com subluxação articular. Apesar disso, até recentemente apenas poucos relatos de osteotomia intra-articular foram publicados, possivelmente por causa de preocupações com relação à dificuldade da técnica e de complicações potenciais. O advento de imagens aperfeiçoadas reacendeu o interesse na técnica.

As indicações para a cirurgia são um degrau ou *gap* residual superior a 2 mm, sobretudo se esse achado estiver associado a uma consolidação viciosa extra-articular ou subluxação articular (Fig. 32.39). Não se deve pensar em cirurgia em pacientes de baixa demanda ou naqueles com osteoartrite avançada. Em geral, os especialistas não acreditam que haja necessidade da presença de sintomas, pois esperar pelo surgimento dos sintomas inevitavelmente significa progressão da artrite, o que poderá impedir um procedimento reconstrutivo.[294,302]

A abordagem é ditada pela localização da consolidação viciosa; talvez seja preciso recorrer tanto a uma abordagem dorsal como a uma abordagem volar. No aspecto dorsal, a articulação pode ser visualizada por uma capsulotomia transversal; no lado volar, a articulação pode ser visualizada através da osteotomia, pois a capsulotomia volar está contraindicada. A linha de fratura original é recriada com a ajuda de um osteótomo; em geral, a

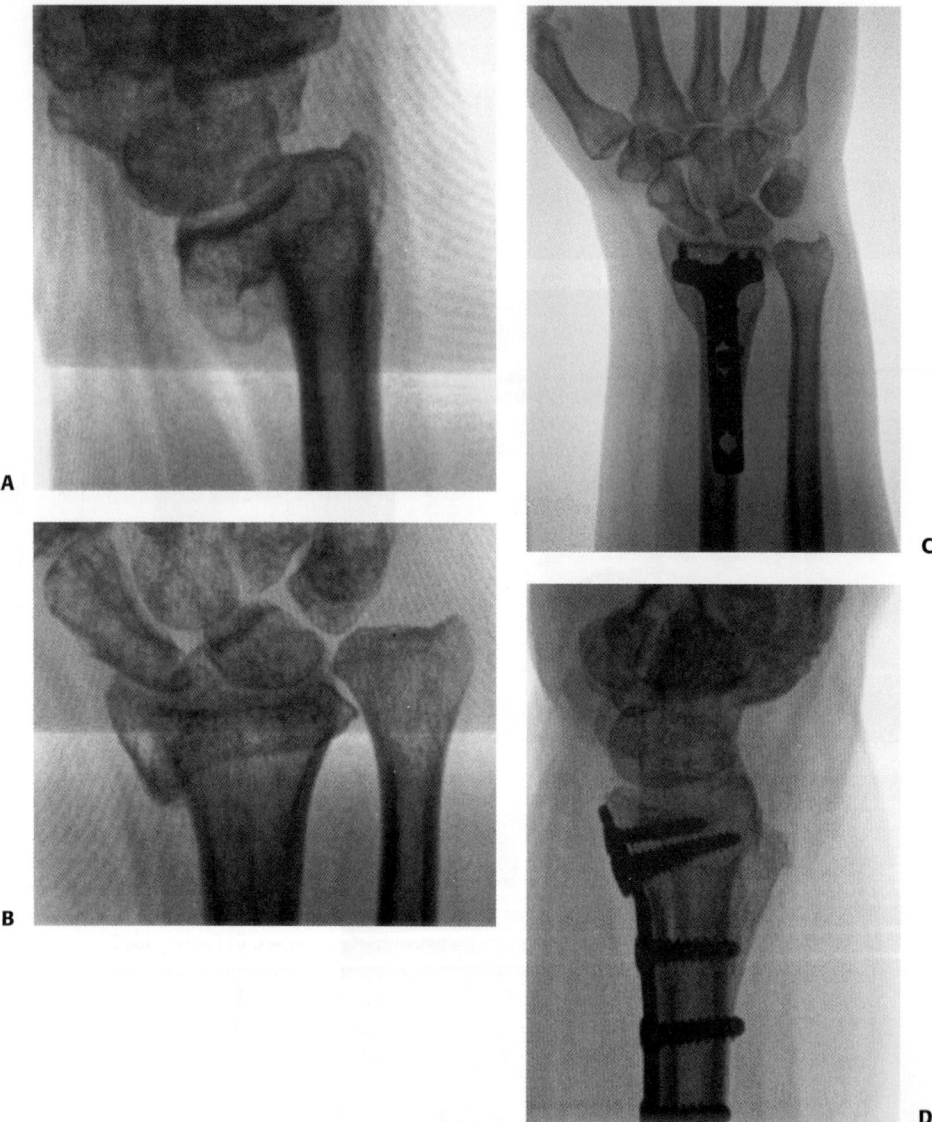

FIGURA 32.38 Desvio palmar do fragmento distal (**A, B**). Essa deformidade é comum; ocorre colapso em seguida da osteossíntese com placa dorsal. Ocorre um efeito profundo em supinação, pois essencialmente a ulna se torna "luxada" dorsalmente, devido ao desvio palmar do rádio. A osteotomia é realizada por uma abordagem palmar e estabilizada com uma placa palmar (**C, D**).

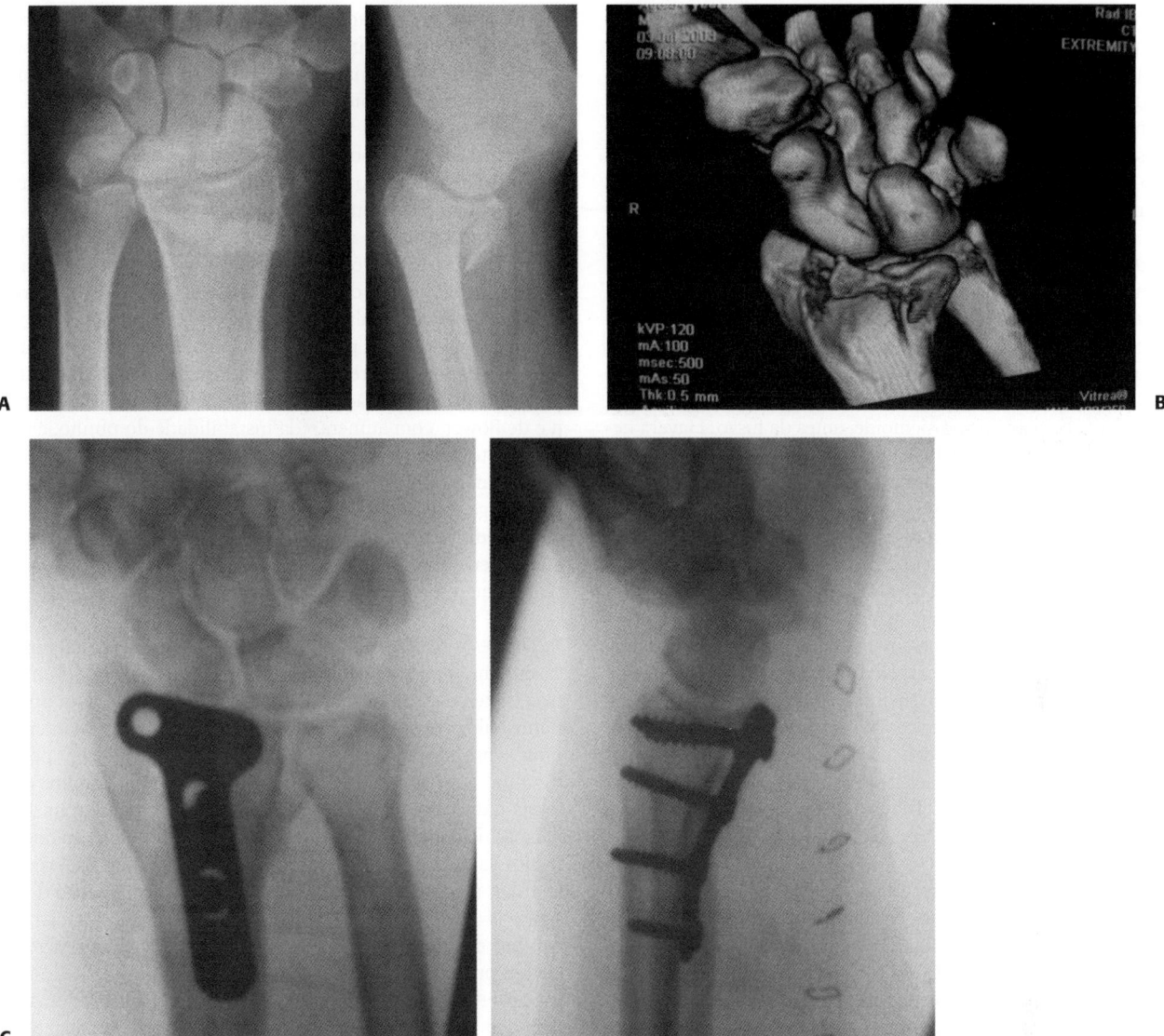

FIGURA 32.39 A: Fratura intra-articular do terço distal do rádio com subluxação volar da articulação, 8 semanas após a lesão. **B:** Um estudo de TC demonstra a deformidade. **C:** Foi realizada uma osteotomia intra-articular por uma abordagem volar. O desvio e a subluxação foram corrigidos.

fixação se faz com pequenas placas ou com fios metálicos (Fig. 32.39C). Em presença de qualquer defeito metafisário residual, o paciente deverá receber um enxerto ósseo.

Marx e Axelrod relataram sua experiência com uma primeira série de quatro pacientes tratados com osteotomia intra-articular, tendo obtido resultados excelentes e bons, uma força de preensão média de 86% e inexistência de evolução da artrose numa média de 23 meses após a cirurgia. Os autores concluíram que a osteotomia intra-articular era o tratamento de escolha para a consolidação viciosa intra-articular.[242] Mais recentemente, foram publicadas séries com maior número de pacientes. Os dois estudos informaram melhoras significativas nas amplitudes de movimento e nas forças de preensão; um dos estudos[44] obteve um escore DASH de 11; no outro estudo,[302] foram obtidos 19 de 23 resultados bons ou excelentes. Os autores desse segundo estudo concluíram que, com esse procedimento, era raro conseguir um funcionamento normal, mas que se poderia obter um funcionamento útil.

Procedimentos no lado ulnar. Contamos com vários procedimentos no lado ulnar, variando desde a hemiartroplastia excisional da ARUD até uma excisão do terço distal da ulna, com ou sem substituição.[116] Procedimentos no lado ulnar estão indicados para casos de dor persistente, contratura rotacional ou instabilidade da ARUD, e podem ser realizados juntamente com a osteotomia radial distal, em um futuro estágio, ou isoladamente se não ocorreu consolidação viciosa do terço distal do rádio. Em seguida a uma osteotomia radial distal, o cirurgião sempre deverá avaliar a amplitude de rotação do antebraço. Se a rotação permanecer significativamente comprometida, então o cirurgião deverá considerar a realização de um procedimento no lado ulnar.

Procedimento de Bower. Trata-se de uma artroplastia de hemirressecção da ARUD com interposição; essa técnica está indicada para casos de ARUD sintomática sem variância ulnar positiva. A técnica envolve a excisão de uma parte substancial da cabeça da ulna, com preservação do estiloide ulnar, do CFCT e de uma coluna ulnar da cortical intacta. O procedimento de Bower tem a vantagem de preservar a conexão entre a coluna ulnar e o rádio, deixando um apoio no lado ulnar do carpo, a partir do estiloide ulnar e do CFCT. Para que se obtenha máximo benefício, o CFCT deve estar intacto e, além disso, uma quantidade suficiente de osso deve ser excisada. O procedimento não obterá sucesso nos casos em que haja encurtamento do rádio, pois a ressecção da cabeça da ulna permite alguma convergência radiulnar, o que pode causar colisão ulnocarpal. Nessa situação, o procedimento deve ser combinado com encurtamento ulnar.[37]

Em geral, os resultados do procedimento de Bower são descritos para lesões mistas, e não especificamente para fraturas do terço distal do rádio. Os autores costumam relatar melhora na dor, na função e na satisfação do paciente.[37,287]

Procedimento de Sauvé-Kapandji. O procedimento de Sauvé-Kapandji também preserva o suporte do lado ulnar da articulação radiocarpal, com preservação da cabeça da ulna e sua fusão à incisura sigmoide por meio de parafusos (Fig. 32.40). Para recuperar a rotação, um segmento da ulna é excisado ao nível do colo da ulna. Caso haja encurtamento do rádio, a cabeça da ulna deverá ser alinhada com a incisura sigmoide, antes da fusão. Haverá necessidade de excisar osso suficiente para evitar a consolidação da osteotomia, mas esse procedimento deverá ser pesado contra o risco de instabilidade do coto, caso a excisão seja excessiva. Recomenda-se 10 a 15 mm de excisão, juntamente com qualquer variância ulnar positiva presente.[49,75,123,361]

Em geral, os especialistas concordam que o resultado desse procedimento é a melhora da dor e da função, mas não de maneira previsível. George et al.[123] informaram ter obtido escores DASH de 23, variando de 0 a 60, 4 anos em média após a operação. A rotação é confiavelmente restaurada ou melhorada; mas em alguns casos a dor persiste, com sintomas de cliques ou de instabilidade no local da osteotomia.[49,123,361] Muito poucos pacientes conseguem retornar aos empregos que tinham antes da lesão, especialmente nos casos de trabalhadores manuais.[49,361] Deve-se ter em mente que esta é uma técnica de salvação e que talvez não restaure um punho indolor.

Procedimento de Darrach. O procedimento de Darrach consiste na excisão da extremidade distal da ulna; essa técnica foi descrita originalmente para a consolidação viciosa do terço distal do rádio por William Darrach em 1912. O nível recomendado para a excisão é a extremidade proximal da incisura sigmoide.[123,247] Foram informados resultados confusos, em que o principal problema é a convergência radiulnar, que ocorre com a perda do suporte na ARUD e causa indentações no rádio ao nível do coto.[27] George et al.[123] informaram ter obtido um escore DASH médio de 23 em seguida ao procedimento de Darrach, com variação entre 4 e 61. Grawe et al.[132] examinaram 27 pacientes durante longos períodos, tendo obtido um escore médio de 17 com a aplicação do instrumento QuickDASH. A amplitude de rotação é confiavelmente restaurada.[123,132,258]

Dois estudos compararam o procedimento de Darrach com o procedimento de Sauvé-Kapandji; um desses estudos também incluiu o procedimento de Bower. Minami et al.[258] verificaram que os pacientes tiveram alívio significativamente menor da dor, deterioração na força de preensão e menor número de retornos ao trabalho depois de terem sido tratados com o procedimento de Darrach, em comparação com os procedimentos de Sauvé-Kapandji e de Bower, com aumento da instabilidade do punho, embora esses autores tenham reconhecido que o grupo tratado com o procedimento de Darrach pertencia a uma faixa etária mais idosa. George et al.[123] não observaram diferenças significativas entre os procedimentos de Darrach e de Sauvé-Kapandji em pacientes mais jovens. Em geral, recomenda-se que o procedimento de Darrach fique reservado para pacientes mais idosos e frágeis.

Encurtamento da ulna. Há indicação de encurtamento da ulna em casos com impacto ulnocarpal sintomática em seguida a uma fratura do terço distal do rádio, a razão mais comum para uma variância ulnar positiva.[116] No caso de ocorrer concomitantemente uma consolidação viciosa angular do rádio, então será possível restaurar até 7 mm do comprimento desse osso com uma osteotomia radial distal; mas se houver necessidade de corrigir discrepâncias de comprimento maiores, terá que ser feito um encurtamento da ulna. Se o rádio sofreu encurtamento sem deformidade angular, um procedimento isolado para encurtamento de ulna será o procedimento de escolha. Nos casos com alteração degenerativa evidente na ARUD, talvez haja necessidade de acrescentar um procedimento de Bower.

A osteotomia de encurtamento da ulna é realizada com cortes transversais paralelos, um corte em degrau ou uma osteotomia oblíqua. A osteotomia transversal é o método mais simples, mas depende do uso de um dispositivo de compressão para estabilização da osteotomia durante a aplicação da placa.[116] O tratamento prossegue com uma osteossíntese por placa de compressão (Fig. 32.41). Se a placa estiver firme, não haverá necessidade de imobilização.

Foi informado que, na maioria dos casos, o encurtamento da ulna resulta em satisfação do paciente;[113] em um estudo, os escores QuickDASH melhoraram de 43 no pré-operatório para 11 no pós-operatório em uma média de quase 3 anos após a cirurgia.[349] A técnica exibe baixo percentual de complicações; a mais comum é a pseudartrose. As osteotomias em degrau e oblíqua são mais complexas e foram inicialmente propostas com o objetivo de reduzir o percentual de pseudartroses, mas esse benefício ainda não foi demonstrado.[113]

Substituição da cabeça da ulna. A substituição da cabeça da ulna em seguida a uma fratura do terço distal do rádio é um procedimento de salvação que normalmente fica reservado para casos de colisão radiulnar dolorosa que não foram resolvidos com o procedimento de Darrach ou de Sauvé-Kapandji. A restauração da estabilidade com a prótese dependerá da disponibilidade de tecidos moles adequados para a estabilização da cabeça do implante na incisura sigmoide. Antes da substituição, deve-se corrigir a consolidação viciosa radial distal. Tanto os resultados no curto prazo como os

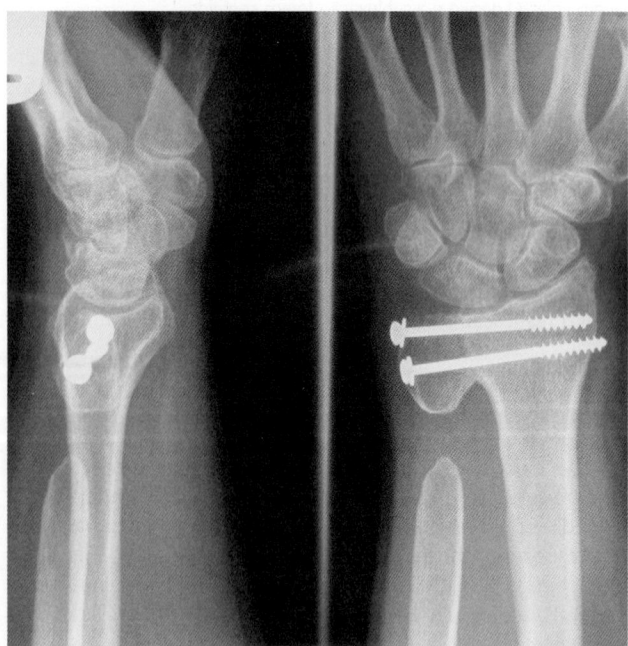

FIGURA 32.40 Procedimento de Sauvé-Kapandji.

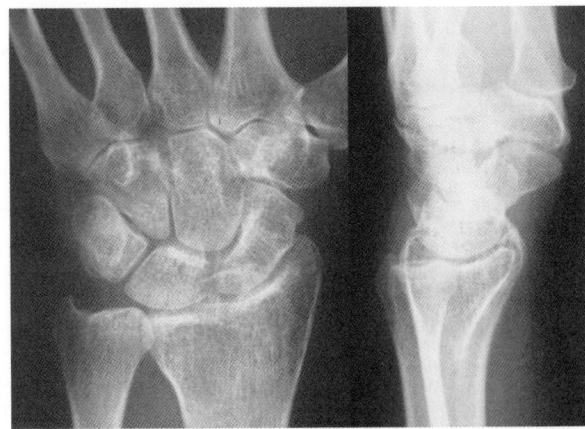 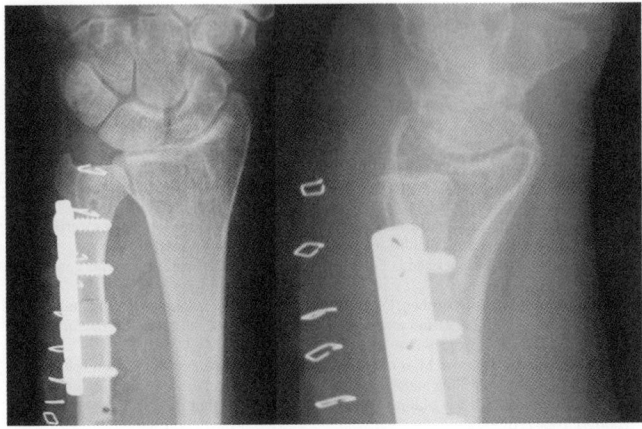

FIGURA 32.41 Uma fratura do terço distal do rádio consolidou sem deformidade angular, mas com encurtamento do rádio (**A**). Nessa situação, foi realizado um procedimento isolado de encurtamento ulnar, empregando uma secção transversal e uma placa com quatro orifícios (**B**). A relação radiulnar normal foi restaurada.

resultados no longo prazo são animadores, com restauração de uma estabilidade duradoura e com poucas complicações.[376,397]

Pseudartrose

É rara a ocorrência de pseudartrose no terço distal do rádio; sua incidência fica bem abaixo de 1% das fraturas,[21] e essa complicação pode ocorrer em presença de uma extensa cominuição metafisária.[292] O diagnóstico fica estabelecido em presença de dor contínua e de aumento da deformidade. Em geral, a pseudartrose é tratada com osteossíntese por placa e com aplicação de enxerto ósseo; a maioria das pseudartroses responde satisfatoriamente a essa estratégia, mesmo no caso de pequenos fragmentos distais.[89,292,293] A fusão do punho deve ficar reservada para casos em que a osteossíntese por placa e o enxerto ósseo não obtiveram sucesso.

Síndrome da dor regional complexa (SDRC)

SDRC é uma complicação grave e frequentemente debilitante de uma série de lesões; contudo, esse problema é observado mais amiúde em pacientes que sofreram fratura do terço distal do rádio. Sua etiologia é desconhecida; a SDRC caracteriza-se por vários sintomas e sinais, por exemplo, dor, inchaço, alteração da cor e da temperatura e contratura articular. O Capítulo 25 estuda com detalhes esse tópico.

CONTROVÉRSIAS E RUMOS FUTUROS

A fratura do terço distal do rádio continua a ser a fratura mais comumente tratada pelos cirurgiões traumato-ortopédicos, mas apesar disso, não se chegou ainda a um consenso sobre o tratamento dos casos mais complexos com instabilidade metafisária ou com desvio intra-articular. Há necessidade de mais estudos para que se possa definir com maior precisão aqueles casos que devem ser tratados cirurgicamente. É essencial que o viés em favor da cirurgia seja eliminado de nossos estudos e que os autores se concentrem nos benefícios para seus pacientes.

Ao longo da década vindoura, o aspecto mais desafiador das fraturas do terço distal do rádio será o número crescente de pacientes idosos que se apresentarão com a lesão. Para que possamos enfrentar esse desafio, as futuras pesquisas devem se concentrar na definição daqueles pacientes idosos que serão beneficiados com um tratamento mais invasivo.

REFERÊNCIAS BIBLIOGRÁFICAS

1. Abbaszadegan H, Jonsson U. Regional anesthesia preferable for Colles' fracture. Controlled comparison with local anesthesia. *Acta Orthop Scand.* 1990;61:348–349.
2. Abramo A, Kopylov P, Geijer M, et al. Open reduction and internal fixation compared to closed reduction and external fixation in distal radial fractures: a randomized study of 50 patients. *Acta Orthop.* 2009;80:478–485.
3. Adams BD. Effects of radial deformity on distal radioulnar joint mechanics. *J Hand Surg Am.* 1993;18:492–498.
4. Agee JM. Distal radius fractures. Multiplanar ligamentotaxis. *Hand Clin.* 1993;9:577–585.
5. Aggarwal AK, Nagi ON. Open reduction and internal fixation of volar Barton's fractures: a prospective study. *J Orthop Surg (Hong Kong).* 2004;12:230–234.
6. Ahlborg HG, Josefsson PO. Pin-tract complications in external fixation of fractures of the distal radius. *Acta Orthop Scand.* 1999;70:116–118.
7. Ahmed LA, Schirmer H, Bjornerem A, et al. The gender- and age-specific 10-year and lifetime absolute fracture risk in Tromso, Norway. *Eur J Epidemiol.* 2009;24:441–448.
8. Aktekin CN, Altay M, Gursoy Z, et al. Comparison between external fixation and cast treatment in the management of distal radius fractures in patients aged 65 years and older. *J Hand Surg Am.* 2010;35:736–742.
9. Allain J, le GP, Le MS, et al. Trans-styloid fixation of fractures of the distal radius. A prospective randomized comparison between 6- and 1-week postoperative immobilization in 60 fractures. *Acta Orthop Scand.* 1999;70:119–123.
10. Amorosa LF, Vitale MA, Brown S, et al. A functional outcomes survey of elderly patients who sustained distal radius fractures. *Hand (N Y).* 2011;6:260–267.
11. Andersen DJ, Blair WF, Steyers CM Jr, et al. Classification of distal radius fractures: an analysis of interobserver reliability and intraobserver reproducibility. *J Hand Surg Am.* 1996;21:574–582.
12. Andersen JK, Hogh A, Gantov J, et al. Colles' fracture treated with non-bridging external fixation: a 1-year follow-up. *J Hand Surg Eur Vol.* 2009;34:475–478.
13. Anderson R, O'Neil G. Comminuted fractures of the distal end of the radius. *Surg Gynaecol Obstet.* 1944;738:434–440.
14. Anzarut A, Johnson JA, Rowe BH, et al. Radiologic and patient-reported functional outcomes in an elderly cohort with conservatively treated distal radius fractures. *J Hand Surg Am.* 2004;29:1121–1127.
15. Aro H, Koivunen T, Katevuo K, et al. Late compression neuropathies after Colles' fractures. *Clin Orthop Relat Res.* 1988;217–225.
16. Arora R, Lutz M, Deml C, et al. A prospective randomized trial comparing nonoperative treatment with volar locking plate fixation for displaced and unstable distal radial fractures in patients sixty-five years of age and older. *J Bone Joint Surg Am.* 2011;93:2146–2153.
17. Arora R, Lutz M, Zimmermann R, et al. [Limits of palmar locking-plate osteosynthesis of unstable distal radius fractures]. *Handchir Mikrochir Plast Chir.* 2007;39:34–41.
18. Asadollahi S, Keith PP. Flexor tendon injuries following plate fixation of distal radius fractures: a systematic review of the literature. *J Orthop Traumatol.* 2013;14:227–234.
19. Atroshi I, Brogren E, Larsson GU, et al. Wrist-bridging versus non-bridging external fixation for displaced distal radius fractures: a randomized assessor-blind clinical trial of 38 patients followed for 1 year. *Acta Orthop.* 2006;77:445–453.
20. Azzopardi T, Ehrendorfer S, Coulton T, et al. Unstable extra-articular fractures of the distal radius: a prospective, randomised study of immobilisation in a cast versus supplementary percutaneous pinning. *J Bone Joint Surg Br.* 2005;87:837–840.
21. Bacorn RW, Kurtzke JF. Colles' fracture; a study of two thousand cases from the New York State Workmen's Compensation Board. *J Bone Joint Surg Am.* 1953;35-A:643–658.
22. Baillon R, Gris M, Tollet P, et al. [Corrective osteotomy using Hoffmann II external fixators for extra-auricular malunion of the distal radius]. *Acta Orthop Belg.* 2001;67:500–504.
23. Baratz ME, Des JJ, Anderson DD, et al. Displaced intra-articular fractures of the distal radius: the effect of fracture displacement on contact stresses in a cadaver model. *J Hand Surg Am.* 1996;21:183–188.
24. Barton JR. Views and treatment of an important injury of the wrist. *Medi Examiner.* 1838;1:365–368.
25. Batra S, Gupta A. The effect of fracture-related factors on the functional outcome at 1 year in distal radius fractures. *Injury.* 2002;33:499–502.
26. Beck C III. Fracture of the carpal end of the radius, with fissure or fracture of the lower end of the ulna, and other associated injuries. *Ann Surg.* 1901;34:249–267.
27. Bell MJ, Hill RJ, McMurtry RY. Ulnar impingement syndrome. *J Bone Joint Surg Br.* 1985;67:126–129.

28. Bengner U, Johnell O. Increasing incidence of forearm fractures. A comparison of epidemiologic patterns 25 years apart. *Acta Orthop Scand.* 1985;56:158–160.
29. Beumer A, McQueen MM. Fractures of the distal radius in low-demand elderly patients: closed reduction of no value in 53 of 60 wrists. *Acta Orthop Scand.* 2003;74:98–100.
30. Bickerstaff DR, Bell MJ. Carpal malalignment in Colles' fractures. *J Hand Surg Br.* 1989; 14:155–160.
31. Bienek T, Kusz D, Cielinski L. Peripheral nerve compression neuropathy after fractures of the distal radius. *J Hand Surg Br.* 2006;31:256–260.
32. Bini A, Surace MF, Pilato G. Complex articular fractures of the distal radius: the role of closed reduction and external fixation. *J Hand Surg Eur Vol.* 2008;33:305–310.
33. Biyani A. Over-distraction of the radio-carpal and mid-carpal joints following external fixation of comminuted distal radial fractures. *J Hand Surg Br.* 1993;18:506–510.
34. Biyani A, Simison AJ, Klenerman L. Fractures of the distal radius and ulna. *J Hand Surg Br.* 1995;20:357–364.
35. Bolmers A, Luiten WE, Doornberg JN, et al. A comparison of the long-term outcome of partial articular (AO Type B) and complete articular (AO Type C) distal radius fractures. *J Hand Surg Am.* 2013;38:753–759.
36. Bong MR, Egol KA, Leibman M, et al. A comparison of immediate postreduction splinting constructs for controlling initial displacement of fractures of the distal radius: a prospective randomized study of long-arm versus short-arm splinting. *J Hand Surg Am.* 2006;31:766–770.
37. Bowers WH. Distal radioulnar joint arthroplasty. Current concepts. *Clin Orthop Relat Res.* 1992;275:104–109.
38. Brady O, Rice J, Nicholson P, et al. The unstable distal radial fracture one year post Kapandji intrafocal pinning. *Injury.* 1999;30:251–255.
39. Braun RM, Gellman H. Dorsal pin placement and external fixation for correction of dorsal tilt in fractures of the distal radius. *J Hand Surg Am.* 1994;19:653–655.
40. Brogren E, Hofer M, Petranek M, et al. Relationship between distal radius fracture malunion and arm-related disability: a prospective population-based cohort study with 1-year follow-up. *BMC Musculoskelet Disord.* 2011;12:9.
41. Brogren E, Petranek M, Atroshi I. Incidence and characteristics of distal radius fractures in a southern Swedish region. *BMC Musculoskelet Disord.* 2007;8:48.
42. Brown JN, Bell MJ. Distal radial osteotomy for malunion of wrist fractures in young patients. *J Hand Surg Br.* 1994;19:589–593.
43. Buhr AJ, Cooke AM. Fracture patterns. *Lancet.* 1959;1:531–536.
44. Buijze GA, Prommersberger KJ, Gonzalez del PJ, et al. Corrective osteotomy for combined intra- and extra-articular distal radius malunion. *J Hand Surg Am.* 2012;37:2041–2049.
45. Buijze GA, Ring D. Clinical impact of United versus nonunited fractures of the proximal half of the ulnar styloid following volar plate fixation of the distal radius. *J Hand Surg Am.* 2010;35:223–227.
46. Capo JT, Accousti K, Jacob G, et al. The effect of rotational malalignment on X-rays of the wrist. *J Hand Surg Eur Vol.* 2009;34:166–172.
47. Capo JT, Hashem J, Orillaza NS, et al. Treatment of extra-articular distal radial malunions with an intramedullary implant. *J Hand Surg Am.* 2010;35:892–899.
48. Capo JT, Rossy W, Henry P, et al. External fixation of distal radius fractures: effect of distraction and duration. *J Hand Surg Am.* 2009;34:1605–1611.
49. Carter PB, Stuart PR. The Sauve-Kapandji procedure for post-traumatic disorders of the distal radio-ulnar joint. *J Bone Joint Surg Br.* 2000;82:1013–1038.
50. Catalano LW III, Cole RJ, Gelberman RH, et al. Displaced intra-articular fractures of the distal aspect of the radius. Long-term results in young adults after open reduction and internal fixation. *J Bone Joint Surg Am.* 1997;79:1290–1302.
51. Cha SM, Shin HD, Kim KC, et al. Treatment of unstable distal ulna fractures associated with distal radius fractures in patients 65 years and older. *J Hand Surg Am.* 2012;37:2481–2487.
52. Chang HC, Poh SY, Seah SC, et al. Fragment-specific fracture fixation and double-column plating of unstable distal radial fractures using AO mini-fragment implants and Kirschner wires. *Injury.* 2007;38:1259–1267.
53. Changulani M, Okonkwo U, Keswani T, et al. Outcome evaluation measures for wrist and hand: which one to choose? *Int Orthop.* 2008;32:1–6.
54. Checketts RG. Pin track infections and the principles of pin track care. In: DeBastiani A, Apley GA, Goldberg DE, eds. *Orthofix External Fixation in Trauma and Orthopaedics.* Berlin: Springer; 2000:97–103.
55. Chen CE, Juhn RJ, Ko JY. Treatment of distal radius fractures with percutaneous pinning and pin-in-plaster. *Hand (N Y).* 2008;3:245–250.
56. Chia B, Catalano LW III, Glickel SZ, et al. Percutaneous pinning of distal radius fractures: an anatomic study demonstrating the proximity of K-wires to structures at risk. *J Hand Surg Am.* 2009;34:1014–1020.
57. Christensen OM, Christiansen TC, Krasheninnikoff M, et al. Plaster cast compared with bridging external fixation for distal radius fractures of the Colles' type. *Int Orthop.* 2001;24:358–360.
58. Chung KC, Kotsis SV, Kim HM. Predictors of functional outcomes after surgical treatment of distal radius fractures. *J Hand Surg Am.* 2007;32:76–83.
59. Chung KC, Shauver MJ, Birkmeyer JD. Trends in the United States in the treatment of distal radial fractures in the elderly. *J Bone Joint Surg Am.* 2009;91:1868–1873.
60. Chung KC, Shauver MJ, Yin H, et al. Variations in the use of internal fixation for distal radial fracture in the United States medicare population. *J Bone Joint Surg Am.* 2011;93:2154–2162.
61. Chung KC, Squitieri L, Kim HM. Comparative outcomes study using the volar locking plating system for distal radius fractures in both young adults and adults older than 60 years. *J Hand Surg Am.* 2008;33:809–819.
62. Chung KC, Watt AJ, Kotsis SV, et al. Treatment of unstable distal radial fractures with the volar locking plating system. *J Bone Joint Surg Am.* 2006;88:2687–2694.
63. Clarke AC, Spencer RF. Ulnar nerve palsy following fractures of the distal radius: clinical and anatomical studies. *J Hand Surg Br.* 1991;16:438–440.
64. Clayton RA, Gaston MS, Ralston SH, et al. Association between decreased bone mineral density and severity of distal radial fractures. *J Bone Joint Surg Am.* 2009;91:613–619.
65. Cobb AG, Houghton GR. Local anaesthetic infiltration versus Bier's block for Colles' fractures. *Br Med J (Clin Res Ed).* 1985;291:1683–1684.
66. Colles A. On the fracture of the carpal extremity of the radius. Edinb Med Surg J. 1814; 10:181. *Clin Orthop Relat Res.* 2006;445:5–7.
67. Cooley H, Jones G. A population-based study of fracture incidence in southern Tasmania: lifetime fracture risk and evidence for geographic variations within the same country. *Osteoporos Int.* 2001;12:124–130.
68. Cooney WP, Bussey R, Dobyns JH, et al. Difficult wrist fractures. Perilunate fracture-dislocations of the wrist. *Clin Orthop Relat Res.* 1987;136–147.
69. Cooney WP III, Dobyns JH, Linscheid RL. Complications of Colles' fractures. *J Bone Joint Surg Am.* 1980;62:613–619.
70. Cotton FJ III. The pathology of fracture of the lower extremity of the radius. *Ann Surg.* 1900;32:194–218.
71. Cotton FJ VIII. The pathology of fracture of the lower extremity of the radius. *Ann Surg.* 1900;32:388–415.
72. Court-Brown CM, Aitken S, Hamilton TW, et al. Nonoperative fracture treatment in the modern era. *J Trauma.* 2010;69:699–707.
73. Court-Brown CM, Caesar B. Epidemiology of adult fractures: A review. *Injury.* 2006;37: 691–697.
74. Cummings SR, Black DM, Rubin SM. Lifetime risks of hip, Colles', or vertebral fracture and coronary heart disease among white postmenopausal women. *Arch Intern Med.* 1989;149:2445–2448.
75. Daecke W, Martini AK, Schneider S, et al. Amount of ulnar resection is a predictive factor for ulnar instability problems after the Sauve-Kapandji procedure: a retrospective study of 44 patients followed for 1-13 years. *Acta Orthop.* 2006;77:290–297.
76. Davis TR, Buchanan JM. A controlled prospective study of early mobilization of minimally displaced fractures of the distal radial metaphysis. *Injury.* 1987;18:283–285.
77. Day CS, Kamath AF, Makhni E, et al. "Sandwich" plating for intra-articular distal radius fractures with volar and dorsal metaphyseal comminution. *Hand (N Y).* 2008;3:47–54.
78. De Smet L. The IBOM questionnaire and score in the evaluation of hand and wrist disorders. *Acta Orthop Belg.* 2008;74:575–581.
79. Dennison DG. Open reduction and internal locked fixation of unstable distal ulna fractures with concomitant distal radius fracture. *J Hand Surg Am.* 2007;32:801–805.
80. Dias JJ, Wray CC, Jones JM, et al. The value of early mobilisation in the treatment of Colles' fractures. *J Bone Joint Surg Br.* 1987;69:463–467.
81. Diaz-Garcia RJ, Oda T, Shauver MJ, et al. A systematic review of outcomes and complications of treating unstable distal radius fractures in the elderly. *J Hand Surg Am.* 2011;36:824–835.
82. Dicpinigaitis P, Wolinsky P, Hiebert R, et al. Can external fixation maintain reduction after distal radius fractures? *J Trauma.* 2004;57:845–850.
83. Doi K, Hattori Y, Otsuka K, et al. Intra-articular fractures of the distal aspect of the radius: arthroscopically assisted reduction compared with open reduction and internal fixation. *J Bone Joint Surg Am.* 1999;81:1093–1110.
84. Dowling JJ, Sawyer B Jr. Comminuted Colles' fractures. Evaluation of a method of treatment. *J Bone Joint Surg Am.* 1961;43-A:657–668.
85. Drobetz H, Kutscha-Lissberg E. Osteosynthesis of distal radial fractures with a volar locking screw plate system. *Int Orthop.* 2003;27:1–6.
86. Dupuytren G. *On the Injuries and Diseases of Bones.* 2012:119–120. Available from: http://books.google.co.uk/books/about/On_the_injuries_and_diseases_of_bones.html?id=2X-YFAAAAQAAJ&redir_esc=y
87. Dyer G, Lozano-Calderon S, Gannon C, et al. Predictors of acute carpal tunnel syndrome associated with fracture of the distal radius. *J Hand Surg Am.* 2008;33:1309–1313.
88. Earnshaw SA, Aladin A, Surendran S, et al. Closed reduction of colles fractures: comparison of manual manipulation and finger-trap traction: a prospective, randomized study. *J Bone Joint Surg Am.* 2002;84-A:354–358.
89. Eglseder WA Jr, Elliott MJ. Nonunions of the distal radius. *Am J Orthop (Belle Mead NJ).* 2002;31:259–262.
90. Egol K, Walsh M, Tejwani N, et al. Bridging external fixation and supplementary Kirschner-wire fixation versus volar locked plating for unstable fractures of the distal radius: a randomised, prospective trial. *J Bone Joint Surg Br.* 2008;90:1214–1221.
91. Egol KA, Paksima N, Puopolo S, et al. Treatment of external fixation pins about the wrist: a prospective, randomized trial. *J Bone Joint Surg Am.* 2006;88:349–354.
92. Egol KA, Walsh M, Romo-Cardoso S, et al. Distal radial fractures in the elderly: operative compared with nonoperative treatment. *J Bone Joint Surg Am.* 2010;92:1851–1857.
93. Ellis J. Smith's and Barton's fractures. A method of treatment. *J Bone Joint Surg Br.* 1965;47:724–727.
94. Emmett JE, Breck LW. A review and analysis of 11,000 fractures seen in a private practice of orthopaedic surgery, 1937-1956. *J Bone Joint Surg Am.* 1958;40-A:1169–1175.
95. Esposito J, Schemitsch EH, Saccone M, et al. External fixation versus open reduction with plate fixation for distal radius fractures: a meta-analysis of randomised controlled trials. *Injury.* 2013;44:409–416.
96. Fanuele J, Koval KJ, Lurie J, et al. Distal radial fracture treatment: what you get may depend on your age and address. *J Bone Joint Surg Am.* 2009;91:1313-9.
97. Fernandez DL, Jupiter JB. *Epidemiology, Mechanism, Classification. Fractures of the distal radius.* 1st ed. New York, NY: Springer-Verlag; 1996:23–52.
98. Figl M, Weninger P, Liska M, et al. Volar fixed-angle plate osteosynthesis of unstable distal radius fractures: 12 months results. *Arch Orthop Trauma Surg.* 2009;129:661–669.
99. Finsen V, Rod O, Rod K, et al. The relationship between displacement and clinical outcome after distal radius (Colles') fracture. *J Hand Surg Eur Vol.* 2013;38:116–126.
100. Fischer T, Koch P, Saager C, et al. The radio-radial external fixator in the treatment of fractures of the distal radius. *J Hand Surg Br.* 1999;24:604–609.
101. Fitzpatrick SK, Casemyr NE, Zurakowski D, et al. The effect of osteoporosis on outcomes of operatively treated distal radius fractures. *J Hand Surg Am.* 2012;37:2027–2034.
102. Flinkkila T, Raatikainen T, Hamalainen M. AO and Frykman's classifications of Colles' fracture. No prognostic value in 652 patients evaluated after 5 years. *Acta Orthop Scand.* 1998;69:77–81.
103. Flinkkila T, Raatikainen T, Kaarela O, et al. Corrective osteotomy for malunion of the distal radius. *Arch Orthop Trauma Surg.* 2000;120:23–26.
104. Flinkkila T, Ristiniemi J, Hyvonen P, et al. Nonbridging external fixation in the treatment of unstable fractures of the distal forearm. *Arch Orthop Trauma Surg.* 2003;123:349–352.
105. Flinkkila T, Sirnio K, Hippi M, et al. Epidemiology and seasonal variation of distal radius fractures in Oulu, Finland. *Osteoporos Int.* 2011;22:2307–3212.
106. Foldhazy Z, Tornkvist H, Elmstedt E, et al. Long-term outcome of nonsurgically treated distal radius fractures. *J Hand Surg Am.* 2007;32:1374–1384.

107. Forgon M, Mammel E. [External fixator application in the therapy of radius fractures disposed to redislocation "in loco typico" (author's transl)]. *Magy Traumatol Orthop Helyreallito Seb.* 1982;25:63–71.
108. Forward DP, Davis TR, Sithole JS. Do young patients with malunited fractures of the distal radius inevitably develop symptomatic post-traumatic osteoarthritis? *J Bone Joint Surg Br.* 2008;90:629–637.
109. Forward DP, Lindau TR, Melsom DS. Intercarpal ligament injuries associated with fractures of the distal part of the radius. *J Bone Joint Surg Am.* 2007;89:2334–2340.
110. Foster BJ, Bindra RR. Intrafocal pin plate fixation of distal ulna fractures associated with distal radius fractures. *J Hand Surg Am.* 2012;37:356–359.
111. Franck WM, Dahlen C, Amlang M, et al. [Distal radius fracture–is non-bridging articular external fixator a therapeutic alternative? A prospective randomized study]. *Unfallchirurg.* 2000;103:826–833.
112. Freeland AE, Sud V, Jemison DM. Early wrist arthrodesis for irreparable intra-articular distal radial fractures. *Hand Surg.* 2000;5:113–118.
113. Fricker R, Pfeiffer KM, Troeger H. Ulnar shortening osteotomy in posttraumatic ulnar impaction syndrome. *Arch Orthop Trauma Surg.* 1996;115:158–161.
114. Frykman G. Fracture of the distal radius including sequelae–shoulder-hand-finger syndrome, disturbance in the distal radio-ulnar joint and impairment of nerve function. A clinical and experimental study. *Acta Orthop Scand.* 1967;108(suppl).
115. Fujitani R, Omokawa S, Akahane M, et al. Predictors of distal radioulnar joint instability in distal radius fractures. *J Hand Surg Am.* 2011;36:1919–1925.
116. Gaebler C, McQueen MM. Ulnar procedures for post-traumatic disorders of the distal radioulnar joint. *Injury.* 2003;34:47–59.
117. Gartland JJ Jr, Werley CW. Evaluation of healed Colles' fractures. *J Bone Joint Surg Am.* 1951;33-A:895–907.
118. Gavaskar AS, Muthukumar S, Chowdary N. Fragment-specific fixation for complex intra-articular fractures of the distal radius: results of a prospective single-centre trial. *J Hand Surg Eur Vol.* 2012;37:765–771.
119. Gay RE, Amadio PC, Johnson JC. Comparative responsiveness of the disabilities of the arm, shoulder, and hand, the carpal tunnel questionnaire, and the SF-36 to clinical change after carpal tunnel release. *J Hand Surg Am.* 2003;28:250–254.
120. Geissler WB, Fernandez DL. Percutaneous and limited open reduction of the articular surface of the distal radius. *J Orthop Trauma.* 1991;5:255–264.
121. Geissler WB, Freeland AE, Savoie FH, et al. Intracarpal soft-tissue lesions associated with an intra-articular fracture of the distal end of the radius. *J Bone Joint Surg Am.* 1996;78:357–365.
122. Gelberman RH, Szabo RM, Mortensen WW. Carpal tunnel pressures and wrist position in patients with Colles' fractures. *J Trauma.* 1984;24:747–749.
123. George MS, Kiefhaber TR, Stern PJ. The Sauve-Kapandji procedure and the Darrach procedure for distal radio-ulnar joint dysfunction after Colles' fracture. *J Hand Surg Br.* 2004;29:608–613.
124. Giannoudis PV, Tzioupis C, Papathanassopoulos A, et al. Articular step-off and risk of post-traumatic osteoarthritis. Evidence today. *Injury.* 2010;41:986–995.
125. Giessler GA, Przybilski M, Germann G, et al. Early free active versus dynamic extension splinting after extensor indicis proprius tendon transfer to restore thumb extension: a prospective randomized study. *J Hand Surg Am.* 2008;33:864–868.
126. Ginn TA, Ruch DS, Yang CC, et al. Use of a distraction plate for distal radial fractures with metaphyseal and diaphyseal comminution. Surgical technique. *J Bone Joint Surg Am.* 2006;88(Suppl 1 Pt 1):29–36.
127. Graafmans WC, Ooms ME, Bezemer PD, et al. Different risk profiles for hip fractures and distal forearm fractures: a prospective study. *Osteoporos Int.* 1996;6:427–431.
128. Gradl G, Gradl G, Wendt M, et al. Non-bridging external fixation employing multiplanar K-wires versus volar locked plating for dorsally displaced fractures of the distal radius. *Arch Orthop Trauma Surg.* 2013;133:595–602.
129. Grafstein E, Stenstrom R, Christenson J, et al. A prospective randomized controlled trial comparing circumferential casting and splinting in displaced Colles fractures. *CJEM.* 2010;12:192–200.
130. Graham CA, Gibson AJ, Goutcher CM, et al. Anaesthesia for the management of distal radius fractures in adults in Scottish hospitals. *Eur J Emerg Med.* 1997;4:210–212.
131. Gravier R, Flecher X, Parratte S, et al. [Trans-styloid and intrafocal pinning for extra-articular extension fractures of the distal radius: prospective randomized postoperative comparison with simple intra-focal pinning]. *Rev Chir Orthop Reparatrice Appar Mot.* 2006;92:657–662.
132. Grawe B, Heincelman C, Stern P. Functional results of the Darrach procedure: a long-term outcome study. *J Hand Surg Am.* 2012;37:2475–2480.
133. Grechenig W, Peicha G, Fellinger M. Primary ulnar head prosthesis for the treatment of an irreparable ulnar head fracture dislocation. *J Hand Surg Br.* 2001;26:269–271.
134. Green DP, O'Brien ET. Open reduction of carpal dislocations: indications and operative techniques. *J Hand Surg Am.* 1978;3:250–265.
135. Green DP, O'Brien ET. Classification and management of carpal dislocations. *Clin Orthop Relat Res.* 1980;149:55–72.
136. Grewal R, MacDermid JC. The risk of adverse outcomes in extra-articular distal radius fractures is increased with malalignment in patients of all ages but mitigated in older patients. *J Hand Surg Am.* 2007;32:962–970.
137. Grewal R, MacDermid JC, King GJ, et al. Open reduction internal fixation versus percutaneous pinning with external fixation of distal radius fractures: a prospective, randomized clinical trial. *J Hand Surg Am.* 2011;36:1899–1906.
138. Grewal R, MacDermid JC, Pope J, et al. Baseline predictors of pain and disability one year following extra-articular distal radius fractures. *Hand (N Y).* 2007;2:104–111.
139. Grewal R, Perey B, Wilmink M, et al. A randomized prospective study on the treatment of intra-articular distal radius fractures: open reduction and internal fixation with dorsal plating versus mini open reduction, percutaneous fixation, and external fixation. *J Hand Surg Am.* 2005;30:764–772.
140. Gruber G, Gruber K, Giessauf C, et al. Volar plate fixation of AO type C2 and C3 distal radius fractures, a single-center study of 55 patients. *J Orthop Trauma.* 2008;22:467–472.
141. Gummesson C, Ward MM, Atroshi I. The shortened disabilities of the arm, shoulder and hand questionnaire (QuickIBOM): validity and reliability based on responses within the full-length IBOM. *BMC Musculoskelet Disord.* 2006;7:44.
142. Gupta A. The treatment of Colles' fracture. Immobilisation with the wrist dorsiflexed. *J Bone Joint Surg Br.* 1991;73:312–315.
143. Gupta A, Batra S, Jain P, et al. Carpal alignment in distal radial fractures. *BMC Musculoskelet Disord.* 2002;3:14.
144. Habernek H, Weinstabl R, Fialka C, et al. Unstable distal radius fractures treated by modified Kirschner wire pinning: anatomic considerations, technique, and results. *J Trauma.* 1994;36:83–88.
145. Hakimi M, Jungbluth P, Windolf J, et al. Functional results and complications following locking palmar plating on the distal radius: a retrospective study. *J Hand Surg Eur Vol.* 2010;35:283–288.
146. Handoll HH, Vaghela MV, Madhok R. Percutaneous pinning for treating distal radial fractures in adults. *Cochrane Database Syst Rev.* 2007;CD006080.
147. Hargreaves DG, Drew SJ, Eckersley R. Kirschner wire pin tract infection rates: a randomized controlled trial between percutaneous and buried wires. *J Hand Surg Br.* 2004;29:374–376.
148. Harley BJ, Scharfenberger A, Beaupre LA, et al. Augmented external fixation versus percutaneous pinning and casting for unstable fractures of the distal radius–a prospective randomized trial. *J Hand Surg Am.* 2004;29:815–824.
149. Harness NG, Ring D, Zurakowski D, et al. The influence of three-dimensional computed tomography reconstructions on the characterization and treatment of distal radial fractures. *J Bone Joint Surg Am.* 2006;88:1315–1323.
150. Hauck RM, Skahen J III, Palmer AK. Classification and treatment of ulnar styloid nonunion. *J Hand Surg Am.* 1996;21:418-22.
151. Hayes AJ, Duffy PJ, McQueen MM. Bridging and non-bridging external fixation in the treatment of unstable fractures of the distal radius: a retrospective study of 588 patients. *Acta Orthop.* 2008;79:540–547.
152. Helal B, Chen SC, Iwegbu G. Rupture of the extensor pollicis longus tendon in undisplaced Colles' type of fracture. *Hand.* 1982;14:41–47.
153. Helm RH, Tonkin MA. The chauffeur's fracture: simple or complex? *J Hand Surg Br.* 1992;17:156–159.
154. Henry M. Immediate mobilisation following corrective osteotomy of distal radius malunions with cancellous graft and volar fixed angle plates. *J Hand Surg Eur Vol.* 2007;32:88–92.
155. Hershman SH, Immerman I, Bechtel C, et al. The effects of pronator quadratus repair on outcomes after volar plating of distal radius fractures. *J Orthop Trauma.* 2013;27:130–133.
156. Hirasawa Y, Katsumi Y, Akiyoshi T, et al. Clinical and microangiographic studies on rupture of the E.P.L. tendon after distal radial fractures. *J Hand Surg Br.* 1990;15:51–57.
157. Hogel F, Mair S, Eberle S, et al. Distal radius fracture fixation with volar locking plates and additional bone augmentation in osteoporotic bone: a biomechanical study in a cadaveric model. *Arch Orthop Trauma Surg.* 2013;133:51–57.
158. Hollevoet N, Verdonk R. Outcome of distal radius fractures in relation to bone mineral density. *Acta Orthop Belg.* 2003;69:510–514.
159. Horii E, Ohmachi T, Nakamura R. The primary Sauve-Kapandji procedure–for treatment of comminuted distal radius and ulnar fractures. *J Hand Surg Br.* 2005;30:60–66.
160. Horne JG, Devane P, Purdie G. A prospective randomized trial of external fixation and plaster cast immobilization in the treatment of distal radial fractures. *J Orthop Trauma.* 1990;4:30–34.
161. Hove LM. Delayed rupture of the thumb extensor tendon. A 5-year study of 18 consecutive cases. *Acta Orthop Scand.* 1994A;65:199–203.
162. Hove LM. Simultaneous scaphoid and distal radial fractures. *J Hand Surg Br.* 1994B; 19:384–388.
163. Hove LM, Krukhaug Y, Revheim K, et al. Dynamic compared with static external fixation of unstable fractures of the distal part of the radius: a prospective, randomized multicenter study. *J Bone Joint Surg Am.* 2010;92:1687–1696.
164. Howard PW, Stewart HD, Hind RE, et al. External fixation or plaster for severely displaced comminuted Colles' fractures? A prospective study of anatomical and functional results. *J Bone Joint Surg Br.* 1989;71:68–73.
165. Hudak PL, Amadio PC, Bombardier C. Development of an upper extremity outcome measure: the IBOM (disabilities of the arm, shoulder and hand) [corrected]. The Upper Extremity Collaborative Group (UECG). *Am J Ind Med.* 1996;29:602–608.
166. Ilyas AM. Intramedullary fixation of distal radius fractures. *J Hand Surg Am.* 2009; 34:341–346.
167. Itsubo T, Hayashi M, Uchiyama S, et al. Differential onset patterns and causes of carpal tunnel syndrome after distal radius fracture: a retrospective study of 105 wrists. *J Orthop Sci.* 2010;15:518–523.
168. Ivers RQ, Cumming RG, Mitchell P, et al. Risk factors for fractures of the wrist, shoulder and ankle: the Blue Mountains Eye Study. *Osteoporos Int.* 2002;13:513–518.
169. Jakob M, Rikli DA, Regazzoni P. Fractures of the distal radius treated by internal fixation and early function. A prospective study of 73 consecutive patients. *J Bone Joint Surg Br.* 2000;82:340–344.
170. Jaremko JL, Lambert RG, Rowe BH, et al. Do radiographic indices of distal radius fracture reduction predict outcomes in older adults receiving conservative treatment? *Clin Radiol.* 2007;62:65–72.
171. Jenkins NH, Jones DG, Johnson SR, et al. External fixation of Colles' fractures. An anatomical study. *J Bone Joint Surg Br.* 1987;69:207–211.
172. Jenkins NH, Jones DG, Mintowt-Czyz WJ. External fixation and recovery of function following fractures of the distal radius in young adults. *Injury.* 1988;19:235–238.
173. Jenkins NH, Mintowt-Czyz WJ. Mal-union and dysfunction in Colles' fracture. *J Hand Surg Br.* 1988;13:291–293.
174. Jeudy J, Steiger V, Boyer P, et al. Treatment of complex fractures of the distal radius: a prospective randomised comparison of external fixation 'versus' locked volar plating. *Injury.* 2012;43:174–179.
175. Johnson PG, Szabo RM. Angle measurements of the distal radius: a cadaver study. *Skeletal Radiol.* 1993;22:243–246.
176. Johnston GH, Friedman L, Kriegler JC. Computerized tomographic evaluation of acute distal radial fractures. *J Hand Surg [Am].* 1992;17:738–744.
177. Jupiter JB, Fernandez DL, Toh CL, et al. Operative treatment of volar intra-articular fractures of the distal end of the radius. *J Bone Joint Surg Am.* 1996;78:1817–1828.
178. Jupiter JB, Marent-Huber M. Operative management of distal radial fractures with 2.4-millimeter locking plates. A multicenter prospective case series. *J Bone Joint Surg Am.* 2009;91:55–65.
179. Jupiter JB, Ring D. A comparison of early and late reconstruction of malunited fractures of the distal end of the radius. *J Bone Joint Surg Am.* 1996;78:739–748.
180. Kaempffe FA, Walker KM. External fixation for distal radius fractures: effect of distraction on outcome. *Clin Orthop Relat Res.* 2000;380:220–225.

181. Kanis JA, Johnell O, Oden A, et al. Long-term risk of osteoporotic fracture in Malmo. *Osteoporos Int.* 2000;11:669–674.
182. Kapandji A. [Intra-focal pinning of fractures of the distal end of the radius 10 years later]. *Ann Chir Main.* 1987;6:57–63.
183. Kato N, Nemoto K, Arino H, et al. Ruptures of flexor tendons at the wrist as a complication of fracture of the distal radius. *Scand J Plast Reconstr Surg Hand Surg.* 2002;36:245–248.
184. Kazemian GH, Bakhshi H, Lilley M, et al. DRUJ instability after distal radius fracture: a comparison between cases with and without ulnar styloid fracture. *Int J Surg.* 2011;9:648–651.
185. Keating JF, Court-Brown CM, McQueen MM. Internal fixation of volar-displaced distal radial fractures. *J Bone Joint Surg Br.* 1994;76:401–405.
186. Kelsey JL, Browner WS, Seeley DG, et al. Risk factors for fractures of the distal forearm and proximal humerus. The Study of Osteoporotic Fractures Research Group. *Am J Epidemiol.* 1992;135:477–489.
187. Kendall JM, Allen P, Younge P, et al. Haematoma block or Bier's block for Colles' fracture reduction in the accident and emergency department–which is best? *J Accid Emerg Med.* 1997;14:352–356.
188. Kennedy C, Kennedy MT, Niall D, et al. Radiological outcomes of distal radius extra-articular fragility fractures treated with extra-focal Kirschner wires. *Injury.* 2010;41:639–642.
189. Kihara H, Palmer AK, Werner FW, et al. The effect of dorsally angulated distal radius fractures on distal radioulnar joint congruency and forearm rotation. *J Hand Surg Am.* 1996;21:40–47.
190. Kim JK, Koh YD, Do NH. Should an ulnar styloid fracture be fixed following volar plate fixation of a distal radial fracture? *J Bone Joint Surg Am.* 2010;92:1–6.
191. Kim JK, Koh YD, Kook SH. Effect of calcium phosphate bone cement augmentation on volar plate fixation of unstable distal radial fractures in the elderly. *J Bone Joint Surg Am.* 2011;93:609–614.
192. Kim JK, Yun YH, Kim DJ, et al. Comparison of united and nonunited fractures of the ulnar styloid following volar-plate fixation of distal radius fractures. *Injury.* 2011;42:371–375.
193. Kitay A, Swanstrom M, Schreiber JJ, et al. Volar plate position and flexor tendon rupture following distal radius fracture fixation. *J Hand Surg Am.* 2013;38:1091–1096.
194. Klein W, Dee W. [Initial experiences with a new wrist joint fixator in treatment of distal radius fractures]. *Handchir Mikrochir Plast Chir.* 1992;24:202–209.
195. Knight D, Hajducka C, Will E, et al. Locked volar plating for unstable distal radial fractures: clinical and radiological outcomes. *Injury.* 2010;41:184–189.
196. Knirk J, Jupiter J. Intraarticular fractures of the distal end of the radius in young adults. *J Bone Joint Surg.* 1986;68A:647–659.
197. Komura S, Yokoi T, Nonomura H, et al. Incidence and characteristics of carpal fractures occurring concurrently with distal radius fractures. *J Hand Surg Am.* 2012;37:469–476.
198. Kongsholm J, Olerud C. Carpal tunnel pressure in the acute phase after Colles' fracture. *Arch Orthop Trauma Surg.* 1986;105:183–186.
199. Konstantinidis L, Helwig P, Strohm PC, et al. Clinical and radiological outcomes after stabilisation of complex intra-articular fractures of the distal radius with the volar 2.4 mm LCP. *Arch Orthop Trauma Surg.* 2010;130:751–757.
200. Kopylov P, Johnell O, Redlund-Johnell I, et al. Fractures of the distal end of the radius in young adults: a 30-year follow-up. *J Hand Surg Br.* 1993;18:45–49.
201. Koval KJ, Harrast JJ, Anglen JO, et al. Fractures of the distal part of the radius. The evolution of practice over time. Where's the evidence? *J Bone Joint Surg Am.* 2008;90:1855–1861.
202. Kozin SH, Wood MB. Early soft-tissue complications after fractures of the distal part of the radius. *J Bone Joint Surg Am.* 1993;75:144–153.
203. Kreder HJ, Agel J, McKee MD, et al. A randomized, controlled trial of distal radius fractures with metaphyseal displacement but without joint incongruity: closed reduction and casting versus closed reduction, spanning external fixation, and optional percutaneous K-wires. *J Orthop Trauma.* 2006;20:115–121.
204. Kreder HJ, Hanel DP, Agel J, et al. Indirect reduction and percutaneous fixation versus open reduction and internal fixation for displaced intra-articular fractures of the distal radius: a randomised, controlled trial. *J Bone Joint Surg Br.* 2005;87:829–836.
205. Kreder HJ, Hanel DP, McKee M, et al. Consistency of AO fracture classification for the distal radius. *J Bone Joint Surg Br.* 1996A;78:726–731.
206. Kreder HJ, Hanel DP, McKee M, et al. Xray film measurements for healed distal radius fractures. *Journal of Hand Surgery.* 1996B;21A:31–39.
207. Krukhaug Y, Hove LM. Corrective osteotomy for malunited extra-articular fractures of the distal radius: a follow-up study of 33 patients. *Scand J Plast Reconstr Surg Hand Surg.* 2007;41:303–309.
208. Krukhaug Y, Ugland S, Lie SA, et al. External fixation of fractures of the distal radius: a randomized comparison of the Hoffman compact II non-bridging fixator and the Dynawrist fixator in 75 patients followed for 1 year. *Acta Orthop.* 2009;80:104–108.
209. Kwon BC, Choi SJ, Song SY, et al. Modified carpal stretch test as a screening test for detection of scapholunate interosseous ligament injuries associated with distal radial fractures. *J Bone Joint Surg Am.* 2011;93:855–862.
210. Kwon BC, Seo BK, Im HJ, et al. Clinical and radiographic factors associated with distal radioulnar joint instability in distal radius fractures. *Clin Orthop Relat Res.* 2012;470:3171–3179.
211. Landgren M, Jerrhag D, Tagil M, et al. External or internal fixation in the treatment of non-reducible distal radial fractures? *Acta Orthop.* 2011;82:610–613.
212. Lauritzen JB, Schwarz P, Lund B, et al. Changing incidence and residual lifetime risk of common osteoporosis-related fractures. *Osteoporos Int.* 1993;3:127–132.
213. Lee SK, Kim KJ, Park JS, et al. Distal ulna hook plate fixation for unstable distal ulna fracture associated with distal radius fracture. *Orthopedics.* 2012;35:e1358–e1364.
214. Lee YS, Wei TY, Cheng YC, et al. A comparative study of Colles' fractures in patients between fifty and seventy years of age: percutaneous K-wiring versus volar locking plating. *Int Orthop.* 2012;36:789–794.
215. Lenoble E, Dumontier C, Goutallier D, et al. Fracture of the distal radius. A prospective comparison between trans-styloid and Kapandji fixations. *J Bone Joint Surg Br.* 1995;77:562–567.
216. Lester GE, Anderson JJ, Tylavsky FA, et al. Update on the use of distal radial bone density measurements in prediction of hip and Colles' fracture risk. *J Orthop Res.* 1990;8:220–226.
217. Leung F, Tu YK, Chew WY, et al. Comparison of external and percutaneous pin fixation with plate fixation for intra-articular distal radial fractures. A randomized study. *J Bone Joint Surg Am.* 2008;90:16–22.
218. Leung KS, Shen WY, Leung PC, et al. Ligamentotaxis and bone grafting for comminuted fractures of the distal radius. *J Bone Joint Surg Br.* 1989;71:838–842.
219. Lewis MH. Median nerve decompression after Colles's fracture. *J Bone Joint Surg Br.* 1978;60-B:195–196.
220. Lilienfeldt A. Ueber den klassischen Radiusbruch. *Arch Klin Chir.* 1885;27:475.
221. Lin C, Sun JS, Hou SM. External fixation with or without supplementary intramedullary Kirschner wires in the treatment of distal radial fractures. *Can J Surg.* 2004;47:431–437.
222. Lindau T, Arner M, Hagberg L. Intraarticular lesions in distal fractures of the radius in young adults. A descriptive arthroscopic study in 50 patients. *J Hand Surg Br.* 1997;22:638–643.
223. Linscheid RL, Dobyns JH, Beabout JW, et al. Traumatic instability of the wrist: diagnosis, classification, and pathomechanics. *J Bone Joint Surg Am.* 2002;84-A:142.
224. Logan AJ, Lindau TR. The management of distal ulnar fractures in adults: a review of the literature and recommendations for treatment. *Strategies Trauma Limb Reconstr.* 2008;3:49–56.
225. Lozano-Calderon SA, Brouwer KM, Doornberg JN, et al. Long-term outcomes of corrective osteotomy for the treatment of distal radius malunion. *J Hand Surg Eur Vol.* 2010; 35:370–380.
226. Lozano-Calderon SA, Doornberg J, Ring D. Fractures of the dorsal articular margin of the distal part of the radius with dorsal radiocarpal subluxation. *J Bone Joint Surg Am.* 2006;88:1486–1493.
227. Lucas-Championnière J. *Precis du traitement des fractures par le massage et la mobilisation.* Paris: G Steinheil; 1900.
228. Ludvigsen TC, Johansen S, Svenningsen S. [Unstable fractures of the distal radius. External fixation or percutaneous pinning?]. *Tidsskr Nor Laegeforen.* 1996;116:3093–3097.
229. Lundy D, Quisling S, Lourie G, et al. Tilted lateral radiographs in the evaluation of intra-articular distal radius fractures. *J Hand Surg Am.* 1999;24A:249–256.
230. Lynch AC, Lipscomb PR. The carpal tunnel syndrome and Colles' fractures. *JAMA.* 1963;185:363–366.
231. MacDermid JC, Donner A, Richards RS, et al. Patient versus injury factors as predictors of pain and disability six months after a distal radius fracture. *J Clin Epidemiol.* 2002;55:849–854.
232. MacDermid JC, Richards RS, Donner A, et al. Responsiveness of the short form-36, disability of the arm, shoulder, and hand questionnaire, patient-rated wrist evaluation, and physical impairment measurements in evaluating recovery after a distal radius fracture. *J Hand Surg Am.* 2000;25:330–340.
233. MacDermid JC, Turgeon T, Richards RS, et al. Patient rating of wrist pain and disability: a reliable and valid measurement tool. *J Orthop Trauma.* 1998;12:577–586.
234. Mackenney PJ, McQueen MM, Elton R. Prediction of instability in distal radial fractures. *J Bone Joint Surg Am.* 2006;88:1944–1951.
235. Mah ET, Atkinson RN. Percutaneous Kirschner wire stabilisation following closed reduction of Colles' fractures. *J Hand Surg Br.* 1992;17:55–62.
236. Mahmoud M, El SS, Kamal M. Correction of dorsally-malunited extra-articular distal radial fractures using volar locked plates without bone grafting. *J Bone Joint Surg Br.* 2012;94:1090–1096.
237. Malgaigne JF. *A Treatise on Fractures.* Philadelphia, PA: JB Lippincott; 1859.
238. Mallmin H, Ljunghall S. Incidence of Colles' fracture in Uppsala. A prospective study of a quarter-million population. *Acta Orthop Scand.* 1992;63:213–215.
239. Marcheix PS, Dotzis A, Benko PE, et al. Extension fractures of the distal radius in patients older than 50: a prospective randomized study comparing fixation using mixed pins or a palmar fixed-angle plate. *J Hand Surg Eur Vol.* 2010;35:646–651.
240. Marsh JL, Buckwalter J, Gelberman R, et al. Articular fractures: does an anatomic reduction really change the result? *J Bone Joint Surg Am.* 2002;84-A:1259–1271.
241. Marsh JL, Slongo TF, Agel J, et al. Fracture and dislocation classification compendium - 2007: Orthopaedic Trauma Association classification, database and outcomes committee. *J Orthop Trauma.* 2007;21:S1–S133.
242. Marx RG, Axelrod TS. Intraarticular osteotomy of distal radial malunions. *Clin Orthop Relat Res.* 1996;152–157.
243. May MM, Lawton JN, Blazar PE. Ulnar styloid fractures associated with distal radius fractures: incidence and implications for distal radioulnar joint instability. *J Hand Surg Am.* 2002;27:965–971.
244. McAuliffe TB, Hilliar KM, Coates CJ, et al. Early mobilisation of Colles' fractures. A prospective trial. *J Bone Joint Surg Br.* 1987;69:727–729.
245. McFadyen I, Field J, McCann P, et al. Should unstable extra-articular distal radial fractures be treated with fixed-angle volar-locked plates or percutaneous Kirschner wires? A prospective randomised controlled trial. *Injury.* 2011;42:162–166.
246. McKay SD, MacDermid JC, Roth JH, et al. Assessment of complications of distal radius fractures and development of a complication checklist. *J Hand Surg Am.* 2001;26:916–922.
247. McKee MD, Richards RR. Dynamic radio-ulnar convergence after the Darrach procedure. *J Bone Joint Surg Br.* 1996;78:413–418.
248. McQueen M, Caspers J. Colles fracture: does the anatomical result affect the final function? *J Bone Joint Surg Br.* 1988;70:649–651.
249. McQueen MM. Redisplaced unstable fractures of the distal radius. A randomised, prospective study of bridging versus non-bridging external fixation. *J Bone Joint Surg Br.* 1998;80:665–669.
250. McQueen MM, Hajducka C, Court-Brown CM. Redisplaced unstable fractures of the distal radius: a prospective randomised comparison of four methods of treatment. *J Bone Joint Surg Br.* 1996;78:404–409.
251. McQueen MM, MacLaren A, Chalmers J. The value of remanipulating Colles' fractures. *J Bone Joint Surg Br.* 1986;68:232–233.
252. McQueen MM, Simpson D, Court-Brown CM. Use of the Hoffman 2 compact external fixator in the treatment of redisplaced unstable distal radial fractures. *J Orthop Trauma.* 1999;13:501–505.
253. McQueen MM, Wakefield A. Distal radial osteotomy for malunion using non-bridging external fixation: good results in 23 patients. *Acta Orthop.* 2008;79:390–395.
254. Medoff RJ. Essential radiographic evaluation for distal radius fractures. *Hand Clin.* 2005;21:279–288.
255. Mehara AK, Rastogi S, Bhan S, et al. Classification and treatment of volar Barton fractures. *Injury.* 1993;24:55–59.
256. Mehling I, Muller LP, Delinsky K, et al. Number and locations of screw fixation for volar fixed-angle plating of distal radius fractures: biomechanical study. *J Hand Surg Am.* 2010;35:885–891.
257. Melone CP Jr. Articular fractures of the distal radius. *Orthop Clin North Am.* 1984;15:217–236.
258. Minami A, Iwasaki N, Ishikawa J, et al. Treatments of osteoarthritis of the distal radioulnar joint: long-term results of three procedures. *Hand Surg.* 2005;10:243–248.

259. Mirza A, Jupiter JB, Reinhart MK, et al. Fractures of the distal radius treated with cross-pin fixation and a nonbridging external fixator, the CPX system: a preliminary report. *J Hand Surg Am.* 2009;34:603–616.
260. Mrkonjic A, Geijer M, Lindau T, et al. The natural course of traumatic triangular fibrocartilage complex tears in distal radial fractures: a 13-15 year follow-up of arthroscopically diagnosed but untreated injuries. *J Hand Surg Am.* 2012;37:1555–1560.
261. Nagy L, Buchler U. Long-term results of radioscapholunate fusion following fractures of the distal radius. *J Hand Surg Br.* 1997;22:705–710.
262. Naidu SH, Capo JT, Moulton M, et al. Percutaneous pinning of distal radius fractures: a biomechanical study. *J Hand Surg Am.* 1997;22:252–257.
263. Namba J, Fujiwara T, Murase T, et al. Intra-articular distal ulnar fractures associated with distal radial fractures in older adults: early experience in fixation of the radius and leaving the ulna unfixed. *J Hand Surg Eur Vol.* 2009;34:592–597.
264. Ng CY, McQueen MM. What are the radiological predictors of functional outcome following fractures of the distal radius? *J Bone Joint Surg Br.* 2011;93:145–150.
265. Nguyen TV, Center JR, Sambrook PN, et al. Risk factors for proximal humerus, forearm, and wrist fractures in elderly men and women: the Dubbo Osteoporosis Epidemiology Study. *Am J Epidemiol.* 2001;153:587–595.
266. Nishiwaki M, Tazaki K, Shimizu H, et al. Prospective study of distal radial fractures treated with an intramedullary nail. *J Bone Joint Surg Am.* 2011;93:1436–1441.
267. Nordvall H, Glanberg-Persson G, Lysholm J. Are distal radius fractures due to fragility or to falls? A consecutive case-control study of bone mineral density, tendency to fall, risk factors for osteoporosis, and health-related quality of life. *Acta Orthop.* 2007;78:271–277.
268. O'Connor D, Mullett H, Doyle M, et al. Minimally displaced Colles' fractures: a prospective randomized trial of treatment with a wrist splint or a plaster cast. *J Hand Surg Br.* 2003;28:50–53.
269. Older TM, Stabler EV, Cassebaum WH. Colles fracture: evaluation and selection of therapy. *J Trauma.* 1965;5:469–476.
270. Ombredanne L. *L'osteosynthese Temporaire Chez Les Enfants.* Paris: Masson et cie; 1929.
271. O'Neill TW, Cooper C, Finn JD, et al. Incidence of distal forearm fracture in British men and women. *Osteoporos Int.* 2001;12:555–558.
272. Orces CH, Martinez FJ. Epidemiology of fall related forearm and wrist fractures among adults treated in US hospital emergency departments. *Inj Prev.* 2011;17:33–36.
273. Osada D, Kamei S, Takai M, et al. Malunited fractures of the distal radius treated with corrective osteotomy using volar locking plate and a corticocancellous bone graft following immediate mobilisation. *Hand Surg.* 2007;12:183–190.
274. Oshige T, Sakai A, Zenke Y, et al. A comparative study of clinical and radiological outcomes of dorsally angulated, unstable distal radius fractures in elderly patients: intrafocal pinning versus volar locking plating. *J Hand Surg Am.* 2007;32:1385–1392.
275. Oskam J, De Graaf JS, Klasen HJ. Fractures of the distal radius and scaphoid. *J Hand Surg Br.* 1996;21:772–774.
276. Oskam J, Kingma J, Bart J, et al. K-wire fixation for redislocated Colles' fractures. Malunion in 8/21 cases. *Acta Orthop Scand.* 1997;68:259–261.
277. Oskarsson GV, Aaser P, Hjall A. Do we underestimate the predictive value of the ulnar styloid affection in Colles fractures? *Arch Orthop Trauma Surg.* 1997;116:341–344.
278. Owen RA, Melton LJ, III, Johnson KA, et al. Incidence of Colles' fracture in a North American community. *Am J Public Health.* 1982;72:605–607.
279. Owers KL, Lee J, Khan N, et al. Ultrasound changes in the extensor pollicis longus tendon following fractures of the distal radius—a preliminary report. *J Hand Surg Eur Vol.* 2007;32:467–471.
280. Paley D, McMurtry RY. Median nerve compression by volarly displaced fragments of the distal radius. *Clin Orthop Relat Res.* 1987;139–147.
281. Palvanen M, Kannus P, Parkkari J, et al. The injury mechanisms of osteoporotic upper extremity fractures among older adults: a controlled study of 287 consecutive patients and their 108 controls. *Osteoporos Int.* 2000;11:822–831.
282. Papadonikolakis A, Shen J, Garrett JP, et al. The effect of increasing distraction on digital motion after external fixation of the wrist. *J Hand Surg Am.* 2005;30:773–779.
283. Park C, Ha YC, Jang S, et al. The incidence and residual lifetime risk of osteoporosis-related fractures in Korea. *J Bone Miner Metab.* 2011;29:744–751.
284. Park DH, Goldie BS. Volar plating for distal radius fractures—do not trust the image intensifier when judging distal subchondral screw length. *Tech Hand Up Extrem Surg.* 2012;16:169–172.
285. Park MJ, Cooney WP III, Hahn ME, et al. The effects of dorsally angulated distal radius fractures on carpal kinematics. *J Hand Surg Am.* 2002;27:223–232.
286. Pillukat T, Schadel-Hopfner M, Windolf J, et al. [The malunited distal radius fracture: early or late correction?]. *Handchir Mikrochir Plast Chir.* 2013;45:6–12.
287. Pillukat T, van SJ. [The hemiresection-interposition arthroplasty of the distal radioulnar joint]. *Oper Orthop Traumatol.* 2009;21:484–497.
288. Ploegmakers JJ, Mader K, Pennig D, et al. Four distal radial fracture classification systems tested amongst a large panel of Dutch trauma surgeons. *Injury.* 2007;38:1268–1272.
289. Pool C. Colles's fracture. A prospective study of treatment. *J Bone Joint Surg Br.* 1973;55:540–544.
290. Porter M, Stockley I. Fractures of the distal radius. Intermediate and end results in relation to radiologic parameters. *Clin Orthop Relat Res.* 1987;220:241–252.
291. Pouteau C. *Oeuvres Posthumes de M. Pouteau.* http://books google sh/books/about/Oeuvres_posthumes_de_m_Pouteau html?id=0hm3HTopvSgC. 1783.
292. Prommersberger KJ, Fernandez DL. Nonunion of distal radius fractures. *Clin Orthop Relat Res.* 2004;419:51–56.
293. Prommersberger KJ, Fernandez DL, Ring D, et al. Open reduction and internal fixation of un-united fractures of the distal radius: does the size of the distal fragment affect the result? *Chir Main.* 2002;21:113–123.
294. Prommersberger KJ, Ring D, Gonzalez del PJ, et al. Corrective osteotomy for intra-articular malunion of the distal part of the radius. Surgical technique. *J Bone Joint Surg Am.* 2006;88(Suppl 1 Pt 2):202–211.
295. Rayhack JM. The history and evolution of percutaneous pinning of displaced distal radius fractures. *Orthop Clin North Am.* 1993;24:287–300.
296. Richard MJ, Katolik LI, Hanel DP, et al. Distraction plating for the treatment of highly comminuted distal radius fractures in elderly patients. *J Hand Surg Am.* 2012;37:948–956.
297. Richard MJ, Wartinbee DA, Riboh J, et al. Analysis of the complications of palmar plating versus external fixation for fractures of the distal radius. *J Hand Surg Am.* 2011;36:1614–1620.
298. Richards RS, Bennett JD, Roth JH, et al. Arthroscopic diagnosis of intra-articular soft tissue injuries associated with distal radial fractures. *J Hand Surg Am.* 1997;22:772–776.
299. Rikli DA, Regazzoni P. Fractures of the distal end of the radius treated by internal fixation and early function. A preliminary report of 20 cases. *J Bone Joint Surg Br.* 1996;78:588–592.
300. Ring D, Kadzielski J, Fabian L, et al. Sewlf-reported upper extremity health status correlates with depression. *J Bone Joint Surg Am.* 2006;88:1983–1988.
301. Ring D, McCarty LP, Campbell D, et al. Condylar blade plate fixation of unstable fractures of the distal ulna associated with fracture of the distal radius. *J Hand Surg Am.* 2004;29:103–109.
302. Ring D, Prommersberger KJ, Gonzalez del PJ, et al. Corrective osteotomy for intra-articular malunion of the distal part of the radius. *J Bone Joint Surg Am.* 2005;87:1503–1509.
303. Ring D, Prommersberger K, Jupiter JB. Combined dorsal and volar plate fixation of complex fractures of the distal part of the radius. *J Bone Joint Surg Am.* 2005;87(Suppl 1):195–212.
304. Robertsson GO, Jonsson GT, Sigurjonsson K. Epidemiology of distal radius fractures in Iceland in 1985. *Acta Orthop Scand.* 1990;61:457–459.
305. Rodriguez-Merchan EC. Plaster cast versus percutaneous pin fixation for comminuted fractures of the distal radius in patients between 46 and 65 years of age. *J Orthop Trauma.* 1997;11:212–217.
306. Rogachefsky RA, Ouellette EA, Sun S, et al. The use of tricorticocancellous bone graft in severely comminuted intra-articular fractures of the distal radius. *J Hand Surg Am.* 2006;31:623–632.
307. Roth KM, Blazar PE, Earp BE, et al. Incidence of extensor pollicis longus tendon rupture after nondisplaced distal radius fractures. *J Hand Surg Am.* 2012;37:942–947.
308. Roumen RM, Hesp WL, Bruggink ED. Unstable Colles' fractures in elderly patients. A randomised trial of external fixation for redisplacement. *J Bone Joint Surg Br.* 1991;73:307–311.
309. Roysam GS. The distal radio-ulnar joint in Colles' fractures. *J Bone Joint Surg Br.* 1993;75:58–60.
310. Rozental TD, Blazar PE. Functional outcome and complications after volar plating for dorsally displaced, unstable fractures of the distal radius. *J Hand Surg Am.* 2006;31:359–365.
311. Rozental TD, Blazar PE, Franko OI, et al. Functional outcomes for unstable distal radial fractures treated with open reduction and internal fixation or closed reduction and percutaneous fixation. A prospective randomized trial. *J Bone Joint Surg Am.* 2009;91:1837–1846.
312. Rozental TD, Bozentka DJ, Katz MA, et al. Evaluation of the sigmoid notch with computed tomography following intra-articular distal radius fracture. *J Hand Surg Am.* 2001;26:244–251.
313. Ruch DS, Ginn TA, Yang CC, et al. Use of a distraction plate for distal radial fractures with metaphyseal and diaphyseal comminution. *J Bone Joint Surg Am.* 2005;87:945–954.
314. Ruch DS, Yang C, Smith BP. Results of palmar plating of the lunate facet combined with external fixation for the treatment of high-energy compression fractures of the distal radius. *J Orthop Trauma.* 2004;18:28–33.
315. Ruch DS, Yang CC, Smith BP. Results of acute arthroscopically repaired triangular fibrocartilage complex injuries associated with intra-articular distal radius fractures. *Arthroscopy.* 2003;19:511–516.
316. Rutgers M, Mudgal CS, Shin R. Combined fractures of the distal radius and scaphoid. *J Hand Surg Eur Vol.* 2008;33:478–483.
317. Sahu A, Charalambous CP, Mills SP, et al. Reoperation for metalwork complications following the use of volar locking plates for distal radius fractures: a United Kingdom experience. *Hand Surg.* 2011;16:113–118.
318. Sakano H, Koshino T, Takeuchi R, et al. Treatment of the unstable distal radius fracture with external fixation and a hydroxyapatite spacer. *J Hand Surg Am.* 2001;26:923–930.
319. Saleh M, Scott BW. Pitfalls and complications in leg lengthening. *Seminars in Orthopaedics.* 1992;7:207–222.
320. Sammer DM, Fuller DS, Kim HM, et al. A comparative study of fragment-specific versus volar plate fixation of distal radius fractures. *Plast Reconstr Surg.* 2008;122:1441–1450.
321. Sammer DM, Shah HM, Shauver MJ, et al. The effect of ulnar styloid fractures on patient-rated outcomes after volar locking plating of distal radius fractures. *J Hand Surg Am.* 2009;34:1595–1602.
322. Sarmiento A, Pratt GW, Berry NC, et al. Colles' fractures. Functional bracing in supination. *J Bone Joint Surg Am.* 1975;57:311–317.
323. Saw N, Roberts C, Cutbush K, et al. Early experience with the TriMed fragment-specific fracture fixation system in intraarticular distal radius fractures. *J Hand Surg Eur Vol.* 2008;33:53–58.
324. Schmalholz A. Epidemiology of distal radius fracture in Stockholm 1981-82. *Acta Orthop Scand.* 1988;59:701–703.
325. Schmalholz A. Closed rereduction of axial compression in Colles' fracture is hardly possible. *Acta Orthop Scand.* 1989;60:57–59.
326. Schonnemann JO, Hansen TB, Soballe K. Randomised study of non-bridging external fixation compared with intramedullary fixation of unstable distal radial fractures. *J Plast Surg Hand Surg.* 2011;45:232–237.
327. Schuit AJ, Schouten EG, Westerterp KR, et al. Validity of the Physical Activity Scale for the Elderly (PASE): according to energy expenditure assessed by the doubly labeled water method. *J Clin Epidemiol.* 1997;50:541–546.
328. Seitz WH Jr, Raikin SM. Resection of comminuted ulna head fragments with soft tissue reconstruction when associated with distal radius fractures. *Tech Hand Up Extrem Surg.* 2007;11:224–230.
329. Shea K, Fernandez DL, Jupiter JB, et al. Corrective osteotomy for malunited, volarly displaced fractures of the distal end of the radius. *J Bone Joint Surg Am.* 1997;79:1816–1826.
330. Shih JT, Lee HM, Hou YT, et al. Arthroscopically-assisted reduction of intra-articular fractures and soft tissue management of distal radius. *Hand Surg.* 2001;6:127-35.
331. Short WH, Palmer AK, Werner FW, et al. A biomechanical study of distal radial fractures. *J Hand Surg Am.* 1987;12:529–534.
332. Sigurdardottir K, Halldorsson S, Robertsson J. Epidemiology and treatment of distal radius fractures in Reykjavik, Iceland, in 2004. Comparison with an Icelandic study from 1985. *Acta Orthop.* 2011;82:494–498.
333. Silman AJ. Risk factors for Colles' fracture in men and women: results from the European Prospective Osteoporosis Study. *Osteoporos Int.* 2003;14:213–218.
334. Skoff HD. Postfracture extensor pollicis longus tenosynovitis and tendon rupture: a scientific study and personal series. *Am J Orthop (Belle Mead NJ).* 2003;32:245–247.

335. Smith DW, Henry MH. The 45 degrees pronated oblique view for volar fixed-angle plating of distal radius fractures. *J Hand Surg Am*. 2004;29:703–706.
336. Smith DW, Henry MH. Volar fixed-angle plating of the distal radius. *J Am Acad Orthop Surg*. 2005;13:28–36.
337. Smith RW. *A Treatise on Fracture in the Vicinity of Joints and on Certain Forms of Accidental and Congenital Dislocations*. Dublin: Hodges and Smith; 1847.
338. Solan MC, Rees R, Molloy S, et al. Internal fixation after intra-articular fracture of the distal ulna. *J Bone Joint Surg Br*. 2003;85:279–280.
339. Solgaard S. Classification of distal radius fractures. *Acta Orthop Scand*. 1985;56:249–252.
340. Solgaard S. Function after distal radius fracture. *Acta Orthop Scand*. 1988;59:39–42.
341. Solgaard S, Bunger C, Sllund K. Displaced distal radius fractures. A comparative study of early results following external fixation, functional bracing in supination, or dorsal plaster immobilization. *Arch Orthop Trauma Surg*. 1990;109:34–38.
342. Solgaard S, Petersen VS. Epidemiology of distal radius fractures. *Acta Orthop Scand*. 1985;56:391–393.
343. Sommerkamp TG, Seeman M, Silliman J, et al. Dynamic external fixation of unstable fractures of the distal part of the radius. A prospective, randomized comparison with static external fixation. *J Bone Joint Surg Am*. 1994;76:1149–1161.
344. Soong M, Got C, Katarincic J, et al. Fluoroscopic evaluation of intra-articular screw placement during locked volar plating of the distal radius: a cadaveric study. *J Hand Surg Am*. 2008;33:1720–1723.
345. Soong M, Ring D. Ulnar nerve palsy associated with fracture of the distal radius. *J Orthop Trauma*. 2007;21:113–116.
346. Souer JS, Lozano-Calderon SA, Ring D. Predictors of wrist function and health status after operative treatment of fractures of the distal radius. *J Hand Surg Am*. 2008;33:157–163.
347. Souer JS, Ring D, Jupiter JB, et al. Comparison of AO Type-B and Type-C volar shearing fractures of the distal part of the radius. *J Bone Joint Surg Am*. 2009;91:2605–2611.
348. Sprot H, Metcalfe A, Odutola A, et al. Management of distal radius fractures in emergency departments in England and Wales. *Emerg Med J*. 2013;30:211–213.
349. Srinivasan RC, Jain D, Richard MJ, et al. Isolated ulnar shortening osteotomy for the treatment of extra-articular distal radius malunion. *J Hand Surg Am*. 2013;38:1106–1110.
350. Stahl S, Wolff TW. Delayed rupture of the extensor pollicis longus tendon after nonunion of a fracture of the dorsal radial tubercle. *J Hand Surg Am*. 1988;13:338–341.
351. Stein AH Jr, Katz SF. Stabilization of comminuted fractures of the distal inch of the radius: percutaneous pinning. *Clin Orthop Relat Res*. 1975;174–181.
352. Stewart HD, Innes AR, Burke FD. Functional cast-bracing for Colles' fractures. A comparison between cast-bracing and conventional plaster casts. *J Bone Joint Surg Br*. 1984;66:749–753.
353. Stewart HD, Innes AR, Burke FD. Factors affecting the outcome of Colles' fracture: an anatomical and functional study. *Injury*. 1985;16:289–295.
354. Stewart HD, Innes AR, Burke FD. The hand complications of Colles' fractures. *J Hand Surg Br*. 1985B;10:103–106.
355. Stoffelen D, Broos P. Minimally displaced distal radius fractures: do they need plaster treatment? *J Trauma*. 1998;44:503–505.
356. Stoffelen D, De SL, Broos P. The importance of the distal radioulnar joint in distal radius fractures. *J Hand Surg Br*. 1998;23:507–511.
357. Stoffelen DV, Broos PL. Kapandji pinning or closed reduction for extra-articular distal radius fractures. *J Trauma*. 1998;45:753–757.
358. Strohm PC, Muller CA, Boll T, et al. Two procedures for Kirschner wire osteosynthesis of distal radial fractures. A randomized trial. *J Bone Joint Surg Am*. 2004;86-A:2621–2628.
359. Sugun TS, Ozaksar K, Gurbuz Y. Screw prominence of locking plating in distal radius fractures. *J Hand Surg Am*. 2012;37:2646–2647.
360. Synn AJ, Makhni EC, Makhni MC, et al. Distal radius fractures in older patients: is anatomic reduction necessary? *Clin Orthop Relat Res*. 2009;467:1612–1620.
361. Taleisnik J. The Sauve-Kapandji procedure. *Clin Orthop Relat Res*. 1992;110–123.
362. Taleisnik J, Watson HK. Midcarpal instability caused by malunited fractures of the distal radius. *J Hand Surg Am*. 1984;9:350–357.
363. Tan V, Bratchenko W, Nourbakhsh A, et al. Comparative analysis of intramedullary nail fixation versus casting for treatment of distal radius fractures. *J Hand Surg Am*. 2012;37:460–468.
364. Tanabe K, Nakajima T, Sogo E, et al. Intra-articular fractures of the distal radius evaluated by computed tomography. *J Hand Surg Am*. 2011;36:1798–1803.
365. Tang JB, Shi D, Gu YQ, et al. Can cast immobilization successfully treat scapholunate dissociation associated with distal radius fractures? *J Hand Surg Am*. 1996;21:583–590.
366. Tarallo L, Mugnai R, Zambianchi F, et al. Volar plate fixation for the treatment of distal radius fractures: analysis of adverse events. *J Orthop Trauma*. 2013;27:740–745.
367. Thivaios GC, McKee MD. Sliding osteotomy for deformity correction following malunion of volarly displaced distal radial fractures. *J Orthop Trauma*. 2003;17:326–333.
368. Thompson PW, Taylor J, Dawson A. The annual incidence and seasonal variation of fractures of the distal radius in men and women over 25 years in Dorset, UK. *Injury*. 2004;35:462–466.
369. Trumble TE, Schmitt SR, Vedder NB. Factors affecting functional outcome of displaced intra-articular distal radius fractures. *J Hand Surg Am*. 1994;19:325–340.
370. Tsukazaki T, Iwasaki K. Ulnar wrist pain after Colles' fracture. 109 fractures followed for 4 years. *Acta Orthop Scand*. 1993;64:462–464.
371. Tumia N, Wardlaw D, Hallett J, et al. Aberdeen Colles' fracture brace as a treatment for Colles' fracture. A multicentre, prospective, randomised, controlled trial. *J Bone Joint Surg Br*. 2003;85:78–82.
372. Tyllianakis ME, Panagopoulos A, Giannikas D, et al. Graft-supplemented, augmented external fixation in the treatment of intra-articular distal radial fractures. *Orthopedics*. 2006;29:139–144.
373. Uchikura C, Hirano J, Kudo F, et al. Comparative study of nonbridging and bridging external fixators for unstable distal radius fractures. *J Orthop Sci*. 2004;9:560–565.
374. van der Linden W, Ericson R. Colles' fracture. How should its displacement be measured and how should it be immobilized? *J Bone Joint Surg Am*. 1981;63:1285–1288.
375. van Leerdam RH, Souer JS, Lindenhovius AL, et al. Agreement between Initial Classification and Subsequent Reclassification of Fractures of the Distal Radius in a Prospective Cohort Study. *Hand (N Y)*. 2010;5:68–71.
376. van Schoonhoven J, Muhldorfer-Fodor M, Fernandez DL, et al. Salvage of failed resection arthroplasties of the distal radioulnar joint using an ulnar head prosthesis: long-term results. *J Hand Surg Am*. 2012;37:1372–1380.
377. van Staa TP, Dennison EM, Leufkens HG, et al. Epidemiology of fractures in England and Wales. *Bone*. 2001;29:517–522.
378. van Vugt R, Geerts RW, Werre AJ. Osteosynthesis of distal radius fractures with the Micronail. *Eur J Trauma Emerg Surg*. 2010;36:471–476.
379. Varitimidis SE, Basdekis GK, Dailiana ZH, et al. Treatment of intra-articular fractures of the distal radius: fluoroscopic or arthroscopic reduction? *J Bone Joint Surg Br*. 2008;90:778–785.
380. Vidal J, Buscayret C, Fischbach C, et al. [New method of treatment of comminuted fractures of the lower end of the radius: "ligamentary taxis"]. *Acta Orthop Belg*. 1977;43:781–789.
381. Voigt C, Plesz A, Jensen G, et al. [Volar locking plating for distal radial fractures. Is osteoporosis associated with poorer functional results and higher complications rates?]. *Chirurg*. 2012;83:463–471.
382. Wada T, Tatebe M, Ozasa Y, et al. Clinical outcomes of corrective osteotomy for distal radial malunion: a review of opening and closing-wedge techniques. *J Bone Joint Surg Am*. 2011;93:1619–1626.
383. Wagner WF Jr, Tencer AF, Kiser P, et al. Effects of intra-articular distal radius depression on wrist joint contact characteristics. *J Hand Surg Am*. 1996;21:554–560.
384. Wakefield AE, McQueen MM. The role of physiotherapy and clinical predictors of outcome after fracture of the distal radius. *J Bone Joint Surg Br*. 2000;82:972–976.
385. Wardrope J, Flowers M, Wilson DH. Comparison of local anaesthetic techniques in the reduction of Colles' fracture. *Arch Emerg Med*. 1985;2:67–72.
386. Washburn RA, McAuley E, Katula J, et al. The physical activity scale for the elderly (PASE): evidence for validity. *J Clin Epidemiol*. 1999;52:643–651.
387. Washburn RA, Smith KW, Jette AM, et al. The Physical Activity Scale for the Elderly (PASE): development and evaluation. *J Clin Epidemiol*. 1993;46:153–162.
388. Wei DH, Raizman NM, Bottino CJ, et al. Unstable distal radial fractures treated with external fixation, a radial column plate, or a volar plate. A prospective randomized trial. *J Bone Joint Surg Am*. 2009;91:1568–1577.
389. Werber KD, Raeder F, Brauer RB, et al. External fixation of distal radial fractures: four compared with five pins: a randomized prospective study. *J Bone Joint Surg Am*. 2003;85-A:660–666.
390. Westphal T, Piatek S, Schubert S, et al. Outcome after surgery of distal radius fractures: no differences between external fixation and ORIF. *Arch Orthop Trauma Surg*. 2005;125:507–514.
391. White BD, Nydick JA, Karsky D, et al. Incidence and clinical outcomes of tendon rupture following distal radius fracture. *J Hand Surg Am*. 2012;37:2035–2040.
392. Wilcke MK, Abbaszadegan H, Adolphson PY. Patient-perceived outcome after displaced distal radius fractures. A comparison between radiological parameters, objective physical variables, and the IBOM score. *J Hand Ther*. 2007;20:290–298.
393. Wilcke MK, Abbaszadegan H, Adolphson PY. Wrist function recovers more rapidly after volar locked plating than after external fixation but the outcomes are similar after 1 year. *Acta Orthop*. 2011;82:76–81.
394. Wilcke MT, Abbaszadegan H, Adolphson PY. Evaluation of a Swedish version of the patient-rated wrist evaluation outcome questionnaire: good responsiveness, validity, and reliability, in 99 patients recovering from a fracture of the distal radius. *Scand J Plast Reconstr Surg Hand Surg*. 2009;43:94–101.
395. Wong TC, Chiu Y, Tsang WL, et al. Casting versus percutaneous pinning for extra-articular fractures of the distal radius in an elderly Chinese population: a prospective randomised controlled trial. *J Hand Surg Eur Vol*. 2010;35:202–208.
396. Xie X, Barenholdt O. Bone density and geometric properties of the distal radius in displaced and undisplaced Colles' fractures: quantitative CT in 70 women. *Acta Orthop Scand*. 2001;72:62–66.
397. Yen SN, Dion GR, Bowers WH. Ulnar head implant arthroplasty: an intermediate term review of 1 surgeon's experience. *Tech Hand Up Extrem Surg*. 2009;13:160–164.
398. Youm Y, McMurthy RY, Flatt AE. Kinematics of the wrist. I. An experimental study of radial-ulnar deviation and flexion-extension. *J Bone Joint Surg Am*. 1978;60:423–431.
399. Young BT, Rayan GM. Outcome following nonoperative treatment of displaced distal radius fractures in low-demand patients older than 60 years. *J Hand Surg Am*. 2000;25:19–28.
400. Younger AS, Curran P, McQueen MM. Backslabs and plaster casts: which will best accommodate increasing intracompartmental pressures? *Injury*. 1990;21:179–181.
401. Zenke Y, Sakai A, Oshige T, et al. The effect of an associated ulnar styloid fracture on the outcome after fixation of a fracture of the distal radius. *J Bone Joint Surg Br*. 2009;91:102–107.
402. Zenke Y, Sakai A, Oshige T, et al. Treatment with or without internal fixation for ulnar styloid base fractures accompanied by distal radius fractures fixed with volar locking plate. *Hand Surg*. 2012;17:181–190.

33

Fraturas diafisárias do rádio e da ulna

Philipp N. Streubel
Rodrigo F. Pesántez

Introdução às fraturas diafisárias do rádio e da ulna   1089
   Epidemiologia das fraturas diafisárias do rádio e da ulna   1089
Avaliação das fraturas diafisárias do rádio e da ulna   1090
   Mecanismo de lesão das fraturas diafisárias do rádio e da ulna   1090
   Sinais e sintomas das fraturas diafisárias do rádio e da ulna   1091
   Lesões associadas às fraturas diafisárias do rádio e da ulna   1092
   Imagem e outros exames diagnósticos para fraturas diafisárias do rádio e da ulna   1098
   Classificação das fraturas diafisárias do rádio e da ulna   1100
   Medidas de resultados para fraturas diafisárias do rádio e da ulna   1107
Anatomia patológica e anatomia aplicada em relação às fraturas da diáfise do rádio e da ulna   1107
   Plano ósseo   1107
   Rádio   1108
   Ulna   1108
   Espaço interósseo   1109
   Complexo da fibrocartilagem triangular (CFCT)   1109
   Articulação radiulnar proximal   1109
   Músculos   1109
   Nervos   1112
   Artérias   1113

Opções de tratamento para fraturas diafisárias do rádio e DA ulna   1113
   Considerações gerais das fraturas diafisárias do rádio e da ulna   1113
   Princípios de tratamento das fraturas diafisárias do rádio e ulna   1114
   Tratamento conservador das fraturas diafisárias do rádio e da ulna   1114
   Tratamento cirúrgico das fraturas de diáfise do rádio e ulna   1115
Tratamento dos resultados adversos esperados e de complicações inesperadas de fraturas diafisárias do rádio e da ulna   1137
   Infecção   1137
   Pseudartrose   1138
   Sinostose radiulnar   1139
   Paralisia nervosa   1139
   Remoção do implante e refratura   1139
   Síndrome compartimental aguda   1140
Resumo, controvérsias e rumos futuros para fraturas diafisárias do rádio e da ulna   1141

INTRODUÇÃO ÀS FRATURAS DIAFISÁRIAS DO RÁDIO E DA ULNA

O antebraço desempenha importante papel no posicionamento da mão no espaço, mediante flexão e extensão do cotovelo e do punho, bem como pronação e supinação por meio das articulações radiulnares distal e proximal. Assim, fraturas diafisárias da ulna e do rádio podem resultar em disfunção significativa, caso sejam tratadas de forma inadequada.

Este capítulo estudará as fraturas diafisárias da ulna e do rádio, inclusive fraturas-luxações de Galeazzi e Monteggia. As fraturas diafisárias do rádio são as que ocorrem entre o colo do rádio proximalmente e a junção da metáfise e da diáfise distalmente, cerca de 3 cm proximalmente à superfície articular distal. As fraturas diafisárias da ulna são definidas como lesões entre o aspecto distal do coronoide proximalmente e o colo ulnar distalmente.

Epidemiologia das fraturas diafisárias do rádio e da ulna

Muitas vezes, as fraturas diafisárias do antebraço são referidas como frequentes. No entanto, a literatura relata apenas dados limitados relacionados à epidemiologia dessas fraturas. Vários estudos epidemiológicos sobre fraturas no antebraço incluem fraturas que ocorreram por toda a extensão da ulna e do rádio. Fraturas do rádio distal são tidas como uma das fraturas mais frequentes do membro superior e, portanto, representam a grande maioria das fraturas do antebraço.[14,28,131,162] Por outro lado, foi relatado que as fraturas diafisárias do antebraço são dez vezes menos frequentes do que as fraturas do terço distal do rádio.[90]

Ao longo das últimas décadas, vem aumentando a incidência de fraturas do terço distal do rádio. No entanto, a frequência de fraturas diafisárias do antebraço parece estar estabilizada ao longo do tempo.[14] Foi relatado que a incidência anual média em adultos é de 1,35 por 10 mil habitantes, variando de 0 a 4 por 10 mil habitantes, conforme a idade e o gênero. Isso significa uma incidência relativamente pouco frequente, comparada à da fratura da diáfise do úmero (0-10), fêmur (0-37) e tíbia (0-21).[176] Entre as fraturas diafisárias do antebraço, quatro quintos ocorrem em crianças. Acima de vinte anos, a incidência anual das fraturas diafisárias do antebraço permanece abaixo de dois por 10 mil pessoas, com predomínio do gênero masculino em todas as faixas etárias.[3,14]

Todos os estudos clínicos sobre fraturas no antebraço mostram que essas lesões ocorrem predominantemente em pacientes do gênero masculino. O percentual de ocorrência em homens varia de 63 a 91%.[13,27,48,60,71,73,108,109] A média de idade varia entre 24 e 37 anos, e a grande maioria das fraturas no antebraço ocorre durante as primeiras quatro décadas de vida.[13,27,32,36,48,49,60,64,71,73,74,108,109,113,119,135,156,163,166,179] Mais da metade de todas as fraturas diafisárias do antebraço ocorre em homens de 15-39 anos. Essa faixa etária responde por 80% das fraturas do antebraço em homens. Da mesma forma que nas fraturas da diáfise do fêmur e tíbia, as fraturas diafisárias do antebraço têm sua maior incidência em homens com idade entre quinze e quarenta anos. Nas mulheres, pode-se observar menor incidência de fraturas diafisárias do antebraço ao longo de suas vidas. Foi relatado um pico de incidência na sétima década de vida.[28,176] A distribuição das fraturas do antebraço é do tipo B (ver Capítulo 3).

Nos Estados Unidos, ao se considerar o grupo de atletas de alunos do ensino médio, a incidência de fraturas de antebraço é de quatro a cada 10 mil exposições de atletas (participação do atleta em um treino ou competição). A incidência é mais elevada em praticantes do futebol americano para os rapazes e no futebol para as moças, com seis fraturas a cada 10 mil exposições de atleta, e menor para o voleibol, com uma a cada 10 mil exposições de atletas.[183]

Os acidentes de trânsito representam uma fração importante das fraturas na diáfise do antebraço. Estima-se que 4% dos passageiros que usam cinto de segurança no banco dianteiro envolvidos em uma colisão automobilística sofrem uma fratura do membro superior. Nesse cenário, as fraturas do antebraço correspondem a um quarto das fraturas do membro superior – uma fração equivalente às fraturas do punho e da mão.[149]

As fraturas de Monteggia representam 13% e as fraturas de Galeazzi, 23% das fraturas do antebraço.[27]

AVALIAÇÃO DAS FRATURAS DIAFISÁRIAS DO RÁDIO E DA ULNA

Mecanismo de lesão das fraturas diafisárias do rádio e da ulna

A grande maioria das fraturas na diáfise do antebraço ocorre em jovens rapazes com bom estoque ósseo. Portanto, as lesões ocorrem mais frequentemente no contexto de um trauma de alta energia, como os acidentes de trânsito ou lesões esportivas.[20,39,52,105,109,120,146]

A força aplicada pelo trauma pode incidir direta ou indiretamente na diáfise do rádio e/ou da ulna. Com frequência, a lesão direta é resultante de um ferimento por arma de fogo ou por uma contusão no antebraço. Em ambos os casos, os danos para os tecidos moles podem ser substanciais (Figs. 33.1 e 33.2). Quase que invariavelmente as fraturas isoladas da diáfise da ulna ocorrem como consequência de lesão direta à diáfise da ulna, quando a pessoa ergue seu braço para proteger o corpo de um golpe,[170] e daí o termo descritivo "fraturas de cassetete" (Fig. 33.3). Nessas circunstâncias, diante da localização subcutânea da diáfise da ulna, tais fraturas podem ocorrer mesmo com o uso de pouca força, apenas com lesão menos importante do tecidos moles. No entanto, o invólucro de partes moles suprajacente mais delgado aumenta a possibilidade de uma fratura exposta, sobretudo nos casos de desvio intenso.

Por outro lado, o trauma indireto ocorre tanto na forma de uma força de flexão como de torção. Forças de flexão podem resultar em fraturas dos dois ossos do antebraço, localizadas em segmentos semelhantes ao longo das diáfises da ulna e do rádio (Fig. 33.4). Além disso, forças de flexão podem causar uma fratura-luxação de Monteggia, na qual o terço proximal da ulna sofre fratura e as articulações radiocapitelar e radiulnar proximal (ARUP) luxam na direção da deformidade ulnar (Figs. 33.5, 33.9 e 33.12). As forças de torção com carga axial, como as atuantes durante uma queda com o antebraço em hiperpronação e o punho em extensão, podem resultar em fraturas dos dois ossos do antebraço em diferentes níveis ou podem causar uma fratura de Galeazzi (Figs. 33.6 e 33.7). Com este mecanismo, ocorre uma fratura ao longo da diáfise do rádio, que evolui distalmente com ruptura da membrana interóssea e, finalmente, lesiona o complexo da fibrocartilagem triangular (CFCT). O resultado desse mecanismo é uma instabilidade da articulação radiulnar distal (ARUD).[6,8,57,120] Conquanto a hiperpronação do punho seja considerada capaz de causar fraturas de Monteggia com luxação na

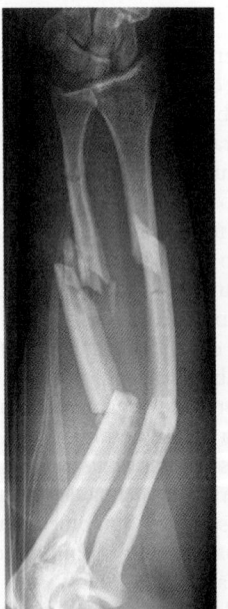
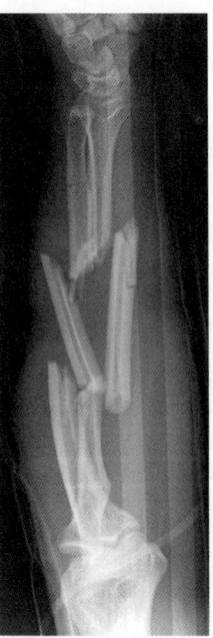
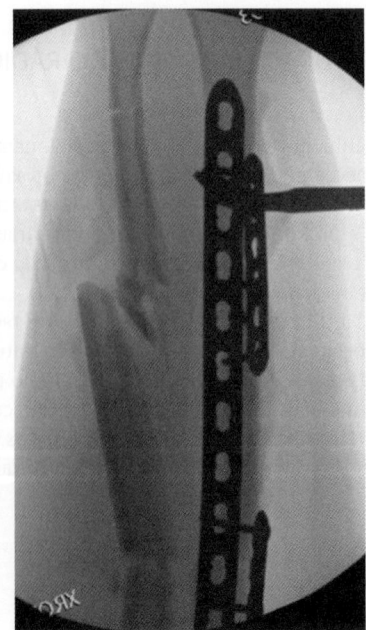

A, B   **C**

FIGURA 33.1 A e B: Fratura segmentar dos dois ossos do antebraço. Fratura grave do antebraço após contusão direta com significativa lesão de tecidos moles. Nota-se o alargamento do espaço interósseo entre os segmentos fraturados intermediários, sugerindo simultânea ruptura longitudinal da membrana interóssea.

(continua)

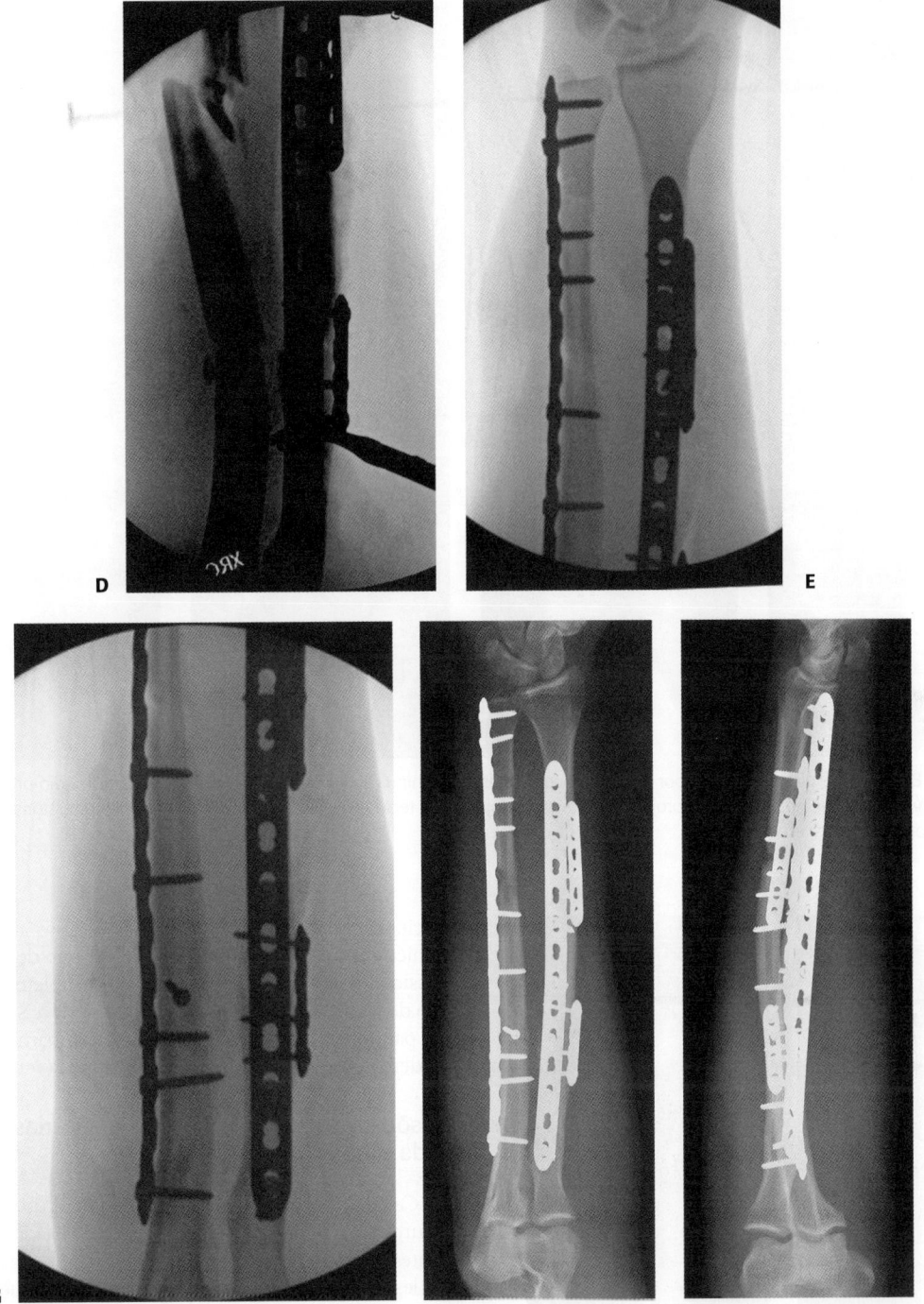

FIGURA 33.1 (*continuação*) **C–F:** Imagens fluoroscópicas intraoperatórias. A fixação inicial do rádio foi realizada por apresentar um padrão de fratura mais simples. Foram utilizadas duas placas separadas de 2,7 mm para cada fratura, ampliadas com uma placa longa de 3,5 mm. Apenas uma placa de 3,5 mm com 16 orifícios foi utilizada para a fixação da ulna. **G e H:** Imagens de seguimento 6 semanas após a cirurgia.

parte anterior da cabeça do rádio, acredita-se que fraturas de Monteggia com uma luxação na parte posterior da cabeça do rádio ocorram como consequência de uma lesão de hipersupinação e de uma queda sobre a mão espalmada.[57]

Sinais e sintomas das fraturas diafisárias do rádio e da ulna

Junto a uma fratura do antebraço, o paciente terá uma história de lesão de baixa energia, por exemplo, uma queda com a mão espalmada, ou de um golpe direto; ou ainda de uma lesão de alta energia, como uma queda de certa altura ou um acidente de trânsito. O paciente se queixará de dor e inchaço no antebraço e, em caso de desvio, também poderá se queixar de uma deformidade visível. Deve-se suspeitar de dano neurológico se houver sintomas neurológicos. Uma história de dor distante sugere uma lesão associada no membro ipsilateral ou em outro local.

Durante o exame, será percebido um inchaço no antebraço e deformidade em casos com desvio. A pele deve ser inspecionada para que seja excluída a possibilidade de uma ferida aberta, problema mais frequente no lado ulnar. Na ausência de lesão neurológica, invariavelmente ocorre sensibilidade na área da fratura no

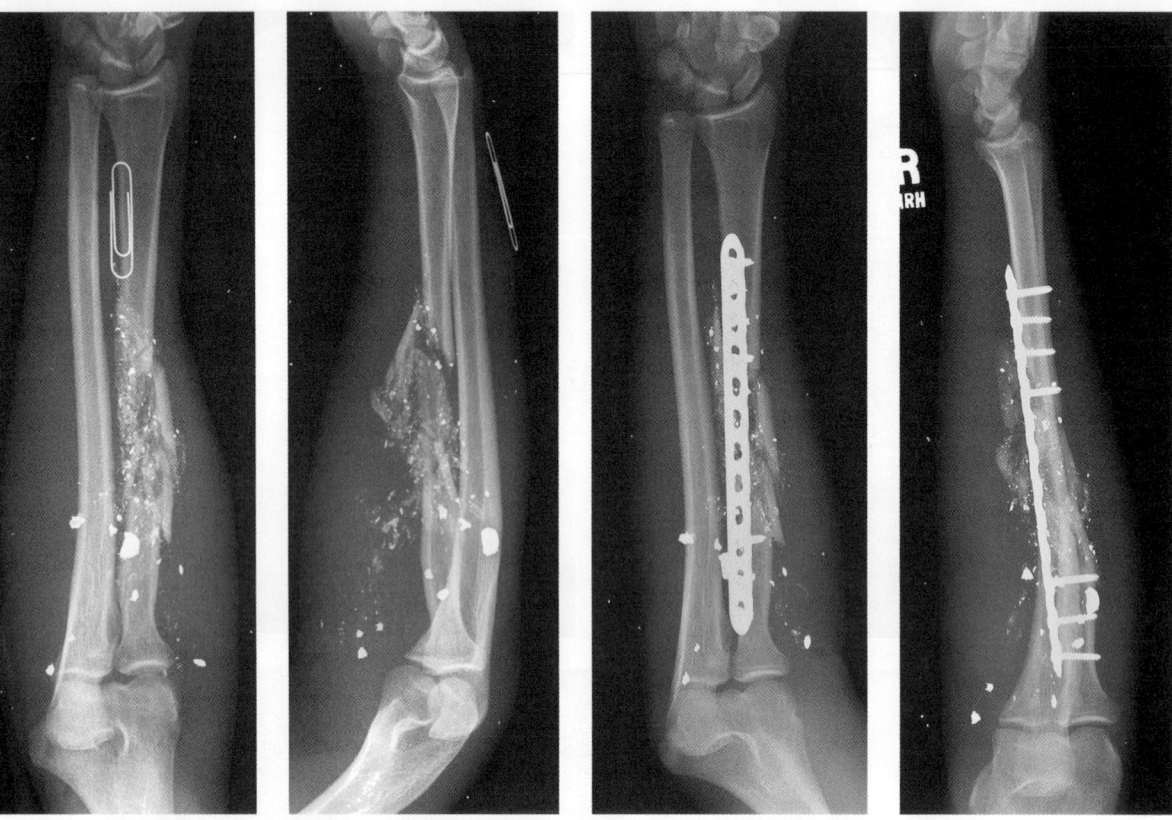

FIGURA 33.2 A e B: fratura da diáfise do rádio por arma de fogo. Nota-se a cominuição significativa na diáfise da parte médio-proximal do rádio. Um clipe de papel assinala o local de entrada com o projétil fragmentado alojado nos tecidos moles. **C e D:** Radiografias pós-operatórias 2 semanas após a fixação da fratura com uma placa em ponte.

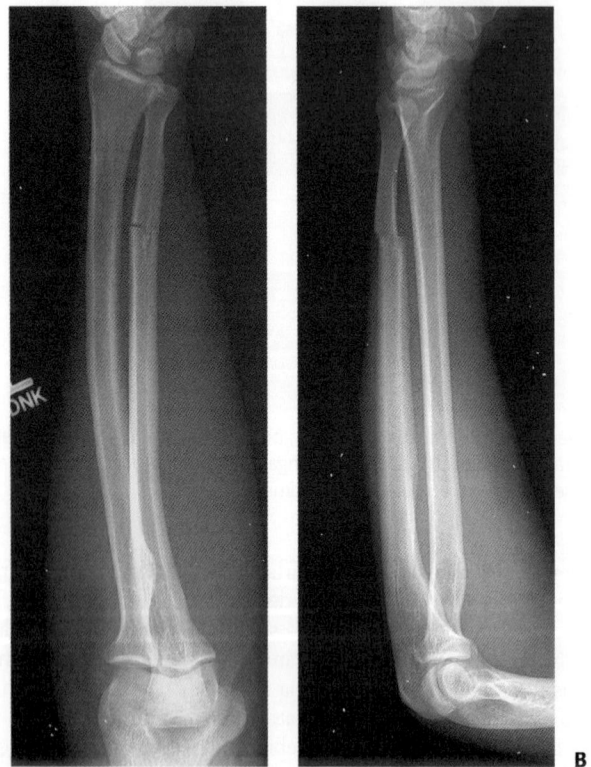

FIGURA 33.3 A e B: Fratura "do cassetete". Fratura da diáfise da ulna minimamente desviada. O tratamento consistiu em uma órtese curta durante 6 semanas, e o resultado foi uma consolidação sem maiores complicações.

paciente consciente; esse achado é útil, pois aumenta a suspeita clínica em casos de fratura não desviada sem deformidade. Há necessidade de um exame neurológico completo para exclusão lesão de nervos periféricos. O examinador deve se lembrar de atentar para sinais e sintomas de síndrome compartimental aguda, que podem ocorrer após fraturas no antebraço (ver Capítulo 29).

Lesões associadas às fraturas diafisárias do rádio e da ulna

Cerca de um terço das fraturas diafisárias do antebraço tratadas cirurgicamente ocorre na forma de lesão isolada.[27] As fraturas restantes ocorrem em presença de pelo menos uma lesão adicional. As lesões associadas podem ser agrupadas naquelas que ocorrem em uma localização adjacente à fratura diafisária do antebraço, nas que ocorrem em outros locais do sistema musculoesquelético, e naquelas que afetam outros sistemas do organismo. Lesões localizadas em torno das diáfises do rádio e da ulna variam desde uma contusão menor do envoltório de tecidos moles em fraturas da ulna com mínimo desvio (fraturas do cassetete), até uma lesão de tecidos moles significativa em fraturas dos dois ossos e em fraturas-luxações. Com o aumento da energia, observa-se maior grau de cominuição da fratura e desvio – o que, por sua vez, aumenta o risco de lesão nos músculos circunjacentes. Traumas diretos ao antebraço causam contusão no envoltório de tecidos moles, enquanto o desvio da fratura causará laceração dos tecidos moles, pela ação das bordas afiadas da fratura; além disso, podem ocorrer lesões da membrana interóssea, músculos, estruturas neurovasculares e pele. A ruptura da membrana interóssea ocorre ao longo do trajeto que conecta as duas fraturas diafisárias em casos de fratura dos dois os-

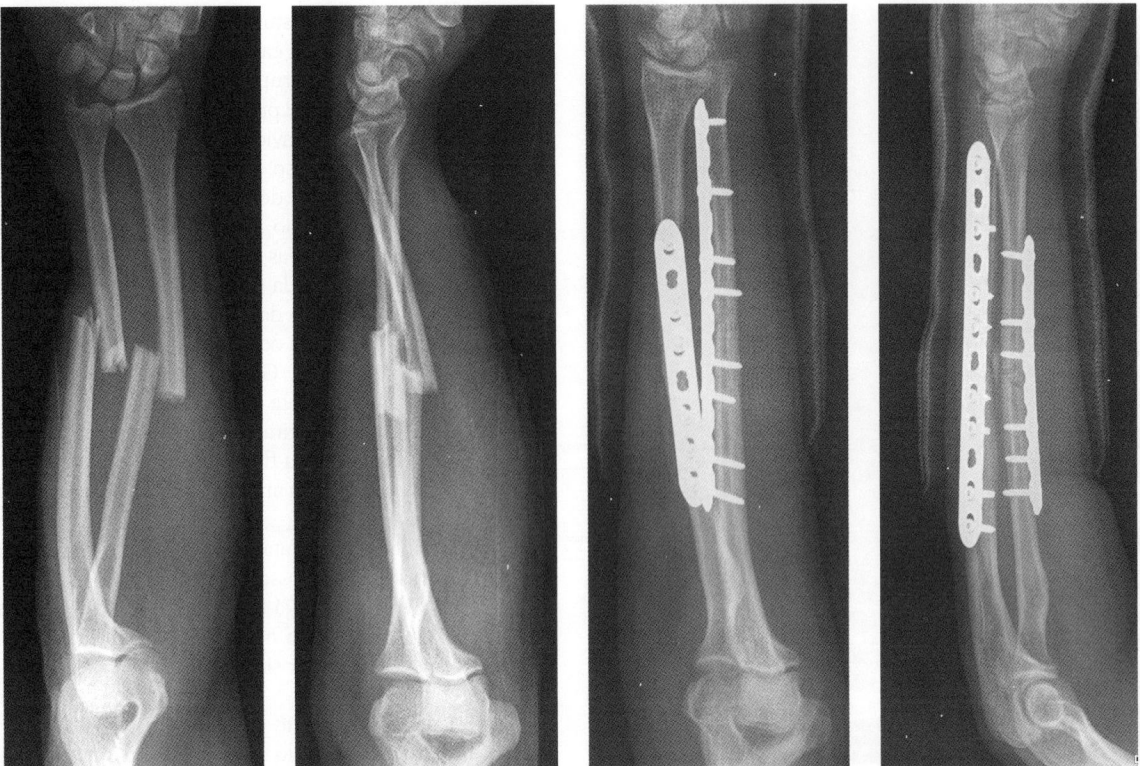

FIGURA 33.4 A e B: Fratura dos dois ossos do antebraço. Nota-se que ambas as fraturas desviadas ocorreram no mesmo nível da ulna e do rádio. Está presente uma fratura da diáfise distal da ulna não desviada. **C e D:** Radiografias pós-operatórias após a redução aberta e fixação interna. A compressão no local da fratura foi obtida com a aplicação de uma placa dinâmica.

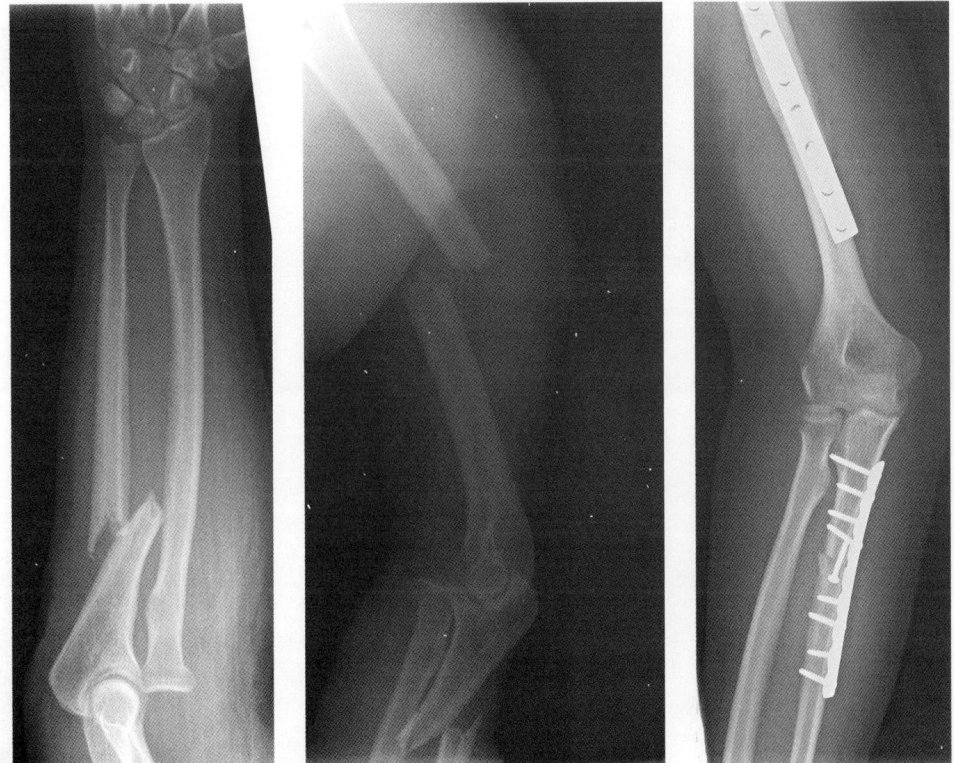

FIGURA 33.5 A: Fratura-luxação de Monteggia. Nota-se a deformidade anterior apical da diáfise da ulna, com luxação anterior da cabeça do rádio. **B:** Este paciente sofreu simultaneamente uma fratura da diáfise do úmero.

(continua)

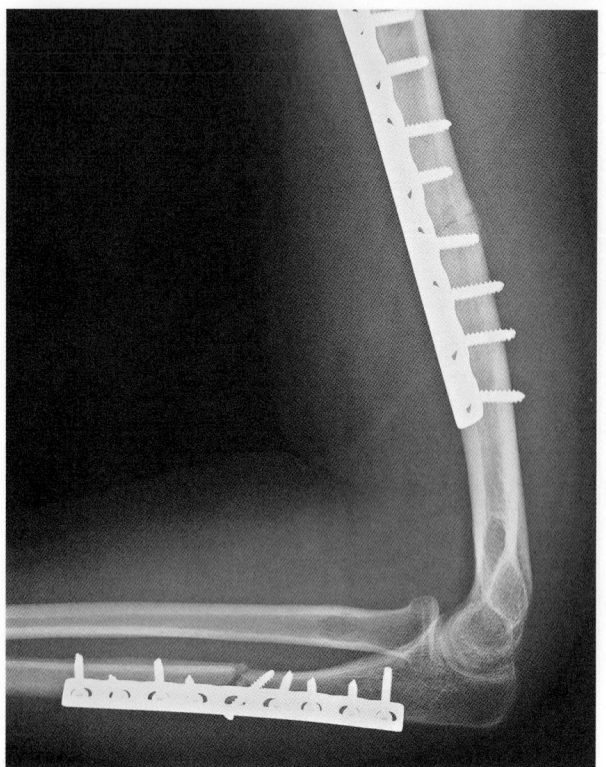

FIGURA 33.5 (*continuação*) **C** e **D**: Radiografias pós-operatórias após a redução aberta e fixação interna da ulna e do úmero. A redução das articulações radiocapitelar e radiulnar proximal foi obtida com a redução da fratura ulnar.

sos no antebraço, e uma disfunção associada da articulação radiulnar proximal ou distal, em casos de fraturas-luxações. As fraturas de Monteggia apresentam ruptura da membrana interóssea desde o local da fratura na metade proximal da diáfise da ulna até a ARUP. A cabeça do rádio sofre desvio na direção da deformidade do ápice da fratura ulnar; com isso, ocorre ruptura do ligamento anular. Ocasionalmente, a cabeça do rádio pode ser retida pela cápsula articular, o que causa desvio, mas deixa o ligamento anular intacto.[145] Mais frequentemente, as fraturas-luxações de Galeazzi se apresentam com uma fratura da metade distal do rádio, juntamente com uma luxação associada da ARUD. Nesse cenário, o rompimento da membrana interóssea ocorre a partir do local da fratura até a articulação radiulnar distal. Geralmente ocorre uma lesão associada do CFCT, ocasionalmente causando uma lesão mais expressiva do quinto e sexto compartimentos extensores do punho. Ring et al.[155] estabeleceram que, na fixação de fraturas isoladas da diáfise do rádio, ocorre uma lesão articular radiulnar distal associada em dez de 36 casos.

Embora a incidência exata das luxações do cotovelo, no cenário das fraturas dos dois ossos do antebraço, ainda não seja conhecida, essa constelação já foi descrita em vários relatos de casos[37,83,99,144] (Fig. 33.8). Da mesma forma, fraturas da cabeça do rádio podem se apresentar simultaneamente às fraturas da diáfise do antebraço.[52]

A frequência para fraturas expostas varia de menos de 10% em fraturas isoladas da diáfise do rádio até 43% das fraturas que afetam os dois ossos do antebraço.[20,27,39,52,65,104,105,109,155] Mais frequentemente, as fraturas expostas são do tipo I na classificação de Gustilo.[61] Elas ocorrem em forma de um rompimento da pele de dentro para fora, com perfuração da pele pelas bordas afiadas da fratura. As fraturas

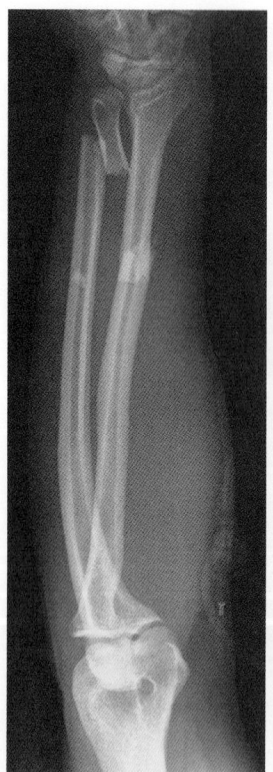
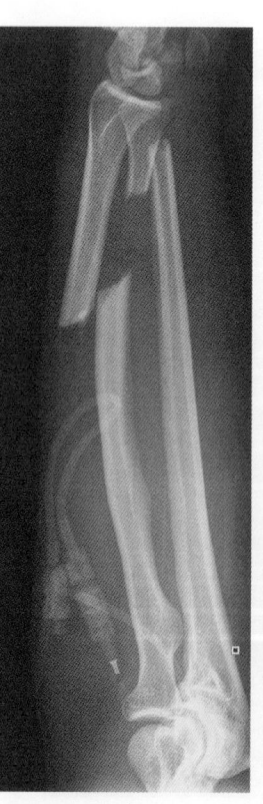
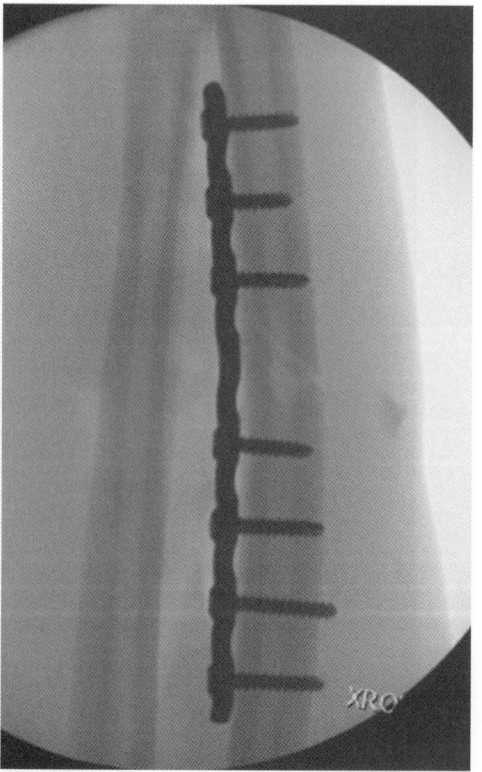

FIGURA 33.6 A e B: Fratura de ambos os ossos do antebraço. É provável que o mecanismo de lesão dessa fratura tenha sido de natureza torcional, o que levou à fratura das diáfises da ulna e do rádio em diferentes níveis. Está presente uma fratura simultânea do estiloide radial.

(*continua*)

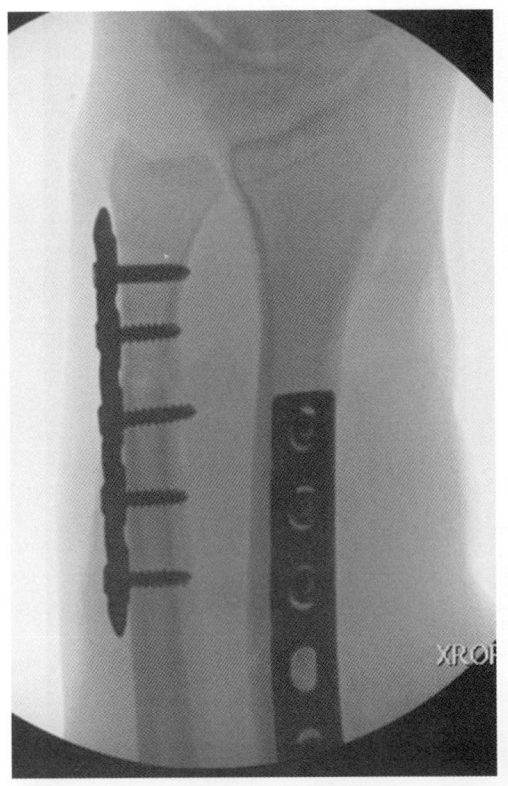
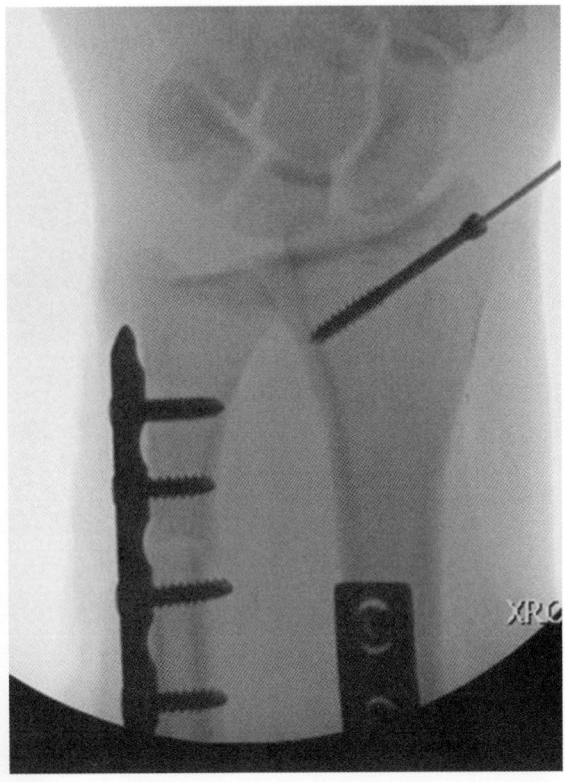
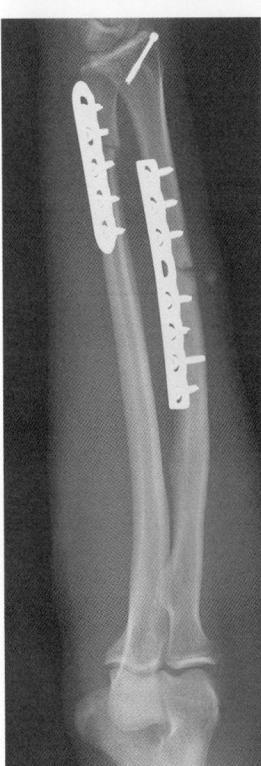
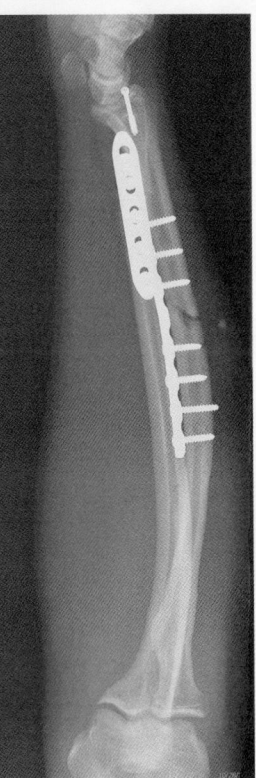

FIGURA 33.6 (*continuação*) **C, D e E:** Imagens fluoroscópicas intraoperatórias. A fixação do rádio e da ulna foi obtida com placas de 3,5 mm e parafusos. Alternativamente, poderia ser aplicado um parafuso de tração na fratura oblíqua do rádio. O estiloide radial foi fixado com um parafuso de compressão sem cabeça. **F e G:** Radiografias pós-operatórias.

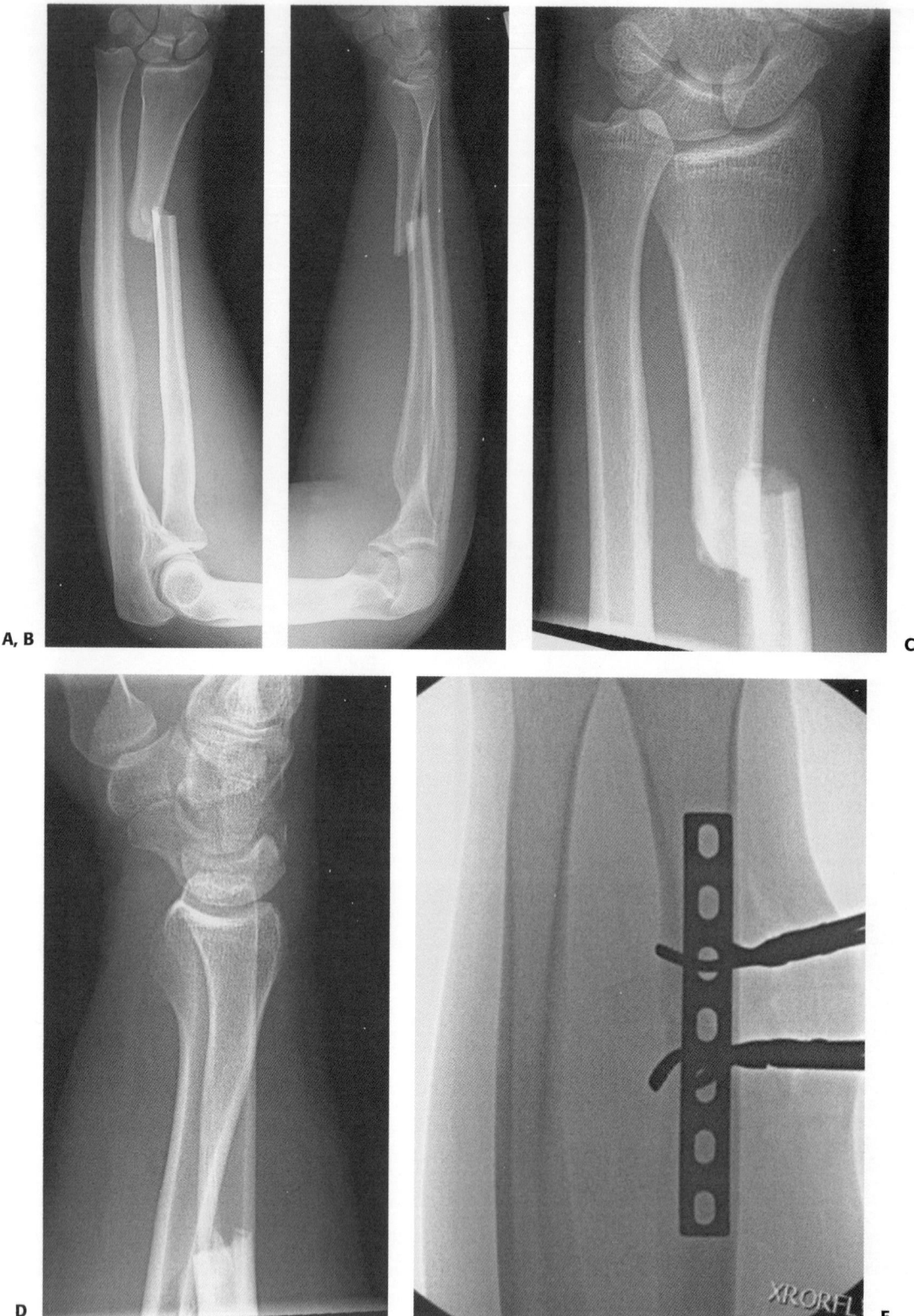

FIGURA 33.7 A–D: Fratura-luxação de Galeazzi. Nota-se a fratura da diáfise distal do rádio desviada e encurtamento pronunciados do rádio e fratura com avulsão do estiloide ulnar.

(continua)

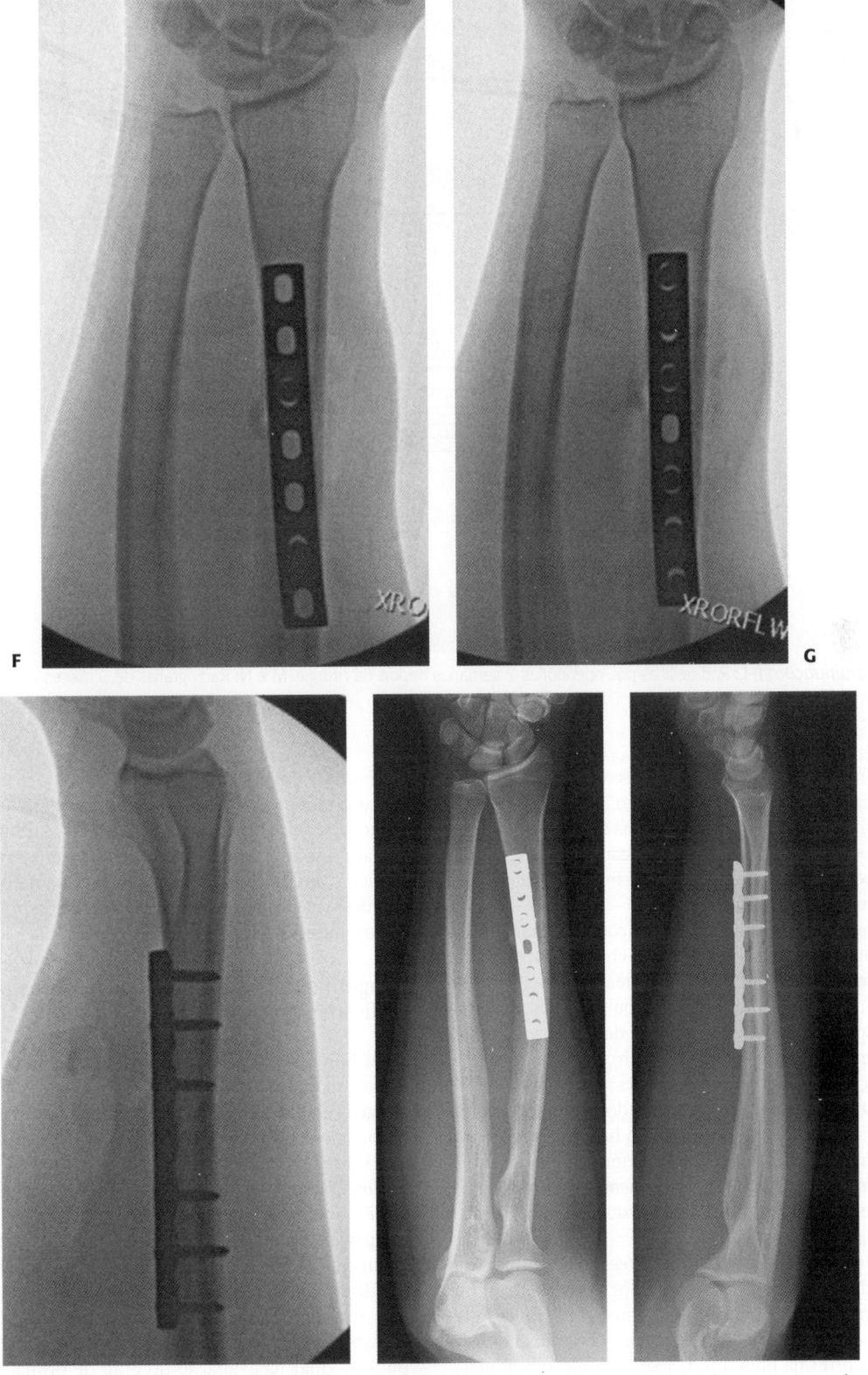

FIGURA 33.7 (*continuação*) **E–H:** Imagens fluoroscópicas intraoperatórias ilustrando a redução da fratura na placa com pinças de redução. A fixação foi obtida com uma placa de compressão dinâmica e um total de seis corticais presas por parafusos em cada lado da fratura.

(*continua*)

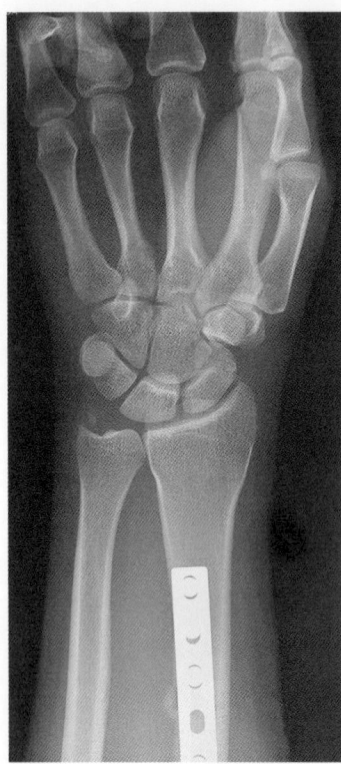 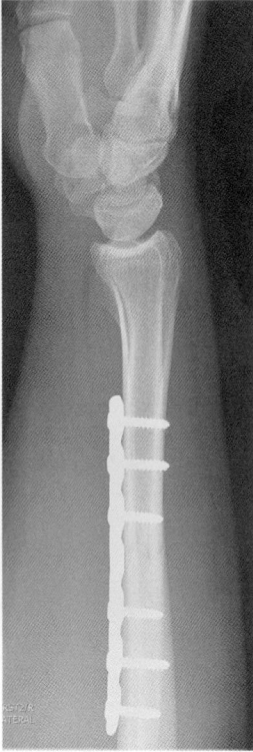 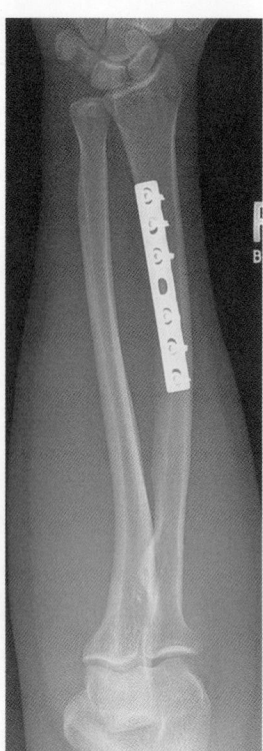 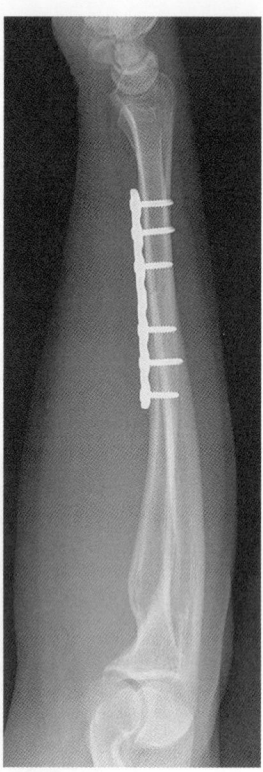

FIGURA 33.7 (*continuação*) **I–L:** Radiografias pós-operatórias 2 semanas depois da cirurgia. **M e N:** Radiografias de 3 meses após a cirurgia, mostrando a consolidação da fratura.

diafisárias da ulna desviadas têm particular risco de serem expostas, em razão da localização subcutânea deste osso. Lesões por esmagamento e ferimentos de alta velocidade por arma de fogo resultam em fraturas expostas do tipo III, frequentemente acompanhadas por uma contaminação acentuada, intensa ruptura do invólucro muscular e lesão das estruturas neurovasculares.[89,107]

Embora a literatura relate algumas variações regionais,[108] cerca de metade das fraturas diafisárias do antebraço ocorre em cenários de trauma polissistêmico.[20,27] Mais frequentemente, as lesões associadas afetam membros superiores ou inferiores. As lesões do membro superior ocorrem em até 26% das fraturas do antebraço e incluem fraturas da diáfise do úmero, do terço proximal do úmero, luxação do cotovelo (Fig. 33.8), lesões no punho[39,105,155] (Fig. 33.6), fraturas glenoidais[59] e fraturas do antebraço contralateral.[27,52,191] Foram descritas rupturas do bíceps distal,[85] bem como lesões traumáticas do manguito rotador.[59]

Podem ocorrer fraturas simultâneas de membro inferior, o que, em muitos casos, afeta platô tibial, fíbula, patela, fêmur,[20,59] tíbia e tornozelo,[105] pelve e acetábulo.[39]

As lesões não esqueléticas mais frequentes são o traumatismo craniano fechado[20,27,105,155] e as lesões neurológicas periféricas. Em uma série de fraturas no antebraço, o traumatismo craniano fechado ocorreu em um quarto dos pacientes.[27] Fraturas no antebraço podem ocorrer na presença de lesões do plexo braquial e dos nervos radial, interósseo posterior, ulnar e mediano.[20,105,154] As lesões do nervo radial podem acontecer como uma transecção do nervo em decorrência de uma fratura diafisária do antebraço ou como consequência de uma fratura da diáfise do úmero ipsilateral.[107] A ocorrência de lesão neurológica foi relatada em 38% das fraturas do antebraço causadas por ferimentos de baixa velocidade por arma de fogo. Dessas, 43% resultaram em paralisia nervosa permanente. Em apenas 3% dos casos também foram relatadas rupturas da artéria da ulna.[106]

Fraturas do antebraço podem ocorrer em pacientes de trauma abdominal e pélvico, associadas à transecção da aorta, laceração renal e fraturas da pelve.[59,109] Goldfarb et al.[59] informaram que um dos 23 pacientes participantes de um estudo clínico sobre fraturas dos dois ossos do antebraço tinha sofrido dissecção da aorta e laceração renal, depois de um acidente automobilístico.

Imagem e outros exames diagnósticos para fraturas diafisárias do rádio e da ulna

As fraturas de antebraço são rotineiramente diagnosticadas em radiografias posteroanteriores (PA) e laterais do antebraço. Essas imagens devem mostrar o antebraço do cotovelo ao punho. Uma PA padrão do antebraço é obtida com o cotovelo flexionado em 90°, ombro em abdução e antebraço em rotação neutra. Obtém-se uma radiografia lateral padrão com o cotovelo flexionado em 90° e o antebraço em rotação neutra (Fig. 33.9). Essa configuração permite a obtenção de duas projeções ortogonais entre si. Em alguns casos, projeções oblíquas adicionais podem ajudar em casos de sobreposição da ulna e do rádio na projeção lateral que não permitam uma avaliação clara e detalhada da fratura.

A posição da tuberosidade do bíceps do rádio proximal pode auxiliar na avaliação do grau de pronação ou supinação do fragmento proximal. A projeção de tuberosidade é obtida com o cotovelo dobrado em 90° e com os epicôndilos lateral e medial equidistantes da placa e com o tubo de raios X com angulação posterior de 20°, a contar da trajetória AP normal. Dependendo da morfologia da tuberosidade do bíceps nessa projeção, o grau de pronação ou supinação do rádio proximal pode ser determinado com a ajuda de uma imagem de referência, de modo a possibilitar o alinhamento rotacional do segmento distal.[46]

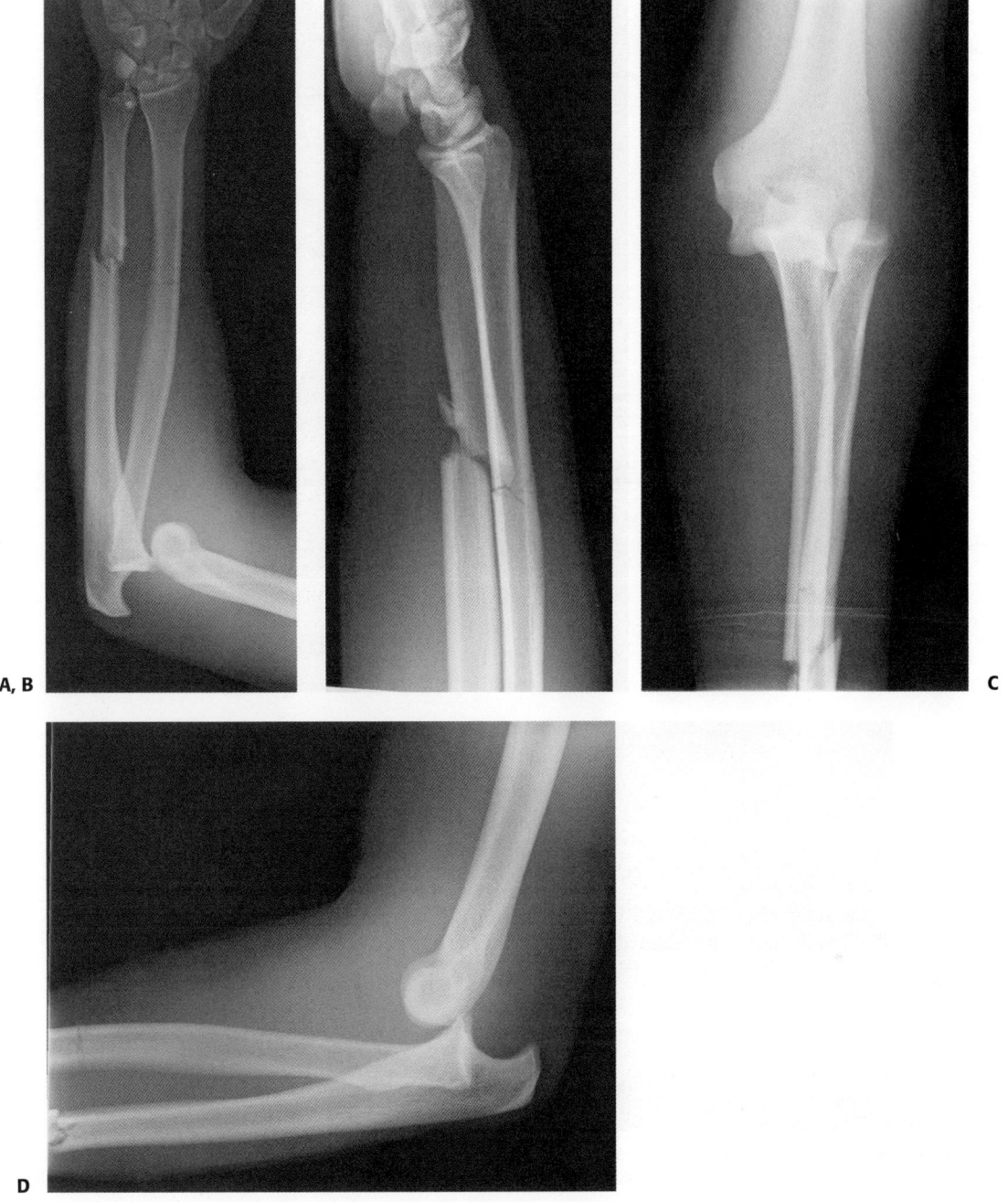

FIGURA 33.8 A–D: Fratura de ambos os ossos do antebraço em associação com luxação posterior do cotovelo.

(continua)

Também é recomendável a obtenção de radiografias do cotovelo e punho para descartar lesões associadas a essas articulações[187] (Fig. 33.7c, d e 33.8c, d). Isso tem especial importância em fraturas isoladas da ulna ou do rádio, para exclusão de fraturas-luxações de Monteggia e Galeazzi, respectivamente. No entanto, mesmo em fraturas nos dois ossos do antebraço, pode ocorrer luxação da ARUD, da ARUP e do cotovelo. Também podem ser diagnosticadas fraturas das extremidades proximal e distal da ulna e do rádio, além de lesões do carpo e do úmero distal, ainda não identificadas. Devem ser obtidas radiografias AP e lateral do cotovelo para demonstrar o alinhamento do eixo do colo do rádio e capítulo do úmero, o que confirmará a redução da ARUP. Radiografias PA e lateral do punho devem mostrar a cabeça da ulna no interior da incisura sigmoide do rádio. A variância ulnar (ver Capítulo 32) deve ser quantificada, para uma avaliação objetiva da ARUD. A presença de desvio dorsal da ulna distal e de alteração da variância ulnar superior a 5 mm sugere uma lesão na ARUD.[155] Essa proposição é apoiada em dados biomecânicos que demonstram a ruptura de todos os estabilizadores da ARUD diante de uma variação ulnar positiva de 5 mm.[126] Em razão da variabilidade de variância ulnar, radiografias do punho contralateral podem ser úteis na determinação da anatomia normal do paciente. Fratura da base do estiloide, ampliação da ARUD em uma projeção PA e luxação da ulna em uma projeção lateral são sinais radiográficos adicionais que indicam o rompimento da ARUD[57,125] (Fig. 33.7).

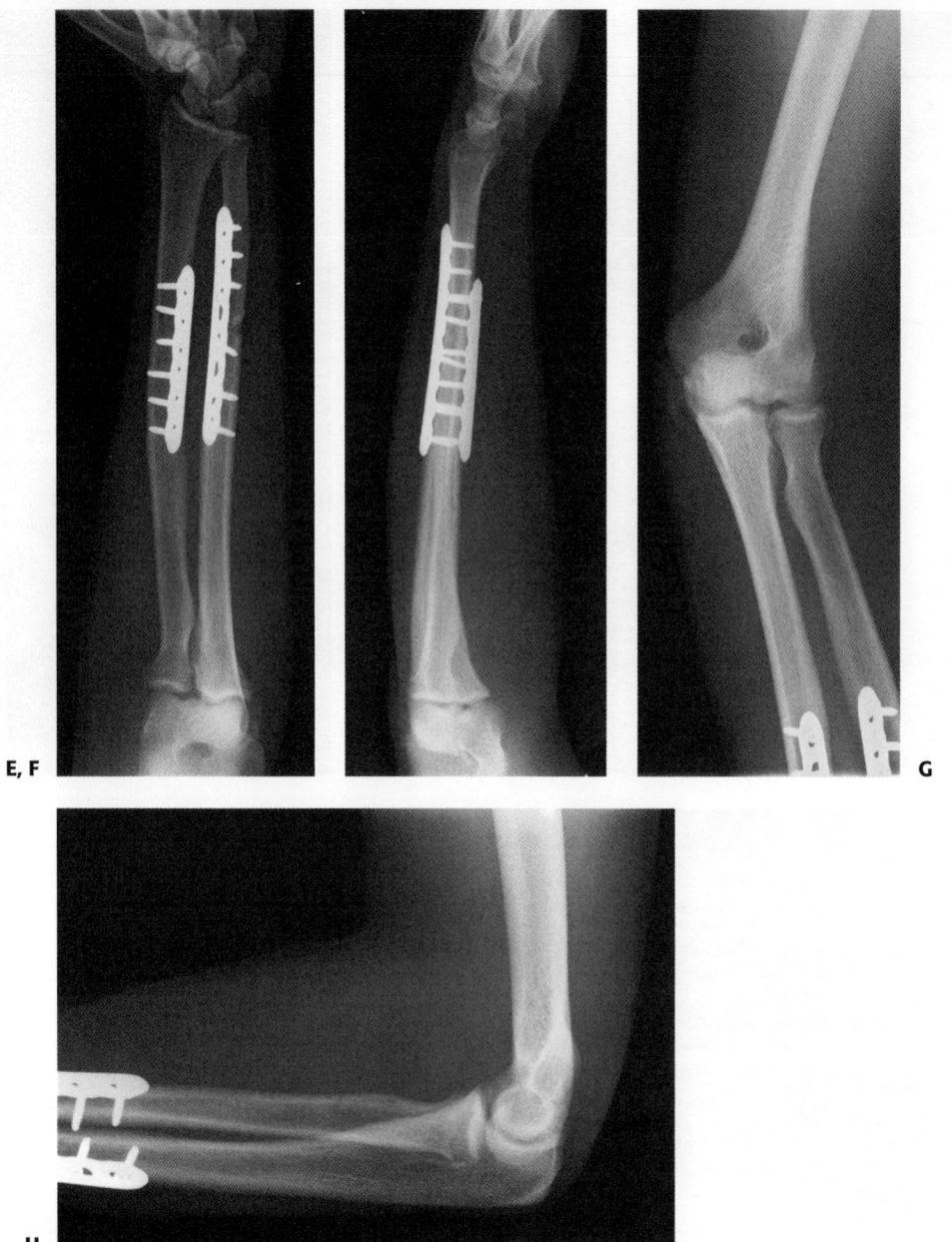

FIGURA 33.8 (*continuação*) **E–H:** Depois da redução fechada do cotovelo, logo realizada, foi efetuada redução aberta e fixação interna. Três meses após a cirurgia, observou-se consolidação da fratura. Foi possível observar a ossificação do ligamento colateral medial do cotovelo, sem limitação da amplitude de movimento.

Raramente há necessidade de recorrer à TC ou à RM para a avaliação de fraturas recentes do antebraço. A TC tem utilidade na confirmação da suspeita clínica e radiográfica de uma pseudartrose. Além disso, essa modalidade pode ser útil na presença de pseudartroses de fraturas rotacionais e instabilidade na ARUD[16] (Fig. 33.10). A RM pode ser utilizada para diagnosticar lesões na ARUD e no CFCT associado, bem como para delinear rupturas da membrana interóssea.[189] Foi relatado o uso da ultrassonografia para avaliar a integridade da membrana interóssea.[47,189]

Classificação das fraturas diafisárias do rádio e da ulna

Como na maioria das extremidades, as fraturas do antebraço são descritas de acordo com sua localização, padrão, desvio e ruptura de tecidos moles associada. Do ponto de vista terapêutico, na avaliação de uma fratura do antebraço, as seguintes perguntas devem ser respondidas:

1. Qual (ou quais) osso(s) sofreu(ram) fratura?
2. Em que local se situa a fratura (terço proximal, médio, distal)?
3. Qual é o padrão da fratura (transversal simples, oblíquo simples, cominutivo)?
4. Existe instabilidade na articulação radiulnar distal ou proximal?
5. A fratura é exposta ou fechada?
6. Existe algum implante prévio?
7. Existe alguma deformidade prévia?
8. O estoque ósseo é normal?

Nenhuma classificação, isoladamente, considera todas as variáveis supracitadas. Na maioria dos casos, as fraturas diafisárias

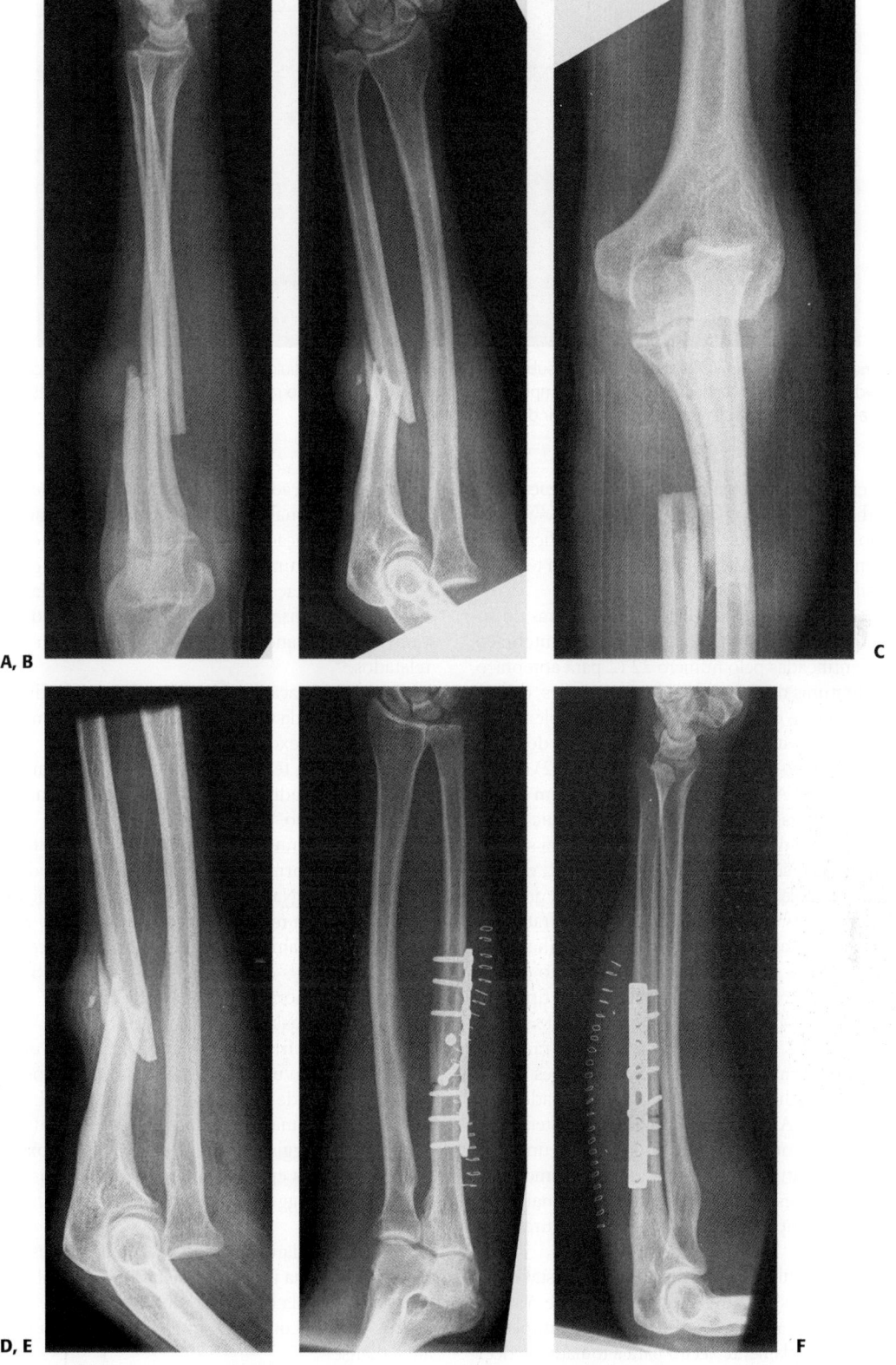

FIGURA 33.9 A–D: Fratura-luxação de Monteggia. **E e F:** A fixação foi realizada com o uso de dois parafusos de tração através da fratura oblíqua da ulna e uma placa de neutralização. Foi obtida uma redução secundária das articulações radiocapitelar e radiulnar proximal.

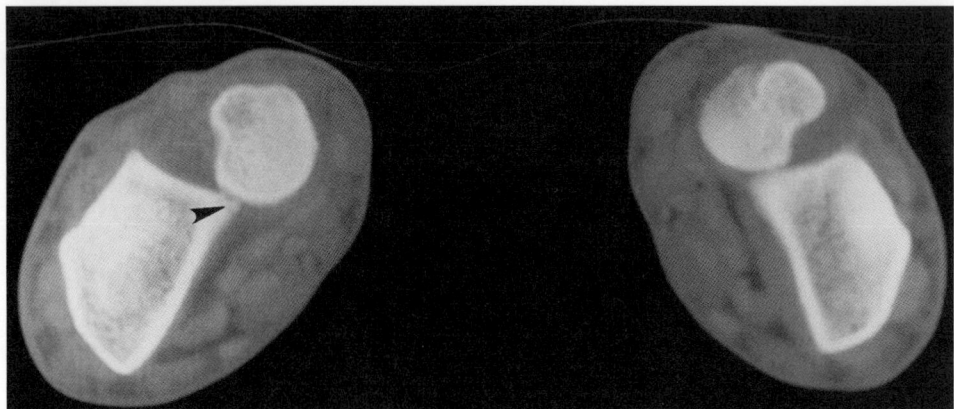

FIGURA 33.10 Tomografia axial computadorizada que revela subluxação volar da articulação radiulnar distal direita (seta) e translação volar da ulna distal em relação ao rádio, em decorrência de uma redução incompleta de uma fratura da diáfise do rádio distal. Há pouco contato restante entre a superfície articular da ulna distal e o lábio volar da superfície articular do rádio distal.

do antebraço são classificadas de acordo com sua localização (terço proximal, médio e distal) ou cominuição da fratura.[27,114] Fraturas expostas são classificadas de acordo com a classificação de Gustilo,[61,62] enquanto as fraturas de Monteggia e Galeazzi têm suas próprias subclassificações.[9,92,146]

A classificação AO/OTA é a mais utilizada para fraturas do antebraço. Considerando que essas afetam a diáfise do antebraço, essas lesões são identificadas pelo número 22 (2 para antebraço, 2 para diáfise).[114] Fraturas do tipo A são fraturas simples; do tipo B são fraturas em cunha, e do tipo C são fraturas complexas (intensamente cominutivas ou segmentadas). As fraturas dos tipos A e B envolvem a ulna (tipo A1, B1), o rádio (tipo A2, B2) ou ambos os ossos (tipo A3, B3). As fraturas do tipo C envolvem os dois ossos: uma fratura simples do rádio com uma cominuição segmentar da ulna é classificada como tipo C1; uma fratura simples da ulna com cominuição segmentar do rádio, tipo C2; e cominuição segmentar dos dois ossos, tipo C3. As fraturas de Monteggia são classificadas como de tipo A1.3, quando a fratura da ulna é simples, ou B1.3, caso seja uma fratura em cunha. Além disso, as fraturas-luxações de Monteggia, em que tanto o rádio como a ulna estão fraturados, são classificadas como de tipo A3.2 ou B3.2. Por outro lado, as fraturas-luxações de Galeazzi são classificadas como de tipo A2.3 para fraturas simples do rádio, ou como B2.3 para fraturas em cunha. As fraturas-luxações de Galeazzi, em que tanto o rádio como a ulna estão fraturados, são classificadas como de tipo A3.3 ou B3.3.[114] Embora o sistema AO/OTA tenha sido amplamente adotado como o sistema universal de classificação para as fraturas, a sua utilidade no tratamento de fraturas do antebraço se restringe principalmente às finalidades de pesquisa, devido à complexidade de sua nomenclatura e baixa confiabilidade[88,128] (Fig. 33.11).

As fraturas isoladas da ulna são classificadas como estáveis ou instáveis. Fraturas estáveis são aquelas com menos de 50% de desvio e menos de 10° de angulação.[42] Esse método simples de classificação tem sido amplamente aceito para a tomada de decisão entre tratamento cirúrgico e conservador para essas fraturas isoladas.[22,132,134,167,169,170,194]

Fratura-luxação de Monteggia

Fraturas-luxações (ou lesões) de Monteggia consistem em uma luxação do rádio proximal e uma fratura da ulna.[9] Essas lesões são classificadas de acordo com Bado[9] e com base na direção do ápice da fratura da ulna e da direção da luxação do segmento do rádio proximal (Fig. 33.12):

Tipo I: Luxação anterior da cabeça do rádio, fratura da diáfise da ulna em qualquer nível com angulação anterior.

Tipo II: Luxação da parte posterior ou posterolateral da cabeça do rádio, fratura da diáfise da ulna com angulação posterior.

Tipo III: Luxação lateral ou anterolateral da cabeça do rádio, fratura da metáfise da ulna. Essa lesão ocorre quase que exclusivamente em crianças,[9] mas casos isolados em adultos têm sido relatados.[24]

Tipo IV: Luxação anterior da cabeça do rádio com fratura do terço proximal da ulna e fratura do rádio no mesmo nível. Estas lesões ocorrem exclusivamente em adultos.[9]

Na literatura, têm sido descritos vários "equivalentes" que afetam a ulna e o rádio proximal; por isso, estão além do âmbito do presente capítulo.[9]

Para que a fratura possa ser reduzida, é importante compreender a deformidade da ulna e a direção da luxação da cabeça do rádio. Na maioria dos casos, a redução da fratura da ulna promove a redução da cabeça do rádio. Embora as fraturas do tipo 1 sejam consideradas o tipo mais frequente em crianças,[152] as fraturas do tipo 2 representam até 80% das fraturas-luxações de Monteggia em adultos.[139,140,151] Mais importante ainda, as fraturas de Monteggia do tipo 2 estão frequentemente associadas a fraturas da cabeça do rádio ou do coronoide, que representam uma lesão mais complexa e possivelmente afetam a estabilidade do cotovelo.[151] Júpiter et al. observaram que, embora o local mais frequente para uma fratura de ulna em lesões de Monteggia do tipo 2 seja diáfise proximal, tal fratura pode ocorrer na epífise ou metáfise proximais. Por isso, as fraturas de Monteggia foram subclassificadas em quatro diferentes padrões:[92]

2A: Fratura da ulna muito proximal, através do coronoide
2B: Fratura na junção da metáfise proximal e diáfise da ulna
2C: Fratura da diáfise da ulna
2D: Fratura complexa, que envolve a ulna desde o olécrano até a diáfise

Fraturas de Galeazzi

As fraturas Galeazzi consistem em fratura da diáfise do rádio, com luxação da articulação radiulnar distal. São subclassificadas de acordo com a distância da fratura do rádio a contar da superfície articular. Fraturas do tipo 1 ocorrem em um espaço de até 7,5 cm a contar da superfície articular do rádio distal; fraturas do tipo 2 são mais proximais. A relevância desta classificação se dá porque a fratura do tipo 1 está associada a um percentual significativamente maior de instabilidade da ARUD e, muitas vezes, exige reparo aberto dessa articulação.[146] As luxações da ARUD associadas com fraturas de Galeazzi podem ainda ser classificadas como simples ou complexas. Luxações simples são prontamente reduzidas após a restauração do alinhamento do rádio, enquanto as luxações complexas da ARUD tornam-se irredutíveis após a redução anatômica da fratura da diáfise do rádio.[23] A interposição do extensor ulnar do carpo (EUC) ou do extensor do dedo mínimo (EDM) entre o rádio e a ulna distais é descrita como causa para a irredutibilidade da ARUD.[2,26,124,146,182]

Fraturas expostas

Como ocorre com outros ossos, as fraturas expostas de antebraço são classificadas de acordo com o sistema de Gustilo.[61,62] Fraturas do tipo 1 são aquelas com laceração de menos de 1 cm e ferida limpa. Essas lesões são mais frequentemente causadas por um mecanismo de dentro para fora, em que a fratura da diáfise do antebraço desviada perfura a pele. Em geral, está presente apenas mínima cominuição. Ferimentos de baixa velocidade causados por arma de fogo constituem outro mecanismo de lesão para este tipo de fratura. As fraturas de tipo 2 exibem laceração com mais de 1 cm e com mínima contaminação. Em

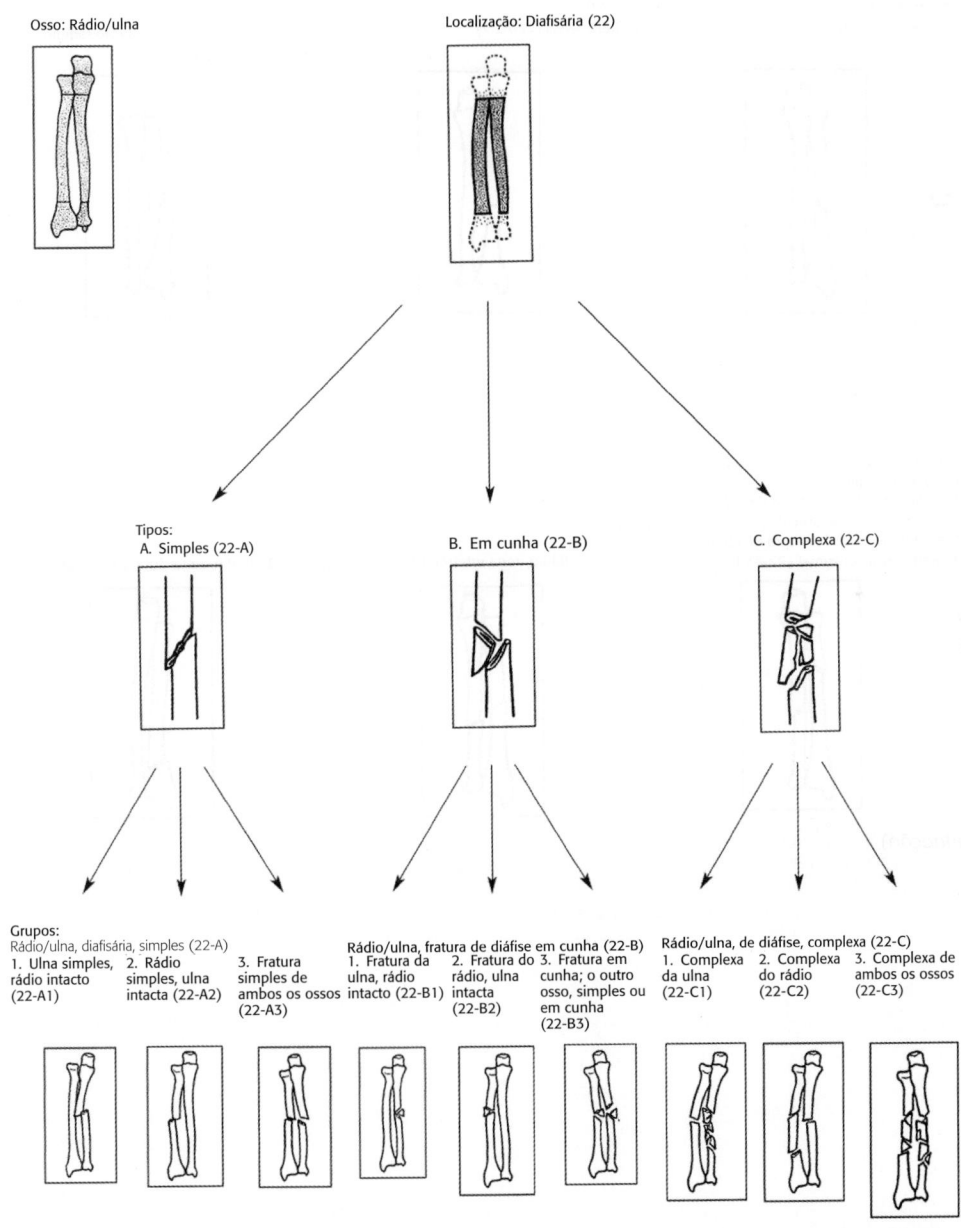

FIGURA 33.11 Fraturas diafisárias do antebraço, de acordo com a classificação AO/OTA unificada. As fraturas diafisárias do antebraço são identificadas pelo número 22 (2 para antebraço, 2 para diáfise). As fraturas do tipo A são fraturas simples; as fraturas do tipo B são fraturas em cunha; e as fraturas do tipo C são fraturas complexas (intensamente cominutivas ou segmentadas). Ver texto para mais detalhes. (De Marsh JL, Slongo TF, Agel J, et al. Fracture and dislocation classification compendium—2007: Orthopaedic Trauma Association classification, database and outcomes committee. *J Orthop Trauma*. 2007;21(10 Suppl):S1–S133.)

(continua)

Subgrupos e qualificações:
Rádio/ulna, diafisária, fratura simples da ulna (22-A1)
1. Oblíqua (22-A1.1)
2. Transversal (22-A1.2)
3. Com luxação da cabeça do rádio (Monteggia) (22-A1.3)

A1

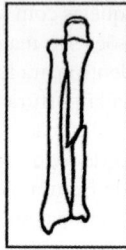
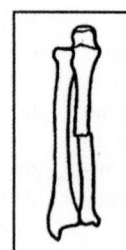
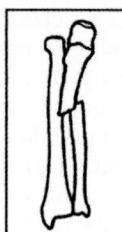

Rádio/ulna, diafisária, fratura simples do rádio (22-A2)
1. Oblíqua (22-A2.1)
2. Transversal (22-A2.2)
3. Com luxação da articulação radiulnar (Galeazzi) (22-A2.3)

A2

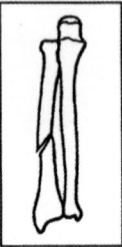
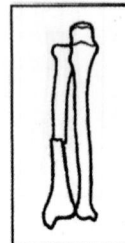
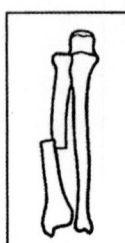

Rádio/ulna, diafisária, fratura simples de ambos os ossos (22-A3)
(1) sem luxação
(2) com luxação da cabeça do rádio (Monteggia)
(3) com luxação da articulação radiulnar distal (Galeazzi)
(baseado no nível da fratura do rádio)
1. Rádio, zona proximal (22-A3.1)
2. Rádio, zona intermediária (22-A3.2)
3. Rádio, zona distal (22-A3.3)

A3

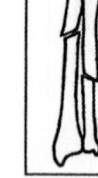
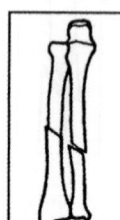
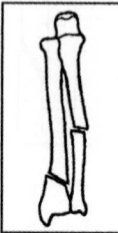

FIGURA 33.11 (*continuação*)

(*continua*)

Rádio/ulna, diafisária, fratura em cunha da ulna (22-B1)
1. Cunha intacta (22-B1.1)   2. Cunha fragmentada (22-B1.2)   3. Com luxação da cabeça do rádio (Monteggia) (22-B1.3)

B1

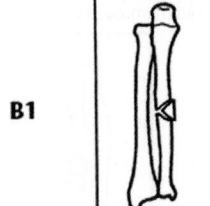 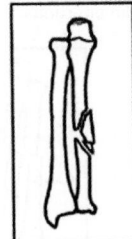 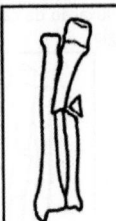

Rádio/ulna, diafisária, fratura em cunha do rádio (22-B2)
(1) Cunha intacta (22-B2.1)   (2) Cunha fragmentada (22-B2.2)   (3) Com luxação da articulação radiulnar distal (Galeazzi) (22-B2.3)

B2

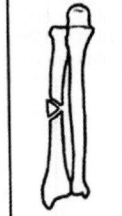 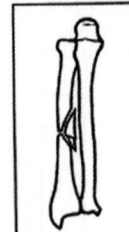 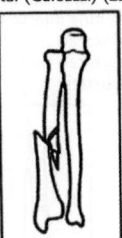

Rádio/ulna, diafisária, em cunha de um osso, simples ou em cunha no outro (22-B3)
(1) sem luxação
(2) com luxação da cabeça do rádio (Monteggia)
(3) com luxação da articulação radiulnar distal (Galeazzi)
1. Ulna em cunha, fratura simples do rádio (22-B3.1)   2. Rádio em cunha, fratura simples da ulna (22-B3.2)   3. Rádio e ulna em cunha (22-B3.3)

B3

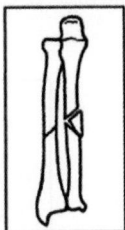 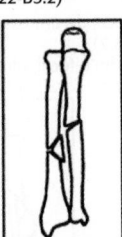 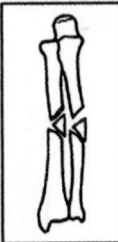

FIGURA 33.11 (*continuação*)

(*continua*)

Rádio/ulna, diafisária, fratura complexa da ulna (22-C1)

1. Bifocal, rádio intacto (22-C1.1)
   (1) sem luxação
   (2) com luxação da cabeça do rádio (Monteggia)

2. Bifocal, com fratura do rádio (22-C1.2)
   (1) rádio simples
   (2) rádio em cunha

3. Irregular da ulna (22-C1.3)
   (1) rádio intacto
   (2) rádio simples
   (3) rádio em cunha

C1

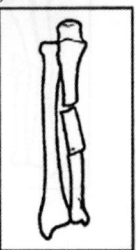
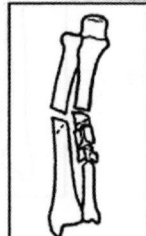

Rádio/ulna, diafisária, fratura complexa do rádio (22-C2)

1. Bifocal, ulna intacta (22-C2.1)
   (1) sem luxação
   (2) com luxação da articulação radiulnar distal (Galeazzi)

2. Bifocal, fratura da ulna (22-C2.2)
   (1) ulna simples
   (2) ulna em cunha

3. Irregular (22-C2.3)
   (1) ulna intacta
   (2) ulna simples
   (3) ulna em cunha

C2

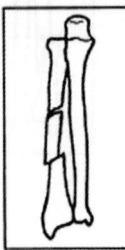
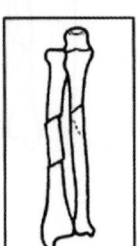
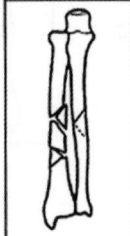

Rádio/ulna, diafisária, fratura complexa de ambos os ossos (22-C3)

1. Bifocal (22-C3.1)

2. Bifocal de um osso, irregular do outro (22-C3.2)
   (1) rádio bifocal, ulna irregular
   (2) ulna bifocal, rádio irregular

3. Irregular (22-C3.3)

C3

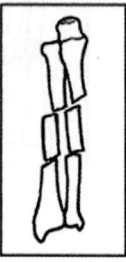
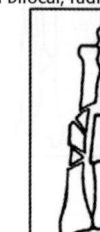
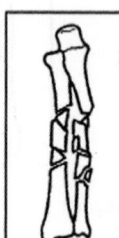

FIGURA 33.11 (*continuação*)

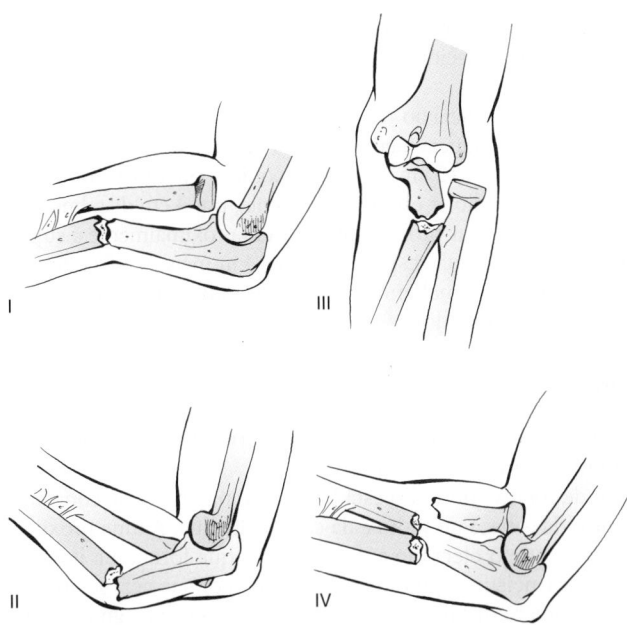

FIGURA 33.12 Classificação de Bado para as fraturas de Monteggia. Tipo I: Luxação anterior da cabeça do rádio em associação com uma fratura com angulação anterior da diáfise da ulna. Tipo II: Luxação posterior da cabeça do rádio com uma fratura posteriormente angulada da ulna. Tipo III: luxação lateral ou anterolateral da cabeça do rádio com uma fratura da metáfise da ulna. Tipo IV: Luxação anterior da cabeça do rádio com uma fratura do rádio e da ulna.

geral, essas lesões são causadas por um mecanismo que age de fora para dentro.[62] As fraturas do tipo 3 são lesões expostas segmentares, ou as que envolvem rompimento da pele superior a 10 cm. Essas fraturas são ainda subclassificadas em 3A (fraturas em que está presente um invólucro de tecido mole suficiente e adequado para permitir a cobertura óssea), 3B (fraturas nas quais há perda de tecido mole e que requerem algum tipo de procedimento reconstrutivo deste tecido para permitir a cobertura óssea) e 3C (fraturas com lesão vascular associada ao risco para a perfusão distal, e para a qual é necessário reparo vascular). Em fraturas do antebraço, as fraturas do tipo 3C, por definição, exibem interrupção do fluxo sanguíneo através das artérias do rádio e da ulna.

Medidas de resultados para fraturas diafisárias do rádio e da ulna

Resultados após fraturas no antebraço são avaliados com base, principalmente, em complicações, dor, amplitude de movimento, alinhamento radiográfico e evidências de cicatrização.[4,6,7,9,10,19,20,27,32,36,39,57,64,69] Além disso, faz-se o registro da dinamometria para força de pinçamento e preensão, bem como a amplitude de movimento no cotovelo e a extensão da flexão do punho e pronação/supinação do antebraço.[171]

A consolidação das fraturas fica determinada pela formação de uma ponte na fratura em pelo menos três das quatro corticais nas radiografias AP e lateral. Anderson et al.[4] classificaram fraturas consolidadas dentro de 6 meses após a cirurgia como consolidações; fraturas consolidadas após 6 meses sem intervenção adicional como consolidações retardadas; e fraturas sem consolidação após 6 meses ou que necessitaram de outra intervenção cirúrgica não planejada para obter a consolidação como pseudartroses.

As infecções são frequentemente subdivididas em superficiais, profundas e osteomielite. As infecções superficiais envolvem a pele e tecido subcutâneo, enquanto as infecções profundas estão presentes em um plano subfascial e envolvem o local da fratura e do implante.[27] A infecção é mais frequentemente definida com base em sinais clínicos de uma infecção local, com ocorrência de eritema, hipertermia, edema e drenagem. Além disso, certos indicadores laboratoriais, inclusive elevação da velocidade de sedimentação dos eritrócitos (VHS), proteína C-reativa (PCR), leucocitose e culturas positivas, são usados para confirmar a suspeita clínica. Osteomielite é definida como infecção que resulta em cultura óssea positiva após a intervenção cirúrgica.[27]

Anderson et al. conceberam uma escala de resultados pelos quais o resultado se fundamentava na amplitude de movimento final. Pacientes com menos de 10° de perda de flexão-extensão e menos de 25% de perda de pronação-supinação receberam uma classificação excelente. Pacientes com um resultado satisfatório foram beneficiados com uma consolidação da fratura com menos de 20° de perda da flexão-extensão e menos de 50% de perda da pronação-supinação. Foram considerados resultados insatisfatórios aqueles com uma consolidação com perda superior a 30° de flexão-extensão e mais de 50% de perda da pronação-supinação. O insucesso no tratamento é determinado por pseudartrose, com ou sem perda de movimento.[4,20] Grace e Eversmann inventaram um instrumento de resultados semelhante, com o qual uma fratura consolidada com pelo menos 90% da rotação normal, determinada pelo lado contralateral ileso, tem um resultado excelente. Já um bom resultado é definido como uma fratura consolidada com 80-89% da rotação normal. Um resultado aceitável é aquela fratura consolidada com 60-79% da rotação normal. Por fim, um resultado inaceitável é definido como pseudartrose, ou fratura com menos de 60% da rotação normal do antebraço. Na ausência de um lado contralateral não lesionado e normal, uma supinação-pronação normal é considerada como 80-0-80.[60]

Mais recentemente, estudos clínicos sobre fraturas no antebraço lançaram mão de uma medida de resultado específica para o paciente, o questionário Incapacidades do braço, ombro, mão (IBOM, ou *Disability of arm, shoulder, and hand* — DASH).[20,39,52,71,191] Embora o IBOM não tenha sido validado especificamente para fraturas do antebraço, esse instrumento já foi amplamente validado para várias condições do membro superior, tendo sido formalmente traduzido e validado em diversos idiomas. O IBOM é um questionário padronizado que avalia a função do membro superior com base em sintomas de dor e domínios físicos, emocionais e sociais. Ele contém 30 perguntas: 21 sobre a função física, seis sobre sintomas e três que avaliam a função social. Cada pergunta é respondida com uma das cinco possíveis respostas de múltipla escolha. Uma alta pontuação IBOM indica maior incapacitação.[81]

ANATOMIA PATOLÓGICA E ANATOMIA APLICADA EM RELAÇÃO ÀS FRATURAS DA DIÁFISE DO RÁDIO E DA ULNA

A anatomia do antebraço é complexa e deve ser detalhadamente conhecida a fim de evitar lesões neurovasculares durante o tratamento cirúrgico.

Plano ósseo

O componente ósseo do antebraço separa o aspecto anterior do posterior e é formado por rádio, ulna e membrana interóssea (Fig. 33.13).

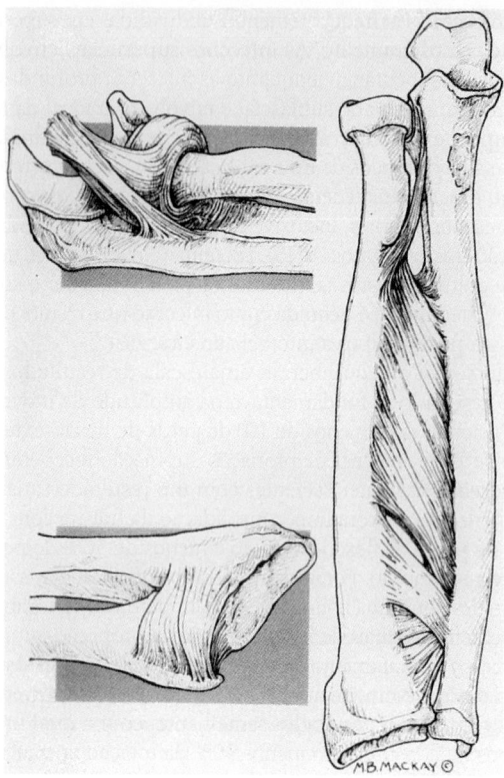

FIGURA 33.13 Diagrama linear ilustrando conexões de tecido mole compartilhadas entre o rádio e a ulna. A articulação radiulnar proximal é estabilizada pelo ligamento ulnar. A articulação radiulnar distal fica estabilizada pelos ligamentos radiulnares dorsal e volar e pelo complexo da fibrocartilagem triangular. (De Richards RR. Chronic disorders of the forearm. *J Bone Joint Surg.* 1996;78:916–930.)

Rádio

O rádio adulto mede, em média, 25 cm de comprimento (varia entre 21-29 cm). Na junção dos terços proximal e médio, o rádio mede, em média, 13 mm na sua dimensão AP e 16 mm em sua dimensão medial-lateral. Na junção dos terços médio e distal, o diâmetro do rádio mede 12 mm na dimensão AP e 15 mm na dimensão mediolateral. O terço proximal do rádio compreende a cabeça e o colo do rádio e a tuberosidade do bíceps. A cabeça do rádio se articula com a incisura do rádio (incisura sigmoide menor) da ulna proximal. A diáfise do rádio se estende distalmente à tuberosidade do bíceps. Em supinação, esse segmento está localizado no aspecto lateral do antebraço; e em pronação, no aspecto dorsal. A diáfise do rádio tem forma triangular, prismática, que sofre ampliação no sentido proximal-distal. Possui também duas curvaturas: uma curvatura medial, o arco do rádio maior, e uma pequena curvatura na parte anterior. Distalmente, o rádio se alarga para se articular ao carpo. Medialmente, o rádio distal se articula à cabeça da ulna por meio da incisura sigmoide.

O grande arco radial se estende da tuberosidade do bíceps até o aspecto ulnar da superfície articular do rádio distal. Schemitsch e Richards estudaram a importância da restauração do arco radial maior após a fixação operatória de fraturas no antebraço. Foi observado que a curva máxima do rádio no lado não lesionado se localiza, em média, a 60% da distância entre a tuberosidade do bíceps e o lado ulnar da superfície articular distal. Neste ponto, a distância máxima a partir da linha que une a tuberosidade do bíceps e o aspecto ulnar da superfície articular distal ao aspecto medial da diáfise do rádio era, em média, de 15,3 mm. Um desvio superior com relação a esta distância, após a fixação operatória, estava relacionado a uma redução do intervalo normal de rotação.[171]

A artéria nutrícia ao rádio penetra na diáfise em seu aspecto volar, a uma distância média de 9 cm distalmente à cabeça do rádio (variação, 6 a 12 cm). O osso esponjoso proximal e distal nas metáfises do rádio se estende, em média, por 4 cm distalmente à superfície articular proximal e por 5 cm proximalmente à superfície articular distal, respectivamente. Em mais de 90% dos casos, o istmo do canal endomedular do rádio está localizado no ponto médio do rádio.[161]

Ulna

A ulna funciona como o eixo em torno do qual o rádio gira durante a pronação-supinação[110] (Fig. 33,14). Com efeito, o eixo de rotação do rádio está localizado na linha que conecta o centro da cabeça do rádio e da cabeça da ulna. A ulna proximal compreende o olécrano e o coronoide, que formam a incisura troclear (incisura sigmoide maior) que, por sua vez, se articula com o úmero distal. A incisura do rádio (incisura sigmoide menor) está localizada no aspecto lateral da ulna proximal, em um ponto imediatamente distal à incisura troclear. Esta concavidade funciona como superfície de articulação para a cabeça do rádio e como inserção, tanto anterior como posteriormente, para o ligamento anular.

A diáfise da ulna está localizada no aspecto medial do antebraço, com uma concavidade mínima na parte anterior. Proximalmente, essa parte da ulna tem uma forma prismática mais ampla, tornando-se arredondada e mais delgada distalmente. Posteriormente, a ulna possui proximalmente uma crista claramente definida, que separa a inserção do flexor ulnar do carpo (FUC) medial e anteriormente, do EUC lateral e posteriormente.

Antes de chegar ao punho, a diáfise da ulna exibe nova ampliação, para formar a cabeça e o processo estiloide. Distal e la-

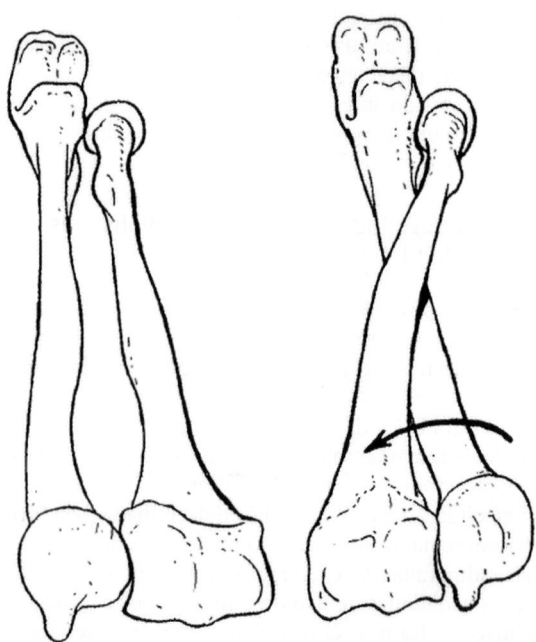

FIGURA 33.14 Durante a pronossupinação, o rádio gira em torno da ulna (seta). A complexa curvatura do rádio e da ulna permite aproximadamente 150° de rotação. (De Lindscheid RL. Biomechanics of the distal radiulnar joint. *Clin Orthop Relat Res.* 1992;275:46–55.)

teralmente, a cabeça da ulna se articula com a incisura sigmoide do rádio. Distalmente, a ulna funciona como um ponto de inserção para o CFCT.

Espaço interósseo

A ulna e o rádio criam um espaço entre as suas articulações proximais e distais, com uma forma aproximadamente oval. A maior distância entre os dois ossos é observada na posição de supinação completa. O espaço está ocupado principalmente pela membrana interóssea, que estabelece uma barreira distinta entre os compartimentos anterior e posterior. A membrana interóssea exibe um espessamento significativo, em que as fibras avançam obliquamente no sentido rádio proximal-ulna distal; essa membrana é conhecida como ligamento interósseo, ou faixa central da membrana interóssea. Esta estrutura mede 3,5 cm de largura e suas fibras estão orientadas de forma oblíqua, aproximadamente 20° em relação ao eixo do antebraço.[130] Em presença de uma fratura de rádio, esse ligamento funciona como uma limitação contra seu encurtamento.[172] Hotchkiss et al.[79] determinaram que a faixa central é responsável por 71% da rigidez longitudinal da membrana interóssea, após a ressecção da cabeça do rádio (Fig. 33.15).

Complexo da fibrocartilagem triangular (CFCT)

O CFCT funciona como uma continuação medial da superfície articular distal do rádio e também como um estabilizador estático da articulação radiulnar distal. O CFCT é constituído por um disco articular, o ligamento radiulnar dorsal (LRUD) e o ligamento radiulnar palmar (LRUP), o homólogo do menisco, o ligamento colateral ulnar e a bainha do EUC.[129,137] O disco articular se estende desde a borda distal da incisura sigmoide, ao longo da borda ulnar da faceta semilunar, fundindo-se na periferia com o LRUD e o LRUP. LRUD e LRUP são os estabilizadores primários da ARUD. Essas estruturas se originam dos aspectos dorsal e palmar da incisura sigmoide e convergem em uma forma triangular em direção à base do estiloide da ulna.[80]

Articulação radiulnar proximal

A cabeça do rádio se articula com a incisura do rádio da ulna proximal. Essa articulação é estabilizada pelo ligamento anular, que se origina nos limites anterior e posterior da incisura do rádio (incisura sigmoide menor) da ulna proximal. O ligamento se funde com fibras do ligamento colateral lateral do cotovelo.

Músculos

Grosso modo, o plano muscular do antebraço pode ser dividido em músculos anteriores e posteriores.

Músculos anteriores

O grupo muscular anterior pode ser dividido em três camadas: superficial, intermediária e profunda. Na direção lateral-medial, os músculos da camada superficial compreendem o pronador redondo (PR), flexor radial do carpo (FRC), palmar longo e FCU. A camada intermediária se compõe do flexor superficial dos dedos (FSD). Três músculos formam a camada profunda: flexor longo do polegar (FLP) lateralmente, flexor profundo dos dedos (FPD) medialmente, e pronador quadrado (PQ) distalmente.

O FUC e a metade medial do FPD são inervados pelo nervo ulnar. Todos os músculos remanescentes do compartimento anterior são inervados pelo nervo mediano ou por seu ramo, o nervo interósseo anterior. Especificamente, o nervo interósseo anterior inerva o FLP, a metade lateral do FPD e o PQ (Fig. 33.16).

Músculos posteriores

O grupo muscular posterior pode ser dividido em duas camadas: superficial e profunda. No sentido lateral-medial, os músculos superficiais são o braquiorradial, extensor radial longo do carpo (ERLC), extensor radial curto do carpo (ERCC), extensor dos dedos, EDM, EUC, e ancôneo. Proximalmente, a camada profunda é composta pelo músculo supinador; e distalmente, no sentido lateral-medial, pelo abdutor longo do polegar (ALP), extensor curto do polegar (ECP), extensor longo do polegar (ELP) e extensor próprio do indicador (EPI). Todos os músculos posteriores são inervados pelo nervo radial ou por seu ramo, o nervo interósseo posterior (Fig. 33.17).

Os músculos do antebraço estão encerrados em quatro compartimentos: volar superficial, volar profundo, dorsal e maço móvel. O compartimento volar superficial compreende os músculos FUC, FSD, FRC e PR. O compartimento volar profundo se compõe pelos músculos FPD e PQ. O compartimento dorsal inclui supinador, EUC, extensor comum dos dedos (ECD), EDM, ALP, ELP, ECP, e EPI. A massa móvel (*mobile wad*) está formada pelos músculos braquiorradial, ERLC e ERCC.

Forças deformantes

No antebraço intacto, as forças musculares rotacionais que atuam sobre o rádio estão equilibradas em uma posição de pronação do antebraço. Na dependência da localização da fratura, as forças deformantes finais tendem a pronar ou supinar os segmentos radiais proximal e distal. As principais forças de supinação são os músculos supinador e bíceps. As principais forças de pronação são o PR e PQ. Além de exercerem forças rotacionais sobre o rádio, o supinador e os dois músculos pronadores diminuem a distância entre

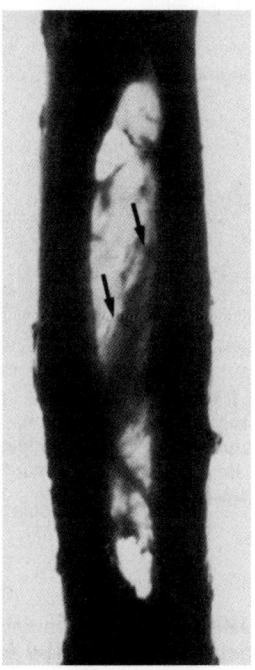

FIGURA 33.15 Fotografia de contraluz de um espécime de antebraço. A faixa central da membrana interóssea está indicada por setas. (De Hotchkiss RN, An KN, Sowa DT, et al. An anatomic and mechanical study of the interosseous membrane of the forearm: pathomechanics of proximal migration of the rádio. *J Hand Surg Am*. 1989;14:256–261.)

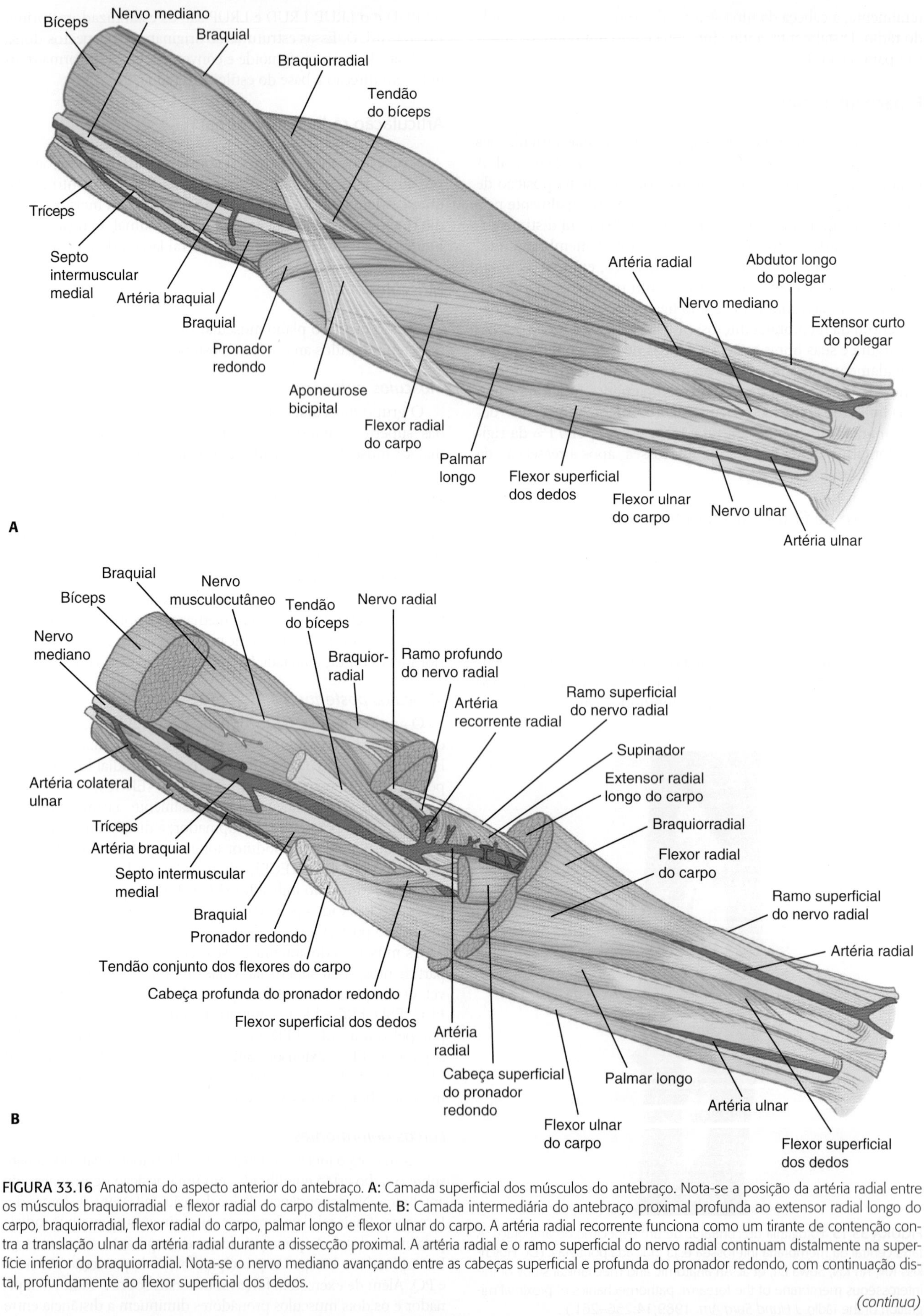

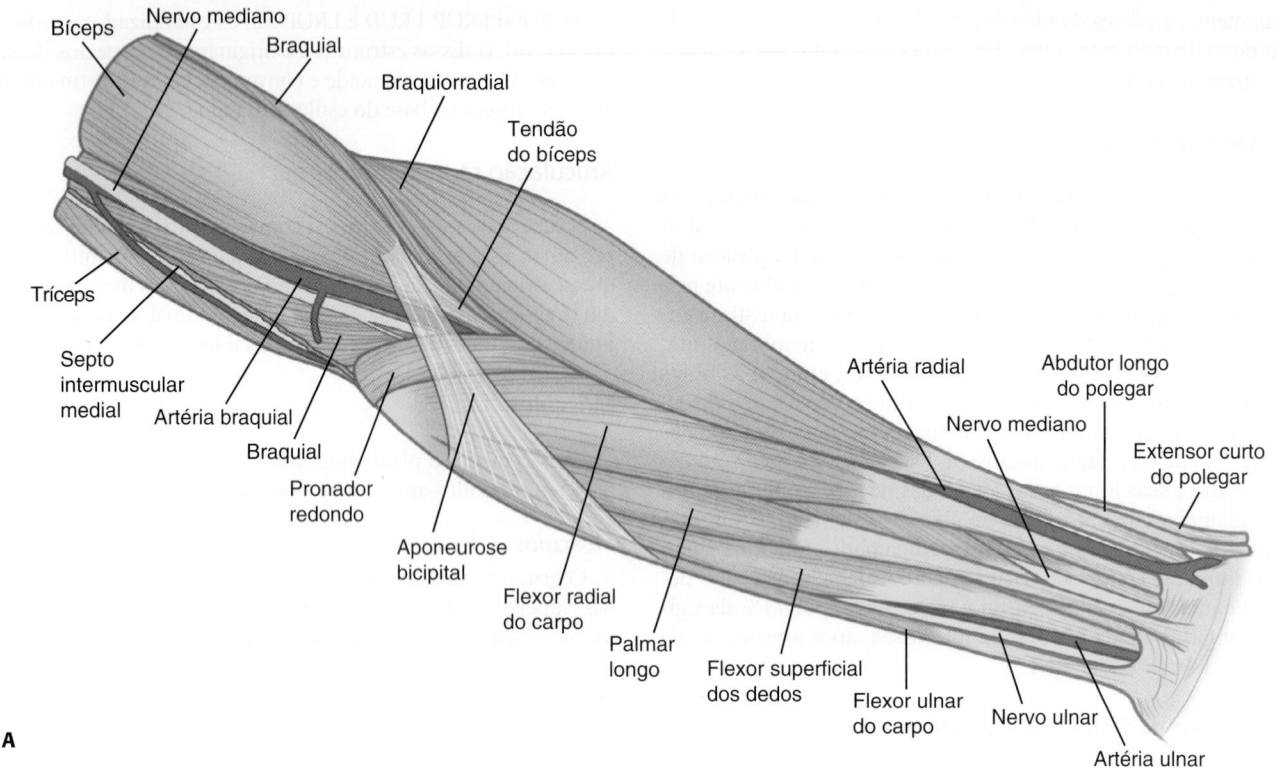

FIGURA 33.16 Anatomia do aspecto anterior do antebraço. **A:** Camada superficial dos músculos do antebraço. Nota-se a posição da artéria radial entre os músculos braquiorradial e flexor radial do carpo distalmente. **B:** Camada intermediária do antebraço proximal profunda ao extensor radial longo do carpo, braquiorradial, flexor radial do carpo, palmar longo e flexor ulnar do carpo. A artéria radial recorrente funciona como um tirante de contenção contra a translação ulnar da artéria radial durante a dissecção proximal. A artéria radial e o ramo superficial do nervo radial continuam distalmente na superfície inferior do braquiorradial. Nota-se o nervo mediano avançando entre as cabeças superficial e profunda do pronador redondo, com continuação distal, profundamente ao flexor superficial dos dedos.

(continua)

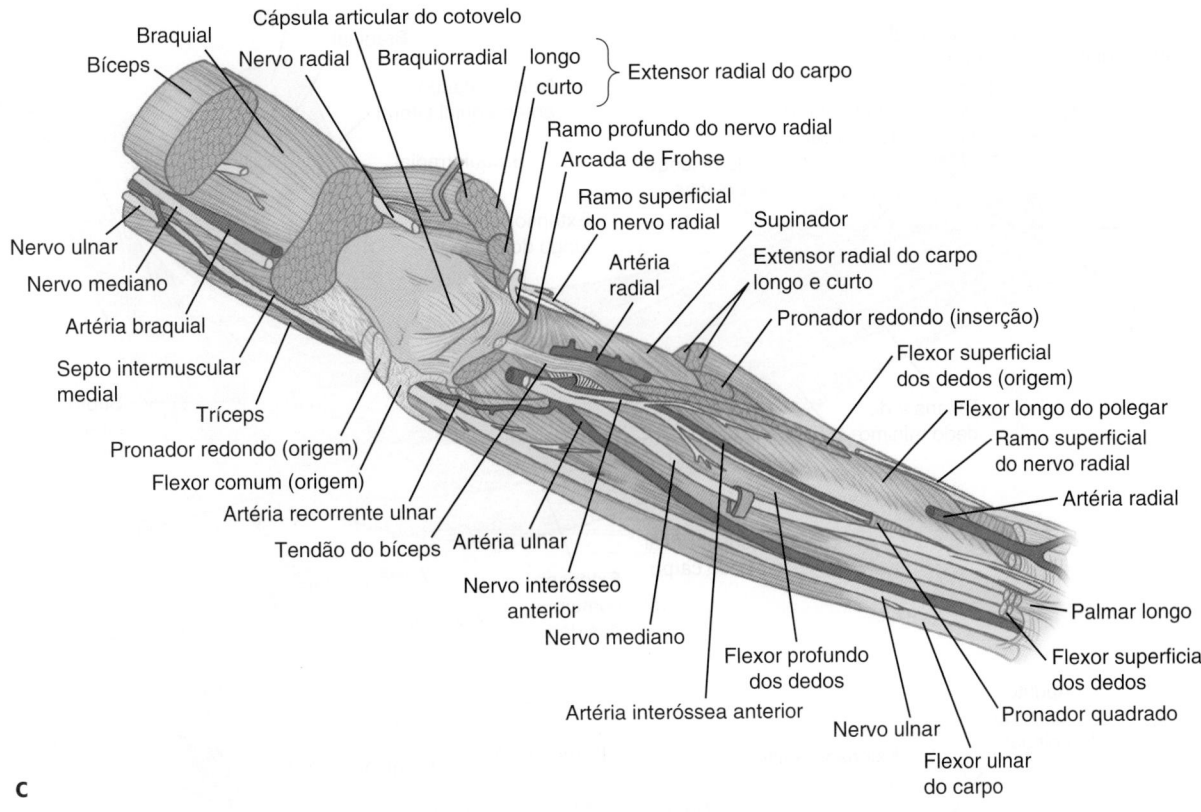

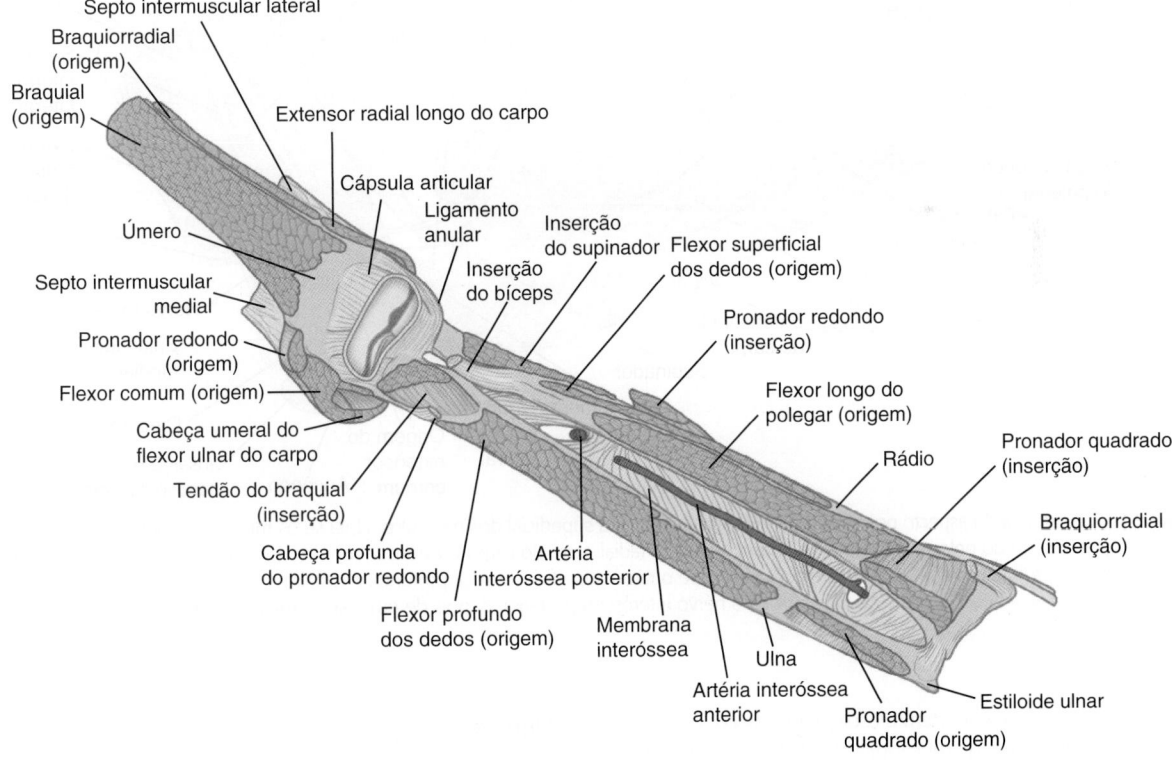

FIGURA 33.16 (*continuação*) **C:** Camada profunda do antebraço. O ramo profundo do nervo radial avança sob o arco proximal do músculo supinador (arcada de Frohse). A artéria e o nervo ulnares e o nervo mediano avançam superficialmente ao flexor profundo dos dedos. **D:** Impressões musculares no aspecto anterior do antebraço. As artérias interósseas podem ser observadas sobre a superfície anterior e posterior da membrana interóssea.

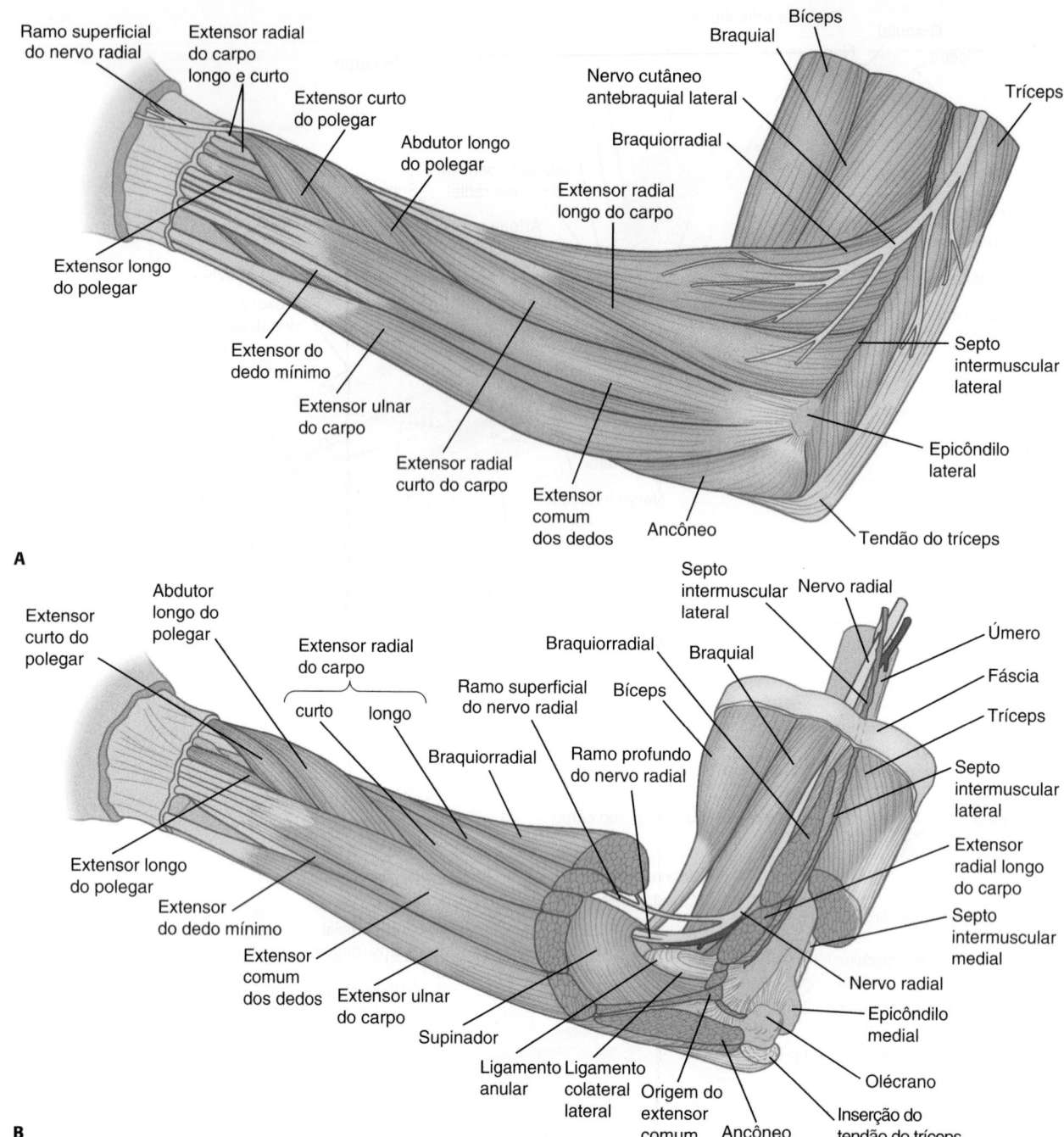

FIGURA 33.17 Anatomia do aspecto posterior do antebraço. **A:** Camada superficial dos músculos. Nota-se os músculos emergentes (abdutor longo do polegar e extensor curto do polegar) distalmente entre o extensor radial curto do carpo e extensor comum dos dedos. **B:** O nervo radial se divide em ramos superficial e profundo no nível do cotovelo. Nota-se que o ramo superficial avança profunda e distalmente sob o braquiorradial. O ramo profundo passa através da arcada de Frohse e se transforma no nervo interósseo posterior, depois de emergir do músculo supinador.

(continua)

o rádio e a ulna, e assim encurtam o espaço interósseo. Pode-se esperar por uma deformidade rotacional maior do rádio em fraturas situadas distalmente às forças de supinação e proximalmente às forças de pronação. Por conseguinte, uma fratura do rádio distal à inserção do músculo supinador e proximal ao PR promoverá uma supinação não obstaculizada do segmento proximal e pronação do segmento distal, o que resultará em grave deformidade rotacional. As fraturas distais à inserção do PR exibirão deformidade menos grave, pois o PR irá contrabalançar algumas das forças de supinação do bíceps e do supinador.

Nervos

Nervo mediano

O nervo mediano chega à fossa antecubital da parte proximal anterior do antebraço, junto à artéria braquial medialmente ao tendão do bíceps. A fossa antecubital é representada por uma linha entre os epicôndilos proximalmente, e o tendão do bíceps e o braquiorradial lateralmente. O piso da fossa antecubital é o músculo braquial, e seu teto é a aponeurose do bíceps. Junto a seu ramo, o nervo interósseo anterior (NIA), o nervo mediano

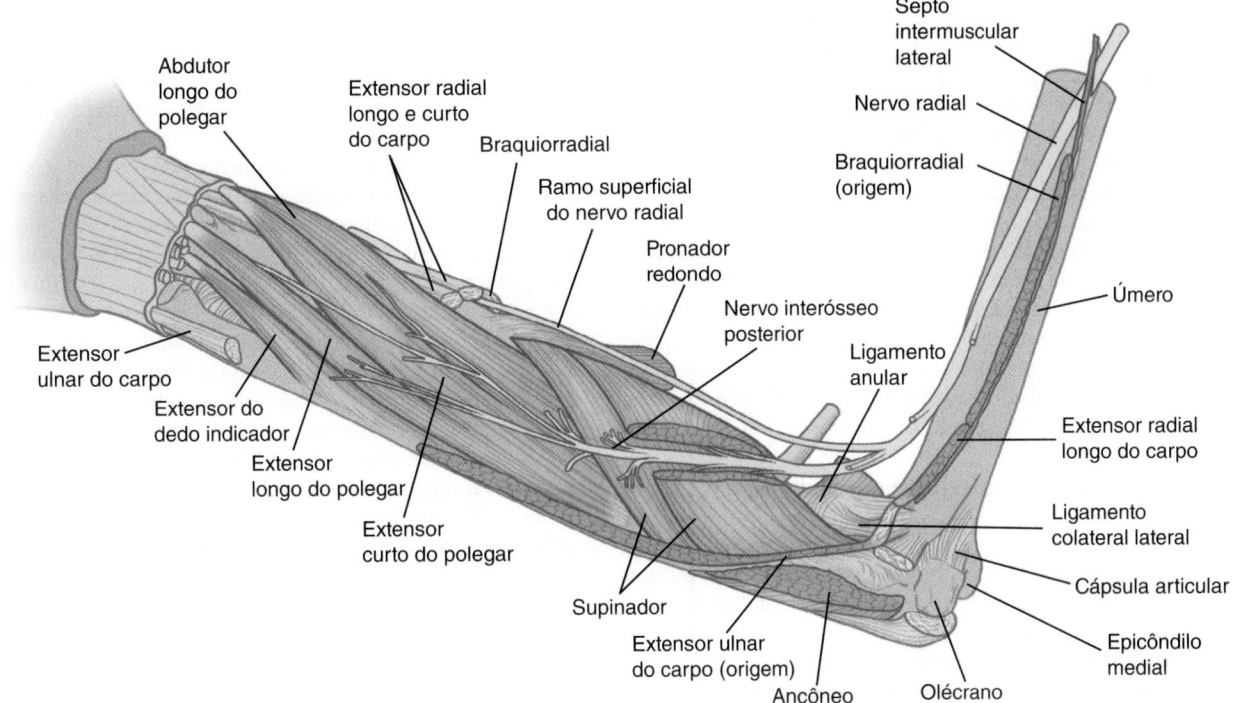

Figura 33.17 (*continuação*) **C:** Camada profunda. Nota-se o curso do ramo profundo do nervo radial através do supinador e o padrão ramificante do nervo interósseo posterior.

passa primeiro entre as duas cabeças do PR e, em seguida, entre as duas cabeças do FSD, por baixo da ponte superior. O NIA avança entre o FLP lateralmente e o FPD medialmente, o que inerva estes músculos, e continua a avançar distalmente sobre a superfície anterior da membrana interóssea. Em seguida, o NIA inerva o PQ e termina na cápsula da articulação do punho. O tronco principal do nervo mediano avança distal e profundamente ao FSD. Ao nível do punho, o nervo se enrola em torno da margem lateral do FSD e assume uma posição superficial ao tendão do FSD e medial ao tendão do FRC; nessa posição, o nervo ingressa no interior do túnel do carpo. Seis centímetros proximalmente ao punho, o nervo emite o ramo cutâneo palmar, que evolui ligeiramente radial para o tendão palmar longo.

Nervo ulnar

O nervo ulnar ingressa no antebraço através do túnel cubital sob o ligamento de Osborne entre o olécrano e o epicôndilo medial. Ele passa por baixo das duas cabeças do FUC, prosseguindo sobre o aspecto profundo desse músculo, junto à artéria ulnar, até chegar ao punho. No antebraço, o nervo ulnar inerva o FUC e a metade ulnar do FPD.

Nervo radial

O nervo do rádio ingressa no antebraço entre os músculos braquiorradial e braquial e inerva estes dois músculos e o ERLC. No nível do cotovelo, ele se ramifica no ramo superficial, que continua a avançar profundamente ao braquiorradial, distalmente até chegar à pele na parte dorsolateral da mão. O ramo profundo inerva os músculos ERCC e supinador, avançando através desse último músculo até o compartimento posterior do antebraço. Neste nível, ou distalmente, o ramo profundo prossegue, agora como o nervo interósseo posterior (NIP) que avança sobre a face posterior da membrana interóssea, indo inervar os músculos ED, EDM, EUC, ECP, ELP, ALP, e EPI.

Artérias

A artéria braquial chega ao antebraço entre o nervo mediano medialmente e o tendão do bíceps lateralmente. Ela se ramifica em artérias radial, ulnar e interóssea comum no nível da fossa antecubital. O primeiro ramo da artéria radial é a artéria recorrente (complexo vascular de Henry). Esta artéria avança em uma direção lateral e proximal, superficial ao músculo supinador, e faz anastomose com o ramo terminal da artéria braquial profunda entre os músculos braquial e braquiorradial. A artéria radial prossegue distalmente ao longo da borda proximal do PR, pela superfície inferior do músculo braquiorradial. Proximalmente ao punho, a artéria assume uma posição entre o FRC medialmente e o braquiorradial lateralmente. A artéria chega ao punho profundamente ao tendão do ALP, em direção ao assoalho da tabaqueira anatômica.

A artéria da ulna avança profundamente ao FSD a fim de se juntar ao nervo ulnar na superfície profunda do FUC. A artéria interóssea comum avança em um sentido diretamente posterior, em direção à borda proximal da membrana interóssea, onde se divide nas artérias interósseas anterior e posterior. Cada artéria interóssea avança ao longo das faces anterior e posterior da membrana interóssea.

OPÇÕES DE TRATAMENTO PARA FRATURAS DIAFISÁRIAS DO RÁDIO E DA ULNA

Considerações gerais das fraturas diafisárias do rádio e da ulna

O principal objetivo do tratamento das fraturas diafisárias da ulna e do rádio é recuperar um funcionamento indolor do antebraço e do membro superior. Uma função sem dor depende da consolidação da fratura, das amplitudes de movimento do cotovelo, antebraço e punho, e da prevenção de complicações. A consolidação de fratura depende de certas características do paciente, como o tipo de lesão e das variáveis controladas pelo cirurgião. Fatores do paciente, por exemplo, tabagismo e diabetes, podem diminuir a probabilidade de consolidação da fratura. Lesões com grande perda de tecido mole e contaminação estão em maior risco de pseudartrose. Finalmente, a escolha do tipo de tratamento apropriado e a sua execução correta propiciarão o ambiente ideal para a consolidação da fratura. Tendo em vista a delicada interação entre o rádio e a ulna durante a pronação-supinação, há pouco espaço para uma deformidade residual. Além disso, uma cominuição significativa, a extensa dissecção dos tecidos moles e a imobilização prolongada aumentarão a probabilidade de rigidez pós-traumática. Complicações como uma infecção e síndrome compartimental não diagnosticada, acompanhada por uma contratura secundária, influenciarão negativamente o resultado.

Princípios de tratamento das fraturas diafisárias do rádio e ulna

A exemplo da maioria das fraturas, o tratamento de fraturas no antebraço deve seguir estes quatro critérios fundamentais.

1. Obter uma redução adequada
2. Conseguir e manter a redução da fratura, *além de*
3. Preservar a biologia; *e permitir*
4. Exercícios imediatos de amplitude de movimento.

Embora o princípio básico da redução das fraturas diafisárias seja a restauração do comprimento do membro e alinhamento e rotação sem a necessidade absoluta de redução anatômica, isso não vale para as fraturas de diáfise no antebraço. A relação geométrica entre a ulna e o rádio permite o movimento exclusivo de pronação e supinação do antebraço, transformando-o em uma articulação funcional.[148] Por isso, sempre que possível é desejável uma redução anatômica da ulna e do rádio, para que seja adequadamente restaurada a relação espacial entre esses ossos. Uma vez alcançada uma redução adequada, haverá necessidade de estabilidade, para que a redução seja mantida e para precocemente possibilitar a amplitude de movimento e também a consolidação. Diante da importância da redução, da estabilidade e da prática imediata de exercícios de amplitude de movimento, o tratamento conservador das fraturas do antebraço em adultos se limita apenas às fraturas estáveis da ulna. Em praticamente todos os demais casos, incluindo as fraturas dos dois ossos do antebraço e as fraturas-luxações (Galeazzi e Monteggia), justifica-se o tratamento cirúrgico.

Tratamento conservador das fraturas diafisárias do rádio e da ulna

O tratamento conservador de fraturas que envolvem o antebraço se limita principalmente às fraturas isoladas que afetam os dois terços da ulna distal com menos de 50% de desvio e menos de 10° de angulação.[170] Estudos em cadáveres demonstraram que, em fraturas diafisárias da ulna desviadas em mais de 50%, ocorre, simultaneamente, a ruptura da membrana interóssea, o que acarreta instabilidade da fratura.[42,134] Foi demonstrado que, quando tratadas conservadoramente, as fraturas isoladas da ulna desviadas afetam o terço proximal da diáfise e resultam em maiores percentuais de perda da rotação do antebraço e de pseudartroses, além de terem resultados piores.[22,30,169] Além disso, fraturas isoladas da diáfise da ulna desviada ocorrem, frequentemente, em associação com uma luxação da ARUP (fratura de Monteggia). Nesse cenário, passa a ser obrigatória a redução anatômica e uma fixação rígida, para que seja possibilitada uma redução estável da ARUP. Finalmente, pode-se tolerar até 10° de angulação sem que isso leve a uma redução significativa na rotação do antebraço.[115]

Foi demonstrado que o tratamento conservador das fraturas diafisárias do rádio desviadas e das fraturas que envolvem as diáfises do rádio e da ulna resulta em percentuais mais altos de resultados insatisfatórios.[82,95,138] Além disso, pode-se esperar por um prolongado tempo de consolidação com o tratamento conservador de fraturas isoladas da diáfise do rádio.[190] Em decorrência das forças deformantes que atuam no rádio e na ulna e da importância em restaurar a anatomia normal desses ossos, o tratamento cirúrgico é considerado a modalidade indicada para fraturas instáveis do antebraço, incluindo fraturas isoladas da ulna desviadas, fraturas isoladas do rádio desviadas, fraturas dos dois ossos e fraturas-luxações (Monteggia e Galeazzi). Nesse cenário, o tratamento conservador apenas deverá ser tentado nos casos em que a fixação cirúrgica esteja contraindicada.[167-169]

Nos casos de fraturas isoladas estáveis das diáfises da ulna, a imobilização abaixo do cotovelo é considerada o tratamento de escolha, uma vez que seus resultados se comparam favoravelmente ao uso de aparelhos gessados longos e com a bandagem Ace.[7,54] A imobilização pode ser obtida com um aparelho gessado curto ou com uma órtese abaixo do cotovelo.[33]

Indicações/contraindicações

Técnicas. Tem sido recomendada uma imobilização inicial por 3 semanas em um aparelho gessado longo.[168,194] O aparelho é aplicado no dia da lesão em tração por gravidade longitudinal por meio de talas para dedo. Em seguida, um aparelho gessado bem-moldado é aplicado com o cotovelo flexionado em 90° e o antebraço em rotação neutra. O aparelho gessado deve ser inspecionado 48 horas após a aplicação e, 3 semanas após a lesão, deverá ser trocado por uma órtese pré-fabricada para fraturas ulnares. A órtese consiste em duas calhas de polietileno de baixa densidade com um sulco interósseo moldado que, teoricamente, oferece maior estabilidade para a fratura por meio de pressão hidrostática compressiva ao longo da membrana interóssea. A órtese se estende da fossa antecubital até um ponto imediatamente proximal à prega do punho. Aplica-se uma camada de malha tubular diretamente sobre a pele e cada calha é aplicada sobre o aspecto volar e dorsal do antebraço; as partes são encaixadas no lugar e apertadas com duas tiras de velcro. À medida que o inchaço diminuir, as tiras serão ajustadas para manter a tensão adequada no local da fratura (Fig. 33.18). A movimentação precoce de dedos, punho, cotovelo e ombro deverá ser incentivada. Deve-se fazer uma avaliação clínica e radiográfica 1 semana após a

TABELA 33.1 Fratura de antebraço

Tratamento conservador	
Indicações	Contraindicações relativas
Fratura isolada e estável da ulna (menos de 50% de desvio)	Fratura dos dois ossos do antebraço
Menos de 10° de angulação	Fratura-luxação (Galeazzi, Monteggia)
Dois terços distais da ulna	Fratura isolada da diáfise do rádio desviada
	Fratura isolada e instável da ulna
	Fratura isolada do terço proximal da diáfise da ulna

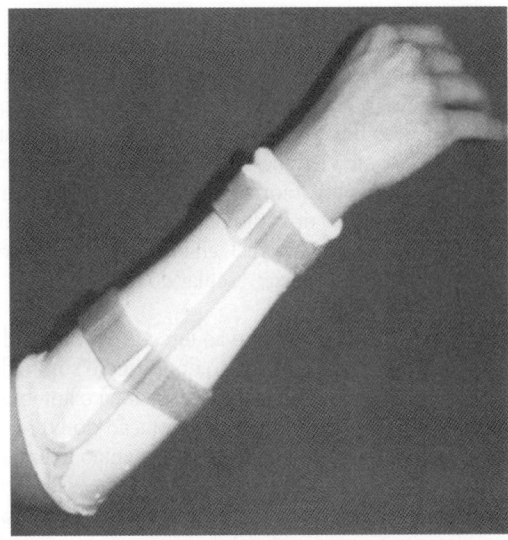
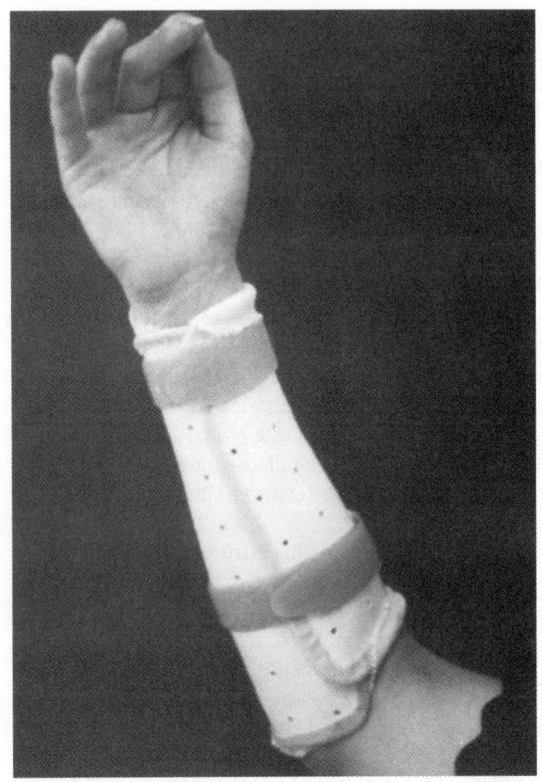

FIGURA 33.18 A e B: Órtese funcional manufaturada para uma fratura da diáfise da ulna não desviada. Esse dispositivo permite movimentação no nível do punho e do cotovelo enquanto estabiliza o local fraturado.

aplicação da órtese inicial, para confirmação do alinhamento adequado e da tolerância da órtese pelo paciente. Em seguida, o paciente passará por avaliação clínica e radiográfica mensalmente, até que ocorra a consolidação.[168,194]

Uma opção pode ser o uso de órtese ou tala abaixo do cotovelo em casos agudos também, mas, deve-se fazer um seguimento radiográfico seriado em intervalos semanais durante as primeiras 3 semanas após a lesão, para possibilitar a identificação precoce de qualquer desvio secundário.[7,42,54,141]

Resultados. Com o tratamento conservador de fraturas isoladas da diáfise da ulna, pode-se esperar elevados percentuais de consolidação.[69] No maior estudo sobre uso de órteses funcionais em fraturas isoladas da diáfise da ulna, Sarmiento et al. relataram 96,5% de resultados bons e excelentes e um percentual de consolidação de 99%. Contudo, 35% dos pacientes foram perdidos ao longo do acompanhamento.[69] Resultados semelhantes foram relatados por outros autores.[7,33,54,132] De Boeck et al. relataram 93% de consolidação depois do uso de um aparelho gessado curto. Em apenas um paciente houve necessidade de fixação operatória, em decorrência de um desvio completo da fratura.[33] Em um ensaio randomizado e controlado, Atkin et al. obtiveram resultados ótimos para fraturas isoladas da diáfise da ulna tratadas com imobilização em um aparelho gessado curto durante 8 semanas. A imobilização com bandagem Ace obteve percentuais insatisfatórios de controle da dor e foi associada a elevados percentuais de desvio da fratura. Por outro lado, a imobilização com aparelho gessado longo resultou em elevados índices de rigidez do cotovelo.[7] Gebuhr et al.[54] chegaram a resultados semelhantes; esses autores observaram que os pacientes ficaram significativamente mais satisfeitos e demonstravam maior amplitude de movimento do punho em fraturas isoladas da diáfise da ulna tratadas com uma órtese funcional pré-fabricada, em comparação com o uso de aparelho gessado longo. Por outro lado, Pollock et al. observaram menor tempo de consolidação em 59 fraturas isoladas da diáfise da ulna tratadas sem imobilização, ou com imobilização por um período inferior a 2 semanas, quando comparadas 12 fraturas tratadas com um aparelho gessado longo. Pseudartroses ocorreram em 8% das fraturas tratadas com imobilização em um aparelho gessado longo e nenhuma pseudartrose ocorreu no grupo com imobilização mínima. Em uma pequena série de casos de dez pacientes, de Jong e de Jong[34] também obtiveram consolidação em todas as fraturas, com perda insignificante da rotação do antebraço após o tratamento sem imobilização e exercícios imediatos.

Tratamento cirúrgico das fraturas de diáfise do rádio e ulna

O tratamento cirúrgico representa a regra, e não a exceção, no tratamento de fraturas diafisárias do antebraço. Essencialmente, o tratamento cirúrgico é indicado para todas as fraturas, exceto para aquelas não desviadas ou para fraturas isoladas estáveis da diáfise da ulna. O objetivo do tratamento cirúrgico é obter redução anatômica e fixação estável para permitir a imediata prática de exercícios de amplitude de movimento, enquanto a consolidação segue seu curso. Um cuidadoso tratamento dos tecidos moles é importante, para minimizar a ruptura da viabilidade óssea e otimizar as chances de consolidação.

Redução aberta e fixação interna (RAFI) com placas e parafusos é o método terapêutico mais utilizado para fraturas instáveis do antebraço. A redução da fratura é conseguida com a visualização direta da fratura; com isso, o ortopedista pode remover os tecidos moles interpostos e proceder à manipulação. Historicamente, a aplicação de hastes intramedulares no antebraço tem sido realizada com a utilização de hastes sólidas. Foram relatados bons resultados para fraturas pediátricas no antebraço. Por outro lado, observam-se resultados menos favoráveis para fraturas do antebraço em adultos, diante da dificuldade de obter uma redução adequada; além disso, o paciente é beneficiado apenas com uma estabilidade rotacional marginal. O uso de hastes intramedulares com técnica bloqueadas já era proposto há vários anos; recentemente essa técnica ganhou novo interesse, uma vez que permite a fixação da fratura com mínima ruptura dos tecidos moles (Tab. 33.2).

Abordagens cirúrgicas

Não importa se as fraturas no antebraço são tratadas por método cirúrgico aberto ou percutâneo; o acesso às diáfises do rádio e da ulna é feito através das mesmas janelas de tecidos moles. Considerando a localização subcutânea da ulna, utiliza-se universalmente a abordagem direta a este osso. A abordagem ao rádio se faz volarmente em fraturas de diáfise intermediária e distal, ou dorsalmente em fraturas do terço proximal e médio.[78]

Ulna. A crista dorsomedial da ulna é uma estrutura facilmente palpável sob os tecidos moles subcutâneos. Com o paciente em decúbito dorsal, a incisão pode ser realizada com o cotovelo em flexão sobre uma mesa de apoio. Com isso, o antebraço é fixado em uma posição vertical. A incisão na pele é centrada sobre o local da fratura e sobre a ulna em sua posição subcutânea. Após a incisão da pele, a crista ulnar é novamente palpada e identificada. Continuando, o cirurgião faz a incisão da fáscia subjacente, e o intervalo entre EUC e FUC é desenvolvido. Este é um verdadeiro plano internervoso, uma vez que o EUC é inervado pelo NIP, e o FUC pelo nervo ulnar. As placas são colocadas sobre a face dorsal da ulna sob o EUC, ou sobre o aspecto volar sob o FUC. Deve-se evitar o posicionamento da placa na borda subcutânea da ulna, pois o dispositivo se tornará sintomático e, além disso, colocará em risco a cicatrização do tecido mole (Fig. 33.19).

Rádio

Abordagem volar de Henry. A exposição do rádio desde a tuberosidade do bíceps até a sua superfície articular distal pode ser conseguida com o uso da abordagem anterior[72] (Fig. 33.20). No entanto, a exposição da extremidade proximal do rádio fica limitada pelo tendão distal do bíceps, visto que essa estrutura envolve a tuberosidade bicipital. Por isso, as fraturas proximais são abordadas, preferencialmente, por uma técnica dorsal.

TABELA 33.2 Fratura de antebraço

Tratamento cirúrgico	
Indicações	Contraindicações relativas
Fratura dos dois ossos do antebraço	Contaminação intensa (pode necessitar de procedimento estadiado)
Desvio do terço proximal da fratura isolada da ulna	Paciente fisiologicamente instável, não aceita procedimento cirúrgico
Fratura-luxação (Galeazzi, Monteggia)	Lesão por esmagamento avascular com baixa probabilidade de salvação do membro
Fratura isolada da diáfise do rádio desviada	
Fratura isolada e instável da ulna (p. ex., angulação >10°)	
Fratura patológica	

Dissecção superficial. A incisão na pele é realizada com base em uma linha que conecta o aspecto lateral do tendão do bíceps proximalmente com o estiloide do rádio distalmente. Esse método faz a incisão ser criada sobre a borda ulnar do músculo braquiorradial. A dissecção prossegue entre o braquiorradial e o PR proximalmente, e entre o braquiorradial e o FRC distalmente. A abordagem evolui através de um intervalo internervoso verdadeiro, uma vez que o braquiorradial é inervado pelo nervo do rádio, e tanto PR como FRC são inervados pelo nervo mediano. Nos terços proximal e medial do antebraço, a artéria radial e suas duas veias adjacentes avançam por sob o músculo braquiorradial, assumindo uma posição entre o FRC e o braquiorradial no terço distal. Para que seja possível a retração ulnar da artéria e das veias radiais junto ao FRC, é preciso que sejam identificados, coagulados e ligados vários ramos vasculares para o braquiorradial. Por outro lado, o ramo sensitivo superficial do nervo do rádio deve ser afastado lateralmente, juntamente com o braquiorradial, enquanto ele avança sob esse músculo, lateralmente ao feixe vascular do rádio.

Dissecção profunda. O acesso ao terço proximal da diáfise do rádio é alcançado com a liberação do músculo supinador do rádio. Para proteção do NIP, o cirurgião posiciona o antebraço em completa supinação; com isso, ocorre rotação do NIP para uma posição posterior. O músculo supinador é então liberado de sua origem radial. Se houver necessidade de acesso à extremidade proximal do rádio, o cirurgião faz a incisão da bolsa do bíceps, lateralmente ao tendão distal do bíceps. Esse procedimento evitará lesão à artéria braquial e à sua bifurcação, localizada medial a esse tendão. Pode haver necessidade de ligadura da artéria radial recorrente para possibilitar a retração medial do aspecto proximal da artéria radial. Deve-se evitar o afastamento ao redor do colo do rádio a fim de evitar lesões ao NIP. O terço medial da diáfise do rádio é abordado pela pronação do antebraço e incisão das origens do PR e do FSD no rádio, distalmente ao músculo supinador. Se possível, deve-se evitar o descolamento completo do PR e do FSD. O terço distal do rádio é abordado com o afastamento do FLP ulnarmente e com a exposição do músculo PQ subjacente. Com a supinação do antebraço, o PQ pode ser liberado de sua origem radial e rebatido ulnarmente. Para que seja possibilitada a completa elevação do PQ, sua borda distal é bruscamente incidida ao longo da linha divisória do rádio distal, em uma posição imediatamente proximal à cápsula volar do punho.

Abordagem posterior ao rádio (Thompson). A abordagem posterior ao rádio consiste em um prolongamento do intervalo de Kaplan no cotovelo. Essa abordagem permite a exposição do dorso do rádio e é mais frequentemente utilizada em casos de fraturas proximais e do terço médio. A incisão é realizada sobre uma linha que tem início no epicôndilo lateral e vai em direção ao tubérculo de Lister. Proximalmente, a abordagem ganha acesso ao rádio entre ERCC medialmente e ECD lateralmente. Distalmente, o acesso é conseguido entre ERCC e ELP. Isso não representa um plano internervoso verdadeiro, visto que ERCC é inervado pelo ramo profundo do nervo radial e ECD e ELP pelo NIP, que emite esse ramo. O intervalo entre ERCC e ECD fica nitidamente identificado distalmente, com o surgimento, através desse intervalo, de ALP e ECP no sentido profundo-superficial e radiulnar. Portanto, para completar o intervalo entre ERCC e ECD, a abordagem será mais eficientemente concluída no sentido distal-proximal. O isolamento dos tendões de ALP e ECP com alças vasculares ou com um dreno de Penrose poderá ajudar, pois essa manobra assegura uma orientação adequada do intervalo entre ERCC e ECD. Mais proximalmente, o intervalo entre a ori-

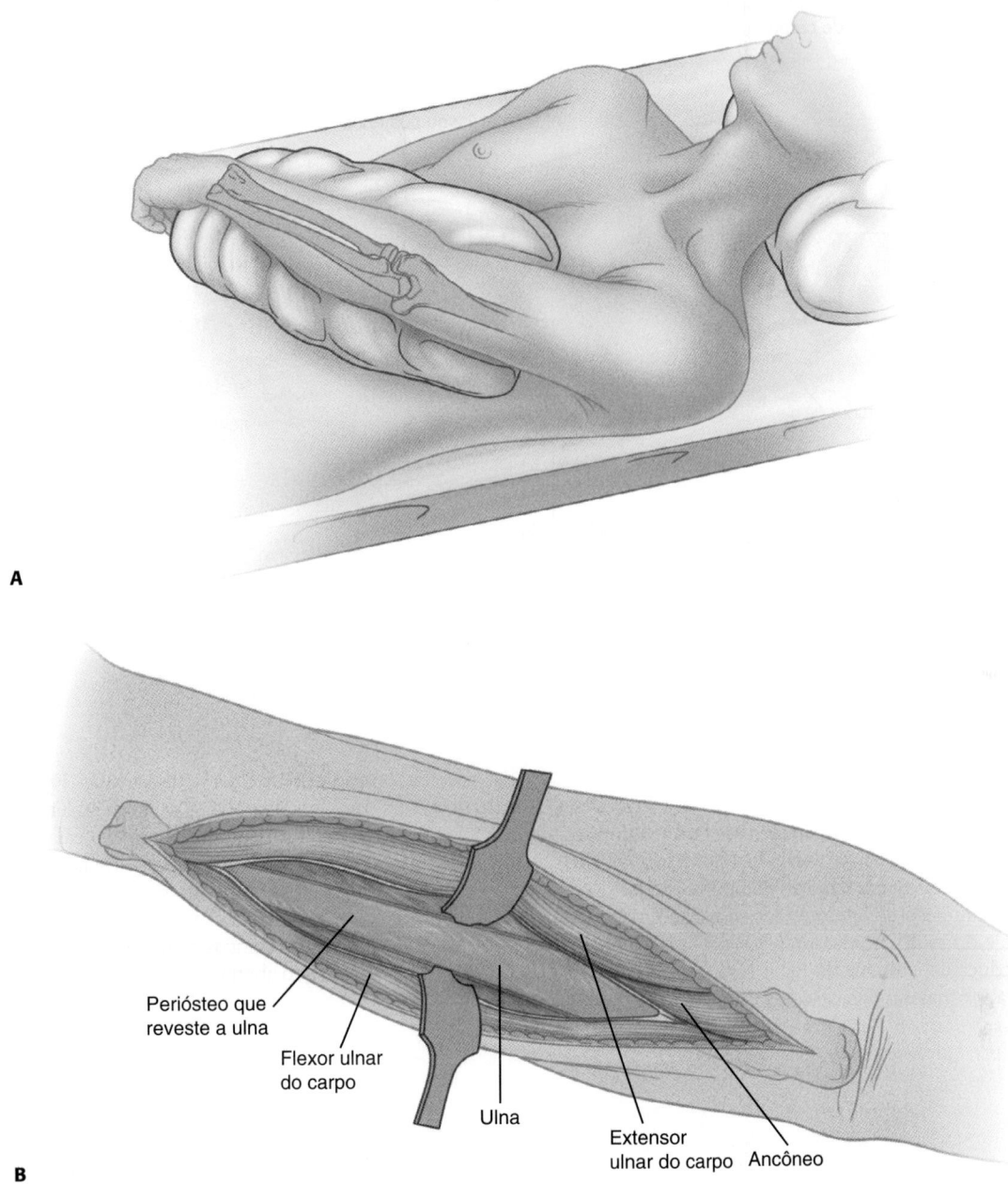

FIGURA 33.19 Abordagem cirúrgica à ulna. **A:** Com o paciente na posição supina, o antebraço pode ficar posicionado transversalmente ao peito do paciente; ou, alternativamente, pode-se usar uma mesa de apoio. Nesse caso, o cotovelo fica flexionado, com o dedo apontado na direção do teto, especialmente se foi planejada uma fixação adicional do rádio. **B:** A ulna fica exposta no intervalo entre o extensor ulnar do carpo dorsalmente e o flexor ulnar do carpo anteriormente.

(continua)

gem do ERCC e do ECD não pode ser claramente identificado. Além disso, a origem do ERCC está oculta pela origem do ERLC. É preciso proceder a uma cuidadosa elevação da origem do ERCC, para que se possa acessar à origem do ERCC.[29] Depois de dividir o intervalo entre ERCC e ECD, o músculo supinador pode ser identificado envolvendo do rádio proximal. O NIP é identificado na borda distal do músculo supinador. Se não houver necessidade de acessar a cabeça e o colo do rádio, o músculo supinador será elevado de sua origem radial com o antebraço em máxima supinação. Se, por outro lado, houver necessidade do acesso à cabeça e ao colo do rádio, o músculo supinador deverá ser dividido em linha com o curso do NIP. Em seguida, a cápsula ventral e o ligamento anular serão incididos em linha com o eixo do rádio. Distalmente ao cruzamento de ECP e ALP, a exposição procede entre ERCC radialmente e ELP ulnarmente. Esta abordagem permite acesso direto a todo o rádio, exceto no local onde ALP e ECP cruzam o osso. Neste nível, esses músculos devem ser afastados e as placas serão submuscularmente introduzidas, para que se consiga acesso completo à diáfise do rádio. Considerando o risco de irritação do tendão neste nível, as fraturas do terço distal do rádio são mais bem acessadas pela abordagem anterior (Fig. 33.21).

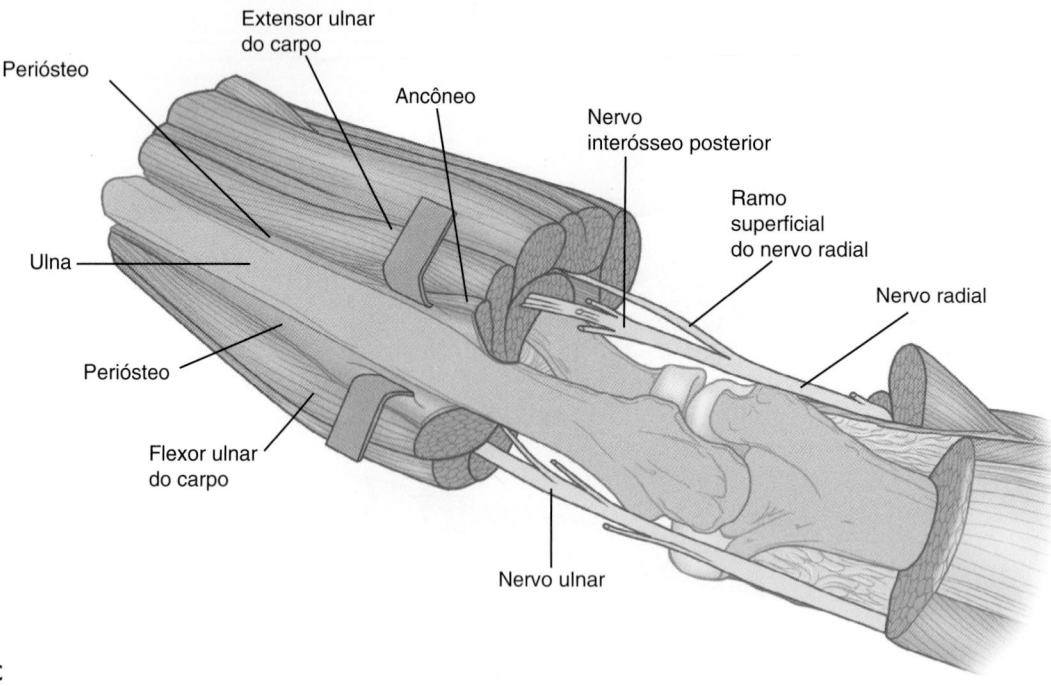

FIGURA 33.19 (*continuação*) **C:** Localização dos nervos ulnar e radial no aspecto proximal do antebraço.

Redução aberta com fixação por placa e parafusos

A prática de RAFI com placas e parafusos é considerada o padrão de referência no tratamento operatório de fraturas do antebraço.[127] A redução aberta permite a remoção do tecido mole interposto no local da fratura e a redução anatômica da fratura, o que permite a restauração do arco do rádio e o arranjo espacial normal da ulna e do rádio. Em fraturas-luxações de Galeazzi e Monteggia, a redução anatômica do rádio e da ulna, respectivamente, resultará, na maioria dos casos, em uma redução estável das articulações radiulnares luxadas associadas. Finalmente, em caso de necessidade, pode-se apelar para um enxerto ósseo. A fixação por placa e parafusos proporciona uma estabilidade imediata da fratura, o que evita a necessidade de imobilização pós-operatória e permite a pronta prática de exercícios de amplitude de movimento.[4,13,27,32,36,48,49,60,64,65,71,73,74,107-109,113,119,135,156,163,166,179,185]

A maioria dos estudos clínicos relataram percentuais de cura excelentes para a redução aberta com fixação por placa e parafusos.[4,13,27,32,36,48,49,60,64,65,71,73,74,107-109,113,119,135,156,163,166,179,185] Em 1965,

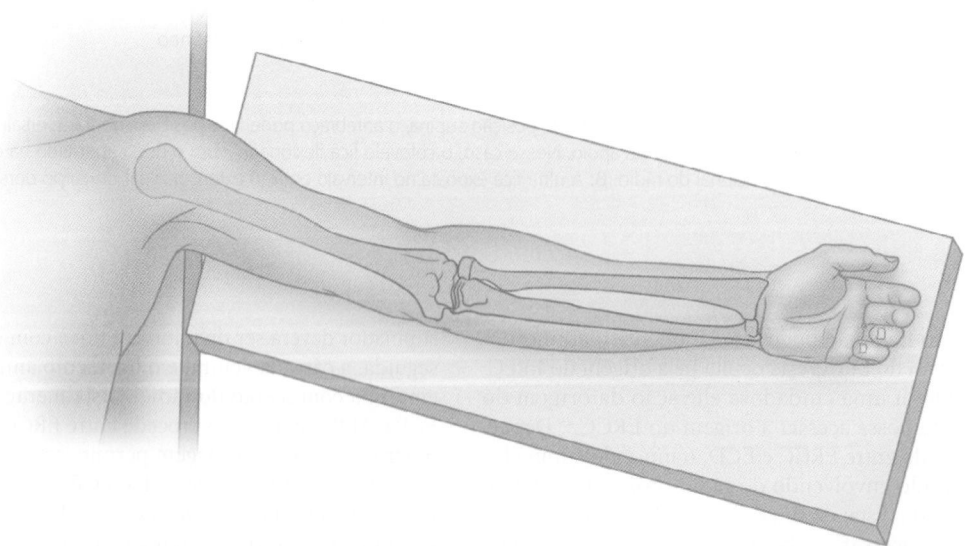

FIGURA 33.20 Abordagem anterior (de Henry) ao rádio. **A:** O paciente fica deitado na posição supina, com o antebraço supinado sobre uma mesa de apoio.

(continua)

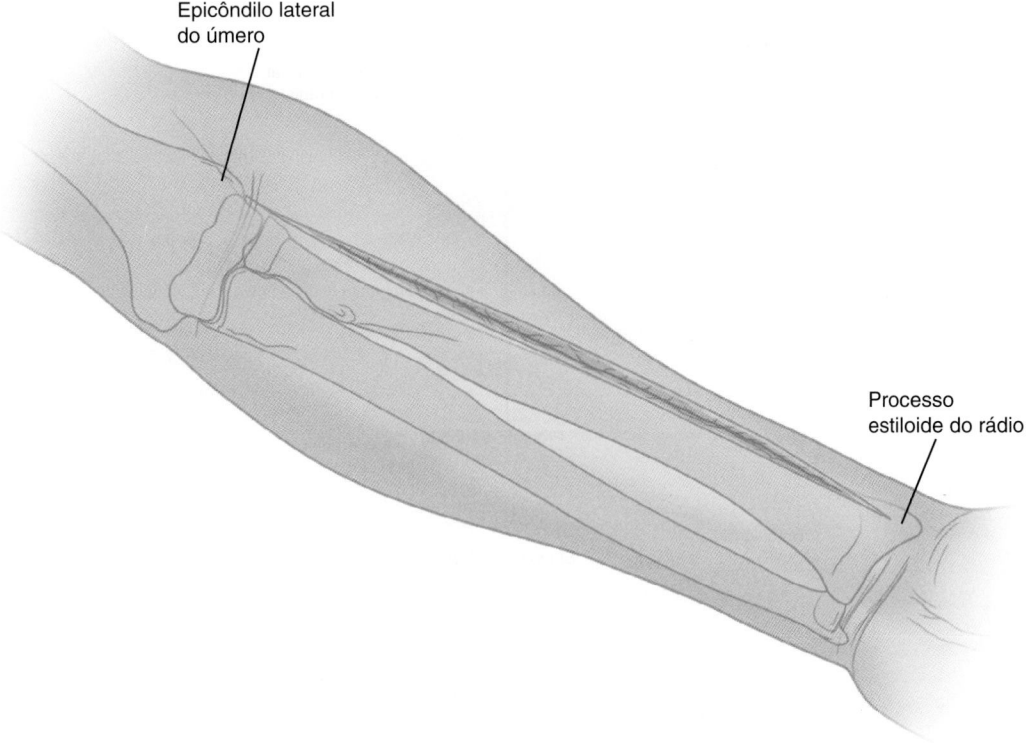

B

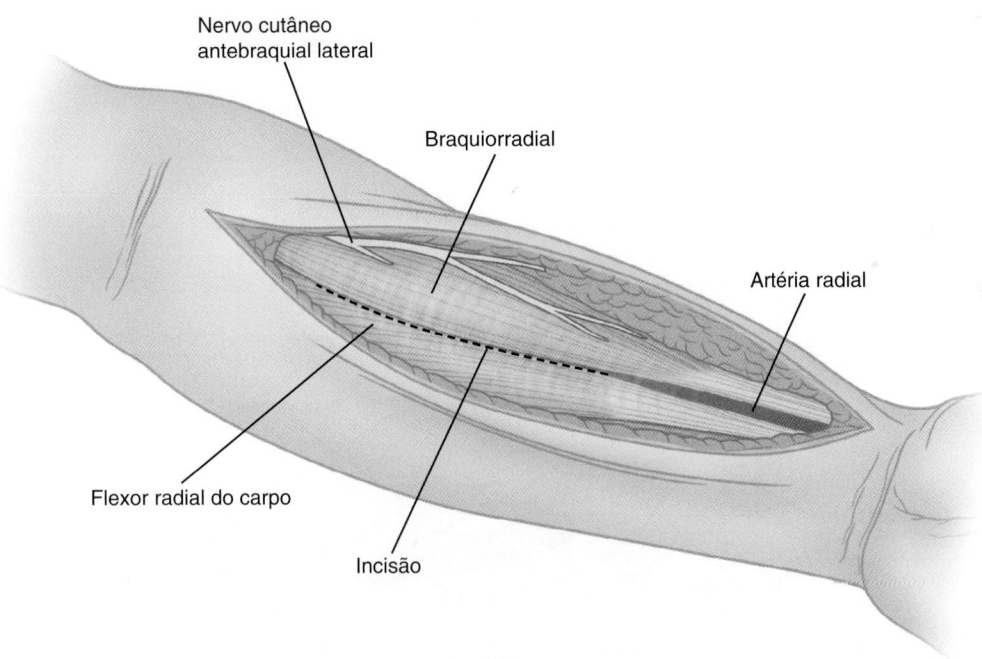

C

FIGURA 33.20 (*continuação*) **B:** Uma incisão é feita ao longo de uma linha desde o aspecto lateral do tendão distal do bíceps proximalmente até o estiloide radial distalmente. **C:** O intervalo entre o braquiorradial e o flexor radial do carpo é identificado na parte média da diáfise. Distalmente, é utilizado o intervalo entre a artéria radial e o braquiorradial.

(*continua*)

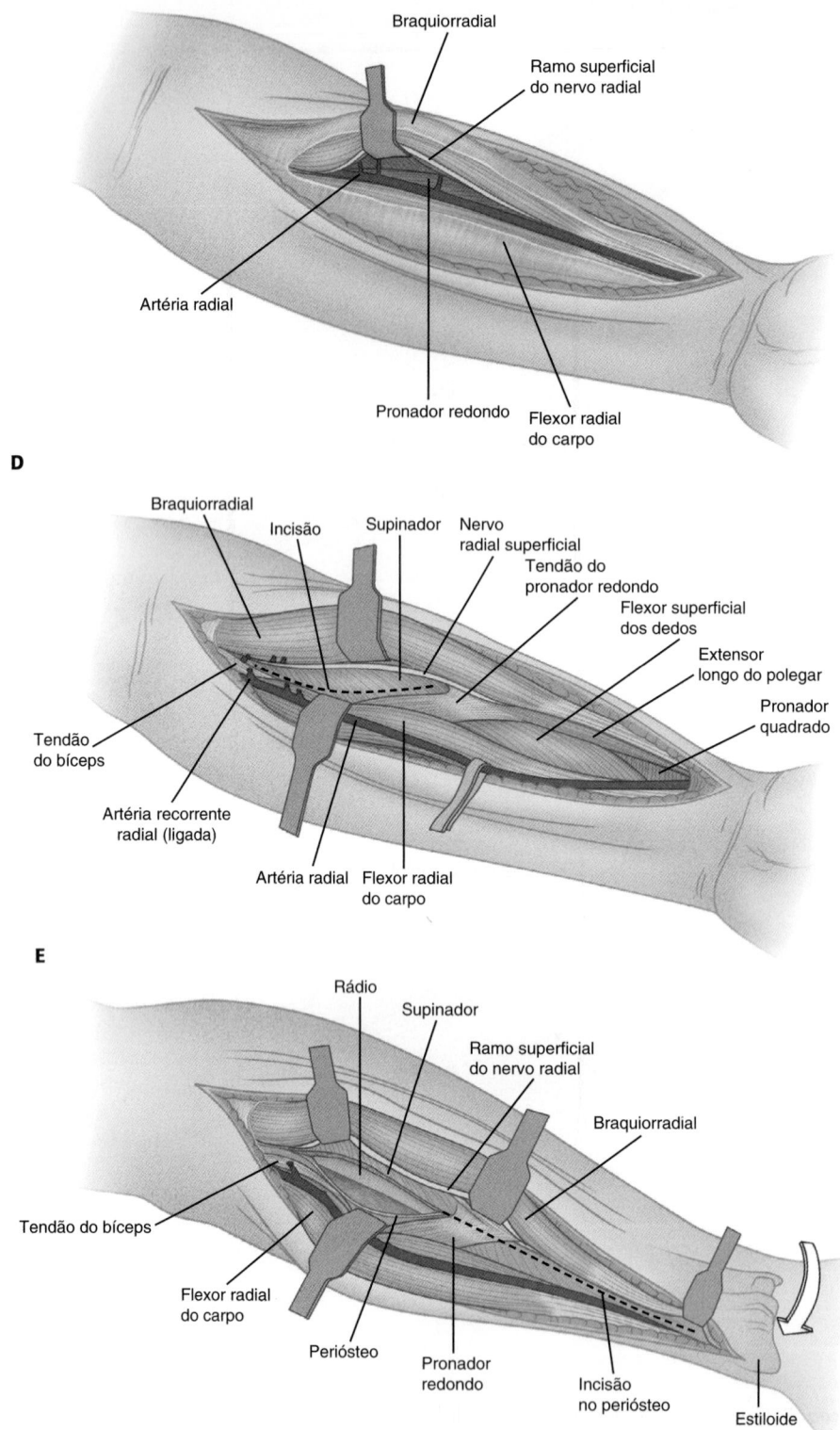

FIGURA 33.20 (*continuação*) **D:** O intervalo entre a artéria radial e o braquiorradial é desenvolvido proximalmente, mediante a ligadura dos ramos da artéria radial para o braquiorradial. O ramo superficial do nervo radial será localizado na superfície inferior do braquiorradial. **E:** No sentido distal-proximal, a diáfise do rádio está coberta pelo pronador quadrado, flexor superficial dos dedos, pronador redondo e supinador. Nota-se que, para obter acesso ao rádio, é preciso que a artéria radial recorrente seja ligada. **F:** A alternância entre pronação e supinação do antebraço melhorará a visualização das inserções musculares, para possibilitar a exposição óssea.

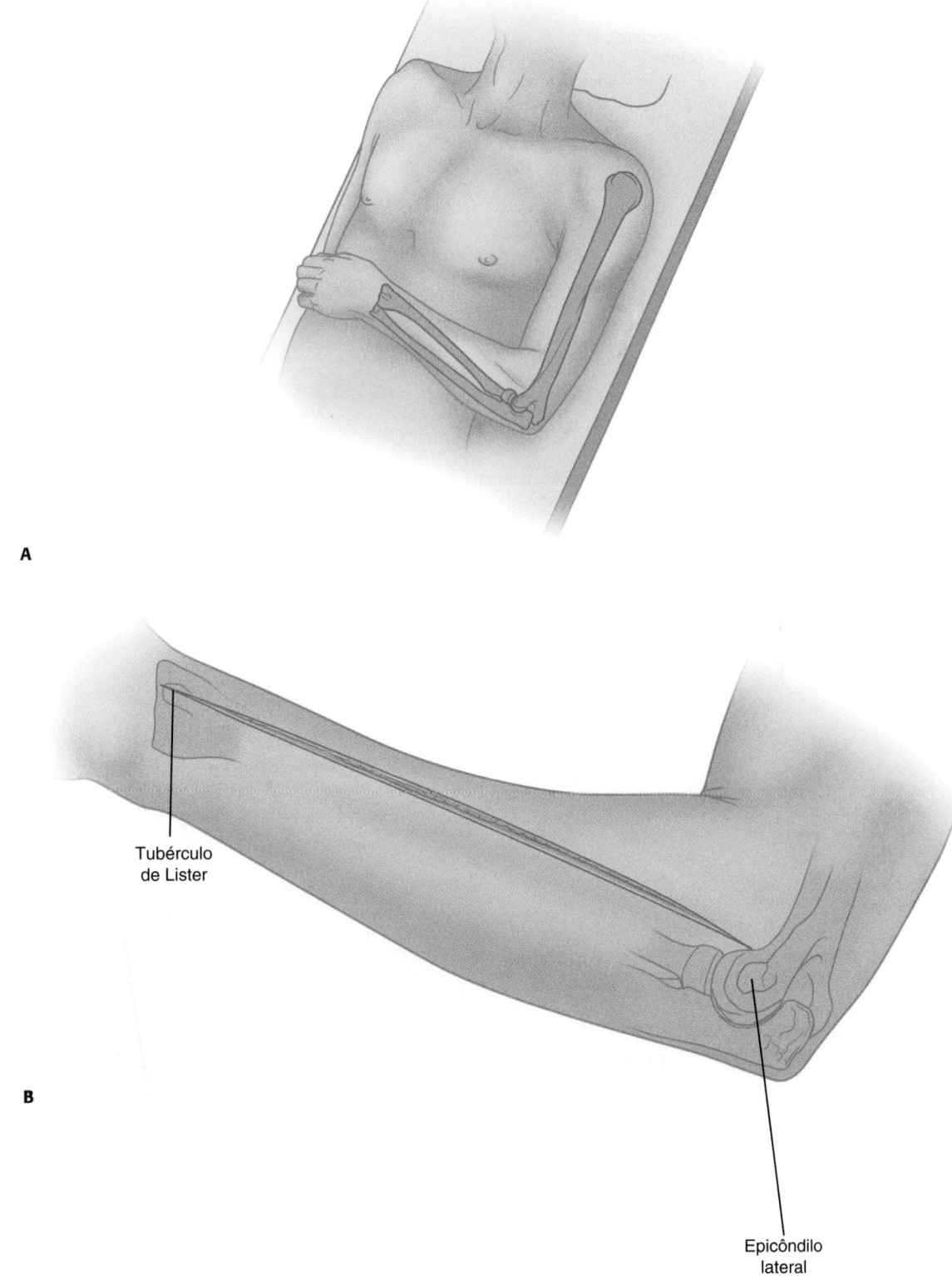

FIGURA 33.21 Abordagem posterior (de Thompson) ao rádio. **A:** O paciente é colocado na posição supina com o antebraço em pronação através do peito ou, alternativamente, sobre uma mesa de apoio. **B:** Uma incisão é feita ao longo de uma linha que avança desde o epicôndilo lateral do úmero proximalmente, na direção do tubérculo de Lister distalmente.

(continua)

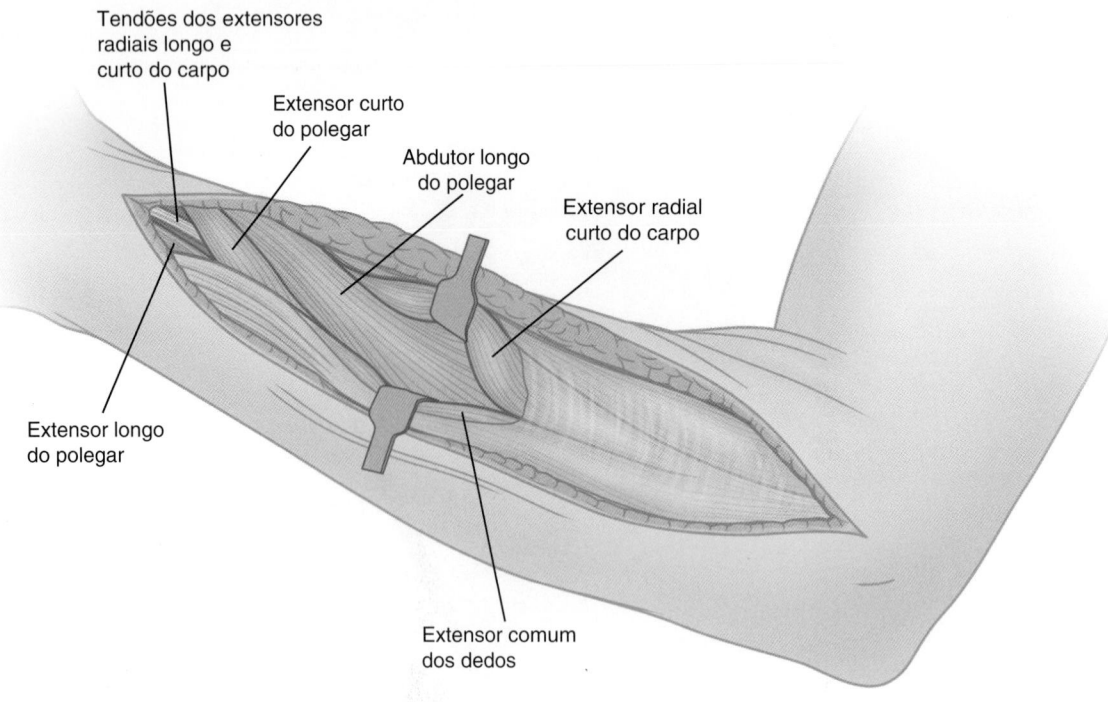

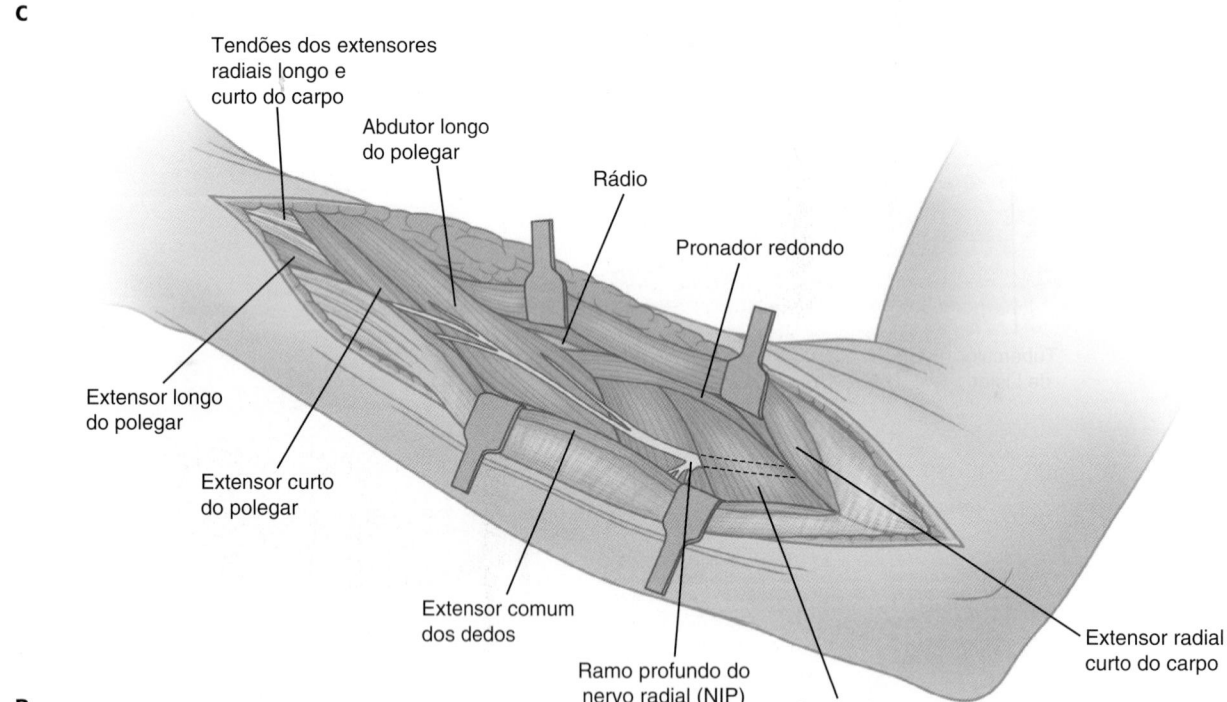

FIGURA 33.21 (*continuação*) **C:** O intervalo entre o extensor radial curto do carpo e o extensor comum dos dedos é mais facilmente identificado distalmente, ao ser dividido pela passagem dos músculos emergentes (abdutor longo do polegar e extensor curto do polegar). **D:** O intervalo é completado proximalmente pela incisão da origem do extensor comum. Identifica-se o supinador profundamente à origem do extensor. O nervo interósseo posterior pode ser identificado, ao emergir da borda distal do supinador.

(*continua*)

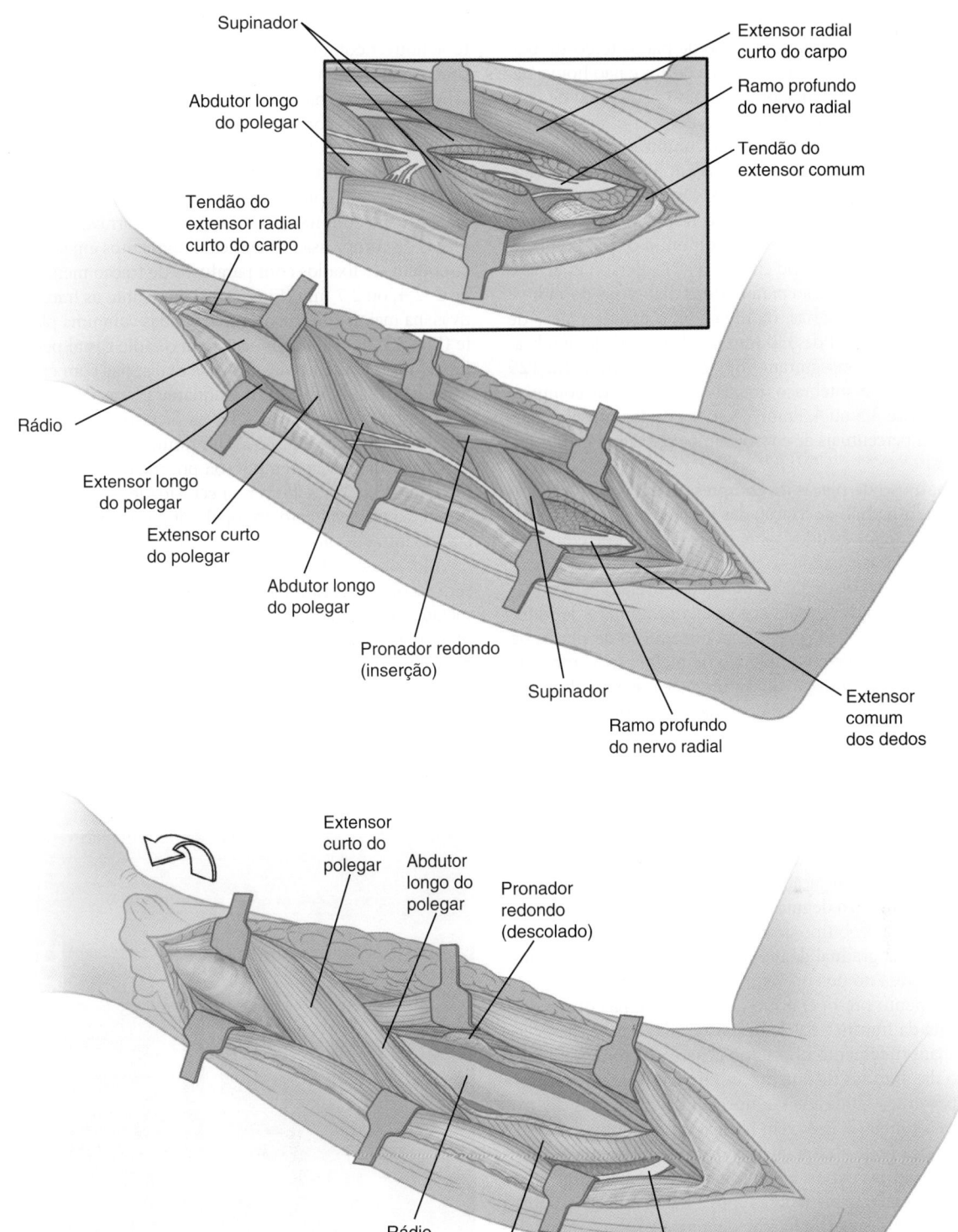

FIGURA 33.21 (*continuação*) **E:** Para a completa exposição do ramo profundo do nervo radial, divide-se o músculo supinador. Isso pode ser necessário para conseguir acessar as fraturas muito proximais do rádio. **F:** Opcionalmente, em fraturas localizadas distalmente ao colo do rádio, o supinador é elevado do rádio sem que o ramo profundo do nervo radial seja descoberto. Essa manobra é mais bem realizada com a supinação do antebraço. Note que, distalmente, pode-se expor o aspecto dorsal do rádio entre os músculos extensor radial curto do carpo e extensor longo do polegar. O aspecto dorsal do segundo até o quinto mais distal do rádio permanece coberto pelos músculos emergentes.

Sargent e Teipner publicaram 29 fraturas diafisárias do antebraço tratadas com duas placas, com o uso de placas terço-tubulares. Esses autores não utilizaram enxertos ósseos e não houve necessidade de imobilização pós-operatória. O percentual de cura foi de 100%.[166] Em estudo subsequente, Teipner e Mast obtiveram 100% de cura ao usarem placas de compressão simples em 48 pacientes, em comparação com 98% em 55 pacientes tratados com placas terço-tubulares duplas. Os autores concluíram que o uso de uma placa de compressão resulta em percentuais de consolidação equivalentes, além de diminuir o desnudamento da fratura e reduzir o tempo cirúrgico.[185] Anderson et al.[4] relataram 98% de consolidação para fraturas diafisárias do rádio e 96% para fraturas diafisárias da ulna com o uso de placas de compressão em um total de 330 fraturas diafisárias do antebraço. Chapman et al. conseguiram 98% de consolidação em 129 fraturas diafisárias do antebraço tratadas com placas de compressão e parafusos de 3,5 ou 4,5 mm.[27] Vários estudos subsequentes demonstraram percentuais de consolidação consistentemente acima dos 90%.[13,32,36,48,49,60,64,65,71,73,74,107-109,113,119,135,156,163,179]

Portanto, o uso de placas de compressão ficou estabelecido como o método-padrão de fixação das fraturas diafisárias do antebraço. Os primeiros estudos sobre o uso da placa de compressão utilizavam placas e parafusos de 4,5 mm.[4,36,60] Posteriormente, foram introduzidas placas de 3,5 mm que obtiveram percentuais igualmente elevados de consolidação e menor número de fraturas periprotéticas.[13,27,65,73,107,135,163,185] A introdução de placas de parafusos de bloqueio com o objetivo de melhorar o ambiente biológico para a consolidação da fratura óssea não resultou em qualquer benefício clínico, em comparação com as placas de compressão comuns.[48,49,64,71,74,107,163]

Planejamento pré-operatório. O objetivo do tratamento operatório de qualquer fratura é conseguir a consolidação óssea e, ao mesmo tempo, evitar complicações e permitir o retorno a um nível de função pré-operatório. O planejamento pré-operatório tem papel fundamental na otimização das condições para o tratamento da fratura, o que inclui a definição de tempo cirúrgico, o posicionamento do paciente, o tipo de anestesia, a abordagem cirúrgica, uma sequência gradual de redução e fixação da fratura, cuidados com a ferida no pós-operatório e reabilitação.

O planejamento pré-operatório depende de uma compreensão detalhada da fratura e das lesões associadas. Lesões associadas que exijam tratamento prioritário afetarão o cronograma do tratamento das fraturas no antebraço. Enquanto as fraturas isoladas em pacientes saudáveis são normalmente tratadas dentro de 72 horas a contar da lesão, em pacientes politraumatizados a fixação cirúrgica pode atrasar alguns dias, ou até semanas. Historicamente, fraturas expostas são tratadas com mais urgência, com desbridamento em até 6 horas após a lesão. A decisão sobre o momento oportuno para a fixação definitiva e sobre a necessidade de um procedimento estadiado dependerá do grau de contaminação e da perda de tecidos moles, comorbidades do paciente e de seu estado hemodinâmico.

O planejamento da fixação definitiva da fratura requer projeções AP e laterais do antebraço, punho e cotovelo, a fim de que se tenha um completo entendimento da fratura e da presença de instabilidade, quer da ARUD, quer da ARUP. Em consequência da superposição do rádio e da ulna na projeção lateral, radiografias oblíquas podem ajudar a definir se o padrão de fratura é simples ou cominutivo. Isso determina o tipo de redução/estabilização a ser utilizado e a sequência em que será realizada a fixação da fratura. Na maioria dos casos, o osso que exibe o padrão de fratura mais simples será reduzido e fixado primeiro, pois tal escolha ajudará na redução do outro osso fraturado, especialmente se houver cominuição. A grande maioria das fraturas do antebraço será tratada com placas de compressão de 3,5 mm, que estão disponíveis na maioria das salas cirúrgicas. As fraturas simples são fixadas com o uso de compressão, mas na maioria dos casos, as fraturas oblíquas exigem o uso de um parafuso de tração e de uma placa de neutralização. Fraturas transversais são estabilizadas com compressão dinâmica, por meio da perfuração excêntrica e com fixação por parafusos através de orifícios em placas de compressão dinâmica. Fragmentos em asa de borboleta podem ser fixados com parafusos de tração menos calibrosos, de 2; 2,4; ou 2,7 mm (Fig. 33.22), enquanto as fraturas cominutivas, na maioria dos casos, serão fixadas com uma placa em ponte (Fig. 33.2).[192] Placas longas para o rádio distal podem ter utilidade no tratamento das fraturas diafisárias com envolvimento do rádio distal. (Fig. 33.23), enquanto placas pré-moldadas para a ulna proximal podem ajudar na fixação de fraturas da diáfise proximal da ulna (Fig. 33.24). Fraturas segmentares podem se beneficiar da fixação temporária por meio de placas e parafusos menores (Fig. 33.1). Prever a necessidade de implantes especiais durante o planejamento pré-operatório possibilitará que, por ocasião do intraoperatório, o cirurgião tenha esses dispositivos à mão.

A localização da fratura determinará que tipo de abordagem será escolhido para o rádio. Mais provavelmente, as fraturas da metade distal serão fixadas através de uma abordagem volar, enquanto as fraturas da metade proximal serão tratadas de forma mais eficaz com uma abordagem dorsal.

A maioria dos cirurgiões recomenda o uso de um torniquete. Seu uso permite um campo exangue, com melhor visualização dos planos de tecido mole, e reduz a perda de sangue. No entanto, um tempo mais prolongado de uso do torniquete pode aumentar sig-

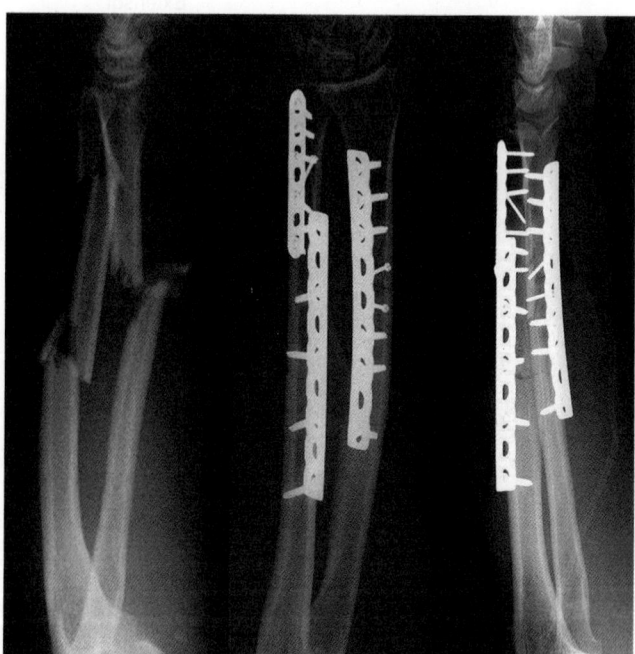

FIGURA 33.22 Fratura ulnar com cominuição segmentada estabilizada com duas placas. Uma placa menor foi utilizada para a fratura da diáfise da ulna distal, pois com isso foi possível a fixação com maior número de parafusos, além de propiciar a fixação com uma placa de baixo contato. Nos fragmentos asa de borboleta, foram usados parafusos de tração. (De Wright RD. Forearm fractures. In: Gardner MJ, Henley MB, eds. *Harborview illustrated tips and tricks in fracture surgery*. Philadelphia, PA: Lippincott Williams and Wilkins; 2010:98–106.)

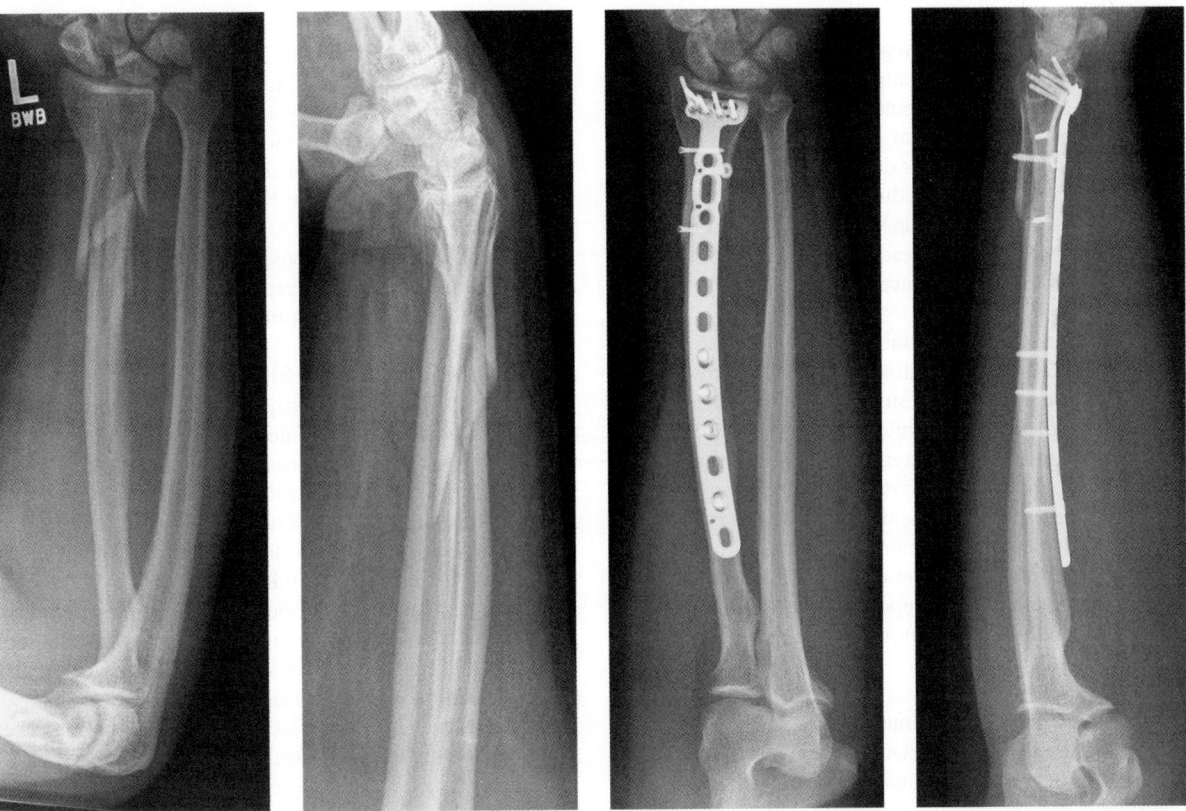

FIGURA 33.23 A e B: Fratura da diáfise do rádio distal. É provável que essa lesão seja uma fratura de Galeazzi. O encurtamento radial marginal e a presença de uma fratura de avulsão do estiloide ulnar sugerem possível ruptura do CFCT. **C e D:** Radiografias pós-operatórias. A fixação foi obtida com uma placa longa no rádio distal, que permitiu uma fixação angulada estável desde a epífise radial distal até o terço médio da diáfise do rádio.

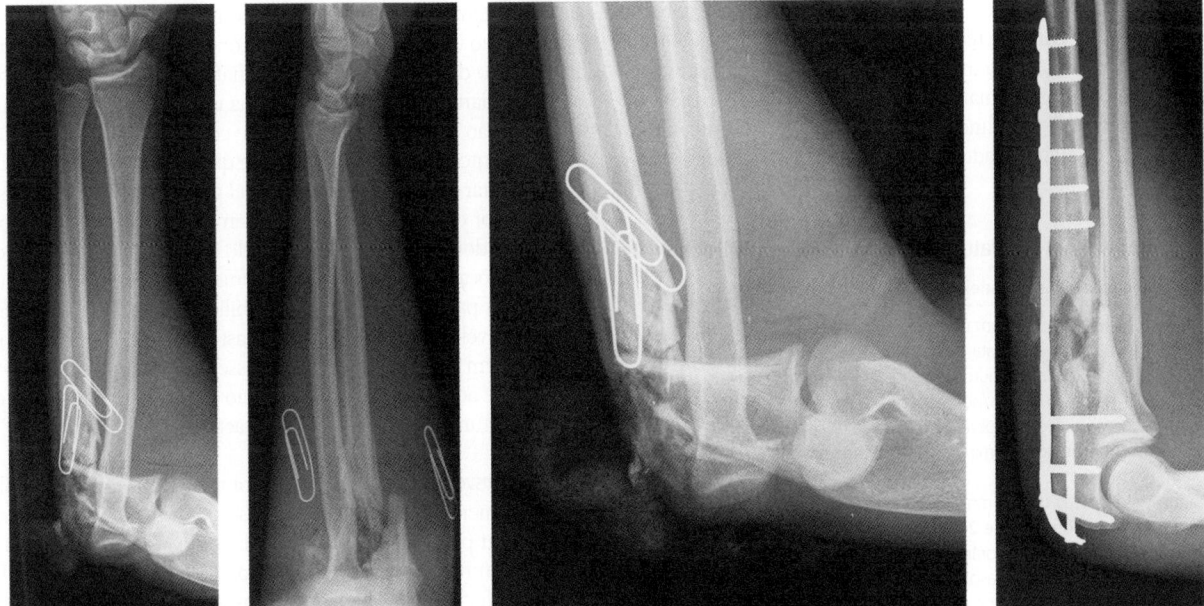

FIGURA 33.24 A–C: Fratura cominutiva causada por arma de fogo na ulna proximal exibindo cominuição significativa e luxação posterior da cabeça do rádio (Monteggia). **D:** Redução aberta e fixação interna com placa em ponte, com restauração do alinhamento do rádio proximal e capítulo, mediante a recuperação do comprimento e alinhamento da ulna. Foi utilizada uma placa de ulna proximal para facilitar a aposição da placa e a aplicação dos parafusos na ulna proximal.

nificativamente a dor pós-operatória.[133] Pode-se realizar RAFI de fraturas da diáfise do antebraço sem o uso do torniquete. Essa opção pode levar a um aumento no tempo cirúrgico durante a exposição inicial, pois é preciso obter hemostasia nesta etapa do procedimento. Também se pode esperar uma perda de sangue mais significativa, embora, na maior parte dos casos, ela seja apenas marginal. Como benefício, promove redução da dor no pós-operatório e diminui o risco de formação de hematoma. No intraoperatório, a artéria radial pode ser identificada com maior facilidade, pois suas pulsações são facilmente palpáveis (Tab. 33.3).

Posicionamento. Depois de ter sido submetido à anestesia geral, o paciente é posicionado em decúbito dorsal e o braço que vai ser operado é colocado sobre uma mesinha lateral radiolucente. Em seguida, o cirurgião aplica um torniquete não estéril ao braço e o campo é preparado até o nível da metade do braço. Em caso de presença de lesão concomitante no membro superior que vai ser operado, poderá haver indicação de uma posição alternativa. Fraturas simultâneas da diáfise do úmero acessadas através de uma abordagem deltopeitoral podem ser colocadas na posição de cadeira de praia, com o antebraço repousando em um suporte de Mayo acolchoado; a utilização de um torniquete estéril fica a critério do cirurgião.

Abordagens cirúrgicas. É prática quase universal acessar a ulna por meio de uma abordagem ulnar entre o EUC e o FUC. A placa pode ser posicionada tanto de modo dorsal, como volar. Fraturas da metade distal do rádio são aproximadas através da abordagem volar de Henry, enquanto fraturas da metade proximal são acessadas mais adequadamente pela abordagem dorsal de Thompson.

Técnica. Nas fraturas dos dois ossos do antebraço, geralmente a sequência de fixação é determinada pelo grau de fragmentação da fratura. Se ambas forem simples, qualquer delas poderá ser fixada em primeiro lugar. No entanto, diante da geometria retilínea da ulna, frequentemente esse osso é o primeiro a ser fixado, a fim de facilitar a redução e a fixação da diáfise do rádio. Durante a exposição cirúrgica, a anatomia normal pode ser consideravelmente distorcida pelos fragmentos desviados da fratura que lesionam os planos circunjacentes de tecido mole. Além disso, pode haver um inchaço significativo do membro que, muitas vezes, provoca a distorção dos planos normais de dissecação. Ao usar a abordagem de Henry, o FRC é facilmente identificado distalmente. Caso o torniquete não seja utilizado, a artéria radial poderá ser palpada apenas em um ponto radial ao tendão. Então, a artéria deve ser acompanhada proximalmente, e com isso serão identificados os ramos para o músculo braquiorradial. Uma vez que estes ramos foram ligados ou coagulados, o cirurgião poderá identificar com facilidade o plano entre o braquiorradial e o FRC/artéria radial. Depois do afastamento ulnar dos músculos FLP e FSD, a fratura pode ser facilmente palpada. Na maioria dos casos, PR e PQ são elevados subperiostealmente, o suficiente para permitir a adequada exposição da fratura e o posicionamento do implante. Da mesma forma, durante a abordagem dorsal de Thompson, o intervalo entre ERCC e ECD será mais facilmente identificado distalmente, no afloramento de ALP e ECP. Em seguida, o intervalo é proximalmente acompanhado e o local da fratura, identificado por palpação. A elevação do supinador ou sua divisão após a identificação do NIP é realizada de acordo com o local da fratura. A exposição ulnar segue a abordagem ulnar, conforme foi anteriormente descrito. No caso do rádio, o local da fratura deve ser exposto e o cirurgião se esforçará para preservar ao máximo as inserções de tecido mole. O posicionamento da placa exigirá uma dissecação subperiosteal dorsal ou volar do EUC ou FUC, respectivamente. Isso deverá ser decidido antes da exposição da fratura, para que não ocorra desnudamento de ambas as superfícies do osso. Com frequência, a exposição de ambos os ossos antes de fixação possibilita acesso mais fácil ao local da fratura para a remoção de tecidos interpostos. Isso tem especial importância em padrões de fratura simples. Após o desbridamento da fratura, a fratura com menor cominuição será reduzida e fixada.

Em geral, é recomendável que os parafusos envolvam, pelo menos, seis corticais de cada lado da fratura. Na última década, vários autores estudaram o efeito do número de parafusos em cada lado da fratura. Dados biomecânicos demonstraram que é possível obter uma estabilidade semelhante para o construto com o uso de placas mais longas e menor número de parafusos.[87,165,186] No entanto, o uso de menor número de parafusos diminui a rigidez de torção e de flexão do construto.[45] Clinicamente, Crow et al. analisaram 78 fraturas no antebraço tratadas com placa e parafusos de fixação envolvendo menos de seis corticais. Apesar de um percentual de pseudartrose de 9%, não foram relatadas quebras do material de osteossíntese.[32] Lindvall e Sagi também não observaram complicações com o material de implante, ao usarem dois parafusos com fixação em quatro corticais a cada lado de 75 fraturas de eixo diafisário. Nessa série, ocorreu uma pseudartrose no rádio e outra na ulna. Os autores concluíram que a fixação de fraturas do antebraço com placas de compressão de comprimento padrão com fixação de quatro corticais por parafusos pode resultar em um construto estável para o tratamento destas fraturas.[109] Por outro lado, deve-se ter em mente que a opção do uso de apenas dois parafusos de cada lado da fratura dependerá de excelente colocação de cada parafuso, uma vez que o afrouxamento de apenas um parafuso acarretará instabilidade rotacional do construto e, provavelmente, uma fratura catastrófica, o que é um risco significativo em casos de osteoporose óssea em pacientes mais idosos. Portanto, é aconselhável obter fixação com três parafusos de cada lado da fratura, em um segmento intacto do eixo.[150]

Fraturas transversais. A redução de fraturas transversais simples é mais facilmente executada com o uso de uma pinça em "garra de lagosta" ou pinça de redução pontiaguda. Assim, a aplicação de força é minimizada, e a manipulação/redução acurada dos fragmentos é facilitada. Na maioria dos casos, os segmentos proximal e distal da fratura podem ser encaixados com precisão, o que resultará na redução anatômica da fratura. O posicionamento do antebraço em supinação ou pronação pode ajudar a conseguir a redução. Como já mencionado, o comprimento da placa deve

---

TABELA 33.3 RAFI de fraturas diafisárias do antebraço

Lista de verificação para o planejamento pré-operatório

- Mesa da SO: mesa padrão com mesinha lateral radiolucente para o braço.
- Anestesia: anestesia geral. Evita o bloqueio axilar para permitir o monitoramento clínico de síndrome compartimental pós-operatória.
- Meios auxiliares para posição/posicionamento: paciente em decúbito dorsal, antebraço colocado sobre a mesinha lateral radiolucente própria
- Localização da fluoroscopia: minibraço C ou braço C padrão vindo lateralmente.
- Equipamento: placas de 3,5 mm e parafusos para a maioria das fraturas. Parafusos de 2; 2,4 e 2,7 mm e placas para fraturas complexas, como ajuda na fixação temporária.
- Torniquete: na maioria dos casos, torniquete não estéril no braço, inflado a 250 mmHg. O tempo de uso do torniquete deve ficar abaixo de 2 horas, para reduzir a dor pós-operatória. As fraturas podem ser tratadas sem torniquete. É recomendável o uso de um torniquete estéril quando fraturas associadas são tratadas durante o mesmo procedimento cirúrgico, por exemplo, na fratura de úmero.

permitir a colocação de três parafusos de cada lado da fratura. Na maioria dos casos, uma placa com seis ou sete orifícios será adequada para fraturas transversas simples. Ao usar uma placa de seis orifícios, deve-se dar atenção ao posicionamento do implante, para que não ocorra a introdução de um parafuso no local da fratura. O pré-arqueamento da placa, para formar uma leve concavidade voltada para a superfície do osso e com o seu ápice situado no local da fratura, proporcionará compressão ao longo das corticais próximas e distantes das fraturas transversas. Enquanto a fratura está reduzida, a placa selecionada é colocada sobre o local da fratura, e a posição planejada é visualizada. Ao remover os grampos utilizados para o posicionamento da placa, frequentemente, há perda da redução. A fixação da placa a um dos fragmentos na posição visualizada será de grande ajuda, para que o cirurgião prossiga com uma nova redução e com a fixação definitiva. Opcionalmente, a placa poderá ser mantida em posição com dois grampos durante a redução da fratura (Fig. 33.7e). Contudo essa técnica pode ser complicada e seu posicionamento pode ser difícil durante a colocação dos parafusos. Uma vez que a placa tenha sido fixada à diáfise de um dos lados e a fratura reduzida, apenas uma pinça óssea será capaz de manter a redução do fragmento diafisário oposto. Neste momento, o cirurgião poderá recorrer à fluoroscopia para confirmar uma redução adequada da fratura e o correto posicionamento da placa. Em seguida, o fragmento diafisário oposto é fixado à placa com um parafuso passado por um orifício excentricamente perfurado; e, com isso, obtém-se a compressão interfragmentar. Os parafusos restantes no lado do segmento da diáfise inicialmente estabilizado são então apertados em posição neutra, enquanto um orifício extra para parafuso de compressão pode ser perfurado no segmento diafisário oposto. Antes do assentamento do último parafuso, o parafuso de compressão inicial deverá ser afrouxado e o segundo parafuso de compressão apertado; essa manobra proporcionará maior compressão no local da fratura. Em seguida, o primeiro parafuso de compressão é reapertado e um terceiro parafuso neutro é assentado. Opcionalmente, um dispositivo de tensão poderá ser usado a fim de obter a compressão no local da fratura. Uma vez que um dos segmentos diafisários foi fixado à placa, o dispositivo de tensão exerce compressão no local da fratura, mediante o tracionamento da extremidade da placa no segmento de diáfise oposto, enquanto usa um parafuso independente como ponto de ancoragem. Todos os parafusos restantes são então assentados em posição neutra. Como também ocorre na aplicação de placas de compressão dinâmica, é preciso fazer o pré-arqueamento da placa quando se utiliza um dispositivo de tensão para proporcionar compressão ao longo das corticais próximo e distante.

Fraturas oblíquas. Em fraturas oblíquas simples, a fixação pode ser obtida com o uso de uma placa de compressão (conforme descrito anteriormente), ou através de parafusos de tração e uma placa de neutralização. Se o cirurgião optar por uma placa de compressão, o implante deverá ser fixado primeiramente ao segmento diafisário que criará um ângulo agudo entre a placa e a obliquidade da fratura. Esse procedimento forçará o segmento diafisário oposto a se encaixar nesse ângulo agudo quando for aplicada a compressão. A aplicação segue a mesma sequência utilizada no tratamento das fraturas transversas. Não há necessidade de pré-arqueamento da placa.

Com frequência, as fraturas oblíquas podem ser reduzidas com o uso de grampos de redução pontiagudos. Em seguida, o cirurgião aplica um parafuso de tração perpendicular à obliquidade da fratura (Fig. 33.25). O orifício cortical próximo é perfurado

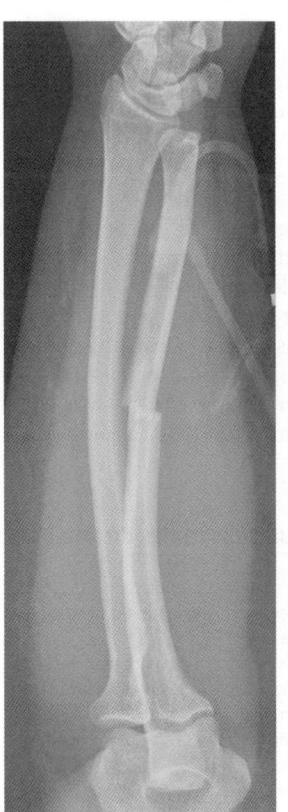
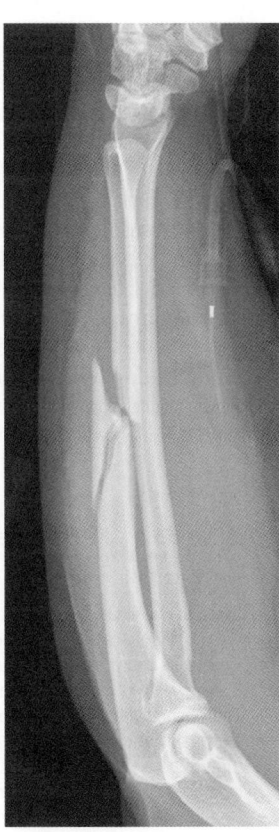
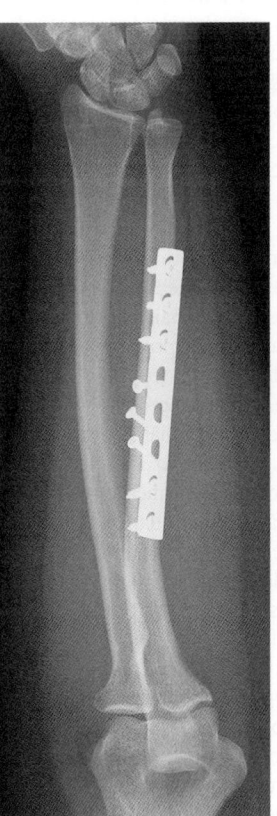
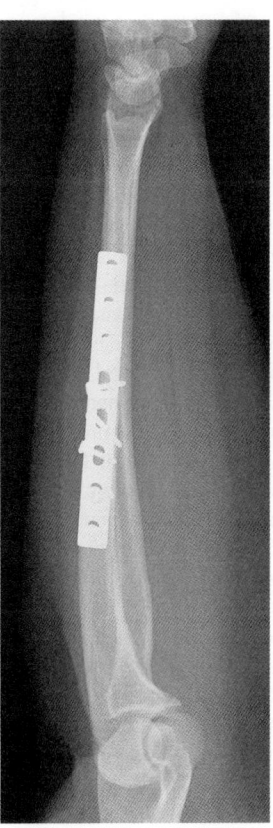

FIGURA 33.25 A e B: Fratura isolada da parte intermediária da ulna com um grande fragmento em asa de borboleta. **C e D:** Fixação obtida com três parafusos de tração interfragmentares e uma placa de neutralização.

até que seja obtido o mesmo diâmetro exterior das roscas do parafuso planejado, enquanto a cortical distante é perfurado até o diâmetro do corpo das roscas do parafuso. Para um parafuso cortical de 3,5 mm, o córtex próximo é perfurado com uma broca de 3,5 mm, enquanto o córtex distante é perfurado com uma broca de 2,5 mm. Em seguida, o orifício cortical próximo é fresado, e o comprimento do parafuso é medido. Nesse ponto, a fixação permitirá a remoção das pinças de redução e a aplicação de uma placa de neutralização, o que possibilitará a colocação de três parafusos de cada lado da fratura, e capturará um total de seis corticais em cada segmento diafisário. Não há necessidade de pré-arqueamento, e os parafusos são aplicados em posição neutra, pois nenhuma outra compressão poderá ser obtida depois da colocação do parafuso de tração. Opcionalmente, o parafuso de tração poderá ser aplicado através de um orifício da placa. Para viabilizar essa alternativa, deve ser selecionada uma placa de comprimento adequado. O cirurgião fixa a placa a um dos segmentos da diáfise em uma posição que permita a colocação de um parafuso de tração apropriado, de novo com obtenção da fixação em seis corticais de cada segmento diafisário. A seguir, o segmento diafisário oposto é reduzido à placa com uma "pinça de redução" e um parafuso de tração é aplicado através do orifício apropriado, perpendicularmente ao local da fratura. Então, os parafusos restantes são aplicados em posição neutra.

Fraturas cominutivas As fraturas cominutivas podem ser fixadas com vários parafusos de tração se os fragmentos forem suficientemente grandes. Para fragmentos menores, parafusos de 2 ou 2,4 mm podem ser utilizados. Os fragmentos da fratura são anatomicamente reduzidos e fixados ao segmento diafisário vizinho com a técnica do parafuso de tração. O fragmento deve ser cuidadosamente manipulado, para que sejam preservadas as inserções de tecido mole e mantida a viabilidade do fragmento. Se a manipulação do fragmento colocar em risco um desnudamento excessivo do tecido mole, será possível unir o local da fratura com uma placa fixada aos segmentos proximal e distal da diáfise. Neste cenário, será particularmente importante obter uma redução anatômica do outro osso do antebraço e, com isso, possibilitar a redução secundária parcial do segmento cominutivo. Nos casos de cominuição dos dois ossos, a ulna deverá ser abordada em primeiro lugar. A restauração do comprimento adequado pode ser avaliada pelo alinhamento e ausência de uma lacuna excessiva entre fragmentos da fratura cominutiva. A rotação deve ser julgada pelo exame de uma projeção lateral do olécrano que exiba uma vista lateral do estiloide ulnar no punho (Fig. 33.25d). O cirurgião deverá selecionar um comprimento da placa que permita unir o local da fratura e fixá-la com três parafusos bicorticais em cada segmento da diáfise. A fixação provisória da placa em ponte aos segmentos proximal e distal da diáfise deve ser seguida por uma avaliação fluoroscópica da redução. Deve-se ter em mente que, com apenas um parafuso em cada segmento da diáfise, será possível corrigir apenas a angulação. Uma mudança na rotação e no comprimento exigirá mudança de um dos dois parafusos. Uma vez que a correção do alinhamento, da rotação e do comprimento tenha sido verificada, os parafusos restantes serão inseridos. Após a fixação da ulna, o rádio deverá ser fixado por procedimento semelhante. Em fraturas cominutivas, pode ser difícil conseguir a restituição do arco do rádio. Ao optar por uma abordagem volar, o cirurgião deverá ter em mente que as extremidades da placa estarão assentadas no aspecto côncavo do arco do rádio, enquanto o segmento central da placa, que une a fratura, repousará na concavidade do rádio. A modelagem da placa pode ajudar a restaurar a concavidade normal do rádio. A exemplo do que ocorre com a ulna, a fixação temporária por parafusos deve ser seguida pela verificação fluoroscópica do alinhamento, rotação e comprimento. Clinicamente, a pronação/supinação completa confirma a obtenção de uma redução adequada da fratura.

Fraturas segmentares. As fraturas segmentares podem assumir a forma de duas fraturas simples ao longo da ulna e/ou do rádio. A exemplo das fraturas simples isoladas, as fraturas oblíquas podem ser tratadas com parafusos de tração, enquanto as fraturas transversas deverão ser tratadas por fixação com placa de compressão. Este último tipo de fratura pode se tornar ainda mais desafiador, se houver necessidade de compressão de mais de uma fratura com o uso de apenas uma placa. A utilização de placas curtas para pequenos fragmentos e de parafusos para fixação de cada fratura transversal independentemente, seguida pelo reforço do construto com uma placa longa de 3,5 mm, pode proporcionar estabilidade/fixação adequada para que a consolidação ocorra (Fig. 33.1).

Depois da completa fixação da fratura, as feridas são irrigadas e, se foi utilizado, o torniquete é liberado para obter hemostasia. Isso diminuirá o risco da formação de um hematoma subsequente. A seguir, a pele é suturada com pontos interrompidos com monofilamento não absorvível. Na maioria dos casos, o fechamento da ferida pode ser obtido sem tensão indevida da pele. Se o excesso de tensão impedir o fechamento das duas incisões na pele, a incisão ulnar será suturada em primeiro lugar para proporcionar a cobertura da placa e da ulna, situadas mais subcutaneamente. A incisão do rádio pode ser coberta com um curativo não adesivo ou com terapia de pressão negativa na ferida. A cobertura final da ferida poderá ser efetivada de 5 a 7 dias depois, seja com fechamento primário ou, mais frequentemente, com enxerto cutâneo de espessura parcial. A ferida receberá um curativo flexível, para incentivar a imediata prática de exercícios de amplitude de movimento do cotovelo e punho.

Enxertos ósseos continuam a ser motivo de discussão. Enquanto alguns cirurgiões defendem o uso rotineiro de enxerto em fraturas cominutivas, inclusive fraturas expostas,[4,27,60] outros publicaram percentuais de consolidação reprodutíveis sem o uso de enxertos ósseos[13,32,48,49,64,71,73,74,107–109,113,119,135,163,166,179] (Tab. 33.4).

Cuidados pós-operatórios. Os pacientes submetidos à fixação cirúrgica de fraturas do antebraço devem ser internados à noite para o monitoramento clínico de síndrome compartimental. No paciente obnubilado, deve-se proceder à monitoração da pressão intracompartimental se houver suspeita clínica de síndrome compartimental. Caso se consiga controle adequado da dor no primeiro dia do pós-operatório, o paciente será liberado para casa e instruído a retornar se houver aumento progressivo da dor. É recomendável a elevação do membro operado nas primeiras 72 ho-

TABELA 33.4 RAFI de fraturas diafisárias do antebraço

Fases cirúrgicas
• Exsanguinação do membro superior por gravidade ou bandagem elástica, insuflação de torniquete a 250 mmHg.
• Exposição da fratura: abordagem ulnar para a ulna; abordagem de Henry para a metade proximal da diáfise do rádio; abordagem de Thompson para a metade proximal do rádio
• Desbridamento, redução e fixação de fraturas menos cominutivas, com ruptura mínima dos tecidos moles
• Liberação do torniquete, controle da hemostasia
• Fechamento com sutura de monofilamento não absorvível com pontos interrompidos
• Aplicação de curativo

ras pós-operatórias, com o objetivo de reduzir o inchaço e diminuir a dor. Deve ser incentivada a prática imediata de exercícios de amplitude do movimento para o cotovelo, punho e dedos, bem como a pronação/supinação ativa. Após a fixação de fraturas do antebraço por placa e parafusos, a prática imediata de exercícios de amplitude de movimento resulta em desfechos funcionais significativamente melhores, em comparação com uma imobilização pós-operatória prolongada. Esse efeito é mais significativo em fraturas dos dois ossos do antebraço e em fraturas expostas.[60]

As suturas são removidas em 2 semanas. O levantamento de objetos com o membro afetado fica limitado a 2,27 kg, até que seja constatada visualmente na radiografia a consolidação da fratura. Isso ocorre, em média, entre 8 e 24 semanas após a fixação; no caso de fraturas expostas, o tempo até a consolidação é significativamente maior.[27,107,109,135]

Antes da cirurgia, o paciente deve ser informado de que não é rotina recomendar a remoção do material de osteossíntese. Exceto em casos de placas colocadas por via subcutânea na ulna, o material de osteossíntese raramente será sintomático. Além disso, a remoção do implante poderá acarretar lesão nervosa, infecção, hematoma de ferida e refratura. Em média, a remoção do material de osteossíntese pode significar 3,4 semanas de absenteísmo do trabalho e, além disso, pode aumentar a cicatriz cirúrgica.[4,11,12,27,35,36,75,101,103,118,125,142,147,158,171,175]

Armadilhas potenciais e medidas preventivas. A parte mais importante do tratamento de fraturas diafisárias do antebraço é a restauração da função, mediante a restauração das relações anatômicas e da forma normal do antebraço por meio do restabelecimento do comprimento, alinhamento, rotação e arco do rádio.

A restauração do arco do rádio está relacionada a consequências funcionais, especialmente na recuperação da pronação e da supinação.[171] No intraoperatório, deve-se fazer uma avaliação não obstaculizada da pronação e da supinação e também uma cuidadosa avaliação radiográfica da redução e da fixação, com a ajuda da fluoroscopia ou de raios X de membro inteiro. Radiografias comparativas do lado oposto ileso podem ajudar a esclarecer qualquer dúvida que reste sobre a redução obtida, especialmente em fraturas complexas do antebraço.

No final de cada caso, especialmente em fraturas de um único osso do antebraço, é importante examinar a estabilidade das articulações radiulnares distal e proximal, para que seja descartada a possibilidade de qualquer instabilidade oculta dessas articulações.

Uma boa técnica cirúrgica é fundamental para reduzir o trauma excessivo aos tecidos moles e obter uma fixação adequada. Poderá restar um espaço residual no local da fratura, se os implantes não forem adequadamente selecionados ou forem implantados em uma sequência incorreta (Tab. 33.5).

Resultados específicos do tratamento. A Tabela 33.6 apresenta um resumo dos resultados após a fixação aberta de fraturas diafisárias do antebraço por placa e parafusos.[4,13,27,36,48,60,64,65,71,73,74,107-109,135,166,185]

Behnke et al. compararam o tratamento das fraturas dos dois ossos do antebraço em 27 pacientes submetidos à fixação por placa e parafusos, tanto na ulna como no rádio, a 29 pacientes tratados com haste intramuscular na ulna e fixação do rádio com placa e parafusos. Todas as fraturas, exceto uma do rádio em cada grupo, se consolidaram, e não foram notadas diferenças em relação à amplitude de movimento final e tempo até a consolidação.[13] Ozkaya et al. compararam fraturas nos dois ossos do antebraço em 22 pacientes tratados exclusivamente com fixação por placa e parafusos a vinte pacientes tratados exclusivamente com hastes intramedulares. A consolidação ocorreu em todas as fraturas. Não foi registrada qualquer diferença com relação ao tempo de operação, escore de Graça e Eversmann, ou escore IBOM. Considerando que todas as fraturas tratadas com hastes intramedulares foram reduzidas por técnica fechada, a perda de sangue informada foi nula, em comparação com uma média de 60 cm³ (variação, 20-240 cm³) após a redução aberta e fixação por placa – uma diferença estatisticamente significativa. Além disso, as fraturas tratadas com hastes intramedulares levaram, em média, 10 semanas para consolidar – um prazo significativamente menor do que as 14 semanas, em média, informadas para a consolidação após a fixação com placa. A principal desvantagem da haste intramedular foi a necessidade de imobilização pós-operatória, que variou desde o uso de talas durante 2 ou 3 semanas até a imobilização com aparelho gessado longo, descontinuada apenas por ocasião da visualização radiográfica da consolidação.[135]

Hastes intramedulares

O uso de hastes intramedulares em fraturas diafisárias do antebraço vem sendo descrito há mais de um século.[173] Os primeiros implantes eram hastes sólidas de pequeno diâmetro, por exemplo, fios de Kirschner, hastes de Steinmann e de Rush e barras em V e U, mais robustas.[159,160,178] Como consequência da grande variabilidade de diâmetros do canal medular no rádio e na ulna, frequentemente as hastes de pequeno diâmetro eram o único material de osteossíntese implantável e dependiam de uma prolongada imobilização adjuvante com aparelhos gessados para manutenção da redução.[102,178] As barras em U e V, introduzidas por Küntscher, tinham a vantagem de permitir um ajuste de interferência, graças à compressibilidade do modelo de haste com fendas. Contudo, no antebraço, seu uso frequentemente resultou em encarceramento da haste e distração da fratura.[181] Melhores resultados foram obtidos com a utilização

TABELA 33.5 RAFI de fraturas diafisárias do antebraço

Armadilhas potenciais e medidas preventivas	
Armadilha	**Medida preventiva**
Redução viciosa	Comece com a fratura mais simples, "arrumando" os fragmentos sob visão direta
	Em fraturas cominutivas, confirme clinicamente o alinhamento correto girando o antebraço e radiograficamente verificando arco radial e o alinhamento rotacional dos segmentos proximal e distal do rádio
Hiato pós-operatório em local de fratura simples	Pré-encurvamento das placas de compressão para fraturas transversais
	Se utilizar uma placa de compressão dinâmica para fraturas oblíquas, aplique a placa primeiro no segmento da diáfise que criará um ângulo agudo entre a placa e a linha de fratura
	Use técnica cuidadosa no uso de parafusos de tração. Coloque parafusos de tração independentes ortogonalmente ao plano entre a linha de fratura e a superfície cortical
	Siga a sequência correta de colocação dos parafusos. Não aplique efeito de tração na fratura após a fixação da placa nos dois lados das fraturas. Não aplique placa de compressão dinâmica após a colocação de parafusos de tração

TABELA 33.6 Resumo dos resultados de fixação de fraturas no antebraço com placa e parafusos

Primeiro autor	Pacientes (n)	Idade (anos) média (variação)	Fraturas (n)	Fraturas expostas (n, %)	Implante	Consolidadas (%)	Infecção	Lesão de Nervo	Sinostose (%)	Medida funcional	Resultado
Sargent[166]	21	32 (14–78)	29	19	Placa tubular duplo-terço	100			5	Não	
Dodge[36]	65	24 (13–59)	93	17	PCD 4,5-mm	98	3%			Não	
Anderson[4]	244		330	15	PCD 4,5-mm	97	3%	2	1	Anderson	E ou S: 85%
Grace[60]	64	24 (15–66)		25	Placa AO e de fenda	97	3%	5		Não	
Teipner[185]	55		84		Placa dupla	97	4%			Não	
	48		70		Placa de compressão	100	0%			Não	
Hadden[65]	108			24	PCD 3,5 mm	97	6%	7	6	Não	
Chapman[27]	88	33 (13–79)	129	33	PCD, principalmente 3,5 mm	97	2%	1	1	Anderson	E ou S: 91%
Hertel[73]	131	38 (16–63)	206	22	PCD 3,5 mm	96	1%	0	1	Não	
Fernandez[48]	71	33 (14–69)	104	23	PC-Fix	100	1%			Não	
Haas[64]	272	34 (11–94)	387	21	PC-Fix	96	2%		1	Não	
Hertel[74]	52	37 (11–87)	83	17	PC-Fix	95	1%			Não	
Leung[107]	47		66	19	CL-PCP 3,5 mm	100	2%	5		Anderson/dor	E ou S: 100% Sem dor: 98%
	45		59	17	PC-Fix	100	2%			Anderson/dor	E ou S: 100% Sem dor: 86%
Leung[108]	32	35 (12–70)	45	3	PCB 3,5 mm	100	3%			Anderson/dor	E ou S: 100% Sem dor: 94%
Lindvall[109]	53	33 (13–82)	75	30	CL-PCD 3,5 mm	97	0%			Não	
Ozkaya[135]	22	32 (18–69)		9	PCD 3,5 mm	100	0 profunda	0		Grace e Eversmann IBMO: Média (variação)	E ou B: 82%; A: 18% 15 (4–30)
	20	33 (18–70)		5	Haste IM com bloqueio	100	0 profunda	0		Grace e Eversmann IBMO: Média (variação)	E ou B: 90%; A: 10% 13 (3–25) 14,9
Henle[71]	53		84		PCB 3,5 mm	92				Grace e Eversmann	E: 67%, B: 7% A: 19%, IA: 3%
Behnke[13]	27	32 (12–70)	54	22	PCD 3,5 mm	96	0%	11	4	Grace e Eversmann	E: 59%, B: 17%, A: 21%, IA: 3%
	29	32 (15–62)	58	14	Híbrido (PCD no rádio, IM com bloqueio na ulna)	96	40%	4		Grace e Eversmann	

PCD, placa de compressão dinâmica; PC-Fix, fixador de ponto de contato; CL-PCD, placa de compressão dinâmica de contato limitado; PCB, placa de compressão de bloqueio; IM, intramedular; E, excelente; S, satisfatória; B, boa; A, aceitável; IA, inaceitável; IBMO, Questionário de incapacitações do braço, ombro e mão.

de hastes de secção quadrada e triangular, que melhoraram a estabilidade rotacional no local da fratura, permitindo ainda a recomposição do arco do rádio.[161,181] Em 1986, Street reintroduziu o conceito descrito por Schöne em 1913, que preconizava a introdução de uma haste quadrada em um canal intramedular previamente fresado até uma área transversal circular ligeiramente menor que o diâmetro máximo da haste. O resultado era uma estabilidade rotacional obtida pela interferência dos cantos da haste no interior do canal medular redondo. Street observou que, com este modelo de implante, as pseudartroses diminuíram de 17% em casos fixados com o fio de Kirschner e de 11% com a haste de Rush, para apenas 3%.[181] Mais recentemente, foi relatado que a fixação híbrida com haste intramedular para a ulna e RAFI do rádio em fraturas desses dois ossos no antebraço obteve resultados similares aos do tratamento dos dois ossos por RAFI.[13]

Os implantes atualmente disponíveis para uso intramedular em fraturas diafisárias do antebraço são hastes flexíveis de titânio e barras intramedulares. As hastes flexíveis dependem inteiramente do encaixe de interferência, com base no princípio da fixação em três pontos. Com esta técnica, uma haste arqueada fica em contato com o canal endomedular em cada extremidade e no aspecto lateral do arco. Obtém-se a maximização da estabilidade com a colocação de duas hastes, o que proporciona resistência às forças de flexão e às cargas axiais em fraturas simples. No entanto, essa técnica não proporciona estabilidade rotacional; assim, há necessidade de imobilização com um aparelho gessado. Hastes elásticas são recomendadas para fixação de fraturas pediátricas, nas quais a imobilização é mais bem tolerada.[164] Na população adulta, o uso de hastes elásticas não é considerado como método de tratamento favorável.

Nos Estados Unidos, estão disponíveis atualmente dois tipos de haste intramedulares para o tratamento de fraturas diafisárias do antebraço em adultos. Ambos permitem o bloqueio da haste do segmento ósseo adjacente ao portal de entrada. Esses implantes diferem no método pelo qual a estabilidade rotacional é proporcionada na extremidade da haste. Um dos modelos possui, em uma de suas extremidades, uma lâmina em forma de remo, capaz de obter um ajuste de interferência no aspecto proximal do rádio e no segmento distal da ulna. O outro projeto permite o bloqueio com parafusos aplicados distalmente ao portal de entrada. Apesar da vantagem de permitir, teoricamente, melhor estabilidade rotacional das fraturas diafisárias do antebraço, mesmo com o uso de modernas hastes bloqueadas haverá necessidade de algum tipo de imobilização, até que a formação do calo inicial seja radiograficamente detectada.[31] Portanto, os benefícios de uma técnica minimamente invasiva com o uso da fixação intramedular devem ser cuidadosamente pesados em detrimento do problema representado pela imobilização do membro.

Indicações/contraindicações

O uso de hastes intramedulares é indicado em fraturas instáveis do antebraço. Pode-se obter o ajuste de interferência com as hastes em fraturas com, pelo menos, 5 cm de osso proximal ou distal intacto. No caso de hastes bloqueadas, recomenda-se que pelo menos 2,5 cm da ulna distal ou proximal e 4 cm do rádio proximal ou distal estejam intactos.[31]

Embora a fixação por placa e parafusos seja considerada o padrão de referência no tratamento das fraturas diafisárias do antebraço, pode-se considerar o uso de hastes intramedulares em alguns tipos de fratura: fraturas segmentares, fraturas expostas e fraturas com um invólucro de tecido mole insatisfatório, com politraumatismo e com osteopenia. A vantagem do uso das hastes nessas fraturas é teórica, não foi corroborada por dados científicos.

Uma contraindicação para o uso da haste intramedular é a obliteração do canal medular com um diâmetro medular inferior a 3 mm no istmo; essa é uma contraindicação relativa. Em canais medulares menores, haverá necessidade de um fresamento mais agressivo, para possibilitar a colocação de uma haste com 3 mm de diâmetro; esse cenário pode comprometer a viabilidade óssea e representar risco de necrose térmica. Além disso, canais medulares de pequeno diâmetro colocam a fratura em risco de cominuição extra durante a fresagem e podem causar o encarceramento do pino, no caso de um fresamento insuficiente.

Planejamento pré-operatório. No planejamento pré-operatório, devem estar disponíveis radiografias AP e laterais escalonadas do membro lesionado e também do lado contralateral intacto. A seleção pré-operatória do comprimento das hastes será estimada através da medição da distância do olécrano até o estiloide ulnar em uma radiografia do lado ileso (Tab. 33.7). A haste ulnar deve ter 1 cm a menos do que essa distância, enquanto a haste do rádio deve ser 3 cm menor. Outra opção para determinar o comprimento da haste é a utilização de gabaritos radiográficos específicos para o implante. No intraoperatório, a haste pode ser superposta ao antebraço fraturado, enquanto a tração é aplicada para o restabelecimento do comprimento normal; e o tamanho do implante será avaliado sob visão fluoroscópica. Finalmente, se o comprimento da haste ulnar foi selecionado com a utilização do fresador intramedular, o pino do rádio escolhido deverá ser 2 cm menor.[31] O diâmetro da haste é determinado pela medição do istmo, que varia de 2 a 7 mm. Dependendo do tipo de implante utilizado, os diâmetros das hastes são fornecidos com variação de 3 a 5 mm. O diâmetro final da haste deve ser 0,5 a 1 mm menor que o diâmetro do istmo depois de seu fresamento. Portanto, a etapa de fresamento é necessária em pacientes com canais medulares medindo 3,5 mm ou menos.

Posicionamento. O paciente é posicionado em decúbito dorsal, tendo ao lado uma mesinha radiolucente para o braço e um torniquete pneumático aplicado no nível do braço. Há necessidade da presença de um intensificador de imagens para o procedimento.

Abordagem cirúrgica. Se uma técnica aberta para a aplicação das hastes for escolhida, o rádio deve ser exposto com a abordagem volar para fraturas da metade distal, e com a abordagem dorsal para fraturas que afetem a metade proximal. Fraturas ulnares são acessadas através de uma abordagem ulnar.

Técnica. No caso do rádio, faz-se uma incisão longitudinal imediatamente lateral ao tubérculo de Lister. Em seguida à incisão na pele, deve ser feita uma cuidadosa dissecção romba, para que não ocorra lesão ao ramo sensitivo do nervo do rádio. Nesse mo-

---

TABELA 33.7 Hastes intramedulares das fraturas de diáfise do antebraço

Lista de verificação para o planejamento pré-operatório
• Mesa SO: mesa padrão com mesinha lateral radiolucente para o braço
• Posição: decúbito dorsal
• Localização da fluoroscopia: braço C padrão entrando lateralmente
• Torniquete: pode-se usar torniquete no braço
• Tamanho planejado das hastes: medir o tamanho das hastes com base nas radiografias pré-operatórias

mento, é identificada uma crista baixa entre ERCC e ERLC. Esse ponto de partida é selecionado a fim de reduzir a irritação e o subsequente risco de ruptura do ELP. Um orifício de entrada é criado com uma perfuração angulada em 45° em relação à superfície articular radiodistal e em linha com o canal medular (Fig. 33.26a).[193] Ao atingir uma profundidade de 1 a 1,5 cm, a broca é realinhada com o eixo da diáfise e avança até uma profundidade final de 2 a 4 cm.[181] No caso da ulna, uma incisão longitudinal de 1 cm é feita sobre a ponta do olécrano. Em seguida, divide a inserção do tríceps e cria um ponto de partida na ulna proximal à distância de 5 a 8 mm a partir do córtex dorsal e de 5 mm a contar do córtex lateral. Com isso, torna-se possível a inserção de uma haste reta não obstante a curva lateral da ulna e, ao mesmo tempo, evita-se a superfície articular da incisura sigmoide maior. Recomenda-se o uso de um guia de perfuração durante o estabelecimento dos pontos de partida, tanto na parte distal do rádio como na ulna proximal, para que não ocorram danos aos tecidos moles. O nervo ulnar encontra-se particularmente em risco durante a criação do ponto de partida na ulna proximal. Se uma redução aberta estiver em andamento, o canal medular deverá ser fresado através do local da fratura, tanto em seu aspecto proximal como distal (Fig. 33.26b). Recomenda-se a fresagem do canal medular ao longo de toda a sua extensão, sobretudo no segmento distal da ulna, porque o osso esponjoso presente nesse nível pode interferir com o avanço da haste e causar distração da fratura. Tanto para o rádio como para a ulna, não se recomenda a obtenção de um ponto de partida com técnica retrógrada. No rádio, a criação retrógrada do ponto de partida distal a partir do interior do canal medular causará ruptura da superfície articular distal. Por outro lado, um ponto de partida proximal criado por via retrógrada, a partir do interior do canal medular da ulna, gerará uma trajetória curva para a haste, devido ao desvio lateral do canal medular, em relação à ulna proximal. Nessas circunstâncias, o assentamento de uma haste reta acarretará uma consolidação viciosa da fratura.[181] Em um cenário de fratura dos dois ossos do antebraço, tanto o rádio como a ulna devem ser fresados antes de iniciar a fixação, para facilitar o acesso ao canal medular.

Antes da estabilização do rádio, a geometria da haste deve ser ajustada para, com isso, mimetizar o arco lateral da diáfise. Essa etapa não só é importante nos casos de uso de hastes retas, mas também quando a opção é por hastes pré-encurvadas, já que o arco pode não se alinhar adequadamente à anatomia do paciente. Nesse cenário, o uso de um dobrador de hastes será de grande valia, por permitir ajustes à geometria da haste durante a cirurgia (Fig. 33.26c).

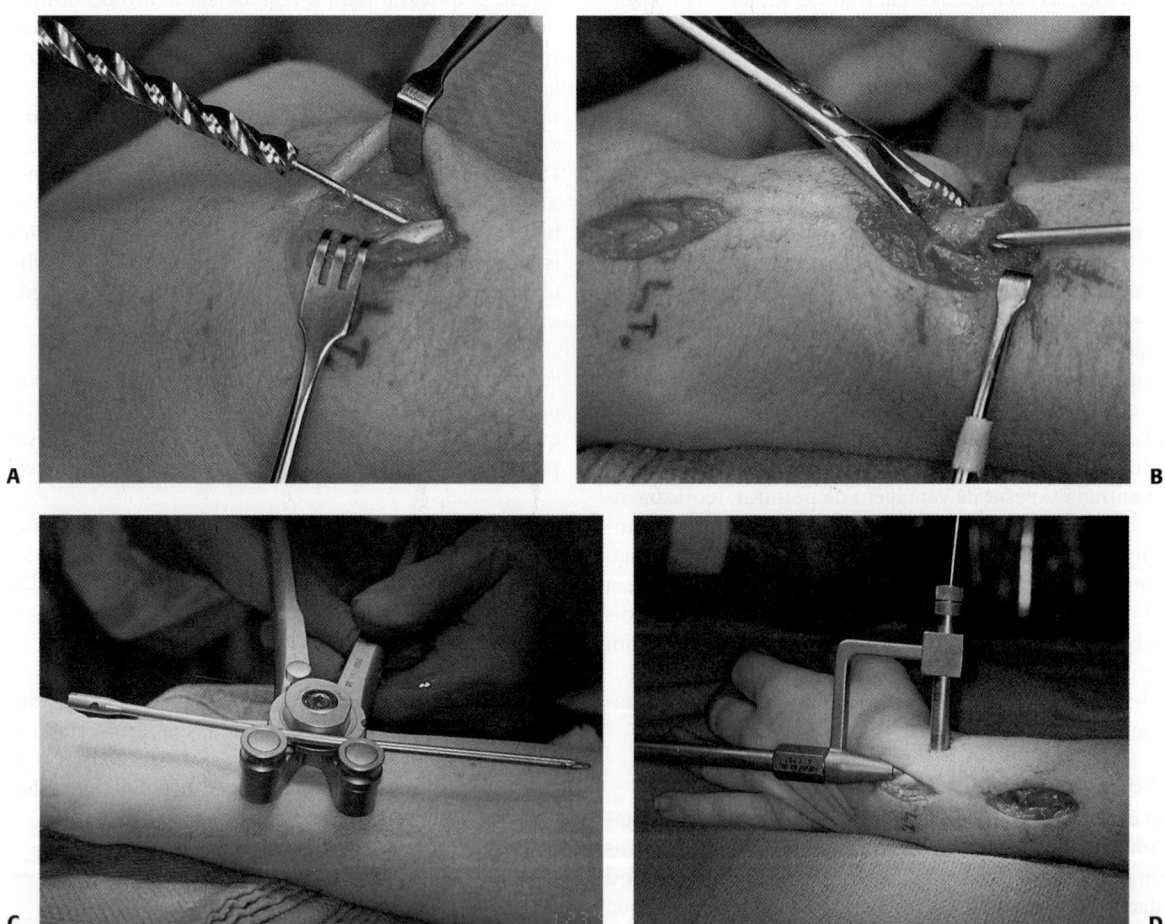

FIGURA 33.26 Hastes intramedulares do rádio. **A:** O ponto de entrada fica na área imediatamente lateral ao tubérculo de Lister, com proteção do ELP. Para ampliação do portal de entrada, o cirurgião introduz um fresador canulado de 6 mm sobre o trocarte do fio de 2 mm. Nota-se o ângulo de 45° com a superfície articular do rádio distal. **B:** Na preparação do canal no local fraturado, o cirurgião utiliza um fresador elétrico durante a abertura da haste. **C:** O cirurgião usa um alicate para encurvamento da haste radial. **D:** Faz-se uma incisão de 1,5 cm para a inserção do parafuso de bloqueio pela extremidade de aperto. O perfurador e os guias de parafusamento devem estar posicionados no osso, para que não ocorra lesão ao nervo radial. (De Zinar DM. Forearm fractures: intramedullary nailing. In: Wiss DA, ed. *Fractures*. Philadelphia, PA: Lippincott Williams and Wilkins; 2006:157–168.)

Em geral, o assentamento final do implante inicia com a haste ulnar. No entanto, a fratura menos cominutiva deverá receber a haste em primeiro lugar, o que permitirá uma redução mais precisa da fratura, além de funcionar como orientação para a subsequente avaliação do alinhamento da fratura no outro osso. Com os implantes atualmente disponíveis, o bloqueio da extremidade proximal da haste é realizado com o gabarito de direcionamento, enquanto sua outra extremidade é bloqueada com o uso da técnica do círculo perfeito, sob visualização fluoroscópica (Fig. 33.26d). Ao fazer o bloqueio da haste na extremidade proximal do rádio, o cirurgião deve ter em mente o risco potencial de lesão ao NIP (Tab. 33.8).

Cuidados pós-operatórios. Em geral, é recomendável que uma imobilização adicional das fraturas do antebraço tratadas com hastes intramedulares seja mantida com um aparelho gessado ou com uma tala longa, até que seja confirmada por radiografia a consolidação. Isso poderá levar aproximadamente 6 semanas.[31] Desse momento em diante, o paciente terá permissão para usar o membro afetado sem sustentação de peso, até que seja visualizada uma robusta consolidação radiográfica.

Armadilhas potenciais e medidas preventivas. Ao serem utilizadas hastes intramedulares em fraturas do antebraço, o principal desafio é a obtenção de uma redução anatômica da fratura. Um cuidadoso encurvamento da haste possibilita uma restauração precisa do arco do rádio (Fig. 33.27). É essencial que se faça uma cuidadosa preparação do canal, para evitar o surgimento de uma lacuna entre os fragmentos fraturados e o encarceramento da haste. Uma das complicações intraoperatórias mais graves é a lesão do NIP durante o bloqueio na extremidade proximal, do rádio. Para minimizar esse risco, durante o bloqueio do rádio proximal, o cirurgião deverá optar por uma entrada lateral retilínea situada a menos de 3 cm da cabeça do rádio, com o antebraço em rotação neutra[184] (Tab. 33.9).

Resultados específicos do tratamento. Gao et al. relataram 32 fraturas do antebraço em 18 pacientes tratados com haste intramedular bloqueada. Ocorreu consolidação em todas as fraturas. O tempo médio transcorrido até a consolidação foi de 10 semanas em pacientes tratados pela técnica fechada, enquanto nos casos que exigiram a exposição da fratura antes da aplicação da haste esse tempo foi de, em média, 15 semanas. A rotação média do antebraço foi desde 62° de pronação até 80° de supinação. O resultado funcional foi classificado como excelente ou bom em 13 pacientes, aceitável em três e inaceitável em dois. As complicações ocorridas foram sinostose radiulnar em um paciente e dor causada por parafusos de bloqueio na ulna distal em dois pacientes. Ocorreram quatro infecções superficiais, todas em pacientes que necessitaram de redução aberta.[52] Lee et al. descreveram 38 fraturas no antebraço tratadas com hastes bloqueadas em 27 pacientes adultos. A consolidação ocorreu em todas as fraturas, exceto uma, em aproximadamente 14 semanas. Não foram observados casos de infecção ou de sinostose radiulnar; e o resultado funcional foi classificado como excelente ou bom em 92% dos pacientes.[105] Visna et al. informaram a ocorrência de consolidação em todos os 78 pacientes com 118 fraturas no antebraço tratadas com um sistema de haste intramedular bloqueada. O tempo médio para a consolidação foi de 14 semanas. Em quatro casos, houve atraso na consolidação. As complicações incluíram uma infecção superficial, três sinostoses radiulnares incompletas e uma síndrome compartimental.[188] Percentuais de consolidação semelhantes, de 94% e 93%, foram relatados por Moerman et al.[123] e por Street.[181] Weckbach et al. estudaram prospectivamente 32 pacientes tratados com haste intramedular bloqueada em 40 fraturas diafisárias do antebraço. A consolidação ocorreu em todas as fraturas, exceto em um paciente. Outras complicações foram uma pseudartrose e duas sinostoses radiulnares. Não houve nenhum caso de infecção.[191] Ozkaya et al. compararam os resultados de 22 pacientes tratados por RAFI e vinte pacientes que receberam hastes intramedulares em fraturas do antebraço. No seguimento final, foram registradas pontuações IBOM semelhantes. Não foi observada diferença significativa em relação ao tempo cirúrgico.[135]

Fratura-luxação de Monteggia

As fraturas-luxações de Monteggia representam aproximadamente 1-2% das fraturas do antebraço.[25,145] As fraturas-luxações de Monteggia simples que afetam a diáfise proximal da ulna com uma luxação isolada da cabeça do rádio podem ser tratadas por RAFI com placa e parafusos, geralmente com resultados satisfatórios.[145] Nesse cenário, a redução e a fixação da diáfise da ulna acompanham os mesmos princípios que foram discutidos

TABELA 33.8 Hastes intramedulares das fraturas no antebraço

Etapas cirúrgicas
• Se estiver planejada uma redução fechada, comece com a obtenção do ponto de entrada para a ulna e o rádio
• Se estiver planejada uma redução aberta, primeiramente a fratura é exposta; em seguida, faz-se a fresagem e obtêm-se os pontos de entrada
• O ponto de entrada é criado proximalmente à ulna e distalmente ao rádio
• A abordagem cirúrgica para o rádio é dorsal para a metade proximal e volar para a metade distal. A ulna tem uma abordagem ulnar.
• Os segmentos da diáfise são fresados até 0,5 ou 1 mm acima do diâmetro final da haste
• O avanço da haste é feito primeiramente na fratura mais simples, para possibilitar o alinhamento secundário da outra fratura
• Certifique-se de ter conseguido uma aposição adequada das superfícies fraturadas, e evite deixar lacuna entre os fragmentos
• Faça o bloqueio mais próximo usando um gabarito apontador; em seguida, faça o bloqueio distante, se houver necessidade, com o uso da técnica do círculo perfeito
• Confirme a completa supinação-pronação do antebraço e flexão-extensão do cotovelo e punho
• Confirme a redução e a colocação do implante adequadas sob visão fluoroscópica (Fig. 33.27).
• Irrigue a ferida, faça a oclusão e imobilize o membro em uma tala longa

TABELA 33.9 Hastes intramedulares das fraturas do antebraço

Armadilhas potenciais e medidas preventivas	
Armadilha	Medida preventiva
Hiato na fratura	Confirme uma aposição adequada da fratura antes de realizar o bloqueio distal, caso essa técnica seja usada
Encarceramento da haste	Cálculo adequado do tamanho da haste, com fresagem do canal em excesso de pelo menos 0,5 mm
Redução inadequada	Certifique-se de uma moldagem adequada da haste antes do assentamento final.
Lesão do nervo interósseo posterior	Faça a porta de entrada lateral para o bloqueio proximal do rádio a menos de 3 cm da cabeça do rádio

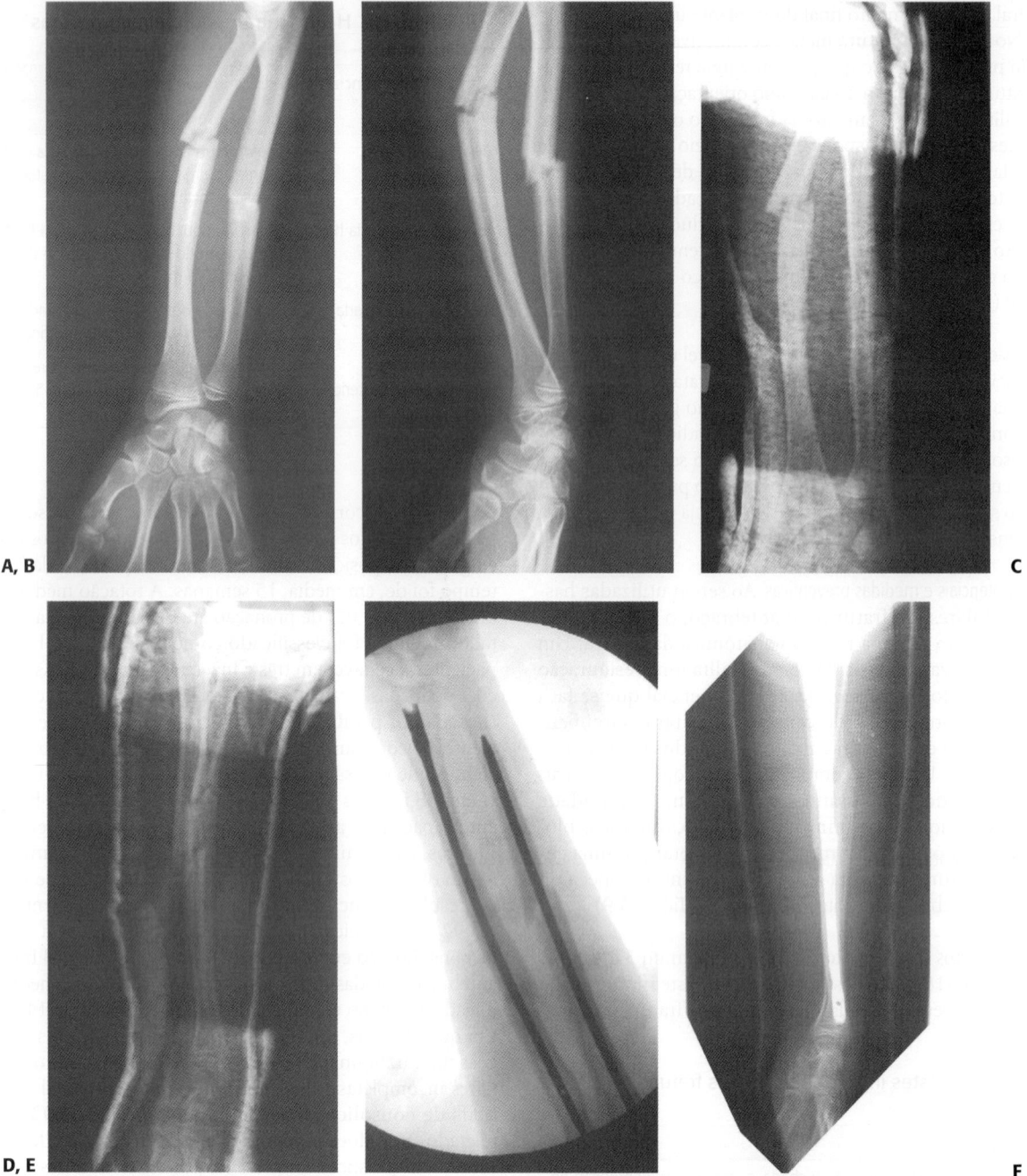

FIGURA 33.27 Radiografias pré-operatórias AP (A) e lateral (B) do rádio e da ulna. Radiografias pré-operatórias AP (C) e lateral (D) depois da redução fechada de uma fratura dos ossos do antebraço. Radiografias pós-operatórias AP (E) e lateral (F) após a aplicação fechada da haste. (De Zinar DM. Forearm fractures: intramedullary nailing. In: Wiss DA, ed. Fractures. Philadelphia, PA: Lippincott Williams and Wilkins; 2006:157–168.)

para as fraturas dos dois ossos dessa região. No entanto, devido à localização frequentemente proximal das fraturas diafisárias da ulna, pode ser válido o uso de placas pré-encurvadas para a ulna proximal (Fig. 33.24). O procedimento cirúrgico pode ser realizado com o paciente em decúbito dorsal e com o antebraço posicionado transversalmente em seu peito, ou com o paciente em decúbito lateral com o braço colocado sobre um coxim.[43] Em seguida, a ulna é exposta por meio de uma abordagem posterior, e a placa é aplicada sobre a superfície posterior da ulna proximal, em contraposição às forças de flexão.[43,92,151] Tendo em vista que o CFCT e a membrana interóssea distais à fratura ulnar permanecem intactos, em geral, tão logo a redução da ulna tenha sido obtida, a ARUP reduz espontaneamente até uma configuração estável.[43,145]

Contudo, as fraturas-luxações de Monteggia podem ter, como desfecho, percentuais elevados de resultados insatisfatórios e complicações, mesmo após o tratamento cirúrgico, nos casos em que estejam presentes lesões mais complexas.[5,18,111,139,140] Korner et al.[97] e Egol et al.[44] observaram que as lesões de Monteggia acompanhadas de fraturas do rádio proximal ou do coronoide estavam associadas a resultados menos satisfatórios. Reynders et al. obtiveram 46% de resultados razoáveis ou insatisfatórios em 76 lesões de Monteggia em adultos. De acordo com a classificação de Bado, resultados bons ou excelentes foram habituais em lesões de Monteggia dos tipos 1 e 3. Resultados regulares ou ruins foram mais frequentes em fraturas de tipos 2 e 4. Foi constatado que o envolvimento do processo olecraniano resultava em desfechos menos satisfatórios e uma luxação persistente da cabeça do rádio estava presente em sete casos (9%).[147] Da mesma forma, Reckling obteve seus melhores resultados nas fraturas do tipo 1 de Bado, tendo como regra resultados razoáveis nas fraturas dos tipos 2, 3 e 4.[145] Por outro lado, Givon et al. constataram que as fraturas do tipo 1 de Bado representavam maior risco de maus resultados, especialmente nas lesões equivalentes ao tipo 1 com fratura do rádio proximal. Em seus estudos, o envolvimento do olécrano não afetou os resultados.[58] Jupiter et al. relataram 45% de resultados razoáveis ou ruins após o tratamento operatório de fraturas-luxações de Monteggia do tipo 2 de Bado. É digno de nota que dez dos 13 casos inclusos estavam associados a uma fratura da cabeça do rádio; e frequentemente havia envolvimento da ulna proximal, incluindo o coronoide. Dentre as fraturas da cabeça do rádio, sete foram tratadas com excisão da cabeça, uma foi substituída por um implante de silicone e três foram tratadas por RAFI.[92] Em um estudo subsequente, Ring et al. relataram os resultados de 48 pacientes adultos tratados para fraturas de Monteggia por um período de 10 anos. As fraturas foram classificadas pelo sistema de Bado: sete eram do tipo 1; 38 do tipo 2; uma do tipo 3; e duas do tipo 4. Uma fratura da cabeça do rádio estava presente em 68% das lesões do tipo 2, um terço das quais estava associada a uma fratura do coronoide. Nove pacientes necessitaram de reoperação; todos tinham sofrido uma lesão do tipo 2 de Bado. As indicações para reoperação foram: afrouxamento da fixação ulnar, ressecção da cabeça do rádio e dor causada pelo implante. Outras complicações incluem: sinostose radiulnar em três pacientes, instabilidade rotatória posterolateral em um paciente e instabilidade da articulação radiulnar distal em um paciente. No geral, os resultados finais foram classificados como "excelentes" ou "bons" em 40 pacientes (83%). Resultados ruins e razoáveis foram observados em quatro pacientes com lesão do tipo 2 de Bado, em um paciente com lesão do tipo 1, e em um paciente com uma fratura do tipo 4. Os resultados ruins decorreram da redução viciosa do coronoide ou da ulna, fratura da cabeça do rádio ou sinostose radiulnar.

No cenário de fraturas-luxações de Monteggia complexas, pode ser necessária uma cuidadosa reconstrução da ulna proximal, que inclui olécrano e coronoide. Além disso, fraturas do rádio proximal aumentarão as chances de resultados ruins. Se a redução espontânea da cabeça do rádio não ocorrer depois de uma redução adequada da ulna, o cirurgião deverá suspeitar da interposição do ligamento anular através da ARUP.[145] Nos casos em que a cabeça do rádio não permite a redução, ou nos quais tenha ocorrido simultaneamente fratura do rádio proximal, inclusive da diáfise proximal, colo ou cabeça do rádio, o cirurgião deverá optar por uma abordagem independente ao rádio. No passado, recomendava-se uma abordagem combinada à ulna e ao rádio proximais,[21] mas essa abordagem coloca o cotovelo em desnecessário risco de sinostose radiulnar.[151] O Capítulo 34 contém uma discussão detalhada das lesões de Monteggia que afetam a ulna e o rádio proximais.

Fraturas-luxações de Galeazzi

Fraturas isoladas da diáfise do rádio com ruptura associada da ARUD são comumente conhecidas como fraturas-luxações de Galeazzi. Outros epônimos dessa lesão são "fratura da necessidade", fratura de Piedmont e fratura de Monteggia reversa.[51,57,82] As fraturas do antebraço que afetam apenas a diáfise do rádio ocorrem em até 75% dos casos. Os 25% restantes das fraturas diafisárias do rádio se apresentam como uma lesão de Galeazzi, com dissociação concomitante da ARUD e ruptura da membrana interóssea distal ao local fraturado.[155] De acordo com Rettig e Raskin,[146] as fraturas isoladas da diáfise do rádio localizadas dentro de 7,5 cm da faceta semilunar do rádio distal encontram-se em maior risco para ruptura da ARUD. No entanto, essa ruptura pode ocorrer em presença de fraturas dos dois ossos do antebraço e em fraturas isoladas da ulna.[9,43,57,120,145] As fraturas de Galeazzi representam cerca de 7% das fraturas de antebraço em adultos.[125]

Os princípios do tratamento das fraturas de Galeazzi seguem os princípios válidos para as fraturas dos dois ossos do antebraço. Em adultos, pode-se esperar por resultados universalmente ruins, quando é feito o tratamento conservador dessas lesões, em razão do controle inadequado das forças deformantes dos músculos PQ, braquiorradial e abdutor e extensor do polegar.[15,57,66–68,82] É essencial obter uma redução anatômica e uma fixação estável, para que seja restaurada a relação normal entre o rádio e a ulna, e também para possibilitar uma rotação irrestrita do antebraço e para evitar a ocorrência de alterações artríticas tardias na ARUD.[57,82,120]

O método preferido para a estabilização dessas fraturas é a fixação por placa e parafusos (Fig. 33.7). O tratamento cirúrgico é realizado com o paciente em decúbito dorsal e com seu antebraço posicionado sobre uma mesinha lateral radiolucente. A diáfise do rádio é acessada por uma abordagem volar ou dorsal. Na maioria dos casos, a fratura estará localizada na metade distal do rádio, o que faz da abordagem volar a mais frequentemente utilizada. No entanto, alguns autores informaram o uso mais frequente da abordagem dorsal de Thompson para minimizar o risco teórico de diminuição da pronação associada à abordagem volar.[125] A redução e a fixação são conseguidas de acordo com a geometria da fratura. Na maioria dos casos, a redução anatômica da diáfise do rádio levará a uma redução estável da ARUD.[182] Quando uma redução adequada da ARUD é obtida após a fixação da diáfise do rádio, essa articulação deve ser avaliada para estabilidade. Ao ser aplicada uma translação anteroposterior, a ARUD estável permanecerá reduzida. Por outro lado, uma ARUD instável permitirá sua luxação, mesmo com o antebraço em supinação. Como rotina, as lesões estáveis são imobilizadas durante 3-6 semanas em um aparelho gessado ou tala longa aplicada ao braço.[57,125] Contudo, recentemente Gwinn et al. descreveram um protocolo de mobilização imediata para fraturas de Galeazzi selecionadas. Ao ser constatado que a ARUD estava clínica e radiograficamente estável após a fixação da diáfise do rádio, foi permitido, com segurança, que os pacientes iniciassem imediatamente a mobilização do cotovelo, seguida por uma progressiva rotação do antebraço, 2 semanas após a cirurgia.[63] Uma ARUD instável, resultado de uma lesão de tecido mole nesse nível, pode ser tratada com o uso de um implante de osteossíntese na ARUD, por exemplo, fios de Kirschner com ou sem reparo aberto do CFCT.[112] O tratamento da ARUD com o implante será mais eficaz com dois fios de Kirschner de 2 mm posicionados a uma distância de 1 cm, em que o fio mais distal deve ficar situado em uma posição imediatamente proximal à incisura sigmoide.[97,180] Deve-se proporcionar uma imobilização pós-operatória adequada. A rotação inadvertida do antebraço pode acarretar a quebra do implante na ARUD.[121] Uma ARUD instável em associação com uma fratura da base do estiloide ulnar será tratada mais adequadamente por RAFI desse fragmento.[121]

Se não foi conseguida a redução da ARUD depois da RAFI do rádio, duas coisas podem ter ocorrido: ou a redução da fratura foi inadequada, ou ocorreu interposição de tecido mole ou de fragmentos ósseos na ARUD. As estruturas intervenientes podem ser: tendões dos músculos EUC, ECD e EDM, periósteo, ou um fragmento da avulsão da fóvea.[2,17,70,84,86,94,136] Nessas circunstâncias, há necessidade de uma redução aberta da ARUD. Pode-se estabilizar essa articulação com reparo primário do CFCT. No pós-operatório, é recomendável a imobilização com um aparelho gessado longo durante 3-6 semanas. As fraturas de Galeazzi com luxação dorsal são imobilizadas em supinação, enquanto as fraturas com luxação volar são imobilizadas em pronação.[1,23,57,112,125] Alguns autores preconizam que, depois do reparo, a imobilização seja efetuada em posição neutra.[121] Quanto à imobilização, na avaliação intraoperatória deve ser selecionada a posição do antebraço em rotação que proporcione a maior estabilidade da ARUD.

Caso tenha sido obtida a redução anatômica do rádio e da ARUD, pode-se esperar resultados satisfatórios em 80-92% dos casos.[100,117,124] Foram relatados resultados excelentes em 95% dos pacientes com o reparo primário de uma instabilidade associada da ARUD.[121] No entanto, uma redução inadequada do rádio e uma incongruência persistente da ARUD podem significar morbidade significativa.[57,82,120]

Fraturas expostas

A frequência de fraturas expostas varia de 10% dos casos de fraturas isoladas da diáfise do antebraço até 43% das fraturas dos dois ossos do antebraço.[20,27,39,52,65,104,105,109,155] Segundo a classificação de Gustilo, entre as fraturas expostas da diáfise do antebraço, menos de 10% são classificadas no tipo 3B ou C, e a maioria pertence ao tipo 1.[41,61,122] Os tipos 1 e 2 representam praticamente 80% das fraturas expostas do antebraço.[122]

Resultados satisfatórios foram obtidos com irrigação e desbridamento, e fixação definitiva dentro de 24 horas após a lesão em 90% das fraturas expostas dos tipos 1, 2 e 3A.[41] Pode-se esperar resultados menos satisfatórios em casos de lesões de tecido mole mais graves, como as observadas nas fraturas de graus 3B e C.[41,122] Jones estudou um grupo de 18 pacientes que tinham sofrido fraturas expostas do antebraço causadas por alto grau de energia. Sete pacientes tinham sofrido fratura exposta do tipo 3A, oito do tipo 3B e três do tipo 3C. Todos os pacientes foram tratados com irrigação e desbridamento e com imediata fixação por placa e parafusos, seguida de novo desbridamento em intervalos de 24-48 horas, conforme a necessidade. Cerca de 8-10 semanas após a lesão inicial, foram realizados procedimentos de enxerto ósseo em cinco pacientes. Em oito pacientes, houve necessidade de procedimentos reconstrutivos em segundo tempo, como transferência de tendão, artrodese, revisão da cicatriz e reconstrução de nervo. Em três pacientes, ocorreram pequenas complicações na ferida. Um paciente sofreu infecção profunda e necessitou de nova intervenção cirúrgica; outro paciente que tinha sofrido uma fratura do tipo 3C e prolongada isquemia quente precisou amputar o braço; e um terceiro paciente necessitou de um segundo procedimento de enxerto. Resultados bons a excelentes foram obtidos em 12 pacientes (66%).[89] Moed et al. estudaram 50 pacientes com 20 fraturas expostas do antebraço do tipo 1, 19 do tipo 2 e 11 do tipo 3. Todas as fraturas foram tratadas com irrigação e desbridamento e um procedimento imediato de RAFI. As complicações incluíram duas infecções profundas e seis pseudartroses. Resultados excelentes ou bons foram obtidos em 85% dos casos. Devido ao percentual relativamente elevado de pseudartroses, os autores recomendam o uso de enxerto ósseo em fraturas cominutivas nas quais não foi possível obter compressão interfragmentar.[122]

Com frequência, ferimentos de baixa velocidade por arma de fogo causam fraturas expostas isoladas da ulna ou do rádio. Como ocorre com as fraturas fechadas nesses ossos, fraturas da ulna e do rádio com desvio mínimo ou ausente podem ser tratadas com imobilização, enquanto as fraturas dos dois ossos do antebraço desviadas serão tratadas mais adequadamente com irrigação/desbridamento imediato e RAFI (Figs. 33.2 e 33.24). Lenihan et al. estudaram 37 pacientes com tais lesões. Apenas seis (16%) delas afetaram tanto a ulna quanto o rádio. Quatorze eram fraturas isoladas da ulna e 17 eram fraturas isoladas do rádio. Em 23 fraturas, havia mínimo ou nenhum desvio. Praticamente 40% dos pacientes sofriam de paralisia nervosa antes do tratamento. Todas as fraturas, exceto uma não desviada e seis desviadas, foram tratadas com aparelho gessado, enquanto as restantes foram tratadas por RAFI. Em todas as fraturas ocorreu consolidação; não houve infecções e dois pacientes desenvolveram síndrome compartimental. Quanto às lesões nervosas, 60% desapareceram espontaneamente. Foram observados resultados ruins em seis pacientes, cinco dos quais tinham histórico de fraturas dos dois ossos tratadas com imobilização por aparelho gessado.[106]

Quase todas as fraturas do antebraço podem ser tratadas com irrigação e desbridamento e uso imediato de RAFI com placas e parafusos. Ainda é objeto de discussão o tipo e a duração ideais de antibioticoterapia. Os regimes habitualmente adotados envolvem a imediata cobertura intravenosa contra bactérias Gram-positivas para todas as fraturas expostas. Para as fraturas do tipo 3, é recomendável a cobertura simultânea contra microrganismos Gram-negativos. Foi preconizada uma cobertura anaeróbica extra com penicilina ou clindamicina para o combate de lesões e também para aquelas fraturas com contaminação do ambiente rural. Fraturas expostas dos tipos 1, 2 e 3A podem ser adequadamente tratadas com lavagem simples e RAFI e fechamento imediatos, desde que não reste dúvida em relação à viabilidade ou contaminação dos tecidos. Embora a fixação imediata possa ser realizada em fraturas do tipo 3B, talvez haja necessidade de repetir a irrigação e o desbridamento em intervalos de 72 horas, até que possa ser obtida uma cobertura definitiva de tecido mole, normalmente com algum tipo de transferência de tecido (Fig. 33.28). Na maioria dos casos, as fraturas do tipo 3C são tratadas com fixação seguida por reparo vascular.

Em casos selecionados com interrupção disseminada dos tecidos e contaminação significativa (o que impede a implantação definitiva da placa e dos parafusos), pode-se recorrer à fixação externa. Como ocorre nos casos tratados por RAFI, é fundamental que o cirurgião tenha bom conhecimento da anatomia do antebraço, para que os pinos dos fixadores externos possam ser colocados com precisão e segurança.[53] Os pinos devem ser introduzidas em local que não interfira na colocação definitiva da placa e dos parafusos, por causa da possibilidade de contaminação do campo cirúrgico pelo trajeto dos pinos. Com o paciente em decúbito dorsal e com a ajuda de uma mesinha lateral radiolucente, aplicam-se duas hastes de Schantz de 3 mm em cada segmento principal da diáfise com a ajuda do intensificador de imagens. Os pinos ulnares são posicionadas por palpação da borda subcutânea desse osso. Em seguida, os pinos são introduzidas através de incisões e pré-perfurações no intervalo entre os músculos EUC e FUC. Devido ao desvio radial dos músculos durante a pronação, essa posição é a preferida durante a aplicação dos pinos, para diminuir a superposição

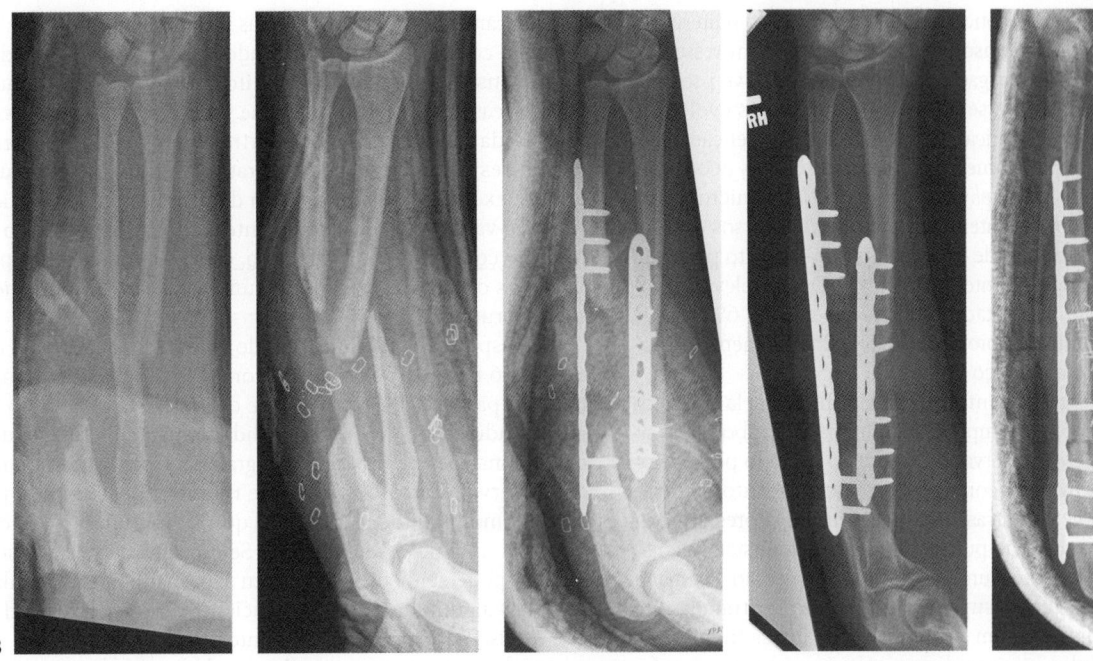

FIGURA 33.28 A e B: Fratura segmentada aberta da ulna e do rádio tipo 3B. O intenso desnudamento do segmento fraturado intermediário da ulna foi ressecado. Houve necessidade de um retalho livre para cobertura adequada de tecidos moles e permitir a fixação primária (**C e D**). **E:** Foi utilizado um enxerto vascularizado de fíbula para unir o defeito da fratura.

de tecidos moles. Os pinos radiais são inseridos através do intervalo descrito para a abordagem dorsal de Thompson. Para a metade proximal do rádio, os pinos são aplicados entre os músculos ERCC e ECD, enquanto na parte média da diáfise, os pinos são introduzidos no intervalo entre os músculos ERCC e ELP. A expansão, por divulsão, do tecido mole depois da incisão cutânea e o uso de um protetor de partes moles ajudarão a proteger o ramo superficial do nervo radial. Na parte distal do rádio, pode-se aplicar um pino dorsal distal próximo ao tubérculo de Lister. Na maioria dos casos, essa estrutura óssea é facilmente palpável. Uma incisão cutânea longitudinal, seguida pela expansão dos tecidos moles e pela inserção do pino com um protetor de partes moles, ajudará a proteger os tendões circunjacentes. As lesões associadas de tecido mole podem ser cobertas por curativos úmidos ou secos, ou tratadas com terapia de pressão negativa para feridas. É importantíssimo que os locais de inserção dos pinos recebam cuidados criteriosos, para evitar infecção do trajeto dos pinos e afrouxamento secundário e possível osteomielite. Os pinos devem ficar cobertos com gaze embebida em solução salina. Qualquer tensão remanescente entre os pinos e a pele deverá ser aliviada com um corte na pele, perpendicular às linhas de tensão. Depois do posicionamento inicial dos pinos, esses implantes poderão permanecer cobertos por curativo estéril durante 5 dias; após esse período, os locais receberão cuidados 2 vezes/dia.[50]

Schuind et al. informaram sobre 93 pacientes com fraturas recentes da diáfise do antebraço tratadas com um fixador externo de Hoffmann em uma configuração de semianéis. Depois de transcorridas, em média, 13 semanas de fixação externa, foi observada a consolidação em 91,5% dos casos. Houve uma refratura depois da remoção da estrutura.[174] Smith e Cooney relataram o uso da fixação externa em lesões complexas do membro superior em 40 pacientes, dos quais 32 tinham sofrido fraturas do antebraço (27 com os dois ossos fraturados, 4 com fratura da ulna, e um com fratura do rádio). Todas as 32 lesões eram fraturas expostas:

29 do tipo 3, duas do tipo 2 e uma do tipo 1 na classificação de Gustilo. Lesões vasculares associadas estavam presentes em 13 casos e lesões neurológicas em 11. A fixação externa foi mantida por 13 semanas em média, mas a imobilização se prolongou, em média, por 32 semanas. Dezesseis das 32 fraturas foram tratadas por RAFI com placa 3 a 5 dias após a remoção da estrutura externa. Os autores informaram o resultado de 28 das 32 fraturas do antebraço, tendo observado resultados excelentes em 14%, bons em 57%, razoáveis em 21% e ruins em 7%. A pseudartrose ocorreu em 16% dos casos, que foram tratados por RAFI com placa e enxerto ósseo. Na combinação de atraso na consolidação e pseudartrose com necessidade de tratamento tardio, 52% dos pacientes necessitaram de uma segunda intervenção.[177]

TRATAMENTO DOS RESULTADOS ADVERSOS ESPERADOS E DE COMPLICAÇÕES INESPERADAS DE FRATURAS DIAFISÁRIAS DO RÁDIO E DA ULNA

Infecção

Foi informado que a infecção ocorre entre 0-3% das fraturas do antebraço. Anderson et al. informaram um percentual de infecção de 3% em 330 fraturas do antebraço tratadas com fixação por placa e parafusos. Das sete infecções, três foram resolvidas com a antibioticoterapia e obtiveram bons resultados. Um pa-

TABELA 33.10 Fratura de antebraço

Resultados adversos e complicações comuns
Infecção
Consolidação viciosa
Pseudartrose
Sinostose radiulnar
Refratura
Síndrome compartimental

ciente necessitou de antibioticoterapia e remoção do material de osteossíntese depois da consolidação da fratura, com ressecção dos sequestros e sucção/irrigação. De um total de nove pseudartroses ocorridas em toda a série, mais três pacientes evoluíram para uma pseudartrose séptica que exigiu uma intervenção cirúrgica subsequente. Curiosamente, todas as infecções ocorreram em fraturas fechadas, e *Staphylococcus aureus* foi o microrganismo infeccioso mais frequentemente presente.[4] Diversos estudos relataram a não ocorrência de infecção após tratamento por RAFI em fraturas diafisárias do antebraço.[13,109,135] O mais elevado percentual de infecção foi relatado por Hadden et al.:[65] 6% de 108 pacientes tiveram infecção profunda depois do tratamento de fraturas diafisárias do antebraço por RAFI.

Na maioria dos casos a infecção é identificada pela presença de eritema, aumento da temperatura e inchaço. Embora tais sinais sejam geralmente observados durante o período pós-operatório inicial, sem maiores complicações, um aumento da dor e mal-estar podem gerar outras suspeitas. Outros fatores intervenientes são febre e secreção purulenta; nessas circunstâncias, haverá pouca dúvida quanto a um diagnóstico de infecção. Na maioria dos casos, as infecções superficiais poderão ser tratadas em um curso de 10 dias com um antibiótico oral. Em se tratando de fraturas sem complicações, a cobertura Gram-positiva com cefalosporina de primeira geração ou com um β-lactâmico resistente à penicilinase como a oxacilina, promoverá a resolução do problema, sem maiores intercorrências.[52,64,73,108,188] Em contraste com essa situação, infecções profundas exigem repetidas intervenções para irrigação e desbridamento. O desbridamento dos tecidos moles e ósseos desvitalizados ou infectados deverá ser realizado de maneira criteriosa. Caso a estabilidade tenha sido preservada, o material de osteossíntese deverá ser mantido até a consolidação da fratura. Devem ser obtidas culturas intraoperatórias e iniciada a cobertura com um antibiótico intravenoso de amplo espectro. Os antibióticos serão ajustados de acordo com o crescimento da cultura; e, com frequência, continuado por pelo menos 6 semanas. Em presença de perda óssea segmentar, a colocação de um espaçador ou de grânulos de cimento contendo antibiótico poderá auxiliar a obtenção de elevadas concentrações tópicas de antibióticos no local. A resolução da infecção pode ser controlada com marcadores laboratoriais, como o PCR, para ajudar no momento da reintervenção definitiva para a aplicação de enxerto ósseo e fixação.

Pseudartrose

Os percentuais de pseudartrose depois da fixação por placa e parafusos variam entre 0-10%.[4,13,27,32,36,48,49,60,64,65,71,73,74,107-109,113,119,135,156,163,166,179,185] As pseudartroses provocam atraso significativo na recuperação funcional e estão frequentemente associadas a resultados finais ruins.[4]

Em geral, as pseudartroses são secundárias a uma biomecânica e/ou biologia inadequada. São muitos os erros que podem ocorrer na obtenção do ambiente biomecânico adequado para a consolidação das fraturas. A presença de uma lacuna após a aplicação de uma placa e parafusos de 3,5 mm, em decorrência de princípios de fixação inadequadamente seguidos, impedirá a consolidação óssea primária e, possivelmente, resultará em pseudartrose.[60] A seleção de um implante que não proporcione suficiente estabilidade, como placas terço-tubulares, pode acarretar movimento excessivo no local fraturado, o que, em fraturas simples, pode levar à pseudartrose. Rigidez excessiva em um construto pode levar a consolidação inadequada, ao ser realizada a aplicação da placa em ponte. Os fatores que afetam a biomecânica da consolidação das fraturas são: seleção de uma placa de comprimento inadequado, aplicação inadequada da placa e inserção de parafuso muito próximo do local fraturado, nos casos de uso exclusivo de uma placa de compressão.[4] A segunda razão para as pseudartroses é a biologia inadequada. Lesões de alta energia com fraturas expostas, cominuição grave e excessivo desnudamento de tecido mole aumentam o risco de vascularidade insuficiente no local fraturado, o que inibirá a consolidação. Além disso, cerca de um terço das pseudartroses ocorre em presença de uma infecção profunda no local da cirurgia.[4]

Ao suspeitar de pseudartrose do antebraço, o cirurgião deve esperar 6 meses para uma monitoração adequada da fratura, e também para que haja garantia de que não está ocorrendo progresso radiográfico para a consolidação. Geralmente, a ausência de consolidação em três radiografias subsequentes, tomadas com intervalos mensais depois de transcorridos 3 meses, pode servir como preditor confiável de que a consolidação não ocorrerá sem uma nova intervenção. Se o paciente estiver assintomático, pode ser aconselhável um acompanhamento vigilante por mais algum tempo; mas o paciente deve ser informado de que há risco de quebra do implante por fadiga.

Ao planejar o tratamento de pseudartroses, deve-se sempre descartar a infecção como causa possível. Na maioria dos casos, algum erro no modo de fixação inicial pode ser observado e estabelecido como causa provável da pseudartrose.[153] Há necessidade de uma avaliação cuidadosa da rotação do antebraço e da amplitude de movimento do cotovelo e do punho, para determinar se há qualquer redução viciosa. Radiografias comparativas do antebraço contralateral intacto podem proporcionar novas informações úteis sobre a anatomia normal. A preparação de rotina do antebraço, além da crista ilíaca ipsilateral, deve ser feita nos casos em que haja necessidade do uso de enxerto ósseo autólogo. Opcionalmente, o fêmur distal pode ser preparado para coleta de material do côndilo lateral do fêmur para enxerto. Deve-se fazer uma cuidadosa exposição da pseudartrose em um campo exangue para que seja reduzida a abundante hemorragia do tecido cicatricial, frequentemente observada. Também se deve fazer uma dissecção cuidadosa, para que não ocorra lesão iatrogênica às estruturas neurovasculares. Tão logo o local fraturado tenha sido identificado, o material de osteossíntese deve ser removido e o tecido membranoso subjacente enviado para cultura. O desnudamento do tecido mole deve ser minimamente mantido. O local da pseudartrose é cuidadosamente desbridado até chegar ao osso viável. Na maioria dos casos, não há necessidade de enxerto ósseo; e a fixação pode prosseguir de acordo com os princípios padrões para redução e aplicação da placa e dos parafusos. Em presença de perda óssea, o enxerto ósseo autólogo deve ser coletado da crista ilíaca ou do côndilo lateral do fêmur. A presença de uma pseudartrose infectada implica a excisão do osso inviável, conforme foi descrito para infecções profundas. Pode-se recorrer à antibioticoterapia intravenosa e tópica para controlar a infecção. Se houver insuficiência de cobertura de tecido mole, pode ser indicada a transferência de tecido mole, seguida por refixação e aplicação estadiada de enxerto ósseo.

Após tratamento cirúrgico de pseudartroses do antebraço, foram obtidos percentuais de consolidação de até 100%. Kloen et al. descreveram 47 pacientes com 51 pseudartroses do antebraço, tratados exclusivamente por RAFI em 30 casos, apenas enxerto em sete casos, e por uma combinação de RAFI e enxerto ósseo autólogo em 20 casos. Ocorreu consolidação em todas as lesões depois de uma média de 7 meses. Os resultados funcionais foram classificados como excelentes em 62%, satisfatórios em 17% e insatisfatórios em 21% dos pacientes.[95] Em um estudo semelhante, dos Reis et al. relataram a aplicação de placas de compressão e enxerto ósseo autólogo em 31 pacientes com pseudartroses no antebraço. Em todos os pacientes, exceto um, ocorreu consolidação óssea, em uma média de 3,5 meses após a cirurgia. Bons resultados funcionais foram informados em 26 pacientes (84%).[38] Por outro lado, Ring et al. relataram o uso de RAFI e de um autoenxerto não estrutural de pseudartroses com defeitos segmentares. Todos os 35 pacientes conseguiram a consolidação óssea dentro de 6 meses após a cirurgia. Os resultados funcionais foram classificados como excelentes em cinco pacientes, satisfatórios em 18, insatisfatórios em 11 e ruim em um.[153] Resultados menos favoráveis foram informados para a aplicação de hastes intramedulares por técnica aberta em pseudartroses do antebraço. Hong et al.[77] relataram praticamente 50% de resultados insatisfatórios ou malsucedidos com o uso dessa técnica em 26 pseudartroses do antebraço.

Prasarn et al. estudaram 15 pacientes operados ao longo de um período de 16 anos para pseudartroses infectadas do antebraço, usando uma abordagem de rotina de desbridamento, fixação definitiva depois de 7-14 dias e aplicação de enxerto ósseo tricortical de crista ilíaca para lesões segmentares; as feridas foram deixadas abertas para cicatrização por segunda intenção, seis semanas de antibioticoterapia específica baseada em culturas e prática imediata de exercícios ativos de amplitude de movimento. A consolidação óssea ocorreu em uma média de 13 semanas em todos os pacientes, sem nenhum caso de infecção.[143]

Sinostose radiulnar

Uma sinostose radiulnar completa, acompanhada por uma ponte óssea sólida, ocorre em 1-6% das fraturas do antebraço.[4,65] Hadden et al. descreveram seis pacientes com sinostose em uma série de 108 pacientes com fraturas do antebraço. Todas as sinostoses ocorreram em pacientes com uma lesão fechada na cabeça do rádio.[65] Chapman et al. observaram apenas um caso de sinostose, ocorrida após tratamento cirúrgico de fraturas do antebraço em 88 pacientes. O paciente afetado também tinha sofrido uma lesão fechada na cabeça do rádio e tinha sido tratado com uma placa de compressão dinâmica (DCP) de 4,5 mm para uma fratura de Monteggia. Haas et al. descreveram dois pacientes que sofreram sinostose radiulnar em um universo de 272 pacientes com fraturas do antebraço tratadas com um fixador interno de mínimo contato. Essas duas sinostoses ocorreram em pacientes com fraturas de alta energia, e as complicações tiveram de ser tratadas com liberação cirúrgica.[64]

Foi constatado que fraturas dos dois ossos do antebraço com comprometimento do rádio e da ulna no mesmo local do membro, juntamente com uma cominuição significativa, podem estar associadas a essa complicação.[4] Nos casos em que foi usado enxerto ósseo, deve-se tomar o cuidado de evitar sua aplicação no lado da membrana interóssea.[60]

De acordo com Jupiter e Ring, a sinostose radiulnar proximal pode ser classificada como se segue:

A. Distal ao sulco bicipital
B. Envolve a cabeça do rádio na ARUP
C. Estende-se até o aspecto distal do úmero

Após excisão simples da sinostose radiulnar em 18 pacientes, e com o uso de um enxerto adiposo de interposição em oito, ocorreu recidiva da sinostose em apenas um paciente, que tinha sofrido uma lesão fechada na cabeça do rádio durante o acidente inicial. As complicações observadas foram: uma fratura ulnar, um pino quebrado de um fixador externo articulado e o desalojamento de um coxim adiposo. Em média, a rotação final pós-operatória do antebraço foi de 139° nos 16 pacientes sem recidiva.[91]

Paralisia nervosa

O nervo mais frequentemente lesionado durante o tratamento cirúrgico de fraturas do antebraço é o nervo radial, ou seu ramo motor terminal, o NIP. Anderson et al. relataram cinco casos de paralisia do NIP, todos diagnosticados depois da fixação do rádio proximal através de uma abordagem posterior de Thompson. Ocorreu recuperação de quatro paralisias dentro de 4 semanas, enquanto a quinta necessitou de 6 meses para sua completa recuperação.[4] O tratamento da lesão nervosa permanente envolve o reparo direto do nervo e transferências de tendões.[76] Ocasionalmente, pode-se observar perda da função do flexor longo do polegar seguida à aplicação de placa no rádio através da abordagem anterior. É provável que tal situação se deva à neurapraxia de tração do NIA, que geralmente desaparece durante a observação.[93]

Remoção do implante e refratura

Para menos de 10% das placas haverá necessidade de remoção após tratamento de fraturas do antebraço por RAFI.[4] As placas ulnares estão em maior risco para sintomas persistentes, por causa da localização subcutânea desse osso (Fig. 33.29). Portanto, as placas devem ser aplicadas no aspecto dorsal ou volar desse osso, o que possibilita alguma cobertura muscular. Alguns pacientes descrevem uma dor profunda recorrente no local da cirurgia, especialmente relacionada a mudanças de tempo e de temperatura; tais pacientes associam essa dor à presença do implante cirúrgico. No entanto, a remoção do implante não deve ser efetuada sem que sejam considerados os vários riscos envolvidos nesse procedimento. Foi relatado que os percentuais de refratura podem chegar a 18%; as refraturas ocorrem através do local da fratura original ou ao nível dos orifícios para parafuso vazios.[4] É possível evitar uma refratura através do local da fratura original, se a remoção do implante for adiada por 12-18 meses e se for proporcionada proteção externa na forma de uma tala ou órtese pré-fabricada durante 4-6 semanas.[4] Geralmente, as fraturas através de orifícios de parafuso ocorrem depois de uma lesão mais severa, e pode ocorrer meses após a remoção do implante.[75] As fraturas do antebraço tratadas com placa e parafusos de 4,5 mm estão em maior risco de refratura através dos orifícios de parafuso. As primeiras séries que usaram esses implantes informaram percentuais de refratura de 22% após a remoção, enquanto algumas séries mais recentes demonstraram não ter ocorrido refratura após a remoção de placas de compressão e parafusos de 3,5 mm.[27] Finalmente, refraturas podem ocorrer em presença da placa e parafusos originais. Geralmente essas refraturas ocorrem através do orifício de parafuso mais distal ou mais proximal, após um trauma significativo.[101]

Várias séries descreveram a ocorrência de numerosas complicações que podem emergir depois da remoção do implante. Isso inclui infecção e lesão nervosa em até 21% dos casos. Também devem ser consideradas as despesas adicionais, pois o tempo de internação hospitalar pode variar de 3 a 168 horas; além disso, o absenteísmo ao trabalho associado a esse problema é de 3,4 semanas, em média.[4,11,12,27,35,36,75,101,103,118,125,142,157,158,171,175]

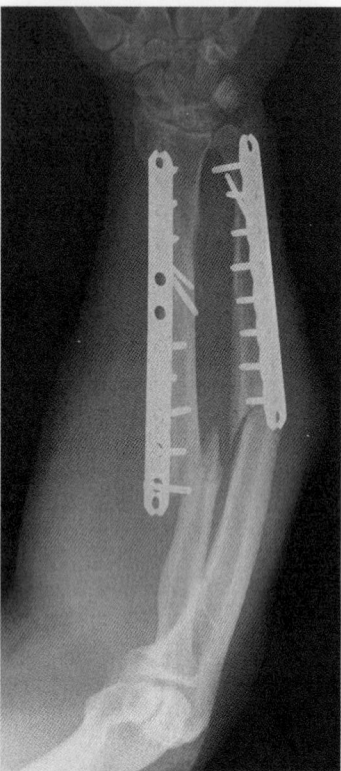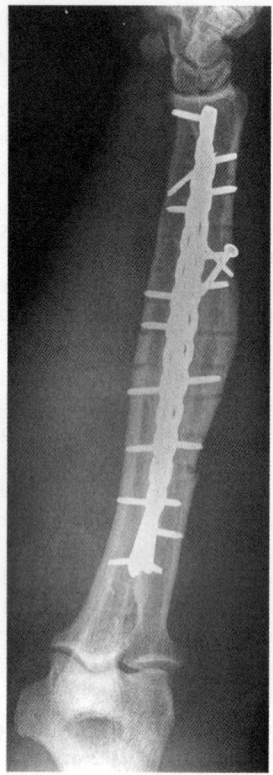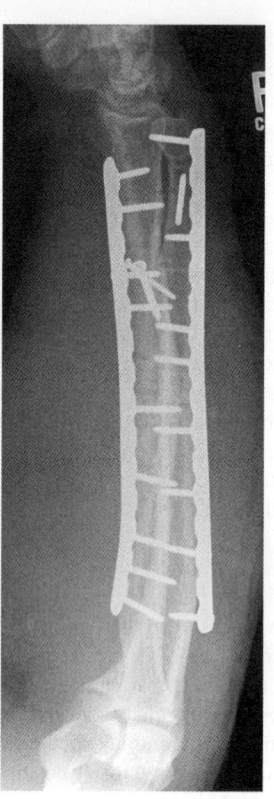

FIGURA 33.29 A: Fratura dos dois ossos do antebraço em posição peri-implante, após uma queda de alta energia. Três anos antes, o paciente tinha sido tratado com redução aberta e fixação interna com placas e parafusos. **B e C:** Placas longas foram utilizadas tanto no rádio como na ulna para estabilização da fratura e reforço dos possíveis pontos fracos representados pelos orifícios para parafusos no procedimento anterior.

Síndrome compartimental aguda

A síndrome compartimental do antebraço é uma complicação potencialmente devastadora das fraturas do rádio e da ulna. A incidência de síndrome compartimental do antebraço é de 2% após o tratamento por RAFI.[107] Mais frequentemente, a síndrome compartimental afeta o compartimento anterior da perna, seguido pelo compartimento volar do antebraço.[40,55,56] Homens jovens, em particular, têm grande risco de sofrer essa complicação. Deve-se suspeitar fortemente da ocorrência dessa complicação, mesmo em fraturas causadas por um trauma aparentemente menos importante. Recomenda-se a internação noturna para pacientes que passarão por fixação cirúrgica dessas fraturas. Se a suspeita aumentar, deverá ser instituída a monitoração intracompartimental. Em caso de necessidade, deve-se proceder à liberação do compartimento em regime de emergência, a fim de minimizar o risco de outras complicações.[40,116] Uma incisão volar curvilínea e uma incisão dorsal retilínea proporcionam acesso adequado aos compartimentos do antebraço, para sua liberação.[55] O Capítulo 29 oferece uma discussão detalhada da síndrome compartimental aguda.

MÉTODO DE TRATAMENTO PREFERIDO PELOS AUTORES PARA FRATURAS DIAFISÁRIAS DO RÁDIO E ULNA

Com o paciente em decúbito dorsal e com um torniquete não estéril aplicado ao braço, as fraturas radiais são expostas por meio de uma abordagem volar para a metade distal das fraturas nos dois terços distais, enquanto as fraturas do terço proximal são expostas por uma abordagem dorsal de Thompson. A ulna é exposta por meio de uma abordagem ulnar de rotina. Habitualmente o torniquete não é inflado, para diminuir a dor pós-operatória e o risco teórico de edema de reperfusão, especialmente em casos mais demorados. Em se tratando de fraturas dos dois ossos do antebraço, a fratura com menos cominuição deve ser exposta e fixada primeiro, seguida pela exposição do outro osso. Essa opção permite o realinhamento não só da fratura, mas também dos tecidos moles, o que melhora a orientação durante a exposição. Praticamente sem exceção, as fraturas diafisárias do antebraço são tratadas por fixação com placa e parafusos não bloqueados de 3,5 mm. Dependendo da geometria da fratura, a lesão pode ser imobilizada por uma placa de compressão dinâmica, parafuso de tração com placa de neutralização e placa em ponte. Normalmente, usa-se um total de três parafusos bicorticais, aplicados proximal e distalmente ao local fraturado (Fig. 33.30). Para fraturas das extremidades distais ou proximais da ulna ou do rádio, pode haver necessidade do uso de placas pré-moldadas ou de implantes menores (Figs. 33.24 e 33.31). Tão logo o cirurgião tenha conseguido a estabilização, deverá proceder ao exame da ARUD e da ARUP para instabilidade, e também verificar a presença de uma completa pronação-supinação do antebraço/flexão-extensão do cotovelo e do punho.

As fraturas de Monteggia devem ser abordadas com o paciente em decúbito dorsal, com um torniquete não estéril aplicado ao braço; e com o membro superior sobre o peito do paciente durante a exposição. Essa é a posição habitual para lesões relacionadas ao cotovelo, pois a orientação anatômica fica pa-

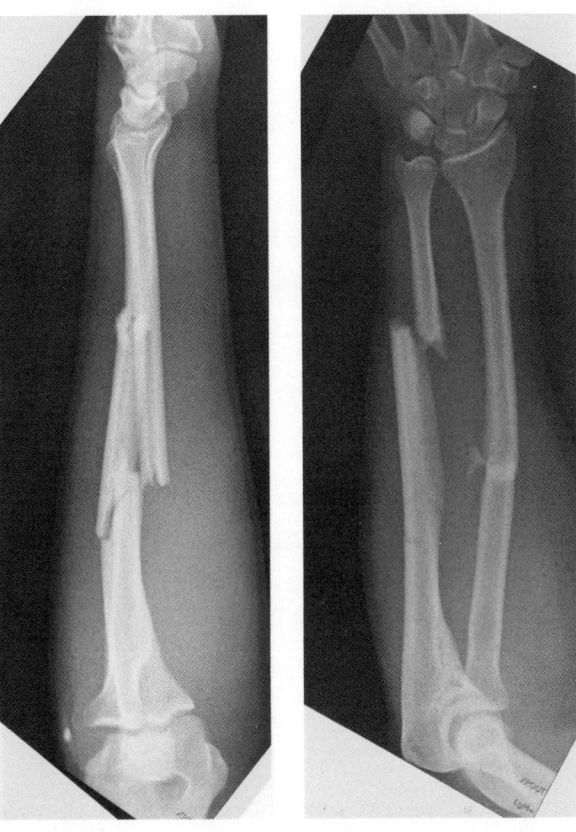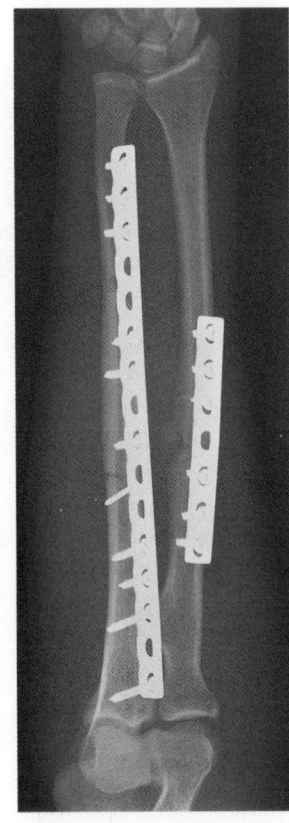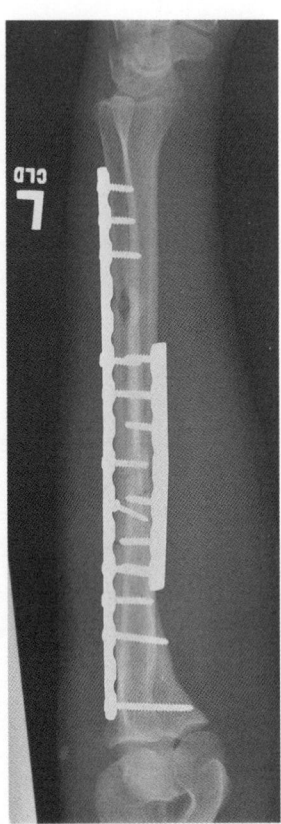

FIGURA 33.30 A e B: Fratura de ambos os ossos do antebraço com um componente segmentado da ulna. **C e D:** Foi utilizada apenas uma placa longa para a ulna. A fixação foi obtida com um mínimo de seis corticais em cada extremidade da fratura.

dronizada. Isso é particularmente importante nos casos em que haja necessidade de tratar lesões associadas à ulna ou a rádio proximais. Em fraturas de Monteggia simples envolvendo apenas uma fratura diafisária da ulna, deverá ser selecionada uma abordagem posterior. Deve-se evitar uma incisão diretamente sobre a ponta do olécrano; a incisão deve ser orientada radialmente ao nível do olécrano e redirecionada centralmente, mais proximalmente. Se a fratura estiver afetando a metáfise proximal da ulna, deverá ser selecionada uma placa ulnar proximal. Em caso contrário, será usada uma placa comum de 3,5 mm; conforme a necessidade, o implante deverá ser encurvado. Por ocasião da aplicação dos parafusos, deve-se tomar o cuidado de não penetrar a superfície articular. Após a redução anatômica da ulna e depois de obtida uma fixação provisória, deve-se confirmar a adequação da redução da ARUP com a ajuda da fluoroscopia. Em seguida, procederá à aplicação dos parafusos restantes, e o cotovelo será inspecionado para uma completa flexão-extensão do cotovelo/rotação do antebraço. Nesse momento, a ARUD também deve ser cuidadosamente examinada.

Fraturas-luxações de Galeazzi são tratadas de modo parecido com as fraturas diafisárias do rádio em casos de lesão nos dois ossos do antebraço. Tão logo tenha sido conseguida a redução anatômica do rádio, a ARUD será examinada. Se não foi possível obter a redução, ou se a palpação revela uma redução "esponjosa", deve-se suspeitar de interposição de tecido mole, e a ARUD será exposta. Nesse momento, o reparo do CFCT poderá ser realizado. Se, depois da redução da fratura diafisária do rádio, ainda houver instabilidade da ARUD, o cirurgião deverá examinar a translação dessa articulação em diferentes posições de rotação do antebraço. A posição que permitir o menor grau de translação deverá ser selecionada; e dois fios de Kirschner de 2 mm serão aplicados desde a ulna até o rádio. O fio mais distal deve ser aplicado em um ponto imediatamente proximal à faceta ulnar distal do rádio. O segundo fio é aplicado em um ponto situado 1 cm proximalmente ao primeiro fio. Em seguida, os fios são dobrados e cortados, e o antebraço é imobilizado em uma tala longa aplicada ao braço, sem que a rotação do antebraço seja mudada.

RESUMO, CONTROVÉRSIAS E RUMOS FUTUROS PARA FRATURAS DIAFISÁRIAS DO RÁDIO E DA ULNA

Com o uso da RAFI com fixação por placa e parafusos não bloqueados em fraturas diafisárias do antebraço, é possível obter elevados percentuais de consolidação e de resultados funcionais satisfatórios. Embora outras modalidades terapêuticas, como a fixação por placa bloqueada e o uso de hastes intramedulares, tenham sido exaustivamente estudadas, não foi demonstrada nenhuma vantagem desses procedimentos, comparativamente ao uso de placas e parafusos convencionais. Apenas em circunstâncias excepcionais haverá necessidade de fixação externa.

Os resultados que se seguem a uma fratura diafisária do antebraço dependem da adequada restauração da relação entre a ulna e o rádio, com o objetivo de possibilitar uma rotação do antebraço/flexão-extensão do cotovelo e do punho não obstaculizada. Embora a geometria óssea seja um aspecto essencial para a

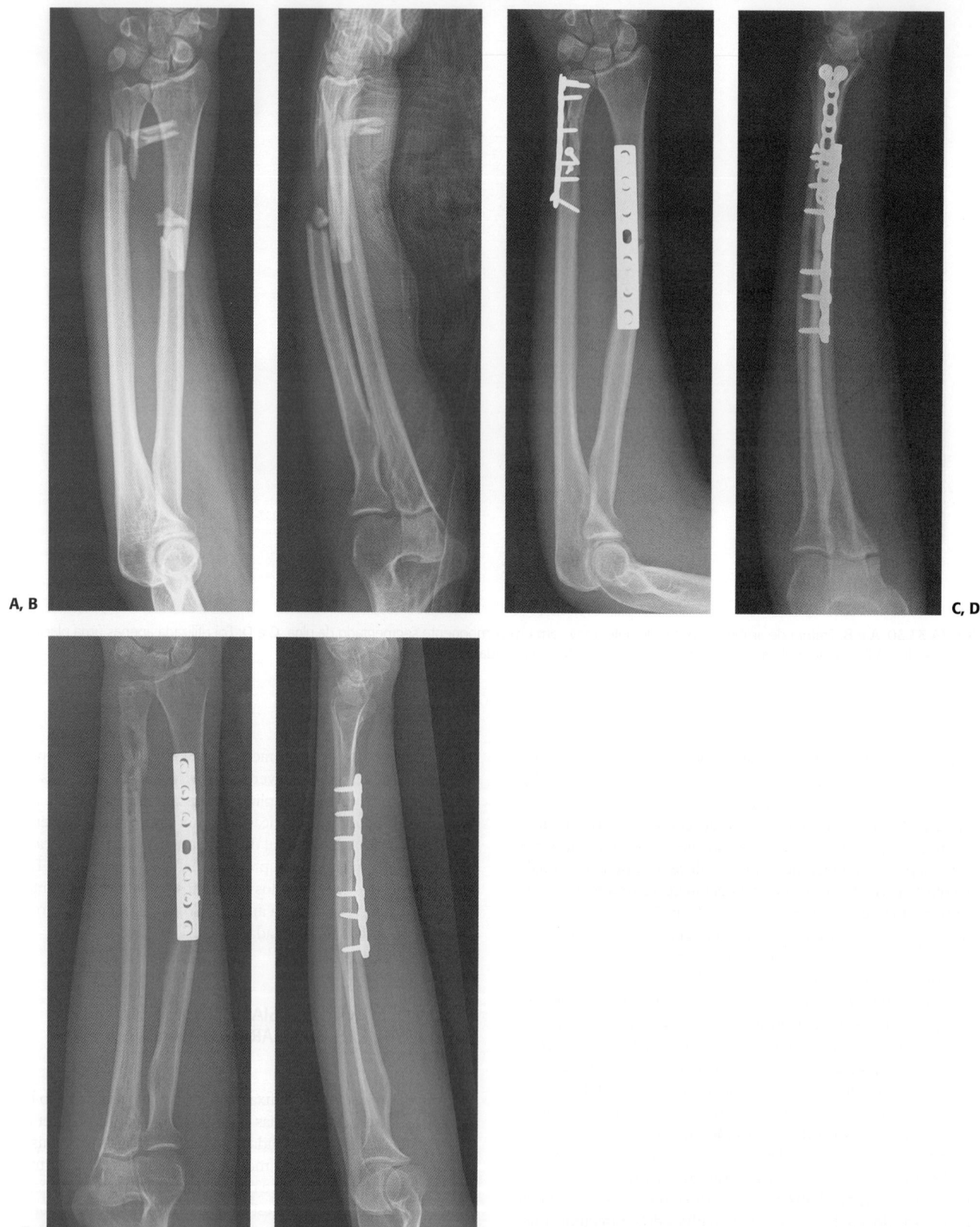

FIGURA 33.31 A e B: Fratura de ambos os ossos do antebraço que afeta a ulna distal. **C e D:** Foi aplicada uma placa de bloqueio de 2,7 mm para fixar a ulna distal de menor comprimento. **E e F:** Em consequência dos sintomas, a placa ulnar foi removida logo após a consolidação.

restauração da função do antebraço, para que sejam obtidos bons resultados também serão fundamentais a identificação e o tratamento apropriado da instabilidade das articulações radiulnares proximal e distal. As fraturas de alta energia com lesões associadas à ulna e ao rádio proximais e a ruptura do envoltório de tecidos moles continuam desafiando os ortopedistas, pois tais lesões estão associadas a elevados percentuais de complicações e a resultados insatisfatórios.

REFERÊNCIAS BIBLIOGRÁFICAS

1. Adams BD, Berger RA. An anatomic reconstruction of the distal radioulnar ligaments for posttraumatic distal radioulnar joint instability. *J Hand Surg Am*. 2002;27(2):243–251.
2. Alexander AH, Lichtman DM. Irreducible distal radioulnar joint occurring in a Galeazzi fracture—case report. *J Hand Surg Am*. 1981;6(3):258–261.
3. Alffram PA, Bauer GC. Epidemiology of fractures of the forearm. A biomechanical investigation of bone strength. *J Bone Joint Surg Am*. 1962;44-A:105–114.
4. Anderson LD, et al. Compression-plate fixation in acute diaphyseal fractures of the radius and ulna. *J Bone Joint Surg Am*. 1975;57(3):287–297.
5. Arenas AJ, et al. Anterior interosseous nerve injury associated with a Monteggia fracture-dislocation. *Acta Orthop Belg*. 2001;67(1):77–80.
6. Atesok KI, Jupiter JB, Weiss AP. Galeazzi fracture. *J Am Acad Orthop Surg*. 2011;19(10):623–633.
7. Atkin DM, et al. Treatment of ulnar shaft fractures: a prospective, randomized study. *Orthopedics*. 1995;18(6):543–547.
8. Aulicino PL, Siegel JL. Acute injuries of the distal radioulnar joint. *Hand Clin*. 1991;7(2):283–293.
9. Bado JL. The Monteggia lesion. *Clin Orthop Relat Res*. 1967;50:71–86.
10. Bansal H. Intramedullary fixation of forearm fractures with new locked nail. *Indian J Orthop*. 2011;45(5):410–416.
11. Beaupre GS, Csongradi JJ. Refracture risk after plate removal in the forearm. *J Orthop Trauma*. 1996;10(2):87–92.
12. Bednar DA, Grandwilewski W. Complications of forearm-plate removal. *Can J Surg*. 1992;35(4):428–431.
13. Behnke NM, et al. Internal fixation of diaphyseal fractures of the forearm: a retrospective comparison of hybrid fixation versus dual plating. *J Orthop Trauma*. 2012;26(11):611–616.
14. Bengner U, Johnell O. Increasing incidence of forearm fractures. A comparison of epidemiologic patterns 25 years apart. *Acta Orthop Scand*. 1985;56(2):158–160.
15. Bhan S, Rath S. Management of the Galeazzi fracture. *Int Orthop*. 1991;15(3):193–196.
16. Bindra RR, et al. Quantification of the radial torsion angle with computerized tomography in cadaver specimens. *J Bone Joint Surg Am*. 1997;79(6):833–837.
17. Biyani A, Bhan S. Dual extensor tendon entrapment in Galeazzi fracture-dislocation: a case report. *J Trauma*. 1989;29(9):1295–1297.
18. Biyani A, Olscamp AJ, Ebraheim NA. Complications in the management of complex Monteggia-equivalent fractures in adults. *Am J Orthop (Belle Mead NJ)*. 2000;29(2):115–118.
19. Bolton H, Quinlan AG. The conservative treatment of fractures of the shaft of the radius and ulna in adults. *Lancet*. 1952;2(6737):700–705.
20. Bot AG, et al. Long-term outcomes of fractures of both bones of the forearm. *J Bone Joint Surg Am*. 2011;93(6):527–532.
21. Boyd HB. Surgical exposure of the ulna and proximal third of the radius through one incision. *Surg Gynecol Obstet*. 1940;71:86–88.
22. Brakenbury PH, Corea JR, Blakemore ME. Non-union of the isolated fracture of the ulnar shaft in adults. *Injury*. 1981;12(5):371–375.
23. Bruckner JD, Lichtman DM, Alexander AH. Complex dislocations of the distal radioulnar joint. Recognition and management. *Clin Orthop Relat Res*. 1992;(275):90–103.
24. Bryan RS. Monteggia fracture of the forearm. *J Trauma*. 1971;11(12):992–998.
25. Burwell HN, Charnley AD. Treatment of forearm fractures in adults with particular reference to plate fixation. *J Bone Joint Surg Br*. 1964;46:404–425.
26. Cetti NE. An unusual cause of blocked reduction of the Galeazzi injury. *Injury*. 1977;9(1):59–61.
27. Chapman MW, Gordon JE, Zissimos AG. Compression-plate fixation of acute fractures of the diaphyses of the radius and ulna. *J Bone Joint Surg Am*. 1989;71(2):159–169.
28. Chung KC, Spilson SV. The frequency and epidemiology of hand and forearm fractures in the United States. *J Hand Surg Am*. 2001;26(5):908–915.
29. Cohen MS, et al. Lateral epicondylitis: anatomic relationships of the extensor tendon origins and implications for arthroscopic treatment. *J Shoulder Elbow Surg*. 2008;17(6):954–960.
30. Corea JR, Brakenbury PH, Blakemore ME. The treatment of isolated fractures of the ulnar shaft in adults. *Injury*. 1981;12(5):365–370.
31. Crenshaw AH, Zinar DM, Pickering RM. Intramedullary nailing of forearm fractures. *Instr Course Lect*. 2002;51:279–289.
32. Crow BD, Mundis G, Anglen JO. Clinical results of minimal screw plate fixation of forearm fractures. *Am J Orthop (Belle Mead NJ)*. 2007;36(9):477–480.
33. De Boeck H, et al. Treatment of isolated distal ulnar shaft fractures with below-elbow plaster cast. A prospective study. *Arch Orthop Trauma Surg*. 1996;115(6):316–320.
34. de Jong Ta, de Jong PCM. Ulnar-shaft fracture needs no treatment A pilot study of 10 cases. *Acta Orthop Scand*. 1989;60(3):263–264.
35. Deluca PA, Lindsey RW, Ruwe PA. Refracture of bones of the forearm after the removal of compression plates. *J Bone Joint Surg Am*. 1988;70(9):1372–1376.
36. Dodge HS, Cady GW. Treatment of fractures of the radius and ulna with compression plates. *J Bone Joint Surg Am*. 1972;54(6):1167–1176.
37. Domingo A, et al. Elbow dislocations associated with ipsilateral radial shaft fractures: a case report and review of the literature. *J Trauma*. 2008;64(1):221–224.
38. dos Reis FB, et al. Outcome of diaphyseal forearm fracture-nonunions treated by autologous bone grafting and compression plating. *Ann Surg Innov Res*. 2009;3:5.
39. Droll KP, et al. Outcomes following plate fixation of fractures of both bones of the forearm in adults. *J Bone Joint Surg Am*. 2007;89(12):2619–2624.
40. Duckworth AD, et al. Acute compartment syndrome of the forearm. *J Bone Joint Surg Am*. 2012;94(10):e63.
41. Duncan R, et al. Immediate internal fixation of open fractures of the diaphysis of the forearm. *J Orthop Trauma*. 1992;6(1):25–31.
42. Dymond IW. The treatment of isolated fractures of the distal ulna. *J Bone Joint Surg Br*. 1984;66(3):408–410.
43. Eathiraju S, Mudgal CS, Jupiter JB. Monteggia fracture-dislocations. *Hand Clin*. 2007;23(2):165–177, v.
44. Egol KA, et al. Does a Monteggia variant lesion result in a poor functional outcome?: A retrospective study. *Clin Orthop Relat Res*. 2005;438:233–238.
45. ElMaraghy AW, et al. Influence of the number of cortices on the stiffness of plate fixation of diaphyseal fractures. *J Orthop Trauma*. 2001;15(3):186–191.
46. Evans EM. Rotational deformity in the treatment of fractures of both bones of the forearm. *The Journal of Bone & Joint Surgery*. 1945;27(3):373–379.
47. Failla JM, Jacobson J, van Holsbeeck M. Ultrasound diagnosis and surgical pathology of the torn interosseous membrane in forearm fractures/dislocations. *J Hand Surg Am*. 1999;24(2):257–266.
48. Fernandez Dell' Oca AA, Masliah Galante R. Osteosynthesis of diaphyseal fractures of the radius and ulna using an internal fixator (PC-Fix). A prospective study. *Injury*. 2001;32(Suppl 2):B44–B50.
49. Fernandez Dell'Oca AA, et al. Treating forearm fractures using an internal fixator: a prospective study. *Clin Orthop Relat Res*. 2001;(389):196–205.
50. Ferreira N, Marais LC. Prevention and management of external fixator pin track sepsis. *Strategies Trauma Limb Reconstr*. 2012;7(2):67–72.
51. Galeazzi R. Über ein besonderes Syndrom bei Verletzungen im Bereich der Unterarmknochen. *Arch Orthop Unfallchir*. 1935;35:557–562.
52. Gao H, et al. Internal fixation of diaphyseal fractures of the forearm by interlocking intramedullary nail: short-term results in eighteen patients. *J Orthop Trauma*. 2005;19(6):384–391.
53. Gausepohl T, et al. The anatomical base of unilateral external fixation in the upper limb. *Injury*. 2000;31(Suppl 1):11–20.
54. Gebuhr P, et al. Isolated ulnar shaft fractures. Comparison of treatment by a functional brace and long-arm cast. *J Bone Joint Surg Br*. 1992;74(5):757–759.
55. Gelberman RH, et al. Compartment syndromes of the forearm: diagnosis and treatment. *Clin Orthop Relat Res*. 1981;(161):252–261.
56. Ghobrial TF, Eglseder WA Jr, Bleckner SA. Proximal ulna shaft fractures and associated compartment syndromes. *Am J Orthop (Belle Mead NJ)*. 2001;30(9):703–707.
57. Giannoulis FS, Sotereanos DG. Galeazzi fractures and dislocations. *Hand Clin*. 2007;23(2):153–163, v.
58. Givon U, et al. Monteggia and equivalent lesions. A study of 41 cases. *Clin Orthop Relat Res*. 1997;(337):208–215.
59. Goldfarb CA, et al. Functional outcome after fracture of both bones of the forearm. *J Bone Joint Surg Br*. 2005;87(3):374–379.
60. Grace TG, Eversmann WW Jr. Forearm fractures: treatment by rigid fixation with early motion. *J Bone Joint Surg Am*. 1980;62(3):433–438.
61. Gustilo RB, Anderson JT. Prevention of infection in the treatment of one thousand and twenty-five open fractures of long bones: retrospective and prospective analyses. *J Bone Joint Surg Am*. 1976;58(4):453–458.
62. Gustilo RB, Mendoza RM, Williams DN. Problems in the management of type III (severe) open fractures: a new classification of type III open fractures. *J Trauma*. 1984;24(8):742–746.
63. Gwinn DE, O'Toole RV, Eglseder WA. Early motion protocol for select Galeazzi fractures after radial shaft fixation. *J Surg Orthop Adv*. 2010;19(2):104–108.
64. Haas N, et al. Treatment of diaphyseal fractures of the forearm using the Point Contact Fixator (PC-Fix): results of 387 fractures of a prospective multicentric study (PC-Fix II). *Injury*. 2001;32(Suppl 2):B51–B62.
65. Hadden WA, Reschauer R, Seggl W. Results of AO plate fixation of forearm shaft fractures in adults. *Injury*. 1983;15(1):44–52.
66. Hagert CG. The distal radioulnar joint in relation to the whole forearm. *Clin Orthop Relat Res*. 1992;(275):56–64.
67. Hagert CG. Distal radius fracture and the distal radioulnar joint–anatomical considerations. *Handchir Mikrochir Plast Chir*. 1994;26(1):22–26.
68. Hagert E, Hagert CG. Understanding stability of the distal radioulnar joint through an understanding of its anatomy. *Hand Clin*. 2010;26(4):459–466.
69. Handoll HH, Pearce P. Interventions for treating isolated diaphyseal fractures of the ulna in adults. *Cochrane Database Syst Rev*. 2012;6:CD000523.
70. Hanel DP, Scheid DK. Irreducible fracture-dislocation of the distal radioulnar joint secondary to entrapment of the extensor carpi ulnaris tendon. *Clin Orthop Relat Res*. 1988(234):56–60.
71. Henle P, et al. Problems of bridging plate fixation for the treatment of forearm shaft fractures with the locking compression plate. *Arch Orthop Trauma Surg*. 2011;131(1):85–91.
72. Henry AK. *Extensile exposure applied to limb surgery*. Second ed. 1973, Edinburgh: Churchill Livingstone.
73. Hertel R, et al. Plate osteosynthesis of diaphyseal fractures of the radius and ulna. *Injury*. 1996;27(8):545–548.
74. Hertel R, et al. Biomechanical and biological considerations relating to the clinical use of the Point Contact-Fixator–evaluation of the device handling test in the treatment of diaphyseal fractures of the radius and/or ulna. *Injury*. 2001;32(Suppl 2):B10–B14.
75. Hidaka S, Gustilo RB. Refracture of bones of the forearm after plate removal. *J Bone Joint Surg Am*. 1984;66(8):1241–1243.
76. Hirachi K, et al. Clinical features and management of traumatic posterior interosseous nerve palsy. *J Hand Surg Br*. 1998;23(3):413–417.
77. Hong G, et al. Treatment of diaphyseal forearm nonunions with interlocking intramedullary nails. *Clin Orthop Relat Res*. 2006;450:186–192.
78. Hoppenfeld S, deBoer P, Buckley R. *Surgical Exposures in Orthopaedics: The Anatomic Approach*. 4th ed. Philadelphia, PA: Lippincott Williams and Wilkins; 2009.
79. Hotchkiss RN, et al. An anatomic and mechanical study of the interosseous membrane of the forearm: pathomechanics of proximal migration of the radius. *J Hand Surg Am*. 1989;14(2 Pt 1):256–261.
80. Huang JI, Hanel DP. Anatomy and biomechanics of the distal radioulnar joint. *Hand Clin*. 2012;28(2):157–163.
81. Hudak PL, Amadio PC, Bombardier C. Development of an upper extremity outcome measure: the DASH (disabilities of the arm, shoulder and hand) [corrected]. The Upper Extremity Collaborative Group (UECG). *Am J Ind Med*. 1996;29(6):602–608.

82. Hughston JC. Fracture of the distal radial shaft; mistakes in management. *J Bone Joint Surg Am.* 1957;39-A(2):249-264; passim.
83. Hung SC, et al. Monteggia type I equivalent lesion: diaphyseal ulna and radius fractures with a posterior elbow dislocation in an adult. *Arch Orthop Trauma Surg.* 2003;123(6):311-313.
84. Itoh Y, et al. Extensor tendon involvement in Smith's and Galeazzi's fractures. *J Hand Surg Am.* 1987;12(4):535-540.
85. Jaeblon TD. A case of ipsilateral both bone forearm fracture and acute distal biceps rupture. *J Orthop Trauma.* 2011;25(11):e104-e106.
86. Jenkins NH, Mintowt-Czyz WJ, Fairclough JA. Irreducible dislocation of the distal radioulnar joint. *Injury.* 1987;18(1):40-43.
87. Johnston SA, et al. A biomechanical comparison of 7-hole 3.5 mm broad and 5-hole 4.5 mm narrow dynamic compression plates. *Vet Surg.* 1991;20(4):235-239.
88. Johnstone DJ, Radford WJ, Parnell EJ. Interobserver variation using the AO/ASIF classification of long bone fractures. *Injury.* 1993;24(3):163-165.
89. Jones JA. Immediate internal fixation of high-energy open forearm fractures. *J Orthop Trauma.* 1991;5(3):272-279.
90. Jonsson B, et al. Forearm fractures in Malmo, Sweden. Changes in the incidence occurring during the 1950s, 1980s and 1990s. *Acta Orthop Scand.* 1999;70(2):129-132.
91. Jupiter JB Ring D. Operative treatment of post-traumatic proximal radioulnar synostosis. *J Bone Joint Surg Am.* 1998;80(2):248-257.
92. Jupiter JB, et al. The posterior Monteggia lesion. *J Orthop Trauma.* 1991;5(4):395-402.
93. Keogh P, Khan H, Cooke E, et al. Loss of flexor pollicis longus function after plating of the radius. Report of six cases. *J Hand Surg Br.* 1997;22:375-376.
94. Kikuchi Y, Nakamura T. Irreducible Galeazzi fracture-dislocation due to an avulsion fracture of the fovea of the ulna. *J Hand Surg Br.* 1999;24(3):379-381.
95. Kloen P, Wiggers JK, Buijze GA. Treatment of diaphyseal non-unions of the ulna and radius. *Arch Orthop Trauma Surg.* 2010;130(12):1439-1445.
96. Knight RA, Purvis GD. Fractures of both bones of the forearm in adults. *J Bone Joint Surg Am.* 1949;31A(4):755-764.
97. Korner J, et al. [Monteggia injuries in adults: Critical analysis of injury pattern, management, and results]. *Unfallchirurg.* 2004;107(11):1026-1040.
98. Korompilias AV, et al. Distal radioulnar joint instability (Galeazzi type injury) after internal fixation in relation to the radius fracture pattern. *J Hand Surg Am.* 2011;36(5):847-852.
99. Kose O, Durakbasa MO, Islam NC. Posterolateral elbow dislocation with ipsilateral radial and ulnar diaphyseal fractures: a case report. *J Orthop Surg (Hong Kong).* 2008;16(1):122-123.
100. Kraus B, Horne G. Galeazzi fractures. *J Trauma.* 1985;25(11):1093-1095.
101. Labosky DA, Cermak MB, Waggy CA. Forearm fracture plates: to remove or not to remove. *J Hand Surg Am.* 1990;15(2):294-301.
102. Lambrinudi C. Intra-medullary Kirschner Wires in the Treatment of Fractures: (Section of Orthopaedics). *Proc R Soc Med.* 1940;33(3):153-157.
103. Langkamer VG, Ackroyd CE. Removal of forearm plates. A review of the complications. *J Bone Joint Surg Br.* 1990;72(4):601-604.
104. Langkamer VG, Ackroyd CE. Internal fixation of forearm fractures in the 1980s: lessons to be learnt. *Injury.* 1991;22(2):97-102.
105. Lee YH, et al. Interlocking contoured intramedullary nail fixation for selected diaphyseal fractures of the forearm in adults. *J Bone Joint Surg Am.* 2008;90(9):1891-1898.
106. Lenihan MR, et al. Fractures of the forearm resulting from low-velocity gunshot wounds. *J Orthop Trauma.* 1992;6(1):32-35.
107. Leung F, Chow SP. A prospective, randomized trial comparing the limited contact dynamic compression plate with the point contact fixator for forearm fractures. *J Bone Joint Surg Am.* 2003;85-A(12):2343-2348.
108. Leung F, Chow SP. Locking compression plate in the treatment of forearm fractures: a prospective study. *J Orthop Surg (Hong Kong).* 2006;14(3):291-294.
109. Lindvall EM, Sagi HC. Selective screw placement in forearm compression plating: results of 75 consecutive fractures stabilized with 4 cortices of screw fixation on either side of the fracture. *J Orthop Trauma.* 2006;20(3):157-162; discussion 162-3.
110. Linscheid RL. Biomechanics of the distal radioulnar joint. *Clin Orthop Relat Res.* 1992;(275):46-55.
111. Llusa Perez M, et al. Monteggia fractures in adults. Review of 54 cases. *Chir Main.* 2002;21(5):293-297.
112. Macule Beneyto F, et al. Treatment of Galeazzi fracture-dislocations. *J Trauma.* 1994;36(3):352-355.
113. Malecki P, et al. [Results of treating forearm bone shaft fractures with a 3.5 mm self compressive plate]. *Chir Narzadow Ruchu Ortop Pol.* 1997;62(5):393-399.
114. Marsh JL, et al. Fracture and dislocation classification compendium - 2007: Orthopaedic Trauma Association classification, database and outcomes committee. *J Orthop Trauma.* 2007;21(10 Suppl):S1-S133.
115. Matthews LS, et al. The effect on supination-pronation of angular malalignment of fractures of both bones of the forearm. *J Bone Joint Surg Am.* 1982;64(1):14-17.
116. McQueen MM, Gaston P, Court-Brown CM. Acute compartment syndrome. Who is at risk? *J Bone Joint Surg Br.* 2000;82(2):200-203.
117. Mestdagh H, et al. Long-term results in the treatment of fracture-dislocations of Galeazzi in adults. Report on twenty-nine cases. *Ann Chir Main.* 1983;2(2):125-133.
118. Mih AD, et al. Long-term follow-up of forearm bone diaphyseal plating. *Clin Orthop Relat Res.* 1994;(299):256-258.
119. Mikek M, et al. Fracture-related and implant-specific factors influencing treatment results of comminuted diaphyseal forearm fractures without bone grafting. *Arch Orthop Trauma Surg.* 2004;124(6):393-400.
120. Mikic ZD. Galeazzi fracture-dislocations. *J Bone Joint Surg Am.* 1975;57(8):1071-1080.
121. Mikic ZD. Treatment of acute injuries of the triangular fibrocartilage complex associated with distal radioulnar joint instability. *J Hand Surg Am.* 1995;20(2):319-323.
122. Moed BR, et al. Immediate internal fixation of open fractures of the diaphysis of the forearm. *J Bone Joint Surg Am.* 1986;68(7):1008-1017.
123. Moerman J, et al., Intramedullary fixation of forearm fractures in adults. *Acta Orthop Belg.* 1996;62(1):34-40.
124. Mohan K, et al. Internal fixation in 50 cases of Galeazzi fracture. *Acta Orthop Scand.* 1988;59(3):318-320.
125. Moore TM, et al. Results of compression-plating of closed Galeazzi fractures. *J Bone Joint Surg Am.* 1985;67(7):1015-1021.
126. Moore TM, Lester DK, Sarmiento A. The stabilizing effect of soft-tissue constraints in artificial Galeazzi fractures. *Clin Orthop Relat Res.* 1985;(194):189-194.
127. Moss JP, Bynum DK. Diaphyseal fractures of the radius and ulna in adults. *Hand Clin.* 2007;23(2):143-151, v.
128. Newey ML, Ricketts D, Roberts L. The AO classification of long bone fractures: an early study of its use in clinical practice. *Injury.* 1993;24(5):309-312.
129. Nishikawa S, Toh S. Anatomical study of the carpal attachment of the triangular fibrocartilage complex. *J Bone Joint Surg Br.* 2002;84(7):1062-1065.
130. Noda K, et al. Interosseous membrane of the forearm: an anatomical study of ligament attachment locations. *J Hand Surg Am.* 2009;34(3):415-422.
131. Nordqvist A, Petersson CJ. Incidence and causes of shoulder girdle injuries in an urban population. *J Shoulder Elbow Surg.* 1995;4(2):107-112.
132. Oberlander MA, Seidman GD, Whitelaw GP. Treatment of isolated ulnar shaft fractures with functional bracing. *Orthopedics.* 1993;16(1):29-32.
133. Omeroglu H, et al. The effect of using a tourniquet on the intensity of postoperative pain in forearm fractures. A randomized study in 32 surgically treated patients. *Int Orthop.* 1998;22(6):369-373.
134. Ostermann PA, et al. Bracing of stable shaft fractures of the ulna. *J Orthop Trauma.* 1994;8(3):245-248.
135. Ozkaya U, et al. [Comparison between locked intramedullary nailing and plate osteosynthesis in the management of adult forearm fractures]. *Acta Orthop Traumatol Turc.* 2009;43(1):14-20.
136. Paley D, Rubenstein J, McMurtry RY. Irreducible dislocation of distal radial ulnar joint. *Orthop Rev.* 1986;15(4):228-231.
137. Palmer AK, Werner FW. The triangular fibrocartilage complex of the wrist-anatomy and function. *J Hand Surg Am.* 1981;6(2):153-162.
138. Patrick J. A study of supination and pronation, with especial reference to the treatment of forearm fractures. *J Bone Joint Surg Am.* 1946;28(4):737-748.
139. Pavel A, et al. The posterior monteggia fracture: a clinical study. *J Trauma.* 1965;5:185-199.
140. Penrose JH. The Monteggia fracture with posterior dislocation of the radial head. *J Bone Joint Surg Br.* 1951;33-B(1):65-73.
141. Pollock FH, et al. The isolated fracture of the ulnar shaft. Treatment without immobilization. *J Bone Joint Surg Am.* 1983;65(3):339-342.
142. Pomerance J. Plate removal after ulnar-shortening osteotomy. *J Hand Surg Am.* 2005;30(5):949-953.
143. Prasarn ML, Ouellette EA, Miller DR. Infected nonunions of diaphyseal fractures of the forearm. *Arch Orthop Trauma Surg.* 2010;130(7):867-873.
144. Ramesh S, Lim YJ. Complex elbow dislocation associated with radial and ulnar diaphyseal fractures: a rare combination. *Strategies Trauma Limb Reconstr.* 2011;6(2):97-101.
145. Reckling FW. Unstable fracture-dislocations of the forearm (Monteggia and Galeazzi lesions). *J Bone Joint Surg Am.* 1982;64(6):857-863.
146. Rettig ME, Raskin KB. Galeazzi fracture-dislocation: a new treatment-oriented classification. *J Hand Surg Am.* 2001;26(2):228-235.
147. Reynders P, et al. Monteggia lesions in adults. A multicenter Bota study. *Acta Orthop Belg.* 1996;62(Suppl 1):78-83.
148. Richard MJ, Ruch DS, Aldridge JM 3rd. Malunions and nonunions of the forearm. *Hand Clin.* 2007;23(2):235-243, vii.
149. Richter M, et al. Upper extremity fractures in restrained front-seat occupants. *J Trauma.* 2000;48(5):907-912.
150. Ring D. Be skeptical. Be cautious. *J Orthop Trauma.* 2006;20(3):162-163.
151. Ring D, Jupiter JB, Simpson NS. Monteggia fractures in adults. *J Bone Joint Surg Am.* 1998;80(12):1733-1744.
152. Ring D, Waters PM. Operative fixation of Monteggia fractures in children. *J Bone Joint Surg Br.* 1996;78(5):734-739.
153. Ring D, et al. Ununited diaphyseal forearm fractures with segmental defects: plate fixation and autogenous cancellous bone-grafting. *J Bone Joint Surg Am.* 2004;86-A(11):2440-2445.
154. Ring D, et al. Comminuted diaphyseal fractures of the radius and ulna: does bone grafting affect nonunion rate? *J Trauma.* 2005;59(2):438-441; discussion 442.
155. Ring D, et al. Isolated radial shaft fractures are more common than Galeazzi fractures. *J Hand Surg Am.* 2006;31(1):17-21.
156. Ross ER, et al. Retrospective analysis of plate fixation of diaphyseal fractures of the forearm bones. *Injury.* 1989;20(4):211-214.
157. Rosson JW, Shearer JR. Refracture after the removal of plates from the forearm. An avoidable complication. *J Bone Joint Surg Br.* 1991;73(3):415-417.
158. Rumball K, Finnegan M. Refractures after forearm plate removal. *J Orthop Trauma.* 1990;4(2):124-129.
159. Rush LV, Rush HL. A technique for longitudinal pin fixation of certain fractures of the ulna and of the femur. *The Journal of Bone & Joint Surgery.* 1939;21(3):619-626.
160. Rush LV, Rush HL. The technique of longitudinal pin fixation of fractures of the forearm. *Miss Doct.* 1949;27(6):284-288.
161. Sage FP. Medullary fixation of fractures of the forearm. A study of the medullary canal of the radius and a report of fifty fractures of the radius treated with a prebent triangular nail. *J Bone Joint Surg Am.* 1959;41-A:1489-1516.
162. Sahlin Y. Occurrence of fractures in a defined population: a 1-year study. *Injury.* 1990;21(3):158-160.
163. Saikia K, et al. Internal fixation of fractures of both bones forearm: Comparison of locked compression and limited contact dynamic compression plate. *Indian J Orthop.* 2011;45(5):417-421.
164. Salai M, et al. [Closed intramedullary nailing of forearm fractures in young patients]. *Harefuah.* 1998;134(2):106-108, 158-9.
165. Sanders R, et al. Minimal versus maximal plate fixation techniques of the ulna: the biomechanical effect of number of screws and plate length. *J Orthop Trauma.* 2002;16(3):166-171.
166. Sargent JP, Teipner WA. Treatment of forearm shaft fractures by double-plating; a preliminary report. *J Bone Joint Surg Am.* 1965;47(8):1475-1490.
167. Sarmiento A, Cooper JS, Sinclair WF. Forearm fractures. Early functional bracing—A preliminary report. *J Bone Joint Surg Am.* 1975;57(3):297-304.
168. Sarmiento A, Latta LL. *Functional bracing of diaphyseal ulnar fractures*, in *Functional Fracture Bracing. A Manual.* Lippincott Williams & Wilkins.
169. Sarmiento A. et al. Isolated ulnar shaft fractures treated with functional braces. *J Orthop Trauma.* 1998;12(6):420-423; discussion 423-4.

170. Sauder DJ, Athwal GS. Management of isolated ulnar shaft fractures. *Hand Clin.* 2007;23(2):179–184, vi.
171. Schemitsch EH, Richards RR. The effect of malunion on functional outcome after plate fixation of fractures of both bones of the forearm in adults. *J Bone Joint Surg Am.* 1992;74(7):1068–1078.
172. Schneiderman G, et al. The interosseous membrane of the forearm: structure and its role in Galeazzi fractures. *J Trauma.* 1993;35(6):879–885.
173. Schöne G. Behandlung von Vorderarmfrakturen mit Bolzung. *Münch Med Wochenschr.* 1913;60:2327.
174. Schuind F, Andrianne Y, Burny F. Treatment of forearm fractures by Hoffman external fixation. A study of 93 patients. *Clin Orthop Relat Res.* 1991;(266):197–204.
175. Schweitzer G. Refracture of bones of the forearm after the removal of compression plates. *J Bone Joint Surg Am.* 1990;72(1):152.
176. Singer BR, et al. Epidemiology of fractures in 15,000 adults: the influence of age and gender. *J Bone Joint Surg Br.* 1998;80(2):243–248.
177. Smith DK, Cooney WP. External fixation of high-energy upper extremity injuries. *J Orthop Trauma.* 1990;4(1):7–18.
178. Soeur R. Intramedullary pinning of diaphyseal fractures. *J Bone Joint Surg Am.* 1946;28:309–331.
179. Stevens CT, ten Duis HJ. Plate osteosynthesis of simple forearm fractures: LCP versus DC plates. *Acta Orthop Belg.* 2008;74(2):180–183.
180. Stewart RL. In: Stannard JP, Schmidt AH, Kregor PJ, eds. *Forearm fractures, in Surgical treatment of orthopaedic trauma.* New York: Thieme; 2007:340–363.
181. Street DM. Intramedullary forearm nailing. *Clin Orthop Relat Res.* 1986;(212):219–230.
182. Strehle J, Gerber C. Distal radioulnar joint function after Galeazzi fracture-dislocations treated by open reduction and internal plate fixation. *Clin Orthop Relat Res.* 1993;(293):240–245.
183. Swenson DM, et al. Epidemiology of US high school sports-related fractures, 2005–2009. *Clin J Sport Med.* 2010;20(4):293–299.
184. Tabor OB Jr, et al. Iatrogenic posterior interosseous nerve injury: is transosseous static locked nailing of the radius feasible? *J Orthop Trauma.* 1995;9(5):427–429.
185. Teipner WA, Mast JW. Internal fixation of forearm diaphyseal fractures: double plating versus single compression (tension band) plating–a comparative study. *Orthop Clin North Am.* 1980;11(3):381–391.
186. Tornkvist H, Hearn TC, Schatzker J. The strength of plate fixation in relation to the number and spacing of bone screws. *J Orthop Trauma.* 1996;10(3):204–208.
187. Trousdale RT, Linscheid RL. Operative treatment of malunited fractures of the forearm. *J Bone Joint Surg Am.* 1995;77(6):894–902.
188. Visna P, et al. Interlocking nailing of forearm fractures. *Acta Chir Belg.* 2008;108(3):333–338.
189. Wallace AL. Magnetic resonance imaging or ultrasound in assessment of the interosseous membrane of the forearm. *J Bone Joint Surg Am.* 2002;84-A(3):496–497.
190. Wallny TA, et al. [Functional fracture treatment of the forearm]. The indications and results. *Chirurg.* 1997;68(11):1126–1131.
191. Weckbach A, Blattert TR, Weisser C. Interlocking nailing of forearm fractures. *Arch Orthop Trauma Surg.* 2006;126(5):309–315.
192. Wright RD. Forearm fractures. In: Gardner MJ, Henley MB, eds. *Harborview illustrated tips and tricks in fracture surgery.* Philadelphia, PA: Lippincott Williams and Wilkins; 2010:98–106.
193. Zinar DM. Forearm fractures: intramedullary nailing. In: Wiss DA, ed. *Fractures.* Philadelphia, PA: Lippincott Williams and Wilkins; 2006:157–168.
194. Zych GA, Latta LL, Zagorski JB. Treatment of isolated ulnar shaft fractures with prefabricated functional fracture braces. *Clin Orthop Relat Res.* 1987;(219):194–200.

34

Fraturas e luxações do cotovelo

Daphne M. Beingessner
J. Whitcomb Pollock
Graham J.W. King

Introdução à luxação simples do cotovelo 1147
Avaliação da luxação simples do cotovelo 1148
   Mecanismos de lesão para luxações simples do cotovelo 1148
   Lesões associadas à luxação simples do cotovelo 1148
   Sinais e sintomas de luxação simples do cotovelo 1148
   Estudos de imagem e outros exames para luxações simples do cotovelo 1148
   Classificação de luxações simples do cotovelo 1148
   Medidas de resultados para luxações simples do cotovelo 1148
Anatomia patológica e aplicada relacionadas às luxações simples do cotovelo 1148
Opções terapêuticas para a luxação simples do cotovelo 1149
   Tratamento conservador de luxações simples do cotovelo 1149
   Tratamento cirúrgico de luxações simples do cotovelo 1150
Tratamento de resultados adversos esperados e complicações inesperadas em luxações simples do cotovelo 1156
Resumo, controvérsias e futuras orientações em luxações simples do cotovelo 1157
Introdução às fraturas da cabeça do rádio 1157
Avaliação das fraturas da cabeça do rádio 1157
   Mecanismos de lesão para fraturas da cabeça do rádio 1157
   Lesões associadas a fraturas da cabeça do rádio 1157
   Sinais e sintomas de fraturas da cabeça do rádio 1157
   Estudo de imagem para fraturas da cabeça do rádio e outros exames 1157
   Classificação das fraturas da cabeça do rádio 1157
   Medidas de resultados para fraturas da cabeça do rádio 1158
Anatomia patológica e aplicada relacionadas a fraturas da cabeça do rádio 1158
Opções terapêuticas para fraturas da cabeça do rádio 1158
   Tratamento conservador de fraturas da cabeça do rádio 1158
   Tratamento cirúrgico das fraturas da cabeça do rádio 1160
Tratamento de resultados adversos esperados e complicações inesperadas em fraturas de cabeça do rádio 1168
Resumo, controvérsias e futuras orientações em fraturas da cabeça do rádio 1168
Introdução às fraturas do coronoide 1169
Introdução às lesões da tríade terrível do cotovelo 1170
Avaliação das lesões da tríade terrível 1170
   Mecanismos de lesão para as lesões da tríade terrível 1170
   Lesões associadas à tríade terrível 1170
   Sinais e sintomas de lesões da tríade terrível 1170
   Estudo de imagem das lesões da tríade terrível 1170
   Classificação das lesões da tríade terrível 1170
   Medidas de resultado para as lesões da tríade terrível 1170
Anatomia patológica e aplicada relacionadas a lesões da tríade terrível 1170
Opções terapêuticas das lesões da tríade terrível 1171
   Tratamento conservador das lesões da tríade terrível 1171
   Tratamento cirúrgico de lesões da tríade terrível 1171
Tratamento de resultados adversos esperados e complicações inesperadas em lesões da tríade terrível 1174
Resumo, controvérsias e futuras orientações em lesões da tríade terrível 1174
Introdução à instabilidade rotacional posteromedial (IRPM) do cotovelo 1175
Avaliação da instabilidade rotacional posteromedial do cotovelo 1176
   Mecanismos de lesão para a instabilidade rotacional posteromedial do cotovelo 1176
   Lesões associadas à instabilidade rotacional posteromedial do cotovelo 1176
   Sinais e sintomas da instabilidade rotacional posteromedial do cotovelo 1176
   Estudos de imagem para a instabilidade rotacional posteromedial do cotovelo 1177
   Classificação das fraturas anteromediais do processo coronoide 1177
   Medidas de resultados para a instabilidade rotacional posteromedial do cotovelo 1177
Anatomia patológica e aplicada relacionadas à instabilidade rotacional posteromedial do cotovelo 1177
Opções terapêuticas para a instabilidade rotacional posteromedial do cotovelo 1177
   Tratamento conservador da instabilidade rotacional posteromedial do cotovelo 1177
   Tratamento cirúrgico da instabilidade rotacional posteromedial do cotovelo 1178
Tratamento dE resultados adversos esperados e complicações inesperadas na estabilidade rotacional posteromedial do cotovelo (Tab. 34.29) 1179
Resumo, controvérsias e futuras orientações na instabilidade rotacional posteromedial 1179
Introdução às fraturas da ulna proximal 1180
Avaliação das fraturas da ulna proximal 1180
   Mecanismos de lesão para fraturas do aspecto posterior da ulna 1180

Lesões associadas a fraturas da ulna proximal 1180
Sinais e sintomas de fraturas da ulna proximal 1180
Estudos de imagens e outros exames para as fraturas da ulna proximal 1180
Classificação das fraturas da ulna proximal 1181
Medidas de resultados para as fraturas da ulna proximal 1181
Anatomia patológica e aplicada relacionadas às fraturas da ulna proximal 1181

Opções terapêuticas para fraturas da ulna proximal 1182
  Tratamento conservador das fraturas da ulna proximal 1182
  Tratamento cirúrgico das fraturas da ulna proximal 1182
Tratamento de resultados adversos esperados e complicações inesperadas em fraturas da ulna proximal 1190
Resumo, controvérsias e futuras orientações em fraturas da ulna proximal 1190

INTRODUÇÃO À LUXAÇÃO SIMPLES DO COTOVELO

Uma luxação simples do cotovelo é uma lesão na qual não ocorrem fraturas associadas. A articulação do cotovelo é a segunda articulação a sofrer o maior número de luxações na população adulta, com uma taxa de 5,21 por 100 mil pessoas/ano na população dos Estados Unidos.[105] Praticamente metade das luxações simples resulta de práticas esportivas; os homens estão em maior risco durante a prática do futebol americano e as mulheres durante a ginástica e a patinação. Adolescentes do gênero masculino constituem o grupo de mais alto risco. Nesse tipo de lesão, normalmente o cotovelo fica estável após redução fechada; no entanto, pacientes idosos e traumas de alta energia podem ter risco de instabilidade residual, necessitando tratamento cirúrgico.[31] Tipicamente, bons resultados funcionais são relatados por esses pacientes, mas alguns apresentam rigidez subjetiva residual e dor. Menos de 10% dos pacientes informam instabilidade residual.[2]

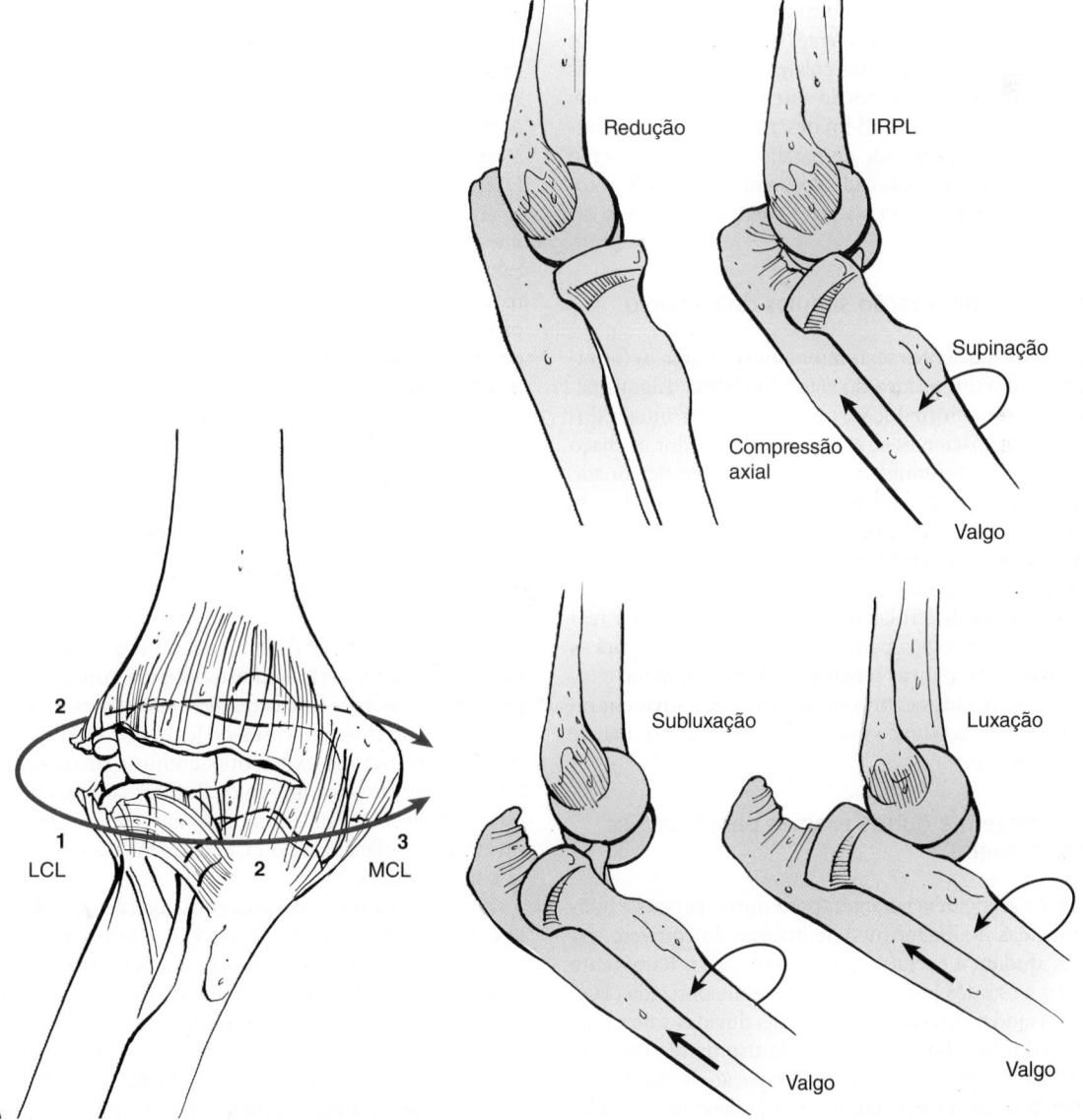

FIGURA 34.1 A, B: Acredita-se que as luxações do cotovelo ocorram com uma progressão no sentido lateral-medial. Normalmente uma luxação completa está associada à ruptura dos ligamentos colaterais medial e lateral e na parte anterior da cápsula. IRPL, instabilidade rotacional posterolateral.

AVALIAÇÃO DA LUXAÇÃO SIMPLES DO COTOVELO

Mecanismos de lesão para luxações simples do cotovelo

Normalmente, as luxações simples do cotovelo são resultantes de uma queda sobre a mão espalmada. O'Driscoll descreveu uma força em valgo, axial e posterolateral que resulta na típica luxação posterolateral da articulação do cotovelo (Fig. 34.1).[81] Acredita-se que a lesão do tecido mole tenha início no aspecto lateral do cotovelo, com ruptura do ligamento colateral lateral (LCL), e avance, em seguida, através da cápsula para o lado medial; a última estrutura a ser lesionada é o ligamento colateral medial (LCM). Em alguns casos, o LCM pode permanecer intacto. Menos comumente, a luxação simples pode resultar de uma força em varo, axial ou posteromedial na qual a lesão avança no sentido médio-lateral, mas, normalmente, esse mecanismo resulta em uma pequena fratura anteromedial do coronoide; essa lesão será discutida mais adiante, neste capítulo.[31]

Lesões associadas à luxação simples do cotovelo

Por definição, luxações simples do cotovelo não estão associadas a fraturas. No entanto, normalmente, são acompanhadas por ruptura significativa dos ligamentos colaterais, cápsula e origens dos músculos flexores e extensores do antebraço.[53] Embora rara, a lesão a lesão da artéria braquial foi descrita em luxações simples fechadas, e há possibilidade de paralisia nervosa. O nervo ulnar é o mais comumente lesionado após uma luxação do cotovelo, mas também pode ocorrer encarceramento mediano na articulação após a redução.[66]

Sinais e sintomas de luxação simples do cotovelo

Tipicamente, os pacientes se apresentam com uma deformidade evidente e com dor na área do cotovelo afetada. Alguns pacientes podem fazer autorredução, ou pode ocorrer uma redução espontânea; tais pacientes se apresentarão com dor, inchaço e equimose, mas sem deformidade. Com o cotovelo flexionado a 90°, os epicôndilos medial e lateral e o processo do olécrano devem formar um triângulo isósceles; caso isso não ocorra, é provável que o cotovelo esteja luxado ou subluxado, com o cotovelo "saltando" na direção medial ou lateral. O cotovelo deve ser avaliado em busca de feridas abertas. Também deve ser realizado um exame neurológico periférico completo, tanto para as funções motoras como para as sensitivas. Os pulsos radial e ulnar devem ser comparados com o lado oposto. Se estiverem reduzidos, índices de braço/braço poderão ajudar a determinar se ocorreu lesão vascular.

Estudos de imagem e outros exames para luxações simples do cotovelo

Radiografias nas incidências anteroposteriores, laterais e oblíquas são utilizadas no diagnóstico de luxação do cotovelo; essas projeções ajudam a excluir fraturas associadas. Raramente são necessários a estudos por tomografia computadorizada (TC), mas ela poderá ajudar nos casos em que haja dúvidas sobre uma fratura associada. Não há necessidade do uso da ressonância magnética (RM), a menos que haja preocupação de encarceramento do nervo ulnar na articulação, pois já ficou devidamente estabelecida a patologia das lesões de tecido mole associadas às luxações do cotovelo.

Classificação de luxações simples do cotovelo

Com frequência, luxações simples do cotovelo são descritas com base na direção da luxação. Em sua maioria, as luxações são posteriores ou posterolaterais. No entanto, é possível que ocorram luxações anteriores, mediais, laterais e divergentes. Essas lesões também podem ser classificadas como agudas, subagudas (menos de 6 semanas) ou crônicas.

Medidas de resultados para luxações simples do cotovelo

Diversos sistemas de pontuação têm sido utilizados para avaliar os resultados de luxações simples do cotovelo. As publicações mais recentes têm avaliado os resultados com o uso do questionário DASH (*Disabilities of the Arm, Shoulder and Hand Questionnaire*) do *Oxford Elbow Questionnaire*.

ANATOMIA PATOLÓGICA E APLICADA RELACIONADAS ÀS LUXAÇÕES SIMPLES DO COTOVELO

A estabilidade do cotovelo é proporcionada pelas pelos tecidos moles que circundam a articulação, assim como pelas estruturas ósseas da própria articulação. Os limitadores do tecido mole podem ser divididos em estabilizadores estáticos e dinâmicos. Os estabilizadores estáticos são a cápsula articular, o LCL e o MCL. A cápsula articular é uma estrutura delgada, mas contribui para a estabilidade com o cotovelo em extensão/flexão completa. O LCL tem três componentes: ligamento colateral radial, ligamento anular e ligamento colateral ulnar lateral. Este é o estabilizador primário em varo e da rotação posterolateral do cotovelo. A cabeça do rádio é circundada pelo ligamento anular, que se insere nas margens anterior e posterior da incisura radial na parte proximal da ulna. O ligamento colateral radial tem sua origem no epicôndilo lateral e se funde com o ligamento anular. O ligamento colateral ulnar lateral se situa na parte posterior do ligamento colateral radial e se insere na *crista supinatoris* da ulna proximal, em uma área imediatamente distal ao ligamento anular. O LCM consiste em feixes anterior e posterior. O feixe anterior é o estabilizador essencial em valgo do cotovelo e se origina no aspecto anteroinferior do epicôndilo medial, para inserir-se no tubérculo sublime da ulna proximal. O feixe posterior proporciona uma limitação secundária à carga em valgo e também resistência à rotação ulnar.

Os estabilizadores dinâmicos são o bíceps, o braquial e o tríceps, que proporcionam estabilidade compressiva ao cotovelo, graças às suas forças reativas articulares e são particularmente importantes em casos de lesão dos estabilizadores estáticos. Os músculos extensores comuns proporcionam estabilidade em varo e os músculos flexores comuns proporcionam estabilidade em valgo. A pronação aumenta a estabilidade o cotovelo com deficiência do LCL, enquanto, a supinação aumenta a instabilidade.[32]

Frequentemente, pacientes com luxações simples do cotovelo exibem ruptura do LCM, do LCL e também da cápsula do cotovelo.[81] As origens musculares também podem sofrer ruptura; normalmente, a lesão à origem do extensor comum lateral é mais importante do que a lesão do flexor comum medial. Embora antigamente se pensasse que o LCM era o mais importante estabilizador da articulação do cotovelo, isso vale apenas para pacientes que, rotineiramente, aplicam carga em valgo ao cotovelo, por exemplo, atletas arremessadores. Tendo em vista que a maioria das atividades da vida diária exerce maior força em varo (em contraposição a forças em valgo) no cotovelo, em geral, na maioria dos pacientes, a instabilidade residual se deve à incompetência do LCL. Em alguns casos, quando ocorre luxação do cotovelo, a cabeça do rádio provoca uma fratura de impressão da parte posterior do capítulo, que pode contribuir para instabilidade recorrente.

OPÇÕES TERAPÊUTICAS PARA A LUXAÇÃO SIMPLES DO COTOVELO

Tratamento conservador de luxações simples do cotovelo

Em sua maioria, os casos de luxações simples do cotovelo podem ser tratados por redução fechada, avaliação da estabilidade e um programa imediato de reabilitação (Fig. 34.2).

Indicações/contraindicações (Tab. 34.1)

TABELA 34.1 Luxação simples do cotovelo

Tratamento conservador	
Indicações	Contraindicações relativas
Luxação fechada do cotovelo	Luxação aberta
	Lesão vascular
	Instabilidade após redução fechada

Técnicas

Em geral, a redução fechada do cotovelo é realizada na sala de emergência ou na sala cirúrgica. É importante fazer uma sedação adequada com o indivíduo consciente, com apropriado relaxa-

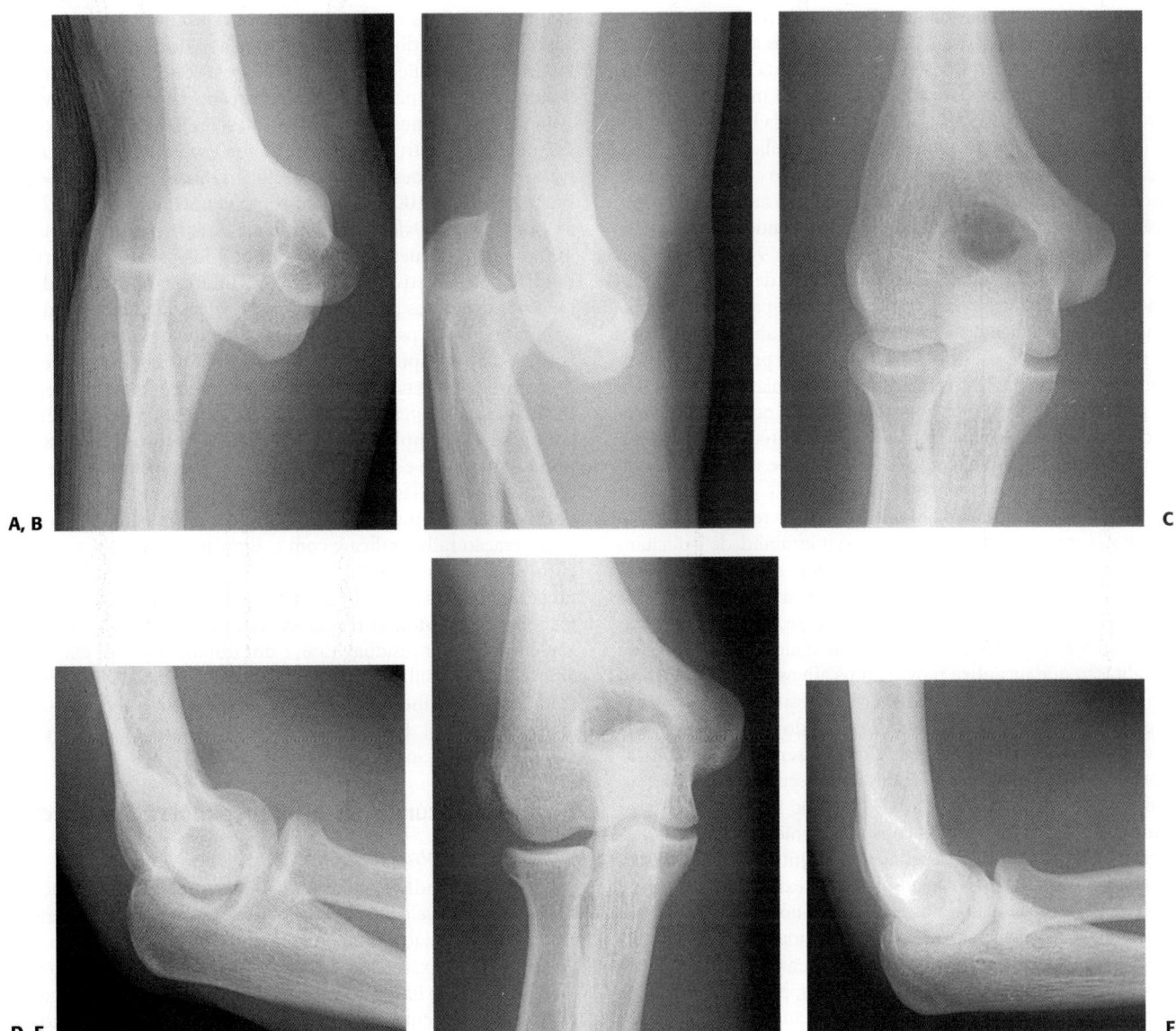

FIGURA 34.2 A, B: Homem saudável de 22 anos; sofreu luxação simples do cotovelo. **C, D:** O cirurgião fez uma redução fechada sob sedação consciente na sala de emergência. O exame após a redução revelou um cotovelo estável com um arco de movimento completo. **E, F:** Acompanhamento por 3 meses demonstrou alguma ossificação no complexo do ligamento lateral com concentricidade da articulação do cotovelo e amplitude de movimento completa.

mento e monitoração dos sinais vitais. Os epicôndilos medial e lateral devem ser palpados para determinar sua relação com o olécrano, para corrigir inicialmente o desvio medial/lateral no plano coronal. Normalmente o cotovelo deve ser flexionado até aproximadamente 30°, com aplicação de tração através do antebraço, enquanto o úmero é estabilizado. A aplicação de pressão direta sobre o olécrano pode ajudar na orientação de sua trajetória sobre a parte distal do úmero, até o interior da articulação. A supinação do antebraço pode ajudar a conseguir a redução. A manobra de redução deve consistir em uma força lenta e contínua, a fim de prevenir fratura iatrogênica da parte distal do úmero ou da parte proximal do antebraço.

Depois da redução, o cotovelo é examinado ao longo de um arco de flexão-extensão em posição de pronação, neutra e supinação, com a finalidade de avaliar uma possível instabilidade residual. Considerando-se que, normalmente, as lesões do tecido mole na região lateral são mais graves, frequentemente a pronação do antebraço melhora a estabilidade. Se o cotovelo luxar novamente em uma posição de flexão inferior a 30°, o tratamento cirúrgico deverá ser considerado. Entretanto, na maioria dos casos, o cotovelo demonstrará estabilidade após a redução fechada, particularmente depois do retorno do tônus muscular ao antebraço. Quase todos os pacientes exibirão instabilidade em varo-valgo por causa da anatomia patológica da luxação do cotovelo; mas, isoladamente, esse plano de instabilidade não é indicação para tratamento cirúrgico. Em seguida, o cotovelo deve ser imobilizado com uma tala gessada leve com o antebraço em posição de pronação, neutra ou supinação (dependendo da posição de estabilidade máxima) e com o cotovelo em 90° de flexão. Serão ordenadas radiografias, como uma forma de assegurar a obtenção de uma redução congruente e também para avaliar a presença de fraturas não visualizadas nas radiografias obtidas antes da redução. O paciente deve ser incentivado a praticar exercícios isométricos enquanto estiver imobilizado na tala, com o objetivo de promover ativação muscular e melhorar a estabilidade dinâmica. Dentro de 1 semana, o paciente deverá retornar a seu médico para conferir a manutenção da redução e iniciar os exercícios de amplitude de movimento do cotovelo.

Após a primeira semana, a tala deverá ser removida e o paciente novamente examinado para testar estabilidade, solicitando a extensão e flexão ativa. Normalmente, os pacientes movimentarão a articulação apenas dentro de seu arco estável e será pouco provável que ocorra nova luxação se, inicialmente, exibiam redução e exame estáveis. Será iniciado um programa de reabilitação que incentive movimentos ativos e ativo-assistidos. Em raras situações de instabilidade residual superior a 30° de extensão ou preocupação com a cooperação do paciente, uma tala articulada com bloqueio da extensão pode ser usada. Durante as 3 primeiras semanas, o paciente deverá ser semanalmente examinado para redução da limitação da extensão na base de 10° por semana. Em cada uma dessas consultas, serão ordenadas radiografias para confirmação da redução concêntrica. Depois disso, o paciente será novamente examinado na sexta semana, quando poderá reassumir a maioria das atividades normais e iniciar um programa de fortalecimento de baixa intensidade evitando a aplicação de cargas em varo e valgo até a 12ª semana. Imobilizações superiores a 3 semanas devem ser evitadas, pois já foi demonstrado que essa prática provoca aumento na incidência de rigidez e piores resultados funcionais.

Logo após uma redução fechada, alguns pacientes podem apresentar uma leve subluxação residual posterolateral. Coonrad et al.[22] descreveram o "sinal da gota", um aumento na distância umeroulnar estática em radiografias laterais sem estresse de cotovelos luxados obtidas após a redução. Nesses pacientes, deve ser introduzido um protocolo de mobilização ativa, que consiste em evitar o estresse em varo em todas as ocasiões, com a prática de exercícios com o cotovelo ao lado do corpo e com o paciente na posição sentada ou em pé. Os movimentos ativos são realizados com o antebraço em pronação ao longo de toda a amplitude de movimento. A supinação é realizada com o antebraço em flexão de 90° ou mais. Esse protocolo tira vantagem dos efeitos dos estabilizadores dinâmicos do cotovelo. Wolff e Hotchkiss[116] também descrevem a prática de exercícios com um protocolo "acima da cabeça", que permite a melhora da estabilidade pelos efeitos da gravidade.

Resultados

Diversos estudos informaram resultados bons e excelentes na maioria dos pacientes com luxação simples do cotovelo. No entanto, essas lesões não são inteiramente benignas. Josefsson et al.[52] relataram sua experiência com 52 pacientes acompanhados durante 24 anos em média. Mais da metade dos pacientes exibiam sintomas residuais benignos. Dezenove pacientes informaram perda do movimento, mas a maioria não sofreu osteoartrite tardia. Recentemente, Anakwe et al.[2] informaram resultados de 110 pacientes com luxação simples do cotovelo, com média 7,3 anos após a lesão. O escore DASH médio foi de 6,7 pontos (o instrumento DASH é um escore de incapacitação no qual pontuações mais altas refletem quadros piores: 0=um braço perfeito e 100=um braço completamente incapacitado) e a pontuação do *Oxford Elbow Score* foi de 90,3 pontos (0=ruim, 100=bom). Cinquenta e seis por cento dos pacientes informaram rigidez subjetiva residual e 62% informaram dor residual. Oito por cento dos pacientes informaram instabilidade residual, embora nenhum paciente tenha necessitado de intervenção cirúrgica para recuperação da instabilidade. A redução da flexão do cotovelo e o gênero feminino foram preditores de escores de resultados inferiores. Eygendaal et al.[34] avaliaram 50 pacientes com luxações simples fechadas, com acompanhamento médio por 9 anos. Vinte e quatro pacientes exibiam instabilidade medial nas radiografias de estresse; e 21 demonstravam alterações degenerativas. A instabilidade medial foi correlacionada com a degeneração radiográfica e com o agravamento dos resultados clínicos em geral. Mehlhoff et al.[72] avaliaram 50 pacientes durante uma média de 34,4 meses. Sessenta por cento dos pacientes relataram sintomas residuais, incluindo contratura em flexão em 15%, dor residual 45%, e dor durante estresse em valgo em 35%. A imobilização prolongada foi associada a piores resultados com aumento na incidência de contratura em flexão e mais dor residual. Em geral, a imobilização prolongada deve ser evitada nestes casos.

Tratamento cirúrgico de luxações simples do cotovelo

Indicações/contraindicações

A principal indicação para tratamento cirúrgico de luxações simples do cotovelo é a impossibilidade de manter a concentricidade da articulação do cotovelo após a redução fechada, ou diante de uma luxação recorrente. Em casos de cotovelos tão instáveis a ponto de haver necessidade de imobilização prolongada, o cirurgião também deverá considerar a opção do tratamento cirúrgico imediato para evitar que ocorra rigidez excessiva. Luxações abertas, lesão vascular (Fig. 34.3) e luxações irredutíveis também são indicações para tratamento cirúrgico, mas essas são lesões raras. Atletas de arremesso podem ser beneficiados com um reparo direto do LCM.[88]

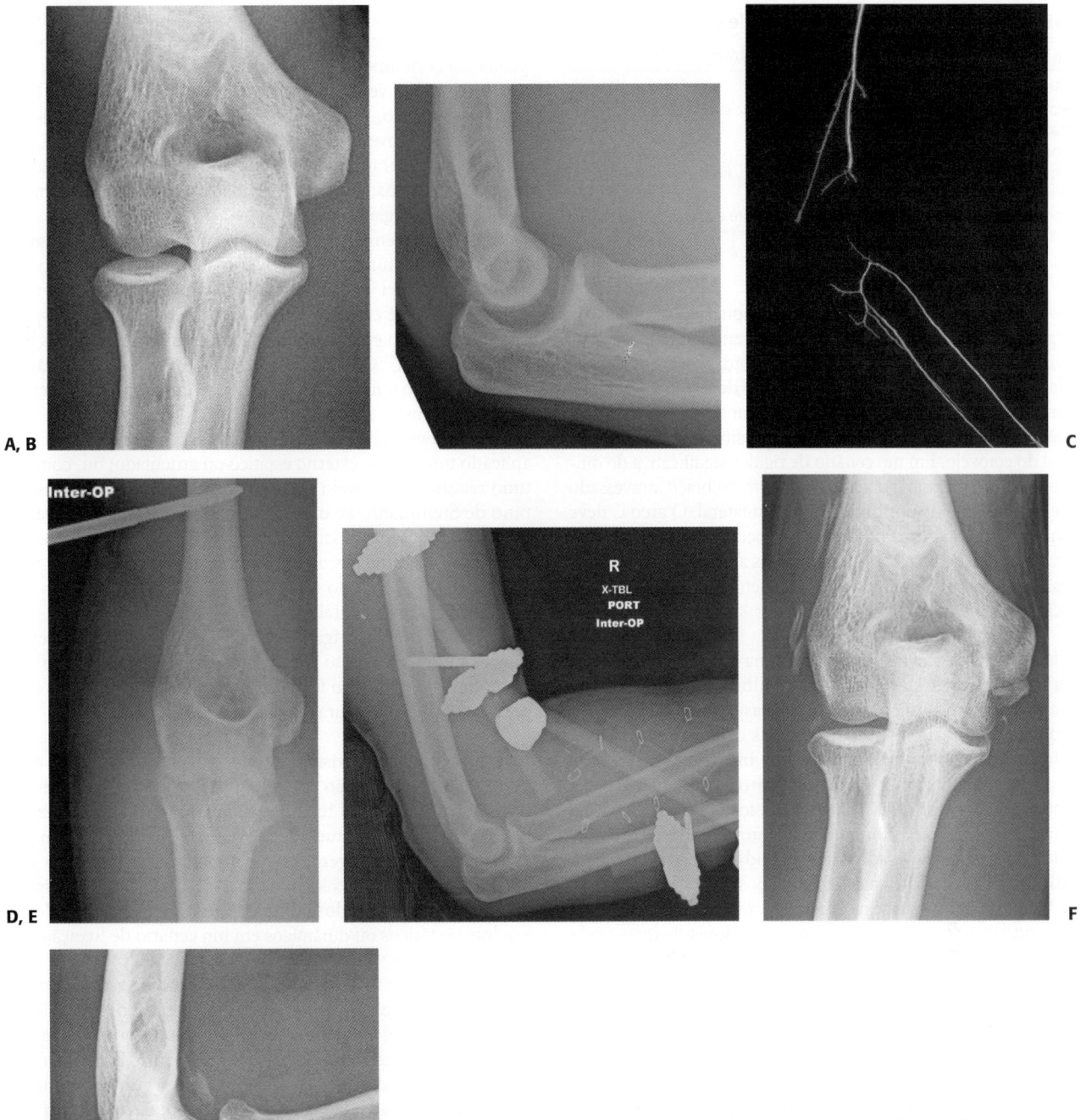

FIGURA 34.3 Rapaz de 15 anos sofreu luxação simples do cotovelo quando esquiava. Apesar da autorredução ainda na pista, houve subluxação do cotovelo **(A, B)** (notar o aumento no espaço ulnotroclear) e diminuição do pulso radial. Uma angioTC demonstrou transecção da artéria braquial **(C)**. Depois da cirurgia de *by-pass* vascular e fasciotomia do antebraço, o cotovelo foi colocado em um fixador externo para proteção do reparo vascular. O fixador foi removido após de 3 semanas. Não foi efetuado reparo ligamentar, pois o cotovelo demonstrava relativa estabilidade após a redução e a ferida aberta tinha localização anterior **(D, E)**. O acompanhamento por 3 meses demonstrou alguma ossificação dos ligamentos colaterais com completa amplitude de movimento, cotovelo estável e reparo vascular intacto **(F, G)**.

Procedimento cirúrgico

Planejamento pré-operatório. O tratamento cirúrgico pode consistir em redução aberta com reparo direto dos ligamentos, cápsula e origens musculares. Ocasionalmente, poderá haver necessidade da aplicação de um fixador externo estático ou articulado, com o objetivo de proteger um reparo de tecido mole. Pode-se considerar o uso de pinos transversais na articulação de pacientes que não tolerem um fixador externo, ou quando o cirurgião não puder contar com tal dispositivo. Outra opção é a aplicação temporária de uma placa em ponte no cotovelo para tratamento da instabilidade residual, nos casos em possa haver contraindicação da aplicação de fixador externo, como por exemplo, em pacientes que não cooperam, ou com obesidade mórbida (Tab. 34.2).

TABELA 34.2 RAFI de luxação simples de cotovelo

Lista de verificação do planejamento pré-operatório

- Mesa cirúrgica: radiolucente
- Posição/meios auxiliares para o posicionamento: supina com mesa para o braço, ou decúbito lateral
- Localização do fluoroscópio: desde a cabeceira
- Equipamento: âncoras de sutura, fixador externo, fixador externo articulado, material de grandes fragmentos
- Torniquete (estéril/não estéril): preferencialmente estéril

Posicionamento. O paciente é colocado em supinação sobre a mesa cirúrgica com uma mesa de braço radiolucente no lado afetado. Em vista da possível necessidade de uma abordagem cirúrgica profunda da região medial e lateral, o cirurgião deverá fazer um exame pré-operatório do ombro, para se certificar da presença de uma rotação lateral adequada do ombro que possibilite acesso ao lado medial do cotovelo. Em um cenário de rigidez significativa do ombro, uma alternativa seria o posicionamento do braço atravessado no peito, ou o uso da posição de decúbito lateral. O arco C deve ser mobilizado a partir da cabeça do paciente; essa posição permite a obtenção de imagens fluoroscópicas anteroposteriores e laterais. Deve-se ter disponível um torniquete estéril, mas seu uso é opcional.

Abordagem cirúrgica. Deve-se empregar uma incisão posterior na linha média; o cirurgião criará um retalho dermoepidérmico lateral na fáscia profunda. Em alguns casos de luxação, ocorre ruptura visível da fáscia lateral e das origens musculares, em decorrência da própria lesão. Uma incisão na fáscia será feita através do intervalo de Kocher entre o ancôneo e o extensor ulnar do carpo (EUC), para exposição do LCL. Se as estruturas mediais necessitarem reparo, um retalho dermoepidérmico medial será elevado e, em seguida, o nervo ulnar será identificado e protegido, mas não transposto. O LCM pode ser abordado através da ruptura muscular traumática. Conforme a necessidade, a massa muscular dos pronadores-flexores pode ser afastada da ulna para ajudar na exposição. Uma abordagem alternativa consiste em criar incisões pareadas (lateral e medial) nos casos em que a qualidade da pele no aspecto posterior não é adequada.

Técnica: reparo de tecido mole. Geralmente ocorre ruptura do LCL e das origens dos extensores em relação ao aspecto posterolateral da parte distal do úmero, juntamente com a ruptura da cápsula.[71] A articulação deve ser inspecionada em busca de fragmentos e lesões condrais; em seguida, deve ser minuciosamente irrigada.

O LCL pode ser reparado com o uso de túneis transósseos ou de âncoras de sutura (Fig. 34.4).[39] O cirurgião deve perfurar um orifício no centro do eixo de flexão-extensão localizado no centro do arco de curvatura do capítulo. Em seguida, perfura mais dois orifícios na parte posterior da coluna da crista supracondilar lateral em pacientes com boa reserva óssea; ou um orifício posicionado na parte anterior e outro na parte posterior da crista supracondilar em pacientes com reserva óssea menos satisfatória. A seguir, suturas de transporte são colocadas pelos orifícios criados e arrematados com pontos de Krackow com bloqueio no LCL, enquanto uma segunda sutura é aplicada na fáscia dos extensores. As suturas são tensionadas, mantendo-se o antebraço em pronação e o cotovelo com 90° de flexão. Em caso de deficiência do LCM, deve-se evitar estresse excessivo dos ligamentos laterais, pois poderá ocorrer espaçamento na região medial do cotovelo.[39] Em seguida, o cotovelo é mobilizado ao longo da sua trajetória, estendendo-se em pronação com auxílio da gravidade, supinação e rotação neutra; a redução deve ser verificada tanto no aspecto clínico como no fluoroscópico. O cirurgião deverá tomar o cuidado de não "segurar" o cotovelo na articulação durante esse exame, para que seja possível identificar alguma instabilidade residual. Na maioria dos casos, não há necessidade de reparo do ligamento medial e a cirurgia é concluída.

No raro caso em que o cotovelo permanece instável apesar do reparo das estruturas laterais, o cirurgião deverá abordar o lado medial do cotovelo, com o cuidado de proteger o nervo ulnar. O reparo do LCM é efetuado com a criação de orifícios no aspecto anteroinferior do epicôndilo medial, e dois outros orifícios mais proximalmente.[82] Os músculos flexores-pronadores deverão ser reparados, caso tenham sofrido avulsão. Também podem ser utilizadas âncoras de sutura.

Se ainda assim o cotovelo permanecer instável, então será aplicado um fixador externo estático ou articulado; ou, como último recurso, o cotovelo será transfixado com um parafuso ou pino de Steinmann. Se o paciente não se mostrar cooperativo, tiver sofrido lesão craniana ou tiver obesidade mórbida, poderá ser empregada uma placa em ponte de grandes fragmentos com bloqueio para a fixação temporária do cotovelo, usando uma abordagem transtricipital.[78]

A ferida deve ser irrigada e fechada em camadas. Por ser desejável a implementação de um protocolo de mobilização imediata, deve-se preferir o fechamento da ferida por sutura, e não por grampos, para segurança das bordas da ferida.

Técnica: fixação externa. Existem muitos sistemas de fixação e é importante que o cirurgião esteja familiarizado com o sistema escolhido. O uso de um fixador articulado permite a realização de exercícios de amplitude de movimento, poderá ser considerado, se o cirurgião tiver acesso e dominar a técnica para aplicá-lo. Fixadores estáticos são de mais fácil aplicação e disponibilidade. Não há estudos comparativos entre os resultados de fixadores estáticos ou dinâmicos em um cenário de luxação simples do cotovelo.

O aspecto-chave para todos os dispositivos articulados é a compreensão do eixo de rotação do cotovelo. Se o pino axial estiver desalinhado, a trajetória será defeituosa, o que poderá causar a luxação do cotovelo durante o movimento. Durante a aplicação desses fixadores, o cirurgião deverá seguir as instruções específicas para cada dispositivo; além disso, deverá cuidar para não lesionar o nervo ulnar ao inserir o pino axial nem afetar o nervo radial ao inserir os pinos do úmero. A mobilização do cotovelo terá início na primeira semana pós-operação. Esse dispositivo será usado pelo paciente durante aproximadamente 4-6 semanas, dependendo do número de fatores envolvidos como, por exemplo, estabilidade do cotovelo, problemas associados ao trato do pino, etc.

Se o cirurgião não puder contar com um fixador externo articulado ou não estiver familiarizado com seu uso, a colocação de um fixador externo estático poderá ser um método alternativo. O cotovelo deve ficar posicionado em 90° de flexão, com a articulação concentricamente reduzida. Dois pinos são aplicados lateralmente na diáfise do úmero e dois outros lateralmente na diáfise ulnar, em uma posição que permita a rotação do antebraço. É recomendável optar por uma técnica aberta para a aplicação dos pinos, a fim de evitar lesão ao nervo do rádio. O cirurgião deverá se basear em imagens para se certificar de que os pinos não foram aplicados com demasiada profundi-

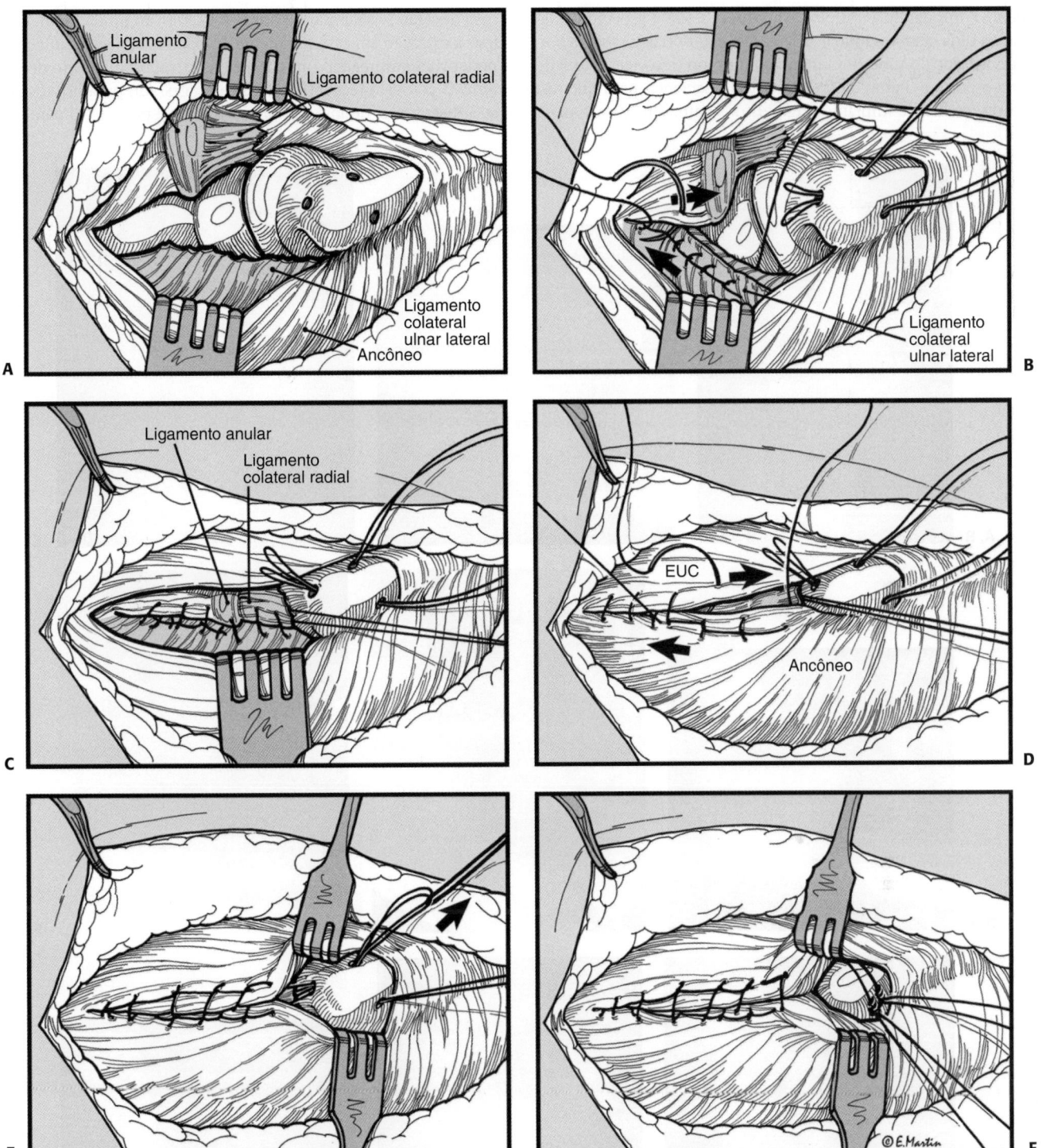

FIGURA 34.4 O reparo do LCL é realizado com o uso de túneis ósseos transósseos localizados no centro do capítulo e se exteriorizando em um ponto anterior e posterior ao epicôndilo lateral. Suturas de Krackow com bloqueio são aplicadas ao LCL e, em seguida, também é reparada a origem do extensor comum. Recuperadores de sutura são usados para passá-las através dos túneis ósseos, que são então tensionados e ligados através da ponte óssea (A–F). Em pacientes jovens com osso de boa qualidade, ambos os túneis podem ser criados posteriormente ao epicôndilo para simplificação do procedimento. (Ilustração de Elizabeth Martin, ©2011. Reproduzida com permissão de Green's Operative Hand Surgery, 6th ed, Churchill Livingstone, Inc.)

dade e evitar lesão ao nervo ulnar. A estrutura estática é montada com a articulação do cotovelo reduzida. O fixador externo deve ser usado pelo paciente durante aproximadamente 4 semanas; e, em seguida, terá início um protocolo de exercícios de amplitude de movimento, conforme descrito para o tratamento fechado.

Técnica: pino cruzado ou parafuso. Em pacientes com instabilidade residual sem disponibilidade de fixador externo ou alguma contraindicação, pode ser empregada uma técnica de parafusos cruzados. Deve ser enfatizado que apenas raramente haverá necessidade de recorrer a essa técnica, reservada apenas como procedimento de salvação. O cotovelo é reduzido concentricamente e um parafuso ou pino é aplicado desde o aspecto posterior da ulna, atravessando a articulação, exteriorizando-se na borda posterior do úmero. O parafuso ou pino deve ser adequado para o porte e o grau de cooperação do paciente, para que não ocorra quebra do implante (Fig. 34.5). Algumas roscas do parafuso deverão se salientar da borda posterior do úmero, para facilitar a extração em caso de quebra do parafuso. Nessas situações, poderá ser empregado um parafuso cortical ou diafisário de 4,5 mm. O cotovelo receberá um aparelho gessado para uso durante 3-4 semanas; depois de transcorrido esse período, o parafuso

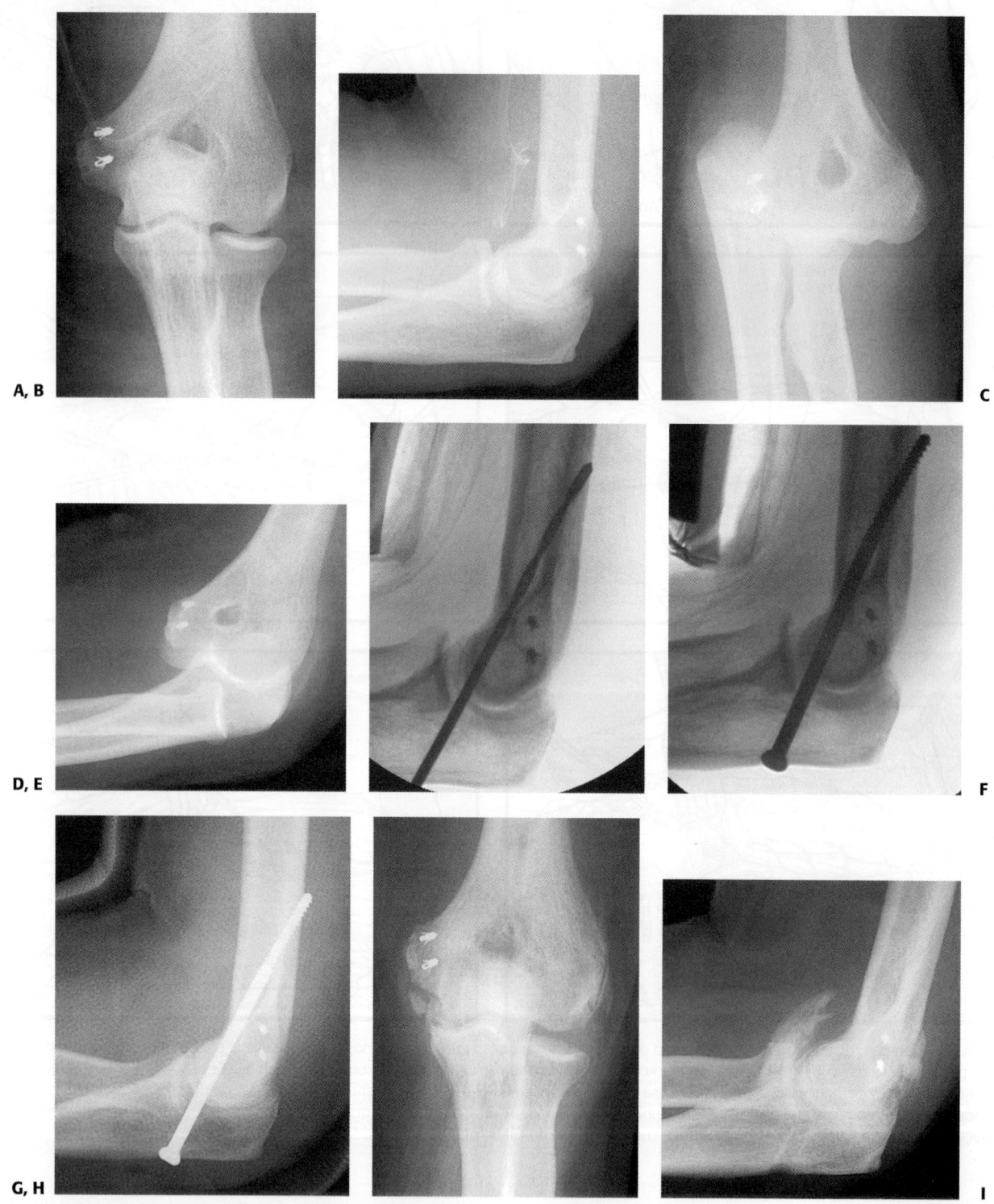

FIGURA 34.5 Homem de 75 anos sofreu luxação exposta do cotovelo tratada com irrigação e desbridamento da ferida medial e reparo do ligamento medial **(A, B)**. Quatro semanas depois, o paciente se apresentou à clínica com aumento da dor; as radiografias demonstraram reluxação, provavelmente em decorrência de não ter sido feito o reparo do ligamento lateral, o que resultou em subluxação rotacional posterolateral **(C, D)**. Esse paciente era um candidato ruim para uma grande cirurgia, por causa das várias comorbidades clínicas. Foi tratado com redução fechada e aplicação transarticular de um parafuso de 4,5 mm **(E, F)**. Recebeu um aparelho gessado até a remoção do parafuso, 6 semanas depois **(G)**. O acompanhamento final revelou limitação na amplitude de movimento, com um alinhamento fixo em varo, mas com uma extremidade funcional **(H, I)**.

será removido, e será iniciado um protocolo de mobilização conforme já descrito. Opcionalmente, o cirurgião poderá utilizar um pino de Steinmann, aplicado desde a borda subcutânea da ulna, com exteriorização pelo aspecto posterior do úmero.

Técnica: placa em ponte. Em pacientes com instabilidade residual e que não sejam candidatos a um fixador externo, pode-se usar temporariamente uma placa em ponte. As indicações para esse implante são aquelas em que a manutenção da redução seja problemática, por exemplo, obesidade mórbida e casos de lesão neurológica, como espasticidade ou paralisia flácida. Após o reparo dos ligamentos colaterais (conforme descrição), uma placa bloqueada de grandes fragmentos 4,5 mm para grande fragmento é dobrada em 90°. Deve-se optar por uma abordagem com divisão do tríceps proximalmente, com o objetivo de identificar e proteger o nervo radial. O tríceps pode permanecer fixado ao olécrano. Em seguida, são aplicados três ou quatro parafusos bloqueados na ulna e na parte distal do úmero, evitando a articulação e as fossas. A placa deve ser removida em 4 semanas; nessa ocasião, o cirurgião deverá considerar a adequação, ou não, de uma capsulectomia da parte posterior e a manipulação do cotovelo para melhorar a recuperação dos movimentos (Tab. 34.3).

Cuidados pós-operatórios. O paciente deve receber uma tala leve bem acolchoada com o cotovelo em 90° de flexão e o antebraço em pronação. Serão administrados antibióticos durante 24 horas. Idealmente, o curativo será removido e os movimentos terão início 48 horas após a cirurgia, a menos que tenha havido necessidade de fixação da articulação por fixador estático. A incisão é coberta e as suturas não devem ser removidas antes de 14 dias. O cotovelo não deve ficar imobilizado por mais de 1 semana.

O protocolo de reabilitação mais apropriado dependerá da integridade dos ligamentos ou de qualquer reparo ligamentar, bem como da avaliação intraoperatória para presença de instabilidade residual do cotovelo. O cirurgião deverá definir um arco de movimento seguro com a ajuda da fluoroscopia e com o paciente anestesiado; isso deverá ser considerado, ao terem início os primeiros exercícios de mobilidade. É preferível o uso de movimentos ativos (em lugar de movimentos passivos), pois o movimento ativo tende a estabilizar o cotovelo. Se o LCM estiver intacto e o LCL necessitar de proteção, então o antebraço deverá ser reabilitado em pronação; a prono-supinação somente será realizada com uma flexão igual ou superior a 90°.[107] Deve-se evitar que o braço fique na posição em varo em pacientes com lesões e reparos do LCL. Menos comumente, se o LCM tiver uma lesão não reparada com o LCL competente, movimentos de flexão/extensão deverão ser realizados em supinação. Se tanto o LCM como o LCL foram lesionados, exercícios ativos de amplitude de movimento deverão ter início com o antebraço na posição neutra. Movimentos de extensão apenas serão permitidos até o ponto em que permita uma trajetória congruente no intraoperatório. À medida que o tono muscular e a estabilidade melhorem, o paciente terá permissão para maior avanço na extensão.

Não será permitido o alongamento passivo do cotovelo até que a cicatrização do ligamento tenha progredido, normalmente a partir da sexta semana após a cirurgia. Como rotina, não se deve aplicar talas estáticas progressivas, mas esses dispositivos podem ser empregados para melhorar a amplitude de movimento. Da mesma forma, o paciente poderá receber uma tala ortopédica com estirador, se os objetivos da mobilização não foram alcançados. Exercícios leves de fortalecimento poderão ter início 6 semanas após a cirurgia; o programa formal de fortalecimento terá início aos três meses.

Armadilhas potenciais e medidas preventivas. É rara a ocorrência de instabilidade sintomática após luxações simples do cotovelo tratadas por procedimento cirúrgico. No entanto, um reparo inadequado ou malsucedido das estruturas laterais poderá resultar em subluxação persistente. Subluxações leves podem ser tratadas com um protocolo de mobilização ativa ou de reabilitação com movimentos acima da cabeça, conforme já descrito; mas uma franca luxação necessita nova intervenção operatória ou um procedimento de salvação. É importante que esse problema seja precocemente identificado, pois o atraso no tratamento de um cotovelo subluxado e enrijecido é tarefa de difícil solução e talvez dependa de uma reconstrução mais agressiva, inclusive com liberação do cotovelo e reconstrução do LCL e LCM.

É imperativo que o paciente inicie os movimentos logo após a cirurgia, para que não ocorra enrijecimento. Alguns pacientes podem precisar de tratamentos com liberação do cotovelo ou excisão de osso heterotópico, para que tenham seus movimentos restaurados. O uso de indometacina continua controverso; até o momento, não ficou comprovado se essa medicação evita a ossificação heterotópica em torno do cotovelo. Em razão da baixa incidência de ossificação heterotópica em casos de luxação simples do cotovelo e da ausência de estudos que comprovem sua eficácia, os autores não recomendam o uso de indometacina.

Paralisias nervosas são pouco comuns, mas os nervos ulnar e radial estão em risco em casos tratados com aplicação de um fixador externo com reparo ligamentar medial ou diante de retração extensa das estruturas de tecido mole. É recomendável a visualização direta do osso para garantir que o nervo não tenha sofrido lesão em decorrência da aplicação do pino (Tab. 34.4).

TABELA 34.3 RAFI de luxação simples de cotovelo

Etapas cirúrgicas
• Incisão na linha média posterior
• Primeiramente, abordagem pelo aspecto lateral
• Inspecionar e limpar a articulação
• Reparar o LCL e a origem dos músculos extensores ao epicôndilo lateral do úmero; reparar a fáscia
• Testar para estabilidade, através da extensão gravitacional
• Se ainda instável, reparar LCM e origem do flexor–pronador
• Se ainda instável, aplicar fixador externo articulado ou estático
• Considerar uso de pinos cruzados ou de parafuso cruzado como medida de salvação
• Também pode ser utilizada temporariamente uma placa em ponte

TABELA 34.4 Luxação simples do cotovelo

Armadilhas potenciais e medidas preventivas	
Armadilhas	Medidas preventivas
Instabilidade residual	Reparo anatômico de ligamentos com o cotovelo concentricamente reduzido enquanto os reparos são tensionados
	Protocolo de mobilização ativa, que evita sempre estresse em varo
Rigidez do cotovelo	Exercícios imediatos de amplitude de movimento
	Obter reparo
Paralisia nervosa	Visualização direta do osso durante a aplicação dos pinos
	Retração suave

Resultados específicos do tratamento. Comumente, não há necessidade de tratamento aberto de luxações instáveis do cotovelo. No entanto, mesmo quando necessário, os resultados geralmente são satisfatórios. Em um grupo de 17 pacientes com luxação persistente, 15 foram tratados por redução aberta e reparo de ligamento e dois tiveram redução fechada com aplicação de pinos cruzados na articulação.[31] Três pacientes receberam um fixador externo articulado. Ocorreu uma reluxação que foi tratada com a adição de uma órtese articulada; e quatro pacientes tiveram subluxação residual tratada com movimentos ativos e uso de órteses. No final, todos os pacientes foram apresentaram redução concêntrica estável. Essas técnicas poderão ser bem-sucedidas se forem implementadas em até 30 semanas a contar da lesão, sem necessidade de reconstrução ligamentar, embora seja preferível que tais lesões sejam prontamente identificadas.[56]

TRATAMENTO DE RESULTADOS ADVERSOS ESPERADOS E COMPLICAÇÕES INESPERADAS EM LUXAÇÕES SIMPLES DO COTOVELO (TAB. 34.5)

TABELA 34.5 Luxação simples do cotovelo

Resultados adversos comuns e complicações
Rigidez e ossificação heterotópica do cotovelo → Iniciar imediatamente a mobilização
Reluxação → Acompanhamento cuidadoso, identificação e tratamento cirúrgico
Subluxação residual → Protocolo de mobilização ativa; em caso de persistência, prosseguir com tratamento cirúrgico

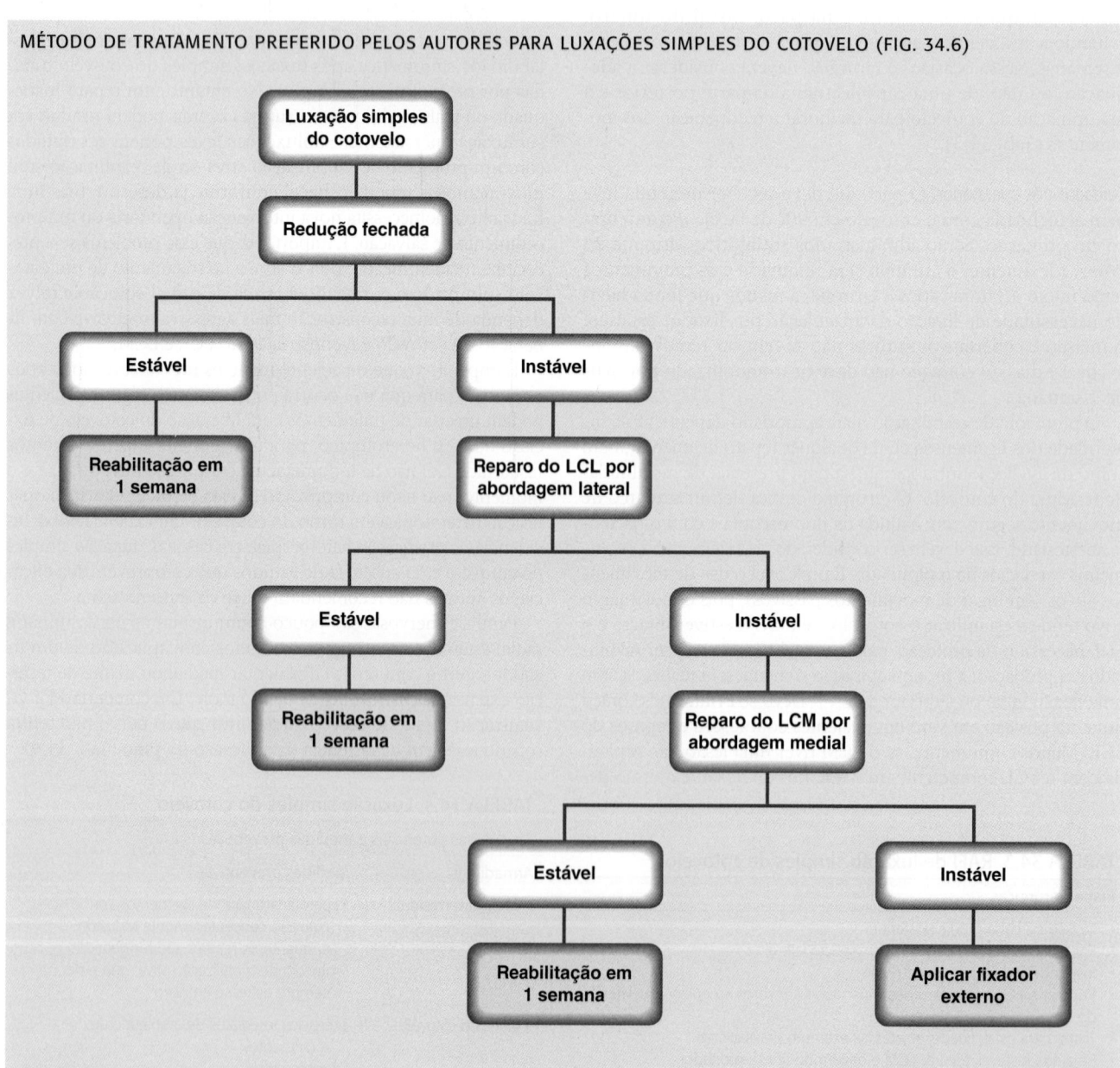

FIGURA 34.6 Tratamento preferido pelos autores.

RESUMO, CONTROVÉRSIAS E FUTURAS ORIENTAÇÕES EM LUXAÇÕES SIMPLES DO COTOVELO

Luxações simples do cotovelo são lesões comuns, geralmente tratadas por meio de redução manipulativa fechada e mobilização precoce. Embora consideradas lesões relativamente benignas, grande número de pacientes pode exibir rigidez subjetiva persistente e dor residual leve; assim, é importante que o médico converse imediatamente com o paciente sobre os resultados. Atletas arremessadores podem ser beneficiados com o reparo precoce de uma lesão aguda do LCM. Do mesmo modo, lesões de alta energia, ou que tenham ocorrido em idosos, podem se revelar mais instáveis. Portanto, é obrigatório um seguimento cuidadoso do caso, para que qualquer instabilidade persistente seja identificada e prontamente tratada.

INTRODUÇÃO ÀS FRATURAS DA CABEÇA DO RÁDIO

As fraturas da cabeça do rádio são as fraturas mais comuns do cotovelo, com incidência estimada de 2,5-2,9/10 mil habitantes/ano.[1] As fraturas da cabeça do rádio são mais comuns em mulheres do que em homens e mais frequentes na faixa dos 20-60 anos.[30] Normalmente, as fraturas da cabeça do rádio não desviadas ou minimamente desviadas ocorrem como lesões isoladas, enquanto as fraturas mais desviadas e cominutivas comumente estão acompanhadas por lesões dos ligamentos colaterais ou fraturas do coronoide, capítulo e da ulna proximal. Em casos de trauma de alta energia, também podem ocorrer luxações do cotovelo e/ou antebraço. A ruptura da membrana interóssea e dos ligamentos da articulação radiulnar distal pode resultar em instabilidade axial do antebraço – a chamada lesão de Essex-Lopresti. Em sua maioria, as fraturas da cabeça e do colo do rádio exibem mínimo desvio e ocorrem como lesões isoladas. Normalmente essas fraturas têm bom resultado funcional com o tratamento conservador. Ainda não ficou estabelecido o tratamento ideal para fraturas da cabeça do rádio desviadas.

AVALIAÇÃO DAS FRATURAS DA CABEÇA DO RÁDIO

Mecanismos de lesão para fraturas da cabeça do rádio

Quase todas as fraturas da cabeça do rádio ocorrem como resultado de mecanismos de baixa energia, por queda sobre a mão espalmada. Atividades esportivas e colisões automobilísticas causam fraturas de alta energia, normalmente com maior desvio e incidência de lesões concomitantes. Os mecanismos de fratura variam, mas envolvem três padrões comuns: (1) Uma carga em valgo provoca impactação da cabeça do rádio no capítulo, comumente com ruptura do LCM. (2) Subluxação rotacional da parte posterolateral da cabeça do rádio em relação ao capítulo, o que causa fratura articular parcial por cisalhamento do aspecto anterior da cabeça do rádio, frequentemente com ruptura do LCL. (3) Uma carga axial aplicada ao antebraço causa impactação da cabeça do rádio no capítulo; no caso de trauma mais intenso, ocorre fratura do coronoide ou ruptura da membrana interóssea e dos ligamentos da articulação radiulnar; a chamada lesão de Essex-Lopresti.

Lesões associadas a fraturas da cabeça do rádio

Mais comumente, as lacerações dos LCL e/ou MCL estão associadas a fraturas da cabeça do rádio. São também frequentes as luxações do cotovelo e fraturas de coronoide, capítulo, olécrano e ulna proximal. Casos de ruptura da membrana interóssea, embora raros, serão mais adequadamente diagnosticados e tratados imediatamente, pois a reconstrução tardia é tarefa desafiadora e, com frequência, insatisfatória.[33]

Sinais e sintomas de fraturas da cabeça do rádio

Os pacientes se apresentam com queixas de dor, inchaço e rigidez do cotovelo e antebraço. A equimose aparece mais tardiamente. Deve-se esperar sensibilidade na região lateral, sobre a cabeça do rádio; no entanto, a presença de sensibilidade sobre o epicôndilo lateral pode indicar presença de uma lesão associada ao LCL, enquanto uma sensibilidade similar sobre o epicôndilo medial ou tuberosidade sublime pode sugerir ruptura do LCM. O cirurgião deve avaliar o alinhamento do cotovelo, para que possa excluir a possibilidade de uma luxação associada, ou de uma fratura-luxação de Monteggia. Deve realizar um cuidadoso exame da amplitude de movimento, pois a diminuição da rotação do antebraço é uma das indicações primárias para intervenção cirúrgica no cenário de fraturas desviadas. Se a dor impedir a realização de uma avaliação apropriada da rotação do antebraço, o cirurgião pode aspirar a hemartrose e injetar um anestésico local; ou então poderá reavaliar o paciente, alguns dias depois, quando este estiver mais confortável. É esperado uma perda da extensão completa como consequência da hemartrose que acompanha todas as fraturas da cabeça do rádio. Deve ser avaliada a presença de um "clique" ou de crepitação durante a rotação do antebraço. O ombro e o punho são examinados em busca de lesões associadas. Em particular, o cirurgião deve examinar a articulação radiulnar distal por palpação e por um teste de gaveta, para verificação de sensibilidade e instabilidade.

Estudo de imagem para fraturas da cabeça do rádio e outros exames

Normalmente, radiografias nas projeções anteroposterior e lateral são suficientes para o diagnóstico da maioria das fraturas desviadas da cabeça do rádio. As fraturas não desviadas podem ser difíceis de diagnosticar, e podem ser suspeitadas na presença de um sinal de coxim gorduroso causado pela hemartrose concomitante. Uma projeção radiocapitular, que situa a cabeça do rádio em perfil, pode ser um auxílio precioso em reforço às radiografias de rotina. Devem ser obtidas radiografias bilaterais do punho em pacientes com dor nessa região para ajudar a avaliar a presença de instabilidade axial associada. Um estudo de TC poderá ajudar na caracterização mais apropriada do tamanho, localização e desvio de fraturas da cabeça do rádio. Essas imagens também ajudarão a avaliar lesões concomitantes do coronoide e do capítulo, bem como na pesquisa para presença de fragmentos osteocondrais associados. Embora a ressonância magnética possa ajudar na definição da presença de lesões associadas de ligamento colateral, rotineiramente não há necessidade dessa modalidade de exame para o tratamento de fraturas recentes da cabeça do rádio.[57]

Classificação das fraturas da cabeça do rádio

Numerosas classificações foram descritas para fraturas da cabeça do rádio. Mason descreveu como fratura do tipo I, uma fissura ou fratura marginal, sem desvio; tipo II, como uma fratura marginal com desvio; e tipo III, como fratura cominutiva que envolve toda a cabeça.[69] Em seguida, foi descrita uma lesão do tipo IV; esse grupo abrange qualquer fratura da cabeça do rádio associada a uma luxação do cotovelo. A classificação mais popular é a modificação de Broberg e Morrey para a classificação original de Mason.[16] A fratura do tipo I é uma lesão não desviada ou com desvio inferior a 2 mm e envolve menos de 30% da superfície articular. A fratura do tipo II exibe desvio superior a 2 mm e envolve mais de 30% da superfície articular. A fratura do tipo III é uma lesão cominutiva. Tempos depois, Van Reit modificou esse sistema e descreveu a classificação de Mayo–Mason, na qual um sufixo é adicionado à classificação original modificada de Masson para lesões concomitantes de tecido mole, fraturas ou luxações do cotovelo e do antebraço.[110]

Medidas de resultados para fraturas da cabeça do rádio

Comumente, vários sistemas de pontuação são utilizados na avaliação dos resultados de fraturas da cabeça do rádio: o escore de Broberg e Morrey para o cotovelo, o sistema *American Shoulder and Elbow Surgeons* para avaliação do cotovelo, o Índice de Desempenho do Cotovelo de Mayo, a Avaliação do Cotovelo Relacionada ao Paciente, o SF-36 e o sistema de pontuação incapacidade do braço, ombro e mão (DASH).

ANATOMIA PATOLÓGICA E APLICADA RELACIONADAS A FRATURAS DA CABEÇA DO RÁDIO

A cabeça do rádio consiste em um disco côncavo que se articula com o capítulo e em uma margem articular achatada que se articula com a incisura sigmoide menor da ulna (para o rádio). A margem não articular compreende cerca de um terço do diâmetro, sendo mais arredondada e frequentemente desprovida de cartilagem. Esta é uma "zona segura" para aplicação de uma placa na margem não articular do rádio proximal; sendo mais adequadamente identificada durante a cirurgia, com o posicionamento do antebraço em rotação neutra e aplicação da placa 10° anteriormente à linha axial média (Fig. 34.7).[19,104] A cabeça do rádio não é circular, tendo uma forma aproximadamente elíptica. Além disso, o prato radiocapitular também é elíptico e tipicamente desviado do colo do rádio.[60,112] É preciso que o cirurgião conheça bem a complexa forma geométrica da cabeça do rádio durante o reparo de suas fraturas mais cominutivas e ao substituí-la, pois ela é vascularizada por ramos da artéria recorrente do rádio e por um ramo da artéria ulnar, com formação de um anel arterial pericervical. Um ramo da artéria interóssea irriga o colo, e a artéria nutrícia proporciona a irrigação sanguínea intraóssea.[63]

OPÇÕES TERAPÊUTICAS PARA FRATURAS DA CABEÇA DO RÁDIO

Tratamento conservador de fraturas da cabeça do rádio

Indicações/contraindicações

Pacientes com fraturas da cabeça do rádio não desviadas ou minimamente desviadas e sem bloqueio para a rotação do antebraço devem ser tratados por procedimento conservador. Caso haja bloqueio para a rotação do antebraço em paciente com fratura radiograficamente não desviada ou minimamente desviada, este paciente deve ser reavaliado após alguns dias, quando o cotovelo estiver menos dolorido. Opcionalmente, o cirurgião pode fazer a punção aspirativa da hemartrose e aplicar uma anestesia local, para verificar a presença de bloqueio mecânico para a rotação. Um fragmento condral de cartilagem capitular pode ser a causa da rotação limitada; não sendo rotineiramente diagnosticado

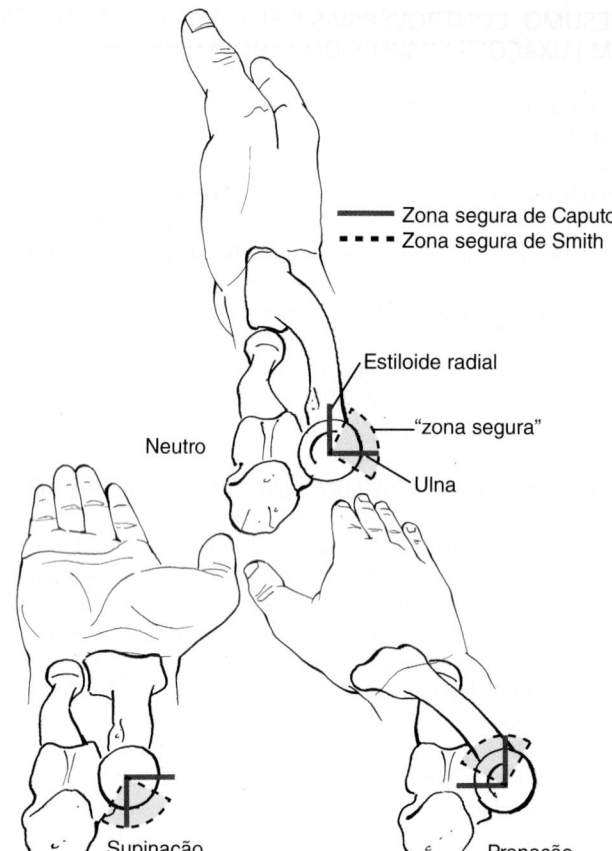

FIGURA 34.7 A parte não articular da cabeça do rádio é a área onde placas podem ser aplicadas sem interferir com a rotação do antebraço. Smith e Hotchkiss definiram essa opção com base em linhas que bissectam a cabeça do rádio em supinação completa, pronação completa e na posição neutra. Implantes podem ser aplicados até chegar ao meio-caminho, entre as linhas média e posterior e as linhas média e anterior. Caputo et al. recomendaram o uso do estiloide radial e do tubérculo de Lister como guias. Opcionalmente, a placa pode ser aplicada em um local imediatamente anterior à linha médio-axial, com o antebraço em rotação neutra.

nas imagens radiográficas, sendo observado apenas na cirurgia. Em casos de fratura cabeça do rádio, ainda não ficou esclarecido qual o tamanho/grau de desvio máximo que permite bom resultado com o tratamento conservador. Embora alguns autores tenham sugerido que as fraturas articulares parciais da cabeça do rádio com desvio superior a 2 mm e com envolvimento acima de 30% da articulação devem ser consideradas para tratamento com redução aberta e fixação interna, ainda não foram publicados estudos clínicos randomizados comparativos que demonstrem melhores resultados em relação ao tratamento conservador. Fraturas da cabeça do rádio desviadas com crepitação durante a rotação do antebraço também podem ser consideradas como indicação relativa para cirurgia (Tab. 34.6).

Técnicas

Fraturas da cabeça do rádio tratadas conservadoramente são imobilizadas por 2 ou 3 dias para conforto do paciente e, em seguida, deve ser incentivada a mobilização ativa com o uso de uma tipoia. O cirurgião poderá considerar um procedimento de punção aspirativa da hemartrose para alívio inicial da dor; no entanto, não foi ainda demonstrado que tal prática melhora o resultado. Assim, ela não é rotineiramente indicada.[47] O paciente deverá

TABELA 34.6 Fraturas da cabeça do rádio

Tratamento conservador	
Indicações	Contraindicações relativas
Fratura não desviada	Bloqueio da rotação do antebraço
Fratura desviada sem comprometimento dos movimentos	Fragmento intra-articular encarcerado Lesões concomitantes que dependem de tratamento cirúrgico

ter um cuidadoso acompanhamento radiográfico e clínico que permita monitorar um possível desvio da fratura e a recuperação dos movimentos.

Resultados

Na maioria dos pacientes com fraturas da cabeça do rádio não desviadas ou minimamente desviadas, pode-se optar pelo tratamento conservador com bons resultados a longo prazo.[46] A literatura mostra que o resultado do tratamento conservador para fraturas da cabeça do rádio desviadas é variável; algumas séries relatam bons resultados; outras informam resultados variáveis (Fig. 34.8). Mason informou que nove de 15 pacientes sentiam alguma dor após o tratamento conservador para fraturas que envolviam mais de 25% da superfície articular, em um acompanhamento médio de 11 anos,[69] defendendo a excisão da cabeça do rádio neste tipo de fratura. Radin e Riseborough notaram melhores resultados com a excisão da cabeça em pacientes com fratura desviada comparados com tratamento conservador.[86] Burton informou que apenas dois de nove pacientes com fraturas da cabeça do rádio desviadas tratadas por procedimento conservador tiveram bons resultados; em tais casos, esse autor recomendou a sua excisão.[18] Khalfayan et al.[58] relataram sua experiência com 26 pacientes com fraturas da cabeça do rádio do tipo II de Mason cerca de 18 meses (em média) após a redução aberta e fixação interna ou tratamento conservador com mobilização imediata. O grupo tratado com cirurgia obteve 90% de resultados bons ou excelentes, enquanto apenas 44% no grupo com tratamento conservador. Dor, limitações funcionais e osteoartrite foram observados mais frequentemente no grupo tratado conservadoramente. Akesson et al.[1] discorreram sobre os resultados de

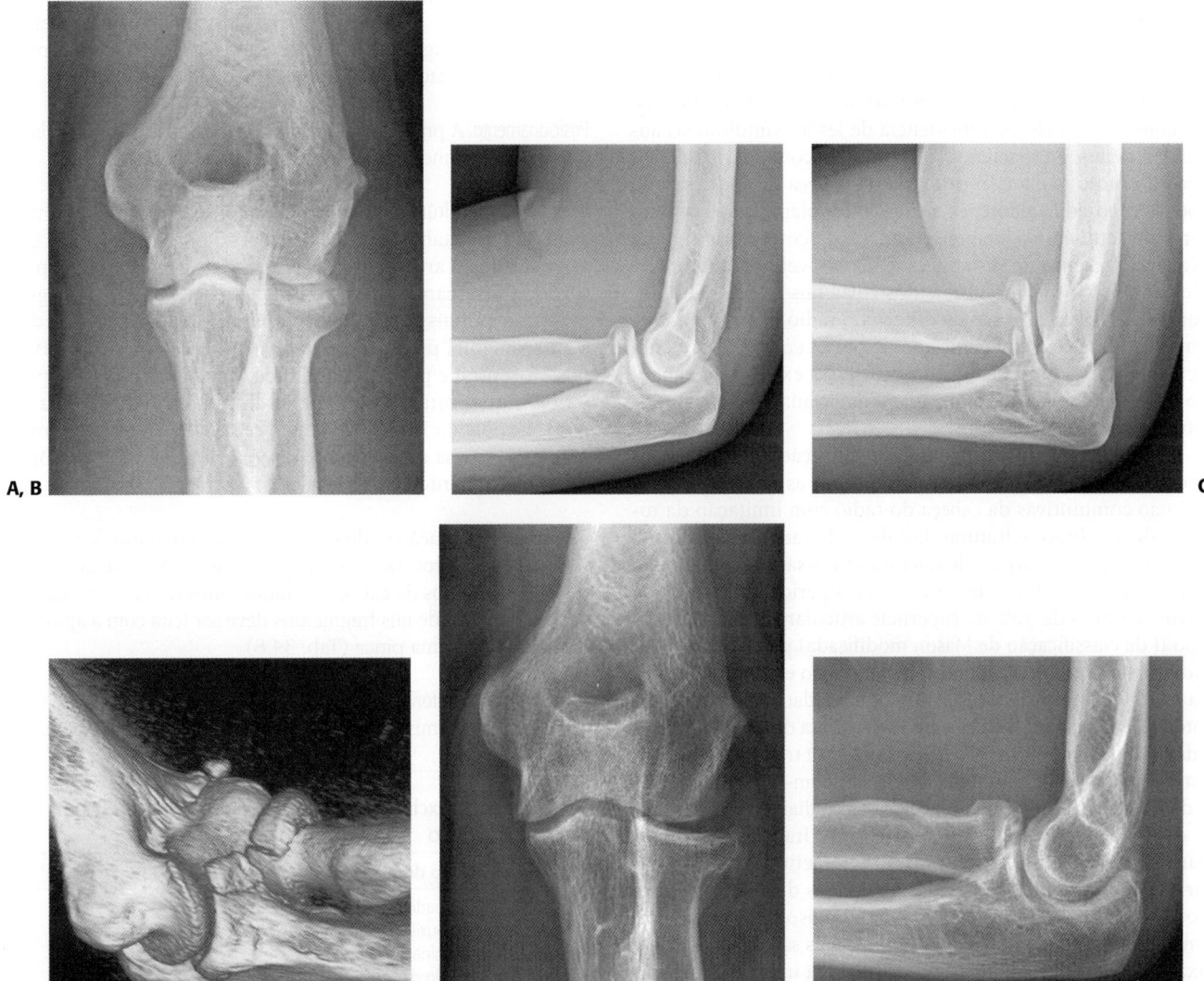

FIGURA 34.8 A–C: Radiografias anteroposterior, lateral e oblíqua de mulher de 53 anos que escorregou e sofreu queda. **D:** O estudo de TC revela uma fratura coronoide não desviada e uma fratura da cabeça do rádio minimamente desviada. **E, F:** Um ano após a cirurgia, a paciente exibia pouca dor e amplitude de movimento praticamente completa, apesar da consolidação viciosa radiográfica.

49 pacientes com fraturas do tipo II de Masson moderadamente desviadas. Em um acompanhamento de 19 anos, a incidência de osteoartrite foi alta, cerca de 82%; mas apenas seis pacientes tiveram resultado insatisfatório, que necessitou de subsequente excisão da cabeça do rádio e apenas nove dos 49 pacientes referiram queixas subjetivas.

Tratamento cirúrgico das fraturas da cabeça do rádio

Indicações/contraindicações

Pacientes com fraturas da cabeça do rádio desviadas com bloqueio de movimento, pacientes com lesões concomitantes que requerem intervenção cirúrgica, como fraturas-luxações instáveis, ou pacientes com presença de corpos livres intra-articulares são tratados mais adequadamente por procedimento cirúrgico. As opções terapêuticas são: excisão de fragmento da cabeça do rádio, excisão da cabeça do rádio, redução aberta e fixação interna, e artroplastia da cabeça do rádio.

A excisão de fragmento é indicada em pacientes com fratura desviada com bloqueio articular por fragmento não passível de reconstrução (<25% diâmetro). A excisão de fragmentos grandes da cabeça do rádio pode causar um "clique" doloroso e contribuir para a instabilidade em um quadro de lesões ósseas e ligamentares simultâneas, como consequência da perda da congruência da articulação radiocapitular.[8]

Pode-se pensar na excisão da cabeça do rádio em casos de fraturas desviadas isoladas sem indicação de fixação interna. Ao considerar a elevada incidência de lesões simultâneas aos tecidos moles, em pacientes com fraturas cominutivas da cabeça do rádio, a excisão primária da cabeça do rádio é feita apenas esporadicamente. Se a excisão for planejada, é obrigatório um cuidadoso exame sob anestesia com o objetivo de avaliar a presença de instabilidade do cotovelo ou antebraço. Mesmo na presença de ligamentos colaterais intactos, foi documentado que a excisão da cabeça do rádio altera a transferência de carga e a cinemática do cotovelo; contudo, os benefícios de uma rotineira substituição versus excisão da cabeça do rádio ainda não foram devidamente avaliados em estudos clínicos randomizados.

As indicações para redução aberta e fixação interna permanecem controversas. São indicações claras as fraturas desviadas não cominutivas da cabeça do rádio com limitação da rotação do antebraço e fraturas da cabeça do rádio fixadas como parte do reparo cirúrgico de uma fratura-luxação do cotovelo. Foi sugerido que fraturas com desvio superior a 2 mm e que envolvam mais de 30% da superfície articular (uma fratura do tipo II da classificação de Mason modificada) poderiam ser tratadas mais adequadamente com cirurgia; no entanto, isso ainda não foi comprovado. Os melhores candidatos para a fixação interna são pacientes mais jovens, com massa óssea de boa qualidade e com três ou menos fragmentos.[91] O tratamento de fraturas articulares parciais tende a ser mais bem-sucedido do que o de fraturas completas da cabeça e colo radiais, provavelmente graças à melhor estabilidade no caso de fraturas articulares parciais, e também por causa do comprometimento da vascularização observado em fraturas completas do colo do rádio. Foi demonstrado que a fixação com parafusos de baixo perfil em formato de tripé oferece resultados mais satisfatórios que a fixação com placa, contudo, apenas haverá indicação para fixação exclusiva com parafusos em casos de fraturas não cominutivas do colo do rádio.[102]

Deve-se optar pela artroplastia da cabeça do rádio em pacientes com fratura cominutiva da cabeça do rádio não passível de reconstrução, em decorrência da alta incidência de lesões ligamentares e ósseas associadas. A artroplastia da cabeça do rádio não deve ser tentada em casos de grave contaminação da ferida, se o colo do rádio não puder ser reconstruído de modo a aceitar um implante, ou diante de deficiência ou desaparecimento do capítulo devido a uma lesão associada.

Excisão de fragmento

Planejamento pré-operatório. Fragmentos com desvio podem ser removidos por artroplastia ou com o uso de técnicas cirúrgicas abertas de rotina. A decisão entre uma abordagem artroscópica ou cirurgia aberta será baseada na experiência do cirurgião e na presença, ou não, de lesões concomitantes que exijam tratamento. A excisão do fragmento é realizada mais frequentemente quando se planeja uma fixação – mas que se torna impossível devido à cominuição, ao pequeno tamanho dos fragmentos, ou à presença de osteopenia. Normalmente, as abordagens cirúrgicas para excisão de fragmentos serão as mesmas escolhidas para procedimentos com redução aberta e fixação interna.

A remoção artroscopia de fragmentos exige experiência do cirurgião com a artroplastia do cotovelo e, de acordo com sua preferência, podendo ser realizada na posição supina, de pronação ou em decúbito lateral. Deverão estar à sua disposição um artroscópio comum de 4,5 mm, "shavers", instrumentos para eletrocauterização e ruginas. Os portais artroscópicos variam, dependendo da localização do(s) fragmento(s) (Tab. 34.7).

Posicionamento. A preferência do autor é a posição de decúbito lateral sobre um grande coxim, com um posicionador de braço.

Abordagem(ns) cirúrgica(s). O procedimento deve iniciar com a avaliação da estabilidade da articulação por fluoroscopia. Deve-se insuflar a articulação com 20 cm³ de solução salina, para tornar a inserção do instrumental mais segura. O cirurgião deve usar portais anterolateral proximal, anterolateral medial e anteromedial proximal para a artroscopia anterior; portais posterocentral e posterolateral medial para a artroscopia posterior; e um portal posterolateral distal para a artroscopia lateral. Depois da incisão cutânea, será feita dissecção romba para ingresso na articulação e inserção segura do artroscópio e dos instrumentos.

Técnica. A visualização pode ser melhorada com o uso de um *shaver* e de um eletrocauterizador, conforme a necessidade. Nesse ponto, fragmentos de cabeça do rádio soltos devem ser localizados e a remoção de tais fragmentos deve ser feita com a ajuda de uma rugina ou uma pinça (Tab. 34.8).

Cuidados pós-operatórios. Quando não houver lesões associadas, o paciente terá permissão para fazer movimentos ativos imediatos

TABELA 34.7 Excisão artroscópica de fragmento(s) de cabeça do rádio

Lista de verificação do planejamento pré-operatório
• Mesa cirúrgica: padrão
• Posição/meios auxiliares para o posicionamento: decúbito lateral, pronação ou supinação
• Fluoroscopia: lado da operação
• Equipamento: artroscópio de 4,5 mm, *shavers*, eletrocauterizadores, ruginas
• Torniquete (estéril/não estéril): estéril
• Instrumentos: ruginas/*graspers*

TABELA 34.8 Excisão artroscópica de fragmento(s) de cabeça do rádio

Etapas cirúrgicas
• Avaliar a estabilidade do cotovelo
• Insuflar a articulação
• Inserir o artroscópio
• Localizar e remover o(s) fragmento(s) de cabeça do rádio

com um curativo. As lesões ligamentares concomitantes orientarão o plano de reabilitação, conforme descrito na seção sobre tratamento cirúrgico das luxações do cotovelo.

Armadilhas potenciais e medidas preventivas. Deve ser evitada a excisão de grandes fragmentos da cabeça do rádio, particularmente em um cenário de instabilidade concomitante. Se a visualização da articulação não for adequada, o procedimento deverá ser abandonado, e a abordagem cirúrgica aberta realizada. O cirurgião deve aguardar 5 dias, a contar da lesão, para reduzir o sangramento intraoperatório e melhorar a visualização. Antes da cirurgia, a área deve ser cuidadosamente examinada e o nervo ulnar, localizado a fim de evitar que este seja congenitamente subluxado. Nos casos em que foi utilizada uma bomba artroscópica, a pressão do aparelho será mantida baixa, com garantia de uma boa saída do líquido, para evitar um excessivo inchaço da articulação (Tab. 34.9).

Resultados específicos para o tratamento. A literatura disponível é limitada e demonstra que os resultados para pacientes tratados com excisão aberta de fragmentos da cabeça do rádio são variáveis. Não foram ainda publicadas séries que informem sobre os resultados da remoção artroscópica de fragmentos. Alguns autores relataram até 80% de resultados bons ou excelentes em pacientes tratados com excisão aberta de fragmentos.[51,77,115] No entanto, Carstam informou que apenas metade de seus pacientes tratados com excisão de fragmentos obteve resultados bons ou excelentes. Deve-se evitar a excisão de fragmentos em casos de associação com lesões ligamentares e ósseas, pois nessa situação a cabeça do rádio é um importante estabilizador secundário.

TABELA 34.9 Excisão artroscópica de fragmento(s) de cabeça do rádio

Armadilhas potenciais e medidas preventivas	
Armadilhas	Medidas preventivas
Excisão de grande fragmento de cabeça do rádio, o que acarreta instabilidade ou "cliques"	Medir o tamanho dos fragmentos por TC no pré-operatório e durante a artroscopia
Má visualização na artroscopia	Esperar 5 dias antes da artroscopia. Usar torniquete
Lesão neurovascular	Verificar localização e estabilidade do nervo ulnar. Posicionar cuidadosamente os portais. Distensão da articulação. Experiência com artroscopia de cotovelo
Não remoção de fragmentos livres	Obtenção de imagens de TC no pré-operatório, para localização do(s) fragmento(s). Completa avaliação artroscópica do cotovelo

Excisão da cabeça do rádio

Planejamento pré-operatório. Fraturas agudas em traumas de alta energia não passíveis de fixação raramente devem ser tratados com ressecção da cabeça do rádio pelo risco de lesões associadas. A cabeça do rádio pode ser removida para tratamento de consolidações viciosas e pseudartroses. Se o cirurgião estiver planejando a excisão da cabeça do rádio, deverá inspecionar cuidadosamente as imagens pré-operatórias, com o objetivo de excluir fraturas associadas. A estabilidade do cotovelo deve ser avaliada por fluoroscopia com a aplicação de testes de estresse em varo, em valgo, rotacionais e axiais antes e depois da excisão da cabeça do rádio. Se for evidenciada uma instabilidade do cotovelo em qualquer desses planos, o cirurgião deverá realizar uma artroplastia de cabeça de rádio. A cabeça do rádio pode ser removida pela abordagem cirúrgica aberta e também por procedimento artroscópico com o uso das técnicas descritas na seção precedente para excisão de fragmento(s) de cabeça do rádio (Tab. 34.10).

Posicionamento. A cabeça do rádio pode ser excisada com o braço do paciente em repouso sobre o tórax e com o cirurgião em pé; ou com o cirurgião sentado, com uso de uma mesa de braço.

Abordagem cirúrgica. Acesso lateral ou posterior podem ser usados. A incisão na parte posterior é mais longa, mas oferece resultados esteticamente melhores, evita os nervos cutâneos e permite ampliar a abordagem para o reparo de outras estruturas. Pode-se recorrer a uma abordagem de Kocher entre o EUC e o ancôneo diante de uma ruptura do LCL; por outro lado, é recomendável optar por uma abordagem com divisão do tendão extensor comum nos casos em que o ligamento colateral ulnar estiver intacto (Fig. 34.9).

Técnica. Deve-se fazer um exame fluoroscópico para exclusão de lesões ligamentares concomitantes, com uso de testes de estresse em varo, em valgo, rotacionais e axiais. Diante de um LCL intacto, usa-se uma abordagem com a divisão do tendão extensor comum; essa abordagem é típica, nos casos de excisão planejada da cabeça do rádio. Divide-se o tendão extensor comum e o ligamento anular na parte média da cabeça do rádio. A instabilidade lateral iatrogênica será evitada se a dissecção for mantida em um plano anterior ao eixo médio da cabeça do rádio. O antebraço deve ser mantido em pronação durante a abordagem da cabeça e do colo do rádio, para proteção do nervo interósseo posterior.[23] Em caso de necessidade, o cirurgião poderá conseguir maior exposição se descolar e afastar a parte anterior do ligamento colateral radial em relação ao epicôndilo lateral, e os extensores longo do carpo e curto do carpo (ERLC e ERCC) em relação à crista supracondilar lateral. A dissecção não deve avançar até um ponto distal à tuberosidade do bíceps

TABELA 34.10 Excisão aberta da cabeça do rádio

Lista de verificação do planejamento pré-operatório
• Mesa cirúrgica: padrão
• Posição/meios auxiliares para o posicionamento: braço posicionado transversalmente sobre o tórax ou sobre uma mesa de braço
• Localização da fluoroscopia: lado da operação
• Equipamento: serra microssagital, sistema para artroplastia de cabeça de rádio
• Torniquete (estéril/não estéril): estéril

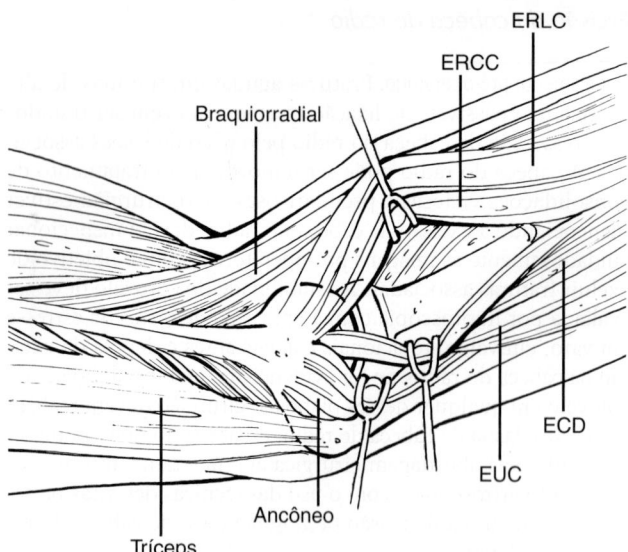

FIGURA 34.9 Deve-se preferir a abordagem de Kocher entre o ancôneo e o extensor ulnar do carpo, em caso de ruptura do ligamento colateral lateral, a fim de facilitar o reparo ligamentar. Quando os ligamentos estão intactos, deve-se preferir uma abordagem mais anterior, que divida o tendão extensor comum na parte média da cabeça do rádio.

sem que haja visualização do nervo interósseo posterior. Em seguida, o cirurgião secciona a cabeça do rádio perpendicularmente ao colo, na junção entre a cabeça e o colo do rádio. Nesse ponto, deve-se garantir que o coto do rádio proximal não colidirá com a incisura sigmoide menor da ulna durante a rotação do antebraço. Os fragmentos excisados da cabeça do rádio devem ser reconstruídos, e deve-se ter a certeza de que todos os fragmentos foram considerados. Em seguida, é feita uma avaliação fluoroscópica do cotovelo, objetivando a localização de fragmentos retidos e a reavaliação da estabilidade do cotovelo e do antebraço. Finalmente, a divisão dos ligamentos anulares e dos extensores deve ser reparada (Tab. 34.11).

Cuidados pós-operatórios. Se não houver lesões associadas, o paciente terá permissão para, imediatamente, fazer movimentos ativos com um curativo. Lesões ligamentares concomitantes orientarão o plano de reabilitação, conforme descrito na seção sobre tratamento cirúrgico das luxações do cotovelo.

Armadilhas potenciais e medidas preventivas. Não se deve fazer a excisão da cabeça do rádio sem sua substituição em casos de lesões associadas de ligamento colateral, uma luxação concomitante do cotovelo, ruptura da membrana interóssea ou fraturas do coronoide, em razão da elevada incidência de instabilidade persistente. Durante a cirurgia, deve-se fazer um cuidadoso exame fluoroscópico; e o tratamento será convertido para uma artroplastia de cabeça de rádio se for observada instabilidade significativa após a excisão da cabeça do rádio. O antebraço deve ser mantido em pronação, e os necessários afastamentos devem ser feitos cuidadosamente, para proteção do nervo interósseo posterior durante a abordagem cirúrgica. Além disso, deve-se evitar a aplicação de afastadores em torno da região anterior do colo do rádio, devido ao risco de compressão nervosa (Tab. 34.12).

Resultados específicos para o tratamento. Ao considerar a elevada incidência de lesões ligamentares associadas em casos de fraturas mais complexas da cabeça do rádio, a função sabidamente essencial da cabeça do rádio como estabilizador em cotovelos com deficiência ligamentar, e sua importância na transferência de carga através do cotovelo, não é frequente a indicação de excisão primária de fraturas de cabeça do rádio não passíveis de reconstrução. Estudos em longo prazo demonstraram altas incidências de artrite radiográfica, aumento no ângulo de carregamento e migração do rádio proximal; no entanto, na maioria dos pacientes, o resultado funcional da excisão de cabeça do rádio para fraturas isoladas tem sido considerado bom.[4,48,99] Considerando que os resultados funcionais das ressecções tardias são geralmente bons provavelmente deve-se evitar a excisão imediata dessa parte.[15] Além disso, deve-se evitar a excisão de cabeça do rádio em pacientes com fraturas-luxações do cotovelo.

Redução aberta e fixação interna

Planejamento pré-operatório. No tratamento cirúrgico de fraturas de cabeça do rádio, deve-se dar preferência à cirurgia realizada precoce; mas não há necessidade de fixação urgente, a menos que haja subluxação persistente após uma redução fechada, déficit neurológico progressivo ou uma lesão aberta. O cirurgião deverá ter à disposição parafusos de pequeno diâmetro (1,5 ou 2 mm). Alguns cirurgiões preferem usar parafusos com diferentes passos de rosca. Parafusos canulados (2,5 ou 3 mm) poderão ajudar durante a fixação interna de fraturas do colo do rádio. O cirurgião também deverá ter à disposição pequenas placas, ou placas periarticulares bloqueadas específicas para a cabeça do rádio, ao tratar de fraturas articulares completas da cabeça e do colo do rádio. Algumas fratu-

TABELA 34.11 Excisão aberta da cabeça do rádio

Etapas cirúrgicas
• Avaliar a estabilidade do cotovelo e do antebraço com uso da fluoroscopia
• Incisão cutânea lateral ou posterior
• Abordagem de divisão do tendão extensor comum
• Excisar a cabeça do rádio na junção entre a cabeça e o colo
• Remover todos os fragmentos da cabeça do rádio
• Reavaliar a estabilidade do cotovelo e do antebraço com o uso da fluoroscopia
• Reparar a divisão do ligamento anular e do ligamento extensor

TABELA 34.12 Excisão aberta da cabeça do rádio

Armadilhas potenciais e medidas preventivas	
Armadilhas	Medidas preventivas
Instabilidade do cotovelo ou do antebraço	Avaliação fluoroscópica antes e depois da excisão da cabeça do rádio Substituição da cabeça do rádio, quando possível Evitar a excisão da cabeça do rádio em caso de lesão ligamentar ou óssea concomitante
Lesão do nervo interósseo posterior	Manter o antebraço em pronação durante a abordagem cirúrgica Não aplicar afastadores anteriormente ao colo do rádio Não dissecar distalmente a tuberosidade do bíceps
Retenção de fragmento(s) da cabeça do rádio	Remontar a cabeça do rádio, para verificar se todos os fragmentos foram removidos Avaliação fluoroscópica do cotovelo

ras da cabeça do rádio aparentemente passíveis de tratamento por fixação interna exibirão, na verdade, maior cominuição do que a demonstrada nas radiografias simples ou nos estudos de TC. O cirurgião deve estar preparado para prosseguir o tratamento com uma artroplastia, caso se depare com uma cominuição ou lesões inesperadas. Nessas situações (para as quais foi planejada redução aberta e fixação interna), será aconselhável antecipar a disponibilidade de um implante de cabeça de rádio na sala cirúrgica e obter prévio consentimento para sua aplicação (Tab. 34.13).

TABELA 34.13 RAFI de fraturas da cabeça e do colo do rádio

Lista de verificação do planejamento pré-operatório

- Mesa cirúrgica: padrão
- Posição/meios auxiliares para o posicionamento: supina, braço transversal ao tórax ou sobre mesa de braço; uma alternativa é a posição em decúbito lateral
- Localização da fluoroscopia: lado da operação
- Equipamento: fios de Kirschner de 0,88 mm e 1,14 mm, parafusos de 1,5 e 2 mm, parafusos canulados de 2,5 mm, placas bloqueadas periarticulares, sistema de artroplastia de cabeça de rádio
- Torniquete (estéril/não estéril): estéril

Posicionamento. A cabeça do rádio pode ser fixada com o braço transversal ao tórax e com o cirurgião em pé; ou com o cirurgião sentado, se estiver utilizando uma mesa de braço. No tratamento de fraturas concomitantes da ulna proximal e do olécrano, pode ser preferível a posição em decúbito lateral.

Abordagem(ns) cirúrgica(s). As mesmas empregadas para a excisão de cabeça do rádio.

Técnica. Devem ser preservadas as inserções periosteais dos fragmentos, com o objetivo de manter qualquer irrigação sanguínea/estabilidade residual. As fraturas são manipuladas e provisoriamente fixadas com o uso de fios de Kirschner. Em casos de fraturas articulares parciais, aplicam-se parafusos de 1,5 ou 2 mm aplicados aos fragmentos desviados até a coluna intacta do rádio, normalmente empregando os mesmos pertúitos utilizados na fixação provisória com os fios de Kirschner (Fig. 34.10). Em casos de fraturas não cominutivas do colo do rádio, a fixação cruzada com parafusos canulados é realizada com parafusos de 2,5 mm. Deve-se preferir técnicas de fixação com parafusos canulados, pois os parafusos corticais comuns tendem a sofrer deflexão da cortical do colo do rádio, caso sejam introduzidos em um ângulo de abordagem oblíquo (Fig. 34.11). Placas não bloqueadas de baixo perfil ou placas

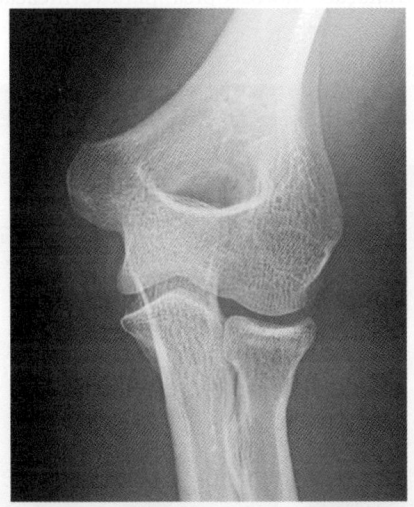
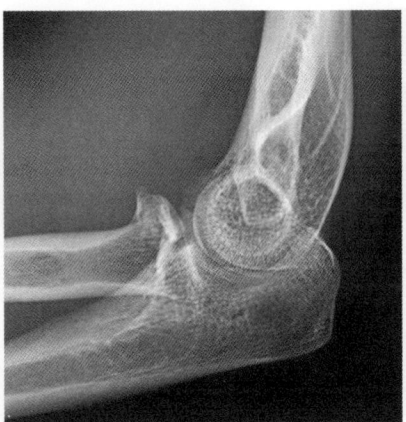
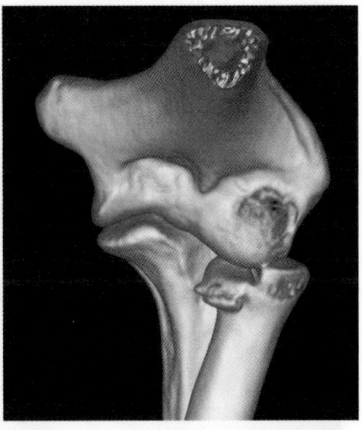
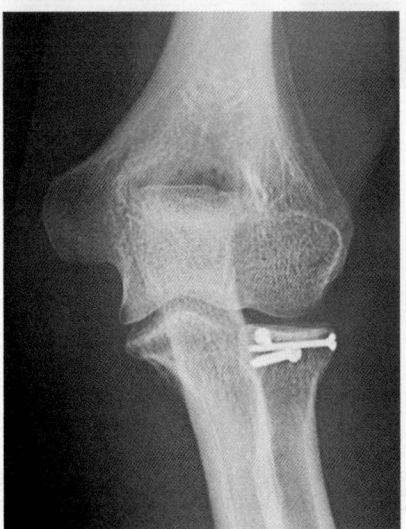
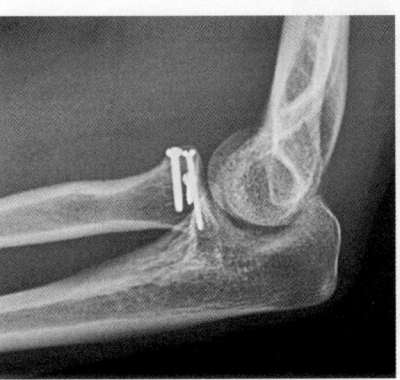

FIGURA 34.10 A, B: Radiografias anteroposterior e lateral de mulher de 33 anos que sofreu queda ao praticar *snowboard* e exibia bloqueio para a supinação. **C:** O estudo de TC revela uma fratura da cabeça do rádio desviada. **D, E:** Seis meses após a redução aberta e fixação interna, a paciente não sentia dor e exibia amplitude de movimento completa.

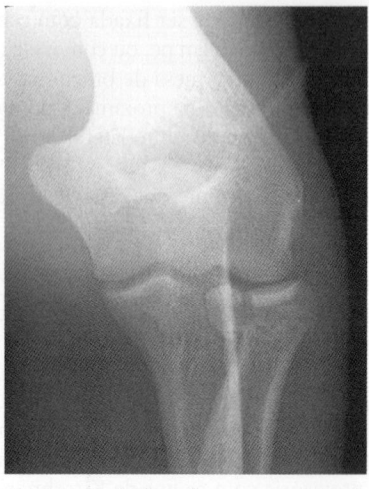 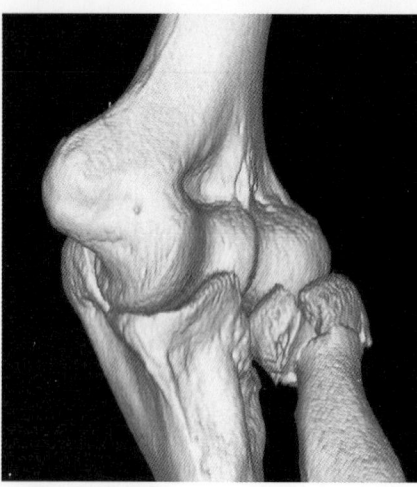 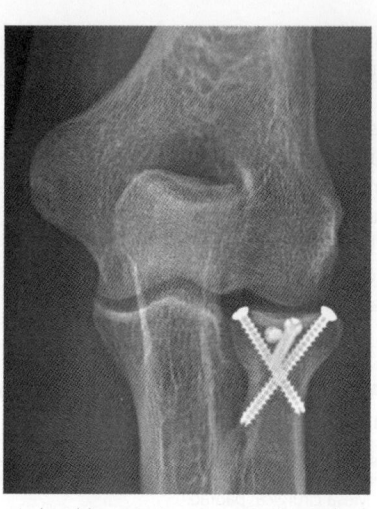

FIGURA 34.11 A: Radiografia anteroposterior de homem de 30 anos com fratura da cabeça do rádio desviada e bloqueio à rotação. **B:** O estudo de TC revela o padrão de fratura. **C:** Seis meses após cirurgia (RAFI com aplicação de parafusos tripé canulados), o paciente sentia pequena dor e exibia completa rotação do antebraço.

bloqueadas periarticulares de ângulo fixo podem ser utilizadas em pacientes mais jovens e com fraturas da cabeça e colo do rádio exibindo maior cominuição; entretanto, com frequência será preciso remover a placa num segundo momento, para tratamento da rigidez rotacional (Fig. 34.12). As placas devem ser aplicadas na parte não articular da cabeça do rádio, que se revela lateralmente com o antebraço em rotação neutra (Fig. 34.7). Em algumas circunstâncias em que não existem inserções periosteais aos fragmentos, a cabeça do rádio pode ser montada em uma mesa auxiliar e fixada à placa; em seguida, a placa é fixada ao colo do rádio. A essa altura, deve-se fazer uma cuidadosa avaliação fluoroscópica, para verificação da

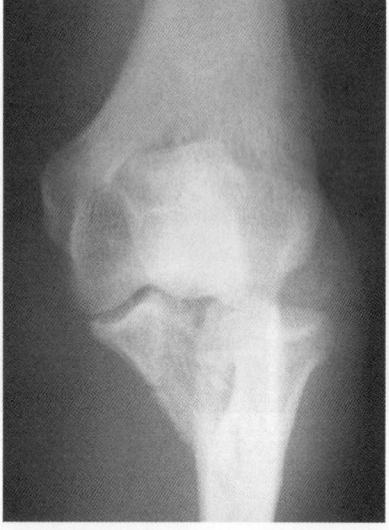 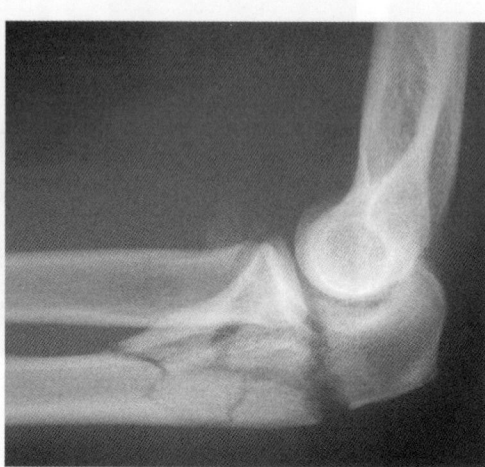 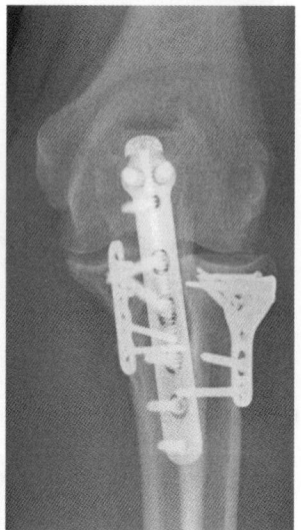

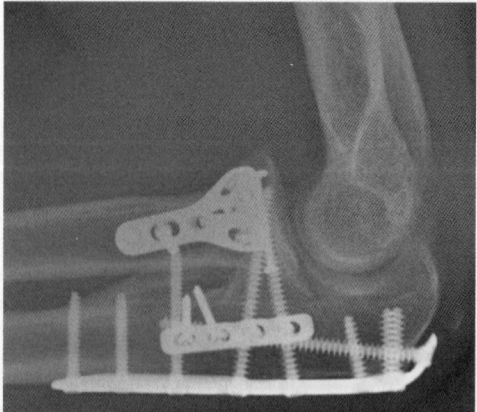

FIGURA 34.12 A, B: Radiografias anteroposterior e lateral de homem de 56 anos com fratura de rádio e ulna proximais. **C, D:** Dois anos após a fixação do rádio e da ulna por placa bloqueada, o paciente sentiu dor ocasional e perdeu 20° de supinação e extensão.

congruência da redução e confirmação do posicionamento ideal da fixação interna.

Se tiver optado por uma abordagem com divisão do extensor comum dos dedos (ECD), o cirurgião deverá fazer um reparo laterolateral do ligamento anular e da parte anterior do ligamento colateral radial com o tendão extensor comum suprajacente. No caso em que o LCL foi descolado para facilitar a exposição, ou se esse ligamento sofreu avulsão do epicôndilo lateral em decorrência da lesão, o cirurgião preferirá suturas transósseas, em lugar de âncoras de sutura, pois essa técnica permite que os tecidos sejam desviados na direção do epicôndilo, para que seja conseguido o tensionamento ideal (Fig. 34.4, Tab. 34.14).

Cuidados pós-operatórios. Quando não houver lesão associada, o paciente terá permissão para fazer movimentos ativos imediatos com um curativo. Lesões ligamentares concomitantes orientarão o plano de reabilitação, conforme descrito na seção sobre tratamento cirúrgico das luxações do cotovelo. Os procedimentos de fortalecimento são efetuados depois de assegurada a consolidação da fratura, normalmente cerca de 6-8 semanas após a operação.

Alguns cirurgiões receitam indometacina na dose de 25 mg 3 vezes/dia durante 3 semanas, na tentativa de impedir ossificação heterotópica, mas a eficácia dessa abordagem ainda não foi cientificamente comprovada; além disso, podem ocorrer complicações como retardos de consolidação e/ou pseudartroses, efeitos colaterais gastrintestinais e alergias. Deve-se evitar radiação, pois foi demonstrado que essa tecnologia aumenta a incidência de pseudartroses, quando utilizada em fraturas recentes do úmero distal.[44]

Armadilhas potenciais e medidas preventivas. Não se deve aceitar uma fixação insuficiente de fratura da cabeça do rádio, pois em tal circunstância é comum o insucesso clínico. Se não for possível obter uma redução anatômica com fixação interna estável, o cirurgião deverá considerar a substituição da cabeça do rádio. Durante a abordagem cirúrgica, o antebraço deve ser mantido em pronação, para proteção do nervo interósseo posterior. Também se deve evitar o excesso no afastamento praticado na parte anterior ao colo do rádio, em razão do risco de compressão nervosa (Tab. 34.15).

Resultados específicos para o tratamento. Para a maioria dos pacientes, a redução aberta e a fixação interna estável de fraturas da cabeça do rádio desviadas têm bons resultados.[59,65,91] Fraturas articulares parciais têm melhores resultados, em comparação com fraturas articulares completas. Por outro lado, nas fraturas com maior cominuição, especialmente aquelas com mais de três fragmentos ou com instabilidade concomitante do cotovelo, os resultados são insatisfatórios; nesses casos, o cirurgião deverá considerar enfaticamente uma artroplastia de cabeça de rádio.[21,91] Foi relatado que pacientes tratados com excisão de cabeça do rádio exibem resultados piores e percentuais mais elevados de osteoartrite, em comparação com pacientes tratados com RAFI.[14,49,65] Dezessete anos (em mé-

TABELA 34.14 RAFI de fraturas da cabeça e do colo do rádio

Etapas cirúrgicas
• Expor a parte proximal do rádio
• Dividir o ligamento anular
• Fazer redução provisória de fragmentos com fios de Kirschner
• Fixar com parafusos de cabeça cônica ou com placa, conforme indicação

TABELA 34.15 Fraturas da cabeça e do colo do rádio

Armadilhas potenciais e medidas preventivas	
Armadilhas	Medidas preventivas
Falha na fixação	Evitar fixação de pequenas fraturas osteoporóticas
	Usar placas de bloqueio
	Aplicar parafusos através de orifícios de fios de Kirschner, para evitar a fragmentação de pequenas fraturas
	Assegurar reparos ligamentares estáveis, para evitar subluxação do cotovelo, que acarreta insucesso na fixação
	Usar artroplastia de cabeça de rádio se a fixação for insuficiente
Rigidez	Mobilização imediata
	Evitar fixação por placa
Lesão ao nervo interósseo posterior	Evitar dissecção distalmente à tuberosidade do bíceps
	Não aplicar afastadores na parte anterior ao colo do rádio
	Manter o antebraço em pronação durante a abordagem cirúrgica
Necrose avascular	Preservar as inserções periosteais dos fragmentos
	Fixação interna rígida, para possibilitar a consolidação/revascularização dos fragmentos

dia) após a operação, Lindenhovius et al. observaram menor gravidade da artrite e diminuição na incidência de luxações do cotovelo em pacientes tratados com RAFI em comparação aos tratados com excisão de cabeça do rádio. O uso de parafusos embutidos resultou em menor incidência de rigidez do que a RAFI com placas para pacientes com fraturas do colo do rádio.[79,102]

Artroplastia de cabeça de rádio

Planejamento pré-operatório. Em caso de operação para fraturas de cabeça do rádio desviadas, o cirurgião deve ter sempre à disposição um sistema modulado de artroplastia para essa parte do osso, porque em muitos casos a cominuição é mais grave que o previsto na análise das radiografias simples ou dos estudos de TC. No caso de cominuição do colo do rádio, o cirurgião deverá ter à sua disposição pequenas placas ou fios metálicos para cerclagem, que permitirão a reconstrução do colo e o uso de uma prótese comum. Opcionalmente, também deverá estar disponível uma prótese bipolar de haste longa, para a rara situação de impossibilidade da reconstrução do colo do rádio para aceitação de uma prótese comum (Tab. 34.16).

Posicionamento. A cabeça do rádio pode ser substituída com o braço transversal ao tórax e o cirurgião em pé; ou com o cirurgião sentado, quando é utilizada uma mesa de braço. No tratamento de fraturas concomitantes da ulna proximal e do olécrano, pode ser preferível o decúbito lateral.

Abordagem cirúrgica. A mesma empregada para a excisão de cabeça do rádio, previamente descrita.

Técnica. O ligamento anular deve ser seccionado, com vistas a uma exposição adequada da cabeça e do colo do rádio e também para facilitar a inserção da prótese. A técnica específica de-

TABELA 34.16 Artroplastia de cabeça de rádio

Lista de verificação do planejamento pré-operatório

- Mesa cirúrgica: padrão
- Posição/meios auxiliares para o posicionamento: supina, braço transversal ao tórax ou sobre mesa de braço; uma alternativa é a posição em decúbito lateral
- Localização da fluoroscopia: lado da operação
- Equipamento: sistema de implante metálico modular para cabeça do rádio, fios em cerclagem e sistemas de pequenas placas para casos de fraturas do colo concomitantes
- Torniquete: estéril

pende to tipo de implante disponível. Depois da remoção de qualquer fragmento solto porventura existente, o cirurgião secciona o colo do rádio na junção com a cabeça ou, no nível da fratura, utilizando uma serra oscilatória. Quase todos os sistemas para cabeça do rádio são do tipo modular, por permitir melhor compatibilização dos diâmetros com a cabeça e colo do rádio nativos. Os fragmentos excisados da cabeça do rádio são remontados em uma mesa auxiliar; com isso, o cirurgião pode se certificar de que todos os fragmentos foram removidos do cotovelo; além disso, poderá determinar o diâmetro e a espessura ideais da prótese a ser utilizada. A cabeça do rádio nativa tem forma aproximadamente elíptica, com desvio em relação ao colo do rádio. Muitos dos implantes comercializados exibem simetria axial e não têm configuração anatômica; alguns utilizam uma articulação bipolar. Desconhece-se o diâmetro ideal do implante de cabeça de rádio, mas provavelmente o tamanho do disco articular do implante deve ser semelhante ao tamanho do disco articular da cabeça do rádio nativa. Normalmente o diâmetro ideal do implante equivale ao menor diâmetro da cabeça do rádio elíptica nativa, em geral 2 mm menor do que o diâmetro máximo. Implantes cujo diâmetro seja demasiadamente grande poderão causar erosão da tróclea lateral; seu uso impediria um fechamento ideal do ligamento anular e poderia contribuir para a instabilidade residual. Se estiverem disponíveis diâmetros intermediários, o cirurgião deverá escolher uma prótese menor, tanto em diâmetro como em espessura.

A determinação da espessura da cabeça do rádio deve ser realizada com base nos fragmentos excisados dela, quando disponíveis. Uma possível causa de dor, rigidez e desgaste do capítulo é o alongamento excessivo (preenchimento excessivo) decorrente da aplicação de uma prótese de cabeça de rádio com demasiada espessura.[13]

O cirurgião deve aplicar um afastador de Homan em torno do aspecto posterior do colo do rádio; esse instrumento é utilizado como uma alavanca contra a ulna para promover a translação lateral do aspecto proximal do rádio, a preparação do canal radial e também a inserção da prótese modular montada. Se a prótese a ser implantada tiver uma haste lisa, essa haste deve ter um diâmetro 1 mm menor do que o diâmetro máximo da lima utilizada no colo do rádio; com isso, a haste terá uma leve mobilidade no colo, permitindo uma trajetória ideal da superfície articular do implante com o capítulo.

Depois de inseridos os implantes de teste, a cabeça do rádio deve ser articulada ao nível da articulação radiulnar proximal, que normalmente se situa 2 mm distalmente à ponta do coronoide.[25] É preciso fazer uma avaliação cuidadosa da congruência do percurso do implante de cabeça de rádio no capítulo, tanto visualmente como por fluoroscopia. Os parâmetros radiográficos não têm grande utilidade para a detecção do alongamento excessivo da cabeça do rádio.[5,38,96] O espaço da articulação ulnoumeral medial deve mostrar paralelismo; o alongamento excessivo faz essa articulação se abrir lateralmente. No entanto, isso talvez não fique evidenciado até que tenham ocorrido 6-8 mm de alongamento excessivo do implante de cabeça de rádio. Depois da inserção da prótese definitiva, a cirurgia prosseguirá com um cuidadoso reparo do ligamento anular e de qualquer lesão óssea e ligamentar porventura existente, para manutenção da estabilidade do cotovelo (Tab. 34.17).

Cuidados pós-operatórios. Quando não houver lesões associadas, o paciente terá permissão para fazer movimentos ativos imediatos com um curativo. Lesões ligamentares concomitantes orientarão o plano de reabilitação, conforme descrito na seção sobre tratamento cirúrgico das luxações do cotovelo.

Armadilhas potenciais e medidas preventivas. O dimensionamento incorreto do implante é problema após uma artroplastia de cabeça de rádio. Infelizmente, os parâmetros radiográficos intraoperatórios não são confiáveis; isso torna o uso da cabeça do rádio excisada e a relação entre a cabeça do rádio e a ulna proximal os instrumentos de maior utilidade para o dimensionamento. O cirurgião não deve usar a distância entre o capítulo e o colo do rádio para dimensionar o implante, pois é comum a ocorrência de lacerações parciais e completas do LCL – e isso pode acarretar alongamento excessivo do implante de cabeça de rádio.

Radiografias contralaterais podem ajudar no diagnóstico pós-operatório de alongamento excessivo de cabeça do rádio; essas imagens também ajudam no planejamento pré-operatório, se a cabeça do rádio foi previamente removida. Foi desenvolvida uma técnica de mensuração baseada em radiografias contralaterais; essa técnica pode quantificar com precisão o comprimento do implante de cabeça de rádio com erro de mais ou menos 1 mm.[5]

Fraturas do colo do rádio podem ocorrer em afastamentos excessivos fresagens e inserções de prótese. Na maioria dos casos, o uso de uma meticulosa técnica cirúrgica deve evitar essa complicação. Normalmente o reparo do colo do rádio com fios metálicos em cerclagem permitirá uma bem-sucedida inserção da prótese.

A rigidez pode ser evitada se o paciente for incentivado a iniciar imediatamente exercícios de mobilização ativa. No paciente sem contraindicações, pode-se receitar indometacina, a fim de

TABELA 34.17 Artroplastia de cabeça de rádio

Etapas cirúrgicas

- Expor cabeça e colo do rádio
- Usar perfurador oscilatório para seccionar o colo do rádio na junção entre cabeça e colo, ou no nível da fratura
- Remontar os fragmentos da cabeça do rádio para medir o diâmetro e a espessura
- Usar um afastador de Homan aplicado posteriormente ao colo do rádio, para alavancar cuidadosamente a parte proximal do rádio lateralmente, para permitir o acesso ao colo do rádio
- Limar o colo do rádio e selecionar uma haste 1 mm menor do que a lima
- Fazer redução de teste
    - Verificar as dimensões do implante
    - Assegurar uma trajetória congruente da cabeça do rádio no capítulo, visualmente e com a ajuda da fluoroscopia
    - Avaliar o comprimento do rádio
- Inserir a prótese de cabeça do rádio
- Reparar o ligamento anular e qualquer lesão óssea e ligamentar concomitante

evitar ossificação heterotópica; mas a eficácia desse agente farmacológico ainda está à espera de comprovação.

As lesões do nervo interósseo posterior podem ser evitadas pela manutenção do antebraço em pronação durante a abordagem cirúrgica e também pelo não uso de afastadores de Homan na parte anterior ao colo do rádio.

Pode ocorrer desgaste ou erosão do capítulo, particularmente se ocorreu alongamento excessivo da prótese de cabeça de rádio, ou uma trajetória viciosa do implante.[13] O tratamento pode consistir na revisão ou remoção do implante, se o cotovelo estiver estável. Falhas mecânicas da prótese podem ter origem em uma ligação incorreta do implante modular ou em um defeito no mecanismo de acoplamento, por exemplo, um parafuso, ou polietileno em casos tratados com um aparelho bipolar. A revisão deve ser corretiva. Pode também ocorrer desgaste do polietileno, acompanhado secundariamente por osteólise e afrouxamento do implante em pacientes tratados com implante bipolar. Essa situação é mais problemática, e o cirurgião deverá considerar a remoção ou revisão da prótese – o que for mais apropriado.[17,84] É comum a presença de linhas radiolucentes não progressivas localizadas em torno de implantes de haste lisa; habitualmente essas linhas não estão associadas à presença de sintomas residuais (Fig. 34.13).[35] O achado de lucência progressiva em torno de um implante de haste lisa deve levantar a possibilidade de infecção ou de instabilidade residual; essas suposições devem ser confirmadas e tratadas. Implantes com hastes incorporadas exibindo afrouxamento podem ser sintomáticos, devendo passar por revisão ou remoção (Tab. 34.18).[37]

Resultados específicos para o tratamento. Em médio prazo, os resultados das substituições de cabeça do rádio por próteses metálicas são considerados bons para uma série de modelos de implantes.[17,26,42,94,98] É comum a visualização de linhas radiolucentes em torno das hastes de componentes lisos não cimentados, mas tais achados não se correlacionam com os sintomas dos pacientes.[35] No entanto, linhas radiolucentes em torno de hastes grosseiramente incorporadas podem indicar afrouxamento, estando frequentemente associadas a dor – uma razão comum para reoperação.[37,111] Foi observada a ocorrência de *stress shielding* no rádio proximal com o uso de hastes cimentadas completamente jateadas. Uma substituição de haste lisa de cabeça do rádio não cimentada demonstrou bons resultados iniciais, sem evidência de desgaste de polietileno.[118] Foi também informada a ocorrência de osteólise progressiva em decorrência de *debris* do desgaste de polietileno em pacientes com seguimento

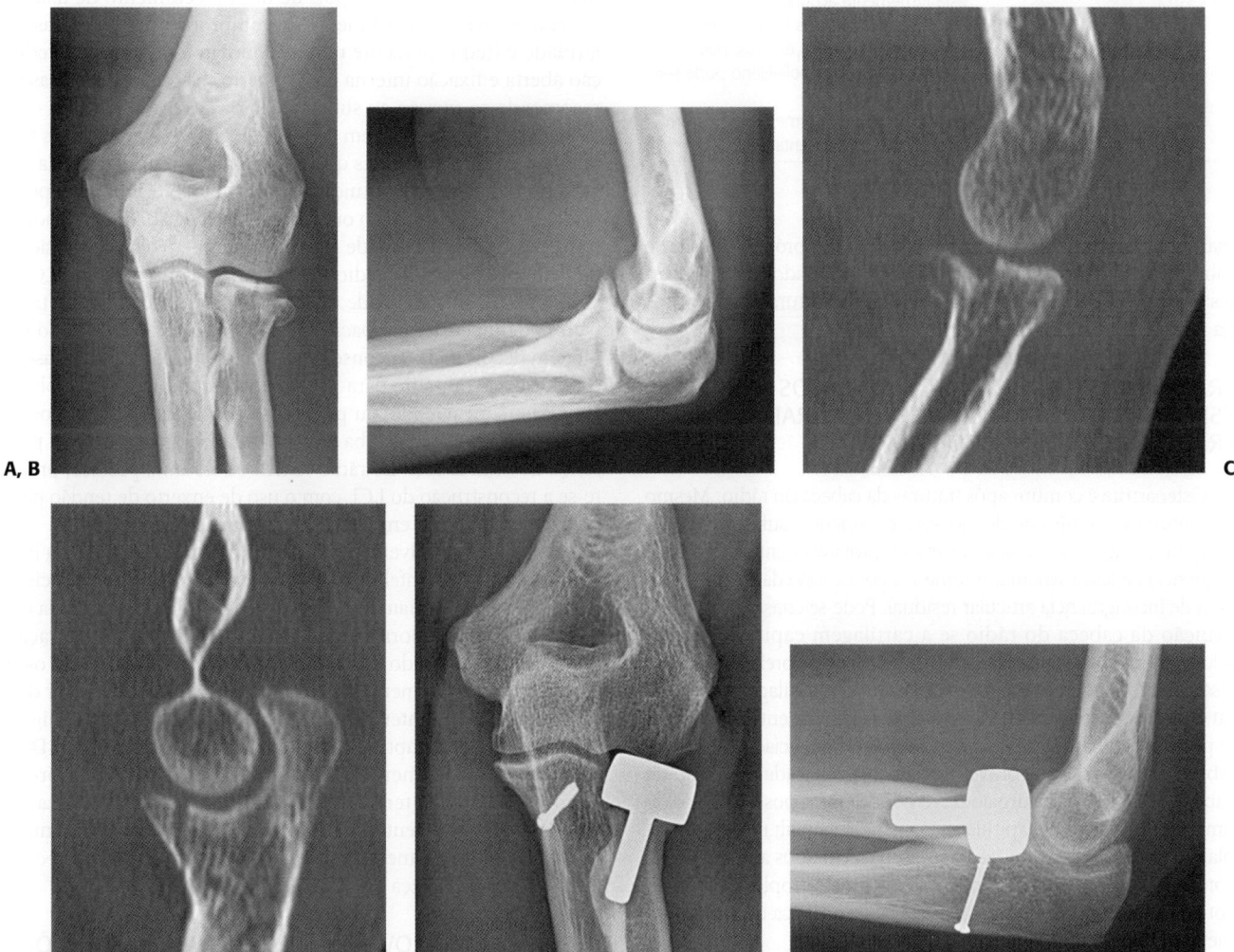

FIGURA 34.13 Radiografias anteroposterior e lateral de mulher de 50 anos que sofreu queda de própria altura **(A, B)**. O estudo de TC revela uma fratura cominutiva da cabeça do rádio desviada e uma fratura do processo coronoide não desviada **(C, D)**. Dois anos depois da operação RAFI do processo coronoide, substituição da cabeça do rádio e reparo do LCL. A paciente não sentia dor e exibia amplitude de movimento quase completa. As linhas lucentes em torno da haste lisa não cimentada não progrediram depois de 1 ano **(E, F)**.

TABELA 34.18 Artroplastia de cabeça de rádio

Armadilhas potenciais e medidas preventivas

Armadilhas	Medidas preventivas
Implante com tamanho incorreto	Medir o diâmetro e a espessura da cabeça do rádio excisada Avaliar a articulação do implante com respeito à articulação radiulnar proximal e ao processo coronoide Fazer avaliação fluoroscópica da articulação umeroulnar e do alinhamento do implante
Fratura do colo do rádio	Afastar com cuidado o colo do rádio Evitar o uso de haste do tipo *press-fit* que seja demasiadamente calibrosa
Rigidez	Mobilizar imediatamente Fazer possível uso de indometacina
Paralisia do nervo interósseo posterior	Manter o antebraço em pronação durante a abordagem cirúrgica Evitar dissecção distalmente à tuberosidade do bíceps Não usar afastadores como alavanca anteriormente ao colo do rádio
Quebra da prótese	Assegurar-se de que o implante modular está firmemente acoplado Evitar o uso de implantes bipolares em pacientes mais jovens e ativos, para os quais o desgaste do polietileno pode ser preocupante Assegurar um *press-fit* firme de hastes em crescimento não cimentadas

mais prolongado, tratados com substituição por prótese bipolar de cabeça do rádio cimentada.[84] Os primeiros resultados com implantes de pirocarbonato demonstraram algumas fraturas catastróficas na junção entre cabeça e colo.[98]

TRATAMENTO DE RESULTADOS ADVERSOS ESPERADOS E COMPLICAÇÕES INESPERADAS EM FRATURAS DE CABEÇA DO RÁDIO

Osteoartrite é comum após fraturas da cabeça do rádio. Mesmo em fraturas com mínimo desvio, em seguimentos suficientemente longos é grande a incidência de artrite, provavelmente como consequência de lesão articular traumática por ocasião da lesão, e também de incongruência articular residual. Pode-se considerar a substituição da cabeça do rádio se a cartilagem capitular estiver relativamente bem preservada; no entanto, dá-se preferência à excisão de cabeça do rádio em casos nos quais a cartilagem capitular ou o osso demonstrem doença avançada. Em pacientes com artrite pós-traumática da articulação radiocapitelar associada a uma instabilidade residual do cotovelo, fica contraindicada a excisão da cabeça do rádio. O cirurgião deve considerar a possibilidade de uma artroplastia radiocapitular unicompartimental; mas esses implantes são relativamente recentes e seus resultados ainda não são conhecidos. Pode haver necessidade de uma artroplastia total do cotovelo para tratamento da artrite pós-traumática com envolvimento da articulação ulnoumeral.

É comum a ocorrência de rigidez após fraturas da cabeça do rádio. A rigidez pode se limitar a uma perda de flexão-extensão ou de rotação do antebraço. A causa mais comum é contratura da cápsula; no entanto, a rigidez também pode ter causas mecânicas, como um implante saliente ou a retenção de fragmentos cartilaginosos ou ósseos. Também se deve considerar a ocorrência de ossificação heterotópica pós-traumática. Em um cenário de contratura capsular, frequentemente o alongamento passivo sob a supervisão de um fisioterapeuta, bem como o uso progressivo de talas estáticas, resultará em sucesso. Também pode ser utilizada uma tala ortopédica com estirador. Pacientes com rigidez persistente após fraturas da cabeça do rádio podem ser tratados com técnicas de rotina como desbridamento aberto ou artroscópico e liberação capsular.

Consolidações viciosas são comuns em pacientes submetidos ao tratamento conservador de fraturas de cabeça do rádio desviadas; no entanto, na maioria dos casos, exibem pouco ou nenhum sintoma. Em alguns casos, os pacientes se apresentam com limitação da rotação, dor, cliques ou crepitação. Podem ocorrer alterações degenerativas secundárias do capítulo e da cabeça do rádio. As opções terapêuticas podem consistir em osteotomia intra- ou extra-articular da cabeça do rádio em pacientes mais jovens e sem alterações degenerativas secundárias do capítulo.[93] Quase todos os pacientes com consolidações viciosas sintomáticas exibem lesões condrais na cabeça do rádio e/ou capítulo; e, por isso, serão tratados mais apropriadamente por excisão ou artroplastia da cabeça do rádio.[101] Pseudartroses de fraturas do colo do rádio podem ocorrer em pacientes tratados conservadoramente; no entanto, esses pacientes podem estar assintomáticos. Pseudartroses desenvolvidas depois de um procedimento de fixação interna decorrem normalmente do comprometimento da vascularidade e frequentemente não respondem à revisão com redução aberta e fixação interna com enxerto. Na maioria dos casos, recomenda-se excisão ou substituição da cabeça do rádio.

Instabilidade crônica em valgo ou axial é observada mais frequentemente em pacientes que passaram por uma excisão da cabeça do rádio sem substituição. Normalmente o problema pode ser prevenido pela fixação ou substituição da cabeça do rádio. O tratamento da instabilidade em valgo tardia envolve o reposicionamento da cabeça do rádio e também a reconstrução do LCM. Varo crônico e instabilidade rotacional posterolateral (IRPL) também podem ocorrer em pacientes com fraturas da cabeça do rádio, em decorrência da consolidação deficiente do LCL. A ausência da cabeça do rádio para proporcionar compressão da coluna lateral na concavidade, ou para tensionar adequadamente os ligamentos laterais, exacerba a instabilidade subjacente. Em presença de uma cabeça do rádio nativa ou de uma prótese, prefere-se a reconstrução do LCL com o uso de enxerto de tendão para ajudar a tensionar o enxerto e melhorar a estabilidade.

Também é preferível a pronta identificação/prevenção da instabilidade axial do antebraço. Infelizmente, a maioria dos pacientes se apresenta tardiamente, depois de efetuada a excisão da cabeça do rádio. Embora sejam esperados 2-3 mm de migração proximal da cabeça do rádio após a excisão dessa parte do osso em presença de ligamentos intactos da articulação radiulnar distal e da membrana interóssea, poderá ocorrer significativa migração proximal, com ruptura dessas estruturas estabilizadoras. Desconhece-se o tratamento ideal para lesões de Essex-Lopresti crônicas. As opções terapêuticas são: substituição da cabeça do rádio com encurtamento ulnar imediato ou em fases, ou técnicas de reconstrução da membrana interóssea, em combinação com uma prótese de cabeça de rádio (Tab. 34.19).[68]

RESUMO, CONTROVÉRSIAS E FUTURAS ORIENTAÇÕES EM FRATURAS DA CABEÇA DO RÁDIO

Fraturas da cabeça do rádio são comuns; contudo, a maioria dessas lesões exibe pouco ou nenhum desvio e pode ser tratada com sucesso por procedimento conservador. Avanços nos estudos

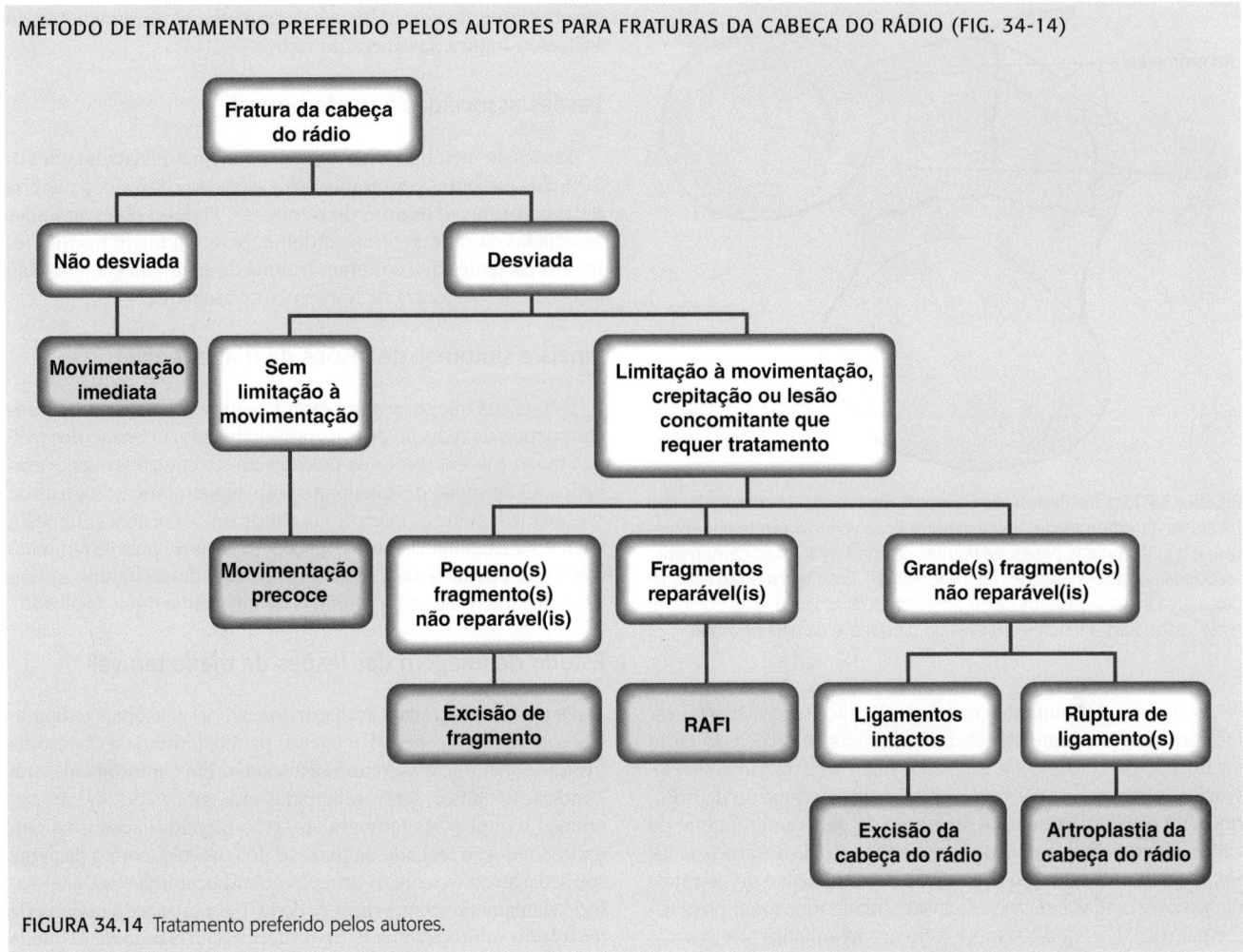

FIGURA 34.14 Tratamento preferido pelos autores.

TABELA 34.19 Fraturas da cabeça do rádio

Desfechos adversos comuns e complicações

Artrite pós-traumática
Rigidez
Pseudartrose, consolidação viciosa ou necrose avascular sintomáticas
Instabilidade do cotovelo e/ou antebraço

de imagem e nos dispositivos de fixação, além do uso das modernas próteses, melhoraram os resultados em fraturas desviadas; no entanto, as indicações para cirurgia permanecem obscuras. Há necessidade de estudos clínicos randomizados que proporcionem uma linha de raciocínio científico para o tratamento de fraturas de cabeça do rádio desviadas sem bloqueio aos movimentos. A excisão de cabeça do rádio é raramente realizada em casos de fraturas recentes dessa parte do osso, em decorrência de uma incidência significativa de lesões ligamentares simultâneas e também do advento de métodos artroplásticos com próteses confiáveis.

INTRODUÇÃO ÀS FRATURAS DO CORONOIDE

Fraturas isoladas do coronoide são raras; a maioria dessas lesões exibe fraturas associadas da cabeça do rádio ou da ulna proximal, lesões dos ligamentos colaterais ou luxações simultâneas. As fraturas do coronoide ocorrem em 2-15% dos pacientes com luxações ulnoumeral.[114] O padrão e o tamanho da fratura do coronoide e a extensão das lesões ligamentares e ósseas simultaneamente ocorridas determinam a escolha de uma estratégia terapêutica ideal.

Tradicionalmente, as fraturas do processo coronoide são classificadas pelo sistema de Regan-Morrey.[87] Esse sistema de classificação se concentra na altura de ocorrência da fratura no plano coronal. Fraturas do tipo I são pequenas fraturas da ponta do coronoide; fraturas do tipo II envolvem menos de 50% da altura total do coronoide; e as fraturas do tipo III envolvem mais de 50% da altura. A classificação é modificada com base na presença ou ausência de uma fratura-luxação associada: o tipo A define uma fratura isolada e o tipo B define uma luxação associada.

O'Driscoll et al.[80] introduziram um sistema de classificação mais abrangente, com a inclusão do tamanho da fratura, sua localização anatômica e mecanismo de lesão. Esse sistema se divide em três tipos. As fraturas do tipo I envolvem a ponta do coronoide e estão divididas em dois subtipos, com base no seu tamanho. O subtipo I compreende fraturas da ponta com menos de 2 mm, enquanto as fraturas do subtipo II medem mais de 2 mm, porém alcançam menos de 50% da altura do coronoide. As fraturas do tipo II envolvem a faceta anteromedial e estão divididas em três subtipos. O subtipo I envolve apenas a borda, o subtipo II envolve a borda e a ponta, e o subtipo III envolve a borda e o tubérculo sublime, com ou sem envolvimento da ponta. As fraturas do tipo III abrangem a base do coronoide e estão divididas em dois subtipos. O subtipo I compreende fraturas do corpo e da base, enquanto o subtipo II é uma fratura do subtipo I que ocorre junto com uma fratura transolecraniana (Fig. 34.15).

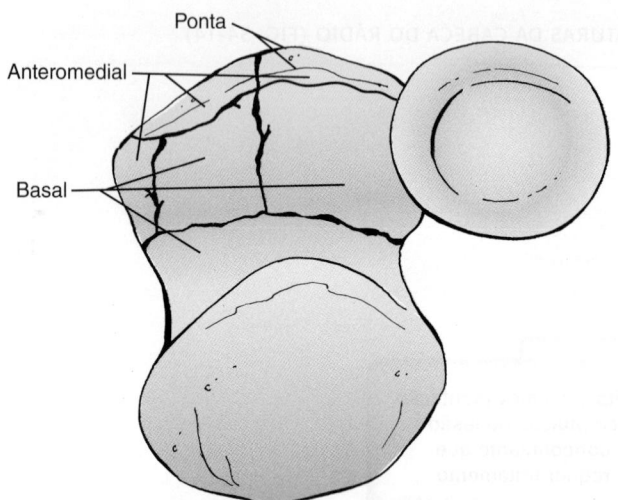

FIGURA 34.15 Classificação de O'Driscoll das fraturas do coronoide: tipo I, fraturas da extremidade; tipo II, fraturas envolvendo a faceta anteromedial; e tipo III, fraturas basais. As fraturas do tipo I estão mais comumente associadas a fraturas-luxações da tríade terrível; as do tipo II estão associadas a uma instabilidade rotacional posteromedial em varo; e as do tipo III estão associadas a fraturas-luxações do olécrano e da ulna proximal.

As fraturas da ponta do coronoide do tipo I de O'Driscoll estão caracteristicamente associadas às fraturas da cabeça do rádio e à luxação do cotovelo – a chamada "tríade terrível" do cotovelo. Normalmente essas lesões ocorrem com um mecanismo de IRPL, que provoca cisalhamento e separação da parte anterolateral da cabeça do rádio e da ponta do processo coronoide durante sua luxação. As fraturas do tipo II do aspecto anteromedial do coronoide são observadas em casos de instabilidade rotacional posteromedial (IRPM) e, quase sempre, vêm acompanhadas por avulsão do LCL. As fraturas do tipo III, da base do coronoide, estão mais frequentemente associadas a fraturas do olécrano e da ulna proximal e são causadas por um mecanismo de lesão posterior mais direto. Tipicamente essas lesões consistem em fraturas maiores da cabeça do rádio com menos lesões ligamentares. O tratamento das fraturas do coronoide será mais adequadamente compreendido se forem considerados os padrões de lesão, em vez de dirigir o foco para seu tratamento isolado.

INTRODUÇÃO ÀS LESÕES DA TRÍADE TERRÍVEL DO COTOVELO

Lesões da tríade terrível consistem em uma fratura da cabeça do rádio e do coronoide e uma luxação do cotovelo. Essas lesões podem se configurar em reais desafios ao tratamento; no passado, era comum a descrição de resultados clínicos não satisfatórios. Avanços do conhecimento acerca da biomecânica do cotovelo e progressos nos implantes resultaram em melhores resultados para o paciente.

AVALIAÇÃO DAS LESÕES DA TRÍADE TERRÍVEL

Mecanismos de lesão para as lesões da tríade terrível

Acredita-se que as lesões da tríade terrível ocorram pelo desvio rotacional posterolateral da ulna, resultando em subluxação ou luxação do cotovelo (Fig. 34.1).[81] O mecanismo proposto é uma queda sobre a mão espalmada, com a ação de uma força com direção supina, em valgo e axial. A tróclea causa uma fratura de cisalhamento do coronoide e é acompanhada por uma lesão do LCL e/ou fratura da cabeça do rádio.

Lesões associadas à tríade terrível

Lesões do membro superior ipsilateral foram relatadas em 10-20% dos pacientes com fraturas-luxações do cotovelo; a maioria delas consistia em fraturas do punho.[27,54] Pode-se observar lesões associadas da cabeça, tórax, abdome, pelve ou membros inferiores em pacientes que sofreram trauma de mais alta energia. Não é comum a ocorrência de lesões neurovasculares.

Sinais e sintomas de lesões da tríade terrível

É essencial que se faça um exame neurovascular detalhado antes e depois da redução de um cotovelo luxado. O estado dos tecidos moles e as condições da pele devem ser cuidadosamente avaliados. O cirurgião deve palpar o cotovelo em busca de sinais de sensibilidade sobre as inserções dos ligamentos colaterais. Também devem ser examinadas as articulações do ombro, pulso e radiulnar distal. Com frequência os sinais radiográficos dessas fraturas são sutis, o que intensifica a importância de um exame físico detalhado.

Estudo de imagem das lesões da tríade terrível

Depois de realizada a avaliação inicial, deve-se obter radiografias comuns (projeções AP e lateral) para determinar a direção da luxação e identificar as fraturas associadas. Em conformidade com a indicação clínica, serão solicitadas radiografias do ombro, antebraço e punho. As radiografias serão repetidas após uma cuidadosa redução fechada da luxação do cotovelo, com o paciente sob sedação consciente. A articulação radiocapitular pode ter sofrido alargamento com a ruptura do LCL e a cabeça do rádio pode ter sofrido subluxação na parte posterior. Um estudo de TC pode ajudar em uma avaliação mais adequada dos padrões de fratura da cabeça do rádio e na demonstração de fragmentos osteocondrais no interior da articulação. Foi demonstrado que reconstruções tridimensionais, com base em um estudo de TC, melhoram a concordância interobservadores na classificação e no tratamento das fraturas do processo coronoide, em comparação com a TC bidimensional.[64] A TC também pode ajudar na seleção da abordagem cirúrgica e do tipo necessário de fixação interna.

Classificação das lesões da tríade terrível

As lesões da tríade terrível são subclassificadas pelo padrão das fraturas da cabeça do rádio e do coronoide. As fraturas coronoides mais comuns observadas em pacientes com as lesões da tríade terrível são as dos tipos I e II.[29] As classificações das fraturas da cabeça do rádio foram descritas na seção precedente.

Medidas de resultado para as lesões da tríade terrível

São vários os sistemas de pontuação utilizados na avaliação dos resultados das lesões da tríade terrível, por exemplo, Questionário DASH, Escore de desempenho do cotovelo de Mayo e Avaliação do cotovelo classificada pelo paciente.

ANATOMIA PATOLÓGICA E APLICADA RELACIONADAS A LESÕES DA TRÍADE TERRÍVEL

Os estabilizadores primários da articulação do cotovelo são o coronoide, LCM e LCL. Os limitadores secundários são a cápsula, a articulação radiocapitular e as origens dos flexores e extensores comuns.[74] A cabeça do rádio é um estabilizador secundário em valgo, enquanto o coronoide é um estabilizador primário para estresses em varo e importante estabilizador para forças rotacionais posteromediais, posterolaterais e axiais.[7,75,83,100]

Estudos biomecânicos de um modelo de tríade terrível demonstraram que o reparo dos ligamentos e uma artroplastia da cabeça do rádio podem restaurar a estabilidade/cinemática praticamente normal do cotovelo nos casos em que a fratura do coronoide é pequena (tipo I). No entanto, fraturas coronoides maiores, como as dos tipos II e III de Regan-Morrey, resultaram em instabilidade vertical e no plano coronal, mesmo em cenário de reparo ligamentar e reparo ou substituição da cabeça do rádio.[9]

OPÇÕES TERAPÊUTICAS DAS LESÕES DA TRÍADE TERRÍVEL

Tratamento conservador das lesões da tríade terrível

Indicações/contraindicações

Geralmente, lesões da tríade terrível do cotovelo são tratadas por procedimento cirúrgico, em razão da instabilidade residual que impossibilita uma redução congruente e a mobilização imediata. Se as fraturas da cabeça do rádio e do coronoide forem pequenas e se a redução do cotovelo for congruente após a uma redução fechada, poderá ser considerado um tratamento conservador. Fragmentos fraturados que estejam interpostos no interior da articulação e na presença de instabilidade residual são contraindicações para o tratamento conservador. Fraturas de cabeça do rádio que exibam desvio e estejam causando um bloqueio à rotação do antebraço também são contraindicações para o tratamento conservador (Tab. 34.20).

Técnica

Em geral, uma redução manipulativa do cotovelo por manobra fechada é realizada na sala de emergência ou na sala cirúrgica. Depois da redução, o cotovelo é mobilizado ao longo de um arco de flexão-extensão em pronação, neutro e supinação, com o objetivo de avaliar qualquer instabilidade residual. Como as lesões de tecido mole no aspecto lateral são tipicamente mais graves em pacientes com lesões da tríade terrível, frequentemente a pronação do antebraço melhora a estabilidade. Se o cotovelo sofrer uma reluxação entre 0-30° de flexão, deverá ser considerado o tratamento cirúrgico. As lesões da tríade terrível tratadas por procedimento conservador são imobilizadas em uma tala leve em 90° de flexão durante 7-10 dias para conforto do paciente e para possibilitar o retorno do tônus muscular ao cotovelo. Deve-se evitar o tratamento prolongado em flexão excessiva para manutenção da redução da articulação. Por outro lado, deve-se incentivar a contração isométrica dos músculos do cotovelo ainda na tala aplicada após a redução. Após a remoção da tala, o paciente deve ser reexaminado para verificação da estabilidade e deve ser solicitado a estender e flexionar ativamente o cotovelo. Normalmente os pacientes farão a mobilização apenas dentro de seu arco estável, sendo improvável que ocorra reluxação, nos casos em que, inicialmente, foi conseguido exame/redução estável. Deve-se evitar a abdução do braço e cotovelo em relação ao tórax e exercícios de amplitude de movimento passivo, pois tais manobras geram estresse em varo no cotovelo. Entre exercícios, o paciente deve usar uma tala de repouso com o cotovelo em 90°; tipicamente, em pronação que, em geral, é a posição mais estável em um cenário de lesão mais extensa de tecido mole no aspecto lateral em comparação ao medial. Normalmente, a completa extensão em supinação não será permitida durante 4 semanas, para reduzir a possibilidade de subluxação do cotovelo. Há necessidade de um acompanhamento semanal por meio de radiografias e avaliações clínicas, para monitoração de possível ocorrência de desvio da fratura e para verificar a recuperação dos movimentos. Uma subluxação ou reluxação da articulação é indicação para tratamento cirúrgico. Transcorridas 6 semanas, a tala de repouso será descontinuada; nessa ocasião, poderão ter início exercícios cuidadosos de alongamento para tratamento da rigidez residual. Cargas em varo ou em valgo, bem como exercícios de fortalecimento, serão evitados até que tenham transcorrido 12 semanas. Pode-se fazer uso progressivo de talas estáticas para melhorar a mobilização do cotovelo.

Resultados

São poucas as informações relativas ao tratamento conservador das lesões da tríade terrível do cotovelo. O tratamento conservador também foi associado a resultados menos desejáveis, como rigidez, instabilidade tardia e artrose.[45,90] Mais recentemente, Guitton e Ring informaram que três dos quatro pacientes tratados por procedimento conservador tiveram bons resultados. Os autores concluíram que o tratamento não cirúrgico pode ser considerado em casos de fraturas pequenas e minimamente desviadas do coronoide e da cabeça do rádio, com exibição de bom alinhamento do cotovelo.[43]

Tratamento cirúrgico de lesões da tríade terrível

Indicações/contraindicações

Na maioria dos casos, pacientes com lesões da tríade terrível necessitarão de tratamento cirúrgico para obterem uma redução congruente e estável do cotovelo, que permitirá uma mobilização imediata. A subluxação residual do cotovelo depois de uma redução fechada ou a instabilidade residual impeditiva da movimentação precoce são indicações para cirurgia. Fraturas de cabeça do rádio desviadas que causam bloqueio dos movimentos, ou fragmentos de fratura encarcerados na articulação, também são indicações para cirurgia. Ocasionalmente, pode haver contraindicação para a cirurgia em pacientes cujas comorbidades clínicas os coloquem em risco inaceitável, e também em pacientes com membros superiores não funcionais em decorrência de comprometimento neurológico, ou de outro tipo.

Redução aberta e fixação interna

É importante proceder com uma abordagem sistemática que abranja os componentes críticos dessa lesão. Tal abordagem consiste na fixação ou substituição da cabeça do rádio, fixação do frag-

TABELA 34.20 Lesões da tríade terrível

Tratamento conservador	
Indicações	Contraindicações relativas
Cotovelo concêntrico após redução fechada de luxação	Redução não concêntrica do cotovelo
Fratura de cabeça do rádio não desviada, ou desviada sem bloqueio para rotação	Fratura de cabeça do rádio desviada interferindo com a rotação do antebraço
Fratura do processo coronoide de Regan e Morrey, subtipo I, fraturas do coronoide não desviadas dos subtipos II e III	Fraturas do processo coronoide desviadas de Regan e Morrey, subtipos II e III
	Fragmento da fratura interposto na articulação

mento coronoide e reparo do LCL. Em seguida, o cotovelo deve ser avaliado no intraoperatório, em busca de instabilidade residual, para determinar se há ou não necessidade de reparo do LCM ou, em raros casos, se há necessidade de um fixador externo.

Planejamento pré-operatório (Tab. 34.21)

TABELA 34.21 RAFI de lesões da tríade terrível

Lista de verificação do planejamento pré-operatório
• Mesa cirúrgica: mesa radiolucente para o braço • Posição/meios auxiliares para o posicionamento: supina, braço transversal ao tórax, ou sobre mesa de braço • Localização da fluoroscopia: lado da operação • Equipamento: âncoras de sutura, fios de Kirschner de 0,035 e 0,045, parafusos de 1,5 e 2 mm, parafusos canulados de 2,5 mm, placas de bloqueio periarticulares, sistema de artroplastia de cabeça de rádio, fixador externo, fixador externo articulado, *kit* para bloqueio de grande fragmento com parafusos

Posicionamento cirúrgico. As lesões da tríade terrível podem ser reparadas com o braço do paciente transversalmente ao tórax, com o cirurgião em pé; ou na posição sentada, caso em que deve ser usada uma mesa de braço. Usar um campo enrolado e aplicado embaixo do cotovelo poderá ajudar na abordagem do aspecto medial do cotovelo, quando o braço estiver posicionado transversalmente ao tórax.

Abordagem cirúrgica. Normalmente, para o tratamento de lesões da tríade terrível, o cirurgião opta por uma incisão cutânea na linha média posterior do cotovelo que permite o acesso lateral, medial e posterior ao cotovelo. Opcionalmente, poderão ser utilizadas incisões cutâneas (lateral, medial e posterior) distintas, conforme a necessidade. Deve-se dar preferência a uma abordagem de Kocher, por permitir o reparo do LCL, que normalmente sofre avulsão do epicôndilo lateral nessas lesões da tríade terrível.[71]

Ainda não ficou determinada qual é a abordagem cirúrgica ideal para o reparo do coronoide; foram descritas diversas opções laterais, anteriores e mediais. Em muitos casos, o coronoide pode ser abordado e reparado a partir de uma exposição cirúrgica lateral, particularmente nos casos de necessidade de substituição da cabeça do rádio. Pode-se recorrer a uma divisão dos flexores-pronadores para fraturas do coronoide dos tipos I e II de Regan-Morrey (Fig. 34.16).[103] Talvez seja preferível uma abordagem de Taylor e Scham para as fraturas da base do tipo III e em caso de necessidade do uso de uma placa medial.[108] Essa abordagem envolve a separação de toda a massa flexora-pronadora do epicôndilo medial e da crista supracondilar, e proporciona excelente exposição de todo o coronoide e do LCM. Nossa abordagem cirúrgica preferida consiste em usar o intervalo entre as duas cabeças do flexor ulnar do carpo (FUC).[97] Essa abordagem também permite acesso adequado ao tubérculo sublime e ao LCM. Uma liberação meticulosa e a mobilização dos ramos motores do nervo ulnar podem ajudar a melhorar a exposição distal. Talvez seja preciso sacrificar os ramos articulares proximais, para que seja obtida uma exposição adequada. A elevação dos músculos flexores-pronadores na direção distal-proximal ajuda a isolar o tubérculo sublime e a identificar e proteger o feixe anterior do LCM, quando esse ligamento estiver intacto. Como rotina, os autores fazem uma liberação *in situ* do nervo ulnar; deve-se considerar a transposição desse nervo se, no pré-operatório, foram observados sintomas de nervo ulnar ou se houver necessidade de maior mobilização para possibilitar a fixação do coronoide.

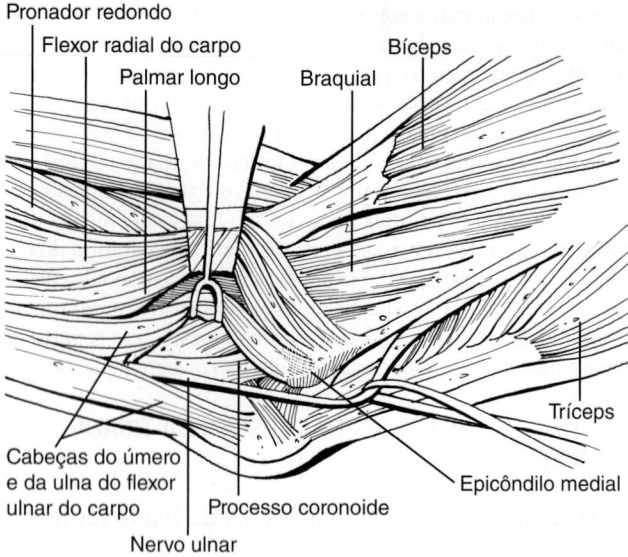

FIGURA 34.16 Há três abordagens mediais para a fixação do coronoide. Divisão do flexor-pronador, com uso do assoalho do nervo ulnar que divide as duas cabeças do flexor ulnar do carpo, e elevação de todo o flexor ulnar do carpo da ulna.

Técnica. É importante fazer uma avaliação fluoroscópica do cotovelo com o paciente anestesiado para determinar a extensão da lesão dos ligamentos colaterais e a magnitude da instabilidade do cotovelo. Depois de realizada uma incisão cutânea na região lateral ou posterior do cotovelo, o cirurgião deve fazer uma abordagem de Kocher estendida com o objetivo de proporcionar uma exposição completa do cotovelo e facilitar o reparo do LCL. Durante a extensão da exposição, o cirurgião deve deixar uma parte da fáscia presa à crista supracondilar, para ajudar no fechamento. Para proteção da parte posterior do nervo interósseo, o antebraço deve ser colocado em pronação, e a extensão distal da exposição não deve exceder 2 cm a partir da articulação radiocapitular.[23] Pode-se ter acesso ao coronoide através da fratura da cabeça do rádio. A fim de que sejam tratadas com fixação por parafusos, as fraturas do coronoide demasiadamente pequenas ou cominutivas podem ser reparadas com o uso de suturas passadas em torno do coronoide e da parte anterior da cápsula, através de túneis transósseos criados no aspecto dorsal da ulna.[40,70] Pequenas fraturas da ponta do coronoide, inferiores a 10%, podem ser deixadas sem reparo nos casos em que foi realizado um reparo seguro das lesões ocorridas simultaneamente.[11] Se a cabeça do rádio não permitir reconstrução, a ressecção melhorará a exposição do coronoide. Faz-se a redução anatômica dos fragmentos da fratura do coronoide, e tenta-se mantê-la com fios de Kirschner provenientes de um sistema de parafusos canulados. Tão logo a redução do processo coronoide seja obtida, os fios de Kirschner devem ser sistematicamente substituídos por parafusos canulados.[70] O uso de um guia para reconstrução do ligamento cruzado anterior ou de um dispositivo de direcionamento similar poderá ajudar na aplicação precisa dos parafusos.

A fixação do coronoide deve ser seguida por RAFI, ou pela substituição da cabeça do rádio. Não é recomendável fazer uma excisão parcial ou completa da cabeça do rádio nos casos de lesões da tríade terrível, pois foi demonstrado que tal procedimento resulta em instabilidade e em artrose.[45] A decisão entre o reparo e a substituição da cabeça do rádio já foi analisada anteriormente; deve-se considerar a necessidade de uma fixação estável diante dessas lesões mais complexas, especialmente frente a um quadro de simultânea instabilidade do cotovelo. Comumente, o LCL sofre ruptura em sua origem, no epicôndilo lateral. É essencial que se faça um reparo anatômico e isométrico do LCL, para restauração da estabilidade (Fig. 34.4). O ponto isométrico corresponde ao centro do capítulo, quando visualizado pelo aspecto lateral.

Se não for possível acessar o coronoide pela abordagem cirúrgica lateral, o cirurgião tentará uma abordagem cirúrgica medial, conforme descrito anteriormente, para reparo do coronoide e do LCM (Fig. 34.16). A redução e a fixação são realizadas com suturas transósseas, parafusos canulados aplicados na direção posteroanterior ou com uma placa de apoio (Fig. 34.17). Em raros casos, não será possível a reconstrução do coronoide, como consequência da perda de massa óssea ou de uma cominuição grave; nessas circunstâncias, indica-se o enxerto ósseo estrutural.[92] Foram descritas várias opções, inclusive com crista ilíaca,[61] ressecção da cabeça do rádio,[109] enxertos homólogos e um fragmento da parte proximal do olécrano ipsilateral.[73]

O cotovelo deve ser examinado por fluoroscopia, em busca de evidências de instabilidade residual com o antebraço em pronação, neutro e em supinação após o reparo do coronoide, da cabeça do rádio e do LCL. Se o cotovelo permanecer instável, o LCM deverá ser reparado. Pode-se recorrer à fixação externa estática ou dinâmica para proteção de fraturas osteoporóticas complexas do coronoide nos casos em que não foi possível obter uma fixação estável e na rara circunstância de pacientes que demonstram instabilidade residual apesar do reparo da cabeça do rádio, do coronoide e dos dois ligamentos colaterais.[70] Com frequência, a fixação externa articulada será um recurso útil em situações de revisão. Também poderá ser considerada uma fixação temporária do cotovelo por meio de parafusos cruzados ou de uma placa em ponte, conforme descrição anterior (Tab. 34.22).

Cuidados pós-operatórios. A integridade dos reparos ósseos e ligamentares e o exame com o paciente anestesiado para verificação da estabilidade na conclusão da operação orientarão o plano de reabilitação, conforme descrito na seção sobre tratamento cirúrgico das luxações do cotovelo. Em geral, prefere-se um cotovelo rígido e estável a um cotovelo móvel e incongruente.

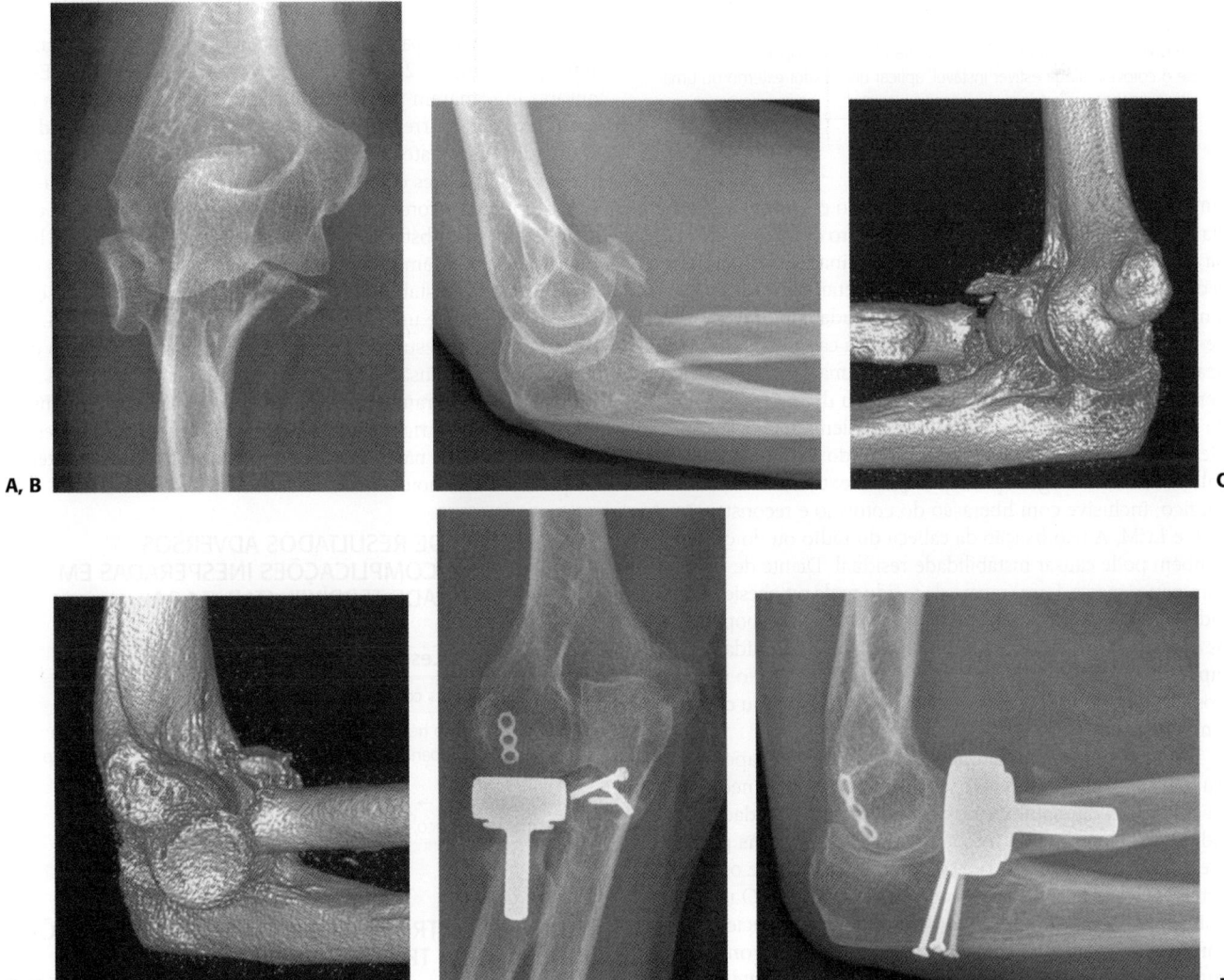

FIGURA 34.17 Mulher, 59 anos; sofreu queda sobre a mão espalmada de uma altura de dois degraus. Radiografias obtidas após a redução fechada de uma luxação do cotovelo demonstram uma fratura do coronoide e da cabeça do rádio desviada com subluxação residual do cotovelo. **A, B:** O estudo de TC 3D demonstra cominuição significativa, tanto na fratura do coronoide, como da cabeça do rádio. **C, D:** Seis meses após a artroplastia da cabeça do rádio, reparo transósseo do LCL e RAFI do coronoide com enxerto do osso esponjoso obtido da cabeça do rádio. As radiografias demonstram um cotovelo congruente com leve ossificação heterotópica. **E, F:** A paciente obteve uma amplitude de movimento funcional.

TABELA 34.22 Reparo cirúrgico de lesões da tríade terrível

Etapas cirúrgicas
• Fazer exame fluoroscópico do cotovelo sob anestesia
• Fazer abordagem cirúrgica lateral ao cotovelo através da linha média posterior ou através de incisão cutânea lateral
• Fazer abordagem de Kocher profunda
• Fixar o coronoide a partir da abordagem cirúrgica lateral, se possível utilizando parafusos na direção posteroanterior se houver um grande fragmento, ou fixação por sutura da parte anterior da cápsula no caso de fragmento(s) menor(es)
• Fixar ou substituir a cabeça do rádio
• Reparar o LCL e os músculos extensores comuns com uso de suturas transósseas ou âncoras de sutura
• Reavaliar a estabilidade do cotovelo usando fluoroscopia
• Fazer abordagem cirúrgica medial se não houver possibilidade de fixar a fratura do coronoide a partir da abordagem cirúrgica lateral, se houver instabilidade residual depois do reparo do coronoide, cabeça do rádio e LCL
• Usar a abordagem pelo assoalho do nervo ulnar para acessar o coronoide e LCM
• Fazer liberação *in situ* ou transpor o nervo ulnar
• Fixar o coronoide com parafusos na direção posteroanterior ou com placa de apoio
• Reparar o LCM e os músculos flexores comuns com uso de suturas transósseas ou âncoras de sutura
• Reavaliar a estabilidade do cotovelo usando fluoroscopia
• Se o cotovelo ainda estiver instável, aplicar um fixador externo ou uma placa-ponte temporária

TABELA 34.23 Lesões da tríade terrível

Armadilhas potenciais e medidas preventivas	
Armadilhas	Medidas preventivas
Instabilidade residual	Reparo ou substituição da cabeça do rádio, fixação de fraturas maiores do coronoide e garantir o reparo anatômico dos ligamentos colaterais.
	Protocolo de mobilização ativa, que evita sempre o estresse em varo.
	Empregar fixação externa ou uma placa-ponte temporária, em caso de preocupação sobre instabilidade residual
Rigidez do cotovelo	Exercícios imediatos de amplitude de movimento
Paralisia nervosa	Proteger o nervo ulnar durante as abordagens cirúrgicas mediais
	Visualização direta do osso durante a aplicação dos pinos fixadores externos
	Manipulação cuidadosa de nervos e tecido mole

Armadilhas potenciais e medidas preventivas. Não é comum a ocorrência de instabilidade sintomática após reparo operatório de lesões da tríade terrível. No entanto, um reparo inadequado ou malsucedido das estruturas laterais pode acarretar subluxação persistente. Uma subluxação leve pode ser tratada com um protocolo de reabilitação com movimentos acima da cabeça ou com mobilização ativa, conforme já descrito; mas uma luxação franca poderá precisar de nova fixação cirúrgica, ou de um procedimento de salvação. É fundamental que esse problema seja prontamente identificado, pois o tratamento em segundo tempo de um cotovelo subluxado e rígido poderá implicar extenso tratamento cirúrgico, inclusive com liberação do cotovelo e reconstrução do LCL e LCM. A não fixação da cabeça do rádio ou do coronoide também pode causar instabilidade residual. Diante de pacientes com pouca massa óssea, reparo de tecido mole ou obesidade mórbida e, em pacientes que se mostram incapazes de cooperar com os cuidados pós-operatórios, como pacientes na unidade de terapia intensiva (UTI), o cirurgião deverá considerar o uso criterioso de uma fixação externa estática ou dinâmica, ou da fixação temporária por placa em ponte.

É preferível que a mobilização seja iniciada logo após a cirurgia, para evitar rigidez; mas ocasionalmente haverá necessidade de adiamento da mobilização, em razão da má qualidade dos tecidos moles ou de uma fixação insuficiente. Alguns pacientes precisarão da liberação do cotovelo ou da excisão de ossificação heterotópica, a fim de restaurarem sua mobilidade. O uso de indometacina, embora preferido pelos autores em pacientes sem contraindicações para essa medicação, continua controversa; também não ficou demonstrado ainda que esse agente farmacológico impeça a ossificação heterotópica em torno do cotovelo.

Sintomas do nervo ulnar são comuns em abordagens cirúrgicas mediais ao coronoide, e o nervo radial fica em risco com a fixação por placa do colo do rádio e com a aplicação de um fixador externo (Tab. 34.23).

Resultados específicos para o tratamento. Doornberg et al.[24] estudaram retrospectivamente 26 lesões da tríade terrível do cotovelo. Esses autores informaram ter obtido resultados bons e excelentes nos casos em que ocorreu fixação estável do processo coronoide, e resultados insatisfatórios quando isso não ocorreu. Pugh et al.[85] revisaram 36 lesões da tríade terrível tratadas com RAFI da fratura do processo coronoide e/ou reparo da parte anterior da cápsula, reparo ou substituição da cabeça do rádio e reparo do ligamento lateral. Além disso, os autores trataram pacientes que demonstraram instabilidade residual com reparo do LCM e/ou com a aplicação de um fixador externo articulado. Pugh et al. obtiveram 78% de resultados bons a excelentes com um arco médio de flexão-extensão de 112° e rotação do antebraço de 136°. Ring et al.[90] relataram resultados ruins em decorrência de instabilidade, artrose e rigidez em sete de 11 pacientes com lesões da tríade terrível que não tinham sido tratados com fixação interna do processo coronoide.

TRATAMENTO DE RESULTADOS ADVERSOS ESPERADOS E COMPLICAÇÕES INESPERADAS EM LESÕES DA TRÍADE TERRÍVEL (TAB. 34.24)

TABELA 34.24 Lesões da tríade terrível

Desfechos adversos comuns e complicações
Rigidez e ossificação heterotópica do cotovelo → Mobilização imediata
Reluxação → Acompanhamento cuidadoso e identificação e tratamento cirúrgico
Subluxação residual → Protocolo de mobilização ativa, prosseguir com tratamento cirúrgico, caso persista

RESUMO, CONTROVÉRSIAS E FUTURAS ORIENTAÇÕES EM LESÕES DA TRÍADE TERRÍVEL

Embora os resultados das lesões da tríade terrível tenham melhorado, continua uma tarefa difícil obter resultados confiavelmente bons. O atual desafio no tratamento das lesões da tríade terrível é a possibilidade de obter uma fixação interna estável das fraturas do coronoide e da cabeça do rádio. Embora

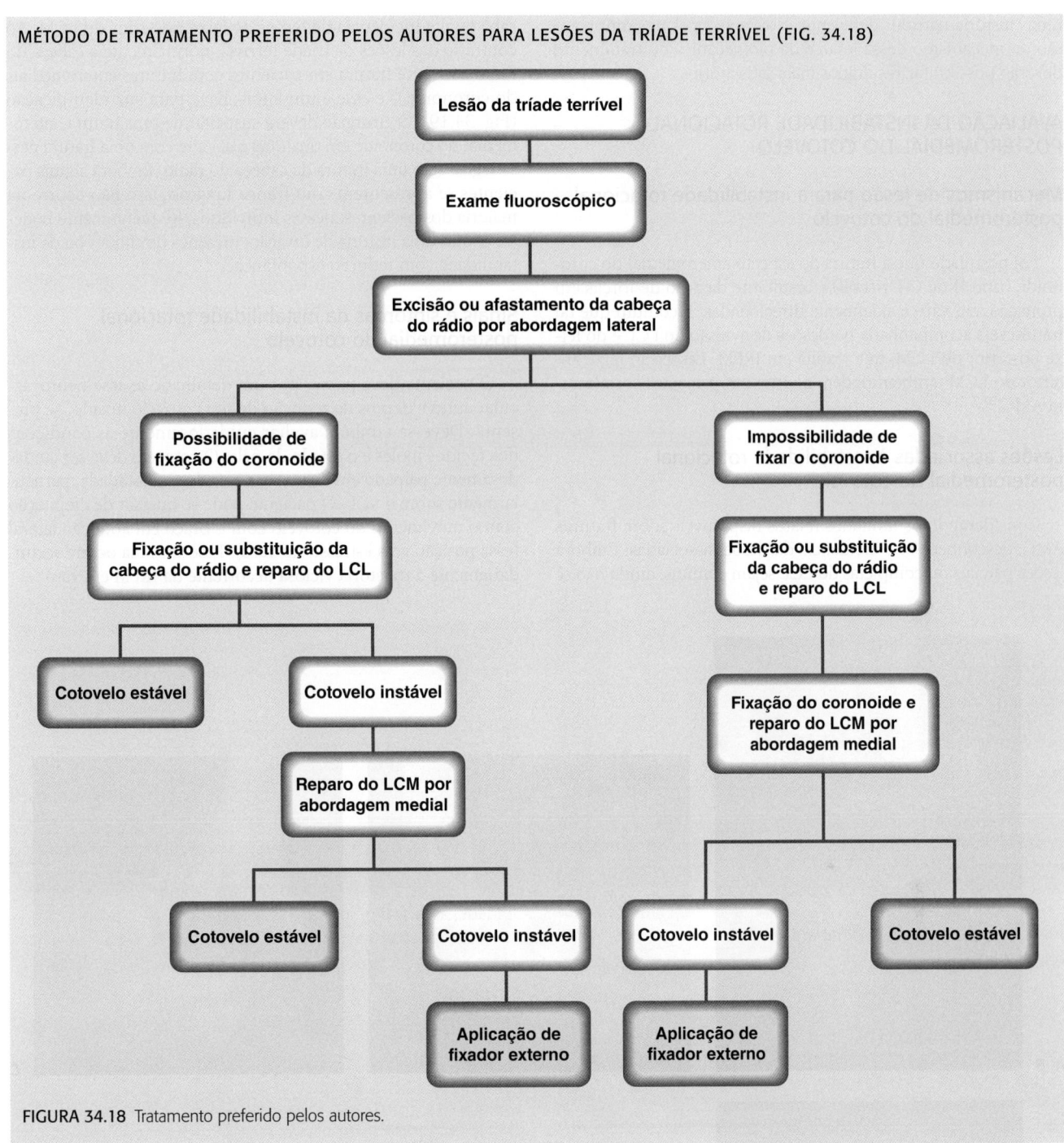

FIGURA 34.18 Tratamento preferido pelos autores.

existam bons implantes de cabeça de rádio para tratamento de fraturas não passíveis de reconstrução nessa região anatômica, infelizmente, não existe implante para coronoide que facilite o tratamento da cominuição dessa parte. Ainda não se sabe qual a abordagem cirúrgica ideal para o coronoide, nem para o manejo do nervo ulnar. O papel da fixação, por sutura, de pequenos fragmentos do coronoide e do reparo do LCM permanece controverso. Embora alguns autores prefiram o uso de fixação externa articular em pacientes com instabilidade residual, a aplicação de tais dispositivos para que o eixo de movimento seja precisamente reproduzido é tarefa difícil; e, nesse tocante, os resultados variam. Atualmente, os autores preferem a fixação externa estática ou uma placa em ponte interna. Há necessidade de novos estudos que determinem o papel da indometacina na prevenção da ossificação heterotópica em pacientes com lesões da tríade terrível.

INTRODUÇÃO À INSTABILIDADE ROTACIONAL POSTEROMEDIAL (IRPM) DO COTOVELO

As fraturas anteromediais do processo coronoide (AMC) e IRPM em varo foram descritas originalmente por O'Driscoll et al. em 2003.[80] Embora essas fraturas sejam pouco comuns, quando comparadas a fraturas do coronoide associadas a lesões da tríade terrível, com frequência são sutis e podem passar despercebidas; em muitos casos, levam a resultados insatisfatórios em razão de uma "história natural" deficiente. Novos avanços na compreensão do mecanismo dessa lesão e da biomecânica do tratamento deverão possibilitar resultados mais satisfatórios.

AVALIAÇÃO DA INSTABILIDADE ROTACIONAL POSTEROMEDIAL DO COTOVELO

Mecanismos de lesão para a instabilidade rotacional posteromedial do cotovelo

Foi postulado que a fratura do aspecto anteromedial do coronoide (tipo II de O'Driscoll) é resultante da ação de forças em pronação, em varo e axialmente direcionadas. É comum que tal fratura seja acompanhada por lesões de avulsão do LCL e do feixe posterior do LCM, que resulta em IRPM. Lesões ao feixe anterior do LCM também podem ocorrer em pacientes com fratura AMC.[80]

Lesões associadas à instabilidade rotacional posteromedial do cotovelo

Considerando os limitados relatos disponíveis sobre fraturas AMC, desconhece-se a incidência das lesões associadas. Embora lesões parciais ou completas do LCL sejam comuns, ainda não se sabe qual a incidência de lesões ao feixe posterior do LCM. Ao contrário das lesões da tríade terrível, normalmente a cabeça do rádio não sofre fratura em pacientes com fraturas anteromediais do coronoide – e esse é um fator-chave para sua identificação (Fig. 34.19). O cirurgião deverá suspeitar de uma fratura anteromedial do coronoide em qualquer paciente com uma fratura nessa região sem uma fratura da cabeça do rádio. Embora alguns pacientes se apresentem com franca luxação, isso não ocorre na maioria dos pacientes: nesses indivíduos, frequentemente pode-se extrair uma história de luxação, presença de cliques ou de instabilidade com redução espontânea.

Sinais e sintomas da instabilidade rotacional posteromedial do cotovelo

O paciente deve passar por um detalhado exame neurovascular antes e depois da redução de um cotovelo luxado, se presente. Deve-se também avaliar cuidadosamente as condições dos tecidos moles e o estado da pele. O cotovelo deve ser cuidadosamente palpado em busca de sinais de sensibilidade, particularmente sobre o LCL. O paciente pode se queixar de crepitação com o movimento do cotovelo com o braço em abdução lateral (essa posição gera estresse em varo). Esse sintoma ocorre secundariamente à trajetória viciosa decorrente da IRPM em varo.

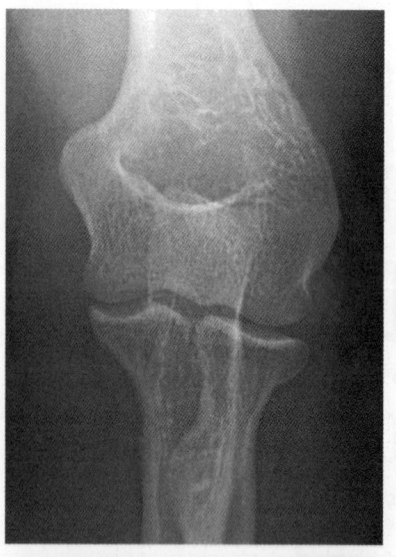
A, B

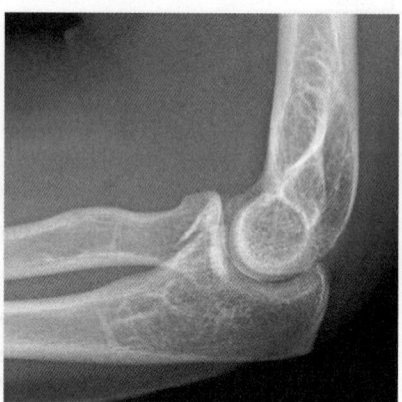

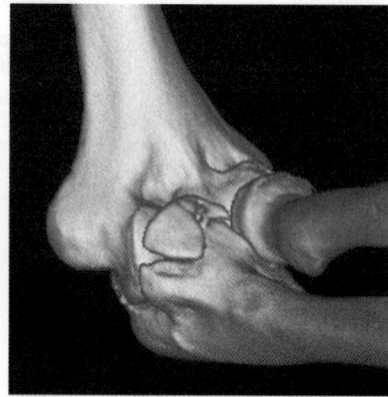
C

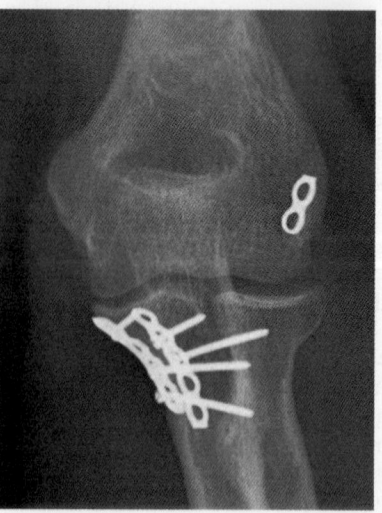
D, E

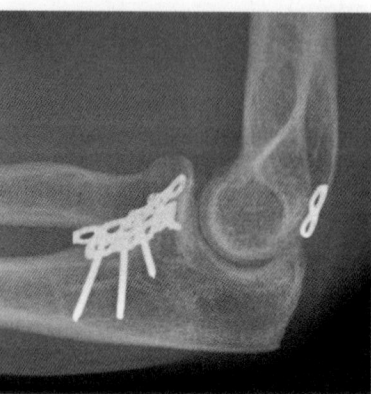

FIGURA 34.19 Mulher de 39 anos, após queda no gelo. As projeções AP e lateral demonstram uma fratura sutil do coronoide, sem fratura da cabeça do rádio. A paciente exibia crepitação e dor nas tentativas de movimentação do braço em abdução originada no lado. **A, B:** O estudo de TC 3D oferece mais detalhes da fratura da parte anteromedial do coronoide do subtipo II. **C:** Radiografias AP e lateral 1 ano depois do reparo transósseo do LCL e fixação da faceta anteromedial com uma placa de apoio **(D, E)**.

Estudos de imagem para a instabilidade rotacional posteromedial do cotovelo

Devem ser obtidas radiografias padrões (projeções AP e lateral) do cotovelo. Dependendo da indicação clínica, o cirurgião solicitará radiografias do ombro, antebraço e punho, que serão repetidas após a redução de uma luxação do cotovelo associada. Os achados podem ser sutis como, por exemplo, o desaparecimento de uma linha articular umeroulnar medial paralela, ou um desalinhamento em varo do cotovelo.[97] A articulação radiocapitular pode demonstrar abertura, diante da ruptura do LCL; e pode ficar visível um fragmento "em lasca" proveniente do côndilo lateral. Estudos de TC com reconstrução tridimensional melhoram a capacidade de identificação e ajudam a esclarecer o padrão das fraturas coronoides anteromediais. É recomendável que o cirurgião conte rotineiramente com tais imagens para a avaliação dessas lesões.[64]

Classificação das fraturas anteromediais do processo coronoide

O'Driscoll et al.[80] descreveram três subtipos de fratura anteromedial do coronoide. O subtipo I envolve apenas a parte anteromedial da borda; o subtipo II envolve a borda e a ponta; e o subtipo III envolve a borda e o tubérculo sublime, com ou sem envolvimento da ponta.

Medidas de resultados para a instabilidade rotacional posteromedial do cotovelo

Diversos sistemas de pontuação têm sido utilizados na avaliação dos desfechos de fraturas anteromediais do coronoide, como o questionário DASH e o *Mayo Elbow Performance Index*.

ANATOMIA PATOLÓGICA E APLICADA RELACIONADAS À INSTABILIDADE ROTACIONAL POSTEROMEDIAL DO COTOVELO

Um estudo biomecânico que se concentrou em fraturas anteromediais do coronoide demonstrou que o tamanho da fratura da faceta anteromedial e a presença simultânea de uma lesão do LCL são fatores importantes da necessidade de redução aberta e fixação interna. O LCL e o aspecto anteromedial do coronoide são estabilizadores em varo essenciais do cotovelo. Os autores informaram que mesmo pequenas fraturas anteromediais do coronoide afetam a cinemática do cotovelo, particularmente diante de um estresse em varo. O reparo exclusivo do LCL não foi capaz de restaurar a estabilidade em pacientes com fraturas da faceta anteromedial do processo coronoide maiores de 2,5 mm.[83] O envolvimento do tubérculo sublime (subtipo III) resulta em simultânea instabilidade em valgo, em consequência da ruptura da inserção ulnar do LCM.

OPÇÕES TERAPÊUTICAS PARA A INSTABILIDADE ROTACIONAL POSTEROMEDIAL DO COTOVELO

Tratamento conservador da instabilidade rotacional posteromedial do cotovelo

Indicações/contraindicações

Ainda não ficou esclarecido qual o papel do tratamento conservador da IRPM do cotovelo. Se a fratura anteromedial do coronoide for pequena e não desviada e se a redução do cotovelo for congruente, o tratamento conservador deverá ser considerado. Um exame fluoroscópico com projeções em estresse poderá ajudar a orientar o tratamento; uma instabilidade importante deverá ser tratada com cirurgia. O cirurgião deve obter um estudo de TC para confirmar o padrão de fratura e a congruência da articulação. Fragmentos da fratura que estejam interpostos no interior da articulação e a presença de subluxação articular são contraindicações para o tratamento conservador (Tab. 34.25).

Técnica

As fraturas anteromediais do coronoide tratadas por método conservador devem ser imobilizadas em 90° de flexão durante 7 a 10 dias para conforto do paciente e também para permitir o retorno do tônus muscular ao cotovelo. O paciente deve ser incentivado a praticar contração isométrica dos músculos do cotovelo enquanto o braço estiver na tala. Depois da remoção desta, o paciente deverá estender e flexionar ativamente o cotovelo. Normalmente os pacientes farão a mobilização apenas dentro de seu arco estável. A ocorrência de crepitação durante o movimento sugere incongruência da articulação ulnoumeral e a necessidade de um exame sob anestesia, provável reparo cirúrgico. A abdução do cotovelo em relação ao tórax provoca um momento em varo nessa articulação; por isso, esse movimento deve ser evitado. Entre exercícios, o paciente usará uma tala de repouso em rotação neutra. Embora a pronação estabilize o cotovelo com deficiência do LCL, a supinação estabiliza o cotovelo com deficiência do coronoide; portanto, deve-se selecionar a rotação neutra para os exercícios de flexão e extensão, e para a imobilização. O cirurgião deverá ordenar um acompanhamento semanal do paciente por meio de radiografias e exames clínicos, com o objetivo de monitorar um possível desvio da fratura e também a recuperação dos movimentos. Subluxação ou luxação da articulação é indicação para tratamento cirúrgico. Depois de transcorridas 6 semanas, a tala de repouso será descontinuada; a essa altura, poderá ter início um alongamento cuidadoso para o tratamento da rigidez residual. A aplicação de carga em varo ou em valgo, além de exercícios de fortalecimento, deverá ser evitada até que tenham transcorrido 12 semanas. O paciente poderá usar talas estáticas progressivas para melhorar os movimentos do cotovelo.

Resultados

Há poucas informações relativas aos resultados do tratamento conservador da IRPM do cotovelo. Doornberg e Ring relataram sua experiência no tratamento de 18 pacientes com fraturas da faceta anteromedial, com acompanhamento médio por 26 meses. Desse total, três pacientes foram tratados por método conservador: dois obtiveram resultados excelentes, e o terceiro, um resultado razoável.[28] A consolidação viciosa pode acarretar subluxação persistente e osteoartrite secundária o que não existe atualmente uma opção reconstrutiva satisfatória.

TABELA 34.25 Tratamento de instabilidade rotacional posteromedial do cotovelo

Tratamento conservador	
Indicações	Contraindicações relativas
Cotovelo concêntrico	Cotovelo não concêntrico
Pequena fratura não desviada da parte anteromedial do coronoide	Fratura desviada da parte anteromedial do coronoide
	Fragmento de fratura interposto na articulação

Tratamento cirúrgico da instabilidade rotacional posteromedial do cotovelo

Indicações/contraindicações

Na maioria dos casos, pacientes com IRPM devem ser tratados cirurgicamente para obter estabilização do cotovelo, o que permitirá a mobilização imediata. Subluxação residual ou crepitação durante o movimento são ocorrências sugestivas de incongruência dinâmica – e indicações para cirurgia.

Redução aberta e fixação interna

A restauração da estabilidade rotacional posteromedial em varo é obtida por meio da fixação interna do processo coronoide e pelo reparo do LCL. O tubérculo sublime é fixado, ou o LCM é reparado, caso tenha sido lesionado. O paciente receberá um fixador externo para tratamento da instabilidade residual ou para proteção de uma fixação interna insuficiente.

Planejamento pré-operatório (Tab. 34.26)

TABELA 34.26 RAFI de instabilidade rotacional posteromedial do cotovelo

Lista de verificação do planejamento pré-operatório
• Mesa cirúrgica: mesa de braço radiolucente
• Posição/meios auxiliares para o posicionamento: supina, braço transversal ao peito, ou sobre mesa de braço
• Localização da fluoroscopia: lado da operação
• Equipamento: âncoras de sutura, fios de Kirschner de 0,035 e 0,045, parafusos de 1,5 e 2 mm, parafusos canulados de 2,5 mm, placas de bloqueio periarticulares para a cabeça do rádio e coronoide, sistema de artroplastia de cabeça de rádio, fixador externo, fixador externo articulado, *kit* para bloqueio de grande fragmento com parafusos

Posicionamento. As lesões por instabilidade rotatória posteromedial do cotovelo são abordadas mais efetivamente com o uso de uma mesa de braço com o cirurgião sentado. Um pré-requisito para esse posicionamento é uma rotação lateral do ombro suficiente para possibilitar uma abordagem cirúrgica medial. Opcionalmente, a lesão pode ser reparada com o braço transversal ao tórax e com o cirurgião em pé. Um lençol enrolado aplicado embaixo do cotovelo poderá ajudar na exposição medial.

Abordagem cirúrgica. Normalmente usa-se uma incisão cutânea na linha média posterior do cotovelo em pacientes com IRPM, pois tal abordagem permite o acesso lateral e medial ao cotovelo, conforme a necessidade. Opcionalmente, podem ser empregadas incisões cutâneas distintas (lateral e medial). Ainda não ficou determinado qual a abordagem cirúrgica ideal para o reparo do processo coronoide anteromedial, conforme dito na seção precedente sobre lesões da tríade terrível. Nossa abordagem cirúrgica preferida para fraturas anteromediais do coronoide prevê o uso do intervalo entre as duas cabeças do FUC.[97] Essa abordagem também proporciona acesso adequado ao tubérculo sublime e ao LCM. Uma liberação meticulosa e a mobilização dos ramos motores do nervo ulnar ajudam a melhorar a exposição distal. Os músculos flexores-pronadores são elevados na direção distal-proximal, para isolamento do tubérculo sublime e também para identificação e proteção do feixe da parte anterior do LCM. Como rotina, os autores liberam o nervo ulnar *in situ*, com transposição do nervo nos casos em que o paciente exibe sintomas de nervo ulnar no pré-operatório ou em caso de necessidade de maior mobilização, para possibilitar a fixação do coronoide.

Abordagens cirúrgicas laterais profundas à cabeça do rádio e ao LCL já foram descritas anteriormente. Em um cenário de IRPM, prefere-se a abordagem de Kocher para possibilitar o reparo do LCL, que normalmente sofre avulsão do epicôndilo lateral.

Técnica. É importante que se faça uma avaliação fluoroscópica inicial do cotovelo sob anestesia, para que seja determinada a extensão da lesão ao ligamento colateral e a magnitude da instabilidade do cotovelo. Em primeiro lugar, deve-se fixar a fratura do aspecto anteromedial do coronoide. Depois de realizada uma incisão cutânea do aspecto medial ou posterior do cotovelo, o nervo ulnar é liberado e protegido para todo o restante do caso. Deve-se fazer sua transposição se o nervo estiver aprisionado ou interferindo na exposição do coronoide. Depois de dividido o FUC, a parte anterior é elevada e afastada da ulna, em uma direção distal-proximal, com proteção da inserção do LCM no tubérculo sublime se a estrutura estiver intacta. Para visualização da ponta do coronoide (uma fratura do subtipo II), os músculos flexores-pronadores são descolados do epicôndilo medial e da crista supracondilar medial, restando um pequeno feixe de fáscia para futuro reparo. Depois da redução e fixação preliminar com fios de Kirschner, serão aplicados parafusos canulados na direção posteroanterior ou parafusos comuns na direção anteroposterior, ou uma placa de apoio para o reparo definitivo. Não se recomenda a fixação de fragmentos da ponta do coronoide com suturas, porque a parte anteromedial da borda depende de uma fixação interna estável para prevenir o colapso em varo. Se os fragmentos forem suficientemente grandes, será preferível usar uma placa de apoio.

Se for observada consistência, a fixação do coronoide foi obtida. Então, faz-se um novo exame fluoroscópico e o cotovelo é cuidadosamente submetido a um estresse em varo para determinar se há necessidade de intervir no LCL. Se for observado apenas um leve afrouxamento em varo, o LCL poderá ser deixado sem tratamento; nesse caso, o paciente deverá seguir um protocolo de reabilitação específico para o ligamento, conforme descrito anteriormente. Se a fixação do coronoide não estiver consistente, ou o paciente exibir instabilidade residual em varo, o cirurgião fará uma abordagem cirúrgica lateral ao cotovelo através de uma incisão na parte posterior, ou fará uma incisão lateral separada e o LCL é reparado.

Pode-se recorrer à fixação externa estática ou dinâmica com o objetivo de proteger fraturas osteoporóticas complexas do coronoide nos casos em que não foi possível obter uma fixação estável em pacientes que demonstram instabilidade residual, apesar do reparo do coronoide e dos ligamentos colaterais.[85] Também pode ser considerada uma fixação temporária do cotovelo com parafusos cruzados ou com uma placa em ponte, conforme descrito anteriormente (Tab. 34.27).

Cuidados pós-operatórios. O cotovelo deve ficar protegido com uma tala posterior leve, bem acolchoada, com a articulação em 90º de flexão e com o antebraço em rotação neutra. Idealmente, o curativo será removido e a mobilização iniciada 48 horas após a cirurgia, a menos que a fixação articular estática tenha sido necessária. Se houver qualquer preocupação com relação à qualidade dos tecidos moles ou à estabilidade das fraturas, à qualidade dos reparos ligamentares, ou à estabilidade do cotovelo obtida ao final do procedimento cirúrgico, o cotovelo poderá ficar imobilizado por até 14 dias. Depois desse período, terá início um protocolo de mobilização ativa, conforme descrito anteriormente para o tratamento conservador de fraturas anteromediais do coronoide; esse protocolo deve consistir em exercícios ativos e ati-

TABELA 34.27 Reparo cirúrgico da instabilidade rotacional posteromedial do cotovelo

Etapas cirúrgicas

- Fazer exame fluoroscópico do cotovelo sob anestesia
- Fazer abordagem cirúrgica medial ao cotovelo através de incisão cutânea na linha média posterior ou medial
- Dividir o flexor ulnar do carpo e fazer uma liberação *in situ* do nervo ulnar; transposição, em caso de necessidade
- Usar a abordagem pelo assoalho do nervo ulnar para coronoide
- Elevar os músculos flexor-pronador com afastamento da ulna na direção distal-proximal, com preservação da inserção do LCM no tubérculo sublime
- Fixar o coronoide com parafusos na direção posteroanterior ou com placa de apoio
- Usar fixação com suturas da parte anterior da cápsula e pequeno(s) fragmentos(s) da extremidade
- Caso o LCM tenha sofrido lesão, repará-lo e refixar a massa flexora-pronadora
- Reavaliar a estabilidade do cotovelo usando fluoroscopia
- Fazer uma abordagem lateral de Kocher e, em caso de necessidade, reparar o LCL com uso de suturas transósseas ou âncoras de sutura
- Reavaliar a estabilidade do cotovelo com o uso de fluoroscopia
- Se o cotovelo permanecer instável, ou se a fixação do coronoide não for consistente, aplicar um fixador externo ou uma placa em ponte temporária

TABELA 34.28 Instabilidade rotacional posteromedial do cotovelo

Armadilhas potenciais e medidas preventivas

Armadilhas	Medidas preventivas
Instabilidade residual	Assegurar o reparo de fraturas maiores do processo coronoide anteromedial e de ligamento(s) colateral(is) Protocolo de mobilização ativa que evita sempre o estresse em varo Utilizar fixação externa ou aplicação temporária de placa em ponte, em caso de preocupação com instabilidade residual
Rigidez do cotovelo	Exercícios imediatos de amplitude de movimento
Paralisia nervosa	Proteger o nervo ulnar durante as abordagens cirúrgicas mediais Visualização direta do osso durante a aplicação de pinos fixadores externos Afastamento cuidadoso de nervos e tecido mole

vos-assistidos com o braço ao lado e sempre evitar estresses em varo. O paciente poderá flexionar e estender ativamente o cotovelo na posição de rotação do antebraço, na qual ocorreu maior estabilidade durante o exame sob anestesia, ao término do reparo operatório (mais comumente em rotação neutra). O paciente pode fazer exercícios de rotação do antebraço em 90° ou mais de flexão. O alongamento passivo pode ter início 6 semanas após a cirurgia; e um programa formal de fortalecimento terá início no terceiro mês.

Armadilhas potenciais e medidas preventivas. Instabilidade sintomática é rara após o reparo operatório da IRPM do cotovelo. No entanto, um reparo inadequado ou malsucedido das estruturas laterais, ou o colapso da fixação do coronoide, pode acarretar subluxação persistente. A pronta identificação e tratamento desse problema são cruciais para a preservação de um bom resultado. Assim, deve-se considerar o uso criterioso de fixação externa estática ou de fixação temporária por placa em ponte.

É preferível que o paciente faça movimentos imediatamente após o operatório, com o objetivo de evitar rigidez; no entanto, em alguns casos haverá necessidade de adiamento da mobilização por causa de uma fixação insuficiente, com um plano para subsequente liberação da contratura para a restauração dos movimentos funcionais. Sintomas de nervo ulnar são comuns em casos tratados por uma abordagem cirúrgica medial do coronoide; deve-se considerar a liberação profilática *in situ*, ou uma transposição (Tab. 34.28).

Resultados específicos para o tratamento. São poucos os relatos sobre resultados do tratamento cirúrgico de fraturas anteromediais do coronoide. Doornberg e Ring completaram uma revisão retrospectiva de 67 fraturas-luxações do cotovelo.[27] Onze desses pacientes demonstraram instabilidade posteromedial em varo, e todos tinham sofrido fraturas da faceta anteromedial do coronoide. Em outro estudo, os mesmos autores descreveram sua experiência com 18 pacientes com fraturas da faceta anteromedial, com acompanhamento médio por 26 meses.[28] Desse total, seis pacientes exibiam consolidação viciosa da faceta anteromedial e todos evoluíram para subluxação em varo, artrose do cotovelo e um resultado funcional razoável ou insatisfatório. Os 12 pacientes restantes, com uma fixação anatômica da fratura do aspecto anteromedial do coronoide, tiveram um funcionamento do cotovelo considerado bom ou excelente. Com base nessas limitadas informações, recomenda-se o reparo do LCL e o uso de RAFI para a maioria das fraturas do aspecto anteromedial do coronoide.[27,28,83]

TRATAMENTO DE RESULTADOS ADVERSOS ESPERADOS E COMPLICAÇÕES INESPERADAS NA ESTABILIDADE ROTACIONAL POSTEROMEDIAL DO COTOVELO (TAB. 34.29)

TABELA 34.29 Instabilidade rotacional posteromedial do cotovelo

Desfechos adversos comuns e complicações

Rigidez e ossificação heterotópica do cotovelo → Mobilização imediata.
Subluxação ou luxação do cotovelo → Obter fixação estável da parte anteromedial do coronoide e do LCL. Usar fixador externo para proteção dos reparos, se não forem consistentes. Acompanhamento cuidadoso, para identificação de instabilidade e tratar com cirurgia.
Artrite do cotovelo → Obter redução anatômica da fratura do coronoide e evitar instabilidade residual.

RESUMO, CONTROVÉRSIAS E FUTURAS ORIENTAÇÕES NA INSTABILIDADE ROTACIONAL POSTEROMEDIAL

Ainda não se tem certeza acerca do tratamento ideal da IRPM. Essa entidade pode facilmente passar despercebida porque, em comparação com muitas lesões do cotovelo, a história, o exame físico e os achados radiográficos podem ser sutis. Infelizmente, se esse padrão de instabilidade não for identificado e o cotovelo permanecer subluxado, seu resultado, frequentemente, será insatisfatório. Os atuais desafios no tratamento de fraturas anteromediais do processo coronoide são a capacidade de conseguir uma fixação interna estável e a carência de próteses disponíveis

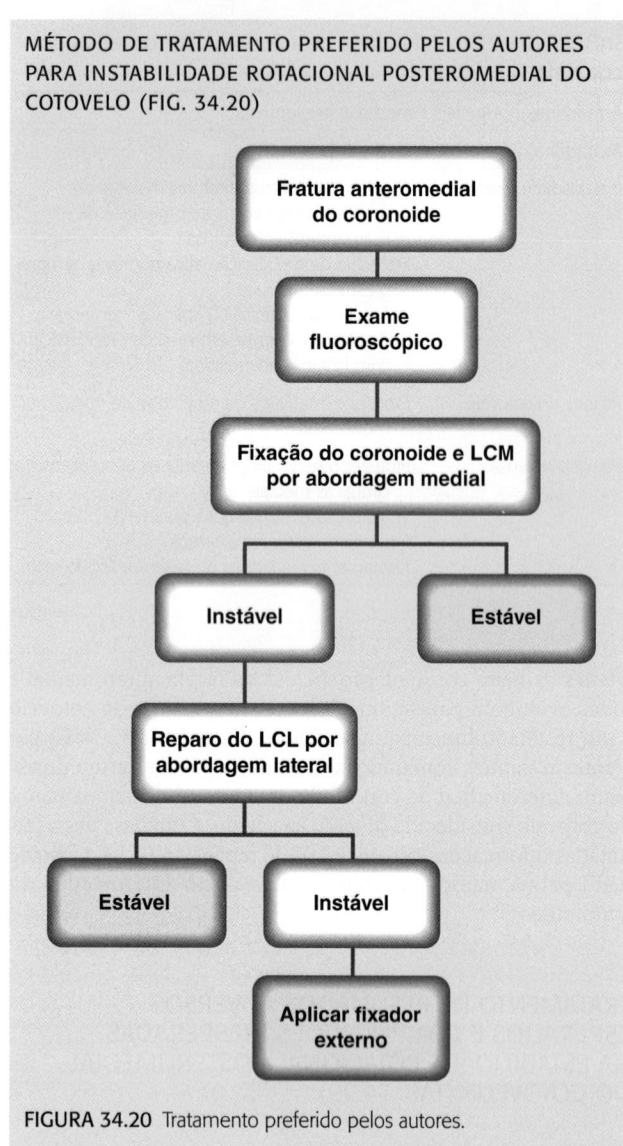

MÉTODO DE TRATAMENTO PREFERIDO PELOS AUTORES PARA INSTABILIDADE ROTACIONAL POSTEROMEDIAL DO COTOVELO (FIG. 34.20)

FIGURA 34.20 Tratamento preferido pelos autores.

para o coronoide para reconstrução dessa parte, em casos de deficiência. Ainda permanecem desconhecidas a abordagem cirúrgica e a técnica de fixação interna ideais em lesões do coronoide, da mesma forma que os cuidados com o nervo ulnar. Ademais, é preciso definir mais adequadamente o tratamento conservador dessas lesões.

INTRODUÇÃO ÀS FRATURAS DA ULNA PROXIMAL

Fraturas da ulna proximal são lesões comuns em adultos e representam aproximadamente 10% das fraturas na área do cotovelo. Fraturas da ulna proximal abrangem um amplo espectro de lesões, que incluem não apenas as fraturas do olécrano, mas também as fraturas-luxações transolecranianas e a lesão de Monteggia posterior.[55,89] Dessa forma, não existe um tratamento ou técnica única que seja mais apropriado para todas as lesões. No entanto, todos esses padrões de lesão são fraturas intra-articulares da ulna proximal que, na maioria dos casos, dependerão de alinhamento anatômico e fixação estável, para que seja possível a imediata mobilização dessa articulação e a otimização dos resultados funcionais.

AVALIAÇÃO DAS FRATURAS DA ULNA PROXIMAL

Mecanismos de lesão para fraturas do aspecto posterior da ulna

As fraturas da ulna proximal podem ser causadas por trauma direto ou indireto ao cotovelo. Tipicamente, as fraturas do olécrano resultam de um golpe direto no olécrano. Padrões mais complexos de fraturas-luxações podem ser resultado de lesão mais indireta, como uma queda sobre a mão espalmada. Normalmente, as fraturas-luxações transolecranianas resultam de traumas de alta energia, por exemplo, quedas de locais elevados, agressões ou colisões de veículos automotivos. Embora as lesões de Monteggia nas regiões posteriores também possam resultar de traumas de alta energia, normalmente decorrem de lesões de menor energia que incidem em osso mais osteopênico e de quedas no nível do solo.

Lesões associadas a fraturas da ulna proximal

Considerando a localização subcutânea do olécrano, fraturas expostas não são raras, e têm-se registro de um percentual de 2 a 30% de fraturas. As fraturas-luxações transolecranianas podem estar associadas a lesões do processo coronoide ou a fraturas segmentares da ulna. Lesões de Monteggia posteriores podem estar associadas a fraturas do processo coronoide (26%), fraturas da cabeça do rádio (68%), lesões do membro superior ipsilateral (24%) e lesões dos ligamentos colaterais.

Sinais e sintomas de fraturas da ulna proximal

Embora sejam tipicamente lesões isoladas do membro superior, 20% das fraturas da ulna proximal estão associadas a politraumatismos, o que torna importante um exame completo do paciente em busca de lesões sistêmicas.[117] O membro afetado deve ser avaliado para presença de lesão no ombro, antebraço, punho ou mão. O braço deve ser examinado em busca de feridas expostas e abrasões que tipicamente ocorrem sobre a superfície dorsal da ulna proximal. Normalmente, nota-se um inchaço na área do cotovelo, com acúmulo de líquido na bolsa olecraniana. O cotovelo pode exibir uma deformidade óbvia no caso de uma fratura-luxação. Faz-se um exame do quadro neurológico distal, com especial atenção às funções dos nervos ulnar, mediano e interósseo posterior. Também é necessária uma avaliação do quadro vascular e dos compartimentos do antebraço.

Estudos de imagens e outros exames para as fraturas da ulna proximal

Devem ser obtidas as seguintes projeções radiográficas do cotovelo: anteroposterior, lateral e radiocapitular. No caso de uma fratura-luxação, as radiografias devem ser obtidas depois da redução fechada, para que seja obtido melhor delineamento dos componentes da fratura. Nesses casos, ajudará contar com uma projeção de tração, especialmente se o cotovelo estiver instável depois da redução fechada. Os componentes da fratura podem ser novamente avaliados na sala cirúrgica, com o paciente sob anestesia geral, com uso de tração antes da fixação. Um estudo de TC pode ser útil para avaliar o padrão da fratura associada do coronoide ou da cabeça do rádio, para ajudar no planejamento pré-operatório; no entanto, em geral esse exame não costuma ser necessário.

Classificação das fraturas da ulna proximal

Fraturas do olécrano

A classificação de Mayo divide as fraturas do olécrano em três grupos, com base no desvio da fratura e na estabilidade do cotovelo (Fig. 34.21).[76] Esses grupos incluem o tipo I (fraturas não desviadas), o tipo II (fraturas desviadas, mas estáveis) e tipo III (fraturas instáveis). Em seguida, cada grupo é subdividido em fraturas cominutivas (A) ou não cominutivas (B). Essa classificação ajuda a orientar o tratamento; em geral, as fraturas do tipo I possibilitam o tratamento conservador, enquanto, normalmente, as fraturas dos tipos II e III dependem de tratamento cirúrgico. O tratamento mais adequado para fraturas do tipo B se faz com fixação por placa; as fraturas do tipo A podem ser tratadas, em caso de preferência, por configurações em banda de tensão.

Fraturas-luxações do olécrano

As fraturas-luxações anteriores do olécrano são denominadas "fraturas-luxações transolecranianas".[89] Essas fraturas também são representadas pelo tipo III na classificação de Mayo. Uma característica importante dessas lesões é a relativa preservação da articulação radiulnar proximal. Além disso, embora as fraturas do coronoide não sejam raras, em geral os ligamentos da cabeça do rádio e ligamentos colaterais ficam intactos em pacientes com fraturas desse padrão. Embora possam se apresentar com multifragmentação, normalmente as fraturas do coronoide exibem grandes fragmentos isolados das partes anteriores ou um fragmento com apenas uma divisão longitudinal.

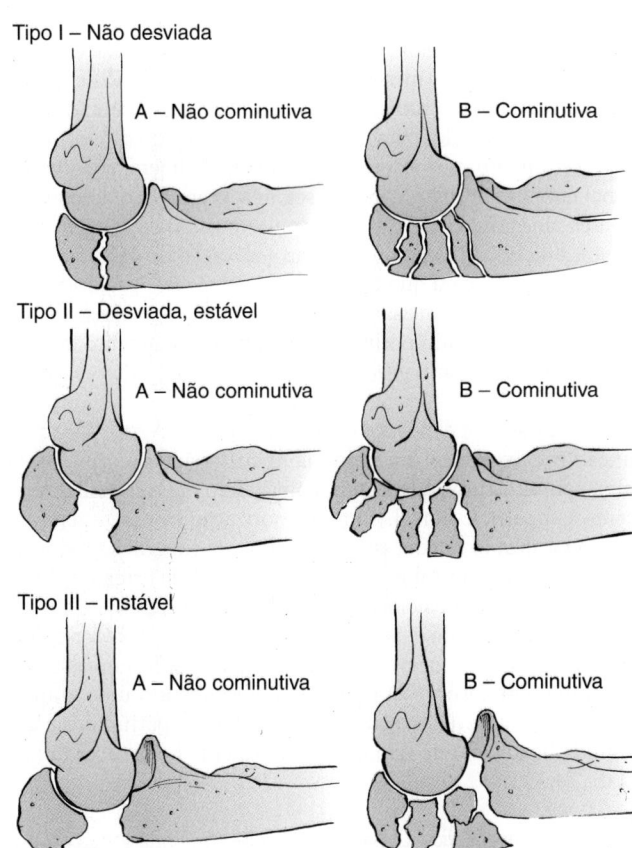

FIGURA 34.21 A classificação de Mayo para as fraturas do olécrano se fundamenta no desvio da fratura, subluxação da articulação e presença de cominuição.

Tipicamente, as fraturas-luxações posteriores são lesões de Monteggia posteriores (tipo II de Bado). Jupiter et al.[55] classificaram essas lesões nos tipos IIA (fratura no nível do processo coronoide, com o coronoide como fragmento separado), IIB (fratura distal ao coronoide), IIC (fratura através da diáfise) e IID (fratura complexa, que se estende desde o olécrano até a diáfise). As fraturas dos tipos IIA e IID envolvem a ulna proximal e a superfície articular da incisura sigmoide maior. Essas fraturas englobam um conjunto singular de lesões, entre elas, a angulação posterior da ulna proximal, fratura da cabeça do rádio, fratura do coronoide e lesões dos ligamentos colaterais.[10,55] Quando esse padrão é reconhecido, deve-se avaliar cuidadosamente as radiografias, com o objetivo de definir lesões associadas. Filmes de tração, fluoroscopia e/ou estudos de TC são modalidades frequentemente usadas. O padrão da fratura do coronoide é variável e pode se apresentar na forma de um grande fragmento da parte anterior, um pequeno fragmento da ponta ou ambos.

Medidas de resultados para as fraturas da ulna proximal

Vários estudos já avaliaram os desfechos clínicos e radiográficos das fraturas da ulna proximal. Além do Escore de Broberg e Morrey para o Cotovelo, têm sido também empregados o sistema de avaliação *American Shoulder and Elbow Surgeons*, Índice Mayo para Desempenho do Cotovelo, SF-36 e o sistema de pontuação DASH.

ANATOMIA PATOLÓGICA E APLICADA RELACIONADAS ÀS FRATURAS DA ULNA PROXIMAL

A ulna proximal contribui para duas articulações: articulação ulnoumeral e articulação radiulnar proximal. Essas duas articulações podem estar envolvidas em fraturas e fraturas-luxações nessa área. A incisura sigmoide maior fica coberta por cartilagem articular e compreende a articulação ulnar da articulação ulnoumeral. No aspecto radial, existe uma pequena área de cartilagem que se articula com a cabeça do rádio na articulação radiulnar proximal. A incisura sigmoide maior exibe uma área desnuda que corresponde à base do coronoide. Essa área é importante durante a fixação de fraturas da ulna proximal, para restaurar o alinhamento apropriado dessas articulações. Em particular, é essencial evitar uma compressão excessiva da incisura sigmoide maior em casos de fraturas cominutivas, a fim de prevenir a incongruência articular e uma rápida progressão para osteoartrite pós-traumática.

O processo olecraniano impede a subluxação da parte anterior da ulna. Bell et al. demonstraram que a angulação em valgo-varo e a rotação umeroulnar aumentam progressivamente com a excisão sequenciada de até 75% do olécrano e, no caso de a excisão superar os 87,5% do olécrano, a instabilidade será perceptível.[12] O coronoide contribui para a estabilidade do cotovelo, e sua lesão promove efeitos complexos na estabilidade desta articulação, dependendo da direção da aplicação de carga e da localização e tamanho da fratura. Em geral, o aumento na fratura do coronoide provoca diminuição da estabilidade do cotovelo.[9]

O tendão do tríceps demonstra larga inserção na ulna proximal, nas proximidades da margem subcutânea. A cabeça medial do tríceps possui um tendão que se situa profundamente ao tendão comum das cabeças longa e lateral, mas a inserção dos tendões é confluente. Além da inserção ulnar do tendão propriamente dito, existe uma expansão do tríceps que se insere na fáscia do EUC, inserção do ancôneo e fáscia antebraquial.[67]

OPÇÕES TERAPÊUTICAS PARA FRATURAS DA ULNA PROXIMAL

Tratamento conservador das fraturas da ulna proximal

Indicações/contraindicações

Considerando que as fraturas da ulna proximal envolvem uma superfície articular, essas lesões, em sua maioria, devem ser tratadas por procedimento cirúrgico. Entretanto, casos de fraturas não desviadas ou com mínimo desvio e que permaneçam reduzidas com o cotovelo flexionado podem ser tratados conservadoramente. Pacientes com comorbidades clínicas significativas e que sejam maus candidatos cirúrgicos poderão ser tratados por procedimento conservador, mesmo se tiverem sofrido fraturas desviadas, desde que não haja comprometimento da pele ou instabilidade do cotovelo. Fraturas olecranianas desviadas que envolvem 75% ou menos da incisura sigmoide maior em pacientes idosos são as lesões que mais comumente preenchem esses critérios. Esse tratamento pode resultar em consolidação fibrosa, ou em pseudartrose, acompanhada por algum desconforto e por limitações, tanto na extensão final, como na força dos extensores. Essas limitações podem ser problemáticas para os pacientes ao se levantarem de uma cadeira ou para aqueles que dependem de um andador para se locomover (Tab. 34.30).

Técnicas

Normalmente o cotovelo recebe uma tala por 2 ou 3 semanas; em seguida, terão início exercícios suaves de flexão ativa-assistida. Deve-se evitar a extensão ativa contra a gravidade ou contra a resistência durante as 6 primeiras semanas subsequentes à lesão. Na sexta semana, o paciente poderá iniciar movimentos ativos contra a gravidade e, transcorridos 3 meses, começar os exercícios contra resistência.

Resultados

Ainda não existe, na literatura, estudo sobre os resultados para fraturas do olécrano tratadas por procedimento conservador, mas em nossa experiência e em pacientes adequadamente selecionados, esse método de tratamento permite resultados aceitáveis e uma amplitude de movimento funcional.

Tratamento cirúrgico das fraturas da ulna proximal

Indicações/contraindicações

Na maioria dos casos, fraturas da ulna proximal são tratadas por procedimento cirúrgico. Quase todas as fraturas desviadas e aquelas associadas a luxações ou à instabilidade do cotovelo, além de fraturas expostas, devem ser tratadas cirurgicamente.

As fraturas olecranianas simples sem cominuição ou instabilidade podem ser tratadas com fio metálico em banda de tensão, aplicação de placa ou com uma haste intramedular. Fraturas cominutivas, ou aquelas acompanhadas por instabilidade do cotovelo, devem ser tratadas com fixação por placa. Nos pacientes com osteoporose e cominuição significativa, que impossibilitem uma fixação interna estável, pode-se fazer a excisão seguida por avanço do tríceps se o fragmento excisado representar menos de 75% do olécrano; mas se for de todo possível, essa técnica deverá ser reservada para pacientes idosos e de baixa demanda.

Procedimento cirúrgico – excisão do olécrano e avanço do tríceps

Planejamento pré-operatório (Tab. 34.31)

TABELA 34.31 RAFI de fraturas da ulna proximal – Excisão do olécrano

Lista de verificação do planejamento pré-operatório
• Mesa cirúrgica: radiolucente
• Posição/meios auxiliares para o posicionamento: lateral, pronação ou supinação com o braço sobre o peito
• Localização da fluoroscopia: desde a cabeça
• Equipamento: sutura nº2 (FiberWire ou Ticron), broca de 2 mm
• Torniquete (estéril/não estéril): estéril preferido

Posicionamento. O paciente fica na posição de supina sobre uma mesa radiolucente. O braço deve ficar repousando sobre o tórax, sobre um rolo torácico, ou sobre uma mesa de braço radiolucente. Um torniquete estéril deverá estar disponível e seu uso ficará a critério do cirurgião.

Abordagem cirúrgica. Faz-se uma incisão na linha média posterior e, em seguida, são criados retalhos fasciocutâneos medial e lateral de espessura total. A incisão cutânea deve ser realizada em uma área imediatamente radial à ponta do olécrano. O nervo ulnar deve ser identificado, para que possa ser protegido durante todo o procedimento, mas não há necessidade de liberar o nervo do túnel cubital por dissecção. Em seguida, o cirurgião desenvolve o intervalo entre o EUC e o FUC, com exposição da margem subcutânea da ulna. No lado ulnar, faz a elevação do FUC em relação ao olécrano para que a articulação possa ser visualizada. No lado radial, faz uma incisão na fáscia do ancôneo; em caso de necessidade, o músculo poderá ser elevado do fragmento do olécrano para melhorar a visualização.

Técnica. A fratura é exposta e os fragmentos do olécrano são identificados e excisados. Em seguida, o cirurgião cria orifícios na ulna com uma broca de 2 mm, começando em um ponto adjacente à superfície dorsal, com exteriorização na diáfise, em um ponto localizado imediatamente à frente da superfície dorsal. O posicionamento dorsal possibilita maior força de extensão, comparativamente ao posicionamento adjacente à superfície articular, sem sacrifício da estabilidade.[36] O cirurgião deve ter o cuidado de proteger o nervo ulnar. Em seguida, aplica uma sutura contínua não absorvível no tríceps, abrangendo uma grande área. A sutura deve ser passada pelos orifícios perfurados e em seguida ligada, e o nó não deve ficar saliente no aspecto dorsal (Tab. 34.32).

Cuidados pós-operatórios. O paciente recebe uma tala longa com o braço em uma posição semiestendida, para proteção da incisão da pele. As suturas serão removidas em 2 semanas, quando terão início exercícios de flexão ativa e ativa-assistida e de extensão assistida pela gravidade. A extensão ativa terá início na sex-

TABELA 34.30 Fraturas do terço proximal da ulna

Tratamento conservador	
Indicações	Contraindicações relativas
Fratura não desviada	Fratura desviada em paciente jovem e ativo
Mau candidato cirúrgico	Instabilidade do cotovelo
Fratura desviada em paciente idoso com comorbidades clínicas	Fraturas associadas (cabeça do rádio, coronoide)

TABELA 34.32 Excisão do olécrano e avanço do tríceps

Etapas cirúrgicas

- Excisão de fragmentos do olécrano
- Sutura não absorvível nº 2 (FiberWire, Ticron) aplicada no tendão do tríceps
- Orifícios perfurados com broca de 2 mm, aplicados na ulna proximal, adjacente à superfície dorsal
- Sutura passada através dos orifícios perfurados e ligada, evitando saliência dorsal

TABELA 34.34 RAFI de fraturas do olécrano – banda de estresse

Lista de verificação do planejamento pré-operatório

- Mesa cirúrgica: radiolucente
- Posição/meios auxiliares para o posicionamento: posição lateral, supina ou em pronação, rolos aplicados ao tórax, mesa de braço radiolucente
- Localização da fluoroscopia: desde a cabeceira da mesa
- Equipamento: fios de Kirschner de 1,57 mm, fio de aço inoxidável de calibre 20, pinças de redução pontiagudas
- Torniquete (estéril/não estéril): disponibilidade de torniquete estéril

ta semana, e os exercícios de fortalecimento serão iniciados 3 meses após a cirurgia.

Armadilhas potenciais e medidas preventivas. O cirurgião deverá ter atenção redobrada na dissecção dos tecidos moles, e o posicionamento da incisão é importante. A estabilidade do cotovelo poderá ficar afetada se o cirurgião excisar mais de 75% do olécrano; portanto, essa técnica será escolhida apenas para pacientes cuidadosamente selecionados (Tab. 34.33).

Resultados específicos para o tratamento. A excisão deve ficar reservada para pacientes de baixa demanda e com má qualidade óssea. A fixação do tendão do tríceps em um local diretamente adjacente à articulação possibilitará a obtenção de uma superfície mais congruente para os movimentos. No entanto, essa opção pode resultar em enfraquecimento do tríceps. Ferreira et al.[36] demonstraram a redução de 30% da força do tríceps com um reparo da parte mais anterior, em comparação com 24% de redução com um reparo da parte mais posterior. No entanto, não ficou esclarecido clinicamente se isso afeta os resultados funcionais. Gartsman et al.[41] não observaram diferenças na força entre pacientes tratados com fixação interna e os tratados com excisão. No entanto, esse estudo não foi randomizado; além disso, um viés de seleção pode ter contribuído para esse resultado. A excisão deve ficar reservada para os casos em que haja probabilidade de insucesso com RAFI, ou para casos de insucesso do reparo ósseo durante a cirurgia.

Procedimento cirúrgico – aplicação de fio metálico em banda de tensão

Planejamento pré-operatório. As radiografias devem ser cuidadosamente examinadas, para determinar a morfologia da fratura. A técnica em banda de estresse pode ser utilizada em cotovelos estáveis com fraturas não cominutivas e localizadas proximalmente ao processo coronoide (Tab. 34.34).

Posicionamento. O paciente deve ficar na posição lateral ou em pronação, sobre uma mesa radiolucente. Um posicionador de braço radiolucente deve ser colocado por baixo do braço do paciente, de modo a permitir flexão e extensão da articulação do cotovelo. O braço C deve ser conduzido desde sua posição à frente da cabeceira da mesa. Tanto a posição lateral como em pronação permitem acesso mais fácil à fluoroscopia durante a aplicação dos implantes. A posição lateral diminui riscos como, por exemplo, o de lesões oculares, associados à posição em pronação, particularmente em casos em que o tempo cirúrgico é muito longo. No entanto, a posição em pronação oferece a melhor exposição para a fluoroscopia; além disso, pode também ajudar pacientes com lesões vertebrais. Se o paciente não puder tolerar o posicionamento lateral ou em pronação, ou se houver necessidade de usar anestesia regional, pode-se optar pela posição em supino com a ajuda de um coxim; nessa configuração, o braço deve ficar em repouso sobre o tórax. Nessa posição, pode se tornar mais difícil a visualização/redução das fraturas articulares mais cominutivas; além disso, a obtenção de imagens também pode ser dificultada. Ademais, haverá necessidade de um assistente para segurar o braço sobre o tórax do paciente. Nesse caso, o braço C deve ser mobilizado desde o lado da mesa. Antes da colocação dos campos cirúrgicos, serão obtidas imagens de teste, para que haja certeza da obtenção de imagens de alta qualidade durante o procedimento. Um torniquete estéril deve estar disponível, e seu uso ficará a critério do cirurgião.

Abordagem cirúrgica. O cirurgião cria uma incisão na linha média posterior, e eleva retalhos fasciocutâneos (de espessura total) medial e lateral. A incisão cutânea é criada em um local imediatamente radial à ponta do olécrano, para melhor cobertura dos implantes. O nervo ulnar deve ser identificado, a fim de ser protegido durante a operação, mas não há necessidade de liberá-lo do túnel cubital por dissecção. O intervalo entre o EUC e o FUC deve ser desenvolvido, com exposição da borda subcutânea da ulna. No lado ulnar, o FUC é elevado do olécrano, para visualização da articulação. No lado radial, a fáscia do ancôneo pode ser incidida, e o músculo do fragmento olecraniano será elevado, se houver necessidade de melhorar a visualização.

Técnica. O cirurgião expõe e limpa as margens da fratura; em seguida, inspeciona a articulação em busca de lesão à tróclea, ou de corpos livres. A fratura é reduzida com a extensão do cotovelo. O cirurgião faz um orifício de broca na diáfise ulnar (tanto no aspecto radial como no ulnar), o que possibilita o uso de uma pinça de redução pontiaguda para firmar a redução e aplicar compressão nos dois lados, com um dos dentes da pinça aplicado ao orifício perfurado, e o outro, à ponta do olécrano. Pode-se usar um gancho em "L" ou pinça de campo para manutenção da redução dos fragmentos menores. Em seguida, aplicam-se dois fios de Kirschner de 1,57 mm a partir do aspecto superior do olécrano; os fios devem se exteriorizar na cortical anteromedial. Em seguida, devem ser recuados por curta distância, para permitir a futura impactação dos fios (Fig. 34.22).

TABELA 34.33 Fraturas da ulna proximal – excisão do olécrano

Armadilhas potenciais e medidas preventivas	
Armadilhas	**Medidas preventivas**
Instabilidade do cotovelo	Certificar-se de que a fratura envolve menos de 75% da superfície articular
	Certificar-se, no pré-operatório, da inexistência de instabilidade associada ou de outras lesões

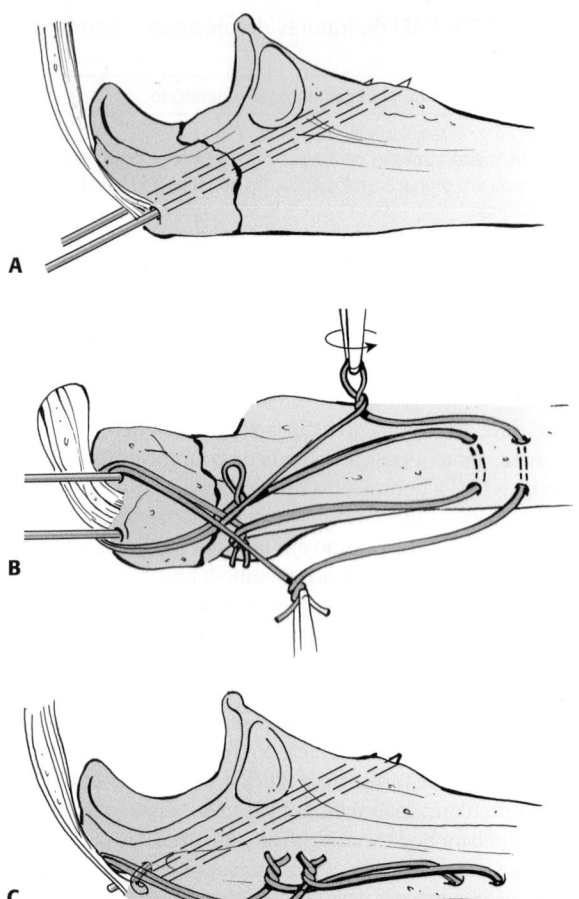

FIGURA 34.22 A: A fratura está reduzida e fixada com dois fios de Kirschner de 1,57 mm introduzidos com a finalidade de prender a cortical anteromedial da ulna. **B:** Um ou dois fios de aço inoxidável, de calibre 20, são aplicados por baixo do tríceps e através de orifícios transversalmente perfurados, aplicados distalmente à fratura. Em seguida, os fios aplicados em configuração "em oito" são uniformemente tensionados. **C:** Os fios de Kirschner são dobrados em um ângulo de 180° e impactados, por baixo do tríceps, no olécrano.

Deve-se evitar o posicionamento lateral, pois os fios de Kirschner podem irritar o tubérculo radial, funcionando como fatores predisponentes para rigidez rotacional e sinostose. Se o fio de Kirschner medial for muito longo, poderá lesionar o nervo ulnar ou mediano. O cirurgião faz um orifício no lado dorsal da ulna, em um ponto situado distalmente ao coronoide e, com a ajuda de um cateter do tipo *angiocath*, passa um fio metálico de cerclagem para criar uma ou duas bandas de estresse em forma de oito, em torno da extremidade proximal dos fios de Kirschner e profundamente ao tríceps, com exteriorização pelo orifício distal perfurado. O fio metálico deve ser tensionado de forma simultânea nos lados ulnar e radial, para criar igual compressão ao longo da articulação. As pontas dos fios de Kirschner são curvadas e os fios impactados na ponta do olécrano, através de pequenas incisões no tríceps. Opcionalmente, pode-se usar um parafuso intramedular de 4,5 ou 6,5 mm, em vez dos fios de Kirschner; no entanto, deve-se ter o cuidado de não provocar uma deformidade no segmento proximal, secundária ao descompasso entre a forma sigmoide da ulna e o parafuso reto. Em seguida, o cotovelo é mobilizado em toda sua amplitude de movimento, para que se tenha a certeza de uma fixação segura, particularmente em completa flexão. A ferida deve ser fechada em camadas; com isso, o paciente poderá iniciar imediatamente os exercícios de amplitude de movimento (Tab. 34.35).

Cuidados pós-operatórios. O paciente deve receber uma tala longa com o braço em uma posição semiestendida. A tala e os curativos pós-operatórios são retirados 48 horas após a cirurgia, quando então o paciente deverá iniciar os exercícios de amplitude de movimento, o que inclui os de flexão ativa-assistida e extensão assistida pela gravidade. Os exercícios ativos contra gravidade serão introduzidos na sexta semana, inicialmente com levíssima resistência, e progredirá até a prática de exercícios com total resistência por volta do terceiro mês, ou quando a fratura estiver consolidada.

Armadilhas potenciais e medidas preventivas. O uso de fios em banda de tensão poderá ser uma opção bem-sucedida em pacientes adequadamente selecionados. Para que não ocorra perda da fixação, será preciso obter uma redução anatômica; essa técnica deve ser utilizada apenas em pacientes com padrões de fratura simples. É comum que o implante fique saliente; em tal circunstância, será preciso removê-lo. Para diminuir a incidência de sintomas decorrentes do implante, tanto os fios de Kirschner, quanto os nós do fio em cerclagem devem ser sepultados por baixo do tríceps. Se os fios metálicos permanecerem demasiadamente salientes no aspecto anteromedial da ulna, haverá a possibilidade de lesão ao nervo mediano e ulnar. Devem ser evitados fios metálicos que se exteriorizam lateralmente na região do tubérculo do bíceps, para que não ocorram colisões ou ossificação heterotópica, com subsequente sinostose (Tab. 34.36).

TABELA 34.35 RAFI de fraturas do olécrano – banda de tensão

Etapas cirúrgicas
• Limpeza das margens da fratura e inspeção da articulação
• Redução da fratura e manutenção com pinças de redução pontiagudas
• Dois fios de Kirschner de 1,57 mm aplicados desde a ponta do olécrano, exteriorizando-se pela parte anteromedial da cortical ulnar
• Perfuração de orifício aplicado na cortical dorsal, distal ao coronoide
• Fio calibre 20, aplicado em uma configuração "em oito" através do orifício broqueado e em torno dos fios metálicos
• O fio "em oito" é apertado simultaneamente na direção radial e ulnar
• Fios de Kirschner impactados na ponta do olécrano, por baixo do tendão do tríceps

TABELA 34.36 Fraturas do olécrano – aplicação de fio metálico em banda de tensão

Armadilhas potenciais e medidas preventivas	
Armadilhas	Medidas preventivas
Perda da fixação	Redução anatômica Usar apenas para fraturas simples
Saliência do implante	Sepultar as pontas dos fios de Kirschner Sepultar os nós dos fios em cerclagem
Colisão da tuberosidade do bíceps e sinostose	Evitar a aplicação lateral dos fios metálicos
Lesão ao nervo ulnar/mediano	Evitar um comprimento excessivo dos fios de Kirschner através da parte anteromedial da cortical

Resultados específicos para o tratamento. Em geral, os resultados para o uso de fios metálicos em banda de tensão são favoráveis. O problema mais frequentemente relatado no uso dessa técnica é a saliência do implante, que exige sua remoção. Villanueva et al.[113] descreveram sua experiência com 37 fraturas olecranianas consecutivas tratadas com fio metálico em banda de tensão. A extensão média do cotovelo ficou em 7° e a flexão média em 131°; em um acompanhamento de 4 anos, a maioria dos pacientes informou ausência de dor ou dor de pouca intensidade. Os Escores de Mayo para Desempenho do Cotovelo foram classificados como bons ou excelentes em 86% dos pacientes; o escore IBOM médio alcançou 18%. Praticamente um terço dos pacientes evoluiu para alterações artríticas; tais complicações foram observadas com maior frequência em associação com fraturas e/ou instabilidade do cotovelo e com acompanhamentos mais longos. Em mais de metade dos pacientes, houve necessidade de remoção do implante em decorrência de saliência ou migração de fio de Kirschner – a complicação mais significativa com o uso desse procedimento.

Procedimento cirúrgico – aplicação de placa ao olécrano

Planejamento pré-operatório. A aplicação de placa ao olécrano é procedimento apropriado para fraturas cominutivas associadas à instabilidade do cotovelo como, por exemplo, fraturas-luxações transolecranianas ou fraturas com extensão até a diáfise da ulna, como as lesões de Monteggia posteriores (que serão estudadas em seção mais adiante). Como rotina, alguns cirurgiões fixam todas as fraturas olecranianas com placa, para evitar a elevada incidência de complicações de implantes em decorrência do uso de fio metálico em banda de tensão (Fig. 34.23). Fraturas proximais ao coronoide podem ser fixadas com placas pré-moldadas periarticulares (não bloqueadoras ou bloqueadoras), ou com placas de reconstrução de 2,7 ou 3,5 mm, aplicadas em torno da ponta do olécrano. Se a fratura se prolongar até um ponto distal ao coronoide, é possível que a placa de reconstrução não seja suficientemente resistente; assim, a escolha deve recair em uma placa LCDP (*Limited Contact Dynamic Compression*), ou placa pré-moldada com resistência equivalente (Fig. 34.24, Tab. 34.37).

Posicionamento. Ver seção precedente.

Abordagem cirúrgica. Ver seção precedente.

Técnica. A fratura é reduzida e pinçada conforme descrito anteriormente; a fixação deve ser mantida com a aplicação provisória de fios de Kirschner. O cirurgião deve criar uma divisão na inserção do tríceps para recepção da extremidade proximal da placa. A placa deve ser mantida sobre a fratura reduzida antes que essa divisão seja criada, para que seja criada centralmente, sobre a ponta do olécrano. Em seguida, aplica-se uma placa pré-moldada (ou uma placa moldada pelo próprio cirurgião) ao redor da ponta do olécrano, estendendo-se distalmente ao longo da bor-

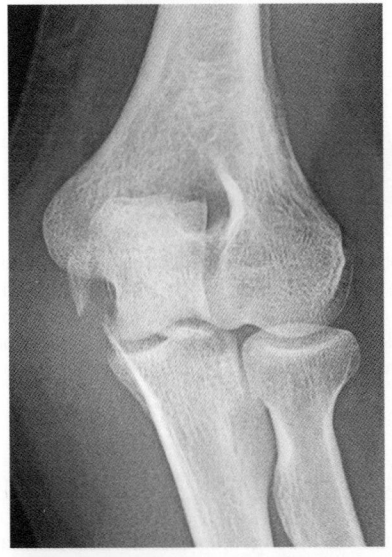
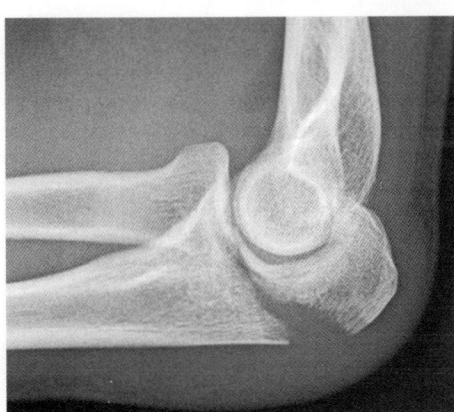
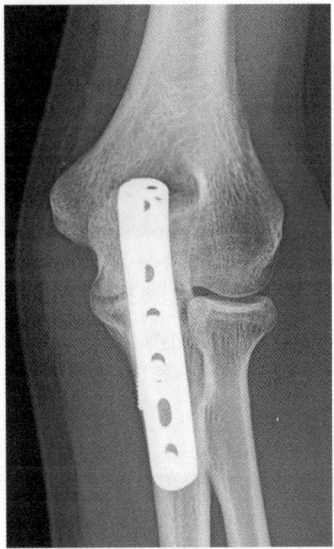
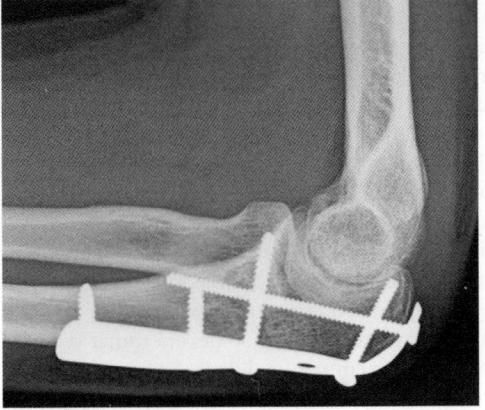

FIGURA 34.23 A, B: Mulher, de 25 anos, sofreu queda com fratura simples do olécrano, sem luxação. **C, D:** A fratura foi tratada com redução aberta e fixação por placa. No seguimento final, a paciente exibia consolidação da fratura, implante assintomático e completa amplitude de movimento.

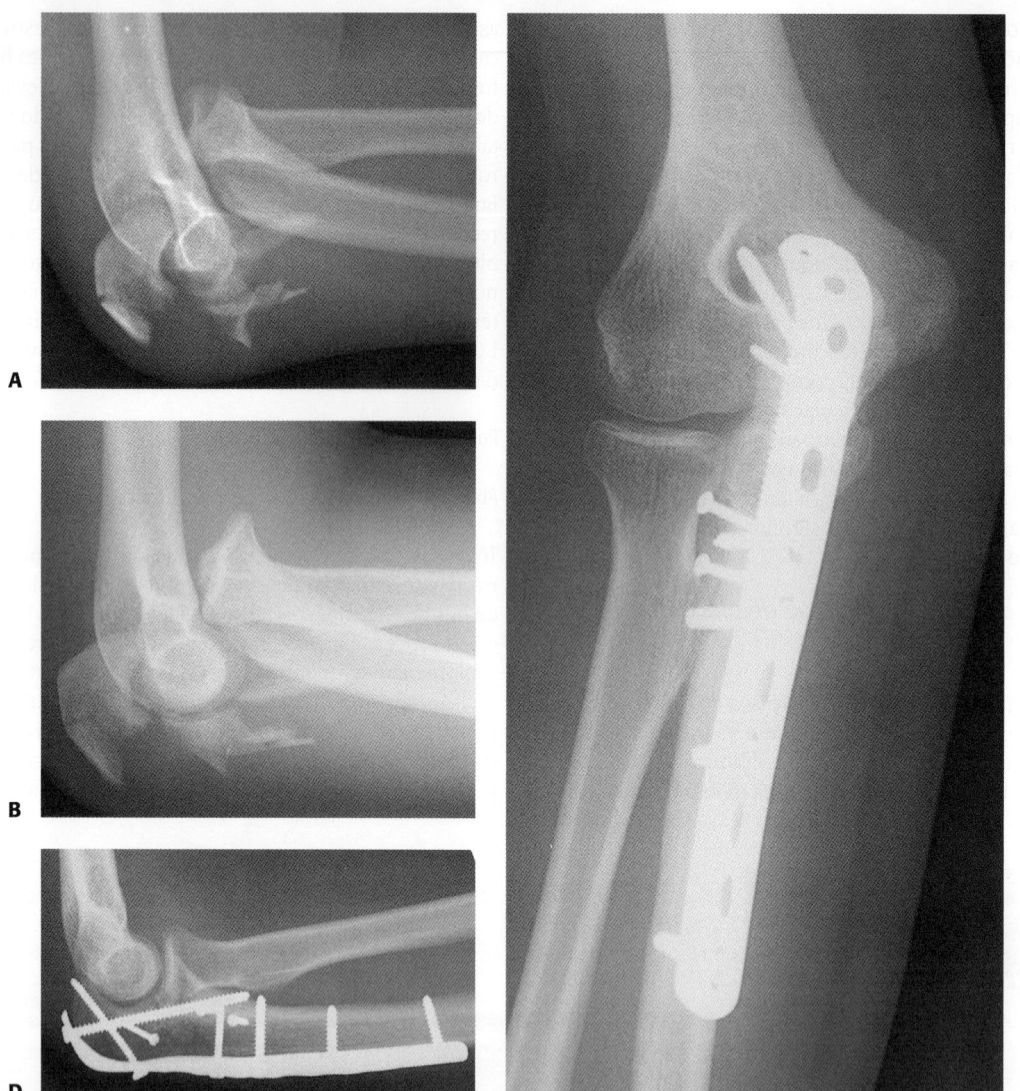

FIGURA 34.24 Mulher, de 18 anos, sofreu fratura-luxação transolecraniana em um acidente automobilístico. **A, B:** As radiografias simples demonstram uma fratura-luxação da parte anterior com uma articulação radiulnar proximal intacta. **C, D:** A paciente passou por fixação cirúrgica que consistiu em restauração anatômica da articulação cominutiva, aplicação de enxerto ósseo com impactação da área central e fixação por placa com um parafuso subcondral para suporte da articulação elevada. A restauração da incisura sigmoide restaurou a estabilidade do cotovelo. Ao fim de 3 meses de acompanhamento, o cotovelo se mostrava estável, com a fratura consolidada e a articulação satisfatoriamente alinhada.

da ulnar entre o EUC e o FUC. Devido à forma variável do olécrano, em muitos casos haverá necessidade de fazer alguma moldagem do aspecto proximal da placa, a fim de garantir seu posicionamento contra o osso. Recomenda-se recorrer à fluoroscopia para verificar a posição e a moldagem da placa, antes da introdução dos parafusos. O cirurgião poderá aplicar um parafuso curto na extremidade da placa, distante do orifício para o parafuso de tração; a fim de aproximar a placa do osso, antes da aplicação do parafuso subcortical longo. No caso de uma fratura não cominutiva, o cirurgião deverá aplicar um parafuso de tração na extremidade da placa, com exteriorização no aspecto anteromedial da ulna. No caso de uma fratura cominutiva, esse parafuso deverá ser aplicado no modo "sem tração", para que não ocorra compressão excessiva da incisura sigmoide maior. A manutenção do parafuso nas adjacências do osso subcondral e sua aplicação no modo bicortical proporcionarão suporte para qualquer cominuição. O parafuso deve ser orientado medialmente; com isso, evita-se sua colisão com o aspecto proximal do rádio. A diáfise deve ser fixada com três parafusos. Um parafuso final será aplicado à ponta do olécrano para controle rotacional, ou para neutralização de pequenos fragmentos proximais. No caso de uma fratura muito proximal, o cirurgião deverá tomar o cuidado de capturar o fragmento em sua totalidade. Se houver preocupação com o pequeno tamanho ou cominuição do fragmento proximal,

TABELA 34.37 RAFI de fraturas da ulna proximal

Lista de verificação do planejamento pré-operatório

- Mesa cirúrgica: radiolucente
- Posição/meios auxiliares para o posicionamento: posição lateral, supina ou em pronação, rolos aplicados ao tórax, mesa de braço radiolucente
- Localização da fluoroscopia: desde a cabeceira da mesa
- Equipamento: *kit* de pequenos fragmentos, placas pré-moldadas para a extremidade proximal da ulna, placas de reconstrução de 3,5 mm, placas de reconstrução de 2,7 mm
- Torniquete (estéril/não estéril): disponibilidade de torniquete estéril

o cirurgião poderá aplicar uma sutura de "reforço" no tríceps, para ajudar na fixação do fragmento, e esta sutura pode ser ligada à extremidade proximal da placa, ou aplicada através de um orifício perfurado.[50] O cirurgião deverá proceder a um exame clínico e fluoroscópico do cotovelo, para se assegurar da inexistência de implante na articulação radiulnar proximal; e que, além disso, os implantes não estão colidindo com o tubérculo do bíceps. A ferida será suturada em camadas, para que seja obtida a máxima cobertura possível da placa (Tab. 34.38).

Cuidados pós-operatórios. O protocolo de reabilitação é idêntico ao usado em casos tratados com fio metálico em banda de tensão.

Armadilhas potenciais e medidas preventivas. Embora, geralmente, a aplicação de placas a fraturas do olécrano tenha bons resultados, é importante que o cirurgião tenha atenção aos detalhes, para que sejam evitadas complicações. A instalação da incisão em um local imediatamente radial à ponta do olécrano, e não diretamente sobre essa estrutura, ajudará a minimizar as complicações com a ferida. O cirurgião poderá desenvolver retalhos cutâneos apenas para atender às necessidades para uma redução adequada da fratura e aplicação dos implantes. A placa deve ficar sepultada sob o tríceps proximalmente e, se possível, a fáscia deve ser suturada sobre a placa distalmente, para diminuir a saliência do implante.

É possível que a fixação de um pequeno fragmento proximal não seja bem-sucedida, se os implantes não capturarem adequadamente o fragmento. A placa deve ser aplicada na posição mais proximal possível; parafusos retrógrados podem ser aplicados na ponta do fragmento, para obtenção de uma pega extra. Em caso de necessidade, uma sutura de "reforço" no tríceps poderá ser aplicada e passada até o terço proximal da ulna através de orifícios perfurados, ou poderá ser fixada diretamente à placa.

Ao término do procedimento, o cirurgião deverá examinar cuidadosamente a amplitude de movimento da articulação. Qualquer crepitação percebida em flexão e em extensão pode ser indício de implante no interior da articulação ulnoumeral. Da mesma forma, limitações na rotação indicam possível posicionamento do implante no interior da articulação radiulnar proximal. Com a orientação do parafuso longo em uma direção ulnar a partir da extremidade da placa, será possível evitar essa articulação e, ao mesmo tempo, haverá espaço para aplicação, com segurança, de outros parafusos na região do coronoide (Tab. 34.39).

Resultados específicos para o tratamento. Em geral, a fixação de fraturas do olécrano com placa tem sido bem-sucedida. Bailey et al.[6] demonstraram bons resultados, com poucas complicações e incidência relativamente baixa de remoção de implantes. Anderson et al.[3] demonstraram alto percentual de consolidação e baixa incidência de complicações; e 92% dos pacientes na série desses autores tiveram resultados bons ou excelentes, conforme avaliação pelos escores MEPI e DASH. Três dos 32 pacientes tiveram sintomas devido implante, com necessidade de remoção.

TABELA 34.38 RAFI de fratura da ulna proximal – aplicação de placa

Etapas cirúrgicas
• Redução da fratura e manutenção com pinças de redução pontiagudas e fios de Kirschner
• Divisão do tríceps e aplicação da placa ao osso
• Parafuso aplicado na ponta da placa, para tracionar a placa até o osso
• Aplicar fixação com inclusão de um parafuso de tração para fraturas não cominutivas
• Proteger a fixação não consistente com sutura através do tríceps, para segmentos proximais curtos

TABELA 34.39 Fraturas da ulna proximal – aplicação de placa

Armadilhas potenciais e medidas preventivas	
Armadilhas	**Medidas preventivas**
Insucesso na fixação com fragmentos proximais pequenos	Certificar-se de que a placa está na posição mais proximal possível
	Reforçar a sutura do tríceps (reforço) à placa
	Capturar com parafusos na ponta do fragmento
Implante na articulação radiulnar proximal	Direcionar ulnarmente o parafuso de ponta longa
	Exame radiográfico e clínico cuidadosos, antes do fechamento da ferida

Procedimento cirúrgico – fraturas de Monteggia posteriores

As lesões de Monteggia posteriores em adultos consistem em um espectro de lesões que envolvem o olécrano, o coronoide, os ligamentos colaterais e a cabeça do rádio (Fig. 34.25). Essa seção diz respeito a lesões de Monteggia dos tipos IIA e IID do tipo Jupiter, que envolvem a articulação do cotovelo.

Planejamento pré-operatório (Tab. 34.40)

TABELA 34.40 RAFI de fraturas da ulna proximal – fraturas de Monteggia posteriores

Lista de verificação do planejamento pré-operatório
• Mesa cirúrgica: radiolucente
• Posição/meios auxiliares para o posicionamento: posição lateral ou em pronação
• Localização da fluoroscopia: desde a cabeceira da mesa
• Equipamento: placas pré-moldadas para a ulna proximal, placas LCDC, 2 placas retas para minifragmento e placas-T, parafusos de 2 e 2,4 mm, sistema de artroplastia para cabeça do rádio, sutura não absorvível nº 2, âncoras de sutura
• Torniquete (estéril/não estéril): estéril preferido

Posicionamento. Ver seção precedente. A posição de decúbito lateral é a preferida.

Abordagem cirúrgica. O cirurgião faz uma incisão na linha média posterior e, em seguida, cria retalhos fasciocutâneos (de espessura total) medial e lateral. A incisão cutânea deve ser encurvada radialmente em torno da ponta do olécrano, para cobertura mais adequada dos implantes. O nervo ulnar deve ser identificado para que possa ser protegido; entretanto, não há necessidade de mobilizá-lo. O intervalo entre o EUC e o FUC é desenvolvido para exposição da diáfise da ulna. A tróclea, o capítulo e a cabeça do rádio ficam expostos pelo afastamento proximal do fragmento olecraniano. O cirurgião faz a palpação da região da origem do complexo ligamentar lateral no epicôndilo lateral do úmero com um instrumento sem corte por baixo da fáscia, que normalmente está intacta. Se o epicôndilo estiver desprovido de inserções de tecido mole, deve ser feita uma incisão na fáscia para possibilitar a realização do reparo. O EUC e o ancôneo são radialmente elevados (conforme a necessidade) para expor a articulação e a diáfise no lado radial; o FUC pode ser lateralmente elevado para exposição da articulação e da diáfise no lado ulnar.

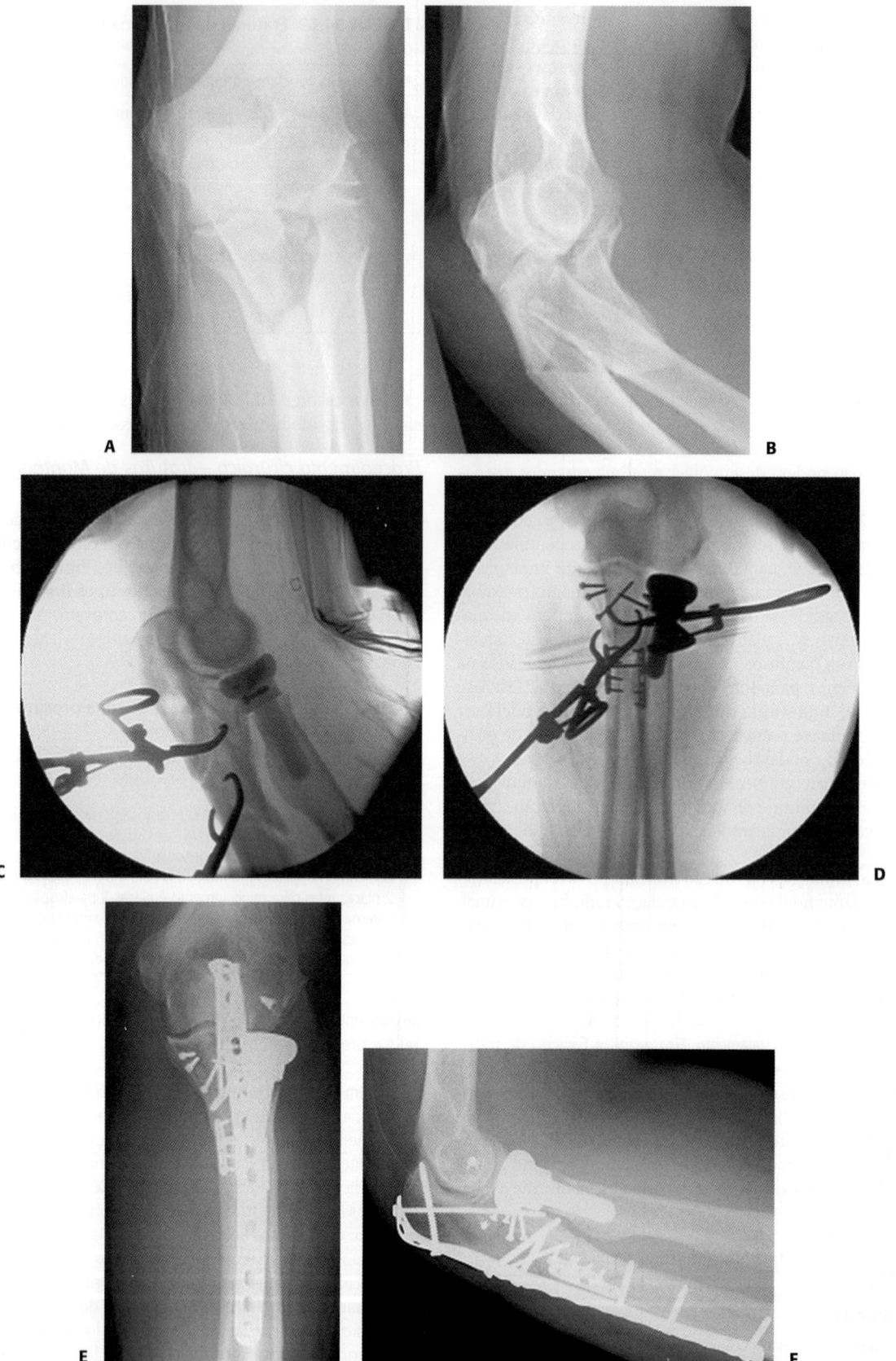

FIGURA 34.25 Homem de 55 anos, sofreu queda que resultou em fratura-luxação de Monteggia posterior. **A, B:** As radiografias demonstravam uma fratura da ulna proximal, com fratura do coronoide, fratura da cabeça do rádio e ruptura da articulação radiulnar proximal. **C:** No intraoperatório, a ulna proximal foi provisoriamente reduzida, para que o componente da cabeça do rádio pudesse ser apropriadamente medido. **D:** Em seguida, a prótese da cabeça do rádio definitiva foi implantada e a fratura do coronoide foi reduzida e mantida com pequenos parafusos. Em seguida, o olécrano e a diáfise foram neutralizados com uma placa longa aplicada à ulna proximal. Foram utilizadas âncoras de sutura para reparar os ligamentos colaterais; e, após o reparo, o cotovelo ficou estável. **E, F:** A configuração final demonstrou excelente alinhamento com uma articulação do cotovelo concentricamente reduzida.

Técnica. A cabeça do rádio é inspecionada para determinar se há, ou não, possibilidade de reparo. Se houver possibilidade de reparo, a fratura é fixada com pequenos parafusos, com ou sem complementação por placa, dependendo do padrão de fratura. Se não for possível reparar a cabeça do rádio, a cabeça remanescente é resseccionada e medida para a aplicação de uma artroplastia de cabeça de rádio. Para que seja determinada a altura apropriada do implante, os componentes do coronoide, diáfise da ulna e olécrano são temporariamente reduzidos e mantidos no lugar com pinças de fratura, ganchos e fios de Kirschner, para que haja certeza acerca da altura correta dos implantes. A altura é verificada com o implante de teste por visualização direta e também pela fluoroscopia, para que seja determinada a relação com a base do coronoide. Então, a fixação temporária do olécrano e do processo coronoide é removida, e o implante radial definitivo é aplicado.

Em seguida, a diáfise ulnar fraturada é reduzida. Usam-se parafusos de tração ou pequenas placas para manter provisoriamente a redução. Com frequência, nota-se um fragmento oblíquo da parte anterior ou anteromedial, que se alinha ao coronoide mais proximalmente; é importante que esse fragmento seja reduzido com precisão. É obrigatório que o cirurgião consiga restaurar com precisão o comprimento e o alinhamento para manutenção da estabilidade do cotovelo. Devido à angulação dorsal apical variável da ulna proximal, a aplicação de placas retas, não moldadas, pode contribuir para ocorrência de redução viciosa da articulação radiocapitelar.

Em seguida, o coronoide é reparado com pequenas placas, parafusos ou suturas, o que depende do tamanho do fragmento. Pequenos fragmentos são reparados com suturas não absorvíveis nº 2 que são aplicadas à parte anterior da cápsula e, através de orifícios perfurados, ao coronoide. Essas suturas passam pelos orifícios e se ligam à superfície dorsal da ulna. Elas podem ser aplicadas antes da redução dos outros componentes ulnares, para facilitar o acesso; e seu uso também pode ser necessário, juntamente com a fixação por placa, para coronoides cominutivos que incluem fragmentos grandes e pequenos. Essa sutura não será ligada até que os demais implantes tenham sido aplicados, para minimizar a probabilidade de laceração da sutura por parafusos ou fios metálicos.

A fratura do olécrano é então reduzida. O cirurgião pode aplicar uma placa LCDC, com 3,5 mm de espessura, ao aspecto dorsal da ulna, para que seja mantida a redução dos componentes do olécrano e da diáfise. Placas de reconstrução ou tubulares não são suficientes para a fixação. Placas periarticulares pré-moldadas podem ser utilizadas para reduzir o tempo cirúrgico e ajudar no alinhamento da ulna. Se possível, pode-se aplicar um parafuso na ponta do olécrano, com exteriorização no aspecto anteromedial da cortical da ulna. Havendo possibilidade, deve-se aplicar parafusos através dessa placa até o fragmento coronoide, caso o tamanho seja suficiente, para aumentar a estabilidade. Diante de um quadro de cominuição significativa do coronoide, cuja fixação é mantida por suturas, e não há um local adequado para a inserção de um parafuso, optar pela aplicação de uma placa bloqueada para a fixação proximal com parafusos mais curtos e evitará a fixação de parafusos na região das suturas do coronoide. No caso de terem sido aplicadas suturas ao coronoide, estas devem ser ligadas sobre o aspecto dorsal da placa.

Frequentemente, nota-se um pequeno fragmento ósseo no aspecto ulnar, que inclui o tubérculo sublime com a inserção do LCM. Se for suficientemente grande, poderá ser reparado com uma pequena placa. Caso contrário, serão utilizadas âncoras de sutura. O LCL pode ter sofrido avulsão do epicôndilo lateral; no entanto, a fáscia suprajacente poderá estar intacta. O ligamento lateral e as origens dos músculos extensores são reparados com âncoras de sutura ou por meio de túneis transósseos criados no epicôndilo lateral.

Em seguida, o cotovelo é mobilizado em sua amplitude de movimento para avaliação da estabilidade (Tab. 34.41).

Cuidados pós-operatórios. O cotovelo deve receber uma tala em 90° de flexão, com o antebraço em rotação neutra, durante 48 horas. Transcorrido esse período, a tala é removida e o paciente inicia os exercícios de amplitude de movimento, que consistem em movimentos ativos e ativos-assistidos de flexão e extensão. Lesões ligamentares simultâneas orientarão o plano de reabilitação, conforme descrito na seção sobre tratamento cirúrgico de luxações do cotovelo. Os exercícios de extensão ativa e de extensão contra a gravidade serão iniciados na sexta semana. O paciente poderá receber talas estáticas progressivas se estiver com a articulação rígida e a fratura estiver consolidada. Por volta do terceiro mês, será instituído um regime de fortalecimento.

Armadilhas potenciais e medidas preventivas. A identificação do padrão da fratura e das lesões associadas é o primeiro passo para a restauração da estabilidade. A pseudartrose não é comum; contudo, é importante que a técnica do cirurgião não contribua para esse problema. A escolha apropriada da fixação é etapa essencial, bem como a fidelidade aos princípios básicos de tratamento das fraturas. As placas utilizadas em lesões de Monteggia devem ter resistência suficiente para apoiar a diáfise proximal da ulna; por outro lado, deve-se evitar o uso de placas tubulares e de reconstrução nos casos em que a fratura se estenda até um ponto distal do coronoide. Nesses casos, a aplicação de fio metálico em banda de tensão não é uma escolha apropriada.

Pode haver recorrência da instabilidade se não houver possibilidade de restauração da anatomia ulnar. A ulna tem uma forma sinuosa, com angulação dorsal apical variável; assim, a aplicação de placas retas, não moldadas, pode contribuir para a ocorrência de redução viciosa.[95] O uso de uma placa pré-moldada poderá ajudar na restauração do alinhamento, sobretudo em casos de fraturas cominutivas. Opcionalmente, radiografias do membro oposto podem ajudar a determinar a forma e o comprimento corretos da ulna, possibilitando uma moldagem mais precisa dos implantes, em caso de não haver disponibilidade de placas pré-moldadas. Além disso, em muitos casos, quando a fáscia suprajacente ao ligamento lateral está intacta, é possível que uma lesão importante do LCL passe despercebida. Portanto, é imperativo que o cirurgião avalie o local em busca de lesões ligamentares e as repare quando necessário.

TABELA 34.41 RAFI de fraturas da ulna proximal — fraturas de Monteggia posteriores

Etapas cirúrgicas
• Reparar ou substituir a cabeça do rádio
• Reparar a diáfise da ulna com placas minifragmento ou parafusos de tração
• Reparar a fratura do coronoide com placas minifragmento, parafusos, ou sutura
• Reduzir o fragmento de olécrano e aplicar placa abrangendo os componentes do olécrano e da diáfise
• Avaliar e reparar (se necessário) do LCM
• Avaliar e reparar (se necessário) do LCL

É possível a ocorrência de rigidez e ossificação heterotópica do cotovelo. É essencial que o cirurgião obtenha suficiente estabilidade da fixação, para que o paciente possa praticar imediatamente exercícios de amplitude de movimento. A profilaxia para ossificação heterotópica ainda é tópico controverso. Foi demonstrado que a radiação acarreta aumento no percentual de pseudartroses em pacientes com fratura do úmero distal; assim, não é recomendável recorrer a essa modalidade (Tab. 34.42).

Resultados específicos para o tratamento. Fraturas de Monteggia posteriores são lesões difíceis de tratar. As complicações podem incluir: pseudartrose, ossificação heterotópica, subluxação recorrente, rigidez do cotovelo e artrite pós-traumática. Konrad et al.[62] acompanharam seus pacientes durante uma média de 9 anos, e observaram resultados satisfatórios em 34 dos 47 casos. Os fatores preditores para resultado insatisfatório foram fraturas que envolviam a cabeça do rádio e o coronoide, além de complicações dependentes de nova cirurgia; 26% necessitaram de uma cirurgia secundária até 12 meses após o procedimento inicial. Strauss et al.[106] informaram que pacientes com fraturas de Monteggia posteriores associadas a uma luxação umeroulnar concomitante tiveram piores resultados. Beingessner et al.[10] avaliaram uma série de 16 pacientes com fraturas de Monteggia do tipo IID. Todas as fraturas consolidaram e não houve pacientes com instabilidade recorrente. Três pacientes desenvolveram rigidez do cotovelo associada à ossificação heterotópica; um paciente teve implante protuberante, outro perdeu a fixação da cabeça do rádio, mas não teve subluxação, e outro evoluiu para síndrome do pronador. Contudo, a maioria dos pacientes obteve bons resultados com o reparo anatômico de todas as estruturas lesionadas.

TABELA 34.42 Fraturas da ulna proximal – fraturas de Monteggia posteriores

Armadilhas potenciais e medidas preventivas	
Armadilhas	Medidas preventivas
Instabilidade	Restauração precisa do comprimento da ulna, angulação dorsal e forma sinuosa Reparo do complexo ligamentar lateral
Perda da fixação e pseudartrose	Escolha apropriada do implante para o padrão de fratura, para evitar configurações em banda de estresse
Rigidez do cotovelo	Garantia de fixação que possibilite exercícios imediatos de amplitude de movimento

TRATAMENTO DE RESULTADOS ADVERSOS ESPERADOS E COMPLICAÇÕES INESPERADAS EM FRATURAS DA ULNA PROXIMAL(TAB. 34.43)

TABELA 34.43 Fraturas da ulna proximal

Desfechos adversos comuns e complicações
Implante saliente e sintomático → Técnica cuidadosa de aplicação do implante, com sua remoção em caso de necessidade
Ossificação heterotópica e rigidez do cotovelo → Garantia de fixação, que possibilite exercícios imediatos de amplitude de movimento
Pseudartrose e consolidação viciosa → Fidelidade aos princípios e técnicas adequados para a fratura
Falha na fixação e instabilidade do cotovelo → Entendimento do padrão de fratura e atenção a cada componente

MÉTODO DE TRATAMENTO PREFERIDO PELOS AUTORES PARA FRATURAS DA ULNA PROXIMAL

Preferimos tratar fraturas do olécrano simples ou complexas com fixação por placa, pois o método é confiável e, com o uso dos modelos de implante aprimorados, normalmente os implantes não são suficientemente sintomáticos a ponto de exigir sua remoção (Fig. 34.26a). Em pacientes com osteopenia significativa e com má qualidade óssea, usamos o avanço do tríceps. No entanto, raramente haverá necessidade de recorrer a essa técnica, e pacientes significativamente debilitados, ou aqueles com demandas funcionais muito limitadas, podem obter bons resultados com o tratamento conservador, desde que o cotovelo não esteja instável. Para as fraturas de Monteggia, é preferível uma abordagem específica ao fragmento, com reparo de todas as estruturas lesionadas, como descrito previamente (Fig. 34.26b).

RESUMO, CONTROVÉRSIAS E FUTURAS ORIENTAÇÕES EM FRATURAS DA ULNA PROXIMAL

As fraturas da ulna proximal consistem em um amplo espectro de fraturas – desde fraturas simples do olécrano até fraturas-luxações complexas. O conhecimento aprofundado do padrão de lesão resultará em escolhas de fixação apropriadas para essas lesões. O desenvolvimento de implantes periarticulares e o uso criterioso da fixação dos fragmentos com pequenas placas têm apresentado melhores resultados para essas fraturas frequentemente complicadas.

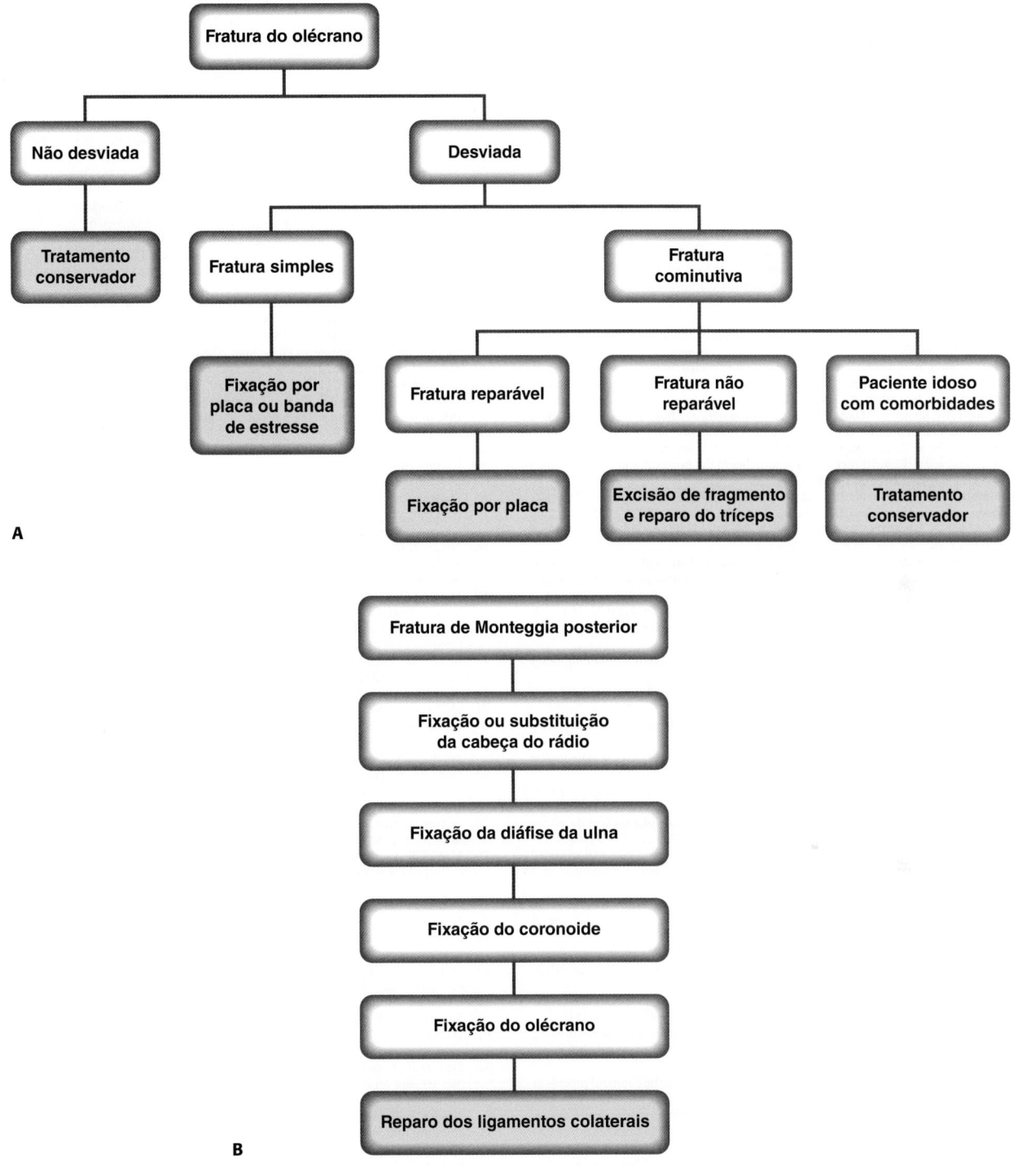

FIGURA 34.26 A, B: Tratamento preferido pelo autor.

REFERÊNCIAS BIBLIOGRÁFICAS

1. Akesson T, Herbertsson P, Josefsson PO, et al. Primary nonoperative treatment of moderately displaced two-part fractures of the radial head. *J Bone Joint Surg Am.* 2006;88(9):1909–1914.
2. Anakwe RE, Middleton SD, Jenkins PJ, et al. Patient-reported outcomes after simple dislocation of the elbow. *J Bone Joint Surg Am.* 2011;93(13):1220–1226.
3. Anderson ML, Larson AN, Merten SM, et al. Congruent elbow plate fixation of olecranon fractures. *J Orthop Trauma.* 2007;21(6):386–393.
4. Antuna SA, Sanchez-Marquez JM, Barco R. Long-term results of radial head resection following isolated radial head fractures in patients younger than forty years old. *J Bone Joint Surg Am.* 2010;92(3):558–566.
5. Athwal GS, Rouleau DM, MacDermid JC, et al. Contralateral elbow radiographs can reliably diagnose radial head implant overlengthening. *J Bone Joint Surg Am.* 2011;93(14):1339–1346.
6. Bailey CS, MacDermid J, Patterson SD, et al. Outcome of plate fixation of olecranon fractures. *J Orthop Trauma.* 2001;15(8):542–548.
7. Beingessner DM, Dunning CE, Gordon KD, et al. The effect of radial head excision and arthroplasty on elbow kinematics and stability. *J Bone Joint Surg Am.* 2004;86A(8):1730–1739.
8. Beingessner DM, Dunning CE, Gordon KD, et al. The effect of radial head fracture size on elbow kinematics and stability. *J Orthop Res.* 2005;23(1):210–217.
9. Beingessner DM, Dunning CE, Stacpoole RA, et al. The effect of coronoid fractures on elbow kinematics and stability. *Clin Biomech (Bristol, Avon).* 2007;22(2):183–190.
10. Beingessner DM, Nork SE, Agel J, et al. A fragment-specific approach to Type IID Monteggia elbow fracture-dislocations. *J Orthop Trauma.* 2011;25(7):414–419.

11. Beingessner DM, Stacpoole RA, Dunning CE, et al. The effect of suture fixation of type I coronoid fractures on the kinematics and stability of the elbow with and without medial collateral ligament repair. *J Shoulder Elbow Surg.* 2007;16(2):213–217.
12. Bell TH, Ferreira LM, McDonald CP, et al. Contribution of the olecranon to elbow stability: an in vitro biomechanical study. *J Bone Joint Surg Am.* 2010;92(4):949–957.
13. Birkedal JP, Deal DN, Ruch DS. Loss of flexion after radial head replacement. *J Shoulder Elbow Surg.* 2004;13(2):208–213.
14. Boulas HJ, Morrey BF. Biomechanical evaluation of the elbow following radial head fracture. Comparison of open reduction and internal fixation vs. excision, silastic replacement, and non-operative management. *Chir Main.* 1998;17(4):314–320.
15. Broberg MA, Morrey BF. Results of delayed excision of the radial head after fracture. *J Bone Joint Surg Am.* 1986;68(5):669–674.
16. Broberg MA, Morrey BF. Results of treatment of fracture-dislocations of the elbow. *Clin Orthop.* 1987;(216):109–119.
17. Burkhart KJ, Mattyasovszky SG, Runkel M, et al. Mid- to long-term results after bipolar radial head arthroplasty. *J Shoulder Elbow Surg.* 2010;19(7):965–972.
18. Burton AE. Fractures of the head of the radius. *Proc R Soc Med.* 1942;35:764–765.
19. Caputo AE, Mazzocca AD, Santoro VM. The nonarticulating portion of the radial head: anatomic and clinical correlations for internal fixation. *J Hand Surg Am.* 1998;23(6): 1082–1090.
20. Carstam N. Operative treatment of fractures of the upper end of the radius. *Acta Orthop Scand.* 1950;59:502–523.
21. Chen X, Wang SC, Cao LH, et al. Comparison between radial head replacement and open reduction and internal fixation in clinical treatment of unstable, multi-fragmented radial head fractures. *Int Orthop.* 2011;35(7):1071–1076.
22. Coonrad RW, Roush TF, Major NM, et al. The drop sign, a radiographic warning sign of elbow instability. *J Shoulder Elbow Surg.* 2005;14(3):312–317.
23. Diliberti T, Botte MJ, Abrams RA. Anatomical considerations regarding the posterior interosseous nerve during posterolateral approaches to the proximal part of the radius. *J Bone Joint Surg Am.* 2000;82(6):809–813.
24. Doornberg J, Ring D, Jupiter JB. Effective treatment of fracture-dislocations of the olecranon requires a stable trochlear notch. *Clin Orthop Relat Res.* 2004;(429):292–300.
25. Doornberg JN, Linzel DS, Zurakowski D, et al. Reference points for radial head prosthesis size. *J Hand Surg Am.* 2006;31(1):53–57.
26. Doornberg JN, Parisien R, van Duijn PJ, et al. Radial head arthroplasty with a modular metal spacer to treat acute traumatic elbow instability. *J Bone Joint Surg Am.* 2007; 89(5):1075–1080.
27. Doornberg JN, Ring D. Coronoid fracture patterns. *J Hand Surg Am.* 2006;31(1):45–52.
28. Doornberg JN, Ring DC. Fracture of the anteromedial facet of the coronoid process. *J Bone Joint Surg Am.* 2006;88(10):2216–2224.
29. Doornberg JN, van Duijn J, Ring D. Coronoid fracture height in terrible-triad injuries. *J Hand Surg Am.* 2006;31(5):794–797.
30. Duckworth AD, Clement ND, Jenkins PJ, et al. The epidemiology of radial head and neck fractures. *J Hand Surg Am.* 2012;37(1):112–119.
31. Duckworth AD, Ring D, Kulijdian A, et al. Unstable elbow dislocations. *J Shoulder Elbow Surg.* 2008;17(2):281–286.
32. Dunning CE, Zarzour ZD, Patterson SD, et al. Muscle forces and pronation stabilize the lateral ligament deficient elbow. *Clin Orthop.* 2001;(388):118–124.
33. Essex-Lopresti P. Fractures of the radial head with distal radio-ulnar dislocation. *J Bone Joint Surg Br.* 1951;33B:244–247.
34. Eygendaal D, Verdegaal SH, Obermann WR, et al. Posterolateral dislocation of the elbow joint. Relationship to medial instability. *J Bone Joint Surg Am.* 2000;82(4):555–560.
35. Fehringer EV, Burns EM, Knierim A, et al. Radiolucencies surrounding a smooth-stemmed radial head component may not correlate with forearm pain or poor elbow function. *J Shoulder Elbow Surg.* 2009;18(2):275–278.
36. Ferreira LM, Bell TH, Johnson JA, et al. The effect of triceps repair techniques following olecranon excision on elbow stability and extension strength: an in vitro biomechanical study. *J Orthop Trauma.* 2011;25(7):420–424.
37. Flinkkila T, Kaisto T, Sirnio K, et al. Short- to mid-term results of metallic press-fit radial head arthroplasty in unstable injuries of the elbow. *J Bone Joint Surg Br.* 2012; 94(6):805–810.
38. Frank SG, Grewal R, Johnson J, et al. Determination of correct implant size in radial head arthroplasty to avoid overlengthening. *J Bone Joint Surg Am.* 2009;91(7):1738–1746.
39. Fraser GS, Pichora JE, Ferreira LM, et al. Lateral collateral ligament repair restores the initial varus stability of the elbow: an in vitro biomechanical study. *J Orthop Trauma.* 2008;22(9):615–623.
40. Garrigues GE, Wray WH III, Lindenhovius AL, et al. Fixation of the coronoid process in elbow fracture-dislocations. *J Bone Joint Surg Am.* 2011;93(20):1873–1881.
41. Gartsman GM, Sculco TP, Otis JC. Operative treatment of olecranon fractures. Excision or open reduction with internal fixation. *J Bone Joint Surg Am.* 1981;63(5):718–721.
42. Grewal R, MacDermid JC, Faber KJ, et al. Comminuted radial head fractures treated with a modular metallic radial head arthroplasty. Study of outcomes. *J Bone Joint Surg Am.* 2006;88(10):2192–2200.
43. Guitton TG, Ring D. Nonsurgically treated terrible triad injuries of the elbow: report of four cases. *J Hand Surg Am.* 2010;35(3):464–467.
44. Hamid N, Ashraf N, Bosse MJ, et al. Radiation therapy for heterotopic ossification prophylaxis acutely after elbow trauma: a prospective randomized study. *J Bone Joint Surg Am.* 2010;92(11):2032–2038.
45. Heim U. Combined fractures of the radius and the ulna at the elbow level in the adult. Analysis of 120 cases after more than 1 year. *Rev Chir Orthop Reparatrice Appar Mot.* 1998;84(2):142–153.
46. Herbertsson P, Josefsson PO, Hasserius R, et al. Uncomplicated Mason type-II and III fractures of the radial head and neck in adults. A long-term follow-up study. *J Bone Joint Surg Am.* 2004;86-A(3):569–574.
47. Holdsworth BJ, Clement DA, Rothwell PN. Fractures of the radial head–the benefit of aspiration: a prospective controlled trial. *Injury.* 1987;18(1):44–47.
48. Iftimie PP, Calmet GJ, de Loyola GF, et al. Resection arthroplasty for radial head fractures: long-term follow-up. *J Shoulder Elbow Surg.* 2011;20(1):45–50.
49. Ikeda M, Sugiyama K, Kang C, et al. Comminuted fractures of the radial head. Comparison of resection and internal fixation. *J Bone Joint Surg Am.* 2005;87A:76–84.
50. Izzi J, Athwal GS. An off-loading triceps suture for augmentation of plate fixation in comminuted osteoporotic fractures of the olecranon. *J Orthop Trauma.* 2012;26(1):59–61.
51. Jones SG. Fractures of the head and neck of the radius – separation of upper radial epiphysis. *New England J Med.* 1935;212:914–917.
52. Josefsson PO, Johnell O, Gentz CF. Long-term sequelae of simple dislocation of the elbow. *J Bone Joint Surg Am.* 1984;66(6):927–930.
53. Josefsson PO, Johnell O, Wendeberg B. Ligamentous injuries in dislocations of the elbow joint. *Clin Orthop.* 1987;(221):221–225.
54. Josefsson PO, Nilsson BE. Incidence of elbow dislocation. *Acta Orthop Scand.* 1986;57(6):537–538.
55. Jupiter JB, Leibovic SJ, Ribbans W, et al. The posterior Monteggia lesion. *J Orthop Trauma.* 1991;5(4):395–402.
56. Jupiter JB, Ring D. Treatment of unreduced elbow dislocations with hinged external fixation. *J Bone Joint Surg Am.* 2002;84-A(9):1630–1635.
57. Kaas L, Turkenburg JL, van Riet RP, et al. Magnetic resonance imaging findings in 46 elbows with a radial head fracture. *Acta Orthop.* 2010;81(3):373–376.
58. Khalfayan EE, Culp RW, Alexander AH. Mason type II radial head fractures: operative versus nonoperative treatment. *J Orthop Trauma.* 1992;6(3):283–289.
59. King GJ, Evans DC, Kellam JF. Open reduction and internal fixation of radial head fractures. *J Orthop Trauma.* 1991;5(1):21–28.
60. King GJ, Zarzour ZD, Patterson SD, et al. An anthropometric study of the radial head: implications in the design of a prosthesis. *J Arthroplasty.* 2001;16(1):112–116.
61. Kohls-Gatzoulis J, Tsiridis E, Schizas C. Reconstruction of the coronoid process with iliac crest bone graft. *J Shoulder Elbow Surg.* 2004;13(2):217–220.
62. Konrad GG, Kundel K, Kreuz PC, et al. Monteggia fractures in adults: long-term results and prognostic factors. *J Bone Joint Surg Br.* 2007;89(3):354–360.
63. Koslowsky TC, Schliwa S, Koebke J. Presentation of the microscopic vascular architecture of the radial head using a sequential plastination technique. *Clin Anat.* 2011; 24(6):721–732.
64. Lindenhovius A, Karanicolas PJ, Bhandari M, et al. Interobserver reliability of coronoid fracture classification: two-dimensional versus three-dimensional computed tomography. *J Hand Surg Am.* 2009;34(9):1640–1646.
65. Lindenhovius AL, Felsch Q, Ring D, et al. The long-term outcome of open reduction and internal fixation of stable displaced isolated partial articular fractures of the radial head. *J Trauma.* 2009;67(1):143–146.
66. Linscheid RL, Wheeler DK. Elbow dislocations. *JAMA.* 1965;194(11):1171–1176.
67. Madsen M, Marx RG, Millett PJ, et al. Surgical anatomy of the triceps brachii tendon: anatomical study and clinical correlation. *Am J Sports Med.* 2006;34(11):1839–1843.
68. Marcotte AL, Osterman AL. Longitudinal radioulnar dissociation: identification and treatment of acute and chronic injuries. *Hand Clin.* 2007;23(2):195–208.
69. Mason ML. Some observations on fracture of the head of the radius with a review of one hundred cases. *Br J Surg.* 1954;42:123–132.
70. McKee MD, Pugh DM, Wild LM, et al. Standard surgical protocol to treat elbow dislocations with radial head and coronoid fractures. Surgical technique. *J Bone Joint Surg Am.* 2005;87A(suppl 1):22–32.
71. McKee MD, Schemitsch EH, Sala MJ, et al. The pathoanatomy of lateral ligamentous disruption in complex elbow instability. *J Shoulder Elbow Surg.* 2003;12(4):391–396.
72. Mehlhoff TL, Noble PC, Bennett JB, et al. Simple dislocation of the elbow in the adult. Results after closed treatment. *J Bone Joint Surg Am.* 1988;70(2):244–249.
73. Moritomo H, Tada K, Yoshida T, et al. Reconstruction of the coronoid for chronic dislocation of the elbow. Use of a graft from the olecranon in two cases. *J Bone Joint Surg Br.* 1998;80(3):490–492.
74. Morrey BF, An KN. Articular and ligamentous contributions to the stability of the elbow joint. *Am J Sports Med.* 1983;11(5):315–319.
75. Morrey BF, Tanaka S, An KN. Valgus stability of the elbow. A definition of primary and secondary constraints. *Clin Orthop.* 1991;175(265):187–195.
76. Morrey BF. Current concepts in the treatment of fractures of the radial head, the olecranon, and the coronoid. *Instr Course Lect.* 1995;44:175–185.
77. Murray RC. Fractures of the head and neck of the radius. *Br J Surg.* 1940;27:106–118.
78. Neuhaus V, Alqueza A, Mudgal CS. Open reduction and temporary internal fixation of a subacute elbow dislocation. *J Hand Surg Am.* 2012;37(5):1011–1014.
79. Neumann M, Nyffeler R, Beck M. Comminuted fractures of the radial head and neck: is fixation to the shaft necessary? *J Bone Joint Surg Br.* 2011;93(2):223–228.
80. O'Driscoll SW, Jupiter JB, Cohen MS, et al. Difficult elbow fractures: pearls and pitfalls. *Instr Course Lect.* 2003;52:113–134.
81. O'Driscoll SW, Morrey BF, Korinek S, et al. Elbow subluxation and dislocation. A spectrum of instability. *Clin Orthop.* 1992;(280):186–197.
82. Pichora JE, Fraser GS, Ferreira LF, et al. The effect of medial collateral ligament repair tension on elbow joint kinematics and stability. *J Hand Surg Am.* 2007;32(8): 1210–1217.
83. Pollock JW, Brownhill J, Ferreira L, et al. The effect of anteromedial facet fractures of the coronoid and lateral collateral ligament injury on elbow stability and kinematics. *J Bone Joint Surg Am.* 2009;91(6):1448–1458.
84. Popovic N, Lemaire R, Georis P, et al. Midterm results with a bipolar radial head prosthesis: radiographic evidence of loosening at the bone-cement interface. *J Bone Joint Surg Am.* 2007;89(11):2469–2476.
85. Pugh DM, Wild LM, Schemitsch EH, et al. Standard surgical protocol to treat elbow dislocation with radial head and coronoid fractures. *J Bone Joint Surg Am.* 2004;86A(6): 1122–1130.
86. Radin EL, Riseborough EJ. Fractures of the radial head. A review of eighty-eight cases and analysis of the indications for excision of the radial head and non-operative treatment. *J Bone Joint Surg Am.* 1966;48(6):1055–1064.
87. Regan W, Morrey B. Fractures of the coronoid process of the ulna. *J Bone Joint Surg Am.* 1989;71(9):1348–1354.
88. Richard MJ, Aldridge JM III, Wiesler ER, et al. Traumatic valgus instability of the elbow: pathoanatomy and results of direct repair. *J Bone Joint Surg Am.* 2008;90(11):2416–2422.
89. Ring D, Jupiter JB, Sanders RW, et al. Transolecranon fracture-dislocation of the elbow. *J Orthop Trauma.* 1997;11(8):545–550.
90. Ring D, Jupiter JB, Zilberfarb J. Posterior dislocation of the elbow with fractures of the radial head and coronoid. *J Bone Joint Surg Am.* 2002;84A(4):547–551.
91. Ring D, Quintero J, Jupiter JB. Open reduction and internal fixation of fractures of the radial head. *J Bone Joint Surg Am.* 2002;84-A(10):1811–1815.
92. Ring D. Fractures of the coronoid process of the ulna. *J Hand Surg Am.* 2006;31(10): 1679–1689.

93. Rosenblatt Y, Young C, MacDermid JC, et al. Osteotomy of the head of the radius for partial articular malunion. *J Bone Joint Surg Br.* 2009;91(10):1341-1346.
94. Rotini R, Marinelli A, Guerra E, et al. Radial head replacement with unipolar and bipolar SBi system: a clinical and radiographic analysis after a 2-year mean follow-up. *Musculoskelet Surg.* 2012;96(suppl 1):S69-S79.
95. Rouleau DM, Faber KJ, Athwal GS. The proximal ulna dorsal angulation: a radiographic study. *J Shoulder Elbow Surg.* 2010;19(1):26-30.
96. Rowland AS, Athwal GS, MacDermid JC, et al. Lateral ulnohumeral joint space widening is not diagnostic of radial head arthroplasty overstuffing. *J Hand Surg Am.* 2007;32(5):637-641.
97. Sanchez-Sotelo J, O'Driscoll SW, Morrey BF. Medial oblique compression fracture of the coronoid process of the ulna. *J Shoulder Elbow Surg.* 2005;14(1):60-64.
98. Sarris IK, Kyrkos MJ, Galanis NN, et al. Radial head replacement with the MoPyC pyrocarbon prosthesis. *J Shoulder Elbow Surg.* 2012;21(9):1222-1228.
99. Schiffern A, Bettwieser SP, Porucznik CA, et al. Proximal radial drift following radial head resection. *J Shoulder Elbow Surg.* 2011;20(3):426-433.
100. Schneeberger A, Sadowski MM, Jacob HAC. Coronoid process and radial head as posterolateral rotatory stabilizers of the elbow. *J Bone Joint Surg Am.* 2004;86A(5):975-982.
101. Shore BJ, Mozzon JB, MacDermid JC, et al. Chronic posttraumatic elbow disorders treated with metallic radial head arthroplasty. *J Bone Joint Surg Am.* 2008;90(2):271-280.
102. Smith AM, Morrey BF, Steinmann SP. Low profile fixation of radial head and neck fractures: surgical technique and clinical experience. *J Orthop Trauma.* 2007;21(10):718-724.
103. Smith GR, Altchek DW, Pagnani MJ, et al. A muscle-splitting approach to the ulnar collateral ligament of the elbow. Neuroanatomy and operative technique. *Am J Sports Med.* 1996;24(5):575-580.
104. Smith GR, Hotchkiss RN. Radial head and neck fractures: anatomic guidelines for proper placement of internal fixation. *J Shoulder Elbow Surg.* 1996;5(2 Pt 1):113-117.
105. Stoneback JW, Owens BD, Sykes J, et al. Incidence of elbow dislocations in the United States population. *J Bone Joint Surg Am.* 2012;94(3):240-245.
106. Strauss EJ, Tejwani NC, Preston CF, et al. The posterior Monteggia lesion with associated ulnohumeral instability. *J Bone Joint Surg Br.* 2006;88(1):84-89.
107. Szekeres M, Chinchalkar SJ, King GJ. Optimizing elbow rehabilitation after instability. *Hand Clin.* 2008;24(1):27-38.
108. Taylor TK, Scham SM. A posteromedial approach to the proximal end of the ulna for the internal fixation of olecranon fractures. *J Trauma.* 1969;9(7):594-602.
109. van Riet RP, Morrey BF, O'Driscoll SW. Use of osteochondral bone graft in coronoid fractures. *J Shoulder Elbow Surg.* 2005;14(5):519-523.
110. van Riet RP, Morrey BF. Documentation of associated injuries occurring with radial head fracture. *Clin Orthop Relat Res.* 2008;466(1):130-134.
111. van Riet RP, Sanchez-Sotelo J, Morrey BF. Failure of metal radial head replacement. *J Bone Joint Surg Br.* 2010;92(5):661-667.
112. van Riet RP, Van Glabbeek F, Neale PG, et al. The noncircular shape of the radial head. *J Hand Surg Am.* 2003;28(6):972-978.
113. Villanueva P, Osorio F, Commessatti M, et al. Tension-band wiring for olecranon fractures: analysis of risk factors for failure. *J Shoulder Elbow Surg.* 2006;15(3):351-356.
114. Wells J, Ablove RH. Coronoid fractures of the elbow. *Clin Med Res.* 2008;6(1):40-44.
115. Wexner SD, Goodwin C, Parkes JC, et al. Treatment of fractures of the radial head by partial excision. *Orthop Rev.* 1985;14:83-86.
116. Wolff AL, Hotchkiss RN. Lateral elbow instability: nonoperative, operative, and postoperative management. *J Hand Ther.* 2006;19(2):238-243.
117. Wolfgang G, Burke F, Bush D, et al. Surgical treatment of displaced olecranon fractures by tension band wiring technique. *Clin Orthop Relat Res.* 1987;(224):192-204.
118. Zunkiewicz MR, Clemente JS, Miller MC, et al. Radial head replacement with a bipolar system: a minimum 2-year follow-up. *J Shoulder Elbow Surg.* 2012;21(1):98-104.

35

Fraturas do terço distal do úmero

George S. Athwal

Introdução às fraturas do terço distal do úmero 1194
   Epidemiologia das fraturas do terço distal do úmero 1195
Avaliação das fraturas do terço distal do úmero 1196
   Mecanismos de lesão e lesões associadas de fraturas do terço distal do úmero 1196
   Sinais e sintomas de fraturas do terço distal do úmero 1196
   Imagens e outros estudos diagnósticos para fraturas do terço distal do úmero 1197
   Classificação das fraturas do terço distal do úmero 1197
   Medidas de avaliação do resultado para as fraturas do terço distal do úmero 1202
Anatomia patológica e aplicada em relação às fraturas do terço distal do úmero 1202
Opções de tratamento para as fraturas do terço distal do úmero 1206
   Tratamento conservador de fraturas do terço distal do úmero (fraturas extra-articulares e fraturas articulares completas) 1206
   Tratamento conservador de fraturas articulares parciais (B3) 1208
   Tratamento cirúrgico 1208

Circunstâncias especiais e tratamento de resultados adversos esperados e de complicações inesperadas de fraturas do terço distal do úmero 1243
   Fraturas expostas do úmero distal 1243
   Pseudartrose de fraturas do terço distal do úmero 1243
   Rigidez do cotovelo e ossificação heterotópica de fraturas do terço distal do úmero 1244
   Complicações da ferida e infecção em fraturas do terço distal do úmero 1244
   Neuropatia ulnar em fraturas do terço distal do úmero 1245
   Complicações da osteotomia de olécrano em fraturas do terço distal do úmero 1245
   Complicações da artroplastia total do cotovelo em fraturas do terço distal do úmero 1245
Controvérsias/rumos futuros em fraturas do terço distal do úmero 1246
Tratamento preferido pelo autor para fraturas do terço distal do úmero 1246

INTRODUÇÃO ÀS FRATURAS DO TERÇO DISTAL DO ÚMERO

As fraturas do terço distal do úmero continuam sendo algumas das lesões que mais desafiam o tratamento. Em geral, são multifragmentadas, ocorrem em osso osteopênico e exibem uma anatomia complexa, com limitadas opções para a fixação interna. Frequentemente os resultados do tratamento estão associados a rigidez, debilidade e dores no cotovelo. No entanto, é desejável que a articulação do cotovelo fique indolor, estável e com mobilidade, pois essa articulação permite que a mão conduza as atividades da vida diária, mais notavelmente a higiene pessoal e a alimentação. Assim, iniciar com um úmero distal intensamente traumatizado e acabar com uma articulação estável, móvel e indolor dependerá de uma abordagem sistemática. É preciso pensar muito na determinação das indicações operatórias, tratamento dos tecidos moles, seleção da abordagem cirúrgica, obtenção de uma redução articular anatômica, e criação de um sistema de fixação com suficiente rigidez para que seja possível tolerar qualquer amplitude de movimento.

Em 1913, Albin Lambotte[110] desafiou as opiniões prevalecentes em favor do tratamento conservador para as fraturas do terço distal do úmero e defendeu uma abordagem agressiva, que consistia de redução aberta e fixação interna (RAFI). Esse autor descreveu os princípios da osteossíntese e acreditava que a restauração anatômica da anatomia tinha correlação com melhor retorno funcional. Infelizmente, naquela época os resultados cirúrgicos eram assolados por um elevado risco de infecção e de quebra/falha do implante. Em 1937, Eastwood[46] descreveu a técnica da redução fechada com paciente sob anestesia geral e com breve imobilização em uma tipoia tipo punho-colarinho. Esse autor revisou catorze pacientes tratados com essa técnica e informou que doze retornaram à sua ocupação original. Eastwood afirmou que "não há necessidade de uma redução anatômica perfeita para que seja obtido um bom resultado". Evans,[52] que em 1953 denominou esse modo de tratamento "saco de ossos", acreditava que, embora ele pudesse ser apropriado para o paciente idoso, não era ideal para o paciente jovem e ativo. A controvérsia entre o tratamento cirúrgico e o tratamento conservador continuou nas décadas seguintes. Riseborough e Radin,[186] em 1969, informaram que o tratamento cirúrgico era imprevisível e frequentemente estava associado a desfechos ruins e, portanto, recomendaram o tratamento conservador. Dentro dessa mesma linha, Brown e Morgan,[25] em 1971, informaram resultados satisfatórios, com o tratamento conservador, em dez pacientes com fraturas do terço distal do úmero. Seus pacientes foram tratados com imediata mobilização ativa, com obtenção, ao final do acompanhamento, de um arco de movimento médio de 98°.

No último quarto de século, foram relatados melhores resultados para a cirurgia de fraturas do terço distal do úmero. Os princípios estabelecidos pelo grupo Arbeitsgemeinschaft für Osteosynthesefragen – Association for the Study of Internal Fixation (AO-ASIF) –, como a redução articular anatômica e a fixação interna rígida, possibilitam a consolidação e a rápida mobilização pós-operatória.[64,108,125,130,161,189,195] A última década presenciou avanços na compreensão da anatomia do cotovelo e nas abordagens cirúrgicas, além de novos e inovadores dispositivos de fixação, e uma evolução nos protocolos de reabilitação pós-operatória.

Em pacientes mais jovens, a RAFI das fraturas do terço distal do úmero com o uso dos modernos princípios da fixação é considerada o padrão terapêutico. Em pacientes idosos, a restauração da anatomia e a obtenção de uma fixação interna rígida podem ser tarefas difíceis, por causa da má qualidade óssea e da cominuição da superfície articular e da metáfise. Nos casos onde a fixação interna rígida não puder ser obtida a fim de promover mobilidade precoce, a prolongada imobilização resultante frequentemente leva a desfechos ruins. Outras complicações associadas a resultados potencialmente ruins são a consolidação viciosa, pseudartrose, contratura, necrose avascular, ossificação heterotópica (OH), quebra/falha de implante, e implante saliente sintomático. No paciente idoso, a reabilitação prolongada, a propensão para a rigidez, e maiores percentuais de reoperação associados à realização de RAFI podem converter um indivíduo previamente independente para uma condição de dependência.[190]

A artroplastia total primária do cotovelo (ATC primária) evoluiu a ponto de se tornar uma opção terapêutica viável para pacientes idosos com fragmentação articular, cominuição e osteopenia.[11,57,59,60,98,99,112,132,134,145] Mais recentemente, há um renovado interesse na hemiartroplastia do úmero distal para o tratamento de fraturas do terço distal do úmero,[2,3,14,28,83,166] inclusive fraturas do capítulo e da tróclea.

Fraturas articulares parciais do terço distal do úmero formam um grupo especial de fraturas que são diferentes das fraturas do terço distal do úmero. Caracteristicamente, essas fraturas envolvem o capítulo e/ou a tróclea, com envolvimento variável de outras estruturas periarticulares, como os epicôndilos, a cabeça do rádio ou o ligamento colateral medial (LCM) ou o complexo do ligamento colateral lateral (LCL). Essas lesões são distais e não se estendem proximalmente à fossa olecraniana, para envolver qualquer uma das colunas.. As fraturas isoladas do capítulo são raras[43,190,222] e as fraturas isoladas da tróclea são ainda mais raras.[43,55]

Epidemiologia das fraturas do terço distal do úmero

Fraturas extra-articulares e fraturas articulares completas

Aproximadamente 7% de todas as fraturas em adultos envolvem o cotovelo; dessas, aproximadamente um terço envolvem o terço distal do úmero.[8,162,191] Portanto, as fraturas desta parte do úmero compreendem aproximadamente 2% de todas . Essas lesões apresentam uma distribuição etária bimodal,[162,163,189,190] com picos de incidência entre os doze e dezenove anos, em indivíduos do gênero masculino; e em mulheres de oitenta anos ou mais, caracteristicamente (Fig. 35.1). Em adultos jovens, as fraturas são tipicamente causadas por lesões de alta energia como acidentes automobilísticos, quedas de locais elevados, prática esportiva, acidentes industriais e armas de fogo. Por outro lado, mais de 60% dessas fraturas em idosos decorrem de lesões de baixa energia como, por exemplo, uma queda da própria altura.[163,189]

Robinson et al.[189] revisaram uma série consecutiva de 320 pacientes com fraturas do terço distal do úmero ao longo de dez anos. Esses autores calcularam uma incidência geral em adultos de 5,7 casos por cem mil habitantes na população por ano, com uma relação praticamente equivalente entre homens/mulheres. O mecanismo de lesão mais comumente observado foi a queda da própria altura (Tab. 35.1) e o padrão de fratura mais comum era o de uma fratura extra-articular, que representava um pouco menos de 40% de todas as fraturas. As fraturas bicolunares ou intra-articulares completas constituíram o segundo tipo mais comum, sendo responsáveis por 37%.

A incidência geral de fraturas do terço distal do úmero vem crescendo, mimetizando a crescente incidência de fraturas do quadril, terço proximal do úmero e punho.[90,100,101] Palvanen et al.[162] estudaram as tendências de fraturas do terço distal do úmero osteoporoso em mulheres finlandesas. Esses autores observaram uma duplicação da incidência de fraturas do terço distal do úmero, de 1970 (12/100.000) para 1995 (28/100.000), e preveem um aumento equivalente ao triplo por volta de 2030. É provável que uma população envelhecida, com expectativa de vida mais longa, em combinação com o fato de que a maioria dessas fraturas requer tratamento cirúrgico, aumente os gastos com os serviços de saúde. A identificação e a implementação das estratégias preventivas podem ajudar a compensar parte do impacto econômico dessa lesão. O princípio da estratégia atual para prevenção de fraturas consiste em fazer uma triagem para osteopenia e osteoporose por meio de determinações da densidade mineral óssea e, em seguida, tra-

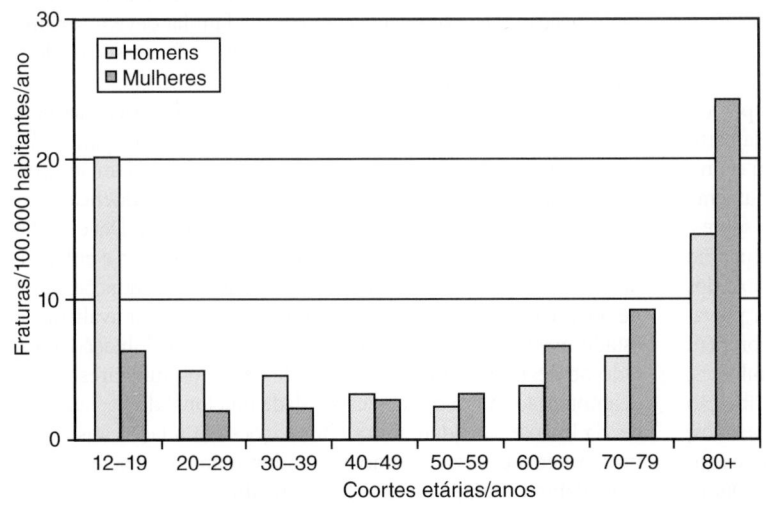

FIGURA 35.1 Incidência de fraturas do terço distal do úmero relacionada a idade e gênero. Dados de Robinson CM, Hill RM, Jacobs N, et al. Adult distal humeral metaphyseal fractures: epidemiology and results of treatment. *J Orthop Trauma.* 2003;17(1):38-47.

TABELA 35.1 Mecanismo lesional em 320 fraturas do terço distal do úmero

Mecanismo de lesão	Número de fraturas (número de expostas)	Idade média em anos (variação)	Homens	Mulheres	Relação H:M
Queda simples	219 (12)	57 (12-99)	86	133	0,6:1
Queda de local elevado	5 (2)	27 (14-41)	3	2	1,5:1
AA	42 (7)	33,2 (14-77)	27	15	1,8:1
Esportes	41 (2)	22,9 (13-44)	34	7	4,9:1
Outros	13 (0)	39,2 (14-92)	9	4	2,3:1
Total	320 (23)	48,4 (12-99)	159	161	1:1

AA, acidente automobilístico.
Dados de Robinson CM, Hill RM, Jacobs N, et al. Adult distal humeral metaphyseal fractures: epidemiology and results of treatment. *J Orthop Trauma*. 2003;17(1):38–47.

tar o paciente com terapia farmacológica.[90] Outros autores argumentam que uma estratégia preventiva mais importante é diminuir o risco de quedas, pois elas são, isoladamente, o maior fator de risco para fraturas,[100,101] e sua previsão pode ser feita com base em fatores de risco clínicos como: idade, peso, tabagismo, fratura prévia e fratura do quadril ocorrida na mãe.[21]

Fraturas articulares específicas

A incidência anual informada para fraturas articulares particulares do úmero distal é de 1,5 por cem mil habitantes, com significativa predominância das mulheres.[222]

AVALIAÇÃO DAS FRATURAS DO TERÇO DISTAL DO ÚMERO

Mecanismos de lesão e lesões associadas de fraturas do terço distal do úmero

Fraturas extra-articulares e fraturas articulares completas

A maioria das fraturas do terço distal do úmero ocorre por um dos dois mecanismos: quedas de baixa energia ou traumas de alta energia.[189] A causa mais comum é uma queda simples para a frente.[163] Em geral, 70% dos pacientes que sofreram uma fratura do cotovelo caíram sobre o cotovelo porque foram incapazes de impedir sua queda com o braço esticado.[163] As lesões de alta energia são a causa da maioria das fraturas do terço distal do úmero em adultos jovens. Predominam acidentes automobilísticos, prática esportiva, quedas de locais elevados, e acidentes industriais. Esses mecanismos também estão associados à maior probabilidade de lesões concomitantes como, por exemplo, fraturas expostas, lesões de tecido mole, outras fraturas em 16% dos casos,[53] e politraumatismos (Tab. 35.2).

Fraturas articulares parciais

Em geral, as fraturas do capítulo e da tróclea são causadas por forças de cisalhamento coronal. Acredita-se que o capítulo seja particularmente suscetível às forças de cisalhamento, pois o seu centro de rotação se situa mais anteriormente em relação à diáfise umeral. O mecanismo de lesão mais comum é uma queda simples sobre a mão com a mão espalmada, a partir da altura do corpo em pé. Em mulheres, nota-se uma distribuição bimodal, com picos abaixo dos dezenove anos e acima dos oitenta. Acredita-se que a maior prevalência dessa lesão em mulheres acima dos sessenta anos ocorra em razão do maior ângulo de carregamento do cotovelo nas mulheres, e também à osteoporose.[65,222] Em homens nota-se uma distribuição unimodal, com um pico de incidência abaixo dos dezenove anos, cujo principal mecanismo de lesão é de alta energia como, por exemplo, acidentes automobilísticos ou quedas de locais elevados. Outras

TABELA 35.2 Relação entre o mecanismo de lesão e a lesão aos tecidos moles

Mecanismo de lesão	–	–	Grau de Gustilo			
	Fechadas	Abertas (%)	I	II	IIIa	IIIb
Queda simples	207	12 (5%)	4	4	4	0
Queda de local elevado	3	2 (40%)	0	0	2	0
CVM	35	7 (17%)	2	4	0	1
Esportes	39	2 (5%)	0	2	0	0
Outros	13	0	0	0	0	0
Total	297	23 (7%)	6	10	6	1

CVM, colisão com veículo motorizado.
Dados de Robinson CM, Hill RM, Jacobs N, et al. Adult distal humeral metaphyseal fractures: epidemiology and results of treatment. *J Orthop Trauma*. 2003;17(1):38–47.

lesões associadas, como rupturas ligamentares e fraturas da cabeça do rádio, ocorrem em até 20% dos casos.[43,181,190,221,222]

Sinais e sintomas de fraturas do terço distal do úmero

A história deve determinar o mecanismo de lesão, o nível de energia e o tempo transcorrido desde a lesão. Em pacientes que sofreram lesões de alta energia, há necessidade de vigilância para a identificação de lesões sistêmicas e fraturas associadas. A dor decorrente do politraumatismo e de outros problemas concomitantes, como a embriaguez e o uso de drogas, poderá dificultar a identificação das lesões; o paciente e sua família devem ser preventivamente alertados sobre a possibilidade de atraso na identificação de lesões ocultas.

Pacientes idosos, que representam a maioria dos pacientes com fraturas do terço distal do úmero, devem ser avaliados para os fatores precipitantes da característica queda, pois podem ser portadores não diagnosticados de arritmias cardíacas, doença cerebrovascular, polifarmácia, ou dependência de álcool. Deve-se dar atenção especial para a identificação de comorbidades e enfermidades reversíveis que possam influenciar as recomendações terapêuticas e o risco perioperatório. Também devem ser avaliados o estado mental, a capacidade de cooperar com a reabilitação, o estado de deambulação e a necessidade de meios auxiliares para a deambulação. Além disso, a capacidade funcional do paciente antes da lesão e suas demandas e limitações em relação aos membros superiores, assim como a mão dominante do paciente, podem afetar a tomada de decisão terapêutica.

Qualquer que seja o caso, deverá ser realizado um exame físico completo, particularmente diante de um trauma de alta energia, com o objetivo de identificar lesões sistêmicas e fraturas associadas. O membro lesionado deve ser examinado em toda a sua circunferência em busca de abrasões, contusões, inchaços, flictenas, saliências na pele e feridas abertas. As fraturas expostas do terço distal do úmero são comuns[133,140,189] e devem ser tratadas com um protocolo de rotina para fraturas expostas que envolvam a remoção da contaminação macroscópica, cobertura da ferida com um curativo estéril, uso de um imobilizador, administração de antibióticos, profilaxia para o tétano, possível cultura da ferida e pronta irrigação e desbridamento cirúrgico.

É preciso fazer um exame neurológico, com uma precisa documentação pré-operatória e pós-operatória. Gofton et al.[64] informaram que 26% dos pacientes com fraturas do terço distal do úmero também exibiam uma neuropatia ulnar incompleta no momento da apresentação. Lesões vasculares, embora raras nas fraturas do terço distal do úmero, também devem ser avaliadas mediante o exame dos pulsos distais, turgência da pele, reenchimento capilar e cor. A diminuição de um pulso ou outros achados positivos achados positivos fazem com que seja necessário um exame mais detalhado, por meio de um índice de pressão braquial-braquial com Doppler, pois foi demonstrado que esse exame é tão específico e sensível como a arteriografia para a detecção de lesões da artéria braquial.[49,136,188] O índice normal de pressão braquial-braquial com Doppler é de aproximadamente 0,95 e raramente cai para menos de 0,85.[49,136,188] Pacientes com estudos anormais deverão ser encaminhados para uma avaliação do cirurgião vascular. Pacientes com dor excessiva após um trauma de alta energia devem ser examinados em busca de síndrome compartimental do antebraço. Devemos obter pressões compartimentais nos casos em que o exame clínico seja inconclusivo.[22] Se o paciente teve diagnosticada uma síndrome compartimental pelo exame clínico ou pela mensuração das pressões, haverá necessidade da realização de fasciotomias cirúrgicas urgentes.[135]

Especificamente no caso de pacientes idosos, ao considerar uma artrosplastia do cotovelo, devemos considerar as contraindicações. As contraindicações absolutas à artroplastia do cotovelo são a presença de infecção ativa e uma cobertura inadequada de tecido mole. Na anamnese do paciente, deve-se fazer perguntas a fim de investigar e excluir infecções comuns como, por exemplo, infecções do trato urinário e úlceras diabéticas ativas. Feridas abertas, em casos de fraturas do terço distal do úmero causadas por mecanismo de baixa energia, não são contraindicação absoluta para a artroplastia do cotovelo, pois em geral são pequenas e limpas. Assim, tais feridas podem ser tratadas por irrigação e desbridamento, seguidos por uma artroplastia do cotovelo.

Imagens e outros estudos diagnósticos para fraturas do terço distal do úmero

Em geral, a obtenção de radiografias anteroposteriores e laterais do cotovelo será suficiente para o estabelecimento do diagnóstico, classificação e planejamento cirúrgico. Mas as radiografias iniciais obtidas com gesso ou tala podem obscurecer o padrão de fratura, devendo, portanto, ser repetidas. Nos casos em que o encurtamento causado pela fratura, a rotação e a angulação distorcem as imagens, a obtenção de projeções sob cuidadosa tração e apropriada analgesia ou sedação com o paciente consciente poderá melhorar os resultados radiográficos.

Os estudos de tomografia computadorizada (TC) com reconstruções tridimensionais melhoram substancialmente a identificação e visualização dos padrões de fratura.[24] Embora não haja necessidade de uma TC em todos os casos, esse recurso de imagem é recomendado em certas situações. Em pacientes nos quais o cirurgião contempla uma abordagem menos invasiva para RAFI, por exemplo, uma abordagem paratricipital em lugar de uma osteotomia de olécrano, um estudo de TC poderá ajudar na tomada de decisão e na identificação das localizações dos fragmentos da fratura durante a cirurgia. Em pacientes idosos que sofreram fraturas intensamente cominutivas, um estudo de TC poderá ajudar a decidir entre uma tentativa de RAFI ou o avanço direto para a artroplastia. Ao se considerar uma hemiartroplastia para fraturas do terço distal do úmero, uma TC confirmará a fragmentação articular e as características das fraturas condilares.

Classificação das fraturas do terço distal do úmero

Fraturas extra-articulares e fraturas articulares completas

Os primeiros esquemas de classificação para fraturas do terço distal do úmero se fundamentavam na localização anatômica da fratura e em sua aparência, e usava para isso termos como supracondilar, intracondilar, epicondilar, tipo Y e tipo T. Em 1990, Muller[150] definiu os limites anatômicos de uma fratura do terço distal do úmero como aquela lesão com um epicentro que ocorre no interior de um quadrado cuja base é a distância entre os epicôndilos medial e lateral em uma radiografia anteroposterior (Fig. 35.2). O grupo AO idealizou a primeira classificação abrangente para as fraturas do terço distal do úmero, que logo foi adotada pela Orthopaedic Trauma Association (OTA) em 1996.[56] Em 2007, o Classification Supervisory Comitttee do grupo AO e o Classification, Database and Outcomes Comittee da OTA atualizaram o compêndio para sua forma atual.[123]

A classificação AO/OTA é um sistema alfanumérico que designa os dois primeiros algarismos de treze para as fraturas do terço distal do úmero e as classifica com base na localização e grau de envolvimento articular (Fig. 35.3). O sistema ainda subclassifica as fraturas com base na orientação da linha de fratura, direção do desvio e grau de fragmentação.[123] As fraturas do tipo A são extra-articulares e podem envolver os epicôndilos, ou podem ocorrer no nível da metáfise do úmero distal. Embora essas fraturas recebam menos atenção na literatura, em comparação com as fraturas do tipo C, que são intra-articulares e mais complexas, elas representam um quarto de todas as fraturas do terço distal do úmero.[189]

As fraturas do tipo B são denominadas articulares parciais, pois ainda mantêm alguma continuidade entre a diáfise do úmero e o segmento articular. As fraturas do tipo B são as fraturas unicondi-

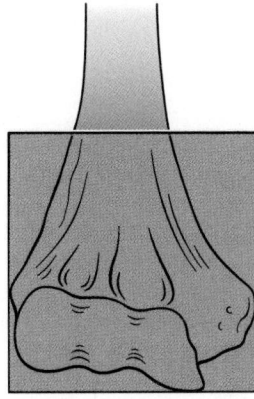

FIGURA 35.2 Uma fratura do terço distal do úmero é definida como uma fratura com um epicentro localizado no interior de um quadrado cuja base é a distância entre os epicôndilos em uma radiografia anteroposterior.

1198 Seção 2 Membro inferior

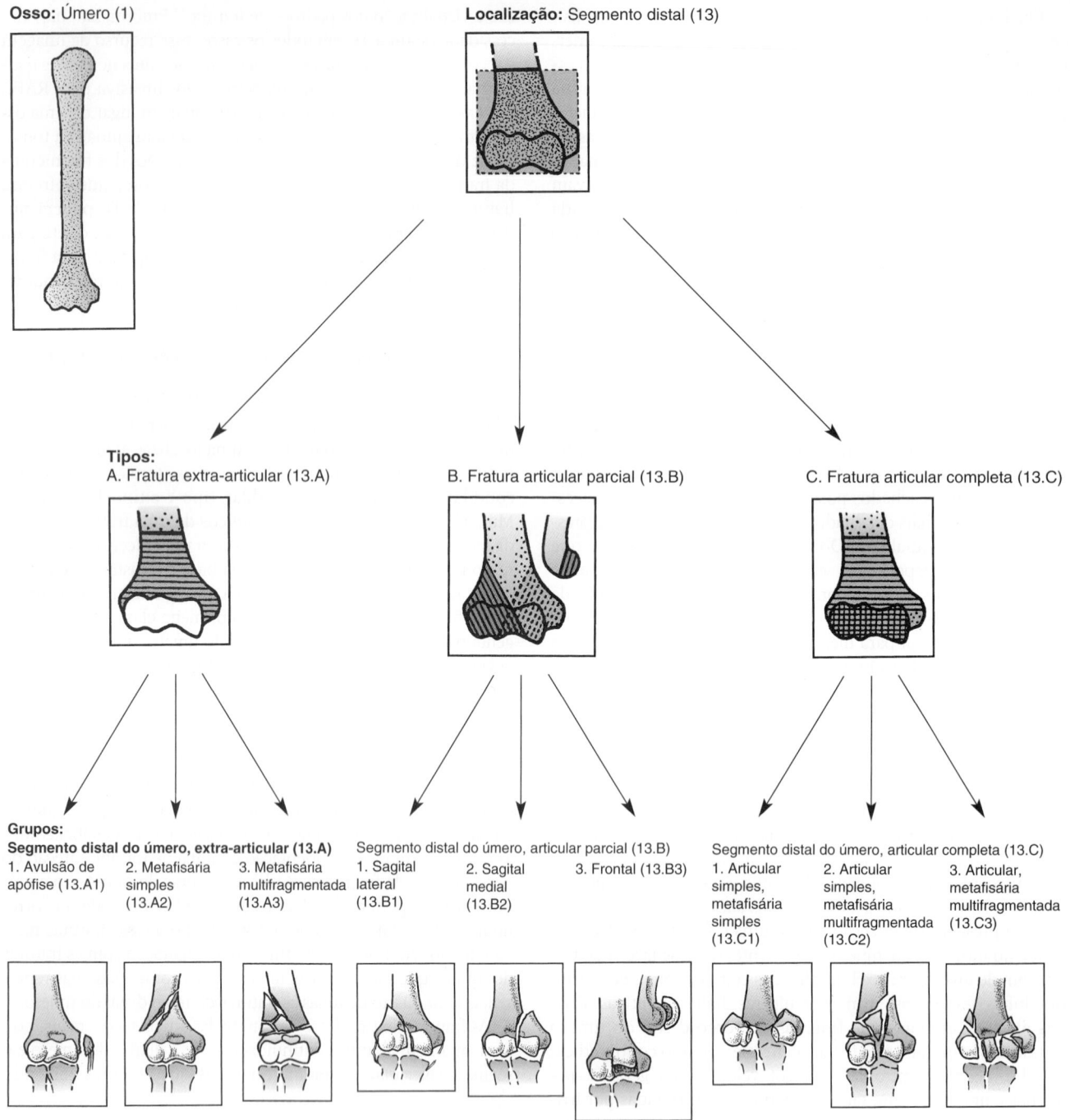

FIGURA 35.3 Classificação AO/OTA para as fraturas do terço distal do úmero.[56,150]

(continua)

lares e as fraturas no plano sagital ou causadas por cisalhamento da superfície articular, que envolvem o capítulo e/ou a tróclea. Fraturas unicolunares envolvem a coluna medial ou lateral, são intra-articulares e representam aproximadamente 15% de todas as fraturas do terço distal do úmero.[95,107,189] Essas fraturas também podem ser classificadas pelo sistema de Milch,[139] que se fundamenta em determinar se a parte lateral da tróclea continua aderida à diáfise umeral. Em uma fratura do tipo I de Milch, a coluna medial ou lateral pode ter sofrido fratura, mas a eminência lateral da tróclea permanece fixada à diáfise umeral. Já em uma fratura do tipo II de Milch, a eminência lateral da tróclea encontra-se separada da fratura da coluna.

Também foi descrita uma fratura unicolunar "divergente", que ocorre predominantemente em pacientes mais jovens com predisposição a essa lesão, por causa de uma abertura (fenestração) septal na fossa olecraniana.[63,107] Foi proposto que esse padrão de fratura ocorre após a aplicação de uma carga axial ao olécrano, que então é impulsionado até a tróclea. Ocorre uma fratura que divide a tróclea e que se propaga proximalmente entre as colunas, até se exteriorizar medial ou lateralmente, o que acarreta uma fratura unicolunar "alta".

As fraturas do tipo C são denominadas articulares completas; isso significa que inexiste continuidade entre os segmentos articulares e a diáfise do úmero. Historicamente, fraturas do tipo C

Subgrupos e qualificações:
Úmero, distal, extra-articular com avulsão de apófise (13.A1)

1. Epicôndilo lateral (13.A1.1)
2. Epicôndilo medial, sem encarceramento (13.A1.2)
   (1) sem desvio
   (2) desviada
   (3) fragmentada
3. Epicôndilo medial, com encarceramento (13.A1.3)

A1
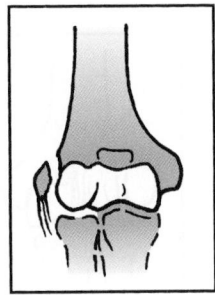
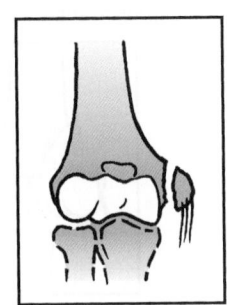
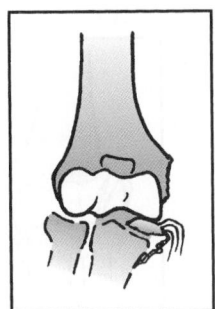

Úmero, distal, extra-articular metafisária simples (13.A2)

1. Oblíqua distal e medial (13.A2.1)
2. Oblíqua distal e lateral (13.A2.2)
3. Transversal (13.A2.3)
   (1) transmetafisária
   (2) Justaepifisária com desvio posterior (Kocher I)
   (3) Justaepifisária com desvio anterior (Kocher II)

A2
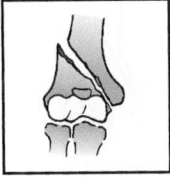
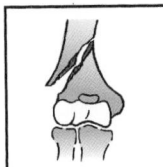
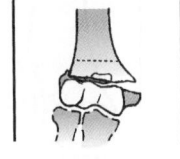
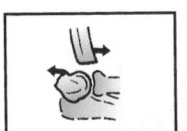
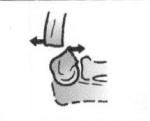

Úmero, distal, extra-articular metafisária multifragmentada (13.A3)

1. Com cunha intacta (13.A3.1)
   (1) lateral
   (2) medial
2. Com cunha fragmentada (13.A3.2)
   (1) lateral
   (2) medial
3. Complexa (13.A3.3)

A3
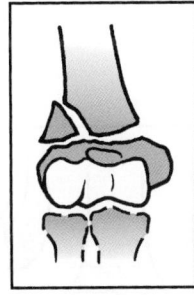
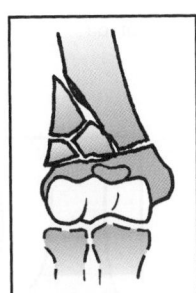
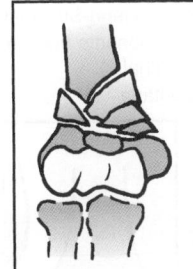

FIGURA 35.3 (*continuação*)

Úmero, distal, articular parcial, sagital lateral (13-B1)

1. Capítulo (13.B1.1)
   (1) através do capítulo (Milch I)
   (2) entre o capítulo e a tróclea

2. Transtroclear simples (13.B1.2)
   (1) ligamento colateral medial intacto
   (2) com ruptura do ligamento colateral medial
   (3) metafisária simples (Milch II clássica), côndilo lateral
   (4) metafisária em cunha
   (5) metafisodiafisária

3. Transtroclear multifragmentada (13.B1.3)
   (1) epifisometafisária
   (2) epifisometafisodiafisária

B1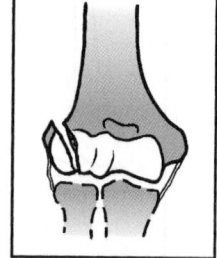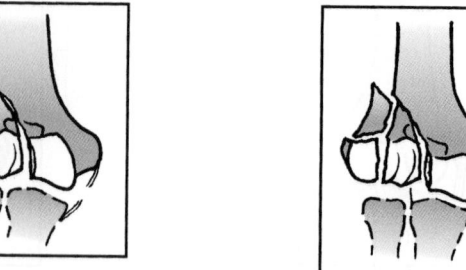

Úmero, distal, parcial articular, medial sagital (13.B2)

1. Transtroclear simples, através do lado medial (Milch I) (13.B2.1)

2. Transtroclear simples, através do sulco (13.B2.2)

3. Transtroclear multifragmentada (13.B2.3)
   (1) epifisometafisária
   (2) epifisometafisodiafisária

B2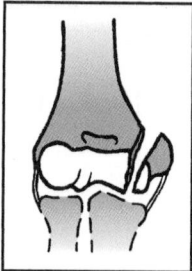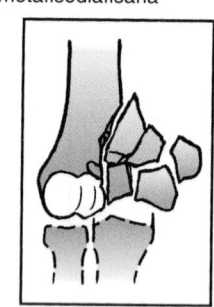

Úmero, distal, articular parcial, frontal (13.B3)

1. Capítulo (13.B3.1)
   (1) incompleta (Kocher-Lorenz)
   (2) completa (Hahn-Steinthal 1)
   (3) com componente troclear (Hahn-Steinthal 2)
   (4) fragmentada

2. Tróclea (13.B3.2)
   (1) simples
   (2) fragmentada

3. Capítulo e tróclea (13.B3.3)

B3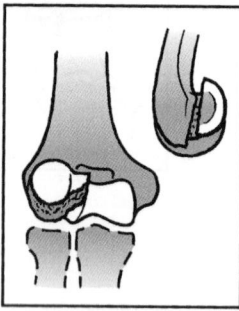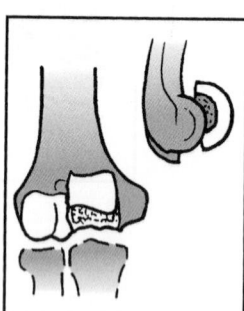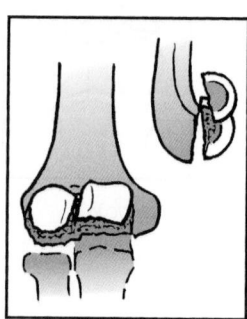

FIGURA 35.3 (*continuação*)

Úmero, completa distal, articular simples, metafisária simples (13-C1)
1. Com leve desvio (13.C1.1)
   (1) em forma de Y
   (2) em forma de T
   (3) em forma de V
2. Com desvio significativo (13.C1.2)
   (1) em forma de Y
   (2) em forma de T
   (3) em forma de V
3. Epifisária em forma de T (13.C1.3)

C1

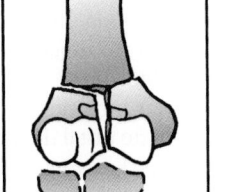
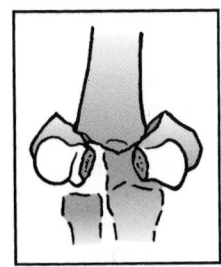
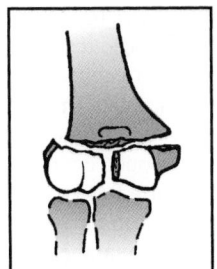

Úmero, completa distal, articular simples, metafisária multifragmentada (13.C2)
1. Com cunha intacta (13.C2.1)
   (1) metafisária lateral
   (2) metafisária medial
   (3) metafisodiafisária lateral
   (4) metafisodiafisária medial
2. Com cunha fragmentada (13-C2.2)
   (1) metafisária lateral
   (2) metafisária medial
   (3) metafisodiafisária lateral
   (4) metafisodiafisária medial
3. Complex (13-C2.3)

C2

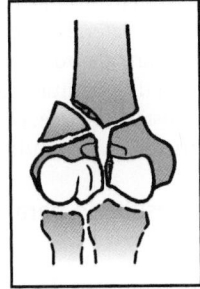
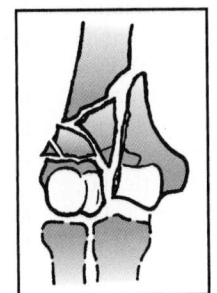
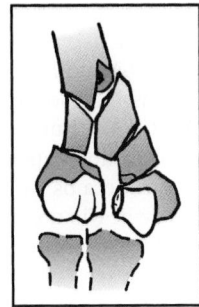

Úmero, distal multifragmentar completa (13-C3)
1. Metafisária simples (13.C3.1)
2. Metafisária em cunha (13.C3.2)
   (1) intacta
   (2) fragmentada
3. Metafisária complexa (13.C3.3)
   (1) localizada
   (2) estendendo-se até a diáfise

C3

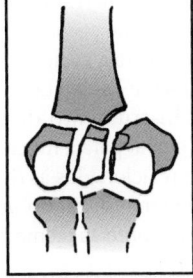
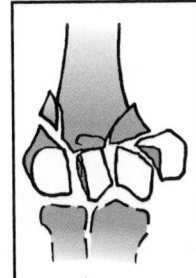
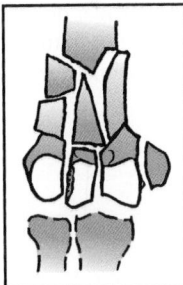

FIGURA 35.3 *(Continuação)*

têm sido denominadas fraturas intracondilares, e o sistema AO/OTA ainda as subclassifica como fraturas simples (C1), fraturas articulares simples com fragmentação metafisária (C2), e fraturas com fragmentação da superfície articular e da zona metafisária (C3). Esse sistema tem amplo uso na literatura e nos bancos de dados traumatológicos e ajuda na padronização dos protocolos de pesquisa e nos resultados terapêuticos. Infelizmente, o sistema de classificação tem alguns pontos fracos, pois não considera fatores como a altura do fragmento distal e o grau de desvio – que podem influenciar o tratamento.[77,183] Por fim, além de ser criticada por ser excessivamente complexa, a classificação também avança pouco em termos de ajuda no processo de tomada de decisão entre RAFI e artroplastia.

A classificação de Mehne e Matta para as fraturas do terço distal do úmero também goza de popularidade.[39,93] Esse sistema se baseia no modelo de Jupiter,[93] no qual o terço distal do úmero é composto de duas colunas divergentes que apoiam um segmento articular intercalar (Fig. 35.4), parecido com o conceito de côndilos do grupo AO. A classificação apresenta três categorias principais: intra-articular, intracapsular extra-articular, e extracapsular. O grupo intra-articular ainda é subdividido nas fraturas bicolunares, unicolunares e articulares. O grupo intracapsular extra-articular consiste em fraturas transcolunares altas e baixas, e o grupo extracapsular se apresenta com fraturas epicondilares mediais e laterais (Fig. 35.5). Esse sistema de classificação sofre as mesmas críticas imputadas ao sistema AO/OTA – muita complexidade, e confiabilidade intra- e inter-avaliadores apenas moderada.[93] A classificação também não considera os tipos específicos de fratura articular, nem o grau de desvio dos fragmentos. Assim, prefere-se a classificação AO/OTA, por ser mais intuitiva, abrangente e, principalmente, por ser a classificação oficial da OTA.

Fraturas articulares parciais (B3)

Em 1853, Hahn[71] descreveu uma fratura trocoginglimoide capitular isolada, que hoje em dia recebe seu nome, juntamente com o de Steinthal,[209] que descreveu a lesão em 1898. A fratura de Hahn-Steinthal, ou fratura do tipo I convencional,[27] envolve a superfície articular do capítulo juntamente com o osso subcondral (Fig. 35.6). A fratura de Kocher-Lorenz,[104,117] ou fratura do tipo II convencional[27] é rara e consiste na superfície articular do capítulo junto a uma delgada camada de osso subcondral. Bryan e Morrey[27] modificaram essa classificação e acrescentaram as fraturas do tipo III, que são fraturas cominutivas do capítulo. Um quarto padrão de fratura foi adicionado por McKee et al.,[126] e consistia em uma fratura do tipo I com extensão medial para incluir a metade lateral da tróclea.

A abrangente classificação AO/OTA para fraturas[123] classifica as fraturas articulares do terço distal do úmero como do tipo B3 (Fig. 35.3). As fraturas do tipo B3 são subclassificadas em fraturas capitulares, trocleares e combinadas.

Ring et al.[181] examinaram mais profundamente fraturas articulares por cisalhamento do aspecto distal do úmero e as descreveram como um espectro de lesões. Esses autores observaram que fraturas capitulares aparentemente isoladas nas radiografias simples podem, na verdade, ser lesões muito mais complexas, ao serem visualizadas em um estudo de TC. Os autores identificaram cinco padrões de fratura singulares, com progressão em termos de complexidade (Fig. 35.7).

Recentemente, Dubberley et al.[43] descreveram outra classificação para as fraturas capitulares e trocleares correlacionada ao resultado clínico. A classificação de Dubberley et al.[43] apresenta três tipos, com um modificador para a cominuição colunar posterolateral distal. As fraturas do tipo I envolvem basicamente o capítulo, com ou sem a crista troclear lateral. As fraturas do tipo II envolvem o capítulo e a maior parte da tróclea em um fragmento, enquanto nas fraturas do tipo III o capítulo e a tróclea formam peças separadas. Os autores constataram que, com o aumento da complexidade das fraturas articulares, os resultados pioravam.

Medidas de avaliação do resultado para as fraturas do terço distal do úmero

Os instrumentos para a determinação dos resultados para as fraturas do terço distal do úmero incluem sistemas de escores, amplitude de movimento, força, percentual de cirurgias secundárias, e complicações.[119] Os sistemas de escores específicos para o cotovelo normalmente utilizados são o Mayo Elbow Performance Score (MEPS) e o Patient-Rated Elbow Evaluation (PREE). Em raros casos, é também utilizado o American Shoulder and Elbow Surgeons Elbow Form (ASES-e), que possui uma seção para respostas do paciente e uma seção para a avaliação, feita pelo médico, da função do cotovelo. O escore Disabilities of the Arm, Shoulder e Hand (DASH) é um instrumento de uso frequente e proporciona uma pontuação global para a função do membro superior. Os dados de desfecho relacionados às diversas opções terapêuticas para as fraturas do terço distal do úmero serão apresentados nas seções específicas sobre as técnicas, a seguir.

ANATOMIA PATOLÓGICA E APLICADA EM RELAÇÃO ÀS FRATURAS DO TERÇO DISTAL DO ÚMERO

Anatomicamente, o cotovelo é uma articulação trocoginglimoide; o que significa que a articulação possui movimento trocoide (rotatório), através das articulações radiocapitular e radioulnar proximal, e movimento ginglimoide (como uma dobradiça), através da articulação ulnoumeral. É imperativo que o cirurgião seja conhecedor da complexa anatomia óssea do cotovelo, dos estabilizadores de tecido mole e das estruturas neurovasculares adjacentes, para que possa tratar cirurgicamente fraturas do terço distal do úmero.

Nas seções transversais, a diáfise umeral distal tem forma triangular, com seu vértice anteriormente direcionado. À medida que a diáfise se aproxima do úmero distal, ele se bifurca em duas co-

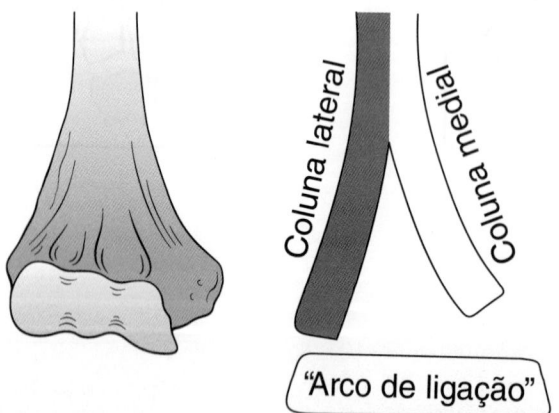

FIGURA 35.4 As colunas medial e lateral apoiam o segmento articular. A parte mais distal da coluna lateral é o capítulo e a parte mais distal da coluna medial é o epicôndilo medial não articular. A tróclea é a parte medial do segmento articular e tem posição intermediária entre o capítulo e o epicôndilo medial. Arquitetonicamente, o segmento articular funciona como um arco de ligação.

I. Fraturas intra-articulares
A. Unicolunar

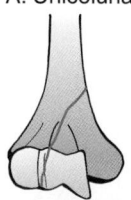 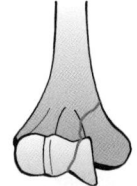 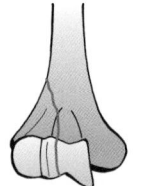 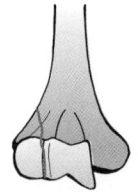 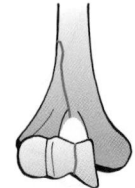

Fratura alta da coluna medial (Milch tipo II) | Fratura baixa da coluna medial (Milch tipo I) | Fratura alta da coluna lateral (Milch tipo II) | Fratura baixa da coluna lateral (Milch tipo I) | Fratura unicolunar divergente

B. Bicolunar

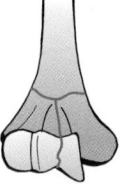 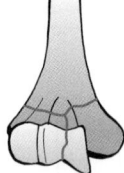 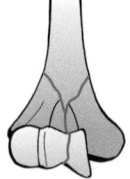 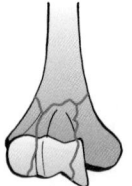 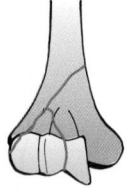 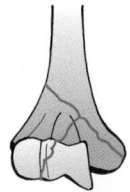

Fratura bicolunar alta em T | Fratura bicolunar baixa em T | Fratura bicolunar em Y | Fratura bicolunar em H | Fratura em lambda da coluna medial | Fratura em lambda da coluna lateral

C. Fraturas da superfície articular (capítulo e/ou tróclea)

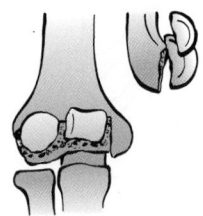

II. Fraturas extra-articulares intracapsulares

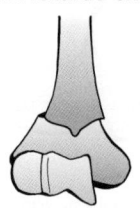 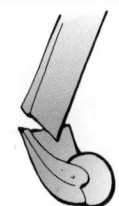 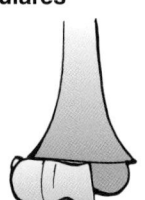 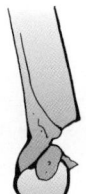 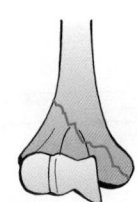 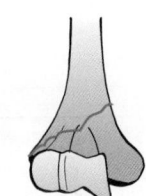

Fratura transcolunar alta por flexão (vista anteroposterior) | Fratura transcolunar alta por flexão (vista lateral) | Fratura transcolunar baixa por extensão (vista anteroposterior) | Fratura transcolunar baixa por extensão (vista lateral) | Fratura por abdução alta | Fratura por adução alta

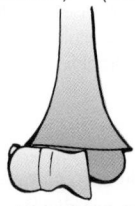 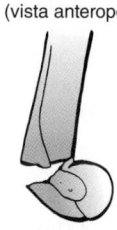 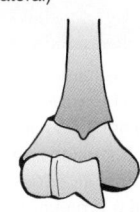 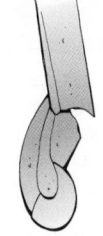

Fratura transcolunar baixa por flexão (vista anteroposterior) | Fratura transcolunar baixa por flexão (vista lateral) | Fratura transcolunar alta por extensão (vista anteroposterior) | Fratura transcolunar alta por extensão (vista lateral)

III. Fraturas extracapsulares

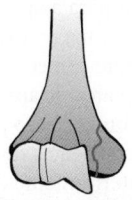 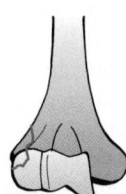

Fratura do epicôndilo medial | Fratura do epicôndilo lateral

FIGURA 35.5 Classificação de Mehne e Matta para fraturas do terço distal do úmero.[93]

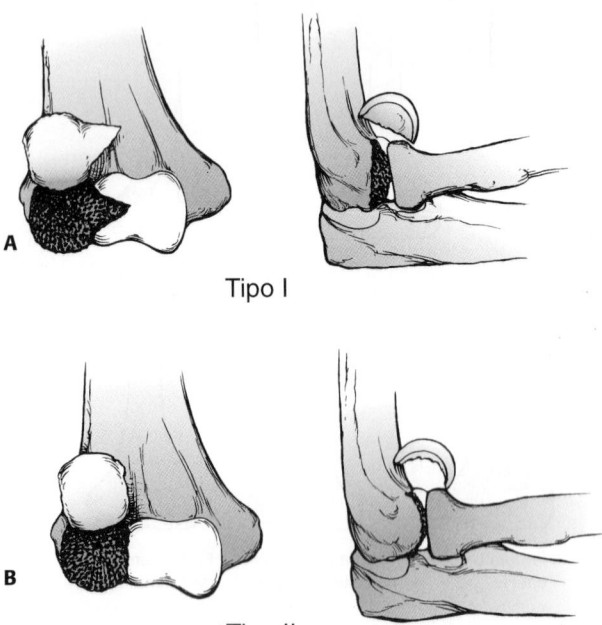

FIGURA 35.6 A fratura de Hahn-Steinthal (tipo I) do capítulo envolve a superfície articular e uma grande parte do osso subcondral (**A**). A fratura de Kocher-Lorenz (tipo II) envolve a superfície articular do capítulo com uma fina camada de osso subcondral (**B**).[71,209]

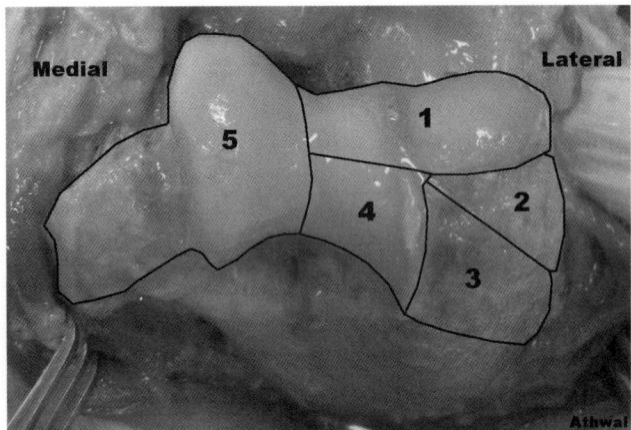

FIGURA 35.7 A classificação de Ring et al.[181] para as fraturas articulares do úmero distal tem cinco padrões. A fratura do tipo I envolve o capítulo e a parte lateral da tróclea. Esse padrão de fratura já tinha sido anteriormente descrito como fratura convencional do tipo IV. A fratura do tipo II é descrita como uma fratura do tipo I que pode estar cominutiva, mas inclui uma fratura do epicôndilo lateral. A fratura do tipo III é uma fratura do tipo II com cominuição atrás do capítulo e com impactação óssea posterior. A fratura do tipo IV é uma fratura do tipo III com uma fratura adicional do aspecto posterior da tróclea. A fratura do tipo V é uma fratura do tipo IV que inclui uma fratura do epicôndilo medial.

lunas corticais divergentes, denominadas colunas medial e lateral. A coluna medial diverge aproximadamente 45° da diáfise umeral no plano coronal, e termina na forma do epicôndilo medial. A coluna lateral, no plano coronal, diverge aproximadamente 20° da diáfise. Em sua extensão distal, a coluna lateral se encurva anteriormente, o que cria um ângulo de 35 a 40° com a diáfise no plano sagital (Fig. 35.8). No plano coronal, a tróclea se situa mais distalmente do que no capítulo, o que resulta em um alinhamento em valgo de 4 a 8°. Em geral, com a inclusão da ulna, o cotovelo em extensão apresenta um ângulo em valgo de

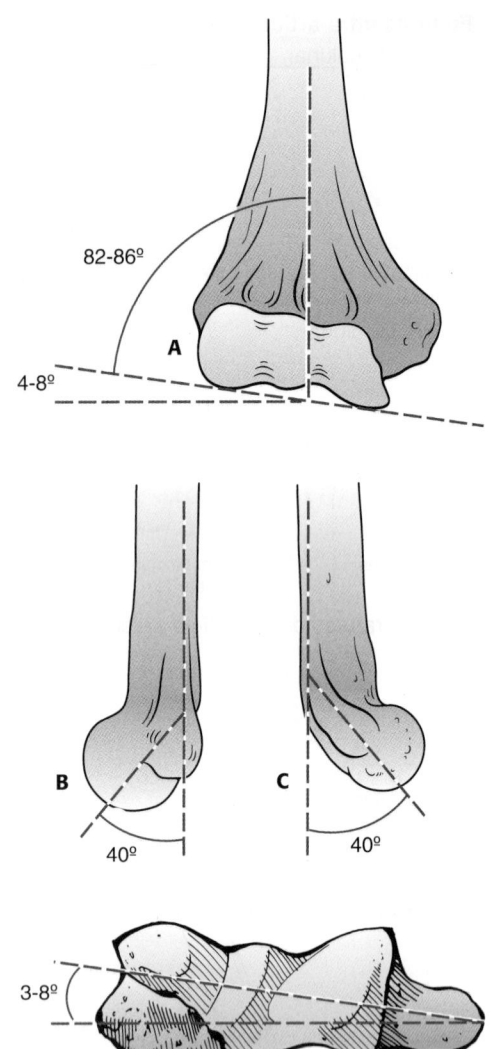

FIGURA 35.8 A superfície articular do úmero distal está alinhada 4 a 8° em valgo em relação à diáfise (**A**) e está angulada de 30 a 45° anteriormente no plano sagital. O epicôndilo medial é a terminação da coluna medial e permanece sobre o eixo da diáfise na vista sagital (**B**), enquanto o epicôndilo lateral acompanha o capítulo em flexão (**C**). Axialmente, toda a superfície articular do úmero distal fica em 3 a 8° de rotação medial (**D**).

10 a 17° – o chamado ângulo de carregamento. Em seu aspecto axial, a superfície articular do úmero distal apresenta rotação interna de 3 a 8°; por isso, com a flexão do cotovelo, também ocorre rotação interna, o que resulta em ligeiro alinhamento em varo.

O aspecto posterior da coluna lateral é relativamente achatado e amplo, bastante apropriado para a aplicação de uma placa posterolateral. A coluna lateral termina no capítulo anteriormente. A superfície articular do capítulo começa no aspecto mais distal da coluna lateral e engloba um arco de aproximadamente 180° no plano sagital. Pode-se aplicar uma fixação posterior distalmente na coluna lateral, em razão da ausência de cartilagem; mas os comprimentos dos parafusos anteriormente direcionados no capítulo devem ser cuidadosamente verificados, para que não ocorra perfuração da articulação radiocapitular.

A tróclea – palavra grega para polia – é o segmento ósseo compreendido entre as extremidades terminais das colunas medial e lateral e se articula com a incisura sigmoide maior da ulna. A tróclea está revestida anterior, inferior e posteriormente por cartilagem articular, o que cria um arco de praticamente 270°. A tróclea tem forma de carretel, com um sulco central que se articula com a crista central da incisura sigmoide maior da ulna proximal.

Em uma posição superior com relação à tróclea e entre as colunas medial e lateral, situa-se a fossa olecraniana posteriormente e a fossa coronoide anteriormente. Essas fossas se situam de modo adjacente entre si e estão separadas por um delgado septo ósseo. Ocasionalmente, esse septo está ausente, quando então passa a existir uma abertura septal. A fossa olecraniana se encaixa no olécrano e aceita essa parte do osso durante a extensão; analogamente, a fossa coronoide se encaixa com o coronoide e aceita essa parte durante a flexão. As tolerâncias das fossas para a acomodação de seus respectivos processos ósseos são limitadas; assim, deve-se evitar a aplicação de parafusos através delas, pois isso poderá levar à compressão óssea e à diminuição da amplitude de movimento do cotovelo. Nas fraturas do terço distal do úmero com excessiva cominuição metafisária e que necessitam de encurtamento supracondilar, a recriação das fossas com um *Drill* melhorará a amplitude de movimento.

Além das estruturas ósseas, existem várias estruturas de tecido mole importantes que deverão ser consideradas durante o tratamento de fraturas do terço distal do úmero. O complexo LCL consiste no ligamento colateral radial (LCR), no ligamento colateral ulnar lateral (LCUL), e no ligamento anular. O último se prende às margens anterior e posterior da incisura sigmoide menor, enquanto o ligamento colateral radial (LCR) se origina em um ponto isométrico do epicôndilo lateral e se abre para se fixar ao ligamento anular (Fig. 35.9). O LCUL também tem sua origem no ponto isométrico do epicôndilo lateral e se prende à crista do supinador do aspecto proximal da ulna. O complexo LCL funciona como importante restritor para a instabilidade em varo e rotatória posterolateral.[45,88] Além disso, é uma estrutura vulnerável às lesões durante a aplicação de uma placa lateral direta; razão por que a exposição do aspecto lateral da coluna lateral distal não deve se prolongar para além do equador do capítulo.

O LCM consiste em um feixe anterior, um feixe posterior e um ligamento transverso. O feixe anterior tem importância fundamental na estabilidade do cotovelo (Fig. 35.10). Essa estrutura se origina no aspecto anteroinferior do epicôndilo medial, inferiormente ao eixo de rotação, e se insere no tubérculo sublime do coronoide. O LCM funciona como restritor importante à instabilidade em valgo e rotatória posteromedial.[10,151] Esse ligamento é suscetível à lesão em sua origem durante a aplicação de uma placa medial que se encurva em torno do epicôndilo medial para repousar sobre o aspecto ulnar da tróclea.

Os nervos ulnar, radial e mediano cruzam o cotovelo, por isso é necessário conhecer com exatidão suas localizações, para que se possa tratar com segurança as fraturas do terço distal do úmero (Fig. 35.11). O nervo ulnar perfura o septo intermuscular medial no terço médio do braço para avançar ao longo da cabeça medial do tríceps. A arcada de Struthers, uma banda miofascial presente em 70% da população,[206] é uma área potencial de compressão nervosa localizada a cerca de 8 cm proximalmente ao epicôndilo medial. À medida que o nervo se aproxima do cotovelo, avança por trás do epicôndilo medial até ingressar no túnel cubital, um sulco ósteo-fibroso marginado superiormente pelo epicôndilo medial, lateralmente pelo olécrano, e medialmente pelo ligamento de Osborne. Quando o nervo sai do túnel cubital, avança entre as duas cabeças do músculo flexor ulnar do carpo (FUC).

O nervo radial avança em torno do aspecto posterior do terço médio da diáfise do úmero no sulco espiral. Na média, o nervo ingressa no sulco espiral em um ponto situado a 20 cm proximalmente ao epicôndilo medial (74% do comprimento do úmero) e se exterioriza aproximadamente 14 cm proximalmente ao epicôndilo lateral (51% do comprimento do úmero).[62] Ao longo do aspecto lateral do úmero, o nervo emite dois ramos (o nervo para a cabeça medial do tríceps e ancôneo e o nervo cutâneo braquial lateral) antes de perfurar o septo intermuscular lateral, em um ponto aproximadamente 10 cm (36% do comprimento do úmero) proximal ao epicôndilo lateral.[62] Em seguida, o nervo fica situado entre o braquial e o braquiorradial, onde se bifurca, originando o nervo interósseo posterior e o nervo radial (sensiti-

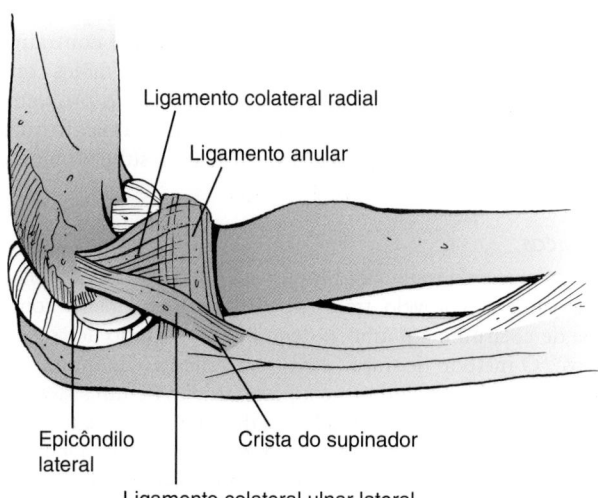

FIGURA 35.9 O complexo do ligamento colateral lateral é restritor importante para a instabilidade em varo e rotacional posterolateral e consiste do ligamento colateral radial, ligamento colateral ulnar lateral e ligamento anular. O ligamento anular se prende às margens anterior e posterior da incisura sigmoide menor, enquanto que o ligamento colateral radial tem origem em um ponto isométrico do epicôndilo lateral, se abrindo para sua fixação ao ligamento anular. O ligamento colateral ulnar lateral também tem sua origem no ponto isométrico do epicôndilo lateral e se prende à crista do supinador da ulna proximal.

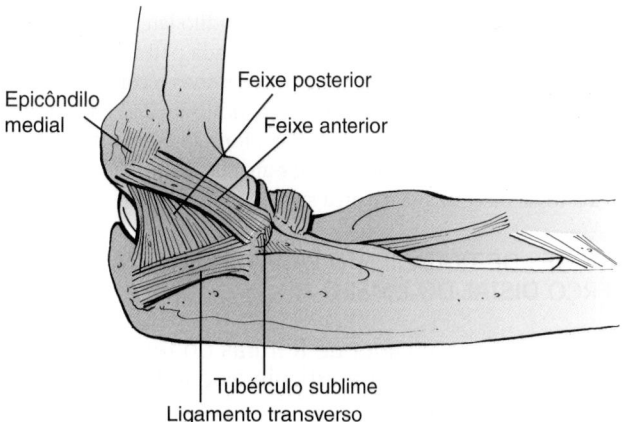

FIGURA 35.10 O ligamento colateral medial funciona como restritor importante para a instabilidade em valgo e rotacional posteromedial. Consiste em um feixe anterior, um feixe posterior e um ligamento transverso. O feixe anterior tem importância fundamental na estabilidade do cotovelo, tem origem no aspecto anteroinferior do epicôndilo medial e se insere no tubérculo sublime do coronoide.

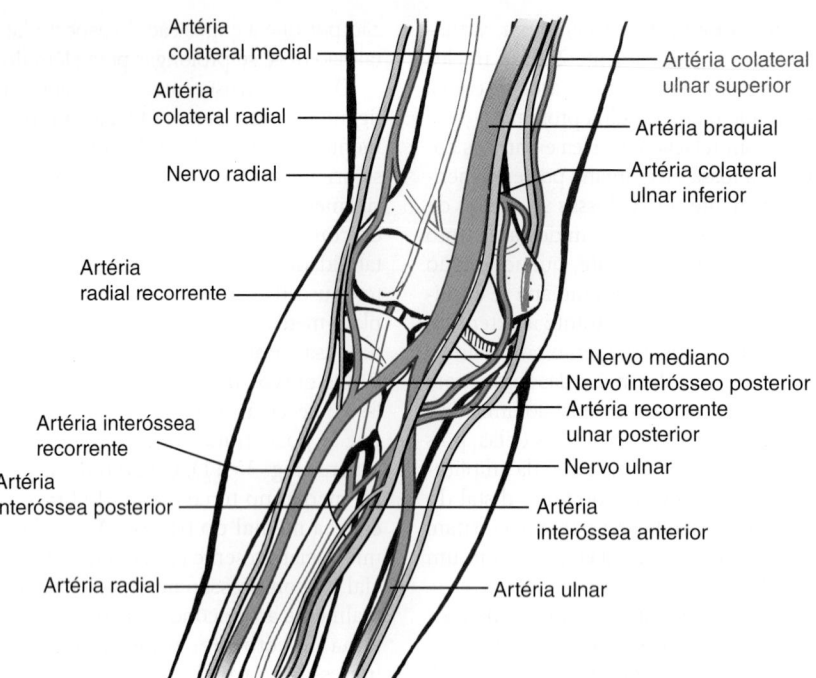

Figura 35.11 Três nervos periféricos, o mediano, o ulnar e o radial, cruzam a articulação do cotovelo, junto a uma robusta irrigação sanguínea colateral.

vo). O nervo radial fica vulnerável a lesões durante a exposição de fraturas do terço distal do úmero com extensão diafisária proximal e durante a aplicação de placas posterolaterais longas ou laterais diretas.

O nervo mediano avança junto à artéria braquial entre os músculos bíceps e braquial no aspecto anteromedial do braço. O nervo avança entre a aponeurose bicipital para ingressar na fossa antecubital medial, medialmente ao tendão do bíceps e artéria braquial. Em seguida, o nervo avança entre as cabeças do pronador redondo. Durante a fixação de fraturas do terço distal do úmero, o nervo mediano fica relativamente protegido de lesões diretas pelo robusto músculo braquial.

Existe uma irrigação sanguínea consistente para o cotovelo dos adultos, que pode ser organizada em três arcadas vasculares: medial, lateral e posterior.[228] A arcada lateral é formada pelas artérias recorrente interóssea, recorrente radial e colateral radial, e irriga o capítulo, a cabeça do rádio o epicôndilo lateral e o aspecto lateral da tróclea. A arcada medial é formada pelas artérias colaterais ulnares superior e inferior e pelas artérias recorrentes ulnares anterior e posterior e irriga o epicôndilo medial e o aspecto medial da tróclea. A arcada posterior é formada pela artéria colateral medial e por contribuições das arcadas medial e lateral e irriga a fossa olecraniana e a área supracondilar.

OPÇÕES DE TRATAMENTO PARA AS FRATURAS DO TERÇO DISTAL DO ÚMERO

Tratamento conservador de fraturas do terço distal do úmero (fraturas extra-articulares e fraturas articulares completas)

Indicações/contraindicações para o tratamento conservador

Raramente, será recomendável o tratamento conservador de fraturas do terço distal do úmero em pacientes jovens; em geral, esse tipo de tratamento fica reservado para pacientes considerados clinicamente maus candidatos para uma cirurgia (Fig. 35.12). Pacientes com fraturas não desviadas também podem tentar o tratamento conservador. Esses pacientes devem ser monitorados durante as primeiras três a quatro semanas com radiografias seriadas semanais, para que haja certeza da não ocorrência de desvio ou angulação. Mas a fixação cirúrgica dessas fraturas aumenta a estabilidade, permite a imediata mobilização e, obviamente, diminui o risco de futuro desvio da fratura. Outras circunstâncias para tal tratamento são os pacientes idosos com fraturas do terço distal do úmero não passíveis de reparo e para os quais a artroplastia é a opção mais razoável; contudo, esse tratamento é contraindicado por causa do comprometimento dos tecidos moles como, por exemplo, a perda de pele. Após lidar com os problemas dos tecidos moles, o cirurgião poderá realizar uma artroplastia em segundo plano, caso o paciente esteja suficientemente sintomático.

Técnicas

As técnicas de tratamento conservador incluem: aparelho gessado acima do cotovelo, tração do olécrano e tratamento com tipoia de colarinho e punho, o denominado método do "saco de ossos". O método de tração envolve a aplicação de um pino de tração transolecraniano preso a pesos através de um sistema de polias.[103] A tração deve ser aplicada durante três a quatro semanas, até que tenha formado um calo inicial suficiente que permita a imobilização por um aparelho gessado. As principais desvantagens desse método são as complicações associadas ao prolongado repouso no leito. Pacientes que são tipicamente tratados por procedimento conservador, os idosos fragilizados, apresentam comorbidades clínicas significativas que os colocam em um grupo de alto risco para complicações relacionadas ao repouso no leito como, por exemplo, trombose venosa profunda e úlceras de decúbito. Em grande parte, essa técnica tem apenas significado histórico e é pouco usada nos modernos cuidados de fraturas do terço distal do úmero.

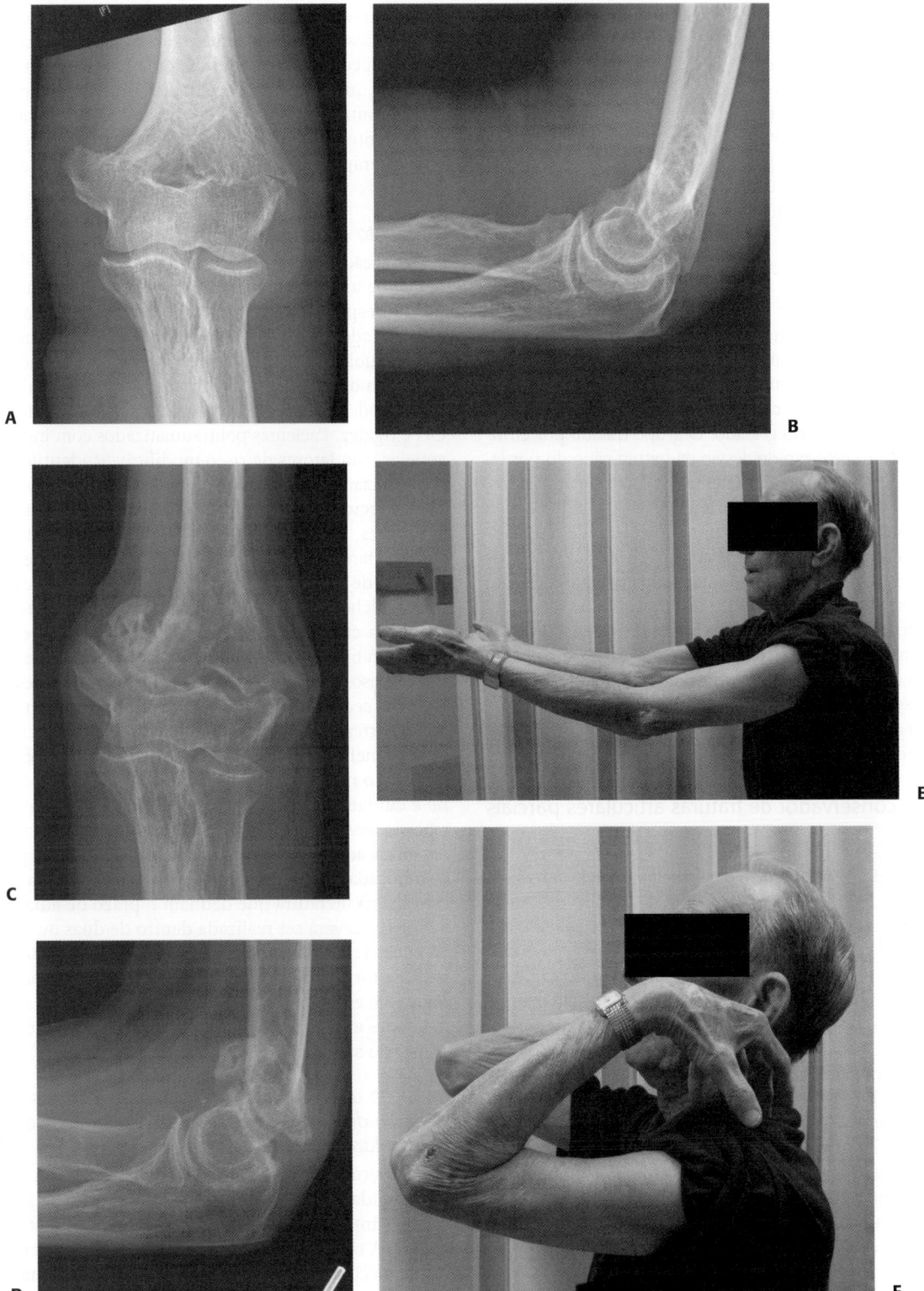

FIGURA 35.12 Radiografias de homem de 88 anos, com fratura transcolunar (AO/OTA A2), considerado mau candidato clínico para a cirurgia, em razão de grave insuficiência cardíaca congestiva e de doença arterial coronária inoperável (**A, B**). O paciente foi tratado com tipoia de colarinho e punho e, em seguida, com exercícios de amplitude de movimento. Radiografias após 1 ano de seguimento (**C, D**). O paciente não sente dor e se apresenta com uma amplitude de movimento funcional (**E, F**).

O tratamento com tipoia de colarinho e punho já era empregado há séculos, antes de ser descrito pela primeira vez na literatura médica moderna, em 1937, por Eastwood.[46] Esse autor descreveu uma redução fechada seguida pela aplicação de uma tipoia de colarinho e punho com o cotovelo entre 90 e 120° de flexão, na qual o cotovelo pende livremente, para possibilitar a redução assistida pela gravidade, através de um efeito do tipo ligamentotaxia. Os movimentos do ombro e a flexão ativa do cotovelo terão início após duas semanas, com progressão.

Resultados

Em 1969, Riseborough e Radin[186] compararam o tratamento cirúrgico ao conservador em 29 pacientes com fraturas intra-articulares do terço distal do úmero. Esses autores relataram melhor amplitude de movimento e menos dor com o tratamento conservador, que consistiu de tração esquelética, ou manipulação e aplicação de aparelho gessado. O grupo tratado por cirurgia foi prejudicado pelo rápido desvio da fratura causado por falha de implante, decorrente de sistemas de fixação não rígidos. Em 1971, Brown e Morgan[25] publicaram seus resultados com o tratamento conservador de fraturas intra-articulares do terço distal do úmero em dez pacientes, com acompanhamento médio de 2,5 anos (variação de 9 meses a 4 anos). No acompanhamento dos pacientes, a flexão média foi de 128°, a extensão média foi de 30° e o arco de movimento médio foi de 100°. Sete pacientes informaram não ter sintomas, enquanto três outros se queixaram de dores no cotovelo com tempo frio e úmido. Atualmente, o tratamento conservador em pacientes ativos foi abandonado, em decorrência do aprimoramento das técnicas cirúrgicas que levam a resultados melhores.

Tratamento conservador de fraturas articulares parciais (B3)

Redução fechada e aplicação de um aparelho gessado consistem em um método descrito para o tratamento de fraturas desviadas do capítulo.[157,176] A manobra de redução envolve posicionar o cotovelo em completa extensão e em supinação do antebraço, o que normalmente resultará em uma redução espontânea do capítulo. Se este ainda permanecer desviado, a aplicação de pressão manual sobre o capítulo e de uma leve força em varo no cotovelo poderá ajudar com a redução. Se a manobra for bem-sucedida, o cotovelo será flexionado, de modo que a cabeça do rádio capture o fragmento capitular. Em seguida, o cirurgião usará a fluoroscopia para confirmar a redução. O cotovelo deve ser imobilizado em gesso acima do cotovelo durante três semanas; serão obtidas semanalmente radiografias para confirmação da manutenção da redução. Se o cirurgião optar por essa técnica, recomenda-se a obtenção de imagens de TC no pós-operatório, para que seja confirmada uma redução anatômica.

Tratamento cirúrgico

Em geral, as fraturas do terço distal do úmero são lesões complexas em associação com fragmentação, instabilidade óssea, osteopenia e lesão aos tecidos moles. O risco de comprometimento funcional é relativamente alto nos casos em que tais lesões sejam tratadas de forma conservadora. A literatura moderna cita melhores resultados para o paciente e percentuais mais baixos de complicações quando essas lesões são tratadas com cirurgia. Considera-se padrão ouro o tratamento dessas lesões com RAFI. No entanto, talvez não seja possível recorrer à RAFI em pacientes idosos com osteopenia, cominuição e fragmentação articular, ou em pacientes com problemas preexistentes do cotovelo, como a artrite reumatoide (AR). Em tais circunstâncias, nas quais não é possível obter uma fixação interna rígida que permita a pronta realização de exercícios de amplitude de movimento, foi demonstrado que a artroplastia do cotovelo é opção terapêutica confiável, com bons resultados para o paciente.

Momento da cirurgia

A fixação cirúrgica das fraturas do terço distal do úmero depende de um planejamento pré-operatório, implantes e instrumentais especializados, e experiência cirúrgica. Pacientes clinicamente adequados e estabilizados, sem comprometimento dos tecidos moles, poderão ser tratados mais apropriadamente com a cirurgia dentro de 48 a 72 horas.[86] A rápida realização da cirurgia pode resultar em menor número de complicações, como OH e rigidez. Pacientes politraumatizados com instabilidade ou aqueles com fatores de risco modificáveis identificados devem ser otimizados clinicamente antes da cirurgia. Nos casos de lesão de tecido mole, por exemplo, extensas áreas de inchaço, contusões, bolhas de fratura, ou abrasões, o mais apropriado será o adiamento da cirurgia. Em geral, os pacientes internos na unidade de terapia intensiva podem ser tratados com uma tala bem acolchoada que deverá ser diariamente inspecionada e removida a cada dois ou três dias, para que exame dos tecidos moles em busca de comprometimento e pontos de pressão. Em alguns casos, pode haver contraindicação de procedimentos cirúrgicos secundários prolongados durante algumas semanas, em decorrência de problemas clínicos. Nesses pacientes, poderá ser benéfica a fixação externa estática, com o objetivo de estabilizar o membro para controle da dor, transferências, higiene e cuidados com a ferida. Idealmente, os pinos do fixador externo deverão ser aplicados o mais distante possível do local de aplicação dos implantes para a fixação interna, para que seja minimizada a probabilidade de infecção. Embora não existam estudos na literatura que definam o prazo de adiamento ideal, a cirurgia deverá ser realizada dentro de duas ou três semanas. São possíveis adiamentos superiores a esse período; contudo, a RAFI se tornará cada vez mais difícil com o prolongamento do tempo de espera cirúrgica, pois as reduções de fraturas são dificultadas em decorrência da cicatrização parcial e do calo, aumento do sangramento e maior risco de OH.

Redução aberta e fixação interna de fraturas do terço distal do úmero (fraturas extra-articulares e articulares completas)

Indicações/contraindicações. A redução anatômica e a fixação interna rígida são consideradas padrão ouro para a maioria das fraturas intra-articulares desviadas do terço distal do úmero (AO/OTA tipos B e C). A fixação interna rígida permite a ocorrência da consolidação anatômica da fratura, ao mesmo tempo em que possibilita a imediata prática de exercícios de amplitude de movimento, para a maximização da recuperação funcional. O cotovelo traumatizado demonstra particular propensão para a rigidez; por isso, é vital que os exercícios de mobilização sejam prontamente iniciados, mas não à custa do desvio da fratura. Em casos nos quais não houve possibilidade de obter uma estabilidade suficiente da fratura que permita a imediata mobilização, terão precedência a reconstrução anatômica da superfície articular e o alinhamento geral do cotovelo. Um cotovelo rígido anatomicamente alinhado, com uma superfície articular curada, poderá ser tratado, na sequência, por liberação das contraturas; mas talvez haja dificuldade no tratamento de uma fratura com defeito/quebra do implante e com uma pseudartrose ou fragmentação articular por meio de uma cirurgia de revisão.

Recomenda-se também o tratamento cirúrgico para fraturas extra-articulares desviadas ou anguladas (transcolunares) do terço distal do úmero (AO/OTA tipos A2 e A3). Foi descrita a redução fechada e fixação percutânea por fios de Kirschner para o tratamento dessas lesões em adultos,[92] para os quais a técnica é similar à empregada em casos pediátricos de fraturas supracondilares, com fios de Kirschner cruzados, inseridos medial e lateralmente. Em adultos, essa técnica pode ser modificada pela troca dos fios de Kirschner por parafusos canulados de 3,5 ou 4,5 mm. A redução fechada e a fixação percutânea apresentam diversas desvantagens, quando aplicadas em pacientes adultos. A fixação é semirrígida e, assim, dependerá de imobilização suplementar por até seis semanas, o que poderá resultar em rigidez do cotovelo. Fios de Kirschner também são inadequados para pacientes idosos com osso osteopênico. Em geral, a técnica com cruzamento de fios de Kirschner ou parafusos canulados não é recomendada para adultos com fraturas AO/OTA tipo A2 ou A3.

A RAFI é a técnica de fixação preferida para fraturas transcolunares (AO/OTA tipos A2 e A3). Essas fraturas podem ser expostas através de uma abordagem paratricipital ou de uma divisão limitada do tríceps. Não há necessidade da exposição da superfície articular, como a obtida com uma osteotomia de olécrano, para essas fraturas extra-articulares. A fixação bicolunar é recomendada por técnicas de aplicação de placa ortogonal ou paralela. Quando a linha de fratura transcolunar se situa em um local imediatamente proximal ao segmento articular, o padrão pode ser denominado de fratura transcolunar "baixa." As fraturas transcolunares baixas apresentam uma limitada quantidade de osso disponível para a fixação distal; portanto, há necessidade da aplicação bicolunar das placas, que devem ser aplicadas na posição mais distal possível e com o número máximo de parafusos no fragmento distal. As placas pré-moldadas comercializadas possuem orifícios para parafusos extras distalmente; assim, esses implantes possibilitam a inserção de maior quantidade de parafusos no segmento articular distal. Em certos casos de fraturas transcolunares baixas em idosos que se apresentam com grave osteopenia ou com artrite preexistente, a ATC pode ser a forma de tratamento mais apropriada. A artroplastia do cotovelo será discutida mais adiante, nesse capítulo.

Os sistemas de classificação comumente empregados não consideram o desvio da fratura, a angulação da fratura ou a gravidade da lesão aos tecidos moles. Esses fatores devem ser considerados no momento de decidir em relação ao tratamento cirúrgico. Em geral, pacientes clinicamente saudáveis com fraturas do terço distal do úmero com desvio ou angulação são candidatos à intervenção cirúrgica.

Planejamento pré-operatório. No tratamento cirúrgico das fraturas do terço distal do úmero, as metas são similares àquelas a serem alcançadas com qualquer fratura periarticular. Os objetivos são a obtenção da restauração anatômica da superfície articular e a recriação do alinhamento articular com fixação interna rígida suficiente estável para permitir que o paciente possa logo iniciar os exercícios de amplitude de movimento.

Em geral, projeções radiográficas anteroposteriores e laterais com o cotovelo sem gesso serão suficientes para que o cirurgião determine o padrão de fratura. Se houver dificuldade na interpretação das radiografias, ou se as imagens demonstrarem insatisfatoriamente a fratura articular, será melhor obter um estudo de TC com reconstruções tridimensionais, em lugar de radiografias de tração que dependem da sedação do paciente. A TC pode identificar padrões de fratura difíceis como, por exemplo, as fraturas coronais do capítulo ou da tróclea, tipos de fratura "baixos", e fraturas articulares segmentares (p. ex., uma fratura entre a tróclea medial e o epicôndilo medial, que cria um fragmento troclear medial livre). As imagens tridimensionais também podem ser manipuladas de modo que seja feita a subtração do rádio e da ulna para que se obtenha uma visualização não obstaculizada de cominuição articular. Em pacientes idosos com fraturas cominutivas, para as quais não foi possível a realização de RAFI e em que o cirurgião considere a possibilidade de artroplastia do cotovelo, um estudo de TC poderá ajudar no processo de tomada de decisão pré-operatória.

Enquanto aguarda a cirurgia, o paciente deve receber um imobilizador bem acolchoado para o cotovelo e deve ser incentivado a elevar o braço, com aplicação de gelo no cotovelo, e a manter a amplitude de movimento da mão e dos dedos. No dia da cirurgia, o cirurgião reexaminará a pele e os tecidos moles, com nova documentação do quadro neurológico. Em geral, faz-se a anestesia geral do paciente com um bloqueio regional do membro superior, para o controle da dor pós-operatória e para o tratamento. No pré-operatório, o paciente receberá antibióticos profiláticos por via intravenosa.

Posicionamento. O paciente deve ficar na posição de supino com um coxim aplicado por baixo da escápula ipsilateral; o seu cotovelo será apoiado por outro coxim (um lençol estéril enrolado) aplicado ao peito (Fig. 35.13). O cirurgião e seu assistente ficam em pé, no lado da lesão, enquanto o instrumentador e os instrumentos ficam no lado contralateral, o que possibilita a ajuda do instrumentador no posicionamento do braço do paciente, conforme a necessidade. Será aplicado um torniquete estéril, e se o cirurgião estiver antecipando a aplicação de um enxerto ósseo, a crista ilíaca será preparada e, em seguida, revestida com campos cirúrgicos. Em todos os casos, o cirurgião deverá contar com um aparelho de fluoroscopia que ficará posicionado ao lado da operação.

Nas circunstâncias em que o cirurgião não tenha um auxiliar cirúrgico, será preferível um posicionador articulado para o braço (adquirido no comércio) (Fig. 35.13C). O paciente também pode ficar posicionado em decúbito lateral sobre um grande coxim e com um pequeno coxim axilar. Feito isso, o cotovelo deve ser flexionado sobre um posicionador para artroplastia do cotovelo e o instrumentador e os instrumentos ficam posicionados no mesmo lado. Na rara circunstância de uma fratura bilateral, quando existe uma segunda equipe cirúrgica, o paciente poderá ficar posicionado em pronação com os cotovelos flexionados sobre um posicionador, de modo a permitir a cirurgia simultânea.

Abordagens cirúrgicas. Os princípios da fixação interna começam com a seleção de uma abordagem cirúrgica apropriada. A abordagem escolhida deve se ajustar aos achados intraoperatórios, que podem alterar o procedimento cirúrgico. Como exemplo, uma abordagem paratricipital pode ser inicialmente empregada para o acesso de uma fratura intra-articular não cominutiva (AO/OTA tipo C1 ou C2); mas se houver dificuldade em reduzi-la ou se houver maior cominuição do que o esperado, a abordagem poderá ser convertida para uma osteotomia de olécrano. Da mesma forma, uma osteotomia de olécrano não deve ser a abordagem inicial para um paciente idoso que te-

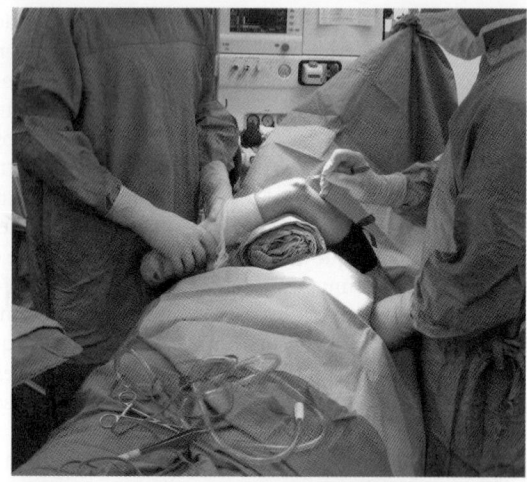
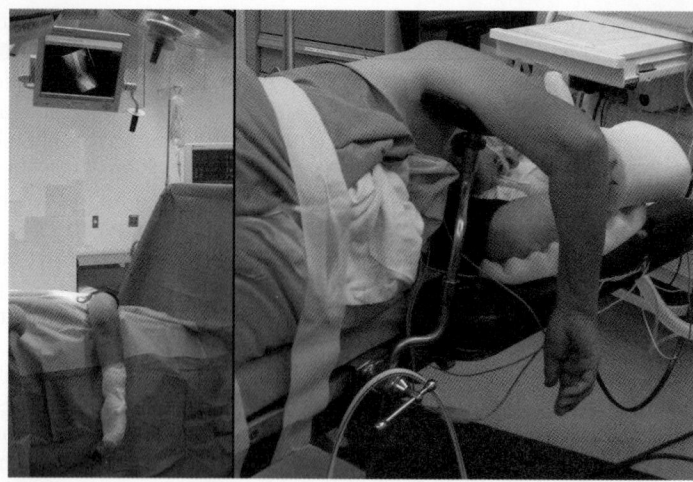
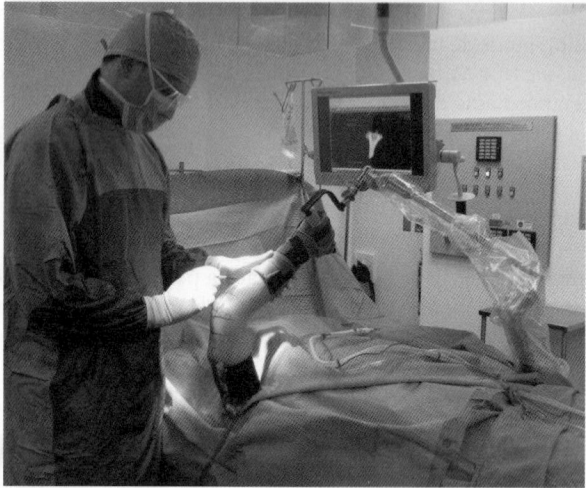

FIGURA 35.13 O paciente pode ficar em posição de supino com um grande coxim aplicado por baixo da escápula ipsilateral (**A**) ou em decúbito lateral sobre um coxim com o cotovelo flexionado sobre um posicionador para artroscopia (**B**). Em circunstâncias nas quais o cirurgião não conta com a ajuda de um assistente cirúrgico, também pode ser utilizado um posicionador articulado de braço comercial (**C**).

nha sofrido uma fratura do terço distal do úmero com intensa cominuição, que poderá, durante a cirurgia, ser considerada não passível de reparação, implicando uma ATC. Fraturas AO/OTA tipo B1 (coluna lateral) podem ser abordadas cirurgicamente pelo intervalo de Kocher, com extensão proximal, para a exposição da coluna lateral. Fraturas AO/OTA tipo B2 (coluna medial) podem ser abordadas por uma abordagem de Hotchkiss com extensão proximal, com vistas à exposição da coluna medial. Fraturas unicolunares (mediais e laterais) podem também ser expostas pela abordagem paratricipital, que possibilita a visualização dos aspectos posteriores de ambas as colunas e o aspecto posterior da superfície articular. Nos casos em que houve extensa cominuição articular (AO/OTA tipos B1.3 e B2.3), poderá haver necessidade de uma osteotomia de olécrano, para que o cirurgião consiga melhor visualização da fratura e um acesso mais adequado para a fixação (Fig. 35.14).

Existem diversas abordagens cirúrgicas descritas para a exposição e fixação de fraturas do terço distal do úmero. Elas podem ser classificadas com base na direção: posterior, lateral, medial e anterior; em seguida, podem ser subclassificadas com base em seus intervalos anatômicos específicos (Tab. 35.3). A abordagem ideal para um padrão de fratura específico deve proporcionar uma exposição suficiente para possibilitar uma reconstrução anatômica da fratura e a aplicação da necessária fixação interna, com mínima interferência nos tecidos moles ou ossos, para que o paciente possa iniciar prontamente os exercícios de mobilização. A seleção de uma abordagem cirúrgica depende de vários fatores como, por exemplo, padrão de fratura, extensão do envolvimento articular, lesão associada aos tecidos moles, protocolos de reabilitação e preferência do cirurgião.[169]

As incisões cutâneas na região do cotovelo podem ser aplicadas posterior, lateral, medial ou anteriormente, de acordo com a abordagem cirúrgica selecionada. Quase todas as abordagens posteriores são beneficiadas com uma incisão cutânea longitudinal posterior que envolve a elevação de retalhos fasciocutâneos de espessura total mediais e laterais.[42] A incisão cutânea posterior pode ser retilínea ou encurvada em torno do olécrano, medial ou lateralmente, de acordo com a preferência do cirurgião. O autor prefere fazer uma incisão cutânea posterior relativamente reta que se encurva suavemente em torno do aspecto medial do olécrano (Fig. 35.15A). As abordagens laterais podem ser acessadas através de uma incisão cutânea lateral direta ou por uma incisão cutânea longitudinal posterior, com elevação de um retalho fasciocutâneo lateral. Da mesma forma, as abordagens mediais podem ser acessadas através de incisão cutânea medial direta ou por incisão cutânea longitudinal posterior com elevação de um retalho fas-

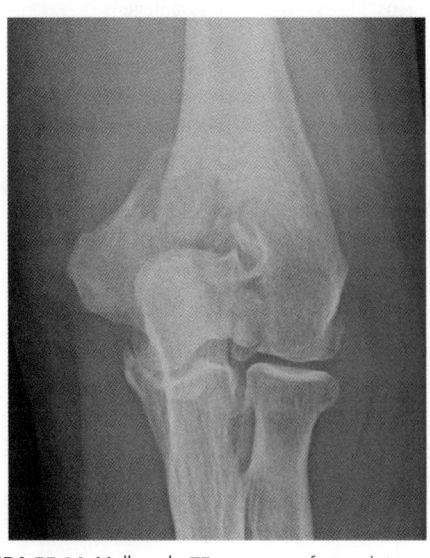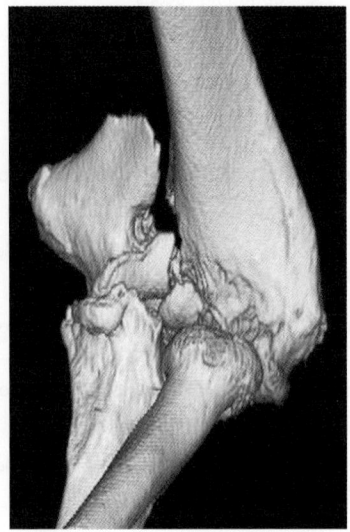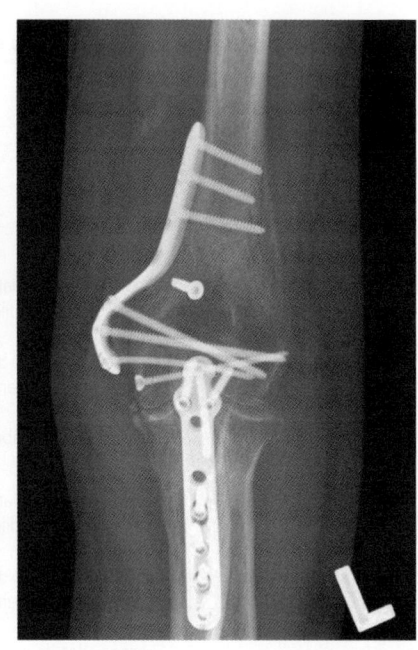

A, B **C**

FIGURA 35.14 Mulher de 73 anos com fratura intra-articular cominutiva da coluna medial (AO/OTA tipo B1.3) tratada com RAFI através de uma osteotomia de olécrano (**A-C**).

TABELA 35.3 Abordagens cirúrgicas para o terço distal do úmero

Direção	Abordagem cirúrgica	Indicações	Contraindicações	Vantagens	Desvantagens
Posterior	Osteotomia olecraniana[36,78,118,180]	RAFI para fraturas do terço distal do úmero e da articulação (AO/OTA tipos B-C)	Evitar, se houver possibilidade de ATC	Melhor visualização da superfície articular para redução e fixação	Pseudartrose e saliência de implante – relacionadas à osteotomia Visualização limitada das superfícies articulares anteriores
	Paratricipital[7,198]	RAFI para fraturas extra-articulares e intra-articulares simples (AO/OTA tipos C1-C2) ATC	Fraturas intra-articulares cominutivas	Evita a ruptura do mecanismo extensor e não há restrições pós-operatórias relacionadas à abordagem requerida	Visualização limitada das superfícies articulares
	Divisão do tríceps[29,68]	RAFI para fraturas extra-articulares e intra-articulares ATC	Fratura por cisalhamento coronal anterior do capítulo ou da tróclea Abordagem prévia para osteotomia de olécrano	Evita as complicações associadas à osteotomia de olécrano	Visualização limitada das superfícies articulares anteriores Risco de insuficiência do tríceps
	Rebatimento do tríceps[26]	ATC RAFI para fraturas intra-articulares	Fratura por cisalhamento coronal anterior do capítulo ou da tróclea Abordagem prévia para osteotomia de olécrano Laceração traumática do tendão do tríceps	Evita as complicações associadas à osteotomia de olécrano	Visualização limitada das superfícies articulares anteriores Risco de insuficiência do tríceps
	TRAP[156]	RAFI para fraturas intra-articulares ATC	Fratura por cisalhamento coronal anterior do capítulo ou da tróclea Abordagem prévia para osteotomia de olécrano Laceração traumática do tendão do tríceps	Evita as complicações associadas à osteotomia de olécrano Preserva a inervação ao ancôneo	Visualização limitada das superfícies articulares anteriores Risco de insuficiência do tríceps

(continua)

TABELA 35.3 *(continuação)* Abordagens cirúrgicas para o terço distal do úmero

Direção	Abordagem cirúrgica	Indicações	Contraindicações	Vantagens	Desvantagens
	Van Gorder[219]	RAFI para fraturas intra-articulares ATC	Fratura por cisalhamento coronal anterior do capítulo ou da tróclea Abordagem prévia para osteotomia de olécrano	Evita as complicações associadas à osteotomia de olécrano	Visualização limitada das superfícies articulares anteriores Risco de insuficiência do tríceps
Lateral	Kocher[105]	Fraturas da coluna lateral Fraturas do epicôndilo lateral Fraturas do capítulo ± crista troclear lateral Fixação de fraturas associadas da cabeça e colo do rádio	Fraturas articulares mediais (tróclea)	Bom acesso ao capítulo e às estruturas da coluna lateral Melhor acesso à articulação medial, pela liberação do LCL Bom acesso à origem e inserção do LCL	Sem acesso à coluna medial
	Split ECD	Fraturas da coluna lateral Fraturas do epicôndilo lateral Fraturas do capítulo ± crista troclear lateral Fixação de fraturas associadas da cabeça do rádio	Fraturas articulares mediais (tróclea)	Bom acesso ao capítulo e às estruturas da coluna lateral Melhor acesso à articulação medial, pela liberação do LCL	Sem acesso à coluna medial
	Kaplan[102]	Fraturas do capítulo ± crista troclear lateral Fixação de fraturas associadas da cabeça do rádio	Fraturas articulares mediais (tróclea) Lesões ao ligamento colateral lateral	Evita a ruptura da origem extensora no epicôndilo lateral O LCL é seguro	Sem acesso à coluna medial Acesso difícil ao epicôndilo lateral para RAFI de fratura ou reparo de LCL Acesso limitado ao colo do rádio para fixação
Medial	Hotchkiss over-the-top[81]	Fraturas do epicôndilo medial e da coluna medial Fraturas trocleares	Lacerações associadas do LCM que necessitam de reparo Fraturas articulares medial e lateral complexas	Bom acesso à coluna medial e à capsula anteromedial da articulação	Acesso difícil ao LCM para reparo
	Taylor e Scham[215]	Fraturas do epicôndilo medial e da coluna medial Fraturas trocleares Lacerações do LCM e fraturas coronoides	Fraturas articulares medial e lateral complexas	Boa visualização da tróclea Bom acesso ao LCM para reparo e ao coronoide para RAFI	Rebatimento dos flexores da ulna medial e do epicôndilo medial
Anterior	Henry	Lesão vascular Laceração do nervo mediano	Necessidade de fixação das colunas por placa ou de fixação da superfície articular	Bom acesso à artéria braquial e ao nervo mediano	Acesso limitado às colunas medial e lateral

RAFI, redução aberta e fixação interna; ATC, artroplastia total do cotovelo; TRAP, abordagem via reflexão do tríceps com pedículo no ancôneo; LCL, ligamento colateral lateral; ECD, extensor comum dos dedos; LCM, ligamento colateral medial.

ciocutâneo medial. São várias as vantagens de uma incisão cutânea longitudinal posterior direta na linha média, entre eles, o acesso tanto às abordagens profundas laterais e mediais; e o menor risco de lesão a nervo cutâneo.[42] A desvantagem da seleção de uma incisão cutânea longitudinal posterior ou de abordagens laterais é o maior risco de complicação com retalhos, por exemplo, seromas e, em raros casos, necrose.

Abordagens posteriores ao terço distal do úmero. São várias as abordagens posteriores, que podem ser amplamente classificadas em três tipos gerais: abordagem com osteotomia de olécrano, abordagem paratricipital (com preservação do tríceps) e abordagem com sacrifício do tríceps (p. ex., divisão do tríceps, rebatimento do tríceps e língua de tríceps). A seleção de determinado tipo de abordagem posterior dependerá de diversos fatores, inclusive do grau de visualização articular exigido para a redução anatômica e fixação interna, a adequação da artroplastia primária, fatores do paciente (idoso, de baixa demanda), características da fratura (cominuição articular) e qualquer lesão associada (i. e., laceração do tríceps ou fratura do olécrano) que possa tornar determinada abordagem mais favorável.

Osteotomia olecraniana. A osteotomia de olécrano foi descrita originalmente por MacAusland[118] e passou por diversas modificações.[30,58,180] Quando comparada a outras abordagens posteriores, a osteotomia de olécrano proporciona a melhor visualização da superfície articular do úmero distal,[225] que é a sua principal vantagem. As principais desvantagens desta abordagem são as complicações associadas, como pseudartrose, consolidação viciosa, e irritação causada pelo implante. As osteotomias de olécrano são

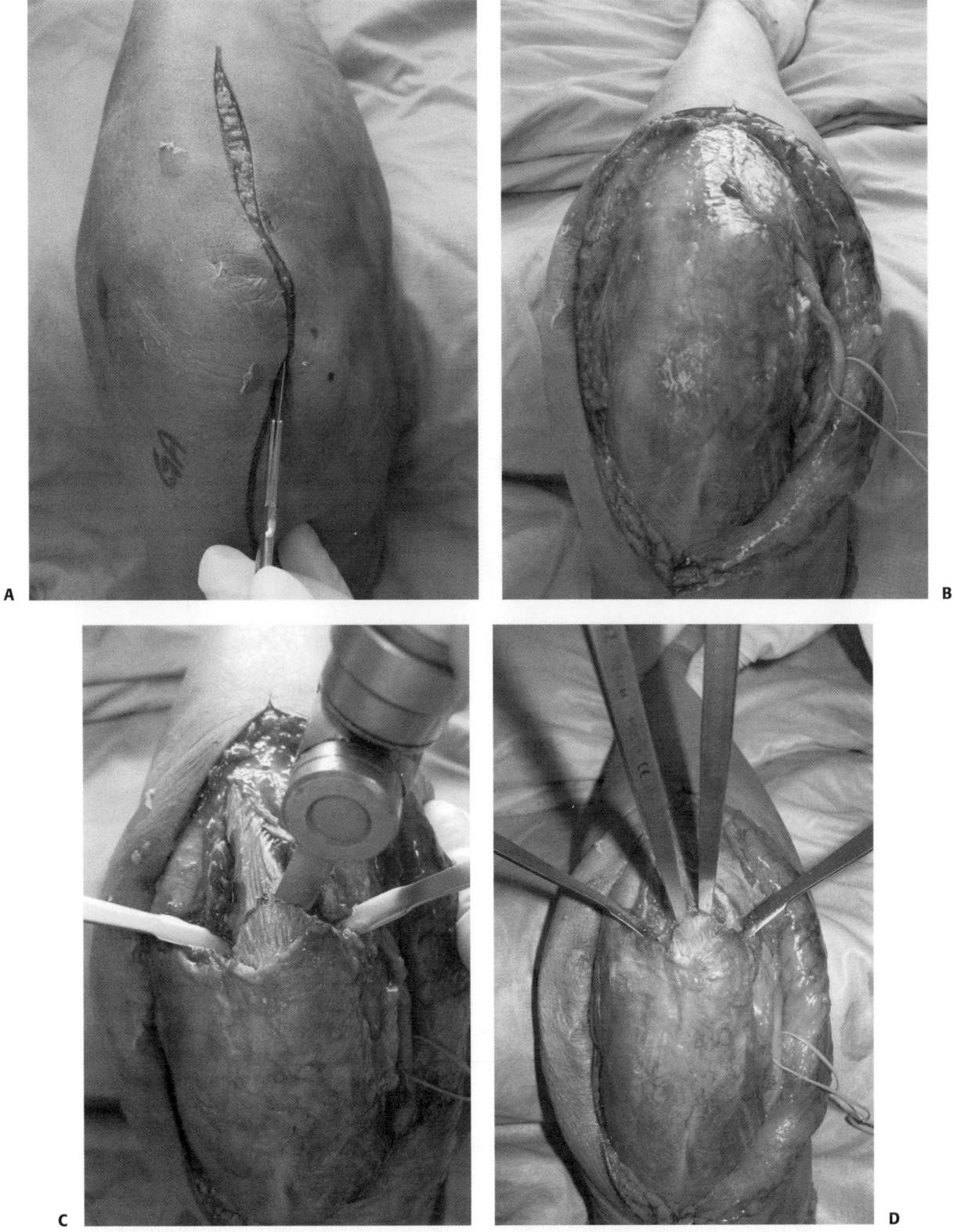

Figura 35.15 Para a realização de uma osteotomia de olécrano, a abordagem se faz através de uma incisão cutânea posterior longitudinal (**A**). O nervo ulnar deve ficar exposto e pode ser preparado para uma transposição subcutânea anterior (**B**). A margem subcutânea da ulna proximal é exposta e a parte não articular da incisura sigmoide maior (a área desnuda) entre a faceta articular do olécrano e a faceta articular coronoide fica nitidamente identificada. Essa etapa pode ser realizada pela dissecção ao longo dos lados medial e lateral do olécrano, para o ingresso na articulação ulnoumeral. Em seguida, o cirurgião posiciona afastadores medial e lateral no interior da articulação ulnoumeral e, feito isso, marca uma osteotomia apical distal "em divisa" com penetração na área desnuda na margem da ulna. Nesse ponto, o cirurgião usa uma serra microssagital para completar dois terços da osteotomia (**C**) e dois osteótomos, aplicados em cada ramo da divisa, aplicam uma alavancagem controlada para que ocorra a fratura do terço restante (**D**).

(continua)

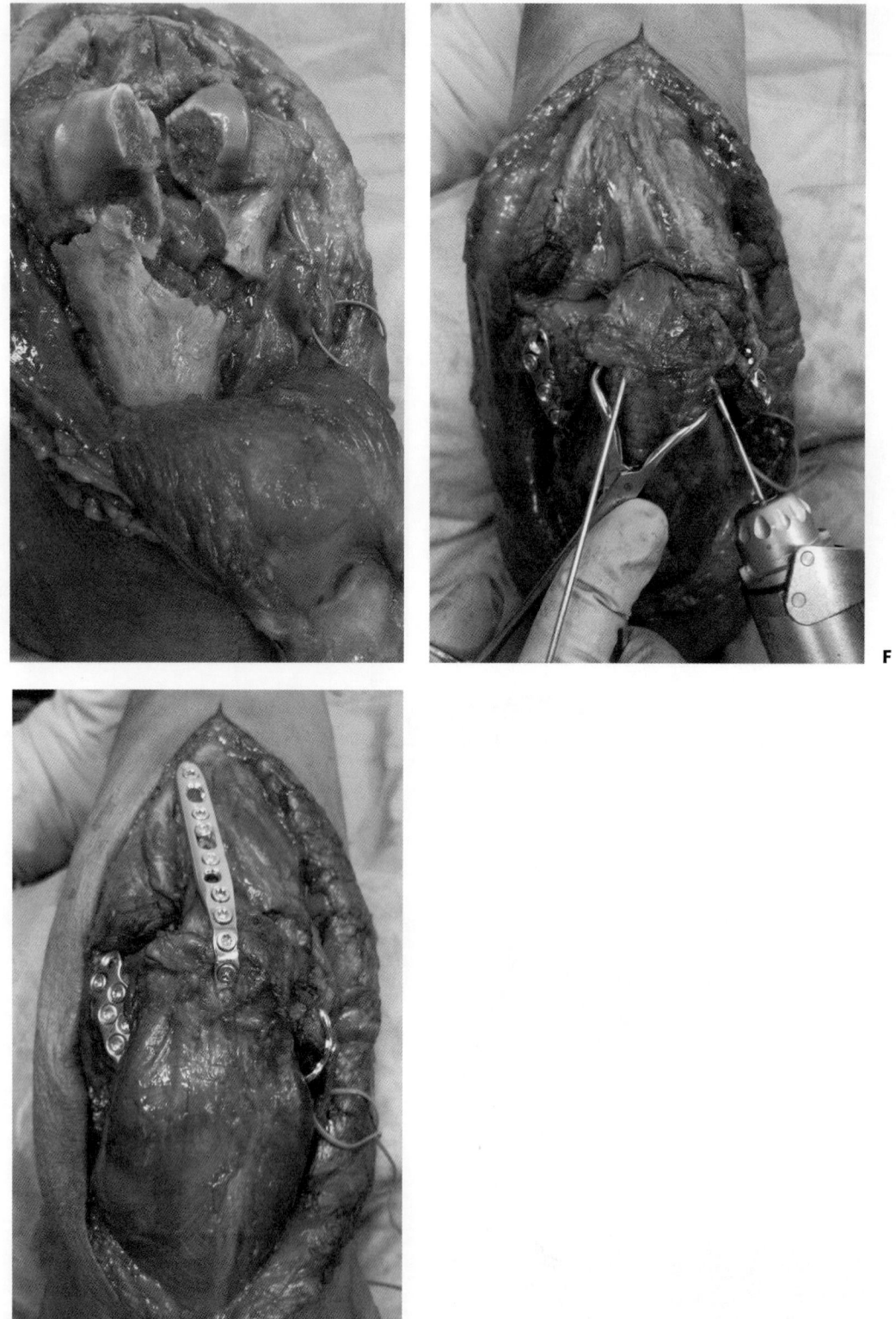

FIGURA 35.15 (*continuação*) Depois de realizada essa etapa, o fragmento de olécrano, juntamente com o tendão do tríceps e a musculatura, pode ser divulsionado e separado do aspecto posterior do úmero distal (**E**). Ao final do caso, o cirurgião faz uma fixação provisória do fragmento de olécrano com fios de Kirschner cruzados (**F**) e, em seguida, faz a fixação definitiva por placa de compressão (**G**).

empregadas mais frequentemente para fraturas AO/OTA tipo C, que dependem de uma visualização melhor dos fragmentos articulares para sua redução anatômica e fixação interna. O cirurgião também poderá recorrer a uma osteotomia para casos de fraturas articulares parciais (AO/OTA tipo B), especialmente em caso de cominuição. As contraindicações relativas para uma osteotomia são as fraturas articulares muito anteriores (AO/OTA tipo B3), que podem oferecer dificuldades para sua visualização através de uma osteotomia e, no caso de estar sendo planejada uma ATC, essa abordagem poderá causar problemas com a estabilidade do implante e com a consolidação e fixação da osteotomia.

Como ocorre com todas as abordagens posteriores, o nervo ulnar deve ser identificado e protegido, para que não ocorra lesão nervosa iatrogênica durante a manipulação e fixação da fratura (Fig. 35.15B). Ainda não ficou esclarecido se o nervo ulnar deve ser transposto ou reposto no túnel cubital na conclusão do procedimento. Wiggers et al.[224] demonstraram que a ocorrência de neuropatia ulnar pós-operatória era independente da realização, ou não, de transposição do nervo ulnar na ocasião da fixação da fratura. Por outro lado, Chen et al.[32] relataram que o percentual de neuropatia ulnar pós-operatória aumentou quatro vezesdepois da transposição. No presente, como não existem evidências de nível 1 a favor ou contra a transposição, é de minha preferência realizar uma transposição subcutânea anterior de nervo ulnar na conclusão do procedimento.

Tão logo a borda subcutânea da ulna proximal tenha sido exposta, a parte não articular da incisura sigmoide maior ("a área desnuda") entre a faceta articular do olécrano e a faceta articular do coronoide deve ser claramente identificada. Isso deve ser feito pela dissecção subperiosteal ao longo dos lados medial e lateral do olécrano, para acessar a articulação ulnoumeral. A dissecção não deve prosseguir distalmente, pois ela coloca em risco as inserções dos ligamentares colaterais. Na sequência, o cirurgião aplica afastadores (medial e lateral) na articulação ulnoumeral para proteger os tecidos moles e permitir a direta visualização da "área desnuda." Em seguida, marca uma osteotomia apical distal tipo chevron com entrada na área desnuda sobre a borda subcutânea da ulna (Fig. 35.15C). Feito isso, o cirurgião usa uma serra microssagital para completar dois terços da osteotomia. Para que não venha a ocorrer uma propagação imprevisível da osteotomia, cuidadosamente o cirurgião faz várias perfurações através do terço restante, com o uso de um fio de Kirschner. Por meio de dois osteótomos, aplicados em cada chevron, o cirurgião aplica uma força de alavancagem controlada ao fragmento olecraniano, que provoca a fratura do terço remanescente (Fig. 35.15D). A superfície fraturada do olécrano aumenta a interdigitação dos fragmentos e facilita a redução anatômica e a estabilidade durante o reparo. A osteotomia tipo chevron proporciona estabilidade rotacional, aumenta a área de superfície para a osteossíntese e protege as inserções dos ligamentos colaterais.[167] Uma osteotomia de olécrano transversal também é uma opção, por ser tecnicamente mais simples e, além disso, pode ser realizada com maior rapidez.[58,80] Em seguida à osteotomia, o fragmento de olécrano, juntamente com o tendão do tríceps e a musculatura, poderá ser divulsionado e separado do aspecto posterior do úmero distal (Fig. 35.15E). Tipicamente, o músculo ancôneo deve ser dividido, para que seja possível fazer o rebatimento do tríceps posteriormente, o que causa sua denervação.[156] É possível evitar a denervação do músculo ancôneo mediante o rebatimento desse músculo posteriormente, juntamente com o fragmento de olécrano e com o tríceps.[16] Realizada a osteotomia (Fig. 35.15F-G), o cirurgião empregará a flexão do cotovelo para maximizar a visualização da superfície articular do úmero distal.

A fixação da osteotomia de olécrano pode ser conseguida com a aplicação de fios em banda de tensão,[124] sistemas com parafusos/banda de tensão, ou com a aplicação de uma placa de compressão.[64] O método preferido do autor para a fixação é o uso de uma placa de compressão.[78] Ao empregar esse método, a placa deve ser pré-fixada ao olécrano e, em seguida, removida, antes da realização da osteotomia. Isso facilita a redução da osteotomia ao final do procedimento cirúrgico. Também é possível empregar um parafuso de compressão intramedular de 6,5 ou 7,3 mm para a fixação da osteotomia; mas o cirurgião deverá ter cautela durante a inserção do parafuso, pois é possível que ocorra uma redução viciosa, quando as roscas do parafuso distal fazem deflexão no arqueamento normal em varo da ulna.[66]

Abordagem paratricipital. A abordagem paratricipital (bilaterotricipital ou com preservação do tríceps) foi originalmente descrita por Alonso-Llames[7] em 1972 para o tratamento de fraturas supracondilares pediátricas. A abordagem envolve a criação de uma janela cirúrgica ao longo dos lados medial e lateral do músculo e tendão do tríceps, sem que ocorra a ruptura de sua inserção no olécrano.[198]

A abordagem tem início com uma incisão cutânea posterior estendida e com a mobilização do nervo ulnar. Ao longo do lado medial do tríceps, o cirurgião desenvolve o intervalo existente entre o músculo tríceps e o septo intermuscular medial (Fig. 35.16A); feito isso, o cirurgião eleva o músculo tríceps e o separa do aspecto posterior do úmero (Fig. 35.16B). Lateralmente, o tríceps é elevado e separado do aspecto do septo intermuscular lateral e do aspecto posterior do úmero, juntamente com o músculo ancôneo (Fig. 35.16).[7,198] Distalmente, a abordagem paratricipital permite a visualização das colunas medial e lateral, fossa olecraniana, e do aspecto posterior da tróclea. Uma modificação da abordagem paratricipital envolve a criação de uma terceira janela cirúrgica no intervalo de Boyd, entre o ancôneo e o aspecto lateral do olécrano.[14] A terceira janela cirúrgica permite melhor visualização da superfície articular do úmero distal.

A abordagem paratricipital oferece várias vantagens: com esse método o cirurgião evita uma osteotomia de olécrano e, consequentemente, evita os riscos de pseudartrose e de um implante sintomático no olécrano. Além disso, não ocorre secção da inserção do tendão do tríceps, o que permite a pronta realização de exercícios de amplitude de movimento. Essa abordagem também preserva a inervação e a irrigação sanguínea do músculo ancôneo,[198] que proporciona estabilidade posterolateral dinâmica ao cotovelo. Finalmente, se houver necessidade de ampliação da exposição articular, a abordagem paratricipital poderá ser convertida em uma osteotomia de olécrano. Se houver necessidade de maior exposição proximal para o tratamento de fraturas associadas da diáfise de úmero, o lado lateral da abordagem paratricipital poderá ser convertido na abordagem de Gerwin et al.[62] Essa abordagem envolve o rebatimento da unidade do músculo tríceps, na direção lateromedial, com exposição de 95% do aspecto posterior da diáfise de úmero e do nervo radial.

A desvantagem da abordagem paratricipital é a limitada visualização da superfície articular do terço distal do úmero; em decorrência da qual em geral essa opção não se presta à fixação de fraturas do tipo C3. As muitas vantagens dessa abordagem certamente indicam seu uso para fraturas AO/OTA tipos A2, A3, B1 e B2 e possivelmente C1 e C2.[124,170,198]

Nas fraturas do terço distal do úmero consideradas não reparáveis, e nas quais a intenção é prosseguir diretamente para a ATC, a abordagem paratricipital é preferível, por evitar os problemas associados às osteotomias e à cicatrização do mecanismo extensor

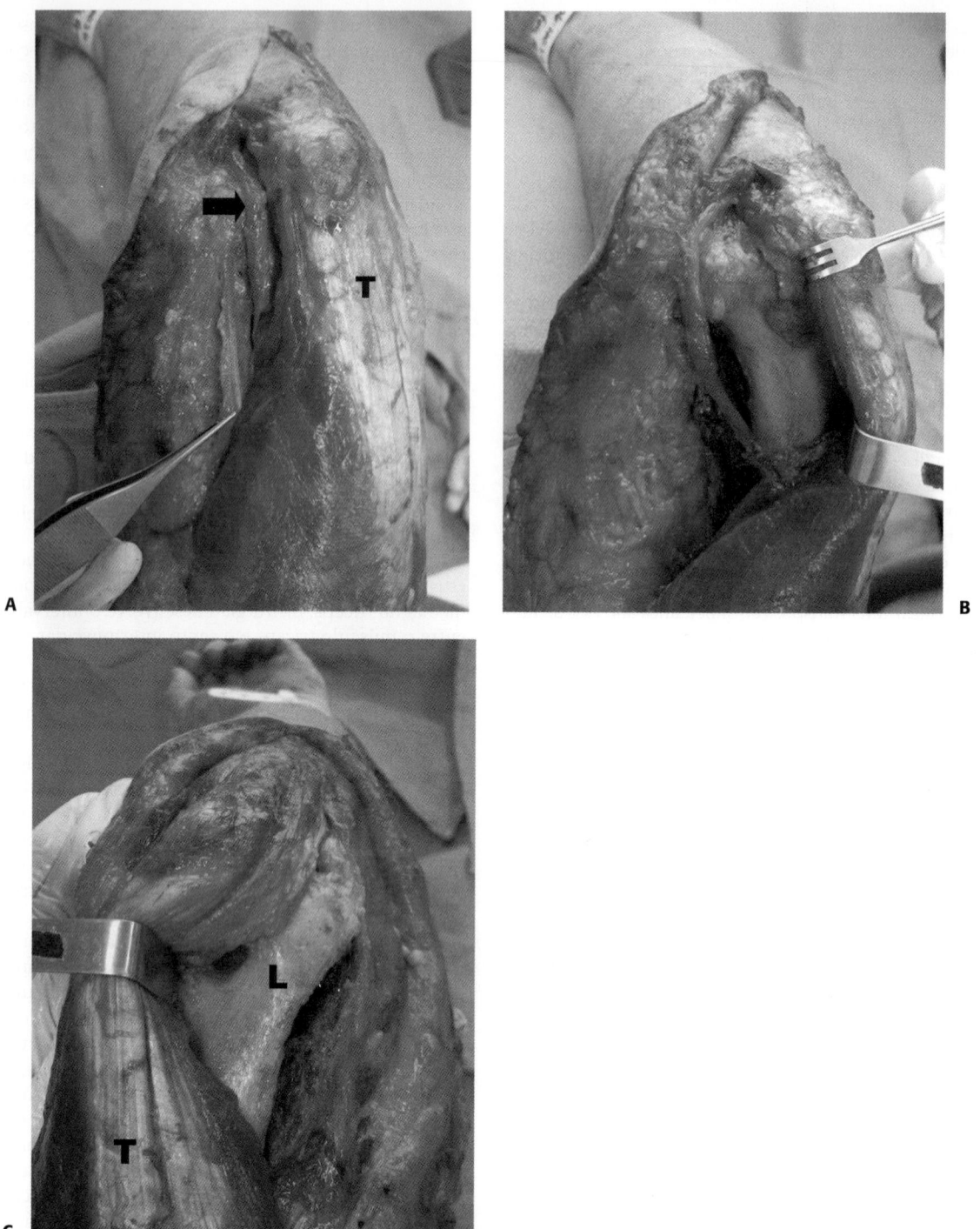

FIGURA 35.16 A abordagem paratricipital é efetuada através de uma incisão cutânea posterior longitudinal. Medialmente (**A**), o nervo ulnar (*seta preta*) deve ser identificado. O cirurgião faz a excisão do septo intermuscular medial (pinça) e eleva e separa o músculo tríceps do aspecto posterior do úmero distal (**B**). Lateralmente, eleva e separa o músculo tríceps do aspecto posterolateral do úmero distal, o que permite a exposição da coluna lateral, fossa olecraniana e aspecto posterior da tróclea (**C**). L, coluna lateral; T, tríceps.

nas abordagens com separação do tríceps. A abordagem também pode ter utilidade em casos nos quais esteja planejada uma tentativa inicial com RAFI e haja possibilidade de conversão intraoperatória para ATC, se a fixação for considerada como malsucedida.

Abordagem com divisão do tríceps. A abordagem com divisão do tríceps, descrita por Campbell,[29] envolve uma divisão na linha média através do tendão do tríceps. As colunas medial e lateral são expostas com uma dissecção subperiosteal, que tem início na linha média e avança no sentido medial e lateral (Fig. 35.17). A visualização da superfície articular do terço distal do úmero é tarefa desafiadora e pode ser melhorada com a excisão parcial da ponta do olécrano e flexão do cotovelo. Essa abordagem pode ser prolongada proximalmente no nível do nervo radial, onde o nervo cruza a diáfise umeral no sulco espiral. Para que a abordagem seja distalmente expandida, a divisão pode ser estendida através da inserção do tríceps

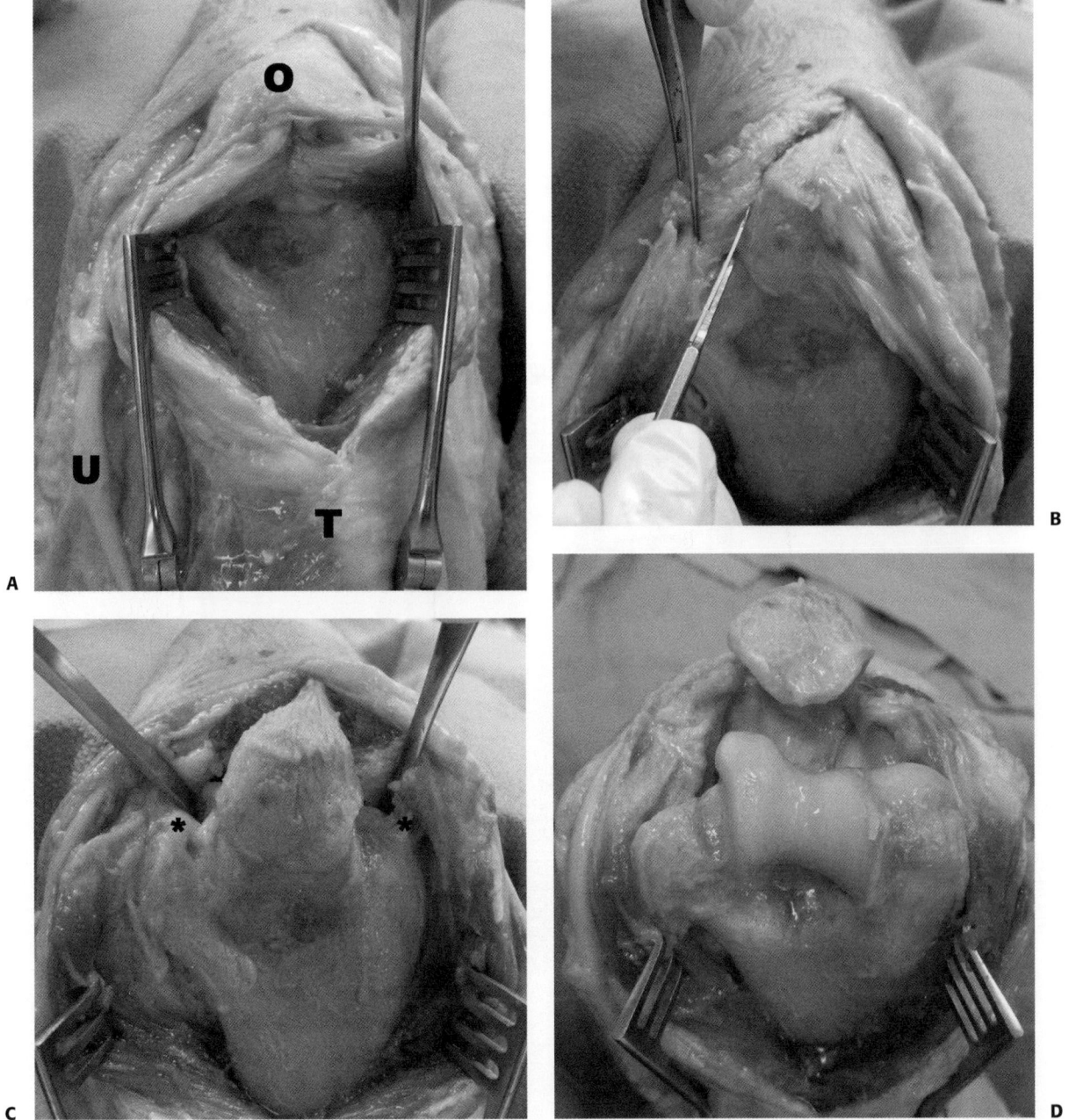

FIGURA 35.17 A abordagem com divisão do tríceps, descrita por Campbell, envolve uma divisão na linha média através do tendão do tríceps e da cabeça medial do músculo (**A**). A abordagem pode ser estendida distalmente mediante a divisão da inserção do tríceps no olécrano, com elevação de retalhos fasciotendíneos (medial e lateral) de espessura total (**B, C**). Para que seja obtida a exposição mais ampla da tróclea posterior, o cotovelo deve ser flexionado e a ponta do olécrano pode ser excisada. Para a realização de RAFI, os ligamentos colaterais medial e lateral são preservados (*asterisco*); mas para que seja obtida exposição adicional para ATC, essas estruturas podem ser liberadas (**D**). O, olécrano; U, nervo ulnar; T, tríceps.

até a borda subcutânea da ulna. A inserção do tríceps no olécrano deve ser dividida na linha média; a liberação das fibras de Sharpey cria reparos fasciotendíneos medial e lateral. Na conclusão do procedimento, o cirurgião repara o tendão do tríceps junto ao olécrano, através de suturas transósseas de material trançado não absorvível. As vantagens da abordagem com divisão do tríceps são a sua relativa facilidade técnica e a possibilidade da conversão de RAFI para ATC, com poucas consequências. As desvantagens da abordagem são a limitada visibilidade da superfície articular e a necessidade de uma proteção pós-operatória do reparo do tríceps, para minimizar o risco de ruptura do mecanismo extensor. Para melhorar a cicatrização do tríceps, Gschwend et al.[68] modificaram a abordagem, de modo a incorporar uma fina porção do olécrano. McKee et al.[133] compararam a força do mecanismo extensor de pacientes tratados com uma osteotomia de olécrano a uma abordagem com divisão do tríceps e não observaram diferença estatisticamente significativa. Assim, esses autores concluíram que as duas abordagens são efetivas.

Abordagem via reflexão do tríceps com pedículo no ancôneo. A abordagem Triceps Reflecting Anconeus Pedicle (TRAP) envolve a separação completa do tríceps da ulna proximal com o músculo ancôneo.[156]

Depois da identificação do nervo ulnar, a abordagem é realizada através de uma incisão cutânea posterior longitudinal. O intervalo de Kocher é empregado para a elevação do músculo ancôneo e no desenvolvimento da parte lateral distal do retalho (Fig. 35.18A), que é criada por uma dissecção subperiosteal que tem início na borda subcutânea da ulna. Em seguida, o cirurgião rebate proximalmente o retalho do ancôneo, com o objetivo de expor a inserção do tríceps, que também deve ser liberada com o bisturi (Fig. 35.18B). O retalho de tríceps-ancôneo é então rebatido proximalmente em sua totalidade, com a liberação do músculo tríceps do aspecto posterior do úmero distal (Fig. 35.18C). Essa abordagem proporciona uma boa exposição ao aspecto posterior da articulação do cotovelo e, ao mesmo tempo, protege a inervação e irrigação sanguínea do músculo ancôneo. A abordagem TRAP também evita as complicações de uma osteotomia de olécrano e possibilita o uso do sulco troclear como gabarito para ajudar na redução articular do terço distal do úmero. A principal desvantagem dessa abordagem é que o tríceps fica completamente liberado de sua inserção e, com isso, há risco de deiscência do tríceps e fraqueza de extensão.

Abordagem de Van Gorder (em língua de tríceps). A abordagem de Van Gorder envolve a divisão do tendão do tríceps em sua junção miotendínea.[219] A abordagem é usada com maior frequência

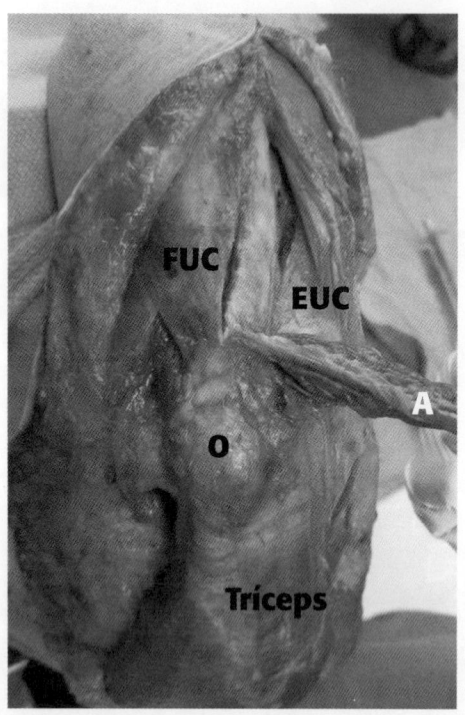

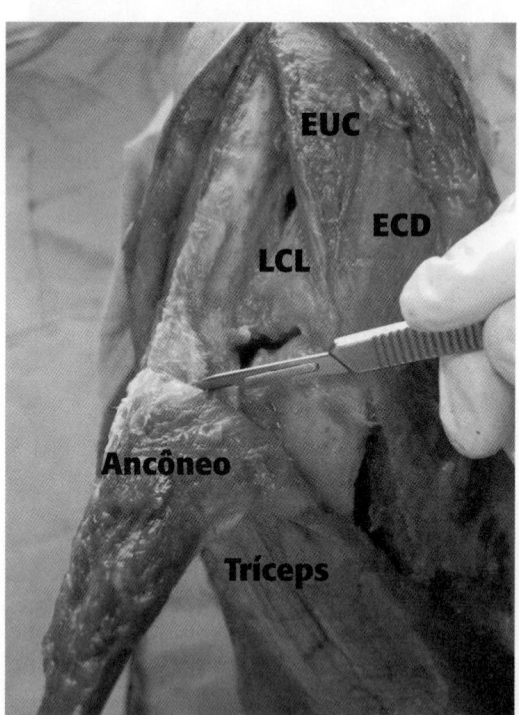

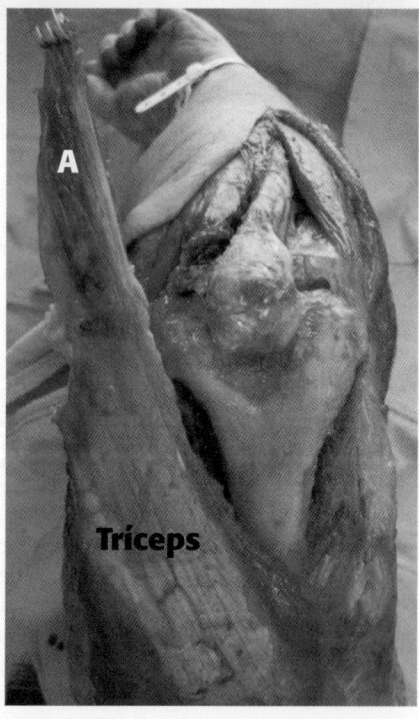

FIGURA 35.18 A abordagem via reflexão do tríceps com pedículo no ancôneo (*triceps reflecting anconeus pedicle approach*, TRAP) é realizada por meio de uma incisão cutânea posterior longitudinal depois da identificação do nervo ulnar. O intervalo entre o ancôneo e o extensor ulnar do carpo é utilizado para a elevação do músculo ancôneo e desenvolvimento da parte lateral distal do retalho. A parte medial do retalho é criada mediante a dissecção subperiosteal a partir da borda subcutânea da ulna. Feito isso, o retalho de ancôneo é proximalmente rebatido (**A**) para a exposição da inserção do tríceps, que também deve ser liberada por bisturi (**B**). O retalho tríceps-ancôneo em sua totalidade deve ser proximalmente rebatido, para liberar o músculo tríceps do aspecto posterior do úmero distal (**C**). O, olécrano; FUC, flexor ulnar do carpo; EUC, extensor ulnar do carpo; LCL, ligamento colateral lateral; A, ancôneo; ECD, extensor comum dos dedos.

para ATC e raramente para RAFI de fraturas do terço distal do úmero. A transecção do tríceps é realizada na forma de V, de tal modo que o cirurgião possa fazer uma plástica em V para Y, se houver necessidade do alongamento do mecanismo extensor. Considerando que o tríceps fica completamente dividido nos casos tratados com essa abordagem, ela tem os mesmos riscos da abordagem TRAP e é indicada para a realização de RAFI de fraturas do terço distal do úmero nos casos em que tenha ocorrido uma laceração completa ou parcial (de alto grau) do tendão do tríceps.

Abordagens laterais ao terço distal do úmero. As abordagens laterais ao cotovelo podem ser acessadas através de uma incisão cutânea lateral direta, ou por uma incisão cutânea longitudinal posterior com elevação de um retalho fasciocutâneo lateral. As abordagens que serão discutidas são as de Kocher, Kaplan, e de divisão do extensor comum dos dedos (ECD). O acesso à articulação radiocapitular também pode ser conseguido por meio de uma osteotomia do epicôndilo lateral ou através de uma fratura concomitante do epicôndilo lateral.

As abordagens de Kocher, Kaplan e por divisão do ECD são empregadas no tratamento de fraturas capitulares e da cabeça do rádio. O cirurgião poderá usar uma extensão proximal dessas abordagens com o objetivo de acessar a coluna lateral, tratar fraturas articulares parciais da coluna lateral e algumas fraturas transcolunares.

A abordagem de Kocher envolve a identificação do intervalo entre o extensor ulnar do carpo (EUC) e o ancôneo.[105] Esse intervalo pode ser identificado por uma fina tira de gordura, ou pelos ramos perfurantes da artéria interóssea posterior recorrente (Fig. 35.19A). O intervalo deve ser desenvolvido por divulsão romba, com o dedo, do músculo ancôneo, o que permitirá a identificação da cápsula da articulação do cotovelo e o espessamento capsular que é o LCUL (Figs. 35.19B e C). Uma parte da origem do tendão extensor comum terá de ser elevada e separada do LCUL, de modo a possibilitar a realização de uma artrotomia, que será efetuada anteriormente ao ligamento (Fig. 35.19D). O antebraço do paciente deve ser mantido em pronação durante a abordagem; esse movimento faz com que o nervo interósseo posterior se situe mais anterior e distalmente. O colo do rádio fica exposto pela incisão do ligamento anular. Essa abordagem pode ser proximalmente estendida, mediante a liberação do extensor radial longo do carpo (ERLC) e do braquiorradial, que serão afastados do aspecto anterolateral da crista supracondilar. Para a exposição do aspecto posterolateral da articulação do cotovelo e do aspecto posterior da coluna lateral, o cirurgião faz outra artrotomia posteriormente ao LCUL, e o tríceps é elevado e afastado da coluna lateral posterior.

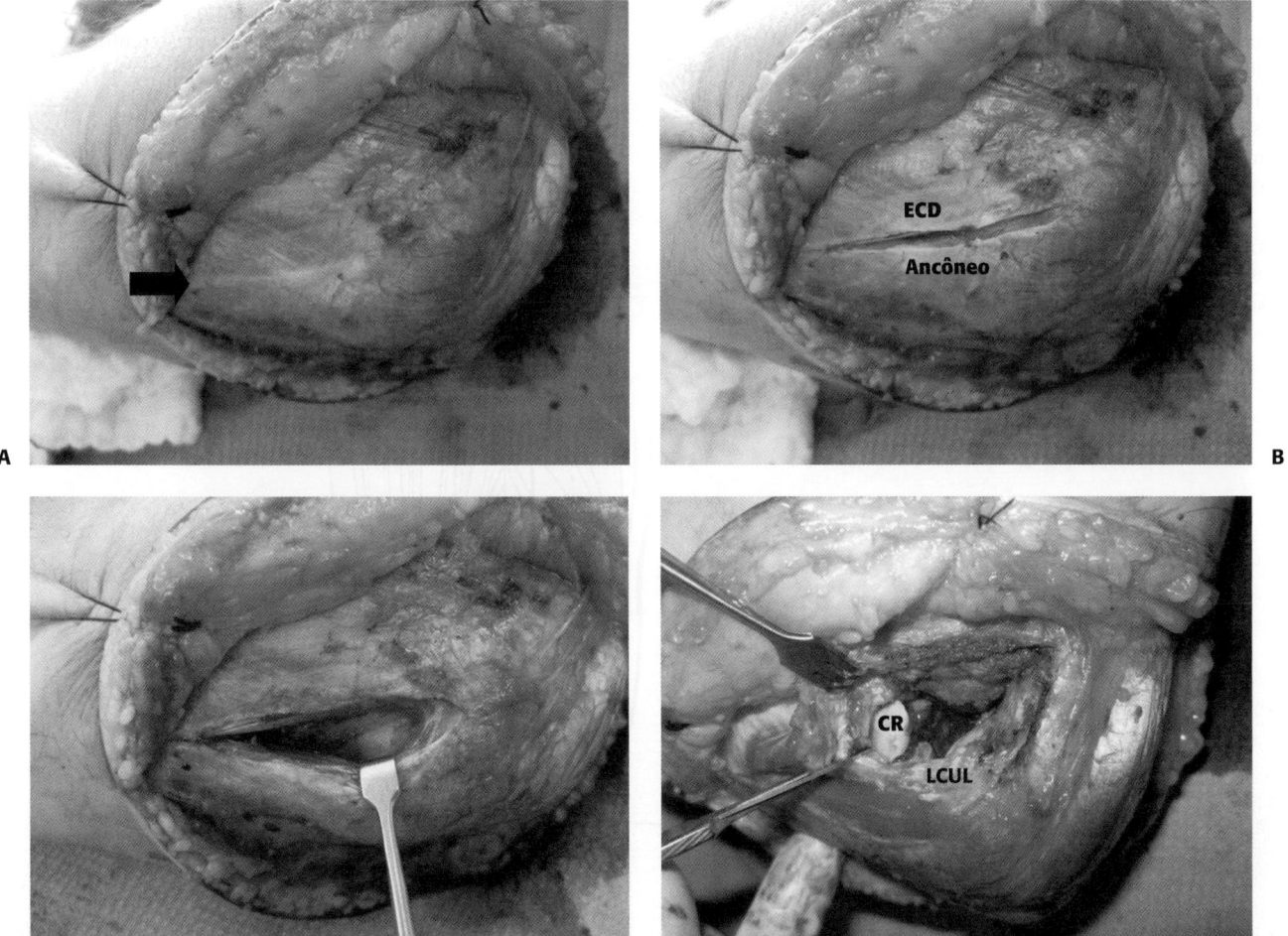

FIGURA 35.19 Abordagem de Kocher[105] ao aspecto anterolateral da articulação do cotovelo utiliza o intervalo entre o extensor ulnar do carpo (EUC) e o ancôneo (**A**). Esse intervalo pode ser identificado por uma delgada tira de gordura (*seta preta*). O intervalo é desenvolvido pela divulsão, com o dedo, do músculo ancôneo, o que possibilitará a identificação da cápsula da articulação do cotovelo e o espessamento capsular que é o ligamento colateral ulnar lateral (LCUL) (**B, C**). A parte posterior da origem do tendão extensor comum deverá ser elevada e separada do LUCL, de modo a permitir a realização de uma artrotomia anterior ao ligamento (**D**). CR, cabeça do rádio; ECD, extensor comum dos dedos.

Uma abordagem mais fácil – e, para alguns autores, mais segura – à articulação radiocapitular é a divisão do ECT. Essa abordagem envolve a criação de uma artrotomia lateral do cotovelo no equador da articulação radiocapitular (Fig. 35.20). O local da artrotomia é escolhido mediante a palpação do capítulo e da cabeça do rádio, para que seja determinada a parte média do equador. As estruturas situadas abaixo do equador são o LCUL e a cápsula articular posterolateral, que não devem sofrer incisão, por serem importantes estabilizadores do cotovelo. Por isso, a artrotomia é realizada em linha com as fibras tendíneas do ECD no equador da articulação radiocapitular, com possibilidade de extensão ao longo do aspecto anterolateral da coluna lateral. Deve-se evitar a dissecção abaixo da parte média do equador, pois tal procedimento poderá provocar a ruptura do LCUL.

Na abordagem de Kaplan, o cirurgião usa o intervalo entre ERLC e ECD para obter acesso à articulação radiocapitular.[102] Essa abordagem proporciona uma boa exposição da cabeça do rádio e do capítulo, permanecendo anterior à inserção do LCL. Durante a extensão distal da abordagem, o antebraço deverá ficar em pronação, para que seja maximizada a distância ao nervo interósseo posterior.[38]

Abordagens mediais ao terço distal do úmero. As abordagens mediais ao cotovelo podem ser acessadas através de uma incisão cutânea medial direta ou por uma incisão cutânea longitudinal posterior, com elevação de um retalho fasciocutâneo medial. Se a incisão cutânea escolhida foi a medial direta, o cirurgião deverá tomar o cuidado de identificar e proteger os ramos do nervo cutâneo medial do antebraço. As abordagens mediais podem ser empregadas no tratamento de fraturas articulares parciais isoladas da coluna lateral, fraturas da tróclea, fraturas do coronoide e fraturas do epicôndilo medial.

Hotchkiss descreveu a abordagem "over-the-top", que se inicia com a identificação e transposição do nervo ulnar.[81,167] A crista supracondilar medial deve ser identificada; feito isso, o cirurgião libera e separa a origem dos flexores-pronadores da crista, no nível do epicôndilo medial. No epicôndilo medial, a origem dos flexores deve ser distalmente dividida, em linha com suas fibras. Deve-se evitar a dissecção diretamente inferior ao epicôndilo medial, pois tal procedimento pode causar a ruptura do feixe anterior do LCM.

O aspecto medial do coronoide, o feixe anterior do LCM e o aspecto posteromedial da articulação ulnoumeral podem ser acessados através de uma abordagem que tem início no assoalho do túnel cubital. A cabeça umeral do FUC, palmar longo, flexor do carpo radial e pronador redondo são elevados por divulsão e afastados do feixe anterior do LCM e da cápsula articular, em uma direção posteroanterior. Feita a exposição, o cirurgião faz uma artrotomia anterior ao feixe anterior do LCM, de modo a acessar o aspecto anterior da articulação ulnoumeral. O aspecto posteromedial da articulação ulnoumeral é acessado mediante a divisão dos feixes posterior e transverso do LCM. Taylor e Scham[215] descreveram uma abordagem parecida, cuja única diferença é que a cabeça ulnar do FUC deve ser anteriormente elevada, juntamente com os outros flexores.

Técnica cirúrgica

Técnica cirúrgica para fraturas AO/OTA dos tipos A e C (fraturas extra-articulares e articulações completas). O cirurgião faz uma incisão cutânea posterior extensível, com elevação de retalhos fasciocutâneos de espessura completa (medial e lateral). Feito isso, expõe, marca e prepara o nervo ulnar para a transposição subcutânea anterior, que será efetuada ao final do procedimento.

Em pacientes com fraturas intra-articulares cominutivas AO/OTA tipo C3, faz-se uma osteotomia tipo "chevron" através da área desnuda e, em seguida, a fixação com uma placa olecraniana pré-moldada (*ver seção sobre Osteotomia de olécrano*). A placa é pré-aplicada ao olécrano antes da osteotomia, o que facilita a redução do olécrano e a aplicação da placa ao final do procedimento cirúrgico. Nos casos de fraturas articulares simples (AO/OTA tipo C1 e C2) e extra-articulares (AO/OTA tipo A2 e A3) simples, prefere-se a abordagem paratricipital[7] (Fig. 35.16), pois ela possibilita exposição bicolunar e aplicação de placa com preservação do mecanismo do tríceps. Fraturas in-

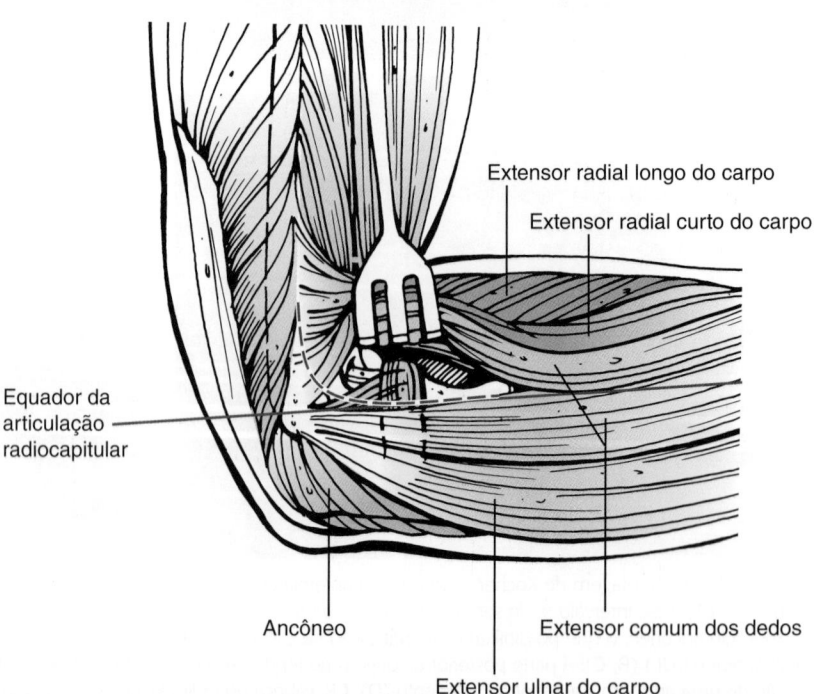

FIGURA 35.20 Abordagem com divisão do extensor comum dos dedos (ECD). O tendão do ECD deve ser dividido anteriormente à parte média do equador da articulação radiocapitular, para que seja evitada lesão ao ligamento colateral ulnar lateral.

tra-articulares simples podem ser indiretamente reduzidas por meio de redução anatômica da fratura no nível supracondilar. A redução articular pode ser avaliada com flexão do cotovelo e visualização direta do aspecto posterior da tróclea ou com a ajuda da fluoroscopia. A redução articular também pode ser diretamente visualizada pela criação de uma terceira janela cirúrgica no intervalo de Boyd, entre o músculo ancôneo e o aspecto lateral do olécrano.[14]

Também é preferível optar pela abordagem paratricipital nos casos em que a possibilidade de reparação da fratura será determinada durante a operação. Se a fratura for considerada com possibilidade de fixação, isso poderá ser feito através da abordagem paratricipital ou a abordagem poderá ser convertida para uma osteotomia de olécrano. Nos casos em que a fratura for considerada não reparável, pode-se recorrer a uma ATC, através da mesma abordagem.

Para fraturas AO/OTA tipo C, depois da adequada exposição da superfície articular, o hematoma da fratura deve ser evacuado e os *debris* soltos devem ser retirados das superfícies cruentas da fratura. As origens dos tendões extensor e flexor comum devem ser preservadas nos epicôndilos, da mesma forma que as origens dos ligamentos colaterais. Os fragmentos da fratura podem ser manualmente manipulados, ou o cirurgião poderá utilizar fios de Kirschner de pequeno diâmetro, à guisa de *joysticks*. Normalmente, é preferível usar fios de Kirschner para a manipulação e redução provisória dos fragmentos da fratura (Fig. 35.21A-D). Em geral, é aplicado um fio de Kirschner através da superfície fraturada da tróclea medial, direcionando o implante para o epicôndilo medial, com avanço ao longo do eixo troclear. Em seguida, esse fio de Kirschner é introduzido através do epicôndilo medial até que sua ponta fique nivelada e perpendicular à superfície fraturada da tróclea medial. Outro fio de Kirschner similar é aplicado através do fragmento articular lateral. Em seguida, esses fios são usados para a manipulação individual dos fragmentos fraturados, com o objetivo de promover sua redução e interdigitação. Então, utiliza-se uma pinça grande de redução para manter no lugar a redução e também para proporcionar compressão, até que o fio de Kirschner medial possa ser introduzido no fragmento lateral e o fio de Kirschner lateral possa ser introduzido no fragmento medial. Esse procedimento proporciona fixação provisória do segmento articular.

A fixação definitiva do segmento articular pode ser efetuada com um ou dois parafusos aplicados centralmente ao longo do eixo capitular-troclear (Fig. 35.22), ou por parafusos aplicados através de placas paralelamente aplicadas (Fig. 35.23). Idealmente, é melhor que seja obtida uma compressão intrafragmentar; contudo, isso não deve ser obtido à custa do encurtamento da tróclea no plano mediolateral. A tróclea é particularmente suscetível ao encurtamento nos casos de cominuição central e de uso de parafusos de tração para a fixação. Em tais circunstâncias, devem ser empregados, para a estabilização do segmento articular, parafusos de posição de rosca inteira (sem perfuração excessiva), em lugar dos parafusos de tração. Assim que tenha sido obtida a redução articular provisória com os fios de Kirschner transfixantes, normalmente aplico apenas um parafuso comum de rosca inteira (2,7; 3; ou 3,5 mm) ao longo do segmento articular, para que a redução seja mantida (Fig. 35.21E). Normalmente esse parafuso é inserido na direção mediolateral, com seu ponto de introdução localizado no centro da tróclea. Deve-se usar um parafuso axial de pequeno diâmetro, para que seja minimizado o seu efeito com relação aos demais parafusos que possam eventualmente ser aplicados na fixação do segmento articular, através de placas, até a diáfise. Ao usar parafusos de pequeno diâmetro, é preferível não usar titânio, visto que a resistência encontrada durante a inserção do parafuso em osso de boa qualidade é capaz de arrancar as cabeças dos parafusos.

Os pequenos segmentos articulares da fratura que não possam ser incorporados no sistema de fixação maior deverão ser independentemente fixados. Essas pequenas fraturas articulares podem estar localizadas anteriormente e podem ser expostas mediante a rotação interna do fragmento de coluna apropriado. O cirurgião deverá contar com implantes extras para tratamento desses pequenos fragmentos osteocondrais, por exemplo, placas para minifragmentos, parafusos de compressão sem cabeça, parafusos embutidos de pequeno diâmetro, fios de Kirschner rosqueados e/ou pinos bioabsorvíveis. Esses implantes adicionais dependerão de uma aplicação estratégica, de modo que não interfiram com a fixação troclear e com a aplicação das placas bicolunares que ligarão o segmento articular à diáfise.

O segmento articular (fraturas AO/OTA tipo A e AO/OTA tipo C, após a fixação articular) depende de uma rígida fixação às colunas medial e lateral, ou ao aspecto distal da diáfise umeral. Essa tarefa pode ser levada a cabo pelo uso de placas ortogonais,[77,94,200] paralelas[193,194] ou tríplices.[64,124] A literatura não definiu qual desses métodos tem superioridade clínica, ao serem comparadas as técnicas de aplicação de placas ortogonais às paralelas. O cirurgião deve estar familiarizado com todas as técnicas de aplicação de placas, sejam elas paralelas, ortogonais, ou tríplices, pois algumas fraturas serão tratadas mais apropriadamente com o uso de uma técnica em detrimento de outra. Em geral, prefiro a técnica da aplicação de placas paralelas; mas esse método realmente tem suas desvantagens. Pacientes magros e ativos podem se queixar de irritação causada pela placa, em razão da saliência de uma placa lateral. Portanto, nos casos de fratura no nível supracondilar lateral "alto", talvez seja preferível usar uma placa posterolateral (Fig. 35.24).

A aplicação de placas ortogonais envolve a aplicação desses implantes em ambas as colunas, aproximadamente em ângulos de 90° (Fig. 35.24). Em geral, a placa lateral é aplicada o mais distalmente possível, ao longo do aspecto posterior da coluna lateral. A placa lateral deve ser moldada com uma curvatura que se encaixe na curvatura posterior da coluna lateral. Para que seja obtida máxima fixação distal, a extremidade da placa deve se situar em um local imediatamente proximal à superfície articular posterior do capítulo. O posicionamento da placa em um ponto mais distal poderá causar compressão da cabeça do rádio contra a placa em extensão, o que resultará em dor e em limitação da amplitude de movimento. Idealmente, a placa lateral deve ser uma placa de compressão dinâmica de 3,5 mm, ou equivalente. Normalmente a placa medial é aplicada sobre a crista supracondilar medial, com uma moldagem que faça com que o implante se encurve em torno do epicôndilo medial. Caracteristicamente, será empregada uma placa de reconstrução de 3,5 mm que possibilite um encurvamento mais fácil; contudo, pode ser preferível optar por uma placa de compressão dinâmica de 3,5 mm ou por uma das mais modernas placas pré-moldadas específicas para a fratura.

Na aplicação de placas em paralelo, são introduzidas duas placas; mas esses implantes são aplicados em uma posição relativamente paralela entre si, sobre suas respectivas cristas supracondilares (Fig. 35.25). Preferencialmente, os parafusos até o segmento articular devem ser aplicados através das placas, para que ocorra a ligação do segmento articular à diáfise umeral. Idealmente, devemos inserir os parafusos com o maior comprimento possível através da placa, para que sejam capturados tantos fragmentos articu-

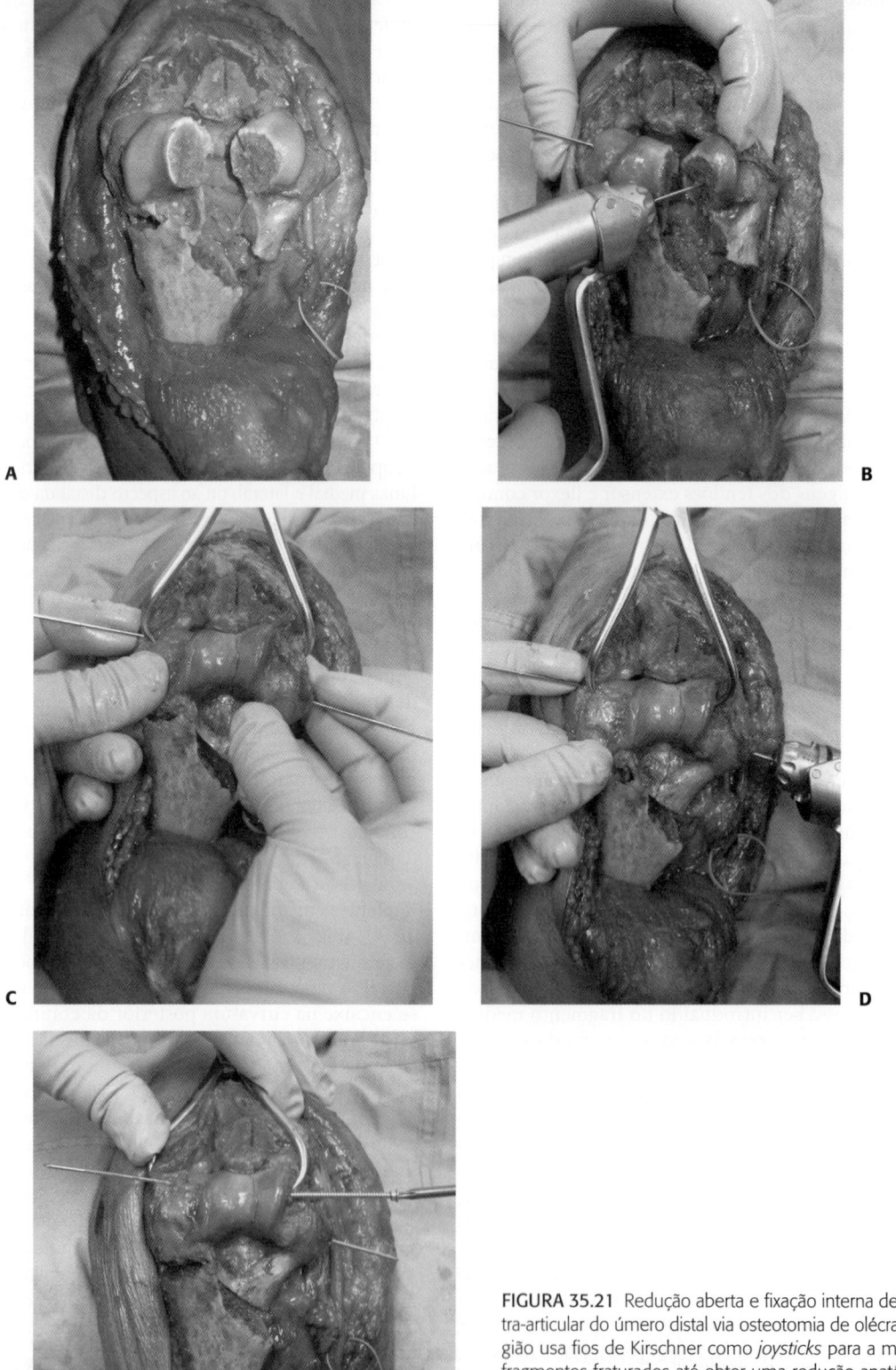

FIGURA 35.21 Redução aberta e fixação interna de uma fratura intra-articular do úmero distal via osteotomia de olécrano (**A**). O cirurgião usa fios de Kirschner como *joysticks* para a manipulação dos fragmentos fraturados até obter uma redução anatômica (**B**). Usa-se um grande tenáculo para a estabilização da redução (**C**), enquanto os fios de Kirschner são introduzidos no fragmento articular oposto (**D**) com o objetivo de fixar provisoriamente o segmento. Feito isso, o cirurgião insere um parafuso de pequeno diâmetro na direção mediolateral (**E**).

(continua)

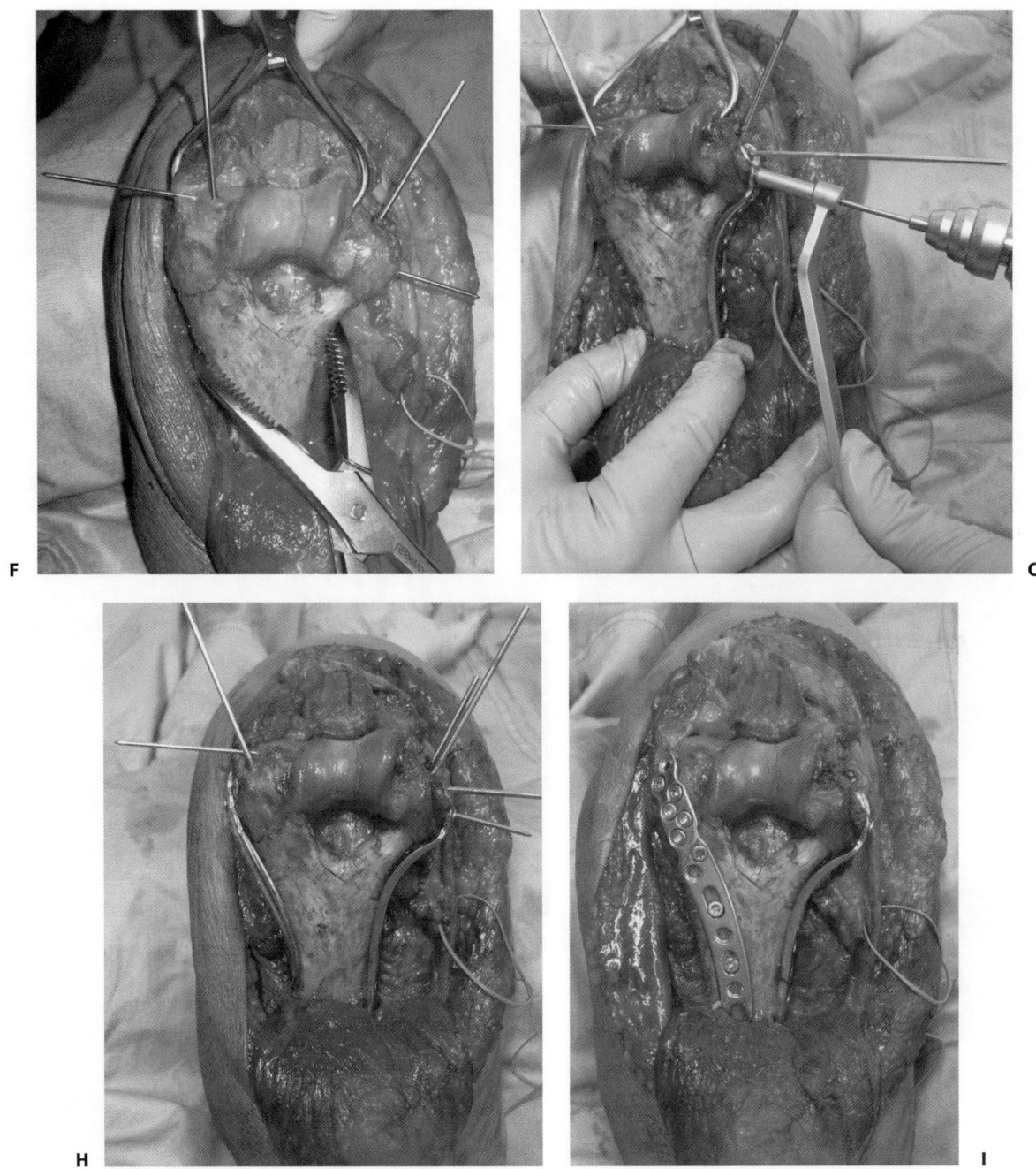

FIGURA 35.21 (*continuação*) Após a fixação do segmento articular, este deve ser reduzido à diáfise e provisoriamente estabilizado com fios de Kirschner bicorticais inseridos até cada coluna (**F**). O cirurgião obterá a fixação definitiva do segmento articular na diáfise com a aplicação de uma placa bicolunar, de modo paralelo ou ortogonal (**G-I**). Idealmente, o cirurgião inserirá tantos parafusos quanto seja possível através das placas, até o segmento articular; os parafusos deverão ser maximamente compridos e devem se prender em tantos fragmentos articulares quanto possível. O cirurgião não deverá aplicar parafusos através da fossa olecraniana, pois isso poderá causar colisão e diminuição da amplitude de movimento.

lares quanto possível e também para que sejam agregados os fragmentos que estejam fixados à coluna oposta.[154,155,193] Essa técnica pode ser difícil de realizar e nem sempre será possível utilizá-la. Exemplificando, parafusos mais longos podem sofrer deflexão e encurvamento ao se cruzarem, o que provocará o desvio de fragmentos osteocondrais estabilizados de maneira tênue.

É preferível o uso de fios de Kirschner longitudinais para a fixação temporária do segmento articular reconstruído à diáfise para, dessa forma, possibilitar a aplicação das placas colunares (Fig. 35.21F). Feito isso, são provisoriamente aplicadas placas pré-moldadas às colunas medial e lateral; distalmente, fios de Kirschner; e, proximalmente, pinças serrilhadas de redução óssea. A seguir, insere-se o maior número possível de parafusos, através das placas, no segmento articular (Fig. 35.21G); idealmente, os parafusos devem ter o maior comprimento possível e deverão englobar o número máximo possível de fragmentos articulares. Os parafusos não devem ser aplicados através da fossa olecraniana, pois poderão causar compressões. A seguir, as placas são fixadas à diáfise umeral; os primeiros parafusos diafisários serão inseridos de forma excêntrica, a fim de proporcionar a

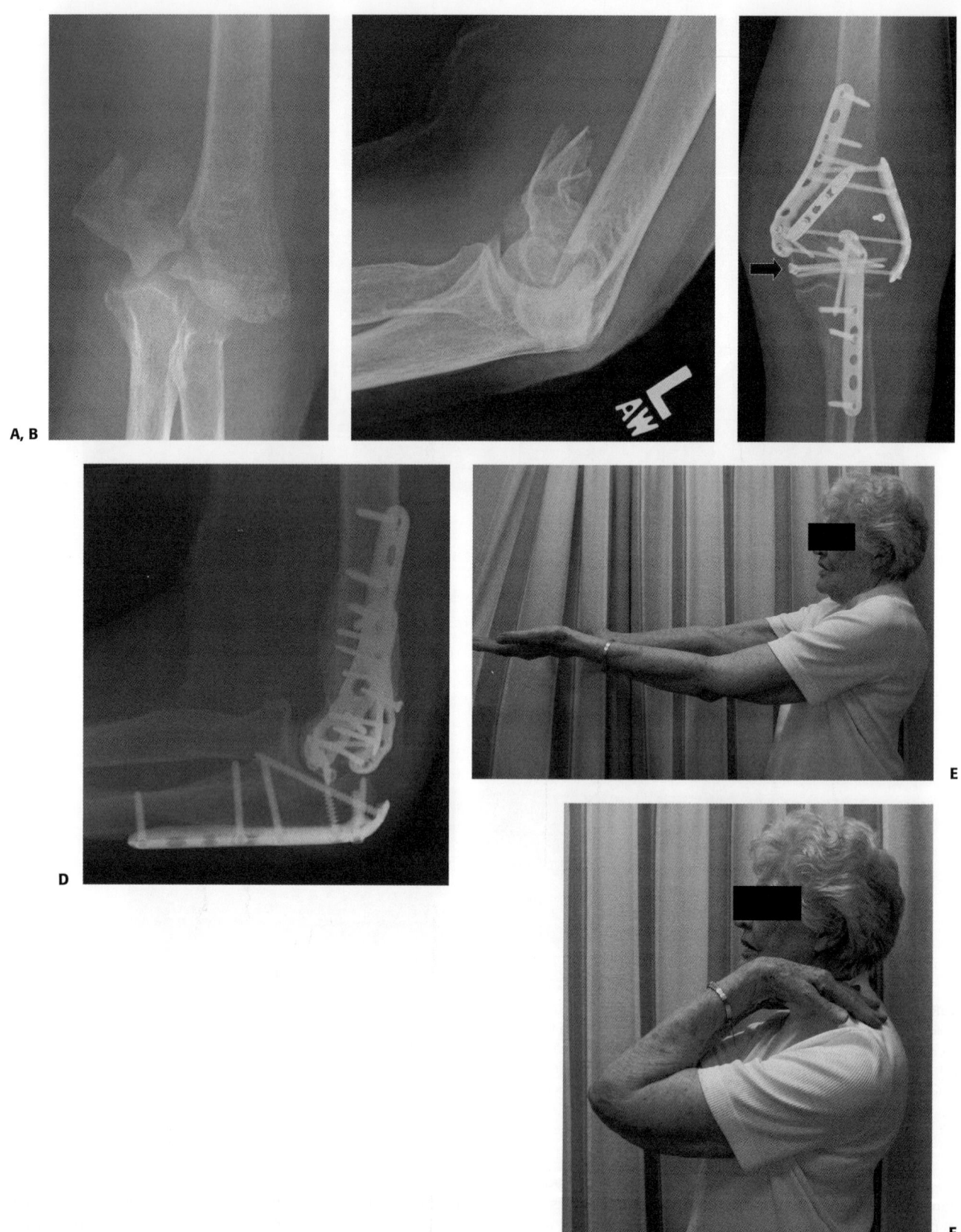

FIGURA 35.22 Radiografias anteroposterior e lateral (**A, B**) de uma fratura intra-articular cominutiva do úmero distal (AO/OTA tipo C3) em mulher ativa com 85 anos. Inicialmente, os fragmentos articulares foram fixados com dois parafusos (*seta preta*) aplicados centralmente ao longo do eixo capitular-troclear (**C, D**). Em seguida, o segmento articular reduzido foi fixado à diáfise com três placas. Após 12 meses de seguimento, tinha ocorrido osteossíntese e a paciente demonstrava amplitude de movimento funcional (**E, F**).

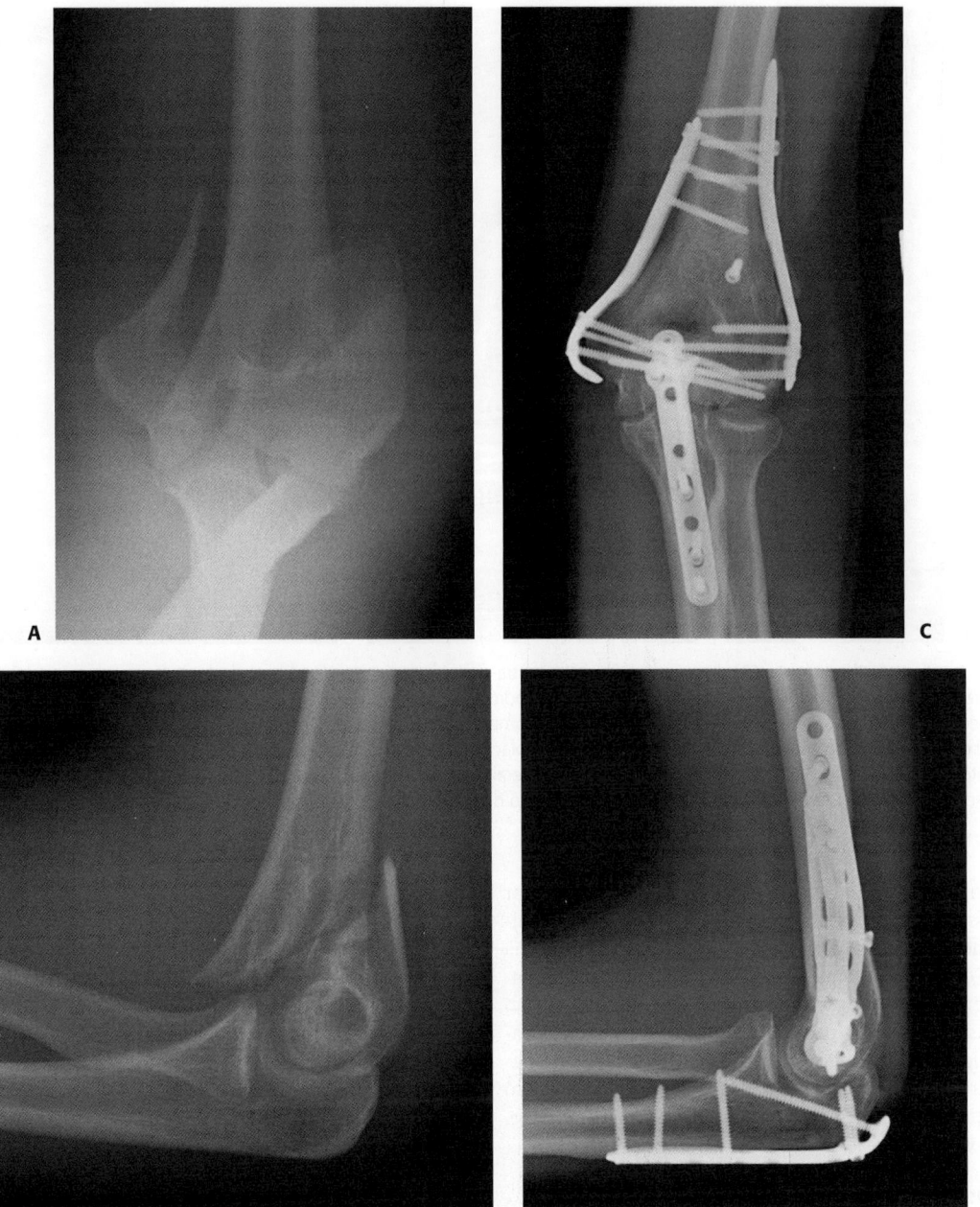

FIGURA 35.23 Fratura bicolunar (AO/OTA tipo C1) **(A, B)** tratada com RAFI via osteotomia de olécrano. O segmento articular do úmero distal deve ser fixado com três parafusos mediais e três laterais, aplicados através de placas paralelas **(C, D)**.

compressão da fratura supracondilar. Idealmente, as placas devem terminar em níveis diferentes sobre a diáfise umeral, para que seja minimizado o efeito de geração de estresse (Figs. 35.21H-I). Tão logo tenha sido completada a RAFI da fratura do terço distal do úmero, mobilizo o cotovelo para ter a certeza da inexistência de impacto com osteossíntese ou de instabilidade.

Pode ocorrer perda de osso metafisário em fraturas cominutivas do terço distal do úmero causadas por mecanismo de alta energia. Essa perda óssea pode ser resolvida com um encurtamento supracondilar ou com a aplicação de uma placa em ponte, junto a um enxerto ósseo autólogo ou a um aloenxerto. Para realizar o encurtamento supracondilar, deve-se remover os fragmentos cominutivos do osso metafisário e, em seguida, comprimir o segmento articular reconstruído contra a diáfise do terço distal do úmero. Normalmente, haverá necessidade de remode-

lagem da extremidade distal da diáfise, para que ocorra o aumento da área de contato entre essa parte do osso e o segmento articular.[152] Caso não seja possível obter uma fixação rígida absoluta que possibilite a prática imediata de exercícios de amplitude de movimento, deve-se considerar o uso da placa tríplice, conforme recomendado por Gofton[6] e por Jupiter e Mehne.[93] A aplicação das três placas também poderá ajudar na fixação de fraturas no plano coronal (Fig. 35.22).

O cirurgião conta com diversos sistemas de placas pré-moldadas para a fixação de fraturas do terço distal do úmero. Embora essas placas sejam comercializadas como pré-moldadas, em geral ainda necessitarão de alguma moldagem para que se encaixem na anatomia do úmero distal. Também podemos contar com placas bloqueadas pré-moldadas mais recentes que são fornecidas em dois tipos: placas bloqueadas de ângulo fixo e placas blo-

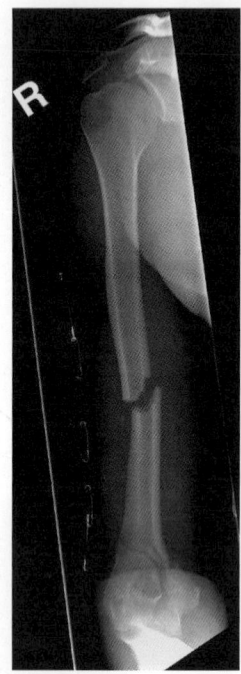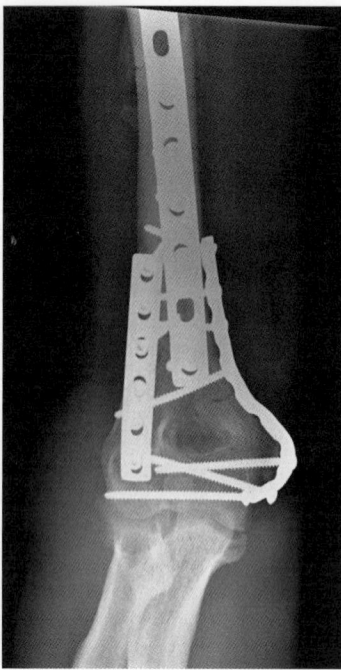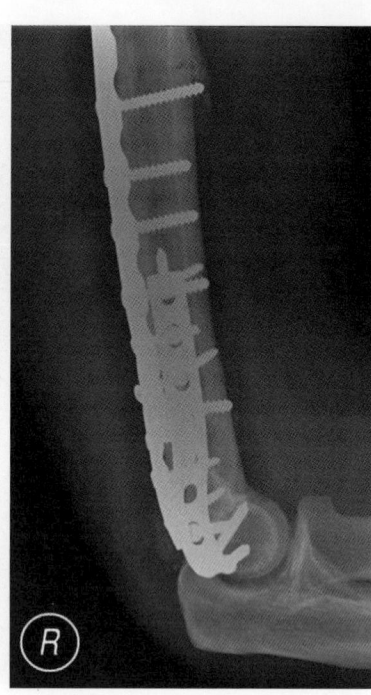

FIGURA 35.24 A radiografia AP de lesão (**A**) demonstra uma fratura intra-articular do úmero distal com deslocamento em associação com uma fratura da diáfise umeral ipsilateral. A exposição das fraturas foi realizada via abordagem paratricipital estendida proximalmente até uma abordagem de Gerwin et al. A fratura do úmero distal do paciente foi fixada com placas de compressão dinâmica ortogonais de 3,5 mm (**B, C**) moldadas no intraoperatório. Essa técnica foi popularizada pelo grupo AO e envolve a aplicação de placas formando um ângulo reto entre elas. Em geral, a placa lateral é aplicada o mais distalmente possível, ao longo do aspecto posterior da coluna lateral. A placa medial é aplicada sobre a crista supracondilar medial, sendo encurvada em torno do epicôndilo medial. R, "right", para radiografia do braço direito.

queadas de ângulo variável. Essas placas podem oferecer melhor fixação em osso osteopênico, embora ainda não tenha sido clinicamente demonstrada a superioridade desses implantes. Uma desvantagem das placas bloqueadas de ângulo fixo é que os parafusos seguem trajetórias pré-determinadas, o que talvez não permita seu uso em todos os padrões de fratura e em todos os pacientes. Em alguns modelos de placa, a trajetória pré-determinada para os parafusos tem como meta a superfície articular, e isso poderá ser fator predisponente para a penetração da articulação, se os parafusos aplicados forem demasiadamente compridos.

Redução aberta e fixação interna de fraturas do terço distal do úmero (fraturas articulares parciais)
Técnica cirúrgica para fraturas AO/OTA tipos B1 e B2.

Em geral, os princípios e técnicas de fixação empregados para fraturas AO/OTA tipo C (bicolunares) são aplicáveis às fraturas dos tipos B1 e B2 (unicolunares), que podem ser fixadas com vários parafusos ou com uma única placa colunar.[95] A aplicação de apenas uma placa colunar tem a vantagem de proporcionar um sistema anti cisalhante na linha da fratura do terço proximal, entre a coluna e a diáfise do úmero (Fig. 35.14). Em certas fraturas articulares parciais com intensa cominuição ocorridas, em pacientes idosos com osteopenia, a ATC também pode ser uma opção terapêutica apropriada. A artroplastia do cotovelo será discutida mais adiante, nesse capítulo.

Técnica cirúrgica para RAFI de fraturas articulares parciais
Técnica cirúrgica para fraturas do capítulo ± crista lateral da tróclea (AO/OTA tipo B3.1). As fraturas do capítulo, com ou sem envolvimento da crista lateral da tróclea, podem ser abordadas por meio de uma incisão cutânea posterior extensível ou por uma incisão cutânea lateral direta. As vantagens de uma incisão cutânea longitudinal posterior são que ela permite o acesso, tanto medial como lateral, e diminui o risco de uma lesão nervosa cutânea.[42] A abordagem lateral profunda é feita via intervalo de Kocher[105] entre o ancôneo e EUC. A artrotomia é efetuada anteriormente ao LCUL e é estendida proximalmente ao longo do aspecto anterior da crista supracondilar lateral, o que, em seguida, permite o acesso ao capítulo fraturado. Normalmente o fragmento exibe desvio anterior e é reduzido por extensão do cotovelo, supinação do antebraço e pela aplicação de uma suave força em varo. Tão logo o cirurgião obtenha a redução anatômica, a fratura deverá ser provisoriamente fixada com fios de Kirschner lisos de pequeno diâmetro. A fixação interna rígida permanente será obtida pela aplicação de parafusos embutidos,[138,202] aplicados no sentido anteroposterior, através da superfície articular (Fig. 35.26), ou por parafusos aplicados ao capítulo por método retrógrado a partir do aspecto posterior da coluna lateral, ou ainda por um método combinado (Fig. 35.27). Foi demonstrado que a aplicação de parafusos na direção posteroanterior proporciona maior estabilidade biomecânica e, além disso, também tem o benefício clínico de não violar a superfície articular.[48] Nos casos em que for obtida uma fixação interna rígida, o paciente poderá iniciar os exercícios ativos de amplitude de movimento.

Nos casos em que ocorreu cominuição ou impactação do aspecto posterior da coluna lateral (Ring et al.[181] tipo III e Dubberley et al.[43] tipo B), isso poderá impedir uma redução anatômica da fratura do aspecto anterior do capitular. Essas fraturas com impactação talvez precisem ser desimpactadas e preenchidas com enxerto ósseo nos defeitos ósseos. Nos casos em que tenha ocorrido uma intensa cominuição posterior que possa comprometer a fratura articular anterior, talvez haja necessidade da aplicação de uma placa complementar na coluna lateral. As fraturas capi-

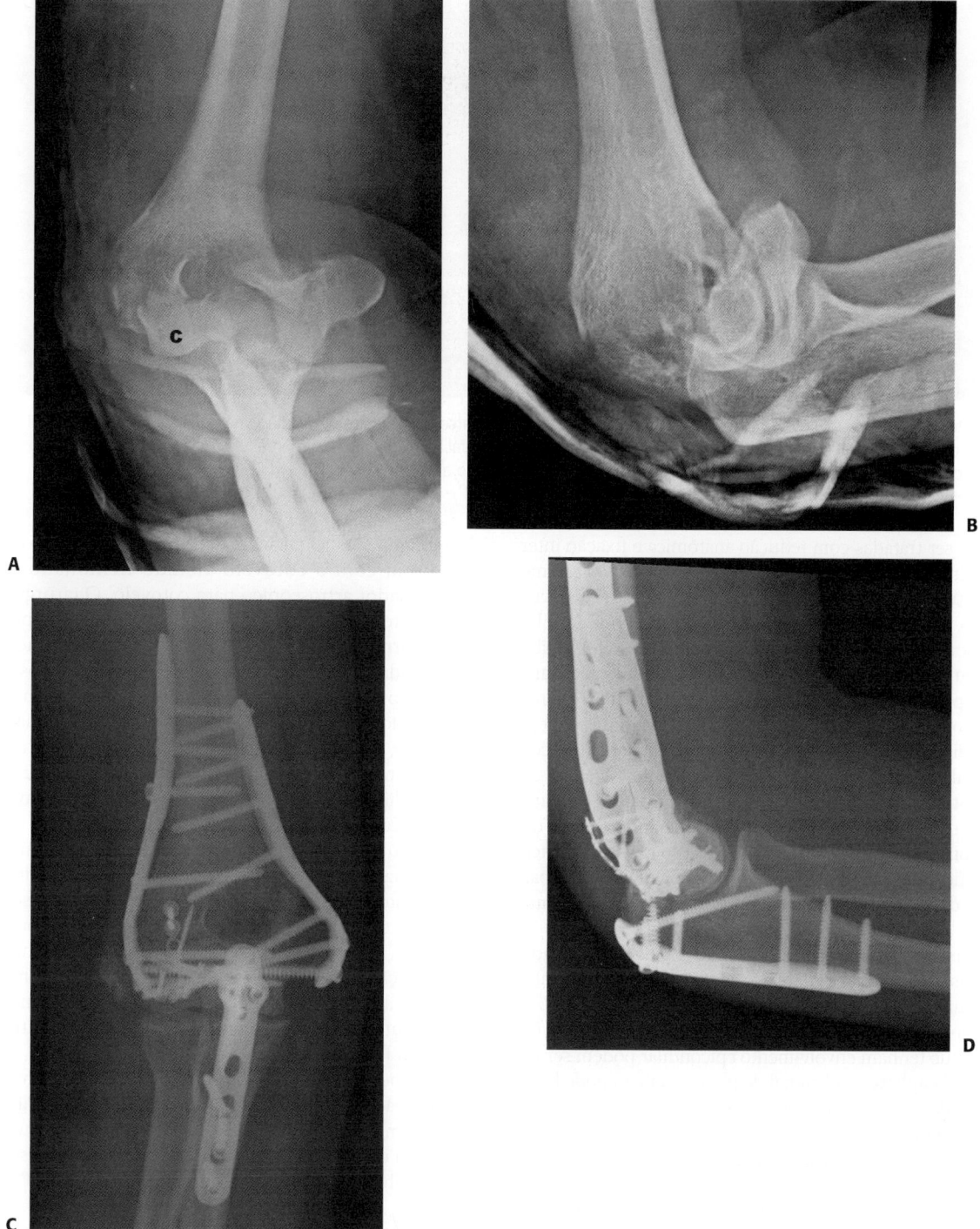

FIGURA 35.25 Homem com 21 anos; sofreu uma fratura intra-articular do úmero distal associada a uma fratura do capítulo por cisalhamento coronal (**A, B**). A fratura capitular foi fixada com uma placa para minifragmento aplicada posteriormente e com um parafuso de compressão sem cabeça. Em seguida, o segmento articular foi rigidamente ligado à diáfise umeral com uma técnica de placas paralelas (**C, D**). C, capítulo.

tulares, que envolvem o epicôndilo lateral (Ring et al. tipo II), podem ser expostas com o uso da fratura do epicôndilo lateral como uma osteotomia, com o rebatimento do fragmento epicondilar na origem do LCL distalmente (Fig. 35.28). Depois da fixação do capítulo, a fratura do epicôndilo lateral pode ser fixada com parafusos ou com uma placa, se o tamanho for suficiente. Se o fragmento for muito pequeno para sua fixação, será tratado como uma laceração de ligamento lateral, com o reparo realizado através de túneis ósseos.

A fixação interna rígida das fraturas osteocondrais de Kocher-Lorenz[117,126] ou convencionais do tipo II é tarefa difícil, pois os fragmentos são finos e podem estar cominuídos. As opções terapêuticas para essas fraturas incluem tentativa de fixação com pinos bioabsorvíveis, excisão do fragmento, enxertos osteocondrais, ou artroplastia capitular.

Técnica cirúrgica para fraturas do capítulo e da tróclea (AO/OTA tipo B3.3). As fraturas capitulares que envolvem grande parte da tróclea tam-

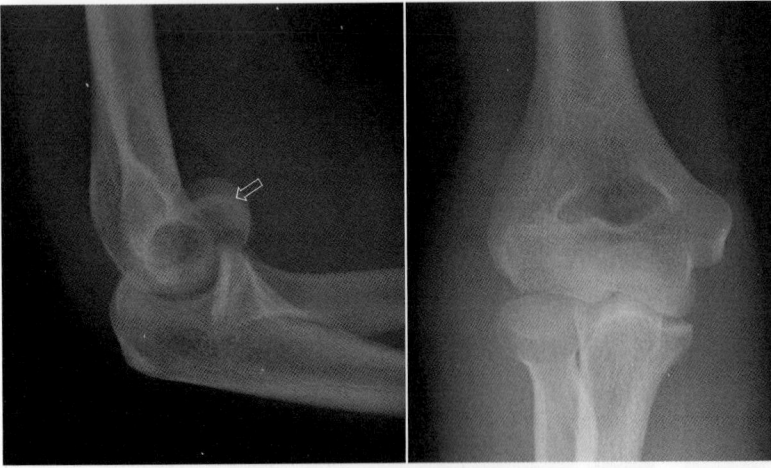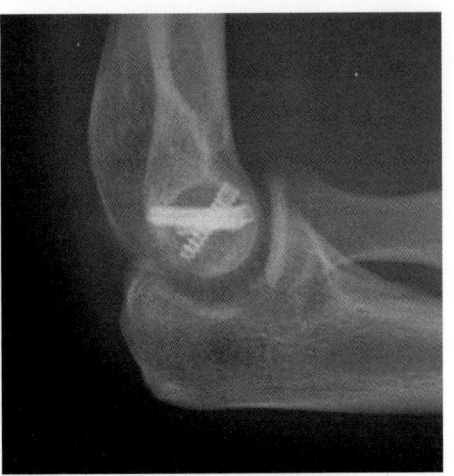

FIGURA 35.26 Fratura do capítulo e da crista lateral da tróclea (**A**). O sinal do arco duplo[126] fica evidenciado na radiografia lateral (*seta*). Um dos arcos representa o osso subcondral do capítulo e o outro arco representa a crista lateral da tróclea. Esse paciente foi submetido a uma redução aberta e fixação interna com três parafusos de compressão sem cabeça inseridos no sentido anteroposterior (**B**).

bém devem ser tratadas com redução anatômica e fixação interna rígida. Em geral, essas fraturas requerem uma exposição melhorada da tróclea medial e possuem várias opções de abordagem cirúrgica. A origem do LCL no epicôndilo lateral pode ser liberada, de modo a permitir a abertura lateral do cotovelo. Ao liberar as cápsulas articulares anterior e posterior, a superfície articular do aspecto distal do úmero se abre como um livro sobre o LCM intacto. Uma abordagem similar utiliza uma fratura do epicôndilo lateral, que pode ser rebatida distalmente para fazer com que a articulação do cotovelo se abra em dobradiça. Além disso, pode-se obter uma exposição articular medial através de uma abordagem medial separada como, por exemplo, uma divisão dos flexores-pronadores, ou a abordagem *over-the-top* medial de Hotchkiss. Finalmente, pode-se usar uma osteotomia de olécrano para a obtenção de uma exposição satisfatória da articulação do úmero distal.

Após expostas, essas fraturas devem ser rigidamente fixadas com parafusos de pequeno diâmetro (de compressão sem cabeça, ou comuns embutidos) inseridos por via anterógrada, ou com parafusos comuns inseridos por via retrógrada. As fraturas cominutivas ou que tenham envolvimento epicondilar podem ser beneficiadas pela aplicação adicional de placa. Também pode haver necessidade da aplicação de enxerto ósseo para fraturas cominuídas ou impactadas.

As fraturas trocleares isoladas (AO/OTA tipo B3.2) são raras e devem ser tratadas com RAFI. A fixação pode ser realizada por via anterógrada, através da cartilagem, ou por via retrógrada, desde um ponto posterior, através de uma abordagem profunda medial.

Técnica cirúrgica para redução artroscópica e fixação percutânea. A redução artroscópica e a fixação percutânea por parafusos canulados é uma técnica descrita para o tratamento de fraturas isoladas do capítulo.[109] As indicações são limitadas e incluem uma fratura isolada, simples e sem cominuição do capítulo, recente. As contraindicações relativas são a associação com cominuição, impactação posterolateral, apresentação tardia e instabilidade associada.

A técnica é exigente e um pré-requisito é a experiência com artroscopias do cotovelo. Em geral, o arranjo na sala operatória envolve o equipamento artroscópico e instrumentos, fluoroscopia intraoperatória, e instrumentação para a aplicação de parafusos canulados. O paciente deve ficar posicionado em decúbito lateral com o cotovelo afetado flexionado sobre um posicionador artroscópico para cotovelo. O cirurgião usa um torniquete estéril e o braço-C do fluoroscópio fica posicionado de tal forma que seja possível obter imagens intraoperatórias apropriadas durante a artroscopia. Os portais artroscópicos de rotina são marcados e o cirurgião invade anteriormente a articulação do cotovelo. Feito isso, promove-se a evacuação da hemartrose, o que permitirá a visualização da fratura capitular. Nesse ponto, prefere-se ligar a câmera, para visualizar a articulação radiocapitular por seu aspecto posterior. Através do portal radiocapitular posterolateral, a cabeça do rádio e o leito da fratura do capítulo serão visualizados. Nesse momento, o cirurgião realiza uma redução fechada, conforme descrito na seção precedente sobre redução fechada e aparelho de gesso. Uma vez obtida, a redução articular ficará visível, desde o portal posterolateral (Fig. 35.29), e também poderá ser confirmada com a visualização desde o aspecto anterior. Depois de uma redução anatômica, o cirurgião poderá aplicar parafusos canulados por via percutânea na direção posteroanterior do capítulo, com a ajuda do fluoroscópio.

São poucos os estudos de resultado sobre redução artroscópica e fixação percutânea por parafusos. Kuriyama et al.[109] descreveram um relato de caso de dois pacientes e Hardy et al.[72] descreveram o caso de um paciente, todos com bons resultados em acompanhamentos de pouca duração.

Biomecânica dos implantes para RAFI. Existe controvérsia em relação a quais modelos de implante e configurações de placa conferem o maior grau de estabilidade no tratamento de fraturas do terço distal do úmero. Jacobson et al.[89] testaram cinco sistemas diferentes com placas para o aspecto distal do úmero em espécimes de cadáveres. Esses autores informaram que uma placa de reconstrução de 3,5 mm aplicada medialmente, junto a uma placa de compressão dinâmica também de 3,5 mm aplicada posterolateralmente, proporcionaram a maior rigidez no plano sagital, e rigidez equivalente no plano frontal e torsional, em comparação com outros sistemas de fixação que envolvem placas paralelas e placas tríplices. Helfet e Hotchkiss[75] também constataram que a aplicação de placa ortogonal propiciou maior rigidez e resistência à fadiga, quando comparado a uma placa simples em Y ou a parafusos cruzados.

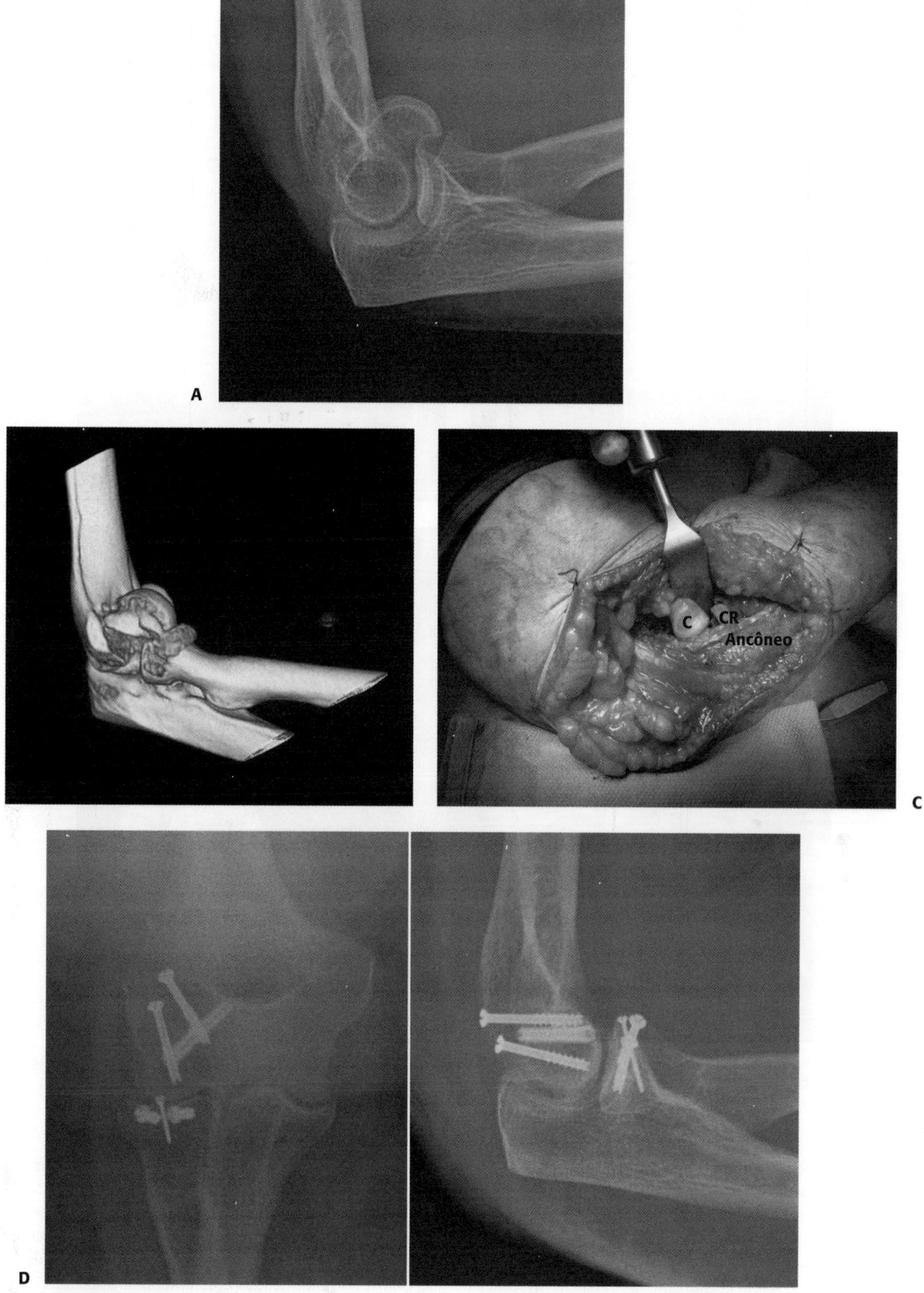

FIGURA 35.27 Fratura do capítulo e da crista lateral da tróclea associada a uma fratura da cabeça do rádio (**A, B**). Através de uma incisão cutânea longitudinal posterior, o cirurgião usou o intervalo de Kocher para a abordagem das fraturas com redução aberta e fixação interna (**C, D**). C, capítulo; CR, cabeça do rádio.

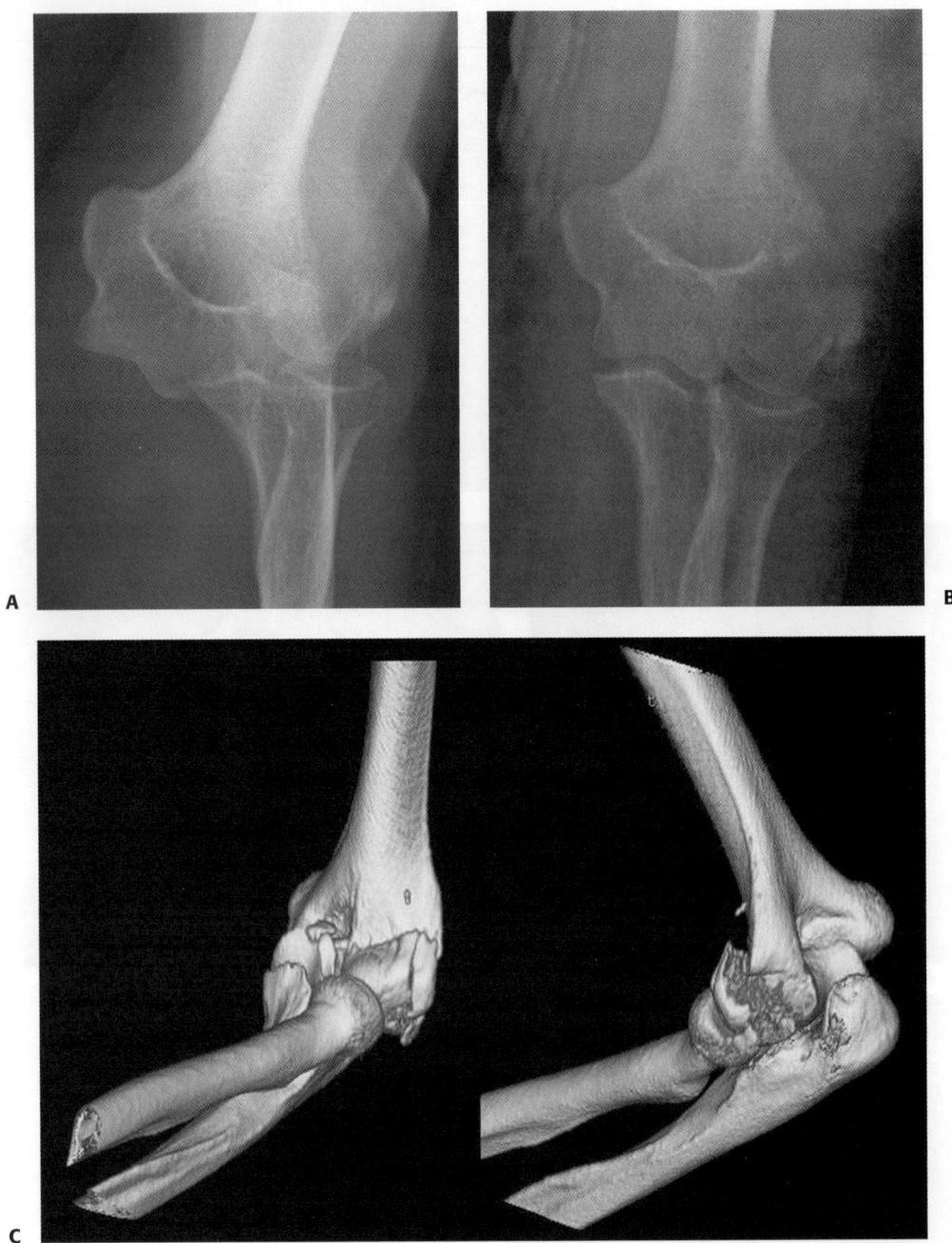

FIGURA 35.28 Luxação posterolateral do cotovelo associada a uma fratura do capítulo, fratura do epicôndilo lateral e cominuição e impactação do aspecto posterior da coluna lateral (**A-C**).

(continua)

Em contraste, Schemitsch et al.[197] constataram que a aplicação de placas paralelas, com uma placa de reconstrução de 3,5 mm e uma placa lateral em J, resultou na maior rigidez do sistema, em comparação com quatro outras configurações de placa, que incluem a placa ortogonal com placas de reconstrução de 3,5 mm. Self et al.[200] constataram que a aplicação de placas paralelas tendia a resultar em maior rigidez e maior relação de carga até a fratura em relação a placas ortogonais; mas as diferenças não alcançaram significado estatístico. Mas Arnander et al.[12] verificaram que duas placas de reconstrução de 3,5 mm aplicadas de modo paralelo demonstraram, de fato, um aumento estatístico de rigidez e de resistência no plano sagital, em comparação com duas placas de reconstrução de 3,5 mm aplicadas ortogonalmente.

As placas bloqueadas têm várias vantagens teóricas, especialmente quando utilizadas em pacientes com osteopenia grave. Schuster et al.[199] demonstraram que o uso de placas de reconstrução de 3,5 mm bloqueadas e aplicadas ortogonalmente exibia propriedades superiores de quebras cíclicas, quando comparadas às placas não bloqueadas convencionais aplicadas de modo similar em cadáveres com baixa densidade mineral óssea. Stoffel et al.[210] compararam a estabilidade mecânica de dois sistemas comerciais diferentes de placas bloqueadas pré-moldadas para o aspecto distal do úmero. Esses autores informaram ter obtido estabilidade significativamente maior em compressão e rotação externa, e maior capacidade de opor resistência à deformação plástica axial no sistema de placas paralelas *versus* sistema de placas ortogonais. Devemos notar que ainda não foi demonstrada

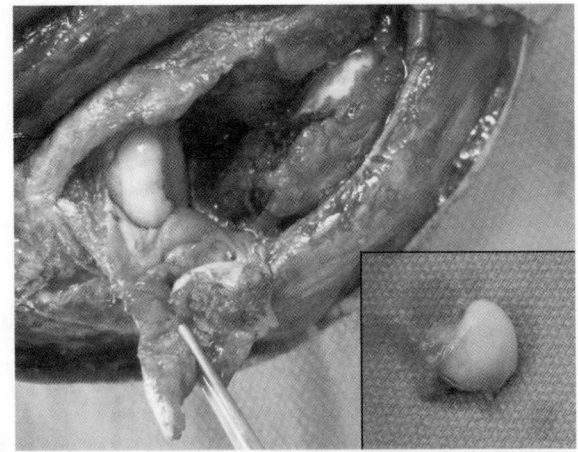
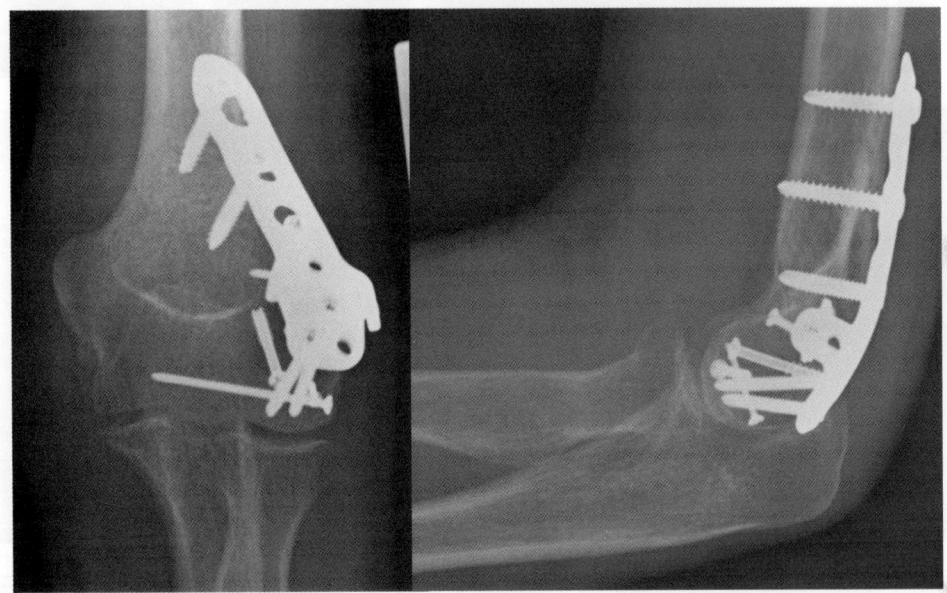

FIGURA 35.28 (*continuação*) A fratura do epicôndilo lateral, juntamente com o ligamento colateral lateral (pinça), foi distalmente rebatida (**D**), o que possibilitou o acesso ao fragmento capitular livre (*detalhe*). Em razão da cominuição posterior, houve necessidade de uma placa posterolateral para apoiar o segmento articular (**E**).

diferença clínica entre as aplicações de placas paralelas e ortogonais, sendo mais provável que ambas as configurações sejam aceitáveis, desde que sejam alcançados os princípios da fixação interna rígida.

Ao contrário, não há discussão em relação ao uso de placas tubulares de 1/3; que demonstraram resistência insuficiente e susceptibilidade à quebra.[80,154,155,216] Essas placas não devem ser usadas no construto principal de duas placas; mas podem ser empregadas como uma terceira placa suplementar.

Cuidados pós-operatórios. O paciente deve receber uma tala de gesso bem acolchoada em extensão, aplicada anteriormente, e deve ser incentivado a manter o braço elevado, para minimizar o inchaço. Os movimentos ativos de amplitude de movimento com a mão devem ser imediatamente iniciados. Os exercícios de amplitude de movimento do cotovelo terão início entre o segundo e o sétimo dia após a cirurgia, de acordo com o estado da incisão. Em geral, devem ser incentivados os exercícios ativos e ativos-assistidos de amplitude de movimento (flexão, extensão, pronação, e supinação) para pacientes que foram tratados com uma abordagem paratricipital ou com uma osteotomia de olécrano fixada com placa. A extensão passiva fica reservada para os pacientes tratados com uma abordagem com violação do mecanismo extensor. Em geral, o paciente usará uma tala em extensão noturna durante as seis primeiras semanas. Na sexta semana após a operação, caso seja necessário, o paciente deverá ser tratado com alongamento passivo e aplicação de tala progressiva estática. Os exercícios de fortalecimento poderão ter início em doze semanas, desde que haja evidência radiográfica de consolidação.

Armadilhas potenciais e medidas preventivas. Para que se faça a reconstrução cirúrgica de uma fratura intra-articular cominutiva do terço distal do úmero, há necessidade de uma abordagem sistemática, que terá início com uma exposição apropriada e terminará com uma fixação estável, para que o paciente possa iniciar logo os movimentos. As armadilhas potenciais incluem uma exposição ineficaz como o uso de uma abordagem paratricipital para visualizar e realizar a RAFI em um segmento articular distal do úmero intensamente cominutivo. Deve-se considerar a realização de abordagens avançadas como, por exemplo, uma osteotomia de olécrano ou outra abordagem com liberação do mecanismo extensor, para uma efetiva visualização. Foi demonstrado que a escolha de placas

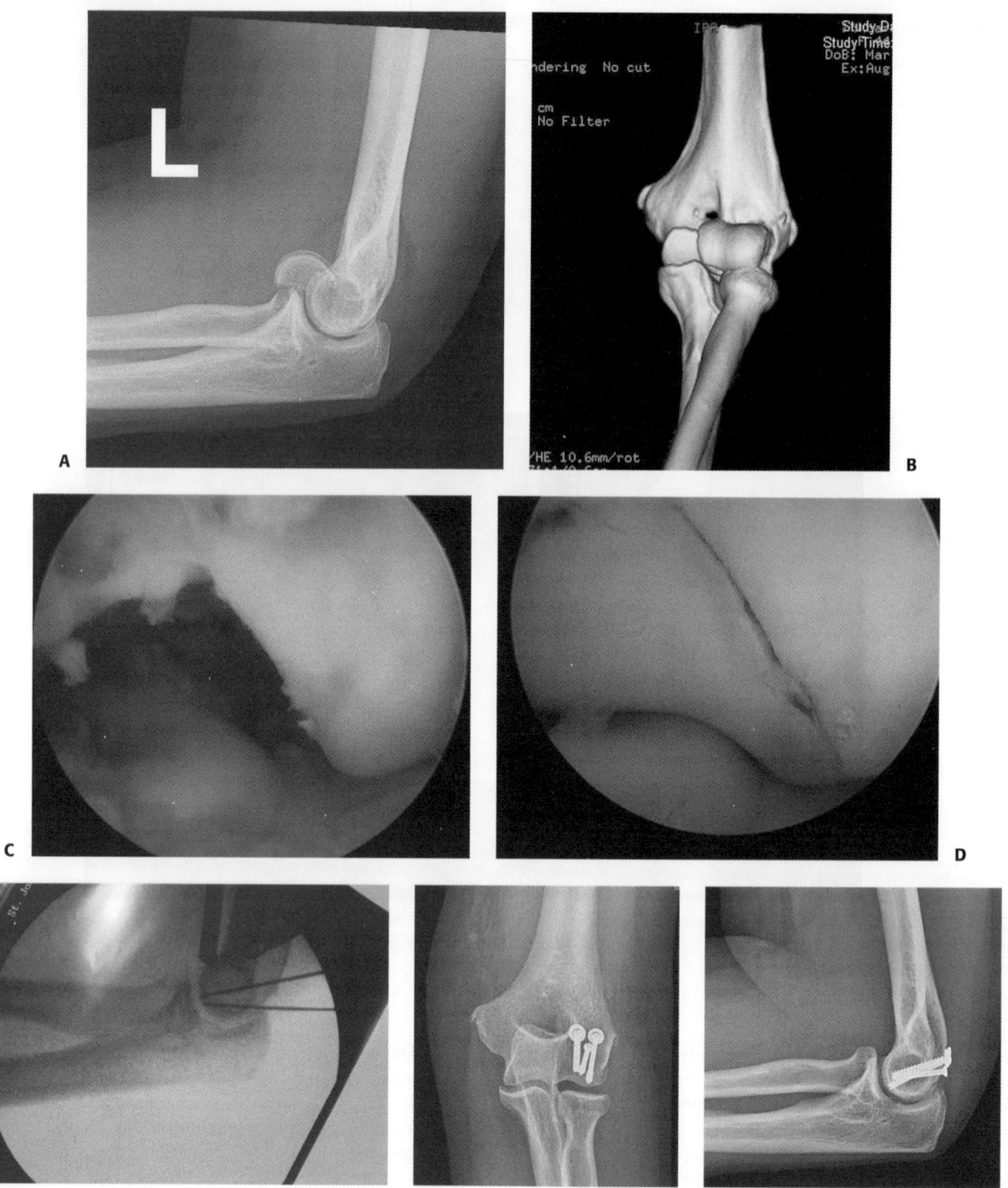

FIGURA 35.29 Radiografia e TC tridimensional de uma fratura simples deslocada do capítulo e da tróclea lateral (**A, B**). O cirurgião realizou uma redução artroscópica com fixação percutânea com parafusos canulados. Com a visualização a partir do portal posterolateral, são visíveis a cabeça do rádio, articulação radioulnar proximal e o leito da fratura do capítulo (**C**). Em seguida à manobra de redução, a redução da fratura deve ser avaliada por artroscopia (**D**) e fluoroscopia (**E**). Após a fixação pelos parafusos, na consulta de seguimento de 1 ano, as radiografias (**F, G**) demonstram a consolidação anatômica.

com resistência insuficiente, como as placas semitubulares, aumenta o percentual de falhas/quebras de implante, pseudartrose e consolidação viciosa. Esse perigo deixou de existir com a comercialização de sistemas de placas moldadas específicas para fratura, que tendem a oferecer placas com robustez suficiente. Outras armadilhas potenciais incluem parafusos intra-articulares, parafusos aplicados na fossa olecraniana e que resultam em compressão, diminuição da largura de uma fratura troclear cominutiva com parafusos de tração e lesão ao nervo radial em decorrência da aplicação de uma placa lateral longa. As complicações acima mencionadas podem ser prevenidas com o conhecimento e com uma técnica cirúrgica consistente. Ver Tabela 35.4 para outras armadilhas potenciais e medidas preventivas.

Resultados específicos do tratamento

Resultados da RAFI de fraturas extra-articulares e de fraturas articulares completas. Quando o cirurgião emprega os princípios da restauração anatômica da superfície articular, aplicação de placas bicolunares, e da fixação interna rígida para possibilitar a prática imediata de exercícios de amplitude de movimento, poderá esperar bons resultados para pacientes com fraturas intra-articulares do terço distal do úmero.[6,13,41,47,57,67,69,82,159,160,161,190,193,205,216,229] Ao ser extraída a média dos resultados[15,50,113,115,175] de 21 séries publicadas entre 2002 e 2012 (Tab. 35.5), 85% dos pacientes obtiveram desfechos bons a excelentes depois de um acompanhamento médio de cinquenta meses. Doornberg et al.[41] demonstraram que o percentual de resultados bons a excelentes é duradouro em longo prazo (12 a 30 anos). Os pacientes que sofreram fraturas intra-articulares isoladas do úmero distal podem esperar alguma perda da amplitude de movimento do cotovelo, embora, em geral, consigam uma amplitude de movimento funcional (30-130°). Como seria de se esperar, os pacientes que sofrem fraturas do terço distal do úmero em associação com politraumatismo ou com lesões graves dos tecidos moles poderão antecipar resultados piores.

Gofton et al.[64] relataram resultados e disfunções físicas em 23 pacientes após a aplicação de placas ortogonais de fraturas do terço distal do úmero AO/OTA tipo C. Os escores dos pacientes para o questionário SF-36 no acompanhamento final, em comparação com controles com idades e gêneros equivalentes, não demonstraram diferenças significativas. Os pacientes avaliaram sua satisfação geral em 93%; na avaliação funcional, indicaram uma perda de função subjetiva de 10%, ao compararem o membro afetado com o membro intacto. O escore médio no questionário DASH foi doze – um valor muito próximo do escore normativo global de 10,1.[84] Em todas as faixas, a força isométrica do cotovelo afetado sofreu redução significativa, embora as forças de preensão e de pinçamento não fossem estatisticamente diferentes entre os membros afetado e intacto. McKee et al.[130] também observaram redução da força dos cotovelos afetados, avaliados em aproximadamente 75% do normal. O escore médio do DASH foi vinte pontos, sugestivo de leve comprometimento residual. Dois dos oito parâmetros do SF-36, função física e papel-físico, demonstraram diferenças pequenas, porém significativas, entre controles equiparados para idade.

TABELA 35.4 Armadilhas potenciais e medidas preventivas para RAFI de fraturas do terço distal do úmero

Fratura do terço distal do úmero
Armadilhas potenciais e medidas preventivas

Armadilhas potenciais	Medidas preventivas
Deixar de observar "pele em tenda", inchaço excessivo, bolhas de fratura	Aplicação de uma tala bem acolchoada, enquanto o paciente espera pela cirurgia Reverificação da pele, tecidos moles e quadro neurovascular imediatamente antes da cirurgia
Fraturas por cisalhamento coronal e cominuição articular (linha de fratura entre a tróclea medial e o epicôndilo medial) não identificadas	Estudo de TC para padrões de fratura complexos (de preferência) ou radiografias de tração Abordagem cirúrgica apropriada para a visualização Ter à disposição fixação complementar (parafusos de compressão sem cabeça, fios de Kirschner rosqueados e/ou pinos bioabsorvíveis)
Perda óssea em fraturas expostas não identificadas	Estudo de TC para padrões de fratura complexos Estar preparado para a aplicação de enxerto ósseo, mediante o acréscimo desse procedimento ao formulário de consentimento cirúrgico e também pela preparação e aplicação de campos cirúrgicos à crista ilíaca Ter bom conhecimento da técnica de encurtamento supracondilar
Exposição cirúrgica ineficaz	Examinar criticamente o padrão de fratura e optar por uma abordagem que seja um meio-termo entre a necessária visualização para RAFI vs. complicações Ter bom conhecimento das opções para extensão
Fratura não reparável do terço distal do úmero com cominuição e osteopenia em paciente idoso	Estar preparado para uma artroplastia total do cotovelo, acrescentar o procedimento ao consentimento e ter à disposição o sistema apropriado Fazer uma abordagem cirúrgica que possibilite uma artroplastia do cotovelo
Lesão ao nervo radial com a aplicação de uma placa lateral longa	Ter bom conhecimento da anatomia do nervo radial Identificação e proteção do nervo radial para fraturas "altas" da coluna lateral
Fixação inadequada de fraturas transcolunares "baixas"	Aplicar o máximo possível de parafusos no segmento distal da articulação Usar placas específicas para a fratura que possibilitem a aplicação de parafusos distais de alta densidade
Aplicação de parafusos através da fossa olecraniana, o que causa impacto	Usar a fluoroscopia como garantia de que todos os implantes estejam em posição extra-articular e tenham o comprimento apropriado Verificar a amplitude de movimento do cotovelo para se assegurar da inexistência de impacto do osso com a osteossíntese Confirmar visualmente a ausência de parafusos intra-articulares ou que causem impacto
Pseudartrose supracondilar	Comprimir o segmento articular à diáfise com a técnica de compressão por placa Estar preparado para a aplicação de enxerto ósseo ou para a realização de um encurtamento supracondilar em casos com perda óssea
Neuropatia ulnar	Identificar e proteger o nervo ulnar durante a abordagem cirúrgica e RAFI Exame neurológico pré-operatório para documentar lesões nervosas preexistentes

TABELA 35.5 Resumo dos resultados das fraturas do terço distal do úmero AO/OTA Tipo C (intra-articulares)

Autor	Ano	Número de fraturas	Idade média dos pacientes (variação)	Percentual de fraturas expostas	Abordagem cirúrgica	Seguimento médio em meses (variação)	Avaliação de resultado empregada	Percentual com resultados excelentes ou bons	Percentual com resultados satisfatórios ou ruins
Pajarinen[161]	2002	18	44 (16-81)	28	OO[a]	25 (10-41)	OTA	56	44
Ozdemir[159]	2002	34	38 (20-78)	15	OO	82 (24-141)	Jupiter	62	38
Gupta[69]	2002	55	39 (18-65)	11	13 OO 42 DT	48 (24-108)	Aitken	93	7
Robinson[189]	2003	119	53 (13-99)	15	OO	19 (5-32)	n/a	n/a	n/a
Gofton[64]	2003	23	45 (14-89)	30	OO[a]	45 (14-89)	DASH, PRUNE, ASES-e, SF-36	93	7
Yang[229]	2003	17	41 (16-69)	29	OO	17 (13-38)	MEPS	88	12
Frankle[57]	2003	12	74 (65-86)	0	10 OO; 2 DT	57 (24-78)	MEPS	67	33
Allende[6]	2004	40	42 (16-77)	25	31 OO; 9 RT	47 (13-94)	Jupiter, OTA	85	15
Aslam[13]	2004	26	56 (18-82)	12	OO	35 (24-48)	Broberg/Morrey	70	30
Soon[205]	2004	12	43 (21-80)	0	5 OO; 7 DT	11 (2-21)	MEPS	92	8
Huang[82]	2005	19	72 (65-79)	5	OO	97 (60-174)	Cassebaum, MEPS	100	0
Ozer[160]	2005	11	58 (16-70)	27	TRAP	26 (14-40)	OTA	91	9
Sanchez-Sotelo[193b]	2007	34	58 (16-99)	41	17 TRAP 5 OO 8 PT 2 BM 2 LT	24 (12-60)	MEPS	84	16
Doornberg[41]	2007	30	35 (13-64)	30	20 OO	19 (12-30) anos	DASH ASES-e MEPS	87	13
Ek[47]	2008	7	41 (12-73)	14	BM	35 (6-78)	MEPS, SF-36, DASH	100	0
Greiner[67b]	2008	12	55 (21-83)	42	OO[a]	10 (6-14)	MEPS DASH	100	0
Athwal[15]	2009	32	56 (19-88)	31	18 OO 12 TRAP 1 PT 1 LT	27 (12-54)	MEPS DASH	69	31
Liu[115]	2009	32	69 (62-79)	n/a	OO	24,5 (14-60)	MEPS	100	0
Li[113]	2011	56	50 (18-70)	23	OO	30 (6-70)	ROM	n/a	n/a
Puchwein[175]	2011	22	43 (15-88)	27	19 OO[g]	69 ± 33	Cassebaum Jupiter Quick-DASH	82	18
Erpelding[50b]	2012	17	47 (18-85)	21	PT	27 (5-82)	MEPS DASH	92	8
Total/Média	—	628	50	21		47		85	15

[a]Na maioria dos casos, foi realizada uma osteotomia de olécrano.
[b]A maioria constituída por fraturas do tipo C.
OO, osteotomia de olécrano; DT, divisão do tríceps; n/a, não aplicável; PRUNE, avaliação do nervo ulnar pelo paciente; RT, rebatimento do tríceps; TRAP, reflexão do tríceps com pedículo no ancôneo; PT, paratricipital; BM, Bryan-Morrey; LT, língua de tríceps; ADM, amplitude de movimento.

Resultados da RAFI em fraturas articulares parciais. Já foi demonstrado que é possível fazer um prognóstico de bons resultados depois da RAFI em fraturas do capítulo com ou sem envolvimento da crista lateral da tróclea.[34,43,54,65,87,120,138,172,179,181,196,202] Padrões de fratura mais complexos, com envolvimento da tróclea anterior, também têm um prognóstico relativamente bom;[43,126,181,208] contudo, Dubberley et al.[43] demonstraram que os resultados realmente sofrem deterioração com o aumento da complexidade da fratura.

Artroplastia total do cotovelo para fraturas do terço distal do úmero

Indicações/contraindicações. Com frequência o tratamento conservador de fraturas do terço distal do úmero, embora apropriado para alguns pacientes idosos, leva à perda de movimento e a resultados funcionais insatisfatórios. Considera-se padrão de excelência a redução aberta e fixação interna rígida (RAFI); contudo, talvez não seja possível em pacientes idosos com osteopenia, cominuição e fragmentação articular, ou em pacientes com problemas preexistentes no cotovelo como, por exemplo, AR (Fig. 35.30). Nos casos em que não se possa obter uma fixação interna rígida que permita a pronta realização de exercícios de amplitude de movimento, muitas vezes a prolongada imobilização resultante leva a desfechos ruins.[4] Para tais fraturas, a prática da ATC é uma opção terapêutica confiável e com bons resultados.[11,57,60,74,97-99,112,147,149,173]

As contraindicações absolutas para ATC em fraturas do terço distal do úmero são a presença de infecção ativa e a cobertura insuficiente de tecidos moles. A contraindicação relativa mais im-

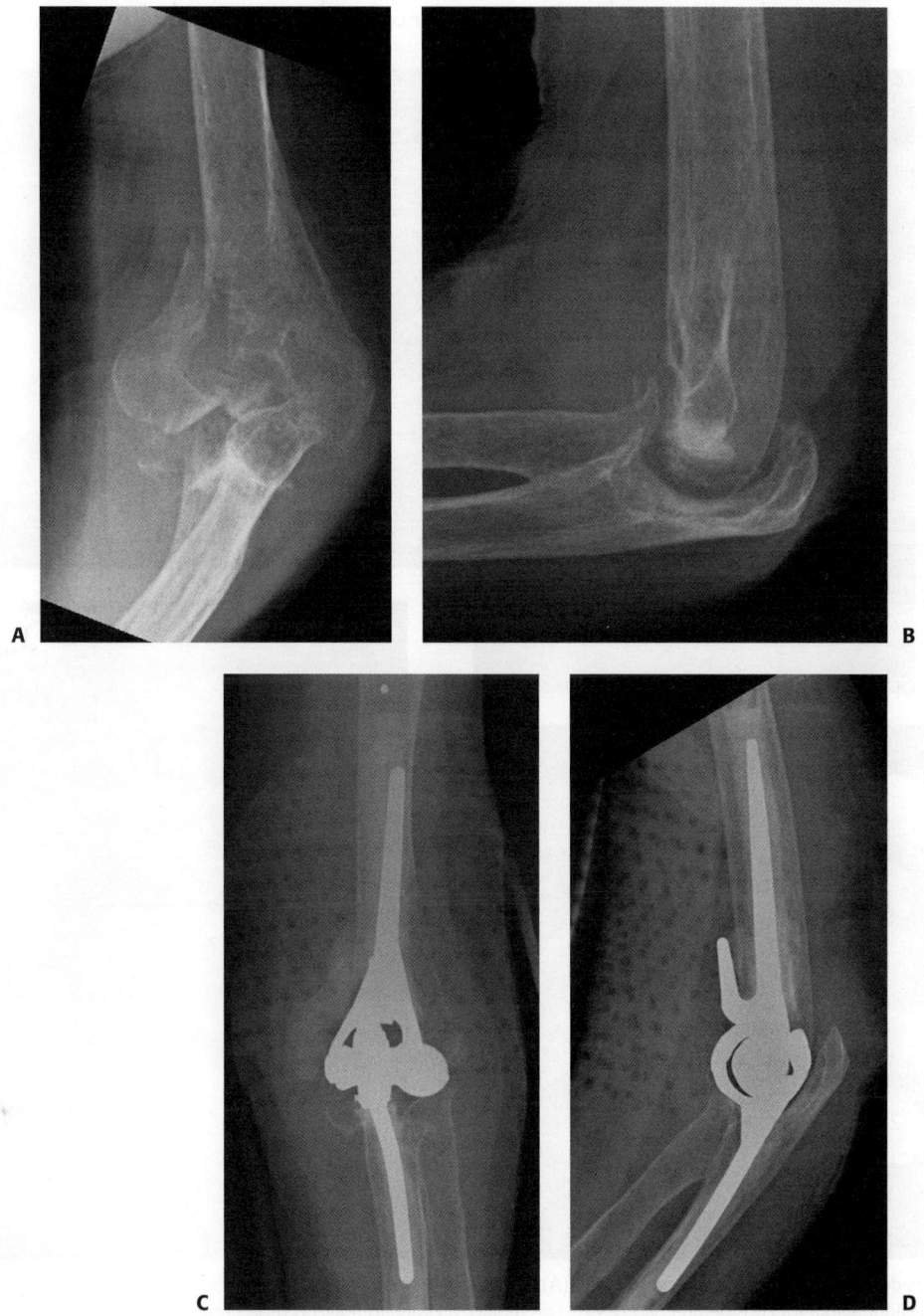

FIGURA 35.30 Radiografias AP e lateral de mulher com 79 anos com artrite reumatoide e uma fratura intra-articular da coluna medial com deslocamento (**A, B**) tratada com uma artroplastia total do cotovelo com componentes interligados via abordagem paratricipital (**C, D**).

portante para substituição do cotovelo em decorrência de trauma é a do paciente jovem e ativo, que será mais adequadamente tratado com RAFI. Pacientes idosos que tenham sofrido fraturas expostas de grau I de Gustilo e Anderson por mecanismo de baixa energia não apresentam contraindicação absoluta para a artroplastia do cotovelo. Em geral, as feridas são furos pequenos e limpos. Mas, se ocorreu algum atraso até a realização do tratamento da fratura exposta ou se a limpeza da fratura é questionável, considera-se apropriado um procedimento em estágios, com irrigação/desbridamento iniciais, seguidos por imobilização e administração de antibióticos até a realização da cirurgia definitiva.

A hemiartroplastia do terço distal do úmero é outra opção cirúrgica para fraturas articulares parciais não passíveis de reconstrução (Fig. 35.31). Em casos de grave destruição da articulação com preservação das colunas e ligamentos colaterais, a hemiartroplastia é uma opção atrativa que promove o recapeamento da articulação lesionada. A vantagem teórica de uma hemiartroplastia é a ausência de detritos resultantes do desgaste do polietileno e da osteólise associada; porém, este é um procedimento tecnicamente exigente e, além disso, não existem estudos na literatura em apoio ao seu uso em lugar da ATC. Há necessidade de novos estudos que determinem o papel da hemiartroplastia do terço distal do úmero em casos de cotovelo traumatizado.

Planejamento pré-operatório. A ATC é procedimento tecnicamente exigente, que deve ser executado por cirurgião especializado no membro superior ou por cirurgião traumatologista. Como ocorre com a RAFI, em geral as radiografias anteroposterior e lateral do cotovelo (sem o gesso) serão suficientes para que o cirurgião determine o padrão de fratura. Se houver questionamento quanto à exequibilidade da RAFI em um paciente idoso, um estudo de TC poderá ajudar na tomada de decisão pré-operatória.

No pré-operatório, as radiografias do cotovelo devem funcionar como gabaritos para garantir a disponibilidade de implantes

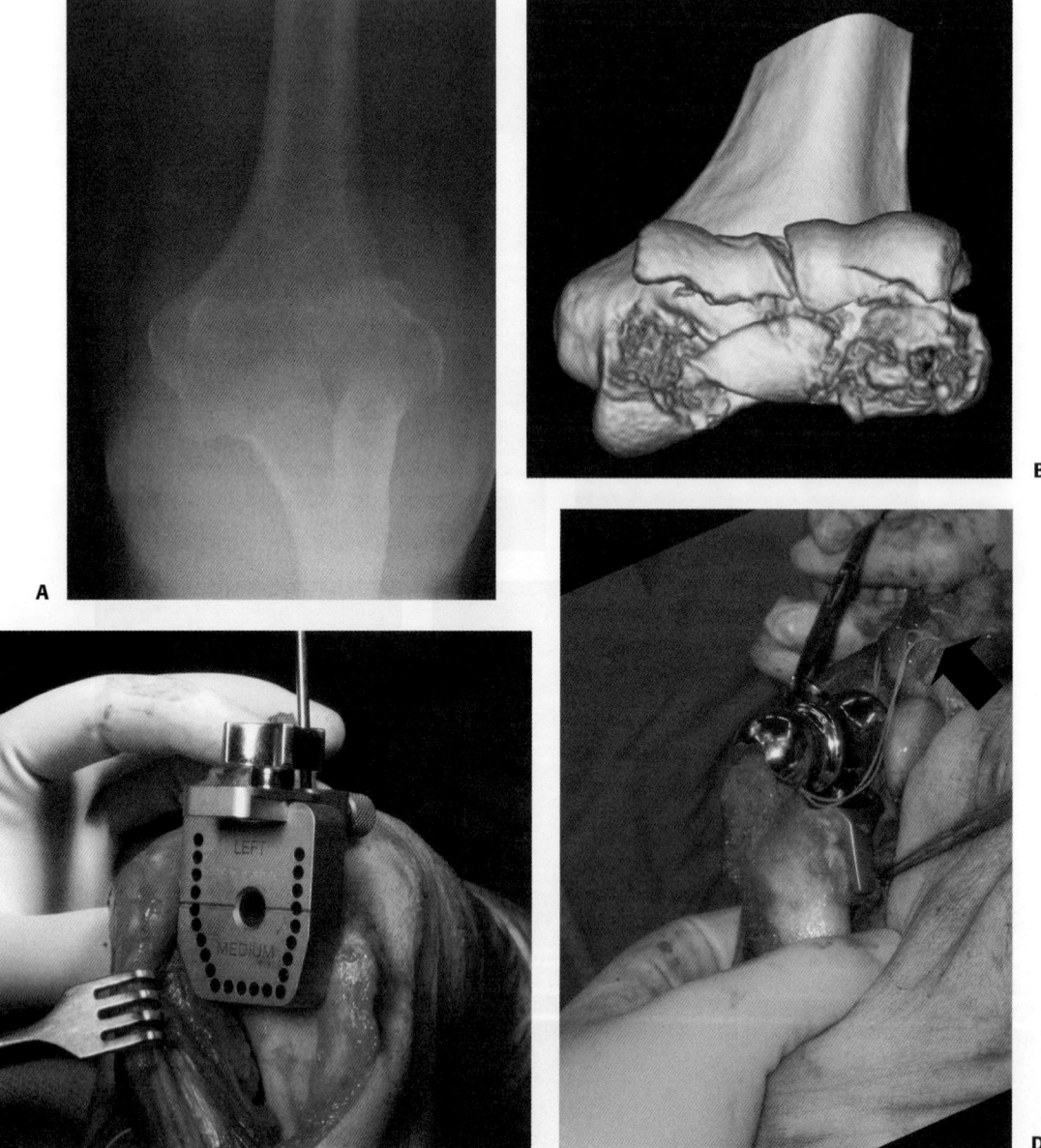

FIGURA 35.31 Fraturas do capítulo, tróclea e epicôndilo lateral (**A**) com fragmentação osteocondral associada (**B**) em uma mulher ativa com 78 anos. Como durante a operação a fratura foi considerada não passível de reparo, o cirurgião realizou uma hemiartroplastia através de uma abordagem que abriu o cotovelo "em dobradiça" no ligamento colateral medial intacto (**C, D**).

(continua)

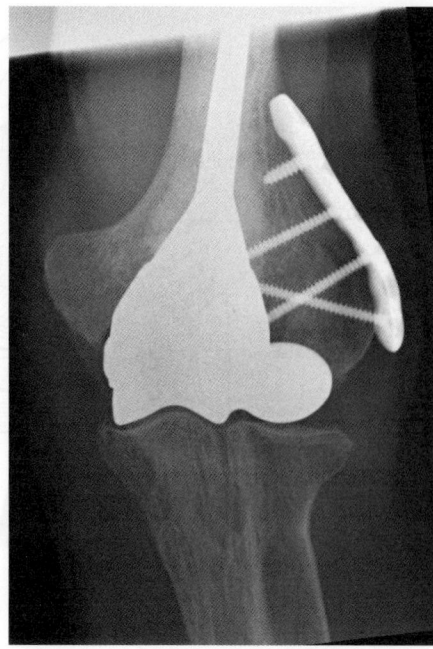
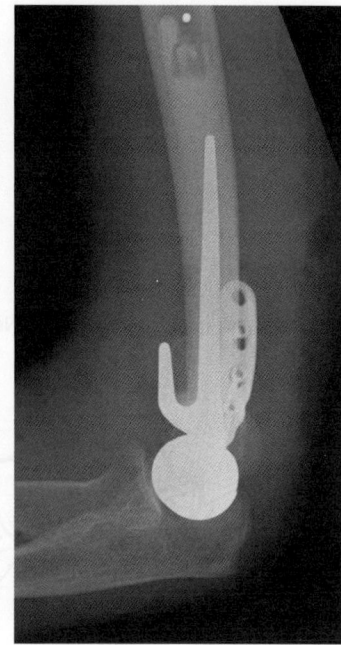

FIGURA 35.31 (*continuação*) A fratura do epicôndilo lateral foi fixada com suturas através do eixo do implante e com uma placa unicortical pré--moldada (**E, F**).

de dimensões e comprimentos apropriados. O cirurgião deverá examinar as fraturas associadas ou padrões de fratura singulares que possam complicar a artroplastia do cotovelo como, por exemplo, fraturas da diáfise ulnar proximal, fraturas do olécrano e uma extensão proximal da fratura até a diáfise umeral. Enquanto aguarda a cirurgia, o paciente deve receber uma imobilização bem acolchoada no cotovelo e deve ser incentivado a elevar o braço, a aplicar gelo no cotovelo e a manter a amplitude de movimento da mão e dos dedos. No dia da cirurgia, a pele e os tecidos moles serão reexaminados, com nova documentação do quadro neurológico.

Posicionamento. Em geral, os pacientes recebem anestesia geral com um bloqueio regional para o membro superior para controle e tratamento da dor pós-operatória. O paciente deve ficar na posição supina, com um coxim colocado por baixo da escápula ipsilateral, e o cotovelo é apoiado por outro coxim (um lençol estéril enrolado) no peito do paciente (Fig. 35.13). O cirurgião e seu assistente ficam em pé no lado da lesão, enquanto o instrumentador e os instrumentos para a artroplastia ficam no lado contralateral; isso permite que o enfermeiro ajude com o posicionamento do braço, conforme a necessidade. Aplica-se um torniquete estéril. Antes de dar início ao procedimento cirúrgico e antes de inflar o torniquete, o paciente receberá antibióticos intravenosos como profilaxia.

Abordagem(ns) cirúrgica(s). Em geral, é preferível optar por abordagens posteriores na exposição de fraturas do terço distal do úmero, durante a preparação para uma artroplastia do cotovelo. Embora seja possível recorrer a todas as abordagens posteriores para a artroplastia, algumas delas são mais vantajosas que outras. A abordagem paratricipital tem a vantagem da manutenção da completa integridade dos mecanismos extensores; como desvantagem, essa abordagem aumenta a complexidade do procedimento, por permitir uma visualização não tão satisfatória da ulna proximal. As abordagens de divisão do tríceps, rebatimento do tríceps e divisão do tríceps propiciam boa visualização da articulação do cotovelo; mas todos esses procedimentos de alguma forma rompem a inserção do tríceps e, por isso, precisam de proteção no pós-operatório. É possível fazer uma ATC através de uma osteotomia de olécrano, embora essa prática não seja incentivada. A fixação do componente ulnar poderá ser comprometida por certos modelos de implante. Também há preocupação em relação à consolidação da osteotomia após a interrupção da irrigação sanguínea intramedular causada pela aplicação de cimento ao componente ulnar.

A abordagem preferida para fraturas consideradas não reparáveis no pré-operatório, e para as quais o plano cirúrgico avança diretamente para uma ATC, é a abordagem paratricipital. Essa é também a abordagem preferida, se estiver planejada uma tentativa de RAFI para fraturas articulares com menor cominuição. Nas circunstâncias com grande cominuição articular em um idoso, em que esteja planejada uma tentativa completa de RAFI, cujo procedimento de salvação no intraoperatório seja uma ATC, prefere-se a abordagem com divisão do tríceps. Essa abordagem possibilita a melhor visualização da articulação para uma tentativa completa de RAFI, embora ainda deixe em aberto a opção de uma ATC para os casos em que não seja possível obter uma fixação interna rígida.

Outra abordagem de uso comum para ATC é a abordagem de Bryan-Morrey.[26] Essa abordagem foi denominada "de preservação do tríceps", o que causou confusão, pois ela não "poupa" o tríceps, mas desvia seu tendão em continuidade com o periósteo ulnar e com o ancôneo, o que cria uma grande reflexão ou luva. O nervo ulnar é inicialmente identificado e protegido; em seguida, a inserção do tríceps e o periósteo ulnar são separados com um bisturi e rebatidos da ulna proximal em direção mediolateral (Fig. 35.32). A luva de tecido criada incorpora o músculo ancôneo. Como ocorre na abordagem de divisão do tríceps, é preciso que o cirurgião faça um reparo cuidadoso e sólido do tendão do tríceps por meio de suturas transósseas. É preferível que não empregue abordagens que separam o mecanismo extensor durante a artroplastia para a fratura; contudo, a abordagem de Bryan-Morrey realmente permite uma visualização mais adequada da articulação, em especial do aspecto proximal da ulna, para a preparação e inserção do componente ulnar.

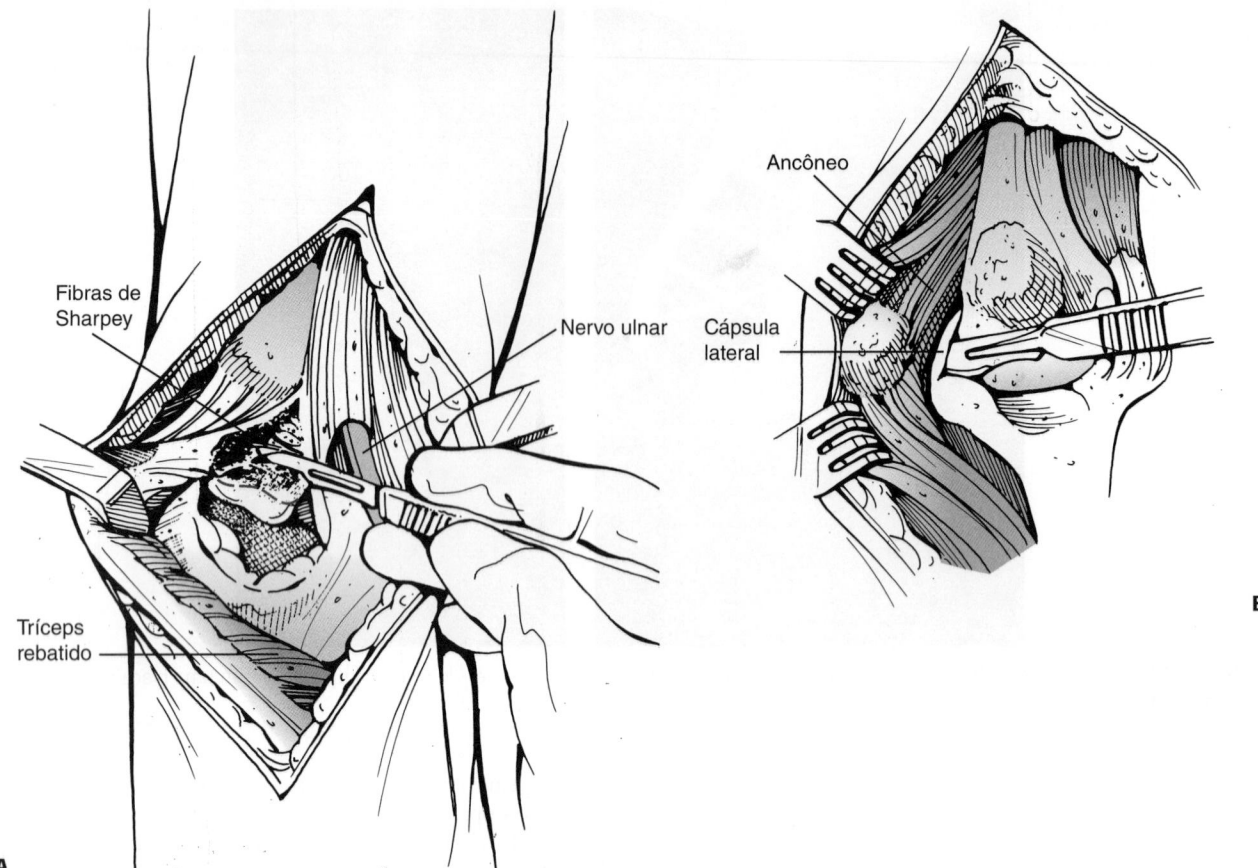

FIGURA 35.32 A abordagem de Bryan-Morrey[26] é comumente empregada para artroplastias totais do cotovelo. Usa-se uma incisão cutânea longitudinal posterior e o nervo ulnar deve ser identificado e protegido. O periósteo ulnar, a inserção do tríceps e o músculo ancôneo são rebatidos e afastados do aspecto proximal da ulna em uma direção medial (**A**) a lateral (**B**). Para o acesso às superfícies articulares para a artroplastia, os ligamentos colaterais são liberados.

Técnica. Em geral, deve-se optar por um modelo interligado de ATC em situações com fratura do terço distal do úmero. É possível usar modelos com componentes não interligados (i. e, livres); contudo, o cirurgião deverá se cercar de grandes cuidados na redução anatômica e na fixação rígida das colunas medial e lateral. A fixação anatômica das colunas permite um tensionamento apropriado dos LCM e LCL, o que é necessário para a estabilidade do implante com componentes livres.

As etapas cruciais para a inserção de uma artroplastia de cotovelo com componentes interligados são discutidas através de uma abordagem paratricipital. McKee et al.[131] demonstraram que a ressecção condilar durante a ATC não afeta a força ou o resultado funcional; portanto, através da artrotomia medial – com a devida proteção do nervo ulnar, o LCM é liberado e, em seguida, é feita a excisão dos fragmentos da fratura medial. Da mesma forma, através da artrotomia lateral, o complexo LCL é liberado e a excisão dos fragmentos da fratura lateral é feita. Depois disso, a parte distal da diáfise umeral, com o osso metafisário restante, poderá ser liberada de sua posição por baixo do tríceps e da ulna. Em seguida, o úmero deve ser preparado, com atenção às etapas descritas no manual técnico do implante em uso. Normalmente, não há necessidade dos blocos de corte metafisário, pois os côndilos fraturados já foram excisados. A chave para a avaliação da rotação correta do componente umeral é o exame da forma trifoliar da diáfise do úmero distal, pois tipicamente a cortical posterior apresenta-se em rotação lateral de cerca de 14° em relação ao eixo de flexão-extensão do cotovelo.[192] As tarefas de fresagem e alargamento do canal umeral serão realizadas conforme descrito no manual técnico e o canal deverá ser dimensionado para um limitador de cimento. O cirurgião também deve recriar o comprimento do úmero e o nível da linha articular. Isso se faz com o posicionamento dos côndilos ressecados sobre a diáfise umeral remanescente, para que seja medida a localização da linha articular. Também se pode usar a tensão nos tecidos moles, para que seja avaliado o comprimento apropriado do componente umeral, tão logo os componentes de teste estejam posicionados. Em sua maioria, os componentes umerais são projetados com um flange anterior que aceita um enxerto ósseo (que poderá ser preparado a partir dos fragmentos ósseos ressecados).

A preparação da ulna com a abordagem paratricipital depende de um posicionamento estratégico dos afastadores e do braço. A ulna proximal é liberada medialmente à diáfise umeral, de modo que seja evitada uma tensão excessiva no nervo ulnar. Em seguida, o cirurgião faz a rotação do antebraço em 90°, flexiona o cotovelo e usa um afastador "ancinho" para tracionar a inserção do tríceps, de modo a permitir a exposição da incisura sigmoide maior. A ponta do olécrano pode ser excisada, para melhor visualização da incisura sigmoide maior. A ulna deve ser preparada conforme as recomendações do fabricante. Como ocorre com o úmero, o cirurgião deve ter particular atenção para que haja garantia de um correto posicionamento do componente ulnar. A rotação correta do componente ulnar pode ser determinada assegurando-se que o eixo de rotação esteja bissectando a cabeça do rádio e também que o eixo fique paralelo à superfície plana no aspecto dorsal da ulna proximal.[44]

É recomendável que se use cimento ósseo impregnado de antibióticos e limitadores de cimento para os canais umeral e ulnar.[53] O cimento é primeiramente inserido no interior do úmero com um bico de pequeno diâmetro e, em seguida, na ulna. O cimento ulnar deve ser manualmente pressurizado e o componente será inserido, seguido pela pressurização do cimento umeral e pela inserção do componente umeral. O excesso de cimento ósseo deve ser removido, com a retenção dos componentes até que tenha ocorrido a cura do cimento. Nos casos em que os canais ulnares são extremamente pequenos, poderá haver necessidade de um bico de injeção de cimento extrafino. Os componentes umeral e ulnar podem ser cimentados em conjunto ou em separado. Após a cura, o cirurgião deve modelar uma cunha de enxerto ósseo desde o segmento articular ressecado, aplicando-a por baixo do flange anterior do componente umeral. Em seguida, os componentes são conectados e o cotovelo é mobilizado em sua amplitude de movimento, para assegurar que não haja compressão. Por outro lado, os implantes podem ser conectados imediatamente após a inserção, com o cotovelo posicionado em extensão até a cura do cimento.

Cuidados pós-operatórios. Depois do procedimento cirúrgico, o cotovelo deve ser imobilizado em extensão com uma tala de gesso aplicada no aspecto anterior. O braço deve ser elevado por 24 horas e os movimentos ativos de amplitude de movimento da mão começarão imediatamente. Os exercícios de amplitude de movimento do cotovelo terão início entre o sétimo e o décimo dias após a cirurgia, de acordo com o estado da incisão e dos tecidos moles. Em geral, deve-se incentivar uma amplitude de movimento ativa, sem restrições (flexão, extensão, pronação e supinação) para pacientes com uma abordagem paratricipital, enquanto os pacientes tratados com uma abordagem de divisão do tríceps ficam limitados à extensão ajudada pela gravidade durante seis semanas, para que o reparo do tríceps fique protegido.

Armadilhas potenciais e medidas preventivas. A ATC para uma fratura deve ser realizada por um cirurgião com experiência em trauma ou em cirurgia do membro superior. O procedimento cirúrgico depende de uma abordagem sistemática, a começar pelas indicações corretas, a abordagem cirúrgica apropriada, e a fidelidade às etapas técnicas, para garantir aplicação de implante e alinhamento corretos. As armadilhas potenciais (Tab. 35.6) incluem exposição ineficaz como, por exemplo, o uso de uma osteotomia de olécrano para abordar uma fratura do terço distal do úmero não passível de reconstrução em um paciente idoso. Tipicamente, em casos de fraturas do terço distal do úmero que serão tratadas com artroplastia, é preferível escolher uma abordagem com preservação do tríceps. Outras armadilhas potenciais são seleção do implante e alinhamento incorretos. Em geral, é preferível optar por uma ATC com componentes interligados para o tratamento de fraturas do terço distal do úmero, pois, embora seja possível usar os modelos com componentes livres, tais implantes são tecnicamente desafiadores, em razão da necessidade de fixação anatômica das fraturas epicondilares e do reparo dos ligamentos, como garantia da estabilidade do implante. Também deve ser evitado o mau alinhamento dos implantes. Sabo et al.[192] identificaram que, em casos de perda de matéria óssea do úmero distal, em que estão ausentes os pontos de referência anatômicos para o alinhamento, a linha cortical umeral posterior plana pode ser empregada como referência para uma correta rotação do componente umeral. Tipicamente o eixo anatômico de flexão-extensão do cotovelo fica em rotação medial de 14°, em relação ao aspecto posterior da cortical umeral. As armadilhas acima mencionadas podem ser evitadas se o cirurgião tiver bom conhecimento da área e boa técnica cirúrgica.

Resultados específicos para o tratamento. Tem sido bons – e com boa reprodutibilidade – os resultados da ATC para fraturas do terço distal do úmero em acompanhamentos de curto e médio prazo (Tab. 35.7).[9,11,31,57,60,74,97-99,112,147,149,173] Quase todos os estudos empregaram o implante de Coonrad-Morrey (Zimmer, Warsaw IN), que é do tipo interligado e descrito como semiconstrangido, em razão de sua dobradiça "frouxa".

Em um estudo retrospectivo, Frankle et al. compararam a RAFI à artroplastia do cotovelo em mulheres com mais de 65 anos que tinham sofrido fraturas do terço distal do úmero tipo C da AO/OTA.[56] Esses autores informaram melhores resultados no grupo tratado com artroplastia em acompanhamentos de curto prazo.

TABELA 35.6 Armadilhas potenciais e medidas preventivas na artroplastia total do cotovelo para fraturas do terço distal do úmero

Armadilha	Prevenção
Deixar de observar "pele em tenda", inchaço excessivo, bolhas de fratura	Aplicação de uma tala bem acolchoada, enquanto o paciente espera pela cirurgia Reverificação da pele, tecidos moles e quadro neurovascular imediatamente antes da cirurgia
Exposição cirúrgica ineficaz	Optar por uma abordagem que seja um meio-termo entre a necessária visualização para artroplastia vs. complicações; recomendável deixar o tríceps preso ao olécrano Ter bom conhecimento das opções para extensão
Exposição inadequada da ulna	Ressecar a ponta do olécrano para melhorar o acesso à ulna
Altura incorreta do componente umeral (recriação da linha articular/posição axial do eixo de flexão-extensão)	Reaproximar frouxamente os fragmentos epicondilares ressecados à diáfise do úmero para avaliar a localização do eixo de flexão-extensão do cotovelo
Rotação incorreta do componente umeral	Normalmente, o componente umeral deve ter 14° de rotação medial em comparação com a cortical posterior do úmero
Mau posicionamento da ulna	O eixo rotacional do componente ulnar deve bissectar a cabeça do rádio e ficar paralelo ao ponto plano da ulna
Compressão óssea	O cotovelo deve ser mobilizado ao longo de uma amplitude de movimento, para que se tenha a certeza de que não ocorre a compressão do osso com o implante. Talvez haja necessidade de ressecção da ponta do olécrano ou do coronoide.
Neuropatia ulnar	Identificar e proteger o nervo ulnar durante a abordagem cirúrgica e durante a artroplastia Exame neurológico pré-operatório para documentar lesões nervosas preexistentes

TABELA 35.7 Resumo de resultados da artroplastia total do cotovelo para o tratamento de fraturas do terço distal do úmero[190]

Autor	Ano	Número de pacientes	Idade média dos pacientes (variação)	Abordagem cirúrgica	Seguimento médio em meses	Amplitude de movimento (arco)	Avaliação de desfecho empregada	Percentual com desfechos excelentes ou bons	Complicações
Gambirasio[59]	2001	10	85 (57-95)	Bryan-Morrey	18	101	MEPS	100%	1 OH, 1 SDRC
Garcia[60]	2002	16	73 (61-95)	Divisão do tríceps	36	101	MEPS, DASH	100%	1 PNU, 1 OH
Frankle[57]	2003	12	72 (65-88)	Bryan-Morrey	45	113	MEPS	100%	2 PNU, 1 PNA, 1 H, 1 IProf
Kamineni[98]	2004	43	69 (34-92)	Bryan-Morrey	84	107	MEPS	93%	7 OH, 4 DRev, 3 FIU, 1 FIH, 5 H, 1 IProf
Lee[112]	2006	7	73 (55-85)	Bryan-Morrey	25	89	MEPS	100%	—
Kalogrianitis[97]	2008	9	73 (45-86)	Divisão do tríceps	42	118	MEPS, LES	88%	1 ISup
Prasad[173]	2008	15	78 (61-89)	Língua de tríceps	56	93	MEPS	85%	1 SDRC, 1 AA-U
Chalidis[31]	2009	11	79 (75-86)	Bryan-Morrey	33	107	MEPS	100%	1 PNU, 1 FP
Antuna[9]	2012	16	76 (57-89)	Paratricipital (14) Osteotomia olecraniana (2)	57	90	DASH, VAS, avaliação subjetiva do paciente	69%	8 PNU, 3 IProf
Total/Média	—	139	75	—	44	102	—	93%	—

MEPS, Mayo Elbow Performance Score (escore de desempenho de Mayo para o cotovelo); OH, ossificação heterotópica; SDRC, síndrome dolorosa regional complexa; DASH, Disabilities of the Arm, Shoulder and Hand (incapacitação do braço, ombro e mão); PNU, paralisia do nervo ulnar; PNA, prótese não acoplada; H, hematoma ou deiscência de ferida; IProf, infecção profunda; DRev, desgaste de revestimento; FIU, fratura de implante ulnar; FIH, fratura de implante umeral; LES, Liverpool Elbow Score (escore de Liverpool para o cotovelo); ISup, infecção superficial; AAU, afrouxamento asséptico da ulna; FP, fratura periprotética.

Mas a pequena amostra e o viés de seleção complicou a interpretação dos resultados, pois oito pacientes no grupo de artroplastia sofriam AR, enquanto, no grupo de RAFI, nenhuma das pacientes tinha essa doença. McKee et al.[132] realizaram um estudo prospectivo randomizado que comparou RAFI versus artroplastia do cotovelo em pacientes idosos com fraturas cominutivas do terço distal do úmero. Os resultados foram avaliados com os escores MEPS e DASH. Inicialmente, 21 pacientes foram randomizados para os dois grupos de tratamento; contudo, cinco pacientes randomizados para RAFI foram convertidos para a artroplastia durante a cirurgia. Após dois anos de acompanhamento, o MEPS se mostrava significativamente melhor no grupo ATC; mas o escore DASH não foi significativamente diferente entre os grupos. O percentual de reoperações entre os grupos de artroplastia e a RAFI também não foi muito diferente.

Atualmente, não contamos com estudos de médio ou longo prazo que comparem desfechos e complicações de RAFI para ATC para o tratamento de fraturas complexas do terço distal do úmero em idosos. É provável que o percentual de cirurgias de revisão aumente com o passar do tempo em pacientes tratados com artroplastia do cotovelo, em comparação com os pacientes tratados com RAFI, por causa de desgaste do polietileno, afrouxamento asséptico, fraturas periprotéticas e infecções.

Hemiartroplastia para fraturas do terço distal do úmero

A hemiartroplastia é outra opção cirúrgica para fraturas do terço distal do úmero não passíveis de reconstrução. Esse procedimento já foi descrito no passado[137,201,211] e recentemente teve um renovado interesse.[2,28,83,212] Dois sistemas comercializados para a artroplastia do cotovelo possuem implantes de úmero que reproduzem a superfície articular do úmero distal, o Sorbie-Questor (Wright Medical Technology, Arlington, TN) e o Latitude (Tornier, Stafford, TX); assim, tais sistemas podem ser utilizados para a hemiartroplastia (Fig. 35.33). O benefício adicional da hemiartroplastia com o sistema Latitude é a possibilidade de sua conversão para uma ATC com componentes interligados ou livres. Isso será benéfico se não for possível obter a estabilidade da hemiartroplastia durante a cirurgia, o que implica a conversão para ATC. Outros sistemas que possuem componentes umerais não anatômicos, como o Kudo[2,3] (Biomet Inc., Warsaw, IN, EUA), também têm sido empregados em hemiartroplastias. Mas não recomendamos o uso de componentes não anatômicos.

Indicações/contraindicações. As indicações para a hemiartroplastia do terço distal do úmero são virtualmente idênticas às para a ATC. A vantagem teórica de uma hemiartroplastia é a ausência dos debris resultantes do desgaste do polietileno e a presença da osteólise e do afrouxamento asséptico associados, que são mecanismos comuns de insucesso em pacientes tratados com artroplastias totais do cotovelo. Por isso, a hemiartroplastia pode funcionar como um meio-termo naqueles pacientes com fraturas do terço distal do úmero não passíveis de reconstrução e que sejam considerados demasiadamente jovens ou ativos para uma ATC. Mas deve-se considerar que os benefícios atribuídos à hemiartroplastia são completamente especulativos, não existindo estudos na literatura que apoiem seu uso em detrimento da ATC.

A hemiartroplastia do úmero distal recapeia os segmentos articulares da tróclea e do capítulo. Para que esse método funcione perfeitamente, de modo a possibilitar a estabilidade e amplitude de movimento do cotovelo, a hemiartroplastia depende da integridade dos estabilizadores primários e secundários do cotovelo.[83,153] Assim, ao se considerar o uso da hemiartroplastia, as colunas medial e lateral

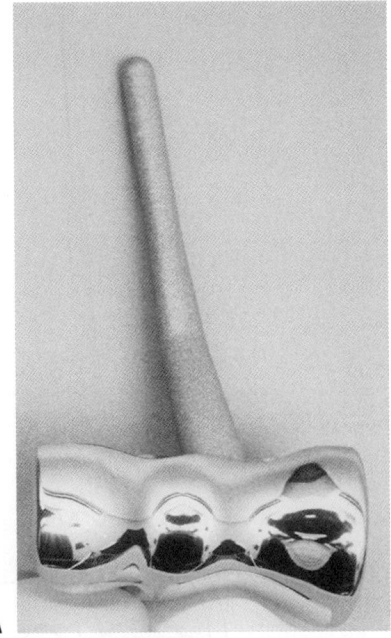 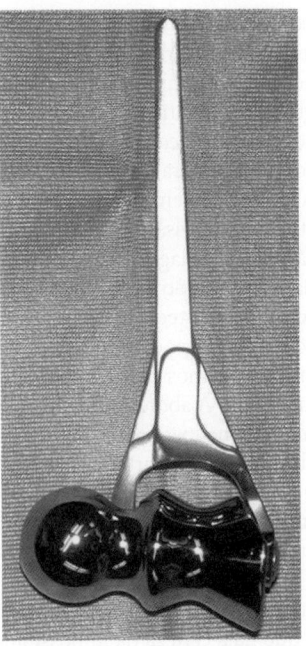

FIGURA 35.33 O sistema Sorbie-Questor (Wright Medical Technology, Arlington, TN) (**A**) e o sistema Latitude (Tornier, Stafford, TX) para cotovelo total (**B**) são dois sistemas de artroplastia comercialmente disponíveis, que contam com implantes de úmero, reproduzem a anatomia articular do aspecto distal do úmero e, com isso, podem ser empregados para a hemiartroplastia.

devem possibilitar a reconstrução (Fig. 35.34), a cabeça do rádio e o coronoide devem estar intactos e o LCM e o LCL devem ser reparáveis ou devem estar intactos em seus respectivos côndilos.[14,83]

As contraindicações para a hemiartroplastia do terço distal do úmero são parecidas com aquelas para ATC. Outras contraindicações são um osso colunar medial ou lateral deficiente, LCM ou LCL deficientes, ou fraturas da cabeça do rádio ou do coronoide que não permitam uma estabilidade rígida. Lesões condrais na incisura sigmoide maior ou na cabeça do rádio também são contraindicações relativas, pois os pacientes podem sofrer dor artrítica e limitação nos movimentos depois da operação. Nas circunstâncias acima com deficiência óssea ou de tecido mole, deve-se considerar o uso de uma ATC com os componentes interligados.

Planejamento pré-operatório. Como ocorre com a ATC, a hemiartroplastia é procedimento tecnicamente exigente, que deve ser realizado apenas por cirurgiões experientes em artroplastia de membro superior ou em traumas complexos. Em geral, radiografias comuns do cotovelo serão suficientes para avaliar o padrão de fratura e para modelar o implante. Um estudo de TC confirmará a fragmentação articular, identificará fraturas ocultas (como, p. ex., fraturas do coronoide e da cabeça do rádio) e poderá ajudar na RAFI das colunas.

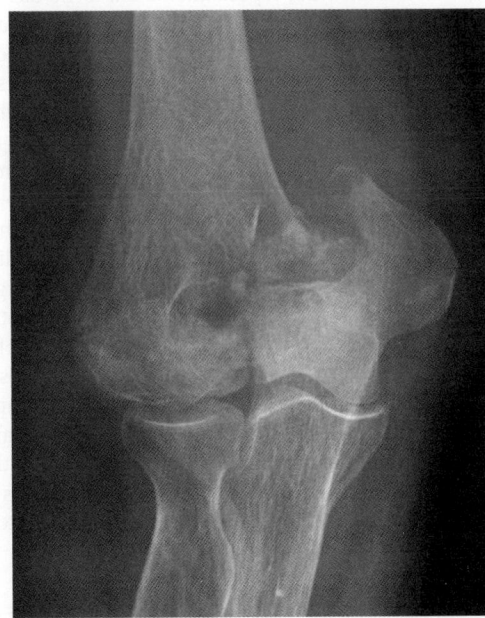 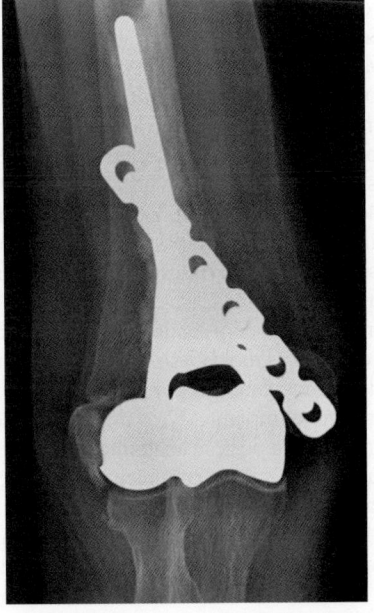

FIGURA 35.34 Fratura do terço distal do úmero (**A**) tratada com hemiartroplastia e fixação por placa da coluna medial, com fixação por sutura do epicôndilo lateral (**B**).

Posicionamento e abordagens cirúrgicas. O paciente poderá ficar na posição do supino ou em decúbito lateral. O cirurgião aplica um torniquete estéril e a abordagem tem início com uma incisão cutânea posterior longitudinal. Em seguida, ele identifica, libera e prepara o nervo ulnar para a transposição subcutânea anterior. As opções disponíveis para a exposição do cotovelo para uma hemiartroplastia são a osteotomia de olécrano, abordagem paratricipital, e as abordagens de separação, rebatimento e divisão do tríceps (ver seção sobre abordagens cirúrgicas). As abordagens mais frequentemente empregadas para a hemiartroplastia são a osteotomia de olécrano e a abordagem paratricipital. A osteotomia de olécrano permite a melhor visualização da articulação; contudo, essa opção tem elevado percentual de complicações, nos casos em que há necessidade de conversão para uma ATC. A abordagem paratricipital preserva a integridade do mecanismo extensor; contudo, possibilita menor visualização das superfícies articulares. Para a hemiartroplastia, a abordagem paratricipital pode ser modificada mediante a manutenção das inserções dos ligamentos colaterais nos epicôndilos, operando através do intervalo da fratura.

Técnica. Tão logo a fratura tenha sido visualizada, deve ser cuidadosamente inspecionada, para que haja certeza da impossibilidade de RAFI. Se o cirurgião considerar que a hemiartroplastia é uma opção apropriada, deverá em seguida dimensionar o implante. A determinação do tamanho correto do componente umeral pode ser efetuada de três modos: o uso, no pré-operatório de radiografias do cotovelo contralateral como gabarito, perfuração através da tróclea e do capítulo fraturados e comparação dos implantes de ensaio disponíveis, e aplicação dos implantes de teste até a incisura sigmoide maior, para que se possa selecionar qual deles se alinha melhor ao coronoide e à cabeça do rádio. A seguir, o canal umeral é acessado, mediante a ressecção do aspecto superior da fossa olecraniana. O canal é fresado e alargado, para que aceite o implante de teste escolhido. O implante-teste deve ser inserido até a profundidade correta, para que seja recriada a linha articular. Os pontos de referência locais, como as origens dos ligamentos colaterais e os côndilos, devem ser utilizados para a mensuração do comprimento correto do implante. A fixação provisória de uma ou ambas as colunas fraturadas com fios de Kirschner também poderá ajudar na determinação do comprimento correto do implante. A seguir, o cirurgião faz cortes ósseos conservadores com o uso dos blocos de corte disponíveis. Se não for possível empregar os blocos de corte, fará cortes conservadores à mão livre e, em caso de necessidade, com revisão. Feito isso, o implante teste deve ser inserido no úmero e o cotovelo é reduzido e avançado ao longo da sua amplitude de movimento, para que se tenha a certeza de que não existe limitação ou impactos.

Tão logo o cirurgião tenha determinado a orientação, comprimento e tamanho do implante de teste, o passo seguinte envolve a cimentagem da prótese verdadeira e a fixação definitiva das fraturas colunares. Essa etapa pode ser realizada em várias ordens possíveis: (1) as colunas fraturadas podem ser definitivamente fixadas na posição anatômica com placas moldadas/parafusos ou com fios de Kirschner/bandas de tensão reforçadas por suturas (Fig. 35.35), seguindo-se a cimentagem do implante; (2) o implante pode ser cimentado em primeiro lugar na posição anatômica, seguido pela fixação da fratura colunar; (3) a coluna com menos cominuição é definitivamente fixada em primeiro lugar, a fim de permitir uma redução mais fácil da fratura e de ajudar na orientação e comprimento corretos do implante. O cirurgião insere o implante e, tão logo tenha ocorrido o endurecimento do cimento, a outra coluna deve ser tratada com RAFI da diáfise umeral e do implante estável. Se o cirurgião realizar esse procedimento através de uma osteoto-

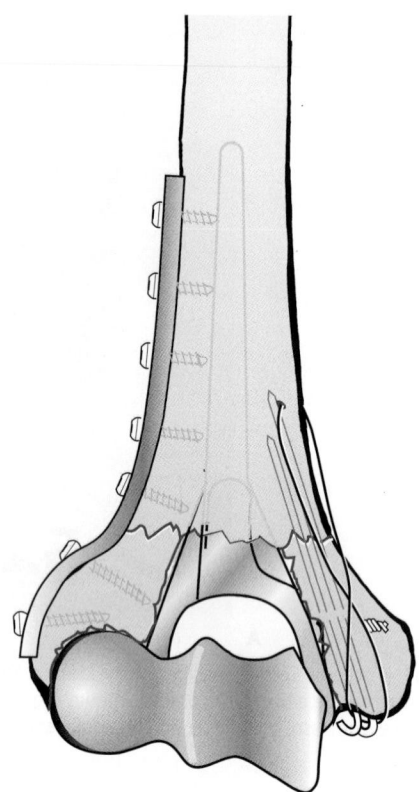

FIGURA 35.35 A fixação das colunas medial e lateral em uma hemiartroplastia para fraturas do terço distal do úmero pode ser efetuada por placas e parafusos, suturas e construtos em banda de estresse.

mia de olécrano, todos os métodos descritos acima serão exequíveis; mas se a opção foi a de uma abordagem paratricipital, apenas os dois últimos métodos serão possíveis.

Antes da inserção do implante definitivo, o cirurgião insere um limitador de cimento no úmero e faz a lavagem e a secagem do canal. O cimento contendo antibiótico é inserido através de uma pistola pressurizada com bico fino. Todo o cimento em excesso deve ser removido, especialmente em torno das superfícies fraturadas das colunas medial e lateral. Tão logo o implante tenha sido cimentado e a RAFI colunar completada, o cotovelo deve avançar ao longo de sua amplitude de movimento e sua estabilidade deverá ser verificada. No pós-operatório, o cotovelo será imobilizado durante dois ou três dias e, passado esse período, terão início os exercícios ativos assistidos de amplitude de movimento.

Armadilhas potenciais e medidas preventivas. A hemiartroplastia para fraturas do terço distal do úmero é procedimento tecnicamente desafiador. Recomenda-se que apenas cirurgiões experientes realizem esse procedimento. As armadilhas potenciais são a redução epicondilar não anatômica, com tensão deficiente dos ligamentos colaterais, fixação não rígida dos côndilos, má rotação do componente umeral, relação incorreta do comprimento do componente umeral, e dimensionamento articular incorreto. Todas as armadilhas acima mencionadas dependem da técnica e provavelmente afetarão adversamente os resultados para o paciente. Assim, esse procedimento apenas deverá ser tentado por cirurgiões com mãos experientes.

Desfechos específicos do tratamento. São poucas as informações na literatura relativas aos resultados da hemiartroplastia do terço distal do úmero em casos de trauma.[2,3,28,83,166,201] Adolfsson e Nestorson descreveram sua experiência com oito casos com o uso do sistema Kudo (Biomet Inc., Warsaw, IN, EUA), uma prótese umeral não anatômica.[2,3] Após um acompanhamento médio de quatro anos, os escores MEPS foram considerados bons ou excelentes em todos os pacientes. A amplitude de movimento média para o cotovelo foi de 31 a 126° e todos os pacientes informaram não sentir dor. Sinais radiográficos de erosão ulnar estavam presentes em três pacientes, mas não tinham correlação com os resulados funcionais. Parsons et al.[166] também relataram quatro pacientes tratados com hemiartroplastia para fraturas recentes com o uso do implante Sorbie-Questor (Wright Medical Technology, Arlington, TN). Em um acompanhamento de curto prazo, os autores informaram um escore ASES médio de 83,5; uma flexão média de 130° e uma extensão média de 16° para o cotovelo. Infelizmente, esses dois estudos com acompanhamento de curto prazo constituem toda a produção disponível na literatura; portanto, há necessidade de novos estudos que determinem se a prática de uma hemiartroplastia no úmero distal para casos recentes de trauma é viável em longo prazo.

CIRCUNSTÂNCIAS ESPECIAIS E TRATAMENTO DE RESULTADOS ADVERSOS ESPERADOS E DE COMPLICAÇÕES INESPERADAS DE FRATURAS DO TERÇO DISTAL DO ÚMERO

Fraturas expostas do úmero distal

Aproximadamente 7% das fraturas do terço distal do úmero são expostas,[189] que são classificadas de acordo com o sistema de Gustilo e Anderson.[70] Os princípios do tratamento das fraturas expostas permaneceram inalterados nas últimas três décadas. As prioridades são irrigação e desbridamento da ferida, aplicação intravenosa de antibióticos e manejo apropriado dos tecidos moles.[70,158] As complicações comuns associadas a fraturas expostas incluem infecção, pseudartrose, falha/quebra de implante e problemas com a ferida.

O grau da fratura exposta varia de acordo com o mecanismo de lesão. Quase todos os mecanismos de lesão sem corte resultam em punções de grau I, enquanto ferimentos por explosão ou por arma de fogo levam a feridas de grau III.[189] Tipicamente, na maioria dos casos as feridas de punção de grau I estão localizadas posterior ou posterolateralmente no cotovelo, e são frequentemente associadas a lacerações do tendão ou músculo tríceps.[133,189] Em casos de uma fratura intra-articular acompanhada por laceração do tendão do tríceps, é preferível usar as abordagens de Van Gorder (língua de tríceps) ou de divisão do tríceps, pois esses procedimentos evitam uma segunda ruptura do mecanismo extensor com uma osteotomia de olécrano.

Em geral, nos casos de fraturas expostas contaminadas ou desvascularizadas, faz-se a excisão de osso e tecidos moles. Mas essa regra não vale para todos os casos, quando lidamos com grandes segmentos da superfície articular. O risco de infecção decorrente da retenção dos fragmentos deve ser pesado contra o risco de uma artrite pós-traumática e a possível necessidade de uma aplicação secundária com enxerto ósseo ou reconstrução com aloenxerto, se o cirurgião remover os fragmentos. Em geral, deve-se fazer uma tentativa de preservação de todos os segmentos articulares por meio de uma minuciosa limpeza e com a meticulosa remoção de todos os corpos estranhos e contaminantes.

McKee et al.[133] revisaram 26 pacientes tratados com RAFI de fraturas expostas do úmero distal. Em conformidade com o sistema de Gustilo e Anderson, 50% eram do grau I, 35%, do grau II e 15%, do grau III. Durante o acompanhamento, quinze pacientes (57%) obtiveram resultados bons a excelentes no escore MEPS e, no escore DASH, a média foi 24, o que indica incapacitação mínima ou moderada. O arco médio de movimento em flexão-extensão do cotovelo foi de 97° (variação de 55 a 140°). O percentual geral de infecções foi 11% (3 pacientes); apenas um paciente sofreu uma infecção profunda que precisou ser tratada com desbridamento operatório. Quatro pacientes (15%) foram diagnosticados com retardo de consolidação (>16 semanas); dos quais dois precisaram receber enxerto ósseo. Min et al.,[140] em um estudo de caso-controle, compararam fraturas fechadas com fraturas expostas AO/OTA tipo C em 28 pacientes. Na consulta de acompanhamento final, foi constatado que os pacientes que tinham sofrido fraturas expostas obtiveram resultados funcionais significativamente piores.

Pseudartrose de fraturas do terço distal do úmero

Pseudartroses ocorrem em aproximadamente 6% (variação de 0 a 25%) das fraturas do terço distal do úmero tratadas pelas modernas técnicas de duas placas.[6,13,47,57,64,67,69,82,106,130,133,160,161,190,193,205,216] Em geral, as pseudartroses ocorrem no nível supracondilar, raramente são intra-articulares e normalmente estão relacionadas a uma fixação inadequada.[5,76,128,164,184,203,204] Outros fatores de risco para pseudartrose incluem fraturas "baixas" com pouco osso distal para a pega dos parafusos, cominuição extensa, e grave osteopenia. Tipicamente os pacientes se apresentam com dor, rigidez e limitação funcional. Se houver falha de fixação associada, o paciente também poderá se apresentar com movimentos anormais, causados por uma pseudartrose móvel.

Nos pacientes que se apresentam com pseudartrose depois da RAFI de fraturas do terço distal do úmero, é importante que seja estabelecida a causa da pseudartrose. Todos os pacientes deverão passar por uma triagem para infecção com exames de sangue apropriados (hemograma completo com diferencial, velocidade de hemossedimentação e níveis de proteína C reativa). As radiografias de lesão e pós-operatórias devem ser criticamente examinadas, com o objetivo de determinar o padrão de fratura inicial e a adequação da RAFI inicial. Um exame de radiografias pós-operatórias seriadas poderá revelar a causa do insucesso.

As opções terapêuticas para as pseudartroses do terço distal do úmero incluem: imobilização, revisão com RAFI e artroplastia do cotovelo. A imobilização acompanhada por estimuladores ósseos de aplicação externa como, por exemplo, o ultrassom, poderá se revelar eficaz caso não tenha ocorrido defeito de fixação. Se o cirurgião considerar necessário o tratamento operatório, um estudo de TC poderá ajudar no exame da qualidade e quantidade do osso distal do úmero remanescente.

Uma revisão de RAFI deve ser o procedimento de escolha em pacientes saudáveis e ativos. Os procedimentos de revisão são tecnicamente exigentes, em decorrência da alteração da anatomia, presença de implante defeituoso/quebrado, excesso de tecido cicatricial e, em geral, má qualidade óssea. Em razão desses problemas, a abordagem preferida é uma osteotomia de olécrano, por permitir o melhor acesso à articulação.[5,76,128,184] Os objetivos da cirurgia são a obtenção de uma redução articular anatômica, uma fixação bicolunar rígida e a estimulação da consolidação óssea com enxerto ósseo autólogo. Outros procedimentos geralmente necessários em casos de revisão de RAFI de fraturas do terço distal do úmero são as capsulectomias anterior e posterior, com o objetivo de tratar a rigidez do cotovelo e a neurólise e transposição do nervo ulnar.[76,128,184] Em geral, os resultados da revisão de RAFI são satisfatórios,[5,76,128,184] pois a consolidação ocorre em mais de 90% dos pacientes.

Em algumas pseudartroses, não se pode recorrer à revisão de RAFI, seja por causa da grande perda de tecido ósseo, seja pela artrose pós-traumática. Nesses casos, a ATC é uma opção terapêutica confiável.[51,129,141,142] Os pacientes que apresentam uma osteotomia de olécrano prévia consolidada podem ser abordados através de uma abordagem paratricipital, de Bryan-Morrey (rebatimento do tríceps) ou por uma divisão do tríceps. Os pacientes com pseudartrose de uma osteotomia de olécrano são abordados pelo local da osteotomia. Após a artroplastia do cotovelo, o olécrano deve ser fixado com um sistema composto por fios de Kirschner/banda de tensão, placa/parafusos, ou com a excisão do fragmento e avanço do tríceps.[122] Outras opções terapêuticas para as pseudartroses do úmero distal são artrodese,[177] ressecção artroplástica, substituição do terço distal do úmero com aloenxerto,[1,37,217,218] aplicação de enxerto ósseo vascularizado[19] e métodos de Ilizarov.[23]

Rigidez do cotovelo e ossificação heterotópica de fraturas do terço distal do úmero

Em geral, os pacientes obtêm uma amplitude de movimento funcional após a realização de RAFI de fraturas do terço distal do úmero. Os fatores de risco para rigidez do cotovelo e OH são lesão craniana, politraumatismo, grave lesão aos tecidos moles, intervenção cirúrgica em segundo tempo, imobilização pós-operatória prolongada e fraturas expostas.[61,86,96,124,165,182,183,193]

A incidência informada de OH após tratamento cirúrgico de fraturas do terço distal do úmero varia de 0 a 49%.[6,13,47,67,69,160,193,205] Na maioria dos casos, pacientes com OH não sofrem qualquer déficit funcional significativo; portanto, nem sempre haverá necessidade de ressecção. A OH no nível do cotovelo pode ser classificada pelo sistema de Hastings e Graham[73] (Tab. 35.8). É difícil determinar a incidência de rigidez e de contratura do cotovelo, pois praticamente todos os pacientes que foram tratados com RAFI exibem alguma limitação de movimento. A distinção entre uma contratura de cotovelo e um desfecho pós-operatório normal depende de diversas variáveis como, por exemplo, as expectativas do paciente, seu nível de atividade, idade e ocupação. Morrey,[146,148] em um esforço para identificação da etiologia das contraturas do cotovelo, classificou-as como intrínsecas, extrínsecas e combinadas. As causas intrínsecas envolvem a superfície articular, enquanto as causas extrínsecas consistem em contratura capsular e OH.

Todos os cirurgiões devem praticar a prevenção primária, com o intuito de limitar a contratura pós-traumática do cotovelo. Para pacientes com alto risco de OH, por exemplo, os que sofreram lesão craniana, é recomendável a administração, depois da operação, de indometacina e/ou radiação. Para o tratamento de contraturas do cotovelo, os cuidados iniciais devem ser conservados, com fisioterapia, talas e órteses. Foi relatado que a imobilização estática progressiva sob a orientação de um fisioterapeuta é método efetivo para a reaquisição da amplitude de movimento do cotovelo.[40]

Quando as talas e órteses fracassam na obtenção de uma amplitude de movimento funcional, o cotovelo poderá ser tratado por cirurgia, com o uso de técnicas abertas ou artroscópicas. Em geral, a artroscopia tem papel limitado no tratamento das contraturas após uma RAFI de úmero distal, por causa dos implantes para fixação interna, frequentemente volumosos, que necessitam de remoção aberta. A liberação aberta de uma contratura pode ser realizada através de uma exposição *over-the-top* medial, por um procedimento na coluna lateral ou por uma abordagem combinada.[146,148,214] A avaliação pré-operatória dos pacientes envolve a identificação de incisões cirúrgicas prévias, exame do nervo ulnar e clara localização da patologia, com o objetivo de determinar a abordagem cirúrgica mais apropriada. Caracteristicamente, o procedimento envolve a liberação do nervo ulnar, capsulectomia, desbridamento do olécrano e das fossas coronoide e radial, excisão da OH sintomática e, finalmente, remoção do implante de fixação interna. No pós-operatório, os pacientes são tratados com dispositivos para movimento passivo contínuo e com a aplicação de talas progressivas estáticas. O uso rotineiro de indometacina para a profilaxia da OH em seguida à liberação da contratura permanece matéria controversa.

A excisão cirúrgica de uma OH sintomática deverá ser adiada até que tenha cessado o seu crescimento e tenha ocorrido sua corticalização. Já foi recomendado o tratamento com uma única dose de radiação no pré-operatório ou no início do pós-operatório, com o objetivo de diminuir a recorrência de OH; mas são poucos os artigos na literatura que apoiam seu uso. A excisão da OH está associada a ganhos significativamente maiores na amplitude de movimento em relação à liberação de contraturas exclusivamente de tecido mole.[165]

Complicações da ferida e infecção em fraturas do terço distal do úmero

Infecções superficiais da ferida são relativamente comuns após a prática de RAFI de fraturas do terço distal do úmero; o cotovelo deve ser examinado, para que haja certeza da ausência de coleção profunda de líquidos, que possa indicar hematomas ou seromas infectados. O tratamento das infecções superficiais consiste na administração de antibióticos, trocas de curativos e uma cuidadosa observação.

As infecções profundas após a RAFI de fraturas do terço distal do úmero apresentam um percentual informado entre 0 e 10%.[6,13,47,57,64,67,69,82,106,108,130,133,160,161,183,193,205,216] O tratamento consiste em desbridamento cirúrgico e na administração de antibióticos intravenosos específicos para o microrganismo. Durante a operação, o cirurgião deve avaliar a fixação da fratura, para se certificar de sua estabilidade. Se houver estabilidade, o paciente deverá ser tratado com desbridamentos cirúrgicos seriados, conforme a necessidade, e com antibióticos intravenosos até a cura. Se ocorreu perda da estabilidade, haverá necessidade de uma revisão da RAFI em estágios, em conjunto com a administração de antibióticos intravenosos até a cura.

Necrose do tecido é também uma complicação possível depois da RAFI de fraturas do terço distal do úmero. Essa complicação é tratada com desbridamento cirúrgico até alcançar tecido viável. O defeito remanescente de tecido mole deve ser avaliado para que seja determinada a possibilidade de fechamento primário ou a necessidade de cobertura. As opções para a cobertura dependem de diversas variáveis que incluem: tamanho e profundidade do defeito, exposição do implante ou das estruturas vitais, comorbidades do paciente e possível morbidade do local doador.[33,91] É recomendável uma consulta com um cirurgião plástico ou com um cirurgião especializado em reconstrução de tecido mole.

TABELA 35.8 Classificação de Hastings para a ossificação heterotópica

Classe	Subtipo	Descrição
I	—	Ossificação heterotópica radiográfica sem limitação funcional
II	A	Limitação da flexão/extensão
	B	Limitação da pronação/supinação do antebraço
	C	Limitação em ambos os planos
III	—	Anquilose óssea do cotovelo ou antebraço

Neuropatia ulnar em fraturas do terço distal do úmero

O nervo ulnar é o nervo mais frequentemente afetado em pacientes com fraturas do terço distal do úmero. A lesão pode ocorrer na ocasião da fratura, durante a operação ou no pós-operatório. No momento da fratura, o nervo pode sofrer lesão por impacto direto, ou indiretamente, pela tração causada pelo grande desvio dos fragmentos fraturados. No intraoperatório, a lesão pode ocorrer por tração, manipulação do nervo, ou por lesão à sua irrigação sanguínea, que acarreta isquemia. No pós-operatório, pode ocorrer neurite pela "dobra" do nervo em flexão ou extensão, pela formação exuberante de cicatriz ou pela irritação causada pela fricção com o implante de fixação.

Pacientes com neuropatia pré-operatória devem passar por exploração do nervo ulnar durante o procedimento cirúrgico. O nervo deve ser descomprimido e examinado com ampliação por lupa, para que haja certeza de sua integridade. Se for observada laceração parcial ou completa, o nervo deverá ser imediatamente reparado por microcirurgia. Se o nervo estiver intacto, deverá ser realizada uma neurólise completa. A decisão de transpor ou não o nervo ainda é motivo de controvérsia.

Em um estudo retrospectivo de 107 pacientes que objetivava determinar a incidência e os fatores predisponentes para o surgimento de neuropatia ulnar pós-operatória, Wiggers et al.[224] identificaram neuropatia em dezessete (16%) pacientes, em que o único fator de risco era o tipo de fratura. Os autores constataram que fraturas colunares representavam maior risco de neuropatia ulnar pós-operatória, em comparação com as fraturas do capítulo ou da tróclea, e que esse efeito independia da transposição, ou não, do nervo na ocasião da cirurgia. Em um estudo retrospectivo multicêntrico, Chen et al.[32] compararam o percentual de neuropatia ulnar em pacientes com e sem transposição desse nervo durante a RAFI de fraturas do terço distal do úmero. Os autores verificaram que pacientes com transposição do nervo ulnar durante a operação exibiam uma incidência praticamente quatro vezes maior de neuropatia ulnar pós-operatória. Diante disso, os autores recomendaram a não realização da transposição do nervo ulnar.

As neuropatias ulnares que se apresentam no pós-operatório, em um nervo transposto, podem ser inicialmente tratadas com observação. O tratamento da neuropatia pós-operatória em um nervo que permaneceu in situ ainda é matéria controversa; em relatos anedóticos, alguns autores recomendam observação, enquanto outros recomendam descompressão imediata com transposição anterior. A prática do autor é a realização de uma completa liberação e transposição subcutânea anterior em todas as fraturas do terço distal do úmero tratadas por cirurgia.

É bom o resultado da neuropatia ulnar com um nervo intacto; os pacientes demonstram alto percentual de satisfação, bom retorno à força muscular intrínseca e retorno à funcionalidade da mão.[127] Embora o prognóstico seja geralmente bom depois da neuropatia ulnar, os pacientes não retornam inteiramente à normalidade.[18,127]

Complicações da osteotomia do olécrano em fraturas do terço distal do úmero

A prática da osteotomia de olécrano possibilita a melhor visualização da superfície articular do terço distal do úmero; assim, trata-se de uma importante abordagem para fraturas articulares cominutivas. O cirurgião deve realizar uma osteotomia de olécrano de forma sistemática, para que sejam evitadas complicações como a inadvertida propagação da fratura, uma localização incorreta da osteotomia e uma redução viciosa. Foi informado que as complicações associadas às osteotomias de olécrano ocorrem em até 31% dos casos.[6,13,36,57,64,69,78,205,229]

Foi informado que a pseudartrose ou retardo de consolidação de osteotomias de olécrano ocorre em até 10% dos casos.[6,13,36,57,64,78,190,205,229] Em muitos casos, a osteotomia de olécrano precisará de mais tempo para sua consolidação, comparativamente ao tempo de fraturas do terço distal do úmero[58], talvez em razão da peculiar irrigação sanguínea da ulna.[226] Os fatores de risco teorizados para a pseudartrose são o uso da técnica em banda de tensão, uma osteotomia transversal e a fixação exclusivamente por parafuso, embora a literatura não dê base para tais suposições. Três estudos recentemente publicados[36,78,180] sobre os resultados da osteotomia de olécrano examinaram um total de 129 pacientes. Todos os pacientes foram tratados por uma osteotomia apical distal tipo chevron, embora os tipos de fixação tenham variado (placas, parafusos medulares simples e sistemas em banda de tensão). Não ocorreram pseudartroses; mas ocorreu um retardo de consolidação, três pacientes que tinham sofrido uma rápida falha de implante necessitaram de revisão de RAFI e dezoito (14%) tiveram seus implantes removidos especificamente em consequência de irritação.

O tratamento de pseudartroses do olécrano envolve a exclusão de causas infecciosas e, em seguida, a revisão de RAFI com placa, com aplicação de enxerto ósseo autólogo. Em alguns casos, em que não haja possibilidade de uma revisão de RAFI em razão do pequeno tamanho do fragmento ou por causa da má qualidade óssea associada, o fragmento poderá ser excisado, seguido pelo avanço da inserção do tríceps.[122,220] Retardos de consolidação do olécrano devem ser tratados com uma expectativa vigilante, e o cirurgião levará em consideração o possível uso de dispositivos externos de estimulação óssea.

É comum a ocorrência de sintomas derivados da saliência de implante depois da fixação de osteotomias de olécrano. O paciente poderá sentir dor local, sensibilidade ou impossibilidade de repousar seu cotovelo sobre superfícies duras. Esses sintomas podem ser tratados com a remoção do implante depois da completa consolidação do olécrano.

Complicações da artroplastia total do cotovelo em fraturas do terço distal do úmero

As complicações da ATC são infecção e cicatrização da ferida, neuropatias, insuficiência do tríceps, instabilidade, osteólise e afrouxamento, falha mecânica, fraturas periprotéticas e rigidez.

O percentual de infecção profunda em casos tratados com ATC varia de 2 a 5%. Foi observado que o percentual vem declinando com o passar do tempo.[2,11,35,59,60,98,112,144,171,178] O percentual de infecção pode ser minimizado por uma técnica cirúrgica meticulosa, uso de antibióticos perioperatórios, torniquetes estéreis e cimento impregnado com antibióticos. As consequências de uma infecção profunda podem ser devastadoras. Com frequência o tratamento envolverá o uso de antibióticos intravenosos específicos para o microrganismo e desbridamentos cirúrgicos, com possível reconstrução em estágios. A erradicação de microrganismos como *Staphylococcus epidermidis* é particularmente difícil e sua consequência pode ser uma ressecção artroplástica.

A neuropatia ulnar é comum em condições traumáticas do cotovelo. A probabilidade de uma neuropatia ulnar persistente depois de uma ATC para trauma é elevada; já foi informado que ocorre em até 28% dos pacientes, com disfunção permanente em até 10%.[11,17,35,59,74,97,98,173,178,187] É recomendável a exposição do nervo ulnar, neurólise completa, e transposição anterior do nervo, embora a transposição também tenha seus riscos, como a desvascularização. A abordagem cirúrgica empregada para a artroplastia do cotovelo também tem influência, pois a abordagem estendida de Kocher representa maior risco de paralisia pós-operatória de nervo ulnar.[79,116]

A insuficiência de tríceps é problema comum depois da ATC realizada por abordagem com ruptura do mecanismo extensor; foi informado que tal complicação ocorre em até 11% dos pacientes.[143,168,174,178,223] Embora sejam tecnicamente mais desafiadoras, as exposições cirúrgicas que utilizam a abordagem com preservação do tríceps, como a abordagem paratricipital, podem evitar essa complicação. Quando se usa a abordagem com ruptura do tríceps, essa complicação pode ser minimizada por um reparo anatômico sólido da inserção do tríceps e, no pós-operatório, com a proteção do reparo mediante o não uso da extensão ativa durante seis semanas. Muitos pacientes como aqueles que utilizam meios auxiliares para a deambulação ou cadeiras de rodas com autopropulsão, necessitam de um mecanismo do tríceps intacto e forte. Para tais pacientes, pode ser mais apropriada a escolha da abordagem paratricipital. Os pacientes que evoluíram para a insuficiência do mecanismo extensor e que dependem da extensão ativa podem ser beneficiados com um reparo de revisão do mecanismo extensor ou com a reconstrução com autoenxerto ou aloenxerto.

A ocorrência de instabilidade depois da ATC é um problema associado aos modelos de implantes não interligados (livres). Esses modelos dependem de um posicionamento correto do implante, preservação da arquitetura óssea e da integridade dos estabilizadores de tecido mole. Tipicamente, os modelos livres não são empregados para fraturas do terço distal do úmero, em decorrência da ruptura dos estabilizadores ósseos e de tecido mole; mas tais implantes podem ser utilizados se essas estruturas forem anatomicamente reparadas. Os novos modelos com componentes não interligados têm várias vantagens: apresentam maior área da superfície de contato na articulação ulnoumeral, o que propicia maior restrição; alguns modelos têm a opção de uma artroplastia de cabeça do rádio, o que proporciona estabilidade adicional, e outros têm a capacidade de converter para um implante com elementos interligados. Durante a operação, se depois do reparo das estruturas ósseas e dos tecidos moles for observada instabilidade em uma artroplastia com prótese com elementos livres, então o cirurgião deverá fazer a conversão para uma prótese interligada.

É inevitável a ocorrência de desgaste em uma ATC. Muitos implantes possibilitam a troca da superfície de revestimento sem a revisão dos componentes. Já foram observados desgastes acelerados em pacientes mais jovens, em pacientes com problemas pós-traumáticos e em casos de consolidação viciosa ou deformidade pós-operatória persistente.[85,111,121,141] O problema com o desgaste do polietileno é a reação de hospedeiro que causa osteólise, o que, por sua vez, pode levar ao afrouxamento asséptico e à perda do estoque ósseo.

Os implantes da ATC também podem sofrer fratura por fadiga.[17] A fadiga de metal afeta mais comumente os implantes de titânio, por causa de sua sensibilidade ao impacto. Os implantes em risco são aqueles com insuficiente apoio ósseo de seus segmentos metafisários, por causa de côndilos fraturados ou ressecados, ou de osteólise. Esses implantes em risco suportam grandes forças de flexão de escoramento, na junção do segmento metafisário com apoio insuficiente e no segmento diafisário que se encontra com boa fixação.

Fraturas periprotéticas podem ocorrer durante a cirurgia ou no pós-operatório. Os fatores de risco para fraturas intraoperatórias são: osso osteopênico, arqueamento excessivo da diáfise com o uso de implantes de haste longa, fresagem excessivamente agressiva e casos de revisão. Não há necessidade da fixação de fraturas condilares quando se emprega um sistema com componentes interligados; contudo, as fraturas de diáfise devem ser reduzidas e estabilizadas com alguma combinação de componentes de haste longa com fios em cerclagem, aloenxerto estrutural, ou fixação por placa e parafusos. As fraturas periprotéticas no pós-operatório podem ocorrer secundariamente a um trauma, ou através de osso patológico enfraquecido pela osteólise. É provável que fraturas periprotéticas com componentes instáveis necessitem de artroplastia de revisão em um paciente clinicamente saudável. Fraturas periprotéticas com componentes estáveis podem ser tratadas por imobilização ou RAFI. Os aloenxertos estruturais são auxiliares importantes nessas situações, especialmente nos casos com perda óssea.

TRATAMENTO PREFERIDO PELO AUTOR PARA FRATURAS DO TERÇO DISTAL DO ÚMERO (FIG. 35.36)

Minha abordagem cirúrgica preferida para RAFI de fraturas dos tipos A2, A3, B1, B2, C1, e C2 é a abordagem paratricipital. Em casos de fraturas C1 e C2 e em todas as fraturas C3, consideradas passíveis de fixação e que não possam ser tratadas através dessa abordagem menos invasiva, é preferível usar a osteotomia de olécrano.

Também prefere-se a abordagem paratricipital nos casos em que a possibilidade de reparo da fratura será determinada durante a cirurgia. Se as fraturas forem consideradas fixáveis (ou passíveis de fixação), isso será feito através da abordagem paratricipital ou a abordagem poderá ser convertida para uma osteotomia de olécrano. Nos casos em que se considera a não possibilidade de reparo da fratura, uma ATC poderá ser realizada através da abordagem paratricipital original.

Para a RAFI, os cirurgiões devem estar familiarizados com todas as técnicas de aplicação de placas (paralelas, ortogonais e tríplices), pois algumas fraturas se prestarão mais apropriadamente a determinada técnica, em detrimento das demais. Em geral, prefere-se a técnica das placas paralelas. Os princípios de fixação e as técnicas empregadas para as fraturas AO/OTA tipo C (bicolunares) são também aplicáveis às fraturas dos tipos A2 e A3. As fraturas B1 e B2 (unicolunares) podem ser fixadas com o uso de alguns parafusos; entretanto, pende-se para o uso de apenas uma placa unicolunar ipsilateral.

As fraturas do terço distal do úmero que não permitam reparo em paciente com idade apropriada podem ser tratadas com uma ATC com componentes interligados. Dá-se preferência à ressecção dos côndilos e ao reposicionamento por meio de uma abordagem paratricipital. São limitadas as indicações para hemiartroplastia em fraturas do terço distal do úmero; pois, tipicamente, elas exibem elevado grau de cominuição articular, com fraturas colunares simples, não cominutivas, em pacientes idosos mais ativos.

CONTROVÉRSIAS/RUMOS FUTUROS EM FRATURAS DO TERÇO DISTAL DO ÚMERO

Ao longo dos últimos anos, foram vários os avanços relacionados aos implantes. O uso de placas pré-moldadas ou de placas bloqueadas se tornou universal; contudo, ainda não foram des-

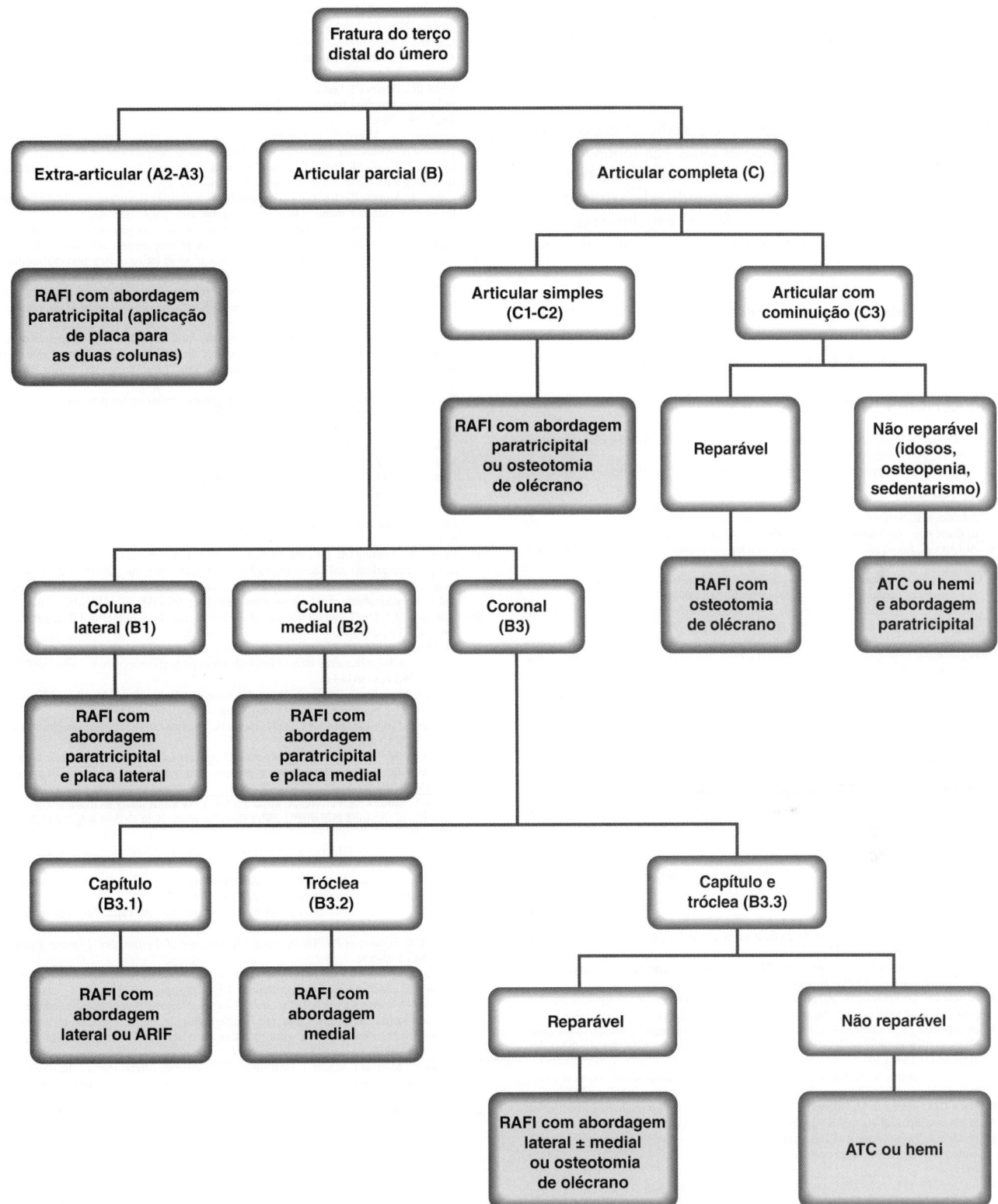

FIGURA 35.36 Algoritmo de tratamento preferido pelo autor para fraturas do terço distal do úmero.

critas vantagens clínicas. Há necessidade de novos estudos que determinem se seu custo adicional resulta em melhores resultados para o paciente, especialmente no atual ambiente de prestação de serviços de saúde com responsabilidade fiscal.

Certamente a ATC tem demonstrado resultados previsivelmente bons em acompanhamentos de curto e médio prazo; contudo, como ocorre com todas as articulações totais, sua sobrevida diminui com o passar do tempo. Assim, o papel da hemiartroplastia precisa ser investigado com maior profundidade, para que seja determinado se esse procedimento efetivamente funciona como procedimento de meio-termo para a substituição articular total.

AGRADECIMENTOS

Desejo agradecer aos Drs. C. Michael Robinson, Graham J. W. King, Marc Prud'homme-Foster e Kenneth J. Faber por sua ajuda com a preparação desse capítulo.

REFERÊNCIAS BIBLIOGRÁFICAS

1. Ackerman G, Jupiter JB. Non-union of fractures of the distal end of the humerus. *J Bone Joint Surg Am.* 1988;70(1):75–83.
2. Adolfsson L, Hammer R. Elbow hemiarthroplasty for acute reconstruction of intraarticular distal humerus fractures: a preliminary report involving 4 patients. *Acta Orthop.* 2006;77(5):785–787.
3. Adolfsson L, Nestorson J. The Kudo humeral component as primary hemiarthroplasty in distal humeral fractures. *J Shoulder Elbow Surg.* 2012;21(4):451–455.
4. Aitken GK, Rorabeck CH. Distal humeral fractures in the adult. *Clin Orthop Relat Res.* 1986;(207):191–197.
5. Ali A, Douglas H, Stanley D. Revision surgery for nonunion after early failure of fixation of fractures of the distal humerus. *J Bone Joint Surg Br.* 2005;87(8):1107–1110.
6. Allende CA, Allende BT, Allende BL, et al. Intercondylar distal humerus fractures–surgical treatment and results. *Chir Main.* 2004;23(2):85–95.
7. Alonso-Llames M. Bilaterotricipital approach to the elbow. Its application in the osteosynthesis of supracondylar fractures of the humerus in children. *Acta Orthop Scand.* 1972;43(6):479–490.
8. Anglen J. Distal humerus fractures. *J Am Acad Orthop Surg.* 2005;13(5):291–297.
9. Antuna SA, Laakso RB, Barrera JL, et al. Linked total elbow arthroplasty as treatment of distal humerus fractures. *Acta Orthop Belg.* 2012;78(4):465–472.
10. Armstrong AD, Dunning CE, Faber KJ, et al. Single-strand ligament reconstruction of the medial collateral ligament restores valgus elbow stability. *J Shoulder Elbow Surg.* 2002;11(1):65–71.
11. Armstrong AD, Yamaguchi K. Total elbow arthroplasty and distal humerus elbow fractures. *Hand Clin.* 2004;20(4):475–483.
12. Arnander MW, Reeves A, MacLeod IA, et al. A biomechanical comparison of plate configuration in distal humerus fractures. *J Orthop Trauma.* 2008;22(5):332–336.
13. Aslam N, Willett K. Functional outcome following internal fixation of intraarticular fractures of the distal humerus (AO type C). *Acta Orthop Belg.* 2004;70(2):118–122.
14. Athwal GS, Goetz TJ, Pollock JW, et al. Prosthetic replacement for distal humerus fractures. *Orthop Clin North Am.* 2008;39(2):201–212.
15. Athwal GS, Hoxie SC, Rispoli DM, et al. Precontoured parallel plate fixation of AO/OTA type C distal humerus fractures. *J Orthop Trauma.* 2009;23(8):575–580.
16. Athwal GS, Morrey BF. Revision total elbow arthroplasty for prosthetic fractures. *J Bone Joint Surg Am.* 2006;88(9):2017–2026.
17. Athwal GS, Rispoli DM, Steinmann SP. The anconeus flap transolecranon approach to the distal humerus. *J Orthop Trauma.* 2006;20(4):282–285.
18. Bartels RH, Grotenhuis JA. Anterior submuscular transposition of the ulnar nerve. For post-operative focal neuropathy at the elbow. *J Bone Joint Surg Br.* 2004;86(7):998–1001.
19. Beredjiklian PK, Hotchkiss RN, Athanasian EA, et al. Recalcitrant nonunion of the distal humerus: treatment with free vascularized bone grafting. *Clin Orthop Relat Res.* 2005;(435):134–139.
20. Bilic R, Kolundzic R, Anticevic D. Absorbable implants in surgical correction of a capitellar malunion in an 11-year-old: a case report. *J Orthop Trauma.* 2006;20(1):66–69.
21. Black DM, Steinbuch M, Palermo L, et al. An assessment tool for predicting fracture risk in postmenopausal women. *Osteoporos Int.* 2001;12(7):519–528.
22. Boody AR, Wongworawat MD. Accuracy in the measurement of compartment pressures: a comparison of three commonly used devices. *J Bone Joint Surg Am.* 2005;87(11):2415–2422.
23. Brinker MR, O'Connor DP, Crouch CC, et al. Ilizarov treatment of infected nonunions of the distal humerus after failure of internal fixation: an outcomes study. *J Orthop Trauma.* 2007;21(3):178–184.
24. Brouwer KM, Lindenhovius AL, Dyer GS, et al. Diagnostic accuracy of 2- and 3-dimensional imaging and modeling of distal humerus fractures. *J Shoulder Elbow Surg.* 2012;21(6):772–776.
25. Brown RF, Morgan RG. Intercondylar T-shaped fractures of the humerus. Results in ten cases treated by early mobilisation. *J Bone Joint Surg Br.* 1971;53(3):425–428.
26. Bryan RS, Morrey BF. Extensive posterior exposure of the elbow. A triceps-sparing approach. *Clin Orthop Relat Res.* 1982;(166):188–192.
27. Bryan RS, Morrey BF. Fractures of the distal humerus. In: Morrey BF, ed. *The Elbow and its Disorders.* Philadelphia, PA: WB Saunders; 1985:302–339.
28. Burkhart KJ, Nijs S, Mattyasovszky SG, et al. Distal humerus hemiarthroplasty of the elbow for comminuted distal humeral fractures in the elderly patient. *J Trauma.* 2011;71(3):635–642.
29. Campbell WC. Incision for exposure of the elbow joint. *Am J Surg.* 1932;15:65–67.
30. Cassebaum WH. Open reduction of T & Y fractures of the lower end of the humerus. *J Trauma.* 1969;9(11):915–925.
31. Chalidis B, Dimitriou C, Papadopoulos P, et al. Total elbow arthroplasty for the treatment of insufficient distal humeral fractures. A retrospective clinical study and review of the literature. *Injury.* 2009;40(6):582–590.
32. Chen RC, Harris DJ, Leduc S, et al. Is ulnar nerve transposition beneficial during open reduction internal fixation of distal humerus fractures? *J Orthop Trauma.* 2010;24(7):391–394.
33. Choudry UH, Moran SL, Li S, et al. Soft-tissue coverage of the elbow: an outcome analysis and reconstructive algorithm. *Plast Reconstr Surg.* 2007;119(6):1852–1857.
34. Clough TM, Jago ER, Sidhu DP, et al. Fractures of the capitellum: a new method of fixation using a maxillofacial plate. *Clin Orthop Relat Res.* 2001;(384):232–236.
35. Cobb TK, Morrey BF. Total elbow arthroplasty as primary treatment for distal humeral fractures in elderly patients. *J Bone Joint Surg Am.* 1997;79(6):826–832.
36. Coles CP, Barei DP, Nork SE, et al. The olecranon osteotomy: a six-year experience in the treatment of intraarticular fractures of the distal humerus. *J Orthop Trauma.* 2006;20(3):164–171.
37. Dean GS, Holliger EH 4th, Urbaniak JR. Elbow allograft for reconstruction of the elbow with massive bone loss. Long term results. *Clin Orthop Relat Res.* 1997(341):12–22.
38. Diliberti T, Botte MJ, Abrams RA. Anatomical considerations regarding the posterior interosseous nerve during posterolateral approaches to the proximal part of the radius. *J Bone Joint Surg Am.* 2000;82(6):809–813.
39. Doornberg J, Lindenhovius A, Kloen P, et al. Two- and three-dimensional computed tomography for the classification and management of distal humeral fractures. Evaluation of reliability and diagnostic accuracy. *J Bone Joint Surg Am.* 2006;88(8):1795–1801.
40. Doornberg JN, Ring D, Jupiter JB. Static progressive splinting for posttraumatic elbow stiffness. *J Orthop Trauma.* 2006;20(6):400–404.
41. Doornberg JN, van Duijn PJ, Linzel D, et al. Surgical treatment of intra-articular fractures of the distal part of the humerus. Functional outcome after twelve to thirty years. *J Bone Joint Surg Am.* 2007;89(7):1524–1532.
42. Dowdy PA, Bain GI, King GJ, et al. The midline posterior elbow incision. An anatomical appraisal. *J Bone Joint Surg Br.* 1995;77(5):696–699.
43. Dubberley JH, Faber KJ, Macdermid JC, et al. Outcome after open reduction and internal fixation of capitellar and trochlear fractures. *J Bone Joint Surg Am.* 2006;88(1):46–54.
44. Duggal N, Dunning CE, Johnson JA, et al. The flat spot of the proximal ulna: a useful anatomic landmark in total elbow arthroplasty. *J Shoulder Elbow Surg.* 2004;13(2):206–207.
45. Dunning CE, Zarzour ZD, Patterson SD, et al. Ligamentous stabilizers against posterolateral rotatory instability of the elbow. *J Bone Joint Surg Am.* 2001;83-A(12):1823–1828.
46. Eastwood WJ. The T-shaped fracture of the lower end of the humerus. *J Bone Joint Surg Am.* 1937;19:364–369.
47. Ek ET, Goldwasser M, Bonomo AL. Functional outcome of complex intercondylar fractures of the distal humerus treated through a triceps-sparing approach. *J Shoulder Elbow Surg.* 2008;17(3):441–446.
48. Elkowitz SJ, Polatsch DB, Egol KA, et al. Capitellum fractures: a biomechanical evaluation of three fixation methods. *J Orthop Trauma.* 2002;16(7):503–506.
49. Ergunes K, Yilik L, Ozsoyler I, et al. Traumatic brachial artery injuries. *Tex Heart Inst J.* 2006;33(1):31–34.
50. Erpelding JM, Mailander A, High R, et al. Outcomes following distal humeral fracture fixation with an extensor mechanism-on approach. *J Bone Joint Surg Am.* 2012;94(6):548–553.
51. Espiga X, Antuna SA, Ferreres A. Linked total elbow arthroplasty as treatment of distal humerus nonunions in patients older than 70 years. *Acta Orthop Belg.* 2011;77(3):304–310.
52. Evans EM. Supracondylar-Y fractures of the humerus. *J Bone Joint Surg Br.* 1953;35-B(3):371–375.
53. Faber KJ, Cordy ME, Milne AD, et al. Advanced cement technique improves fixation in elbow arthroplasty. *Clin Orthop Relat Res.* 1997;(334):150–156.
54. Faber KJ. Coronal shear fractures of the distal humerus: the capitellum and trochlea. *Hand Clin.* 2004;20(4):455–464.
55. Foulk DA, Robertson PA, Timmerman LA. Fracture of the trochlea. *J Orthop Trauma.* 1995;9(6):530–532.
56. Fracture and dislocation compendium. Orthopaedic trauma association committee for coding and classification. *J Orthop Trauma.* 1996;10(Suppl 1):1–154.
57. Frankle MA, Herscovici D Jr, DiPasquale TG, et al. A comparison of open reduction and internal fixation and primary total elbow arthroplasty in the treatment of intraarticular distal humerus fractures in women older than age 65. *J Orthop Trauma.* 2003;17(7):473–480.
58. Gainor BJ, Moussa F, Schott T. Healing rate of transverse osteotomies of the olecranon used in reconstruction of distal humerus fractures. *J South Orthop Assoc.* 1995;4(4):263–268.
59. Gambirasio R, Riand N, Stern R, et al. Total elbow replacement for complex fractures of the distal humerus. An option for the elderly patient. *J Bone Joint Surg Br.* 2001;83(7):974–978.
60. Garcia JA, Mykula R, Stanley D. Complex fractures of the distal humerus in the elderly. The role of total elbow replacement as primary treatment. *J Bone Joint Surg Br.* 2002;84(6):812–816.
61. Garland DE, O'Hollaren RM. Fractures and dislocations about the elbow in the head-injured adult. *Clin Orthop Relat Res.* 1982(168):38–41.
62. Gerwin M, Hotchkiss RN, Weiland AJ. Alternative operative exposures of the posterior aspect of the humeral diaphysis with reference to the radial nerve. *J Bone Joint Surg Am.* 1996;78(11):1690–1695.
63. Glanville EV. Perforation of the coronoid-olecranon septum. Humero-ulnar relationships in Netherlands and African populations. *Am J Phys Anthropol.* 1967;26(1):85–92.
64. Gofton WT, Macdermid JC, Patterson SD, et al. Functional outcome of AO type C distal humeral fractures. *J Hand Surg Am.* 2003;28(2):294–308.
65. Grantham SA, Norris TR, Bush DC. Isolated fracture of the humeral capitellum. *Clin Orthop Relat Res.* 1981;(161):262–269.
66. Grechenig W, Clement H, Pichler W, et al. The influence of lateral and anterior angulation of the proximal ulna on the treatment of a Monteggia fracture: an anatomical cadaver study. *J Bone Joint Surg Br.* 2007;89(6):836–838.

67. Greiner S, Haas NP, Bail HJ. Outcome after open reduction and angular stable internal fixation for supra-intercondylar fractures of the distal humerus: preliminary results with the LCP distal humerus system. *Arch Orthop Trauma Surg.* 2008;128(7):723–729.
68. Gschwend N, Simmen BR, Matejovsky Z. Late complications in elbow arthroplasty. *J Shoulder Elbow Surg.* 1996;5(2 Pt 1):86–96.
69. Gupta R, Khanchandani P. Intercondylar fractures of the distal humerus in adults: a critical analysis of 55 cases. *Injury.* 2002;33(6):511–515.
70. Gustilo RB, Anderson JT. Prevention of infection in the treatment of one thousand and twenty-five open fractures of long bones: retrospective and prospective analyses. *J Bone Joint Surg Am.* 1976;58(4):453–458.
71. Hahn NF. Fall von einer besonderes varietat der frakturen des ellenbogens. *Zeitsch Wundartze Geburtshlefer.* 1853;6:185.
72. Hardy P, Menguy F, Guillot S. Arthroscopic treatment of capitellum fracture of the humerus. *Arthroscopy.* 2002;18(4):422–426.
73. Hastings H 2nd, Graham TJ. The classification and treatment of heterotopic ossification about the elbow and forearm. *Hand Clin.* 1994;10(3):417–437.
74. Hastings H 2nd, Theng CS. Total elbow replacement for distal humerus fractures and traumatic deformity: results and complications of semiconstrained implants and design rationale for the Discovery Elbow System. *Am J Orthop.* 2003;32(9 Suppl):20–28.
75. Helfet DL, Hotchkiss RN. Internal fixation of the distal humerus: a biomechanical comparison of methods. *J Orthop Trauma.* 1990;4(3):260–264.
76. Helfet DL, Kloen P, Anand N, et al. Open reduction and internal fixation of delayed unions and nonunions of fractures of the distal part of the humerus. *J Bone Joint Surg Am.* 2003;85-A(1):33–40.
77. Helfet DL, Schmeling GJ. Bicondylar intraarticular fractures of the distal humerus in adults. *Clin Orthop Relat Res.* 1993;(292):26–36.
78. Hewins EA, Gofton WT, Dubberly J, et al. Plate fixation of olecranon osteotomies. *J Orthop Trauma.* 2007;21(1):58–62.
79. Hodgson SP, Parkinson RW, Noble J. Capitellocondylar total elbow replacement for rheumatoid arthritis. *J R Coll Surg Edinb.* 1991;36(2):133–135.
80. Holdsworth BJ, Mossad MM. Fractures of the adult distal humerus. Elbow function after internal fixation. *J Bone Joint Surg Br.* 1990;72(3):362–365.
81. Hotchkiss RN. Elbow contractures. In: Green DP, Hotchkiss RN, Pederson WC, eds. *Green's Operative Hand Surgery.* Vol 1. Philadelphia, PA: Churchill Livingstone; 1999: 673–674.
82. Huang TL, Chiu FY, Chuang TY, et al. The results of open reduction and internal fixation in elderly patients with severe fractures of the distal humerus: a critical analysis of the results. *J Trauma.* 2005;58(1):62–69.
83. Hughes JS. Distal humeral hemiarthroplasty. In: Yamaguchi K, King GJ, McKee MD, O'Driscoll SW, eds. *Advanced Reconstruction Elbow.* Rosemont: American Academy of Orthopaedic Surgeons; 2006:219–228.
84. Hunsaker FG, Cioffi DA, Amadio PC, et al. The American academy of orthopaedic surgeons outcomes instruments: normative values from the general population. *J Bone Joint Surg Am.* 2002;84-A(2):208–215.
85. Ikavalko M, Belt EA, Kautiainen H, et al. Souter arthroplasty for elbows with severe destruction. *Clin Orthop Relat Res.* 2004(421):126–133.
86. Ilahi OA, Strausser DW, Gabel GT. Post-traumatic heterotopic ossification about the elbow. *Orthopedics.* 1998;21(3):265–268.
87. Imatani J, Morito Y, Hashizume H, et al. Internal fixation for coronal shear fracture of the distal end of the humerus by the anterolateral approach. *J Shoulder Elbow Surg.* 2001;10(6):554–556.
88. Imatani J, Ogura T, Morito Y, et al. Anatomic and histologic studies of lateral collateral ligament complex of the elbow joint. *J Shoulder Elbow Surg.* 1999;8(6):625–627.
89. Jacobson SR, Glisson RR, Urbaniak JR. Comparison of distal humerus fracture fixation: a biomechanical study. *J South Orthop Assoc.* 1997;6(4):241–249.
90. Jarvinen TL, Sievanen H, Khan KM, et al. Shifting the focus in fracture prevention from osteoporosis to falls. *BMJ.* 2008;336(7636):124–126.
91. Jensen M, Moran SL. Soft tissue coverage of the elbow: a reconstructive algorithm. *Orthop Clin North Am.* 2008;39(2):251–264.
92. Jones KG. Percutaneous pin fixation of fractures of the lower end of the humerus. *Clin Orthop Relat Res.* 1967;50:53–69.
93. Jupiter JB, Mehne DK. Fractures of the distal humerus. *Orthopedics.* 1992;15(7): 825–833.
94. Jupiter JB, Neff U, Holzach P, et al. Intercondylar fractures of the humerus. An operative approach. *J Bone Joint Surg Am.* 1985;67(2):226–239.
95. Jupiter JB, Neff U, Regazzoni P, et al. Unicondylar fractures of the distal humerus: an operative approach. *J Orthop Trauma.* 1988;2(2):102–109.
96. Jupiter JB, O'Driscoll SW, Cohen MS. The assessment and management of the stiff elbow. *Instr Course Lect.* 2003;52:93–111.
97. Kalogrianitis S, Sinopidis C, El Meligy M, et al. Unlinked elbow arthroplasty as primary treatment for fractures of the distal humerus. *J Shoulder Elbow Surg.* 2008;17(2): 287–292.
98. Kamineni S, Morrey BF. Distal humeral fractures treated with noncustom total elbow replacement. *J Bone Joint Surg Am.* 2004;86-A(5):940–947.
99. Kamineni S, Morrey BF. Distal humeral fractures treated with noncustom total elbow replacement. Surgical technique. *J Bone Joint Surg Am.* 2005;87(Suppl 1Pt 1):41–50.
100. Kannus P, Niemi S, Parkkari J, et al. Why is the age-standardized incidence of low-trauma fractures rising in many elderly populations? *J Bone Miner Res.* 2002;17(8):1363–1367.
101. Kannus P. Preventing osteoporosis, falls, and fractures among elderly people. Promotion of lifelong physical activity is essential. *BMJ.* 1999;318(7178):205–206.
102. Kaplan EB. Surgical approaches to the proximal end of the radius and its use in fractures of the head and neck of the radius. *J Bone Joint Surg Am.* 1941;23:86.
103. Keon-Cohen BT. Fractures at the elbow. *J Bone Joint Surg Am.* 1966;48A:1623–1639.
104. Kocher T. Beitrage zur kenntniss einger praktisch wishctiger fraktur formen. Mitheil a Klin u Med Inst and Schweiz Basal, reihe. 1896:767.
105. Kocher T. *Textbook of Operative Surgery.* 3rd ed. London: Adam and Charles Black; 1911.
106. Korner J, Lill H, Muller LP, et al. Distal humerus fractures in elderly patients: results after open reduction and internal fixation. *Osteoporos Int.* 2005;16(Suppl 2):S73–S79.
107. Kuhn JE, Louis DS, Loder RT. Divergent single-column fractures of the distal part of the humerus. *J Bone Joint Surg Am.* 1995;77(4):538–542.
108. Kundel K, Braun W, Wieberneit J, et al. Intraarticular distal humerus fractures. Factors affecting functional outcome. *Clin Orthop Relat Res.* 1996;(332):200–208.
109. Kuriyama K, Kawanishi Y, Yamamoto K. Arthroscopic-assisted reduction and percutaneous fixation for coronal shear fractures of the distal humerus: report of two cases. *J Hand Surg Am.* 2010;35(9):1506–1509.
110. Lambotte A. *Chirurgie Operatoire des Fractures.* Paris: Masson et Cie; 1913.
111. Lee BP, Adams RA, Morrey BF. Polyethylene wear after total elbow arthroplasty. *J Bone Joint Surg Am.* 2005;87(5):1080–1087.
112. Lee KT, Lai CH, Singh S. Results of total elbow arthroplasty in the treatment of distal humerus fractures in elderly Asian patients. *J Trauma.* 2006;61(4):889–892.
113. Li SH, Li ZH, Cai ZD, et al. Bilateral plate fixation for type C distal humerus fractures: experience at a single institution. *Int Orthop.* 2011;35(3):433–438.
114. Liberman N, Katz T, Howard CB, et al. Fixation of capitellar fractures with the Herbert screw. *Arch Orthop Trauma Surg.* 1991;110(3):155–157.
115. Liu JJ, Ruan HJ, Wang JG, et al. Double-column fixation for type C fractures of the distal humerus in the elderly. *J Shoulder Elbow Surg.* 2009;18(4):646–651.
116. Ljung P, Jonsson K, Rydholm U. Short-term complications of the lateral approach for non-constrained elbow replacement. Follow-up of 50 rheumatoid elbows. *J Bone Joint Surg Br.* 1995;77(6):937–942.
117. Lorenz H. Zur kenntnis der fractural capitulum humeri (Eminentiae Capitatae). *Dtsche Ztrschr f Chir.* 1905;78:531–545.
118. MacAusland WR. Ankylosis of the elbow: with report of four cases treated by arthroplasty. *JAMA.* 1915;64:312–318.
119. MacDermid JC. Outcome evaluation in patients with elbow pathology: issues in instrument development and evaluation. *J Hand Ther.* 2001;14(2):105–114.
120. Mahirogullari M, Kiral A, Solakoglu C, et al. Treatment of fractures of the humeral capitellum using Herbert screws. *J Hand Surg Br.* 2006;31(3):320–325.
121. Mansat P, Morrey BF. Semiconstrained total elbow arthroplasty for ankylosed and stiff elbows. *J Bone Joint Surg Am.* 2000;82(9):1260–1268.
122. Marra G, Morrey BF, Gallay SH, et al. Fracture and nonunion of the olecranon in total elbow arthroplasty. *J Shoulder Elbow Surg.* 2006;15(4):486–494.
123. Marsh JL, Slongo TF, Agel J, et al. Fracture and dislocation classification compendium—2007: Orthopaedic Trauma Association classification, database and outcomes committee. *J Orthop Trauma.* 2007;21(10 Suppl):S1–S133.
124. McCarty LP, Ring D, Jupiter JB. Management of distal humerus fractures. *Am J Orthop.* 2005;34(9):430–438.
125. McKee M, Jupiter J, Toh CL, et al. Reconstruction after malunion and nonunion of intra-articular fractures of the distal humerus. Methods and results in 13 adults. *J Bone Joint Surg Br.* 1994;76(4):614–621.
126. McKee MD, Jupiter JB, Bamberger HB. Coronal shear fractures of the distal end of the humerus. *J Bone Joint Surg Am.* 1996;78(1):49–54.
127. McKee MD, Jupiter JB, Bosse G, et al. Outcome of ulnar neurolysis during post-traumatic reconstruction of the elbow. *J Bone Joint Surg Br.* 1998;80(1):100–105.
128. McKee MD, Jupiter JB. A contemporary approach to the management of complex fractures of the distal humerus and their sequelae. *Hand Clin.* 1994;10(3): 479–494.
129. McKee MD, Jupiter JB. Semiconstrained elbow replacement for distal humeral nonunion. *J Bone Joint Surg Br.* 1995;77(4):665–666.
130. McKee MD, Kim J, Kebaish K, et al. Functional outcome after open supracondylar fractures of the humerus. The effect of the surgical approach. *J Bone Joint Surg Br.* 2000; 82(5):646–651.
131. McKee MD, Pugh DM, Richards RR, et al. Effect of humeral condylar resection on strength and functional outcome after semiconstrained total elbow arthroplasty. *J Bone Joint Surg Am.* 2003;85-A(5):802–807.
132. McKee MD, Veillette CJ, Hall JA, et al. A multicenter, prospective, randomized, controlled trial of open reduction–internal fixation versus total elbow arthroplasty for displaced intra-articular distal humeral fractures in elderly patients. *J Shoulder Elbow Surg.* 2009; 18(1):3–12.
133. McKee MD, Wilson TL, Winston L, et al. Functional outcome following surgical treatment of intra-articular distal humeral fractures through a posterior approach. *J Bone Joint Surg Am.* 2000;82-A(12):1701–1707.
134. McKee MD. *Randomized Trial of ORIF versus Total Elbow Arthroplasty for Distal Humerus Fractures.* AAOS San Diego; 2007.
135. McQueen MM, Gaston P, Court-Brown CM. Acute compartment syndrome. Who is at risk? *J Bone Joint Surg Br.* 2000;82(2):200–203.
136. Meissner M, Paun M, Johansen K. Duplex scanning for arterial trauma. *Am J Surg.* 1991;161(5):552–555.
137. Mellen RH, Phalen GS. Arthroplasty of the elbow by replacement of the distal portion of the humerus with an acrylic prosthesis. *J Bone Joint Surg Am.* 1947;29:348–353.
138. Mighell M, Virani NA, Shannon R, et al. Large coronal shear fractures of the capitellum and trochlea treated with headless compression screws. *J Shoulder Elbow Surg.* 2010; 19(1):38–45.
139. Milch H. Fractures and fracture dislocations of the humeral condyles. *J Trauma.* 1964;4:592–607.
140. Min W, Ding BC, Tejwani NC. Comparative functional outcome of AO/OTA type C distal humerus fractures: open injuries do worse than closed fractures. *J Trauma Acute Care Surg.* 2012;72(2):E27–E32.
141. Moro JK, King GJ. Total elbow arthroplasty in the treatment of posttraumatic conditions of the elbow. *Clin Orthop Relat Res.* 2000;(370):102–114.
142. Morrey BF, Adams RA. Semiconstrained elbow replacement for distal humeral nonunion. *J Bone Joint Surg Br.* 1995;77(1):67–72.
143. Morrey BF, Bryan RS. Complications of total elbow arthroplasty. *Clin Orthop Relat Res.* 1982;(170):204–212.
144. Morrey BF, Bryan RS. Infection after total elbow arthroplasty. *J Bone Joint Surg Am.* 1983;65(3):330–338.
145. Morrey BF. Fractures of the distal humerus: role of elbow replacement. *Orthop Clin North Am.* 2000;31(1):145–154.
146. Morrey BF. Post-traumatic contracture of the elbow. Operative treatment, including distraction arthroplasty. *J Bone Joint Surg Am.* 1990;72(4):601–618.
147. Morrey BF. Surgical treatment of extraarticular elbow contracture. *Clin Orthop Relat Res.* 2000;(370):57–64.
148. Morrey BF. The posttraumatic stiff elbow. *Clin Orthop Relat Res.* 2005;(431):26–35.
149. Muller LP, Kamineni S, Rommens PM, et al. Primary total elbow replacement for fractures of the distal humerus. *Oper Orthop Traumatol.* 2005;17(2):119–142.

150. Muller M. *The Comprehensive Classification of Fractures of Long Bones*. Berlin: Springer-Verlag; 1990.
151. O'Driscoll SW, Morrey BF, Korinek S, et al. Elbow subluxation and dislocation. A spectrum of instability. *Clin Orthop Relat Res*. 1992;(280):186–197.
152. O'Driscoll SW, Sanchez-Sotelo J, Torchia ME. Management of the smashed distal humerus. *Orthop Clin North Am*. 2002;33(1):19–33.
153. O'Driscoll SW. Elbow instability. *Hand Clin*. 1994;10(3):405–415.
154. O'Driscoll SW. Optimizing stability in distal humeral fracture fixation. *J Shoulder Elbow Surg*. 2005;14(1 Suppl S):186S–194S.
155. O'Driscoll SW. Supracondylar fractures of the elbow: open reduction, internal fixation. *Hand Clin*. 2004;20(4):465–474.
156. O'Driscoll SW. The triceps-reflecting anconeus pedicle (TRAP) approach for distal humeral fractures and nonunions. *Orthop Clin North Am*. 2000;31(1):91–101.
157. Ochner RS, Bloom H, Palumbo RC, et al. Closed reduction of coronal fractures of the capitellum. *J Trauma*. 1996;40(2):199–203.
158. Olson SA, Rhorer AS. Orthopaedic trauma for the general orthopaedist: avoiding problems and pitfalls in treatment. *Clin Orthop Relat Res*. 2005;(433):30–37.
159. Ozdemir H, Urguden M, Soyuncu Y, et al. [Long-term functional results of adult intra-articular distal humeral fractures treated by open reduction and plate osteosynthesis]. *Acta Orthop Traumatol Turc*. 2002;36(4):328–335.
160. Ozer H, Solak S, Turanli S, et al. Intercondylar fractures of the distal humerus treated with the triceps-reflecting anconeus pedicle approach. *Arch Orthop Trauma Surg*. 2005;125(7):469–474.
161. Pajarinen J, Bjorkenheim JM. Operative treatment of type C intercondylar fractures of the distal humerus: results after a mean follow-up of 2 years in a series of 18 patients. *J Shoulder Elbow Surg*. 2002;11(1):48–52.
162. Palvanen M, Kannus P, Niemi S, et al. Secular trends in the osteoporotic fractures of the distal humerus in elderly women. *Eur J Epidemiol*. 1998;14(2):159–164.
163. Palvanen M, Kannus P, Parkkari J, et al. The injury mechanisms of osteoporotic upper extremity fractures among older adults: a controlled study of 287 consecutive patients and their 108 controls. *Osteoporos Int*. 2000;11(10):822–831.
164. Papaioannou N, Babis GC, Kalavritinos J, et al. Operative treatment of type C intra-articular fractures of the distal humerus: the role of stability achieved at surgery on final outcome. *Injury*. 1995;26(3):169–173.
165. Park MJ, Kim HG, Lee JY. Surgical treatment of post-traumatic stiffness of the elbow. *J Bone Joint Surg Br*. 2004;86(8):1158–1162.
166. Parsons M, O'Brien, RJ, Hughes JS. Elbow hemiarthroplasty for acute and salvage reconstruction of intra-articular distal humerus fractures. *Techniques in Shoulder and Elbow Surgery*. 2005;6(2):87–97.
167. Patterson SD, Bain GI, Mehta JA. Surgical approaches to the elbow. *Clin Orthop Relat Res*. 2000;(370):19–33.
168. Pierce TD, Herndon JH. The triceps preserving approach to total elbow arthroplasty. *Clin Orthop Relat Res*. 1998;(354):144–152.
169. Pollock JW, Athwal GS, Steinmann SP. Surgical exposures for distal humerus fractures: a review. *Clin Anat*. 2008;21(8):757–768.
170. Pollock JW, Faber KJ, Athwal GS. Distal humerus fractures. *Orthop Clin North Am*. 2008;39(2):187–200.
171. Potter D, Claydon P, Stanley D. Total elbow replacement using the Kudo prosthesis. Clinical and radiological review with five- to seven-year follow-up. *J Bone Joint Surg Br*. 2003;85(3):354–357.
172. Poynton AR, Kelly IP, O'Rourke SK. Fractures of the capitellum–a comparison of two fixation methods. *Injury*. 1998;29(5):341–343.
173. Prasad N, Dent C. Outcome of total elbow replacement for distal humeral fractures in the elderly: a comparison of primary surgery and surgery after failed internal fixation or conservative treatment. *J Bone Joint Surg Br*. 2008;90(3):343–348.
174. Prokopis PM, Weiland AJ. The triceps-preserving approach for semiconstrained total elbow arthroplasty. *J Shoulder Elbow Surg*. 2008;17(3):454–458.
175. Puchwein P, Wildburger R, Archan S, et al. Outcome of type C (AO) distal humeral fractures: follow-up of 22 patients with bicolumnar plating osteosynthesis. *J Shoulder Elbow Surg*. 2011;20(4):631–636.
176. Puloski S, Kemp K, Sheps D, et al. Closed reduction and early mobilization in fractures of the humeral capitellum. *J Orthop Trauma*. 2012;26(1):62–65.
177. Rashkoff E, Burkhalter WE. Arthrodesis of the salvage elbow. *Orthopedics*. 1986;9(5):733–738.
178. Ray PS, Kakarlapudi K, Rajsekhar C, et al. Total elbow arthroplasty as primary treatment for distal humeral fractures in elderly patients. *Injury*. 2000;31(9):687–692.
179. Richards RR, Khoury GW, Burke FD, et al. Internal fixation of capitellar fractures using Herbert screws: a report of four cases. *Can J Surg*. 1987;30(3):188–191.
180. Ring D, Gulotta L, Chin K, et al. Olecranon osteotomy for exposure of fractures and nonunions of the distal humerus. *J Orthop Trauma*. 2004;18(7):446–449.
181. Ring D, Gulotta L, Jupiter JB. Unstable nonunions of the distal part of the humerus. *J Bone Joint Surg Am*. 2003;85-A(6):1040–1046.
182. Ring D, Jupiter JB, Gulotta L. Articular fractures of the distal part of the humerus. *J Bone Joint Surg Am*. 2003;85-A(2):232–238.
183. Ring D, Jupiter JB. Complex fractures of the distal humerus and their complications. *J Shoulder Elbow Surg*. 1999;8(1):85–97.
184. Ring D, Jupiter JB. Operative release of complete ankylosis of the elbow due to heterotopic bone in patients without severe injury of the central nervous system. *J Bone Joint Surg Am*. 2003;85-A(5):849–857.
185. Ring D, Jupiter JB. Operative treatment of osteochondral nonunion of the distal humerus. *J Orthop Trauma*. 2006;20(1):56–59.
186. Riseborough EJ, Radin EL. Intercondylar T fractures of the humerus in the adult. A comparison of operative and non-operative treatment in twenty-nine cases. *J Bone Joint Surg Am*. 1969;51(1):130–141.
187. Rispoli DM, Athwal GS, Morrey BF. Neurolysis of the ulnar nerve for neuropathy following total elbow replacement. *J Bone Joint Surg Br*. 2008;90(10):1348–1351.
188. Roberts RM, String ST. Arterial injuries in extremity shotgun wounds: requisite factors for successful management. *Surgery*. 1984;96(5):902–908.
189. Robinson CM, Hill RM, Jacobs N, et al. Adult distal humeral metaphyseal fractures: epidemiology and results of treatment. *J Orthop Trauma*. 2003;17(1):38–47.
190. Robinson CM. Fractures of the distal humerus. In: Bucholz RW HJ, Court-Brown C, Tornetta P, Koval KJ, eds. *Rockwood and Green's Fractures in Adults*. 6th ed. Philadelphia, PA: Lippincott Williams & Wilkins; 2005:1051–1116.
191. Rose SH, Melton LJ 3rd, Morrey BF, et al. Epidemiologic features of humeral fractures. *Clin Orthop Relat Res*. 1982;(168):24–30.
192. Sabo MT, Athwal GS, King GJ. Landmarks for rotational alignment of the humeral component during elbow arthroplasty. *J Bone Joint Surg Am*. 2012;94(19):1794–1800.
193. Sanchez-Sotelo J, Torchia ME, O'Driscoll SW. Complex distal humeral fractures: internal fixation with a principle-based parallel-plate technique. *J Bone Joint Surg Am*. 2007;89(5):961–969.
194. Sanchez-Sotelo J, Torchia ME, O'Driscoll SW. Complex distal humeral fractures: internal fixation with a principle-based parallel-plate technique. Surgical technique. *J Bone Joint Surg Am*. 2008;90(Suppl 2):31–46.
195. Sanders RA, Raney EM, Pipkin S. Operative treatment of bicondylar intraarticular fractures of the distal humerus. *Orthopedics*. 1992;15(2):159–163.
196. Sano S, Rokkaku T, Saito S, et al. Herbert screw fixation of capitellar fractures. *J Shoulder Elbow Surg*. 2005;14(3):307–311.
197. Schemitsch EH, Tencer AF, Henley MB. Biomechanical evaluation of methods of internal fixation of the distal humerus. *J Orthop Trauma*. 1994;8(6):468–475.
198. Schildhauer TA, Nork SE, Mills WJ, et al. Extensor mechanism-sparing paratricipital posterior approach to the distal humerus. *J Orthop Trauma*. 2003;17(5):374–378.
199. Schuster I, Korner J, Arzdorf M, et al. Mechanical comparison in cadaver specimens of three different 90-degree double-plate osteosyntheses for simulated C2-type distal humerus fractures with varying bone densities. *J Orthop Trauma*. 2008;22(2):113–120.
200. Self J, Viegas SF, Buford WL Jr, et al. A comparison of double-plate fixation methods for complex distal humerus fractures. *J Shoulder Elbow Surg*. 1995;4(1 Pt 1):10–16.
201. Shifrin PG, Johnson DP. Elbow hemiarthroplasty with 20-year follow-up study. A case report and literature review. *Clin Orthop Relat Res*. 1990;(254):128–133.
202. Singh AP, Vaishya R, Jain A, et al. Fractures of capitellum: a review of 14 cases treated by open reduction and internal fixation with Herbert screws. *Int Orthop*. 2010;34(6):897–901.
203. Sodergard J, Sandelin J, Bostman O. Mechanical failures of internal fixation in T and Y fractures of the distal humerus. *J Trauma*. 1992;33(5):687–690.
204. Sodergard J, Sandelin J, Bostman O. Postoperative complications of distal humeral fractures. 27/96 adults followed up for 6 (2-10) years. *Acta Orthop Scand*. 1992;63(1):85–89.
205. Soon JL, Chan BK, Low CO. Surgical fixation of intra-articular fractures of the distal humerus in adults. *Injury*. 2004;35(1):44–54.
206. Spinner M, Kaplan EB. The relationship of the ulnar nerve to the medial intermuscular septum in the arm and its clinical significance. *Hand*. 1976;8(3):239–242.
207. Spinner RJ, Morgenlander JC, Nunley JA. Ulnar nerve function following total elbow arthroplasty: a prospective study comparing preoperative and postoperative clinical and electrophysiologic evaluation in patients with rheumatoid arthritis. *J Hand Surg Am*. 2000;25(2):360–364.
208. Stamatis E, Paxinos O. The treatment and functional outcome of type IV coronal shear fractures of the distal humerus: a retrospective review of five cases. *J Orthop Trauma*. 2003;17(4):279–284.
209. Steinthal D. Die isolirte fraktur der eminenthia capetala in ellenbogengelenk. *Zentralb Chir*. 1898;15:17.
210. Stoffel K, Cunneen S, Morgan R, et al. Comparative stability of perpendicular versus parallel double-locking plating systems in osteoporotic comminuted distal humerus fractures. *J Orthop Res*. 2008;26(6):778–784.
211. Street DM, Stevens PS. A humeral replacement prosthesis for the elbow: results in ten elbows. *J Bone Joint Surg Am*. 1974;56(6):1147–1158.
212. Swoboda B, Scott RD. Humeral hemiarthroplasty of the elbow joint in young patients with rheumatoid arthritis: a report on 7 arthroplasties. *J Arthroplasty*. 1999;14(5):553–559.
213. Tachihara A, Nakamura H, Yoshioka T, et al. Postoperative results and complications of total elbow arthroplasty in patients with rheumatoid arthritis: three types of nonconstrained arthroplasty. *Mod Rheumatol*. 2008;18(5):465–471.
214. Tan V, Daluiski A, Simic P, et al. Outcome of open release for post-traumatic elbow stiffness. *J Trauma*. 2006;61(3):673–678.
215. Taylor TK, Scham SM. A posteromedial approach to the proximal end of the ulna for the internal fixation of olecranon fractures. *J Trauma*. 1969;9(7):594–602.
216. Tyllianakis M, Panagopoulos A, Papadopoulos AX, et al. Functional evaluation of comminuted intra-articular fractures of the distal humerus (AO type C). Long term results in twenty-six patients. *Acta Orthop Belg*. 2004;70(2):123–130.
217. Urbaniak JR, Aitken M. Clinical use of bone allografts in the elbow. *Orthop Clin North Am*. 1987;18(2):311–321.
218. Urbaniak JR, Black KE Jr. Cadaveric elbow allografts. A six-year experience. *Clin Orthop Relat Res*. 1985;(197):131–140.
219. Van Gorder GW. Surgical approach in supracondylar "T" fractures of the humerus requiring open reduction. *J Bone Joint Surg Am*. 1940;22:278.
220. Veillette CJ, Steinmann SP. Olecranon fractures. *Orthop Clin North Am*. 2008;39(2):229–236.
221. Ward WG, Nunley JA. Concomitant fractures of the capitellum and radial head. *J Orthop Trauma*. 1988;2(2):110–116.
222. Watts AC, Morris A, Robinson CM. Fractures of the distal humeral articular surface. *J Bone Joint Surg Br*. 2007;89(4):510–515.
223. Weiland AJ, Weiss AP, Wills RP, et al. Capitellocondylar total elbow replacement. A long-term follow-up study. *J Bone Joint Surg Am*. 1989;71(2):217–222.
224. Wiggers JK, Brouwer KM, Helmerhorst GT, et al. Predictors of diagnosis of ulnar neuropathy after surgically treated distal humerus fractures. *J Hand Surg Am*. 2012;37(6):1168–1172.
225. Wilkinson JM, Stanley D. Posterior surgical approaches to the elbow: a comparative anatomic study. *J Shoulder Elbow Surg*. 2001;10(4):380–382.
226. Wright TW, Glowczewskie F. Vascular anatomy of the ulna. *J Hand Surg Am*. 1998;23(5):800–804.
227. Yamaguchi K, Adams RA, Morrey BF. Infection after total elbow arthroplasty. *J Bone Joint Surg Am*. 1998;80(4):481–491.
228. Yamaguchi K, Sweet FA, Bindra R, et al. The extraosseous and intraosseous arterial anatomy of the adult elbow. *J Bone Joint Surg Am*. 1997;79(11):1653–1662.
229. Yang KH, Park HW, Park SJ, et al. Lateral J-plate fixation in comminuted intercondylar fracture of the humerus. *Arch Orthop Trauma Surg*. 2003;123(5):234–238.

36

Fraturas da diáfise do úmero

Christos Garnavos

Introdução às fraturas da diáfise do úmero 1251
Dados epidemiológicos relacionados às fraturas da diáfise do úmero 1251
Avaliação das fraturas da diáfise do úmero 1252
Mecanismos de lesão para fraturas da diáfise do úmero 1252
Lesões associadas às fraturas da diáfise do úmero 1252
Sinais e sintomas de fratura da diáfise do úmero 1255
Estudos de imagem e outros estudos diagnósticos para fraturas da diáfise do úmero 1256
Classificação das fraturas da diáfise do úmero 1256
Medidas de resultado para fraturas da diáfise do úmero 1258
Anatomia patológica e aplicada relacionadas às fraturas da diáfise do úmero 1260
Opções terapêuticas para fraturas da diáfise do úmero 1261
Tratamento conservador de fraturas da diáfise do úmero 1261

Tratamento cirúrgico de fraturas da diáfise do úmero 1264
Tratamento de resultados adversos esperados e de complicações inesperadas em fraturas da diáfise do úmero 1290
Resultados adversos e complicações gerais relacionadas à fratura da diáfise do úmero 1290
Resultados adversos e complicações específicas para implante relacionados a fraturas da diáfise do úmero 1294
Considerações especiais 1296
Fraturas expostas 1296
Fraturas osteoporóticas 1297
Fraturas patológicas 1297
Fraturas periprotéticas 1297
Resumo, controvérsias e rumos futuros relacionados às fraturas da diáfise do úmero 1297

INTRODUÇÃO ÀS FRATURAS DA DIÁFISE DO ÚMERO

A epidemiologia e outros parâmetros sociais relacionados às fraturas da diáfise do úmero não foram exaustivamente estudadas, ao contrário do que ocorre com fraturas ocorridas em outras partes do esqueleto humano, como o terço proximal do fêmur ou o terço distal do rádio. Apesar disso, os dados bibliográficos disponíveis informam que a incidência geral das fraturas da diáfise do úmero permanece na faixa de 1 a 2% de todas as fraturas ocorridas no corpo humano[30,55,142] e 14% de todas as fraturas do úmero.[175]

A primeira descrição de uma fratura da diáfise do úmero ocorreu no antigo Egito e está registrada no Papiro de Edwin Smith, simplesmente o mais antigo texto cirúrgico que sobreviveu até nossos dias, descrito por hieróglifos egípcios por volta do século XVII a.C.[288] O papiro foi descoberto por Edwin Smith na década de 1860 e foi recentemente decodificado por James P. Allen do *Metropolitan Museum of Art* (MET) em Nova York. O autor do papiro descreveu a fratura do úmero e propôs o tratamento conservador: "Deve-se colocar (o paciente) prostrado sobre suas costas, com algo dobrado entre as duas escápulas; seus ombros devem ser expandidos, para afastar o braço, até que a fratura volte a se encaixar. Devemos fazer duas talas de linho (e) aplicar uma delas à parte interna do braço (e) a outra na parte inferior do braço. As talas devem ser firmadas com pano (e) o paciente deverá ser tratado com mel todos os dias, até que tenha se recuperado."

Fica evidente o pequeno número de mudanças no tratamento das fraturas da diáfise do úmero desde os tempos antigos, pois as fraturas do úmero consolidam em curto espaço de tempo. Durante o tratamento, os pacientes preservam a mobilidade, enquanto as articulações do ombro e do cotovelo compensam qualquer alinhamento vicioso. No entanto, em tempos modernos, os pacientes exigem tempos mais rápidos para a consolidação e retorno mais precoce às atividades anteriores à lesão, ao mesmo tempo em que desejam preservar a funcionalidade e a mobilidade das articulações próximas. Por isso, ao longo das últimas décadas, foi possível testemunhar avanços significativos no campo do tratamento cirúrgico de fraturas da diáfise do úmero.

Dados epidemiológicos relacionados às fraturas da diáfise do úmero

Até os sessenta anos de idade, as fraturas da diáfise do úmero ocorrem igualmente em homens e mulheres; e a incidência parece não aumentar com a idade. Depois dessa idade, 80% dos pacientes são mulheres[303] e as fraturas da diáfise do úmero se tornam mais frequentes (Fig. 36.1).[74,145,278,303] A epidemiologia das fraturas do úmero é discutida no Capítulo 3.

A razão mais comum para a ocorrência de uma fratura da diáfise do úmero é uma queda, seguida por lesões causadas por acidentes automobilísticos.[74,145,238,300,303] Outras causas responsáveis por menos de 10% das fraturas da diáfise do úmero são atividades esportivas, acidentes de trabalho, quedas de locais elevados, violência e patologia óssea. Fraturas patológicas e expostas da diáfise do úmero são pouco comuns (6 a 8% e 2 a 5% de todas

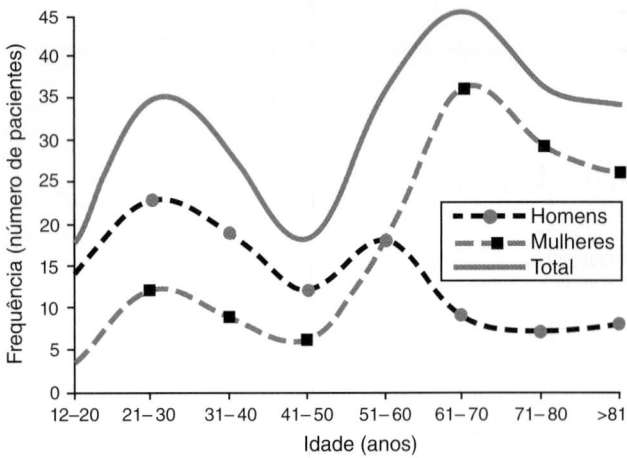

FIGURA 36.1 Distribuição por idade e gênero das fraturas da diáfise do úmero em 249 pacientes de Edimburgo. (De Tytherleigh-Strong G, Walls N, McQueen MM. The epidemiology of humeral shaft fractures. *J Bone Joint Surg Br*. 1998;80(2):249–253, com permissão.)

as fraturas da diáfise do úmero, respectivamente).[74,303] Kim et al.[145] estudaram a incidência anual de fraturas do úmero nos Estados Unidos com base no Nationwide Emergency Department Sample, e estimaram que o número de fraturas do úmero vem aumentando ao longo dos anos; e que por volta de 2030 terá praticamente dobrado, em comparação com 2008.

AVALIAÇÃO DAS FRATURAS DA DIÁFISE DO ÚMERO

Mecanismos de lesão para fraturas da diáfise do úmero

Os mecanismos de lesão para ocorrência de fraturas da diáfise do úmero são variáveis e dependem principalmente de parâmetros geográficos e sociais. Embora a maioria dos estudos concorde que uma queda no nível do solo seja a causa mais comum, seguida por acidentes de trânsito (AT),[74,139,145,238,300,303] as condições socioeconômicas e geográficas influenciam a prevalência de fraturas da diáfise do úmero. De acordo com Kim et al.,[145] a relação entre uma queda simples e um AT é de 9/1 nos Estados Unidos, enquanto Tytherleigh-Strong et al.[294] informaram que essa mesma relação é de 3,5/1 na Grã-Bretanha, e Reboso et al.[229] chegaram a uma relação de 1,2/1 na Espanha. Embora Kim et al. e Reboso et al. tenham constatado que quedas simples e AT sejam responsáveis por mais de 90% de todas as fraturas da diáfise do úmero nos Estados Unidos e na Espanha, respectivamente, em outros países as quedas de um local elevado ou atividades esportivas desempenham papel importante na patogênese dessa lesão. Assim, na Suécia e na Grã-Bretanha, quedas de locais altos e práticas esportivas respondem por 8% e 5 a 7% das fraturas da diáfise do úmero, respectivamente; foi também informado que pacientes com fraturas causadas por trauma de baixa energia tendiam a ser mulheres idosas, e que, em geral, os pacientes com fraturas de alta energia eram homens jovens.[238,303]

Lesões associadas às fraturas da diáfise do úmero

Lesões graves da diáfise do úmero e de estruturas anatômicas vizinhas ameaçam as funções do membro superior, e seu tratamento pode exigir uma abordagem individualizada e difícil, para que sejam obtidos resultados satisfatórios. Não raro, essas lesões resultam em limitações da amplitude de movimento (ADM) das articulações do membro superior, ou em sintomas neurológicos. A incapacitação decorrente das lesões associadas pode ser substancial.

Lesão do nervo

A lesão mais comumente associada a uma fratura da diáfise do úmero é a lesão ao nervo radial (10 a 12% de todas as fraturas fechadas da diáfise do úmero).[74,208,265,275] Sua manifestação clínica é a incapacidade extender o punho e os dedos, enquanto ocorre dormência na região dorso-radial da mão e na região dorsal dos 3 ½ dedos radiais (Fig. 36.2).

Há muita controvérsia em relação à necessidade da imediata exploração do nervo em pacientes com sintomas clínicos de paralisia nervosa do nervo radial. Shao et al. revisaram todos os estudos publicados entre 1964 e 2004, tanto em inglês como em alemão, que incluíssem pelo menos dez pacientes com combinação de fratura da diáfise do úmero e de paralisia do nervo radial. Esses autores concluíram que se deve preferir uma estratégia de tratamento expectante, em vez da exploração imediata do nervo.[275] Também propuseram que o tempo global de espera para recuperação do nervo não deva ser superior a 6 meses. Bumbasirevic et al. estudaram 117 casos de fraturas da diáfise do úmero associadas à paralisia do nervo radial. Esses autores não recomendaram uma exploração imediata do nervo, mas propuseram uma intervenção secundária por volta de 10 a 12 semanas após a lesão, na ausência de sinais clínicos e eletromiográficos de recuperação.[32] Venouziou et al. optaram pela exploração imediata do nervo radial e fixação interna de fraturas do úmero concomitantes em 18 pacientes com paralisia do nervo radial, e concluíram que, em casos de trauma de alta energia, o nervo radial pode sofrer neurotmese ou grave contusão. Esses autores recomendaram que os pacientes sejam informados sobre o prognóstico insatisfatório e a probabilidade de transferência de tendões.[309] Outras indicações para uma exploração imediata são: lesão vascular simultânea, ferimentos por projétil de arma de fogo, fraturas expostas ou lesão grave ao tecido mole, e lesões cortantes ou penetrantes.[77,242,275] Em

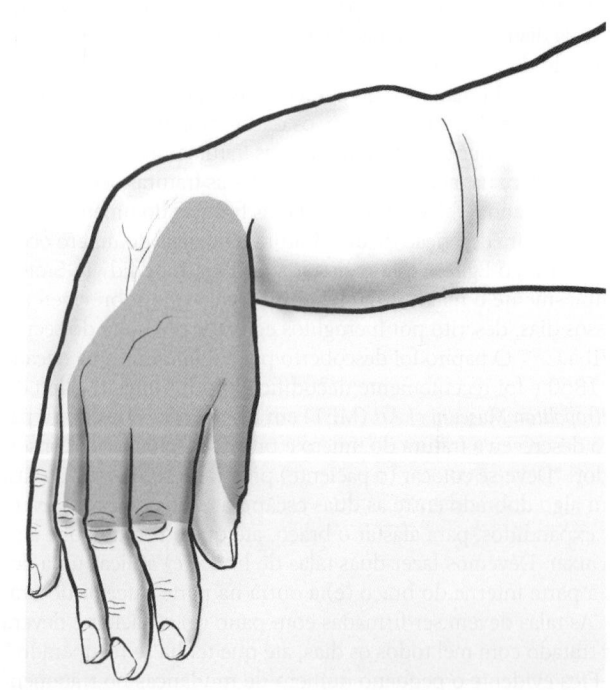

FIGURA 36.2 O quadro clínico de uma paralisia de nervo radial.

1963, Holstein e Lewis[123] associaram um tipo especial de fratura do terço distal da diáfise do úmero, uma fratura em espiral simples desviada, com a extremidade distal desviando em direção ao lado radial, o que ocorria em cerca de 7% de todas as fraturas da diáfise do úmero, com aumento no percentual de paralisia do nervo radial (Fig. 36.3). Esses autores relataram alta incidência de encarceramento do nervo com esse tipo de fratura e recomendaram a exploração do nervo radial em presença de sintomas clínicos. Estudos subsequentes confirmaram o maior risco de lesão ao nervo radial com esse tipo de fratura, mas apoiaram uma estratégia de tratamento expectante, mesmo em presença de sintomas clínicos, pois seus achados indicaram que, em geral, o nervo radial se recupera espontaneamente, independentemente do padrão e da localização da fratura da diáfise do úmero.[75,275]

Heckler e Bamberger[114] pesquisaram a opinião dos profissionais nos Estados Unidos; para tanto, enviaram um questionário a 2.650 médicos, abordando seus procedimentos em casos de fratura da diáfise do úmero associada a uma paralisia de nervo radial. Com base nas 558 respostas, os autores concluíram que, em sua maioria, os médicos concordavam que a incidência de recuperação é alta e que, portanto, há justificativa para a observação. Também se chegou ao consenso de que o nervo deve ser explorado quando houver indicação para intervenção operatória para a fratura e, também, em casos de fraturas expostas.

Lesões aos nervos ulnar e mediano associadas a fraturas da diáfise do úmero não são tão frequentes como as lesões ao nervo radial; além disso, são limitadas as informações relevantes. Noble et al.[208] constataram que nervos ulnares e medianos sofreram lesão em 2,4% e 1,3% dos casos, respectivamente, em uma população de 444 pacientes com fraturas da diáfise do úmero. Omer[215] estudou lesões nervosas do membro superior por qualquer causa (lesões de alta velocidade por arma de fogo, fraturas-luxações, lacerações, etc.) e relatou percentuais elevados de recuperação espontânea, similares para todos os nervos, especialmente em casos de lesões fechadas. Na ausência de informações mais detalhadas, nos casos de lesão ao nervo ulnar ou ao nervo mediano associada a uma fratura da diáfise do úmero, deve-se adotar uma estratégia similar àquela escolhida para as lesões ao nervo radial.

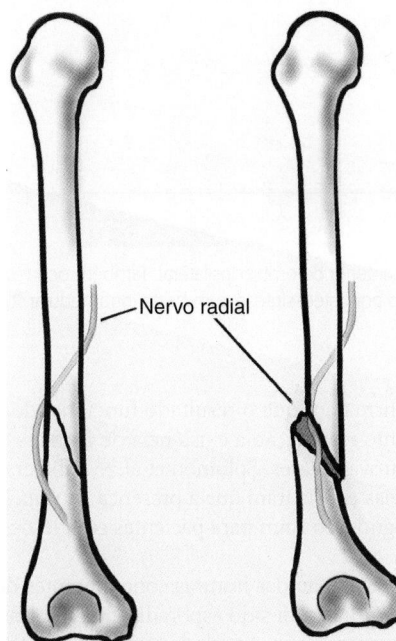

FIGURA 36.3 Fratura de Holstein-Lewis.

Luxação concomitante do ombro ipsilateral

A fratura da diáfise de úmero e uma luxação concomitante do ombro ipsilateral é combinação rara, descrita na literatura em cerca de 11 relatos de casos desde 1990. Sasashige et al.[266] descreveram dois casos de tal combinação – um deles com luxação da parte anterior do ombro, outro com luxação da parte posterior; esses autores enfatizaram o alto grau de suspeita que se faz necessário, especialmente no caso de uma luxação da parte posterior, para que a lesão no ombro não fique sem diagnóstico.

Em geral, aceita-se que a luxação do ombro deve ser imediatamente reduzida sob anestesia, enquanto o tratamento da fratura da diáfise do úmero ainda é objeto de controvérsia. Foram propostos tanto tratamentos conservadores como cirúrgicos, todos com bons resultados (Fig. 36.4).[42,152]

Outras lesões de tecido mole do ombro ipsilateral

Outras lesões de tecido mole do ombro ipsilateral em pacientes com fraturas da diáfise do úmero podem ser negligenciadas. No entanto, essas lesões podem causar problemas para a reabilitação do paciente e para seus resultados; além de poderem influenciar a eficácia do tratamento da fratura do úmero, sobretudo em casos tratados com osteossíntese por haste intramedular anterógrada. O'Donnell et al.[209] investigaram o ombro ipsilateral após uma fratura da diáfise do úmero com estudos de RM, e constataram que 63,6% exibiam evidências de anormalidade, como bursite do espaço subacromial, laceração parcial ou completa do manguito rotador, alterações inflamatórias na articulação acromioclavicular (AC) e fratura do processo coracoide. Os autores concluíram que essas lesões podem contribuir para a dor e a disfunção do ombro depois do tratamento, e a osteossíntese com haste anterógrada pode ser apenas parcialmente responsável por esses sintomas evidenciados no pós-operatório.

Cotovelo flutuante

Geralmente, uma combinação de lesões, que envolvem tanto a diáfise do úmero como as regiões média e proximal do rádio e da ulna, acompanhadas ou não por uma significativa lesão concomitante das partes moles em torno da articulação do cotovelo, resulta de um trauma de alta energia que acarreta uma articulação intermediária instável, o chamado cotovelo flutuante. Embora essa lesão seja mais comum na população pediátrica, também foi estudada em adultos, assim como em algumas séries retrospectivas de casos nos últimos 30 anos.

Rogers et al.[249] apresentaram uma das maiores séries na literatura (19 pacientes) de cotovelo flutuante. Onze pacientes não exibiam lesões concomitantes na articulação do cotovelo, enquanto, em dez, pelo menos um dos componentes da lesão estava aberto, um indício da gravidade dessa rara combinação. As lesões foram tratadas por vários procedimentos, mas, como regra geral, fraturas desviada do antebraço foram tratadas com fixação interna, enquanto as não desviadas foram tratadas por aparelho gessado. Metade das fraturas do úmero foram tratadas por cirurgia, com osteossíntese por placa ou fixação percutânea para as fraturas fechadas e com fixação externa para as fraturas expostas; nas lesões restantes, os pacientes receberam tratamento conservador. À exceção de uma fratura, todas as demais fraturas intra-articulares do cotovelo foram tratadas com fixação interna. Os resultados levaram a muitas complicações significativas, como, por exemplo, sete pseudartroses de úmero e uma pseudartrose do rádio, três infecções profundas, um caso de miosite ossificante, 11 casos de problemas neurovasculares graves com recuperação incompleta na maioria dos casos, e duas amputações. A principal conclusão do estudo foi que pacientes com lesões fechadas obti-

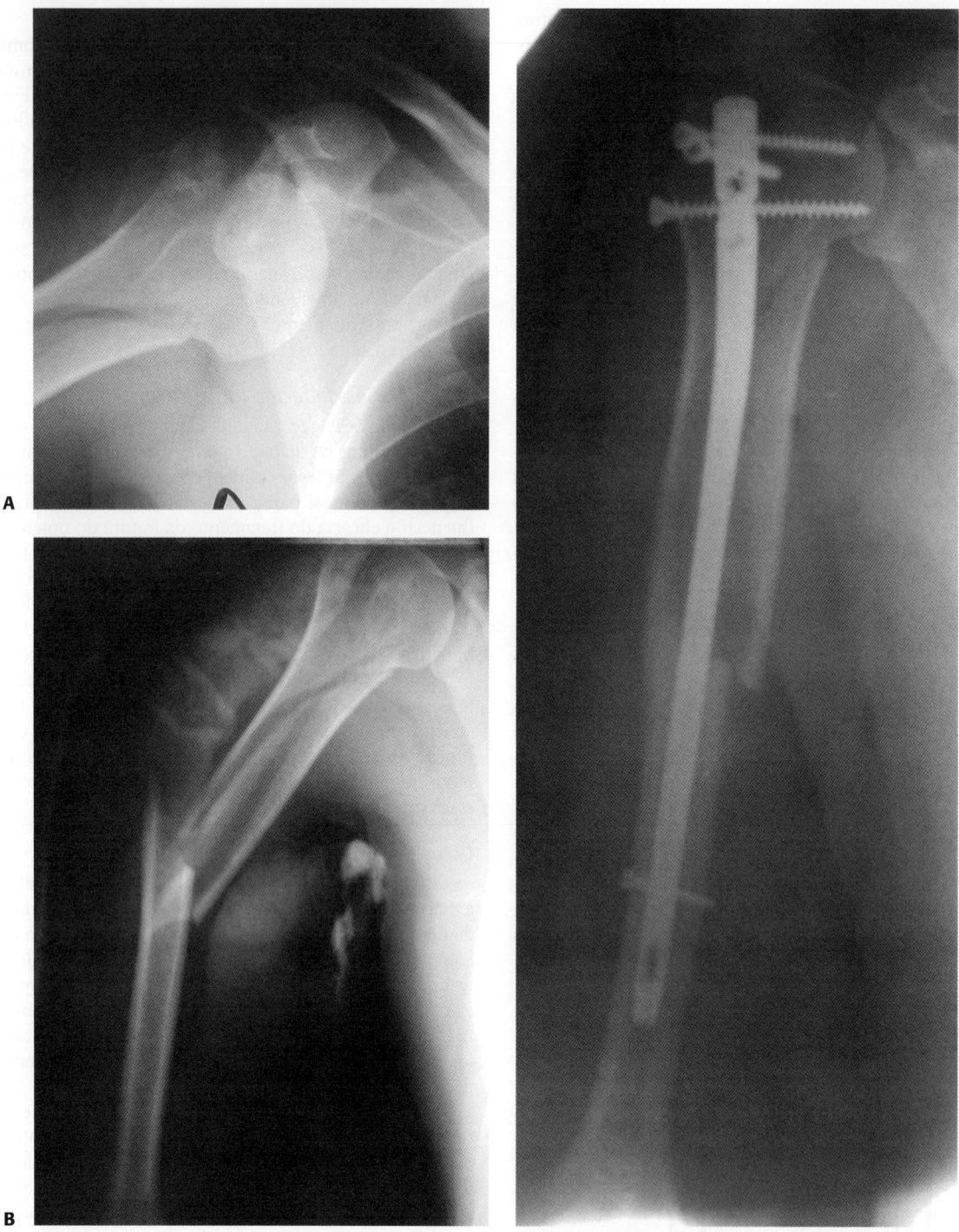

FIGURA 36.4 A: Caso de fratura da diáfise proximal do úmero com luxação associada da parte anterior do ombro ipsilateral. Também ocorreu fratura da tuberosidade maior. **B:** Redução imediata do ombro luxado sob sedação. **C:** Tratamento definitivo por osteossíntese com haste intramedular 2 dias depois.

veram melhores resultados em relação aos pacientes com lesões abertas; os pacientes tratados com redução aberta e fixação interna (RAFI) obtiveram resultados significativamente melhores, quando comparados aos tratados por método conservador. Isso foi confirmado por Langer e Foster 1 ano depois, em uma série menor de nove pacientes com lesões de cotovelo flutuante. Esses autores relataram resultados satisfatórios apenas para pacientes com tratados cirúrgico de ambas as fraturas.[158] Embora pareça lógico que uma lesão neurovascular concomitante seja um fator prognóstico adverso para pacientes com cotovelo flutuante, Yokoyama et al.[322] afirmaram que o resultado funcional de tais pacientes é irrelevante em relação à existência de fraturas expostas ou de lesões neurovasculares. Solomon et al.[281] debateram essas colocações prévias e insistiram que a presença de uma lesão nervosa é fator prognóstico ruim para pacientes com lesões de cotovelo flutuante.

Além da típica lesão das fraturas concomitantes de diáfise do úmero, rádio e ulna, têm sido esporadicamente publicados artigos que descrevem variações de lesões de cotovelo flutuante, como, por exemplo, combinações de uma lesão adicional aos tecidos moles no cotovelo (p. ex., luxação concomitante) ou fraturas adicionais (principalmente dos côndilos do úmero). O ponto comum de todos esses relatos é que o cotovelo flutuante é uma lesão grave que justifica o tratamento cirúrgico e também uma meticulosa reabilitação pós-operatória, com alto percentual de complicações e, não raro, com resultados desfavoráveis (Fig. 36.5).

Sinais e sintomas de fratura da diáfise do úmero

O paciente alerta pode fornecer uma descrição detalhada do acidente, que pode caracterizar a lesão como de alta ou baixa velocidade; isso fará com que o ortopedista volte sua atenção para elementos específicos que possam exigir cuidado imediato, ou investigações adicionais. Em sua maioria, as fraturas da diáfise do úmero ocorrem como resultado de quedas do mesmo nível ou de lesões menores por torção em pacientes idosos e com osteoporose, enquanto, em indivíduos mais jovens, frequentemente a causa precipitante é uma lesão de maior energia, o que inclui lesões por AT, acidente industrial, queda de altura, prática esportiva e lesões por arremesso.[76,150,265] Também se deve considerar a possibilidade de uma fratura em osso patológico em casos de histórico de trauma mínimo; assim, tem fundamental importância uma minuciosa investigação da história clínica pregressa do paciente. Devem ser pesquisadas informações extras sobre comorbidades, medicação, cirurgias prévias e hábitos que possam interferir com o uso de anestésicos, consolidação da fratura ou na reabilitação (p. ex., fumo, alcoolismo e abuso de drogas).

Em pacientes não politraumatizados, o sintoma clínico mais notável é a dor excruciante no local fraturado. O braço do paciente tem aspecto inchado e frequentemente exibe óbvia deformação. O paciente sustenta o braço lesionado com a mão contralateral e tenta evitar qualquer manipulação ou movimento das articulações do ombro e do cotovelo no membro ipsilateral. Enquanto o paciente reluta em permitir que o médico examine o braço lesionado, este deve tentar excluir a ocorrência de lesão em outras áreas do membro superior ou em qualquer outra parte do corpo, como cabeça, pescoço, tórax ou abdome. Em caso de uma lesão que permita comunicação do osso com o ambiente, o braço e a axila devem ser cuidadosamente inspecionados. Em um cenário mais frequente de fraturas fechadas, o médico voltará sua atenção para o quadro neurovascular do braço. As artérias radial e ulnar são palpadas à altura do punho,

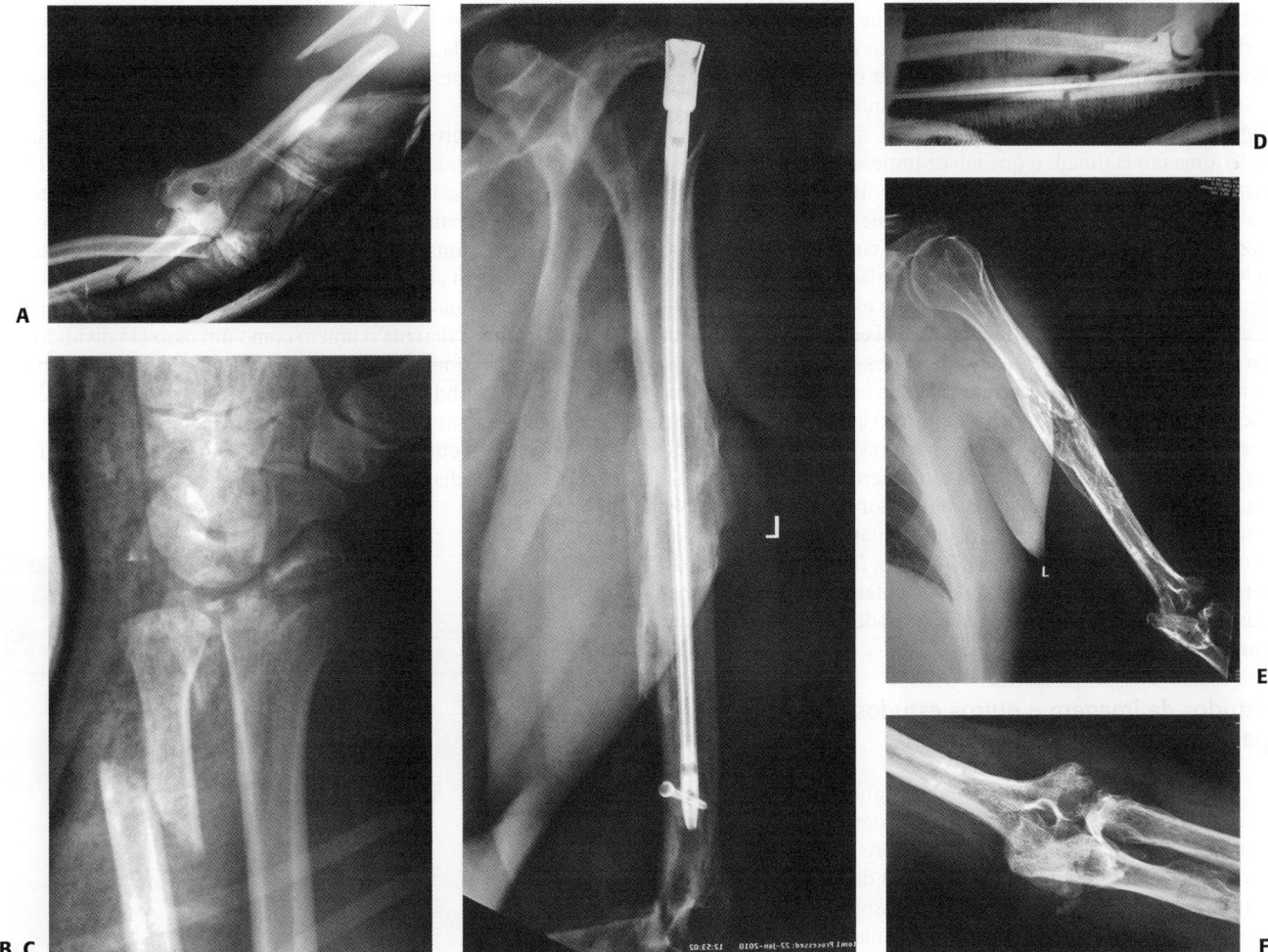

FIGURA 36.5 A: Lesão grave de cotovelo flutuante. Fratura das diáfises do úmero e da ulna, fratura exposta da cabeça do rádio e luxação do cotovelo. **B:** Fraturas ipsilaterais do terço distal do rádio e da ulna e fraturas-luxações dos ossos carpais. **C:** Após a ressuscitação do paciente (que também tinha sofrido uma grave lesão pélvica) e da estabilização provisória do braço com talas, o úmero foi fixado com haste intramedular. **D:** Foi feita redução da luxação do cotovelo e substituição da cabeça do rádio; e a ulna foi estabilizada com uma haste longa, que também estava fixando sua diáfise distal fraturada. **E:** Dezoito meses mais tarde, a haste foi removida, revelando uma fratura de úmero com boa consolidação. **F:** Infelizmente, ocorreu infecção profunda no cotovelo, implicando remoção da prótese de cabeça do rádio. O paciente foi tratado com antibióticos IV, mas ficou com um cotovelo rígido e dolorido. O paciente declinou de nova cirurgia.

e a mão deve ser avaliada para a adequação do reenchimento capilar. Em seguida, o médico deve avaliar o quadro neurológico do braço. Embora um exame clínico deva ser feito para todos os nervos periféricos principais, o médico deve dedicar-se especialmente à funcionalidade do nervo radial, porque, em decorrência de sua relação anatômica com o úmero, é nessa estrutura que as lesões ocorrem mais frequentemente. A extensão do punho e da articulação interfalângica do polegar, juntamente com o exame da sensibilidade do dorso da mão, pode revelar uma lesão potencial do nervo radial; assim, qualquer achado – negativo ou positivo – deverá ser registrado. O cotovelo, antebraço, punho e mão no membro ipsilateral devem ser palpados para avaliação da sensibilidade, além de inspecionados em busca de sinais patológicos como edema, contusões, feridas ou alteração da cor.

Em casos de pacientes politraumatizados, pode ser difícil – ou mesmo impossível – obter qualquer informação do paciente. Portanto, o médico deve coletar dados sobre o acidente e sobre o estado do paciente anterior à lesão mediante o inquérito de testemunhas, paramédicos ou parentes. Normalmente, a lesão do braço terá baixa prioridade em relação às demais lesões; e o paciente deve ser tratado segundo as orientações do Suporte Avançado de Vida no Trauma (SAVT). Já com o paciente estabilizado e excluídas as patologias que representem risco à vida ou ao membro, a atenção do médico deve se voltar para o braço lesionado. Se o paciente se mostrar cooperativo, o exame clínico prosseguirá conforme descrito anteriormente. Se o paciente estiver inconsciente ou estressado, o exame poderá se revelar uma tarefa difícil, o que talvez impossibilite a obtenção de parâmetros como a avaliação do quadro neurológico do braço. Tal situação pode ser problemática, porque se uma paralisia nervosa for subsequentemente detectada, o cirurgião não saberá se a lesão nervosa foi resultado de manipulação da fratura ou de uma intervenção cirúrgica. O restante do exame clínico deve ser meticuloso; uma inspeção circunferencial completa deverá revelar a existência de ferida(s) e levantar a possibilidade de uma fratura exposta, enquanto uma alteração da cor do braço pode indicar algum problema vascular. Por outro lado, as deformidades servem para a localização de outros setores lesionados. O médico responsável pelo exame deve estar alerta para o fato de que pacientes politraumatizados exibem maior incidência de lesões em outras áreas do braço (cotovelo flutuante) ou em torno da articulação do ombro (luxação do ombro, fratura coexistente do terço proximal do úmero), e que pacientes com fraturas fechadas decorrentes de lesões de alta velocidade podem evoluir para síndrome compartimental recente.

Estudos de imagem e outros estudos diagnósticos para fraturas da diáfise do úmero

Qualquer paciente com suspeita de fratura da diáfise do úmero deve passar por uma investigação radiográfica em dois planos que formem um ângulo de 90° entre si. As articulações do ombro e do cotovelo do membro ipsilateral devem ser inclusas no estudo radiológico, para exclusão de possível extensão da fratura ou de qualquer lesão associada à articulação. Na maioria dos casos, as fraturas da diáfise do úmero dispensarão outras modalidades de imagem, e as duas projeções simples, com boa qualidade, serão adequadas para a avaliação das fraturas e para o planejamento do tratamento. Em caso de dúvida sobre a morfologia da fratura e/ou de existência de lesões associadas nas vizinhanças do úmero ou em outro local, o cirurgião deverá ordenar outras radiografias centradas no ombro, cotovelo, antebraço, punho e mão. Se as radiografias revelarem ou levantarem suspeita de possível fratura intra-articular proximal ou distal, talvez haja necessidade de uma investigação mais detalhada, ajudada por um estudo de tomografia computadorizada.

Inicialmente, os sinais clínicos de lesão vascular podem ser investigados com um oxímetro de pulso ou com Doppler e, em casos de lesão grave, com uma angiografia (Fig. 36.6). Se, depois da estabilização de uma fratura da diáfise do úmero, o cirurgião observar sinais de lesão nervosa, a ultrassonografia poderá ajudar na detecção da lesão e de sua extensão.[299]

Pode-se recorrer a estudos de condução nervosa e de eletromiografia (EMG) para a avaliação do quadro funcional de um nervo e de sua velocidade de recuperação; esses estudos podem ser empregados sobretudo depois da paralisia do nervo radial. No entanto, tais investigações não influenciam significativamente a decisão, no que tange ao tratamento da fratura.

Classificação das fraturas da diáfise do úmero

Lesão óssea

Os sistemas de classificação foram introduzidos na prática ortopédica como instrumentos válidos capazes de propiciar informação acerca da gravidade da lesão, indicar opções terapêuticas e prever desfechos. A categorização de padrões de fratura através de sistemas de classificação contribui para a melhor organização dos projetos de pesquisa e para análises mais abrangentes de seus resultados.

Em 1990, o grupo AO apresentou a classificação AO/Müller para fraturas de ossos longos.[203] A classificação foi revista em 1996 pela Orthopaedic Trauma Association (OTA), posteriormente foi melhorada e expandida em 2007, para incluir todas as fraturas do esqueleto humano (Capítulo 2).[180] A Figura 36.7 apresenta uma classificação abrangente das fraturas da diáfise do úmero, de acordo com o *Fracture and Dislocation Classification Compendium 2007*. O sistema designa o úmero como um osso (1) dividido em três partes: proximal (11), diafisária (12) e distal (13). O segmento diafisário é subdividido em três tipos: fraturas simples (12-A), que consistem em dois fragmentos principais – proximal e distal; fraturas em cunha (12-B) compostas por um ou mais fragmentos intermediários com contato entre os fragmentos princi-

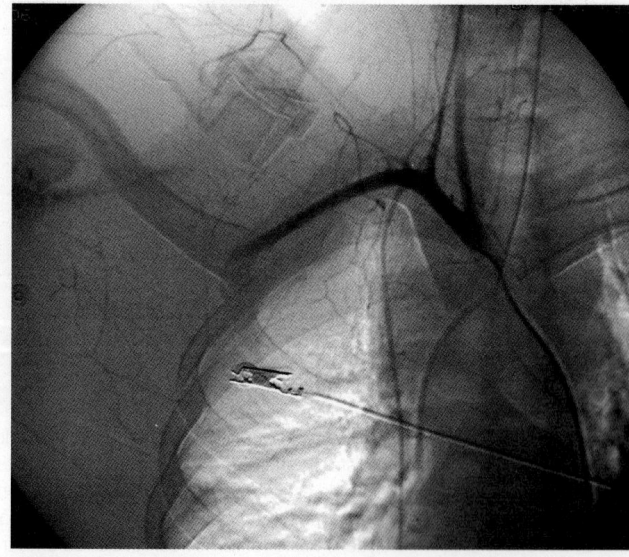

FIGURA 36.6 Angiografia revelando ruptura traumática da artéria subclávia. Também pode ser observada a separação esternoclavicular completa.

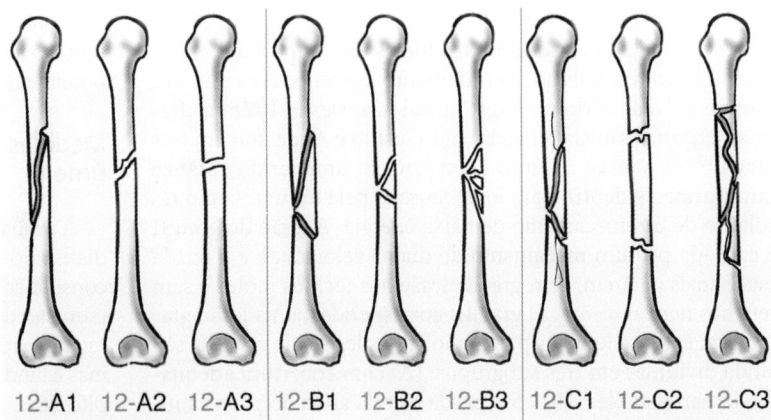

FIGURA 36.7 Classificação AO/OTA das fraturas da diáfise do úmero.

pais depois da redução; e fraturas complexas (12-C), na qual há mais cominuição, e não há contato dos fragmentos principais proximal e distal principais depois da redução. Os tipos são ainda divididos em três grupos, dependendo da morfologia: desde "benignos" (1) até "difíceis" (3); e cada grupo é subdividido em três subgrupos que definem as zonas proximal, média ou distal da diáfise onde ocorreu a fratura.

Desde sua introdução, o sistema de classificação AO/Müller tem sido considerado ferramenta inestimável para pesquisa e comunicação acadêmica. Contudo, ao longo dos anos, esse sistema tem recebido críticas por ser complicado, com baixa concordância na variação inter- e intraobservadores, e pouca confiabilidade.[136,205,291,293] Sua última versão (2007) se tornou mais complexa, sem ter sido validada para concordância dos usuários e para outros parâmetros importantes como, por exemplo, seleção do tratamento, resultados e facilidade de uso na prática clínica cotidiana.[180] Recentemente, foi apresentado um novo sistema simplificado de classificação para fraturas de diáfise de osso longo que pode facilitar a comunicação clínica, ajudar na escolha do método terapêutico e prever complicações e resultados (Tab. 36.1 e Fig. 36.8).[91] O sistema divide a diáfise de cada osso longo (fêmur, tíbia, úmero, rádio, ulna) em três zonas de igual comprimento. A zona proximal é designada pela letra maiúscula P (i. e., proximal), a zona média pela letra M (i. e., média) e a zona distal pela letra D (i. e., distal). As letras P, M, D descrevem a localização da fratura. Quando uma fratura se prolonga até mais de uma zona ou ocorre na área de transição entre duas zonas, a localização deve ser descrita apropriadamente por duas ou três iniciais – de proximal até distal. Quanto à morfologia, as fraturas são classificadas como simples (S), intermediárias (I) ou complexas (C); essas letras se seguem as letras que definem a localização. Fraturas simples são aquelas lesões sem cominuição (fraturas "único traço") e com subdivisão em transversais ou ligeiramente oblíquas (t) e espirais (s). A existência de um ou dois pequenos fragmentos ósseos não deve mudar a definição de determinada fratura de uma fratura simples. Fraturas intermediárias exibem um ou dois fragmentos ósseos consideráveis, enquanto fraturas complexas se apresentam com mais de três fragmentos ósseos, ou com maior cominuição. Propõe-se que, embora a classificação AO/OTA deva ser empregada para projetos científicos e de pesquisa, a nova classificação oferecida deve se transformar em uma ferramenta útil para a comunicação e a prática clínica cotidiana.

TABELA 36.1 Classificação de Garnavos

Topografia	Morfologia
P: Proximal	**S:** Simples (sem fragmentos em borboleta)
M: Média	**t:** Transversal ou oblíqua
D: Distal	**s:** Em espiral
j: Extensão em direção à articulação	**I:** Intermediária (um ou dois fragmentos em borboleta de dimensões consideráveis)
	C: Complexa (três ou mais fragmentos em borboleta de qualquer tamanho, ou grande cominuição)

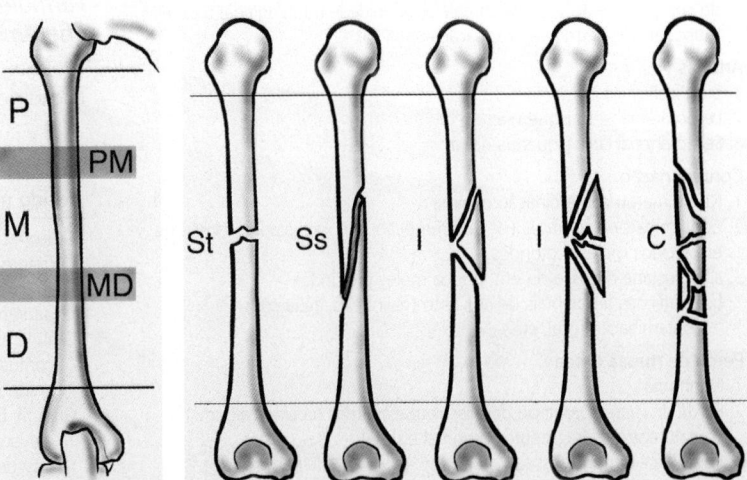

FIGURA 36.8 Classificação de Garnavos para as fraturas da diáfise do úmero.

Lesão de tecido mole

A gravidade da lesão às partes moles tem importância fundamental para a seleção do tratamento e para o resultado das fraturas da diáfise do úmero (Capítulo 2). Desde 1976, as fraturas expostas são classificadas por Gustilo e Anderson em três graus.[106,107] A lesão de grau I consiste em uma ferida cutânea puntiforme de dentro para fora, causada pela fratura, como resultado de um mecanismo de baixa energia. A lesão de grau II é causada por um mecanismo de maior velocidade e a ferida mede mais de 1 cm, sem grande lesão aos tecidos moles e sem retalhos nem avulsões. O grau III corresponde a uma lesão grave, com extensa lesão às partes moles. As lesões de grau III são ainda divididas em três subgrupos: (A) com cobertura adequada de partes moles, (B) com perda significativa de partes moles, desnudamento de periósteo e exposição óssea que exigirá cobertura por retalho, e (C) com lesão vascular que necessitará de reparo.

Recentemente, o Grupo de Estudo de Fraturas Expostas da OTA publicou proposta para uma nova classificação das fraturas expostas.[216] O Grupo de Estudo identificou fatores na literatura utilizados no cenário clínico para avaliar fraturas expostas do membro superior, membro inferior e pelve. Essa lista de fatores foi revisada por um painel de sete membros, todos traumatologistas ortopédicos; cada profissional examinou independentemente e priorizou cada fator para inclusão ou exclusão no novo esquema de classificação de fraturas expostas. Os resultados dessa análise foram discutidos por um "grupo de trabalho para fraturas expostas", e na ocasião foi proposto um novo sistema de classificação de tais fraturas. Essa proposta foi posteriormente revista, depois de ter sido testada através de um processo de coleta de dados clínicos. A Tabela 36.2 apresenta a proposta para a Nova Classificação de Fraturas Expostas.

TABELA 36.2 Classificação do grupo OTA/OFS para fraturas expostas

Pele
1. Pode ser aproximada
2. Não pode ser aproximada
3. Desluvamento extenso

Músculos
1. Sem músculo na área, sem necrose muscular apreciável, alguma lesão muscular com função intacta
2. Perda de massa muscular, mas o músculo permanece funcional, com alguma necrose localizada na zona da lesão que necessita de excisão; unidade músculo-tendão intacta
3. Músculo morto, perda da função muscular, excisão parcial ou completa do compartimento, ruptura completa da unidade miotendínea, o defeito muscular não permite aproximação

Artérias
1. Sem lesão
2. Lesão arterial sem isquemia
3. Lesão arterial com isquemia distal

Contaminação
1. Nenhuma ou contaminação mínima
2. Contaminação superficial (de fácil remoção, não incrustada no osso ou em tecidos moles profundos)
3. a. Incrustada no osso ou em tecidos moles profundos
   b. Condições ambientais de alto risco (galinheiro, água com contaminação fecal, etc.)

Perda de massa óssea
1. Nenhuma
2. Perda de massa óssea ou desvascularização, mas há ainda algum contato entre os fragmentos proximal e distal
3. Perda de segmento ósseo

Tscherne e Gotzen[301] classificaram as lesões de partes moles em fraturas fechadas, pois essa variável pode desempenhar papel importante no curso do tratamento e no desfecho da lesão (Tab. 36.3).

Medidas de resultado para fraturas da diáfise do úmero

A avaliação de resultados depois do tratamento de fraturas da diáfise do úmero deve considerar os parâmetros relacionados à consolidação óssea e à cicatrização das partes moles, além da restauração da função das articulações do ombro e do cotovelo do membro ipsilateral. A avaliação funcional das articulações próximas é ainda mais importante em casos nos quais ocorreram complicações, como pseudartrose ou problemas neurológicos.

Normalmente, o processo de consolidação óssea é avaliado em intervalos de 4 a 6 semanas por radiografias simples e exames clínicos, até que ocorra a consolidação da fratura. Os sinais radiológicos amplamente adotados para constatação da consolidação de fratura são a identificação do calo em ponte em duas projeções ortogonais, ou em três das quatro corticais.[317] Mais especificamente, em casos de fratura da diáfise do úmero, Sarmiento et al.[265] definiram a consolidação da fratura como a formação de uma ponte óssea entre os principais fragmentos, observada em pelo menos uma radiografia, se não houver dor no local fraturado. Um estudo de TC pode oferecer informações mais detalhadas e confirmar casos de consolidação em segundo tempo ou de pseudartrose, mas essa modalidade deve ser reservada para pacientes cuja consolidação da fratura não esteja progredindo, conforme avaliação por imagens radiográficas de rotina e pelo exame físico.[14]

A recuperação funcional das articulações do ombro e cotovelo pode ser afetada pela lesão inicial ou pelo tratamento, devendo ser avaliada com sistemas de pontuação. Talvez o sistema de pontuação mais popular para a avaliação da recuperação pós-traumática do ombro seja o proposto por Constant e Murley[52] em 1987. O escore de Constant-Murley é uma ferramenta de avaliação funcional do ombro de 100 pontos, na qual escores mais altos refletem melhor funcionamento. Ele inclui escores para dor (15 pontos), avaliação funcional (20 pontos), amplitude de movimento (ADM) (40 pontos) e medidas de força (25 pontos) (Tab. 36.4). Um ponto fraco desse sistema é que ele requer uma grande coleta de dados objetivos pelo cirurgião, o que pode afetar a confiabilidade interobservadores.

Outros escores populares para o ombro, utilizados na avaliação da eficácia do tratamento depois de uma lesão, são descritos a seguir.

Formulário de relato pessoal para o ombro da organização The American Shoulder and Elbow Surgeons (ASES)

Trata-se de um formulário padronizado de 100 pontos para avaliação do ombro; 50 desses pontos são resultantes de um relato

TABELA 36.3 Classificação de Tscherne e Gotzen das lesões de tecido mole em fraturas fechadas

Grau 0: Lesão mínima aos tecidos moles, violência indireta, padrão de fratura simples
Grau I: Abrasão superficial de contusão causada por pressão interna, padrão de fratura leve-moderado
Grau II: Abrasões profundamente contaminadas, em associação com contusão cutânea ou muscular localizada, síndrome compartimental iminente, fratura grave
Grau III: Extensa contusão ou esmagamento da pele, envolvendo gravemente o músculo subjacente, síndrome compartimental descompensada, importante lesão vascular associada, fratura grave

TABELA 36.4 Escore de Constant-Murley para avaliação da recuperação da articulação do ombro depois do trauma

Dor 15/100 pontos	Dor intensa 0 Dor moderada 5 Dor mínima 10 Sem dor 15			
Mobilidade 40/100 pontos	Flexão anterógrada 10 pontos		Abdução 10 pontos	
	0–30	0	0–30	0
	31–60	2	31–60	2
	61–90	4	61–90	4
	91–120	6	91–120	6
	121–150	8	121–150	8
	151–180	10	151–180	10
	Rotação lateral 10 pontos (À mão, não é permitido tocar a cabeça)		Rotação medial 10 pontos	
	Não alcança a cabeça	0	Final do polegar até o aspecto lateral da coxa	0
	Mão atrás da cabeça com o cotovelo para a frente	2	Final do polegar até a nádega	2
	Mão atrás da cabeça com o cotovelo para trás	2	Final do polegar até a junção lombossacral	4
	Mão no alto da cabeça com o cotovelo para a frente	2	Final do polegar até L3 (cíngulo)	6
	Mão no alto da cabeça com o cotovelo para trás	2	Final do polegar até T12	8
	Completa elevação do alto da cabeça	2	Final do polegar até T7(interescapular)	10
Força 25/100 pontos	Força de abdução contra resistência no nível da escápula, com o antebraço em pronação. O escore é atribuído em uma escala móvel de até 25 pontos.			
Função 20/100 pontos	Capacidade de trabalhar Atividades recreativas Capacidade de dormir	0 a 4 pontos 0 a 4 pontos 0 to 2 pontos		
	Capacidade de trabalhar ao nível: Do cíngulo Do xifoide Do pescoço Da cabeça Acima da cabeça	2 pontos 4 pontos 6 pontos 8 pontos 10 pontos		

pessoal do paciente na forma de Escalas Análogas Visuais (EAV) para dor e instabilidade, e um questionário relativo à capacidade de realizar atividades da vida diária.[146] A seção de avaliação pelo médico contém uma área de coleta de informações demográficas e avalia ADM, sinais físicos específicos, força e estabilidade.

Oxford Shoulder Score

Para a obtenção da avaliação, esse sistema se fundamenta na avaliação subjetiva, pelo paciente, da dor percebida e do comprometimento das atividades da vida diária.[63] Portanto, não há necessidade de uma consulta para acompanhamento clínico. O Oxford Shoulder Questionnaire tem pontuação total máxima de 60; desse total, quatro perguntas, relacionadas à dor, representam 33 pontos, enquanto os 27 pontos restantes são derivados de oito perguntas relacionadas às atividades da vida diária. Deve-se lembrar que piores resultados recebem escores mais altos.

Normalmente o funcionamento do cotovelo após um trauma é avaliado pela amplitude de flexão e extensão. A seguir, são descritos alguns sistemas de pontuação populares para avaliação da recuperação da articulação do cotovelo depois do trauma.

Índice de Mayo para Desempenho do Cotovelo (MDC)

Provavelmente este é o sistema de pontuação mais popular para avaliação da recuperação da articulação do cotovelo depois de um trauma.[198] Esse sistema avalia o movimento em termos de flexão e extensão. A escala não avalia força ou deformidade. A função e o movimento têm menor peso em relação a dor (Tab. 36.5).

Formulário de relato pessoal para ombro e cotovelo da organização American Shoulder and Elbow Surgeons (ASES-e)

Esse sistema de pontuação foi desenvolvido pelo American Shoulder and Elbow Research Committee.[146] A autoavaliação do paciente utiliza EAV para dor e uma série de perguntas relacionadas à função do membro. A seção de avaliação pelo médico consiste em quatro partes: movimento, estabilidade, força e achados físicos. Pontuações mais altas indicam pior função.

TABELA 36.5 Índice de Mayo para Desempenho do Cotovelo (MDC), para avaliação da recuperação da articulação do cotovelo após traumatismo

Dor (máx. 45 pontos)	Nenhuma	45
	Leve	30
	Moderada	15
	Intensa	0
Mobilidade (máx. 20 pontos)	Arco de mobilização > 100°	20
	Arco de mobilização > 50° e < 100°	15
	Arco de mobilização < 50°	5
Estabilidade (máx. 10 pontos)	Estável	10
	Estabilidade moderada	5
	Visivelmente instável	0
Função (máx. 25 pontos)	Pode pentear os cabelos	5
	Pode comer	5
	Pode cuidar da higiene	5
	Pode vestir a camisa	5
	Pode calçar os sapatos	5

Além dos sistemas de pontuação dedicados à avaliação funcional das articulações do ombro ou do cotovelo, o sistema IBOM (Incapacitação do Braço, Ombro e Mão) (uma iniciativa conjunta da American Academy of Orthopedic Surgeons [AAOS], Council of Musculoskeletal Specialty Societies [COMSS] e do Institute for Work & Health [Toronto, Ontário]) avalia os sintomas e o quadro funcional do braço lesionado em sua totalidade.[127] O sistema IBOM é um questionário com 30 itens com cinco opções de resposta para cada item. Esse teste tem pontuação máxima de 100; escores mais altos refletem maior incapacitação. O IBOM é uma ferramenta válida e confiável para a avaliação da recuperação após politraumatismo no membro superior. O Quick-IBOM (Tab. 36.6) é uma versão abreviada do sistema de pontuação IBOM. O Quick-IBOM consiste em 11 itens que medem a função e sintomas físicos em pessoas com um ou vários transtornos musculoesqueléticos do membro superior. De maneira análoga ao instrumento IBOM, cada item tem cinco opções de resposta. O escore final varia de zero (nenhuma incapacitação) a 100 (a maior incapacitação possível). Pode-se tolerar apenas a omissão de um item; se dois ou mais itens estiverem faltando, o escore não poderá ser calculado.

ANATOMIA PATOLÓGICA E APLICADA RELACIONADAS ÀS FRATURAS DA DIÁFISE DO ÚMERO

A diáfise do úmero se prolonga desde o colo cirúrgico do úmero, imediatamente abaixo das tuberosidades maior e menor, até a crista supracondilar no cotovelo.[91,104] Com uma secção transversal da diáfise do úmero, pode-se observar que o osso é arredondado proximalmente, tendo sua forma gradualmente alterada até se tornar distalmente triangular; seu canal medular se estreita na parte distal. Por razões descritivas, o osso pode ser dividido em três partes de igual comprimento: terços proximal, médio e distal. A superfície do úmero também pode ser dividida em três partes longitudinais: anterolateral, anteromedial e posterior. Cada área é definida por cristas ósseas que se estendem desde as tuberosidades até a região supracondilar. O conhecimento do polimorfismo da secção transversal e da anatomia da superfície da diáfise do úmero pode facilitar a fixação interna, pois as placas se encaixam mais apropriadamente em superfícies planas, enquanto a introdução de uma haste retrógrada pode se revelar tarefa complicada, caso a forma triangular mais estreita do terço distal do úmero seja negligenciada. Alguns pontos de referência importantes da diáfise do úmero são a tuberosidade deltoide (ponto de inserção do músculo deltoide) na superfície anterolateral do osso no nível da junção dos terços proximal e médio da diáfise; e o sulco espiral no aspecto médio/posterior, que contém o nervo radial e a artéria braquial profunda.

O úmero está revestido por um invólucro espesso de tecidos moles, dentre os quais se observam músculos fortes e um arranjo bastante complicado de estruturas neurovasculares (Fig. 36.9). No sentido proximal-distal, os músculos que circundam o úmero são: deltoide, peitoral maior, redondo maior, grande dorsal, coracobraquial, braquial, braquiorradial e tríceps braquial. O conhecimento do curso e do local de inserção de cada músculo poderá esclarecer o desvio que ocorre nas fraturas da diáfise e, além disso, facilitar o planejamento pré-operatório e a técnica de fixação. Um exemplo típico é o desvio do fragmento proximal do úmero em abdução em casos de fraturas proximais à inserção do peitoral maior, devido à tração exercida pelo músculo deltoide. Os músculos que circundam a diáfise do úmero formam dois compartimentos, o anterior e o posterior, que estão separados por membranas fasciais (septos). O compartimento anterior contém os flexores do cotovelo (bíceps, braquial e coracobraquial) e o compartimento posterior contém o tríceps braquial com suas três cabeças (longa, lateral e medial). O nervo radial ingressa no compartimento posterior e avança entre as cabeças longa e lateral do tríceps, penetra no sulco espiral que se situa posteriormente à tuberosidade deltoide e prossegue em seu curso posterolateral, em uma trajetória adjacente ao osso, antes de deixar o sulco espiral no aspecto lateral do úmero, aproximadamente 10 a 15 cm proximalmente ao epicôndilo lateral.[105]

Ao planejar procedimentos cirúrgicos para o terço distal do úmero, é importante considerar que, com a saída do nervo radial do sulco espiral e sua anteriorização, a distância medida desde a superfície articular do terço distal do úmero nunca será inferior a 7,5 cm.[304] O nervo mediano e a artéria braquial partilham um curso comum no aspecto medial do compartimento anterior; e no nível do cotovelo, essas estruturas se situam entre o tendão do bíceps e o pronador redondo. O nervo musculocutâneo também se situa no interior do compartimento anterior e cruza longitudinalmente o terço distal do úmero, lateralmente ao nervo mediano e à artéria braquial. Esse nervo pode ficar em perigo durante o bloqueio distal anteroposterior (AP) nos procedimentos de osteossíntese com haste anterógrada, ou na janela distal de uma osteossíntese minimamente invasiva com placa (OMIP). A parte proximal do nervo ulnar avança nas proximidades do nervo mediano, no interior do compartimento anterior; mas na arcada de Struthers, aproximadamente 8 cm a contar do epicôndilo medial, o nervo ulnar ingressa no compartimento posterior e avança medialmente em direção ao túnel cubital.[230]

Embora o terço proximal do úmero tenha sido estudado no Capítulo 37, é preciso ter conhecimento de sua anatomia cirúrgica para que seja possível o tratamento de fraturas da diáfise do úmero. A penetração do manguito rotador é a abordagem de rotina para a inserção de haste por técnica anterógrada, enquanto os parafusos proximais bloqueados penetram no deltoide e/ou subescapular. O cirurgião deve estar ciente de que o tendão do supraespinhoso é uma estrutura relativamente avascularizada nas proximidades de sua inserção na tuberosidade maior e, portanto, é recomendável que o portal de entrada para a inserção anterógrada da haste seja criado na direção de sua área musculotendinosa.[116]

O nervo axilar avança circunferencialmente em torno do terço proximal do úmero, em sentido anterior-posterior, em uma dis-

TABELA 36.6 Sistema de pontuação Quick-IBOM — Avalia os sintomas e o estado funcional de todo o braço lesionado

1: Sem dificuldade; 2: Dificuldade leve; 3: Dificuldade moderada; 4: Grande dificuldade; 5: Incapaz					
1. Abrir um pote	1	2	3	4	5
2. Intensidade da dor	1	2	3	4	5
3. Intensidade de dormência	1	2	3	4	5
4. Sono	1	2	3	4	5
5. Socialização	1	2	3	4	5
6. Lavar as costas	1	2	3	4	5
7. Lazer enérgico	1	2	3	4	5
8. Tarefas pesadas	1	2	3	4	5
9. Carregar uma sacola	1	2	3	4	5
10. Usar uma faca	1	2	3	4	5
11. Limitação no trabalho	1	2	3	4	5

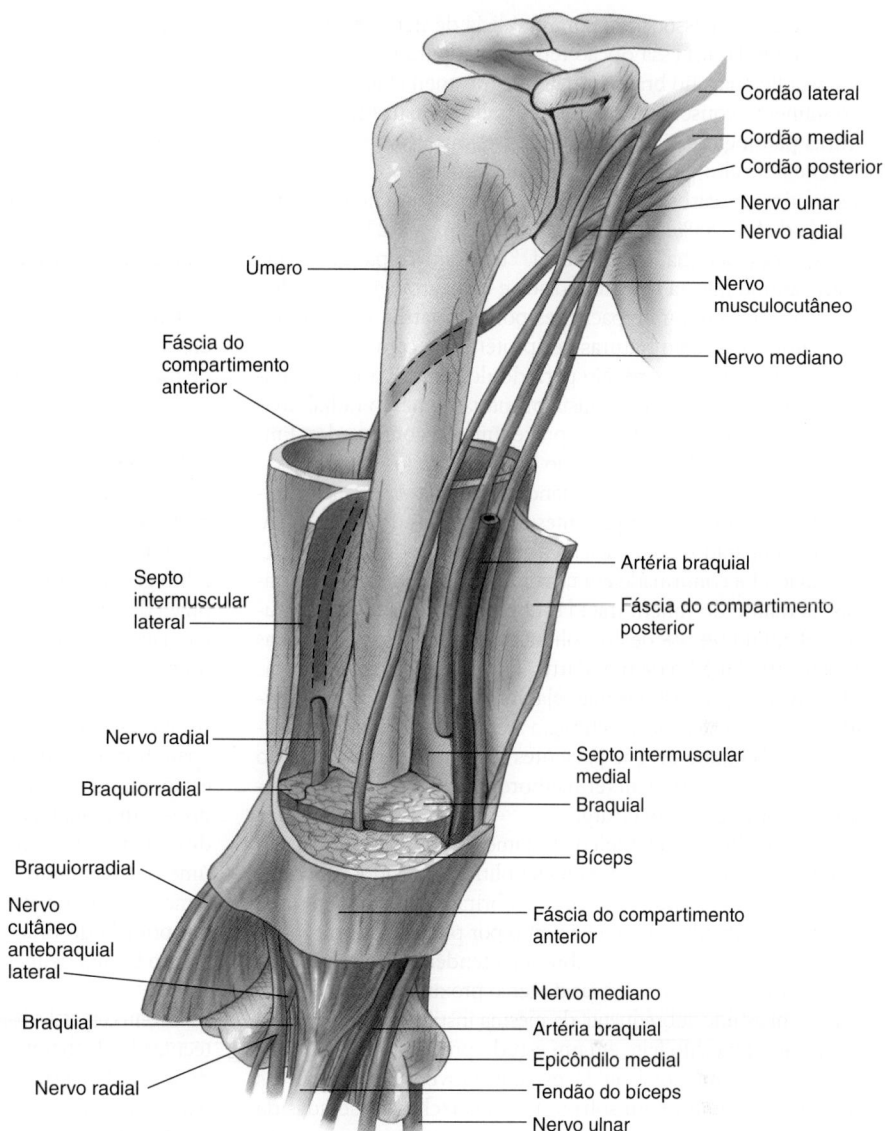

FIGURA 36.9 Anatomia neurovascular do braço.

tância de 4 a 7 cm da ponta do acrômio; esse nervo pode sofrer lesão por uma abordagem lateral estendida à diáfise proximal, ou pela ponta da broca e pelos parafusos utilizados no bloqueio proximal de uma haste intramedular.[302] Do mesmo modo, as artérias circunflexas anterior e posterior da cabeça do úmero podem sofrer lesão, causada pela broca ou pelos parafusos proximais bloqueados de uma haste introduzida por técnica anterógrada.

OPÇÕES TERAPÊUTICAS PARA FRATURAS DA DIÁFISE DO ÚMERO

Tratamento conservador de fraturas da diáfise do úmero

Indicações/contraindicações

Em geral, aceita-se que fraturas fechadas recentes, não complicadas, da diáfise do úmero de pacientes ambulatoriais e cooperativos tenham elevados percentuais de consolidação, com bons resultados funcionais, se forem tratadas por procedimento conservador.[68,188,219] Entretanto, como ocorre em qualquer tratamento, as indicações e contraindicações para uso do tratamento conservador em fraturas da diáfise de úmero são constantemente revistas e sujeitas a mudanças, pois as técnicas cirúrgicas melhoram e o ambiente socioeconômico favorece opções terapêuticas capazes de oferecer recuperações mais rápidas e retornos precoces às atividades normais.

Uma revisão de estudos sobre tratamento conservador de fraturas da diáfise do úmero foi publicada na primeira década do século XXI com o objetivo de definir as modernas indicações e contraindicações para o tratamento conservador. Fraturas fechadas, recentes e isoladas foram as indicações primárias para o tratamento conservador em todos os estudos considerados. Sarmiento et al.[265] revisaram 620 pacientes que tinham sofrido fraturas da diáfise do úmero e que foram tratados com órtese funcional. Além das indicações primárias, esses autores também trataram fraturas expostas (155, 25%), fraturas segmentares (6, 1%), fraturas associadas à luxação do ombro ipsilateral (12, 2%) e fraturas com paralisia primária do nervo radial (67, 11%). Pacientes que tinham sofrido lesão nervosa em decorrência de trauma penetrante ou de ferimento de alta velocidade por arma de fogo foram excluídos da revisão. Koch et al.[150] relataram o tratamento conservador de pacientes politraumatizados, de fraturas expostas e de casos em associação com paralisia de nervo radial, mas não recomendaram essa opção terapêutica para pacientes com fraturas adicionais no braço ipsilateral. Toivanen et al. excluíram do tratamento conservador pacientes politraumatizados ou com fraturas patológicas. Curiosamente, esses autores observaram a ocorrência de alto percentual de pseudartroses após tratamento conservador nos casos em que a fratura se localizava no terço proximal da diáfise (54%) e em fraturas do tipo A/AO (23%).[297] Dentro dessa mesma linha, Ekholm et al.[76] trataram 78 pacientes que tinham sofrido fratura recente, isolada e não patológica da diáfise do úmero, mas excluíram pacientes politraumatizados, com fraturas patológicas, com fraturas periprotéticas e com fraturas anteriores no mesmo úmero. No período de estudo, nove pacientes (10%) tinham sofrido paralisia primária do nervo radial, mas apenas cinco foram tratados por procedimento conservador. Embora os autores tenham informado bons resultados em geral, reconheceram a existência de uma tendência em favor de maior número de pseudartroses em pacientes com fraturas do tipo A/OTA, quando comparados com pacientes com fraturas dos tipos B e C. Esse achado foi confirmado em uma revisão de 18 estudos de fraturas da diáfise do úmero tratadas com órtese funcional. Os autores relataram 94,5% de consolidação para todo o grupo, mas um percentual médio de pseudartrose de 15,4% para as fraturas do tipo A nos cinco artigos que relataram a prevalência de pseudartroses com relação à classificação AO.[219] Esses achados levantam a possibilidade de que pacientes com fratura da diáfise do úmero do tipo A poderiam ter melhores resultados, quando tratados por procedimento cirúrgico.

Rutgers e Ring[259] excluíram do tratamento conservador pacientes com fraturas expostas, pacientes politraumatizados e pacientes com fraturas periprotéticas, e descobriram que pacientes não cooperativos dificultavam o tratamento por procedimento conservador. Também comentaram sobre uma tendência para pseudartrose em fraturas oblíquas longas do terço proximal, o que foi confirmado em estudo subsequente da mesma instituição.[243] A mesma observação tinha sido feita em um estudo precedente por Castella et al.[35] Pehlivan[223] revisou 21 pacientes jovens e cooperativos que recentemente tinham sofrido fraturas fechadas isoladas da parte distal do úmero e que foram tratados por procedimento conservador. Depois de excluir do protocolo casos de politraumatismo, fraturas expostas ou fraturas acompanhadas por lesões neurovasculares, a consolidação em todas as demais fraturas ocorreu sem maiores intercorrências. Recentemente, Decomas e Kaye[65] tentaram identificar fatores de risco associados ao insucesso do tratamento conservador de fraturas da diáfise do úmero. Suas conclusões concordaram com dados prévios, de que fraturas oblíquas curtas e fraturas ocorrentes no terço proximal da diáfise têm maior risco de evoluir para pseudartrose.

Deve-se considerar que a lesão primária ao nervo radial em uma fratura fechada não deve ser considerada contraindicação para tratamento conservador.[76,150,265] Embora todos os estudos considerassem a presença de mais uma lesão no braço ipsilateral como contraindicação para tratamento conservador,[76,150,223,259,265,297] um estudo propôs que fraturas com simultânea luxação do ombro podem ser tratadas por procedimento conservador.[265] Finalmente, com relação às características comportamentais e morfológicas, vale mencionar que pacientes não cooperativos talvez não se prestem ao tratamento conservador de fraturas da diáfise do úmero[223,259] e, apesar dos estudos antigos, nenhum dos estudos mais recentes refere-se à obesidade, ou a mulheres com grandes mamas, como contraindicações para o tratamento conservador.

Com base nessas informações, foi criada uma lista atualizada das indicações e contraindicações para o tratamento conservador de fraturas da diáfise do úmero; essa lista fica na dependência de avaliação por futuros estudos (Tab. 36.7).

Técnicas

O tratamento conservador de fraturas da diáfise do úmero pode ser realizado por meio de várias técnicas, como tração esquelética, bandagem de Velpeau, tala e bandagem corporal, aparelho gessado ou tala em abdução, tala de coaptação ou tala "em pinça de confeiteiro", aparelho gessado pendente e órtese funcional. Dentre essas opções, a tração esquelética e o aparelho gessado pendente foram abandonados, pois sua aplicação é complicada e essas modalidades não são facilmente toleradas pelos pacientes. Bandagens de Velpeau, talas e bandagens corporais, aparelhos "em pinça de confeiteiro" e aparelhos pendentes ainda estão em uso, mas ao longo das últimas duas ou três décadas, a órtese funcional, conforme descrito por Sarmiento et al.,[264] tem dominado o tratamento conservador das fraturas da diáfise do úmero. No entanto, órteses funcionais talvez não estejam imediatamente disponíveis e, em geral, há necessidade de imobilização temporária do braço. Portanto, torna-se necessário o conhecimento básico de técnicas alternativas de imobilização.

Bandagem corporal e bandagem de Velpeau. Bandagem e tipoia é uma técnica fácil e barata, que pode proporcionar rápida imobilização do braço. Uma tipoia sustenta o peso do braço, enquanto a bandagem imobiliza o braço contra o peito. Deve-se aplicar acolchoamento na axila para proporcionar algum conforto ao paciente. A bandagem de Velpeau é técnica de aplicação similar, exceto pela passagem da faixa em torno do braço e do tronco ser mais restritiva, o cotovelo do paciente ficar flexionado e o antebraço ficar posicionado contra o tórax (Fig. 36.10a). Os pacientes não toleram essas duas técnicas por mais que alguns dias, e elas devem ser substituídas, assim que possível, por uma órtese funcional.

Tala "em pinça de confeiteiro"/tala de coaptação. Comumente, a tala "em pinça de confeiteiro" é aplicada para a imobilização temporária de fraturas da diáfise do úmero, sobretudo quando localizadas no terço médio ou distal (Fig. 36.10b). O braço fica coberto por malha tubular e uma bandagem de lã; em seguida, aplica-se uma tira de

TABELA 36.7 Indicações, indicações relativas e contraindicações relativas para tratamento conservador de fraturas da diáfise do úmero

Forte indicação	Indicações relativas	Contraindicações relativas
Fratura recente/fechada/isolada em um paciente cooperativo e ambulatorial	Fratura do tipo A (classificação AO) Fratura oblíqua longa do terço proximal Fratura segmentada Fratura exposta sem lesão neurovascular Paciente não cooperativo	Politraumatismo Lesão vascular Lesões adicionais ao braço ipsilateral Disfunção nervosa persistente ou crescente Fraturas bilaterais Fratura patológica Fratura com pseudartrose

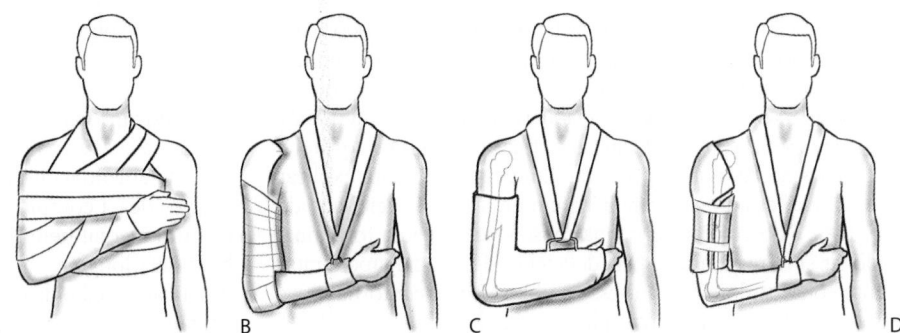

FIGURA 36.10 A: Bandagem de Velpeau. **B:** U-slab (tala "em pinça de confeiteiro"). **C:** Aparelho gessado pendente. **D:** Órtese funcional.

gesso da axila até o lado medial do braço, em torno do olécrano, voltando a tira superiormente pelo aspecto lateral do braço, até o nível do acrômio. O conjunto é fixado nessa posição com uma bandagem elástica. A desvantagem desse tipo de tala é que ela afrouxa com facilidade e "escorrega" para baixo, o que implica frequentes ajustes ou mesmo substituição. Como ocorre com a técnica da bandagem de Velpeau, tão logo seja possível a tala "em pinça de confeiteiro", deve ser substituída por uma órtese funcional.

Aparelho gessado pendente. Aparelhos gessados pendentes são utilizados há muitas décadas para tratamento de fraturas da diáfise do úmero, sobretudo em casos com encurtamento e desvio (Fig. 36.10c). Mais frequentemente, tratam-se de fraturas oblíquas ou espirais simples, ocorridas no terço médio do úmero. Em casos de fraturas transversais com encurtamento, pode-se aplicar um aparelho pendente para reduzir o úmero até o comprimento e alinhamento apropriado. Contudo, essa técnica depende de cuidadosa supervisão porque, se houver negligência, a fratura poderá sofrer desvio, o que colaboraria para a ocorrência de problemas de consolidação. A técnica do aparelho pendente requer a aplicação de um aparelho gessado completo, com o gesso se estendendo desde um ponto acima da fratura até o punho, com o cotovelo flexionado em 90° e o antebraço em posição neutra. O paciente deve ser orientado a manter o braço em posição de decúbito inferior pelo máximo tempo possível, para permitir que a gravidade restaure o comprimento e o alinhamento do úmero. Como rotina, muitos cirurgiões usam aparelhos pendentes por 1 semana ou 10 dias, para que ocorra a redução da fratura; em seguida, o tratamento continua com uma órtese funcional.

Órtese funcional. Desde que foi descrita originalmente em 1977 por Sarmiento et al.,[264] a órtese funcional tem sido a técnica definitiva mais popular para o tratamento conservador de fraturas da diáfise do úmero. Imediatamente depois do acidente, o braço pode ser temporariamente imobilizado com o uso de uma das técnicas descritas antes. Essa imobilização temporária não deve exceder 7 a 10 dias. A essa altura o paciente deve ser examinado no ambulatório e, se os sintomas e o edema cederam, receberá uma órtese pré-fabricada que consiste em duas calhas plásticas que se encaixam em lados opostos do braço (medial e lateral, ou anterior e posterior). Essas calhas são mantidas juntas com tiras de velcro ajustáveis (Fig. 36.10d). O aperto das tiras de velcro cria uma tala "sob medida", bem ajustada, que aplica pressão ao ventre muscular que circunda o úmero e, com isso, consegue imobilizar a fratura. O paciente deve receber uma tipoia do tipo punho-colar, mas deverá ser instruído a movimentar o cotovelo todos os dias, para evitar enrijecimento da articulação. Também deve ser instruído no procedimento de ajuste das calhas plásticas e de aperto das tiras de velcro, no caso de ocorrer afrouxamento ou mudança na posição da órtese. Desde o início, o paciente deve ser incentivado a fazer movimentos pendulares do braço, e será instruído a evitar exercícios de abdução e elevação ativa. Também não deverá repousar o braço sobre o braço da cadeira, sobre uma mesa ou no colo, porque, durante os primeiros estágios da consolidação, a posição reclinada sobre o cotovelo de um membro fraturado pode causar angulação em varo. Depois da aplicação da órtese, o paciente deverá passar por revisões periódicas para exame e avaliação radiográfica do progresso da consolidação, e também deverá ser orientado a aumentar os exercícios para ombro e cotovelo durante o período de recuperação.

Resultados

A órtese funcional descrita por Sarmiento et al. é um dispositivo amplamente utilizado pelos ortopedistas para tratamento de fraturas recentes da diáfise do úmero.[264,265] Sarmiento et al.[265] também apresentaram a série mais extensa, com 620 pacientes tratados com órtese funcional e com acompanhamento adequado. Além das fraturas fechadas descomplicadas, foram incluídas fraturas expostas (155, 25%) e fraturas fechadas associadas à paralisia de nervo radial (67, 11%). Pacientes com fraturas expostas e lesão nervosa simultânea, assim como pacientes politraumatizados, não foram tratados com órtese funcional. Os autores informaram baixo (2,6%) percentual de pseudartroses (1,5% em fraturas fechadas e 5,8% em fraturas expostas). O tempo até a consolidação foi, em média, de 9,5 semanas para as fraturas fechadas e de 14 semanas para fraturas expostas. Não foram observadas diferenças significativas no que diz respeito aos tempos de consolidação para fraturas localizadas em qualquer das partes do úmero (proximal, média ou distal), ou para fraturas com diferentes padrões (transversais, oblíquas, cominutivas ou segmentares). Tendo em mente que até 20° de deformidade angular anterior ou posterior e até 15° em varo[15,147] podem ser tolerados adequadamente pelo braço, os autores relataram uma média de 9° de angulação em varo para as fraturas transversais, 4° para as fraturas oblíquas e 8° para as fraturas cominutivas. A ocorrência de deformidade em valgo foi insignificante, enquanto mais de 80% dos pacientes tiveram menos de 15° de angulação anterior ou posterior. No que tange à recuperação funcional, 88,6% dos pacientes perderam menos de 10° de movimento da articulação do ombro, enquanto 92% perderam menos de 10° do movimento do cotovelo, em comparação com o lado contralateral. Ao longo das últimas três décadas, foram publicados diversos estudos com número substancial de pacientes que confirmam e validam a eficácia das órteses funcionais no tratamento de fraturas da diáfise do úmero.[15,76,82,131,150,223,259,263,315,323] O percentual médio de consolidação em todos esses estudos foi de 93,5% (77,4 a 100%), enquanto o tempo de consolidação foi de 6,5 até 22 semanas (média de 10,7 semanas).

Na primeira década do século XXI, novas e valiosas observações foram publicadas. Fjalestad et al.[82] informaram que, de 67 fraturas da diáfise do úmero tratadas com órtese funcional, 61 (91%) consolidaram, mas uma avaliação funcional detalhada revelou que 21 pacientes (38%) sofreram redução significativa da rotação lateral da articulação do ombro ipsilateral. Em um esforço para explicar esse achado, os autores fizeram TC em um grupo selecionado de pacientes, e observaram que uma consolidação viciosa rotacional pode ter sido responsável pela deficiência funcional, após tratamento conservador. Para que esse problema fosse contornado, os autores propuseram a pronta aplicação da órtese funcional. Anteriormente, Sarmiento et al. já tinham informado que, em uma série de 72 pacientes, 26 (45%) tinham perdido de 5 a 45° de rotação lateral do ombro e, como explicação, sugeriram que isso aconteceu em razão da retração da cápsula do ombro. Naquela época, esse parâmetro clínico não era considerado significativo.[263] Outros autores também relataram a perda de movimento da articulação do ombro com o uso da órtese funcional no tratamento de fraturas da diáfise do úmero. Koch et al. constataram que apenas 28 dos 48 pacientes (58,3%) readquiriram amplitude de movimento simétrica e normal para o ombro.[150] Pehlivan[223] monitorou 21 pacientes e informou que, quando a órtese funcional foi removida, ocorreu limitação do movimento no ombro, o que melhorou com o uso do membro. Rosenberg e Soudry[253] informaram que nove dos 15 pacientes consecutivos que tinham sofrido fraturas da diáfise do úmero e foram tratados com órtese funcional não se mostraram capazes de retornar às suas atividades prévias, por causa do comprometimento do ombro. Além disso, 13 dos 15 pacientes sentiam dor perceptível no ombro (seis deles admitiram valores EAV superiores a cinco).

As órteses funcionais têm sido consideradas particularmente úteis no tratamento de fraturas localizadas no terço distal da diáfise do úmero.[131,223,263] Sarmiento et al.[263] puderam revisar 65 pacientes que tinham sofrido 54 fraturas fechadas e 11 fraturas expostas da diáfise distal do úmero. Doze pacientes que apresentavam também paralisia do nervo radial demonstraram recuperação parcial ou total na última consulta de acompanhamento. O percentual de consolidação foi de 96% (com apenas uma pseudartrose no grupo de fraturas expostas), enquanto as deformidades angulares registradas foram: 4° de angulação mediana máxima em 80% dos pacientes, 3 a 22° de angulação posterior em 39% dos pacientes e 1 a 30° de angulação anterior em 41% dos pacientes. Os autores também registraram 2 a 5 mm de encurtamento em 36% dos pacientes. Vinte e seis pacientes (45%) perderam de 5 a 45° de rotação lateral da articulação do ombro, enquanto a abdução e a flexão anterógrada também ficaram comprometidas, entre 10 e 60° e entre 5 e 20° em nove (15,5%) e oito (13%) pacientes, respectivamente. O movimento da articulação do cotovelo ficou afetado em 15 pacientes (26%) que perderam entre 5 e 25° de flexão, enquanto 14 pacientes (24%) tiveram entre 5 e 25° de limitação da extensão. Pehlivan[223] apresentou resultados semelhantes após tratar um pequeno grupo de pacientes que tinha sofrido fratura da diáfise distal do úmero, com uma órtese funcional. O autor manifestou também sua preocupação acerca das dificuldades com a redução das fraturas e o risco de desvio axial no local fraturado, pois oito de 21 pacientes (38%) sofreram significativa angulação em varo.

Embora não haja dúvida acerca da eficácia global do tratamento com órtese funcional, estudos recentemente publicados levantaram dúvidas sobre tópicos mais específicos. Toivanen et al.[297] observaram que fraturas localizadas na parte proximal do úmero exibiam percentual mais alto de pseudartroses (consolidação de seis em 13) quando comparadas às fraturas localizadas no terço médio (consolidação de 48 em 59) ou no terço distal (consolidação de 18 em 21). Achado semelhante foi descrito por Rutgers e Ring;[259] esses autores também notaram que as fraturas do terço proximal não consolidadas exibiam um padrão oblíquo longo. Castellá et al.[35] revisaram pseudartroses do úmero ocorridas após tratamento conservador e observaram um percentual significativo dessa complicação em um padrão específico de fratura (fratura medial hemitransversal com um fragmento lateral em borboleta longo e pontiagudo) localizada na junção dos terços proximal e médio da diáfise. Dentro dessa linha, Ring et al. constataram maior probabilidade de não consolidação de fraturas espirais/oblíquas que envolvem o terço médio ou proximal da diáfise com o uso da órtese funcional.[243] Ekholm et al.[76] observaram um percentual mais elevado de pseudartrose em fraturas do tipo A/AO, em comparação com outros tipos de fraturas tratadas com órtese funcional. Além desse último estudo, a literatura aparentemente não apoia a impressão geral de que fraturas transversais simples do úmero consolidam lentamente quando tratadas por procedimento conservador.[219] Deve-se notar que dois estudos anteriores a 2000 sugeriram maior risco para pseudartrose em fraturas localizadas no terço médio ou distal do úmero,[264,315] enquanto outros estudos não consideram a localização da fratura como fator preditor crítico para sua consolidação.[76,82,253]

Tratamento cirúrgico de fraturas da diáfise do úmero

Indicações/contraindicações

As indicações para redução e fixação cirúrgica de fraturas da diáfise do úmero foram originalmente definidas por Bandi[16] que considerava as fraturas diafisárias em posição inaceitável depois de tratamento conservador, fraturas expostas, fraturas transversais, fraturas cominutivas com paralisia de nervo radial e pseudartroses. Por volta de 1996, a lista original foi enriquecida com a adição de fraturas segmentadas, fraturas patológicas, fraturas bilaterais, cotovelo flutuante, casos de politraumatismo, danos neurológicos depois de lesão penetrante, lesão vascular associada e extensão de fratura intra-articular, enquanto algumas das indicações precedentes como, por exemplo, fraturas expostas ou fraturas associadas à paralisia de nervo radial, foram reavaliadas.[327] Ao longo dos últimos 10 a 20 anos, os cirurgiões têm dado atenção aos detalhes e às características secundárias dos padrões de fratura; e embora a lista básica de indicações para tratamento cirúrgico não tenha mudado, foram acrescentadas indicações mais "relativas" (Tab. 36.8).

TABELA 36.8 Indicações e indicações relativas para o tratamento cirúrgico de fraturas da diáfise do úmero

Indicações	Indicações relativas
Incapacidade de manter redução satisfatória por procedimento fechado	Fratura exposta
Politraumatismo	Fraturas segmentares
Fraturas bilaterais	Pacientes não cooperativos
Cotovelo flutuante	Obesidade ou grandes mamas
Extensão de fratura intra-articular	Fraturas periprotéticas
Paralisia nervosa progressiva ou paralisia após manipulação fechada	Fratura do tipo A no terço médio do úmero
Lesão vascular significativa	Fratura oblíqua longa do terço proximal do úmero
Déficit neurológico após lesão penetrante	
Pseudartrose	
Fraturas patológicas	

A impossibilidade da manutenção de uma redução satisfatória por procedimento fechado é uma das principais indicações para tratamento cirúrgico. Qualquer que seja o tratamento conservador, não se deve aceitar uma deformidade angular superior a 15 ou 20° em qualquer direção, nem um alinhamento vicioso rotacional superior a 30°, a menos que o paciente esteja disposto a aceitar uma deformidade visível. Não se sabe com certeza qual o encurtamento máximo aceitável do úmero. Embora tenha sido relatado que encurtamentos do úmero de até 5 cm podem não ser percebidos, parece mais razoável limitar tal encurtamento a não mais de 2 ou 3 cm.[188,323]

Pacientes politraumatizados provavelmente serão beneficiados com a cirurgia, pois tais indivíduos ficam acamados durante muitos dias ou semanas e demonstram tendência para consolidação viciosa.[19,163] É provável que esses pacientes passem por cirurgias em decorrência de outras lesões, e será, portanto, inevitável que sejam anestesiados – o que é considerado uma das desvantagens do tratamento cirúrgico de fraturas da diáfise do úmero em lesões isoladas. Ademais, os cuidados de enfermagem, a limpeza e o conforto ficam facilitados com o tratamento cirúrgico.

Fraturas bilaterais do úmero, ou fraturas associadas a outras lesões do braço ipsilateral (cotovelo flutuante, fraturas-luxações combinadas do terço proximal e da diáfise do úmero), constituem indicações para tratamento cirúrgico de todas as lesões, a fim de possibilitar a pronta mobilização das articulações e rápida recuperação da independência e do conforto. Além disso, se as articulações ipsilaterais à fratura da diáfise do úmero estiverem lesionadas, o tratamento cirúrgico permitirá um início mais rápido da fisioterapia e evitará o enrijecimento articular.[31,86,93,158,168,249] Fraturas segmentares da diáfise de úmero com mínimo desvio podem ser tratadas por procedimento conservador, mas essa opção poderá ser difícil se o fragmento intermediário estiver desviado.[93,168]

A presença de déficit neurológico progressivo, paralisia nervosa depois da manipulação ou laceração vascular significativa após trauma penetrante implicará exploração e reparo das estruturas lesionadas.[36,50,51,256,312] Nesse caso, torna-se obrigatória uma estabilização segura da fratura que proteja o reparo e permita frequentes inspeções da ferida e trocas de curativos, sem perturbar o local cirúrgico nem arriscar alguma lesão em decorrência dos fragmentos ósseos móveis. Do mesmo modo, fraturas da diáfise do úmero associadas a uma lesão do plexo braquial devem ser cirurgicamente estabilizadas para, com isso, possibilitar a rápida mobilização de todo o braço e evitar a ocorrência de pseudartrose, pois o braço perde parte de sua sustentação muscular em decorrência do déficit neurológico.[188] As fraturas patológicas devem ser estabilizadas por procedimento cirúrgico com fins paliativos, caso a expectativa de vida do paciente seja superior a 6 meses e seu estado geral permita o tratamento cirúrgico.[11,144,213]

Fraturas expostas são lesões heterogêneas. De acordo com a classificação de Gustilo e Anderson[106] (Capítulo 10), dependendo da gravidade da lesão, as fraturas expostas do úmero podem ser tratadas por métodos terapêuticos diferentes. Exemplificando, fraturas de grau I podem ser adequadamente tratadas com órtese funcional; as de grau II podem ser tratadas por procedimento conservador ou cirúrgico, dependendo da contaminação da ferida; e as de grau III devem ser tratadas cirurgicamente.[199,256,265,272]

Pacientes não cooperativos ou indigentes constituem outra indicação relativa para tratamento cirúrgico. Sarmiento et al.[265] mencionaram que pacientes indigentes frequentemente perdiam o acompanhamento, e propuseram que esses pacientes não fossem tratados com órtese funcional. No entanto, pacientes indigentes ou que não cooperam podem não seguir o programa de reabilitação depois da fixação operatória de suas fraturas; portanto, tais pacientes podem estar em igual risco de sofrer complicações pós-operatórias.

Pacientes obesos e mulheres com grandes mamas podem se beneficiar da estabilização operatória de suas fraturas da diáfise do úmero pois, devido à massa corpórea, estão em maior risco de consolidação viciosa ou pseudartrose.[103,132] No entanto, pode-se argumentar que a deformidade angular seja menos visível dentro de um invólucro considerável de tecido mole, e que esses pacientes podem estar em maior risco para complicações em decorrência da anestesia ou de seus expressivos ferimentos.[138] Pacientes com maior massa corpórea devem ser tratados individualmente, e o cirurgião deverá considerar suas comorbidades, após minuciosa discussão com o anestesista e o paciente.

Fratura periprotética é indicação relativa para tratamento cirúrgico imediato, pois parece haver consenso de que, se a prótese estiver estável, o tratamento conservador poderá ser tentado. Em casos de prótese frouxa ou de insucesso com o tratamento conservador, haverá necessidade de tratamento cirúrgico, com revisão da prótese para uma haste cimentada mais longa, placa ou enxerto estrutural.[66,260]

Hoje em dia, fraturas transversais ou oblíquas do terço médio da diáfise ou fraturas longas-oblíquas do terço proximal da diáfise devem ser incluídas na lista de indicações relativas para tratamento cirúrgico, pois foi relatado que essas fraturas têm grande risco de pseudartrose, se tratadas conservadoramente.[35,219,243]

Idade avançada e osteoporose não estão inclusas na lista de indicações ou de indicações relativas para tratamento cirúrgico de fraturas da diáfise do úmero, porque não há evidência robusta de que a osteoporose influencie significativamente o processo de consolidação. No entanto, frequentemente pessoas idosas não podem tolerar o uso da órtese e, com isso, talvez não cooperem. Assim, a decisão acerca da melhor opção terapêutica para pessoas com osteoporose e que sofreram fraturas da diáfise do úmero deve se fundamentar em uma cuidadosa avaliação das características da fratura e das comorbidades e personalidade do paciente.

Osteossíntese com placa

Planejamento pré-operatório. Durante a II Guerra Mundial, Winston Churchill declarou que "deixar de planejar é o mesmo que planejar para fracassar." O planejamento pré-operatório é uma etapa obrigatória que deve preceder qualquer procedimento cirúrgico, para minimizar os problemas intraoperatórios e maximizar a possibilidade de obtenção de um resultado bem-sucedido. Deve ser enfatizado que, desde o início, o paciente deve ser detalhadamente informado acerca do procedimento e do curso da reabilitação pós-operatória. O cirurgião deverá conferenciar com o anestesista, enfatizando as comorbidades do paciente e os problemas técnicos que possam interferir na anestesia (como o posicionamento do paciente ou a colocação do tubo endotraqueal longe do lado lesionado).

Deve-se contar com pelo menos duas projeções radiológicas do úmero inteiro, uma AP neutra e outra oblíquo-lateral. O comprimento do úmero deve ser medido com base nas radiografias disponíveis, e a ampliação deve ser considerada; e, dependendo da extensão da fratura e de sua localização, o cirurgião deverá estimar o comprimento da placa necessária para a fixação da fratura. Se a fratura ocorreu nas proximidades da metáfise proximal ou distal, o cirurgião deverá avaliar a adequação do implante para a fixação do segmento mais curto e, em situações de dúvida, é preciso haver alternativas para a fixação disponíveis. Sempre que as linhas de fratura se prolongarem na direção das articulações do ombro ou do cotovelo, será preciso obter novas radiografias, centradas na área sob suspeita. Se persistirem dúvidas acerca da integridade das articulações, o cirurgião deverá ordenar um estudo de TC.

O cirurgião deve certificar-se de que contará com uma sala cirúrgica apropriada e com uma mesa ortopédica adequada, que possa ser utilizada para o procedimento planejado. Hoje em dia, a prática de desenhar com precisão a fratura e a técnica de fixação como prática pré-operatória parecem estar fora de moda nessa era digital, em que as radiografias são substituídas por imagens computadorizadas. Programas de software relevantes que permitem a modificação, a mensuração e o desenho de imagens digitais vêm sendo disponibilizados e permitem que o planejamento pré-operatório seja transferido do papel para o monitor.[110]

Em qualquer caso, o cirurgião deve decidir antecipadamente como a fratura será abordada, estar familiarizado com a anatomia e ser capaz de prever dificuldades (p. ex., estruturas em risco) que podem ser encontradas durante a operação. Desenhos pré-operatórios de redução e fixação de fraturas podem permitir uma boa aproximação do tipo e tamanho do implante que se fará necessário e dos instrumentos que deverão ser utilizados (p. ex., pinças de redução); portanto, o cirurgião deve estar capacitado a verificar a adequação, compatibilidade e disponibilidade dos instrumentos e implantes necessários. Um planejamento pré-operatório completo para a osteossíntese com placa deve também considerar o tipo e a ordem de inserção dos parafusos. Finalmente, o cirurgião deve se certificar da presença de um intensificador de imagens em bom funcionamento, pois talvez haja necessidade de obter imagens radiológicas durante a cirurgia.

A estruturação de uma lista de verificação que possa ser fornecida antecipadamente ao pessoal da sala cirúrgica (Tab. 36.9) significa melhor organização do procedimento operatório e imediata disponibilidade do equipamento necessário.

Posicionamento. O posicionamento do paciente depende da abordagem cirúrgica. Mais especificamente, em geral a osteossíntese com placa em fraturas dos terços médio e proximal da diáfise do úmero é realizada através de uma abordagem anterolateral, com o paciente na posição de supina e com algum acolchoamento sob a escápula, para sustentação do tronco e elevação do membro. O braço deve ficar repousando em abdução de 45 a 60° sobre uma mesa radiolucente para facilitar a obtenção de imagens por raios X durante a cirurgia, caso necessário. A osteossíntese de fraturas localizadas na diáfise proximal do úmero por placa pode ser realizada com o uso da parte proximal da abordagem anterolateral, com a cabeceira da mesa cirúrgica inclinada 20 ou 30°, na chamada posição "em cadeira de praia". O braço lesionado fica em abdução e pendendo para fora da mesa cirúrgica; o antebraço fica sobre um suporte próprio. A posição inclinada torna mais fácil a extensão proximal da abordagem e, se a mesa cirúrgica não for demasiadamente larga e se o braço do intensificador de imagens estiver suficientemente curvado, o aparelho poderá ficar posicionado no lado oposto da mesa e ser imediatamente usado a qualquer momento sem interferir no campo cirúrgico. Fraturas localizadas no terço médio da diáfise do úmero podem ser abordadas por meio de uma incisão anterolateral retilínea com o paciente na posição de supina e com o braço em abdução sobre uma extensão radiolucente. Fraturas localizadas no terço distal da diáfise do úmero serão abordadas mais apropriadamente com o paciente em decúbito ventral, porque nessa posição o braço inteiro poderá ficar livre da mesa cirúrgica, sobre uma mesa radiolucente; essa configuração permite boa visualização com o intensificador de imagens. O cirurgião poderá optar por uma abordagem posterior, igualmente satisfatória, com o paciente na posição lateral, com o ombro flexionado e em abdução e com o cotovelo flexionado sobre um suporte; entretanto, nessa posição, a obtenção de imagens intraoperatórias poderá ficar mais complicada. No caso de um procedimento de osteossíntese minimamente invasiva com placa (OMIP), o paciente deve ficar na posição de supina com o braço sobre uma mesa radiolucente, como se faz nos tradicionais casos de osteossíntese com placa para uma fratura localizada na parte média do úmero. A única diferença é que o braço deve ficar em adução, para facilitar a inserção da placa através do aspecto proximal do úmero.

Abordagens cirúrgicas para RAFI. As abordagens mais frequentemente empregadas são: anterolateral (para fraturas da diáfise média e proximal) e posterior (para fraturas da diáfise distal do úmero ou para exploração do nervo radial). Contudo, também foram descritas uma abordagem lateral direta (muito utilizada na exploração do nervo radial) e uma abordagem medial para a exploração das estruturas neurovasculares do lado medial. Recentemente, fo-

---

TABELA 36.9 Lista de verificação para o planejamento pré-operatório para osteossíntese com placa em fraturas da diáfise do úmero

1. Centro cirúrgico

Mesa da sala cirúrgica
- Ortopédica comum
- Suporte radiolucente para o braço
- Extensão para o antebraço
- Outros

Radiografia
- Braço C
  Esquerdo
  Direito
- Radiografias simples

2. Posição/meios auxiliares para o posicionamento
- Supina
- Prona
- "Em cadeira de praia"
- Lateral (lado direito para cima)
- Lateral (lado esquerdo para cima)
- Meios auxiliares para o posicionamento

3. Equipamento
- Perfurador com pilhas
- Instrumentos para enxerto ósseo
- Instrumentos robustos para redução óssea
- Outros

4. Implantes
- Kit para bloqueio de grandes fragmentos
- Kit de rotina para grandes fragmentos
- Kit para bloqueio de pequenos fragmentos
- Kit de rotina para pequenos fragmentos
- Fios de Kirschner
- Fios metálicos para cerclagem
- Outros

5. Outros

ram também descritas abordagens para OMIP de fraturas da diáfise do úmero.[124,172,188,195,270,326]

ABORDAGEM ANTEROLATERAL. O cirurgião pode utilizar qualquer parte dessa abordagem, dependendo da localização da fratura. A incisão cutânea deve ser iniciada na ponta do processo coracoide, avançando distalmente em linha com o sulco deltopeitoral até o aspecto lateral do úmero, na inserção do deltoide (Fig. 36.11a). A partir desse ponto, a incisão continua distalmente, acompanhando a borda lateral do bíceps até um ponto situado cerca de 5 cm proximal à prega flexora da articulação do cotovelo.

Na parte proximal da abordagem, a divisão da fáscia superficial revelará a veia cefálica, que avança pelo interior do sulco deltopeitoral. Em seguida, o úmero é abordado mediante o afastamento lateral do deltoide e medial do peitoral maior (Fig. 36.11b). É preciso tomar cuidado para não afastar em excesso o deltoide, pois essa manobra pode causar lesão ao nervo axilar por compressão, o que resultaria em paralisia da metade anterior do músculo. Em seguida, o cirurgião deve incidir o periósteo localizado lateralmente ao tendão da cabeça longa do bíceps e descolar a inserção do peitoral maior do aspecto lateral do sulco do bíceps. A artéria circunflexa anterior será localizada durante a dissecção profunda, devendo ser ligada.

No terço médio, o cirurgião incide a fáscia profunda em linha com a incisão cutânea e mobiliza medialmente o bíceps, para exposição do músculo braquial que cobre o aspecto anterior do úmero. O braquial é dividido longitudinalmente na linha média, para expor o aspecto anterior da diáfise do úmero. Uma incisão na linha média do braquial protege a inervação do músculo, proporcionada pelo nervo radial lateralmente e pelo nervo musculocutâneo medialmente (Fig. 36.11c). A exposição fica facilitada pela flexão do cotovelo. Mais proximalmente, o nervo radial está protegido pela metade lateral do músculo braquial. Mais perto do cotovelo, o nervo radial no aspecto lateral e o nervo musculocutâneo no aspecto medial devem ser protegidos, à medida que a abordagem prossiga entre o braquial medialmente e o braquiorradial lateralmente.

ABORDAGEM POSTERIOR. A abordagem posterior expõe os dois terços distais do aspecto posterior da diáfise do úmero desde a fossa olecraniana até a junção dos terços proximal e médio do úmero. O paciente deve ficar em decúbito ventral ou na posição lateral, com o braço em abdução de 90° sobre um suporte radiolucente. A incisão é praticada longitudinalmente na linha média do aspecto posterior do braço, desde a ponta do olécrano até um ponto situado cerca de 5 a 10 cm distalmente ao acrômio (Fig. 36.12a). A dissecção tem início na extremidade proximal da incisão, onde o cirurgião deve identificar o intervalo entre as cabeças longa e lateral do tríceps, com desenvolvimento por divulsão sem corte. O tendão comum do músculo tríceps deve ser incindido por bisturi na linha média, no local onde essa estrutura avança distalmente e se insere no olécrano. O afastamento da cabeça lateral do tríceps lateralmente e da sua cabeça longa medialmente, na parte proximal da incisão, revelará o nervo radial e a artéria braquial profunda no ponto onde essas estruturas avançam em conjunto pelo sulco espiral (Fig. 36.12b). A cabeça medial do tríceps se situa profundamente às cabeças longa e lateral e se origina num ponto imediatamente distal ao sulco espiral. Uma dissecção longitudinal na linha média revelará o periósteo no aspecto posterior da diáfise do úmero. A incisão do periósteo e seu afastamento darão acesso ao terço distal do úmero e também protegerão os nervos radial, ulnar e cutâneo braquiolateral (Fig. 36.12c).

Uma variação da abordagem posterior de rotina é a abordagem "poupadora do tríceps" ou "paratricipital", que proporciona boa exposição ao terço distal do úmero posteriormente, evita lesão ao músculo tríceps com menor risco de denervação de uma parte desse músculo, ou do anconeo, e, assim, pode melhorar o funcionamento pós-operatório do cotovelo. Embora essa exposição seja mais frequentemente utilizada no cotovelo, é possível a sua extensão proximal, particularmente no aspecto lateral, mediante a mobilização do nervo radial e elevação do tríceps em relação ao úmero.

Em um estudo em cadáveres, a localização do nervo radial foi definida durante a abordagem posterior ao úmero.[274] Foi constatado que a localização anatômica posterior do nervo radial se si-

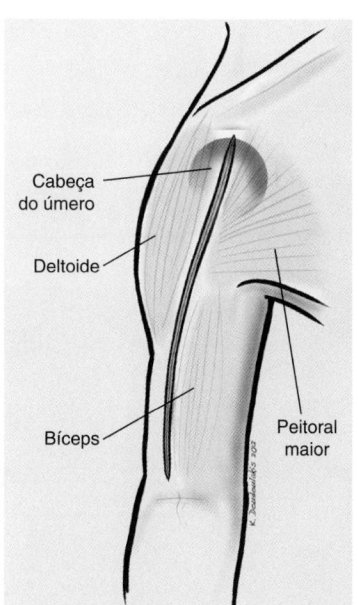
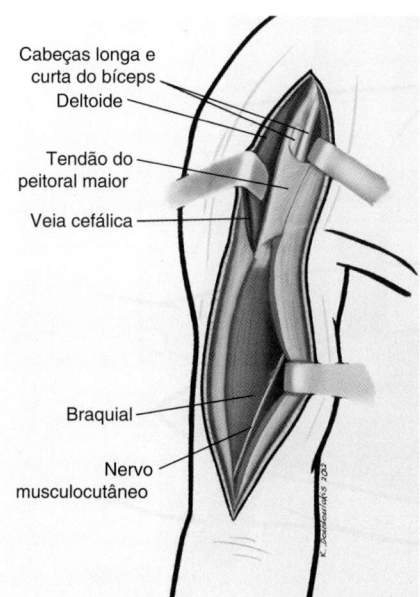
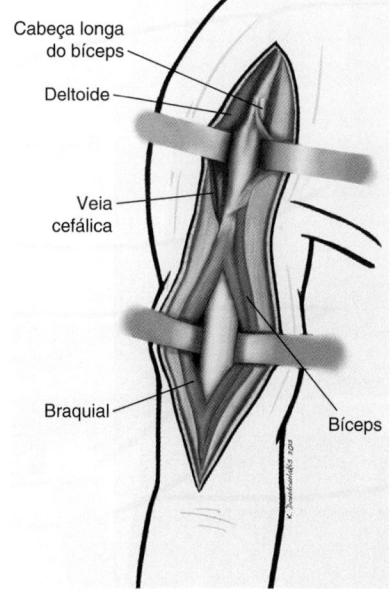

A, B   **C**

FIGURA 36.11 Abordagem anterolateral ao úmero direito. **A:** Incisão. **B:** O afastamento do deltoide lateralmente e da cabeça longa do bíceps medialmente revelará o tendão do peitoral maior proximalmente e o braquial mais distalmente. **C:** Descolamento parcial do tendão do peitoral maior e divisão do braquial exporão o aspecto anterolateral da diáfise do úmero.

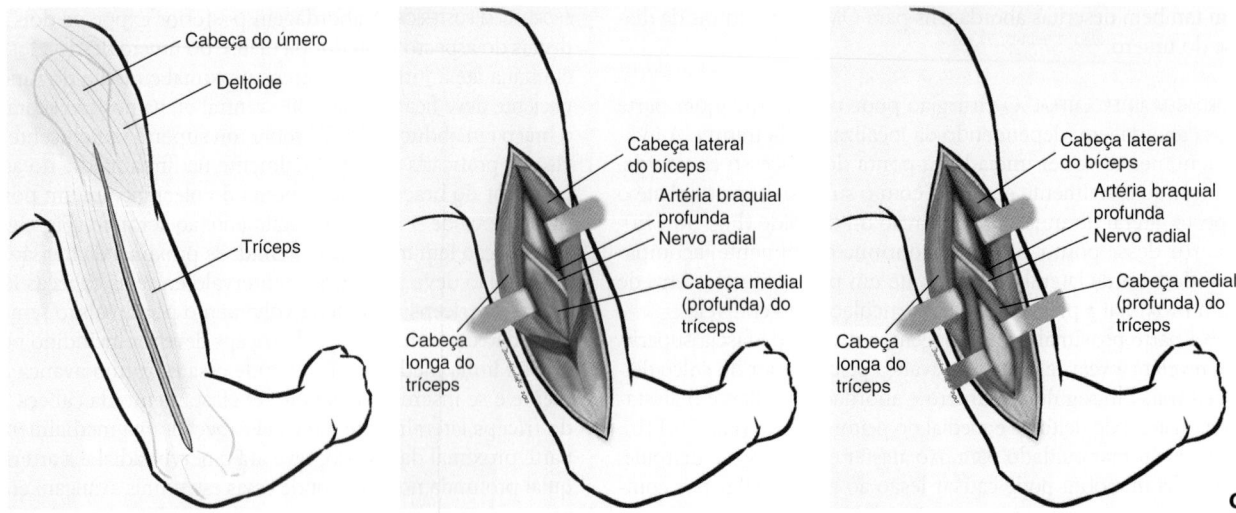

FIGURA 36.12 Abordagem posterior ao aspecto distal do úmero. **A:** Incisão cutânea. **B:** Desenvolvimento do intervalo entre as cabeças longa e lateral do tríceps revelará o nervo radial, que emerge do interior do sulco espiral. **C:** A dissecção longitudinal na linha média da cabeça medial do tríceps revelará o periósteo do aspecto posterior da diáfise do úmero.

tuava a 39 ± 2,1 mm do ponto de confluência das cabeças longa e lateral do tríceps e a aponeurose do tríceps. Essa informação deve ajudar o cirurgião na identificação do nervo radial, sobretudo se não estiver familiarizado com a área anatômica específica.

ABORDAGEM LATERAL. A abordagem lateral se estende desde a inserção do deltoide, ao longo da diáfise do úmero, até o epicôndilo lateral, e pode ser proximalmente estendida tanto na direção anterior, ao longo da borda anterior do deltoide, como em uma direção posterior, em uma exposição com divisão do tríceps. O paciente deve ficar na posição supina; e o úmero é abordado através do intervalo entre o septo intermuscular lateral e o tríceps. O nervo radial pode ser localizado no interior do tecido adiposo situado em uma posição imediatamente adjacente ao tríceps, de onde o músculo emerge por detrás do úmero, e pode ser acompanhado entre o braquial e o braquiorradial no compartimento anterior do braço (Fig. 36.13). O nervo pode ser mobilizado com a liberação do septo intermuscular lateral; e seu afastamento exporá os dois terços distais do úmero.

ABORDAGEM ANTEROMEDIAL. Essa abordagem é raramente escolhida para a fixação rotineira de fraturas, mas proporciona acesso à artéria braquial e aos nervos mediano e ulnar, sendo principalmente empregada em casos de lesão a essas importantes estruturas neurovasculares.[50,140] A incisão cirúrgica avança ao longo da margem medial do bíceps e é direcionada para o epicôndilo medial. O tecido subcutâneo deve ser incidido em linha com a incisão cutânea. O nervo ulnar é identificado por baixo da fáscia superficial,

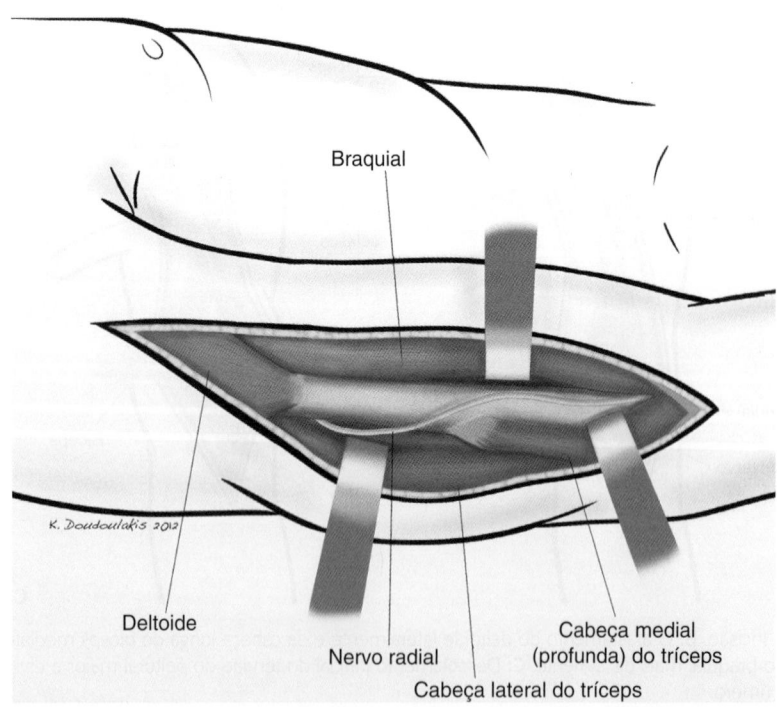

FIGURA 36.13 Abordagem lateral à diáfise do úmero.

é afastado numa direção posteromedial. O nervo mediano e a artéria braquial são identificados e anterolateralmente afastados. No campo cirúrgico, ocorrem muitos ramos pequenos da artéria que devem ser ligados. O septo intermuscular medial pode ser parcialmente resseccionado, com o objetivo de melhorar a exposição óssea e facilitar a inserção da placa. O tríceps deve ser desnudado da diáfise e posteriormente rebatido, conforme a necessidade; e o coracobraquial deve ser anteriormente rebatido (Fig. 36.14). Além da excelente exposição das estruturas neurovasculares medialmente localizadas, essa abordagem é satisfatória em termos estéticos, pois a cicatriz fica oculta no lado medial do braço. No entanto, em razão da existência de tantas estruturas neurovasculares que precisam ser identificadas e protegidas e da dificuldade de uma extensão proximal, a abordagem é raramente utilizada.

Técnica para redução aberta e fixação interna. Independente da localização da fratura e da abordagem cirúrgica, a RAFI de uma fratura da diáfise do úmero segue as diretrizes estabelecidas pela AO/ASIF há muitos anos.[202] É de fundamental importância que, durante a dissecção, o cirurgião tome o cuidado de não desvitalizar nenhum fragmento ósseo; para tanto, deve evitar desnudamento excessivo dos tecidos moles ou do periósteo. Não é obrigatório reduzir os fragmentos fraturados até sua posição anatômica, se essa manobra puder causar uma desvascularização capaz de provocar necrose e problemas com a consolidação óssea. Portanto, nos casos em que a correta redução necessita de manipulação direta dos fragmentos fraturados, o cirurgião deverá se concentrar principalmente na redução dos fragmentos principais, com mínimo desnudamento de tecido mole. Os demais fragmentos fraturados devem ser indiretamente reduzidos; isso poderá ser feito por tração manual, ou com a ajuda de um distrator ou fixador externo. Tão logo o cirurgião tenha conseguido reduzir a fratura, a redução poderá ser temporariamente mantida com pinças de redução ou com fios de Kirschner. Se a redução temporária for mantida com pinças de redução, a placa deverá ser aplicada primeiramente ao osso (se possível) e utilizada como instrumento para redução indireta, porque em alguns casos não será possível aplicar a placa ao osso com as pinças de redução no local. Se o cirurgião optou pelo uso de fios de Kirschner para manutenção da redução temporária, deverá ter o cuidado de inserir os fios de modo que não interfiram na inserção da placa.

Em casos de fratura da diáfise do úmero, deve ser utilizada a tradicional placa de compressão dinâmica (DCP) de 4,5 mm ou a placa de compressão dinâmica de contato limitado (LC-DCP), mais moderna.[250] O cirurgião deverá contar com um mínimo de três a quatro orifícios proximal e distalmente à fratura (Fig. 36.15a, b). Em casos de fratura simples, deverá ser suficiente uma placa com oito ou dez orifícios; já em fraturas cominutivas, é recomendável que a placa abranja a área de cominuição (placa em ponte), o que implica uso de placas mais compridas. No passado, DCP de 4,5 mm eram utilizadas no úmero, pois sua configuração permitia a inserção escalonada dos parafusos. No entanto, para pacientes com úmero estreito, é preferível usar uma DCP de 4,5 mm, pois seus parafusos podem ser inseridos em direções divergentes e conseguir efeito similar. Também podem ser empregadas placas LC-DCP, por serem mais fáceis de modelar; além disso, essas placas têm as vantagens adicionais da blindagem da pressão e da preservação da irrigação sanguínea ao periósteo, graças ao limitado contato entre placa e osso.[224]

Dependendo do local da fratura, talvez haja necessidade de pré-moldar a placa, o que se torna mais fácil com o uso de gabaritos flexíveis especiais, fornecidos pela maioria dos fabricantes. Se não for possível obter a redução antes da inserção da placa, o implante será aplicado ao osso em um dos lados da fratura; o outro lado será alinhado com seu eixo longitudinal. Em seguida, a placa é provisoriamente mantida junto ao osso com pinças de redução e fixada nessa posição com um parafuso. A etapa seguinte consiste em reduzir a fratura, mediante o alinhamento da placa com o osso do outro lado da fratura. Se o alinhamento estiver satisfatório, a extremidade ainda não firmada junto ao osso deverá receber uma pinça de redução. É preciso ter cuidado ao usar pinças de redução, para não lesionar qualquer das estruturas neurovasculares que, no caso do úmero, podem estar próximas ao osso. Após a confirmação do alinhamento (visualmente ou com o intensificador de imagens), o cirurgião poderá inserir o restante dos parafusos. Diante de um padrão de fratura simples, a placa deve ser aplicada em compressão; para tanto, o cirurgião deverá usar os orifícios autocompressivos em uma DCP, ou parafusos de tração. Antes do fechamento da ferida, a redução final e o comprimento da placa e dos parafusos devem ser confirmados com o intensificador de imagens. Se a fixação envolveu a exploração de um nervo que estava nas proximidades, ou cruzando a placa (p. ex., o nervo radial durante a abordagem

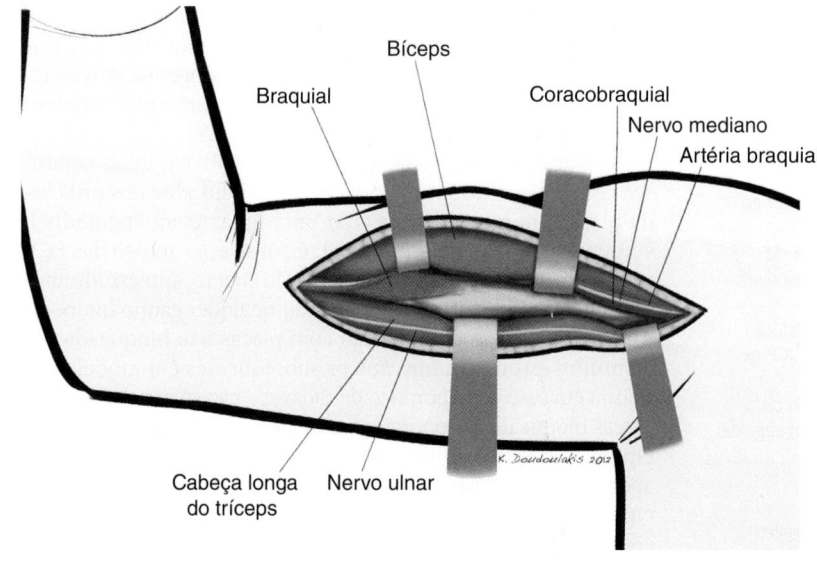

FIGURA 36.14 Abordagem anteromedial à diáfise do úmero.

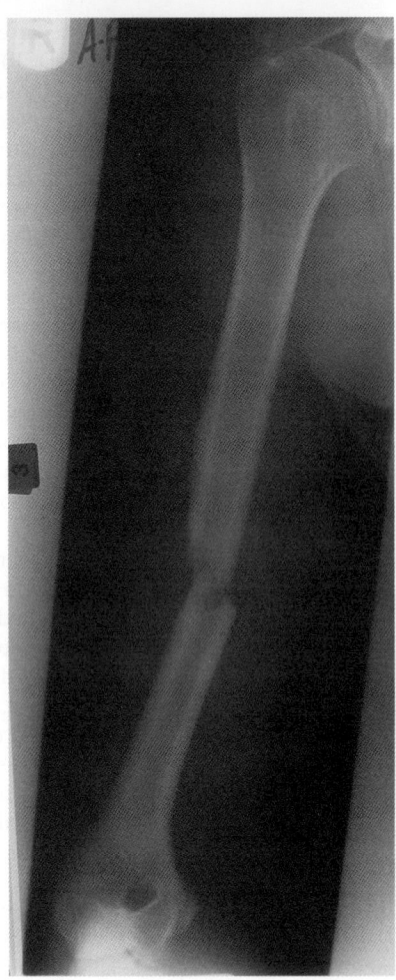
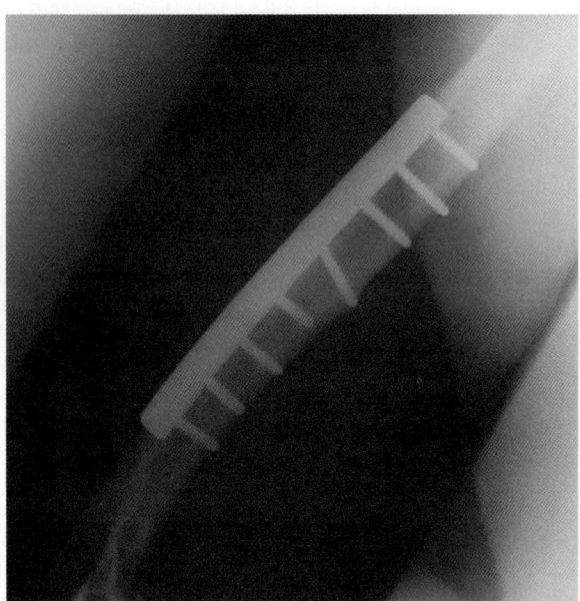

FIGURA 36.15 A: Fratura transversal do terço médio-distal da diáfise do úmero. **B:** Fixação com técnica tradicional com placa.

posterior), é preciso confirmar e registrar a relação exata do nervo com a placa, para evitar um posicionamento inadvertido da placa sobre o nervo, e também para diminuir o risco de uma lesão nervosa acidental durante a remoção da placa em uma futura ocasião (Tab. 36.10).

TABELA 36.10 Etapas cirúrgicas para redução aberta e fixação interna de fraturas da diáfise do úmero

Etapas cirúrgicas
- Expor a diáfise do úmero através da abordagem selecionada
- Identificar e proteger as estruturas nervosas que estejam próximas ou que cruzem o campo cirúrgico
- Evitar o desnudamento de tecido mole ou periósteo
- Reduzir manualmente a fratura por tração
- Em caso de necessidade, aplicar um fixador externo ou afastador ao longo da fratura, para manutenção da redução
- Reduzir a fratura e estabilizar provisoriamente com uma pinça de redução ou fios de Kirschner. Usar a placa como instrumento indireto de redução
  - Evitar lesão iatrogênica a nervos e vasos com a pinça de redução
- O implante de escolha é a DCP estreita de 4,5 mm ou a LC-DCP de 4,5 mm
- Firmar provisoriamente a placa com um ou dois parafusos em cada fragmento principal, verificar a redução e o alinhamento e, em seguida, prosseguir com a inserção do restante dos parafusos
- Evitar parafusos em áreas de cominuição
- Antes de fechar a ferida, confirmar a redução da fratura e o comprimento da placa/parafusos com o intensificador de imagens

O número de parafusos necessários de cada lado da fratura ainda é controverso e, entre outros parâmetros, depende do padrão e localização da fratura, do comprimento da placa e da qualidade do osso. Embora ainda não tenham sido publicados estudos consistentes abordando esse assunto, a maioria dos cirurgiões concordaria que, sem um parafuso de tração, haverá necessidade de usar pelo menos quatro parafusos (oito corticais) proximal e distalmente à fratura, enquanto o uso de um parafuso de tração sólido poderia reduzir o número de parafusos para três (seis corticais) proximalmente e três distalmente (seis corticais). Cominuição da fratura, pega insuficiente dos parafusos, má qualidade óssea ou outros fatores negativos levarão à inserção de uma placa mais longa, com maior número de parafusos.[193]

As placas de compressão bloqueadas (LCP), nas quais parafusos com cabeça rosqueada podem ser parafusados nos orifícios da placa com o objetivo de criar um implante em ângulo fixo, surgiram no início do século XXI. Com relação ao uso das LCP no tratamento de fraturas da diáfise do úmero, um estudo biomecânico preliminar não demonstrou qualquer ganho biomecânico evidente, em comparação com placas não bloqueadas.[211] Contudo, estudos biomecânicos subsequentes em modelos de fratura em osso osteoporótico de cadáver[62] não só concluíram que placas bloqueadas proporcionam melhor desempenho mecânico em comparação com placas não bloqueadas, mas também que apenas dois parafusos bloqueados para cada segmento ósseo principal proporcionam estabilidade adequada.[109] Os estudos clínicos de Ring et al.[245] e de Spitzer et al.[284] confirmaram a utilidade das placas bloqueadas no tratamento de fraturas difíceis e de pseudartroses da diáfise do úmero.

As fraturas da diáfise distal do úmero ocorridas nas proximidades da área da metáfise têm recebido especial atenção por causa da "difícil" anatomia do cotovelo e das muitas estruturas neurovasculares existentes nas proximidades (Fig. 36.16). Levy et al. reconheceram que, com frequência, as tradicionais placas posteriores de localização central frequentemente invadem a fossa olecraniana, o que limita a fixação distal do osso. Esses autores propuseram o uso de uma placa tibial modificada que permitiria a osteossíntese com placa posterior na diáfise do úmero distal, com uma angulação para seu encaixe ao longo da coluna lateral.[161] Prasarn et al. trataram do mesmo problema com a inserção de uma placa lateral de reconstrução pélvica de 2,7 ou 3,5 mm que reduziu e fixou provisoriamente a fratura. Essa placa foi modelada de maneira a se encaixar ao longo da coluna lateral proximalmente, até a diáfise do úmero; e o implante foi fixado nessa posição com os parafusos bicorticais e de tração necessários. Com a fratura provisoriamente reduzida e estabilizada, uma segunda placa, mais rígida, foi então posterolateralmente aplicada.[233] Spitzer et al. experimentaram uma placa "híbrida" contendo orifícios de bloqueio de 3,5 mm em uma extremidade e orifícios de bloqueio de 4,5 mm na outra, para tratamento de fraturas metadiafisárias dos terços proximal e distal do úmero. Esses autores aplicaram o lado da placa com os parafusos de menor diâmetro na direção da metáfise, com o objetivo de inserir um maior número de parafusos no segmento ósseo curto, com excelentes resultados. Embora curiosas, todas essas propostas ainda dependem de validação.[284]

Abordagens cirúrgicas para osteossíntese minimamente invasiva com placa (OMIP). Na primeira década do século XXI, foi descrita a fixação percutânea de fraturas da diáfise do úmero por placa com uso de duas ou três pequenas incisões, de maneira similar à técnica descrita para fraturas de ossos longos do membro inferior.[6,282]

A técnica é mais frequentemente empregada em fraturas localizadas na parte média do úmero; para tanto, são feitas duas incisões – uma proximal e outra distal. A incisão proximal mede de 3 a 5 cm de comprimento e se situa entre a borda lateral da parte proximal do bíceps e a borda medial do deltoide. A incisão distal também mede de 3 a 5 cm de comprimento, e é praticada ao longo da borda lateral do bíceps, 5 cm proximalmente à prega do cotovelo. O intervalo entre o bíceps e o braquial deve ser identificado; o cirurgião deve ter o cuidado de evitar lesão ao nervo musculocutâneo (Fig. 36.17a). O braquial deve ser dividido longitudinalmente na linha média. O nervo musculocutâneo é afastado com a metade medial do braquial, enquanto o nervo radial fica protegido pela metade lateral do braquial. Um estudo em cadáveres realizado por Apivatthakakul et al.[7] confirmou dados prévios que indicam o risco de lesão do nervo musculocutâneo quando há uma abordagem distal "pequena"; esses autores aconselham a supinação completa do antebraço e uma abordagem aberta, para identificar e proteger o nervo. Recentemente, alguns estudos descreveram a inserção da placa lateralmente, com uso de duas ou três incisões. A incisão proximal é feita 3 a 5 cm abaixo do acrômio e os 2 a 3 cm distais se situam entre os músculos braquiorradial e braquial, no terço distal do úmero. Alguns autores propuseram a abertura de uma janela média no nível do segmento médio do úmero, a fim de facilitar a passagem da placa entre os músculos bíceps e tríceps. É recomendável deixar uma delgada camada de músculo por baixo da placa, para evitar contato direto entre o nervo radial e o implante.[134,282]

Técnica para osteossíntese minimamente invasiva com placa (OMIP). Depois de completa a preparação das partes moles nas janelas proximal e distal, o cirurgião abre um túnel extraperiosteal ao longo da superfície do úmero, para preparação da inserção da placa. Apivatthakakul et al.[8] propuseram que, depois da exteriorização do instrumento utilizado na abertura do túnel pela janela próxima, a placa selecionada deve ser ligada com uma sutura a um orifício na extremidade do instrumento de abertura do túnel. A retirada do instrumento empregado na abertura do túnel arrastará consigo a placa na direção da janela distante, ao longo do trato criado (Fig. 36.17b). Quando confirmada a posição da placa com o intensificador de imagens, ela deve ser fixada a um dos dois fragmentos

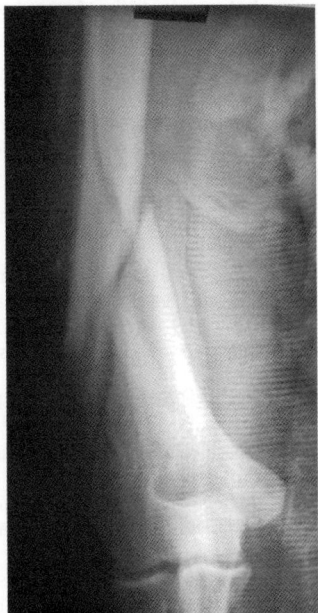
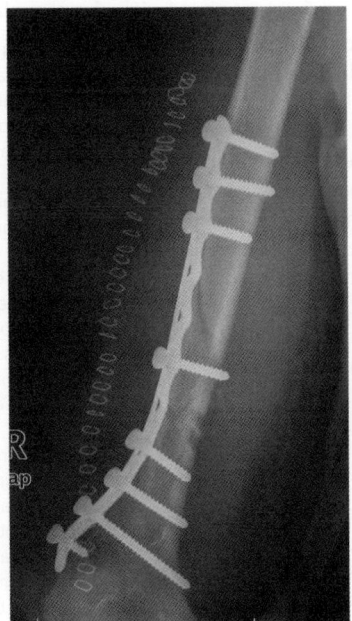
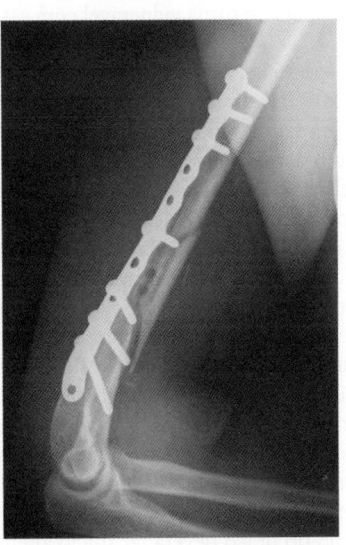

FIGURA 36.16 A: Fratura da diáfise distal do úmero. **B, C:** Fixação com placa posterolateral, que permite a fixação da coluna lateral por parafusos.

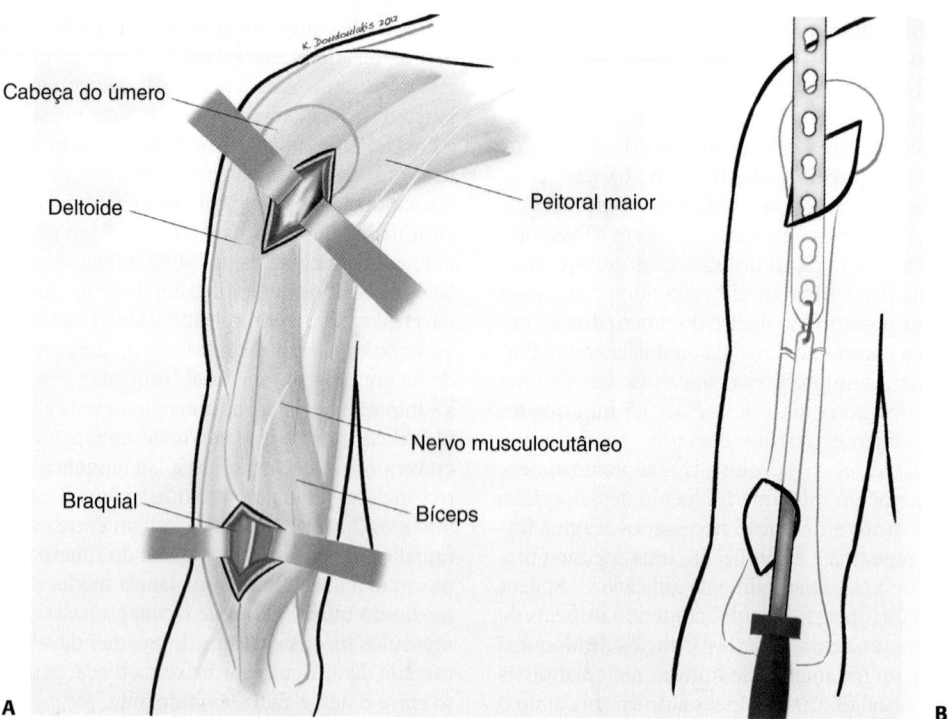

FIGURA 36.17 Abordagem anterior para osteossíntese minimamente invasiva por placa. **A:** Janelas proximal e distal. **B:** A inserção da placa é facilitada pelo uso de um instrumento para abertura do túnel.

principais com um parafuso bicortical. Sob constante controle radiográfico e visual, para que não ocorra alinhamento vicioso axial e rotacional, a placa deve ser alinhada com o outro fragmento principal e fixada com outro parafuso bicortical. Depois de verificada a correção do posicionamento da placa e da redução da fratura, inclusive com restauração do comprimento e do alinhamento rotacional do úmero, os parafusos proximais e distais restantes devem ser inseridos. Antes do fechamento da ferida, a redução final e o comprimento da placa e dos parafusos devem ser confirmados com o intensificador de imagens (Tab. 36.11).

O uso do posicionamento lateral da placa com a técnica OMIP segue as mesmas etapas básicas da abordagem anterior. No entanto, é preciso que o cirurgião tenha especial cuidado para proteger o nervo radial, que se torna vulnerável com essa abordagem.[134,282]

Cuidados pós-operatórios. No pós-operatório, pacientes tratados com RAFI ou OMIP devem receber uma tipoia do tipo punho-colar. Pacientes com fixação interna apropriada podem iniciar a fisioterapia 2 ou 3 dias após a operação, com movimentos do ombro e do cotovelo nos limites de sua tolerância. Embora a maioria dos cirurgiões não permita outros movimentos além dos propiciados por exercícios simples de ADM durante 3 a 4 semanas, Tingstad et al.[296] informaram não terem notado diferenças significativas nos percentuais de consolidação viciosa e de consolidação em pacientes que evoluíram para a sustentação imediata do peso do braço e aqueles que não fizeram tal esforço após a osteossíntese com placa em uma fratura da diáfise do úmero. Com relação ao procedimento OMIP, Apivatthakakul et al. sugeriram que, quando a fixação foi conseguida por apenas dois parafusos em qualquer dos fragmentos, o cirurgião deve permitir exercícios de flexão e extensão do cotovelo e exercícios pendulares do ombro, mas a rotação do braço deverá ter início apenas depois da clara visualização de formação de calo, normalmente depois de transcorridas 6 semanas.[8]

Armadilhas potenciais e medidas preventivas. Antes mesmo da redução e fixação da fratura, um dos principais problemas com possibilidade de afetar os resultados do tratamento de uma fratura da diáfise do úmero com RAFI é o desnudamento e a desvitalização de fragmentos ósseos durante a abordagem cirúrgica. É imperativo que os fragmentos ósseos, especialmente os grandes fragmentos

TABELA 36.11 Etapas cirúrgicas para osteossíntese minimamente invasiva com placa para fraturas da diáfise do úmero

Etapas cirúrgicas
- Expor as "janelas" proximal e distal através da abordagem selecionada (anterior/lateral)
- Identificar e proteger as estruturas neurovasculares nas proximidades do, ou que atravessem o, campo cirúrgico (nervo musculocutâneo anteriormente, nervo radial lateralmente)
- Reduzir manualmente a fratura por tração
- Aplicar o fixador externo ou afastador ao longo da fratura, para manter a redução
- Criar um túnel extraperiostal ao longo da superfície do úmero
- Usar o instrumento de tunelagem para alinhar e posicionar a placa junto ao úmero
  - Evitar lesões iatrogênicas aos nervos e vasos com o instrumento de tunelagem ou com a placa
- O implante de escolha é a DCP estreita de 4,5 mm ou a LC-DCP de 4,5 mm
- Firmar provisoriamente a placa com um parafuso em um dos fragmentos principais, reduzir a fratura e firmar a placa com um parafuso aplicado ao outro fragmento principal. Verificar a redução e o alinhamento; em seguida, prosseguir com a inserção dos parafusos restantes
- Inspecionar periodicamente a inserção dos parafusos e os comprimentos desses implantes com o intensificador de imagens
- Evitar a inserção de parafusos em áreas de cominuição
- Antes de fechar a ferida, confirmar a redução da fratura e os comprimentos da placa/parafusos com o intensificador de imagens

ósseos livres, sejam protegidos durante a dissecção; deve-se evitar qualquer desnudamento desnecessário do tecido ósseo. Outra armadilha que pode retardar ou inibir a consolidação óssea é a redução inadequada da fratura. Embora a redução da fratura não precise ser anatômica no úmero, a inexistência de contato ósseo ou a presença de uma lacuna no local da fratura implica prognóstico insatisfatório para sua consolidação. Defeitos ósseos medindo entre 2 e 3 cm devem ser tratados com encurtamento, pois o braço pode se adaptar a pequenas discrepâncias, sem que haja consequências funcionais. Defeitos ósseos maiores devem ser tratados com uma ponte de enxerto ósseo, de preferência autóloga. A técnica de fixação deve proporcionar estabilidade adequada; e a placa deve ser suficientemente forte (DCP de 4,5 mm) e longa para acomodar pelo menos quatro orifícios e inserir de três a quatro parafusos em cada fragmento principal, embora nem todo orifício na placa tenha que ser utilizado. Pode-se recorrer a parafusos adicionais (p. ex., parafusos de tração), que aumentam a estabilidade. Como princípio geral, a placa escolhida para a fixação deve ficar simetricamente posicionada, de modo a permitir um número igual de parafusos de cada lado da fratura. Portanto, o tratamento de fraturas do úmero distal por RAFI talvez dependa da inserção de parafusos em um ou em ambos os côndilos, ou mesmo do uso de duas placas que proporcionem a necessária estabilidade à fratura. O cirurgião deverá evitar a ocorrência de lesão iatrogênica às estruturas neurovasculares e, mais particularmente, ao nervo radial no local de onde avança em torno do úmero; para tanto, na maioria das abordagens, o cirurgião deverá identificar e proteger as estruturas neurovasculares. Além de uma lesão direta ao nervo radial durante a dissecção, deve-se notar que o uso de fios metálicos em cerclagem ou de brocas ou parafusos inseridos pela cortical oposta também poderá lesionar o nervo (Tab. 36.12).

A OMIP partilha muitas das armadilhas descritas para a técnica aberta para osteossíntese por placa como, por exemplo, problemas decorrentes de uma redução e/ou fixação inadequada, e de lesão neurovascular intraoperatória. Embora a redução de uma fratura transversal seja uma etapa relativamente simples durante a inserção aberta de placa, tal tarefa pode se tornar difícil com o uso da técnica fechada. Com relação às fraturas transversais, o cirurgião deverá recuperar o comprimento do membro, pois caso contrário, a consolidação ocorrerá com deformidade angular. O nervo musculocutâneo deve ser identificado e protegido na janela anterior distal, antes da divisão do braquial. A técnica OMIP não deve ser usada para pacientes com fraturas associadas à paralisia do nervo radial no pré-operatório, por ser substancial o risco de nova lesão ao nervo. O cirurgião não deve usar afastadores pontiagudos, porque as pontas podem lesionar o nervo radial, tanto no lado medial da incisão proximal como no lado lateral da incisão distal. Deve-se evitar o uso de brocas no sentido AP e a inserção de parafusos bicorticais no terço médio do úmero, em razão do grande risco de lesão ao nervo radial (Tab. 36.13).

Resultados específicos do tratamento. A eficácia de um método terapêutico é avaliada por meio de uma cuidadosa revisão de diversos parâmetros, que envolvem a natureza da intervenção (agressiva/mínima), incidentes e eventos adversos intraoperatórios e no pós-operatório imediato, riscos iatrogênicos, problemas e complicações potenciais durante o período de reabilitação, o tempo necessário para que o paciente obtenha o melhor resultado, e a qualidade de vida ao final do tratamento. Esses parâmetros devem estar sob constante revisão, para que seja avaliada não apenas a eficácia de determinado método terapêutico, mas também para que seja possível uma comparação com opções terapêuticas alternativas.

REDUÇÃO ABERTA E FIXAÇÃO INTERNA. A osteossíntese com placa tem sido considerada o tratamento cirúrgico de escolha para fraturas da diáfise do úmero. Essa técnica está associada a elevados percentuais de consolidação sem maiores intercorrências, mínima morbidade do ombro ou do cotovelo, e rápido retorno às atividades prévias. Esta técnica pode ser utilizada em fraturas periarticulares e já foi utilizada com sucesso em fraturas expostas.[19,86,104,185,188,191,267,307] Resultados do uso de placas já foram publicados em inúmeros estudos durante as décadas de 1970 e 1980. No entanto, nos últimos anos surgiram novas técnicas para a osteossíntese com placa em fraturas "difíceis", e foram desenvolvidos implantes modernos

TABELA 36.12 Armadilhas potenciais e medidas preventivas para placa em fraturas da diáfise do úmero com redução aberta e fixação interna

Armadilhas	Medidas preventivas
Desnudamento excessivo de tecidos moles e do periósteo	Familiaridade com a anatomia do braço Dissecção cuidadosa
Redução inaceitável da fratura	Exposição cirúrgica adequada Usar o intensificador de imagens Aceita-se encurtamento de 2–3 cm no úmero Enxerto ósseo para espaços (*gaps*) maiores
Fixação instável	Placa de compressão dinâmica de 4,5 mm 3–4 parafusos em cada fragmento principal Usar parafusos de tração, se for viável Incorporar os côndilos na fixação ou usar duas placas em fraturas do terço distal do úmero
Lesão neurovascular iatrogênica	Dissecção cuidadosa Identificar e proteger os nervos/vasos nas proximidades Evitar afastamentos excessivos Evitar o uso de fio metálico de cerclagem Cuidado ao usar perfuradores e parafusos desde cortical oposta

TABELA 36.13 Armadilhas potenciais e medidas preventivas para a osteossíntese com placa em fraturas da diáfise do úmero com a técnica OMIP

Armadilhas	Medidas preventivas
Redução inaceitável da fratura	Usar o intensificador de imagens Levar a fratura por tração até o comprimento Aceita-se ligeiro encurtamento de fraturas cominutivas
Fixação instável	Placa de compressão dinâmica de 4,5 mm 2–4 parafusos em cada fragmento principal
Lesão neurovascular iatrogênica	Identificar e proteger o nervo musculocutâneo com a abordagem anterior e o nervo radial com a abordagem lateral Evitar afastamentos excessivos e afastadores pontiagudos Evitar perfurações anteroposteriores e inserção de parafusos bicorticais no terço médio do úmero
RFFI em presença de paralisia de nervo radial	Excluir com um bom exame clínico antes da cirurgia

(p. ex., placas bloqueadas) e a técnica OMIP. Tais avanços serão revisados nessa seção.

A meta importante para todos os métodos terapêuticos é a consolidação da fratura. O percentual de consolidação para RAFI em fraturas da diáfise do úmero excedeu 95% na maioria dos estudos ao longo das últimas décadas.[19,86,115,191,307] As complicações foram infrequentes, mas incluíram paralisia de nervo radial (2 a 5%, normalmente neurapraxia) e infecção (1 a 2% para fraturas fechadas, 2 a 5% para fraturas expostas). Entretanto, na virada do século, Paris et al.[220] arrefeceram o entusiasmo pela técnica, depois de terem publicado uma grande série de 156 pacientes (21 politraumatizados) tratados com RAFI. O percentual de consolidação foi de 87%, juntamente com oito paralisias temporárias de nervo radial diagnosticadas no pós-operatório, duas infecções profundas e dez revisões relacionadas ao implante. Embora 88% dos pacientes se declarassem satisfeitos com seus resultados, apenas 54% obtiveram recuperação anatômica e funcional completa. Niall et al.[206] restauraram a reputação da técnica depois de tratarem 49 fraturas da diáfise do úmero (15 politraumatismos) com osteossíntese por placa, 96% das quais exibiram consolidação após uma média de 9 semanas. Não foram anotadas complicações importantes e todos os pacientes sem comorbidades significativas readquiriram completa amplitude de movimentos do ombro e do cotovelo e retornaram às suas atividades prévias. Em uma grande série de 96 pacientes politraumatizados com fraturas da diáfise do úmero, Idoine et al.[129] obtiveram 94,7% de consolidações em uma média de 16,9 semanas. Os autores empregaram uma abordagem anterior, mas em dois terços dos pacientes a placa foi aplicada no lado medial do úmero, por meio do afastamento lateral do bíceps. Na maioria dos casos, foram utilizadas placas de 3,5 mm, pois os autores declararam não haver suficiente evidência biomecânica que justificasse o uso de placas maiores e mais rígidas. No entanto, a série teve quatro quebras de implante dentro de 3 meses a contar da cirurgia, juntamente com duas infecções e duas incidências de lesão iatrogênica ao nervo cutâneo antebraquial lateral. Tendo em vista que esse era um grupo de pacientes politraumatizados, os resultados funcionais podem ser considerados satisfatórios, pois 80,2% do total recuperaram uma amplitude de movimentos do ombro praticamente completa (dentro de 10° do ideal), exceto para a flexão, para a qual apenas 60,5% recuperaram uma amplitude quase completa. Todos os pacientes readquiriram ADM do cotovelo dentro de 10° do ideal, em comparação com o cotovelo contralateral, enquanto o escore IBOM mediano foi de 23,8 (0 a 79). Levy et al.[161] empregaram uma placa modificada de 4,5mm de apoio da tíbia proximal para tratar 12 pacientes com fraturas do terço distal da diáfise do úmero. Esses autores propuseram que esse modelo de placa se adapta mais apropriadamente à anatomia o terço distal do úmero, além de proporcionar uma fixação mais estável. Prasarn et al.[233] descreveram o acréscimo de uma placa de reconstrução pélvica de 2,7/3,5 mm aplicada lateralmente, que pode funcionar como instrumento de redução antes da inserção de uma placa extra-articular bloqueada pré-modelada para o terço distal do úmero com uma configuração distal "em bastão de hóquei", parecida com a placa descrita anteriormente por Levy et al.[161] Prasarn et al. trataram 15 pacientes com duas placas de fixação; apenas um de seus pacientes reclamou de sensibilidade na região posterolateral do terço distal do úmero, tratada com remoção do implante. Outro estudo explorou as possíveis vantagens proporcionadas pelos implantes modernos e experimentou uma placa bloqueada "híbrida" que possibilitaria a inserção de parafusos de 4 a 5 mm para o segmento fraturado mais longo, e de parafusos de 3,5 mm para o fragmento mais curto, em uma coorte de 24 pacientes com fraturas e pseudartroses metafisárias proximais e distais recentes.[284] Todas as fraturas recentes (14) obtiveram consolidação em uma média de 19,5 semanas (13 a 26); a única complicação foi uma paralisia iatrogênica temporária de nervo radial. Os pacientes obtiveram, em média, 145° de elevação anterior do ombro e 138° de ADM total do cotovelo.

Além das séries de casos, os resultados do tratamento de fraturas da diáfise do úmero com osteossíntese por placa foram investigados em estudos comparativos da técnica com métodos terapêuticos alternativos. Três estudos compararam a osteossíntese por placa com o uso de haste intramedular.[38,41,187] Os resultados da comparação serão discutidos mais adiante, mas os resultados da osteossíntese com placa interessam à presente discussão. Nos 3 estudos, 92 pacientes foram tratados com placa. O percentual de consolidação foi de 92,4% (85/92) e a média de tempo transcorrido até a consolidação foi similar para os dois estudos que forneceram as informações relevantes (10,4 semanas para Chapman et al. e 8,9 semanas para Changulani et al.). Um incidente iatrogênico de paralisia temporária de nervo radial e três a cinco infecções ocorreram em cada um dos dois estudos, respectivamente. Os 3 estudos informaram resultados clínicos satisfatórios. Resultados similares da técnica com RAFI foram relatados em dois estudos que compararam a tradicional osteossíntese com placa à recém-introduzida técnica OMIP.[135,214] Das 46 fraturas incluídas nos dois estudos e tratadas com técnica tradicional de osteossíntese com placa, 43 conseguiram consolidação em um tempo médio de 16,7 e 21,3 semanas para Oh et al. e Jiang et al., respectivamente. É importante mencionar que esse segundo estudo relatou cinco incidências de paralisia de nervo radial no pós-operatório; todos os pacientes afetados se recuperaram espontaneamente entre 12 e 53 semanas. Contudo, ambos os estudos confirmam os bons resultados radiológicos e funcionais de RAFI no tratamento de fraturas da diáfise do úmero.

Um resultado por vezes não relatado em casos de osteossíntese com placa em fraturas da diáfise do úmero é a capacidade dos pacientes de sustentarem imediatamente peso no braço lesionado. Tingstad et al.[296] investigaram esse parâmetro mediante o estudo de 83 fraturas da diáfise do úmero (70 em pacientes politraumatizados) que foram tratadas em um período de 10 anos com RAFI, 86% delas com placas DCP de 4,5 mm. A situação do úmero envolvido, em termos de sustentação de peso no pós-operatório, foi decidida com base na presença ou ausência de lesão em membro inferior que necessitasse de limitação da sustentação de peso, e não com base no padrão de fratura do úmero ou de cominuição. Além do elevado percentual de consolidação (94%) e da baixa taxa de complicações, o principal resultado desse estudo foi que, em pacientes tratados com fratura da diáfise do úmero por RAFI, a imediata sustentação de peso através do úmero envolvido é um procedimento seguro.

Uma revisão de estudos mais antigos e modernos sobre o tratamento de fraturas da diáfise do úmero com RAFI revelou que os resultados descritos podem ser categorizados em dois grupos:

- Resultados principais, oriundos de todos os estudos e que constituem a base para avaliação, comparação e conclusões. Esses resultados são: percentual de consolidação da fratura, tempo transcorrido até a consolidação e complicações. A restauração dos movimentos da articulação e os resultados funcionais se enquadram em uma "zona cinzenta" intermediária, em que alguns estudos fornecem informações adequadas e outros, não.

- Resultados não principais como, por exemplo, duração da operação, perda de sangue, momento oportuno para o início e duração da fisioterapia, hospitalização, retorno às atividades prévias e resultados relacionados ao paciente, não são fornecidos por muitos estudos. Contudo, esses resultados podem oferecer informações substanciais que talvez influenciem significativamente a opinião geral, no que tange à qualidade e à eficácia de determinado método terapêutico e que, por isso, devem ser informados nos modernos estudos. Caso isso não ocorra, a avaliação crítica da eficácia de qualquer tratamento ficará incompleta.

OSTEOSSÍNTESE MINIMAMENTE INVASIVA COM PLACA (OMIP). Adotada a partir da técnica inicialmente introduzida para fraturas do fêmur e da tíbia, a OMIP também é utilizada no tratamento de fraturas da diáfise do úmero, mas o úmero possui uma anatomia complicada; assim, a OMIP é considerada uma técnica de risco para as estruturas neurovasculares e, em particular, para os nervos radial e musculocutâneo. Embora alguns se mostrem céticos com relação ao uso da técnica no úmero, estudos publicados nos últimos anos enfrentaram os aspectos técnicos problemáticos para desenvolver uma técnica OMIP segura para uso em fraturas da diáfise do úmero.

Livani e Belangero[172] descreveram o uso de OMIP no tratamento de 15 pacientes com fraturas da diáfise do úmero, 8 deles politraumatizados. Esses autores utilizaram DCP de 4,5 mm com dois parafusos em cada fragmento principal e informaram apenas uma ocorrência de afrouxamento de parafuso. Também notaram uma infecção superficial e uma pseudartrose. O tempo de consolidação para as fraturas tratadas com sucesso variou de 8 a 12 semanas; e todos os pacientes, à exceção de dois, obtiveram completa ADM do cotovelo. Estudos subsequentes também incluíram pequeno número de amostras, além do estudo de Concha et al., que avaliou 35 pacientes.[8,49,134,135,148,231,324] Todos esses estudos apresentaram bons resultados, com poucas complicações. Mais especificamente, quatro desses estudos descreveram o tratamento de um total de 60 fraturas da diáfise do úmero, com uma técnica anterior minimamente invasiva.[49,135,148,231,324] Em todos os estudos, foram empregadas placas de 4,5 mm. O percentual de consolidação foi de 96,6% (58/60) em uma média de 15 semanas (11-32). Como uma das vantagens teóricas do uso da técnica OMIP no úmero é a diminuição do tempo cirúrgico em comparação com RAFI, esse parâmetro foi relatado por três dos quatro estudos, que informaram tempos cirúrgicos muito parecidos (117,5, 127,6 e 113,8 minutos, respectivamente).[135,148,324] Dois dos estudos forneceram informações sobre perda de sangue, respectivamente 170 mL e 490 mL em média.[135,148] Não ocorreram complicações significativas nesses estudos, e os pacientes foram instruídos a iniciar movimentos com o braço lesionado tão logo lhes fosse tolerável. Todos os pacientes readquiriram excelente ADM do ombro e do cotovelo. Concha et al.[49] apresentaram a maior série, com 35 pacientes, 15 deles politraumatizados. Esses autores usaram OMIP com dois parafusos de cada lado da fratura. O percentual de consolidação foi de 91,5% (32/35) em uma média de 12 semanas (8-16). Os autores informaram a ocorrência de algumas complicações: duas infecções e três casos de consolidação viciosa em varo, superior a 15°. Também informaram que apenas 20 dos 32 pacientes obtiveram extensão completa do cotovelo, e que 20 dos 32 pacientes obtiveram 130° de flexão. Embora tenham concluído que a OMIP é um procedimento seguro e eficiente para o tratamento de fraturas da diáfise do úmero, com altos percentuais de consolidação e baixos níveis de complicações, foi observado que casos de contratura do cotovelo em flexão poderiam gerar problemas, o que talvez indique a necessidade de um protocolo formal de reabilitação dessa articulação.

Ji et al.[134] empregaram a técnica OMIP no tratamento de fraturas do terço distal da diáfise de úmero através de uma abordagem lateral, pois constataram que a abordagem anterior não era adequada para fraturas dos terços proximal e médio, por causa das limitações anatômicas da superfície anterior do terço distal do úmero. Inicialmente, esses autores tentaram a abordagem em 14 braços de cadáveres e subsequentemente trataram 23 fraturas da diáfise do úmero com DCP de 4,5 mm. Todas as fraturas formaram um calo de união em um período médio de 6,3 semanas (4-11). A única informação acerca da recuperação clínica foi que "o funcionamento e a ADM das articulações do ombro e do cotovelo foram satisfatórios", mas um paciente foi acometido por paralisia de nervo radial no período pós-operatório. Spagnolo et al.[282] obtiveram resultados igualmente satisfatórios com o uso de OMIP (DCP de 4,5 mm) em 16 pacientes com fraturas da diáfise do úmero com o uso uma abordagem lateral. Os autores descreveram a abordagem lateral ao úmero com três janelas: uma abordagem proximal através do deltoide para a inserção da placa, uma segunda abordagem na parte média para facilitar a passagem entre os músculos bíceps e tríceps, e uma terceira abordagem, situada distalmente, para visualização direta do nervo radial e da extremidade distal da placa. Ocorreu consolidação de todas as fraturas em uma média de 14,9 semanas (11-20). Esses pacientes tiveram boa recuperação funcional, com excelentes e bons escores UCLA em 62,5% e 37,5%, respectivamente, e escores de Mayo excelentes em todos os pacientes. Não houve complicações neurovasculares. De acordo com esses dois estudos, a abordagem lateral é vantajosa, pois serve ao tratamento de fraturas dos terços proximal e distal do úmero sem riscos significativos de lesão ao nervo radial se o cirurgião tomar as devidas precauções, como a supinação do antebraço durante o procedimento, a visualização do nervo radial (conforme proposto por Spagnolo et al.) e a não inserção de parafusos nas proximidades do nervo.

Como a principal razão para os cuidados com o uso de OMIP em fraturas da diáfise do úmero é o risco de lesão neurológica causada pela placa e pelos parafusos, alguns autores têm recorrido à ultrassonografia para investigar a relação entre o nervo radial e os implantes.[172] Em um grupo de 19 pacientes tratados com fixação de fraturas da diáfise do úmero por OMIP, foi constatado que, independentemente da localização da fratura (terço médio ou distal da diáfise do úmero), o nervo radial fica em estreita proximidade com os implantes (placa ou parafusos). Essa distância foi medida e se situou entre 1,6 e 19,6 mm (média: 9,3 mm) para as fraturas do terço médio da diáfise, e entre 1 e 8,1 mm (média: 4 mm) para as fraturas distais. Em um estudo com cadáveres, os autores examinaram a zona de perigo para aplicação de parafusos bloqueados em pacientes com fratura da diáfise do úmero tratados com OMIP; os autores concluíram que a zona de perigo para os nervos musculocutâneo e radial poderia ser determinada na forma de um percentual do comprimento do úmero.[7] A zona de perigo para o nervo musculocutâneo foi, em média, de 18,37 a 42,67% do comprimento do úmero a contar do epicôndilo lateral. A zona de perigo para o nervo radial foi, em média, de 36,35 a 59,2% do comprimento do úmero, e os parafusos mais perigosos, que penetraram ou tocaram no nervo radial, tinham 47,22 e 53,21% do comprimento do úmero a contar do epicôndilo lateral. Um parafuso bloqueado AP inserido por via percutânea colocou em perigo tanto o nervo musculocutâneo como o nervo radial.

Ambos os estudos revelaram que, apesar das evidências clínicas, a técnica OMIP é segura para o tratamento de fraturas da diáfise do úmero, o risco de lesão aos nervos radial e musculocutâneo é substancial e não deve ser subestimado.

Inserção de haste intramedular

Planejamento pré-operatório. O planejamento pré-operatório para a inserção de haste intramedular de uma fratura da diáfise do úmero não é diferente do que foi descrito anteriormente para a osteossíntese com placa. Contudo, é preciso reiterar que o paciente deve ser completamente informado acerca da natureza, resultados esperados e possíveis complicações da operação, enquanto o anestesista deve estar totalmente envolvido em todo o processo de avaliação e planejamento pré-operatório, porque cada técnica cirúrgica (p. ex., inserção de haste anterógrada ou retrógrada) dependerá de uma abordagem anestésica diferente.

O planejamento pré-operatório principal inicia com pelo menos duas projeções radiológicas do úmero inteiro, uma AP neutra e outra lateral. Na maioria dos casos, não há necessidade de novos estudos de imagem. A mensuração pré-operatória do comprimento do úmero e da largura da parte mais estreita do canal do úmero intacto (considerando a ampliação da radiografia) ajudarão a determinar o comprimento e o diâmetro desejáveis para a haste. É provável que, nos casos em que as linhas de fratura se estendem na direção das articulações do ombro ou cotovelo, haja necessidade de novas projeções radiográficas, centradas na área suspeita. Caso persista alguma dúvida em relação à integridade das articulações, o cirurgião deverá ordenar um estudo de TC.

A verificação pré-operatória das instalações e dos equipamentos na sala cirúrgica, além de outras ações que possam facilitar o procedimento como, por exemplo, o desenho da fixação, a confirmação da disponibilidade de implantes e instrumentos e o estado de funcionamento do intensificador de imagens, foi descrita na seção relevante sobre RAFI. Como ocorre em casos tratados com RAFI, uma lista de verificação possibilitará melhor organização do procedimento operatório e assegurará imediata disponibilidade do equipamento necessário (Tab. 36.14).

Posicionamento. A inserção de haste intramedular em fraturas da diáfise do úmero pode ser realizada através da cabeça do úmero (haste anterógrada) ou através da área supracondilar do terço distal do úmero (haste retrógrada). Cada técnica requer um posicionamento diferente do paciente.

APLICAÇÃO DE HASTE ANTERÓGRADA. O paciente deve ser colocado em posição supina com um suporte acolchoado sob o ombro. O tronco do paciente fica sobre a mesa cirúrgica, enquanto o braço lesionado fica fora da mesa principal. Alguns cirurgiões preferem a posição "em cadeira de praia", em que o braço fica pendente ao lado, ou é apoiado por um suporte para antebraço, enquanto outros preferem a posição supina ou em ligeira inclinação superior, com o braço inteiro apoiado em um suporte radiolucente próprio. O cotovelo, o úmero e o ombro devem ficar na área do campo cirúrgico. A localização do intensificador de imagens varia, dependendo não apenas da preferência pessoal, mas também da largura da mesa cirúrgica e da concavidade do braço C. É preferível que o braço C fique do lado oposto (Fig. 36.18), pois tal posição não tumultua a área operatória. O anestesista deve estar familiarizado com o procedimento, porque o braço não lesionado deve ficar posicionado junto ao paciente, sobre a mesa cirúrgica, não sendo facilmente acessado. Esse problema é solucionado com as extensões das linhas que possibilitam a injeção do anestésico à distância. Se for antecipado que o intensificador de imagens ficará no lado oposto, o cirurgião deverá verificar, antecipadamente, a compatibilidade da curvatura do braço C com a largura da mesa cirúrgica, para confirmar a exequibilidade de imagens do braço lesionado e pendente. Também se deve ter o cuidado de montar antecipadamente a mesa cirúrgica, para que sejam evitados obstáculos como a base da mesa, que pode obstruir o uso do intensificador de imagens.

Aplicação de haste retrógrada. O paciente pode ficar posicionado em decúbito ventral, ou em decúbito lateral. Em geral, prefere-se a posição em decúbito ventral, pois ela permite uma visualização desimpedida de todo o úmero. O intensificador de imagens permanece no

---

TABELA 36.14 Lista de verificação para o planejamento pré-operatório para osteossíntese com haste intramedular em fraturas da diáfise do úmero

1. Centro cirúrgico
Mesa da sala cirúrgica
- Ortopédica comum
- Suporte radiolucente para o braço
- Extensão para o antebraço
- Outros

Radiografia
- Braço C
  Esquerdo
  Direito
- Radiografias simples

2. Posição/meios auxiliares para o posicionamento
- Supina
- Prona
- "Em cadeira de praia"
- Lateral (lado direito para cima)
- Lateral (lado esquerdo para cima)
- Meios auxiliares para o posicionamento

3. Equipamento
- Perfurador com pilhas
- Fios-guias de mesmo comprimento
- Fresadoras de úmero
- Dispositivo para direcionamento distal
- Instrumentos para enxerto ósseo
- Instrumentos robustos para redução óssea
- Outros

4. Implantes
- *Kit* completo de hastes longas
- *Kit* completo de hastes curtas
- Parafusos de bloqueio
- Fios de Kirschner
- Outros

5. Outros

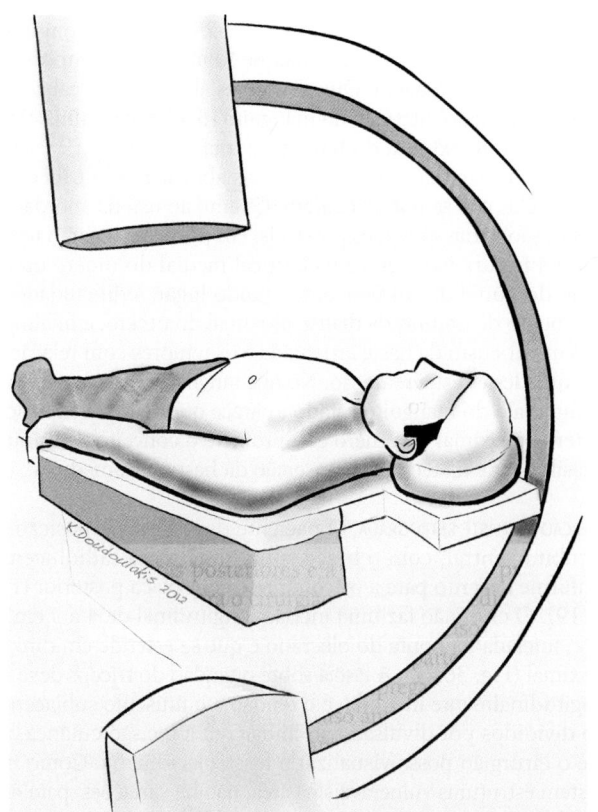

FIGURA 36.18 Posicionamento do paciente para a inserção anterógrada de haste.

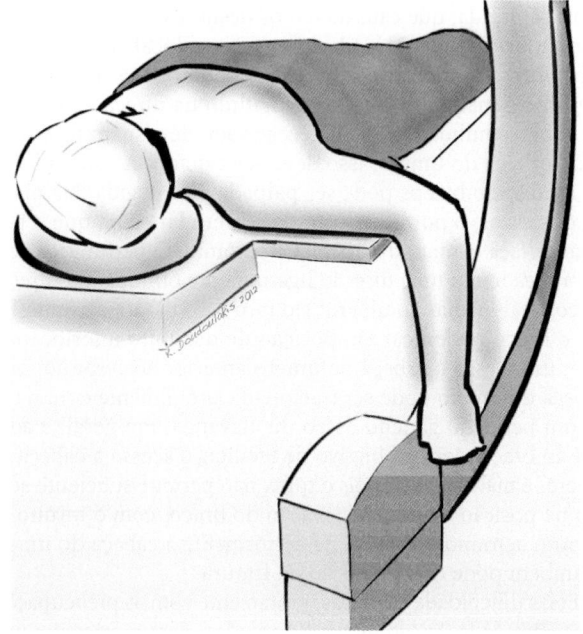

FIGURA 36.19 Posicionamento do paciente para a inserção retrógrada de haste.

mesmo lado do braço lesionado. O braço é posicionado sobre um suporte radiolucente que deverá permitir pelo menos 100 a 110° de flexão do cotovelo, para facilitar a inserção da haste (Fig. 36.19). Nessa posição, será obtido um alinhamento rotacional correto, sem necessidade de maiores manipulações do braço. Se o estado geral do paciente (ou qualquer outra razão) não permitir seu posicionamento em decúbito ventral, a aplicação de haste retrógrada ao úmero será possível na posição de decúbito lateral. Entretanto, esse cenário dificultará a visualização do úmero com o braço C. É criticamente importante garantir, ainda antes da operação, que boas imagens do úmero e do ombro possam ser obtidas.

Abordagens cirúrgicas

INSERÇÃO DE HASTE ANTERÓGRADA. O cirurgião faz uma incisão oblíqua e anterógrada de 2 a 3 cm desde a borda anterolateral do acrômio; em seguida, divide longitudinalmente o músculo deltoide (ao longo de suas fibras), para revelar a bolsa subacromial e o manguito rotador (Fig. 36.20). Antes da incisão do manguito rotador, o cirurgião deve verificar a localização do portal de entrada da haste com um instrumento grosseiro e com a ajuda de uma projeção AP no intensificador de imagens, para minimizar a possibilidade de uma incisão inadequada-

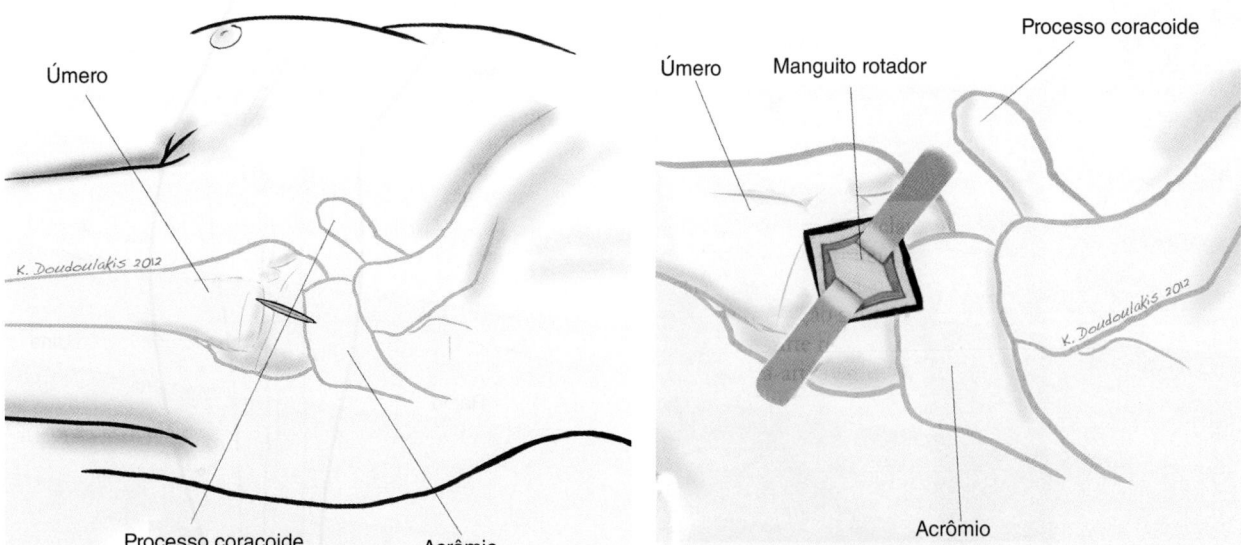

FIGURA 36.20 Abordagem para a inserção anterógrada de haste. **A:** Incisão cutânea. **B:** Exposição do manguito rotador.

mente aplicada, que causará danos desnecessários ao manguito rotador (Fig. 36.21). Idealmente, essa localização deve ficar sobre o sulco ou na direção de sua borda medial. Em seguida, o manguito rotador é incidido na direção das fibras do supraespinhoso. Não há necessidade de visualização direta da cabeça do úmero; isso deve ser evitado. A cabeça longa do tendão do bíceps pode ser palpada e protegida. Na maioria dos casos, o portal de entrada correto fará com que o perfurador faça contato direto com o acrômio. O perfurador deve ser aplicado em uma direção ligeiramente oblíqua, na direção da cortical medial do úmero. No raro caso de um acrômio largo, o braço pode ficar em posição de decúbito inferior, para permitir acesso à cabeça do úmero anterior ao acrômio; ou a cabeça do úmero pode ser tracionada lateralmente com o uso de um pequeno gancho ósseo ou alavanca. Em geral, a adução do braço, com o objetivo de facilitar o acesso à cabeça do úmero, é malsucedida, pois o tórax não permite suficiente adução na posição neutra. A elevação do braço, com o intuito de evitar o acrômio, mobiliza posteriormente a cabeça do úmero e também pode causar desvio da fratura.

Essas dificuldades técnicas, juntamente com as preocupações à respeito das lesões ao manguito rotador, deram origem a propostas de abordagens alternativas à cabeça do úmero, ou a "sofisticados" modelos de hastes com o objetivo de contornar esses problemas. Stannard et al.[285] descreveram um ponto de entrada lateral situado em posição imediatamente distal à inserção do manguito rotador e empregaram uma haste articulada que poderia se adequar a essa introdução excêntrica. Dimakopoulos et al.[70] propuseram um ponto de entrada parecido e utilizaram uma haste rígida no tratamento de uma série de 29 pacientes com fraturas da diáfise do úmero sem qualquer complicação importante em relação à abordagem. Outros autores abordaram a cabeça do úmero através do intervalo do manguito rotador, com uma exposição bastante extensa do terço proximal do úmero.[221,258] Não obstante as vantagens teóricas dessas abordagens à cabeça do úmero, elas não se popularizaram. Quanto ao uso da abordagem lateral, são várias as razões possíveis: em primeiro lugar, o temor de uma fratura iatrogênica na cortical medial do úmero ou em torno do portal de entrada; em segundo lugar, a dificuldade no tratamento de fraturas da diáfise proximal do úmero; e finalmente, o maior custo da haste articulada e os temores com relação às dificuldades em sua remoção. No que tange à abordagem através do intervalo do manguito rotador, parece que a ampla exposição do terço proximal do úmero compromete o conceito de mínima invasibilidade da técnica de inserção da haste intramedular.

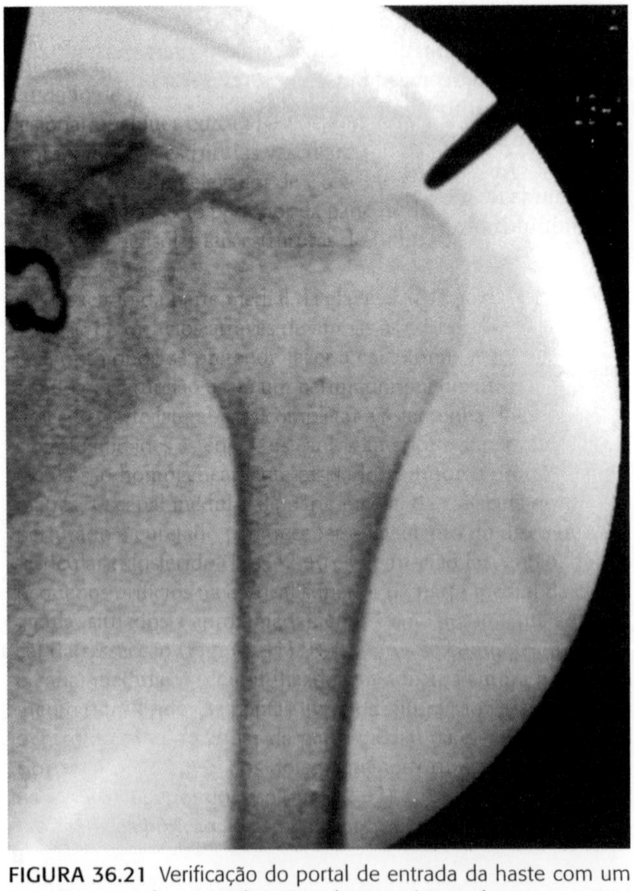

INSERÇÃO DE HASTE RETRÓGRADA. O paciente deve ficar na posição de decúbito ventral, com o braço sobre uma mesa radiolucente, conforme descrito para a osteossíntese com placa posterior (Fig. 36.19). O cirurgião faz uma incisão longitudinal de 4 a 5 cm na pele, iniciada na ponta do olécrano e que se estende em direção proximal (Fig. 36.22). A fáscia sobre o tendão do tríceps deve ser longitudinalmente incidida, e o tendão e o músculo subjacentes são divididos por divulsão, em linha com a incisão cutânea, até que o cirurgião possa visualizar a fossa olecraniana. Como não existem estruturas vulneráveis na área, não há variações para essa abordagem.

Técnica

INSERÇÃO DE HASTE ANTERÓGRADA. O portal de entrada para a rotineira inserção anterógrada da haste é aberto com o perfurador manual (Fig. 36.23a). Uma localização mais medial do portal de entrada facilitaria a inserção da haste, mas normalmente isso não é possível por causa da presença do acrômio. O perfurador manual deve penetrar na cabeça do úmero por, no mínimo, 4 a 5 cm,

FIGURA 36.21 Verificação do portal de entrada da haste com um instrumento rombo, antes da incisão do manguito rotador.

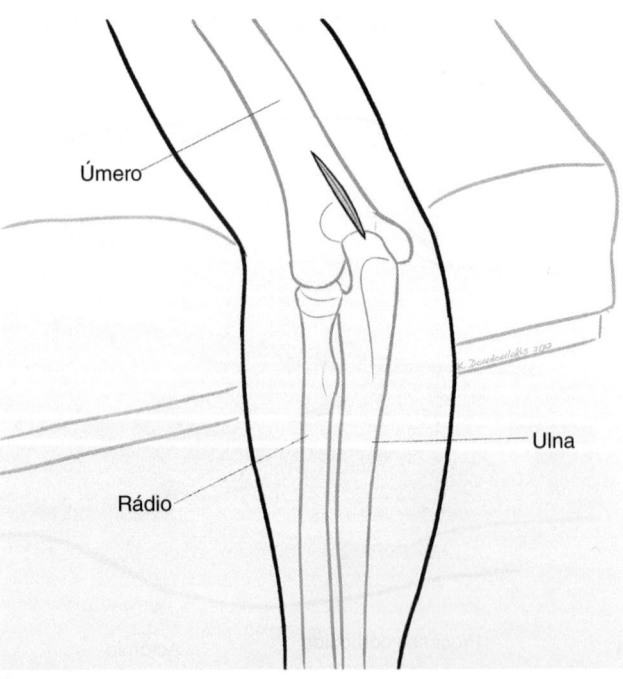

FIGURA 36.22 Incisão cutânea para inserção retrógrada de haste.

para que seja criado o trajeto para o fio-guia, no caso de uma haste canulada ou para uma haste sólida. Quase todas as hastes de úmero são canuladas; assim, utiliza-se um fio-guia para facilitar a passagem da haste através do local fraturado por procedimento fechado (Fig. 36.23b). O alinhamento correto do braço é obtido por tração, supinação do antebraço e flexão de 90° do cotovelo, que devem ser aplicadas e mantidas por um assistente (Fig. 36.23c). Não é fácil obter projeções laterais do local fraturado no úmero; assim, a passagem do fio-guia até o fragmento distal pode ser confirmada mediante a rotação do braço em 40 a 50°, ou permitindo alguma angulação no local fraturado. Em seguida, se houver necessidade, o cirurgião deverá fresar o canal do úmero. Cada fabricante de haste fornece instruções para a seleção do diâmetro de implante mais adequado, embora seja prudente fresar o canal até 1 a 1,5 mm acima do diâmetro da haste. Após a inserção da haste em sua posição final, o implante deve ser bloqueado, para proporcionar estabilidade adequada à fratura e permitir imediata mobilização (Fig. 36.23d–g).

A complexa anatomia e as singulares propriedades biomecânicas do braço geraram uma controvérsia significativa, no que tange à característica de "bloqueio" das hastes de úmero. O uso de perfuradores e de parafusos para a técnica de bloqueio, rotineiramente, traz consigo maior risco de lesão neurovascular e/ou miotendínea. Além disso, o bloqueio distal de uma haste anterógrada com a técnica "à mão livre" é considerado difícil, em decorrência da combinação de três fatores:

1. Uma cortical umeral distal redonda e "escorregadia"
2. O pequeno diâmetro do orifício da haste bloqueada
3. A dificuldade na obtenção de imagens

Além do risco presente de uma lesão iatrogênica as partes moles vulneráveis, todos esses fatores podem aumentar a exposição à radiação, prolongar o tempo cirúrgico e resultar em elevados percentuais de insucesso no direcionamento do implante. Todos esses fatores levaram à criação de hastes de úmero (ou hastes "bio") que oferecem alternativas para o bloqueio distal, mas com

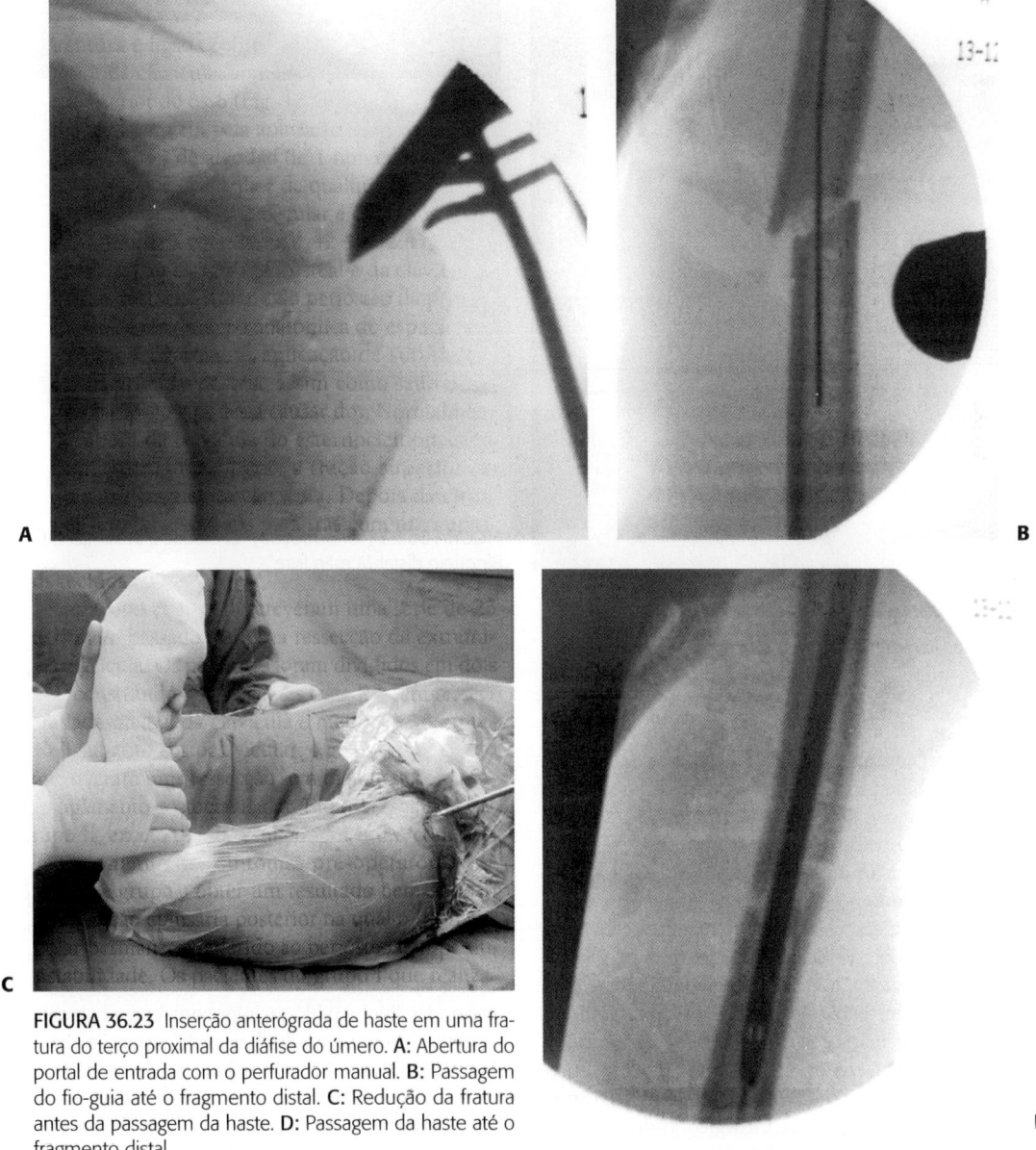

FIGURA 36.23 Inserção anterógrada de haste em uma fratura do terço proximal da diáfise do úmero. **A:** Abertura do portal de entrada com o perfurador manual. **B:** Passagem do fio-guia até o fragmento distal. **C:** Redução da fratura antes da passagem da haste. **D:** Passagem da haste até o fragmento distal.

(continua)

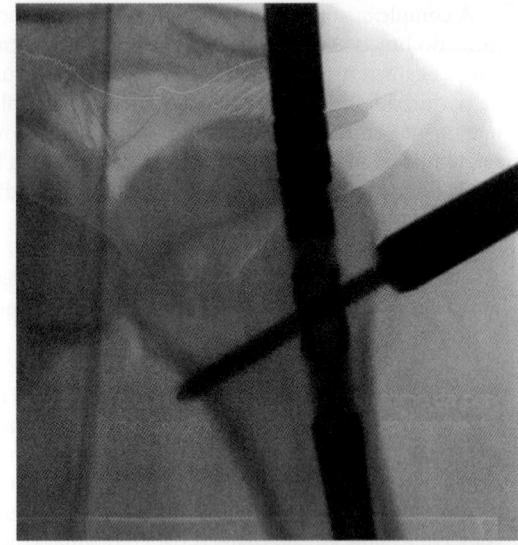
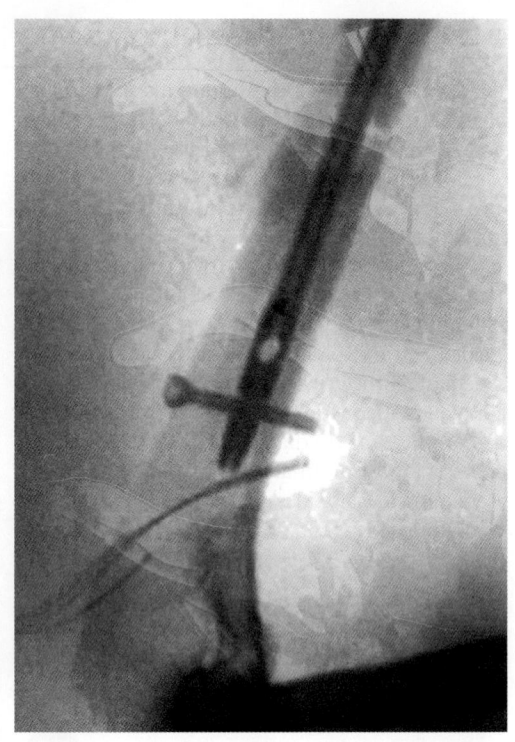
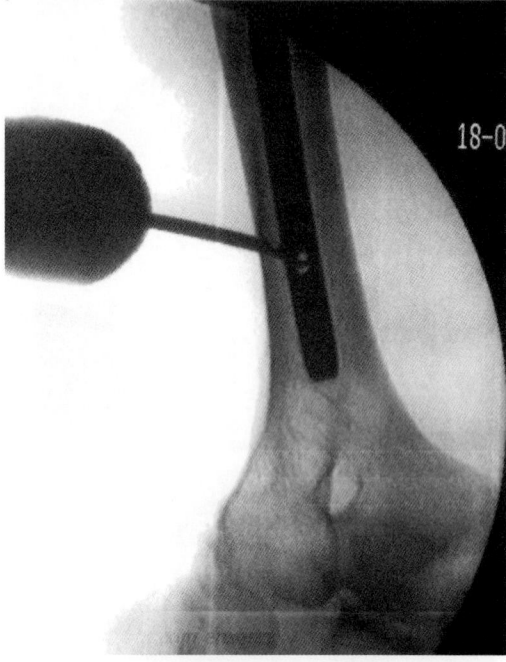

FIGURA 36.23 (*continuação*) E: Bloqueio proximal. F, G: Bloqueio distal "à mão livre".

estabilidade biomecânica inferior para o local fraturado, em comparação com hastes que usam parafusos de bloqueio distalmente (hastes "fixas") (Figs. 36.24a–c e 36.25a–e).[25,61,96,97,325] No entanto, considerando-se que a aplicação de uma órtese funcional não promove imobilização rígida de fraturas da diáfise do úmero, é possível que a estabilidade ideal proporcionada por parafusos bloqueados no úmero não seja vital para o processo de consolidação dessas fraturas. Apesar disso, estudo recente enfatizou a necessidade de encontrar um novo equilíbrio entre a estabilidade e a biologia no tratamento de fraturas,[225] mas até que tal equilíbrio seja alcançado, a discussão entre aqueles que apoiam a inserção de hastes "fixas" ou de hastes "bio" continuará. Os defensores das hastes "fixas" afirmam que a estabilidade satisfatória proporcionada pelos parafusos bloqueados permite reabilitação mais rápida e resulta em percentuais mais altos de consolidação das fraturas. Por outro lado, seus oponentes afirmam que o uso de hastes "bio" elimina as complicações neurovasculares, diminui a dose de radiação e reduz o tempo cirúrgico, tudo isso sem influenciar o processo de consolidação.[88,92,95,96,269]

Depois da implantação da haste, segue o processo de bloqueio. Enquanto o bloqueio proximal para hastes anterógradas e o bloqueio distal para hastes retrógradas são procedimentos uniformemente simples com o uso de dispositivos direcionadores confiáveis, o bloqueio distal de hastes anterógradas ou o bloqueio proximal de hastes retrógradas depende, cada um, do modelo da haste. Hastes "fixas" são presas com parafusos bloqueados normalmente inseridos com técnica "à mão livre" (Fig. 36.23f, g). Em decorrência das dificuldades com o direcionamento, alguns fabricantes fornecem dispositivos longos para tal finalidade, mas seu sucesso não tem sido consistente, possivelmente por causa de seu longo comprimento e dos estreitos orifícios existentes para os parafusos das hastes de úmero.[93,97,197] O bloqueio distal de hastes anterógradas "bio" e o bloqueio proximal para hastes retrógradas "bio" variam. Já foram tentadas hastes de expansão (haste de Seidel) ou de inflação (haste Fixion), a ativação de hastes divergentes (haste de Marchetti) ou modelos especiais de hastes (haste True-Flex, haste de Garnavos), em um esforço para melhorar o desempenho das inserções de hastes intramedulares no úmero (Fig. 36.25a–e).

A, B C

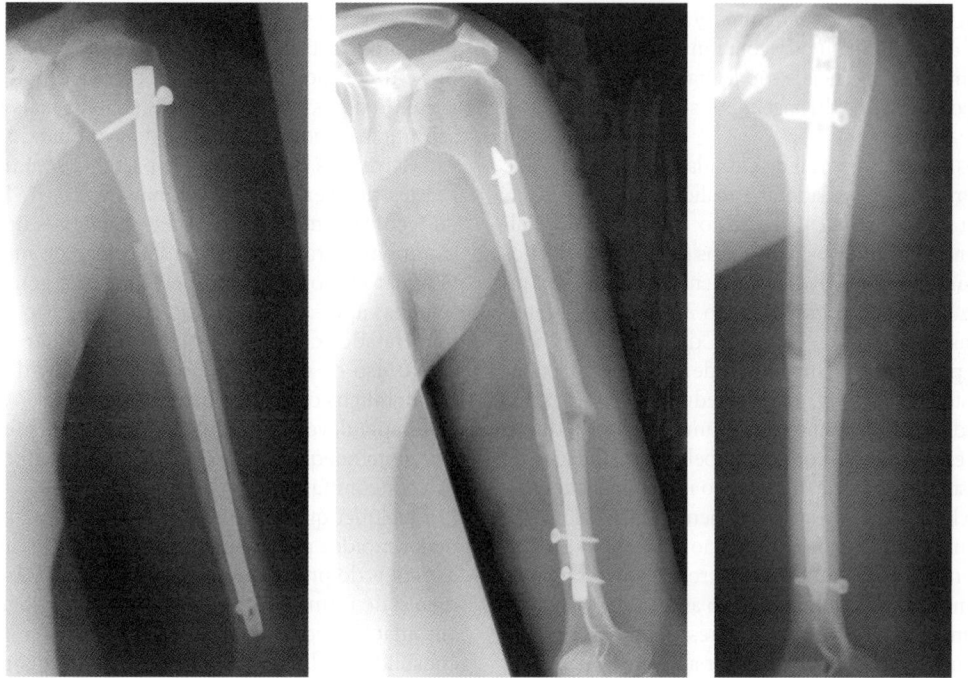

FIGURA 36.24 Hastes "fixas". **A:** Haste de Russell-Taylor. **B:** Haste de úmero sem fresagem. **C:** Haste T2.

A, B C, D E

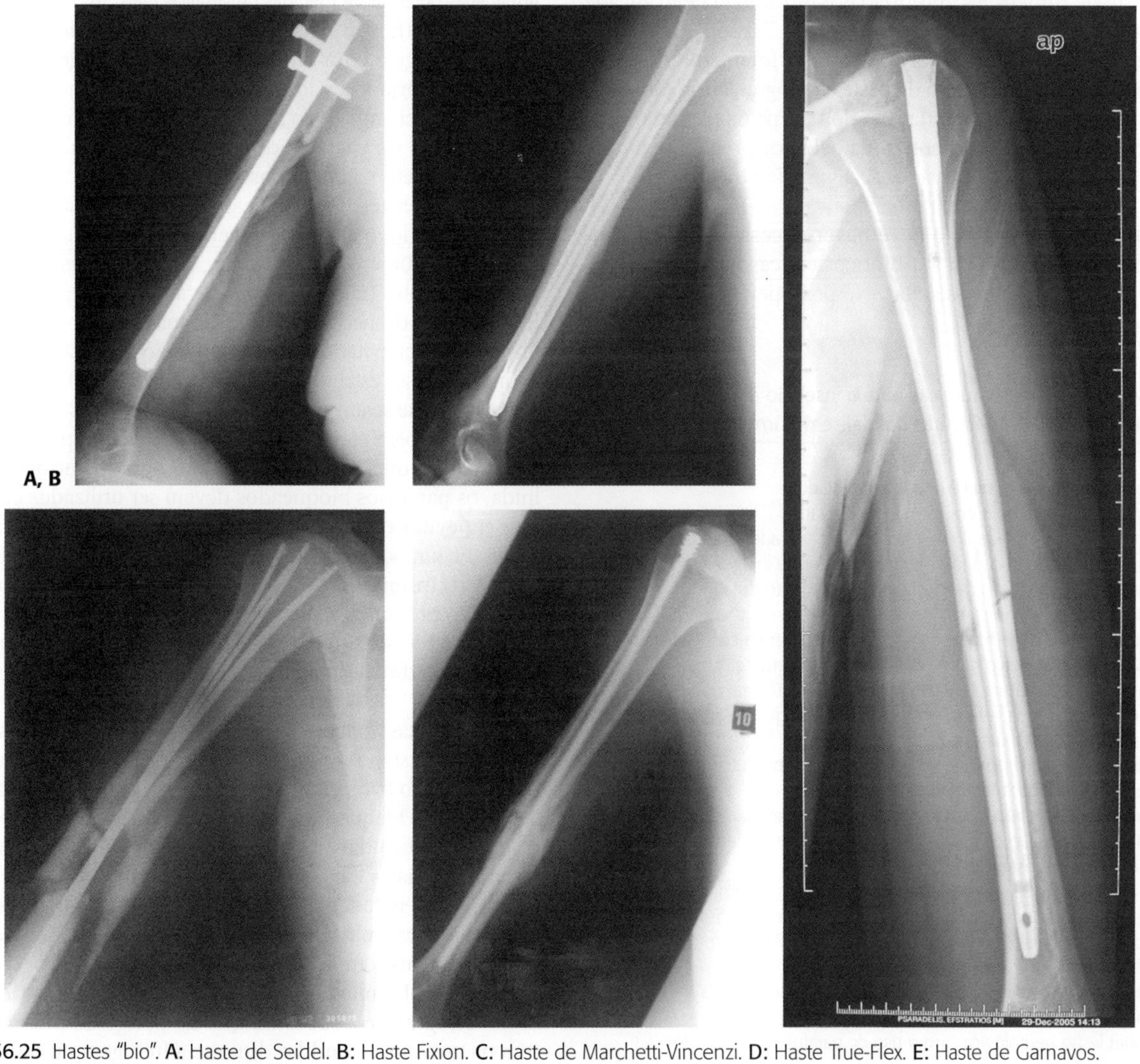

FIGURA 36.25 Hastes "bio". **A:** Haste de Seidel. **B:** Haste Fixion. **C:** Haste de Marchetti-Vincenzi. **D:** Haste True-Flex. **E:** Haste de Garnavos.

Ao final do procedimento, o manguito rotador deve ser reparado. O músculo deltoide é suturado com um ou dois pontos absorvíveis e as camadas superficiais são fechadas por técnica de rotina. Não há necessidade de drenagem por sucção (Tab. 36.15).

INSERÇÃO DE HASTE RETRÓGRADA. O portal de entrada para a inserção de uma haste retrógrada deve considerar a realidade de uma inserção excêntrica da haste em um canal estreito. O portal é normalmente criado com vários orifícios perfurados que são conectados com a ajuda de um osteótomo; e suas dimensões devem ter, no mínimo, 10 mm por 20 a 25 mm (Fig. 36.26a). É importante aplainar as bordas do orifício de entrada e "destelhar" o osso na sua extremidade proximal com uma broca de corte, para facilitar a inserção da haste. Em seguida, é feita a redução da fratura por manipulação cuidadosa, ou com o uso de uma barra de redução ("*joystick*"), com essa manobra controlada pelo intensificador de imagens. Se a haste for canulada, o cirurgião inserirá um fio-guia que atravessará o local fraturado até o fragmento proximal. Como ocorre com a técnica anterógrada de inserção de haste, a realização de fresagem no canal do úmero é controversa. No entanto, como não existem estruturas vulneráveis no aspecto posterior do terço distal do úmero, o cirurgião poderá fresar cuidadosamente o estreito canal umeral distal, para facilitar a inserção da haste, devendo ter o cuidado de não causar uma fratura iatrogênica na área supracondilar, seja por causa de uma fresagem agressiva, seja pela introdução descuidada da haste intramedular. Em seguida, uma haste de dimensões apropriadas é introduzida e avançada na direção da parte proximal do úmero (Fig. 36.26b, c). Os procedimentos de bloqueio proximal e distal já foram anteriormente descritos para a introdução de haste anterógrada (Fig. 36.26d-f). Em seguida, a fáscia do tendão do tríceps é reparada, com aproximação do tecido adiposo e da pele por procedimento de rotina. A drenagem por sucção é opcional (Tab. 36.16).

Cuidados pós-operatórios. Não deve haver necessidade de tromboprofilaxia ou do uso de antibióticos em casos descomplicados de fraturas fechadas isoladas. No pós-operatório, o paciente deve ficar com o braço sustentado por uma tipoia do tipo punho-colar. Exercícios passivos de flexão e abdução do ombro e de flexão e extensão do cotovelo poderão ter início no segundo dia pós-operatório. Exercícios mais ativos deverão ter seu início depois de 10 a 15 dias e, quando o calo mole estiver visível nas radiografias, o paciente será instruído quanto à prática de exercícios rotacionais.[92,168,251,269] É preferível o uso da técnica com haste "fixa" em pacientes impossibilitados de caminhar, para que possam fazer uso de muletas com suporte axilar tão logo a dor o permita – em geral, dentro de 2 a 3 semanas após a cirurgia. Pacientes que não podem andar e foram tratados com haste "bio" devem adiar a aplicação de carga e o uso de muletas até que fiquem evidenciados os sinais radiográficos de consolidação da fratura.[269] O programa de fisioterapia deve ser modificado para pacientes politraumatizados, com adequação ao estado geral e também às comorbidades concomitantes do paciente.[92]

Qualquer que seja o caso, o objetivo é a imobilização, com a maior rapidez possível, das articulações do ombro e do cotovelo depois do procedimento de inserção da haste. O acompanhamento de rotina consiste na avaliação radiográfica e clínica no ambulatório com intervalos de 4 a 6 semanas, até que ocorra consolidação da fratura. Desse ponto em diante, as consultas de acompanhamento deverão ocorrer em intervalos de 2 a 3 meses, até que se complete a recuperação funcional do braço.

Armadilhas potenciais e medidas preventivas (Tab. 36.17). A inserção de uma haste intramedular depende de imagens desimpedidas no campo cirúrgico com o intensificador de imagens; assim, tem enorme importância a localização desse aparelho em relação ao paciente, ao cirurgião, ao assistente e ao instrumentador. O posicionamento do paciente deve permitir a visualização sem que qualquer objeto metálico obscureça a imagem. Se o intensificador de imagens estiver localizado no lado oposto ao braço que vai ser operado, o aparelho deverá fornecer imagens não obstaculizadas do úmero inteiro (p. ex., a base da mesa cirúrgica).

Em pacientes tratados com haste anterógrada, uma armadilha frequente é a desnecessária lesão ao manguito rotador. Esse problema pode ser evitado com uma cuidadosa seleção da localização da incisão nessa estrutura e pela minimização do tamanho da incisão, para que sejam evitados problemas com os movimentos do ombro e também para evitar a dor no ombro no pós-operatório.

Qualquer que seja a técnica (anterógrada, retrógrada) escolhida, os parafusos bloqueados devem ser utilizados com cautela, para evitar que o paciente sofra lesão iatrogênica as partes moles. Se o modelo da haste permitir a escolha de parafusos "seguros", o cirurgião deverá preferir esse tipo de parafuso; parafusos muito próximos a tecidos moles vulneráveis devem ser inseridos com incisões pequenas, mas adequadas, que permitam a visualização direta da área e a identificação das estruturas neurovasculares.

Hastes "fixas" exigem o uso de parafusos bloqueados. Se o cirurgião não estiver à vontade com a inserção de parafusos bloqueados à mão livre, então deverá optar por uma haste "bio". Hastes "fixas" não bloqueadas aumentam a possibilidade de problemas na consolidação das fraturas. Além disso, se o cirurgião tentar inserir uma haste "fixa" muito apertada no interior do canal do úmero, como uma tentativa de evitar o uso de parafusos bloqueados, incorrerá em risco significativo de causar cominuição à fratura ou de causar uma nova fratura (Fig. 36.27).

A armadilha mais importante durante a aplicação de uma haste retrógrada é a subestimação do perigo de causar uma fratura na área supracondilar durante a fresagem ou durante a in-

---

TABELA 36.15 Etapas cirúrgicas para a inserção anterógrada de haste intramedular em fraturas da diáfise do úmero

Etapas cirúrgicas
- Expor a bolsa subacromial e o manguito rotador
- Incisão pontiaguda de 1 cm ao manguito rotador
- Abrir o portal de entrada da haste com um perfurador manual
- Reduzir a fratura sob controle do intensificador de imagens
- Passar o fio-guia através da fratura, até o fragmento distal
- Se necessário, fresar o canal
  - Começar a fresagem quando a fresadora estiver na cabeça do úmero
  - Evitar lesão ao nervo radial com a fresadora, sempre que a localização da fratura se situar na diáfise média/distal do úmero
  - Durante a retirada, interromper a fresagem enquanto a fresadora estiver no interior da cabeça do úmero
  - Eliminar meticulosamente por lavagem os subprodutos da fresagem localizados debaixo do manguito rotador
- Introduzir a haste selecionada até sua posição final
  - Manter a redução da fratura durante a inserção da haste
  - Não permitir destruição no local da fratura
  - Não permitir que a haste se saliente da cabeça do úmero
- Bloquear a haste proximalmente com o uso de um dispositivo direcionador; e distalmente de acordo com o tipo da haste ("fixa" ou "bio")
  - Os dispositivos direcionadores longos não são confiáveis
  - Jamais deixar uma haste sem bloqueio
  - Evitar lesão neurológica com o uso de parafusos bloqueados

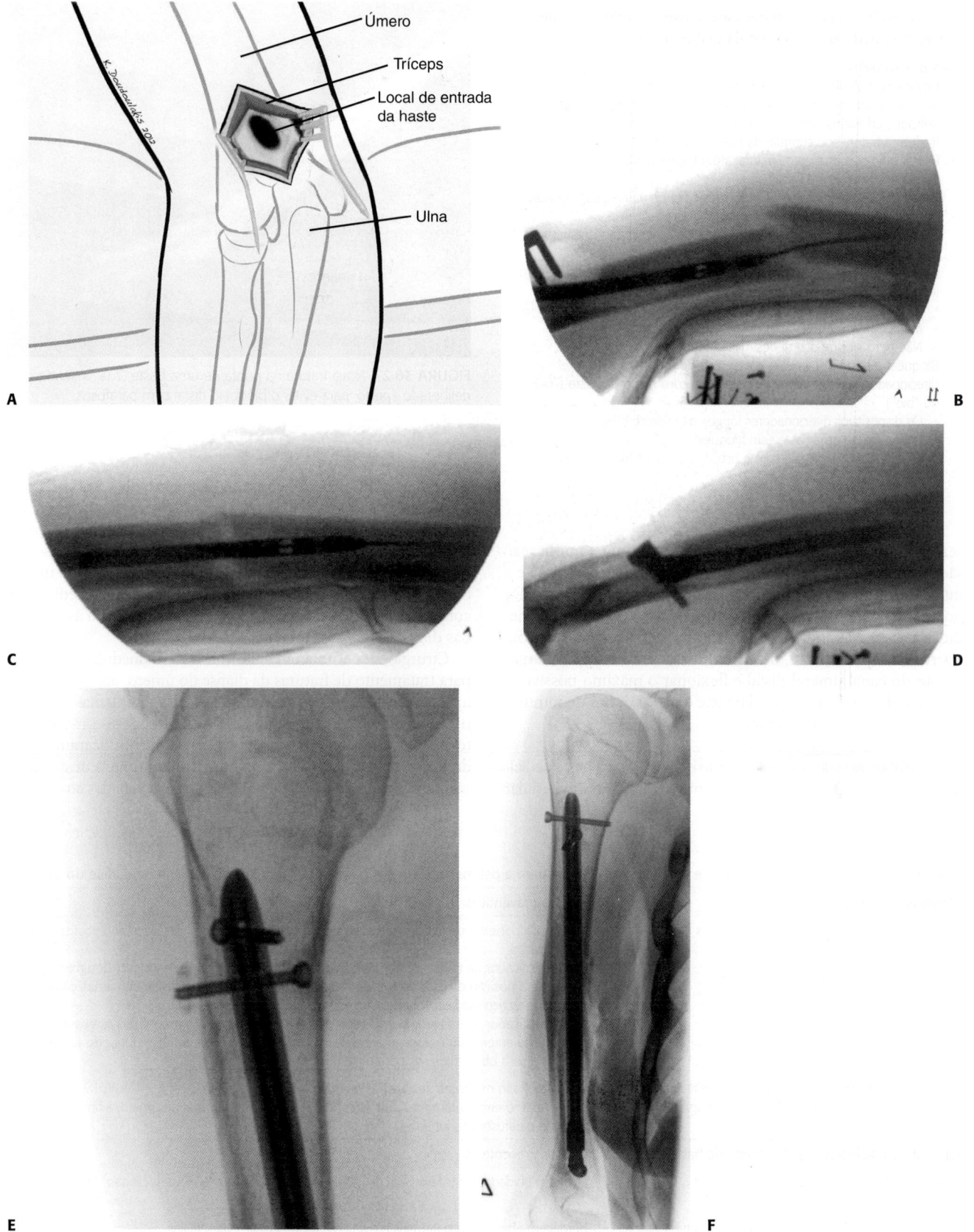

FIGURA 36.26 Inserção retrógrada de haste em uma fratura do terço médio-distal da diáfise do úmero. **A:** Portal de entrada para a haste. **B:** Inserção da haste. **C:** Passagem da haste para o fragmento proximal. **D:** Posição final e bloqueio distal sob visão direta. **E:** Bloqueio proximal com técnica à mão livre, distalmente ao colo cirúrgico, para evitar lesão iatrogênica ao nervo axilar. **F:** Bom processo de consolidação óssea, 8 semanas após a cirurgia.

TABELA 36.16 Etapas cirúrgicas para a inserção retrógrada de haste intramedular em fraturas da diáfise do úmero

Etapas cirúrgicas
- Expor a cortical do úmero supracondilar posterior
- Abrir um portal de entrada de 1x2 cm mediante conexão de vários orifícios perfurados com um osteótomo
- Reduzir a fratura sob controle do intensificador de imagens
- Passar o fio-guia através da fratura, até o fragmento distal
- Se necessário, fresar o canal
  - Tomar o cuidado de não provocar uma fratura na área supracondilar com as fresadoras. É preferível a fresagem manual
  - Evitar lesão ao nervo radial com a fresadora, sempre que a fratura estiver na diáfise média/distal do úmero
  - Eliminar meticulosamente por lavagem os subprodutos da fresagem
- Introduzir a haste selecionada até sua posição final
  - Tomar o cuidado de não provocar uma fratura na área supracondilar
  - Manter a redução da fratura durante a inserção da haste
  - Não permitir que ocorra destruição no local da fratura
- Bloquear a haste distalmente com o uso de um dispositivo direcionador; e proximalmente, de acordo com o tipo da haste ("fixa" ou "bio")
  - Os dispositivos direcionadores longos não são confiáveis
  - Jamais deixar uma haste sem bloqueio
  - Evitar lesão neurológica com o uso de parafusos bloqueados

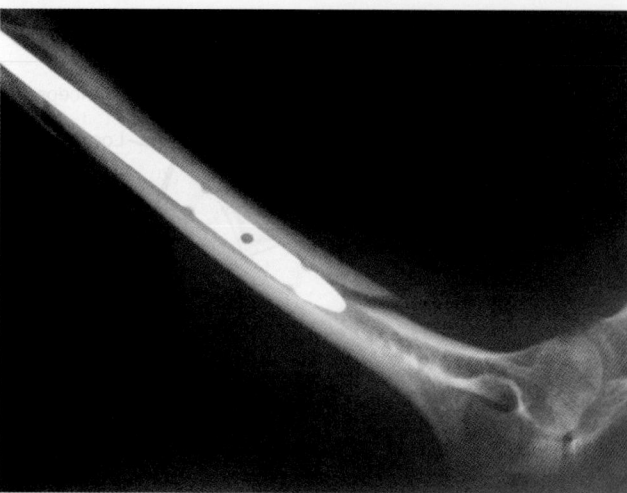

FIGURA 36.27 Nova fratura na ponta de uma haste "fixa" inserida com deliberado aperto, para evitar o bloqueio distal com parafusos.

serção da haste. As razões para essa devastadora complicação são: canal umeral distal estreito, a dureza do osso na área e a introdução excêntrica dos instrumentos e implantes no interior do canal do úmero, em razão da presença do olécrano. As medidas preventivas consistem em criar um portal de entrada com abertura ampla e longa, usar fresadores manuais para alargamento do canal umeral distal e flexionar o máximo possível o cotovelo durante a inserção da haste (> 100°) a fim de minimizar a interferência do olécrano.

Resultados específicos do tratamento. Tendo em vista que a haste de Seidel, considerada por muitos como a primeira haste intramedular especificamente planejada para o tratamento de fraturas da diáfise do úmero, foi introduzida por volta de 1990, muita coisa mudou com relação aos aspectos teóricos e práticos da inserção de hastes intramedulares nesse osso. Ao entusiasmo inicial, seguiram o ceticismo e os temores de que a osteossíntese do úmero com hastes intramedulares poderia não ser tão bem-sucedida, em comparação com a mesma técnica, quando aplicada às fraturas das diáfises dos ossos longos da perna.[17,59,120,130,133,240,247,308]

Cirurgiões continuaram a usar hastes intramedulares flexíveis para tratamento de fraturas da diáfise do úmero, apesar dos relatos com altos percentuais de complicações e problemas significativos na recuperação funcional das articulações do ombro e cotovelo.[31,112,287] Liebergall et al.[163] e Chen et al.[43] utilizaram hastes de Ender em 25 e 118 fraturas da diáfise do úmero, respectivamente. Ocorreram algumas complicações relacionadas ao implan-

TABELA 36.17 Armadilhas potenciais e medidas preventivas para a osteossíntese com haste intramedular em fraturas da diáfise do úmero

Armadilhas gerais	Medidas preventivas
Problemas com o intensificador de imagens	Posicionar o paciente de tal forma que os instrumentos e implantes metálicos não obstruam a visualização
	Se o intensificador de imagens permanecer no mesmo lado do braço lesionado, designar com precisão a posição do assistente e do enfermeiro instrumentador e evitar contaminação do campo cirúrgico por seu volume
	Se o intensificador de imagens permanecer no lado oposto ao braço lesionado (osteossíntese com haste anterógrada), assegurar-se de que o aparelho poderá avançar por baixo da mesa cirúrgica sem obstáculos (p. ex., a base da mesa cirúrgica)
Não bloquear hastes "fixas" distalmente na técnica anterógrada, ou proximal na técnica retrógrada	Hastes "bio" são melhores do que hastes "fixas" não bloqueadas
	Jamais tentar o encarceramento de hastes "fixas" no interior do canal do úmero, a fim de evitar o uso de parafusos bloqueados
Armadilhas da inserção anterógrada de haste	**Medidas preventivas**
Desnecessária violação do manguito rotador	Selecionar cuidadosamente o local da incisão no manguito rotador. Esse local não deve ter mais de 1 cm
Inserção "às cegas" de parafusos bloqueados nas proximidades de estruturas neurovasculares importantes	Abordagem aberta para parafusos próximos a tecidos moles vulneráveis
Armadilha da inserção retrógrada de haste	**Medidas preventivas**
Subestimar o perigo de uma fratura supracondilar iatrogênica	Fazer um portal de entrada de bom tamanho
	Alargar o canal do úmero distal por meio de cuidadosa fresagem manual
	Flexionar o cotovelo >100° durante a inserção da haste

te, como migração proximal e a colisão de pequeno número de hastes; mas os dois estudos relataram excelentes percentuais de consolidação (92 e 96% respectivamente), baixo percentual de complicações e boa recuperação funcional das articulações vizinhas. Por outro lado, Liebergall et al. empregaram órteses ou aparelhos gessados como proteção adicional durante 3 a 6 semanas, enquanto Chen et al. dispensaram o uso de proteção externa e preconizaram o início da mobilização com fisioterapia logo após a cirurgia. Em estudo subsequente, as hastes de Ender foram comparadas a placas de compressão dinâmica e hastes bloqueadas.[40] Pacientes tratados com hastes intramedulares flexíveis tiveram, em média, menor tempo cirúrgico, menor perda média de sangue e uma estadia hospitalar mais curta. Os percentuais de consolidação e de complicações, em geral, foram comparáveis. Embora os autores tenham afirmado que todos os pacientes seguiram um programa de reabilitação uniforme com uso, no pós-operatório, de uma tipoia de braço e prática de movimentos pendulares e de cotovelo imediatamente e de exercícios ativos para o ombro cerca de 3 semanas depois da cirurgia, infelizmente não forneceram informações detalhadas sobre a restauração dos movimentos do ombro e do cotovelo, ou sobre a recuperação funcional dos pacientes. Os autores concluíram que, guardadas suas limitações, todos os três métodos são confiáveis no tratamento de fraturas da diáfise do úmero. Gadegone e Salphale[89] descreveram o tratamento de 200 pacientes com aplicação de vários pinos de Rush na diáfise de úmero. Em 14 desses pacientes houve necessidade de redução aberta. Ocorreram oito migrações de pino para o ombro e uma para o cotovelo, quatro paralisias de nervo radial no pós-operatório e dez casos com rotação viciosa perceptível da fratura. No entanto, ocorreram apenas quatro pseudartroses (percentual de consolidação: 98%) e 92% dos pacientes exibiam ADM do ombro e cotovelo considerada de excelente a boa. Os autores concluíram que a fixação de fraturas da diáfise do úmero com pinos de Rush pode ser uma boa opção terapêutica e consideram sempre o custo do implante. Chaarani[37] propôs o uso de apenas um pino de Rush introduzido em uma direção anterógrada para o tratamento de fraturas da diáfise distal do úmero, com implantação do pino no côndilo lateral do úmero. Trinta e sete pacientes foram tratados com esse método. A consolidação ocorreu em todas as fraturas, em uma média de 5,7 semanas após a cirurgia, embora o tempo mais curto informado para consolidação (2 semanas) lance algumas dúvidas sobre o método de avaliação da consolidação das fraturas. Os únicos problemas foram duas paralisias nervosas temporárias no pós-operatório e uma deformidade em varo de até 13° em 11 pacientes. Os pacientes readquiriram movimentos integrais do ombro e movimentos quase completos do cotovelo.

Apesar dos resultados animadores obtidos com o uso de hastes intramedulares flexíveis no tratamento de fraturas da diáfise do úmero, em geral aceita-se que o tratamento cirúrgico de fraturas deve proporcionar maior estabilidade ao local fraturado. Um ambiente estável promove a consolidação da fratura e permite pronta mobilização e rápido retorno às atividades, sem a necessidade de uma supervisão médica demasiadamente zelosa. Esse cenário resultou em uma investigação persistente do uso de hastes em fraturas da diáfise do úmero, em que muitos estudos indicam a necessidade de modificar tanto a técnica de inserção da haste como os modelos das hastes para o membro inferior, em uma tentativa de adaptação às singulares características anatômicas e biomecânicas do úmero.[2,56,79,83,85,98,121,170,194,226]

Na seção precedente, que descreveu a técnica da inserção de haste intramedular, foram definidas hastes "fixas" (extremidade distal bloqueada com parafusos) e hastes "bio" (extremidade distal bloqueada sem parafusos), para melhor compreensão das diferenças biomecânicas e biológicas entre os dois grupos. Os termos "fixa" e "bio" se referem ao modelo da haste, em contraste com os termos "estática" e "dinâmica", ou "bloqueada" e "não bloqueada", que se referem à técnica cirúrgica. Modabber e Jupiter[196] propuseram que as hastes de úmero deviam ser agrupadas em "rígidas" e "flexíveis", com base na rigidez dos implantes de úmero utilizados à época. Os pinos de Hackethal, de Ender e de Rush foram incluídos no grupo "flexível", enquanto os implantes com pinos de Seidel e de Russell-Taylor foram incluídos no grupo "rígido". Hoje em dia, esse agrupamento não faz sentido, pois o uso das tradicionais hastes "flexíveis" é menos popular. Além disso, os modernos tipos "rígidos" de hastes são feitos de titânio e, portanto, não são tão rígidos como as hastes e pinos antigos, que eram fabricados em aço inoxidável.

Uma haste "fixa" utilizada desde meados da década de 1990 é a haste de úmero universal (UHN). Blum et al.[24] apresentaram resultados satisfatórios com o uso da UHN com técnicas anterógradas e retrógradas em 84 fraturas da diáfise do úmero. Em 85% dos casos o tempo cirúrgico foi inferior a 90 minutos; e o percentual de consolidação alcançou 91,2%, em uma média de 13 semanas. Ocorreram diversas complicações que incluem: necessidade de redução aberta, ocorrência de fissura ou de fratura adicional durante a aplicação retrógrada da haste, dificuldade no bloqueio distal, paralisia temporária secundária de nervo radial e necessidade de implante extra para melhorar a estabilidade da fratura. Embora a maioria dos pacientes tenha readquirido os movimentos e a funcionalidade do ombro, 3,7% tiveram funcionamento insatisfatório do ombro depois da introdução anterógrada da haste e 1,8% tiveram funcionamento insatisfatório do cotovelo depois do tratamento retrógrado. Estudos subsequentes com a UHN tiveram resultados semelhantes.[67,81,251,261] Embora a UHN disponha de um mecanismo que possibilita a compressão de tipos de fratura específicos (AO/OTA A2 ou A3), a maioria dos autores não descreve o uso desse mecanismo; o que sugere que talvez a compressão não seja considerada necessária. Mückley et al.[208] relataram a obtenção de bons resultados com o uso de outra haste de úmero "fixa" (T2), que é canulada e também possibilita a compressão da fratura. A série consistiu em 36 fraturas tratadas com técnicas anterógrada e retrógrada. Apenas em um caso não ocorreu consolidação, e as complicações foram: fratura durante a inserção da haste em dois dos 14 casos de técnica retrógrada e quebra de um parafuso bloqueado por causa do excesso de encurvamento, ao ser empregado o mecanismo de compressão. A recuperação funcional foi considerada satisfatória; os pacientes obtiveram uma média de 88 para o escore de Constant para o ombro e de 97 para o escore de Morrey para o cotovelo. Não foram observadas diferenças significativas entre as técnicas anterógrada e retrógrada.

Stannard et al.[285] descreveram sua experiência com uma haste "fixa" articulada – portanto flexível (Flexnail) – que usava um portal de entrada mais lateral, situado em um ponto imediatamente distal à inserção do manguito rotador na tuberosidade maior, para evitar lesão iatrogênica ao manguito rotador. O Flexnail é inserido com articulações que se tornam rígidas com o uso de um mecanismo enrijecedor, quando a haste está em sua posição final. Então, o cirurgião pode fazer o bloqueio proximal e distal do implante com parafusos. A haste também pode ser usada para inserções retrógradas. Os autores monitoraram 41 pacientes tratados por procedimento anterógrado (19) e retrógrado (22) para osteossíntese de fraturas da diáfise do úmero com Flexnail. As complicações foram uma infecção profunda, duas pseudartroses e duas quebras de haste; todas em fraturas tratadas com hastes de diâmetro inferior a 7,5 mm. A consolidação de 39 fraturas demorou em média 12 semanas. Nove dos dez pacientes que sofreram alguma perda de movimento nas articulações do ombro e do cotovelo tinham sido tratados com inserção retrógrada da haste. Apesar da inserção lateral, 20 pacientes tiveram dores no ombro; três de quatro pacientes, com dor de intensidade moderada a intensa nessa área, tinham sido tratados com haste retrógrada. Os autores concluíram que esse tipo de haste era uma opção para a inserção de haste intramedular bloqueada no úmero; mas que em canais de menor diâmetro, deveriam ser considerados outros métodos terapêuticos. Müller et al.[201] informaram menos complicações e resultados funcionais melhores com o uso retrógrado de Flexnail. Matityahu e Eglseder[186] empregaram Flexnail no tratamento de 43 fraturas da diáfise do úmero em pacientes politraumatizados: 27 com técnica anterógrada e 16 com técnica retrógrada. Esses autores anotaram sete pseudartroses, cinco das quais com a técnica retrógrada, e recomendaram o uso da haste flexível com técnica anterógrada em casos de politraumatismo, em que a osteossíntese com placa pode ser problemática. As duas quebras de haste informadas por Stannard et al.[285] e a fratura no local da inserção durante a remoção informada por Müller et al.[201] sugerem uma possível dificuldade na restauração da flexibilidade da haste, depois de longos períodos de implantação. Esse aspecto levanta dúvidas acerca da facilidade de remoção desses dispositivos.

As hastes "bio" surgiram ao final de década de 1980, fruto das dificuldades com o bloqueio distal e do temor de lesionar as estruturas neurovasculares com parafusos bloqueados. O pino de Seidel é considerado a primeira haste "bio" que propicia um efeito de bloqueio distal com expansão das "barbatanas" distais.[273] Embora tenham sido publicados estudos com resultados satisfatórios com o uso do pino de Seidel,[229,237] seu uso foi associado a diversos problemas e complicações, principalmente em relação ao seu desenho proximal volumoso, sua rigidez (aço inoxidável) e ao mecanismo de bloqueio distal que, afora sua eficácia questionável, causava problemas na ocasião da remoção da haste, em decorrência da formação de tecido ósseo em torno das barbatanas expandidas.[153,290,295,318] Outras hastes "bio", como o True-Flex de introdução anterógrada e a haste de Marchetti-Vicenzi para técnica retrógrada, surgiram no início dos anos de 1990. Essas hastes proporcionavam bloqueio distal por contato íntimo com o endósteo, ou por meio de barbatanas expansíveis longas e flexíveis, respectivamente.[95,125,184,269,294] A inserção da haste de Marchetti-Vicenzi, feita exclusivamente por técnica retrógrada, ajuda a evitar problemas com o manguito rotador. Três estudos relataram resultados satisfatórios no tratamento de um número considerável de pacientes com fraturas da diáfise do úmero com a haste de Marchetti-Vicenzi.[125,184,294] O percentual de consolidação das fraturas excedeu 95%, e os tempos de consolidação foram de 19, 11 e 16 semanas, respectivamente, com bons resultados funcionais. Na série de Martinez et al.[184] (a maior delas, com 143 pacientes), o funcionamento do ombro foi considerado excelente em 66,4%, moderado em 30% e insatisfatório em 3,5%; quanto ao funcionamento do cotovelo, os resultados foram excelentes em 62,2%, moderados em 33,5% e insatisfatórios em 4,2%. As complicações foram penetração do ombro pela haste em cinco casos, fratura intraoperatória no local de inserção em dois casos e fratura durante a remoção da haste em um caso. Os autores também relataram 16 casos de desvio em varo ou em valgo superior a 10° e cinco casos de consolidação viciosa anterior/posterior superior a 10°.[184] Simon et al.[276] apresentaram bons resultados com o uso da haste de Marchetti-Vicenzi, mas se concentraram em sua problemática remoção, depois da consolidação da fratura. Eles afirmaram que todas as 20 tentativas de remoção foram procedimentos difíceis, enquanto, em uma delas, não houve possibilidade de retirada; e em sete casos, ocorreram fraturas supracondilares durante a remoção. A haste de Halder apresentava semelhanças com a haste de Marchetti-Vicenzi, porque podia ser utilizada apenas com a técnica retrógrada e proporcionava bloqueio em sua extremidade distante, com a introdução e expansão de três fios metálicos no interior da cabeça do úmero.[111] A haste de Halder foi utilizada no tratamento de 39 fraturas recentes da diáfise do úmero, cujas consolidações ocorreram entre 6 e 8 semanas. Transcorridas 3 semanas da cirurgia, 95% dos pacientes informaram que virtualmente não sentiam dor e 90% podiam cumprir tarefas domésticas simples. No entanto, ao final de 1 ano, a abdução média do ombro era de 115°, enquanto sete pacientes perderam mais de 13° de extensão do cotovelo. Analogamente ao que tinha ocorrido com o sistema de Marchetti-Vicenzi, houve três incidências de quebra dos fios metálicos de expansão e cinco penetrações da cabeça do úmero pela haste de Halder e/ou pelos fios metálicos. Deve-se notar que um dos coautores do estudo não foi capaz de replicar esses resultados em sua própria instituição e informou um percentual inaceitavelmente alto de insucesso na fixação, pseudartroses e necessidade de remoção em 21 pacientes.[313]

No início do século XX, Franck et al.[88] publicaram sua experiência com uma nova haste "bio" não canulada para uso no úmero (Fixion) que podia proporcionar bloqueio distal por expansão no interior do canal do úmero com o uso de uma bomba e de solução salina. Os autores usaram a haste Fixion em 25 fraturas recentes em pacientes com osteoporose (18 anterógradas e 7 retrógradas), e informaram a ocorrência de consolidação da fratura em uma média de 16 semanas. Todos os pacientes readquiriram suas amplitudes de movimento do ombro e do cotovelo preexistentes, sem qualquer complicação significativa. O mesmo grupo já tinha anteriormente relatado resultados igualmente satisfatórios com o uso da mesma haste em 23 fraturas umerais metastásicas.[87] Outros estudos também relataram satisfação com o uso da haste Fixion.[34,137,174] No entanto, um estudo mais recente informou maior número de complicações com essa haste.[176] Embora apenas oito pacientes com fraturas recentes da diáfise do úmero tivessem sido tratados, ocorreram duas pseudartroses, duas quebras de implante durante a cirurgia e duas paralisias de nervo radial no pós-operatório. Os autores concluíram que não poderiam repetir as vantagens da haste, conforme descrito em estudos precedentes. Embora a haste Fixion tenha sido também utilizada no tratamento de fraturas de membro inferior, relatos recentes são menos favoráveis.[218,227,279]

No que diz respeito a hastes "bio", a última palavra é a haste de úmero de Garnavos, uma barra quadrada canulada com lados côncavos que proporciona bloqueio distal por meio de um encaixe bem justo no interior do canal do úmero.[92] Se não for possível obter um ajuste apertado, seja por causa de erro na escolha do tamanho, seja por cominuição excessiva, ou ainda pela presença de um fragmento curto do úmero, o cirurgião poderá usar parafusos bloqueados distalmente e a haste será convertida em um tipo "fixo". Outra característica da haste é a sua modularidade: o dispositivo tem dois "copos" para inserção anterógrada ou retrógrada e, além disso, evita o uso de parafusos bloqueados proximais durante a realização da técnica anterógrada. Garnavos et al. informaram bons resultados e poucas complicações com o uso da haste em 63 fraturas recentes da diáfise do úmero, mas é necessária uma validação mais aprofundada da haste.

Apesar do vasto número de modelos diferentes de hastes de úmero existentes, são poucos os estudos comparativos já publicados.

O primeiro estudo a comparar duas hastes diferentes foi organizado por Scheerlinck e Handelberg. Uma haste umeral não fresada (*unreamed humeral nail* — UHN) "fixa" e uma haste "bio" (de Marchetti-Vicenzi), inseridas respectivamente com as técnicas anterógrada e retrógrada, foram utilizadas no tratamento de 52 fraturas da diáfise do úmero.[269] O tempo de anestesia foi mais longo no grupo tratado com UHN (107,7 e 89,2 minutos). Ocorreram fraturas iatrogênicas em três ocasiões, em cada grupo de haste. Houve quatro casos de protrusão da UHN no ponto de inserção, enquanto em dois casos, os pinos da haste de Marchetti-Vicenzi perfuraram a tuberosidade maior. Um paciente foi acometido por paresia temporária do nervo radial. Em 43 pacientes avaliados, ocorreram três pseudartroses (duas no grupo tratado com haste de Marchetti-Vicenzi e uma no grupo da UHN). Oitenta e oito por cento dos pacientes revisados no grupo de Marchetti-Vicenzi conseguiram consolidação primária da fratura em 3 meses, em comparação com 66,7% no grupo tratado com UHN. Após 2 anos, a avaliação funcional revelou que o uso da haste de Marchetti-Vicenzi resultava em melhor funcionamento do ombro e em funcionamento similar do cotovelo, em comparação com a aplicação anterógrada da UHN. Em um estudo prospectivo randomizado, 44 casos de implante anterógrado de haste foram comparados com 45 casos tratados por técnica retrógrada, com o uso da mesma haste "fixa" em 89 fraturas recentes do terço médio da diáfise do úmero.[45] No perioperatório, a única diferença estatisticamente significativa foi um tempo cirúrgico mais longo para a técnica retrógrada. Os percentuais de consolidação da fratura foram parecidos (95 e 93%, respectivamente) e o tempo de consolidação não diferiu significativamente (10,8 e 12 semanas, respectivamente). Embora a média do escore Neer tenha sido similar nos dois grupos, o grupo tratado por técnica anterógrada necessitou de um tempo significativamente mais longo para a recuperação funcional do ombro. Da mesma forma, para as articulações do cotovelo, a média pós-operatória do escore MEP (96,3 e 94,8) não diferiu significativamente entre as duas abordagens, mas a abordagem retrógrada consumiu um período significativamente mais longo para a recuperação funcional do cotovelo. No entanto, todos os pacientes, exceto aqueles com lesões associadas, retornaram às suas ocupações ou atividades exercidas anteriormente ao trauma. Tendo em mente as diferenças significativas e não significativas nos dois grupos de tratamento, os autores recomendaram que a técnica retrógrada de aplicação de haste seja empregada em pacientes com canal medular amplo ou com problemas preexistentes no ombro; e que a abordagem anterógrada deve ser utilizada em pacientes mais jovens ou com canal medular estreito.

OSTEOSSÍNTESE COM PLACA OU INSERÇÃO DE HASTE. Desde 2000, a inserção anterógrada "fixa" (com o pino de Russell-Taylor) foi comparada com técnicas de rotina para aplicação de placa em três estudos.[38,41,187] Surpreendentemente, os três estudos produziram resultados divergentes. Chapman et al. descreveram seus resultados em 84 fraturas da diáfise do úmero tratadas com redução aberta e osteossíntese com placa (46) ou inserção de haste intramedular (38). Nesses artigos, os autores encontraram equivalência em tempo transcorrido até a consolidação da fratura, mas a inserção de haste intramedular estava significativamente associada à presença de dor e rigidez no ombro. A osteossíntese com placa estava significativamente associada à rigidez do cotovelo, especialmente nas fraturas do terço distal, mas não à dor no cotovelo. Os autores concluíram, então, que tanto a inserção de haste intramedular, como a osteossíntese por placa de compressão proporcionam métodos previsíveis para obtenção de estabilização da fratura e, em última análise, para sua consolidação.[41] No mesmo ano, um estudo prospectivo randomizado de 44 fraturas tratadas com placa ou haste intramedular chegou a um percentual significativamente mais elevado de complicações no grupo tratado com inserção de haste intramedular, inclusive casos de colisão com o ombro. Os autores sugeriram que a osteossíntese com placa permanecia o melhor tratamento para fraturas instáveis da diáfise do úmero, porque a inserção de haste intramedular era tecnicamente mais exigente e exibia percentual mais elevado de complicações.[181] Por outro lado, Changulani et al.[38] anotaram um percentual mais alto de complicações com o uso de placas e concluíram que a inserção de haste era uma opção cirúrgica melhor para o tratamento de fraturas da diáfise do úmero.

Outras evidências foram fornecidas por Heineman et al.,[118,119] na atualização de sua própria metanálise sincrônica, que examinou o dilema entre osteossíntese por placa ou haste para fraturas da diáfise do úmero. Embora os autores, em sua metanálise inicial, tenham concluído que o acúmulo de dados não permitiu chegar a uma conclusão consistente por causa da heterogeneidade dos tipos de implantes e padrões de fratura, a adição de 34 pacientes provenientes de um estudo recente de Putti et al.[236] alterou as conclusões em favor da osteossíntese por placa. Mais recentemente, Kurup et al.[155] revisaram cinco estudos relevantes e concluíram que a inserção de haste intramedular está associada ao maior risco de colisão no ombro, com aumento na limitação de seus movimentos; além disso, houve maior necessidade de remoção de implantes com essa técnica, embora as evidências fossem insuficientes para determinar a existência de alguma diferença, em termos de resultado funcional.

Um estudo recentemente publicado comparou a UHN "fixa" mais moderna e a haste de úmero Expert com a osteossíntese por placa em um grupo significativo de 91 pacientes que tinham sofrido fraturas da diáfise do úmero. Os resultados foram favoráveis à osteossíntese com placa e os autores propuseram que as hastes fossem usadas em fraturas patológicas, em pacientes morbidamente obesos e osteopênicos, e em casos de grandes fraturas segmentares do úmero.[69] Em 2012, Chen et al.[44] revisaram os catálogos de um programa de seguro social nos Estados Unidos com o objetivo de identificar pacientes que tinham sofrido fratura da diáfise do úmero entre 1993 e 2007 e que tinham sido tratados com RAFI ou inserção de haste. Eles identificaram 451 pacientes (172 com placas e 279 com hastes) que tinham dados completos de acompanhamento por 1 ano. A análise dos achados com relação ao tempo cirúrgico, percentual de reoperações e mortalidade depois de 1 ano revelou que a inserção de haste tinha um tempo cirúrgico médio mais curto e as duas técnicas cirúrgicas não revelaram diferenças significativas em termos de risco de procedimentos secundários e na mortalidade depois de 1 ano.

O comprometimento da articulação do ombro é o principal problema em pacientes tratados com técnica anterógrada de inserção de haste intramedular. Em um estudo projetado para comparar os resultados funcionais da articulação do ombro em 73 pacientes, 44 pacientes foram tratados com haste anterógrada e 29 com RAFI com uma DCP.[84] Não foi observada diferença estatisticamente significativa em termos de dor no ombro, escores funcionais ou parâmetros de força isométrica entre os dois grupos. Não ocorreu recuperação (até a normalidade) dos movimentos e da força na articulação do ombro em pacientes com fratura da diáfise do úmero, e os autores concluíram que a inserção anterógrada da haste, se realizada adequadamente, não deve ser responsabilizada pelo comprometimento da articulação do ombro. No entanto, recentemente Li et al.[162] questionaram esses achados e demonstraram que pacientes tratados com haste, além de terem escores funcionais mais baixos para o ombro e diminuição na amplitude de movimentos dessa articulação, também exibiam maior grau de rotação viciosa da fratura do úmero, em comparação com pacientes tratados com placa.

Ao que parece, os dados disponíveis no que diz respeito à comparação entre osteossíntese por placa e a inserção de haste intramedular para fraturas da diáfise do úmero não geraram resultados conclusivos, possivelmente, em razão do pequeno número de fraturas recentes tratadas por procedimento cirúrgico, do surgimento contemporâneo de novos implantes e técnicas, e da longa curva de aprendizagem necessária para as novas técnicas. Provavelmente, algum tempo ainda deverá transcorrer antes que evidências definitivas estabeleçam qual a técnica mais adequada para atender aos pacientes com fraturas da diáfise do úmero.

Fixação externa

Indicações e planejamento pré-operatório. A fixação externa tem papel limitado no tratamento de fraturas da diáfise do úmero e é principalmente empregada em fraturas expostas com grande perda de partes moles e de material ósseo, durante a abordagem de controle de danos em pacientes politraumatizados, e em pseudartroses, sobretudo quando infectadas.[47,48,192] Ruland também incluiu na lista de indicações fraturas do terço distal do úmero, fraturas bilaterais do úmero, paralisias pós-traumáticas do nervo radial, fraturas associadas a lesões vasculares, queimaduras e fraturas com interposição de tecido mole.[256] Em geral, a fixação externa deve ser empregada para a estabilização provisória de fraturas da diáfise do úmero; e, no devido tempo, esse procedimento deverá ser substituído pelo tratamento definitivo (Fig. 36.28).[141,256]

No cenário recente, a fixação externa é um procedimento de emergência empregado para salvação do membro ou da vida do paciente. Sob tais circunstâncias, é provável que o cirurgião tenha pouco tempo para planejamento, especialmente se está prevista uma subsequente fixação definitiva. No entanto, especialmente em casos de pacientes politraumatizados, talvez não seja praticável o retorno à sala cirúrgica para fixação definitiva; e o fixador externo pode se tornar o tratamento definitivo. Por essa razão, mesmo em um cenário agudo de situação de controle de danos, o cirurgião deverá optar por uma eficiente tentativa de fixação externa, considerando que talvez não haja outra oportunidade para a correção dos problemas relacionados à redução da fratura e ao alinhamento do membro. A preparação pré-opera-

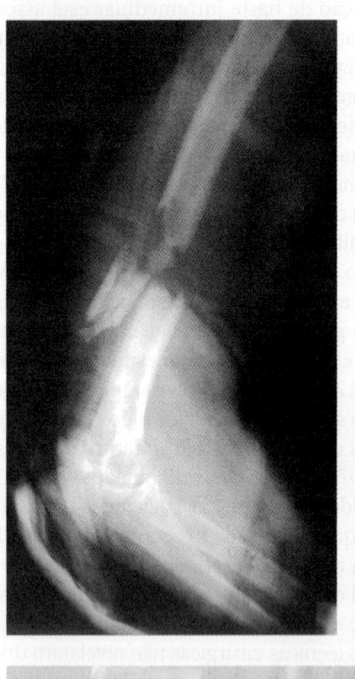
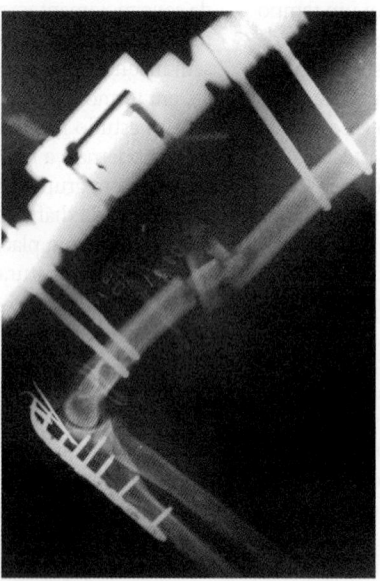
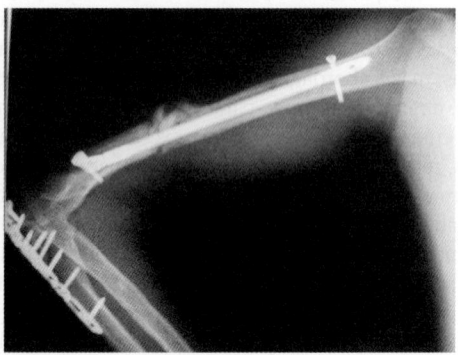
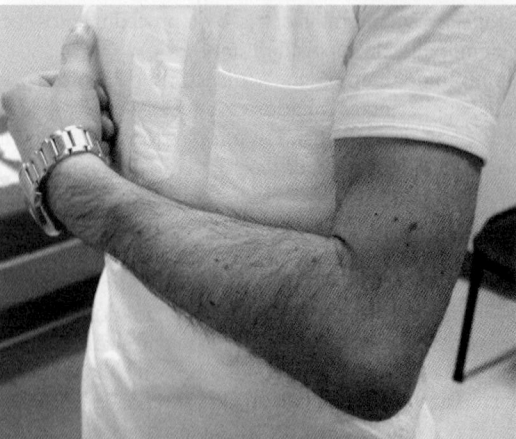
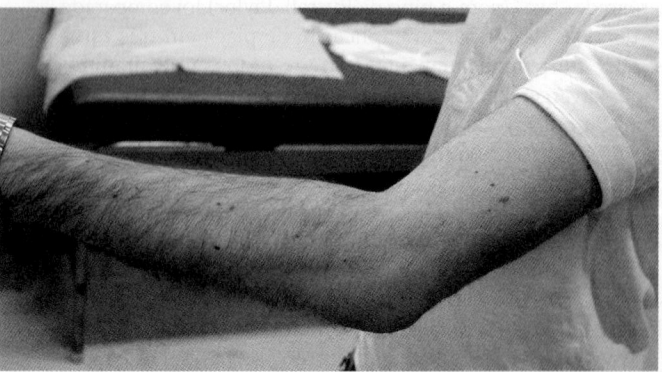

FIGURA 36.28 A: Fratura exposta grave (IIIb na classificação de Gustilo e Anderson) do terço distal da diáfise do úmero e do olécrano. **B:** Inserção imediata de placa no olécrano e fixação externa do úmero. **C:** Conversão para uma haste intramedular "fixa" e enxerto autólogo 4 semanas depois. **D, E:** Quadro clínico 2 meses depois da inserção da haste. A ADM final foi de 20-115°.

tória deve incluir a obtenção de imagens adequadas do úmero fraturado, pois o cirurgião deve conhecer a integridade das partes proximal e distal do osso, onde serão inseridas as hastes do fixador externo.

Há necessidade de um planejamento pré-operatório completo e detalhado para os casos nos quais a fixação externa é realizada como procedimento eletivo; como, por exemplo, no tratamento de uma pseudartrose de fratura do úmero. O planejamento deve incluir a remoção de implantes previamente inseridos, com provisão de instrumentos apropriados para a remoção, organização do equipamento necessário e instrumentos para desbridamento cirúrgico, descorticação e coleta de enxerto ósseo. Também deve estar assegurada a disponibilidade de material para aloenxerto ou um substituto ósseo. Finalmente, o cirurgião deverá sempre reservar um plano alternativo, em caso de ocorrência de algum problema inesperado. A Tabela 36.18 contém uma lista de verificação para o planejamento pré-operatório para fixação externa aguda ou eletiva de uma fratura da diáfise do úmero.

Técnica cirúrgica e cuidados pós-operatórios. O paciente fica em posição supina com o braço sobre um suporte radiolucente. Em um cenário de atendimento agudo, dois ou três pinos são inseridos acima e abaixo da fratura, sob controle do intensificador de imagens para confirmação do alinhamento da fratura e aplicação correta dos pinos. Se qualquer dos pinos estiver próximo a estruturas neurovasculares, será aconselhável optar por técnica aberta de aplicação. A fidelidade à técnica cirúrgica apropriada e a realização de revisões periódicas do processo de consolidação da fratura permitirão os devidos ajustes do fixador, com o objetivo de melhorar o alinhamento ou proporcionar compressão, sempre que houver indicação. Como a infecção de trato do pino é um dos problemas antecipados para o pós-operatório, os tratos deverão ser diariamente cuidados.

Resultados específicos do tratamento. Durante a revisão dos resultados do tratamento de fraturas da diáfise do úmero com fixação externa, é preciso considerar que quase todos os estudos lidam com casos complexos (p. ex., pacientes com fratura exposta ou politraumatizados) com propensão para complicações e resultados adversos. Mostafavi e Tornetta[199] e Marsh et al.[179] avaliaram 18 e 15 desses pacientes, respectivamente. Praticamente metade dos pacientes nos dois estudos evoluíram para infecções de trajeto do pino, e houve duas refraturas após a remoção do fixador, quatro pseudartroses e três consolidações viciosas. Mostafavi e Tornetta[199] também relataram funcionamento bom a excelente em apenas 12 dos 18 pacientes. A pseudartrose ocorreu em quatro de sete fraturas da diáfise do úmero que tinham sido tratadas com fixação externa por Choong e Griffiths.[47] Resultados um pouco melhores foram relatados por Ruland[256] em um grupo misto de 16 fraturas fechadas e expostas da diáfise do úmero, tratadas com fixação externa.

Os resultados do uso da fixação externa em fraturas menos complicadas da diáfise do úmero são melhores. Catagni et al.[36] realizaram uma revisão retrospectiva de 84 fraturas recentes da diáfise do úmero que tinham sido tratadas com fixação externa. Apenas quatro delas eram lesões abertas. Foi averiguado um tempo cirúrgico médio de 30 minutos (18-50), e a estadia hospitalar para fraturas umerais isoladas foi de 3,5 dias. Seis meses após o acidente, todas as fraturas tinham consolidado, enquanto 80% dos pacientes obtiveram resultados funcionais excelentes ou bons para o ombro, com base no escore de Constant, e 93% obtiveram resultados funcionais excelentes ou bons para o cotovelo. A única complicação registrada foi a ocorrência de infecção superficial do trajeto de pino em 12%. Resultados igualmente bons foram apresentados por de Azevedo et al.,[64] que aplicaram fixação externa em 58 fraturas recentes (45 expostas e 13 fechadas).

Apesar dos resultados animadores desses estudos mais recentes, as modernas técnicas de osteossíntese por placa e de inserção de haste são mais populares, enquanto o tratamento conservador ainda é considerado uma opção excelente para o tratamento de fraturas descomplicadas da diáfise do úmero. Apesar disso, a fixação externa desempenha certo papel no tratamento de fraturas expostas e no controle de danos em pacientes politraumatizados. No entanto, mesmo nesses casos, a maioria dos cirurgiões preferiria substituir a fixação externa por outra forma definitiva de fixação quando as circunstâncias o permitissem. Suzuki et al.[289] tentaram verificar a segurança, a eficácia e o melhor momento para a remoção do fixador externo "temporário" e para a inserção de um implante definitivo. Esses autores revisaram a fixação externa unilateral para a osteossíntese por placa 2 semanas após a ocorrência da lesão em 17 pacientes que tinham sofrido politraumatismo e fraturas expostas graves. Ocorreram infecção em duas pseudartroses, enquanto outras fraturas consolidaram em um prazo médio de 11,1 semanas. Esses autores concluíram que a fixação externa imediata, com um planejamento de conversão para a osteossíntese com placa em 2 semanas, é uma abordagem segura e efetiva para o tratamento de fraturas da diáfise do úmero em pacientes selecionados com politraumatismo ou com lesões graves de partes moles que impeçam o tratamento definitivo imediato.

TABELA 36.18 Verificação do planejamento pré-operatório para fixação externa de fraturas da diáfise do úmero

1. Centro cirúrgico

Mesa da sala cirúrgica
- Ortopédica comum
- Suporte radiolucente para o braço
- Extensão para o antebraço
- Outros

Radiografias
- Localização do braço C
  Esquerdo
  Direito
- Radiografias simples

2. Posição/meios auxiliares para o posicionamento
- Supina
- "Em cadeira de praia"
- Meios auxiliares para o posicionamento

3. Equipamento
- Perfurador com pilhas
- Instrumentos para enxerto ósseo
- Instrumentos robustos para redução óssea
- Instrumentos para remoção de implantes existentes

4. Implantes e instrumentos
- Fixação externa monolateral
- Fixação externa híbrida
- Anéis de "Sarmiento"
- Hastes de fixação externa do úmero
- *Kit* comum para grandes fragmentos
- *Kit* comum para pequenos fragmentos
- Fios de Kirschner
- Outros

5. Outros

TRATAMENTO DE RESULTADOS ADVERSOS ESPERADOS E DE COMPLICAÇÕES INESPERADAS EM FRATURAS DA DIÁFISE DO ÚMERO

Os resultados adversos e as complicações depois de fraturas da diáfise do úmero podem ser divididos em duas categorias – os que ocorrem com todos os métodos de tratamento e os que estão relacionados a técnicas cirúrgicas ou conservadoras específicas (Tab. 36.19).

Resultados adversos e complicações gerais relacionadas à fratura da diáfise do úmero

Pseudartrose

Foi relatado que a prevalência de pseudartrose para fraturas da diáfise do úmero é de 1 a 10% depois de tratamento conservador e de 10 a 15% após tratamento cirúrgico.[122,259,265] Maiores incidências de pseudartrose pós-cirúrgica podem refletir um viés de seleção, pois fraturas mais "benignas" são tratadas por procedimento conservador, e fraturas mais "difíceis" são tratadas por cirurgia. Fraturas expostas, segmentadas, transversais, com grande cominuição, com desvio significativo, perda de tecido ósseo ou em pacientes politraumatizados têm maior risco de pseudartrose.[4] Fatores como tabagismo, diabete, medicações (p. ex., agentes anti-inflamatórios não esteroides), desnutrição e não cooperação com as instruções do médico podem contribuir para o comprometimento da consolidação. Outras condições que inibem a consolidação das fraturas são: rigidez preexistente no ombro ou cotovelo e infecção local.[4] Com frequência, uma pseudartrose depois do tratamento cirúrgico é resultado de erro técnico (p. ex., fixação inadequada ou distração no local fraturado) ou de falha mecânica.[22,85,86,188] Portanto, a incidência de pseudartrose pode ser reduzida, desde que seja feita uma avaliação apropriada e sejam considerados os fatores de risco, uma cuidadosa seleção dos pacientes que possam ser beneficiados com um método terapêutico específico, atenção à técnica cirúrgica e uma seleção apropriada do implante.

O tratamento de uma pseudartrose em fratura da diáfise do úmero se concentra em proporcionar estabilidade mecânica e, ao mesmo tempo, em estimular a biologia no local da pseudartrose, porque se nota a atrofia na maioria das pseudartroses nessa parte do osso.[139,217,222,244,305,321] O tratamento mais popular para uma pseudartrose de diáfise do úmero é a RAFI com aplicação de enxerto ósseo autólogo.[1,4,20,113,126,164,181,217,232,244] Pacientes com pseudartrose atrófica devem ser alertados da necessidade do uso de autoenxerto, aloenxerto, proteínas morfogênicas ósseas (PMO) ou da necessidade de encurtamento, caso exista defeito ósseo.[94,100,232,284,306] A técnica tradicional inicia com ampla exposição do local da pseudartrose e remoção de implantes previamente inseridos. É imperiosa a realização de desbridamento cirúrgico com remoção de todos os fragmentos ósseos desvitalizados e do tecido fibroso, até que o osso saudável com sangramento seja visualizado nos dois lados da pseudartrose. A placa deve ser robusta (DCP de 4,5 mm, larga ou estreita) com pelo menos quatro parafusos acima e quatro abaixo do local da pseudartrose (Figs. 36.29 e 36.30). Com a inserção de um parafuso de tração, será possível diminuir o número de parafusos para três em cada lado da placa. Ao longo dos últimos anos, vem sendo cada vez mais utilizadas placas bloqueadas, especialmente em pacientes com osteoporose.[58,204,245,284]

Hierholzer et al.[122] compararam a enxertia com osso autólogo de crista ilíaca com matriz óssea desmineralizada (MOD) em dois grupos de pacientes que tinham evoluído para pseudartroses de úmero atróficas e que foram tratados com RAFI. Tendo obtido 100% e 97% de consolidação, respectivamente, os autores concluíram que MOD pode ser rotineiramente utilizada para reforço de enxerto no tratamento de pseudartroses do úmero e em consolidação em segundo tempo, o que dispensa a necessidade de coleta de enxerto de osso ilíaco e evita a morbidade associada no local doador.[9,71] Aloenxertos também têm sido utilizados com sucesso no tratamento de pseudartroses de diáfise de úmero.[171,178,306]

As possíveis complicações decorrentes da osteossíntese por placa e enxerto em uma pseudartrose de diáfise do úmero são: persistência da pseudartrose (até 20%),[60,246] infecção (3 a 10%)[1,126,164,178] e paralisia temporária de nervo radial no pós-operatório (0 a 17%).[1,60,126,164] Os resultados funcionais variam, de excelentes ou bons[126,178,217,246] até insatisfatórios,[1,39] e essa dessemelhança possivelmente reflete os muitos fatores envolvidos, como a duração da pseudartrose, o número e a invasibilidade de operações precedentes, e a qualidade do programa de reabilitação.

Inserções de haste intramedular também têm sido empregadas para o tratamento de pseudartroses de diáfise do úmero. Embora tenham sido publicados relatos com resultados favoráveis ao uso de hastes "fixas", com ou sem enxerto ósseo,[143,166,171] outros estudos não conseguiram obter altos percentuais de consolidação da pseudoartrose.[85,189,310] Desapontados com seus resultados, Dujardin et al.[73] declararam que "em vez de abandonar a técnica, seria aconselhável a realização de novas pesquisas para determinar quais são os fatores determinantes em seus insucessos." Recentemente, houve um esforço para melhorar o papel da inserção de haste intramedular no tratamento de pseudartroses de diáfise do úmero, mediante uso de implantes suplementares ou pela introdução de melhorias técnicas. O uso de hastes "fixas" e de enxertos foi suplementado com fios metálicos interfragmentares no tratamento de pseudartroses de diáfise do úmero; o procedimento alcançou um percentual geral de consolidação de 96,9%, com complicações mínimas e bons resultados funcionais.[171] Apard et al.[5] recorreram à característica de compressão proporcionada pela haste que estava no local para tratar com sucesso sete pacientes com pseudartrose de diáfise do úmero. Fenton et al.[80] utilizaram uma haste intramedular com um mecanismo de compressão para conseguir a consolidação em 12 pacientes com pseudartrose na diáfise do úmero, mas nem todas as pseudartroses nessa região podem ser submetidas à compressão, e nem todas as hastes de úmero estão providas de mecanis-

---

TABELA 36.19 Resultados adversos e complicações comuns das fraturas da diáfise do úmero

A. Em geral
- Pseudartrose
- Infecção
- Lesão neurológica secundária

B. Específicos do implante
- Inserção da placa
    - Perda da fixação
- Inserção da haste
    - Lesão a artérias, músculos ou tendões pelos parafusos bloqueados
    - Saliência e colisão da haste (anterógrada)
    - Disfunção do ombro (anterógrada)
    - "Retrocesso" de parafusos bloqueados proximais (anterógrada)
    - Fratura da área supracondilar durante a inserção (retrógrada)
    - Complicações atribuídas a cada modelo específico de haste
- Fixação externa
    - Infecção do trato da haste
    - Refratura depois da remoção do fixador

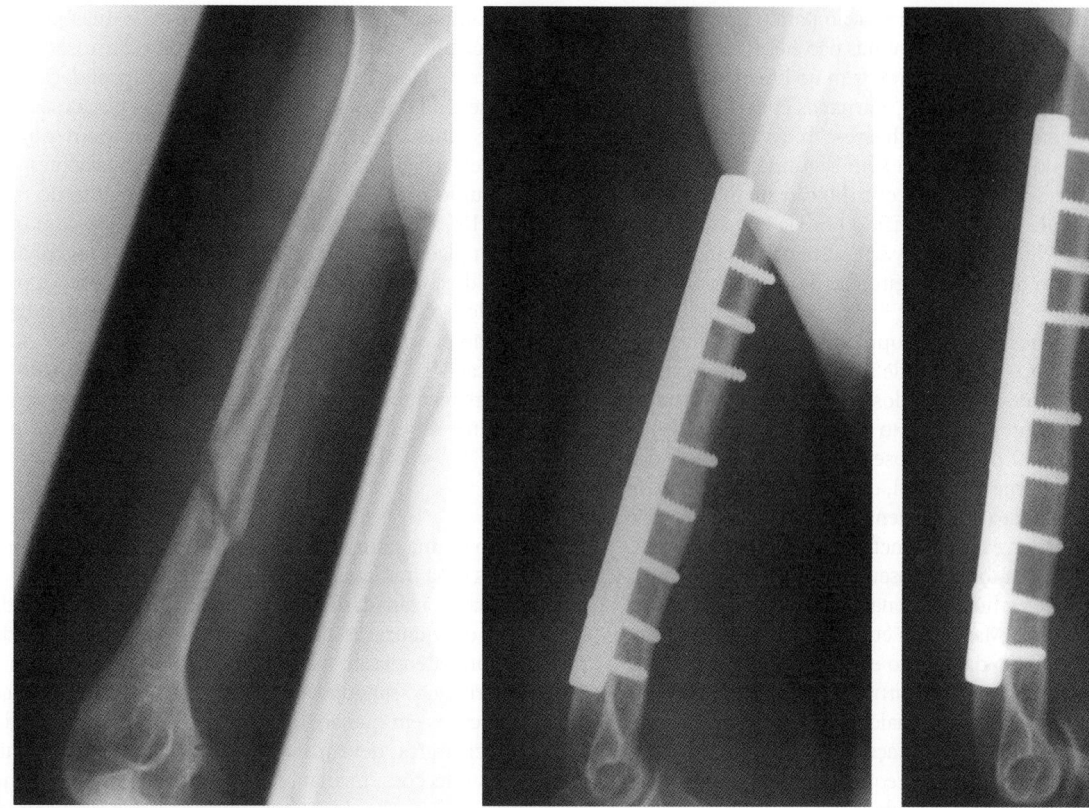

FIGURA 36.29 A: Fratura com pseudartrose depois de 6 meses de uso de órtese funcional. **B:** Radiografia obtida imediatamente após a cirurgia, revelando redução aberta, fixação interna e aplicação de enxerto com osso autólogo. Observe o parafuso de tração intermediário e quatro parafusos a cada lado da pseudartrose. **C:** Seis meses depois, confirmação de excelente processo de consolidação óssea.

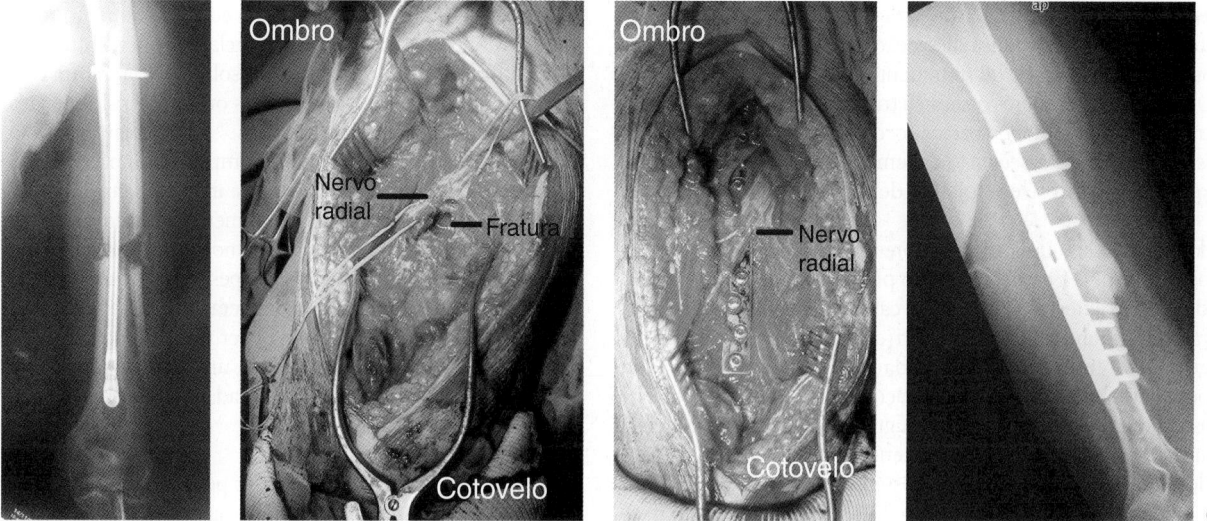

FIGURA 36.30 A: Pseudartrose em paciente politraumatizado tratado por osteossíntese com haste intramedular 4 meses depois do acidente e da operação de inserção da haste. **B:** Quadro intraoperatório (abordagem posterior); a haste foi removida, o nervo radial identificado e a pseudartrose, desbridada. **C:** A placa e o enxerto ósseo foram aplicados e todos os parafusos apertados. **D:** Seis meses depois, observa-se a consolidação da fratura.

mo de compressão. Ademais, a dinamização para o processo de consolidação em segundo tempo de fraturas não é efetiva no membro superior e, nesse osso, o uso da fresagem no úmero é controverso.[96] Tendo tais fatores em mente, Garnavos et al.[94] propuseram que as vantagens do uso de hastes "fixas" podem ser exploradas em casos de consolidação em segundo tempo (3-6 meses a contar do acidente), com a contribuição auxiliar de um concentrado de medula óssea introduzido por via percutânea no local da pseudartrose. Em cinco casos de consolidação em segundo tempo, o uso dessa técnica foi bem-sucedido em termos de consolidação.

Os fixadores externos não são populares no tratamento de pseudartroses do úmero, em razão de sua complexa anatomia, do temor de complicações no trato dos pinos, ou dos comentários adversos dos pacientes em relação ao fixador. Apesar disso, Lavini et al. trataram 20 pseudartroses atróficas de diáfise do úmero com fixação externa unilateral, descorticação e aplicação de enxerto ósseo, enquanto sete pacientes com pseudartrose hipertrófica foram tratados exclusivamente com fixação externa. Ocorreu consolidação em todas as pseudartroses em um período médio de 4,9 meses e houve apenas seis infecções superficiais de trajeto de pino.[159] Mariconda et al.[177] também obtiveram bons resultados com o uso da fixação externa unilateral no tratamento de 12 pacientes com pseudartrose de diáfise do úmero, mas não conseguiram demonstrar qualquer benefício com o uso suplementar de gel plaquetário. A fixação externa com o fixador de Ilizarov tem sido utilizada mais frequentemente do que com fixadores unilaterais no tratamento de todos os tipos de pseudartrose (atrófica, hipertrófica e infectada), com bons resultados e poucas complicações (Fig. 36.31).[149,157,222,298]

Outras técnicas. O uso de um enxerto fibular intramedular para o tratamento de pseudartroses de diáfise do úmero foi proposto como capaz de oferecer uma solução confiável para pseudartroses "difíceis" do úmero.[60,140,311,321] Em geral, enxertos ósseos vasculares têm sido utilizados esporadicamente para o tratamento de pseudartroses persistentes, com algum sucesso. No entanto, a técnica é apenas recomendável em casos seletivos de pseudartrose recalcitrante por cirurgiões plásticos e/ou ortopédicos experientes, em razão da extensa dissecção e do pequeno número de casos que necessitam de tal tratamento.[160]

O uso de estimuladores ósseos elétricos no tratamento de pseudartroses em ossos longos permanece controverso. No entanto, esses estimuladores ósseos não devem ser empregados nos casos em que a pseudartrose é resultante de técnica insatisfatória.[102,277]

Estudos comparativos. Atalar et al.[10] apresentaram uma comparação retrospectiva de 21 casos de uso de placa de compressão, 36 casos de fixação externa circular e 24 casos de fixação externa unilateral para tratamento de pseudartroses atróficas de diáfise do úmero. Ocorreu um caso de pseudartrose persistente em cada grupo, e entre três e cinco complicações neurológicas envolvendo os nervos radial e ulnar em cada grupo, dos quais 11 se recuperaram espontaneamente. O percentual total de complicações foi de 24% no grupo tratado por osteossíntese com placa, 31% para o grupo com fixação circular e 25% para o grupo com fixação unilateral. Essas diferenças não foram consideradas estatisticamente significativas. Também não houve diferença estatisticamente significativa nos tempos de consolidação ou no escore IBOM entre os três grupos. Dessas conclusões, destaca-se que, se forem realizadas apropriadamente, ambas as formas de fixação externa e de osteossíntese por placa podem oferecer bons resultados no tratamento de pseudartroses de diáfise do úmero. Rubel et al. compararam tratamentos com uma e duas placas, em 18 e 19 pacientes, respectivamente, com pseudartroses de diáfise do úmero.[254] Houve um total de 92% de consolidação e concluiu-se que, embora a configuração com duas placas seja mecanicamente mais rígida, não parece proporcionar qualquer benefício detectável. Martinez et al. trataram 50 pacientes que tinham evoluído para pseudartrose atrófica de diáfise do úmero: 24 com UHN "fixa" e enxerto ósseo autólogo, e 26 com osteossíntese com placa e enxerto ósseo autólogo. Embora tenham obtido 100% de consolidação com mínimas complicações para os dois métodos, os autores concluíram que, com o uso da haste, a consolidação ocorreu mais precocemente e com menor número de complicações.[182] Alguns anos depois, o mesmo grupo apresentou bons resultados com o uso de duas placas e de enxerto ósseo em uma série de 22 pacientes com pseudartrose na diáfise do úmero.[183]

Infecção

Infecção é uma complicação devastadora, que normalmente ocorre após uma fratura exposta ou ao tratamento cirúrgico, tendo relação com o tamanho da ferida aberta, desnudamento de tecido mole, desvitalização de fragmentos ósseos e duração da cirurgia. A prevalência de infecções é baixa no úmero, graças à excelente irrigação sanguínea e à cobertura adequada por tecido mole. Nos casos em que ocorre infecção profunda depois da intervenção cirúrgica, devem ser seguidos os princípios gerais de combate às infecções, mediante o estabelecimento do diagnóstico, através da definição do microrganismo responsável com a obtenção de culturas, administração de antibióticos intravenosos e desbridamento cirúrgico da ferida infectada. Um reforço para as técnicas de rotina – a adição de um substituto ósseo osteocondutivo impregnado com antibióticos – pode proporcionar concentrações muito elevadas desses medicamentos no local infectado. Com o uso desse método, foi relatada a erradicação da infecção em 23 de 25 casos de fraturas infectadas da diáfise do úmero.[192]

Se o paciente sofreu uma intervenção cirúrgica prévia e se a fixação estiver estável, o implante deverá ser deixado no lugar; caso contrário, o implante deverá ser removido e substituído por fixação externa, que pode ser aplicada como tratamento temporário ou definitivo (Fig. 36.31). Foram relatados percentuais elevados de erradicação da infecção e de consolidação da fratura com o uso combinado de fixadores unilaterais ou fixadores de Ilizarov, desbridamento da ferida e antibióticos.[18,29,157] No entanto, não é raro que o cirurgião se depare com complicações no tratamento de pseudartroses do úmero infectadas: infecções em trajeto de pino e casos de pseudartrose persistentemente infectada, bem como lesões neurológicas, fraturas após remoção do fixador e resultados funcionais insatisfatórios.[29,108,157] Apesar dos desafios e complicações do tratamento cirúrgico, em geral, aceita-se que as infecções profundas do úmero não devem ser tratadas por procedimento conservador.[108] O leitor encontrará uma análise mais aprofundada do tratamento de fraturas infectadas no Capítulo 26.

Lesão neurológica secundária

Lesões neurológicas secundárias podem decorrer de intervenção médica – que pode consistir em qualquer evento, desde a simples manipulação até um procedimento cirúrgico mais invasivo. Infelizmente, são limitadas as informações na literatura sobre essas lesões, por serem infrequentes e talvez por não serem relatadas. Shao et al.[275] revisaram 30 artigos que analisavam o tratamento de lesões do nervo radial, e não foram capazes de encontrar dados suficientes que justificassem recomendações sobre o tratamento da paralisia secundária de nervo radial. No entanto, Böst-

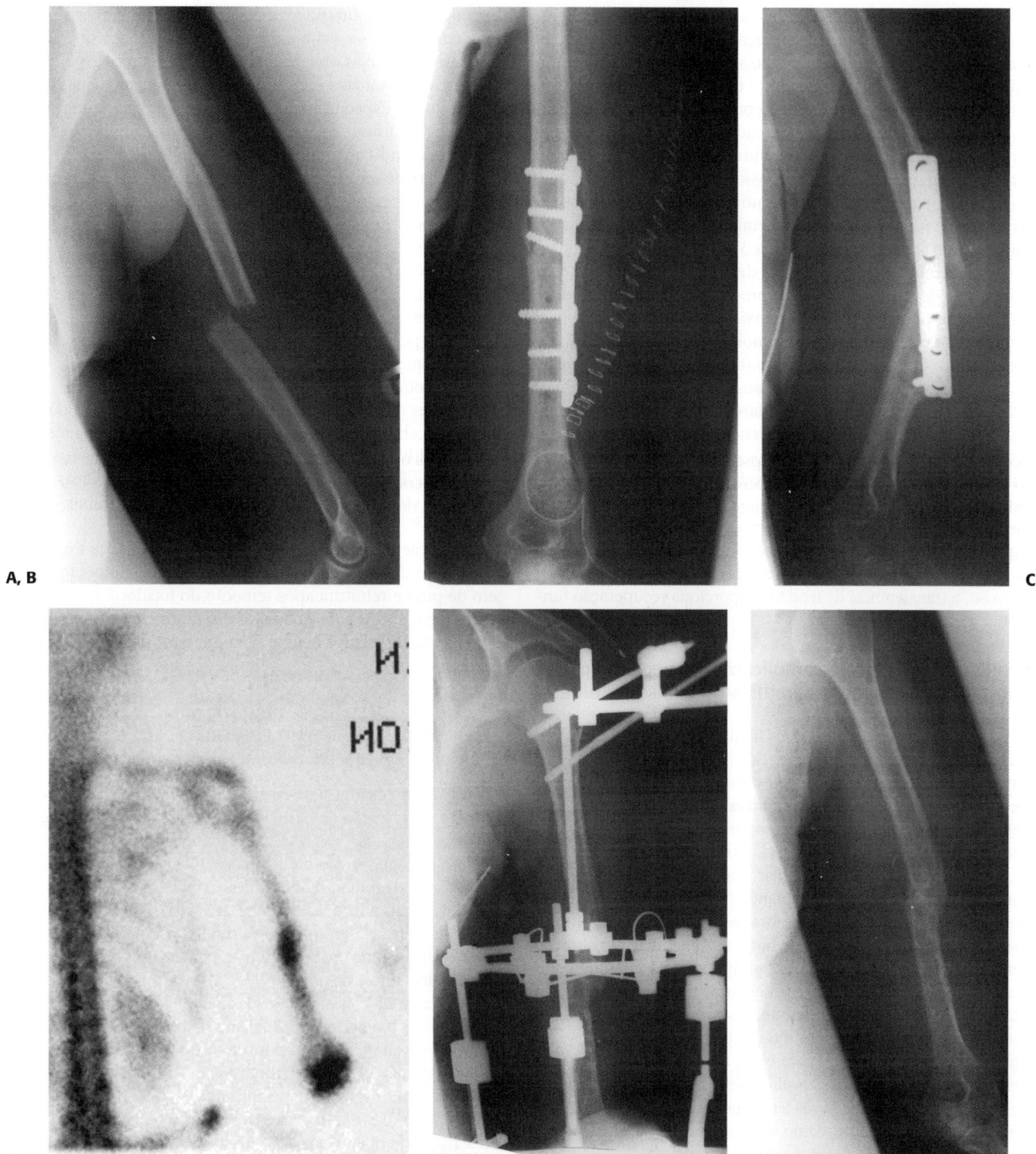

FIGURA 36.31 A: Fratura transversal do terço médio da diáfise do úmero, tratada com órtese funcional; como aparece no acompanhamento 3 meses após o acidente. **B:** Redução aberta e fixação interna com uma placa de seis orifícios. **C:** Três meses depois, a fixação se tornou dolorosa, enquanto o braço estava inchado e quente. A radiografia demonstrou perda da redução e pseudartrose. **D:** A cintilografia óssea confirmou o diagnóstico clínico de pseudartrose infectada. **E:** A placa foi removida, o local da pseudartrose foi minuciosamente desbridado e foram administrados antibióticos IV; em seguida, o paciente recebeu um fixador externo de Ilizarov. **F:** Seis meses depois, a infecção tinha sido erradicada e a fratura, consolidada.

man et al.[28] trataram 16 casos de paralisia secundária de nervo radial, que resultaram da manipulação fechada de fraturas da diáfise do úmero, e propuseram o tratamento expectante como principal estratégia inicial. Gregory[104] também recomendou a observação, enquanto Schatzker[268] preconizou a exploração imediata, por causa da possibilidade de encarceramento do nervo no interior da fratura; nesse caso, uma futura exploração se tornaria mais difícil, devido à formação de osso novo.

Em geral, a paralisia nervosa secundária que ocorre depois da cirurgia é de natureza temporária, embora tenha sido informado que ela pode ser permanente em 2 a 3% dos pacientes.[220,280] Para evitar essa complicação, o cirurgião deve estar familiarizado com a anatomia do braço e, durante o procedimento cirúrgico, deve identificar e proteger os nervos próximos. Também deve tentar evitar tensão excessiva nos tecidos moles durante as manobras de afastamento. Embora tenham sido publicados relatos concernentes ao perigo de lesão neurológica causada por parafusos bloqueados aplicados a hastes intramedulares[26,79,170,257] ou pelos pinos de um fixador externo,[48] sua prevalência é desconhecida.

O tratamento expectante em casos de paralisia nervosa secundária permanece como opção de escolha, a menos que tenha, evidentemente, ocorrido um erro técnico.[316] Se o nervo não se recuperar dentro de 4 a 6 meses, o cirurgião deverá considerar a exploração do nervo e reparo ou transferência de tendão. Embora controverso, foi relatado que, em comparação com o reparo nervoso, a transferência de tendão proporciona recuperação funcional melhor e mais rápida.[154]

Resultados adversos e complicações específicas para implantes relacionados a fraturas da diáfise do úmero

A perda da fixação ocorre mais frequentemente em pacientes tratados por osteossíntese com placa, em comparação com o tratamento com haste ou por fixação externa (Tab. 36.19).[129,220] Uma técnica cirúrgica desfavorável, implantes fracos e pega e óssea inadequada (sobretudo devido à osteoporose) foram reconhecidos como as principais razões para esse problema.[109,246]

A inserção de haste intramedular resulta em maior número de complicações específicas do implante.[79,170] Em fraturas da diáfise do úmero, disfunção e dor no ombro são consideradas os problemas mais comuns da inserção de haste intramedular por abordagem anterógrada.[79,247,287] Contudo, muitos autores acreditam que o uso da haste pode não ser o único fator responsável por esse problema.[76,84,96,253,314] Não obstante, o cirurgião deverá evitar lesões iatrogênicas ao manguito rotador com a implementação de uma técnica retrógrada, ou com outra abordagem que preserve essa estrutura.[70,221] Outras complicações que se originam do uso de parafusos bloqueados são as lesões neurológicas e outras complicações do tecido mole, como as lesões a artérias, músculos e tendões.[26,78,167,241,257] As lesões à cabeça longa do bíceps e ao nervo axilar poderão ser minimizadas se o cirurgião evitar o parafuso bloqueado anteroposterior proximal, que acompanha muitas hastes anterógradas. As hastes "fixas" retrógradas diminuem, mas não abolem, a incidência de lesões a tecidos moles vulneráveis em torno do cíngulo do ombro.[173] Outro problema decorrente da técnica anterógrada para introdução de haste é a protrusão da haste e sua colisão com o acrômio.[2,79,128,229] Contudo, atualmente, sabe-se que hastes anterógradas devem ficar alojadas no interior da cabeça do úmero; protrusão de implante e colisão devem ser consideradas erros técnicos. Outro problema por vezes não relatado em casos tratados com inserção de haste intramedular por técnica anterógrada é o desenroscamento dos parafusos proximais, em razão de pega insatisfatória no osso esponjoso da cabeça do úmero, sobretudo em pacientes com osteoporose.[56,67,170] Para contornar esse problema, algumas hastes são providas de parafusos proximais bloqueados ou de um reforço de polietileno que reveste os orifícios para os parafusos proximais, e que os mantém no lugar. Especificamente em casos de aplicação retrógrada de hastes de úmero, há a complicação da fratura iatrogênica na área supracondilar durante a inserção da haste.[24,79,81,165,170] Esse problema pode ser minimizado pela flexão do cotovelo (acima de 100°) durante a inserção da haste, abertura de um portal de entrada amplo, "destelhamento" do portal de entrada, fresagem do canal distal do úmero e uso de uma haste não rígida.[96] Algumas complicações esporádicas com o uso de hastes "fixas" são: necrose segmentar termoinduzida na diáfise e ossificação heterotópica do deltoide, ambas atribuídas ao processo de fresagem,[212,239,271] e fratura na ponta da haste (Fig. 36.27).[190] Por outro lado, as hastes "bio", que proporcionam estabilidade sem necessidade de parafusos bloqueados, têm suas próprias complicações. Os pinos divergentes da haste de úmero de Marchetti-Vicenzi podem penetrar na cabeça do úmero;[184,276,294] por outro lado, sua remoção pode ser difícil, ou mesmo impossível.[184,276] Já para as hastes Fixion e True-Flex, as complicações esporádicas específicas de tais implantes são as quebras durante a cirurgia e a instabilidade rotacional.[95,99,176,218]

Os problemas específicos que complicam a fixação externa no tratamento de fraturas da diáfise do úmero são: infecção de trajeto de pino e refratura após remoção do fixador.[36,179,199,256] Cuidados meticulosos para os trajetos dos pinos e tratamento depois da remoção do fixador podem diminuir a incidência dessas complicações.

MÉTODO DE TRATAMENTO PREFERIDO PELO AUTOR PARA FRATURAS DA DIÁFISE DO ÚMERO

O método cirúrgico recomendado para fraturas da diáfise do úmero é a inserção de haste intramedular (Fig. 36.32). Como vantagens significativas, a técnica é minimamente invasiva e respeita a biologia, ao mesmo tempo em que pode ser utilizada no tratamento de todas as fraturas dessa parte do osso. Infelizmente, deve-se admitir que, em geral, até agora, a inserção de hastes no úmero não reproduziu os resultados que estabeleceram essa técnica como "padrão ouro" no tratamento de fraturas da diáfise do fêmur e da tíbia,[6,7,16,58,72,143,163,242,284,296,314] possivelmente por causa da complexidade da anatomia do úmero e das características biomecânicas peculiares do braço. Além disso, ainda não se chegou a um consenso quanto aos princípios fundamentais da técnica cirúrgica para a inserção de haste no úmero (p. ex., seleção da técnica anterógrada ou retrógrada, aplicação de haste com ou sem fresagem, modos de evitar complicações) ou quanto aos aspectos técnicos importantes (p. ex., exigências biomecânicas da haste umeral ou critérios para a seleção da haste).[96]

Em um esforço para melhorar a eficácia e os resultados da inserção de haste intramedular em fraturas da diáfise do úmero, houve a oportunidade de propor que as hastes umerais sejam diferenciadas em duas categorias, com base em suas propriedades biomecânicas: hastes "fixas" que utilizam parafusos para bloqueio de sua extremidade oposta ao portal de entrada, e hastes "bio" que proporcionam bloqueio distal ao local da inserção sem uso de parafusos.[97] A seguir, serão relacionadas as considerações importantes que diferenciam a inserção de hastes no úmero da inserção no fêmur e na tíbia, e que devem ser usadas para justificar a inserção das hastes "bio" no úmero:

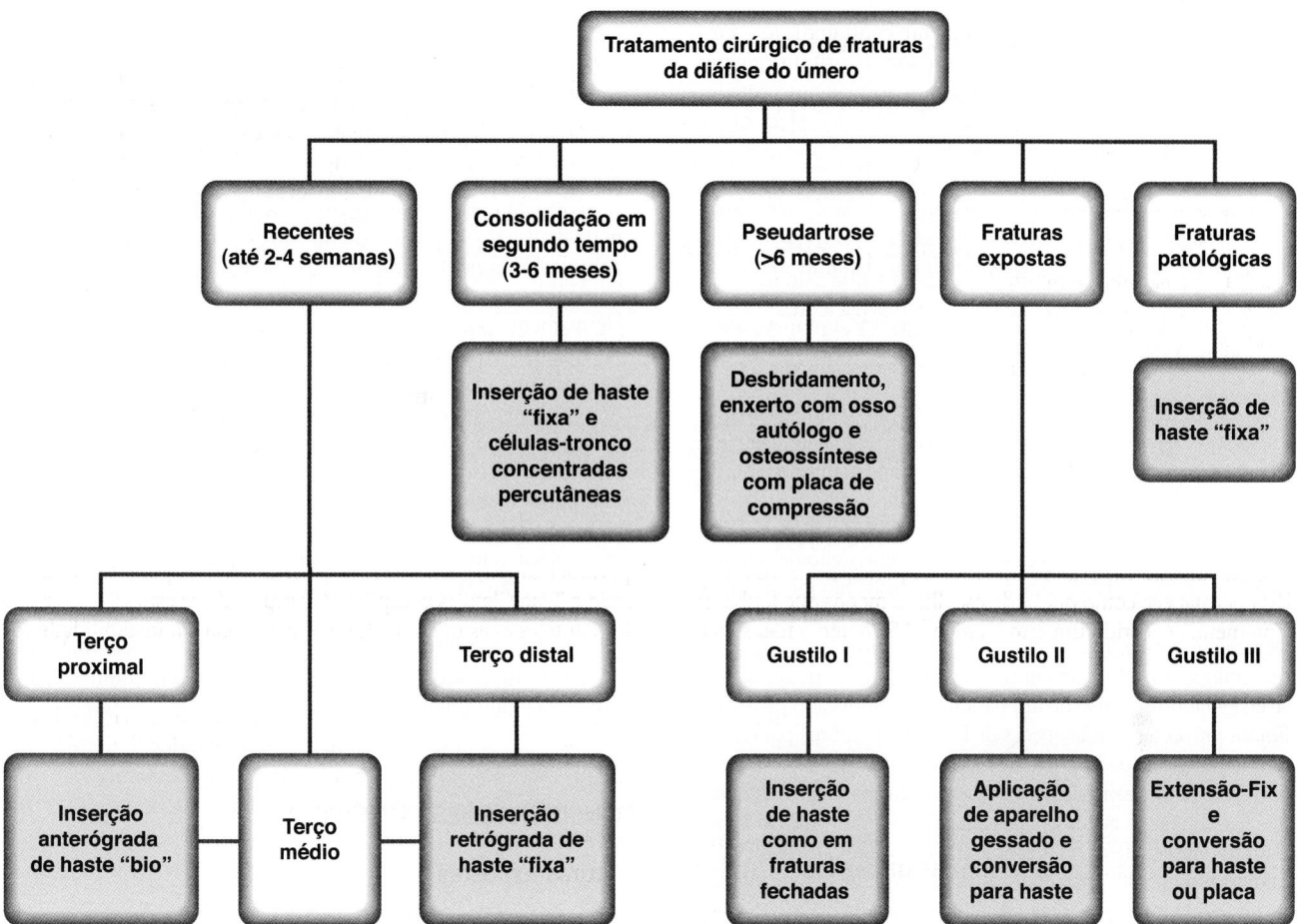

FIGURA 36.32 Método de tratamento preferido pelo autor para fraturas da diáfise do úmero com indicações para cirurgia.

1. O úmero é um osso que não sustenta peso
2. Graças à grande ADM das articulações do ombro e do cotovelo, o úmero pode tolerar certos graus de alinhamento vicioso axial e rotacional
3. Alguns centímetros de encurtamento do úmero podem passar despercebidos
4. O bloqueio à mão livre é mais difícil e arriscado no úmero
5. O uso de órtese funcional em uma fratura da diáfise do úmero não proporciona estabilidade axial ou rotacional robusta no local da fratura, mas ainda é um tratamento efetivo para fraturas da diáfise do úmero

Todos esses parâmetros realçam o papel do uso de hastes "bio" no tratamento de fraturas da diáfise do úmero. No entanto, parece que tanto a haste "fixa" como a haste "bio" são implantes confiáveis para o úmero, mas cada tipo de haste deve ser empregado corretamente. As hastes "fixas" proporcionam ótima estabilidade com os parafusos bloqueados proximal e distal; e, se o modelo usado o permitir, o local da inserção (por técnica anterógrada ou retrógrada) dependerá da preferência do cirurgião. A estabilidade proporcionada pelas hastes "bio" depende da facilidade em promover seu bloqueio distal. Pode-se conseguir estabilidade com uma haste de Seidel se as barbatanas expansíveis distais engatarem o endósteo; também haverá estabilidade com uma haste de Marchetti-Vicenzi se as hastes forem suficientemente longas para divergirem e engatarem na cabeça do úmero; e com uma haste Fixion, se seu corpo expansível se encaixar de forma ajustada no interior do canal distal. O benefício obtido com o uso de hastes "bio" – aparentemente a melhor técnica – é a dispensa do uso de parafusos bloqueados distais, um procedimento demorado e de difícil realização no úmero e que, além disso, coloca em perigo os nervos radial e cutâneo lateral com a técnica anterógrada de introdução, e o nervo axilar com a técnica retrógrada.[23,26,151,170,173,197,257]

A lesão iatrogênica do manguito rotador é considerada responsável por resultados clínicos insatisfatórios e pelo desconforto na articulação do ombro depois do tratamento com haste de úmero anterógrada.[79,247,315] No entanto, além dos atuais esforços no sentido de encontrar abordagens menos traumáticas ao terço proximal do úmero ou de inventar novos implantes que evitem a violação do manguito rotador,[70,221,285] as consequências da abordagem através do manguito rotador poderão ser eliminadas, se:[96,97]

1. O portal de entrada for criado o mais medialmente possível (para a abordagem da cabeça do úmero através da área miotendínea, e não da área tendínea do manguito rotador).
2. A incisão no manguito rotador for feita com um bisturi e não tiver mais de 1 cm. É importante ter precisão na localização do portal de entrada e deve-se evitar mais de uma incisão.

3. A prática da fresagem fica totalmente contraindicada. Embora não haja estudos relevantes, é lógico assumir que fresadoras afiadas criam maiores danos ao manguito rotador durante a inserção e a retirada da ferramenta. Além disso, os produtos da fresagem podem se alojar no manguito rotador, e contribuir, talvez, no pós-operatório, para a ocorrência de problemas na articulação do ombro. Além disso, a fresagem representa risco de lesão ao nervo radial pelo aparelho de fresa, se houver uma fratura cominutiva no terço médio do úmero.
4. Ao final da operação, o cirurgião deve fazer um meticuloso reparo do manguito rotador.

Há evidências que sustentam a suposição de que, se a aplicação anterógrada da haste for realizada corretamente, ela pode não ser responsável por complicações na articulação do ombro.[82,84,92,150,200,211,220,253,263,285]

A lesão iatrogênica de tecidos moles vulneráveis (nervo axilar, artéria circunflexa, cabeça longa do bíceps, deltoide) em torno do terço proximal do úmero por parafusos bloqueados proximais com a técnica anterógrada de aplicação de haste e com a técnica retrógrada "fixa"[3,27,78,167,173,235] pode ser minimizada se forem utilizados exclusivamente os parafusos necessários e, se possível, evitando-se o uso de um parafuso AP bloqueado proximal. Foram propostas outras opções de bloqueio proximal para a técnica anterógrada de inserção de haste intramedular, com o objetivo de reduzir os problemas causados pelos parafusos bloqueados proximais; mas tais opções ainda não foram validadas por estudos consistentes.[92,95] Os problemas decorrentes do uso de parafusos bloqueados proximais durante a aplicação anterógrada de hastes em fraturas dos terços médio e distal da diáfise do úmero podem ser eliminados com o uso da técnica retrógrada. Nesses casos, a haste pode ser mais curta, para que os parafusos bloqueados proximais possam ser inseridos imediatamente abaixo do colo cirúrgico do úmero e evitem lesão ao nervo axilar.[96] Outra boa razão para a escolha da técnica retrógrada para fraturas localizadas na parte médio-distal da diáfise do úmero é a evidência biomecânica de que a aplicação da haste desde o segmento ósseo curto até o segmento mais longo pode melhorar as propriedades mecânicas do construto de fixação, em decorrência da melhor pega na interface haste/osso.[169] Essa informação é mais válida para as hastes "bio" que não usam parafusos bloqueados distais e suportam o uso da técnica retrógrada em fraturas mais distais.

No caso da introdução retrógrada da haste, o portal de entrada deve ser suficientemente amplo, para que possa acomodar a inserção excêntrica da haste. O estreito canal do úmero, no terço distal do úmero pode ser alargado por uma fresagem em estágios, porque nessa área não existem estruturas de tecido mole vulneráveis que possam ser lesionadas pelo fresador. No entanto, o cirurgião deverá ter extremo cuidado para que não ocorram fissuras ou fraturas na área supracondilar; além disso, ao final do procedimento deverá fazer uma lavagem meticulosa dos detritos produzidos pela fresagem.[24,96]

A última recomendação com respeito ao uso de hastes intramedulares para o tratamento de fraturas da diáfise do úmero se refere ao momento oportuno para a realização da cirurgia. Como o uso de fresagem de úmero não é favorecido e considera-se que a dinamização não pode ser efetivamente aplicada no braço, a consolidação de uma fratura do úmero depende em grande parte do hematoma da fratura. Por isso, as probabilidades de uma consolidação descomplicada para fraturas da diáfise do úmero serão maximizadas, se a introdução da haste for realizada em fraturas recentes que, na prática, têm no máximo 2 a 4 semanas a contar do acidente. Nos casos em que o progresso da consolidação da fratura parece sofrer atraso, ou pode ser caracterizado como "consolidação em segundo tempo" (3-6 meses), eu uso uma haste intramedular "fixa" e aplico concentrado de células-tronco por via percutânea no local da fratura.[94]

Normalmente, as pseudartroses estabelecidas de uma fratura da diáfise do úmero são do tipo atrófico e devem ser tratadas com desbridamento cirúrgico, uso de enxerto ósseo autólogo corticoesponjoso e fixação rígida que possa ser proporcionada efetivamente por uma placa de compressão.

Fraturas expostas sem contaminação significativa são tratadas com um aparelho "em pinça de confeiteiro" e com antibióticos durante alguns dias (máximo: 10 a 12 dias), até que a ferida permita o tratamento definitivo com inserção de haste intramedular. Nos casos de fraturas expostas intensamente contaminadas e com comprometimento dos tecidos moles, o paciente é tratado com fixação externa, com conversão para haste ou placa; o momento da conversão dependerá da extensão e da localização da lesão ao tecido mole.

Em casos de fraturas patológicas, também são usadas hastes intramedulares (normalmente do tipo "fixo"), pois esses implantes oferecem uma solução confiável, rápida e sem traumas que funciona como tratamento paliativo.[92,95]

CONSIDERAÇÕES ESPECIAIS

Fraturas expostas

Apesar de relatos afirmando que fraturas expostas do úmero não se prestam ao tratamento com órtese funcional,[223,243,259,297] foram publicados estudos que apresentam bons resultados com o tratamento conservador.[15,76,150,263,315,323] Em dois estudos, Sarmiento et al. descreveram o tratamento de 11 e 155 fraturas expostas, respectivamente, com órtese funcional.[263,265] Esses autores relataram a obtenção de excelentes percentuais de consolidação (10/11 e 146/155, respectivamente), sem que ocorressem infecções. Zagorski et al.[323] trataram 43 fraturas expostas de diáfise do úmero com órtese funcional, 35 das quais tinham sido causadas por projétil de arma de fogo. Os pacientes passaram por exploração cirúrgica, desbridamento, aplicação de antibióticos intravenosos e imobilização provisória com um aparelho gessado. Todas as feridas foram deixadas abertas para cicatrização em segunda intenção. O uso da órtese teve início por ocasião da primeira troca de curativos, cerca de 2 a 3 dias depois de ocorrida a lesão. De acordo com esse protocolo, ocorreu apenas uma pseudartrose nessa série substancial de fraturas expostas.

Para a maioria dos médicos, o regime terapêutico para as fraturas expostas da diáfise do úmero depende da gravidade da lesão, conforme classificação de Gustilo e Anderson[106] (Capítulo 2). As fraturas de grau I podem ser tratadas adequadamente com órtese funcional; fraturas de grau II podem ser tratadas por procedimento conservador ou cirúrgico, dependendo da contaminação da ferida; e fraturas de grau III devem ser tratadas por método cirúrgico.[51,199,265,272] O método preferido para tratamento de fraturas expostas graves de diáfise do úmero é a fixação externa como tratamento definitivo ou para estabilização temporária que deverá ser convertida para uma placa ou haste, tão logo o estado das partes moles lesionadas permita.[72,256,289]

A aplicação imediata de placa tem sido utilizada no tratamento de fraturas expostas de diáfise do úmero.[19,220] No entanto, até recentemente não havia evidências suficientes sobre essa opção, pois muitos dos relatos publicados eram casos esporádicos, mesclados com fraturas fechadas.[19,220] Recentemente, Connolly et al.[51] documentaram bons resultados com o uso de técnicas tradicionais de aplicação de placa em 46 pacientes com fraturas expostas do úmero. Além de seis casos de consolidação em segundo tempo, todas as demais fraturas consolidaram sem maiores intercorrências, depois de transcorridas, em média, 18,4 semanas (12-26). Idoine et al.[129] relataram resultados igualmente bons após tratarem 20 fraturas expostas de diáfise do úmero (dentro de uma coorte de 46 pacientes politraumatizados) com aplicação imediata de placa. Também já foi utilizada com êxito a imediata aplicação de hastes intramedulares no tratamento de fraturas expostas de úmero.[57,251,272] No entanto, de maneira parecida com o que ocorre com as técnicas com placa, a literatura não oferece evidências adequadas com relação ao uso da técnica em fraturas expostas do úmero.

Fraturas osteoporóticas

Embora fosse crença geral que, isoladamente, a osteoporose não interfere no processo de consolidação de um osso fraturado, dados mais recentes questionaram essa suposição e introduziram dúvidas que podem futuramente influenciar o tratamento de fraturas de fragilidade.[54,207,292] Nos casos de indicação cirúrgica, é sempre difícil a escolha do implante e da técnica para o tratamento de fraturas da diáfise do úmero em indivíduos com osteoporose. A principal razão é o osso frágil e a possível perda da pega dos parafusos, o que resultaria em perda da fixação.[53,252] A inserção de haste intramedular tem sido considerada uma opção confiável para o tratamento das fraturas e pseudartroses do úmero em idosos, porque a haste intramedular é um implante de compartilhamento de carga.[88,94,226,251] Placas bloqueadas, nas quais parafusos com cabeças rosqueadas podem ser introduzidos no orifício da placa para a criação de um implante em ângulo fixo, parecem ser dispositivos vantajosos para o tratamento de fraturas e pseudartroses em osso osteoporoso em geral e, mais especificamente, no úmero.[62,109,211,245,284] Casos complicados de osteoporose talvez necessitem de uma combinação de implantes para obter estabilidade satisfatória que permita a implementação de um programa de reabilitação efetivo e descomplicado (Fig. 36.33a-d). Gardner et al.[90] não detectaram diferenças biomecânicas em configurações híbridas (i. e., que combinam parafusos bloqueados e não bloqueados na mesma placa), em comparação com placas completamente bloqueadas, o que pode ajudar a diminuir o custo, já que os parafusos bloqueados são mais caros do que os parafusos tradicionais.

Fraturas patológicas

Sarahrudi et al.[262] propuseram que pacientes em estágio avançado de doença metastásica serão tratados mais apropriadamente com a inserção de hastes intramedulares, enquanto a RAFI pode ficar reservada para fraturas metafisárias e para pacientes com uma metástase solitária no úmero, ou ainda para aqueles com melhor prognóstico. No entanto, quase todos os estudos propõem a aplicação de haste intramedular como tratamento de escolha em casos de fraturas metastásicas da diáfise do úmero, pois essa opção permite a proteção do úmero inteiro por meio da imobilização com barras.[11,176,228,234,283] Considerando que, em geral, não se espera que ocorra consolidação da fratura, foi proposto o reforço com haste e o preenchimento das áreas com perda de tecido ósseo com cimento ou outras substâncias.[156,234,255] Tirando vantagem da mínima invasibilidade da técnica OMIP e da extensa cobertura da diáfise do úmero proporcionada por essa placa, Choo et al.[46] descreveram o tratamento de uma lesão metastásica do terço distal do úmero com a aplicação de placa pela técnica OMIP, o que criou uma nova indicação para essa técnica.

Fraturas periprotéticas

Fraturas periprotéticas do úmero são raras, mas se tornarão mais frequentes à medida que aumentar a longevidade e o número de artroplastias do ombro e cotovelo.[12,13,260,286,319] As fraturas periprotéticas do úmero podem ocorrer no perioperatório ou no pós-operatório. Os fatores de risco comuns incluem erros técnicos no perioperatório durante a artroplastia primária ou de revisão, a fresagem excessiva do canal do úmero, e outros fatores gerais como, por exemplo, artrite reumatoide, osteoporose, cirurgia de revisão e osteólise ou afrouxamento da prótese. Wright e Cofield[320] classificaram as fraturas periprotéticas do úmero depois de uma artroplastia do ombro. As fraturas do tipo A são aquelas que iniciam na ponta da prótese e se prolongam proximalmente; as do tipo B ocorrem em torno da ponta da prótese; e as do tipo C se localizam distalmente à ponta da prótese. Da mesma forma, O'Driscoll e Morrey classificaram as fraturas periprotéticas do úmero e da ulna que ocorrem após uma artroplastia da articulação do cotovelo. As fraturas do tipo I são lesões periarticulares/metafisárias no nível dos côndilos/olécrano; as do tipo II são lesões no nível da haste da prótese; e as do tipo III se prolongam além da ponta da prótese na diáfise (classificação de Mayo).[210]

As opções terapêuticas para as fraturas periprotéticas do úmero dependem da estabilidade da prótese, localização da fratura e qualidade do osso.[66] Em geral, em presença de uma prótese estável, pode-se tentar o tratamento conservador para fraturas não desviadas. A cirurgia pode ficar reservada para casos de insucesso com o tratamento conservador, o que é mais frequente em pacientes com fraturas dos tipos B e C para a artroplastia do ombro e em pacientes com fraturas do tipo III para a artroplastia do cotovelo. O tratamento conservador também pode ser tentado no caso de fraturas desviadas, mas apenas em presença de uma prótese estável. Se a prótese estiver frouxa ou instável, deverá ser removida e substituída por uma prótese mais longa (cimentada ou não). A nova haste deve ultrapassar a fratura em pelo menos dois diâmetros corticais e, se for cimentada, o cirurgião deverá tomar o cuidado de não permitir que o cimento se saliente no local da fratura e impeça a consolidação óssea. Normalmente, a prótese deverá ser reforçada com uma placa lateral e/ou com fio(s) de cerclagem, para a estabilização da fratura. As complicações que podem ocorrer durante ou depois desses procedimentos são: infecção, problemas neurológicos, perda da fixação, quebra do implante e consolidação em segundo tempo ou pseudartrose.[13,33,210]

RESUMO, CONTROVÉRSIAS E RUMOS FUTUROS RELACIONADOS ÀS FRATURAS DA DIÁFISE DO ÚMERO

O tratamento conservador, principalmente na forma de uma órtese funcional, permanece como método de tratamento preferido para fraturas recentes da diáfise do úmero, apesar do progresso das técnicas cirúrgicas ocorrido nas últimas décadas, pelos seguintes fatores:

- A facilidade do tratamento conservador (imobilização simples por tala, paciente ambulatorial, sem necessidade de hospitalização).

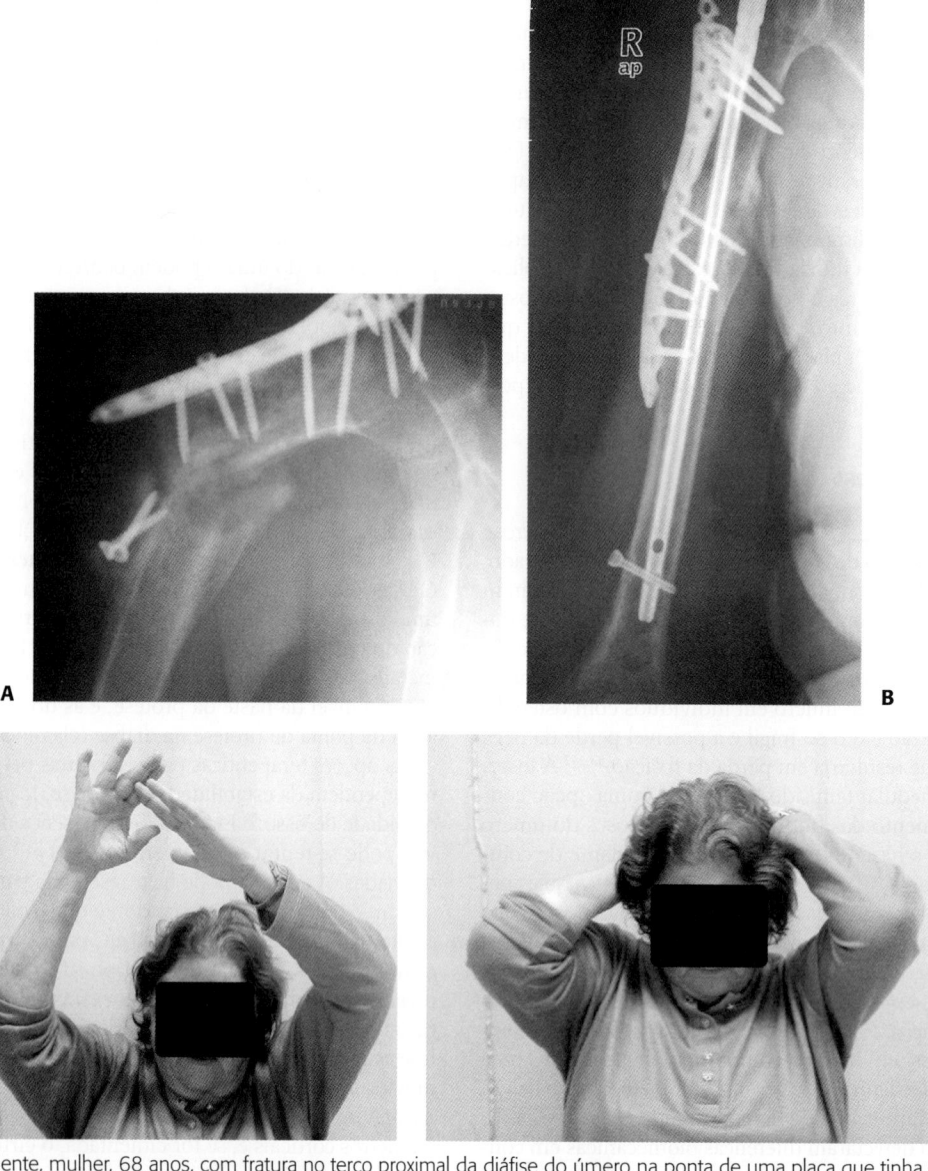

FIGURA 36.33 A: Paciente, mulher, 68 anos, com fratura no terço proximal da diáfise do úmero na ponta de uma placa que tinha sido aplicada para fixação de uma fratura no terço proximal do úmero há 8 meses. **B:** Depois da remoção da placa, a nova fratura, visivelmente osteoporótica, foi tratada com uma combinação de haste intramedular (para funcionar como tala interna para todo o úmero) e placa bloqueada. A placa foi proveniente do *kit* para tíbia distal, porque esse implante poderia permitir o uso de parafusos bloqueados passados em torno da haste, além de parafusos unicorticais que comprimiriam a haste contra o endósteo, aumentando a estabilidade da fixação. **C, D:** Resultado clínico, 6 meses após a operação. A paciente expressou sua satisfação com o tratamento e não compareceu à sua próxima consulta de acompanhamento.

- A anatomia complexa e as características biomecânicas singulares do braço, que tornam a intervenção cirúrgica uma opção tecnicamente exigente.
- A falta de consenso em relação a:
  - indicações para a intervenção cirúrgica e do momento adequado para sua realização.
  - problemas com a inserção de hastes e pinos, por exemplo, as indicações para a técnica anterógrada ou retrógrada, com e sem fresagem, estática e dinâmica, e com haste "fixa" ou "bio".

Embora técnicas cirúrgicas e implantes continuem surgindo e estejam se aprimorando (placas bloqueadas, OMIP, novos modelos de hastes e abordagens menos traumáticas), há debate prolongado e fascinante entre os partidários de cada método de tratamento.[101] Há pesquisas em curso e as futuras orientações ainda são obscuras, mas, em geral, a tendência é em favor de técnicas menos invasivas, capazes de proporcionar elevados percentuais de consolidação das fraturas e, ao mesmo tempo, minimizar as complicações, de proporcionar recuperação funcional da articulação do cotovelo mais rápida e melhor, e que permitam o pronto retorno às atividades da vida diária. Futuras pesquisas poderão revelar que o tratamento das fraturas da diáfise do úmero depende mais das características da fratura (padrão, localização, momento da lesão) e das particularidades do paciente (idade, comorbidades, ocupação, etc.) do que da preferência do cirurgião.

Agradecimento

O autor externa seu agradecimento ao Dr. K. Doudoulakis MD, por sua inestimável contribuição com as ilustrações deste capítulo.

REFERÊNCIAS BIBLIOGRÁFICAS

1. Abalo A, Dosseh ED, Adabra K, et al. Open reduction and internal fixation of humeral non--unions: Radiological and functional results. *Acta Orthop Belg.* 2011;77(3):299–303.
2. Ajmal M, O'Sullivan M, McCabe J, et al. Antegrade locked intramedullary nailing in humeral shaft fractures. *Injury.* 2001;32(9):692–694.
3. Albritton MJ, Barnes CJ, Basamania CJ, et al. Relationship of the axillary nerve to the proximal screws of a flexible humeral nail system: An anatomic study. *J Orthop Trauma.* 2003;17(6):411–414.
4. Anglen JO, Archdeacon MT, Cannada LK, et al. Avoiding complications in the treatment of humeral fractures. *J Bone Joint Surg Am.* 2008;90(7):1580–1589.
5. Apard T, Ducellier F, Hubert L, et al. Isolated interfragmentary compression for nonunion of humeral shaft fractures initially treated by nailing: A preliminary report of seven cases. *Injury.* 2010;41(12):1262–1265.
6. Apivatthakakul T, Arpornchayanon O, Bavornratanavech S. Minimally invasive plate osteosynthesis (MIPO) of the humeral shaft fracture. Is it possible? A cadaveric study and preliminary report. *Injury.* 2005;36(4):530–538.
7. Apivatthakakul T, Patiyasikan S, Luevitoonvechkit S. Danger zone for locking screw placement in minimally invasive plate osteosynthesis (MIPO) of humeral shaft fractures: A cadaveric study. *Injury.* 2010;41(2):169–172.
8. Apivatthakakul T, Phornphutkul C, Laohapoonrungsee A, et al. Less invasive plate osteosynthesis in humeral shaft fractures. *Oper Orthop Traumatol.* 2009;21(6):602–613.
9. Arrington ED, Smith WJ, Chambers HG, et al. Complications of iliac crest bone graft harvesting. *Clin Orthop Relat Res.* 1996;329:300–309.
10. Atalar AC, Kocaoglu M, Demirhan M, et al. Comparison of three different treatment modalities in the management of humeral shaft nonunions (plates, unilateral, and circular external fixators). *J Orthop Trauma.* 2008;22(4):248–257.
11. Atesok K, Liebergall M, Sucher E, et al. Treatment of pathological humeral shaft fractures with unreamed humeral nail. *Ann Surg Oncol.* 2007;14(4):1493–1498.
12. Athwal GS, Morrey BF. Revision total elbow arthroplasty for prosthetic fractures. *J Bone Joint Surg Am.* 2006;88(9):2017–2026.
13. Athwal GS, Sperling JW, Rispoli DM, et al. Periprosthetic humeral fractures during shoulder arthroplasty. *J Bone Joint Surg Am.* 2009;91(3):594–603.
14. Axelrad TW, Einhorn TA. Use of clinical assessment tools in the evaluation of fracture healing. *Injury.* 2011;42(3):301–305.
15. Balfour GW, Mooney V, Ashby ME. Diaphyseal fractures of the humerus treated with a ready-made fracture brace. *J Bone Joint Surg Am.* 1982;64(1):11–13.
16. Bandi W. [Indication to and technic for osteosynthesis in the shoulder]. *Helv Chir Acta.* 1964;31:89–100.
17. Barnes CE, Shuler TE. Complications associated with the Seidel nail. *Orthop Rev.* 1993;22(6):699–706.
18. Bassiony AA, Almoatasem AM, Abdelhady AM, et al. Infected non-union of the humerus after failure of surgical treatment: Management using the Orthofix external fixator. *Ann Acad Med Singapore.* 2009;38(12):1090–1094.
19. Bell MJ, Beauchamp CG, Kellam JK, et al. The results of plating humeral shaft fractures in patients with multiple injuries. The Sunnybrook experience. *J Bone Joint Surg Br.* 1985;67(2):293–296.
20. Bernard de Dompsure R, Peter R, Hoffmeyer P. Uninfected nonunion of the humeral diaphyses: Review of 21 patients treated with shingling, compression plate, and autologous bone graft. *Orthop Traumatol Surg Res.* 2010;96(2):139–146.
21. Bhandari M, Devereaux PJ, McKee MD, et al. Compression plating versus intramedullary nailing of humeral shaft fractures–a meta-analysis. *Acta Orthop.* 2006;77(2):279–284.
22. Bhattacharyya T, Levin R, Vrahas MS, et al. Nonsteroidal anti-inflammatory drugs and nonunion of humeral shaft fractures. *Arthritis Rheum.* 2005;53(3):364–367.
23. Blum J, Engelmann R, Küchle R, et al. Intramedullary nailing of humeral head and humeral shaft Fractures. *Eur J Trauma Emerg Surg.* 2007;33:149–158.
24. Blum J, Janzing H, Gahr R, et al. Clinical performance of a new medullary humeral nail: Antegrade versus retrograde insertion. *J Orthop Trauma.* 2001;15(5):342–349.
25. Blum J, Karagul G, Sternstein W, et al. Bending and torsional stiffness in cadaver humeri fixed with a self-locking expandable or interlocking nail system: A mechanical study. *J Orthop Trauma.* 2005;19(8):535–542.
26. Blyth MJ, Macleod CM, Asante DK, et al. Iatrogenic nerve injury with the Russell-Taylor humeral nail. *Injury.* 2003;34(3):227–228.
27. Bono CM, Grossman MG, Hochwald N, et al. Radial and axillary nerves. Anatomic considerations for humeral fixation. *Clin Orthop Relat Res.* 2000;373:259–264.
28. Böstman O, Bakalim G, Vainionpaa S, et al. Radial palsy in shaft fracture of the humerus. *Acta Orthop Scand.* 1986;57(4):316–319.
29. Brinker MR, O'Connor DP, Crouch CC, et al. Ilizarov treatment of infected nonunions of the distal humerus after failure of internal fixation: An outcomes study. *J Orthop Trauma.* 2007;21(3):178–184.
30. Brinker MR, O'Connor DP. The incidence of fractures and dislocations referred for orthopaedic services in a capitated population. *J Bone Joint Surg Am.* 2004;86-A(2):290–297.
31. Brumback RJ, Bosse MJ, Poka A, et al. Intramedullary stabilization of humeral shaft fractures in patients with multiple trauma. *J Bone Joint Surg Am.* 1986;68(7):960–970.
32. Bumbasirevic´ M, Lesic A, Bumbasirevic´ V, et al. The management of humeral shaft fractures with associated radial nerve palsy: A review of 117 cases. *Arch Orthop Trauma Surg.* 2010;130(4):519–522.
33. Campbell JT, Moore RS, Iannotti JP, et al. Periprosthetic humeral fractures: Mechanisms of fracture and treatment options. *J Shoulder Elbow Surg.* 1998;7(4):406–413.
34. Capelli RM, Galmarini V, Molinari GP, et al. The Fixion expansion nail in the surgical treatment of diaphyseal fractures of the humerus and tibia. Our experience. *Chir Organi Mov.* 2003;88(1):57–64.
35. Castellá FB, Garcia FB, Berry EM, et al. Nonunion of the humeral shaft: Long lateral butterfly fracture–a nonunion predictive pattern? *Clin Orthop Relat Res.* 2004;424:227–230.
36. Catagni MA, Lovisetti L, Guerreschi F, et al. The external fixation in the treatment of humeral diaphyseal fractures: Outcomes of 84 cases. *Injury.* 2010;41(11):1107–1111.
37. Chaarani MW. Antegrade Rush nailing for fractures of the distal humerus. A case series. *J Bone Joint Surg Br.* 2007;89(7):940–942.
38. Changulani M, Jain UK, Keswani T. Comparison of the use of the humerus intramedullary nail and dynamic compression plate for the management of diaphyseal fractures of the humerus. A randomised controlled study. *Int Orthop.* 2007;31(3):391–395.
39. Chantelot C, Ferry S, Lahoude-Chantelot S, et al. [Surgery for pseudarthrosis of humeral shaft fractures: A retrospective series of 21 cases]. *Chir Main.* 2005;24(2):84–91.
40. Chao TC, Chou WY, Chung JC, et al. Humeral shaft fractures treated by dynamic compression plates, Ender nails and interlocking nails. *Int Orthop.* 2005;29(2):88–91.
41. Chapman JR, Henley MB, Agel J, et al. Randomized prospective study of humeral shaft fracture fixation: Intramedullary nails versus plates. *J Orthop Trauma.* 2000;14(3):162–166.
42. Chen CH, Lai PL, Niu CC, et al. Simultaneous anterior dislocation of the shoulder and fracture of the ipsilateral humeral shaft. Two case reports. *Int Orthop.* 1998;22(1):65–67.
43. Chen CM, Chiu FY, Lo WH. Treatment of acute closed humeral shaft fractures with Ender nails. *Injury.* 2000;31(9):683–685.
44. Chen F, Wang Z, Bhattacharyya T. Outcomes of nails versus plates for humeral shaft fractures: A medicare cohort study. *J Orthop Trauma.* 2013;27(2):68–72.
45. Cheng HR, Lin J. Prospective randomized comparative study of antegrade and retrograde locked nailing for middle humeral shaft fracture. *J Trauma.* 2008;65(1):94–102.
46. Choo SK, Woo SJ, Oh HK. Minimally invasive plate osteosynthesis for metastatic pathologic humeral fractures. *Orthopedics.* 2012;35(2):e290–e293.
47. Choong PF, Griffiths JD. External fixation of complex open humeral fractures. *Aust N Z J Surg.* 1988;58(2):137–142.
48. Clement H, Pichler W, Tesch NP, et al. Anatomical basis of the risk of radial nerve injury related to the technique of external fixation applied to the distal humerus. *Surg Radiol Anat.* 2010;32(3):221–224.
49. Concha JM, Sandoval A, Streubel PN. Minimally invasive plate osteosynthesis for humeral shaft fractures: Are results reproducible? *Int Orthop.* 2010;34(8):1297–1305.
50. Connolly J. Management of fractures associated with arterial injuries. *Am J Surg.* 1970;120(3):331.
51. Connolly S, McKee MD, Zdero R, et al. Immediate plate osteosynthesis of open fractures of the humeral shaft. *J Trauma.* 2010;69(3):685–690.
52. Constant CR, Murley AH. A clinical method of functional assessment of the shoulder. *Clin Orthop Relat Res.* 1987;214:160–164.
53. Cornell CN. Internal fracture fixation in patients with osteoporosis. *J Am Acad Orthop Surg.* 2003;11(2):109–119.
54. Cortet B. Bone repair in osteoporotic bone: Postmenopausal and cortisone-induced osteoporosis. *Osteoporos Int.* 2011;22(6):2007–2010.
55. Court-Brown CM, Caesar B. Epidemiology of adult fractures: A review. *Injury.* 2006;37(8):691–697.
56. Cox MA, Dolan M, Synnott K, et al. Closed interlocking nailing of humeral shaft fractures with the Russell-Taylor nail. *J Orthop Trauma.* 2000;14(5):349–353.
57. Crates J, Whittle AP. Antegrade interlocking nailing of acute humeral shaft fractures. *Clin Orthop Relat Res.* 1998;350:40–50.
58. Crawford CH 3rd, Seligson D. Atrophic nonunion of humeral diaphysis treated with locking plate and recombinant bone morphogenetic protein: Nine cases. *Am J Orthop (Belle Mead NJ).* 2009;38(11):567–570.
59. Crolla RM, de Vries LS, Clevers GJ. Locked intramedullary nailing of humeral fractures. *Injury.* 1993;24(6):403–406.
60. Crosby LA, Norris BL, Dao KD, et al. Humeral shaft nonunions treated with fibular allograft and compression plating. *Am J Orthop (Belle Mead NJ).* 2000;29(1):45–47.
61. Dalton JE, Salkeld SL, Satterwhite YE, et al. A biomechanical comparison of intramedullary nailing systems for the humerus. *J Orthop Trauma.* 1993;7(4):367–374.
62. Davis C, Stall A, Knutsen E, et al. Locking plates in osteoporosis: A biomechanical cadaveric study of diaphyseal humerus fractures. *J Orthop Trauma.* 2012;26(4):216–221.
63. Dawson J, Fitzpatrick R, Carr A. Questionnaire on the perceptions of patients about shoulder surgery. *J Bone Joint Surg Br.* 1996;78(4):593–600.
64. de Azevedo MC, de Azevedo GM, Hayashi AY, et al. Treatment of post-traumatic humeral fractures and complications using the osteoline external fixator: A treatment option. *Rev Bras Ortop.* 2011;46(4):390–397.
65. Decomas A, Kaye J. Risk factors associated with failure of treatment of humeral diaphyseal fractures after functional bracing. *J La State Med Soc.* 2010;162(1):33–35.
66. Dehghan N, Chehade M, McKee MD. Current perspectives in the treatment of periprosthetic upper extremity fractures. *J Orthop Trauma.* 2011;25(suppl 2):S71–S76.
67. Demirel M, Turhan E, Dereboy F, et al. Interlocking nailing of humeral shaft fractures. A retrospective study of 114 patients. *Indian J Med Sci.* 2005;59(10):436–442.
68. Denard A Jr, Richards JE, Obremskey WT, et al. Outcome of nonoperative vs. operative treatment of humeral shaft fractures: A retrospective study of 213 patients. *Orthopedics.* 2010;33(8).
69. Denies E, Nijs S, Sermon A, et al. Operative treatment of humeral shaft fractures. Comparison of plating and intramedullary nailing. *Acta Orthop Belg.* 2010;76(6):735–742.
70. Dimakopoulos P, Papadopoulos AX, Papas M, et al. Modified extra rotator-cuff entry point in antegrade humeral nailing. *Arch Orthop Trauma Surg.* 2005;125(1):27–32.
71. Dimitriou R, Mataliotakis GI, Angoules AG, et al. Complications following autologous bone graft harvesting from the iliac crest and using the RIA: A systematic review. *Injury.* 2011;42(suppl 2):S3–S15.
72. Dougherty PJ, Silverton C, Yeni Y, et al. Conversion from temporary external fixation to definitive fixation: Shaft fractures. *J Am Acad Orthop Surg.* 2006;14(10 Spec No.):S124–S127.
73. Dujardin FH, Mazirt N, Tobenas AC, et al. [Failure of locked centro-medullary nailing in pseudarthrosis of the humeral diaphysis]. *Rev Chir Orthop Reparatrice Appar Mot.* 2000;86(8):773–780.
74. Ekholm R, Adami J, Tidermark J, et al. Fractures of the shaft of the humerus. An epidemiological study of 401 fractures. *J Bone Joint Surg Br.* 2006;88(11):1469–1473.
75. Ekholm R, Ponzer S, Tornkvist H, et al. The Holstein-Lewis humeral shaft fracture: Aspects of radial nerve injury, primary treatment, and outcome. *J Orthop Trauma.* 2008;22(10):693–697.
76. Ekholm R, Tidermark J, Tornkvist H, et al. Outcome after closed functional treatment of humeral shaft fractures. *J Orthop Trauma.* 2006;20(9):591–596.

77. Elton SG, Rizzo M. Management of radial nerve injury associated with humeral shaft fractures: An evidence-based approach. *J Reconstr Microsurg.* 2008;24(8):569–573.
78. Evans PD, Conboy VB, Evans EJ. The Seidel humeral locking nail: An anatomical study of the complications from locking screws. *Injury.* 1993;24(3):175–176.
79. Farragos AF, Schemitsch EH, McKee MD. Complications of intramedullary nailing for fractures of the humeral shaft: A review. *J Orthop Trauma.* 1999;13(4):258–267.
80. Fenton P, Qureshi F, Bejjanki N, et al. Management of non-union of humeral fractures with the Stryker T2 compression nail. *Arch Orthop Trauma Surg.* 2011;131(1):79–84.
81. Fernandez FF, Matschke S, Hulsenbeck A, et al. Five years' clinical experience with the unreamed humeral nail in the treatment of humeral shaft fractures. *Injury.* 2004;35(3):264–271.
82. Fjalestad T, Strømsøe K, Salvesen P, et al. Functional results of braced humeral diaphyseal fractures: Why do 38% lose external rotation of the shoulder? *Arch Orthop Trauma Surg.* 2000;120(5-6):281–285.
83. Flinkkila T, Hyvonen P, Lakovaara M, et al. Intramedullary nailing of humeral shaft fractures. A retrospective study of 126 cases. *Acta Orthop Scand.* 1999;70(2):133–136.
84. Flinkkila T, Hyvonen P, Siira P, et al. Recovery of shoulder joint function after humeral shaft fracture: A comparative study between antegrade intramedullary nailing and plate fixation. *Arch Orthop Trauma Surg.* 2004;124(8):537–541.
85. Flinkkila T, Ristiniemi J, Hamalainen M. Nonunion after intramedullary nailing of humeral shaft fractures. *J Trauma.* 2001;50(3):540–544.
86. Foster RJ, Dixon GL Jr, Bach AW, et al. Internal fixation of fractures and nonunions of the humeral shaft. Indications and results in a multi-center study. *J Bone Joint Surg Am.* 1985;67(6):857–864.
87. Franck WM, Olivieri M, Jannasch O, et al. An expandable nailing system for the management of pathological humerus fractures. *Arch Orthop Trauma Surg.* 2002;122(7):400–405.
88. Franck WM, Olivieri M, Jannasch O, et al. Expandable nail system for osteoporotic humeral shaft fractures: Preliminary results. *J Trauma.* 2003;54(6):1152–1158.
89. Gadegone WM, Salphale YS. Antegrade Rush nailing for fractures of humeral shaft: An analysis of 200 cases with an average follow-up of 1 year. *Eur J Orthop Surg Traumatol.* 2008;18:93–99.
90. Gardner MJ, Griffith MH, Demetrakopoulos D, et al. Hybrid locked plating of osteoporotic fractures of the humerus. *J Bone Joint Surg Am.* 2006;88(9):1962–1967.
91. Garnavos C, Kanakaris NK, Lasanianos NG, et al. New classification system for long-bone fractures supplementing the AO/OTA classification. *Orthopedics.* 2012;35(5):e709–e719.
92. Garnavos C, Lasanianos N, Kanakaris NK, et al. A new modular nail for the diaphyseal fractures of the humerus. *Injury.* 2009;40(6):604–610.
93. Garnavos C, Lasanianos N. Intramedullary nailing of combined/extended fractures of the humeral head and shaft. *J Orthop Trauma.* 2010;24(4):199–206.
94. Garnavos C, Mouzopoulos G, Morakis E. Fixed intramedullary nailing and percutaneous autologous concentrated bone-marrow grafting can promote bone healing in humeral shaft fractures with delayed union. *Injury.* 2010;41(6):563–567.
95. Garnavos C, Seaton J, Lunn PG. The treatment of selected fractures of the humeral shaft with the True-Flex nail. *Injury.* 1998;29(4):269–275.
96. Garnavos C. Diaphyseal humeral fractures and intramedullary nailing: Can we improve outcomes? *Indian J Orthop.* 2011;45(3):208–215.
97. Garnavos C. Humeral nails: When to choose what and how to use. *Curr Orthop.* 2005;19:294–304.
98. Garnavos C. Intramedullary nailing for humeral shaft fractures: The misunderstood poor relative. *Current Orthop.* 2001;15:68–75.
99. Garnavos C. Preliminary clinical experience with a new fluted humeral nail. *Injury.* 1994;25(4):241–245.
100. Giannoudis PV, Kanakaris NK, Dimitriou R, et al. The synergistic effect of autograft and BMP-7 in the treatment of atrophic nonunions. *Clin Orthop Relat Res.* 2009;467(12):3239–3248.
101. Gill I, Siddiqi RA, Ricketts D. Comments on "Humeral nailing revisited" by Rommens et al. [Injury 2008;39:1319–1328]. *Injury.* 2010;41(6):e17; author reply e18–e19.
102. Goldstein C, Sprague S, Petrisor BA. Electrical stimulation for fracture healing: Current evidence. *J Orthop Trauma.* 2010;24(suppl 1):S62–S65.
103. Green E, Lubahn JD, Evans J. Risk factors, treatment, and outcomes associated with nonunion of the midshaft humerus fracture. *J Surg Orthop Adv.* 2005;14(2):64–72.
104. Gregory PR. Fractures of the humeral shaft. In: Bucholz RW, Heckman JD, eds. *Rockwood and Green's Fractures in Adults.* 5th ed. Philadelphia, PA: Lippincott Williams & Wilkins; 2001:973–996.
105. Guse TR, Ostrum RF. The surgical anatomy of the radial nerve around the humerus. *Clin Orthop Relat Res.* 1995;320:149–153.
106. Gustilo RB, Anderson JT. Prevention of infection in the treatment of one thousand and twenty-five open fractures of long bones: Retrospective and prospective analyses. *J Bone Joint Surg Am.* 1976;58(4):453–458.
107. Gustilo RB, Mendoza RM, Williams DN. Problems in the management of type III (severe) open fractures: A new classification of type III open fractures. *J Trauma.* 1984;24(8):742–746.
108. Haidukewych GJ, Sperling JW. Results of treatment of infected humeral nonunions: The Mayo Clinic experience. *Clin Orthop Relat Res.* 2003;414:25–30.
109. Hak DJ, Althausen P, Hazelwood SJ. Locked plate fixation of osteoporotic humeral shaft fractures: Are two locking screws per segment enough? *J Orthop Trauma.* 2010;24(4):207–211.
110. Hak DJ, Rose J, Stahel PF. Preoperative planning in orthopedic trauma: Benefits and contemporary uses. *Orthopedics.* 2010;33(8):581–584.
111. Halder SC, Chapman JA, Choudhury G, et al. Retrograde fixation of fractures of the neck and shaft of the humerus with the 'Halder humeral nail'. *Injury.* 2001;32(9):695–703.
112. Hall RF Jr, Pankovich AM. Ender nailing of acute fractures of the humerus. A study of closed fixation by intramedullary nails without reaming. *J Bone Joint Surg Am.* 1987;69(4):558–567.
113. Healy WL, White GM, Mick CA, et al. Nonunion of the humeral shaft. *Clin Orthop Relat Res.* 1987;219:206–213.
114. Heckler MW, Bamberger HB. Humeral shaft fractures and radial nerve palsy: To explore or not to explore...That is the question. *Am J Orthop (Belle Mead NJ).* 2008;37(8):415–419.
115. Hee HT, Low BY, See HF. Surgical results of open reduction and plating of humeral shaft fractures. *Ann Acad Med Singapore.* 1998;27(6):772–775.
116. Hegedus EJ, Cook C, Brennan M, et al. Vascularity and tendon pathology in the rotator cuff: A review of literature and implications for rehabilitation and surgery. *Br J Sports Med.* 2010;44(12):838–847.
117. Heim D, Herkert F, Hess P, et al. Surgical treatment of humeral shaft fractures–the Basel experience. *J Trauma.* 1993;35(2):226–232.
118. Heineman DJ, Bhandari M, Nork SE, et al. Treatment of humeral shaft fractures–meta-analysis reupdated. *Acta Orthop.* 2010;81(4):517.
119. Heineman DJ, Poolman RW, Nork SE, et al. Plate fixation or intramedullary fixation of humeral shaft fractures. *Acta Orthop.* 2012;81(2):216–223.
120. Hems TE, Bhullar TP. Interlocking nailing of humeral shaft fractures: The Oxford experience 1991 to 1994. *Injury.* 1996;27(7):485–489.
121. Herbst U, Ruettger K, Mockwitz J. Experiences with the Russell-Taylor nail in humeral shaft fractures-an analysis of postoperative results and complications. *Osteo Trauma Care.* 2003;11:13–20.
122. Hierholzer C, Sama D, Toro JB, et al. Plate fixation of ununited humeral shaft fractures: Effect of type of bone graft on healing. *J Bone Joint Surg Am.* 2006;88(7):1442–1447.
123. Holstein A, Lewis GM. Fractures of the humerus with radial-nerve paralysis. *J Bone Joint Surg Am.* 1963;45:1382–1388.
124. Hoppenfeld S, deBoer P. *Surgical Exposures in Orthopedics.* Philadelphia, PA: J.B. Lippincott; 1984.
125. Hossain S, Roy N, Ayeko C, et al. Shoulder and elbow function following Marchetti-Vicenzi humeral nail fixation. *Acta Orthop Belg.* 2003;69(2):137–141.
126. Hsu TL, Chiu FY, Chen CM, et al. Treatment of nonunion of humeral shaft fracture with dynamic compression plate and cancellous bone graft. *J Chin Med Assoc.* 2005;68(2):73–76.
127. Hudak PL, Amadio PC, Bombardier C. Development of an upper extremity outcome measure: The DASH (disabilities of the arm, shoulder and hand) [corrected]. The Upper Extremity Collaborative Group (UECG). *Am J Ind Med.* 1996;29(6):602–608.
128. Iacobellis C, Agro T, Aldegheri R. Locked antegrade intramedullary nailing of humeral shaft fractures. *Musculoskelet Surg.* 2012;96(2):67–73.
129. Idoine JD 3rd, French BG, Opalek JM, et al. Plating of acute humeral diaphyseal fractures through an anterior approach in multiple trauma patients. *J Orthop Trauma.* 2012;26(1):9–18.
130. Ingman AM, Waters DA. Locked intramedullary nailing of humeral shaft fractures. Implant design, surgical technique, and clinical results. *J Bone Joint Surg Br.* 1994;76(1):23–29.
131. Jawa A, McCarty P, Doornberg J, et al. Extra-articular distal-third diaphyseal fractures of the humerus. A comparison of functional bracing and plate fixation. *J Bone Joint Surg Am.* 2006;88(11):2343–2347.
132. Jensen AT, Rasmussen S. Being overweight and multiple fractures are indications for operative treatment of humeral shaft fractures. *Injury.* 1995;26(4):263–264.
133. Jensen CH, Hansen D, Jorgensen U. Humeral shaft fractures treated by interlocking nailing: A preliminary report on 16 patients. *Injury.* 1992;23(4):234–236.
134. Ji F, Tong D, Tang H, et al. Minimally invasive percutaneous plate osteosynthesis (MIPPO) technique applied in the treatment of humeral shaft distal fractures through a lateral approach. *Int Orthop.* 2009;33(2):543–547.
135. Jiang R, Luo CF, Zeng BF, et al. Minimally invasive plating for complex humeral shaft fractures. *Arch Orthop Trauma Surg.* 2007;127(7):531–535.
136. Johnstone DJ, Radford WJ, Parnell EJ. Interobserver variation using the AO/ASIF classification of long bone fractures. *Injury.* 1993;24(3):163–165.
137. Jovanovic A, Pirpiris M, Semirli H, et al. Fixion nails for humeral fractures. *Injury.* 2004;35(11):1140–1142.
138. Jupiter JB, Ring D, Rosen H. The complications and difficulties of management of nonunion in the severely obese. *J Orthop Trauma.* 1995;9(5):363–370.
139. Jupiter JB, von Deck M. Ununited humeral diaphyses. *J Shoulder Elbow Surg.* 1998;7(6):644–653.
140. Jupiter JB. Complex non-union of the humeral diaphysis. Treatment with a medial approach, an anterior plate, and a vascularized fibular graft. *J Bone Joint Surg Am.* 1990;72(5):701–707.
141. Kamhin M, Michaelson M, Waisbrod H. The use of external skeletal fixation in the treatment of fractures of the humeral shaft. *Injury.* 1978;9(3):245–248.
142. Kanis JA, Johnell O, Oden A, et al. Epidemiology of osteoporosis and fracture in men. *Calcif Tissue Int.* 2004;75(2):90–99.
143. Kesemenli CC, Subasi M, Arslan H, et al. Treatment of humeral diaphyseal nonunions by interlocked nailing and autologous bone grafting. *Acta Orthop Belg.* 2002;68(5):471–475.
144. Kim JH, Kang HG, Kim JR, et al. Minimally invasive surgery of humeral metastasis using flexible nails and cement in high-risk patients with advanced cancer. *Surg Oncol.* 2011;20(1):e32–e37.
145. Kim SH, Szabo RM, Marder RA. Epidemiology of humerus fractures in the United States: Nationwide emergency department sample, 2008. *Arthritis Care Res (Hoboken).* 2012;64(3):407–414.
146. King GJ, Richards RR, Zuckerman JD, et al. A standardized method for assessment of elbow function. Research Committee, American Shoulder and Elbow Surgeons. *J Shoulder Elbow Surg.* 1999;8(4):351–354.
147. Klenerman L. Fractures of the shaft of the humerus. *J Bone Joint Surg Br.* 1966;48(1):105–111.
148. Kobayashi M, Watanabe Y, Matsushita T. Early full range of shoulder and elbow motion is possible after minimally invasive plate osteosynthesis for humeral shaft fractures. *J Orthop Trauma.* 2010;24(4):212–216.
149. Kocaoglu M, Eralp L, Tomak Y. Treatment of humeral shaft non-unions by the Ilizarov method. *Int Orthop.* 2001;25(6):396–400.
150. Koch PP, Gross DF, Gerber C. The results of functional (Sarmiento) bracing of humeral shaft fractures. *J Shoulder Elbow Surg.* 2002;11(2):143–150.
151. Kolonja A, Vecsei N, Mousani M, et al. Radial nerve injury after antegrade and retrograde locked intramedullary nailing of humerus. *Osteo Trauma Care.* 2002;10:192–196.
152. Kontakis GM, Galanakis IA, Steriopoulos KA. Dislocation of the shoulder and ipsilateral fracture of the humeral shaft: Case reports and literature review. *J Trauma.* 1995;39(5):990–992.
153. Kontakis GM, Papadokostakis GM, Velivassakis EG, et al. Bone formation blocking closure of the expanded distal fins during removal of a Seidel humeral nail. *Acta Orthop Belg.* 2005;71(4):491–492.
154. Kruft S, von Heimburg D, Reill P. Treatment of irreversible lesion of the radial nerve by tendon transfer: Indication and long-term results of the Merle d'Aubigne procedure. *Plast Reconstr Surg.* 1997;100(3):610–616; discussion 617–618.
155. Kurup H, Hossain M, Andrew JG. Dynamic compression plating versus locked intramedullary nailing for humeral shaft fractures in adults. *Cochrane Database Syst Rev.* 2011;CD005959.

156. Laitinen M, Nieminen J, Pakarinen TK. Treatment of pathological humerus shaft fractures with intramedullary nails with or without cement fixation. *Arch Orthop Trauma Surg.* 2011;131(4):503–508.
157. Lammens J, Bauduin G, Driesen R, et al. Treatment of nonunion of the humerus using the Ilizarov external fixator. *Clin Orthop Relat Res.* 1998;353:223–230.
158. Lange RH, Foster RJ. Skeletal management of humeral shaft fractures associated with forearm fractures. *Clin Orthop Relat Res.* 1985;195:173–177.
159. Lavini F, Renzi Brivio L, Pizzoli A, et al. Treatment of non-union of the humerus using the Orthofix external fixator. *Injury.* 2001;32(suppl 4):SD35–SD40.
160. Leung YF, Ip SP, Ip WY, et al. Accessory radial collateral vascular bone graft for the management of nonunion of humeral shaft fracture after intramedullary nailing. *J Plast Reconstr Aesthet Surg.* 2008;61(12):1524–1527.
161. Levy JC, Kalandiak SP, Hutson JJ, et al. An alternative method of osteosynthesis for distal humeral shaft fractures. *J Orthop Trauma.* 2005;19(1):43–47.
162. Li Y, Wang C, Wang M, et al. Postoperative malrotation of humeral shaft fracture after plating compared with intramedullary nailing. *J Shoulder Elbow Surg.* 2011;20(6):947–954.
163. Liebergall M, Jaber S, Laster M, et al. Ender nailing of acute humeral shaft fractures in multiple injuries. *Injury.* 1997;28(9-10):577–580.
164. Lin CL, Fang CK, Chiu FY, et al. Revision with dynamic compression plate and cancellous bone graft for aseptic nonunion after surgical treatment of humeral shaft fracture. *J Trauma.* 2009;67(6):1393–1396.
165. Lin J, Hou SM, Hang YS, et al. Treatment of humeral shaft fractures by retrograde locked nailing. *Clin Orthop Relat Res.* 1997;342:147–155.
166. Lin J, Hou SM, Hang YS. Treatment of humeral shaft delayed unions and nonunions with humeral locked nails. *J Trauma.* 2000;48(4):695–703.
167. Lin J, Hou SM, Inoue N, et al. Anatomic considerations of locked humeral nailing. *Clin Orthop Relat Res.* 1999;368:247–254.
168. Lin J, Hou SM. Locked nailing of severely comminuted or segmental humeral fractures. *Clin Orthop Relat Res.* 2003;406:195–204.
169. Lin J, Inoue N, Valdevit A, et al. Biomechanical comparison of antegrade and retrograde nailing of humeral shaft fracture. *Clin Orthop Relat Res.* 1998;351:203–213.
170. Lin J, Shen PW, Hou SM. Complications of locked nailing in humeral shaft fractures. *J Trauma.* 2003;54(5):943–949.
171. Lin WP, Lin J. Allografting in locked nailing and interfragmentary wiring for humeral nonunions. *Clin Orthop Relat Res.* 2010;468(3):852–860.
172. Livani B, Belangero WD. Bridging plate osteosynthesis of humeral shaft fractures. *Injury.* 2004;35(6):587–595.
173. Logters TT, Wild M, Windolf J, et al. Axillary nerve palsy after retrograde humeral nailing: Clinical confirmation of an anatomical fear. *Arch Orthop Trauma Surg.* 2008;128(12):1431–1435.
174. Lorich DG, Geller DS, Yacoubian SV, et al. Intramedullary fixation of humeral shaft fractures using an inflatable nail. *Orthopedics.* 2003;26(10):1011–1014.
175. Lovald S, Mercer D, Hanson J, et al. Complications and hardware removal after open reduction and internal fixation of humeral fractures. *J Trauma.* 2011;70(5):1273–1277; discussion 1277-1278.
176. Mallick E, Hazarika S, Assad S, et al. The Fixion nailing system for stabilising diaphyseal fractures of the humerus: A two-year clinical experience. *Acta Orthop Belg.* 2008;74(3):308–316.
177. Mariconda M, Cozzolino F, Cozzolino A, et al. Platelet gel supplementation in long bone nonunions treated by external fixation. *J Orthop Trauma.* 2008;22(5):342–345.
178. Marinelli A, Antonioli D, Guerra E, et al. Humeral shaft aseptic nonunion: Treatment with opposite cortical allograft struts. *Chir Organi Mov.* 2009;93(suppl 1):S21–S28.
179. Marsh JL, Mahoney CR, Steinbronn D. External fixation of open humerus fractures. *Iowa Orthop J.* 1999;19:35–42.
180. Marsh JL, Slongo TF, Agel J, et al. Fracture and dislocation classification compendium—2007: Orthopaedic Trauma Association classification, database and outcomes committee. *J Orthop Trauma.* 2007;21(suppl 10):S1–S133.
181. Marti RK, Verheyen CC, Besselaar PP. Humeral shaft nonunion: Evaluation of uniform surgical repair in fifty-one patients. *J Orthop Trauma.* 2002;16(2):108–115.
182. Martinez AA, Cuenca J, Herrera A. Treatment of humeral shaft nonunions: Nailing versus plating. *Arch Orthop Trauma Surg.* 2004;124(2):92–95.
183. Martinez AA, Cuenca J, Herrera A. Two-plate fixation for humeral shaft non-unions. *J Orthop Surg (Hong Kong).* 2009;17(2):135–138.
184. Martinez AA, Malillos M, Cuenca J, et al. Marchetti nailing of closed fresh humeral shaft fractures. *Chir Main.* 2004;23(5):237–242.
185. Mast JW, Spiegel PG, Harvey JP Jr, et al. Fractures of the humeral shaft: A retrospective study of 240 adult fractures. *Clin Orthop Relat Res.* 1975;112:254–262.
186. Matityahu A, Eglseder WA Jr. Locking flexible nails for diaphyseal humeral fractures in the multiply injured patient: A preliminary study. *Tech Hand Up Extrem Surg.* 2011;15(3):172–176.
187. McCormack RG, Brien D, Buckley RE, et al. Fixation of fractures of the shaft of the humerus by dynamic compression plate or intramedullary nail. A prospective, randomised trial. *J Bone Joint Surg Br.* 2000;82(3):336–339.
188. McKee MD, Larsson S. Humeral shaft fractures. In: Bucholz RW, Court-Brown CM, Heckman JD, Tornetta P III, eds. *Rockwood and Green's Fractures in Adults.* 7th ed. Philadelphia, PA: Lippincott Williams & Wilkins; 2010:999–1038.
189. McKee MD, Miranda MA, Riemer BL, et al. Management of humeral nonunion after the failure of locking intramedullary nails. *J Orthop Trauma.* 1996;10(7):492–499.
190. McKee MD, Pedlow FX, Cheney PJ, et al. Fractures below the end of locking humeral nails: A report of three cases. *J Orthop Trauma.* 1996;10(7):500–504.
191. McKee MD, Seiler JG, Jupiter JB. The application of the limited contact dynamic compression plate in the upper extremity: An analysis of 114 consecutive cases. *Injury.* 1995;26(10):661–666.
192. McKee MD, Wild LM, Schemitsch EH, et al. The use of an antibiotic-impregnated, osteoconductive, bioabsorbable bone substitute in the treatment of infected long bone defects: Early results of a prospective trial. *J Orthop Trauma.* 2002;16(9):622–627.
193. McKee MD. Fractures of the shaft of the humerus. In: Bucholz RW, Heckman JD, Court-Brown CM, eds. *Rockwood and Green's Fractures in Adults.* 6th ed. Philadelphia, PA: Lippincott Williams & Wilkins; 2006.
194. Meekers FS, Broos PL. Operative treatment of humeral shaft fractures. The Leuven experience. *Acta Orthop Belg.* 2002;68(5):462–470.
195. Mills WJ, Hanel DP, Smith DG. Lateral approach to the humeral shaft: An alternative approach for fracture treatment. *J Orthop Trauma.* 1996;10(2):81–86.
196. Modabber MR, Jupiter JB. Operative management of diaphyseal fractures of the humerus. Plate versus nail. *Clin Orthop Relat Res.* 1998;347:93–104.
197. Moran MC. Distal interlocking during intramedullary nailing of the humerus. *Clin Orthop Relat Res.* 1995;317:215–218.
198. Morrey BF, An KN, Chao EYS. Functional evaluation of the elbow. In: Morrey BF, ed. *The Elbow and its Disorders.* 2nd ed. Philadelphia, PA: Saunders; 1993:86–97.
199. Mostafavi HR, Tornetta P 3rd. Open fractures of the humerus treated with external fixation. *Clin Orthop Relat Res.* 1997;337:187–197.
200. Mückley T, Diefenbeck M, Sorkin AT, et al. Results of the T2 humeral nailing system with special focus on compression interlocking. *Injury.* 2008;39(3):299–305.
201. Müller CA, Henle P, Konrad G, et al. [The AO/ASIF Flexnail: A flexible intramedullary nail for the treatment of humeral shaft fractures]. *Unfallchirurg.* 2007;110(3):219–225.
202. Müller ME, Allgöwer M, Schneider R, et al. *Manual of Internal Fixation. Techniques Recommended by the AO-ASIF Group.* 3rd ed. Berlin: Springer-Verlag; 1991.
203. Müller ME, Nazarian S, Koch P, Schatzker J, Heim U. *The Comprehensive Classification of Fractures of Long Bones.* 1st ed. Berlin, Heidelberg, New York, NY: Springer-Verlag; 1990.
204. Nadkarni B, Srivastav S, Mittal V, et al. Use of locking compression plates for long bone nonunions without removing existing intramedullary nail: Review of literature and our experience. *J Trauma.* 2008;65(2):482–486.
205. Newey ML, Ricketts D, Roberts L. The AO classification of long bone fractures: An early study of its use in clinical practice. *Injury.* 1993;24(5):309–312.
206. Niall DM, O'Mahony J, McElwain JP. Plating of humeral shaft fractures–has the pendulum swung back? *Injury.* 2004;35(6):580–586.
207. Nikolaou VS, Efstathopoulos N, Kontakis G, et al. The influence of osteoporosis in femoral fracture healing time. *Injury.* 2009;40(6):663–668.
208. Noble J, Munro CA, Prasad VS, et al. Analysis of upper and lower extremity peripheral nerve injuries in a population of patients with multiple injuries. *J Trauma.* 1998;45(1):116–122.
209. O'Donnell TM, McKenna JV, Kenny P, et al. Concomitant injuries to the ipsilateral shoulder in patients with a fracture of the diaphysis of the humerus. *J Bone Joint Surg Br.* 2008;90(1):61–65.
210. O'Driscoll SW, Morrey BF. Periprosthetic fractures about the elbow. *Orthop Clin North Am.* 1999;30(2):319–325.
211. O'Toole RV, Andersen RC, Vesnovsky O, et al. Are locking screws advantageous with plate fixation of humeral shaft fractures? A biomechanical analysis of synthetic and cadaveric bone. *J Orthop Trauma.* 2008;22(10):709–715.
212. Ochsner PE, Baumgart F, Kohler G. Heat-induced segmental necrosis after reaming of one humeral and two tibial fractures with a narrow medullary canal. *Injury.* 1998;29(suppl 2):B1–B10.
213. Ofluoglu O, Erol B, Ozgen Z, et al. Minimally invasive treatment of pathological fractures of the humeral shaft. *Int Orthop.* 2009;33(3):707–712.
214. Oh CW, Byun YS, Oh JK, et al. Plating of humeral shaft fractures: Comparison of standard conventional plating versus minimally invasive plating. *Orthop Traumatol Surg Res.* 2012;98(1):54–60.
215. Omer GE Jr. Injuries to nerves of the upper extremity. *J Bone Joint Surg Am.* 1974;56(8):1615–1624.
216. Orthopaedic Trauma Association: Open Fracture Study Group. A new classification scheme for open fractures. *J Orthop Trauma.* 2010;24(8):457–464.
217. Otsuka NY, McKee MD, Liew A, et al. The effect of comorbidity and duration of nonunion on outcome after surgical treatment for nonunion of the humerus. *J Shoulder Elbow Surg.* 1998;7(2):127–133.
218. Ozturk H, Unsaldi T, Oztemur Z, et al. Extreme complications of Fixion nail in treatment of long bone fractures. *Arch Orthop Trauma Surg.* 2008;128(3):301–306.
219. Papasoulis E, Drosos GI, Ververidis AN, et al. Functional bracing of humeral shaft fractures. A review of clinical studies. *Injury.* 2010;41(7):e21–e27.
220. Paris H, Tropiano P, Clouet D'orval B, et al. [Fractures of the shaft of the humerus: Systematic plate fixation. Anatomic and functional results in 156 cases and a review of the literature]. *Rev Chir Orthop Reparatrice Appar Mot.* 2000;86(4):346–359.
221. Park JY, Pandher DS, Chun JY, et al. Antegrade humeral nailing through the rotator cuff interval: A new entry portal. *J Orthop Trauma.* 2008;22(6):419–425.
222. Patel VR, Menon DK, Pool RD, et al. Nonunion of the humerus after failure of surgical treatment. Management using the Ilizarov circular fixator. *J Bone Joint Surg Br.* 2000;82(7):977–983.
223. Pehlivan O. Functional treatment of the distal third humeral shaft fractures. *Arch Orthop Trauma Surg.* 2002;122(7):390–395.
224. Perren SM, Klaue K, Pohler O, et al. The limited contact dynamic compression plate (LC-DCP). *Arch Orthop Trauma Surg.* 1990;109(6):304–310.
225. Perren SM. Evolution of the internal fixation of long bone fractures. The scientific basis of biological internal fixation: Choosing a new balance between stability and biology. *J Bone Joint Surg Br.* 2002;84(8):1093–1110.
226. Petsatodes G, Karataglis D, Papadopoulos P, et al. Antegrade interlocking nailing of humeral shaft fractures. *J Orthop Sci.* 2004;9(3):247–252.
227. Phillips AW, Patel AD, Donell ST. Explosion of Fixion humeral nail during cremation: Novel "complication" with a novel implant. *Injury Extra.* 2006;37:357–358.
228. Piccioli A, Maccauro G, Rossi B, et al. Surgical treatment of pathologic fractures of humerus. *Injury.* 2010;41(11):1112–1116.
229. Pogliacomi F, Devecchi A, Costantino C, et al. Functional long-term outcome of the shoulder after antegrade intramedullary nailing in humeral diaphyseal fractures. *Chir Organi Mov.* 2008;92(1):11–16.
230. Polatsch DB, Melone CP Jr, Beldner S, et al. Ulnar nerve anatomy. *Hand Clin.* 2007;23(3):283–289.
231. Pospula W, Abu Noor T. Percutaneous fixation of comminuted fractures of the humerus: Initial experience at Al Razi hospital, Kuwait. *Med Princ Pract.* 2006;15(6):423–426.
232. Prasarn ML, Achor T, Paul O, et al. Management of nonunions of the proximal humeral diaphysis. *Injury.* ;41(12):1244–1248.
233. Prasarn ML, Ahn J, Paul O, et al. Dual plating for fractures of the distal third of the humeral shaft. *J Orthop Trauma.* 2011;25(1):57–63.
234. Pretell J, Rodriguez J, Blanco D, et al. Treatment of pathological humeral shaft fractures with intramedullary nailing. A retrospective study. *Int Orthop.* 2010;34(4):559–563.
235. Prince EJ, Breien KM, Fehringer EV, et al. The relationship of proximal locking screws to the axillary nerve during antegrade humeral nail insertion of four commercially available implants. *J Orthop Trauma.* 2004;18(9):585–588.

236. Putti AB, Uppin RB, Putti BB. Locked intramedullary nailing versus dynamic compression plating for humeral shaft fractures. *J Orthop Surg (Hong Kong)*. 2009;17(2):139–141.
237. Ramos L, Santos JA, Devesa F, et al. Interlocking nailing with the Seidel nail in fractures of the humeral diaphysis in Paget's disease: A report on two cases. *Acta Orthop Belg*. 2004;70(1):64–68.
238. Reboso MLE AA, Valdes GD, Aguirrw-Jaime A. Epidemiological review of humeral shaft fractures in adults. Retrospective study. *Rev Ortp Traumatol*. 2001;45:10–16.
239. Remiger AR, Miclau T, Lindsey RW, et al. Segmental avascularity of the humeral diaphysis after reamed intramedullary nailing. *J Orthop Trauma*. 1997;11(4):308–311.
240. Riemer BL, Butterfield SL, D'Ambrosia R, et al. Seidel intramedullary nailing of humeral diaphyseal fractures. A preliminary report. *Orthopedics*. 1991;14(3):239–246.
241. Riemer BL, D'Ambrosia R. The risk of injury to the axillary nerve, artery, and vein from proximal locking screws of humeral intramedullary nails. *Orthopedics*. 1992;15(6):697–699.
242. Ring D, Chin K, Jupiter JB. Radial nerve palsy associated with high-energy humeral shaft fractures. *J Hand Surg Am*. 2004;29(1):144–147.
243. Ring D, Chin K, Taghinia AH, et al. Nonunion after functional brace treatment of diaphyseal humerus fractures. *J Trauma*. 2007;62(5):1157–1158.
244. Ring D, Jupiter JB, Quintero J, et al. Atrophic ununited diaphyseal fractures of the humerus with a bony defect: Treatment by wave-plate osteosynthesis. *J Bone Joint Surg Br*. 2000;82(6):867–871.
245. Ring D, Kloen P, Kadzielski J, et al. Locking compression plates for osteoporotic non-unions of the diaphyseal humerus. *Clin Orthop Relat Res*. 2004;425:50–54.
246. Ring D, Perey BH, Jupiter JB. The functional outcome of operative treatment of ununited fractures of the humeral diaphysis in older patients. *J Bone Joint Surg Am*. 1999;81(2):177–190.
247. Robinson CM, Bell KM, Court-Brown CM, et al. Locked nailing of humeral shaft fractures. Experience in Edinburgh over a two-year period. *J Bone Joint Surg Br*.1992;74(4):558–562.
248. Rodríguez-Merchán EC. Compression plating versus hackethal nailing in closed humeral shaft fractures failing nonoperative reduction. *J Orthop Trauma*. 1995;9(3):194–197.
249. Rogers JF, Bennett JB, Tullos HS. Management of concomitant ipsilateral fractures of the humerus and forearm. *J Bone Joint Surg Am*. 1984;66(4):552–556.
250. Rommens PM, Blum J, White RR. Humerus shaft. In: Rüedi TP MW, ed. *AO Principles of Fracture Management*. New York, NY: Thieme; 2000:291–305.
251. Rommens PM, Kuechle R, Bord T, et al. Humeral nailing revisited. *Injury*. 2008;39(12):1319–1328.
252. Rosen H. The treatment of nonunions and pseudarthroses of the humeral shaft. *Orthop Clin North Am*. 1990;21(4):725–742.
253. Rosenberg N, Soudry M. Shoulder impairment following treatment of diaphyseal fractures of humerus by functional brace. *Arch Orthop Trauma Surg*. 2006;126(7):437–440.
254. Rubel IF, Kloen P, Campbell D, et al. Open reduction and internal fixation of humeral nonunions: A biomechanical and clinical study. *J Bone Joint Surg Am*. 2002;84-A(8):1315–1322.
255. Ruggieri P, Mavrogenis AF, Bianchi G, et al. Outcome of the intramedullary diaphyseal segmental defect fixation system for bone tumors. *J Surg Oncol*. 2011;104(1):83–90.
256. Ruland WO. Is there a place for external fixation in humeral shaft fractures? *Injury*. 2000;31(suppl 1):27–34.
257. Rupp RE, Chrissos MG, Ebraheim NA. The risk of neurovascular injury with distal locking screws of humeral intramedullary nails. *Orthopedics*. 1996;19(7):593–595.
258. Russo R, Cautiero F, Lombardi LV, et al. Telegraph antegrade nailing in the treatment of humeral fractures with rotator interval split technique. *Chir Organi Mov*. 2009;93(suppl 1):S7–S14.
259. Rutgers M, Ring D. Treatment of diaphyseal fractures of the humerus using a functional brace. *J Orthop Trauma*. 2006;20(9):597–601.
260. Sanchez-Sotelo J, O'Driscoll S, Morrey BF. Periprosthetic humeral fractures after total elbow arthroplasty: Treatment with implant revision and strut allograft augmentation. *J Bone Joint Surg Am*. 2002;84-A(9):1642–1650.
261. Sanzana ES, Dummer RE, Castro JP, et al. Intramedullary nailing of humeral shaft fractures. *Int Orthop*. 2002;26(4):211–213.
262. Sarahrudi K, Wolf H, Funovics P, et al. Surgical treatment of pathological fractures of the shaft of the humerus. *J Trauma*. 2009;66(3):789–794.
263. Sarmiento A, Horowitch A, Aboulafia A, et al. Functional bracing for comminuted extra-articular fractures of the distal third of the humerus. *J Bone Joint Surg Br*. 1990;72(2):283–287.
264. Sarmiento A, Kinman PB, Galvin EG, et al. Functional bracing of fractures of the shaft of the humerus. *J Bone Joint Surg Am*. 1977;59(5):596–601.
265. Sarmiento A, Zagorski JB, Zych GA, et al. Functional bracing for the treatment of fractures of the humeral diaphysis. *J Bone Joint Surg Am*. 2000;82(4):478–486.
266. Sasashige Y, Kurata T, Masuda Y, et al. Dislocation of the shoulder joint with ipsilateral humeral shaft fracture: Two case reports. *Arch Orthop Trauma Surg*. 2006;126(8):562–567.
267. Schatzer J TM. Fractures of the humerus. In: Schatzer J TM, ed. *The Rationale for Operative Fracture Care*. Berlin: Springer-Verlag; 1996:83–94.
268. Schatzker J. Fractures of the humerus. In: Schatzker J, Tile M, eds. *The Rationale of Operative Fracture Care*. 3rd ed. Berlin Heidelberg New York, NY: Springer; 2005.
269. Scheerlinck T, Handelberg F. Functional outcome after intramedullary nailing of humeral shaft fractures: Comparison between retrograde Marchetti-Vicenzi and unreamed AO antegrade nailing. *J Trauma*. 2002;52(1):60–71.
270. Schemitsch EH BMTM. Fractures of the humeral shaft. In: Browner BD JJ, Levine AM, Trafton PG, Krettek C, eds. *Skeletal Trauma*. Philadelphia, PA: Saunders; 2008:1593–1622.
271. Schmidt AH, Templeman DC, Grabowski CM. Antegrade intramedullary nailing of the humerus complicated by heterotopic ossification of the deltoid: A case report. *J Orthop Trauma*. 2001;15(1):69–73.
272. Schoots IG, Simons MP, Nork SE, et al. Antegrade locked nailing of open humeral shaft fractures. *Orthopedics*. 2007;30(1):49–54.
273. Seidel H. Humeral locking nail: A preliminary report. *Orthopedics*. 1989;12(2):219–226.
274. Seigerman DA, Choung EW, Yoon RS, et al. Identification of the radial nerve during the posterior approach to the humerus: A cadaveric study. *J Orthop Trauma*. 2012;26(4):226–228.
275. Shao YC, Harwood P, Grotz MR, et al. Radial nerve palsy associated with fractures of the shaft of the humerus: A systematic review. *J Bone Joint Surg Br*. 2005;87(12):1647–1652.
276. Simon P, Jobard D, Bistour L, et al. Complications of Marchetti locked nailing for humeral shaft fractures. *Int Orthop*. 1999;23(6):320–324.
277. Simonis RB, Good C, Cowell TK. The treatment of non-union by pulsed electromagnetic fields combined with a Denham external fixator. *Injury*. 1984;15(4):255–260.
278. Singer BR, McLauchlan GJ, Robinson CM, et al. Epidemiology of fractures in 15,000 adults: The influence of age and gender. *J Bone Joint Surg Br*. 1998;80(2):243–248.
279. Smith MG, Canty SJ, Khan SA. Fixion–an inflatable or deflatable nail? *Injury*. 2004;35(3):329–331.
280. Sodergard J, Sandelin J, Bostman O. Postoperative complications of distal humeral fractures. 27/96 adults followed up for 6 (2–10) years. *Acta Orthop Scand*. 1992;63(1):85–89.
281. Solomon HB, Zadnik M, Eglseder WA. A review of outcomes in 18 patients with floating elbow. *J Orthop Trauma*. 2003;17(8):563–570.
282. Spagnolo R, Pace F, Bonalumi M. Minimally invasive plating osteosynthesis technique applied to humeral shaft fractures: The lateral approach. *Eur J Orthop Surg Traumatol*. 2010;20:205–210.
283. Spencer SJ, Holt G, Clarke JV, et al. Locked intramedullary nailing of symptomatic metastases in the humerus. *J Bone Joint Surg Br*. 2010;92(1):142–145.
284. Spitzer AB, Davidovitch RI, Egol KA. Use of a "hybrid" locking plate for complex metaphyseal fractures and nonunions about the humerus. *Injury*. 2009;40(3):240–244.
285. Stannard JP, Harris HW, McGwin G Jr, et al. Intramedullary nailing of humeral shaft fractures with a locking flexible nail. *J Bone Joint Surg Am*. 2003;85-A(11):2103–2110.
286. Steinmann SP, Cheung EV. Treatment of periprosthetic humerus fractures associated with shoulder arthroplasty. *J Am Acad Orthop Surg*. 2008;16(4):199–207.
287. Stern PJ, Mattingly DA, Pomeroy DL, et al. Intramedullary fixation of humeral shaft fractures. *J Bone Joint Surg Am*. 1984;66(5):639–646.
288. Sullivan R. The identity and work of the ancient Egyptian surgeon. *J R Soc Med*. 1996;89(8):467–473.
289. Suzuki T, Hak DJ, Stahel PF, et al. Safety and efficacy of conversion from external fixation to plate fixation in humeral shaft fractures. *J Orthop Trauma*. 2010;24(7):414–419.
290. Svend-Hansen H, Skettrup M, Rathcke MW. Complications using the Seidel intramedullary humeral nail: Outcome in 31 patients. *Acta Orthop Belg*. 1998;64(3):291–295.
291. Swiontkowski MF, Agel J, McAndrew MP, et al. Outcome validation of the AO/OTA fracture classification system. *J Orthop Trauma*. 2000;14(8):534–541.
292. Tarantino U, Cerocchi I, Scialdoni A, et al. Bone healing and osteoporosis. *Aging Clin Exp Res*. 2011;23(suppl 2):62–64.
293. Taylor JK. AO fracture classification logos, as evocative signposts. *J Orthop Trauma*. 1996;10(2):146.
294. Tennant S, Thomas M, Murphy JP, et al. The Marchetti-Vincenzi humeral nail–a useful device in fresh fractures. *Injury*. 2002;33(6):507–510.
295. Thomsen NO, Mikkelsen JB, Svendsen RN, et al. Interlocking nailing of humeral shaft fractures. *J Orthop Sci*. 1998;3(4):199–203.
296. Tingstad EM, Wolinsky PR, Shyr Y, et al. Effect of immediate weightbearing on plated fractures of the humeral shaft. *J Trauma*. 2000;49(2):278–280.
297. Toivanen JA, Nieminen J, Laine HJ, et al. Functional treatment of closed humeral shaft fractures. *Int Orthop*. 2005;29(1):10–13.
298. Tomic S, Bumbasirevic M, Lesic A, et al. Ilizarov frame fixation without bone graft for atrophic humeral shaft nonunion: 28 patients with a minimum 2-year follow-up. *J Orthop Trauma*. 2007;21(8):549–556.
299. Toros T, Karabay N, Ozaksar K, et al. Evaluation of peripheral nerves of the upper limb with ultrasonography: A comparison of ultrasonographic examination and the intraoperative findings. *J Bone Joint Surg Br*. 2009;91(6):762–765.
300. Tsai CH, Fong YC, Chen YH, et al. The epidemiology of traumatic humeral shaft fractures in Taiwan. *Int Orthop*. 2009;33(2):463–467.
301. Tscherne H, Gotzen L. *Fractures with Soft Tissue Injuries*. Berlin, Germany: Springer-Verlag; 1984.
302. Tubbs RS, Tyler-Kabara EC, Aikens AC, et al. Surgical anatomy of the axillary nerve within the quadrangular space. *J Neurosurg*. 2005;102(5):912–914.
303. Tytherleigh-Strong G, Walls N, McQueen MM. The epidemiology of humeral shaft fractures. *J Bone Joint Surg Br*. 1998;80(2):249–253.
304. Uhl RL, Larosa JM, Sibeni T, et al. Posterior approaches to the humerus: When should you worry about the radial nerve? *J Orthop Trauma*. 1996;10(5):338–340.
305. Valchanou VD, Michailov P. High energy shock waves in the treatment of delayed and nonunion of fractures. *Int Orthop*. 1991;15(3):181–184.
306. Van Houwelingen AP, McKee MD. Treatment of osteopenic humeral shaft nonunion with compression plating, humeral cortical allograft struts, and bone grafting. *J Orthop Trauma*. 2005;19(1):36–42.
307. Vander Griend R, Tomasin J, Ward EF. Open reduction and internal fixation of humeral shaft fractures. Results using AO plating techniques. *J Bone Joint Surg Am*. 1986;68(3):430–433.
308. Varley GW. The Seidel locking humeral nail: The Nottingham experience. *Injury*. 1995;26(3):155–157.
309. Venouziou AI, Dailiana ZH, Varitimidis SE, et al. Radial nerve palsy associated with humeral shaft fracture. Is the energy of trauma a prognostic factor? *Injury*. 2011;42(11):1289–1293.
310. Verbruggen JP, Stapert JW. Failure of reamed nailing in humeral non-union: An analysis of 26 patients. *Injury*. 2005;36(3):430–438.
311. Vidyadhara S, Vamsi K, Rao SK, et al. Use of intramedullary fibular strut graft: A novel adjunct to plating in the treatment of osteoporotic humeral shaft nonunion. *Int Orthop*. 2009;33(4):1009–1014.
312. Walker M, Palumbo B, Badman B, et al. Humeral shaft fractures: A review. *J Shoulder Elbow Surg*. 2011;20(5):833–844.
313. Wallace A. Problems with Halder nail fixation of humeral fractures. *Injury*. 2003;34(3):245; author reply 246.
314. Wallny T, Sagebiel C, Westerman K, et al. Comparative results of bracing and interlocking nailing in the treatment of humeral shaft fractures. *Int Orthop*. 1997;21(6):374–379.
315. Wallny T, Westermann K, Sagebiel C, et al. Functional treatment of humeral shaft fractures: indications and results. *J Orthop Trauma*. 1997;11(4):283–287.
316. Wang JP, Shen WJ, Chen WM, et al. Iatrogenic radial nerve palsy after operative management of humeral shaft fractures. *J Trauma*. 2009;66(3):800–803.
317. Whelan DB, Bhandari M, McKee MD, et al. Interobserver and intraobserver variation in the assessment of the healing of tibial fractures after intramedullary fixation. *J Bone Joint Surg Br*. 2002;84(1):15–18.
318. Wong MW, Chow DH, Li CK. Rotational stability of Seidel nail distal locking mechanism. *Injury*. 2005;36(10):1201–1205.

319. Worland RL, Kim DY, Arredondo J. Periprosthetic humeral fractures: Management and classification. *J Shoulder Elbow Surg.* 1999;8(6):590–594.
320. Wright TW, Cofield RH. Humeral fractures after shoulder arthroplasty. *J Bone Joint Surg Am.* 1995;77(9):1340–1346.
321. Wright TW, Miller GJ, Vander Griend RA, et al. Reconstruction of the humerus with an intramedullary fibular graft. A clinical and biomechanical study. *J Bone Joint Surg Br.* 1993;75(5):804–807.
322. Yokoyama K, Itoman M, Kobayashi A, et al. Functional outcomes of "floating elbow" injuries in adult patients. *J Orthop Trauma.* 1998;12(4):284–290.
323. Zagorski JB, Latta LL, Zych GA, et al. Diaphyseal fractures of the humerus. Treatment with prefabricated braces. *J Bone Joint Surg Am.* 1988;70(4):607–610.
324. Zhiquan A, Bingfang Z, Yeming W, et al. Minimally invasive plating osteosynthesis (MIPO) of middle and distal third humeral shaft fractures. *J Orthop Trauma.* 2007;21(9):628–633.
325. Zimmerman MC, Waite AM, Deehan M, et al. A biomechanical analysis of four humeral fracture fixation systems. *J Orthop Trauma.* 1994;8(3):233–239.
326. Zlotolow DA, Catalano LW 3rd, Barron OA, et al. Surgical exposures of the humerus. *J Am Acad Orthop Surg.* 2006;14(13):754–765.
327. Zuckerman JD, Koval KJ. Fractures of the shaft of the humerus. In: Rockwood A, Green DP, Bucholz RW, Heckman JD, eds. *Rockwood and Green's Fractures in Adults.* Philadelphia, PA: Lippincott-Raven; 1996:1025–1053.

37

Fraturas do terço proximal do úmero

Philipp N. Streubel
Joaquin Sanchez-Sotelo
Scott P. Steinmann

Introdução 1304
   Mecanismos de lesão para fraturas do terço proximal do úmero 1305
   Lesões associadas às fraturas do terço proximal do úmero 1306
   Sinais e sintomas de fraturas do terço proximal do úmero 1307
   Imagens e outros estudos diagnósticos para as fraturas do terço proximal do úmero 1309
   Classificação das fraturas do terço proximal do úmero 1313
   Medidas de resultados para fraturas do terço proximal do úmero 1318
Anatomia patológica e aplicada 1320
   Osso 1320
   Vascularização 1321

Músculos 1323
Nervos 1324
Opções de tratamento das fraturas 1324
   Tratamento conservador das fraturas do terço proximal do úmero 1324
   Tratamento cirúrgico das fraturas do terço proximal do úmero 1329
Tratamento de resultados adversos e de complicações 1373
   Osteonecrose 1374
   Pseudartrose 1374
   Consolidação viciosa 1376
   Outras complicações 1377

INTRODUÇÃO

Apenas nos Estados Unidos, as fraturas do terço proximal do úmero, definidas como as que ocorrem no colo cirúrgico do úmero, resultam em 185 mil visitas aos serviços de emergência[202] e afetam 2,4% das mulheres com mais de 75 anos.[233] Trata-se da fratura mais comum a afetar o cíngulo do membro superior em adultos[292] e sua incidência está aumentando. Estudos publicados há aproximadamente cinquenta anos, demonstraram que as fraturas do terço proximal do úmero representavam 4% de todas as fraturas e aproximadamente metade de todas as fraturas do úmero.[182,343] A moderna epidemiologia das fraturas, descrita no Capítulo 3, demonstra que, atualmente, as fraturas do terço proximal do úmero representam praticamente 7% de todas as fraturas e 80% das fraturas do úmero. Em pacientes com mais de 65 anos, as fraturas do terço proximal do úmero são a segunda fratura mais frequente do membro superior, e a terceira fratura osteoporótica não vertebral mais comum, depois das fraturas do terço proximal do fêmur e do terço distal do rádio; representam mais de 10% das fraturas nessa população de pacientes.[18,19,58,233,256] Esses aspectos estão ilustrados nas Tabelas 3.8 e 3.11.

Na população adulta, as fraturas do terço proximal do úmero exibem distribuição unimodal.[77,202] A incidência dessas fraturas varia com a idade. A extrapolação dos dados informados no Capítulo 3 demonstra que a incidência de fraturas do terço proximal do úmero em homens e mulheres na faixa etária dos 20 aos 29 anos é de 7,5 e 9,1/10⁵/ano, respectivamente, e que as incidências na população com 80-89 anos é de 390 e 512/10⁵/ano. A comparação com dados da mesma região coletados quinze anos antes[77] demonstra incidências semelhantes nos pacientes entre 20 e 29 anos, mas um aumento de 197% na incidência das fraturas do terço proximal do úmero em mulheres de 80 a 89 anos. Importa saber que realmente ocorreu um aumento de 358% na incidência de fraturas do terço proximal do úmero em homens na faixa de 80 a 89 anos; o que sugere que a melhor saúde dos homens resultou em maior número de fraturas osteoporóticas. As mulheres são afetadas mais frequentemente do que os homens; foi demonstrado que entre 15 e 30% das fraturas ocorrem em homens,[24] mas parece provável que essa proporção aumentará.

Foi mostrado que a incidência aumenta exponencialmente mais de 40% a cada cinco anos, por volta dos quarenta anos em mulheres e dos sessenta anos em homens.[202,222,343] Relata-se que a incidência anual calculada é de 36/10⁵/ano para homens e de 78/10⁵/ano para mulheres,[202,247] mas os dados de 2010/11 apresentados no Capítulo 3 confirmam aumento na incidência que, naquele período, foi de 61/10⁵/ano em homens e de 120/10⁵/ano em mulheres. Parece provável que a média de idade de pacientes que se apresentam com fraturas do terço proximal do úmero também aumenta. Em 2002 a média de idade dos pacientes com fraturas do terço proximal do úmero era de 63 anos,[233] mas a Tabela 3.3 informa que a média de idade passou a ser de 66 anos em 2010/11. Os homens que se apresentam com fraturas do terço proximal do úmero têm, em média, oito a dez anos menos do que as mulheres.³⁰¹ A média de idade de pacientes com fraturas cirúrgicas do colo em duas partes com desvio é de 72 anos e a vasta maioria dos pacientes tem cinquenta ou mais anos.⁷⁸

Como foi anteriormente informado, as fraturas do terço proximal do úmero tornaram-se progressivamente mais frequentes ao longo das últimas décadas. Entre mulheres finlandesas com oitenta ou mais anos, a frequência de fraturas do terço proximal do úmero aumentou de 88/10⁵/ano em 1970 para 298/10⁵/ano em 2007.¹⁹³ Em pacientes finlandeses com sessenta ou mais anos, as fraturas do terço proximal do úmero com mecanismo de baixa energia aumentaram de 32/10⁵/ano em 1970 para 105/10⁵/ano em 2002.³⁰⁸ Nos Estados Unidos, espera-se que o número de pacientes que apresentarão esse tipo de fratura chegue a 275 mil por volta de 2030.²⁰²

Na vasta maioria dos casos, as fraturas do terço proximal do úmero são tratadas sem cirurgia.²⁴,²⁰²,³⁴³ Contudo, o tratamento cirúrgico torna-se mais frequente; e a reconstrução das fraturas aumenta mais rápido que a substituição por prótese.²⁴ Há grande variação regional na incidência das fraturas, com variação de 0,57 para 4,97 por 1.000 pessoas matriculadas no Medicare em todos os Estados Unidos, com incidência mais alta na Costa Leste, em comparação com o restante do país.²⁴ O percentual de fraturas tratadas por cirurgia demonstra variabilidade similar: de menos de 10% até 40% ou mais. Curiosamente, em regiões com incidência mais baixa das fraturas, é mais provável que se recorra ao tratamento cirúrgico.²⁴

Mulheres brancas têm maior risco de sofrer fratura do terço proximal do úmero.⁶⁵,¹⁵³,¹⁹⁷ Como ocorre com outras fraturas relacionadas à osteoporose, a baixa massa óssea e o maior risco de quedas são fatores de risco para fraturas do terço proximal do úmero.²⁴ Além disso, pacientes com deficiência visual, usuários de aparelhos auditivos, portadores de diabete melito, pessoas com depressão e consumidores de álcool, assim como usuários de medicação anticonvulsivante e com histórico materno de fratura do quadril foram identificados com maior risco de sofrer fratura do terço proximal do úmero.¹⁷,⁶⁵,¹⁵³,¹⁹⁷,²³³,²⁸⁹ Um histórico pessoal de fratura de membro superior ou inferior também foi constatado com o mais prevalente em pacientes com fraturas do terço proximal do úmero, em comparação com controles.³⁰¹ As fraturas são mais frequentes durante os meses de inverno, provavelmente em razão do maior risco de quedas, tanto ao ar livre como em casa, onde ocorre a maioria das fraturas.²⁴⁷ Também foi descoberto que a terapia de reposição hormonal e o consumo de cálcio são fatores protetores.⁶⁵,¹⁸²,¹⁹⁷

Embora a maioria dos estudos sustentem bons resultados para o tratamento conservador de fraturas não desviadas, estudo prospectivo recente demonstrou que pode haver comprometimento funcional significativo, mesmo em fraturas do terço proximal do úmero não desviadas; e que mais de dois terços dos pacientes sofrem de dor crônica.⁵⁸ Esse aspecto é relevante, considerando que, em geral, pacientes idosos com fraturas do úmero em duas partes são considerados saudáveis e que mais de 90% vivem em suas casas, vestem-se sozinhos e cuidam de sua higiene pessoal.⁷⁸ Por isso, o impacto da perda da qualidade de vida nessa população de pacientes pode ser considerável.

Em geral, pacientes com fraturas do terço proximal do úmero têm melhor condicionamento que pacientes com fraturas do terço proximal do fêmur, mas condicionamento físico pior quando comparados aos que sofreram fraturas do terço distal do rádio.⁷⁷ Contudo, fraturas mais complexas são observadas em pacientes mais frágeis e idosos. Como consequência, até um terço dos pacientes com fraturas do terço proximal do úmero podem necessitar de internação hospitalar, apesar do tratamento conservador.²⁴⁷

As fraturas do terço proximal do úmero representam maior risco para a subsequente ocorrência de fraturas do terço distal do rádio e do terço proximal do fêmur.¹⁸² Pacientes com fratura do terço proximal do úmero possuem risco de sofrer uma fratura de quadril elevado em 5 vezes dentro de um ano, do que indivíduos equiparados sem aquela fratura.⁶⁹,³⁰¹ O maior risco de ocorrência de fratura do quadril, entretanto, continua com o passar dos anos, e há risco de 16% para toda a vida para ocorrência de fratura do quadril depois de uma fratura do terço proximal do úmero, igual ao risco depois de fraturas do terço distal do rádio e 1,5 vezes maior do que o risco para pacientes sem fratura.²³⁰ Pacientes com fraturas do terço proximal do úmero têm risco 2,5 vezes maior de sofrerem fratura subsequente da coluna vertebral, risco 2,8 vezes maior de fratura subsequente de membro superior, e risco duas vezes maior de fratura subsequente de membro inferior.³⁰¹

Ao analisar indivíduos com 45 ou mais anos, os pacientes com fraturas do terço proximal do úmero exibem taxa de mortalidade mais alta do que controles de idade equiparada. Foi observado que esse risco é mais significativo em indivíduos situados no extremo mais jovem desse grupo, e provavelmente há relação com o aumento das comorbidades como possível causa adjacente para a fratura.³⁶¹

Mecanismos de lesão para fraturas do terço proximal do úmero

Aproximadamente metade das fraturas do terço proximal do úmero ocorre em casa; e a maioria dessas fraturas ocorre como consequência de quedas no nível do solo.²⁰²,²²²,²⁴⁷ Em indivíduos com sessenta ou mais anos, mais de 90% das fraturas do terço proximal do úmero resultam de uma queda de uma posição em pé.⁷⁸ Em indivíduos mais jovens, há uma incidência mais alta de fraturas do terço proximal do úmero fora de casa, como resultado de traumas de alta energia, por exemplo, queda de local elevado, acidentes de motos, esportes, ou agressões.⁷⁷,²⁰²,²⁴⁷,³⁸⁰ A análise das fraturas do terço proximal do úmero apresentadas no Capítulo 3 revela que 9,4% tinham sido causadas por queda de local elevado, acidentes rodoviários (ARs), esportes, ou agressões. A média de idade desse grupo era de 42,5 anos e 71% eram homens.

O terço proximal do úmero pode ser fraturado em consequência de três modos principais de aplicação de carga: carga compressiva da cavidade glenoidal sobre a cabeça do úmero, forças de flexão incidentes no colo cirúrgico, e forças de estresse do manguito rotador nas tuberosidades maior e menor. Quando a cavidade glenoidal impacta a cabeça do úmero durante uma queda de uma pessoa com osso normal, a epífise proximal do úmero parece ser capaz de resistir às forças compressivas locais. Então, a energia é transferida para um local ainda mais distal, onde o osso metafisário, mais fraco, pode ceder, o que resulta em fratura do colo cirúrgico. Em indivíduos com osteoporose, o osso epifisário mais fraco pode ceder simultaneamente com o colo cirúrgico, e esse quadro levaria a fraturas multifragmentadas mais complexas. Nas fraturas isoladas da tuberosidade maior e na fratura isolada da tuberosidade menor, excepcionalmente rara, normalmente o mecanismo de fratura é uma luxação da articulação glenoumeral com fratura do fragmento por estresse, secundária à tração do manguito rotador exercida nas tuberosidades.²²² As forças de estresse também podem desempenhar algum papel nas fraturas multifragmentadas, caso em que as fraturas da tuberosidade são causadas em combinação com a compressão da cabeça do úmero. Essas forças de estresse ainda têm influência no desvio, por causa da tração não obstaculizada dos músculos do manguito rotador incidente nas tuberosidades, tão logo se tenham tornado instáveis.

Afora a qualidade óssea, a configuração das fraturas é influenciada pela quantidade de energia cinética transferida para o ombro e pela posição do membro superior durante a lesão. Fraturas causadas por mecanismo de alta energia em osso normal resultam em cominuição significativa da área do colo cirúrgico, com extensão até a diáfise umeroproximal, habitualmente com preservação da integridade da epífise proximal do úmero. Quando uma pessoa sofre uma queda sobre a mão espalmada com o ombro em flexão, abdução e rotação medial, a cavidade glenoidal força a cabeça do úmero para uma posição em valgo, girando em torno do aspecto inferomedial do osso mais forte, o calcar.[99] Se o paciente sofreu uma queda diretamente sobre o ombro, a força deformante que incide na cabeça do úmero gerará uma deformidade em varo que, por causa da natural retroversão da cabeça do úmero, causará muito provavelmente uma deformidade rotacional no aspecto posterior do segmento da cabeça.

Lesões associadas às fraturas do terço proximal do úmero

Em sua grande maioria, as fraturas do terço proximal do úmero são lesões isoladas.[68,77] Entretanto, considerando que essas fraturas ocorrem principalmente em pacientes idosos e fragilizados e em pacientes jovens com envolvimento de trauma de alta energia, é possível que tenham ocorrido lesões associadas. Em uma das maiores séries de fraturas do terço proximal do úmero em pacientes entre 10 e 99 anos, Court-Brown et al. constataram que 90% das fraturas eram lesões isoladas. Entre 1.015 pacientes, 97 (9,6%) tinham sofrido outras lesões musculoesqueléticas, inclusive fraturas do terço distal do rádio em 3% dos casos e fraturas do terço proximal do fêmur em 2%. Um terço das fraturas do terço distal do rádio associadas ocorreu no mesmo braço da fratura do terço proximal do úmero. Fraturas do terço distal do rádio contralateral ocorreram em menos de 1% dos casos e os autores consideraram que apenas 0,3% dos pacientes tinham sofrido trauma importante, com lesão com *Escore severo* ≥15.[77] Curiosamente, estudo subsequente da mesma instituição demonstrou que, juntamente com as fraturas do terço distal do rádio e do terço proximal do fêmur, pacientes que tinham sofrido fraturas do terço proximal do úmero tinham grande risco de sofrer fraturas associadas; 16% das fraturas do terço proximal do úmero ocorreram simultaneamente a outra fratura.[68]

Em pacientes politraumatizados, frequentemente as fraturas do terço proximal do úmero exibem cominuição significativa, com extensão até a diáfise do úmero.[104,190] Além disto, na presença de fraturas luxações, podem acontecer fraturas da glenóide e do seu colo e fraturas avulsões do coracóide. Também foram descritas outras lesões, por exemplo, hemorragia subaracnóidea, fraturas craniofaciais, hemotórax e lesões hepáticas fechadas.[136]

Ao contrário do politraumatismo na população de pacientes mais jovens, quedas da posição em pé respondem por 80% dos politraumatismos em pacientes idosos (com 65 ou mais anos).[68] Dezesseis por cento dos pacientes idosos com fraturas do terço proximal do úmero se apresentam com uma fratura adicional. Sete por cento das fraturas do terço proximal do úmero nesse grupo de pacientes ocorrem concomitantemente com fraturas do terço proximal do fêmur; outros 2% juntamente com fraturas do terço distal do rádio e com fraturas da pelve e 1% com fraturas da escápula ou de dedo(s) da mão.[68] Como ocorre em fraturas de alta energia, pacientes idosos podem sofrer fraturas associadas da borda da cavidade glenoidal e do coracoide (Fig. 37.1).

A associação entre lesões arteriais e fraturas do terço proximal do úmero é rara; essa configuração está descrita na literatura em relatos de casos isolados. Lesões vasculares afetam principalmente a artéria axilar e podem ocorrer na forma de dissecção traumática causada por dobra do vaso, em razão de trauma direto pela

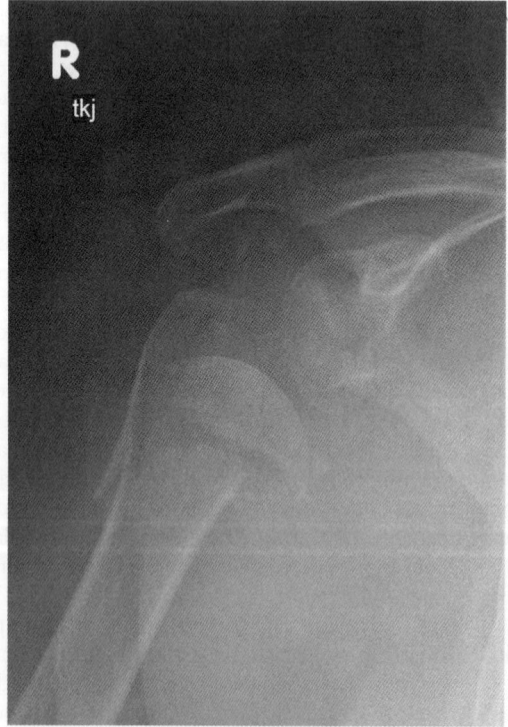 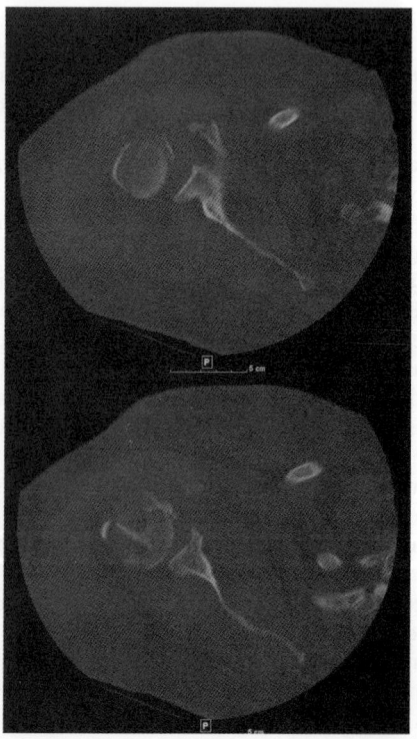

FIGURA 37.1 Paciente de 87 anos; sofreu fratura complexa do terço proximal do úmero. **A:** Projeção AP do ombro direito com fratura do terço proximal do úmero em quatro partes com impactação em valgo. **B:** Imagens de TC axial. Pode-se observar uma fratura por avulsão do coracoide e uma fratura da margem anterior da cavidade glenoidal.

diáfise medialmente desviada, (Fig. 37.2) ou na forma de avulsão de uma das artérias circunflexas.[148] Desvio da fratura, idade acima dos cinquenta anos e lesão ao plexo braquial são fatores de risco para lesão vascular.[262] É importante que sua identificação seja imediata, pois pode haver necessidade de amputação do membro superior em até 21% dos casos.[262]

Evidências eletromiográficas de lesão neurológica podem ser observadas em até 67% das fraturas do terço proximal do úmero. Os nervos mais frequentemente afetados são os nervos axilar (58%) e supraescapular (48%) e, com frequência, apresentam as lesões neurológicas combinadas.[404] Embora as lesões neurológicas ocorram com maior frequência em fraturas do terço proximal do úmero desviadas, em decorrência de trauma de alta energia, até um terço pode ser consequência de uma queda da posição em pé.[165,404] Como ocorre com as lesões vasculares, o nervo axilar pode ter sido lesionado pelo desvio do aspecto medial do segmento da diáfise de úmero. Como consequência de lesões por tração do plexo braquial, também podem ocorrer lesões nervosas combinadas, em um espectro que varia desde a neurapraxia até a transecção completa de nervo. Aproximadamente 50% das lesões neurológicas ocorrem em presença de lesão arterial.[165]

Foi constatado que a associação de lacerações do manguito rotador com fraturas do terço proximal do úmero aumenta com a idade.[421] No entanto, deve-se ter em mente que, por causa da degeneração do manguito rotador ligada ao processo de envelhecimento, um alto percentual de lacerações já poderá estar presente antes da lesão, com diagnóstico incidental durante a avaliação da fratura. Lacerações de espessura total foram diagnosticadas em apenas 6% dos pacientes com fratura do terço proximal do úmero com menos de sessenta anos, em comparação com 30% nos pacientes com mais de sessenta anos.[236] Alguns estudos demonstraram lacerações do manguito rotador em até 50% das fraturas do terço proximal do úmero, chegando a 61% em pacientes com sessenta anos ou mais.[109,128,233,282,351,419] Ainda resta esclarecer se a integridade do manguito rotador pode desempenhar algum papel no desvio da fratura, e se ela afeta o resultado.[282,419] As lacerações supostamente causadas em consequência de trauma recente ocorrem mais frequentemente ao longo do intervalo do manguito rotador entre os tendões do supraespinhoso e subescapular. Também foram descritas lacerações (de espessura parcial e completa) na substância.[116,128]

Lesões do ombro causadas por projétil de arma de fogo podem resultar em fraturas do terço proximal do úmero. As lesões podem variar, desde fraturas simples do colo cirúrgico até fraturas intensamente cominutivas acompanhadas por lesão neurológica e destruição de tecido mole (Fig. 37.3).

Sinais e sintomas de fraturas do terço proximal do úmero

Pacientes alertas de que sofreram fraturas isoladas do terço proximal do úmero se queixam de dor localizada no ombro e de limitação dos movimentos no membro afetado. Em caso de politrau-

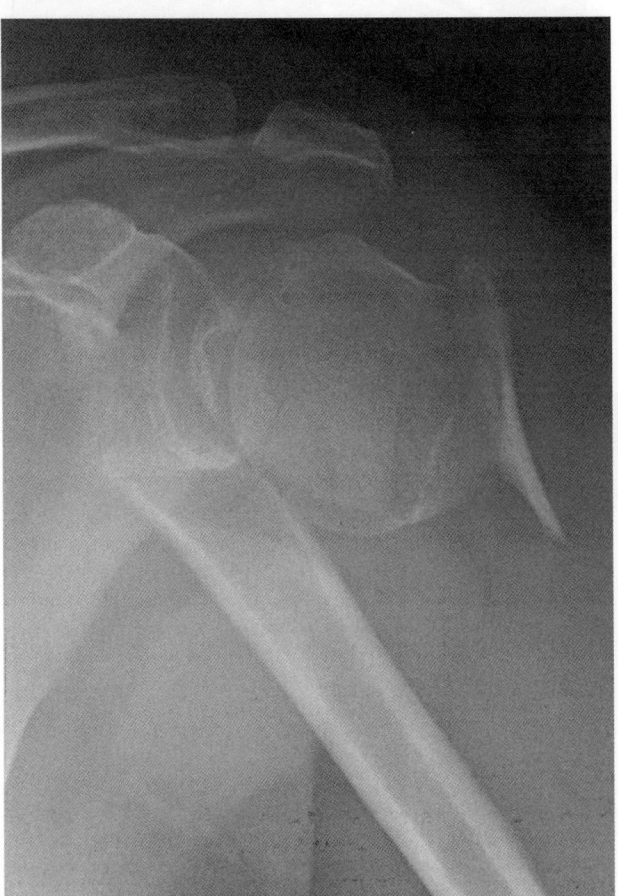
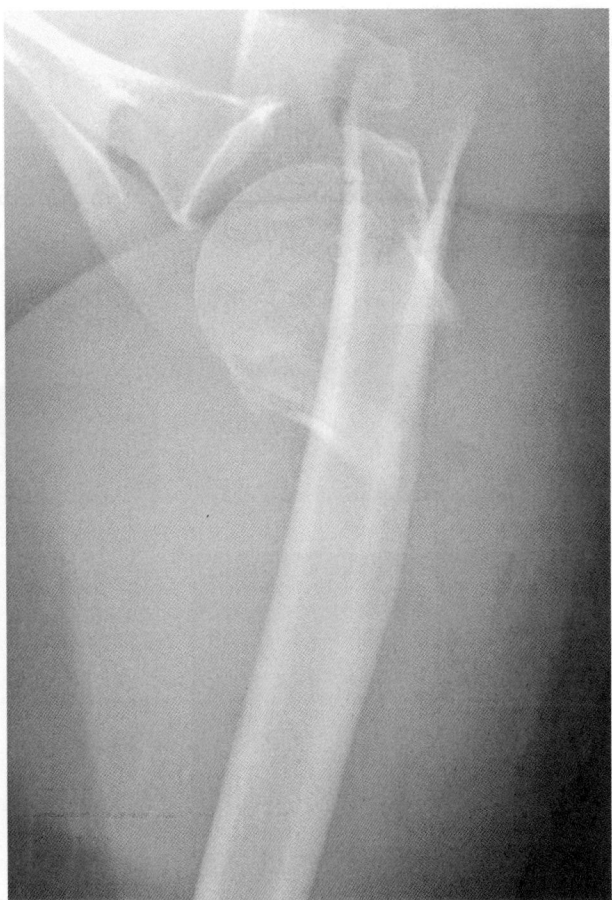

FIGURA 37.2 Mulher de 68 anos com fratura do terço proximal do úmero e punho distais ausentes. **A:** Projeção AP do ombro esquerdo, com desvio medial significativo da diáfise do úmero. **B:** Projeção axilar do ombro esquerdo, com desvio na região anterior do segmento da diáfise do úmero.

(continua)

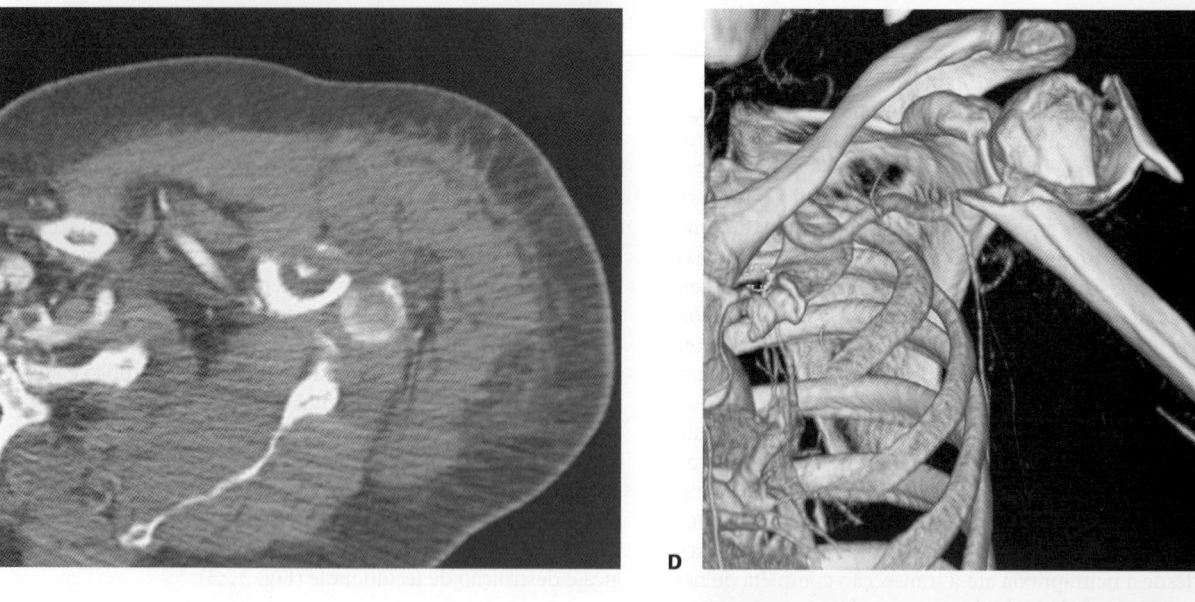

FIGURA 37.2 (*continuação*) **C:** Angiografia com TC. As secções axiais exibem interrupção do fluxo da artéria axilar ao nível da espícula medial proximal da cabeça do úmero desviada. **D:** A reconstrução 3D revela interrupção do fluxo distalmente à oclusão da artéria axilar pela espícula da diáfise do úmero. **E:** Imagem intraoperatória demonstrando contusão da artéria axilar e trombose.

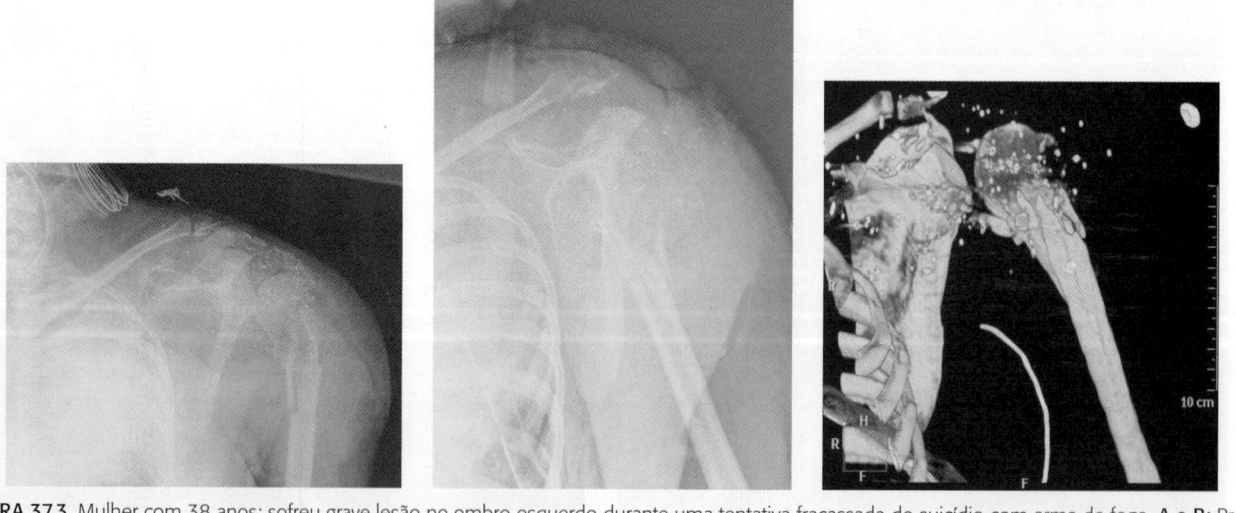

FIGURA 37.3 Mulher com 38 anos; sofreu grave lesão no ombro esquerdo durante uma tentativa fracassada de suicídio com arma de fogo. **A e B:** Projeções AP e lateral do ombro esquerdo, revelando cominuição significativa do aspecto proximal do ombro e fratura do acrômio e da cavidade glenoidal, com presença de numerosos grânulos nos tecidos moles. **C:** Reconstrução 3D do ombro esquerdo com confirmação das lesões observadas nas radiografias simples.

matismo, as fraturas do terço proximal do úmero podem passar clinicamente despercebidas, pois a atenção está voltada para as lesões que representam maior risco para a vida do paciente. Ademais, a deformidade resultante da fratura não é imediatamente identificada, ao contrário do que ocorre com outras localizações anatômicas, em razão do volume do deltoide. Geralmente, as fraturas do terço proximal do úmero em pacientes politraumatizados são detectadas durante a verificação secundária, de acordo com as orientações do *Advanced Trauma Live Suport (ATLS)*.

Normalmente, o exame clínico revela inchaço dos tecidos moles e, em muitos casos, pode-se notar imediatamente uma grande equimose, sobretudo em pacientes idosos. É possível observar a perda do contorno convexo normal do ombro em padrões de fratura mais graves e em fraturas-luxações. Entretanto, na fase aguda os sinais de tecido mole local podem estar ausentes, particularmente em pacientes com sobrepeso. Fraturas expostas são raras, mas deve-se excluir essa possibilidade pela confirmação da integridade da pele. Feridas abertas são observadas mais amiúde no aspecto medial do braço adjacentemente à axila, porque o peitoral maior traciona anteromedialmente a parte proximal do úmero.

As lesões neurovasculares são raras, mas devem ser excluídas por meio de cuidadoso exame clínico. Deve-se confirmar a sensibilidade do nervo axilar, pois este é o nervo mais frequentemente afetado. A presença de hipoestesia sobre o aspecto lateral do braço sugere lesão de nervo axilar. Teoricamente, a função motora do nervo axilar pode ser avaliada pela palpação do deltoide, enquanto o paciente tenta estender, abduzir e flexionar ativamente o ombro; contudo, frequentemente a dor não permite esse teste.

Os reflexos do bíceps, braquiorradial e tríceps devem ser examinados em todos os pacientes.

O punho radial e o reenchimento capilar também devem ser avaliados e comparados com o membro contralateral. Graças à abundante circulação colateral do membro superior, o médico encontrará apenas achados clínicos menores depois de uma lesão vascular. Portanto, um pulso fraco ou assimétrico deve impor uma investigação mais aprofundada, mesmo em fraturas com mínimo desvio.

Imagens e outros estudos diagnósticos para as fraturas do terço proximal do úmero

Radiografias

Na avaliação inicial das fraturas do terço proximal do úmero devemos incluir uma série radiográfica rotineira de trauma para o ombro, que consiste em três projeções: projeção anteroposterior (AP) do ombro perpendicular ao plano da escápula (projeção de Grashey), projeção de Neer (escapular em Y) e projeção axilar (Figs. 37.4 e 37.5).

A projeção AP de Grashey do ombro é obtida com o braço em rotação neutra e com o torso em rotação de 30 a 45°; nessa posição, o lado oposto ao ombro lesionado é mobilizado para a frente (Fig. 37.6). Portanto, o feixe de raios X deve ser apontado perpendicularmente ao plano da escápula, com obtenção da imagem da cavidade glenoidal em perfil, devendo ser evitada a superposição entre a cavidade glenoidal e a cabeça do úmero. Obtém-se a projeção de Neer com o paciente voltado na direção do cassete e com a fonte de raios X localizada posteriormente. Com o ombro afetado posicionado contra o cassete, o torso do paciente deve ficar em rotação de 60°; isso faz com que o lado oposto ao ombro lesionado fique voltado para a fonte. Com isso, a escápula será radiografada perpendicularmente à projeção de Grashey (Fig. 37.7).

A projeção axilar é obtida com o braço em rotação neutra e com a máxima abdução possível, com o paciente em supinação e o feixe de raios X projetado da axila até o cassete, localizado no topo do ombro (Fig. 37.8). Idealmente, a cavidade glenoidal e o processo coracoide devem ficar visíveis. Frequentemente a dor não permite suficiente abdução para a obtenção de uma projeção axilar válida. Nesses casos, deve ser obtida uma projeção axilar de Velpeau. Essa projeção é obtida como feixe de raios X projetado para baixo, perpendicularmente ao cassete. O paciente é solicitado a se inclinar para trás, para que o ombro fique entre a fonte de raios X e o cassete. Isso pode ser feito com o membro superior em uma tipoia (Fig. 37.9). A combinação dessas projeções torna possível uma avaliação detalhada da fratura. Considerando que as projeções de Grashey e Neer oferecem uma visão perpendicular da fratura, é im-

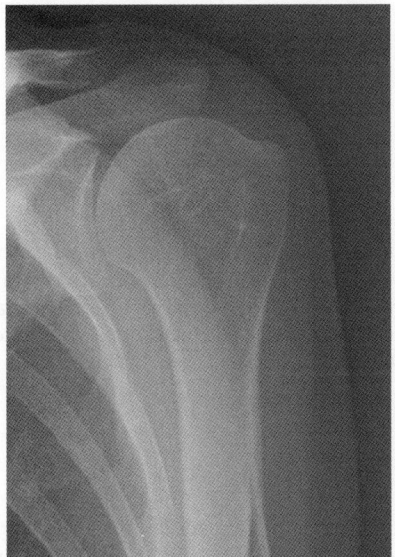
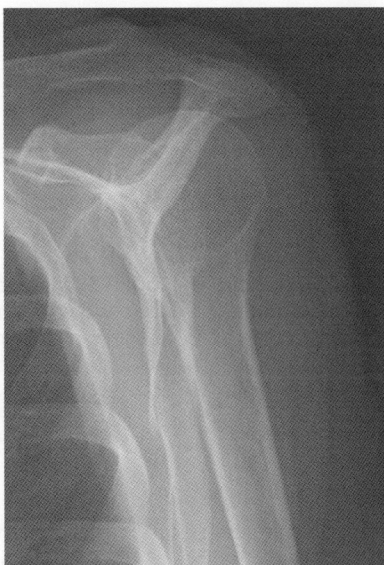
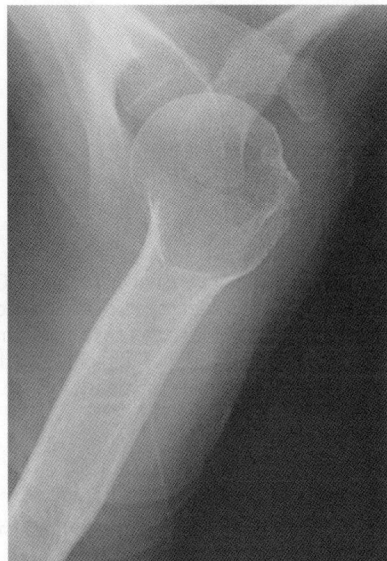

FIGURA 37.4 Série radiográfica de trauma. **A:** Projeção AP de Grashey do ombro esquerdo. Notar a projeção tangencial da superfície articular da cavidade glenoidal. **B:** Projeção lateral de Neer (Y) do ombro esquerdo. **C:** Projeção axilar. Notar como a cabeça do úmero está centrada na cavidade glenoidal no plano transversal.

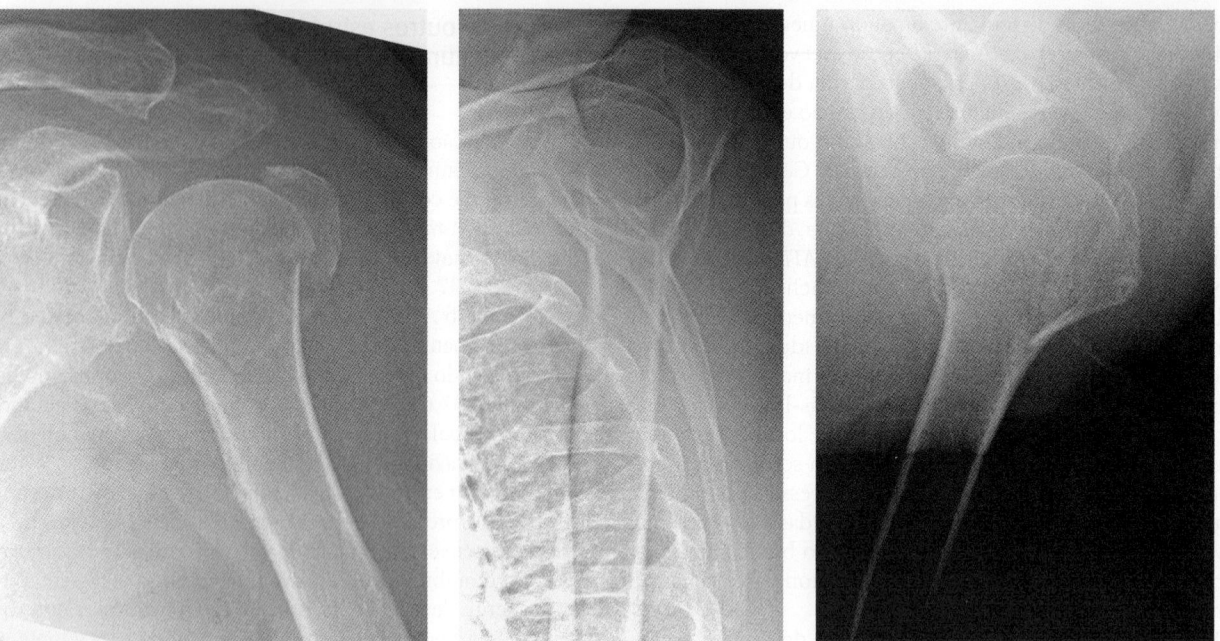

FIGURA 37.5 Fratura do terço proximal do úmero com impactação em valgo. **A:** Projeção AP de Grashey. **B:** Projeção lateral (Y) de Neer. **C:** Projeção axilar.

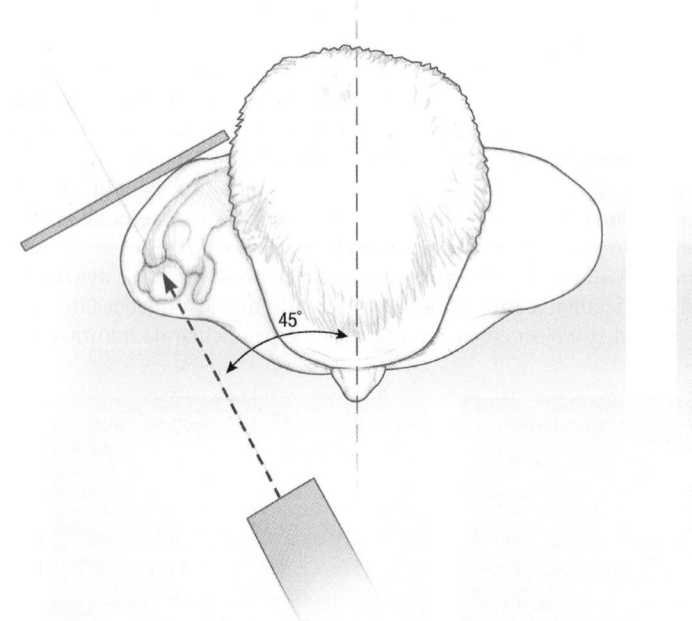

FIGURA 37.6 Projeção AP de Grashey do ombro. O torso do paciente exibe rotação de 30 a 45°, com projeção do lado oposto ao ombro lesionado para a frente. Assim, o feixe de raios X deve ser direcionado perpendicularmente ao plano da escápula, com obtenção de imagem da cavidade glenoidal em perfil, e evitando sobreposição entre a cavidade glenoidal e a cabeça do úmero.

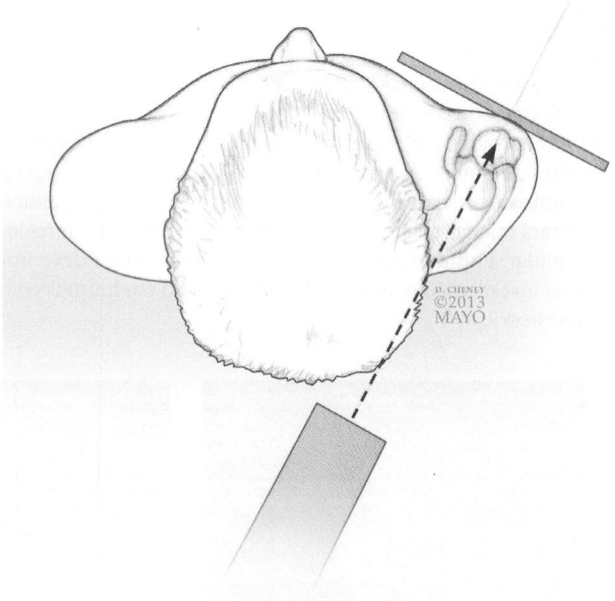

FIGURA 37.7 Projeção de Neer (Y lateral) do ombro. Com o ombro afetado posicionado contra o cassete, o torso do paciente está em rotação de 60°; isso faz com que o lado oposto ao ombro lesionado avance na direção do feixe. A manobra resulta em uma projeção perpendicular à projeção de Grashey.

portante que o braço seja mantido na mesma rotação durante as duas projeções. Na obtenção das projeções de Grashey e Neer com o braço pendente por gravidade, será exercida uma tração que facilitará o entendimento da morfologia da fratura. Uma projeção formal em tração, obtida enquanto a parte distal do braço é ativamente tracionada, poderá ter utilidade nos casos de cominuição da fratura, especialmente na junção metadiafisária. A projeção axilar tem importância por avaliar a relação entre a cabeça do úmero e a cavidade glenoidal, na busca por uma possível luxação glenoumeral.

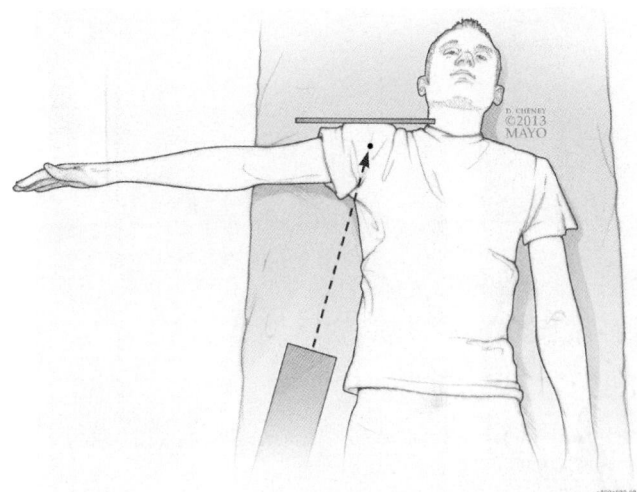

FIGURA 37.8 Projeção axilar do ombro. O braço fica em máxima abdução possível, com o paciente na posição supina e o feixe de raios X projetado desde a axila até o cassete localizado no topo do ombro.

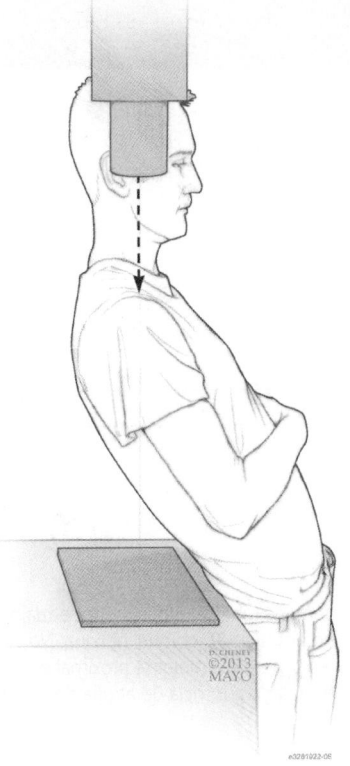

FIGURA 37.9 Projeção axilar de Velpeau do ombro. O feixe de raios X é projetado para baixo, perpendicularmente ao cassete. O operador solicita ao paciente que se incline para trás, para que o ombro fique posicionado entre a fonte de raios X e o cassete. Isso pode ser feito com o membro superior em uma tipoia.

Tomografia computadorizada

A tomografia computadorizada (TC) das fraturas do terço proximal do úmero tem utilidade por proporcionar maior compreensão da configuração das fraturas.[16] Também permite um entendimento mais detalhado do grau de osteopenia, presença e localização da impactação óssea e da extensão da cominuição da fratura. Os modernos *scanners* de TC multidetectores em espiral obtêm imagens axiais em incrementos de 0,6 mm em secções com 1 mm de espessura. Normalmente, as imagens coronais e sagitais reformatadas são obtidas a incrementos de 2 mm em secções com 2 mm de espessura; portanto, têm menor resolução, em comparação com as imagens axiais. Como ocorre com as projeções radiográficas de Grashey e Neer, as reconstruções de TC coronais e sagitais são realizadas perpendicular e paralelamente à cavidade glenoidal, respectivamente. As imagens axiais podem confirmar desvios dos fragmentos das tuberosidades menor e maior no plano transversal e, ao mesmo tempo, confirmam a relação espacial entre a cabeça do úmero e a cavidade glenoidal (Fig. 37.10a).

As imagens de reconstrução coronal fornecem mais detalhes a respeito do alinhamento da cabeça do úmero e permitem uma avaliação da cominuição no nível do calcar do úmero, da integridade da porção inferomedial e das dimensões da extensão da fratura metafisária (Fig. 37.10b). As reconstruções sagitais ajudam a determinar se existe deformidade em flexão ou em extensão do terço proximal do úmero, com relação à diáfise. Também nesse plano, com o uso de uma janela de tecido mole, é possível analisar a atrofia do tecido adiposo dos músculos do manguito rotador; esse dado pode ajudar em pacientes com patologia pré-lesional do manguito rotador questionável (Fig. 37.10c).

As imagens de reconstrução tridimensional (3D) podem ajudar na análise da configuração da fratura. Imagens axiais e reconstruções sagitais e coronais podem intersectar obliquamente os fragmentos da fratura, dependendo do grau de rotação do braço e da orientação da fratura; desse modo, a interpretação das imagens fica limitada. As reconstruções 3D ampliam a compreensão espacial da morfologia da fratura. Idealmente, as reconstruções 3D devem ser obtidas com e sem subtração escapular. Na ausência da escápula, o terço proximal do úmero pode ser analisado por todos os ângulos. Mas a presença da escápula, entretanto, ajuda no estabelecimento dos pontos de referência e das forças deformantes durante a cirurgia. Deve-se considerar que as reconstruções 3D oferecem uma visão da superfície da fratura que sozinhas não permitem a avaliação da impactação e das deficiências ósseas que ocorrem no âmbito do terço proximal do úmero fraturado (Fig. 37.11). Além disso, as imagens por reconstrução 3D são obtidas pelo cálculo da média das imagens entre as secções. Portanto, a qualidade da reconstrução 3D depende da espessura das secções das imagens axiais da TC.

Imagens de ressonância magnética

As imagens de ressonância magnética (RM) desempenham apenas papel marginal no diagnóstico das fraturas do terço proximal do úmero. A RM pode ajudar na confirmação de uma fratura não desviada em paciente com trauma no ombro, achados radiográficos normais e sintomas clínicos. Normalmente observa-se aumento do sinal na sequência em T2, e pode estar localizado em qualquer dos locais comumente fraturados. Ademais, em casos de fratura-luxação, os estudos de RM permitem a avaliação da borda da cavidade glenoidal e do manguito rotador e identificam fraturas não desviadas ocultas da borda da cavidade glenoidal. Alguns estudos também sugeriram que essa tecnologia pode auxiliar na avaliação da integridade da porção medial do periósteo, ao indicar se existe vascularização da cabeça do úmero em casos de fraturas multifragmentadas.[405] Outros estudos também analisaram o uso da RM intensificada por gadolínio para a avaliação direta da perfusão da cabeça do úmero.[43,173] Os estudos de RM também ajudam a determinar se uma fratura do terço proximal do úmero pode ou não ser patológica.

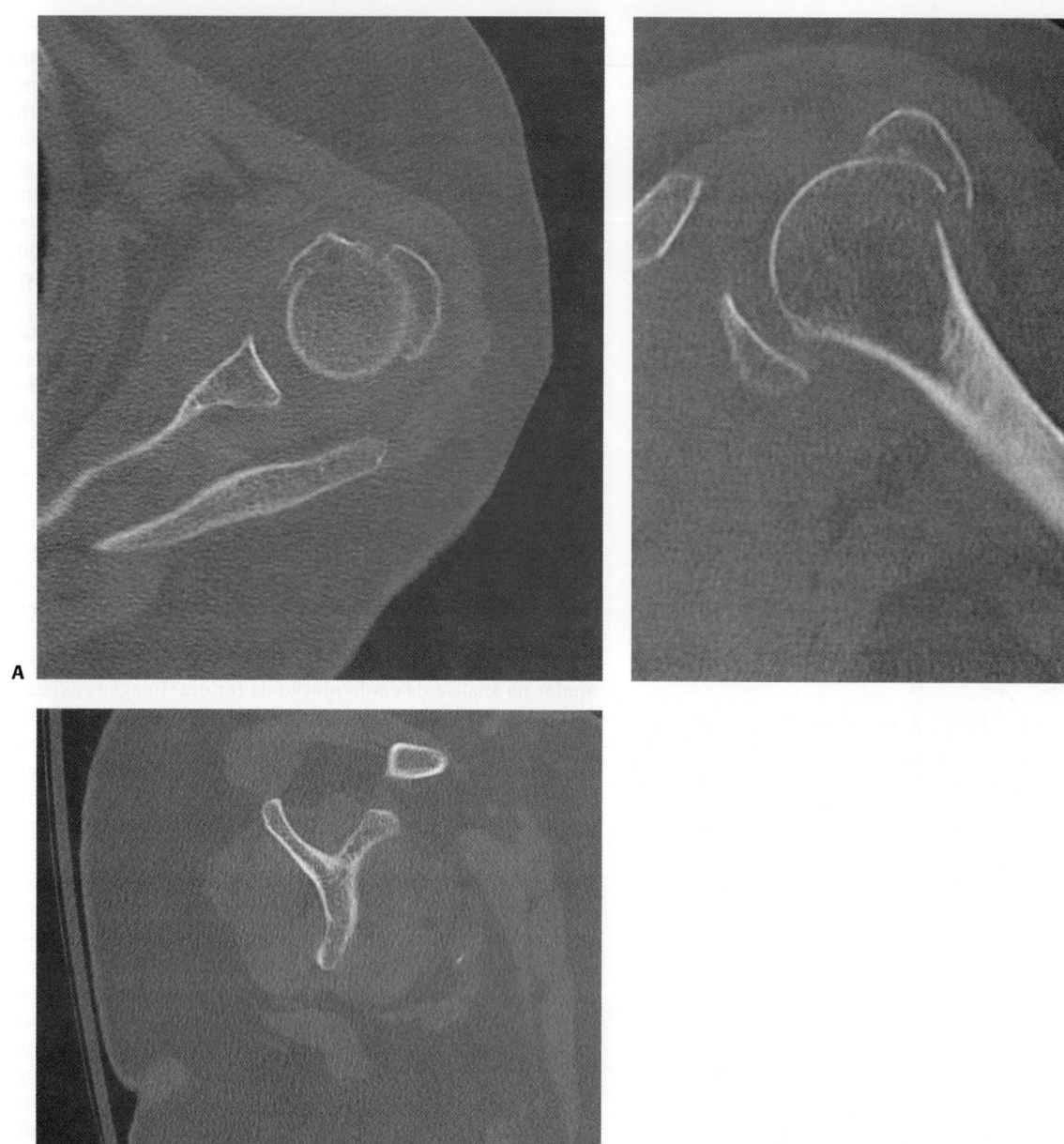

FIGURA 37.10 Tomografia computadorizada. **A:** Secções axiais através do terço proximal do úmero. As tuberosidades menor e maior podem ser vistas desviadas em direção à periferia. A cabeça do úmero está centrada na cavidade glenoidal. **B:** Reconstrução TC coronal oblíqua. Notar a impactação em valgo da cabeça do úmero, com ruptura da tuberosidade maior. A porção medial entre a cabeça do úmero e a metáfise proximal está intacta. **C:** Reconstrução TC sagital oblíqua. Secção através da junção do corpo e espinha da escápula e coronoide. Notar a ausência de atrofia dos músculos do manguito rotador.

Outras técnicas de estudo por imagem

Imagens vasculares são obrigatórias quando se suspeita de alguma lesão vascular. Diversos métodos de diagnóstico por imagem estão disponíveis. Embora a angiografia biplanar costumasse ser considerada o padrão-ouro para a avaliação de lesões vasculares, a angiografia TC passou a ser a modalidade diagnóstica de escolha, por permitir uma rápida avaliação do sistema vascular, e também por possibilitar de forma simultânea a avaliação dos ossos e tecidos moles[265] (Fig. 37.2c e d).

Foi demonstrado que a ultrassonografia é útil no diagnóstico de fraturas ocultas do terço proximal do úmero.[346] Essa modalidade também pode ter um papel no diagnóstico de lacerações do manguito rotador em fraturas não desviadas. Mas a ultrassonografia depende da habilidade do operador e, além disso, talvez não seja possível obter a rotação medial máxima por causa da dor – mobilização necessária para a realização da ultrassonografia do manguito rotador.[395] O ultrassom Doppler vascular pode ajudar na avaliação precoce de pacientes com suspeita de lesão vascular.

O uso da densitometria mineral óssea com absorciometria por dupla energia de raios X (DXA) pode ser apropriado em pacientes idosos com fraturas do terço proximal do úmero, ou naqueles com fatores de risco para osteoporose. Conforme anteriormente discutido, as fraturas por fragilidade do terço proximal do úmero em pacientes idosos estão associadas ao maior risco de fraturas por osteoporose subsequentes. Um estudo da densidade óssea deve ser o primeiro passo no recrutamento de pacientes com osteoporose em um programa de prevenção de fraturas.

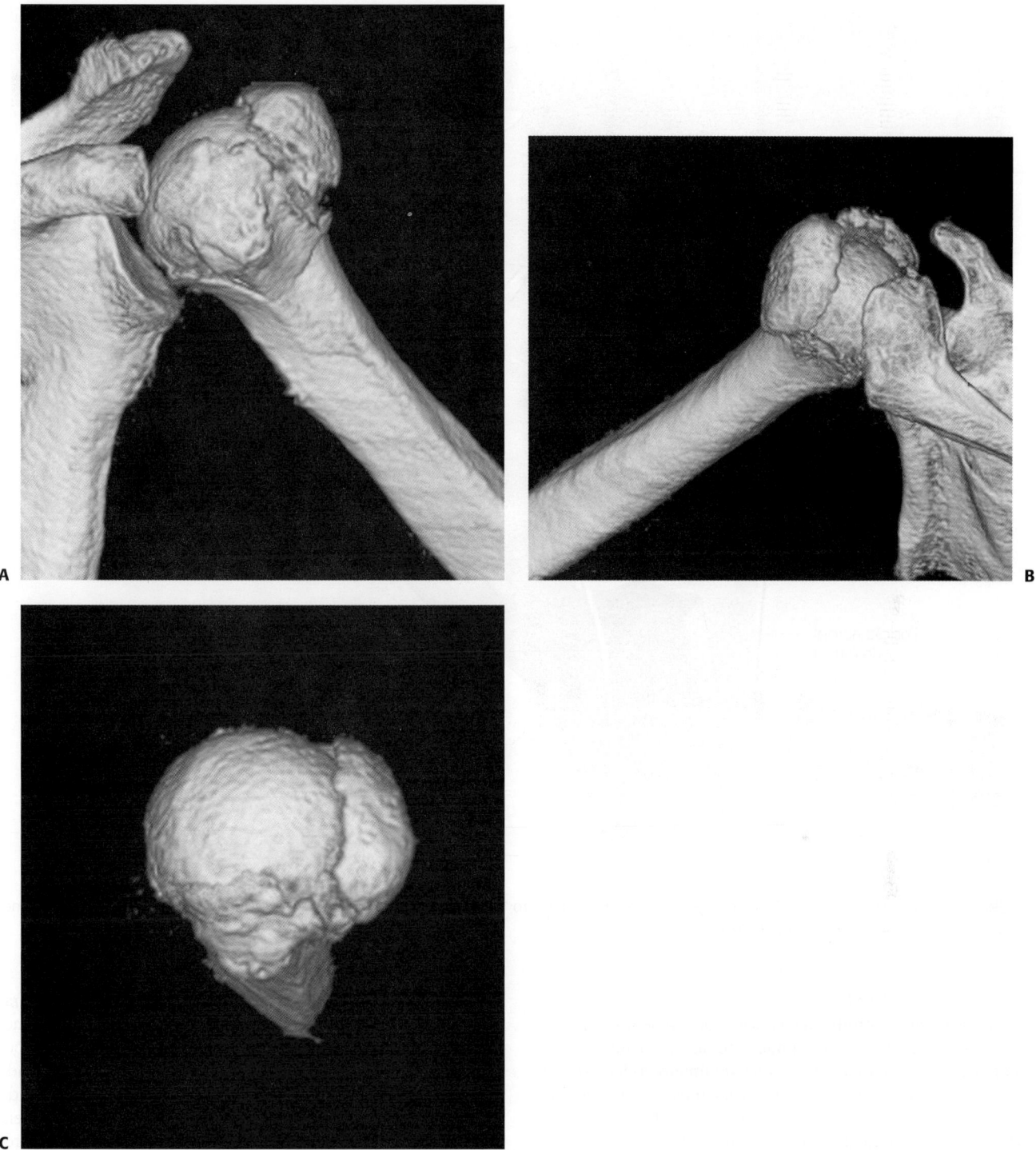

FIGURA 37.11 Reconstrução tridimensional da superfície por TC. **A:** Vista anterior da fratura nas Figuras 37.5 e 37.10. Pode-se observar impactação em valgo da cabeça do úmero, com desvio periférico das tuberosidades. Notar a localização característica da linha de clivagem entre as tuberosidades maior e menor, em uma situação imediatamente lateral ao sulco bicipital. **B:** Vista posterossuperior. Notar a ausência de cominuição posteromedial na metáfise proximal, especificamente nessa fratura. **C:** Vista superior com subtração da escápula.

Classificação das fraturas do terço proximal do úmero

Em 1934, Codman afirmou que as linhas de fratura do terço proximal do úmero ocorriam de forma reproduzível entre quatro fragmentos principais: cabeça do úmero, tuberosidade maior, tuberosidade menor e diáfise do úmero imediatamente proximal à inserção do tendão do peitoral maior (Fig. 37.12). Codman descreveu dezesseis combinações de fratura diferentes em seu artigo original e sua classificação lançou as bases para o entendimento das fraturas do terço proximal do úmero[71] (Fig. 37.13). Embora diversos sistemas de classificação para essas fraturas tenham sido descritos desde Codman, os dois sistemas mais amplamente utilizados são a classificação de Neer e a classificação AO/OTA; que se concentram, sobretudo, em fraturas desviadas.[99,257,284,390]

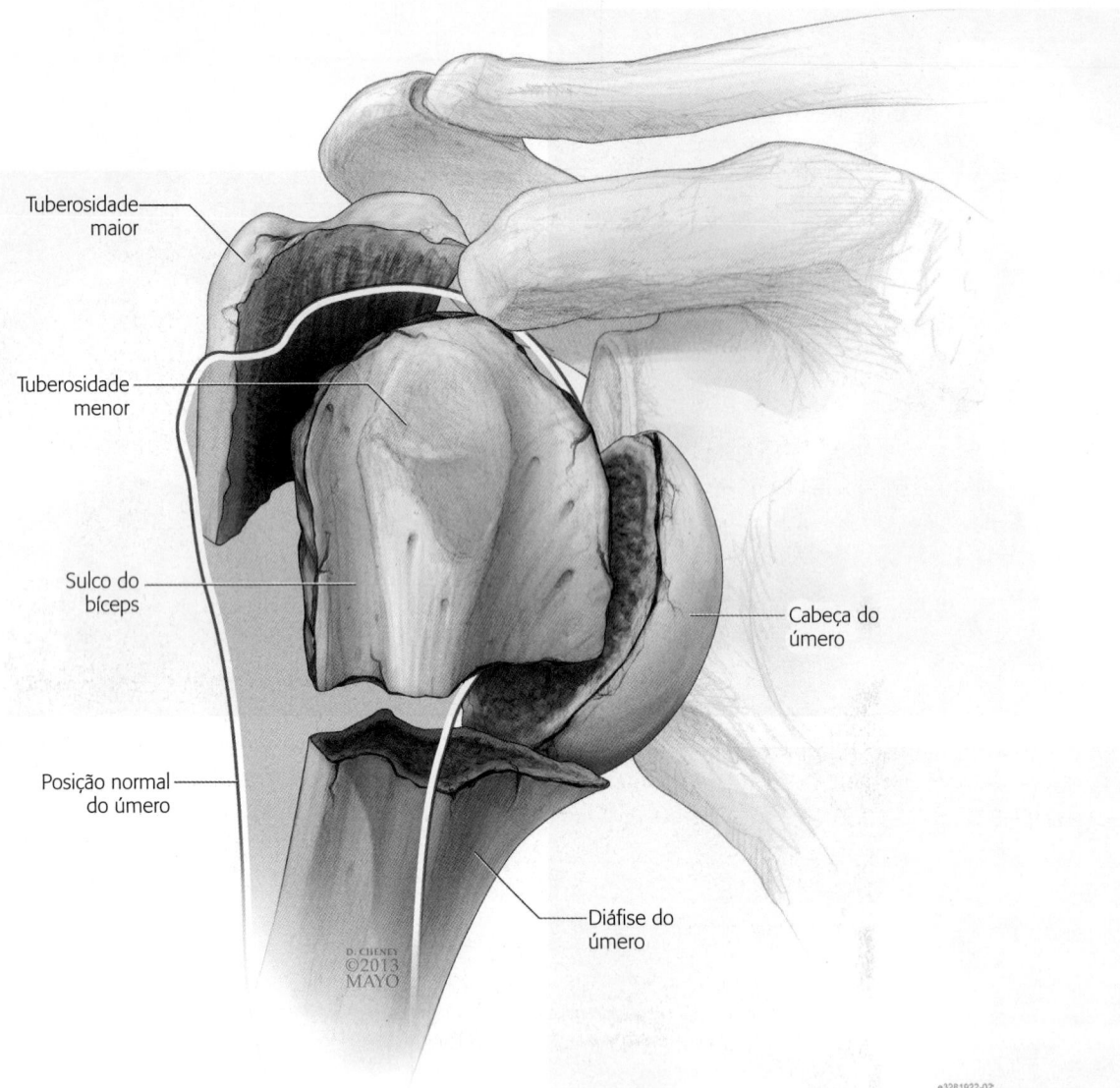

FIGURA 37.12 Representação do plano de clivagem clássico entre as quatro "partes" do terço proximal do úmero (tuberosidade maior, cabeça do úmero, tuberosidade menor e diáfise do úmero).

Classificação de Neer

Em 1970, Neer introduziu o conceito de segmentos da fratura, em vez de fragmentos fraturados. Ao fazê-lo, o autor enfatizou que as fraturas do terço proximal do úmero podem, de forma reprodutível, resultar em quatro segmentos anatômicos, com ou sem linhas de fratura adicionais, em vez de fragmentos isolados. Fraturas desviadas foram arbitrariamente definidas como aquelas em que um segmento sofreu translação de pelo menos 1 cm, ou uma angulação mínima de 45°. A classificação de quatro segmentos resultante oferece um sistema descritivo para as fraturas do terço proximal do úmero, com a principal finalidade de conceituar a anatomia patológica das fraturas nessa região do braço e a terminologia para a identificação de cada categoria.[287] Fraturas com menos de 1 cm de desvio e com menos de 45° de angulação são consideradas não desviadas, sendo comumente denominadas "fraturas em uma parte". A terminologia para as fraturas desviadas considera o número de segmentos desviados e o segmento principal que sofre desvio. Especificamente, as fraturas em duas partes são nomeadas em conformidade com o local de desvio, como: da tuberosidade maior em duas partes, da tuberosidade menor em duas partes, do colo cirúrgico em duas partes, e do colo anatômico em duas partes. As fraturas isoladas da tuberosidade maior sofrem desvio posteromedial, em decorrência da tração não obstaculizada dos tendões supraespinhoso e infraespinhoso. As fraturas da tuberosidade menor sofrem desvio medial, em razão da tração do tendão do subescapular. Com frequência, as fraturas do colo cirúrgico em duas partes exibem desvio anteromedial da diáfise de úmero proximal, em razão da tração exercida pelo peitoral maior. Embora teoricamente possam existir cinco tipos diferentes de fraturas do terço proximal do úmero em três partes, Neer constatou que essas lesões invariavelmente ocorriam com uma fratura através do colo cirúrgico e uma fratura concomitante da tuberosidade (maior ou menor). A tuberosidade intacta e as forças de tração do tendão do manguito rotador fixado determinam o desvio das fraturas em três partes. Nas fraturas da tuberosidade maior em três partes, o segmento da cabeça sofre rotação medial pela ação do músculo subescapular. Nas fraturas da tuberosidade menor em três partes, o segmento da cabeça sofre rotação lateral e abdução pela ação dos músculos supraespinhoso e infraespinhoso. As fraturas em quatro partes exibem desvio de todos os segmentos. Como ocorre com as fraturas em duas partes, a tuberosidade

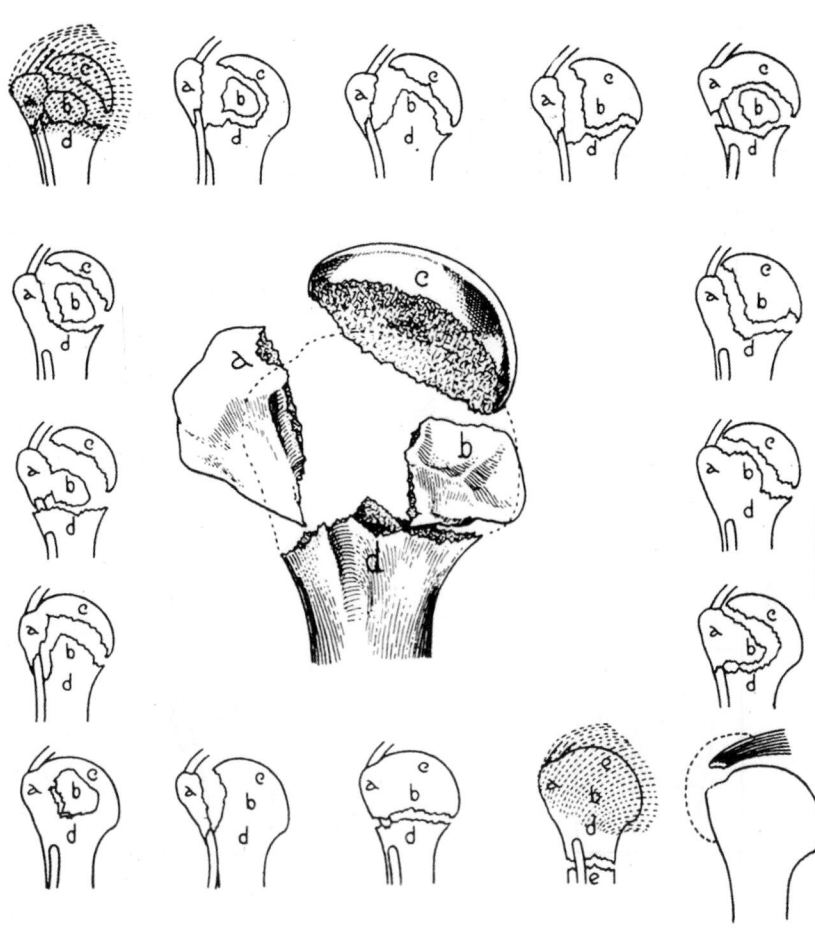

FIGURA 37.13 Representação original de Codman das fraturas do terço proximal do úmero. As fraturas foram descritas como ocorrendo entre a tuberosidade maior (a), cabeça do úmero (c), tuberosidade menor (b), ou diáfise do úmero (d). De Codman.[71]

maior sofre desvio posteromedial, ao passo que na tuberosidade menor o desvio é anteromedial. A cabeça do úmero exibe inclinação em valgo ou em varo, com ou sem desvio.

As fraturas combinadas com luxação glenoumeral são classificadas como fraturas-luxações. Nas fraturas-luxações verdadeiras, o segmento da cabeça do úmero sofre desvio na parte anterior ou posterior à borda da cavidade glenoidal, com ruptura da cápsula articular. Fraturas que envolvem a superfície articular como, por exemplo, as fraturas com divisão da cabeça e com impactação, são incluídas no grupo de fraturas-luxações[284,287] (Fig. 37.14).

Siebenrock e Gerber avaliaram a confiabilidade da classificação de Neer entre cirurgiões especializados em ombro. O coeficiente kappa médio para confiabilidade inter- e intraobservadores foi de 0,40 e 0,60, respectivamente.[363] Resultados semelhantes, com confiabilidade ruim a razoável, foram observados por outros autores.[117,221,254,362] Alguns estudos sugerem que a confiabilidade aumenta com a experiência do cirurgião e com o uso das imagens de TC e de RM renderizadas em 3D.[29,50,117,221] No entanto, outros estudos não demonstraram que as imagens de TC melhoram a confiabilidade.[117,254,371]

Classificação AO/OTA

A classificação AO/OTA se baseia na localização e na presença de impactação, angulação, translação ou cominuição das fraturas, e também na presença ou ausência de luxação (Fig. 37.15). Essas fraturas são classificadas como pertencentes ao segmento ósseo 11 (1 para úmero, 1 para segmento proximal), e são subclassificadas em tipos, grupos e subgrupos. Finalmente, designa-se um nível de gravidade para cada fratura de subgrupo.[280]

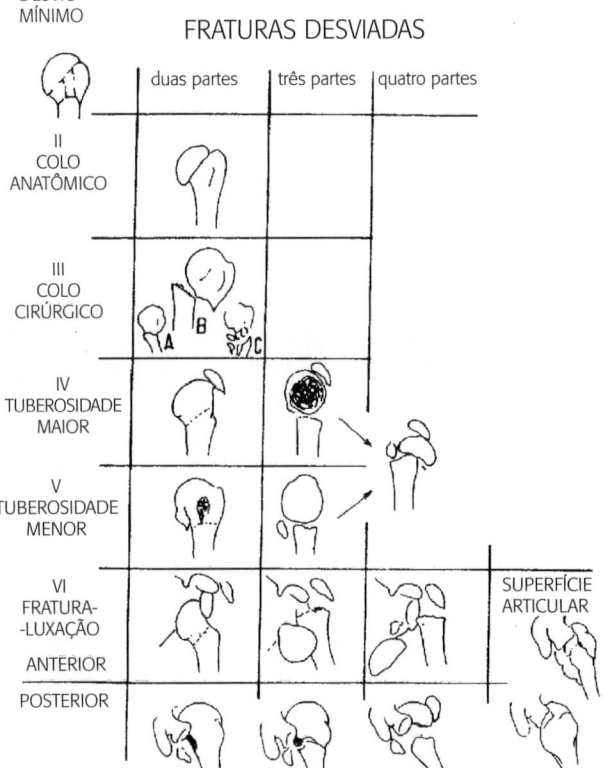

FIGURA 37.14 Classificação de Neer para fraturas do terço proximal do úmero em quatro partes. De Neer.[287]

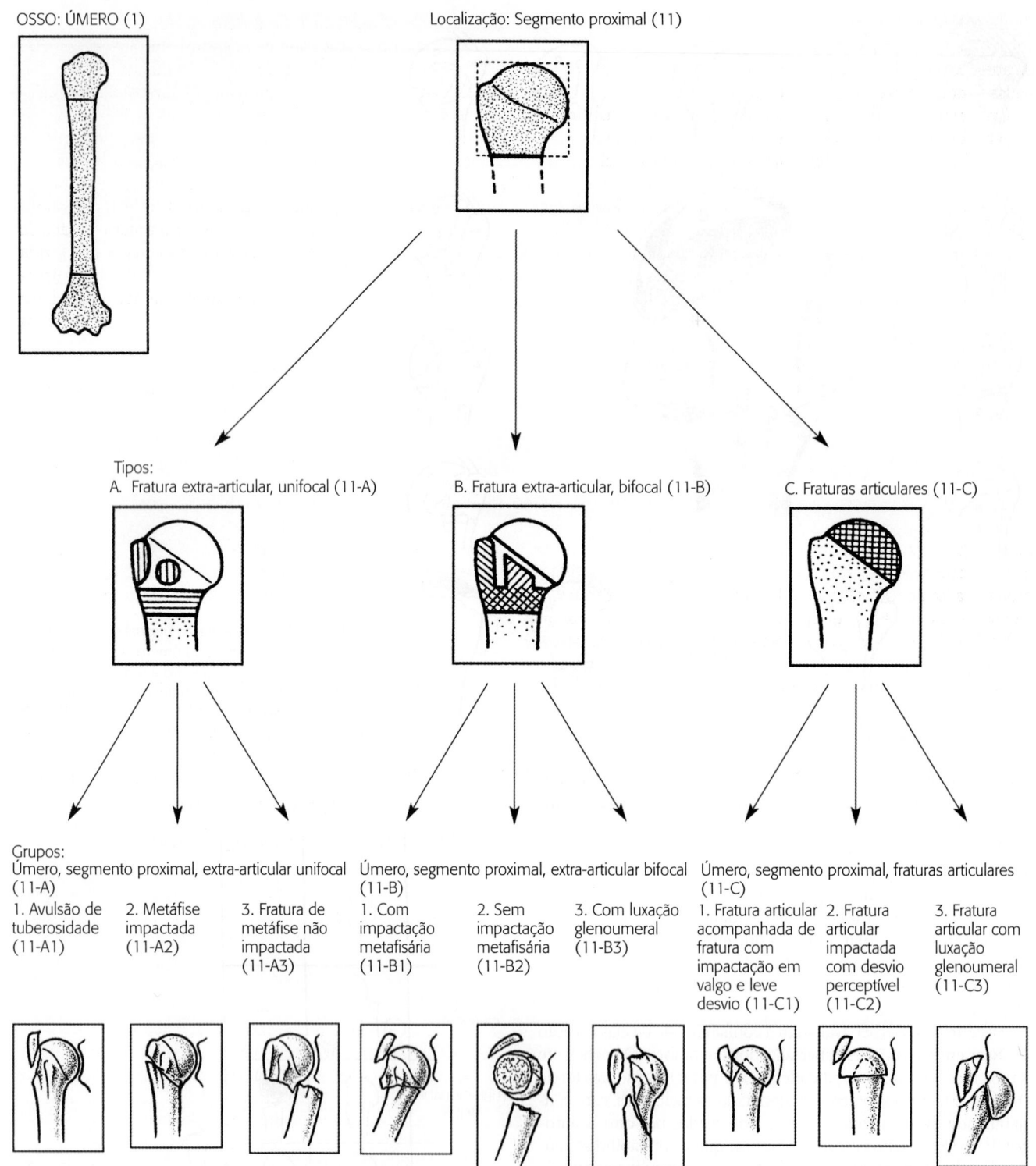

FIGURA 37.15 Classificação AO/OTA para fraturas do terço proximal do úmero.[257,280]

As fraturas do tipo A são fraturas extra-articulares unifocais associadas a uma única linha de fratura; as do tipo B são fraturas extra-articulares bifocais associadas a duas linhas de fratura; e as do tipo C são fraturas articulares que envolvem a cabeça do úmero ou o colo anatômico. As fraturas do tipo A são agrupadas em fraturas da tuberosidade maior (A1), fraturas do colo cirúrgico com impactação metafisária (A2), e fraturas do colo cirúrgico sem impactação metafisária (A3). As fraturas do tipo B são agrupadas em fraturas do colo cirúrgico com impactação metafisária e uma fratura desviada da tuberosidade maior ou da tuberosidade menor (B1), fraturas do colo cirúrgico sem impactação e uma fratura desviada da tuberosidade maior ou da tuberosidade menor (B2), e fraturas do colo cirúrgico com uma fratura desviada da tuberosidade maior ou da tuberosidade menor e luxação glenoumeral (B3). As fraturas do tipo C são agrupadas em fraturas do colo anatômico com desvio leve (C1), fraturas do colo anatômico com desvio significativo (C2), e fraturas do colo anatômico com luxação glenoumeral (C3). Cada tipo de fratura é subgrupado de acordo com o desvio, angulação da cabeça do úmero em valgo ou em varo, cominuição, e presença e direção da luxação da articulação glenoumeral. Assim, as fraturas podem ser designadas para um entre 52 tipos diferentes de fratura.

Embora teoricamente esse sistema de classificação seja um método abrangente de descrição das fraturas do terço proximal do úmero, sua complexidade diminui a utilidade clínica. Siebenrock e Gerber avaliaram a confiabilidade da classificação AO entre cirurgiões especializados em ombro. O coeficiente kappa médio para confiabilidade interobservadores foi de 0,53 quando as fraturas eram classificadas em um dos três tipos (A, B, C) e de 0,42 quando as fraturas eram classificadas em um dos nove grupos (A1 a C3). O coeficiente kappa médio para confiabilidade intraobservadores foi de 0,58 para os tipos e de 0,48 para os grupos.[363] Resultados semelhantes foram demonstrados por outros autores.[254,371] O acréscimo dos estudos de TC não parece melhorar esses valores.[254,371]

Com essas duas classificações (Neer e AO/OTA), tem-se uma nomenclatura para descrição da morfologia da fratura. Embora o tratamento possa ser orientado pelo tipo de fratura, ainda não foi concebida uma classificação que estabeleça correlação com o resultado. Especificamente, a tomada de decisão entre a fixação cirúrgica e a substituição da cabeça do úmero continua a ser matéria controversa. Como regra geral, teoricamente, as fraturas em que a vascularização da cabeça do úmero ficou gravemente comprometida foram tratadas mais adequadamente com artroplastia, enquanto as fraturas em que a perfusão da cabeça do úmero foi pelo menos parcialmente preservada devem ser tratadas com fixação cirúrgica. Considera-se que fraturas em quatro partes e fraturas-luxações representam maior risco de necrose de cabeça do úmero. Uma exceção é a fratura em quatro partes impactada em valgo, na qual ocorreu desvio das tuberosidades, mas cuja cabeça está inclinada em valgo em relação à diáfise do úmero e não ocorreu translação. Em geral, pode-se esperar por resultados favoráveis com a fixação cirúrgica dessas fraturas.[187,326] Court-Brown et al.[76] demonstraram ainda que fraturas com impactação em valgo (AO/OTA B1.1) podem ser tratadas com segurança por procedimento conservador.

Risco de necrose avascular

Historicamente, considera-se que a artéria arqueada, que tem sua origem no ramo ascendente anterolateral da artéria circunflexa da região anterior do úmero (ACAU), consiste na principal fonte de perfusão arterial para a cabeça do úmero.[147] Assim, considera-se que as fraturas que ocorrem através do colo anatômico interrompem permanentemente a perfusão da cabeça do úmero. No entanto, a literatura mais recente demonstrou que ramificações da artéria circunflexa da região posterior do úmero (ACPU) para a parte posteromedial da metáfise do úmero proximal são igualmente importantes para a perfusão sanguínea da cabeça do úmero.[46,95,227,266,267] Com o uso da arteriografia, Coudane et al.[75] demonstraram que, em pacientes com fraturas complexas do terço proximal do úmero, ACPU foi preservada em 85% dos casos, em comparação com apenas 20% para ACAU.

Portanto, em fraturas complexas do terço proximal do úmero, os ramos posteromediais da ACPU tornam-se os principais responsáveis pela perfusão da cabeça do úmero. Foram propostas várias características morfológicas das fraturas com o objetivo de estimar a possibilidade de ruptura dessa irrigação sanguínea e, com isso, a avaliação do risco de necrose avascular (NAV). Essas características são: desvio em varo da cabeça,[377] a extensão da fratura metafisária da cabeça do úmero e o desvio medial da diáfise do úmero em relação à sua cabeça.[170] Hertel et al. estudaram cem fraturas intracapsulares do terço proximal do úmero, nas quais pelo menos um componente da fratura se situava proximalmente ao colo anatômico, com tratamento cirúrgico. Foram estudadas várias características das fraturas, como possíveis preditores para isquemia da cabeça do úmero, e foi demonstrada correlação com a avaliação intraoperatória de sua perfusão. Uma extensão metafisária distal do fragmento da cabeça igual ou inferior a 8 mm, ruptura da porção medial entre a cabeça do úmero e a diáfise no nível do calcar, e fraturas através do colo anatômico foram preditores independentes para isquemia de cabeça do úmero.[170] Embora esse estudo tenha sido amplamente utilizado para auxiliar na tomada de decisão entre o uso de fixação ou de substituição de fraturas do terço proximal do úmero, um estudo de acompanhamento realizado pelos mesmos autores encontrou baixa correlação entre isquemia intraoperatória e ocorrência de NAV.[20] Essa discrepância é reforçada pelo estudo de Croby et al.; esses autores administraram tetraciclina a dezenove pacientes com fraturas do terço proximal do úmero em três e quatro partes durante os cinco dias que precederam o tratamento cirúrgico. Foram obtidas biópsias de cabeça do úmero durante a cirurgia de hemiartroplastia; em seguida, elas foram analisadas sob microscopia fluoroscópica. Foi observada fluorescência em todas as amostras, o que sugere que a irrigação vascular não sofreu ruptura em qualquer desses padrões de fratura.[81]

Frequência da fratura

Em 2001 Court-Brown et al.[77] publicaram estudo abrangente que tratava da distribuição dos tipos de fraturas do terço proximal do úmero. Ao longo de um período de cinco anos, o autor sênior classificou um total de 1.027 fraturas consecutivas nessa parte do braço com base em radiografias simples. Fraturas não desviadas ou minimamente desviadas representaram metade (49%) de todas as fraturas. Fraturas em duas partes ocorreram em 37% dos casos. Fraturas do colo cirúrgico representaram três quartos desses casos, e 28% do grupo como um todo. Fraturas da tuberosidade maior em duas partes ocorreram em praticamente 10% dos casos; metade na ausência de luxação glenoumeral anterior e a outra metade associada à luxação. As fraturas do colo anatômico foram excepcionalmente raras e ocorreram em apenas 0,3% das fraturas do terço proximal do úmero. Fraturas da tuberosidade menor ocorreram apenas em associação com fratura-luxação posterior, representando apenas 0,2% das fraturas. Em sua vasta maioria, as fraturas em três partes eram fraturas da tuberosidade maior, e representavam 9% de todas as fraturas. Fraturas da tuberosidade menor em três partes e fraturas-luxações também em três partes ocorreram em 0,3% e 0,2%, respectivamente. As fraturas em quatro partes compreendiam apenas 3% das fraturas, das quais um terço eram fraturas-luxações verdadeiras. Fraturas que envolviam a superfície articular ocorreram em 0,7% dos casos. Portanto, as fraturas do terço proximal do úmero podem ser aproximadamente distribuídas da seguinte maneira: metade são fraturas desviadas ou minimamente desviadas, um quarto são fraturas do colo cirúrgico em duas partes, um décimo são fraturas da tuberosidade maior em três partes, um décimo são fraturas-luxações ou fraturas da tuberosidade maior em duas partes, e cada trigésima fratura do terço proximal do úmero é do tipo em quatro partes. As demais fraturas podem ser consideradas extremamente raras.[77]

Medidas de resultados para fraturas do terço proximal do úmero

No início do século XX, E. Amory Codman, que é frequentemente citado como o pai da cirurgia do ombro, introduziu sua "ideia do resultado-fim". Esse estudioso acreditava que cada paciente tratado deveria ser acompanhado por tempo suficiente para que fosse determinada a efetividade do tratamento.[70] Embora, a princípio, essa ideia encontrasse forte resistência, a avaliação do resultado se transformou na viga-mestra das pesquisas clínicas, das revisões e da gestão clínica.[86]

São numerosas as medidas que já foram empregadas na avaliação de resultados após fraturas do terço proximal do úmero. Historicamente e até a presente data, os resultados são mais frequentemente informados com base na avaliação radiográfica[3,5,6,12,14,15,33,49,51,59,60,61,67,90,96,102,114,136,139,140,141,160,161,162,174,177,188,190,191,201,208,209,211,220,225,232,237,241,250,258,259,260,261,268,277,288,291,293,296,298,299,303,304,309,312,314,315,317,318,319,323,327,339,345,353,354,358,359,377,378,383,384,388,397,400,402,406,420,423,424] e na ocorrência de complicações.[45,59,114,160,161,174,191,201,208,209,211,232,258,259,260,268,277,303,309318,319,353,358,377,378,383,384,388,397,400,420] Outras medidas frequentemente relatadas incluem dor,[42,140,162,209,211,225,237,250,303,339,348,394,402,416,426] força,[42,162,250] amplitude de movimento,[6,12,137,162,206,220,225,237,241,250,258,277,291,307,354,358,377,388,402,418,424,427] e satisfação do paciente.[241,259,261,315,348,359,418,427]

Avaliação radiográfica

Em geral, o acompanhamento radiográfico é realizado em intervalos estabelecidos, frequentemente de seis semanas e três, seis e doze meses após a lesão ou cirurgia. As radiografias de acompanhamento devem ser obtidas com a mesma projeção empregada inicialmente, de modo a permitir uma comparação acurada. A consolidação é determinada pela observação do calo de união, especialmente em fraturas tratadas por procedimento conservador ou com material de menor rigidez. No entanto, nos casos em que se optou por uma fixação rígida, a formação do calo não fica imediatamente evidente; assim, o examinador deve procurar por trabéculas de união nas radiografias, para determinar se a consolidação ocorreu.

O alinhamento da fratura é avaliado em imagens intraoperatórias ou obtidas no pós-operatório imediato e comparadas em subsequentes revisões ambulatoriais. As medidas mais frequentemente consideradas são o desvio de tuberosidade e o ângulo da cabeça-diáfise.[53,114] Além desses indicadores, a posição dos implantes no interior do setor proximal do úmero é frequentemente analisada com o objetivo de avaliar possível *cutout*, quebra, ou afrouxamento.[3,5,6,12,14,15,33,49,51,59,60,61,67,90,96,102,114,136,139,140,141,160,161,162,174,177,188,190,191,201,208,209,211,220,225,232,237,241,250,258,259,260,261,268,277,288,291,293,296,298,299,303,304,309,312,314,315,317,318,319,323,327,339,345,353,354,358,359,377,378,383,384,388,397,400,402,406,420,423,426]

A NAV da cabeça do úmero é o resultado de longo prazo mais frequentemente avaliado após a reconstrução de fraturas do terço proximal do úmero sem substituição. Com frequência, relatam-se vários graus de gravidade de NAV, que variam desde alterações isoladas na organização trabecular até o colapso da cabeça do úmero, com perda da esfericidade.[20,82,114] Alterações na organização trabecular foram descritas como aumento da radiodensidade com regiões císticas e escleróticas e espessamento trabecular.[20,82]

A avaliação radiográfica seriada é componente essencial do acompanhamento de longo prazo das artroplastias para fraturas do terço proximal do úmero. O afrouxamento de implante é monitorizado pela avaliação do surgimento de linhas radiolucentes progressivas entre o implante e o osso. Além disso, a osteólise, com o aumento da cavitação do osso adjacente ao implante, faz com que este tenha maior risco de afrouxamento e quebra. Na artroplastia reversa total do ombro, deve-se avaliar a presença de formação de corte na cavidade glenoidal, pois isso pode acarretar afrouxamento e quebra do componente glenoidal.[61,369]

Complicações

As complicações mais frequentemente descritas após fraturas do terço proximal do úmero são pseudartrose, consolidação viciosa, quebra de implante, colapso de cabeça do úmero, infecção, artrite pós-traumática, penetração de implante, disfunção do nervo axilar, cirurgia de revisão e mortalidade. Há várias definições para cada uma dessas complicações. São empregados critérios clínicos, radiográficos e laboratoriais para o diagnóstico e monitorização dessas complicações.[45,59,114,161,160,174,191,201,208,209,211,318,319,232,258,259,260,268,277,303,309,353,358,377,378,383,384,388,397,400,420]

Dor

A dor é componente essencial para a satisfação do paciente. Frequentemente é quantificada com o uso de uma escala analógica visual (EAV) e informada com um valor de 0 a 10.[42,140,162,209,211,225,237,250,303,339,348,394,402,416,426]

Amplitude de movimento

Elevação anterógrada ativa e passiva, abdução, rotação lateral e medial são frequentemente descritas.[53] O uso de uma técnica padronizada com um goniômetro é importante para a obtenção de medições reprodutíveis.

Força

Com frequência, a força é descrita como uma medida do peso que pode ser erguido em um plano específico. Frequentemente descreve-se o uso de um dinamômetro para a avaliação da força em 90° de abdução.[42,49,59,114,191,208,209,211,229,258,259,303,353,357,383,384,402] Espera-se que um homem com 25 anos com ombro normal levante 11,34 quilos nesse plano. Valores mais baixos são esperados para mulheres e idosos.[42,73,162,250]

Escalas funcionais de resultados

Embora cada um dos critérios delineados ajude a determinar certos aspectos dos resultados de fraturas do terço proximal do úmero, eles não permitem uma avaliação quantitativa em determinado ponto no tempo. Além disso, não permitem uma avaliação resumida da funcionalidade geral do ombro. Ao longo das últimas décadas, diversas escalas de resultado foram desenvolvidas de modo a resumir os resultados da avaliação de vários aspectos funcionais do ombro.[7,23,70,73,86,87,103,142,143,162,183,234,235,249,328,330,372,391,399,413,417] Com isso, podem ser obtidos escores após a aplicação de um algoritmo, ou por meio do grupamento das respostas.[86] Várias escalas funcionais repousam principalmente em critérios obtidos pelo avaliador.[86,103,284] Esses critérios são amplitude de movimento, força, sinais clínicos específicos, alinhamento radiográfico, e consolidação. Outras escalas enfocam a percepção subjetiva do paciente em relação à funcionalidade do ombro e à dor. Com frequência, são questionários diretamente respondidos pelo paciente e que inquirem acerca de várias atividades, nas quais estão envolvidos diferentes aspectos funcionais do ombro.[23,87,183,234,249,330,417] Finalmente, alguns escores do ombro são obtidos por meio de uma abordagem combinada, em que são considerados tanto resultados dependentes do avaliador, como do paciente.[73,328]

Além das escalas de resultado que se concentram no ombro ou no membro superior, as modernas avaliações funcionais frequentemente envolvem a avaliação da saúde global do paciente. Embora as escalas que avaliam a funcionalidade do paciente em um espectro mais amplo possam ter menor precisão em termos da mensuração das mudanças na funcionalidade do ombro, tais instrumentos desempenham papel importante na mensuração do impacto de sua condição específica na saúde global e na qualidade de vida do paciente.[391,399,413]

Escalas de resultados atualmente empregadas

Mais de 150 estudos clínicos sobre fraturas do terço proximal do úmero estão referenciados na National Library of Medicine (PubMed) para o período de 2009 até 2012. A escala de ombro mais amplamente utilizada para avaliação dos resultados é a "Disabilities of arm, Shoulder and hand (DASH) score,[6,31,33,52,57,58,90,119,126,140,159,164,177,188,190,194,208,229,288,298,299,300,303,307,317,337,353,354,388,406,420] seguida pela Escala de Constant-Murley,[42,49,59,114,191,208,209,211,229,258,259,303,353,357,383,384,402] escala do American Shoulder and Elbow Surgeons (ASES),[114,137,160,161,220,237,241,291,293,307,348,354,359,416,418,426] critérios de Neer,[52,106,201,209,211,250,277,306] University of California Los Angeles (UCLA) Shoulder Score,[11,14,164,232,268,293,359,416] Oxford Shoulder Scale (OSS),[45,48,156,229,307,318,424] e Simple Shoulder Test (SST).[42,293,359,406,416,418] Outras escalas utilizadas durante esse período são: Quick-DASH,[34] Shoulder Pain e Disability Index (SPADI),[358] Subjective Shoulder Value (SSV) ou Single Assessment Numerical Evaluation (SANE),[21,59,137,258,259,303] e o escore para o ombro da Universidade da Pensilvânia (Penn).[137,327]

Embora com menor frequência, instrumentos de avaliação global da qualidade de vida também foram utilizados, principalmente em estudos clínicos prospectivos. O instrumento empregado com maior frequência foi o EuroQol 5D,[57,58,90,229,298,299,300,348,416] seguido pelo SF36[48,90,119,188,190,307,322,383] e pelo Short Musculoskeletal Function Assessment (SMFA).[190]

DASH e Quick-DASH. O questionário DASH é um instrumento de resultado autoadministrado e fundamentado no paciente, desenvolvido com o objetivo de mensurar os sintomas e a incapacitação do membro superior. O DASH avalia seis domínios: atividades da vida diária, sintomas, função social, função no trabalho, sono e confiabilidade. O questionário consiste em trinta perguntas que abordam o nível de dificuldade na realização de um grupo de atividades. Cada pergunta é pontuada em uma escala de Likert, de 1 (nenhuma dificuldade) até 5 (incapaz de realizar). Valores mais baixos representam melhor funcionamento.[183]

O Quick-DASH é um questionário com onze itens derivados do DASH, com redução dos itens e com o uso de uma abordagem de retenção do conceito, em que foram preservados os domínios do instrumento original, ao passo que a quantidade de itens de cada domínio foi reduzida. Como no caso do DASH, escores mais elevados representam maior incapacitação. E ainda como no DASH, o Quick-DASH possui dois módulos opcionais: um para função no trabalho e o outro para função durante a prática de esportes e realização de atividades artísticas.[23]

Escore de Constant-Murley. O escore de Constant-Murley possui um componente subjetivo dependente do paciente e um componente objetivo baseado no avaliador. Os parâmetros subjetivos são: dor e funcionalidade do ombro com base na capacidade de realizar atividades da vida diária. Quanto à dor, o escore varia de 0 para "dor intensa" até 15 para "ausência de dor". Pode-se obter um total de vinte pontos considerando a funcionalidade do ombro. A avaliação baseada no avaliador inclui exercícios ativos de amplitude de movimento e força do ombro. A amplitude de movimento é quantificada por escores para elevação e rotação lateral e medial. No máximo, são obtidos dez pontos quando o paciente alcança pelo menos 151° de elevação. Dez pontos podem ser obtidos para rotação medial e lateral, respectivamente, com a quantificação de acordo com as manobras rotacionais que colocam a mão em posições definidas com relação à cabeça, pescoço e tronco. No total, podem ser obtidos 25 pontos para força; esses pontos são conseguidos por um homem com 25 anos de idade capaz de levantar pelo menos 11,34 quilos até 90° de abdução. Valores proporcionais são atribuídos para o peso erguido e ajustados para idade e gênero. O escore máximo é igual a cem pontos; os valores mais elevados correspondem a funções melhores.[73]

American Shoulder and Elbow Surgeons Assessment Form (ASES). O ASES consiste em um componente subjetivo baseado no paciente e em um componente dependente do avaliador. O componente baseado no paciente avalia dor, instabilidade e atividades da vida diária. A dor é determinada com o uso de uma EAV de 10 cm para a quantificação dessa variável de 0 (absolutamente nenhuma dor) até 10 (a pior dor possível). Uma EAV similar é utilizada para a instabilidade. As atividades da vida diária são avaliadas por meio de dez perguntas que são respondidas em uma escala ordinal de quatro pontos, variando de 0 (incapaz de realizar a atividade) até 3 (nenhuma dificuldade em realizar a atividade). O componente dependente do avaliador envolve amplitude de movimento, vários sinais clínicos específicos do ombro, força e instabilidade. O escore é obtido com base no componente dependente do paciente com a aplicação da seguinte fórmula: (10 − pontos na EAV para dor) × 5 + 5/3 × (pontos totais para as atividades da vida diária).[328]

Critérios de Neer. Em 1970 Neer publicou seus critérios para a avaliação de resultados de fraturas do terço proximal do úmero, que incluem quatro variáveis: (1) dor, (2) funcionalidade, (3) amplitude de movimento, e (4) anatomia. A dor representa um total de 35 pontos, variando de "totalmente incapacitado" (0 pontos) até "nenhuma dor" (35 pontos). A funcionalidade representa trinta pontos e compreende força, alcance e estabilidade, cada uma gerando até dez pontos. Amplitude de movimento representa 25 pontos e se compõe de flexão (até 6 pontos), extensão (até 3 pontos), abdução (até 6 pontos), rotação lateral (até 5 pontos) e rotação medial (até 5 pontos). A anatomia representa 10 pontos, variando de 0 a 10 com relação à rotação, angulação, congruência articular, desvio da tuberosidade, quebra de implante, ossificação heterotópica, pseudartrose, e NAV da cabeça do úmero. Com isso, pode ser obtido um escore máximo de cem pontos. Os resultados são classificados como excelentes para noventa pontos ou mais, satisfatórios para 80 a 89 pontos, insatisfatórios para 70 a 79 pontos, e malsucedidos para 69 pontos ou menos.[284]

UCLA. A escala UCLA original para o ombro foi publicada pela primeira vez por Amstutz et al.[7] para a avaliação de artroplastias do ombro. Subsequentemente a escala foi modificada por Ellman et al.[103] para a avaliação das cirurgias do manguito rotador. A escala UCLA avalia dor, funcionalidade, amplitude de movimento, força e satisfação do paciente. A dor e a funcionalidade podem gerar um máximo de dez pontos, ao passo que os itens restantes podem ter pontuação máxima de cinco pontos cada, o que leva a um escore global máximo de 35 para um ombro assintomático e normal.

Oxford Shoulder Scale. O Oxford Shoulder Score é um questionário fundamentado no paciente que consiste em doze perguntas relacionadas à dor e às atividades da vida diária. Cada pergunta pode ser respondida em uma escala de Likert de 0 a 5. O escore total varia de 0 a 60; escalas mais baixas refletem melhores resultados.[87]

Simple Shoulder Test (SST). O SST consiste em onze perguntas relativas à funcionalidade e à dor no ombro. Cada pergunta é respondida com uma opção (sim/não). Em seguida, as perguntas afirmativas são contadas, e refletem o escore final.[249]

Shoulder Pain e Disability Index (SPADI). O SPADI é um questionário baseado no paciente que consiste em treze perguntas que avaliam os domínios de dor e incapacitação. As perguntas são respondidas com a ajuda de uma EAS. Os resultados são apresentados na forma de percentagem do escore máximo possível. Escores mais elevados refletem maior dor e incapacitação.[330]

Subjective Shoulder Value (SSV) e Single Assessment Numerical Evaluation (SANE). Gerber et al.[143] introduziram o SSV como instrumento para a avaliação de resultados após cirurgia para lacerações importantes do manguito rotador. Esse instrumento consiste em apenas uma pergunta, que solicita ao paciente estimar a funcionalidade do ombro afetado como um percentual do funcionamento de um ombro inteiramente normal. A mesma pergunta foi subsequentemente validada por Williams et al.[417] como o instrumento SANE em uma coorte de pacientes submetidos à cirurgia para instabilidade do ombro.

University of Pennsylvania Shoulder Score (PENN). A escala PENN para o ombro consiste em um questionário de cem pontos específico para o ombro, com base no paciente e autoaplicado que contém três subescalas: dor, satisfação e funcionalidade. Dor e satisfação são classificadas com o uso de uma escala de Likert de dez pontos. A dor é avaliada em diferentes níveis de atividade (em repouso, atividades normais e atividades extenuantes), que podem alcançar, no máximo, dez pontos cada. A satisfação pode alcançar no máximo dez pontos. A funcionalidade é avaliada com o emprego de um total de vinte perguntas, cada uma respondida em uma escala de 0 até 3. Assim, a funcionalidade pode chegar a um máximo de 60 pontos. O escore total máximo é de cem pontos; escores mais elevados representam melhor funcionalidade.[234,235]

Validade, responsividade, reprodutibilidade

Como ocorre com qualquer instrumento de medição, as escalas de resultado exigem o uso de certo conjunto de critérios para que possam fornecer medições acuradas. Os instrumentos de mensuração de resultado devem ser válidos, confiáveis e sensíveis à mudança. Para que uma escala seja considerada válida, deve ser desenvolvida de tal modo que avalie o que é importante para o paciente. Além disso, deve ser de fácil obtenção e avaliação.[142] Apesar da abundância de escalas para avaliação do ombro, muitas não preenchem esses critérios. Além disso, frequentemente as escalas são empregadas em condições diferentes daquelas para as quais foram desenvolvidas e validadas, o que traz preocupações quanto à sua acurácia.[86] É esse o caso em fraturas do terço proximal do úmero. Até onde sabemos, até agora apenas um estudo avaliou especificamente as escalas de resultado para o membro superior especificamente para fraturas do terço proximal do úmero. Slobogean et al. estudaram a validade e confiabilidade do DASH e do EQ-5D em pacientes com fraturas do terço proximal do úmero. Esses dois instrumentos demonstraram robusta confiabilidade, exibindo um coeficiente de correlação intraclasse (CCI) de 0,77 para EQ-5D e de 0,93 para DASH. A validade da síntese foi determinada com uma robusta correlação entre EQ-5D e DASH.[372] Esses resultados são de extrema utilidade e permitem aos pesquisadores e clínicos que continuem a usar essas escalas na avaliação dos resultados de fraturas do terço proximal do úmero.

ANATOMIA PATOLÓGICA E APLICADA

Osso

O terço proximal do úmero consiste na cabeça do úmero, tuberosidades maior e menor e diáfise do úmero (Fig. 37.16). A região de transição entre a cartilagem articular e o osso circunjacente é definida como colo anatômico, ao passo que a região imediatamente inferior às tuberosidades é denominada colo cirúrgico. Diversos estudos analisaram a anatomia do terço proximal do úmero, e demonstraram considerável variação entre indivíduos. A média do raio de curvatura da cabeça do úmero fica em 25 mm, com variação de 23 a 29 mm. A altura da cabeça do úmero, definida como a distância perpendicular desde o plano do colo anatômico até a superfície da cabeça do úmero, mede consistentemente cerca de três quartos do raio de curvatura da cabeça do úmero.[313] Embora o tamanho da cabeça varie, o arco da superfície coberto por cartilagem hialina é de aproximadamente 160°.[313] No plano coronal, o ângulo entre o colo anatômico e a diáfise do úmero mede, em média, 41°, variando de 30 a 50°.[313,331] No plano axial, o ângulo posterior do colo anatômico do úmero em relação ao eixo epicondilar tem, em média, 17° e varia desde 5° de anteversão a 50° de retroversão.[36] No plano coronal, o centro geométrico da cabeça do úmero está situado entre 4 e 14 mm medialmente ao eixo da diáfise do úmero. No plano sagital, o centro da cabeça do úmero pode ser localizado em um ponto situado de 4 mm anterior até 14 mm posterior ao eixo da diáfise do úmero. O diâmetro do canal do úmero mede, em média, 12 mm, e varia de 10 a 14 mm.[313]

A tuberosidade maior se situa lateralmente no terço proximal do úmero e é o ponto de inserção para o tendão do supraespinhoso superiormente, do tendão do infraespinhoso póstero-superiormente, e do tendão do redondo menor posteriormente.[272] A tuberosidade maior está situada, em média, 9 mm distalmente ao aspecto mais proximal da cabeça do úmero (variação: 6 a 10 mm). Essa distância da cabeça do úmero até a tuberosidade é importante por facilitar o funcionamento adequado do manguito rotador. Uma distância demasiadamente curta provoca estresse insuficiente do manguito rotador e colisão subacromial, ao passo que uma tuberosidade muito baixa pode causar excessivo estresse e mesmo ruptura de tendão. Foi demonstrado que a impossibilidade de reconstrução da distância correta da cabeça do úmero até a tuberosidade dará maus resultados, tanto para a artroplastia como para a redução de fraturas.[184]

A tuberosidade menor está situada anteriormente, no terço proximal do úmero. Este é o local de inserção do músculo subescapular. As tuberosidades menor e maior estão separadas pelo sulco do bíceps, que funciona como uma "pista" para a cabeça longa do bíceps, em seu desvio desde sua inserção supraglenoidal no interior da articulação glenoumeral até o aspecto anterior do braço. O sulco do bíceps exibe uma trajetória espiral, superior e lateral em direção à linha média inferiormente. Proximalmente, o sulco do bíceps se situa consistentemente em um local de 7 mm anterior ao eixo intramedular (IM) do úmero, e serve como ponto de referência confiável para o estabelecimento da retroversão da cabeça do úmero.[8] O sulco do bíceps está coberto pelo ligamento transverso e pela inserção do ligamento coracoumeral. O osso que circunda o sulco do bíceps consiste em material cortical robusto; portanto, ocorre fratura apenas em casos de trauma de alta energia ou de osteopenia grave. Com isso, é um ponto de referência útil para a redução de fraturas (Fig. 37.17).

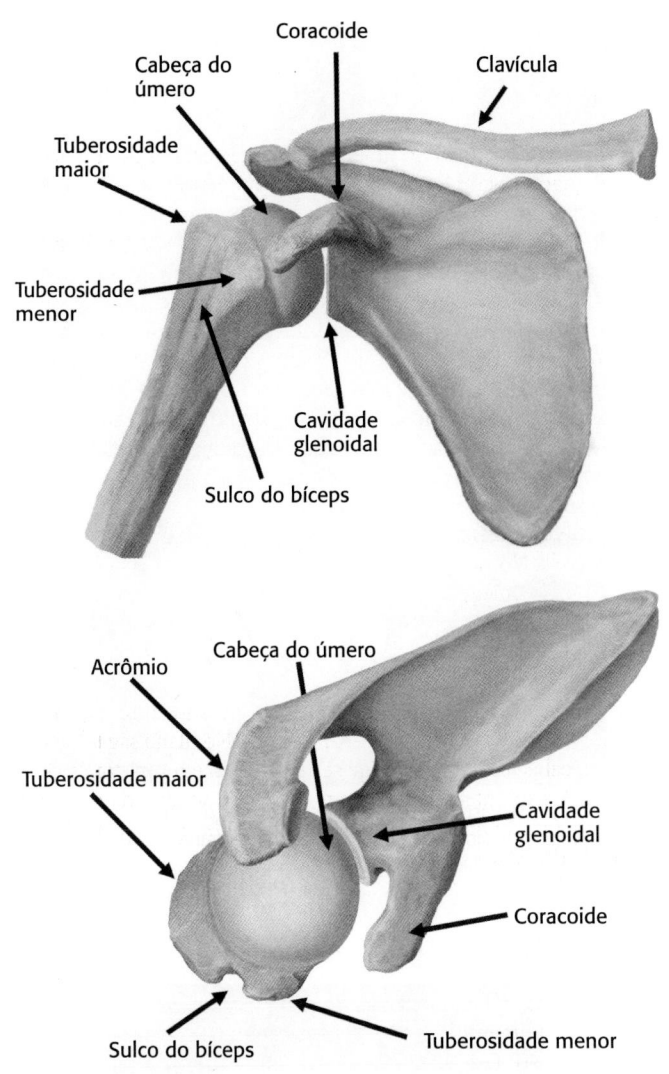

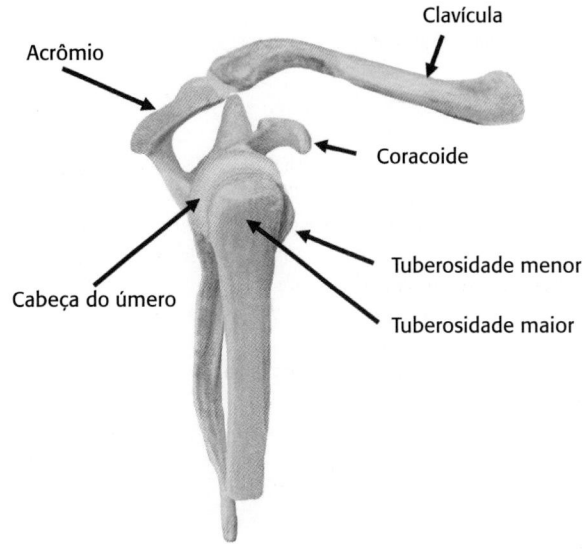

FIGURA 37.16 Anatomia óssea do terço proximal do úmero visualizada (A) anteriormente, (B) lateralmente, e (C) superiormente.

Vascularização

A perfusão do membro superior se faz principalmente a partir da artéria axilar e de seus ramos. A perfusão do terço proximal do úmero se origina na artéria axilar, no ponto onde o vaso transita entre os músculos peitoral menor e redondo maior. Nesse nível, a artéria axilar se desprende das artérias circunflexas do úmero (Fig. 37.18). A ACAU avança horizontalmente por detrás do tendão conjunto, por sobre o aspecto anterior do colo cirúrgico do úmero, para fazer anastomose lateralmente com a ACPU. No nível do tendão do bíceps, a ACAU libera um ramo que ascende por detrás da cabeça longa do bíceps sobre a superfície do sulco do bíceps proximalmente (Fig. 37.19). Em um ponto situado dentro de 5 mm da superfície articular, o vaso penetra o osso cortical, transformando-se na artéria arqueada, responsável pela vascularização da maior parte da cabeça do úmero[46,147] (Fig. 37.20).

A ACPU emerge como um ramo mais calibroso no mesmo nível da ACAU, na margem inferior do músculo subescapular. Esse vaso avança posteriormente com o nervo axilar, emitindo diversos ramos perfurantes do aspecto posteromedial da metáfise proximal do úmero, proporcionando vascularização para a cabeça do úmero. Finalmente, a ACPU cruza o espaço quadrangular moldando o colo cirúrgico e fazendo anastomose anteriormente com a ACAU. Embora alguns autores tenham se deparado com a artéria arqueada proveniente do ramo ascendente anterolateral da ACAU como principal aporte sanguíneo para a cabeça do úmero,[147] diversos estudos demonstraram que os ramos provenientes da ACPU direcionados para o aspecto posteromedial da cabeça são, no mínimo, igualmente importantes[46,95,227,266,267] (Figs. 37.20 e 37.21).

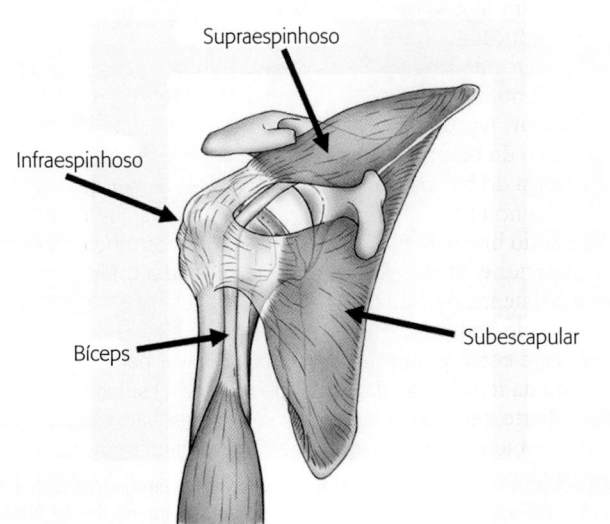

FIGURA 37.17 Anatomia do manguito rotador e do bíceps.

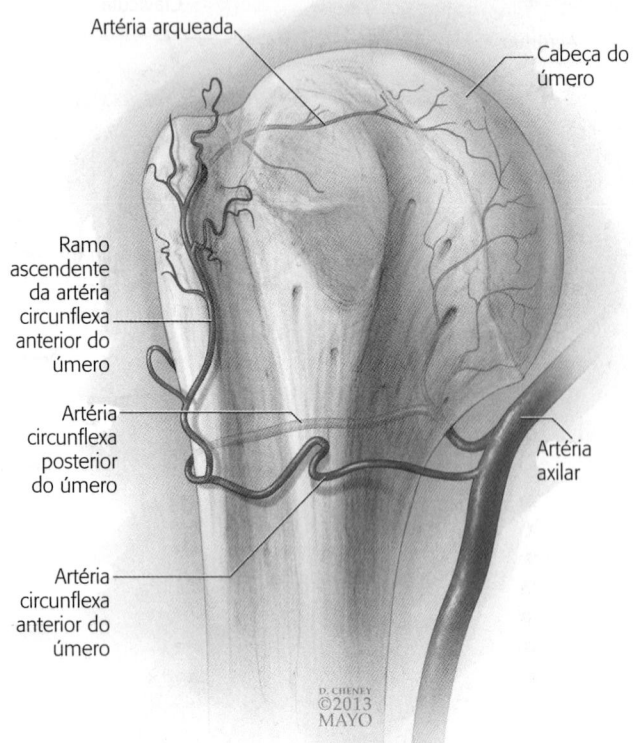

FIGURA 37.18 Irrigação vascular da cabeça do úmero. A artéria circunflexa anterior ao úmero (ACAU) e a artéria circunflexa posterior do úmero (ACPU) são ramificações da artéria axilar. O ramo ascendente da ACAU termina na forma de artéria arqueada no aspecto superolateral do terço proximal do úmero. A ACPU emite numerosos ramos metafisários para o aspecto posteromedial do terço proximal do úmero.

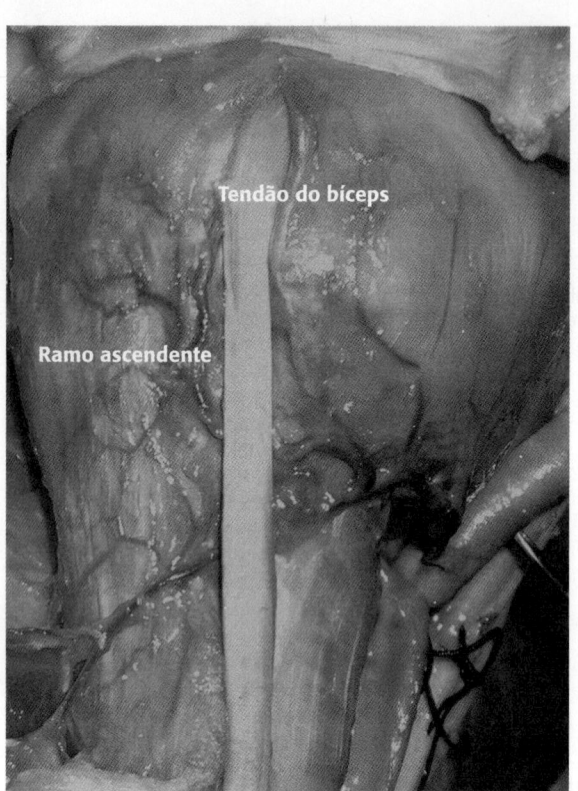

FIGURA 37.19 Vascularização do terço proximal do úmero, projeção anterior. Notar a proximidade do ramo ascendente (ramo AL) da ACAU e do tendão do bíceps. De Hettrich et al.[173]

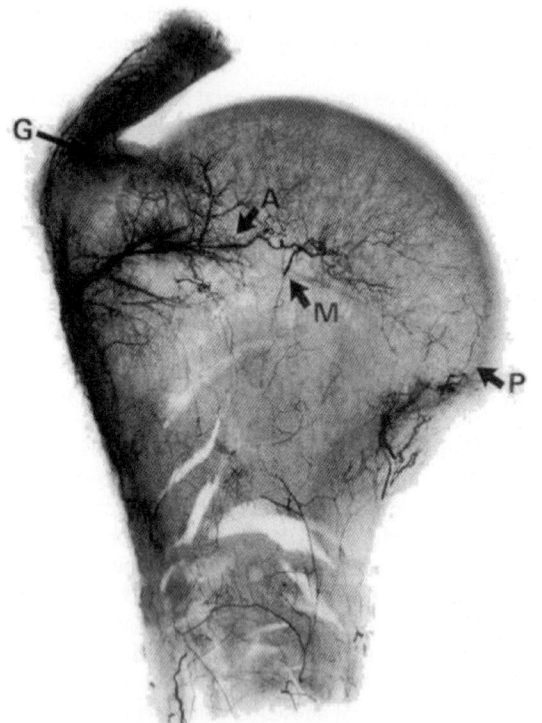

FIGURA 37.20 Vascularização do terço proximal do úmero, secção coronal pela técnica de Spalteholz. Notar a ramificação intraóssea da forma em artéria arqueada da ACAU **(A)** e dos ramos metafisários da PCHAP. De Brooks et al.[46]

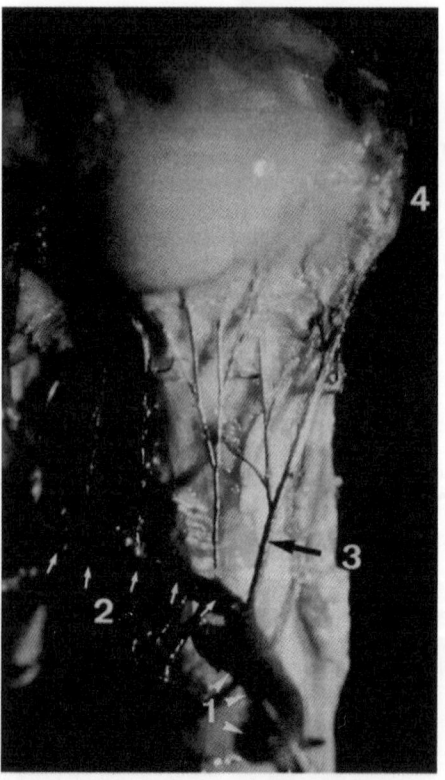

FIGURA 37.21 Vascularização do terço proximal do úmero. A artéria axilar (1 – cabeças de flecha brancas) está tracionada anteriormente. Notar o maior calibre da ACPU (2 – pequenas setas brancas), em comparação com a ACAU (3 – grandes setas preta).

Músculos

Vários músculos desempenham algum papel em fraturas do terço proximal do úmero. Os músculos do manguito rotador têm funções importantes no desvio do segmento proximal da fratura, ao passo que o peitoral maior é responsável pelo desvio do segmento diafisário (Fig. 37.22). Ademais, o conhecimento da anatomia do deltoide e do intervalo entre o deltoide e o peitoral maior é importante para que se possa obter, com segurança, a exposição da fratura.

O manguito rotador se compõe do subescapular anteriormente, do supraespinhoso superiormente e do infraespinhoso e redondo menor posteriormente. O músculo subescapular tem sua origem na fossa subescapular na superfície anterior do corpo da escápula, e se insere na tuberosidade menor. Os músculos supraespinhoso e infraespinhoso têm origem na superfície posterior do corpo da escápula acima e abaixo da espinha da escápula, respectivamente. O músculo redondo menor origina-se da margem lateral do corpo da escápula. Esses três músculos se inserem na tuberosidade maior do terço proximal do úmero. O supraespinhoso se insere superiormente, o infraespinhoso posterossuperiormente e o redondo menor posteriormente.[272] Esses músculos desempenham papel fundamental no funcionamento do ombro, e são essenciais para a preservação de um fulcro rotacional durante a ativação do deltoide. O músculo subescapular é inervado pelos nervos subescapulares superior e inferior, que se originam do cordão posterior do plexo braquial. O subescapular deriva sua perfusão da artéria subescapular, que é o ramo mais calibroso da artéria axilar. Os músculos supra e infraespinhoso são inervados pelo nervo supraescapular, que tem sua origem no tronco superior do plexo braquial. A irrigação sanguínea é proporcionada pela artéria supraescapular, proveniente do tronco tireocervical que, por sua vez, tem origem na artéria subclávia. O redondo menor é inervado pela artéria axilar e perfundido pelas artérias circunflexas da parte posterior do úmero e escapular circunflexa, que se originam da artéria subescapular.

O intervalo rotador consiste em uma região triangular delineada no ápice, pelo processo coracoide medialmente, pelo subes-

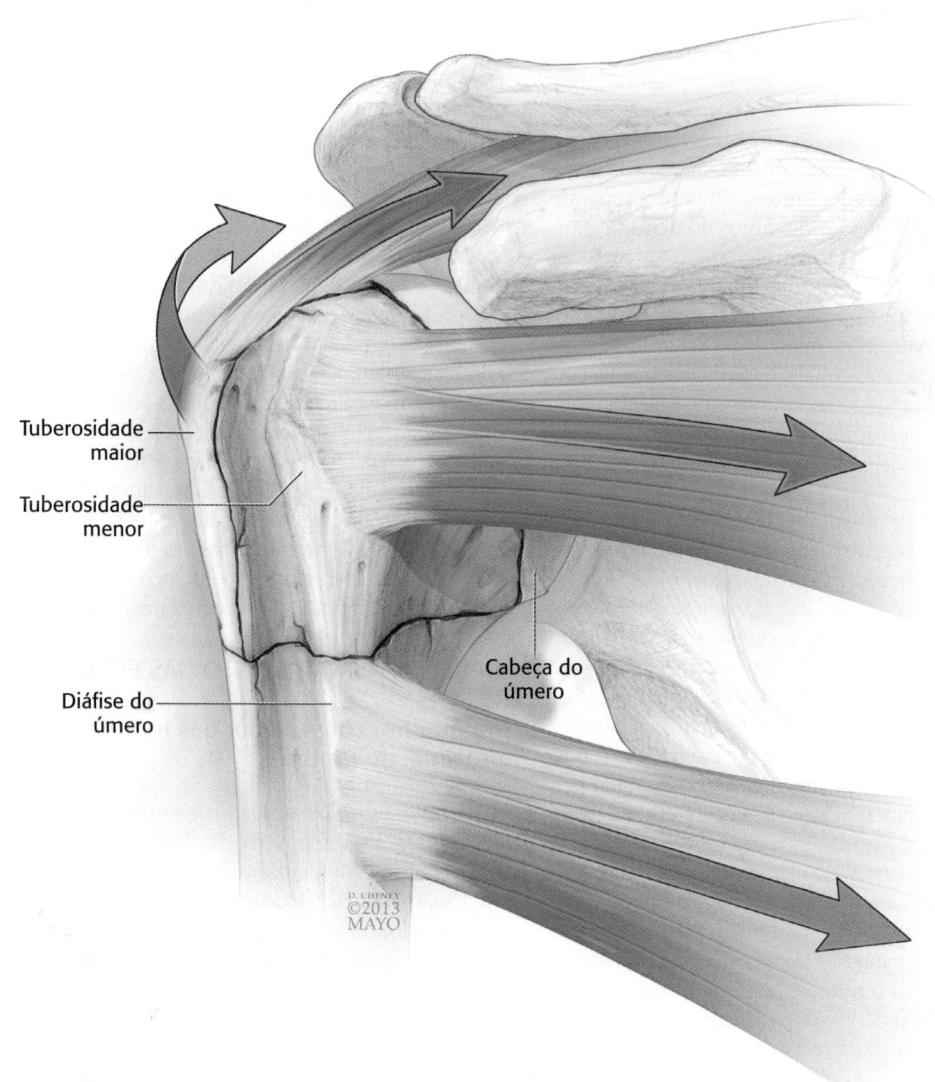

FIGURA 37.22 Forças deformantes das fraturas do terço proximal do úmero. A tuberosidade maior está tracionada em uma direção posteromedial pelo efeito dos tendões do supraespinhoso e do infraespinhoso. A tuberosidade menor está tracionada anteriormente pelo tendão subescapular. O segmento diafisário está tracionado em uma direção anteromedial pelo tendão do peitoral maior.

capular inferiormente, e pelo sulco do bíceps lateralmente. O intervalo rotador contém os ligamentos coracoumeral e glenoumeral superior, que exercem funções essenciais na estabilidade do ombro. Em casos de fratura do terço proximal do úmero, lacerações do manguito rotador podem ter início através do intervalo do manguito. Nas reconstruções artroplásticas das fraturas do terço proximal do úmero, a separação das tuberosidades menor e maior pode ser realizada com segurança através do intervalo rotador para, com isso, evitar danos ao manguito rotador.

A cabeça longa do bíceps tem sua origem no tubérculo supraglenoidal; o músculo avança sobre a cabeça do úmero ao longo do intervalo rotador, até o sulco intertubercular. Durante sua trajetória através do sulco intertubercular, o tendão fica coberto pelo ligamento transverso do úmero. Fibras musculares da cabeça longa se juntam àquelas da cabeça curta ao nível do terço médio do úmero. Em decorrência de sua localização, a cabeça longa do bíceps pode funcionar como ponto de referência útil para orientação, particularmente em fraturas cominutivas. O tendão pode ser identificado no terço proximal do braço e rastreado proximalmente, para localização do sulco intertubercular e das tuberosidades.

O deltoide tem sua origem no aspecto anterior do terço lateral da clavícula, periferia do acrômio e terço lateral da espinha da escápula. Comumente esse músculo é descrito como consistindo em três unidades segmentares, anterior, média e posterior, que proporcionam respectivamente flexão, abdução e extensão do ombro. O deltoide anterior tem sua origem na clavícula e no aspecto anterior do acrômio.[204] Uma rafe fibrosa, que se estende a partir do canto anterolateral do acrômio distalmente, separa o deltoide anterior do deltoide médio. As fibras do deltoide convergem lateralmente e se inserem em forma trapezoidal na tuberosidade deltoide do úmero. A inserção mede 5 a 7 cm de comprimento, com largura de 22 mm proximalmente e de 13 mm distalmente.[204,329] Distalmente, interconexões do deltoide e de sua fáscia com o septo intermuscular lateral e o músculo braquial permitem a liberação parcial do deltoide durante a abordagem cirúrgica, sem necessidade de reparo.[239] O músculo deltoide é inervado pelo nervo axilar. A irrigação sanguínea desse músculo é proporcionada pela ACPU.

O músculo peitoral maior possui duas cabeças, a clavicular e a esternocostal. A porção clavicular tem origem na superfície anterior da clavícula, medialmente à inserção do deltoide. A cabeça esternocostal tem origem na superfície anterior do esterno, nas seis cartilagens costais superiores e na fáscia do músculo oblíquo externo. Tanto músculos como tendões convergem lateralmente para fazer inserção no aspecto lateral do sulco bicipital do úmero. O peitoral maior é inervado pelos nervos peitorais lateral e medial, que se originam dos fios lateral e medial do plexo braquial, respectivamente. A irrigação sanguínea deriva do ramo peitoral do tronco toracoacromial que, por sua vez, se origina da artéria axilar.

A veia cefálica avança pelo intervalo deltopeitoral. Esse vaso funciona como ponto de referência útil para a identificação do intervalo entre os músculos deltoide e peitoral maior para possibilitar um acesso seguro ao aspecto anterior do ombro. Em comparação com o peitoral maior, é maior o número de tributárias para a veia cefálica com origem no deltoide.[320] Por isso, alguns cirurgiões recomendam o afastamento lateral da veia durante a abordagem deltopeitoral. Proximalmente, a veia cefálica avança através do triângulo deltopeitoral, em uma localização imediatamente caudal à clavícula, indo juntar-se à veia axilar. O cirurgião pode se deparar com tecido adiposo perivascular no triângulo deltopeitoral; esse achado também funciona como ponto de referência útil para identificar, com segurança, a veia cefálica. O curso da veia através do intervalo deltopeitoral faz um arco com uma concavidade medial; portanto, a maioria dos cirurgiões recomenda o afastamento medial da veia com o objetivo de minimizar o estresse durante o afastamento.

Nervos

Vários nervos estão em risco de sofrer lesão em decorrência da manipulação do terço proximal do úmero ou da cirurgia. O nervo axilar pode ter sido lesionado em decorrência da lesão inicial, ou secundariamente pela fixação percutânea. Esse nervo é um dos ramos terminais do cordão posterior do plexo braquial. Suas fibras motoras inervam os músculos redondo menor e deltoide; o componente sensitivo inerva a pele suprajacente ao aspecto lateral do terço proximal do braço. No nível do terço proximal do úmero, o nervo axilar avança no sentido anteroposterior, acompanhado pela artéria circunflexa posterior, inferiormente ao colo anatômico e através do espaço quadrilateral circundado pelo redondo maior superiormente, cabeça longa do tríceps medialmente, redondo maior inferiormente, e pela diáfise do úmero lateralmente. Depois de liberar o ramo para o redondo menor, o nervo avança anteriormente sobre a superfície inferior do deltoide, a uma distância que varia de 2 a 7 cm distalmente ao acrômio.[55,133,192] Foi constatado que essa distância é inversamente proporcional ao comprimento do deltoide.[213] O nervo cruza a rafe anterior do deltoide, entre a parte anterior e média do deltoide, na forma de um ramo terminal isolado, o que permite a preservação da inervação do aspecto anterior do deltoide quando o nervo é isolado durante a abordagem de divisão do deltoide.[133,134]

Com a abordagem deltopeitoral, o nervo musculocutâneo encontra-se em risco de sofrer retração medial. Esse nervo se origina no cordão lateral do plexo braquial. O ramo motor mais proximal do músculo coracobraquial está localizado a cerca de 3 a 4 cm distalmente à ponta do coracoide, tendo menos de 5 cm em 75% dos casos.[66] Em seguida, o nervo musculocutâneo penetra no coracobraquial a uma distância média de 5,6 cm inferiormente ao processo coracoide.[66,115,425] Um pouco mais distalmente, o nervo perfura o bíceps em um ponto situado, em média, 10 cm distalmente ao coracoide. Em seguida, avança entre o bíceps e o músculo braquial subjacente, inervando os dois músculos. O nervo musculocutâneo termina como nervo cutâneo lateral do antebraço e proporciona sensibilidade ao aspecto lateral do antebraço.[425]

OPÇÕES DE TRATAMENTO DAS FRATURAS

Tratamento conservador das fraturas do terço proximal do úmero

O tratamento conservador continua em uso para a maioria das fraturas do terço proximal do úmero.[198,217,396] Em sua maioria, as fraturas do terço proximal do úmero não apresentam desvio, ou apenas desvio mínimo; assim, é indicado o tratamento conservador. O uso dessa modalidade terapêutica pode ser determinado pela avaliação da estabilidade da fratura, o que pode ser feito tanto por radiografias como pela análise clínica. Radiograficamente, as fraturas estáveis exibem impactação ou interdigitação entre os fragmentos ósseos (Fig. 37.23). Mais frequentemente, a impactação ocorre entre a cabeça e a diáfise do úmero no nível do colo cirúrgico (Fig. 37.24). Além disso, nas fraturas em quatro partes com impactação em valgo, a cabeça do úmero está inclinada em valgo e, com isso, impacta o colo anatômico na metáfise circunjacente (Figs. 37.5, 37.10, e 37.11).

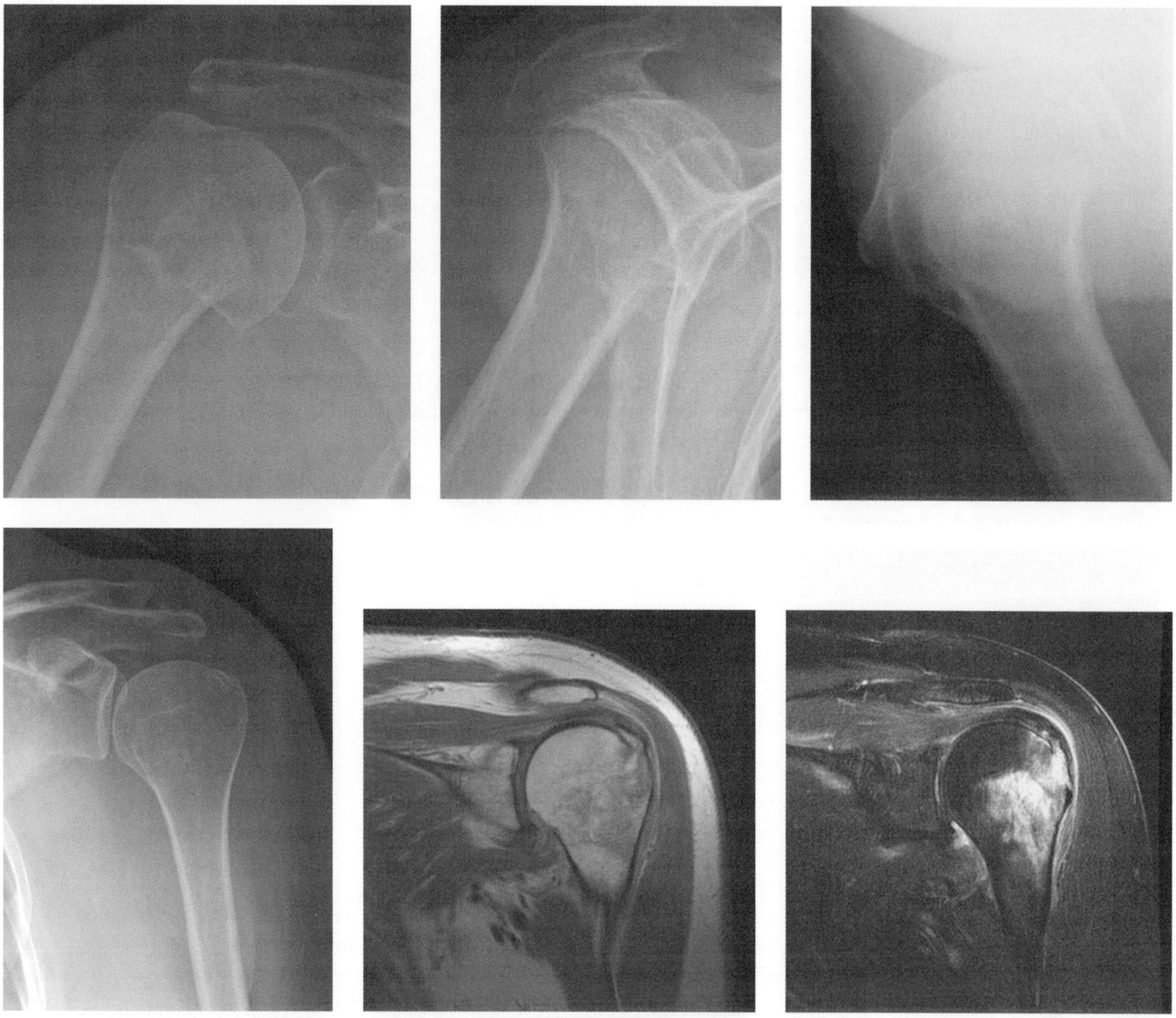

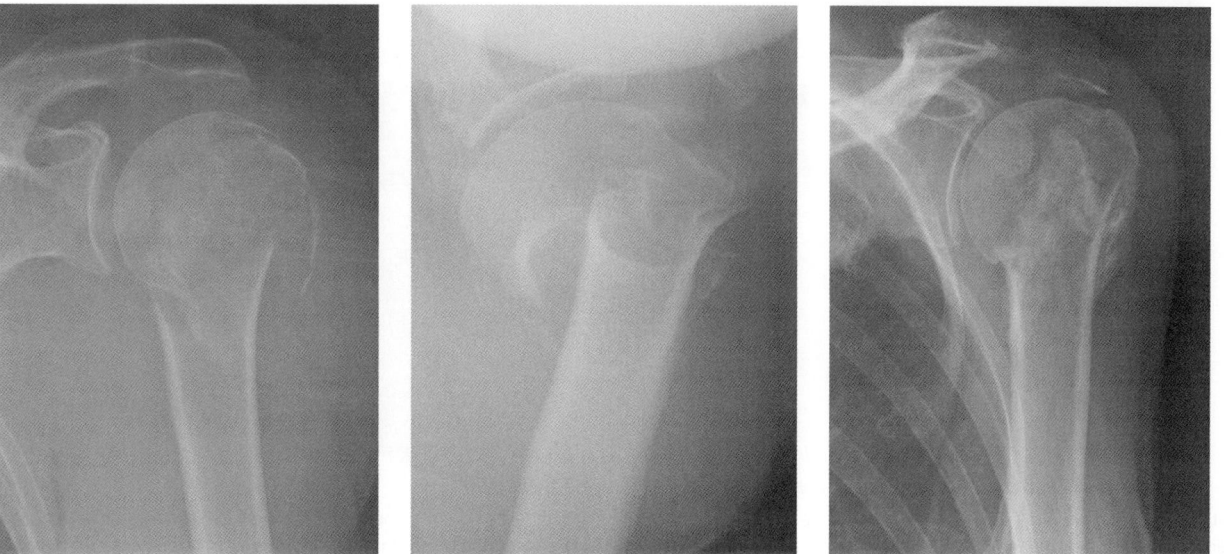

FIGURA 37.23 Fraturas do terço proximal do úmero estáveis através do colo anatômico. **(A-C)** Caso 1: **A:** Projeção AP. **B:** Projeção em Y de Neer. **C:** Projeção axilar. **D-F** Caso 2: **D:** Projeção AP. **E:** Projeção coronal de RM, imagem ponderada em T1. **F:** Projeção coronal de RM, imagem ponderada em T2. Notar o aumento de sinal ao longo do colo anatômico do úmero e a integridade do manguito rotador.

FIGURA 37.24 Tratamento conservador de fraturas do terço proximal do úmero. **A-E:** Mulher, 78 anos, com fratura do colo cirúrgico em duas partes. A e B: Projeções AP e axilar do ombro esquerdo. Notar a impactação da diáfise no terço proximal do úmero. A projeção axilar revela angulação anterior do ápice no local da fratura, com desvio anterior parcial do fragmento diafisário. No entanto, o desvio completo foi evitado pela impactação e interdigitação dos fragmentos fraturados.

(continua)

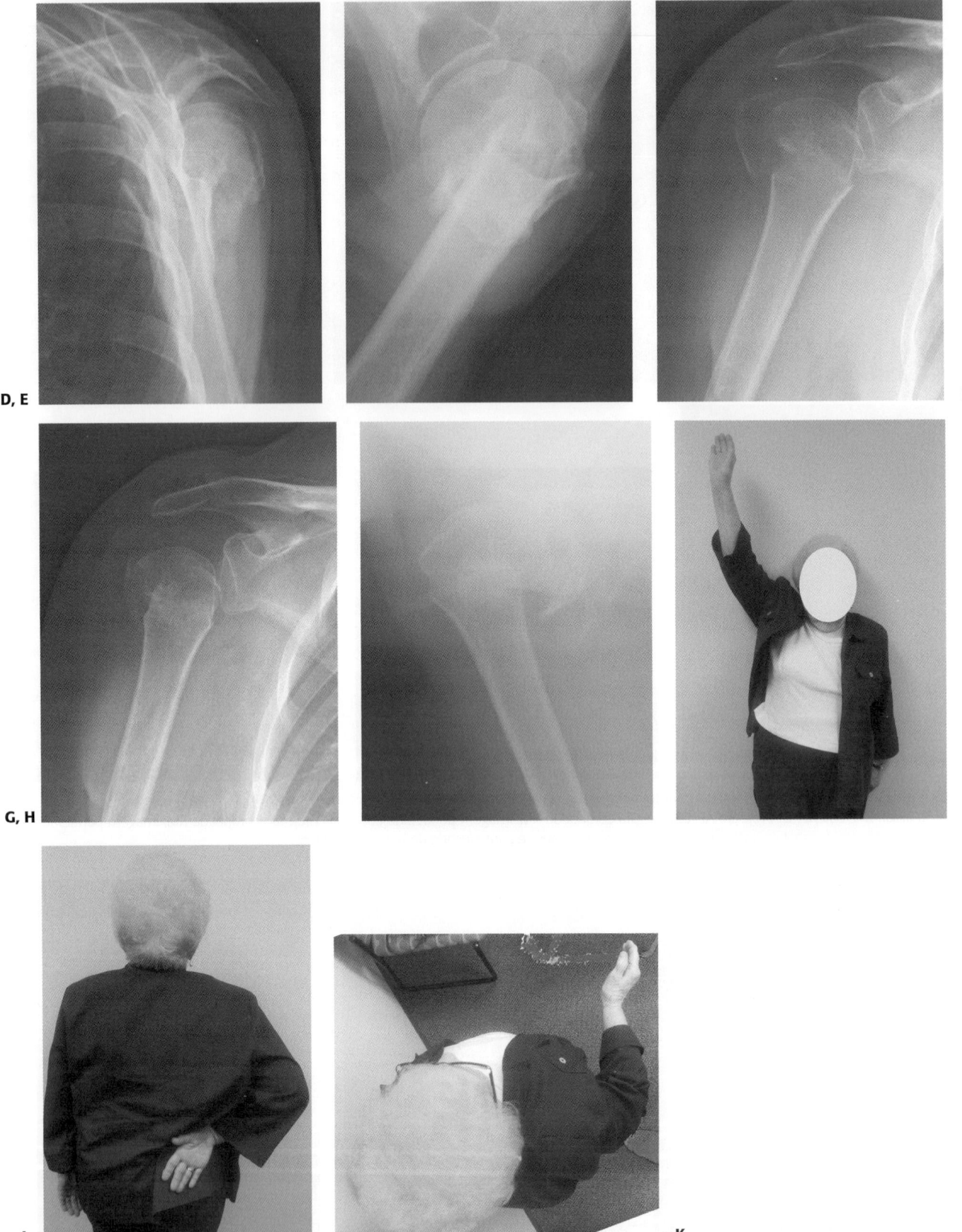

FIGURA 37.24 *(continuação)* **C-E:** Projeções AP, de Neer e axilar, 4 meses após a lesão. Notar a consolidação óssea inicial da fratura. Não ocorreu alteração no alinhamento da fratura. **F-K:** Mulher, 89 anos, com fratura do terço proximal do úmero em quatro partes, com impactação em valgo. **F:** Projeção AP no dia da lesão. **G** e **H:** Projeções AP e axilar três meses após o tratamento conservador. Notar o desvio posterior residual da tuberosidade maior. **I:** Elevação anterógrada, três meses após a lesão. **J:** Rotação medial, três meses após a lesão. **K:** Rotação lateral, três meses após a lesão.

Embora as tuberosidades maior e menor estejam fraturadas, seu manguito periosteal permanece intacto, o que impede o desvio por tração dos músculos do manguito rotador.

Clinicamente, a estabilidade da fratura pode ser avaliada pela palpação do terço proximal do úmero em um ponto imediatamente distal ao acrômio com uma das mãos, enquanto a outra mão promove rotação do braço no cotovelo. Se o examinador sentir que o terço proximal do úmero se movimenta como uma unidade com o segmento distal, a fratura é considerada estável. A crepitação pode ser palpada e, caso ocorra, pode sugerir contato ósseo. Por outro lado, a ausência de crepitação e de movimento sincrônico entre os segmentos proximal e distal sugere desvio da fratura. Embora esse exame possa ser realizado em alguns pacientes, o cirurgião deverá sempre considerar que dor, obesidade e presença de outras lesões podem impedir seu uso em muitos pacientes. É obrigatório o acompanhamento clínico e radiográfico do paciente na fase inicial do tratamento conservador para monitoramento do desvio da fratura (Fig. 37.25).

Indicações/contraindicações

As indicações e contraindicações para o tratamento conservador estão listadas na Tabela 37.1. O tratamento conservador é

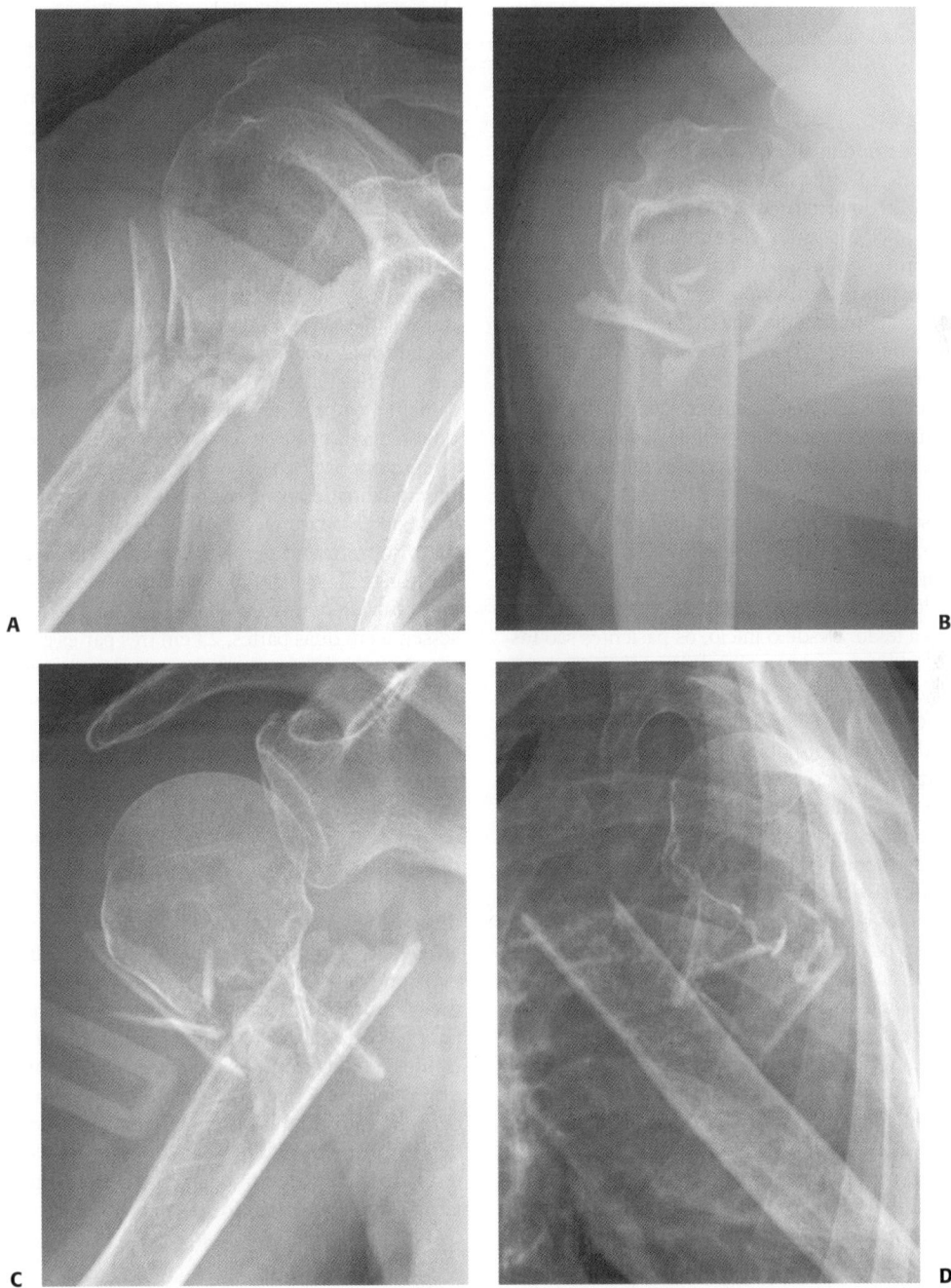

FIGURA 37.25 Fratura do colo cirúrgico em duas partes. **A** e **B**: Projeções AP e axilar do ombro direito. Notar a cominuição na junção metadiafisária. No entanto, o alinhamento e o contato ósseo entre o segmento proximal e a diáfise foram preservados. **C** e **D**: Projeções AP e axilar obtidas duas semanas após a lesão inicial visualizada em **A** e **B**: uma imobilização em tipoia tinha sido estabelecida para o tratamento conservador. Notar o desvio significativo da diáfise proximal, secundariamente à tração exercida pelo tendão do peitoral maior. Dois dias antes da obtenção dessas imagens, o paciente tinha observado uma redução radical na dor.

TABELA 37.1 Tratamento conservador

Indicações	Contraindicações relativas
Fraturas sem desvio ou minimamente desviadas Pacientes não candidatos para cirurgia Pacientes idosos com baixa demanda funcional	Fraturas com desvio e com perda de contato ósseo

considerado o padrão terapêutico para fraturas do terço proximal do úmero não desviadas, minimamente desviadas e estáveis. No passado, foram descritos diversos critérios para o tratamento conservador, com ênfase na idade e no estado de saúde física e mental do paciente.

Técnicas

Diversas técnicas de imobilização foram descritas para o tratamento conservador de fraturas do terço proximal do úmero. Em geral, a imobilização do braço ao peito com o uso de um imobilizador simples do tipo "colarinho e punho", ou do tipo de Gilchrist ou Velpeau para o ombro, é bem tolerada pelos pacientes.[114,341] Como decorrência da tração exercida pelo tendão do peitoral maior no segmento proximal da diáfise, a colocação de um coxim na axila pode ajudar no alinhamento da fratura. Independentemente do método conservador escolhido para o tratamento, o paciente deverá ser cuidadosamente acompanhado para confirmar o alinhamento aceitável e a estabilidade da fratura. Durante o primeiro mês de tratamento, devem ser obtidas radiografias semanais e, em seguida, radiografias quinzenais até que tenham transcorrido seis semanas da lesão, ou até que esteja visível a formação do calo inicial. As radiografias finais serão obtidas após três meses, para confirmação da consolidação.

A imobilização do ombro deve ser usada nas primeiras quatro a seis semanas após a lesão. Desde o início, os pacientes são instruídos a fazer exercícios ativos de amplitude de movimento com o punho e a mão. Normalmente a dor cede dentro de duas semanas após a lesão, o que permitirá a realização de exercícios passivos de amplitude de movimento do ombro. Esses exercícios devem ser realizados de quatro a seis vezes por dia, com a ajuda de um assistente. Uma sessão inicial com a supervisão de um fisioterapeuta poderá ajudar na instrução do paciente e de seu assistente, com respeito ao modo de fazer os exercícios. A estabilidade da fratura orientará o arco permitido dos movimentos. Idealmente, os pacientes deverão ser capazes de alcançar 90° de elevação anterógrada e de rotação, a partir da posição da mão sobre o peito até a posição neutra, com a mão apontando diretamente para a frente. Durante as primeiras duas a três semanas, os exercícios passivos de amplitude de movimento são melhor tolerados na posição supina. À medida que o paciente se adapta a esses exercícios, poderá continuá-los na posição sentada ou em pé. Além disso, exercícios do pêndulo de Codman podem ser executados na forma de exercícios passivos de amplitude de movimento do ombro. O médico deve instruir o paciente a se inclinar para a frente quando estiver em pé. Em seguida, deve deixar que o membro superior penda livremente do ombro, com o auxílio da gravidade. Com essa prática, podem ser alcançados até 90° de elevação anterógrada do ombro. Em seguida, o membro superior é mobilizado passivamente; para tanto, o paciente deve movimentar de forma circular o tronco e deixar que o braço balance como um pêndulo. À medida que a consolidação óssea é alcançada, na sexta semana, provavelmente, terão início os exercícios ativos-assistidos de amplitude de movimento, e os exercícios de fortalecimento serão iniciados três meses após a lesão, de acordo com a cura radiográfica e clínica.

Resultados

Fraturas estáveis do terço proximal do úmero não desviadas ou com mínimo desvio podem ser confiavelmente tratadas por procedimento conservador. Tais pacientes podem obter altos percentuais de consolidação, com resultados funcionais satisfatórios.[198,217,396] Foi constatado que os preditores para os resultados são a idade, de acordo com a classificação da American Society of Anesthesia (ASA) e a classificação de fraturas da AO/OTA.[15]

O tratamento conservador tem sido ainda preconizado para diversas fraturas desviadas. Court-Brown et al. estudaram 131 fraturas do colo cirúrgico em duas partes em pacientes com média de idade de 73 anos para as mulheres e de 69 anos para os homens. Depois de um ano de acompanhamento, os pacientes com menos de cinquenta anos obtiveram consistentes escores funcionais mais altos e readquiriram a capacidade de retornar às compras e aos trabalhos domésticos. O tratamento conservador promoveu resultados similares aos obtidos com o tratamento cirúrgico, mesmo em casos de fraturas com translação igual ou superior a 66%.[78]

Court-Brown et al. avaliaram também o tratamento conservador de fraturas em quatro partes com impactação em valgo em pacientes idosos. Foram obtidos resultados bons ou excelentes em 81% dos pacientes, de acordo com os critérios de Neer. Curiosamente, os pacientes classificaram subjetivamente seus resultados acima da avaliação objetiva do médico. Não foi observada diferença em pacientes com e sem desvio da tuberosidade maior. A funcionalidade apenas diminuiu em presença de desvio combinado do colo cirúrgico e da tuberosidade maior, estando relacionado sobretudo à perda da potência de flexão e de abdução.[76] Hanson et al. avaliaram os resultados do tratamento conservador em fraturas com divisão da cabeça do úmero: 75 em uma parte, sessenta em duas partes, 23 em três partes e duas em quatro partes. Quatro pacientes necessitaram de cirurgia em decorrência de desvio, e cinco outros necessitaram de descompressão subacromial artroscópica em razão de colisão. Transcorrido um ano após a fratura, os ombros lesionados tinham perdido, em média, 8,2 pontos no escore de Constant, e 10,2 pontos no escore DASH, em comparação com o ombro contralateral. A maior variabilidade nos resultados foi observada em pacientes com fraturas em duas partes.[159]

Kristiansen et al.[224] randomizaram um grupo de fraturas em duas, três e quatro partes para tratamento fechado ou fixação externa. Das onze fraturas tratadas por procedimento conservador, ocorreu pseudartrose em duas fraturas do colo cirúrgico e em duas fraturas da tuberosidade maior, e dois pacientes evoluíram para NAV da cabeça do úmero depois de um ano. Dos treze pacientes tratados com fixação externa e que foram acompanhados durante um ano, ocorreu uma infecção profunda, não ocorreu consolidação em duas fraturas, e em um caso houve diagnóstico de NAV. A mediana do escore de Neer foi 79 após a fixação externa e sessenta após o tratamento conservador. Resultados satisfatórios ou excelentes foram alcançados em apenas quatro pacientes no grupo com tratamento conservador e em oito no grupo com fixação externa.

Diversos estudos demonstraram resultados que contradizem os achados de Kristiansen et al. Court-Brown et al. não observaram melhora nos resultados em fraturas em duas partes com desvio tratadas por procedimento cirúrgico quando comparadas às tratadas conservadoramente.[78] Ademais, em um estudo randomizado e controlado que comparou o tratamento conservador com a fixação por banda de tensão de fraturas em três e quatro partes, Zyto et al. chegaram a escores de Constant mais altos após tratamento conservador quando comparado ao tratamento cirúrgico. Embora não tenham sido notadas diferenças com relação às subescalas de dor, amplitude de movimento, força e atividades da vida diária, ocorreu maior percentual de complicações após tratamento cirúrgico incluindo, por exemplo, infecção, NAV, pseudartrose, artrite pós-traumática, embolia pulmonar, e penetração de fio de Kirschner (fio-K).[428] Resultados semelhantes foram observados por Fjalestad et al., que não detectaram diferenças nos escores de Constant ao randomizarem pacientes para tratamento conservador ou para fixação por placa de bloqueio de fraturas em três e quatro partes do terço proximal do úmero.[114] Outro estudo randomizado e controlado de publicação recente não pôde estabelecer diferenças significativas nos escores de Constant e do Simple Shoulder Test em pacientes tratados conservadoramente ou com hemiartroplastia para fraturas em quatro partes. Embora o grupo tratado por cirurgia tivesse melhores escores de dor três meses após a cirurgia, não foram observadas diferenças depois de um ano.[42] Sanders et al. compararam os resultados de fraturas em três partes tratadas com fixação por placa de bloqueio com um grupo de controle não cirúrgico equivalente.[348] Melhor amplitude de movimento foi observada depois do tratamento conservador, enquanto não foram notadas diferenças em termos da satisfação do paciente e no escore ASES de autoavaliação. Mais da metade dos pacientes tratados por cirurgia necessitaram de tratamento adicional, em comparação com apenas 11% no grupo conservador. Resultados semelhantes foram obtidos por Olerud et al. em um estudo prospectivo randomizado que comparou a fixação por placa de bloqueio com o tratamento conservador de fraturas em três partes.[299] As complicações no grupo operatório se resumiram à perfuração da superfície articular por parafuso em 17%. Houve necessidade de reoperação em 30% dos pacientes. No entanto, foi observada consolidação viciosa em 86% dos pacientes tratados por procedimento conservador.

Com o uso de TC, Foruria et al. observaram a ocorrência de consolidação em 98% das fraturas e resultados excelentes ou satisfatórios, segundo os critérios de Neer, em 75% das fraturas tratadas de forma conservadora. Pacientes com impactação em valgo e com fragmento de tuberosidade maior e aqueles com impactação em varo sofreram as maiores perdas de funcionalidade, conforme determinado tanto pelo escore ASES como pelo IBOM.[119] Contudo, Jakob et al.[187] e Court-Brown et al.[76] tinham anteriormente publicado resultados favoráveis em fraturas com impactação em valgo.

Hodgson et al. estudaram o momento para introdução da fisioterapia para pacientes com fraturas do terço proximal do úmero em duas partes. Esses autores observaram que, por volta de dezesseis semanas após a lesão, os pacientes que iniciaram a fisioterapia dentro de uma semana obtiveram melhor funcionalidade e menos dor, em comparação com os pacientes que foram imobilizados durante um período de três semanas. Embora as diferenças funcionais após 52 semanas não tivessem se mostrado estatisticamente significativas, houve maior lentidão na resolução da incapacitação residual do ombro, mesmo dois anos após a lesão, em pacientes com imobilização prolongada.[179,244]

Apesar dos resultados geralmente favoráveis publicados na literatura para o tratamento conservador de fraturas sem desvio, dados recentes sugerem a possibilidade de comprometimento funcional significativo, em que mais de dois terços dos pacientes informaram dor crônica.[58] Entretanto, com base na literatura publicada, parece que o tratamento conservador proporciona resultados comparáveis àqueles da fixação operatória ou da hemiartroplastia, mesmo em fraturas em três e quatro partes com desvio.[42,78,114,224,299,348,428] Diversos estudos randomizados e controlados que avaliaram o tratamento conservador estão atualmente em curso; certamente tais estudos ajudarão a determinar a opção terapêutica ideal para as fraturas do terço proximal do úmero.[48,90,156,229]

Tratamento cirúrgico das fraturas do terço proximal do úmero

Abordagens cirúrgicas

Comumente, são empregadas duas abordagens cirúrgicas para a realização de uma redução aberta e fixação interna (RAFI). São a abordagem deltopeitoral e a abordagem com divisão do deltoide.

Abordagem deltopeitoral. A abordagem deltopeitoral é considerada como o "burro de carga" para a cirurgia reconstrutiva do ombro. Classicamente, essa abordagem é descrita como uma incisão que tem início sobre o processo coracoide e avança ao longo do sulco deltopeitoral, com subsequente identificação e rebatimento lateral da veia cefálica.[181] Na experiência dos autores, uma incisão com início sobre a clavícula, direcionada 1 a 2 cm lateralmente ao processo coracoide em direção a um ponto na linha média do aspecto anterior do braço, 2 cm distalmente à prega axilar, permitirá melhor exposição (Fig. 37.26). Nem sempre o intervalo deltopeitoral estará evidente, especialmente em pacientes com atrofia muscular ou com cirurgia prévia. Para a identificação da veia cefálica, o operador deve desenvolver um retalho cutâneo de espessura total medialmente, na extensão proximal da incisão, até cerca de 1 a 2 cm medialmente ao processo coracoide. Nesse nível, invariavelmente o operador se depara com um triângulo adiposo, com sua base na clavícula. A veia cefálica pode ser prontamente identificada, em seu avanço desde esse triângulo, distalmente. A maioria dos manuais recomendam a dissecção do intervalo mediante o afastamento lateral da veia cefálica, com base no fato de que veias tributárias laterais são mais frequentes, em comparação às veias mediais. No entanto, a mobilização medial da veia cefálica permite melhor exposição, por evitar o seu aprisionamento proximal, quando houver necessidade de promover o afastamento lateral do deltoide (Fig. 37.26). Tão logo o intervalo deltopeitoral tenha sido desenvolvido, o cirurgião deve identificar o espaço subdeltoide e liberá-lo do tecido bursal hipertrófico. Nesse ponto, dependendo do tempo transcorrido desde a lesão, o cirurgião encontrará um hematoma de fratura, tecido cicatricial fibroso, ou mesmo um início de formação de calo. Há necessidade de um cuidadoso manuseio dos tecidos moles, para evitar a desvascularização dos fragmentos fraturados. De particular importância é a identificação da cabeça longa do bíceps no aspecto anterior da diáfise proximal, pois isso facilitará a identificação da fratura, sua redução e a aplicação da placa. O tendão do bíceps é facilmente identificado por palpação digital, em um local imediatamente medial à inserção do tendão do peitoral maior (Fig. 37.26). Em razão de sua proximidade com o ramo ascendente da ACAU, deve-se evitar uma dissecção excessiva desse tendão. Entretanto, o tendão do bíceps pode ter sofrido lesão com a fratura, o que pode causar necessidade de uma tenodese para remover uma possível fonte de dor. Ademais, a presença do tendão do bíceps pode dificultar a redução da fratura.

Abordagem com divisão do deltoide. A abordagem com divisão do deltoide é a preferida por vários autores, pois permite uma aborda-

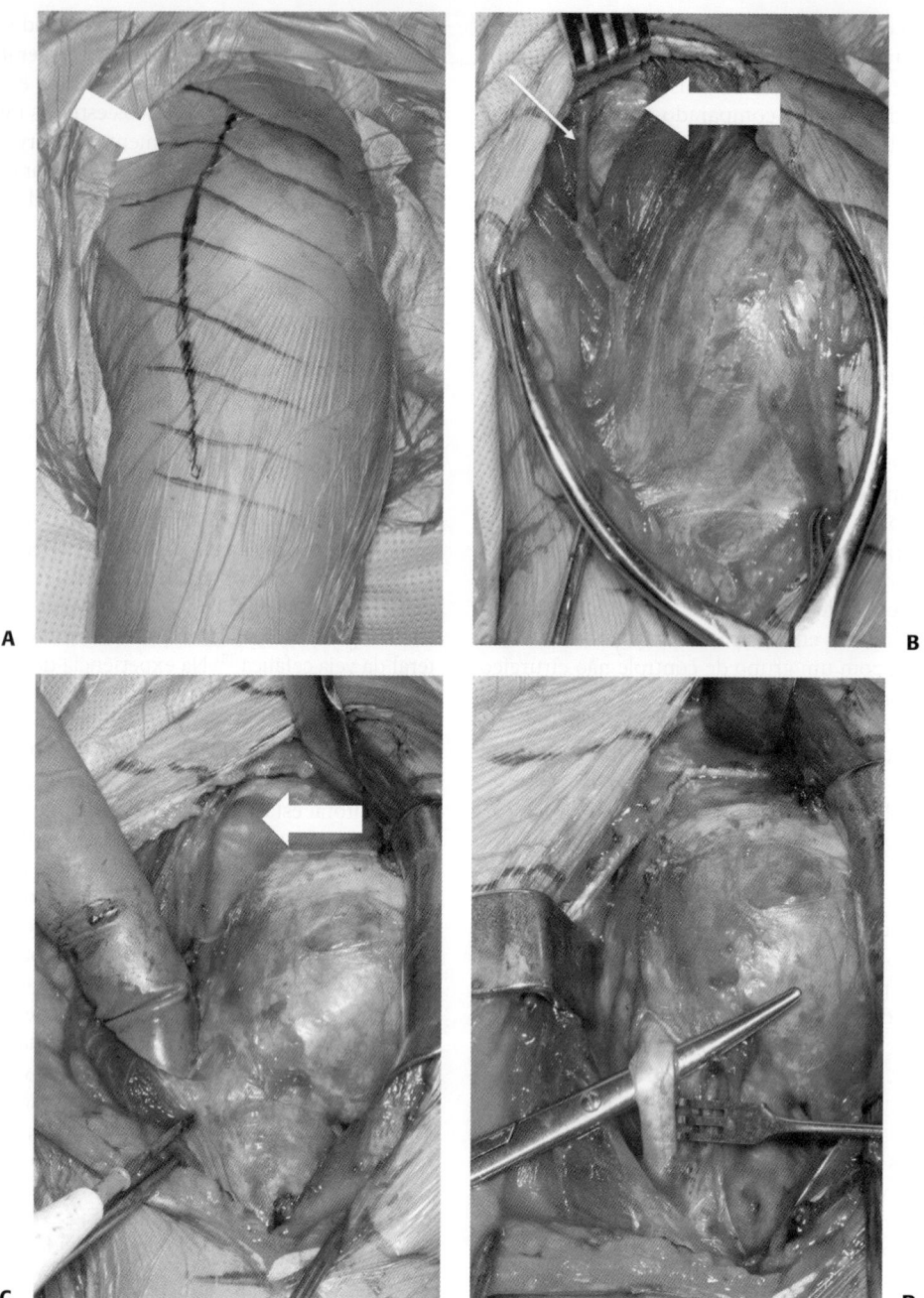

FIGURA 37.26 Abordagem deltopeitoral. **A:** A imagem mostra o aspecto anterior do ombro, à esquerda. A incisão é marcada a 1 cm lateralmente ao coracoide (*seta*). Esse ponto é conectado a um ponto no nível da prega axilar, com divisão do braço em 60% lateral e 40% medial. A incisão tem início ao nível da clavícula, proximal e distalmente, ao longo de aproximadamente 10 cm. **B:** Pode-se identificar um triângulo de tecido adiposo imediatamente distal à clavícula; isso ajuda na identificação do intervalo deltopeitoral. Em geral, o intervalo se situa a 1 cm medialmente ao coracoide (*seta grande*). Em seguida à coagulação das tributárias laterais, a veia cefálica (*seta pequena*) deve ser afastada medialmente. **C:** O coracoide ajuda na orientação (*seta*). O peitoral maior (entre o dedo indicador esquerdo e a ponta do cautério) deve ser identificado. A cabeça longa do bíceps estará localizada em uma posição imediatamente medial ao peitoral maior. **D:** A cabeça longa do bíceps é identificada, o que ajuda na orientação e exposição da fratura do terço proximal do úmero.

gem direta através do local fraturado entre as tuberosidades maior e menor.[131,132,133] Para realizar essa abordagem, o cirurgião faz uma incisão longitudinal ou uma incisão em alça no ombro, com identificação da rafe entre o deltoide médio e o anterior.[333] Esse intervalo é dividido com o uso de uma incisão vertical de 4 cm com início no canto anterolateral do acrômio.[132,226,375] O nervo axilar pode ser identificado por palpação digital na superfície inferior do deltoide, avançando no sentido posteroanterior, situado em média 5 cm distal ao acrômio. Uma sutura de fixação é aplicada no aspecto inferior da divisão, para evitar uma inadvertida propagação distalmente; com isso, o nervo axilar fica protegido (Fig. 37.27). Considerando que o nervo cruza a rafe anterior na forma de um ramo único, a inervação para o deltoide anterior pode ser preservada através de sua proteção durante a dissecção.[131-133,333] Tão logo tenha sido identificada, o cirurgião pode continuar a divisão da rafe distalmente ao nervo, a fim de possibilitar o acesso ao aspecto lateral da diáfise para aplicação da placa. Alternativamente, poderá ser empregada uma abordagem minimamente invasiva, com o uso apenas da divisão acima do nervo e com parafusos percutâneos.

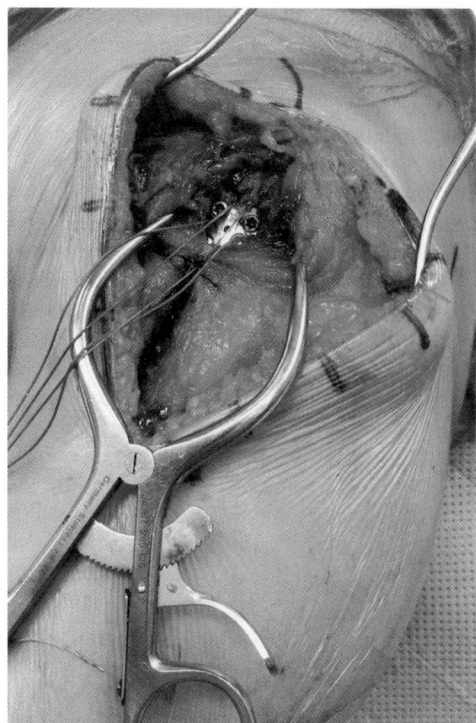

FIGURA 37.27 Divisão do deltoide. Abordagem anterolateral, com início na ponta do acrômio. Notar a sutura de fixação aplicada a 5 cm da ponta do acrômio, para que seja evitada a divisão do deltoide e subsequente lesão ao ramo anterior do nervo axilar. Podem ser visualizadas suturas que saem da divisão. Essas suturas proporcionam fixação adicional entre os tendões do manguito rotador e a placa bloqueada implantada.

A abordagem com divisão do deltoide tem duas desvantagens principais. Em fraturas-luxações anteroinferiores, o fragmento de cabeça do úmero talvez não possa ser acessado através dessa abordagem. Além disso, o ramo anterior terminal do nervo axilar pode ser inadvertidamente lesionado, com possível disfunção do deltoide.

Osteossíntese por placa e parafusos

A RAFI é o método mais utilizado para o tratamento cirúrgico de fraturas do terço proximal do úmero.[24] A exposição direta da fratura oferece as vantagens de possibilitar a manipulação direta dos fragmentos e a visualização da redução e da posição do implante. No entanto, a dissecção cirúrgica poderá comprometer a biologia da fratura, possivelmente interferindo na consolidação e aumentando o risco de NAV da cabeça do úmero.[223,387] Portanto, o cirurgião deverá promover cuidadosa manipulação dos tecidos moles e um desbridamento criterioso. Apesar das vantagens da visualização direta e do acesso ao local fraturado, a RAFI exige uma clara compreensão da geometria da fratura e das forças deformantes que auxiliam na manipulação da fratura, de maneira semelhante às técnicas de redução fechada. Além disso, o procedimento de RAFI deve ser efetuado com a assistência da visão fluoroscópica, para que o cirurgião possa verificar a redução da fratura e possibilitar uma aplicação adequada dos implantes (Fig. 37.28).

A abordagem mais utilizada para RAFI é a abordagem deltopeitoral. Essa abordagem tem a vantagem de permitir que o cirurgião trabalhe ao longo de um plano intranervoso com ampla exposição. Além disso, essa abordagem permite que o cirurgião, em caso de necessidade, converta o procedimento, de RAFI em hemiartroplastia. No entanto, a abordagem deltopeitoral exige uma significativa dissecação de tecidos moles, para que o cirurgião tenha acesso ao aspecto lateral do terço proximal do úmero a fim de reduzir a fratura e aplicar a placa. Embora diversos fatores possam afetar a vascularização da cabeça do úmero depois de uma fratura do terço proximal do úmero, alguns autores sugeriram que a extensa dissecção cirúrgica exigida para o proce-

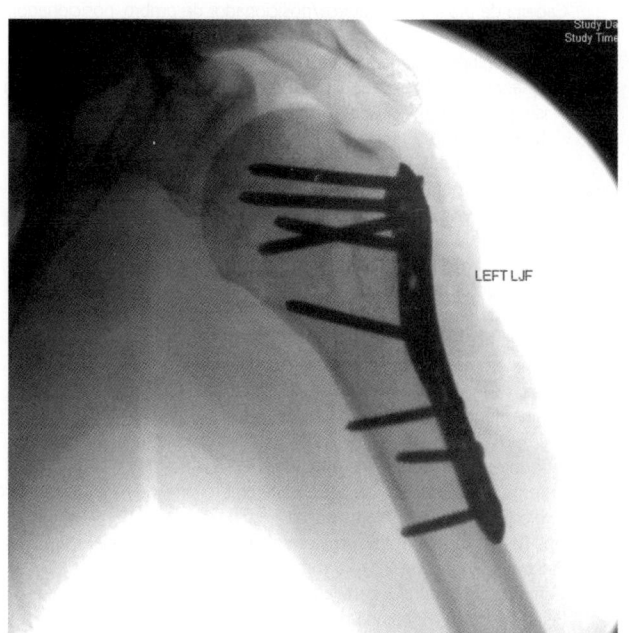
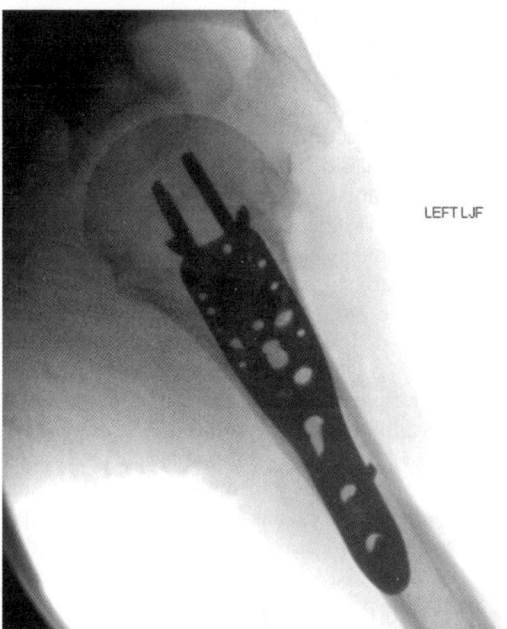

FIGURA 37.28 Projeções intraoperatórias da fixação de uma fratura do terço proximal do úmero por placa e parafusos. **A:** Projeção AP. **B:** Projeção lateral do terço proximal do úmero. Notar que as pontas dos parafusos são mantidas distantes do osso subcondral, para que não ocorra perfuração secundária.

dimento de RAFI com o uso de uma abordagem deltopeitoral desempenha certo papel.[223,387] Ao longo da última década, uma abordagem estendida com divisão anterolateral do deltoide vem crescendo em popularidade, como abordagem menos invasiva e de maior solidez biológica.[131,133,134] Embora exista alguma discussão com relação aos benefícios clínicos da abordagem anterolateral,[168,420] essa opção realmente possibilita um acesso mais direto à tuberosidade maior[133] e à área situada entre as tuberosidades maior e menor, em uma localização imediatamente lateral ao sulco do bíceps.[99] Tal opção permite a manipulação mais direta da cabeça do úmero, além de possibilitar a aplicação da placa e dos parafusos em linha com a incisão. Por outro lado, o potencial de lesão ao ramo anterior do nervo axilar constitui sua principal desvantagem, pois tal percalço poderá acarretar disfunção do deltoide anterior.

Vários métodos de RAFI foram desenvolvidos desde o advento do tratamento cirúrgico de fraturas do terço proximal do úmero. Historicamente, os métodos de uso mais frequente eram a aplicação de fios metálicos em banda de estresse e a osteossíntese por placa e parafusos.[3,4,5,6,12,14,26,31,32,47,49,52,56,62,67,74,80,85,86,91,92,96,101,105,107,108,110,111,112,114,116,118,121,123,127,130,131,132,133,134,139,140,151,152,155,158,160,162,164,166,167,168,169,171,172,174,176,177,178,185,190,191,199,200,201,203,206,208,209,210,211,215,216,223,226,228,229,231,232,238,350,252,253,354,260,261,263,268,273,279,288,295,296,299,300,302,303,304,305,407,309,311,312,316,322,327,332,337,338,339,340,342,345,347,348,349,353,355,356,360,366,370,373,374,375,376,377,378,384,385,386,388,397,398,400,403,406,412,415,422,423,426,428] A aplicação de fios em banda de tensão se fundamenta na incorporação do manguito rotador, com o objetivo de neutralizar as forças deformantes. A fixação por fio metálico ou sutura através das ênteses do manguito rotador tem a vantagem de não depender da presença de osso osteoporótico frágil, frequentemente visto em pacientes com este tipo de fratura, mas sim de um tecido tendíneo mais robusto.[12]

Ao longo dos últimos cinquenta anos, a osteossíntese por placa de compressão e parafusos tornou-se o padrão terapêutico para o tratamento de diversas fraturas diafisárias e também de fraturas do terço distal do úmero. Vários estudos informaram percentuais satisfatórios de consolidação e de resultados funcionais após a osteossíntese por placa e parafusos nestas fraturas, especialmente em populações com pacientes mais jovens.[108,273,350,355,415,422] Foram relatados resultados favoráveis mesmo com mínimo uso de implantes, mediante uma combinação de osteossíntese com placa de um terço tubular não bloqueada e fixação por suturas em banda de estresse para as fraturas em três e quatro partes.[169] Outros estudos, entretanto, informaram elevados percentuais de infecção, necrose de cabeça do úmero e colisão subacromial.[223,306,392,412] Ademais, foram relatados percentuais elevados de desvios pós-operatórios e de colapso em varo, especialmente em pacientes idosos e em fraturas em três e quatro partes.[171,176] A incapacidade de placas e parafusos convencionais em resistir às forças deformantes em varo no terço proximal do úmero, sobretudo em caso de osteoporose, levou ao uso da osteossíntese com placa bloqueada nessas fraturas. Ao contrário das placas e parafusos convencionais, a tecnologia da placa bloqueada possibilita a estabilidade angular entre os parafusos e a placa. Dados biomecânicos demonstraram que sínteses estruturadas no uso de placas bloqueadas são significativamente mais robustas e resilientes, em comparação com sínteses que empregaram parafusos não bloqueados, placas-lâminas e hastes IM.[100,244,366,356] Diversos estudos clínicos demonstraram altos percentuais de consolidação e recuperações funcionais excelentes com o uso de placas bloqueadas no terço proximal do úmero.[5,32,110,112,216,226,260,309,316,228,360] Tais conclusões levaram à disponibilização, no mercado, de várias placas pré-moldadas para uso no terço proximal do úmero. Os modelos de placas variam em termos do número de parafusos proximais e de sua disposição, assim como em possibilidades de aplicação dos parafusos em diferentes ângulos, em relação à placa.[31,32,105,110,208,338,347,406]

Planejamento pré-operatório. Como ocorre em qualquer tipo de tratamento, o planejamento para RAFI de fraturas do terço proximal do úmero exige um conhecimento detalhado da configuração da fratura. Isso se consegue mais facilmente com o uso de uma série radiográfica de trauma e com estudos de TC com representações da superfície em 3D. Em muitos casos, a avaliação pré-operatória da morfologia da fratura e dos fatores relacionados ao paciente para NAV pode estabelecer, de maneira confiável, se a fratura necessitará de reconstrução ou de substituição da cabeça do úmero. Mas, frequentemente, a decisão final será durante a cirurgia. Portanto, é recomendável, sobretudo em fraturas complexas, que o cirurgião tenha à mão uma prótese na ocasião da realização da RAFI. Se o procedimento planejado é uma RAFI, o cirurgião pode usar uma abordagem com divisão do deltoide. Mas em casos para os quais haja alguma dúvida, recomenda-se a abordagem deltopeitoral.

A lista de verificação para planejamento pré-operatório está na Tabela 37.2. É importante que o paciente seja cuidadosamente posicionado; também deve ser feita uma verificação pré-operatória de imagens radiográficas adequadas, o que permitirá uma avaliação intraoperatória acurada da redução da fratura e da aplicação dos implantes. O cirurgião deverá se assegurar da inexistência de estruturas radiopacas subjacentes à cabeça do úmero e à cavidade glenoidal. Eletrodos de ECG, corrimões laterais e tubulações podem interferir na obtenção de projeções radiográficas desobstruídas da fratura durante a cirurgia.

TABELA 37.2 Redução aberta e fixação interna

Lista de verificação para planejamento pré-operatório

- Mesa RO: mesa padrão (em cadeira de praia) ou mesa radioluzente (supina)
- Posição/meios auxiliares para o posicionamento:
  Cadeira de praia: porta-cabeça/posicionador de ombro, posicionador de quadril aplicado à coxa. Cíngulo do membro inferior em flexão de 45°, joelhos flexionados em 30°.
  Supina: coxim sob a escápula ipsilateral, rotação do tronco em 30° na direção do lado lesionado. O uso de uma folha de Plexiglas® por baixo do torso do paciente, salientando-se por 30 cm da borda lateral da mesa, por baixo do ombro lesionado, pode ajudar no posicionamento, especialmente no caso de mesas radioluzentes estreitas e com pacientes de grande porte.[129]
  A colocação dos campos cirúrgicos deve permitir que os ombros fiquem livres no nível da borda medial da escápula
- Localização da fluoroscopia:
  Cadeira de praia: na cabeça do paciente, alinhada com o eixo longitudinal do leito.
  Supina em mesa radioluzente (Jackson): ingresso perpendicular à mesa, vindo do lado oposto para a extremidade a ser operada.
- Equipamento:
  Grampos de redução pontiagudos grandes e pequenos (Weber)
  Introdutor elétrico para fios e furador
  Sistema para aplicação de placa ao terço proximal do úmero (parafusos bloqueados e não bloqueados)
  Fios de Kirschner de 2,5 mm com extremidade rosqueada
  Pinos de Schantz de 2,5/4,0 mm
  Conjunto de parafusos canulados 3,5
  Pequena broca ou bainha para fio metálico
  Gancho ósseo pequeno
  Levantador de periósteo estreito cego, compactador ósseo
  Martelo

É importante que o cirurgião tenha um conhecimento detalhado do implante, para que possa realizar uma colocação adequada da placa e dos parafusos. Deve-se evitar uma aplicação demasiadamente proximal da placa, pois isso causará colisão subacromial. A placa deve ficar posicionada de modo a permitir a aplicação de dois parafusos direcionados dela até o aspecto inferomedial da cabeça do úmero. Além disso, deverá ser posicionada de forma que não colida com a cabeça longa do bíceps. As distâncias da placa em relação ao sulco do bíceps serão recomendadas conforme o implante selecionado.

O comprimento da placa deverá ser selecionado com base na cominuição no nível metadiafisário. Embora não existam dados biomecânicos que determinem qual o número de parafusos diafisários a ser empregado, como rotina são utilizados três parafusos bicorticais. Em fraturas com grande extensão diafisária, talvez haja necessidade de solicitar placas especificamente customizadas para solucionar o problema.

Posicionamento. O posicionamento adequado do paciente permitirá uma redução não obstaculizada da fratura, a visualização fluoroscópica e a aplicação dos implantes. Devem ser obtidas projeções fluoroscópicas AP e lateral antes da colocação dos campos cirúrgicos, com o objetivo de confirmar a visualização adequada e de identificar com precisão os pontos de referência anatômicos e os fragmentos fraturados.

O procedimento RAFI pode ser realizado na posição em cadeira de praia; ou em supinação sobre uma mesa radiolucente.

Posição em cadeira de praia. A posição em cadeira de praia é mais facilmente obtida com o uso de um posicionador de ombro especial que contém um fixador para a cabeça (Fig. 37.29). O ombro deve ficar acessível no nível da borda medial da escápula posteriormente e no ângulo da mandíbula superiormente. O leito ficará flexionado em 45° no cíngulo do membro inferior, com os joelhos em 30° de flexão. O braço C fica posicionado na cabeceira do paciente, com sua entrada pela lateral do leito. Se houver necessidade de autoenxerto, a crista ilíaca deverá ser preparada com colocação de campo cirúrgico (Fig. 37.29).

Na posição em cadeira de praia, poderá ser útil um porta-braço especial para o posicionamento do membro superior durante a obtenção de imagens, manipulação da fratura e aplicação da placa. Esse dispositivo será particularmente útil se o procedimento for realizado com apenas um assistente (Fig. 37.30). Opcionalmente, poderá ser utilizada uma mesa de Mayo acolchoada.

Posição supina. Na posição supina, o torso do paciente pode ficar inclinado em 30° na direção do lado lesionado, com o uso de um coxim ou cunha. Uma lâmina de Plexiglas® com 70 × 40 × 1 cm pode ficar posicionada por baixo do torso do paciente; a lâmina deve se projetar por cerca de 30 cm por sob o membro lesiona-

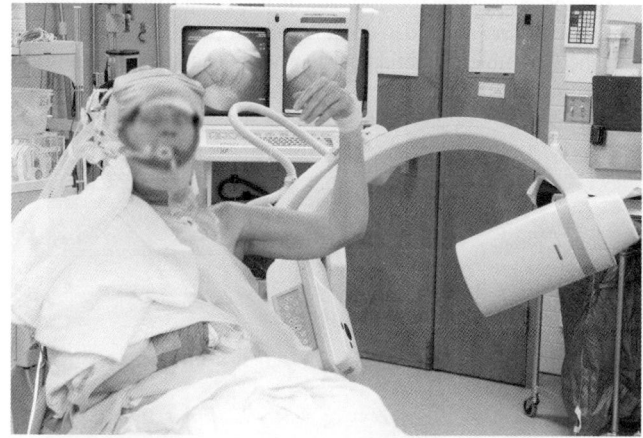
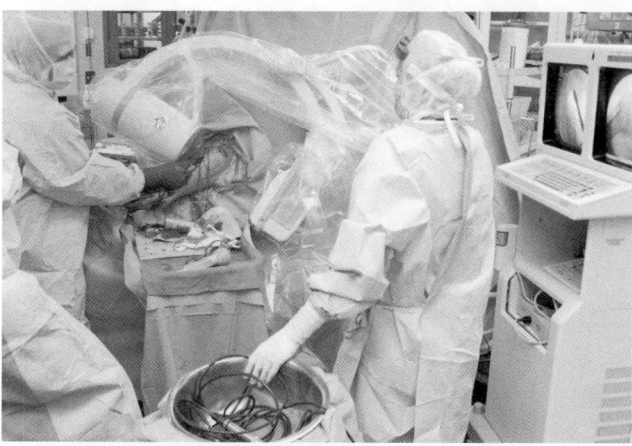
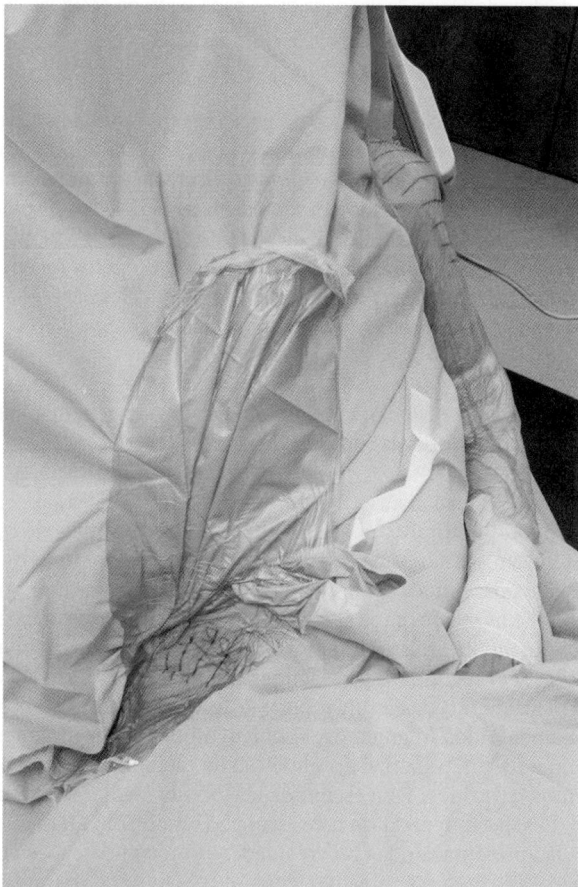

FIGURA 37.29 Posicionamento do paciente. Em cadeira de praia. **A:** Há necessidade do uso de um apoio para a cabeça do paciente, para controle, com segurança, da cabeça durante a cirurgia. Imagens intraoperatórias podem ser obtidas com um minibraço C (como mostra a figura) ou com um braço C comum. **B** e **C:** Se houver necessidade de enxerto ósseo de crista ilíaca, como nessa pseudartrose de colo cirúrgico, a crista ilíaca contralateral deve ser preparada e revestida com campos cirúrgicos. Imagens intraoperatórias podem ser obtidas com um minibraço C (como mostra a figura) ou com um braço C comum.

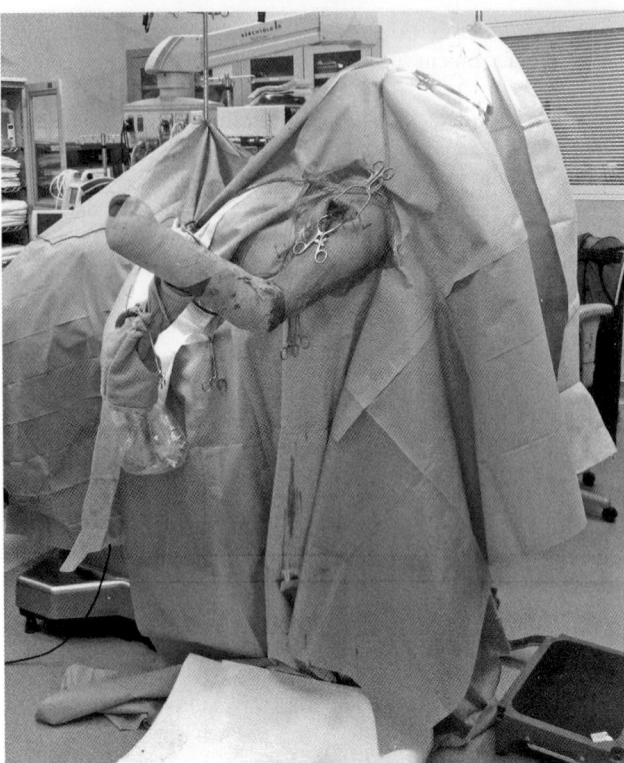

FIGURA 37.30 Posição em cadeira de praia para a abordagem com divisão do deltoide. O uso de um porta-braço pode ajudar no posicionamento intraoperatório.

TABELA 37.3 Redução aberta e fixação interna

Técnica cirúrgica

- Verificar a visualização fluoroscópica adequada de projeções AP e lateral
- Expor o terço proximal do úmero
- Identificar e marcar tuberosidades através dos tendões do manguito rotador
- Reduzir a cabeça do úmero
- Reduzir as tuberosidades
- Manipular a diáfise para redução do colo cirúrgico
- Obter fixação temporária com pinos e suturas transtendíneas
- Confirmar a redução
- Aplicar a placa lateralmente ao sulco do bíceps em posição suficientemente inferior, para que seja evitada colisão subacromial
- Aplicar dois parafusos proximais
- Aplicar um parafuso à diáfise
- Verificar a correção da angulação anterior do ápice no colo cirúrgico
- Aplicar o segundo parafuso à diáfise
- Completar a fixação proximal e distal
- Passar suturas de tuberosidade através dos orifícios da placa e ligar
- Confirmar a adequação do comprimento e estabilidade dos parafusos e a inexistência de colisão com fluoroscopia ao vivo
- Irrigar e fechar

do. Isso permitirá que o flanco do paciente fique alinhado com a borda lateral da mesa e, ao mesmo tempo, apoiará o braço durante a cirurgia.[129] Nos casos em que o cirurgião optou pela posição supina, será utilizado um topo de mesa radiolucente como, por exemplo, o Jackson OSI, e idealmente o braço C é mobilizado perpendicularmente à mesa, pelo lado oposto. Nos casos de emprego de uma mesa radiolucente do tipo em cantilever, o intensificador de imagens ficará mais adequadamente posicionado paralelo à mesa cirúrgica.

Abordagem cirúrgica. Pode-se optar tanto pela abordagem deltopeitoral como pela abordagem com divisão do deltoide.

Técnica. A técnica cirúrgica está resumida na Tabela 37.3. Tão logo o local fraturado tenha sido identificado, as linhas de fratura devem ser expostas por uma elevação limitada do periósteo, que possibilita a avaliação da redução da fratura. É importante que os tecidos moles sejam preservados, por duas razões: em primeiro lugar, isso diminuirá o risco de NAV e de pseudartrose; e, em segundo lugar, facilitará a redução da fratura, por terem ficado intactas as luvas periosteais que orientarão o posicionamento dos fragmentos. O objetivo final da osteossíntese de uma fratura proximal é a obtenção de estabilidade dos fragmentos reduzidos. Essa estabilidade é obtida mediante a redução do aspecto medial do colo cirúrgico ou do colo anatômico e pela aproximação das tuberosidades em torno da cabeça do úmero. Tão logo esse objetivo tenha se concretizado, o implante passará a exercer sua função, ao compartilhar as cargas com o terço proximal do úmero reconstruído, em vez de ter a obrigação de apoiar e suportar sozinho o peso.

A identificação do tendão do bíceps ajudará na localização do sulco bicipital e na correlação de sua posição com a morfologia da fratura, conforme demonstrado nas imagens pré-operatórias. A redução das tuberosidades é obtida mediante a aplicação de suturas robustas através dos tendões distais do manguito rotador, para manipulação dos fragmentos. A tuberosidade maior é controlada por duas suturas distintas, aplicadas nos tendões do infra e supraespinhosos, enquanto a tuberosidade menor é controlada por uma sutura transfixante do tendão do subescapular (Fig. 37.31). A redução da cabeça do úmero é obtida pela correção da angulação em varo-valgo. Em casos de fraturas em três e quatro partes em varo-valgo com impactação, será preciso desimpactar a cabeça do úmero com rela-

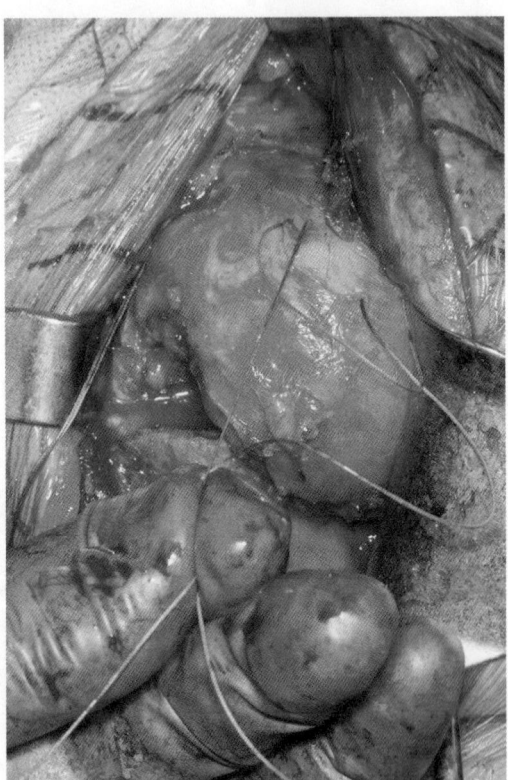

FIGURA 37.31 Suturas através dos tendões do manguito rotador podem ajudar na obtenção do controle dos fragmentos proximais. A incorporação das suturas na síntese final pode proporcionar estabilidade adicional.

ção ao aspecto lateral da metáfise umeroproximal (Fig. 37.32). Essa manobra deve ser realizada por meio de cuidadosa manipulação com uso de elevador, apesar da divisão entre as tuberosidades maior e menor, com simultânea aplicação de tração longitudinal. Assim que a posição da cabeça do úmero for corrigida, as tuberosidades poderão ser reduzidas até suas posições anatômicas. Em casos de fraturas da tuberosidade maior em três partes, a manipulação do subescapular permite a correção de alguma deformidade por rotação medial da cabeça do úmero; o cirurgião poderá usar um levantador para correção de uma deformidade por flexão. Com frequência utiliza-se uma fixação temporária com fios de Kirschner para a estabilização inicial dos fragmentos fraturados. Esses implantes podem ter padrões similares aos da fixação por pinos percutâneos, e não devem invadir a posição planejada para a placa. Em fraturas do terço proximal do úmero em duas partes, um fio de Kirschner aplicado no segmento diafisário em um ponto anterior ao tendão do bíceps poderá ajudar como "âncora" temporária para o tensionamento das suturas de tração do rotador, além de proporcionar uma fixação preliminar.

Assim que a fixação preliminar for efetuada, o cirurgião deverá obter projeções AP e lateral; para tanto, o braço do paciente deverá ser mobilizado em um arco de 90°. A redução do aspecto medial da metáfise umeroproximal deve ser cuidadosamente confirmada, bem como a correção de deformidade apical anterior no nível do colo cirúrgico. Em seguida, o cirurgião selecionará uma placa que permita a aplicação de pelo menos três parafusos no segmento diafisário distal. A posição da placa também deverá ser considerada, para que seja evitada a colisão subacromial,[135] assim como para possibilitar a aplicação de dois parafusos no aspecto inferomedial da cabeça do úmero. No plano sagital, a placa deve ser aplicada posteriormente ao tendão do bíceps, para que não ocorra colisão com essa estrutura e também para possibilitar um posicionamento adequado dos parafusos na cabeça do úmero (Fig. 37.33). Tão logo tenha sido definido o posicionamento final da placa, o cirurgião aplicará dois parafusos bloqueados no segmento proximal. O alinhamento rotacional deverá ser outra vez verificado; em seguida, será aplicado um parafuso no segmento diafisário. Nesse pon-

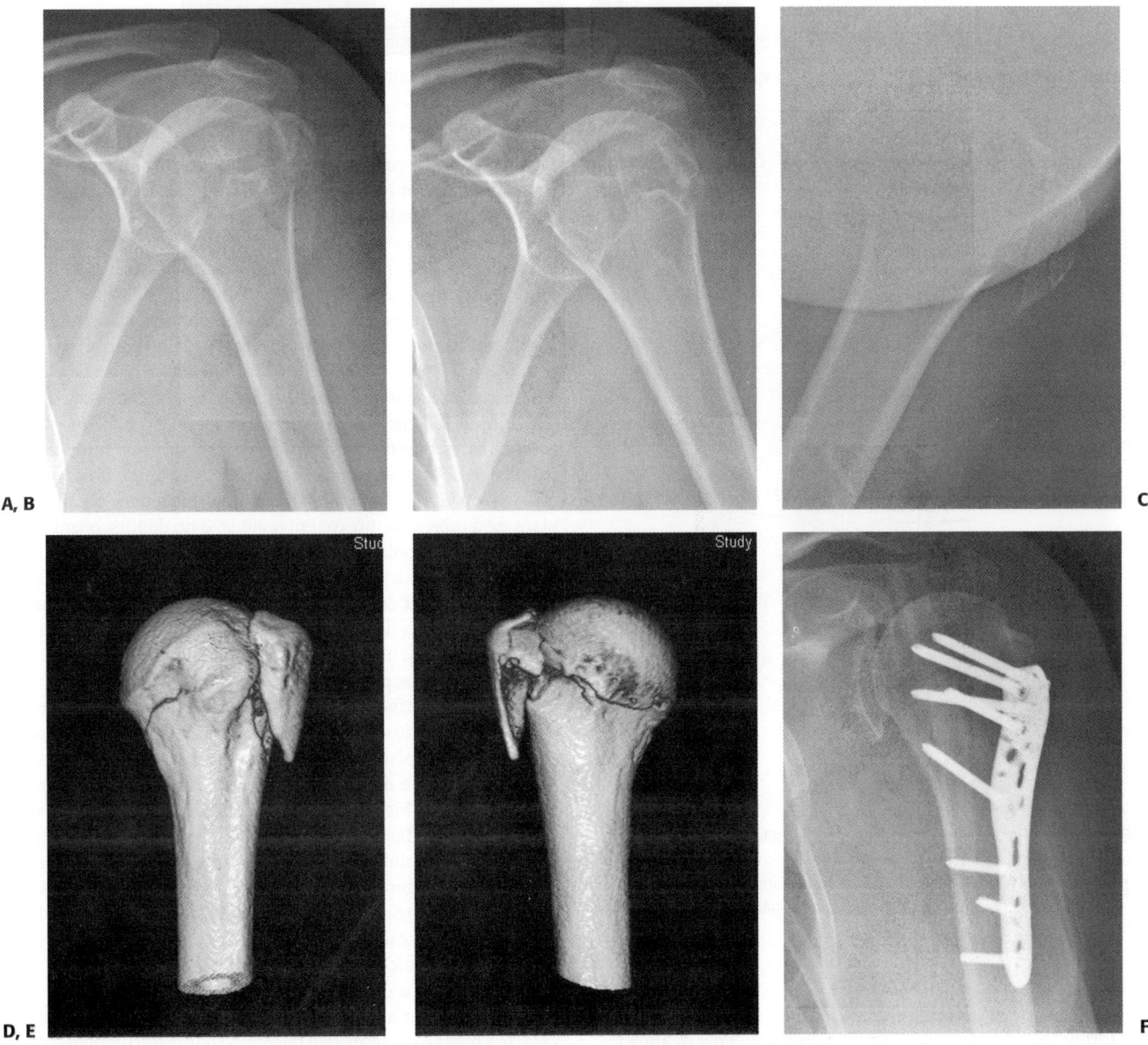

FIGURA 37.32 Mulher, 42 anos, com fratura da tuberosidade maior do terço proximal do úmero em três partes. **A, B, C:** O desvio sutil no aspecto inferomedial da cabeça do úmero diferencia essa lesão de uma fratura da tuberosidade maior em duas partes. **D e E:** Reconstruções 3D confirmam a geometria da fratura.

(continua)

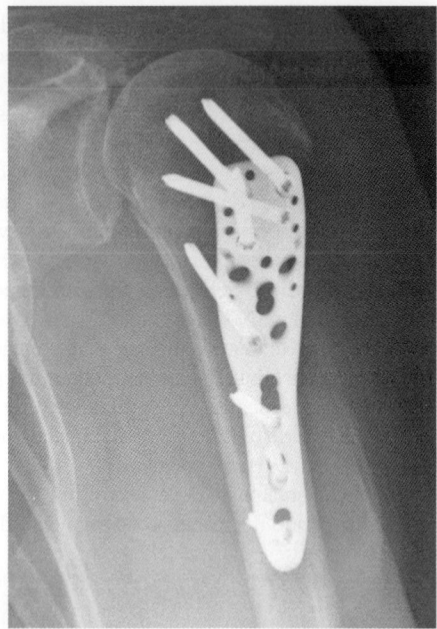
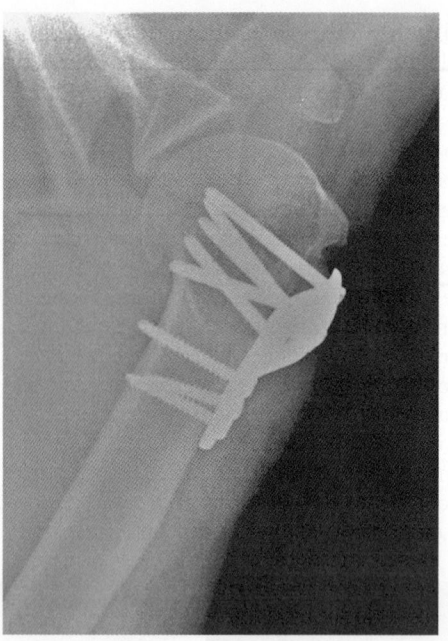

FIGURA 37.32 (*continuação*) **F-H:** Redução e fixação finais. Notar a impactação residual do colo anatômico lateral.

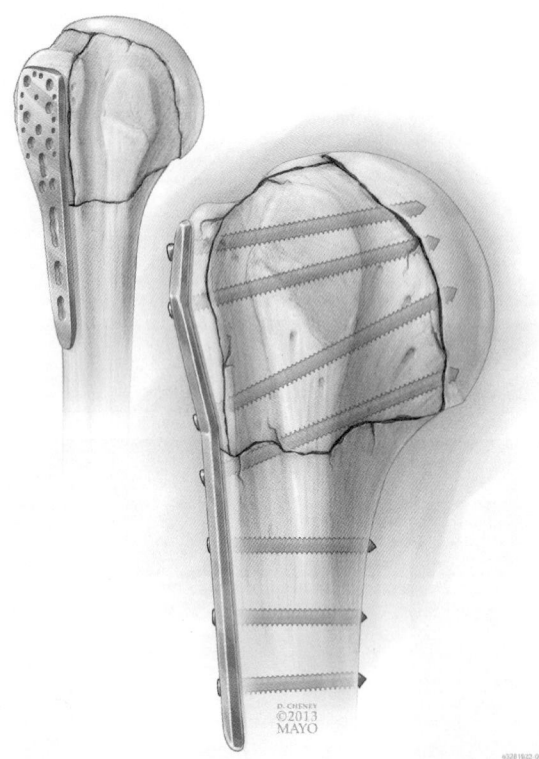

FIGURA 37.33 Posicionamento ideal da placa. Estão disponíveis diversos modelos de placa. A posição da placa deve evitar colisões no sulco do bíceps e permitir a aplicação de três parafusos bicorticais no nível da diáfise do úmero e de parafuso(s) proximal(is) na região do calcar medial do terço proximal do úmero.

to, ainda será possível fazer a correção angular por meio da rotação em torno desse parafuso diafisário. A verificação final de uma redução adequada da angulação do colo cirúrgico será apresentada na projeção lateral; e, então, o cirurgião aplicará um segundo parafuso. Como rotina, depois dessa etapa, são aplicados, no mínimo, mais cinco ou seis parafusos no segmento proximal. A aplicação dos parafusos deve ser realizada após a perfuração apenas da cortical próxima; em seguida, o cirurgião usará um medidor de profundidade como sonda até a palpação do osso subcondral. Essa manobra evita que a superfície articular seja inadvertidamente perfurada, o que, teoricamente, diminuirá a possibilidade de penetração secundária por parafuso.[26] Embora estudos biomecânicos tenham sugerido que as pontas dos parafusos repousem no osso subcondral para que haja maior estabilidade,[243] recomenda-se o uso de parafusos mais curtos, para minimizar o risco de penetração tardia pelo implante e lesão glenoidal[191] (Fig. 37.28).

Foram descritas diversas técnicas para reduzir as fraturas de forma adequada. Uma dessas técnicas envolve o uso de um fio de Kirschner de 2 ou 2,7 mm aplicado através do orifício mais proximal da placa até a cabeça do úmero. Em seguida, o fio de Kirschner é utilizado para a manipulação da cabeça, até que seja obtido um alinhamento adequado e a placa esteja fixa contra o segmento proximal.[332] Essa técnica requer conhecimento apurado de onde aplicar o fio de Kirschner, pois ela definirá a posição da placa, tanto na dimensão craniocaudal como no plano sagital. Podem ser empregados parafusos não bloqueados para tracionar o segmento da diáfise de encontro à placa; essa manobra ajudará na correção de qualquer consolidação viciosa residual e promoverá a aposição da placa à cortical.

Depois que a placa e os parafusos foram aplicados, as suturas transtendíneas são ligadas sobre a placa, o que proporcionará fixação adicional (Fig. 37.34). Os modelos de placa mais modernos oferecem orifícios especiais para essa finalidade. Em seguida, a fratura é mobilizada ao longo da amplitude de movimento funcional do ombro, para confirmação da estabilidade e da ausência de colisão. Sob fluoroscopia ao vivo, o cirurgião verificará cuidadosamente a posição dos parafusos, para que seja descartada a possibilidade de perfuração da cabeça do úmero.

Foi descrito o uso de enxerto estrutural fibular IM, com o objetivo de melhorar a estabilidade de fraturas com impactação em varo, nas quais o calcar medial talvez não tenha sido confiavelmente reconstruído. Foram publicadas várias técnicas com o objetivo comum de criar um apoio no aspecto inferior do colo anatômico, para que não ocorra colapso em varo tardio (Fig. 37.35).[13,64,130,288]

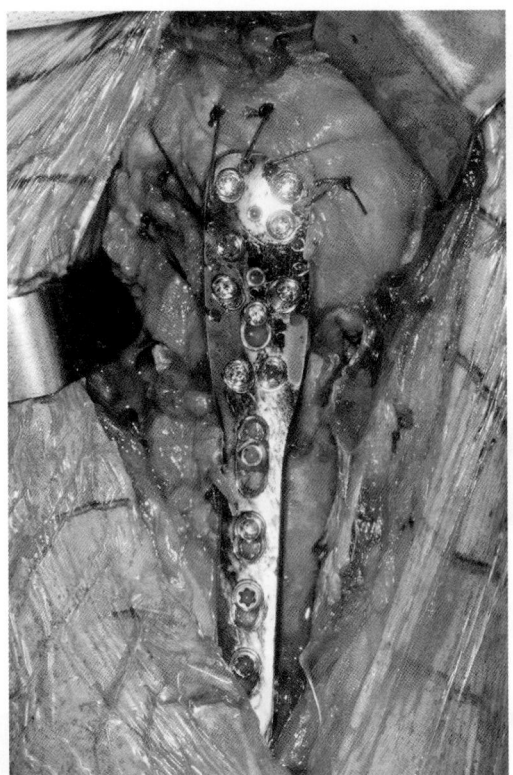

FIGURA 37.34 Posicionamento final da placa, através de uma abordagem deltopeitoral. Notar as suturas transtendíneas passadas através da placa, para reforço da síntese.

Se o cirurgião selecionou uma abordagem minimamente invasiva, com o uso da abordagem com divisão do deltoide, a fixação dos parafusos distais na diáfise do úmero será efetuada através de incisões perfurantes. Essas incisões devem ser aplicadas de tal forma que sejam evitadas lesões ao nervo axilar. Esse perigo também deve ser considerado para a aplicação de parafusos no aspecto inferior do segmento proximal, pois a trajetória do parafuso pode estar alinhada com o nervo axilar.[338,349,375] Foram desenvolvidos gabaritos direcionadores especiais que ajudam na inserção da placa e na aplicação, com segurança, dos parafusos.[338,349]

Cuidados no pós-operatório. Os pacientes deverão ser revisados duas semanas, quatro semanas e três meses após a cirurgia, e ficarão imobilizados por seis semanas em uma tipoia; deve ser incentivada a prática de exercícios ativos de amplitude de movimento do cotovelo, punho e mão. Dependendo do padrão da fratura e da estabilidade obtida, exercícios passivos de amplitude de movimento serão iniciados entre duas e quatro semanas após a cirurgia, com exercícios de elevação anterógrada, rotação lateral e pêndulo. Se a consolidação estiver progredindo adequadamente – tanto em termos clínicos como radiográficos – o paciente iniciará exercícios ativo-assistidos de amplitude de movimento na sexta semana.

Armadilhas potenciais e medidas preventivas. A Tabela 37.4 lista esses aspectos. Apesar de suas vantagens teóricas, dados recentes demonstraram que as placas bloqueadas podem resultar em um percentual significativo de complicações como, por exemplo, parafuso saliente, destarrachamento, quebra de placa, consolidação viciosa e pseudartrose,[52,67,101,263,305,342,388,373,378,397] que frequentemente exigem reoperação.[62,105,178] Diversos fatores foram associados à perda de redução em fraturas tratadas com placas bloquea-

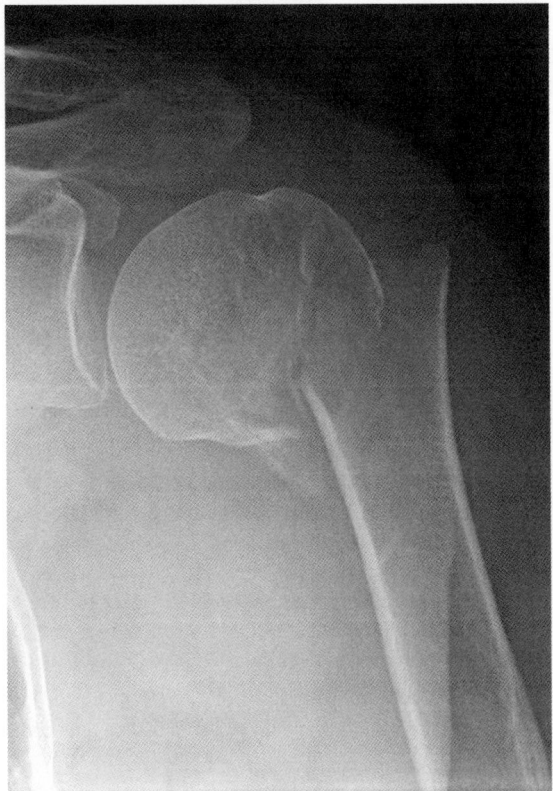
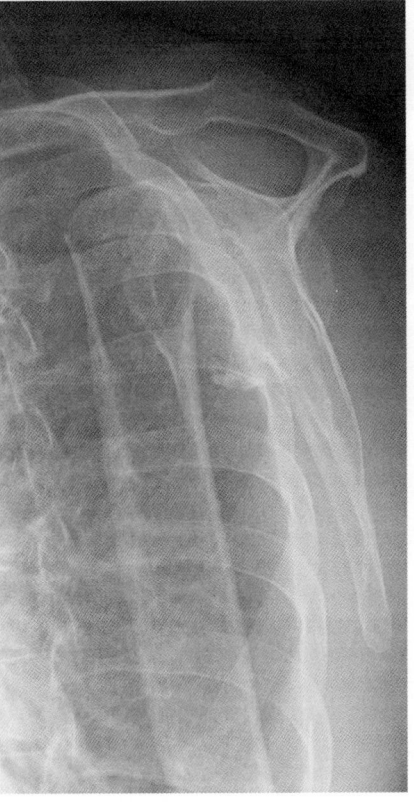

A **B**

FIGURA 37.35 A, B e C: Homem, 32 anos, com fratura de alta energia do colo cirúrgico em duas partes no terço proximal do úmero. **D:** Está presente cominuição posteromedial, o que causa preocupação de possível desvio tardio após a fixação.

(continua)

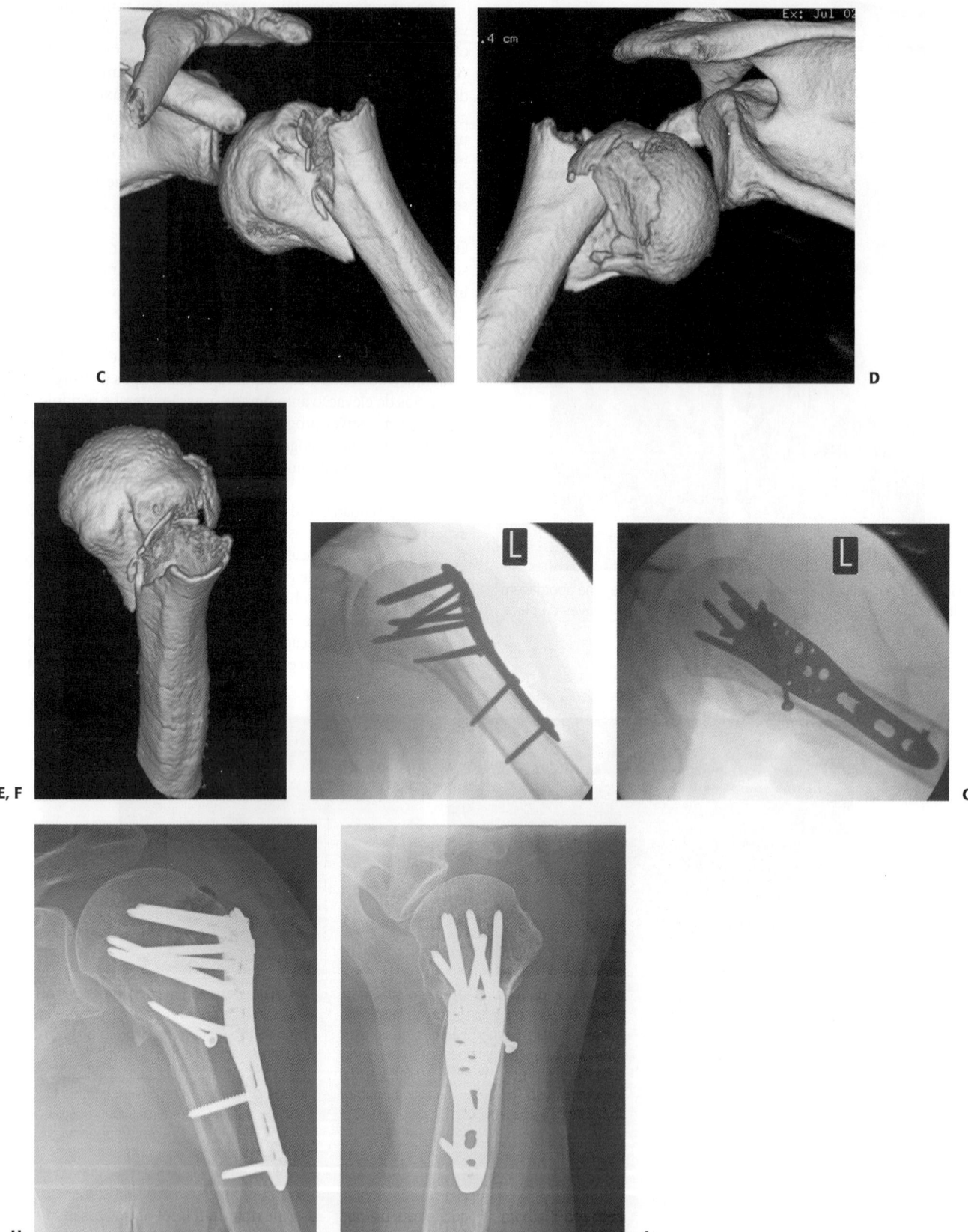

FIGURA 37.35 (*continuação*) **F e G:** Projeções fluoroscópicas intraoperatórias mostram a redução e fixação, com uso de uma combinação de suporte cortical intramedular e fixação por placa e parafusos. **H e I:** Acompanhamento radiográfico, seis meses após a cirurgia.

TABELA 37.4 Redução aberta e fixação interna

Armadilhas potenciais e medidas preventivas

Armadilha	Medidas preventivas
Ruptura vascular do terço proximal do úmero	Dissecção cuidadosa Manipulação atraumática da cabeça do úmero, especialmente em fraturas em quatro partes Minimizar afastamentos mediais em torno do colo do úmero
Redução viciosa	Confirmação sequenciada de redução adequada em dois planos, sob visão fluoroscópica
Colisão subacromial	Verificar o posicionamento da placa com o uso de guias e de visão fluoroscópica Confirmar o posicionamento depois da fixação preliminar e antes da aplicação definitiva dos parafusos Obter uma adequada redução das tuberosidades
Perfuração/penetração da cabeça do úmero por parafuso	Evitar parafusos autorroscantes Perfurar apenas através da cortical lateral; usar o medidor de profundidade como sonda, parando no osso subcondral. Selecionar um parafuso 4 mm mais curto do que a medida obtida
Perda da fixação	Fazer a redução da metáfise medial do úmero Confirmar o posicionamento adequado no plano sagital, de modo a possibilitar a aplicação correta dos parafusos na cabeça do úmero Obter uma redução adequada das tuberosidades Incorporar as suturas em torno dos tendões do manguito rotador na síntese da placa Selecionar parafuso de comprimento e número adequados tanto para o interior da cabeça do úmero quanto para o interior da diáfise Assegurar-se de um encaixe adequado do parafuso de bloqueio na placa
Erosão da cavidade glenoidal por parafusos perfurantes/penetrantes	No intraoperatório, fazer uma detalhada avaliação dos parafusos na cabeça do úmero sob fluoroscopia dinâmica "ao vivo" No pós-operatório, monitorar cuidadosamente a subsidência da cabeça do úmero e possível saliência do parafuso. Remover imediatamente o parafuso, se ocorrer penetração
Lesão ao nervo axilar	Se a abordagem com divisão do deltoide foi escolhida, aplicar suturas de fixação para que não ocorra uma inadvertida propagação distal da janela Durante a aplicação percutânea dos parafusos, evitar orifícios de alto risco Verificar o posicionamento da placa por baixo do nervo axilar antes de iniciar a aplicação dos parafusos

das, como deformidade em varo no pré-operatório, idade avançada, tabagismo, redução viciosa em varo, não incorporação do manguito rotador à síntese por meio de bandas de tensão e apoio medial inadequado.[4,135,218,232,239,268,279,302,303,304,305,378,360,377]

Sudkamp et al. constataram que mais da metade das complicações associadas à fixação de fraturas do terço proximal do úmero com placa bloqueada ocorreu durante a cirurgia. A complicação mais comum foi a perfuração primária da cabeça do úmero por parafuso. A frequência de penetração de parafusos aumentou em casos de colapso da fratura e de penetração secundária[388] (Fig. 37.36). Por isso, é aconselhável uma seleção cuidadosa do comprimento do parafuso. Além disso, deve-se evitar a penetra-

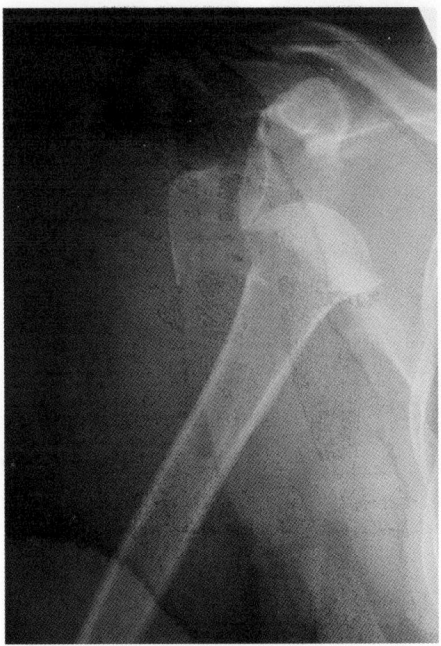
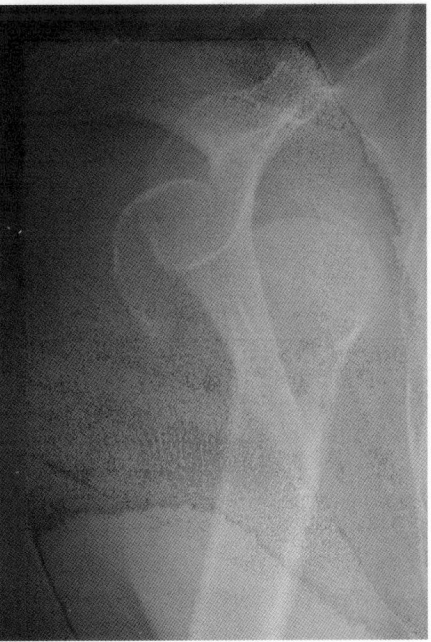

A   **B**

FIGURA 37.36 A-I: Homem, 36 anos, com fratura-luxação do terço proximal do úmero direito em quatro partes e com impactação em valgo tratada com redução aberta e fixação por placa bloqueada.

(continua)

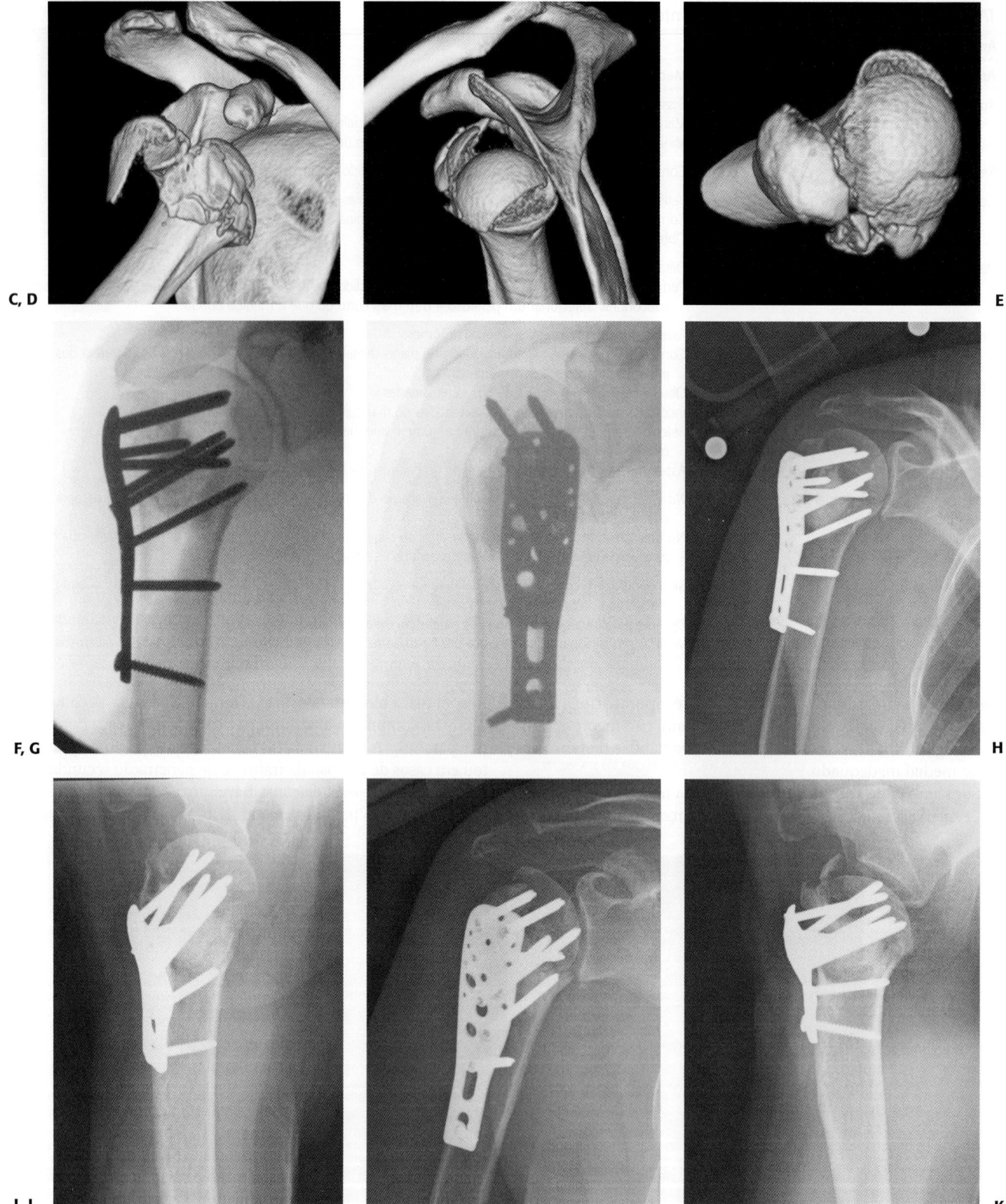

FIGURA 37.36 (*continuação*) **J-M:** Após 8 meses, o colapso da cabeça acarretou penetração secundária de parafuso. **N-Q:** Depois da remoção do implante, ocorreu colapso progressivo da cabeça, acompanhado de grave necrose da cabeça do úmero.

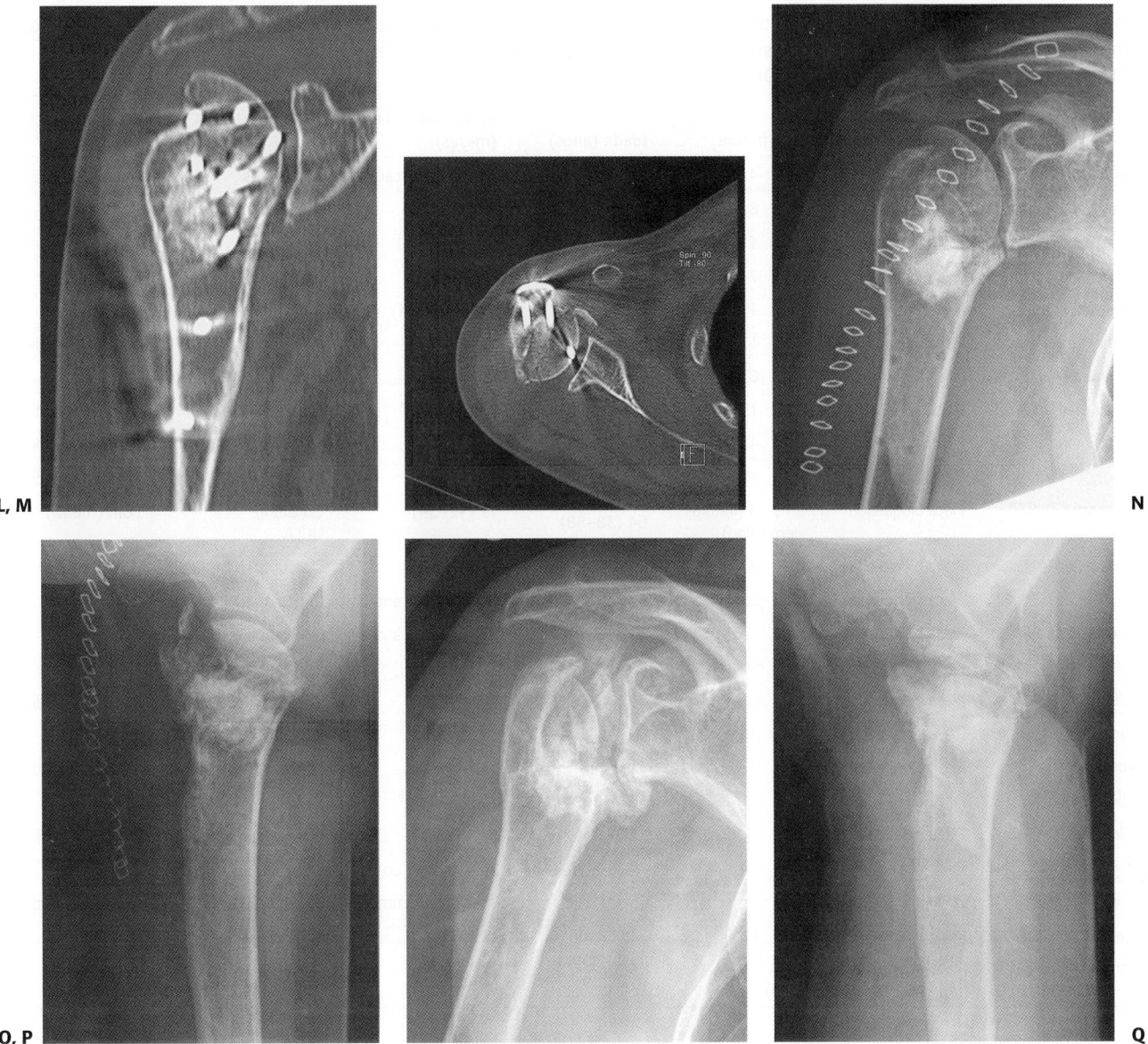

FIGURA 37.36 (*continuação*)

ção acidental da cabeça do úmero durante a perfuração, pois esse problema facilita uma possível perfuração da cabeça.[67]

Gardner et al.[135] demonstraram o impacto que a ausência de apoio medial causa em subsequentes perdas da redução, aumento do percentual de perfuração por parafuso e perda geral da altura, por meio de uma avaliação retrospectiva crítica de radiografias de fraturas do terço proximal do úmero tratadas com placas bloqueadas. A importância do apoio medial também ficou demonstrada em um estudo prospectivo observacional de Yang et al., no qual, em 64 pacientes consecutivos com fraturas do terço proximal do úmero tratados com placa bloqueada, aqueles com apoio medial intacto tiveram resultados funcionais significativamente melhores após um ano (escore de Constant = 81 [apoio medial] vs. 65 [sem apoio medial], $p = 0.002$).[423]

Resultados específicos do tratamento. As Tabelas 37.5 e 37.6 detalham os resultados para a fixação de fraturas do terço proximal do úmero por placa e parafusos em diversos estudos. A Tabela 37.5 lista os resultados de diversos estudos publicados e a Tabela 37.6 ilustra as principais complicações nos mesmos estudos. Constata-se que, a despeito do advento das placas bloqueadas, continuam altos os percentuais de complicações após a fixação de fraturas do terço proximal do úmero com placa e parafusos. Aparentemente as complicações de colapso em varo e de afrouxamento de implante, que ocorrem com o uso de placas e parafusos convencionais, foram substituídas pela penetração de parafuso e por parafusos protuberantes nas placas bloqueadas.[388,389] Diversos estudos informaram resultados bons a excelentes após a fixação com placa bloqueada,[52,114,151,209,226,388,406,426] mas outros estudos relatam apenas resultados razoáveis.[178,279,300] Curiosamente, alguns estudos não demonstraram vantagem da fixação com placa bloqueada em relação ao tratamento conservador de fraturas desviadas do terço proximal do úmero em relação à amplitude de movimento e aos escores funcionais.[299,348] Resultados parecidos foram informados para o tratamento com uso de fixação por haste intramedular,[151] ao passo que outros demonstraram escores ASES, escores de dor e força significativamente melhores após a fixação com placa bloqueada, com a desvantagem de percentuais mais elevados de complicações.[426] Além disso, foram relatados resultados similares entre RAFI e hemiartroplastia em fraturas complexas do terço proximal do

TABELA 37.5 Resultados publicados do tratamento de fraturas do terço proximal do úmero com placas. Onde possível, os tipos de fratura estão definidos pela classificação de Neer, em fraturas de duas, três e quatro partes e fraturas-luxações (FL) e fraturas com divisão da cabeça (DC)

Autores	Técnica	Tipo de fratura 2	3	4	FL	DC	Idade (anos) Média (Variação)	Acompanhamento (meses) Média (Variação)	Escores dos resultados	Resultados
Esser[202,233]	Placa	0	17	8	6		55 (19–62)	74 (12–144)	ASES	92% Ex/Bom
Hessmann et al.[171]	Placa	50	37	11	5		(30–80)	34 (24–72)	Constant	69% Ex/Bom
Hinterman et al.[176]	Placa-lâmina	0	31	7			72 (52–92)	41 (29–54)	Constant	79% Ex/Bom
Wijgman et al.[415]	Placa/amarrilho	0	22	11	27		48 (19–79)	120 (48–264)	Constant	87% Ex/Bom
Wanner et al.[412]	Placa	10	33	17			62 (17–89)	17 (6–42)	Constant	Razoável (média)
Machani et al.[253]	Placa bloqueada	19	37	6			61 (19–76)	19 (11–39)	HSS	60% Ex/Bom
Meier et al.[263]	Placa	4	13	19			69 (23–88)	22 (13–28)	Constant	Razoável (média)
Hirschmann et al.[178]	Placa bloqueada	31	47	41			68	12	Constant	Razoável (média)
Moonot et al.[279]	Placa bloqueada	0	20	12			60 (18–87)	11 (3–24)	Constant	Razoável (média)
Laflamme et al.[226]	Placa bloqueada	17	10	0 (fraturas em valgo)			64 (38–88)	19 (12–34)	Constant/UCLA	Bom (média)
Helwig et al.[164]	Placa bloqueada	34	38	8	7		64 (16–93)	27 (12–73)	Constant/UCLA/IBOM	60% Ex/Bom
Brunner et al.[52]	Placa bloqueada	45	66	35	7	4	65 (19-94)	84% por um ano	Constant	Bom (média)
Südkamp et al.[388]	Placa bloqueada	187					63	83% por um ano	Constant	Bom (média)
Gradl et al.[151]	Placa bloqueada	26	30	16	4		63	12 (12–14)	Constant/IBOM	Bom (média)
Olerud et al.[300]	Placa bloqueada	50	0	0			75 (55–93)	24	Constant/IBOM	Razoável (média)
Yang et al.[423]	Placa bloqueada	8	32	24			62	18 (14–38)	Constant	48% Ex/Bom
Zhu et al.[426]	Placa bloqueada	26	0	0			51	36	Constant/ASES	Excelente (média)
Röderer et al.[340]	Placa bloqueada	107					66 (18–91)	10 (6–12)	IADL	
Olerud et al.[299]	Placa bloqueada	0	27	0			72 (56–92)	24 mínimo	Constant/IBOM/EG-5D	Razoável (média)
Voigt et al.[406]	Placa bloqueada	0	48	8			74 (60–87)	86% durante um ano	Constant/SST/IBOM	Bom (média)
Konrad et al.[209]	Placa bloqueada	153					65	86% durante um ano	Constant/Neer	Excelente (média)
Fjalestad et al.[114]	Placa bloqueada	0	13	12			72 (60–86)	12	Constant/ASES	Bom (média)
Fankhauser et al.[110]	Placa bloqueada	AO/OTA A (4) B (15) C (9)					64 (28–82)	12	Constant	Bom (média)

úmero, contanto que tenham sido obtidas uma redução adequada e uma fixação estável em seguida ao procedimento de RAFI.[21] Porém, outros autores obtiveram escores de Constant significativamente mais altos após a fixação com placa bloqueada quando comparado à hemiartroplastia.[378] De acordo com a mais recente Revisão Cochrane, há poucas evidências favoráveis à RAFI quando comparada a outras modalidades terapêuticas em pacientes com fraturas desviadas do terço proximal do úmero.[157]

Diversos estudos em curso comparam os resultados de RAFI ao tratamento conservador e à artroplastia.[48,156,229,403] Esses experimentos ajudarão a orientar o cirurgião ortopédico no tratamento de fraturas do terço proximal do úmero.

Fixação por banda de tensão

Há várias décadas, a fixação por banda de tensão é usada no tratamento de fraturas do terço proximal do úmero.[285] Diversas técnicas de fixação por banda de tensão já foram descritas na literatura, com uso de fio metálico ou sutura monofilamentar absorvível, ou sutura não absorvível trançada.[74,85,92,162,169,185,231,295,311,428] Embora a fixação por banda de tensão seja mais frequentemente empregada como auxiliar para a fixação com placas e parafusos, hastes IM e artroplastia,[12,74,85,169,219,310,407] é possível obter resultados clínicos satisfatórios ao empregá-la como método exclusivo de fixação.[74,85,92,162,169,185,231,295,311,428]

O principal objetivo da fixação por banda de tensão é a neutralização das forças de tensão, geradas pelo manguito rotador no nível das tuberosidades, e a flexão no nível do colo cirúrgico. Com base nas propriedades de compartilhamento de carga da fixação por banda de tensão, a neutralização das forças de tensão incidentes na superfície do terço proximal do úmero gerará compressão entre os fragmentos durante o movimento, o que promove a consolidação e permite reabilitação precoce. Conforme descrito por Hertel, a cabeça do úmero pode ser considerada como uma fina casca de osso subcondral com estrutura óssea desprezível no interior de seu volume. A estabilização desse fragmento, em casos de fraturas multifragmentadas do terço proximal do úmero, depende sobretudo da carga periférica da borda da cabeça sobre as tuberosidades circunjacentes, de maneira parecida com a manutenção de uma casca de ovo em um cálice porta-ovo.[169] Na maioria dos casos em que o colo anatômico do terço proximal do úmero é afetado, as tuberosidades estão separadas e, portanto, a "casca do ovo" está quebrada. A finalidade da fixação por banda de estresse é criar um "cálice porta-ovo" coesivo, mediante a junção das tuberosidades, uma contra a outra – o que permitirá o necessário apoio à cabeça do úmero (Fig. 37.37).[169]

TABELA 37.6 Complicações publicadas nos artigos detalhados na Tabela 37.5

Autores	Técnica	Cirurgia de revisão	NAV	Afrouxamento de implante	Penetração na articulação	Infecção Profunda	Infecção Superficial	Lesão ao nervo	Pseuda-trose	OA	Luxação	Consolidação Viciosa	Colisão subacromial
Esser[202,233]	Placa	0	0	4									16
Hessmann et al.[171]	Placa	9	4					1	1			15	
Hinterman et al.[176]	Placa-lâmina	21	5							8		8	
Wijgman et al.[415]	Placa/amarilho	0	37			3							3
Wanner et al.[412]	Placa	12	3	5		3					2		3
Meier et al.[263]	Placa	28	0	25			6					3	
Machani et al.[253]	Placa bloqueada	0	0	13		10	8	3					
Hirschmann et al.[178]	Placa bloqueada	22	3	4			1		2				12
Moonot et al.[279]	Placa bloqueada	13	3	9				3	3			6	3
Laflamme et al.[226]	Placa bloqueada	7	0									33	
Helwig et al.[164]	Placa bloqueada	0	17	16	13		6		1				
Brunner et al.[52]	Placa bloqueada	25	8	40		1	1	3					3
Südkamp et al.[388]	Placa bloqueada	19	4	12	21	2	1	2					2
Gradl et al.[151]	Placa bloqueada	13	3	7	8							12	
Olerud et al.[300]	Placa bloqueada	16	0	19	28								2
Yang et al.[423]	Placa bloqueada	13	3	5	8	2							3
Zhu et al.[426]	Placa bloqueada	19	0	9	19	3							
Röderer et al.[340]	Placa bloqueada	33	5	9	19				3				7
Olerud et al.[299]	Placa bloqueada	30	10	39	29				4				
Voigt et al.[406]	Placa bloqueada	21	10		27	7						17	
Konrad et al.[209]	Placa bloqueada	16	1	23	15	1	1						
Fjalestad et al.[114]	Placa bloqueada	16	8	4	28								
Fankhauser et al.[110]	Placa bloqueada	8	8	8	4							12	12

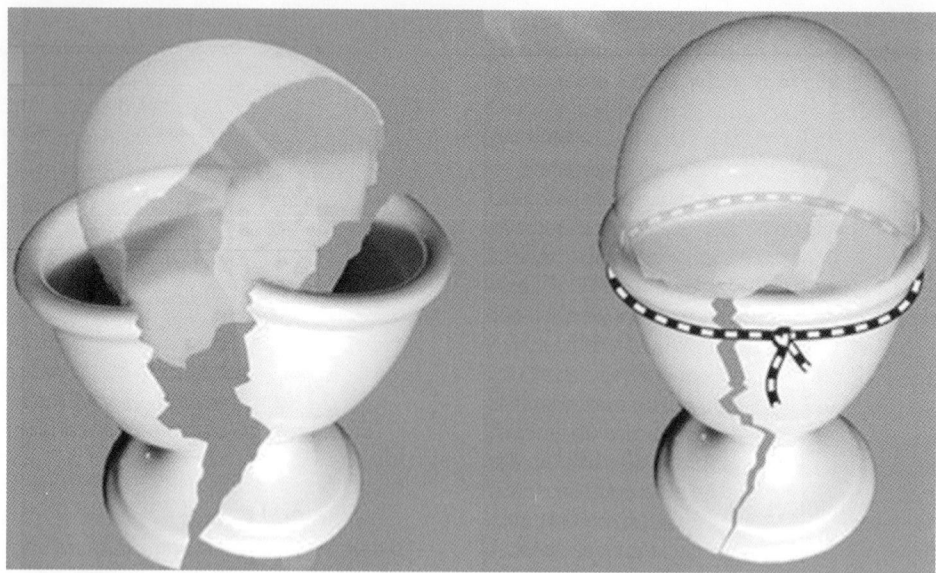

FIGURA 37.37 De Hertel.[169] Em fraturas do terço proximal do úmero, as tuberosidades seguram a cabeça do úmero de um modo parecido com uma taça porta-ovo que segura a casca de um ovo. Mediante a restauração da estabilidade entre as duas partes quebradas do porta-ovo (fragmentos das tuberosidades maior e menor - **A**), teoricamente a cabeça pode ser mantida sem que haja necessidade de uma fixação importante dessa parte **(B)**.

O principal desafio consiste em aplicar as suturas ou fios metálicos da banda de estresse através do tecido que resitirá à carga do terço proximal do úmero durante a fase inicial da reabilitação. Embora alguns autores tenham descrito a aplicação transóssea de fios ou de suturas, essa opção pode não ser bem-sucedida, especialmente em pacientes idosos e com osteoporose. A aplicação de suturas no segmento distal dos tendões do manguito rotador (que são estruturas mais fortes) deverá proporcionar uma fixação mais segura.

A principal vantagem da fixação por banda de tensão é a mínima quantidade de implante necessária. Essa solução tem o potencial de diminuir o risco de colisão subacromial relacionado ao implante. Além disso, se empregada como método exclusivo de fixação, deixará de existir o risco de penetração na cabeça do úmero. Mas, comparada às técnicas percutâneas, a fixação por banda de tensão exige uma exposição aberta da fratura – o que aumenta, teoricamente, o risco de lesão aos tecidos moles.

Planejamento pré-operatório. A Lista de verificação para planejamento pré-operatório está descrita na Tabela 37.7. Essa tabela resume os aspectos importantes do planejamento pré-operatório que não requer apenas o entendimento dos conceitos explicados na seção sobre fixação por placa, mas também depende de uma clara compreensão da fragmentação das tuberosidades e da diáfise do úmero a fim de determinar o posicionamento ideal das suturas e fios metálicos. Sendo uma síntese de compartilhamento de cargas, a fixação por banda de tensão é idealmente empregada em fraturas com mínima cominuição das principais partes fraturadas. Vários estudos, porém, sugerem que, em fraturas em quatro partes com impactação em valgo, o segmento da cabeça pode ser deixado sem redução, enquanto as tuberosidades são fixadas à diáfise do úmero. Ademais, a cominuição do colo cirúrgico pode ser resolvida pela impactação da diáfise na cabeça do úmero e, em seguida, o cirurgião procederá com a fixação por banda de tensão.

Posicionamento. O posicionamento para a fixação por banda de estresse é fiel aos mesmos princípios que regem a fixação por placa e parafusos.

TABELA 37.7 Fixação por banda de tensão

Lista de verificação para planejamento pré-operatório
• Mesa RO: mesa padrão (em cadeira de praia) ou mesa radioluzente (supina)
• Posição/meios auxiliares para o posicionamento: Cadeira de praia: porta-cabeça/posicionador de ombro, posicionador de quadril aplicado à coxa. Cíngulo do membro inferior em flexão de 45°, joelhos flexionados em 30°   Supina: coxim sob a escápula ipsilateral, rotação do tronco em 30° na direção oposta ao lado lesionado   A colocação dos campos cirúrgicos deve permitir que os ombros fiquem livres no nível da borda medial da escápula
• Localização da fluoroscopia: Na cabeceira do paciente, alinhada com o eixo longitudinal do leito
• Equipamento: Furador elétrico   Sutura robusta/fio metálico: não absorvível (#5 poliéster, #2 polietileno; fio de aço calibre 20); absorvível (#2 PDS)   Grampos de redução de ponta larga   Agulha de colpotomia calibre 14 ou agulha espinal   Levantador de periósteo estreito rombo, compactador ósseo   Martelo

Abordagem cirúrgica. A maioria dos autores recomenda uma abordagem com divisão do deltoide para a fixação de fraturas da tuberosidade maior em duas partes, ao passo que, nas demais fraturas em duas partes e também em fraturas em três e quatro partes a abordagem também poderá ser feita pela divisão do deltoide.

Técnica. Já foram descritas na literatura várias técnicas. Hawkins et al. descreveram a fixação com fio metálico em banda de tensão para o tratamento de fraturas em três partes com o uso da abordagem deltopeitoral. Após a redução e a fixação temporária do fragmento de tuberosidade desviado na cabeça com a ajuda de grampos, o cirurgião usa uma agulha de colpotomia calibre 14 para a passagem de fios calibre 20 de aço inoxidável através do tendão do subescapular e da tuberosidade menor, em direção ao aspecto medial da tuberosidade maior, posteriormente. Assim, a agulha penetra no aspecto lateral do segmento da cabeça. Em seguida, cada fio é passado em formato de "oito" através de um orifício na cortical da diáfise do úmero, sendo então ligado.[162,428]

Ochsner e Ilchman[295] descreveram uma técnica em banda de tensão em que o fio de aço inoxidável foi substituído por uma robusta sutura reabsorvível de polidioxanona (PDS); a vantagem teórica desse material é que não há necessidade de removê-lo no futuro. De acordo com a técnica desses autores, as tuberosidades maior e menor são marcadas com suturas distintas que passam por seus respectivos tendões do manguito rotador e se fixam distalmente através de orifícios corticais distintos no segmento diafisário proximal.

Flatow et al. descreveram o uso de fixação da tuberosidade maior por sutura não absorvível forte em pacientes com fraturas da tuberosidade maior não desviadas em duas partes. Por meio de uma abordagem com divisão do deltoide, o fragmento de tuberosidade maior é identificado e mobilizado. Várias suturas de tração são aplicadas através do manguito rotador para a manipulação do fragmento. A frequentemente associada laceração do manguito rotador é reparada e, em seguida, o cirurgião aplica suturas de tração através de túneis ósseos corticais na diáfise proximal; com isso, reduzindo a fratura.[116] Uma técnica semelhante é utilizada para fraturas da tuberosidade maior em três partes; nessa técnica, que usa uma abordagem deltopeitoral, o segmento da cabeça do úmero é reduzido até a diáfise e fixado com robustas suturas multifilamentares de poliéster ou polietileno não absorvível passadas através dos subescapulares e da tuberosidade menor proximalmente, de orifícios corticais distintos, medialmente ao tendão do bíceps distalmente. Em seguida, a tuberosidade maior é reduzida e fixada conforme descrição acima.[311]

Cornell et al. modificaram a técnica de Hawkins, com impactação do segmento de cabeça do úmero até a diáfise e fixação do segmento com um parafuso de 6,5 mm introduzido desde a diáfise até o osso subcondral no centro da cabeça. Em seguida, são criadas duas sínteses em banda de tensão com fio de aço inoxidável calibre 18, conforme descrição de Hawkins.[74,162]

Darder et al. empregaram uma técnica em banda de tensão, além dos fios de Kirschner modificados para o tratamento de fraturas em quatro partes.[85] Fios de Kirschner de 3 mm contendo um orifício de 1 mm em uma das extremidades (para permitir a passagem do fio em banda de tensão) são aplicados através das tuberosidades maior e menor até o canal do úmero, depois de obtida a redução. Em seguida, o fio em banda de tensão é mobilizado através de cada fio de Kirschner e através do orifício cortical na diáfise umeroproximal.[85]

Em um estudo mais recente, Dimakopoulos et al. utilizaram a fixação por suturas transósseas para fraturas das tuberosidades maior e menor em quatro partes com impactação em valgo e em três partes, e também para fraturas da tuberosidade maior em duas partes. O procedimento foi realizado através de uma divisão do deltoide. Seis suturas, no total, foram tracionadas passando por orifícios perfurados com uma broca de 2,7 mm através de cada uma das partes fraturadas.[92]

Cuidados no pós-operatório. A reabilitação após a fixação com banda de tensão começa com exercícios de pêndulo nas primeiras seis semanas após a cirurgia. Subsequentemente, terão início exercícios ativos-assistidos de amplitude de movimento, com transição para o fortalecimento aos três meses, desde que se tenha conseguido a consolidação clínica e radiográfica.

Armadilhas potenciais e medidas preventivas. A Tabela 37.8 lista uma série de armadilhas potenciais e de medidas preventivas. As com-

TABELA 37.8 Fratura

Armadilhas potenciais e medidas preventivas	
Armadilha	Medidas preventivas
Insucesso ou quebra da síntese	Aplicação de numerosas suturas. Uso de sutura não absorvível robusta trançada
Paralisia do nervo axilar	Se possível, usar abordagem deltopeitoral. Se for utilizada a divisão do deltoide, identificar cuidadosamente e proteger o nervo axilar ao longo de todo o procedimento. Usar sutura de fixação para evitar uma divisão acidental do deltoide até o nervo
Implante causando dor	Usar sutura, em lugar de fio metálico de aço

plicações após a fixação por banda de tensão incluem dores decorrentes do uso do fio de aço, NAV da cabeça do úmero, infecção e neurapraxia axilar temporária. Hawkins informou a ocorrência de NAV em dois pacientes depois de tratar catorze com fraturas do terço proximal do úmero em três partes.[162] Flatow et al. relatou um caso de neurapraxia temporária ao tratar doze pacientes que tiveram suas fraturas da tuberosidade maior em duas partes tratadas com fixação por banda de tensão, por abordagem com divisão do deltoide. Nesse paciente, não tinha sido aplicada uma sutura de fixação, mas foi obtida recuperação completa por volta de nove meses após a cirurgia.[116] Ochsner e Ilchmann relataram duas infecções profundas em 22 pacientes tratados com fixação por banda de tensão com fio de aço ou sutura PDS. Uma das infecções, que necessitou subsequentemente de uma artrodese, ocorreu em dez pacientes tratados com fixação com fio de aço, enquanto a outra infecção, que foi resolvida com desbridamento cirúrgico, ocorreu em doze pacientes fixados com sutura PDS. Foi observado um percentual de 50% de NAV. Esse achado não teve relação com o tipo de material usado para a fixação e foi basicamente determinado pelo padrão da fratura inicial.[295] Outros autores não tiveram casos de NAV ao tratar fraturas em duas ou três partes.[311] Na maior série sobre fixação por banda de tensão publicada até hoje, Dimakopoulos et al. detectaram 7% de NAV. Pseudartrose ocorreu em 2% dos casos, enquanto a consolidação viciosa foi observada em 5%.[92]

Resultados específicos do tratamento. Hawkins et al. informaram que oito dos quinze pacientes obtiveram bom resultado, com base nos critérios de Hawkins. A elevação ativa e a rotação lateral foram 126 e 29°, respectivamente, com variação de 60 a 170° e de 15 a 60°, respectivamente.[162] Com base em critérios subjetivos, Flatow et al. relataram a obtenção de doze resultados bons ou excelentes após tratamento de doze fraturas da tuberosidade maior em duas partes, com consolidação em todos os casos.[116] Park demonstrou resultados excelentes ou satisfatórios com base nos critérios de Neer em 89% dos pacientes tratados com fixação por banda de tensão que tinham sofrido fraturas da tuberosidade maior e do colo cirúrgico em duas partes, ou fraturas da tuberosidade maior em três partes. Não foram observadas diferenças nos resultados funcionais, de acordo com a classificação das fraturas.[311]

Zyto et al.[428] não informaram melhores resultados depois do tratamento com fixação por banda de estresse, quando comparado ao tratamento conservador de fraturas desviadas do terço proximal do úmero em três e quatro partes. Ilchmann et al.[185] chegaram a resultados similares para fraturas em três partes, embora tenham observado melhora funcional com a fixação operatória no caso de fraturas em quatro partes.[185] Em uma série de 165 pacientes com fraturas do terço proximal do úmero em duas, três e quatro partes, Dimakopoulos et al. observaram uma média para o escore de Constant de 91, depois de cinco anos da fixação por banda de tensão com sutura trançada não absorvível. Esse escore representou 94% capacidade funcional do ombro contralateral.[92]

Redução fechada e fixação percutânea

A redução fechada com fixação percutânea de fraturas do terço proximal do úmero tem a vantagem teórica de minimizar o trauma aos tecidos moles; o que promove a consolidação e diminui o risco de NAV da cabeça do úmero. Fraturas do terço proximal do úmero em duas e três partes, e com impactação em valgo em quatro partes podem ser tratadas com redução fechada e fixação percutânea (RFFP) por cirurgiões possuidores de profundo entendimento da morfologia radiográfica do terço proximal do úmero, pois a avaliação da redução da fratura dependerá inteiramente das imagens fluoroscópicas. Além disso, também há necessidade de uma compreensão detalhada das estruturas em risco de lesão iatrogênica. Essas estruturas são a veia cefálica e a cabeça longa do bíceps, no aspecto anterior, e o nervo axilar nos aspectos medial, posterior, lateral e anterior do colo cirúrgico.[344] Rowles e McGrory demonstraram em um estudo com cadáveres que, quando se usa a técnica de rotina para aplicação de pinos, o tendão do bíceps e a veia cefálica podem sofrer perfuração em 30 e 10% dos casos, respectivamente. Além disso, em média, os pinos estão localizados a 3 mm do ramo anterior do nervo axilar.[344] Achados semelhantes foram confirmados por outros autores.[192] Assim, a aplicação de pinos deve ser feita ao longo de janelas estabelecidas com segurança, a fim de minimizar o risco de lesão neurovascular iatrogênica.

A qualidade óssea desempenha um papel importante na obtenção de uma fixação adequada com RFFP e também para evitar a migração de pinos e o insucesso da síntese.[207,264] Diversos autores observaram uma correlação entre migração de pino e insucesso da síntese com o aumento da idade.[113,194] Em fraturas do colo cirúrgico em duas partes com cominuição do calcar, a fixação por pinos pode não ser suficiente para fazer frente às forças de deformação em varo; por isso, essa opção deve ser evitada. O tamanho das fraturas da tuberosidade e a ausência de cominuição devem possibilitar fazer, de forma confiável, a manipulação percutânea e alcançar a fixação adequada com pinos e parafusos. As fraturas com impactação em valgo em quatro partes podem ser tratadas com RFFP, em razão das características morfológicas especiais dessa fratura. Nessa fratura, a cabeça é impelida em valgo, com consequente desvio periférico das tuberosidades; permanece intacta uma porção medial entre a cabeça do úmero e o calcar.[187] Além disso, as tuberosidades exibem uma conexão periosteal com a diáfise do úmero. A integridade da porção medial e a continuidade do periósteo, na ausência de visível migração da tuberosidade, são importantes para o procedimento de RFFP ser bem-sucedido.

Planejamento pré-operatório. A Tabela 37.9 oferece uma lista de verificação para planejamento pré-operatório. Um bem-sucedido procedimento de RFFP requer um bom conhecimento da morfologia da fratura e considerável experiência operatória. As projeções AP, axilar e lateral em Y são essenciais para a compreensão do padrão da fratura. Imagens de TC com reconstruções 3D terão utilidade para que seja claramente estabelecido o grau de envolvimento dos fragmentos e o grau de desvio e de cominuição. Dependendo do padrão da fratura, o cirurgião deverá decidir se acredita que o melhor resultado possível pode ser oferecido pela técnica de RFFP. O paciente deve ser orientado em relação aos riscos associados a essa técnica em especial, inclusive sobre a lesão ao nervo axilar, infecção do trato do pino e migração do pino. Uma clara percepção desses riscos e a necessidade de um acompanhamento cuidadoso para monitoração radiográfica são essenciais para obter máxima cooperação do paciente. Finalmente, o cirurgião deverá considerar a idade do paciente e os fatores de risco para uma pequena reserva óssea, pois tais aspectos poderão diminuir a estabilidade dos pinos, havendo talvez necessidade do uso de estabilização adjuvante, ou de recorrer a uma técnica cirúrgica diferente.

Posicionamento. A RFFP pode ser realizada com o paciente na posição de cadeira de praia, ou na posição supina sobre uma mesa radiolucente. A posição em cadeira de praia fica facilitada pelo uso de um posicionador de ombro com um dispositivo para imobilização da cabeça. O ombro deve ficar acessível no nível da borda medial da escápula no aspecto posterior e no ângulo mandibular superiormente. O leito deve ficar flexionado em 45° no cíngulo do membro inferior e em 30° nos joelhos. Na posição supina, o torso fica inclinado em 30° na direção do lado lesionado; para tanto, pode-se usar coxim ou cunha, o que permite o acesso à borda medial da escápula e a extensão do braço, para redução da fratura. O posicionamento adequado do paciente permitirá uma redução não obstaculizada da fratura, a visualização fluoroscópica, e a aplicação do implante. No caso da posição em cadeira de praia, o braço C deve ficar posicionado à cabeceira do paciente; já para a posição supina, o aparelho deverá ficar perpendicular à mesa, avançando do lado oposto. As projeções fluoroscópicas AP, axilar e lateral em Y são obtidas antes da colocação dos campos cirúrgicos, para confirmar uma visualização adequada e identificação acurada dos pontos de referência ana-

---

TABELA 37.9 Redução fechada e fixação percutânea

Lista de verificação para planejamento pré-operatório

- Mesa RO: mesa de rotina (em cadeira de praia) ou mesa radioluzente (supina)
- Posição/meios auxiliares de posicionamento:
  Cadeira de praia: porta-cabeça/posicionador de ombro, posicionador de quadril aplicado à coxa. Cíngulo do membro inferior em flexão de 45°, joelhos flexionados em 30°
  Supina: coxim sob a escápula ipsilateral, rotação do tronco em 30° na direção do lado lesionado
  A colocação dos campos cirúrgicos deve permitir que os ombros fiquem livres no nível da borda medial da escápula
- Localização da fluoroscopia:
  Cadeira de praia: na cabeceira do paciente, alinhada com o eixo longitudinal do leito
  Supina: ingresso perpendicular à mesa, vindo do lado oposto à extremidade a ser operada
- Equipamento:
  Luvas de redução da radiação
  Introdutor elétrico para fios metálicos e furador
  Fios de Kirschner de 2,5 mm com extremidade rosqueada
  Conjunto de parafusos canulados de 3.5 mm (inteiramente rosqueados)
  Broca pequena ou luva para fio metálico
  Gancho ósseo pequeno
  Levantador de periósteo estreito rombo, compactador ósseo
  Martelo

tômica e dos fragmentos fraturados. Portanto, é recomendável que as manobras de redução fechada sejam tentadas antes da colocação dos campos cirúrgicos, para que seja confirmado o posicionamento adequado do paciente.

Abordagem cirúrgica. Em fraturas do colo cirúrgico em duas partes, o procedimento pode ser realizado inteiramente com técnicas de redução fechada. Fraturas mais complexas dependerão de instrumentos percutâneos estrategicamente aplicados, para que seja obtida a redução dos fragmentos. Faz-se um portal anterior para redução com uma incisão cutânea de 1 a 2 cm, localizado em um ponto imediatamente lateral ao tendão do bíceps e que pode ser confiavelmente posicionado sob orientação fluoroscópica no terço lateral do úmero, no nível do colo cirúrgico.[324] Depois que a pele e a fáscia do deltoide sofrerem incisão, o deltoide subjacente deve ser divulsionado em linha com suas fibras. A palpação digital pode ajudar na identificação da cabeça longa do bíceps. Em fraturas em quatro partes, a cabeça do úmero pode ser acessada através da divisão entre as tuberosidades maior e menor, em uma posição imediatamente lateral ao sulco do bíceps. As tuberosidades também podem ser manipuladas através dessa incisão. Uma incisão lateral aplicada imediatamente distal ao acrômio permitirá a introdução de um pequeno gancho ósseo, para ajudar na redução de uma tuberosidade maior medial ou desviada no aspecto posterior. A redução poderá ser melhorada com o uso de um instrumento ponta-romba. O nervo axilar pode ser palpado na superfície inferior do deltoide, através de qualquer das incisões; essa manobra ajudará na aplicação segura dos instrumentos e implantes.

Técnica. A técnica cirúrgica está delineada na Tabela 37.10. Embora a técnica para redução fechada e fixação percutânea se atenha a um padrão estabelecido, diversos métodos de fixação percutânea foram descritos na literatura. Descreveremos a técnica mais amplamente divulgada, que envolve a fixação com o uso de fios de Kirschner de 2,5 mm com rosca na extremidade, aplicados em diversos planos.[102,186,187,319,393] Em razão das preocupações relacionadas à migração de pino e à insuficiente rigidez da síntese, foi estudada a adição de um mecanismo que permita a interligação entre os pinos.[33,59] A finalidade é fixar firmemente os pinos de modo a evitar sua migração, e também proporcionar estabilidade angular a fim de melhorar a rigidez dos implantes. Além disso, foi sugerido o direcionamento dos pinos através de trajetórias predeterminadas, com o objetivo de melhorar o posicionamento dos pinos no interior do osso mais robusto, no interior da cabeça do úmero.[35,51,94,188,325]

Fraturas em duas partes. As fraturas do colo cirúrgico em duas partes são reduzidas pela manipulação do segmento distal entre 80 e 90° de abdução, para equilibrar a deformidade do segmento proximal. A manipulação do segmento distal depende de tração longitudinal, para a oposição das superfícies fraturadas, e de pressão posterior para a correção da angulação apical anterior. Em seguida, a correção da rotação é realizada sob orientação fluoroscópica. A rotação é avaliada mediante a obtenção de uma projeção de perfil perfeito do terço proximal do úmero. Com o cotovelo flexionado em 90°, o segmento distal é alinhado com o antebraço em 30° de rotação lateral em relação ao plano da imagem. A manipulação do segmento proximal pode ser efetuada com o uso de fios de Kirschner de 2,5 mm aplicados por via percutânea, ou de pinos de Schantz 4.0. Se não for possível conseguir a redução por procedimento fechado, isso pode ser sinal de interposição da cabeça longa do bíceps no local da fratura. A confecção de um portal percutâneo anterior, conforme descrito acima, permite a palpação do tendão do bíceps e, em caso de necessidade, a liberação do local fraturado. Além disso, o cirurgião pode usar um levantador de periósteo para "calçar" o segmento proximal sobre a diáfise. Essa manobra deve ser realizada de maneira muito cuidadosa, para evitar cominuição no local da fratura. Tão logo a redução adequada tenha sido obtida, a fixação da fratura será conseguida com o uso de fios de Kirschner de 2,5 mm com ponta rosqueada. Normalmente, o componente do colo cirúrgico é transfixado com um mínimo de três fios de Kirschner introduzidos na direção distal-proximal, aplicados em dois planos e em diferentes angulações. Como rotina, três pinos são utilizados: um na direção anteroposterior e os dois restantes na direção lateral-medial. Os pinos anteriores aumentam a rigidez torcional da síntese; esses implantes devem ser acrescentados se o cirurgião julgar que os dois pinos laterais não proporcionam estabilidade suficiente.[281] No entanto, com o uso dos pinos na região anterior há o risco de perfuração da cabeça longa do bíceps ou da veia cefálica; portanto, esses implantes devem ser aplicados cuidadosamente.[344] Com base em dados biomecânicos, dois pinos a partir das tuberosidades, com avanço até o aspecto medial da cortical proximal do úmero podem aumentar a rigidez da síntese, em comparação com o uso exclusivo de pinos laterais retrógrados.[97] Para que não ocorra lesão ao nervo axilar, os pinos laterais devem penetrar na cortical do úmero em um ponto que esteja situado no mínimo no dobro da distância desde o aspecto superior da cabeça do úmero até a margem inferior da cabeça, com o fio de Kirschner angulado em aproximadamente 45° com a superfície cortical. Depois da divulsão, os pinos devem ser aplicados através de uma luva (para diminuir o risco de lesão neurológica) até a cabeça do úmero em 30° de retroversão. Para que a estabilidade seja maximizada, os pinos devem divergir, tanto no local da fratura como no interior da cabeça do úmero, devendo avançar até o nível do osso subcondral, evitando a penetração da superfície articular[186,196,344] (Fig. 37.38).

O posicionamento dos pinos deve ser cuidadosamente verificado pela fluoroscopia, tanto na projeção AP como na axilar, com

TABELA 37.10 Redução fechada e fixação percutânea

Técnica cirúrgica

- Obter projeções fluoroscópicas AP em rotação lateral e axilar do ombro não afetado, para referência intraoperatória
- Confirmar a visualização adequada da fratura em projeções AP, axilar e de Neer antes da colocação dos campos cirúrgicos
- Executar as manobras de redução antes da colocação dos campos cirúrgicos, com confirmação do posicionamento adequado
- Após a colocação dos campos cirúrgicos, identificar e desenhar os principais pontos de referência na pele, inclusive a localização esperada do nervo axilar
- Executar redução fechada do componente do colo cirúrgico da fratura
- Estabelecer o portal anterior para redução, se houver necessidade
- Criar portais de entrada distais para a introdução de pinos retrógrados e divulsionar até o osso
- Sobre a luva do fio metálico, transfixar a fratura do colo cirúrgico com dois pinos laterais e um anterior, se houver necessidade
- Confirmar pela fluoroscopia a adequação da redução e da fixação
- Reduzir as tuberosidades e fixar com pinos
- Confirmar a redução e a fixação
- Se planejado, trocar os pinos por parafusos canulados
- Aparar os pinos de maneira rente, para que fiquem em posição subcutânea
- Fechar o portal de redução
- Imobilizar em tipoia

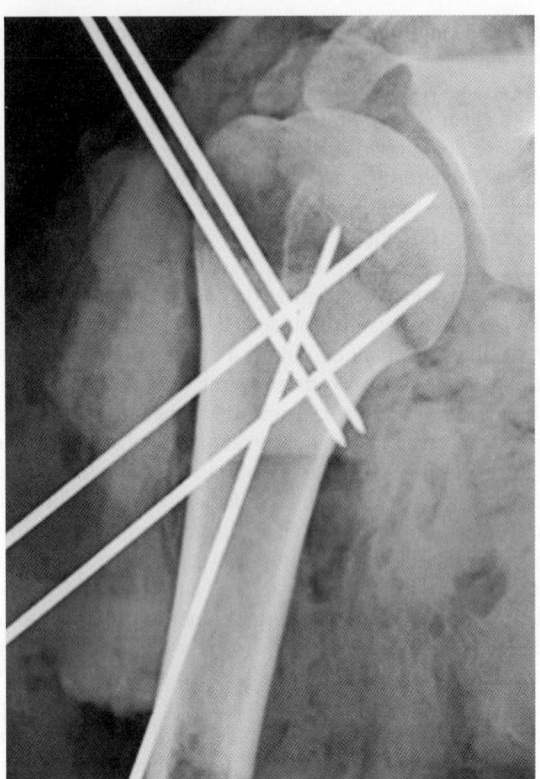

FIGURA 37.38 Configuração característica dos pinos para redução fechada e fixação percutânea. De Rowles et al.[344]

rotação medial e lateral máxima. Pinos direcionados para o aspecto posterior da tuberosidade do úmero apresentam maior risco de penetração na superfície articular, sem que sejam detectados durante a fluoroscopia. Foi demonstrado que uma imagem AP com o ombro em 60° de rotação lateral exclui confiavelmente esse problema.[205]

Fraturas em três partes. Considerando que a maioria das fraturas em três partes envolve um fragmento separado da tuberosidade maior, o segmento da cabeça do úmero fica em rotação medial. Portanto, a diáfise do úmero e o segmento da cabeça ficam alinhados no nível do colo cirúrgico mediante o posicionamento do braço em adução e rotação medial. A deformidade apical anterior fica corrigida com a aplicação de uma força posterior e por fios de Kirschner aplicados como nas fraturas do colo cirúrgico em duas partes. O braço é então posicionado em rotação neutra e abdução. O cirurgião usa um gancho ósseo aplicado percutaneamente para firmar a tuberosidade maior e reduzi-la até a posição correta. É recomendável o engate do fragmento no nível do local de inserção do manguito rotador para minimizar o risco de fragmentação. A fixação é conseguida com dois fios de Kirschner aplicados na tuberosidade e direcionados para a cortical medial do terço proximal do úmero. Para que não ocorra lesão ao nervo axilar nesse nível, a ponta do fio de Kirschner deve deixar o aspecto medial da cortical pelo menos 2 cm distalmente ao aspecto mais distal da cabeça do úmero.[344] Se for desejável, a fixação definitiva poderá ser completada mediante o corte subcutâneo dos fios de Kirschner, ou por sua substituição por parafusos canulados.[326] Considerando que não seja absolutamente necessária a compressão interfragmentar para a fixação e que sua ocorrência pode aumentar o risco de fragmentação secundária, é recomendável o uso de parafusos de rosca completa. Esses implantes melhoram a estabilidade.

Fraturas em quatro partes com impactação em valgo. A redução de fraturas em quatro partes com impactação em valgo começa com a correção da inclinação lateral da cabeça do úmero. Com o ombro em adução, introduz-se um levantador rombo através do portal de redução anterior. O acesso à cabeça do úmero é conseguido através da divisão entre as tuberosidades maior e menor, quase que invariavelmente num ponto a 5 mm atrás do sulco bicipital. Tão logo o alinhamento da cabeça do úmero tenha sido corrigido, fixa-se a cabeça com dois pinos a partir da cortical no aspecto lateral do úmero distal até a cabeça do úmero. Mediante a redução da cabeça do úmero, normalmente a tuberosidade maior readquirirá sua posição anatômica, contida pelo periósteo no aspecto distal e pelo manguito rotador proximalmente.[326] Em seguida, a tuberosidade maior é fixada com fios de Kirschner ou parafusos canulados (Fig. 37.39). Esses implantes podem ser direcionados para a cabeça do úmero proximalmente e até a diáfise distalmente. A seguir, o braço é conduzido até 70° de abdução e rotação medial, para obter uma projeção axilar do ombro, de modo a visualizar o perfil do aspecto anterior do terço proximal do úmero. Em seguida, a tuberosidade menor é controlada com um gancho ósseo e reduzida sob orientação fluoroscópica até sua posição anatômica. A fixação provisória com um fio de Kirschner é seguida pela fixação com um parafuso AP. A seguir, o braço é mobilizado sob visualização fluoroscópica, para que seja confirmada a obtenção de uma adequada estabilidade. Finalmente, os pinos laterais são aparados, para permitir seu posicionamento subcutâneo.

Cuidados no pós-operatório. Os pacientes devem ser semanalmente examinados, tanto clínica como radiograficamente, para a monitoração da consolidação da fratura e detecção de qualquer possível migração de pino ou problema de pele. O paciente deve ficar imobilizado durante três a quatro semanas em uma tipoia, e deve-se incentivar a prática de exercícios ativos de amplitude de movimento do cotovelo, punho e mão. Os exercícios passivos de amplitude de movimento deverão ter início em seguida, com elevação anterógrada, rotação lateral e exercícios de pêndulo. Se a consolidação progredir adequadamente, depois de seis semanas os pinos serão removidos sob anestesia local, quando terão início exercícios ativos de amplitude de movimento.

Armadilhas potenciais e medidas preventivas. A Tabela 37.11 apresenta uma lista de armadilhas potenciais e medidas preventivas. Em pacientes idosos e naqueles com osteoporose, é possível que os pinos não adquiram suficiente estabilidade óssea, o que pode comprometer a síntese. Cominuição da tuberosidade maior é uma contraindicação para RFFP, por não proporcionar estabilidade confiável com a fixação exclusiva por pinos ou parafusos. Nesse cenário, poderá ser mais adequada uma abordagem aberta limitada, com uso de sutura em cerclagem. A cominuição do calcar em casos de fratura do colo cirúrgico em duas partes pode colocar a síntese em risco de colapso em varo. Em tais circunstâncias, pode ser preferível o uso de hastes IM ou a fixação por placa bloqueada. Caso tenha ocorrido lesão vascular, deve-se optar pela redução e fixação abertas. Em pacientes em que seja improvável um minucioso acompanhamento pós-operatório, RFFP é contraindicada, já que há necessidade de radiografias semanais. Os pinos devem ser cuidadosamente aplicados, para que não ocorra lesão iatrogênica no nervo axilar, tendão do bíceps, veia cefálica e na cartilagem articular do úmero.

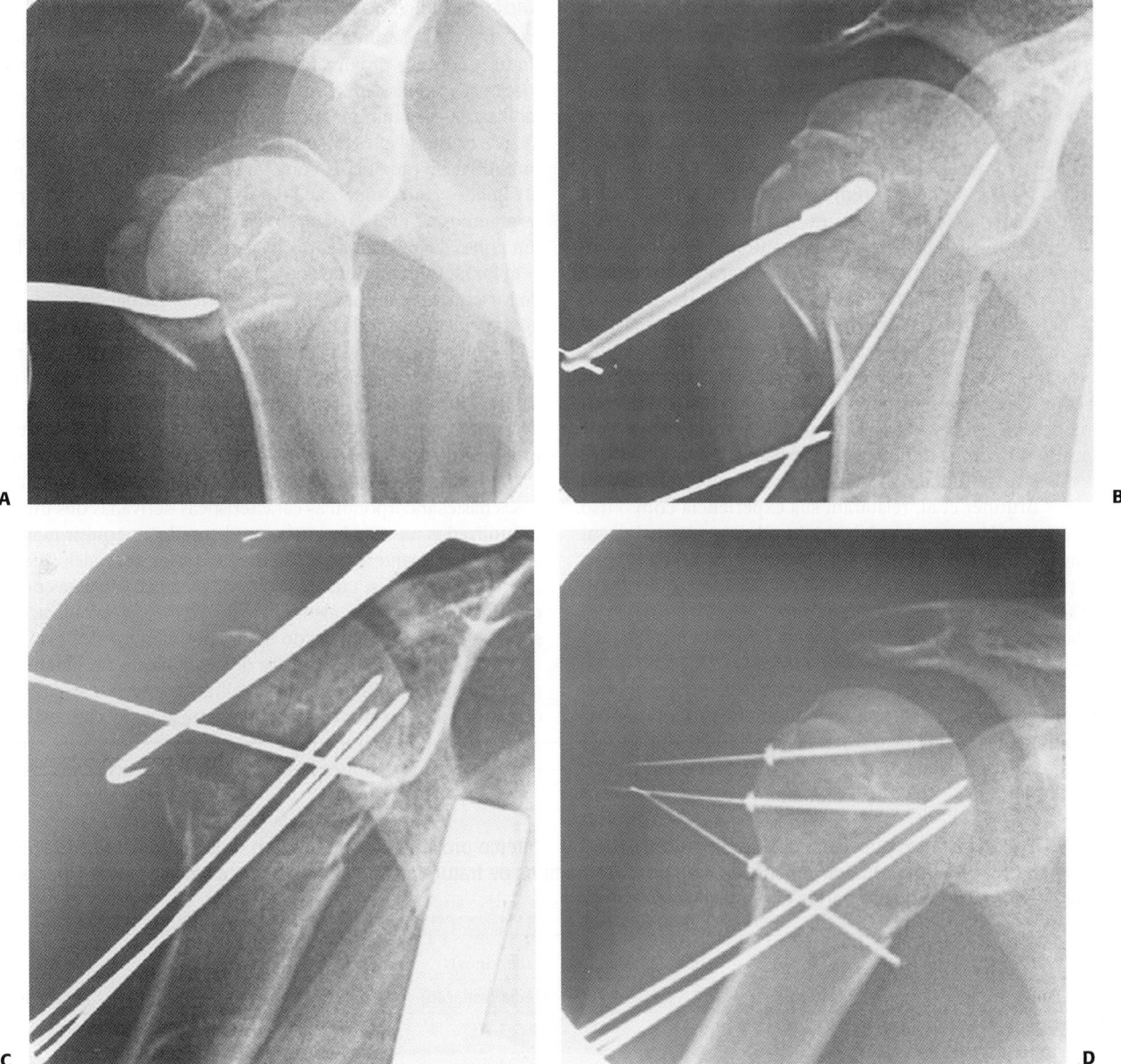

FIGURA 37.39 Fratura do terço proximal do úmero com impactação em valgo tratada com redução percutânea e aplicação de pinos. **A** e **B**: O operador introduz um levantador de periósteo entre os fragmentos das tuberosidades maior e menor para elevação da cabeça do úmero. Fixação provisória com um pino. **C**: O operador usa um gancho ósseo para redução da tuberosidade maior. **D**: Redução e fixação finais com o uso de vários parafusos canulados. De Resch et al.[326]

TABELA 37.11 Redução fechada e fixação percutânea

Armadilhas potenciais e medidas preventivas	
Armadilha	Medidas preventivas
Lesão ao nervo axilar	Marcar a possível localização do nervo axilar na pele, tomando por base as medidas realizadas com a fluoroscopia Confirmar a posição do nervo axilar com palpação digital através do portal de redução Usar divulsão e uma luva para a introdução do pino Aplicar os pinos de acordo com as orientações recomendadas (ver texto)
Insucesso na síntese (migração do pino)	Evitar RFFP em pacientes idosos Usar pinos com rosca na extremidade Selecionar fraturas sem cominuição nas tuberosidades ou no calcar Aplicar os pinos em direções divergentes, abrindo sua distância tanto no local fraturado como no interior da cabeça do úmero
Penetração da cabeça do úmero pelo pino	Estabelecer uma orientação tridimensional dos pinos Verificar o posicionamento dos pinos sob visualização fluoroscópica ao vivo
Infecção no trato do pino	Aparar os pinos de modo que as pontas se localizem 5 mm subcutaneamente Evitar exercícios ativos de amplitude de movimento do ombro enquanto os pinos estiverem no lugar

Resultados específicos do tratamento. Ao longo dos últimos anos, RFFP vem recebendo crescente atenção. A Tabela 37.12 resume os resultados da técnica na literatura, enquanto a Tabela 37.13 detalha suas complicações. Embora alguns autores tenham relatado resultados globais satisfatórios, já foram informados percentuais de consolidação viciosa e NAV de até 22 e 26%, respectivamente (Tabela 37.13). Além disso, foi também informada a necessidade de remoção prematura dos pinos, provocada pela migração de implante, em até 40% dos casos.[51] Foi estabelecida correlação entre os resultados e a idade do paciente e o tipo de fratura subjacente; as fraturas em quatro partes com impactação em valgo tiveram escores de resultado funcional menores do que fraturas em três e duas partes.[35,161] Apenas dois estudos comparativos foram publicados na literatura de língua inglesa; ambos comparam RFFP comum com RFFP com uso de reforço com um mecanismo de interligação externa dos pinos. Nesses dois estudos, a interligação resultou em um número significativamente menor de migração de pino e em escores funcionais mais altos, mesmo em pacientes idosos.[33,59] Brunner et al. relataram sua experiência com o uso do dispositivo "Humerusblock" para interligação lateral distal dos pinos. Embora esse dispositivo tenha eliminado a migração de pino, ocorreu perfuração da cabeça do úmero por pino em 26% dos casos.[51]

Embora alguns estudos apoiem uso da RFFP em idosos, juntamente com o uso de implantes de interligação,[51,59] recomendamos o uso dessa técnica em pacientes mais jovens possuidores de boa reserva óssea. Deve-se fazer um criterioso acompanhamento radiográfico para que possíveis perfuração e migração de pino sejam detectadas precocemente.

Implantes intramedulares

A fixação IM é uma alternativa atrativa para o tratamento de fraturas do terço proximal do úmero, dadas suas vantagens biomecânicas teóricas em osso com osteoporose e por permitir a estabilização com mínima invasão cirúrgica.[172]

Diversos implantes IM têm sido utilizados no tratamento de fraturas do terço proximal do úmero. Foi descrito o uso de vários pinos sólidos com pequeno diâmetro, como os pinos de Enders ou os grampos de Evans para a fixação IM por via anterógrada, com um ponto de inserção através da cabeça do úmero.[22,84,358,409] Também foram utilizados implantes similares como, por exemplo, fios de Kirschner pré-encurvados, com inserção retrógrada desde a região lateral da cortical até o aspecto proximal da cabeça do úmero.[102,393] Esses implantes permitem um alinhamento geral das fraturas desviadas do colo cirúrgico, e podem ser empregados junto com a fixação em cerclagem de fraturas adicionais da tuberosidade.[85,310]

Contudo, modernamente a aplicação de hastes IM no terço proximal do úmero é realizada com implantes bloqueados anterógrados, com variação entre 8 e 12 mm no diâmetro proximal. Essas hastes incorporam as características derivadas dos implantes utilizados no membro inferior, de modo a permitir maior rigidez e força à síntese (Fig. 37.40). São vários os modelos de hastes comercializadas; tais dispositivos oferecem diversas opções diferentes de bloqueio, além da opção de incorporar a fixação da sutura através dos tendões do manguito rotador.[1,321]

As principais indicações para o uso de hastes IM bloqueados no terço proximal do úmero são as fraturas desviadas e do colo cirúrgico em duas partes, especialmente aquelas com extensão até a diáfise do úmero, e fraturas patológicas.[1,271,321] As fraturas da tuberosidade maior em três partes também aceitam a fixação

TABELA 37.12 Resultados publicados do tratamento de fraturas do terço proximal do úmero com redução fechada e fixação percutânea (RFFP) e uma série de variantes. Onde possível, os tipos de fratura estão definidos pela classificação de Neer, em fraturas de duas, três e quatro partes e fraturas-luxações (FL)

| Autores | Técnica | Tipo de fratura | | | | Idade (anos) Média (variação) | Acompanhamento (meses) Média (variação) | Escores dos resultados | Resultados |
		2	3	4	FL				
Kocialkowski e Wallace[207]	RFFP	22				61 (13–91)	19 (6–16)	Neer	38% Ex/Bom
Jakob et al.[187]	RFFP	0	0	19		49 (24–81)	4 (2–10)	Neer	74% Ex/Bom
Jaberg et al.[186]	RFFP	32	8	5	3	63 (17–85)	36 (24–84)	Neer	70% Ex/Bom
Fenichel et al.[423]	RFFP	24	26	0		50 (21–78)	30 (12–48)	Constant	70% Ex/Bom
Keener et al.[196]	RFFP	19	37	6		61 (19–76)	35 (12–77)	Constant/ASES	58% Ex/Bom
Blonna et al.[33]	RFFP	30	9	3		62 (27–83)	25 (12–45)	Constant/IBOM	Médias 70/21
Carbone et al.[59]	RFFP	0	15	11		78 (68–89)	24	Constant	52 (média)
Harrison et al.[161]	RFFP	5	12	10		59 (42–67)	84 (37–128)	ASES	82 (média)
Resch et al.[326]	RFFP ± parafusos canulados	0	9	18		54 (25–68)	24 (18–47)	Constant	Bom (média)
Kayalar et al.[194]	RFFP ± IM retrógrada Fios de Kirschner	5	13	0		48 (14–89)	23 (8–60)	IBOM	18 (média)
Seyhan et al.[357]	RFFP ± IM retrógrada Fios de Kirschner	36	0	0		52 (41–86)	38 (30–60)	Constant	83% Ex/Bom
Bogner et al.[35]	Bloqueio do úmero	0	32	16		80 (70–96)	34 (6–81)	Constant	88% Ex/Bom
Brunner et al.[51]	Bloqueio do úmero	25	22	11		70 (32–95)	15 (12–28)	Constant	77% Ex/Bom
Blonna et al.[33]	Híbrida	24	18	7		67 (37–91)	25 (12–40)	Constant/IBOM	Médias 78/16
Joeckell[78]	Híbrida	8	4	5		69 (16–89)	18 (12–20)	Constant	76% ombro contralateral
Carbone[59]	Híbrida	0	17	11		81 (76–85)	24	Constant	60 (média)

TABELA 37.13 Complicações publicadas nos artigos detalhados na Tabela 37.12

Autor	Técnica	Cirurgia de revisão	NAV	Afrouxamento de implante	Penetração na articulação	Infecção Profunda	Infecção Superficial	Lesão nervosa	Pseudatrose	OA	Luxação	Consolidação viciosa
Kocialkowski e Wallace[207]	RFFP	9	5	41			23	5	5			0
Jakob et al.[187]	RFFP		26									0
Jaberg et al.[186]	RFFP	17	21	10		2	8		4			0
Fenichel et al.[423]	RFFP	6	0	14			10					17
Keener et al.[196]	RFFP		4	4			4					17
Blonna et al.[33]	RFFP		2	4			4					0
Carbone et al.[59]	RFFP		8	27		4	15					
Harrison et al.[161]	RFFP			26								19
Resch et al.[326]	RFFP ± parafusos canulados	7	7	4								
Kayalar et al.[194]	RFFP ± IM retrógrada, fios de Kirschner	6		39					1			22
Seyhan et al.[357]	RFFP ± IM anterógrada, fios de Kirschner		0				6					0
Bogner et al.[35]	Bloqueio do úmero	10	8	10								0
Brunner et al.[51]	Bloqueio do úmero	40	4	14	26	2	4					0
Blonna et al.[33]	Híbrida	4	2	2					2			2
Joeckel[78]	ButtonFix	6	6	6								0
Carbone[59]	MIROS		7	4			4					0

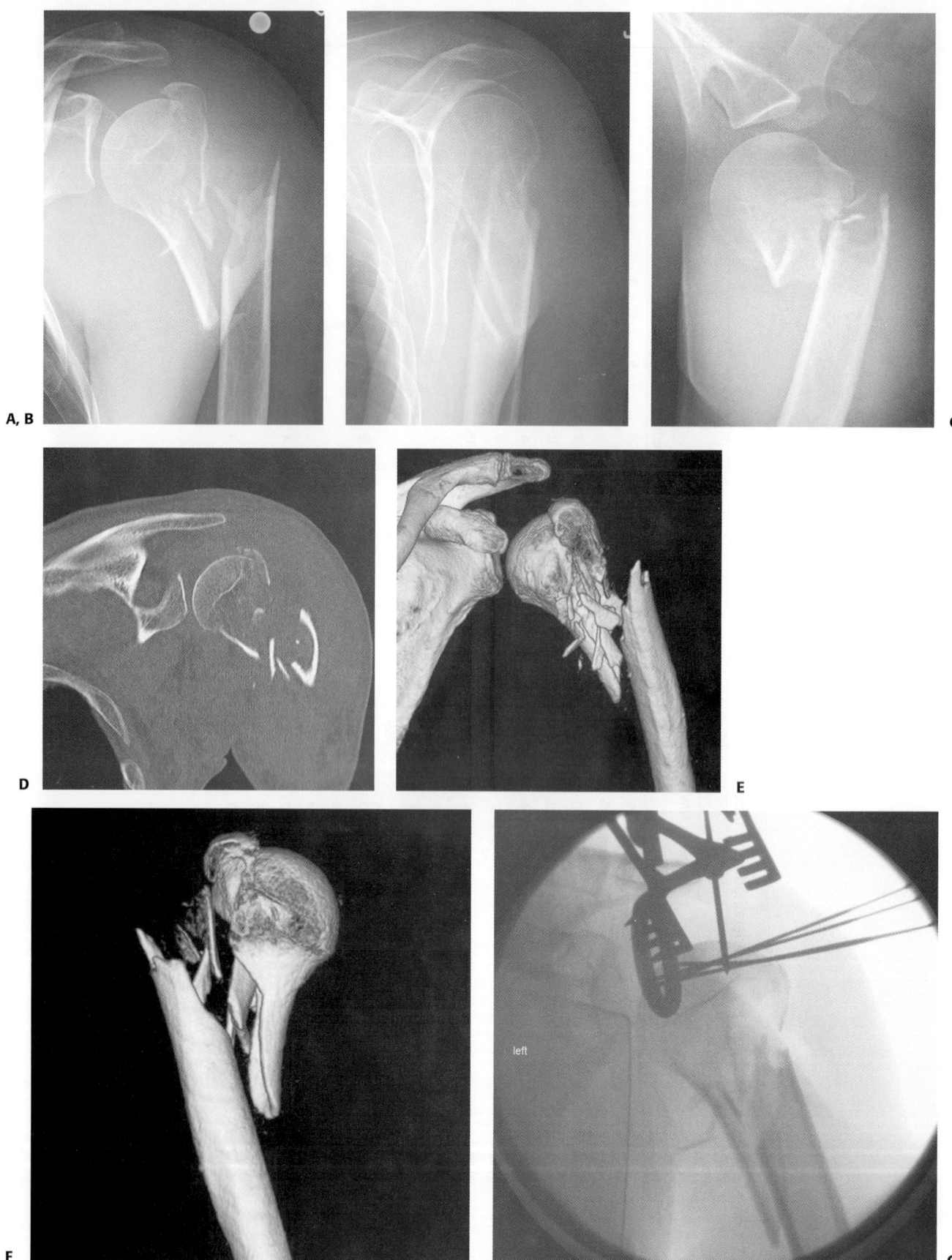

FIGURA 37.40 Aplicação de pinos intramedulares em fraturas do terço proximal do úmero. **A-J:** Homem, 25 anos, com fratura do terço proximal do úmero de alta energia com cominuição e extensão até a diáfise do úmero. Impactação em valgo da cabeça do úmero, com pequeno desvio da tuberosidade maior. A fixação é obtida com uma haste intramedular moderna que permite bloqueio proximal multidirecional e incorporação de suturas transtendíneas através do manguito rotador, fazendo parte da síntese final.

(continua)

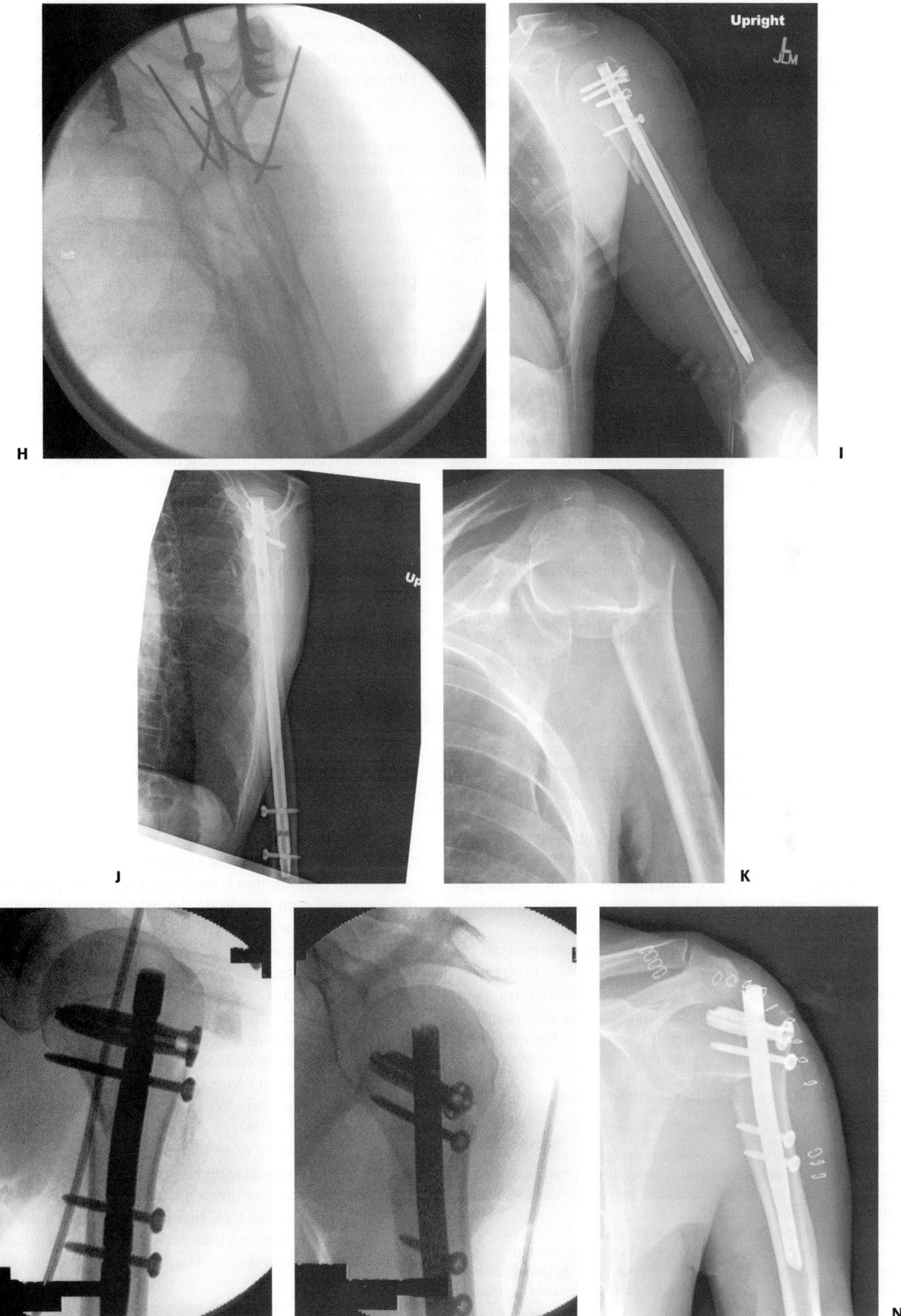

FIGURA 37.40 (*continuação*) **K-M:** Mulher, 57 anos, com fratura do colo cirúrgico em duas partes tratada com haste intramedular. **N:** Seis dias apenas após a fixação, ocorreu fratura catastrófica, possivelmente em decorrência de imagens intraoperatórias inadequadas e da seleção de um ponto de entrada excessivamente anterior, acarretando estabilidade abaixo da ideal.

com hastes IM.[1,122,150,195,246,271] Apesar de artigos terem descrito o uso de hastes IM em fraturas em quatro partes, pode-se esperar resultados menos satisfatórios nessa população de pacientes.[1,150] Não é recomendável o uso de hastes IM em fraturas em quatro partes em varo com desvio lateral da cabeça do úmero e em fraturas com divisão da cabeça do úmero.[271]

Embora o uso de hastes IM seja o tratamento de escolha para fraturas do colo cirúrgico em duas partes com cominuição significativa ou com extensão diafisária distal, deve-se ter cautela nesse último caso, sobretudo em presença de paralisia de nervo no pré-operatório. O encarceramento de nervo no local fraturado pode acarretar lesão neurológica catastrófica durante a etapa de fresagem e aplicação da haste.

Planejamento pré-operatório. A Tabela 37.14 fornece uma lista de verificação para planejamento pré-operatório. O planejamento pré-operatório para o uso de hastes IM em fraturas do terço proximal do úmero segue as mesmas normas para outras modalidades terapêuticas. É recomendável a obtenção de imagens do ombro contralateral intacto, para o uso de um gabarito para a fixação da fratura no pré-operatório. A aplicação do gabarito da haste sobre o úmero intacto ajudará a determinar o ponto inicial de introdução do implante.

É recomendável que o cirurgião tenha à sua disposição outros métodos de fixação ou de reconstrução, para o caso de ser impossível a obtenção de resultados satisfatórios com o uso da haste IM. As hastes são fornecidas em diâmetros e comprimentos diferentes. Será preciso lançar mão de um gabarito no pré-operatório, com emprego tanto do lado lesionado como do membro contralateral não afetado, para que o cirurgião possa selecionar o implante com precisão.

Posicionamento. É importante que o paciente seja cuidadosamente posicionado, para facilitar a redução da fratura, a visualização fluoroscópica e a aplicação do implante. Ao contrário do que ocorre na RAFI de fraturas do terço proximal do úmero, o uso de um implante IM não permite a abdução do ombro, depois que o ponto inicial tenha sido criado. Diante disso, não é possível obter uma projeção axilar intraoperatória. Portanto, as imagens a serem obtidas são uma projeção lateral em Y de Neer e uma projeção AP de Grashey do ombro. Tais imagens serão obtidas mediante a rotação do braço C, ao mesmo tempo em que o ombro é mantido em adução.

Como ocorre também com outras técnicas cirúrgicas, o paciente poderá ficar na posição em cadeira de praia, ou na posição supina. O ombro deve ficar em ligeira extensão, para que o local de entrada no úmero fique adequadamente desimpedido, com relação ao aspecto anterolateral do acrômio. Essa manobra pode ficar um pouco mais fácil com o uso da posição em cadeira de praia. Nessa posição, o braço C avança pelo campo cirúrgico a partir da cabeça do paciente, paralelamente a seu corpo. Obtêm-se as projeções AP e lateral mediante a rotação do braço C em torno do eixo longitudinal do úmero. Na posição supina, o paciente fica sobre uma mesa radiolucente, com uma placa de Plexiglas® à guisa de extensão lateral, conforme foi descrito para a técnica de RAFI. O braço C avança perpendicularmente ao eixo longitudinal da mesa, a partir do lado do membro não lesionado. Deve-se colocar um coxim por baixo da escápula do lado lesionado; com isso, o torso do paciente terá 30° de inclinação na direção do lado intacto. Essa posição permite a obtenção de uma projeção de Grashey ao rolar o braço para trás em 60°, enquanto a projeção lateral em Y é obtida mediante o rolamento do braço para a frente em 30°. Antes da colocação dos campos cirúrgicos, o cirurgião deverá confirmar a obtenção adequada de imagens.

Abordagem cirúrgica. O aspecto chave para a aplicação de implantes IM no terço proximal do úmero é a aquisição de um acesso satisfatório pela cabeça do úmero, em um local que permita a manutenção da redução depois de terminado o assentamento final da haste. O ponto de entrada exato variará, dependendo do modelo da haste e da anatomia do paciente. Hastes com arqueamento lateral proximal terão seu ponto de entrada mais próximo à inserção do manguito rotador e, teoricamente, causará menor lesão à superfície articular. Por outro lado, hastes retas ingressarão na cabeça do úmero através de uma divisão na junção musculotendínea do manguito rotador até a superfície articular da cabeça do úmero. O uso de uma haste reta evitará o comprometimento da inserção do manguito rotador, graças à divisão mais medial da junção musculotendínea do supraespinhoso, mas lesionará uma área maior de cartilagem articular.

No caso de pinos com arqueamento lateroproximal, o operador deve fazer uma incisão de 3 cm a partir do canto anterolateral do acrômio, distalmente. No caso de hastes retas, pode ser preferível uma incisão mais medial, alinhada à articulação acromioclavicular. O cirurgião divide o aspecto proximal do deltoide em linha com suas fibras musculares. Tão logo a bolsa subdeltoide tenha sido incidida e ressecionada, ocorre a exposição do manguito rotador subjacente. Em fraturas mais complexas, pode-se empregar uma abordagem formal com divisão do deltoide, devendo se tomar muito cuidado para evitar lesão ao nervo axilar. Opcionalmente, o deltoide médio pode ser subperiostealmente desviado do acrômio, na forma de retalho de espessura integral, contendo fáscia e músculo. O cirurgião identificará o ramo anterior do nervo axilar por palpação digital ao longo da superfície inferior do deltoide, para confirmação de um posicionamento seguro das hastes para estabilização temporária, e também para o bloqueio proximal definitivo.

Depois da ressecção parcial da bolsa subacromial, o tendão do supraespinhoso, situado logo abaixo, ficará exposto. O cirurgião identifica o tendão do bíceps, como ponto de referência para ajudar na redução da fratura e no estabelecimento do local de entrada proximal. Tão logo o cirurgião tenha procedido à adequada redução da fratura (ver adiante), dividirá o tendão do supraespinhoso em linha com suas fibras, em um local situado 1 a 1,5 cm posteriormente ao tendão do bíceps. Dependendo do tipo de haste, o tendão será dividido junto à inserção do manguito rotador, ou no nível da junção musculotendínea. As margens do tendão devem ser marcadas com sutura não absorvível, para subsequente afastamento; durante a cirurgia, essa estrutura deve ficar cuidadosamente protegida.

Técnica. A Tabela 37.15 descreve a técnica cirúrgica. Para fraturas do colo cirúrgico em quatro partes, o uso de um pino de Schantz, ou

---

TABELA 37.14 Aplicação de haste intramedular

Lista de verificação para planejamento pré-operatório

- Mesa RO: mesa padrão (em cadeira de praia) ou mesa radiolucente
- Posição/meios auxiliares para o posicionamento: para cadeira de praia: porta-cabeça/posicionador de ombro; para supina: extensão lateral com folha de Plexiglas® (ver texto)
- Localização da fluoroscopia: para posição em cadeira de praia: Na cabeceira do paciente, alinhada com o eixo longitudinal do leito. Posição supina: ingresso perpendicular à mesa, vindo do lado oposto à extremidade a ser operada. Confirmar visualização adequada da fratura em projeções AP e lateral em Y (Neer)
- Equipamento:
  Fios de Kirschner/pinos de Steinmann/pinos de Schantz
  Conjunto de hastes intramedulares: fio-guia, furador inicial, fresadoras, gabarito direcionador, chaves de parafuso etc.

TABELA 37.15 Aplicação de haste intramedular

Técnica cirúrgica

- Confirmar imagens adequadas
- Expor o espaço subdeltoide através da divisão do deltoide
- Identificar o tendão do bíceps e tomar ciência dos fragmentos
- Reduzir a fratura com uma combinação de
  1. Suturas de tração aplicadas ao manguito rotador
  2. Pinos de Steinmann ou de Schantz, ou fios de Kirschner
  3. Manipulação da diáfise
- Confirmar a redução pela fluoroscopia em duas projeções
- Estabelecer o orifício de entrada sob duas projeções fluoroscópicas
- Preparar a haste de acordo com a técnica específica para o implante
- Introduzir a haste e verificar sua posição sob fluoroscopia
- Aplicar a fixação proximal
- Completar a fixação distal
- Incorporar as suturas das tuberosidades à síntese
- Confirmar o comprimento adequado dos parafusos com fluoroscopia ao vivo
- Fechar

de dois fios de Kirschner de 2,5 mm orientados desde a cortical lateral até o segmento da cabeça, fora da trajetória planejada do implante, ajudará na manipulação da fratura. O alinhamento do segmento distal deve ser corrigido com tração e rotação, e por uma força posteriormente direcionada aplicada no terço proximal da diáfise do úmero. Após a obtenção de uma redução adequada e a confirmação fluoroscópica, o ponto inicial deve ser selecionado com a ajuda do braço C. A projeção AP deve demonstrar o ponto inicial em uma posição que não afete a redução da fratura, depois de realizado o assentamento final. Na projeção lateral Y, o ponto de entrada deve se situar aproximadamente 1 a 1,5 cm posteriormente à margem anterior da tuberosidade maior. A trajetória do pino-guia deve começar no ponto de entrada, em direção ao centro do canal medular, no nível do calcar. Em seguida, o cirurgião cria o orifício de entrada com um furador ou broca inicial; para tanto, deverá usar um protetor para tecido mole para proteger o tendão do manguito rotador circunjacente. Dependendo do tipo de implante, o cirurgião poderá então inserir uma haste ou diretamente ou sobre um fio-guia, com ou sem prévia fresagem. Tendo em vista a largura do canal do úmero proximal e a necessidade do uso de uma haste curta, na maioria dos casos não ocorrerá trepidação cortical durante a fresagem. Pode-se esperar algum descompasso entre a diáfise e a haste. Em casos de fraturas em três e quatro partes, há necessidade de reduzir a cabeça e as tuberosidades antes da inserção da haste. A fixação temporária é obtida com fios de Kirschner que devem avançar fora da trajetória prevista para a haste. A aplicação de suturas não absorvíveis robustas em torno da junção osso-tendão ajudará na manipulação de tuberosidades desviadas, obtenção de estabilização temporária, e como reforço estrutural para a síntese final, quando as suturas forem ligadas aos parafusos de bloqueio. É importante considerar que a redução da fratura, sobretudo entre a cabeça e a diáfise do úmero, deve ser efetuada antes da preparação e assentamento da haste, pois isso determinará a relação espacial entre esses dois segmentos. Durante a preparação do ponto de entrada em casos de fraturas da tuberosidade maior em três e em quatro partes, a fratura entre a tuberosidade maior e o segmento da cabeça do úmero deve ser mantida em redução, pois a instrumentação tenderá a separar os fragmentos, o que acarretará a inadvertida perda da redução da fratura durante o assentamento final da haste e, com isso, os resultados serão piores.[2]

A haste é inserida à mão até que se situe a pelo menos 10 mm antes da superfície articular. O alinhamento da fratura, a profundidade da haste e sua rotação devem ser reavaliados pela fluoroscopia. Dependendo do tipo de haste selecionada, os implantes com bloqueio proximal devem ser introduzidos em direção à cabeça, ou de tal forma que garanta a captura das tuberosidades. Embora frequentemente se afirme que parafusos aplicados no úmero devem chegar um pouco antes do osso subcondral, poderá ser mais seguro selecionar parafusos 5 mm menores do que a medida, para evitar uma penetração tardia do parafuso. Como ocorre com a técnica RAFI, a medição do comprimento do parafuso deve ser efetuada pela perfuração exclusiva da cortical lateral; e, em seguida, o medidor de profundidade será avançado até o nível do osso subcondral. Essa estratégia evitará a penetração da cabeça do úmero com a broca, o que diminuirá o risco de protrusão tardia de parafuso. Em fraturas em três e quatro partes, a profundidade de inserção da haste não deve exceder os 3 cm, pois é provável que tal ocorrência acarrete uma fixação inadequada das tuberosidades pelos parafusos de bloqueio proximais. Embora seja aconselhável, sempre que possível, a incorporação de suturas de tração do manguito rotador na síntese final, haverá necessidade disso em casos com cominuição de tuberosidade, pois em tal circunstância a fixação óssea com parafusos não será confiável.

Depois de realizado o bloqueio proximal, o terço proximal do úmero deve ser reavaliado pela fluoroscopia, para verificar se existe alguma lacuna na fratura que possa ser corrigida pela impactação do segmento distal proximalmente, por meio de golpes suaves aplicados contra o cotovelo. Por fim, o segmento distal é bloqueado com um parafuso aplicado ao orifício dinâmico. Isso permite maior colapso no nível do colo cirúrgico, o que facilita a consolidação.

Em razão do risco de lesão iatrogênica ao nervo axilar durante a aplicação das hastes, é importante determinar a relação entre os orifícios de bloqueio e os nervos axilar e radial. Os implantes modernos são projetados para o posicionamento dos orifícios de bloqueio proximal e distal em uma janela segura, distante desses nervos. Mas em pacientes de menor porte ou em presença de anatomia anormal, essa janela pode ficar alterada.

A divisão do manguito rotador é fechada com suturas não absorvíveis. A divisão do deltoide é fechada com suturas absorvíveis. Se o deltoide foi desviado, o cirurgião deverá perfurar túneis ósseos no acrômio para refixação com suturas não absorvíveis robustas. Há necessidade da aplicação de grampos abrangentes ao deltoide, para possibilitar um reparo resistente.

Cuidados no pós-operatório. No pós-operatório, o paciente tem o membro imobilizado em uma tipoia; exercícios em pêndulo começarão no primeiro dia após a cirurgia. O paciente deve ser incentivado a praticar exercícios ativos de amplitude de movimento do cotovelo, punho e mão. Dependendo da estabilidade alcançada na fratura e da qualidade óssea, o paciente terá permissão para executar movimentos de elevação anterógrada passiva e de rotação lateral. É recomendável progressão mais lenta dos movimentos, para que o risco de desvio secundário da fratura seja minimizado. Mais frequentemente, os exercícios passivos de amplitude de movimento continuarão até a sexta semana pós-operatório. Então, serão iniciados os exercícios ativos-assistidos de amplitude de movimento, e a transição para exercícios de fortalecimento ocorrerá por volta do terceiro mês.

Armadilhas potenciais e medidas preventivas. A Tabela 37.16 fornece uma lista de armadilhas potenciais e medidas preventivas apropriadas. Independente do tipo de implante utilizado, a técnica da haste IM viola o manguito rotador; isso pode resultar em sintomas secundários.[291,426] Hastes para o terço proximal do úmero com curvatura lateral podem aumentar o risco de lesão à impressão do manguito rotador, o que pode acarretar dor de ombro pós-operatória.

TABELA 37.16 Aplicação de haste intramedular

Armadilhas potenciais e medidas preventivas

Armadilha	Medidas preventivas
Desvio primário da fratura no intraoperatório	Obter redução da fratura antes da preparação do local de entrada da haste Determinar o ponto inicial correto com base no gabarito pré-operatório Confirmar cuidadosamente com a fluoroscopia a redução da fratura e um local de entrada adequado em projeções AP e laterais em Y
Dor de ombro no pós-operatório	Cuidadosa incisão a bisturi do manguito rotador, perpendicular à impressão Afastamento criterioso dos tecidos moles durante a fresagem e inserção da haste Evitar colisão, pelo assentamento da haste até pelo menos 10 mm abaixo da superfície articular
Protrusão de parafuso glenoumeral	Selecionar o comprimento final do parafuso para a cabeça com 5 mm a menos do que sua medida no direcionamento para a superfície articular

Foi preconizado o uso de hastes retas, pois esses implantes lesionam o manguito rotador no nível da junção musculotendínea, o que, teoricamente, causa menores problemas ao manguito.

O posicionamento correto do ponto de entrada é crucial para que seja evitado o desvio de uma fratura bem reduzida durante o assentamento da haste. A confirmação fluoroscópica nos planos coronal e sagital da haste inicial deve preceder o estabelecimento do portal de entrada. A boa compreensão da geometria do implante e do uso de um gabarito no pré-operatório, recorrendo ao membro contralateral intacto, ajuda a evitar o desvio da fratura durante a cirurgia e também melhoram a estabilidade biomecânica, graças à otimização da posição do implante.

A profundidade de inserção da haste e a rotação devem ser verificadas antes do bloqueio do implante, para que este fique satisfatoriamente posicionado.

Desfechos específicos do tratamento. A aplicação anterógrada de hastes em fraturas do terço proximal do úmero com desvio vem se popularizando por ser uma técnica minimamente invasiva e também porque foram obtidos resultados satisfatórios em muitas séries de casos. No entanto, a principal preocupação com a aplicação de haste IM bloqueada por via anterógrada é a violação do manguito rotador, com risco de subsequente dor de ombro.[291,426]

A complicação mais frequente após o uso de uma haste IM bloqueada em fraturas do terço proximal do úmero é um parafuso proximal protuberante.[2,83,150,195,248] Em uma grande série de casos com 115 pacientes tratados com o Targon Proximal Humerus Nail (Aesculap, Tuttlingen, Alemanha), a complicação mais frequente depois de um acompanhamento médio de 8,7 meses foi o recuo de um ou mais parafusos. Isso ocorreu em praticamente um quarto dos pacientes, e foi preciso removê-los cirurgicamente, para facilitar a eliminação dos sintomas.[271] Outras complicações são: protrusão de parafuso glenoumeral, osteonecrose da cabeça do úmero, pseudartrose, consolidação viciosa e desvio de tuberosidade.[150,246,321,381]

Hemiartroplastia

Há indicação para hemiartroplastia (também conhecida como substituição da cabeça) quando se considera que a cabeça do úmero é impossível de ser reconstruída ou quando sua viabilidade biológica está severamente comprometida. Frequentemente considera-se que fraturas cominutivas com divisão da cabeça do úmero e fraturas com depressão da cabeça, que envolve mais de 40% da superfície articular, sejam não passíveis de reconstrução. Preditores de isquemia da cabeça do úmero são também considerados no processo de decisão entre a cirurgia de fixação ou de substituição. Hertel e Bastian constataram que fraturas ocorridas através do colo anatômico do úmero apresentavam maior risco de isquemia da cabeça. Além disso, a presença de extensão metafisária da cabeça do úmero inferior a 8 mm, perda da porção medial e desvio da cabeça do úmero foram outros preditores de perda da perfusão da cabeça do úmero durante a cirurgia. Embora esses critérios sejam frequentemente empregados como argumento a favor da cirurgia de substituição, a ocorrência de isquemia intraoperatória não foi correlacionada com NAV clinicamente significativa da cabeça do úmero, quando a opção foi em favor da fixação. Ademais, alguns autores observaram que a NAV depois da fixação do terço proximal do úmero está associada a resultados comparáveis aos da hemiartroplastia.[378]

O principal desafio associado à hemiartroplastia é a imprevisibilidade dos resultados. Os resultados publicados na literatura seguem uma distribuição bimodal, em que alguns pacientes conseguem resultados próximos aos do membro intacto, enquanto outros obtêm um controle adequado da dor, mas com uma funcionalidade apenas razoável. Diversos fatores são cruciais para a obtenção de resultados satisfatórios. A redução adequada das tuberosidades e a restituição da altura correta para a distância cabeça-tuberosidade são fundamentais para que se tenha condições biomecânicas para uma reconstituição funcional adequada. Além disso, é necessária uma fixação adequada das tuberosidades para que o caso evolua para sua consolidação, com manutenção de sua capacidade funcional em longo prazo. Finalmente, a erosão da cavidade glenoidal pode resultar em dor de ombro em médio e longo prazo.

A imprevisibilidade dos resultados depois de uma hemiartroplastia para fraturas do terço proximal do úmero pode ser ainda afetada pela frequência relativamente baixa com que esse procedimento é realizado. De acordo com uma metanálise recentemente publicada, os cirurgiões realizam, em média, três hemiartroplastias para fraturas do terço proximal do úmero por ano; e a frequência de casos por cirurgião varia desde 0,21 até 9,6 por ano.[212] Esse cálculo foi obtido com base em cirurgiões envolvidos em centros acadêmicos, sendo portanto provável que muitos procedimentos sejam levados a cabo com uma frequência ainda mais baixa na população geral de cirurgiões ortopédicos.

Planejamento pré-operatório. A Tabela 37.17 contém uma lista de verificação para planejamento pré-operatório. Do mesmo modo que em qualquer fratura do terço proximal do úmero, devem ser obtidas radiografias de trauma de rotina do ombro. Também é desejável um estudo de TC com reconstruções sagitais, coronais e 3D, para que o cirurgião tenha completo entendimento da geometria da fratura e possa descartar lesões associadas. A janela óssea deve ser empregada na avaliação da configuração da fratura e também para determinação da morfologia do fragmento de cabeça do úmero. Além disso, a mensuração do fragmento da tuberosidade maior e o estabelecimento do envolvimento do calcar medial ajudarão a determinar a profundidade para o posicionamento da haste. O cirurgião deverá descartar possíveis fraturas associadas da cavidade glenoidal ou acrômio. Tanto nas reconstruções axiais como sagitais, os tecidos moles devem ser analisados, para determinar a degeneração da musculatura do manguito rotador.[149] A presença de atrofia avançada ou de infiltração adiposa, que pode sugerir patologia preexistente no manguito rotador, deve ser considerada como

TABELA 37.17 Hemiartroplastia

Lista de verificação para planejamento pré-operatório

- Mesa RO: mesa comum (em cadeira de praia)
- Anestesia: geral com bloqueio interescaleno
- Posição/meios auxiliares para o posicionamento:
  Porta-cabeça /posicionador de ombro, posicionador de quadril aplicado à coxa. Cíngulo do membro inferior em flexão de 60°, joelhos flexionados em 30°, Trendelenburg reversa
  A colocação dos campos cirúrgicos deve permitir que os ombros fiquem livres no nível da borda medial da escápula, terço médio da clavícula e ângulo mandibular
  Porta-braço articulado pode ajudar se o operador estiver contando com apenas um assistente
  Se o braço ficar livre após a colocação do campos cirúrgico: mesa de Mayo acolchoada
- Localização da fluoroscopia:
  Na cabeceira do paciente, alinhada com o eixo longitudinal do leito
- Equipamento:
  Afastador de deltoide (p. ex., afastador de Browne)
  Furador elétrico
  Broca de 2 mm
  Sutura não absorvível trançada #2
  Régua
  Cimento, pó antibiótico (Vancomicina + Tobramicina), azul de metileno
  Sistema para implante no ombro (fresadoras, furadores, medidores de cabeça do úmero, guia de retroversão etc.)

indicação relativa para prosseguimento com uma artroplastia reversa total do ombro, em vez da hemiartroplastia.

Como em qualquer método de tratamento, o cirurgião deve ter suficiente experiência e habilidade para tratar uma fratura do terço proximal do úmero com uma prótese de artroplastia. A fim de obter o melhor resultado possível, o paciente deverá ser encaminhado a um especialista em ombro ou traumatologista com experiência no tratamento dessas difíceis fraturas.

Na maioria dos casos, a avaliação intraoperatória da fratura determinará se é possível a reconstrução com redução e fixação, ou se haverá necessidade de uma artroplastia. Além disso, a decisão entre hemiartroplastia e artroplastia reversa total do ombro pode ser tomada durante a cirurgia. Portanto, é desejável ter acesso a instrumentos e implantes que permitam flexibilidade intraoperatória, em termos de tomada de decisão final. Existem diversos sistemas de artroplastia que utilizam a mesma haste, independente da realização de uma hemiartroplastia, ou de uma artroplastia reversa total do ombro. Essa vantagem diminuirá a quantidade de instrumentação, assim como o tempo cirúrgico.

A artroplastia do ombro pode ser realizada com anestesia local ou geral. Se o cirurgião optou pela anestesia geral, um bloqueio interescaleno efetuado antes da operação ajudará no controle da dor após a cirurgia.

Posicionamento. O paciente que será submetido a uma artroplastia do ombro deve ficar na posição em cadeira de praia. Deve-se dar especial atenção à possibilidade de adução completa do ombro e à obtenção de extensão durante a fresagem e cimentação no úmero. O paciente deve ficar posicionado de tal forma que a borda medial da escápula fique acessível posteriormente; o terço médio da clavícula, anteriormente; e o ângulo da mandíbula, superiormente. Existem vários tipos de posicionadores para a posição em cadeira de praia, com um recorte no nível do ombro e um segmento superior especial que possibilita a estabilização da cabeça do paciente. Se houver dois assistentes à disposição do cirurgião, o braço que será operado deverá ficar livre após a colocação dos campos cirúrgicos. Durante o procedimento operatório, o aspecto distal do membro superior poderá ficar posicionado no padrão de Mayo; a abdução será ajustada mediante a elevação ou abaixamento de sua posição. Se apenas um assistente estiver presente, é recomendável usar um posicionador articulado para o braço. As saliências ósseas devem ser cuidadosamente acolchoadas. Se houver expectativa de um tempo cirúrgico prolongado, é recomendável o uso de um cateter urinário.

Abordagens cirúrgicas. A hemiartroplastia é realizada através da abordagem deltopeitoral. O cirurgião faz uma incisão de 10 cm desde a clavícula, na direção distal. No nível do coracoide, a incisão deve passar à distância de 1 cm. À altura da prega axilar, a incisão deve terminar em um ponto localizado entre os 40% mediais e 60% laterais da largura do braço no sentido mediolateral. Proximalmente, o cirurgião deve elevar um retalho cutâneo imediatamente superficial ao músculo deltoide. A veia cefálica pode ser identificada no triângulo de gordura localizado entre o deltoide, a clavícula e o peitoral maior, cerca de 1 cm medialmente ao processo coracoide. Em seguida, a veia cefálica é dissecada medial ou lateralmente, enquanto os ramos coagulam. O espaço subdeltoide é então liberado por divulsão e o hematoma da fratura é evacuado. Se estiver intacta, a fáscia clavipeitoral deve ser incidida ao longo da borda lateral do tendão conjunto, e o cirurgião deve ter o cuidado de preservar o tendão subescapular subjacente. Para conseguir uma exposição mais adequada, o cirurgião pode remover 1 cm do ligamento coracoacromial; e 1 a 2 cm do tendão do peitoral maior pode ser liberado distalmente.

Técnica. A técnica cirúrgica está resumida na Tabela 37.18. Assim que o espaço subdeltoide tenha sido liberado, o cirurgião deve inserir um afastador de deltoide, com exposição do local fraturado. Para a extração da cabeça do úmero, o tendão do bíceps deve ser identificado distalmente ao local fraturado e proximalmente acompanhado. Em seguida, o sulco bicipital é identificado. Na maioria das fraturas que necessitam de hemiartroplastia, nota-se a presença de uma linha de fratura em uma localização imediatamente lateral ao sulco do bíceps. Isso permite o acesso à cavidade articular. A seguir, a cabeça do úmero pode ser removida e reservada para subsequente enxertia óssea. A ferida é irrigada, para a remoção de qualquer coágulo no local fraturado. Então, a tuberosidade maior é reparada com quatro suturas não absorvíveis trançadas de grande calibre (#2 ou #5) que devem ser aplicadas através do aspecto posterior do manguito rotador, em uma localização imediatamente proximal à sua inserção óssea. Em seguida, a tuberosidade menor é reparada com duas suturas de tração que transfixam o tendão subescapular distal. Se o cirurgião constatar que o intervalo rotador está intacto, deve fazer uma incisão no nível da cavidade glenoidal. A cabeça longa do bíceps é seccionada em sua inserção no lábio glenoidal superior e reparada para futura tenodese. A seguir, a cavidade glenoidal é avaliada, para que seja excluída a possibilidade de lesão traumática, ou de lesão condral preexistente. Fraturas glenoidais associadas devem ser estabilizadas. Em raros casos, uma osteoartrite preexistente exige a aplicação de um componente glenoidal. Prosseguindo, o cirurgião prepara a diáfise do úmero de acordo com a técnica descrita para o implante em questão. Na maioria dos casos, o canal do úmero é fresado com fresadores progressivamente mais calibrosos, até que seja conseguido o contato cortical. É recomendável usar o fresador como sonda, com um cuidadoso avanço do instrumento com rotação para a frente e para trás em torno do seu eixo longitudinal. Não se deve tentar uma rotação agressiva do fresador em apenas uma direção, pois, em caso contrário, poderá ocorrer uma fratura torcional da diáfise do úmero. Tão logo o fresador final tenha avançado, o úmero proximal deve ser fresado, de acordo com as instruções do fabricante.

TABELA 37.18 Hemiartroplastia

Técnica cirúrgica

- Expor o terço proximal do úmero
- Identificar e marcar fragmentos de tuberosidade
- Liberar o intervalo rotador
- Identificar e extrair a cabeça do úmero
  - Usá-la para enxerto ósseo
- Confirmar a integridade do manguito rotador e a higidez da superfície glenoidal
- Preparar o canal do úmero
  - Medir a profundidade de inserção que permita uma redução equilibrada da tuberosidade
- Aplicar suturas diafisárias
- Cimentar o componente do úmero em retroversão e comprimento adequados
- Colocar a cabeça do úmero
- Obter enxerto da cabeça do úmero e aplicar o material em torno da haste do úmero proximal
- Reduzir as tuberosidades em torno da haste e ligar
- Confirmar a estabilidade e a amplitude de movimento
- Colocar um dreno
- Fechar a ferida
- Imobilizar em uma tipoia

Deve ser empregada uma haste específica para a fratura. Esses implantes exibem uma geometria proximal adequada que permite a aplicação de enxerto ósseo em torno da metáfise proximal do úmero; essa providência melhora a consolidação da tuberosidade. Diversos implantes possuem um segmento metafisário proximal texturizado, o que promove o crescimento ósseo em seu interior.

A seguir, o tendão do bíceps deve ser distalmente acompanhado para a identificação do sulco bicipital no nível da diáfise úmero proximal; dois orifícios de 2 mm são criados a uma distância de 1 cm um do outro e a 1 cm da borda proximal da fratura, na diáfise do úmero. O cirurgião deve passar duas suturas calibrosas não absorvíveis através dos orifícios criados. A seguir, introduz-se uma haste de prova que permita uma manta de cimento com pelo menos 1 mm entre o implante e a diáfise do úmero. Como rotina, é recomendável a cimentação de hastes do úmero no tratamento de fraturas do terço proximal do úmero, pois esse procedimento permitirá estabilidade (tanto axial como rotacional) da haste. Um dos aspectos cruciais da hemiartroplastia consiste em determinar a altura correta da prótese. Vários métodos foram descritos com tal finalidade:

1. Insere-se a haste de prova com uma cabeça com tamanho bastante aproximado do tamanho da cabeça nativa extraída. A cabeça nativa deve ser examinada, com o objetivo de avaliar a presença de uma extensão metafisária que fará falta na diáfise de úmero. Esta "lacuna" deve estar visível no momento do assentamento da haste de úmero. Por outro lado, a cabeça pode ter sofrido a fratura proximalmente ao aspecto inferior do colo anatômico, deixando, portanto, um fragmento da cabeça preso à diáfise de úmero. A ressecção do remanescente da cabeça do úmero no colo anatômico proporcionará um ponto de referência medial, com base no qual a cabeça da prótese pode ser assentada.
2. A profundidade de inserção da haste deve permitir a redução da tuberosidade maior até uma "lacuna" que se forma entre a cabeça da prótese e a diáfise lateralmente.
3. A altura desde a cabeça até a tuberosidade deve se situar entre 5 e 9 mm.
4. Sob visão fluoroscópica, o chamado arco gótico, formado pela borda lateral do corpo da escápula e o aspecto medial do terço proximal do úmero, deve ser reconstituído com um posicionamento adequado da haste.

Para que a inserção da haste do úmero seja adequadamente estabelecida, é recomendável que seja empregada uma combinação desses métodos. Tão logo tenha sido determinada a altura apropriada da haste, a profundidade de inserção deve ser marcada na haste de prova, com relação a um ponto de referência identificável na diáfise do úmero. Em sua maioria, os implantes são fornecidos já com marcas de referência com correspondentes no implante definitivo. Embora sejam dispositivos de uso incômodo, quase todos os sistemas são acompanhados de gabaritos externos que podem ajudar na inserção da haste até a profundidade apropriada. A seguir, o canal do úmero deve ser irrigado e, depois, o cirurgião introduz um limitador de cimento até 1 cm distalmente à posição prevista para a ponta da haste, para que não ocorra migração distal do cimento e também para aumentar sua pressurização. A seguir, o canal é novamente irrigado e seco; depois, o cirurgião preenche retrogradamente o canal com cimento. Em decorrência do baixo percentual de afrouxamento do úmero, alguns cirurgiões recomendam que a cimentação seja feita apenas no segmento proximal entre a haste e o terço proximal da diáfise do úmero – o suficiente para permitir a estabilidade rotacional e axial do implante. Teoricamente, a remoção do cimento será mais fácil, caso haja necessidade de revisão. Pode-se adicionar antibióticos ao cimento, para diminuir o risco de infecção. Também se pode acrescentar azul de metileno, com o objetivo de criar um contraste de cor com o osso nativo, o que ajudará na remoção do cimento, se houver necessidade de uma futura revisão. A seguir, a haste é inserida em 30° de retroversão até a profundidade desejada, de acordo com a marca de profundidade e o ponto de referência previamente determinados. O excesso de cimento deve ser cuidadosamente removido, para evitar interposição entre os fragmentos fraturados. Tão logo o cimento tenha endurecido, o cirurgião aplicará uma cabeça de teste e as tuberosidades serão provisoriamente reduzidas, para reavaliação da altura da haste e resolução da trajetória glenoumeral. Se isso for considerado apropriado, as suturas na tuberosidade maior deverão ser conduzidas em torno do aspecto medial da haste do úmero. As próteses mais modernas possuem uma fenda através da qual as suturas podem ser passadas. Em seguida, as suturas mais superior e mais inferior da tuberosidade maior são passadas na direção profunda-superficial através da inserção do tendão subescapular distal. As duas suturas restantes na tuberosidade maior são passadas diretamente em torno da haste, e a cabeça do úmero é impactada na haste. A essa altura, o cirurgião aplica enxerto ósseo esponjoso, obtido pela morselização da cabeça do úmero, entre a haste do úmero e as tuberosidades; e as suturas da tuberosidade maior são ligadas às suas respectivas pontas. A seguir, a tuberosidade maior é reduzida e estabilizada em torno da haste. As suturas da tuberosidade maior que foram passadas através do tendão subescapular são ligadas às suas respectivas pontas, reduzindo com isso a tuberosidade menor e fixando as tuberosidades maior e menor em torno da haste. Finalmente, cada sutura aplicada através dos orifícios perfurados na diáfise passa através do manguito anterior e posterosuperior, respectivamente, e ligadas. Com isso, proporciona-se fixação vertical adicional das tuberosidades na diáfise do úmero. Mais dois pontos adicionais podem ser aplicados no nível do intervalo rotador. A cabeça longa do bíceps pode ser incorporada dentro dos pontos de fixação vertical, ou pode ser formalmente submetida a uma tenodese para o tendão do peitoral maior (Fig. 37.41). A ferida é então irrigada e o intervalo deltopeitoral fechado com suturas absorvíveis interrompidas. Finalmente, os tecidos subcutâneos e a pele são suturados. O cirurgião poderá aplicar um dreno.

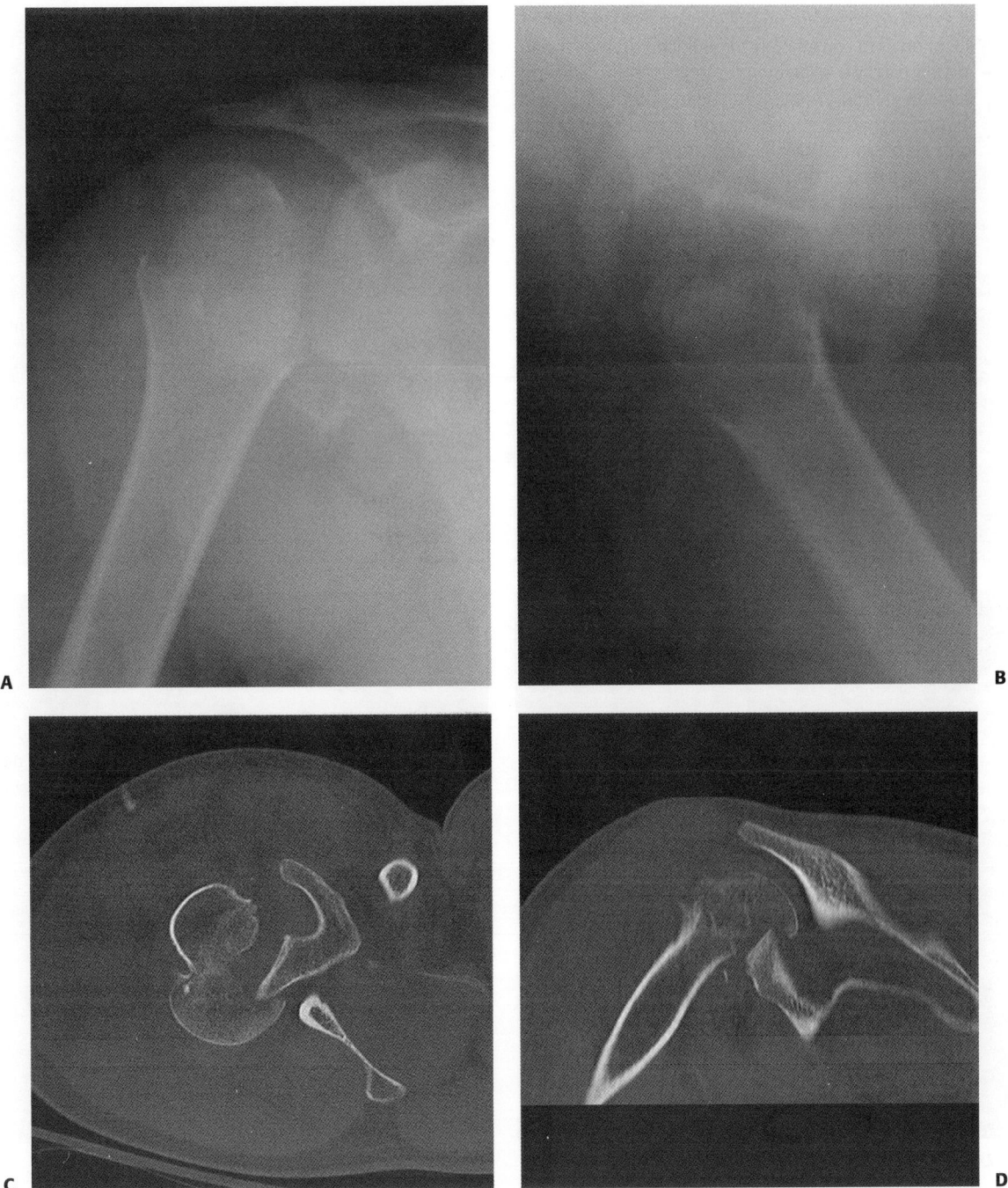

FIGURA 37.41 Hemiartroplastia. Fratura-luxação posterior em quatro partes em um homem com 47 anos. **A, B:** Projeções radiográficas AP e axilar do ombro. **C-H:** Imagens de TC com reconstruções a partir de secções axial **(C)** e coronal **(D, E)** e reconstruções tridimensionais da superfície **(F-H)**. **I:** Imagens intraoperatórias revelando suturas marcadoras para controle da tuberosidade maior e também para permitir a fixação em torno do implante final. **J-L:** Posição final do implante e aplicação de enxerto ósseo. **M:** Fixação definitiva por sutura, conforme ilustrado em **(N)**. **O, P:** Acompanhamento radiográfico, um ano após a cirurgia.

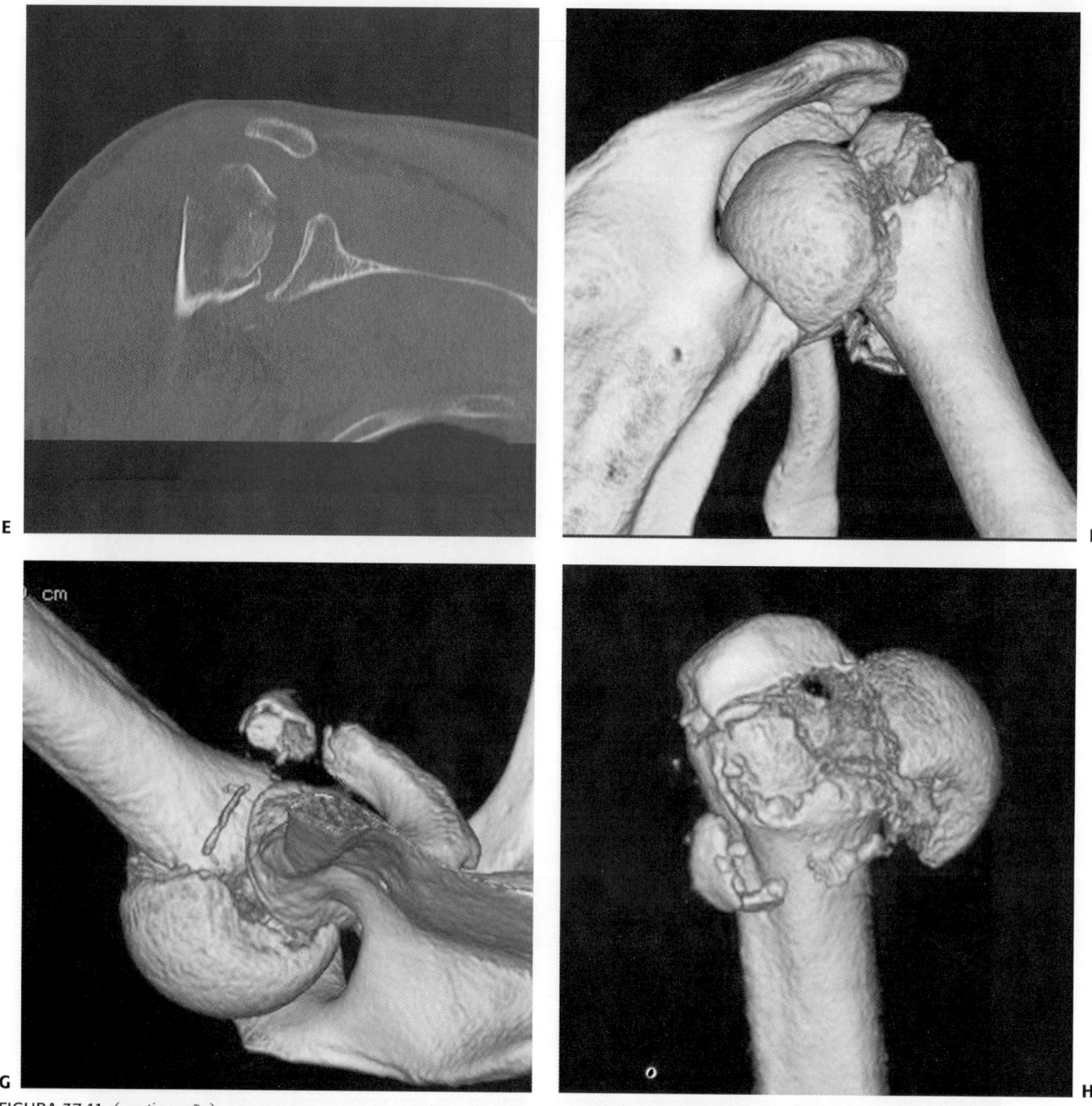

FIGURA 37.41 (continuação)

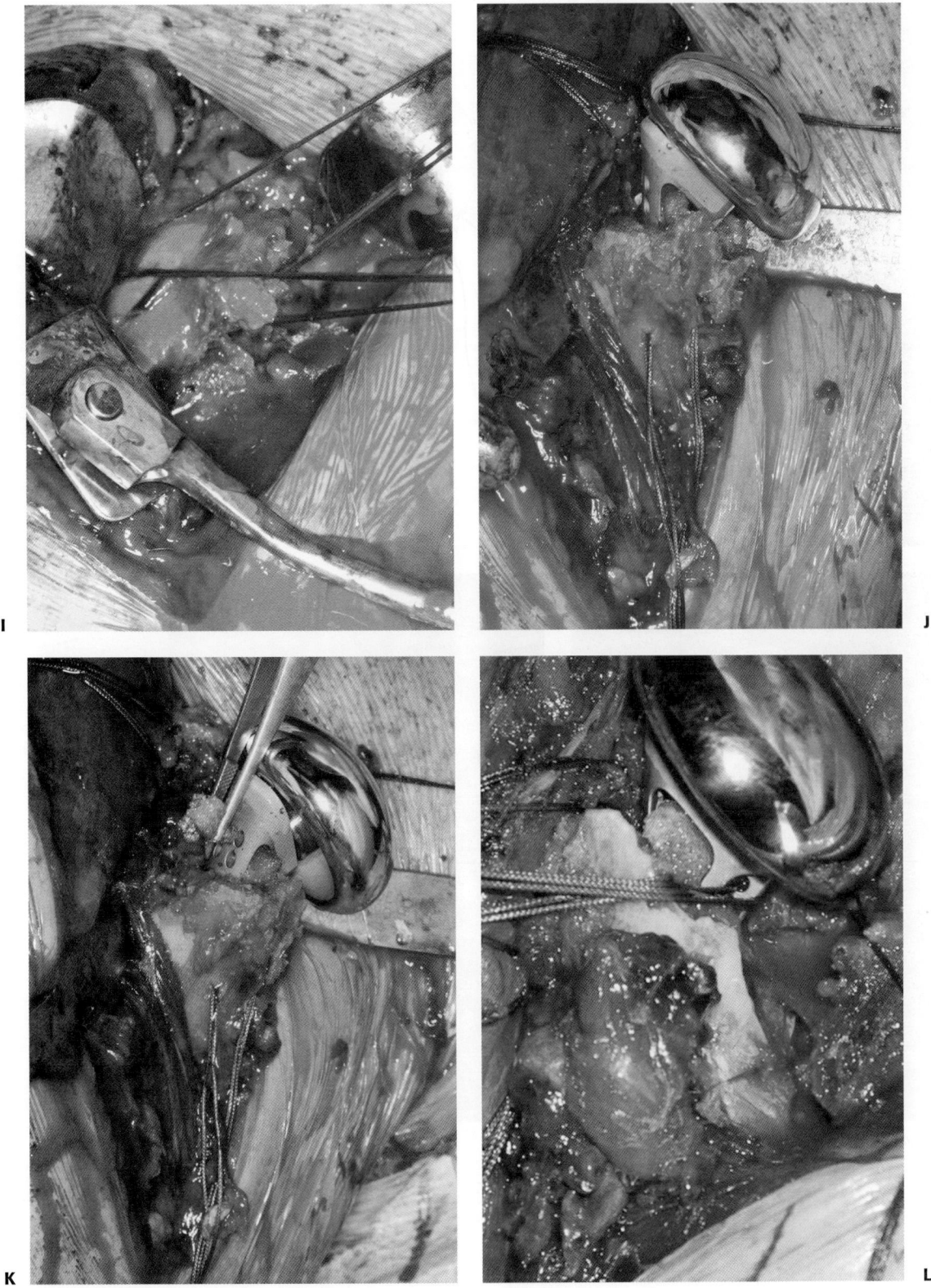

FIGURA 37.41 (continuação)

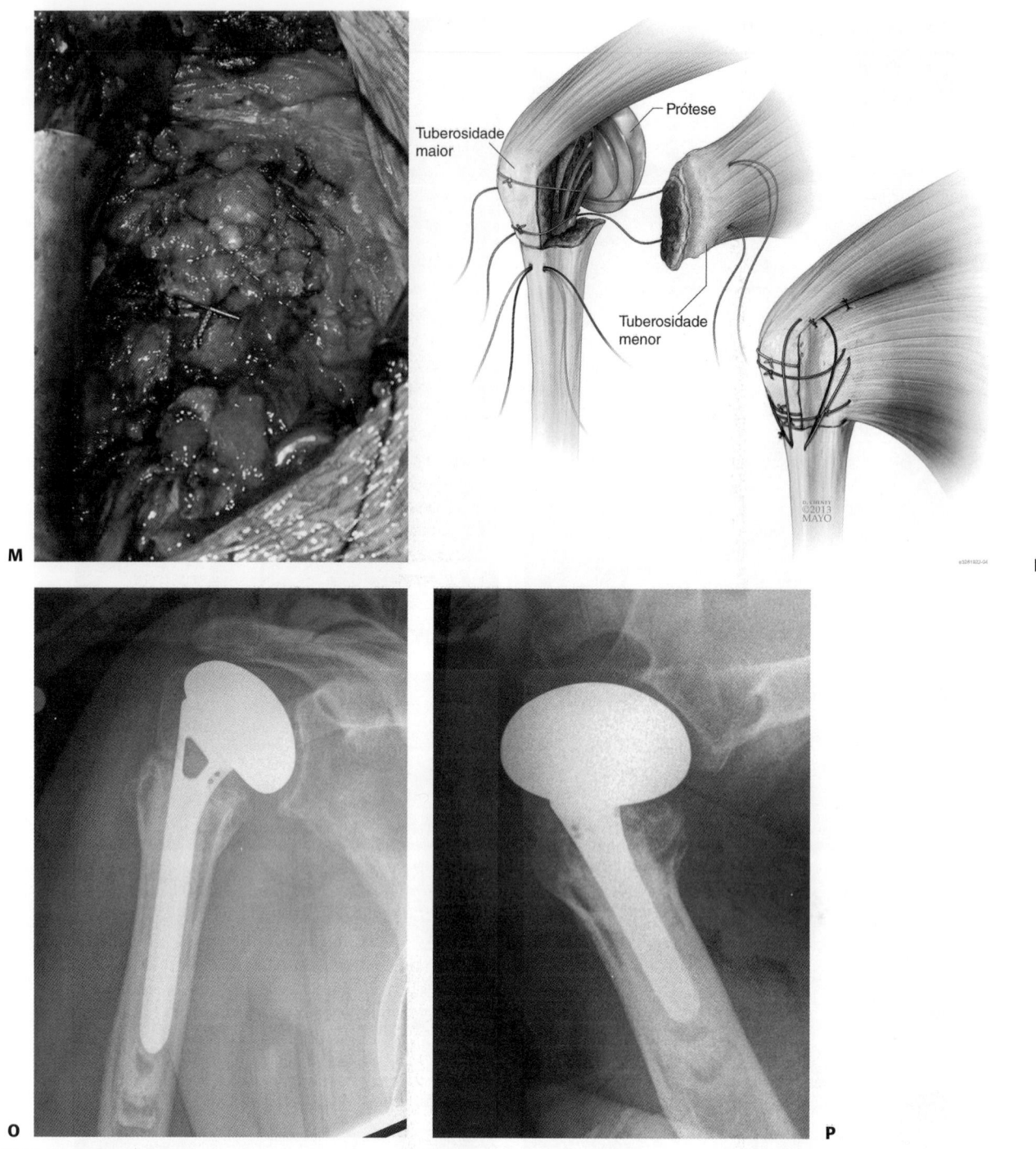

FIGURA 37.41 (continuação)

Em ocasiões excepcionais, uma osteoartrite preexistente pode impor a necessidade de artroplastia total do ombro. O componente glenoidal deve ser posicionado antes da aplicação da haste de úmero definitiva.

Cuidados no pós-operatório. Como rotina, o paciente permanece no hospital pelo menos uma noite. Se o cirurgião aplicou um dreno à ferida, este deverá ser removido em até 24 horas após a cirurgia. Os exercícios passivos de amplitude de movimento deverão ter início no primeiro dia do pós-operatório. Esses exercícios se limitam à rotação neutra e a 90° de elevação anterógrada. O paciente deverá ser acompanhado clínica e radiograficamente após duas semanas, seis semanas e três meses. Os exercícios ativos de amplitude de movimento terão início por volta da sexta semana e os exercícios de fortalecimento, aos 3 meses. Com respeito ao acompanhamento de longo prazo, os pacientes devem ser radiografados após um, dois e cinco anos e, em seguida, com intervalos de cinco anos, ou em menos tempo se surgirem sintomas. É recomendável a implementação rotineira de profilaxia antibiótica para procedimentos invasivos pelo resto da vida do paciente. Não existem limitações com relação à sustentação do peso.

Armadilhas potenciais e medidas preventivas. A Tabela 37.19 lista as armadilhas potenciais e medidas preventivas. A hemiartroplastia do ombro exige uma reconstrução precisa do terço proximal do úmero, para que o manguito rotador estabilize e transfira potência ao ombro, para um funcionamento adequado. Depois de uma hemiartroplastia de ombro, o mau funcionamento está frequentemente ligado a complicações relacionadas às tuberosidades.[39,89,26]

A ocorrência de consolidação viciosa das tuberosidades provoca o surgimento de uma altura cabeça-tuberosidade inadequada, o que altera a biomecânica do ombro. A aplicação de uma cabeça de úmero excessivamente saliente gera uma tuberosidade situada em uma posição excessivamente distal em relação à cabeça do úmero. Com isso, o manguito rotador fica sob maior estresse, e pode romper subsequentemente. Além disso, podem ocorrer estresses mais significativos entre a cabeça da prótese e a superfície glenoidal, o que pode causar erosão prematura da cavidade glenoidal. A aplicação de uma haste de úmero com excessiva profundidade fará com que a tuberosidade fique demasiadamente elevada em relação à cabeça do úmero. Essa situação acarretará colisão subacromial e disfunção do ombro. Portanto, é essencial que o cirurgião determine cuidadosamente a profundidade correta de inserção da haste de úmero, para que a tuberosidade não fique mal posicionada.

Em longo prazo, o funcionamento dependerá da obtenção da consolidação das tuberosidades para a diáfise. Portanto, deve-se obter uma fixação estável das tuberosidades com a adição de enxerto ósseo em torno do aspecto proximal da haste de úmero. Além disso, embora a fisioterapia seja importante para a reaquisição dos movimentos, os exercícios deverão prosseguir de forma cautelosa, para que estresses excessivos não incidam na síntese, com risco de falha na fixação, e subsequente migração ou pseudartrose das tuberosidades. Finalmente, deve-se evitar a seleção de um componente de cabeça do úmero excessivamente grande, pois tal situação resultará em limitada amplitude de movimento, com possibilidade também de erosão prematura da cavidade glenoidal. Deve-se estabelecer uma cuidadosa compatibilidade do componente protético com o tamanho da cabeça nativa, com possíveis erros decorrentes da tendência de uso de uma cabeça protética menor.

Resultados específicos do tratamento. A hemiartroplastia continua sendo o tratamento de escolha para o tratamento cirúrgico de fraturas do terço proximal do úmero não passíveis de reconstrução. Os resultados de diversos estudos de hemiartroplastia estão relacionados nas Tabelas 37.20 e 37.21. É possível conseguir um controle confiável da dor, conforme descrito nos estudos, em até dez anos de acompanhamento.[89,212,214,269,274,335] Embora vários estudos mostrem resultados bons a excelentes em até 90% dos pacientes, outros demonstram que um grande subgrupo de pacientes, ainda que tenham conseguido controle adequado da dor, obtiveram resultados funcionais apenas razoáveis.[212,214,269,274,335] Em média, a elevação anterógrada após uma hemiartroplastia para fraturas do terço proximal do úmero é de 110°, variando de 20 a 180°.[9,89]

TABELA 37.19 Hemiartroplastia

Armadilhas potenciais e medidas preventivas	
Armadilha	Medidas preventivas
Consolidação viciosa da tuberosidade	Estabelecer a profundidade de inserção correta da haste Liberação adequada dos tendões Fixação estável por sutura desde a inserção tendínea em torno da haste do úmero Evitar excessivo aperto nas suturas
Pseudartrose da tuberosidade	Fixação estável por sutura desde a inserção tendínea em torno da haste umeral Aplicação de enxerto ósseo Progressão conservadora da fisioterapia
Instabilidade	Fixação estável por sutura da tuberosidade menor Estabelecer uma retroversão adequada da haste
"Overstuffing"	Estabelecer a profundidade de inserção correta da haste Selecionar o tamanho correto da cabeça

TABELA 37.20 Resultados publicados do tratamento de fraturas do terço proximal do úmero com hemiartroplastia. Onde possível, os tipos de fratura estão definidos pela classificação de Neer, em fraturas de duas, três e quatro partes e fraturas-luxações (FL) e fraturas com divisão da cabeça (DC)

Autores	Tipo de fraturas					Idade (anos)	Acompanhamento (meses)	Escores de resultados	Resultados
	2	3	4	FL	DC	Média (variação)	Média (variação)		
Moeckel et al.[274]	0	5	13	4		70 (49–87)	36 (29–46)	HSS	91% Ex/Bom
Robinson et al.[335]						66 (30–90)	76 (24–156)	Constant	Razoável (média)
Mighell et al.[269]	1	22	41	28	8	66 (39–89)	36 (12–89)	ASES	Razoável (média)
Demirhan et al.[89]	0	2	15	15		58 (37–83)	35 (8–80)	Constant	47% Ex/Bom
Antuña et al.[9]	0	3	32	13	5	66 (23–89)	124 (60–264)	Neer	47% Ex/Bom
Gallinet et al.[126]	0	8	13			74 (49–95)	17 (6–55)	Constant	39 (média)
Esen et al.[106]	0	7	25	6	4	70 (59–81)	79 (48–118)	Constant/Neer	86% Ex/Bom
Bastian e Hertel[21]						66 (38–87)	60 (40–88)	Constant	70 (mediana)
Pijls et al.[315]	0	4	25	1		72 (55–91)	37 (13–62)	Constant	68 (média)
Olerud et al.[298]	0	0	27			76 (58–90)	27	Constant	48 (média)
Noyes et al.[293]	100% 3 ou 4 partes					61 (31–79)	49 (5–100)	Constant	50 (média)
Boyle et al.[45]						72 (27–96)	60	Oxford	32 (média)
Spross et al.[383]	8	14				76 (55–92)	36 (12–83)	Constant	54 (média)
Boons et al.[42]	0	0	25			76	12	Contant	65 (média)

TABELA 37.21 Complicações publicadas nos artigos detalhados na Tabela 37.20

Autores	Revisão de cirurgia	HO	Perda de implante	Penetração na articulação	Infecção Profunda	Infecção Superficial	Lesão nervosa	Pseudartrose	Fratura	Luxação	Consolidação viciosa	Impacto subacromial
Moeckel et al.[274]	9	41										5
Robinson et al.[335]	8	0	3							5	21	
Mighell et al.[269]	6	25			1		3	3			6	3
Demirhan et al.[89]	0										17	
Antuña et al.[9]	0	0	10		3				10			
Gallinet et al.[126]	0	0				5	5		5	14		
Esen et al.[106]	7	0	5				5					
Bastian e Hertel[21]	20	0	6									
Pijls et al.[315]	3	0								3		
Olerud et al.[298]	11	0	19									
Noyes et al.[293]												
Boyle et al.[45]												
Spross et al.[383]	5	5										
Boons et al.[42]	4	0						5				

Apesar da grande variabilidade em termos funcionais, os percentuais de revisão de prótese são baixos; foram relatadas sobrevidas de até 97% após um ano, 95% após cinco anos, e 94% após dez anos.[9,335] Mas foi demonstrado que resultados funcionais após um acompanhamento médio de dez anos foram insatisfatórios em mais de metade dos pacientes.[9]

Estudos comparativos entre RAFI e hemiartroplastia demonstraram resultados conflitantes, em relação aos resultados funcionais. Um estudo demonstrou que se pode esperar por resultados funcionais similares depois da fixação de fraturas do terço proximal do úmero com cabeça não isquêmica por placa bloqueada e hemiartroplastia na ausência de vascularização da cabeça do úmero no intraoperatório.[21] Outros estudos demonstraram que, com o uso da técnica RAFI, são obtidos resultados funcionais significativamente melhores em comparação com hemiartroplastia. Solberg et al. chegaram a escores de Constant significativamente mais altos depois da fixação com placa bloqueada (68,6 pontos), em comparação com a hemiartroplastia (60,6 pontos). Curiosamente, embora a NAV da cabeça do úmero levasse a escores funcionais significativamente mais baixos do que os obtidos com fraturas sem NAV tratadas com fixação interna, os resultados foram similares aos obtidos após a hemiartroplastia.[378]

Uma das complicações associadas à hemiartroplastia é a pseudartrose das tuberosidades em 18% dos pacientes.[212,378] Infecção ocorre em 0,6 a 1,6% dos casos, e alguns estudos informam percentuais de infecção em até 8% dos casos.[212,378] Por fim, embora a ossificação heterotópica ocorra em até 8,8% dos casos, essa complicação não limita a funcionalidade.[212]

Artroplastia reversa total do ombro

Embora seja possível obter resultados clínicos similares àqueles de um ombro normal com a hemiartroplastia, a literatura sugere que os resultados funcionais são frequentemente desapontadores.[9,39] Por essa razão, atualmente, muitos cirurgiões optam pela artroplastia reversa total do ombro, e não pela hemiartroplastia, ao tratar fraturas do terço proximal do úmero. A artroplastia reversa total do ombro passou a ser o implante de escolha para o tratamento de diversas condições associadas a uma disfunção significativa do manguito rotador como, por exemplo, artropatia com laceração do manguito, lacerações importantes do manguito rotador não passíveis de reparação acompanhadas de pseudoparesia dolorosa, e artrite glenoumeral com patologia avançada do manguito rotador.[38,411,414] Em decorrência das preocupações relacionadas a possíveis posicionamentos viciosos e pseudartrose das tuberosidades, foi proposta a realização de artroplastia reversa total do ombro como alternativa para o tratamento de fraturas do terço proximal do úmero recentes e complexas.[53,61,126,137,237,241,323,402,424]

Mediante a colocação de um hemisfério sobre a superfície glenoidal e uma bandeja côncava sobre a haste do úmero, a artroplastia reversa do ombro possibilita a rotação na articulação glenoumeral por meio da ativação do deltoide, sem a necessidade da unidade funcional do manguito rotador/tuberosidade. Além disso, a medialização do centro de rotação glenoumeral melhora o braço de alavanca do deltoide, o que, teoricamente, otimiza sua biomecânica para a elevação do ombro. Portanto, a artroplastia reversa total do ombro não só oferece uma alternativa para o tratamento de fraturas do terço proximal do úmero recentes e complexas, mas também para o tratamento da consolidação viciosa ou pseudartrose no terço proximal do úmero, onde a anatomia normal das tuberosidades não pode ser confiavelmente restaurada.[251,258,259,401,418] Foi sugerido que a reabilitação depois de uma artroplastia reversa total do ombro é mais rápida do que após uma hemiartroplastia, quando se considera a estabilidade intrínseca do implante e o fato de não ser importante a consolidação da tuberosidade; isso permite aos pacientes readquirirem mais rapidamente sua amplitude de movimento ativa.[146]

Pode-se conseguir elevação e abdução do ombro na ausência de um manguito rotador funcional, porém, a rotação glenoumeral pode ficar limitada. Embora os deltoides anterior e posterior permitam alguma rotação da articulação glenoumeral nativa, essa capacidade se perde na artroplastia reversa total do ombro, em decorrência da medialização do centro de rotação. Assim, é recomendável que as tuberosidades sejam incorporadas na síntese da artroplastia reversa total do ombro, para que possa ocorrer sua rotação medial e lateral, graças à ação dos músculos subescapular e redondo menor, respectivamente.[146,367,369,414]

Planejamento pré-operatório. A Tabela 37.22 oferece uma lista de verificação para o planejamento pré-operatório para a artroplastia reversa total do ombro. O planejamento pré-operatório para este procedimento envolve os mesmos princípios delineados para a hemiartroplastia. No entanto, em razão da necessidade de um componente glenoidal, é preciso que se faça uma avaliação mais concentrada dessa parte. Uma das complicações mais frequentes da artroplastia reversa total do ombro é a formação de chanfro na cavidade glenoidal, que ocorre quando uma colisão medial crônica entre o componente do úmero e o colo da cavidade glenoidal provoca uma perda óssea progressiva que pode resultar em afrouxamento do componente glenoidal.[61,53,290,368] Portanto, a aplicação da placa-base glenoidal deve ter como objetivo a maximização da liberação inferomedial, mediante a obtenção de alguma projeção inferior entre a glenosfera e o colo glenoidal. Além disso, a inclinação inferior da placa-base foi associada à melhor sustentação da carga biomecânica da interface implante-osso e a resultados clínicos favoráveis.[155,368] Finalmente, o uso de uma glenosfera com compensação lateral pode diminuir a quantidade de colisão glenoumeral medial.[154] Apesar de, geralmente, a cavidade glenoidal normal não ser afetada por uma fratura do terço proximal do úmero, é fundamental que o cirurgião tenha conhecimento profundo da anatomia da cavidade glenoidal de seu paciente, para que seja possível conseguir um posicionamento adequado do implante. Na maioria dos casos, a fresagem da cavidade glenoidal será efetuada paralelamente à sua superfície no plano axial e com ligeira inclinação inferior no plano frontal. O cirurgião deverá avaliar cuidadosamente, por meio de radiografias e estudos de TC, qualquer desgaste posterior ou anterossuperior preexistente, para possibilitar um ajuste intraoperatório, o que garantirá um assentamento central da cavilha central da placa-base na cavidade glenoidal.

Posicionamento. O posicionamento do paciente é idêntico ao detalhado para a hemiartroplastia.

Abordagens cirúrgicas. A artroplastia reversa do ombro pode ser realizada por meio de uma abordagem deltopeitoral ou de uma abordagem superolateral com divisão do deltoide. Se o paciente estiver com uma artroplastia por laceração do manguito ro-

TABELA 37.22 Artroplastia reversa do ombro
Lista de verificação para planejamento pré-operatório (além dos itens descritos para hemiartroplastia)
• Equipamento • Afastadores glenoidais • Sistema para artroplastia reversa total do ombro

tador, a abordagem superolateral tem a vantagem de estar associada a menor instabilidade, em comparação com a abordagem deltopeitoral, pois o tendão do subescapular permanece intacto.[276] Mas, essa vantagem deixa de existir em casos de fraturas do terço proximal do úmero que necessitem de artroplastia, pois o acesso ao canal do úmero é possibilitado pelas tuberosidades desviadas. Foi demonstrado que a abordagem deltopeitoral proporciona um posicionamento mais confiável do componente glenoidal, com menores percentuais de afrouxamento e de formação de chanfro na cavidade glenoidal.[275] Portanto, a abordagem deltopeitoral é recomendada para fraturas do terço proximal do úmero.

Técnica. A Tabela 37.23 resume a técnica para o uso de uma artroplastia reversa do ombro no tratamento de fraturas do terço proximal do úmero. Inicialmente, sua implantação é parecida com a da hemiartroplastia. Tão logo as tuberosidades tenham sido reparadas, a cabeça do úmero extraída e a cabeça longa do bíceps seccionada, a cavidade glenoidal pode ser exposta com a ajuda de dois afastadores glenoidais. A seguir, o cirurgião libera circunferencialmente o lábio da cavidade glenoidal. Em geral, a exposição da cavidade glenoidal em fraturas do terço proximal do úmero é simples, graças à ausência da cabeça do úmero e à separação das tuberosidades. O cirurgião deve ter o cuidado de expor completamente a borda inferior da cavidade glenoidal, para possibilitar uma aplicação o mais inferiormente possível da placa-base. Normalmente, haverá necessidade de liberação parcial da inserção do tríceps em relação ao tubérculo infraglenoidal.

A seguir, o cirurgião aplica um pino-guia de tal modo que a placa-base assumirá uma posição central no plano AP, caudalmente no plano frontal, e com 10° de inclinação inferior. Depois da fresagem e fixação da placa-base, o cirurgião introduz a glenosfera.

Em seguida, a preparação do úmero é concluída para a realização da hemiartroplastia; nesse ponto, o cirurgião insere a haste de prova proposta de 10 a 30° de retroversão e com a bandeja de úmero o mais delgada possível. A seguir, o componente do úmero é reduzido na cavidade glenoidal, com aplicação de tração no úmero distal, ao mesmo tempo em que a haste do úmero é empurrada contra a glenosfera; isso permite que a diáfise do úmero se estreite em torno da haste. Ao contrário da hemiartroplastia, a inserção da haste definitiva não tem o objetivo de reconstituir uma altura cabeça-tuberosidade adequada, mas o de obter um estresse adequado do deltoide, a fim de evitar a instabilidade. Tão logo seja obtida a tensão máxima dos tecidos moles, o cirurgião determinará e marcará a profundidade de inserção da haste do úmero. Em seguida, a haste definitiva é cimentada na profundidade estabelecida com o uso das técnicas rotineiras de cimentação, com manutenção da retroversão. Assim que o cimento endurece, os componentes são novamente reduzidos com o uso da inserção da menor prova. A espessura final do inserto é aumentada até que tenha sido obtida a tensão adequada dos tecidos moles, o que ficará determinado pelo retesamento do tendão conjunto e do mús-

TABELA 37.23 Artroplastia reversa do ombro

Técnica cirúrgica
• Expor o terço proximal do úmero
• Localizar a cabeça longa do bíceps distalmente e acompanhar proximalmente até o sulco intertubercular para identificação dos fragmentos fraturados
• Transeccionar a cabeça longa do bíceps no nível do colo cirúrgico e marcar o segmento distal para futura tenodese
• Identificar e marcar a tuberosidade menor
• Liberar o intervalo rotador
• Identificar e extrair a cabeça do úmero e prepará-la para enxerto ósseo
• Aplicar quatro suturas não absorvíveis trançadas em torno da tuberosidade maior através do tendão do manguito rotador
• Preparar a cavidade glenoidal
• Usar o coto proximal do bíceps para a ressecção circunferencial do lábio da cavidade glenoidal
• Identificar a borda inferior da cavidade glenoidal, mediante a liberação da origem do tríceps
• Fresar a cavidade glenoidal para o posicionamento da placa-base em 10° de inclinação inferior
• Aplicar e fixar a placa-base
• Aplicar e fixar a glenosfera
• Preparar o canal do úmero
• Fresar
• Aplicar a haste de prova com bandeja e reduzir até a glenosfera
• Aplicar tração no braço, ao mesmo tempo em que a bandeja e a haste são empurradas contra a glenosfera
• Medir a profundidade de inserção
• Perfurar dois orifícios de 2 mm no aspecto anterior da diáfise do úmero com afastamento de 1 cm e situados a 1 cm distalmente à borda proximal da fratura; passar duas suturas não absorvíveis trançadas
• Aplicar o limitador de cimento 1 cm distal à posição esperada para a ponta da haste
• Inserção retrógrada do cimento
• Introduzir a haste em 30° de retroversão até a profundidade pré-estabelecida
• Depois do endurecimento do cimento, aplicar a bandeja e reduzir até a glenosfera
• Selecionar a bandeja definitiva, de acordo com o estresse desejado
• Aplicar suturas na tuberosidade maior em torno da haste do úmero
• Passar duas suturas na tuberosidade maior através do subescapular, em torno da tuberosidade menor
• Aplicar a bandeja definitiva e reduzir a articulação
• Aplicar enxerto ósseo em torno da parte proximal da haste
• Reduzir e ligar a tuberosidade maior em torno da haste
• Reduzir e ligar a tuberosidade menor em torno da haste
• Passar suturas transósseas na diáfise do úmero através dos aspectos anterior e posterossuperior do manguito rotador, respectivamente
• Incorporar a cabeça longa do bíceps para tenodese
• Confirmar a estabilidade e a amplitude de movimento
• Aplicar um dreno
• Fechar a ferida
• Imobilizar em tipoia

culo deltoide. A seguir, a fixação das tuberosidades é preparada com os mesmos procedimentos descritos para a hemiartroplastia. Na próxima etapa, a bandeja e o inserto definitivos são posicionados e os componentes são reduzidos. As tuberosidades são então ligadas conforme descrito para a hemiartroplastia. Em decorrência da geometria da artroplastia reversa do ombro e das mudanças ocorridas no alinhamento do ombro, nem sempre é possível, ou necessária, a redução anatômica das tuberosidades. No entanto, deve-se estabelecer contato entre as tuberosidades e a diáfise; e a área que recebeu o enxerto ósseo deve evoluir para a consolidação (Fig. 37.42).

Cuidados no pós-operatório. Como rotina, os pacientes permanecem internados no hospital por pelo menos uma noite. Utiliza-se um protocolo pós-operatório similar ao descrito para a hemiartroplastia. Alguns autores preconizam a prática imediata de exercícios ativos-assistidos de amplitude de movimento, dentro da tolerância do paciente à dor.[146] Mas, em razão da importância da obtenção da consolidação das tuberosidades para a rotação, é recomendável que o cirurgião opte por uma abordagem mais conservadora, com exercícios passivos de amplitude de movimento durante as primeiras seis semanas após a cirurgia, seguidos por exercícios ativos-assistidos de amplitude de movimento durante

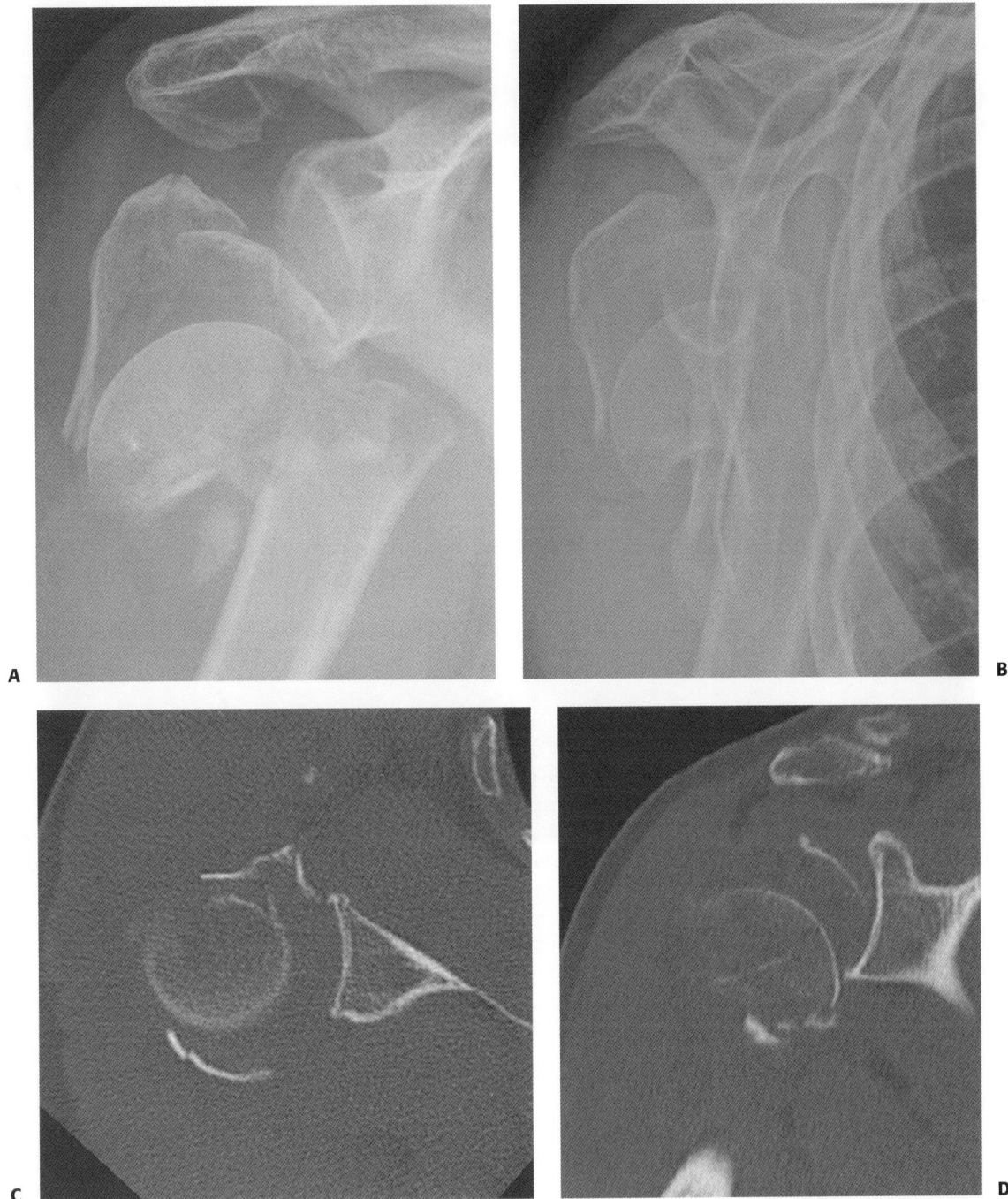

FIGURA 37.42 A-F: Artroplastia reversa total do ombro. Fratura do terço proximal do úmero com divisão da cabeça em quatro partes em mulher com 80 anos.

(continua)

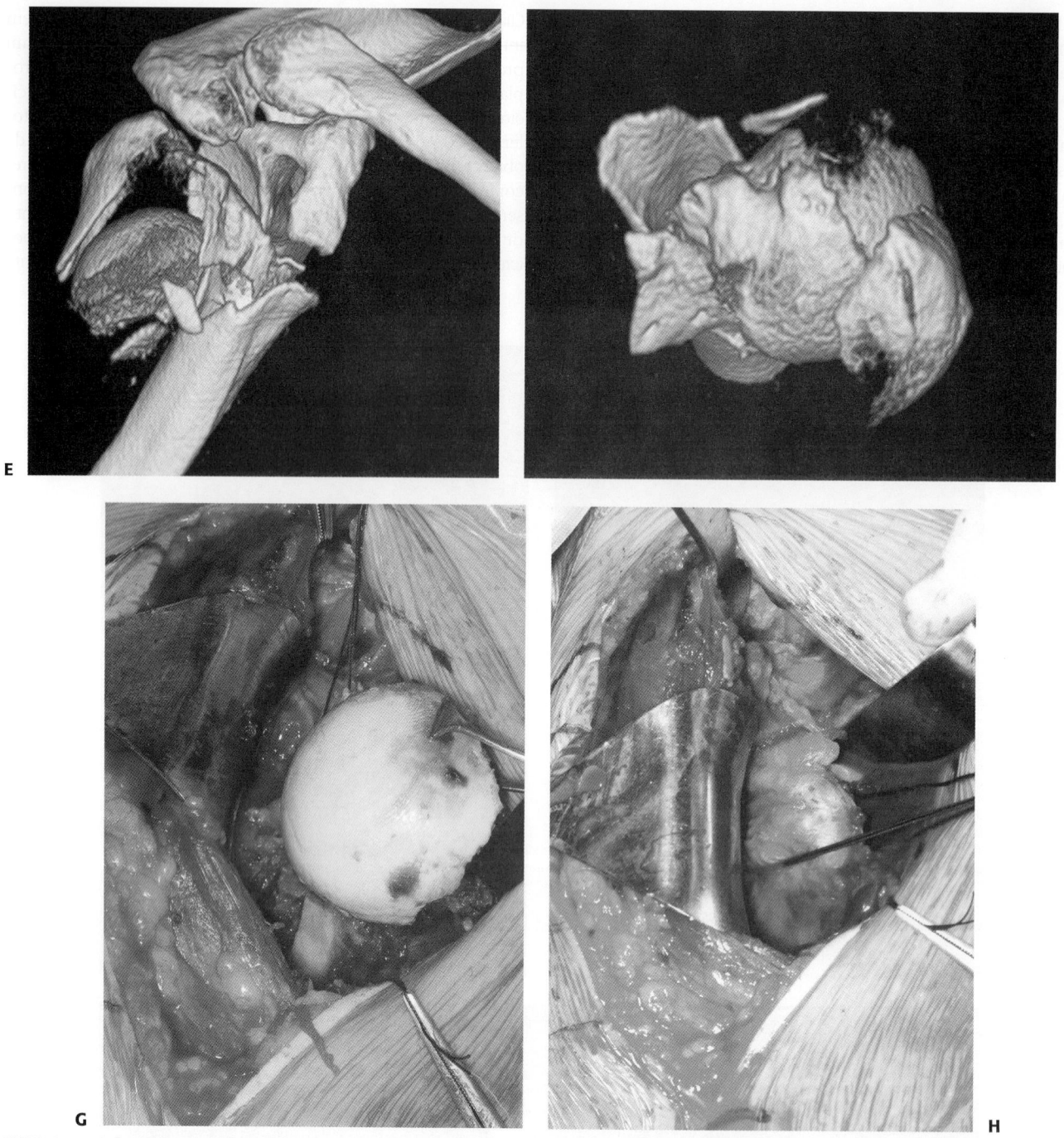

FIGURA 37.42 (*continuação*) G: Imagem intraoperatória que mostra a extração de fragmento de cabeça do úmero. H: Marcação da tuberosidade maior.
(*continua*)

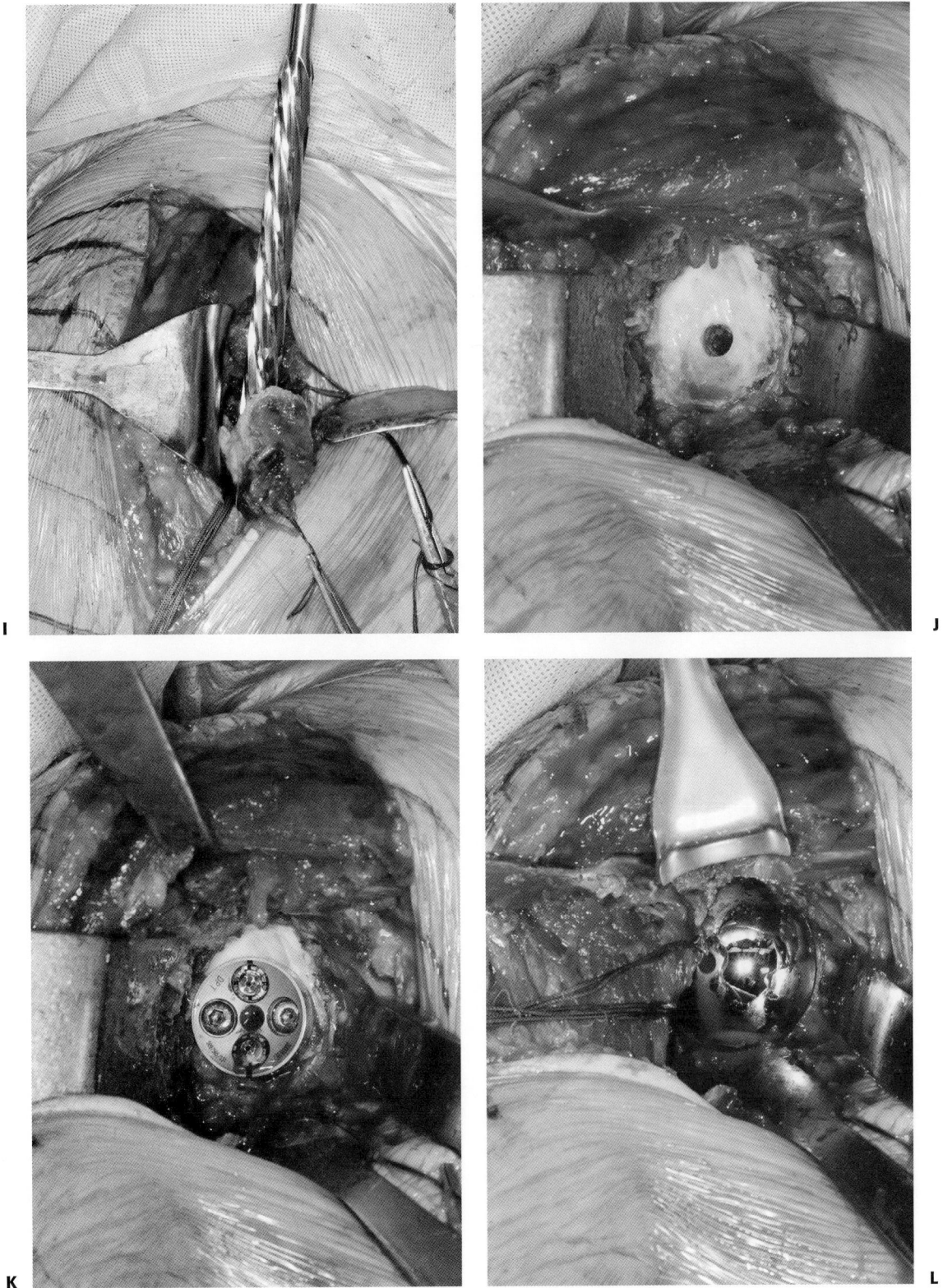

FIGURA 37.42 *(continuação)* **I:** Fresagem do canal do úmero. **J:** Fresagem da cavidade glenoidal. **K e L:** Aplicação da placa-base e da glenosfera.

(continua)

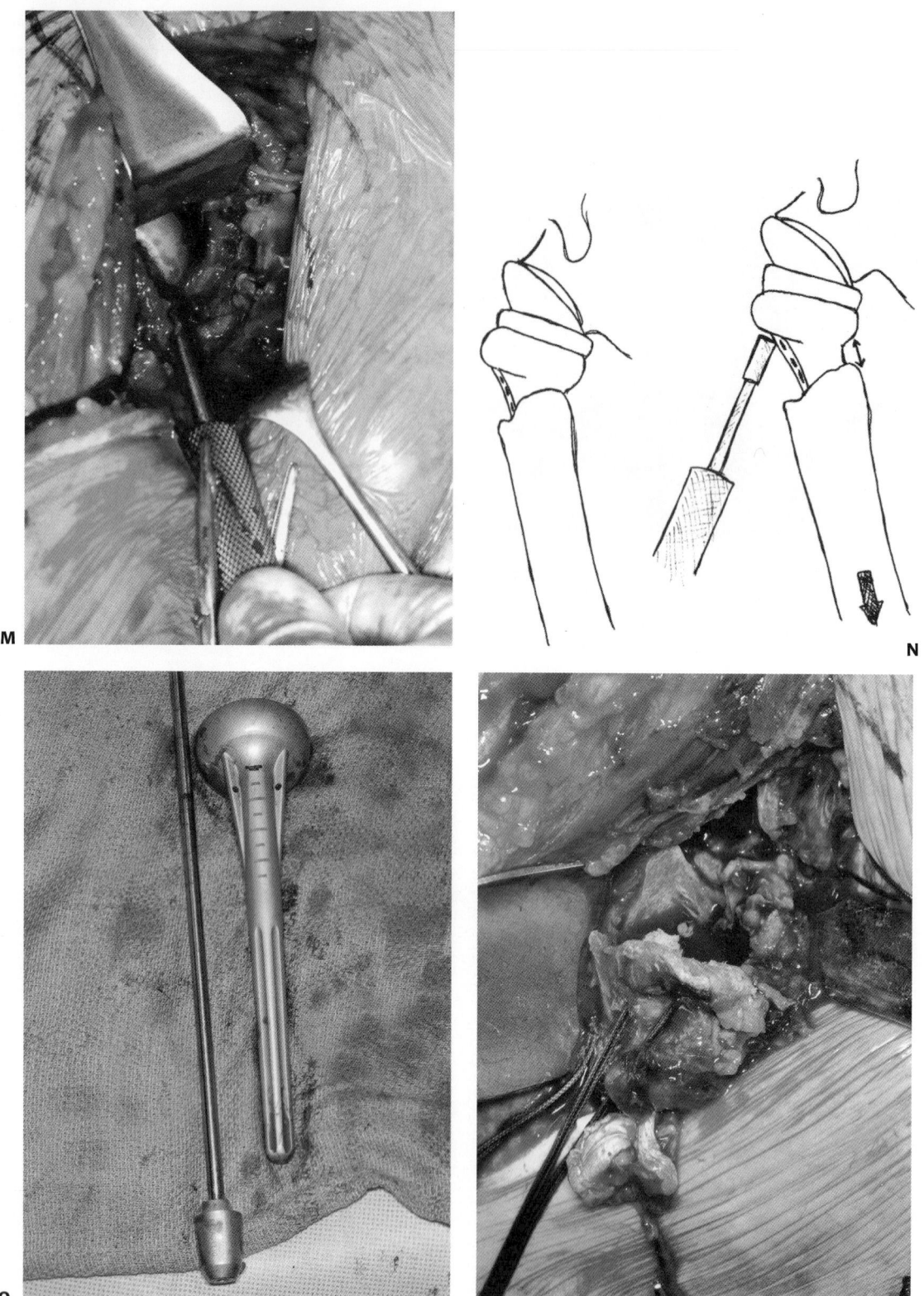

FIGURA 37.42 *(continuação)* **M e N:** Avaliação do comprimento do úmero e da profundidade da cimentação da haste. Enquanto o cotovelo é tracionado distalmente, o componente de prova para o terço proximal do úmero é empurrado contra a glenosfera implantada. A profundidade resultante para a haste é marcada. (Parte N: Cortesia de Juan Pablo Simone, MD.) **O:** Profundidade de inserção marcada na haste de prova e limitador de cimento correspondente. **P:** Cimento no local. Notar o uso de azul de metileno e a aplicação de duas suturas diafisárias.

(continua)

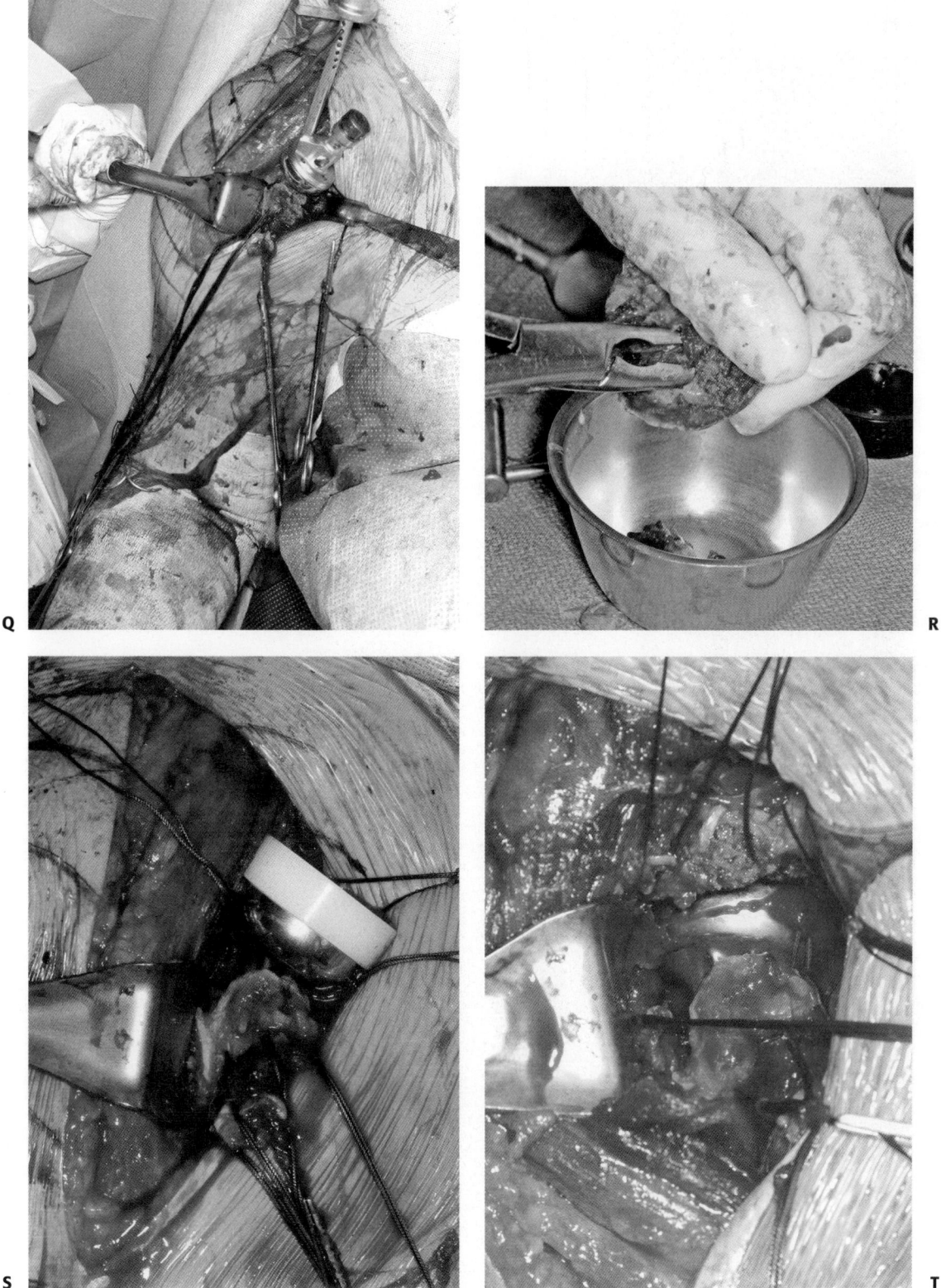

FIGURA 37.42 *(continuação)* **Q:** Cimentação da haste definitiva em 30° de retroversão, com uso do eixo do antebraço como referência (notar o pino--guia proximal). **R:** O enxerto ósseo é obtido da cabeça do úmero resseccionada. **S:** O inserto de polietileno em seu local no terço proximal do úmero. **T:** Redução preliminar da tuberosidade.

(continua)

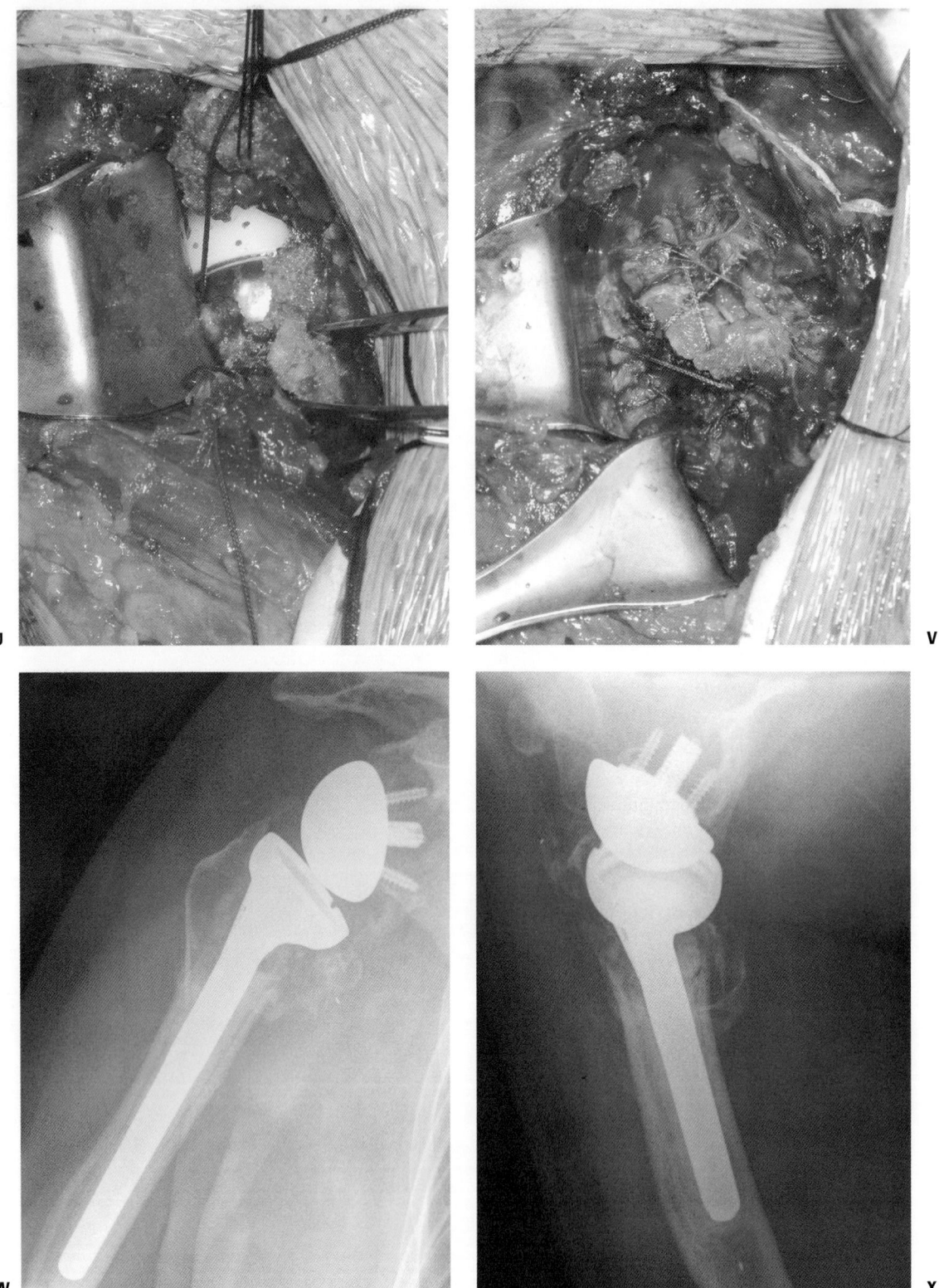

FIGURA 37.42 (*continuação*) **U:** Aplicação de enxerto ósseo entre a haste e as tuberosidades. **V:** Redução final das tuberosidades. **W** e **X:** Seguimento radiográfico, cinco meses após a cirurgia.

mais seis semanas e, por fim, em caso de necessidade, exercícios de fortalecimento aos três meses. A sustentação de peso fica limitada a menos de 9 quilos pelo restante da vida do paciente.

Armadilhas potenciais e medidas preventivas. A Tabela 37.24 oferece uma lista de armadilhas potenciais e medidas preventivas. As três complicações principais associadas à artroplastia reversa total do ombro são o hematoma da ferida, a instabilidade em curto prazo, e a formação de chanfro na cavidade glenoidal, acompanhada de afrouxamento do componente glenoidal, em médio e longo prazos.[53,61,323,414]

A incidência de formação de chanfro na cavidade glenoidal em fraturas do terço proximal do úmero varia de 10 a 53%.[53,61] Conforme já foi anteriormente descrito, é melhor prática evitar a formação de chanfro na cavidade glenoidal com um posicionamento inferior da glenosfera, o que possibilita a liberação inferomedial do terço proximal do úmero durante a adução. Esse resultado pode ser obtido mediante o posicionamento inferior da placa-base na cavidade glenoidal. Alguns sistemas permitem um posicionamento excêntrico da glenosfera na placa-base; isso permite um posicionamento mais inferior da glenosfera.[88] O uso de glenosferas lateralizadas, especialmente aquelas com circunferência maior do que a metade de uma esfera, pode permitir maior liberação medial.[154]

O hematoma de ferida é a complicação pós-operatória precoce mais frequente depois de uma artroplastia reversa total do ombro.[414] Por isso, é recomendado a cuidadosa heméstase durante o procedimento. O cirurgião aplicará um dreno para o período pós-operatório imediato.

Ficou demonstrado que a instabilidade é complicação frequente depois de uma artroplastia reversa total do ombro para fraturas do terço proximal do úmero.[323] Há necessidade de um estresse adequado dos tecidos moles, para que seja conseguida uma instabilidade intrínseca entre a concavidade do úmero e a glenosfera. Teoricamente, glenosferas maiores devem conseguir maior estabilidade, mas com frequência tais próteses não são implantáveis nessa população de mulheres idosas, predominantemente menores.

Desfechos específicos do tratamento. Frequentemente foi constatado que os resultados após uma artroplastia reversa total do ombro são parecidos àqueles da hemiartroplastia, sobretudo nos primeiros seis meses pós-operatório.[45,126,424] Como ocorre com a hemiartroplastia, com frequência os escores funcionais e a amplitude de movimento são imprevisíveis.[237,241] Entretanto, o declínio funcional com o passar do tempo parece ser mais significativo depois de uma hemiartroplastia; cinco anos após a cirurgia, a artroplastia reversa total do ombro exibe melhor funcionalidade.[45,137]

TABELA 37.24 Artroplastia reversa do ombro

Armadilhas potenciais e medidas preventivas	
Armadilha	Medidas preventivas
Formação de chanfro na cavidade glenoidal	Uma adequada exposição inferior da cavidade glenoidal, para possibilitar a aplicação da placa-base inferior e da glenosfera Uso de uma glenosfera lateralizada
Hematoma na ferida	Heméstese cuidadosa Aplicação de um dreno Evitar anticoagulação
Instabilidade	Obter estresse adequado dos tecidos moles Usar uma glenosfera grande

Em um estudo comparativo de quarenta pacientes com fraturas do terço proximal do úmero tratadas com hemiartroplastia ou artroplastia reversa total do ombro, os pacientes no grupo da hemiartroplastia informaram melhores resultados para as rotações medial e lateral. Os pacientes no grupo da artroplastia reversa total do ombro demonstraram melhores resultados na abdução e na elevação anterógrada do ombro e nos escores funcionais. Os autores observaram consolidação viciosa das tuberosidades em três pacientes com hemiartroplastias, enquanto quinze com artroplastia reversa total do ombro desenvolveram chanfro escapular.[126] Em outro estudo comparativo de dez pacientes com média de idade de 76 anos, foram observados escores funcionais similares entre os pacientes tratados com artroplastia reversa total do ombro e aqueles com hemiartroplastia. Também foram similares nos dois grupos os resultados para a elevação anterógrada e a rotação lateral.[424]

Cazeneuve et al. descreveram sua experiência com 36 pacientes tratados com artroplastia reversa total do ombro. A média de idade era de 75 anos, com variação de 56 a 92 anos. Depois de sete anos de acompanhamento dos pacientes, a funcionalidade do ombro substituído chegou a 67% da capacidade funcional do ombro contralateral. As complicações observadas foram: quatro luxações, uma infecção e dois casos de síndrome dolorosa complexa regional. Foi constatado que, no total, ocorreu afrouxamento de três componentes (dois componentes glenoidais e uma haste de úmero). As complicações radiográficas mais frequentes foram a formação de chanfro escapular, que ocorreu em dezenove pacientes (53%).[61] Bufquin et al. descreveram os resultados de 43 pacientes tratados com artroplastia reversa total do ombro para fraturas do terço proximal do úmero em pacientes com idades entre 65 e 97 anos. Depois de um acompanhamento médio por dois anos, a elevação anterógrada e a rotação lateral mediram, em média, 97 e 30°, respectivamente. No entanto, foi informada grande variação nos resultados, com valores que variaram de 35 a 160° para elevação e de 0 a 80° para rotação lateral. No acompanhamento final, dez casos (25%) demonstraram formação de chanfro escapular.[53]

Continuam escassas na literatura as evidências que apoiam a artroplastia reversa total do ombro no tratamento de fraturas recentes do terço proximal do úmero. Embora alguns estudos tenham demonstrado resultados promissores, é aconselhável que a artroplastia reversa total do ombro seja utilizada com cautela, em razão do elevado percentual de complicações relatadas. O candidato ideal para a artroplastia reversa total do ombro em um caso de fratura complexa do terço proximal do úmero é o paciente idoso e de baixa demanda com uma patologia preexistente no manguito rotador e com patologia glenoidal.

TRATAMENTO DE RESULTADOS ADVERSOS E DE COMPLICAÇÕES

As complicações de fraturas do terço proximal do úmero já descritas são numerosas, mas a maioria é de rara ocorrência. As complicações podem ocorrer como consequência inevitável de uma lesão mais grave, ou como resultado do tratamento. Nesse último caso, isso pode ocorrer em função de erros na seleção do tratamento ou na cirurgia realizada. As complicações operatórias específicas do implante já foram descritas em seções precedentes; portanto, não serão mais discutidas aqui.

Boileau et al. analisaram, em um estudo retrospectivo, 203 pacientes que se apresentaram com sequelas de fraturas do terço proximal do úmero e que, subsequentemente, foram tratados com uma prótese modular não limitada.[37] Esses autores identificaram 137 (67,5%) casos de colapso ou necrose de cabeça do úmero, 25 (12,3%) casos de luxações irredutíveis ou fraturas-luxações, 22 (10,8%) casos de pseudartrose e 19 (9,4%) consolidações viciosas graves das tuberosidades. O estudo não considerou todas as complicações das fraturas do terço proximal do úmero, mas destacou os problemas associados à osteonecrose da cabeça do úmero, pseudartrose, e consolidação viciosa das tuberosidades em particular. Essas três complicações são consideradas em detalhes, juntamente com uma visão geral de outras complicações e de seus tratamentos.

Osteonecrose

Cabeça do úmero

Casos de osteonecrose da cabeça do úmero ocorrem em consequência de uma irrigação sanguínea comprometida da superfície articular e do osso subcondral, que sofrem alteração involutiva e acarretam colapso e fibrose articulares. Essa condição pode, ou não, ser sintomática,[415] e a cabeça do úmero pode entrar em completo colapso, ou pode estar presente um envolvimento parcial, com ou sem colapso articular.[20,170]

Essa complicação pode ser inevitável para a lesão, em razão da grave lesão à irrigação sanguínea da cabeça do úmero. Portanto, fraturas em três e quatro partes e fraturas-luxações têm maior risco do que fraturas em uma e duas partes. Essa complicação também pode ocorrer em consequência do tratamento cirúrgico, por causa da excessiva manipulação da fratura e do desnudamento de tecidos moles, que contém a vascularização residual para o segmento articular. Alguns indivíduos também podem demonstrar predisposição para essa complicação, seja por causa de seu estado fisiológico depauperado, secundariamente às suas comorbidades clínicas e ao tratamento medicamentoso, seja pelo hábito do fumo e abuso do álcool. No presente momento, a fisiopatologia dessa condição não foi ainda completamente elucidada, e outros fatores desconhecidos também podem ter sua importância. A osteonecrose não ocorre invariavelmente, mesmo nos casos em que a cabeça do úmero esteja completamente desatendida pela irrigação sanguínea,[20,145,170] enquanto, aparentemente, alguns casos ocorrem depois de uma lesão relativamente inócua.

Em geral, na apresentação o paciente informa dor, rigidez e perda funcional, tipicamente depois de um período latente em que a funcionalidade tinha sido satisfatória. Nas radiografias, as alterações variam desde uma esclerose maculosa da cabeça do úmero até sua completa reabsorção e colapso. O diagnóstico diferencial vai desde a osteoartrose pós-traumática, em que habitualmente o grau de colapso é menos grave, até a sepse articular crônica que, em caso de suspeita clínica, deve ser excluída com o exame bacteriológico de um aspirado articular. Imagens de TC e em especial a RM têm utilidade na avaliação da extensão e gravidade do envolvimento da cabeça do úmero.

Em alguns casos, a osteonecrose talvez não esteja associada a sintomas graves, sendo aconselhável o tratamento conservador.[415] Ocasionalmente, pode haver indicação para a descompressão nuclear em pacientes que exibem alterações radiológicas precoces,[278] mas quase todos os pacientes exibem colapso avançado e estarão sintomáticos na ocasião de sua apresentação.[144] Há indicação de hemiartroplastia quando o paciente apresenta sintomas debilitantes e funcionalidade sofrível.[93,40] É muito mais provável que essa técnica seja bem-sucedida nos casos associados a uma consolidação viciosa que necessite de tratamento.[144] Se houver alterações recíprocas na cavidade glenoidal, uma artroplastia total da articulação poderá ter maior êxito no alívio da dor e na restauração dos movimentos.[93] Nos casos associados a uma grave consolidação viciosa das tuberosidades ou laceração no manguito rotador, uma artroplastia reversa do ombro poderá resultar em melhor funcionalidade, embora não tenham sido ainda realizados estudos comparativos com o objetivo de avaliar esse tópico.[259,418]

Tuberosidades

Depois de uma fratura, a osteonecrose também pode ocorrer em uma ou ambas as tuberosidades, independente da viabilidade da cabeça do úmero. Pode-se observar reabsorção, esclerose e colapso após fratura da tuberosidade maior (a "tuberosidade desaparecida"); isso também pode ocorrer na tuberosidade menor. O problema pode ocorrer depois de uma fratura em duas, três ou quatro partes; também pode seguir o tratamento conservador, fixação interna, ou artroplastia. Essa complicação é previsível porque, até que ocorra a consolidação de uma tuberosidade fraturada, o osso será irrigado apenas através de ligações periosteais residuais e com o manguito rotador, que em muitos casos são relativamente avasculares em pacientes idosos. Normalmente o paciente sofre uma dor de ombro debilitante e com perda funcional, com sinais clínicos de debilidade e disfunção do manguito rotador. É provável que as formas subclínicas ocorram mais frequentemente; e a patologia precisa ainda não foi completamente elucidada. Atualmente, não existe tratamento conhecido para essa complicação.

Pseudartrose

A pseudartrose da cabeça à diáfise proximal do úmero é complicação rara, mas debilitante.[79] Caracteristicamente, o tempo normalmente necessário para a consolidação clínica de uma fratura do terço proximal do úmero vai de quatro a oito semanas. Portanto, torna-se lógico definir que uma pseudartrose está presente se o local fraturado ainda exibir mobilidade dezesseis semanas após a ocorrência da lesão, embora alguns estudos tenham optado pelo período de seis meses. No único estudo que avalia a epidemiologia dessa complicação, a incidência global informada foi 1,1%, embora esse percentual tenha se elevado para 8% no caso de presença de cominuição metafisária, e para 10% com uma translação significativa do colo cirúrgico.[79] Foi demonstrado que a pseudartrose é muito rara em fraturas do terço proximal do úmero com impactação em varo. A pseudartrose entre uma ou ambas as tuberosidades com relação à cabeça do úmero é menos comum, e será estudada mais adiante, nesse capítulo, em conjunto com as consolidações viciosas das tuberosidades.

Embora a pseudartrose possa ocorrer sem razão óbvia, na maioria dos casos existem fatores de risco identificáveis, relacionados ao paciente, à fratura ou ao tratamento. Os fatores comuns relacionados ao paciente são osteoporose, estado fisiológico ruim, comorbidades clínicas e tratamento medicamentoso, uso intenso do cigarro e abuso de bebidas alcoólicas.[163,352,408] Condições inflamatórias ou degenerativas no ombro associadas a sua rigidez anterior à lesão também podem ser fatores predisponentes para a pseudartrose.[171] As fraturas que representam maior risco de pseudartrose são as fraturas em duas, três ou quatro partes com desvio, em que ocorre o mínimo contato cortical residual entre a cabeça e a diáfise do úmero, e naquelas em que ocorreu significativa cominuição metafisária.[79] A ruptura completa da luva periosteal acarreta instabilidade mecânica; além disso, a interposição de tecido mole de periósteo, músculo e parte tendínea da cabeça longa do bíceps também pode inibir a formação de calo.[124,125,283] Foi sugerido que o tratamento conservador com aparelhos gessados pendentes, que promovem distração da fratura, e a mobilização excessivamente zelosa do ombro podem ser fatores predisponentes para a pseudartrose.[286] A má técnica cirúrgica, com extenso desnudamento dos tecidos moles e uma redução mecanicamente instável da fratura, também pode causar pseudartrose.

Na prática clínica, o diagnóstico de pseudartrose raramente chega a ser problemático. Dor, rigidez e perda funcional no braço são as queixas mais constantes. A dor tende a ser muito intensa e debilitante, e é agravada pelo uso do braço e do ombro, porque a maior parte dos movimentos ocorre no local da pseudartrose. Essa complicação não pode ser tratada com imobilização, e o uso de uma tipoia compromete ainda mais a funcionalidade do ombro. Ao exame, com frequência o paciente exibe uma "pseudoparalisia" do deltoide, manguito rotador e músculos periescapulares, o que resulta em um "braço de boneca de pano". As tentativas de movimento do ombro são dolorosas; e qualquer movimento ocorre no nível do local fraturado, e não na articulação glenoumeral. Nas radiografias, pode-se observar reabsorção e alargamento da linha de fratura, frequentemente acompanhados por enorme reabsorção óssea.

Para o aprofundamento das investigações, deve-se obter um estudo de TC para confirmar a pseudartrose e avaliar o estado da cartilagem articular da cabeça do úmero, o grau de separação, a consolidação de qualquer fratura de tuberosidade associada e a exequibilidade da redução e fixação da fratura. Se o paciente já tinha sido submetido anteriormente à reconstrução cirúrgica, deve-se excluir a possibilidade de infecção no local da pseudartrose por meio da cultura de um aspirado obtido sob controle ultrassonográfico.[93]

O alívio permanente da dor e a restauração funcional depois de tal complicação apenas poderão ser proporcionados com o tratamento cirúrgico. Trata-se de procedimento tecnicamente desafiador, em razão das contraturas capsulares e da formação de cicatrizes em decorrência da cirurgia realizada, perda de material ósseo, distorção da anatomia e da osteopenia da cabeça do úmero.[124,125] Infelizmente, muitos pacientes com pseudartroses estabelecidas são demasiadamente idosos, ou não são candidatos clínicos para esse tipo de cirurgia e para o longo programa de reabilitação do ombro que se segue. O controle da dor e a modificação das atividades são tudo que pode ser oferecido para tais pacientes.

Deve-se oferecer a reconstrução cirúrgica a todos os pacientes clinicamente aptos. Tentativas foram feitas para a classificação dessas lesões, de acordo com o local anatômico e a perda de matéria óssea.[63] Na prática, a principal decisão será se a pseudartrose pode ser tratada por RAFI, ou se há necessidade de substituição da cabeça do úmero. A decisão com relação à forma mais apropriada de tratamento deve ser individualizada, mas para que o cirurgião realize RAFI, obrigatoriamente o paciente não deverá apresentar infecção e deverá contar com reserva óssea adequada na cabeça do úmero e, além disso, não deve haver consolidação viciosa grave de tuberosidade e nem alterações degenerativas ou colapso da superfície articular.

Redução aberta e fixação interna

A exposição é similar àquela usada para RAFI primária. A pseudartrose deve ser exposta e desfeita pela excisão da união fibrosa e da pseudocápsula e pela remoção de qualquer fragmento ósseo desvitalizado. Pode haver necessidade de artrólise de uma articulação rígida, o que ajuda na subsequente reabilitação e limita a transmissão de forças no local da pseudartrose.[163] No entanto, é preciso ter o cuidado de evitar a desvitalização decorrente de um desnudamento excessivo dos tecidos moles para a exposição da pseudartrose. É essencial que o cirurgião se certifique de que as extremidades do osso estão sangrentas e de que o canal medular está livre de detritos fibrosos.

Caso tenha ocorrido uma perda mínima de material ósseo, as extremidades do osso podem ser reduzidas de forma relativamente anatômica. Esse cenário é incomum; mais amiúde, ocorre extensa perda de osso metafisário, por causa do efeito de "limpador de para-brisas" da diáfise no local da pseudartrose sinovial móvel. Normalmente o contato satisfatório com osso viável apenas poderá ser conseguido pelo empalamento da baioneta relativamente estreita da diáfise na bainha da ampla metáfise da cabeça do úmero. Caracteristicamente, o local da pseudartrose recebe enxerto com tiras de osso corticotrabecular de crista ilíaca, um plugue ósseo IM, ou um enxerto estrutural de fíbula.[410] Essa estratégia pode resultar em encurtamento significativo do úmero, mas geralmente esse problema é bem tolerado. Se for considerado que a manutenção do comprimento é importante em um paciente mais jovem, haverá necessidade da aplicação mais volumosa de enxerto no defeito metafisário, com uso de autoenxerto reforçado com enxerto estrutural fibular.

A fixação provisória pode ser efetuada com fios de Kirschner e, em seguida, faz-se a fixação definitiva com placa. Uma placa bloqueada aplicada ao terço proximal do úmero é o implante ideal nessa situação, considerando a reserva óssea relativamente insuficiente nessa parte do osso. A reabilitação pós-operatória segue as orientações dadas para a fixação primária.

O tratamento de qualquer fratura de tuberosidade associada dependerá de terem consolidado e de seu grau de desvio. Fragmentos com pseudartrose podem se prestar à redução e à estabilização com o uso das técnicas de osteossutura previamente descritas, enquanto as fraturas de tuberosidade consolidadas e com desvio mínimo dispensam tratamento adjuvante. Ocasionalmente, o cirurgião recorrerá a uma osteotomia de tuberosidade em casos de consolidação viciosa grave, mas essa solução deve ser evitada, sempre que possível, em razão do risco de subsequente pseudartrose do fragmento.

Em sua maioria, as séries que descrevem reconstruções de pseudartroses estabelecidas nas cabeças de úmero preservadas informam elevados percentuais de sucesso na obtenção de consolidação, frequentemente com um bom resultado funcional final. No entanto, deve-se esperar elevados percentuais de complicações pós-operatórias, e tais intercorrências talvez necessitem de nova cirurgia; além disso, normalmente o tempo para a recuperação funcional é prolongado.

Artroplastia de cabeça do úmero

Deve-se preferir essa técnica em casos de reserva óssea deficiente e cavitação na cabeça do úmero e na metáfise, grave consolidação viciosa ou pseudartrose com desvio, ou colapso e alterações degenerativas da superfície articular do úmero. O principal objetivo do tratamento é o alívio da dor e, com frequência, a eventual recuperação funcional insatisfatória é pior do que no caso de uma artroplastia primária. Embora a hemiartroplastia seja mais comumente utilizada, pode haver indicação de substituição total do ombro se estiver presente um desgaste ou defeito na superfície articular glenoidal. O resultado funcional será ruim para os casos em que se faz a osteotomia das tuberosidades; se possível, esse procedimento deverá ser evitado.[37,39] Foi sugerido que a artroplastia reversa do ombro pode melhorar a funcionalidade do ombro em pacientes com pseudartroses associadas a consolidações viciosas graves das tuberosidades,[37] embora ainda não tenham sido publicados estudos comparativos.

Quase todos os estudos que descreveram o uso da artroplastia para tratamento de pseudartroses sugerem que o procedimento pode ser efetivo para a redução ou eliminação da dor, mas que ocorrem altos percentuais de complicações, que frequentemente exigem nova cirurgia e estão associados a uma recuperação funcional desapontadora.[10,37,163,283] Resta saber, em futuros estudos clínicos, se o uso da artroplastia reversa do ombro melhorará os resultados obtidos com a artroplastia convencional no tratamento dessa desafiadora complicação. Atualmente, o tratamento com artroplastia apenas deverá ser considerado para pacientes com dor insatisfatoriamente controlada e que exibam pseudartroses não tratáveis por redução e fixação interna.

Consolidação viciosa

É inevitável que ocorra algum grau de consolidação viciosa em pacientes que sofreram fraturas do terço proximal do úmero com desvio e foram tratados por procedimento conservador. Essa complicação pode ocorrer após cirurgia, em decorrência de redução defeituosa no intraoperatório ou de uma fixação inadequada que permitiu um novo desvio secundário. Dois tipos de consolidação viciosa podem ser diferenciados – e frequentemente coexistem. A consolidação viciosa da cabeça do úmero em relação à diáfise, seja por impactação, translação, rotação, ou deformidade de angulação, é ocorrência comum, sendo bem tolerada pela maioria dos pacientes. A consolidação viciosa de uma ou ambas as tuberosidades também é comum, sendo bem tolerada por pacientes idosos com expectativas funcionais limitadas. Entretanto, em pacientes fisiologicamente mais jovens, a mecânica alterada do ombro, causada pela disfunção e laceração dos tendões do manguito rotador e pela colisão mecânica dos fragmentos de tuberosidade desviados, frequentemente resulta em um grau inaceitável de dor e de comprometimento funcional. Nos casos em que essas duas condições coexistem, mais frequentemente a consolidação viciosa da tuberosidade é o defeito sintomático.

A consolidação viciosa da cabeça gerará caracteristicamente dor no ombro, normalmente localizada sobre o deltoide anterior. Em geral a dor é agravada pelo uso do braço e, particularmente, pela flexão anterógrada, abdução e rotação medial. Tais movimentos frequentemente resultam em comprometimento da capacidade do paciente em realizar as atividades normais da vida diária e suas atividades de lazer. É importante tentar diferenciar a causa dos sintomas durante o exame físico, porque a colisão e lacerações do manguito rotador, rigidez pós-traumática do ombro, disfunção da articulação acromioclavicular, tendinopatia do bíceps e síndromes dolorosas complexas na região podem, sem exceção, contribuir para os sintomas. Além dos exames clínicos específicos para essas estruturas, uma boa resposta à aplicação de anestesia local na região subacromial tende a circunscrever os sintomas ao espaço subacromial. Em caso de suspeita de infecção, justifica-se a solicitação dos estudos hematológicos apropriados e de um exame bacteriológico de um aspirado de articulação.

A complexa anatomia da maioria das consolidações viciosas será apreciada mais adequadamente com o uso de TC com reconstruções 3D. A RM pode ser útil para a avaliação do estado do manguito rotador e da cápsula, mas a interpretação das imagens frequentemente fica prejudicada pela anatomia distorcida. Poderá ser válido contar com um estudo de RM para a detecção de uma osteonecrose inicial não detectada pelas radiografias. Como ocorre com a pseudartrose, foram feitas tentativas de classificação dessa complicação;[27,37] entretanto, na maioria das vezes o tratamento é individualizado, com base no estado fisiológico do paciente e no nível dos sintomas, anatomia da lesão e na probabilidade de sucesso com o uso de um procedimento cirúrgico reconstrutivo.

Os resultados da cirurgia corretiva são imprevisíveis; e no caso de um paciente idoso, é aconselhável tentar tratamento conservador. Um programa de reabilitação do ombro, controle da dor, e modificação das atividades pode reduzir os sintomas para níveis aceitáveis e melhorar a funcionalidade. Pacientes que permanecem sintomáticos, apesar desse tratamento, e que solicitam uma solução cirúrgica devem ser cuidadosamente orientados com respeito aos prováveis limitados ganhos com a cirurgia, além do risco significativo de complicações. A seguir, serão discutidos os detalhes técnicos do tratamento cirúrgico, de acordo com o padrão anatômico da pseudartrose.

Consolidação viciosa ou pseudartrose com desvio de fraturas da tuberosidade maior em duas partes

Consolidações viciosas e pseudartroses isoladas da tuberosidade maior são complicações relativamente comuns, mas normalmente são debilitantes apenas em pacientes mais jovens e fisicamente ativos. As forças deformantes dos músculos aderidos do manguito rotador fazem com que a tuberosidade sofra retração em uma direção posterossuperomedial, mas a superfície articular permanece intacta. O desvio posterior pode gerar um bloqueio ósseo à rotação lateral, enquanto o desvio superior pode obstaculizar a abdução, levando à colisão subacromial. O mau posicionamento da tuberosidade também pode causar disfunção, atrito e lacerações do manguito rotador.[364] A avaliação artroscópica pode resultar em informações úteis, e ocasionalmente essa condição aceita o tratamento por mobilização e fixação artroscópica, caso a pseudartrose tenha relativa mobilidade.[138]

Normalmente a reconstrução cirúrgica é realizada mediante uma abordagem com divisão do deltoide, com o objetivo de acessar a tuberosidade desviada, que geralmente se encontra fixa e imóvel. O fragmento é mobilizado por excisão da pseudartrose fibrosa, ou por osteotomia de uma consolidação viciosa. Com frequência, haverá necessidade de ampla liberação ou excisão capsular posterior e dissecção do intervalo rotador, para que o fragmento possa ser suficientemente mobilizado para ser reduzido até seu leito nativo descorticado. A fixação é conseguida com o uso de suturas interósseas ou por fixação com parafusos, como se faz diante de uma fratura recente. É importante testar o reparo; para tanto, o cirurgião promoverá rotação medial do braço, para assegurar que o reparo não está excessivamente apertado de forma indevida. Se o espaço subacromial estiver estreitado, o cirurgião deverá realizar uma acromioplastia e descompressão subacromial, com o objetivo de diminuir o risco de futura colisão. Se o reparo estiver apertado, o braço deve ficar imobilizado durante quatro semanas em uma posição de rotação neutra ou ligeiramente lateral, para reduzir o risco de insucesso do reparo. Afora isso, o protocolo terapêutico pós-operatório é idêntico ao do tratamento de uma fratura recente. Foram publicados alguns relatos sobre os resultados do tratamento de consolidações viciosas da tuberosidade maior,[27] informando um alívio substancial da dor e melhora funcional, mas com tempos de recuperação prolongados.

Consolidação viciosa ou pseudartrose com desvio de fraturas da tuberosidade menor em duas partes

As fraturas da tuberosidade menor em duas partes são frequentemente diagnosticadas tardiamente, ou passam despercebidas na apresentação inicial.[98,240,294,297] O fragmento desviado pode bloquear a rotação medial ou causar debilidade subescapular e, ocasionalmente, essa situação pode ser resolvida pelo tratamento artroscópico.[175] O fragmento é exposto através de uma abordagem deltopeitoral e mobilizado com liberações capsulares, como se faz para a consolidação viciosa da tuberosidade maior. A redução e fixação de uma fratura articular associada podem ser realizadas por meio de suturas interósseas robustas ou por parafusos, dependendo do tamanho do fragmento.

Consolidação viciosa do colo cirúrgico em duas partes

Raramente uma consolidação viciosa isolada do colo cirúrgico é causa de incapacitação grave, a menos que a cabeça do úmero consolide com uma deformidade em varo suficiente para causar disfunção ou colisão secundária ao manguito rotador.[25,93,364,365,379] Caracteristicamente, a deformidade é uma consolidação viciosa em angulação (em varo ou, raramente, em valgo) e em rotação medial, com translação anteromedial da diáfise.[28,93,364,365]

Raramente haverá indicação para tratamento cirúrgico, exceto em pacientes mais jovens que ainda estejam sintomáticos depois de um longo programa de reabilitação do ombro. Se houver indicação clínica, o cirurgião realizará uma osteotomia para a correção da deformidade, seguida por fixação com placa bloqueada.[25,379] Geralmente, faz-se uma liberação capsular aberta nos casos em que haja associação com rigidez pós-traumática significativa; e habitualmente a osteotomia recebe enxerto ósseo. Na maioria das séries publicadas, os resultados dessa técnica são satisfatórios.[25,379]

Consolidações viciosas em três e quatro partes

Em uma minoria de casos em que não ocorre osteonecrose e a deformidade é menos grave, pode-se tentar a liberação do tecido mole e uma osteotomia dos fragmentos da fratura, seguidas pela fixação interna. Um resultado bem-sucedido apenas poderá ser alcançado se houver boa correção das anormalidades ósseas e dos tecidos moles.[27,28] No entanto, quase todas as consolidações viciosas sintomáticas são deformidades 3D complexas, que normalmente apenas poderão ser tratadas por substituição por prótese. A integridade da superfície articular glenoidal determina se a opção será pela hemiartroplastia do úmero, ou pela artroplastia total do ombro. A principal indicação é o alívio da dor e, com frequência, os ganhos funcionais são mínimos. Geralmente, há necessidade de uma extensa excisão capsular; e qualquer laceração de manguito rotador associada deverá ser reparada.

Em alguns casos de má posição da tuberosidade, pode-se evitar uma osteotomia de tuberosidade maior mediante o uso de uma pequena haste que é desviada no interior do canal medular para compensar a má posição da tuberosidade, ou pelo uso de uma cabeça do úmero modular excêntrica. Se não for possível restabelecer a relação normal entre as tuberosidades e a cabeça do úmero, o cirurgião deverá realizar uma osteotomia de tuberosidade e uma artroplastia convencional, ou uma artroplastia reversa do ombro. Também pode haver espaço para o uso de uma hemiartroplastia de recomposição da superfície do úmero em casos selecionados, pois essa técnica não depende do uso de uma haste IM para sua fixação. Para que essa técnica seja empregada, devem restar três quartos da cabeça do úmero depois da fresagem, para possibilitar uma fixação firme e o crescimento do osso na prótese.

São poucas as séries de casos disponíveis na literatura para o tratamento de consolidações viciosas complexas envolvendo várias partes, mas os resultados da artroplastia são inferiores aos do tratamento por prótese de fraturas similares recentes. Em particular, a necessidade de uma osteotomia de tuberosidade está associada a um prognóstico sombrio.[37] Em geral, consegue-se aliviar a dor do paciente, mas a amplitude de movimento e a força do ombro frequentemente ficam limitadas.[10,27,28,37,44,93,120,255,394] Em longo prazo, os resultados do uso da artroplastia reversa do ombro para o tratamento de consolidações viciosas graves ainda são, em grande parte, desconhecidos, embora essa seja uma nova e promissora técnica, e os resultados de estudos comparativos de resultados são aguardados.[41]

Outras complicações

Rigidez pós-traumática no ombro

Com frequência, as causas da rigidez pós-traumática do ombro são multifatoriais. Embora normalmente a contratura capsular seja a principal causa de rigidez refratária, outros fatores podem intervir nessa complicação, incluindo consolidação viciosa da fratura, síndrome dolorosa complexa regional, síndrome da saída torácica, colisão mecânica de implantes, e disfunção de manguito rotador causada por colisão ou laceração. Esses fatores estão insatisfatoriamente descritos na literatura contemporânea, mas apesar disso podem contribuir para a rigidez persistente depois da fratura.

O achado mais característico é o de restrição dos movimentos em um "padrão capsular", em que se nota rigidez generalizada, mas uma perda seletivamente maior da abdução e rotação lateral do ombro. O tratamento preliminar é conservador, com reabilitação do ombro na tentativa de readquirir os movimentos com exercícios seletivos de alongamento. Quase todos os pacientes apresentam certo grau de melhora com esse regime, e com frequência ocorre prolongamento na recuperação dos movimentos ao longo do primeiro ano após a lesão. Em geral, anuncia-se um platô na recuperação pela presença de uma firme sensação "lenhosa" ao final dos exercícios de alongamento, o que sugere bloqueio mecânico ao movimento. A artrografia de distensão tem utilidade no alongamento e na ruptura da cápsula em casos de capsulite adesiva idiopática, mas a experiência dos autores desse capítulo leva a crer que esse procedimento é menos efetivo no ombro pós-traumático.

Em fraturas com consolidação viciosa, é importante diferenciar se a rigidez ocorre por causa da contratura dos tecidos moles ou pela própria consolidação viciosa. Com frequência, há necessidade de um exame sob anestesia e fluoroscopia, seguido por um exame artroscópico do ombro, com o objetivo de diferenciar essas condições. Se a consolidação viciosa for considerada a causadora da rigidez, não é provável que uma liberação de tecido mole resolva o problema; assim, o cirurgião deverá considerar a execução de uma osteotomia corretiva, conforme descrito anteriormente.

Em pacientes com rigidez pós-traumática refratária sem consolidação viciosa, em geral faz-se manipulação sob anestesia. Esse procedimento fica contraindicado em pacientes com consolidação incerta da fratura e em pacientes com osteoporose grave, nos quais existe risco substancial de fratura da diáfise do úmero durante a manipulação. Se a manipulação for malsucedida na reaquisição de suficiente movimento, essa manobra deverá ser seguida pela liberação artroscópica do tecido capsular do intervalo rotador, liberações capsulares intra-articulares circunferenciais, descompressão subacromial e remoção de implantes metálicos causadores de colisão.[54,180,242] É importante verificar a restauração dos movimentos em cada estágio da liberação e, além disso, deve-se medir a amplitude de movimento final ainda na mesa operatória, ao final do procedimento. O uso de um aparelho de movimento passivo contínuo com anestesia regional poderá ajudar na preservação dos movimentos no período pós-operatório imediato. Em muitos casos, haverá necessidade de prolongada fisioterapia, com o objetivo de consolidar a melhora da amplitude de movimento.

Infecção

Infecções são relativamente raras no ombro, mesmo após reparo cirúrgico com uso de métodos abertos. Isso ocorre por causa da rica vascularização da região e da boa cobertura de tecido mole.[72,189] É difícil avaliar com precisão a prevalência dessa complicação, porque quase todas as séries publicadas de casos tratados por cirurgia são retrospectivas. Embora normalmente a infecção seja uma complicação pós-cirúrgica, ocasionalmente essa complicação pode ocorrer depois do tratamento conservador. Tal ocorrência é mais provável em pacientes magros e debilitados por infecção do hematoma da fratura, ou nos que sofreram fraturas do colo cirúrgico com desvio em decorrência da pressão sobre os tecidos moles anteriores.

Muitas infecções são observadas depois da cirurgia, e é provável maior risco em pacientes magros e debilitados, em pacientes com lesões de tecido mole mais graves e com fraturas em grau mais severo, ou ainda em tempos cirúrgicos prolongados, má técnica cirúrgica, ou inexperiência do cirurgião. É importante diferenciar infecções superficiais de infecções profundas. As infecções superficiais são comuns e ficam confinadas à pele e à camada subcutânea e, além disso, não formam coleções purulentas. As infecções superficiais no trato do pino são uma complicação particularmente comum do uso de pinos de fraturas por via percutânea.[186,207] Por outro lado, as infecções profundas frequentemente formam um seio contendo uma coleção purulenta situada profundamente e que se estende até o implante. Essas infecções não serão debeladas sem novo tratamento cirúrgico. A ultrassonografia e a RM poderão ajudar na avaliação da presença de uma coleção profunda.

Infecções superficiais com crescimento de microrganismos patogênicos comprovado por estudo bacteriológico invariavelmente são debeladas pela antibioticoterapia. Em muitos casos é difícil diferenciar entre uma infecção superficial e um hematoma de ferida, especialmente se os resultados das culturas forem equívocos. Frequentemente o paciente é submetido empiricamente à antibioticoterapia de amplo espectro e a curativos tópicos depois da alta hospitalar; e a maioria dessas infecções superficiais desaparecerá com esse regime. Infecções superficiais mais graves devem ser tratadas com abordagens parenterais, em conformidade com os resultados da cultura da ferida. A obtenção de um aspirado sob ultrassonografia terá utilidade na diferenciação entre uma infecção purulenta profunda e um hematoma de ferida estéril. Grandes hematomas de ferida estéreis devem ser tratados por drenagem cirúrgica, pois caso contrário poderá ocorrer deiscência da ferida, com risco de subsequentes colonização bacteriana e infecção profunda.

Infecções profundas podem ocorrer precocemente ou como complicação em segundo tempo, como é o caso em qualquer infecção ligada a implante. Sepses precoces que ocorrem com implante estável devem ser tratadas com um protocolo de repetidas irrigações cirúrgicas e desbridamentos, e com antibioticoterapia parenteral durante longo período e, em seguida, por antibioticoterapia oral. A sepse pode se revelar refratária a esse protocolo terapêutico e, nessas circunstâncias, talvez haja necessidade de recorrer a um desbridamento radical seguido pela remoção do implante, para que a infecção seja erradicada. Com essa estratégia, será possível uma futura cirurgia de revisão.

Infecções profundas tardias podem ocorrer vários anos depois da artroplastia de cabeça do úmero. Essas complicações podem seguir a uma bacteremia temporária; e o microrganismo pode ter baixa virulência, ou ser resistente aos antibióticos.[242,382] Desbridamento, remoção de implante, inserção de espaçadores e antibioticoterapia são medidas que ajudarão na supressão ou erradicação da infecção. O reimplante em segundo tempo poderá ser uma possibilidade nos casos em que a infecção pode ser erradicada.[242,382]

MÉTODO PREFERIDO PELOS AUTORES

Filosofia terapêutica geral das fraturas do terço proximal do úmero

Em sua grande maioria, as fraturas do terço proximal do úmero são tratadas por método conservador. Esse tratamento inclui essencialmente todas as fraturas não desviadas e também a maioria das fraturas com impactação em valgo, especialmente em pacientes com expectativas funcionais mais modestas. Em pacientes que exibem funcionalidade basal do ombro mais aprimorada e intrinsecamente com expectativas mais altas, o tratamento cirúrgico poderá ser recomendado para a maioria das fraturas desviadas.[30,157,270] Finalmente, na maioria dos casos, pacientes com fraturas complexas do terço proximal do úmero e que exibem intenso desvio devem ser incentivados a aceitar o tratamento cirúrgico.

No subgrupo de pacientes tratados cirurgicamente, acredita-se que, na maioria dos casos, deve-se fazer redução e fixação da fratura. No cenário ideal, a redução anatômica, seguida por uma fixação adequada, resultará no restabelecimento da relação biomecânica normal entre o manguito rotador e uma cabeça do úmero viável, o que possivelmente resultará em um nível funcional próximo à situação anterior à lesão. Embora na maioria dos casos a necrose de cabeça do úmero afete adversamente o resultado, uma necrose parcial pode proporcionar resultados aceitáveis, comparáveis aos da substituição da cabeça. Com base na literatura contemporânea, não se acredita que se possa fazer uma previsão rigorosa sobre quais fraturas resultarão em colapso grave da cabeça do úmero. Foi demonstrado que os resultados seguintes à hemiartroplastia do ombro são altamente imprevisíveis; além disso, os dados sobre artroplastia reversa total do ombro são ainda limitados. Assim, acredita-se que todos os esforços devam ser envidados no sentido de reconstruir o terço proximal do úmero, com ênfase na obtenção de uma redução anatômica e fixação estável das tuberosidades. Deve-se considerar a artroplastia do ombro em pacientes com fraturas nas quais a inviabilidade da cabeça do úmero esteja sob forte suspeição, em razão de um desvio grave da fratura no nível do colo anatômico, sem extensão metafisária, ruptura da porção medial, e franco desvio da cavidade glenoidal. Acredita-se que, nas fraturas tecnicamente não reconstruíveis com fragmentação da superfície articular, também se deva considerar um procedimento artroplástico. Em pacientes mais jovens, a hemiartroplastia é o tratamento de escolha; mas em pacientes idosos, a artroplastia reversa do ombro se tornou o tratamento de escolha.

Exceto nos casos de fraturas do colo cirúrgico em duas partes, que podem ser tratadas por hastes IM, o método preferido pelos autores para a reconstrução do terço proximal do úmero com preservação da cabeça é a redução aberta e fixação interna, com uma síntese contendo parafusos de bloqueio. Uma abordagem deltopeitoral é utilizada para a maioria das reconstruções abertas, especialmente artroplastias. Ocasionalmente lançamos mão de uma abordagem com divisão do deltoide para fraturas em duas e três partes da tuberosidade maior; essa é a abordagem de rotina quando planejamos uma fixação por haste IM.

TRATAMENTO DOS PADRÕES DE LESÃO INDIVIDUAIS DE FRATURAS DO TERÇO PROXIMAL DO ÚMERO

Fraturas em uma parte sem desvio ou minimamente desviadas

Quase que invariavelmente, essas lesões são tratadas por procedimento conservador, com imobilização inicial por tipoia. Durante as primeiras três semanas, radiografias e avaliações clínicas serão semanais. A mobilização do cotovelo, punho e mão tem início imediato. Os exercícios passivos de amplitude de movimento terão início após três semanas, se não for confirmada mudança na posição da fratura. Os exercícios ativos-assistidos de amplitude de movimento terão início após seis semanas, e o fortalecimento deverá ser iniciado aos três meses, quando a consolidação óssea já terá sido confirmada pelas radiografias.

Fraturas da tuberosidade maior

Os critérios de Neer para desvio, definidos como 1 cm de translação ou 45° de angulação,[284,287] têm orientado os cirurgiões no tratamento das fraturas do terço proximal do úmero por muitos anos e, historicamente, esses eram os critérios que muitos cirurgiões aplicavam no tratamento das fraturas da tuberosidade maior.[116,284] No entanto, mais recentemente, o limite atualmente adotado para o tratamento cirúrgico de fraturas da tuberosidade maior em pacientes ativos passou a ser de 5 mm e alguns autores sugerem que fraturas da tuberosidade maior com 3 mm de desvio devem ser tratadas por cirurgia em pacientes jovens que dependam de atividades intensas com movimentos acima da cabeça como, por exemplo, atletas e trabalhadores braçais.[196,245,306,364]

O desvio da tuberosidade maior é pouco tolerado, em decorrência de seu papel essencial na funcionalidade do ombro.[39,184] Nas fraturas da tuberosidade maior em duas partes, a tuberosidade maior sofre desvio posteromedial em decorrência da tração do supraespinhoso, infraespinhoso e redondo menor. Foi demonstrado que desvios superiores a 5 mm causam consolidação viciosa sintomática[364] e limitação da abdução e da rotação lateral. Com o desvio lateral da tuberosidade, ocorre colisão subacromial, o que limita a abdução; e com o desvio posterior, o confinamento da tuberosidade maior contra o aspecto posterior da cavidade glenoidal resultará em limitação da rotação lateral. De fato, é provável que o encurtamento dos músculos do manguito rotador e a alteração da tração muscular ocorram, mesmo com desvio mínimo da tuberosidade maior.

Pode-se contar com resultados favoráveis nos casos em que fraturas desviadas da tuberosidade maior em duas partes consolidam sem desvio residual, depois da fixação operatória. Flatow et al.[116] relataram os resultados de doze fraturas da tuberosidade maior em duas partes com desvio que tinham sido tratadas com fixação por suturas robustas e reparo do manguito rotador por abordagem anterolateral com divisão do deltoide. Todas as fraturas consolidaram sem desvio; e os autores informaram a obtenção de 100% de resultados excelentes ou bons. Resultados semelhantes foram informados por outros autores.[92,311] Por isso, a fixação cirúrgica de fraturas da tuberosidade maior que exibam desvio superior a 5 mm em pacientes ativos é preconizada.

Fraturas em duas partes e fraturas-luxações da tuberosidade maior

Em pacientes idosos e fragilizados (geralmente com mais de 80 anos) e com expectativas funcionais limitadas, pode-se aceitar graus substanciais de desvio, sem que se recorra ao tratamento cirúrgico. Com frequência esses pacientes exibem resultados sombrios com a redução e fixação cirúrgica, como consequência da má qualidade óssea e de uma disfunção preexistente do manguito rotador, o que impede uma fixação estável. Embora frequentemente tais pacientes exibam sinais de disfunção permanente do manguito em decorrência de consolidação viciosa ou de pseudartrose da tuberosidade, normalmente o resultado funcional será adequado a suas necessidades.

O tratamento cirúrgico é aconselhável para pacientes fisiologicamente jovens, tipicamente com menos de 65 anos, pacientes ativos com fraturas com desvio primário superior a 5 mm ou que sofreram desvio dessa grandeza dentro das duas primeiras semanas após a lesão. Para pacientes idosos selecionados, geralmente com idade entre 65 e oitenta anos e com fragmento desviado igual ou superior a 1 cm, deve-se oferecer a reconstrução cirúrgica. Nos casos em que um fragmento da tuberosidade mede mais de 2,5 cm, a escolha deverá recair na redução aberta por abordagem de divisão do deltoide limitada e na fixação interna com uso de parafusos trabeculares de 3,5 mm parcialmente rosqueados. É importante que os parafusos sejam inseridos de modo a transfixar o fragmento até a cabeça do úmero e também à cortical medial da metáfise. Também é preciso fazer um reparo meticuloso de qualquer lesão concomitante de manguito rotador.

Nos casos em que o fragmento mede menos de 2,5 cm, ou se houver intensa cominuição, a lesão deverá ser tratada com o mesmo procedimento empregado em uma avulsão de manguito rotador. A lesão também pode ser tratada por técnica artroscópica ou por abordagem aberta. A fixação é conseguida com âncoras de sutura em um padrão de fila dupla, ou com suturas transósseas.[116,245] Opcionalmente, o cirurgião poderá usar uma pequena placa T que será fixada lateralmente no terço proximal do úmero com três parafusos; o componente horizontal da placa deve ser utilizado para ancorar as suturas que fixarão a tuberosidade. Esse implante poderá ser extremamente útil em casos de osteopenia intensa.

Lesões de Bankart associadas são raras e mais frequentemente ocorrem em pacientes mais jovens.[334] Se, depois da fixação da tuberosidade, for constatada instabilidade do ombro durante o teste intraoperatório, o cirurgião deverá reparar a avulsão óssea ou a borda do labro glenoidal.

Fraturas em duas partes e fraturas-luxações da tuberosidade menor

Caracteristicamente, fraturas isoladas da tuberosidade menor ocorrem em pacientes jovens ou de meia-idade, e exibem desvio. O tratamento conservador dessas lesões traz consigo o risco de futura incapacitação funcional causada por disfunção subescapular. A política dos autores é tratar todas essas fraturas por procedimento cirúrgico em pacientes clinicamente saudáveis. A RAFI é realizada por uma abordagem deltopeitoral padrão. No caso de um grande fragmento isolado, a fixação interna definitiva deve ser realizada com o uso de parafusos trabeculares de 3,5 mm parcialmente rosqueados, inseridos através da tuberosidade menor.[336] A avaliação acurada do comprimento dos parafusos (geralmente entre 40 e 50 mm) é um aspecto técnico importante do procedimento, para que se consiga péga bicortical. Se houver cominuição associada a um fragmento medindo 2,5 cm ou menos, o uso da fixação por parafusos pode causar cominuição secundária e talvez não proporcione estabilidade suficiente. Para esses pacientes, a redução é mantida por suturas transósseas aplicadas na junção osso-tendão e na metáfise situada profunda e lateralmente ao leito da fratura.[336] Frequentemente, a cabeça longa do bíceps exibe desvio medial, com lesão causada pelo fragmento da fratura. Nesse cenário, deve-se considerar uma tenodese do bíceps.

Na minoria dos pacientes, cuja fratura da tuberosidade menor está associada a uma luxação posterior bloqueada, em princípio o cirurgião deve fazer uma tentativa de obtenção de redução fechada da luxação sob anestesia. Nos casos em que tal procedimento não seja possível, o cirurgião fará uma redução aberta por uma abordagem com divisão do deltoide estendida. Depois da redução do ombro, o cirurgião deverá avaliar sua estabilidade por meio da mobilização total de rotação medial e lateral com o braço ao lado e em 90° de abdução. Se o ombro demonstrar instabilidade acentuada causada pelo reencaixe de uma lesão de Hill-Sachs reversa na cavidade glenoidal posterior além da rotação neutra, essa lesão deverá ser elevada ou tratada com enxerto ósseo; ou nos casos em que o defeito é maior, a lesão deverá ser preenchida com aloenxerto modelado de cabeça do fêmur, fixado com dois parafusos trabeculares de 3,5 mm parcialmente rosqueados e rebaixados, ou com parafusos de compressão sem cabeça. A seguir, a tuberosidade menor é anatomicamente refixada com o uso das mesmas técnicas empregadas em outras fraturas isoladas em duas partes, com o uso de parafusos trabeculares de 3,5 mm parcialmente rosqueados ou de suturas transósseas.

Fraturas do colo cirúrgico em duas partes

Praticamente todas as fraturas em que a diáfise é impactada no colo cirúrgico são tratadas por técnica conservadora. Em geral, tolera-se um grau substancial de translação desses dois fragmentos, desde que haja contato cortical residual e impactação. Ocasionalmente, se ocorreu angulação em varo grave do fragmento da cabeça do úmero em um indivíduo fisiologicamente mais jovem (geralmente com menos de 65 anos), o cirurgião realizará desimpactação cirúrgica, redução anatômica e fixação por placa, para que seja minimizado o risco de futura colisão da tuberosidade maior no espaço subacromial estreitado e disfunção do manguito rotador em função de seu braço de alavanca mais curto. Em pacientes fisiologicamente mais jovens, as fraturas desviadas e cominuídas do colo cirúrgico serão tratadas com RAFI e placa bloqueada.

Sempre que possível, deve-se tentar uma redução anatômica da fratura. É importante restaurar a continuidade da sustentação do calcar medial, para que não ocorra defeito acentuado da fixação, com o uso de um enxerto estrutural ou de um parafuso inferomedial baixo, que deve ser inserido através da placa. Ocasionalmente, se houver grande cominuição da metáfise em um paciente idoso, será grande o risco de pseudartrose metafisária. Se o cirurgião estiver diante de uma extensa cominuição da metáfise, faz-se o encurtamento e a impactação do fragmento da diáfise no interior da cabeça, de modo a gerar uma configuração mais estável antes da aplicação da placa. Se a qualidade do osso na cabeça do úmero for excessivamente insatisfatória, em muitos casos o uso de uma haste IM curta bloqueada no terço proximal do úmero proporcionará uma fixação mais segura, em comparação com a placa. No entanto, se for possível, deve-se preferir uma placa bloqueada para a fixação definitiva, com o intuito de minimizar o risco de futura disfunção do manguito rotador – uma complicação associada ao uso da haste.

Fraturas em três e quatro partes

As fraturas que ocorrem em pacientes fisiologicamente idosos devem ser tratadas por procedimento conservador, se for observada continuidade cortical residual do fragmento de cabeça do úmero na diáfise; se as tuberosidades não estiverem demasiadamente afastadas pelo desvio; e se a cabeça do úmero parecer viável. Embora com frequência o resultado não seja perfeito, em muitos casos esses pacientes, depois da consolidação, ficarão com um ombro indolor, com funcionalidade suficiente para suas necessidades da vida diária.

O tratamento cirúrgico deve ser oferecido a pacientes fisiologicamente mais jovens, para os quais se acredita que o risco de pseudartrose, disfunção do manguito rotador, ou osteonecrose seja alto, ou nos quais o tratamento cirúrgico provavelmente proporcionará melhora significativa na funcionalidade do ombro, em comparação com o tratamento conservador. Na prática, isso significa que a cirurgia de prevenção da pseudartrose ou da disfunção do manguito é frequentemente oferecida a pacientes com fraturas em que a diáfise do úmero e as tuberosidades sofreram desvio significativo em relação à cabeça do úmero. O risco de osteonecrose fica determinado pela configuração da fratura: os casos de desvio importante da cabeça com relação à diáfise, com provável perda da irrigação capsular e da porção medial do periósteo e ausência de uma espícula metafisária, estão particularmente associados ao maior risco dessa complicação. São substanciais os ganhos funcionais decorrentes da fixação interna de fraturas em que a cabeça do úmero sofre desvio de sua orientação cabeça-diáfise normal de 130° e passa a ocupar uma posição extrema em varo (ângulo cabeça-diáfise de 90°) ou em valgo (ângulo cabeça-diáfise de 180°), ou nos casos em que existe incongruência significativa da superfície articular da cabeça do úmero, em decorrência de fragmentos articulares marginais desviados presos às tuberosidades.

Sempre que possível, deve-se optar pela RAFI; um estudo de TC no pré-operatório poderá ajudar a decidir se essa técnica é exequível. O objetivo é tentar uma reconstrução anatômica, ou quase anatômica. A fixação interna definitiva é realizada com uma placa bloqueada aplicada ao terço proximal do úmero.

Em todos os casos, antes da cirurgia o paciente deverá sempre ser orientado para a necessidade de uma artroplastia, no caso da fratura ser considerada não passível de reconstrução. Em pacientes jovens, será realizada uma substituição cimentada da cabeça do úmero, enquanto, em pacientes mais idosos, a opção será uma artroplastia reversa total do ombro.

REFERÊNCIAS BIBLIOGRÁFICAS

1. Adedapo AO, Ikpeme JO. The results of internal fixation of three- and four-part proximal humeral fractures with the Polarus nail. *Injury*. 2001;32(2):115–121.
2. Agel J, Jones CB, Sanzone AG, et al. Treatment of proximal humeral fractures with Polarus nail fixation. *J Shoulder Elbow Surg*. 2004;13(2):191–195.
3. Aggarwal S, Bali K, Dhillon MS, et al. Displaced proximal humeral fractures: An Indian experience with locking plates. *J Orthop Surg Res*. 2010;5:60.
4. Agudelo J, Schürmann M, Stahel P, et al. Analysis of efficacy and failure in proximal humeral fractures treated with locking plates. *J Orthop Trauma*. 2007;21(10):676–681.
5. Aksu N, Göğüs A, Kara AN, et al. Complications encountered in proximal humeral fractures treated with locking plate fixation. *Acta Orthop Traumatol Turc*. 2010;44(2):89–96.
6. Altman GT, Gallo RA, Molinero KG, et al. Minimally invasive plate osteosynthesis for proximal humeral fractures: functional results of treatment. *Am J Orthop (Belle Mead NJ)*. 2011;40(3):E40–E47.
7. Amstutz HC, Sew Hoy AL, Clarke IC. UCLA anatomic total shoulder arthroplasty. *Clin Orthop Relat Res*. 1981;(155):7–20.
8. Angibaud L, Zuckerman JD, Flurin PH, et al. Reconstructing proximal humeral fractures using the bicipital groove as a landmark. *Clin Orthop Relat Res*. 2007;458:168–174.
9. Antuña SA, Sperling JW, Cofield RH. Shoulder hemiarthroplasty for acute fractures of the proximal humerus: A minimum five-year follow-up. *J Shoulder Elbow Surg*. 2008;17(2):202–209.
10. Antuña SA, Sperling JW, Sánchez-Sotelo J, et al. Shoulder arthroplasty for proximal humeral nonunions. *J Shoulder Elbow Surg*. 2002;11(2):114–121.

11. Babhulkar A, Shyam AK, Sancheti PK, et al. Hemiarthroplasty for comminuted proximal humeral fractures. *J Orthop Surg (Hong Kong)*. 2011;19(2):194–199.
12. Badman B, Frankle M, Keating C, et al. Results of proximal humeral locked plating with supplemental suture fixation of rotator cuff. *J Shoulder Elbow Surg*. 2011;20(4):616–624.
13. Bae JH, Oh JK, Chon CS, et al. The biomechanical performance of locking plate fixation with intramedullary fibular strut graft augmentation in the treatment of unstable fractures of the proximal humerus. *J Bone Joint Surg Br*. 2011;93(7):937–941.
14. Bahrs C, Badke A, Rolauffs B, et al. Long-term results after non-plate head-preserving fixation of proximal humeral fractures. *Int Orthop*. 2010;34(6):883–889.
15. Bahrs C, Rolauffs B, Dietz K, et al. Clinical and radiological evaluation of minimally displaced proximal humeral fractures. *Arch Orthop Trauma Surg*. 2010;130(5):673–679.
16. Bahrs C, Rolauffs B, Südkamp NP, et al. Indications for computed tomography (CT-) diagnostics in proximal humeral fractures: A comparative study of plain radiography and computed tomography. *BMC Musculoskelet Disord*. 2009;10:33.
17. Baron JA, Barrett J, Malenka D, et al. Racial differences in fracture risk. *Epidemiology*. 1994;5(1):42–47.
18. Baron JA, Barrett JA, Karagas MR. The epidemiology of peripheral fractures. *Bone*. 1996;18(suppl 3):209S–213S.
19. Baron JA, Karagas M, Barrett J, et al. Basic epidemiology of fractures of the upper and lower limb among Americans over 65 years of age. *Epidemiology*. 1996;7(6):612–618.
20. Bastian JD, Hertel R. Initial post-fracture humeral head ischemia does not predict development of necrosis. *J Shoulder Elbow Surg*. 2008;17(1):2–8.
21. Bastian JD, Hertel R. Osteosynthesis and hemiarthroplasty of fractures of the proximal humerus: Outcomes in a consecutive case series. *J Shoulder Elbow Surg*. 2009;18(2):216–219.
22. Baumfeld JA, O'Driscoll SW, Steinmann SP. Treatment of Two-Part Humeral Surgical Neck Fractures (OTA Code 11-A3) with the Evans Staple, in Orthopedic Trauma Association Annual Meeting2003: Salt Lake City, Utah.
23. Beaton DE, Wright JG, Katz JN. Development of the QuickDASH: Comparison of three item-reduction approaches. *J Bone Joint Surg Am*. 2005;87(5):1038–1046.
24. Bell JE, Leung BC, Spratt KF, et al. Trends and variation in incidence, surgical treatment, and repeat surgery of proximal humeral fractures in the elderly. *J Bone Joint Surg Am*. 2011;93(2):121–131.
25. Benegas E, Zoppi Filho A, Ferreira Filho AA, et al. Surgical treatment of varus malunion of the proximal humerus with valgus osteotomy. *J Shoulder Elbow Surg*. 2007;16(1):55–59.
26. Bengard MJ, Gardner MJ. Screw depth sounding in proximal humeral fractures to avoid iatrogenic intra-articular penetration. *J Orthop Trauma*. 2011;25(10):630–633.
27. Beredjiklian PK, Iannotti JP, Norris TR, et al. Operative treatment of malunion of a fracture of the proximal aspect of the humerus. *J Bone Joint Surg Am*. 1998;80(10):1484–1497.
28. Beredjiklian PK, Iannotti JP. Treatment of proximal humerus fracture malunion with prosthetic arthroplasty. *Instr Course Lect*. 1998;47:135–140.
29. Bernstein J, Adler LM, Blank JE, et al. Evaluation of the Neer system of classification of proximal humeral fractures with computerized tomographic scans and plain radiographs. *J Bone Joint Surg Am*. 1996;78(9):1371–1375.
30. Bhandari M, Matthys G, McKee MD, Evidence-Based Orthopaedic Trauma Working Group. Four part fractures of the proximal humerus. *J Orthop Trauma*. 2004;18(2):126–127.
31. Bigorre N, Talha A, Cronier P, et al. A prospective study of a new locking plate for proximal humeral fracture. *Injury*. 2009;40(2):192–196.
32. Bjorkenheim JM, Pajarinen J, Savolainen V. Internal fixation of proximal humeral fractures with a locking compression plate: A retrospective evaluation of 72 patients followed for a minimum of 1 year. *Acta Orthop Scand*. 2004;75(6):741–745.
33. Blonna D, Castoldi F, Scelsi M, et al. The hybrid technique: Potential reduction in complications related to pins mobilization in the treatment of proximal humeral fractures. *J Shoulder Elbow Surg*. 2010;19(8):1218–1229.
34. Blonna D, Rossi R, Fantino G, et al. The impacted varus (A2.2) proximal humeral fracture in elderly patients: is minimal fixation justified? A case control study. *J Shoulder Elbow Surg*. 2009;18(4):545–552.
35. Bogner R, Hübner C, Matis N, et al. Minimally-invasive treatment of three- and four-part fractures of the proximal humerus in elderly patients. *J Bone Joint Surg Br*. 2008;90(12):1602–1607.
36. Boileau P, Bicknell RT, Mazzoleni N, et al. CT scan method accurately assesses humeral head retroversion. *Clin Orthop Relat Res*. 2008;466(3):661–669.
37. Boileau P, Chuinard C, Le Huec JC, et al. Proximal humerus fracture sequelae: Impact of a new radiographic classification on arthroplasty. *Clin Orthop Relat Res*. 2006;442:121–130.
38. Boileau P, Gonzalez JF, Chuinard C, et al. Reverse total shoulder arthroplasty after failed rotator cuff surgery. *J Shoulder Elbow Surg*. 2009;18(4):600–606.
39. Boileau P, Krishnan SG, Tinsi L, et al. Tuberosity malposition and migration: Reasons for poor outcomes after hemiarthroplasty for displaced fractures of the proximal humerus. *J Shoulder Elbow Surg*. 2002;11(5):401–412.
40. Boileau P, Trojani C, Walch G, et al. Shoulder arthroplasty for the treatment of the sequelae of fractures of the proximal humerus. *J Shoulder Elbow Surg*. 2001;10(4):299–308.
41. Boileau P, Watkinson D, Hatzidakis AM, et al. Neer Award 2005: The Grammont reverse shoulder prosthesis: Results in cuff tear arthritis, fracture sequelae, and revision arthroplasty. *J Shoulder Elbow Surg*. 2006;15(5):527–540.
42. Boons HW, Goosen JH, van Grinsven S, et al. Hemiarthroplasty for humeral four-part fractures for patients 65 years and older: a randomized controlled trial. *Clin Orthop Relat Res*. 2012;470(12):3483–3491.
43. Boraiah S, Dyke JP, Helfet DL, et al. *Quantitative Assessment of the Vascularity of the Proximal Humerus using Gadolinium Enhanced MRI, in Annual Meeting of the American Academy of Orthopaedic Surgeons 2009:* Las Vegas, NV.
44. Bosch U, Skutek M, Fremerey RW, et al. Outcome after primary and secondary hemiarthroplasty in elderly patients with fractures of the proximal humerus. *J Shoulder Elbow Surg*. 1998;7(5):479–484.
45. Boyle MJ, Youn SM, Frampton CM, et al. Functional outcomes of reverse shoulder arthroplasty compared with hemiarthroplasty for acute proximal humeral fractures. *J Shoulder Elbow Surg*. 2013;22(1):32–37.
46. Brooks CH, Revell WJ, Heatley FW. Vascularity of the humeral head after proximal humeral fractures. An anatomical cadaver study. *J Bone Joint Surg Br*. 1993;75(1):132–136.
47. Brorson S, Frich LH, Winther A, et al. Locking plate osteosynthesis in displaced 4-part fractures of the proximal humerus. *Acta Orthop*. 2011;82(4):475–481.
48. Brorson S, Olsen BS, Frich LH, et al. Effect of osteosynthesis, primary hemiarthroplasty, and non-surgical management for displaced four-part fractures of the proximal humerus in elderly: A multi-centre, randomised clinical trial. *Trials*. 2009;10:51.
49. Brorson S, Rasmussen JV, Frich LH, et al. Benefits and harms of locking plate osteosynthesis in intraarticular (OTA Type C) fractures of the proximal humerus: A systematic review. *Injury*. 2012;43(7):999–1005.
50. Brunner A, Honigmann P, Treumann T, et al. The impact of stereo-visualisation of three-dimensional CT datasets on the inter- and intraobserver reliability of the AO/OTA and Neer classifications in the assessment of fractures of the proximal humerus. *J Bone Joint Surg Br*. 2009;91(6):766–771.
51. Brunner A, Weller K, Thormann S, et al. Closed reduction and minimally invasive percutaneous fixation of proximal humeral fractures using the Humerusblock. *J Orthop Trauma*. 2010;24(7):407–413.
52. Brunner F, Sommer C, Bahrs C, et al. Open reduction and internal fixation of proximal humeral fractures using a proximal humeral locked plate: A prospective multicenter analysis. *J Orthop Trauma*. 2009;23(3):163–172.
53. Bufquin T, Hersan A, Hubert L, et al. Reverse shoulder arthroplasty for the treatment of three- and four-part fractures of the proximal humerus in the elderly: A prospective review of 43 cases with a short-term follow-up. *J Bone Joint Surg Br*. 2007;89(4):516–520.
54. Burkhart SS. Arthroscopic subscapularis tenolysis: A technique for treating refractory glenohumeral stiffness following open reduction and internal fixation of a displaced three-part proximal humerus fracture. *Arthroscopy*. 1996;12(1):87–91.
55. Burkhead WZ Jr, Scheinberg RR, Box G. Surgical anatomy of the axillary nerve. *J Shoulder Elbow Surg*. 1992;1(1):31–36.
56. Burton DJ, Wells G, Watters A, et al. Early experience with the PlantTan Fixator Plate for 2 and 3 part fractures of the proximal humerus. *Injury*. 2005;36(10):1190–1196.
57. Cai M, Tao K, Yang C, et al. Internal fixation versus shoulder hemiarthroplasty for displaced 4-part proximal humeral fractures in elderly patients. *Orthopedics*. 2012;35(9):e1340–e1346.
58. Calvo E, Morcillo D, Foruria AM, et al. Nondisplaced proximal humeral fractures: High incidence among outpatient-treated osteoporotic fractures and severe impact on upper extremity function and patient subjective health perception. *J Shoulder Elbow Surg*. 2011;20(5):795–801.
59. Carbone S, Tangari M, Gumina S, et al. Percutaneous pinning of three- or four-part fractures of the proximal humerus in elderly patients in poor general condition: MIROS(R) versus traditional pinning. *Int Orthop*. 2012;36(6):1267–1273.
60. Cazeneuve JF, Cristofari DJ. Long term functional outcome following reverse shoulder arthroplasty in the elderly. *Orthop Traumatol Surg Res*. 2011;97(6):583–589.
61. Cazeneuve JF, Cristofari DJ. The reverse shoulder prosthesis in the treatment of fractures of the proximal humerus in the elderly. *J Bone Joint Surg Br*. 2010;92(4):535–539.
62. Charalambous CP, Siddique I, Valluripalli K, et al. Proximal humeral internal locking system (PHILOS) for the treatment of proximal humeral fractures. *Arch Orthop Trauma Surg*. 2007;127(3):205–210.
63. Checchia SL, Doneux P, Miyazaki AN, et al. Classification of non-unions of the proximal humerus. *Int Orthop*. 2000;24(4):217–220.
64. Chow RM, Begum F, Beaupre LA, et al. Proximal humeral fracture fixation: Locking plate construct +/_ intramedullary fibular allograft. *J Shoulder Elbow Surg*. 2012;21(7):894–901.
65. Chu SP, Kelsey JL, Keegan TH, et al. Risk factors for proximal humerus fracture. *Am J Epidemiol*. 2004;160(4):360–367.
66. Clavert P, Lutz JC, Wolfram-Gabel R, et al. Relationships of the musculocutaneous nerve and the coracobrachialis during coracoid abutment procedure (Latarjet procedure). *Surg Radiol Anat*. 2009;31(1):49–53.
67. Clavertt P, Adam P, Bevort A, et al. Pitfalls and complications with locking plate for proximal humerus fracture. *J Shoulder Elbow Surg*. 2010;19(4):489–494.
68. Clement ND, Aitken S, Duckworth AD, et al. Multiple fractures in the elderly. *J Bone Joint Surg Br*. 2012;94(2):231–236.
69. Clinton J, Franta A, Polissar NL, et al. Proximal humeral fracture as a risk factor for subsequent hip fractures. *J Bone Joint Surg Am*. 2009;91(3):503–511.
70. Codman EA. Committee for Standardization of Hospitals [of the American College of Surgeons]. Minimum standard for hospitals. *Bull Am Coll Surg*. 1924;8(4).
71. Codman EA. *The Shoulder: Rupture of the Supraspinatus Tendon and Other Lesions in or About the Subacromial Bursa*. Boston, MA: Thomas Todd Co; 1934.
72. Connor, PM, Flatow EL. Complications of internal fixation of proximal humeral fractures. *Instr Course Lect*. 1997;46:25–37.
73. Constant CR, Murley AH. A clinical method of functional assessment of the shoulder. *Clin Orthop Relat Res*. 1987;(214):160–164.
74. Cornell CN, Levine D, Pagnani MJ. Internal fixation of proximal humeral fractures using the screw-tension band technique. *J Orthop Trauma*. 1994;8(1):23–27.
75. Coudane H, Fays J, De La Selle H, et al. Arteriography after complex fractures of the upper extremity of the humerus bone: A prospective study - preliminary results, in 13th Congress of the European Society for Surgery of the Shoulder and Elbow1999: The Hague, Netherlands.
76. Court-Brown CM, Cattermole H, McQueen MM. Impacted valgus fractures (B1.1) of the proximal humerus. The results of non-operative treatment. *J Bone Joint Surg Br*. 2002;84(4):504–508.
77. Court-Brown CM, Garg A, McQueen MM. The epidemiology of proximal humeral fractures. *Acta Orthop Scand*. 2001;72(4):365–371.
78. Court-Brown CM, Garg A, McQueen MM. The translated two-part fracture of the proximal humerus. Epidemiology and outcome in the older patient. *J Bone Joint Surg Br*. 2001;83(6):799–804.
79. Court-Brown CM, McQueen MM. Nonunions of the proximal humerus: their prevalence and functional outcome. *J Trauma*. 2008;64(6):1517–1521.
80. Court-Brown CM, McQueen MM. Open reduction and internal fixation of proximal humeral fractures with use of the locking proximal humerus plate. *J Bone Joint Surg Am*. 2009;91(11):2771; author reply 2771–2772.
81. Crosby LA, Finnan RP, Anderson CG, et al. Tetracycline labeling as a measure of humeral head viability after 3- or 4-part proximal humerus fracture. *J Shoulder Elbow Surg*. 2009.
82. Cruess RL. Steroid-induced avascular necrosis of the head of the humerus. Natural history and management. *J Bone Joint Surg Br*. 1976;58(3):313–317.
83. Cuny C, Scarlat MM, Irrazi M, et al. The Telegraph nail for proximal humeral fractures: A prospective four-year study. *J Shoulder Elbow Surg*. 2008;17(4):539–545.
84. Cuomo F, Flatow EL, Maday MG, et al. Open reduction and internal fixation of two- and three-part displaced surgical neck fractures of the proximal humerus. *J Shoulder Elbow Surg*. 1992;1(6):287–295.
85. Darder A, Darder A, Sanchis V, et al. Four-part displaced proximal humeral fractures: Operative treatment using Kirschner wires and a tension band. *J Orthop Trauma*. 1993;7(6):497–505.

86. Dawson J, Carr A. Outcomes evaluation in orthopaedics. *J Bone Joint Surg Br.* 2001;83(3):313–315.
87. Dawson J, Fitzpatrick R, Carr A. Questionnaire on the perceptions of patients about shoulder surgery. *J Bone Joint Surg Br.* 1996;78(4):593–600.
88. De Biase CF, Delcogliano M, Borroni M, et al. Reverse total shoulder arthroplasty: radiological and clinical result using an eccentric glenosphere. *Musculoskelet Surg.* 2012;96(suppl 1):S27–S34.
89. Demirhan M, Kilicoglu O, Altinel L, et al. Prognostic factors in prosthetic replacement for acute proximal humeral fractures. *J Orthop Trauma.* 2003;17(3):181–188; discussion 188–189.
90. Den Hartog D, Van Leishout EM, Tuinebreijer WE, et al. Primary hemiarthroplasty versus conservative treatment for comminuted fractures of the proximal humerus in the elderly (ProCon): A multicenter randomized controlled trial. *BMC Musculoskelet Disord.* 2010;11:97.
91. Dietz SO, Hartmann F, Schwarz T, et al. Retrograde nailing versus locking plate osteosynthesis of proximal humeral fractures: A biomechanical study. *J Shoulder Elbow Surg.* 2012;21(5):618–624.
92. Dimakopoulos P, Panagopoulos A, Kasimatis G. Transosseous suture fixation of proximal humeral fractures. *J Bone Joint Surg Am.* 2007;89(8):1700–1709.
93. Dines DM, Warren RF, Altchek DW, et al. Posttraumatic changes of the proximal humerus: Malunion, nonunion, and osteonecrosis. Treatment with modular hemiarthroplasty or total shoulder arthroplasty. *J Shoulder Elbow Surg.* 1993;2(1):11–21.
94. Duda GN, Epari DR, Babst R, et al. Mechanical evaluation of a new minimally invasive device for stabilization of proximal humeral fractures in elderly patients: A cadaver study. *Acta Orthop.* 2007;78(3):430–435.
95. Duparc F, Muller JM, Freger P. Arterial blood supply of the proximal humeral epiphysis. *Surg Radiol Anat.* 2001;23(3):185–190.
96. Duralde XA, Leddy LR. The results of ORIF of displaced unstable proximal humeral fractures using a locking plate. *J Shoulder Elbow Surg.* 2010;19(4):480–488.
97. Durigan A Jr, Barbieri CH, Mazzer N, et al. Two-part surgical neck fractures of the humerus: Mechanical analysis of the fixation with four Shanz-type threaded pins in four different assemblies. *J Shoulder Elbow Surg.* 2005;14(1):96–102.
98. Earwaker J. Isolated avulsion fracture of the lesser tuberosity of the humerus. *Skeletal Radiol.* 1990;19(2):121–125.
99. Edelson G, Kelly I, Vigder F, et al. A three-dimensional classification for fractures of the proximal humerus. *J Bone Joint Surg Br.* 2004;86(3):413–425.
100. Edwards SL, Wilson NA, Zhang LQ, et al. Two-part surgical neck fractures of the proximal part of the humerus. A biomechanical evaluation of two fixation techniques. *J Bone Joint Surg Am.* 2006;88(10):2258–2264.
101. Egol KA, Ong CC, Walsh M, et al. Early complications in proximal humeral fractures (OTA Types 11) treated with locked plates. *J Orthop Trauma.* 2008;22(3):159–164.
102. El-Alfy BS. Results of the percutaneous pinning of proximal humeral fractures with a modified palm tree technique. *Int Orthop.* 2011;35(9):1343–1347.
103. Ellman H, Hanker G, Bayer M. Repair of the rotator cuff. End-result study of factors influencing reconstruction. *J Bone Joint Surg Am.* 1986;68(8):1136–144.
104. El-Sayed MM. Surgical management of complex humerus head fractures. *Orthop Rev (Pavia).* 2010;2(2):e14.
105. Erhardt JB, Roderer G, Grob K, et al. Early results in the treatment of proximal humeral fractures with a polyaxial locking plate. *Arch Orthop Trauma Surg.* 2009;129(10):1367–1374.
106. Esen E, Doğramaci Y, Gültekin S, et al. Factors affecting results of patients with humeral proximal end fractures undergoing primary hemiarthroplasty: A retrospective study in 42 patients. *Injury.* 2009;40(12):1336–1341.
107. Esser RD. Open reduction and internal fixation of three- and four-part fractures of the proximal humerus. *Clin Orthop Relat Res.* 1994;(299):244–251.
108. Esser RD. Treatment of three- and four-part fractures of the proximal humerus with a modified cloverleaf plate. *J Orthop Trauma.* 1994;8(1):15–22.
109. Fallatah S, Dervin GF, Brunet JA, et al. Functional outcome after proximal humeral fractures treated with hemiarthroplasty. *Can J Surg.* 2008;51(5):361–365.
110. Fankhauser F, Boldin C, Schippinger G, et al. A new locking plate for unstable fractures of the proximal humerus. *Clin Orthop Relat Res.* 2005;(430):176–181.
111. Farmer KW, Wright TW. Three- and four-part proximal humeral fractures: open reduction and internal fixation versus arthroplasty. *J Hand Surg Am.* 2010;35(11): 1881–1884; quiz 1884.
112. Fazal MA, Haddad FS. Philos plate fixation for displaced proximal humeral fractures. *J Orthop Surg (Hong Kong).* 2009;17(1):15–18.
113. Fenichel I, Oran A, Burstein G, et al. Percutaneous pinning using threaded pins as a treatment option for unstable two- and three-part fractures of the proximal humerus: A retrospective study. *Int Orthop.* 2006;30(3):153–157.
114. Fjalestad T, Hole MØ, Hovden IA, et al. Surgical treatment with an angular stable plate for complex displaced proximal humeral fractures in elderly patients: A randomized controlled trial. *J Orthop Trauma.* 2012;26(2):98–106.
115. Flatow EL, Bigliani LU, April EW. An anatomic study of the musculocutaneous nerve and its relationship to the coracoid process. *Clin Orthop Relat Res.* 1989;(244):166–171.
116. Flatow EL, Cuomo F, Maday MG, et al. Open reduction and internal fixation of two-part displaced fractures of the greater tuberosity of the proximal part of the humerus. *J Bone Joint Surg Am.* 1991;73(8):1213–1218.
117. Foroohar A, Tosti R, Richmond JM, et al. Classification and treatment of proximal humeral fractures: Inter-observer reliability and agreement across imaging modalities and experience. *J Orthop Surg Res.* 2011;6:38.
118. Foruria AM, Carrascal MT, Revilla C, et al. Proximal humerus fracture rotational stability after fixation using a locking plate or a fixed-angle locked nail: The role of implant stiffness. *Clin Biomech (Bristol, Avon).* 2010;25(4):307–311.
119. Foruria AM, de Gracia MM, Larson DR, et al. The pattern of the fracture and displacement of the fragments predict the outcome in proximal humeral fractures. *J Bone Joint Surg Br.* 2011;93(3):378–386.
120. Frich LH, Sojbjerg JO, Sneppen O. Shoulder arthroplasty in complex acute and chronic proximal humeral fractures. *Orthopedics.* 1991;14(9):949–954.
121. Friess DM, Attia A. Locking plate fixation for proximal humeral fractures: a comparison with other fixation techniques. *Orthopedics.* 2008;31(12).
122. Fuchtmeier B, Bröckner S, Hente R, et al. The treatment of dislocated humeral head fractures with a new proximal intramedullary nail system. *Int Orthop.* 2008;32(6): 759–765.
123. Gaheer RS, Hawkins A. Fixation of 3- and 4-part proximal humeral fractures using the PHILOS plate: Mid-term results. *Orthopedics.* 2010;33(9):671.
124. Galatz LM, Iannotti JP. Management of surgical neck nonunions. *Orthop Clin North Am.* 2000;31(1):51–61.
125. Galatz LM, Williams GR Jr, Fenlin JM Jr, et al. Outcome of open reduction and internal fixation of surgical neck nonunions of the humerus. *J Orthop Trauma.* 2004;18(2):63–67.
126. Gallinet D, Clappaz P, Garbulo P, et al. Three or four parts complex proximal humeral fractures: Hemiarthroplasty versus reverse prosthesis: a comparative study of 40 cases. *Orthop Traumatol Surg Res.* 2009;95(1):48–55.
127. Gallo RA, Hughes T, Altman G. Percutaneous plate fixation of two- and three-part proximal humeral fractures. *Orthopedics.* 2008;31(3):237–242.
128. Gallo RA, Sciulli R, Daffner RH, et al. Defining the relationship between rotator cuff injury and proximal humeral fractures. *Clin Orthop Relat Res.* 2007;458:70–77.
129. Gardner MJ. Proximal humeral fractures. In: Gardner MJ, Dunbar R, Henley M, Nork S, eds. *Harborview Illustrated Tips and Tricks in Fracture Surgery.* Philadelphia, PA: Lippincott Williams & Wilkins; 2010:42–53.
130. Gardner MJ, Boraiah S, Helfet DL, et al. Indirect medial reduction and strut support of proximal humeral fractures using an endosteal implant. *J Orthop Trauma.* 2008;22(3):195–200.
131. Gardner MJ, Boraiah S, Helfet DL, et al. The anterolateral acromial approach for fractures of the proximal humerus. *J Orthop Trauma.* 2008;22(2):132–137.
132. Gardner MJ, Griffith MH, Dines JS, et al. A minimally invasive approach for plate fixation of the proximal humerus. *Bull Hosp Jt Dis.* 2004;62(1-2):18–23.
133. Gardner MJ, Griffith MH, Dines JS, et al. The extended anterolateral acromial approach allows minimally invasive access to the proximal humerus. *Clin Orthop Relat Res.* 2005;(434):123–129.
134. Gardner MJ, Voos JE, Wanich T, et al. Vascular implications of minimally invasive plating of proximal humeral fractures. *J Orthop Trauma.* 2006;20(9):602–607.
135. Gardner MJ, Weil Y, Barker JU, et al. The importance of medial support in locked plating of proximal humeral fractures. *J Orthop Trauma.* 2007;21(3):185–191.
136. Garnavos C, Lasanianos N. Intramedullary nailing of combined/extended fractures of the humeral head and shaft. *Journal of orthopaedic trauma.* 2010;24(4):199–206.
137. Garrigues GE, Johnston PS, Pepe MD, et al. Hemiarthroplasty versus reverse total shoulder arthroplasty for acute proximal humeral fractures in elderly patients. *Orthopedics.* 2012;35(5):e703–e708.
138. Gartsman GM, Taverna E. Arthroscopic treatment of rotator cuff tear and greater tuberosity fracture nonunion. *Arthroscopy.* 1996;12(2):242–244.
139. Gavaskar AS, Muthukumar S, Chowdary N. Biological osteosynthesis of complex proximal humeral fractures: Surgical technique and results from a prospective single center trial. *Arch Orthop Trauma Surg.* 2010;130(5):667–672.
140. Geiger EV, Maier M, Kelm A, et al. Functional outcome and complications following PHILOS plate fixation in proximal humeral fractures. *Acta Orthop Traumatol Turc.* 2010;44(1):1–6.
141. Georgousis M, Kontogeorgakos V, Kourkouvelas S, et al. Internal fixation of proximal humeral fractures with the polarus intramedullary nail. *Acta Orthop Belg.* 2010;76(4):462–467.
142. Gerber C. Integrated scoring systems for the functional assessment of the shoulder. In: Matsen FAI, Fu FH, Hawkins RJ, eds. *The Shoulder: A Balance of Mobility and Stability.* Rosemont, IL: American Academy of Orthopaedic Surgeons; 1993:531–550.
143. Gerber C, Fuchs B, Hodler J. The results of repair of massive tears of the rotator cuff. *J Bone Joint Surg Am.* 2000;82(4):505–515.
144. Gerber C, Hersche O, Berberat C. The clinical relevance of posttraumatic avascular necrosis of the humeral head. *J Shoulder Elbow Surg.* 1998;7(6):586–590.
145. Gerber C, Lambert SM, Hoogewoud HM. Absence of avascular necrosis of the humeral head after post-traumatic rupture of the anterior and posterior humeral circumflex arteries. A case report. *J Bone Joint Surg Am.* 1996;78(8):1256–1259.
146. Gerber C, Pennington SD, Nyffeler RW. Reverse total shoulder arthroplasty. *J Am Acad Orthop Surg.* 2009;17(5):284–295.
147. Gerber C, Schneeberger AG, Vinh TS. The arterial vascularization of the humeral head. An anatomical study. *J Bone Joint Surg Am.* 1990;72(10):1486–1494.
148. Gorthi V, Moon YL, Jo SH, et al. Life-threatening posterior circumflex humeral artery injury secondary to fracture-dislocation of the proximal humerus. *Orthopedics.* 2010:200–202.
149. Goutallier D, Postel JM, Gleyze P, et al. Influence of cuff muscle fatty degeneration on anatomic and functional outcomes after simple suture of full-thickness tears. *J Shoulder Elbow Surg.* 2003;12(6):550-4.
150. Gradl G, Dietze A, Arndt D, et al. Angular and sliding stable antegrade nailing (Targon PH) for the treatment of proximal humeral fractures. *Arch Orthop Trauma Surg.* 2007; 127(10):937–944.
151. Gradl G, Dietze A, Kääb M, et al. Is locking nailing of humeral head fractures superior to locking plate fixation? *Clin Orthop Relat Res.* 2009;467(11):2986–2993.
152. Greiner S, Kääb MJ, Haas NP, et al. Humeral head necrosis rate at mid-term follow-up after open reduction and angular stable plate fixation for proximal humeral fractures. *Injury.* 2009;40(2):186–191.
153. Griffin MR, Ray WA, Fought PL, et al. Black-white differences in fracture rates. *Am J Epidemiol.* 1992;136(11):1378–1385.
154. Gutiérrez S, Comiskey CA 4th, Luo ZP, et al. Range of impingement-free abduction and adduction deficit after reverse shoulder arthroplasty. Hierarchy of surgical and implant-design-related factors. *J Bone Joint Surg Am.* 2008;90(12):2606–2615.
155. Gutierrez S, Walker M, Willis M, et al. Effects of tilt and glenosphere eccentricity on baseplate/bone interface forces in a computational model, validated by a mechanical model, of reverse shoulder arthroplasty. *J Shoulder Elbow Surg.* 2011;20(5):732–739.
156. Handoll H, Brealey S, Rangan A, et al. Protocol for the ProFHER (PROximal Fracture of the Humerus: Evaluation by Randomisation) trial: A pragmatic multi-centre randomised controlled trial of surgical versus non-surgical treatment for proximal fracture of the humerus in adults. *BMC Musculoskelet Disord.* 2009;10:140.
157. Handoll HH, Ollivere BJ. Interventions for treating proximal humeral fractures in adults. *Cochrane Database Syst Rev.* 2010;(12):CD000434.
158. Handschin AE, Cardell M, Contaldo C, et al. Functional results of angular-stable plate fixation in displaced proximal humeral fractures. *Injury.* 2008;39(3):306–313.
159. Hanson B, Neidenbach P, de Boer P, et al. Functional outcomes after nonoperative management of fractures of the proximal humerus. *J Shoulder Elbow Surg.* 2009;18(4):612–621.
160. Hardeman F, Bollars P, Donnelly M, et al. Predictive factors for functional outcome and failure in angular stable osteosynthesis of the proximal humerus. *Injury.* 2012;43(2):153–158.
161. Harrison AK, Gruson KI, Zmistowski B, et al. Intermediate outcomes following percutaneous fixation of proximal humeral fractures. *J Bone Joint Surg Am.* 2012;94(13):1223–1228.

162. Hawkins RJ, Bell RH, Gurr K. The three-part fracture of the proximal part of the humerus. Operative treatment. *J Bone Joint Surg Am.* 1986;68(9):1410–1414.
163. Healy WL, Jupiter JB, Kristiansen TK, et al. Nonunion of the proximal humerus. A review of 25 cases. *J Orthop Trauma.* 1990;4(4):424–431.
164. Helwig P, Bahrs C, Epple B, et al. Does fixed-angle plate osteosynthesis solve the problems of a fractured proximal humerus? A prospective series of 87 patients. *Acta Orthop.* 2009;80(1):92–96.
165. Hems TE, Mahmood F. Injuries of the terminal branches of the infraclavicular brachial plexus: Patterns of injury, management and outcome. *J Bone Joint Surg Br.* 2012;94(6):799–804.
166. Hepp P, Lill H, Bail H, et al. Where should implants be anchored in the humeral head? *Clin Orthop Relat Res.* 2003;(415):139–147.
167. Hepp P, Theoplod J, Osterhoff G, et al. Bone quality measured by the radiogrammetric parameter "cortical index" and reoperations after locking plate osteosynthesis in patients sustaining proximal humeral fractures. *Arch Orthop Trauma Surg.* 2009;129(9):1251–1259.
168. Hepp P, Theopold J, Voigt C, et al. The surgical approach for locking plate osteosynthesis of displaced proximal humeral fractures influences the functional outcome. *J Shoulder Elbow Surg.* 2008;17(1):21–28.
169. Hertel R. Fractures of the proximal humerus in osteoporotic bone. *Osteoporos Int.* 2005;16(suppl 2):S65–S72.
170. Hertel R, Hempfing A, Steihler M, et al. Predictors of humeral head ischemia after intracapsular fracture of the proximal humerus. *J Shoulder Elbow Surg.* 2004;13(4):427–433.
171. Hessmann M, Baumgaertel F, Gehling H, et al. Plate fixation of proximal humeral fractures with indirect reduction: Surgical technique and results utilizing three shoulder scores. *Injury.* 1999;30(7):453–462.
172. Hessmann MH, Hansen WS, Krummenauer F, et al. Locked plate fixation and intramedullary nailing for proximal humeral fractures: A biomechanical evaluation. *J Trauma.* 2005;58(6):1194–1201.
173. Hettrich CM, Boraiah S, Dyke JP, et al. Quantitative assessment of the vascularity of the proximal part of the humerus. *J Bone Joint Surg Am.* 2010;92(4):943–948.
174. Hettrich CM, Neviaser A, Beamer BS, et al. Locked plating of the proximal humerus using an endosteal implant. *J Orthop Trauma.* 2012;26(4):212–125.
175. Hinov V, Wilson F, Adams G. Arthroscopically treated proximal humeral fracture malunion. *Arthroscopy.* 2002;18(9):1020–1023.
176. Hintermann B, Trouillier HH, Schafer D. Rigid internal fixation of fractures of the proximal humerus in older patients. *J Bone Joint Surg Br.* 2000;82(8):1107–1112.
177. Hirschmann MT, Fallegger B, Amsler F, et al. Clinical longer-term results after internal fixation of proximal humeral fractures with a locking compression plate (PHILOS). *J Orthop Trauma.* 2011;25(5):286–293.
178. Hirschmann MT, Quarz V, Audigé L, et al. Internal fixation of unstable proximal humeral fractures with an anatomically preshaped interlocking plate: A clinical and radiologic evaluation. *J Trauma.* 2007;63(6):1314–1323.
179. Hodgson SA, Mawson SJ, Saxton JM, et al. Rehabilitation of two-part fractures of the neck of the humerus (two-year follow-up). *J Shoulder Elbow Surg.* 2007;16(2):143–145.
180. Holloway GB, Schenk T, Williams GR, et al. Arthroscopic capsular release for the treatment of refractory postoperative or post-fracture shoulder stiffness. *J Bone Joint Surg Am.* 2001;83-A(11):1682–1687.
181. Hoppenfeld S, deBoer P, Buckley R. The shoulder. In: Hoppenfeld S, deBoer P, Buckley R, eds. *Surgical Exposures in Orthopaedics: The Anatomic Approach.* Lippincott Williams & Wilkins; 2009;2–71.
182. Horak J, Nilsson BE. Epidemiology of fracture of the upper end of the humerus. *Clin Orthop Relat Res.* 1975;(112):250–253.
183. Hudak PL, Amadio PC, Bombardier C. Development of an upper extremity outcome measure: The DASH (disabilities of the arm, shoulder and hand) [corrected]. The Upper Extremity Collaborative Group (UECG). *Am J Ind Med.* 1996;29(6):602–608.
184. Iannotti JP, Gabriel JP, Schneck SL, et al. The normal glenohumeral relationships. An anatomical study of one hundred and forty shoulders. *J Bone Joint Surg Am.* 1992;74(4):491–500.
185. Ilchmann T, Ochsner PE, Wingstrand H, et al. Non-operative treatment versus tension-band osteosynthesis in three- and four-part proximal humeral fractures. A retrospective study of 34 fractures from two different trauma centers. *Int Orthop.* 1998;22(5):316–320.
186. Jaberg H, Warner JJ, Jakob RP. Percutaneous stabilization of unstable fractures of the humerus. *J Bone Joint Surg Am.* 1992;74(4):508–515.
187. Jakob RP, Miniaci A, Anson PS, et al. Four-part valgus impacted fractures of the proximal humerus. *J Bone Joint Surg Br.* 1991;73(2):295–298.
188. Jöckel JA, Brunner A, Thormann S, et al. Elastic stabilisation of proximal humeral fractures with a new percutaneous angular stable fixation device (ButtonFix((R))): a preliminary report. *Arch Orthop Trauma Surg.* 2010;130(11):1397–1403.
189. Johansson O. Complications and failures of surgery in various fractures of the humerus. *Acta Chir Scand.* 1961;120:469–478.
190. Jones CB, Sietsema DL, Williams DK. Locked plating of proximal humeral fractures: Is function affected by age, time, and fracture patterns? *Clin Orthop Relat Res.* 2011;469(12):3307–3316.
191. Jost B, Spross C, Grehn H, et al. Locking plate fixation of fractures of the proximal humerus: Analysis of complications, revision strategies and outcome. *J Shoulder Elbow Surg.* 2013;22(4):542–549.
192. Kamineni S, Ankem H, Sanghavi S. Anatomical considerations for percutaneous proximal humeral fracture fixation. *Injury.* 2004;35(11):1133–1136.
193. Kannus P, Palvanen M, Niemi S, et al. Rate of proximal humeral fractures in older Finnish women between 1970 and 2007. *Bone.* 2009;44(4):656–659.
194. Kayalar M, Toros T, Bal E, et al. The importance of patient selection for the treatment of proximal humeral fractures with percutaneous technique. *Acta Orthop Traumatol Turc.* 2009;43(1):35–41.
195. Kazakos K, Lyras DN, Galanis V, et al. Internal fixation of proximal humeral fractures using the Polarus intramedullary nail. *Arch Orthop Trauma Surg.* 2007;127(7):503–508.
196. Keener JD, Parsons BO, Flatow EL, et al. Outcomes after percutaneous reduction and fixation of proximal humeral fractures. *J Shoulder Elbow Surg.* 2007;16(3):330–338.
197. Kelsey JL, Browner WS, Seeley DG, et al. Risk factors for fractures of the distal forearm and proximal humerus. The Study of Osteoporotic Fractures Research Group. *Am J Epidemiol.* 1992;135(5):477–489.
198. Keser S, Bölükbasi S, Bayar A, et al. Proximal humeral fractures with minimal displacement treated conservatively. *Int Orthop.* 2004;28(4):231–234.
199. Khunda A, Stirrat AN, Dunlop P. Injury to the axillary artery, a complication of fixation using a locking plate. *J Bone Joint Surg Br.* 2007;89(11):1519–1521.
200. Kilic B, Uysal M, Cinar BM, et al. Early results of treatment of proximal humeral fractures with the PHILOS locking plate]. *Acta Orthop Traumatol Turc.* 2008;42(3):149–153.
201. Kim SH, Lee YH, Chung SW, et al. Outcomes for four-part proximal humeral fractures treated with a locking compression plate and an autologous iliac bone impaction graft. *Injury.* 2012;43(10):1724–1731.
202. Kim SH, Szabo RM, Marder RA. Epidemiology of humerus fractures in the United States: Nationwide emergency department sample, 2008. *Arthritis Care Res (Hoboken).* 2012;64(3):407–414.
203. Kirchhoff C, Braunstein V, Kirchhoff S, et al. Outcome analysis following removal of locking plate fixation of the proximal humerus. *BMC Musculoskelet Disord.* 2008;9:138.
204. Klepps S, Auerbach J, Calhon O, et al. A cadaveric study on the anatomy of the deltoid insertion and its relationship to the deltopectoral approach to the proximal humerus. *J Shoulder Elbow Surg.* 2004;13(3):322–327.
205. Klepps SJ, Miller SL, Lin J, et al. Determination of radiographic guidelines for percutaneous fixation of proximal humeral fractures using a cadaveric model. *Orthopedics.* 2007;30(8):636–641.
206. Kobayashi M, Watanabe Y, Matsushita T. Early full range of shoulder and elbow motion is possible after minimally invasive plate osteosynthesis for humeral shaft fractures. *J Orthop Trauma.* 2010;24(4):212–216.
207. Kocialkowski A, Wallace WA. Closed percutaneous K-wire stabilization for displaced fractures of the surgical neck of the humerus. *Injury.* 1990;21(4):209–212.
208. Königshausen M, Kübler L, Godry H, et al. Clinical outcome and complications using a polyaxial locking plate in the treatment of displaced proximal humeral fractures. A reliable system? *Injury.* 2012;43(2):223–231.
209. Konrad G, Audigé L, Lambert S, et al. Similar outcomes for nail versus plate fixation of three-part proximal humeral fractures. *Clin Orthop Relat Res.* 2012;470(2):602–609.
210. Konrad G, Bayer J, Hepp P, et al. Open reduction and internal fixation of proximal humeral fractures with use of the locking proximal humerus plate. Surgical technique. *J Bone Joint Surg Am.* 2010;92(suppl 1 pt 1):85–95.
211. Konrad G, Hirschmüller A, Audigé L, et al. Comparison of two different locking plates for two-, three- and four-part proximal humeral fractures–results of an international multicentre study. *Int Orthop.* 2012;36(5):1051–1058.
212. Kontakis G, Koutras C, Tosounidis T, et al. Early management of proximal humeral fractures with hemiarthroplasty: A systematic review. *J Bone Joint Surg Br.* 2008;90(11):1407–1413.
213. Kontakis GM, Steriopoulos K, Damilakis J, et al. The position of the axillary nerve in the deltoid muscle. A cadaveric study. *Acta Orthop Scand.* 1999;70(1):9–11.
214. Kontakis GM, Tosounidis TI, Christoforakis Z, et al. Early management of complex proximal humeral fractures using the Aequalis fracture prosthesis: A two- to five-year follow-up report. *J Bone Joint Surg Br.* 2009;91(10):1335–1340.
215. Korkmaz MF, Aksu N, Göğüş A, et al. The results of internal fixation of proximal humeral fractures with the PHILOS locking plate]. *Acta Orthop Traumatol Turc.* 2008;42(2):97–105.
216. Koukakis A, Apostolou CD, Taneja T, et al. Fixation of proximal humeral fractures using the PHILOS plate: early experience. *Clin Orthop Relat Res.* 2006;442:115–120.
217. Koval KJ, Gallagher MA, Marsicano JG, et al. Functional outcome after minimally displaced fractures of the proximal part of the humerus. *J Bone Joint Surg Am.* 1997;79(2):203–207.
218. Krappinger D, Bizzotto N, Riedmann S, et al. Predicting failure after surgical fixation of proximal humeral fractures. *Injury.* 2011;42(11):1283–1288.
219. Krishnan SG, Bennion PW, Reineck JR, et al. Hemiarthroplasty for proximal humeral fracture: Restoration of the Gothic arch. *Orthop Clin North Am.* 2008;39(4):441–450, vi.
220. Krishnan SG, Reineck JR, Bennion PD, et al. Shoulder arthroplasty for fracture: Does a fracture-specific stem make a difference? *Clin Orthop Relat Res.* 2011;469(12):3317–3323.
221. Kristiansen B Andersen UL, Olsen CA, et al. The Neer classification of fractures of the proximal humerus. An assessment of interobserver variation. *Skeletal Radiol.* 1988;17(6):420–422.
222. Kristiansen B, Barfod G, Bredesen J, et al. Epidemiology of proximal humeral fractures. *Acta Orthop Scand.* 1987;58(1):75–77.
223. Kristiansen B, Christensen SW. Plate fixation of proximal humeral fractures. *Acta Orthop Scand.* 1986;57(4):320–323.
224. Kristiansen B, Kofoed H. Transcutaneous reduction and external fixation of displaced fractures of the proximal humerus. A controlled clinical trial. *J Bone Joint Surg Br.* 1988;70(5):821–824.
225. Kryzak TJ, Sperling JW, Schleck CD, et al. Hemiarthroplasty for proximal humeral fractures in patients with Parkinson's disease. *Clin Orthop Relat Res.* 2010;468(7):1817–1821.
226. Laflamme GY, Rouleau DM, Berry GK, et al. Percutaneous humeral plating of fractures of the proximal humerus: Results of a prospective multicenter clinical trial. *J Orthop Trauma.* 2008;22(3):153–158.
227. Laing PG. The arterial supply of the adult humerus. *J Bone Joint Surg Am.* 1956;38-A(5):1105–1116.
228. Lau TW, Leung F, Chan CF, et al. Minimally invasive plate osteosynthesis in the treatment of proximal humeral fracture. *Int Orthop.* 2007;31(5):657–664.
229. Launonen AP, Lepola V, Flinkkilä, et al. Conservative treatment, plate fixation, or prosthesis for proximal humeral fracture. A prospective randomized study. *BMC Musculoskelet Disord.* 2012;13:167.
230. Lauritzen JB, Schwarz P, McNair P, et al. Radial and humeral fractures as predictors of subsequent hip, radial or humeral fractures in women, and their seasonal variation. *Osteoporos Int.* 1993;3(3):133–137.
231. Lee CK, Hansen HR. Post-traumatic avascular necrosis of the humeral head in displaced proximal humeral fractures. *J Trauma.* 1981;21(9):788–791.
232. Lee CW, Shin SJ. Prognostic factors for unstable proximal humeral fractures treated with locking-plate fixation. *J Shoulder Elbow Surg.* 2009;18(1):83–88.
233. Lee SH, Dargent-Molina P, Breart G. Risk factors for fractures of the proximal humerus: results from the EPIDOS prospective study. *J Bone Miner Res.* 2002;17(5):817–825.
234. Leggin BG, Iannotti J. Shoulder outcome measurement. In: Iannotti JP, Williams GR, eds. *Disorders of the Shoulder: Diagnosis and Management.* Philadelphia, PA: Lippincott, Williams & Wilkins; 1999:1024–1040.
235. Leggin BG, Michener LA, Shaffer MA, et al. The Penn shoulder score: Reliability and validity. *J Orthop Sports Phys Ther.* 2006;36(3):138–151.
236. Lehman C, Cuomo F, Kummer FJ, et al. The incidence of full thickness rotator cuff tears in a large cadaveric population. *Bull Hosp Jt Dis.* 1995;54(1):30–31.
237. Lenarz C, Sishhani Y, McCrum C, et al. Is reverse shoulder arthroplasty appropriate for the treatment of fractures in the older patient? Early observations. *Clin Orthop Relat Res.* 2011;469(12):3324–3331.

238. Leonard M, Mokotedi L, Alao U, et al. The use of locking plates in proximal humeral fractures: Comparison of outcome by patient age and fracture pattern. *Int J Shoulder Surg.* 2009;3(4):85–89.
239. Lescheid J, Zdero R, Shah S, et al. The biomechanics of locked plating for repairing proximal humeral fractures with or without medial cortical support. *J Trauma.* 2010;69(5):1235–1242.
240. Leslie A, Cassar-Pullicino VN. Avulsion of the lesser tuberosity with intra-articular injury of the glenohumeral joint. *Injury.* 1996;27(10):742–745.
241. Levy JC, Badman B. Reverse shoulder prosthesis for acute four-part fracture: tuberosity fixation using a horseshoe graft. *J Orthop Trauma.* 2011;25(5):318–324.
242. Levy O, Webb M, Even T, et al. Arthroscopic capsular release for posttraumatic shoulder stiffness. *J Shoulder Elbow Surg.* 2008;17(3):410–414.
243. Liew AS, Johnson JA, Patterson SD, et al. Effect of screw placement on fixation in the humeral head. *J Shoulder Elbow Surg.* 2000;9(5):423-6.
244. Lill H, Hepp P, Korner J, et al. Proximal humeral fractures: How stiff should an implant be? A comparative mechanical study with new implants in human specimens. *Arch Orthop Trauma Surg.* 2003;123(2-3):74–81.
245. Lin CL, Hong CK, Jou IM, et al. Suture anchor versus screw fixation for greater tuberosity fractures of the humerus–a biomechanical study. *J Orthop Res.* 2012;30(3):423–428.
246. Lin L. Effectiveness of locked nailing for displaced three-part proximal humeral fractures. *J Trauma.* 2006;61(2):363–374.
247. Lind T, Kroner K, Jensen J. The epidemiology of fractures of the proximal humerus. *Arch Orthop Trauma Surg.* 1989;108(5):285–287.
248. Linhart W, Ueblacker P, Grossterlinden L, et al. Antegrade nailing of humeral head fractures with captured interlocking screws. *J Orthop Trauma.* 2007;21(5):285–294.
249. Lippitt SB, Harryman DT, Matsen FA. A practical tool for evaluation of function: the simple shoulder test. In: *The Shoulder: A Balance of Mobility and Stability.* Rosemont, IL: American Academy of Orthopaedic Surgery; 1993.
250. Liu J, Li SH, Cai ZD, et al. Outcomes, and factors affecting outcomes, following shoulder hemiarthroplasty for proximal humeral fracture repair. *J Orthop Sci.* 2011;16(5):565–572.
251. Lollino N, Paladini P, Campi F, et al. Reverse shoulder prosthesis as revision surgery after fractures of the proximal humerus, treated initially by internal fixation or hemiarthroplasty. *Chir Organi Mov.* 2009;93(suppl 1):S35–S39.
252. Lupo R, Rapisarda SA, Lauria S, et al. Plates with angular stability: Our personal experience in surgical treatment of fractures of the proximal extremity of the humerus. *Chir Organi Mov.* 2008;91(2):97–101.
253. Machani B, Sinopidis C, Brownson P, et al. Mid term results of PlantTan plate in the treatment of proximal humeral fractures. *Injury.* 2006;37(3):269–276.
254. Majed A, Macleod I, Bull AM, et al. Proximal humeral fracture classification systems revisited. *J Shoulder Elbow Surg.* 2011;20(7):1125–1132.
255. Mansat P, Guity MR, Bellumore Y, et al. Shoulder arthroplasty for late sequelae of proximal humeral fractures. *J Shoulder Elbow Surg.* 2004;13(3):305–312.
256. Maravic M, Le Bihan C, Landais P, et al. Incidence and cost of osteoporotic fractures in France during 2001. A methodological approach by the national hospital database. *Osteoporos Int.* 2005;16(12):1475–1480.
257. Marsh JL, Slongo TF, Agel G, et al. Fracture and dislocation classification compendium - 2007: Orthopaedic Trauma Association classification, database and outcomes committee. *J Orthop Trauma.* 2007;21(suppl 10):S1–S133.
258. Martinez AA, Bejarano C, Carbonel I, et al. The treatment of proximal humerus nonunions in older patients with the reverse shoulder arthroplasty. *Injury.* 2012.
259. Martinez AA, Calvo A, Bejarano C, et al. The use of the Lima reverse shoulder arthroplasty for the treatment of fracture sequelae of the proximal humerus. *J Orthop Sci.* 2012;17(2):141–147.
260. Martinez AA, Cuenca J, Herrera A. Philos plate fixation for proximal humeral fractures. *J Orthop Surg (Hong Kong).* 2009;17(1):10–14.
261. Matziolis D, Kaeaeb M, Zandi SS, et al. Surgical treatment of two-part fractures of the proximal humerus: Comparison of fixed-angle plate osteosynthesis and Zifko nails. *Injury.* 2010;41(10):1041–1046.
262. McLaughlin JA, Light R, Lustrin I. Axillary artery injury as a complication of proximal humeral fractures. *J Shoulder Elbow Surg.* 1998;7(3):292–294.
263. Meier RA, Messmer P, Regazzoni P, et al. Unexpected high complication rate following internal fixation of unstable proximal humeral fractures with an angled blade plate. *J Orthop Trauma.* 2006;20(4):253–260.
264. Mellado JM, Calmet J, García Forcada IL, et al. Early intrathoracic migration of Kirschner wires used for percutaneous osteosynthesis of a two-part humeral neck fracture: A case report. *Emerg Radiol.* 2004;11(1):49–52.
265. Merchant N, Scalea T, Stein D. Can CT angiography replace conventional bi-planar angiography in the management of severe scapulothoracic dissociation injuries? *The American surgeon.* 2012;78(8):875–882.
266. Meyer C, Alt V, Hassanin H, et al. The arteries of the humeral head and their relevance in fracture treatment. *Surg Radiol Anat.* 2005;27(3):232–237.
267. Meyer C, Alt V, Kraus R, et al. The arteries of the humerus and their relevance in fracture treatment. *Zentralbl Chir.* 2005;130(6):562–567.
268. Micic ID, Kim SC, Shin DJ, et al. Analysis of early failure of the locking compression plate in osteoporotic proximal humeral fractures. *J Orthop Sci.* 2009;14(5):596–601.
269. Mighell MA, Kolm GP, Collinge CA, et al. Outcomes of hemiarthroplasty for fractures of the proximal humerus. *J Shoulder Elbow Surg.* 2003;12(6):569–577.
270. Misra A, Kapur R, Maffulli N. Complex proximal humeral fractures in adults–a systematic review of management. *Injury.* 2001;32(5):363–372.
271. Mittlmeier TW, Stedfeld HW, Ewert A, et al. Stabilization of proximal humeral fractures with an angular and sliding stable antegrade locking nail (Targon PH). *J Bone Joint Surg Am.* 2003;85-A(suppl 4):136–146.
272. Mochizuki T, Sugaya H, Uomizu M, et al. Humeral insertion of the supraspinatus and infraspinatus. New anatomical findings regarding the footprint of the rotator cuff. *J Bone Joint Surg Am.* 2008;90(5):962–969.
273. Moda SK, Chadha NS, Sangwan SS, et al. Open reduction and fixation of proximal humeral fractures and fracture-dislocations. *J Bone Joint Surg Br.* 1990;72(6):1050–1052.
274. Moeckel BH, Dines DM, Warren RF, et al. Modular hemiarthroplasty for fractures of the proximal part of the humerus. *J Bone Joint Surg Am.* 1992;74(6):884–889.
275. Molé D, Favard L. Excentered scapulohumeral osteoarthritis. *Rev Chir Orthop Reparatrice Appar Mot.* 2007;93(suppl 6):37–94.
276. Molé D, Wein F, Dézaly C, et al. Surgical technique: the anterosuperior approach for reverse shoulder arthroplasty. *Clin Orthop Relat Res.* 2011;469(9):2461–2468.
277. Monga P, Verma R, Sharma VK. Closed reduction and external fixation for displaced proximal humeral fractures. *J Orthop Surg (Hong Kong).* 2009;17(2):142–145.
278. Mont MA, Maar DC, Urquhart MW, et al. Avascular necrosis of the humeral head treated by core decompression. A retrospective review. *J Bone Joint Surg Br.* 1993;75(5):785–788.
279. Moonot P, Ashwood N, Hamlet M. Early results for treatment of three- and four-part fractures of the proximal humerus using the PHILOS plate system. *J Bone Joint Surg Br.* 2007;89(9):1206–1209.
280. Muller ME, et al. *The Comprehensive Classification of Fractures of Long Bones.* New York, NY: Springer; 1990.
281. Naidu SH, Bixler B, Capo JT, et al. Percutaneous pinning of proximal humeral fractures: A biomechanical study. *Orthopedics.* 1997;20(11):1073–1076.
282. Nanda R, Goodchild L, Gamble A, et al. Does the presence of a full-thickness rotator cuff tear influence outcome after proximal humeral fractures? *J Trauma.* 2007;62(6):1436–1439.
283. Nayak NK, Schickendantz MS, Regan WD, et al. Operative treatment of nonunion of surgical neck fractures of the humerus. *Clin Orthop Relat Res.* 1995;(313):200–205.
284. Neer CS 2nd. Displaced proximal humeral fractures. I. Classification and evaluation. *J Bone Joint Surg Am.* 1970;52(6):1077–1089.
285. Neer CS 2nd. Displaced proximal humeral fractures. II. Treatment of three-part and four-part displacement. *J Bone Joint Surg Am.* 1970;52(6):1090–1103.
286. Neer CS. Four-segment classification of displaced proximal humeral fractures. *Instructional Course Lecture. Instructional Course Lecture.* Rosemont, IL: American Academy of Orthopaedic Surgeons; 1975.
287. Neer CS 2nd. Four-segment classification of proximal humeral fractures: purpose and reliable use. *J Shoulder Elbow Surg.* 2002;11(4):389–400.
288. Neviaser AS, Hettrich CM, Beamer BS, et al. Endosteal strut augment reduces complications associated with proximal humeral locking plates. *Clin Orthop Relat Res.* 2011;469(12):3300–3306.
289. Nguyen TV, Center JR, Sambrook PN, et al. Risk factors for proximal humerus, forearm, and wrist fractures in elderly men and women: The Dubbo Osteoporosis Epidemiology Study. *Am J Epidemiol.* 2001;153(6):587–595.
290. Nicholson GP, Strauss EJ, Sherman SL. Scapular notching: Recognition and strategies to minimize clinical impact. *Clin Orthop Relat Res.* 2011;469(9):2521–2530.
291. Nolan BM, Kippe MA, Wiater JM, et al. Surgical treatment of displaced proximal humeral fractures with a short intramedullary nail. *J Shoulder Elbow Surg.* 2011.
292. Nordqvist A, Petersson CJ. Incidence and causes of shoulder girdle injuries in an urban population. *J Shoulder Elbow Surg.* 1995;4(2):107–112.
293. Noyes MP, Kleinhenz B, Markert RJ, et al. Functional and radiographic long-term outcomes of hemiarthroplasty for proximal humeral fractures. *J Shoulder Elbow Surg.* 2011;20(3):372–377.
294. O'Donnell TM, McKenna JV, Kenny P, et al. Concomitant injuries to the ipsilateral shoulder in patients with a fracture of the diaphysis of the humerus. *J Bone Joint Surg Br.* 2008;90(1):61–65.
295. Ochsner PE, Ilchmann T. [Tension band osteosynthesis with absorbable cords in proximal comminuted fractures of the humerus]. *Unfallchirurg.* 1991;94(10):508–510.
296. Ockert B, Braunstein V, Kirchhoff C, et al. Monoaxial versus polyaxial screw insertion in angular stable plate fixation of proximal humeral fractures: Radiographic analysis of a prospective randomized study. *J Trauma.* 2010;69(6):1545–1551.
297. Ogiwara N, Aoki M, Okamura K, et al. Ender nailing for unstable surgical neck fractures of the humerus in elderly patients. *Clin Orthop Relat Res.* 1996;(330):173–180.
298. Olerud P, Ahrengart L, Ponzer S, et al. Hemiarthroplasty versus nonoperative treatment of displaced 4-part proximal humeral fractures in elderly patients: A randomized controlled trial. *J Shoulder Elbow Surg.* 2011;20(7):1025–1033.
299. Olerud P, Ahrengart L, Ponzer S, et al. Internal fixation versus nonoperative treatment of displaced 3-part proximal humeral fractures in elderly patients: A randomized controlled trial. *J Shoulder Elbow Surg.* 2011;20(5):747–755.
300. Olerud P, Ahrengart L, Söderqvist A, et al. Quality of life and functional outcome after a 2-part proximal humeral fracture: a prospective cohort study on 50 patients treated with a locking plate. *J Shoulder Elbow Surg.* 2010;19(6):814–822.
301. Olsson C, Nordqvist A, Petersson CJ. Increased fragility in patients with fracture of the proximal humerus: A case control study. *Bone.* 2004;34(6):1072–1077.
302. Osterhoff G, Baumgartner D, Favre P, et al. Medial support by fibula bone graft in angular stable plate fixation of proximal humeral fractures: An in vitro study with synthetic bone. *J Shoulder Elbow Surg.* 2011;20(5):740–746.
303. Osterhoff G, Hoch A, Wanner GA, et al. Calcar comminution as prognostic factor of clinical outcome after locking plate fixation of proximal humeral fractures. *Injury.* 2012;43(10):1651–1656.
304. Osterhoff G, Ossendorf C, Wanner GA, et al. The calcar screw in angular stable plate fixation of proximal humeral fractures–a case study. *J Orthop Surg Res.* 2011;6:50.
305. Owsley KC, Gorczyca JT. Fracture displacement and screw cutout after open reduction and locked plate fixation of proximal humeral fractures [corrected]. *J Bone Joint Surg Am.* 2008;90(2):233–240.
306. Paavolainen P, Björkenheim JM, Slätis P, et al. Operative treatment of severe proximal humeral fractures. *Acta Orthop Scand.* 1983;54(3):374–379.
307. Padua R, Padua L, Galluzzo M, et al. Position of shoulder arthroplasty and clinical outcome in proximal humeral fractures. *Musculoskelet Surg.* 2011;95(suppl 1):S55–S58.
308. Palvanen M, Kannus P, Niemi S, et al. Update in the epidemiology of proximal humeral fractures. *Clin Orthop Relat Res.* 2006;442:87–92.
309. Papadopoulos P, Karataglis D, Stavridis SI, et al. Mid-term results of internal fixation of proximal humeral fractures with the Philos plate. *Injury.* 2009;40(12):1292–1296.
310. Park JY, An JW, Oh JH. Open intramedullary nailing with tension band and locking sutures for proximal humeral fracture: Hot air balloon technique. *J Shoulder Elbow Surg.* 2006;15(5):594–601.
311. Park MC, Murthi AM, Roth NS, et al. Two-part and three-part fractures of the proximal humerus treated with suture fixation. *J Orthop Trauma.* 2003;17(5):319–325.
312. Parmaksizoğlu AS, Kabukçuoğlu Y, Ozkaya U, et al. Locking plate fixation of three- and four-part proximal humeral fractures. *Acta Orthop Traumatol Turc.* 2010;44(2):97–104.
313. Pearl ML, Volk AG. Coronal plane geometry of the proximal humerus relevant to prosthetic arthroplasty. *J Shoulder Elbow Surg.* 1996;5(4):320–326.
314. Pijls BG, Werner PH, Eggen PJ. Alternative humeral tubercle fixation in shoulder hemiarthroplasty for fractures of the proximal humerus. *J Shoulder Elbow Surg.* 2010;19(2):282–289.
315. Pijls BG, Werner PH, Eggen PJ. Primary uncemented hemiarthroplasty for severe fractures of the proximal humerus. *J Orthop Trauma.* 2011;25(5):279–285.

316. Plecko M, Kraus A. Internal fixation of proximal humeral fractures using the locking proximal humerus plate. *Oper Orthop Traumatol.* 2005;17(1):25–50.
317. Poeze M, Lenssen AF, Van Empel JM, et al. Conservative management of proximal humeral fractures: Can poor functional outcome be related to standard transscapular radiographic evaluation? *J Shoulder Elbow Surg.* 2010;19(2):273–281.
318. Popescu D, Fernandez-Valencia JA, Rios M, et al. Internal fixation of proximal humeral fractures using the T2-proximal humeral nail. *Arch Orthop Trauma Surg.* 2009;129(9):1239–1244.
319. Pospula W, Abu Noor T. Hackethal bundle nailing with intramedullary elastic nails in the treatment of two- and three-part fractures of the proximal humerus: Initial experience at Al Razi Hospital, Kuwait. *Med Princ Pract.* 2009;18(4):284–288.
320. Radkowski CA, Richards RS, Pietrobon R, et al. An anatomic study of the cephalic vein in the deltopectoral shoulder approach. *Clin Orthop Relat Res.* 2006;442:139–142.
321. Rajasekhar C, Ray PS, Bhamra MS. Fixation of proximal humeral fractures with the Polarus nail. *J Shoulder Elbow Surg.* 2001;10(1):7–10.
322. Rancan M, Dietrich M, Lamdark T, et al. Minimal invasive long PHILOS(R)-plate osteosynthesis in metadiaphyseal fractures of the proximal humerus. *Injury.* 2010;41(12):1277–1283.
323. Reitman RD, Kerzhner E. Reverse shoulder arthoplasty as treatment for comminuted proximal humeral fractures in elderly patients. *Am J Orthop (Belle Mead NJ).* 2011;40(9):458–461.
324. Resch H, Beck E, Bayley I. Reconstruction of the valgus-impacted humeral head fracture. *J Shoulder Elbow Surg.* 1995;4(2):73–80.
325. Resch H, Hubner C, Schwaiger R. Minimally invasive reduction and osteosynthesis of articular fractures of the humeral head. *Injury.* 2001;32(suppl 1):SA25–SA32.
326. Resch H, Povacz P, Frölich R, et al. Percutaneous fixation of three- and four-part fractures of the proximal humerus. *J Bone Joint Surg Br.* 1997;79(2):295–300.
327. Ricchetti ET, Warrender WJ, Abboud JA. Use of locking plates in the treatment of proximal humeral fractures. *J Shoulder Elbow Surg.* 2010;19(suppl 2):66–75.
328. Richards RR, An KN, Bigliani LU, et al. A standardized method for the assessment of shoulder function. *J Shoulder Elbow Surg.* 1994;3(6):347–352.
329. Rispoli DM, Athwal GS, Sperling JW, et al. The anatomy of the deltoid insertion. *J Shoulder Elbow Surg.* 2009;18(3):386–390.
330. Roach KE, Budiman-Mak E, Songsiridej N, et al. Development of a shoulder pain and disability index. *Arthritis Care Res.* 1991;4(4):143–149.
331. Robertson DD, Yuan J, Bigliani LU, et al. Three-dimensional analysis of the proximal part of the humerus: Relevance to arthroplasty. *J Bone Joint Surg Am.* 2000;82-A(11):1594–1602.
332. Robinson CM, Inman D, Phillips SA. The Plate-Joystick technique to reduce proximal humeral fractures and nonunions with a varus deformity through the extended deltoid-splitting approach. *J Orthop Trauma.* 2011;25(10):634–640.
333. Robinson CM, Kahn L, Akhtar A, et al. The extended deltoid-splitting approach to the proximal humerus. *J Orthop Trauma.* 2007;21(9):657–662.
334. Robinson CM, Kelly M, Wakefield AE. Redislocation of the shoulder during the first six weeks after a primary anterior dislocation: risk factors and results of treatment. *J Bone Joint Surg Am.* 2002;84-A(9):1552–1559.
335. Robinson CM, Page RS, Hill RM, et al. Primary hemiarthroplasty for treatment of proximal humeral fractures. *J Bone Joint Surg Am.* 2003;85-A(7):1215–1223.
336. Robinson CM, Teoh KH, Baker A, et al. Fractures of the lesser tuberosity of the humerus. *J Bone Joint Surg Am.* 2009;91(3):512–520.
337. Robinson CM, Wylie JR, Ray AG, et al. Proximal humeral fractures with a severe varus deformity treated by fixation with a locking plate. *J Bone Joint Surg Br.* 2010;92(5):672–678.
338. Röderer G, Abouelsoud M, Gebhard F, et al. Minimally invasive application of the non-contact-bridging (NCB) plate to the proximal humerus: An anatomical study. *J Orthop Trauma.* 2007;21(9):621–627.
339. Röderer G, Erhardt J, Graf M, et al. Clinical results for minimally invasive locked plating of proximal humeral fractures. *J Orthop Trauma.* 2010;24(7):400–406.
340. Röderer G, Erhardt J, Kuster M, et al. Second generation locked plating of proximal humeral fractures–a prospective multicentre observational study. *Int Orthop.* 2011;35(3):425–432.
341. Rommens PM, Heyvaert G. Conservative treatment of subcapital humerus fractures. A comparative study of the classical Desault bandage and the new Gilchrist bandage. *Unfallchirurgie.* 1993;19(2):114–118.
342. Rose PS, Adams CR, Torchia ME, et al. Locking plate fixation for proximal humeral fractures: Initial results with a new implant. *J Shoulder Elbow Surg.* 2007;16(2):202–207.
343. Rose SH, Melton LJ, Morrey BF, et al. Epidemiologic features of humeral fractures. *Clin Orthop Relat Res.* 1982;(168):24–30.
344. Rowles DJ, McGrory JE. Percutaneous pinning of the proximal part of the humerus. An anatomic study. *J Bone Joint Surg Am.* 2001;83-A(11):1695–1699.
345. Ruchholtz S, Hauk C, Lewan U, et al. Minimally invasive polyaxial locking plate fixation of proximal humeral fractures: A prospective study. *J Trauma.* 2011;71(6):1737–1744.
346. Rutten MJ, Jager GJ, de Wall Malefijt MC, et al. Double line sign: A helpful sonographic sign to detect occult fractures of the proximal humerus. *European radiology.* 2007;17(3):762–767.
347. Sadowski C, Riand N, Stern R, et al. Fixation of fractures of the proximal humerus with the PlantTan Humerus Fixator Plate: Early experience with a new implant. *J Shoulder Elbow Surg.* 2003;12(2):148–151.
348. Sanders RJ, Thissen LG, Teepen JC, et al. Locking plate versus nonsurgical treatment for proximal humeral fractures: Better midterm outcome with nonsurgical treatment. *J Shoulder Elbow Surg.* 2011;20(7):1118–1124.
349. Saran N, Bergeron SG, Benoit B, et al. Risk of axillary nerve injury during percutaneous proximal humerus locking plate insertion using an external aiming guide. *Injury.* 2010;41(10):1037–1040.
350. Savoie FH, Geissler WB, Vander Griend RA. Open reduction and internal fixation of three-part fractures of the proximal humerus. *Orthopedics.* 1989;12(1):65–70.
351. Schai PA, Hintermann B, Koris MJ. Preoperative arthroscopic assessment of fractures about the shoulder. *Arthroscopy.* 1999;15(8):827–835.
352. Scheck M. Surgical treatment of nonunions of the surgical neck of the humerus. *Clin Orthop Relat Res.* 1982;(167):255–259.
353. Schliemann B, Siemoneit J, Theisen C, et al. Complex fractures of the proximal humerus in the elderly–outcome and complications after locking plate fixation. *Musculoskelet Surg.* 2012;96(suppl 1):S3–S11.
354. Schulte LM, Matteini LE, Neviaser RJ. Proximal periarticular locking plates in proximal humeral fractures: Functional outcomes. *J Shoulder Elbow Surg.* 2011;20(8):1234–1240.
355. Sehr JR, Szabo RM. Semitubular blade plate for fixation in the proximal humerus. *J Orthop Trauma.* 1988;2(4):327–332.
356. Seide K, Triebe J, Faschingbauer M, et al. Locked vs. unlocked plate osteosynthesis of the proximal humerus - a biomechanical study. *Clin Biomech (Bristol, Avon).* 2007;22(2):176–182.
357. Seyhan M, Kocaoglu B, Nalbantoglu U, et al. Technique of Kirschner wire reduction and fixation of displaced two-part valgus angulated proximal humeral fractures at the surgical neck. *J Orthop Trauma.* 2012;26(6):e46–e50.
358. Sforzo CR, Wright TW. Treatment of acute proximal humeral fractures with a polarus nail. *J Surg Orthop Adv.* 2009;18(1):28–34.
359. Shah N, Iqbal HJ, Brookes-Fazakerley S, et al. Shoulder hemiarthroplasty for the treatment of three and four part fractures of the proximal humerus using Comprehensive(R) Fracture stem. *Int Orthop.* 2011;35(6):861–867.
360. Shahid R, Mushtaq A, Northover J, et al. Outcome of proximal humeral fractures treated by PHILOS plate internal fixation. Experience of a district general hospital. *Acta Orthop Belg.* 2008;74(5):602–608.
361. Shortt NL, Robinson CM. Mortality after low-energy fractures in patients aged at least 45 years old. *J Orthop Trauma.* 2005;19(6):396–400.
362. Sidor ML, Zuckerman JD, Lyon T, et al. The Neer classification system for proximal humeral fractures. An assessment of interobserver reliability and intraobserver reproducibility. *J Bone Joint Surg Am.* 1993;75(12):1745–1750.
363. Siebenrock KA, Gerber C. The reproducibility of classification of fractures of the proximal end of the humerus. *J Bone Joint Surg Am.* 1993;75(12):1751–1755.
364. Siegel JA, Dines DM. Proximal humerus malunions. *Orthop Clin North Am.* 2000;31(1):35–50.
365. Siegel JA, Dines DM. Techniques in managing proximal humeral malunions. *J Shoulder Elbow Surg.* 2003;12(1):69–78.
366. Siffri PC, Peindl RD, Coley ER, et al. Biomechanical analysis of blade plate versus locking plate fixation for a proximal humerus fracture: Comparison using cadaveric and synthetic humeri. *J Orthop Trauma.* 2006;20(8):547–554.
367. Simovitch RW, Helmy N, Zumstein MA, et al. Impact of fatty infiltration of the teres minor muscle on the outcome of reverse total shoulder arthroplasty. *J Bone Joint Surg Am.* 2007;89(5):934–939.
368. Simovitch RW, Zumstein MA, Lohri E, et al. Predictors of scapular notching in patients managed with the Delta III reverse total shoulder replacement. *J Bone Joint Surg Am.* 2007;89(3):588–600.
369. Sirveaux F, Favard L, Oudet D, et al. Grammont inverted total shoulder arthroplasty in the treatment of glenohumeral osteoarthritis with massive rupture of the cuff. Results of a multicentre study of 80 shoulders. *J Bone Joint Surg Br.* 2004;86(3):388–395.
370. Siwach R, Singh R, Rohilla RK, et al. Internal fixation of proximal humeral fractures with locking proximal humeral plate (LPHP) in elderly patients with osteoporosis. *J Orthop Traumatol.* 2008;9(3):149–153.
371. Sjödén GO, Movin T, Günter P, et al. Poor reproducibility of classification of proximal humeral fractures. Additional CT of minor value. *Acta Orthop Scand.* 1997;68(3):239–242.
372. Slobogean GP, Noonan VK, O'Brien PJ. The reliability and validity of the Disabilities of Arm, Shoulder, and Hand, EuroQol-5D, Health Utilities Index, and Short Form-6D outcome instruments in patients with proximal humeral fractures. *J Shoulder Elbow Surg.* 2010;19(3):342–348.
373. Smith AM, Mardones PM, Sperling JW, et al. Early complications of operatively treated proximal humeral fractures. *J Shoulder Elbow Surg.* 2007;16(1):14–24.
374. Smith AM, Sperling JW, Cofield RH. Complications of operative fixation of proximal humeral fractures in patients with rheumatoid arthritis. *J Shoulder Elbow Surg.* 2005;14(6):559–564.
375. Smith J, Berry G, Laflamme Y, et al. Percutaneous insertion of a proximal humeral locking plate: An anatomic study. *Injury.* 2007;38(2):206–211.
376. Smith M, Jacobs L, Banks L, et al. Internal fixation of fractures of the proximal humerus with a humeral fixator plate (PlantTan Plate): A two year follow-up. *Acta Orthop Belg.* 2008;74(6):735–746.
377. Solberg BD, Moon CN, Franco DP, et al. Locked plating of 3- and 4-part proximal humeral fractures in older patients: The effect of initial fracture pattern on outcome. *J Orthop Trauma.* 2009;23(2):113–119.
378. Solberg BD, Moon CN, Franco DP, et al. Surgical treatment of three and four-part proximal humeral fractures. *J Bone Joint Surg Am.* 2009;91(7):1689–1697.
379. Solonen KA, Vastamaki M. Osteotomy of the neck of the humerus for traumatic varus deformity. *Acta Orthop Scand.* 1985;56(1):79–80.
380. Sonderegger J, Simmen HP. [Epidemiology,treatment and results of proximal humeral fractures: Experience of a district hospital in a sports- and tourism area]. *Zentralbl Chir.* 2003;128(2):119–124.
381. Sosef N, Stobbe I, Hogervorst M, et al. The Polarus intramedullary nail for proximal humeral fractures: Outcome in 28 patients followed for 1 year. *Acta Orthop.* 2007;78(3):436–441.
382. Sperling JW, Cofield RH, Torchia ME, et al. Infection after shoulder arthroplasty. *Clin Orthop Relat Res.* 2001;(382):206–216.
383. Spross C, Platz A, Erschbamer M, et al. Surgical treatment of Neer Group VI proximal humeral fractures: Retrospective comparison of PHILOS(R) and hemiarthroplasty. *Clin Orthop Relat Res.* 2012;470(7):2035–2042.
384. Spross C, Platz A, Rufibach K, et al. The PHILOS plate for proximal humeral fractures–risk factors for complications at one year. *J Trauma Acute Care Surg.* 2012;72(3):783–792.
385. Sproul RC, Iyengar JJ, Devcic Z, et al. A systematic review of locking plate fixation of proximal humeral fractures. *Injury.* 2011;42(4):408–413.
386. Stern R. Re: Lessons learned from a case of proximal humeral locked plating gone awry. *J Orthop Trauma.* 2010;24(1):59; author reply 60.
387. Sturzenegger M, Fornaro E, Jakob RP. Results of surgical treatment of multifragmented fractures of the humeral head. *Arch Orthop Trauma Surg.* 1982;100(4):249–259.
388. Südkamp N, Bayer J, Hepp P, et al. Open reduction and internal fixation of proximal humeral fractures with use of the locking proximal humerus plate. Results of a prospective, multicenter, observational study. *J Bone Joint Surg Am.* 2009;91(6):1320–1328.
389. Südkamp NP, Audigé L, Lambert S, et al. Path analysis of factors for functional outcome at one year in 463 proximal humeral fractures. *J Shoulder Elbow Surg.* 2011;20(8):1207–1216.
390. Sukthankar AV, Leonello DT, Hertel RW, et al. A comprehensive classification of proximal humeral fractures: HGLS system. *J Shoulder Elbow Surg.* 2013.
391. Swiontkowski MF, Engelberg R, Martin DP, et al. Short musculoskeletal function assessment questionnaire: Validity, reliability, and responsiveness. *J Bone Joint Surg Am.* 1999;81(9):1245–1260.
392. Szyszkowitz R, Seggl W, Schleifer P, et al. Proximal humeral fractures. Management techniques and expected results. *Clin Orthop Relat Res.* 1993;(292):13–25.
393. Takeuchi R, Koshino T, Nakazawa A, et al. Saito T. Minimally invasive fixation for unstable two-part proximal humeral fractures: Surgical techniques and clinical results using j-nails. *J Orthop Trauma.* 2002;16(6):403–408.

394. Tanner MW, Cofield RH. Prosthetic arthroplasty for fractures and fracture-dislocations of the proximal humerus. *Clin Orthop Relat Res.* 1983;(179):116-128.
395. Teefey SA, Middleton WD, Yamaguchi K. Shoulder sonography. State of the art. *Radiol Clin North Am.* 1999;37(4):767-785, ix.
396. Tejwani NC, Liporace F, Walsh M, et al. Functional outcome following one-part proximal humeral fractures: A prospective study. *J Shoulder Elbow Surg.* 2008;17(2):216-129.
397. Thalhammer G, Platzer P, Oberleitner G, et al. Angular stable fixation of proximal humeral fractures. *J Trauma.* 2009;66(1):204-10.
398. Thanasas C, Kontakis G, Angoules A, et al. Treatment of proximal humeral fractures with locking plates: A systematic review. *J Shoulder Elbow Surg.* 2009;18(6):837-844.
399. The EuroQol Group. EuroQol–a new facility for the measurement of health-related quality of life. *Health Policy.* 1990;16(3):199-208.
400. Thyagarajan DS, Haridas SJ, Jones D, et al. Functional outcome following proximal humeral interlocking system plating for displaced proximal humeral fractures. *Int J Shoulder Surg.* 2009;3(3):57-62.
401. Tischer T, Rose T, Imhoff AB. The reverse shoulder prosthesis for primary and secondary treatment of proximal humeral fractures: a case report. *Arch Orthop Trauma Surg.* 2008;128(9):973-978.
402. Valenti P, Katz D, Kilinc A, et al. Mid-term outcome of reverse shoulder prostheses in complex proximal humeral fractures. *Acta Orthop Belg.* 2012;78(4):442-449.
403. Verbeek PA, van den Akker-Scheek I, Wendt KW, et al. Hemiarthroplasty versus angle-stable locking compression plate osteosynthesis in the treatment of three- and four-part fractures of the proximal humerus in the elderly: Design of a randomized controlled trial. *BMC Musculoskelet Disord.* 2012;13:16.
404. Visser CP, Coene LN, Brand R, et al. Nerve lesions in proximal humeral fractures. *J Shoulder Elbow Surg.* 2001;10(5):421-427.
405. Voigt C, Ewig M, Vossenrich R, et al. Value of MRI in preoperative diagnostics of proximal humeral fractures compared to CT and conventional radiography. *Unfallchirurg.* 2010;113(5):378-385.
406. Voigt C, Geisler A, Hepp P, et al. Are polyaxially locked screws advantageous in the plate osteosynthesis of proximal humeral fractures in the elderly? A prospective randomized clinical observational study. *J Orthop Trauma.* 2011;25(10):596-602.
407. Voigt C, Hurschler C, Rechi L, et al. Additive fiber-cerclages in proximal humeral fractures stabilized by locking plates: No effect on fracture stabilization and rotator cuff function in human shoulder specimens. *Acta Orthop.* 2009;80(4):465-471.
408. Volgas DA, Stannard JP, Alonso JE. Nonunions of the humerus. *Clin Orthop Relat Res.* 2004;(419):46-50.
409. Wachtl SW, Marti CB, Hoogewoud HM, et al. Treatment of proximal humerus fracture using multiple intramedullary flexible nails. *Arch Orthop Trauma Surg.* 2000;120(3-4):171-175.
410. Walch G, Badet R, Nové-Josserand L, et al. Nonunions of the surgical neck of the humerus: Surgical treatment with an intramedullary bone peg, internal fixation, and cancellous bone grafting. *J Shoulder Elbow Surg.* 1996;5(3):161-168.
411. Wall B, Nové-Josserand L, O'Connor DP, et al. Reverse total shoulder arthroplasty: A review of results according to etiology. *J Bone Joint Surg Am.* 2007;89(7):1476-1485.
412. Wanner GA, Wanner-Schmid E, Romero J, et al. Internal fixation of displaced proximal humeral fractures with two one-third tubular plates. *J Trauma.* 2003;54(3):536-544.
413. Ware JE Jr, Sherbourne CD. The MOS 36-item short-form health survey (SF-36). I. Conceptual framework and item selection. *Med Care.* 1992;30(6):473-483.
414. Werner CM, Steinmann PA, Gilbart M, et al. Treatment of painful pseudoparesis due to irreparable rotator cuff dysfunction with the Delta III reverse-ball-and-socket total shoulder prosthesis. *J Bone Joint Surg Am.* 2005;87(7):1476-1486.
415. Wijgman AJ, Roolker W, Patt TW, et al. Open reduction and internal fixation of three and four-part fractures of the proximal part of the humerus. *J Bone Joint Surg Am.* 2002;84-A(11):1919-1925.
416. Wild JR, DeMers A, French R, et al. Functional outcomes for surgically treated 3- and 4-part proximal humeral fractures. *Orthopedics.* 2011;34(10):e629-e633.
417. Williams GN, Gangel TJ, Arciero RA, et al. Comparison of the Single Assessment Numeric Evaluation method and two shoulder rating scales. Outcomes measures after shoulder surgery. *Am J Sports Med.* 1999;27(2):214-221.
418. Willis M, Min W, Brooks JP, et al. Proximal humeral malunion treated with reverse shoulder arthroplasty. *J Shoulder Elbow Surg.* 2012;21(4):507-513.
419. Wilmanns C, Bonnaire F. Rotator cuff alterations resulting from humeral head fractures. *Injury.* 2002;33(9):781-789.
420. Wu CH, Ma CH, Yeh JJ, et al. Locked plating for proximal humeral fractures: Differences between the deltopectoral and deltoid-splitting approaches. *J Trauma.* 2011;71(5):1364-1370.
421. Yamaguchi K, Ditsios K, Middleton WD, et al. The demographic and morphological features of rotator cuff disease. A comparison of asymptomatic and symptomatic shoulders. *J Bone Joint Surg Am.* 2006;88(8):1699-1704.
422. Yamano Y. Comminuted fractures of the proximal humerus treated with hook plate. *Arch Orthop Trauma Surg.* 1986;105(6):359-363.
423. Yang H, Li Z, Zhou F, et al. A prospective clinical study of proximal humeral fractures treated with a locking proximal humerus plate. *J Orthop Trauma.* 2011;25(1):11-17.
424. Young SW, Segal BS, Turner PC, et al. Comparison of functional outcomes of reverse shoulder arthroplasty versus hemiarthroplasty in the primary treatment of acute proximal humerus fracture. *ANZ J Surg.* 2010;80(11):789-793.
425. Zarkadas PC, Throckmorton TW, Steinmann SP. Neurovascular injuries in shoulder trauma. *Orthop Clin North Am.* 2008;39(4):483-490, vii.
426. Zhu Y, Lu Y, Shen J, et al. Locking intramedullary nails and locking plates in the treatment of two-part proximal humeral surgical neck fractures: A prospective randomized trial with a minimum of three years of follow-up. *J Bone Joint Surg Am.* 2011;93(2):159-168.
427. Zhu Y, Lu Y, Wang M, et al. Treatment of proximal humeral fracture with a proximal humeral nail. *J Shoulder Elbow Surg.* 2010;19(2):297-302.
428. Zyto K, Ahrengart L, Sperber A, et al. Treatment of displaced proximal humeral fractures in elderly patients. *J Bone Joint Surg Br.* 1997;79(3):412-417.

38

Fraturas da clavícula

Michael D. McKee

Introdução 1387
Avaliação 1389
   Mecanismos lesionais 1389
   Lesões associadas 1390
   Sinais e sintomas 1391
   Imagens e outros estudos diagnósticos 1395
   Classificação 1395
   Medidas de resultado 1397
Anatomia patológica e anatomia aplicada relacionadas 1400
   Anatomia óssea da clavícula 1400
   Anatomia ligamentar da clavícula 1400
   Anatomia muscular da clavícula 1401
   Anatomia neurovascular da clavícula 1401
Opções terapêuticas 1402
   Tratamento conservador 1402
   Tratamento cirúrgico de fraturas da clavícula 1404

Tratamento de resultados adversos esperados e de complicações inesperadas 1418
   Infecção 1418
   Pseudartrose 1419
   Consolidação viciosa 1421
   Lesão neurovascular em fraturas da clavícula 1424
   Quebra de implante 1425
   Saliência de implante 1425
   Refratura 1426
   Escápula alada 1426
Método de tratamento preferido pelo autor 1427
Controvérsias e rumos 1427
   Seleção do paciente para a intervenção cirúrgica 1427
   Método de fixação 1429
   Momento de intervenção cirúrgica 1430
Resumo 1430

INTRODUÇÃO

As fraturas da clavícula são lesões comuns em indivíduos jovens e ativos, especialmente naqueles que praticam atividades ou esportes em que sejam frequentes quedas em alta velocidade (ciclismo, motociclismo) ou colisões violentas (futebol americano, hóquei), responsáveis por aproximadamente 2,6% de todas as fraturas.[29-32,46,112,116,122,123,126] Robinson[155] relatou em um estudo epidemiológico que, contrastando com a maioria das fraturas, a incidência anual em homens era mais alta no grupo de indivíduos com menos de 20 anos, diminuindo a cada coorte etária subsequente (Fig. 38.1). Em mulheres, a incidência foi mais constante; foram observados picos em adolescentes (prática de esportes, acidentes automobilísticos) e em idosos (fraturas em osteoporose por simples queda). A incidência anual das fraturas na população escocesa estudada por Robinson foi de 29 por 100 mil habitantes por ano.[155]

A maioria das fraturas da clavícula (80-85%) ocorre no terço médio da diáfise do osso, onde as típicas forças compressivas aplicadas ao ombro e à estreita secção transversal do osso se combinam e resultam em colapso do osso.[7-16,18-24,26-32,107,155,179] As fraturas do terço distal são o segundo tipo mais frequente (15-20%) e, embora possam resultar dos mesmos mecanismos lesionais observados nas fraturas da diáfise média, tendem a ocorrer em indivíduos mais idosos por queda simples.[56,153,156,157,193] As fraturas do terço médio são as mais raras (0-5%), talvez por causa da dificuldade para obter imagens precisas da lesão (e também em sua identificação).[167,185] Um estudo recentemente publicado de 57 dessas fraturas informou que, em geral, os pacientes eram homens na faixa dos 50 anos e o mecanismo lesional habitual era o decorrente de acidentes automobilísticos.[185] Esses autores também observaram uma mortalidade associada relativamente alta (20%) em decorrência de lesões na cabeça e tórax ocorridas simultaneamente.

Estudos mais antigos sugeriram que uma fratura da diáfise da clavícula, mesmo quando acompanhada de deslocamento significativo, era uma lesão essencialmente benigna, com um prognóstico intrinsecamente bom quando tratada por procedimento conservador.[112-116] Em um estudo seminal de 1960, Neer[115] informou a ocorrência de pseudartrose em apenas três de 2.235 pacientes com fraturas do terço médio da clavícula tratadas com uma tipoia ou bandagem em forma de 8. Rowe[160] demonstrou uma incidência geral de pseudartroses de 0,8% em 566 fraturas da clavícula tratadas por procedimento similar. Assim, aquilo que se acreditava ser a complicação mais grave em seguida de uma fratura da clavícula – a pseudartrose – parecia ser algo extremamente raro. Do mesmo modo, a consolidação viciosa da clavícula (que ocorria radiograficamente e de maneira previsível em fraturas com deslocamento) foi descrita como sendo de interesse apenas radiográfico, tendo poucas ou nenhuma consequência funcional. Esse raciocínio dominou a abordagem das fraturas da clavícula durante décadas.

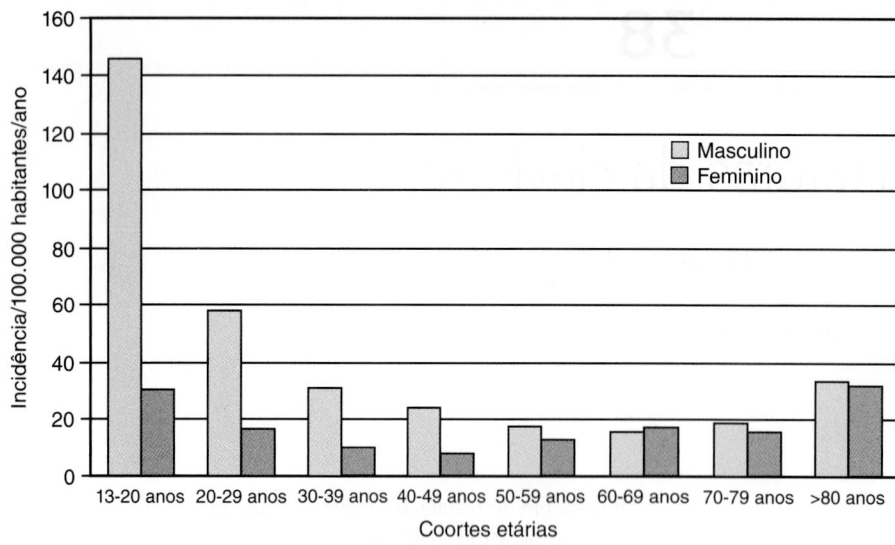

FIGURA 38.1 Epidemiologia das fraturas da clavícula em Edimburgo, Escócia. (Adaptado de Robinson CM, Court-Brown CM, McQueen MM, et al. Estimating the risk of nonunion following nonoperative treatment of a clavicle fracture. *J Bone Joint Surg Am*. 2004;86-A(7):1359–1365.)

Mais recentemente, têm sido coligidas evidências cada vez mais fortes de que o resultado das fraturas do terço médio da clavícula tratadas por procedimento conservador (sobretudo com deslocamento ou encurtamento) não é tão satisfatório como se pensava outrora.[14,42,59,68,85,99,103,123-125] Em 1997, Hill et al.[68] foram os primeiros a empregar medidas de resultado orientadas para o paciente no exame de 66 pacientes consecutivos com fraturas do terço médio da clavícula com deslocamento; esses autores chegaram a um resultado insatisfatório em 31%, assim como a um percentual de pseudartroses de 15%. Em uma metanálise da literatura no período de 1975-2005, Zlowodzki et al.[209] chegaram a 15,1% para fraturas do terço médio da clavícula, um percentual exponencialmente mais alto do que os valores previamente descritos (Tab. 38.1). Outros estudos epidemiológicos e prospectivos recentes apoiam esses achados.[14,42,68,99,121,123,124,153-155] Além disso, ficou claramente demonstrado por vários autores que a consolidação viciosa da clavícula é uma entidade clínica distinta, com sinais e sintomas característicos que podem ser significativamente melhorados por uma osteotomia corretiva.[7,9,21,24,41,84,102,103] As possíveis explicações para o aumento do percentual de complicações, observado em seguida ao tratamento conservador dessas fraturas, podem ser decorrentes da mudança nos padrões lesionais (especialmente as lesões decorrentes de esportes "extremos", como o ciclismo de montanha, o *snowboard* e a condução de quadriciclo), do aumento nas expectativas do paciente moderno, de um acompanhamento abrangente dos pacientes (p. ex., medidas de resultado orientadas para o paciente) e do enfoque de adultos (com a eliminação das crianças, com seu prognóstico intrinsecamente bom e potencial de remodelagem).[71,76,96,101,125,143,154,181,195,205]

Foram relatados bons resultados, com elevado percentual de osteossíntese e baixo percentual de complicações mediante o uso de várias técnicas para fixação primária de fraturas da clavícula com deslocamento; isso dissipou parte do pessimismo que se infiltrava pelos estudos mais antigos, em que a pouca compreensão do manuseio dos tecidos moles, um viés de seleção dos pacientes e implantes inadequados combinavam-se para a produção de resultados inferiores.[2,15,23,41,53,63,82,91,119,140-142] Por um lado, a revisão sistemática de Zlowodzki[209] demonstrou uma redução do risco relativo de 86% (de 15,1% para 2,2%) para a pseudartrose na comparação entre a fixação primária por placa e o tratamento conservador. Por outro, uma metanálise realizada por McKee et al., recentemente publicada e composta de seis estudos clínicos randomizados de tratamento cirúrgico *versus* tratamento conservador de fraturas do terço médio da clavícula com deslocamento, demonstrou uma redução das ocorrências de pseudartrose e de consolidação viciosa sintomática de 46/200 casos (23%) no grupo conservador para 3/212 casos (1,4%) no grupo tratado cirurgicamente (Fig. 38.2).[105]

Embora tenha sido observado um crescente entusiasmo e interesse pela fixação primária das fraturas da clavícula, é vital que tenhamos em mente que a maioria dessas fraturas pode e deve ser tratada por procedimento conservador. A atual pesquisa nessa área não deve provocar oscilação no pêndulo cirúrgico para a fixação indiscriminada de todas as lesões da clavícula. As pesquisas clínicas e de ciência básica nesse campo acrescentam informações objetivas para esse tópico, com um direcionamento voltado para a promoção de uma avaliação criteriosa de cada lesão com base nesses dados e nas características de cada caso, por exemplo, a funcionalidade e expectativas do paciente, a localização da fratura e o grau de deslocamento ou de cominuição. Assim, o tratamento se fundamenta nessa avaliação, nos fatos baseados em evidências atualmente disponíveis e em uma comparação racional dos riscos e dos benefícios potenciais da cirurgia, mais do que em uma abordagem operatória ou conservadora extrema.

TABELA 38.1 Metanálise de tratamento conservador, aplicação de haste intramedular e fixação por placa para fraturas do terço médio da clavícula com deslocamento (artigos publicados no período de 1975-2005)

Método de tratamento	Percentual com pseudartrose	Infecções (total)	Infecções (profundas)	Falhas de fixação
Conservador (n = 159)	15,1	0	0	0
Placa (n = 460)	2,2	4,6	2,4	2,2
Haste intramedular (n = 152)	2,0	6,6	0	3,9

Adaptado de Zlowodzki M, Zelle BA, Cole PA, et al. Treatment of midshaft clavicle fractures: Systematic review of 2144 fractures: On behalf of the Evidence-Based Orthopaedic Trauma Working Group. *J Orthop Trauma*, 2005;19(7):504–507.

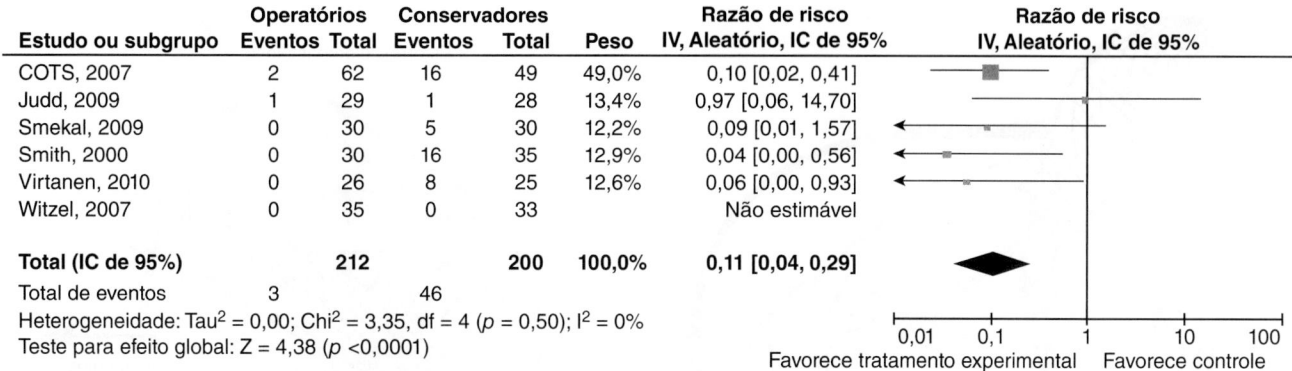

Estudo ou subgrupo	Operatórios Eventos	Total	Conservadores Eventos	Total	Peso	Razão de risco IV, Aleatório, IC de 95%
COTS, 2007	2	62	16	49	49,0%	0,10 [0,02, 0,41]
Judd, 2009	1	29	1	28	13,4%	0,97 [0,06, 14,70]
Smekal, 2009	0	30	5	30	12,2%	0,09 [0,01, 1,57]
Smith, 2000	0	30	16	35	12,9%	0,04 [0,00, 0,56]
Virtanen, 2010	0	26	8	25	12,6%	0,06 [0,00, 0,93]
Witzel, 2007	0	35	0	33		Não estimável
Total (IC de 95%)		212		200	100,0%	0,11 [0,04, 0,29]
Total de eventos	3		46			

Heterogeneidade: Tau^2 = 0,00; Chi^2 = 3,35, df = 4 (p = 0,50); I^2 = 0%
Teste para efeito global: Z = 4,38 (p <0,0001)

FIGURA 38.2 Gráfico em floresta comparativo do percentual de pseudartroses entre grupos com tratamento conservador (controles) e com tratamento cirúrgico (experimental) de diversos estudos randomizados sobre fixação de fraturas do terço médio da clavícula com deslocamento. A intervenção cirúrgica resulta em um percentual significativamente menor de pseudartroses em comparação com o tratamento conservador (p = 0,002). O tamanho dos quadrados é proporcional às dimensões do estudo e o losango representa os dados acumulados. (Adaptado de: McKee RC, Whelan DB, Schemitsch EH, et al. Operative versus nonoperative care of displaced midshaft clavicular fractures: A meta-analysis of randomized clinical trials. *J Bone Joint Surg Am.* 2012;94(8):675-684, com autorização.)

AVALIAÇÃO

Mecanismos lesionais

Um golpe direto na ponta do ombro é o mecanismo lesional mais frequentemente relatado em casos de fraturas do terço médio da clavícula.[15,107,155,179] Isso pode ocorrer de diversos modos, inclusive quando o paciente é arremessado de um veículo ou bicicleta, durante um evento esportivo, pela intrusão de objetos ou da estrutura do veículo durante um acidente automobilístico ou uma queda de local elevado (Fig. 38.3). Um estudo prospectivo recente, com mais de 130 fraturas do terço médio da clavícula completamente deslocadas identificou acidentes com veículos motorizados/motocicleta, acidentes com bicicleta, quedas ou colisões durante a prática de esqui ou *snowboard*, lesões esportivas e quedas como os mecanismos mais comumente envolvidos.[15] Tendo-se em vista que o cíngulo do membro superior está sujeito a forças de compressão na direção lateral, a principal estrutura para manutenção da posição é a clavícula, com suas articulações (Fig. 38.4). Nos casos em que a força excede a capacidade de suporte dessa estrutura, será possível que ocorra fratura por qualquer dos três processos a seguir. A articulação acromioclavicular (AC) pode ceder, a clavícula pode fraturar-se ou a articulação esternoclavicular (EC) pode sofrer luxação. As lesões ECs são raras, estando caracteristicamente associadas a golpes direcionados mais posteriormente contra o aspecto medial da clavícula (luxações posteriores) ou a golpes posteriormente direcionados à parte distal do cíngulo do membro superior (com uma ação de alavanca sobre a clavícula proximal, que causa luxação anterior).[90,177] Supõe-se que haja nuances sutis em termos da direção e magnitude das forças aplicadas e na anatomia local que determinarão se a fratura vai ocorrer na articulação AC ou na clavícula e também a magnitude do deslocamento ocorrente. Quase todas (85%) as fraturas da clavícula ocorrem no terço distal do osso, onde, como pode ser apreciado em uma seção transversal, o osso é mais delgado e as estruturas de tecido mole (que poderiam ajudar na dissipação da força lesional), bastante escassas.[29-32,153,155] O normal é a visualização de uma grande abrasão ou contusão no aspecto posterior do ombro em pacientes com fraturas da diáfise da clavícula acompanhadas por deslocamento, sobretudo aquelas decorrentes de quedas de bicicleta, motocicleta ou de outros veículos. O vetor de força também pode contribuir para a locali-

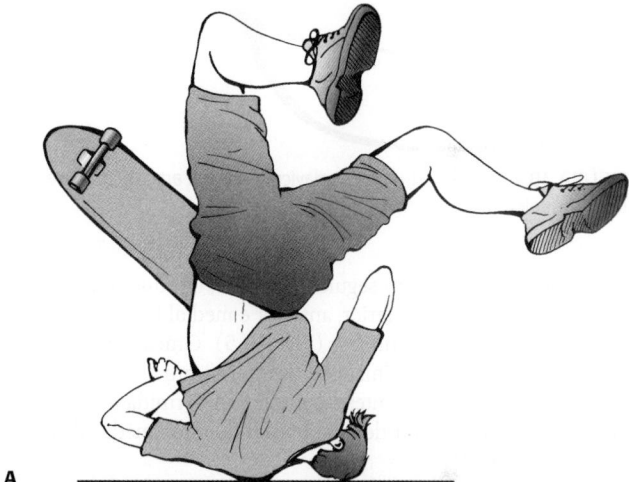

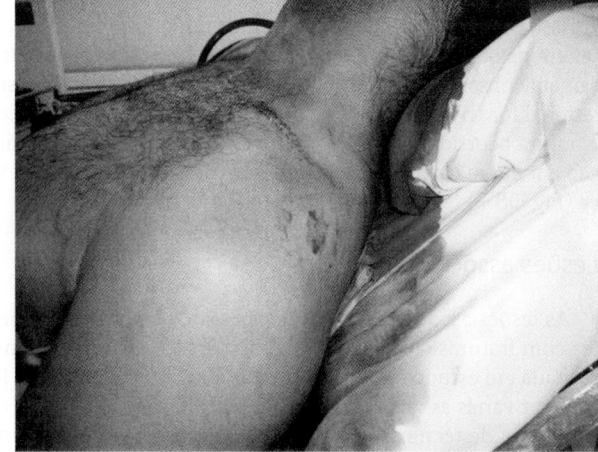

FIGURA 38.3 A: Mecanismo lesional. Em geral, as fraturas da clavícula são causadas por uma queda diretamente sobre o ombro envolvido. **B:** Fotografia clínica correspondente, que demonstra abrasão posterior na pele, em seguida a uma fratura do terço médio da clavícula com deslocamento.

zação da lesão: fraturas no terço médio, fraturas no terço distal ou lesões na articulação AC. A direção da força deformante inicial e tanto as forças gravitacionais quanto as musculares que atuam na clavícula são aspectos significativos e que resultam na típica de-

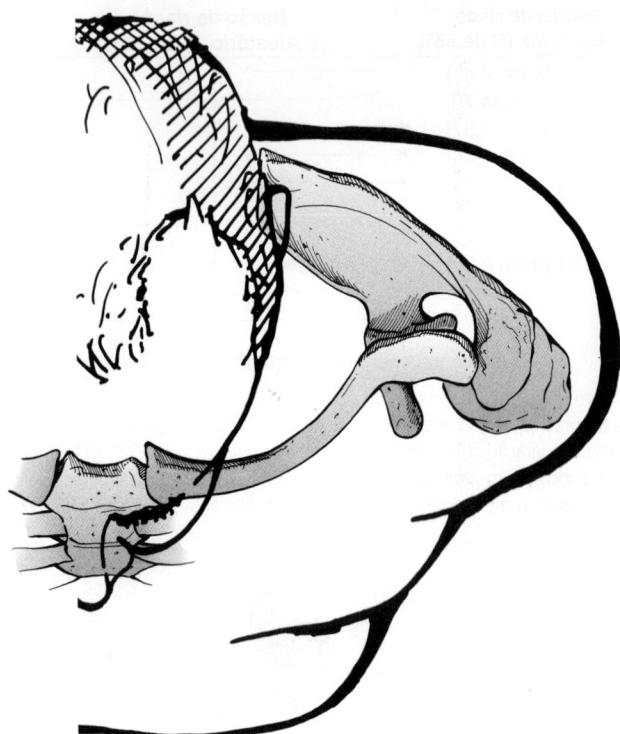

FIGURA 38.4 Função estrutural da clavícula, a única articulação óssea entre o esqueleto axial e o membro superior.

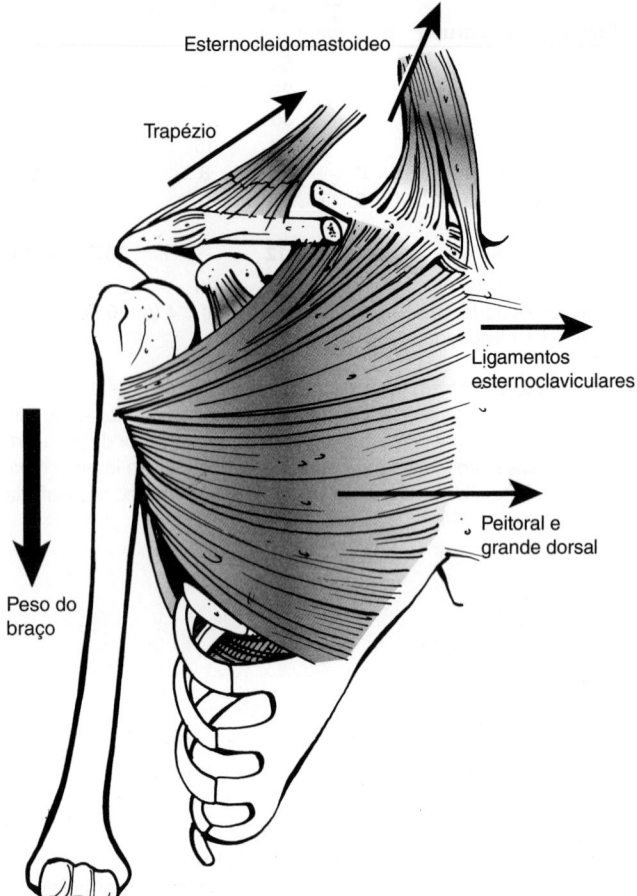

FIGURA 38.5 Forças musculares e gravitacionais atuantes na clavícula fraturada, com deformidade resultante. O fragmento distal sofreu translação anterior, medial e inferior e rotação anterior. Isso resulta em prostração da escápula.

formidade observada em seguida à fratura, em que o fragmento distal sofre translação inferior, anterior e medial (encurtamento), além de uma rotação anterior (Fig. 38.5). Graças aos recentes avanços nas técnicas de imagem, formou-se um corpo crescente de informações concernentes à complexa deformidade tridimensional que pode resultar de uma fratura do terço médio da clavícula (Fig. 38.6).[152]

É pouco provável que quedas simples de uma altura da pessoa de pé venham a resultar em uma fratura com deslocamento em um indivíduo jovem e saudável; contudo, isso poderá ocorrer em pessoas idosas e com osteoporose. Essas fraturas são tipicamente observadas no terço distal da clavícula. Se o mecanismo lesional for trivial e não der a impressão de ser compatível com a fratura ocorrida, deverá ser efetuada uma cuidadosa investigação em busca da confirmação (ou não) de uma fratura patológica (Fig. 38.7).[32,176]

Lesões associadas

As lesões associadas são cada vez mais comuns em pacientes com fraturas da clavícula em comparação com a incidência relatada em estudos tradicionais mais antigos.[39,43,44,101,181,207] Podem ser várias as razões para tal fenômeno, por exemplo, o uso mais livre de técnicas diagnósticas aprimoradas (i. e., estudos de TC), a maior velocidade e a violência de muitos esportes modernos (p. ex., *motocross* e *snowboard*) e a melhora na sobrevida de pacientes com trauma torácico significativo, que poderiam ter sucumbido antes da instituição do tratamento abrangente do paciente traumatizado. Com efeito, diversos estudos oriundos de centros traumatológicos de nível 1 examinaram as características de pacientes politraumatizados com fraturas da clavícula, tendo observado elevado percentual de mortalidade (20-34%) em decorrência de traumas torácicos e cranianos concomitantes.[101,181] Presume-se que essas séries de pacientes criticamente lesionados compreendam sobreviventes que necessitem de tratamento para as complicações de suas fraturas da clavícula e que não teriam sobrevivido sem os benefícios dos cuidados traumatológicos modernos.

Os pacientes que sofreram trauma veicular de alto impacto têm maiores probabilidades de haverem sofrido lesões associadas ao gradil torácico, por exemplo, fraturas costais ipsilaterais, fraturas escapulares e/ou glenoidais, fraturas do úmero proximal e hemo/pneumotórax (Fig. 38.8).[29,101,181] Além de ser simplesmente boa prática médica, a identificação dessas lesões é importante, e por várias razões. Os pacientes podem necessitar de tratamento urgente orientado especificamente para a lesão associada (i. e., toracostomia com tubo para pneumotórax), sua presença pode influenciar o tratamento da fratura da clavícula (p. ex., uma fratura associada do colo glenoidal, o chamado "ombro flutuante"; ver mais adiante) ou (à medida que aumentam as informações objetivas sobre essa entidade) tais lesões podem fornecer uma indicação da probabilidade de um resultado negativo para a fratura da clavícula (consolidação viciosa, pseudartrose), o que pode ter implicações com relação à fixação primária (Fig. 38.9). Há também alguma evidência de que a presença de várias fraturas costais ipsilaterais sejam significativas por diversas razões: o grau de energia disfuncional incidente no tórax e a resultante deformidade/instabilidade dessa parte do corpo e do cíngulo do membro superior podem estar associados a percentuais mais altos de resultados insatisfatórios na fra-

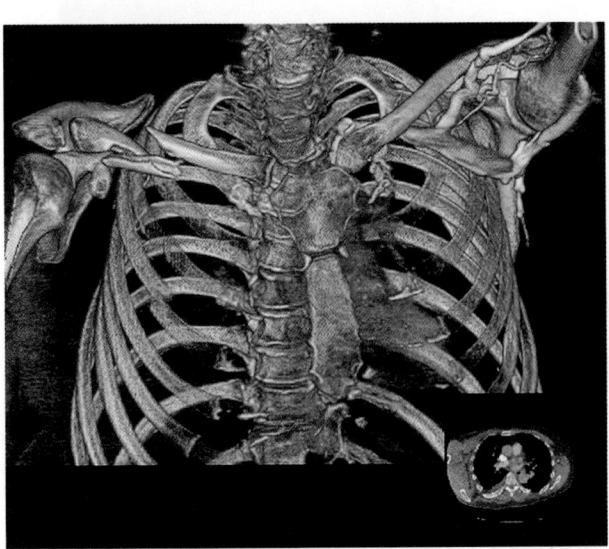
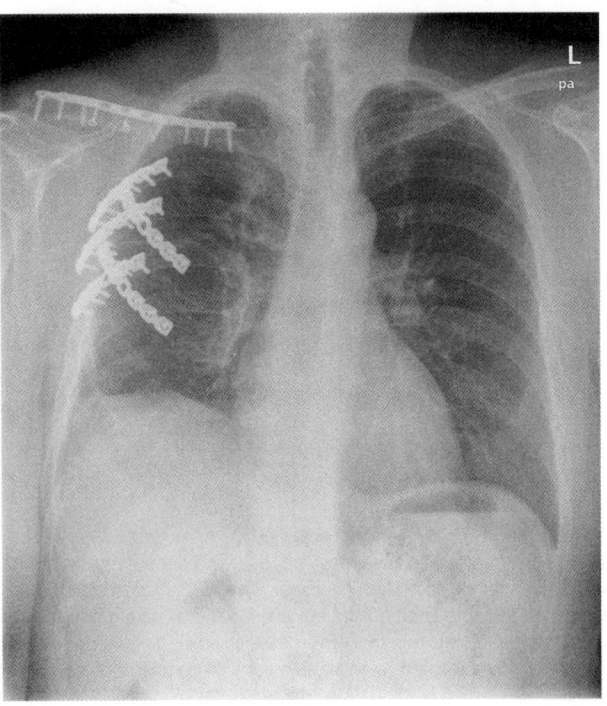

FIGURA 38.6 A: TC tridimensional obtida antes da cirurgia em paciente com fratura da clavícula com deslocamento e tórax instável (i. e., *flail chest*) ipsilateral. Esse padrão lesional representa uma grave lesão, com instabilidade significativa de toda a parte dianteira. **B.** Em seguida à fixação da clavícula e de várias costelas ipsilaterais por placa, o segmento instável se estabilizou.

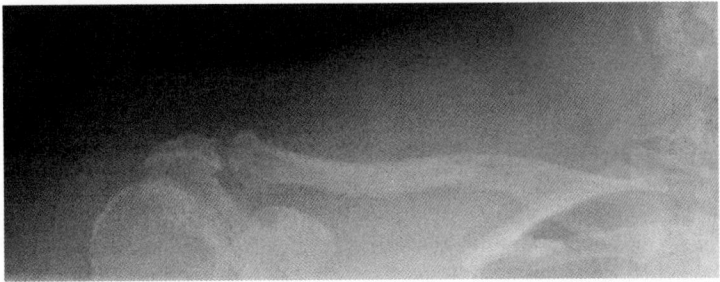

FIGURA 38.7 Mulher, 45 anos, previamente em bom estado, apresentou-se à clínica de fraturas com dor no ombro em seguida a um episódio de pequeno trauma. As radiografias revelaram uma fratura por meio de uma lesão lítica da clavícula. Essa foi a apresentação do que a investigação subsequente revelou ser um adenocarcinoma metastásico amplamente disseminado, com origem desconhecida.

tura associada da clavícula. Além disso, vem crescendo o interesse na fixação primária de segmentos mecanicamente instáveis da parede torácica (ou o chamado "tórax instável"), como uma forma de melhorar o resultado respiratório e os cuidados ventilatórios de tais pacientes (Fig. 38.6).[62,183]

A clavícula também pode ter sofrido lesão em razão de um trauma penetrante, por exemplo, projéteis, explosões e golpes de arma branca ou machado (Fig. 38.10). Nessa situação, o diagnóstico e o tratamento de lesões do tórax e/ou vasculares subjacentes são criticamente importantes e a clavícula poderá ser tratada em função de suas próprias características.[30,32,36,69,78,111,148,187] Contudo, se o cirurgião fez um reparo vascular, a fixação da clavícula (se houver possibilidade) propiciará um ambiente idealmente estável para a cura.

Sinais e sintomas

Histórico

O histórico deve delinear alguns aspectos para que seja otimizado o tratamento do paciente. Além dos dados demográficos rotineiros, são também importantes os detalhes do mecanismo lesional. Não é provável que uma fratura da clavícula causada por uma queda simples de baixo impacto esteja associada a outras fraturas ou a lesões intratorácicas, enquanto uma fratura que ocorreu como resultado de um trauma em acidente automobilístico ou de uma queda de local elevado deve fazer com que o médico procure outras lesões. Em minha experiência, fraturas da clavícula que resultam de quedas de bicicleta frequentemente vêm acompanhadas por várias fraturas das costelas superiores ipsilaterais. Em um centro traumatológico de nível 1, foram estudados 105 pacientes politraumatizados (várias lesões sistêmicas e com um escore de gravidade da lesão superior a 16) com fraturas de diáfise clavicular, tendo-se encontrado um percentual de mortalidade de 32%, principalmente em decorrência de lesões cranianas e torácicas concomitantes.[101] Essa alta incidência de lesões associadas na cabeça e no tórax impõe a realização de uma cuidadosa investigação clínica e radiográfica. O mecanismo físico da lesão é dado importante: embora a maioria das fraturas seja resultante de um golpe no ombro, a fratura do osso também poderá ocorrer por

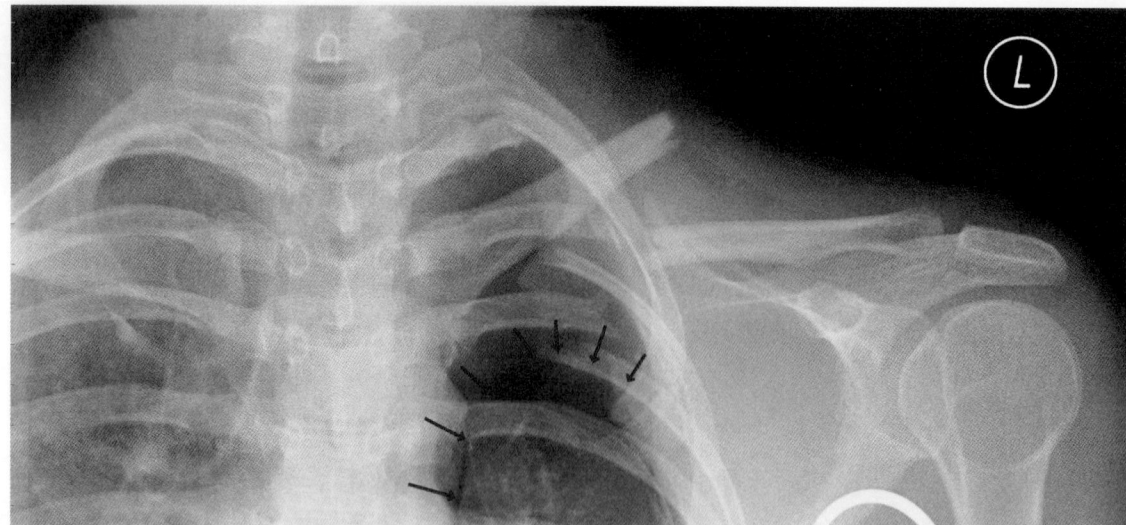

FIGURA 38.8 Radiografia anteroposterior da clavícula em homem de 42 anos, que se envolveu em uma colisão automobilística. As lesões associadas são várias fraturas de costelas superiores ipsilaterais, um pneumotórax ipsilateral (as setas delineiam o pulmão colapsado) e várias fraturas do membro inferior. Esse paciente tinha quatro indicações relativas para a fixação operatória: (1) o grave deslocamento da fratura da clavícula, (2) as várias fraturas das costelas superiores, que tendem a desestabilizar o cíngulo do membro superior, (3) as fraturas associadas do membro inferior e a resultante necessidade do uso imediato do membro superior e (4) o pneumotórax, que é indicativo do grau de trauma aplicado ao ombro.

uma lesão do tipo de tração. Normalmente, isso ocorre em lesões em indústrias ou em estaleiros, em que o braço envolvido é vigorosamente tracionado em afastamento do corpo, ao ser pego por alguma máquina. Também pode ocorrer em traumas automobilísticos, quando o braço fica preso a um objeto fixo ou colide com o objeto, enquanto o torso continua seu movimento. Tal situação poderá acarretar uma dissociação escapulotorácica, pois ocorre dano ao cíngulo do membro superior em tensão na articulação EC, clavícula ou articulação AC. Isso fica evidente nas radiografias quando o médico observa um local fraturado completamente deslocado e distracionado (ao contrário dos típicos fragmentos superpostos da fratura) (Fig. 38.11). A alta incidência de lesões neurológicas e vasculares causadas por tração e observadas nesse cenário torna imperioso o aprofundamento da investigação (i. e., angiografia), pois tais lesões podem pôr em risco o próprio membro.[30,39,58,111,136,207]

Se a fratura da clavícula ocorreu com trauma mínimo, o médico deverá ficar alerta para a possibilidade de uma fratura patológica (Fig. 38.7). Doenças metabólicas que enfraquecem os ossos (p. ex., doença renal, hiperparatiroidismo), tumores benignos ou malignos (mieloma, metástases) ou lesões preexistentes (i. e., pseudartrose congênita da clavícula) podem resultar em uma fratura patológica. Em tais circunstâncias, a princípio, é recomendável o tratamento conservador da fratura da clavícula e, enquanto isso, a intervenção será direcionada com vistas ao estabelecimento do diagnóstico e ao tratamento do distúrbio subjacente. Uma vez estabelecido o diagnóstico primário e depois de iniciado o tratamento, a fratura da clavícula será tratada com base em seus aspectos individuais. Do mesmo modo, a aplicação de cargas repetidas ou pouco habituais poderá induzir uma fratura de estresse da clavícula, geralmente em fisiculturistas ou halterofilistas.[134,159,169]

No passado, quando o tratamento de todas as fraturas da diáfise da clavícula consistia frequentemente em procedimento conservador, em geral, o levantamento do histórico em termos de estilo de vida, ocupação e problemas clínicos era, na melhor das hipóteses, superficial, pois esses fatores tinham pouca influência na tomada de decisão. Contudo, hoje em dia, vêm se acumulando as evidências de que a intervenção cirúrgica é superior em casos cuidadosamente selecionados de fratura da diáfise clavicular com deslocamento; assim, as informações extras adquiridas quanto ao histórico contribuem para a análise de risco-benefício com relação a uma possível cirurgia. Pacientes cooperativos na faixa etária dos 16 até os 60 anos, com estilos de vida recreacionais e ativos e/ou com ocupações fisicamente exigentes (sobretudo aquelas que necessitam de arremessos, trabalho repetitivo com movimentação dos braços acima da cabeça ou levantamentos recorrentes) são candidatos a um reparo operatório primário se estiverem clinicamente saudáveis e se sofreram fraturas completamente deslocadas, com boa qualidade óssea.[15,108,140,190,209] Os fatores associados à não cooperação e a um elevado percentual de insucesso na fixação, como o abuso de drogas e álcool, problemas psiquiátricos não tratados, o fato de se morar na rua ou a presença de transtornos convulsivos não controlados são contraindicações para o reparo cirúrgico primário de fraturas da clavícula.[10]

Exame físico

Na época em que o tratamento conservador era a opção escolhida para a maioria das fraturas da clavícula, havia pouca ênfase na obtenção de um exame físico cuidadoso da cintura do membro superior. No entanto, há vários achados que são importantes na tomada de decisão referente à cirurgia. Em geral, observa-se inchaço, contusão e equimose no local da fratura, além de deformidade nos casos de fraturas com deslocamento. Uma deformidade visível do cíngulo do membro superior, que pode ser mais adequadamente observada quando o paciente fica de pé, é um aspecto importante a ser identificado. A posição habitual em casos de fratura do terço médio da clavícula com deslocamento completo tem sido descrita como "ptose" do ombro, em que o ombro está caído, medialmente mobilizado e encurtado (Fig. 38.12).[64,74,136,150] Além disso, o ombro sofre translação e rotação anterógrada: essa é uma deformidade que pode ser mais adequadamente visualizada pela observação do paciente de cima. Em razão dessa má posição do cíngulo do membro superior, a inspe-

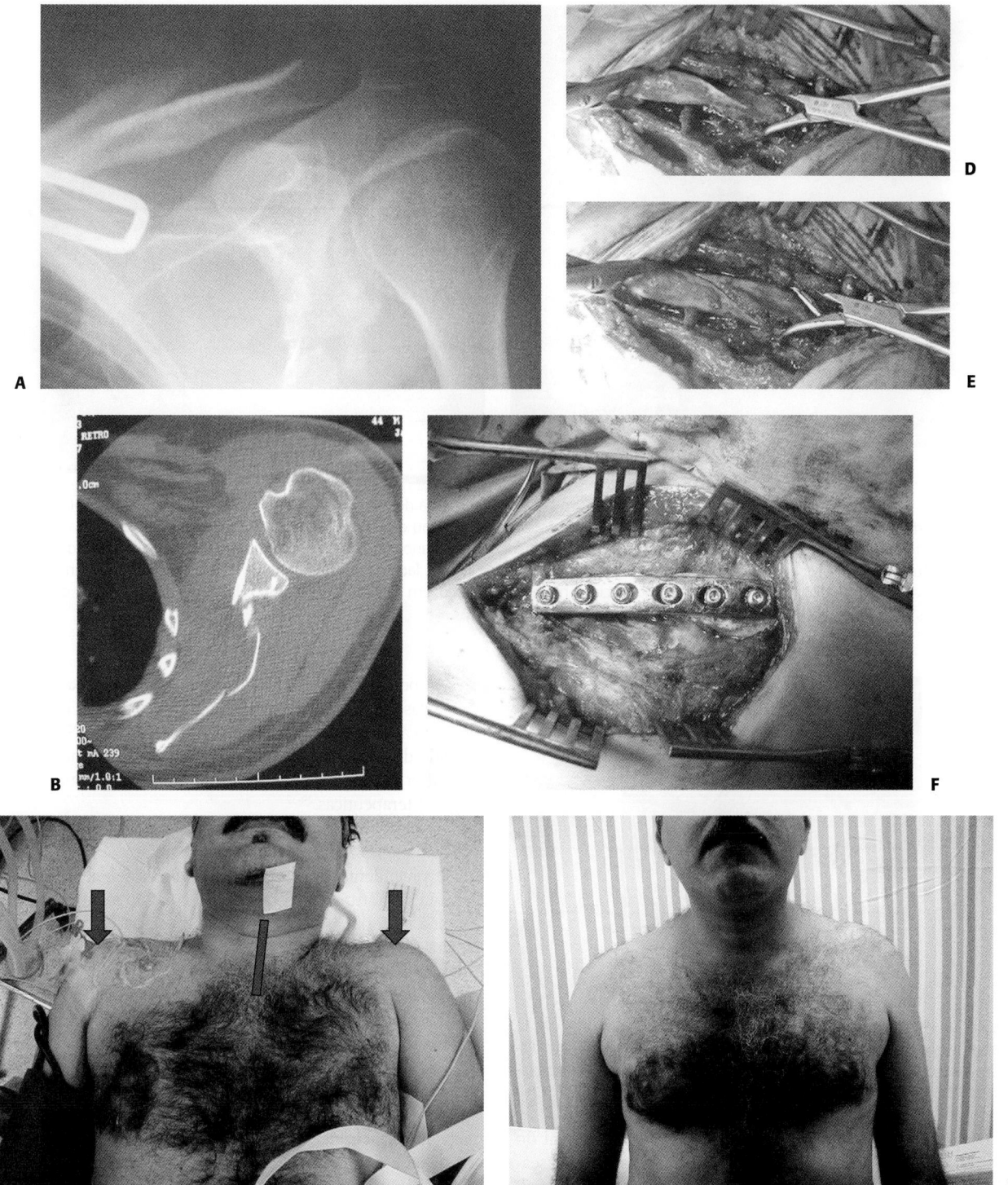

FIGURA 38.9 Lesão de "ombro flutuante". Esse paciente ficou lesionado em um acidente automobilístico. **A:** A radiografia anteroposterior demonstra uma fratura na clavícula esquerda encurtada e com deslocamento. **B:** Um estudo de TC do ombro revela uma fratura cominutiva do colo glenoide. **C:** Nota-se uma significativa deformidade clínica. **D:** No intraoperatório, a fratura é reduzida com a ajuda de pinças de redução, sendo aplicada uma placa de fixação anterior (**E, F**). A simetria do ombro foi restaurada apenas pela fixação da clavícula e não houve necessidade de reparar a fratura glenoide. **G:** O resultado clínico foi excelente, com a restauração dos movimentos e um escore de Constant de 95.

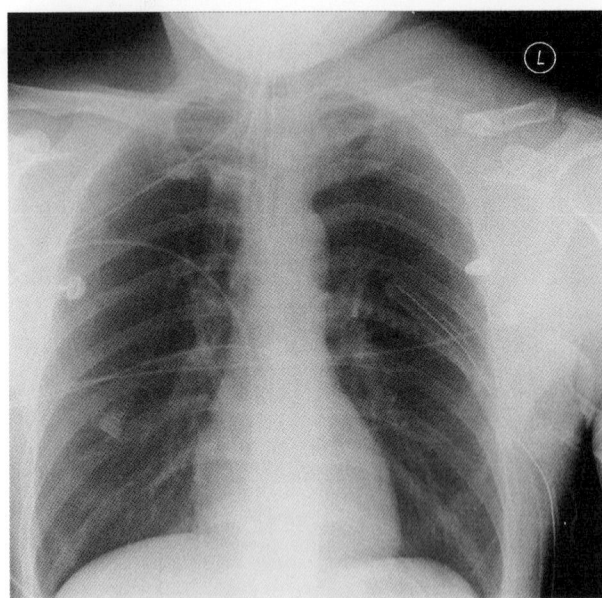
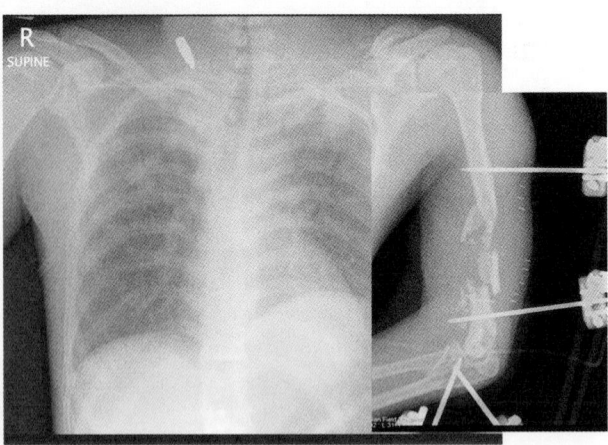

FIGURA 38.10 A: Fratura cominuída da clavícula, resultado de um ferimento por arma de fogo de baixa velocidade com hemopneumotórax associado e um projétil retido no interior do tórax, tratamento com toracostomia por tubo. O grau de deformidade clavicular e as lesões associadas representam uma indicação relativa para reparo cirúrgico. **B:** Lesões graves em um soldado de 25 anos que foi atingido por um projétil de alta velocidade. A bala do fuzil AK-47 fraturou o úmero, colidiu com a clavícula, estilhaçando sua porção média, lacerou a veia e a artéria subclávias (causando uma hemorragia com risco para a vida do soldado) e acabou parando nos tecidos moles do pescoço. Em um ambiente cirúrgico limitado, os fragmentos da clavícula foram ressecados e foi feito o reparo vascular.

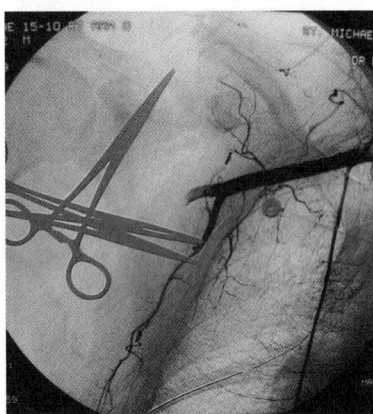

FIGURA 38.11 Angiografia de emergência de paciente com dissociação **escapulotorácica** e ampla distração de uma fratura clavicular muito distal. Também ocorreu avulsão da artéria axilar, lesão completa do plexo braquial e várias fraturas do membro superior ipsilateral.

ção do paciente por trás pode revelar uma saliência sutil do aspecto inferior da escápula, em decorrência da prostração escapular, quando esse osso se movimenta com o fragmento distal. O encurtamento da clavícula deve ser clinicamente medido com uma fita métrica. O médico faz uma marca na linha média da incisura supraesternal e mais outra na crista palpável da articulação AC: a mensuração desse comprimento fornece a diferença entre o cíngulo do membro superior envolvido e o do membro normal.[172] O grau de encurtamento no local fraturado é muito importante em termos da tomada de decisão quanto ao tratamento cirúrgico ou tratamento conservador, pois vários estudos informaram que isso tem significado prognóstico (um encurtamento maior, especialmente acima de 1,5 a 2 cm, está associado a um prognóstico pior). As radiografias, sobretudo de fraturas oblíquas longas, tendem a superestimar o grau de encurtamento, o que sublinha a importância de um exame clínico apropriado.

É imperativo que o médico faça um cuidadoso exame neurológico e vascular do membro envolvido, sobretudo se estiver considerando a realização de uma intervenção cirúrgica. Se não for observado déficit no pré-operatório, isso poderá ser incorretamente atribuído à cirurgia, o que terá implicações prognósticas, médico-legais e terapêuticas.[29-32]

Fraturas expostas

Surpreendentemente, dada sua natureza subcutânea e posição exposta, as fraturas expostas da clavícula são relativamente raras. Em sua maioria, as fraturas expostas estão associadas a trauma de alta energia decorrente de acidente automobilístico e sua identificação é importante por uma série de razões. A própria fratura deverá ser tratada com irrigação, desbridamento e fixação, sendo alta a incidência de lesões associadas. Duas grandes séries recentemente publicadas focalizaram fraturas expostas da clavícula. Taitsman et al.[181] descreveram 20 pacientes com essa lesão; 15 tinham sofrido lesões pulmonares, 13 tinham lesões cranianas, 8 se apresentaram com fraturas da escápula, 11 estavam com traumatismo facial e, além disso, havia uma série de outras lesões. Na maior série publicada até agora, Gottschalk et al.[61] identificaram 53 fraturas expostas da clavícula em um centro traumatológico de nível 1 ao longo de um período de 16 anos (aproximadamente três casos por ano, o que ilustra a raridade dessa condição). Esses autores também relataram muitas lesões graves associadas; os 26 pacientes com lesões penetrantes exibiam uma alta incidência de lesão de grandes vasos, ao passo que, nos 21 pacientes com traumas contusos, o percentual de lesões cranianas graves alcançou 52%. Os autores afirmaram que, diante de uma fratura exposta da clavícula, o clínico deve imediatamente suspeitar de alguma lesão grave concomitante, devendo dar início a uma avaliação também imediata e completa. No que diz respeito ao tratamento da fratura da clavícula em si, não existem recomendações específicas na literatura, mas devem ser seguidos os princípios gerais. Antibióticos deverão ser profilaticamente ad-

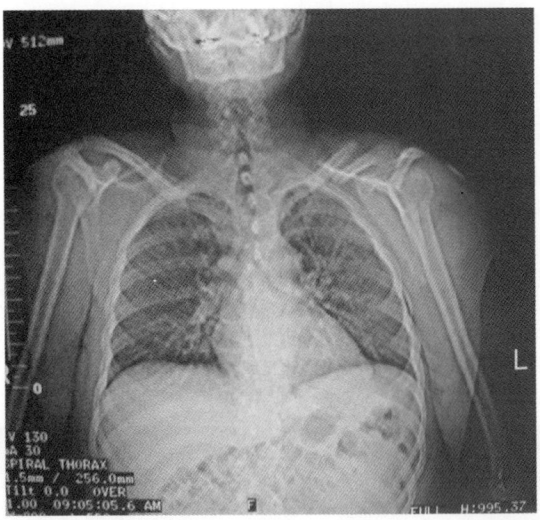 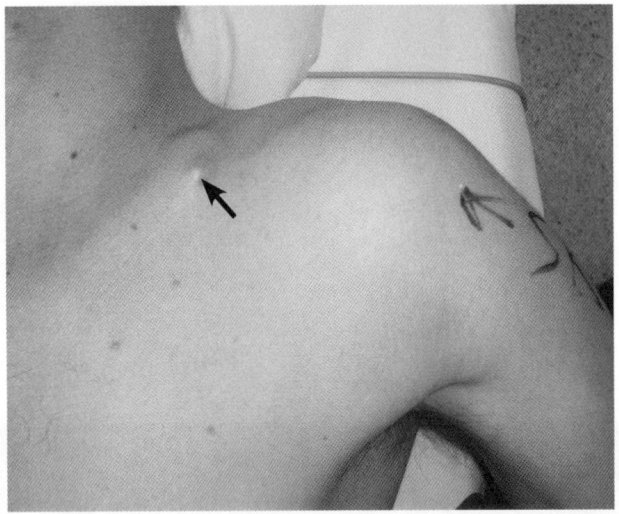

FIGURA 38.12 A: A parte do *scout* de um estudo de TC em um paciente politraumatizado com fratura clavicular com deslocamento demonstra a típica deformidade que ocorre com essas lesões. **B:** A fotografia clínica correspondente demonstra a pele esbranquiçada sobre o fragmento medial (*seta*).

ministrados e, em geral, a instabilidade associada a tal fratura justificará uma estabilização operatória logo que o estado geral do paciente o permitir.

Imagens e outros estudos diagnósticos

Em geral, radiografias anteroposteriores (AP) simples serão suficientes para o estabelecimento do diagnóstico de uma fratura da clavícula. O diagnóstico também pode ser firmado com base em apenas uma radiografia torácica simples (projeção AP), que pode ser a única imagem disponível em um cenário traumatológico de urgência. A radiografia torácica também pode ser utilizada na avaliação da deformidade da clavícula envolvida, em comparação com o lado normal, e também para a busca de lesões esqueléticas associadas, por exemplo, fraturas costais, escapulares e da cavidade glenoidal. Pode ser obtida uma medida do comprimento na radiografia torácica, com a comparação entre os lados lesionado e intacto: um encurtamento de 2 cm ou mais representa uma indicação relativa para a fixação primária. Para um melhor delineamento de uma fratura da clavícula, por exemplo, quando se está determinando se há justificativa para uma intervenção cirúrgica, deve-se obter uma radiografia na posição de pé (em que a gravidade irá demonstrar a máxima deformidade). Idealmente, o feixe radiográfico para a radiografia AP da clavícula deve formar superiormente um ângulo de 20°; com isso, será eliminada a superposição do gradil torácico e a clavícula será radiografada em perfil.[29-32,149,194] Ademais, se o torso estiver em rotação medial também em 20° (por rotação medial, se o paciente estiver de pé, ou pela colocação de um travesseiro do lado oposto, se o paciente estiver em supino), a escápula e o cíngulo do membro superior ficarão posicionados paralelamente ao cassete, para a obtenção de uma radiografia AP real. Nas clínicas, raramente se obtém um estudo de TC para fraturas do terço médio da clavícula, embora essa modalidade de imagem possa demonstrar a complexa deformidade tridimensional que afeta o cíngulo do membro superior em pacientes com tais lesões, inclusive com significativas angulação e prostração escapular.[64] O estudo de TC também terá utilidade na avaliação das fraturas do terço médio da clavícula e do restante do cíngulo do membro superior, como o colo glenoidal em casos de "ombro flutuante".[45,145,158]

As fraturas do aspecto lateral da clavícula podem ser satisfatoriamente visualizadas com radiografias AP. A centralização da radiografia na articulação AC, com uma angulação do feixe com inclinação cefálica de aproximadamente 15° (i. e., a projeção de Zanca), ajudará a delinear satisfatoriamente a fratura, graças à remoção da superposição da parte superior do gradil costal.[30,32] Para que o grau de deslocamento da fratura possa ser delineado com precisão, essas radiografias devem ser obtidas com o paciente sentado e com o braço não sustentado por tipoias, órteses, nem pelo braço intacto. Ocasionalmente, poderá ser válida a obtenção de uma projeção de estresse, com o objetivo de determinar a integridade dos ligamentos coracoclaviculares (pois tal conhecimento poderá influenciar a escolha da fixação): o paciente deverá suspender com o punho do braço afetado um peso de 2,26 a 4,53 kg (5 a 10 libras); em seguida, as radiografias serão obtidas. Na clínica, raramente haverá necessidade de um estudo de TC para fraturas da clavícula lateral, mas o estudo poderá ajudar em certos casos, a fim de que seja determinada a extensão intra-articular ou o deslocamento.

Notoriamente, é tarefa difícil avaliar com precisão fraturas do terço médio da clavícula, em especial aquelas que envolvam a articulação EC, com radiografias simples. Um estudo de TC é o procedimento radiográfico de escolha nos casos em que a anatomia da fratura não esteja clara. Essa investigação pode ajudar na diferenciação entre uma fratura da epífise medial (comum em indivíduos com até 25 anos) e luxações EC verdadeiras (Fig. 38.13).[30,167,185,206]

Classificação

Já foram propostos vários esquemas de classificação das fraturas da clavícula. Tradicionalmente, esses sistemas têm se fundamentado na posição da fratura, com os grupos originalmente divididos por Allman em fraturas dos terços proximal (grupo I), médio (grupo II) e distal (grupo III). Essa disposição geral tem a vantagem de corresponder à abordagem clínica dessas fraturas pela maioria dos cirurgiões ortopédicos.[30] Reconhecendo que esse esquema básico não leva em conta os fatores que influenciam o tratamento e o resultado, por exemplo, o padrão de fratura, deslocamento, cominuição e encurtamento, várias autoridades aperfeiçoaram a classificação, de modo a incluir outras variáveis. Dado o elevado per-

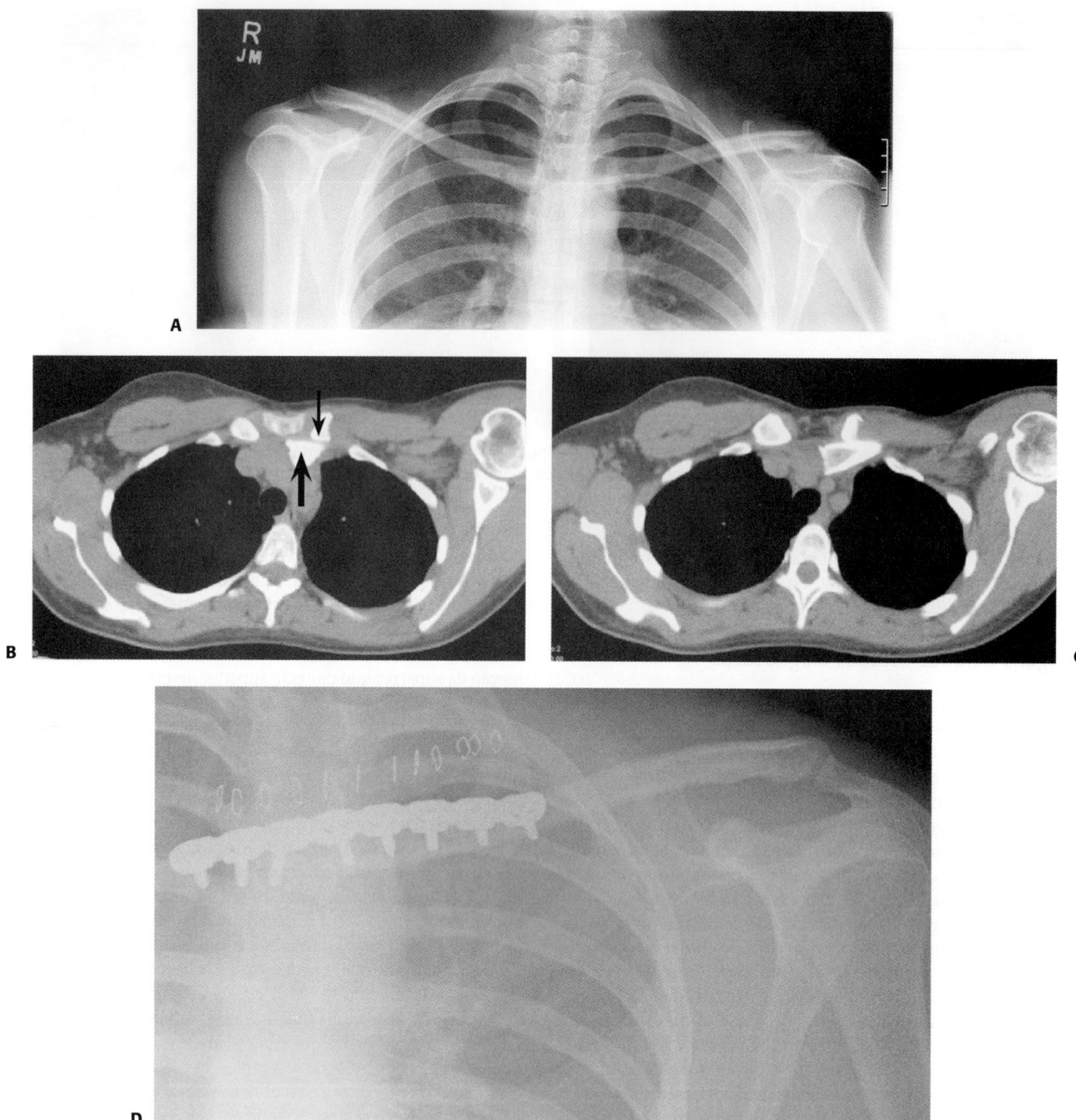

FIGURA 38.13 É difícil visualizar com radiografias convencionais as fraturas da extremidade medial da clavícula. Essa mulher de 32 anos, praticante de equitação, sofreu uma fratura clavicular medial em seguida a um acidente de equitação, quando seu cavalo caiu sobre ela. A radiografia anteroposterior (**A**) revela alguma assimetria das clavículas, mas é difícil definir a natureza exata da lesão, dada a superposição das estruturas axiais ósseas e da coluna vertebral. **B:** Um estudo de TC demonstra com clareza a fratura medial, com um pequeno fragmento medial residual (*seta pequena*) e deslocamento posterior da diáfise (*seta grande*), (**C**) colidindo nas estruturas mediastínicas. **D:** Foi realizada a fixação por placa, com extensão da placa sobre o esterno, em razão do pequeno tamanho do fragmento medial. Uma vez que tenha ocorrido a osteossíntese (entre 3 e 6 meses), essa placa deverá ser removida. (Cortesia do Dr. Jeremy A. Hall.)

centual de retardos de consolidação e de pseudartroses, Neer dividiu as fraturas distais da clavícula em três subgrupos, com base em suas inserções ligamentares e grau de deslocamento (subsequentemente, o tipo II foi modificado por Rockwood).[30,113]

Tipo I: fratura do terço distal da clavícula com ligamentos coracoclaviculares intactos
Tipo II: ligamentos coracoclaviculares descolados do fragmento medial, com o ligamento trapezoide preso ao fragmento distal
    IIA (Rockwood): tanto o ligamento conoide como o trapezoide estão presos ao fragmento distal
    IIB (Rockwood): ligamento conoide descolado do fragmento medial
Tipo III: fratura do terço distal da clavícula com extensão na articulação AC

Idealmente, um esquema de classificação deve ser reprodutível, com baixo percentual de variabilidade inter e intraobservador; deve ajudar na orientação do tratamento, poder ser empregado para a previsão do resultado e ser suficientemente simples para uso prático, embora suficientemente sólido para que todos os padrões de fratura tenham sido incluídos. Apesar de atualmente não existir nenhum esquema de classificação que tenha sido rigorosamente testado para atendimento a todos esses objetivos, há esquemas modernos baseados em estudos populacionais prospectivos e abrangentes. Nordqvist et al.[123] examinaram mais de 2.035 fraturas da clavícula ao longo de um período de 10 anos, tendo essencialmente expandido o esquema original de Allman, mediante o acréscimo de subtipos baseados no deslocamento da fratura, com inclusão de uma categoria cominutiva para fraturas do terço médio da clavícula. Em um estudo populacional similar realizado em Edimburgo, Robinson[155] avaliou mais de mil fraturas consecutivas da clavícula, tendo desenvolvido um esquema de classificação baseado em variáveis prognósticas fundamentadas na análise de seus dados (Fig. 38.14). Esse esquema dá continuidade ao esquema tradicional da divisão da clavícula em terços e acrescenta variáveis que são de valor diagnóstico comprovado (extensão intra-articular, deslocamento e cominuição). No entanto, uma característica desse esquema é que ele reverte o tradicional esquema de numeração, descrevendo as fraturas mediais como do tipo I, as fraturas do terço médio como do tipo II e as fraturas do terço distal como do tipo III. Tendo-se em vista que as fraturas do terço distal estão firmemente entrincheiradas no léxico ortopédico como fraturas "do tipo II", tal situação pode causar uma confusão significativa. Apesar desse contratempo, a classificação de Robinson se fundamenta em um extenso volume de dados que inclui dados clínicos objetivos e prospectivamente reunidos. Por essa razão, é a classificação de minha preferência para uso clínico, pois pode ajudar a prever o resultado e, com isso, tem utilidade na orientação do tratamento, inclusive quanto à decisão de operar e à escolha dos métodos de fixação. O documento Fracture and Dislocation Classification Compendium da AO/OTA foi atualizado em 2007 para a inclusão dos progressos recentes, até um esquema unificado de numeração e medidas para o aperfeiçoamento da confiabilidade do observador (Fig. 38.15). A clavícula é designada como "segmento 15", sendo dividida da maneira usual – fraturas metafisárias mediais, diafisárias e metafisárias laterais.[95] Uma diferença importante é que as fraturas metafisárias nesse esquema não constituem um terço do comprimento do osso, mas são segmentos mais curtos, em conformidade com a "regra dos quadrados" da AO. Para a importantíssima diáfise, há os subtipos simples (15-B1), em cunha (15-B2) e complexo (15-B3).

Medidas de resultado

Tornou-se evidente que as medidas de resultado previamente empregadas para as fraturas em geral e para as fraturas da clavícula em particular não têm demonstrado confiavelmente os significativos déficits residuais que se seguem à lesão.[115,160] Foi demonstrado por Gossard[59] que a avaliação do sucesso ou do fracasso com base no achado isolado da presença ou da ausência de osteossíntese em uma radiografia pós-lesional era inadequada. Esse autor se valeu de questionários formulados para o paciente, que revelaram um percentual de 32% de insatisfação do paciente em seguida ao tratamento conservador de fraturas do terço médio da clavícula com deslocamento, um percentual significativamente maior do que o esperado para as medidas de resultado tradicionais (i. e radiográficas ou dependentes do cirurgião). Além disso, Gossard demonstrou que um percentual significativo de pacientes (15%) revelou insatisfação, apesar da consolidação radiográfica, o que confirma, pela primeira vez, a existência de uma consolidação viciosa sintomática da clavícula em uma grande série. McKee et al.[99] valeram-se de medidas de força objetivas aplicadas com aparelhos em pacientes com consolidação viciosa clavicular, a fim de demonstrar déficits de força de até 30% que não ficavam evidentes com os testes tradicionais de força manual contra o braço de resistência do médico.

Achados similares em outras áreas levaram ao aprofundamento das pesquisas para avaliação do resultado. Hoje em dia, várias medidas de resultado estão disponíveis para a avaliação em seguida a lesões do cíngulo do membro superior. Quase todos os estudos de pesquisa clínica que examinaram os resultados do paciente nessa área anatômica lançam mão de um grupo abrangente de medidas de resultado, inclusive uma medida do estado de saúde geral orientada para o paciente, como o instrumento SF-36 ou avaliação da função musculoesquelética (MFA, do inglês *musculoskeletal function assessment*), uma medida de resultado específica para o membro e também orientada para o paciente, como o instrumento incapacidades do braço, ombro e mão (DASH, do inglês *disabilities of the arm, shoulder and hand*), um escore de resultado baseado no cirurgião, como o escore Constant para o ombro ou o escore UCLA para o ombro, e uma medida radiográfica. Com respeito às mensurações radiográficas, o enfoque vem se concentrando cada vez mais na padronização da técnica, de modo que sejam obtidos resultados consistentes. Atualmente, contamos com dados provenientes de inúmeros estudos sobre o efeito de uma fratura da clavícula nessas medidas de resultado, que ajudam o cirurgião responsável nos tratamentos e prognósticos (ver adiante).[15,85,103,143,155]

Outra dúvida importante que não tinha sido elucidada com relação aos resultados em seguida a uma fratura da clavícula era determinar a duração do acompanhamento do paciente necessária para que fosse estabelecido o tempo de máxima recuperação, isto é, o momento em que o paciente "fazia um platô" depois de ter sofrido a lesão. Embora a maioria das revistas científicas exija um mínimo de 2 anos de acompanhamento para os estudos de resultado, pode ser extremamente difícil alcançar tal meta na "população traumatizada", que tende a ser predominantemente jovem, do gênero masculino e transitória. Um estudo publicado recentemente, de autoria de Schemitsch et al.,[164] demonstrou que medidas de resultado como o questionário DASH ou o escore Constant não mudam de maneira significativa depois de 1 ano em pacientes com fraturas do terço médio da clavícula (Fig. 38.16). Esse achado tem importantes implicações. Depois do tratamento cirúrgico ou conservador, clinicamente, os pacientes poderão ser informados de que seu resultado funcional provavelmente não

Fraturas com alinhamento cortical de Robinson (tipo 2A)

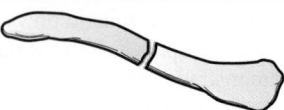

Sem deslocamento (tipo 2A1)

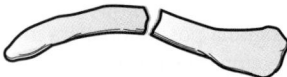

Angulada (tipo 2A2)

Fraturas com deslocamento de Robinson (tipo 2B)

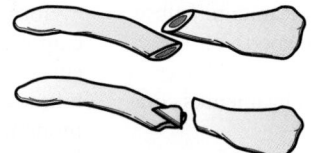

Simples ou com um fragmento em asa (tipo 2B1)

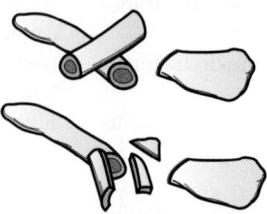

Segmentada ou cominutiva (tipo 2B2)

Allman Grupo I
Craig Grupo I

Fraturas com alinhamento cortical de Robinson (tipo 3A)

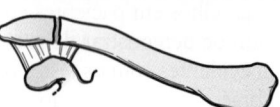

Extra-articular (tipo 3A1)
Neer tipo I
Craig tipo I

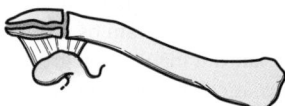

Intra-articular (tipo 3A2)
Neer tipo III
Craig tipo III

Fraturas com deslocamento de Robinson (tipo 3B)

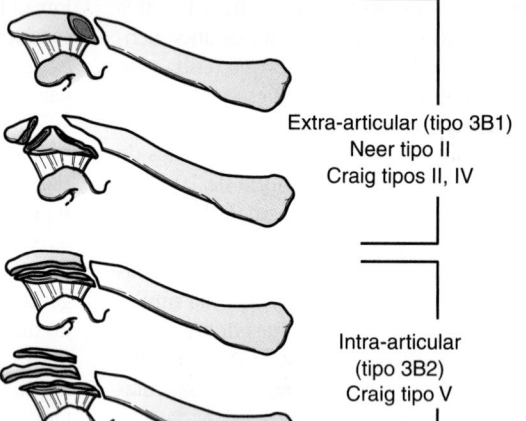

Extra-articular (tipo 3B1)
Neer tipo II
Craig tipos II, IV

Intra-articular (tipo 3B2)
Craig tipo V

Allman Grupo II
Craig Grupo II

Fraturas sem deslocamento de Robinson (tipo 1A)

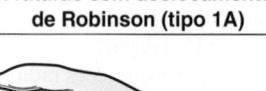

Extra-articular (tipo 1A1)
Craig tipo I

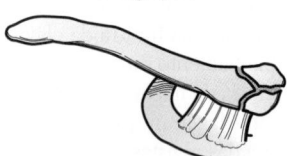

Intra-articular (tipo 1A2)
Craig tipo III

Fraturas com deslocamento de Robinson (tipo 1B)

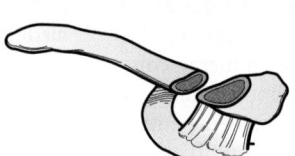

Extra-articular (tipo 1B1)
Craig tipo II

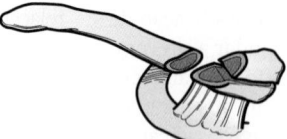

Extra-articular (tipo 1B2)
Craig tipo V

Allman Grupo III
Craig Grupo III

FIGURA 38.14 Esquema de classificação de Robinson para as fraturas da clavícula.

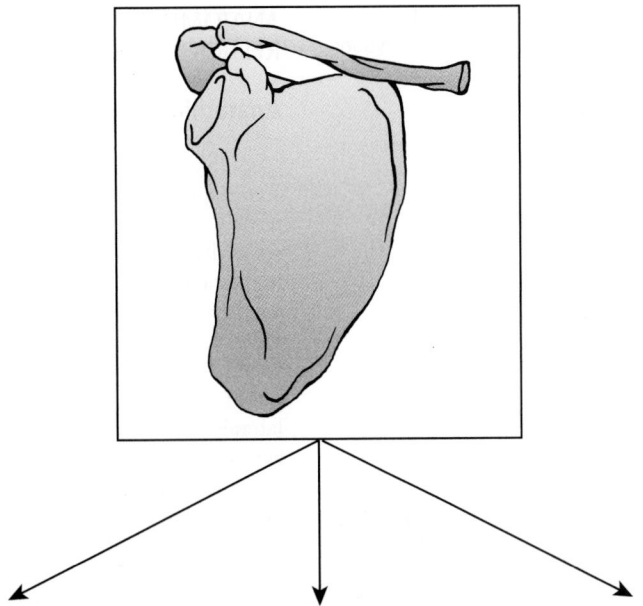

Localização: extremidade medial (15-A)

Tipo:
A. Clavícula, extremidade medial (15-A)

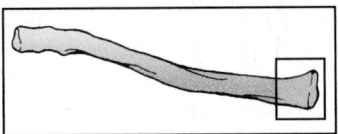

Grupo:
Clavícula, extremidade medial (15-A)
1. Extra-articular (15-A1)

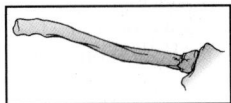

2. Intra-articular (15-A2)

3. Cominutiva (15-A3)

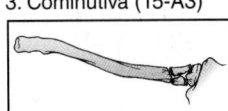

Localização: diáfise (15-B)

Tipo:
B. Clavícula, diáfise (15-B)

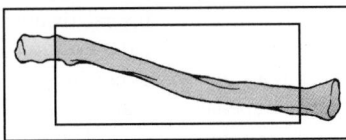

Clavícula, diáfise (15-B)
1. Simples (15-B1)

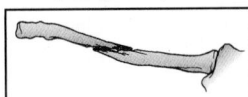

2. Em cunha (15-B2)

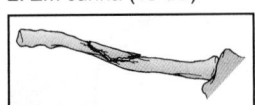

3. Complexa (15-B3)

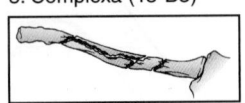

Localização: extremidade lateral (15-C)

Tipo:
C. Clavícula, extremidade lateral (15-C)

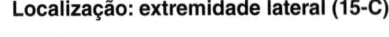
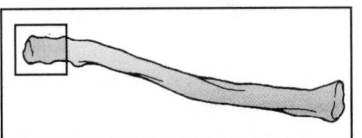

Clavícula, extremidade lateral (15-C)
1. Extra-articular (15-C1)

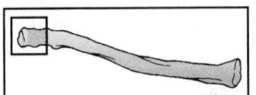

2. Intra-articular (15-C2)

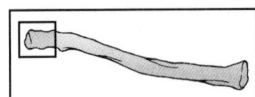

FIGURA 38.15 Esquema de classificação da AO/OTA para fraturas da clavícula.

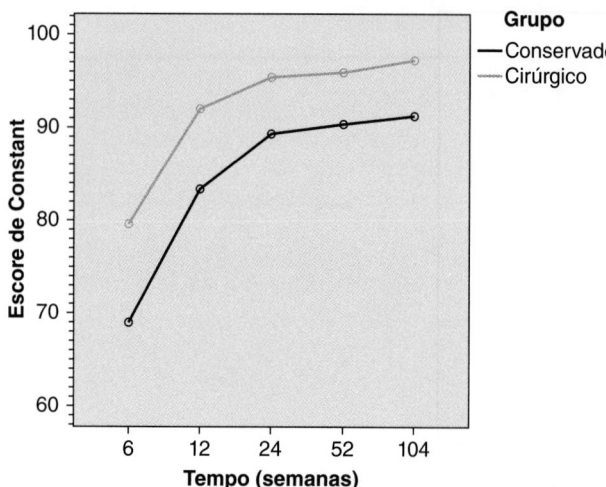

FIGURA 38.16 Os escores de Constant para o ombro de pacientes em seguida ao tratamento cirúrgico em comparação com o tratamento conservador de fratura do terço médio da clavícula com deslocamento, após 2 anos, são similares aos escores após 1 ano; isso indica que a funcionalidade faz um platô 1 ano depois da lesão. (Adaptado de: Schemitsch LA, Schemitsch EH, Veillette C, et al. Function plateaus by one year in patients with surgically treated displaced midshaft clavicle fractures. *Clin Orthop Relat Res.* 2011;469:3351-3355, com autorização.)

irá mudar de maneira significativa, em comparação com a situação 1 ano após a lesão. Os pesquisadores podem planejar apenas 1 ano de acompanhamento depois da intervenção, com o conhecimento de que as despesas e os esforços decorrentes de uma monitoração mais prolongada serão desnecessários, pois serão mínimas as mudanças nas medidas de resultado após esse período. Ademais, os economistas podem empregar os dados coletados em 1 ano, provenientes de tais estudos, para seus cálculos definitivos do custo-benefício em longo prazo para diversos métodos de tratamento.[137]

ANATOMIA PATOLÓGICA E ANATOMIA APLICADA RELACIONADAS

Anatomia óssea da clavícula

A clavícula é um osso relativamente delgado, mais largo em suas expansões medial e lateral, onde faz articulação com o esterno e o acrômio, respectivamente (Fig. 38.17). A clavícula apresenta duas curvas distintas: a curva maior e mais óbvia se situa no plano coronal, o que empresta ao osso sua forma característica em S (extremidade medial: anteriormente convexa; extremidade lateral: anteriormente côncava).[107] Também existe uma curva superior mais sutil, delineada em um estudo com cadáveres por Huang et al.[70] Esse arco superior mais suave tinha seu ápice lateralmente, em uma média de 37 mm a contar da articulação acromial, com magnitude média de 5 mm. Foi observado que a superfície superior medial da clavícula era achatada. Esse artigo também descreveu o encaixe de uma placa clavicular pré-moldada aplicada a 100 pares de clavículas de cadáveres. Os autores verificaram que havia diferenças significativas de gênero e raça no melhor (clavículas de homens negros) e no pior (clavículas de mulheres brancas) encaixe da placa. Esse artigo ajuda a explicar por que, durante a cirurgia, frequentemente há necessidade de se ajustar ou mesmo moldar as placas "anatômicas", para que seja obtido um encaixe ideal à clavícula.[70] Caracteristicamente, na diáfise relativamente fina da clavícula, o osso exibe uma cortical rígida, mais adequada para o uso de parafusos corticais, enquanto as expansões medial e lateral são constituídas de osso esponjoso mais macio, onde parafusos com passo maior para osso esponjoso podem ser inseridos sem a abertura de roscas.

Anatomia ligamentar da clavícula

Medial

Relativamente, é pequena a mobilidade na articulação EC e as estruturas de sustentação de tecido mole são correspondentemente espessas. Medialmente, a clavícula está fixada ao esterno pela

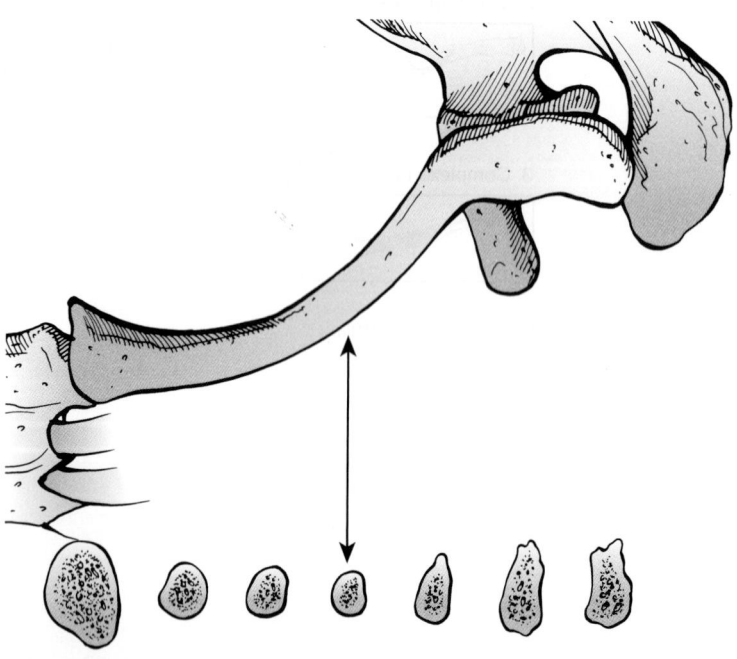

FIGURA 38.17 Seção transversal e anatomia topográfica da clavícula. A clavícula é mais estreita em sua porção média, o que explica a elevada incidência de fraturas nessa área.

cápsula EC e, embora não existam "ligamentos" facilmente demonstráveis, ficou determinado que o espessamento da cápsula posterior é, isoladamente, a mais importante limitação de tecido mole à translação anterior ou posterior do terço médio da clavícula. Também existe um ligamento interclavicular que avança desde a extremidade medial de uma das clavículas, obtém um ponto de apoio no aspecto superior do esterno na incisura esternal e se fixa à extremidade medial da clavícula contralateral. Funcionando como um fio de tensão na base da clavícula, esse ligamento ajuda a evitar a angulação inferior ou a translação da clavícula. Além disso, existem ligamentos extremamente robustos que têm origem na primeira costela e se inserem na superfície inferior ou no aspecto inferior da clavícula.[19] Foi também descrita uma pequena fossa situada no aspecto inferomedial – a fossa romboide –, como um ponto de fixação para esses ligamentos, que basicamente opõem resistência à translação do terço médio da clavícula.

Lateral

Os ligamentos coracoclaviculares são o trapezoide (mais lateral) e o conoide (mais medial); tratam-se de ligamentos robustos que têm sua origem na base do coracoide, inserindo-se na pequena crista óssea da clavícula inferior (trapezoide) e no tubérculo conoidal da clavícula (conoide). Esses ligamentos são muito fortes e oferecem a resistência primária ao deslocamento superior da clavícula lateral. Sua integridade (ou a ausência de integridade) desempenha papel importante na tomada de decisão e na seleção da fixação no tratamento de fraturas do terço lateral da diáfise da clavícula com deslocamento. Fraturas da clavícula nesse local frequentemente exibirão a avulsão de um fragmento inferior ao qual esses ligamentos estão ligados, especialmente em indivíduos mais jovens. A inclusão desses fragmentos na fixação cirúrgica aumenta a estabilidade do reparo operatório. A cápsula da articulação AC exibe espessamento superior, sendo basicamente responsável pela resistência ao deslocamento AP da articulação. É importante reparar essa estrutura, que em geral está refletida cirurgicamente como parte da camada miofascial profunda, quando o cirurgião opera na extremidade lateral da clavícula. Se o cirurgião estiver inserindo uma placa-gancho para a fixação de uma fratura situada muito distalmente, poderá criar um pequeno defeito no aspecto posterolateral da cápsula, para a inserção do gancho da placa no espaço subacromial posterior.[23,42,83,98,193]

Anatomia muscular da clavícula

Em termos de origem de músculos, a clavícula não tem tanta importância como a escápula, mas ainda serve como local de inserção de diversos músculos de bom tamanho. Medialmente, o músculo peitoral maior tem sua origem na diáfise clavicular no aspecto anteroinferior e o esternocleidomastóideo tem origem superior. A origem do peitoral se funde com a origem do deltoide anterior lateralmente, ao passo que a inserção do trapézio se funde superiormente com a origem do deltoide na margem lateral do osso (Fig. 38.18). As inserções musculares desempenham um papel significativo na deformidade que resulta em seguida a uma fratura: o fragmento clavicular medial sofre elevação pela tração não obstaculizada do músculo esternocleidomastóideo, enquanto o fragmento distal é retido inferiormente pelo deltoide e medialmente pelo peitoral maior. A superfície inferior da clavícula é o local de inserção do músculo subclávio, que tem pouco significado em termos funcionais, mas atua como amortecedor de tecido mole no espaço subclavicular, superiormente ao plexo braquial e aos vasos subclávios. O músculo platisma (em inglês, *shaving muscle*) é uma estru-

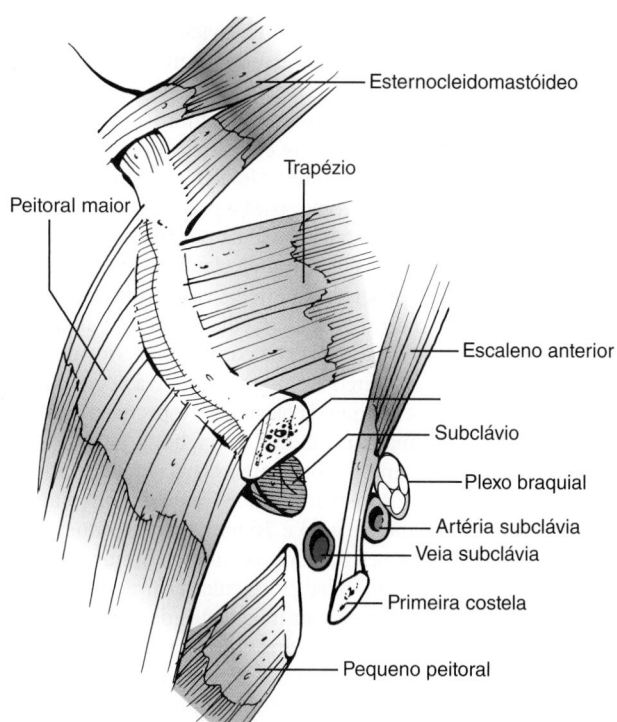

FIGURA 38.18 Anatomia aplicada da clavícula. No aspecto anterossuperior, o músculo peitoral maior e a fáscia envolvem os 60% mediais da clavícula, enquanto os 40% laterais ficam cobertos pelo músculo deltoide e sua fáscia. No aspecto posterossuperior, o músculo trapézio se prende à clavícula.

tura variável em termos de espessura e extensão, mas em geral envolve os aspectos anterior e superior da clavícula e avança nos tecidos subcutâneos, prolongando-se superiormente até a mandíbula e aos músculos faciais mais profundos. O platisma sofre divisão durante a abordagem cirúrgica, sendo tipicamente incluído no fechamento da camada superficial ou cutânea/subcutânea.

Anatomia neurovascular da clavícula

Os nervos supraclaviculares têm sua origem nas raízes cervicais C3 e C4 e se exteriorizam a partir de um tronco comum situado por detrás da borda posterior do músculo esternocleidomastóideo. Em geral, são observados três ramos principais (anterior, médio e posterior) que cruzam superficialmente a clavícula no sentido medial-lateral; tais ramos ficam em risco durante as abordagens cirúrgicas. Se forem divididos, normalmente, o paciente irá perceber uma área de dormência inferiormente à incisão cirúrgica, embora esse problema tenda a melhorar com o passar do tempo. Um problema mais complicado pode ser a formação de um doloroso neuroma na cicatriz, que, embora rara, poderá afetar negativamente um resultado cirúrgico que, não fosse isso, seria satisfatório. Por essa razão, algumas autoridades recomendam a identificação e a proteção desses nervos durante o reparo.[75,76,174] Estruturas neurovasculares mais vitais se situam inferiormente à clavícula. A veia subclávia avança diretamente abaixo do músculo subclávio e acima da primeira costela, onde pode ser facilmente acessada (para um acesso venoso central) e vulnerável (a uma lesão inadvertida). Mais posteriormente, observa-se a artéria subclávia e o plexo braquial, separados medialmente da veia e da clavícula pela camada adicional do músculo escaleno anterior. O plexo fica mais próximo à clavícula em sua porção média, local em que o cirurgião deverá ter o maior cuidado para que não ocorra violação do espaço subclavicular por brocas, parafusos ou instrumentos. Em um estudo recentemente publicado, Sinha et al.[171] utilizaram arteriogramas de TC com reconstrução tridimensional da cabeça, pescoço e ombro com o objetivo de melhor definir as relações entre essas estruturas vasculares e a clavícula. O objetivo desses autores foi definir "zonas seguras", em termos de distância e direção, para a possível penetração de uma broca durante a fixação da clavícula por placa e parafusos. Sinha e seus colaboradores dividiram a clavícula em terços medial, médio e distal e observaram que os vasos subclávios estavam mais próximos da extremidade medial, onde, em alguns casos, ocorria direta aposição da veia à cortical posterior do terço médio da clavícula. No terço médio, a artéria e a veia se situavam, em média, a 17 e 13 mm da clavícula, respectivamente, em um ângulo de aproximadamente 60° com a horizontal (i. e., os vasos se situavam posteroinferiormente à clavícula, Figs. 38.19 e 38.20). Lateralmente, as distâncias eram maiores, com a artéria e a veia situadas, em média, a 63 e 76 mm, respectivamente, da clavícula. Com base nesses achados, os autores fizeram uma série de recomendações com relação à técnica cirúrgica: é preciso ter extremo cuidado ao manipular fragmentos de uma fratura do terço médio da clavícula e, nessa área, a aplicação de uma placa superiormente pode ser medida mais segura do que a aplicação de uma placa anteriormente. Os autores também acreditam que a aplicação da placa no aspecto anterior tem menor possibilidade de causar lesão vascular em decorrência de penetração de broca ou parafuso em comparação com a aplicação da placa no aspecto superior em fraturas do terço médio mais comuns. Além disso, Sinha e seus colaboradores perceberam que o risco de lesão vascular iatrogênica era muito menor na fixação das fraturas do terço distal. Apesar da proximidade dessas estruturas vitais, lesões iatrogênicas são surpreendentemente raras em cirurgias de fixação de fraturas da clavícula (ver adiante).

OPÇÕES TERAPÊUTICAS

Um artigo de revisão recentemente publicado, com enfoque em medicina baseada em evidências, delineou abordagens terapêuticas das fraturas do terço médio da clavícula com deslocamento.[104] Esse artigo resume as evidências objetivas disponíveis

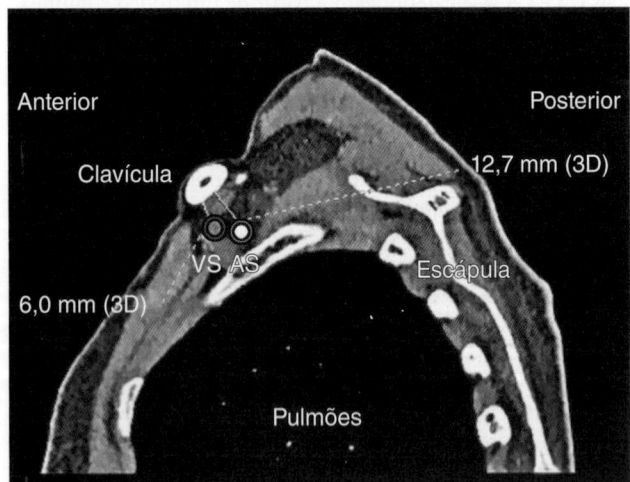

FIGURA 38.19 Relação entre a artéria (AS) e a veia (VS) subclávias e a diáfise média da clavícula. (Adaptado de: Sinha A, Edwin J, Sreeharsha B, Bhalaik V, Brownson P. A radiological study to define safe zones for drilling during plating of clavical fractures. *J Bone Joint Surg Br*. 2001;93-B:1247-1252, com autorização.)

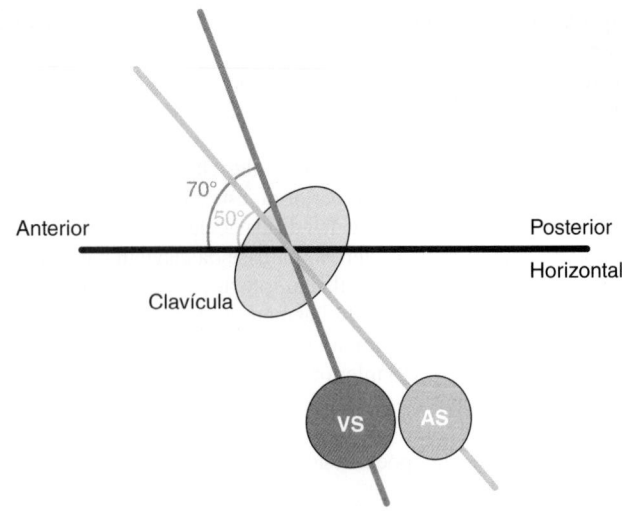

FIGURA 38.20 Ilustração esquemática indicativa da localização da artéria e da veia subclávias em relação ao terço médio da clavícula e do ângulo, com relação à horizontal, da penetração potencial do perfurador/parafuso a ser evitada. (Adaptado de Sinha A, Edwin J, Sreeharsha B, Bhalaik V, Brownson P. A radiological study to define safe zones for drilling during plating of clavical fractures. *J Bone Joint Surg Br*. 2001;93-B:1247-1252, com autorização.)

acerca de recomendações para o tratamento ideal dessas lesões (Tab. 38.2). Os graus de recomendação são os seguintes.

Grau A: boas evidências (estudos clínicos prospectivos e randomizados [ECRs] de alta qualidade com achados consistentes) com recomendações a favor da ou contra a intervenção.
Grau B: evidências razoáveis (ECRs com menos qualidade, estudos prospectivos comparativos, séries de caso-controle) com recomendações a favor da ou contra a intervenção.
Grau C: evidências de má qualidade (séries de casos ou opiniões de especialistas) com recomendações a favor da ou contra a intervenção.
Grau I: evidências insuficientes ou conflitantes, que não permitem recomendações a favor da ou contra a intervenção.

Embora sejam abundantes os manuscritos que detalham o tratamento de fraturas da clavícula, em sua maioria, eles tendem a ser revisões retrospectivas, apesar de que já existe um grande número de estudos prospectivos e/ou randomizados publicados.[15,59,74,154] Minhas recomendações pessoais para o tratamento devem ser consideradas à luz das evidências disponíveis nas Tabelas 38.1 e 38.2.

Tratamento conservador

A mais antiga tentativa de redução fechada de uma fratura do terço médio da clavícula foi registrada no papiro Edwin Smith, que data de 3.000 anos a.C. Hipócrates descreveu a deformidade típica resultante dessa lesão, tendo enfatizado a importância de se tentar sua correção.[1] Comumente, é possível obter melhora na posição dos fragmentos fraturados, colocando-se o paciente na posição em supino, com um rolo ou saco de areia por trás das escápulas, a fim de permitir que o deslocamento anterior e a rotação do fragmento distal sejam corrigidos pela gravidade, seguindo-se a translação superior e o apoio do braço afetado. Infelizmente, é difícil ou impossível manter a redu-

TABELA 38.2 Recomendações para o tratamento ideal de fraturas do terço médio da clavícula com deslocamento

Afirmação	Grau[a]	Referências
Pacientes jovens e ativos com fraturas do terço médio da clavícula com deslocamento completo terão resultados superiores com a fixação primária da fratura	B	15,174,209
O uso de uma placa anteroinferior pode diminuir o risco de um implante sintomático em comparação com a aplicação de uma placa superior	C	27,91
Não há diferença em termos de resultado entre uma tipoia comum e uma bandagem em forma de 8, nos casos em que foi selecionado o tratamento conservador	B	3,178
Não há diferença em termos de resultado entre a aplicação de placa e a de haste intramedular em fraturas do terço médio da clavícula com deslocamento	I	7,26,63,73, 140,209
Os fatores associados a um mau resultado em seguida ao tratamento conservador de fraturas do terço médio da clavícula com deslocamento são encurtamento e aumento da cominuição da fratura	A	14,59,102,125, 154,174,209

[a]Grau de recomendação.

ção obtida. Por essa razão, ao longo dos milênios que se seguiram à primeira descrição do tratamento dessa fratura, tem havido centenas de descrições de diferentes dispositivos projetados para a manutenção da redução, como talas, jaquetas corporais, aparelhos gessados, órteses, tipoias, faixas, envoltórios e enfaixamentos.[1,3,16,31,59,97] Atualmente, não se conta com evidências convincentes de que algum desses dispositivos possa manter, de maneira confiável, a redução da fratura ou possa melhorar os resultados clínicos, radiográficos ou funcionais. Durante muitos anos o padrão terapêutico na América do Norte foi a bandagem em forma de 8: Andersen et al.[3] examinaram esse dispositivo em um estudo clínico prospectivo, randomizado e controlado que o comparou a uma tipoia simples em 60 pacientes. Esses autores puderam demonstrar que não havia diferença funcional ou radiográfica entre os dois grupos e que, em geral, os pacientes preferiam a tipoia (2/27 insatisfeitos com a tipoia *versus* 9/34 insatisfeitos com a bandagem em forma de 8, $p = 0,09$). Em uma revisão retrospectiva de 140 pacientes tratados por procedimento conservador, Stanley e Norris não notaram nenhuma diferença entre uma tipoia comum e uma bandagem em forma de 8 – um achado confirmado por outros autores.[138,139,178] Deve-se também levar em conta que uma bandagem em forma de 8 que esteja excessivamente apertada poderá resultar em uma paralisia temporária do plexo braquial para o tronco inferior; por essa razão, em minha clínica, nos casos em que optei pelo tratamento conservador, preferi aplicar uma tipoia convencional simples com a parte do pescoço bem acolchoada e sem nenhuma tentativa de redução.

Resultados: tratamento conservador

Tradicionalmente, as fraturas da clavícula eram tratadas por procedimento conservador, mas estudos recentemente publicados demonstraram que o percentual de osteossíntese para as fraturas do terço médio da clavícula com deslocamento talvez não seja tão favorável como o previamente descrito. Em uma série prospectiva de 868 pacientes com fraturas da clavícula tratadas por procedimento conservador, Robinson et al.[154] relataram um percentual de pseudartroses significativamente mais elevado (21%) em fraturas do terço médio da clavícula com deslocamento. Uma análise desse artigo por Brinker et al.[14] sugeriu um percentual de pseudartroses que varia entre 20 e 33% para as fraturas cominutivas com deslocamento em homens. Hill et al.[68] estudaram, consecutivamente 66 fraturas do terço médio da clavícula com deslocamento, tendo observado um percentual de pseudartroses de 15% e um percentual de 31% de insatisfação dos pacientes com o tratamento conservador. Com base em seus dados, esses autores concluíram que o deslocamento dos fragmentos fraturados superior a 2 cm estava associado a um resultado insatisfatório. Uma metanálise de estudos sobre fraturas da clavícula no período de 1975-2005 revelou que fraturas do terço médio da clavícula com deslocamento tratadas por procedimento conservador tiveram um percentual de pseudartroses de 15,1%. Essa metanálise também demonstrou que, ao contrário da opinião predominante, a fixação primária por placa era um procedimento seguro e confiável.[209] Nowak et al.[125,126] examinaram as sequelas tardias em 208 pacientes adultos com fraturas da clavícula depois de transcorridos 10 anos. Curiosamente, 96 (46%) pacientes ainda estavam sintomáticos, apesar do fato de que apenas 15 (7%) tivessem uma pseudartrose estabelecida. McKee et al.[99] descreveram uma série de pacientes tratados por procedimento conservador em caso de fraturas do terço médio da clavícula com deslocamento ocorridas, em média, mais de 4 anos antes. Os testes objetivos de força muscular revelaram déficits de força significativos, sobretudo de abdução e de flexão do ombro, o que ajuda a explicar parte da insatisfação dos pacientes, observada apesar da osteossíntese.

Embora não esteja claro por que existe uma diferença tão dramática em termos de resultado entre os relatos prévios de fraturas da clavícula e os estudos contemporâneos, uma possibilidade é a inclusão de crianças nos estudos mais antigos, o que, graças à capacidade intrínseca para a cura e também ao potencial de remodelagem, pode melhorar artificialmente os resultados. Da mesma forma, ficou demonstrado que as medidas de resultado orientadas para o paciente, como as empregadas por Hill et al. e McKee et al., revelam déficits funcionais no membro superior que não teriam sido detectadas tradicionalmente.[15,68,99] O enfoque nos resultados radiográficos não revelaria tais problemas. As expectativas do paciente e os padrões lesionais estão mudando. Vários estudos que examinaram fraturas da diáfise da clavícula em pacientes politraumatizados constataram que a presença de uma fratura da clavícula estava associada a percentuais de mortalidade de 20 a 30% (mortes causadas principalmente por lesões torácicas e cranianas simultâneas) e que os sobreviventes exibiam um nível significativo de incapacitação residual no ombro envolvido.[101,184] Assim, existe uma população de pacientes sobreviventes (com fraturas da clavícula) que têm um prognóstico intrinsecamente pior, nos quais sequelas poderão ser mais comuns no longo prazo.

Embora normalmente não seja uma prioridade ortopédica, a estética é importante para os pacientes e uma cicatriz de má aparência tem sido um obstáculo tradicional para o tratamento cirúrgico de fraturas da clavícula.[29,30,32,115,118,128,142] Contudo, para aquele paciente que tenha em alta conta a imagem corporal (predominantemente a população jovem, do gênero masculino), um ombro caído é também muito preocupante em termos estéticos. Em um recente ECR, que comparou os tratamentos cirúrgico e conservador, apesar da incidência de saliência causada por implante e de complicações incisionais (dormência, sensibilidade) no grupo operatório, um número maior de pacientes desse gru-

TABELA 38.3 Aspecto estético em seguida ao tratamento cirúrgico versus tratamento conservador de fraturas da clavícula

Queixa	Tratamento cirúrgico ($n = 62$)	Tratamento conservador ($n = 49$)	Valor de p
Ombro "caído"	0	10	0,001
Protuberância/assimetria	0	22	0,001
Cicatriz	3	0	0,253
Sensibilidade/dor no local da fratura	9	10	0,891
Irritação/saliência do implante	11	0	0,001
Dormência na incisão	18	0	0,001
Satisfação com o aspecto do ombro	52	26	0,001

po respondeu à pergunta "Você está satisfeito com a aparência de seu ombro?", do que no grupo tratado conservadoramente (52/62 vs. 26/49, $p = 0,001$, Tab. 38.3). Esse estudo também revelou resultados superiores para o membro superior, tanto na opinião dos cirurgiões (escore de Constant) como na dos pacientes (DASH).[15]

Contrastando com as séries de casos mais antigas, estudos recentemente publicados sobre fixação primária por placa para fraturas recentes do terço médio da clavícula informaram elevados percentuais de sucesso, com percentuais de osteossíntese variando de 94 a 100% e com baixos percentuais de infecção e de complicações cirúrgicas. Uma metanálise recente de fixação por placa para 460 fraturas com deslocamento revelou um percentual de pseudartroses de apenas 2,2%. Com o uso de implantes aprimorados, profilaxia antibiótica e melhor manejo dos tecidos moles, pode-se concluir que a fixação por placa é método confiável e reprodutível.[15,82,140,141,209]

Tratamento cirúrgico de fraturas da clavícula

Indicações/contraindicações

Já foram publicadas numerosas séries de grande porte que descrevem resultados relativamente bons em seguida ao tratamento conservador de fraturas da clavícula e é minha opinião que, na maioria dos casos, as fraturas da clavícula podem e devem ser tratadas desse modo.[3,43,49,78,115,160] Contudo existem graves deficiências nesses artigos, por exemplo, a inclusão de crianças (que obtêm resultados intrinsecamente bons e possuem potencial de remodelagem), grande número de pacientes cujo acompanhamento se perdeu e resultados radiográficos e/ou baseados no cirurgião sem sensibilidade para a detecção de déficits residuais. Evidências recentes, provenientes de estudos clínicos prospectivos e randomizados, sugeriram que existe um subgrupo de indivíduos que são beneficiados com o tratamento cirúrgico primário (Fig. 38.21).[15,59,74,105,140,154,169,173,192,201] Nesse cenário, o reparo cirúrgico deve ficar reservado para pacientes clinicamente hígidos e fisicamente ativos que serão maximamente beneficiados com uma rápida restauração da anatomia normal e com uma fixação estável. São inúmeras as possíveis indicações para a fixação operatória primária, como está listado na Tabela 38.4. Em sua maioria, os modernos estudos prospectivos que examinaram os benefícios potenciais da fixação primária das fraturas da clavícula têm sido realizados com base em pacientes adultos, em que a típica idade mínima (arbitrária) de inclusão é de 16 anos.

Assim, ainda não ficou claro se pacientes adolescentes, em geral, seriam tão beneficiados com o reparo cirúrgico quanto os pacientes adultos. Mas os pacientes adolescentes podem evoluir para uma consolidação viciosa sintomática em seguida ao tratamento conservador de fraturas do terço médio da clavícula com deslocamento, embora, como seria de se esperar, os casos de pseudartrose permaneçam raros. Vander Have et al.[189] realizaram um estudo retrospectivo em 43 pacientes adolescentes (média de idade: 15,4 anos) com fraturas do terço médio da clavícula com deslocamento, 17 dos quais tinham sido tratados com fixação primária por placa e 25 por procedimento conservador. Esses autores observaram um menor número de complicações no grupo tratado por placa e um retorno mais rápido à funcionalidade, com um tempo mais curto até a osteossíntese. Cinco pacientes do grupo conservador, com uma média de 26 mm de encurtamento, evoluíram para uma consolidação viciosa sintomática; desses pacientes, quatro optaram por uma osteotomia corretiva. Ficou claro que alguns pacientes adolescentes com fraturas do terço médio da clavícula com deslocamento significativo obtêm resultados abaixo do ideal em seguida ao tratamento fechado e que a fixação por placa é um método de fixação seguro e confiável, com baixo percentual de complicações nesse grupo. Há necessidade de mais estudos prospectivos e randomizados que comparem o tratamento cirúrgico e o conservador nesse grupo específico, para que possa ser determinado o papel exato – se tal for o caso – do reparo operatório primário dessas fraturas. Atualmente, o consenso é que a intervenção cirúrgica deve ficar reservada para adolescentes de mais idade e com maior estatura física que se apresentem com fraturas gravemente deslocadas.[17]

Fixação externa

Há relatos na literatura que abordam diversas técnicas de fixação externa para fraturas da clavícula.[35,165,186] Esse método tira vantagem da capacidade intrínseca de osteossíntese da clavícula e possibilita a restauração do comprimento e da translação sem que ocorra a cicatriz ou a morbidade de uma abordagem cirúrgi-

TABELA 38.4 Indicações relativas para a fixação primária de fraturas do terço médio da clavícula

Específicas para a fratura
1. Deslocamento >2 cm
2. Encurtamento >2 cm
3. Maior cominuição (>3 fragmentos)
4. Fraturas segmentadas
5. Fraturas expostas
6. Iminência de fratura exposta com comprometimento dos tecidos moles
7. Deformidade clínica evidente (normalmente em associação com 1 e 2 acima)
8. Má posição da escápula e escápula alada no exame inicial

Lesões associadas
1. Lesão vascular dependente de reparo
2. Déficit neurológico progressivo
3. Lesões/fraturas no membro superior ipsilateral
4. Fraturas em várias costelas superiores ipsilaterais
5. "Ombro flutuante"
6. Fraturas claviculares bilaterais

Fatores do paciente
1. Politraumatismo com necessidade de rápida sustentação do peso com o membro superior/uso do braço
2. Motivação do paciente para um rápido retorno à atividade (p. ex., atleta de elite ou profissional autônomo)

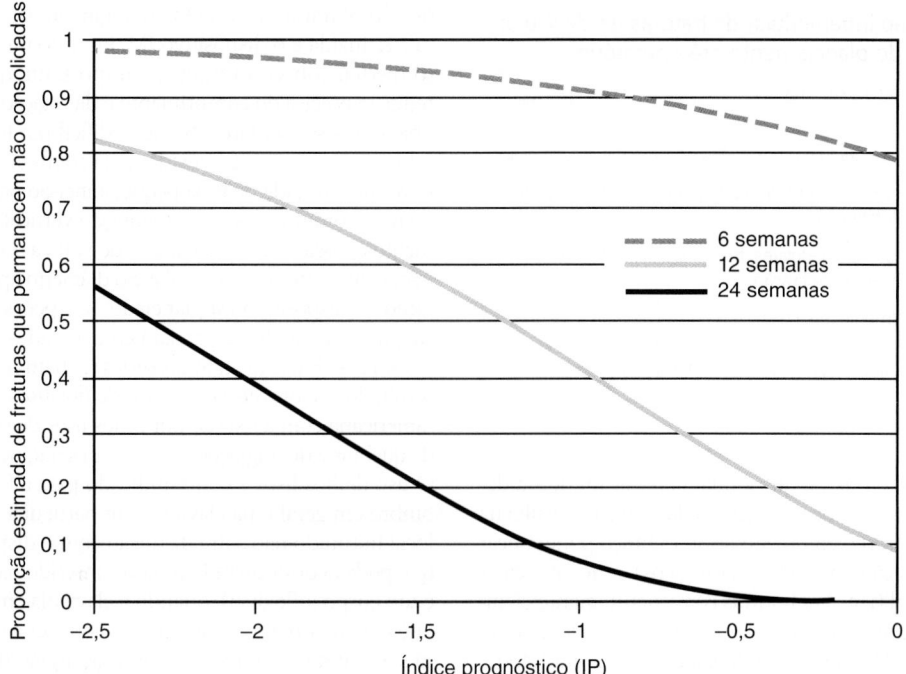

FIGURA 38.21 Probabilidade de pseudartrose em vários pontos cronológicos em seguida a uma fratura do terço médio da clavícula. O índice prognóstico (IP) se torna mais negativo com cada um dos fatores a seguir: mais idade, maior cominuição, maior deslocamento e gênero feminino. (Adaptado de Robinson CM, Court-Brown CM, McQueen MM, et al. Estimating the risk of nonunion following nonoperative treatment of a clavicle fracture. *J Bone Joint Surg Am*. 2004;86-A(7):1359-1365.)

ca. Além disso, não haverá retenção de implante na conclusão do tratamento. Schuind[165] relatou sua experiência em uma série de 20 pacientes tratados com fixação externa para lesões da clavícula, muitas das quais exibiam comprometimento do tecido mole local; em todos os casos, ocorreu consolidação. Tomic et al.[186] descreveram o tratamento de 12 pacientes com pseudartrose da diáfise clavicular pela aplicação de um fixador de Ilizarov modificado. A osteossíntese foi obtida em 11 dos 12 pacientes, com um aumento na média do escore de Constant: dos 30 pontos antes da operação para 69 após a cirurgia. Fica claro que essa opção é de realização tecnicamente possível e pode ter utilidade em certas situações específicas. Infelizmente, as dificuldades práticas associadas à posição e à saliência dos pinos de fixação, mais a pouca aceitação pelo paciente, na população norte-americana, resultaram em mínimo uso dessa técnica (Tab. 38.5).

Haste intramedular

Planejamento pré-operatório. O uso de haste intramedular (IM) em fraturas da diáfise clavicular tem várias vantagens, que são parecidas com os benefícios observados com a fixação IM de fraturas em ossos longos em outras áreas, embora essa técnica não venha sendo tão consistentemente bem-sucedida na clavícula, em comparação com o informado em séries no fêmur ou na tíbia.[8,30,48,51,63,73,106] As vantagens são uma incisão cutânea menor e mais estética, menor divulsão dos tecidos moles no local fraturado, menor saliência do implante em seguida à fixação, remoção do implante tecnicamente simples e uma incidência possivelmente menor de refraturas ou de fraturas na extremidade do implante. Há pouco tempo, uma modificação da técnica incluiu uma técnica completamente "fechada" com orientação radiográfica.[26] Considerando-se que hoje em dia não existe uma forma consistentemente confiável de "bloquear" uma haste IM na clavícula, as complicações da técnica são aquelas comuns a todos os dispositivos IMs não bloqueados, ou seja, o não controle do comprimento e da rotação axial, especialmente nos ca-

TABELA 38.5 Fixação externa de fraturas da clavícula: planejamento pré-operatório

Mesa da sala de cirurgia	Mesa radioluzente
Posição	Semissentado com pequeno coxim entre as escápulas
Localização do fluoroscópio	O braço C fica em uma posição ipsilateral e avança lateralmente
Equipamento	Fixador externo ou fixador com anéis da preferência do cirurgião
Considerações especiais	Essa é uma técnica complexa, que exige um nível de habilidade de subespecialidade e que não é bem tolerada por alguns pacientes

sos de maior cominuição da fratura e diminuição da estabilidade intrínseca da fratura. Além disso, um estudo biomecânico de osteotomias claviculares realizado por Golish et al.,[57] que comparou placas de compressão de 3,5 mm e hastes IMs de 3,8 ou 4,5 mm, demonstrou que os construtos com placa eram superiores em termos de resistência ao deslocamento em vários modos diferentes de teste (carga máxima, tensão cíclica) em comparação com ambos os construtos com haste IM. Portanto, com base em evidências clínicas e biomecânicas, atualmente, essa técnica fica reservada, em geral, para padrões de fratura simples (fraturas transversais e oblíquas curtas) (Tab. 38.6).

Posicionamento do paciente. A técnica envolve o posicionamento do paciente em uma posição semissentada sobre uma mesa radiolucente, com um intensificador de imagens no lado ipsilateral. Mediante a rotação da imagem, podem ser obtidas projeções ortogonais da clavícula a 45° de angulação cefálica/45° de angulação caudal. Deve-se aplicar um pequeno coxim entre as escápulas, para

TABELA 38.6 Fixação intramedular de fraturas da clavícula: lista de verificação do planejamento pré-operatório

Mesa da sala de cirurgia	Mesa radiolucente
Posição	Semissentado com pequeno coxim entre as escápulas
Localização do fluoroscópio	O braço C fica em uma posição ipsilateral e avança lateralmente
Equipamento	Hastes intramedulares, fresa, insersores e guias ou gabaritos de fixação
Considerações especiais	Atualmente, essa técnica fica reservada para fraturas simples, por exemplo, padrões transversais ou oblíquos curtos, sem cominuição significativa

que o ombro "caia para trás", o que ajuda na redução, pois a deformidade típica decorrente de uma fratura da clavícula resulta na prostração do cíngulo do membro superior. O braço poderá ficar livre (depois da aplicação dos campos cirúrgicos), se foi antecipada uma redução difícil (i. e., em fraturas com encurtamento significativo), mas geralmente isso não se faz necessário. A cabeça deve ficar voltada para o lado oposto e imobilizada com esparadrapo.

Abordagem/técnica cirúrgica. A seguir, o cirurgião faz uma pequena incisão sobre o canto posterolateral da clavícula, em um ponto 2 a 3 cm medial à articulação AC (Fig. 38.22). Nesse ponto, o cirurgião identifica a clavícula posterior e rompe o canal com um perfurador que seja compatível com o dispositivo de fixação planejado. Feito isso, a redução da fratura é realizada por procedimento aberto, através de uma pequena incisão; se o cirurgião tiver experiência, a redução será realizada por procedimento completamente fechado, com o uso de uma pinça de redução aplicada por via percutânea no fragmento medial e com um *joystick* no fragmento distal. Opcionalmente, o dispositivo de fixação pode ser inserido com o uso de uma técnica "retrógrada", com sua introdução desde o local fraturado através do fragmento lateral. A seguir, a fratura é reduzida e o dispositivo IM, inserido no interior do fragmento medial sob visão direta. É importante que seja obtida uma redução precisa do comprimento e da rotação, embora esse último objetivo possa ser tarefa bastante difícil por técnica fechada e sem informações visuais fornecidas pela configuração da fratura. Pode haver necessidade de uma pequena incisão para a redução de fragmentos cominutivos com orientação vertical e para que tais fragmentos possam ser "penteados" de volta a seu alinhamento. Feito isso, o cirurgião fresa o canal até o diâmetro apropriado para a aceitação do dispositivo IM planejado. As opções são pinos com cabeça, pinos ou parafusos parcialmente roscados, parafusos canulados e fios lisos. Embora algumas séries tenham relatado a obtenção de resultados favoráveis com o uso de fios lisos, a experiência norte-americana com a fixação por pinos lisos de pequeno diâmetro é a de quebras e de migrações, sendo, em geral, desanimadora.[87,93,109,120] O uso de fios lisos é contraindicado para a fixação de fraturas no ombro em geral e na clavícula em particular. É importante que o local fraturado não sofra distração com o dispositivo de fixação, o que pode ocorrer quando o pino é inserido na cortical oposta (que é um corpo inflexível), quando a clavícula em forma de S faz contato com a ponta do pino reto. Se isso vier a ocorrer, o pino deverá ser ligeiramente recuado ou o cirurgião deverá usar um pino mais curto. O cirurgião pode deixar a cabeça do pino ou do parafuso um pouco saliente, para que sua remoção (que logo ocorrerá) fique facilitada através de uma pequena incisão posterior ou poderá ficar nivelada com o osso, a fim de que a irritação dos tecidos moles fique minimizada (Fig. 38.23).

Protocolo pós-operatório. Alguns autores preconizam deixar o pino em uma posição saliente ao nível subcutâneo para facilitar o acesso na clínica por ocasião da rápida remoção do implante (7 a 8 semanas após a cirurgia). Essa etapa depende do tipo de dispositivo de fixação empregado e da filosofia do cirurgião responsável pelo tratamento. As incisões são suturadas de modo parecido ao empregado na fixação por placa, embora sejam tipicamente

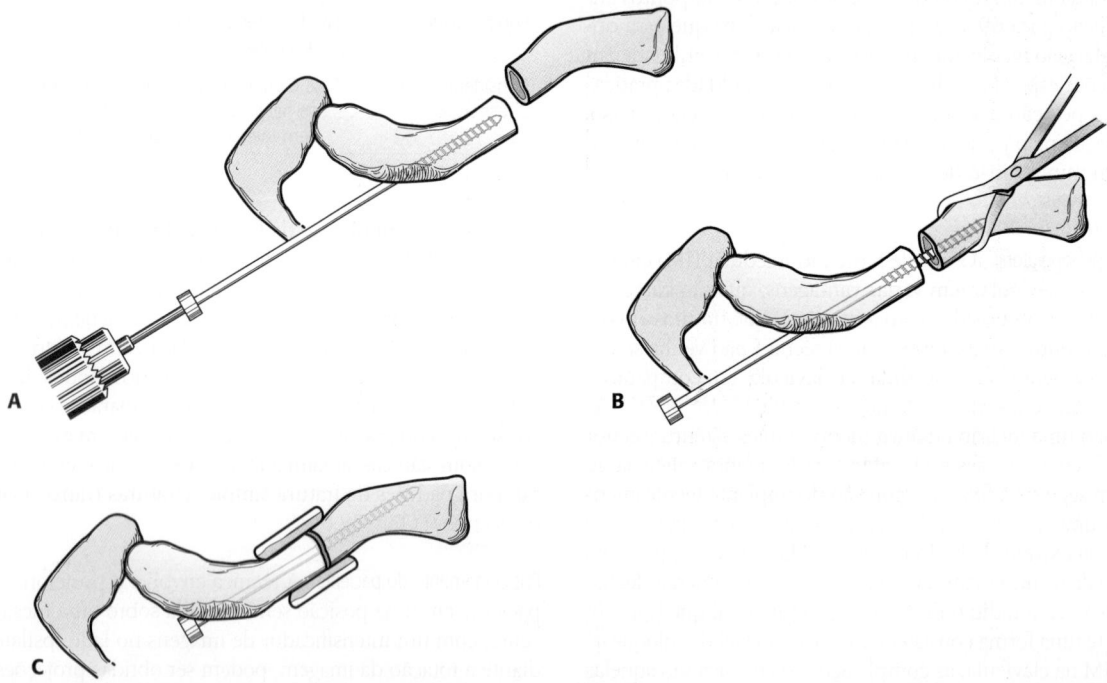

FIGURA 38.22 Fixação intramedular com uma haste com cabeça e com rosca na extremidade (pino de Hagie modificado). **(A)** Perfuração retrógrada do fragmento distal, **(B)** redução e fixação da fratura, **(C)** adição de enxerto ósseo ou de substituto de enxerto ósseo.

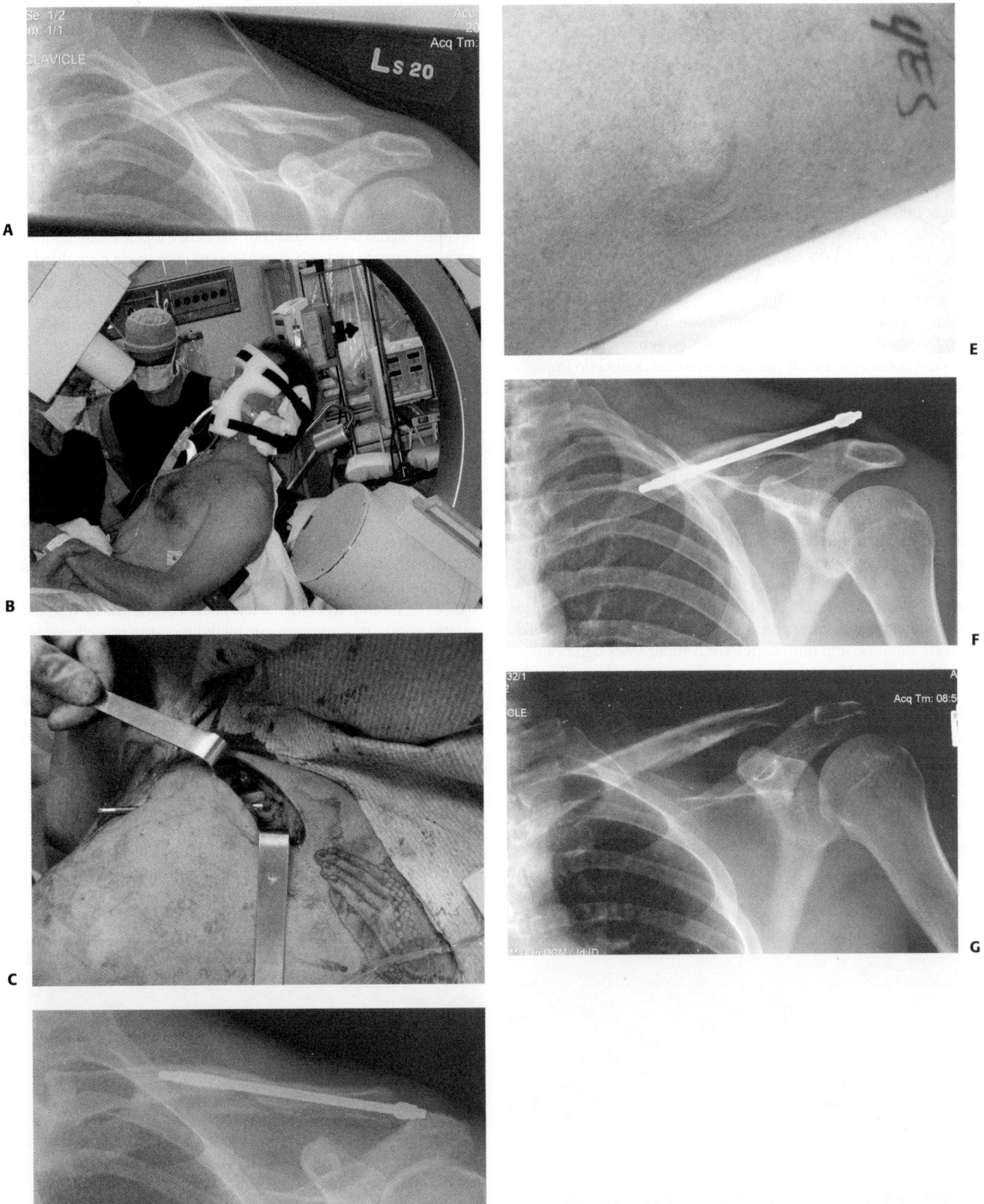

FIGURA 38.23 A: Fratura cominutiva do terço médio da clavícula com deslocamento. **B:** A fotografia demonstra o arranjo operatório com o intensificador de imagens em posição. **C:** O cirurgião faz uma pequena incisão e a fratura é reduzida por procedimento aberto; em seguida, faz a inserção retrógrada da haste. **D:** Radiografia pós-operatória que revela a redução da fratura. **E:** Irritação cutânea sobre a haste saliente. **F:** A radiografia demonstra a osteossíntese. **G:** Radiografia de monitoração obtida depois de uma osteossíntese sem maiores problemas e da remoção da haste. (Cortesia do Dr. David Ring, detentor dos direitos autorais.)

menores. Se o cirurgião tiver confiança na estabilidade do reparo, o paciente começará logo a mobilização, de forma similar ao que se faz em seguida à fixação por placa.

Armadilhas potenciais e medidas preventivas

Resultado. Ainda que sejam muitas as vantagens teóricas com a fixação IM, ao que parece, os resultados desse método, com os implantes atualmente disponíveis são mais imprevisíveis do que os resultados relatados em relação à fixação por placa. Em termos biomecânicos, os dispositivos IMs parecem ser inferiores em termos de oposição de resistência ao deslocamento em comparação com a fixação por placa.[60] Dois estudos clínicos que compararam a fixação IM e o tratamento conservador não conseguiram demonstrar nenhuma vantagem em favor do grupo de fixação IM. Grassi et al. descreveram um alto percentual de complicação nos pacientes tratados com fixação IM, a saber: oito infecções, três "refraturas," dois retardos de consolidação e duas pseudartroses com quebra do implante em 40 pacientes.[63] Judd et al.,[74] em um estudo randomizado, não conseguiram demonstrar vantagem da fixação IM em comparação com o tratamento conservador em 57 pacientes e praticamente metade do grupo operatório perdeu algum grau de redução. Um estudo recente de Strauss et al.[180] descreveu um percentual de complicação de 50% (inclusive três casos de necrose cutânea) em 16 pacientes tratados com fixação com pino de Hagie. Tais autores recomendaram que esse dispositivo deixasse de ser empregado. Uma metanálise conduzida por Zlowodzki et al.[209] não demonstrou nenhuma diferença significativa entre a fixação por placa e a IM, embora essa análise tenha sido prejudicada pela inexistência de estudos comparativos. Em contrapartida, Chuang et al.[26] obtiveram 100% de osteossínteses, sem que ocorressem complicações significativas, em um grupo de 34 pacientes com fraturas recentes do terço médio da clavícula tratadas com um parafuso canulado IM. Deve-se ter em mente que esses estudos examinam os resultados clínicos dos implantes, que, em geral, são essencialmente não bloqueados, têm pouco controle rotacional ou axial e não são apropriados para tratamento de fraturas instáveis ou cominutivas. Hoje em dia, os cirurgiões contam com novos dispositivos com potencial de melhores resultados (em comparação com os implantes IMs tradicionais), com possibilidade de bloqueio (Fig. 38.24). Futuros estudos esclarecerão se suas vantagens teóricas confirmam-se na prática clínica. Ver também "Controvérsias: método de fixação", mais adiante.

Redução aberta e fixação por placa

Planejamento pré-operatório. Embora esta seção vá descrever a técnica do autor para o reparo cirúrgico de uma fratura do terço médio da clavícula, é importante que se tenha em mente que a maioria dessas fraturas pode ser tratada por procedimento conservador. É imperioso que seja realizado um exame físico cuidadoso (ver acima) para que sejam excluídas outras lesões, as quais poderiam influenciar a escolha do anestésico (p. ex., um pneumotórax ipsilateral) ou a própria cirurgia (comprometimento da pele ou deficiência de tecido mole, lesão neurovascular). Nessa área, depois de uma fratura do terço médio da clavícula, normalmente, a pele estará contusa e com um grande inchaço. Tendo-se em vista que a dificuldade de redução e de fixação não aumenta até que tenham transcorrido aproximadamente 2 semanas após a lesão, talvez seja prudente adiar a intervenção cirúrgica (como se faria em outras regiões do corpo) até que os tecidos moles nas vizinhanças da abordagem cirúrgica planejada fiquem mais firmes. Em geral, bastam radiografias da clavícula lesionada. O cirurgião deve observar a gravidade do deslocamento, o número de fragmentos fraturados e a localização da linha de fratura principal (Fig. 38.25). Com frequência, nota-se um fragmento anterossuperior com orientação vertical, que poderá ser beneficiado com a fixação por um parafuso de tração; o cirurgião deverá ter a sua disposição parafusos para minifragmento, pois esse fragmento poderá ser bastante estreito. Além disso, o número de parafusos que podem ser aplicados no fragmento distal pode ser determinado antes da cirurgia, para que se tenha à mão uma placa de tamanho apropriado. As séries mais antigas que descreveram a fixação de fraturas da clavícula relataram a ocorrência de resultados insatisfatórios, nos casos em que foi utilizado um procedimento de fixação inadequado, por exemplo, o uso exclusivo de fios em cerclagem ou de placas de espessura ou comprimento inadequados (Figs. 38.26 e 38.27).[114,115,142,160] O ideal é ter à disposição um conjunto de fixação que contenha placas pré-moldadas ou "anatômicas", para que se encaixem na forma em S da clavícula. Embora essas placas possam depender de alguns ajustes intraoperatórios, normalmente poupam um bom tempo, que seria gasto com a extensa moldagem, necessária para fazer com que uma placa reta se encaixe no osso. Esses implantes ajudam a diminuir a irritação dos tecidos moles, que ocorre quando a extremidade de uma placa reta se salienta para além da extremidade do osso com o afastamento da clavícula decorrente da curvatura do osso.

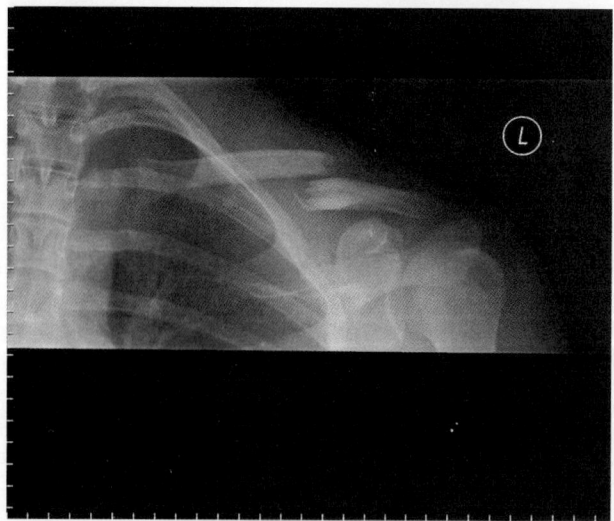 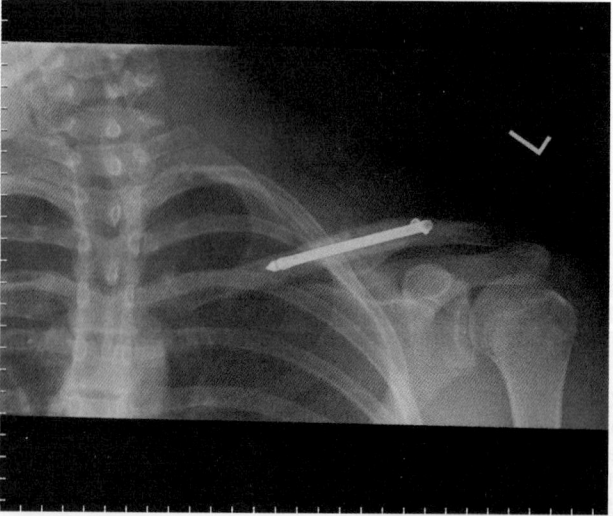

FIGURA 38.24 A: Fratura transversal do terço médio da clavícula com deslocamento completo, tratada com uma haste intramedular de grande diâmetro e com possibilidade de bloqueio. **B:** Embora esse implante represente um avanço no tratamento de tais lesões, há necessidade de maior volume de dados de resultado, antes de sua implementação em padrões de fraturas instáveis. (Cortesia do Dr. Aaron Nauth.)

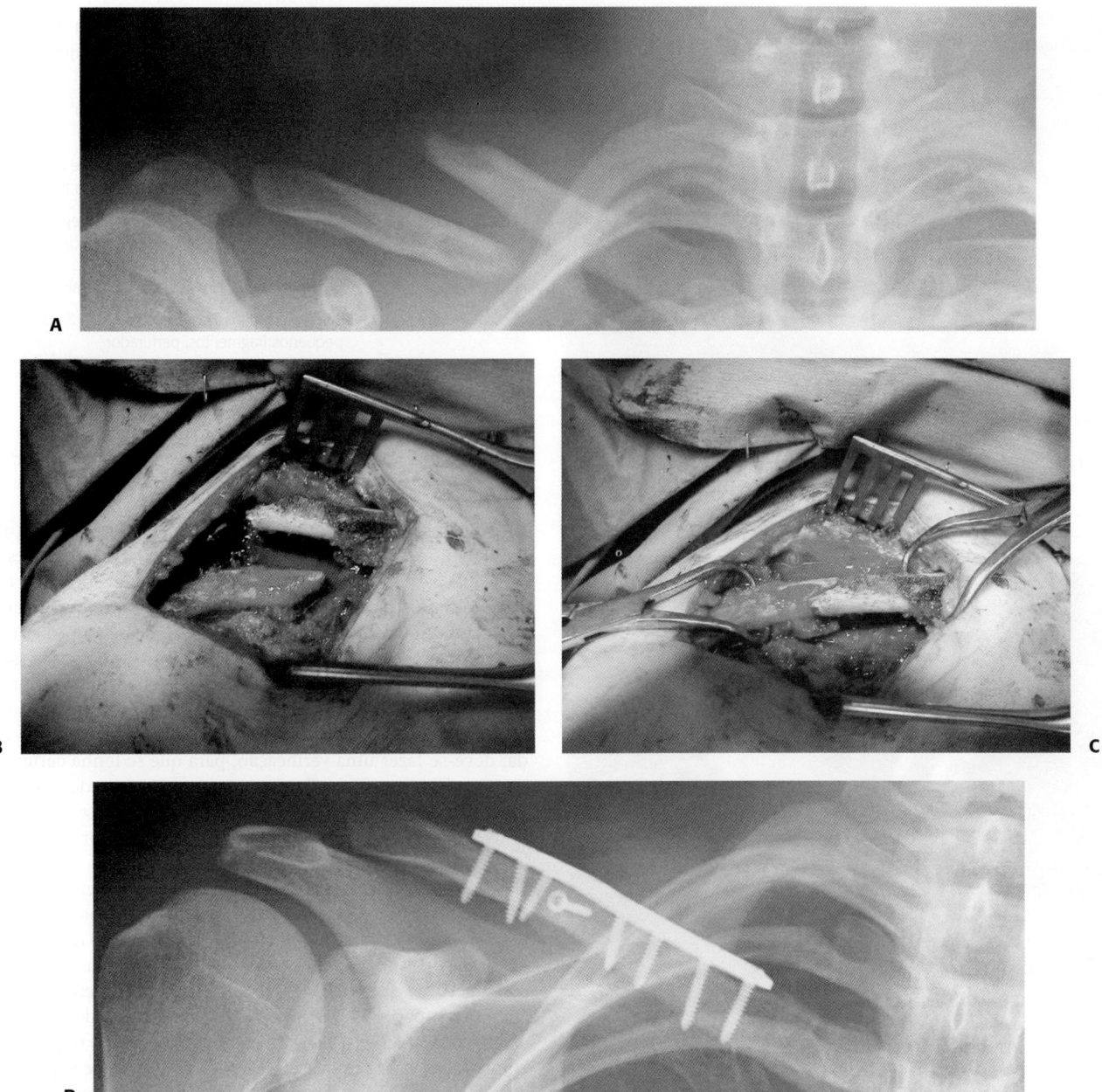

FIGURA 38.25 A: Radiografia anteroposterior de uma fratura do terço médio da clavícula com deslocamento. Notar a diferença em diâmetro dos fragmentos proximal e distal no local fraturado; isso sugere a ocorrência de rotação em grau significativo. **B:** Fotografia intraoperatória de uma fratura com deslocamento, **(C)** reduzida anatomicamente com uma pinça para redução de pequenos fragmentos. **D:** Radiografia pós-operatória obtida depois da redução aberta e da fixação interna com um parafuso de tração aplicado no sentido anteroposterior, seguida pela fixação com uma placa anatômica.

Atualmente, conta-se com duas abordagens cirúrgicas comuns aplicáveis à fixação das fraturas da clavícula, cada uma delas com suas vantagens e desvantagens. Essas abordagens são:

ANTEROINFERIOR. Vários grupos publicaram grandes séries sobre as vantagens da aplicação da placa anteroinferior em fraturas recentes da clavícula.[27,82,170] Essa técnica tem as seguintes vantagens: uma trajetória mais fácil para os parafusos, com menor probabilidade de uma lesão neurovascular grave, em decorrência da penetração excessiva do perfurador (embora a incidência de lesão nervosa iatrogênica seja muito baixa) e a possibilidade de inserção de parafusos mais longos na dimensão AP mais ampla da clavícula, além da menor saliência do implante. Também é tecnicamente mais fácil moldar uma placa de compressão para pequenos fragmentos ao longo da borda anterior, ao contrário do que ocorre na superfície superior. De toda forma, o advento das placas pré-moldadas anulou em grande parte essa vantagem específica. Collinge et al.[27] descreveram sua experiência com o uso da técnica em 58 pacientes, tendo descrito 1 insucesso de fixação, 1 pseudartrose, 3 infecções e apenas 2 remoções de implante. As desvantagens potenciais dessa técnica são a inexistência de uma familiaridade geral com a abordagem e a obliteração do local fraturado nas radiografias, causada pela placa. Além disso, embora ainda reste alguma controvérsia sobre esse tópico, em geral, os estudos biomecânicos demonstraram que a posição mais vantajosa para a aplicação da placa é a superfície superior.

ANTEROSSUPERIOR. É razoável considerar a aplicação da placa em uma posição anterossuperior como sendo o método cirúrgico mais popular para a fixação da clavícula.[11,12,15,26,33] Suas vantagens são a fa-

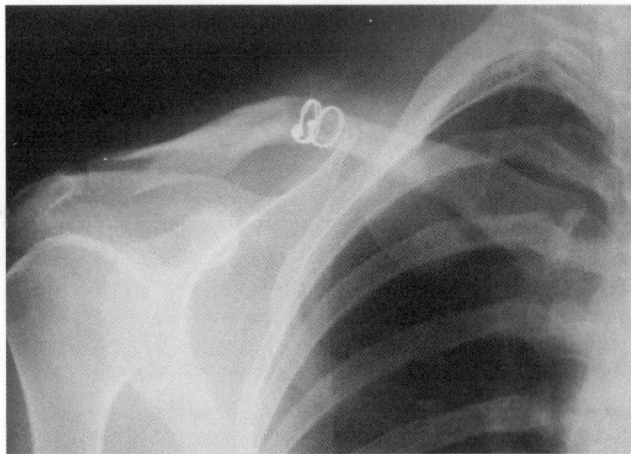

FIGURA 38.26 A aplicação isolada de fio em cerclagem será inadequada para o controle das forças deformantes incidentes no local da fratura clavicular deslocada. Tal procedimento resultaria em todos os riscos da intervenção cirúrgica, com poucos dos benefícios. Assim, deve ser evitada.

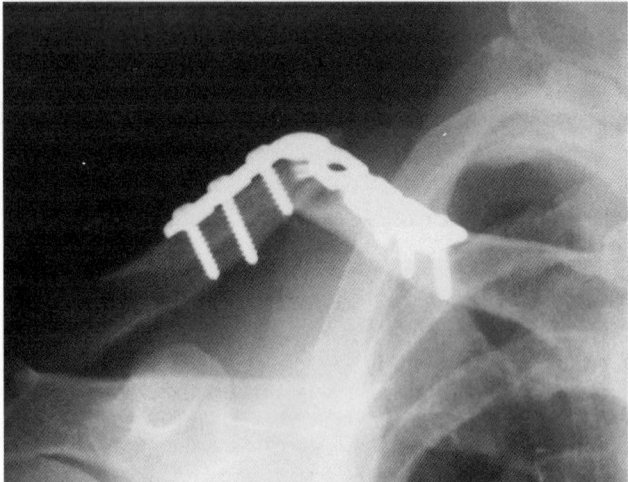

FIGURA 38.27 Radiografia anteroposterior de paciente homem com 35 anos, que pesava mais de 90 kg e cuja pseudartrose clavicular estava fixada com uma placa de reconstrução pélvica de 3,5 mm. A falha mecânica prematura ocorreu em decorrência da deformação da placa. Esse tipo de implante pode ser apropriado para indivíduos de menor estatura e com baixa demanda, mas apresenta um percentual mais elevado de problemas quando empregado em pacientes mais encorpados e com maior atividade física, sobretudo levando-se em conta a atual disponibilidade de placas pré-moldadas mais robustas.

miliaridade universal com essa abordagem nas mãos da maioria dos cirurgiões, a possibilidade de sua extensão de maneira simples para as extremidades medial e lateral da clavícula e o benefício de projeções radiográficas claras da clavícula no pós-operatório. Suas desvantagens são a possível dificuldade com a trajetória da aplicação dos parafusos (no sentido superior-inferior) e um inesperado "mergulho" com o perfurador, que pode pôr em risco o pulmão e estruturas neurovasculares subjacentes. Além disso, a clavícula é bastante estreita em sua dimensão superior-inferior o comprimento dos parafusos inseridos varia tipicamente entre 14 e 16 mm nas mulheres e entre 16 e 18 mm nos homens (Tab. 38.7).

Posicionamento do paciente. O paciente fica na posição semissentada de "cadeira de praia", sobre uma mesa comum da sala de ci-

TABELA 38.7 Redução aberta e fixação por placa de fraturas da clavícula: lista de verificação de planejamento pré-operatório

Mesa da sala de cirurgia	Pode ser empregada uma mesa comum ou radioluzente, a critério do cirurgião
Posição	Semissentado com pequeno coxim entre as escápulas, o que ajuda na redução da fratura
Localização do fluoroscópio	A fluoroscopia é obrigatória e será empregada a critério do cirurgião, se tiver sido antecipada uma redução difícil. Se for utilizada, o braço C fica em uma posição ipsilateral e avança lateralmente.
Equipamento	Placas pré-moldadas, conjunto para fixação de pequenos fragmentos, perfurador
Considerações especiais	Na maioria dos casos, as fraturas se prestam à fixação por placa, e esse procedimento está dentro dos limites da habilidade da maioria dos cirurgiões ortopedistas

rurgia com um pedal para apoio das pernas. Como rotina, não tem havido necessidade do uso de mesas ou posicionadores especiais. A cabeça fica posicionada em um suporte redondo e, caso vá ser administrada anestesia geral, o tubo endotraqueal deverá ser fixado do lado oposto. Não é preciso aplicar campos cirúrgicos ao braço de forma a deixá-lo livre em casos de lesões isoladas; em geral, protege-se o braço com acolchoamento, fixando-o ao lado do corpo do paciente. Será útil colocar uma pequena almofada atrás do ombro envolvido para sua elevação; em seguida, deve-se fazer uma verificação, para que se tenha certeza de que a trajetória antecipada para a perfuração superior está livre de obstrução. Esse ponto terá menor importância se o cirurgião houver optado pela aplicação de uma placa anterior-inferior.

Abordagem cirúrgica (anterossuperior). Minha técnica preferida é a abordagem/aplicação de placa superior, por causa de sua simplicidade, pelo registro clínico devidamente comprovado da aplicação de placa superior e também porque diversos estudos biomecânicos sugeriram que o local ideal para o posicionamento da placa é a parte superior.[60,72] É possível que a aplicação de uma placa anteroinferior venha a causar menos irritação com o implante em comparação com a aplicação da placa na superfície superior da clavícula. Em uma comparação direta (não randomizada) entre as duas técnicas, Lim et al.[91] informaram ter obtido pontuações significativamente melhores na escala análoga visual para dor nos pacientes do grupo de fixação anterior/inferior ($p = 0,05$). Esse achado está à espera de confirmação por outros estudos.

O cirurgião faz uma incisão cutânea oblíqua, centrada superiormente sobre o local da fratura. O tecido subcutâneo e o músculo platisma são mantidos juntos (como uma camada), devendo ser amplamente mobilizados, sobretudo proximal e distalmente. Pelo aumento da experiência com a técnica, o cirurgião poderá empregar uma incisão menor, dentro dos princípios "minimamente invasivos". Devemos ter o cuidado de identificar, isolar e proteger qualquer ramo mais robusto dos nervos supraclaviculares; os ramos menores talvez tenham que ser divididos. Em geral, é boa prática alertar ao paciente que ele poderá vivenciar alguma dormência na área inferior à incisão, mas que normalmente melhorará com o passar do tempo. O cirurgião faz uma incisão na camada miofascial sobre a clavícula, elevando-a em uma camada contínua. Com isso, ao final do procedimento, o local da fratura e a cobertura da placa são beneficiados, por receberem duas camadas de tecido mole (pele/tecido subcutâneo, camada miofascial) para o fechamento. Deve ser tomado o cuidado de se preservarem as inserções de tecido mole a qualquer fragmento de maiores dimensões, em especial o fragmento da clavícula anterossuperior com orientação vertical frequentemente presente. Não há necessidade de se fazer uma divulsão completa desses fragmentos para sua redução.

Técnica. A linha de fratura principal e os fragmentos maiores devem ser claramente identificados; a seguir, o cirurgião faz uma limpeza, com retirada de fragmentos e do hematoma. Feito isso, formula uma estratégia de fixação. Se estiver presente um fragmento livre de tamanho suficiente para que seja considerado estruturalmente importante (um terço ou mais da circunferência da clavícula), ele poderá ser reduzido à clavícula proximal ou distal, de onde se originou, sendo fixado com um parafuso de tração, o que simplifica a fratura para um padrão simples (Fig. 38.28). A seguir, os fragmentos proximal e distal são reduzidos com a ajuda de uma pinça de redução; os fragmentos podem ser temporariamente mantidos no lugar com um fio de Kirschner ou, idealmente, com um parafuso de tração. Depois, o cirurgião aplica uma placa pré-moldada de comprimento suficiente à superfície superior. Se anteriormente foi aplicado um parafuso de tração, em geral será suficiente fixar a fratura com três parafusos bicorticais (seis corticais) proximal e distalmente. Se não for possível aplicar um parafuso de tração, o cirurgião deverá inserir quatro parafusos proximal e distalmente. Se a linha de fratura principal tiver uma configuração estável, poderão ser empregados orifícios de compressão para aplicação de compressão. Se a fratura for do tipo cominutivo ou se se apresentar com um padrão instável, a placa deverá ser aplicada em modo "neutro". Deve-se tomar cuidado para não se violar o espaço subclavicular e as estruturas vitais nele contidas. Caso haja qualquer dúvida durante a operação sobre violação do espaço pleural, o cirurgião deverá realizar uma manobra de Valsalva, com o intuito de identificar qualquer vazamento de ar.

Em geral, a intervenção cirúrgica será selecionada apenas para pacientes jovens e ativos com ossos de alta qualidade; por essa razão, normalmente a "pega" dos parafusos é excelente, sobretudo na área cortical. Embora venha crescendo o interesse no uso da tecnologia das placas bloqueadas nessa área, são poucos os estudos sobre essa técnica na clavícula. Celestre et al.[20] informaram que uma placa bloqueada aplicada no aspecto superior era superior, no aspecto biomecânico, à placa de compressão convencional, embora atualmente se conte com poucas informações clínicas com relação ao uso da placa bloqueada. Uma pequena série retrospectiva[78] descreveu o uso desse implante em pseudartroses claviculares recalcitrantes: no final, em todas as 11 fraturas ocorreu osteossíntese. Não acredito que as placas bloqueadas sejam rotineiramente necessárias para a fixação de fraturas da clavícula e não tenho experiência com esses implantes. Em seguida à fixação, é importante que ambas as camadas de tecido mole sejam suturadas com pontos interrompidos com material não absorvível. As radiografias pós-operatórias serão obtidas na sala de recuperação.

Cuidados pós-operatórios. Em geral, a cirurgia pode ser realizada ambulatorialmente. No pós-operatório, o braço recebe uma tipoia comum, para conforto do paciente, serão permitidos exercícios suaves em pêndulo e o paciente deverá retornar à clínica de fraturas 10 a 14 dias após a cirurgia. A essa altura, a tipoia será descontinuada e serão permitidos, sem restrições, exercícios de amplitude de movimento, mas o paciente continuará proibido de fazer exercícios de fortalecimento ou contra resistência ou de praticar esportes. Seis semanas após a cirurgia, serão obtidas radiografias, para que haja certeza da consolidação. Se o resultado for aceitável, o paciente terá permissão para dar início às atividades contra resistência e de fortalecimento. Se ficar evidente a presença de retardo de consolidação, deverão então ser evitadas as atividades mais agressivas. Em geral, é aconselhável evitar esportes de contato (futebol americano, hóquei) e/ou com alto grau de imprevisibilidade (*mountain bike*, *snowboard*) por 12 semanas no pós-operatório. No entanto, nessa população predominantemente jovem e masculina, a cooperação é variável e muitos indivíduos retornam a essas atividades mais cedo do que o recomendado.

A clavícula possui cobertura de tecido mole relativamente escassa e a saliência do implante em seguida à fixação com placa é clinicamente preocupante. Tempos atrás, antes do advento de placas especificamente projetadas para a clavícula, não raro havia necessidade de se moldar uma placa de compressão reta para que o implante pudesse se encaixar ao osso; para tanto, torcia-se a placa em torno de seu eixo longitudinal, a fim de que ficasse faceando o osso, na parte em que a clavícula na posição subjacente se encurvava e se afastava da placa.[100,108] Além de dificultar a aplicação dos parafusos, esse procedimento fazia com que as

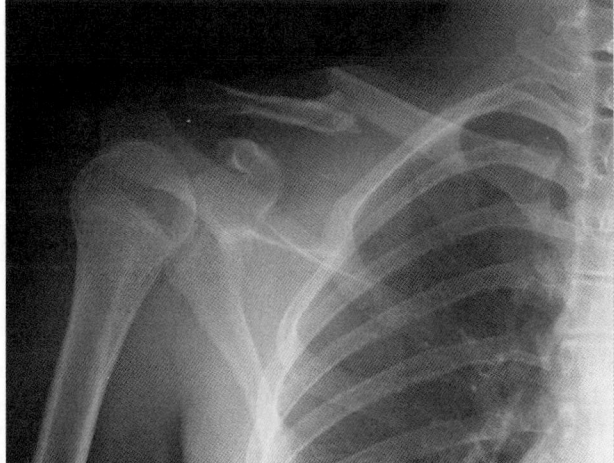
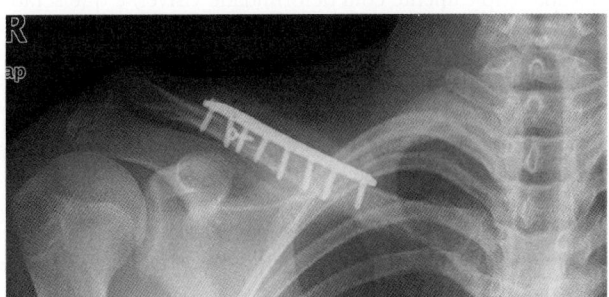

FIGURA 38.28 A: Fratura do terço médio da clavícula com deslocamento em menino de 16 anos, com abrasão e "pele em tenda," encurtamento de aproximadamente 2,5 cm e uma deformidade clínica evidente. **B:** Os fragmentos intercalares foram fixados com um parafuso de tração, seguindo-se a fixação por placa. Ocorreu pronta consolidação anatômica, como seria de se esperar em um paciente adolescente.

extremidades da placa se salientassem indevidamente, o que causava uma elevada incidência de subsequente remoção da placa. Graças à atual disponibilidade de placas mais robustas, encurvadas e finas, a saliência sintomática das placas tem percentual muito mais baixo, e normalmente não há necessidade, como rotina, de se remover o implante.

Resultado: fixação por placa. Relatos mais antigos descreviam elevados percentuais de complicações e quebra do implante em casos tratados com fixação primária da clavícula por placa. Contudo, com o desenvolvimento de melhores implantes, com a profilaxia antibiótica e com uma manipulação mais apropriada dos tecidos moles e técnicas melhores, a fixação por placa passou a ser uma técnica confiável e reprodutível e que, hoje em dia, pode ser razoavelmente considerada como o padrão-ouro (ver também Controvérsias: método de fixação, mais adiante). Estudos recentemente publicados que tratam da fixação primária por placa em fraturas recentes do terço médio da clavícula informaram altos percentuais de sucesso, com a obtenção de consolidação de 94 a 100%. Os percentuais de infecção e de complicações cirúrgicas são baixos (abaixo dos 10%) e os resultados funcionais são superiores àqueles do tratamento conservador. Uma metanálise de fixação por placa para 460 fraturas com deslocamento revelou um percentual de pseudartroses de apenas 2,2%.[14-16] No estudo randomizado publicado mais recentemente, que comparou o tratamento cirúrgico e o tratamento conservador, Virtanen et al.[192] informaram a ocorrência de consolidação em todas as 28 fraturas no grupo de fixação por placa, com baixo percentual de complicações. No maior estudo já publicado até a presente data, também a respeito desse tópico, o percentual de consolidação ficou acima dos 95% e a complicação mais comum foi a irritação causada pelo implante pela necessidade de remoção da placa. Embora a aplicação de placa continue sendo o método mais popular de fixação da clavícula, a posição de aplicação da placa é motivo de controvérsia: algumas autoridades recomendam a aplicação da placa na superfície superior da clavícula, enquanto outros autores recomendam a superfície anterior/inferior.[10,15,27,31,82,208] Presentemente, não há publicada nenhuma comparação direta entre as duas técnicas. O que fica evidenciado é que a fixação por placa, para um subgrupo selecionado de indivíduos com fraturas do terço médio da clavícula com deslocamento completo, é técnica segura, reprodutível e confiável, com percentual de consolidação de 95% e poucas complicações.

Armadilhas potenciais e medidas preventivas: tratamento cirúrgico
- A seleção do paciente é crítica: a intervenção cirúrgica fica reservada para pacientes jovens, saudáveis e fisicamente ativos, com boa qualidade óssea e com fraturas completamente deslocadas (tipicamente com deformidade visível) e que serão mais beneficiados com a fixação operatória, com um percentual de complicações intrinsecamente baixo (Fig. 38.29).
- Não cooperação e abuso de drogas (seja álcool, drogas ilícitas ou narcóticos receitados) são contraindicações para a intervenção cirúrgica. Não existe fixação clavicular que seja suficientemente forte a ponto de suportar uma queda desprotegida em uma escadaria ou uma altercação física no período pós-operatório imediato.[49,140,141] Em tais indivíduos, os percentuais de quebra de implante, pseudartrose ou reoperação são significativamente mais altos.
- É fundamental o desenvolvimento, a proteção e o fechamento seguro das duas camadas de tecido mole. A camada superficial é constituída de pele e tecido subcutâneo e a camada profunda é a camada miofascial deltotrapezoide. Isso ajuda a proteger contra infecções profundas e garante a cobertura da placa, no caso de uma infecção superficial.
- Os fragmentos cominutivos, especialmente o fragmento anterior-superior com deslocamento vertical e frequentemente observado, devem ser cuidadosamente "penteados" de volta para sua posição, com a preservação das inserções de tecido mole. Esses fragmentos podem ser fixados com miniparafusos ou com parafusos para pequeno fragmento. A redução é importante, mas não deve ser efetuada à custa do desnudamento de todas as inserções de tecido mole (Fig. 38.30).
- Embora normalmente não haja necessidade de se dissecar o espaço subclavicular para a aplicação de afastadores de proteção, é muito importante que perfuradores ou dispositivos abre-roscas "mergulhem" nessa área. Se durante a operação o cirurgião suspeitar de lesão pulmonar, a ferida deverá ser preenchida com solução salina e o anestesista executará uma manobra de Valsalva. A presença de escapamento de ar indica lesão pleural e, nesse caso, o cirurgião solicitará uma radiografia torácica e fará uma consulta para drenagem pleural (cateter ou tubo torácico).
- Deverá ser usada uma placa compatível com o porte e o grau de cooperação do paciente. Em geral, o ideal é uma placa de compressão de 3,5 mm ou uma placa pré-moldada, especialmente para indivíduos de porte mais avantajado (>70 kg) ou para aqueles que farão uma reabilitação agressiva.
- A fixação IM fica reservada para padrões de fratura simples (fraturas transversais e oblíquas curtas).
- O risco de refratura poderá ser minimizado se for evitada a rotineira remoção da placa: em caso de necessidade, o cirurgião deverá aguardar, no mínimo, 2 anos após a osteossíntese, antes de proceder à remoção do implante (Tab. 38.8).

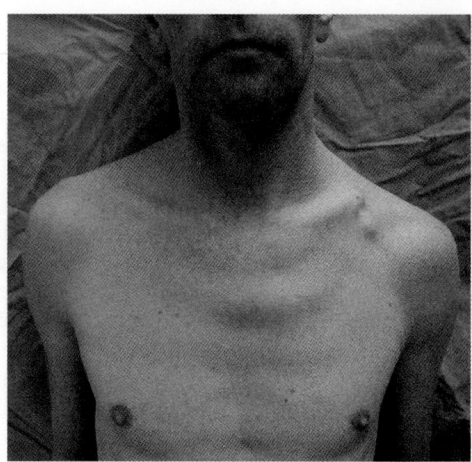

FIGURA 38.29 A típica deformidade clínica em seguida à ocorrência de uma fratura do terço médio da diáfise da clavícula com deslocamento, em que se nota um ombro curto, caído, "ptósico" com translação anterior e rotação do fragmento distal e do membro.

Fixação por placa ou placa-gancho de fraturas do aspecto lateral da clavícula com deslocamento

Planejamento pré-operatório. É importante realizar um exame cuidadoso da pele sobre o aspecto lateral da clavícula e no campo planejado para a operação. Como ocorre com as fraturas do terço médio da clavícula, poderá ser prudente aguardar algum tempo, até que haja melhora nas condições do tecido mole. Diante dessas lesões, os principais desafios técnicos são a pega no fragmento distal e a resistência às principais forças de deslocamento,

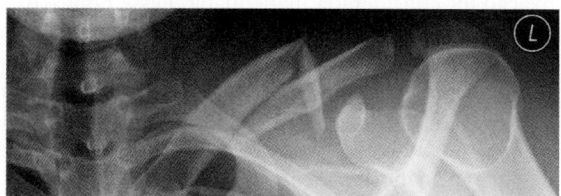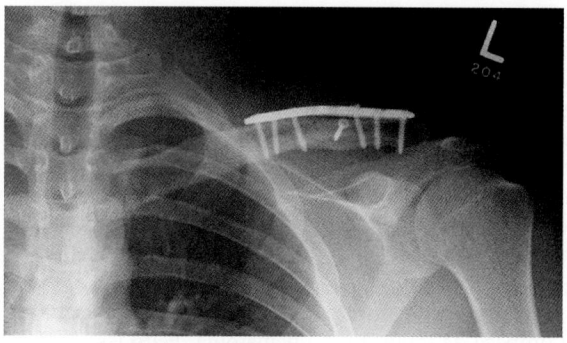

FIGURA 38.30 A: Radiografia anteroposterior com inclinação cefálica de 20°, que demonstra uma fratura do terço médio da clavícula com deslocamento completo e com encurtamento. Frequentemente, existem fragmentos fraturados com orientação vertical, que surgem da superfície anterossuperior da clavícula no local de fraturas do terço médio da clavícula com deslocamento, o que confere a muitas fraturas um padrão em "Z". Se possível, esses fragmentos deverão ser cuidadosamente "penteados" de volta a seu local e fixados com parafusos pequenos, ou com parafusos para minifragmento, seguindo-se a fixação por placa. É importante que os fragmentos não sejam desnudados durante as tentativas de sua fixação. A redução será realizada mediante a redução do fragmento intercalado vertical ao fragmento distal, com fixação por meio de um parafuso de tração de 2,7 mm. Em seguida, a montagem distal deve ser reduzida junto ao fragmento proximal, com a ajuda de duas pinças de campo; feito isso, o cirurgião deverá fazer a fixação com o uso de uma placa moldada. **B:** Radiografia pós-operatória, que revela a restauração do comprimento e a redução anatômica.

TABELA 38.8 Armadilhas potenciais e medidas preventivas: tratamento cirúrgico

Armadilha	Prevenção
Má seleção do paciente	Pacientes jovens e ativos com fraturas desviadas são beneficiados com a fixação primária: má qualidade óssea, comorbidades clínicas e não cooperação afetam negativamente o resultado. Pacientes com abuso de drogas têm percentuais dramaticamente mais altos de complicações e reoperações. Nesses indivíduos, é preferível recorrer ao tratamento conservador
Infecção profunda com exposição de implante	Um fechamento em dois planos, que consiste em uma camada miofascial profunda e em uma camada superficial de pele/tecido subcutâneo, ajudará na minimização ou na eliminação dessa complicação potencial
Quebra de placa	Usar uma placa robusta, compatível com o porte físico, demandas e nível de cooperação do paciente. Em sua maioria, as placas pré-moldadas se aproximam da resistência biomecânica de uma placa de compressão. Evitar placas do tipo de reconstrução de 3,5 mm, especialmente nos pacientes mais corpulentos
Irritação pelo implante	Usar uma placa pré-moldada, sobretudo em indivíduos de menor estatura
Perda da redução e encurtamento	Evitar dispositivos intramedulares não bloqueados ou de pequeno diâmetro no tratamento de padrões de fratura complexos ou com cominuição. Nos casos de fixação com placa e parafusos, se possível, fazer a fixação com parafusos de tração e usar um mínimo de seis corticais de cada lado do local da fratura
Pseudartrose em seguida à fixação cirúrgica	Evitar um excessivo desnudamento dos tecidos moles no local da fratura. Os pequenos fragmentos cominutivos devem ser "penteados" até a melhor posição possível e fixados por meio de parafusos ou suturas. As inserções de tecido mole são preservadas

que arrastam o fragmento proximal superiormente e o fragmento distal (que está aderido pelos ligamentos AC e coracoclavicular ao coracoide e à escápula) inferiormente.[4,23,42,77,83,130] Ademais, o osso esponjoso do fragmento distal pode ter qualidade inferior ao da diáfise e também pode ter ocorrido cominuição não identificada. O cirurgião responsável pelo tratamento deve estabelecer um gabarito da fratura no pré-operatório, para que possa determinar o número de parafusos que terão pega no fragmento distal. Há algumas placas "anatômicas" pré-moldadas à disposição do cirurgião para essa finalidade. Se for antecipado que a pega distal será insuficiente, deverão então ser levadas em consideração estratégias alternativas de fixação. Essas estratégias podem envolver o reforço da fixação ao processo coracoide ou a obtenção de pega ao (ou sob o) acrômio. Nesse caso, poderá ser extremamente útil a opção por uma placa-gancho (uma placa pré-moldada com uma projeção ou "gancho" que é inserido posteriormente no espaço subacromial), sobretudo nos casos de fraturas muito distais.[51,56,98]

Posicionamento do paciente. O paciente fica na posição de "cadeira de praia" ou semissentada, de maneira parecida com a posição usada para as fraturas do terço medial da diáfise. Deve-se colocar uma pequena almofada ou coxim por trás do ombro envolvido, para que a parte fique elevada no campo cirúrgico. A cabeça fica posicionada em um suporte redondo e em rotação de afastamento com relação ao campo operatório. Recentemente tornaram-se populares estruturas e suportes projetados para possibilitar maior exposição do ombro (i. e., para a artroscopia do ombro). Também se pode usar esse tipo de arranjo operatório, que deve facilitar a obtenção de radiografias intraoperatórias. Normalmente, não haverá necessidade de se aplicarem campos cirúrgicos ao braço envolvido, deixando-o livre, embora isso possa ser feito se o cirurgião antecipar qualquer dificuldade com a redução (p. ex., se a fratura exibe grave deslocamento ou se já tem mais de 2-3 semanas de duração).

Abordagem cirúrgica. A abordagem cirúrgica é similar à empregada para a aplicação de placa superior na clavícula. O cirurgião faz uma incisão cutânea aplicada diretamente no aspecto superior, sobre a clavícula distal, que se prolonga por aproximadamente 1 cm além da articulação AC. Feito isso, desenvolve a pele e a camada subcutânea e, em seguida, faz uma incisão na camada miofascial deltotrapezoide diretamente sobre a clavícula distal, com rebatimento anterior e posterior. A articulação AC é identificada; tal identificação pode ser efetuada mediante a inserção de uma agulha calibre 18 na articulação, desde o aspecto superior. Assim, o cirurgião pode evitar uma artrotomia. É possível empregar uma abordagem anterior-inferior para a fixação, por placa, das fraturas do terço distal da clavícula, embora, segundo minha experiência, isso envolva um volume significativo de descolamento do deltoide, além de não ser possível fazer uma conversão com facilidade para o reforço com parafuso coracoclavicular ou para a fixação por placa-gancho.[204]

Técnica. O cirurgião identifica o local da fratura e, em seguida, faz uma limpeza de fragmentos e hematoma. Feito isso, reduz a fratura e a redução pode ser mantida com um fio de Kirschner ou parafuso de tração. A elevação do fragmento distal para se encontrar com o fragmento proximal pode ajudar na redução. Se a linha de fratura principal se situa no plano coronal, haverá a possibilidade de tracionar a fratura no sentido anteroposterior através de uma pequena incisão perfurante anterior, distinta da incisão principal. Logo que a fratura tiver sido reduzida e estiver provisoriamente estabilizada, o cirurgião escolherá o tipo ideal de placa. Atualmente, estão disponíveis placas anatômicas que se encaixam na clavícula distal; o objetivo deve ser a aplicação bicortical de quatro parafusos para osso esponjoso com rosca completa no fragmento distal (Fig. 38.31). Em seguida à fixação, o cirurgião deverá avaliar se o número e a qualidade dos parafusos no fragmento distal são suficientes para proporcionar estabilidade até que a consolidação ocorra. Se a fixação for considerada inadequada, nesse ponto, o cirurgião contará com várias opções. Considerando-se que a força deformante principal no local da fratura é o deslocamento superior do fragmento proximal, é possível reforçar a fixação, unindo-se o fragmento proximal ao coracoide com um parafuso mais longo, inserido através de um dos orifícios da placa (Fig. 38.32). Esse parafuso, normalmente com um comprimento de 30 a 40 mm, ajuda a fixar o fragmento proximal no coracoide e impede esse deslocamento superior. Uma vez que há algum movimento intrínseco entre a clavícula, o coracoide e a escápula, com o tempo, esse parafuso afrouxa ou pode quebrar, mas tal implante possibilitará 6 a 8 semanas de estabilidade, para que venha a ocorrer a consolidação da fratura antes de tal evento. Alternativamente, poderá haver necessidade de reforçar a fixação com uma placa-gancho, com fixação por baixo do acrômio, para que não ocorra a migração superior do fragmento proximal. Essa técnica deve ser selecionada nos casos de uma pega óssea insuficiente no fragmento distal com os parafusos convencionais.[53,56,98] Isso pode ficar rapidamente evidente durante

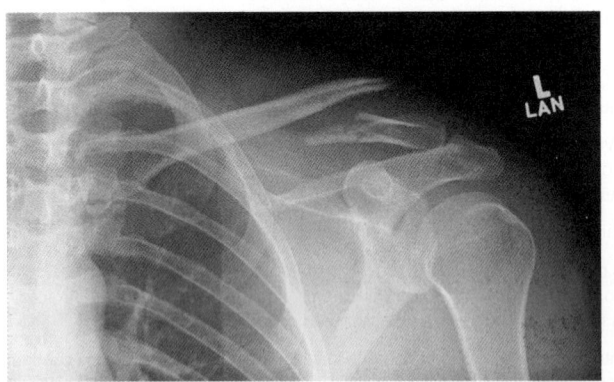
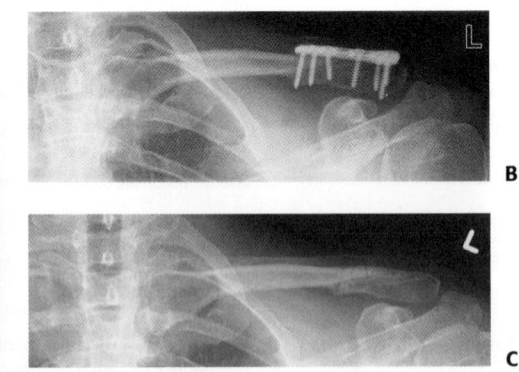

FIGURA 38.31 Radiografia anteroposterior de uma fratura do terço distal da clavícula com deslocamento em médico de 38 anos, ocorrida em seguida a uma queda de *mountain bike* em alta velocidade (**A**). Embora a fratura estivesse fechada, ocorreu contusão e inchaços significativos sobre o ombro. O grau de deslocamento dessa fratura sugere grande probabilidade de haver, como resultado do tratamento conservador, um retardo de consolidação ou uma pseudartrose. Depois de desaparecido o inchaço nos tecidos moles, 10 dias após a lesão, foi realizada a fixação cirúrgica com uma placa especialmente projetada para a clavícula distal, o que permitiu a aplicação de quatro parafusos no pequeno fragmento distal (**B**). A consolidação ocorreu sem maiores percalços e o paciente pôde retornar ao trabalho dentro de uma semana após a cirurgia. Uma radiografia de acompanhamento final, (**C**) obtida depois da remoção do implante por causa da irritação dos tecidos moles locais (um problema comum nessa região), demonstra uma sólida consolidação.

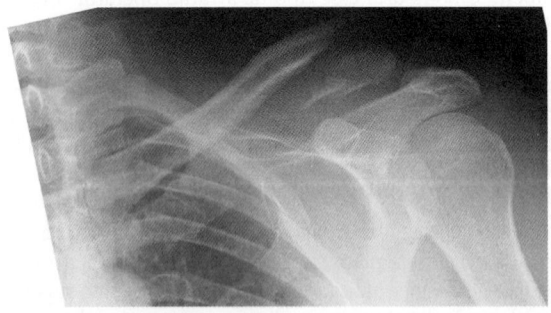
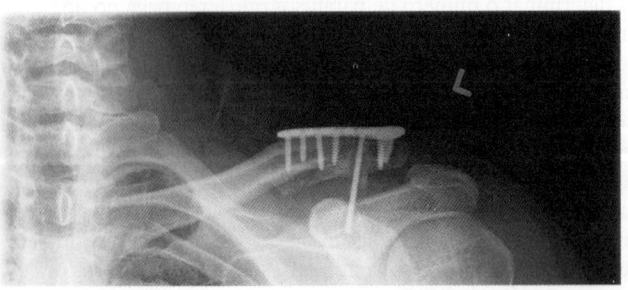

FIGURA 38.32 A: É possível reforçar a fixação em fraturas do terço distal da clavícula em presença de osso de má qualidade ou diante de um fragmento distal pequeno, mediante a aplicação de um parafuso através da placa até o processo coracoide, o que ajuda a opor resistência às forças que deslocam a fratura (deslocamento superior do fragmento proximal, deslocamento inferior do fragmento distal). Tendo-se em vista a existência de 10-15° de movimento rotacional entre a clavícula e o coracoide, futuramente essa fixação afrouxará (como ocorreu nesse caso) ou quebrará (**B**). No entanto, em geral, essa opção proporciona uma fixação reforçada durante 6-8 semanas no pós-operatório, o que normalmente basta para a consolidação da fratura.

o planejamento pré-operatório (Fig. 38.33) ou será percebido apenas durante a cirurgia. A vantagem da fixação subacromial é o fato de que o uso de uma placa convencional pode ser rapidamente convertido para essa técnica durante a operação. O cirurgião identifica a articulação AC e libera a margem posterior da clavícula distal por dissecção. A seguir, ele cria uma entrada até o espaço subacromial com uma tesoura curva robusta, que construirá o caminho da extensão "de gancho" da placa. É importante que esse espaço seja criado posteriormente, para que não venha a ocorrer colisão do manguito rotador no espaço subacromial anterior criticamente comprimido. Uma vez criada, essa trajetória receberá o gancho e a placa será reduzida à diáfise clavicular. Hoje em dia, existem diferentes profundidades e comprimentos de gancho para essa placa e o cirurgião poderá fazer reduções experimentais com o objetivo de determinar o tipo ideal de placa. Opcionalmente, a placa pode "caminhar" na diáfise clavicular, mediante a aplicação sequenciada dos parafusos, no sentido distal-proximal. Essa pode ser uma técnica muito efetiva de redução da fratura, pois tal manobra "alavanca" o fragmento distal até o fragmento proximal. Ocasionalmente, poderá haver necessidade de se moldar o corpo da placa, a fim de que não venha a ocorrer uma redução excessiva da fratura; de toda forma, se o cirurgião julgar que há necessidade de uma moldagem excessiva, uma explicação mais provável é que a fratura não está reduzida e e existe uma angulação superior residual. É possível reparar com segurança mesmo aquelas fraturas muito distais (que, essencialmente, são fraturas-luxações da articulação AC) com essa técnica. É mínima (talvez nenhuma) a "pega" que deve ser obtida no fragmento distal. Ao contrário da fixação estática através da articulação AC, que está fadada ao afrouxamento ou à quebra por fadiga, a fixação da placa-gancho permite alguma mobilidade entre os ossos. Um estudo em cadáveres revelou que essa técnica refletia mais de perto a biomecânica da articulação AC nativa, ou seja, era suficientemente segura para proporcionar uma fixação confiável, apesar de fisiologicamente flexível.[98] Em seguida à fixação, a ferida deverá ser minuciosamente irrigada; o cirurgião fará o fechamento em dois planos, de maneira similar ao fechamento para as fraturas do terço médio da clavícula.

Cuidados pós-operatórios. O braço deve receber uma tipoia e o paciente terá permissão para fazer imediatamente movimentos ativos, na forma de exercícios de pêndulo. Dez a 14 dias após a cirurgia, a ferida deve ser inspecionada, quando serão removidos os pontos. Nessa mesma ocasião, a tipoia é suprimida e são instituídos os exercícios completos de amplitude de movimento; a proteção dada pela tipoia poderá ser prolongada, se a qualidade da fixação for questionável. Se, dentro de 6 a 8 semanas, as radiografias forem favoráveis, serão instituídos exercícios de resistência e de fortalecimento. Em geral, o retorno à prática de esportes de contato ou de esportes imprevisíveis (p. ex., *mountain bike*) não será aconselhável até 12 semanas após a cirurgia. Embora normalmente a remoção do implante seja opcional para os pacientes tratados com placas convencionais, pode-se antecipar que, em um elevado percentual de indivíduos com fixação por placa-gancho, o implante deverá ser removido, para que possam readquirir a flexão/abdução terminal do ombro. Normalmente a remoção deve ser realizada, no mínimo, 6 semanas depois da operação.

Armadilhas potenciais e medidas preventivas

- É de aproximadamente 40% o percentual de retardo de consolidação e de pseudartrose para fraturas do terço distal da clavícula completamente deslocadas e tratadas por procedimento conservador.
- Mesmo fraturas minimamente deslocadas talvez necessitem de um período longo até a osteossíntese ou poderão evoluir para uma consolidação fibrosa. Contudo, na ausência de deslocamento essas lesões não são sintomáticas o suficiente para que justifiquem uma intervenção cirúrgica.
- O desafio técnico com que o cirurgião se depara durante o tratamento cirúrgico de fraturas do terço distal da clavícula é

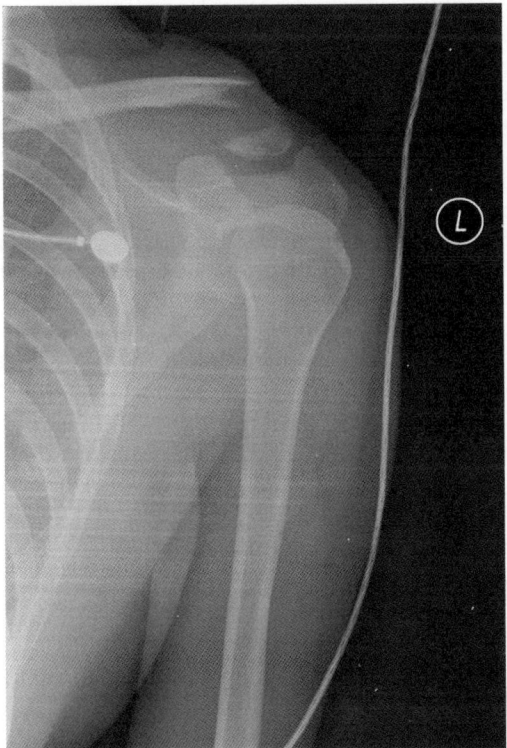
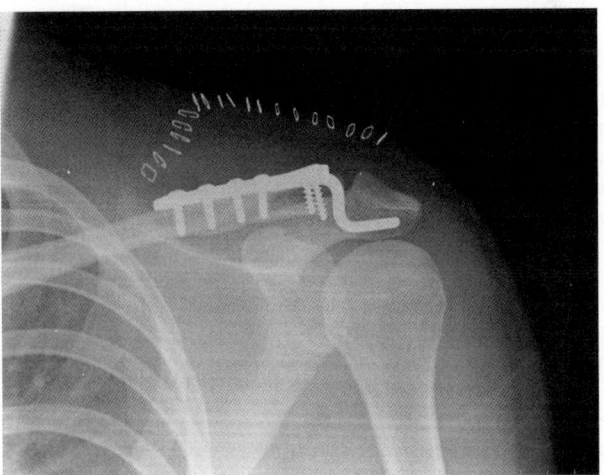

FIGURA 38.33 A: Radiografia anteroposterior de uma fratura do terço distal extremo da diáfise da clavícula em uma mulher de 22 anos, que foi atropelada por um bonde. Tratava-se de uma fratura exposta com lesão significativa aos tecidos moles, quase transecção do deltoide superior e do trapézio, e grave instabilidade do cíngulo do membro superior. Pode-se antecipar que a aplicação de uma placa convencional poderá não resolver o problema, dado o pequeno tamanho do fragmento distal e a instabilidade associada do cíngulo do membro superior. **B:** Radiografia obtida em seguida à irrigação e ao desbridamento, à fixação com placa-gancho e ao reparo dos músculos deltoide/trapézio. Os movimentos foram logo iniciados e a paciente obteve excelente resultado.

a fixação do fragmento distal; ele deve estar preparado para enfrentar uma cominuição inesperada ou uma pega insatisfatória dos parafusos no fragmento distal com o uso de placas anatômicas, fixação coracoclavicular ou placas-gancho.

- A fixação por placa-gancho é uma alternativa efetiva para a fixação por placa convencional, quando o cirurgião se vê diante de uma pega distal inadequada. Para que não ocorra colisão subacromial, o gancho deverá ser aplicado posteriormente.
- Um alto percentual de pacientes tratados com fixação por placa-gancho terá que ter o implante removido, a fim de que possam readquirir a completa amplitude de movimentos do ombro.
- A fixação transacromial rígida apresenta elevado percentual de afrouxamento e de quebra por fadiga, em decorrência do movimento intrínseco da articulação AC, não sendo, portanto, uma opção rotineiramente recomendada.

Resultados. Já foram publicados vários estudos que definem o resultado de fraturas da clavícula distal tratadas conservadoramente.[23,121,132,153,157] O maior e mais abrangente desses estudos foi conduzido por Robinson et al.,[153] que examinou uma coorte de 127 pacientes tratados por procedimento conservador, com acompanhamento de 101 desses indivíduos. A média do escore de Constant foi de 93 pontos, embora excluídos 14 pacientes (14%) com sintomas suficientemente intensos para justificar a intervenção cirúrgica. Curiosamente, ainda que 21 pacientes (21%) tivessem uma pseudartrose radiográfica, exibiam mínima sintomatologia, e seus escores de resultado (Constant, SF-36) não foram diferentes dos escores em pacientes que obtiveram osteossínteses sem maiores problemas. Esses autores concluíram que o tratamento conservador alcançou bons resultados em pacientes de meia-idade e idosos e, apenas para um pequeno percentual (14%) houve necessidade de uma cirurgia tardia. Tais resultados foram replicados por Rokito et al.,[157] que compararam 14 pacientes tratados por cirurgia para fraturas do terço distal da clavícula e 16 tratados por procedimento conservador e não observaram diferenças nos escores ASES, Constant ou UCLA para o ombro, apesar do fato de que 7 (de 16) pacientes no grupo com tratamento conservador evoluíram para pseudartrose radiográfica. Em uma revisão sistemática de 425 pacientes (21 estudos), Oh et al.[132] descreveram um percentual de pseudartrose de 33% nos 60 pacientes tratados por procedimento conservador, mas observaram a ocorrência de pouco déficit funcional. Está claro, com base nesses estudos que, embora o percentual de pseudartroses seja relativamente alto em seguida ao tratamento conservador de fraturas do terço distal da clavícula com deslocamento, o déficit funcional (sobretudo em pacientes de meia-idade e idosos) é mínimo e que, atualmente, o tratamento conservador deve ser considerado uma opção aceitável na maioria dos casos. No mesmo estudo de Oh et al., esses autores descreveram o resultado em seguida a diversas intervenções cirúrgicas em 365 pacientes, tendo recomendado que era preferível fazer a fixação coracoclavicular, em razão de seu baixo percentual de complicações (4,8%), em comparação com a fixação por placa-gancho (40,7%) ou fios de Kirschner em banda de tensão (20%). A fixação IM também foi associada a um baixo percentual de complicações (2,4%), mas é pequeno o número de casos que se prestam a esse tipo de fixação. Em comparações diretas de técnicas cirúrgicas, Tan et al.[182] informaram percentuais de consolidação equivalentes entre a fixação por placa-gancho e a fixação por placa em T para pequenos fragmentos (100%), porém relataram que foi maior o número de pacientes no grupo tratado com placa-gancho que tiveram dor residual no ombro, implicando remoção do implante (15/23, 74%) para alívio. Klein et al.[80] compararam o reparo imediato e o reparo tardio de fraturas do terço distal da clavícula com fixação por placa-gancho (22 pacientes) e com aplicação de placa bloqueada superior (16 pacientes). Esses autores observaram um elevado percentual de sucesso (consolidação em 36/38 pacientes), mas constataram que as fraturas reparadas mais cedo (<4 semanas) obtiveram melhores resultados do que as do grupo com demora (escore ASES 78 vs. 65), com percentual mais baixo de complicações (7% para reparo imediato vs. 36% com demora). Lamentavelmente, são poucos os estudos prospectivos ou randomizados a examinar fraturas do terço distal da clavícula. Na ausência de evidências de alta qualidade, é preciso basear-se nas informações disponíveis; tais dados sugerem que, na maioria dessas lesões, inicialmente, o tratamento deve ser conservador, sobretudo quando se trata de pacientes de meia-idade ou idosos.[23,80,121,132,153,169] A intervenção cirúrgica fica reservada para as fraturas com deslocamento grave, para pacientes de alta demanda ou para insucessos com o tratamento conservador: nesses casos, são vários os métodos (reparo com placa-gancho, fixação coracoclavicular, aplicação de fio em banda de tensão etc.) com alto grau de sucesso.[34,42,53,80,132,182,193,204]

Fratura do terço médio da clavícula

São pouquíssimos os relatos de fraturas claviculares mediais, uma entidade rara. Low et al.[92] descreveram sua experiência com o tratamento bem-sucedido de cinco casos de fraturas claviculares mediais com deslocamento completo por meio de fixação interna (placas e/ou parafusos). Esses autores enfatizaram a importância da obtenção de imagens pré-operatórias, pois essa área é de difícil visualização com radiografias simples. Em uma série similar, esse ponto foi enfatizado por Oe et al.,[129] que descreveram 10 casos de fratura clavicular medial. A epífise medial da clavícula é a última epífise de osso longo a fazer fusão no corpo, podendo persistir nos pacientes até os 25 ou 30 anos. Portanto, com frequência, as fraturas claviculares mediais são fraturas-subluxações ou fraturas-luxações da epífise. Isso poderá ser definido pelo estudo de TC obtido no pré-operatório. Há pouco em termos de medicina baseada em evidências que possa orientar o tratamento; a maior parte das informações sobre essa entidade está contida em pequenas séries retrospectivas de casos. As fraturas com deslocamento significativo justificam um reparo cirúrgico, especialmente se houver deslocamento posterior. A principal dificuldade técnica com essas lesões é a fixação no fragmento medial. A abordagem cirúrgica é similar à realizada em lesões diafisárias. É importante ter em mente que os vasos subclávios se encontram em íntima proximidade com o osso em seu aspecto medial. Em seguida à identificação, desbridamento e redução da fratura, a redução poderá ser temporariamente mantida por meio de fios de Kirschner. A fixação definitiva por placa poderá então ser realizada por diversos métodos. Se o fragmento medial for suficientemente grande, uma placa com a seção final expandida (como no caso da placa para clavícula distal do lado contralateral) pode reforçar a pega com vários parafusos. Existe uma expansão significativa do terço médio da clavícula (Fig. 38.17) e essa condição possibilita a aplicação de parafusos para osso esponjoso mais longos (22 a 24 mm). Se a pega for insuficiente, a placa poderá ser prolongada além da articulação até chegar ao esterno. Eventualmente, o construto afrouxará, em decorrência dos movimentos na articulação EC, mas, em geral, estabilizará a fratura durante um tempo suficiente (3 meses) para que ocorra a consolidação óssea e, a essa altura, a placa deverá ser removida. Em raros casos, poderá haver necessidade de uma placa-gancho aplicada no aspecto intraesternal ou retroesternal. Essa é uma técnica altamente especializada; o cirurgião deverá contar com suporte cardiovascular, para o caso de uma lesão acidental às estruturas vasculares localizadas na área retroesternal. A fixação da fratura exclusivamente por meio de fios lisos ou pinos é contraindicada, por causa do potencial de migração e lesão visceral.

Tratamento do "ombro flutuante"

Tradicionalmente, a combinação de fraturas ipsilaterais da fratura do terço médio da clavícula e do colo da escápula tem sido denominada "ombro flutuante," que tem sido considerada uma lesão instável que pode necessitar de fixação operatória.[45,145,158,188,191,198,200] Com efeito, esse padrão lesional pode ser considerado um subgrupo da "ruptura dupla do complexo superior suspensório do ombro (CSSO)", um conceito introduzido por Goss.[58,136] Esse conceito descreve o círculo (ou anel) ósseo e de tecido mole da cavidade glenoidal, processo coracoide, ligamentos coracoclaviculares, clavícula (sobretudo sua parte distal), articulação AC e acrômio. Esse complexo tem extrema importância biomecânica, pois mantém a relação anatômica entre o membro superior e o esqueleto axial. A clavícula é a única conexão óssea entre os dois e a escápula fica suspensa desse complexo pelos ligamentos coracoclavicular e AC. Assim, qualquer lesão que promova a ruptura desse anel em dois ou mais locais é considerada intrinsecamente instável e aquela cujo efeito cumulativo pode ser maior do que o somatório de seus constituintes individuais.[203] Já foram relatados problemas funcionais no longo prazo em seguida a lesões deslocadas significativas dessa natureza, por exemplo, enfraquecimento e rigidez do ombro, síndrome do impacto, compressão neurovascular e dor.[30,43,45,65-67,88,145,158,188,191,198,200] Tais lesões têm sido consideradas indicações relativas para a intervenção cirúrgica (Fig. 38.9). As fraturas combinadas da escápula (ou do colo glenoide) e da clavícula são o tipo mais comum de dupla ruptura do CSSO e ainda continua a haver uma controvérsia considerável com relação ao tratamento ideal.

Leung e Lam[88] descreveram resultados bons ou excelentes em 14/15 pacientes com esse padrão lesional em seguida à fixação tanto da fratura da clavícula como da cavidade glenoidal, mas Herscovici et al.[66] informaram ter obtido resultados excelentes em 7/9 pacientes que tiveram o ombro flutuante tratado com redução e fixação apenas da fratura da clavícula. Tais achados foram confirmados em um estudo de Rikli et al.,[150] que fizeram exclusivamente a fixação da clavícula em 11 pacientes com fraturas combinadas da clavícula e da cavidade glenoidal. Esses autores descreveram um escore de Constant final médio nos ombros operados igual a 95% do lado não afetado. Tais estudos falam em favor do conceito, em casos selecionados, da redução e da fixação exclusivamente da fratura da clavícula. Foi postulado que a redução da clavícula ajuda a reduzir e a estabilizar a fratura glenoidal, o que elimina a necessidade de fixação operatória da cavidade glenoidal. Esse é um ponto importante, pois a redução aberta e a fixação interna da cavidade glenoidal podem ser um procedimento difícil e complexo, com elevado percentual de complicações, especialmente se o cirurgião não tiver experiência nessa área anatômica.

Também foram publicados relatos que apoiam o tratamento conservador dessa lesão. Ramos et al.[145] descreveram os resultados do tratamento conservador em 16 pacientes com fraturas ipsilaterais da clavícula e da cavidade glenoidal. Onze pacientes obtiveram reconstrução completa até um estado praticamente normal, embora um tivesse uma consolidação viciosa significativa do colo glenoide e três exibissem uma assimetria significativa do ombro. Edwards et al.[43] informaram bons resultados ("contentes" ou "satisfeitos") em 16/20 pacientes com lesões de ombro flutuante tratadas por procedimento conservador. Houve quatro pacientes que se disseram "insatisfeitos" ou "descontentes" com seu resultado. Ainda que a avaliação do resultado desses pacientes tenha sido abaixo do ideal, aparentemente se pode considerar o tratamento conservador, em especial para fraturas minimamente deslocadas. Curiosamente, 2/4 pacientes com resultados insatisfatórios tinham sofrido fraturas claviculares gravemente deslocadas. Em um estudo clínico, Williams et al.[198] avaliaram 9/11 pacientes com ombro flutuante tratados conservadoramente e obtiveram cinco resultados excelentes, um bom e três razoáveis. Esses autores constataram que os piores resultados clínicos estavam fortemente associados a 3 cm ou mais de deslocamento medial da cavidade glenoidal e recomendaram o tratamento conservador para graus menores de deslocamento glenoidal. Dentro dessa mesma linha, Van Nort et al.[188] fizeram uma revisão por questionário que envolveu 31/35 pacientes com ombro flutuante tratados por procedimento conservador, tendo constatado que apenas 3 necessitaram posteriormente de reconstrução cirúrgica para consolidação viciosa ou pseudartrose clavicular. Esses autores verificaram que os resultados no grupo não operatório (escore de Constant médio de 76) sofreram deterioração com o aumento do grau de deslocamento glenoidal. Curiosamente, também constataram que 3/4 pacientes que tiveram sua clavícula primariamente fixada tiveram mau resultado, em decorrência de consolidação viciosa escapular. Os pesquisadores acreditaram que essa não ocorrência da redução indireta da cavidade glenoidal em seguida à redução e à fixação da clavícula deveu-se a lesões ligamentares associadas, causadoras de uma dissociação das duas estruturas.

Existe alguma evidência biomecânica limitada em apoio ao achado clínico intuitivo de que graus maiores de deslocamento da fratura em lesões de ombro flutuante correspondem a resultados piores, caso a redução não seja efetuada. Williams et al.[200] realizaram um estudo biomecânico em cadáveres, mediante o estabelecimento de uma fratura do colo da escápula, seguida pela investigação do efeito de uma fratura clavicular ipsilateral, uma lesão no ligamento coracoclavicular e uma lesão no ligamento AC. Esses autores observaram que uma instabilidade substancial (ausência de resistência a uma força medialmente direcionada) apenas ocorreu em seguida à ruptura ligamentar associada. Embora esse estudo peque por certas limitações (p. ex., a direção não axial da força deformante aplicada), ele continua sendo um dos poucos estudos biomecânicos sobre o assunto.

Lamentavelmente, diante da natureza variável e esporádica dessa lesão, são escassos os estudos prospectivos, randomizados ou comparativos com base nos quais se possam fazer recomendações para o tratamento. O que fica claro é que as recomendações mais antigas para a fixação cirúrgica rotineira para todas as lesões de ombro flutuante eram demasiadamente liberais e que resultados ruins ocorrem regularmente em casos de fraturas muito deslocadas que tenham sido tratadas por procedimento conservador. Além do mais, a agressividade do tratamento deve ser compatível com o risco da intervenção e com as demandas funcionais esperadas do paciente. Assim, uma abordagem cirúrgica pode ser indicada a um indivíduo jovem e saudável que ganhe a vida com um trabalho que envolva movimentos acima da cabeça, enquanto o mesmo padrão de fratura poderá ser tratado conservadoramente em um paciente idoso e de baixa demanda, com várias comorbidades clínicas. Novas pesquisas nessa área poderão ajudar na identificação dos fatores atualmente desconhecidos que podem funcionar como preditores de resultado e, portanto, como orientadores do tratamento.[79] Atualmente, as indicações cirúrgicas de rotina são:

1. Uma fratura clavicular que justifique isoladamente a fixação
2. Deslocamento glenoidal superior a 2,5 a 3 cm
3. Extensão intra-articular da fratura glenoidal com deslocamento
4. Indicações associadas ao paciente (p. ex., politraumatismo com necessidade de pronta sustentação do peso com o membro superior)
5. Grave angulação, retroversão ou anteversão glenoidal >40° (Goss tipo II)
6. Ruptura documentada de ligamento coracoclavicular e/ou AC ou seu equivalente (fratura do coracoide, i. e., ruptura da articulação AC)

Se o cirurgião optou pela intervenção cirúrgica, tipicamente, realizará em primeiro lugar a redução anatômica e a fixação interna da clavícula e, em seguida, obterá novas imagens do ombro. Caso tenha ocorrido redução indireta da cavidade glenoidal, de tal modo que seu alinhamento se encontre dentro de parâmetros aceitáveis, não haverá necessidade de outra intervenção, fora um cuidadoso acompanhamento do paciente. Se a cavidade glenoidal permanecer em uma posição "inaceitável", ficará indicada a fixação do colo glenoide, tipicamente realizada por meio de uma abordagem posterior (ver *Fraturas da escápula*, Capítulo 39). Oh et al. também informaram insucesso com a fixação isolada da clavícula em dois casos de ombro flutuante. Se esse método for escolhido em tal cenário, a clavícula poderá sofrer maiores cargas em comparação com fraturas isoladas e o tamanho e comprimento do dispositivo de fixação selecionado deverá ser compatível com essas cargas antecipadas (Tab. 38.9).[131]

TRATAMENTO DE RESULTADOS ADVERSOS ESPERADOS E DE COMPLICAÇÕES INESPERADAS

Infecção

Tradicionalmente, a infecção tem sido uma das mais temidas complicações, em seguida à fixação de fraturas da clavícula deslocadas, e séries mais antigas descreviam um percentual inaceitavelmente elevado de infecção profunda.[2,31,54,115] No entanto, progressos significativos ocorreram em diversas áreas, os quais sabidamente diminuem a infecção, por exemplo, o uso de antibióticos perioperatórios, a escolha seletiva do momento da operação com relação ao estado dos tecidos moles, o melhor manuseio dos tecidos moles, o fechamento dos tecidos moles em dois planos e uma fixação superior sob o aspecto biomecânico.[15,82,91,117,140,141,162,166] Em uma metanálise recentemente publicada que examinou uma série cirúrgica de 1975 até 2005, Zlowodzki et al.[209] informaram um percentual de infecção superficial de 4,4% e de infecção profunda de apenas 2,2%; esses valores são significativamente melhores em comparação com os dos estudos precedentes. Nos casos em que efetivamente ocorre infecção, se esta for superficial, em geral, será possível contemporizar com cuidados locais da ferida e o uso de antibioticoterapia sistêmica, até que tenha ocorrido a consolidação. Nesse ponto, a remoção da placa, o desbridamento e uma minuciosa irrigação obterão um elevado percentual de sucesso em termos de erradicação da infecção.

A infecção profunda com um implante instável é problema mais complexo. Se o cirurgião considerar que está ocorrendo uma formação óssea progressiva, a contemporização até que a consolidação ocorra, seguida pela remoção do implante e por desbridamento, é estratégia que poderá ter sucesso. Se não for observado um evidente progresso para a consolidação óssea,

TABELA 38.9 Tratamento de resultados adversos esperados e de complicações inesperadas

Complicações comuns das fraturas da clavícula	Prevenção	Tratamento
Infecção	Técnica cuidadosa, tempos operatórios curtos, antibióticos profiláticos	Irrigação, desbridamento, antibióticos locais e intravenosos; manter a fixação se houver estabilidade, removê-la se estiver frouxa
Pseudartrose	A fixação primária reduz o percentual de pseudartroses em casos selecionados	Fixação por placa ou haste IM, acrescentar enxerto ósseo de crista ilíaca ou um substituto ósseo osteoindutivo se houver atrofia
Consolidação viciosa	A fixação primária reduz o percentual de consolidações viciosas sintomáticas em casos selecionados	Osteotomia corretiva e fixação por placa
Lesão neurovascular	Técnica cuidadosa para evitar lesão iatrogênica (ver texto)	O tratamento de uma lesão estabelecida é tarefa difícil, normalmente com expectativa. A prevenção é essencial (ver texto)
Quebra de implante	Usar placa robusta o suficiente para a estatura, o nível de atividade e a cooperação do paciente. O ideal é o uso de placas pré-moldadas; placas de reconstrução de 3,5 mm devem ser evitadas	Se o local fraturado estiver estável e sem deslocamento, a cura poderá ocorrer com observação. Na maioria dos casos, haverá necessidade de RAFI de revisão com o uso de uma placa mais robusta, ± enxerto ósseo de crista ilíaca para promoção da osteossíntese
Saliência de implante	Usar placa pré-moldada, sobretudo em indivíduos de menor estatura	Remoção do implante depois de no mínimo 2 anos após a implantação
Refratura	Evitar a remoção da placa, se necessário, durante 2 anos após a fixação	Se o deslocamento for mínimo, a consolidação poderá ocorrer com tratamento conservador. Se houver deslocamento ou instabilidade, fica indicada a repetição da RAFI.
Escápula alada	Em decorrência da má posição residual da clavícula (consolidação viciosa, pseudartrose). A fixação primária diminui a incidência	Nos casos de sintomatologia grave, pode haver indicação de cirurgia clavicular corretiva com placa ou haste IM

fica indicada uma intervenção cirúrgica. Nesse casos, procede-se à remoção do implante seguida por um radical desbridamento do osso infectado e do tecido morto ou desvitalizado, com subsequente irrigação. Nesse ponto, são várias as opções. Por um lado, se o paciente é indivíduo saudável e sem comorbidades (como normalmente é o caso) e se o microrganismo infeccioso é sensível, pode se justificar uma imediata reconstrução com a aplicação de placa, enxerto ósseo e antibióticos locais. Por outro, em especial diante de infecções polimicrobianas ou de microrganismos resistentes (i. e., *Staphylococcus aureus* resistente à meticilina), devem ser implantadas pérolas de cimento de polimetilmetacrilato impregnadas de antibióticos (ou um substituto ósseo também impregnado com antibióticos) em qualquer espaço morto residual após o desbridamento; além disso, o paciente será tratado com antibióticos sistêmicos até que os marcadores clínicos e hematológicos indiquem a erradicação da infecção. Será então realizada a reconstrução com retardo. Se for observada uma deficiência significativa de tecido mole, será ideal contar com a ajuda de um cirurgião plástico que possa efetuar cobertura de tecido mole, tipicamente com um retalho rotacional do peitoral maior.[184,199]

Pseudartrose

Tradicionalmente, o percentual de pseudartroses da clavícula era descrito como ficando abaixo de 1% em todas as fraturas. Esse dado tomava por base dois estudos-sentinela, um de Neer em 1960, que descreveu 3 pseudartroses em 2.235 pacientes, e o outro de Rowe em 1968, no qual apenas 4/566 pacientes evoluíram para a pseudartrose em seguida a uma fratura da clavícula.[115,160] Contudo, mais recentemente, o percentual de pseudartroses em seguida ao tratamento fechado de fratura do terço médio da clavícula com deslocamento completo foi citado como exponencialmente mais alto, na faixa dos 15-20%.[15,68,154,209] A razão para tal diferença não está clara, mas provavelmente é fruto de acompanhamentos mais completos nos estudos recentes, da exclusão de crianças (com sua história natural intrinsecamente boa), da mudança dos mecanismos lesionais (*mountain bike,* quadriciclo, paraquedismo) e da intolerância, observada no paciente moderno, com relação à imobilização prolongada. Além disso, vários estudos prospectivos populacionais têm sido úteis na elucidação dos fatores associados com a ocorrência de pseudartrose (Fig. 38.21). Robinson et al.[154] identificaram envelhecimento, gênero feminino, deslocamento de fratura e cominuição como fatores de risco para pseudartrose em fraturas do terço médio da clavícula. As fraturas do terço médio tiveram percentuais mais elevados de pseudartrose à medida que aumentavam a idade do paciente e o deslocamento da fratura.[153] Nowak et al.[125] acompanharam prospectivamente 208 pacientes com fraturas na clavícula verificadas por radiografia e, 9 a 10 anos após a ocorrência da lesão, constataram que 96 (46%) ainda tinham sequelas. Esses autores identificaram a inexistência de contato ósseo entre os fragmentos da fratura como o mais robusto preditor para sequelas. A pseudartrose ocorreu em 15 pacientes (7%). Zlowodzki et al.[209] realizaram uma metanálise de todas as séries de fraturas do terço médio da clavícula com deslocamento de 1975 até 2005 e identificaram 22 manuscritos publicados. Eles constataram que, para a entidade específica de fraturas do terço médio da diáfise da clavícula com deslocamento completo, o percentual de pseudartroses em seguida ao tratamento conservador foi de 15,1%, enquanto o percentual de pseudartroses com o tratamento cirúrgico foi de 2,2%. Isso representa uma redução no risco relativo (para pseudartrose) de 86% (IC de 95%: 71-93%). Essa metanálise, com estudos prospectivos recentes que examinaram a fixação cirúrgica primária de fraturas da clavícula, definitivamente liquidou a ideia de que a fixação primária estava associada a um percentual mais alto – não mais baixo – de pseudartroses (Tab. 38.1). Essa observação se baseava em estudos operatórios mais antigos, com uma seleção insatisfatória dos pacientes, fixação inadequada (Figs. 38.26 e 38.27) e manuseio inferior dos tecidos moles. É indiscutível que existem outros fatores contributivos para a incidência de pseudartrose (p. ex., fraturas associadas, interposição de tecido mole, rotação no local da fratura) que ainda precisam ser esclarecidos.[144,178,195,197] Portanto, atualmente, os fatores associados à ocorrência de pseudartrose são: deslocamento completo da fratura (sem contato entre os fragmentos proximal e distal principais), encurtamento superior a 2 cm, idade avançada, trauma mais grave (tanto em termos de mecanismo lesional como de fraturas associadas) e refratura. No entanto, a fixação cirúrgica primária não está associada a um percentual mais alto de pseudartroses.

A pseudartrose é definida como a ausência de consolidação radiográfica 6 meses após a ocorrência da lesão (Fig. 38.34). Embora um percentual significativo de pseudartroses distais possa ser assintomático, sobretudo em idosos,[122] em sua maioria, as pseudartroses da diáfise média em indivíduos jovens e ativos serão sintomáticas o suficiente para que haja necessidade de tratamento.[5,13,40,50,89,94,110,127,133,163]

Já foram descritos diversos métodos para o tratamento de uma pseudartrose clavicular estabelecida que seja sintomática o suficiente para justificar uma intervenção cirúrgica.[11,12,30,32,33,40,50,75,76,94,197,203] Normalmente, um reparo bem-sucedido de uma pseudartrose diminui a dor e melhora a função. Os métodos descritos variam desde técnicas não invasivas, como a estimulação elétrica e o ultrassom de baixa intensidade, até técnicas minimamente invasivas (aplicação isolada de enxerto ósseo, fixação por parafusos) e a redução aberta/fixação interna formal, com aplicação de enxerto ósseo de crista ilíaca. Fora os relatos de caso isolados ou os casos descritos em séries maiores de tratamentos de rotina, conta-se com pouquíssima evidência em favor do uso da estimulação elétrica ou do ultrassom nessa área.[13,30,32] Em casos raros, nos quais tenha ocorrido mínima deformidade ou encurtamento, uma pseudartrose hipertrófica estável com boa cobertura de tecido mole e sem infecção e com um paciente biologicamente favorável (i. e., não fumante ou não diabético), ocasionalmente, tais técnicas poderão obter sucesso em termos de promoção da osteossíntese. De toda forma, a maioria necessitará de estabilização mecânica e de estimulação biológica.

São duas as principais técnicas empregadas para a obtenção da osteossíntese: fixação por placa e fixação por parafuso ou haste IM. O tratamento considerado padrão áureo com o qual os demais métodos devem ser comparados é a redução aberta e a fixação interna com uma placa de compressão e aplicação de enxerto ósseo de crista óssea. Os percentuais de sucesso infor-

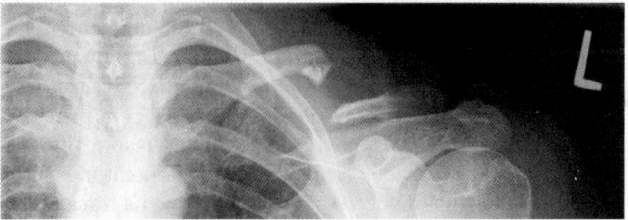

FIGURA 38.34 Pseudartrose atrófica da clavícula. O grau de perda de matéria óssea demonstrado nesse caso sugere a possível necessidade de um enxerto intercalar para restauração do comprimento e obtenção da consolidação.

mados com essa técnica são altos, desde que tenham sido aplicadas as placas de tamanho e comprimento apropriados. Manske e Szabo (10/10 consolidaram), Eskola et al. (20/22 consolidaram), Jupiter e Leffert (16/19 consolidaram), Boyer e Axelrod (7/7 consolidaram), Olsen et al. (16/17 consolidaram) e Bradbury et al. (31/32 consolidaram) são autores que, sem exceção, descreveram resultados excelentes, com baixos percentuais de complicações.[11,12,50,75,94,133] É importante ter-se em mente que as forças geradas pela correção da deformidade e o tempo mais longo para a consolidação significarão que o construto operatório para uma pseudartrose necessitará de maior estabilidade e por um período mais prolongado em comparação com o que se faz necessário para uma fratura recente. Vários autores enfatizam que as placas curtas com quatro orifícios, placas tubulares de 1/3 frágeis ou mesmo placas de reconstrução pélvica de 3,5 mm em pacientes mais pesados (>90 kg) são inadequadas para esse tipo de fixação e apresentam maiores percentuais de insucesso (Fig. 38.27). Recomenda-se o uso de uma placa de compressão para pequenos fragmentos, uma placa "anatômica" pré-moldada ou seu equivalente com um mínimo de três parafusos bicorticais em cada fragmento (Ver Método preferido pelo autor, mais adiante).[11,12,30,32,33,40,50,75,76,94]

São muitas as vantagens teóricas do uso de hastes IM com aplicação aberta de enxerto ósseo para o tratamento de pseudartroses claviculares. Os benefícios propostos são uma incisão menor com melhor resultado estético, menor desnudamento dos tecidos moles, diminuição da irritação pelo implante e remoção mais fácil do implante (frequentemente sob anestesia local), em comparação com a fixação por placa. Já foram publicados diversos relatos que descreveram bons resultados, por exemplo, o de Boehme et al. (20/21 consolidaram) e o de Enneking et al. (13/14 consolidaram).[8,48] No único estudo comparativo de técnicas de fixação para a pseudartrose clavicular, Wu[203] descreveu a ocorrência de consolidação em 9/11 pacientes tratados com fixação por placa e em 16/18 dos tratados com fixação IM. Mas Johnston e Wilkins informaram a ocorrência de quebra de haste em 2/4 pacientes tratados por esse procedimento e as duas fixações por haste IM malsucedidas na série de Wu evoluíram para a consolidação com a subsequente fixação por placa.[197,203] Além do fato da maior fraqueza biomecânica da fixação IM e também por não controlar o comprimento e a rotação tão bem como nos casos tratados com placa, outros autores informaram dificuldades com a migração e a quebra da haste, com o uso dessa técnica.[79,93,109,120] Há necessidade de um estudo prospectivo e randomizado que compare a fixação por placa e a IM, para que sejam definidos seus respectivos papéis nesse cenário.

A perda intensa de matéria óssea e/ou a má qualidade óssea, tipicamente associada a vários procedimentos cirúrgicos malsucedidos e a infecções, podem complicar a reconstrução de pseudartroses claviculares recalcitrantes. Em tais circunstâncias, a opção terapêutica final será a excisão da clavícula ou ressecção da clavícula (parcial ou total).[30,32,202] Considerando-se o importante efeito estrutural da clavícula para a função do membro superior e a disponibilidade das modernas opções terapêuticas, esse deve ser considerado um procedimento de salvação. Embora tenham sido descritos resultados razoáveis, com preservação de uma amplitude de movimento completa e com alívio da dor em casos selecionados com patologia pré-operatória grave, tipicamente resulta um decréscimo significativo na força (especialmente acima da cabeça) e perda da estabilidade do cíngulo do membro superior.

Meu tratamento cirúrgico preferido para uma pseudartrose da diáfise média da clavícula é a redução aberta e a fixação interna com uma placa anatômica clavicular pré-moldada, com a adição de um enxerto ósseo de crista ilíaca ou de um substituto osteoindutivo para enxerto ósseo. O posicionamento do paciente e a aplicação de campos cirúrgicos são similares ao que é empregado para a fixação de fraturas recentes da diáfise média, com a exceção de já se ter preparado o local para um enxerto ósseo de crista ilíaca (tipicamente, o lado contralateral), se o cirurgião antecipar a necessidade de uso do enxerto (ver mais adiante). A abordagem cirúrgica é similar à empregada para uma fratura, com o cuidado de se fazer o rebatimento e preservar a camada miofascial para futuro fechamento; a seguir, o cirurgião identifica a superfície superior da clavícula no local da pseudartrose. As extremidades da pseudartrose são identificadas e, feito isso, o cirurgião realiza uma dissecção criteriosa dos tecidos moles em torno das extremidades, para permitir a correção da deformidade. Em geral, isso envolve a mobilização do fragmento distal até o comprimento, fazendo-se sua translação superior e posteriormente. Não raro, o fragmento distal deve ser rotacionado superiormente, o que facilita a aplicação da placa sobre a superfície superior. As extremidades escleróticas dos fragmentos proximal e distal são identificadas e, depois, o cirurgião usa uma rugina para fazer com que cheguem até uma superfície com sangue vivo. Raramente, haverá necessidade de uma ressecção excessiva para que isso ocorra. A seguir, os canais medulares são restabelecidos com um perfurador, para possibilitar o livre egresso de células osteoprogenitoras ao local da pseudartrose. Em seguida, o cirurgião aplica pinças de redução nos fragmentos proximal e distal; com isso, faz a redução. Tendo-se em mente que existe um ligeiro arqueamento superior apical com relação à clavícula nativa, o calo superior excessivo deve ser desbastado com uma rugina, para que a placa possa se encaixar na superfície superior da clavícula. Qualquer calo excessivo que tenha sido removido na abordagem, desbridamento ou correção da deformidade deve ser preservado, morcelizado e inserido no local da fratura, na conclusão do procedimento. Se possível, a pseudartrose será então fixada com um parafuso de tração para fragmento pequeno ou para minifragmento, no sentido anteroposterior (Fig. 38.35). A probabilidade de sucesso dessa útil etapa pode ser aumentada pela identificação da orientação da linha de pseudartrose durante a abordagem e o desbridamento. A fixação com parafuso de tração ajuda a manter a redução durante a aplicação da placa; além disso, também aumenta a estabilidade do construto. Se isso não for possível, o cirurgião poderá inserir um fio de Kirschner de 2 mm para manter a redução enquanto é aplicada uma placa clavicular pré-moldada à superfície superior. Normalmente, uso uma placa de oito orifícios. Esse implante permite que reste um ou mesmo dois orifícios vazios no local da pseudartrose (o que, com frequência, é necessário, em razão da configuração óssea ou da interferência do parafuso de tração) e, ao mesmo tempo, proporciona a aplicação de três parafusos bicorticais, tanto proximal como distalmente – o que considero o mínimo absoluto para a fixação. Se a pseudartrose for de natureza transversal, os primeiros parafusos de cada lado são inseridos em modo de compressão, sendo apertados depois da remoção do fio de Kirschner provisório. Embora haja disponibilidade de parafusos ou placas bloqueadas, não tenho considerado normalmente necessário o uso de parafusos ou placas bloqueadas na clavícula.

Se for um caso de pseudartrose hipertrófica (a minoria), o autoenxerto morcelizado do osso local será aplicado ao local da pseudartrose e, feito isso, o cirurgião executa o fechamento por procedimento de rotina, como se fosse um caso de fratura. Antes do fechamento, será feita uma irrigação minuciosa e hemostasia; não serão utilizados drenos.

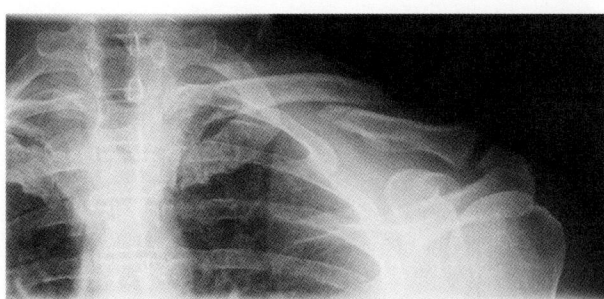
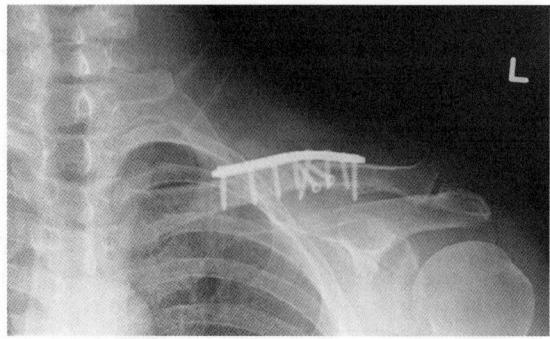

FIGURA 38.35 A: Pseudartrose atrófica 14 meses após o tratamento conservador de uma fratura da clavícula com deslocamento completo. **B:** Reparo bem-sucedido com correção da deformidade, fixação por placa e adição de proteína morfogenética óssea ao local da pseudartrose. A natureza oblíqua da pseudartrose no plano coronal facilitou a fixação inicial com dois parafusos de tração aplicados no sentido anteroposterior.

Se a pseudartrose for do tipo atrófico, um autoenxerto morcelizado da crista ilíaca ou um substituto ósseo osteoindutivo, por exemplo, proteína morfogênica óssea, será aplicado no interior e em torno do local da pseudartrose. Deve-se evitar o uso de substitutos ósseos com pouca capacidade osteoindutiva, como os fosfatos ou sulfatos de cálcio, aloenxerto ou osso desmineralizado. Poderá haver necessidade de um enxerto estrutural ou intercalar em certos casos em que tenha ocorrido uma perda excessiva do comprimento ou diante de um insucesso cirúrgico prévio. Com frequência o encurtamento poderá ser determinado antes da operação, mediante a comparação do comprimento radiográfico da clavícula e o comprimento clínico medido. Se aparentemente ocorreu perda óssea significativa, poderá ser aplicado um enxerto intercalar, por exemplo, com a técnica de Jupiter e Ring.[76] Os cuidados pós-operatórios são semelhantes aos prestados em seguida à reconstrução de uma pseudartrose ou à fixação de uma fratura recente.

Consolidação viciosa

Tradicionalmente, acreditava-se que a consolidação viciosa da clavícula (de ocorrência ubíqua em casos de fraturas desviadas) tinha apenas interesse radiográfico e o sucesso no cenário clínico era definido como a consolidação da fratura. Contudo, mais recentemente, alguns investigadores descreveram um padrão razoavelmente consistente de sintomatologia do paciente (com aspectos ortopédicos, neurológicos, "funcionais" e estéticos) em seguida à consolidação viciosa de fraturas do terço médio da clavícula com deslocamento.[7,21,64,74,84,103,136,150] Embora todos os fatores contributivos para a ocorrência dessa condição não tenham sido ainda esclarecidos, o problema é tipicamente diagnosticado em pacientes jovens e ativos, com graus significativos de encurtamento no local da consolidação viciosa (Fig. 38.36). Como seria razoável esperar, o encurtamento do cíngulo do membro superior (com o típico deslocamento inferior e a rotação anterior do fragmento distal) resulta em uma série de anormalidades biomecânicas e anatômicas que se traduzem diretamente nas queixas do paciente. Em termos ortopédicos, o encurtamento das unidades miotendíneas que atravessam o local da consolidação viciosa resulta em uma sensação de debilidade e de rápida fatigabilidade, com a perda do nível de resistência. Já foi demonstrada a ocorrência de déficits objetivos significativos na força e resistência máximas (especialmente de abdução) em seguida à consolidação de fraturas desviadas do terço médio da clavícula tratadas por procedimento conservador (Fig. 38.37).[99,172] O estreitamento e o deslocamento do desfiladeiro torácico (cuja borda inferior é a clavícula) resultam em dormência e em parestesia, normalmente na distribuição das raízes nervosas de C8 até T1, exacerbadas por atividades provocativas com movimentos acima da cabeça. Dada sua deformidade, os pacientes se queixam do aspecto de seu ombro e da dificuldade com o uso de mochilas, equipamento militar e alças a tiracolo: tal situação recebeu a denominação de déficit na "cosmese funcional". Os pacientes com esse problema também se queixam de dores na parte superior das costas e de uma sensação de dolorido periescapular, sobretudo com a prática de atividades repetidas. Existem evidências objetivas de que o deslocamento do fragmento distal (ao qual está presa a escápula) resulta em consolidação viciosa da articulação escapulotorácica e em uma forma de escápula alada; tal situação causa espasmo da musculatura periescapular e dor de fadiga.[64,146]

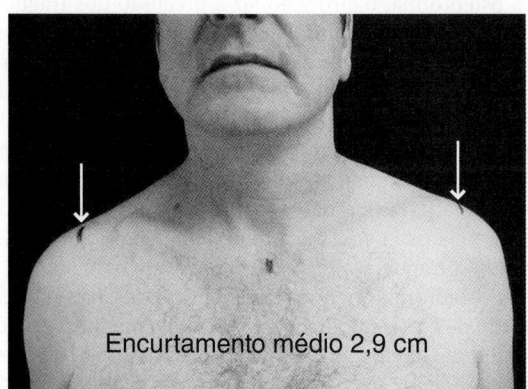
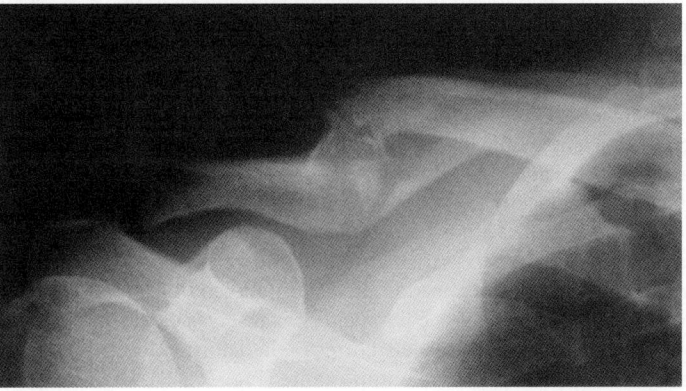

FIGURA 38.36 Características clínicas típicas de consolidação viciosa da clavícula (**A**) com a radiografia correspondente (**B**). Notar a assimetria dos ombros e a diferença na posição das articulações AC (*setas*).

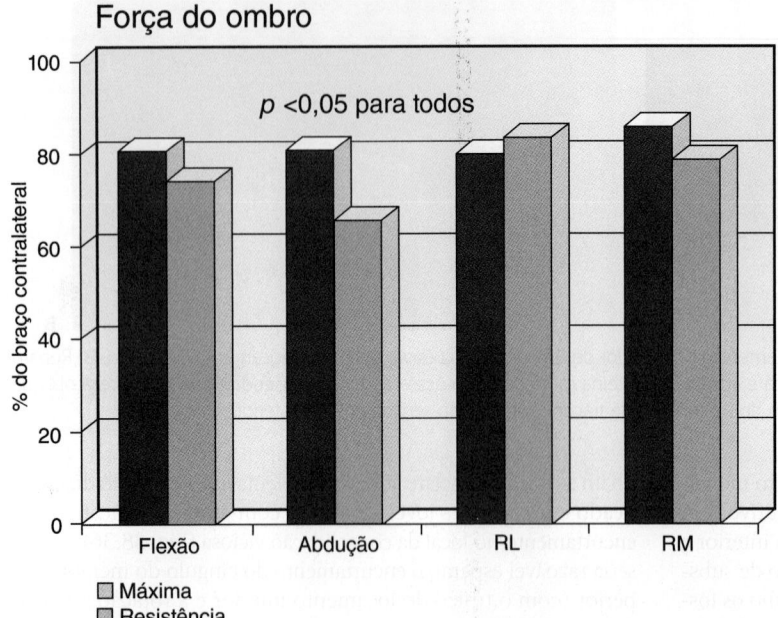

FIGURA 38.37 Força do ombro objetivamente medida em seguida ao tratamento conservador de uma fratura do terço médio da clavícula (máxima, resistência) em comparação com o lado contralateral normal.[99] Os pacientes foram examinados em um mínimo de 14 meses após a ocorrência da lesão, com média de 54 meses. RL = rotação lateral; RM = rotação medial. (Adaptado de: McKee MD, Pedersen EM, Jones C, et al. Deficits following nonoperative treatment of displaced midshaft clavicular fractures. *J Bone Joint Surg AM*. 2006; 88[1]:35-40, com autorização.)

Poderia parecer que o fator de risco predominante para a ocorrência desse problema é o encurtamento no local da consolidação viciosa. Gossard[59] verificou que um encurtamento de 2 cm ou mais estava associado a um desfecho funcional insatisfatório e a um elevado percentual de insatisfação do paciente. McKee et al.[103] descreveram uma série de 15 pacientes com consolidação viciosa sintomática na clavícula, com um encurtamento médio de 2,9 cm e Bosch et al.[9] descreveram uma "osteotomia de extensão" em 4 pacientes com encurtamentos de 0,9 a 2,2 cm. Em um estudo retrospectivo, Eskola et al.[49] descreveram 83 pacientes com fraturas desviadas, tendo observado que o encurtamento de 1,2 cm ou mais estava associado a aumento da dor no final do acompanhamento. No entanto, esse ponto permanece motivo de controvérsia. Em revisões retrospectivas, Nordqvist et al.[124] (225 fraturas do terço médio da diáfise da clavícula) e Oroko et al.[135] (41 fraturas do terço médio da diáfise da clavícula) não puderam demonstrar uma relação entre o encurtamento e um desfecho insatisfatório. É provável que o comprimento seja apenas um componente de uma deformidade tridimensional complexa, que, em combinação com a variabilidade intrínseca da resposta humana à lesão esquelética, explica por que alguns indivíduos com uma consolidação viciosa funcionam adequadamente, enquanto outros buscam com determinação a correção cirúrgica. Para aqueles pacientes com consolidação viciosa sintomática e que não foram bem-sucedidos com um ciclo de fisioterapia para o fortalecimento muscular, as opções são aceitar a incapacitação ou fazer uma osteotomia corretiva.

A intervenção cirúrgica fica reservada para pacientes com sinais e sintomas de consolidação viciosa específicos para a condição e suficientemente intensos a ponto de justificarem a cirurgia. Uma dor vaga e generalizada na região do ombro (em especial em um paciente com problemas médico-legais ou com questões de indenização) e uma consolidação viciosa radiográfica não constituem necessariamente uma indicação para a cirurgia. Os pacientes selecionados para a cirurgia são tipicamente jovens, ativos e saudáveis e possuem boas reservas ósseas. O objetivo principal da cirurgia é a correção da deformidade e o planejamento pré-operatório é importante (Fig. 38.38). Uma medição cuidadosa, tanto clínica como com base nas radiografias, define o grau de comprimento a ser restaurado. Foi demonstrado que a radiografia anteroposterior do tórax com inclusão das duas clavículas é uma forma confiável de comparar o comprimento com a clavícula oposta (normal).[172] O deslocamento inferior e a rotação anterior do fragmento distal são corrigidos pela aplicação da placa à superfície superior, nivelada tanto medial como lateralmente; poderá haver necessidade de alguma moldagem no plano anterossuperior, pois a clavícula demonstra um ligeiro arqueamento caudal.

O posicionamento do paciente e a abordagem cirúrgica são similares ao que se faz para a fixação de uma fratura ou o reparo de pseudartrose.[102] A exceção é que, em certos casos, é prudente ter preparado um enxerto ósseo de crista ilíaca (ver mais adiante). Em geral, não tem sido rotineiramente necessário inserir um enxerto intercalar para restauração do comprimento. Normalmente, na maioria dos pacientes é possível identificar a posição dos fragmentos proximal e distal. O cirurgião deve fazer a limpeza do local da consolidação viciosa e fazer uma marca no osso proximal e distalmente; feito isso, medirá o comprimento. Isso permite que o cirurgião calcule o comprimento adquirido, ao voltar a medir a distância entre as duas marcas, na conclusão da osteotomia. Em seguida, faz a osteotomia para recriar a fratura original e os fragmentos proximal e distalmente, com o uso de uma combinação de microsserra sagital e osteótomos. É preciso tomar cuidado para não se violar o espaço subclávio. Em seguida à osteotomia, o cirurgião faz a preensão dos fragmentos proximal e distal com uma pinça de redução e, cuidadosamente, promove a distração até a posição desejada. Em geral, não há necessidade de deixar o braço livre após a aplicação dos campos cirúrgicos para a tração. Em casos difíceis, pode-se usar um minidistrator para a correção do comprimento e a manutenção da posição, enquanto é aplicada a fixação. Deve-se também ter cautela para que não ocorra excessiva distração dos fragmentos, pois isso poderá acarretar lesão neurológica.[151] Dependendo da configuração das extremidades do osso, depois de realizada a osteotomia, frequentemente será possível modelar um contorno de corte interdigitante ou em degrau, para aumentar a estabilidade intrínseca e ampliar a área de superfície óssea para a consolidação. Os canais medulares são restabelecidos com um perfurador e a osteotomia deve ser temporariamente fixada com um fio de Kirschner. Em seguida, o cirurgião faz as

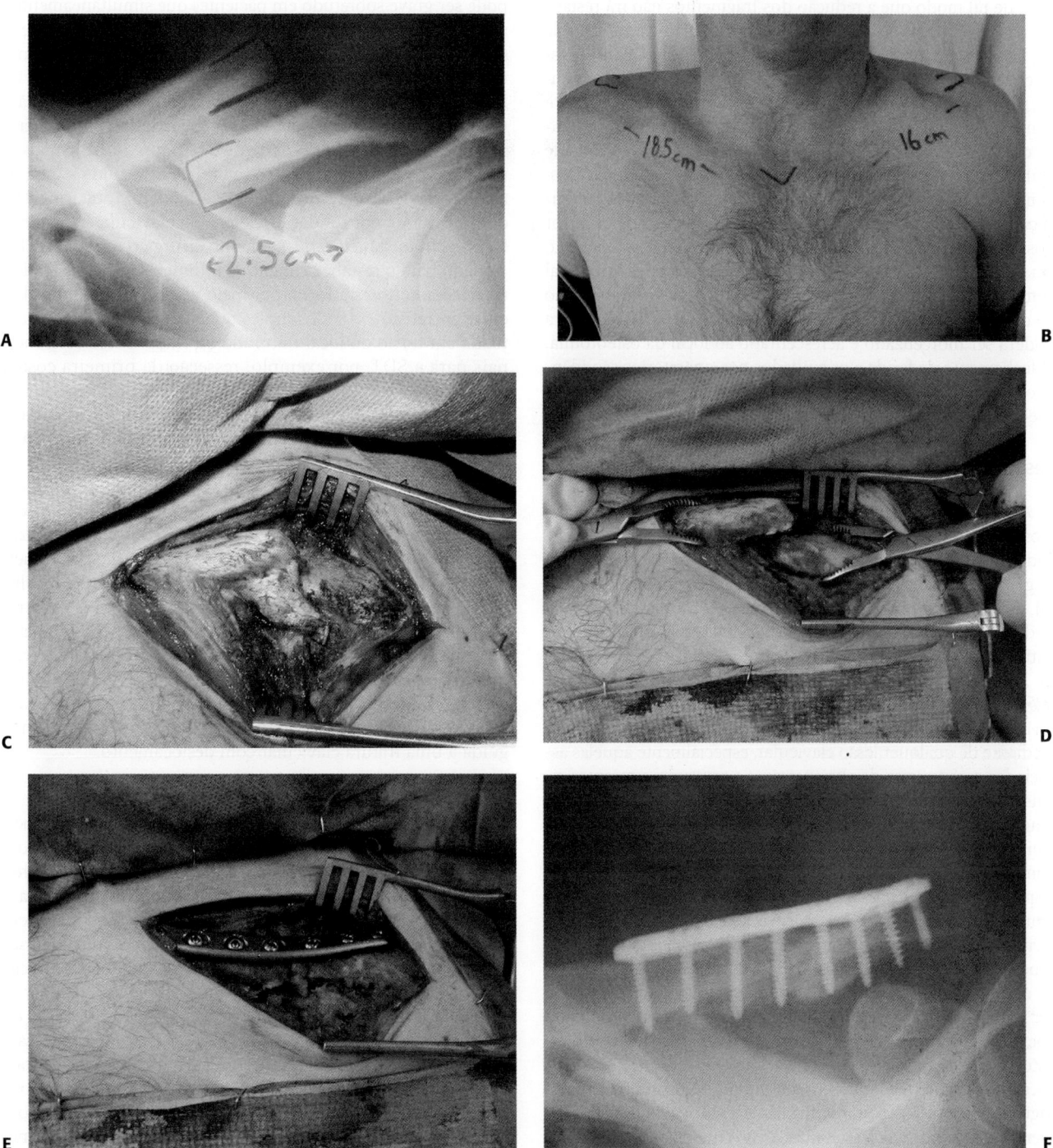

FIGURA 38.38 A: Radiografia anteroposterior de uma consolidação viciosa sintomática da clavícula com 2,5 cm de encurtamento. **B:** A fotografia clínica correspondente mostra a medição do comprimento da clavícula desde a incisura esternal até a articulação acromioclavicular. **C:** Fotografia intraoperatória do local da consolidação viciosa, que demonstra o típico deslocamento do fragmento distal com translação medial, inferior e anterior. Também mostra a quantidade abundante de osso local, normalmente presente no local da consolidação viciosa. Embora seja difícil avaliar com precisão, também ocorreu uma rotação anterior do fragmento distal. **D:** Fotografia intraoperatória em seguida à osteotomia da consolidação viciosa, com recriação da linha de fratura original e fresagem do calo em excesso (que será empregado como enxerto no local da osteotomia); e distração dos fragmentos até seu comprimento e posição corretos. Em geral, não há necessidade de aplicar um enxerto ósseo intercalar, pois raramente haverá uma perda óssea absoluta e, além disso, é possível restabelecer os fragmentos proximal e distal originais com o uso de uma combinação de microsserra sagital e osteótomos. **E:** Fotografia intraoperatória obtida em seguida à redução e à fixação por placa; para tanto, foi empregada uma placa anatômica pré-moldada. **F:** Radiografia anteroposterior obtida após a osteossíntese. Os sintomas pré-operatórios do paciente desapareceram completamente.

medidas para a correção da deformidade e do comprimento. Ocasionalmente, ele pode deparar com um déficit ósseo absoluto, de tal modo que a redução dos fragmentos não irá restaurar o comprimento. Nesse ponto, as opções são a aceitação de algum encurtamento ou o uso de um enxerto intercalar. É possível antecipar essa situação antes da operação, quando o encurtamento clínico medido (i. e., 3 cm) for significativamente maior do que o grau de encurtamento observado na radiografia da clavícula envolvida. Logo que a correção da deformidade tenha sido confirmada, o cirurgião fará a fixação definitiva. Existem várias placas "anatômicas" pré-moldadas projetadas para fixação da clavícula que são ideais para essa finalidade.[70] Se for possível aplicar um parafuso de tração através da osteotomia, em geral, serão suficientes três parafusos extras, tanto proximal como distalmente. Caso contrário, é recomendável a aplicação de quatro parafusos proximal e distalmente. O osso local extra poderá ser morcelizado e acrescentado ao local da osteotomia. O fechamento da ferida e os cuidados pós-operatórios são idênticos aos referentes à fixação de fratura recente ou ao reparo de pseudartrose.

Lesão neurovascular em fraturas da clavícula

Apesar da proximidade do plexo braquial e dos vasos subclávios, as lesões neurovasculares são surpreendentemente raras, dado o número de fraturas da diáfise clavicular com deslocamento grave observadas na prática.[6,10,18,22,34,38,55,69,147,151,161,187] Em geral, as lesões neurovasculares associadas a fraturas da clavícula podem ser divididas em três grupos: lesões recentes, lesões mais antigas e lesões iatrogênicas.

Lesões recentes

É fundamental que seja feito um exame vascular e neurológico diante de qualquer lesão clavicular, especialmente aquelas associadas com trauma de alta energia. Se estiverem presentes sinais de lesão vascular, fica indicada uma angiografia. Além de ser diagnóstico, com os refinamentos das técnicas de intervenção, como a embolização e a aplicação de *stents*, o procedimento também poderá ser terapêutico (Fig. 38.39). Embora possa ocorrer impalação direta de fragmentos ósseos, em sua maioria, as lesões neurovasculares são causadas por tração excessiva, que, em sua forma mais grave, é denominada dissociação escapulotorácica. O aspecto singular dessas lesões é que a fratura clavicular associada é tipicamente de distração, não de encurtamento. Essa pode ser uma lesão que põe em risco o membro ou mesmo a vida do paciente. Ebraheim et al. informaram 3 mortes em 15 pacientes, e Zelle et al. descreveram 3 mortes e 6 amputações em 22 pacientes em suas séries realizadas em um importante centro traumatológico europeu.[39,207] Se for realizada a tentativa de salvação do membro, fica indicada a estabilização do cíngulo do membro superior (tipicamente com fixação da fratura da clavícula por placa), com o objetivo de se criar um ambiente ideal para a cicatrização das estruturas de tecido mole.

Também têm ocorrido relatos de casos de lesão neurológica direta, causada pelos fragmentos da fratura clavicular. Nessa situação, fica indicada a descompressão cirúrgica do plexo braquial por meio da redução e da fixação da fratura da clavícula.[6,10,34,55,69,147,161]

Lesões mais antigas

As lesões mais antigas tendem a ocorrer por causa da intromissão no desfiladeiro torácico, seja pelo deslocamento das margens (i. e., em decorrência do deslocamento clavicular, causado por consolidação viciosa ou pseudartrose), seja pela intromissão em decorrência da formação do calo clavicular. Esse fenômeno pode ser grave sobretudo em pacientes que simultaneamente se apresentem com lesão craniana (Fig. 38.40). Nos relatos de casos que descrevem essa entidade, fica indicado o desbridamento do calo local com realinhamento e fixação da lesão clavicular.[26,47,147] O momento para a realização dessa intervenção é motivo de controvérsia, mas, em geral, ela deve ser realizada assim que o estado geral do paciente o permitir. A razão mais comum para a irritação do plexo braquial em seguida a uma fratura da clavícula é a síndrome do desfiladeiro torácico (SDT), que resulta da consolidação viciosa da clavícula (ver acima). Nessas circunstâncias, o tratamento cirúrgico deverá ser direcionado para o restabelecimento das dimensões do desfiladeiro torácico anteriores à lesão, por meio de uma osteotomia clavicular corretiva.[7,9,21,103] A simples remoção da protuberância situada em torno do local fraturado ou tratamentos convencionais para a SDT, por exemplo, ressecção da primeira costela, padecem de elevados percentuais de insucesso. Isso se deve ao fato de que o problema anatômico fundamental é a mudança em posição, orientação e contorno do desfiladeiro torácico em decorrência do deslocamento do segmento distal da clavícula, não do impacto local do calo ou das estruturas normais (i. e., a primeira costela). Connolly e Ganjianpour[28] relataram o caso de um paciente com SDT em seguida a uma consolidação viciosa clavicular, que foi tratado em vão com a ressecção da primeira costela, enquanto a osteotomia corretiva da clavícula resultou em imediata resolução dos sintomas. McKee et al.[103] informaram ter obtido a resolução dos sintomas da SDT em 16 pacientes submetidos a osteotomia corretiva da clavícula, para tratamento de uma consolidação viciosa. É provável que a colisão crônica no desfiladeiro torácico, que conduz à ocorrência da SDT, seja a forma mais comum de "lesão" neurovascular em seguida a uma fratura clavicular com deslocamento.

Lesão iatrogênica

Apesar da proximidade do plexo braquial, é muito rara a ocorrência de uma lesão catastrófica causada pela penetração intraoperatória por brocas ou abre-roscas. Shackford e Connolly[168] relataram um caso de formação de pseudoaneurisma subclávio acompanhado por embolização distal, em decorrência da penetração de parafuso depois da realização de fixação de uma pseudartrose clavicular por placa e Casselman[18] descreveu um caso similar. É possível a ocorrência de lesão iatrogênica, mas acredita-se que isso ocorra em situações específicas, nos casos em que possa haver distração. Ring e Holovacs[151] descreveram três casos de paralisia do plexo braquial em seguida à fixação IM de fraturas da clavícula. Esses autores postularam que a distração do local fraturado (um pré-requisito para a redução e a inserção da haste) e a apresentação com atraso (os pacientes foram diagnosticados algumas semanas após a ocorrência da lesão) resultaram na lesão por tração do plexo braquial. Felizmente, ocorreu recuperação completa de todas as três paralisias com o tratamento conservador. Ao que parece, a distração de uma fratura clavicular com encurtamento, sobretudo aquela que se apresenta ou é tratada algumas semanas ou meses após a lesão inicial, gera o risco de uma lesão do tipo de tração ao plexo braquial adjacente. É preciso evitar a excessiva distração no local da fratura ou qualquer violação do espaço subclavicular durante o reparo cirúrgico de lesões claviculares. Felizmente, de posse das informações hoje disponíveis, em geral, essas lesões são de natureza temporária, podendo-se esperar uma recuperação completa com o passar do tempo.

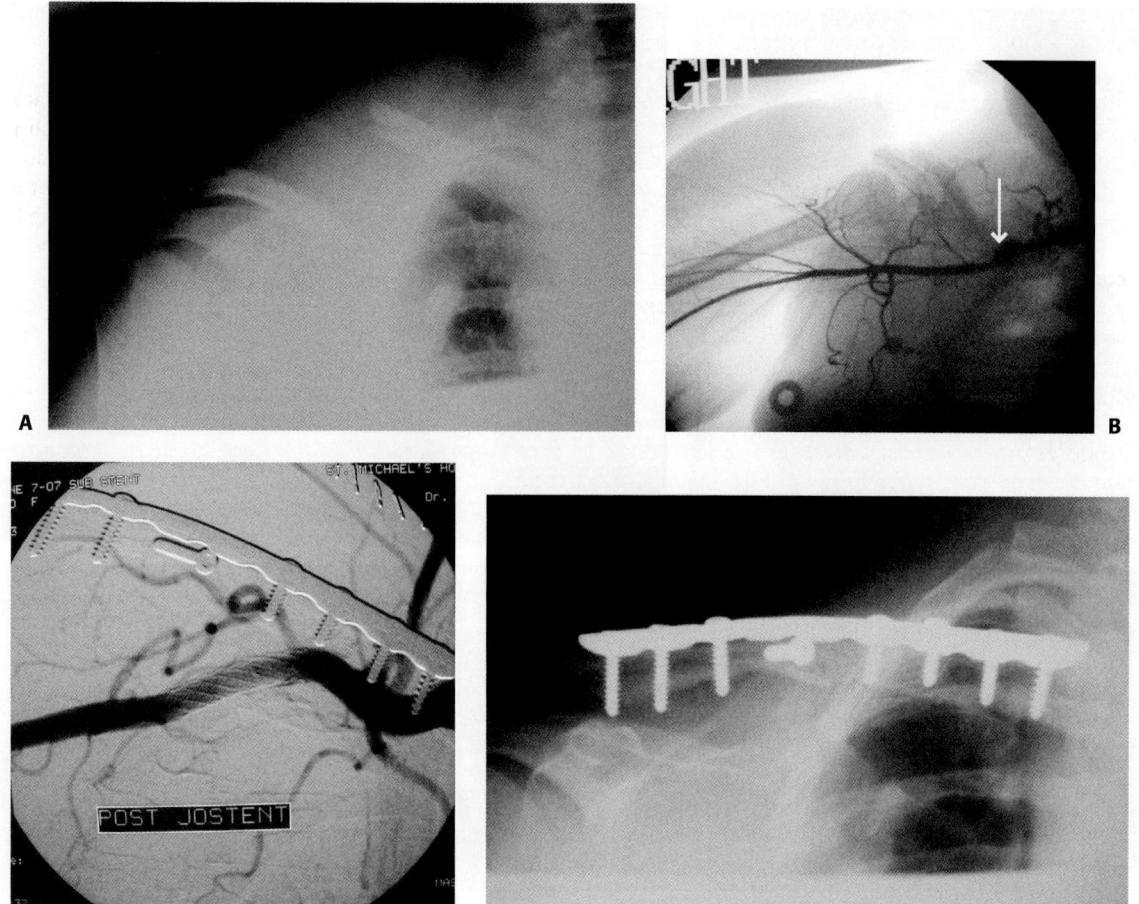

FIGURA 38.39 A: Radiografia anteroposterior de enfermeira de 57 anos com obesidade mórbida, a qual sofreu uma fratura do terço médio da clavícula com grave deslocamento em uma queda da posição de pé. A paciente também tinha sofrido uma lesão parcial do plexo braquial e uma laceração parcial da artéria subclávia, com formação de um pseudoaneurisma (*seta*), demonstrado na angiografia obtida antes da operação (**B**). A paciente foi tratada com a imediata aplicação de um *stent* no pseudoaneurisma resultante, seguindo-se a fixação da fratura com uma placa de compressão dinâmica de 3,5 mm de contato limitado (**C**). As indicações para a fixação foram a redução do grave deslocamento e a criação de um ambiente ideal para a recuperação neurológica e vascular. O tratamento teve resultado sem maiores complicações para o osso e os tecidos moles (**D**).

Quebra de implante

Essa complicação ocorre quando as tensões aplicadas ao implante excedem sua resistência biomecânica, normalmente em decorrência do uso prematuro e excessivo causado por não cooperação, incompatibilidade entre o tamanho do implante e o do paciente ou por uma consolidação viciosa ou pseudartrose. Essa complicação pode ser evitada por uma técnica cirúrgica apropriada (i. e., evitando-se um excessivo desnudamento dos tecidos moles, fixação estável) e pelo uso de implantes compatíveis com o porte e nível de cooperação do paciente (i. e., deve-se evitar o uso de placas de reconstrução pélvica de 3,5 mm). Esses detalhes técnicos estão descritos em *Fixação por placa* (acima). A incidência de defeitos/quebras do implante deve diminuir, à medida que melhores implantes (em termos de resistência, materiais e contorno) forem sendo disponibilizados.

Saliência de implante

A irritação local decorrente de um implante saliente continua sendo preocupação clínica em seguida ao tratamento cirúrgico de fraturas da clavícula, diante da relativa escassez da cobertura de tecido mole desse osso. A incidência de remoção do implante varia desde menos de 5% até essencialmente 100% em algumas séries (i. e., em que a remoção da haste é um segundo estágio planejado do procedimento). O uso de placas retas robustas em indivíduos magros ou de pequena estatura está associado a maiores graus de irritação local. É provável que a incidência de remoções de placa possa ser minimizada pelo uso de uma placa pré-moldada. Além disso, os proponentes da aplicação de placas anteriores-inferiores sugerem que essa técnica resulta em menor saliência e irritação, embora essa afirmativa ainda esteja à espera de comprovação. Com relação à fixação por placa em geral, fica claro que não é recomendável nem desejável como rotina a remoção da placa na maioria dos casos tratados com RAFI. As placas assintomáticas podem e devem ser mantidas *in situ*, com baixo percentual de complicações no longo prazo – de maneira semelhante ao que ocorre com placas retidas em outras regiões do membro superior, como o antebraço ou úmero. Placas que estejam provocando uma irritação local suficiente para justificar uma intervenção cirúrgica devem ser removidas apenas depois de transcorridos 2 anos a contar da consolidação da fratura, para que fique minimizado o risco de refratura (como ocorre no antebraço). Atletas de esportes com colisões devem ter suas placas removidas ao final da estação esportiva, para que diminua o risco de refratura. Relatos anedóticos informam que muitos pacientes com sintomatologia após 1 ano e que desejam ter sua placa removida constatam que, 2 anos depois da lesão, seus sintomas melhoraram, a

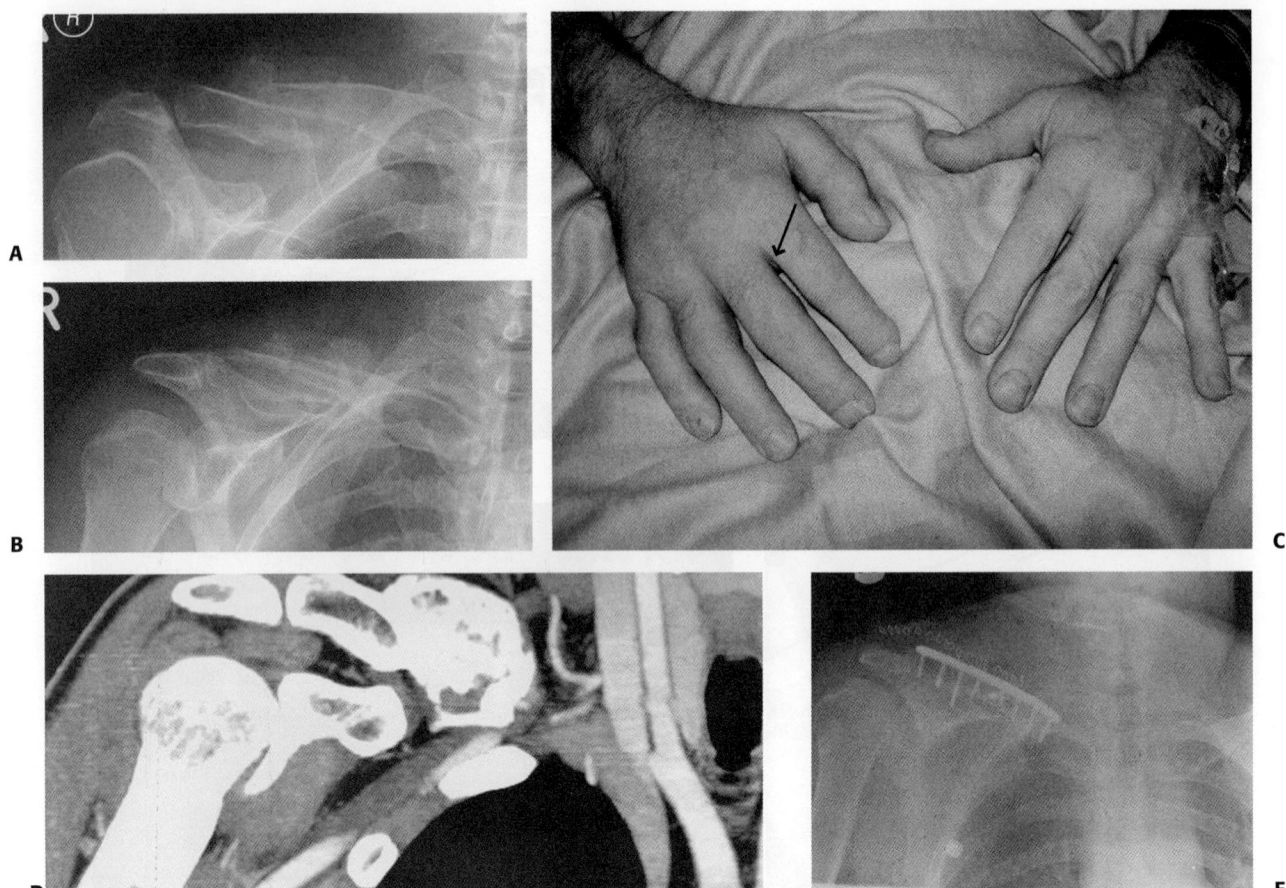

FIGURA 38.40 A radiografia anteroposterior inicial de um paciente politraumatizado de 46 anos com lesão craniana demonstra uma fratura da clavícula com deslocamento (**A**). Transcorridas 6 semanas após a lesão, a radiografia anteroposterior revela uma formação de calo abundante em torno da fratura (**B**). O paciente padecia de nevralgia crescente no membro superior associado, com progressiva astenia muscular progressiva na mão. A mão envolvida (**C**, *seta*) exibia sinais de obstrução venosa, com inchaço, perda da definição das pregas cutâneas e alteração da cor (violácea). Um estudo de TC confirmou obstrução do desfiladeiro torácico, em decorrência de uma combinação de intenso encurtamento e deslocamento do local da fratura, além da formação de calo exuberante (**D**). Esse paciente foi tratado com correção operatória da deformidade, resseção completa do calo supraclavicular, uma resseção criteriosa do calo infraclavicular e, finalmente, fixação por placa. O resultado do tratamento foi uma pronta resolução dos sintomas, recuperação neurológica completa e uma osteossíntese sem maiores complicações (**E**).

ponto de dispensarem a intervenção. Em geral, os dispositivos IM de pequeno diâmetro ou não bloqueados são removidos por causa do elevado grau de recuo e de saliência, que ocorrem com a consolidação da fratura. Essa remoção pode ser efetuada antes da remoção da placa, em decorrência das diferenças intrínsecas nos padrões de consolidação entre esses implantes. Não está claro se o uso de dispositivos IMs com capacidade de bloqueio, mais modernos, resultará em percentuais mais baixos de remoção, embora certamente essa seja uma de suas vantagens teóricas.

Refratura

É surpreendentemente rara a ocorrência de uma real refratura em seguida à consolidação de uma fratura da clavícula. Minha experiência é que muitos indivíduos que afirmam ter sofrido várias fraturas da clavícula se apresentam, de fato, com uma pseudartrose de sua fratura inicial, a qual jamais consolidou completamente. Episódios recorrentes de trauma devem chamar a atenção do médico e novas radiografias são equivocadamente interpretadas como revelando uma "refratura". Os poucos casos informados descrevem um elevado percentual de pseudartroses em seguida à "refratura". Independentemente da etiologia exata, pacientes com esse problema devem ser orientados acerca do alto percentual de resultados insatisfatórios e do fato de que poderão ser beneficiados com a fixação.[15,30,32]

Diante da crescente popularidade da fixação cirúrgica de fraturas da clavícula com deslocamento e da população envolvida, não surpreende que estejam sendo encontradas fraturas na extremidade de uma placa empregada para a fixação de uma fratura precedente na clavícula. Isso ocorre normalmente com traumas recorrentes de alta energia. Ainda não foram publicadas grandes séries prospectivas e as recomendações se fundamentam em apenas alguns casos. Em geral, uma fratura no membro superior que ocorra ao final de uma placa diafisária implantada e estável terá uma história natural desfavorável e grande chance de retardo de consolidação ou de pseudartrose. Segundo minha experiência, em geral, essas fraturas, se deslocadas, necessitarão de nova fixação. Devem ser feitas tentativas para a fixação da fratura, de forma a abranger a área do osso previamente reparado (Fig. 38.41). Se a fratura exibir mínimo deslocamento, será razoável fazer uma tentativa de tratamento conservador, com o braço em repouso em uma tipoia.

Escápula alada

A escápula alada tem uma série de etiologias e já foram publicados alguns relatos de casos que descrevem essa condição após

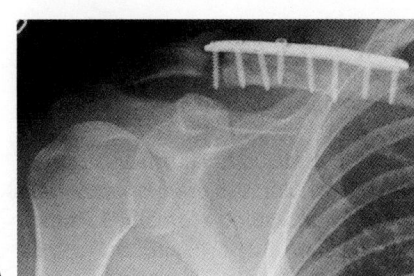 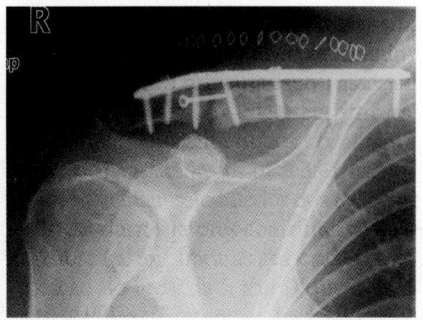

FIGURA 38.41 Um corredor profissional de motocicleta com 40 anos foi tratado com fixação por placa de uma pseudartrose do terço médio da clavícula, ocorrida em seguida a uma fratura dessa parte com deslocamento. A pseudartrose foi resolvida sem maiores problemas, contudo, 2 anos depois, após outra colisão em alta velocidade, o paciente sofreu fratura na extremidade lateral da placa (**A**). Essa fratura também evoluiu para uma pseudartrose, o que implicou nova fixação com uma placa mais longa (**B**). Esse é um risco potencial para indivíduos com fixação da clavícula por placa que continuem a participar de atividades de alto risco.

o tratamento conservador de fraturas do terço médio da clavícula com deslocamento. Rasyid et al.[146] descreveram dois casos de escápula alada, um deles em decorrência de uma fratura "negligenciada" da clavícula com encurtamento de 2 cm. Um artigo recente de Ristevski et al.[152] examinou 18 pacientes com consolidação viciosa sintomática da clavícula e evidência clínica de escápula alada (Fig. 38.42). Os autores obtiveram um estudo de TC de todos os pacientes e foram os primeiros capacitados a descrever e a quantificar um padrão consistente de consolidação viciosa da escápula. Os pacientes apresentaram um encurtamento médio de 2,1 cm da clavícula e foi observado que o acrômio fazia translação medial, inferior e anterior com o fragmento clavicular distal. A translação acromial média era de 2,4 cm. Foi observado que os aspectos posteriores da escápula faziam menor translação (ângulo superior, 1 cm; ângulo inferior, 0,6 cm). Tal situação resulta no típico aspecto clínico de um ombro com encurtamento e prostração, que pode ser observado em casos de consolidação viciosa ou pseudartrose da clavícula (Fig. 38.43). A principal função da clavícula é servir de estrutura para o posicionamento da escápula em sua localização correta. Tendo-se em vista que a escápula é a base sobre a qual funcionam o braço e a mão, uma consolidação viciosa ou pseudartrose da clavícula altera a posição da escápula a ponto de afetar o ganho mecânico dos músculos associados. Os efeitos mecânicos negativos dessa posição do ombro estão devidamente documentados, com uma diminuição média na força rotacional que variou de 13 a 24% em um estudo.[175] Embora seja difícil provar uma ligação direta entre a consolidação viciosa da escápula e um resultado insatisfatório em seguida ao tratamento conservador de fraturas da clavícula com deslocamento, foi proposta a hipótese de que a rápida fatigabilidade, a debilidade, o espasmo e a dor na musculatura do cíngulo do membro superior podem estar relacionados com a má posição da escápula.

Ainda que atualmente possa ser obscura a relação entre a consolidação viciosa da escápula e o resultado, isso pode explicar parte da variabilidade nos resultados observada em casos de fraturas da clavícula. Conquanto se utilize a mensuração do encurtamento clavicular em substituição ao deslocamento em geral, ficou claro que graus significativos de má posição da escápula (e a implícita sintomatologia) poderão resultar em translação e rotação do fragmento distal da clavícula e da escápula, com mínimo "encurtamento" visualizado nas radiografias de rotina. A realização de estudos prospectivos com o objetivo de analisar o grau de consolidação viciosa da escápula em casos de fraturas recentes da clavícula ajudaria a determinar se existe ou não uma correlação entre essa consolidação viciosa e os resultados, e também poderia ajudar na tomada de decisão a respeito da cirurgia.

> **MÉTODO DE TRATAMENTO PREFERIDO PELO AUTOR**
>
> A Figura 38.44 descreve o método de tratamento preferido pelo autor para fraturas da clavícula.

CONTROVÉRSIAS E RUMOS

Seleção do paciente para a intervenção cirúrgica

Estudos recentemente publicados tornaram clara a existência de um subgrupo de pacientes, em especial aqueles com fraturas com encurtamento e deslocamento, que seriam beneficiados com o reparo cirúrgico primário de lesões claviculares.[15,68,154] Entretanto, essas intervenções primárias não estão isentas de risco e consomem recursos significativos nos cuidados com a saúde. Além disso, há pacientes que, aparentemente, têm fatores prognósticos para um resultado insatisfatório em seguida a uma fratura da clavícula (i. e., deslocamento superior a 2 cm), mas cujo problema é rapidamente solucionado (embora em uma posição "deslocada"), com mínima sintomatologia e completa funcionalidade do ombro envolvido. Apesar de parte da explicação para tal situação dever-se indubitavelmente à variabilidade intrínseca da resposta dos pacientes à lesão musculoesquelética, outros fatores não claramente definidos ou compreendidos presentemente podem intervir. Exemplificando: embora a maioria dos estudos utilize a magnitude do encurtamento ao definir o deslocamento da fratura, esse dado é apenas uma mensuração linear relativamente simplista do que, na verdade, é uma complexa deformidade tridimensional. Tendo-se em vista que a maioria dos grupos musculares do ombro tem origem escapular, pode ocorrer de a posição final da escápula com relação ao tronco e à parte superior do braço (coisa difícil de ser mensurada, ver *Escápula alada*) ser o fator dominante para a determinação do prognóstico.[64] Embora o índice prognóstico publicado por Robinson et al.[154] seja um dramático avanço em termos de obtenção de informações objetivas e também para facilitar nossa capacidade de prever os resultados, existem ainda melhoras significativas que podem ser alcançadas para que as intervenções possam ser selecionadas es-

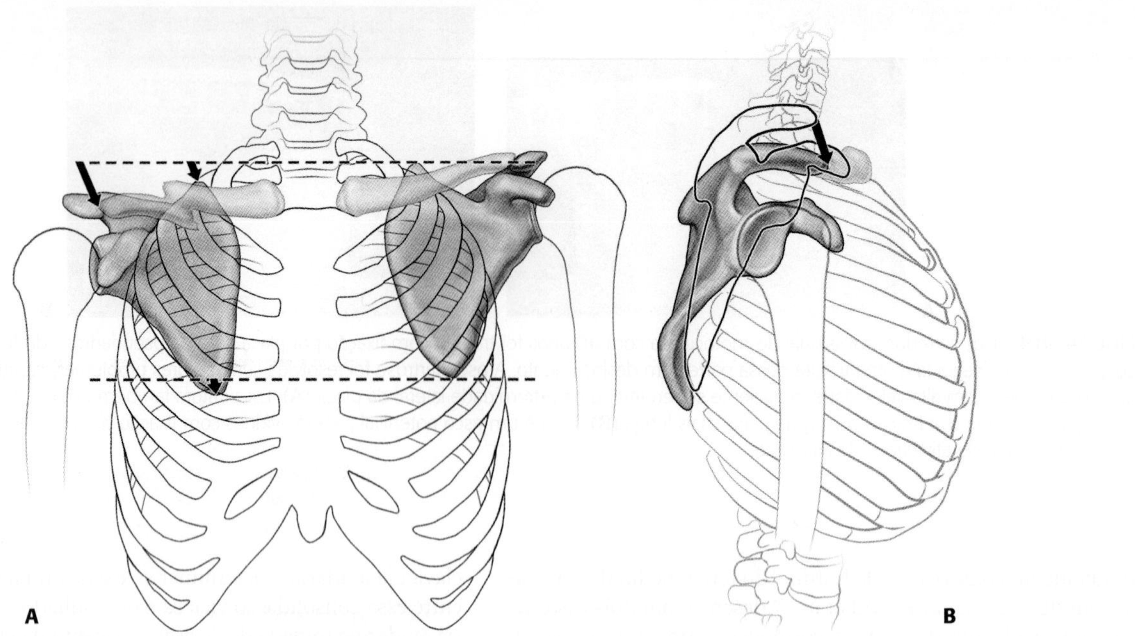

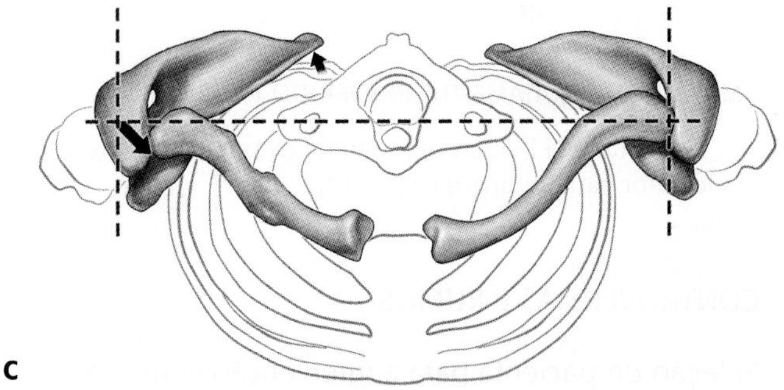

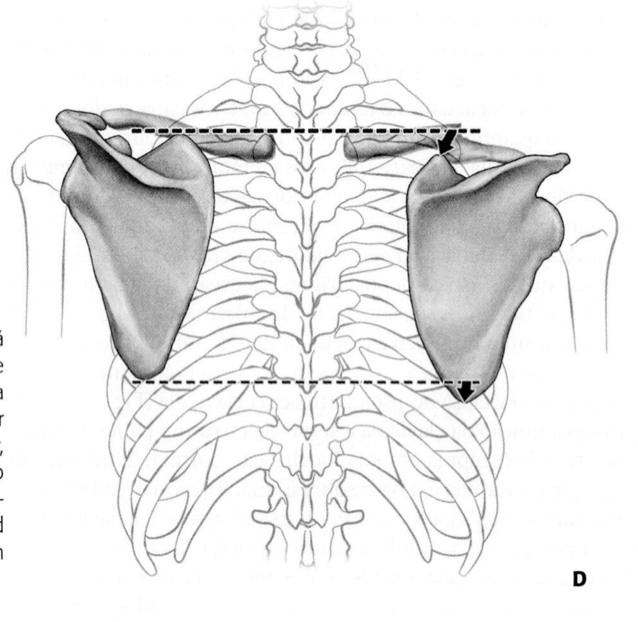

FIGURA 38.42 Interpretação artística de deformidade típica e resultante má posição da escápula em seguida a uma consolidação viciosa ou pseudartrose clavicular. É essa má posição que resultará em evidência clínica de escápula alada e consequente sintomatologia. **A:** Vista anterior da translação escapular inferior. **B:** Vista em perfil demonstrando protração escapular. **C:** Vista superior, que demonstra a translação anterior. **D:** Vista posterior demonstra a translação inferior da escápula. (Adaptado de: Ristevski B, Hall JA, Pearce D, et al. The radiographic quantification of scapular malalignment after malunion of displaced clavicular shaft fractures. *J Shoulder Elbow Surg.* 2013;22(2):240-246, com autorização.)

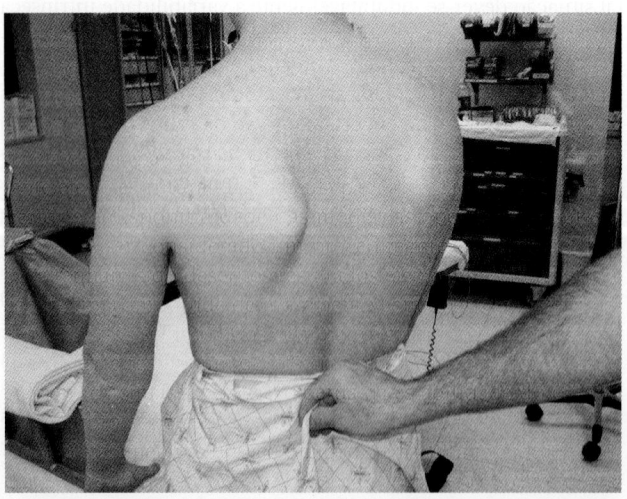

FIGURA 38.43 Fotografia clínica de escápula alada do ombro esquerdo, em associação com uma consolidação viciosa do terço médio da clavícula com encurtamento de 3 cm. Nota-se uma característica protrusão do ângulo inferior da escápula, que ocorre quando a escápula faz rotação e translação anterior com o fragmento clavicular distal.

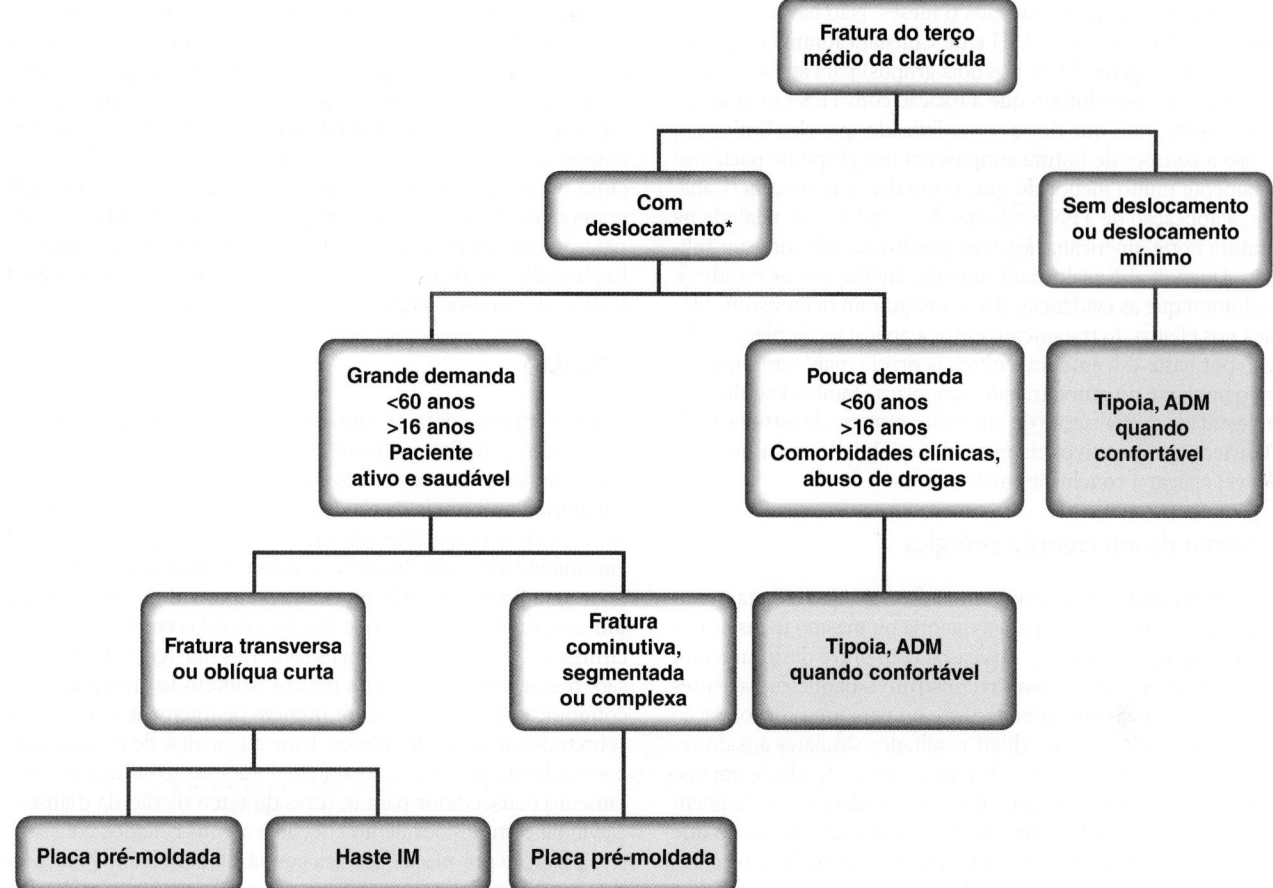

*Com deslocamento: encurtamento de 1,5 mm, deformidade clínica evidente, deformidade rotacional associada e escápula alada.

FIGURA 38.44 Clavícula: tratamento preferido pelo autor.

pecificamente para aqueles pacientes para os quais a relação de risco-benefício para a cirurgia seja favorável. Também ficou claro que a não cooperação do paciente, sobretudo quando associada ao abuso de drogas, é nítida contraindicação para a cirurgia. Bostman et al.,[10] em um estudo de 103 adultos consecutivos com fraturas recentes do terço médio da clavícula com deslocamento, afirmaram que "pode-se suspeitar de que a não-cooperação do paciente com o regime pós-operatório seja uma causa importante para os insucessos".

Método de fixação

Vem aumentando o interesse nos estudos comparativos que examinam os resultados de diversas hastes IM em comparação com placas para uso em fraturas do terço médio da clavícula com deslocamento. Foram publicados dois estudos prospectivos randomizados, dois estudos retrospectivos comparativos e uma metanálise.[25,37,52,81,86] Em um estudo prospectivo, Ferran et al.[52] randomizaram 32 pacientes para tratamento com fixação por haste de Rockwood (17 pacientes) ou fixação por placa de compressão para pequeno fragmento (15 pacientes), tendo encontrado 100% de osteossínteses em ambos os grupos, sem diferença nos escores de Constant no acompanhamento final (grupo tratado com haste, escore médio = 92; grupo tratado com placa = 89, p = 0,365). Esses autores concluíram que as duas técnicas eram efetivas, embora tivesse ocorrido elevado percentual de remoção do implante (100% das hastes e 53% das placas); seu estudo pode ser criticado pelo pequeno número de participantes. Lee et al. realizaram um estudo similar (pinos de Knowles vs. fixação por placa) em 62 pacientes com mais de 50 anos e, ainda que não tenha havido diferença em termos de resultado funcional (escore de Constant = 85 no grupo tratado com os pinos vs. 84 no grupo tratado com placa), houve menor número de complicações, redução no tempo na sala de cirurgia e na permanência hospitalar e menos casos de implante sintomático no grupo tratado com o pino de Knowles. Kleweno et al.[81] realizaram uma revisão retrospectiva de 40 pacientes tratados conservadoramente em casos de fraturas de padrão simples (transversal ou em cunha) do terço médio da diáfise da clavícula com deslocamento completo, tendo sido capazes de acompanhar 18 pacientes tratados com haste de Rockwood e 14 tratados com placas. Esses autores informaram a ocorrência de cinco complicações no grupo tratado com haste e cinco eventos adversos no grupo tratado com placa, e não foram documentadas diferenças no resultado funcional. Kleweno et al. concluíram que a aplicação da haste era uma opção apropriada para fraturas de padrão simples. Chen et al.[25] relataram sua experiência com 141 pacientes tratados com hastes elásticas de titânio flexível (*flexible titanium elastic nails*, TENs, 57 pacientes) ou placas de reconstrução pélvica de pequenos fragmentos (placa, 84 pacientes). Esses autores informaram não ter notado diferença significativa entre os dois grupos com relação a complicações, embora o grupo TEN tenha tido tempos operatórios mais curtos e menor perda de sangue em comparação com o grupo de placa, e com melhores escores DASH (média de 8 pontos de diferença) inicialmente, aos 6 meses. Não havia diferença após 2 anos e os escores DASH e de Constant foram considerados excelentes (média de 96 nos dois grupos) para ambos os grupos. Os autores concluíram que a fixação com TEN era uma opção excelente, mas que devia ser enfatizado que eles limitavam seu uso a padrões de fratura simples em um grupo de pacientes tipicamente muito menor do que a população norte-americana. Hoje, a aplicação de TEN ainda não foi amplamente relatada na literatura norte-americana; assim, é preciso cautela com sua aplicação. Duan et al.[37] realizaram uma metanálise desses estudos e concluíram que as evidências não conseguiram demonstrar diferença nos efeitos do tratamento entre a aplicação de placa e a fixação por haste IM, embora tenham ocorrido mais complicações com o implante no grupo tratado com placa. Também sublinham a necessidade de realização de um maior número de estudos multicêntricos comparativos da mais alta qualidade, para que seja possível chegar a conclusões mais sólidas.

Momento de intervenção cirúrgica

O raciocínio convencional tem sido o de que o tratamento conservador é apropriado para a maioria ou mesmo todas as fraturas da clavícula, inclusive nos casos com grave deslocamento, na suposição de que o reparo reconstrutivo daqueles pacientes que evoluíram para uma pseudartrose ou para uma consolidação viciosa sintomática, iria produzir resultados similares aos do reparo cirúrgico primário para a fratura original. Tendo-se em vista que essas lesões não são articulares e considerando-se também o alto percentual relatado de "sucesso" da reconstrução, ao que parece, essa abordagem tem um mérito intrínseco. Mas recentemente foram obtidas evidências de que, embora a reconstrução operatória de consolidações viciosas ou de pseudartroses seja um procedimento confiável, ficou evidente, diante do maior refinamento das medidas de resultado e dos testes objetivos de força muscular, que ocorrem déficits residuais, em comparação ao que pode ser conseguido com o reparo cirúrgico primário. Potter et al.[143] examinaram uma coorte de 15 pacientes que tinham passado por reconstrução tardia com fixação por placa em casos de pseudartrose ou consolidação viciosa da clavícula ("grupo de tratamento com atraso"), em uma média de 63 meses depois da ocorrência da lesão, tendo comparado esses casos com uma coorte similar de 15 pacientes tratados com fixação primária de suas fraturas da clavícula por placa, cerca de 15 dias após a lesão ("grupo de tratamento imediato"). Os grupos eram compatíveis em termos de idade, gênero, características originais da fratura e mecanismo lesional. Os autores observaram que havia diferenças sutis, mas significativas, entre os dois grupos com relação aos escores para o ombro (escore de Constant de 89 para o grupo de tratamento com atraso e de 95 para o grupo de tratamento imediato, $p = 0,02$); além disso, o grupo de tratamento com atraso demonstrou nível de resistência inferior no ombro envolvido. Potter e seus colaboradores concluíram que, ainda que a reconstrução com atraso seja um procedimento confiável e reprodutível, houve reduções sutis nos resultados, comparativamente ao que ocorre naqueles tratados com fixação imediata. Assim, recomendaram que essas informações sejam empregadas na tomada de decisão, por ocasião do aconselhamento dos pacientes com fraturas do terço médio da diáfise da clavícula com deslocamento. Rosenberg et al.[158] informaram resultados similares em um grupo de 13 pacientes que tiveram reconstrução com atraso em suas consolidações viciosas e pseudartroses da clavícula. Embora a osteossíntese tenha ocorrido em todos os casos, foi observado um déficit de 20 pontos no escore de Constant (61 vs. 81, $p = 0,01$)

nos ombros afetados. Os autores consideraram que seria possível a ocorrência de um "comprometimento funcional duradouro", mesmo nos casos que obtiveram sucesso objetivo. Com o passar do tempo, ocorrem alterações adaptativas substanciais (atrofia muscular, contratura de tecidos moles, perda óssea) no cíngulo do membro superior de indivíduos com consolidação viciosa ou pseudartrose clavicular, que comprometerão em certo grau os resultados de uma cirurgia reconstrutiva tardia em comparação com os resultados da fixação primária. Essa é uma avaliação útil e objetiva, que deve ser adotada durante a avaliação da relação de risco-benefício de uma pronta intervenção cirúrgica.

RESUMO

Hoje em dia, conta-se com diversos estudos prospectivos, randomizados e de alta qualidade que definem o papel da intervenção cirúrgica primária nos casos de fraturas da clavícula. Embora a maioria das fraturas da clavícula venha a evoluir para a osteossíntese com o tratamento conservador (uma simples tipoia é provavelmente a melhor opção) e se possa esperar um pronto retorno a uma funcionalidade praticamente normal do ombro, existe um subgrupo de fraturas que são beneficiadas com a intervenção cirúrgica. Os sinais prognósticos sombrios que têm sido definidos são: maior deslocamento da fratura (sobretudo encurtamento), cominuição da fratura e maior número de fragmentos fraturados, sobretudo em pacientes idosos. Uma metanálise de estudos clínicos randomizados que compararam o tratamento cirúrgico e o tratamento conservador para fraturas do terço médio da diáfise da clavícula com deslocamento chegou a alguns achados consistentes: a fixação por placa é técnica confiável, com baixo percentual de pseudartroses; o tratamento conservador resulta em 20-25% de pseudartroses; a consolidação viciosa continua sendo um problema em pacientes tratados por procedimento conservador e a fixação primária resulta em melhora modesta (10 pontos em uma escala de 100 pontos) em geral, no grupo cirúrgico. A aplicação anterior-inferior da placa pode ter algumas vantagens em comparação com o posicionamento superior da placa, com respeito à irritação dos tecidos moles. A fixação IM tem muitas vantagens teóricas e elevado percentual de sucesso em mãos habilidosas, apesar de os resultados na literatura permanecerem inconsistentes. Conquanto a diferença seja pequena, a fixação primária por placa proporciona resultados significativamente melhores em termos de força e de escores para o ombro em comparação com a reconstrução tardia. A consolidação viciosa da clavícula é uma entidade clínica definida, que é beneficiada com uma osteotomia corretiva, a qual, em geral, pode ser realizada sem uso de enxerto ósseo. A escápula alada, decorrente da má posição da escápula, é um achado consistente, definível e comum em seguida ao insucesso do tratamento conservador primário e à ocorrência de uma pseudartrose ou consolidação viciosa sintomática; esse problema pode levar a uma sintomatologia significativa. É preciso que sejam realizados, no futuro, estudos prospectivos, randomizados e comparativos com o objetivo de se refinarem as indicações para o reparo operatório primário, para a investigação do papel desempenhado pela má posição da escápula e também para que seja determinado o método de fixação ideal.

REFERÊNCIAS BIBLIOGRÁFICAS

1. Adams FL. *The Genuine Works of Hippocrates*. New York, NY: William Wood and Co.; 1886.
2. Ali Khan MA, Lucas HK. Plating of fractures of the middle third of the clavicle. *Injury*. 1978;9(4):263–267.
3. Andersen K, Jensen PO, Lauritzen J. Treatment of clavicular fractures. Figure-of-eight bandage versus a simple sling. *Acta Orthop Scand*. 1987;58(1):71–74.

4. Ballmer FT, Gerber C. Coracoclavicular screw fixation for unstable fractures of the distal clavicle. A report of five cases. *J Bone Joint Surg Br.* 1991;73(2):291–294.
5. Ballmer FT, Lambert SM, Hertel R. Decortication and plate osteosynthesis for nonunion of the clavicle. *J Shoulder Elbow Surg.* 1998;7(6):581–585.
6. Barbier O, Malghem J, Delaere O, et al. Injury to the brachial plexus by a fragment of bone after fracture of the clavicle. *J Bone Joint Surg Br.* 1997;79(4):534–536.
7. Basamania CJ. Claviculoplasty. *J Shoulder Elbow Surg.* 1999;8(5):540. [Abstracts: Seventh International Conference on Surgery of the Shoulder, 1999.]
8. Boehme D, Curtis RJ Jr, DeHaan JT, et al. Nonunion of fractures of the mid-shaft of the clavicle. Treatment with a modified Haigie intramedullary pin and autogenous bone-grafting. *J Bone Joint Surg Am.* 1991;73(8):1219–1226.
9. Bosch U, Skutek M, Peters G, et al. Extension osteotomy in malunited clavicular fractures. *J Shoulder Elbow Surg.* 1998;7(4):402–405.
10. Bostman O, Manninen M, Pihlajamaki H. Complications of plate fixation in fresh displaced midclavicular fractures. *J Trauma.* 1997;43(5):778–783.
11. Boyer MI, Axelrod TS. Atrophic nonunion of the clavicle: Treatment by compression plate, lag-screw fixation and bone graft. *J Bone Joint Surg Br.* 1997;79(2):301–303.
12. Bradbury N, Hutchinson J, Hahn D, et al. Clavicular nonunion: 31/32 healed after plate fixation and bone grafting. *Acta Orthop Scand.* 1996;67(4):367–370.
13. Brighton CT, Pollack SR. Treatment of recalcitrant nonunion with a capacitively coupled electrical field: A preliminary report. *J Bone Joint Surg Am.* 1985;67(4):577–585.
14. Brinker MR, Edwards TB, O'Connor DP. Letter to the editor. *J Bone Joint Surg Am.* 2005;87 A(3):677–678.
15. Canadian Orthopaedic Trauma Society. Nonoperative treatment compared with plate fixation of displaced midshaft fractures. A multicenter, randomized clinical trial. *J Bone Joint Surg Am.* 2007;89(1):1–10.
16. Carley S. Towards evidence based emergency medicine: Best BETS from the Manchester Royal Infirmary. Collar and cuff or sling after fracture of the clavicle. *J Accid Emerg Med.* 1999;16(2):140.
17. Carry PM, Koonce R, Pan Z, et al. A survey of physician opinion: Adolescent midshaft clavicle fracture treatment preferences among POSNA members. *J Pediatr Orthop.* 2011;31(1):44–49.
18. Casselman F, Vanslembroek K, Verougstraete L. An unusual case of thoracic outlet syndrome. *J Trauma.* 1997;43(1):142–143.
19. Cave AJ. The nature and morphology of the costoclavicular ligament. *J Anat.* 1961; 95:170–179.
20. Celestre P, Roberston C, Mahar A, et al. Biomechanical evaluation of clavicle fracture plating techniques: Does a locking plate provide improved stability? *J Orthop Trauma.* 2008;22(4):241–247.
21. Chan KY, Jupiter JB, Leffert RD, et al. Clavicle malunion. *J Shoulder Elbow Surg.* 1999;8(4):287–290.
22. Chen CE, Liu HC. Delayed brachial plexus neurapraxia complicating malunion of the clavicle. *Am J Orthop.* 2000;29(4):321–322.
23. Chen CH, Chen WJ, Shih CH. Surgical treatment for distal clavicle fractures with coracoclavicular ligament disruption. *J Trauma.* 2002;52(1):72–78.
24. Chen DJ, Chuang DC, Wei FC. Unusual thoracic outlet syndrome secondary to fractured clavicle. *J Trauma.* 2002;52(2):398–399.
25. Chen YF, Wei HF, Zhang C, et al. Retrospective comparison of titanium elastic nail (TEN) and reconstruction plate repair of displaced midshaft clavicular fractures. *J Shoulder Elbow Surg.* 2012;21(4):495–501.
26. Chuang TY, Ho WP, Hsieh PS, et al. Closed reduction and internal fixation for acute midshaft clavicular fractures using cannulated screws. *J Trauma.* 2006;60(6):1320–1321.
27. Collinge C, Devinney S, Herscovici D, et al. Anterior-inferior plate fixation of middle-third fractures and nonunions of the clavicle. *J Orthop Trauma.* 2006;20(10):680–686.
28. Connolly JF, Ganjianpour M. Thoracic outlet syndrome treated by double osteotomy of a clavicular malunion: A case report. *J Bone Joint Surg Am.* 2002;84-A(3):437–440.
29. Craig EV. Fractures of the clavicle. In: Rockwood CA, Green DP, Bucholz RW, Heckman JD, eds. *Rockwood and Green's Fractures in Adults.* Philadelphia, PA: Lippincott-Raven; 1996:1109–1161.
30. Craig EV. Fractures of the clavicle. In: Rockwood CA, Matsen FA, eds. *The Shoulder.* 3rd ed. Philadelphia, PA: WB Saunders; 1998:428–482.
31. Craig EV. Fractures of the clavicle. In: Rockwood CA, Matsen FA, eds. *The Shoulder.* Philadelphia, PA: WB Saunders; 1990:367–412.
32. Crenshaw AH. Fractures of the shoulder girdle, arm, and forearm. In: Willis CC, ed. *Campbell's Operative Orthopaedics.* 8th ed. St. Louis, MO: Mosby-Yearbook Inc; 1992:989–995.
33. Davids PH, Luitse JS, Strating RP, et al. Operative treatment for delayed union and nonunion of mid-shaft clavicular fractures: AO reconstruction plate fixation and early mobilization. *J Trauma.* 1996;40(6):985–986.
34. Della Santa D, Narakas A, Bonnard C. Late lesions of the brachial plexus after fracture of the clavicle. *Ann Chir Main Memb Super.* 1991;10(6):531–540.
35. Demiralp B, Atesalp AS, Sehirlioglu A, et al. Preliminary results of the use of Ilizarov fixation in clavicular non-union. *Arch Orthop Trauma Surg.* 2006;126(6):401–405.
36. Dickson JW. Death following fractured clavicle. *Br Med J.* 1952;2:666.
37. Duan X, Zhong G, Cen S, et al. Plating versus intramedullary pin or conservative treatment for midshaft fracture of clavicle: A meta-analysis of randomized controlled trials. *J Shoulder Elbow Surg.* 2011;20(6):1008–1015.
38. Dutta A, Malhotra SK, Kumar V. A fractured clavicle and vascular compression: A non--orthopedic indication of figure-of-eight bandage. *Anesth Analg.* 2003;96(3):910.
39. Ebraheim NA, An HS, Jackson WT, et al. Scapulothoracic dissociation. *J Bone Joint Surg Am.* 1988;70(3):428–432.
40. Ebraheim NA, Mekhail AO, Darwich M. Open reduction and internal fixation with bone grafting of clavicular nonunion. *J Trauma.* 1997;42(4):701–704.
41. Edelson JG. The bony anatomy of clavicular malunions. *J Shoulder Elbow Surg.* 2003;12(2):173–178.
42. Edwards DJ, Kavanagh TG, Flannery MC. Fractures of the distal clavicle: A case for fixation. *Injury.* 1992;23(1):44–46.
43. Edwards SG, Whittle AP, Wood GW. Nonoperative treatment of ipsilateral fractures of the scapula and clavicle. *J Bone Joint Surg Am.* 2000;82(6):774–780.
44. Edwards SG, Wood GW, Whittle AP. Factors associated with short form-36 outcome in nonoperative treatment for ipsilateral fractures of the clavicle and scapula. *Orthopedics.* 2002;25(7):733–738.
45. Egol KA, Connor PM, Karunakar MA, et al. The floating shoulder: Clinical and functional results. *J Bone Joint Surg Am.* 2001;83(8):1188–1194.
46. Eiff MP. Management of clavicle fractures. *Am Fam Physician.* 1997;55(1):121–128.
47. England JD, Tiel RL. AAEM case report 33: Costoclavicular mass syndrome. American Association of Electrodiagnostic Medicine. *Muscle Nerve.* 1999;22(3):412–418.
48. Enneking TJ, Hartlief MT, Fontijine WP. Rushpin fixation for midshaft clavicular nonunions: Good results in 13/14 cases. *Acta Orthop Scand.* 1999;70(5):514–516.
49. Eskola A, Vainionpaa S, Myllynen P, et al. Outcome of clavicular fracture in 89 patients. *Arch Orthop Trauma Surg.* 1986;105(6):337–338.
50. Eskola A, Vainionpaa S, Myllynen P, et al. Surgery for ununited clavicular fracture. *Acta Orthop Scand.* 1986;57(4):366–367.
51. Fann CY, Chiu FY, Chuang TY, et al. Transacromial Knowles pin in the treatment of Neer type 2 distal clavicle fractures. A prospective evaluation of 32 cases. *J Trauma.* 2004;56(5):1102–1105.
52. Ferran NA, Hodgson P, Vannet N, et al. Locked intramedullary fixation versus plating for displaced and shortened mid-shaft clavicle fractures: A randomized clinical trial. *J Shoulder Elbow Surg.* 2010;19(6):783–789.
53. Flinkkila T, Ristiniemi J, Hyvonen P, et al. Surgical treatment of unstable fractures of the distal clavicle: A comparative study of Kirschner wire and clavicular hook plate fixation. *Acta Orthop Scand.* 2002;73(1):50–53.
54. Fowler AW. Treatment of fractured clavicle. *Lancet.* 1968;1:46–47.
55. Fujita K, Matsuda K, Sakai Y, et al. Late thoracic outlet syndrome secondary to malunion of the fractured clavicle: Case report and review of the literature. *J Trauma.* 2001;50(2):332–335.
56. Goldberg JA, Bruce WJ, Sonnabend DH, et al. Type 2 fractures of the distal clavicle: A new surgical technique. *J Shoulder Elbow Surg.* 1997;6(4):380–382.
57. Golish SR, Oliviero JA, Francke EI, et al. A biomechanical study of plate versus intramedullary devices for midshaft clavicle fixation. *J Orthop Surg Res.* 2008;3(1):28.
58. Goss TP. Scapular fractures and dislocations: Diagnosis and treatment. *J Am Acad Orthop Surg.* 1995;3(1):22–33.
59. Gossard JM. Closed treatment of displaced middle-third fractures of the clavicle gives poor results [Letter to the editor]. *J Bone Joint Surg Br.* 1998;80(3):558.
60. Goswami T, Markert RJ, Anderson CG, et al. Biomechanical evaluation of a precontoured clavicle plate. *J Shoulder Elbow Surg.* 2008;17(5):815–818.
61. Gottschalk HP, Dumont G, Khanani S, et al. Open clavicle fractures: Patterns of trauma and associated injuries. *J Orthop Trauma.* 2012;26(2):107–109.
62. Granetzny A, Abd El-Aal M, Emam E, et al. Surgical versus conservative treatment of flail chest. Evaluation of the pulmonary status. *Interact Cardiovasc Thorac Surg.* 2005;4(6):583–587.
63. Grassi FA, Tajana MS, D'Angelo F. Management of midclavicular fractures: Comparison between nonoperative treatment and open intramedullary fixation in 80 patients. *J Trauma.* 2001;50(6):1096–1100.
64. Hall JA, Farrugia M, Potter J, et al. The radiographic quantification of scapular winging following malunion of displaced clavicular shaft fractures [abstract]. COA Abstract Supplement, June 1, 2007; 43.
65. Hashiguchi H, Ito H. Clinical outcome of the treatment of floating shoulder by osteosynthesis for clavicular fracture alone. *J Shoulder Elbow Surg.* 2003;12(6):589–591.
66. Herscovici D Jr, Fiennes AG, Allgower M, et al. The floating shoulder: Ipsilateral clavicle and scapular neck fractures. *J Bone Joint Surg Br.* 1992;74(3):362–364.
67. Herscovici D Jr, Sanders R, DiPasquale T, et al. Injuries of the shoulder girdle. *Clin Orthop Relat Res.* 1995;318:54–60.
68. Hill JM, McGuire MH, Crosby LA. Closed treatment of displaced middle-third fractures of the clavicle gives poor results. *J Bone Joint Surg Br.* 1997;79(4):537–539.
69. Howard FM, Shafer SJ. Injuries to the clavicle with neurovascular complications. A study of fourteen cases. *J Bone Joint Surg Am.* 1965;47(7):1335–1346.
70. Huang JI, Toogood P, Chen MR, et al. Clavicular anatomy and the applicability of precontoured plates. *J Bone Joint Surg Am.* 2007;89(10):2260–2265.
71. Hudak PL, Amadio PC, Bombardier C. Development of an upper extremity outcome measure: The DASH. The Upper Extremity Collaborative Group (UECG). *Am J Ind Med.* 1996;29(6):602–608.
72. Iannotti MR, Crosby LA, Stafford P, et al. Effects of plate location and selection on the stability of midshaft clavicle osteotomies: A biomechanical study. *J Shoulder Elbow Surg.* 2002;11(5):457–462.
73. Jubel A, Andermahr J, Schiffer G, et al. Elastic stable intramedullary nailing of midclavicular fractures with a titanium nail. *Clin Orthop Relat Res.* 2003;408:279–285.
74. Judd DB, Pallis MP, Smith E, et al. Acute operative stabilization versus nonoperative management of clavicle fractures. *Am J Orthop.* 2009;38(7):341–345.
75. Jupiter JB, Leffert RD. Non-union of the clavicle. Associated complications and surgical management. *J Bone Joint Surg Am.* 1987;69(5):753–760.
76. Jupiter JB, Ring D. Fractures of the clavicle. In: Iannotti JP, Williams GR, eds. *Disorders of the Shoulder: Diagnosis and Management.* Philadelphia, PA: Lippincott Williams & Wilkins; 1999.
77. Kao FC, Chao EK, Chen CH, et al. Treatment of distal clavicle fracture using Kirschner wires and tension-band wires. *J Trauma.* 2001;51(3):522–525.
78. Khan SA, Shamshery P, Gupta V, et al. Locking compression plate in long standing clavicular nonunions with poor bone stock. *J Trauma.* 2008;64(2):439–441.
79. Kim KC, Rhee KJ, Shin HD, et al. Can the glenopolar angle be used to predict outcome and treatment of the floating shoulder? *J Trauma.* 2008;64(1):174–178.
80. Klein SM, Badman BL, Keating CJ, et al. Results of surgical treatment for unstable distal clavicular fractures. *J Shoulder Elbow Surg.* 2010;19(7):1049–1055. doi: 10.1016/j.jse.2009.11.056.
81. Kleweno CP, Jawa A, Wells JH, et al. Midshaft clavicular fractures: Comparison of intramedullary pin and plate fixation. *J Shoulder Elbow Surg.* 2011;20(7):1114–1117.
82. Kloen P, Sorkin AT, Rubel IF, et al. Anteroinferior plating of midshaft clavicular nonunions. *J Orthop Trauma.* 2002;16(6):425–430.
83. Kona J, Bosse JM, Staeheli JW, et al. Type II distal clavicle fractures: A retrospective review of surgical treatment. *J Orthop Trauma.* 1990;4(2):115–120.
84. Kuhne JE. Symptomatic malunions of the middle clavicle. *J Shoulder Elbow Surg.* 1999;8(5):539. [Abstracts: Seventh International Conference on Surgery of the Shoulder, 1999.]
85. Ledger M, Leeks N, Ackland T, et al. Short malunions of the clavicle: An anatomic and functional study. *J Shoulder Elbow Surg.* 2005;14(4):349–354.

86. Lee YS, Lin CC, Huang CR, et al. Operative treatment of midclavicular fractures in 62 elderly patients: knowles pin versus plate. *Orthopedics.* 2007;30(11):959–964.
87. Leppilahti J, Jalovaara P. Migration of Kirschner wires following fixation of the clavicle–report of 2 cases. *Acta Orthop Scand.* 1999;70(5):517–519.
88. Leung KS, Lam TP. Open reduction and internal fixation of ipsilateral fractures of the scapular neck and clavicle. *J Bone Joint Surg Am.* 1993;75(7):1015–1018.
89. Leupin S, Jupiter JB. LC-DC plating with bone graft in posttraumatic nonunions in the middle third of the clavicle. *Swiss Surg.* 1998;4(2):89–94.
90. Lewonowski K, Bassett GS. Complete posterior sternoclavicular epiphyseal separation. A case report and review of the literature. *Clin Orthop Relat Res.* 1992;281:84–88.
91. Lim M, Kang J, Kim K, et al. Anterior inferior reconstruction plates for the treatment of acute midshaft clavicle fractures. In: Proceedings from the 20th Annual Meeting of the Orthopaedic Trauma Society; Salt Lake City, Utah, 2003.
92. Low AK, Duckworth DG, Bokor DJ. Operative outcome of displaced medial-end clavicle fractures in adults. *J Shoulder Elbow Surg.* 2008;17(5):751–754.
93. Lyons FA, Rockwood CA Jr. Migration of pins used in operations on the shoulder. *J Bone Joint Surg Am.* 1990;72(8):1262–1267.
94. Manske DJ, Szabo RM. The operative treatment of mid-shaft clavicular non-unions. *J Bone Joint Surg Am.* 1985;67(9):1367–1371.
95. Marsh JL, Slongo TF, Agel J, et al. Fracture and dislocation classification compendium-2007: Orthopaedic Trauma Association classification, database and outcomes committee. *J Orthop Trauma.* 2007;21(10):S1–S33.
96. Matsumoto K, Miyamoto K, Sumi H, et al. Upper extremity injuries in snowboarding and skiing: A comparative study. *Clin J Sport Med.* 2002;12(6):354–359.
97. McCandless DN, Mowbray MA. Treatment of displaced fractures of the clavicle. Sling versus figure-of-eight bandage. *Practitioner.* 1979;223:266–267.
98. McConnell AJ, Yoo DJ, Zdero R, et al. Methods of operative fixation of the acromio-clavicular joint: A biomechanical comparison. *J Orthop Trauma.* 2007;21(4):248–253.
99. McKee MD, Pedersen EM, Jones C, et al. Deficits following nonoperative treatment of displaced midshaft clavicular fractures. *J Bone Joint Surg Am.* 2006;88(1):35–40.
100. McKee MD, Seiler JG, Jupiter JB. The application of the limited contact dynamic compression plate in the upper extremity: An analysis of 114 consecutive cases. *Injury.* 1995;26(10):661–666.
101. McKee MD, Stephen DJ, Kreder HJ, et al. Functional outcome following clavicle fractures in polytrauma patients. *J Trauma.* 2000;47(3):616.
102. McKee MD, Wild LM, Schemitsch EH. Midshaft malunion of the clavicle. Surgical technique. *J Bone Joint Surg Am.* 2004;86-A(1):37–43.
103. McKee MD, Wild LM, Schemitsch EH. Midshaft malunions of the clavicle. *J Bone Joint Surg Am.* 2003;85(5):790–797.
104. McKee MD. What is the Optimal Treatment of Displaced Midshaft Clavicle Fractures? In: Wright JG, ed. *Evidence Based Orthopaedics.* Saunders Elsevier, 2009.
105. McKee RC, Whelan DB, Schemitsch EH, et al. Operative versus nonoperative care of displaced midshaft clavicular fractures: A meta-analysis of randomized clinical trials. *J Bone Joint Surg Am.* 2012;94(8):675–684.
106. Moore TO. Internal pin fixation for fracture of the clavicle. *Am Surg.* 1951;17(7):580–583.
107. Moseley HF. The clavicle: Its anatomy and function. *Clin Orthop Relat Res.* 1968;58:17–27.
108. Mullaji AB, Jupiter JB. Low-contact dynamic compression plating of the clavicle. *Injury.* 1994;25(1):41–45.
109. Naidoo P. Migration of a Kirschner wire from the clavicle into the abdominal aorta. *Arch Emerg Med.* 1991;8(4):292–295.
110. Naidu SH, Heppenstall RB, Brighton CT, et al. Clavicle non-union: Results of treatment with electricity, AO dynamic compression plating and autogenous bone grafting, and excision of the non-union in 43 patients. *Orthop Trans.* 1994;18:1072.
111. Natali J, Maraval M, Kieffer E, et al. Fractures of the clavicle and injuries of the subclavian artery. Report of 10 cases. *J Cardiovasc Surg (Torino).* 1975;16(5):541–547.
112. Neer CS. Fractures of the Clavicle. In: Rockwood CA, Green DP, eds. *Fractures in Adults.* 2nd ed. Philadelphia, PA: JB Lippincott; 1984:707–713.
113. Neer CS. Fractures of the distal clavicle with detachment of the coracoclavicular ligaments in adults. *J Trauma.* 1963;3:99–110.
114. Neer CS. Fractures of the distal third of the clavicle. *Clin Orthop Relat Res.* 1968;58:43–50.
115. Neer CS. Nonunion of the clavicle. *J Am Med Assoc.* 1960;172:1006–1011.
116. Neviaser JS. The treatment of fractures of the clavicle. *Surg Clin North Am.* 1963;43:1555–1563.
117. Neviaser RJ, Neviaser JS, Neviaser TJ, et al. A simple technique for internal fixation of the clavicle. A long term evaluation. *Clin Orthop Relat Res.* 1975;109:103–107.
118. Neviaser RJ. Injuries to the clavicle and **acromioclavicular** joint. *Orthop Clin North Am.* 1987;18(3):433–438.
119. Ngarmukos C, Parkpian V, Patradul A. Fixation of fractures of the midshaft of the clavicle with Kirschner wires. Results in 108 patients. *J Bone Joint Surg Br.* 1998;80(1):106–108.
120. Nordback I, Markkula H. Migration of Kirschner pin from clavicle into ascending aorta. *Acta Chir Scand.* 1985;151(2):177–179.
121. Nordqvist A, Petersson C, Redlund-Johnell I. The natural course of lateral clavicle fracture. 15 (11–21) year follow-up of 110 cases. *Acta Orthop Scand.* 1993;64(1):87–91.
122. Nordqvist A, Petersson C. The incidence of fractures of the clavicle. *Clin Orthop Relat Res.* 1994;300:127–132.
123. Nordqvist A, Petersson CJ, Redlund-Johnell I. Mid-clavicle fractures in adults: End result study after conservative treatment. *J Orthop Trauma.* 1998;12(8):572–576.
124. Nordqvist A, Redlund-Johnell I, von Scheele A, et al. Shortening of clavicle after fracture. Incidence and clinical significance, a 5-year follow-up of 85 patients. *Acta Orthop Scand.* 1997;68(4):349–351.
125. Nowak J, Holgersson M, Larsson S. Can we predict long-term sequelae after fractures of the clavicle based on initial findings? A prospective study with nine to ten years follow-up. *J Shoulder Elbow Surg.* 2004;13(5):479–486.
126. Nowak J, Mallmin H, Larsson S. The aetiology and epidemiology of clavicular fractures. A prospective study during a two-year period in Uppsala, Sweden. *Injury.* 2000;35(5):353–358.
127. O'Connor D, Kutty S, McCabe JP. Long-term functional outcome assessment of plate fixation and autogenous bone grafting for clavicular non-union. *Injury.* 2004;35(6):575–579.
128. O'Rourke IC, Middleton RW. The place and efficacy of operative management of fractured clavicle. *Injury.* 1975;6(3):236–240.
129. Oe K, Gaul L, Hierholzer C, et al. Operative management of periarticular medial clavicle fractures-report of 10 cases. *J Trauma.* 2011.
130. Ogden JA. Distal clavicular physeal injury. *Clin Orthop Relat Res.* 1984;188:68–73.
131. Oh CW, Kyung HS, Kim PT, et al. Failure of internal fixation of the clavicle in the treatment of ipsilateral clavicle and glenoid neck fractures. *J Orthop Sci.* 2001;6(6):601–603.
132. Oh JH, Kim SH, Lee JH, et al. Treatment of distal clavicle fracture: A systematic review of treatment modalities in 425 fractures. *Arch Orthop Trauma Surg.* 2011;131(4):525–533.
133. Olsen BS, Vaesel MT, Sojbjerg JO. Treatment of midshaft clavicular nonunion with plate fixation and autologous bone grafting. *J Shoulder Elbow Surg.* 1995;4(5):337–344.
134. Ord RA, Langdon JD. Stress fracture of the clavicle. A rare late complication of radical neck dissection. *J Maxillofac Surg.* 1986;14(5):281–284.
135. Oroko PK, Buchan M, Winkler A, et al. Does shortening matter after clavicular fractures? *Bull Hosp Jt Dis.* 1999;58(1):6–8.
136. Owens BD, Goss TP. The floating shoulder. *J Bone Joint Surg Br.* 2006;88B(11):1419–1424.
137. Pearson AM, Tosteson AN, Koval KJ, et al. Is surgery for displaced, midshaft clavicle fractures in adults cost-effective? Results based on a multicenter randomized, controlled trial. *J Orthop Trauma.* 2010;24(7):426–433.
138. Pedersen MS, Kristiansen B, Thomsen F, et al. [Conservative treatment of clavicular fractures]. *Ugeskr Laeger.* 1993;155(47):3832–3834.
139. Petracic B. [Efficiency of a rucksack bandage in the treatment of clavicle fractures]. *Unfallchirurgie.* 1983;9(1):41–43.
140. Poigenfurst J, Rappold G, Fischer W. Plating of fresh clavicular fractures: Results of 122 operations. *Injury.* 1992;23(4):237–241.
141. Poigenfurst J, Reiler T, Fischer W. [Plating of fresh clavicular fractures. Experience with 60 operations]. *Unfallchirurgie.* 1988;14(1):26–37.
142. Post M. Current concepts in the treatment of fractures of the clavicle. *Clin Orthop Relat Res.* 1989;245:89–101.
143. Potter JM, Jones C, Wild LM, et al. Does delay matter? The restoration of objectively measured shoulder strength and patient-oriented outcome after immediate fixation versus delayed reconstruction of displaced midshaft fractures of the clavicle. *J Shoulder Elbow Surg.* 2007;16(5):514–518.
144. Pyper JB. Non-union of fractures of the clavicle. *Injury.* 1978;9(4):268–270.
145. Ramos L, Mencia R, Alonso A, et al. Conservative treatment of ipsilateral fractures of the scapula and clavicle. *J Trauma.* 1997;42(2):239–242.
146. Rasyid HN, Nakajima T, Hamada K, et al. Winging of the scapula caused by disruption of "sternoclaviculoscapular linkage": Report of 2 cases. *J Shoulder Elbow Surg.* 2000;9(2):144–147.
147. Reichenbacher D, Siebler G. Early secondary lesions of the brachial plexus–A rare complication following clavicular fracture. *Unfallchirurgie.* 1987;13(2):91–92.
148. Renger RJ, de Bruijn AJ, Aarts HC, et al. Endovascular treatment of a pseudoaneurysm of the subclavian artery. *J Trauma.* 2003;55(5):969–971.
149. Riemer BL, Butterfield SL, Daffner RH, et al. The abduction lordotic view of the clavicle: A new technique for radiographic visualization. *J Orthop Trauma.* 1991;5(4):392–394.
150. Rikli D, Regazzoni P, Renner N. The unstable shoulder girdle: Early functional treatment utilizing open reduction and internal fixation. *J Orthop Trauma.* 1995;9(2):93–97.
151. Ring D, Holovacs T. Brachial plexus palsy after intramedullary fixation of a clavicular fracture. A report of three cases. *J Bone Joint Surg Am.* 2005;87(8):1834–1837.
152. Ristevski B, Hall JA, Pearce D, et al. The radiographic quantification of scapular malalignment after malunion of displaced clavicular shaft fractures. *J Shoulder Elbow Surg.* 2012;22(2):240–246.
153. Robinson CM, Cairns DA. Primary nonoperative treatment of displaced lateral fractures of the clavicle. *J Bone Joint Surg Am.* 2004;86-A(4):778–782.
154. Robinson CM, Court-Brown CM, McQueen MM, et al. Estimating the risk of nonunion following nonoperative treatment of a clavicle fracture. *J Bone Joint Surg Am.* 2004;86-A(7):1359–1365.
155. Robinson CM. Fractures of the clavicle in the adult. Epidemiology and classification. *J Bone Joint Surg Br.* 1998;80(3):476–484.
156. Rockwood CA. Fractures of the outer clavicle in children and adults. *J Bone Joint Surg Br.* 1982;64:642.
157. Rokito AS, Zuckerman JD, Shaari JM, et al. A comparison of nonoperative and operative treatment of type II distal clavicle fractures. *Bull Hosp Jt Dis.* 2003;61(1–2):32–39.
158. Rosenberg N, Neumann L, Wallace AW. Functional outcome of surgical treatment of symptomatic nonunion and malunion of midshaft clavicle fractures. *J Shoulder Elbow Surg.* 2007;16(5):510–513.
159. Roset-Llobet J, Sala-Orfila JM. Sports-related stress fracture of the clavicle: A case report. *Int Orthop.* 1998;22(4):266–268.
160. Rowe CR. An atlas of anatomy and treatment of midclavicular fractures. *Clin Orthop Relat Res.* 1968;58:29–42.
161. Rumball KM, Da Silva VF, Preston DN, et al. Brachial-plexus injury after clavicular fracture: Case report and literature review. *Can J Surg.* 1991;34(3):264–266.
162. Russo R, Visconti V, Lorini S, et al. Displaced comminuted midshaft clavicle fractures: Use of Mennen plate fixation system. *J Trauma.* 2007;63(4):951–954.
163. Sakellarides H. Pseudarthrosis of the clavicle: A report of twenty cases. *J Bone Joint Surg Am.* 1961;43:130–138.
164. Schemitsch LA, Schemitsch EH, Veillette C, et al. Function plateaus by one year in patients with surgically treated displaced midshaft clavicle fractures. *Clin Orthop Relat Res.* 2011;469(12):3351–3355.
165. Schuind F, Pay-Pay E, Andrianne Y, et al. External fixation of the clavicle for fracture or non-union in adults. *J Bone Joint Surg Am.* 1988;70(5):692–695.
166. Schwarz N, Hocker K. Osteosynthesis of irreducible fractures of the clavicle with 2.7 mm ASIF plates. *J Trauma.* 1992;33(2):179–183.
167. Seo GS, Aoki J, Karakida O, et al. Nonunion of a medical clavicular fracture following radical neck dissection: MRI diagnosis. *Orthopedics.* 1999;22(10):985–986.
168. Shackford SR, Connolly JF. Taming of the screw: A case report and literature review of limb-threatening complications after plate osteosynthesis of a clavicular nonunion. *J Trauma.* 2003;55(5):840–843.
169. Shellhaas JS, Glaser DL, Drezner JA. Distal clavicular stress fracture in a female weight lifter: A case report. *Am J Sports Med.* 2004;32(7):1755–1758.
170. Shen WJ, Liu TJ, Shen YS. Plate fixation of fresh displaced midshaft clavicle fractures. *Injury.* 1999;30(7):497–500.
171. Sinha A, Edwin J, Sreeharsha B, et al. A radiological study to define safe zones for drilling during plating of clavicle fractures. *J Bone Joint Surg Br.* 2011;93(9):1247–1252.
172. Smekal V, Deml C, Irenberger A, et al. Length determination in midshaft clavicle fractures: Validation of measurement. *J Orthop Trauma.* 2008;22(7):458–462

173. Smekal V, Irenberger A, Struve P, et al. Elastic stable intramedullary nailing versus non-operative treatment of displaced midshaft clavicular fractures-a randomized, controlled, clinical trial. *J Orthop Trauma*. 2009;23(2):106–112.
174. Smith CA, Rudd J, Crosby LA. Results of operative versus non-operative treatment for 100% displaced mid-shaft clavicle. In: Proceedings from the 16th annual open meeting of the American shoulder and elbow surgeons; Orlando, Florida, March 18, 2000, 41.
175. Smith J, Dietrich CT, Kotajarvi BR, et al. The effect of scapular protraction on isometric shoulder rotation strength in normal subjects. *J Shoulder Elbow Surg*. 2006;15(3):339–343.
176. Spar I. Total claviculectomy for pathological fractures. *Clin Orthop Relat Res*. 1977;129:236–237.
177. Spencer EE, Kuhn JE. Biomechanical analysis of reconstructions for sternoclavicular joint instability. *J Bone Joint Surg Am*. 2004;86-A(1):98–105.
178. Stanley D, Norris SH. Recovery following fractures of the clavicle treated conservatively. *Injury*. 1988;19(3):162–164.
179. Stanley D, Trowbridge EA, Norris SH. The mechanism of clavicular fracture. A clinical and biomechanical analysis. *J Bone Joint Surg Br*. 1988;70(3):461–464.
180. Strauss EJ, Egol KA, France MA, et al. Complications of intramedullary Hagie pin fixation for acute midshaft clavicle fractures. *J Shoulder Elbow Surg*. 2007;16(3):280–284.
181. Taitsman L, Nork SE, Coles CP, et al. Open clavicle fractures and associated injuries. *J Orthop Trauma*. 2006;20(6):396–399.
182. Tan HL, Zhao JK, Qian C, et al. Clinical results of treatment using a clavicular hook plate versus a T-plate in neer type II distal clavicle fractures. *Orthopedics*. 2012;35(8):e1191–e1197.
183. Tanaka H, Yukioka T, Yamaguti Y, et al. Surgical stabilization of internal pneumatic stabilization? A prospective randomized study of management of severe flail chest patients. *J Trauma*. 2002;52(4):727–732.
184. Tarar MN, Quaba AA. An adipofascial turnover flap for soft tissue cover around the clavicle. *Br J Plast Surg*. 1995;48(3):161–164.
185. Throckmorton T, Kuhn JE. Fractures of the medial end of the clavicle. *J Shoulder Elbow Surg*. 2007;16(1):49–54.
186. Tomic S, Bumbasirevic M, Lesic A, et al. Modification of the Ilizarov external fixator for aseptic hypertrophic nonunion of the clavicle: An option for treatment. *J Orthop Trauma*. 2006;20(2):122–128.
187. Tse DH, Slabaugh PB, Carlson PA. Injury to the axillary artery by a closed fracture of the clavicle. A case report. *J Bone Joint Surg Am*. 1980;62(8):1372–1374.
188. van Noort A, te Slaa RL, Marti RK, et al. The floating shoulder. A multicentre study. *J Bone Joint Surg Br*. 2001;83(6):795–798.
189. Vander Have KL, Perdue AM, Caird MS, et al. Operative versus nonoperative treatment of midshaft clavicle fractures in adolescents. *J Pediatr Orthop*. 2010;30(4):307–312.
190. Verborgt O, Pittoors K, Van Glabbeek F, et al. Plate fixation of middle-third factures of the clavicle in the semi-professional athlete. *Acta Orthop Belg*. 2005;71(1):17–21.
191. Veysi VT, Mittal R, Agarwal S, et al. Multiple trauma and scapula fractures: So what? *J Trauma*. 2003;55(6):1145–1147.
192. Virtanen KJ, Remes V, Pajarinen J, et al. Sling compared with plate osteosynthesis for treatment of displaced midshaft clavicular fractures: A randomized clinical trial. *J Bone Joint Surg Am*. 2012;94(17):1546–1553.
193. Webber MC, Haines JF. The treatment of lateral clavicle fractures. *Injury*. 2000;31(3):175–179.
194. Weinberg B, Seife B, Alonso P. The apical oblique view of the clavicle: Its usefulness in neonatal and childhood trauma. *Skeletal Radiol*. 1991;20(3):201–203.
195. White RR, Anson PS, Kristiansen T, et al. Adult clavicle fractures: Relationship between mechanism of injury and healing. *Orthop Trans*. 1989;13:514–515.
196. Wick M, Muller EJ, Kollig E, et al. Midshaft fractures of the clavicle with a shortening of more than 2 cm predispose to nonunion. *Arch Orthop Trauma Surg*. 2001;121(4):207–211.
197. Wilkins RM, Johnston RM. Ununited fractures of the clavicle. *J Bone Joint Surg Am*. 1983;65(6):773–778.
198. Williams GR, Silverberg DA, Iannotti JP, et al. Non-operative treatment of ipsilateral clavicle and glenoid neck fractures. American shoulder and elbow surgeons 15th Open Meeting, Anaheim, CA: 1999.
199. Williams GR, Koffler K, Pepe M, et al. Rotation of the clavicular portion of the pectoralis major for soft-tissue coverage of the clavicle. An anatomical study and case report. *J Bone Joint Surg Am*. 2000;82(12):1736–1742.
200. Williams GR, Naranja J, Klimkiewicz J, et al. The floating shoulder: A biomechanical basis for classification and management. *J Bone Joint Surg Am*. 2001;83-A(8):1182–1187.
201. Witzel K. Intramedullary osteosynthesis in fractures of the mid-third of the clavicle in sports traumatology. *Z Orthop Unfall*. 2007;145(5):639–642.
202. Wood VE. The results of total claviculectomy. *Clin Orthop Relat Res*. 1986;207:186–190.
203. Wu CC, Shih CH, Chen, WJ et al. Treatment of clavicular aseptic nonunion: Comparison of plating and intra medullary nailing techniques. *J Trauma*. 1998;45(3):512–516.
204. Yamaguchi H, Arakawa H, Kobayashi M. Results of the Bosworth method for unstable fractures of the distal clavicle. *Int Orthop*. 1998;22(6):366–368.
205. Yian EH, Ramappa AJ, Arneberg O, et al. The Constant score in normal shoulders. *J Shoulder Elbow Surg*. 2005;14(2):128–133.
206. Zaslav KR, Ray S, Neer CS 2nd. Conservative management of a displaced medial clavicular physeal injury in an adolescent athlete. A case report and literature review. *Am J Sports Med*. 1989;17(6):833–836.
207. Zelle BA, Pape HC, Gerich TG, et al. Functional outcome following scapulothoracic dissociation. *J Bone Joint Surg Am*. 2004;86-A(1):2–8.
208. Zenni EJ Jr., Krieg JK, Rosen MJ. Open reduction and internal fixation of clavicular fractures. *J Bone Joint Surg Am*. 1981;63(1):147–151.
209. Zlowodzki M, Zelle BA, Cole PA, et al. Treatment of acute midshaft clavicle fractures: Systematic review of 2144 fractures: On behalf of the Evidence-Based Orthopaedic Trauma Working Group. *J Orthop Trauma*, 2005;19(7):504–507.

39

Fraturas da escápula

Jan Bartoníček

Introdução às fraturas da escápula 1434
Anatomia relacionada às fraturas da escápula 1434
    Arquitetura da escápula 1434
    Complexo suspensório superior do ombro 1435
    Músculos da escápula 1435
    Vasos sanguíneos e nervos da escápula 1436
Avaliação das lesões de uma fratura da escápula 1436
    Mecanismos de lesão para fraturas da escápula 1436
    Lesões associadas a fraturas da escápula 1436
    Sinais e sintomas de fraturas da escápula 1437
    Imagens e outros métodos diagnósticos para fraturas da escápula 1437
    Classificação das fraturas da escápula 1439

Tratamento das fraturas da escápula 1444
    Opções de tratamento para fraturas da escápula 1444
    Tratamento conservador das fraturas da escápula 1445
    Tratamento cirúrgico de fraturas da escápula 1445
    Tratamento dos tipos individuais de fraturas da escápula 1450
Complicações das fraturas da escápula e seu tratamento 1456
    Complicações do tratamento conservador para fraturas da escápula 1456
    Complicações do tratamento cirúrgico para fraturas da escápula 1456
Resumo, controvérsias e orientações futuras em fraturas da escápula 1457

INTRODUÇÃO ÀS FRATURAS DA ESCÁPULA

As fraturas da escápula são relativamente infrequentes. De acordo com vários estudos, essas lesões correspondem a 0,4-0,9% de todas as fraturas e a cerca de 3-5% de todas as fraturas do cíngulo do membro superior.[38,157,159] A razão para incidências tão baixas é que a escápula é uma estrutura que goza de boa proteção contra lesões por um robusto invólucro muscular, pelos ossos circunjacentes (clavícula, úmero) e por sua mobilidade e localização da elástica parede torácica. As fraturas da escápula são resultantes principalmente de traumas de alta energia e, com isso, com frequência são observadas em pacientes politraumatizados. Como regra, são lesões unilaterais. Fraturas bilaterais ou expostas são raras.[85] As fraturas da escápula ocorrem predominantemente em homens (72%) com média de idade de 44 anos.[191]

Até recentemente, pouca atenção era dada a essas fraturas. No entanto, ultimamente o interesse nas fraturas da escápula cresceu, e as discussões a respeito cada vez mais se concentram em seu tratamento cirúrgico.[31,35,51,90,94,102,119,120,128,137,138,192,200]

ANATOMIA RELACIONADA ÀS FRATURAS DA ESCÁPULA

A escápula, juntamente com a clavícula, compreende o cíngulo do membro superior. A escápula se une ao esqueleto axial exclusivamente pela clavícula, ou, de maneira mais específica, pelas articulações acromioclavicular (AC) e esternoclavicular (SC). A escápula se encontra envolvida por várias camadas de músculos, e está separada da parede torácica por tecido fibroadiposo fino, o que permite sua suave excursão sobre a parede torácica. Graças à sua conexão relativamente livre com o esqueleto axial, a escápula é móvel, mas, ao mesmo tempo, proporciona apoio eficiente para a cabeça do úmero. Como resultado, as forças de compressão são transmitidas otimamente, do membro superior para o cíngulo, sem que haja comprometimento da estabilidade e da mobilidade da articulação glenoumeral.

Arquitetura da escápula

A parte básica da escápula é o corpo, que assume forma triangular quando visualizado em uma direção anteroposterior, com sua base situada superiormente, e o ápice, inferiormente. Esse triângulo está limitado por suas três bordas (superior, medial e lateral) e três ângulos (superior, inferior e lateral). Embora o osso nos dois primeiros ângulos seja relativamente delgado, o ângulo lateral vai se tornando gradualmente mais espesso até formar o colo da escápula, que contém a superfície articular – a cavidade glenoide. O processo coracoide, em forma de gancho, se encurva na direção da superfície superior do colo da escápula. Na superfície posterior do corpo da escápula, tem origem uma placa óssea saliente – a espinha da escápula – que gradualmente vai se tornando mais elevada e que termina em um processo ósseo achatado – o acrômio – que se encurva para a frente.

A distribuição da massa óssea da escápula é extremamente desigual, com áreas de osso espesso e áreas que são praticamente translúcidas.[26,181,188] Quando examinada contra uma fonte luminosa, a escápula revela a mais intensa concentração de massa óssea na cavidade glenoide, o colo da escápula, inclusive a base do processo coracoide e a borda lateral do corpo da escápula (ver Fig. 39.1).

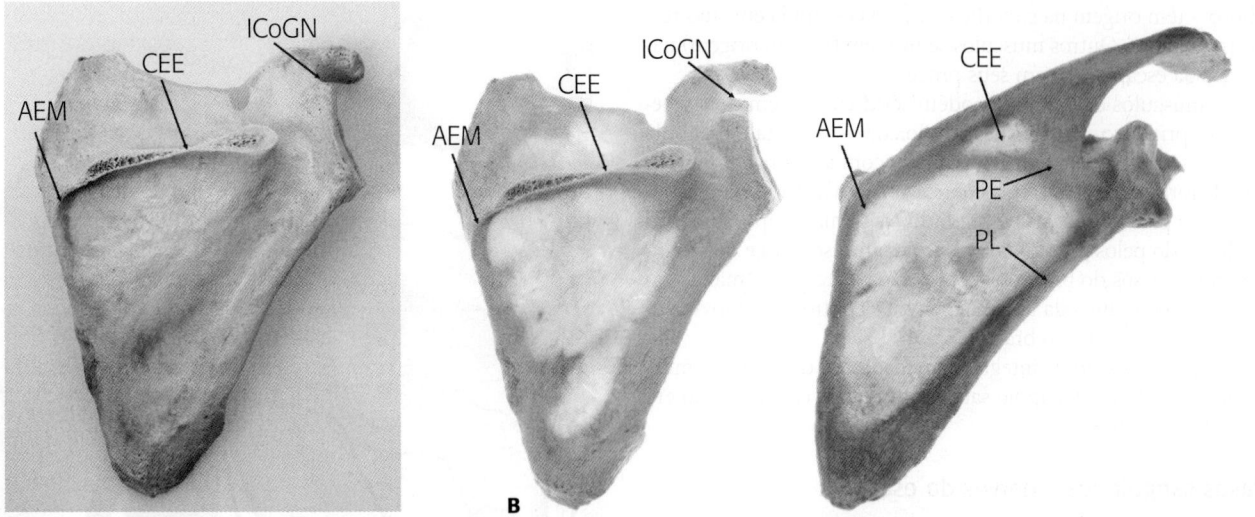

FIGURA 39.1 Anatomia e arquitetura interna da escápula direita: **A:** Aspecto posterior da escápula em seguida à ressecção da espinha da escápula. **B:** O mesmo espécime sob transiluminação. **C:** Aspecto posteroinferior da escápula transiluminada. AEM, ângulo espinhomedial; CEE, o centro mais adelgaçado da espinha da escápula; ICoGN, incisura coracoglenoide; PE, pilar da espinha; PL, pilar lateral.

Prolongando-se entre a cavidade glenoide e o corpo da escápula, existem dois pilares ósseos que transmitem as forças de compressão originárias na cavidade glenoide.[108] O pilar lateral, parte do qual forma a borda lateral, conecta a borda inferior da cavidade glenoide com o ângulo inferior. O pilar espinhal tem origem na parte central da cavidade glenoide, tendo continuidade medialmente até fazer parte da base da espinha da escápula. Seu curso pode ser visto melhor mediante a visualização da escápula de frente contra uma fonte luminosa. Desde a vista posterior, fica evidente que os dois pilares conectados por uma borda medial do colo da escápula significativamente mais delgada constituem a estrutura básica de sustentação de carga do colo da escápula. Esse triângulo constitui o *corpo biomecânico da escápula*, pois o ângulo superior e a parte adjacente da fossa do supraespinhoso meramente formam um apêndice, que serve como superfície de inserção ou origem de músculos, mas sem transmitir forças de compressão provenientes da cavidade glenoide. Portanto, deve-se diferenciar entre os *corpos anatômico e biomecânico* da escápula.[181]

A área mais fraca da circunferência do corpo biomecânico da escápula é a conexão da espinha da escápula e a borda medial da escápula, o ângulo *espinhomedial*. Na maioria das fraturas do corpo da escápula, uma das linhas de fratura principais atravessa essa região. Outra área de osso frágil se situa na parte central da espinha da escápula, onde também se pode observar linhas de fratura com bastante frequência.

Complexo suspensório superior do ombro

O complexo suspensório superior do ombro (CSSO) foi definido por Goss.[70] O CSSO é um anel de tecido ósseo e de tecido mole composto pelo processo glenoide, processo coracoide, ligamento coracoclavicular (CC), parte lateral da clavícula, articulação AC e acrômio (ver Fig. 39.2). O anel está conectado por duas estruturas ósseas. A estrutura superior consiste no terço médio da clavícula, enquanto a estrutura inferior é a junção da parte mais lateral do corpo da escápula e da parte mais medial do corpo da escápula. Goss subdividiu o complexo todo em três unidades: estrutura clavicular-articulação AC-acromial; a junção da cavidade glenoide, coracoide e acrômio com o corpo da escápu-

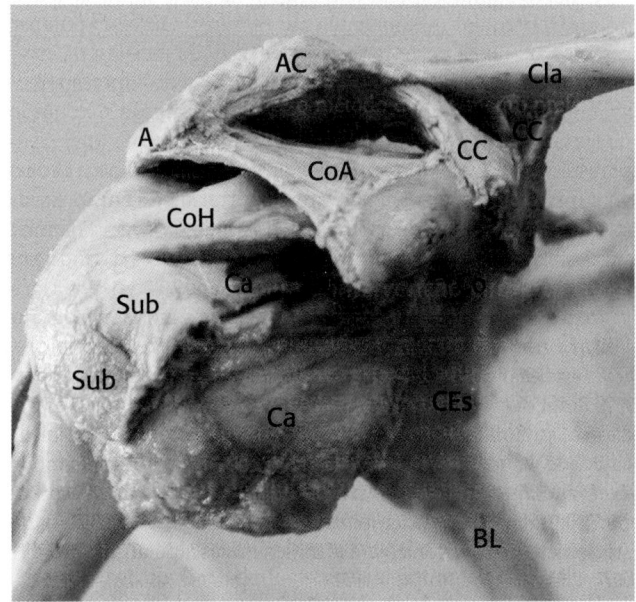

FIGURA 39.2 Complexo suspensório superior do ombro (CSSO), aspecto anterior da escápula direita. A, acrômio; AC, articulação acromioclavicular; Ca, cápsula articular da articulação glenoumeral; Cla, clavícula; Co, processo coracoide; CoA, ligamento coracoacromial; CoH, ligamento coracoumeral; CC, ligamento coracoclavicular; BL, borda lateral do corpo da escápula; CEs, colo da escápula; Sub, inserção do tendão do subescapular na tuberosidade menor.

la; e a ligação clavicular-ligamentosa coracoclavicular-coracoide. Como um todo, o complexo mantém uma relação estável normal entre a escápula e o membro superior e o esqueleto axial, permite a ocorrência de movimentos limitados por meio da articulação AC e o ligamento CC, além de proporcionar um ponto firme de fixação de diversas estruturas de tecido mole.

Músculos da escápula

No total, dezoito músculos estão presos à escápula. Apenas três deles – nomeados subescapular, supraespinhoso e infraespinhoso – têm origem na superfície larga da escápula em suas respectivas fossas. Outros músculos se inserem (ou têm origem) nas bordas da escápula ou em seus processos.

Os músculos da escápula podem ser divididos em dois sistemas. O primeiro – sistema escapuloaxial – conecta a escápula com o esqueleto axial, particularmente com a coluna vertebral e parede torácica. Esse sistema controla os movimentos da escápula sobre a parede torácica. O segundo – sistema escapulobraquial – é formado pelos músculos com origem na escápula e que se inserem nos ossos do braço, ou seja, úmero, terço proximal do rádio e terço proximal da ulna. Sua tarefa é controlar os movimentos entre a escápula e o braço.

Portanto, a escápula integra a atividade dos dois grupos musculares e proporciona apoio satisfatório para a cabeça do úmero durante o movimento.

Vasos sanguíneos e nervos da escápula

Diversos vasos sanguíneos e nervos transitam pela região da escápula. No entanto, apenas o nervo e vasos supraescapulares e a artéria circunflexa da escápula estão intimamente relacionados à região.

O nervo supraescapular tem origem na parte supraclavicular do plexo braquial. Juntamente com os vasos supraescapulares, esse nervo avança posteriormente por meio da incisura da escápula e, em seguida, ao longo do fundo da fossa do supraespinhoso, coberto pelo ventre do músculo supraespinhoso. No fundo da fossa, o tronco emite ramos motores medialmente para o supraespinhoso e para a parte superior do infraespinhoso. O nervo supraescapular principal avança inferiormente em torno da base da borda lateral da espinha da escápula, por meio da incisura espinhoglenoide até a fossa do infraespinhoso, passando por baixo do ligamento espinhoglenoide. Em seguida, o nervo avança medialmente e se divide em diversos ramos motores, para suportar a parte distal do infraespinhoso (ver Fig. 39.3).

A artéria circunflexa da escápula se encurva em torno da borda lateral do corpo da escápula até a superfície posterior da escápula, em um local situado 3 cm distalmente à borda inferior da cavidade glenoide. O vaso avança por meio do redondo menor e normalmente se divide em dois ramos: um deles ingressa na superfície anterior do infraespinhoso e o outro faz anastomose no sulco espinhoglenoide com a artéria supraescapular.

AVALIAÇÃO DAS LESÕES DE UMA FRATURA DA ESCÁPULA

É essencial que se tenha conhecimento dos mecanismos de lesão, assim como também são fundamentais exames clínico e radiológico para que se possa determinar o diagnóstico correto.

Mecanismos de lesão para fraturas da escápula

O mecanismo das fraturas da escápula varia. Com mais frequência, a fratura é causada por um golpe direto à escápula, durante um acidente de tráfego, ou uma queda de local elevado, ou ainda em decorrência da queda de um objeto pesado sobre o ombro.[12,30] O padrão de fratura dependerá da forma do objeto, da energia do golpe e do vetor de força.

As fraturas da escápula podem ser causadas pela cabeça do úmero, seja por impacto direto dessa parte nos processos escapulares circunjacentes, seja como resultado de sua luxação sobre a borda da cavidade glenoide. Em casos de impacto direto, o padrão de fratura fica determinado pela posição do braço no

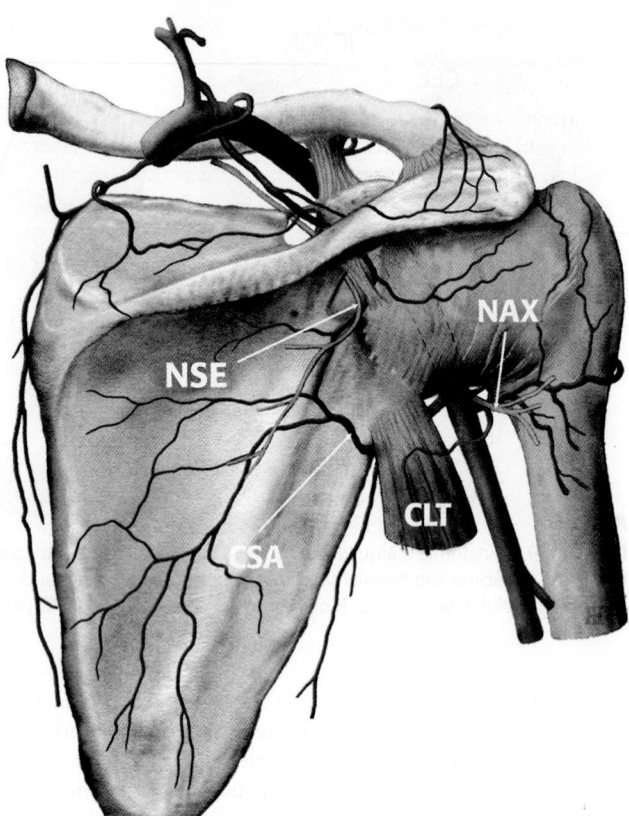

FIGURA 39.3 Curso do feixe neurovascular supraescapular no aspecto posterior da escápula direita. NAX, nervo axilar; CSA, artéria circunflexa supraescapular; CLT, cabeça longa do tríceps; NSE, nervo supraescapular acompanhado pela artéria supraescapular.

momento da lesão.[14] Com o braço em abdução, a cabeça do úmero é impulsionada contra a cavidade glenoide inferior, que se separa, juntamente com parte da, ou toda, borda lateral da escápula. Com o braço em adução, um golpe no cotovelo ao longo do eixo umeral proximalmente provoca luxação da cabeça do úmero, que colide com o acrômio ou com o coracoide.[73,106] A luxação anterior da cabeça do úmero pode resultar na separação da borda anteroinferior da cavidade glenoide, enquanto a luxação posterior pode causar uma fratura da borda posterior da cavidade glenoide.[66]

As fraturas da escápula podem também ser causadas por uma violenta contratura muscular, sobretudo como resultado de uma lesão por eletricidade, ou convulsão epiléptica.[91] Características desse mecanismo são as fraturas por compressão do corpo da escápula, fraturas da cavidade glenoide, ou avulsões da parte do osso que contenha uma inserção muscular. A fratura por avulsão do coracoide causada pela tração exercida pelo ligamento CC está descrita na luxação AC.[112,116] Fraturas da escápula resultantes de lesões causadas por arma de fogo ou fraturas patológicas (cisto ósseo, osteodistrofia, metástase tumoral) são bastante raras. Fraturas por fadiga do coracoide foram descritas em atletas, e fraturas da espinha da escápula e do acrômio em casos de insuficiência do manguito rotador.[29,78,171]

Lesões associadas a fraturas da escápula

Em sua maioria, as lesões da escápula são causadas por eventos violentos de média a alta energia. Como resultado, com frequência essas fraturas estão associadas a outras lesões e, não raramente, podem ser observadas em pacientes politraumatizados. Essas lesões associadas têm gravidade diferente e afetam tanto o cíngulo do membro superior como outras partes do corpo. Algumas dessas lesões ocorrem habitualmente com as fraturas da escápula, por exemplo, fraturas das costelas, enquanto outras lesões são raras, como a fratura do corpo da escápula com penetração da parede torácica.[170]

Fraturas isoladas da escápula são menos frequentes. Na literatura pertinente, sua incidência varia entre 14 e 33% de todas as fraturas da escápula,[9,12,24,86,110,119,135,174,180] embora Thompson[178] tenha registrado apenas 1,8% dessas lesões isoladas em um grupo de 56 pacientes.

Fraturas das costelas são as lesões mais frequentes em associação com fraturas da escápula, o que não surpreende, em vista da localização do gradil costal.[9,12,57,82,98,174,180,187] Sua frequência varia desde 27%[98] até 65%.[180] Essa grande variação pode ter diversas explicações. O estudo de Imatani[98] foi publicado em 1975, quando as fraturas costais eram diagnosticadas apenas pelas radiografias. Por outro lado, todos os pacientes no grupo de Tuček[180] foram avaliados por um estudo de TC, com captura das costelas circunjacentes. Outra razão pode ser o maior número de traumas de alta energia, com incidência muito mais alta de lesões associadas, inclusive fraturas das costelas.

Lesões da cavidade torácica e pulmões, como o pneumotórax, hemotórax, enfisema, e contusão pulmonar, foram descritas em 16-67% dos casos.[82,136,166,170,174,187]

Lesões ao cíngulo do membro superior, ou seja, à clavícula, terço proximal do úmero, e articulação AC ocorrem em 8-47% dos casos de fratura da escápula.[12,119,180] Pode ocorrer que a razão para tão ampla variação seja o fato de que alguns autores se concentraram meramente em fraturas da clavícula, enquanto outros também incluíram luxações da articulação AC.

Lesões cranianas, ou seja, contusão cerebral, hemorragia intracerebral e fraturas do crânio ocorrem em 10-42% de todos os casos de fratura da escápula.[12,110,135,174,180]

Outras lesões ocorrem em percentuais variáveis em grupos de pacientes descritos isoladamente por autores. Certos grupos exibem uma parcela maior de lesões pélvicas, em alguns casos chegando até a 20%.[174] Por outro lado, Tuček anotou apenas uma fratura do acetábulo em 25 casos. Thompson[178] descreveu lesões a vasos sanguíneos importantes na região do ombro (artérias braquial, subclávia e axilar) em 10% dos casos. Além dos vasos sanguíneos, as lesões podem envolver também o plexo braquial. As fraturas da escápula podem também estar associadas a outras lesões do esqueleto, por exemplo, fraturas de vértebras torácicas ou lombares, terço distal do úmero, antebraço, diáfise do fêmur, terço proximal da tíbia, diáfise da tíbia, tornozelo, metatársicos, ou mesmo luxações subtalares.[180]

A mortalidade em pacientes com fraturas da escápula varia entre 2 e 14%.[9,35,174,178,191]

Sinais e sintomas de fraturas da escápula

O exame clínico de pacientes com lesões escapulares depende do estado geral do paciente. Em pacientes politraumatizados, em que a prioridade é salvar a vida, o tratamento de uma fratura da escápula, mesmo se identificada durante o exame preliminar, poderá ser adiado. Uma exceção é a fratura exposta da escápula. Em muitos pacientes politraumatizados, com frequência as fraturas da escápula são diagnosticadas coincidentemente em uma radiografia ou estudo de TC do tórax.[176]

Pacientes em estado geral menos grave e capazes de se comunicar podem ser submetidos ao exame clínico de rotina. Tendo em vista que as fraturas da escápula com frequência estão associadas a outras lesões, é essencial que antes seja feito um exame físico completo para, apenas depois, dar enfoque ao ombro. Nos pacientes diagnosticados com uma fratura do cíngulo do membro superior, por exemplo, da clavícula, será necessária a exclusão de outras possíveis lesões na mesma região.

História clínica do paciente: O exato conhecimento do mecanismo da lesão e as queixas subjetivas do paciente são fatores essenciais para um diagnóstico bem-sucedido.

Avaliação visual: Deve-se realizar um cuidadoso exame do ombro e de todo o tórax, inclusive axila. O ombro pode ficar deformado por uma fratura de clavícula, luxação da articulação AC, luxação do ombro, fratura da escápula com deslocamento, ou por inchaço significativo. A pele também deve ser examinada, pois a presença de abrasão cutânea pode ser indício do local do impacto.

Palpação: Uma boa parte do esqueleto do cíngulo do membro superior pode ser examinada por palpação, isto é, clavícula, articulação SC, articulação AC, acrômio e espinha da escápula, a ponta do coracoide e a cabeça do úmero; em indivíduos menos musculosos, também o ângulo inferior e a borda medial da escápula. A palpação pode revelar crepitação, ou mobilidade patológica. Também é importante a palpação da axila e da região torácica adjacente. Tendo em vista que a fratura pode estar combinada com uma lesão do plexo braquial ou com lesão vascular, é importante que a função neurovascular distal seja examinada.

Amplitude de movimento: O exame da amplitude de movimento em casos de fratura da escápula, sobretudo do movimento ativo, fica limitado pela dor. Se possível, os movimentos passivos na articulação glenoumeral deverão ser examinados cuidadosamente.

Periferia: Deve-se proceder a uma avaliação completa de outras partes do membro ipsilateral, para exclusão de lesões associadas.

Imagens e outros métodos diagnósticos para fraturas da escápula

O exame radiológico é essencial para o diagnóstico de fraturas da escápula, determinação dos padrões de fratura e método de tratamento. Outros métodos imaginológicos a serem utilizados serão o IRM e a ultrassonografia, embora tais métodos apenas excepcionalmente sejam indicados e sua contribuição seja limitada.[134] Considerando que as fraturas da escápula com frequência ocorrem em pacientes politraumatizados, o algoritmo radiodiagnóstico descrito a seguir deve ser ajustado às condições gerais do paciente.

Radiologia

A radiografia anteroposterior de todo cíngulo do membro superior, que abrange toda a escápula, toda a clavícula, as articulações AC e SC e o terço proximal do úmero, faz parte do exame básico em pacientes com suspeita de fratura da escápula. Essa modalidade fornece informações gerais sobre o cíngulo do membro superior em sua totalidade. Com frequência fraturas da escápula estão associadas a uma fratura da clavícula, e menos frequentemente com uma fratura do terço proximal do úmero ou luxação AC. Em geral, a projeção AC não é suficiente para determinar o padrão de escápula e o deslocamento dos fragmentos. Portanto, em casos de suspeita de fratura da escápula, essa projeção deve ser combinada com as duas projeções de Neer.

A projeção de Neer I, a verdadeira radiografia anteroposterior da escápula, é utilizada na avaliação do espaço da articulação glenoumeral, deslocamento da cavidade glenoide em relação à borda lateral da escápula, e para mensurar o ângulo glenopolar (AGP).[20]

A projeção de Neer II, também denominada projeção em Y, é uma verdadeira projeção lateral da escápula. Essa projeção permite a avaliação das fraturas do corpo da escápula em termos de translação, angulação e superposição de fragmentos, particularmente da borda lateral. Além disso, ela exibe nitidamente a relação entre o acrômio e o aspecto lateral da clavícula, e pode ser utilizada na identificação de qualquer avulsão da borda anterior da cavidade glenoide.

Uma radiografia do tórax em pacientes politraumatizados é com frequência o primeiro exame com base no qual se levanta a suspeita de uma fratura da escápula. É importante sobretudo na avaliação da posição das duas escápulas em relação à coluna vertebral (dissociação escapulotorácica).

Outras projeções especiais, em particular a projeção axilar, são recomendadas por alguns autores como projeções complementares para o diagnóstico de fraturas da cavidade glenoide, acrômio e coracoide.[31,72,102] Contudo, para a maioria dos pacientes com uma fratura da escápula ou de costela, a projeção axilar é procedimento doloroso. Ademais, essa projeção não deve servir como substituto para um exame por TC.

Estudos de TC

O exame por TC mudou fundamentalmente os radiodiagnósticos das fraturas da escápula.[16,29,43,133,175] Haverá sempre indicação para TC quando o exame radiográfico não revelar com exatidão o padrão de fratura, envolvimento da superfície articular, ou deslocamento.

Seções transversais de TC são de grande utilidade na avaliação da cavidade glenoide. Também podem revelar fraturas não deslocadas dos processos escapulares, sobretudo aqueles do coracoide e do acrômio. No entanto, esses estudos não proporcionam uma imagem tridimensional da anatomia da fratura.

Reconstruções bidimensionais de TC (TC 2D), principalmente no plano frontal, são empregadas na avaliação da superfície articular glenoide, sobretudo em fraturas da base do processo coracoide com envolvimento da cavidade glenoide.

Reconstruções tridimensionais de TC (TC 3D) constituem o único modo de obter uma determinação confiável do padrão de fratura, particularmente em fraturas do corpo e do colo da escápula, embora não exibam linhas de fratura finas, sobretudo em fragmentos com mínimo deslocamento. As reconstruções devem ser efetuadas em diversas projeções básicas, de preferência com a subtração das costelas, clavícula e terço proximal do úmero. A *projeção posterior* (ver Fig. 39.4B) permite a avaliação dos cursos de linhas de fratura referentes a espinha escapular. A *projeção anterior* (ver Fig. 39.4A) é importante em fraturas de colos escapulares e ajuda a identificar as diferentes linhas de fratura em lesões de pescoços anatômicos e cirúrgicos da escápula. Fraturas glenoidais requerem uma *projeção lateral,* sempre com subtração da cabeça do úmero. Em fraturas da borda lateral do corpo da escápula, essa projeção auxilia na avaliação de seu encurtamento, angulação e translação, ou na forma e deslocamento dos pequenos fragmentos intermediários (ver Fig. 39.4C).

Medidas da angulação, translação, medialização e AGP

Essas medidas quantificam os diferentes tipos e direções de deslocamento dos fragmentos, em particular da borda lateral da escápula, fortalecendo as decisões de conduta (ver Fig. 39.5). As medidas podem ser tomadas com o uso tanto das projeções de Neer como de reconstruções TC 3D.[4,35] Anavian et al.[6] provaram que o deslocamento de algumas fraturas extra-articulares pode progredir durante o período que se segue à lesão, o que pode exigir uma nova avaliação radiológica, depois de breve período.

A medialização dos fragmentos principais da borda lateral da escápula é medida na projeção de Neer I na projeção anterior (ver Fig. 39.5A) e em reconstruções TC 3D. Cole[31,34,35] considera que uma medialização de 10-20 mm seja indicação para tratamento cirúrgico. No entanto, o termo "medialização" não é muito correto.[156,201] Na maioria dos casos, ocorre deslocamento lateral da parte infraglenoide do corpo da escápula, graças à tração dos músculos, enquanto a clavícula intacta mantém uma distância constante entre a cavidade glenoide e o esterno. Zuckerman et al.,[201] sobre fraturas da escápula, descreveram ligeiro deslocamento lateral da cavidade glenoide com relação ao outro lado. O desloca-

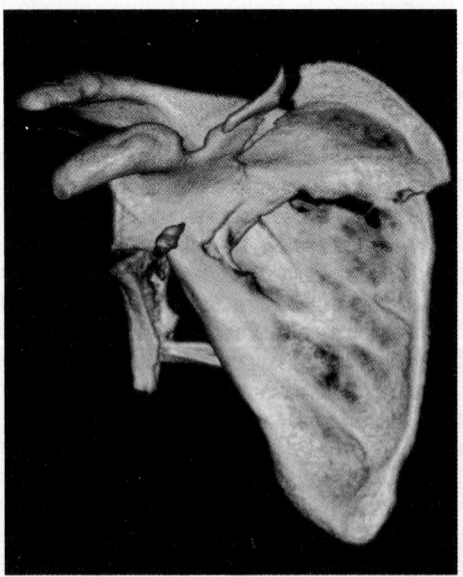
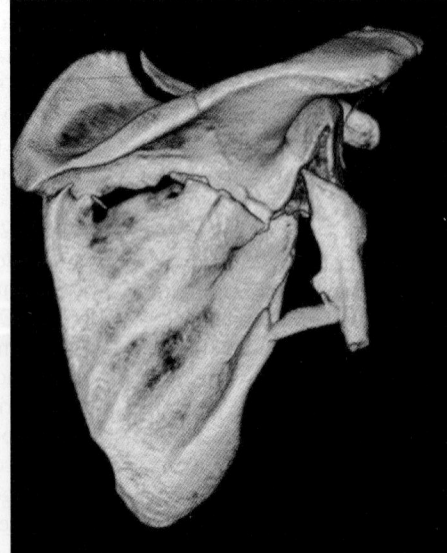
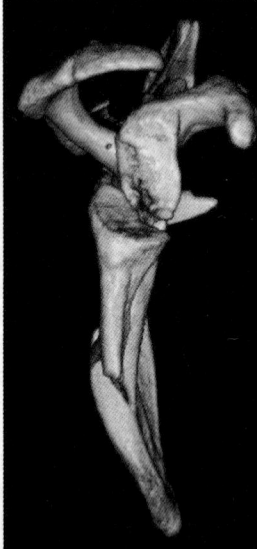

FIGURA 39.4 Três projeções padronizadas da escápula em reconstruções TC 3D. **A:** Aspecto anterior. **B:** Aspecto posterior. **C:** Aspecto lateral.

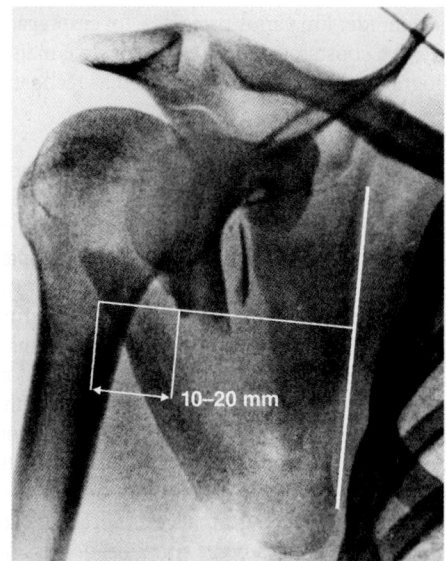
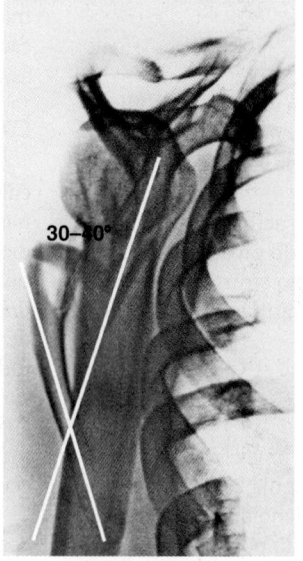
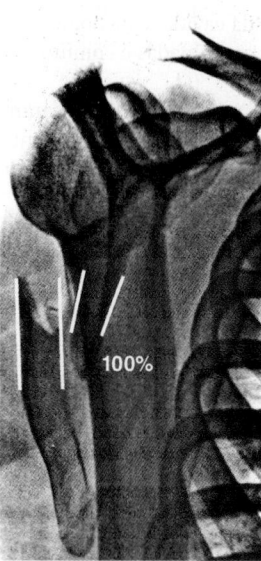

FIGURA 39.5 Medida do deslocamento de fraturas do corpo ou do colo da escápula. **A:** Deslocamento mediolateral. **B:** Deslocamento angular. **C:** Deslocamento translacional.

mento de fragmentos pode ser definido com maior precisão pelo termo "deslocamento mediolateral".

A angulação dos fragmentos principais da borda lateral da escápula pode ser avaliada na projeção de Neer II (ver Fig. 39.5B), ou na projeção lateral com base em reconstruções TC 3D. Cole[31,34,35] considera uma angulação superior a 30-45 graus como indicação para tratamento operatório.

A translação dos principais fragmentos da borda lateral da escápula também é medida com a ajuda da projeção de Neer II (ver Fig. 39.5C). Considera-se como forte indicação para tratamento cirúrgico a translação de fragmentos em 100%.[14,31,34,35]

AGP, definido por Bestard et al.,[20] é o ângulo subtendido por duas linhas: uma que conecta os pontos mais cranial e mais caudal da cavidade glenoide e outra que conecta o ponto mais cranial da cavidade glenoide com a parte mais caudal da escápula (ver Fig. 39.6). O AGP normal mede 30-46 graus. Em estudos recentemente publicados, alguns autores utilizaram o AGP como fator prognóstico radiológico de desfecho funcional em seguida ao tratamento conservador de fraturas da escápula.[24,44,111,117,155,163] Romero et al.[163] relataram que AGP inferior a vinte graus estava associado a desfecho funcional ruim, enquanto outro estudo[111] observou desfechos funcionais piores em pacientes com AGP inferior a trinta graus. Labler et al.[117] consideraram que AGP inferior a trinta graus constituía indicação indireta de lesão aos ligamentos circunjacentes. Uma análise detalhada de diversos estudos demonstra que a medida do AGP não foi padronizada. Além disso, essa medida não pode ser utilizada universalmente nas fraturas do corpo e colo da escápula. Apesar dessas restrições, o AGP é – ao contrário da medialização, angulação e translação – a única medida radiológica em que foi informada uma correlação entre seu valor e o desfecho funcional,[24,44,111,117,155,163] em que um valor inferior a vinte graus tende a comprometer a funcionalidade.

Classificação das fraturas da escápula

Desde a época de Petit, as classificações se desenvolveram com o tempo,[13] mas ainda não existe uma classificação para as fraturas da escápula com aceitação geral. Atualmente, existem diversas classificações.[1,14,42,53,54,69,83,96,97,132,179,192]

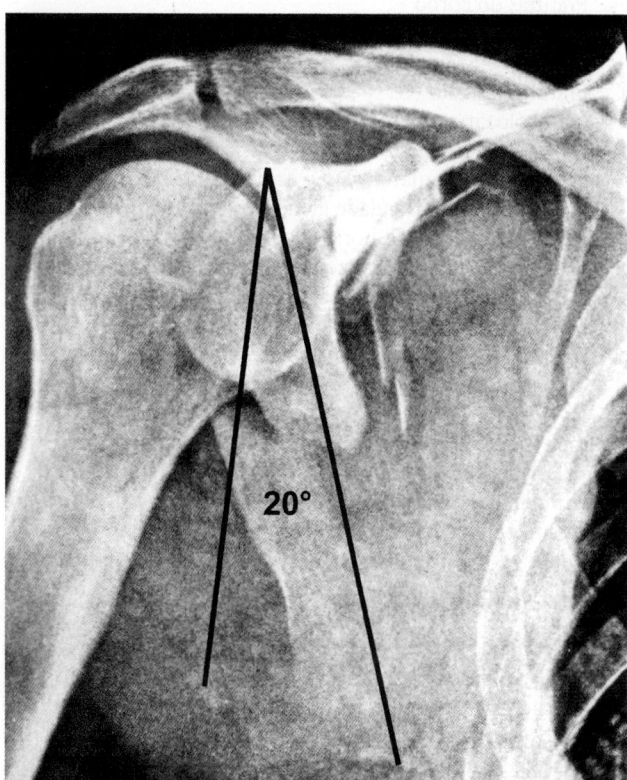

FIGURA 39.6 Ângulo glenopolar. O AGP é definido como o ângulo entre a linha que conecta os polos superior e inferior da cavidade glenoide e a linha que conecta o polo superior da cavidade glenoide e o centro do ângulo inferior da escápula. Um AGP inferior a vinte graus é um dos critérios para tratamento cirúrgico.

Resumo das atuais classificações

Em 1975, Tscherne e Christ[179] dividiram as fraturas da escápula em cinco padrões básicos:

1. Fraturas de processos
2. Fraturas do corpo da escápula
3. Fraturas do colo da escápula

4. Fraturas da cavidade glenoide
5. Fraturas combinadas e cominuitivas

Em 1991, Ada e Miller[1] publicaram uma classificação alfanumérica anatômica similar, fundamentada em uma análise de radiografias convencionais de 113 fraturas da escápula:

I. Fraturas de processos: IA – fraturas do acrômio, IB – fraturas da espinha da escápula, IC – fraturas do processo coracoide
II. Fraturas do colo: IIA – fraturas do colo cirúrgico, II B – fraturas transespinhosas do colo, IIC – fraturas do colo inferiores à espinha da escápula
III. Fraturas da cavidade glenoide
IV. Fraturas do corpo

Em 1992, Euler et al.[53] desenvolveram uma classificação anatômica com base em 153 fraturas da escápula, das quais apenas dezoito, a maioria fraturas da cavidade glenoide, foram tratadas por cirurgia. Essa classificação foi revisada por Euler e Rüedi[54] em 1996, com uso de um código alfanumérico análogo ao usado na classificação de Müller/AO.

A. Fraturas do corpo
B. Fraturas de processos (B1 – espinha, B2 – coracoide, e B3 – acrômio)
C. Fraturas do colo (C1 – colo anatômico, C2 – colo cirúrgico, C3 – colo cirúrgico com fratura da clavícula e/ou acrômio, ou ruptura do ligamento CC e/ou coracoacromial [CA])
Fraturas intraarticulares (D1 – fraturas da borda glenoide, D2 – fraturas da cavidade glenoide com fragmento da fossa inferior, com divisão horizontal da escápula, com bloqueio glenocoracoide, fraturas cominuitivas da cavidade glenoide, e D3 – fraturas combinadas da cavidade glenoide e do colo, ou corpo, da escápula)
D. Fraturas da escápula combinadas com fraturas da cabeça do úmero

Em 1996, a OTA (*Orthopaedic Trauma Association*) apresentou uma classificação alfanumérica que agrupava fraturas de partes anatômicas individuais da escápula de acordo com os princípios da classificação de Müller/AO.[151]

Em 1984, e novamente em 1995, Ideberg[96,97] publicou uma classificação de fraturas da escápula fundamentada na análise de radiografias AP e laterais convencionais de 338 fraturas da escápula. Ele identificou cinco tipos: (1) Fratura da borda glenoide anterior, (2) fratura glenoide inferior envolvendo parte do colo, (3) fratura glenoide superior com extensão através da base do processo coracoide, (4) fratura horizontal com envolvimento tanto do colo como do corpo da escápula, com a linha de fratura sempre avançando inferiormente à espinha da escápula, e (5) fratura horizontal como no tipo IV, mas com a adição de uma fratura completa ou incompleta do colo.

Em 1992, Goss[69] modificou a classificação de Ideberg, sem especificar a técnica de exame radiológico ou o número de seus casos. Com o uso de numerais romanos em vez de numerais arábicos, Goss converteu o tipo I de Idelberg para Ia – fratura da borda anterior, e tipo Ib – fratura da borda posterior. O tipo V foi dividido em três subtipos – tipo Va (combinação dos tipos II e IV), tipo Vb (combinação dos tipos III e IV), e tipo Vc (combinação dos tipos II, III, e IV). Também foi acrescentado um tipo VI.

Em 1998, Mayo et al.[132] revisaram a classificação de Ideberg e alteraram a ordem numérica dos tipos individuais. A revisão se fundamentou em um grupo de 27 pacientes operados por uma fratura glenoide. Em vários pacientes, foi empregada a reconstrução TC 3D e constatou-se que esse método é mais válido do que as radiografias de rotina da escápula ou as reconstruções TC 2D.

Controvérsias das atuais classificações

O ponto fraco das classificações das fraturas da escápula é a dificuldade em interpretar as imagens com precisão. Diferentes tipos de fraturas da escápula foram identificados, sobretudo com base em radiografias simples. Tendo em vista a complicada anatomia da escápula e sua posição no tórax, não é tarefa fácil obter projeções de rotina, e uma interpreção sem ambiguidades e a determinação do tipo de fratura era difícil ou impossível.Recorria-se muito pouco aos estudos de TC e correlações de achados radiológicos e intraoperatórios não eram mencionadas, porque apenas um mínimo dos casos analisados era tratado por cirurgia. Assim, praticamente nenhum autor era capaz de verificar o grau de acurácia da identificação dos tipos de fraturas com base em radiografias simples.

Outra desvantagem das atuais classificações são os desenhos esquemáticos e excessivamente simplificados das linhas de fratura, sobretudo na superfície anterior da escápula,[69,151,152] pois nem sempre é possível determinar o curso de uma linha de fratura em relação à espinha da escápula. Desenhos esquemáticos e simplistas da forma da escápula, principalmente da relação entre a parte superior da cavidade glenoide e a base do coracoide, também conduzem a erro.[151,152] O coracoide surge diretamente do polo superior da cavidade glenoide e a superfície superior do colo se reduz a uma pequena incisura com apenas alguns milímetros de profundidade. Mas as ilustrações que acompanham a maioria das classificações demonstram a origem do coracoide com significativo desvio medial, o que faz com que a superfície superior do colo anatômico da escápula pareça ser significativamente mais comprida. Como resultado disso, os desenhos das linhas de fratura que avançam por essa região não são realistas.

As modernas classificações também descrevem certos padrões de fratura cuja existência é questionável, ou que são fruto de interpretações equivocadas.

Fraturas do colo da escápula: Diversos autores utilizam apenas a denominação "fratura do colo da escápula," sem especificar seu tipo.[33,75,102,162] Os desenhos esquemáticos na classificação OTA, publicada em 2007, incluem apenas uma fratura do colo anatômico. A fratura do colo cirúrgico não está representada.[152]

Análises de reconstruções TC 3D e achados intraoperatórios demonstraram que a maioria das fraturas, interpretadas com base em radiografias simples como fraturas do colo da escápula, eram, na verdade, fraturas do corpo da escápula (ver Fig. 39.7).

Outro problema é a terminologia. Ada e Miller[1] classificaram fraturas transversais infraespinhosas como fraturas do tipo IIC do colo, inferiores à espinha da escápula. Essa linha de fratura não separa a cavidade glenoide do corpo da escápula, mas divide o corpo em duas partes. Apesar disso, alguns autores assumiram essa denominação incorreta, o que contribuiu ainda mais para a confusão na classificação das fraturas da escápula.[71,133]

Esses problemas lançam dúvida com relação aos dados estatísticos existentes sobre percentuais de incidência de tipos individuais de fraturas da escápula e nos desfechos de estudos clínicos que examinaram fraturas do corpo e colo da escápula, e a condição de ombro flutuante.

Fraturas glenoidais: Euler e Rüedi,[53,54] Goss,[69] e a classificação OTA[151,152] descreveram fraturas cominuitivas de toda a cavidade glenoide. No entanto, sua existência é questionável, pois até a presente data nenhuma reconstrução TC 3D de tal fratura foi publicada.

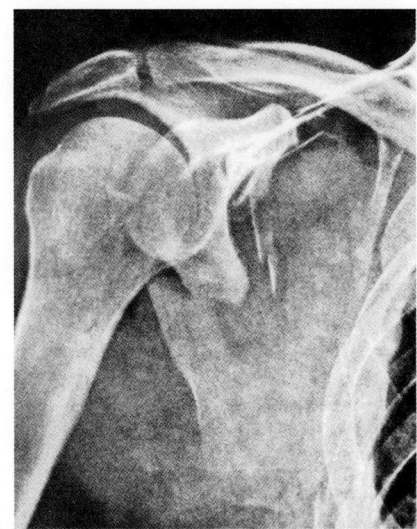 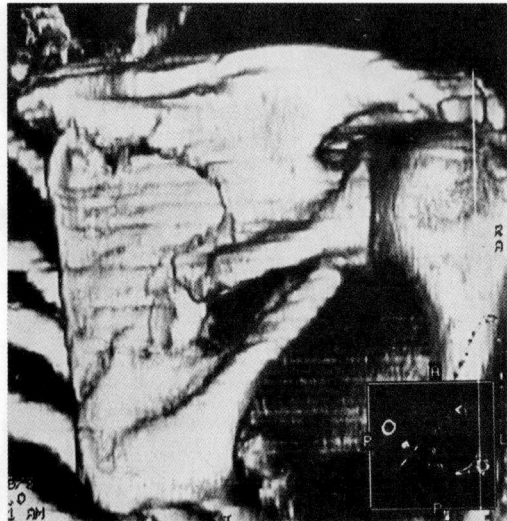

FIGURA 39.7 Erro comum na interpretação das radiografias do ombro. **A:** Uma radiografia AP do ombro direito lesionado com frequência é interpretada como fratura do colo da escápula. **B:** O aspecto posterior da escápula na reconstrução TC 3D do mesmo paciente demonstra o verdadeiro tipo de fratura, isto é, uma fratura do corpo da escápula em duas partes.

As chamadas fraturas transversais da cavidade glenoide, ou seja, do tipo 5 (V) das classificações de Ideberg,[97] Goss,[69] ou Mayo et al.,[132] são, na verdade, fraturas glenoidais inferiores que envolvem a borda lateral do corpo da escápula. A linha de fratura nessas fraturas avança por meio da parte infraespinhosa do corpo da escápula e não por meio da parte supraespinhosa, como pode parecer pelo exame dos desenhos que acompanham as classificações. Essas classificações também apresentam uma fratura do polo superior da cavidade glenoide como uma fratura glenoide transversal. Mas trata-se de fraturas intra-articulares da base do coracoide, que podem envolver a borda superior, ou o ângulo superior, da escápula.

Importância da arquitetura interna da escápula para a classificação das fraturas

Atualmente, as reconstruções TC 3D têm sido cada vez mais utilizadas na caracterização das fraturas da escápula.[16,35,133] Além disso, o volume de informações relacionadas ao tratamento cirúrgico dessas fraturas tem crescido. Esse cenário permite uma determinação mais exata do curso das linhas de fratura em casos individuais e sua distribuição com relação às partes anatômicas da escápula.[8,181]

A espinha da escápula é essencial para a distribuição das linhas de fratura. A vista posterior mostra a separação do corpo anatômico da escápula em duas partes. A delgada porção supraespinhosa do colo anatômico constitui, juntamente com o acrômio e o coracoide, a "escápula superior", que serve para a fixação de músculos e ligamentos. A parte infraespinhosa inferior do colo anatômico (ou seja, o corpo biomecânico da escápula) recebe forças de compressão transmitidas a partir da cavidade glenoide por dois pilares, o espinhal e o lateral, conforme foi anteriormente descrito. Na verdade, a espinha da escápula é uma barreira que impede a propagação das linhas de fratura do corpo infraespinhoso para o corpo supraespinhoso, e vice-versa. Esse fato é corroborado por experiência clínica, já que as fraturas do colo anatômico são menos comuns do que as fraturas do corpo biomecânico.

Conforme descrito por Armitage et al.[8] em seu estudo, assim como pelas revelações obtidas por meio de reconstruções de casos por TC 3D,[14,16] salvo poucas exceções, as linhas de fratura se propagam da fossa infraespinhosa para a fossa supraespinhosa por meio das áreas mais frágeis, isto é, por meio do ângulo espinhomedial, ou por meio da parte central delgada da espinha da escápula.[8,181]

Classificação anatômica abrangente

Essa classificação se fundamenta em classificações desenvolvidas por Tscherne e Christ,[179] Ada e Miller,[1] e Euler e Rüedi.[54] Contudo, os grupos básicos dessa classificação incluem apenas as linhas de fratura cuja existência foi constatada por reconstruções TC 3D ou no intraoperatório.

- Fraturas dos processos
- Fraturas do corpo da escápula
- Fraturas do colo da escápula
- Fraturas glenoidais
- Fraturas combinadas da escápula

Fraturas dos processos. Essas fraturas podem ser causadas por golpe direto incidente na parte superior da escápula, por impacto direto da cabeça do úmero deslocada, ou pela tração exercida por músculos e ligamentos. Nesse grupo também estão situadas fraturas da borda superior e do ângulo superior da escápula. Tendo em vista que com frequência essas fraturas ocorrem simultaneamente, podem ser denominadas de "fraturas da escápula superior" (ver Fig. 39.8).

A1 – fraturas da borda superior e do ângulo superior
A2 – fraturas do acrômio e da parte lateral da espinha da escápula
A3 – fraturas do processo coracoide

Não existe uma linha divisória exata entre fraturas da espinha da escápula e do acrômio e, portanto, estão incluídas em um mesmo grupo. As fraturas do acrômio e da parte lateral da espinha da escápula e fraturas do processo coracoide podem ser posteriormente subdivididas.[55,91,99,115,144-147]

Fraturas do corpo. Essas fraturas podem ser divididas, em termos de gravidade, em dois grupos:

B1 – fraturas do colo anatômico
B2 – fraturas do corpo biomecânico

Nas fraturas do colo anatômico, as linhas de fratura avançam desde a fossa do supraespinhoso, através da espinha da escápula, até a fossa do infraespinhoso, enquanto nas fraturas do corpo

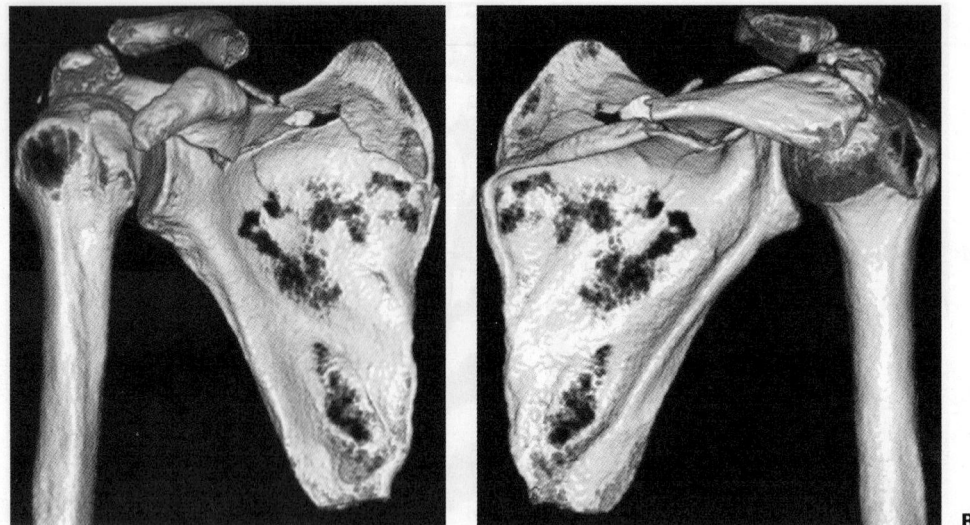

FIGURA 39.8 Fraturas dos processos escapulares (fraturas da escápula "superior") em uma reconstrução TC 3D. **A:** Aspecto anterior. **B:** Aspecto posterior. As duas projeções demonstram uma fratura intra-articular da base do coracoide, uma fratura do ângulo superior, uma fratura da espinha da escápula e uma fratura do acrômio. (Cortesia do Prof. Zwipp.)

biomecânico avançam apenas no âmbito da fossa do infraespinhoso (ver Fig. 39.9).

Fraturas do colo. Essas fraturas podem ser definidas como aquelas que separam a cavidade glenoide do corpo da escápula.[42,58] As três fraturas básicas do colo da escápula, descritas a seguir, podem ser distinguidas de acordo com o curso da linha de fratura e a forma do fragmento glenoide (ver Figs. 39.10 e 39.11).

C1 – fratura do colo anatômico separa apenas a cavidade glenoide do corpo da escápula. A linha de fratura tem início proximalmente entre a borda superior da cavidade glenoide e a base do coracoide, ou seja, na incisura coracoglenoide (ver Fig. 39.11A).

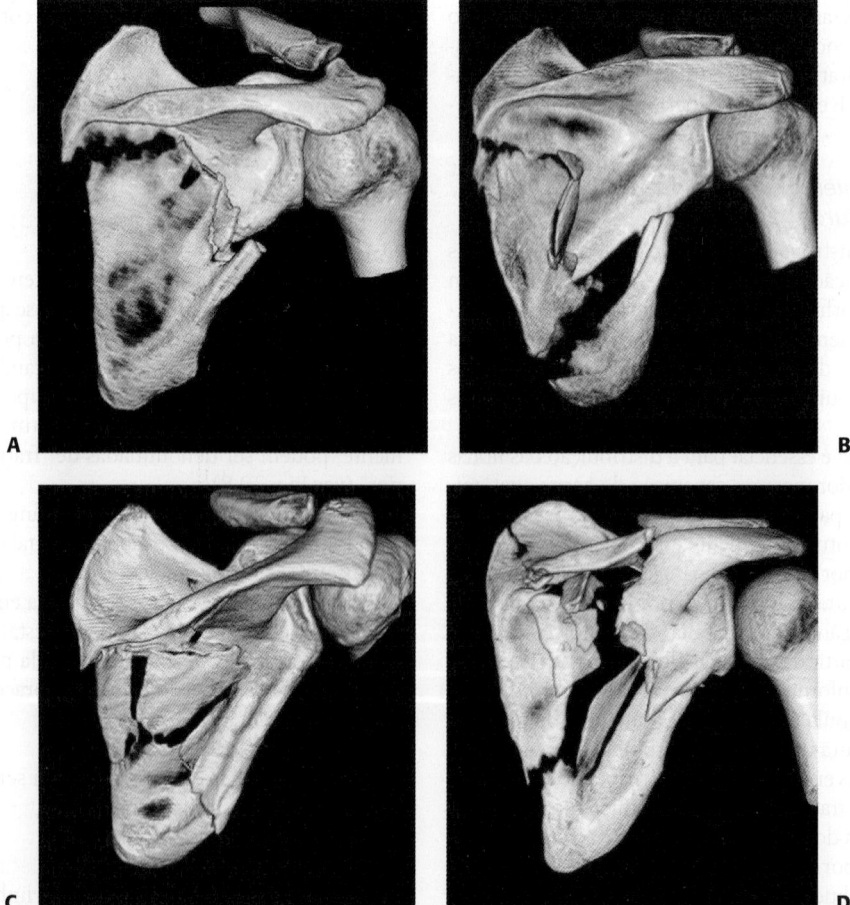

FIGURA 39.9 Fraturas do corpo da escápula. **A:** Fratura em duas partes do corpo biomecânico, **(B)** fratura em três partes do corpo biomecânico, **(C)** fratura cominutiva do corpo biomecânico com envolvimento da base da espinha da escápula, **(D)** fratura cominutiva do corpo anatômico.

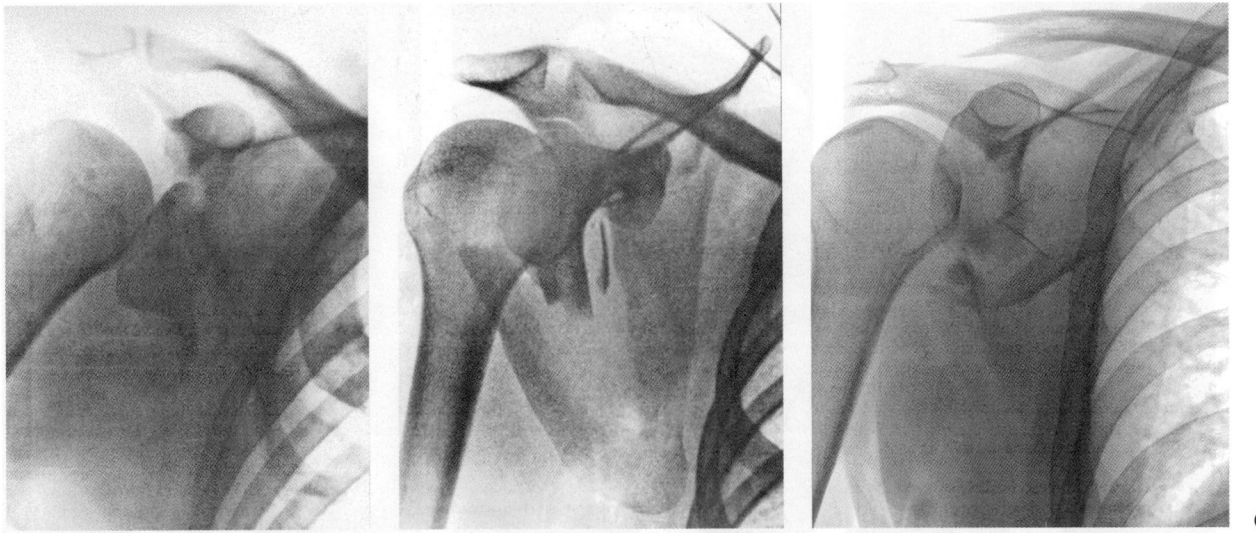

FIGURA 39.10 Fraturas do colo da escápula em uma radiografia AP do ombro. **A:** Fratura do colo anatômico. **B:** Fratura do colo cirúrgico. **C:** Fratura transespinhosa do colo da escápula.

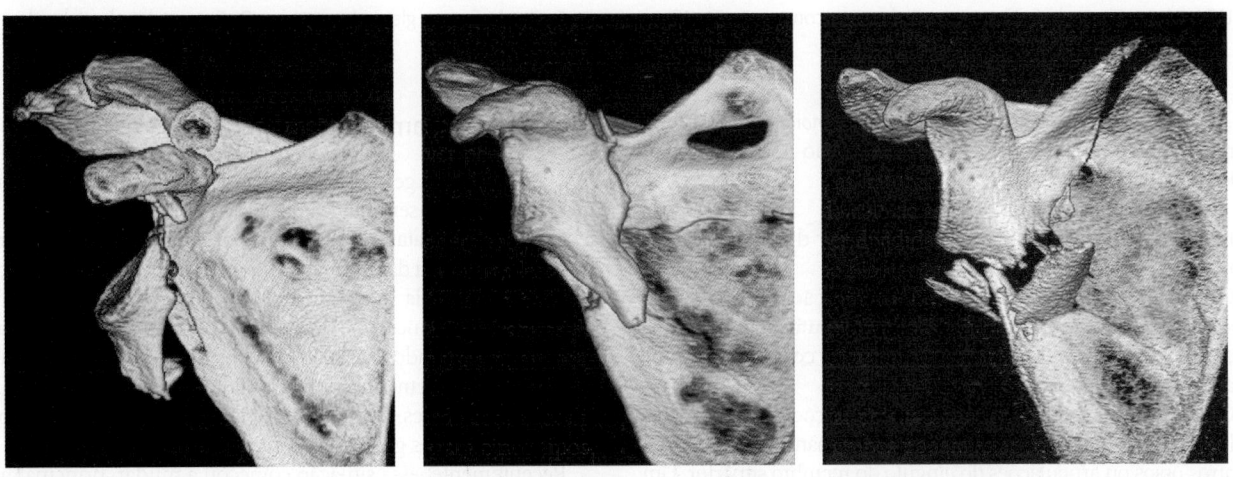

FIGURA 39.11 Fraturas do colo da escápula em reconstrução TC 3D — aspecto anterior. **A:** Fratura do colo anatômico. A linha de fratura atravessa a incisura coracoglenoide, lateralmente ao processo coracoide. **B:** Fratura do colo cirúrgico. A linha de fratura atravessa a incisura supraescapular medialmente ao processo coracoide. O fragmento glenoide suporta o processo coracoide. **C:** Fratura transespinhosa do colo. A linha de fratura avança medialmente à incisura supraescapular. O fragmento glenoide sustenta o processo coracoide, acrômio, e a parte lateral da espinha da escápula.

C2 – fratura do colo cirúrgico (ver Fig. 39.11B) inicia na incisura escapular e avança através da incisura espinhoglenoide, ou seja, lateralmente à base da espinha da escápula. O fragmento lateral é formado pela cavidade glenoide e pelo coracoide. As fraturas do colo cirúrgico são divididas em estáveis e instáveis. A instabilidade é causada pela ruptura dos ligamentos CC e CA, ou pela avulsão daquela parte do processo coracoide à qual esses ligamentos estão aderidos.

C3 – fratura trans-espinhosa do colo da escápula é rara e pouco conhecida. A linha de fratura tem início medialmente à incisura escapular e avança por meio do centro da espinha da escápula (ver Fig. 39.11C). O fragmento lateral é formado pela cavidade glenoide, coracoide, e parte lateral da espinha da escápula, inclusive o acrômio.

Fraturas da cavidade glenoide. Essas fraturas intra-articulares podem ser divididas conforme a parte da cavidade glenoide afetada (ver Fig. 39.12).

Se houver deslocamento, a congruência e estabilidade da articulação glenoumeral ficarão comprometidas, dependendo da localização, tamanho e grau de deslocamento do fragmento separado.

D1 – fraturas glenoidais superiores são causadas pela avulsão da base do coracoide, incluindo parte da superfície articular. Parte do fragmento pode ser uma porção da borda superior da escápula, com dimensões variáveis. A linha de fratura sempre avança superiormente à espinha da escápula (ver Fig. 39.12A).

D2 – avulsão da borda anteroinferior da cavidade glenoide ocorre em associação com a luxação anterior da cabeça do úmero (ver Fig. 39.12B). O tamanho do(s) fragmento(s) varia.

D3 – fraturas glenoidais inferiores afetam o terço ou dois terços distais da cavidade glenoide, juntamente com uma parte da borda lateral da escápula, com comprimento variável. A linha de fratura se estende até o pilar lateral da escápula, a uma distância variável da borda inferior da cavidade glenoide (ver Fig. 39.12C). Entretanto, na maioria das fraturas, também existem linhas de fratura adicionais que envolvem o corpo da escápula.

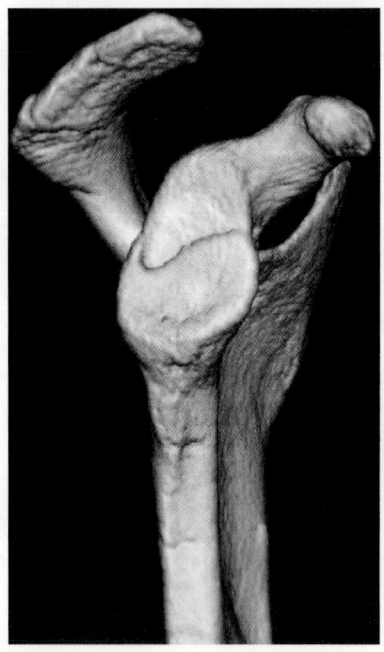 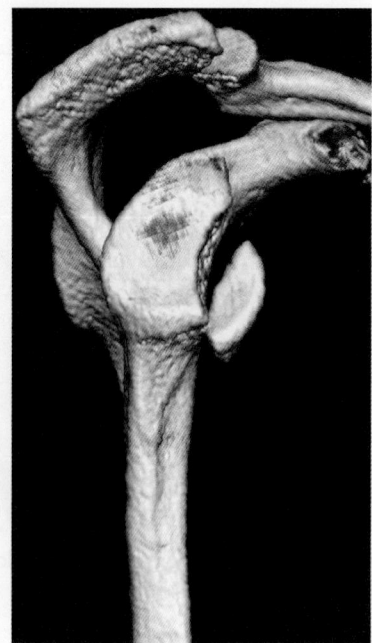 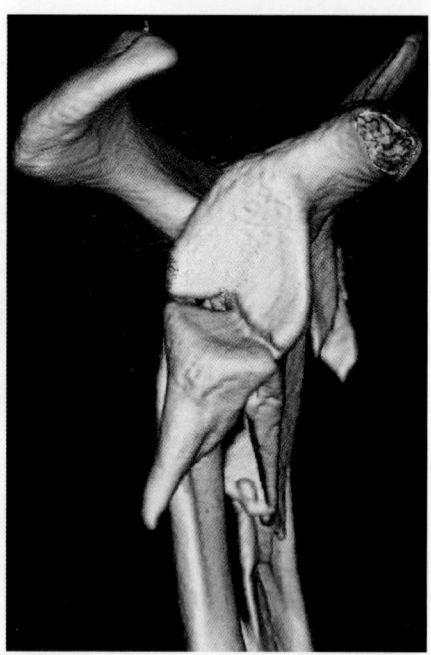

FIGURA 39.12 Tipos de fraturas glenoidais em reconstrução TC 3D, escápula direita. **A:** Fratura glenoide superior. **B:** Fratura da orla glenoide anterior. **C:** Fratura glenoide inferior.

D4 – *fraturas da borda posterior da cavidade glenoide* são muito raras, e ocorrem em associação com a luxação posterior da cabeça do úmero.

Fraturas combinadas. Esse grupo misto pode ser dividido em dois subgrupos.

O primeiro subgrupo inclui uma combinação dos quatro padrões básicos de fraturas da escápula. As fraturas mais comuns desse subgrupo são as fraturas combinadas do corpo da escápula e da parte distal da cavidade glenoide.

O segundo subgrupo compreende combinações de um ou dois padrões básicos das fraturas da escápula, acompanhadas por lesões a outros ossos ou articulações do cíngulo do membro superior. Um tipo específico de fratura combinada é o chamado ombro flutuante, ou seja, uma fratura instável do colo cirúrgico da escápula em combinação com uma fratura da diáfise da clavícula.

Dissociação escapulotorácica

Dissociação escapulotorácica é uma lesão por tração (avulsão) do aparelho muscular da escápula, caracterizada por um deslocamento lateral da escápula, com ampla gama de lesões simultâneas, inclusive as do cíngulo do membro superior, enquanto a pele normalmente permanece intacta.[3,65,118,198]

TRATAMENTO DAS FRATURAS DA ESCÁPULA

O objetivo do tratamento das fraturas da escápula é a restauração de uma amplitude de movimento completa e indolor e a prevenção de complicações tardias, como consolidação viciosa, pseudartrose, osteoartrite da articulação glenoumeral, lesões do manguito rotador e dor crônica. Especificamente, esse tratamento implica a restauração da congruência e da estabilidade da articulação glenoumeral em fraturas glenoidais; restauração da forma anatômica e do alinhamento do corpo da escápula e da cavidade glenoide em fraturas do colo e corpo da escápula; e prevenção de uma pseudartrose dolorosa, ou de colisão da cabeça do úmero, resultante da consolidação viciosa de fraturas do acrômio ou do processo coracoide.

Opções de tratamento para fraturas da escápula

Há o consenso geral de que todas as fraturas da escápula não deslocadas devem ser tratadas por procedimento conservador. Até recentemente, o tratamento conservador também vinha sendo empregado na maioria das fraturas extra-articulares deslocadas do colo e corpo da escápula, com base nos repetidos relatos de bons desfechos desse tratamento.[98,124,166,193,197] No entanto, os autores avaliaram seus resultados levando em consideração tipos individuais de lesão, frequentemente com curtíssimos períodos de revisão, de apenas alguns meses. Normalmente, as únicas indicações para operação eram fraturas glenoidais com deslocamento.

Recentemente, essa situação começou a mudar, principalmente em vista do número de estudos que avaliaram os resultados em longo prazo de fraturas do colo e corpo da escápula deslocadas tratadas por procedimento conservador.[1,9,77,140,155,163] Esses estudos revelaram que vários pacientes com consolidação viciosa do corpo e colo da escápula sofrem de dor, incapacitação, limitação da amplitude de movimento e, em alguns casos, mesmo lesão ao manguito rotador, comprovada por estudos de IRM. Os pontos de vista sobre o tratamento também mudaram, após a introdução dos estudos de TC e, em especial, das reconstruções 3D. Embora essa discussão ainda não tenha chegado a conclusões claras, vários autores dão preferência ao tratamento cirúrgico para fraturas da escápula com deslocamento, principalmente aquelas do corpo e colo. Outros autores, por outro lado, acreditam que o tratamento conservador é a melhor opção, com base em alguns bons desfechos publicados. Dois grupos de autores[119,200] realizaram uma análise de estudos retrospectivos.

Zlowodzki et al.[200] analisaram 520 fraturas da escápula provenientes de 22 séries de casos e informaram que

- 80% das fraturas glenoidais foram tratadas cirurgicamente, e resultados excelentes a bons foram obtidos em 82% dos casos.
- 80% das fraturas isoladas do corpo da escápula foram tratadas por procedimento conservador, e resultados excelentes a bons foram obtidos em 86% dos casos.

- 83% de todas as fraturas não articulares do colo da escápula foram tratadas por procedimento conservador, e resultados excelentes a bons foram obtidos em 77% dos casos.

Lantry et al.[119] revisaram os resultados de 243 fraturas da escápula tratadas por cirurgia em 17 estudos e informaram que

- 48% dos pacientes tinham sofrido uma fratura da cavidade glenoide, 7% uma fratura da borda glenoide, 26% uma fratura do colo da escápula, 8% uma fratura de processos, 26% sofreram fratura ipsilateral da clavícula ou uma luxação AC.
- a indicação para cirurgia em fraturas glenoidais foi um deslocamento de 4-10 mm, com maior frequência de 5 mm.
- 4,2% dos pacientes vieram a sofrer complicações infecciosas no pós-operatório, 2,4% sofreram lesão ao nervo supraescapular, e 7,1% dos casos exigiu remoção do implante, em decorrência de problemas locais de quebra do implante.
- 163 pacientes foram avaliados em termos de seus desfechos funcionais, com uso de diferentes sistemas de pontuação, com resultados excelentes a bons obtidos em 83% dos casos, e resultados razoáveis ou insatisfatórios em 17% dos pacientes, com um seguimento médio de cinquenta meses.

Os autores dessas duas revisões afirmaram ter observado diferenças significativas entre estudos individuais e que com frequência a validade dos dados apresentados era questionável. Foram recomendados estudos prospectivos multicêntricos.

Medidas de desfecho

Atualmente, vários sistemas de pontuação para o ombro encontram-se em uso para a avaliação de desfechos funcionais: escore da *American Shoulder and Elbow Surgeons*,[160] escore de Constant,[37] escore DASH,[95] escore Herscovici,[89] escore de Neer,[139] escore de Rowe,[164] questionário de Oxford,[40] escore *Short Form-36*,[189] *Simple Shoulder Test*,[125] Escore da Universidade da Califórnia de Los Angeles,[50] ou escores subjetivos baseados na avaliação do cirurgião.[80] Os detalhes desses instrumentos estão revisados no Capítulo 37.

Tratamento conservador das fraturas da escápula

O tratamento conservador fica indicado para todas as fraturas não deslocadas. Esse tratamento também deve ser aplicado em fraturas intra- ou extra-articulares com deslocamento, nos casos em que o estado geral ou local do paciente não permite operação.

O tratamento conservador consiste em alívio da dor e cerca de duas semanas de imobilização em uma tipoia. Depois disso, será possível dar início a exercícios passivos de amplitude de movimento com o objetivo de obter a completa amplitude de movimentos passivos dentro de um mês após a lesão.[35] A completa amplitude de movimentos ativos deverá ter sido restaurada durante o segundo mês. No terceiro mês, poderão ter início os exercícios de fortalecimento dos músculos do manguito rotador e dos músculos paraescapulares.

As desvantagens potenciais do tratamento conservador são deformidade da escápula e incongruência e instabilidade da articulação glenoumeral.

Resultados recentes do tratamento conservador

Ao longo dos últimos doze anos, diversos estudos avaliaram o desfecho do tratamento conservador de fraturas da escápula com o uso dos diferentes sistemas de pontuação listados acima.

Esses estudos permitiram uma avaliação mais objetiva dos desfechos funcionais. No entanto, com poucas exceções, o problema desses estudos permanece sendo a verificação dos tipos de fraturas em avaliação.

Em 2001, Romero et al.[163] em 2001 avaliaram os resultados do tratamento conservador de fraturas do colo da escápula em dezenove pacientes com média de idade de 42 (21-61) anos e seguimento médio de oito (2-21) anos com o uso do escore de Constant-Murley. Esses autores diagnosticaram problemas funcionais em pacientes com AGP inferior a vinte graus. Pace et al.[155] descreveram nove pacientes com fraturas do colo glenoide, com dor no ombro em sete casos em associação com uma bursite subacromial, diagnosticada por IRM. A média de idade dos pacientes era de 34 (21-64) anos, com seguimento médio de 58 (24-96) meses. Os autores atribuíram a dor à consolidação viciosa da escápula. Bozkurt et al.[24] relataram os desfechos do tratamento conservador de fraturas do colo da escápula (colo cirúrgico 12, colo anatômico 6) em dezoito pacientes com média de idade de 43 (23-62) anos e seguimento médio de 25 meses. Os autores detectaram uma correlação positiva entre o escore de Constant-Murley e AGP.

Van Noort et al.[184] descreveram o desfecho do tratamento conservador de fraturas do colo da escápula em treze pacientes com média de idade de 45 anos e seguimento médio de 5,5 (1,6-12) anos. O AGP foi sempre superior a vinte graus e o escore de Constant-Murley indicava resultados bons e excelentes em todos os pacientes. Em 2009 Gosens et al.[68] analisaram 22 pacientes com fratura do corpo da escápula tratados por método conservador, com média de idade de 49 (7-67) anos e seguimento médio de 63 (41-85) meses. Em catorze pacientes essa era a única lesão, mas oito pacientes eram politraumatizados. Com base nos escores DASH, SST e SF-36, os autores encontraram resultados piores nos pacientes politraumatizados.

Foram relatados bons resultados do tratamento conservador em cinquenta pacientes com média de idade de 44 (20-82) anos, em seguida a um tempo de revisão médio de 65 meses.[169] O seguimento médio foi de 65 (13-120) meses. As fraturas do colo e corpo da escápula representaram 82%, as fraturas glenoidais 10%, e as fraturas dos processos 8%. Independentemente do tipo de fratura e do uso do escore de Constant, 23% dos resultados foram considerados excelentes, 51% bons, 20% razoáveis e 6% ruins. A limitação da amplitude de movimento não teve influência no desfecho funcional.

Em 2011, Dimitroulias et al.[44] avaliaram 32 pacientes com média de idade de 47 (21-84) anos, cada um deles com fratura do corpo da escápula com deslocamento. O seguimento médio foi de 15 (6-33) meses. O tipo de fratura foi verificado por reconstrução TC 3D. O valor médio para o AGP no lado afetado foi de nove graus menos do que no lado intacto. A mudança média no escore DASH, de 10,2, foi considerada de mínima importância clínica, mas um ISS alto e a presença de fraturas costais comprometeram o desfecho.

Tratamento cirúrgico de fraturas da escápula

Atualmente, o tratamento cirúrgico de fraturas da escápula é objeto de intenso debate, e vem aumentando o número de seus defensores. O método operatório de rotina é a redução aberta e fixação interna,[11,14,18,74,80,101,126] embora também tenham sido publicados na literatura alguns artigos sobre o tratamento de certos tipos de fraturas da escápula (acrômio, cavidade glenoide) por meio de fixação interna assistida por artroscopia[19,27,64,93,165,173,177] ou ressecção parcial.[81]

Indicações/contraindicações

A principal indicação para o tratamento cirúrgico das fraturas glenoidais é o deslocamento, isto é, um espaço, ou descompasso, ≥ 3-10 mm, com envolvimento simultâneo de 20-30% da superfície articular (ver Fig. 39.13) e/ou uma luxação persistente da cabeça do úmero.[35] A finalidade da operação é a restauração da congruência e da estabilidade da articulação glenoumeral.

Em fraturas dos processos com deslocamento, particularmente do coracoide, acrômio e espinha da escápula, o objetivo é a obtenção da consolidação em uma posição anatômica, pois a consolidação em uma situação de deslocamento pode causar síndrome de colisão, com comprometimento do manguito rotador. Com frequência a pseudartrose de processos da escápula é ocorrência dolorosa, consequente à tração muscular. Alguns autores citam a ocorrência de deslocamento de fragmentos superior a 1 cm como indicação para tratamento cirúrgico em fraturas do acrômio ou do coracoide.[7]

Em fraturas extra-articulares do corpo e colo da escápula com deslocamento, a meta é a restauração do alinhamento original da cavidade glenoide com o corpo da escápula (AGP), basicamente pela reconstrução do comprimento e da integridade da borda lateral. Essas providências restaurarão a orientação normal da cavidade glenoide em relação ao corpo da escápula e ao ritmo umeroescapular (assimetria do ombro), bem como o curso normal dos músculos, particularmente aqueles componentes do manguito rotador. Para que haja mobilidade normal da escápula, é também importante que seja restaurada a congruência entre a sua superfície anterior e a parede torácica e, em caso de necessidade, deve-se proceder à remoção dos fragmentos da escápula impactados na parede torácica. As atuais indicações para o tratamento cirúrgico são as fraturas do corpo e colo da escápula com os tipos de deslocamento a seguir.[14,31–33,35]

- 100% de translação dos fragmentos da borda lateral
- 30-40 graus de angulação dos principais fragmentos da borda lateral
- Deslocamento mediolateral da cavidade glenoide em relação à borda lateral do corpo da escápula superior a 1-2 cm
- AGP inferior a vinte graus

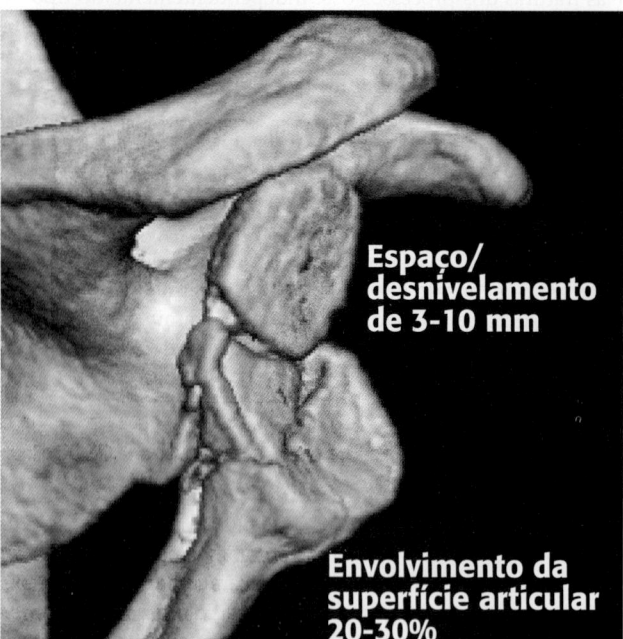

FIGURA 39.13 Critérios para tratamento cirúrgico de fraturas intra-articulares da escápula.

Esses critérios não são absolutos. É preciso que sejam levadas em conta outras lesões, sobretudo as do tórax, a idade do paciente, seu estado físico, a integridade da pele do ombro, e considerar todos os riscos pontenciais.

Abordagens cirúrgicas

Quase todas as fraturas da escápula são expostas com o uso da abordagem posterior de Judet, ou da abordagem deltopeitoral anterior. Alguns autores recomendam a abordagem posterolateral de Dupont-Evrard, ou a abordagem superior de Goss.

Abordagem posterior de Judet. Essa abordagem cirúrgica, descrita por Robert Judet[105] em 1964, é atualmente empregada em várias modificações.[17,46,104,141,150] A abordagem de Judet proporciona excelente exposição de toda a fossa infraespinhosa, bordas lateral e medial da escápula, espinha da escápula, colo da escápula e bordas posterior e inferior da cavidade glenoide.

Indicação. A abordagem de Judet está indicada como exposição universal em fraturas da escápula, colo da escápula, cavidade glenoide posteroinferior e em combinações dessas fraturas.

Posicionamento do paciente e campos cirúrgicos. O paciente deve ficar em uma posição de semipronação sobre o lado intacto, com apoios na região da coluna vertebral lombar e tórax. As estruturas de referência são assinaladas na pele, ou seja, os contornos do corpo da escápula, espinha da escápula e acrômio. O membro superior deve ficar livre para permitir sua manipulação durante a cirurgia.

Incisão e dissecção. Normalmente, Judet afastava o retalho cutâneo juntamente com a parte do deltoide originária da espinha da escápula. Na modificação do autor, a abordagem de Judet tem três fases. A primeira fase consiste em uma incisão cutânea em bumerangue ao longo da espinha da escápula e borda medial da escápula. Em seguida, levanta-se um retalho cutâneo, com identificação da borda posterior do deltoide. Na fase seguinte, a parte posterior do deltoide é descolada da espinha da escápula e mobilizada para trás, lateralmente e distalmente. Finalmente, o infraespinhoso é mobilizado e retraído de maneira proximal (ver Fig. 39.14).

A incisão cutânea é realizada desde a borda posterior do acrômio ao longo da espinha da escápula até o ângulo espinhomedial, onde faz uma curva acompanhando a borda medial da escápula e continua até o ângulo inferior da escápula. O tecido fibroadiposo subcutâneo deve ser incidido até a fáscia comum do deltoide e do infraespinhoso, sem entretanto seccioná-la. Em seguida, um retalho cutâneo é elevado, afastado em uma direção laterodistal e mantido nessa posição por meio de duas suturas.

Um pré-requisito para a cuidadosa mobilização do deltoide é a identificação da sua margem posterior, o que nem sempre é tarefa fácil. A porção espinal do deltoide e a porção medial do infraespinhoso estão revestidas por uma fáscia comum que avança desde a parte medial do infraespinhoso até a margem posterior do deltoide (ver Fig. 39.14A). Depois da identificação da margem posterior do deltoide, a fáscia comum deve ser dividida por uma incisão em forma de T; uma das partes da incisão acompanha a margem posterior do deltoide e a outra avança perpendicularmente à primeira parte (ver Fig. 39.14B). Essa incisão expõe tanto a margem posterior do deltoide como a metade medial do infraespinhoso. Subsequentemente, a parte espinhal do deltoide deve ser cuidadosamente liberada da espinha da escápula, até alcançar a borda posterior do acrômio, sendo afastada lateral e distalmente. Essa manobra resultará na exibição de toda a superfície posterior do infraespinhoso.

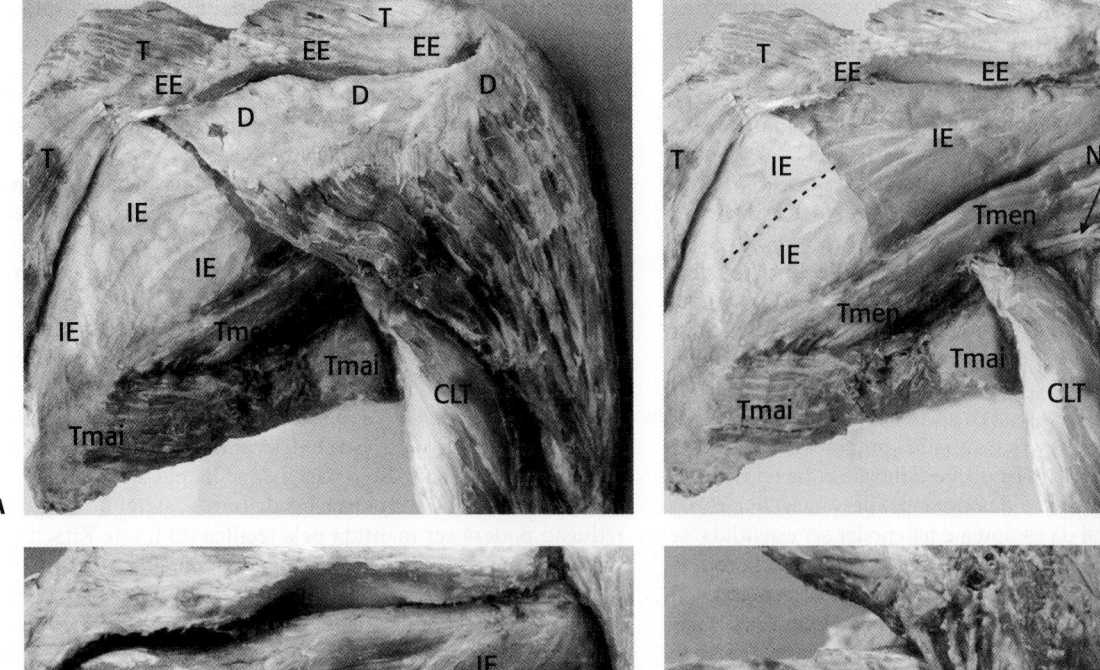

FIGURA 39.14 Abordagem de Judet – issecção anatômica. **A:** Aspecto posterior da escápula direita. Note que a fáscia do infraespinhoso tem continuidade na fáscia do deltoide. **B:** A porção espinhosa do deltoide é liberada da espinha da escápula e lateralmente rebatida; a *linha pontilhada* indica a incisão na fáscia do infraespinhoso. **C:** Identificação do intervalo situado entre o infraespinhoso e o redondo menor. **D:** O infraespinhoso liberado é superiormente afastado. Deve haver o cuidado de não promover excessiva distração do feixe neurovascular supraescapular. D, deltoide; IE, infraespinhoso e sua fáscia; EE, espinha da escápula; T, trapézio, Tmen, redondo menor; Tmai, redondo maior; CLT, cabeça longa do tríceps; NAX, nervo axilar; NSE, nervo supraescapular; CSA, artéria circunflexa da escápula, Ca, cápsula articular da articulação glenoumeral.

Antes da liberação do infraespinhoso, o cirurgião deve identificar o intervalo entre sua borda lateral e o redondo menor (ver Fig. 39.14C), com exposição dos vasos circunflexos escapulares que perfuram o redondo menor (ver Fig. 39.14D). Esses vasos se situam cerca de 3-4 cm distalmente à borda inferior da cavidade glenoide e avançam em torno da borda lateral da escápula até sua superfície posterior. Esses vasos sanguíneos devem ser ligados e seccionados. Apenas depois disso o infraespinhoso poderá ser descolado da espinha da escápula, borda medial, borda lateral, ângulo inferior e da fossa infraespinhosa. Ao afastar proximalmente o infraespinhoso, é preciso ter o cuidado de evitar lesão ao feixe neurovascular do músculo, que pode ser visualizado na incisura espinhoglenoide (ver Fig. 39.14D).

Abordagens limitadas. Em alguns casos é possível fazer apenas janelas medial e lateral, sem a mobilização de todo o infraespinhoso. No lado lateral, é suficiente descolar o infraespinhoso apenas da borda lateral da escápula; no lado medial, normalmente se libera o ângulo espinhomedial.

Reinserção dos músculos e fechamento da ferida. Depois de terminada a fixação interna, o infraespinhoso deve ser cuidadosamente reinserido ao ângulo inferior da escápula, de preferência com uso da fáscia do infraespinhoso. Em seguida, a parte espinal do deltoide é cuidadosamente refixada e, finalmente, faz-se o fechamento dos tecidos subcutâneos e da pele.

Abordagem estendida de Judet. Em 2008, o autor[17] descreveu uma combinação das abordagens de Judet e do corte em sabre. Essa abordagem combinada permite o tratamento de qualquer fratura associada do aspecto lateral da clavícula, ou luxação AC, por meio de uma só incisão.

Abordagem posterossuperior. Essa abordagem utiliza a parte horizontal da incisão de Judet.[59,113] Está indicada em fraturas isoladas da borda posterior da cavidade glenoide, espinha da escápula, e acrômio. A incisão se estende ao longo da borda posterior do acrômio e da parte lateral da espinha da escápula. Depois do descolamento da porção espinal e, parcialmente, da porção acromial do deltoide com relação à escápula, o músculo pode ser distalmente afastado, o que permitirá a exposição do tendão do infraespinhoso. O tendão do infraespinhoso e a cápsula posterior do ombro são incididos ou osteotomizados desde a tuberosidade maior, e o retalho resultante retraído medialmente. Essa manobra expõe a superfície posterior da cavidade glenoide e o colo da escápula. Quando necessário, essa abordagem poderá ser estendida até a abordagem de Judet.

Abordagem posterior mini-invasiva. Gauger e Cole[62] descreveram uma abordagem mini-invasiva que se apoia nos princípios da abordagem de Judet, mas que é realizada com base em duas incisões distintas e mais curtas.

Abordagem posterolateral de Dupont-Evrard. A abordagem posterolateral de Dupont-Evrard, descrita em 1932, proporciona exposição direta da borda lateral da escápula no intervalo entre o infraespinhoso e o redondo menor.[45] Sua principal desvantagem é expor apenas a borda lateral da escápula e não poder ser estendida, se necessário. Modificações dessa abordagem já foram descritas na literatura, diferindo apenas com respeito ao tipo de incisão cutânea.[25,103,109,142,185,196]

Abordagem deltopeitoral. Essa abordagem clássica está indicada em fraturas da borda anteroinferior da cavidade glenoide e do processo coracoide. Está descrita no Capítulo 37.

Abordagem superior. Essa abordagem foi descrita por Goss[74] como uma abordagem complementar nas fraturas da cavidade glenoide. A incisão cutânea avança sobre o aspecto superior do ombro. O trapézio deve ser dividido dentro do ângulo entre a clavícula, acrômio e espinha da escápula, para que ocorra a exposição do supraespinhoso, situado logo abaixo. A divisão do supraespinhoso em linha com suas fibras exporá a superfície superior da cavidade glenoide.

Técnica operatória, tratamento pós-operatório

A técnica operatória para fraturas da escápula foi descrita por muitos autores.[14,15,32,34,52,74,80,101,126,141] No entanto, os procedimentos diferem em diversos detalhes.

Implantes. As fraturas da escápula podem ser corrigidas por implantes pequenos ou por mini-implantes, incluindo, por exemplo, parafusos corticais de 3,5 ou 2,7 mm, placas de reconstrução de 3,5 ou 2,7 mm, uma placa semitubular de 3,5 mm, uma placa em T de 3,5 mm, ou uma placa em L ou em T de 2,7 mm. Alguns autores recomendam o uso de placas com forma anatômica, projetadas especificamente para a escápula,[52] enquanto outros preferem placas bloqueadas.[3,35] Os parafusos canulados terão utilidade na fixação interna de clavícula do processo coracoide, e miniparafusos (2,4 e 2 mm) podem ser utilizados na fixação de pequenos fragmentos da cavidade glenoide ou de fragmentos intermediários da borda lateral da escápula.

Redução e fixação. A escápula é um osso que exibe distribuição desigual da massa óssea. Assim, apenas certas áreas oferecem suficiente firmeza para a aplicação de implantes, basicamente a borda lateral do corpo da escápula, a espinha da escápula e o colo da escápula com a cavidade glenoide, embora possa haver necessidade de tratar fraturas em locais menos apropriados, por exemplo, nos ângulos espinhomedial ou inferior. A escápula consolida muito bem, com rápida formação de calo. Tendo em vista que a maioria das fraturas da escápula é operada com atraso de alguns dias, em alguns casos haverá necessidade de "limpar" o local fraturado do calo, antes da redução.

Em fraturas do corpo e colo da escápula, é essencial que seja restaurada a integridade do corpo biomecânico e, em particular, da borda lateral da escápula. Portanto, o primeiro passo consiste em estabilizar as fraturas da borda lateral.

Fraturas deslocadas do corpo causam encurtamento da borda lateral da escápula. A redução poderá ser conseguida por meio de dois pinos de Schanz transpassando cada um dos fragmentos principais, sendo utilizados como *joysticks*, ou por um pequeno fixador externo.[31,35] Outra opção é a redução com o uso de dois ganchos ósseos. Para facilitar a manipulação, ajudará ter as pontas dos ganchos inseridas em orifícios perfurados na borda lateral da escápula por uma broca de 2,5 mm, ou realizar a manipulação com o auxílio de parafusos corticais de 3,5 mm inseridos nesses orifícios. Os locais escolhidos para os orifícios devem permitir seu subsequente uso para a fixação da placa.

Em fraturas oblíquas instáveis da borda lateral do corpo, a redução poderá ser mantida pela técnica do fio de Kirschner "perdido", inserido como se fosse uma cavilha intramedular em um trajeto perfurado em cada um dos fragmentos principais (ver Fig. 39.15).[14,15] Se fragmentos intermediários maiores estiverem separados da borda lateral da escápula, terão que ser fixados com parafusos, para que seja restaurada a integridade da borda lateral.

A fixação final poderá ser completada com uma placa de reconstrução de 2,7 ou 3,5 mm ou, em alguns casos, com uma placa semitubular de 3,5 mm. Tratando-se de fraturas simples da borda lateral, será suficiente fazer a fixação com uma placa 2+2, ou seja, dois parafusos em cada um dos dois fragmentos. Em fraturas da borda lateral com fragmentos intermediários, é preferível uma fixação 3+3. Também pode haver necessidade de fixar uma fratura no ângulo espinhomedial, de preferência com uma placa de reconstrução de 2,7 mm, ou com uma placa em T de 3,5 mm.

Fraturas da espinha da escápula que fazem parte de fraturas do colo anatômico, ou fraturas transespinhosas do colo, serão fixadas mais adequadamente por uma placa de reconstrução de 2,7 mm ou por uma placa semitubular pré-modelada.

Na maioria dos casos, as fraturas do colo da escápula são fixadas com o uso de uma combinação de implantes, por exemplo, uma placa de reconstrução de 2,7 ou 3,5 mm, placa semitubular de 3,5 mm, ou placa em T de 3,5 mm. Ao inserir parafusos em um fragmento glenoide, deve haver o cuidado de evitar penetração intra-articular. A fixação da borda lateral é complementada com uma placa aplicada à superfície posterior do colo, ou por parafusos corticais de 3,5 mm inseridos no fragmento glenoide desde a espinha da escápula.[126] Deve ser tomado o cuidado de evitar lesões às estruturas neurovasculares na incisura espinhoglenoide.

Fraturas glenoidais são tratadas de acordo com o tipo de lesão. Dependendo do tamanho, avulsões de fragmento da borda anterior da cavidade glenoide são fixados com parafusos de tração e arruelas, ou com uma pequena placa. A redução e fixação do polo superior, isto é, fraturas intra-articulares do coracoide, podem oferecer dificuldades por causa da tração exercida pelos músculos presos ao coracoide. Essas fraturas podem ser fixadas por meio de parafusos de tração canulados com arruelas, inseridos por meio do coracoide até a cavidade glenoide ou até o colo da escápula.

Em geral, as fraturas da parte inferior da cavidade glenoide estão associadas a fraturas do corpo da escápula. Se a cápsula articular e o *labrum* não sofreram ruptura, a incisão da cápsula de-

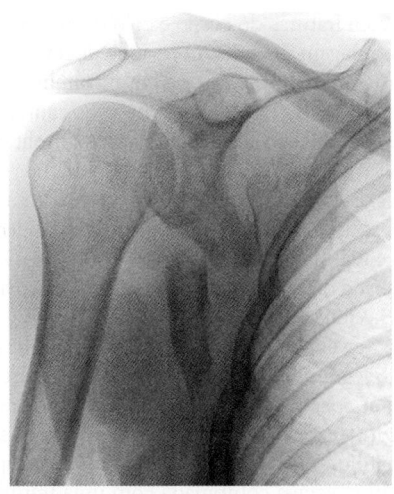 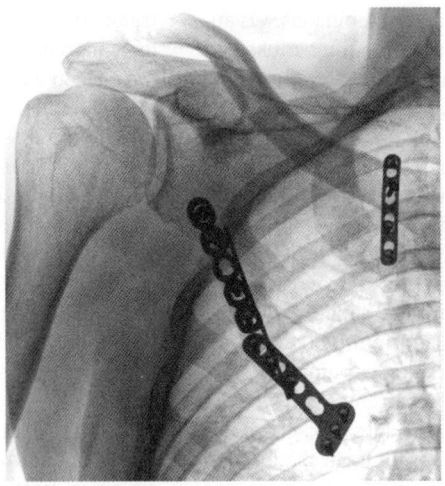 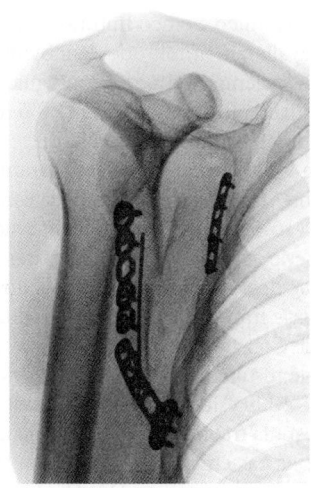

FIGURA 39.15 Técnica do fio de Kirschner perdido. **A:** Fratura em três partes do corpo biomecânico da escápula. **B:** Radiografia AP pós-cirúrgica. **C:** Radiografia oblíqua pós-cirúrgica. As duas radiografias demonstram que o fio de Kirschner foi inserido na forma de uma cavilha intramedular.

verá avançar paralelamente à borda posterior da cavidade glenoide e do *labrum*. Isso permitirá tanto a palpação como uma inspeção visual da redução da cavidade glenoide. A redução e a fixação dependem da forma do fragmento articular inferior. Esse fragmento variável pode transportar consigo uma parte pequena, ou grande, da borda lateral. Em ambos os casos, as superfícies da fratura deverão ser cuidadosamente limpas. Normalmente a redução e fixação de um fragmento curto é mais fácil. Um fragmento longo pode ser reduzido por meio de dois parafusos inseridos no colo da escápula, perto da linha de fratura. Os parafusos devem ser comprimidos em conjunto com a ajuda de pequenas pinças espanholas. A redução de um fragmento longo deve ser realizada com precisão ao longo de toda a extensão da linha de fratura. Essa é a única garantia de uma redução anatômica da superfície articular. Se estiver presente outro fragmento, normalmente menor, terá que ser anatomicamente reduzido e fixado por pequenos parafusos de tração. Os dois fragmentos principais podem ser fixados com o uso de diversas técnicas, com mais frequência uma combinação de placas diferentes, por exemplo, uma placa em T de 3,5 mm, placas de reconstrução ou semitubulares de 3,5 mm, ou placas em L ou retas de 2,7 mm, e parafusos de tração.

Tratamento pós-operatório. No pós-operatório, o braço deve ficar imobilizado em uma tipoia. A drenagem deverá ser removida cerca de 48 horas após a cirurgia. Serão obtidas radiografias do ombro (projeções de Neer I e II). Depois de ter recebido alta hospitalar, o paciente deverá ser revisado duas semanas após a operação, com o intuito de avaliar a cicatrização da ferida e de remoção dos pontos. Outras radiografias serão obtidas após seis semanas (projeções de Neer I e II), três meses (projeção de Neer I), seis meses (projeção de Neer I, se houver necessidade), e um ano após a operação (projeções de Neer I e II). Em geral, as fraturas da escápula consolidam em seis a oito semanas.

Uma reabilitação correta é muito importante para o desfecho final. Os exercícios passivos de amplitude de movimento do ombro devem ter início no primeiro dia do pós-operatório, tendo continuidade por cerca de seis semanas com o uso de um aparelho de movimentação passiva contínua (MPC), se houver disponibilidade. Os exercícios ativos de amplitude de movimento terão início aproximadamente quatro a cinco semanas após a cirurgia, dependendo da extensão da abordagem cirúrgica e da presença, ou não, de outras lesões. A amplitude de movimento será avaliada após seis semanas e, caso seja considerada insatisfatória, o ombro será examinado sob anestesia geral e, se necessário, com cuidadosa manipulação. Os exercícios ativos contra resistência poderão ter início aproximadamente oito semanas após a cirurgia. Todas as limitações são suspensas por volta de três meses após a cirurgia. Geralmente, entre o terceiro e décimo-segundo mês, a amplitude de movimento melhora apenas ligeiramente. Os desfechos subjetivos, objetivos e radiológicos finais da operação não podem ser avaliados antes que tenha transcorrido no mínimo um ano a contar da operação.

Resultados

São muitos os estudos na literatura que avaliaram o desfecho do tratamento cirúrgico de fraturas da escápula. Sua validade e comparações entre estudos são questionáveis por diversas razões. Em primeiro lugar, em sua maioria as séries de casos são heterogêneas em termos de padrão de fratura. Com frequência os autores avaliam conjuntamente fraturas extra- e intra-articulares. A homogeneidade das séries não pode ser assegurada nem ao menos pela avaliação, separadamente, de fraturas intra- ou extra-articulares. A título de exemplo, as fraturas da borda anterior da cavidade glenoide são diferentes das fraturas do aspecto inferior da cavidade, devendo ser tratadas por uma abordagem cirúrgica distinta da empregada nessas últimas fraturas, geralmente associadas com fraturas do corpo da escápula.

Em segundo lugar, os dados de tipos individuais de fraturas devem ser interpretados com cautela. A maioria dessas fraturas foi diagnosticada apenas com a ajuda de radiografias de rotina. Outro problema é o baixo número de pacientes nas séries de casos individuais e a relativa pouca experiência dos cirurgiões responsáveis, e o longo período durante o qual os pacientes são recrutados. A presença de lesões associadas ao cíngulo do membro superior, plexo braquial ou costelas pode influenciar o desfecho. Ademais, os métodos de avaliação dos desfechos funcionais também pecam pela heterogeneidade, e diferentes autores utilizam diferentes sistemas de pontuação. Não existem estudos prospectivos ou comparativos que examinem fraturas tratadas por procedimento cirúrgico ou conservador.

Em 1984, Hardegger et al.[80] avaliaram 34 de 37 pacientes tratados por procedimento cirúrgico para uma fratura da escápula. A média de idade era de 42 (17-85) anos, com seguimento médio de 6,5 (1,5-18) anos. As lesões incluíam quatro fraturas de processo, onze fraturas da borda glenoide, doze fraturas da cavidade glenoide, três fraturas do colo cirúrgico, duas fraturas do colo anatômico e cinco fraturas escapulares combinadas. Os autores avaliaram amplitude de movimento, dor e força muscular. Em 21 pacientes (64%) foi conseguida a completa restauração da funcionalidade do ombro e em 79% dos pacientes o resultado foi avaliado como excelente ou bom.

Em 1995, Bauer et al.[18] avaliaram os resultados de cirurgias em vinte pacientes com fratura da escápula. A média de idade era de 36 (16-69) anos e o seguimento médio foi de seis (1-11) anos. Essa série consistia em duas fraturas do corpo da escápula, seis fraturas de processo, seis fraturas do colo (cirúrgico e anatômico) e seis fraturas glenoidais. A avaliação, fundamentada no escore de Constant, revelou 75% de resultados muito bons e bons, 20% de resultados razoáveis, e 5% de resultados ruins.

Em 2009, Herrera et al.[87] trataram 22 pacientes com fratura da escápula tratada três e mais semanas após a lesão. Catorze dos dezesseis pacientes disponíveis para revisão foram avaliados com a aplicação dos escores DASH e Short Form 36. O seguimento médio foi de 27 (12-72) meses. Nove casos eram fraturas intra-articulares e cinco casos, fraturas extra-articulares. O escore médio para DASH foi de catorze pontos. De todos os dezesseis pacientes, treze retornaram às suas atividades normais sem qualquer restrição.

Diversos autores relataram os resultados da fixação de fraturas glenoidais. Em 1993, Kavanagh et al.[109] descreveram nove pacientes com fraturas da cavidade glenoide. A média de idade era de 35 (22-49) anos e o seguimento médio foi de quatro (2-10) anos. Os autores avaliaram a amplitude de movimento, tendo informado que a abdução média era de 167 graus (110-180). Um estudo de 22 casos de fraturas glenoidais dos tipos II a V de Ideberg, com seguimento de cinco a 23 anos, revelou uma mediana para o escore de Constant equivalente a 94% do escore para o ombro contralateral. Em quatro pacientes, o escore foi inferior a 50%. Em dois casos, a fixação interna foi malsucedida e um paciente foi acometido por infecção profunda.[167]

Em outro estudo de catorze fraturas glenoidais dos tipos II a V de Ideberg, os pacientes tinham média de idade de 35 (23-53) anos e todos os casos obtiveram resultados excelentes ou bons[122]. O seguimento médio foi de trinta (18-68) meses. Em 1998, Mayo et al.[132] avaliaram os resultados de 27 fraturas glenoidais tratadas por cirurgia, com seguimento médio de dois anos. A idade média dos pacientes era de 29 (15-64) anos e o seguimento médio foi de 43 meses (25-75). A redução anatômica foi obtida em 89% dos casos. Os resultados tomaram por base o Escore de pontuação do ombro, tendo sido considerados excelentes em 22%, bons em 60% e razoáveis em 11% dos casos. Sete por cento dos resultados foram considerados ruins.

Mais recentemente Heim et al.[86] avaliaram onze pacientes com média de idade de 34 (22-49) anos, dos quais dez tinham sofrido fratura do colo ou corpo da escápula e um paciente se apresentava com fratura do colo da escápula e da cavidade glenoide. Todos os pacientes foram operados por meio da abordagem de Judet. O seguimento médio foi de 24 (6-53) meses. A avaliação se baseou no escore UCLA; oito pacientes tiveram resultados excelentes a bons, dois pacientes conseguiram resultados razoáveis, e em um paciente o resultado foi ruim.

Em 2005, Khallaf et al.[110] operaram catorze pacientes com média de idade de 34 (19-44) anos e fraturas deslocadas do colo da escápula, embora, considerando a descrição e as radiografias publicadas, estas eram fraturas do colo e corpo da escápula. Os autores usaram a abordagem de Judet. O seguimento médio foi de vinte (6-30) meses. Com base no escore UCLA de ombro, os resultados foram excelentes em 86% e bons em 14% dos casos. Outro estudo[104] publicado em 2009 avaliou 37 pacientes com média de idade de trinta (16-68) anos com fraturas do corpo e colo da escápula fixadas com o uso da abordagem de Judet. O período de revisão mínimo chegou a um ano. Em dezessete casos a fratura também envolvia a clavícula, que sempre foi tratada por cirurgia. Os autores não registraram infecção ou falha na fixação interna. A amplitude de movimento relatada foi de, em média, 158 graus (amplitude de 90-180 graus). Em 2011, Esenkaya e Ünay[52] trataram onze fraturas do corpo ou colo da escápula em nove pacientes com média de idade de 37 (19-52) anos e seguimento médio de quarenta (12-77) meses. O resultado, avaliado de acordo com o escore de Herscovici, foi considerado como excelente em todos os pacientes.

Bartoníček e Frič[14] avaliaram 22 pacientes com média de idade de 35 (19-56) anos e seguimento médio de 26 (19-56) meses. Todos os pacientes foram operados pelo mesmo cirurgião, que optou pela abordagem de Judet. Em dezessete pacientes, foi registrada uma fratura infraespinhosa do corpo (biomecânico) da escápula e em cinco casos a fratura estava combinada com uma fratura glenoide inferior. A média para o escore de Constant foi de 94 pontos. Em 21 pacientes os resultados foram avaliados como excelentes ou muito bons (escore de Constant 95-100). Foi registrado um resultado ruim em um paciente com lesão ao plexo braquial.

Cole et al.[34] descreveram uma revisão radiográfica de 84 fraturas do corpo ou colo da escápula, com ou sem envolvimento articular. As cirurgias foram realizadas pelo mesmo cirurgião, por meio da abordagem de Judet. A média de idade dos pacientes era de 45 (18-76) anos e o seguimento médio foi de 23,5 (6-70) meses. Ocorreu consolidação em todas as fraturas, mas com três consolidações viciosas. Não foi informada ocorrência de infecção ou de deiscência da ferida.

Anavian et al.[7] examinaram 26 pacientes com 27 fraturas dos processos escapulares tratados por procedimento cirúrgico. A média de idade era de 36 (18-67) anos e a média do período de revisão foi de onze (2-42) meses. Os padrões de fratura do acrômio incluíram seis fraturas da base do acrômio e sete fraturas laterais à base. Os padrões de fratura do coracoide incluíram onze fraturas da base do coracoide e três fraturas distais à base. Os resultados foram avaliados pela aplicação dos escores DASH e SF-36. Ocorreu consolidação em todas as fraturas e todos os pacientes recuperaram completamente a amplitude de movimento sem passarem por dor.

Tratamento dos tipos individuais de fraturas da escápula

Ao se selecionar o tratamento apropriado, é importante ter conhecimento do tipo exato e do deslocamento da fratura e, além disso, da idade, expectativas funcionais e estado geral do paciente.

Fraturas de processos

As fraturas de processos são as que envolvem o coracoide, acrômio e espinha da escápula, e o ângulo superior e a borda superior da escápula.[73] Todas essas partes da escápula se prestam apenas para a inserção de músculos e ligamentos, e não estão envolvidas na transmissão de forças compressivas provenientes da cavidade glenoide até o corpo da escápula. Fraturas de processos são fraturas por avulsão causadas pela tração exercida por músculos e ligamentos, por um golpe direto, e fraturas de estresse.[21,66,78,91,143]

As fraturas de processos ocorrem com frequência em diversas combinações, por exemplo, fraturas do acrômio e do coracoide,[73,123,199] fraturas do acrômio e da espinha da escápula, ou, em raras circunstâncias, simultaneamente em todos os quatro processos (fraturas da escápula superior). As fraturas do acrômio, espinha da escápula e coracoide geralmente estão associadas a uma fratura da cabeça do úmero, clavícula, luxação AC,[28,99,116] ruptura do tendão da cabeça longa do bíceps, ou lesões ao nervo supraescapular ou plexo braquial.[145]

Clinicamente, as lesões mais importantes são as fraturas do coracoide, acrômio e parte lateral da espinha da escápula. A consolidação viciosa pode comprometer os espaços subacromial e subcoracoide e causar colisão, e a tração dos músculos exercida em um fragmento não consolidado pode causar dor.[23,61]

Fraturas do acrômio e da parte lateral da espinha da escápula. Essas fraturas podem ser divididas de acordo com o curso da linha de fratura[145] ou do tipo de deslocamento.[115] Geralmente, a linha de fratura avança até a articulação AC. Pode ser tarefa difícil diferenciar entre uma fratura e um *os acromiale*. As fraturas do acrômio podem estar associadas a uma grande laceração do manguito rotador, quando as radiografias podem revelar a migração proximal da cabeça do úmero. Nesses casos, será preciso obter imagens do manguito rotador.

Fraturas não deslocadas podem ser tratadas por método conservador. Com frequência será suficiente a imobilização em uma tipoia durante três semanas. A mobilização passiva pode ter início imediatamente em seguida à lesão, e os exercícios ativos começarão em seguida à consolidação da fratura. Se a fratura deslocada estiver comprometendo o espaço subacromial, deverá ser reduzida e estabilizada.[7,67,73] A fixação pode ser realizada com o uso de fios metálicos em cerclagem, parafusos de tração, ou uma placa.[190] Hsu[93] descreveu uma fixação assistida por artroscopia. Se o fragmento acromial que sofreu avulsão tiver pequenas dimensões, deverá ser excisado.

Fraturas do coracoide. As fraturas do coracoide podem estar isoladas, mas na maioria dos casos estão associadas a outras lesões à escápula ou ao ombro, como as fraturas glenoidais, do colo cirúrgico da escápula, ou do acrômio,[199] luxação AC,[112] fraturas da porção lateral da clavícula, luxação da cabeça do úmero, ou laceração do manguito rotador.[106]

As fraturas do coracoide são divididas de acordo com a localização da linha de fratura. Eyres et al.[55] descreveram cinco tipos, Goss[73] descreveu três, e Ogawa[144,147] apenas dois tipos. O tipo I de Ogawa é uma fraturas da base do coracoide em que a linha de fratura avança posteriormente à inserção do ligamento CC no coracoide. Ogawa não diferencia entre fraturas extra e intra-articulares da base do coracoide. No tipo II de Ogawa, que é uma fratura por avulsão da ponta do coracoide, a linha de fratura passa anteriormente à inserção do ligamento CC. O tipo I é mais frequente.

O autor modificou a classificação de Goss e dividiu as fraturas do coracoide em três tipos básicos. O tipo I é uma fratura por avulsão da ponta do coracoide. A linha de fratura avança anteriormente à inserção do ligamento CC. A ponta sofre deslocamento distal consequente à tração do tendão conjugado do coracobraquial e da cabeça curta do bíceps. As fraturas do tipo I podem resultar em uma pseudartrose dolorosa, ou, excepcionalmente, podem impedir a redução de uma cabeça do úmero deslocada. Nos tipos II e III, a linha de fratura avança posteriormente à inserção do ligamento CC. O tipo II é uma fratura extra-articular da base do coracoide. O tipo III inclui fraturas intra-articulares do coracoide ou fraturas do polo superior da cavidade glenoide, com extensão até a borda superior da escápula. Existe uma relação direta entre o tamanho da superfície articular separada da cavidade glenoide e a extensão da linha de fratura até a borda superior, ou ângulo superior, da escápula. Os tipos II e III ocorrem com maior frequência do que o tipo I. As fraturas dos tipos II e III são equivalentes a uma ruptura do ligamento CC e podem comprometer a integridade do CSSO. Além disso, as fraturas do tipo III com deslocamento comprometem a congruência da cavidade glenoide.

Não há consenso na literatura acerca do tratamento das fraturas do coracoide.[7,130,147] Alguns autores preferem o tratamento conservador para fraturas não deslocadas ou minimamente deslocadas. O objetivo do tratamento de fraturas deslocadas é a prevenção da sua progressão para uma pseudartrose dolorosa (tipo I), deslocamento e instabilidade em lesões associadas à articulação AC, ombro flutuante em fraturas associadas do colo cirúrgico da escápula, ou incongruência glenoide (tipos II e III). Por essas razões, é preferível – especialmente em indivíduos jovens e ativos – tratar as fraturas deslocadas por procedimento cirúrgico, mediante redução aberta e fixação com parafusos ou, em caso de necessidade, com uma pequena placa em fraturas da base do coracoide.[112] Nas fraturas do tipo I, é melhor promover a excisão do fragmento pequeno e refixar o tendão conjugado.[73]

Fratura da borda superior ou do ângulo superior, da escápula. As fraturas da borda superior, ou do ângulo superior, ocorrem raramente de maneira isolada, e a maioria faz parte de fraturas da escápula superior.[146,195] As fraturas da borda superior da escápula estão com frequência associadas a fraturas intra-articulares da base do coracoide. Fraturas isoladas podem ter sofrido deslocamento consequente à tração exercida pelo músculo levantador da escápula no ângulo superior. Apesar do deslocamento, essas fraturas são tratadas por procedimento conservador.

Fraturas do corpo

Com frequência, as fraturas do corpo da escápula são confundidas com fraturas do colo da escápula e vice-versa. Em termos de gravidade, podem ser divididas em fraturas do colo anatômico e em fraturas do corpo biomecânico.[14,181] As fraturas do corpo biomecânico são mais comuns. Em termos de número de fragmentos de borda, podem ser divididas em fraturas de dois, três e vários fragmentos.[14] As fraturas do colo anatômico são menos comuns, e praticamente todas são cominutivas. Isso demonstra que essas são lesões de alta energia, pois também envolvem a forte espinha da escápula. Ambos os grupos podem estar combinados com fraturas do colo cirúrgico da escápula, fraturas da clavícula ou luxações AC.

As fraturas do corpo da escápula comprometem o alinhamento entre a cavidade glenoide e a borda lateral do corpo da escápula, sem entretanto afetar a relação entre cavidade glenoide, coracoide, e acrômio. O diagnóstico de fraturas do corpo da escápula e a exata determinação do padrão de fratura são tarefas impossíveis sem as reconstruções TC 3D.

Até recentemente, essas fraturas eram tratadas por método conservador. Atualmente, há um número crescente de artigos que documentam resultados muito bons com o tratamento cirúrgico de fraturas deslocadas do corpo da escápula.[14,34,35,52]

MÉTODO PREFERIDO DO AUTOR PARA O TRATAMENTO DE FRATURAS DO CORPO DA ESCÁPULA

Fraturas do corpo da escápula com deslocamento significativo são indicações para tratamento cirúrgico com a abordagem de Judet (ver Fig. 39.16). O primeiro e mais importante objetivo é a restauração da integridade da borda lateral do corpo e, em consequência, da relação entre a borda e a cavidade glenoide. Onde necessário, faz-se a fixação interna nos ângulos espinhomedial e inferior da escápula. Em presença de uma fratura associada da clavícula, primeiramente deve-se fazer a fixação interna da escápula e, em seguida, a fixação interna da clavícula.[14,15]

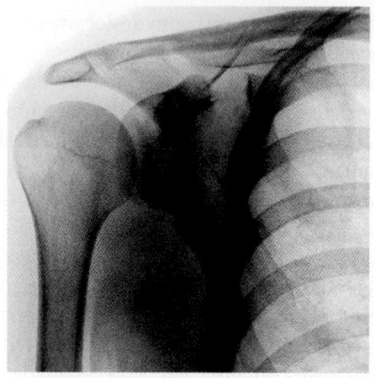 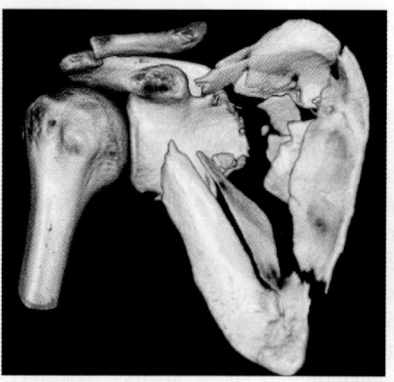 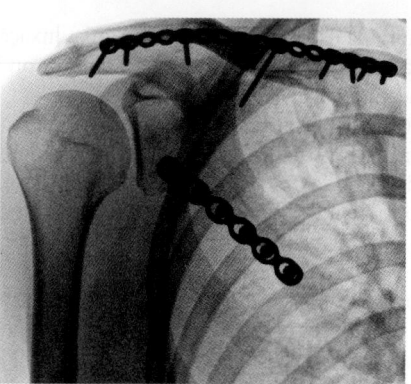

FIGURA 39.16 Redução e fixação de uma fratura cominuitiva do colo anatômico da escápula. **A:** Radiografia AP após a lesão, **(B)** reconstrução 3D da escápula lesionada, aspecto anterior, **(C)** redução anatômica e fixação da borda lateral com placa de reconstrução de 3,5 mm e da espinha da escápula com placa de reconstrução de 2,7 mm.

Fraturas do colo

São muitas as publicações sobre fraturas do colo glenoide em relação a resultados insatisfatórios do tratamento conservador e também em conexão com casos de ombro flutuante,[41,71,88,121,155,163,184] além de alguns estudos de caso.[10,110,186] A consolidação viciosa do colo da escápula altera o AGP e as relações nos espaços subacromial e subcoracoide.

Fraturas do colo anatômico. Esse tipo de fratura tem sido mencionado por muitos autores,[18,42,71,80,101] embora seja bastante rara. As fraturas do colo anatômico são instáveis. O fragmento glenoide sofre deslocamento distal com a cabeça do úmero, consequente à tração exercida pela cabeça longa do tríceps, e o espaço subacromial se torna mais alargado.

Existem apenas quatro casos radiologicamente documentados de fraturas do colo anatômico. Dois casos foram publicados por Hardegger et al.,[80] um caso por Arts e Louette,[10] e um caso por Jeong,[102] que também incluiu reconstrução TC 3D. O próprio autor registrou dois casos, em um dos quais foi efetuada a reconstrução TC 3D. Em todos os seis casos, o deslocamento da fratura foi a indicação para o tratamento cirúrgico, usando a abordagem de Judet. A fixação foi realizada com duas placas, parafusos de tração, ou uma combinação dos dois.

Fraturas do colo cirúrgico. As fraturas do colo cirúrgico são as mais frequentemente discutidas entre todas as fraturas do colo da escápula.[71,92,126,184] As fraturas do colo cirúrgico são estáveis, desde que não estejam associadas à ruptura dos ligamentos CC e CA. Magerl[126] descreveu dois graus de instabilidade. O tipo I envolve lesões que consistem na ruptura apenas do ligamento CA, em combinação com o deslocamento anterior da cavidade glenoide. No tipo II, ambos os ligamentos sofreram ruptura e a cavidade glenoide exibe deslocamento anterior, distal e medial, em função da tração exercida pelos músculos aderidos ao coracoide. O espaço CC fica mais alargado e a relação entre o acrômio e o coracoide, comprometida. A fratura extra-articular da base do coracoide equivale à ruptura dos ligamentos CC e CA.[71] Mas, nesse caso, o deslocamento distal da cavidade glenoide é menos marcante, porque o colo não sofre deslocamento pela ação dos músculos presos ao coracoide. As fraturas do colo cirúrgico podem estar combinadas com uma fratura do corpo da escápula ou com uma fratura clavicular.

Na maioria dos casos, é difícil estabelecer um diagnóstico de fratura do colo cirúrgico com base exclusivamente em radiografias. A reconstrução TC 3D ajuda muito na determinação do padrão de fratura.

Atualmente, o deslocamento de fraturas do colo cirúrgico da escápula vem sendo cada vez mais considerado como indicação para tratamento cirúrgico. A fixação pode ser efetuada por meio de uma abordagem de Judet, com o uso de placas ou com uma combinação de placa e parafusos transespinhosos.

Fraturas transespinhosas do colo da escápula. A fratura transespinhosa do colo é praticamente desconhecida. Gagey et al.[58] foram os primeiros a publicar um desenho nos idos de 1984, e a chamaram de "fracture transpinale". Ada e Miller classificaram uma fratura com uma linha de fratura similar à fratura do colo do tipo IIB.[1] Cole[33] publicou uma reconstrução TC 3D de uma fratura transespinhosa do colo da escápula denominada por esse autor de fratura do colo da escápula. O autor desse capítulo registrou dois casos de fratura transespinhosa do colo, das quais uma estava combinada com uma fratura clavicular.

O diagnóstico definitivo de uma fratura transespinhosa é apenas possível com o uso da reconstrução TC 3D. Fraturas deslocadas podem ser reduzidas e fixadas aos pilares espinal e lateral com o uso da abordagem de Judet, de preferência com uso de placas.

> **MÉTODO DE TRATAMENTO PREFERIDO PELO AUTOR PARA FRATURAS DO COLO DA ESCÁPULA**
>
> Em pacientes mais jovens e fisicamente ativos, todos os três tipos de fraturas do colo da escápula, se exibindo deslocamento, são indicações para tratamento cirúrgico via abordagem de Judet, com uso de placas e parafusos de tração (ver Fig. 39.17).

Fraturas glenoidais

O objetivo do tratamento das fraturas da cavidade glenoide é a restauração da congruência e da estabilidade para a articulação glenoumeral. Fraturas não deslocadas, minimamente deslocadas, ou com deslocamento da borda glenoide com um pequeno fragmento podem ser tratadas por método conservador.[114] Fragmentos maiores e com deslocamento podem ser reduzidos e cirurgicamente fixados.[2,109,122,167] Atualmente, considera-se que a principal indicação para o tratamento cirúrgico de fraturas glenoidais seja um deslocamento superior a 3-10 mm, com envolvimento simultâneo de 20-30% da superfície articular.

Fraturas do aspecto superior da cavidade glenoide. Fraturas do aspecto superior da cavidade glenoide são fraturas intra-articulares da

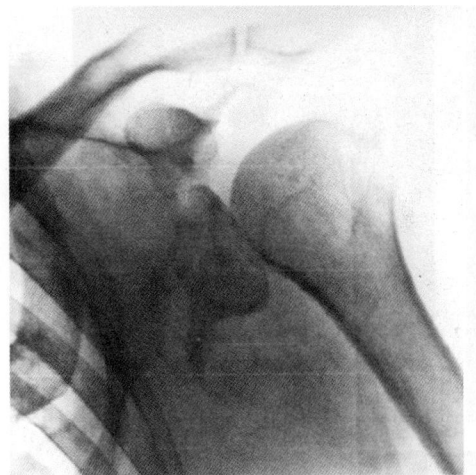 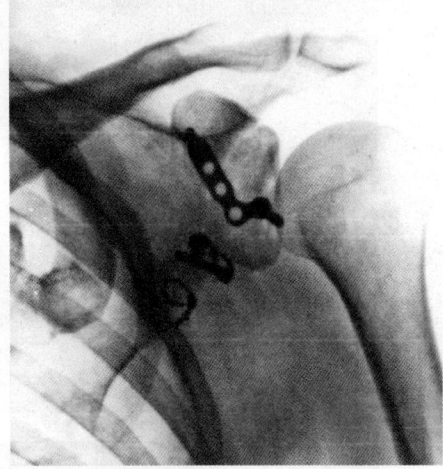

FIGURA 39.17 Redução e fixação de uma fratura do colo anatômico da escápula. **A:** Radiografia AP após a lesão, com característico deslocamento do fragmento glenoide. **B:** Redução e fixação com duas placas de 3,5 mm e uma alça de fio metálico.

base do coracoide. Basicamente, o deslocamento é causado pela tração exercida pelos músculos ligados ao coracoide. Um deslocamento significativo do fragmento resultará em alinhamento vicioso do coracoide, o que pode comprometer o espaço subcoracoide e acarretar colisão do coracoide.[63] Normalmente a fixação é realizada por meio da abordagem deltopeitoral, com uso de parafusos de tração ou de uma pequena placa.

Fratura da borda anteroinferior da cavidade glenoide. As fraturas da borda anterior da cavidade glenoide estão associadas à luxação anterior da articulação glenoumeral. O tamanho dos fragmentos que sofreram avulsão é variável. Existem diferentes opiniões sobre o tratamento dessas fraturas. Quase todos os autores recomendam tratamento cirúrgico, sobretudo em casos com fragmentos maiores, ou diante de uma luxação persistente da cabeça do úmero.[2,27,153,168,177] Contudo, Maquieira et al.[127] publicaram resultados muito bons em catorze pacientes com fratura do aspecto anteroinferior da cavidade glenoide com fragmentos medindo mais de 5 mm e com deslocamento superior a 2 mm, pacientes esses tratados com método conservador e acompanhados em média durante 5,5 anos. A redução aberta e fixação com parafusos canulados, uma pequena placa, ou âncoras ósseas são realizadas por meio da abordagem deltopeitoral. Alguns autores também descreveram o tratamento artroscópico.

Fraturas da borda posterior da cavidade glenoide. Essas raras fraturas, resultantes da luxação posterior da articulação glenoumeral, são tratadas de maneira similar às fraturas da borda anterior da cavidade glenoide. Nos casos de indicação de redução e fixação, esses procedimentos podem ser efetuados tanto por técnica aberta da abordagem posterossuperior, como por artroscopia.

Fratura da parte inferior da cavidade glenoide. A fratura da parte inferior da cavidade glenoide separa um a dois terços distais da cavidade glenoide. Essas fraturas são causadas por impacto direto da cabeça do úmero em abdução sobre a metade inferior da cavidade glenoide e ocorre tipicamente em ciclistas ou motociclistas.[14] A linha de fratura se prolonga até o pilar lateral da escápula e envolve principalmente o corpo da escápula (ver Fig. 39.18). Mayo et al.,[132] Schandelmaier et al.,[167] Cole,[33,34] Jones et al.,[104] e Bartoníček e Cronier[14] recomendam o tratamento das fraturas com deslocamento por meio da abordagem posterior de Judet.

> **MÉTODO PREFERIDO PELO AUTOR PARA TRATAMENTO DE FRATURAS DA CAVIDADE GLENOIDE**
>
> Fraturas da cavidade glenoide com deslocamento, sobretudo as de sua borda anterior e de sua parte inferior, são indicações para cirurgia, principalmente em pacientes mais jovens ou fisicamente ativos. A fixação cirúrgica de uma avulsão mais importante da borda anterior restaura a congruência e estabilidade da articulação glenoumeral.
>
> Fraturas da parte inferior da cavidade glenoide e fraturas do corpo da escápula podem ser tratadas com o uso da abordagem posterior de Judet, que permite a reconstrução simultânea da superfície articular e também do corpo biomecânico da escápula. A abordagem posterolateral proporciona apenas uma exposição limitada da parte inferior da cavidade glenoide e da borda lateral da escápula, não sendo apropriada para tratamento nesses casos. A fixação interna é realizada com o uso de uma combinação de parafusos de tração e placas, dependendo da anatomia da fratura (ver Fig. 39.19). Uma fixação interna estável permite que a reabilitação tenha início imediatamente após a operação.

Fraturas combinadas

As fraturas combinadas da escápula podem ser divididas em dois grupos. O primeiro grupo é formado por fraturas resultantes de uma combinação dos quatro padrões básicos das fraturas da escápula. O segundo grupo compreende combinações de um ou mais padrões básicos das fraturas da escápula, em associação com lesões a outros ossos, ou articulações, do cíngulo do membro superior.

Ombro flutuante. O ombro flutuante é resultado de fraturas ipsilaterais do colo da escápula e da clavícula. Trata-se de lesão rara, discutida frequentemente na literatura com ênfase em sua anatomia e tratamento.[43,48,49,60,84,89,100,117,121,148,149,154,158,161,182,183,194]

O ombro flutuante decorre da violação da integridade do CSSO. Uma dupla ruptura do CSSO, ou uma ruptura isolada em combinação com uma fratura de uma ou ambas estruturas, gera uma situação anatômica potencialmente instável. Tal ocorrência pode ter consequências clínicas, por exemplo, retardo de consolidação, pseudartrose ou consolidação viciosa. A combinação de

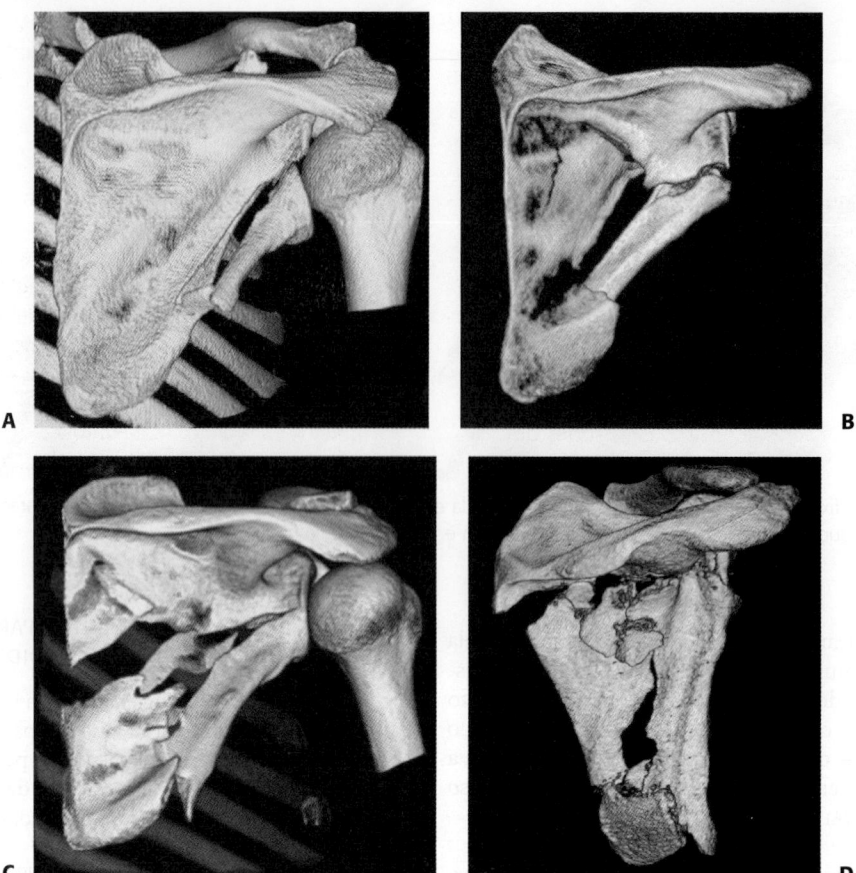

FIGURA 39.18 Diferentes tipos de fraturas glenoidais inferiores. **A:** O fragmento intra-articular está formado pela metade inferior da cavidade glenoide e por uma parte curta da borda lateral. **B:** O fragmento intra-articular está formado pelo terço inferior da cavidade glenoide e por toda a borda lateral. A fratura envolve o centro da fossa infraespinhosa; a borda medial do corpo da escápula está intacta. **C:** O fragmento intra-articular está formado pelo terço inferior da cavidade glenoide. O ângulo inferior da escápula forma um fragmento distinto. **D:** O fragmento intra-articular está formado pela metade inferior da cavidade glenoide e por toda a borda lateral. O corpo biomecânico está totalmente envolvido.

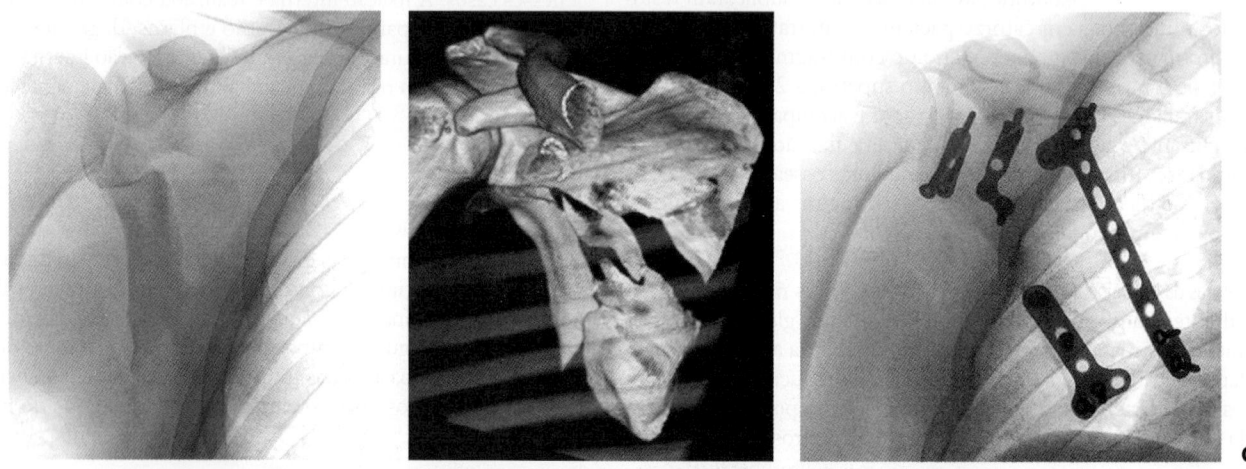

FIGURA 39.19 Redução e fixação da cavidade glenoide inferior e do corpo biomecânico. **A:** Radiografia AP da escápula direita lesionada, **(B)** Reconstrução TC 3D, aspecto anterior. Para o aspecto posterior, ver Figura 39.18C. **C:** Redução anatômica e fixação com quatro placas de 3,5 mm.

uma fratura do colo glenoide com outra ruptura do CSSO, por exemplo, uma fratura associada do terço médio da clavícula, pode gerar o surgimento de um "ombro flutuante". Ombro flutuante foi definido por Herscovici et al.[89] como "fraturas ipsilaterais do terço médio da clavícula e do colo da escápula", implicando uma fratura clavicular medial à inserção do ligamento CC.

Williams et al.[194] alertaram para o fato de que Goss não incluiu o ligamento CA nas estruturas do anel ósseo-de tecido mole. DeFranco e Patterson[43] consideram esse ligamento um importante estabilizador no CSSO. Williams et al.[194] também afirmaram que a presença exclusiva de fraturas do terço médio da diáfise clavicular e do colo cirúrgico não é capaz de gerar um ombro flutuante. Fragmentos do colo da escápula estão presos à clavícula pelo ligamento CC. Em presença de uma fratura ipsilateral da diáfise clavicular e do colo cirúrgico, a cavidade glenoide perde sua ligação com o esqueleto axial. No entanto, a cavidade ainda está presa ao acrômio pelo ligamento CA e pela cadeia osteoligamentar que consiste no ligamento CC, fragmento distal da clavícula e dos ligamentos capsulares AC. Como resultado, o ombro flutuante apenas poderá ocorrer após a ruptura dos ligamentos CC e CA.

A análise de estudos sobre ombro flutuante revelou uma série de aspectos problemáticos. Em sua maioria, os autores incluíram em suas séries de casos não apenas pacientes com uma fratura da diáfise média da clavícula, mas também aqueles com fratura da parte lateral, ou mesmo medial, da clavícula e também pacientes com luxação AC. Em todas as séries de casos, as fraturas do colo da escápula foram diagnosticadas somente por meio de radiografias de rotina, e não por reconstrução TC 3D. Mas a análise das radiografias nesses estudos demonstrou que tais lesões eram, principalmente, fraturas do corpo da escápula, em vez de fraturas do colo da escápula. Por tudo isso, DeFranco e Patterson[43] e Owens[154] recomendam que se recorra a reconstruções TC 3D para que se possa ter uma definição adequada do padrão de fratura. Além disso, muitos autores não descrevem lesões a ligamentos individuais que constituem o complexo CSSO.

Todas essas deficiências se refletem nos estudos que informam bons resultados tanto para o tratamento conservador como para o tratamento cirúrgico. Alguns autores fazem apenas a fixação interna da clavícula, com o objetivo de diminuir o deslocamento do colo da escápula. Em muitos casos, o conceito de que a redução da fratura clavicular também reduzirá a fratura da escápula é ilusório (ver Fig. 39.20). Quando resultados melhores são informados em seguida à fixação interna da clavícula, é preciso levar em consideração que a estabilização da clavícula permite uma reabilitação intensiva do cíngulo do membro superior, com muito mais antecedência do que com o tratamento conservador – o que pode ter influência no resultado final. Oh et al.[149] descreveram dois casos de insucesso com a placa clavicular no tratamento de fratura ipsilateral desse osso e de fraturas do colo glenoide. Labler et al.,[117] Egol et al.,[49] e Leung e Lam[121] informaram ter obtido resultados muito bons em seguida à fixação interna da clavícula e da escápula realizada simultaneamente.

A condição de ombro flutuante exige uma revisão cuidadosa com base em novos estudos, com identificação dos tipos individuais dessa lesão e de seu deslocamento por meio da reconstrução TC 3D.

Dissociação escapulotorácica

A dissociação escapulotorácica é uma lesão de alta energia rara e grave caracterizada por uma ampla gama de lesões concomitantes, inclusive as ocorrentes no cíngulo do membro superior (luxação EC, fratura da clavícula, luxação AC), lacerações do músculo levantador da escápula, romboides, trapézio, grande dorsal, músculos peitoral menor e deltoide, lesões vasculares à artéria subclávia ou axilar, e avulsão parcial ou completa do plexo braquial. Ocorre enorme inchaço dos tecidos moles na região do ombro, enquanto a pele fica geralmente intacta. Isso é causado por uma violenta distração lateral ou deslocamento rotacional do cíngulo do membro superior, quando o membro superior fica aprisionado por um objeto fixo enquanto o corpo está se movimentando em alta velocidade.[3,65,75,118,198] A mortalidade registrada é de 11%.[198]

O diagnóstico não é facilmente estabelecido e se fundamenta em exames clínicos e achados radiológicos. Pode-se suspeitar da lesão em termos clínicos, em presença de um espaço palpável entre a borda medial da escápula e os processos espinhosos. É importante que seja obtida uma radiografia AP do tórax para revelar deslocamento lateral da escápula. Em um paciente que esteja hemodinamicamente estável, uma arteriografia poderá determinar a extensão e localização da lesão vascular.

O tratamento da dissociação escapulotorácica depende da gravidade das lesões associadas e da condição geral do paciente. Zelle et al.[198] propuseram um sistema para classificação da gravidade da dissociação escapulotorácica (ver Tab. 39.1). O tratamento deve se concentrar na lesão neurovascular. Em caso de necessidade, o cirurgião procederá ao reparo cirúrgico. No entanto, existe uma extensa rede colateral em torno do ombro que poderá substituir o principal vaso sanguíneo lesionado. Em pacientes com paralisia completa do plexo braquial, o reparo vascular é um ponto um tanto questionável. O reparo neurológico também é objeto de controvérsia. Zelle et al.[198] demonstraram que a extensão da lesão ao plexo braquial é o fator prognóstico mais importante do desfecho funcional. Pacientes com lesões parciais do plexo braquial tiveram melhor prognóstico. Todos os pacientes com uma lesão completa do plexo braquial tiveram que ser amputados, ou ficaram com má

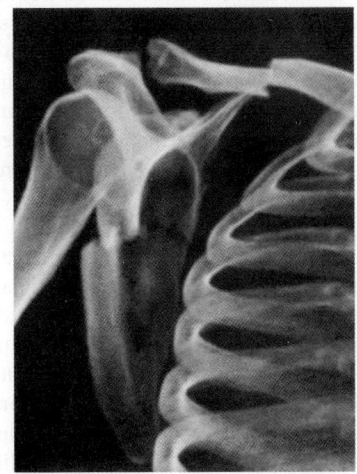
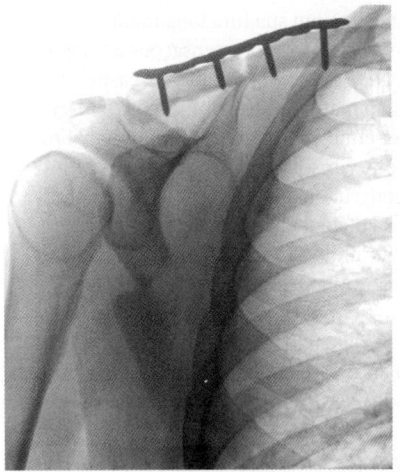

FIGURA 39.20 Fratura combinada do corpo da escápula e da clavícula. Com frequência essa fratura se apresenta na forma de ombro flutuante. **A:** Reconstrução TC 3D da escápula direita após a lesão. **B:** A redução e fixação da clavícula não conseguiram reduzir a fratura do corpo da escápula.

TABELAS 39.1 Sistema de Zelle para classificação da gravidade da dissociação escapulotorácica

Tipo	Achados clínicos
1	Lesão musculoesquelética, apenas
2A	Lesão musculoesquelética acompanhada de lesão vascular
2B	Lesão musculoesquelética com comprometimento neurológico incompleto do membro superior
3	Lesão musculoesquelética com comprometimento neurológico incompleto do membro superior e lesão vascular
4	Lesão musculoesquelética com avulsão completa do plexo braquial

Adaptado de Zelle BA, Pape HC, Gerich TG, et al. Functional outcome following scapulothoracic dissociation. *J Bone Joint Surg Am.* 2004;86-A:2–7.

funcionalidade do ombro. Esses autores recomendaram a imediata amputação acima do cotovelo para os casos em que não for possível recuperar a funcionalidade do membro superior. Ao que parece, essa solução resulta em melhores desfechos funcionais e em percentuais mais baixos de complicações.

Ainda não ficou definido qual o melhor tratamento das lesões associadas no cíngulo do membro superior. Goss[75] recomendou a fixação interna de fraturas claviculares e a estabilização de articulações AC e/ou SC afetadas com o objetivo de proteger o plexo braquial e vasos subclávios e axilares para, com isso, melhorar as condições para a consolidação óssea e restaurar a estabilidade do cíngulo do membro superior.

COMPLICAÇÕES DAS FRATURAS DA ESCÁPULA E SEU TRATAMENTO

Ambos os tratamentos, conservador e cirúrgico, podem acarretar diversas complicações imediatas e tardias, com possível ocorrência de dor, limitação da amplitude de movimento, redução da força muscular ou instabilidade do ombro.

Complicações do tratamento conservador para fraturas da escápula

Consolidação viciosa é a complicação mais comum do tratamento conservador de fraturas da escápula.[36,79,131,137] A consolidação de fraturas extra-articulares em uma posição não anatômica altera a relação entre a cavidade glenoide e o corpo da escápula e, em consequência, o curso dos músculos do manguito rotador. Tal situação causa impacto em sua funcionalidade. Subjetivamente, essa complicação se manifesta por sensações de debilidade, dor e rigidez. Pace et al.[155] descreveram, nesses casos, alterações degenerativas tardias do manguito rotador. A consolidação viciosa também pode resultar em uma síndrome de colisão.[63] Fraturas da cavidade glenoide que consolidaram em posição de deslocamento resultam em incongruência e/ou instabilidade e, subsequentemente, em artropatia degenerativa.[167]

A consolidação viciosa é tratada por osteotomia e reorientação do colo e/ou corpo da escápula.[36] Em casos de consolidação viciosa intra-articular, Haraguchi et al.[79] descreveram um caso bem-sucedido de osteotomia da cavidade glenoide. A protuberância gerada por um fragmento ósseo com consolidação viciosa pode causar dor. Nesse caso, a solução é a excisão da parte projetante do osso.[130]

Retardo de consolidação foi descrito por Curtis et al.[39] em um esportista com quinze anos de idade com uma fratura não deslocada do colo da escápula.

Pseudoartroses do corpo da escápula são raras.[56,76,107,137] Até 2009, apenas quinze tinham sido descritas na literatura de língua inglesa, e todas foram tratadas por procedimento conservador.[129] Também foi descrita a ocorrência de pseudartrose do acrômio.[75] A solução é a fixação interna ou excisão do fragmento não consolidado.

A lesão ao nervo supraescapular pode ocorrer em fraturas do colo da escápula, quando o nervo supraescapular fica aprisionado na linha de fratura.[37] Essa lesão se manifesta pela atrofia do infraespinhoso.[22,47,172]

Pseudartrose de costela pode ser uma rara causa de dor crônica em seguida a uma fratura da escápula. Nos quatro casos descritos, a situação foi tratada com sucesso por fixação interna.[5]

Complicações do tratamento cirúrgico para fraturas da escápula

As complicações do tratamento cirúrgico podem ser divididas em: intraoperatórias, pós-operatórias imediatas, e pós-operatórias tardias.

São complicações intraoperatórias as lesões do nervo supraescapular, redução insatisfatória e perfuração intra-articular por parafusos. Em uma análise de 212 casos, Lantry et al.[119] detectaram lesão ao nervo supraescapular em 2,4%. É difícil distinguir se a lesão foi causada pelo trauma original ou durante a cirurgia. A redução dos fragmentos em fraturas cominuitivas do corpo da escápula, ou em fraturas significativamente deslocadas do colo da escápula pode ser uma tarefa difícil, sobretudo se a cirurgia sofrer atraso. Os parafusos podem ser aplicados no interior da articulação, particularmente durante a fixação interna do colo da escápula ou da borda lateral da escápula.

Complicações imediatas do pós-operatório são, antes de tudo, o hematoma e a infecção, tanto superficial quanto profunda.[2,80,167] Segundo Lantry et al.,[119] o percentual de infecções é bastante elevado, 4,2%. A presença de um hematoma pode exigir sua evacuação. A maioria dos casos de infecção superficial pode ser tratada com antibióticos e cuidados tópicos, mas casos de infecção profunda exigem desbridamento da ferida cirúrgica e, onde for necessário, a remoção do implante.

Uma complicação relativamente comum é a limitada amplitude de movimento do ombro, tornando necessária a manipulação se tal problema vier a persistir por mais de seis semanas após a cirurgia.[2,167]

Complicações tardias são relatadas com bastante frequência. O insucesso na fixação interna frequentemente exigirá reoperação,[80,119,167] e isso vale também para pseudoartroses.[129] Oh et al.[149] descreveram dois casos de insucesso com a fixação da clavícula por placa no tratamento de fraturas ipsilaterais da clavícula e do colo glenoide. Os autores concluíram que nos casos em que o colo da escápula permaneceu com deslocamento, mesmo após a fixação interna da clavícula, haverá necessidade de sua redução e fixação.

Mayo[132] descreveu um caso de incongruência residual como resultado de redução não anatômica. Hardegger[80] relatou uma reoperação provocada por instabilidade articular. Foram descritos dois casos de ossificação heterotópica, e em um deles ocorreu compressão do nervo axilar, sendo preciso fazer descompressão cirúrgica.[109,119] Heim et al.[86] informaram a ocorrência de alargamento escapular pós-operatório. A colisão acromial em seguida à fixação interna da cavidade glenoide pode ser tratada por acromioplastia.[167] Implantes salientes – implicando necessidade de remoção – é um problema sobretudo em fraturas do acrômio, espinha da escápula, ou em fraturas claviculares associadas.³⁴,¹¹⁹ Um relato também descreveu a ocorrência de infecção tardia onze meses após a operação, havendo necessidade de remoção do implante.¹⁶⁷ Ademais, foi registrada a ocorrência de quebra de placa depois de transcorridos vários anos em uma fratura escapular consolidada.¹⁶⁷

Foi informada a ocorrência de doença degenerativa pós-traumática em seguida a fraturas da escápula em 1,9% dos casos. Se sintomática, essa doença poderá ser tratada por artrodese,²,⁸⁰,¹¹⁹ mas o atual tratamento de escolha é a artroplastia do ombro.

RESUMO, CONTROVÉRSIAS E ORIENTAÇÕES FUTURAS EM FRATURAS DA ESCÁPULA

O problema básico dos estudos existentes sobre fraturas da escápula é que nem sempre a radiologia permite uma determinação adequada do padrão de fratura, o que resulta em uma classificação insatisfatória, imprecisão na determinação do deslocamento dos fragmentos, e em medidas de desfecho heterogêneas e não válidas. Em qualquer departamento considerado, é pequeno o número de fraturas da escápula tratadas, o que resulta em experiência limitada com relação ao tratamento cirúrgico para qualquer cirurgião militando nesse campo. Não existem estudos randomizados com resultados no médio e longo prazo.

As radiografias simples devem ser complementadas com reconstruções TC 3D, o que possibilita a exata determinação do padrão de fratura, e além disso uma classificação que reflita a realidade clínica deve ser desenvolvida. As indicações para tratamento conservador, ou cirúrgico, devem tomar por base uma avaliação objetiva do deslocamento dos fragmentos. E deve-se dar especial atenção às lesões associadas. É preciso que os estudos baseados em evidências se concentrem em tipos isolados de fratura, principalmente comparando os resultados de tratamentos conservadores e cirúrgicos, com uso de instrumentos de avaliação validados e específicos.

REFERÊNCIAS BIBLIOGRÁFICAS

1. Ada JR, Miller ME. Scapula fractures. Analysis of 113 cases. *Clin Orthop Rel Res.* 1991;269:174–180.
2. Adam FF. Surgical treatment of displaced fractures of the glenoid cavity. *Inter Orthop (SICOT).* 2002;26:150–153.
3. Althausen PL, Lee MA, Finkemeier CG. Scapulothoracic dissociation: Diagnosis and treatment. *Clin Orthop Relat Res.* 2003;416:237–244.
4. Anavian J, Conflicitti JM, Khanna G, et al. A reliable radiographic measurement technique for extra-articular scapular fractures. *Clin Orthop Rel Res.* 2011;469:3371–3378.
5. Anavian J, Guthrie T, Cole PA. Surgical management of multiple painful rib nonunions in patient with a history of severe shoulder girdle trauma: A case report and literature review. *J Orthop Trauma.* 2009;23:600–604.
6. Anavian J, Khanna G, Plocher EK, et al. Progressive displacement of scapula fractures. *J Trauma.* 2010;69:156–161.
7. Anavian J, Wijdicks CA, Schroder L, et al. Surgery for scapula process fractures. *Acta Orthop.* 2009;80:344–350.
8. Armitage BM, Wijdicks CA, Tarkin IS, et al. Mapping of scapular fractures with three-dimensional computed tomography. *J Bone Joint Surg Am.* 2009;91-A:2222–2228.
9. Armstrong CP, van der Spuy J. The fractured scapula: Importance and management based on a series of 62 patients. *Injury.* 1984;15:324–329.
10. Arts V, Louette L. Scapular neck fractures; an update of the concept of floating shoulder. *Injury.* 1999;30:146–148.
11. Aulicino PL, Reinert C, Kornberg M, et al. Displaced intra-articular glenoid fractures treated by open reduction and internal fixation. *J Trauma.* 1986;26:1137–1141.
12. Baldwin KD, Ohman-Strickland P, Mehta S, et al. Scapular fractures: A marker for concomitant injury? A retrospective review of data in the national trauma database. *J Trauma.* 2008;65:430–435.
13. Bartoníček J, Cronier P. History of the treatment of scapular fractures. *Arch Orthop Trauma Surg.* 2010;130:83–92.
14. Bartoníček J, Frič V. Scapular body fractures: Results of the operative treatment. *Inter Orthop (SICOT).* 2011;35:747–753.
15. Bartoníček J, Frič V, Tuček M. Intra-operative reduction of the scapular body—A technical trick. *J Orthop Trauma.* 2009;23:294–298.
16. Bartoníček J, Frič V, Tuček M. Radiodiagnostika zlomenin lopatky. [Radiographic evaluation of scapula fractures]. *Rozhl Chir.* 2009;88:84–88.
17. Bartoníček J, Tuček M, Luňáček L. Judetův zadní přístup k lopatce [Judet posterior approach to the scapula]. *Acta Chir Orthop Traumatol Čech.* 2008;75:429–435.
18. Bauer G, Fleischmann W, Dussler E. Displaced scapular fractures: Indication and long-term results of open reduction and internal fixation. *Arch Orthop Trauma Surg.* 1995;114:215–219.
19. Bauer T, Abadie O, Hardy P. Arthroscopic treatment of glenoid fractures. *Arthroscopy.* 2006;22:569–576.
20. Bestard EA, Schvene HR, Bestard EH. Glenoplasty in the management of recurrent shoulder dislocation. *Contemp Orthop.* 1986;12:47–55.
21. Binazzi R, Assiso J, Vaccari V, et al. Avulsion fractures of the scapula: Report of eight cases. *J Trauma.* 1992;33:785–789.
22. Boerger TO, Limb D. Supraescapular nerve injury at the spinoglenoid notch after glenoid neck fracture. *J Shoulder Elbow Surg.* 2000;9:236–237.
23. Böhm P. Pseudoarthrosis of the spine of the scapula – case report of a minimally invasive osteosynthesis technique. *Acta Orthop Scand.* 1998;69:645–647.
24. Bozkurt M, Can F, Kirdemir V, et al. Conservative treatment of scapular neck fracture: The effect of stability and glenopolar angle on clinical outcome. *Injury.* 2005;36:1176–1181.
25. Brodsky JW, Tullos HS, Gartsman G. Simplified posterior approach to the shoulder joint. *J Bone Joint Surg [Am].* 1987;69-A:773–774.
26. Burke CS, Roberts CS, Nyland JA, et al. Scapular thickness - implications for fracture fixation. *J Shoulder Elbow Surg.* 2006;15:645–648.
27. Cameron SE. Arthroscopic reduction and internal fixation of an anterior glenoid fracture. *Arthroscopy.* 1998;14:743–746.
28. Carr AJ, Broughton NS. Acromioclavicular dislocation associated with fracture of the coracoid process. *J Trauma.* 1989;29:125–126.
29. Chan CM, Chung CT, Lan HHC. Scapular fracture complicating supraescapular neuropathy: The role of computed tomography with 3D reconstruction. *J Chin Med Assoc.* 2009;72:340–342.
30. Coimbra R, Conroy C, Tominaga GT, et al. Causes of scapular fractures differ from other shoulder injuries in occupants seriously injured during motor vehicle crashes. *Injury.* 2010;41:151–155.
31. Cole PA. Scapula fractures. *Orthop Clin N Amer.* 2002;33:1–18.
32. Cole PA. Scapula fractures: Open reduction internal fixation. In: Wiss DA, ed. *Master techniques in orthopaedic surgery.* Philadelphia, PA: Lippincott Williams & Wilkins; 2006:15–36.
33. Cole PA, Marek DJ. Shoulder girdle injuries. In: Standard JP, Schmidt AH, Gregor PJ, eds. *Surgical treatment of orthopaedic trauma.* New York, NY: Stuttgart, Thieme; 2007:207–237.
34. Cole PA, Gauger EM, Herrera DA, et al. Radiographic follow-up of 84 operatively treated scapula neck and body fractures. *Injury.* 2012;43:327–333.
35. Cole PA, Gauger EM, Schroder LK. Management of scapular fractures. *J Am Acad Orthop Surg.* 2012;20:130–141.
36. Cole PA, Talbot M, Schroder LK, et al. Extra-articular malunions of the scapula: A comparison of functional outcome before and after reconstruction. *J Orthop Trauma.* 2011;25:649–656.
37. Constant CR, Murley AHG. A clinical method of functional assessment of the shoulder. *Clin Orthop Rel Res.* 1987;214:160–164.
38. Court-Brown Ch, McQueen MM, Tornetta P. *Trauma (shoulder girdle).* Philadelphia, PA: Lippincott Williams & Wilkins; 2006:68–88.
39. Curtis C, Sharma V, Micheli L. Delayed union of a scapular fracture – an unusual cause of persistent shoulder pain. *Med Sci Sport Exercise.* 2007;12:2095–2098.
40. Dawson J, Carr A. Questionnaire on the perceptions of patients about shoulder surgery. *J Bone Joint Surg.* 1996;78-B:593–600.
41. de Beer J, Berghs BM, van Rooyen KS, et al. Displaced scapular neck fracture: A case report. *J Shoulder Elbow Surg.* 2004;13:123–125.
42. Decoulx P, Minet P, Lemerle. Fractures de l'omoplate. *Lille Chirurgical.* 1956;11:217–227.
43. DeFranco MJ, Patterson BM. The floating shoulder. *J Am Acad Orthop Surg.* 2006;14:499–509.
44. Dimitroulias A, Molinero KG, Krenk DE, et al. Outcomes of nonoperatively treated displaced scapular body fractures. *Clin Orthop Rel Res.* 2011;469:1459–1465.
45. Dupont R, Evrard H. Sur une voie d'accès postérieure de l'omoplate. *J Chir (Paris).* 1932;39:528–534.
46. Ebraheim NA, Mekhail AO, Padanilum TG, et al. Anatomic considerations for a modified posterior approach to the scapula. *Clin Orthop Rel Res.* 1997;344:136–143.
47. Edeland HG, Zachrisson BE. Fracture of the coracoid notch associated with lesion of the supraescapular nerve. *Acta Orthop Scand.* 1975;46:758.
48. Edwards SG, Whittle AP, Wood GW. Nonoperative treatment of ipsilateral fractures of the scapula and clavicle. *J Bone Joint Surg Am.* 2000;84-A:774–780.
49. Egol KA, Connor PM, Karunakar MA, et al. The floating shoulder: Clinical and functional results. *J Bone Joint Surg Am.* 2001;83-A:1188–1194.
50. Ellman H, Hanker G, Bayer M. Repair of the rotator cuff. End-result study of factors influencing reconstruction. *J Bone Joint Surg.* 1986;68-A:1136–1144.
51. Esenkaya I. Surgical treatment of scapular fractures. *Acta Chir Orthop Traumatol Turc.* 2003;37:33–40.
52. Esenkaya I, Ünay K. Anatomical frame plate osteosynthesis in Ada-Miller Type 2 or 4 scapular fractures. *Acta Chir Orthop Traumatol Turc.* 2011;45:151–161.
53. Euler E, Habermeyer P, Kohler W, et al. Skapulafrakturen - Klassifikation and Differential therapie. *Orthopäde.* 1992;21:158–162.
54. Euler E, Rüedi T. Skapulafraktur. In: Habermeyer P, Schweiberer L eds. *Schulterchirurgie.* München: Urban und Schwarzenberg; 1996.
55. Eyres KS, Brooks A, Stanley D. Fractures of the coracoid process. *J Bone Joint Surg.* 1995;77-B:425–428.
56. Ferraz IC, Papadimitriou NG, Sotereanos DG. Scapular body nonunion: A case report. *J Shoulder Elbow Surg.* 2002;11:98–100.
57. Findlay RT. Fractures of the scapula and ribs. *J Am Surg.* 1937;38:489–494.
58. Gagey O, Curey JP, Mazas F. Les fractures récentes de l'omoplate. A propos de 43 cas. *Rev Chir Orthop.* 1984;70:443–447.
59. Gagey O, Spraul JM, Vinh TS. Posterolateral approach of the shoulder: Assessment of 50 cases. *J Shoulder Elbow Surg.* 2001;10:47–51.
60. Ganz R, Noesberger B. Die Behandlung der Scapula-Frakturen. *H Unfallheilkunde.* 1975;126:59–62.
61. Garcia-Elias M, Salo JM. Nonunion of a fractured coracoid process after dislocation of the shoulder. *J Bone Joint Surg.* 1985;67-B:722–723.
62. Gauger EM, Cole PA. A minimally invasive approach to scapula neck and body fractures. *Clin Orthop Rel Res.* 2011;469:3390–3399.

63. Gerber C, Terrier F, Ganz R. The role of the coracoid process in the chronic impingement syndrome. *J Bone Joint Surg.* 1985;67-B:703–708.
64. Gigante A, Marinelli M, Verdenelli A, et al. Arthroscopy-assisted reduction and percutaneous fixation of a multiple glenoid fracture. *Knee Surg Sports Traumatol Arthroscopy.* 2003;11:112–115.
65. Goldstein LJ, Watson JM. Traumatic scapulothoracic dissociation: Case report and literature review. *J Trauma.* 2000;48:533–535.
66. Goodrich A, Crosland E, Pye J. Acromion fractures associated with posterior shoulder dislocation. *J Orthop Trauma.* 1998;12:521–522.
67. Gorczyca JT, Davis RT, Hartford JM, et al. Open reduction and internal fixation after displacement of a previously nondisplaced acromial fracture in a multiply injured patient: Case report and review of literature. *J Orthop Trauma.* 2001;15:369–373.
68. Gosens T, Speigner B, Minekus J. Fracture of the scapular body: Functional outcome after conservative treatment. *J Shoulder Elbow Surg.* 2009;18:443–448.
69. Goss TP. Fractures of the glenoid cavity. *J Bone Joint Surg Am.* 1992;74-A:299–305.
70. Goss TP. Double disruption of the superior shoulder suspensory complex. *J Orthop Trauma.* 1993;7:99–106.
71. Goss TP. Fractures of the glenoid neck. *J Shoulder Elbow Surg.* 1994;3:42–52.
72. Goss TP. Scapula fractures and dislocations: Diagnosis and treatment. *J Am Acad Orthop Surg.* 1995;3:22–33.
73. Goss TP. The scapula: Coracoid, acromial and avulsion fractures. *Am J Orthop.* 1996;25: 106–115.
74. Goss TP. Open reduction and internal fixation of glenoid fractures. In: Craig EV, ed. *Master Techniques in Orthopaedic Surgery.* Philadelphia, PA: Lippincot Williams & Wilkins; 2004:461–480.
75. Goss TP. Fractures of the scapula. In: Rockwood CA, Matsen FA, Wirth MA, et al., eds. *The Shoulder.* 3rd ed. Philadelphia, PA: Saunders; 2004;413–454.
76. Gupta R, Sher J, Williams GR, et al. Non-union of the scapular body. *J Bone Joint Surg Am.* 1998;80-A:428–430.
77. Guttentag IJ, Rechtine GR. Fractures of the scapula: A review of the literature. *Orthop Rev.* 1988;17:147–158.
78. Hall RJ, Calvert PT. Stress fracture of the acromion: An unusual mechanism and review of the literature. *J Bone Joint Surg.* 1995;77-B:153–154.
79. Haraguchi N, Toga H, Sekiguchi Y, et al. Corrective osteotomy for malunited fracture of the glenoid cavity. *Clin Orthop Rel Res.* 2002;404:269–274.
80. Hardegger F, Simpson LA, Weber BG. The operative treatment of scapular fractures. *J Bone Joint Surg Br.* 1984;66-B:725–731.
81. Harmon PH, Baker DR. Fracture of the scapula with displacement. *J Bone Joint Surg.* 1943;25:834–838.
82. Harris RD, Harris JH. The prevalence and significance of missed scapular fractures in blunt chest trauma. *Am J Roentgenol.* 1988;151:747–750.
83. Harvey E, Audigé L, Hersovici D, et al. Development and validation of the new international classification for scapula fractures. *J Orthop.* Trauma on line.
84. Hashiguchi H, Ito H. Clinical outcome of the treatment of floating shoulder by osteosynthesis for clavicular fracture alone. *J Shoulder Elbow Surg.* 2003;12:589–591.
85. Heatly MD, Breck LW. Bilateral fracture of the scapula. *Am J Surgery.* 1946;71:256–259.
86. Heim KA, Lantry JM, Burke ChS, et al. Early results of scapular fractures treated operatively at a level one trauma center. *Europ J Trauma.* 2008;34:55–59.
87. Herrera DA, Anavian J, Tarkin IS, et al. Delayed operative management of fractures of the scapula. *J Bone Joint Surg.* 2009;91-B:619–626.
88. Herscovici D. Open reduction and internal fixation of ipsilateral fractures of the scapular neck and clavicle. *J Bone Joint Surg Am.* 1994;76-A:1112–1113.
89. Herscovici D, Fiennes AGTW, Allgöwer M, et al. The floating shoulder: Ipsilateral clavicle and scapular neck fractures. *J Bone Joint Surg Br.* 1992;74-B:362–364.
90. Hersovici D, Roberts CS. Scapula fractures: To fix or not to fix? *J Orthop Trauma.* 2006;20:227–229.
91. Heyse-Moore GH, Stoker DJ. Avulsion fractures of the scapula. *Skeletal Radiol.* 1982;9:27–32.
92. Hitzrot JM, Bolling RW. Fractures of the neck of the scapula. *Ann Surg.* 1916;63:215–236.
93. Hsu JE, Lee CS. Arthroscopic reduction and internal fixation of a displaced fracture of the acromion: Case report and arthroscopic technique. *Cur Orthop Practice.* 2011;22: 564–566.
94. Hubbard D. Scapula fractures. *Cur Opin Orthop.* 2004;14:254–256.
95. Hudak PL, Amadio PC, Bombardier C. Development of an upper extremity outcome measure: The DASH (disabilities of arm, shoulder and hand): The upper extremity collaborative group (UECG). *Am J Ind Med.* 1996;29:602–608.
96. Ideberg R. Fractures of the scapula involving glenoid fossa. In: Bateman JE, Welsh RP, eds. *Surgery of the Shoulder.* Philadelphia, PA: Decker. 1984:63.
97. Ideberg R, Grevsten S, Larsson S. Epidemiology of scapular fractures. *Acta Orthop Scand.* 1995;66:395–397.
98. Imatani RJ. Fractures of the scapula: A review of 53 cases. *J Trauma.* 1975;15:473–478.
99. Ishizuki M, Yamaura I, Isobe Y, et al. Avulsion fracture of the superior border of the scapula. *J Bone Joint Surg Am.* 1981;63-A:820–822.
100. Izadpanah K, Jaeger M, Maeir, et al. The floating shoulder—clinical and radiological results after intramedullary stabilization of the clavicle in cases with minor displacement of the scapular neck. *J Trauma Acute Care Surg.* 2012;72:E8–E13.
101. Izadpanah M. Osteosynthese bei den Scapulafrakturen. *Arch Orthop-Unfall Chir.* 1975; 83:153–164.
102. Jeong GK, Zuckerman JD. Scapula fractures. In: Zuckerman JD, Koval KJ, eds. *Shoulder Fractures.* New York, NY: Thieme; 2005:199–222.
103. Jerosch J, Greig M, Peuker ET, et al. The posterior subdeltoid approach: A modified access to the posterior glenohumeral joint. *J Shoulder Elbow Surg.* 2001;10:265–268.
104. Jones CB, Cornelius JP, Sietsema, DL, et al. Modified Judet approach and minifragment fixation of scapular body and glenoid neck fractures. *J Orthop Trauma.* 2009;23:558–564.
105. Judet R. Traitement chirurgical des fractures de l'omoplate. *Acta Orthop Belg.* 1964;30: 673–678.
106. Kälicke T, Andereya S, Gekle J, et al. Coracoid pseudarthrosis caused by anterior shoulder dislocation with concomitant coracoid fracture. *Unfallchirurg.* 2002;105:843–844.
107. Kaminsky SB, Pierce VD. Nonunion of a scapula body fracture in a high school football player. *Am J Orthop.* 2002;31:456–457.
108. Karelse A, Kegels L, De Wilde L. The pillars of the scapula. *Clin Anat.* 2005;20:392–399.
109. Kavanagh BF, Bradway JK, Cofield RH. Open reduction and internal fixation of displaced intra-articular fractures of the glenoid fossa. *J Bone Joint Surg Am.* 1993;75-A:479–484.
110. Khallaf F, Mikami A, Al-Akkad M. The use of surgery in displaced scapular neck fractures. *Med Princ Pract.* 2006;15:443–448.
111. Kim KC, Rhee KJ, Shin HD, et al. Can the glenopolar angle be used to predict outcome and treatment of the floating shoulder? *J Trauma.* 2008;64:174–178.
112. Kim KC, Rhee KJ, Shin HD, et al. Displaced fracture of the coracoid process associated with acromioclavicular dislocation: A two-bird-one-stone-solution. *J Trauma.* 2009;67: 403–405.
113. Kligman M, Roffman M. Posterior approach for glenoid fracture. *J Trauma.* 1997;42: 733–735.
114. Kligman M, Roffman M. Glenoid fracture: Conservative treatment versus surgical treatment. *J South Orthop Assoc.* 1998;7:1–5.
115. Kuhn JE, Blasier RB, Carpenter JE. Fractures of the acromion process: A proposed classification system. *J Orthop Trauma.* 1994;8:6–13.
116. Kurdy NMG, Shah SV. Fracture of the acromion associated with acromioclavicular dislocation. *Injury.* 1995;26:636–637.
117. Labler L, Platz A, Weishaupt D, et al. Clinical and functional results after floating shoulder injuries. 2004;57:595–602.
118. Lange RH, Noel SH. Traumatic lateral scapular displacement: An expanded spectrum of associated neurovascular injury. *J Orthop Trauma.* 1993;7:361–366.
119. Lantry JM, Roberts CS, Giannoudis PV. Operative treatment of scapular fractures: A systematic review. *Injury.* 2008;39:271–283.
120. Lapner PC, Uhthoff HK, Papp S. *Scapula fractures Orthop Clin N Am.* 2008;39:459–474.
121. Leung KS, Lam TP. Open reduction and internal fixation of ipsilateral fractures of the scapula neck and clavicle. *J Bone Joint Surg Am.* 1993;75-A:1015–1017.
122. Leung KS, Lam TP, Poon KM. Operative treatment of displaced intra-articular glenoid fractures. *Injury.* 1993;24:324–328.
123. Lim KE, Wang CR, Chin KC, et al. Concomitant fracture of the coracoid and acromion after direct shoulder trauma. *J Orthop Trauma.* 1996;10:437–439.
124. Lindholm A, Leven H. Prognosis in fractures of the body and neck of the scapula: A follow-up study. *Acta Chir Scand.* 1974;140:33–36.
125. Lipitt SB, Harryman DT, Matsen FA. A practical tool for evaluating function: The simple shoulder test. In: Matsen FA, Fu FH, Hawkins RJ, eds. *The Shoulder: A Balance of Mobility and Stability.* Rosemont, IL: American academy of orthopaedic surgeons; 1993;501–518.
126. Magerl F. Osteosynthesen im Bereich der Schulter. *Helv Chir Acta.* 1974;41:225–232.
127. Maquieira GJ, Espinosa N, Gerber C, et al. Non-operative treatment of large anterior glenoid rim fractures after traumatic anterior dislocation of the shoulder. *J Bone Joint Surg Br.* 2007;89-B:1347–1351.
128. Mara G, Stover M. Glenoid and scapular body fractures. *Cur Opin Orthop.* 1999;10:238–288.
129. Marek DJ, Sechriest VF, Swiontkowski MF, et al. Case report: Reconstruction of a recalcitrant scapular neck nonunion and literature review. *Clin Orthop Relat Res.* 2009;467: 1370–1376.
130. Martín-Herrero T, Rodríguez-Merchán C, Munuera-Martínez L. Fractures of the coracoid process: Presentation of seven cases and review of the literature. *J Trauma.* 1990;30:1597–1599.
131. Martin SD, Weiland AJ. Missed scapular fracture after trauma. A case report and a 23-year follow-up report. *Clin Orthop Relat Res.* 1994;(299):259–262.
132. Mayo KA, Benirschke SK, Mast JW. Displaced fractures of the glenoid fossa. *Clin Orthop Relat Res.* 1998;346:122–130.
133. McAdams TR, Blevins FT, Martin TP, et al. The role of plain films and computed tomography in the evaluation of scapular neck fractures. *J Orthop Trauma.* 2002;16:7–11.
134. McCrady BM, Schaefer MP. Sonographic visualization of a scapular body fracture: A case report. *J Clin Ultrasound.* 2011;39:466–468.
135. McGinnis M, Denton JR. Fractures of scapula: A retrospective study of 40 fractured scapulas. *J Trauma.* 1989;29:1488–1493.
136. McLennen JG, Ungersma J. Pneumothorax complicating fractures of the scapula. *J Bone Joint Surg Am.* 1982;64-A:598–599.
137. Michael D, Zazal MA, Cohen B. Nonunion of a fracture of the body of the scapula: Case report and literature review. *J Shoulder Elbow Surg.* 2001;10:385–386.
138. Nau T, Petras N, Vécsei V. Fractures of the scapula – classification and treatment principles. *Osteo Trauma Care.* 2004;12:174–179.
139. Neer CS. Displaced proximal humeral fractures. Part I. Classification and evaluation. *J Bone Joint Surg Am.* 1970;52-A:1077–1089.
140. Nordqvist A, Petersson C. Fractures of the body, neck, or spine of the scapula. *Clin Orthop Rel Res.* 1992;283:139–144.
141. Nork SE, Barei DP, Gardner MJ, et al. Surgical exposure and fixation of displaced type IV, V, and VI glenoid fractures. *J Orthop Trauma.* 2008;22:487–493.
142. Norwood LA, Matiko JA, Terry G. Posterior shoulder approach. *Clin Orthop Rel Res.* 1985;201:167–172.
143. Ogawa K, Ikegami H, Takeda T, et al. Defining impairment and treatment of subacute and chronic fractures of the coracoid process. *J Trauma.* 2009;67:1040–1045.
144. Ogawa K, Inokuchi S, Matsui K. Fracture of the coracoid process. *Acta Orthop Scand.* 1990;61:7–8.
145. Ogawa K, Naniwa T. Fractures of the acromion and the lateral scapular spine. *J Shoulder Elbow Surg.* 1997;6:544–548.
146. Ogawa K, Yoshida A. Fractures of the superior border of the scapula. *Int Orthop.* 1997;21:371–373.
147. Ogawa K, Yoshida A, Takahashi M, et al. Fractures of the coracoid process. *J Bone Joint Surg Br.* 1996;78-B:17–19.
148. Oh CW, Jeon IH, Kyung HS, et al. The treatment of double disruption of the superior shoulder suspensory complex. *Inter Orthop (SICOT).* 2002;26:145–149.
149. Oh CW, Kyung HS, Kim PT, et al. Failure of internal fixation of the clavicle in the treatment of ipsilateral clavicle and glenoid neck fractures. *J Orthop Sci.* 2001;6:601–603.
150. Ombremskey WT, Lyman JR. A modified Judet approach to the scapula. *J Orthop Trauma.* 2004;18:696–699.
151. Orthopaedic Trauma Association. Fracture and dislocation compendium. Scapula fractures. *J Orthop Trauma.* 1996;(suppl 1):S81–S84.
152. Orthopaedic Trauma Association Fracture and dislocation compendium. Scapular fractures. *J Orthop Trauma.* 2007;(suppl 1):S68–S71.
153. Osti M, Gohm A, Benedetto KP. Results of open reconstruction of anterior glenoid rim fractures following shoulder dislocation. *Arch Orthop Trauma Surg.* 2009;129:1245–1249.
154. Owens BD, Goss TP. The floating shoulder. *J Bone Joint Surg Br.* 2006;88-B:1419–1424.
155. Pace AM, Stuart R, Brownlow H. Outcome of glenoid neck fractures. *J Shoulder Elbow Surg.* 2005;14:585–590.

156. Patterson JM, Galatz L, Streubel PN, et al. CT evaluation of extra-articular glenoid neck fractures: Does the glenoid medialize or does the scapula lateralize? *J Orthop Trauma.* 2012;26:360–363.
157. Plagemann H. Zur Diagnostik und Statistik der Frakturen vor und nach Verwertung der Röntgendiagnostik. *Beitr Chir.* 1911;73:688–738.
158. Ramos L, Mencia R, Alonso A, et al. Conservative treatment of ipsilateral fractures of the scapula and clavicle. *J Trauma.* 1997;42:239–242.
159. Reggio AW. Fractures of the shoulder girdle. In: Wilson PD, ed. *Experience in the Management of Fractures and Dislocations, Based on an Analysis of 4390 Cases.* Philadelphia, PA: Lippincott Williams & Wilkins; 1938:370–374.
160. Richards RR, An K-N, Bigliani LU, et al. A standardized method for assessment of shoulder function. *J Shoulder Elbow Surg.* 1994;3.347–352.
161. Rikli D, Regazzoni P, Renner N. The unstable shoulder girdle: Early functional treatment utilizing open reduction and internal fixation. *J Orthop Trauma.* 1995;9:93–97.
162. Ring D, Jupiter J. Injuries to the shoulder girdle. In: Browner BD, Jupiter J, Levine AM, et al., eds. *Skeletal Trauma.* 3rd ed. Philadelphia, PA: Sanders; 2003:1625–1654.
163. Romero J, Schai O, Imhoff AB. Scapular neck fracture: The influence of permanent malalignment of the glenoid neck on clinical outcome. *Arch Orthop Trauma Surg.* 2001;121:313–316.
164. Rowe CR. Evaluation of the shoulder. In: Rowe, ed. *The Shoulder.* New York, NY: Churchill Livingstone; 1988:631–637.
165. Russo R, Vernaglia, Lombardi L, et al. Arthroscopic treatment of isolated fracture of the posterolateral angle of the acromion. *Arthroscopy.* 2007;23:798.
166. Scavenius M, Sloth C. Fractures of the scapula. *Acta Orthop Belg.* 1996;62:129–131.
167. Schandelmaier P, Blauth M, Schneider C, et al. Fractures of the glenoid treated by operation. *J Bone Joint Surg Br.* 2002;84-B:173–177.
168. Scheibel M, Magosh P, Lichtenberg S, et al. Open reconstruction of anterior glenoid rim fractures. *Knee Surg Traumatol Arthrosc.* 2004;12:568–573.
169. Schofer MD, Sehrt AC, Timmesfeld N, et al. Fractures of the scapula: Long-term results after conservative treatment. *Arch Orthop Trauma Surg.* 2009;129:1511–1519.
170. Schwartzbach CC, Seoudi H, Ross AE, et al. Fracture of the scapula with intrathoracic penetration in a skeletally mature patient. A case report. *J Bone Joint Surg Am.* 2006;88-A:2735–2738.
171. Shindle MK, Wanich T, Pearle AD, et al. Atraumatic scapular fractures in the setting of chronic rotator cuff tear arthropathy: A report of two cases. *J Shoulder Elbow Surg.* 2008;17:e4–e8.
172. Solheim LF, Roaas A. Compression of the scapular nerve after fracture of the scapular notch. *Acta Orthop Scand.* 1978;49:338.
173. Sugaya H, Kon Y, Tsuchiaya A. Arthroscopic repair of glenoid fractures using suture anchors. *J Arthrosc Rel Surg.* 2005;21:635e1–635e5.
174. Tadros AM, Lunsjo K, Czechowski J, et al. Usefulness of different imaging modalities in the assessment of scapular fractures caused by blunt trauma. *Acta Radiol.* 2007;48:71–75.
175. Tadros AM, Lunsjo K, Czechowski J, et al. Multiple-region scapular fractures had more severe chest injury than single-region fractures: A prospective study of 107 blunt trauma patients. *J Trauma.* 2007;63:889–893.
176. Tadros AMA, Lunsjo K, Czechowski J, et al. Causes of delayed diagnosis of scapular fractures. *Injury.* 2008;39:314–318.
177. Tauber M, Moursy M, Eppel M, et al. Arthroscopic screw fixation of large anterior glenoid fractures. *Knee Surg Sports Traumatol Arthrosc.* 2008;6:326–332.
178. Thompson DA, Flynn TC, Miller PW, et al. The significance of scapular fractures. *J Trauma.* 1985;25:974–977.
179. Tscherne H, Christ M. Konservative und operative Therapie der Schulterblattbrüche. *H Unfallheilkunde.* 1975;126:52–57.
180. Tuček M, Bartoníček J. Přidružená poranění u zlomenin lopatky [Associated injuries of scapula fractures]. *Rozhl Chir.* 2010;89(5):288–292.
181. Tuček M, Bartoníček J, Frič V. Kostní anatomie lopatky: Její význam pro klasifikaci zlomenin těla lopatky [Osseous anatomy of scapula: Its importance for classification of scapular body]. *Ortopedie.* 2011;5(3):104–109.
182. van Noort A, te Slaa RL, Marti RK, et al. The floating shoulder. A multicentre study. *J Bone Joint Surg Br.* 2001;83-B:795–798.
183. van Noort A, van der Werken C. The floating shoulder. *Injury.* 2006;37:218–227.
184. van Noort A, van Kampen A. Fractures of the scapula surgical neck: Outcome after conservative treatment in 13 cases. *Arch Orthop Trauma Surg.* 2005;125:696–700.
185. van Noort A, van Loon CJM, Rinjberg WJ. Limited posterior approach for internal fixation of a glenoid fracture. *Arch Orthop Trauma Surg.* 2004;124:140–144.
186. van Wellen PAJ, Casteleyn PP, Opdecam P. Traction-suspension therapy for unstable glenoid neck fracture. *Injury.* 1992;23:57–58.
187. Veysi VT, Mittal R, Agarwal S, et al. Multiple trauma and scapula fractures: So what? *J Trauma.* 2003;55:1145–1147.
188. von Schroeder HP, Kuiper SD, Botte MJ. Osseous anatomy of the scapula. *Clin Orthop Rel Res.* 2001;83:131–139.
189. Ware JE, Kosinski M, Keller SD. *SF-36 physical and mental health summary scales: A user's manual.* Boston: New England Medical Center, Health Assessment Lab; 1994.
190. Weber D, Sadri H, Hoffmeyer P. Isolated fracture of the posterior angle of the acromion: A case report. *J Shoulder Elbow Surg.* 2000;9:534–535.
191. Weening B, Walton C, Cole PA, et al. Lower mortality in patients with scapular fractures. *J Trauma.* 2005;59:1477–1481.
192. Wiedemann E. Frakturen der Scapula. *Unfallchirurg.* 2004;107:1124–1133.
193. Wilber MC, Evans EB. Fracture of the scapula. An analysis of forty cases and review of the literature. *J Bone Joint Surg Am.* 1977;59-A:358–362.
194. Williams GR Jr, Naranja J, Klimkiewicz J, et al. The floating shoulder: A biomechanical basis for classification and management. *J Bone Joint Surg.* 2001;83-A:1182–1187.
195. Williamson DM, Wilson-McDonald J. Bilateral avulsion fractures of the cranial margin of the scapula. *J Trauma.* 1988;28:713–714.
196. Wirth MA, Butters KP, Rockwood CA Jr. The posterior deltoid-splitting approach to the shoulder. *Clin Orthop Relat Res.* 1993;296:92–98.
197. Zdravkovic D, Damholt VV. Comminuted and severely displaced fractures of the scapula. *Acta Arthop Scand.* 1974;45:60–65.
198. Zelle BA, Pape HC, Gerich TG, et al. Functional outcome following scapulothoracic dissociation. *J Bone Joint Surg Am.* 2004;86-A:2–7.
199. Zilberman Z, Rejovitzky R. Fracture of the coracoid process of the scapula. *Injury.* 1981;13:203–206.
200. Zlowodzki M, Bhandari M, Zelle BA, et al. Treatment of scapula fractures: Systematic review of 520 fractures in 22 case series. *J Orthop Trauma.* 2006;20:230–233.
201. Zuckerman SL, Song Y, Ombreskey WT. Understanding the concept of medialization in scapula fractures. *J Orthop Trauma.* 2012;26:350–357.

40

Instabilidade glenoumeral

Andrew Jawa
Eric T. Ricchetti

Fundamentos da instabilidade glenoumeral 1460
   Definição de instabilidade glenoumeral 1460
   Classificação da instabilidade glenoumeral 1460
   Epidemiologia da instabilidade glenoumeral 1464
   Anatomia e anatomopatologia na instabilidade glenoumeral 1465
Avaliação da instabilidade glenoumeral 1470
   Mecanismos de lesão para a instabilidade glenoumeral 1470
   Lesões associadas à instabilidade glenoumeral 1471
   Sinais e sintomas de instabilidade glenoumeral 1472
   Imagens e outros estudos diagnósticos para instabilidade glenoumeral 1478
Mensuração dos resultados para instabilidade glenoumeral 1484
Abordagens cirúrgicas comuns para a instabilidade glenoumeral 1485
   Abordagem anterior aberta para a instabilidade glenoumeral 1485
   Abordagem posterior aberta da instabilidade glenoumeral 1485
   Abordagem artroscópica e posição dos portais 1487
Opções de tratamento para a instabilidade glenoumeral 1488
   Instabilidade posterior 1503
   Instabilidade multidirecional 1515
Complicações da instabilidade glenoumeral 1518
   Diagnóstico incorreto de instabilidade glenoumeral 1518
   Infecção 1518
   Lesões nervosas 1518
   Complicações com os implantes 1518
   Recidiva da instabilidade 1518
   Perda do movimento 1519
Tratamento preferido pelo autor para instabilidade glenoumeral 1520
   Controvérsias e direções futuras em relação à instabilidade glenoumeral 1520
   Tratamento da perda óssea 1520
   O papel da capsulorrafia aberta 1520

FUNDAMENTOS DA INSTABILIDADE GLENOUMERAL

Definição de instabilidade glenoumeral

A *instabilidade* glenoumeral é definida como a condição sintomática e patológica em que a cabeça do úmero não permanece centrada na fossa glenoidal. Embora a definição seja simples, envolve amplo espectro de doenças, que se torna ainda mais amplo e com mais nuances à medida que a nossa compreensão da anatomopatologia e da apresentação clínica evolui.

Mais importante ainda, instabilidade não é o mesmo que *frouxidão*, que é um achado do exame físico próprio de articulações normais. A frouxidão é definida como o grau de translação passiva da cabeça do úmero em relação à cavidade glenoidal, quando uma força é aplicada. Por definição, a frouxidão é assintomática e varia de acordo com a idade, gênero e fatores congênitos.[74,248,347] Além disso, nota-se grande variação de frouxidão entre indivíduos normais.[118,119] A *hiperelasticidade* pode contribuir para a instabilidade, mas estes são dois conceitos distintos.[248]

Classificação da instabilidade glenoumeral

Diversos sistemas de classificação foram desenvolvidos com o objetivo de definir a instabilidade glenoumeral, mas com a compreensão dessa patologia evoluindo rapidamente, muitos são incompletos e nenhum é universal. Em razão disso, uma classificação descritiva da instabilidade se tornou o padrão, em vez de uma fundamentada na reprodutibilidade e na alta confiabilidade intra e interobservadores.

Classificação descritiva

Atualmente, a instabilidade glenoumeral é definida por seis características: gravidade (*subluxação vs. luxação*), etiologia (*traumática, microtraumática, atraumática, neuromuscular*), cronicidade (*aguda vs. crônica*), frequência (*primária vs. recidivante*), volição (*voluntária vs. involuntária*) e direção (*anterior, posterior, inferior, superior, bidirecional, multidirecional [IMD]*). Cada um desses termos pode ser empregado em uma descrição de episódio de instabilidade do paciente. Por exemplo, um evento de instabilidade pode ser descrito como luxação traumática, aguda, recidivante, involuntária e anterior da articulação glenoumeral. (Tab. 40.1).

Gravidade. A *luxação* é definida como o deslocamento completo e sintomático da face articular da cabeça do úmero em relação a cavidade glenoidal, *sem* redução espontânea. Há necessidade de redução manual (ou confirmação radiográfica para definir a luxação. A *subluxação* é o deslocamento sintomático das faces arti-

TABELA 40.1 Classificação descritiva da instabilidade do ombro

Gravidade	Volição
Subluxação	Voluntária
Luxação	Involuntária
Etiologia	Direção
Traumática	Anterior
Microtraumática	Posterior
Atraumática	Inferior
Neuromuscular	Superior
Cronicidade	Bidirecional
Aguda	Multidirecional
Crônica	
Frequência	
Primária	
Recidivante	

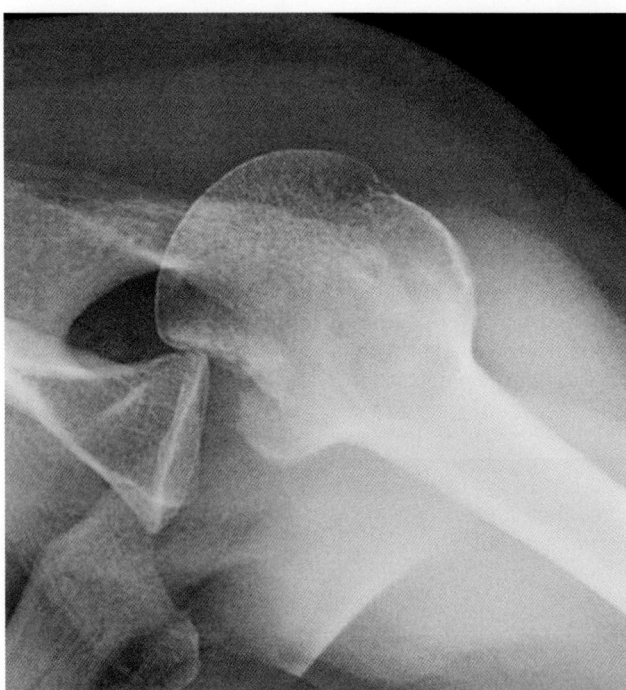

FIGURA 40.1 Incidência axilar de uma luxação posterior subacromial crônica com a cabeça do úmero "bloqueada" ou "fixada" na borda posterior da glenoide. Notar a posição da cabeça do úmero diretamente abaixo do acrômio.

culares *com* redução espontânea. O grau de deslocamento varia, e inclui separação completa.[256]

A sintomatologia é a característica fundamental desses dois eventos. O sintoma típico percebido é a apreensão, ou seja, a sensação de translação da cabeça do úmero para fora da cavidade glenoidal. Dor também pode ser um sintoma, entretanto, sem a presença de apreensão, outros diagnósticos deverão ser considerados.

Etiologia. Atualmente, são quatro as etiologias que definem a instabilidade: *traumática, neuromuscular, atraumática e microtraumática*. As causas traumáticas incluem, por exemplo, lesões causadas por quedas ou acidentes automobilísticos, em que uma grande força externa é o principal fator que contribui para a instabilidade. Deve-se diferenciar esta etiologia das causas neuromusculares, como convulsões e acidente vascular cerebral, nos quais o desequilíbrio dos estabilizadores musculares glenoumerais leva à instabilidade. A instabilidade atraumática, por definição, não está associada a um episódio traumático. A instabilidade microtraumática é uma categoria teórica controversa, na qual microtraumas de repetição, sintomáticos e assintomáticos, causam alterações articulares crônicas e subsequente instabilidade. Em alguns casos, a instabilidade microtraumática é denominada instabilidade *adquirida*. Conforme será discutido mais adiante, com frequência a instabilidade atraumática ou microtraumática está associada a uma instabilidade *posterior, bidirecional e multidirecional* e à frouxidão subjacente. A predisposição *congênita* para instabilidade pode estar relacionada à displasia da glenoide ou a síndromes sistêmicas como, por exemplo, Ehlers-Danlos. Com frequência esses pacientes desenvolvem instabilidade atraumática ou microtraumática.

Frequência e cronicidade. A *frequência* da instabilidade é definida como um episódio *único* ou *recidivante*. O evento pode ser uma subluxação ou uma luxação. A *cronicidade* da instabilidade é um espectro sem clara definição para distinguir *agudo* e *crônico*. Característicamente, os termos são empregados para descrever uma luxação (vs. subluxação). Assim, o termo agudo é mais bem definido como o período entre o episódio e o momento no qual é provável obter uma redução fechada com sucesso (3-6 semanas).[56,126,311] Caracteristicamente, luxações *crônicas* são tipicamente *bloqueadas* ou *fixas*, o que significa que a cabeça do úmero fica encaixada na borda da glenoide, dificultando a redução (Fig. 40.1). Em certas circunstâncias, os termos *bloqueado, crônico e fixo* têm sido utilizados de maneira intercambiável, e a definição exata pode confundir.[126,311] Desse modo, é importante definir o tempo de evolução e também a lesão na cabeça do úmero.

Volição. Na instabilidade *voluntária,* o paciente pode luxar voluntariamente o ombro, esse evento atraumático pode estar associado a transtornos psiquiátricos ou a um benefício secundário. Rowe denominou esses pacientes de "luxadores habituais".[233,308] Esse grupo deve ser diferenciado de pacientes que não apresentam problemas psicológicos subjacentes, mas que aprenderam a(s) posição(ões) de instabilidade. Esses indivíduos podem reproduzir sua instabilidade, mas são sintomáticos e tentam evitar essas posições. Procuram atendimento médico porque possuem caracteristicamente um componente *involuntário*. Por último, existe um grupo raro de pacientes que pode deslocar a cabeça do úmero da cavidade glenoidal à sua vontade, mas são assintomáticos e desejam obter benefício secundário. Por definição, esses indivíduos não têm instabilidade porque possuem um controle excepcional sobre sua articulação glenoumeral.[97]

Direção

As direções da instabilidade aumentaram diante da crescente identificação de patologias e apresentações do paciente. Já foram descritas instabilidades *anteriores, posteriores, superiores, inferiores e multidirecionais (MD) ou bidirecionais (BD)*.[25] Certamente a definição da direção da instabilidade é confusa, porque pode ocorrer sobreposição ou equívoco no diagnóstico.

Indiscutivelmente a instabilidade unidirecional anterior é a mais comum.[183,254] Existem diversos tipos denominados de luxações anteriores que provavelmente representam um espectro de direção. Apesar disso, essas luxações foram descritas e, portanto, devem ser mencionadas, embora haja poucas implicações para o tratamento. A luxação anterior típica representa cerca de dois terços das luxações anteriores e é denominada de luxação *subcoracoide*, pois a cabeça do úmero fica localizada abaixo do processo coracoide (Fig. 40.2).[49] Luxação subglenoidal, na qual a cabeça do úmero fica situada inferiormente à cavidade glenoidal, representa cerca de um terço das luxações (Fig. 40.3). Com frequência esse tipo de luxação está associado a uma fratura do tubérculo.[49] Os dois tipos de luxação restantes, a *subclavicular*, na qual a cabeça do úmero se situa medialmente à cavidade glenoidal e inferiormente à clavícula, e a *intratorácica*, na qual a cabeça do úmero se situa no interior do tórax, são muito raros.[49,71,361]

A instabilidade *posterior*, que será discutida mais adiante na seção sobre epidemiologia, representa menos de 10% dos casos de instabilidade. Diversos tipos de luxações receberam nomes, mas a terminologia é raramente utilizada, por ter pouca ou nenhuma implicação para o tratamento. Os termos *subacromial* (o mais comum), *subespinal* e *subglenoidal* têm sido empregados na descrição da posição da luxação posterior, embora não se tenha certeza sobre as definições exatas (Fig. 40.1). Entretanto, a *subluxação* posterior é mais comum do que a luxação franca, e está comumente associada a um componente *inferior*, produzindo uma instabilidade bidirecional (IBD) ou multidirecional (IMD).[25]

A luxação diretamente *inferior* é também conhecida como *luxatio erecta* (Fig. 40.4). Trata-se de uma lesão traumática rara, na qual a cabeça do úmero está situada em uma posição diretamente inferior à glenoide e o úmero fica bloqueado entre 100 e 160° de abdução.[81,86,109,206] Habitualmente a instabilidade inferior é uma subluxação atraumática associada a um componente posterior ou a uma IMD (Fig. 40.5).[233]

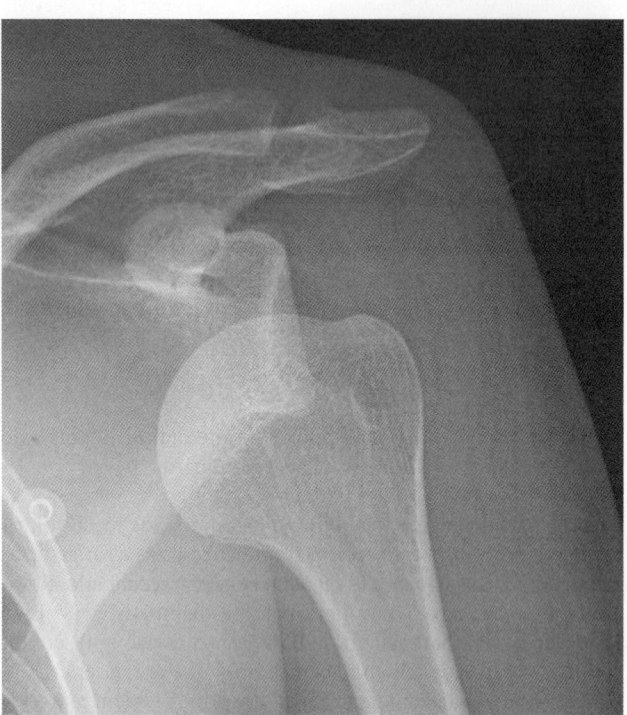

FIGURA 40.2 Imagem radiográfica em AP de uma luxação subcoracoide.

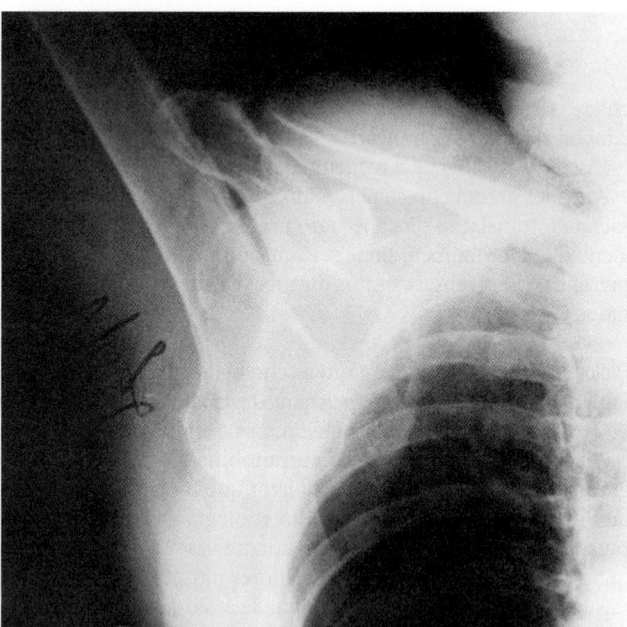

FIGURA 40.4 Luxação inferior da articulação glenoumeral com bloqueio, também conhecida como *luxatio erecta*.

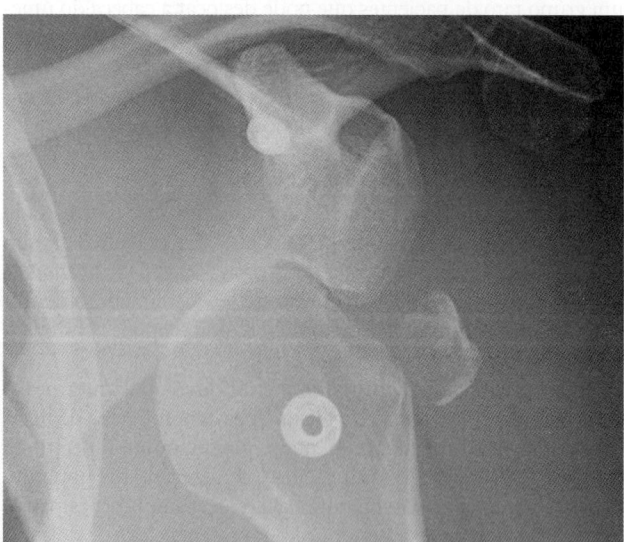

FIGURA 40.3 Imagem radiográfica em AP de uma luxação subglenoidal. Notar a fratura do tubérculo maior associada.

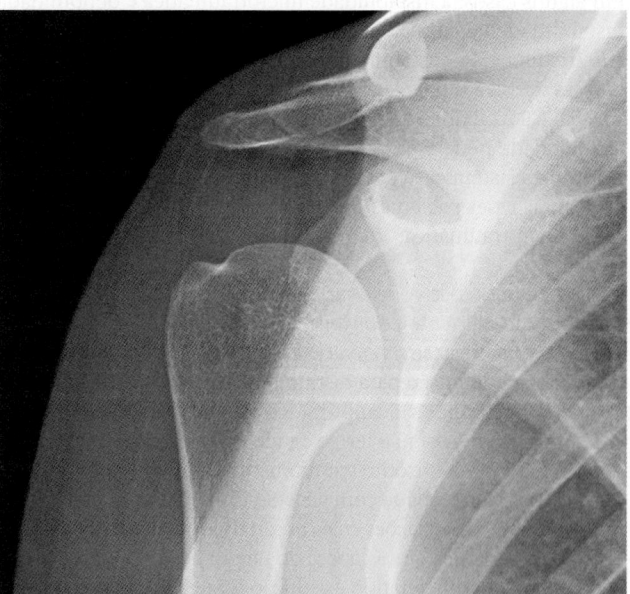

FIGURA 40.5 Subluxação inferior da cabeça do úmero, observada em um paciente com instabilidade multidirecional atraumática.

Luxações *superiores* são lesões traumáticas extremamente de alta energia e somente foram descritas em relatos de casos.[69] Esse tipo deve ser diferenciado da migração superior da cabeça do úmero associada a uma artropatia crônica do manguito rotador (Fig. 40.6).

A IMD é inconsistentemente definida na literatura.[212] Empregamos a definição mais simples: instabilidade em duas ou mais direções. Alguns autores realmente diferenciam instabilidade bidirecional (tipicamente anteroinferior ou posteroinferior)[25] de IMD global, pois a conduta pode ser afetada.

Padrões comuns de instabilidade

Considerando que os seis critérios geram grande número de permutas na classificação da instabilidade, os padrões mais comumente observados na clínica serão discutidos nos próximos parágrafos. A epidemiologia, anatomopatologia e apresentação clínica serão discutidas mais adiante.[233]

Luxação anterior traumática. O paciente típico é um homem jovem, com menos de trinta anos de idade. Esse padrão também pode ser observado em pacientes mais velhos, porém com maior incidência de lesões associadas (especialmente lesões do manguito rotador).[236] Com frequência a anatomopatologia consiste em uma avulsão capsulolabial (lesão de Bankart), mas a seguir serão detalhadamente descritos outros padrões. A recidiva é mais comum na população mais jovem e, frequentemente, necessita de tratamento cirúrgico.[299]

Subluxação anterior recidivante. Esse padrão é pouco comum, mas também é subdiagnosticado. O padrão foi descrito em atletas de alto nível ou na população militar. Esforços repetitivos como, por exemplo, arremessos no beisebol, que estiram os estabilizadores estáticos (p. ex., cápsula) e fadiga dos estabilizadores dinâmicos (p. ex., manguito rotador) precipitam apreensão ou dor.[310]

Luxação posterior traumática aguda e crônica. Luxações posteriores são raras; mas podem ser observadas em acidentes automobilísticos de alta energia, convulsões (especialmente durante a abstinência alcoólica), ou choque elétrico. É bem descrito que luxações posteriores agudas não são diagnosticadas em até 50% dos casos[126,215] e por isso, tais luxações se tornam crônicas.

Subluxação posterior recidivante

Subluxação posterior recidivante adquirida. Trata-se da forma mais comum de subluxação posterior recidivante. Os pacientes podem apresentar uma forma completamente atraumática, podem adquirir a instabilidade após a ocorrência de um evento causal traumático bem definido, ou podem adquirir a instabilidade por microtraumas de repetição, o que acarreta a deformação dos estabilizadores estáticos (p. ex., cápsula) com o passar do tempo. Ocorre sobreposição com instabilidade, e até mesmo, mesmo no final do processo, com IMD.[25,89] Esses pacientes também respondem satisfatoriamente à reabilitação.

Subluxação posterior recidivante voluntária. A recidiva da instabilidade voluntária se apresenta em duas formas: luxadores habituais (indivíduos que luxam ou subluxam para obter ganho secundário e por necessidades psicológicas)[308] e pacientes sem distúrbios psiquiátricos, mas que são capazes de reproduzir a posição de instabilidade. Em ambos os grupos, os pacientes podem inibir seletivamente certos grupos musculares e criar instabilidade posterior.[259] No entanto, no segundo grupo os pacientes também apresentam um componente involuntário sintomático que não podem controlar. Esses pacientes respondem bem ao tratamento. Os luxadores habituais apresentam maus resultados, independentemente do tratamento.

Subluxação posterior recidivante displásica. Causas congênitas como a hipoplasia da região posterior da glenoide[72] ou o aumento da retroversão podem resultar em recidiva da instabilidade, mas essas condições são raras (Fig. 40.7). Essas anormalidades não dependem da presença de instabilidade, mas podem predispor os pacientes para esse problema.[95]

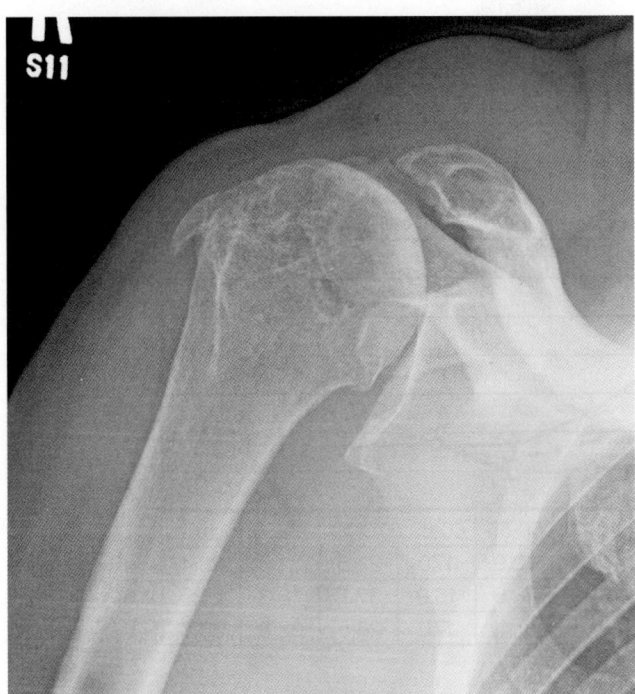

FIGURA 40.6 Migração superior da cabeça do úmero associada a uma rotura extensa crônica do manguito rotador. Esse deslocamento superior deve ser diferenciado de uma luxação superior, que é causada por um mecanismo traumático raro, agudo e de alta energia.

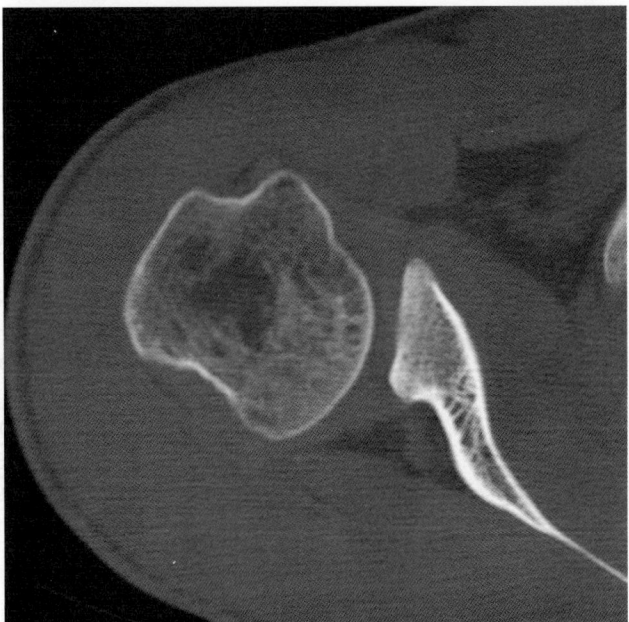

FIGURA 40.7 Hipoplasia da parte posterior da glenoide observada em um estudo de TC em paciente com recidiva da instabilidade posterior. Notar a subluxação posterior da cabeça do úmero.

Instabilidade multidirecional. A IMD ainda não é totalmente esclarecida, e é simplesmente definida como instabilidade involuntária (luxação ou subluxação) em duas ou mais direções. No entanto, a inconsistência dos achados característicos observada na literatura dificulta uma definição mais específica.[212] A etiologia é atraumática ou adquirida por microtraumas de repetição. Alteração da propriocepção e a discinesia escapular também foram associadas à IMD. É importante notar que, em alguns casos, há confusão entre frouxidão e instabilidade, o que leva a um erro diagnóstico. Pacientes com instabilidade são sintomáticos e pacientes com frouxidão podem ter predisposição para instabilidade.[97,248] Pacientes com IMD, frequentemente, obtêm bons resultados com a reabilitação, mas podem ser tratados com sucesso com uma plicatura capsular nos casos de falha do tratamento conservador.

Outras classificações

Orthopaedic Trauma Association (OTA). Em seu Compêndio de Fraturas e Luxações de 2007, a OTA incluiu uma classificação para luxações do ombro.[208] Nesse sistema, a região do ombro é representada pelo número "10". O primeiro algarismo ("1") especifica o cíngulo do membro superior, enquanto o segundo algarismo ("0") especifica a luxação. Emprega-se uma letra para definir a articulação (A, glenoumeral; B, esternoclavicular; C, acromioclavicular; D, escapulotorácica), seguida por outro número, para descrever a direção direção (1, anterior; 2, posterior; 3, lateral [teórico]; 4, medial [teórico]; 5, outros [inferior-*luxatio erecta*]).

Como exemplo, uma luxação glenoumeral anterior seria classificada como "10-A1." O sistema é excelente para definir um evento recente e para registrar em um banco de dados. No entanto, esse sistema não é suficientemente abrangente para definir outros fatores importantes para o tratamento, como, por exemplo, gravidade (*subluxação vs. luxação*), etiologia (*traumática vs. atraumática/adquirida vs. neuromuscular*), cronicidade (*aguda vs. crônica*), frequência (*primária vs. recidivante*) e volição (*voluntária vs. involuntária*).

Epidemiologia da instabilidade glenoumeral

A articulação glenoumeral é a que mais frequentemente sofre luxação no corpo, representando 45% das luxações.[164] As taxas de instabilidade publicadas variam de 11,2 até 23,9/100 mil habitantes ao ano,[324,374] e provavelmente subestimam a real incidência, pois os dados são definidos pelo próprio paciente, ao procurar atendimento médico. Os dados não incluem pacientes com luxações autorreduzidas ou subluxações, não diagnosticadas nos serviços de emergência.

Os melhores e mais recentes dados são apresentados no estudo de Zacchilli e Owens, em 2010; esses autores encontraram uma incidência de 23,9/100 mil habitantes ao ano para pacientes atendidos nos serviços de emergência nos Estados Unidos.[374] No total, 8.940 luxações foram diagnosticadas em um período de quatro anos entre 2002 e 2006. A taxa de incidência nos homens foi 2,64 vezes maior que nas mulheres e 71,8% das luxações ocorreram em homens. Não foi observada diferença em termos de etnia. O pico de incidência de luxações (47,8/100 mil habitante ao ano) ocorreu entre os 20 e 29 anos e 46,8% de todas as luxações ocorreram em pacientes com idades entre 15 e 29 anos. No entanto, foi observada uma distribuição bimodal, com um segundo pico de incidência entre 80 e 89 anos de idade. A maioria das luxações (58,8%) ocorreu durante uma queda, e 48,3% ocorreram durante a prática esportiva (Fig. 40.8). É importante notar que esses dados não excluíram luxações recidivantes.[374]

O risco de recidiva da instabilidade anterior é mais alto entre homens jovens.[132,306] Os percentuais publicados variam consideravelmente na literatura, de 30%[323] a 90%,[272] principalmente em razão da inexistência de acompanhamento dos pacientes e da natureza retrospectiva da maioria dos estudos. Robinson et al.,[299] em seu estudo de coorte prospectivo observacional, constataram que pacientes entre 15 e 35 anos desenvolveram recidiva da instabilidade em 55,7% dos ombros dentro dos dois primeiros anos

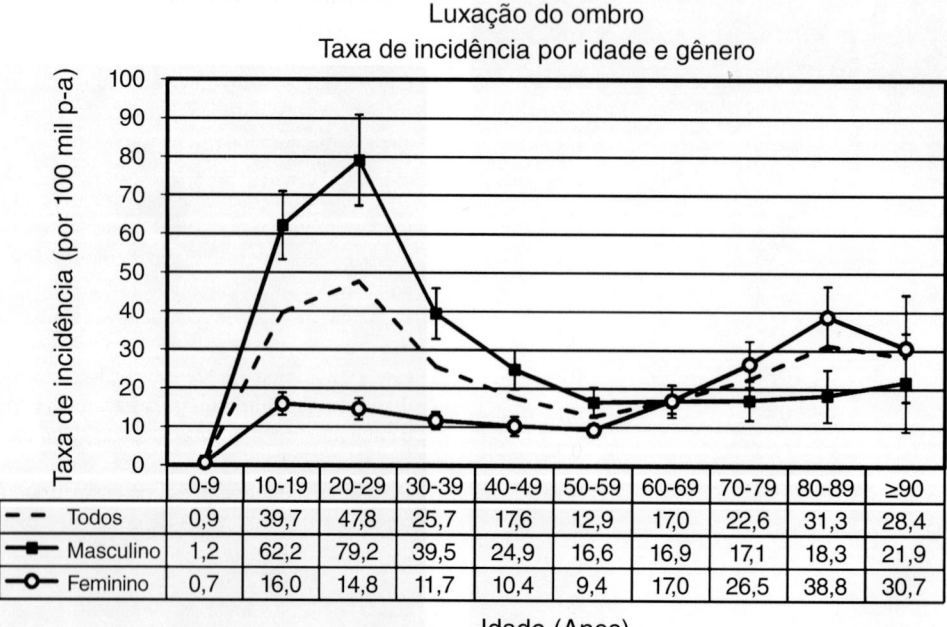

FIGURA 40.8 Estimativas ponderadas totais do NEISS de todas as luxações do ombro nos Estados Unidos, entre 2002 e 2006, por idade e sexo, com demonstração de uma distribuição bimodal com picos para os homens entre os 20 e 29 anos e, para as mulheres, entre os 80 e 89 anos. p-a, pessoa-anos. As barras verticais denotam o intervalo de confiança de 95%. (De Zacchilli MA, Owens BD. Epidemiology of shoulder dislocations presenting to emergency departments in the United States. *J Bone Joint Surg Am.* 2010;92(3):542–549.)

após a luxação. O percentual aumentou para 66,8% até o quinto ano. Conforme relatórios previamente documentados, homens jovens apresentavam maior risco para recidiva da instabilidade anterior. (Tab. 40.2). Além disso, Marans et al. descreveram sua experiência em 21 pacientes com fises abertas, em que o risco de recidiva da instabilidade era de 100%, independente do gênero.[205]

São escassos os artigos com abordagem epidemiológica para instabilidade posterior. Robinson et al. conduziram a melhor revisão retrospectiva de luxações posteriores traumáticas,[301] e chegaram a uma prevalência de 1,1/100 mil habitantes ao ano, ou 5% de todas as luxações.[374] Como ocorre nas luxações anteriores, nota-se uma distribuição bimodal com picos em homens entre os 20 e 49 anos e após os 70 anos. Até 70% dos casos são causados por acidente traumático e o restante decorre de convulsões. A recidiva da instabilidade é observada no primeiro ano em 18% dos ombros com fatores de risco, incluindo as causadas por convulsões, uma lesão importante da cabeça do úmero e idade abaixo dos quarenta anos.

Pouco se sabe acerca da epidemiologia das subluxações (anterior, posterior ou MD) na população geral, pois a maioria dos pacientes não buscam atendimento médico. No entanto, parte desses dados foi encontrada na população militar, que é intrinsecamente mais jovem e mais ativa do que a população geral. Ao longo de um período de dez meses, foram avaliados todos os casos novos de instabilidade traumática no ombro de membros da Academia Militar dos Estados Unidos.[254] Entre 4.141 estudantes, 117 sofreram um novo evento de instabilidade traumática do ombro; e destes, 11 sofreram múltiplos eventos. Curiosamente, apenas 18 eventos eram luxações (15,4%), enquanto 99 eram subluxações (84,6%). Das 99 subluxações, 45 (45,5%) foram eventos primários, enquanto 54 (54,5%) foram recidivas. Na maioria dos 117 eventos, a direção foi anterior (80,3%), 12 (10,3%) foram posteriores e 11 (9,4%) IMD. Traumas de contato e sem contato foram responsáveis por 44 e 41% das instabilidades, respectivamente. Para os 15% restantes, não há dados disponíveis. Não é conhecido qualquer outro artigo na literatura que tenha examinado confiavelmente a epidemiologia da IMD.

A direção da luxação foi registrada em apenas um dos seis estudos epidemiológicos primários sobre instabilidade do ombro;[183,241,253,254,324,374] em razão disso, o conhecimento atual sobre a direção ainda é limitado. Em seu estudo de 216 luxações, Kroner et al. registraram luxações anteriores e posteriores (não houve registro de subluxações) que representaram 97,2 e 2,8% dos eventos, respectivamente.[183] Não foram registradas luxações inferiores.

Anatomia e anatomopatologia na instabilidade glenoumeral

Anatomia na instabilidade glenoumeral

A estabilidade articular é mantida por elementos estáticos e dinâmicos. Os estabilizadores estáticos são: anatomia óssea, lábio glenoidal, pressão intra-articular negativa, adesão-coesão, estruturas capsuloligamentares e manguito rotador. Os estabilizadores dinâmicos incluem músculos do manguito rotador, tendão do bíceps, músculo deltoide, movimento escapular e propriocepção.

Limitadores estáticos

Ossos. A face articular glenoidal tem aspecto piriforme; os dois terços inferiores têm uma forma aproximadamente circular (Fig. 40.9).[141] A largura e altura médias medem 24 e 35 mm, respectivamente.[55] A cavidade glenoidal cobre apenas 25-30%, no máximo, da cabeça do úmero[35] e, portanto, a articulação glenoumeral exibe limitada estabilidade óssea intrínseca. Essa estabilidade é reforçada por uma leve concavidade da cavidade glenoidal – ambos através de uma anatomia óssea ligeiramente côncava e do adelgaçamento da cartilagem no centro da cavidade glenoidal ("a área nua").[353] Entretanto, como a mobilidade é essencial para a articulação do ombro, o raio de curvatura da face articular glenoidal é maior (i.e., menos curvo) cerca de 2,3 mm, em relação à cabeça do úmero, o que previne o atrito da cabeça na periferia da cavidade glenoidal.[142]

A glenoide também exibe leve inclinação superior (5-10°) em relação ao eixo vertical do corpo da escápula.[17,314] Essa inclinação pode influenciar na prevenção da instabilidade inferior da articulação glenoumeral, pois pacientes com IMD têm maior probabilidade de exibir uma cavidade glenoidal inclinada para baixo.[17]

Lábio. O lábio glenoidal é uma estrutura cuneiforme fibrosa densa constituída por fibras de colágenos compactadas que cercam circunferencialmente a cavidade glenoidal. Sua finalidade é aumentar a profundidade e a área da face articular da cavidade glenoidal.[344] Anatomicamente, o lábio glenoidal e a cartilagem, em conjunto, aprofundam a cavidade glenoidal em cerca de 80%, o que ajuda a evitar o rolamento da cabeça para fora da borda glenoidal.[190] Além disso, o lábio glenoidal confere indiretamente estabilidade, pois é local de inserção dos ligamentos glenoumerais, conforme será discutido a seguir (Fig. 40.10).[58]

TABELA 40.2 Probabilidade estimada específica para idade e sexo de recidiva da instabilidade dentro dos primeiros 2 anos após uma luxação glenoumeral primária

Idade (anos)	Homens	Mulheres
15	0,86	0,54
16	0,84	0,51
17	0,81	0,48
18	0,78	0,45
19	0,75	0,42
20	0,72	0,40
21	0,69	0,37
22	0,66	0,34
23	0,62	0,32
24	0,59	0,30
25	0,56	0,28
26	0,53	0,26
27	0,50	0,24
28	0,47	0,22
29	0,43	0,20
30	0,41	0,19
31	0,39	0,17
32	0,36	0,16
33	0,34	0,15
34	0,31	0,14
35	0,29	0,13

Reproduzido de Robinson CM, Howes J, Murdoch H, et al. Functional outcome and risk of recurrent instability after primary traumatic anterior shoulder dislocation in young patients. *J Bone Joint Surg Am*. 2006;88(11):2326–3336.

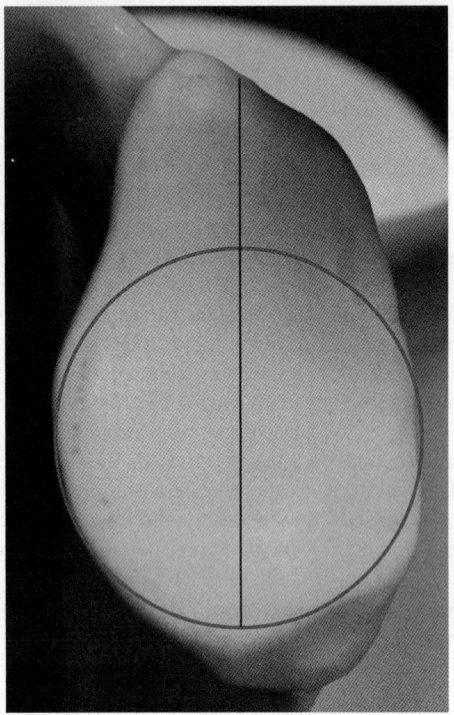

FIGURA 40.9 A face articular glenoidal é piriforme; os dois terços inferiores formam mais ou menos um círculo. O diâmetro do círculo mede exatamente dois terços da linha (altura da cavidade glenoidal).

É importante saber que estudos recentemente publicados demonstraram que, se o lábio glenoidal fosse removido, mas fossem preservados os locais de inserção ligamentar, a estabilidade glenoumeral na faixa intermediária de movimento diminuiria, mas permaneceria inalterada no final do movimento,[290] quando as estruturas capsuloligamentares ficam tensas.[190] Em outras palavras, uma lesão labial isolada (sem lesão capsular) não é suficiente para causar uma instabilidade perceptível, mas pode provocar um posicionamento excêntrico da cabeça do úmero.

Pressão intra-articular. A ação osmótica da membrana sinovial na remoção de líquido gera pressão intra-articular negativa na articulação.[195] Quando a cápsula é perfurada por uma agulha calibre dezoito, a força necessária para a translação da cabeça do úmero diminui em praticamente 50%, particularmente na direção inferior.[99] Lesões capsulares traumáticas ou o alargamento do intervalo rotador, algumas vezes observado após uma luxação, podem resultar na diminuição da pressão e em maior instabilidade.[114]

Adesão-coesão. Normalmente a articulação glenoumeral contém apenas 1 cc de líquido sinovial, que nutre a face articular. Esse líquido também proporciona um mecanismo estabilizador secundário por meio da adesão-coesão. Pela ação de forças intermoleculares, o líquido possibilita o deslizamento das faces cartilaginosas e confere contenção estática para a separação.[143,145] O efeito clínico, da mesma forma que a pressão intra-articular, é pequeno.

Cápsula e ligamentos. As estruturas capsuloligamentares **são os estabilizadores estáticos primários da articulação glenoumeral.** No entanto, ao contrário do que ocorre no cotovelo ou no joelho, onde há isometria dos ligamentos durante os movimentos; no ombro os ligamentos e a cápsula ficam geralmente frouxos, e proporcionam estabilidade apenas nos extremos do movimento sob tensão.[118] A cápsula articular glenoumeral normal é frouxa e redundante para permitir a amplitude dos movimentos. Dependendo da posição do ombro, certas estruturas capsuloligamentares ficarão tensionadas, e nesse caso funcionarão como

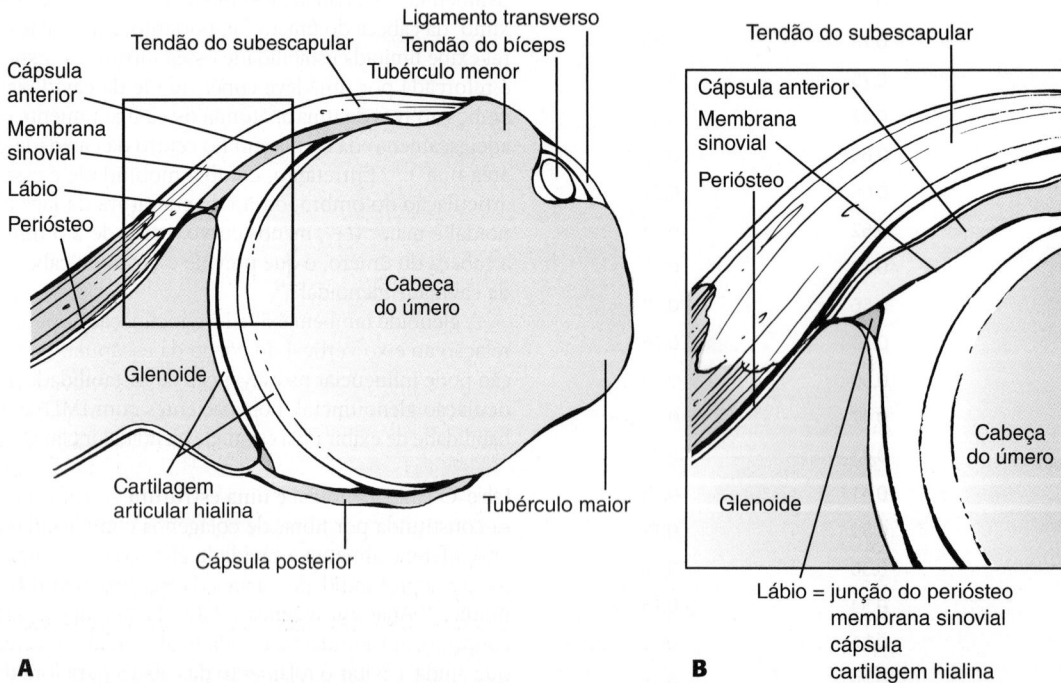

FIGURA 40.10 A: Anatomia (secção transversa) do ombro normal. Notar a estreita conexão entre o tendão do subescapular e a cápsula anterior. **B:** Imagem ampliada da parte anterior da articulação, essencialmente desprovida de fibrocartilagem e composta de tecidos oriundos da cartilagem hialina, cápsula, sinóvia e periósteo próximos.

limitadores da translação da cabeça do úmero.[252] Esses ligamentos glenoumerais sofrem alargamento de superior para inferior (Fig. 40.11).

Ligamento glenoumeral superior. O ligamento glenoumeral superior (LGUS) se origina na região anterossuperior da glenoide (anterior e inferiormente à origem do bíceps) e se estende até a região anterior da cabeça do úmero e borda superior do tubérculo menor. O ligamento cruza por sobre a cápsula do intervalo dos rotadores entre o supraespinal e o subescapular, localizando-se profundamente no ligamento coracoumeral (LCU). Este é o mais consistente entre todos os ligamentos glenoumerais e está presente em mais de 90% dos ombros.[246]

Alguns estudos biomecânicos diferem em suas explicações acerca dos papéis primário e secundário do ligamento.[246] Mas o LGUS claramente limita a translação inferior da cabeça do úmero e a rotação lateral do braço em adução.[17] Além disso, o LGUS limita a translação posterior da cabeça do úmero com o braço em flexão anterior, adução e rotação medial.[17,354] Basmajian salienta ainda que o LGUS trabalha em conjunto com a inclinação superior da cavidade glenoidal, de modo a proporcionar limitação passiva à translação inferior da cabeça do úmero.[17]

Ligamento glenoumeral médio. Em comparação com o LGUS, o ligamento glenoumeral médio (LGUM) é menos consistente e tem origem variável.[77] O LGUM pode ter sua origem no tubérculo supraglenoidal, região anterossuperior do lábio glenoidal, ou no colo da escápula, e faz inserção variavelmente na região anterior da cabeça do úmero, medial e inferiormente ao tubérculo menor. Em até um terço dos ombros, o LGUM pode estar ausente ou significativamente atenuado, contribuindo potencialmente para a instabilidade anterior.[77] O LGUM fica tensionado ao máximo, em rotação lateral e em cerca de 45° de abdução,[346] atuando como estabilizador primário da translação anterior e como estabilizador secundário da rotação lateral em abdução. Esse ligamento também pode funcionar como estabilizador secundário da translação em adução.[354] Em abdução superior a 45°, o LGUI tem o papel mais importante.

Complexo do ligamento glenoumeral inferior. O complexo do ligamento glenoumeral inferior (CLGUI) consiste em três componentes distintos: banda anterior, bolsa axilar e banda posterior; a banda anterior é a mais espessa (em torno de 2,8 mm).[243] O ligamento tem sua origem no lábio glenoidal anteroinferior-posteroinferior e se prolonga até a região inferior do tubérculo menor e contornando o colo anatômico do úmero. O CLGUI está estreitamente associado à cápsula articular.[245] Em comparação com o LGUM, a banda anterior do CLGUI é tensionada com o aumento da abdução e rotação lateral e, nessa posição, foi demonstrado que se torna o estabilizador primário contra a translação anterior e inferior da cabeça umeral.[244] Além disso, em 90° de abdução e rotação medial, a banda posterior, juntamente com a cápsula, passa a ser o estabilizador primário para a translação posterior.[243] Em adução, o CLGUI é um estabilizador secundário para a translação inferior.[354] Clinicamente, o CLGUI é o ligamento mais importante.

Ligamento coracoumeral e intervalo rotador. Em contraste com os ligamentos glenoumerais, o ligamento coracoumeral (LCU) tem sua origem fora da articulação. Ele se origina na região lateral do processo coracoide e passa no interior do intervalo entre os tendões do subescapular e do supraespinal, para se fundir à cápsula, e termina em duas bandas inseridas nos tubérculos menor e maior, respectivamente.[161] O LCU é uma estrutura constante. Juntamente com o LGUS, o LCU e a cápsula formam coletivamente o teto do intervalo rotador. O LCU desempenha o mesmo papel do LGUS,[120,161] isto é, o ligamento limita a rotação lateral e a trans-

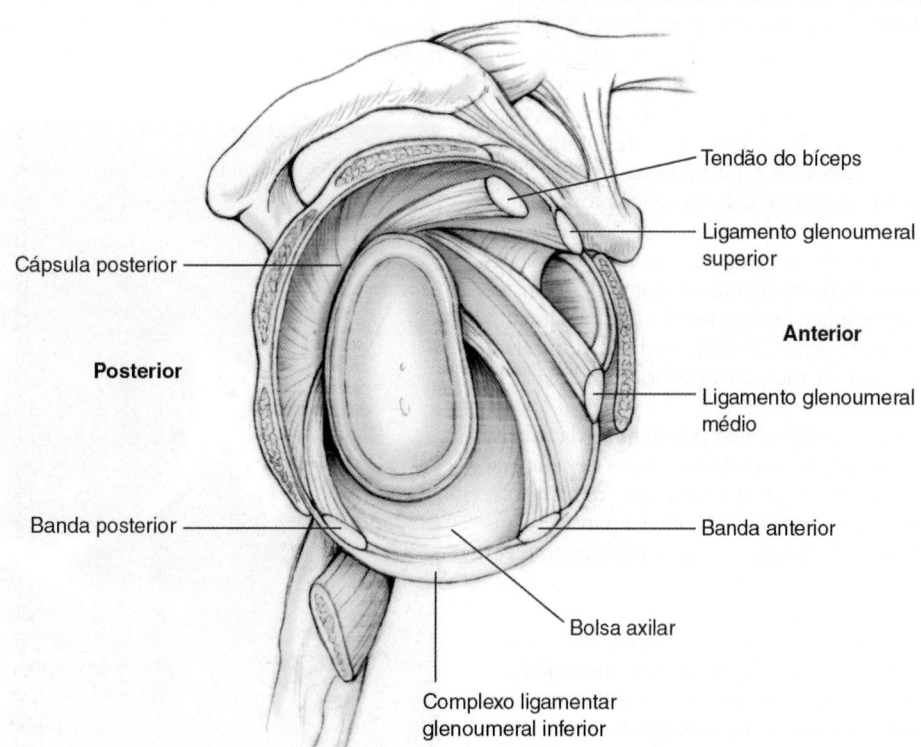

FIGURA 40.11 Anatomia capsuloligamentar da articulação glenoumeral. (De Iannotti JP. *Disorders of the Shoulder: Diagnosis and Management.* 2nd ed. Lippincott Williams and Wilkins; 2006, com permissão.)

lação inferior quando o braço se encontra em adução. O ligamento também é um estabilizador secundário para a instabilidade posterior.[120]

Ligamento coracoacromial. O ligamento coracoacromial conecta dois pontos da escápula; origina-se na região lateral do coracoide e se insere na parte anterior do acrômio. Embora esse ligamento não seja restritor direto da cabeça umeral quando em repouso, sua ressecção aumenta a translação anterior do úmero em leve abdução e provoca um efeito estabilizador para a articulação.[328,329] Além disso, o ligamento funciona como restritor superior da cabeça do úmero em pacientes com lesão extensa do manguito rotador.[116]

Cápsula posterior. A cápsula que se estende desde a banda posterior do CLGUI até a inserção do tendão da cabeça longa do bíceps é denominada cápsula posterior. Trata-se de uma estrutura extremamente delgada e sem suporte ligamentar adicional.[243] A cápsula posterior ajuda a limitar a translação posterior quando o ombro está em flexão, adução e rotação medial.[243,244]

Manguito rotador. O manguito rotador desempenha papel menor na estabilidade estática, provavelmente por meio do efeito de restrição e de tenodese dos músculos e tendões. Em abdução, o subescapular limita a translação anterior da cabeça do úmero, enquanto o infraespinal e o redondo menor limitam a translação posterior.[150,151,232,252]

Estabilizadores dinâmicos

Manguito rotador. Individualmente, os músculos do manguito rotador contraem para contrabalançar uns aos outros e às forças criadas pelos demais músculos no cíngulo do membro superior. É comum, por exemplo, que o subescapular e o infraespinal contraiam ao mesmo tempo, em um efeito de intercompensação e também para manter centrada a cabeça umeral na cavidade glenoidal.[140,314] Dessa maneira, os músculos do manguito rotador estabilizam de forma dinâmica a articulação glenoumeral.[31,186] Conforme já mencionado, a contração do manguito rotador comprime a cabeça do úmero contra a cavidade glenoidal, aumentando o papel do lábio glenoidal na estabilidade e a força necessária para a translação da cabeça. Esse efeito de compressão-concavidade já está devidamente explicitado na literatura, e é um aspecto fundamental da estabilidade dinâmica proporcionada pelo manguito rotador e por outros músculos do cíngulo do membro superior.[192,352] Por último, na função de rotação e elevação do úmero, os músculos do manguito rotador podem tensionar dinamicamente a cápsula e os ligamentos. Cada ligamento (conforme discutido) representa um diferente limitador para a translação nos diversos graus de rotação e de adução-abdução.[198,354]

Tendão do bíceps. O papel desempenhado pelo tendão da cabeça longa do bíceps (TCLB) na estabilização da articulação glenoumeral é controverso mas alguns estudos demonstram que, de forma estática ou dinâmica, o TCLB contribui para limitar a translação anterior, posterior e inferior da cabeça umeral, especialmente em adução.[147,152,169]

Outros estabilizadores dinâmicos. É provável que o deltoide e os estabilizadores da escápula tenham alguma função na estabilização normal da articulação glenoumeral, mas atualmente ainda não ficaram devidamente estabelecidos a extensão e o mecanismo exato de cada um. Como exemplo, a posição da cavidade glenoidal muda com o movimento da escápula, de tal forma que a protração pelo serrátil anterior ajude a prevenir a instabilidade posterior.[356] Além disso, a posição da escápula afeta o estresse nas estruturas capsuloligamentares glenoumerais. Esse mecanismo pode ser observado quando a contração do trapézio retrai a escápula e aumenta a inclinação da cavidade glenoidal, com consequente tensionamento das estruturas capsuloligamentares superiores – o que, teoricamente, previne a instabilidade inferior.[150,152,354,356]

Propriocepção. É provável que outros fatores, como a propriocepção capsular e muscular, desempenhem algum papel. Foi detectada a presença de mecanorreceptores na cápsula e no lábio glenoidal, provavelmente proporcionando feedback posicional da cabeça do úmero e da articulação.[31] Diversos estudos notaram alterações na propriocepção em pacientes com IMD e nos que sofreram uma luxação traumática.[16,31]

Anatomopatologia da instabilidade glenoumeral
Lábio, cápsula e ligamento

Lesão de Bankart. A rotura entre a parte anteroinferior do lábio glenoidal e a glenoide, como pode ser observado em casos de instabilidade anterior traumática, foi denominada "lesão essencial" por Bankart em 1938.[15] Mais tarde, passou a ser conhecida como "lesão de Bankart". Essa rotura é crítica no desenvolvimento da recidiva da instabilidade, pois essa região funciona como ponto de fixação para o CLGUI, que é o estabilizador estático primário contra a translação anterior e inferior do úmero em abdução e rotação lateral. Em segundo lugar, ocorre a perda do efeito de compressão-concavidade (descrito acima) decorrente da combinação de compressão dinâmica da cabeça do úmero e do aumento da concavidade glenoidal pelo lábio glenoidal (Fig. 40.12).[339]

É importante saber que uma lesão labial isolada provavelmente não é suficiente para causar instabilidade perceptível; portanto, deve também ocorrer descolamento do complexo capsuloligamentar. Além disso, é provável que também haja necessidade de deformação ou estiramento capsular adicional para a recidiva da instabilidade.[330,339] Se juntamente com o CLGUI houver a avul-

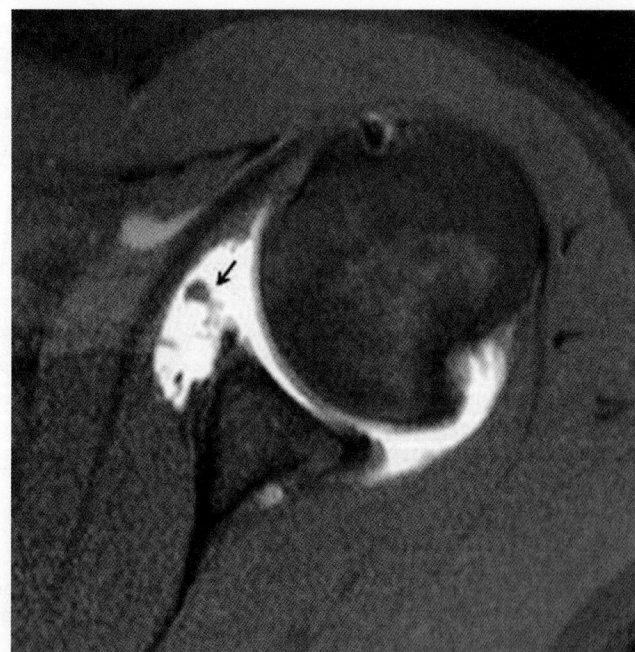

FIGURA 40.12 Corte axial de uma artro RM ponderada em T2 mostrando a lesão clássica de Bankart (*seta*).

são de um pequeno fragmento da glenoide, a lesão passa a ser conhecida como Bankart ósseo. A lesão Bankart ósseo também pode ser uma fratura por "cisalhamento".

Também se observa uma patologia labial posterior em casos de recidiva da instabilidade posterior. De fato, existe amplo espectro de patologias labiais posteriores, variando desde uma fenda marginal sem ocorrência de descolamento labial (a lesão de "Kim") até a erosão condrolabial e a separação de uma parte do lábio posterior (Bankart reverso).[5,37,174,359]

Avulsão da bainha periosteal lábio-ligamentar anterior. Em uma situação de cronicidade, o lábio glenoidal e o periósteo da região anterior da glenoide podem cicatrizar em uma posição medializada (Fig. 40.13). Em 1993, Nevaisser criou o termo avulsão da bainha periosteal lábioligamentar anterior (ALPSA) em sua descrição da lesão.[238] Em razão da cronicidade, as lesões ALPSA são tecnicamente mais difíceis de tratar e, conforme demonstrado, têm resultados inferiores aos do tratamento de lesões capsuloligamentares mais recentes (p. ex., lesões de Bankart).[257]

Lesões anteriores e posteriores do lábio superior. Embora a origem do CLGUI no lábio glenoidal se situe abaixo do equador da cavidade glenoidal, o descolamento labial pode se prolongar superiormente e incluir a inserção do bíceps. Snyder et al. as denominaram lesões anteriores e posteriores do lábio superior (SLAP), geralmente diagnosticadas em casos de trauma de alta energia.[221,327,348] É importante ter em mente que, em geral, o lábio acima do equador da cavidade glenoidal está inserido mais frouxamente.

Avulsão umeral do ligamento glenoumeral. Embora identificada há praticamente setenta anos por Nicola, a lesão com avulsão umeral do ligamento glenoumeral (HAGL) foi descrita e classificada apenas mais recentemente.[8,42,239,240,294] Essa lesão consiste em uma rotura traumática do CLGUI em sua inserção umeral (Fig. 40.14). Tipicamente, a HAGL ocorre com o braço em hiperabdução e em rotação lateral e frequentemente resulta em instabilidade. A maioria dessas lesões se situa anteriormente (>90%), mas existem seis variações descritas: (1) anterior, (2) avulsão óssea anterior, (3) avulsão concomitante na região glenoidal anterior ("HAGL anterior flutuante"), (4) posterior, (5) avulsão óssea posterior, e (6) HAGL posterior flutuante. A avulsão da parte posterior do CLGUI é causa rara de instabilidade posterior ou recidiva.

Outras anatomopatologias capsulares. Embora a anatomopatologia de uma lesão de Bankart seja intrinsecamente capsuloligamentar, a patologia capsular também pode ocorrer na ausência de lesão labial ou de uma "lesão essencial". É mais comum que uma luxação isolada ou recidivante possa causar lesão e estiramento de ligamentos, o que pode causar aumento no volume articular e maior instabilidade.[28]

Esse tipo de patologia tem sido relacionado com os em casos de IMD e de instabilidade posterior. Diante desses padrões, em muitos casos nota-se que a cápsula fica "redundante" pois com o passar do tempo sofre estiramento ou lesão por microtraumas de repetição, e é cicatrizada em uma posição alongada (Fig. 40.15).[268,270] O alongamento da banda posterior do LGUI, em especial, desempenha papel importante, tendo sido demonstrada a existência de correlação com a translação posterior da cabeça do úmero.[219] Entretanto, em alguns ensaios anatômicos as luxações posteriores não ocorreram até que haja liberação adicional de uma estrutura anterior (intervalo rotador, cápsula anterior, ou subescapular). No entanto, esse conceito "circular" de instabilidade é controverso.[278,281] A repetida prática de esportes envolvendo movimentos acima da cabeça (natação, voleibol, tênis, beisebol) foi associada a essa patologia.

Também é possível especificamente observar insuficiência ou redundância na cápsula anterossuperior (intervalo rotador). Diante dessa patologia, pode-se notar translação inferior excessiva com a rotação lateral, que pode se manifestar por um sinal do sulco positivo durante o exame físico.[282]

Por último, pode-se observar insuficiência capsular em casos de trauma recente – uma ocorrência bastante rara, ou após vários insucessos cirúrgicos, o que é mais comum. Em particular, observam-se lesões iatrogênicas em cirurgias abertas e em consequência de uma termocapsulorrafia.

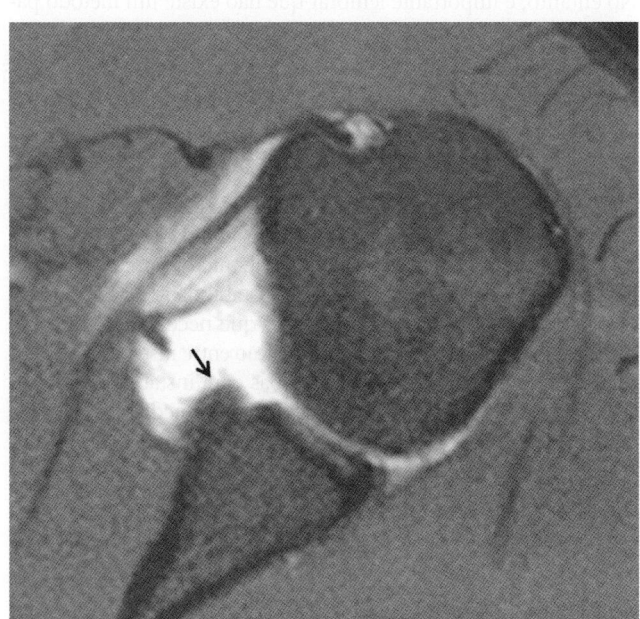

FIGURA 40.13 Corte axial de uma artro RM ponderado em T2 mostrando a lesão crônica tipo ALPSA (seta) caracterizada por deslocamento medial do lábio glenoidal, com tecido cicatricial circunjacente.

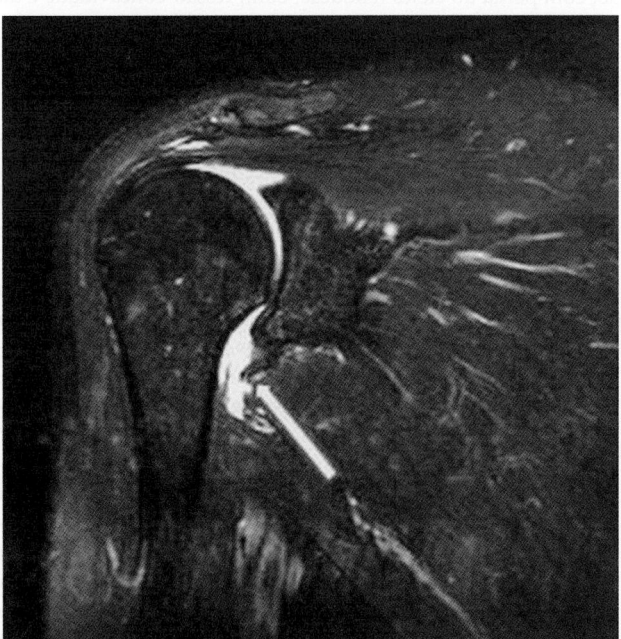

FIGURA 40.14 Corte coronal de uma RM ponderada em T2 que demonstra avulsão do ligamento glenoumeral do colo do úmero, ou lesão HAGL.

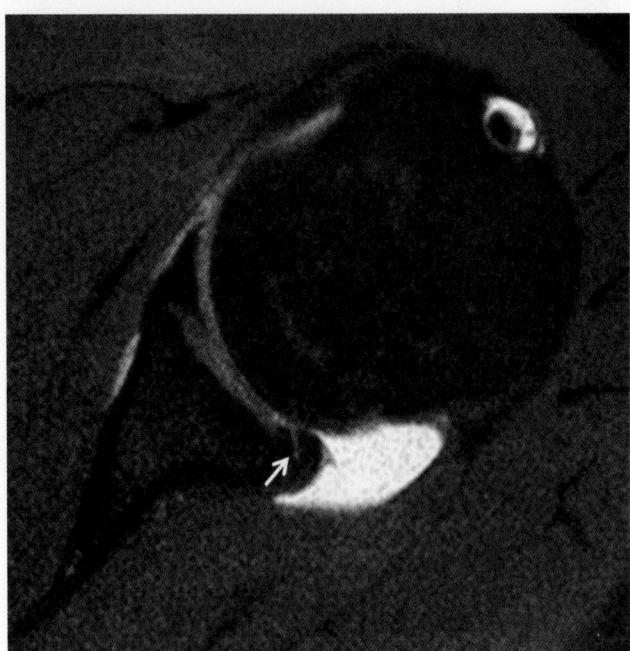

FIGURA 40.15 Corte axial de uma artro RM ponderado em T2 com cápsula posterior redundante e lesão labial posterior (*seta*).

Manguito rotador. Conforme será discutido mais adiante, as lesões do manguito rotador são raras em pacientes que apresentam instabilidade glenoumeral com menos de quarenta anos, mas podem ser diagnosticadas em eventos de alta energia. As lesões do supraespinal e do subescapular são as mais frequentes em eventos traumáticos. No entanto, é importante que sempre seja avaliada a insuficiência do subescapular depois do insucesso em um procedimento para estabilização, especialmente depois de um reparo aberto. Apesar de as lesões do supraespinal diminuírem a estabilização dinâmica da articulação, a insuficiência do subescapular desempenha papel muito mais importante na instabilidade, com perda do efeito tenodese, compressão-concavidade e da barreira direta contra a luxação anterior.[1,140,152,198,352]

Ossos

Glenoide. Alterações na versão podem (mas nem sempre) causar instabilidade. Aparentemente, não existe disparidade na versão entre indivíduos luxadores anteriores e indivíduos normais, embora as luxações anteriores, em sua maioria, sejam traumáticas.[67] No entanto, alguns pacientes com glenoide hipoplásica e significativamente retrovertida exibem predisposição para recidiva da instabilidade posterior (Fig. 40.7).[105,129,365] Em alguns casos, fraturas da borda glenoidal posterior ou a perda óssea crônica causam instabilidade posterior.[358]

Mais frequentemente, a anatomopatologia da instabilidade anterior traumática consiste em perda óssea da cavidade glenoidal anteroinferior, seja em decorrência de fratura recente/Bankart ósseo, seja por erosão óssea crônica (Fig. 40.16) causada por múltiplas luxações. Qualquer que seja o evento, a concavidade glenoidal e a área da face articular ficam significativamente diminuídas, o que, por sua vez, diminui a força necessária para causar a luxação. Gerber e Nyffler verificaram que, se o comprimento da lesão fosse maior do que o raio do círculo que melhor se ajustasse aos dois terços inferiores da cavidade glenoidal, a força necessária para causar a luxação diminuiria em 70%.[97] Burkhart e Debeer criaram a denominação "pêra invertida", em referência ao aspecto da cavidade glenoidal diante de uma perda óssea anteroinferior crônica observada por um portal artroscópico superior.[44] A seguir, será discutida a mensuração da perda óssea, mas estudos clínicos e biomecânicos sugerem contraindicação do reparo artroscópico em casos de perda óssea superior a 25%, em decorrência das altas taxas de insucesso.[44,277]

Cabeça do úmero. A fratura por impacção na região posterossuperolateral da cabeça umeral, também conhecida como lesão de Hill-Sachs, é uma sequela de luxação anterior. A lesão acontece com o braço em abdução e rotação lateral onde a região posterior da cabeça umeral é comprimida contra a região anterior da borda glenoidal.[228] Em casos de luxações recidivantes, a lesão pode aumentar,[170,228] e pequenas lesões em geral não afetam o tratamento. Mas nos casos de lesão muito grande, uma lesão progressivamente crescente acompanhada de luxações recidivantes, ou nos casos com concomitante perda óssea glenoidal, a relevância da lesão de Hill-Sachs torna-se cada vez maior na anatomopatologia da recidiva da instabilidade (Fig. 40.16).[268,270] Curiosamente, em casos de instabilidade atraumática as deformidades de Hill-Sachs não são observadas com frequência.

Lesões de Hill-Sachs *"engaging"* são definidas como lesões situadas paralelamente ao eixo longitudinal da borda glenoidal em posições funcionais (abdução e rotação lateral) e que, portanto, "se encaixam" ou contribuem para a instabilidade glenoumeral. As lesões *"nonengaging"* não ficam paralelas à borda e, portanto, não afetam a estabilidade em posições funcionais. O tipo de lesão fica determinado pela posição do braço durante a luxação.[44,268,270]

Com relação às luxações posteriores, as dimensões iniciais de uma lesão de Hill-Sachs "reversa" na região anterior da cabeça umeral é fator preditor importante para determinar quem pode ter uma recidiva da instabilidade (Fig. 40.1). Caso tenha ocorrido adiamento de algumas semanas na redução – o que não é atípico –, a lesão aumentará em decorrência da rotação do braço e da erosão óssea. Além disso, pode ocorrer corticalização da lesão. Ao que parece, lesões que acometam mais que 40% da cabeça têm resultados piores, quando comparadas a lesões menores.[263] No entanto, é importante lembrar que não existe um método padronizado para a mensuração dessas lesões.

AVALIAÇÃO DA INSTABILIDADE GLENOUMERAL

Mecanismos de lesão para a instabilidade glenoumeral

Para alguns pacientes, em particular aqueles com subluxações recidivantes ou IMD, o mecanismo de instabilidade pode ser completamente atraumático, ou resultante de microtraumas de repetição. Contudo, muitos pacientes com instabilidade descrevem um episódio inicial traumático conhecido que necessita de redução manual. Não existem estimativas da relação entre instabilidade traumática/atraumática, pois muitas pessoas com instabilidade atraumática inicialmente não buscam atendimento médico.

A instabilidade anterior ocorre por algum mecanismo indireto com o braço em abdução, extensão e rotação lateral, com a cabeça umeral sobrecarregando a cápsula anterior e ligamentos, a borda glenoidal e o manguito rotador. Em raros casos, o episódio causador foi um trauma direto. Em pacientes mais jovens, lesões da pratica esportiva são comuns,[254,374] enquanto em pacientes mais velhos, as quedas constituem o mecanismo mais típico.[127] Caracteristicamente, os tipos menos comuns de instabilidade anterior (p. ex., intratorácica) são lesões de energia extremamente alta.

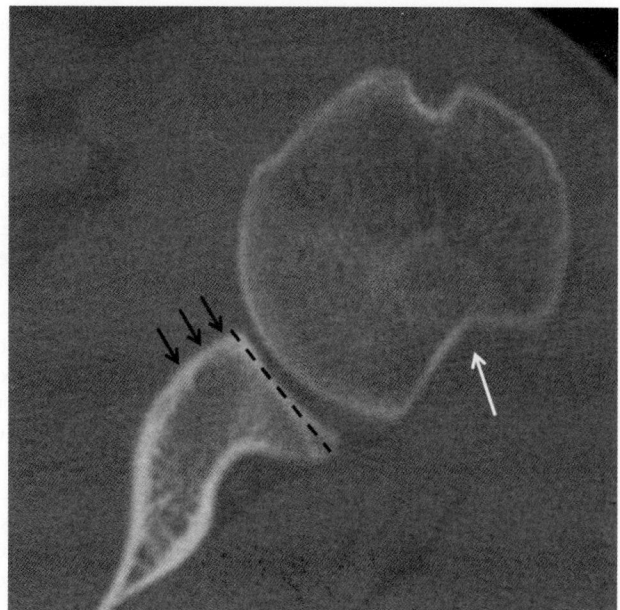 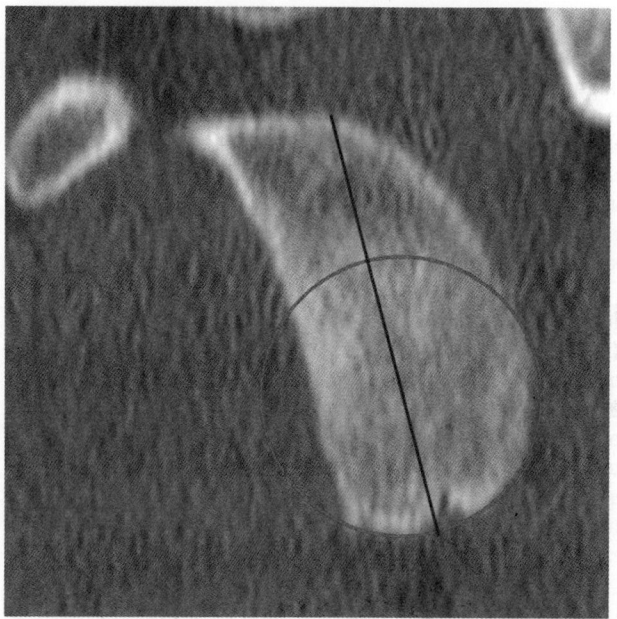

FIGURA 40.16 A: Corte axial de um estudo de TC que mostra perda óssea crônica da região anterior da glenoide (*setas pretas*) e uma grande lesão de Hill-Sachs (*seta branca*). A linha tracejada representa o plano da reconstrução sagital (**B**), com demonstração da perda óssea na região anteroinferior, com um círculo de melhor ajuste dos dois terços inferiores da cavidade glenoidal.

A instabilidade posterior ocorre através do mecanismo indireto de flexão, adução e rotação medial com uma carga axial (p. ex., queda sobre o braço esticado). Os pacientes podem sofrer luxação posterior em decorrência de um evento traumático isolado, ou podem ser acometidos por subluxações recidivantes causadas por repetidos microtraumas nessa posição. Esses traumas de repetição podem ser observados, por exemplo, em jogadores de futebol americano que mantêm os braços estendidos para o bloqueio.

Eventos neuromusculares (p. ex., abstinência alcoólica, convulsões ou choque elétrico) são responsáveis por 30% de todas as luxações posteriores, e causam instabilidade através de uma violenta contração muscular.[301]

Nesses casos, os rotadores mediais (grande dorsal, peitoral maior, subescapular) superam os rotadores laterais menos fortes (redondo menor, infraespinal), e pressionam a cabeça umeral sobre a borda da fossa glenoidal.

Outra forma de instabilidade é a *luxatio erecta*, uma luxação puramente inferior. Essa rara luxação ocorre com hiperabdução extrema em que o terço proximal do úmero alavanca contra o acrômio e luxa para a região inferior. Essas luxações estão frequentemente associadas a fraturas do tubérculo maior ou as lesões do manguito rotador. As luxações superiores são extremamente raras, mas ocorrem pela ação de uma força extrema direcionada superiormente a ao longo do braço em adução.

Lesões associadas à instabilidade glenoumeral

Lesões significativas podem estar associadas à instabilidade do ombro; a maioria delas ocorre durante um episódio traumático inicial; e um número relativamente pequeno se associa a mecanismos atraumáticos e IMD. Já foram descritos inúmeros tipos de lesão. A lesão dos restritores ligamentares e capsulares é a lesão mais comum e anatomopatologia essencial para a luxação recidivante. No entanto, é preciso identificar outras lesões associadas que não podem passar despercebidas, por terem implicações no prognóstico e na escolha do tratamento ideal para o paciente. Essas lesões diferem, de acordo com a direção da instabilidade.

Instabilidade anterior

Em casos de instabilidade anterior, a lesão de Hill–Sachs, descrita detalhadamente nos parágrafos anteriores, é a condição associada mais comumente observada (Fig. 40.16). Sua incidência se aproxima dos 100% em pacientes com luxações recidivantes, e de 40 a 90%[47,309] após uma luxação isolada. Nos casos de repetição do evento, frequentemente a lesão aumenta e pode se tornar clinicamente sintomática, o que contribui ainda mais para a recidiva da instabilidade.[228]

Deve-se considerar a possibilidade de uma fratura recente por ocasião da luxação; tais fraturas devem ser identificadas, pois influenciam no tratamento inicial. Especificamente, deve-se suspeitar fortemente em casos de fratura do colo sem desvio, que pode desviar durante a redução. Atoun et al. descreveram que essa associação é especialmente prevalente no primeiro episódio de luxação em pacientes com mais de quarenta anos de idade, com fratura do tubérculo maior e sem identificação de fratura de colo. Uma fratura do tubérculo maior estava presente em 20% dos casos. Geralmente os resultados são insatisfatórios - tanto nos casos tratados com fixação como nos com hemiartroplastia.[10] Os médicos responsáveis pelo tratamento devem evitar tentativas repetidas de redução fechada e não devem aguardar muito para realizar a redução na sala cirúrgica com o completo relaxamento muscular.

Fraturas do tubérculo maior (Fig. 40.3) são as lesões mais comuns e são três vezes mais prevalentes em pacientes com mais de trinta anos, em comparação com pacientes mais jovens.[131] Além disso, pela combinação de fraturas do tubérculo maior com lesões do manguito rotador comprovadas por ultrassonografia, Robinson et al. chegaram a uma prevalência de 33,4% em um grande estudo populacional para luxações anteriores do ombro.[302] Curiosamente, a presença de uma fratura associada diminui o risco de recidiva da instabilidade.[131,132]

Lesões isoladas do manguito rotador são também frequentemente diagnosticadas; sua incidência aumenta com a idade e alguns estudos descrevem 40% de lesões em pacientes com mais de quarenta anos de idade.[266] Pacientes com mais de sessenta anos tiveram até 80% de lesões.[302] Os pacientes se apresentam com fraqueza e até rigidez, especificamente em rotação lateral e abdução. Do mesmo modo, a rotura do subescapular pode ser uma razão para a persistência da instabilidade em pacientes idosos.[235,236]

Em alguns casos, as lesões do manguito rotador são erroneamente diagnosticadas como lesão neurológica, especificamente do nervo axilar.[235] No entanto, até 25% dos pacientes apresentam tanto lesão neurológica como do manguito rotador – um percentual muito mais alto do que se acreditava antes.[302] Isso vale particularmente para as mulheres, por razões ainda não elucidadas.[302] É essencial que se faça uma imediata identificação dessas lesões, para que sejam alcançados melhores resultados; assim, para pacientes com mais de quarenta anos, deve-se considerar a realização de RM ou de ultrassonografia.

Lesões neurológicas são comuns (13-65%), porque a articulação glenoumeral está muito próxima do plexo braquial.[64] O nervo axilar é o mais comumente acometido (73%), mas com frequência não apresenta relevância clínica. Em vários estudos, até um terço dos pacientes apresentam evidência EMG de lesão, mas apenas 5% apresentam sintomas clinicamente detectáveis ou relevantes.[32,302,340] Essa lesão resulta da tração e também da pressão direta sobre o nervo, em seu trajeto inferior no subescapular e abaixo da cápsula da articulação glenoumeral. Pacientes com lesões neurológicas isoladas tendem a ser mais jovens e do sexo masculino, enquanto pacientes com várias lesões neurológicas tendem a ser mulheres com mais de sessenta anos.[302] Infelizmente, a capacidade de recuperação de uma lesão neurológica diminui com a idade, o que deixa alguns pacientes idosos bastante debilitados.

Considerando que isoladamente os testes de sensibilidade podem levar a erro em pacientes com sensibilidade normal para o nervo axilar e com lesão neurológica documentada por EMG, o exame neurológico deve incluir testes motores (contração isométrica do deltoide). Se não houver recuperação de uma lesão neurológica nas primeiras seis semanas, deve-se fazer um exame eletrofisiológico basal. O prognóstico será pior se não for observada recuperação em três meses, mas tais sinais talvez demorem mais de seis meses para surgir.[32,64,302] Não se tem certeza quanto ao momento ideal para a intervenção cirúrgica; no entanto, pode-se considerar uma intervenção aos três meses com o paciente sem recuperação.[303] Por último, em traumas de alta energia, com uma combinação de luxação do ombro e lesão do plexo braquial, deve-se avaliar a coluna vertebral cervical e avulsão de raízes nervosas, o que pode implicar em intervenção cirúrgica precoce.

As lesões vasculares são raras e tipicamente observadas em pacientes idosos, com vasos mais frágeis. Mais comumente, ocorre lesão de artéria e veia axilares, o que caracteristicamente afeta a segunda parte desses vasos, diretamente posterior ao peitoral maior.[6] A artéria é uma estrutura relativamente fixa na margem lateral do peitoral menor, e sofre tensionamento com movimentos de abdução e rotação lateral, o que a predispõe à lesão, em casos de luxação ou redução. A oclusão da artéria e da veia é mais comum em casos de *luxatio erecta* (luxação inferior).[166] Lesões causadas durante a redução são observadas em idosos, especificamente nas luxações crônicas durante as tentativas de redução.[91] Os sinais e sintomas observados são um braço avascularizado ou um hematoma expansivo. A ligadura vascular terá resultados insatisfatórios,[177] por isso, é imperioso consultar um cirurgião vascular.

Instabilidade posterior

Com base nas melhores (mas limitadas) evidências, mais de 65% das luxações posteriores são acompanhadas por lesões associadas.[263,301] Fraturas são as lesões mais comumente observadas, em 21 a 34% dos casos; e as fraturas do colo prevalecem (19%), seguidas pelas do tubérculo menor (14%) e do tubérculo maior (8%).[301] Mais importante ainda, muitas das fraturas do colo não apresentam desvio e podem passar despercebidas ou sofrer desvio na tentativa de redução. Lesões de Hill-Sachs reversas são diagnosticadas em 29 a 86% das luxações posteriores (Fig. 40.1).[317] Com frequência a lesão à cartilagem articular é mais importante do que em casos de lesão de Hill-Sachs verdadeira.

As lesões do manguito rotador, observadas em 13% dos casos,[263,301] são relativamente raras, em comparação com as luxações anteriores. Curiosamente, as lesões do manguito rotador são quase cinco vezes mais comuns na ausência de uma fratura ou de uma lesão Hill-Sachs reversa.[263,301]

Sinais e sintomas de instabilidade glenoumeral

Apresentação da instabilidade aguda

História. Alguns pacientes com instabilidade aguda geralmente se apresentam ao serviço de emergência com uma luxação não reduzida, decorrente de evento traumático. Mas é provável que muitos pacientes com um episódio de subluxação ou com uma luxação autorreduzida não se apresentem.

Caracteristicamente, as luxações agudas são extremamente dolorosas, causadas pelo evento inicial e pelo subsequente espasmo muscular, na tentativa de estabilizar a articulação. Com frequência o paciente pode descrever claramente o mecanismo de lesão e a posição do ombro durante a luxação. Em outros casos, essa informação pode ser obtida com maior precisão de uma testemunha ocular. Embora as luxações anteriores representem a vasta maioria dos traumas agudos, deve-se suspeitar de uma luxação posterior diante de uma história de trauma de alta energia ou de forte contração muscular, conforme se pode observar em casos de convulsão ou de choque elétrico. Como ocorre com qualquer lesão, sem exceção, os episódios e tratamentos prévios devem ser registrados. Mão dominante, ocupação, nível de atividade e história de saúde geral são dados que também devem ser obtidos, juntamente com uma pesquisa traumatológica geral do paciente.

É preciso ter um alto grau de suspeição para uma luxação posterior, pois mais de 50% dessas lesões não são diagnosticadas em decorrência de uma avaliação radiográfica inadequada, fraturas concomitantes, politraumatismo, ou em pacientes não responsivos, intubados ou sedados.

Em raros casos, um paciente com instabilidade voluntária se apresentará ao serviço de emergência para algum ganho secundário. Deve-se suspeitar se a história for vaga, se o mecanismo não coincidir com as radiografias ou achados físicos, ou se o paciente estiver exibindo uma sensação inadequada como, por exemplo, dor mínima, ou ainda se demonstrar indiferença a manobras de redução tipicamente dolorosas.

Exame físico. A inspeção do ombro pode revelar inchaço localizado ou visível deformidade. Em pacientes magros, frequentemente observa-se um aumento de volume na região anterior ou posterior do ombro, dependendo da direção da instabilidade. Em casos de luxações anteriores, pode ser possível palpar a cabeça do úmero, que também poderá estar saliente sob a pele; além disso, a borda lateral e o ângulo posterolateral do acrômio podem estar proeminentes. Em casos de luxações posteriores, uma deformidade notável pode estar ausente, embora em alguns pacientes seja possível notar um aumento de volume posterior, acompanhado de aplainamento anterior e correspondente proeminência do coracoide anteriormente. É notável que as luxações posteriores sejam raras, quando comparadas às anteriores.

Com frequência, o exame completo do ombro fica limitado em decorrência da dor; no entanto, antes de qualquer tentativa de manipulação do ombro, é preciso fazer e documentar um exame neurovascular completo do membro superior. Conforme citado, na seção de *lesões associadas*, um estudo eletrodiagnóstico chegou a 60% para lesão do nervo axilar em casos de luxação anterior.[64] Deve-se examinar cuidadosamente a força do deltoide e a sensibilidade do nervo axilar. O nervo musculocutâneo é o segundo mais comumente lesionado; é importante que se dê cuidadosa atenção à contração do bíceps ou do braquial, juntamente com um teste de sensibilidade na distribuição cutânea antebraquial lateral, na região lateral do antebraço. Embora bastante raras, também já foram descritas lesões vasculares depois de luxações do ombro; portanto, sempre devemos examinar os pulsos braquial, radial e ulnar.[194]

Haverá limitação na amplitude de movimento do ombro; contudo, a posição do braço do paciente e sua limitação de movimento podem fornecer indícios quanto a gravidade e direção da instabilidade. Normalmente, pacientes com luxação anterior exibirão limitação em rotação medial e em abdução. Pacientes com luxação posterior frequentemente demonstrarão limitação na rotação lateral e na abdução, com limitação da elevação passiva a 90°. Nos raros casos de *luxatio erecta*, o braço do paciente pode estar bloqueado em uma posição de completa abdução.[371]

Após realizar a redução e verificá-la radiograficamente, o exame poderá ficar limitado à reação de proteção. Não é aconselhável testar a amplitude de movimento após a redução; ou esse teste deve ser muito limitado, se o paciente estiver desperto. Além disso, o teste poderá causar outra luxação. Deve-se repetir um exame neurovascular completo.

Apresentação da instabilidade não aguda

História. Pacientes que se apresentam no consultório têm uma gama muito maior de sinais e sintomas de instabilidade. Alguns procuram atendimento no consultório para realizar o tratamento definitivo, depois de terem sido tratados em um serviço de emergência local para luxação aguda do ombro. Outros podem se apresentar com sintomas de recidiva da instabilidade e/ou de apreensão. Outros ainda podem se apresentar apenas com uma vaga história de dor, com um padrão pouco claro de direção(ões) ou de instabilidade. Em razão dessa variabilidade na apresentação, não se deve superestimar a importância de uma história completa e acurada.

Para todos os tipos de pacientes com instabilidade, um histórico padrão deve consistir em uma lista de verificação de fatores importantes que devem ser considerados. Os fatores básicos são: idade, lateralidade, atividade esportiva e histórico familiar de instabilidade. Em seguida, é preciso que sejam esclarecidas as circunstâncias circunjacentes ao evento inicial, por exemplo, evento traumático/atraumático, posição do braço e redução documentada no serviço de emergência. Radiografias prévias, sobretudo do ombro na posição de luxação, são inestimáveis. A seguir, o histórico deve ser registrado, com inclusão do número de recidivas documentadas, energia do trauma nas recidivas, instabilidade unilateral ou bilateral, luxação durante o sono, cirurgias prévias, presença e localização da dor, problemas de sensibilidade ou de força, e se a instabilidade é voluntária. Se o paciente puder luxar voluntariamente o ombro, devem ser enfatizadas as preocupações em favor de ganhos secundários e problemas psicológicos. No entanto, devemos diferenciar entre pacientes que habitualmente luxam ou subluxam e têm um componente psicogênico, e aqueles que aprenderam a posição de subluxação e podem recriá-la para o examinador. Caracteristicamente, os últimos tentam evitar a posição provocativa, em razão do desconforto.

História característica da instabilidade anterior. Quase sempre pacientes com recidiva da instabilidade anterior sofreram uma luxação traumática inicial com seu braço em abdução e rotação lateral e submetido a um grau elevado de força. As lesões mais comuns são: queda ao esquiar, bloqueio no basquetebol, ou uma disputa com o braço no futebol americano. Esses eventos provocam lesão ou avulsão da cápsula inferior e do lábio glenoidal. Também devemos notar que, à medida que a instabilidade se torna mais crônica, a força necessária tanto para a luxação como para a redução diminui; e, em muitos episódios, será necessária apenas a autorredução.

História característica da instabilidade posterior. A história característica de instabilidade atraumática que acomete um paciente no final da adolescência ou na segunda década de vida que apresenta apreensão, dor, ou mesmo fraqueza na posição provocativa – tipicamente flexão, adução e rotação medial. É raro que tenha ocorrido um evento traumático inicial, mas certas atividades geram os sintomas consistentemente. Conforme informado, muitos pacientes podem recriar a posição de instabilidade, mas geralmente evitam-na. As atividades da vida diária não são afetadas, mas a participação em esportes pode ser problemática. No entanto, os sintomas poderão evoluir para as atividades da vida diária. A incapacidade é variável.

História característica da instabilidade multidirecional. Pacientes com IMD podem se apresentar de diversas maneiras. Alguns se apresentam de forma parecida com os pacientes com instabilidade posterior; muitos exibem um componente posterior primário, o que complica o diagnóstico. Com frequência os pacientes se apresentam em sua segunda ou terceira década de vida, com queixas vagas de fraqueza, dor e queda do desempenho no esporte, sem qualquer evento incitante. Este quadro é comumente observado em esportes com potencial para causar microtraumas repetidamente, como a ginástica e a natação. Em alguns casos, é possível identificar o evento inicial, depois do qual os sintomas evoluíram e afetaram as atividades da vida diária. Muitos pacientes com IMD, embora não todos, exibem articulações hipermóveis; e um subgrupo pode sofrer de síndrome de Ehlers-Danlos ou de outras que resultam em frouxidão ligamentar.

Exame físico. O objetivo do exame físico é confirmar a impressão criada por uma história detalhada. Especificamente, o objetivo é confirmar se a posição do braço/aplicação da força suspeita são consistentes para criar apreensão. Embora o objetivo não seja luxar o ombro durante o exame, em certos casos isso ocorre, o que obviamente deve ser evitado. Portanto, alguns dos achados podem ser sutis, e pode haver dificuldade no estabelecimento do diagnóstico definitivo.

Em pacientes que sofreram um episódio de instabilidade recente, os sintomas associados podem ser suficientemente graves para inviabilizar a realização de um exame adequado. Durante a consulta inicial, tudo o que o médico talvez possa conseguir será um exame básico para documentação da redução (radiográfica) da articulação glenoumeral e da condição neurológica. Talvez haja necessidade de adiar a avaliação mais completa para uma data futura, quando a maior parte da dor tiver desaparecido. Durante todas as avaliações clínicas, deverá ser realizado e documentado um exame neurológico detalhado do membro superior.

O exame físico deve iniciar com uma inspeção. O médico deve registrar qualquer anormalidade como assimetria, atrofia muscular, escápula alada ou equimose. Já mesmo na primeira consulta após a realização da redução fechada, pode-se observar atrofia do deltoide, que pode ser indício de lesão do nervo axilar. Com frequência a discinesia escapular está associada à instabilidade, seja como causa ou resultado (Fig. 40.17). Deve-se dar cuidadosa atenção aos movimentos da escápula. Também devem ser registradas cicatrizes indicativas de cirurgia prévia.

Em seguida, serão mensurados os movimentos cardinais do ombro: elevação anterior no plano da escápula, rotação lateral com o braço em adução e rotação medial com o uso de níveis espinais como referência (i. e., rotação medial até T10). Além disso, serão registradas rotações laterais e mediais em abdução; em casos de IMD, tais movimentos podem aumentar (> 90°). Deve-se sempre comparar essas mensurações com o lado contralateral, e as diferenças entre amplitude de movimento passivo e ativo serão anotadas.

Caracteristicamente, as luxações anteriores crônicas ou não diagnosticadas exibirão limitação em rotação medial e abdução. Frequentemente, pacientes com luxações posteriores demonstrarão limitações em rotação lateral e abdução. Também foi observada ausência de supinação do antebraço em pacientes com luxação posterior crônica.

Os testes gerais de força são realizados por meio de manobras específicas, a fim de identificar o enfraquecimento do manguito rotador. Isso é particularmente importante para indivíduos idosos, porque a associação entre lesões do manguito rotador e luxações do ombro aumenta significativamente com o aumento da idade.

São cinco os sinais físicos de frouxidão ligamentar generalizada, de acordo com a escala de Beighton:[18] dorsiflexão passiva do dedo mínimo além de 90°; aposição passiva do polegar no antebraço ipsilateral; hiperextensão ativa do cotovelo além de 10°; hiperextensão ativa do joelho além de 10°; e flexão anterior do tronco com os joelhos completamente estendidos e com as palmas das mãos espalmadas apoiando no chão. Cada teste positivo conta um ponto; os quatro primeiros testes são realizados bilateralmente. Um escore ≥ 4 pontos (em 9 possíveis) é diagnóstico de frouxidão articular generalizada (Fig. 40.18).

Todos esses exames precedem os testes de frouxidão glenoumeral e de apreensão, que devem ser realizados por último, pois podem fazer com que o paciente se sinta extremamente desconfortável. O exame começa quando o examinador solicita ao paciente que recrie a posição de instabilidade. Isso fornecerá mais informações do que a maioria dos testes. Se a posição for reproduzida em abdução e rotação lateral, ficará claramente determinada uma instabilidade anterior; se em adução do braço sobre o tronco, a posição sugerirá instabilidade posterior.

Testes gerais para frouxidão

Teste da gaveta. Um dos exames mais comumente realizados para frouxidão é o teste "da gaveta". Em geral essa manobra é realizada com o paciente sentado e com o examinador atrás dele.

Com o antebraço do paciente sobreposto no corpo, o acrômio é estabilizado com uma das mãos, enquanto a outra manipula a cabeça do úmero em translação anterior e posterior (Fig. 40.19).

No caso de um ombro normal, essa translação é suave, com um ponto final firme para avaliação das estruturas limitadoras estáticas. Se a translação for excessiva, o paciente terá hiperelasticidade, mas não necessariamente instabilidade. Se a manobra reproduzir os sintomas clínicos de apreensão ou de dor, pode-se presumir um diagnóstico de instabilidade (anterior ou posterior), caso tal suposição seja consistente com a história e demais achados do exame. Este é um teste confiável quando o paciente é ca-

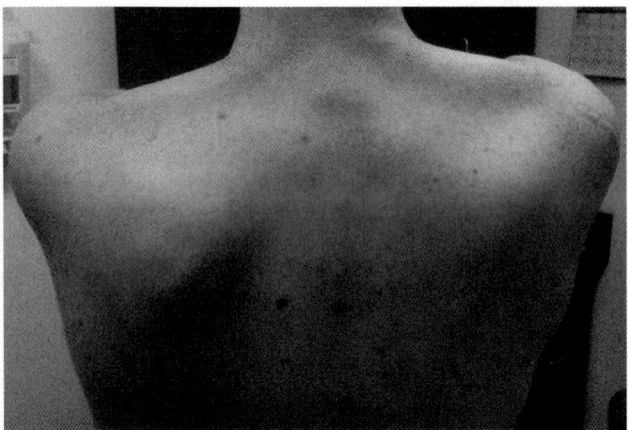

FIGURA 40.17 Paciente com recidiva da instabilidade do ombro direito com discinesia escapular e movimento assimétrico. Notar a incisão posterior direita, de uma capsulorrafia que falhou.

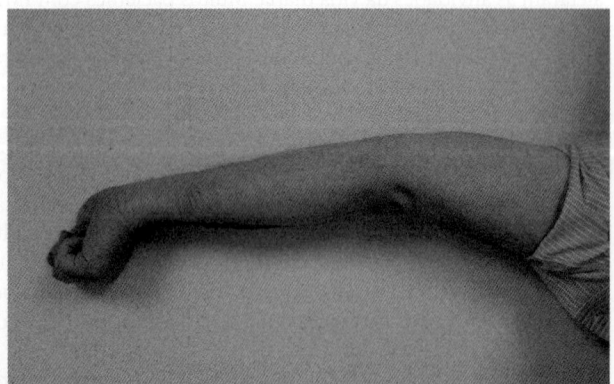
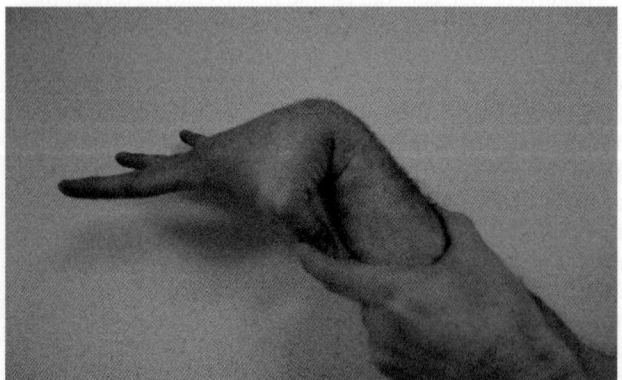

A **B**

FIGURA 40.18 Exemplos de paciente com hiperelasticidade ligamentar generalizada.

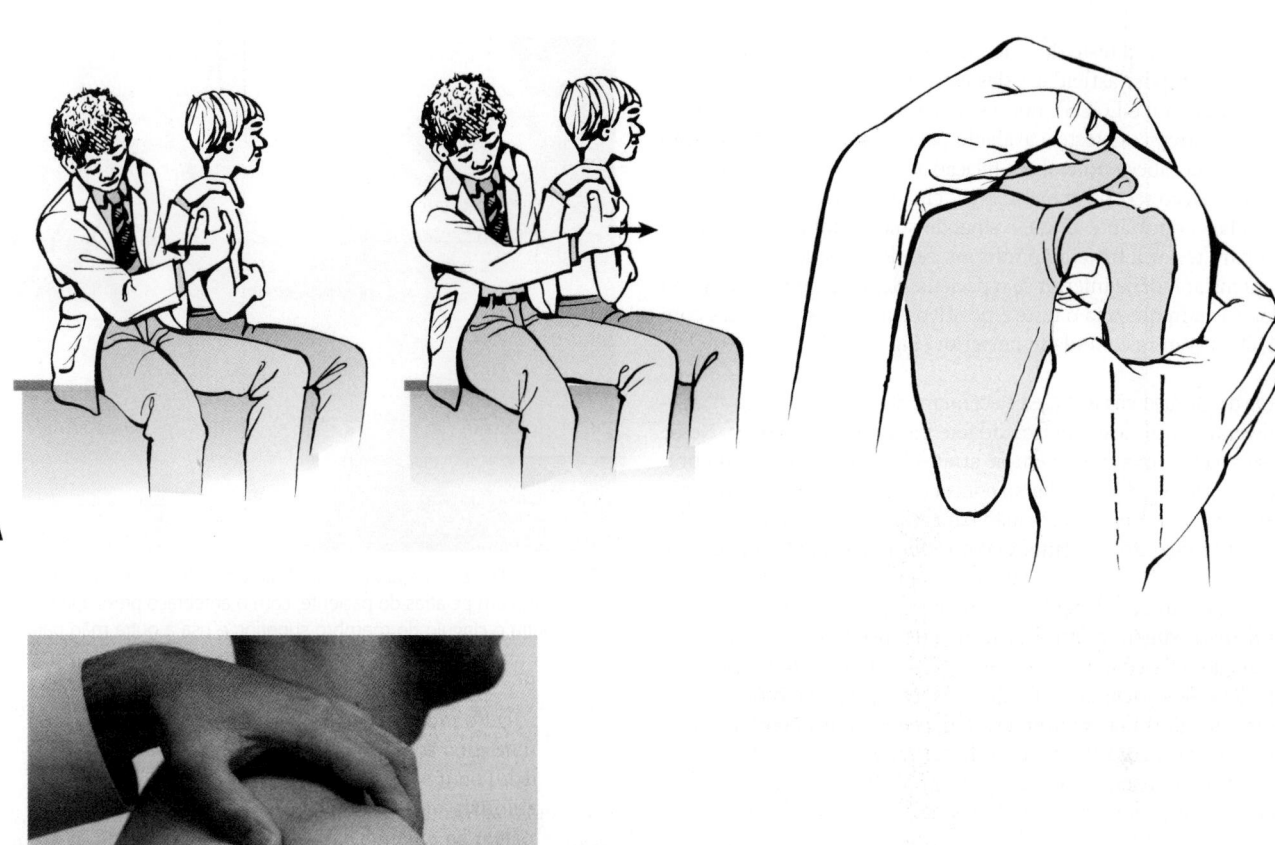

FIGURA 40.19 Teste da Gaveta. Enquanto estabiliza a escápula com uma das mãos, a outra segura a cabeça do úmero. Em seguida, o examinador aplica leve pressão na direção do centro da cavidade glenoidal. Ao mesmo tempo, realiza translação manual da cabeça umeral na direção anterior e na posterior. (A e B) Ilustração e fotografia clínica do Teste da Gaveta.

paz de relaxar suficientemente a musculatura do ombro, o que permite a realização da manobra sem estresse.[76,94]

Load and Shift Test. Uma variante do teste da gaveta é o teste de carga e deslocamento.[94,322] O paciente fica posicionado em decúbito dorsal com o braço em abdução de 60°. Aplica-se pressão axial à cabeça do úmero, para que essa parte fique pressionada contra a cavidade glenoidal com o antebraço em posição neutra. Como ocorre no teste da gaveta, em seguida o examinador segura a cabeça umeral e realiza translação na direção anterior ou posterior, para avaliação da frouxidão e da dor. A translação da cabeça até a borda glenoidal recebe grau 1+; a translação sobre a borda com redução espontânea recebe grau 2+; e a luxação sem redução espontânea recebe grau 3+.[3] O teste pode recriar os sintomas de instabilidade.

Teste do sulco. No teste do sulco, o paciente fica sentado com seu braço relaxado ao lado do corpo e, em seguida, o braço é tracionado para baixo. Um teste positivo revela um "sulco" ou área côncava abaixo do acrômio. Com o posicionamento do ombro em rotação lateral, o teste do sulco também pode ser utilizado para estimar a hiperelasticidade das estruturas do intervalo rotador (coracoumeral e LGUS), pois essa manobra coloca essas estruturas sob estresse. O teste é avaliado pela observação da translação inferior da cabeça umeral em relação ao acrômio. Menos de 1 cm de translação recebe grau 1+; 1 a 2 cm, 2+; e mais de 2 cm, grau 3+. Mais importante ainda, o sinal do sulco geralmente é utilizado para testar a frouxidão inferior, sendo considerado positivo para instabilidade inferior se o paciente demonstrar apreensão ou dor. Com frequência o teste é positivo em muitos pacientes com IMD ou com instabilidade posterior (Fig. 40.20).[233]

Teste da hiperabdução de Gagey. Recentemente, Gagey e Gagey[84] descreveram outro teste de frouxidão e instabilidade inferior. Nesse teste, o examinador fica em pé atrás do paciente, usa o antebraço para pressionar para baixo contra o cíngulo do membro superior; enquanto usa a outra mão para realizar suave abdução passiva do braço do paciente. O cotovelo do paciente é fletido até 90º (Fig. 40.21). Pacientes que permitem abdução superior a 105º têm aumento da elasticidade, enquanto aqueles com sintomas de apreensão sugerem um diagnóstico de instabilidade inferior. A abdução normal deve ficar entre 85-90º. Esse teste foi positivo em 85% dos pacientes com diagnóstico de instabilidade tratada com capsulorrafia anteroinferior. O teste é tipicamente positivo em pacientes com IMD, devendo ser realizado em todos os pacientes com instabilidade posterior, pois frequentemente estará presente um componente bidirecional.

Exames específicos para instabilidade anterior

Testes de apreensão. O teste de "apreensão", originalmente descrito por Rowe e Zarins,[310] pode ser realizado com o paciente em posição supina ou sentado, com o examinador atrás do paciente. A partir de uma posição de 90º de abdução e em rotação neutra, o examinador faz rotação lateral do ombro até alcançar o seu limite máximo, ou até que a sensação de apreensão seja comunicada pelo paciente (Fig. 40.22). Pode ser preciso manter o braço nessa posição durante um a dois minutos, até que ocorra fadiga do subescapular, antes que o paciente sinta apreensão por insuficiência capsular. Embora a dor possa ser utilizada como indicador para instabilidade, tipicamente ela não é tão específica ou confiável como a apreensão para a documentação de instabilidade anterior.[76,331] No teste de *recolocação*, descrito por Jobe et al.,[158] uma força posteriormente direcionada é aplicada na região anterior do ombro, a fim de eliminar a sensação de apreensão (Fig. 40.23).

Uma variação desse teste, denominada teste da *manivela* (*Crank Test*), consiste na aplicação de uma pressão anteriormente direcionada à cabeça do úmero (Fig. 40.24). O teste do *fulcro* é realizado com o paciente na posição supina, com o ombro fora da mesa de exames e com o braço em 90º de abdução. O examinador coloca uma das mãos atrás do ombro do paciente, que funciona como um ponto de apoio, enquanto a outra é utilizada para estender e realizar rotação lateral do braço do paciente. O teste é considerado positivo se o paciente sentir apreensão (Fig. 40.22).

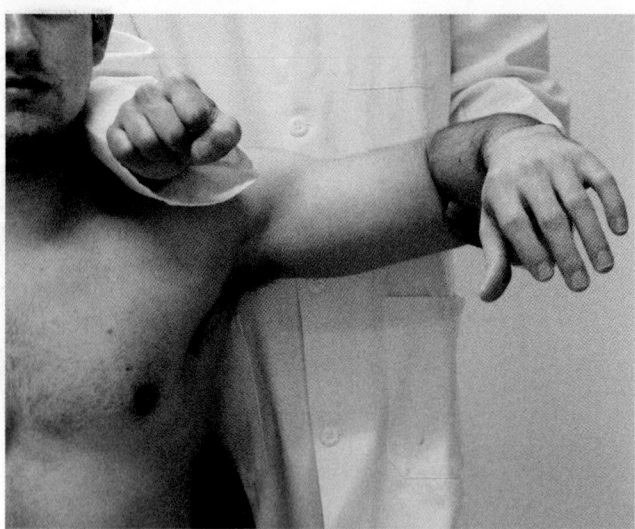

FIGURA 40.21 Teste de abdução de Gagey para frouxidão inferior. O examinador fica em pé atrás do paciente, com o antebraço pressionando para baixo contra o cíngulo do membro superior, e usa a outra mão para realizar suave abdução passiva do braço do paciente. A abdução normal mede cerca de 90º, como pode ser observado nesse paciente. Abdução superior a 105º reflete aumento da elasticidade, enquanto sintomas de apreensão sugerem um diagnóstico de instabilidade inferior.

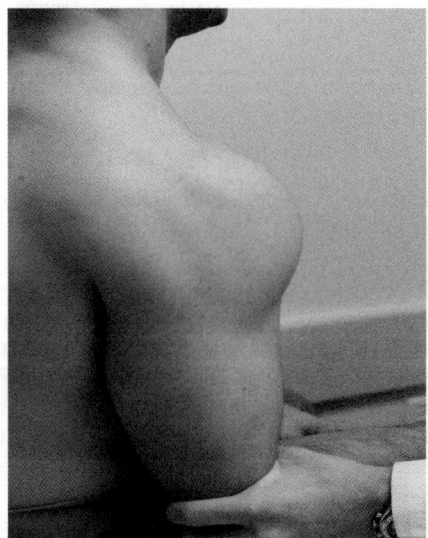
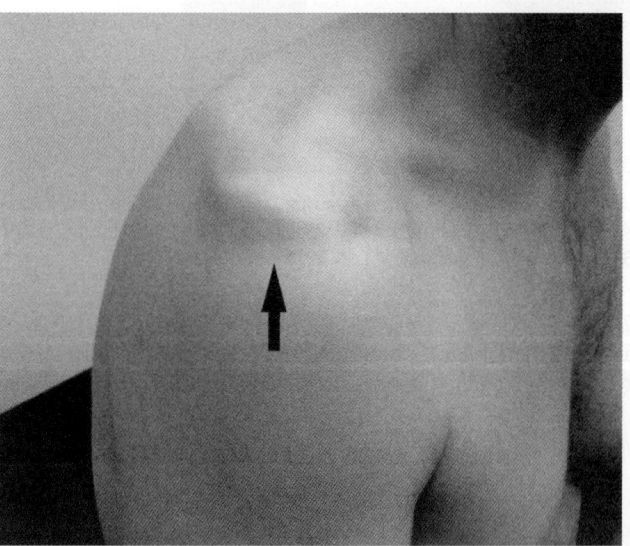

FIGURA 40.20 Teste do sulco para instabilidade inferior do ombro. Com o paciente sentado, o examinador exerce tração inferior no braço em adução (**A**). No caso de um teste positivo (**B**), a translação inferior excessiva gera uma "covinha" (*seta*) na superfície lateral do acrômio. Ao realizar esse teste com o braço em rotação lateral, a manobra também pode ser utilizada para testar a integridade das estruturas do intervalo rotador.

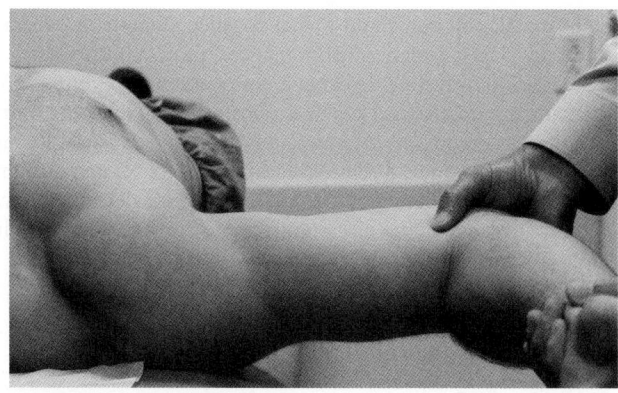 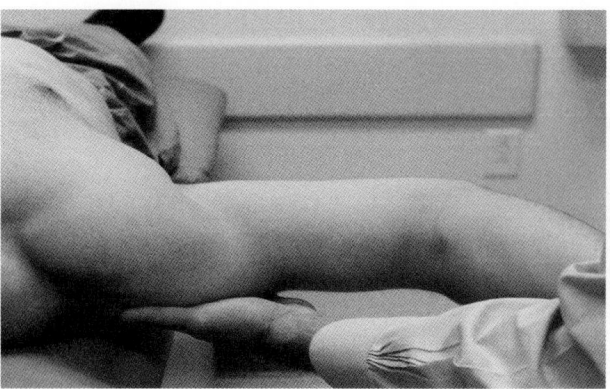

FIGURA 40.22 Testes de apreensão e do fulcro para instabilidade anterior. No teste de apreensão, o ombro é posicionado em abdução e realiza-se rotação lateral, de tal modo que fique em uma posição vulnerável à luxação, com o paciente na posição supina (**A**). Pacientes sintomáticos informarão uma sensação de apreensão, ou de "estar pronto para luxar". No teste do fulcro, essa sensação de instabilidade fica acentuada pela aplicação de uma força anteriormente direcionada na região posterior da cabeça umeral (**B**).

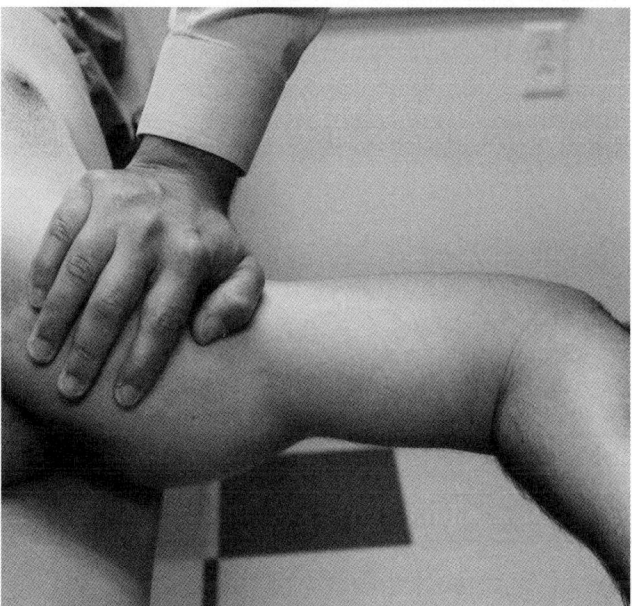

FIGURA 40.23 Teste de recolocação para instabilidade anterior. Com o paciente na posição supina, o ombro é abduzido e realiza-se rotação lateral de tal modo que fique em uma posição vulnerável para luxação. Diante de um teste de recolocação positivo, a apreensão fica reduzida com a aplicação de uma força no ombro posteriormente direcionada.

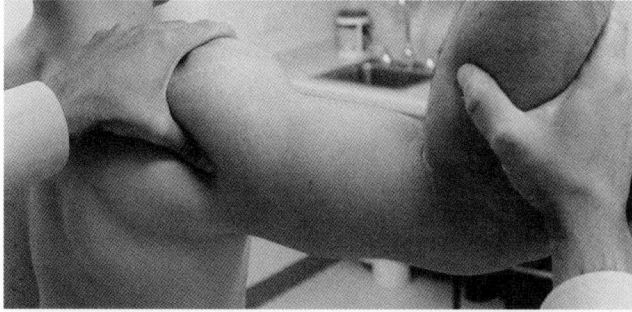

FIGURA 40.24 Teste da manivela para instabilidade anterior. O ombro é posicionado em abdução e rotação lateral, de tal modo que fique em uma posição vulnerável à luxação anterior com o paciente sentado. Uma força anteriormente direcionada é aplicada na região posterior da cabeça do úmero, a instabilidade fica acentuada, de modo a causar a sensação de apreensão, ou de "estar pronto para luxar".

Finalmente, o teste *surpresa* é outra variação do teste de apreensão, em que o exame começa com uma força posteriormente direcionada na região anterior do ombro. Visto que essa força estabiliza a articulação glenoumeral, o paciente não sente apreensão, mesmo quando o ombro é posicionado em abdução e em rotação lateral máxima. Com a abrupta remoção dessa força, o paciente sentirá apreensão ou dor súbita. Embora todas essas manobras possam detectar instabilidade anterior, um estudo recentemente publicado sugeriu que o teste surpresa pode ser o mais sensível.[199]

Estudos constataram que a especificidade dos testes de apreensão anterior, recolocação e surpresa fica acima dos 90%.[199] Por outro lado, o teste da gaveta anterior é menos específico. A sensibilidade de todos esses testes varia entre aproximadamente 50 a 70%.[76] Além disso, quando se utiliza a dor em vez da sensação de apreensão, tanto a sensibilidade como a especificidade pioram.[156]

Exames específicos para instabilidade posterior. A instabilidade posterior é testada mais adequadamente com o paciente sentado ou em pé, o que permite fácil visualização da musculatura posterior e dos contornos ósseos. Em casos de pacientes muito instáveis, pode-se observar uma cabeça do úmero desviada posteriormente com adução e rotação medial. Na maioria das vezes, os pacientes podem demonstrar sua subluxação e a posição de apreensão.

A principal manobra provocativa é o teste de Pivot-Shift *(jerk test)*. Com o braço elevado até 90° e em rotação medial (Fig. 40.25),[176] o examinador aplica uma força axial de tal forma que a cabeça do úmero seja comprimida contra a cavidade glenoidal e a escápula seja estabilizada pela outra mão do examinador. Isso pode ser facilmente conseguido, ao empurrar axialmente o cotovelo fletido. Com a adução gradual do ombro, a cabeça do úmero pode subluxar, ou mesmo luxar posteriormente, o que causa um súbito ressalto. Quando o ombro retorna à sua posição original, a cabeça umeral reduz subitamente na cavidade glenoidal, e causa outro ressalto. Os achados desse teste podem ser bastante dramáticos em pacientes com instabilidade posterior, mas talvez seja difícil gerar tais respostas se o paciente não estiver completamente relaxado. Alguns autores sugeriram que um teste doloroso tem pior prognóstico com o tratamento conservador.[176]

Exames específicos para instabilidade multidirecional. Não existe teste específico para IMD, mas a instabilidade inferior, por definição, é um aspecto importante da patologia. Portanto, testes específicos

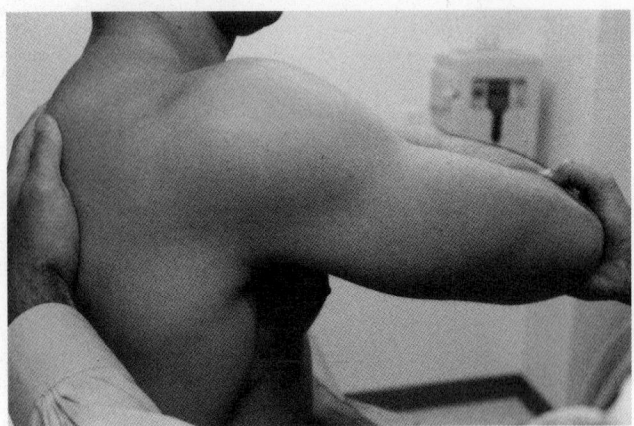

FIGURA 40.25 Teste de Pivot-Shift para instabilidade posterior. Com o paciente sentado ou na posição supina, o braço é posicionado em abdução e rotação medial. Em seguida, o examinador aplica uma força axial no úmero, enquanto o braço é horizontalmente aduzido, cruzando o tronco. No caso de um teste positivo, ocorre um súbito ressalto quando a cabeça do úmero desliza para fora da região posterior da cavidade glenoidal e quando volta a reduzir sobre a cavidade glenoidal.

de frouxidão inferior, como o sinal do sulco e o teste da hiperabdução de Gagey, podem ser sintomáticos, junto a outros testes de frouxidão (da gaveta e de carga e deslocamento). É importante mencionar a possível existência de sinais de frouxidão em outras articulações ou no ombro contralateral, mas talvez sem sintomas. Tendo em vista que a discinesia escapular já foi observada como causadora ou resultante da IMD, o examinador deverá observar uma possível assimetria da escápula, tanto em repouso como durante a elevação anterior.

Imagens e outros estudos diagnósticos para instabilidade glenoumeral

Projeção de Grashey

Em decorrência da posição oblíqua da escápula em relação ao tórax em uma radiografia anteroposterior (AP) rotineira de todo o ombro, a sombra da cabeça do úmero ficará sobreposta à fossa glenoidal. Essa projeção é de difícil interpretação com relação à articulação glenoumeral (Fig. 40.26A).

É possível obter uma radiografia anteroposterior "verdadeira" da articulação glenoumeral quando o feixe de raios X in-

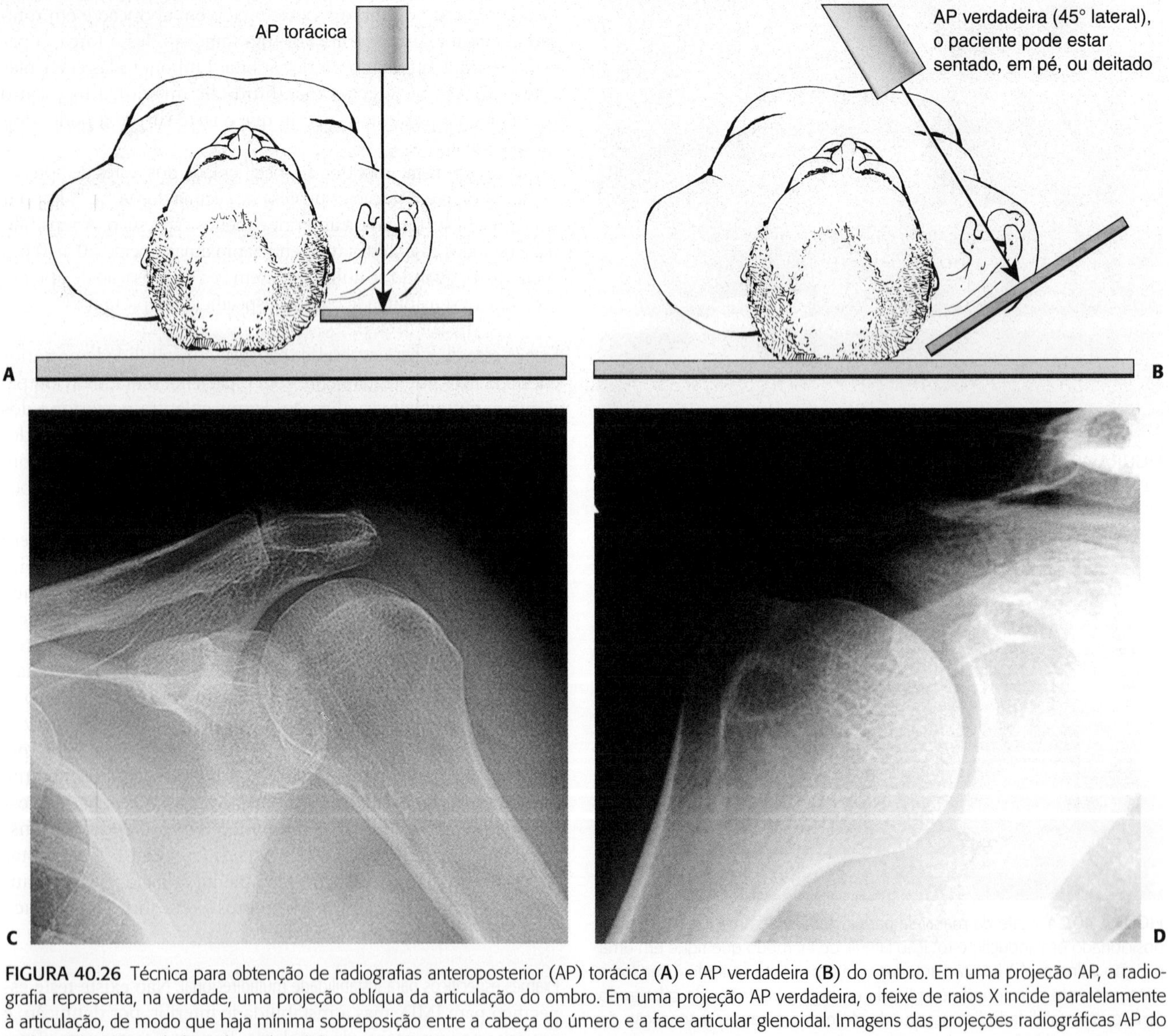

FIGURA 40.26 Técnica para obtenção de radiografias anteroposterior (AP) torácica (**A**) e AP verdadeira (**B**) do ombro. Em uma projeção AP, a radiografia representa, na verdade, uma projeção oblíqua da articulação do ombro. Em uma projeção AP verdadeira, o feixe de raios X incide paralelamente à articulação, de modo que haja mínima sobreposição entre a cabeça do úmero e a face articular glenoidal. Imagens das projeções radiográficas AP do ombro (**C**) e AP verdadeira do ombro (**D**).

cide paralelamente à fossa glenoidal, em direção ligeiramente perpendicular ao corpo da escápula (Fig. 40.26B). O feixe de raios X deve ser angulado entre 35 e 45° obliquamente ao plano sagital do corpo, centrado no processo coracoide com o cassete posicionado sobre a escápula. Nessa projeção, descrita por Grashey em 1923,[104] não há sobreposição entre a cavidade glenoidal e a cabeça do úmero. Em ombros normais, o contorno côncavo da fossa glenoidal deve corresponder à face articular convexa da cabeça do úmero. Se for observada qualquer sobreposição entre a cavidade glenoidal e a cabeça do úmero, deve-se suspeitar de luxação (Fig. 40.27). Embora seja habitual que as luxações anteriores se tornem rapidamente aparentes, as luxações posteriores podem ser muito sutis na radiografia AP. Fraturas da região inferior da glenoide também podem ser visualizadas nessa projeção, embora essa lesão seja mais bem visualizada na projeção axilar West Point que será descrita posteriormente. Além disso, vários autores observaram que a perda de 5 mm da linha esclerótica inferior da glenoide em uma projeção de Grashey tem sensibilidade moderada (50-60%), mas é altamente específica para lesões da borda anterior associadas com recidiva da instabilidade anterior (Fig. 40.28).[14,154]

Projeções axilares

Uma radiografia AP da articulação glenoumeral deve ser acompanhada por uma projeção ortogonal, para documentar a localização da cabeça do úmero em relação à fossa glenoidal. Nesse caso, prefere-se uma projeção axilar, por exibir com clareza a anatomia óssea e também para determinar se a cabeça do úmero está posicionada. Essa projeção demonstra inequivocamente a direção e o grau de desvio da cabeça do úmero; além de algumas fraturas associadas a ela e à glenoide.

A radiografia *axilar padrão* é obtida mediante a colocação do cassete sobre a região superior do ombro, com direcionamento do feixe de raios X entre o tórax e o braço em abdução (Fig. 40.29A). Para pacientes impossibilitados de abduzir o braço, foram descritas duas outras técnicas. A projeção *lateral axilar no trauma* é realizada com o paciente em posição supina, com o braço acometido imobilizado em uma tipoia e apoiado em uma cunha de espuma ou um travesseiro. Essa projeção exige mínima abdução (Fig. 40.29B). Opcionalmente, obtém-se a projeção *lateral axilar de Velpeau* (Fig. 40.30) com o paciente inclinado para trás e com o braço em uma tipoia, até posicionar o ombro sobre um cassete horizontal posicionado no nível lombar. O feixe de raios X deve ter direção superoinferior.[33]

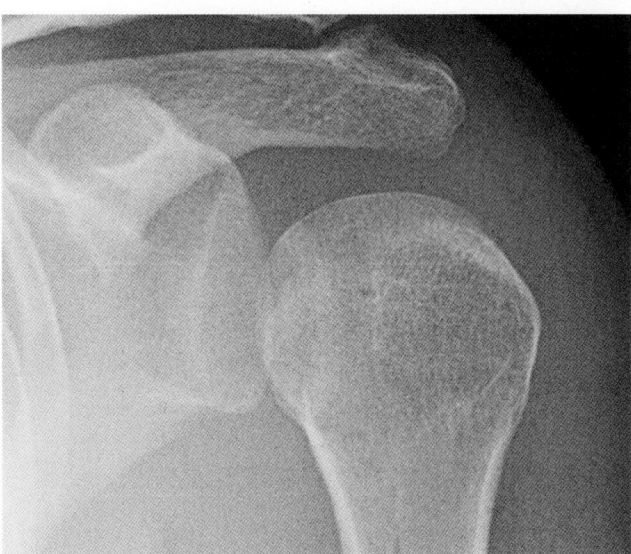

FIGURA 40.27 Radiografia AP do ombro em um caso de luxação posterior. Notar o espaço ampliado entre a borda anterior da cavidade glenoidal e a cabeça do úmero.

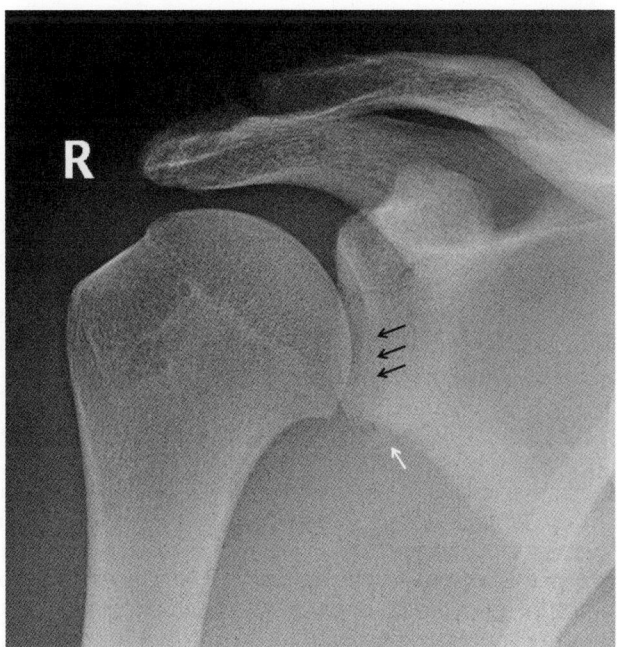 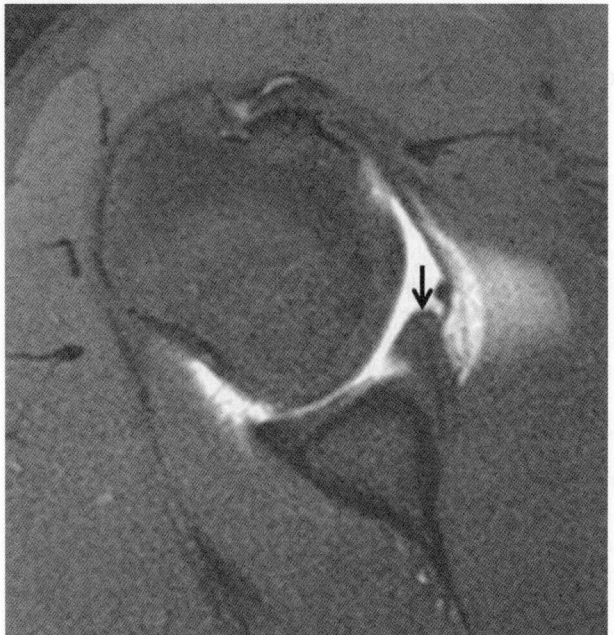

FIGURA 40.28 A: Projeção de Grashey com desaparecimento da linha esclerótica anterior (*setas pretas*), que tem sensibilidade moderada, mas que é altamente específica para fraturas da borda anterior da região inferior da cavidade glenoidal (*seta branca*). **B:** RM correspondente, mostrando uma lesão de Bankart ósseo.

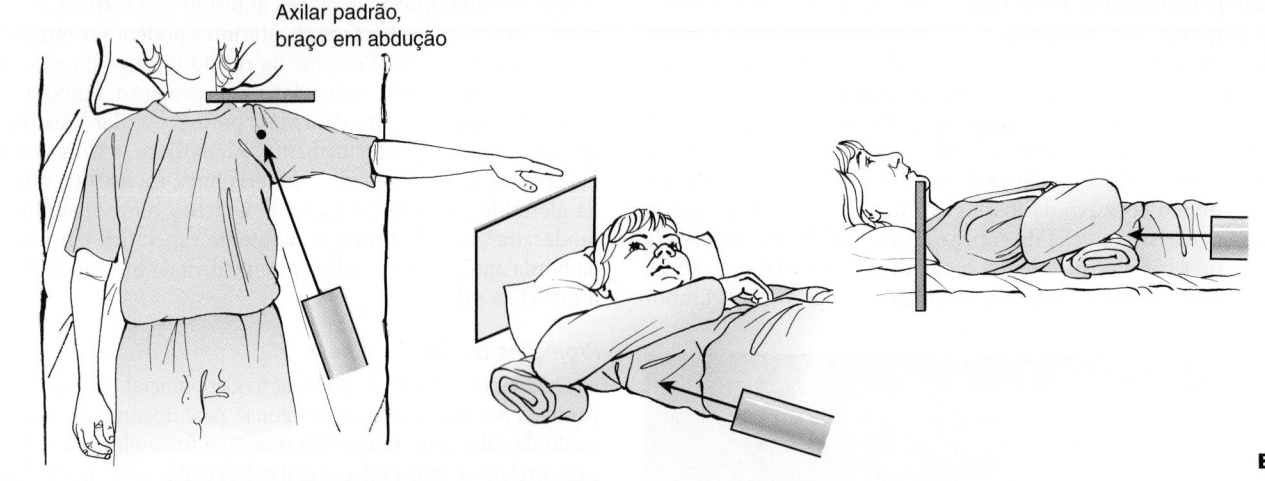

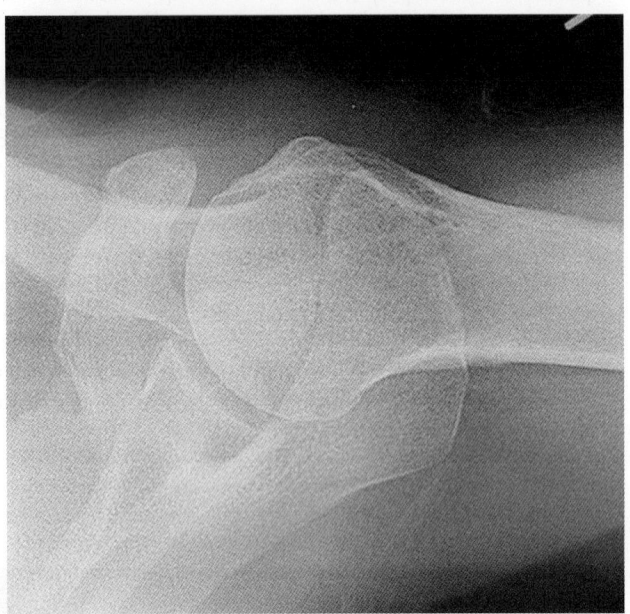

FIGURA 40.29 Técnicas para obtenção de radiografias nas projeções axilar padrão (**A**) e lateral axilar no trauma (**B**). Imagem da projeção radiográfica lateral axilar (**C**) demonstrada.

A projeção *axilar de West Point* proporciona uma visão tangencial da região anterior da cavidade glenoidal, sendo particularmente útil na identificação de fraturas da borda glenoidal, não observadas na projeção *axilar padrão* e em suas modificações para traumas. A projeção de West Point é obtida com o paciente em pronação com o cassete posicionado sobre a região superior do ombro. O feixe de raios X deve ser direcionado em 25° inferiormente a partir da horizontal, e 25° internamente na direção da axila (Fig. 40.31).[304]

Projeção escapular em Y

A projeção escapular em Y é uma segunda projeção ortogonal para a projeção de Grashey; no entanto, é difícil compreender a anatomia óssea, especialmente quanto à localização da cabeça do úmero em relação à fossa glenoidal.

A radiografia é obtida mediante o posicionamento do cassete na região anterolateral do ombro, com direcionamento do feixe de raios X no sentido médio-lateral, paralelamente à espinha da escápula (Fig. 40.32).[227] As sombras da radiografia delineiam a escápula como uma letra "Y" – daí o nome dessa projeção. Os dois ramos superiores da letra Y representam a espinha escapular e o processo coracoide, respectivamente, enquanto o ramo inferior do Y representa o corpo da escápula. A fossa glenoidal está localizada no centro do Y, onde todos os ramos da letra fazem intersecção e onde a cabeça do úmero deve estar centrada.

Projeção oblíqua apical

Algumas vezes denominada de projeção de *Garth,* a projeção oblíqua apical revela com clareza as bordas glenoidais anteroinferior e posterossuperior. Nessa projeção, é possível observar fraturas anteroinferiores recentes ou perda óssea crônica associada a recidiva da instabilidade. Além disso, também podem ser observadas lesões de Hill-Sachs, pois a região posterolateral da cabeça do úmero fica bem definida.

Nessa projeção, o paciente deve ficar ereto com o cassete posicionado horizontalmente, de encontro à escápula. Como na projeção de Grashey, o feixe de raios X deve ser direcionado ortogo-

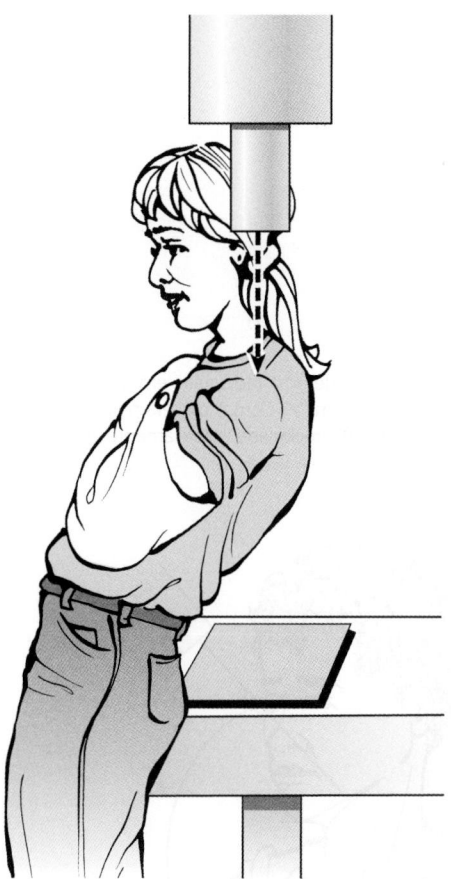

FIGURA 40.30 Posicionamento do paciente para radiografia na projeção lateral axilar de Velpeau.

nalmente à escápula, para que seja obtida uma AP "verdadeira" da articulação. Além disso, usa-se uma projeção com inclinação caudal de 45°, de modo que o feixe fique direcionado para baixo e no sentido médio-lateral[87,88] (Fig. 40.33).

Projeção de Stryker Notch

A projeção de *Stryker Notch* é a mais apropriada para a caracterização da lesão de Hill-Sachs e da região posterossuperior da cabeça do úmero (Fig. 40.34).[115] A imagem é obtida com o paciente na posição supina, com o cassete sob o ombro. A palma da mão fica apoiada sobre a cabeça do paciente, com o braço em flexão anterior, de tal modo que o cotovelo fletido fique sobre a face, apontando diretamente para cima. O feixe de raios X deve ser angulado em direção cranial de aproximadamente 10° em relação a uma linha vertical ortogonal ao tronco do paciente. O feixe é centrado sobre o coracoide.

Tomografia computadorizada e imagens por ressonância magnética

Frequentemente a tomografia computadorizada (TC) e imagens por ressonância magnética (RM) são necessárias para que se possa compreender integralmente a patogênese da instabilidade glenoumeral. A TC pode ter utilidade para lesões recentes, quando radiografias de qualidade limitada ou outras circunstâncias não demonstram com clareza a patologia da articulação glenoumeral. A TC também é importante na determinação do tamanho e do desvio de uma fratura glenoidal suspeita, ou na presença de fraturas do terço proximal do úmero, pois tais lesões podem ser

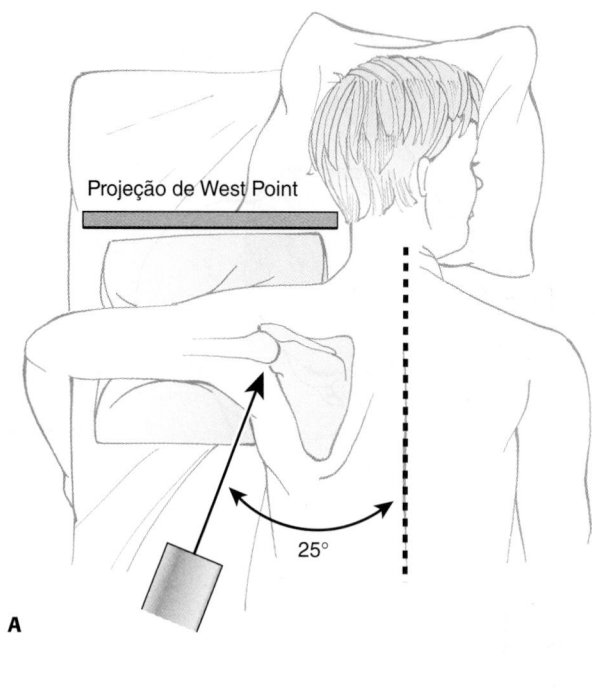

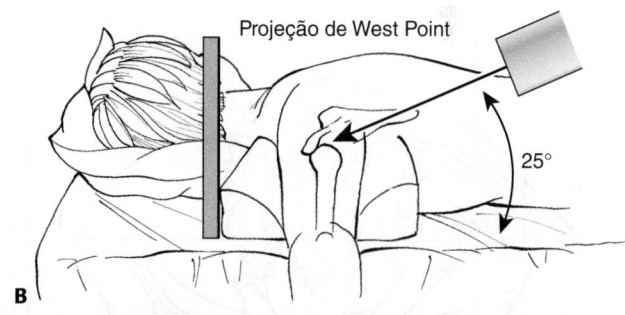

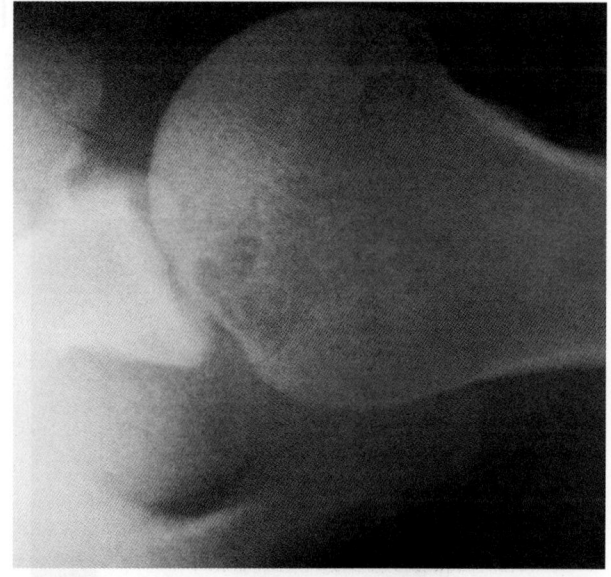

FIGURA 40.31 Projeção de West Point para identificação de lesão da borda glenoidal. Essa radiografia é obtida com o paciente em pronação. O feixe é angulado em aproximadamente 25° a partir do plano sagital médio (**A**), para a obtenção de uma projeção tangencial da cavidade glenoidal. Além disso, o feixe é angulado para baixo em 25° (**B**), para destacar a região anterior e posterior da cavidade glenoidal. Dessa forma, pode-se visualizar com clareza toda a borda glenoidal (**C**).

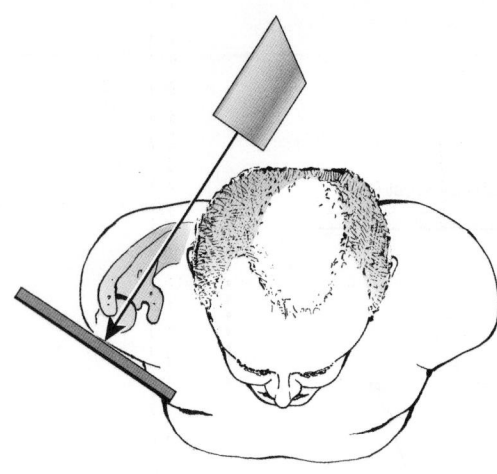

FIGURA 40.32 Técnica para obtenção de uma radiografia em projeção lateral da escápula, também conhecida como projeção em "Y". Com o cassete posicionado na região anterolateral do ombro, o feixe de raios X é direcionado paralelamente ao plano da escápula.

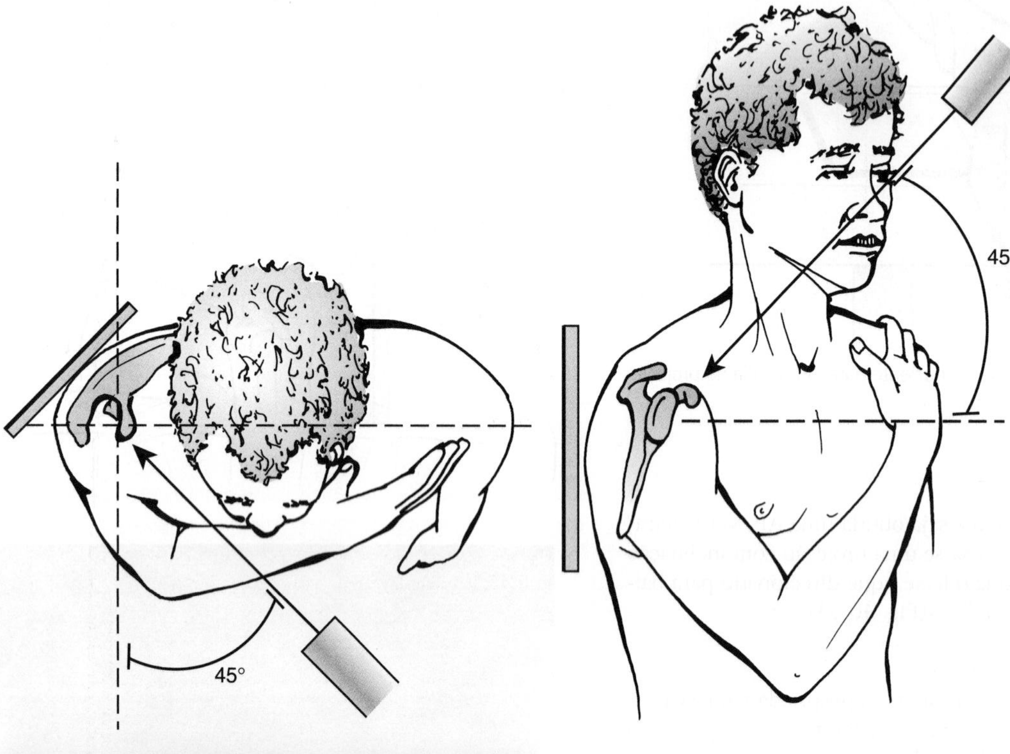

FIGURA 40.33 Projeção oblíqua apical para identificação de lesão da borda glenoidal. Essa radiografia é obtida com o feixe angulado em aproximadamente 45° (**A**), para que seja obtida uma projeção "AP verdadeira" da cavidade glenoidal. O feixe é também angulado para baixo em 45° (**B**), para destacar a região anteroinferior da cavidade glenoidal. Dessa forma, pode-se visualizar facilmente um defeito ósseo na região anteroinferior da glenoide (**C**). (Modificado de Garth WP, Slappey CE, Ochs CW. Roentgenographic demonstration of instability of the shoulder: The apical oblique projection. A technical note. *J Bone Joint Surg* 1984;66-A:1450–1453.)

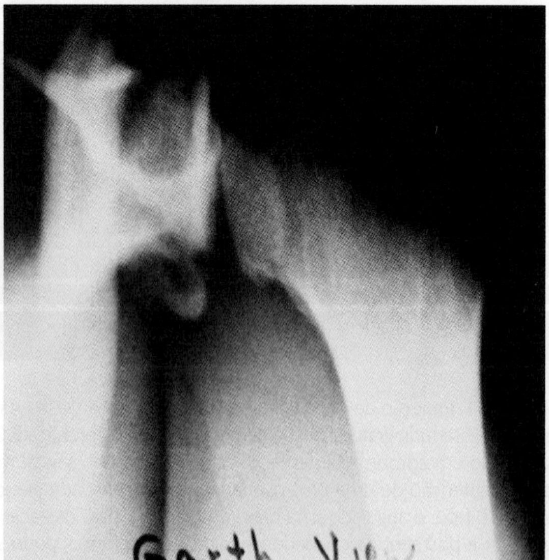

de difícil interpretação nas radiografias de rotina. Na fase aguda, a necessidadade de RM é limitada.

Em um caso subagudo ou não recente (primeira consulta após uma luxação primária), se for considerada a possibilidade de tratamento cirúrgico, a RM é considerada o padrão de referência (em comparação com TC) para a determinação da anatomopatologia, pois, na maioria dos casos, as lesões são capsuloligamentares. Também devemos recorrer à RM para avaliar as lesões do manguito rotador e avulsões umerais dos ligamentos glenoumerais (HAGL). É importante lembrar que foi demonstrada maior sensibilidade da artro RM (injeção de contraste na articulação), em comparação com a RM convencional, na detecção de lesões labiais, capsulares e do manguito rotador; esta é a investigação de escolha para patologias dos tecidos moles.[50,191]

No entanto, muitos dos estudos comparativos entre artro RM e RM convencional foram realizados na década de 1990 com máquinas de resolução mais baixa (não 3-Tesla).[50] Estudos mais recentes confirmam alta sensibilidade e especificidade tanto para a artro RM como para a RM convencional, mas ainda favorecem a artro RM.[250] Com o uso da artro RM, foram obtidas sensibilidades > 95% e especificidades próximas a 100% para lesões labiais e do manguito rotador; a RM 3-T convencional teve especificidades parecidas,[250] mas sensibilidades mais baixas, na faixa de 80 a 90%.[162,202]

Conforme será discutido mais adiante nessa seção, um exame de TC com reconstruções tridimensionais é o estudo ideal para a avaliação da patologia óssea: fratura recente, perda óssea glenoumeral anteroinferior e deformidade de Hill-Sachs. A adição do contraste para a artro TC permite a visualização de patologias dos tecidos moles como, por exemplo, lesões do manguito rotador e lesões capsulares. A sensibilidade da artro TC se aproxima da sensibilidade da RM convencional para a avaliação das lesões labiais (80 a 90%) e tem especificidade na faixa dos 90%. No entanto, a artro TC ainda não é tão eficiente como a artro RM.[50,349] Além disso, os tecidos moles extracapsulares não são satisfatoriamente visualizados[249] e a qualidade das imagens ainda varia consideravelmente entre as instituições.

Definição de perda óssea glenoidal

As radiografias são moderadamente sensíveis para a identificação da perda óssea da glenoide,[21,26,88] mas têm pouca valia para a mensuração de perdas clinicamente relevantes. Estudos de TC com reconstruções e modelos tridimensionais são o padrão-ouro, pois a RM pode subestimar o grau de perda óssea.[148] De posse desses estudos e de imagens contralaterais do ombro, pode-se superpor um círculo de melhor ajuste dos dois terços inferiores do ombro normal no lado afetado, com o objetivo de estimar a quantidade de perda óssea.[26,200] O diâmetro médio desse círculo para uma cavidade glenoidal normal mede aproximadamente 24 mm.[141] Numerosos métodos já foram tentados para a estimativa da perda óssea, mas o mais simples deles envolve o uso do diâmetro para o cálculo dessa porcentagem (Fig. 40.35).[200]

$$\% \text{ de Perda óssea} = \frac{(\text{Raio do círculo de melhor ajuste}) - (\text{Distância desde o centro até a lesão anterior})}{\text{Diâmetro do círculo de melhor ajuste}}$$

De acordo com Lo et al.,[200] uma lesão anterior de 7,5 mm corresponde a aproximadamente 25% de perda óssea total. É importante lembrar que pequenas diferenças no diâmetro do círculo de melhor ajuste, juntamente com o ângulo no qual as reconstruções sagitais são elaboradas em relação ao corpo da escápula, fazem uma diferença significativa nas mensurações.

Definição de lesão de Hill-Sachs

Em alguns casos, a lesão de Hill-Sachs, sobretudo se de grandes dimensões, pode ser visualizada em radiografias de rotina, especialmente nas radiografias AP "verdadeiras" do ombro, bem como em uma projeção axilar comum. Uma projeção AP verdadeira com completa rotação medial do braço possibilita melhor visualização; mas nenhuma dessas projeções terá máxima sensibilidade. A projeção de Stryker-Notch é a mais sensível para a identificação da lesão de Hill-Sachs, sendo considerada a de melhor visualização para a avaliação de suas dimensões relativas.[115] Mas em última análise, estudos de TC e imagens com reconstru-

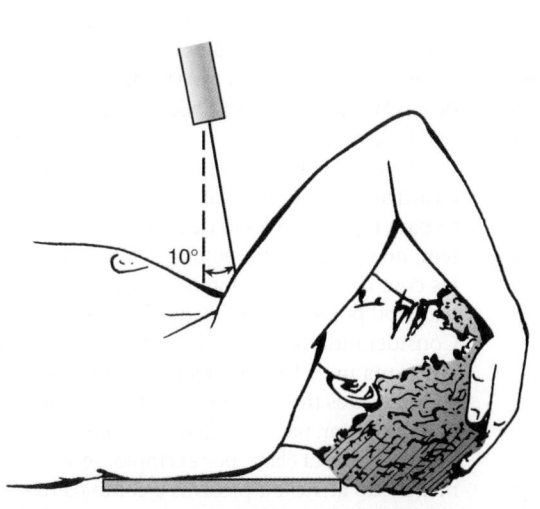
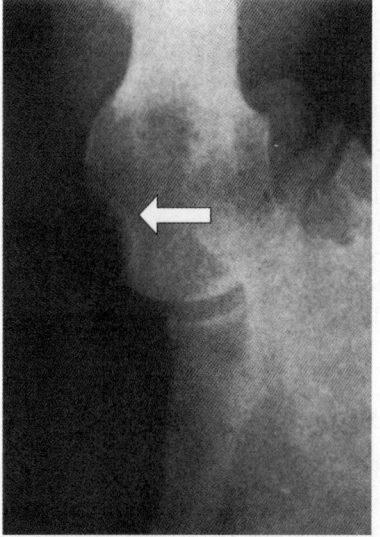

FIGURA 40.34 Projeção de Stryker Notch para defeitos na cabeça umeral. O paciente fica na posição supina com o braço em flexão de 120°, de modo que a mão possa ser posicionada no topo da cabeça (**A**). O feixe de raios X é, então, angulado em aproximadamente 10°. A radiografia (**B**) pode revelar com clareza a presença de qualquer defeito ósseo (*seta*). (Modificado de Hall RH, Isaac F, Booth CH. Dislocations of the shoulder with special reference to accompanying small fractures. *J Bone Joint Surg* 1959;41:489-494.)

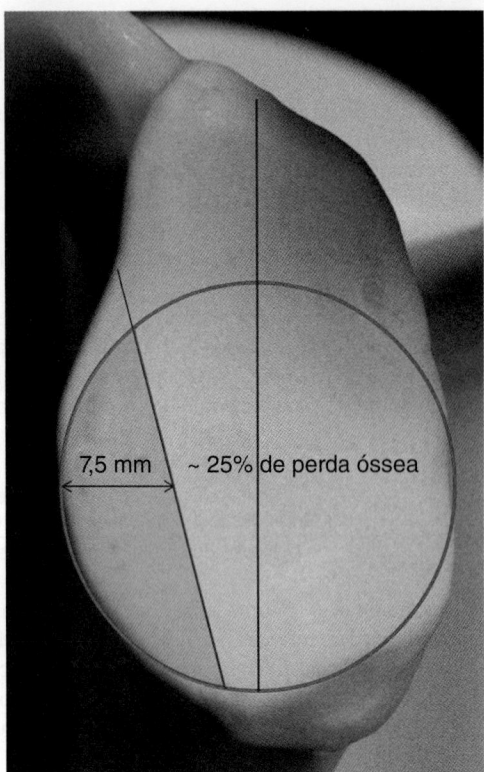

FIGURA 40.35 Utilizando o círculo de melhor ajuste dos dois terços inferiores da cavidade glenoidal, pode-se estimar a perda óssea total da glenoide com a equação descrita no texto. O diâmetro médio da cavidade glenoidal é de 24 mm; 7,5 mm de perda óssea anterior corresponde a aproximadamente 25% de perda total.

ções tridimensionais, são os métodos ideais; no entanto, não existe uma forma universal padronizada para mensurar o tamanho ou sua significância. Muitos métodos têm utilizado o percentual da face articular total como método de avaliação da lesão, mas ao contrário da evolução na mensuração da perda óssea glenoidal, ainda há necessidade de melhores métodos.

Artroscopia diagnóstica

Em última análise, se houver qualquer dúvida em relação ao diagnóstico ou sobre a quantidade de perda óssea glenoidal ou umeral, uma artroscopia diagnóstica é o instrumento ideal para esclarecimento do caso. Lo et al. descreveram um método de quantificação da perda óssea glenoidal mediante a medição da largura da cavidade, utilizando a "área nua" como ponto de referência. Esse ponto relativamente constante é definido pela ausência de cartilagem no centro da cavidade glenoidal nativa.[199] Além disso, é possível determinar o tamanho, encaixe e relevância clínica da lesão de Hill-Sachs.

EXAME DIAGNÓSTICO PREFERIDO PELO AUTOR

Instabilidade aguda

Na sala de emergência, em um paciente com luxação reduzida, prefere-se uma projeção AP verdadeira ou de Grashey para avaliar a concentricidade da articulação e os sinais de fratura da cavidade glenoidal ou do terço proximal do úmero; uma projeção oblíqua apical ou de Garth para melhor visualizar uma fratura da glenoide, e uma projeção de Velpeau ou axilar no trauma para determinar com clareza a redução da articulação. Nenhuma dessas projeções requer a remoção do imobilizador. Se houver qualquer dúvida com relação à redução da articulação, é realizado um estudo de TC – embora isso seja incomum.

Instabilidade crônica

No consultório, a avaliação do paciente com recidiva da instabilidade dependerá das mesmas projeções utilizadas em fraturas recentes, mas deve-se acrescentar uma projeção Stryker-Notch para a avaliação da lesão de Hill-Sachs. Se, com base na história e nas radiografias, a preocupação com a perda óssea não for considerável, a melhor opção é um estudo convencional de RM de alta resolução, não apenas para avaliar a possibilidade de lesão capsular, mas também para investigação de outras patologias, como HAGL ou uma lesão do manguito rotador. Dada a alta qualidade dos modernos aparelhos de RM, bem como a natureza invasiva e o custo adicional da artrografia, estudos de artro RM não são rotineiramente solicitados.

Se, por outro lado, a perda óssea causar grande preocupação, deve-se solicitar um estudo de TC. Mas com a evolução das artro TC, este talvez seja, isoladamente, o estudo ideal, embora a qualidade das imagens difira entre instituições. Antes de prosseguir com esse estudo, sempre deveremos considerar a idade do paciente, a radiação adicional dos estudos de TC e sua natureza invasiva.

Por último, se restar alguma dúvida em relação ao grau de perda óssea, o Hill-Sachs "engaging", a qualidade do tecido, ou a presença de outra patologia intra-articular, deverá ser realizada uma artroscopia diagnóstica.

MENSURAÇÃO DOS RESULTADOS PARA INSTABILIDADE GLENOUMERAL

Escores gerais para a saúde e para o ombro, como o *Medical Outcomes Study 36-item Short Form* (SF-36) e o escore do *American Shoulder and Elbow Surgeons* (ASES), respectivamente, têm sido empregados para medir resultados para a instabilidade. No entanto, esses escores não são ideais e, além deles, existem dois escores específicos para instabilidade glenoumeral já desenvolvidos: o *Western Ontario Shoulder Instability Index* (WOSI) e o *Oxford Instability Score*.

O escore de Rowe foi descrito por Carter Rowe em seu clássico artigo de 1978, no qual avaliou resultados de longo seguimento para reparos da lesão de Bankart.[307] Esse escore não validado tem, no máximo, cem pontos e classifica o resultado dos pacientes com base em três domínios relacionados ao ombro: estabilidade (50 pontos), mobilidade (20 pontos), e função (30 pontos). Considerando que este foi o primeiro escore desenvolvido, ele apresenta uma série de pontos fracos. Primeiramente, os diversos pesos dos três itens são arbitrários e sem fundamentação. Em segundo lugar, não foi esclarecido como os três domínios são avaliados. Não está claro, por exemplo, se as mensurações do movimento são ativas ou passivas e como os três movimentos (rotação lateral, elevação anterior e rotação medial) se combinam para compor os vinte pontos. Por essas razões, esse escore apenas pode ser empregado para comparação histórica, ao lado de um moderno escore de resultado devidamente validado.

O WOSI é um escore validado, estabelecido em 1998.[178] O teste consiste em 21 perguntas com quatro domínios: sintomas físicos (dez perguntas); esportes, recreação e trabalho (4 perguntas); estilo de vida (quatro perguntas); e emoções (três perguntas). O escore varia de zero a 2.100; escores mais baixos representam melhores resultados. Calcula-se um escore percentual com o uso da fórmula a seguir:

$$\frac{2.100 - \text{escore bruto}}{2.100 \times 100}$$

A estimativa para uma diferença mínima clinicamente importante (DMCI) é de 220 pontos ou 10,4%. Para diferenças moderadas e grandes, as estimativas são de 469 (22,3%) e 527 (25%), respectivamente. Foi demonstrado que o WOSI tem melhor resposta na mensuração da instabilidade do ombro, quando comparado aos escores: Rowe, DASH, Constant, ASES, UCLA, e SF-12.

O *Oxford Shoulder Instability Questionnaire* foi desenvolvido em 1999 por Dawson et al.[62] Esse é um questionário de doze itens; cada item recebe uma pontuação de um a cinco e os números mais altos refletem maior gravidade. Os números são combinados de modo a formar um escore de doze a sessenta, e o número mais baixo é considerado o melhor escore. As perguntas foram desenvolvidas mediante entrevista de vinte pacientes com instabilidade do ombro e, em seguida, iterativamente por meio do reteste das perguntas em diferentes grupos e ocasiões. A validade do questionário foi ainda testada por meio de estudos prospectivos comparados a outros escores para o ombro, com concordância moderada.

Os escores WOSI e Oxford são instrumentos confiáveis e reprodutíveis para uso em um estudo moderno que se proponha a avaliar a instabilidade do ombro.

ABORDAGENS CIRÚRGICAS COMUNS PARA A INSTABILIDADE GLENOUMERAL

Abordagem anterior aberta para a instabilidade glenoumeral

A incisão cutânea varia, dependendo do procedimento. Se a cirurgia for realizada sobretudo na região glenoidal, uma incisão bastante estética é realizada sobre a prega axilar anterior, que é identificada com a abdução do braço, com início em um ponto imediatamente distal ao processo coracoide (Fig. 40.36A). Se a operação for realizada na região umeral, a incisão cutânea pode ser direcionada mais lateralmente, a partir do coracoide. Depois da incisão cutânea e dissecção subcutânea, o cirurgião identifica o intervalo entre os músculos deltoide (parte anterior) e peitoral maior. Essa área, também conhecida como intervalo deltopeitoral, é definida pela veia cefálica, que deve ser dissecada e afastada do campo cirúrgico (Fig. 40.36B). A cefálica drena a parte anterior do deltoide e, com isso, fica mais fácil afastar lateralmente a veia; contudo, o cirurgião deve limitar o grau de afastamento da veia, a fim de prevenir uma lesão. Caracteristicamente, esse intervalo se situa em uma área ligeiramente medial à incisão cutânea.

Um afastador autoestático, aplicado sob o deltoide e o peitoral, permite a visualização da fáscia clavipeitoral subjacente, que pode ser incisada apenas na borda lateral das fibras do músculo coracobraquial (Fig. 40.36C). A mobilização do braço em flexão e em leve abdução relaxa o deltoide e pode ajudar na exposição. Nesse ponto, embora alguns cirurgiões experientes posicionem um afastador autoestático sob o tendão conjunto, isso não é aconselhável, dado o risco de lesão ao nervo musculocutâneo. Em média, esse nervo penetra a 5 cm da ponta do coracoide. Mas em nossa experiência, esse ponto pode ficar próximo até 1 cm de distância.[372]

Um afastador manual rombo, como o de Green, pode tracionar medialmente o tendão conjunto, oferecendo exposição ao músculo e tendão do subescapular. Alguns cirurgiões liberam parte lateral do tendão conjunto para melhorar a exposição, mas não temos experiência com esse procedimento. Normalmente existe uma bolsa suprajacente ao músculo e ao tendão; essa bolsa deve ser excisada. Com frequência o nervo axilar pode ser facilmente palpado e visualizado em uma área ligeiramente medial e inferior no subescapular. Esse nervo deve ser protegido com um afastador manual.

É provável que a manipulação do subescapular para exposição até a cápsula subjacente seja o aspecto mais importante da exposição. O músculo e o tendão do subescapular, suprajacentes, podem ser divulsionados em linha com suas fibras, ou podem ser incisados a 1 cm medial à sua inserção no tubérculo menor (Fig. 40.36D) e, a seguir, rebatidos medialmente. Aqui, o essencial é definir o plano entre o subescapular e a cápsula medialmente, profundamente à parte muscular do subescapular, porque o tendão e a cápsula se fundem lateralmente.

Nesse ponto, a cápsula pode ser incisada de diversas formas, dependendo da preferência do cirurgião e do objetivo da cirurgia. Ao fazer uma capsulorrafia aberta, é preferível uma incisão em "T" com uma incisão horizontal no centro da articulação e uma incisão vertical situada medial e paralelamente à borda glenoidal.

Abordagem posterior aberta da instabilidade glenoumeral

O cirurgião aplica a incisão cutânea localizada imediatamente medial ao ângulo posterolateral do acrômio, com extensão até a prega axilar. Abordagens tradicionais liberavam o músculo deltoide de sua origem no acrômio. No entanto, o acesso pode ser obtido pela divulsão do deltoide, mais facilmente realizada entre os terços médio e posterior, frequentemente identificados por uma tira de tecido adiposo. Normalmente essa divisão também tem seu início no ângulo posterolateral do acrômio, avançando até a borda superior do redondo menor – aproximadamente 10 cm (Fig. 40.37). A vantagem teórica dessa modificação é a preservação da força e função do deltoide posterior.

Em alguns casos, em pacientes cujo músculo deltoide contém significativo volume e tônus em repouso, talvez não seja possível uma exposição adequada do ombro simplesmente pela divulsão do músculo. Nessas raras circunstâncias, o deltoide posterior é desinserido de sua origem no acrômio e, em seguida, reinserido ao final do procedimento, por meio de túneis ósseos.

O infraespinal é identificado por sua natureza bipenada e por sua ampla inserção posterior no tubérculo maior. O redondo menor está situado inferiormente e possui inserção mais estreita.

Em geral o tendão do infraespinal é frouxo, e pode apenas ser superiormente afastado, em vez de liberado. Em seguida, as fibras do músculo redondo menor são inferiormente afastadas, para que se ganhe exposição para a cápsula posterior. A rotação lateral pode ajudar a relaxar esses músculos. Opcionalmente, existe uma tira de tecido adiposo entre as partes superior e inferior do redondo que pode ser dividida para permitir a exposição até o ponto intermediário da cápsula articular.

A cápsula posterior deve ser isolada medialmente da musculatura com o deslizamento de um dedo, ou com um instrumen-

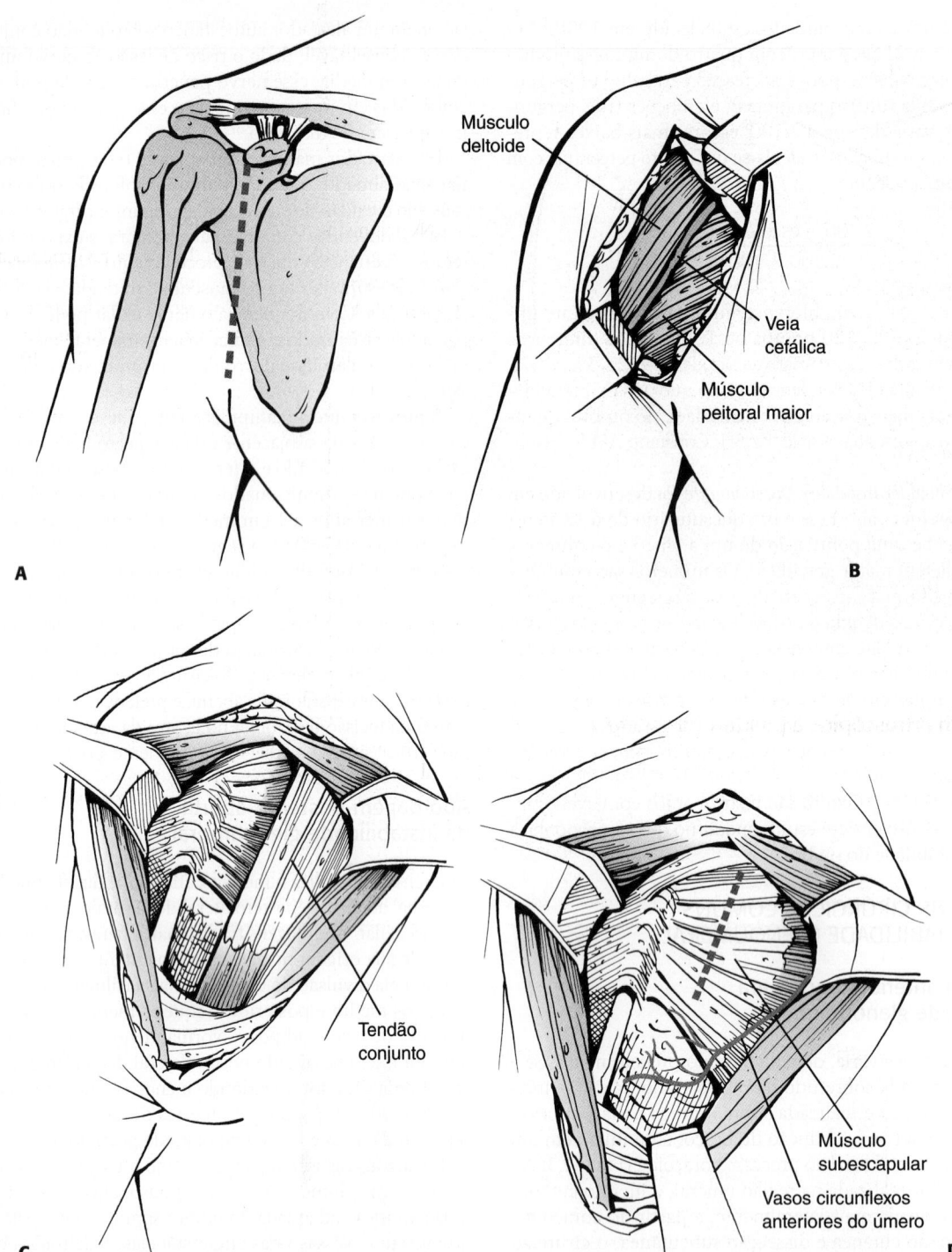

FIGURA 40.36 Abordagem anterior no ombro. **A:** A incisão se estende desde o coracoide até a prega axilar. **B:** O cirurgião identifica e aborda o intervalo deltopeitoral, mobilizando lateralmente a veia cefálica junto ao deltoide. **C:** O tendão conjunto e o subescapular são identificados. **D:** O cirurgião faz uma tenotomia vertical do subescapular e o separa da cápsula subjacente.

to rombo. Lateralmente, entretanto, há necessidade de uma meticulosa dissecção a bisturi, para que a parte tendínea dos músculos seja separada da cápsula.

Se a exposição se revelar difícil, o músculo infraespinal poderá ser isolado com um dreno de Penrose aplicado para tração. Em seguida, o tendão pode ser incisado a 0,5 cm de sua inserção e medialmente rebatido. Deve-se evitar um excessivo afastamento medial, para evitar lesão do nervo supraescapular. É preciso tomar cuidado ao manipular o redondo menor, porque o nervo axilar e os vasos circunflexos posteriores do úmero se situam em uma região imediatamente inferior, no espaço quadrilátero.

Após o isolamento da cápsula posterior, esta deve ser incisada para a exposição da articulação. As incisões para a capsulotomia variam, dependendo de cada procedimento e técnica, conforme será descrito mais adiante.

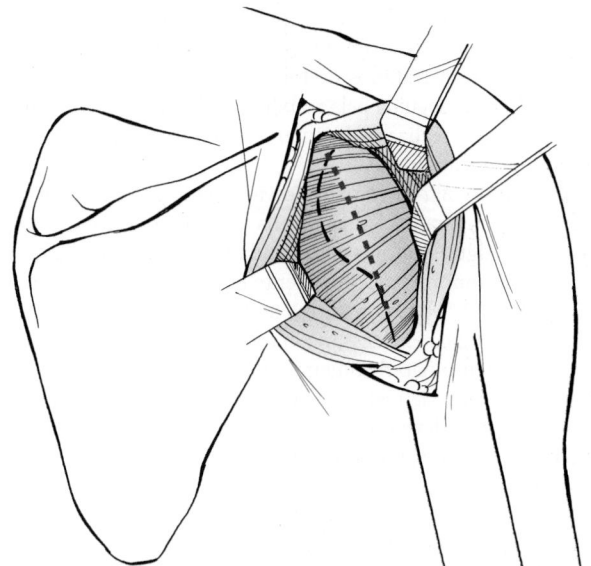

FIGURA 40.37 Abordagem posterior ao ombro. Após a incisão cutânea, o músculo deltoide pode ser divulsionado ao longo de suas fibras, desde o acrômio até a borda superior do redondo menor. Então, os tendões do manguito rotador subjacentes podem ser divulsionados, para permitir o acesso à cápsula e articulação do ombro.

Abordagem artroscópica e posição dos portais

As estruturas ósseas subcutâneas típicas assinaladas na pele antes da cirurgia são: espinha da escápula, acrômio, clavícula, articulação acromioclavicular, e processo coracoide (Fig. 40.38). Com base nesses pontos de referência, pode-se definir o posicionamento do portal inicial. Embora a artroscopia do ombro possa ser realizada na posição de decúbito lateral ou na posição de cadeira de praia, o posicionamento dos portais artroscópicos é similar para as duas abordagens cirúrgicas diferentes. Normalmente os procedimentos de estabilização artroscópica utilizam vários portais intra-articulares, como os portais anterior e posterior de rotina, bem como portais acessórios, como o portal superolateral acessório.

O portal posterior primário é definido pelo ponto macio natural existente entre a cabeça do úmero e a cavidade glenoidal posteriormente (Fig. 40.38) – tipicamente cerca de 1-2 cm , e 2-3 cm distalmente ao ângulo posterolateral do acrômio.

Normalmente, o portal anterior primário é produzido em seguida (Fig. 40.38). Esse portal penetra na articulação glenoumeral através do espaço triangular, definido pelo tendão da cabeça longa do bíceps superiormente, a borda superior do tendão do subescapular inferiormente, e a região anterossuperior da cavidade e lábio glenoidais medialmente (Fig. 40.39). Com o uso de uma agulha espinal, é possível determinar mais adequadamente o local e o ângulo de entrada para esse portal na pele, o que permite confirmar que o posicionamento do portal permitirá acesso apropriado a todas as estruturas necessárias, antes que seja feita a incisão cutânea. A posição superoinferior desse portal também variará, de acordo com o uso pretendido. Esse portal deve ficar posicionado imediatamente acima da borda superior do tendão do subescapular, sendo frequentemente denominado portal anteromedial, para permitir um acesso apropriado à parte anteroinferior do lábio glenoidal durante o seu reparo artroscópico.

Também foi descrito um portal anteroinferior, caso haja necessidade de inserir âncoras de sutura com posicionamento suficientemente inferior durante o reparo artroscópico da parte anteroinferior do lábio glenoidal.[61] O portal é produzido em um local mais inferior do que o portal anterior normal, e passa através do tendão do subescapular para obter acesso à posição de cinco ou seis horas na cavidade glenoidal.

Com frequência utiliza-se um portal superolateral acessório para procedimentos de estabilização artroscópica; esse portal é produzido através do intervalo rotador.[61,188] Habitualmente, esse portal é utilizado para a visualização da região anterior da glenoide durante o reparo labial anterior.

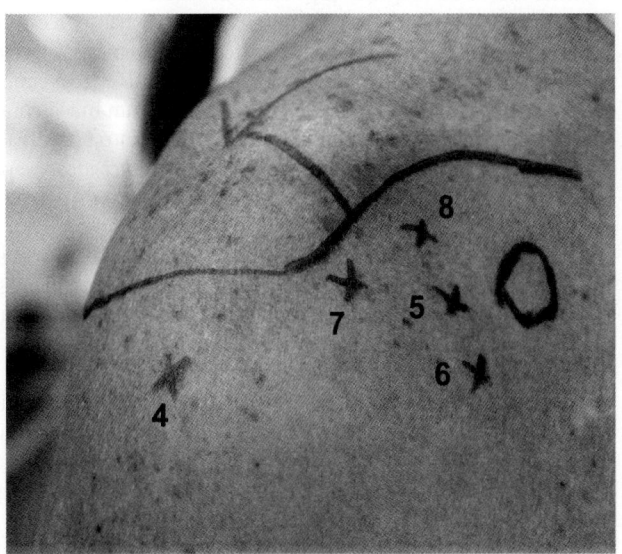
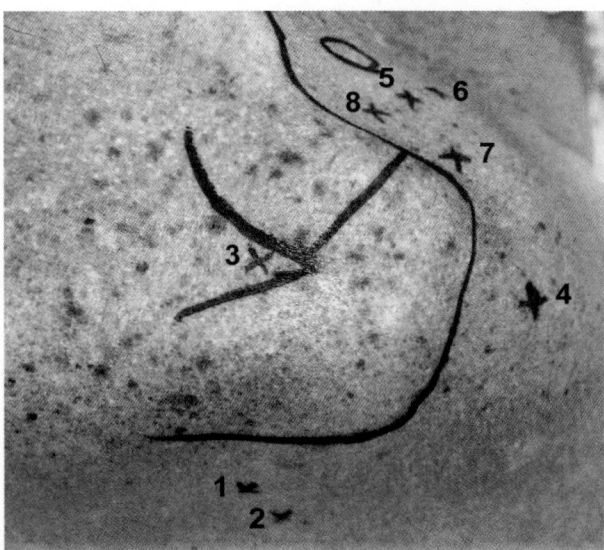

FIGURA 40.38 Projeções anterior (**A**) e superior (**B**) do ombro direito; estão delineadas as bordas subcutâneas da espinha escapular, acrômio, articulação acromioclavicular, clavícula, e processo coracoide. Os Xs numerados representam possíveis locais para portais artroscópicos: 1, posterior primário; 2, posteroinferior; 3, supraspinal ou de Neviaser; 4, subacromial lateral; 5, anterior primário; 6, anteromedial; 7, superolateral acessório; 8, acromioclavicular anterior.

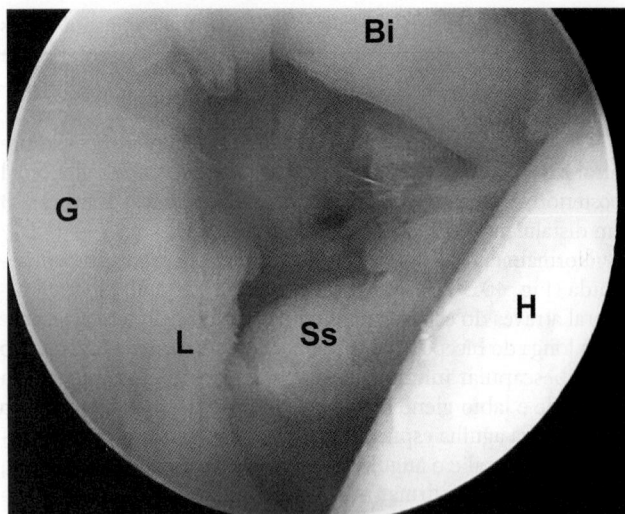

FIGURA 40.39 Vista artroscópica do portal posterior primário em um ombro direito, mostrando o espaço triangular anterior, através do qual está direcionado o portal anterior primário. Esse espaço é definido pelo tendão da cabeça longa do bíceps (Bi) superiormente, pela borda superior do subescapular (Ss) inferiormente, e pela região anterossuperior da cavidade (G) e lábio glenoidal (L) medialmente. O local e o ângulo de entrada para esse portal é determinado mais apropriadamente com o uso de uma agulha espinal. (H) cabeça do úmero.

Ocasionalmente, pode-se utilizar o portal do supraespinal (ou portal de Neviaser) para reparos labiais e, em particular, reparos do lábio glenoidal superior.[237] Esse portal fica definido na pele, onde a espinha da escápula encontra a borda medial do acrômio, em um ponto imediatamente posterior à articulação acromioclavicular (Fig. 40.38). O cirurgião pode inserir uma agulha espinal nesse ponto; o instrumento deve atravessar o ventre do músculo supraespinal e chegar até o interior da articulação glenoumeral ao longo da região superior da glenoide e do lábio.

No caso de procedimentos de estabilização artroscópica posterior, por exemplo, um reparo labial posterior, podem ser confeccionados um ou mais portais posteriores acessórios. Um portal posteroinferior acessório, frequentemente denominado portal das sete horas, pode ser produzido para a inserção de âncoras inferiores durante o reparo artroscópico do lábio posterior.[60] Normalmente, a incisão cutânea para esse portal se situa a alguns centímetros inferior e lateralmente ao portal de rotina para visualização posterior (Fig. 40.38). Para a inserção de âncoras ao longo da cavidade glenoidal posterossuperior, talvez haja necessidade de construir um portal de Wilmington.[218] A incisão cutânea para esse portal se situa cerca de 1 cm anteriormente e 1 cm lateralmente ao ângulo posterolateral do acrômio.

Se houver necessidade de acessar o espaço subacromial, normalmente em função de patologia do manguito rotador, o portal posterior primário pode ser utilizado para abordar e visualizar esse espaço. Opcionalmente, cria-se um portal lateral situado cerca de 2-3 cm distalmente à borda lateral do acrômio, ao longo da região anterior do osso.

OPÇÕES DE TRATAMENTO PARA A INSTABILIDADE GLENOUMERAL

Instabilidade anterior

Conforme discutido, a instabilidade anterior é a direção mais comum para instabilidades glenoumerais, e é causada, mais frequentemente, por alguma lesão traumática em homens com menos de trinta anos de idade. Em geral, os eventos de luxação primária podem ser tratados de forma conservadora, isto é, uma redução fechada seguida pela reabilitação do ombro. Normalmente, a decisão de realizar uma intervenção cirúrgica se origina na recidiva da instabilidade.

Em razão do alto risco de recidiva, discute-se ainda qual o tratamento ideal para pacientes jovens e ativos com luxação aguda do ombro. Alguns autores recomendam a estabilização cirúrgica imediata do ombro especificamente em grupos de pacientes de alto risco,[160,300,362] embora outros tenham constatado que a estabilização cirúrgica é necessária apenas em uma minoria dos pacientes, portanto não recomendando a cirurgia imediata.[312] Por último, a decisão de realizar o tratamento conservador ou tratamento cirúrgico deve ser tomada caso a caso, com base na idade do paciente, seu nível de atividade, história apresentada, além do tipo e gravidade da patologia.

Tratamento conservador

Indicações/contraindicações

Luxações anteriores agudas. Em praticamente todos os casos, uma luxação anterior aguda da articulação glenoumeral pode ser tratada com redução fechada, e o procedimento deve ser realizado **tão logo seja possível. Idealmente, a redução fechada deve ser realizada dentro das primeiras horas após o evento** causador da luxação, pois quanto maior sua duração, mais difícil poderá ser fazer a redução fechada do ombro. Ainda pode ser possível fazer a redução fechada de luxações de ombro com mais de um dia de ocorrência, mas a probabilidade de sucesso diminui e o risco de complicações, como fraturas, aumenta. Luxações com mais de uma semana podem ter desenvolvido contraturas dos tecidos moles que não mais permitirão a redução fechada.

Luxações anteriores crônicas. Se um paciente apresentar uma luxação anterior crônica (> 3-6 semanas), talvez não haja mais possibilidade de realizar a redução fechada, que poderá ser contraindicada em decorrência do risco de fratura ou de lesão neurovascular. Em tais situações, o tratamento conservador poderá ser a escolha apropriada. Luxações crônicas são observadas mais comumente em pacientes idosos ou naqueles com comorbidades, especialmente demência, que podem fazer com que o indivíduo não perceba que sofreu uma lesão significativa. Com frequência, esses são pacientes de baixa demanda e podem ter funcionalidade razoavelmente boa e dor mínima no ombro afetado. Diante de um braço contralateral funcional e demanda limitada, o tratamento conservador poderá ser a melhor opção terapêutica para pacientes idosos e para aqueles com comorbidades graves ou demência.

Recidiva da instabilidade anterior. Pode-se considerar o tratamento conservador para recidiva da instabilidade anterior em pacientes demasiadamente doentes para serem tratados por cirurgia; pacientes sem tratamento prévio; ou pacientes que desejam evitar cirurgia. O princípio do tratamento conservador é a fisioterapia. A terapia é focada no fortalecimento dos estabilizadores dinâmicos do ombro, isto é, do manguito rotador, deltoide, peitoral maior e músculos estabilizadores da escápula, para proporcionar estabilidade para a articulação glenoumeral acometida. Entretanto, não existem dados que apoiem teoricamente os benefícios da terapia (Tab. 40.3).

Redução fechada

Planejamento pré-redução. É essencial que seja obtido relaxamento muscular adequado para que se possa obter êxito na redução fechada de uma luxação do ombro, independente da técnica utili-

TABELA 40.3 Instabilidade anterior

Tratamento conservador

Indicações	Contraindicações relativas
Luxação primária aguda	Luxação primária aguda irredutível
Recidiva da instabilidade sem tratamento prévio	Recidiva da instabilidade por falha no tratamento conservador
Recidiva da instabilidade atraumática	
Luxação crônica indolor e com boa função	Lesões expostas
Paciente clinicamente instável para cirurgia	Luxação crônica com função ruim e dor
Epilepsia instável	

zada. Normalmente, antes da redução, há necessidade de certo nível de anestesia para a obtenção do relaxamento muscular e controle da dor. Mas, algumas luxações agudas podem ser reduzidas sem o uso de medicação, caso sejam realizadas imediatamente após a lesão e antes da ocorrência de espasmo muscular. Em geral, são administrados agentes anestésicos e sedativos intravenosos, mas isso exige uma cuidadosa monitoração do paciente, em razão da possibilidade de depressão respiratória causada pela sedação excessiva. Devem estar disponíveis condições apropriadas para a proteção da via aérea. Normalmente isso será possível na sala de emergência, mas se o serviço não contar com suporte respiratório adequado, a redução deverá ser realizada na sala cirúrgica, com anestesia formal. Também pode haver necessidade do uso da anestesia formal na sala cirúrgica caso não seja possível obter relaxamento muscular adequado sem níveis mais profundos de sedação. O cirurgião também deverá estar preparado para realizar uma redução aberta, nos casos de insucesso com a tentativa de redução fechada, embora tal ocorrência seja muito rara.

Três estudos randomizados, juntamente com outros estudos de nível inferior, compararam o uso de agentes intravenosos para analgesia e relaxamento muscular *versus* injeção intra-articular de lidocaína na articulação glenoumeral. Em conjunto, estes estudos demonstraram altas taxas de sucesso com a lidocaína intra-articular com menos eventos adversos, estadia hospitalar mais curta, e alívio adequado da dor.[53,66,209,222,251] (Tab. 40.4).

Posicionamento. O posicionamento do paciente depende especificamente da técnica de redução fechada escolhida, conforme será descrito mais adiante. Ele pode ficar na posição supino, na horizontal, ou em uma posição de cadeira de praia, ou ainda em pronação. Poderá ser *útil* o uso de uma mesa radiolucente, por permitir o uso e o posicionamento mais fáceis da fluoroscopia. O fluoroscópio deve ser posicionado de modo a permitir a obtenção de projeções AP e axilares. Isso poderá ser conseguido se o aparelho for mobilizado do lado oposto da mesa, ou do mesmo lado a partir de uma posição cefálica.

TABELA 40.4 Redução fechada de uma luxação anterior

Planejamento pré-redução

- Sedação e relaxamento muscular adequados
- Disponibilidade de proteção apropriada das vias aéreas
- Mesa ou leito radiolucente
- Posicionamento do paciente na sala, para permitir fluoroscopia
- Após a redução, uma órtese para imobilização do braço deve estar disponível

Técnicas. É muito comum o uso de uma técnica simples de redução fechada por tração/contra-tração, conforme originalmente descrito por Hipócrates (Fig. 40.40).[128,185] No método original, a redução é realizada por uma única pessoa, que proporciona contra-tração mediante a colocação de um pé contra a parede torácica, em um local imediatamente abaixo da axila, ao mesmo tempo em que exerce suave tração no braço. Na maioria dos casos, deve-se contar com ajuda, para que essa técnica possa ser realizada de forma mais elegante. O paciente fica deitado em posição supina e a contra-tração é proporcionada por um lençol enrolado em torno da cintura de um assistente e em torno da região superior do tórax do paciente (Fig. 40.40). Então, o cirurgião pode ficar em pé, no lado do ombro luxado, e um segundo lençol deve ser enrolado em torno de sua cintura e em torno do antebraço do paciente, com o cotovelo flexionado em 90°. Contra a contra-tração do assistente, deve-se exercer uma tração lenta e contínua ao braço do paciente com o segundo lençol, com o objetivo de promover distração da cabeça umeral em relação à glenoide, com seu desencaixe da borda glenoidal. O cirurgião pode exercer tração sem a ajuda de um lençol, mas seu uso permite que as mãos do cirurgião permaneçam livres para promover rotação medial, rotação lateral, abdução, ou adução do braço do paciente, ou para exercer pressão direta sobre a cabeça do úmero (conforme a necessidade) para auxiliar o "desbloqueio" da luxação.

A técnica de Stimson também utiliza uma tração lenta e contínua no braço para obter redução.[335] O paciente deve ficar na posição de pronação com o braço acometido pendendo livremente para fora da mesa; essa configuração permite que a mesa proporcione uma base estável contra a qual o cirurgião pode aplicar uma suave tração para baixo no braço (Fig. 40.41). A tração pode ser aplicada manualmente, ou por meio de pesos aplicados no punho. Normalmente, 2,27 quilos são suficientes para a maioria dos pacientes, mas dependendo do seu porte, talvez haja necessidade de usar mais peso. A tração lenta e contínua, proporcionada pelos pesos presos, resulta em fadiga e relaxamento da musculatura do ombro, o que causa o desencaixe da cabeça do úmero e a redução do ombro, depois de desfeita a tração. Normalmente esse método leva de quinze a vinte minutos para produzir efeito; mas o paciente deve ser cuidadosamente monitorado, para que não fique por muito tempo nessa posição, que poderia resultar em lesão de nervo causada pela tração.

A técnica de Milch também pode ser empregada para a redução fechada de uma luxação anterior, mas depende mais da posição do ombro do que da tração.[220] A manobra pode ser realizada com o paciente em posição supina ou em pronação. O braço é lentamente abduzido, enquanto a cabeça do úmero é estabilizada com a outra mão. Em seguida, o ombro é lentamente mobilizado em rotação lateral; essa manobra faz com que a cabeça do úmero reduza espontaneamente, ao serem alcançados aproximadamente 90° de abdução e 90° de rotação lateral. A mão oposta, que estabiliza a cabeça do úmero, também pode ser utilizada para exercer pressão posterior e auxiliar em seu direcionamento de volta à articulação. Foi informado que esse método consegue elevada taxa de sucesso com mínimas complicações, e pode ser realizado sem pré-medicação.[85,247]

Um estudo recente comparou o sucesso da técnica de Milch à técnica de Stimson para redução em pacientes não sedados. Os autores obtiveram percentuais significativamente melhores de sucesso e de tempo até a redução com a técnica de Milch. É importante notar que reduções realizadas mais precocemente e com baixos níveis de dor à apresentação foram fatores preditores de maior sucesso.[4]

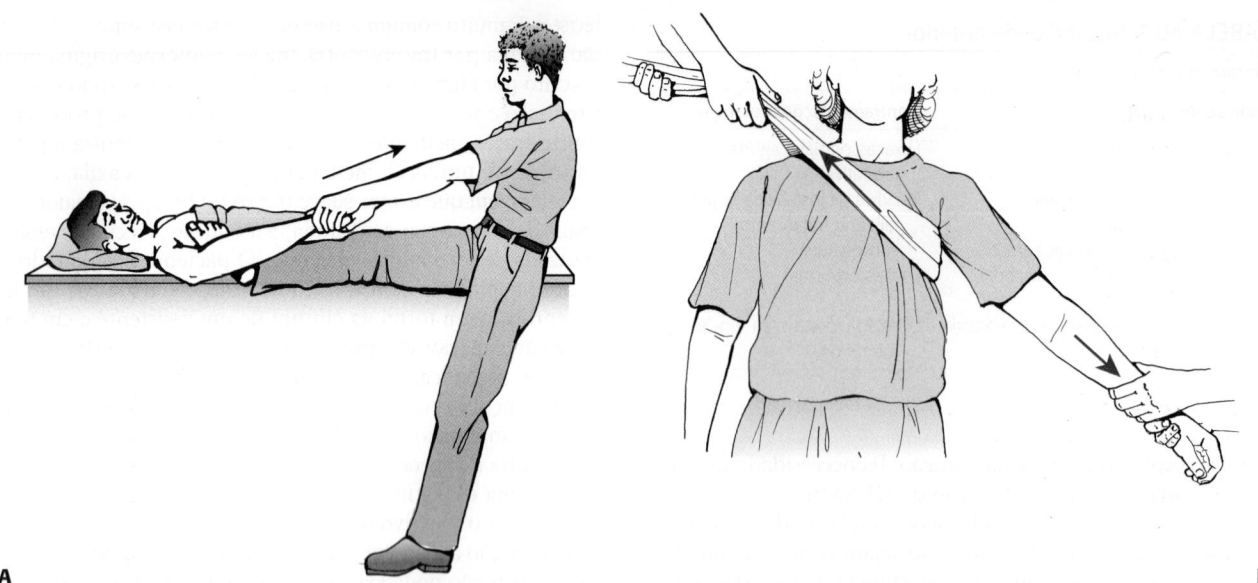

FIGURA 40.40 Redução fechada do ombro com uso de tração-contratração. O método original de Hipócrates (**A**) aplica cuidadosa tração do braço contra a contratração proporcionada pela colocação do pé apoiado na parede torácica. É preciso cuidado para evitar que o pé fique posicionado na axila, pois isso poderá causar danos às estruturas neurovasculares. Com a ajuda de um assistente, essa técnica pode ser realizada com o uso de um lençol enrolado em torno da região superior do tórax, para proporcionar contratração (**B**).

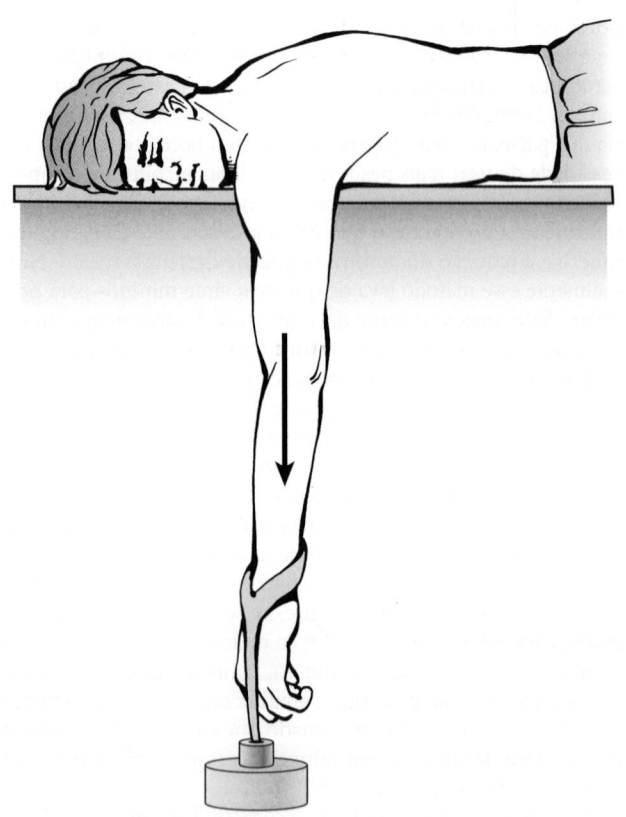

FIGURA 40.41 Técnica de Stimson para redução fechada do ombro. Com o paciente deitado em pronação, faz-se com que um peso fique pendente no punho para proporcionar tração à articulação do ombro. Essa tração contínua faz com que ocorra fadiga e relaxamento da musculatura do ombro, resultando na redução da articulação.

Cuidados pós-redução. Depois de realizada a redução fechada, a redução anatômica da articulação glenoumeral deve ser confirmada com fluoroscopia ou por radiografias simples. Devem ser obtidas projeções de Grashey e axilares, que também demonstrarão qualquer fratura associada. Após a redução, também deve-se documentar o quadro neurovascular do braço, comparando-o ao exame realizado antes da redução, em busca de qualquer mudança.

O braço deve ficar imobilizado durante algum tempo depois da redução fechada, para que não haja recidiva da instabilidade. As informações relativas ao tempo, ao tipo e à posição da imobilização do ombro são conflitantes. Estudos mais antigos informaram taxas mais baixas de recidiva da instabilidade em pacientes cujos ombros ficaram imobilizados por mais de três semanas.[164,179,336] Por outro lado, vários estudos mais recentes não descreveram qualquer associação entre tempo de imobilização e recidiva da instabilidade.[132,133,262] Uma revisão sistemática de estudos de níveis I e II, que avaliou o tempo de imobilização após uma luxação anterior primária do ombro, recentemente publicada, não detectou diferença significativa no percentual de recidiva da instabilidade em pacientes com menos de trinta anos de idade imobilizados por uma semana ou menos (41%) ou três semanas ou mais (37%).[262]

Recentemente, a posição de imobilização tem recebido atenção significativa. Em um estudo inicial com imagens de RM, Itoi et al. demonstraram que a posição do lábio glenoidal anterior, após a redução fechada de uma luxação traumática anterior do ombro, ficava mais anatômica quando o braço era posicionado em leve rotação lateral.[153] Em subsequente estudo randomizado controlado, os autores demonstraram um percentual significativamente mais baixo de recidiva da instabilidade com acompanhamento mínimo de dois anos (26% vs. 42%) para luxações anteriores traumáticas iniciais imobilizadas em rotação lateral por três semanas, em comparação com lesões imobilizadas em rotação medial.[146] No entanto, outros autores não demonstraram vantagem para a imobilização em rotação lateral. Liavaag et al. conduziram um estudo randomizado controlado comparativo entre a imobilização por três semanas em rotação lateral e a rotação medial em pacientes com luxações anteriores traumáticas primárias.[197] Com o mínimo de dois anos de seguimento, não foi observada diferença significativa no percentual de recidiva da instabilidade entre os grupos (30,8% para rotação lateral vs. 24,7% para rotação medial). Ao que parece, a imobilização em rotação lateral não demonstra claro benefício, quando comparada à tipoia tradicional.

Para restaurar a função com a maior rapidez possível, um breve período de imobilização deve ser seguido pela mobilização e reabilitação. A reabilitação do ombro se concentra tanto na recuperação da amplitude de movimento como no fortalecimento do ombro. Os estabilizadores dinâmicos do ombro (manguito rotador, deltoide, peitoral maior e músculos estabilizadores da escápula) são fortalecidos para que possam proporcionar estabilidade para a articulação glenoumeral acometida.[46,100,185]

Riscos e soluções (Tab. 40.5)

Resultados. A complicação mais comum depois de uma redução fechada é o surgimento de recidiva da instabilidade. Conforme relatado, foram identificados fatores de risco para recidiva da instabilidade, como idade, gênero, nível de atividade, cooperação, e lesões associadas (lesões do manguito rotador, fraturas, lesões ósseas, etc.) com maior risco de recidiva da instabilidade anterior entre homens jovens e altamente ativos.

Tratamento cirúrgico da instabilidade anterior
Indicações/contraindicações

Luxações anteriores agudas. As indicações para intervenção cirúrgica em casos de luxação anterior agudas são: lesão irredutível ou instável, luxações associadas a uma fratura do terço proximal do úmero com desvio, e lesões expostas. Lesões irredutíveis ou instáveis podem ser causadas por um componente ósseo (fratura do terço proximal do úmero, fratura da glenoide, lesão de Hill-Sachs grande), uma lesão extensa do manguito rotador, ou interposição de tecidos moles na articulação glenoumeral (por tecidos de lesões do manguito rotador ou do tendão da cabeça longa do bíceps).[40,57,112,144,341]

Luxações anteriores crônicas. Conforme discutido, pode haver indicação de tratamento conservador em certas luxações crônicas em pacientes idosos, com demência, ou muito enfermos para suportar uma cirurgia; ou ainda se o ombro estiver indolor e com boa função. Caso contrário, se o paciente estiver estável para a cirurgia e se apresenta com uma função ruim e dor, fica indicado o tratamento cirúrgico. A escolha do procedimento (conforme discussão mais adiante) depende das lesões ósseas e de tecidos moles presentes. Se houver lesões de Hill-Sachs e/ou defeitos ósseos na glenoide em decorrência de uma luxação inveterada, tais eventos talvez necessitem de reconstrução com enxertos ósseos, ou de tratamento com artroplastia do ombro.[98]

Recidiva da instabilidade anterior. Há indicação para tratamento cirúrgico para recidiva da instabilidade anterior nos casos em que o tratamento conservador não obteve sucesso. A estabilização do ombro pode ser conseguida por técnica artroscópica, ou por meio de uma abordagem anterior aberta, acompanhada ou não de reconstrução óssea (do úmero e/ou da glenoide), conforme será discutido mais adiante. Os procedimentos artroscópicos têm a vantagem de avaliar a totalidade da articulação glenoumeral antes do tratamento; essa técnica pode identificar outras patologias que necessitem reparo cirúrgico como, por exemplo, lesões labiais posteriores ou superiores[293] (Tab. 40.6).

Redução aberta de uma luxação anterior. Nos casos de insucesso com a redução fechada, deverá ser efetuada uma redução aberta, acompanhada ou não por procedimentos adicionais. Em um caso de lesão recente, uma redução aberta pode ser tudo o que se faz necessário para a estabilização da articulação; no entanto, talvez haja necessidade de outros tipos de cirurgia para os tecidos moles, como um reparo capsulolabial ou do manguito rotador, se forem diagnosticadas essas lesões. Se presente, também deverá ser tratada a interposição de tecidos moles na articulação glenoumeral, seja por causa de lesão de tendão do manguito rotador, seja pelo tendão da cabeça longa do bíceps (com reparo ou tenodese, respectivamente).[40,57,112,144,341]

Em uma situação de cronicidade, é mais provável a presença de perda óssea significativa na cabeça umeral e/ou na glenoide; assim, talvez haja necessidade de uma cirurgia adicional para tratamento das lesões ósseas, conforme será discutido.[98]

Planejamento pré-operatório (Tab. 40.7)

Posicionamento. Nós utilizamos de rotina a posição em cadeira de praia, com um suporte de braço articulado. Também se pode usar a posição supina. Conforme foi dito, o fluoroscópio deve ficar posicionado de modo a permitir a obtenção de projeções AP e axilares.

Abordagem e técnica cirúrgica. Usa-se uma abordagem deltopeitoral de rotina (Fig. 40.36), com o tendão da cabeça longa do bíceps servindo como guia para localização do tubérculo menor e do intervalo rotador. Em situações que não requeiram reparos adicionais, o tendão do bíceps pode ser acompanhado proximalmente e o intervalo rotador é liberado para que se tenha acesso à articulação

TABELA 40.5 Redução fechada de uma luxação anterior

Riscos potenciais e soluções	
Riscos	Soluções
Deslocamento da fratura	RAFI Hemiartroplastia ou artroplastia total reversa do ombro
Instabilidade aguda ou irredutibilidade	Procedimento aberto ou artroscópico, discutido abaixo
Recidiva da instabilidade	Procedimento aberto ou artroscópico, discutido abaixo

TABELA 40.6 Instabilidade anterior

Tratamento cirúrgico	
Indicações	Contraindicações
Luxação primária aguda irredutível ou instável	Luxação primária aguda redutível
Recidiva da instabilidade por falha do tratamento conservador	Recidiva da instabilidade sem tratamento prévio
Lesões expostas	Paciente clinicamente instável para cirurgia
Luxação crônica com função ruim e dor	Luxação crônica indolor, com boa função
Luxação associada a uma fratura do terço proximal do úmero com desvio	Epilepsia instável

TABELA 40.7 Redução anterior aberta de uma luxação anterior

Planejamento pré-operatório

- Mesa radiolucente ou na posição de cadeira de praia
- Posicionamento do paciente na sala deve permitir fluoroscopia
- Instrumental de rotina para abordagem do ombro
- Instrumental adicional, conforme a necessidade, para possível reparo ósseo ou de tecidos moles (âncoras de sutura, kit para pequenos fragmentos etc.)
- Após a redução uma órtese para imobilização do braço deve estar disponível

TABELA 40.8 Redução anterior aberta de uma luxação anterior

Riscos potenciais e soluções

Riscos	Soluções
Desvio da fratura	RAFI Hemiartroplastia ou artroplastia total reversa do ombro
Luxação irredutível	Abordagem do subescapular para acesso completo à articulação glenoumeral
Instabilidade intraoperatória	Reparo ósseo ou de tecidos moles conforme indicação (descrito abaixo)
Lesão do nervo axilar	Reparo direto Observação

glenoumeral. Um dedo pode ser inserido através do intervalo, até a articulação, para ajudar a tracionar com a mão a cabeça do úmero na direção lateral, para desbloquear a cabeça. Em alguns casos, pode-se utilizar um gancho ósseo para ajudar a fazer a tração lateral, mas deve-se tomar o cuidado para não lesionar a cartilagem da cabeça do úmero. O ombro será mobilizado em rotação medial ou lateral, conforme a necessidade, para ajudar no desbloqueio da cabeça do úmero. Tão logo ela tenha sido desimpactada, poderá ser mobilizada posteriormente com pressão digital, para ajudar na redução do ombro. A estabilidade da redução deve ser testada em abdução e também pela mobilização do braço em rotação lateral. Como ocorre nas reduções fechadas, no pós-operatório o posicionamento do braço será determinado pela avaliação da estabilidade intraoperatória. Na maioria dos procedimentos, o ombro fica estável após a redução; no entanto, se for evidenciada a presença de instabilidade, o cirurgião deverá realizar um reparo capsular aberto, conforme descrito a seguir.

Se a redução não puder ser realizada apenas através do intervalo do rotador, então o tendão do subescapular deverá ser abordado para que o cirurgião tenha acesso completo à articulação glenoumeral, conforme já discutido nesse capítulo. Se, após a redução, houver um defeito significativo na cabeça umeral, o cirurgião poderá considerar sua desimpactação. Este procedimento será uma opção se o estoque ósseo da cabeça umeral for de boa qualidade, se a cartilagem impactada puder ser preservada, se a lesão for < 40%, e se a luxação tiver ocorrido há menos de três semanas.[9,279] Luxações crônicas desenvolvem osteopenia de desuso. A técnica implica elevação da fratura-impacção, com o objetivo de restaurar a anatomia da cabeça do úmero. O cirurgião cria uma janela cortical em local oposto à lesão; através dessa janela, pode-se inserir um impactor ósseo para desimpacção retrógrada da fratura.[165] Essa etapa também pode ser realizada percutaneamente.[289] Uma vez elevada, a depressão da cabeça do úmero deve ser preenchida com aloenxerto de osso esponjoso (primeira escolha), crista ilíaca, ou outro substituto ósseo.[165,216,289]

Cuidados pós-operatórios. Os cuidados pós-operatórios são idênticos aos proporcionados em casos de redução fechada. Entretanto, se o tendão do subescapular foi abordado durante a cirurgia, a reabilitação será significativamente mais lenta, para permitir a cicatrização do tendão, sem movimentos de rotação lateral além da posição neutra durante seis semanas.

Riscos e soluções (Tab. 40.8)
Resultados. Os dados sobre resultados da redução aberta simples de uma luxação anterior são ainda escassos.[112] Não importa se a luxação é aguda ou crônica: frequentemente, o paciente sofre de patologia associada que exige intervenção cirúrgica, além da redução aberta.

A desimpacção da cabeça umeral em casos de instabilidade anterior do ombro foi descrita apenas em poucos casos, inclusive um caso de luxação crônica.[216,289] Re et al. avaliaram os resultados de quatro pacientes tratados com desimpacção da cabeça umeral como parte de um procedimento por via aberta para instabilidade.[289] Não foram observadas complicações ou recidiva da instabilidade em mais de um ano de seguimento. Três pacientes também passaram por reconstrução capsulolabial anterior aberta, e o quarto paciente foi tratado pelo procedimento de Latarjet.

Procedimentos anteriores abertos para luxações anteriores crônicas. Conforme discutido em parágrafos anteriores, pacientes com luxação crônica podem apresentar perda óssea significativa na cabeça umeral e/ou na glenoide, que necessitam de procedimento cirúrgico adicional após a redução aberta. Em tais casos, lesões de tecidos moles, entre elas as lesões do manguito rotador e lesões labiais, também podem exigir reparo para a estabilização da articulação. Defeitos iguais ou superiores a 25% na região anterior da glenoide devem ser tratados com um procedimento de reconstrução óssea (procedimento de Latarjet, enxerto ósseo de crista ilíaca, aplicação de aloenxerto ósseo), enquanto lesões de Hill-Sachs que acometam 25% ou mais da cabeça umeral podem ser tratadas com reconstrução com aloenxerto ou recobrimento artroplástico parcial.[9,224,276,279] Talvez haja necessidade de uma artroplastia do ombro, porque lesões ainda maiores, especialmente em pacientes idosos com lesões de Hill-Sachs envolvendo 40 a 45% ou mais da cabeça do úmero, constituem indicação para substituição completa da cabeça umeral.[9,80,274,279]

Planejamento pré-operatório (Tab. 40.9)
Posicionamento. Utiliza-se a posição de cadeira de praia, conforme já descrito.

Abordagem cirúrgica. Nesses procedimentos, utiliza-se uma abordagem deltopeitoral de rotina.

Técnica. As técnicas para reconstrução das estruturas capsulolabiais anteriores ou para reconstrução de defeitos ósseos na glenoide ou na cabeça umeral são idênticas às empregadas no tratamento da recidiva da instabilidade anterior; tais técnicas estão descritas mais adiante. Para a realização desses procedimentos, é mais comum que o cirurgião opte por uma tenotomia do subescapular para obter acesso à articulação glenoumeral. Mas, em contraste com uma articulação reduzida, o cirurgião poderá se deparar com um volume significativo de

TABELA 40.9 Procedimentos anteriores abertos para luxações anteriores crônicas

Planejamento pré-operatório

- Mesa na posição de cadeira de praia com suporte de braço pneumático
- Pode haver necessidade de fluoroscopia para verificar a direção e o comprimento dos parafusos, ou para confirmar a redução da articulação
- Instrumental de rotina para abordagem do ombro
- Instrumental adicional, conforme a necessidade, para possível procedimento de reparo dos tecidos moles ou ósseo, ou para artroplastia do ombro (âncoras de sutura, kit para pequenos fragmentos etc.)
  - Aloenxerto fresco congelado para defeito na glenoide
  - Aloenxerto fresco congelado com dimensões compatíveis para lesão na cabeça umeral
  - Parafusos para fixação do enxerto na glenoide e/ou na cabeça umeral
  - Instrumental para artroplastia (recobrimento parcial, kit para artroplastia convencional e/ou reversa)
- Âncoras de sutura para reparo do manguito rotador ou reparo labial
- Após a redução, deve-se aplicar uma órtese para imobilização do braço

aderências e contraturas de tecidos moles em um quadro de luxação crônica inveterada. O plano de tecidos moles entre o tendão conjunto e o tendão do subescapular, por exemplo, pode estar aderido por cicatrizes, em razão da cabeça umeral luxada anteriormente. Há necessidade de cuidadosa dissecção durante a abordagem desse plano, a fim de evitar lesão neurovascular. Depois de exposta a articulação glenoumeral, a luxação crônica deve, em primeiro lugar, ser desbloqueada e mobilizada, para possibilitar a redução da articulação e as necessárias reconstruções ósseas ou de tecidos moles. Essa fase pode necessitar de extensas liberações capsulares periarticulares, em particular posteriormente, onde a cápsula pode apresentar contratura significativa em caso de luxação anterior crônica. Além disso, frequentemente o tendão da cabeça longa do bíceps apresenta patologia ou limita a visualização da articulação, o que normalmente provoca a realização de tenotomia na região intra-articular e a tenodese do restante do tendão no peitoral maior com sutura não absorvível.

Artroplastia. Conforme informado, talvez haja necessidade de uma artroplastia do ombro em caso de defeitos maiores na cabeça umeral, ou na presença de alterações degenerativas avançadas.[9,80,274,279] Habitualmente, realiza-se hemiartroplastia em pacientes mais jovens (com menos de 50 anos), e em pacientes com boa qualidade da cartilagem glenoidal. Há indicação para artroplastia total do ombro em pacientes idosos que apresentam alterações degenerativas significativas na cavidade glenoidal. No paciente idoso, pode haver necessidade de uma artroplastia total reversa do ombro, caso seja diagnosticada deficiência do manguito rotador, ou haja a preocupação de uma instabilidade persistente com a realização de uma artroplastia convencional.

No caso da artroplastia, as considerações técnicas cruciais envolvem a abordagem do subescapular e a versão do componente umeral. Tanto a tenotomia do subescapular como a osteotomia do tubérculo menor são opções aceitáveis; no entanto, é essencial que o reparo seja rígido, para que o procedimento não resulte em instabilidade. A versão da prótese deve ser compatível com a versão anatômica do paciente – situação que varia consideravelmente, com uma média de 19° de retroversão.[296] Deve-se ter o cuidado para não realizar uma excessiva anteversão do componente, que é a tendência natural, em razão de uma ocasional exposição inadequada.

Cuidados pós-operatórios. Nos casos de procedimentos de reconstrução óssea e de artroplastia, o ombro do paciente deve ficar imobilizado durante seis semanas em uma órtese; durante esse período, será proibido o uso ativo do ombro, que só será permitido depois de seis semanas, quando começarão os exercícios de amplitude de movimento e alongamento. Os exercícios de fortalecimento terão início no terceiro mês após a cirurgia.

Riscos e soluções (Tab. 40.10)

Resultados. São escassos os dados sobre resultados do tratamento cirúrgico de luxações anteriores crônicas do ombro. Rouhani e Navali relataram sua experiência em oito casos de redução aberta com reparo capsulolabial anterior para luxação anterior crônica.[305] O seguimento médio foi de um ano, e foram obtidos um resultado razoável, três bons e quatro excelentes, e uma média de 86 para o escore de Rowe e Zarin. Dois pacientes apresentaram subluxação persistente da cabeça umeral. Goga revisou uma série de dez pacientes submetidos à transferência do coracoide para a região anterior da glenoide e fixação acromioumeral temporária (4 semanas) com fios de Kirschner para o tratamento de uma luxação anterior crônica.[101] O seguimento mínimo foi de dois anos, com dois resultados razoáveis, cinco bons e três excelentes e nenhuma recidiva de luxação. Infecções no trajeto do pino ocorreram em oito de dez pacientes, mas tais complicações desapareceram com a remoção dos pinos. Finalmente, Flatow et al.[80] revisaram uma série de dez pacientes submetidos à cirurgia para luxação anterior crônica. Um paciente foi tratado com transferência do coracoide em decorrência de um defeito anterior na glenoide, mas apresentava subluxação anterior persistente; e, por isso, foi realizada a revisão para reconstrução dos tecidos moles para estabilizar o ombro. Os outros nove pacientes foram tratados com artroplastia do ombro (uma hemiartroplastia e oito artroplastias totais do ombro). Para obtenção da estabilidade, a retroversão do componente umeral foi aumentada conforme a necessidade, e três casos precisaram receber enxerto ósseo na região anterior da glenoide para dar suporte ao componente glenoidal. O paciente tratado com hemiartroplastia perdeu o seguimento; para os demais casos, o seguimento médio foi de 3,9 anos, com quatro resultados satisfatórios e quatro excelentes, sem recidiva de luxações.

Procedimentos para tecidos moles por via aberta na recidiva da instabilidade anterior. Tradicionalmente, a estabilização anterior do ombro, que consiste em um reparo capsulolabial (Bankart), é considerada o "padrão-ouro" para o tratamento cirúrgico da recidiva da instabilidade anterior, e muitos estudos relatam bons e excelentes resultados na maioria dos pacientes.[20,75,137,157,159,196,229,258,273,295,291,364] No entanto,

TABELA 40.10 Procedimentos anteriores abertos para luxações anteriores crônicas

Riscos potenciais e soluções

Riscos	Soluções
Lesão do nervo axilar	Reparo direto Observação
Osteopenia da cabeça ou alteração degenerativa significativa	Considerar artroplastia
Soltura das suturas transósseas durante o reparo do subescapular	Perfurar através do sulco bicipital
Fratura da osteotomia do tubérculo menor	Usar parafuso pequeno (2,0 ou 2,7 mm) Considerar âncoras ou sutura transóssea

diante do crescente uso das técnicas artroscópicas e do contínuo desenvolvimento de seus instrumentais e das âncoras de sutura, conclui-se que os resultados do reparo capsulolabial artroscópico (Bankart) são equivalentes aos resultados do procedimento aberto em pacientes selecionados.[7,38,75,163,173,203,265,283,332,342,350] Portanto, desde que a cirurgia seja realizada com a devida competência, não parece que a escolha entre reparo capsulolabial aberto e artroscópico influencie de modo significativo o resultado geral.

As situações em que pode ser preferível optar pela técnica aberta são: cirurgia de revisão, outros casos em que a anatomia esteja alterada, ou na presença de deformidade.[223] O reparo de uma avulsão umeral dos ligamentos glenoumerais (lesão HAGL) também poderá necessitar de um reparo aberto.[42,93,367] É importante pensar que a seleção do paciente para reparo aberto ou artroscópico é fundamental para os resultados. Balg et al. formularam um índice de gravidade da instabilidade que identifica de maneira confiável pacientes com alto risco de recidiva da instabilidade após o tratamento artroscópico. Os fatores de risco são: pacientes com menos de vinte anos (2 pontos); participação em esportes de contato ou com atividade de arremesso vigorosa (1 ponto); hiperelasticidade no ombro (1 ponto); lesão de Hill-Sachs visualizada na radiografia AP com o braço em rotação lateral (2 pontos); e perda do contorno esclerótico inferior na glenoide (2 pontos).[14] A obtenção de um escore igual ou inferior a 6 foi preditivo para o risco de recidiva de 10% após reparo artroscópico. Pacientes com mais de 6 pontos tiveram risco de recidiva de 70%.

Planejamento pré-operatório (Tab. 40.11)
Posicionamento. Utiliza-se a posição de cadeira de praia, conforme descrição anterior.
Abordagem cirúrgica. Utiliza-se uma abordagem deltopeitoral de rotina para o procedimento.

Técnica
Reparo capsulolabial anterior aberto (Bankart). O reparo capsulolabial pode ser realizado através de uma tenotomia ou divulsão do subescapular, conforme descrição em parágrafos precedentes. Em seguida, o cirurgião expõe a cápsula e faz uma incisão para acessar a articulação glenoumeral e a lesão do lábio glenoidal. Isso pode ser realizado por diversas técnicas, de acordo com a preferência do cirurgião. Faz-se uma incisão transversal simples, alinhada à divulsão do subescapular, ou uma incisão vertical pode ser combinada com a transversal, para a criação de uma capsulotomia em "T", com retalhos superior e inferior (Fig. 40.42). A incisão vertical pode ser realizada lateralmente, próxima ao colo do úmero ou, medialmente, ao longo da borda glenoidal. Qualquer que seja a técnica escolhida, o cirurgião deverá aplicar suturas de reparo nos retalhos da cápsula superior e inferior.

Em seguida, o cirurgião insere um afastador de cabeça do úmero (p. ex., afastador de Fukuda) entre esta e a borda glenoidal posterior, para afastar posteriormente a cabeça umeral. Um ou dois afastadores glenoidais (tipo Darrach) com ponta única ou múltiplas pontas de apoio são inseridos ao longo da

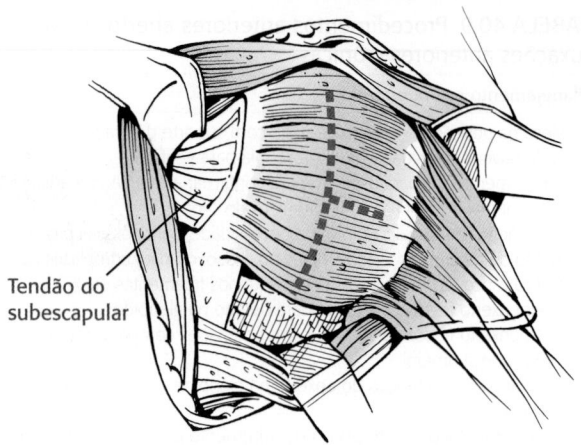

FIGURA 40.42 Capsulotomia em "T" com retalhos superior e inferior para exposição da articulação glenoumeral. A incisão vertical pode ser efetuada lateralmente, próxima ao colo do úmero, ou medialmente ao longo da borda glenoidal.

região anterior do colo glenoidal, o que permite uma exposição medial adequada. Se houver necessidade, o lábio descolado deve ser afastado do colo glenoidal para mobilização dos tecidos. Normalmente a lesão do lábio glenoidal cicatriza em posição inferomedial; essa estrutura deve ser adequadamente liberada para que haja reposicionamento desse tecido na sua localização anatômica original. Em seguida, o cirurgião faz a cruentização de colo e margem glenoidais com um decorticador ou dril de alta velocidade até atingir um osso normal e vascularizado, para criar um leito cicatricial para o reparo labial.

Em seguida, o cirurgião repara o lábio com âncoras de sutura ou túneis ósseos. Normalmente devem ser inseridas três ou quatro âncoras de sutura para ocupar posições das três até seis horas (ou das 9 até 6 horas em um ombro esquerdo) ao longo da margem glenoidal anteroinferior (Fig. 40.43). Especificamente, as âncoras devem ser inseridas na margem articular glenoidal, e não em uma posição demasiadamente anterior. A seguir, o cirurgião passa os fios de sutura não absorvíveis de alta resistência número 2 através da lesão do lábio glenoidal e do tecido capsuloligamentar para realizar o reparo labial e a capsulorrafia. Se também houver um pequeno fragmento avulsionado da borda glenoidal, como uma lesão Bankart ósseo, o fragmento também poderá ser incorporado ao reparo, junto ao tecido mole da lesão. Normalmente o fio de sutura é passado através do tecido, inferiormente à âncora, ou em torno do tecido se o cirurgião optar por um túnel ósseo, para o reposicionamento da lesão do lábio glenoidal ao longo de sua localização anatômica e também para a realização da capsulorrafia desejada. O grau de frouxidão capsular observada durante a cirurgia determinará o grau de retensionamento capsular a ser realizado. A cápsula não deve ser excessivamente tensionada, para que não ocorra rigidez da articulação glenoumeral, o que poderia provocar aumento das forças de contato na articulação e limitação dos movimentos.[351] Os nós das suturas devem ser realizados externamente à face articular, ao longo da cápsula, para evitar nós no interior da articulação, o que provocaria sintomas mecânicos. Habitualmente o braço fica posicionado em aproximadamente 30° de abdução e de rotação lateral, para evitar um excessivo retensionamento do reparo.

As suturas não são cortadas após a realização dos nós, para que as pontas possam ser utilizadas na sobreposição do retalho superior da cápsula dividida, sobre o local do reparo. O retalho

---

TABELA 40.11 Reparo anterior aberto dos tecidos moles

Planejamento pré-operatório

- Mesa na posição de cadeira de praia com suporte de braço pneumático
- Não há necessidade de fluoroscopia
- Instrumental de rotina para abordagem do ombro
- Âncoras de sutura para reparo labial ou capsular, conforme a necessidade
- Após a cirurgia, deve-se aplicar uma órtese para imobilização do braço

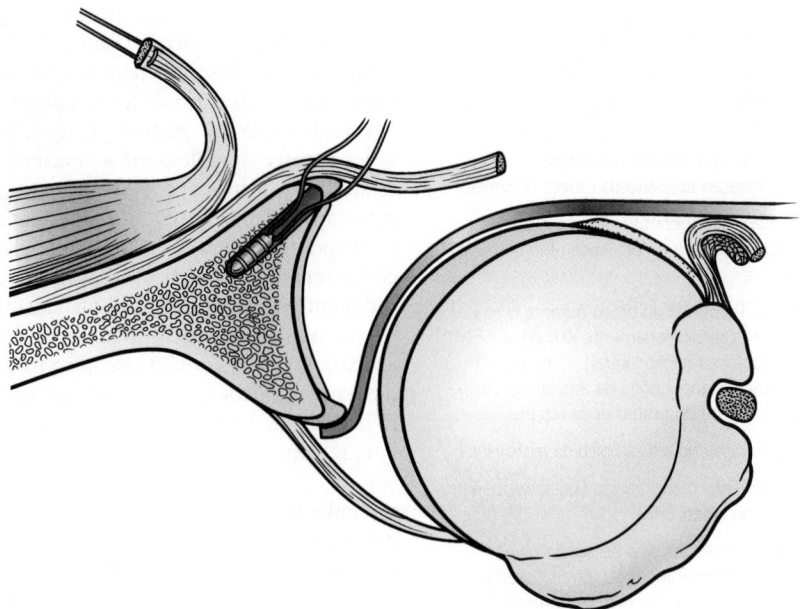

FIGURA 40.43 Orifício perfurado para inserção da âncora de sutura em um reparo aberto da lesão de Bankart. Os orifícios devem ser feitos diretamente na borda articular glenoidal.

superior deve ser tracionado inferiormente de modo que se sobreponha ao retalho inferior já retensionado superiormente e suturado como parte do reparo da lesão de Bankart (Fig. 40.44). O grau de retensionamento do retalho superior e a localização das suturas nele realizadas, serão definidas pelo grau de frouxidão capsular presente.

Depois do completo reparo capsulolabial, o cirurgião deve fechar o subescapular. Se for realizada uma tenotomia, o tendão pode ser reparado de volta no coto lateral com sutura descontínua com fios não absorvíveis de alta resistência número 2. A divulsão do subescapular pode ser fechada com suturas intercaladas, utilizando fios absorvíveis (número 0 ou 1).

Reparo aberto da lesão HAGL. Se durante o reparo labial aberto for observada lesão HAGL, esse problema também deverá ser tratado. Normalmente a lesão se localiza na bolsa inferior do ombro, entre as posições de seis e oito horas no colo umeral.[8,36,93] A lesão pode ser abordada por meio de uma tenotomia do subescapular ou por técnica *mini-open*, na qual fica preservada parte, ou a totalidade, do tendão do subescapular.[8,24,93] Depois da criação de um leito cicatricial com osso normal e vascularizado, o ligamento glenoumeral avulsionado é refixado em seu local de inserção através de âncoras de sutura ou de orifícios perfurados no osso.

Cuidados pós-operatórios. O ombro do paciente deve ser protegido em uma tipoia de abdução durante seis semanas, durante as quais não deverá ser utilizado ativamente. Os exercícios passivos de amplitude de movimento como, por exemplo, alongamentos por flexão anterior e rotação lateral, poderão começar dentro das primeiras seis semanas após a cirurgia, de acordo com a preferência do cirurgião. Transcorridas seis semanas, o paciente terá permissão para usar ativamente o ombro, e os exercícios de alongamento com amplitude de movimento terão prosseguimento na forma de exercícios ativos em todos os planos. Três meses após a cirurgia, o fortalecimento terá início, com retorno às atividades de contato depois de cinco a seis meses pós-operatórios.

Riscos e soluções (Tab. 40.12)
Resultados
Reparo capsulolabial anterior aberto (Bankart). Utilizando como método as âncoras de sutura, foram relatados bons e excelentes resultados em 88 a 94% dos pacientes, com percentuais de 0 a 9,7% de recidiva da luxação em seguimento de curta e média duração.[20,75,159,196,273,295] Mesmo em atletas de alta demanda funcional,

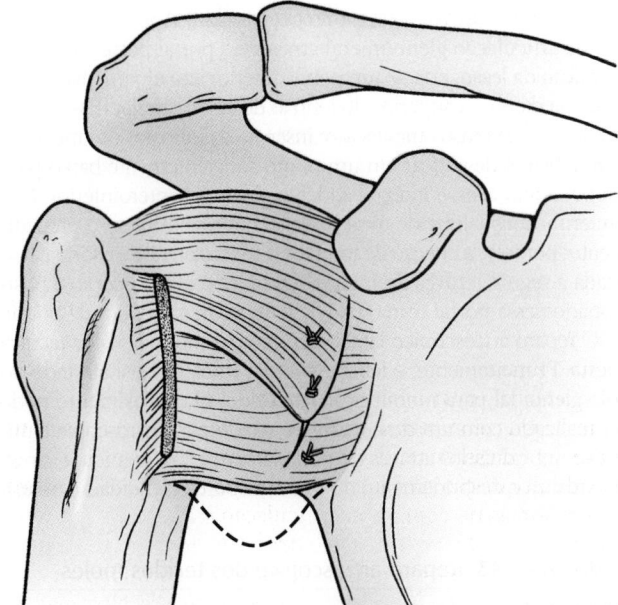

FIGURA 40.44 Fechamento da cápsula no reparo aberto da lesão de Bankart. O retalho superior é tracionado inferiormente para que se sobreponha ao retalho inferior que já foi retensionado superiormente e suturado como parte do reparo da lesão de Bankart. O grau de retensionamento do retalho superior e a localização das suturas realizadas nesse retalho dependerão do grau de frouxidão capsular presente.

TABELA 40.12 Reparo anterior aberto dos tecidos moles

Riscos potenciais e soluções

Riscos	Soluções
Lesão do nervo axilar	Evitar uma exposição demasiadamente inferior na abordagem cirúrgica Evitar distração excessiva da cabeça do úmero
Retensionamento inadequado com frouxidão capsular associada	Avaliação intraoperatória da amplitude de movimento do ombro após reparo
Retensionamento capsular excessivo	Posição adequada do braço durante o reparo (aproximadamente 30° de abdução e rotação lateral) Avaliação intraoperatória da amplitude de movimento do ombro após reparo
Lesão HAGL não identificada	Reparo aberto ou artroscópico da lesão HAGL
Defeito ósseo glenoidal anterior não identificado	Procedimento ósseo aberto (Bristow-Latarjet, auto ou aloenxerto)
Falha da fixação	Mínimo de três âncoras de sutura para reparo anteroinferior ou túneis ósseos Inserção rígida das âncoras de sutura no osso subcondral, posicionadas abaixo da margem articular
Inserção inadequada da âncora	Posicionamento das âncoras na margem articular glenoidal, e não em uma posição excessivamente anterior Posicionamento das âncoras entre 3 e 6 horas (à direita). Evitar âncoras posicionadas superiormente

o procedimento aberto da lesão de Bankart tem sido relacionado a bons e excelentes resultados em 92-97% dos pacientes, com 0 a 4% de recidiva da instabilidade e com retorno de 68 a 89% dos pacientes aos níveis de competição anteriores à lesão.[157,229,258]

Em um estudo de longo seguimento, Pelet et al. avaliaram trinta pacientes com um período médio de 29 anos após o reparo aberto da lesão de Bankart utilizando a técnica dos túneis ósseos.[264] Houve recidiva da luxação em três pacientes (10%); um deles foi submetido a um procedimento de revisão aberta para estabilização. Foram observados sinais radiográficos de artrose glenoumeral em 40% dos pacientes; cinco (16,8%) foram tratados com artroplastia total do ombro, em uma média de 26,6 anos após o reparo da lesão de Bankart, em decorrência de artrose sintomática. Entre os pacientes restantes, foram descritos um resultado ruim, quatro razoáveis e vinte bons. As perdas médias da rotação lateral e da rotação medial do ombro foram de 24 e 19°, respectivamente. Os resultados dos escores (de Constant, de Rowe modificado, ASES) no ombro operado foram significativamente mais baixos do que no ombro contralateral. Todos os pacientes declararam que recomendariam a cirurgia.[264]

Reparo aberto das lesões HAGL. Os dados sobre reparo aberto das lesões HAGL têm se limitado a pequenos estudos ou a relatos de casos.[8,24,36] Arciero e Mazzocca não relataram casos de recidiva da instabilidade em oito pacientes tratados com técnica *mini-open*, enquanto Bhatia et al. também não informaram episódios de recidiva da instabilidade com o uso de uma técnica *mini-open*.[8,24]

Procedimentos artroscópicos em tecidos moles para a recidiva da instabilidade anterior. Dados recentes demonstraram que, para a maioria dos pacientes, os resultados são equivalentes entre reparos artroscópicos e capsulolabiais abertos (Bankart).[7,38,75,163,173,203,265,283,332,342,350,375] Os percentuais descritos para complicações também podem ser mais baixos com o uso da técnica artroscópica.[255] Esses achados, em combinação com o crescente uso e desenvolvimento dos métodos artroscópicos, levaram a uma tendência nacional a favor da estabilização artroscópica do ombro, com declínio do uso do reparo capsulolabial aberto.[255] É importante ter em mente que certo grupo de pacientes de alto risco talvez não seja beneficiado com o reparo artroscópico, e por isso pode necessitar de um procedimento aberto. Balg e Boileau[14] identificaram esses fatores de risco em um índice de gravidade para instabilidade (discutido abaixo). O tratamento artroscópico para outras lesões relacionadas à instabilidade também pode ser realizado com ou sem reparo da lesão de Bankart, caso haja indicação. As lesões HAGL podem ser tratadas com reparo artroscópico utilizando âncoras de sutura,[42,93,367] e o *remplissage* artroscópico também deve ser considerado. *Remplissage* é o termo utilizado para descrever o procedimento artroscópico de capsulodese posterior e tenodese do infraespinal, em que a cápsula posterior e o infraespinal são firmemente fixados na região de uma lesão de Hill-Sachs, para que não ocorra encaixamento da lesão.[65,182,279,284] Embora a indicação para o procedimento ainda esteja em evolução, frequentemente ele é realizado em casos de lesão de Hill-Sachs de moderada a grande, associada a uma perda óssea na região anterior da glenoide que não seja grande suficiente, a ponto de necessitar um procedimento ósseo aberto (< 25%).[9,279]

Planejamento pré-operatório (Tab. 40.13)
Posicionamento. Utiliza-se a posição de cadeira de praia ou em decúbito lateral, conforme descrito.

Abordagem cirúrgica. É utilizada a técnica artroscópica de rotina, descrita acima.

Técnica
Reparos capsulolabiais anteriores artroscópicos (Bankart). Após avaliação inicial da articulação glenoumeral através do portal posterior para a definição da lesão, cria-se um portal anterior situado imediatamente acima da borda superior do tendão do subescapular. Esse portal é utilizado para instrumentação e inserção das âncoras durante o reparo labial, e deve ficar em um ponto suficientemente baixo para proporcionar acesso integral ao lábio glenoidal anteroinferior. Nós preferimos visualizar de uma posição anterior durante o procedimento; por isso, a criação de um portal superolateral acessório é realizada a seguir, através do intervalo rotador e o artroscópio é posicionado nesse portal com o uso de hastes para mudança de portal.

O reparo artroscópico labial segue os mesmos passos da técnica aberta. Primeiramente, o lábio glenoidal é descolado e afastado do colo glenoidal para mobilização do tecido. O descolamento pode ser realizado com um descolador de tecido para artroscopia e um *shaver*, introduzidos através do portal anterior. Em seguida, o cirurgião realiza o desbridamento do colo e da borda glenoidais com um

TABELA 40.13 Reparo artroscópico dos tecidos moles

Planejamento pré-operatório

- Mesa na posição de cadeira de praia com suporte de braço pneumático, ou posição de decúbito lateral com tração do braço
- Não há necessidade de fluoroscopia
- Instrumental de rotina para artroscopia do ombro; cânulas de 5 e 8 mm
- Âncoras de sutura para reparo labial ou capsular
- Após a cirurgia, deve-se aplicar uma órtese para imobilização do braço

shaver ou *drill* artroscópico até atingir um tecido ósseo normal e vascularizado, um tecido ósseo normal e vascularizado, para que fique determinado um leito cicatricial para o reparo labial. A seguir, âncoras de sutura são inseridas, em sequência, através do portal anterior, ao longo da borda articular glenoidal anterior. Como ocorre com a técnica aberta, deve-se usar três ou quatro âncoras para ocupar posições entre 3 e 6 horas ao longo da margem anteroinferior da cavidade glenoidal (Fig. 40.45). Normalmente a âncora mais inferior é inserida primeiramente, na posição de seis horas; e os fios de sutura dessa âncora são passados e os nós, realizados. Em seguida, o cirurgião repetirá os mesmos passos para inserir as demais âncoras, que serão posicionadas no sentido superior da borda anterior da cavidade glenoidal. A passagem dos fios de sutura é realizada com um passador de fios de sutura do tipo passador de laço (*shuttle-relay*) introduzido através do portal anterior. As lesões capsulares e labiais são reparadas com esse passador e o portal posterior é utilizado para capturar o fio metálico ou o passador é utilizado para capturar o fio de sutura diretamente da âncora, através do tecido reparado. Como ocorre com a técnica aberta, o cirurgião deve ter o cuidado de passar a sutura através de tecido inferiormente ao local de inserção da âncora, tanto para o reposicionamento da lesão do lábio glenoidal ao longo de sua localização anatômica, quanto para a realização da capsulorrafia desejada. Se também houver presença de um pequeno fragmento da borda glenoidal como em uma lesão Bankart ósseo, ele também poderá ser incorporado no reparo, junto à lesão dos tecidos moles. O grau de frouxidão capsular observada durante a cirurgia irá definir o retensionamento capsular a ser realizado, mas normalmente faz-se menor retensionamento do tecido capsular, pois as âncoras de sutura estão posicionadas mais superiormente. Também nesse caso os pontos das suturas devem ser realizados externamente à face articular, ao longo da cápsula, para que os nós não fiquem posicionados no interior da articulação e causem sintomas mecânicos.

Atualmente, modernas âncoras sem nós são utilizadas em reparos artroscópicos do lábio glenoidal. Com o uso dessas âncoras, primeiramente o cirurgião passa uma sutura com fio de alta resistência não absorvível livre através das lesões da cápsula e do lábio por técnica de rotina, que então é incorporada à âncora sem nó, enquanto esta é inserida.

Reparo artroscópico das lesões HAGL. Se durante a artroscopia for identificada uma lesão HAGL, também é possível realizar o tratamen-

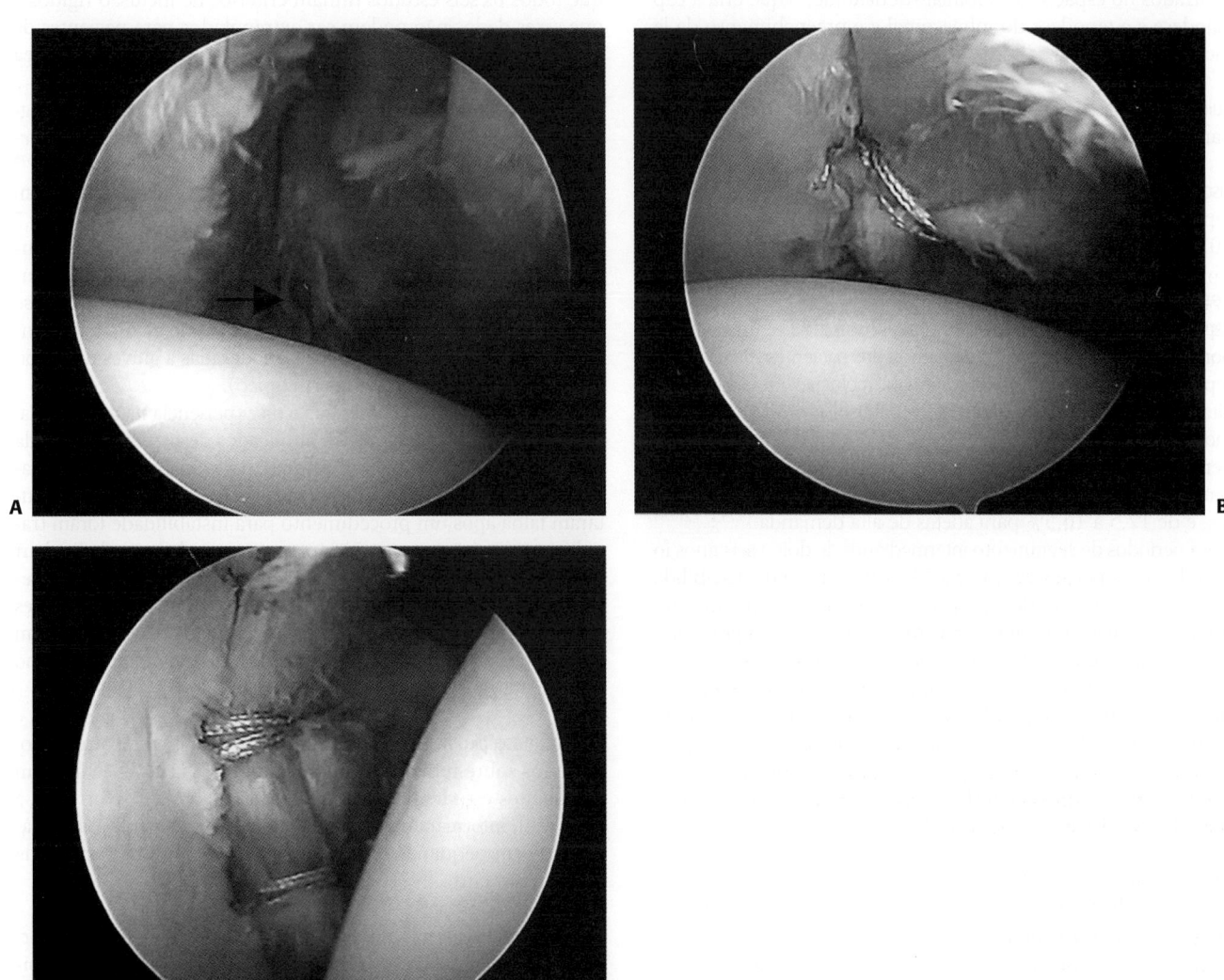

FIGURA 40.45 Imagens intraoperatórias de um reparo artroscópico da lesão de Bankart. **A:** A artroscopia diagnosticada demonstra lesão do tecido capsulolabial anteroinferior (*seta*). **B:** A lesão do lábio glenoidal é fixada à borda glenoidal com o uso de âncoras de sutura; as primeiras âncoras ficam posicionadas inferiormente. **C:** Reparo da lesão de Bankart concluído.

to com um reparo artroscópico com âncoras de sutura. Talvez haja necessidade do uso de portais acessórios anteroinferior ou posteroinferior, por exemplo, para a obtenção do ângulo apropriado de inserção das âncoras.[23] A passagem da sutura através do ligamento glenoumeral quefoi avulsionado também é efetuada com o uso de um passador de fios de sutura do tipo passador de laço (*shuttle-relay*). Mas, em geral, recomenda-se optar por um reparo aberto nos casos de diagnóstico de uma lesão HAGL no pré-operatório.

Remplissage. Caracteristicamente, a *remplissage* é realizada com o artroscópio posicionado em um dos portais anteriores. Como ocorre nos demais reparos artroscópicos, são utilizadas âncoras de sutura para realizar a técnica. O cirurgião insere uma ou duas âncoras através de um portal posterior, seja através de uma cânula, ou por via percutânea, até a lesão de Hill-Sachs. Esse portal deve ficar posicionado de tal forma que o cirurgião possa obter o ângulo apropriado de inserção das âncoras. A passagem da sutura, através da cápsula posterior e tendão do infraespinal, é executada com o uso do passador de fios de sutura do tipo passador de laço (*shuttle-relay*). As suturas são passadas com pontos tipo *mattress* horizontal e, em seguida, são visualizadas e os nós realizados no espaço subacromial/subdeltoide, o que cria a capsulodese e a tenodese do infraespinal e o preenchimento da lesão de Hill-Sachs.

Cuidados pós-operatórios. O protocolo é o mesmo utilizado para reparos capsulolabiais abertos.

Riscos e soluções. Esses riscos são idênticos àqueles que ocorrem em reparos abertos, com as notáveis exceções que se seguem (Tab. 40.14).

Resultados
Reparos capsulolabiais anteriores artroscópicos (Bankart). Foram relatados bons e excelentes resultados na maioria dos pacientes tratados com reparo artroscópico da lesão de Bankart, inclusive em pacientes de alta demanda, como os atletas universitários e profissionais com movimentos de arremesso.[7,38,48,75,173,163,203,265,283,332,342,350,375] Com um período relativamente curto de seguimento, foram descritos percentuais de recidiva da instabilidade de 0-10% no total dos pacientes, e de 12,5 a 16,5% para atletas de alta demanda.[48,75,173,210,342] Com períodos de seguimento intermediários de dois a seis anos foram descritos percentuais de 4 a 7% para recidiva da instabilidade.[171,189,300] Os fatores de risco para recidiva da instabilidade após um reparo capsulabial anterior artroscópico incluem perda óssea da glenoide e/ou do úmero, frouxidão inferior, ou instabilidade do tipo MD, uso de três ou menos âncoras de sutura para o reparo, e presença de uma avulsão da bainha periosteal labioligamentar anterior (lesão ALPSA).[35,288] Além disso, o índice de gravidade para instabilidade (já discutida) foi desenvolvido por Balg e Boileau[14] com o objetivo de auxiliar na identificação de pacientes com maior risco de recidiva após reparos artroscópicos.

Conforme já discutido, dados recentemente publicados demonstraram resultados equivalentes entre o reparo capsulolabial artroscópico e o reparo aberto (Bankart), inclusive vários estudos randomizados controlados.[7,38,75,163,173,203,265,283,332,342,350,375] Petrera et al. realizaram uma metanálise para comparar os resultados do reparo aberto com o reparo artroscópico da lesão de Bankart para recidiva da instabilidade anterior traumática.[265] Foram incluídos apenas estudos que comparavam diretamente as duas técnicas e utilizaram âncoras de sutura para reparo nos dois métodos. Seis estudos preencheram os critérios de inclusão (dois de Nível I e quatro de Nível III), incluindo 267 pacientes no grupo de técnica aberta (seguimento médio, 29,9 meses) e 234 no grupo artroscópico (seguimento médio, 30,2 meses). Os percentuais de recidiva da instabilidade (6,7% para técnica aberta vs. 6,0% para artroscopia) e de reoperação (6,6% para técnica aberta vs. 4,7% para artroscopia) não foram significativamente diferentes. Interessante que, tanto a recidiva da instabilidade (2,9% vs. 9,2%) quanto a reoperação (2,2% vs. 9,2%) foram significativamente menores no grupo artroscópico, se fossem incluídos apenas estudos com publicação posterior a 2002. Não foi possível comparar os escores funcionais por causa das diferentes mensurações de resultado utilizadas nos estudos. É importante ter em mente que todos os seis estudos tinham critérios de inclusão rígidos e que esses dados não podem ser extrapolados para pacientes de mais alto risco como, por exemplo, pacientes com perda óssea significativa do úmero.

Em um estudo com um período de seguimento longo, Zaffagnini et al. compararam os resultados do reparo aberto *com o reparo* artroscópico da lesão de Bankart após dez a dezessete anos.[375] Não foram observadas diferenças significativas nos resultados em 33 pacientes tratados com reparo aberto (seguimento médio, 15,7 anos) e 49 pacientes tratados com reparo artroscópico (seguimento médio, 13,7 anos), inclusive recidiva da instabilidade (9% aberto vs. 12,5% artroscópico). Os achados radiográficos de artrose glenoumeral também não foram significativamente diferentes entre os grupos (18,2% de alterações moderadas a graves no grupo aberto vs. 12,2% no grupo artroscópico).

Com a evolução da tecnologia e da experiência na artroscopia, diversos estudos recentemente publicados descreveram o uso da cirurgia artroscópica em ombros que, tradicionalmente, eram tratados com técnicas abertas. Pacientes que anteriormente apresentaram falha após um procedimento para instabilidade foram tratados com revisão artroscópica para o reparo da lesão de Bankart com resultados razoáveis.[38,234] Também foi demonstrado que o reparo artroscópico da lesão de Bankart produz resultados eficazes nos casos de perda óssea glenoidal de pequena quantidade, com incorporação do fragmento da borda glenoidal (se presente) no reparo.[228,271,337,338]

Reparo artroscópico de lesões HAGL. Como ocorre com o reparo aberto, os dados sobre reparo artroscópico de lesões HAGL se limitam a pequenos estudos, ou a relatos de casos.[78,93,180,367] Kon et al. e Field et al. informaram não ter ocorrido casos de recidiva da instabilidade em pequenas séries de pacientes com um período de seguimento curto.[78,180]

Remplissage. Pequenas séries de *remplissage* artroscópico, normalmente realizado em combinação com o reparo artroscópico da lesão de Bankart, têm informado bons resultados com baixos percentuais de recidiva da instabilidade.[34,242,260,284,376] Foram publicados alguns relatos de perda da rotação lateral do ombro com esse procedimento, em razão do efeito da capsulodese e da tenodese.[65,121] Boileau et al.[34] descreveram sua

TABELA 40.14 Reparo artroscópico dos tecidos moles

Riscos potenciais e soluções	
Riscos	Soluções
Lesão nervosa	Evitar excessiva distração da cabeça umeral, se for utilizar tração no braço
Condrólise	Evitar capsulorrafia térmica e bombas anestésicas intra-articulares

experiência com uma série de 47 pacientes, com recidiva da instabilidade, tratados com reparo artroscópico da lesão de Bankart e *remplissage* para uma grande lesão de Hill-Sachs com encaixamento e sem substancial perda óssea glenoidal. Depois de um seguimento médio de dois anos, foram informados 87% de bons e excelentes resultados, com apenas uma recidiva da instabilidade e com 90% dos pacientes retornando à prática esportiva, o que inclui 68% no mesmo nível. Em comparação com o ombro contralateral, a perda média da rotação lateral foi de 8° com o braço ao lado do corpo e de 9° em abdução, sem que nenhum paciente expressasse insatisfação com essa perda de movimento.

Procedimentos ósseos para recidiva da instabilidade anterior. Perda óssea significativa ao longo da região anterior da glenoide ou por uma grande lesão de Hill-Sachs, seja na cirurgia primária, seja na revisão, é indicação para um procedimento ósseo para tratamento cirúrgico da recidiva da instabilidade anterior, pois o reparo apenas dos tecidos moles nesses casos se associa a elevados percentuais de falha.[44,200,228,267] Alguns estudos tentaram determinar esse nível crítico de perda óssea, e embora tenham sido utilizadas diferentes técnicas de mensuração, a presença de defeitos superiores a 21-30% da área da face articular da glenoide e uma lesão de Hill-Sachs acometendo 25% ou mais da cabeça do úmero, ou ainda uma lesão que encaixa na borda glenoidal anterior com abdução e rotação lateral, foram identificados como indicadores para reconstrução óssea da glenoide e/ou cabeça umeral.[9,44,107,149,224,230,267,276,279] Embora perdas ósseas substanciais tenham sido observadas mais comumente ao longo da glenoide do que da cabeça umeral, deve-se considerar a perda óssea combinada nos dois lados da articulação ao tomar a decisão cirúrgica.[267,341,370]

Normalmente uma perda óssea de 25% da área da face articular da glenoide é indicação para reconstrução óssea dessa lesão, mais comumente com localização anteroinferior.[267,279] Já foram descritas diversas técnicas diferentes para aumentar a área óssea, o que inclui o procedimento de Latarjet, o uso de autoenxerto de crista ilíaca, ou o uso de aloenxerto estrutural. Todas essas técnicas têm como função o preenchimento da lesão glenoidal com um enxerto de osso estrutural obtido de outro local. Teoricamente, qualquer desses procedimentos poderá funcionar, se a deficiência óssea e de tecidos moles forem adequadamente tratadas. Contudo, o procedimento de Latarjet, que envolve a transferência do processo coracoide para a região anteroinferior da glenoide, tem sido o mais amplamente estudado e é a mais popular dessas técnicas.[134-136] Talvez haja necessidade do uso de um enxerto de crista ilíaca ou de aloenxerto para os casos em que a perda óssea excede a que pode ser reconstruída com uma transferência de coracoide. A reconstrução de uma grande lesão de Hill-Sachs pode ser realizada com aloenxerto ou com um implante de recobrimento parcial.[9,224,276,279]

Planejamento pré-operatório (Tab. 40.15)

Posicionamento. Usa-se a posição de cadeira de praia conforme descrito.

Abordagem cirúrgica. Embora casos que necessitem de reconstrução óssea requeiram uma abordagem deltopeitoral aberta, talvez haja ainda necessidade de uma avaliação artroscópica inicial da articulação glenoumeral a fim de confirmar ou determinar a necessidade de reconstrução óssea de uma lesão glenoidal e/ou de Hill-Sachs.

TABELA 40.15 Procedimentos ósseos abertos para recidiva da instabilidade anterior

Planejamento pré-operatório
• Mesa na posição de cadeira de praia com suporte de braço pneumático
• Pode haver necessidade de fluoroscopia para verificar o posicionamento do enxerto ou a direção e comprimento dos parafusos
• Instrumental de rotina para abordagem do ombro
• Instrumental adicional, conforme a necessidade, para possível reparo de tecidos moles ou ósseo (âncoras de sutura, kit para pequenos fragmentos etc.)
• Aloenxerto fresco congelado para lesão glenoidal
• Aloenxerto fresco congelado com dimensões compatíveis para lesão de cabeça umeral
• Parafusos para fixação do enxerto da glenoide e/ou cabeça umeral
• Âncoras de sutura para reparo labial
• Após a redução, deve-se aplicar uma órtese para imobilização do braço

Técnica

Procedimento de Latarjet. Antes da abordagem da articulação glenoumeral, o coracoide deve ser exposto para a osteotomia. O tendão do peitoral menor é liberado da região medial do coracoide, e o osso é exposto proximalmente até sua base. A osteotomia do coracoide pode ser realizada com um osteótomo ou uma serra oscilatória angulada, e o corte deve ser iniciado ao longo da face superior do osso, em um ponto imediatamente anterior aos ligamentos coracoclaviculares próximo da base do coracoide, em uma direção medial-lateral (Fig. 40.46). Em seguida, o ligamento coracoacromial é liberado, deixando um coto de 1 cm do liga-

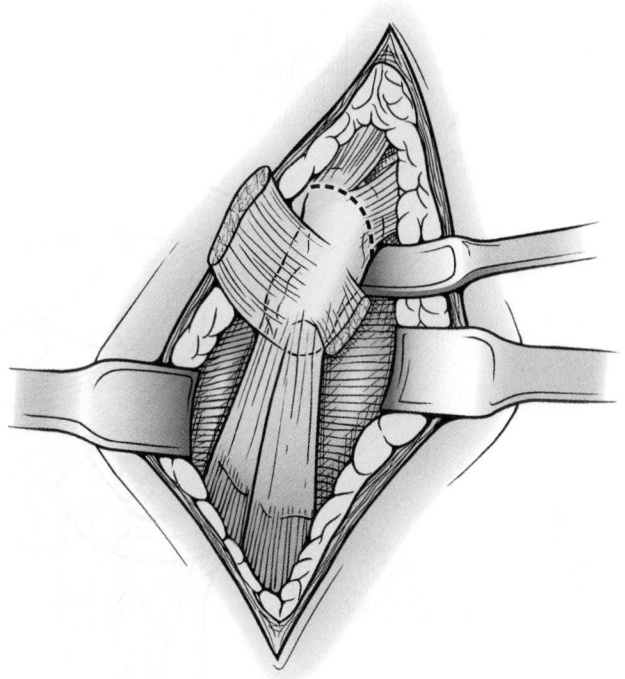

FIGURA 40.46 Exposição do coracoide e osteotomia para o procedimento de Latarjet. A osteotomia do coracoide pode ser efetuada com um osteótomo, ou com uma serra oscilatória angulada; o corte deve iniciar ao longo da face superior do osso, em um local imediatamente anterior aos ligamentos coracoclaviculares, nas proximidades da base do coracoide, em uma direção medial-lateral. Deve-se deixar um coto de 1 cm do ligamento coracoacromial inserido no coracoide.

mento inserido lateralmente ao processo coracoide. O tendão conjunto (do coracobraquial e da cabeça curta do bíceps) permanece inserido no coracoide osteotomizado, sendo mobilizado para possibilitar seu posicionamento ao longo da região anteroinferior da glenoide. É preciso cautela para que não ocorra lesão do nervo musculocutâneo durante a mobilização.

Em seguida, a articulação glenoumeral deve ser abordada, de maneira parecida com um reparo aberto da lesão de Bankart. A borda e o colo glenoidais na área da lesão são expostas com o desbridamento de qualquer tecido mole e levemente decorticadas com um dril de alta velocidade para criar um leito de osso normal e vascularizado para a consolidação óssea. O mesmo procedimento é realizado com a face do coracoide a ser aplicada no local da lesão. Em seguida, o cirurgião criará orifícios (superior e inferior) através do enxerto do coracoide, para fixação dos parafusos. O osso é posicionado no defeito glenoidal (normalmente abaixo do equador da glenoide para uma lesão anteroinferior), rente a sua borda. A posição pode ser mantida pela fixação temporária com fios de Kirschner. Então, o orifício superior no coracoide será utilizado para a perfuração bicortical da glenoide, seguida pela colocação do parafuso. Em seguida, as mesmas etapas são repetidas para a colocação do parafuso inferior (Fig. 40.47). Pode-se utilizar parafusos de rosca parcial para osso esponjoso de 4,0 mm ou para osso cortical de 3,5 mm para a fixação do coracoide com a técnica do parafuso de tração, normalmente com 30 a 36 mm de comprimento.

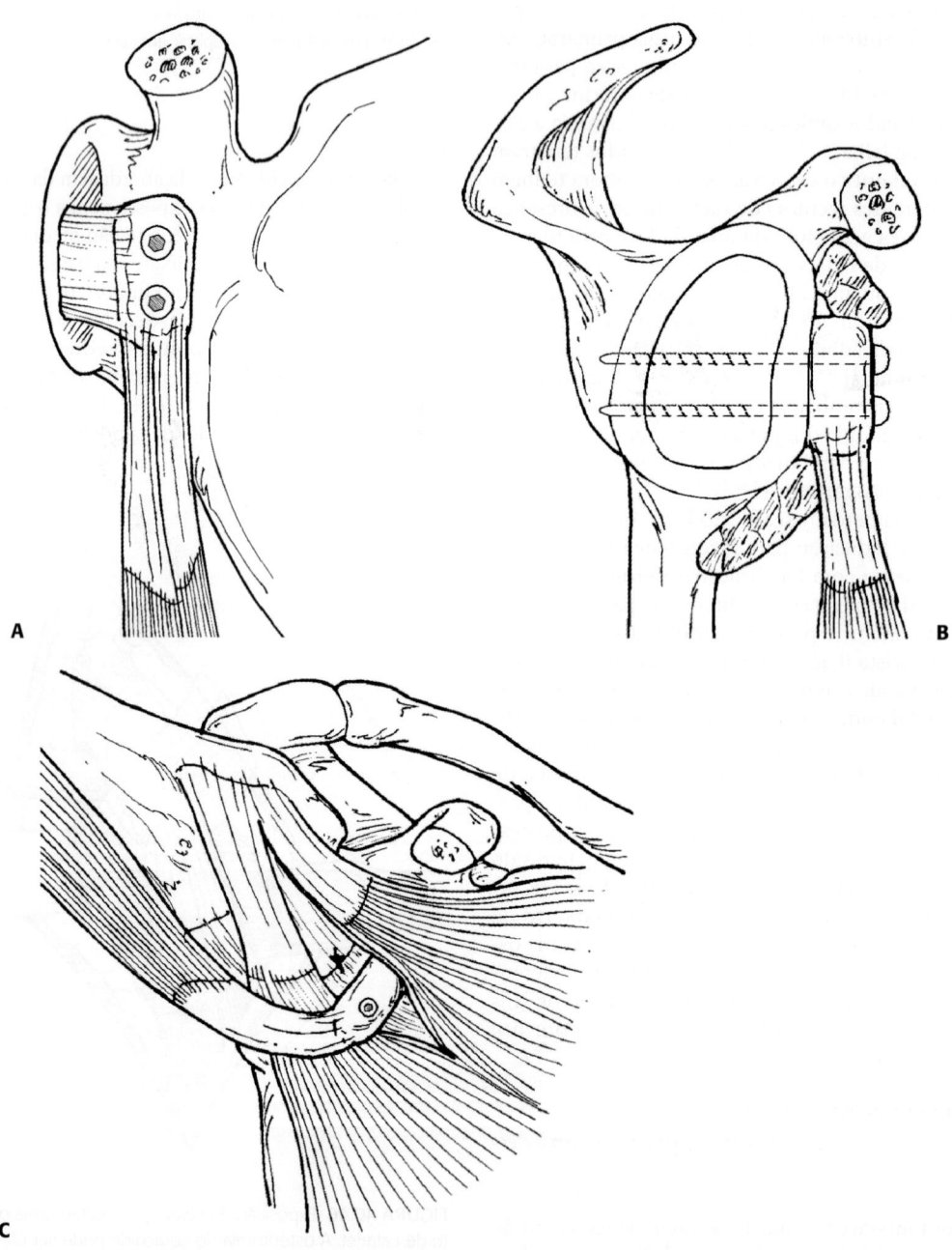

FIGURA 40.47 Projeções anteroposterior (**A**) e lateral (**B**) após a fixação do enxerto do coracoide na região anterior da glenoide. **C:** O coto do ligamento coracoacromial deve ser reparado ao retalho capsular lateral criado durante a incisão da cápsula. Notar o "efeito elástico" criado pela colocação do enxerto do coracoide através da divulsão do subescapular. O terço inferior do subescapular deve ser mantido em uma posição inferior, o que contribuirá para a estabilização da articulação glenoumeral. De El Attrache NS, Harner CD. *Surgical Techniques in Sports Medicine.* Wolters Kluwer Health; 2006.

Foram descritas diferenças no posicionamento da transferência do coracoide e subsequente reparo dos tecidos moles.[276] A face inferior pode ser posicionada contra o defeito glenoidal, com o coto do ligamento coracoacromial lateralmente direcionado. O retalho capsular lateral criado durante a incisão da cápsula pode então ser reparado ao coto do ligamento coracoacromial, com a criação de um enxerto intra-articular (Fig. 40.47C). O enxerto pode se tornar extra-articular com o reparo da cápsula nativa na borda glenoidal nativa com o uso de âncoras de sutura ou tuneis ósseos, que devem ser realizados antes da fixação do enxerto do coracoide. Burkhart et al. descreveram o posicionamento do enxerto extra-articular com o uso de âncoras de sutura para o reparo capsular; além disso, esses autores também aplicaram a face medial do enxerto do coracoide contra o defeito glenoidal (Fig. 40.48).[45] Essa técnica cria uma face articular maior na direção anteroposterior, quando comparada ao posicionamento da face inferior do coracoide no local da lesão. Mas, o osso fica estreito para a passagem dos parafusos; por isso, o cirurgião deve ter cuidado para evitar uma fratura do enxerto.

Na teoria, com o uso do procedimento de Latarjet a estabilização da articulação glenoumeral ocorre por três mecanismos: (1) um efeito ósseo, pela correção do defeito glenoidal anterior; (2) um efeito muscular ("elástico") criado pela manutenção do terço inferior do subescapular em uma posição inferior pelo tendão conjunto (Fig. 40.47C); e (3) um efeito capsular causado pelo reparo da cápsula, ou pelo reparo do ligamento coracoacromial à cápsula, ao final do procedimento.

Autoenxerto da crista ilíaca ou reconstrução da cavidade glenoidal com aloenxerto. O cirurgião expõe e prepara a lesão óssea na região anterior da glenoide de maneira parecida com o que se faz no procedi-

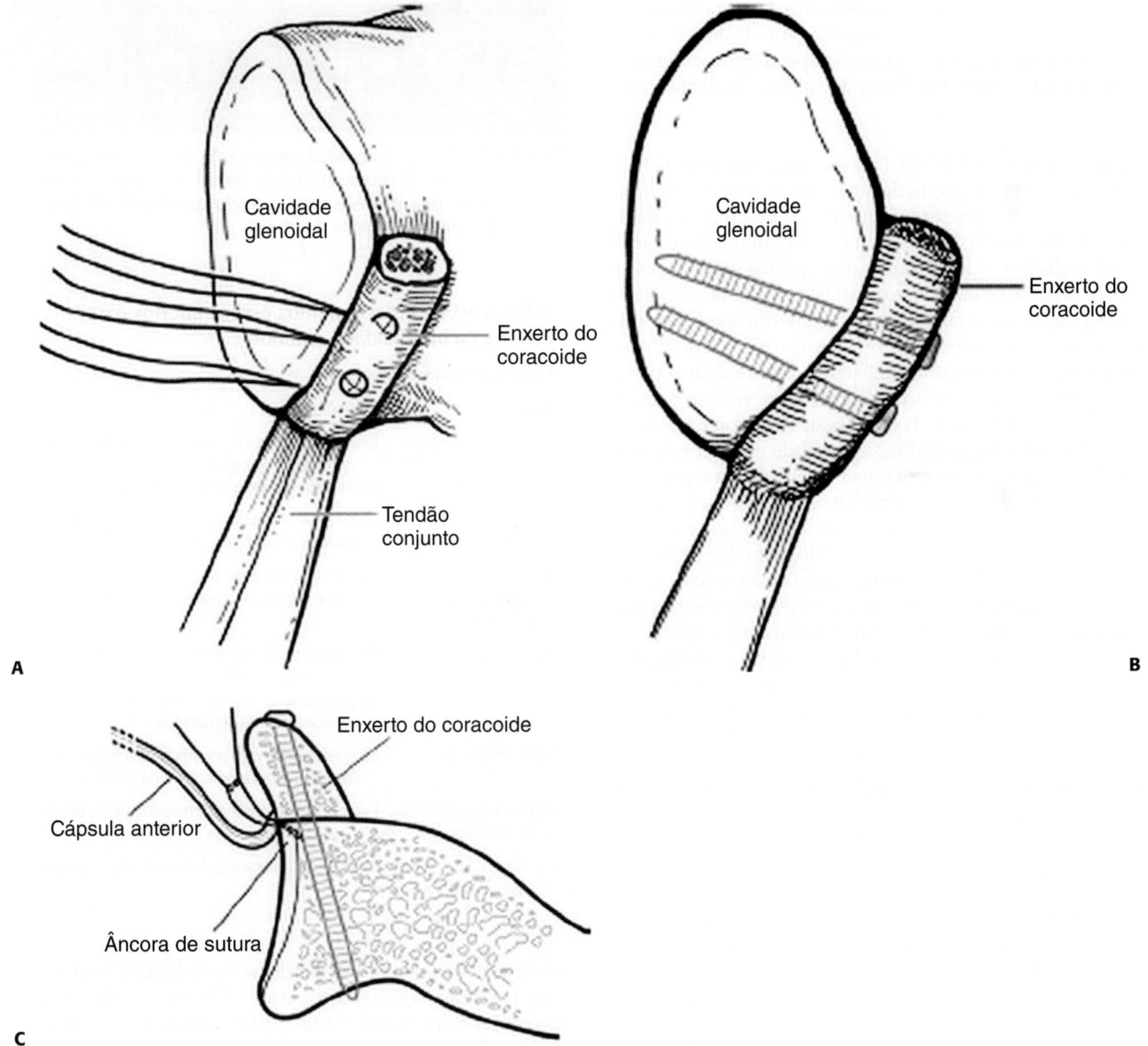

FIGURA 40.48 A, B: Posicionamento da face medial do enxerto do coracoide contra o defeito glenoidal. Foi descrito um posicionamento extra-articular do enxerto com essa técnica; âncoras de sutura são inseridas ao longo da borda glenoidal nativa (**A**). **C:** O reparo da cápsula nativa à borda glenoidal nativa com o uso das âncoras de sutura faz com que o enxerto do coracoide fique em uma posição extra-articular. (De Burkhart SS, De Beer JF, Barth JR, Cresswell T, Roberts C, Richards DP. Results of modified Latarjet reconstruction in patients with anteroinferior instability and significant bone loss. *Arthroscopy*. 2007;23(10):1033-1041, com autorização.)

mento de Latarjet. Retira-se um autoenxerto tricortical de crista ilíaca, que deve ser preparado para que se encaixe no defeito ósseo. Normalmente um enxerto medindo 3 cm de comprimento por 2 cm de profundidade será adequado. A face interna da crista ilíaca apresenta contorno semelhante ao da face articular glenoidal; portanto, essa região do enxerto deve estar voltada lateralmente durante a fixação na glenoide nativa. O posicionamento e fixação do enxerto são realizados analogamente ao procedimento de Latarjet, com utilização de parafusos de rosca parcial para osso esponjoso de 4,0 mm ou para osso cortical de 3,5 mm. O enxerto pode ficar posicionado em situação intra-articular ou extra-articular, através do reparo capsular. O reparo do retalho capsular lateral, com suturas fixadas em torno das cabeças dos parafusos, cria um enxerto intra-articular, enquanto o reparo da cápsula nativa à borda glenoidal nativa faz com que o enxerto fique em posição extra-articular.

O cirurgião pode utilizar aloenxerto fresco ou fresco-congelado, de forma semelhante ao autoenxerto da crista ilíaca; com isso, é evitada a morbidade causada na retirada do enxerto. O aloenxerto glenoidal proporciona correspondência perfeita com a anatomia nativa, mas pode haver dificuldade na obtenção desse material.[280]

Reconstrução da lesão de Hill-Sachs. Para a avaliação da lesão de Hill-Sachs, por uma abordagem deltopeitoral de rotina, *é realizada* uma tenotomia do subescapular, conforme descrito. A seguir, a cabeça do úmero é luxada da articulação glenoumeral e a lesão de Hill-Sachs fica exposta com os movimentos simultâneos em adução, extensão e máxima rotação lateral do braço. O cirurgião usa uma serra oscilatória para regularizar o osso até criar um defeito cuneiforme, no qual encaixará o aloenxerto. Em seguida, mensura o comprimento, largura e altura da área preparada, e prepara o osso que será usado como aloenxerto para que encaixe no defeito criado. Pode-se usar, como fonte do enxerto, um aloenxerto fresco ou fresco-congelado de cabeça do úmero ou do fêmur, mas é preciso tomar o cuidado para que a peça fique adequadamente encaixada e que a dimensão seja adequada para o paciente. Em seguida, o aloenxerto ósseo é encaixado no defeito e novamente regularizado, para que seja criada uma transição articular harmoniosa entre o osso nativo e o aloenxerto. Em seguida, o enxerto é fixado ao osso nativo através de dois parafusos canulados de 3,0 ou 3,5 mm com as cabeças sepultadas (Fig. 40.49). Então é realizado o reparo capsulolabial ou a colocação do enxerto ósseo glenoidal após a reconstrução da lesão de Hill-Sachs, se houver necessidade dos dois procedimentos.

Cuidados pós-operatórios. O protocolo é idêntico ao dos reparos capsulolabiais abertos.

Riscos e soluções (Tab. 40.16)
Resultados
Procedimento de Latarjet. Estudos de seguimento longo do procedimento de Latarjet demonstraram resultados clínicos bons a excelentes em 86 a 97% dos pacientes, com percentuais de 7 a 13,6% para recidiva da instabilidade.[2,134-136,138,139,325] O procedimento foi associado ao desenvolvimento de artrose da articulação glenoumeral, com evidências radiográficas de artropatia observadas em até 71% dos pacientes, embora a maioria das alterações fossem moderadas.[2,134-136,138,139,325] Hovelius et al. descreveram amplamente esse procedimento ao longo de vários estudos de seguimento longo.[134-136,138,139] Em um estudo prospectivo de 118 ombros com seguimento médio de 15,2 anos, os autores informaram bons e excelentes resultados

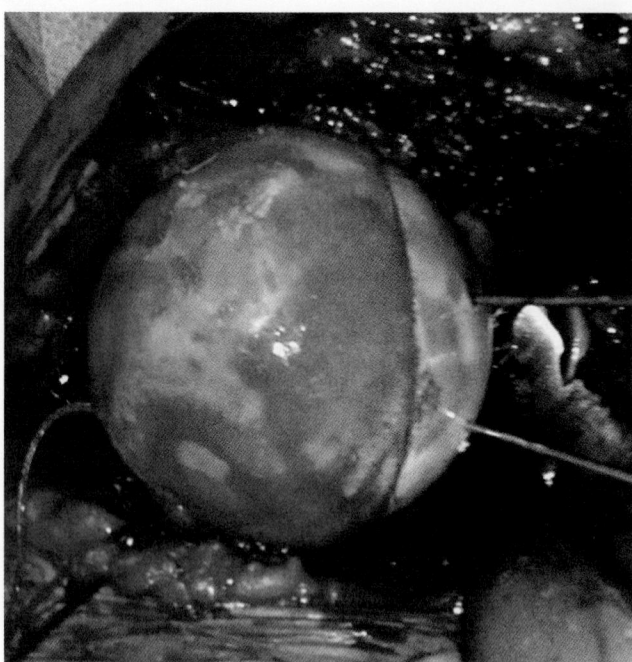

FIGURA 40.49 Após apropriada regularização da lesão e do enxerto, o osso do aloenxerto é encaixado na lesão de Hill-Sachs e provisoriamente fixado com fios-guia. Pode-se inserir os parafusos canulados ao longo dos fios-guia para fixação definitiva do enxerto.

TABELA 40.16 Procedimentos ósseos abertos para recidiva da instabilidade anterior

Riscos potenciais e soluções	
Riscos	Soluções
Lesão do nervo axilar	Evitar uma exposição demasiadamente inferior na abordagem cirúrgica
	Evitar distração excessiva da cabeça do úmero
Lesão do nervo musculocutâneo	Mobilização adequada do tendão conjunto durante a transferência do coracoide
Evitar saliência lateral do enxerto ósseo glenoidal	Fixar provisoriamente com fios de Kirschner para avaliar o posicionamento do enxerto
Implante saliente	Os parafusos devem ficar posicionados no enxerto glenoidal fora da face articular
	Os parafusos do enxerto umeral devem ficar adequadamente sepultados
Falha na fixação	São necessários dois parafusos para fixar o enxerto ósseo na cabeça umeral ou na glenoide
Fratura intraoperatória do enxerto	Evitar o uso de enxerto demasiadamente pequeno
Reconstrução óssea inadequada	Evitar o uso de enxerto demasiadamente pequeno

em 86% dos pacientes, e 98% deles se consideraram satisfeitos ou muito satisfeitos com o procedimento.[136] Ocorreu recidiva da luxação em 3,4% dos pacientes, e um paciente necessitou de cirurgia de revisão; além disso, houve subluxações recidivantes em 10,2% dos pacientes. A perda média de rotação lateral com o braço ao lado do corpo foi de 10,7°. Em estudo subsequente, a mesma coorte de pacientes foi avaliada quanto ao desenvolvimento radiográfico de artrose, com um seguimento de 15 anos.[135] A consolidação óssea do enxerto foi observada em 85% dos pacientes, artropatia moderada a grave da articulação glenoumeral em 14% dos pacientes, e artropatia leve em 35%. Foi observada uma taxa mais baixa de artropatia moderada a grave nos casos em que o enxerto foi posicionado medialmente à borda glenoidal, e nos casos em que o parafuso e o enxerto estavam posicionados paralelamente à linha articular; mas essa diferença não foi significativa.

Recentemente, uma análise mais longa observou melhores resultados em pacientes tratados com o procedimento de Latarjet quando comparados a pacientes com reparo da lesão de Bankart em um seguimento médio de dezessete anos.[138] Esse estudo avaliou cirurgias de revisão realizadas por recidiva da instabilidade (1% vs. 5,6%, $p = 0,08$), taxa de recidiva da instabilidade (13,4% vs. 28,7%, $p = 0,017$), satisfação dos pacientes (97% vs. 90%, $p = 0,001$), média do escore WOSI (88 vs. 79, $p = 0,002$), e perda média da rotação lateral com o braço ao lado do corpo (11° vs. 19°, $p = 0,012$).

Finalmente, uma revisão sistemática recentemente publicada examinou os percentuais de complicações e reoperações depois da versão original ou modificada do procedimento de Bristow ou de Latarjet.[108] No total, foram revisados 1.904 casos, abrangendo 45 estudos (todos de Nível IV); os percentuais de recidiva de luxações e subluxações foram 2,9% e 5,8%, respectivamente. Em sua maioria, as luxações ocorreram no primeiro ano após a cirurgia, mas apenas 7% dos pacientes necessitaram de reoperação.

Enxerto ósseo da crista ilíaca (EOCI). Estudos de seguimento longo do uso do enxerto ósseo da crista ilíaca com técnicas mais antigas demonstraram bons e excelentes resultados em 75-85% dos pacientes.[41,285,287] Os percentuais de recidiva da instabilidade descritos variaram de 4 a 33%.[41,181,285,287] Também foram relatadas evidências radiográficas de artrose articular em 33 a 89% dos pacientes com um período de seguimento longo.[181,285,287] Estudos que utilizaram métodos mais modernos de fixação e regularização do enxerto à face articular nativa demonstraram bons resultados e baixas taxas de recidiva da instabilidade.[19,113,168,319,355] Warner et al. relataram sua experiência com o uso de autoenxerto tricortical da crista ilíaca para lesões ósseas glenoidais significativas em uma série de onze pacientes com recidiva da instabilidade.[355] Com um seguimento médio de 33 meses, todos os enxertos estavam consolidados e não houve casos de recidivas da instabilidade.

O uso de aloenxertos para a reconstrução glenoidal anterior foi relatado apenas em pequenas séries.[168,280,360] Weng et al. relataram o uso de aloenxertos da cabeça do fêmur em nove pacientes com recidiva da instabilidade e grandes lesões ósseas glenoidais anteriores.[360] O seguimento mínimo foi de 4,5 anos, com consolidação de todos os enxertos e com um escore de Rowe de 84. Uma recidiva da luxação ocorreu em um paciente, e uma subluxação ocorreu em outro, e essas duas lesões ocorreram após convulsões de grande mal, sem que subsequentemente houvesse instabilidade.

Reconstrução da lesão de Hill-Sachs. Os resultados clínicos para a reconstrução de grandes lesões de Hill-Sachs têm se limitado a pequenos estudos, ou a relatos de casos.[110,224,231,343,369] Miniaci e Gish relataram o uso de um aloenxerto de cabeça do úmero em dezoito pacientes que previamente não tiveram sucesso com a cirurgia para instabilidade e para lesão de Hill-Sachs acometendo mais de 25% da cabeça do úmero.[224] Após um mínimo de dois anos de seguimento, não foram observadas recidivas da instabilidade; foi obtida uma média para o escore de Constant de 78,5, e 89% dos pacientes puderam retornar ao trabalho. Curiosamente, em nossa limitada experiência muitos dos pacientes que necessitaram de reconstrução sofriam de transtornos convulsivos não controlados, o que acarretou recidiva da instabilidade e perda de tecido ósseo da cabeça do úmero.

Instabilidade posterior

Conforme discutido, a instabilidade posterior é relativamente rara, pois representa menos de 2 a 12% de todas as instabilidades.[37] Convulsões, acidentes automobilísticos, abuso de drogas, doença sistêmica (p. ex., Ehlers-Danlos), e doença psiquiátrica têm sido associados à incidência de instabilidade posterior.[298] O tratamento deve ser discutido de acordo com o tipo de instabilidade: luxação aguda (< 3 semanas), de incidência rara, luxação crônica, que é ainda mais rara, e recidiva da instabilidade, que é a forma mais comum. O uso do período de 3 semanas é arbitrário; mas, conforme será discutido mais adiante, as tentativas de redução fechada se tornam menos bem-sucedidas por volta desse período.

A patogênese da recidiva da instabilidade pode ter início com uma luxação aguda; no entanto, normalmente começa com uma subluxação e com uma etiologia atraumática ou microtraumática, conforme já discutido. Por último, deve-se ter em mente que, dada a relativa raridade da recidiva da instabilidade posterior, poucos cirurgiões se deparam frequentemente com esse problema, embora atualmente ele esteja sendo diagnosticado com frequência cada vez maior. Erros no diagnóstico e no tratamento são comuns; além disso, não existe tratamento baseado em evidências. Praticamente toda literatura publicada está constituída por séries de casos; e, além disso, as definições de instabilidade posterior são obscuras.

Tratamento conservador
Indicações/contraindicações

Luxações posteriores agudas. A menos que o paciente apresente doença grave e é incapaz de tolerar uma tentativa de redução fechada, sempre deverá ser considerada a intervenção (fechada ou aberta). Além dessa, são poucas as indicações para deixar sem redução e com tratamento conservador uma luxação aguda. Do mesmo modo, uma luxação reduzida que apresenta subluxação persistente ou instabilidade por causa de uma grande fratura glenoidal deverá sempre ser considerada para intervenção cirúrgica. Esse tópico está discutido em maiores detalhes no capítulo sobre fraturas escapulares.

Luxações posteriores crônicas. Se um paciente apresenta uma luxação crônica (> 3-6 semanas), não se deve tentar uma redução fechada sem relaxamento muscular completo, por causa do risco de fratura e de lesão neurovascular (Fig. 40.1). A história típica é uma luxação traumática durante um acidente automobilístico, ou durante uma convulsão. O paciente pode não estar ciente da lesão, ou pode estar intubado ou sedado; e a lesão pode passar despercebida por um longo período de tempo. Embora o procedimento de rotina seja o tratamento cirúrgico, para pacientes enfermos ou que tenham preservada uma função razoavelmente boa com mínima dor, ainda assim o tratamento conservador pode ser a escolha apropriada. Todos os pacientes com luxação posterior irão apresentar limitação dos movimentos – especificamente elevação anterior e rotação lateral; mas em alguns casos os movimentos podem chegar entre 60 e 85% do normal.[357] Concordando com outros autores, observa-se que alguns pacientes sentem mínima dor. Portanto, diante de um braço contralateral funcional e em um paciente com demanda limitada, o tratamento conservador poderá ser a melhor opção terapêutica. Para pacientes com epilepsia, as convulsões devem ser controladas antes de pensar em qualquer tipo de cirurgia. Se as convulsões forem frequentes e não controláveis, também deve-se pensar em uma opção conservadora.

Recidiva da instabilidade posterior. Nos casos de recidiva da instabilidade posterior, o tratamento conservador persistente é o principal, pois a patogênese ainda não foi completamente elucidada e os resultados do reparo posterior são imprevisíveis. Muitos ombros são tratados por meio de exercícios de fortalecimento, educação, reabilitação neuromuscular e mesmo com aconselhamento psicológico para pacientes com instabilidade voluntária. O fortalecimento se concentra nos estabilizadores dinâmicos, especificamente o manguito rotador, deltoide posterior e músculos periescapulares. A cirurgia apenas será considerada para casos de recidiva da instabilidade involuntária após a falha do tratamento conservador. No entanto, é mais provável que se obtenha sucesso com a fisioterapia nos casos em que inexista uma grande lesão labial reversa ou defeito ósseo. Em um estudo, o percentual de sucesso de um programa de exercícios em pacientes com sintomas incapacitantes chegou a 68%.[82] Muitos desses pacientes melhoraram, mas ainda apresentavam algumas recidivas de instabilidade. Por outro lado, alguns estudos demonstram que pacientes que não apresentam sucesso com a terapia têm até 90% de sucesso com a cirurgia (Tab. 40.17).[82]

Redução fechada. Muitas luxações posteriores são do tipo bloqueadas e, inicialmente, deixam de ser diagnosticadas; em alguns casos não fica claro o momento exato em que ocorreu a lesão. Além disso, 30 a 40% das luxações apresentam fraturas associadas;[301] por essas razões, a redução fechada depende de relaxamento muscular completo e da fluoroscopia. Em nossa instituição, todas essas luxações são levadas à sala cirúrgica para redução fechada, não sendo reduzidas na sala de emergência. Na sala de cirurgia, é possível avaliar a estabilidade após a redução e uma avaliação fluoroscópica pode ser realizada em tempo real para ajudar a orientar a redução (e também para prevenir que ocorra uma catastrófica fratura do colo ou da cabeça do úmero). Nos casos em que, após uma cuidadosa tentativa de redução, não foi obtido sucesso, o cirurgião deverá considerar uma redução aberta ou artroscópica seguida por estabilização. Esses procedimentos são facilmente realizados na sala de cirurgia.

Diante de um defeito da cabeça umeral com dimensões moderadas (> 20 até 25%), as tentativas de redução fechada representam um risco maior de recidiva da instabilidade. Alguns autores utilizam esses números como indicação relativa para tratamento aberto,[263] enquanto outros, inclusive nosso grupo, têm obtido sucesso com o tratamento fechado. É preciso que se dê cuidadosa atenção aos detalhes; além disso, é essencial que as manobras sejam efetuadas com suavidade, juntamente com uma avaliação da estabilidade após redução. Uma recidiva da instabilidade que ocorra além da rotação neutra do braço deve ser considerada indicação para a realização de um procedimento cirúrgico para estabilização, conforme será discutido a seguir.

É importante lembrar que não existe uma ideia de tempo para diferenciar uma luxação "aguda" de uma luxação "crônica"; mas ao que parece as reduções se tornam mais difíceis depois de três semanas, e esse intervalo de tempo é frequentemente citado para separar essas duas situações.[126] Por isso, fraturas sabidamente não desviadas devem ser tratadas com técnica aberta, para que seja minimizado o risco de desvio.

Planejamento pré-operatório. Sempre nos preparamos para um procedimento aberto, para os casos em que a redução fechada não obteve êxito. Alguns autores discutiram o uso da redução assistida pela artroscopia por meio de dois portais de rotina; não temos experiência com essa técnica (Tab. 40.18).

Posicionamento. Na sala de cirurgia, o paciente pode ficar na posição de cadeira de praia ou em supino sobre uma mesa radiolucente. Se for considerada a artroscopia e se a posição preferida para essa técnica for o decúbito lateral (em vez da posição de cadeira de praia), o paciente deverá ser posicionado lateralmente com a ajuda de um grande coxim.

Deve-se usar a fluoroscopia para a obtenção de projeções ortogonais. Isso pode ser feito com maior facilidade com o fluoroscópio avançando cefalicamente, ao lado do ombro luxado, com o braço C fazendo rotação para a obtenção de projeções axilares e AP ou de Grashey (Fig. 40.50). Esse posicionamento do braço C funciona bem para as posições supina e cadeira de praia, mas funciona melhor avançando desde os pés, para o posicionamento lateral. Ao ser planejada a posição, é *obrigatório* prever a possibilidade de acesso às regiões anterior e posterior do ombro.

Técnica. A manobra de redução é uma flexão anterior com o braço em adução e rotação medial. Enquanto um assistente aplica suave tração transversal ao corpo do paciente, o cirurgião aplica leve pressão digital sobre a região posterior da cabeça do úmero. Também se pode empregar uma suave rotação medial e lateral para a desimpactação de uma lesão de Hill-Sachs reversa. Tão logo a cabeça do úmero tenha sido desimpactada, deverá ser mobilizada anteriormente e em rotação lateral. Uma rotação lateral agressiva contrarresistência poderá resultar em fratura da cabeça ou colo do úmero por cisalhamento. O cirurgião deve testar a estabilidade da articulação em adução pela fluoroscopia, por meio de cuidadosa mobilização do braço em sua amplitude de movimentos. Especificamente, deve verificar a estabilidade em rotação medial. Depois de concluída a redução, o braço deve ficar posicionado em rotação neutra com um coxim por baixo da tipoia, ou com um suporte do tipo "órtese de pistoleiro". O cirurgião também deve estar preparado para converter para um procedimento aberto, se for observada instabilidade na posição neutra do braço ou além da rotação neutra.

Cuidados pós-operatórios. O paciente deverá permanecer por três a seis semanas com o braço na posição neutra em uma tipoia. Nós preferimos um tempo maior, para possibilitar a cicatrização da

TABELA 40.17 Instabilidade posterior

Tratamento conservador	
Indicações	Contraindicações
Recidiva da instabilidade atraumática	Luxação aguda
Paciente enfermo	Fratura aguda da glenoide com instabilidade
Luxação crônica com boa função	Lesões expostas
Epilepsia instável	

TABELA 40.18 Redução fechada da luxação posterior

Planejamento pré-operatório
• Mesa radiolucente ou em posição de cadeira de praia
• Posição supina ou de cadeira de praia angulada na sala, para possibilitar fluoroscopia
• Posição lateral com um grande coxim, se artroscopia estiver sendo considerada
• A fluoroscopia deve vir da cabeceira paralelamente à mesa para o posicionamento supino ou de cadeira de praia
• A fluoroscopia deve vir do pé para posicionamento lateral
• Preparação para procedimento aberto ou artroscópico (ver abaixo)
• Após a redução, deve-se aplicar uma órtese em rotação neutra para imobilização do braço

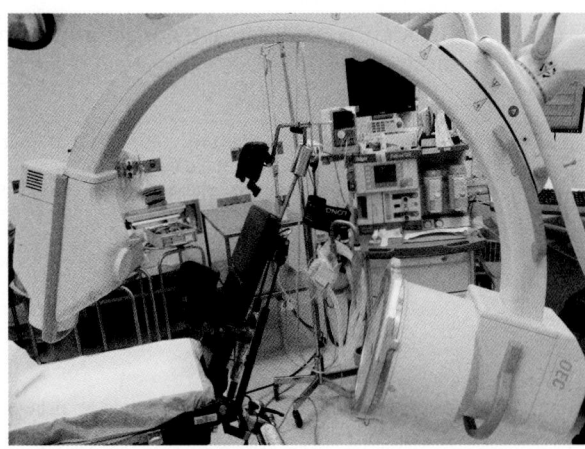
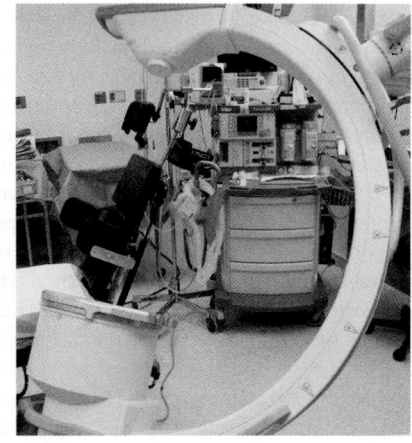

FIGURA 40.50 Posicionamento intraoperatório na posição de cadeira de praia com o braço em C avançando por cima do paciente para a obtenção de projeção (**A**) AP verdadeira e (**B**) axilar.

cápsula posterior. Durante esse período, devem ser incentivados os movimentos do cotovelo, punho e mão. Assim que o imobilizador ou órtese tiver sido descontinuado, terá início um programa de fortalecimento. A persistência da instabilidade após um tratamento conservador é indicação de intervenção cirúrgica, conforme explicado mais adiante.

Riscos e soluções (Tab. 40.19)
Resultados. Autores têm informado que pacientes beneficiados com uma bem-sucedida redução fechada, mesmo com instabilidade inicial em rotação medial, apresentaram excelentes resultados, com amplitude de movimento completa e pouca dor tanto no curto como no longo prazo. Após essa lesão, a complicação mais comum é a recidiva da instabilidade, observada em aproximadamente 15 a 20% dos pacientes, normalmente no primeiro ano.[301] Os fatores predisponentes para recidiva da instabilidade são: tamanho da lesão umeral, luxação decorrente de convulsões e idade inferior a quarenta anos. O risco é mais baixo em pacientes que sofreram acidente automobilístico acidente automobilístico (AA) ou algum incidente traumático – especificamente se o paciente for idoso e apresentar um pequeno defeito na região anterior da cabeça do úmero. Os escores de resultados funcionais indicam a presença de déficits pequenos, porém persistentes, na função do ombro, embora a maioria das séries relate geralmente boa função.[263,297,301]

Tratamento cirúrgico de instabilidade posterior
Indicações/contraindicações
Luxações posteriores agudas. Em casos de lesões agudas, as indicações para cirurgia são as luxações irredutíveis ou instáveis, uma fratura do terço proximal do úmero associada à luxação, fraturas expostas, e uma fratura significativa da glenoide que contribui para a instabilidade, ou ainda uma lesão de Hill-Sachs reversa >20-25%. Muitas, senão todas, as fraturas do terço proximal do úmero identificadas no pré-operatório devem ser tratadas com redução aberta, com ou sem fixação, em razão do elevado risco de desvio e das catastróficas consequências que podem ocorrer na tentativa de uma redução fechada forçada (Fig. 40.51).

Luxações posteriores crônicas. As indicações para tratamento conservador ou para uma atitude de "negligência consciente" foram discutidas em parágrafos anteriores. No entanto, para todos os demais pacientes, os resultados da intervenção cirúrgica são geralmente superiores aos obtidos com o tratamento conservador. A escolha do procedimento, a ser discutida mais adiante, dependerá das dimensões da lesão da cabeça do úmero e de fatores inerentes ao paciente.

Recidiva da instabilidade posterior. Em casos de recidiva da instabilidade, fica indicada a estabilização cirúrgica para pacientes com

TABELA 40.19 Redução fechada da luxação posterior

Riscos potenciais e soluções	
Riscos	**Soluções**
Desvio da fratura	RAFI
	Hemiartroplastia
Instabilidade aguda	Órtese em rotação lateral
	Procedimento anterior aberto (abaixo)
	Capsulorrafia artroscópica
Recidiva da instabilidade	Procedimento aberto ou artroscópico (discutido abaixo)

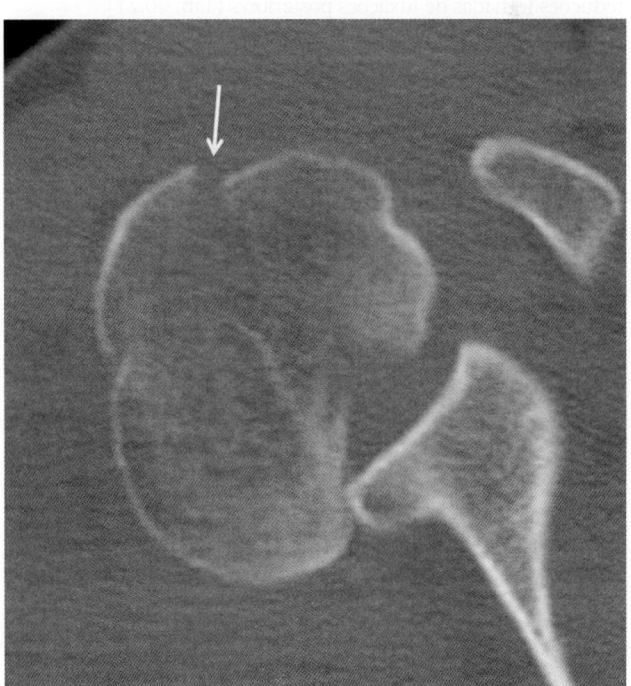

FIGURA 40.51 Luxação posterior aguda. Notar a fratura (*seta*) que poderia sofrer um desvio maior com uma tentativa de redução fechada.

falha do tratamento conservador. Esses procedimentos podem ser realizados por artroscopia, ou através de uma abordagem posterior aberta, com ou sem um procedimento ósseo (osteotomia glenoidal ou procedimento com aplicação de enxerto ósseo posterior). Os procedimentos artroscópicos têm como benefícios a avaliação de toda a articulação antes do tratamento, e a limitação da morbidade ao paciente; mas tais procedimentos são tecnicamente desafiadores. Os reparos artroscópicos estão contraindicados em casos de anormalidades glenoidais (p. ex., retroversão glenoidal), que devem ser tratadas. Além disso, muitos pacientes com instabilidade posterior apresentam também instabilidade inferior ou bidirecional, que também deve ser tratada (Tab. 40.20).

Redução anterior aberta da luxação posterior.[51] Se não foi alcançado sucesso e estabilidade com uma redução fechada, se o paciente apresenta uma lesão > 20% até 25% da cabeça do úmero, ou ainda se o episódio de luxação ocorreu há mais de três semanas, fica indicada uma redução aberta acompanhada ou não de procedimentos adicionais como, por exemplo, desimpactação da lesão de Hill-Sachs reversa. Mas se a lesão da cabeça umeral for superior a 40%, o cirurgião deverá optar por outras técnicas para tratar a lesão da região anterior, por causa do risco extremamente alto de recidiva da luxação. Essas técnicas, inclusive transferência do subescapular, transferência do tubérculo menor, ou hemiartroplastia, serão discutidas mais adiante, quando forem analisadas as luxações posteriores crônicas.

Planejamento pré-operatório. Apesar da cronicidade de uma luxação, a abordagem anterior é o carro-chefe para a redução aberta, por ser abordagem segura e rotineira. O cirurgião também deverá estar preparado para realizar uma abordagem posterior, se não houver sucesso com a abordagem anterior; mas tal situação é rara. Além disso, o cirurgião também deve estar preparado para, se necessário, realizar a desimpactação de uma pequena lesão de Hill-Sachs reversa. Deve-se considerar o recurso da fluoroscopia ou de radiografias intraoperatórias para confirmação da redução e também para avaliação do desvio da fratura. O planejamento é similar ao usado nas reduções fechadas de luxações posteriores (Tab. 40.21).

Posicionamento. Nosso esquema de rotina prevê a posição de cadeira de praia com suporte de braço articulado, como em todos os procedimentos anteriores por via aberta. Como nas reduções fechadas, pode-se usar tanto a posição lateral como supina. A posição lateral também possibilita o uso da artroscopia (se preferida lateralmente) e da abordagem posterior. A posição supina é a mais simples, mas em caso de necessidade não permitirá a abordagem posterior. Ademais, se houver necessidade de realizar uma artroplastia, as posições lateral e supina serão insatisfatórias.

TABELA 40.20 Instabilidade posterior

Tratamento operatório	
Indicações	Contraindicações
Falha do tratamento conservador para recidiva da instabilidade	Epilepsia instável
Insucesso na redução fechada	Paciente enfermo
Luxação >3-6 semanas	
Hill-Sachs reversa >20-25%	
Defeito glenoidal significativo	
Fratura do terço proximal do úmero	

TABELA 40.21 Redução anterior aberta de uma luxação posterior

Planejamento pré-operatório

- Consultar procedimentos para redução fechada da luxação posterior
- Instrumental de rotina para abordagem do ombro
- Impactores ósseos longos e estreitos, e aloenxerto de osso esponjoso são necessários para o procedimento de desimpactação (caso seja considerado)
- Há necessidade de uma serra oscilatória e de osteótomos curvos para a osteotomia do tubérculo menor
- Deve-se ter à disposição um kit para pequenos fragmentos e equipamentos elétricos

Abordagem e técnica cirúrgica. Usa-se uma abordagem deltopeitoral de rotina, com o tendão do bíceps como guia para localização do tubérculo menor. O tendão pode ser mais facilmente localizado distalmente, em uma posição medial à inserção do peitoral maior. No caso de luxação posterior, o nervo axilar fica perigosamente próximo medialmente, com grande tensionamento. Esse nervo deve ser palpado ou visualizado antes que seja tentada qualquer liberação cirúrgica. Em situações simples, o tendão do bíceps pode ser seguido, e o intervalo rotador liberado para que o cirurgião acesse a articulação. Ele pode introduzir um dedo através do intervalo até a articulação, para tracionar manualmente a cabeça do úmero em uma direção lateral, com o objetivo de desimpactar a cabeça, com o braço do paciente em adução e ligeira flexão. Tão logo a cabeça do úmero tenha sido desimpactada, poderá ser mobilizada anteriormente com pressão digital, com o braço em rotação lateral, o que ajudará na redução. A estabilidade da redução deve ser testada em adução, como se procede ao mobilizar o braço em rotação medial. No pós-operatório, o posicionamento do braço será determinado por sua estabilidade intraoperatória.

Se não for possível realizar a redução através do intervalo, então o cirurgião poderá liberar o subescapular (que será subsequentemente reparado) com o uso das técnicas de rotina descritas acima para casos de instabilidade anterior. A cabeça do úmero pode ser reduzida manualmente, e a redução pode ser efetuada por tração lateral utilizando um gancho ósseo. O cirurgião deverá ter cuidado para não causar lesão na cartilagem.

Por último, se a lesão da cabeça umeral for considerável, o cirurgião deverá realizar uma desimpactação na cabeça do úmero ou uma transferência do subescapular (a ser discutido mais adiante). O procedimento de desimpactação apenas será realizado se houver um bom estoque ósseo na cabeça umeral, se a cartilagem impactada puder ser preservada, se o defeito for <40%, e se a luxação tiver ocorrido há menos de três semanas. Luxações crônicas apresentam osteopenia por desuso.

O cirurgião deve criar uma janela cortical no tubérculo maior, com a cabeça umeral em rotação medial; mas na realidade é difícil preservar o osso cortical. O cirurgião introduz um impactor ósseo rígido para a desimpactação da fratura. A cabeça do úmero deve ser mobilizada em rotação lateral, para que se possa verificar o progresso da elevação. O defeito na cabeça do úmero deve ser preenchido com aloenxerto esponjoso (nossa escolha preferida), crista ilíaca, ou outro produto de substituição óssea (Fig. 40.52).

Cuidados pós-operatórios. O tratamento pós-operatório é similar ao empregado nos procedimentos fechados. O paciente deve usar uma órtese com o braço na posição neutra durante seis semanas.

Dicas e riscos (Tab. 40.22)

Resultados. São escassos os dados sobre resultados da redução aberta simples. Toda a literatura envolve transferência de subes-

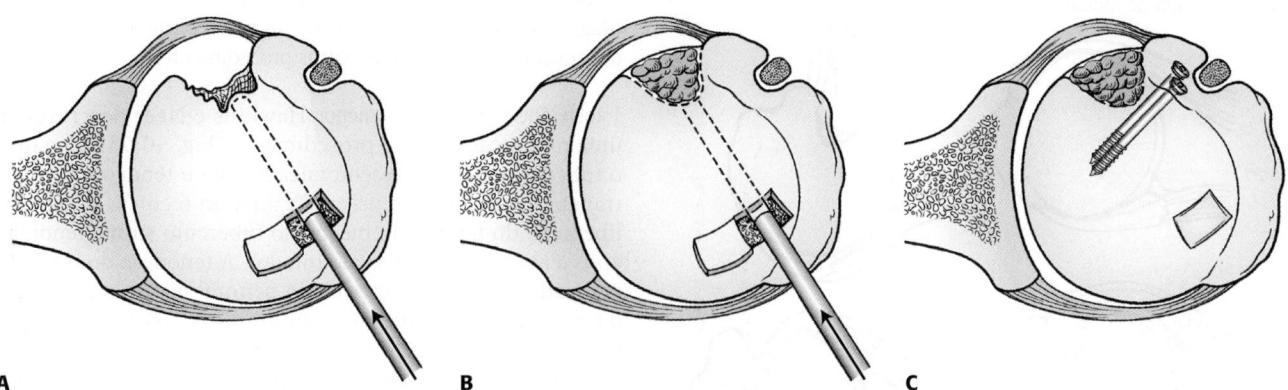

FIGURA 40.52 Desimpactação de uma lesão reversa de Hill-Sachs aguda, com uso de uma janela cortical oposta à lesão (**A**), para a aplicação de enxerto de osso esponjoso na lesão (**B**). Em alguns casos, a desimpactação é sustentada por parafusos (**C**).

TABELA 40.22 Redução anterior aberta de uma luxação posterior

Riscos potenciais e soluções	
Riscos	Soluções
Desvio da fratura	RAFI
	Hemiartroplastia
Instabilidade aguda	Órtese de rotação lateral
	Transferência do subescapular (abaixo)
	Abordagem posterior e reparo capsular
Luxação irredutível	Abordagem posterior
Lesão do nervo axilar	Reparo direto
	Observação

capular ou capsulorrafia como procedimentos adicionais. Mas em nossa limitada experiência, as reduções abertas e fechadas apresentam resultados semelhantes e geralmente excelentes. Ademais, nem sempre haverá necessidade de transferência do subescapular ou de capsulorrafia.[56] A probabilidade de recidiva é igualmente similar.[70,126] Foram publicadas apenas algumas séries que avaliaram a desimpacção isoladamente: esses estudos revelam que o sucesso tem correlação com o bom estoque ósseo.[167]

Procedimentos anteriores abertos para luxações posteriores crônicas. Depois de uma redução aberta ou uma cuidadosa tentativa de redução fechada, a estabilidade da cabeça umeral é testada em adução e rotação medial. Com o aumento da lesão de Hill-Sachs reversa, também aumenta o grau de instabilidade. Ocorrendo instabilidade na posição neutra, deve-se considerar o uso de um procedimento estabilizador adjuvante. Diante de defeitos da cabeça umeral menores que 20%, recomenda-se transferência de subescapular com (McLaughlin modificada) ou sem (McLaughlin) o tubérculo menor. Para pacientes com lesões entre 20 e 40%, deve-se considerar um aloenxerto osteoarticular. Na maioria dos casos, haverá necessidade de artroplastia para defeitos acima dos 40%. Além disso, com o maior tempo de duração da lesão, também aumenta a osteopenia por desuso e a necessidade de artroplastia. Portanto, sempre se deve considerar a necessidade de uma artroplastia. As orientações se fundamentam principalmente na observação dos especialistas, pois inexistem estudos baseados em evidências.

Planejamento pré-operatório (Tab. 40.23)
Posicionamento. Utiliza-se a posição de cadeira de praia, conforme descrição anterior.

Abordagem cirúrgica. Utiliza-se uma abordagem deltopeitoral de rotina para todas essas estabilizações.

Técnica
Transferência do subescapular. A abordagem é idêntica à descrita para a redução aberta. O bíceps é identificado na região mais lateral da inserção do subescapular no tubérculo menor. A partir desse ponto, o tendão do subescapular, junto com a cápsula subjacente, são rebatidos do tubérculo como se formassem uma manga, e reparados. O cirurgião expõe a articulação e a cabeça do úmero é reduzida conforme descrito. Deve-se ter atenção redobrada com o nervo axilar, que fica muito tensionado nos casos de luxações posteriores. O tecido cicatricial é desbridado, e a articulação inspecionada. Se a lesão óssea acomete menos de 20% da face articular da cabeça umeral e se a cartilagem remanescente se encontra em boas condições, o tendão poderá ser transferido para a lesão. O tendão do subescapular e a cápsula são transferidos para a lesão e fixados na posição desejada com suturas transósseas com fios não absorvíveis número 2. Nós preferimos liberar o bíceps no tubérculo supraglenoidal e fazer a tenodese na região superior do tendão do peitoral maior. Essa opção permite criar os orifícios com a broca através do sulco bicipital, que em geral apresenta uma excelente qualidade óssea. Também é possível usar âncoras para fixar o tendão, mas essa não é a nossa preferência, pois os túneis ósseos são mais baratos e, em geral, mais resistentes (Fig. 40.53A). Deve ser testada a estabilida-

TABELA 40.23 Procedimentos anteriores abertos para luxações posteriores crônicas

Planejamento pré-operatório
• Mesa na posição de cadeira de praia com suporte de braço pneumático
• Pode haver necessidade de fluoroscopia para verificar a direção e comprimento dos parafusos
• O instrumental é idêntico ao usado para a estabilização anterior aberta
• Há necessidade de uma pequena serra oscilatória para a transferência do tubérculo menor
• Aloenxerto fresco congelado com dimensões compatíveis para a lesão da cabeça umeral
• Parafusos sem cabeça para fixação de aloenxerto
• Deve-se ter à disposição instrumental para artroplastia
• Deve-se ter à disposição uma órtese de rotação lateral

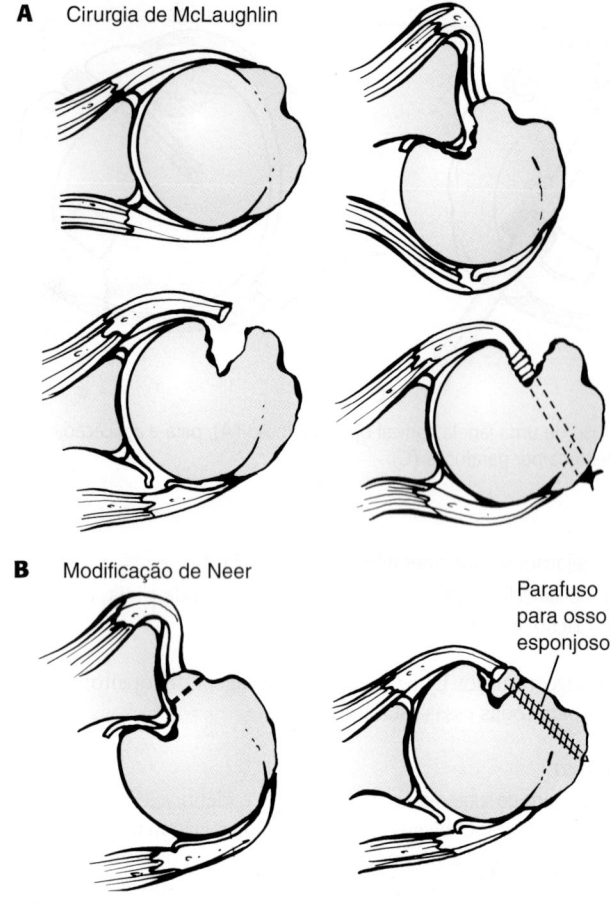

FIGURA 40.53 A: Operação de McLaughlin. Na presença de uma grande lesão na região anterior da cabeça umeral, o tendão do subescapular pode ser transferido para a lesão. **B:** Uma modificação subsequente por Neer transfere o tubérculo menor juntamente com o tendão do subescapular inserido.

de da cabeça do úmero. Se ainda houver instabilidade, ou se a cartilagem remanescente não estiver em boas condições, o cirurgião deverá considerar o uso de outros procedimentos.

Transferência do tubérculo menor. Hawkins e Neer descreveram uma modificação desse procedimento (Fig. 40.53B), no qual o tubérculo menor é osteotomizado com o tendão inserido e transferido até a lesão óssea.[126,215] Nessa técnica, sempre há liberação do tendão do bíceps no tubérculo supraglenoidal, após a abertura do intervalo rotador. A tenodese do tendão é realizada no tendão superior do peitoral maior e, em seguida, realiza-se a osteotomia com uma serra oscilatória de 10 mm, seguida por um osteótomo curvo. É essencial que a peça óssea permaneça espessa, para que se possa fixar os parafusos e preencher a lesão. Depois de reduzida e avaliada a articulação, e com o desbridamento do defeito até alcançar osso esponjoso vascularizado, a osteotomia pode ser fixada no defeito com dois parafusos para osso esponjoso, conforme originalmente descrito. Suturas transósseas podem reforçar a fixação (Fig. 40.54).

Reconstrução com aloenxerto. A abordagem é semelhante à técnica descrita acima.[96] Prefere-se uma osteotomia do tubérculo menor para a exposição, e também um procedimento substituto se tivermos dificuldade com o aloenxerto. As bordas do defeito são regularizadas com uma serra oscilatória ou osteótomo. O defeito é mensurado e o aloenxerto da cabeça do úmero é preparado com uma margem de 2 mm para permitir um encaixe ajustado; em seguida, o aloenxerto é modelado, conforme a necessidade. Tão logo o enxerto esteja devidamente encaixado na cabeça umeral, o cirurgião utiliza parafusos sem cabeça (ou parafusos com cabeça embutida) para a fixação. O ombro é mobilizado ao longo da amplitude de movimento, para verificação da estabilidade. A tenotomia do subescapular ou a osteotomia do tubérculo menor é reparada com cinco suturas transósseas não absorvíveis de alta resistência através do sulco bicipital (Fig. 40.55).

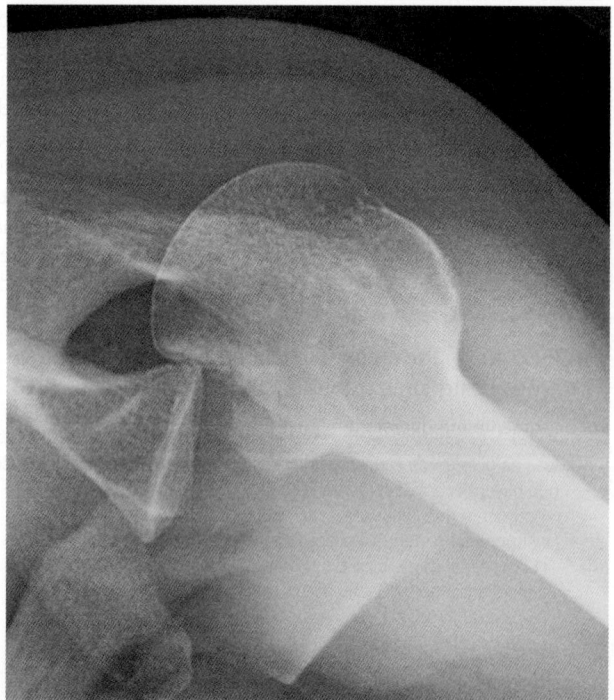
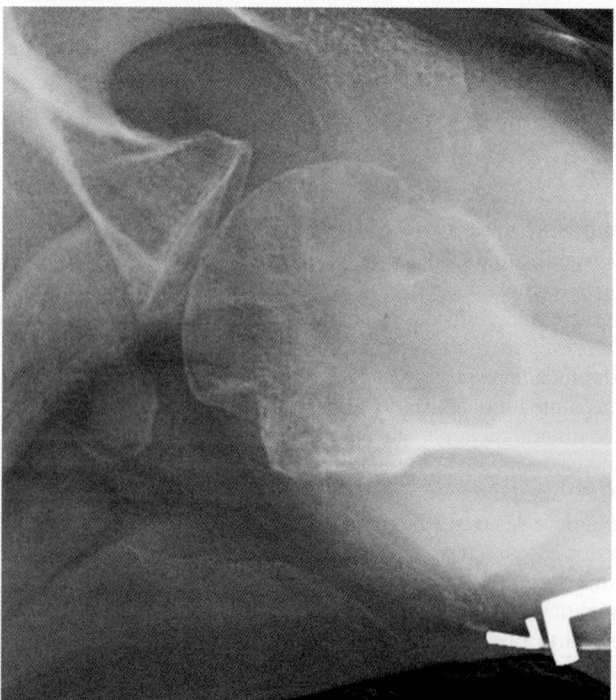

FIGURA 40.54 A: Luxação posterior crônica com lesão < 20% tratada com **(B)** transferência do tubérculo menor com uso de sutura e túneis ósseos.

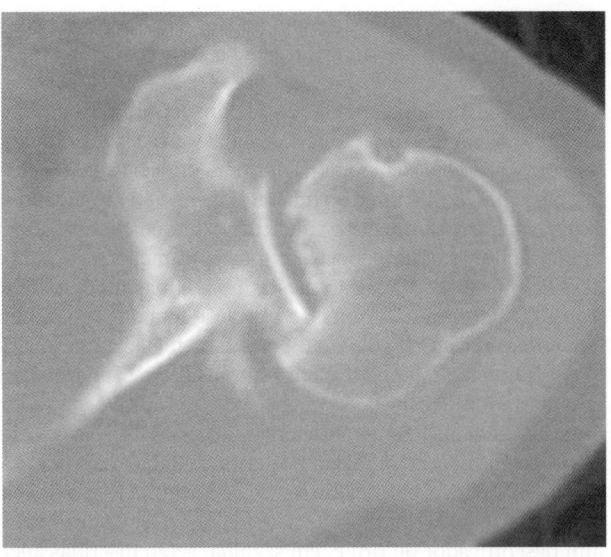 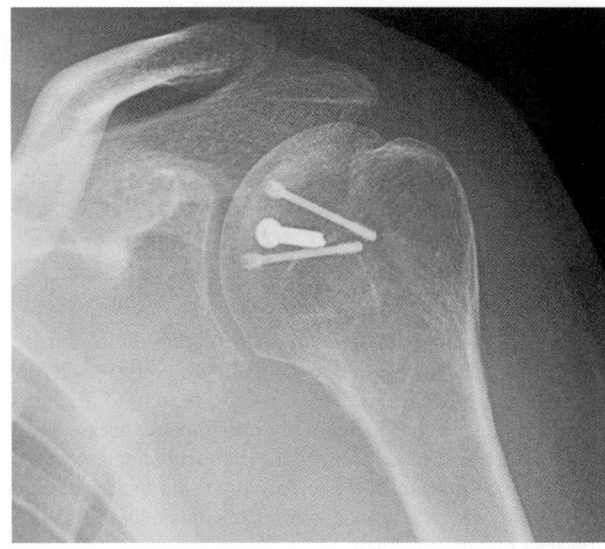

FIGURA 40.55 A: Luxação posterior crônica. Notar a grande lesão reversa de Hill-Sachs (40% da cabeça umeral) e o osso heterotópico decorrente do deslocamento crônico. **B:** Tratamento com aloenxerto na cabeça do úmero e uso de parafusos sem cabeça.

Artroplastia. Se a cartilagem articular estiver em condições ruins ou se o defeito da cabeça umeral for superior a 40%, deve-se escolher uma hemiartroplastia, ou artroplastia total do ombro.[92,297] A hemiartroplastia pode ser utilizada em pacientes mais jovens, com menos de cinquenta anos e com boa cartilagem glenoidal. Artroplastias totais do ombro devem ser uma opção para os demais pacientes. Sugere-se uma osteotomia do tubérculo menor. A cabeça é mobilizada em rotação lateral e luxada para fora do acesso, onde a osteotomia na cabeça umeral é efetuado na versão anatômica. Alguns autores discutiram a anteversão da cabeça umeral em casos de luxação bloqueada, para que seja evitada uma subsequente instabilidade. É preferível não alterar a anatomia óssea, o que pode ter implicações no desgaste glenoidal (ósseo ou da prótese) no longo prazo, ou soltura do componente glenoidal. Como alternativa, equilibramos o balanço das partes moles realizando plicaturas em toda frouxidão capsular posterior com pontos não absorvíveis (fios de sutura número 2) em "oito". O componente glenoidal é posicionado, caso a cartilagem esteja em condições ruins, ou no caso de paciente idoso. O tubérculo menor é reparado com suturas transósseas através do sulco bicipital.

Cuidados pós-operatórios. Para todos os procedimentos acima, inclusive a artroplastia, o paciente receberá uma órtese para manutenção do braço na posição neutra durante seis semanas, para possibilitar a cicatrização da cápsula posterior e do subescapular. Não permitimos que a rotação lateral vá além da posição neutra, como alguns autores preconizam, pelo risco de rotura do reparo do subescapular. Depois de transcorridas seis semanas, o paciente será autorizado a executar exercícios leves, mais completos, de amplitude de movimento, e fará exercícios de fortalecimento após três meses.

Riscos e soluções (Tab. 40.24)
Resultados
Transferência do subescapular e do tubérculo menor. Apenas alguns estudos foram publicados para procedimentos de transferência do subescapular, mas quase todos descreveram ombros estáveis com mobilidade congruente na maioria dos pacientes tratados com essa cirurgia.[51,79,215] Tipicamente, a flexão anterior permanece completa, embora a rotação lateral efetivamente demonstre alguma limitação para aproximadamente 45°, conforme descrito em vários relatos.

TABELA 40.24 Procedimentos anteriores abertos para luxações posteriores crônicas

Riscos potenciais e soluções	
Riscos	Soluções
Lesão do nervo axilar	Identificar deslocamento do nervo na abordagem inicial
Osteopenia na cabeça umeral	Considerar artroplastia
Soltura das suturas transósseas	Perfurar através do sulco bicipital
Fratura do tubérculo menor	Usar parafuso pequeno (2,0 ou 2,7 mm) Considerar o uso de âncoras ou de suturas transósseas

Reconstrução com aloenxerto. A reconstrução com aloenxerto é opção segura e com resultados satisfatórios.[51,68] Gerber descreveu originalmente seus resultados com quatro pacientes, após cinco anos.[96] Três obtiveram resultados excelentes, enquanto o quarto apresentou uma necrose avascular (NAV) que foi associada ao consumo de bebidas alcoólicas. Gerber preconizou esse procedimento em pacientes jovens, com o objetivo de restaurar a anatomia e a biomecânica normais do ombro. Além disso, se subsequentemente houver necessidade de uma artroplastia, será mais fácil realizar esse procedimento depois da reconstrução com aloenxerto, do que após a transferência de subescapular.

Artroplastia. São poucos os relatos sobre o uso da artroplastia para luxações posteriores crônicas, mas os resultados são variáveis. Cheng informou ter obtido resultados satisfatórios em sete pacientes, sem insucessos.[52] Já Checcia relatou três insucessos com a hemiartroplastia em oito pacientes e quatro insucessos num total de cinco ombros. A causa dos insucessos foi variável e incluíram instabilidade anterior e posterior, lesão nervosa, amplitude de movimento limitada, e desgaste ósseo glenoidal.[51]

Capsulorrafia posterior aberta para recidiva da instabilidade
Planejamento pré-operatório (Tab. 40.25)
Posicionamento. O paciente pode ficar em pronação com o ombro para fora da mesa da sala cirúrgica, a fim de permitir a completa

TABELA 40.25 Capsulorrafia posterior aberta e reparo labial

Planejamento pré-operatório

- Grande coxim para posição lateral, ou mesa na posição de cadeira de praia com suporte de braço
- Não há necessidade de fluoroscopia
- Instrumental de rotina para abordagem do ombro
- Uma órtese externa sob medida deve ser previamente confeccionada e testada antes da cirurgia

mobilização da escápula e do úmero. No entanto, muitos cirurgiões preferem a posição em decúbito lateral, com o paciente apoiado por um grande coxim em toda a sua extensão. Preferimos a posição de cadeira de praia, por possibilitar o acesso à região anterior e, em caso de necessidade, também à região posterior do ombro. Entretanto, o paciente precisará ficar em uma posição quase vertical e, em casos de pacientes mais robustos, essa posição poderá ser difícil.

Abordagem cirúrgica. A abordagem posterior é igual à detalhada acima, na seção sobre abordagem cirúrgica.

Técnica. O cirurgião faz uma incisão transversal no ponto médio da cápsula, em uma direção mediolateral (em afastamento do nervo supraescapular); em seguida, faz uma incisão vertical à distância de 5 mm de sua inserção umeral (Fig.40-56A). A incisão deve se estender inferiormente o suficiente para que o cirurgião possa tratar qualquer redundância inferior. Tipicamente, será suficiente a liberação até a posição de seis horas, mas no caso de uma cápsula inferior muito frouxa, a liberação terá que ser executada em toda o trajeto no colo do úmero, até a região anteroinferior.

Os limites são reparados com suturas de tração; em seguida, um afastador de cabeça do úmero, por exemplo, o afastador de Fukuda, será facilmente posicionado na articulação, sem causar lesão na cartilagem. A região posterior do lábio glenoidal é inspecionada para a procura de lesão. Se for observada alguma lesão, a região posterior do colo glenoidal deve ser decorticada com um descorticador ou dril e, em seguida, serão inseridas âncoras

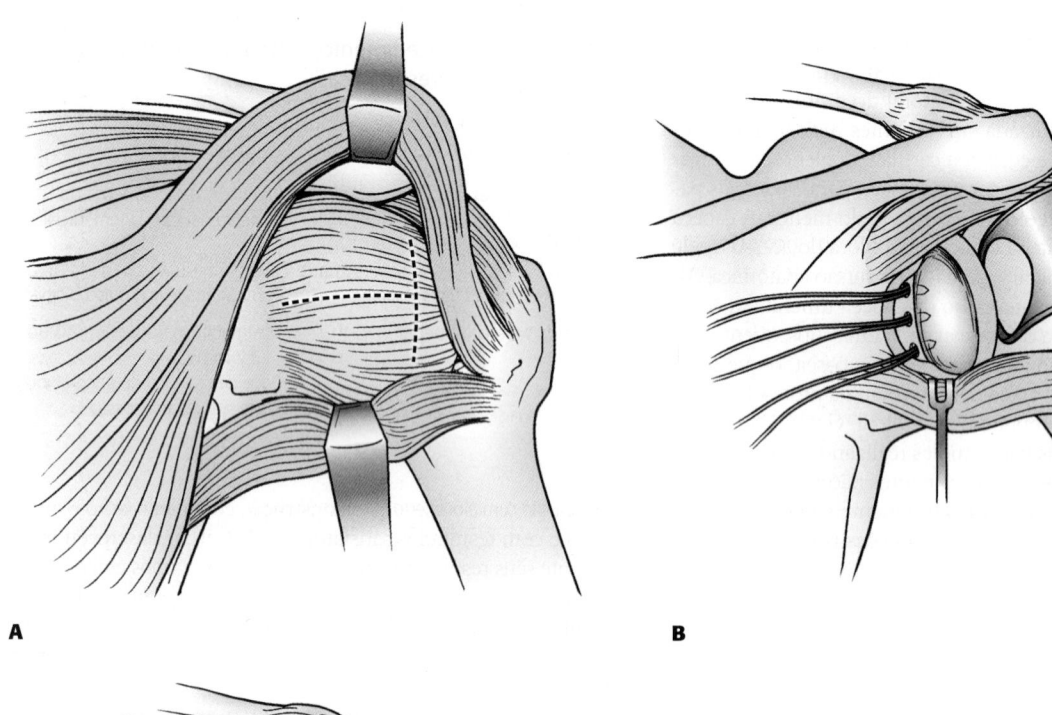

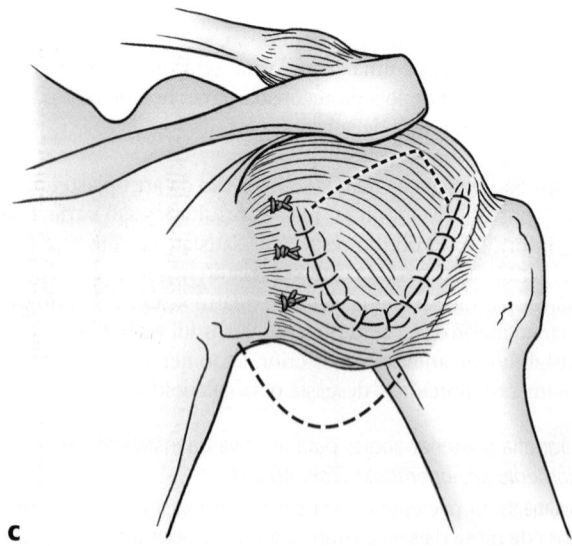

FIGURA 40.56 A: Abordagem por via posterior no ombro com um afastador de Fukuda na articulação. Realiza-se o reparo do lábio posterior com três âncoras de sutura, depois de decorticar a região posterior da glenoide. **B:** Início da capsulorrafia posterior com uma incisão transversal, seguida por uma incisão vertical lateral. **C:** Avanço do retalho inferior no sentido superolateral, e do retalho superior no sentido inferolateral.

– tipicamente três ou mais (Fig. 40.56B). As suturas são passadas em torno do lábio glenoidal e os nós realizados na superfície externa da cápsula/lábio – funcionam como suporte. Antes da realização dos nós das suturas, o braço deve ser mobilizado em abdução no plano da escápula até 20° e em rotação neutra.

Em seguida, o cirurgião volta sua atenção para o retensionamento capsular posteroinferior. O retalho capsular inferior é tracionado lateral e superiormente, com redução de qualquer redundância inferior; fios de sutura não absorvíveis número 2 são passados e os nós realizados lateralmente. O retalho superior é então tracionado inferiormente até um ponto de tensão. O intervalo entre os retalhos deve ser reforçado com suturas não absorvíveis. Nesse ponto, se o cirurgião perceber que o tendão do infraespinal está muito frouxo, este poderá ser ligeiramente encurtado, mediante imbricação sobre si próprio (Fig. 40.56C).

Cuidados pós-operatórios. O paciente utiliza uma órtese em 20° de abdução e em 10° de rotação lateral durante seis semanas. Em geral, essa órtese deve ser manufaturada e ajustada antes da cirurgia. Deve-se evitar tração inferior, juntamente com movimentos de rotação medial, especialmente durante o banho. Nesse momento, um programa de amplitude de movimentos cuidadoso é iniciado. Inicialmente, a flexão anterior é iniciada com o paciente em posição supina, junto com suaves movimentos de rotação medial. Os exercícios de fortalecimento terão início aos três meses, e o retorno dos esportes de contato, aos seis meses.

Riscos e soluções (Tab. 40.26)
Resultados. Em geral, os resultados da capsulorrafia posterior são bons, de acordo com pequeno grupo de recentes séries retrospectivas de casos. Esses estudos informaram bons e excelentes resultados em 90-100% dos pacientes tratados com retensionamento inferoposterior primário para a recidiva da instabilidade posterior. A porcentagem cai para 80% se forem incluídos casos de revisão. Foi relatado que o percentual de recidiva da instabilidade se situa entre 0 e 23%.[27,83,125,225,292,366] Idade acima dos 37 anos e lesão condral identificada durante o procedimento foram associadas a resultados piores no longo prazo.

Em um estudo realizado por Bottoni et al. e publicado em 2005, com foco de avaliação estrito a pacientes com a causa traumática (menos comum que atraumática) para instabilidade, tanto procedimentos abertos como artroscópicos produziram resultados excelentes, mas os resultados foram favoráveis ao procedimento artroscópico em termos de escores funcionais.[37]

TABELA 40.26 Capsulorrafia posterior aberta e reparo labial

Riscos potenciais e soluções	
Riscos	Soluções
Lesão do nervo axilar	Evitar uma exposição demasiadamente inferior na abordagem cirúrgica
Lesão labial não identificada	Inspeção da articulação
Retensionamento inadequado da redundância inferior associada	Liberações capsulares inferiores adequadas em torno do colo do úmero
Lesão do nervo supraescapular	Minimizar o afastamento medial
Retensionamento adequado	Abdução e rotação lateral do braço antes do retensionamento capsular
Tensionamento excessivo	Evitar rotação lateral excessiva antes de realizar os nós das suturas

Capsulorrafia posterior artroscópica para recidiva da instabilidade.
Planejamento pré-operatório (Tab. 40.27)
Posicionamento. O posicionamento na mesa é idêntico ao usado para a estabilização anterior artroscópica, conforme já descrito, com o uso da posição de cadeira de praia ou de decúbito lateral. Também nesse caso prefere-se a posição de decúbito lateral, porque ela permite maior visualização inferior e posterior.

Abordagem cirúrgica. A abordagem cirúrgica é semelhante com uma artroscopia padrão, com a notável exceção de que a visualização, embora inicialmente comece com a câmera inserida no portal posterior, muda para a visualização anterossuperior através do intervalo rotador. Além disso, a posição inicial da câmera posterior deve ser em um ponto ligeiramente mais lateral, para permitir a inserção da segunda cânula inferoposterior e um melhor ângulo para a inserção das âncoras.

Técnica
Capsulorrafia posterior. Após troca para um portal de visualização anterior, pode-se identificar a patologia posterior, que pode envolver descolamentos labiais, lesões labiais, lesões capsulares no lábio, uma cápsula posteroinferior frouxa, e uma lesão condral (Fig. 40.57).

É preciso utilizar uma cânula mais calibrosa para a passagem de um passador de fios de sutura curvo. A região posterior da glenoide deve ser preparada com um dril, decorticador ou *shaver*. Se houver descolamento do lábio e da cápsula, o que não é típico, ambos devem ser mobilizados antes do reparo e três a cinco âncoras serão inseridas sequencialmente, iniciando na posição de cinco ou seis horas (Fig. 40.58).

Além disso, pode-se fazer uma plicatura capsular, com o objetivo de diminuir a redundância da cápsula posteroinferior. Em primeiro lugar, o passador de fios de sutura é introduzido e atravessa toda a espessura da cápsula, na posição de seis horas. Uma segunda passagem é efetuada sob o lábio glenoidal, para que seja criada uma "prega". Então, o cirurgião utiliza um fio de sutura monofilamentar, que

TABELA 40.27 Capsulorrafia posterior artroscópica

Planejamento pré-operatório
• O mesmo que para a capsulorrafia artroscópica anterior (discutida acima)
• Uma órtese externa sob medida deve ser previamente confeccionada e provada antes da cirurgia

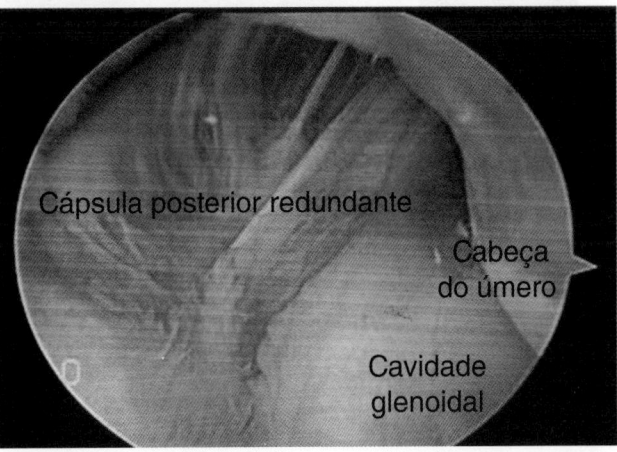

FIGURA 40.57 Vista anterossuperior de uma cápsula posterior redundante frouxa em um caso de recidiva da instabilidade posterior.

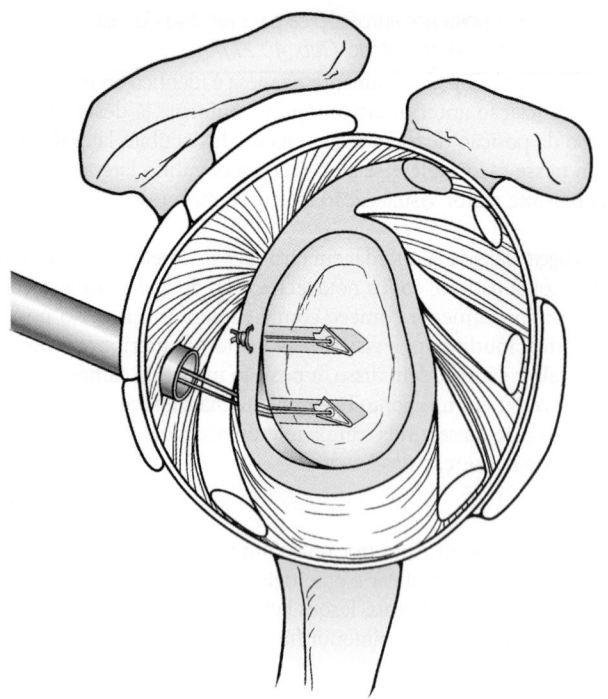

pode ser usado como um laço ou transportador para um fio de sutura não absorvível trançado número 2. A sutura é realizada com o objetivo de diminuir a redundância posterior. As etapas são repetidas superiormente, ao longo da cápsula posterior, até que a cápsula redundante fique suficientemente reduzida e tensionada (Fig. 40.59).

Fechamento do intervalo rotador. Além da plicatura capsular, o intervalo rotador pode ser fechado se ainda restar alguma frouxidão, ou se o intervalo estiver consideravelmente alargado. Mas a necessidade ou utilidade desse procedimento é controversa. Com o uso do portal de visualização posterior, o cirurgião introduz um fio de sutura não absorvível número 2 com uma agulha espinal em um ponto imediatamente anterior ao supraespinal através do LGUS (e do LCU, embora essa estrutura não seja identificada). O fio de sutura é capturado através da cânula anterior com um passador de fios de sutura que foi introduzido através do LGUM, imediatamente acima do subescapular. Então, o cirurgião realiza um nó fora da articulação, no espaço subacromial (Fig. 40.60).

Cuidados pós-operatórios. O protocolo é idêntico ao usado para capsulorrafias abertas.

Riscos e soluções (Tab. 40.28)

Resultados. É difícil interpretar a literatura para reparos posteriores por artroscopia, porque frequentemente se faz uma combina-

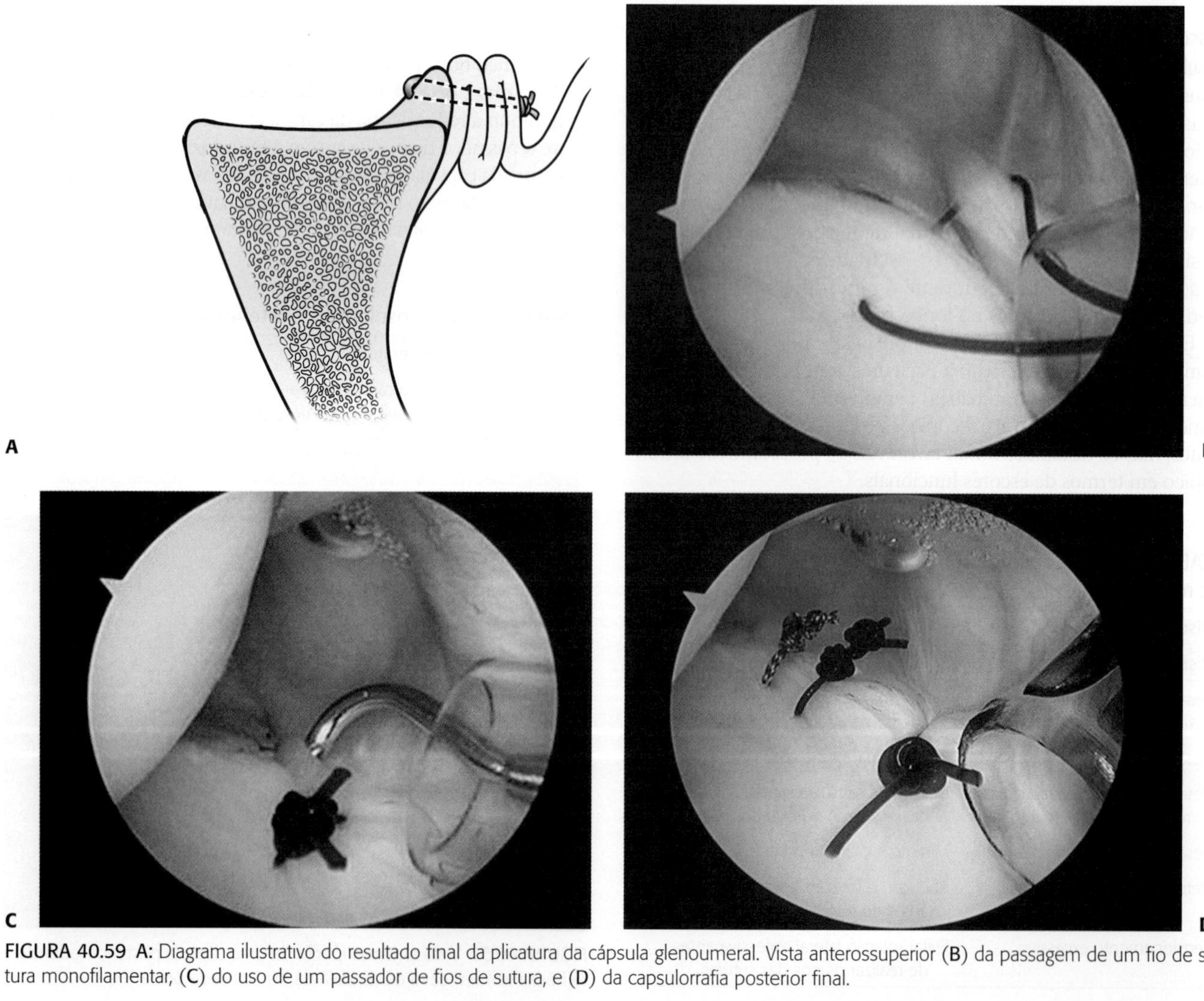

FIGURA 40.58 Diagrama do reparo labial posterior com âncoras.

FIGURA 40.59 A: Diagrama ilustrativo do resultado final da plicatura da cápsula glenoumeral. Vista anterossuperior (**B**) da passagem de um fio de sutura monofilamentar, (**C**) do uso de um passador de fios de sutura, e (**D**) da capsulorrafia posterior final.

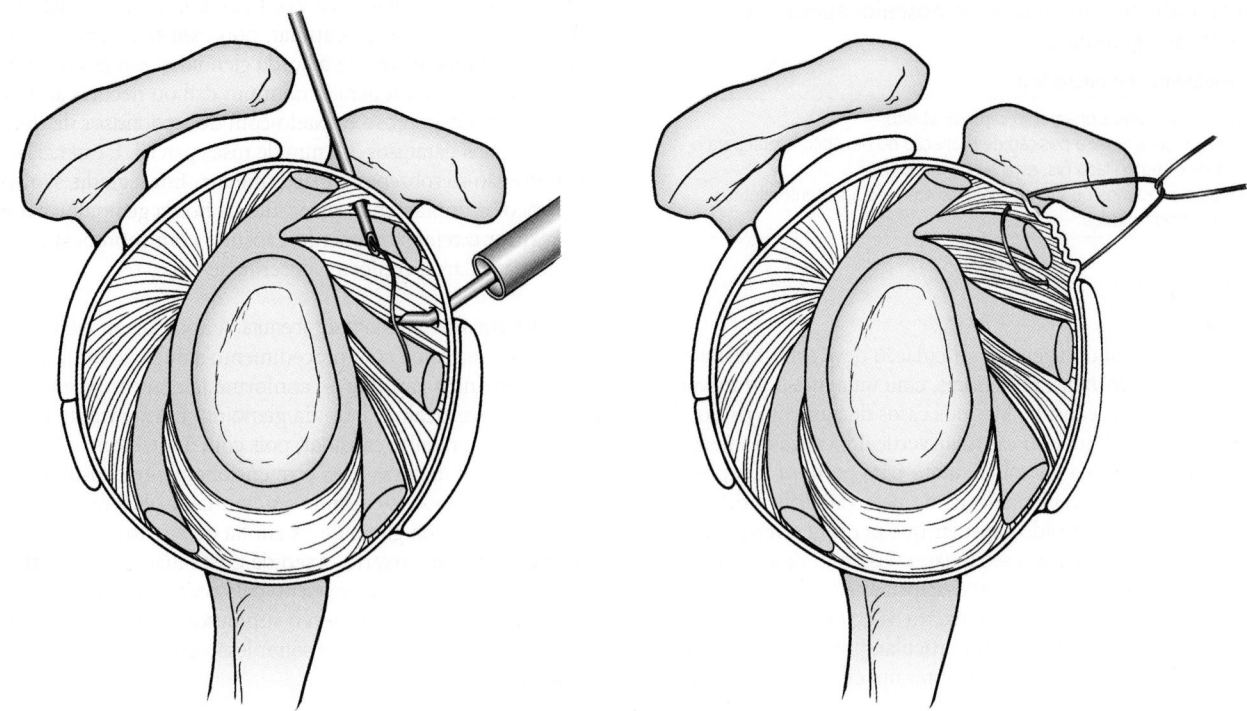

FIGURA 40.60 A: Diagrama ilustrativo da passagem do fio de sutura para (**B**) fechamento do intervalo rotador.

TABELA 40.28 Capsulorrafia posterior artroscópica

Riscos potenciais e soluções	
Riscos	Soluções
Subtensionamento	Converter para procedimento aberto, caso haja frouxidão
	Fechamento adicional do intervalo rotador
Hipoplasia ou erosão da glenoide não diagnosticadas	TC e RM no pré-operatório
	Converter para procedimento ósseo aberto
Lesão labial não diagnosticada (lesão de Kim)	Usar âncoras, ao invés de plicatura simples
Cápsula posterior muito delgada	Incorporar o infraespinal no reparo
HAGL posterior não diagnosticada	Reparo aberto ou artroscópico da HAGL
Perda óssea posterior não diagnosticada	Aumento ósseo aberto

ção de reparo labial isolado e plicatura capsular. Além disso, embora algumas séries informem sintomas de recidiva como insucessos, outras não o fazem, pois os pacientes demonstram diminuição na sensação subjetiva de instabilidade.

Mas em geral, esses reparos têm contribuído para estabilizações bem-sucedidas. Alguns autores relataram bons e excelentes resultados em 75-97% dos pacientes, com seguimento de curto e médio tempo.[11,37,174,193,214,275,286,318,363,368] Nesses estudos, os percentuais de recidiva da instabilidade têm variado de 0-25%.[37,275,363] Um estudo recentemente publicado confirmou que é rara a ocorrência de luxações posteriores francas após a cirurgia; no entanto, subluxações posteriores clinicamente significativas podem ser mais comuns.[39,318] Nesse estudo, 11% dos pacientes apresentaram falha da cirurgia nos testes de estabilidade clínica e 8% optaram pela cirurgia de revisão por causa de dor persistente, instabilidade, ou diminuição da função.[39] Savoie et al., em um estudo contemporâneo de 2008, informaram recidiva da instabilidade em apenas dois dos 92 pacientes, com percentual de sucesso de 97%. Com a evolução das técnicas, esses resultados continuam a melhorar.[318]

Aumento ósseo posterior ou osteotomia glenoidal. O aumento ósseo posterior com ou sem osteotomia glenoidal deve ser abordado com cautela, diante dos elevados percentuais de complicações. Ao contrário da instabilidade anterior, o grau de perda óssea ou de retroversão que leva ao uso desses procedimentos se fundamenta principalmente na opinião dos especialistas e não em relatos clínicos ou biomecânicos. No entanto, perdas ósseas maiores que 25% ou retroversões superiores a 20° são frequentemente consideradas como indicações para a utilização de enxerto ósseo ou para osteotomia, respectivamente. Frequentemente, é necessário que ocorra falha após um extenso tratamento conservador, ou mesmo procedimentos cirúrgicos prévios, como uma capsulorrafia posterior, antes que esses procedimentos ósseos sejam considerados. É obrigatório o planejamento pré-operatório com um estudo de TC, para determinar a perda óssea e a retroversão.

Planejamento pré-operatório (Tab. 40.29)

Posicionamento. O posicionamento em pronação com exposição da crista ilíaca funciona satisfatoriamente; mas a posição de decúbito lateral ou a de cadeira de praia podem ser usadas, conforme descrito acima. Prefere-se a posição lateral com a ajuda de um longo coxim, que ocupe toda a extensão do corpo.

Abordagem cirúrgica. Usa-se uma abordagem posterior de rotina, conforme já descrito, para capsulorrafias posteriores.

TABELA 40.29 Aumento ósseo posterior aberto, ou osteotomia glenoidal

Planejamento pré-operatório

- Idêntico ao retensionamento capsular aberto
- Deve-se considerar a posição de pronação ou decúbito lateral para o uso de enxerto ilíaco (vs. espinha da escápula)
- Kit para pequenos ou grandes fragmentos e equipamento elétrico
- Osteótomos afiados

Técnica

Aumento ósseo. A abordagem da articulação deve ser a mesma utilizada em capsulorrafias posteriores, com uma incisão transversal na parte média da cápsula. Mas nos casos de aumento ósseo, deve-se realizar uma incisão capsular vertical localizada imediatamente lateral à borda glenoidal, tanto para permitir a exposição da região posterior da glenoide, como para viabilizar uma quantidade suficiente de tecido capsular que permita o reparo na região posterior do enxerto ósseo (enxerto ósseo intra-articular), ou para permitir um retensionamento capsular até a borda glenoidal nativa, reparando com âncoras (enxerto ósseo extra-articular). Nós preferimos o enxerto ósseo extra-articular, juntamente com o retensionamento capsular. Deve-se obter um enxerto ósseo de crista ilíaca posterior medindo 3 × 2 × 1 cm. É importante identificar e proteger o nervo supraescapular, pois essa estrutura se situa a apenas 1-2 cm medialmente à borda glenoidal. A região posterior do colo glenoidal é preparada com um dril ou decorticador, e o enxerto corticoesponjoso é fixado com dois parafusos de tração. Nós preferimos parafusos 3,5 mm de rosca parcial. É essencial que o enxerto não se sobreponha lateralmente. Em seguida, são aplicadas âncoras duplamente carregadas na borda glenoide-enxerto, para realizar o retensionamento capsular com sobreposição dos retalhos capsulares, conforme descrito acima.

Osteotomia glenoidal em cunha de abertura. A abordagem da articulação deve ser realizada com procedimento similar ao utilizado nos retensionamentos capsulares, conforme já descrito, com a incisão capsular vertical no lado da glenoide. É importante manter preservado um retalho capsular, pois com a osteotomia, não será possível utilizar âncoras para o retensionamento capsular. O cirurgião realiza uma osteotomia em cunha de abertura na região posterior do colo da glenoide. A cunha de abertura pode ser estabilizada com um enxerto ósseo da crista ilíaca, ou da espinha escapular. A exposição cirúrgica do colo da glenoide deve ser realizada com cautela, pois o nervo supraescapular se situa estritamente próximo e é suscetível a sofrer lesão durante o procedimento (Fig. 40.61).

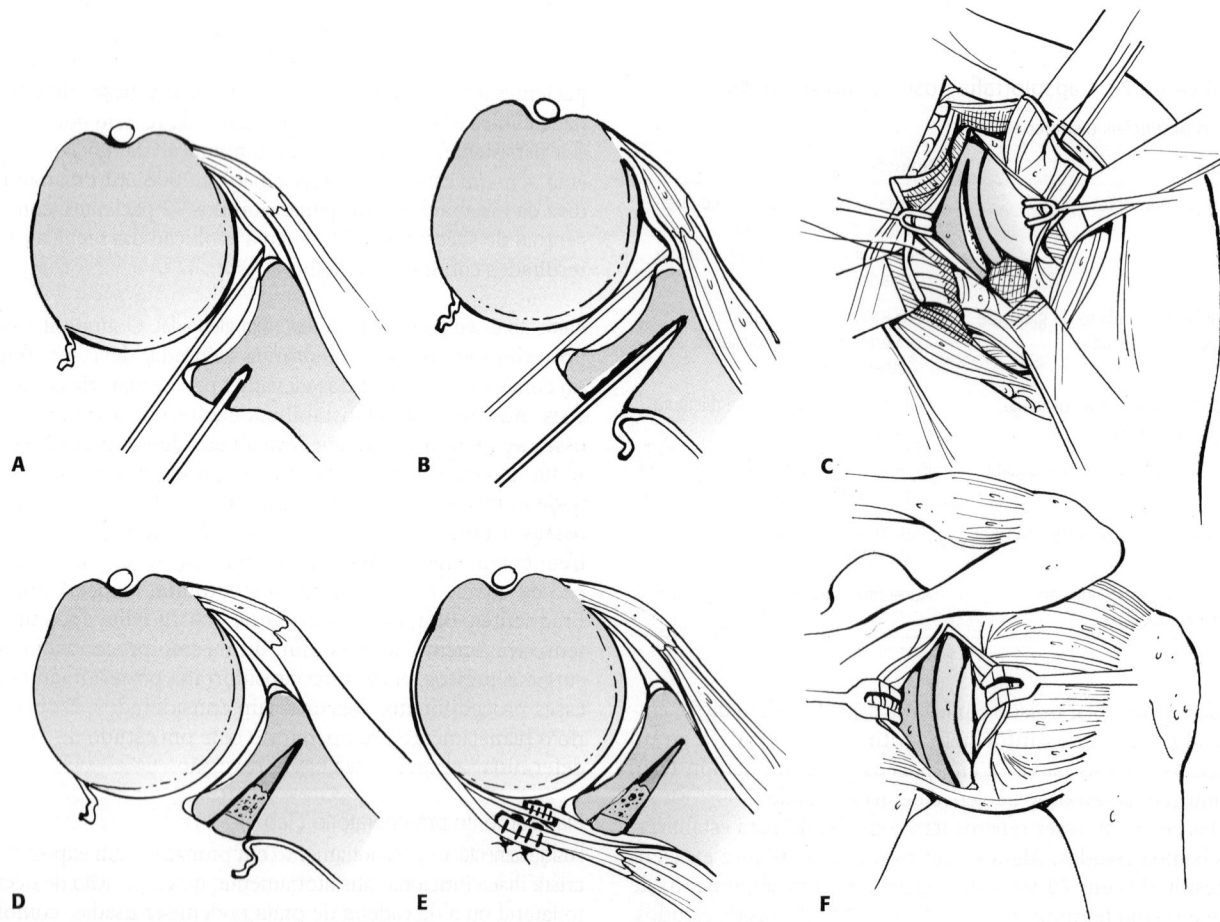

FIGURA 40.61 Osteotomia da região posterior da glenoide. **A:** O cirurgião insere um osteótomo rombo na articulação, para utilizar como guia paralelo. Em seguida, um segundo osteótomo é utilizado para iniciar a osteotomia. **B:** O cirurgião avança o osteótomo aproximadamente 90% da distância ao longo da cavidade glenoidal, certificando-se de manter íntegra a cortical óssea na região anterior. **C:** Retirada do osteótomo. **D:** Em seguida, um enxerto ósseo é inserido na osteotomia para manter a mudança de versão desejada. **E:** A cápsula posterior e o infraespinal são reparados. **F:** Notar a mudança na versão, que é mantida pelo enxerto ósseo.

Antes de realizar a osteotomia, o cirurgião deve inserir um instrumento rombo estreito na articulação, de modo que esse instrumento permaneça apoiado na borda glenoidal anterior e posterior, para que possa ter completo conhecimento da versão. A osteotomia é realizada em um local situado aproximadamente a 1 cm da borda glenoidal, onde o cirurgião poderá usar uma broca para determinar a largura da cavidade glenoidal e também para ajudar na orientação da direção do osteótomo. Em seguida, o cirurgião avança um osteótomo afiado largo ou uma serra oscilatória paralelamente ao instrumento rombo; mas não deve romper a cortical anterior. A osteotomia é cuidadosamente aberta lateralmente, para que seja criada uma cunha de abertura, articulada na cortical anterior intacta. Um enxerto ósseo de 8 × 30 mm firmemente inserido manterá aberta a cunha. Geralmente, não há necessidade do uso de parafusos. O cirurgião realiza o retensionamento capsular posterior sem o uso de âncoras.

Cuidados pós-operatórios. Utiliza-se o protocolo para capsulorrafias posteriores de rotina.

Riscos e soluções (Tab. 40.30)
Resultados. Na maioria das vezes, as séries de casos de procedimentos de osteotomia da glenoide e de aumento ósseo tiveram resultados apenas satisfatórios ou ruins.[22] Foi relatado que os percentuais de recidiva da instabilidade após esses procedimentos se situam entre 12 e 50%.[95,103,122] Além disso, esses procedimentos também apresentam uma série de complicações associadas, como, por exemplo, subluxação anterior ou instabilidade, atrito no coracoide, artrose glenoumeral e fratura intra-articular da cavidade glenoidal.[95,103,122] Graichen et al. relataram incomumente bons resultados em 82% de seus 32 pacientes tratados com um procedimento de osteotomia.[103] No entanto, em 2010, Meuffels et al.[217] relataram resultados a longo prazo extremamente ruins para um procedimento de aumento ósseo, em que praticamente metade dos onze pacientes se arrependeram de sua decisão em favor da cirurgia. Com base nesses dados e em nossa experiência, acreditamos que esse procedimento tem papel muito limitado.

Instabilidade multidirecional

Tratamento conservador
Indicações e contraindicações. Conforme discutido, não existe uma lesão patológica que, isoladamente, leve à IMD. Em vez disso, muitos autores propuseram a hipótese de que as anormalidades observadas nos estabilizadores estáticos (cápsula inferior e intervalo rotador redundantes) representam a incidência de maior sobrecarga nos estabilizadores dinâmicos (manguito rotador, musculatura do cíngulo do membro superior) que podem falhar com um evento traumático agudo ou com microtraumas de repetição. Diversas observações apoiam esse conceito, inclusive déficits proprioceptivos glenoumerais e também a coordenação anormal da contração muscular em casos de IMD. O resultado é discinesia escapular, fraqueza muscular, dor e, finalmente, instabilidade glenoumeral.

Portanto, o objetivo do tratamento conservador é melhorar a coordenação dos estabilizadores dinâmicos, para melhorar a mobilidade escapulotorácica, fortalecer o manguito rotador e melhorar a propriocepção glenoumeral. Todos os pacientes com diagnóstico de IMD devem passar por um programa de fisioterapia durante pelo menos seis meses, antes que seja considerada uma intervenção cirúrgica. Em geral, não há contraindicação para essa estratégia.

Resultados. Vários estudos demonstraram resultados bem-sucedidos com o uso de um protocolo de fortalecimento para pacientes com IMD. Burkhead e Rockwood,[46] por exemplo, constataram que 80% dos pacientes com instabilidade atraumática do ombro foram tratados com sucesso com um conjunto específico de exercícios para fortalecimento muscular no ombro. Mas pacientes com etiologia traumática não obtiveram bons resultados com a reabilitação. Esse e outros estudos indicam que os pacientes que responderam à terapia demonstraram melhoras dentro de três meses.[226]

Por outro lado, em um estudo recente, Misamore et al.[226] relataram resultados insatisfatórios a longo prazo em atletas jovens com IMD tratados com reabilitação: mais de metade dos pacientes não obteve resposta. Assim, se a reabilitação física não proporcionar uma melhora adequada, frequentemente os pacientes necessitarão de tratamento cirúrgico, mais especificamente com um procedimento de retensionamento capsular inferior.[12,59]

Tratamento cirúrgico
Indicações e contraindicações. As nuances para estabelecer claramente o diagnóstico de IMD têm contribuído para a ausência de um consenso nas indicações de tratamento cirúrgico. Boa parte dessa dificuldade provém do fato de que os pacientes podem ter um elemento primário de instabilidade em uma, duas, ou em todas as três direções (inferior, posterior, ou anterior). O tratamento corresponde com a patologia.

No entanto, quase todos os cirurgiões concordam que o tratamento primário para pacientes com IMD atraumática deve ser conservador, com um programa de reabilitação para o ombro. O tratamento cirúrgico fica indicado apenas nos casos de falha desse programa, depois de transcorridos 6 meses, ou na rara forma aguda traumática de IMD. Instabilidade psicogênica (i. e., luxadores habituais) é contraindicação para a cirurgia; e também para pacientes que demonstraram comportamento não cooperativo com o necessário tratamento conservador. Alguns cirurgiões acreditam que a síndrome de Ehlers-Danlos ou outras doenças do tecido conjuntivo são contraindicações relativas, com altas taxas de falha do tratamento cirúrgico. Deve-se considerar o uso de tecido de aloenxerto para complementar o reparo, caso o cirurgião opte por essa solução (Tab. 40.31).

Capsulorrafia aberta. Tão logo tenha sido tomada a decisão para uma estabilização cirúrgica, o procedimento poderá ser realiza-

TABELA 40.30 Aumento ósseo posterior aberto, ou osteotomia glenoidal

Riscos potenciais e soluções	
Riscos	Soluções
Lesão do nervo supraescapular	Identificar o nervo
Atrito no coracoide	Evitar rotação lateral excessiva durante o retensionamento capsular
Rompimento da cortical anterior	Utilizar uma broca para medir a profundidade
Enxerto ósseo lateralizado	Usar fios de Kirschner temporariamente para avaliar o posicionamento do enxerto
Fratura intra-articular	Aplicar fio de Kirschner ou broca paralelamente à articulação, para orientar o osteótomo
Tecido capsular limitado para o retensionamento	Incisão capsular vertical 5 mm lateral à borda glenoidal

TABELA 40.31 Instabilidade multidirecional

Tratamento cirúrgico

Indicações	Contraindicações
Falha no tratamento conservador estruturado com reabilitação durante seis meses	Instabilidade psicogênica
IMD traumática aguda com patologia panlabial	Incapacidade de cooperar com a terapia pós-operatória Transtorno do tecido conjuntivo, a menos que o reparo seja reforçado com aloenxerto

TABELA 40.32 Abordagem anterior para capsulorrafia inferior

Riscos potenciais e soluções

Riscos	Soluções
Lesão do nervo axilar	Identificação do nervo Proteção com afastadores rombos antes da capsulotomia
Liberação inferior inadequada	Tenotomia inferior do subescapular, se a exposição for inadequada Liberação para o quadrante posteroinferior
Insuficiência subescapular	Tentativa de preservar o tendão inferior Tenotomia no nível do tendão, e não próxima a junção miotendínea
Instabilidade posterior	Reparo capsular com 30° de abdução e rotação lateral
Lesões labiais não diagnosticadas	Examinar o interior da articulação

do por artroscopia, ou com procedimento aberto. Frequentemente conhecido como "retensionamento capsular inferior", o procedimento tem por objetivo reduzir o volume capsular no lado da maior instabilidade, e também inferiormente e no lado oposto. Portanto, os procedimentos abertos são realizados a partir de uma abordagem anterior ou posterior, dependendo da patologia. Alguns cirurgiões utilizam preferencialmente uma abordagem anterior, porque a cápsula é mais espessa e a abordagem permite o acesso ao intervalo rotador, para, em caso de necessidade, realizarem subsequentemente uma imbricação.

O "padrão-ouro" para o tratamento cirúrgico da IMD tem sido a estabilização aberta, embora tal opção venha rapidamente mudando, diante do progresso na habilidade e nas técnicas artroscópicas.

É difícil decidir entre a abordagem anterior ou posterior (e a capsulorrafia). Essa decisão deve se fundamentar na direção da maior instabilidade, o que pode ser determinado com base na história e no exame físico. O exame com o paciente sob anestesia também pode proporcionar indícios, embora raramente esse recurso venha a alterar a abordagem cirúrgica.

Planejamento e técnica cirúrgica. Em parágrafos anteriores, as técnicas de retensionamento capsular, tanto anterior como posterior, foram detalhadamente descritas. A chave para esses dois procedimentos no tratamento da IMD é a realização da incisão capsular vertical. Preferimos uma incisão na base umeral, para ambos os retensionamentos, pois acreditamos que a redundância inferior será mais adequadamente eliminada com essa técnica.

Cuidados pós-operatórios. Em pacientes com IMD, a reabilitação pós-operatória é mais lenta. Depois da estabilização cirúrgica, o ombro acometido deve ser imobilizado em uma tipoia durante aproximadamente seis semanas. Os movimentos passivos devem ser instituídos quatro semanas após a cirurgia. Os limites da mobilidade podem variar, dependendo da estabilidade do reparo. Mas, logo após o procedimento, a flexão e a rotação lateral ficam tipicamente limitadas a 90 e 30°, respectivamente. Esses limites aumentam gradualmente, até que o paciente readquira uma amplitude de movimento praticamente completa por volta de oito a dez semanas. Após a retirada da imobilização, devem ser iniciados movimentos ativos. Os exercícios de fortalecimento ativo podem começar por volta de dez a doze semanas após o procedimento. Normalmente, os pacientes são liberados para o uso completo do ombro por volta de seis meses após o procedimento; no entanto, na maioria dos pacientes a participação em atividade de grande demanda e os esportes de contato deverão ser adiados por pelo menos nove meses.

Riscos e soluções (Tab. 40.32)

Resultados. São poucos os artigos que descrevem resultados do tratamento cirúrgico da IMD; tais estudos estão intrinsecamente sujeitos a confusão pela falta de consenso no que diz respeito a uma definição e também pela variabilidade dos pacientes inclusos. Apesar disso, os poucos relatos publicados demonstram alto nível de satisfação e um número limitado de recidivas para as estabilizações anteriores abertas. A análise biomecânica do retensionamento capsular inferior demonstrou mecânica glenoumeral e pressões de contato praticamente normais, o que sugere baixo risco de artrose no longo prazo.[351]

Neer e Foster relataram bons e excelentes resultadoss em 78% de seus quarenta pacientes; apenas um apresentou recidiva da instabilidade. Vários estudos subsequentes relataram achados comparáveis com bons e excelentes resultados em mais de 90% dos pacientes, e recidiva da instabilidade em menos de 10%.[12,59] É importante ter em mente que, quando o procedimento é realizado em um caso de revisão, os resultados são menos impressionantes.

Outros estudos usaram uma abordagem anterior ou posterior, com base no grau primário de instabilidade. Os resultados desses métodos são igualmente satisfatórios, com bons e excelentes resultados em 85 a 94% dos pacientes,[54,117,207,269,334] e com percentuais de recidiva da instabilidade relativamente baixos em dois estudos (4 e 9%). Um estudo, entretanto, relatou recidiva da instabilidade em 26% dos pacientes; contudo, a maioria das falhas ocorreu precocemente – potencialmente apontando para um problema técnico.[117]

Capsulorrafia artroscópica. O tratamento artroscópico da IMD tem a vantagem de avaliar toda a articulação em busca de outras patologias, e também por permitir o acesso às regiões anterior e posterior. Além disso, provoca menor trauma aos tecidos circunjacentes. No entanto, alguns autores argumentaram que há possibilidade de um retensionamento menos extenso por técnica artroscópica, porque tipicamente a técnica tem base glenoidal, local onde há menos tecido a ser mobilizado, em comparação com o retensionamento aberto com base umeral.

Planejamento pré-operatório (Tab. 40.33)

Posicionamento. Pode-se usar tanto a posição em decúbito lateral como a de cadeia de praia.

Técnica. O cirurgião deve fazer um exame com o paciente anestesiado, para confirmar o diagnóstico e definir a orientação primária da instabilidade. A artroscopia diagnóstica começa com um portal posterior padrão. A patologia deve ser identificada, e o cirurgião deve prestar atenção específica na frouxidão e na qualidade do tecido da bolsa inferior, intervalo rotador, lábio glenoidal e cápsulas (anterior e posterior), tanto no lado glenoidal como no lado umeral. A cápsula posterior pode ser uma estrutura extremamente delgada e de difícil mobilização efetiva. Na maioria das vezes, pacientes com IMD atraumática não apresentam um descolamento capsulolabial, mas em alguns casos essa patologia é encontrada. O achado mais comum é a presença de cápsulas redundantes (anterior, inferior e posterior).

De maneira semelhante com a capsulorrafia posterior artroscópica descrita, a cápsula frouxa é tratada através de suturas de plicatura ou pela utilização de âncoras bioabsorvíveis. No caso de uma capsulorrafia artroscópica na região anterior, normalmente o artroscópio é posicionado através de um portal posterior, enquanto os instrumentos cirúrgicos são manipulados e as suturas são realizadas através de portais anteriores. Ao contrário, nas capsulorrafias posteriores, o artroscópio fica posicionado através do portal anterior e os instrumentos cirúrgicos são manipulados e as suturas são realizadas através de portais posteriores.

A capsulorrafia é realizada com a ajuda de um passador de fios de sutura curvo inserido através de toda a espessura da cápsula, na posição de seis horas. Uma segunda passagem é efetuada sob o lábio glenoidal, para a criação de uma "prega". O cirurgião utiliza um fio de sutura monofilamentar, que pode ser utilizado como um laço ou transportador para um fio de sutura não absorvível trançada número 2. A sutura é realizada com o nó fora da cavidade glenoidal, com o objetivo de diminuir a redundância capsular. É importante que o primeiro ponto e seu subsequente retensionamento superior sejam adequados para a redução da frouxidão inferior. É difícil corrigir a frouxidão capsular se esse retensionamento for realizado de forma inadequada (Fig. 40.62).

As etapas são repetidas superiormente, ao longo das cápsulas anterior e posterior, até que a cápsula redundante tenha sido suficientemente reduzida e tensionada. Se a cápsula posterior for delgada, o infraespinal poderá ser incorporado. Esse procedimento pode ser realizado pela introdução de uma agulha espinal através do tendão e pela passagem de um fio de sutura (ou passador de laço - *shuttle-relay*) a ser capturado pelo passador de fios de sutura, aplicado através da cápsula. A cânula é retirada da articulação, até o espaço subacromial. Em seguida, um gancho "croché" é introduzido através da cânula para capturar "às cegas" a sutura passada através do tendão. Em seguida, a sutura é realizada também às cegas no espaço subacromial e o grau de retensionamento capsular é visualizado no interior da articulação.

Em pacientes com IMD, o fechamento do intervalo rotador pode ser adicionado à plicatura capsular com o objetivo de limitar ainda mais a translação da cabeça umeral. A técnica está descrita acima, na seção sobre capsulorrafia posterior artroscópica (Fig. 40.60).

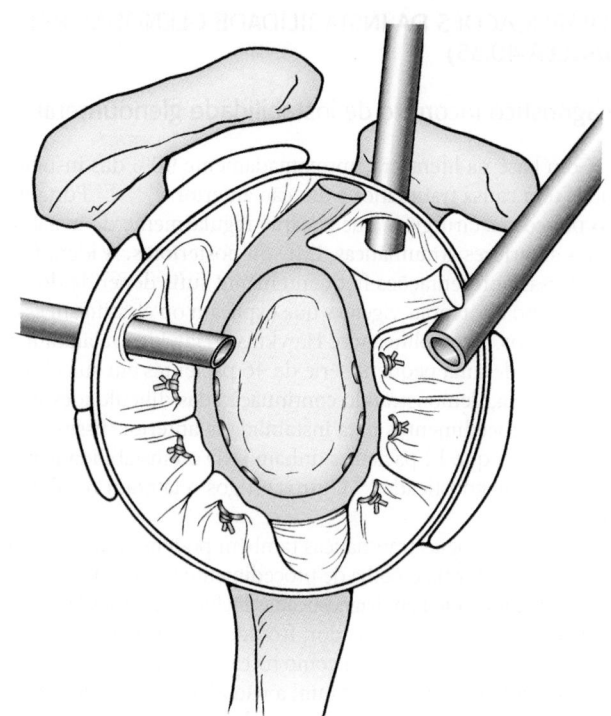

FIGURA 40.62 Diagrama ilustrativo da capsulorrafia artroscópica anterior e posterior com base glenoidal para IMD.

Cuidados pós-operatórios. O protocolo pós-operatório é similar ao do reparo aberto, mas deve ser individualizado com base na direção primária da instabilidade. Se a frouxidão e o reparo primários são anteriores, deve-se usar o protocolo para a abordagem anterior aberta para IMD. Caso contrário, usa-se o protocolo para instabilidade posterior, com uma órtese sob medida em rotação neutra.

Riscos e soluções (Tab. 40.34)
Resultados. Apenas estudos com seguimento de curto período estão disponíveis para técnicas de reparo artroscópico.[89,90,213,345] Não obstante, os resultados são muito bons e parecem comparáveis aos reparos abertos. Treacy e Savoie obtiveram 88% de bons e excelentes resultados e 12% de recidiva da instabilidade com uso da técnica de sutura descrita acima.[345] Gartsman et al. também relataram bons e excelentes resultados em 94% dos pacientes com 35 meses de seguimento.[90] Esses e outros estudos confirmam esse percentual de sucesso, com recidiva da instabilidade geralmente abaixo dos 10%.[13,175]

TABELA 40.33 Capsulorrafia artroscópica para IMD

Planejamento pré-operatório
• Idêntico à configuração artroscópica descrita acima para capsulorrafia posterior
• Âncoras glenoidais pequenas (2,4-3,0 mm)
• Serão utilizadas cânulas de 5 e 8 mm. É preciso usar a cânula maior para a introdução do passador dos fios de sutura

TABELA 40.34 Capsulorrafia artroscópica para IMD

Riscos potenciais e soluções	
Riscos	Soluções
Cápsula posterior delgada	Incorporar o tendão do infraespinal. Usar âncora bioabsorvível
Exposição inferior inadequada	A posição em decúbito lateral facilita esta exposição
Retensionamento inadequado	É fundamental um grande retensionamento superior inicial na posição de 6 horas

COMPLICAÇÕES DA INSTABILIDADE GLENOUMERAL (TABELA 40.35)

Diagnóstico incorreto de instabilidade glenoumeral

Com base na literatura, aproximadamente 90% das instabilidades têm causa traumática e direção anterior.[254,324,374] Portanto, são poucos os cirurgiões que tratarão regularmente de instabilidades anteriores atraumáticas, IMD ou posteriores. A identificação dessas apresentações frequentemente sutis depende do entendimento das teorias vigentes que explicam ou classificam esses diagnósticos. Exemplificando, Hawkins e Hawkins relataram os resultados de uma pequena série de 46 pacientes em sua clínica de referência, demonstrando continuação das dificuldades mesmo após procedimentos para instabilidade anterior. Esses autores definiram que 12 pacientes tinham IMD ou instabilidade posterior não diagnosticada.[123] Outros artigos relataram resultados similares.[211]

Outras patologias traumáticas também podem passar despercebidas e resultar na escolha de procedimentos incorretos. As patologias comumente não diagnosticadas incluem as lesões HAGL,[367] os defeitos no intervalo rotador, frouxidão capsular residual, e perda óssea tanto na glenoide como na cabeça umeral.[44,111,367] Embora seja relativamente incomum, a não identificação dessas patologias e o tratamento subsequente do paciente simplesmente com um reparo do tipo Bankart provavelmente resultariam na continuidade da instabilidade.

Infecção

Independentemente da abordagem cirúrgica especificamente utilizada, a infecção é complicação rara depois de um procedimento para estabilização do ombro. Uma revisão de todas as estabilizações da região anterior do ombro realizadas na Clínica Mayo entre 1980 e 2001 identificou apenas seis infecções.[333] Nessa mesma linha, uma revisão da literatura recente sobre estabilizações artroscópicas do ombro demonstrou um percentual de infecções inferior a 0,25%.[111,171,363]

Recentemente, foi dada atenção à prevalência de infecções pela bactéria *Proprionibacterium acnes,* da flora normal da pele prevalente na axila.[261] Foi observado que esse microrganismo causa tanto infecções subclínicas como visivelmente sintomáticas em procedimentos abertos e também artroscópicos do ombro.[155,184] O cirurgião deve suspeitar fortemente para identificar a infecção com uma combinação de valores laboratoriais, aspiração e culturas de longa duração (10-14 dias). Certas preparações cutâneas e antibióticos também funcionam melhor na prevenção da infecção como, por exemplo, clorexidina e clindamicina, respectivamente.[155,316]

TABELA 40.35 Instabilidade glenoumeral

Complicações
Diagnóstico incorreto
Infecção
Lesão nervosa
Complicações com implantes
Recidiva da instabilidade
Perda da mobilidade
Artropatia pós-capsulorrafia
Insuficiência do subescapular

Lesões nervosas

Para os procedimentos artroscópicos, já foi relatada disfunção nervosa envolvendo praticamente todos os principais nervos do membro superior com relação à tração ou compressão pelo suporte de braço, distensão articular hídrica e extravasamento de líquido. Lesões nervosas diretas do nervo axilar ou musculocutâneo são excepcionalmente raras. Praticamente todas as lesões nervosas são neurapraxias, que recuperam com o passar do tempo. Na literatura atual, foi relatada uma incidência de aproximadamente 3% de disfunção neurológica, independente do grau de gravidade.[90,102,326]

Na realização de procedimentos abertos, o percentual de disfunção nervosa foi de 8,2% em 282 pacientes submetidos a um procedimento cirúrgico aberto para estabilização anterior.[130] Embora na maioria dos casos ocorra uma neurapraxia, esse percentual aponta para a exposição a um maior risco conforme a escolha da cirurgia aberta, em razão da proximidade dos nervos musculocutâneo e axilar. É provável que ocorra lesão do nervo musculocutâneo por causa do excessivo afastamento do tendão conjunto, especialmente com um afastador autoestático. Durante o procedimento de Latarjet, ambos os nervos, axilar e musculocutâneo, ficam suscetíveis e devem ser protegidos por um afastador de colo umeral anterior. Shah et al.[321] relataram a ocorrência de 10% de lesões nervosas com esse procedimento, embora ocorresse recuperação da maioria das lesões. A lesão do nervo axilar pode ocorrer durante a dissecção da cápsula do ombro no quadrante anteroinferior da cavidade glenoidal. Embora frequentemente o fator responsável seja a tração, já foi relatada a ocorrência de lesão direta ao nervo axilar, sendo baixa a probabilidade de recuperação espontânea.[201] Por último, em procedimentos que utilizam enxerto ósseo anterior, pode ocorrer lesão do nervo supraescapular na região posterior da cavidade glenoidal durante a colocação dos parafusos. Essa lesão pode ser evitada com o posicionamento baixo do enxerto e utilizando a oscilação durante a perfuração.[204]

Complicações com os implantes

Podemos observar complicações com implantes com o uso de técnicas específicas como, por exemplo, a técnica de Latarjet (Fig. 40.63).[373] Entretanto, as pequenas âncoras de sutura glenoidais são universalmente utilizadas em procedimentos abertos e artroscópicos para tratamento de todas as direções de instabilidade. Em geral, ocorrem poucas complicações, mas devemos ter em mente alguns pontos. Âncoras de sutura metálicas não devem ser utilizadas na cavidade glenoidal em razão do risco de migração, protrusão e lesão condral. As âncoras de sutura bioabsorvíveis diminuem o risco de complicações relacionadas a implantes, mas foi relatada a ocorrência de reação ao corpo estranho.[43] É essencial a atenção à inserção profunda das âncoras abaixo do osso subcondral, e não apenas da cartilagem, pois caso contrário poderá ocorrer lesão condral.

Recidiva da instabilidade

Instabilidade anterior

A recidiva da instabilidade é uma das complicações mais comuns após qualquer procedimento para tratamento dessa patologia. Mas a incidência varia dramaticamente, dependendo da técnica e das razões para a cirurgia. Com o uso de técnicas modernas, as taxas de recidiva para as técnicas artroscópica e aberta são similares, variando de 0 a 20%. Alguns autores acreditam

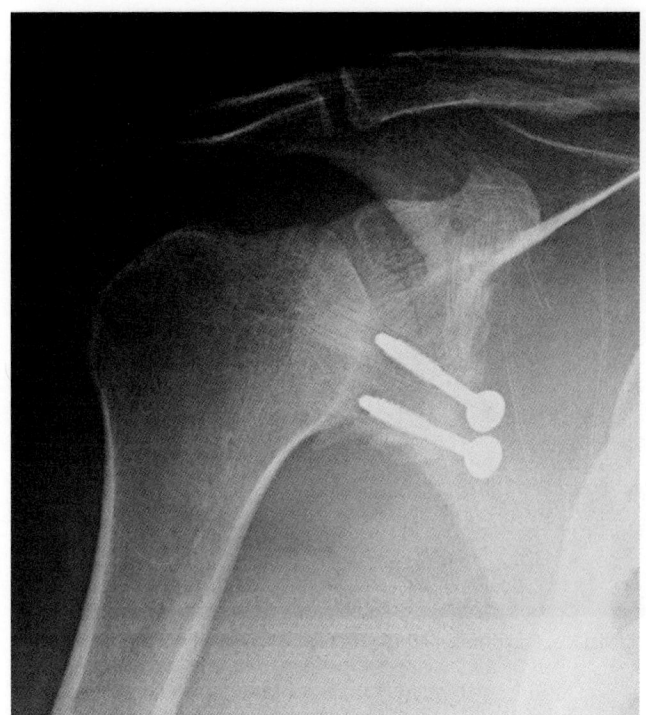

FIGURA 40.63 Falha do procedimento de Latarjet, com soltura dos parafusos em decorrência da reabsorção do enxerto e da luxação recidivante, o que provoca erosão da cabeça umeral nas cabeças dos parafusos.

que a cirurgia aberta ainda apresente uma porcentagem ligeiramente menor de recidiva, especialmente diante de certos fatores de risco específicos.

A razão para esse problema varia amplamente, e inclui fatores de risco intrínsecos, diagnóstico incorreto, procedimento cirúrgico incorreto ou erro técnico, e algum evento imprevisível, como a repetição do trauma.

Instabilidade posterior

Em linhas gerais, os resultados da estabilização posterior são inferiores àqueles do reparo anterior. A literatura moderna é promissora, e indica uma porcentagem de falha do tratamento de aproximadamente 0 a 23%, com os procedimentos artroscópicos os resultados são geralmente melhores.[37,268,363,368] Esse fato pode ser atribuído a vários fatores, inclusive diagnósticos menos claros, com significativa associação com IMD, ausência de uma lesão patológica "essencial" a ser tratada, e menor experiência do cirurgião com relação à instabilidade anterior. Certamente as taxas de recidiva são mais altas nos casos com cirurgia prévia, mas a tendência comum na literatura para definir a causa da falha do tratamento é a frouxidão inferior ou a insuficiência do intervalo rotador.[275,281] Os pacientes que passaram por procedimentos de aumento ósseo posterior apresentam resultados significativamente piores, com porcentagens de recidiva de até 40%.[95,217]

Instabilidade multidirecional

O problema mais identificado em pacientes com IMD é a recidiva da instabilidade; no entanto, as taxas para reparos abertos e artroscópicos são aceitáveis. No caso de procedimentos abertos, Neer e Foster, Pollock et al., e Bak et al. obtiveram aproximadamente 10% de recidiva para os procedimentos abertos.[12,233,269] Da mesma forma, no caso de procedimentos artroscópicos, vários autores obtiveram resultados satisfatórios, com taxas de recidiva equivalentes.[90]

Perda da mobilidade

Em geral, os procedimentos abertos para reconstrução capsulolabial anatômica levam a maior grau de rigidez, em comparação com os reparos artroscópicos.[75] Parte dessa rigidez é atribuída ao trauma cirúrgico relativamente maior nos reparos abertos, além da maior capacidade de retensionar a cápsula. Foi informado que a rigidez para reparos artroscópicos anteriores varia de 10 a 15%, embora a perda de movimento frequentemente fique abaixo dos 10°, tipicamente em rotação lateral.[75,106] Curiosamente, o procedimento de Latarjet, embora seja frequentemente considerado limitador do movimento, não causa maior perda de movimento, em comparação com os reparos de Bankart abertos.[320]

Outras causas comuns de rigidez após uma cirurgia de estabilização do ombro são: imobilização prolongada e pouca cooperação com o programa de reabilitação. É importante iniciar um programa de reabilitação objetivando o ganho da mobilidade, o mais precoce possível após o reparo. Mas a necessidade da recuperação rápida dos movimentos deve ser equilibrada com o risco de causar falha no reparo cirúrgico subjacente. Diversos estudos recomendaram um período de três a quatro semanas de imobilização.[171,172]

Artropatia após capsulorrafia

O excessivo retensionamento da cápsula anterior provoca contratura e uma anormalidade na mecânica glenoumeral.[124] A alteração mecânica, por sua vez, leva a alterações degenerativas caracterizadas por artrose glenoumeral, desgaste posterior excêntrico da cavidade glenoidal, ou até a subluxação posterior (Fig. 40.64). A maioria dos pacientes apresentam o processo degenerativo tardiamente, quando uma evolução para artrose avançada determina a realização de uma artroplastia. Bigliani descreveu sua experiência com um grupo de pacientes que necessitaram de artroplastia, em uma média de dezesseis anos após a indicação de cirurgia para instabilidade.[29] Essas artroplastias são particularmente difíceis, em razão das contraturas em rotação medial causadas pela cicatrização dos tecidos moles anteriores e pelo desgaste da região posterior da cavidade glenoidal. Os resultados da artroplastia em pacientes com artropatia após capsulorrafia, embora bons, são piores do que em casos de osteoartrose; e as revisões são comuns, dada a maior juventude e natureza ativa dos pacientes. Na série de Bigliani, treze (77%) pacientes obtiveram resultados satisfatórios, enquanto em quatro (33%) os resultados foram ruins relacionados à dor, limitação dos movimentos e insuficiência do subescapular.

Insuficiência do subescapular

Os pacientes correm pouco ou nenhum risco de insuficiência do subescapular em um reparo artroscópico, uma vez que a inserção tendinosa não é abordada. Entretanto, em procedimentos abertos, com frequência o músculo e o tendão são completamente desinseridos ou significativamente manipulados. Sachs et al. relataram sua experiência em um grupo de trinta pacientes com reparos abertos da lesão de Bankart: sete apresentaram um subescapular incompetente e quatro tiveram resultados ruins. É fundamental que haja limitação na reabilitação precoce, especialmente quanto à rotação lateral.[313] O tratamento de uma insuficiência do subescapular é difícil, pois em muitos casos é impossível realizar o reparo direto. A transferência do músculo peitoral maior

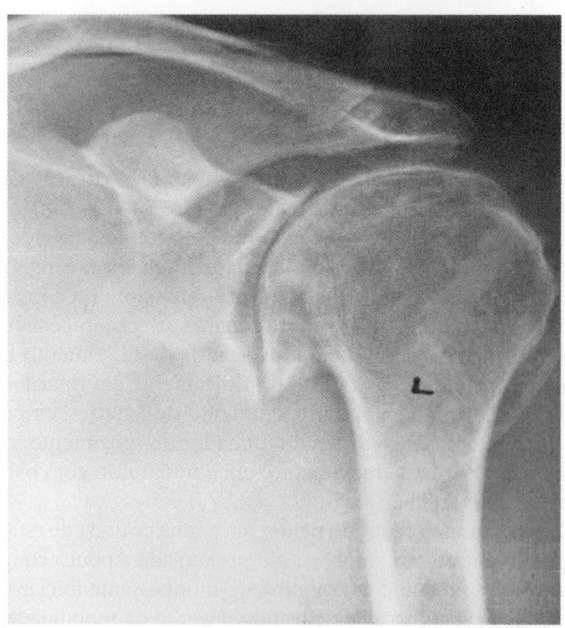 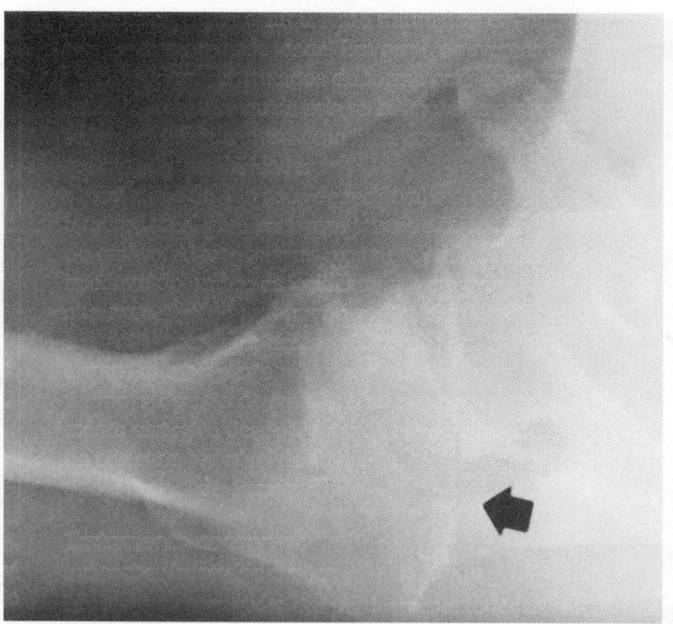

FIGURA 40.64 Artropatia após procedimento prévio de capsulorrafia para instabilidade. Radiografias AP (**A**) e axilar (**B**) revelam grandes osteófitos e subluxação posterior, com redução do espaço articular.

pode melhorar a função, mas foram publicados alguns dados que sugerem que esse procedimento poderia exacerbar a instabilidade, pois a direção da tração é relativamente anterior, em comparação com o subescapular normal.[73]

TRATAMENTO PREFERIDO PELO AUTOR PARA INSTABILIDADE GLENOUMERAL (FIGS. 40.65-40.67)

Controvérsias e direções futuras em relação à instabilidade glenoumeral

Tratamento da luxação anterior traumática primária

Atualmente, é possível tratar instabilidades glenoumerais por artroscopia, com poucas complicações e baixas taxas de recidiva. Por isso, o tratamento ideal para os pacientes com luxação anterior traumática primária é controverso. O tratamento precoce nos casos de lesão aguda é tecnicamente mais simples quando o tecido está ainda flexível e a lesão tecidual recente favorece a cicatrização. No caso de pacientes com baixos percentuais de recidiva da instabilidade após uma luxação primária (p. ex., pacientes idosos) (Tab. 40.2), os riscos cirúrgicos, mesmo pequenos, podem superar os benefícios. Por outro lado, homens com menos de vinte anos de idade com porcentagens de recidiva de até 84% nos primeiros dois anos podem ser beneficiados pela estabilização artroscópica primária.[299,300]

Conforme discutido, várias pesquisas e estudos observacionais prospectivos obtiveram dados excelentes e precisos acerca dos riscos de recidiva da instabilidade e de complicações, tanto para o tratamento cirúrgico como para o tratamento conservador, em pacientes com instabilidade anterior traumática primária.[63,187,299,300] Esses dados, em combinação com a criação de modelos de análise de decisão, podem ser úteis ao decidir o melhor tratamento individualizado para cada paciente, com base em sua aversão a riscos. Um artigo recente de Bishop et al.[30] utiliza uma análise do valor esperado (*expected-value*) para maximizar os resultados para o paciente, fundamentado em métodos objetivos para determinar os valores do paciente. Esses autores constataram que pacientes com elevada taxa de recidiva da instabilidade (i. e., homens jovens) seriam beneficiados com a estabilização realizada após o primeiro episódio de luxação. Pacientes idosos e pacientes com aversão a riscos não seriam beneficiados com essa estratégia.

Tratamento da perda óssea

A perda óssea, tanto na região glenoidal como na região umeral, vem sendo cada vez mais identificada como importante fator contributivo para a recidiva da instabilidade e para a falha do tratamento cirúrgico. Já foram formuladas numerosas metodologias para mensurar a perda óssea glenoidal, mas nenhuma delas é universal e as indicações terapêuticas e os tipos de tratamento continuam evoluindo. Há um renovado interesse nos procedimentos ósseos como o de Latarjet, e mesmo no uso de aloenxertos tanto para defeitos glenoidais como para certas lesões de Hill-Sachs. No entanto, existem algumas perguntas que ainda aguardam resposta:

1. Qual é o momento adequado para tratar uma lesão de Hill-Sachs e como a perda óssea glenoidal afeta essa equação?
2. Quando há indicação para uma capsulorrafia aberta no lugar do procedimento ósseo?
3. Dadas as altas taxas de complicações com o procedimento de Latarjet, é válida uma abordagem artroscópica inicial para casos limítrofes, ou essa opção piora os resultados, se um procedimento ósseo for realizado na sequência?
4. O enxerto ósseo deve ser intra- ou extra-articular?

Muitas dessas perguntas têm respostas preliminares, mas nenhuma delas foi completamente elucidada.

O papel da capsulorrafia aberta

Por último, há um ponto de inflexão em termos das técnicas utilizadas para o tratamento da instabilidade. Diante das incríveis habilidades artroscópicas de alguns profissionais, com um menor número de cirurgiões realizando capsulorrafias abertas, e

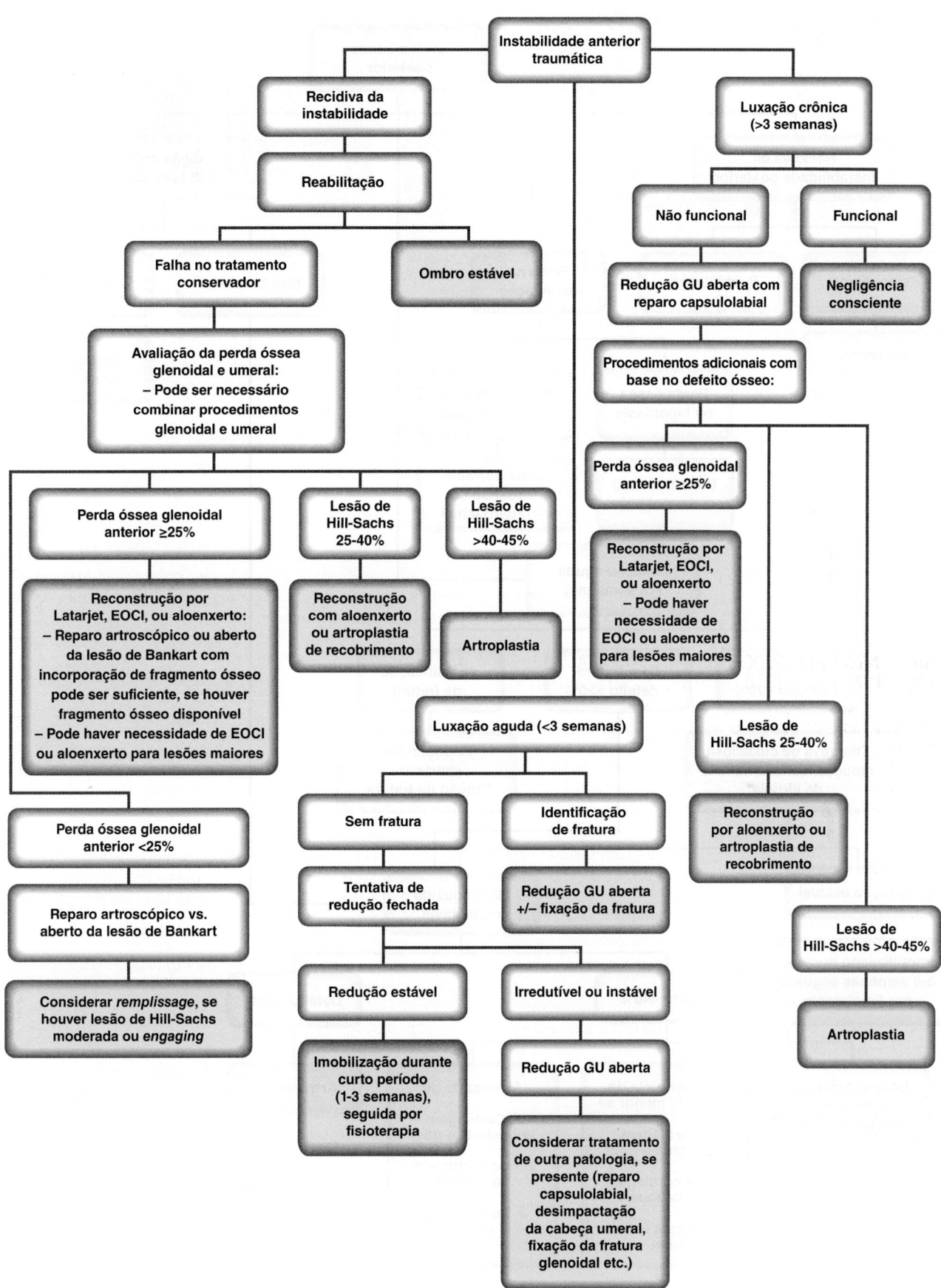

FIGURA 40.65 Instabilidade anterior.

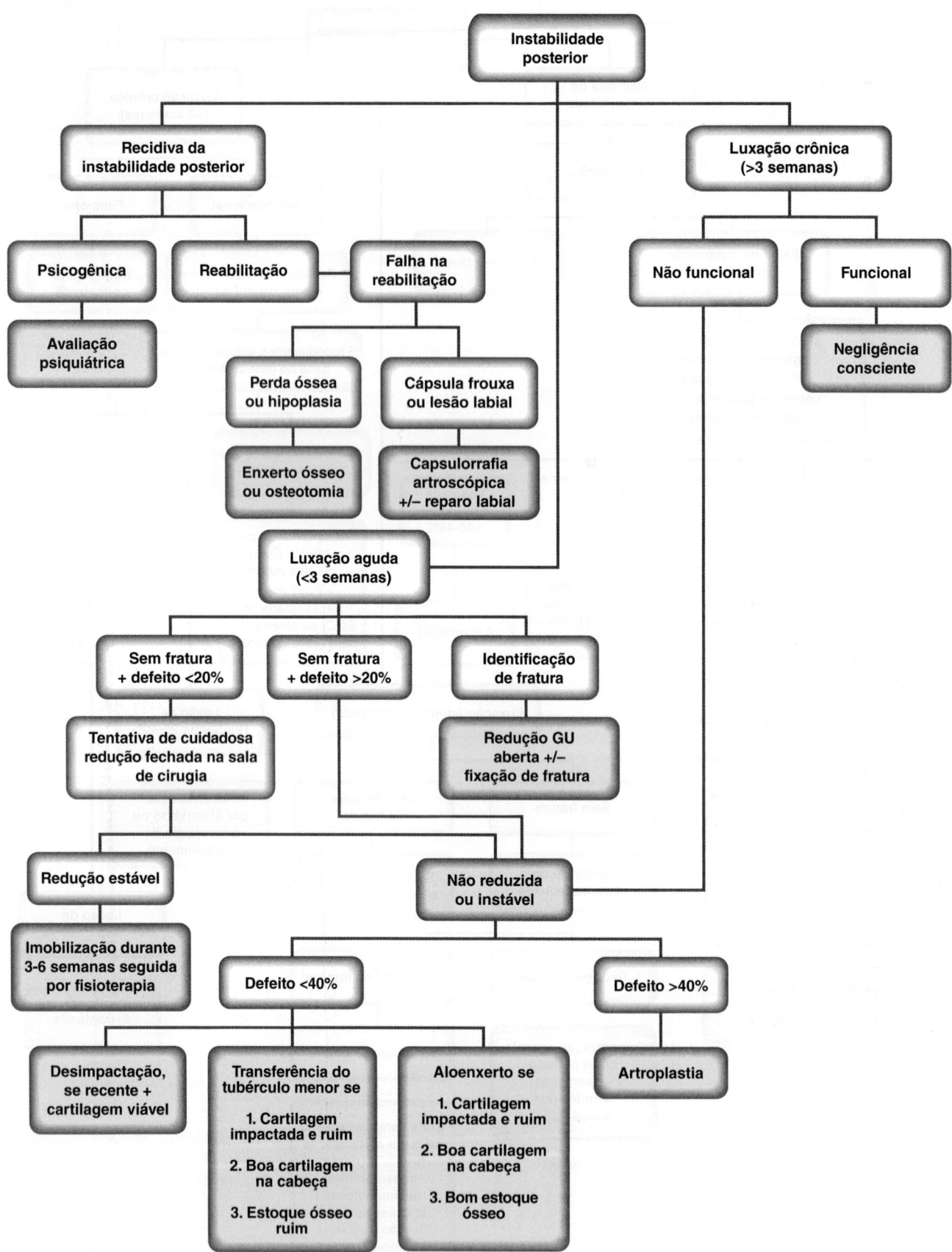

FIGURA 40.66 Instabilidade posterior.

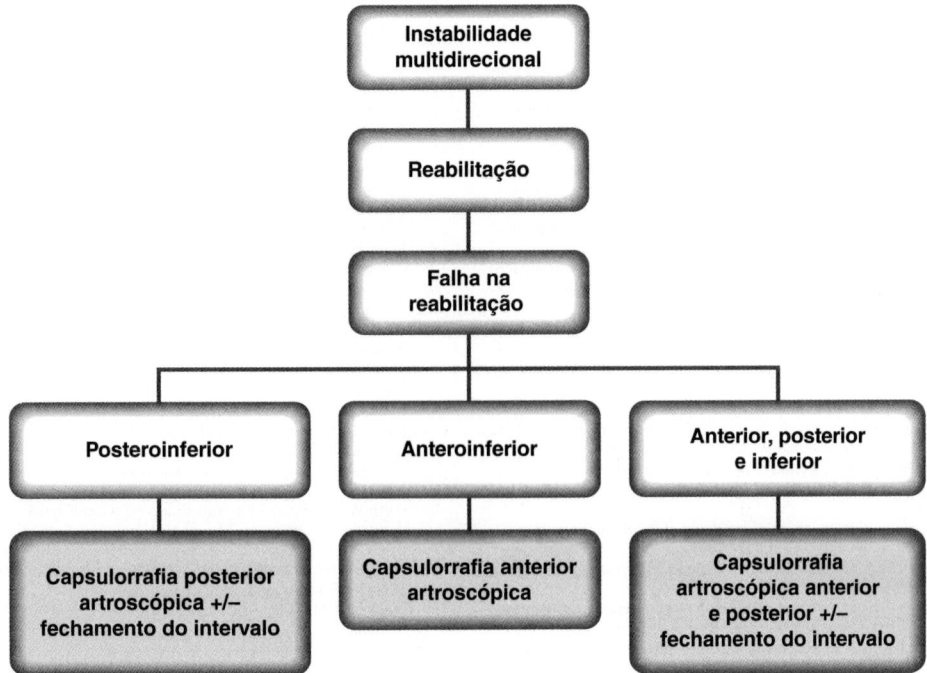

FIGURA 40.67 Instabilidade multidirecional.

diante de uma geração de novos cirurgiões que talvez jamais tenham visto uma capsulorrafia aberta, é provável que os métodos para tratamento das instabilidades tenham mudado para sempre. Os dados disponíveis parecem implicar que, na maioria dos casos, os procedimentos artroscópicos são tão bons ou melhores do que os procedimentos abertos. Os riscos também são significativamente menores. Além dos procedimentos ósseos abertos, é provável que as capsulorrafias, de forma muito parecida com o que ocorreu com o procedimento de Putti-Platt, não serão mais discutidas de forma significativa em futuras edições do Rockwood. Pode ser que isso não seja uma boa notícia, todavia é inevitável.

REFERÊNCIAS BIBLIOGRÁFICAS

1. Abboud JA, Soslowsky LJ. Interplay of the static and dynamic restraints in glenohumeral instability. *Clin Orthop Relat Res*. 2002;400:48–57.
2. Allain J, Goutallier D, Glorion C. Long-term results of the Latarjet procedure for the treatment of anterior instability of the shoulder. *J Bone Joint Surg Am*. 1998;80(6):841–852.
3. Altchek DW, Warren RF, Skyhar MJ, et al. T-plasty modification of the Bankart procedure for multidirectional instability of the anterior and inferior types. *J Bone Joint Surg Am*. 1991;73(1):105–112.
4. Amar E, Maman E, Khashan M, et al. Milch versus Stimson technique for nonsedated reduction of anterior shoulder dislocation: A prospective randomized trial and analysis of factors affecting success. *J Shoulder Elbow Surg*. 2012;21(11):1443–1449.
5. Amrami KK, Savcenko V, Dahm DL, et al. Radiologic Case Study. Reverse Bankart lesion with posterior labial tear. *Orthopedics*. 2002;25(7):720, 779–780.
6. Antal CS, Conforty B, Engelberg M, et al. Injuries to the axillary due to anterior dislocation of the shoulder. *J Trauma*. 1973;13(6):564–566.
7. Archetti Netto N, Tamaoki MJ, Lenza M, et al. Treatment of Bankart lesions in traumatic anterior instability of the shoulder: A randomized controlled trial comparing arthroscopy and open techniques. *Arthroscopy*. 2012;28(7):900–908.
8. Arciero RA, Mazzocca AD. Mini-open repair technique of HAGL (humeral avulsion of the glenohumeral ligament) lesion. *Arthroscopy*. 2005;21(9):1152.
9. Armitage MS, Faber KJ, Drosdowech DS, et al. Humeral head bone defects: Remplissage, allograft, and arthroplasty. *Orthop Clin North Am*. 2010;41(3):417–425.
10. Atoun E, Narvani A, Even T, et al. Management of first time dislocations of the shoulder in patients over 40 years of age: The prevalence of iatrogenic fracture. *J Orthop Trauma*. 2013;27(4):190–193.
11. Bahk MS, Karzel RP, Snyder SJ. Arthroscopic posterior stabilization and anterior capsular plication for recurrent posterior glenohumeral instability. *Arthroscopy*. 2010;26(9):1172–1180.
12. Bak K, Spring BJ, Henderson JP. Inferior capsular shift procedure in athletes with multidirectional instability based on isolated capsular and ligamentous redundancy. *Am J Sports Med*. 2000;28(4):466–471.
13. Baker CL 3rd, Mascarenhas R, Kline AJ, et al. Arthroscopic treatment of multidirectional shoulder instability in athletes: A retrospective analysis of 2- to 5-year clinical outcomes. *Am J Sports Med*. 2009;37(9):1712–1720.
14. Balg F, Boileau P. The instability severity index score. A simple pre-operative score to select patients for arthroscopic or open shoulder stabilisation. *J Bone Joint Surg Br*. 2007;89(11):1470–1477.
15. Bankart A. The pathology and treatment of recurrent dislocation of the shoulder joint. *Br J Surg*. 1938;26:23.
16. Barden JM, Balyk R, Raso VJ, et al. Dynamic upper limb proprioception in multidirectional shoulder instability. *Clin Orthop Relat Res*. 2004;420420:181–189.
17. Basmajian JV, Bazant FJ. Factors preventing downward dislocation of the adducted shoulder joint. An electromyographic and morphological study. *J Bone Joint Surg Am*. 1959;41-A:1182–1186.
18. Beighton P, Horan F. Orthopaedic aspects of the Ehlers–Danlos syndrome. *J Bone Joint Surg Br*. 1969;51(3):444–453.
19. Beran MC, Donaldson CT, Bishop JY. Treatment of chronic glenoid defects in the setting of recurrent anterior shoulder instability: A systematic review. *J Shoulder Elbow Surg*. 2010;19(5):769–780.
20. Berendes TD, Wolterbeek R, Pilot P, et al. The open modified Bankart procedure: Outcome at follow-up of 10 to 15 years. *J Bone Joint Surg Br*. 2007;89(8):1064–1068.
21. Bernageau J, Patte D, Debeyre J, et al. (Value of the glenoid profile in recurrent luxations of the shoulder). *Rev Chir Orthop Reparatrice Appar Mot*. 1976;62:142.
22. Bessems JH, Vegter J. Glenoplasty for recurrent posterior shoulder instability. Good results in 13 cases followed for 1-16 years. *Acta Orthop Scand*. 1995;66(6):535–537.
23. Bhatia DN, de Beer JF. The axillary pouch portal: A new posterior portal for visualization and instrumentation in the inferior glenohumeral recess. *Arthroscopy*. 2007;23(11):1241.e1,1241.e5.
24. Bhatia DN, DeBeer JF, van Rooyen KS. The "subscapularis-sparing" approach: A new mini-open technique to repair a humeral avulsion of the glenohumeral ligament lesion. *Arthroscopy*. 2009;25(6):686–690.
25. Bigliani LU, Kurzweil PR, Schwartzbach CC, et al. Inferior capsular shift procedure for anterior-inferior shoulder instability in athletes. *Am J Sports Med*. 1994;22(5):578–584.
26. Bigliani LU, Newton PM, Steinmann SP, et al. Glenoid rim lesions associated with recurrent anterior dislocation of the shoulder. *Am J Sports Med*. 1998;26(1):41–45.
27. Bigliani LU, Pollock RG, McIlveen SJ, et al. Shift of the posteroinferior aspect of the capsule for recurrent posterior glenohumeral instability. *J Bone Joint Surg Am*. 1995;77(7):1011–1020.
28. Bigliani LU, Pollock RG, Soslowsky LJ, et al. Tensile properties of the inferior glenohumeral ligament. *J Orthop Res*. 1992;10(2):187–197.
29. Bigliani LU, Weinstein DM, Glasgow MT, et al. Glenohumeral arthroplasty for arthritis after instability surgery. *J Shoulder Elbow Surg*. 1995;4(2):87–94.
30. Bishop JA, Crall TS, Kocher MS. Operative versus nonoperative treatment after primary traumatic anterior glenohumeral dislocation: Expected-value decision analysis. *J Shoulder Elbow Surg*. 2011;20(7):1087–1094.
31. Blasier RB, Carpenter JE, Huston LJ. Shoulder proprioception. Effect of joint laxity, joint position, and direction of motion. *Orthop Rev*. 1994;23(1):45–50.
32. Blom S, Dahlback LO. Nerve injuries in dislocations of the shoulder joint and fractures of the neck of the humerus. A clinical and electromyographical study. *Acta Chir Scand*. 1970;136(6):461–466.
33. Bloom MH, Obata WG. Diagnosis of posterior dislocation of the shoulder with use of Velpeau axillary and angle-up roentgenographic views. *J Bone Joint Surg Am*. 1967;49(5):943–949.
34. Boileau P, O'Shea K, Vargas P, et al. Anatomical and functional results after arthroscopic Hill-Sachs remplissage. *J Bone Joint Surg Am*. 2012;94(7):618–626.
35. Boileau P, Villalba M, Hery JY, et al. Risk factors for recurrence of shoulder instability after arthroscopic Bankart repair. *J Bone Joint Surg Am*. 2006;88(8):1755–1763.

36. Bokor DJ, Conboy VB, Olson C. Anterior instability of the glenohumeral joint with humeral avulsion of the glenohumeral ligament. A review of 41 cases. *J Bone Joint Surg Br.* 1999;81(1):93–96.
37. Bottoni CR, Franks BR, Moore JH, et al. Operative stabilization of posterior shoulder instability. *Am J Sports Med.* 2005;33(7):996–1002.
38. Bottoni CR, Smith EL, Berkowitz MJ, et al. Arthroscopic versus open shoulder stabilization for recurrent anterior instability: A prospective randomized clinical trial. *Am J Sports Med.* 2006;34(11):1730–1737.
39. Bradley JP, Baker CL 3rd, Kline AJ, et al. Arthroscopic capsulolabral reconstruction for posterior instability of the shoulder: A prospective study of 100 shoulders. *Am J Sports Med.* 2006;34(7):1061–1071.
40. Bridle SH, Ferris BD. Irreducible acute anterior dislocation of the shoulder: Interposed scapularis. *J Bone Joint Surg Br.* 1990;72(6):1078–1079.
41. Brox JI, Finnanger AM, Merckoll E, et al. Satisfactory long-term results after Eden-Hybinette-Alvik operation for recurrent anterior dislocation of the shoulder: 6–20 years' follow-up of 52 patients. *Acta Orthop Scand.* 2003;74(2):180–185.
42. Bui-Mansfield LT, Banks KP, Taylor DC. Humeral avulsion of the glenohumeral ligaments: The HAGL lesion. *Am J Sports Med.* 2007;35(11):1960–1966.
43. Burkart A, Imhoff AB, Roscher E. Foreign-body reaction to the bioabsorbable suretac device. *Arthroscopy.* 2000;16(1):91–95.
44. Burkhart SS, De Beer JF. Traumatic glenohumeral bone defects and their relationship to failure of arthroscopic Bankart repairs: Significance of the inverted-pear glenoid and the humeral engaging Hill-Sachs lesion. *Arthroscopy.* 2000;16(7):677–694.
45. Burkhart SS, De Beer JF, Barth JR, et al. Results of modified Latarjet reconstruction in patients with anteroinferior instability and significant bone loss. *Arthroscopy.* 2007;23(10):1033–1041.
46. Burkhead WZ Jr, Rockwood CA Jr. Treatment of instability of the shoulder with an exercise program. *J Bone Joint Surg Am.* 1992;74(6):890–896.
47. Calandra JJ, Baker CL, Uribe J. The incidence of Hill-Sachs lesions in initial anterior shoulder dislocations. *Arthroscopy.* 1989;5(4):254–257.
48. Carreira DS, Mazzocca AD, Oryhon J, et al. A prospective outcome evaluation of arthroscopic Bankart repairs: Minimum 2-year follow-up. *Am J Sports Med.* 2006;34(5):771–777.
49. Ceroni D, Sadri H, Leuenberger A. Anteroinferior shoulder dislocation: An auto-reduction method without analgesia. *J Orthop Trauma.* 1997;11(6):399–404.
50. Chandnani VP, Yeager TD, DeBerardino T, et al. Glenoid labial tears: Prospective evaluation with MRI imaging, MR arthrography, and CT arthrography. *AJR Am J Roentgenol.* 1993;161(6):1229–1235.
51. Checchia SL, Santos PD, Miyazaki AN. Surgical treatment of acute and chronic posterior fracture-dislocation of the shoulder. *J Shoulder Elbow Surg.* 1998;7(1):53–65.
52. Cheng SL, Mackay MB, Richards RR. Treatment of locked posterior fracture-dislocations of the shoulder by total shoulder arthroplasty. *J Shoulder Elbow Surg.* 1997;6(1):11–17.
53. Cheok CY, Mohamad JA, Ahmad TS. Pain relief for reduction of acute anterior shoulder dislocations: A prospective randomized study comparing intravenous sedation with intra-articular lidocaine. *J Orthop Trauma.* 2011;25(1):5–10.
54. Choi CH, Ogilvie-Harris DJ. Inferior capsular shift operation for multidirectional instability of the shoulder in players of contact sports. *Br J Sports Med.* 2002;36(4):290–294.
55. Churchill RS, Brems JJ, Kotschi H. Glenoid size, inclination, and version: An anatomic study. *J Shoulder Elbow Surg.* 2001;10(4):327–332.
56. Cicak N. Posterior dislocation of the shoulder. *J Bone Joint Surg Br.* 2004;86(3):324–332.
57. Connolly S, Ritchie D, Sinopidis C, et al. Irreducible anterior dislocation of the shoulder due to soft tissue interposition of subscapularis tendon. *Skeletal Radiol.* 2008;37(1):63–65.
58. Cooper DE, Arnoczky SP, O'Brien SJ, et al. Anatomy, histology, and vascularity of the glenoid labrum. An anatomical study. *J Bone Joint Surg Am.* 1992;74(1):46–52.
59. Cooper RA. The inferior capsular-shift procedure for multidirectional instability of the shoulder. 1992;74(10):1516–1521.
60. Davidson PA, Rivenburgh DW. The 7-o'clock posteroinferior portal for shoulder arthroscopy. *Am J Sports Med.* 2002;30(5):693–696.
61. Davidson PA, Tibone JE. Anterior-inferior (5 o'clock) portal for shoulder arthroscopy. *Arthroscopy.* 1995;11(5):519–525.
62. Dawson J, Fitzpatrick R, Carr A. The assessment of shoulder instability. The development and validation of a questionnaire. *J Bone Joint Surg Br.* 1999;81(3):420–426.
63. DeBerardino TM, Arciero RA, Taylor DC, et al. Prospective evaluation of arthroscopic stabilization of acute, initial anterior shoulder dislocations in young athletes. Two- to five-year follow-up. *Am J Sports Med.* 2001;29(5):586–592.
64. de Laat EA, Visser CP, Coene LN, et al. Nerve lesions in primary shoulder dislocations and humeral neck fractures. A prospective clinical and EMG study. *J Bone Joint Surg Br.* 1994;76(3):381–383.
65. Deutsch AA, Kroll DG. Decreased range of motion following arthroscopic remplissage. *Orthopedics.* 2008;31(5):492.
66. Dhinakharan SR, Ghosh A. Towards evidence based emergency medicine: Best BETs from the Manchester Royal Infirmary. Intra-articular lidocaine for acute anterior shoulder dislocation reduction. *Emerg Med J.* 2002;19(2):142–143.
67. Dias JJ, Mody BS, Finlay DB, et al. Recurrent anterior glenohumeral joint dislocation and torsion of the humerus. *Injury.* 1993;24(5):329–332.
68. Diklic ID, Ganic ZD, Blagojevic ZD, et al. Treatment of locked chronic posterior dislocation of the shoulder by reconstruction of the defect in the humeral head with an allograft. *J Bone Joint Surg Br.* 2010;92(1):71–76.
69. Downey EF Jr, Curtis DJ, Brower AC. Unusual dislocations of the shoulder. *AJR Am J Roentgenol.* 1983;140(6):1207–1210.
70. Duralde XA, Fogle EF. The success of closed reduction in acute locked posterior fracture-dislocations of the shoulder. *J Shoulder Elbow Surg.* 2006;15(6):701–706.
71. Eberson CP, Ng T, Green A. Contralateral intrathoracic displacement of the humeral head. A case report. *J Bone Joint Surg Am.* 2000;82(1):105–108.
72. Edelson JG. Localized glenoid hypoplasia. An anatomic variation of possible clinical significance. *Clin Orthop Relat Res.* 1995;321:189–195.
73. Elhassan B, Ozbaydar M, Massimini D, et al. Transfer of pectoralis major for the treatment of irreparable tears of subscapularis: Does it work? *J Bone Joint Surg Br.* 2008;90(8):1059–1065.
74. Emery RJ, Mullaji AB. Glenohumeral joint instability in normal adolescents. Incidence and significance. *J Bone Joint Surg Br.* 1991;73(3):406–408.
75. Fabbriciani C, Milano G, Demontis A, et al. Arthroscopic versus open treatment of Bankart lesion of the shoulder: A prospective randomized study. *Arthroscopy.* 2004;20(5):456–462.
76. Farber AJ, Castillo R, Clough M, et al. Clinical assessment of three common tests for traumatic anterior shoulder instability. *J Bone Joint Surg Am.* 2006;88(7):1467–1474.
77. Ferrari DA. Capsular ligaments of the shoulder. Anatomical and functional study of the anterior superior capsule. *Am J Sports Med.* 1990;18(1):20–24.
78. Field LD, Bokor DJ, Savoie FH 3rd. Humeral and glenoid detachment of the anterior inferior glenohumeral ligament: A cause of anterior shoulder instability. *J Shoulder Elbow Surg.* 1997;6(1):6–10.
79. Finkelstein JA, Waddell JP, O'Driscoll SW, et al. Acute posterior fracture dislocations of the shoulder treated with the Neer modification of the McLaughlin procedure. *J Orthop Trauma.* 1995;9(3):190–193.
80. Flatow EL, Miller SR, Neer CS 2nd. Chronic anterior dislocation of the shoulder. *J Shoulder Elbow Surg.* 1993;2(1):2–10.
81. Frank MA, Laratta JL, Tan V. Irreducible luxatio erecta humeri caused by an aberrant position of the axillary nerve. *J Shoulder Elbow Surg.* 2012;21(7):e6–e9.
82. Fronek J, Warren RF, Bowen M. Posterior subluxation of the glenohumeral joint. *J Bone Joint Surg Am.* 1989;71(2):205–216.
83. Fuchs B, Jost B, Gerber C. Posterior-inferior capsular shift for the treatment of recurrent, voluntary posterior subluxation of the shoulder. *J Bone Joint Surg Am.* 2000;82(1):16–25.
84. Gagey OJ, Gagey N. The hyperabduction test. *J Bone Joint Surg Br.* 2001;83(1):69–74.
85. Garnavos C. Technical note: Modifications and improvements of the Milch technique for the reduction of anterior dislocation of the shoulder without premedication. *J Trauma.* 1992;32(6):801–803.
86. Garrigues GE, Nagda SH, Yu J. Open luxatio erecta: A case report and literature review. *J Orthop Trauma.* 2011;25(4):e34–e37.
87. Garth WP Jr, Allman FL Jr, Armstrong WS. Occult anterior subluxations of the shoulder in noncontact sports. *Am J Sports Med.* 1987 Nov-Dec;15(6):579-85.
88. Garth WP Jr, Slappey CE, Ochs CW. Roentgenographic demonstration of instability of the shoulder: The apical oblique projection. A technical note. *J Bone Joint Surg Am.* 1984;66(9):1450–1453.
89. Gartsman GM, Roddey TS, Hammerman SM. Arthroscopic treatment of bidirectional glenohumeral instability: Two- to five-year follow-up. *J Shoulder Elbow Surg.* 2001;10(1):28–36.
90. Gartsman GM, Roddey TS, Hammerman SM. Arthroscopic treatment of multidirectional glenohumeral instability: 2- to 5-year follow-up. *Arthroscopy.* 2001;17(3):236–243.
91. Gates JD, Knox JB. Axillary artery injuries secondary to anterior dislocation of the shoulder. *J Trauma.* 1995;39(3):581–583.
92. Gavriilidis I, Magosch P, Lichtenberg S, et al. Chronic locked posterior shoulder dislocation with severe head involvement. *Int Orthop.* 2010;34(1):79–84.
93. George MS, Khazzam M, Kuhn JE. Humeral avulsion of glenohumeral ligaments. *J Am Acad Orthop Surg.* 2011;19(3):127–133.
94. Gerber C, Ganz R. Clinical assessment of instability of the shoulder. With special reference to anterior and posterior drawer tests. *J Bone Joint Surg Br.* 1984;66(4):551–556.
95. Gerber C, Ganz R, Vinh TS. Glenoplasty for recurrent posterior shoulder instability. An anatomic reappraisal. *Clin Orthop Relat Res.* 1987;216:70–79.
96. Gerber C, Lambert SM. Allograft reconstruction of segmental defects of the humeral head for the treatment of chronic locked posterior dislocation of the shoulder. *J Bone Joint Surg Am.* 1996;78(3):376–382.
97. Gerber C, Nyffeler RW. Classification of glenohumeral joint instability. *Clin Orthop Relat Res.* 2002;400:65–76.
98. Gerber C. Chronic, Locked Anterior, and Posterior Dislocations. In: Warner JJ, Iannotti JP, Flatow EL, eds. *Complex and Revision Problems in Shoulder Surgery.* 2nd ed. Philadelphia, PA: Lippincott Williams & Wilkins; 2005. p. 89-103.
99. Gibb TD, Sidles JA, Harryman DT 2nd, et al. The effect of capsular venting on glenohumeral laxity. *Clin Orthop Relat Res.* 1991;268:120–127.
100. Glousman R, Jobe F, Tibone J, et al. Dynamic electromyographic analysis of the throwing shoulder with glenohumeral instability. *J Bone Joint Surg Am.* 1988;70(2):220–226.
101. Goga IE. Chronic shoulder dislocations. *J Shoulder Elbow Surg.* 2003;12(5):446–450.
102. Goubier JN, Iserin A, Duranthon LD, et al. A 4-portal arthroscopic stabilization in posterior shoulder instability. *J Shoulder Elbow Surg.* 2003;12(4):337–341.
103. Graichen H, Koydl P, Zichner L. Effectiveness of glenoid osteotomy in atraumatic posterior instability of the shoulder associated with excessive retroversion and flatness of the glenoid. *Int Orthop.* 1999;23(2):95–99.
104. Grashey R. *Atlas Typischer Rontgenfilder.* Munich: Lehman; 1923.
105. Grasshoff H, Buhtz C, Gellerich I, et al. CT diagnosis in instability of the shoulder joint. *Rofo.* 1991;155(6):523–526.
106. Green MR, Christensen KP. Arthroscopic versus open Bankart procedures: A comparison of early morbidity and complications. *Arthroscopy.* 1993;9(4):371–374.
107. Greis PE, Scuderi MG, Mohr A, et al. Glenohumeral articular contact areas and pressures following labial and osseous injury to the anteroinferior quadrant of the glenoid. *J Shoulder Elbow Surg.* 2002;11(5):442–451.
108. Griesser MJ, Harris JD, McCoy BW, et al. Complications and re-operations after Bristow-Latarjet shoulder stabilization: A systematic review. *J Shoulder Elbow Surg.* 2013;22(2):286–292.
109. Groh GI, Wirth MA, Rockwood CA Jr. Results of treatment of luxatio erecta (inferior shoulder dislocation). *J Shoulder Elbow Surg.* 2010;19(3):423–426.
110. Grondin P, Leith J. Case series: Combined large Hill-Sachs and bony Bankart lesions treated by Latarjet and partial humeral head resurfacing: A report of 2 cases. *Can J Surg.* 2009;52(3):249–254.
111. Guanche CA, Quick DC, Sodergren KM, et al. Arthroscopic versus open reconstruction of the shoulder in patients with isolated Bankart lesions. *Am J Sports Med.* 1996;24(2):144–148.
112. Guha AR, Jago ER. Irreducible acute anterior shoulder dislocation. *Int J Clin Pract.* 2004;58(12):1184–1186.
113. Haaker RG, Eickhoff U, Klammer HL. Intraarticular autogenous bone grafting in recurrent shoulder dislocations. *Mil Med.* 1993;158(3):164–169.
114. Habermeyer P, Schuller U, Wiedemann E. The intra-articular pressure of the shoulder: An experimental study on the role of the glenoid labrum in stabilizing the joint. *Arthroscopy.* 1992;8(2):166–172.
115. Hall RH, Isaac F, Booth CR. Dislocations of the shoulder with special reference to accompanying small fractures. *J Bone Joint Surg Am.* 1959;41-A(3):489–494.
116. Hamada K, Fukuda H, Mikasa M, et al. Roentgenographic findings in massive rotator cuff tears. A long-term observation. *Clin Orthop Relat Res.* 1990;254:92–96.

117. Hamada K, Fukuda H, Nakajima T, et al. The inferior capsular shift operation for instability of the shoulder. Long-term results in 34 shoulders. *J Bone Joint Surg Br.* 1999;81(2):218-225.
118. Harryman DT 2nd, Sidles JA, Clark JM, et al. Translation of the humeral head on the glenoid with passive glenohumeral motion. *J Bone Joint Surg Am.* 1990;72(9):1334-1343.
119. Harryman DT, Sidles JA, Harris SL, et al. The effect of articular conformity and the size of the humeral head component on laxity and motion after glenohumeral arthroplasty. A study in cadavera. *J Bone Joint Surg Am.* 1995;77(4):555-563.
120. Harryman DT 2nd, Sidles JA, Harris SL, et al. The role of the rotator interval capsule in passive motion and stability of the shoulder. *J Bone Joint Surg Am.* 1992;74(1):53-66.
121. Haviv B, Mayo L, Biggs D. Outcomes of arthroscopic "remplissage": Capsulotenodesis of the engaging large Hill-Sachs lesion. *J Orthop Surg Res.* 2011;6:29.
122. Hawkins RH. Glenoid osteotomy for recurrent posterior subluxation of the shoulder: Assessment by computed axial tomography. *J Shoulder Elbow Surg.* 1996;5(5):393-400.
123. Hawkins RH, Hawkins RJ. Failed anterior reconstruction for shoulder instability. *J Bone Joint Surg Br.* 1985;67(5):709-714.
124. Hawkins RJ, Angelo RL. Glenohumeral osteoarthrosis. A late complication of the Putti-Platt repair. *J Bone Joint Surg Am.* 1990;72(8):1193-1197.
125. Hawkins RJ, Janda DH. Posterior instability of the glenohumeral joint. A technique of repair. *Am J Sports Med.* 1996;24(3):275-278.
126. Hawkins RJ, Neer CS 2nd, Pianta RM, et al. Locked posterior dislocation of the shoulder. *J Bone Joint Surg Am.* 1987;69(1):9-18.
127. Henry JH, Genung JA. Natural history of glenohumeral dislocation–revisited. *Am J Sports Med.* 1982;10(3):135-137.
128. Hippocrates. Injuries of the shoulder. Dislocations. *Clin Orthop Relat Res.* 1989;246:4-7.
129. Hirschfelder H, Kirsten U. Biometric analysis of the unstable shoulder. *Z Orthop Ihre Grenzgeb.* 1991;129(6):516-520.
130. Ho E, Cofield RH, Balm MR, et al. Neurologic complications of surgery for anterior shoulder instability. *J Shoulder Elbow Surg.* 1999;8(3):266-270.
131. Hovelius L. Anterior dislocation of the shoulder in teen-agers and young adults. Five-year prognosis. *J Bone Joint Surg Am.* 1987;69(3):393-399.
132. Hovelius L, Augustini BG, Fredin H, et al. Primary anterior dislocation of the shoulder in young patients. A ten-year prospective study. *J Bone Joint Surg Am.* 1996;78(11):1677-1684.
133. Hovelius L, Olofsson A, Sandstrom B, et al. Nonoperative treatment of primary anterior shoulder dislocation in patients forty years of age and younger. a prospective twenty-five-year follow-up. *J Bone Joint Surg Am.* 2008;90(5):945-952.
134. Hovelius L, Sandstrom B, Olofsson A, et al. The effect of capsular repair, bone block healing, and position on the results of the Bristow-Latarjet procedure (study III): Long-term follow-up in 319 shoulders. *J Shoulder Elbow Surg.* 2012;21(5):647-660.
135. Hovelius L, Sandstrom B, Saebo M. One hundred eighteen Bristow-Latarjet repairs for recurrent anterior dislocation of the shoulder prospectively followed for fifteen years: Study II–the evolution of dislocation arthropathy. *J Shoulder Elbow Surg.* 2006;15(3):279-289.
136. Hovelius L, Sandstrom B, Sundgren K, et al. One hundred eighteen Bristow-Latarjet repairs for recurrent anterior dislocation of the shoulder prospectively followed for fifteen years: Study I–clinical results. *J Shoulder Elbow Surg.* 2004;13(5):509-516.
137. Hovelius L, Thorling J, Fredin H. Recurrent anterior dislocation of the shoulder. Results after the Bankart and Putti-Platt operations. *J Bone Joint Surg Am.* 1979;61(4):566-569.
138. Hovelius L, Vikerfors O, Olofsson A, et al. Bristow-Latarjet and Bankart: A comparative study of shoulder stabilization in 185 shoulders during a seventeen-year follow-up. *J Shoulder Elbow Surg.* 2011;20(7):1095-1101.
139. Hovelius LK, Sandstrom BC, Rosmark DL, et al. Long-term results with the Bankart and Bristow-Latarjet procedures: Recurrent shoulder instability and arthropathy. *J Shoulder Elbow Surg.* 2001;10(5):445-452.
140. Howell SM, Kraft TA. The role of the supraspinatus and infraspinatus muscles in glenohumeral kinematics of anterior should instability. *Clin Orthop Relat Res.* 1991;263:128-134.
141. Huysmans PE, Haen PS, Kidd M, et al. The shape of the inferior part of the glenoid: A cadaveric study. *J Shoulder Elbow Surg.* 2006;15(6):759-763.
142. Iannotti JP, Gabriel JP, Schneck SL, et al. The normal glenohumeral relationships. An anatomical study of one hundred and forty shoulders. *J Bone Joint Surg Am.* 1992;74(4):491-500.
143. Iannotti JP, Williams GR. *Disorders of the shoulder: Diagnosis & management.* 2nd ed. Philadelphia, PA: Lippincott Williams & Wilkins; 2007.
144. Inao S, Hirayama T, Takemitsu Y. Irreducible acute anterior dislocation of the shoulder: Interposed bicipital tendon. *J Bone Joint Surg Br.* 1990;72(6):1079-1080.
145. Inokuchi W, Sanderhoff Olsen B, Sojbjerg JO, et al. The relation between the position of the glenohumeral joint and the intraarticular pressure: An experimental study. *J Shoulder Elbow Surg.* 1997;6(2):144-149.
146. Itoi E, Hatakeyama Y, Sato T, et al. Immobilization in external rotation after shoulder dislocation reduces the risk of recurrence. A randomized controlled trial. *J Bone Joint Surg Am.* 2007;89(10):2124-2131.
147. Itoi E, Kuechle DK, Newman SR, et al. Stabilising function of the biceps in stable and unstable shoulders. *J Bone Joint Surg Br.* 1993;75(4):546-550.
148. Itoi E, Lee SB, Amrami KK, et al. Quantitative assessment of classic anteroinferior bony Bankart lesions by radiography and computed tomography. *Am J Sports Med.* 2003;31(1):112-118.
149. Itoi E, Lee SB, Berglund LJ, et al. The effect of a glenoid defect on anteroinferior stability of the shoulder after Bankart repair: A cadaveric study. *J Bone Joint Surg Am.* 2000;82(1):35-46.
150. Itoi E, Motzkin NE, Morrey BF, et al. Bulk effect of rotator cuff on inferior glenohumeral stability as function of scapular inclination angle: A cadaver study. *Tohoku J Exp Med.* 1993;171(4):267-276.
151. Itoi E, Motzkin NE, Morrey BF, et al. The static rotator cuff does not affect inferior translation of the humerus at the glenohumeral joint. *J Trauma.* 1999;47(1):55-59.
152. Itoi E, Newman SR, Kuechle DK, et al. Dynamic anterior stabilisers of the shoulder with the arm in abduction. *J Bone Joint Surg Br.* 1994;76(5):834-836.
153. Itoi E, Sashi R, Minagawa H, et al. Position of immobilization after dislocation of the glenohumeral joint. A study with use of magnetic resonance imaging. *J Bone Joint Surg Am.* 2001;83-A(5):661-667.
154. Jankauskas L, Rudiger HA, Pfirrmann CW, et al. Loss of the sclerotic line of the glenoid on anteroposterior radiographs of the shoulder: A diagnostic sign for an osseous defect of the anterior glenoid rim. *J Shoulder Elbow Surg.* 2010;19(1):151-156.
155. Jawa A, Shi L, O'Brien T, et al. Prosthesis of antibiotic-loaded acrylic cement (PROSTALAC) use for the treatment of infection after shoulder arthroplasty. *J Bone Joint Surg Am.* 2011;93(21):2001-2009.
156. Jia X, Petersen SA, Khosravi AH, et al. Examination of the shoulder: The past, the present, and the future. *J Bone Joint Surg Am.* 2009;91(suppl 6):10-18.
157. Jobe FW, Giangarra CE, Kvitne RS, et al. Anterior capsulolabral reconstruction of the shoulder in athletes in overhand sports. *Am J Sports Med.* 1991;19(5):428-434.
158. Jobe FW, Kvitne RS, Giangarra CE. Shoulder pain in the overhand or throwing athlete. The relationship of anterior instability and rotator cuff impingement. *Orthop Rev.* 1989;18(9):963-975.
159. Jolles BM, Pelet S, Farron A. Traumatic recurrent anterior dislocation of the shoulder: Two- to four-year follow-up of an anatomic open procedure. *J Shoulder Elbow Surg.* 2004;13(1):30-34.
160. Jones KJ, Wiesel B, Ganley TJ, et al. Functional outcomes of early arthroscopic bankart repair in adolescents aged 11 to 18 years. *J Pediatr Orthop.* 2007;27(2):209-213.
161. Jost B, Koch PP, Gerber C. Anatomy and functional aspects of the rotator interval. *J Shoulder Elbow Surg.* 2000;9(4):336-341.
162. Jung JY, Yoon YC, Yi SK, et al. Comparison study of indirect MR arthrography and direct MR arthrography of the shoulder. *Skeletal Radiol.* 2009;38(7):659-667.
163. Karlsson J, Magnusson L, Ejerhed L, et al. Comparison of open and arthroscopic stabilization for recurrent shoulder dislocation in patients with a Bankart lesion. *Am J Sports Med.* 2001;29(5):538-542.
164. Kazar B, Relovszky E. Prognosis of primary dislocation of the shoulder. *Acta Orthop Scand.* 1969;40(2):216-224.
165. Kazel MD, Sekiya JK, Greene JA, et al. Percutaneous correction (humeroplasty) of humeral head defects (Hill-Sachs) associated with anterior shoulder instability: A cadaveric study. *Arthroscopy.* 2005;21(12):1473-1478.
166. Kelley SP, Hinsche AF, Hossain JF. Axillary artery transection following anterior shoulder dislocation: Classical presentation and current concepts. *Injury.* 2004;35(11):1128-1132.
167. Khayal T, Wild M, Windolf J. Reconstruction of the articular surface of the humeral head after locked posterior shoulder dislocation: A case report. *Arch Orthop Trauma Surg.* 2009;129(4):515-519.
168. Khazzam M, Kane SM, Smith MJ. Open shoulder stabilization procedure using bone block technique for treatment of chronic glenohumeral instability associated with bony glenoid deficiency. *Am J Orthop (Belle Mead NJ).* 2009;38(7):329-335.
169. Kido T, Itoi E, Konno N, et al. Electromyographic activities of the biceps during arm elevation in shoulders with rotator cuff tears. *Acta Orthop Scand.* 1998;69(6):575-579.
170. Kim DS, Yoon YS, Yi CH. Prevalence comparison of accompanying lesions between primary and recurrent anterior dislocation in the shoulder. *Am J Sports Med.* 2010;38(10):2071-2076.
171. Kim SH, Ha KI, Cho YB, et al. Arthroscopic anterior stabilization of the shoulder: Two to six-year follow-up. *J Bone Joint Surg Am.* 2003;85-A(8):1511-1518.
172. Kim SH, Ha KI, Jung MW, et al. Accelerated rehabilitation after arthroscopic Bankart repair for selected cases: A prospective randomized clinical study. *Arthroscopy.* 2003;19(7):722-731.
173. Kim SH, Ha KI, Kim SH. Bankart repair in traumatic anterior shoulder instability: Open versus arthroscopic technique. *Arthroscopy.* 2002;18(7):755-763.
174. Kim SH, Ha KI, Park JH, et al. Arthroscopic posterior labial repair and capsular shift for traumatic unidirectional recurrent posterior subluxation of the shoulder. *J Bone Joint Surg Am.* 2003;85-A(8):1479-1487.
175. Kim SH, Kim HK, Sun JI, et al. Arthroscopic capsulolabroplasty for posteroinferior multidirectional instability of the shoulder. *Am J Sports Med.* 2004;32(3):594-607.
176. Kim SH, Park JC, Park JS, et al. Painful jerk test: A predictor of success in nonoperative treatment of posteroinferior instability of the shoulder. *Am J Sports Med.* 2004;32(8):1849-1855.
177. Kirker JR. Dislocation of the shoulder complicated by rupture of the axillary vessels. *J Bone Joint Surg Br.* 1952;34-B(1):72-73.
178. Kirkley A, Griffin S, McLintock H, et al. The development and evaluation of a disease-specific quality of life measurement tool for shoulder instability. The Western Ontario Shoulder Instability Index (WOSI). *Am J Sports Med.* 1998;26(6):764-772.
179. Kiviluoto O, Pasila M, Jaroma H, et al. Immobilization after primary dislocation of the shoulder. *Acta Orthop Scand.* 1980;51(6):915-919.
180. Kon Y, Shiozaki H, Sugaya H. Arthroscopic repair of a humeral avulsion of the glenohumeral ligament lesion. *Arthroscopy.* 2005;21(5):632.
181. Konig DP, Rutt J, Treml O, et al. Osteoarthritis and recurrences after Putti-Platt and Eden-Hybbinette operations for recurrent dislocation of the shoulder. *Int Orthop.* 1997;21(2):72-76.
182. Koo SS, Burkhart SS, Ochoa E. Arthroscopic double-pulley remplissage technique for engaging Hill-Sachs lesions in anterior shoulder instability repairs. *Arthroscopy.* 2009;25(11):1343-1348.
183. Kroner K, Lind T, Jensen J. The epidemiology of shoulder dislocations. *Arch Orthop Trauma Surg.* 1989;108(5):288-290.
184. Kwon YW, Kalainov DM, Rose HA, et al. Management of early deep infection after rotator cuff repair surgery. *J Shoulder Elbow Surg.* 2005;14(1):1-5.
185. Kwon YW, Kulwicki KJ, Zuckerman JD. Glenohumeral Joint Subluxations, Dislocations, and Instability. In: Bucholz RW, Heckman JD, Court-Brown CM, et al., eds. *Rockwood and Green's Fractures in Adults.* 7th ed. Philadelphia, PA: Lippincott Williams & Wilkins; 2010:1165-1209.
186. Labriola JE, Lee TQ, Debski RE, et al. Stability and instability of the glenohumeral joint: The role of shoulder muscles. *J Shoulder Elbow Surg.* 2005;14(1 suppl S):32S-38S.
187. Larrain MV, Botto GJ, Montenegro HJ, et al. Arthroscopic repair of acute traumatic anterior shoulder dislocation in young athletes. *Arthroscopy.* 2001;17(4):373-377.
188. Laurencin CT, Deutsch A, O'Brien SJ, et al. The superolateral portal for arthroscopy of the shoulder. *Arthroscopy.* 1994;10(3):255-258.
189. Law BK, Yung PS, Ho EP, et al. The surgical outcome of immediate arthroscopic Bankart repair for first time anterior shoulder dislocation in young active patients. *Knee Surg Sports Traumatol Arthrosc.* 2008;16(2):188-193.
190. Lazarus MD, Sidles JA, Harryman DT 2nd, et al. Effect of a chondral-labral defect on glenoid concavity and glenohumeral stability. A cadaveric model. *J Bone Joint Surg Am.* 1996;78(1):94-102.
191. Lecouvet FE, Simoni P, Koutaissoff S, et al. Multidetector spiral CT arthrography of the shoulder. Clinical applications and limits, with MR arthrography and arthroscopic correlations. *Eur J Radiol.* 2008;68(1):120-136.

192. Lee SB, Kim KJ, O'Driscoll SW, et al. Dynamic glenohumeral stability provided by the rotator cuff muscles in the mid-range and end-range of motion. A study in cadavera. *J Bone Joint Surg Am.* 2000;82(6):849–857.
193. Lenart BA, Sherman SL, Mall NA, et al. Arthroscopic repair for posterior shoulder instability. *Arthroscopy.* 2012;28(10):1337–1343.
194. Lev-El A, Adar R, Rubinstein Z. Axillary artery injury in erect dislocation of the shoulder. *J Trauma.* 1981;21(4):323–325.
195. Levick JR. Joint pressure-volume studies: Their importance, design and interpretation. *J Rheumatol.* 1983;10(3):353–357.
196. Levine WN, Richmond JC, Donaldson WR. Use of the suture anchor in open Bankart reconstruction. A follow-up report. *Am J Sports Med.* 1994;22(5):723–726.
197. Liavaag S, Brox JI, Pripp AH, et al. Immobilization in external rotation after primary shoulder dislocation did not reduce the risk of recurrence: A randomized controlled trial. *J Bone Joint Surg Am.* 2011;93(10):897–904.
198. Lippitt S, Matsen F. Mechanisms of glenohumeral joint stability. *Clin Orthop Relat Res.* 1993(291):20–28.
199. Lo IK, Nonweiler B, Woolfrey M, et al. An evaluation of the apprehension, relocation, and surprise tests for anterior shoulder instability. *Am J Sports Med.* 2004;32(2): 301–307.
200. Lo IK, Parten PM, Burkhart SS. The inverted pear glenoid: An indicator of significant glenoid bone loss. *Arthroscopy.* 2004;20(2):169–174.
201. Loomer R, Graham B. Anatomy of the axillary nerve and its relation to inferior capsular shift. *Clin Orthop Relat Res.* 1989;243:100–105.
202. Magee T. 3-T MRI of the shoulder: Is MR arthrography necessary? *AJR Am J Roentgenol.* 2009;192(1):86–92.
203. Mahirogullari M, Ozkan H, Akyuz M, et al. Comparison between the results of open and arthroscopic repair of isolated traumatic anterior instability of the shoulder. *Acta Orthop Traumatol Turc.* 2010;44(3):180–185.
204. Maquieira GJ, Gerber C, Schneeberger AG. Suprascapular nerve palsy after the Latarjet procedure. *J Shoulder Elbow Surg.* 2007;16(2):e13–e15.
205. Marans HJ, Angel KR, Schemitsch EH, et al. The fate of traumatic anterior dislocation of the shoulder in children. *J Bone Joint Surg Am.* 1992;74(8):1242–1244.
206. Marks TO, Kelsall NK, Southgate JJ. Bilateral luxatio erecta: Recognition and reduction. *Emerg Med Australas.* 2011;23(4):510–511.
207. Marquardt B, Potzl W, Witt KA, et al. A modified capsular shift for atraumatic anterior-inferior shoulder instability. *Am J Sports Med.* 2005;33(7):1011–1015.
208. Marsh JL, Slongo TF, Agel J, et al. Fracture and dislocation classification compendium—2007: Orthopaedic Trauma Association classification, database and outcomes committee. *J Orthop Trauma.* 2007;21(10 suppl):S1–S133.
209. Matsen FA 3rd, Lippitt SA, Bertlesen A, et al. Glenohumeral instability. In: Rockwood CA Jr, Matsen FA 3rd, Wirth MA, et al., eds. *The Shoulder.* 4th ed. Philadelphia, PA: Saunders Elsevier; 2009:617–770.
210. Mazzocca AD, Brown FM Jr, Carreira DS, et al. Arthroscopic anterior shoulder stabilization of collision and contact athletes. *Am J Sports Med.* 2005;33(1):52–60.
211. McAuliffe TB, Pangayatselvan T, Bayley I. Failed surgery for recurrent anterior dislocation of the shoulder. Causes and management. *J Bone Joint Surg Br.* 1988;70(5):798–801.
212. McFarland EG, Kim TK, Park HB, et al. The effect of variation in definition on the diagnosis of multidirectional instability of the shoulder. *J Bone Joint Surg Am.* 2003; 85-A(11):2138–2144.
213. McIntyre LF, Caspari RB, Savoie FH 3rd. The arthroscopic treatment of multidirectional shoulder instability: Two-year results of a multiple suture technique. *Arthroscopy.* 1997;13(4):418–425.
214. McIntyre LF, Caspari RB, Savoie FH 3rd. The arthroscopic treatment of posterior shoulder instability: Two-year results of a multiple suture technique. 1997;13(4):426–432.
215. McLaughlin HL. Posterior dislocation of the shoulder. *J Bone Joint Surg Am.* 1952; 24-A-3:584–590.
216. Mehta V. Humeral head plasty for a chronic locked anterior shoulder dislocation. *Orthopedics.* 2009;32(1):52.
217. Meuffels DE, Schuit H, van Biezen FC, et al. The posterior bone block procedure in posterior shoulder instability: A long-term follow-up study. *J Bone Joint Surg Br.* 2010;92(5):651–655.
218. Meyer M, Graveleau N, Hardy P, et al. Anatomic risks of shoulder arthroscopy portals: Anatomic cadaveric study of 12 portals. *Arthroscopy.* 2007;23(5):529–536.
219. Mihata T, Lee Y, McGarry MH, et al. Excessive humeral external rotation results in increased shoulder laxity. *Am J Sports Med.* 2004;32(5):1278–1285.
220. Milch H. Treatment of dislocation of the shoulder. *Surgery.* 1938;3:732–740.
221. Mileski RA, Snyder SJ. Superior labial lesions in the shoulder: Pathoanatomy and surgical management. *J Am Acad Orthop Surg.* 1998;6(2):121–131.
222. Miller SL, Cleeman E, Auerbach J, et al. Comparison of intra-articular lidocaine and intravenous sedation for reduction of shoulder dislocations: A randomized, prospective study. *J Bone Joint Surg Am.* 2002;84-A(12):2135–2139.
223. Millett PJ, Clavert P, Warner JJ. Open operative treatment for anterior shoulder instability: When and why? *J Bone Joint Surg Am.* 2005;87(2):419–432.
224. Miniaci A, Gish MW. Management of anterior glenohumeral instability associated with large Hill-Sachs defects. *Tech Shoulder Elbow Surg.* 2004;5(3):170–175.
225. Misamore GW, Facibene WA. Posterior capsulorrhaphy for the treatment of traumatic recurrent posterior subluxations of the shoulder in athletes. *J Shoulder Elbow Surg.* 2000;9(5):403–408.
226. Misamore GW, Sallay PI, Didelot W. A longitudinal study of patients with multidirectional instability of the shoulder with seven- to ten-year follow-up. *J Shoulder Elbow Surg.* 2005;14(5):466–470.
227. Moeller JC. Compound posterior dislocation of the glenohumeral joint. Case report. *J Bone Joint Surg Am.* 1975;57(7):1006–1007.
228. Mologne TS, Provencher MT, Menzel KA, et al. Arthroscopic stabilization in patients with an inverted pear glenoid: Results in patients with bone loss of the anterior glenoid. *Am J Sports Med.* 2007;35(8):1276–1283.
229. Montgomery WH 3rd, Jobe FW. Functional outcomes in athletes after modified anterior capsulolabral reconstruction. *Am J Sports Med.* 1994;22(3):352–358.
230. Montgomery WH Jr, Wahl M, Hettrich C, et al. Anteroinferior bone-grafting can restore stability in osseous glenoid defects. *J Bone Joint Surg Am.* 2005;87(9):1972–1977.
231. Moros C, Ahmad CS. Partial humeral head resurfacing and Latarjet coracoid transfer for treatment of recurrent anterior glenohumeral instability. *Orthopedics.* 2009;32(8).
232. Motzkin NE, Itoi E, Morrey BF, et al. Contribution of capsuloligamentous structures to passive static inferior glenohumeral stability. *Clin Biomech (Bristol, Avon).* 1998;13(1): 54–61.
233. Neer CS 2nd, Foster CR. Inferior capsular shift for involuntary inferior and multidirectional instability of the shoulder. A preliminary report. *J Bone Joint Surg Am.* 1980;62(6):897–908.
234. Neri BR, Tuckman DV, Bravman JT, et al. Arthroscopic revision of Bankart repair. *J Shoulder Elbow Surg.* 2007;16(4):419–424.
235. Neviaser RJ, Neviaser TJ, Neviaser JS. Concurrent rupture of the rotator cuff and anterior dislocation of the shoulder in the older patient. *J Bone Joint Surg Am.* 1988;70(9):1308–1311.
236. Neviaser RJ, Neviaser TJ, Neviaser JS. Anterior dislocation of the shoulder and rotator cuff rupture. *Clin Orthop Relat Res.* 1993;291:103–106.
237. Neviaser TJ. Arthroscopy of the shoulder. *Orthop Clin North Am.* 1987;18(3):361–372.
238. Neviaser TJ. The anterior labroligamentous periosteal sleeve avulsion lesion: A cause of anterior instability of the shoulder. *Arthroscopy.* 1993;9(1):17–21.
239. Nicola T. Acute anterior dislocation of the shoulder. *J Bone Joint Surg Am.* 1949;31A(1):153–159.
240. Nicola T. Recurrent dislocation of the shoulder. *Am J Surg.* 1953;86(1):85–91.
241. Nordqvist A, Petersson CJ. Incidence and causes of shoulder girdle injuries in an urban population. *J Shoulder Elbow Surg.* 1995;4(2):107–112.
242. Nourissat G, Kilinc AS, Werther JR, et al. A prospective, comparative, radiological, and clinical study of the influence of the "remplissage" procedure on shoulder range of motion after stabilization by arthroscopic Bankart repair. *Am J Sports Med.* 2011;39(10):2147–2152.
243. O'Brien SJ, Neves MC, Arnoczky SP, et al. The anatomy and histology of the inferior glenohumeral ligament complex of the shoulder. *Am J Sports Med.* 1990;18(5):449–456.
244. O'Brien SJ, Schwartz RS, Warren RF, et al. Capsular restraints to anterior-posterior motion of the abducted shoulder: A biomechanical study. *J Shoulder Elbow Surg.* 1995; 4(4):298–308.
245. O'Brien SJ, Warren RF, Schwartz E. Anterior shoulder instability. *Orthop Clin North Am.* 1987;18(3):395–408.
246. O'Connell PW, Nuber GW, Mileski RA, et al. The contribution of the glenohumeral ligaments to anterior stability of the shoulder joint. *Am J Sports Med.* 1990;18(6):579–584.
247. O'Connor DR, Schwarze D, Fragomen AT, et al. Painless reduction of acute anterior shoulder dislocations without anesthesia. *Orthopedics.* 2006;29(6):528–532.
248. O'Driscoll SW, Evans DC. Contralateral shoulder instability following anterior repair. An epidemiological investigation. *J Bone Joint Surg Br.* 1991;73(6):941–946.
249. Oh JH, Kim JY, Choi JA, et al. Effectiveness of multidetector computed tomography arthrography for the diagnosis of shoulder pathology: Comparison with magnetic resonance imaging with arthroscopic correlation. *J Shoulder Elbow Surg.* 2010;19(1):14–20.
250. Omoumi P, Teixeira P, Lecouvet F, et al. Glenohumeral joint instability. *J Magn Reson Imaging.* 2011;33(1):2–16.
251. Orlinsky M, Shon S, Chiang C, et al. Comparative study of intra-articular lidocaine and intravenous meperidine/diazepam for shoulder dislocations. *J Emerg Med.* 2002;22(3):241–245.
252. Ovesen J, Nielsen S. Anterior and posterior shoulder instability. A cadaver study. *Acta Orthop Scand.* 1986;57(4):324–327.
253. Owens BD, Dawson L, Burks R, et al. Incidence of shoulder dislocation in the United States military: Demographic considerations from a high-risk population. *J Bone Joint Surg Am.* 2009;91(4):791–796.
254. Owens BD, Duffey ML, Nelson BJ, et al. The incidence and characteristics of shoulder instability at the United States Military Academy. *Am J Sports Med.* 2007;35(7):1168–1173.
255. Owens BD, Harrast JJ, Hurwitz SR, et al. Surgical trends in Bankart repair: An analysis of data from the American Board of Orthopaedic Surgery certification examination. *Am J Sports Med.* 2011;39(9):1865–1869.
256. Owens BD, Nelson BJ, Duffey ML, et al. Pathoanatomy of first-time, traumatic, anterior glenohumeral subluxation events. *J Bone Joint Surg Am.* 2010;92(7):1605–1611.
257. Ozbaydar M, Elhassan B, Diller D, et al. Results of arthroscopic capsulolabral repair: Bankart lesion versus anterior labroligamentous periosteal sleeve avulsion lesion. *Arthroscopy.* 2008;24(11):1277–1283.
258. Pagnani MJ, Dome DC. Surgical treatment of traumatic anterior shoulder instability in American football players. *J Bone Joint Surg Am.* 2002;84-A(5):711–715.
259. Pande P, Hawkins R, Peat M. Electromyography in voluntary posterior instability of the shoulder. *Am J Sports Med.* 1989;17(5):644–648.
260. Park MJ, Tjoumakaris FP, Garcia G, et al. Arthroscopic remplissage with Bankart repair for the treatment of glenohumeral instability with Hill-Sachs defects. *Arthroscopy.* 2011;27(9):1187–1194.
261. Patel A, Calfee RP, Plante M, et al. Propionibacterium acnes colonization of the human shoulder. *J Shoulder Elbow Surg.* 2009;18(6):897–902.
262. Paterson WH, Throckmorton TW, Koester M, et al. Position and duration of immobilization after primary anterior shoulder dislocation: A systematic review and meta-analysis of the literature. *J Bone Joint Surg Am.* 2010;92(18):2924–2933.
263. Paul J, Buchmann S, Beitzel K, et al. Posterior shoulder dislocation: Systematic review and treatment algorithm. *Arthroscopy.* 2011;27(11):1562–1572.
264. Pelet S, Jolles BM, Farron A. Bankart repair for recurrent anterior glenohumeral instability: Results at twenty-nine years' follow-up. *J Shoulder Elbow Surg.* 2006;15(2):203–207.
265. Petrera M, Patella V, Patella S, et al. A meta-analysis of open versus arthroscopic Bankart repair using suture anchors. *Knee Surg Sports Traumatol Arthrosc.* 2010;18(12): 1742–1747.
266. Pevny T, Hunter RE, Freeman JR. Primary traumatic anterior shoulder dislocation in patients 40 years of age and older. *Arthroscopy.* 1998;14(3):289–294.
267. Piasecki DP, Verma NN, Romeo AA, et al. Glenoid bone deficiency in recurrent anterior shoulder instability: Diagnosis and management. *J Am Acad Orthop Surg.* 2009;17(8):482–493.
268. Pollock RG, Bigliani LU. Recurrent posterior shoulder instability. Diagnosis and treatment. *Clin Orthop Relat Res.* 1993;291:85–96.
269. Pollock RG, Owens JM, Flatow EL, et al. Operative results of the inferior capsular shift procedure for multidirectional instability of the shoulder. *J Bone Joint Surg Am.* 2000;82-A(7):919–928.
270. Pollock RG, Wang VM, Bucchieri JS, et al. Effects of repetitive subfailure strains on the mechanical behavior of the inferior glenohumeral ligament. *J Shoulder Elbow Surg.* 2000;9(5):427–435.

271. Porcellini G, Campi F, Paladini P. Arthroscopic approach to acute bony Bankart lesion. *Arthroscopy.* 2002;18(7):764–769.
272. Postacchini F, Gumina S, Cinotti G. Anterior shoulder dislocation in adolescents. *J Shoulder Elbow Surg.* 2000;9(6):470–474.
273. Potzl W, Witt KA, Hackenberg L, et al. Results of suture anchor repair of anteroinferior shoulder instability: A prospective clinical study of 85 shoulders. *J Shoulder Elbow Surg.* 2003;12(4):322–326.
274. Pritchett JW, Clark JM. Prosthetic replacement for chronic unreduced dislocations of the shoulder. *Clin Orthop Relat Res.* 1987;216:89–93.
275. Provencher MT, Bell SJ, Menzel KA, et al. Arthroscopic treatment of posterior shoulder instability: Results in 33 patients. *Am J Sports Med.* 2005;33(10):1463–1471.
276. Provencher MT, Bhatia S, Ghodadra NS, et al. Recurrent shoulder instability: Current concepts for evaluation and management of glenoid bone loss. *J Bone Joint Surg Am.* 2010;92(suppl 2):133–151.
277. Provencher MT, Detterline AJ, Ghodadra N, et al. Measurement of glenoid bone loss: A comparison of measurement error between 45 degrees and 0 degrees bone loss models and with different posterior arthroscopy portal locations. *Am J Sports Med.* 2008;36(6):1132–1138.
278. Provencher MT, Dewing CB, Bell SJ, et al. An analysis of the rotator interval in patients with anterior, posterior, and multidirectional shoulder instability. *Arthroscopy.* 2008;24(8):921–929.
279. Provencher MT, Frank RM, Leclere LE, et al. The Hill-Sachs lesion: Diagnosis, classification, and management. *J Am Acad Orthop Surg.* 2012;20(4):242–252.
280. Provencher MT, Ghodadra N, LeClere L, et al. Anatomic osteochondral glenoid reconstruction for recurrent glenohumeral instability with glenoid deficiency using a distal tibia allograft. *Arthroscopy.* 2009;25(4):446–452.
281. Provencher MT, LeClere LE, King S, et al. Posterior instability of the shoulder: Diagnosis and management. *Am J Sports Med.* 2011;39(4):874–886.
282. Provencher MT, Mologne TS, Romeo AA, et al. The use of rotator interval closure in the arthroscopic treatment of posterior shoulder instability. *Arthroscopy.* 2009;25(1):109,10; author reply 110-1.
283. Pulavarti RS, Symes TH, Rangan A. Surgical interventions for anterior shoulder instability in adults. *Cochrane Database Syst Rev.* 2009;(4):CD005077.
284. Purchase RJ, Wolf EM, Hobgood ER, et al. Hill-Sachs "remplissage": An arthroscopic solution for the engaging Hill-Sachs lesion. *Arthroscopy.* 2008;24(6):723–726.
285. Rachbauer F, Ogon M, Wimmer C, et al. Glenohumeral osteoarthrosis after the Eden-Hybbinette procedure. *Clin Orthop Relat Res.* 2000;373:135–140.
286. Radkowski CA, Chhabra A, Baker CL 3rd, at al. Arthroscopic capsulolabral repair for posterior shoulder instability in throwing athletes compared with nonthrowing athletes. *Am J Sports Med.* 2008;36(4):693–699.
287. Rahme H, Wikblad L, Nowak J, et al. Long-term clinical and radiologic results after Eden-Hybbinette operation for anterior instability of the shoulder. *J Shoulder Elbow Surg.* 2003;12(1):15–19.
288. Randelli P, Ragone V, Carminati S, et al. Risk factors for recurrence after Bankart repair a systematic review. *Knee Surg Sports Traumatol Arthrosc.* 2012;20(11):2129–2138.
289. Re P, Gallo RA, Richmond JC. Transhumeral head plasty for large Hill-Sachs lesions. *Arthroscopy.* 2006;22(7):798.e1,798.e4.
290. Reeves B. Experiments on the tensile strength of the anterior capsular structures of the shoulder in man. *J Bone Joint Surg Br.* 1968;50(4):858–865.
291. Rhee YG, Ha JH, Cho NS. Anterior shoulder stabilization in collision athletes: Arthroscopic versus open Bankart repair. *Am J Sports Med.* 2006;34(6):979–985.
292. Rhee YG, Lee DH, Lim CT. Posterior capsulolabral reconstruction in posterior shoulder instability: Deltoid saving. *J Shoulder Elbow Surg.* 2005;14(4):355–360.
293. Ricchetti ET, Ciccotti MC, O'Brien DF, et al. Outcomes of arthroscopic repair of panlabral tears of the glenohumeral joint. *Am J Sports Med.* 2012;40(11):2561–2568.
294. Richards DP, Burkhart SS. Arthroscopic humeral avulsion of the glenohumeral ligaments (HAGL) repair. *Arthroscopy.* 2004;20(suppl 2):134–141.
295. Richmond JC, Donaldson WR, Fu F, et al. Modification of the Bankart reconstruction with a suture anchor. Report of a new technique. *Am J Sports Med.* 1991;19(4):343–346.
296. Robertson DD, Yuan J, Bigliani LU, et al. Three-dimensional analysis of the proximal part of the humerus: Relevance to arthroplasty. *J Bone Joint Surg Am.* 2000; 82-A(11):1594–1602.
297. Robinson CM, Aderinto J. Posterior shoulder dislocations and fracture-dislocations. *J Bone Joint Surg Am.* 2005;87(3):639–650.
298. Robinson CM, Aderinto J. Recurrent posterior shoulder instability. *J Bone Joint Surg Am.* 2005;87(4):883–892.
299. Robinson CM, Howes J, Murdoch H, et al. Functional outcome and risk of recurrent instability after primary traumatic anterior shoulder dislocation in young patients. *J Bone Joint Surg Am.* 2006;88(11):2326–2336.
300. Robinson CM, Jenkins PJ, White TO, et al. Primary arthroscopic stabilization for a first-time anterior dislocation of the shoulder. A randomized, double-blind trial. *J Bone Joint Surg Am.* 2008;90(4):708–721.
301. Robinson CM, Seah M, Akhtar MA. The epidemiology, risk of recurrence, and functional outcome after an acute traumatic posterior dislocation of the shoulder. *J Bone Joint Surg Am.* 2011;93(17):1605–1613.
302. Robinson CM, Shur N, Sharpe T, et al. Injuries associated with traumatic anterior glenohumeral dislocations. *J Bone Joint Surg Am.* 2012;94(1):18–26.
303. Robinson LR. Traumatic injury to peripheral nerves. *Muscle Nerve.* 2000;23(6):863–873.
304. Rokous JR, Feagin JA, Abbott HG. Modified axillary roentgenogram. A useful adjunct in the diagnosis of recurrent instability of the shoulder. *Clin Orthop Relat Res.* 1972;82:84–86.
305. Rouhani A, Navali A. Treatment of chronic anterior shoulder dislocation by open reduction and simultaneous Bankart lesion repair. *Sports Med Arthrosc Rehabil Ther Technol.* 2010;2:15,2555-2-15.
306. Rowe CR. Prognosis in dislocations of the shoulder. *J Bone Joint Surg Am.* 1956;38-A(5):957–977.
307. Rowe CR, Patel D, Southmayd WW. The Bankart procedure: A long-term end-result study. *J Bone Joint Surg Am.* 1978;60(1):1–16.
308. Rowe CR, Pierce DS, Clark JG. Voluntary dislocation of the shoulder. A preliminary report on a clinical, electromyographic, and psychiatric study of twenty-six patients. *J Bone Joint Surg Am.* 1973;55(3):445–460.
309. Rowe CR, Sakellarides HT. Factors related to recurrences of anterior dislocations of the shoulder. *Clin Orthop.* 1961;20:40–48.
310. Rowe CR, Zarins B. Recurrent transient subluxation of the shoulder. *J Bone Joint Surg Am.* 1981;63(6):863–872.
311. Rowe CR, Zarins B. Chronic unreduced dislocations of the shoulder. *J Bone Joint Surg Am.* 1982;64(4):494–505.
312. Sachs RA, Lin D, Stone ML, et al. Can the need for future surgery for acute traumatic anterior shoulder dislocation be predicted? *J Bone Joint Surg Am.* 2007;89(8):1665–1674.
313. Sachs RA, Williams B, Stone ML, et al. Open Bankart repair: Correlation of results with postoperative subscapularis function. *Am J Sports Med.* 2005;33(10):1458–1462.
314. Saha AK. Dynamic stability of the glenohumeral joint. *Acta Orthop Scand.* 1971;42(6): 491–505.
315. Saha AK. *Theory of shoulder mechanism: Descriptive and applied.* Springfield, IL: C. C. Thomas; 1961.
316. Saltzman MD, Nuber GW, Gryzlo SM, et al. Efficacy of surgical preparation solutions in shoulder surgery. *J Bone Joint Surg Am.* 2009;91(8):1949–1953.
317. Saupe N, White LM, Bleakney R, et al. Acute traumatic posterior shoulder dislocation: MR findings. *Radiology.* 2008;248(1):185–193.
318. Savoie FH 3rd, Holt MS, Field LD, et al. Arthroscopic management of posterior instability: Evolution of technique and results. *Arthroscopy.* 2008;24(4):389–396.
319. Scheibel M, Nikulka C, Dick A, et al. Autogenous bone grafting for chronic anteroinferior glenoid defects via a complete subscapularis tenotomy approach. *Arch Orthop Trauma Surg.* 2008;128(11):1317–1325.
320. Schmid SL, Farshad M, Catanzaro S, et al. The Latarjet procedure for the treatment of recurrence of anterior instability of the shoulder after operative repair: A retrospective case series of forty-nine consecutive patients. *J Bone Joint Surg Am.* 2012;94(11):e75.
321. Shah AA, Butler RB, Romanowski J, et al. Short-term complications of the Latarjet procedure. *J Bone Joint Surg Am.* 2012;94(6):495–501.
322. Silliman JF, Hawkins RJ. Classification and physical diagnosis of instability of the shoulder. *Clin Orthop Relat Res.* 1993;291:7–19.
323. Simonet WT, Cofield RH. Prognosis in anterior shoulder dislocation. *Am J Sports Med.* 1984;12(1):19–24.
324. Simonet WT, Melton LJ 3rd, Cofield RH, et al. Incidence of anterior shoulder dislocation in Olmsted County, Minnesota. *Clin Orthop Relat Res.* 1984;186:186–191.
325. Singer GC, Kirkland PM, Emery RJ. Coracoid transposition for recurrent anterior instability of the shoulder. A 20-year follow-up study. *J Bone Joint Surg Br.* 1995;77(1):73–76.
326. Sisco M, Dumanian GA. Anterior interosseous nerve syndrome following shoulder arthroscopy. A report of three cases. *J Bone Joint Surg Am.* 2007;89(2):392–395.
327. Snyder SJ, Karzel RP, Del Pizzo W, et al. SLAP lesions of the shoulder. *Arthroscopy.* 1990;6(4):274–279.
328. Soslowsky LJ, An CH, DeBano CM, et al. Coracoacromial ligament: In situ load and viscoelastic properties in rotator cuff disease. *Clin Orthop Relat Res.* 1996;330: 40–44.
329. Soslowsky LJ, An CH, Johnston SP, et al. Geometric and mechanical properties of the coracoacromial ligament and their relationship to rotator cuff disease. *Clin Orthop Relat Res.* 1994;304:10–17.
330. Speer KP, Deng X, Borrero S, et al. Biomechanical evaluation of a simulated Bankart lesion. *J Bone Joint Surg Am.* 1994;76(12):1819–1826.
331. Speer KP, Warren RF, Pagnani M, et al. An arthroscopic technique for anterior stabilization of the shoulder with a bioabsorbable tack. *J Bone Joint Surg Am.* 1996;78(12):1801–1807.
332. Sperber A, Hamberg P, Karlsson J, et al. Comparison of an arthroscopic and an open procedure for posttraumatic instability of the shoulder: A prospective, randomized multicenter study. *J Shoulder Elbow Surg.* 2001;10(2):105–108.
333. Sperling JW, Cofield RH, Torchia ME, et al. Infection after shoulder instability surgery. *Clin Orthop Relat Res.* 2003;414:61–64.
334. Steinbeck J, Jerosch J. Surgery for atraumatic anterior-inferior shoulder instability. A modified capsular shift evaluated in 20 patients followed for 3 years. *Acta Orthop Scand.* 1997;68(5):447–450.
335. Stimson L. An easy method of reducing dislocations of the shoulder and hip. *Med Record.* 1900;57:356–357.
336. Stromsoe K, Senn E, Simmen B, et al. Recurrence frequency following traumatic shoulder dislocation. *Helv Chir Acta.* 1980;47(1-2):85–88.
337. Sugaya H, Moriishi J, Dohi M, et al. Glenoid rim morphology in recurrent anterior glenohumeral instability. *J Bone Joint Surg Am.* 2003;85-A(5):878–884.
338. Sugaya H, Moriishi J, Kanisawa I, et al. Arthroscopic osseous Bankart repair for chronic recurrent traumatic anterior glenohumeral instability. *J Bone Joint Surg Am.* 2005;87(8):1752–1760.
339. Taylor DC, Arciero RA. Pathologic changes associated with shoulder dislocations. Arthroscopic and physical examination findings in first-time, traumatic anterior dislocations. *Am J Sports Med.* 1997;25(3):306–311.
340. te Slaa RL, Wijffels MP, Brand R, et al. The prognosis following acute primary glenohumeral dislocation. *J Bone Joint Surg Br.* 2004;86(1):58–64.
341. Tietjen R. Occult glenohumeral interposition of a torn rotator cuff. A case report. *J Bone Joint Surg Am.* 1982;64(3):458–459.
342. Tjoumakaris FP, Abboud JA, Hasan SA, et al. Arthroscopic and open Bankart repairs provide similar outcomes. *Clin Orthop Relat Res.* 2006;446:227–232.
343. Tjoumakaris FP, Sekiya JK. Combined glenoid and humeral head allograft reconstruction for recurrent anterior glenohumeral instability. *Orthopedics.* 2008;31(5):497.
344. Townley CO. The capsular mechanism in recurrent dislocation of the shoulder. *J Bone Joint Surg Am.* 1950;32A(2):370–380.
345. Treacy SH, Savoie FH 3rd, Field LD. Arthroscopic treatment of multidirectional instability. *J Shoulder Elbow Surg.* 1999;8(4):345–350.
346. Turkel SJ, Panio MW, Marshall JL, et al. Stabilizing mechanisms preventing anterior dislocation of the glenohumeral joint. *J Bone Joint Surg Am.* 1981;63(8):1208–1217.
347. Uhthoff HK, Piscopo M. Anterior capsular redundancy of the shoulder: Congenital or traumatic? An embryological study. *J Bone Joint Surg Br.* 1985;67(3):363–366.
348. Waldherr P, Snyder SJ. SLAP-lesions of the shoulder. *Orthopade.* 2003;32(7): 632–636.
349. Waldt S, Metz S, Burkart A, et al. Variants of the superior labrum and labro-bicipital complex: A comparative study of shoulder specimens using MR arthrography, multi-slice CT arthrography and anatomical dissection. *Eur Radiol.* 2006;16(2):451–458.
350. Wang C, Ghalambor N, Zarins B, et al. Arthroscopic versus open Bankart repair: Analysis of patient subjective outcome and cost. *Arthroscopy.* 2005;21(10):1219–1222.

351. Wang VM, Sugalski MT, Levine WN, et al. Comparison of glenohumeral mechanics following a capsular shift and anterior tightening. *J Bone Joint Surg Am.* 2005;87(6):1312–1322.
352. Warner JJ, Bowen MK, Deng X, et al. Effect of joint compression on inferior stability of the glenohumeral joint. *J Shoulder Elbow Surg.* 1999;8(1):31–36.
353. Warner JJ, Bowen MK, Deng XH, et al. Articular contact patterns of the normal glenohumeral joint. *J Shoulder Elbow Surg.* 1998;7(4):381–388.
354. Warner JJ, Deng XH, Warren RF, et al. Static capsuloligamentous restraints to superior-inferior translation of the glenohumeral joint. *Am J Sports Med.* 1992;20(6):675–685.
355. Warner JJ, Gill TJ, O'hollerhan JD, et al. Anatomical glenoid reconstruction for recurrent anterior glenohumeral instability with glenoid deficiency using an autogenous tricortical iliac crest bone graft. *Am J Sports Med.* 2006;34(2):205–212.
356. Warner JJ, Micheli LJ, Arslanian LE, et al. Scapulothoracic motion in normal shoulders and shoulders with glenohumeral instability and impingement syndrome. A study using Moire topographic analysis. *Clin Orthop Relat Res.* 1992;285:191–199.
357. Warner JJP, Iannotti JP, Flatow EL. *Complex and revision problems in shoulder surgery.* 2nd ed. Philadelphia, PA: Lippincott Williams & Wilkins; 2005.
358. Weishaupt D, Zanetti M, Nyffeler RW, et al. Posterior glenoid rim deficiency in recurrent (atraumatic) posterior shoulder instability. *Skeletal Radiol.* 2000;29(4):204–210.
359. Wellmann M, Bobrowitsch E, Khan N, et al. Biomechanical effectiveness of an arthroscopic posterior bankart repair versus an open bone block procedure for posterior shoulder instability. *Am J Sports Med.* 2011;39(4):796–803.
360. Weng PW, Shen HC, Lee HH, et al. Open reconstruction of large bony glenoid erosion with allogeneic bone graft for recurrent anterior shoulder dislocation. *Am J Sports Med.* 2009;37(9):1792–1797.
361. West EF. Intrathoracic dislocation of the humerus. *J Bone Joint Surg Br.* 1949;31B(1):61.
362. Wheeler JH, Ryan JB, Arciero RA, et al. Arthroscopic versus nonoperative treatment of acute shoulder dislocations in young athletes. *Arthroscopy.* 1989;5(3):213–217.
363. Williams RJ 3rd, Strickland S, Cohen M, et al. Arthroscopic repair for traumatic posterior shoulder instability. *Am J Sports Med.* 2003;31(2):203–209.
364. Wirth MA, Blatter G, Rockwood CA Jr. The capsular imbrication procedure for recurrent anterior instability of the shoulder. *J Bone Joint Surg Am.* 1996;78(2):246–259.
365. Wirth MA, Seltzer DG, Rockwood CA Jr. Recurrent posterior glenohumeral dislocation associated with increased retroversion of the glenoid. A case report. *Clin Orthop Relat Res.* 1994;308:98–101.
366. Wolf BR, Strickland S, Williams RJ, et al. Open posterior stabilization for recurrent posterior glenohumeral instability. *J Shoulder Elbow Surg.* 2005;14(2):157–164.
367. Wolf EM, Cheng JC, Dickson K. Humeral avulsion of glenohumeral ligaments as a cause of anterior shoulder instability. *Arthroscopy.* 1995;11(5):600–607.
368. Wolf EM, Eakin CL. Arthroscopic capsular plication for posterior shoulder instability. *Arthroscopy.* 1998;14(2):153–163.
369. Yagishita K, Thomas BJ. Use of allograft for large Hill-Sachs lesion associated with anterior glenohumeral dislocation. A case report. *Injury.* 2002;33(9):791–794.
370. Yamamoto N, Itoi E, Abe H, et al. Contact between the glenoid and the humeral head in abduction, external rotation, and horizontal extension: A new concept of glenoid track. *J Shoulder Elbow Surg.* 2007;16(5):649–656.
371. Yamamoto T, Yoshiya S, Kurosaka M, et al. Luxatio erecta (inferior dislocation of the shoulder): A report of 5 cases and a review of the literature. *Am J Orthop (Belle Mead NJ).* 2003;32(12):601–603.
372. Yang ZX, Pho RW, Kour AK, et al. The musculocutaneous nerve and its branches to the biceps and brachialis muscles. *J Hand Surg Am.* 1995;20(4):671–675.
373. Young AA, Maia R, Berhouet J, et al. Open Latarjet procedure for management of bone loss in anterior instability of the glenohumeral joint. *J Shoulder Elbow Surg.* 2011;20(2 suppl):S61–S69.
374. Zacchilli MA, Owens BD. Epidemiology of shoulder dislocations presenting to emergency departments in the United States. *J Bone Joint Surg Am.* 2010;92(3):542–549.
375. Zaffagnini S, Marcheggiani Muccioli GM, Giordano G, et al. Long-term outcomes after repair of recurrent post-traumatic anterior shoulder instability: Comparison of arthroscopic transglenoid suture and open Bankart reconstruction. *Knee Surg Sports Traumatol Arthrosc.* 2012;20(5):816–821.
376. Zhu YM, Lu Y, Zhang J, et al. Arthroscopic Bankart repair combined with remplissage technique for the treatment of anterior shoulder instability with engaging Hill-Sachs lesion: A report of 49 cases with a minimum 2-year follow-up. *Am J Sports Med.* 2011;39(8):1640–1647.

41

Lesões da articulação acromioclavicular

Cory Edgar
Anthony DeGiacomo
Mark J. Lemos
Augustus D. Mazzocca

Introdução 1529
Avaliação 1530
    Mecanismos de trauma 1530
    Lesões associadas à lesão da articulação acromioclavicular 1531
    Sinais e sintomas 1533
    Imagens e outros estudos diagnósticos 1536
    Classificação 1537
    Medidas de desfecho 1543
Anatomia patológica e anatomia aplicada 1544
    Anatomia aplicada 1544
    Biomecânica 1545
Opções terapêuticas 1547
    Tratamento conservador 1547
    Tratamento cirúrgico 1549

Tratamento preferido pelos autores 1551
Controle dos desfechos adversos esperados e das complicações inesperadas 1557
    Migração de pinos 1558
    Insucesso em reparos dos tecidos moles 1558
    Complicações relatadas recentemente com a técnica RALCC 1558
    Complicações relacionadas ao uso de fita ou sutura não absorvível 1558
    Artrite acromioclavicular 1558
Papel da artroscopia no tratamento 1559

INTRODUÇÃO

As lesões na articulação acromioclavicular (AC) representam um espectro de lesões de tecido mole que podem resultar em uma dor leve e temporária na região da articulação, até o luxação completa, dor crônica e alterações na biomecânica do ombro, cujo resultado é a incapacitação prolongada. Essas lesões ocorrem mais frequentemente em pacientes homens com menos de 30 anos e estão associadas a esportes de contato ou a atividades esportivas em que ocorre um golpe direto ao aspecto lateral do ombro. O atleta de contato ou de colisão é considerado como de alto risco, sobretudo aqueles indivíduos que praticam esportes como o futebol americano, rúgbi e hóquei.[38,43,75,116] O tratamento dessas lesões vem sendo discutido em fóruns acadêmicos desde os tempos de Hipócrates e Galeno, mas aparentemente ainda não se chegou a um consenso com relação à quando há necessidade de tratamento cirúrgico e sobre qual o procedimento que irá resultar nos melhores desfechos funcionais com a menor morbidade possível.[88,97,120,127,136,141] Este capítulo concentra-se nos aspectos traumáticos dos transtornos AC por meio de uma revisão profunda da anatomia local e da biomecânica aplicada da articulação. Será apresentada uma classificação baseada no espectro de lesões, além das opções terapêuticas conservadoras e cirúrgicas. Contudo, ainda há carência de estudos comparativos de alta qualidade com base nos quais possam ser traçadas diretrizes. Portanto, faz-se necessária a apresentação de uma visão geral das abordagens.

Desde uma perspectiva histórica, o tratamento das luxações da articulação AC vem sendo objeto de controvérsia desde os primeiros documentos médicos. Por exemplo, Hipócrates (460-377 a.C.)[1] escreveu:

> Os médicos são particularmente suscetíveis a incorrer em erro nesse acidente (pois, quando o osso separado se salienta, a parte superior do ombro assume um aspecto baixo e raso), de modo que eles podem se preparar como se fossem tratar de uma luxação do ombro; pois tenho presenciado muitos médicos não experientes nessa arte, que cometem muitos enganos ao tentarem reduzir ombros, na vã suposição de que se trata de um caso de luxação.

É evidente que Galeno (129-199 D.C.)[1] prestou muita atenção aos escritos de Hipócrates, porque ele diagnosticou sua própria luxação AC, causada durante a prática de luta livre na Palestra. Esse médico famoso do período greco-romano se tratou segundo os ensinamentos de Hipócrates (bandagens apertadas para manter a clavícula projetada "para baixo", mas com o braço mantido em elevação). Galeno abandonou o tratamento depois de apenas alguns dias, pois era muito desconfortável. É interessante notar que um dos mais antigos casos descritos na literatura estivesse relacionado à prática esportiva, porque a participação atlética é certamente uma das causas mais frequentes de luxações AC, e essa história destaca o baixo percentual de cooperação com o uso da imobilização do ombro.

O tratamento cirúrgico das lesões da articulação AC evoluiu paralelamente à nossa compreensão da anatomia local e da biomecânica da articulação e demonstra uma nítida evolução histórica. Dá-se o crédito a Samuel Cooper[127] pelo relato inicial do tratamento cirúrgico de uma luxação de articulação AC dolorosa e com deslocamento em 1861. Em 1917, Cadenat[21] descreveu a transferência do ligamento coracoacromial, um procedimento mais tarde popularizado por Weaver e Dunn.[161] Numerosos estudos foram publicados com variações dessa técnica, o que obscureceu na literatura sua verdadeira eficácia. Curiosamente, ao longo dos últimos 10 a 15 anos, vem ocorrendo um aumento no número de publicações sobre o tratamento cirúrgico das luxações da articulação AC com procedimentos de reparo ou reconstrução (ver Fig. 41.1). Presume-se que isso esteja relacionado à melhor compreensão da anatomia pertinente. A rápida evolução da tecnologia dos implantes ortopédicos também levou à aplicação de melhores técnicas e estratégias cirúrgicas. Tal cenário mudou dramaticamente a forma de tratamento cirúrgico dessas lesões. As técnicas de reconstrução aberta têm um objetivo comum, de reduzir a articulação AC a uma posição anatômica. Essa meta pode ser conquistada com o uso de métodos tradicionais, que proporcionam um constructo muito rígido ou com uma abordagem mais anatômica, cujo objetivo é proporcionar uma reconstrução que atenda à função tridimensional do complexo da articulação AC.

É evidente que ainda está por ser estabelecido um padrão-ouro para a estabilização cirúrgica de luxações agudas e dolorosas da articulação AC.

AVALIAÇÃO

Mecanismos de trauma

Existem diversas formas pelas quais traumas na área do cíngulo do membro superior podem resultar em lesão à articulação AC. Como ocorre com qualquer lesão traumática, a direção e magnitude do vetor de força ditarão o padrão lesional resultante. Cair sobre um braço esticado, bloqueado em extensão no cotovelo, pode fazer com que a cabeça superior do úmero colida na porção inferior do acrômio do acrômio, resultando tipicamente em uma lesão de baixo grau na articulação AC (ver Fig. 41.2). Uma força medialmente orientada no aspecto lateral do ombro que impulsione o acrômio para o medialmente e por baixo da parte distal da clavícula, conforme ocorre, por exemplo, quando o atleta é empurrado contra o painel lateral do campo e freia abruptamente durante um jogo de hóquei, poderá resultar em graus mais elevados de lesão e, subsequentemente, em maior deslocamento.[127] Um dos padrões mais frequentemente descritos envolve uma queda ou quando o indivíduo é atacado pelo aspecto lateral do ombro com o braço em posição de adução; esse cenário gera uma força compressiva (medial) e de cisalhamento (vertical) através da articulação. Caracteristicamente, tal força causa maior grau de deslocamento por ser suficiente, para romper tanto os ligamentos acromio claviculares (AC), quanto os coraco claviculares (CC) (ver Fig. 41.2). Uma concepção errônea comumente observada é que a clavícula "se eleva" acima do acrômio. Na verdade, o cíngulo do membro superior fica suspendido, com relação ao esqueleto axial, pelo complexo da articulação AC (cuja anatomia específica será discutida na próxima seção). A força lesiva que impulsiona o acrômio em uma direção medial e inferior produz um padrão de lesão progressiva; primeiramente, a ruptura dos ligamentos AC, seguida pela ruptura dos ligamentos CC e finalmente a ruptura da fáscia suprajacente à clavícula, que conecta as inserções dos músculos deltoide e trapézio.[99] Nesse ponto, o membro superior perdeu seu suporte suspensório da clavícula, e a escápula e a articulação glenoumeral associada sofrem deslocamento inferior, secundariamente às forças da gravidade. Embora possa ocorrer um leve deslocamento superior da clavícula como resultado da tração do músculo trapézio, o achado anatômico característico é, na verdade, o deslocamento inferior do ombro e do braço. Considerando que o peso do braço não está mais suspenso pela clavícula, pode ocorrer uma leve tração superior, exercida pelo músculo trapézio sobre a clavícula. Mas a principal deformidade observada em uma luxação completa da articulação AC é o deslocamento inferior do ombro (ver Fig. 41.3).

Acredita-se que o mecanismo de luxação inferior da clavícula para baixo do coracoide seja uma força direta de grande intensidade aplicada à superfície superior do aspecto distal da

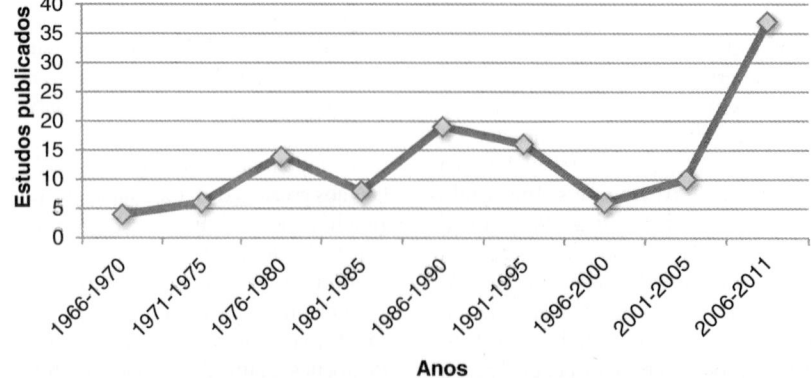

FIGURA 41.1 Tendências nas técnicas cirúrgicas publicadas para reparo ou reconstrução das luxações da articulação AC (De Beitzel K, Cote MP, Apostolakos J, et al. Current concepts in the treatment of acromioclavicular joint dislocations. *Arthroscopy*. 2013;29(2):387-397).

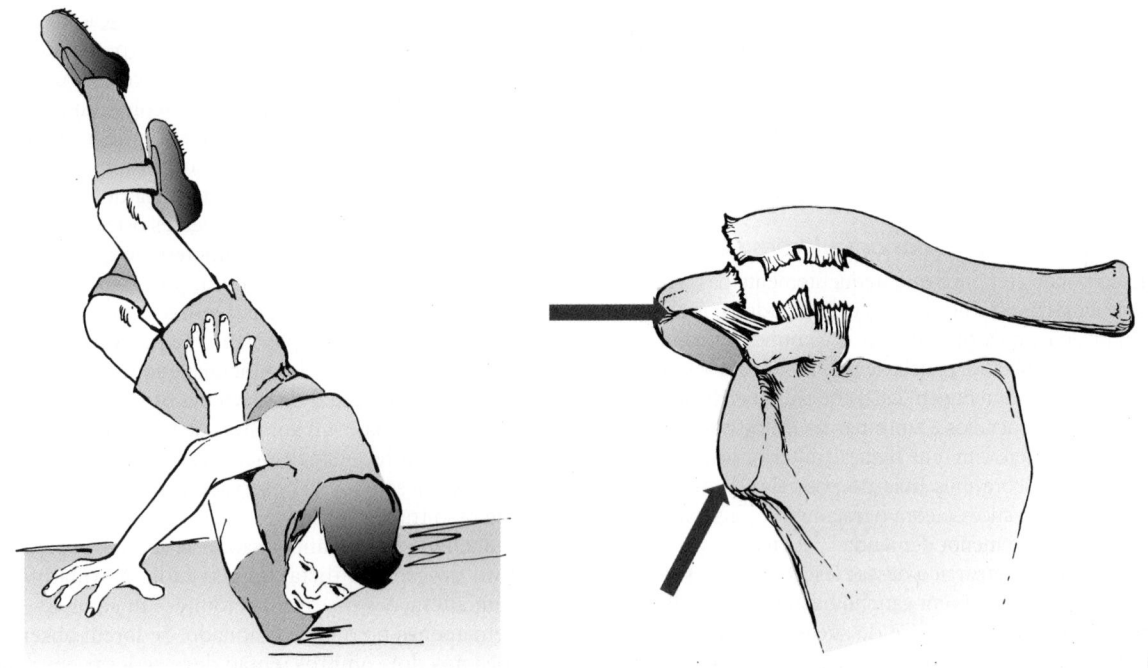

FIGURA 41.2 A: A posição mais comum da lesão; braço em adução com carga axial no aspecto superior da articulação AC. **B:** Ilustração das direções das forças que podem causar luxação do complexo glenoumeral, em afastamento, ou em direção ao complexo suspensório AC, causando lesão aos ligamentos; superior, inferior e medial.

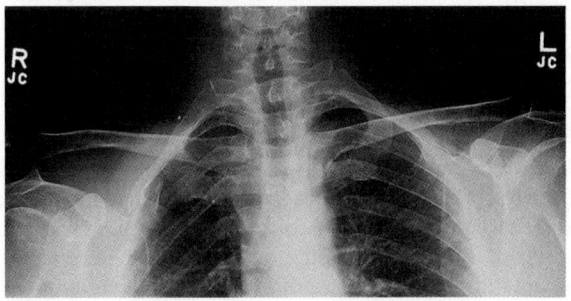

FIGURA 41.3 Radiografia, exemplo de uma incidência de Zanca, com visualização bilateral das articulações AC. Notar a articulação AC luxada à direita. Essa incidência permite o cálculo e a comparação da distância CC entre os lados lesionado e intacto; observar também a distância CC medida à esquerda (lado intacto).

clavícula; juntamente com a abdução do braço e a retração da escápula,[100,127] esse tipo de luxação da articulação AC é excepcionalmente raro.

Traumas associados à lesão da articulação acromioclavicular

Patologia intra-articular glenoumeral

Foram publicados apenas dois estudos que tratam da incidência de patologias glenoumerais documentadas com a artroscopia durante o tratamento de luxações de alto grau da articulação AC. Em uma série de 77 pacientes com lesões de grau III a V, a avaliação artroscópica determinou que 18,2% exibiam uma lesão do lábio superior na direção anterior para posterior (i. é, lesão SLAP, do inglês *superior labral anterior to posterior lesion*), um paciente apresentava laceração completa do supraespinhoso e dois pacientes exibiam lacerações parciais do manguito no lado articular.[152] O tratamento consistiu em desbridamento das lacerações parciais do manguito e das lacerações SLAP do tipo I, mas todas as patologias adicionais foram reparadas por procedimento cirúrgico. Pauly et al.[117] observaram uma incidência de 15% (6/40) de patologia intra-articular em uma série de 40 pacientes consecutivos que foram tratados com reconstrução assistida por artroscopia de luxações da articulação AC de graus III a V. Esses autores informaram sobre três pacientes com lesões SLAP e três pacientes com lacerações parciais de manguito no lado articular, geralmente no supraespinhal. Como ocorre superposição da inervação para essa região do ombro pelos nervos peitoral lateral e supraescapular, pode ser difícil para o paciente localizar completamente a sua dor.[58] Atualmente, não contamos com dados que apoiem a obtenção de um artrograma RNM (Ressonância Nuclear Magnética) no pré-operatório para ajudar no diagnóstico de uma lesão concomitante ou a intervenção cirúrgica para o tratamento da patologia.

Fraturas

Qualquer fratura que cause ruptura dos ligamentos CC e da cápsula/ligamentos da articulação AC certamente promoverá problemas com a suspensão do membro superior da mesma maneira que uma luxação AC de grau III ou superior. O padrão de fratura mais frequente é a fratura da parte distal ou lateral da clavícula, a ser discutida mais adiante neste capítulo. Do mesmo modo, a base ou o colo do processo coracoide pode sofrer fratura, o que deixaria os ligamentos CC presos ao fragmento fraturado, mas com apresentação de uma luxação de grau elevado da articulação AC.[78,80,85,160] Outra combinação pouco comum é a fratura da diáfise da clavícula, juntamente com uma luxação da articulação AC; Wurtz et al.[166] descreveram quatro pacientes com uma fratura no terço médio da clavícula e luxação da articulação AC. Em três casos com luxações AC de grau IV, a articulação AC foi tratada com um parafuso CC ou com pinos de Steinmann aplicados através da articulação AC; a fratura da clavícula foi tratada por procedimento conservador. O último caso foi tratado de maneira conservadora. Os pacientes foram seguidos durante 1-3 anos, tendo sido informadas mobilidade e funcionalidade excelentes. Em um paciente com menos de 30 anos, foi relatada uma lesão simultânea à epífise medial da clavícula; essa lesão teve que ser tratada com redução aberta da fratura epifisária, para facilitar a redução de uma luxação posterior da articulação AC.[70,135,158]

Lesões bipolares: luxações das articulações AC e EC

Uma lesão pouco comum e que frequentemente passa despercebida na articulação esternoclavicular (EC) pode ocorrer juntamente com luxações da articulação AC e é conhecida como "clavícula flutuante" ou luxação panclavicular. Esses padrões de lesão bipolar ocorrem tipicamente em casos de traumas de alta energia e podem estar associados a sintomas neurológicos. Todos os casos publicados descrevem uma luxação anterior na articulação EC em combinação com uma luxação posterior da articulação AC.[45,57,73,133,135] Houve sucesso com o tratamento conservador em pacientes idosos ou de menor demanda.[133] As técnicas empregadas para o tratamento cirúrgico dessas lesões bipolares têm variado. Recentemente, placas em gancho bilaterais (de Balser) foram empregadas com bom índice de sucesso,[135] mas o uso de métodos mais tradicionais de redução aberta com reparo capsular e, em alguns casos, reforço com fio de Kirschner, também foram relatados como bem sucedidos.[45,133]

Anormalidades do plexo braquial

Meislin et al.[101] descreveram o caso de um paciente que se apresentou com uma neurapraxia do plexo braquial 8 anos após ter sofrido uma luxação AC do tipo III. O paciente respondeu satisfatoriamente à estabilização CC. Lesões do plexo braquial associadas a separações AC não são comuns. Sturm e Perry,[147] em uma revisão de 59 pacientes com lesões do plexo braquial, identificaram dois pacientes com luxações AC.

Ossificação coracoclavicular

A ossificação CC tem sido referida como ossificação e também calcificação. Esse problema ocorre secundariamente à resposta de consolidação intrínseca que há nessa área em seguida a uma lesão aos ligamentos CC. Isso tem sido observado e descrito desde os anos de 1940 e jamais foi associado a aumento da dor ou a qualquer disfunção.[157] Mas a ossificação CC é observada frequentemente nas radiografias em casos de separações AC crônicas e em muitos casos com graus mais elevados de lesão. A calcificação pode ser formada de forma heterotópica em torno da área lesionada ou pode formar uma ponte entre o coracoide e a clavícula. Normalmente, essa condição não exerce qualquer efeito no desfecho funcional, mas deve-se fazer a sua remoção para facilitar a completa redução da articulação AC e da distância CC por ocasião da intervenção cirúrgica.

Osteólise do aspecto distal da clavícula

A osteólise da parte distal da clavícula é um achado radiográfico que pode ou não estar associado a sintomas significativos de dor na articulação AC quando o paciente faz a adução com o braço cruzado e ergue o braço acima da cabeça. A osteólise traumática do aspecto distal da clavícula pode estar associada a luxações AC de baixo grau nas quais ocorre uma resposta inflamatória prolongada ou repetição da lesão, o que resulta na osteólise observada nas radiografias. Madsen[92] relatou sua experiência com sete pacientes com a complicação conhecida como osteólise pós-traumática do aspecto distal da clavícula. Esse autor identificou oito casos na literatura e sete tratados por ele próprio, todos com algum nível de separação da articulação AC ou repetição de microtraumas na área (p. ex., um operador de máquina pneumática). Cahill[22] descreveu 46 pacientes que eram atletas e se apresentaram com osteólise do aspecto distal da clavícula (tipicamente em decorrência de levantamento de peso). Recorrendo à análise histológica, esse autor e outros descreveram a intensa atividade osteoblástica do osso subcondral em espécimes cirúrgicos desses pacientes osteolíticos.[20,22,139] Essas observações confirmaram a hipótese de que a repetição de microtraumas, juntamente com um processo inflamatório recorrente, era parte da etiologia. Outros estudos microscópicos foram publicados por Murphy et al.[109] e por Madsen,[92] nos quais esses autores descrevem desmineralização, cistos subcondrais e erosão do aspecto distal da clavícula observados nos estudos patológicos com base em amostras de tecido obtidas no intraoperatório. Griffiths e Glucksman[62] realizaram uma biópsia oito meses após a lesão, tendo observado manchas de osso necrosado e de osso trançado reativo.

Os achados radiográficos são: osteoporose, osteólise e afilamento do aspecto distal da clavícula. Normalmente, não ocorrem alterações ósseas no acrômio. Em geral, as alterações ocorrem apenas no ombro lesionado. Se forem observadas alterações nos dois ombros, então deve-se levar em consideração outros problemas, como artrite reumatoide, hiperparatireoidismo e escleroderma. O diagnóstico diferencial de uma lesão em apenas um dos ombros deve incluir osteólise maciça de Gorham, gota e uma neoplasia tal como o mieloma múltiplo. Foi relatado que o uso de cintilografia com tecnécio e uma radiografia com 35 graus de inclinação cefálica como auxiliar no diagnóstico, ajuda a determinar a atividade do processo de reabsorção óssea.[22]

Dissociação escapulotorácica

A dissociação escapulotorácica é uma lesão muito rara, mas potencialmente devastadora, especialmente se não for diagnosticada. Essa condição pode ocorrer através de uma separação AC.[102] As dissociações escapulotorácicas se caracterizam pelo deslocamento lateral da escápula, o que resulta em uma lesão por tração às estruturas neurovasculares do ombro. Em casos de deslocamento lateral mais significativo, o paciente pode se apresentar com uma grave lesão vascular e com lesão ao plexo braquial. A ruptura do cíngulo do membro superior ocorre através de uma luxação AC de alto grau, de uma fratura da clavícula com deslocamento ou de uma ruptura EC. Com frequência, as dissociações escapulotorácicas são lesões clinicamente sutis em um paciente com lesão por distração no ombro. Uma lesão na cabeça pode mascarar a determinação imediata da lesão neurovascular. Portanto, é importante considerar essa lesão no paciente "que não pode ser examinado" (i. é, inconsciente, com lesão craniana) com trauma significativo e uma luxação AC de alto grau. No paciente que pode ser examinado, uma queixa de dor torácica ou de dor na região periescapular e peritorácica deve fazer com que seja solicitada uma radiografia torácica como parte do esquema diagnóstico. O exame clínico demonstra a deformidade AC, e também uma significativa sensibilidade nas regiões periescapular e peritorácica. Uma radiografia torácica anteroposterior (AP) demonstra aumento na distância entre a borda medial da escápula e a linha média no lado afetado em comparação com o lado intacto, além de outros sinais de trauma torácico, como, por exemplo, efusão pleural. O estudo de imagens por ressonância magnética demonstra aumento do sinal nos músculos periescapulares e peritorácicos, além da patologia intratorácica.

Sinais e sintomas

Apresentação clínica e história

Tendo em vista que essa lesão é secundária a um evento traumático, quase sempre a história clínica envolve uma descrição da lesão ao ombro ou membro superior afetado. Considerando que deformação clínica é achado e queixa frequentes, o paciente deve ser examinado, sempre que possível, na posição de pé ou sentada, para que seja possível acentuar a deformação pela ação da gravidade. Tradicionalmente, era obtida uma incidência radiográfica da articulação AC sob estresse com pesos, na tentativa de criar máxima distração entre o espaço CC e a articulação AC. Foi postulado que essa manobra permite a determinação indireta da integridade da fáscia deltopeitoral e, com isso, era possível diferenciar uma lesão do tipo III de outra do tipo V. Tal postulado não foi validado em qualquer estudo com o uso dessa técnica em correlação com achados intraoperatórios. Nossa opinião é que esse estudo radiográfico não aumenta a sensibilidade do diagnóstico, não altera o "grau" ou classificação da lesão na articulação AC, não muda o tratamento e, mais importante ainda, é manobra muito dolorosa para o paciente com lesão recente. Por tudo isso, não recomendamos seu uso rotineiro.

O mecanismo para as lesões da articulação AC e fraturas da extremidade distal da clavícula é um trauma direto causado por uma queda ou por golpe com o braço em adução. A posição subcutânea da articulação torna bastante fácil a observação da deformação e, depois do desaparecimento da dor, essa é uma das queixas clínicas mais comuns. Devemos ter em mente que também pode ocorrer uma lesão indireta à articulação AC por quedas sobre a mão espalmada ou o cotovelo estendido em adução, o que faz com que o úmero sofra translação superior, com colisão no acrômio.

Em sua maioria, as lesões da articulação AC em homens jovens ou de meia-idade são tipicamente causadas pela aplicação direta de uma carga ao aspecto lateral do ombro, ou pela impactação forçada da cabeça do úmero superiormente no acrômio. O atleta de contato ou de colisão representa um indivíduo de "alto risco" e as lesões da articulação AC estão caracteristicamente associadas a esportes como o futebol americano, rúgbi e hóquei.[38,43,75,127] Um relato recentemente publicado estimou que as lesões da articulação AC representavam 4,5% de todas as lesões, mas chegaram a 32% do universo das lesões do ombro em uma população de jogadores de futebol americano da National Collegiate Athletic Association (NCAA) monitorados ao longo de 5 anos.[43] Curiosamente, das 748 lesões registradas na articulação AC, a vasta maioria (96%) eram lesões de "baixo grau", classificadas como entorses do tipo I ou II (em conformidade com o sistema de classificação de Rockwood). Incidências parecidas para tais lesões foram citadas por Kaplan et al.;[75] as lesões na articulação AC representaram 41% das lesões no ombro informadas quando jogadores das ligas combinadas da National Football League (NFL) foram solicitados a fazer um sumário das lesões ocorridas nos tempos da universidade que forçam-nos a não jogar. A incidência entre jogadores de hóquei não foi tão bem estudada, mas os percentuais parecem similares. Em um estudo de jogadores de hóquei finlandeses acompanhados durante uma temporada esportiva, 12% das 755 lesões ocorridas no membro superior informadas às empresas seguradoras eram entorses na articulação AC.[103]

Exame físico

Como ocorre com qualquer exame do ombro, o paciente deve ficar completamente exposto para que seja possível comparar com o ombro intacto. Com frequência o paciente descreve uma dor com origem no aspecto anterossuperior do ombro, mas pode ser tarefa desafiadora localizar a fonte de tal dor em uma estrutura específica. Deve-se ter em mente que o nervo peitoral lateral, que também proporciona sensibilidade ao aspecto anterior do ombro da articulação glenoumeral, fornece a inervação da cápsula da articulação AC (ver Fig. 41.4).[58] Gerber et al.[58] avaliaram padrões da dor, tendo observado que a irritação da articulação AC causava dor sobre essa articulação, sobre o aspecto anterolateral do pescoço e na região anterolateral do deltoide. A estimulação no interior do espaço subacromial causou uma dor ligeiramente mais lateral nas regiões laterais do acrômio e do músculo deltoide, mas não causou dor na região cervical ou trapézio.

A tríade clínica de sensibilidade pontual na articulação AC, exacerbação da dor com o cruzamento do braço e o alívio dos sintomas pela injeção de um anestésico local confirma a lesão à articulação AC. O teste da adução com o braço cruzado é realizado com o braço elevado até 90° e, em seguida, mobilizado em adução transversalmente ao tórax, com o cotovelo flexionado em aproximadamente 90°. Um resultado positivo desse teste gera dor especificamente na articulação AC. A razão para que o teste de adução com o braço cruzado cause dor especificamente na articulação AC é a compressão através da articulação AC com esse movimento. Recentemente, Walton et al.[159] documentaram a precisão dos testes clínicos para determinar se a dor é causada pela lesão na articulação AC. Esses autores descrevem o uso do teste de Paxinos (pressão do polegar no aspecto posterior da articulação AC) e de uma cintilografia óssea na avaliação precisa da dor secundária às patologias na articulação AC. Foi demonstrado que o estudo de RNM é tão preciso como esses procedimentos.[146] O'Brien et al.[115] recomendaram o teste de compressão ativa para o diagnóstico de anormalidades da articulação AC e de patologias labrais. Esses autores informaram que 88% (55/62) dos pacientes que sentiam dor na articulação AC com a realização do teste de compressão ativa

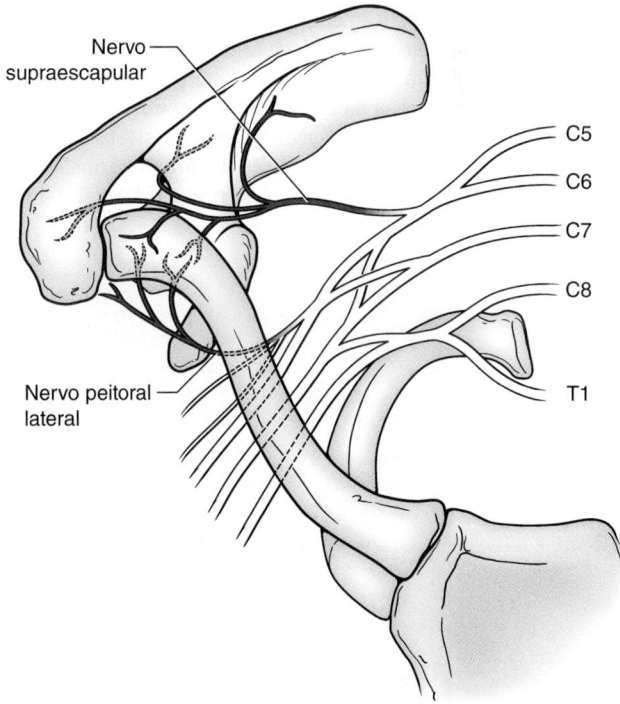

FIGURA 41.4 Ilustração que representa a superposição da inervação para a articulação AC e articulação glenoumeral, via nervo peitoral lateral anterior e nervo supraescapular posterior. Interpretação do artista com visualização de cima para baixo na articulação AC, com a escápula abaixo.

demonstraram anormalidades na articulação por ocasião do tratamento cirúrgico ou tinham evidências radiográficas de articulação AC. O teste de O'Brien pode ter particular utilidade nas tentativas de diferenciar sintomas de artrose da articulação AC em decorrência de lesões intra-articulares, sobretudo aquelas ocorridas no lábio glenoide superior. O teste é realizado com o braço do paciente elevado até 90°, cotovelo em extensão, adução de 10 a 15° e pronação máxima do antebraço, com uma rotação interna obrigatória do braço. O examinador aplica uma força para baixo contra resistência pelo paciente. Os sintomas referidos ao topo do ombro e confirmados pela palpação do examinador sugerem patologia da articulação AC. É difícil aplicar a manobra de O'Brien com o objetivo de determinar isoladamente uma patologia labral superior, tendo em vista que sua sensibilidade é de 63%, com especificidade de 73%.[58] Portanto, deve-se empregar em conjunto a história clínica, o exame e achados imaginológicos ou da patologia. Frequentemente, empregamos injeções orientadas pela ultrassonografia que ajudam na localização da dor, especialmente quando tentamos diferenciar entre um processo intra-articular e uma articulação AC dolorida.

Achados do exame baseados no grau de lesão

Lesão do tipo I. Em uma lesão do tipo I, nota-se sensibilidade mínima a moderada sobre a articulação AC. No paciente com lesão recente, pode estar presente um leve inchaço sobre a articulação AC. Em geral, ocorre apenas dor mínima com a movimentação do braço, inclusive com a adução transversal ao corpo. Não será notada sensibilidade no espaço CC. Esses pacientes respondem muito bem a injeções de anestésico local/corticosteroides para a redução da inflamação e para o alívio imediato da dor. Por definição, esse grau não demonstra deslocamento significativo visualizável ou quantificável na radiografia.

Lesão do tipo II. Por definição, esse grau exibe maior intensidade de lesão aos ligamentos da articulação AC e à sua cápsula e, em consequência, caracteristicamente o paciente se apresenta com dor moderada a intensa à palpação da articulação. Se o paciente for examinado logo em seguida à lesão, será possível perceber que a extremidade externa da clavícula fica em uma posição ligeiramente superior ao acrômio; além disso, é possível a presença de equimose. O movimento de adução do ombro normalmente gera dor na articulação AC, além de pressão lateral. Uma queixa comum é a dificuldade de adormecer. Se o aspecto distal da clavícula for agarrado pelo examinador e o acrômio estabilizado, depois que a inflamação diminuir será possível avaliar o movimento anterior-posterior da clavícula no plano horizontal (ver Fig. 41.5). O médico poderá observar sensibilidade durante a palpação anterior no espaço CC. As evidências radiográficas são sutis e poderiam demonstrar um pequeno deslocamento superior da clavícula (<50% da espessura da clavícula) na articulação AC, em comparação com o lado contralateral em uma incidência de Zanca para essa articulação.

Lesão do tipo III. Caracteristicamente, o paciente que sofreu uma lesão do tipo III se apresenta com o membro superior mantido em adução, junto ao corpo e sustentado em uma posição elevada para alívio da dor na articulação AC. Por definição, a cápsula da articulação AC e seus ligamentos sofreram ruptura e os ligamentos CC sofreram lesão significativa, a ponto de possibilitar a translação inferior do membro, além de causar o característico sinal do ombro caído (ver Fig. 41.6). Em consequência, a clavícula pode estar suficientemente protuberante para provocar a elevação da pele (formação de "tenda de pele"). Uma dor moderada é a regra; e qualquer movimento do braço, particularmente em abdução, aumentará a dor.

Pode-se perceber a sensibilidade na articulação AC, no espaço CC e ao longo do aspecto superior do quarto lateral da clavícula. A diáfise da clavícula deve ser palpada em toda a sua extensão, com o objetivo de detectar uma fratura associada na diáfise da clavícula. O aspecto lateral da clavícula demonstra instabilidade, tanto no plano horizontal como vertical (ver Fig. 41.5). O segredo para o diagnóstico de uma lesão do tipo III é que a articulação AC pode ser reduzida com uma pressão superior aplicada por baixo do cotovelo ou fazendo com que o paciente encolha ativamente o ombro e reduza a articulação; essa manobra é conhecida como "teste de encolher o ombro". Portanto, lesões do tipo III ou passíveis de redução são diferenciadas daquelas do tipo IV ou V, que não podem ser reduzidas se estiver ocorrendo interposição da fáscia deltotrapezoidal.

Uma controvérsia considerável circunda a classificação radiográfica; assim, é importante lançar mão de incidências bilaterais ou de Zanca e das articulações AC sem uso de pesos. Essa incidência radiográfica permite o emprego das seguintes medições para a classificação da lesão: (1) a quantidade de deslocamento da extremidade

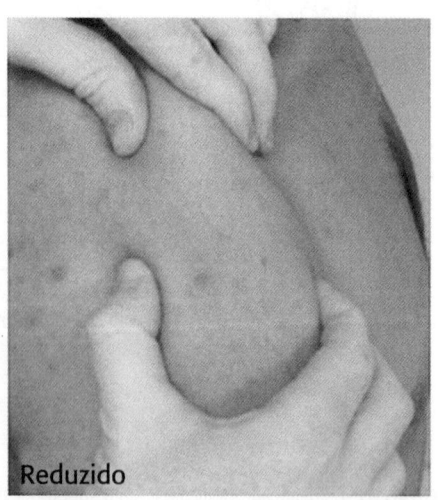 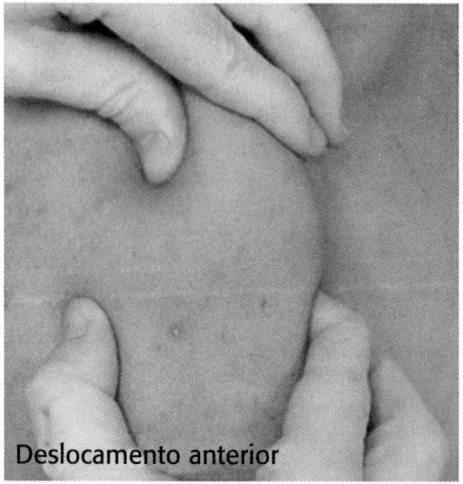

FIGURA 41.5 Fotografia clínica de um paciente com luxação do tipo III na articulação AC com instabilidade sintomática pela adução com o braço cruzado. Com a visualização pelo aspecto lateral, o examinador está agarrando o acrômio com a mão direita e a clavícula com a mão esquerda, que facilmente faz translação anterior e posterior por aproximadamente 3 a 5 cm.

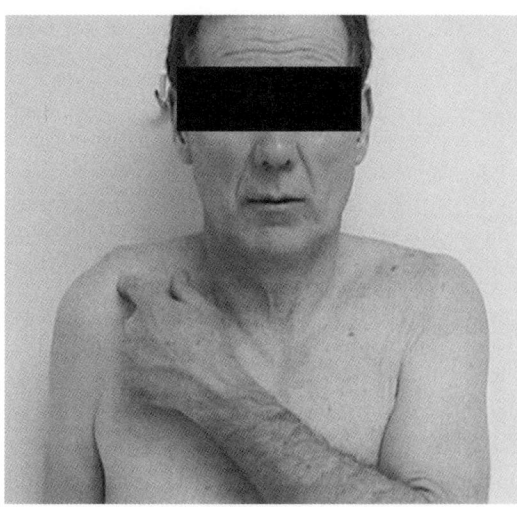

FIGURA 41.6 Fotografia clínica de paciente com lesão crônica do tipo III (com base em projeções de Zanca), com localização da dor com a atividade envolvendo a deformação.

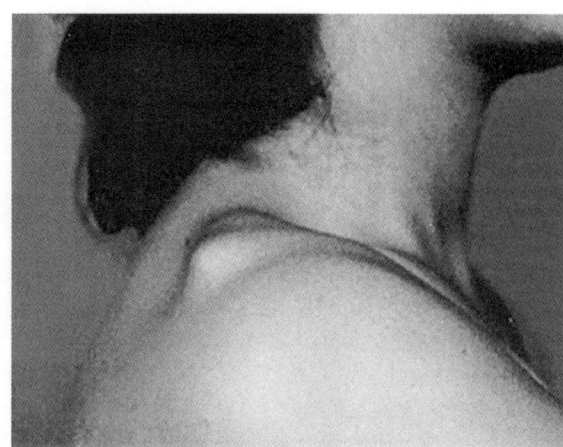

FIGURA 41.8 Paciente com lesão do tipo IV na articulação AC. Notar que a extremidade distal da clavícula está posteriormente deslocada, para trás e através do músculo trapézio. (Extraído de Rockwood CA, Young DC. Disorders of the acromioclavicular joint. In: Rockwood CA, Matsen F III, eds. *The Shoulder*. Philadelphia: WB Saunders; 1990:446.)

distal da clavícula acima do acrômio; esse valor tem sido expresso em percentual da largura da clavícula, ou por uma medida direta em milímetros, desde a parte superior da clavícula até a parte superior do acrômio e (2) a distância desde a superfície inferior da clavícula até a cortical superior do processo coracoide (ver Fig. 41.7).

Lesão do tipo IV. Essencialmente, o paciente com uma lesão do tipo IV exibe todos os achados clínicos de uma lesão do tipo III. Além disso, o exame do paciente sentado desde um ângulo superior revela que o perfil da clavícula deslocada exibe inclinação posterior em comparação com o ombro intacto. Em geral, a clavícula está tão severamente deslocada em uma direção posterior a ponto de ficar "abotoada" através do músculo trapézio, fazendo com que a pele no aspecto posterior fique elevada ("tenda de pele") (ver Fig. 41.8). Em consequência, a mobilização do ombro é mais dolorosa do que nos indivíduos com lesão do tipo III. Em muitos casos com esse padrão lesional, não é possível fazer a redução manual da articulação AC. Não existem evidências em apoio à redução na sala operatória, mas será razoável a aplicação de uma injeção com lidocaína e uma tentativa de redução no paciente com lesão recente. É importante que, em um paciente com esse padrão lesional, o clínico se lembre de examinar a articulação EC (externo clavicular) em busca de uma luxação anterior associada, ou seja, luxações simultâneas nas articulações AC e EC, o que é conhecido como lesão "bipolar" ou "clavícula flutuante", conforme já foi descrito em seção anterior nesse capítulo.

Esse tipo é observado mais favoravelmente na radiografia axilar. Esse estudo demonstrará a parte distal da clavícula posteriormente ao glenoide, com deslocamento posterior à extremidade do acrômio (ver Fig. 41.9).

Lesão do tipo V. A lesão do tipo V é uma exacerbação da lesão do tipo III, em que fica visível o deslocamento superior da extremidade distal da clavícula, exibindo uma "tenda de pele" (ver Fig. 41.10). Essa evidente deformidade é resultante do deslocamento inferior do membro superior. Essa deformação evidente é resultante do deslocamento inferior do membro superior. O pa-

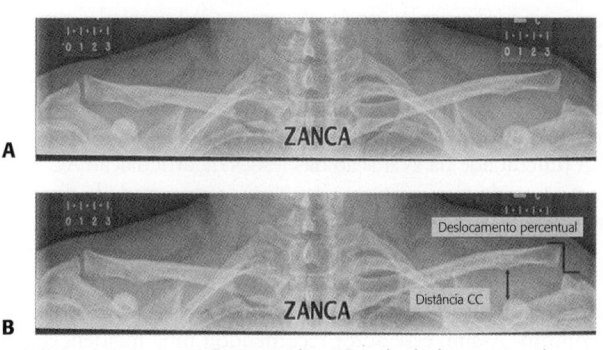

FIGURA 41.7 A: Quantificação radiográfica de deslocamento da articulação AC com projeção radiográfica de Zanca, com as duas articulações AC em um cassette para comparação direta; notar a lesão na articulação AC no lado esquerdo. **B:** A mesma radiografia com projeção de Zanca com as duas áreas medidas para quantificação do grau de deslocamento, distância CC (coracoclavicular) e deslocamento percentual da clavícula distal acima do acrômio.

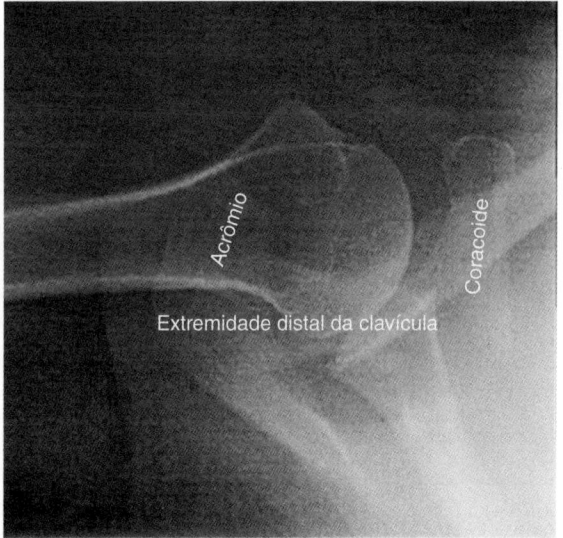

FIGURA 41.9 Radiografia axilar de paciente com lesão do tipo IV na articulação AC. Notar o deslocamento posterior da clavícula.

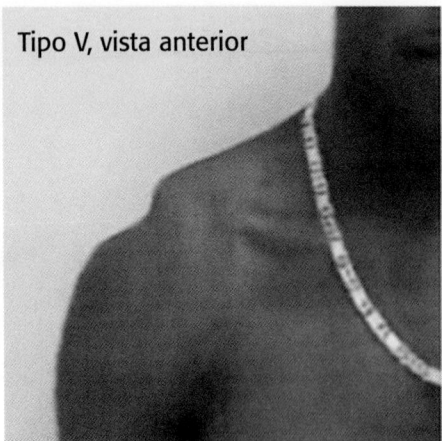 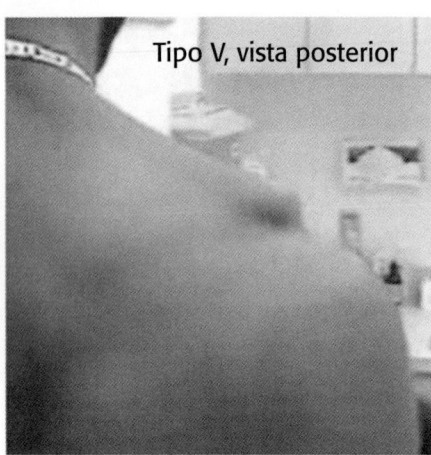

FIGURA 41.10 Imagens clínicas de um jogador de futebol americano com separação (radiográfica) do tipo V; trata-se de fotografias obtidas de frente e de costas para demonstrar a formação de "tenda de pele" secundariamente ao deslocamento através da fáscia deltotrapezoidal.

ciente sente mais dor do que aquele com uma lesão do tipo III, particularmente sobre a metade distal da clavícula. Essa dor é secundária à extensa lesão a músculos e tecidos moles em torno da clavícula, que ocorre com essa lesão. Com frequência, a musculatura do ombro fica enfraquecida, secundariamente ao desuso, ou como parte do padrão lesional que resulta em discinesia escapular. Tal quadro pode influenciar significativamente as funções do ombro e pode causar dor (ver Fig. 41.11).[65]

É importante fazer uma avaliação radiográfica com o uso da incidência Zanca de comparação, pois esse tipo representa maior grau de lesão, comparativamente ao tipo III e, portanto, são maiores as distâncias entre a clavícula e o coracoide (distância CC), além da distância no deslocamento entre a extremidade distal da clavícula e o coracoide (ver Fig. 41.7).

Lesão do tipo VI. Lesões do tipo VI são muito raras. O aspecto superior do ombro tem aspecto achatado, em contraposição ao contorno arredondado do ombro normal. Durante a palpação, o clínico nota que o acrômio está saliente e existe um desnível definido com a superfície superior do processo coracoide. Por consequência à intensidade do trauma necessária para que ocorra uma luxação subcoracoide da clavícula, é possível que tenham ocorrido fraturas associadas da clavícula e das costelas superiores ou lesões às raízes superiores do plexo braquial. Essas lesões associadas podem fazer com que o ombro fique tão inchado que, a princípio, talvez a ruptura da articulação AC passe despercebida.[59,100,138] Não foram observadas lesões vasculares. Mas todos os casos em adultos descritos por McPhee e Gerber e por Rockwood exibiam parestesias temporárias antes da redução da luxação. Após a redução, os déficits neurológicos desapareceram.

Imagens e outros estudos diagnósticos

Para que sejam obtidas radiografias de boa qualidade da articulação AC, é preciso uma penetração de um terço à metade do feixe para a radiografia da articulação glenoumeral. As radiografias da articulação AC obtidas por técnicas de rotina no ombro exibirão super penetração (i. e., ficam escuras); assim, fraturas pequenas poderão passar despercebidas. Portanto, o técnico radiográfico deve ser especificamente orientado para tomar radiografias "da articulação AC" e não "do ombro".

Incidências anteroposteriores

As incidências AP de rotina devem ser obtidas com o paciente de pé ou sentado, e com suas costas contra o rolo radiográfico, com os braços pendentes, sem apoio, ao lado do corpo. Tendo em vista que a significativa variação individual na anatomia da articulação AC e considerando que o interespaço CC irá variar com o ângulo do feixe de raios X e com a distância entre o feixe e o paciente, as duas articulações AC devem ser radiografadas simultaneamente com o uso de um grande filme de RX (14 × 17"). Pacientes grandes com ombros muito amplos para serem visualizados em um único filme devem ter suas radiografias feitas com dois filme pequenos (10 × 12"), usando técnica idêntica.

A dificuldade na avaliação das lesões da articulação AC se situa no fato de que, com essa projeção, a extremidade distal da clavícula e o acrômio ficam superpostos sobre a espinha da escápula. Fraturas sutis da extremidade distal da clavícula facilmente passarão despercebidas. Zanca[168] percebeu esse problema durante uma revisão de 1.000 radiografias de pacientes com dor no ombro. Assim, esse autor recomendou uma incidência com 10-15° de inclinação cefálica para a projeção de uma imagem não obstaculizada da articulação (ver Fig. 41.12). Essa inclinação cefálica não só permite melhor exposição, mas também padroniza a distância entre a clavícula e o coracoide – que aparentemente aumenta em incidências mais AP, em decorrência da paralaxe dos raios X e do contorno do osso (ver Fig. 41.12). Hoje em dia, essa

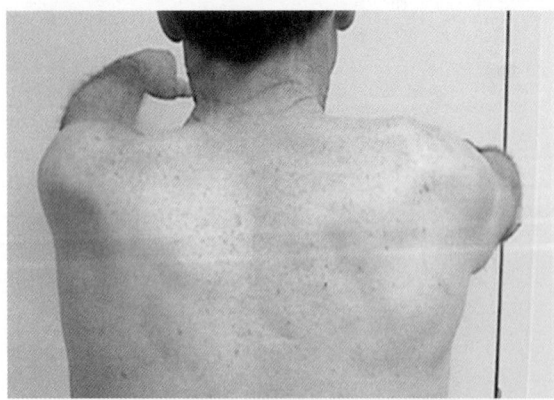

FIGURA 41.11 Fotografia clínica de paciente com luxação da articulação AC do tipo III com discinesia significativa da escápula. Esse é o mesmo paciente da Figura 41.6. Notar a posição da escápula durante a tentativa do paciente de flexionar seu braço para a frente.

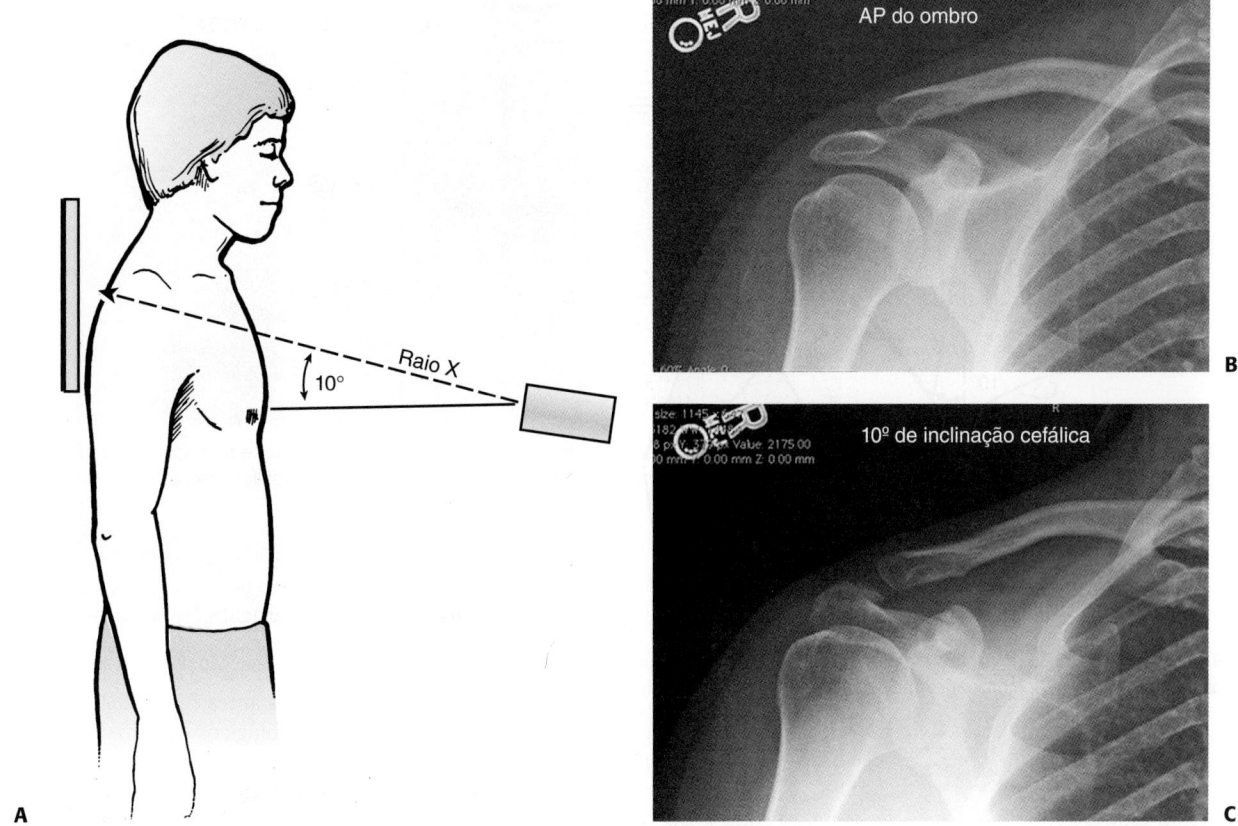

FIGURA 41.12 A: Ilustração da "projeção de Zanca", obtida com o feixe de raios X posicionado em 10° de inclinação cefálica ao plano perpendicular. **B:** Radiografia do ombro, posição perpendicular ao chão. **C:** Radiografia obtida com a projeção de Zanca – 10° de inclinação cefálica, para demonstrar o efeito da projeção no alinhamento da articulação AC e a visualização da distância CC.

incidência é rotineiramente obtida na avaliação de lesões da articulação AC e tem particular utilidade nos casos em que haja suspeita de uma fratura pequena ou de corpo livre nas projeções de rotina (ver Fig. 41.7A e B).

Incidência lateral axilar

Como ocorre com qualquer lesão musculoesquelética, a obtenção de uma radiografia em apenas um plano não é suficiente para a classificação de uma lesão na articulação AC. Nos casos de suspeita de lesão da articulação AC, deve ser obtida uma incidência lateral axilar do ombro lesionado. O filme deve ficar posicionado sobre o aspecto superior do ombro, ficando em uma posição suficientemente medial para o máximo possível de exposição do terço lateral da clavícula. Esse procedimento revelará qualquer deslocamento posterior da clavícula, além de qualquer pequena fratura que possa ter passado despercebida na incidência AP no coracoide (ver Fig. 41.9).

Incidência da incisura de Stryker

Uma variante da lesão da articulação AC envolve uma fratura do processo coracoide. Devemos suspeitar de tal lesão nos casos em que tenha ocorrido uma luxação da articulação AC na projeção AP, mas com uma distância CC normal, ou igual à distância no lado contralateral intacto. Se obtida com boa técnica, uma incidência da incisura de Stryker faz com que o coracoide fique de perfil e essa é a melhor projeção para a avaliação dessa lesão. A incidência de Stryker é obtida com o paciente na posição supina e com o braço elevado acima da cabeça, com a palma da mão atrás da cabeça. O úmero deve ficar paralelo ao eixo longitudinal do corpo, com o cotovelo apontando diretamente para o teto (ver Fig. 41.13). Talvez haja dificuldade na obtenção dessa incidência em pacientes com o ombro recentemente lesionado.[10]

Outras modalidades

Schmid e Schmid[137] descreveram o uso da ultrassonografia no diagnóstico de 22 casos de luxação AC do tipo III. A ultrassonografia demonstrou em todos os casos uma visível instabilidade da extremidade distal da clavícula, incongruência articular, formação de hematoma e remanescentes de ligamento visíveis. No caso de uma lesão crônica do tipo II ou III com dor, o estudo ultrassonográfico pode delinear uma instabilidade dinâmica, especificamente na direção anterior-posterior. Esse estudo ajuda no processo de tomada de decisão cirúrgica, pois pacientes instáveis com rupturas crônicas podem ser candidatos para reparo cirúrgico. No paciente típico, não haverá necessidade do uso de modalidades imaginológicas sofisticadas como a ultrassonografia, tomografia computadorizada (TC) e imagens por ressonância magnética. Radiografias simples continuam a ser o método mais imediatamente disponível e com melhor custo-benefício para a investigação rotineira de lesões na articulação AC (ver Tab. 41.1).

Classificação

As lesões da articulação AC são classificadas de maneira mais adequada de acordo com a extensão dos danos infligidos por determinada força. No entanto, ao contrário do que ocorre em outras articulações, o diagnóstico diferencial de entorses da articulação AC se fundamenta na gravidade da lesão sofrida pelos

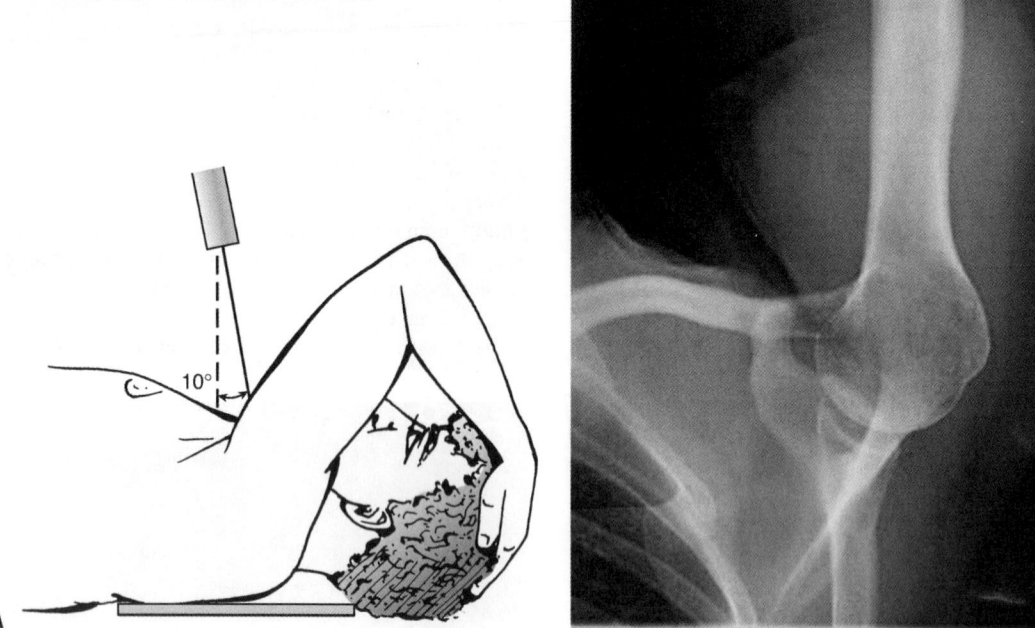

FIGURA 41.13 A: Ilustração do posicionamento para a projeção da incisura de Stryker. **B:** Radiografia do paciente na projeção da incisura de Stryker. Notar a visualização da base do coracoide, onde pode ser visualizada uma fratura.

TABELA 41.1 Resumo de apresentação clínica e procedimentos diagnósticos

Mecanismo lesional
Trauma direto

• Força aplicada ao aspecto lateral do ombro/acrômio com o braço em adução
• Força medial e inferior que resulta em progressão da lesão
    • Ligamentos da articulação AC
    • Ligamentos CC
    • Fáscia deltotrapezoidal
• Queda sobre o braço estendido ou com o cotovelo flexionado, o que força a cabeça do úmero contra o acrômio
    • Normalmente, resulta em lesão da articulação/ligamentos AC
    • Pode resultar em instabilidade na articulação AC (direção anterior-posterior) sem lesão ao complexo dos ligamentos CC (luxação mínima)

Evento atraumático ou lesão crônica por uso excessivo
• Artrose da articulação AC – levantamento de peso, ocupacional (britadeira pneumática), atividade com repetição de movimentos acima da cabeça • Repetidas lesões de baixa intensidade da articulação AC • Causa clínica: artrite reumatoide, hiperparatireoidismo, esclerodermia e (raramente) osteólise de Gorham
Exame físico

Dor difusa no ombro – aspecto anterolateral do pescoço, aspecto anterolateral do deltoide
Ponto de sensibilidade ± deformidade na articulação AC (saliência)
    Teste positivo para adução com o braço cruzado (braço flexionado em 90°, em adução transversalmente ao tórax) implica dor de compressão localizada na articulação AC
    Teste de O'Brien de compressão ativa com dor localizada sobre a articulação AC
    Teste de Paxinos (pressão do polegar direcionada anteriormente no aspecto posterior da articulação AC)
    Injeção analgésica diagnóstica – alívio positivo na dor/sintomas

Achados radiográficos
Projeção de Zanca para determinar o deslocamento, em comparação com a distância CC e articulação AC contralaterais Projeção de Zanca: o feixe fica em uma direção de 10-15° cefálica, com uso de 50% do poder de penetração AP Projeção axilar: determina a posição anterior/posterior da extremidade distal da clavícula em relação ao acrômio Incidência de estresse com o braço cruzado: projeção de Basmania (AP com o braço em adução) Projeções de redutibilidade com aplicação de pressão: manobra ativa de encolhimento do ombro com AP do ombro, ou com a aplicação, pelo paciente, de uma carga aplicada superiormente, com o paciente deitado sobre a mesa para a radiografia da articulação AC (objetivo: determinar se a fáscia deltotrapezoidal está interposta, impedindo a redução)

ligamentos capsulares (ligamentos AC) e pelos ligamentos extracapsulares (ligamentos CC), além da musculatura de sustentação (músculos deltoide e trapézio). Portanto, as lesões à articulação AC são classificadas de acordo com o grau de lesão aos ligamentos AC e CC. Tradicionalmente, as lesões nessa área anatômica têm sido conhecidas como "lesões da articulação AC", embora ocorram graus variáveis de ruptura entre a escápula e a clavícula, sem se limitar a determinada articulação.

A força de qualquer sistema de classificação depende de sua capacidade em orientar o tratamento e prever um prognóstico. Rockwood et al.[127,163] desenvolveu o sistema de classificação mais amplamente adotado, com base no trabalho original de Tossy et al.[154] em 1963. Trata-se de um sistema de classificação ampliado e preciso, estruturado com base na gravidade anatômica da lesão. A classificação modificada está descrita a seguir, resumida na Tabela 41.2 e ilustrada na Figura 41.14.

Em todos os casos descritos de luxação coracoide, a clavícula ficou alojada por trás do tendão conjunto intacto. Tanto na luxação subacromial como na luxação subcoracoide, os ligamentos AC sofrem ruptura. O ligamento CC, por outro lado, fica intacto nas luxações subacromiais e sofre ruptura completa nas luxações subcoracoides. Da mesma forma, a integridade das inserções dos músculos deltoide e trapézio depende do grau de deslocamento da clavícula.

Articulações normais

No plano coronal, a largura e configuração da articulação AC podem variar significativamente de um indivíduo para outro. O clínico deve ter tal fato em mente, para que uma variante normal não seja equivocadamente tomada por uma lesão. Em um estudo de cem radiografias de ombros normais, Urist[157] verificou que praticamente metade (49%) das articulações AC exibiam inclinação na direção de superolateral para inferomedial, em que a superfície articular da clavícula se posicionava sob o acrômio; 27% estavam verticais e 3% estavam inclinadas na direção superomedial para inferolateral, com a superfície articular da clavícula sobre o acrômio. Outros 21% das articulações exibiam incongruência, com a clavícula situada superior ou inferiormente à superfície articular acromial.

A largura normal da articulação AC no plano coronal é de 1 a 3 mm. Petersson e Redlund-Johnell[119] mediram a largura da articulação AC em 151 indivíduos normais e extraíram várias conclusões de seus resultados: normalmente, o espaço articular AC diminui com o envelhecimento; considera-se como normal um espaço articular de 0,5 mm em um paciente com mais de 60 anos e um espaço articular superior a 7 mm, em homens, e a 6 mm, em mulheres, é patológico.

O interespaço CC também exibe variação individual significativa. A distância média entre a clavícula e o processo coracoide varia de 1,1 a 1,3 cm.[7] Aumentos superiores a 50% da normalidade na distância CC significam luxação CC completa.[7] Luxações completas têm sido observadas em pacientes com até somente 25% de aumento na distância CC.

Lesão do tipo I. Em uma lesão do tipo I, as radiografias da articulação AC estão normais, exceto por leve aumento de volume ou edema dos tecidos moles em comparação com o ombro intacto. Não ocorre alargamento, separação ou deformidade radiográfica.

Lesão de tipo II. Em uma lesão do tipo II, a extremidade lateral da clavícula pode estar ligeiramente elevada. A articulação AC, quando comparada ao lado normal, pode ter um aspecto alargado. Provavelmente, o alargamento é resultante de ligeira rotação medial da escápula e de um ligeiro deslocamento posterior da clavícula por consequência da contração do músculo trapézio. O espaço CC do ombro lesionado está igual ao do ombro normal.

Lesão do tipo III. Em casos de luxações AC do tipo III, a articulação fica totalmente deslocada. A extremidade lateral da clavícula fica completamente deslocada acima da borda superior do acrômio e

---

TABELA 41.2 Resumo classificatório de Tossy-Rockwood de deslocamento de articulação AC

Tipo I	Uma força de baixa intensidade aplicada à ponta do ombro causa pequena tensão às fibras dos ligamentos AC. Os ligamentos permanecem intactos e a articulação AC permanece estável
Tipo II	Uma força moderada aplicada à ponta do ombro é suficientemente intensa para promover a ruptura dos ligamentos da articulação AC. A extremidade distal da clavícula fica instável no plano horizontal (i. e., anteroposterior), mas a estabilidade vertical (i. e., superoinferior) é preservada, em virtude de um ligamento coracoclavicular lesionado, mas ainda intacto. A escápula pode fazer rotação medial, o que acarreta alargamento da articulação AC. Pode ocorrer ligeiro deslocamento superior relativo da extremidade distal da clavícula, secundário ao estiramento dos ligamentos coracoclaviculares
Tipo III	Uma força muito intensa aplicada à ponta do ombro que lacera os ligamentos AC e coracoclaviculares, que resulta em luxação AC completa. A extremidade distal da clavícula parece estar deslocada superiormente, com a queda inferomedial do complexo da escápula e do ombro. O achado radiográfico é um aumento de 25-100% no espaço coracoclavicular, em comparação com o ombro normal[126]
Tipo IV	A luxação posterior da extremidade distal da clavícula ou uma luxação AC do tipo IV é ocorrência relativamente rara. Ocorre deslocamento posterior da clavícula até o (ou através do) músculo trapézio, à medida que a força aplicada ao acrômio impulsiona anterior e inferiormente a escápula. O deslocamento posterior da clavícula pode ser tão grave que ocorre a formação de uma "tenda de pele" no aspecto posterior do ombro. A literatura que trata das luxações posteriores da articulação AC consiste principalmente em pequenas séries e em relatos de casos.[69,93] Alguns artigos[5,11,145] se referem a essa lesão como "luxação posterior da clavícula", enquanto outros[69,111] preferem a denominação "luxação anterior da articulação AC"
Tipo V	A luxação do tipo V na articulação AC é uma versão nitidamente mais grave da lesão do tipo III. A extremidade distal da clavícula foi desnudada de todas as suas inserções de tecido mole (i. e., ligamentos AC, ligamento coracoclavicular e as inserções do músculo deltotrapezoidal) e fica em um posicionamento subcutâneo. Quando combinada com o deslocamento superior da clavícula, em decorrência da tração não obstaculizada do músculo esternocleidomastoideo, a intensa queda do membro para baixo resulta em deformidade significativa do ombro. Nas radiografias, o espaço coracoclavicular aumenta em mais de 100%, em comparação com o ombro contralateral normal[126]
Tipo VI	A luxação inferior da extremidade distal da clavícula, ou luxação AC do tipo VI, é lesão excepcionalmente rara.[59,100,129] A série de três pacientes de Gerber e Rockwood[59] é a maior já publicada na literatura. Com frequência, a lesão é resultante de trauma grave e, em muitos casos, ocorre em um paciente politraumatizado. Acredita-se que o mecanismo de luxação seja uma violenta hiperabdução e rotação lateral do braço em combinação com a retração da escápula. A extremidade distal da clavícula ocupa um local subacromial ou subcoracoide

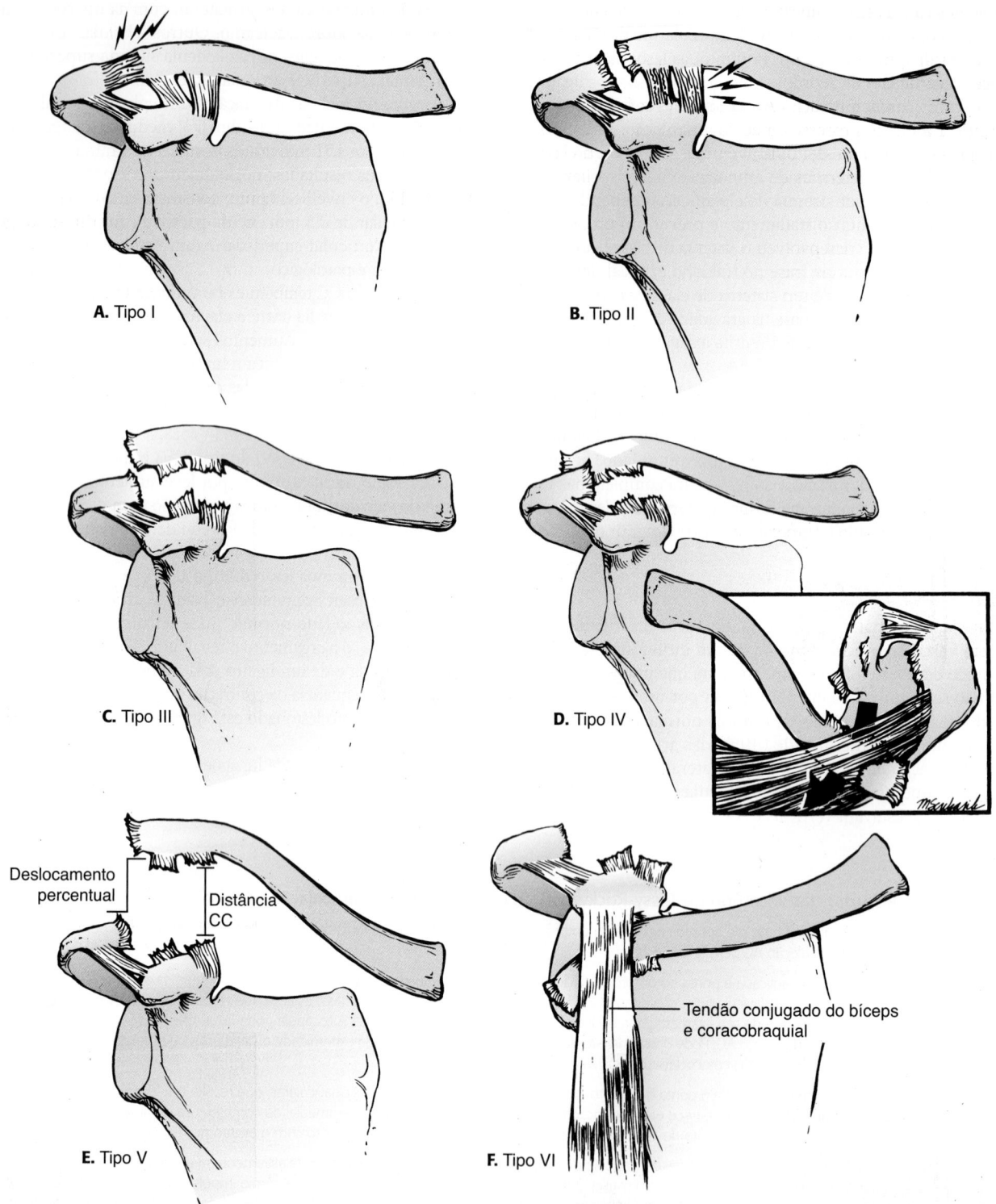

FIGURA 41.14 Desenhos esquemáticos da classificação das lesões ligamentares na articulação AC. **A:** Na lesão do tipo I, uma força de pouca intensidade aplicada à ponta do ombro não causa ruptura dos ligamentos AC ou coracoclaviculares. **B:** Uma força moderada a intensa aplicada à ponta do ombro promoverá a ruptura dos ligamentos AC, mas os ligamentos coracoclaviculares permanecerão intactos (tipo II). **C:** Ao ser aplicada uma força muito intensa na ponta do ombro, tanto os ligamentos AC como os ligamentos coracoclaviculares sofrem ruptura (tipo III). **D:** Em casos de lesão do tipo IV, não apenas os ligamentos sofrem ruptura, mas a extremidade distal da clavícula também sofre deslocamento posterior até o músculo trapézio, ou mesmo através desse músculo. **E:** Uma força ainda maior, aplicada à ponta do ombro, não apenas rompe os ligamentos AC e coracoclavicular, mas também rompe as inserções musculares e gera uma separação importante entre a clavícula e o acrômio (tipo V). **F:** Essa ilustração mostra uma luxação inferior da extremidade distal da clavícula, em que esse osso fica situado inferiormente ao processo coracoide e posteriormente aos tendões do bíceps e coracobraquial. Os ligamentos AC e coracoclavicular também sofrem ruptura (tipo VI).

o interespaço CC está significativamente (25-100%) maior do que no ombro normal (ver Fig. 41.15). É possível observar a presença de fraturas que envolvem a extremidade distal da clavícula ou do processo acromial.

Em raros casos, a luxação AC completa será acompanhada por uma fratura do processo coracoide, não pela ruptura dos ligamentos CC. Embora seja difícil visualizar a fratura do processo coracoide em radiografias de rotina, devemos suspeitar de sua presença, por causa da presença de uma separação AC completa e uma distância CC normal em comparação com o ombro intacto. A radiografia ideal para visualização de uma fratura do coracoide é a incidência da incisura de Stryker (já descrita) (ver Fig. 41.16). É possível observar fraturas que envolvem a extremidade distal da clavícula ou o processo acromial. Raramente, ocorrem alguns padrões lesionais incomuns, que são variações de luxações do tipo III. Com maior frequência, a separação completa das superfícies articulares da extremidade distal da clavícula e acrômio é acompanhada pela ruptura completa dos ligamentos AC e CC.

Crianças e adolescentes podem sofrer uma variante da luxação AC completa. As radiografias revelam deslocamento da metáfise distal da clavícula superiormente, com grande aumento no interespaço CC. Mais frequentemente, essas lesões são lesões do tipo I ou II de Salter-Harris, em que a epífise e a articulação AC intactas permanecem em suas localizações anatômicas, enquanto a metáfise distal da clavícula está deslocada superiormente através de um laceração dorsal na luva periosteal (ver Fig. 41.17).[12,37,47,48,71] A epífise lateral da clavícula quase não pode ser visualizada, por ser delgada e se fundir ao longo de curto período quando a pessoa chega aproximadamente aos 19 anos. Eidman et al.[47] relataram 25 lesões AC em crianças que foram tratadas cirurgicamente. Em todos os pacientes com menos de 13 anos, havia uma fratura lateral de Salter-Harris, em vez de uma verdadeira luxação AC. A importância da identificação dessa lesão é que os ligamentos CC intactos permanecem presos à luva periosteal. Com maior frequência, o tratamento conservador resulta na consolidação da fratura da clavícula e, portanto, o restabelecimento da integridade dos ligamentos CC.

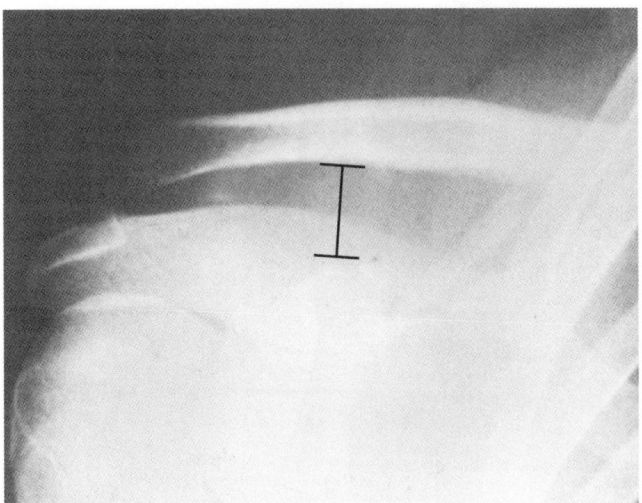 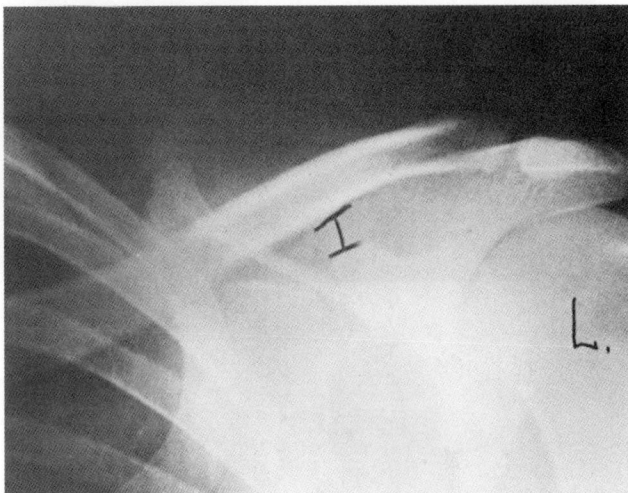

FIGURA 41.15 Aspecto radiográfico de uma lesão de grau III. Não apenas a articulação AC direita está deslocada (em comparação com a articulação AC esquerda), mas também – e ainda de maneira mais significativa – observa-se o grande aumento no interespaço coracoclavicular no ombro direito lesionado em comparação com o ombro esquerdo normal.

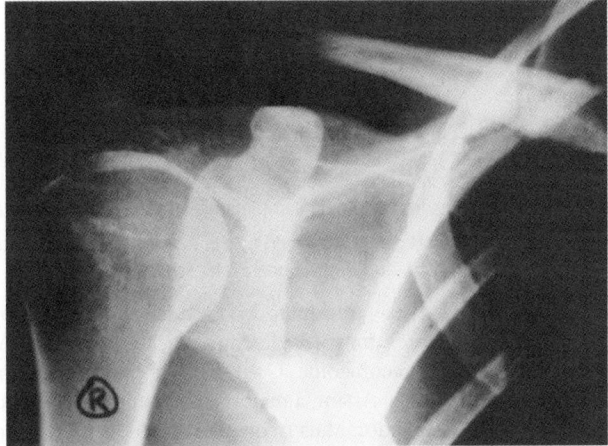 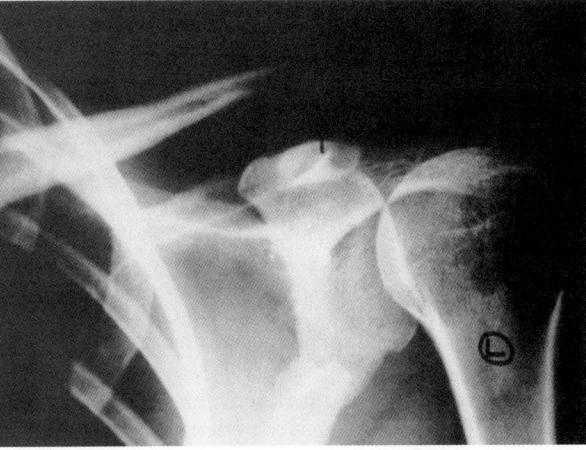

A **B**

FIGURA 41.16 Radiografias de um paciente com uma variante de lesão do tipo III que envolve a articulação AC e uma fratura da base e da ponta do coracoide. **A:** Radiografia anteroposterior do lado direito lesionado. A lesão no coracoide não está visualizada. **B:** Radiografia do lado esquerdo intacto, que demonstra uma distância coracoclavicular igual nos dois lados, o lesionado e o intacto.

(continua)

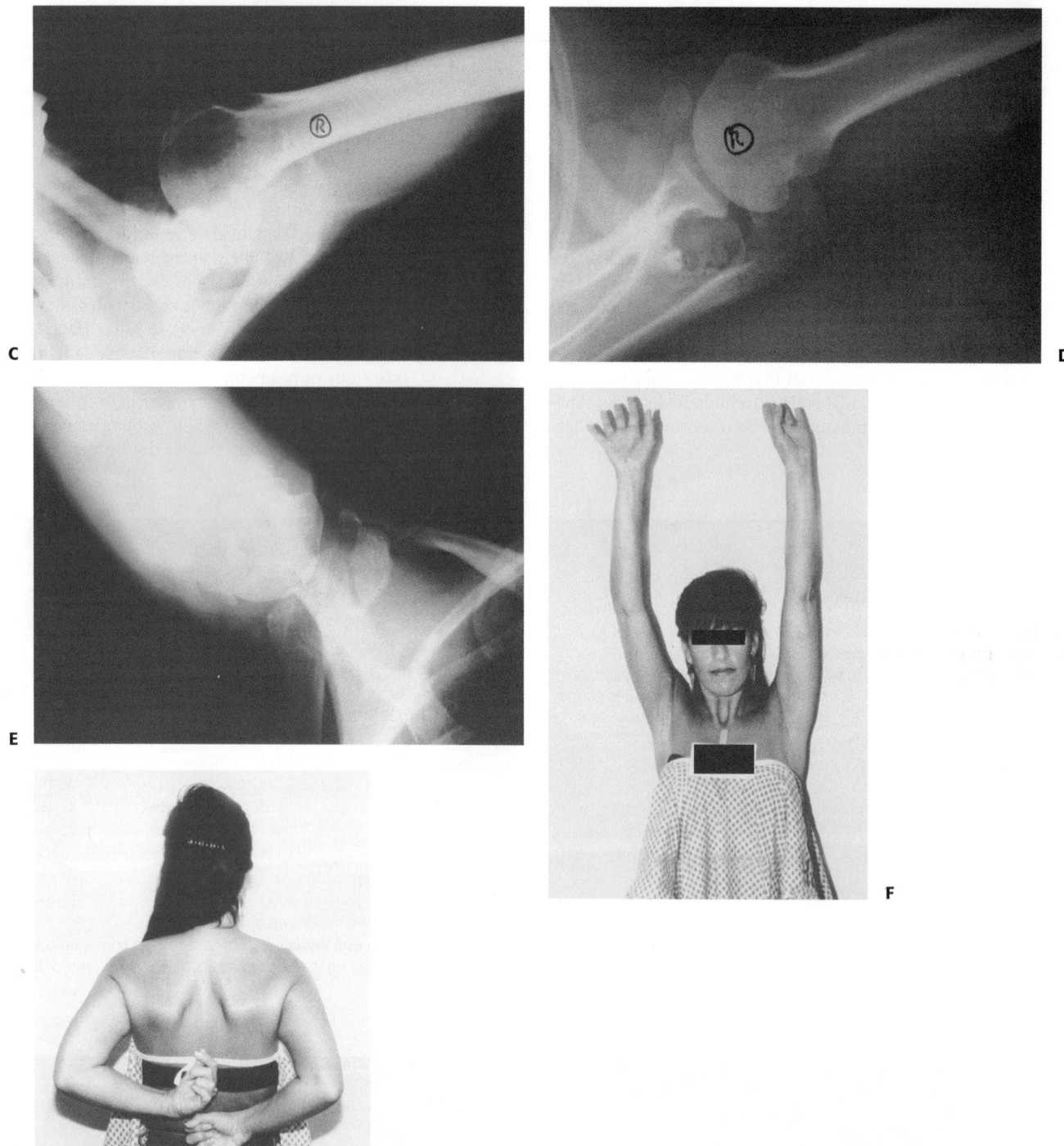

FIGURA 41.16 (*continuação*) **C:** A projeção axilar demonstra a fratura na ponta, mas a fratura na base não é facilmente detectada. **D:** A projeção de West Point revela com clareza a fratura na ponta do processo coracoide. **E:** A projeção da incisura de Stryker demonstra com clareza a fratura na base do coracoide. **F:** Nesse caso, o tratamento conservador obteve excelente resultado, o que foi evidenciado pela completa elevação acima da cabeça. **G:** O paciente readquiriu uma rotação medial praticamente normal.

Aqueles autores que recomendam o reparo cirúrgico em casos selecionados enfatizam a importância do reparo do laceração dorsal na luva periosteal.[47,48]

Uma variação da lesão do tipo III envolve a luxação completa da superfície articular AC, em combinação com uma fratura do processo coracoide.[25,81,95] Essa é uma lesão extremamente rara. Na maioria dos casos, os ligamentos permaneceram intactos e presos à fratura deslocada do processo coracoide, que ocorre, com mais frequência, através da base.

Já foram descritos tanto métodos de tratamento operatórios como conservadores em casos de combinação de luxação AC e fratura do processo coracoide. Os resultados parecem similares em ambos os grupos. Assim, a maioria dos autores recomenda o tratamento conservador. Mais frequentemente, a fratura do processo coracoide é extra-articular. Mas já nos deparamos com casos em que o fragmento coracoide contém uma porção significativa da fossa glenoide. O tendão conjunto provoca uma rotação inferolateral do processo coracoide e da glenoide e isso pode re-

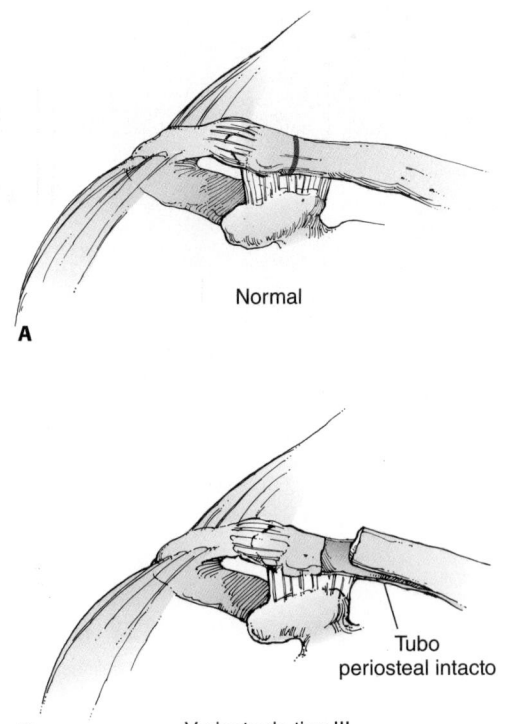

FIGURA 41.17 A: Em crianças e adolescentes, a fise distal da clavícula se situa medialmente à reflexão da cápsula AC. Nessa faixa etária, frequentemente as lesões são fraturas do tipo II de Salter-Harris, com envolvimento da fise, e não de luxações AC. **B.** Os ligamentos coracoclaviculares permanecem presos à luva periosteal intacta, enquanto o fragmento medial da clavícula sofre deslocamento através de uma laceração dorsal no periósteo.

sultar em um substancial deslocamento da articulação. Nessa situação, pode haver necessidade de redução aberta e fixação interna e isso dependerá do grau de deslocamento do fragmento articular (ver Fig. 41.18).[128]

Lesão do tipo IV. Embora os achados radiográficos associados às lesões do tipo IV sejam um relativo deslocamento superior da clavícula com relação ao acrômio e um aumento no interespaço CC, a característica mais notável é o deslocamento posterior da extremidade distal da clavícula, o que pode ser observado na radiografia em incidência axilar (ver Fig. 41.19). Em pacientes com ombros robustos e grandes ou em pacientes politraumatizados nos quais não é possível obter uma incidência radiográfica em incidência axilar do ombro ou uma incidência radiográfica lateral da escápula, um estudo de TC poderá ser de grande valia, como ajuda na confirmação de suspeitas clínicas de uma articulação AC com deslocamento posterior.

Lesão do tipo V. O aspecto radiográfico característico das lesões do tipo V é um aumento significativo (100 a 300%) na distância CC. Nota-se que a clavícula exibe visível luxação superior, com afastamento do acrômio (ver Fig. 41.20). No entanto, as radiografias revelam que, na verdade, a clavícula no lado lesionado está aproximadamente ao mesmo nível da clavícula no lado normal e a escápula está inferiormente lesionada.

Lesão do tipo VI. Existem dois tipos de luxação AC inferior: subacromial e subcoracoide. No tipo subacromial, as radiografias revelam redução na distância CC (i. é, menor do que no lado normal) e a extremidade distal da clavícula está posicionada em uma localização subacromial. A luxação subcoracoide se caracteriza pela inversão da distância CC, em que a clavícula está deslocada inferiormente ao processo coracoide (ver Fig. 41.21). Tendo em vista que em geral essa lesão é resultante de trauma grave, ela com frequência se faz acompanhar por várias outras fraturas da clavícula e das costelas.

Medidas de desfecho

O tratamento das lesões da articulação AC é campo de muita controvérsia. A definição do padrão lesional se fundamenta na quantidade de separação ou deslocamento observado nas radiografias, conforme a classificação de Rockwood.[126] O tratamento tradicional de todos os padrões lesionais envolve um período imediato de repouso, aplicação de gelo e imobilização com uma tipoia. Mas o tempo necessário até o retorno às práticas esportivas ainda não ficou definido. Estudos recentes sugerem que 10 a 15 dias para lesões dos tipos I e II de baixa intensidade é tudo o que se faz necessário; contudo, nesses artigos não foi avaliado o re-

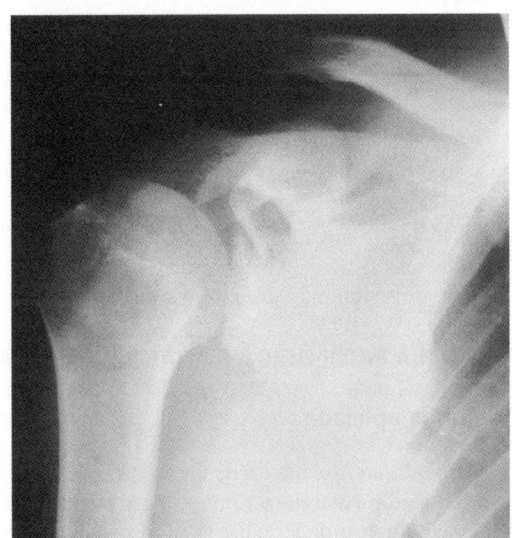
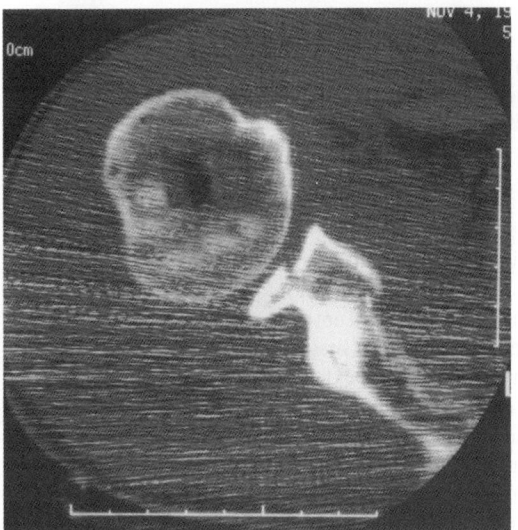

FIGURA 41.18 Fratura do coracoide com extensão intra-articular. **A:** Radiografia anteroposterior demonstra a fratura no coracoide. **B:** O estudo de TC revela o deslocamento do glenoide, que deve ser tratado com redução aberta e fixação interna.

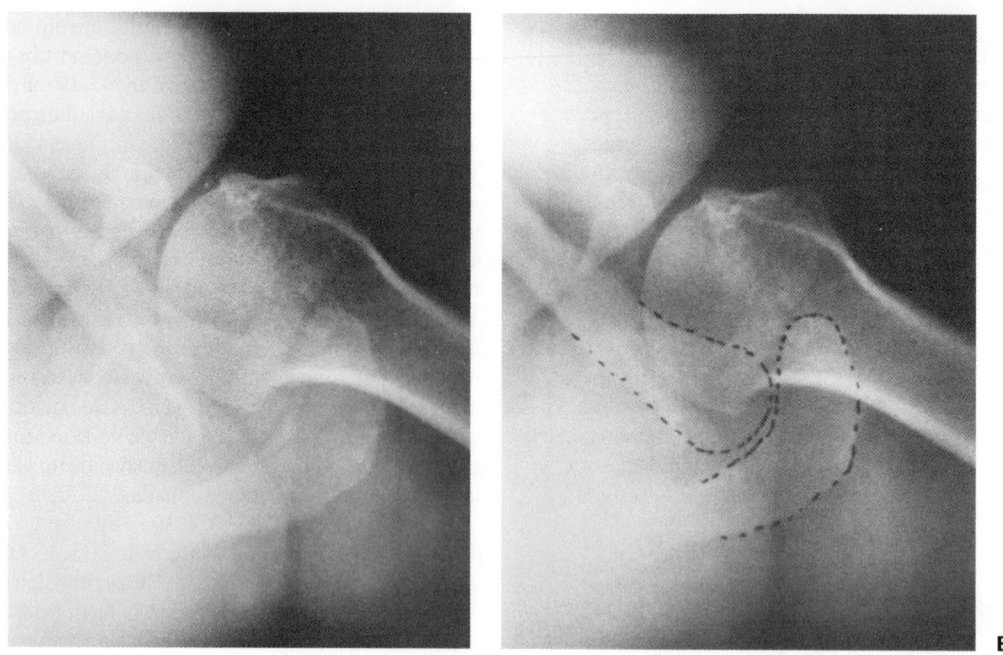

FIGURA 41.19 Luxação posterior do tipo IV na articulação AC. **A:** Radiografia lateral axilar do ombro direito. **B:** Projeção axilar com delineamento da extremidade distal da clavícula e do acrômio.

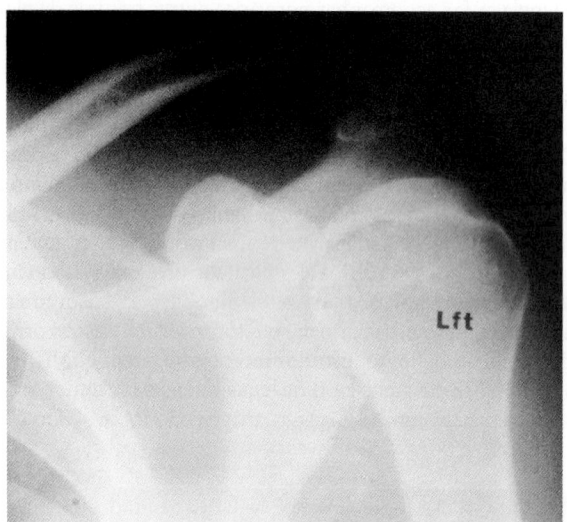

FIGURA 41.20 A radiografia anteroposterior de uma luxação do tipo V mostra o significativo aumento no interespaço coracoclavicular. A clavícula demonstra visível deslocamento, com afastamento do acrômio.

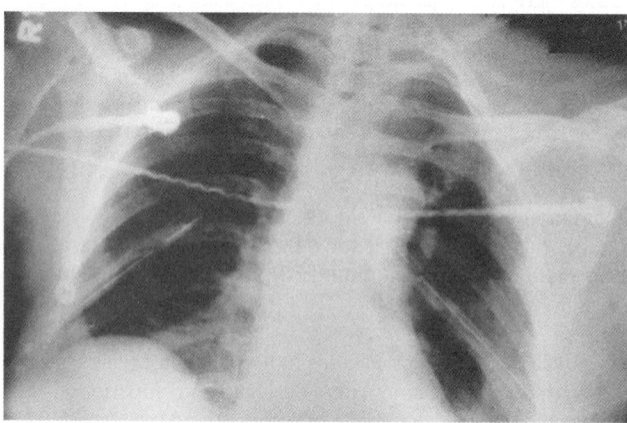

FIGURA 41.21 Luxação AC do tipo VI. Extremidade distal da clavícula **esquerda** na posição subcoracoide. O trauma de alta energia causador dessa lesão fica evidenciado pelos drenos torácicos bilaterais nesse paciente. (Extraído de Rockwood CA, Young DC. Disorders of the acromioclavicular joint. In: Rockwood CA, Matsen F III, eds. The Shoulder. Phladelphia: WB Saunders; 1990:447. Cortesia de R. C. Erickson e D. Massillion.)

torno às práticas esportivas com o paciente sem dor nem a necessidade de injeções anestésicas para tal retorno.[2,4] Mas a experiência clínica sugere que pode demorar mais até que o paciente retorne para a prática esportiva em uma situação verdadeiramente indolor, com ou sem injeção anestésica adjuvante. Entre os praticantes de futebol australiano e de rúgbi, o uso de injeções anestésicas locais em casos de luxações dolorosas da articulação AC tem se revelado muito bem-sucedido e essa prática resulta em efeitos colaterais muito limitados.[9] Nessa população, o número médio de jogos com o uso de uma injeção para a prática do esporte foi estratificado entre as várias lesões tratadas: as luxações da articulação AC tiveram a maior necessidade de tais injeções – uma média de 5,7 jogos.[9] A prática clínica demonstra que esses atletas competitivos retornarão aos jogos apesar da articulação dolorida, mas se tiverem a opção do tratamento local para ajudá-los com seus sintomas, aceitam-na imediatamente.

ANATOMIA PATOLÓGICA E ANATOMIA APLICADA

Anatomia aplicada

A articulação AC, uma articulação diartrodial, se localiza entre a margem medial do acrômio e a extremidade lateral da clavícula. No interior da articulação AC, existe um disco fibrocartilaginoso de dimensões e forma variáveis. Na visualização da articulação AC na direção anterior-posterior, a inclinação da articulação pode estar quase vertical ou pode estar inclinada na direção inferior e medial, com a clavícula sobreposta ao acrômio em um ângulo de até 50° (ver Fig. 41.22).[131] Pode ocorrer um tipo subjacente de inclinação, em que a faceta clavicular fica sob o processo acromial. Em aproximadamente 50% das vezes, a superfície articular da clavícula fica sobreposta sobre a superfície articular do acrômio, o que resulta em superfícies articulares incongruentes. Mas há evidências que apoiam a suposição de que as superfícies articulares emprestam algum grau de suporte biomecânico; isso deve ser levado em consideração durante a realização de reparos ou reconstruções cirúrgicas.[19]

Existem dois tipos de discos intra-articulares fibrocartilaginosos – completos e parciais (meniscoides). O disco varia muito em termos de tamanho e forma[41] e, com o passar do tempo o menisco sofre degeneração, até que finalmente perde a funcionalidade, depois de ultrapassada a quarta década de vida.[41,118,130] A inervação da articulação AC provém de ramos dos nervos axilar, supraescapular e peitoral lateral (ver Fig. 41.4).

Ligamentos acromioclaviculares

Os ligamentos AC (anterior, posterior, superior e inferior) circundam a articulação AC (ver Fig. 41.23). As fibras do ligamento AC superior, que são os mais fortes entre os ligamentos capsulares, se fundem com as fibras dos músculos deltoide e trapézio, que estão presas ao aspecto superior da clavícula e do processo acromial. As inserções musculares são importantes por acrescentarem estabilidade à articulação AC. Os ligamentos AC estabilizam a articulação em uma direção AP (o plano horizontal).[40,130,157] Estudos recentemente publicados demonstraram que a distância desde o aspecto lateral da clavícula até a inserção do ligamento/cápsula AC superior varia de 5,2 a 7 mm em mulheres e é de aproximadamente 8 mm em homens.[14,138] Uma ressecção que se estenda medialmente à inserção capsular leva à instabilidade no plano horizontal.[13]

Ligamento coracoclavicular

O ligamento CC é uma estrutura muito forte e robusta, cujas fibras avançam desde a superfície externa inferior da clavícula até a base do processo coracoide da escápula. O ligamento CC possui dois componentes: os ligamentos conoide e trapezoide (ver Fig. 41.23). O ligamento trapezoide mede de 0,8 a 2,5 cm de comprimento e de 0,8 a 2,5 cm de largura. O ligamento conoide varia de 0,7 a 2,5 cm de comprimento e de 0,4 a 0,95 cm de largura.[130] A distância desde o aspecto lateral da clavícula até as fibras mais laterais do ligamento trapezoide pode medir até somente 10 mm.[14,67,68,124]

O ligamento conoide, o mais medial dos dois ligamentos, tem forma de cone, em que o ápice do cone se prende ao lado posteromedial da base do processo coracoide. A base do cone se prende no tubérculo conoide no aspecto posterior da superfície inferior da clavícula. O tubérculo conoide está localizado no ápice da curva clavicular posterior, que se situa na junção do terço lateral da clavícula aplainada com os dois terços mediais da diáfise triangular.

O ligamento trapezoide tem sua origem no processo coracoide, anterior e lateralmente à inserção do ligamento conoide. Esse ponto se situa em um local imediatamente posterior à inserção do tendão do peitoral menor. O ligamento trapezoide se estende superiormente até uma linha irregular situada na superfície inferior da clavícula.

Biomecânica

A biomecânica da articulação AC envolve estabilidade estática, estabilidade dinâmica e movimento da articulação AC. A única conexão entre o membro superior e o esqueleto axial se dá através das articulações claviculares nas articulações AC e EC. Além disso, por meio de dissecções anatômicas dos ligamentos EC, ficou demonstrado que esses ligamentos impedem o deslocamento inferior da extremidade distal da clavícula. Assim, na posição ereta, os robustos ligamentos EC dão sustentação às clavículas suspensas em afastamento do corpo, como as asas no corpo de um aeroplano. Além disso, da mesma forma que os motores a jato são suspensos do lado inferior das asas, os membros superiores são suspensos das clavículas distais por meio dos ligamentos CC. Portanto, o ligamento CC é o ligamento suspensório primário do membro superior.

A estabilidade da articulação AC é mantida predominantemente pelas estruturas ligamentares circunjacentes, especialmente os ligamentos CC (conoide e trapezoide) e pela cápsula e ligamentos AC. Seguindo à excisão da cápsula articular AC, Urist[157] demonstrou que a extremidade distal da clavícula pode sofrer luxação completa na direção anterior e posterior, em relação ao

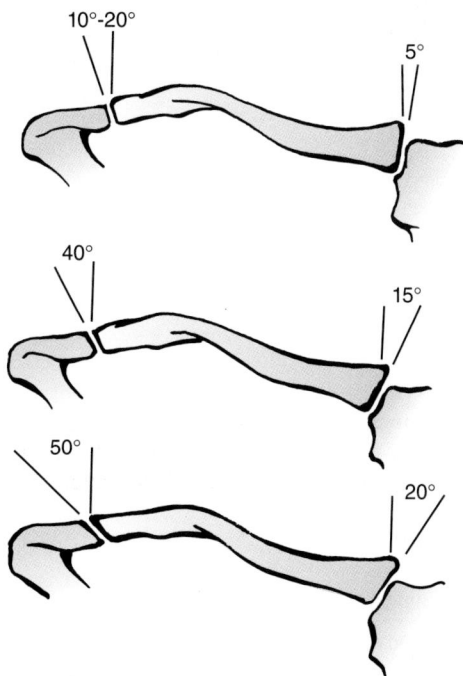

FIGURA 41.22 Variações na inclinação das articulações AC e esternoclavicular. (Redesenhado de DePalma AF. *Surgery of the Shoulder*. Philadelphia, PA: JB Lippincott; 1973.)

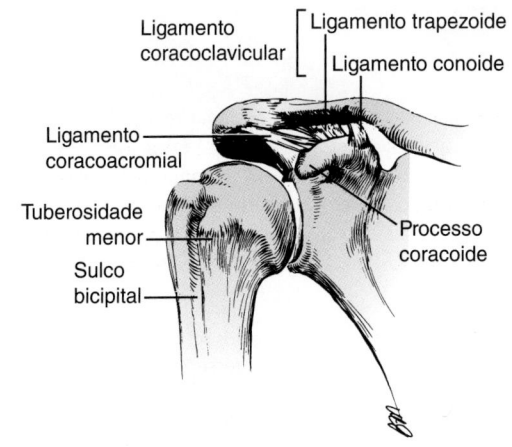

FIGURA 41.23 Anatomia normal da articulação AC.

processo acromial. Contudo, o deslocamento vertical da clavícula em relação ao acrômio apenas ocorre depois da transecção dos ligamentos CC (ver Fig. 41.24). Fukuda et al.[52] realizaram testes de deslocamento de carga com um deslocamento fixo seguido à secção sequenciada dos ligamentos, com o objetivo de determinar as contribuições individuais dos diversos ligamentos para a estabilidade AC. A contribuição dos ligamentos AC, trapezoide e conoide foi determinada em deslocamentos pequenos e grandes. Em pequenos deslocamentos, os ligamentos AC foram os limitadores primários, tanto para a translação posterior (89%) quanto superior (68%) da clavícula – os padrões lesionais mais comuns observados na clínica. Em grandes deslocamentos, o ligamento conoide proporcionou a limitação primária (62%) para a translação superior, enquanto os ligamentos AC permaneceram como limitadores primários (90%) para a translação posterior. Tanto em grandes como em pequenos deslocamentos, o ligamento trapezoide funcionou como limitador primário para a compressão da articulação AC.

Estudos demonstraram que o ligamento trapezoide tem papel mais importante na resistência ao deslocamento posterior da clavícula e o ligamento conoide tem maior papel no deslocamento anterior desse osso.[86,142] O papel da cápsula e dos ligamentos da articulação AC tem sido estudado exaustivamente, com respeito à ressecção da extremidade distal da clavícula.[17,40,49,50] O apoio posterior da clavícula contra o acrômio é evitado com a remoção de apenas 5 mm de osso. Esse procedimento preserva a cápsula e os ligamentos, mantendo a estabilidade AP da articulação AC. Foi demonstrado que ressecções maiores resultam em translação posterior excessiva.[13,79] Em conjunto, esses experimentos levaram às seguintes conclusões, com relação à articulação AC:

- A estabilidade horizontal é controlada pelo ligamento e pela cápsula da articulação AC.
- A estabilidade vertical é controlada pelos ligamentos CC.

O ligamento CC ajuda no acoplamento da abdução/flexão glenoumeral à rotação escapular no tórax. A completa elevação acima da cabeça não pode ser realizada sem um movimento glenoumeral e escapulotorácico combinado e sincronizado.[28,72,76] À medida que a clavícula faz rotação superior, esse osso dita a rotação escapulotorácica, em virtude de sua ligação à escápula – os ligamentos conoide e trapezoide.

Movimento da articulação acromioclavicular

O movimento da articulação AC tem sido objeto de discussão. Com a elevação do ombro, a classificação gira superiormen-

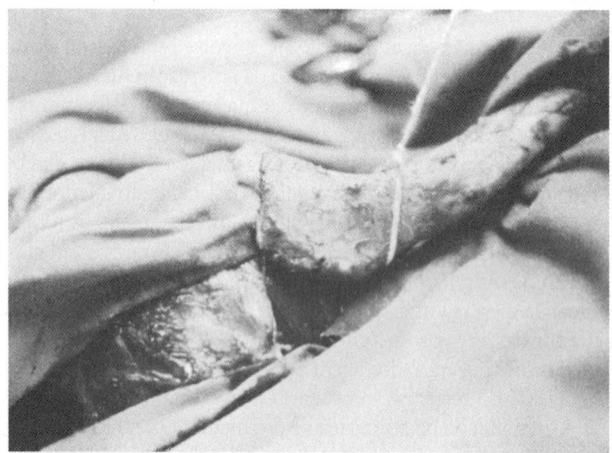
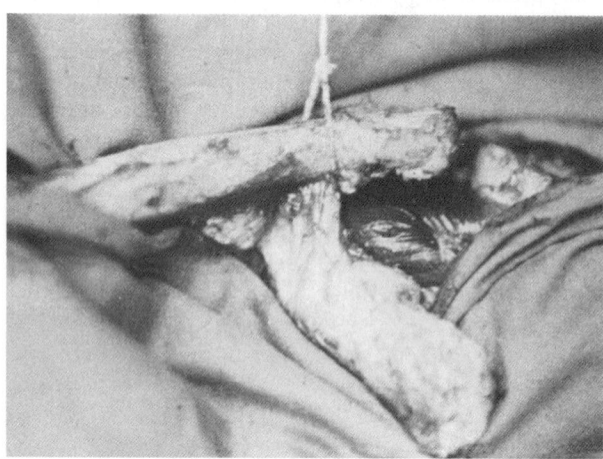
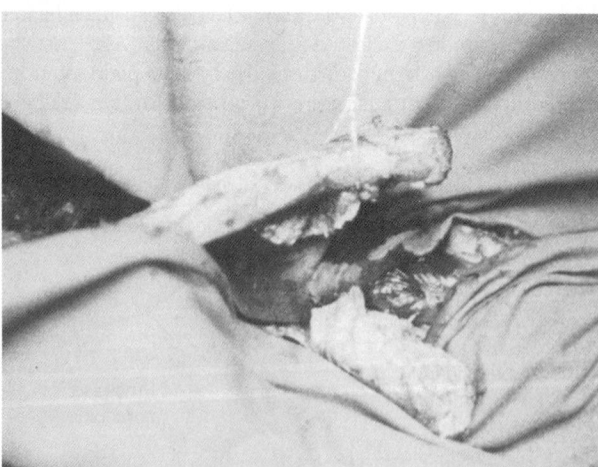

FIGURA 41.24 Importância dos ligamentos AC e coracoclavicular para a estabilidade da articulação AC, demonstrada em um cadáver recente. **A:** Já com os músculos e cápsula e ligamentos AC resseccionados e com os ligamentos coracoclaviculares intactos, a clavícula pode ser deslocada anteriormente, conforme está ilustrado, ou posteriormente, desde a superfície articular do acrômio. **B:** Porém, considerando que os ligamentos coracoclaviculares estão intactos, a clavícula não pode ser significativamente deslocada para cima. **C:** Em seguida à transecção dos ligamentos coracoclaviculares, a clavícula pode ser completamente deslocada acima do processo acromial. Isso sugere que a estabilidade horizontal da articulação AC é dependente dos ligamentos AC, e a estabilidade vertical é obtida pela ação dos ligamentos coracoclaviculares.

te em 40-50°. Rockwood et al.[127] demonstraram que ocorriam apenas 5-8° de rotação da clavícula relativamente ao acrômio. Embora a clavícula gire 40-50° durante a elevação completa acima da cabeça, essa rotação está combinada com a rotação escapular simultânea, não com o movimento exclusivo da articulação AC.[167] Esse movimento "escapuloclavicular sincronizado" foi originalmente descrito por Codman[28] e mais recentemente elucidado por Flatow.[49]

OPÇÕES TERAPÊUTICAS

Tratamento conservador

Existe consenso generalizado em apoio ao tratamento conservador de lesões dos tipos I e II (classificação de Rockwood) da articulação AC.[34,97] Em um cenário agudo, tanto lesões do tipo I como do tipo II na articulação AC são tratadas com um período inicial de imobilização. Embora esses dois tipos de lesão AC se situem na extremidade inferior do espectro, ambos podem permanecer sintomáticos, anos após a ocorrência da lesão.[35,106] Assim, essas lesões de baixo grau da articulação AC permanecem sintomáticas por uma série de razões, como: artrose pós-traumática, osteólise pós-traumática da clavícula, subluxação recorrente da articulação AC, encarceramento de ligamentos capsulares lacerados no interior da articulação, fragmentos soltos de cartilagem articular ou deslocamento de menisco no interior da articulação. Em um estudo realizado por Mouhsine et al.,[106] foi constatado que 52% dos pacientes com lesões dos tipos I e II ainda estavam sintomáticos seis anos, em média, após ocorrida a lesão. O tratamento cirúrgico de lesões AC dos tipos I e II persistentemente sintomáticas deve ser adaptado ao mecanismo subjacente aos sintomas; esse tópico será discutido com maiores detalhes na seção seguinte sobre cirurgia. Ao contrário do que ocorre com as lesões AC dos tipos I e II, é maior a controvérsia com relação ao tratamento ideal das lesões AC do tipo III. Parte da controvérsia com relação ao tratamento dessas últimas lesões se deve à dificuldade em diferenciar lesões do tipo III *versus* lesões do tipo IV na articulação AC. Além disso, tem sido notada oscilação na preferência pelo tratamento entre modalidades operatórias e conservadoras diante dessas lesões AC. As lesões AC do tipo III exibem laceração completa dos ligamentos AC e CC e, além disso, ocorre deslocamento superior de 25-100%, em comparação com o ombro contralateral. Além das lacerações completas dos ligamentos AC e CC, as lesões do tipo V na articulação AC exibem desnudamento da fáscia deltotrapezoidal, o que resulta em deslocamento superior acima de 100% em comparação com o ombro contralateral. Diante dessa semelhança na direção do deslocamento, tem sido grande a dificuldade em determinar não apenas a classificação correta, mas também o tratamento correto. Durante os anos de 1930-1940, predominava o tratamento conservador das lesões AC do tipo III. Durante os anos de 1950-1970, diante dos avanços na técnica cirúrgica, o reparo operatório passou a ser a principal opção no tratamento dessas lesões AC com deslocamento. Em um estudo de sondagem realizado por Powers e Bach[121] em 1974, foi constatado que a maioria dos programas de residência nos Estados Unidos tratava as lesões do tipo III na articulação AC com redução aberta; 60% utilizavam fixação AC temporária e 35% usavam fixação CC. No início dos anos de 1990, Cox et al.[36] fizeram uma sondagem em dois grupos de ortopedistas – um grupo de profissionais especializados em medicina do esporte e um segundo grupo composto por chefes de programas de residência em ortopedia. Ambos os grupos preferiam o tratamento conservador das lesões AC do tipo III, com 86,4% no grupo de especialistas em medicina do esporte e com 72,2% no grupo de chefes de programas de residência em ortopedia. Recentemente, em 2007, Nissen e Chatterjee[112] fizeram uma sondagem entre membros da American Orthopaedic Society for Sports Medicine (AOSSM) e diretores de programas de residência para cirurgia ortopédica que, juntos, demonstraram inclinação em favor do tratamento conservador de lesões AC do tipo III. À luz de níveis mais altos de evidência, foram publicados dois estudos prospectivos randomizados sobre tratamento conservador *versus* operatório para lesões AC.[3,84] Em um estudo prospectivo randomizado, Bannister et al.[3] trataram seus pacientes com procedimento cirúrgico, com redução e fixação por um parafuso CC ou por tratamento conservador com uma tipoia para o braço durante 2 semanas, seguida pela mesma reabilitação utilizada no grupo cirúrgico. Depois de 4 anos de seguimento, o grupo de tratamento conservador demonstrou uma reaquisição mais rápida dos movimentos, um retorno mais rápido ao trabalho e à prática esportiva e menor número de resultados insatisfatórios. Contudo, a análise de subgrupo das luxações AC com >2 cm de deslocamento demonstrou melhores resultados no grupo de tratamento cirúrgico. Em um estudo prospectivo randomizado subsequente, Larsen et al.[84] randomizaram seus pacientes para tratamento conservador com uma tipoia ou para tratamento cirúrgico com o uso do procedimento de Phemister, que consistia na redução e fixação na articulação AC com dois fios de Kirschner rosqueados de 2 mm que cruzavam o espaço articular, seguidas pela sutura das rupturas do ligamento AC, ligamento CC e dos músculos circunjacentes. Para esse estudo, o grupo de tratamento conservador demonstrou menor tempo de reabilitação e o grupo cirúrgico demonstrou maior número de complicações – cerca de metade dos pacientes tratados por cirurgia tiveram problemas com o implante metálico ou infecções superficiais. Na comparação entre os grupos cirúrgico e conservador, não foi observada diferença nos resultados clínicos.[84]

Pacientes politraumatizados com lesões da articulação AC recebem uma atenção mais profunda com relação ao tratamento cirúrgico. Em um artigo de Gallay et al.,[54] esses autores demonstraram que uma lesão da articulação AC no acompanhamento de um paciente politraumatizado apresenta maiores ramificações com respeito ao funcionamento do ombro, em termos da avaliação por desfechos específicos para a doença e para a saúde em geral. Em geral, as lesões na articulação AC dos tipos IV, V, e VI, com atenção à ruptura de tecidos moles e à articulação persistentemente deslocada, são tratadas por cirurgia. A discussão desses tratamentos se dará na seção a seguir sobre tratamento cirúrgico (ver Tab. 41.3).

TABELA 41.3 Lesões da articulação acromioclavicular

Tratamento conservador	
Indicações	Contraindicações relativas
Lesão do tipo I da articulação AC	Lesão sintomática crônica
Lesão do tipo II da articulação AC	Lesão sintomática crônica
Lesão do tipo III da articulação AC	Tratamento conservador malsucedido, atleta, politraumatismo, trabalhador braçal

O tratamento conservador de lesões AC consiste em um dispositivo de imobilização e pela chamada "negligência perita".[127] Quanto aos dispositivos de imobilização, foram muitas as variações empregadas, por exemplo, tipoias, imobilizações com esparadrapo, imobilizadores, coletes/arreios, técnicas de tração e aparelhos gessados.[126] Entre esses dispositivos de imobilização, a tipoia vem sendo ultimamente o método mais popularmente aplicado como tratamento conservador. Em particular, o princípio subjacente ao dispositivo de imobilização é a sustentação do peso do membro superior, com a intenção de diminuir o estresse aplicado sobre os ligamentos da articulação.[34] Resumidamente, durante a primeira semana de tratamento, o dispositivo de imobilização, juntamente com a aplicação de gelo e a administração de analgésicos, ajuda a diminuir a dor e a inflamação resultantes da lesão da articulação AC. Analogamente, para acelerar o processo de cura, o paciente é incentivado a usar o membro superior lesionado conforme sua tolerância. O grau de lesão no complexo da articulação AC e a gradação da luxação não mudam com o tempo da lesão. Portanto, o objetivo do tratamento na fase aguda é o controle da dor. Em seguida ao período inicial de imobilização – 1 a 2 semanas, dependendo do grau de luxação – os exercícios de fortalecimento terão início, com enfoque particular nos músculos periescapulares, que são importantes para a biomecânica do ombro.[97] Entretanto, tanto o levantamento de grandes pesos como a prática de esportes de contato serão evitados durante a segunda fase do tratamento com exercícios de fortalecimento.[97] Aqueles atletas desejosos de um retorno mais rápido à prática esportiva devem ser incentivados a usar material de acolchoamento protetor sobre a articulação AC. A ocorrência de uma segunda lesão à articulação AC em um atleta que tenha retornado precocemente à prática esportiva poderá mudar o cenário – de uma articulação AC com subluxação parcial para a completa luxação da articulação. Diante dessa sequela potencial, é preciso que todos os atletas que desejem retornar mais rapidamente à prática esportiva sejam alertados para tal possibilidade.

Desfechos

A literatura relata casos de sucesso com o tratamento conservador de lesões dos tipos I até III na articulação AC. Lesões de grau mais baixo na articulação AC, classificadas como dos tipos I e II, constituem a maioria tratada por métodos conservadores e com uma cuidadosa supervisão. Na maioria das lesões dos tipos I e II na articulação AC, Bjerneld et al.[11] demonstraram que, seis anos após a ocorrência da lesão, os pacientes tratados com um breve período de imobilização do ombro tiveram resultados excelentes ou bons. Nesse mesmo estudo, pacientes com separação completa da articulação AC, também tratados por procedimento conservador, obtiveram resultados bons a excelentes. Embora os pacientes, em sua maioria, obtenham bons resultados com o tratamento conservador das lesões dos tipos I e II na articulação AC, Mouhsine et al.[106] informaram que apenas 52% de 33 pacientes consecutivos, em uma média de 6,3 anos a contar do momento da lesão, permaneciam completamente assintomáticos. Mesmo entre as lesões do tipo III na articulação AC, diversos estudos demonstraram bons desfechos com o uso de medidas conservadoras. Exemplificando, luxações AC do tipo III tratadas por procedimento conservador foram avaliadas em um estudo de Wojtys e Nelson,[165] com um seguimento médio de 2,6 anos. Nesse estudo, os pacientes retornaram ao trabalho em uma média de 2,1 semanas a contar da ocorrência da lesão; e os níveis de força e resistência do ombro lesionado eram comparáveis aos do ombro intacto contralateral. Foi constatado que, comparativamente, a força e resistência do ombro afetado com uma lesão AC do tipo III tratada conservadoramente não eram diferentes das características de desempenho do ombro normal oposto, depois de um seguimento médio de 4,5 anos.[151] Além disso, pacientes tratados conservadoramente exibiam completa amplitude de movimento e, por essa razão, não houve comprometimento nem das atividades da vida diária nem da participação esportiva. Em um estudo de Dias,[42] 44 pacientes com lesão AC do tipo III foram seguidos durante 5 anos após a lesão. Esses pacientes foram tratados com uma tipoia no braço durante 3 a 5 semanas, seguida por mobilização do ombro. Subjetivamente, a maioria dos pacientes informou apenas um leve desconforto e nenhum paciente sofria desconforto que, subsequentemente, tenha causado uma mudança na sua ocupação. Em um estudo de seguimento de Rawes e Dias,[123] trinta pacientes da coorte previamente publicada (que tinham sido tratados por procedimento conservador por uma tipoia) tiveram preservados seus bons resultados cerca de 12,5 anos após a lesão, apesar da luxação persistente da articulação AC.

Vários estudos já compararam o tratamento conservador com o tratamento cirúrgico de lesões AC. Em um dos primeiros estudos comparativos, Galpin et al.[55] compararam o tratamento cirúrgico com um parafuso CC de Bosworth e o tratamento conservador de luxações completas da articulação AC. Os desfechos desse estudo informaram resultados iguais, senão superiores, para o retorno mais rápido às atividades, prática esportiva e trabalho. Nos dois grupos, foi constatado que a amplitude de movimento e a força foram iguais, apesar do tratamento. Em estudo mais recente, Gstettner et al.[64] revisaram retrospectivamente pacientes com lesão AC do tipo III tratados por procedimento cirúrgico com uma placa com apoio subacromial (i. e., hook plate), em comparação com pacientes tratados conservadoramente, em seguida a um seguimento médio de 34 meses. Os autores observaram Escores de Constant melhores no grupo tratado por cirurgia. Por outro lado, Calvo et al.[23] informaram não ter observado diferença significativa nos resultados entre os tratamentos cirúrgico e conservador em pacientes com lesões AC do tipo III. Em particular, as lesões AC tratadas por cirurgia demonstraram uma incidência significativamente mais alta de osteoartrite e de ossificação dos ligamentos CC. Taft et al.[148] compararam um grupo de pacientes tratados por procedimento conservador com imobilização por tipoia, aplicação de esparadrapo ou com uma tipoia de Kenny-Howard versus um grupo tratado por procedimento cirúrgico, com fixação AC ou CC. As pontuações subjetivas para a dor e rigidez e os achados objetivos para a força e amplitude de movimento foram similares para ambos os grupos. Os autores observaram um percentual muito mais elevado de complicações no grupo operatório. Press et al.[122] observaram ganhos tanto com o tratamento cirúrgico como com o tratamento conservador, mas com retorno mais rápido ao trabalho e à prática esportiva no grupo tratado por procedimento conservador. Não foram notadas diferenças significativas com respeito à amplitude de movimento do ombro, força muscular manual e achados neurovasculares entre os dois grupos. Em estudos prospectivos randomizados entre o tratamento operatório e conservador de lesões AC do tipo III,[3,84] os pacientes tratados conservadoramente demonstraram um retorno mais rápido das funções e sofreram menor número de complicações comparativamente aos pacientes tratados por cirurgia. Por essa razão, o tratamento de lesões AC dos tipos I a III, especialmente no cenário agudo, é abordado inicialmente com uma tentativa de tratamento conservador.

Tratamento cirúrgico

Indicações/contraindicações

O objetivo terapêutico para luxações da articulação AC é a movimentação do ombro livre da dor em um arco de amplitude de movimento que se aproxime do normal. São várias as opiniões com relação ao tratamento cirúrgico ideal para essas lesões. A intervenção cirúrgica deve ser exaustivamente discutida com cada paciente, pois os objetivos são diferentes para cada paciente. Em geral, as lesões dos tipos I e II são tratadas por procedimento conservador com uma tipoia, aplicação de gelo e por um breve período de imobilização, caracteristicamente se prolongando por 3 a 7 dias. O retorno à movimentação completa, dor mínima ou ausente, e funcionalidade completa com a capacidade de autoproteção são pré-requisitos para o retorno aos esportes de competição. Se uma funcionalidade completa for alcançada e restar apenas a dor, pode-se pensar em uma injeção de anestésico local para possibilitar o retorno à prática esportiva, se o fator tempo for crucial. No entanto, não existe consenso geral com relação ao tratamento para as luxações do tipo III, embora atualmente os especialistas favoreçam o tratamento conservador inicial na maioria dos casos.[125] Um percentual indeterminado desses pacientes tratados por procedimento conservador ficarão com uma dor persistente e incapazes de retornar ao seu esporte ou trabalho. Nesses casos, a estabilização cirúrgica subsequente, embora adiada, tem permitido o retorno ao esporte ou trabalho. É importante ter em mente que, até a presente data, nenhum estudo prospectivo de alta qualidade demonstrou ganhos com a cirurgia para o paciente que tenha sofrido lesões do tipo III.[141,143,149] Em nossa instituição, as lesões recentes dos tipos I, II, III e V são tratadas com um curso de seis semanas de reabilitação supervisionada com o objetivo de maximizar a força do manguito rotador e a estabilização da funcionalidade dos músculos periescapulares.[24,34] Em nossa experiência, os pacientes que não foram beneficiados com um mínimo de seis semanas de estabilização do ombro/fisioterapia orientada ainda terão resultados bons a excelentes com uma reconstrução cirúrgica em segundo tempo, com o uso de um enxerto de tendão.[24] À luz da controvérsia e da nítida falta de evidências em apoio ao tratamento cirúrgico agudo das luxações AC de grau III, recomendamos o tratamento inicial com até seis semanas de tratamento conservador.[24,34,155] Deve-se ter em mente que foi demonstrado em estudo recente de pacientes com lesões do tipo III que a alteração da biomecânica do ombro, secundária a um deslocamento completo da articulação AC, tem como resultado a discinesia escapular e, eventualmente, a síndrome SICK (do inglês *scapular malposition, inferior medial border prominence, coracoid pain and malposition, and dyskinesis of scapular movement*/mau posicionamento da escápula, saliência da borda medial inferior, dor e mau posicionamento do coracoide e discinesia do movimento escapular) da escápula. Esse transtorno se desenvolveu em 54% dos pacientes com luxações AC crônicas do tipo III em outro estudo.[34,65] Em geral, o tratamento cirúrgico é o método de escolha para pacientes saudáveis e ativos com lesões completas da articulação AC (tipos IV, V e VI) por causa da morbidade significativa associada ao padrão lesional, que pode acarretar uma articulação AC instável e persistentemente deslocada, com alteração na cinemática escapular e de disfunção do ombro.

Procedimento cirúrgico: técnicas históricas/clássicas

O tratamento cirúrgico para luxações da articulação AC exibe uma nítida evolução histórica. A fixação transarticular da articulação AC com pinos ou fios metálicos foi uma das primeiras técnicas a serem descritas. A fixação objetivava promover a redução temporária, o que dava aos tecidos moles nativos uma oportunidade de cicatrizar com a articulação AC em uma posição reduzida. Mas relatos de insucesso na fixação, perda da redução e de migrações desastrosas dos implantes levaram ao abandono dessa técnica.[96,113] Dentro dessa ótica, a técnica de "suspensão por parafuso" de Bosworth foi introduzida em 1941 como um dispositivo de fixação extra articular temporária para luxações recentes e passíveis de redução da articulação AC (ver Fig. 41.25).[16] Essa técnica pretendia proporcionar estabilidade significativa para possibilitar a cura dos ligamentos CC ou a formação de cicatriz. Por diversas razões, inclusive o contraste entre a fixação rígida proporcionada pelo parafuso e os movimentos intrínsecos entre a clavícula e a escápula (coracoide), alguns autores informaram a ocorrência de quebra e migração de implantes e fraturas do coracoide com o uso desse construto. Com uma abordagem parecida, construtos alternativos para a "suspensão CC" surgiram na literatura; enxertos de Dacron, fios metálicos e diversos tipos de suturas.[127,141] O conceito consistia em permitir o movimento, com um construto menos rígido, mas ainda com fixação suficiente para manter a distância CC reduzida, além de permitir a cura dos ligamentos AC e CC. Em 1972, Weaver e Dunn[161] publicaram sua técnica de ressecção da extremidade distal da clavícula e de transferência do ligamento CA para a parte distal da clavícula, com o objetivo de reconstruir os ligamentos CC e de tratar a instabilidade aguda e crônica da articulação AC. Ao longo dos anos, foram descritas várias modificações dessa técnica.[127] Essa técnica representa um procedimento aberto, que lança mão do ligamento CA descolado como estrutura de retenção para a parte distal da clavícula. A modificação dessa técnica não anatômica envolve um construto extra com suturas para aumentar a estabilidade primária (ver Fig. 41.26).[161] Essa abordagem, juntamente com diversas modificações técnicas, ainda é amplamente utilizada na reconstrução dos ligamentos CC, embora seja considerada biomecanicamente inferior, quando comparada a outras técnicas.[98,99,150] Historicamente, embora tenham sido informados resultados bons a excelentes com esse procedimento (75%),[127] foi demonstrado que a resistência inicial do ligamento CA em seguida à transferência é de apenas 25% dos ligamentos CC intactos normais, além de não recriar a estabilidade no plano horizontal.[87] Em um recente estudo com modelo cadavérico, foi observado que a carga máxima até a ruptura do construto de Weaver-Dunn (modificado) era 39% menor do que a carga aplicada aos con-

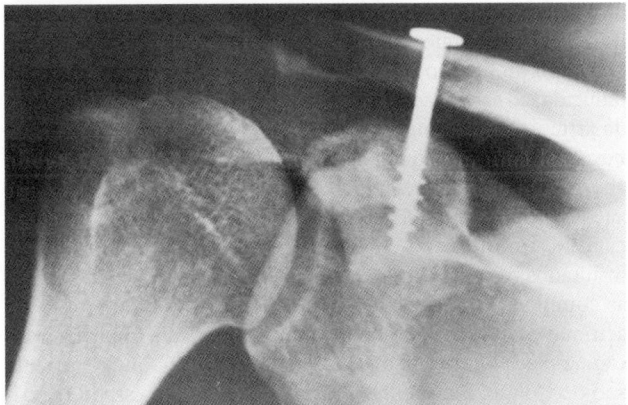

FIGURA 41.25 Radiografia anteroposterior pós-operatória do ombro com aplicação de um parafuso de Bosworth. Notar que a articulação AC foi reduzida e que as roscas vivas do parafuso de tração estão bem assentadas no processo coracoide.

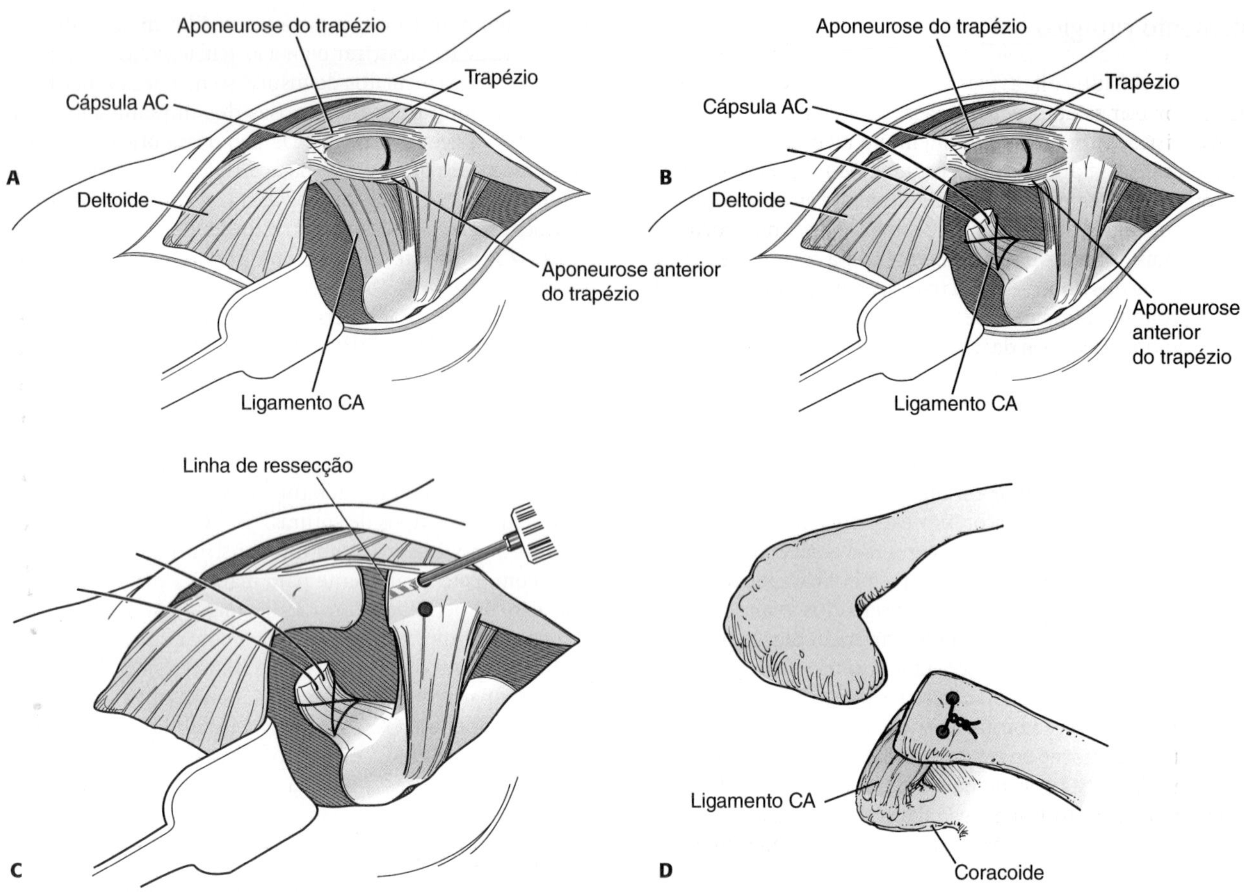

FIGURA 41.26 Transferência da inserção acromial do ligamento coracoacromial. **A:** Uma pequena parte do aspecto anterior do deltoide é rebatida desde o aspecto anterior do acrômio, com o objetivo de expor o ligamento coracoacromial. **B:** O ligamento foi liberado do acrômio e suturas são aplicadas na extremidade livre. **C:** O cirurgião perfura dois orifícios unicorticais na superfície posterossuperior da extremidade distal da clavícula, que se exteriorizam no canal medular. **D:** O ligamento coracoacromial é transferido para o canal medular. As suturas são aplicadas através dos orifícios perfurados e ligadas sobre a parte superior da clavícula.

troles.[150] Foi observado um aumento de 30% na instabilidade recorrente com essa técnica, caracteristicamente na direção anterior-posterior na articulação AC.[98,99,162] Desde uma perspectiva biomecânica, ficou demonstrada a importância dos ligamentos AC no controle das translações superior e horizontal.[52,79] Placas claviculares superiores com ganchos laterais ou "placas-gancho AC" têm sido descritas na literatura desde os anos 1980 com resultados variáveis.[140] Têm ocorrido algumas modificações da placa para rebaixar seu perfil ou acrescentar a "tecnologia dos parafusos bloqueados," mas o conceito permanece o mesmo. Esse tipo de fixação mantém a distância CC em uma posição reduzida, ao se "enganchar" por baixo do acrômio, com elevação da articulação glenoumeral (ver Fig. 41.27). Em sua maioria, nos casos relatados que envolvem o uso de placas com "ganchos" superiores, esse implante é aplicado em pacientes com luxações crônicas, frequentemente com uma artrose da articulação AC simultânea.[140] Foram informados percentuais de resultados bons ou excelentes, que variam entre 60 e 94%, mas as complicações dessa técnica envolvem fratura ou erosão do acrômio e irritação causada pelo implante, o que implica remoção da placa ou da haleta na extremidade distal que se articula sob o acrômio. Recentemente, foi publicado um estudo retrospectivo de luxações crônicas da articulação AC tratadas com um procedimento de Weaver-Dunn, cujos autores compararam construtos reforçados com sutura trançada PDS nº 1 em torno do coracoide *versus* placa com apoio subacromial (Synthes, Solo-

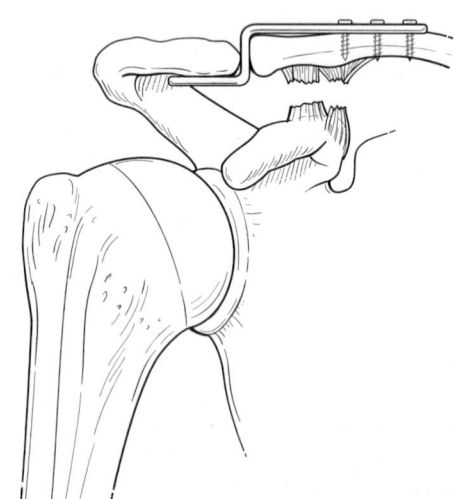

FIGURA 41.27 Placa com apoio subacromial (*hook plate*) aplicada no aspecto superior da clavícula. (Com permissão de Iannotti JP, Miniaci A, Williams G, Zuckerman DJ. *Disorders of the Shoulder: Sports Injuries*. Philadelphia, PA: Lippincott Williams & Wilkins; 2013.)

thurn, Suíça). Os pacientes tratados com o reforço pela placa com apoio subacromial não exibiram maior estabilidade da articulação AC depois da remoção da placa; e, embora esse estudo não tivesse poder de significância, foi observada uma tendência para Escores de Constant mais baixos no grupo tratado com a placa com apoio subacromial. Mais importante ainda, o grupo tratado com a placa com apoio subacromial informou maior dor relacionada à placa e todas necessitaram de remoção cirúrgica.[15] Recentemente, foram relatadas outras complicações associadas ao uso de placas-gancho, inclusive irritação crônica no espaço subacromial, o que resultou em uma síndrome de dor persistente, e remoção da placa[77] na ocorrência de osteólise e fraturas do acrômio.[27] No estudo de Kienast et al.,[77] foi observado um percentual geral de complicações de 10,6%, com 2% de reluxações. Estudo similar informou um percentual de reluxações de 12%.

Abordagens anatômicas

Data de 1942, a primeira tentativa de reconstrução dos ligamentos CC por Vargus, que descreveu a transferência de parte do tendão conjunto anteriormente à clavícula. A reconstrução anatômica de ligamentos CC e AC nativos representa progresso no entendimento da biomecânica nessa área, com a possibilidade de melhores desfechos cirúrgicos. A técnica da reconstrução anatômica do ligamento coracoclavicular (RALCC) aqui descrita tenta restaurar a biomecânica do complexo da articulação AC para o tratamento de luxações dolorosas ou instáveis.[5,17,18,21,33]

Lesões acromioclaviculares crônicas

Pacientes com lesões da articulação AC dos tipos I e II podem vir a sofrer alterações degenerativas tardias.[9,35,106] Com frequência, o menisco e a cartilagem articular sofrem uma lesão que resultará nessas alterações degenerativas. A dor crônica em seguida a lesões dos tipos I e II é tratada com analgésicos brandos, por exemplo, agentes anti-inflamatórios não esteroides, evitando atividades ou posições dolorosas e com injeção intra-articular com preparados à base de corticosteroides. Muitos desses casos serão resolvidos com esse tratamento conservador.

Pacientes com lesões crônicas do tipo I que não responderam ao tratamento conservador talvez tenham que passar por excisão cirúrgica da extremidade distal da clavícula para que obtenham alívio da dor. Esse procedimento pode ser realizado por meio de uma técnica aberta ou artroscópica.[51,56,107,144] O aspecto importante de qualquer dessas técnicas é a preservação ou o reparo da cápsula da articulação AC para a manutenção da estabilidade AP da articulação.[17] As ressecções devem se limitar a menos de 10 mm da extremidade distal da clavícula, com vistas à limitação da ruptura das estruturas capsulares/ligamentares superiores e posteriores. A violação dessas estruturas pode levar a uma instabilidade anterior-posterior residual da clavícula e também à dor.

Em pacientes com dor crônica em seguida a entorses AC do tipo II, o regime conservador inicial é o mesmo empregado em lesões do tipo I. Se o tratamento conservador e sintomático não obtiver sucesso, poderá haver indicação de cirurgia. A excisão isolada da extremidade distal da clavícula poderá não obter sucesso, por causa da instabilidade AP da clavícula distal e do resultante contato da clavícula na espinha da escápula. Assim, durante o exame pré-operatório o paciente deverá ser examinado cuidadosamente quanto à translação AP da clavícula com relação ao acrômio. Se estiver presente uma instabilidade AP excessiva, a excisão da parte distal da clavícula deverá ser combinada com a reconstrução da cápsula AR ou com uma transferência do ligamento coracoacromial.[161]

A dor e a instabilidade crônicas em seguida a luxações completas da articulação AC (tipos III, IV e V) não devem ser tratadas apenas com a excisão isolada da clavícula distal. Essa opção meramente encurta a clavícula sem estabilizá-la e está frequentemente associada a sintomas pós-operatórios persistentes. Portanto, em lesões crônicas, sintomáticas e completas da articulação AC, a excisão da parte distal da clavícula deve ser combinada com a estabilização. O procedimento reconstrutivo mais popularizado é a transferência da inserção acromial do ligamento coracoacromial à superfície resseccionada da parte distal da clavícula e, simultaneamente, estabilização CC. A estabilização CC aumenta enormemente a resistência do construto.[44,66,68,74,122]

TRATAMENTO PREFERIDO PELOS AUTORES

Tratamento agudo

O tratamento inicial se faz com uma tipoia aplicada de modo a suportar completamente e elevar o braço, para que os ligamentos lesionados não fiquem sob tensão. Em lesões de baixo grau, atividades envolvendo o ombro poderão ter início depois de uma semana e, caracteristicamente, os pacientes ficam livres da dor após 2 a 3 semanas. Em lesões de alto grau, a fisioterapia formal, com o objetivo de resolver o enfraquecimento dos músculos do ombro e fortalecer a musculatura periescapular, terá início após 2 semanas. Atividades de alta intensidade, levantamento de peso e esportes de contato deverão ser adiados até que o paciente tenha readquirido uma completa amplitude de movimento e não esteja mais sentindo dor à palpação. Esse processo poderá levar entre 2 e 4 semanas e depende do grau de separação da articulação AC, do estado pré-lesional do paciente, além da tolerância do paciente à dor. Para todos os pacientes, será instituído um período de 6 a 8 semanas de cuidados conservadores até que se considere a realização da intervenção cirúrgica, a menos que problemas neurológicos ou cutâneos imponham uma intervenção mais precoce. Os esportes de contato poderão ser retomados depois de aproximadamente 4 a 6 semanas, e esse retorno será ditado pela dor ocorrente durante a atividade. Até a presente data, ainda não foi publicado estudo que demonstre uma progressão da separação AC com o retorno precoce à prática esportiva, mas a dor durante esportes de colisão é certamente uma limitação que pode ser tratada com injeções (com ou sem corticosteroides) aplicadas na articulação AC antes da atividade.

A reconstrução anatômica dos ligamentos CC e AC nativos representa um entendimento mais aprimorado da biomecânica nessa região, com a tentativa de melhorar os resultados cirúrgicos. Embora essa opção ainda esteja sujeita a controvérsias, os autores acreditam que todas as estruturas estabilizadoras do complexo da articulação AC devam ser reconstruídas, para que se possa obter um resultado ideal. A técnica RALCC procura restaurar a biomecânica do complexo da articulação AC como tratamento para luxações dolorosas ou instáveis. O raciocínio subjacente ao uso dessa técnica é a reconstrução de ambos os ligamentos CC mediante a fixação anatômica de um enxerto de tendão em dois túneis na clavícula, aplicados no local de inserção anatômica dos ligamentos conoide e trapezoide. Além desses procedimentos, os ligamentos AC são reconstruídos com o ramo remanescente do enxerto que se exterioriza pelo túnel trapezoide, situado mais lateralmente. Essa técnica foi anteriormente descrita durante os diversos estágios de seu desenvolvimento; a presente descrição representa a versão mais atualizada.[24,98,125]

Posicionamento do paciente

O procedimento é realizado na posição de cadeira de praia, com o quadril flexionado em 60-70°, e o paciente fica posicionado bem para a parte lateral da mesa operatória, para que seu braço possa ficar pendente em extensão. Isso facilita a exposição e a mobilização do ombro para a redução da escápula à clavícula. O cirurgião deve colocar um pequeno rolo de toalha ao longo da borda medial da escápula, com o objetivo de prevenir a desvio desse osso. Além disto, o rolo eleva o torso, afastando-o da mesa e, com isso, melhora o acesso à clavícula para a perfuração dos túneis ósseos. A suave rotação da cabeça do paciente em afastamento do campo cirúrgico, com alguma extensão, ajudará na exposição (ver Fig. 41.28). É importante não fazer essa manobra de forma agressiva, para limitação de uma tensão excessiva ao plexo braquial durante o procedimento. O paciente fica preso com um cinto de segurança e com uma fita de tecido de 3" em torno do tórax. É também importante a preparação de um amplo campo cirúrgico, desde a articulação EC até a linha dos mamilos e, superiormente, até o pescoço e à base da orelha, devendo se estender por algumas polegadas por detrás do aspecto posterior da clavícula. Antes dessa preparação com os campos cirúrgicos, o mini-arco em C deve ser pré-posicionado de modo a permitir, se houver necessidade, a obtenção de imagens durante a cirurgia. As imagens devem ser obtidas pelo avanço do aparelho desde sua posição superior, alinhado à imagem AP a partir da direção da cabeça do paciente. Além disso, deve-se obter uma radiografia de Zanca da articulação AC normal, para comparação. Essa radiografia funcionará como referência para o cálculo da distância CC intacta.

Abordagem cirúrgica

Empregamos uma abordagem direta com uma incisão em sabre realizada sobre a clavícula, em um ponto aproximadamente 3,5 cm medial à articulação AC (Fig. 41.29). A incisão tem seu início posteriormente à clavícula, cruzando a área imediatamente medial à ponta do processo coracoide e se estendendo inferiormente o suficiente para acomodar a visualização da articulação AC com um afastador de Gelpi aplicado perpendicularmente à incisão. Essa incisão se localiza medialmente à abordagem tipicamente utilizada para a reconstrução de Weaver-Dunn. O cirurgião emprega o eletrocautério com ponta de agulha para a obtenção da hemostasia e para a realização da dissecção até a fáscia deltotrapezoidal. Retalhos cutâneos generosos devem ser elevados diretamente acima da fáscia para melhorar a visualização. Essa prática é bem tolerada na região do ombro, graças à vascularização da região. Em seguida, a fáscia deltotrapezoidal é elevada da parte distal da clavícula na forma de retalhos de espessura total (ver Fig. 41.30). O cirurgião faz a incisão da fáscia em linha com a demarcação natural entre a inserção do trapézio ao aspecto posterior da clavícula e a origem do deltoide no aspecto anterior da clavícula. A dissecção da fáscia deve se prolongar o suficiente medialmente para que haja exposição da inserção do ligamento conoide, aproximadamente 46,3 ± 5 mm a contar da extremidade distal da clavícula.[98,125,127] A desperiostização da clavícula pode ser efetuada por corte com um levantador ou eletrocautério, mas a manutenção dos retalhos periosteais de espessura total é essencial para a obtenção de um bom fechamento (ver Fig. 41.31). O cirurgião deve aplicar pontos de marcação nos retalhos para ajudar no afastamento e, depois, facilitar uma reaproximação precisa para o fechamento. É importante ter em mente que o deltoide possui uma inserção na superfície inferior da clavícula; assim, o cirurgião deve tomar o cuidado de se assegurar de que

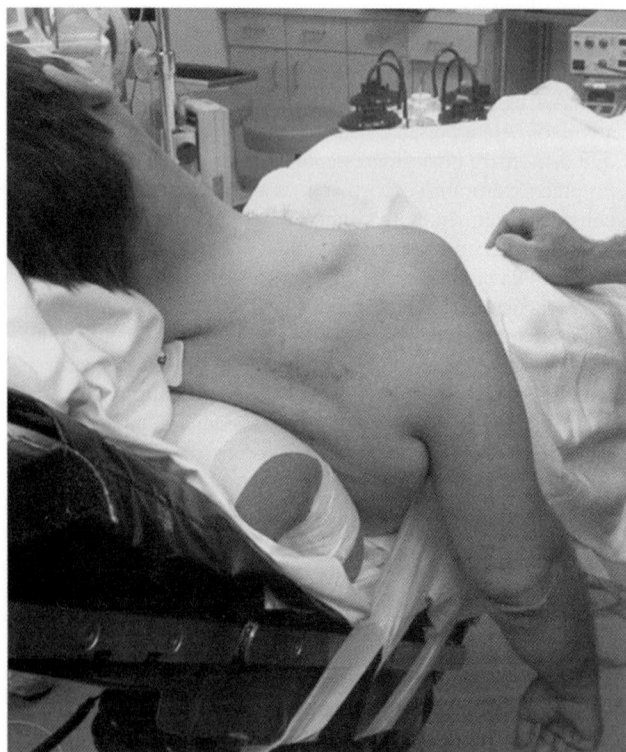

FIGURA 41.28 Técnica RALCC: posicionamento do paciente. Notar a posição lateral distante com o ombro livre para a sua extensão, com um pequeno coxim posicionado ao longo da borda medial da escápula e a posição da cabeça estendida e com rotação em afastamento do lado operatório. (Com permissão de Iannotti JP, Miniaci A, Williams G, Zuckerman DJ. *Disorders of the Shoulder: Sports Injuries*. Philadelphia, PA: Lippincott Williams & Wilkins; 2013.)

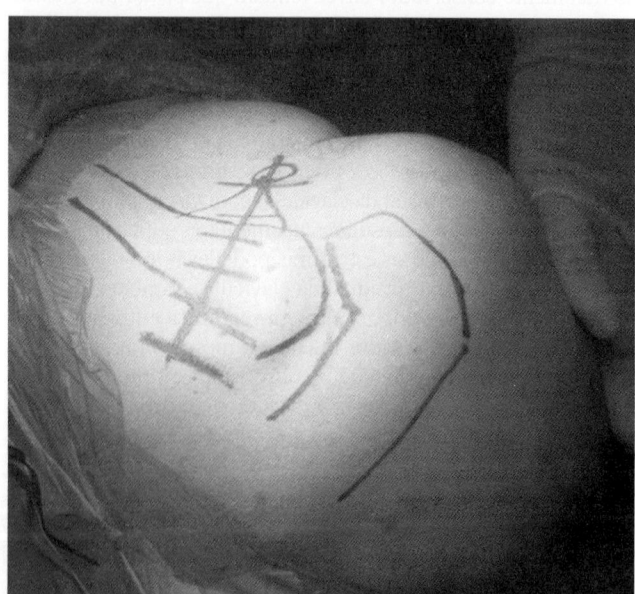

FIGURA 41.29 O cirurgião faz a incisão vertical ao longo das linhas de Langer e centrada na clavícula, em uma localização aproximadamente 3,5 cm medial à articulação AC, em forma curvilínea e com início no aspecto posterior da clavícula até um ponto imediatamente medial ao processo coracoide. (Com permissão de Iannotti JP, Miniaci A, Williams G, Zuckerman DJ. *Disorders of the Shoulder: Sports Injuries*. Philadelphia, PA: Lippincott Williams & Wilkins; 2013.)

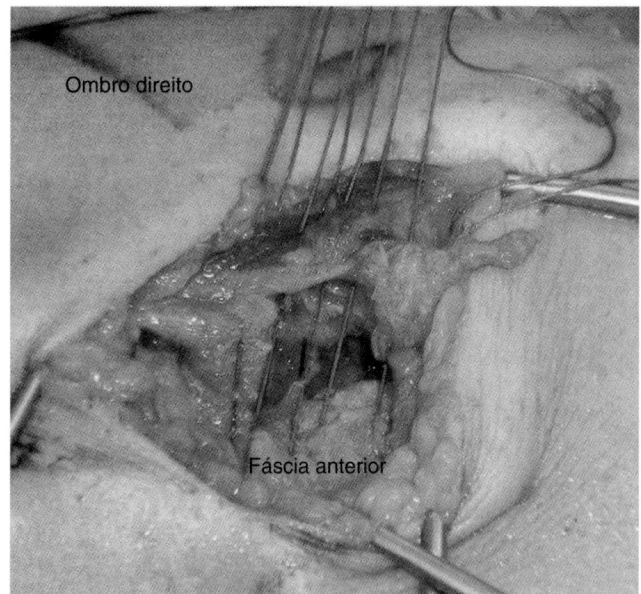

FIGURA 41.30 Técnica RALCC. Fotografia do ombro direito tomada na direção lateral-medial. A esqueletonização da clavícula tem início com o eletrocautério; em seguida, o cirurgião eleva cuidadosamente retalhos subperiosteais espessos com o elevador, como garantia de que as inserções do trapézio e do deltoide também serão elevadas superior e inferiormente em uma luva. O cirurgião poderá aplicar pontos de marcação para ajudar na reaproximação firme dessa camada, que é etapa crítica durante a oclusão. (Com permissão de Iannotti JP, Miniaci A, Williams G, Zuckerman DJ. *Disorders of the Shoulder: Sports Injuries*. Philadephia, PA: Lippincott.)

redução. Pode-se salvar ou imprimir uma imagem do ombro intacto, que terá utilidade nas medições comparativas das distâncias CC. Em casos crônicos de luxação AC, pode estar presente um volume significativo de tecido cicatricial inferiormente à articulação AC; esse tecido precisa ser removido para possibilitar uma redução adequada.

Construção do túnel ósseo

A aplicação de túneis ósseos na clavícula para a reconstrução dos ligamentos CC com enxertos tem como objetivo a reprodução de suas posições anatômicas em relação à extremidade distal da clavícula. O cirurgião deve aplicar pinos-guia lisos para a fresa canulada de 5 mm na localização anatômica correspondente aos ligamentos conoide e trapezoide com um levantador de Cobb ou afastador, em uma posição inferior à clavícula para proteção. A aplicação do pino-guia para o túnel do ligamento conoide deve ser feita em um ponto situado 45 mm medialmente à extremidade distal da clavícula e posteriormente à linha média desse osso, no plano coronal (ver Fig. 41.32). A densidade do osso em espécimes cadavéricos recentes revela que o osso mais lateral apresenta menos mineralização, portanto com osso mais "macio" para a fixação. Portanto, o cirurgião deve "errar" por escolher um ponto ligeiramente mais medial, para tirar vantagem da maior densidade óssea nesse local. Uma referência anatômica secundária é o tubérculo do conoide, que pode ser palpado na superfície posterior da clavícula. O cirurgião aplica um segundo pino lateralmente ao pino para o conoide em cerca de 20 mm e em uma situação imediatamente anterior

o deltoide não seja violado. Isso se consegue por meio de um descolamento cuidadoso e lento do deltoide e do trapézio com relação à clavícula com o periósteo, na compreensão de que a clavícula é uma estrutura tubular, e que o cirurgião deverá acompanhar a curva com o levantador posicionado inferiormente, sem que ocorra transecção do deltoide de sua borda anterior. O cirurgião utilizará afastadores de Gelpi para o afastamento dos retalhos em uma direção paralela e perpendicular à incisão, com alternância da pressão para facilitar a exposição da articulação AC ou da base do coracoide. A extremidade distal da clavícula deve ficar exposta para possibilitar a redução e preservação de qualquer ligamento/cápsula AC, se possível. A redução da articulação AC é conseguida pela elevação do complexo escapuloumeral até a clavícula, mediante a sustentação do cotovelo e da escápula. Normalmente, a inspeção visual é adequada para a avaliação da redução; mas pode-se empregar um mini-arco em C durante a cirurgia para confirmação da

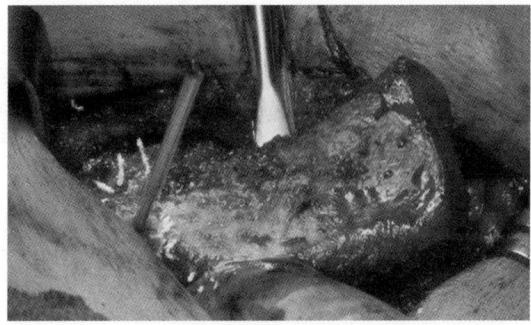

FIGURA 41.32 Técnica RALCC. O cirurgião aplica pinos-guias rosqueados para uma broca canulada de 5,5 mm, correspondendo à posição anatômica. Deve-se tomar o cuidado de evitar a ocorrência de fratura ou de "explosão" cortical; para tanto, deixa-se uma distância de pelo menos 3 mm da borda cortical. (Com permissão de Iannotti JP, Miniaci A, Williams G, Zuckerman DJ. *Disorders of the Shoulder: Sports Injuries*. Philadephia, PA: Lippincott Williams & Wilkins; 2013.)

FIGURA 41.31 Técnica RALCC. Ombro direito, foto obtida desde o aspecto posterior: o aspecto medial é o lado esquerdo. As posições dos túneis são medidas e marcadas: conoide (a pelo menos 45 mm da extremidade distal da clavícula), com uso da marca para o túnel conoide como referência, o cirurgião marca a posição do túnel trapezoide de tal modo que reste uma ponte óssea de pelo menos 25 mm entre os túneis, a uma distância mínima de 4 mm a contar da borda da clavícula, na direção da linha média (20 a 25 mm da extremidade distal da clavícula). (Com permissão de Iannotti JP, Miniaci A, Williams G, Zuckerman DJ. *Disorders of the Shoulder: Sports Injuries*. Philadephia, PA: Lippincott Williams & Wilkins; 2013.)

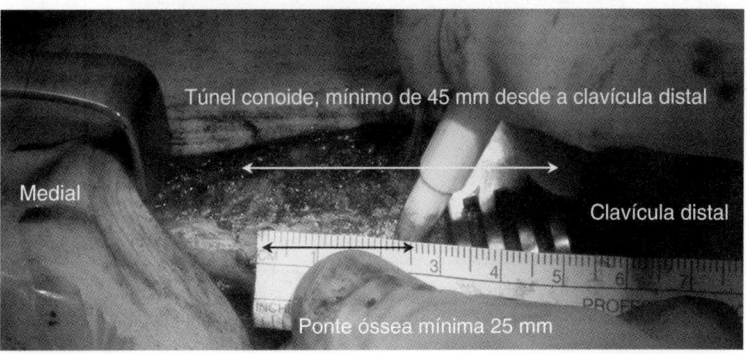

à linha média da clavícula também no plano coronal; isso corresponde ao túnel para o ligamento trapezoide e não deve ficar a menos de 15 mm a contar da extremidade da clavícula. Também aqui é importante que esse ponto não fique a menos de 20-25 mm da parte distal da clavícula, na busca de melhor qualidade do osso e deve-se deixar uma ponte óssea entre os túneis que tenha no mínimo 20 mm de largura, para que sejam evitadas fraturas. Os túneis ósseos também devem ficar posicionados a pelo menos 3 mm da borda da clavícula, em direção à linha média. O objetivo é garantir que haja uma quantidade de osso suficiente entre o túnel e a borda da clavícula para que não ocorra uma fratura "por fragmentação" da borda do osso cortical durante a aplicação do parafuso de interferência. Para a preparação dos túneis, o cirurgião deve usar um fresador elétrico para criar o túnel, mas o aparelho deve ser desligado para a extração do fresador – a técnica do *ream-in, pull-out*, para que haja garantia de que o túnel não fique excêntrico, para otimização da fixação do enxerto. Resumidamente, o fresador é avançado em baixa velocidade, com o cuidado de não invadir a cortical distante: a perfuração deve ser interrompida e o aparelho desconectado enquanto está sendo extraído do túnel. Aqui, o objetivo é fazer com que o túnel fique o mais "apertado" possível; com isso, deve-se ter certa dificuldade na passagem do enxerto. Em nossa experiência, não temos observado a complicação de fratura da clavícula, nos pacientes ou durante experimentos com cadáveres, para túneis com diâmetro igual ou inferior a 5 mm. Um encaixe firme entre o enxerto e o túnel é um aspecto crítico do procedimento. A fixação por interferência é obtida com parafusos implantáveis de polímero de poli-eter-cetona (PEEK, em inglês) (um material inerte e compatível com IRM). Esses parafusos exibem maior resistência à tração em comparação com os parafusos bioabsorvíveis, mas não cortam ou rompem o tecido, ao contrário do que pode ocorrer com o uso de parafusos metálicos. Antes da aplicação dos parafusos PEEK, o cirurgião deve machear os túneis ósseos. Esse procedimento permite uma aplicação mais fácil dos parafusos, o que minimiza o "arrasto" do enxerto durante o aperto do parafuso de interferência e, além disso, reduz o torque necessário para o assentamento do parafuso (com diminuição do estresse incidente no túnel ósseo). Um diâmetro excessivo do túnel prejudica a fixação e pode ser causa de falha. No evento da ocorrência de uma fratura cortical que não permita a fixação com parafusos PEEK, as pontas do enxerto podem ser passadas sobre a clavícula e, em seguida, suturados juntos na parte superior desse osso. Na situação específica de uma luxação da articulação AC do tipo IV em que ocorreu deslocamento posterior significativo da clavícula, as posições dos túneis ósseos podem ser ajustadas em pontos mais posteriores à linha média da clavícula. Essa opção gera um vetor de força anterior na reconstrução que melhora a redução. Mas mesmo nesse caso a largura mínima para a ponte óssea e a distância mínima da borda cortical devem ser mantidas. Se houver necessidade de uma força de redução anterior extra, as duas extremidades do enxerto não devem ser cruzadas antes de serem introduzidas em vai e vem nos túneis ósseos da clavícula (ver Fig. 41.33).

Preparação e passagem do enxerto

As opções de enxerto são o aloenxerto ou autoenxerto de semitendinoso. Um aloenxerto de tibial anterior é outra fonte apropriada para coleta de enxerto, mas que deve ser aparada significativamente, pois frequentemente esse fragmento é bastante espesso. O aloenxerto de semitendinoso é nosso enxerto preferido, por várias razões: simplificação do posicionamento do paciente, não ocorre morbidade no local doador, diminuição do tempo operatório e consistência no tamanho do tecido para o enxerto. Até a presente data, não foram ainda publicados casos de transmissão infecciosa em aloenxertos exclusivamente de tecido mole.[6,46] Caracteristicamente, o aloenxerto de semitendinoso é obtido em diâmetros ≥5 mm e com comprimento mínimo de 230 mm, que é suficiente para essa técnica reconstrutiva. O comprimento mínimo necessário para a obtenção de um enxerto apropriado para a reconstrução do ligamento AC é de aproximadamente 110 mm. O enxerto é preparado com sutura contínua com material não absorvível de alta resistência. Em seguida, essas suturas são tracionadas para ajudar na tubularização da extremidade plana do tendão, ao mesmo tempo que comprime a extremidade que será passada, de modo que, depois de sua preparação, o tendão terá diâmetro uniforme. As extremidades friáveis do enxerto devem ser excisadas, para possibilitar uma passagem fácil. O enxerto é passa-

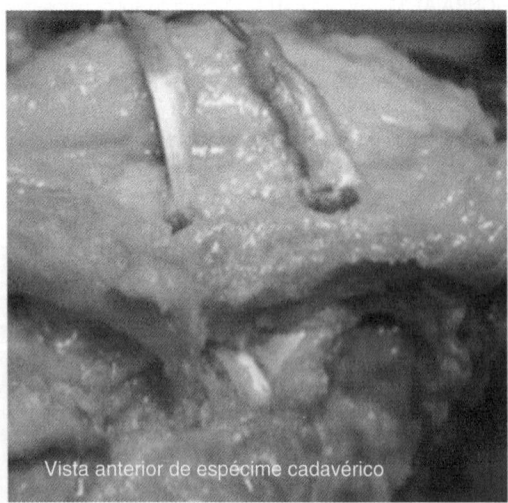
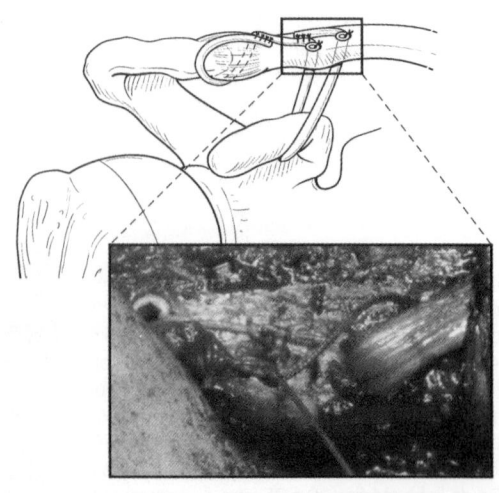

FIGURA 41.33 Técnica RALCC: construto e fixação medial do enxerto. **A:** Ombro direito de cadáver, vista anterior, construto "em 8" em torno da base do coracoide. **B:** Interpretação artística do construto RALCC, ampliação do construto medial.

(continua)

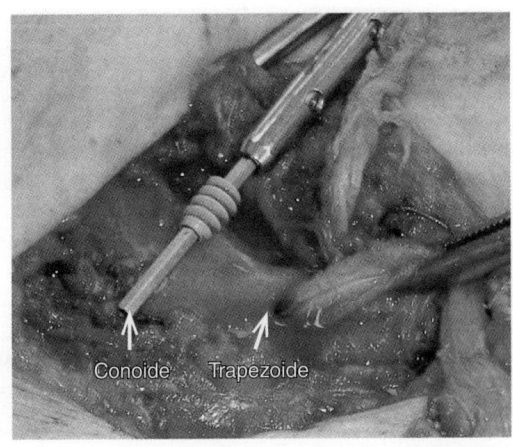
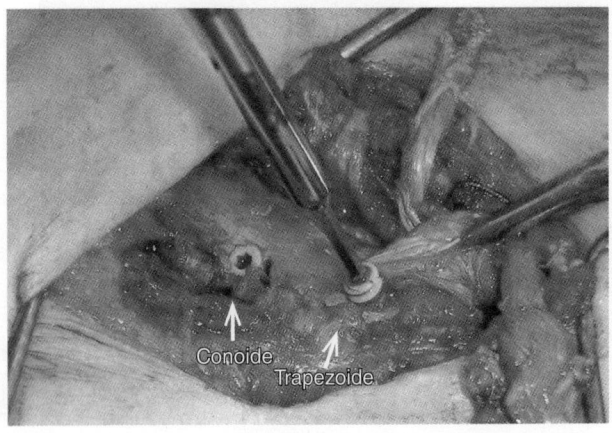

FIGURA 41.33 *(continuação)* **C, D:** Fotografia intraoperatória de ombro direito, vista de cima. Fixação do enxerto no interior dos túneis ósseos. O cirurgião deve abrir rosca nos túneis ósseos antes da passagem do enxerto. Durante a inserção do parafuso PEEK, os ramos do enxerto devem ser mantidos sob tensão. (Com permissão de Iannotti JP, Miniaci A, Williams G, Zuckerman DJ. *Disorders of the Shoulder: Sports Injuries*. Philadelphia, PA: Lippincott Williams & Wilkins; 2013.)

do por baixo do coracoide com o uso de um ponto guia e uma pinça curva, como a pinça aórtica de serrilha cruzada de Satinsky, ou com um instrumento passador de fio curvo (ver Fig. 41.33). O cirurgião passa uma sutura não absorvível de alta resistência n. 2 com o objetivo de proporcionar fixação não biológica extra. Essa sutura, mais adiante, será passada através da canulação do parafuso de interferência; depois de sua ligação, a sutura proporciona fixação extra durante a "incorporação" do enxerto. O enxerto é passado na direção medial-lateral sob visualização direta, para que seja minimizado o risco de lesão às estruturas neurovasculares subjacentes.

Em seguida à passagem do enxerto e da sutura n. 2 por baixo do coracoide, os ramos do enxerto são cruzados "em 8" antes de serem conduzidos através dos túneis ósseos, na direção inferior-superior (ver Fig. 41.33). O cirurgião usa um passador comercializado ou caseiro para ajudá-lo no posicionamento do enxerto através dos túneis ósseos, começando com o túnel conoide (posteromedial). Em seguida, o enxerto é ciclicamente carregado mediante tração exercida nas suas duas extremidades, com o objetivo de remover qualquer folga; além disso, o enxerto é mobilizado em vai e vem para possibilitar uma passagem fácil. O enxerto fica posicionado de tal modo que um ramo curto de aproximadamente 2 cm ficará exteriorizado no túnel conoide. O comprimento remanescente do enxerto se exterioriza pelo túnel trapezoide. Esse ramo mais longo será mais tarde empregado para reforço da articulação AC e também para recriar os ligamentos AC superior e anterior (ver Fig. 41.33).

Redução da articulação acromioclavicular e fixação do enxerto

A redução da articulação AC é conseguida mediante a elevação do complexo escapuloumeral até a clavícula; para tanto, o cirurgião pede a um assistente que empurre o cotovelo. A qualidade da redução pode ser avaliada sob visualização direta, mas também se pode usar a avaliação radiográfica. O cálculo da distância CC pode ser efetuado durante a cirurgia e comparado com o lado intacto antes da fixação do enxerto. É essencial que seja obtida uma redução anatômica da articulação AC. Enquanto um assistente mantém a redução, os enxertos são fixados com parafusos de interferência. A fixação dos enxertos por interferência no interior dos túneis ósseos é efetuada com um parafuso PEEK de 5,5 × 8 mm aplicado no aspecto anterior do túnel, enquanto o enxerto é mantido sob tensão (ver Fig. 41.33). Uma ponta da sutura n. 2 de alta resistência é introduzida com o enxerto por baixo do coracoide e através dos respectivos túneis. Em seguida, o enxerto é passado através do primeiro parafuso de interferência (empregado na fixação da parte conoide da reconstrução). A fixação do enxerto posteromedial, correspondente ao túnel para o ligamento conoide, é feita em primeiro lugar. Depois da aplicação dos parafusos de interferência a outra ponta do enxerto que se exterioriza pelo túnel ósseo AP, representando o ligamento trapezoide, deve ser ciclicamente tensionada para que qualquer folga residual seja removida e mantida sob máxima tensão enquanto o segundo parafuso de interferência é aplicado no aspecto anterior do túnel (ver Fig. 41.33). Antes da firme fixação e aplicação do parafuso de interferência, o outro ramo da sutura n. 2 de material não absorvível de alta resistência é mobilizado através do orifício de canulação do parafuso PEEK (ver Fig. 41.34). Em seguida à fixação do enxerto nos dois túneis, as duas pontas da sutura n. 2 são ligadas no aspecto superior da clavícula. Uma fixação secundária do enxerto é levada a efeito mediante a sutura do ramo mais curto do enxerto (que se exterioriza pelo túnel posteromedial) junto à base do ramo mais longo do enxerto (que se exterioriza pelo túnel anterolateral), de modo a criar uma alça "em 8" (ver Fig. 41.34). Os remanescentes da cápsula/ligamentos da articulação AC são identificados e reparados com pontos "em 8" com material de sutura absorvível. Esse reparo é reforçado com a ponta mais longo do enxerto, que se exterioriza pelo túnel ósseo anterolateral. O enxerto deve ser suficientemente longo para que seja possível fazer uma alça em torno da parte superior da articulação AC, com o objetivo de reforçar esse reparo e reconstruir os ligamentos AC anteriores, o que é importante para a estabilidade anteroposterior (ver Fig. 41.35). Utilizamos uma agulha livre e ligamos esta ponta do enxerto ao ligamento AC original; com isso, fazemos uma faixa ao longo da parte superior da articulação. Com um comprimento suficiente do enxerto, o reparo do ligamento AC posterior fica reforçado pela alça formada com o enxerto posteriormente e pela incorporação da fáscia do trapézio com material de sutura não absorvível de alta resistência no lado acromial da articulação.

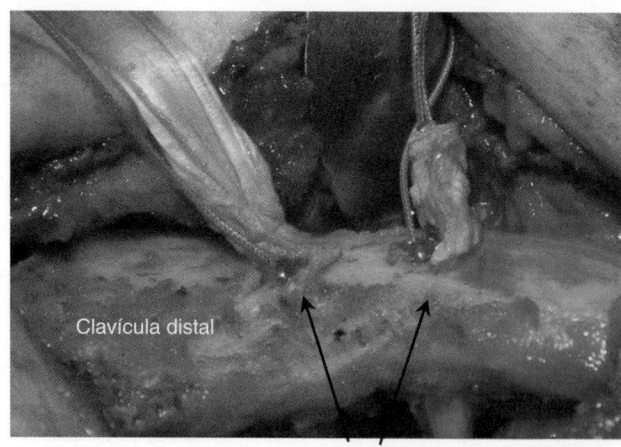 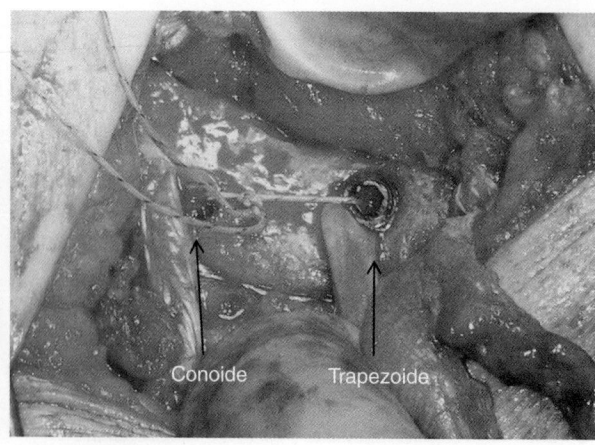

FIGURA 41.34 Técnica RALCC. Fixação na reconstrução do ligamento CC. **A:** Depois que o cirurgião envolveu o "cotovelo" do coracoide com o enxerto em uma direção cruzada, os dois ramos do enxerto devem ser mobilizados através dos túneis correspondentes e o enxerto no túnel conoide deve ficar mais curto do que o enxerto introduzido no túnel do trapezoide. O comprimento do enxerto no túnel conoide deve ser suficiente para ultrapassar em 20 a 30 mm a ponte óssea existente entre os túneis, para que o cirurgião possa aplicar suturas na base do enxerto do túnel trapezoide objetivando sua fixação. O comprimento excedente do enxerto deverá se exteriorizar do túnel trapezoide, sendo suficiente para cobrir os 30 mm da articulação AC e reforçar superiormente o reparo da cápsula/ligamento AC. **B:** O cirurgião introduz uma sutura nº 2 de material não absorvível de alta resistência através do orifício de canulação do parafuso PEEK, ligando-a sobre a clavícula. (Com permissão de Iannotti JP, Miniaci A, Williams G, Zuckerman DJ. *Disorders of the Shoulder: Sports Injuries*. Philadelphia, PA: Lippincott Williams & Wilkins; 2013.)

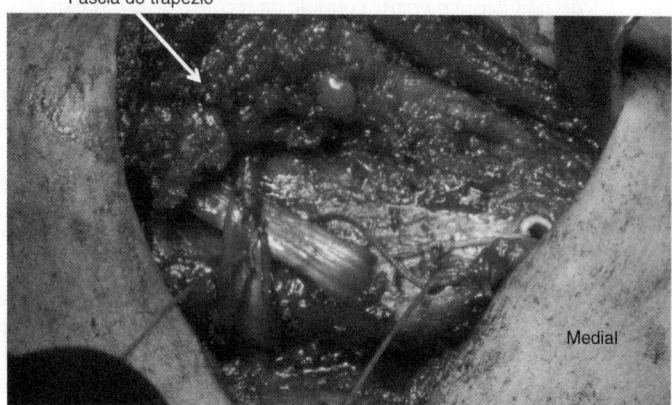 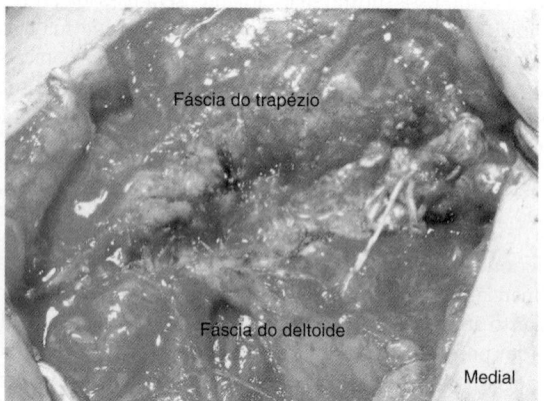

FIGURA 41.35 Técnica RALCC. Reconstrução do ligamento AC e reparo da fáscia. Ombro direito visualizado desde o aspecto anterior. Integração do enxerto na reconstrução da cápsula/ligamento AC. **A:** O ramo longo do enxerto é conduzido lateral e posteriormente, sendo empregado como reforço do reparo da cápsula posterior. Esse ramo é também incorporado na fáscia do trapézio. O restante do enxerto deve ser mobilizado superiormente e empregado como reforço do reparo da cápsula AC superior. Isso é feito com sutura não absorvível de alta resistência. **B:** Com o uso da técnica de "jaquetão" para reparo com sutura, a fáscia do deltoide-trapézio pode ser reparada com segurança sobre a extensão da clavícula. Deve-se ter em mente que o reparo é parte essencial do procedimento, sendo vital que o cirurgião consiga boa tensão/aproximação da fáscia para o fechamento. (Com permissão de Iannotti JP, Miniaci A, Williams G, Zuckerman DJ. *Disorders of the Shoulder: Sports Injuries*. Philadelphia, PA; Lippincott Williams & Wilkins; 2013.)

Fechamento

O fechamento da fáscia deltotrapezoidal é uma etapa importante; os grandes retalhos fasciais são firmemente fechados com suturas interrompidas de material não absorvível de alta resistência. A aproximação das inserções da fáscia deltoide anterior e da fáscia do trapézio é realizada por meio de pontos interrompidos invertidos, de modo que os nós sejam aplicados no lado inferior do retalho (ver Fig. 41.35), com o objetivo de minimizar a irritação cutânea. Ocasionalmente, suturas simples são empregadas para sepultar ou rebaixar nós que estejam salientes. A camada dérmica profunda deve ser fechada com suturas 3.0 de vicryl enterradas; para a oclusão da pele, são aplicados pontos subcuticulares contínuos. Além das imagens intraoperatórias obtidas com o arco em C para confirmação da redução, são obtidas radiografias pós-operatórias finais para quantificação da redução da articulação AC e posicionamento dos túneis ósseos.

Tratamento pós-operatório para a técnica RALCC

Durante as primeiras 6 a 8 semanas, os pacientes usam um imobilizador pré-fabricado (Lerman Shoulder Brace, DJO Inc. Vista, Califórnia) ou imobilizador em abdução. É extremamente importante que essa imobilização pós-operatória proporcione um suporte para a redução e proteja o reparo cirúrgico contra a tração exercida pela gravidade. A imobilização apenas será removida para os cuidados pessoais e para exercícios de amplitude de movimento na posição supina. Depois de transcorridas 8 semanas, o enxerto já obteve suficiente estabilidade para que o paciente possa dar início a exercícios de amplitude de movimento na posição ereta. Após 12 semanas, se a amplitude de movimento for normal e indolor, terão início os exercícios de fortalecimento. Esses exercícios devem ser direcionados para os estabilizadores da escápula, que ajudam a afastar a escápula e, com isso, diminuem as cargas incidentes na articulação AC. O treinamento com pesos poderá ter início por volta de 3 a 5 meses após a cirurgia. As práticas esportivas com pleno contato serão permitidas 6 meses depois da operação, mas em geral deverão transcorrer 9 meses até 1 ano para que os pacientes readquiram a força máxima, particularmente em atividades que envolvam movimentos compressivos ou levantamentos de peso como ocorre no levantamento-terra (*dead lift*).

Variantes dos tipos III/V

Tratamos todas as luxações agudas com uma abordagem inicial conservadora. Quase sempre os pacientes com essas lesões se recuperam sem maiores problemas e raramente exibirão qualquer sequela futura. Na maioria dos casos, as lesões AC associadas a fraturas do processo coracoide são tratadas por procedimento conservador. Em geral, as fraturas ocorrem na ponta ou na base do coracoide. Desde que a fáscia deltotrapezoidal não tenha sofrido grande ruptura e desde que o coracoide não esteja gravemente deslocado, essas lesões recebem o mesmo tratamento prestado para as lesões do tipo III. Se a fratura do coracoide se prolongar até o interior da articulação no glenoide, passamos a considerar a opção do reparo cirúrgico. Isso dependerá em grande parte do grau de deslocamento intra-articular. Empregamos como critério para o tratamento cirúrgico um deslocamento glenoidal igual ou superior a 5 mm. Fazemos um estudo de TC para avaliar essa fratura, pois as extensões de fraturas até o glenoide são facilmente avaliadas com esse estudo.

Armadilhas potenciais e medidas preventivas

É essencial que o cirurgião tenha uma compreensão profunda da anatomia CC e AC para que possa tratar pacientes com lesões na articulação AC de maneira segura e efetiva. A Tabela 41.4 lista algumas das dicas cirúrgicas que podem ajudar o cirurgião durante a reconstrução da articulação AC, além de fazer com que fique distante de algumas das armadilhas associadas a esse procedimento.

Também nesses casos, a indicação para a cirurgia é muito difícil; tentamos tratar todos os pacientes por procedimento conservador. Permitimos que a fisioterapia tenha prosseguimento por 4 semanas e, em seguida, reavaliamos o paciente. Foram publicados três estudos que sugerem que o tratamento imediato (<6 semanas) resulta em um retorno melhor à prática esportiva (82 a 100%) em comparação com pacientes tratados por cirurgia, mas com certo atraso (<6 semanas) (77 a 78% retornam à prática esportiva).[8] Dor e perda da funcionalidade são as razões para uma reconstrução não estética, pois frequentemente a reconstrução afrouxará e uma deformidade residual irá persistir depois da redução na sala operatória.

Um dos equívocos mais comuns na sala operatória é a não exposição da articulação AC e a não remoção do tecido cicatricial ou calcificado no espaço CC para possibilitar uma redução adequada, que deve ser monitorada e verificada pela fluoroscopia durante a operação. A fratura da clavícula é uma complicação intraoperatória real e os túneis ósseos devem ter menos de 5,5 mm de diâmetro: e o cirurgião deve deixar osso suficiente entre os orifícios e a cortical posterior para ter a certeza da não ocorrência de fratura secundária a uma área de aumento da tensão. Por último, o cirurgião não deve subestimar a importância do fechamento da fáscia deltotrapezoidal com suturas com pontos em grandes retalhos com redução da fáscia sobre a clavícula, com o objetivo de obter maior resistência e irrigação sanguínea.[91]

Depois da cirurgia, o uso de um imobilizador e um programa terapêutico controlado e bem parcimonioso serão garantia de sucesso completo. Podem ocorrer complicações com a ferida; assim, é importante uma cuidadosa monitoração nas primeiras semanas. É importante que o imobilizador eleve o antebraço na direção da articulação AC para proteção do construto do reparo; a cooperação do paciente com o uso do imobilizador é um dos obstáculos mais significativos no tratamento pós-operatório.

TABELA 41.4 Dicas e armadilhas cirúrgicas

- Durante a exposição da clavícula, eleve retalhos espessos do músculo deltotrapezoidal para ajudar na oclusão, no final da cirurgia
- Libere as margens medial e lateral do coracoide para ajudar na passagem da sutura e do enxerto por baixo
- Use uma pinça vascular de Satinsky para passar a sutura em guia por baixo do coracoide, na direção medial-lateral
- Preserve uma ponte óssea adequada entre os orifícios perfurados na clavícula, para que fique minimizado o risco de fratura
- Libere o tecido dos orifícios perfurados na superfície inferior da clavícula para facilitar a passagem do enxerto
- Antes da fixação do reparo, empurre o cotovelo para cima para reduzir o acrômio à clavícula

CONTROLE DOS DESFECHOS ADVERSOS ESPERADOS E DAS COMPLICAÇÕES INESPERADAS

Com muita frequência, uma força direcionada inferior e medialmente e aplicada ao dorso do acrômio resultará em lesão à articulação AC, articulação EC ou à diáfise da clavícula. Mas já foram descritas lesões combinadas. Wurtz et al.[166] e Lancourt[83] informaram uma combinação de luxação AC e de fratura da clavícula. Já foram publicados vários artigos de luxações simultâneas das extremidades EC e AC da clavícula ou luxações "bipolares".[2,32,45,73,133] Nos casos em que efetivamente essas lesões ocorrem, constituem mais frequentemente uma luxação posterior ou do tipo IV da articulação AC em associação com uma luxação EC anterior. Tal cenário sublinha a importância de uma minuciosa avaliação de qualquer paciente com uma lesão na articulação AC, com particular atenção à articulação EC.

Muitas complicações podem resultar do tratamento cirúrgico de luxações AC. Além das complicações gerais, por exemplo, infecção da ferida e osteomielite, que podem se desenvolver a partir do procedimento operatório, também podem ocorrer várias outras complicações específicas (p. ex., uma fratura através de um orifício perfurado, perda de redução da fixação interna, quebra de implante e migração do dispositivo de fixação para outras partes do corpo). A incidência da perda de redução é significativa. O peso de todo o membro superior é suportado por uma limitada área disponível para a fixação. Além disso, os planos potenciais de movimento na articulação AC lesionada são numerosos e resultam em uma complexa aplicação de carga na reconstrução. Por essas razões, defendemos uma imobilização pós-operatória mais prolongada, em vez do que é comumente preconizado.

Migração de pinos

Artigos já descreveram a migração dos pinos empregados na estabilização da articulação AC até locais remotos e que representam risco para a vida do paciente, por exemplo, pulmões, medula espinhal, pescoço posterior à bainha carotídea e a pleura ou suas proximidades.[53,90] A migração de pinos também já causou a penetração de vasos sanguíneos no tórax e pescoço (atualmente, esse é um dado mais histórico).

Na maioria dos casos, a migração dos pinos pode ser evitada se o cirurgião construir um gancho na parte do pino que se salienta do processo acromial. Mas os pinos podem se partir – e então parte do pino ficará livre para migrar. O paciente deve estar preparado e devidamente alertado sobre a possível necessidade de remoção do pino e também sobre as complicações causadas por pinos que não sejam removidos.

Lyons e Rockwood[90] revisaram 37 relatos de migração de pino em operações na região do ombro e recomendaram que se deveria evitar o uso de tais implantes nessa área. Quando pinos são empregados, devem ser dobrados ou devem possuir dispositivos limitadores para que o risco de migração fique diminuído. O paciente deve ser informado dos riscos, será seguido cuidadosamente e os pinos deverão ser removidos na conclusão do tratamento ou em qualquer momento em que seja observada a sua migração. A migração de pinos pode ter consequências devastadoras e óbitos já foram informados (em geral, devemos evitar o uso de pinos nessa área).

Insucesso em reparos dos tecidos moles

No tratamento de uma lesão ligamentar na articulação AC, é provável que o simples reparo dos ligamentos CC e AC sem o uso de reforço adicional de suturas CC, parafusos ou fixação interna venha a fracassar. Isso é particularmente válido em casos de lesões crônicas da articulação AC, pois com frequência ocorre deslocamento significativo entre a clavícula e o coracoide. Em geral, apenas a transferência da inserção acromial do ligamento coracoacromial para a superfície ou para o interior do canal medular da extremidade distal da clavícula (técnica de Weaver-Dunn) não será bastante forte. Esse procedimento deve ser complementado com uma fixação adicional, conforme foi recomendado na seção sobre tratamento.

A falha dos reparos dos tecidos moles também pode ser uma decorrência da ruptura de suturas, arrancamento das âncoras de sutura ou quebra de parafuso. Se esse problema for notado logo no início do período pós-operatório, normalmente haverá indicação de reoperação para correção do problema. Se o problema ocorrer semanas a meses após a cirurgia, deve-se suspeitar de infecção e essa suspeita deverá ser descartada.

Complicações relatadas recentemente com a técnica RALCC

O tratamento aberto de luxações com deslocamento ou crônicas da articulação AC, pela reconstrução dos ligamentos CC com aloenxertos de tendão, vem crescendo em popularidade na literatura, mas é possível que ocorram complicações. Isso fica evidenciado pelo relato recentemente publicado de três casos de fratura da clavícula em seguida à reconstrução da articulação AC por Turman et al.[156] Nesse relato, ocorreram três fraturas da clavícula em sete pacientes tratados com reconstrução dos ligamentos CC: todos os pacientes tinham sofrido lesões do tipo V, dois tinham sido tratados com reconstruções recentes (<6 meses após a lesão) e um paciente tinha sido tratado 2 anos após a lesão. Esse estudo discute o diâmetro dos túneis ósseos na clavícula (todos os casos >5,5 mm) e a ausência de reparo ou reconstrução dos ligamentos da articulação AC como possível mecanismo do insucesso. Foi demonstrado o aumento da translação anterior-posterior na articulação AC em casos nos quais não haja integridade dos ligamentares AC; esse cenário faz com que aumentem as forças incidentes nos ligamentos CC nativos ou reconstruídos.[40,52,99] Como um segundo mecanismo de possível e catastrófico insucesso, foi relatado o alargamento dos túneis ósseos[167] e a anatomia da clavícula e sua densidade óssea, com relação ao risco de fratura por consequência ao posicionamento e diâmetro dos túneis. Para que tal complicação não venha a ocorrer, nossa atual recomendação é evitar túneis com >5,5 mm, minimizar o enxerto, abrir rosca nos túneis na clavícula antes da inserção dos parafusos de interferência e se assegurar da existência de uma ponte óssea que meça no mínimo 25 mm entre os túneis.

Complicações relacionadas ao uso de fita ou sutura não absorvível

A fixação CC com o uso de enxertos ou de material sintético foi associada a várias complicações. Goldberg et al.[61] descreveram em sua série a ocorrência de erosão de um enxerto de Dacron através da extremidade distal da clavícula (ver Fig. 41.36). Moneim e Balduini[104] diagnosticaram uma fratura do coracoide em seguida à reconstrução dos ligamentos CC através de dois orifícios perfurados na extremidade distal da clavícula. Também foi informada a ocorrência de fraturas nessa parte da clavícula, secundariamente ao uso de suturas em alça entre o coracoide e a extremidade distal da clavícula.[94] Outras complicações possíveis são as reações a corpos estranhos assépticos e infecções; Neault et al.[110] descreveram três casos nos quais o uso de fita ou sutura não absorvível estava diretamente relacionado a uma infecção pós-operatória. Duas infecções ocorreram dentro de 1 ano, mas outra ocorreu 5 anos depois do reparo de uma lesão do tipo III. Colosimo et al.[30] descreveram dois casos de reações a corpo estranho asséptico, representado pelo enxerto de Dacron, 2 e 4 anos após a cirurgia. O exame microscópico revelou uma inflamação crônica, com reação de células gigantes a corpo estranho. Os dois pacientes melhoraram depois da remoção do material de Dacron, tendo retornado ao trabalho em dez dias.

Artrite acromioclavicular

A artrite sintomática da articulação AC pode ocorrer em seguida à fixação cirúrgica. Weaver e Dunn[161] recomendaram a excisão da extremidade distal da clavícula e a transferência do ligamento coracoacromial para casos de luxações AC recentes e crônicas. Em um artigo de revisão, Cook e Heiner[31] recomendam a excisão da extremidade distal da clavícula como parte do tratamento cirúrgico agudo de pacientes com separações AC. Esses autores informaram que, no pós-operatório, é possível a ocorrência de alterações degenerativas na articulação AC em até 24% dos pacientes em seguida a uma lesão na articulação AC e que a excisão primária da extremidade distal da clavícula estava associada a pouca morbidade. Por outro lado, a vasta maioria das séries que descrevem os resultados do tratamento cirúrgico de luxações AC não defende a excisão primária da extremidade distal da cla-

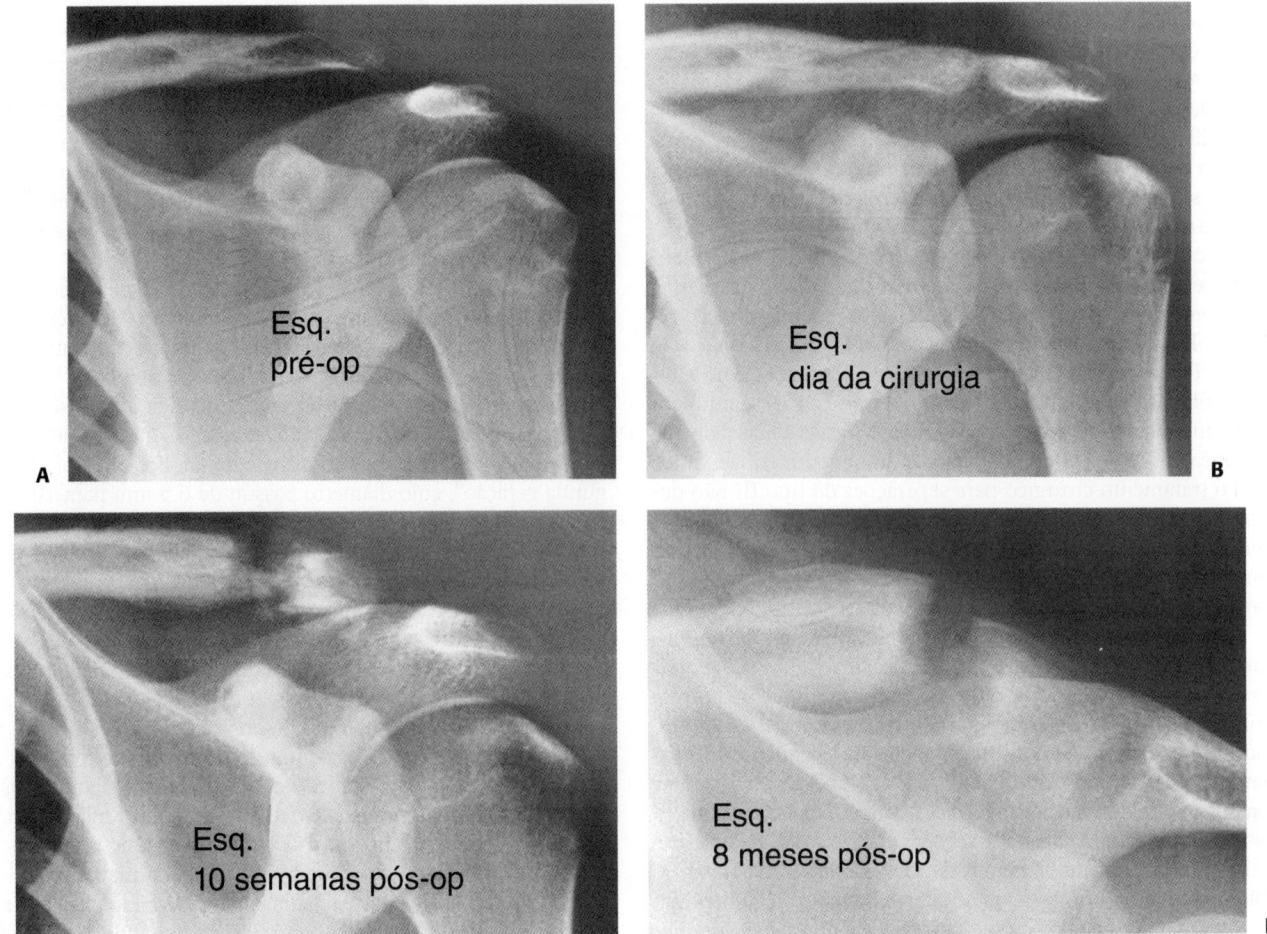

FIGURA 41.36 Complicações com o uso de material de cerclagem em alça em torno da parte superior da clavícula e por baixo do processo coracoide para tratamento de luxações AC completas. **A:** Radiografia pré-operatória; demonstra uma luxação do tipo III na articulação AC. **B:** A radiografia pós-operatória demonstra uma redução praticamente anatômica com o uso de uma alça de enxerto vascular de Dacron flexível de 6 mm. **C:** Pode-se observar uma erosão gradual e completa do enxerto de Dacron através da extremidade distal da clavícula. **D:** Notar a migração superior da diáfise da clavícula.

vícula.[8] Assim, não há consenso com relação à excisão primária da extremidade distal da clavícula e transferência dos ligamentos coracoacromiais em casos de lesões AC recentes. Nossa prática consiste em preservar, sempre que possível, a articulação AC. Contudo, é preciso que a cicatriz que se forma no interior do espaço da luxação, como um homólogo de menisco, seja removida para possibilitar a redução. Se qualquer porção da extremidade distal da clavícula for removida, tentamos a sua remoção desde a borda posterior desse osso, pois é caracteristicamente o local de colisão ou pinçamento com a borda posterior do acrômio – o que pode causar dor.

PAPEL DA ARTROSCOPIA NO TRATAMENTO

O primeiro relato do uso da artroscopia em lesões recentes da articulação AC por Wolf e Pennington[164] descreveu uma técnica inteiramente artroscópica de reconstrução dessa articulação. O coracoide foi visualizado através do recesso subcoracoide no aspecto anterior da articulação. Foi empregado um guia de ligamento cruzado anterior para perfurar um orifício através da clavícula e do coracoide, e os autores usaram um cabo SecureStrand (Surgical Dynamics, Norwalk, Connecticut) para a fixação. Wolf e Pennington descreveram uma série de quatro pacientes, sem que tenha ocorrido recorrência ou deformidade.

Lafosse et al.[82] publicaram uma técnica inteiramente artroscópica para reconstrução dos ligamentos CC que libera o ligamento coracoacromial da superfície inferior do acrômio e transfere o ligamento para o aspecto inferior da clavícula. Os proponentes da reconstrução artroscópica destacam os benefícios dessa técnica minimamente invasiva, que são a mínima violação da fáscia deltotrapezoidal, uma recuperação pós-operatória mais rápida, menos dor e menor número de complicações.

Embora tenham sido propostas muitas técnicas artroscópicas diferentes, são poucos os estudos de desfecho clínico publicados. Chernchujit et al.[26] publicaram uma série de 13 pacientes que passaram por uma reconstrução artroscópica em seguida à ruptura da articulação AC com o uso de âncoras de sutura e uma placa de titânio. Esses pacientes foram seguidos durante uma média de 18 meses. Doze pacientes retornaram ao trabalho sem dor dentro de 3 meses após a operação e o Escore de Constant médio na última consulta de acompanhamento era de 95. As radiografias pós-operatórias confirmaram uma redução anatômica em dez pacientes, subluxação residual em dois pacientes e reluxação da articulação em um paciente. Diante de tal quadro, e também com a evolução das técnicas cirúrgicas, pode-se prever um papel em expansão para a artroscopia no tratamento dessas lesões.

Nos últimos anos, as técnicas assistidas por artroscopia para a reconstrução da posição anatômica dos ligamentos CC ganharam em popularidade, em seguida aos êxitos iniciais relatados.[108,132,153] Essas técnicas vêm sendo aplicadas agudamente à reconstrução das luxações da articulação AC dos tipos III e V e em casos crônicos, depois do insucesso do tratamento conservador. São utilizados dispositivos contendo botões de retenção de sutura cortical para fixação da distância CC que, em caso de necessidade, poderá ser mesmo reforçada com um enxerto de tecido mole e com outro procedimento de reparo da cápsula da articulação AC; ou nos casos em que o tratamento é realizado muito precocemente (<1 semana), será possível fazer a redução indireta e o *scaring* dos ligamentos da articulação AC lesionados em uma posição reduzida. Essas técnicas artroscópicas possibilitam que a dissecção dos tecidos moles seja mantida em um nível mínimo, com incisões menores e com uma passagem do enxerto "mais segura" em torno do processo coracoide, pois o procedimento é realizado sob visualização direta. A comparação do tratamento conservador com o tratamento cirúrgico para separações do tipo III não demonstrou melhora significativa[143], mas técnicas mais modernas poderão proporcionar maior estabilidade, embora ainda permitam um movimento fisiológico da clavícula, o que é importante para a funcionalidade.

Saltzman et al. descreveram a mais recente evolução no refinamento dessa técnica. Esses autores descreveram o posicionamento anatômico de dois botões de retenção de sutura correspondentes às posições dos ligamentos trapezoide e conoide rompidos, com uso de dois túneis ósseos independentes de 3,5 mm, um na clavícula e outro no coracoide. Vinte e três pacientes foram seguidos durante uma média de 30 meses. Em sua maioria,[132] os pacientes tinham sofrido luxações do tipo V de Rockwood e todos os procedimentos foram realizados com rapidez (<10 dias) com uma avaliação abrangente dos desfechos pelos seguintes instrumentos: escala análoga visual, Escore de Constant, escore SF-36 e radiografias repetidas. No entanto, sete pacientes se perderam para o seguimento e não foram incluídos no estudo; houve dois insucessos, uma infecção que implicou remoção do implante e quatro pacientes perdidos para o seguimento. Certamente, a técnica é inovadora e seu uso poderá resultar em um período de reabilitação mais curto e em melhores desfechos funcionais, em comparação com o tratamento conservador; contudo, esse aspecto ainda é incerto. Há necessidade da realização de um estudo prospectivo com um controle não operatório. Essa técnica não está isenta de complicações, por exemplo, aumento da distância CC, osteólise em torno do botão de retenção de sutura e migração de implantes. Mas os instrumentos EAV e Escore de Constant melhoraram significativamente depois da cirurgia, o que também ocorreu em relatos prévios e o alinhamento da articulação AC foi considerado radiograficamente insatisfatório em oito casos. Uma nítida desvantagem dessa técnica é o deslocamento superior da clavícula em mais de 30% dos casos 24 meses após a operação e foi observada uma elevada incidência de dor sobre o botão superior na clavícula. Apesar de algumas das limitações desse artigo, os autores informam bons resultados; entretanto, é preciso ter cautela, pois trata-se de uma técnica artroscópica avançada e, além disso, o posicionamento dos túneis e dos botões de retenção de sutura é da máxima importância para que não ocorram insucessos pós-operatórios ou perda da redução. Scheibel et al.,[134] que utilizaram uma técnica idêntica, publicaram seus resultados sobre a estabilização artroscópica de luxações AC do tipo V de Rockwood em 28 de 37 pacientes consecutivos disponíveis para o seguimento final, em uma média de 26 meses. Embora um número significativo de pacientes tenha se perdido para o seguimento, os participantes no estudo informaram boa funcionalidade, com arco de movimento (AdM) comparável à do lado intacto, sem diferença em termos de força e manutenção da redução da distância CC obtida durante a operação. A complicação observada foi uma sensibilidade sobre os botões superiores em 11 pacientes (embora em nenhum caso tenha havido necessidade de remoção). Além disso, 25 pacientes (89%) demonstraram migração do implante no interior dos túneis ósseos e ocorreu leve osteólise e aumento no diâmetro dos túneis. Não foi notada perda significativa da redução, mesmo em radiografias de "estresse" obtidas durante a avaliação.

Conforme foi observado em alguns relatos, há a tendência de se notar maior "mobilização" do botão metálico de retenção de sutura na interface osso-botão, quando o movimento entre a clavícula e a escápula ocorre com a abdução do ombro.[29,33,105,108,134] Em estudo recentemente publicado, Cohen et al.[29] observaram diminuição da dor, aumento na distância CC e migração do botão metálico até a clavícula com o uso de um botão maior, de "segunda geração", cujo diâmetro passou de 6,5 mm para 10 mm. Um segundo artigo de Motta et al.,[105] que observaram a ocorrência de osteólise e migração de botão com o uso de próteses de 6 mm (primeira geração), a prótese foi eliminada durante a reconstrução com construtos contendo botões metálicos superiores de 10 mm. O reforço com um dispositivo de suspensão de sutura com tecido de enxerto proporciona maior estabilidade inicial e uma carga até a ruptura similar à obtida em ligamentos CC nativos. Em um artigo recente que descreveu uma nova técnica, foi empregado um dispositivo contendo um botão de retenção de sutura, em parte para facilitar a obtenção de dados laboratoriais.[39] A arruela superior, com maior diâmetro e de com menor espessura, pode receber centralmente um enxerto que empresta ao construto uma resistência que se aproxima daquela em indivíduos com a anatomia normal, ao mesmo tempo em que se adapta aos movimentos entre a clavícula e a escápula. Essa técnica foi aplicada em dez pacientes que tinham sofrido lesões agudas e crônicas de grande intensidade com um breve período de seguimento (6 meses) e, até a presente data, com resultados bons a excelentes e sem informação de complicações (infecção, problemas com implantes ou ruptura do enxerto). Os autores não cuidaram especificamente da articulação AC, exceto em alguns dos casos crônicos, nos quais foi efetuada uma excisão de até 5 mm da extremidade distal da clavícula. Recentemente, também foi informada a ocorrência de complicações ao nível da fixação do coracoide, depois do uso de técnicas artroscopicamente assistidas, juntamente com casos de não cooperação ou de trauma.[60] Gerhardt et al.[60] descreveram um caso de fratura da base do coracoide em uma paciente idosa, mas bastante atlética, que não obteve sucesso com uma fixação secundária à fratura dentro de uma semana após a fixação CC reforçada com aloenxerto de tendão, com um botão de retenção de sutura de 6 mm.

REFERÊNCIAS BIBLIOGRÁFICAS

1. Adams FL. *The Genuine Works of Hippocrates*. Vols 1 and 2. New York, NY: William Wood; 1886.
2. Arenas AJ, Pampliega T, Iglesias J. Surgical management of bipolar clavicular dislocation. *Acta Orthop Belg*. 1993;59:202–205.
3. Bannister GC, Wallace WA, Stableforth PG, et al. The management of acute acromioclavicular dislocation. A randomized prospective controlled trial. *J Bone Joint Surg*. 1989;71(5):848–850.
4. Bannister GC, Wallace WA, Stableforth PG, et al. A classification of acute acromioclavicular dislocation: A clinical, radiological, and anatomical study. *Injury*. 1992;23:194–196.
5. Barber FA. Complete posterior acromioclavicular dislocation: A case report. *Orthopedics*. 1987;10:493–496.
6. Barbour SA, King W. The safe and effective use of allograft tissue: An update. *Am J Sports Med*. 2003;31:791–797.
7. Bearden JM, Hughston JC, Whatley GS. Acromioclavicular dislocation: Method of treatment. *J Sports Med*. 1973;1:5–17.
8. Beitzel K, Cote MP, Apostolakos J, et al. Current concepts in the treatment of acromioclavicular joint dislocations. *Arthroscopy*. 2013;29(2):387–397.

9. Bergfeld JA, Andrish JT, Clancy WG. Evaluation of the acromioclavicular joint following first- and second-degree sprains. *Am J Sports Med.* 1978;6:153–159.
10. Bernard TNJ, Brunet ME, Haddad RJ. Fractured coracoid process in acromioclavicular dislocations: Report of four cases and review of the literature. *Clin Orthop.* 1983;175:227–232.
11. Bjerneld H, Hovelius L, Thorling J. Acromioclavicular separations treated conservatively. A 5-year follow-up study. *Acta Orthop Scand.* 1983;54:743–745.
12. Black GB, McPherson JAM, Reed MH. Traumatic pseudodislocation of the acromioclavicular joint in children: A 15-year review. *Am J Sports Med.* 1991;19:644–646.
13. Blazar PE, Iannotti JP, Williams GR. Anteroposterior instability of the distal clavicle after distal clavicle resection. *Clin Orthop.* 1998;(348):114–120.
14. Boehm TC. The relation of the coracoclavicular ligament insertion to the acromioclavicular joint. A cadaver study of relevance to lateral clavicle resection. *Acta Orthop Scand.* 2003;74(6):718–721.
15. Bostrom-Windhamre HA, von Heideken JP, Une-Larsson VE, et al. Surgical treatment of chronic acromioclavicular dislocations: A comparative study of Weaver-Dunn augmented with PDS-braid or hook plate. *J Shoulder Elbow Surg.* 2010;19(7):1040–1048.
16. Bosworth BM. Acromioclavicular separation: New method of repair. *Surg Gynecol Obstet.* 1941;73:866–871.
17. Branch TP, Burdette HL, Shahriari AS, et al. The role of the acromioclavicular ligaments and the effect of distal clavicle resection. *Am J Sports Med.* 1996;24:293–297.
18. Breslow MJ, Jazrawi LM, Bernstein AD, et al. Treatment of acromioclavicular joint separation: Suture or suture anchors? *J Shoulder Elbow Surg.* 2002;11(3):225–229.
19. Browne JE, Stanley RF, Tullos HS. Acromioclavicular joint dislocations: Comparative results following operative treatment with and without primary distal clavisectomy. *Am J Sports Med.* 1977;5:258–263.
20. Brunet ME, Reynolds MC, Cook SD, et al. Atraumatic osteolysis of the distal clavicle: Histologic evidence of synovial pathogenesis. A case report. *Orthopedics.* 1986;9(4):557–559.
21. Cadenat FM. The treatment of dislocations and fractures of the outer end of the clavicle. *Int Clin.* 1917;1:145–169.
22. Cahill BR. Osteolysis of the distal part of the clavicle in male athletes. *J Bone Joint Surg.* 1982;64(7):1053–1058.
23. Calvo E, Lopez-Franco M, Arribas IM. Clinical and radiologic outcomes of surgical and conservative treatment of type III acromioclavicular joint injury. *J Shoulder Elbow Surg.* 2006;15(3):300–305.
24. Carofino BC, Mazzocca AD. The anatomic coracoclavicular ligament reconstruction: Surgical technique and indications. *J Shoulder Elbow Surg.* 2010;19(2 suppl):37–46.
25. Carr AJ, Broughton NS. Acromioclavicular dislocation associated with fracture of the coracoid process. *J Trauma.* 1989;29:125–126.
26. Chernchujit B, Tischer T, Imhoff AB. Arthroscopic reconstruction of the acromioclavicular joint disruption: Surgical technique and preliminary results. *Arch Orthop Trauma Surg.* 2006;126:575–581.
27. Chiang CL, Yang SW, Tsai MY, et al. Acromion osteolysis and fracture after hook plate fixation for acromioclavicular joint dislocation: A case report. *J Shoulder Elbow Surg.* 2010; 19(4):e13–e15.
28. Codman EA. Rupture of the supraspinatus tendon and other lesions in or about the subacromial bursa. In: Codman EA, ed. *The Shoulder.* Boston, MA: Thomas Todd; 1934:32–65.
29. Cohen G, Boyer P, Pujol N, et al. Endoscopically assisted reconstruction of acute acromioclavicular joint dislocations using a synthetic ligament. Outcomes at 12 months. *Orthop Traumatol Surg Res.* 2011;97:145–151.
30. Colosimo AJ, Hummer CD 3rd, Heidt RS Jr. Aseptic foreign body reaction to Dacron graft material used for coracoclavicular ligament reconstruction after type III acromioclavicular dislocation. *Am J Sports Med.* 1996;24:561–563.
31. Cook DA, Heiner JP. Acromioclavicular joint injuries. *Orthop Rev.* 1990;14:510–516.
32. Cook F, Horowitz M. Bipolar clavicular dislocation: Report of a case. *J Bone Joint Surg.* 1987;69(1):145–147.
33. Costic RS, Labriola JE, Rodosky MW. Biomechanical rationale for development of anatomical reconstructions of coracoclavicular ligaments after complete acromioclavicular joint dislocations. *Am J Sports Med.* 2004;32:1929–1936.
34. Cote MP, Wojcik KE, Gomlinski G, et al. Rehabilitation of acromioclavicular joint separations: Operative and nonoperative considerations. *Clin Sports Med.* 2010;29(2):213–228.
35. Cox JS. The fate of the acromioclavicular joint in athletic injuries. *Am J Sports Med.* 1981;9:50–53.
36. Cox JS. Current method of treatment of acromioclavicular joint dislocations. *Orthopedics.* 1992;15:1041–1044.
37. Curtis RJ. Operative management of children's fractures of the shoulder region. *Orthop Clin North Am.* 1990;21:315–324.
38. Daly P, Sim FH, Simonet WT. Ice hockey injuries: A review. *Sports Med.* 1990;10:122–131.
39. DeBerardino TM, Pensak MJ, Ferreira J, et al. Arthroscopic stabilization of acromioclavicular joint dislocation using the AC graftrope system. *J Shoulder Elbow Surg.* 2010;19(2 suppl):47–52.
40. Debski RE, Parsons IM, Woo SL, et al. Effect of capsular injury on acromioclavicular joint mechanics. *J Bone Joint Surg Am.* 2001;83-A:1344–1351.
41. DePalma AF. The role of the disks of the sternoclavicular and the acromioclavicular joints. *Clin Orthop.* 1959;13:222–233.
42. Dias JJ, Steingold RF, Richardson RA, et al. The conservative treatment of acromioclavicular dislocation. Review after 5 years. *J Bone Joint Surg.* 1987;69(5):719–722.
43. Dragoo JL, Braun HJ, Bartlinski SE, et al. Acromioclavicular joint injuries in national collegiate athletic association football: Data from the 2004-2005 through 2008-2009 national collegiate athletic association injury surveillance system. *Am J Sports Med.* 2012;40(9):2066–2071.
44. Dumontier C, Sautet A, Man M, et al. Acromioclavicular dislocations: Treatment by coracoacromial ligamentoplasty. *J Shoulder Elbow Surg.* 1995;4:130–134.
45. Echo BS, Donati RB, Powell CE. Bipolar clavicular dislocation treated surgically: A case report. *J Bone Joint Surg Am.* 1988;70(8):1251–1253.
46. Edgar CM, Zimmer S, Jones H, et al. Prospective comparison of auto and allograft hamstring tendon constructs for ACL reconstruction. *Clin Orthop Relat Res.* 2008;466(9):2238–2246.
47. Eidman DK, Siff SJ, Tullos HS. Acromioclavicular lesions in children. *Am J Sports Med.* 1981;9:150–154.
48. Falstie-Jensen S, Mikkelsen P. Pseudodislocation of the acromioclavicular joint. *J Bone Joint Surg.* 1982;64(3):368–369.
49. Flatow EL. The biomechanics of the acromioclavicular, sternoclavicular, and scapulothoracic joints. *Instr Course Lect.* 1993;42:237–245.
50. Flatow EL, Cordasco FA, Bigliani LU. Arthroscopic resection of the outer end of the clavicle from a superior approach: A critical, quantitative, radiographic assessment of bone removal. *Arthroscopy.* 1992;8:55–64.
51. Flatow EL, Duralde XA, Nicholson GP, et al. Arthroscopic resection of the distal clavicle with a superior approach. *J Shoulder Elbow Surg.* 1995;4:41–50.
52. Fukuda K, Craig EV, An KN, et al. Biomechanical study of the ligamentous system of the acromioclavicular joint. *J Bone Joint Surg.* 1986;68(3):434–440.
53. Galatz LM, Williams GR. Acromioclavicular joint injuries. In: Bucholz RW, Heckman JD, Court-Brown C, eds. *Rockwood and Green's Fractures in Adults.* Vol 2. 6th ed. Philadelphia, PA: Lippincott Williams & Wilkins; 2006:1331–1364.
54. Gallay SH, Hupel TM, Beaton DE, et al. Functional outcome of acromioclavicular joint injury in polytrauma patients. *J Orthop Trauma.* 1998;12:159–163.
55. Galpin RD, Hawkins RJ, Grainger RW. A comparative analysis of operative versus non-operative treatment of grade III acromioclavicular separations. *Clin Orthop.* 1985;193:150–155.
56. Gartsman GM. Arthroscopic resection of the acromioclavicular joint. *Am J Sports Med.* 1993;21:71–77.
57. Gearen PF, Petty W. Panclavicular dislocation. Report of a case. *J Bone Joint Surg.* 1982;64(3):454–455.
58. Gerber C, Galantay RV, Hersche O. The pattern of pain produced by irritation of the acromioclavicular joint and the subacromial space. *J Shoulder Elbow Surg.* 1998;7(4):352–355.
59. Gerber C, Rockwood CA. Subcoracoid dislocation of the lateral end of the clavicle: A report of three cases. *J Bone Joint Surg Am.* 1987;69(6):924–927.
60. Gerhardt DC, Vanderwerf JD, Rylander LS, et al. Postoperative coracoid fracture after transcoracoid acromioclavicular joint reconstruction. *J Shoulder Elbow Surg.* 2011;20(5):e6–e10.
61. Goldberg JA, Viglione W, Cumming WJ, et al. Review of coracoclavicular ligament reconstruction using Dacron graft material. *Aust NZ J Surg.* 1987;57:441–445.
62. Griffiths CJ, Glucksman E. Post traumatic osteolysis of the clavicle: A case report. *Arch Emerg Med.* 1986;3:129–132.
63. Grutter PW, Petersen SA. Anatomical acromioclavicular ligament reconstruction: A biomechanical comparison of reconstructive techniques of the acromioclavicular joint. *Am J Sports Med.* 2005;33:1723–1728.
64. Gstettner C, Tauber M, Hitzl W, et al. Rockwood type III acromioclavicular dislocation: Surgical versus conservative treatment. *J Shoulder Elbow Surg.* 2008;17(2):220–225.
65. Gumina S, Carbone S, Postacchini F. Scapular dyskinesis and SICK scapula syndrome in patients with chronic type III acromioclavicular dislocation. *Arthroscopy.* 2009;25(1):40–45.
66. Guy DK, Wirth MA, Griffin JL, et al. Reconstruction of chronic and complete dislocations of the acromioclavicular joint. *Clin Orthop.* 1998;347:138–149.
67. Harris RI, Vu DH, Sonnabend DH, et al. Anatomic variance of the coracoclavicular ligaments. *J Shoulder Elbow Surg.* 2001;10(6):585–588.
68. Harris RI, Wallace AL, Harper GD, et al. Structural properties of the intact and the reconstructed coracoclavicular ligament complex. *Am J Sports Med.* 2000;28(1):103–108.
69. Hastings DE, Horne JG. Anterior dislocation of the acromioclavicular joint. *Injury.* 1979;10:285–288.
70. Havranek P. Injuries of distal clavicular physis in children. *J Pediatr Orthop.* 1989;9:213–215.
71. Hawkins RJ, Warren RF, Noble JS. *Suture repair technique for acute and chronic acromioclavicular dislocations.* Rosemont, IL: American Academy of Orthopaedic Surgeons videotape series; 2005.
72. Inman VT, Saunders M, Abbott LC. Observations on the function of the shoulder joint. *J Bone Joint Surg.* 1944;26:1–30.
73. Jain AS. Traumatic floating clavicle: A case report. *J Bone Joint Surg Br.* 1984;66(4):560–561.
74. Jones HP, Lemos MJ, Schepsis AA. Salvage of failed acromioclavicular joint reconstruction using autogenous semitendinosus tendon from the knee. Surgical technique and cast report. *Am J Sports Med.* 2001;29(2):234–237.
75. Kaplan LD, Flanigan DC, Norwig J, et al. Prevalence and variance of shoulder injuries in elite collegiate football players. *Am J Sports Med.* 2005;33(8):1142–1146.
76. Kennedy JC, Cameron H. Complete dislocation of the acromioclavicular joint. *J Bone Joint Surg Br.* 1954;36-B(2):202–208.
77. Kienast B, Thietje R, Queitsch C, et al. Mid-term results after operative treatment of Rockwood grade III-V acromioclavicular joint dislocations with an AC-hook plate. *Eur J Med Res.* 2011;16(2):52–56.
78. Kim KC, Rhee KJ, Shin HD, et al. Displaced fracture of the coracoid process associated with acromioclavicular dislocation: A two-bird-one-stone solution. *J Trauma.* 2009;67(2):403–405.
79. Klimkiewicz JJ, Williams GR, Sher JS, et al. The acromioclavicular capsule as a restraint to posterior translation of the clavicle: A biomechanical analysis. *J Shoulder Elbow Surg.* 1999;8:119–124.
80. Kumar A. Management of coracoid process fracture with acromioclavicular joint dislocation. *Orthopaedics.* 1990;13:770–772.
81. Kumar S, Sethi A, Jain AK. Surgical treatment of complete acromioclavicular dislocation using the coracoacromial ligament and coracoclavicular fixation: Report of a technique in 14 patients. *J Orthop Trauma.* 1995;9:507–510.
82. Lafosse L, Baier GP, Leuzinger J. Arthroscopic treatment of acute and chronic acromioclavicular joint dislocation. *Arthroscopy.* 2005;21:1017–1028.
83. Lancourt JB. Acromioclavicular dislocation with adjacent clavicular fracture in a horseback rider: A case report. *Am J Sports Med.* 1990;18:321–322.
84. Larsen E, Bjerg-Nielsen A, Christensen P. Conservative or surgical treatment of acromioclavicular dislocation. A prospective, controlled, randomized study. *J Bone Joint Surg.* 1986;68(4):552–555.
85. Lasda NA, Murray DG. Fracture separation of the coracoid process associated with acromioclavicular dislocation: Conservative treatment–a case report and review of the literature. *Clin Orthop Relat Res.* 1978;134:222–224.
86. Lee KW, Debski RE, Chen CH, et al. Functional evaluation of the ligaments at the acromioclavicular joint during anteroposterior and superoinferior translation. *Am J Sports Med.* 1997;25:858–862.
87. Lee SJ, Nicholas SJ, Akizuki KH, et al. Reconstruction of the coracoclavicular ligament with tendon grafts: A comparative biomechanical study. *Am J Sports Med.* 2003;31:648–654.

88. Lemos MJ. The evaluation and treatment of the injured acromioclavicular joint in athletes. *Am J Sports Med.* 1998;26:137–144.
89. Lizaur A, Marco L, Cebrian R. Acute dislocation of the acromioclavicular joint. Traumatic anatomy and the importance of deltoid and trapezius. *J Bone Joint Surg Br.* 1994;76(4):602–606.
90. Lyons FA, Rockwood CA. Migration of pins used in operations on the shoulder. *J Bone Joint Surg.* 1990;72(8):1262–1267.
91. MacDonald PB, Alexander MJ, Frejuk J, et al. Comprehensive functional analysis of shoulders following complete acromioclavicular separation. *Am J Sports Med.* 1988;16:475–480.
92. Madsen B. Osteolysis of the acromial end of the clavicle following trauma. *Br J Radiol.* 1963;36:822–828.
93. Malcapi C, Grassi G, Oretti D. Posterior dislocation of the acromioclavicular joint: A rare or an easily overlooked lesion? *Ital J Orthop Traumatol.* 1978;4:79–83.
94. Martell JR. Clavicular nonunion. Complication with the use of mersilene tape. *Am J Sports Med.* 1992;20:360–362.
95. Martin-Herrero T, Rodriguez-Merchan C, Munuera-Martinez L. Fracture of the coracoid process: Presentation of seven cases and review of the literature. *J Trauma.* 1993;30:1597–1599.
96. Mazet RJ. Migration of a Kirschner wire from the shoulder region into the lung: A report of two cases. *J Bone Joint Surg.* 1943;25A:477–483.
97. Mazzocca AD, Arciero RA, Bicos J. Evaluation and treatment of acromioclavicular joint injuries. *Am J Sports Med.* 2007;35:316–329.
98. Mazzocca AD, Santangelo SA, Johnson ST. A biomechanical evaluation of an anatomical coracoclavicular ligament reconstruction. *Am J Sports Med.* 2006;34:236–246.
99. Mazzocca AD, Spang JT, Rodriguez RR, et al. Biomechanical and radiographic analysis of partial coracoclavicular ligament injuries. *Am J Sports Med.* 2008;36(7):1397–1402.
100. McPhee IB. Inferior dislocation of the outer end of the clavicle. *J Trauma.* 1980;20:709–710.
101. Meislin RJ, Zuckerman JD, Nainzadeh N. Type III acromioclavicular joint separation associated with late brachial plexus neurapraxia. *J Orthop Trauma.* 1992;6:370–372.
102. Merk BR, Minihane KP, Shah NA. Scapulothoracic dissociation with acromioclavicular separation: A case report of a novel fixation method. *J Orthop Trauma.* 2008;22(8):572–575.
103. Molsa J, Urho K, Pertti M, et al. Injuries to the upper extremity in ice hockey analysis of a series of 760 injuries. *Am J Sports Med.* 2003;31(5):751–757.
104. Moneim MS, Balduini FC. Coracoid fracture as a complication of surgical treatment by coracoclavicular tape fixation. A case report. *Clin Orthop.* 1982;168:133–135.
105. Motta P, Maderni A, Bruno L, et al. Case report: Suture rupture in acromioclavicular joint dislocations treated with flip buttons. *Arthroscopy.* 2011;27(2):294–298.
106. Mouhsine E, Garofalo R, Crevoisier X, et al. Grade I and II acromioclavicular dislocations: Results of conservative treatment. *J Shoulder Elbow Surg.* 2003;12(6):599–602.
107. Mumford EB. Acromioclavicular dislocation. *J Bone Joint Surg.* 1941;23:799–802.
108. Murena L, Vulcano E, Ratti C, et al. Arthroscopic treatment of acute acromioclavicular joint dislocation with double flip button. *Knee Surg Sports Traumatol Arthrosc.* 2009;17:1511–1515.
109. Murphy OB, Bellamy R, Wheeler W, et al. Posttraumatic osteolysis of the distal clavicle. *Clin Orthop.* 1975;109:108–114.
110. Neault MA, Nuber GW, Marymont JV. Infections after surgical repair of acromioclavicular separations with nonabsorbable tape or suture. *J Shoulder Elbow Surg.* 1996;5:477–478.
111. Nieminen S, Aho AJ. Anterior dislocation of the acromioclavicular joint. *Ann Chir Gynaecol.* 1984;73:21–24.
112. Nissen CW, Chatterjee A. Type III acromioclavicular separation: Results of a recent survey on its management. *Am J Orthop.* 2007;36:89–93.
113. Norell H, Llewellyn RC. Migration of a threaded Steinmann pin from an acromioclavicular joint into the spinal canal. *J Bone Joint Surg.* 1965;47A:1024–1026.
114. Nuber GW, Bowen MK. Disorders of the acromioclavicular joint: pathophysiology, diagnosis, and management. In: Iannotti JP, Williams GR, eds. *Disorders of the Shoulder: Diagnosis and Management.* Philadelphia, PA: Lippincott Williams & Wilkins; 1999:739–764.
115. O'Brien SJ, Pagnani MJ, Fealy S, et al. The active compression test: A new and effective test for diagnosing labral tears and acromioclavicular joint abnormality. *Am J Sports Med.* 1998;26(5):610–613.
116. Pallis M, Cameron KL, Svoboda SJ, et al. Epidemiology of acromioclavicular joint injury in young athletes. *Am J Sports Med.* 2012;40(9):2072–2077.
117. Pauly S, Gerhardt C, Haas NP, et al. Prevalence of concomitant intraarticular lesions in patients treated operatively for high-grade acromioclavicular joint separations. *Knee Surg Sports Traumatol Arthrosc.* 2009;17(5):513–517.
118. Petersson CJ. Degeneration of the acromioclavicular joint. *Acta Orthop Scand.* 1983;54:434–438.
119. Petersson CJ, Redlund-Johnell I. Radiographic joint space in normal acromioclavicular joints. *Acta Orthop Scand.* 1983;54:431–433.
120. Post M. Current concepts in the diagnosis and management of acromioclavicular dislocations. *Clin Orthop.* 1985;200:234–247.
121. Powers JA, Bach PJ. Acromioclavicular separation: Closed or open treatment. *Clin Orthop.* 1974;104:213–233.
122. Press J, Zuckerman JD, Gallagher M, et al. Treatment of grade III acromioclavicular separations. Operative versus nonoperative management. *Bull Hosp Jt Dis.* 1997;56:77–83.
123. Rawes ML, Dias JJ. Long-term results of conservative treatment for acromioclavicular dislocation. *J Bone Joint Surg Br.* 1996;78(3):410–412.
124. Renfree KJ, Riley MK, Wheeler D, et al. Ligamentous anatomy of the distal clavicle. *J Shoulder Elbow Surg.* 2003;12(4):355–359.
125. Rios CG, Arciero RA, Mazzocca AD. Anatomy of the clavicle and coracoid process for reconstruction of the coracoclavicular ligaments. *Am J Sports Medicine.* 2007;35(5):811–817.
126. Rockwood CA. Injuries to the acromioclavicular Joint. In: Rockwood CA, Green DP, eds. *Fractures in Adults.* Vol 1. 2nd ed. Philadelphia, PA: JB Lippincott; 1984:860.
127. Rockwood CA, Williams GR, Young DC. Disorders of the acromio-clavicular joint. In: Rockwood CA, Matsen FA, eds. *The Shoulder.* 3rd ed. Philadelphia, PA: WB Saunders Co; 2004: 521–586.
128. Rowe CR. In: Cave EF, ed. *Fractures and other injuries.* Chicago, IL: Year Book Medical; 1961.
129. Sage J. Recurrent inferior dislocation of the clavicle at the acromioclavicular joint. *Am J Sports Med.* 1982;10:145–146.
130. Salter EG, Nasca RJ, Shelley BS. Anatomical observations on the acromioclavicular joint and supporting ligaments. *Am J Sports Med.* 1987;15:199–206.
131. Salter EG, Shelley BS, Nasca R. A morphological study of the acromioclavicular joint in humans. *Anat Rec.* 1985;211:353.
132. Salzman GM, Walz L, Schoettle PB, et al. Arthroscopic anatomical reconstruction of the acromioclavicular joint. *Acta Orthop Belg.* 2008;74:397–400.
133. Sanders JO, Lyons FA, Rockwood CA. Management of dislocations of both ends of the clavicle. *J Bone Joint Surg.* 1990;72A:399–402.
134. Scheibel M, Droschel S, Gerhardt C, et al. Arthroscopically assisted stabilization of acute high-grade acromioclavicular joint separations. *Am J Sports Med.* 2011;39(7):1507–1516.
135. Schemitsch LA, Schemitsch EH, McKee MD. Bipolar clavicle injury: Posterior dislocation of the acromioclavicular joint with anterior dislocation of the sternoclavicular joint: A report of two cases. *J Shoulder and Elbow Surg.* 2011;20(1):e18–e22.
136. Schlegel TF, Burks RT, Marcus RL, et al. A prospective evaluation of untreated acute grade III acromioclavicular separations. *Am J Sports Med.* 2001;29(6):699–703.
137. Schmid A, Schmid F. [Use of arthrosonography in diagnosis of Tossy III lesions of acromioclavicular joints]. *Aktuel Traumatol.* 1988;18:957–962.
138. Schwarz N, Kuderna H. Inferior acromioclavicular separation: Report of an unusual case. *Clin Orthop.* 1988;234:28–30.
139. Schwarzkopf R, Ishak C, Elman M, et al. Distal clavicular osteolysis: A review of the literature. *Bull NYU Hosp Jt Dis.* 2008;66(2):94–101.
140. Sim E, Schwarz N, Hocker K, et al. Repair of complete acromioclavicular separations using the acromioclavicular-hook plate. *Clin Orthop.* 1995;314:134–142.
141. Simovitch R, Sanders B, Ozbaydar M, et al. Acromioclavicular joint injuries: Diagnosis and management. *J Am Acad Orthop Surg.* 2009;17(4):207–219.
142. Skjeldal S, Lundblad R, Dullerud R. Coracoid process transfer for acromioclavicular dislocation. *Acta Orthop Scand.* 1988;59:180–182.
143. Smith TO, Chester R, Pearse EO, et al. Operative versus nonoperative management following Rockwood grade III acromioclavicular separation; a meta-analysis of the current evidence base. *J Orthop Traumatol.* 2011;12(1):19–27.
144. Snyder S, Banas M, Karzel R. The arthroscopic Mumford procedure: An analysis of results. *Arthroscopy.* 1995;11:157–164.
145. Sondergard-Petersen P, Mikkelsen P. Posterior acromioclavicular dislocation. *J Bone Joint Surg Br.* 1982;64(1):52–53.
146. Strobel K, Pfirrmann CW, Zanetti M, et al. MRI features of the acromioclavicular joint that predict pain relief from intraarticular injection. *AJR Am J Roentgenol.* 2003;181(3):755–760.
147. Sturm JT, Perry JFJ. Brachial plexus injuries from blunt trauma—a harbinger of vascular and thoracic injury. *Ann Emerg Med.* 1987;16(4):404–406.
148. Taft TN, Wilson FC, Oglesby JW. Dislocation of the acromioclavicular joint. An end-result study. *J Bone Joint Surg Am.* 1987;69(7):1045–1051.
149. Tamaoki MJ, Belloti JC, Lenza M, et al. Surgical versus conservative interventions for treating acromioclavicular dislocation of the shoulder in adults. *Cochrane Database Syst Rev.* 2010;(8).
150. Thomas K, Litsky A, Jones G, et al. Biomechanical comparison of coracoclavicular reconstructive techniques. *Am J Sports Med.* 2011;39(4):804–810.
151. Tibone J, Sellers R, Tonino P. Strength testing after third-degree acromioclavicular dislocations. *Am J Sports Med.* 1992;20:328–331.
152. Tischer T, Salzmann GM, El-Azab H, et al. Incidence of associated injuries with acute acromioclavicular joint dislocations types III through V. *Am J Sports Med.* 2009;37(1):136–139.
153. Tomlinson DP, Altcheck DW, Davila J, et al. A modified technique of arthroscopically assisted AC joint reconstruction and preliminary results. *Clin Orthop Relat Res.* 2008;466:639–645.
154. Tossy J, Newton CM, Sigmond HM. 11 acromioclavicular separations: Useful and practical classification for treatment. *Clin Orthop Relat Res.* 1963;28:111–119.
155. Trainer G, Arciero RA, Mazzocca AD. Practical management of grade III acromioclavicular separations. *Clin J Sports Med.* 2008;18(2):162–166.
156. Turman KA, Miller CD, Miller MD. Clavicular fractures following coracoclavicular ligament reconstruction with tendon graft: A report of three cases. *J Bone Joint Surg Am.* 2010;92(6):1526–1532.
157. Urist MR. Complete dislocation of the acromioclavicular joint: The nature of the traumatic lesion and effective methods of treatment with an analysis of 41 cases. *J Bone Joint Surg.* 1946;28:813–837.
158. Wade AM, Barrett MO, Crist BD, et al. Medial clavicular epiphyseal fracture with ipsilateral acromioclavicular dislocation: A case report of panclavicular fracture dislocation. *J Orthop Trauma.* 2007;21(6):418–421.
159. Walton J, Mahajan S, Paxinos A, et al. Diagnostic values of tests for acromioclavicular joint pain. *J Bone Joint Surg Am.* 2004;86:807–812.
160. Wang K, Hsu K, Shih C. Coracoid process fracture combined with acromioclavicular dislocation and coracoclavicular ligament rupture: A case report and review of the literature. *Clin Orthop.* 1994;300:120–122.
161. Weaver JK, Dunn HK. Treatment of acromioclavicular injuries, especially complete acromioclavicular separation. *J Bone Joint Surg Am.* 1972;54(6):1187–1194.
162. Weinstein DM, McCann PD, McIlveen SJ, et al. Surgical treatment of complete acromioclavicular dislocations. *Am J Sports Med.* 1995;23:324–331.
163. Williams GR, Nguyen VD, Rockwood CR. Classification and radiographic analysis of acromioclavicular dislocations. *Appl Radiol.* 1989;12:29–34.
164. Wolf EM, Pennington WT. Arthroscopic reconstruction for acromioclavicular joint dislocation. *Arthroscopy.* 2001;17(5):558–563.
165. Wojtys EM, Nelson G. Conservative treatment of grade III acromioclavicular dislocations. *Clin Orthop.* 1991;268:112–119.
166. Wurtz LD, Lyons FA, Rockwood CA Jr. Fracture of the middle third of the clavicle and dislocation of the acromioclavicular joint. A report of four cases. *J Bone Joint Surg Am.* 1992;74(1):133–137.
167. Yoo JC, Choi NH, Kim S, et al. Distal clavicle tunnel widening after 389 coracoclavicular ligament reconstruction with semitendinous tendon: A case 390 report. *J Shoulder Elbow Surg.* 2006;15(2):256–259.
168. Zanca P. Shoulder pain: Involvement of the acromioclavicular joint: Analysis of 1000 cases. *AJR.* 1971;112:493–506.

42

Lesões na articulação esternoclavicular

Anil K. Dutta
Aaron J. Bois
Michael A. Wirth
Charles A. Rockwood Jr.

Introdução às lesões da articulação esternoclavicular 1563
Anatomia cirúrgica e aplicada da articulação esternoclavicular 1563
   Anatomia cirúrgica da articulação esternoclavicular 1563
   Anatomia aplicada da articulação esternoclavicular 1563
Princípios de diagnóstico e avaliação das lesões da articulação esternoclavicular 1566
   Mecanismos de lesão da articulação esternoclavicular 1566
   Lesões associadas à articulação esternoclavicular 1567
   Lesões ortopédicas associadas à articulação esternoclavicular 1568
   Histórico e exame físico das lesões da articulação esternoclavicular 1569
   Avaliação radiográfica das lesões da articulação esternoclavicular 1570
   Técnicas de estudo de imagens especiais 1570
   Classificação e diagnóstico diferencial 1573
   Outras condições das lesões da articulação esternoclavicular 1575
Atuais opções de tratamento para lesões da articulação esternoclavicular 1575
   Lesões anteriores da articulação esternoclavicular 1575
   Lesões posteriores da articulação esternoclavicular 1578
   Técnicas cirúrgicas para as lesões da articulação esternoclavicular 1583

Método de tratamento preferido pelos autores para lesões da articulação esternoclavicular 1585
   Lesões anteriores da articulação esternoclavicular 1585
   Instabilidade atraumática 1585
   Subluxação 1585
   Luxação 1586
   Lesões posteriores da articulação esternoclavicular 1586
   Subluxação 1586
   Luxação 1586
   Redução fechada 1586
Procedimentos cirúrgicos abertos 1587
   Reparo agudo de luxação posterior 1587
Reparo agudo com ressecção da parte medial da clavícula 1588
Reconstrução cirúrgica aberta com enxerto 1592
   Cuidados de luxações posteriores após a redução 1592
   Dicas e armadilhas 1592
   Lesões da fise da clavícula medial 1593
Tratamento de lesões combinadas da articulação EC 1593
Complicações nas lesões da articulação esternoclavicular 1594
   Complicações não cirúrgicas em lesões da articulação esternoclavicular 1594
   Complicações depois de procedimentos cirúrgicos em lesões da articulação esternoclavicular 1595
Lesões da articulação esternoclavicular – Passado, presente e futuro 1595

INTRODUÇÃO ÀS LESÕES DA ARTICULAÇÃO ESTERNOCLAVICULAR

No texto de 1824 de Sir Astley Cooper, as lesões esternoclaviculares (EC) são discutidas como lesões que, essencialmente, podem ser tratadas com tipoia e bandagem.[50] O primeiro relato de caso de lesão EC é atribuído a Rodrigues,[192] que descreveu um paciente com luxação posterior com sinais de sufocação após sofrer uma lesão por compressão entre uma parede e uma carroça. Relatos isolados do século XIX na Europa foram seguidos por relatos de autores norte-americanos nas décadas de 1920 e 1930.[55,64,140] Lesões da articulação EC são raras e, em geral, relativamente benignas. No entanto, padrões de lesões posteriores mais graves podem representar verdadeiras emergências médicas, e requerer um cirurgião ortopédico conhecedor das etapas apropriadas, tanto para seu diagnóstico como para seu tratamento. A tomografia computadorizada (TC) permanece como modalidade de estudo de imagem de escolha para o diagnóstico de lesões da articulação EC. Em casos de luxações posteriores e de lesões posteriores da fise, a redução deverá ser realizada tão logo seja possível. Caso necessário, o que é raro, o cirurgião poderá utilizar diversas técnicas reconstrutivas.

ANATOMIA CIRÚRGICA E APLICADA DA ARTICULAÇÃO ESTERNOCLAVICULAR

Anatomia cirúrgica da articulação esternoclavicular

O cirurgião que planeja um procedimento cirúrgico na articulação EC ou em seus arredores deve dominar completamente a vasta gama de estruturas anatômicas imediatamente posteriores à articulação. Existe uma "cortina" de músculos (esterno-hióideo, esternotireóideo e escaleno), imediatamente posterior à articulação EC e ao terço interno da clavícula, que bloqueia a visão das estruturas vitais, tais como: artéria inominada, veia inominada, nervo vago, nervo frênico, veia jugular interna, traqueia e esôfago (Fig. 42.1). É importante considerar que o arco da aorta, a veia cava superior e a artéria pulmonar direita também estão muito próximas à articulação EC. Outra estrutura que merece atenção é a veia jugular anterior, situada entre a clavícula e a cortina muscular.

Anatomia aplicada da articulação esternoclavicular

A articulação EC é uma articulação diartrodial e é a única articulação verdadeira entre o membro superior e o esqueleto axial. A superfície articular da clavícula é muito maior que a do ester-

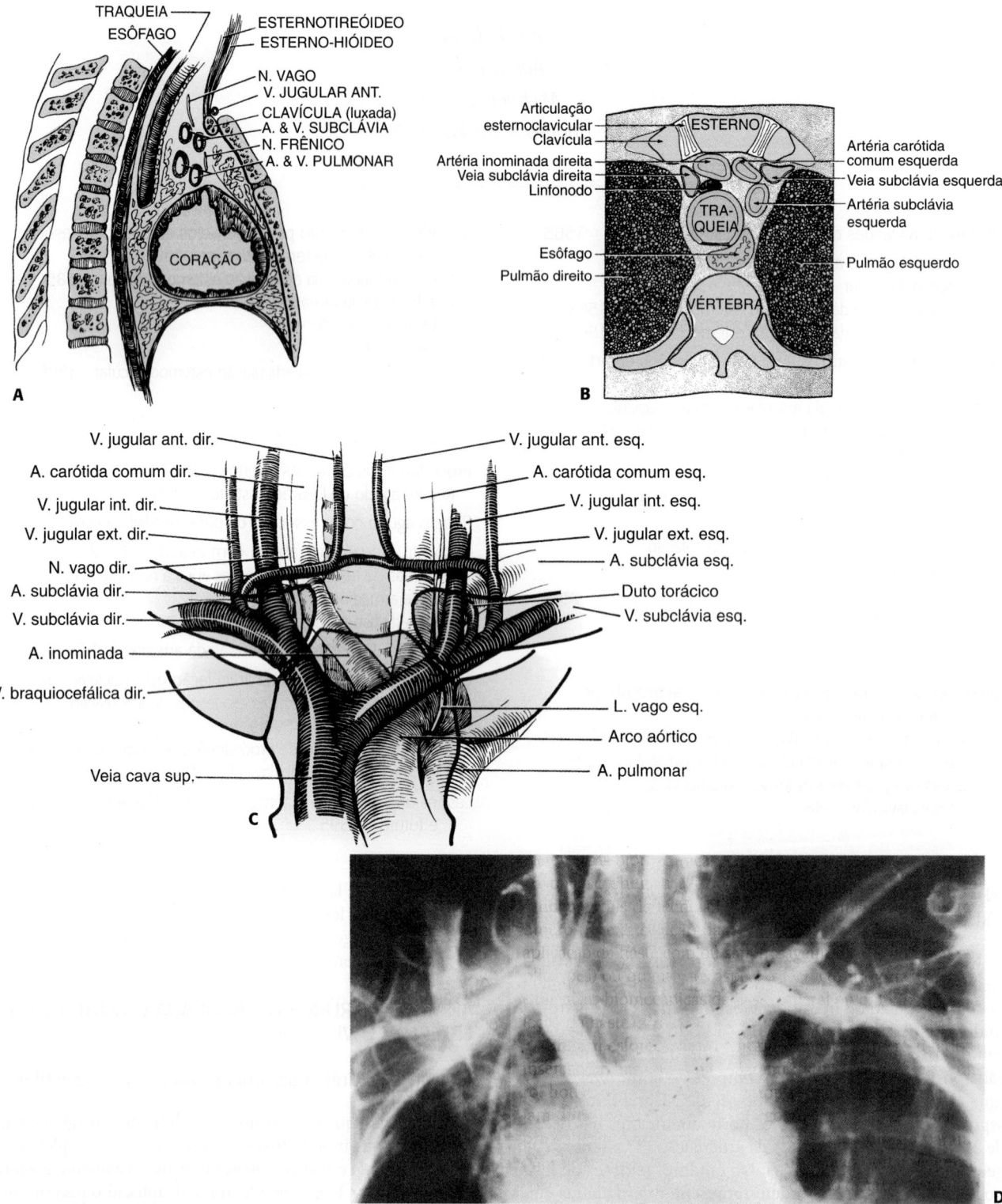

FIGURA 42.1 Anatomia aplicada das estruturas vitais posteriores à articulação esternoclavicular. **A:** Projeções sagital e **(B)** transversal em secção transversal demonstram as estruturas posteriores à articulação esternoclavicular. **C:** Diagrama que demonstra a estreita proximidade dos vasos principais posteriormente à articulação esternoclavicular. **D:** Aortografia que demonstra a relação entre a extremidade medial da clavícula e os vasos principais no mediastino.

no e ambas estão revestidas por cartilagem hialina.[59] A extremidade medial bulbosa e mais ampla da clavícula é côncava da frente para trás e convexa verticalmente; e, por isso, forma uma articulação em sela com a incisura clavicular do esterno.[95,190] A incisura clavicular do esterno é curva e as superfícies articulares não são congruentes. Cave[45] demonstrou que em 2,5% dos pacientes existe uma pequena faceta no aspecto inferior da parte medial da clavícula, que se articula com o aspecto superior da primeira costela em sua junção sincondral com o esterno. Considerando que menos da metade da parte medial da clavícula se articula com o ângulo superior do esterno, a articulação EC exibe o diferencial de possuir o menor grau de estabilidade óssea entre as principais articulações do corpo.

Ligamentos da articulação esternoclavicular

A incongruência articular é tão signficativa que a integridade da articulação EC depende de seus ligamentos circunjacentes: disco intra-articular, costoclavicular extra-articular (ligamento romboide), ligamento capsular e ligamento interclavicular.

Ligamento do disco intra-articular. O ligamento do disco intra-articular é uma estrutura fibrosa, muito densa, que se origina na junção sincondral da primeira costela e do esterno, avança através da articulação EC e divide a articulação em dois espaços distintos.[95,190] A inserção superior ocorre nos aspectos superior e posterior do terço médio da clavícula. DePalma[57] demonstrou que, apenas raramente, o disco será perfurado; a perfuração permite livre comunicação entre os dois compartimentos articulares. Em seus aspectos anterior e posterior, o disco se funde com as fibras do ligamento capsular e funciona como uma espécie de freio contra o desvio do terço médio da parte interna da clavícula. Observações histológicas[71] demonstram que o lado esternal do disco se compõe de fibrocartilagem e tecido conjuntivo denso, enquanto seu lado clavicular é composto apenas de fibrocartilagem. Portanto, é o lado clavicular do disco articular que tem a função de resistir à carga compressiva incidente na superfície clavicular.

Ligamento costoclavicular. O ligamento costoclavicular, também conhecido como ligamento romboide, é uma estrutura curta e robusta que consiste em um fascículo anterior e outro posterior.[17,44,95] Cave[44] relatou que o comprimento médio desse ligamento é de 1,3 cm, com largura máxima de 1,9 cm e espessura média de 1,3 cm. Bearn[17] demonstrou que sempre existe uma bolsa entre os dois componentes do ligamento que, em razão de suas duas partes diferentes, tem um aspecto torcido.[95] Na parte inferior, o ligamento costoclavicular se prende à superfície superior da primeira costela, em um local adjacente à parte que compreende a bifurcação do sincondral com o esterno; superiormente, ele se prende às margens da impressão sobre a superfície inferior da extremidade do terço médio da clavícula, denominada por alguns autores de fossa romboide.[95,190] Cave demonstrou, em um estudo de 153 clavículas, que o ponto de inserção do ligamento costoclavicular à clavícula pode ser de três tipos: (a) uma depressão, a fossa romboide (30%); (b) uma área plana (60%); ou (c) uma elevação (10%).

As fibras do fascículo anterior têm sua origem na superfície anteromedial da primeira costela e assumem uma direção superolateral. As fibras do fascículo posterior são mais curtas, têm sua origem lateralmente às fibras anteriores na costela, e estão direcionadas superomedialmente. As fibras dos componentes anterior e posterior se cruzam e possibilitam a estabilidade da articulação durante a rotação e elevação da clavícula. Em muitos sentidos, o ligamento costoclavicular em duas partes se assemelha à configuração (igualmente em duas partes) do ligamento coracoclavicular na extremidade externa da clavícula.

Bearn[17] demonstrou experimentalmente que as fibras anteriores opõem resistência à rotação superior excessiva da clavícula e que as fibras posteriores resistem à rotação inferior excessiva. Especificamente, as fibras anteriores também opõem resistência ao desvio lateral, e as fibras posteriores resistem ao desvio medial.

Ligamento interclavicular. O ligamento interclavicular conecta os aspectos superomediais de cada clavícula com os ligamentos capsulares e a parte superior do esterno. De acordo com Grant,[93] essa banda pode ser comparada à fúrcula das aves. Esse ligamento ajuda os ligamentos capsulares na obtenção do "equilíbrio dos ombros", ou seja, na manutenção dos ombros elevados. Esse aspecto pode ser testado mediante a colocação de um dedo na incisura superior do esterno; com a elevação do braço, o ligamento fica bastante frouxo, mas tão logo os dois braços estejam pendentes ao lado do corpo, o ligamento é retesado.

Spencer et al.[210] demonstraram experimentalmente que os ligamentos costoclavicular e interclavicular exercem pouco efeito na translação anterior ou posterior da articulação EC. Em um estudo anatômico, Tubbs et al.[223] constataram que o ligamento interclavicular impedia o desvio superior da clavícula na posição de adução do ombro, e que com a aplicação de uma força de 53,7 N ocorriam depressão e ruptura.

Ligamento capsular. O ligamento capsular cobre os aspectos anterossuperior e posterior da articulação, e representa espessamentos da cápsula articular.

De acordo com o trabalho original de Bearn,[17] este talvez seja o mais forte ligamento da articulação EC, e constitui a primeira linha de defesa contra o desvio superior da parte interna da clavícula, causado por uma força aplicada para baixo em sua extremidade distal. A inserção clavicular do ligamento ocorre principalmente sobre a epífise do terço médio da clavícula, com alguma fusão secundária das fibras na metáfise. O autor sênior demonstrou esse fato, da mesma forma que Poland,[178] Denham e Dingley,[56] e Brooks e Henning.[32] Embora alguns autores relatem que o ligamento do disco intra-articular ajude muito o ligamento costoclavicular na prevenção do desvio superior do terço médio da clavícula, Bearn demonstrou que o ligamento capsular é a estrutura mais importante na prevenção de tal desvio.[17] Em estudos experimentais em cadáveres, depois de seccionar o ligamento costoclavicular, o disco intra-articular e o ligamento interclavicular, esse autor determinou que tais estruturas não têm efeito na postura dos ombros. No entanto, a exclusiva divisão do ligamento capsular resultou em uma depressão, para baixo, na extremidade distal da clavícula. Os achados de Bearn têm muitas implicações clínicas para os mecanismos de lesão da articulação EC.

Em um estudo com cadáveres, Spencer et al.[210] mediram a translação anterior e posterior da articulação EC. Esses indicadores foram medidos em espécimes intactos e seguiam a transecção de ligamentos aleatoriamente escolhidos em torno da articulação EC. A secção da parte posterior da cápsula resultou em aumentos significativos nas translações anterior e posterior. A secção da parte anterior da cápsula produziu aumentos significativos na translação anterior. Esse estudo demonstrou que a parte posterior da cápsula da articulação EC é a estrutura mais importante na prevenção da translação – tanto anterior como posterior – da articulação EC, e que a parte anterior da cápsula funciona como importante estabilizador secundário.

Músculo subclávio

Reis et al.[184] estudaram o músculo subclávio e descobriram que sua função básica era estabilizar a articulação EC. Esses autores também afirmaram que o músculo subclávio poderia funcionar como substituto para os ligamentos dessa articulação. Acreditamos que este seja um importante estudo, pois explicaria o porquê de algumas pessoas, depois de perderem o terço médio da clavícula e a articulação EC, não sofrerem de instabilidade da extremidade medial da clavícula. E também nos dá uma razão para que deixemos o músculo subclávio intacto durante as cirurgias na articulação EC.

Amplitude de movimento da articulação esternoclavicular

A articulação EC tem movimentos livres e funciona quase como uma enartrose, com movimento em praticamente todos os planos, inclusive de rotação.[26,141] Em ombros com movimentos normais, a clavícula, por meio dos movimentos na articulação EC, é capaz de 30 a 35° de elevação superior, 35° de movimentos de anteriorização e posteriorização combinados, e 45 a 50° de rotação em torno de seu eixo longitudinal (Fig. 42.2). É bastante provável que seja a articulação mais frequentemente mobilizada entre os ossos longos do corpo, pois praticamente qualquer movimento do membro superior é transferido proximalmente para ela.

Epífise da terço médio da clavícula

Embora a clavícula seja o primeiro osso longo do corpo a ossificar (na quinta semana intrauterina), a epífise da sua extremidade medial é a última parte a surgir e a se fechar (Fig. 42.3). A epífise do terço médio da clavícula não ossifica até os 18 ou 20 anos de vida, e se funde com a diáfise do osso por volta do 23° e 25° ano.[93,95,178] Webb e Suchey,[234] em um grande estudo de autópsia da fise do terço médio da clavícula em 605 homens e 254 mulheres, informaram que a consolidação completa pode não ocorrer até os 31 anos de idade. O conhecimento da epífise é importante porque muitas das luxações da articulação EC em adultos jovens ocorrem através da placa fisária.

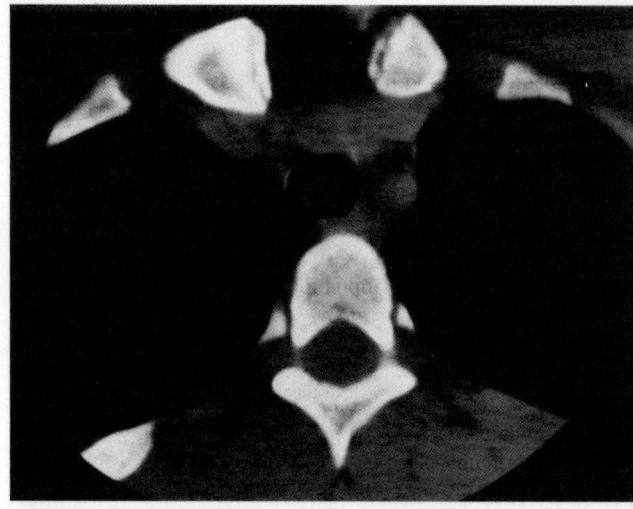

FIGURA 42.3 TC que demonstra o disco delgado, lembrando um biscoito *wafer*, da epífise da clavícula medial.

PRINCÍPIOS DE DIAGNÓSTICO E AVALIAÇÃO DAS LESÕES DA ARTICULAÇÃO ESTERNOCLAVICULAR

Mecanismos de lesão da articulação esternoclavicular

Forças diretas ou indiretas podem causar luxação da articulação EC. Considerando que a articulação EC está sujeita a praticamente qualquer movimento do membro superior e que trata-se de uma articulação pequena e incôngrua, poder-se-ia pensar que esta seria a articulação mais comumente luxada no corpo. Entretanto, as estruturas ligamentares de suporte são fortes e estão "planejadas" de tal maneira que, na verdade, esta é uma das articulações em que as luxações ocorrem mais raramente. Por essa razão, em geral, uma luxação traumática da articulação EC ocorre apenas depois que forças tremendas, diretas ou indiretas, são aplicadas no ombro.

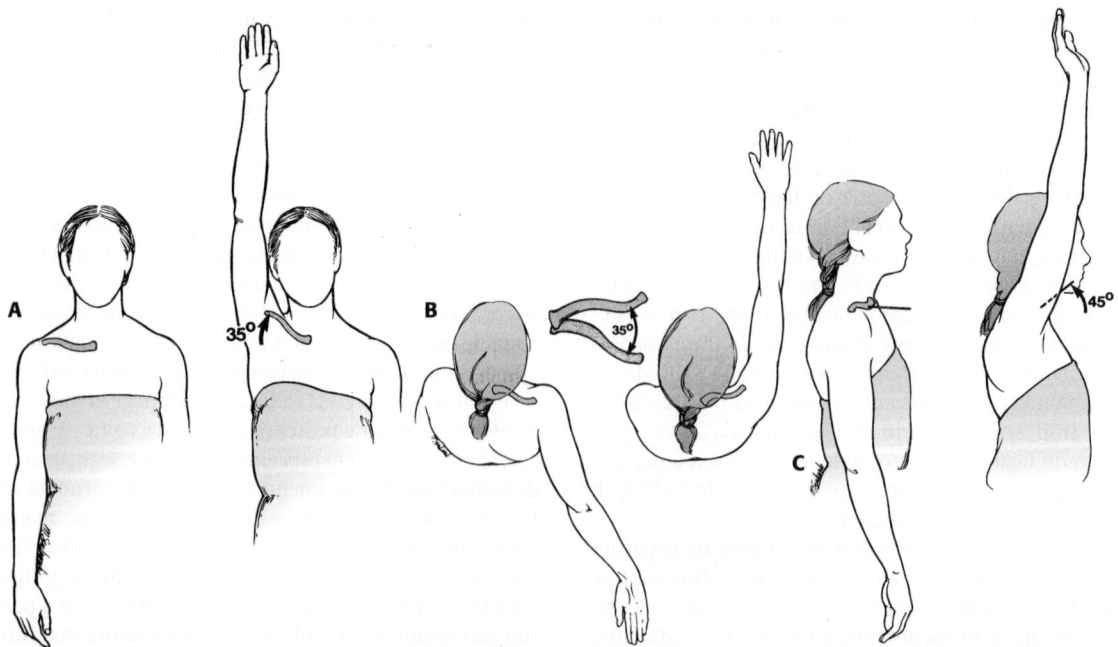

FIGURA 42.2 Movimentos da clavícula no nível da articulação esternoclavicular. **A:** Com uma elevação completa acima da cabeça, a clavícula se eleva em 35°. **B.** Com os movimentos de adução e extensão, a clavícula desvia anterior e posteriormente em 35°. **C:** A clavícula gira em torno de seu eixo longitudinal, em 45°, quando o braço é elevado totalmente acima da cabeça.

Força direta

Quando uma força é diretamente aplicada ao aspecto anteromedial da clavícula, o osso é empurrado posteriormente por trás do esterno e até o mediastino (Fig. 42.4). Isso pode ocorrer de diversas formas: o joelho de um adversário aterrissa diretamente sobre a extremidade medial da clavícula de um atleta deitado de costas; um chute é dado na área frontal da terço médio da clavícula medial; uma pessoa deitada em supino é atropelada por um veículo; ou um indivíduo fica imprensado entre um veículo e uma parede (Fig. 42.5). Em termos anatômicos, é praticamente impossível que uma força direta cause uma luxação anterior na articulação EC.

Força indireta

É possível aplicar uma força indireta à articulação EC a partir do aspecto anterolateral ou posterolateral do ombro. Esse é o mecanismo de lesão mais comum da articulação EC. Mehta et al.[154] relataram que três de quatro casos de luxações posteriores da articulação EC resultaram de uma força indireta, enquanto Heinig[103] informou que uma força indireta tinha sido responsável por oito de nove casos. Se o ombro for comprimido e "rolado" para a frente, o resultado será uma luxação ipsilateral posterior; caso o ombro seja comprimido e rolado para trás, ocorrerá uma luxação ipsilateral anterior (Fig. 42.6).

A causa mais comum de lesões

A causa mais comum de luxação da articulação EC é o acidente automobilístico, seguido por lesões sofridas durante a participação em práticas esportivas.[121,124,163,167,181,196,231] Omer,[167] em sua

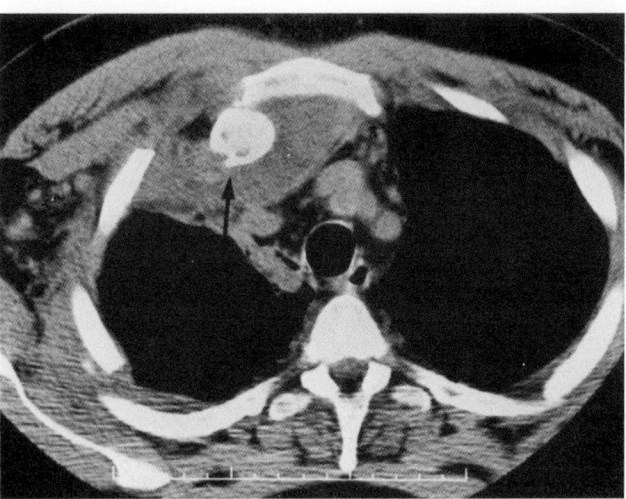

FIGURA 42.5 TC axial de uma luxação da articulação esternoclavicular, ocorrida quando o peito do motorista colidiu com o volante durante um acidente automobilístico.

revisão de pacientes oriundos de catorze hospitais militares, encontrou 82 casos de luxações da articulação EC e informou que praticamente 80% dessas ocorrências resultaram de acidentes com veículos (47%) ou de prática esportiva (31%).

Incidência da lesão

A incidência das luxações da articulação EC, com base em uma série de 1.603 lesões do cíngulo do membro superior realizada por Cave et al.,[46] é de 3% (as incidências específicas no estudo foram: luxações glenoumerais, 85%; lesões acromioclaviculares [AC], 12%; e lesões da articulação EC, 3%). Na série de Cave, e em nossa experiência, a luxação da articulação EC não é tão rara como a luxação posterior da articulação glenoumeral.

Em um estudo de 3.451 lesões durante a prática do esqui alpino, Kocher e Feagin[124] demonstraram que as lesões que envolviam o complexo do ombro representavam 39,1% das lesões do membro superior e 11,4% de todas as lesões decorrentes dessa prática esportiva. As lesões na articulação EC representaram 0,5% das 393 lesões que envolviam o complexo do ombro.

A maior série publicada por uma mesma instituição foi relatada por Nettles e Linscheid,[163] que estudaram sessenta pacientes com luxações da articulação EC (57 anteriores e 3 posteriores). Fery e Sommelet[79] chegaram a uma relação de cinquenta luxações anteriores para oito posteriores. Waskowitz[231] revisou dezoito casos de luxações da articulação EC, nenhum deles posterior. Mas, em nossa série de 185 lesões traumáticas na articulação EC, 135 pacientes tinham sofrido luxação anterior e cinquenta, luxação posterior.

Lesões associadas à articulação esternoclavicular

A lesão à articulação EC pode estar acompanhada de traumatismo significativo às estruturas críticas circunjacentes no pescoço e tórax e/ou por outras lesões musculosqueléticas. É preciso que levemos em conta lesões simultâneas significativas do mediastino, para que seja possível evitar resultados catastróficos. Quase sempre essas lesões ocorrem em um cenário de fraturas e luxações posteriores da articulação EC e incluem:

1. **Compressão da traqueia:** Desde o relato inicial do caso de Rodrigues[192] até os numerosos relatos de casos recentemente

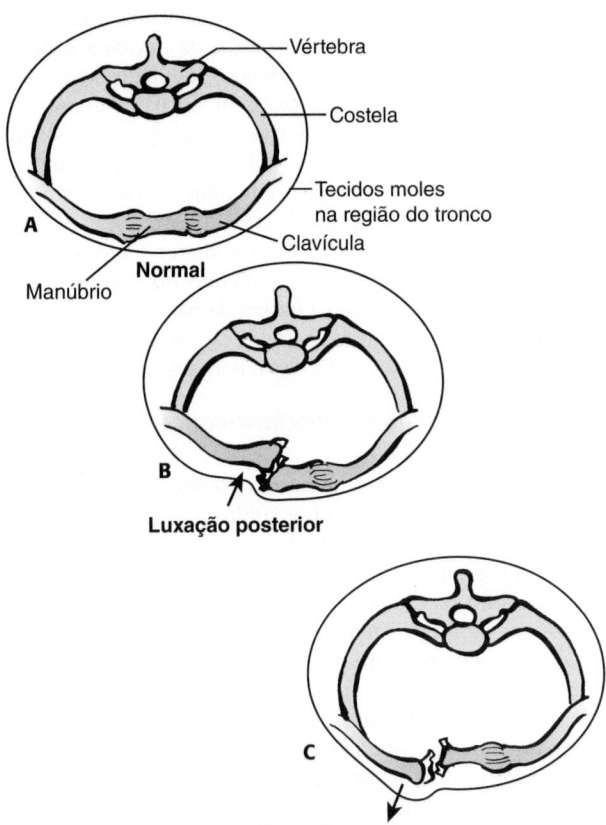

FIGURA 42.4 Secções transversais através do tórax no nível da articulação esternoclavicular. **A:** Relações anatômicas normais. **B:** Luxação posterior da articulação EC. **C:** Luxação anterior da articulação EC.

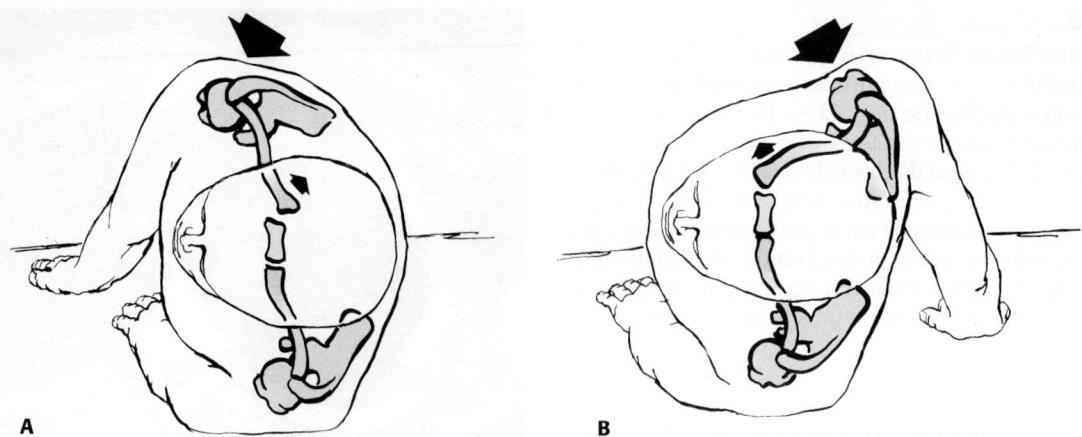

FIGURA 42.6 Mecanismos que geram luxação anterior ou posterior da articulação esternoclavicular. **A:** Se o paciente estiver deitado no chão e uma força de compressão for aplicada no aspecto posterolateral do ombro, a extremidade medial da clavícula sofrerá desvio posterior. **B:** Quando a força de compressão lateral é direcionada da posição anterior, a extremidade medial da clavícula sofre desvio anterior.

publicados, a traqueia pode sofrer desvio pelo aspecto medial posteriormente desviado da clavícula, cujos sintomas principais são comprometimento agudo das vias aéreas ou dispneia subaguda.[143,161]

2. **Pneumotórax:** A violação pleural pela clavícula já foi observada em casos de luxação da articulação EC; tal possibilidade deve ser particularmente considerada em casos de traumas diretos por mecanismo de alta energia.[172]

3. **Laceração/compressão dos grandes vasos:** Os grandes vasos do mediastino podem sofrer transecção ou compressão direta. Já foram publicados inúmeros relatos de casos, tanto de lesões arteriais como venosas,[51,84,101,109,168,207,240] o que inclui a artéria pulmonar,[240] veia braquiocefálica,[51] veia cava superior,[172] e artéria inominada.[147] Também pode ocorrer compressão de qualquer dos grandes vasos, desacompanhada de franca laceração,[20,164,168] com possível apresentação na forma de trombose.[47]

4. **Perfuração/ruptura do esôfago:** Casos de ruptura de esôfago são frequentemente descritos em relação a sequelas locais. Howard[110] relatou um caso de ruptura complicado por osteomielite da clavícula. Wasylenko e Busse[232] relataram a ocorrência de uma fístula traqueoesofágica fatal.

5. **Lesão/compressão do plexo:** O médico deverá suspeitar fortemente de lesão ao plexo braquial, que pode ocorrer simultaneamente com o padrão geral de lesão ou em decorrência da posição posterior estática da clavícula depois da luxação.[85] O médico deverá avaliar, de forma cuidadosa, a lesão associada à coluna vertebral cervical, pois não se pode assegurar que a lesão neurológica esteja localizada apenas no plexo braquial.[134]

Lesões ortopédicas associadas à articulação esternoclavicular

Luxações bilaterais

Em 1896, Hotchkiss[108] descreveu uma luxação traumática bilateral da articulação EC, da qual tratou quatro casos. Baumann et al.[16] descreveram um caso recente de fraturas-luxações bilaterais do aspecto posterior da fise, tratadas cirurgicamente. Também já foram descritas subluxações bilaterais[91] e compressões da veia braquiocefálica em decorrência de uma luxação bilateral posterior.[67]

Luxações de ambas as extremidades da clavícula

Quando há luxação de ambas as extremidades da clavícula, normalmente a luxação da articulação EC é anterior.[97,172,199] Até onde se sabe, o primeiro caso de luxação de ambas as extremidades da clavícula foi relatado por Porral[180] em 1831. Em 1923, Beckman[18] descreveu um caso isolado e revisou quinze previamente publicados. Com exceção de um único paciente, todos os outros foram tratados por procedimento conservador e obtiveram funcionalidade aceitável. Dieme et al.[62] descreveram sua experiência com três casos de "clavícula flutuante." Em 1990, Sanders et al.[197] descreveram os casos de seis pacientes que tinham sofrido luxação em ambas as extremidades da clavícula; dois deles, com demanda menor, obtiveram bons resultados após tratamento conservador, embora mantivessem apenas sintomas menores. Os outros quatro pacientes tiveram sintomas persistentes na articulação AC, que foi reconstruída; o que resultou em uma amplitude de movimento completa e indolor e no retorno às atividades normais (Fig. 42.7). Uma luxação da articulação AC também pode acompanhar a fratura/luxação do terço médio da fise da clavícula.[88] Wade et al.[230] informaram uma luxação AC inferoposterior irredutível associada à fratura da parte média da epífise que necessitou de redução aberta da articulação AC e exploração da lesão na articulação EC, com bom resultado.

Combinação de lesão esternoclavicular com fraturas e luxações da clavícula

Já foram descritos casos de fratura do terço médio da diáfise da clavícula, acompanhada por subluxação/luxação anterior ou posterior da articulação EC. É importante que as articulações AC e EC sejam avaliadas diante de uma fratura mais óbvia do terço médio da diáfise da clavícula para evitar atrasos no diagnóstico. Tanlin,[215] Arenas et al.,[4] Friedl e Fritz,[82] e Thomas e Friedman[216] descreveram pacientes que sofreram luxação anterior da articulação EC e fratura do terço médio da clavícula. Diversos autores relataram suas experiências em paciente esqueleticamente imaturo que tinha sofrido fratura da clavícula e lesão na fise posterior da articulação EC ipsilateral.[3,160,162,219] Velutini e Tarazona[228] descreveram um caso bizarro de luxação posterior do terço médio da clavícula esquerda, primeira costela, e uma secção do manúbrio. Elliott[68] relatou uma lesão tripartite na região da clavícula em que o paciente apresentava uma subluxação anterior da articulação EC direita, uma lesão

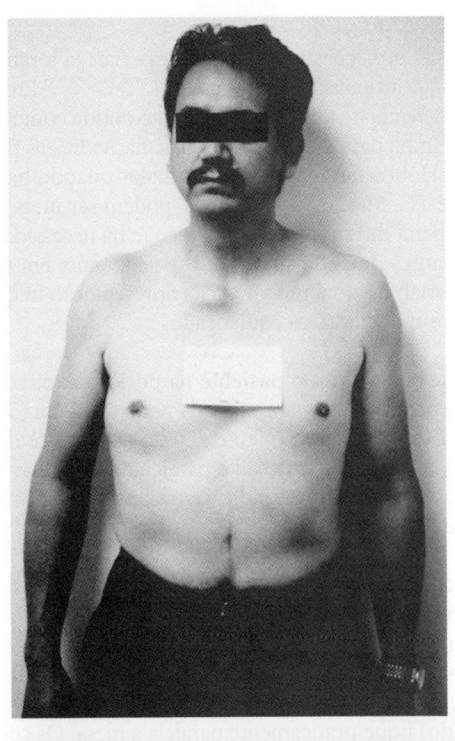
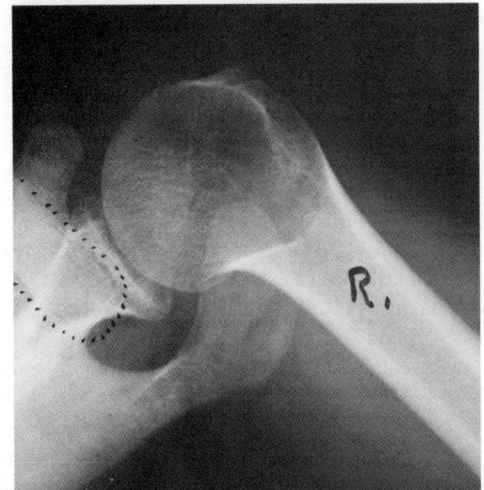
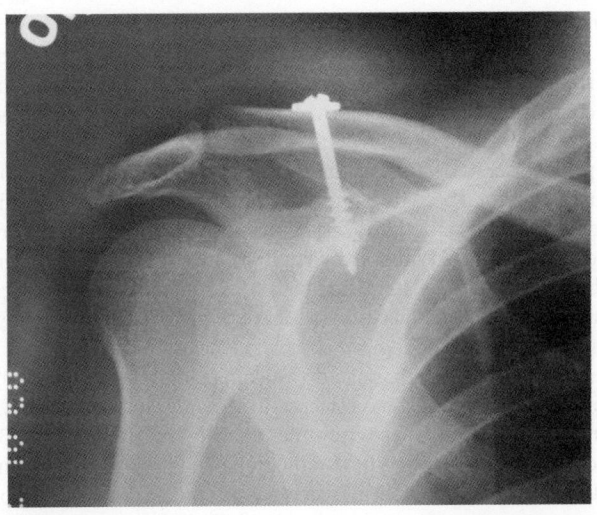

FIGURA 42.7 Luxação das duas extremidades da clavícula. **A:** Fotografia clínica que demonstra luxação anterior da articulação esternoclavicular direita. **B:** A radiografia axilar revela luxação posterior da articulação acromioclavicular. **C:** Em geral, essas lesões são tratadas por reparo/reconstrução da articulação acromioclavicular, com retorno a um funcionamento praticamente normal.

do tipo II da articulação AC direita e uma fratura no terço médio da clavícula direita. Pearsall e Russell[174] descreveram um paciente com as seguintes lesões ipsilaterais: fratura da clavícula, subluxação no aspecto anterior da articulação EC e lesão do nervo torácico longo. Todas essas lesões com envolvimento da articulação EC e da clavícula estavam associadas a traumatismo grave na região do ombro.

Combinação de luxação esternoclavicular e dissociação escapulotorácica

Tsai et al.[221] descreveram o caso de um paciente com uma luxação da articulação EC associada a uma dissociação escapulotorácica. Esse paciente também tinha sofrido transecção da artéria axilar e avulsão do nervo mediano. Após reparo vascular e uma amputação acima do cotovelo, restou uma plexopatia braquial completa.

Histórico e exame físico das lesões da articulação esternoclavicular

A elucidação do mecanismo de lesão pode alertar o médico responsável pelo primeiro atendimento para lesões associadas e para a direção da luxação. O paciente deve ser inquirido sobre a dor na articulação AC adjacente e na articulação glenoumeral. Normalmente, pacientes com luxação posterior sentem mais dor, quando comparados aos que apresentam luxação anterior. A extremidade medial da clavícula, habitualmente palpável, encontra-se posteriormente desviada e, em consequência, a repleção anterossuperior do tórax, normalmente causada pela clavícula, torna-se menos evidente, quando comparada ao lado não afetado.[87] O canto do esterno pode ser palpado com facilidade, em comparação com a articulação EC normal. Mas, o paciente pode se apresentar com congestão venosa no pescoço ou no membro superior.[94] Como sintomas, também pode haver tosse seca irritante e rouquidão[69,176] ou, ainda, dificuldade respiratória, falta de ar, ou sensação de sufocação. A circulação para o braço ipsilateral pode estar diminuída, embora a presença de pulso não exclua uma lesão vascular. O paciente pode se queixar de dificuldade de engolir ou de uma sensação de aperto na garganta ou pode, ainda, estar em completo choque ou, possivelmente, apresentar-se com pneumotórax. O exame neurológico distal pode revelar sensibilidade diminuída ou fraqueza secundária à compressão do plexo braquial. A presença de déficit nervoso completo sugere padrão de lesão mais grave. O exame deve incluir uma avaliação dos sinais de Wynne-Davies[241] de lassidão generalizada dos ligamentos, pois esses pacientes demonstram predisposição para subluxação atraumática no aspecto anterior da articulação EC. Como alerta, observa-se que alguns pacientes que tinham um aspecto clínico de luxação anterior da articulação EC demonstraram em suas radiografias terem sofrido luxação posterior completa; o que enfatiza o fato de que nem sempre podemos nos fiar nos achados clínicos para diferenciar entre luxações anteriores e posteriores.

Avaliação radiográfica das lesões da articulação esternoclavicular

Projeções anteroposteriores

Ocasionalmente, as projeções anteroposterior (AP) ou posteroanterior de rotina do tórax ou da articulação EC sugerem que algo está errado com uma das clavículas, pois o osso parece desviado, em comparação com o lado normal. McCulloch et al.[151] informaram que, nas radiografias frontais sem rotação, uma diferença nas posições craniocaudais relativas aos aspectos mediais das clavículas superior a 50% da largura das cabeças das clavículas sugere luxação. O cenário ideal seria obter uma projeção em ângulo reto com o plano AP, mas, em virtude da anatomia, é impossível obter uma projeção lateral de 90° verdadeira no sentido cefálico-caudal. As projeções laterais do tórax fazem ângulo reto com o plano AP, mas não podem ser interpretadas em razão da densidade do tórax e da superposição do aspecto medial das clavículas com a primeira costela e o esterno. Independentemente de uma impressão clínica que sugira uma luxação anterior ou posterior, o médico deverá obter uma radiografia e, de preferência, um estudo de TC, para confirmar suas suspeitas (Fig. 42.8).

Projeções radiográficas especiais

Diversas projeções radiográficas especiais já foram recomendadas para a articulação EC.[74,78,103,105,117,129,186,200,220] Embora a projeção de *serendipity* seja frequentemente obtida como imagem de primeira linha para a avaliação da articulação EC, as projeções de Heinig e Hobbs são raramente solicitadas quando há disponibilidade de TC. Mas, essas projeções podem ser úteis em caso de forte suspeita durante o exame clínico, e há necessidade de confirmá-la antes de obter uma TC, especialmente em um cenário ambulatorial, no qual um atraso na apresentação frequentemente leva a um diagnóstico equivocado.

Projeção de Heinig. Com o paciente na posição supina, o tubo de raios X é posicionado a aproximadamente 76,2 cm (30") da articulação EC envolvida e o feixe de raios centrais é direcionado tangencialmente à articulação e paralelamente à clavícula oposta. O cassete deve ser aplicado contra o ombro oposto e centrado sobre o manúbrio (Fig. 42.9).

Projeção de Hobbs. Na projeção de Hobbs, o paciente fica sentado sobre a mesa de raios X, a uma altura suficiente para que possa se inclinar sobre ela. O cassete é colocado sobre a mesa e o gradil costal anteroinferior, contra o cassete (Fig. 42.10). O paciente se inclina para a frente, de modo que a nuca (com o pescoço flexionado) fique praticamente paralela à mesa. Os cotovelos flexionados transpõem-se em torno do cassete e apoiam a cabeça e o pescoço. A fonte de raios X fica acima da nuca do paciente, e o feixe atravessa a cervical para projetar as articulações EC sobre o cassete.

Projeção de serendipity. A "projeção de *serendipity*" tem um nome apropriado, pois foi dessa forma que foi criada (por acaso). O autor sênior observou acidentalmente que a próxima melhor coisa para ter uma projeção lateral céfalo-caudal verdadeira da articulação EC era uma projeção com inclinação cefálica de 40°. O paciente deve ficar posicionado totalmente em supino e no centro da mesa de raios X. O tubo deve ser inclinado em um ângulo de 40° na vertical e centrado diretamente sobre o esterno (Figs. 42.11-42.14). O cirurgião posiciona um cassete flexível de 27,94 × 35,56 cm (11 × 14") diretamente sobre a mesa e por baixo dos ombros e pescoço do paciente, de modo que o feixe, ao ser direcionado para o esterno, projetará as duas clavículas no filme.

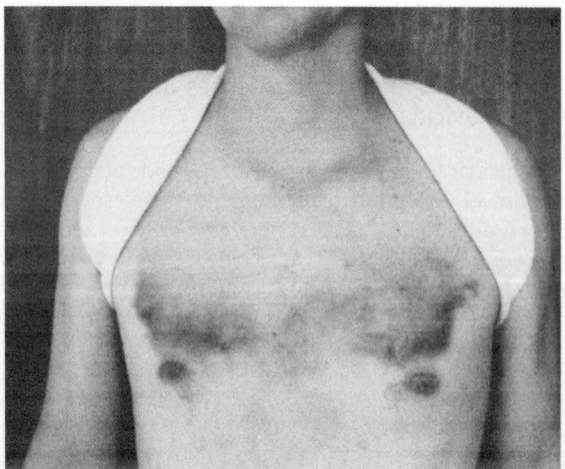 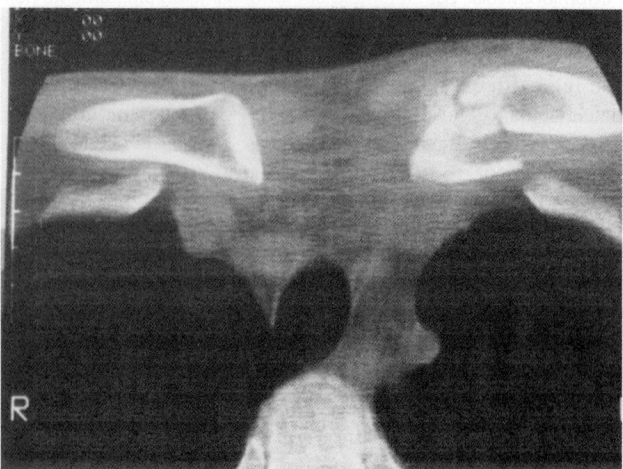

FIGURA 42.8 A: Paciente de 34 anos que se envolveu em um acidente com motocicleta e sofreu um golpe anterior no tórax. Notar a equimose simétrica no aspecto anterior da parede torácica. **B:** A TC revela uma fratura medial esquerda da clavícula, sem ruptura da articulação esternoclavicular.

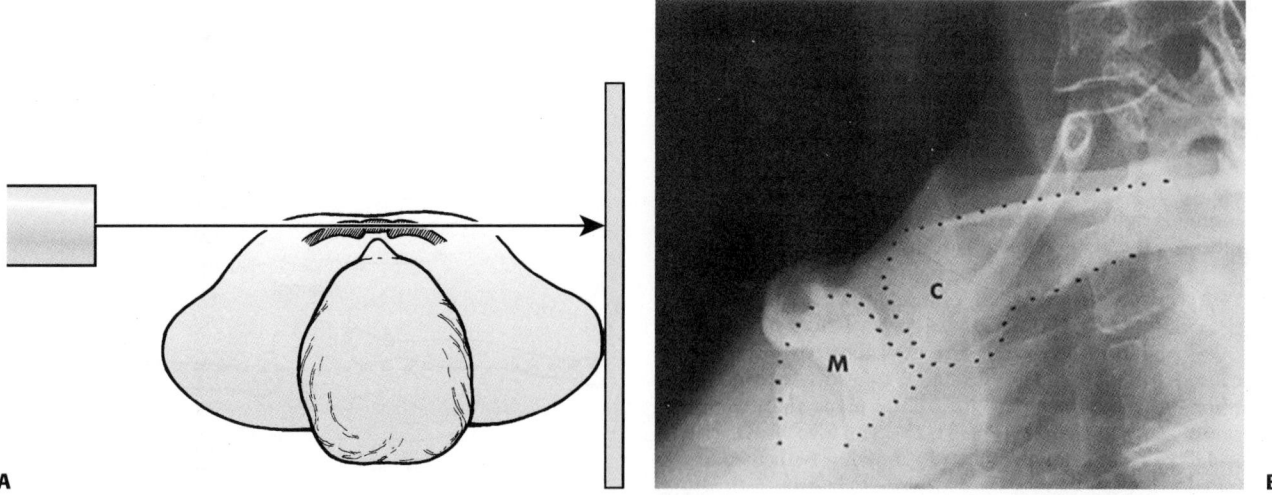

FIGURA 42.9 Projeção de Heinig. **A:** Posicionamento do paciente para avaliação radiográfica da articulação esternoclavicular, conforme descrito por Heinig. **B:** Projeção de Heinig, que mostra uma relação normal entre a extremidade medial da clavícula (C) e o manúbrio (M).

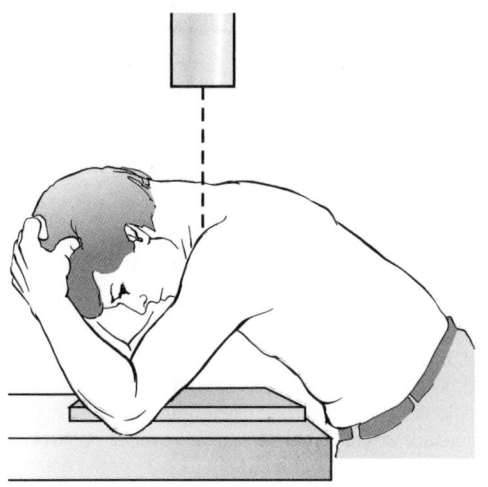

FIGURA 42.10 Projeção de Hobbs. Posicionamento do paciente para avaliação radiográfica da articulação esternoclavicular, conforme recomendação de Hobbs. (Modificado de: Hobbs DW. Sternoclavicular joint: A new axial radiographic view. *Radiology* 1968;90:801–802.)

Técnicas de estudo de imagens especiais

Tomografia

Tomografias podem ajudar muito na diferenciação entre uma luxação da articulação EC e uma fratura do aspecto medial da clavícula. Esses estudos também ajudam em lesões anteriores e posteriores da articulação EC questionáveis, para distinguir fraturas de luxações e também para avaliar as alterações artríticas.

Em 1959, Baker[10] recomendou o uso da tomografia, que tinha sido desenvolvida no final da década de 1920, e afirmou que essa técnica era "muito mais valiosa do que as radiografias de rotina e as pontas dos dedos do médico durante o exame." Em 1975, Morag e Shahin[159] relataram suas impressões sobre o valor da tomografia, as quais foram empregadas por eles em uma série de vinte pacientes e recomendada como técnica de rotina na avaliação dos problemas da articulação EC. Com base em um estudo de articulações EC normais, esses autores enfatizaram a variação no aspecto das radiografias em diferentes faixas etárias.

Estudos de TC. Não há dúvida de que a TC é a melhor técnica para estudar os problemas da articulação EC (Fig. 42.15), pois diferencia com nitidez lesões da articulação e fraturas da parte me-

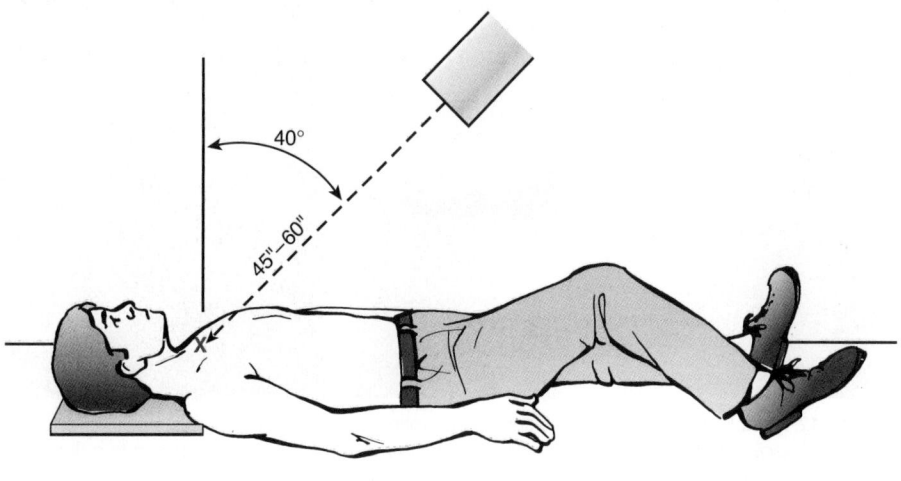

FIGURA 42.11 Projeção de *serendipity*. Posicionamento do paciente para a obtenção da incidência de *"serendipity"* de articulações esternoclaviculares. O tubo de raio X deve ser inclinado em 40° a partir da posição vertical e deve visar diretamente o manúbrio. O cassete não gradeado deve ter dimensões suficientes para receber as imagens projetadas das metades mediais de ambas as clavículas. Em crianças, a distância entre o tubo e o paciente deve ser de 114,3 cm (45"); em adultos, nos quais o tórax é mais espesso, essa distância deve ser de 152,4 cm (60").

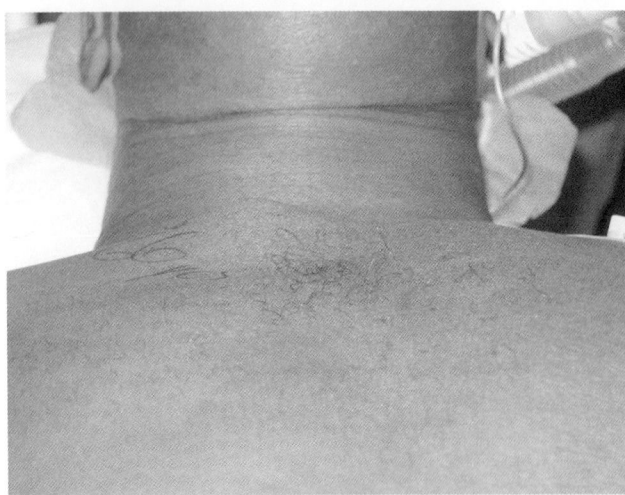

FIGURA 42.12 Quando visualizada desde um ponto de vista aproximadamente ao nível dos joelhos do paciente, fica evidente que a clavícula esquerda (direita do paciente) sofreu luxação anterior.

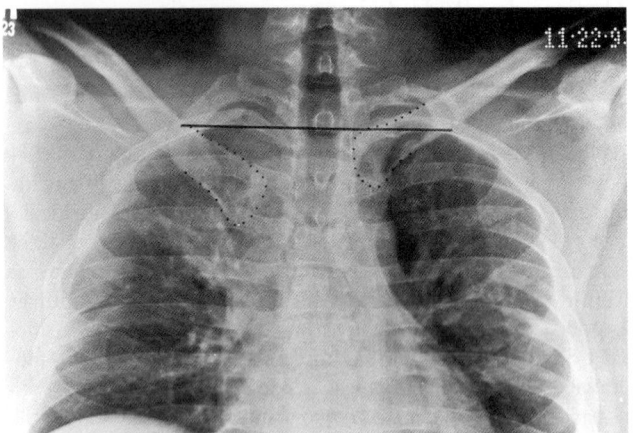

FIGURA 42.13 Luxação posterior do aspecto medial da clavícula direita, visualizada em uma radiografia de *serendipity* com inclinação cefálica de 40°. A clavícula direita está inferiormente desviada, em comparação com a clavícula esquerda normal.

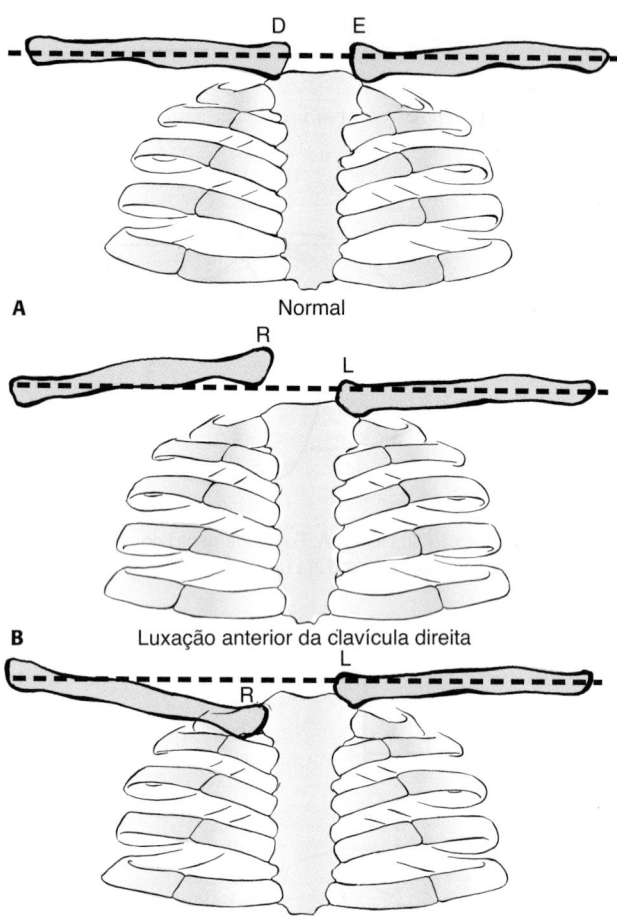

FIGURA 42.14 Interpretação das radiografias com inclinação cefálica (projeção *de serendipity*) das articulações esternoclaviculares. **A:** Em um indivíduo normal, as duas clavículas aparecem na mesma linha imaginária traçada horizontalmente na radiografia. **B:** Em um paciente com luxação anterior da articulação esternoclavicular direita, a metade medial da clavícula direita é projetada acima da linha imaginária traçada no nível da clavícula esquerda normal. **C:** Se o paciente sofreu uma luxação posterior da articulação esternoclavicular direita, a metade medial da clavícula direita fica desviada abaixo da linha imaginária traçada no nível da clavícula esquerda normal.

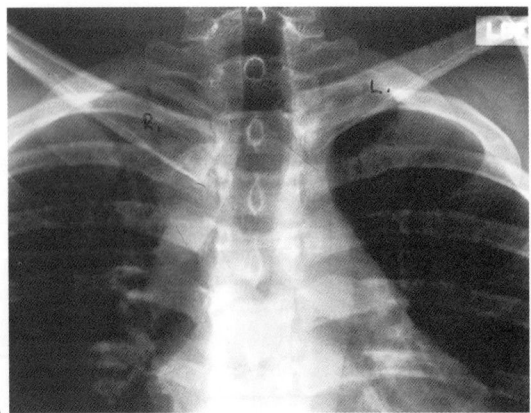
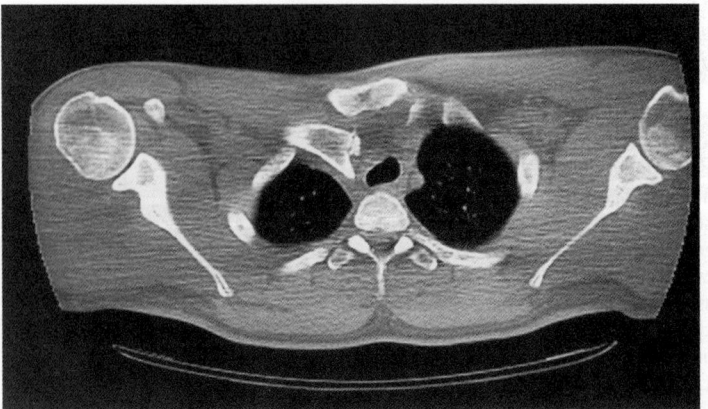

FIGURA 42.15 A: Radiografia anteroposterior (AP) de rotina de uma articulação esternoclavicular direita com desvio posterior. **B:** A projeção AP é sugestiva de luxação posterior, mas a tomografia computadorizada (TC) demonstra claramente o desvio posterior da parte medial da clavícula direita. Notar o desvio da traqueia.

dial da clavícula, além de definir subluxações menores da articulação. É necessário lembrar-se de solicitar uma TC *das duas articulações EC e da metade medial das duas clavículas*, para que o lado lesionado possa ser comparado com o lado normal. Diversos autores já falaram sobre o valor do uso da TC como método de escolha para a avaliação radiográfica da articulação EC.[37,52,53,60,61,63,131,135,142] Embora as radiografias simples possam ser sugestivas da natureza da lesão, é essencial obter uma TC, em razão de sua superior especificidade e sensibilidade no diagnóstico das patologias da articulação EC. Lucet et al.[142] utilizaram TC na avaliação de articulações EC em sessenta indivíduos saudáveis, homogeneamente distribuídos por gênero e década de vida, desde os vinte até os oitenta anos. Esses autores informaram que 98% dos indivíduos tinham pelo menos um sinal de anormalidade variada como, por exemplo, esclerose, osteófitos, erosão, cistos, e estenose articular. O número de sinais aumentava com a idade; e o número de sinais claviculares foi maior do que no esterno.

Tuscano et al.[224] obtiveram TC de 104 indivíduos saudáveis que não padeciam de patologia da articulação EC e demonstraram que acima de 10% dos pacientes exibiam uma assimetria substancial nas articulações EC (i. e., o espaço na articulação EC e a distância entre o manúbrio e a margem anterior da cabeça da clavícula), que pode ser interpretada como patológica. Por isso, sugeriram muita cautela ao atribuir um estado de doença à assimetria. Esses achados se tornam clinicamente úteis em um cenário de subluxação ou luxação crônicas da articulação EC.

Imagens por ressonância magnética. Brossman et al.[33] correlacionaram estudos de imagens por ressonância magnética (RM) com secções anatômicas em catorze articulações EC de cadáveres de idosos. Esses autores concluíram que a RM realmente exibe a anatomia da articulação EC e dos tecidos moles circunjacentes (Fig. 42.16). As imagens ponderadas em T2 foram superiores às imagens T1 para demonstrar o disco intra-articular. A artrografia por RM permitiu o delineamento de perfurações no disco intra-articular. Em crianças e adultos jovens, quando há alguma dúvida diagnóstica entre luxação da articulação EC e lesão fisária, pode-se recorrer a uma RM para determinar se a epífise sofreu desvio com a clavícula ou se continua adjacente ao manúbrio.[86,98] Alguns autores também defenderam o uso da RM em crianças de pouca idade para evitar a exposição à radiação nessa faixa etária.[132] Benitez et al.[19] avaliaram 41 pacientes com trauma EC em uma média de nove meses após a lesão e observaram uma incidência de 80% de lesão de disco articular e 59% de subluxação. A RM pode ter utilidade nesse cenário clínico, para que o médico possa compreender melhor os mecanismos *in vivo* da lesão na articulação EC e, com isso, consiga elucidar as causas da dor logo depois do evento traumático.

Ultrassonografia. A ultrassonografia pode ser utilizada para observar o contorno na articulação, hematomas e oclusão de vasos. Para que se tenha uma técnica ultrassonográfica adequada, é preciso uma sonda *array* linear aplicada paralelamente à clavícula.[76] Pollock et al.[179] e, mais recentemente, Blakeley et al.[25] relataram o uso do ultrassom no diagnóstico da luxação posterior da articulação EC. Uma aplicação adicional do ultrassom pode ser o uso da sonografia intraoperatória, para confirmar se houve sucesso ou não na tentativa de redução fechada.[22,205] A capacidade do ultrassom em estabelecer o diagnóstico de luxação da articulação EC tem se revelado promissora, mas isso efetivamente exige conhecimento desta tecnologia para a obtenção de um diagnóstico preciso e confiável de patologia da articulação EC. Além disso, a sonografia depende da experiência do cirurgião e do conhecimento da anatomia regional. Dessa forma, a TC permanece o padrão áureo e deve ser solicitada para confirmar o diagnóstico de uma luxação da articulação EC e também para avaliar a qualidade da redução fechada. Em 2012, Sullivan et al.[213] descreveram o uso de um sistema de TC intraoperatório com um braço em O a fim de verificar a redução em dois casos de luxação posterior da articulação EC.

Por último, pode-se recorrer à ultrassonografia duplex para o diagnóstico de trombose e de oclusão vascular em casos de suspeita de evento vascular.[47,101] No entanto, a angiografia por TC (TCA) permanece o padrão áureo para estudos vasculares, no que tange à definição da localização e extensão da lesão vascular.

Angiografia por TC. Não se pode subestimar o papel das imagens vasculares avançadas, que devem ser obtidas quando há presença ou suspeita aguda de lesão vascular, e para todas as apresentações crônicas ou tardias. Diversos artigos já demonstraram o valor da TCA no diagnóstico de lesões vasculares, antes do encaminhamento do paciente para a sala de cirurgia.[20,67,101,106,147,157]

Classificação e diagnóstico diferencial

Dois métodos podem ser empregados na classificação das subluxações e luxações da articulação EC: primeiramente, a posição anatômica da lesão e, em segundo lugar, a etiologia do problema. A classificação OTA está simplesmente baseada na direção da luxação, e não em sua etiologia.

Classificação OTA

As luxações anteriores e posteriores já foram devidamente descritas (Fig. 42.17). Um relato de caso recentemente publicado confirma a possibilidade de uma luxação superior, que ocorreu depois um mecanismo de força indireta. Os autores notaram que apenas os ligamentos interclavicular e do disco intra-articular sofreram ruptura.[137]

Classificação anatômica

Subluxação e luxação anterior. As luxações anteriores são as mais comuns. A extremidade medial da clavícula sofre desvio anterior ou anterossuperior, com relação à margem anterior do esterno.

Luxação posterior. As luxações posteriores da articulação EC são raras. A extremidade medial da clavícula sofre desvio, posterior ou posterossuperior, em relação à margem posterior do esterno.

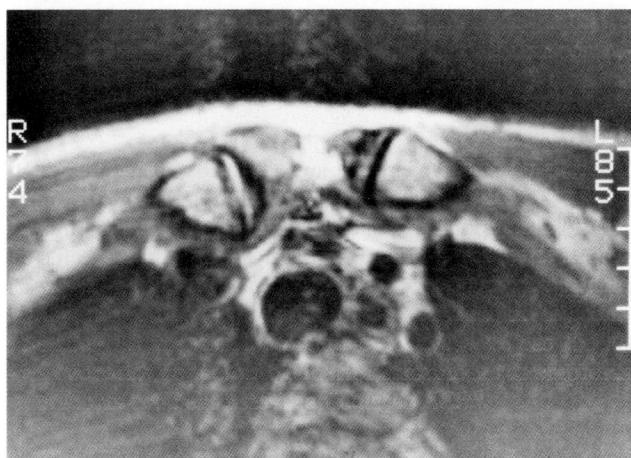

FIGURA 42.16 Imagem por ressonância magnética (RM) da articulação esternoclavicular. Pode-se visualizar com clareza a epífise em ambas as clavículas mediais.

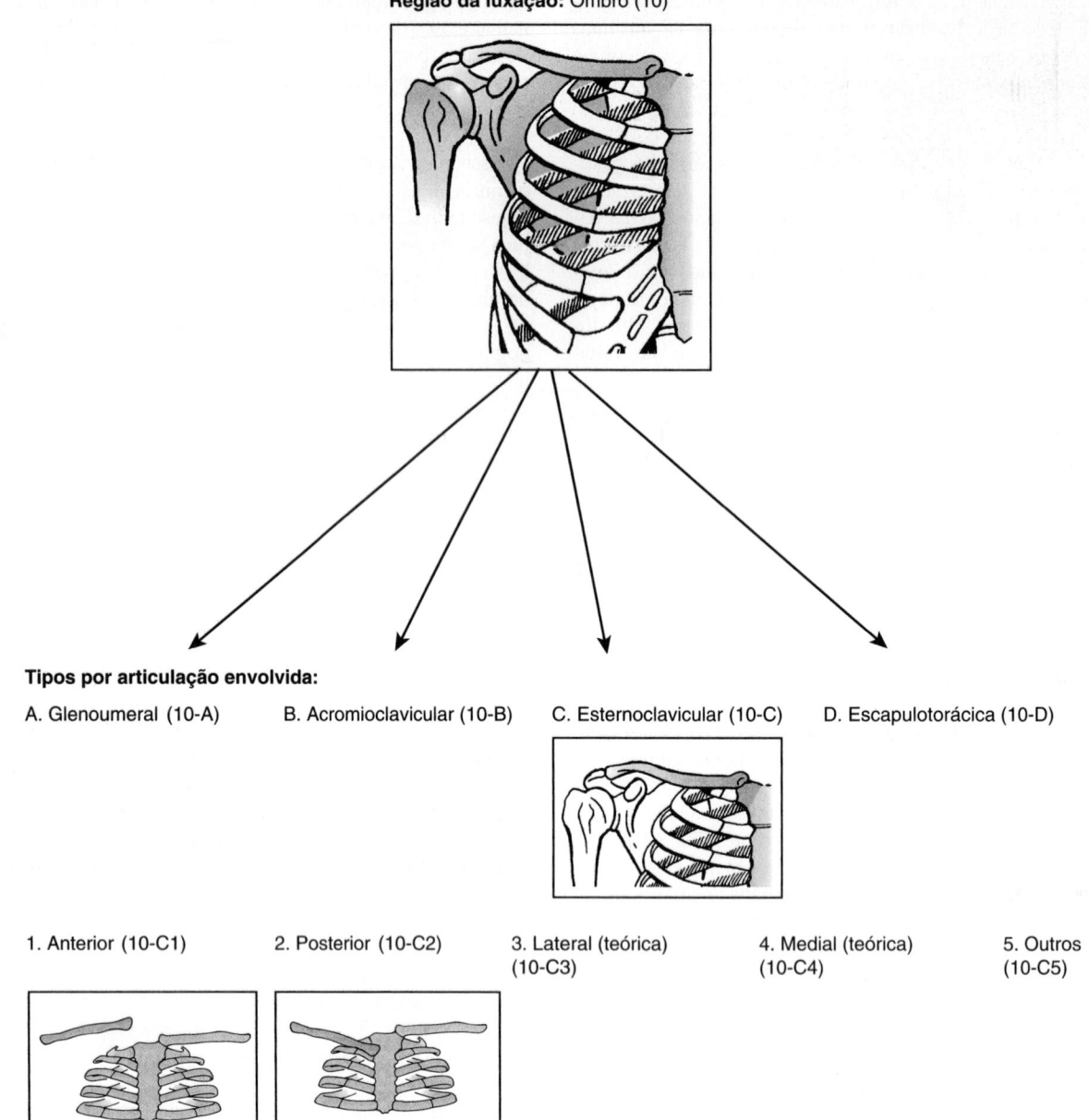

FIGURA 42.17 Classificação OTA das lesões esternoclaviculares (De: Marsh JL, Slongo TF, Agel J, et al. Fracture and dislocation classification compendium–2007: Orthopaedic Trauma Association classification, database, and outcomes committee. *J Orthop Trauma.* 2007;21(10 suppl):S104–S107, com permissão.)

Classificação etiológica
Problemas atraumáticos

Subluxação ou luxação espontânea. Essa condição ocorre tipicamente em mulheres durante o final da adolescência ou na vida adulta jovem e, normalmente, em pacientes que apresentam lassidão ligamentar generalizada de outras articulações. Embora ambas as articulações EC possam estar afetadas,[91] em geral uma das articulações será mais problemática do que a outra (Fig. 42.18). Em mulheres de meia-idade, pode ocorrer subluxação anterior ou anterossuperior espontânea, talvez em associação a uma osteíte condensante da clavícula.[226] Em alguns pacientes, a luxação anterior atraumática da articulação EC é um evento doloroso, associado a um estalo ou estouro, quando o braço é elevado acima da cabeça; outro estalo ocorre quando o braço retorna ao lado do paciente. Também foi informada a ocorrência de luxação[149] e subluxação posteriores atraumáticas.[150]

Lesões traumáticas

Entorses. Nos casos de entorse leve, todos os ligamentos estão intactos e a articulação demonstra estabilidade. Pode ter ocorrido lesão local na cápsula e a articulação pode exibir efusão, mas não se nota aumento da translação da clavícula ou perda da congruência.

Subluxação. Em casos de entorse moderada, há subluxação da articulação EC. Pode ter ocorrido ruptura parcial da cápsula, disco intra-articular, e ligamentos costoclaviculares. Normalmente a subluxação é anterior, mas também é possível a ocorrência de subluxação posterior.

Luxação aguda. Em uma articulação EC luxada, os ligamentos capsulares e intra-articulares rompem-se. Ocasionalmente, o liga-

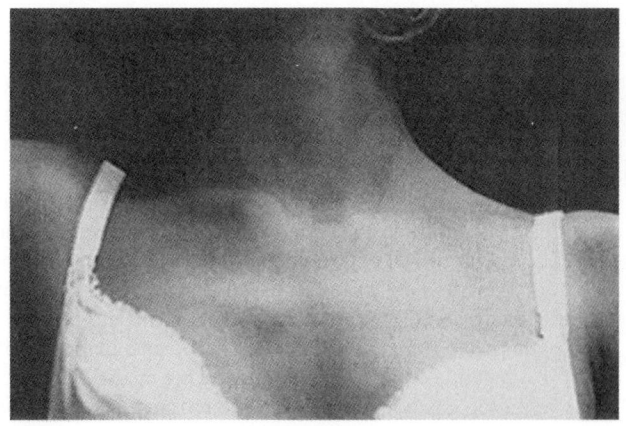 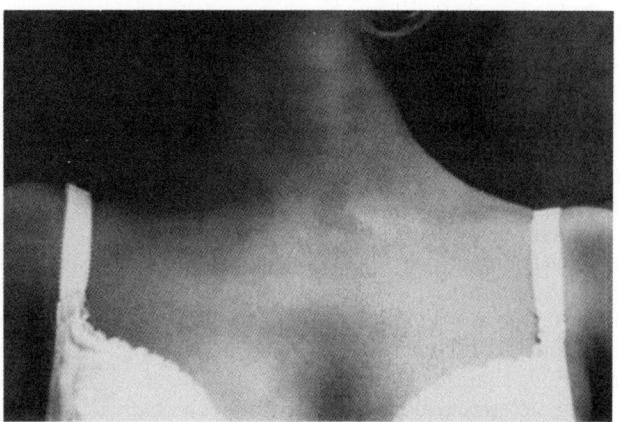

FIGURA 42.18 Subluxação anterior espontânea da articulação esternoclavicular. **A:** Com o braço na posição acima da cabeça, a extremidade medial da clavícula subluxa espontaneamente na direção anterior, sem qualquer trauma. **B:** Quando o braço retorna para baixo, até o lado do corpo, a extremidade medial da clavícula reduz espontaneamente. Normalmente esse evento não está associado a desconforto significativo. (De: Rockwood CA, Matsen F III, eds. *The Shoulder*. Filadélfia, PA: WB Saunders, 1990, com permissão.)

mento costoclavicular está intacto, mas distendido o suficiente para possibilitar a luxação da articulação.

Luxação crônica. Se a luxação traumática aguda inicial não for resolvida, forças leves a moderadas podem causar luxações recorrentes; o que é raro.

A luxação original pode passar despercebida, pode não ser passível de redução, ou o médico pode optar por não reduzir certas luxações.

Lesão fisária

Fratura recente da fise. A fise do terço médio da clavícula é a última a se fechar; caracteristicamente, a fusão ocorre entre 23 e 25 anos. Dessa forma, em sua maioria, as separações da articulação EC na infância e adolescência são, na verdade, fraturas fisárias com desvio da clavícula, e não uma luxação da articulação. A lesão pode ser anterior ou posterior.

Lesão fisária crônica. Como nas luxações da articulação EC, as fraturas fisárias dessa articulação podem não ser notadas na apresentação inicial; assim como, infelizmente, não são raras as apresentações tardias. A luxação crônica não é especificamente definida por qualquer ponto cronológico absoluto a contar do momento da lesão; mas, como regra geral, lesões que se apresentem sete a dez dias após a lesão inicial são categorizadas como crônicas. Isso porque é provável que a redução fechada não seja uma opção e, na verdade, apenas raramente a literatura informa uma redução fechada bem-sucedida depois de 48 horas. Transcorridos sete a dez dias, cicatrização e aderências aumentam o risco de lesão vascular nas tentativas de redução; com isso, a lesão fica situada em uma classificação distinta de tratamento, conforme será descrito mais adiante nesse capítulo.

Outras condições das lesões da articulação esternoclavicular

Durante o diagnóstico, é importante considerar outras patologias específicas da articulação EC. A infecção pode mimetizar o trauma, devendo ser especialmente considerada em pacientes com histórico de abuso de drogas IV, imunocomprometimento, ou uso de cateteres de espera aplicados à subclávia. Hiperostose esternoclavicular é uma condição inflamatória da articulação EC e dos aspectos mediais das costelas, que resulta em nova formação óssea e até em anquilose da articulação EC. Essa condição está associada à etnia japonesa e a lesões dermatológicas nas palmas das mãos e plantas dos pés. São três as condições que predominam em mulheres: osteíte condensante, doença de Friedrich e osteoartrite.[237] Tipicamente, a osteíte condensante do aspecto medial da clavícula ocorre em mulheres no final da idade fértil e se apresenta como uma articulação dolorida, com esclerose nas radiografias, de maneira parecida com a osteíte condensante do ilíaco e do púbis observadas no mesmo grupo demográfico. A doença de Friedrich é uma osteonecrose do aspecto medial da clavícula. Tipicamente, a osteoartrite se manifesta na pós-menopausa, podendo ser evidenciada como uma pseudossubluxação anteriormente.[30]

ATUAIS OPÇÕES DE TRATAMENTO PARA LESÕES DA ARTICULAÇÃO ESTERNOCLAVICULAR

Em sua maioria, as lesões da articulação EC podem ser tratadas com sucesso por medidas conservadoras (observação ou redução fechada). Isso inclui a maioria das subluxações e luxações anteriores (tanto agudas como crônicas), as subluxações e luxações posteriores traumáticas agudas, e (lembrar que a fise do terço médio da clavícula não se fecha até o 23° a 25° ano) as lesões fisárias anteriores e posteriores traumáticas agudas do terço médio da clavícula.

Por outro lado, as luxações posteriores crônicas e as luxações posteriores agudas não passíveis de redução exigem um procedimento cirúrgico aberto. Esse é um tópico de consenso, pois é fundamental que sejam evitadas sequelas da intrusão posterior da clavícula no mediastino. Alguns autores também recomendam a redução aberta e a fixação interna de luxações anteriores agudas e crônicas; mas essa solução permanece controversa, e deve ser reservada para circunstâncias especiais.

Lesões anteriores da articulação esternoclavicular

Instabilidade atraumática anterior da articulação esternoclavicular

Como ocorre com a classificação da instabilidade da articulação glenoumeral, devemos reconhecer a devida importância em diferenciar entre instabilidade traumática e atraumática da articulação EC, para que possamos evitar as complicações decorrentes dessa condição. Rowe (comunicação pessoal, 1988) descreveu vários pacientes que passaram por uma ou mais tentativas malsucedidas de estabilização cirúrgica da articulação EC. Em todos os casos, o paciente podia luxar voluntariamente a clavícula depois da cirurgia.

Já foram examinados diversos pacientes com subluxação ou luxação espontânea da articulação EC. Muitos deles exibem o achado característico de frouxidão ligamentar generalizada (i. e., hiperextensão dos cotovelos, joelhos e dedos das mãos, além de hipermobilidade das articulações glenoumerais) (Fig. 42.19). A presença de sintomas bilaterais é uma característica da subluxação anterior atraumática. Certas atividades ou esportes também podem ser fatores predisponentes para a instabilidade atraumática.[65] Praticamente o único sintoma do qual tais pacientes parecem se queixar é de subluxação ou luxação anterior da extremidade medial da clavícula ao levantarem o braço acima da cabeça (Fig. 42.18);[191] além disso, apenas ocasionalmente se queixam de dor durante o desvio. Em razão da dificuldade de estabilizar cirurgicamente a articulação e impedir sua subluxação/luxação para conseguir uma amplitude de movimento livre de dor, o problema é tratado com "negligência consciente".

Em uma revisão de autoria de Rockwood e Odor,[191] de 37 pacientes com subluxação atraumática espontânea, 29 foram tratados sem cirurgia e oito foram tratados (em outras instituições) com reconstrução cirúrgica. Após acompanhamento médio superior a oito anos, todos os 29 pacientes tratados por procedimento conservador estavam em boas condições, sem limitações quanto às atividades ou estilo de vida. Os oito pacientes tratados por cirurgia tiveram aumento da dor, limitação da atividade, alteração do estilo de vida, instabilidade persistente, e formação significativa de cicatrizes. Em muitos casos, antes da reconstrução ou da ressecção, esses pacientes demonstravam mínimo desconforto, excelente amplitude de movimento, e apenas se queixavam de uma protuberância que escorregava para dentro e para fora do lugar com certos movimentos. No pós-operatório, esses pacientes ainda apresentavam a protuberância, acompanhada de cicatrizes e de amplitude de movimento dolorosa (Fig. 42.20).

Crosby e Rubino[54] descreveram um caso de luxação anterior atraumática secundária à pseudartrose da primeira e da segunda costelas. Apesar de um período de seis meses de tratamento conservador, a menina de catorze anos ainda sentia dores. Foi obtido um estudo de TC do tórax com reconstrução tridimensional (3D), que revelou uma pseudartrose anteriormente entre a primeira e a segunda costelas, subjacente à parte medial da clavícula. A ressecção das porções anteriores da primeira e da segunda costela onde estava a pseudartrose aliviou os sintomas da menina e permitiu seu retorno às atividades normais. Os autores recomendaram radiografias do tórax e, se possível, uma TC com reconstrução 3D, para que fosse completamente avaliada uma condição congênita subjacente, caso a subluxação fosse do tipo rígido e não respondesse ao tratamento conservador.

Lesões traumáticas anteriores da articulação esternoclavicular

Entorse/subluxação anterior. O tratamento das entorses ou subluxações é feito por procedimento conservador. Recomenda-se a aplicação de gelo durante as primeiras doze horas e aplicação de calor ao longo das 24-48 horas seguintes. A articulação pode estar subluxada anteriormente ou posteriormente, o que pode ser reduzido através da mobilização dos ombros para trás, como se o médico estivesse reduzindo e segurando uma fratura da clavícula. Para as subluxações anteriores e posteriores estáveis, pode-se usar uma faixa clavicular a fim de manter a redução. Também se pode usar tipoia e bandagem para apoiar o ombro e prevenir movimentos do braço. O paciente deve receber proteção contra novas lesões durante quatro a seis semanas.

Luxação anterior

Método de redução fechada. Na maioria dos casos, apesar de sabermos que a luxação anterior ficará instável, ainda assim tentamos reduzir o desvio anterior. Miorrelaxantes e narcóticos são administrados por via intravenosa, e o paciente é colocado em supino sobre uma mesa, com uma pilha de três ou quatro toalhas entre as escápulas. Enquanto um assistente aplica uma cuidadosa pressão para baixo sobre o aspecto anterior dos ombros, a extremidade medial da clavícula é tracionada para trás, para seu local natural. Em certas ocasiões, por mais raras que sejam, a parte medial da clavícula estará situada em um local adjacente ao esterno. Contudo, na maioria dos casos, independente de os ombros ainda estarem projetados para trás ou relaxados, o desvio anterior retornará imediatamente. Explicamos ao paciente que a articulação está instável e que os riscos da fixação interna são demasiados; prescrevemos uma tipoia que deverá ser usada por algumas semanas e lhe permitimos que comece a usar o braço tão logo seja tolerável.

Em sua maioria, as lesões anteriores que temos tratado em pacientes com 25 anos ou menos de idade não são luxações da articulação EC. Ao contrário, são lesões fisárias do tipo I ou II, que se consolidam e remodelam sem tratamento cirúrgico. Pacientes com mais de 25 anos e com luxações anteriores da articulação EC realmente exibem uma saliência persistente do aspecto anterior da clavícula. Contudo, isso parece não interferir nas atividades habituais e, em alguns casos, também não interfere no trabalho manual pesado.

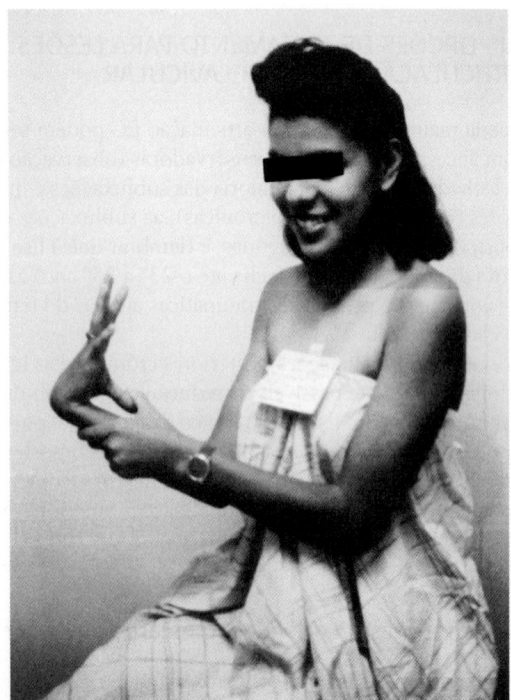

FIGURA 42.19 Esta paciente sofreu subluxação espontânea da articulação esternoclavicular. Também exibe frouxidão generalizada dos ligamentos dos pulsos, dedos das mãos e cotovelos.

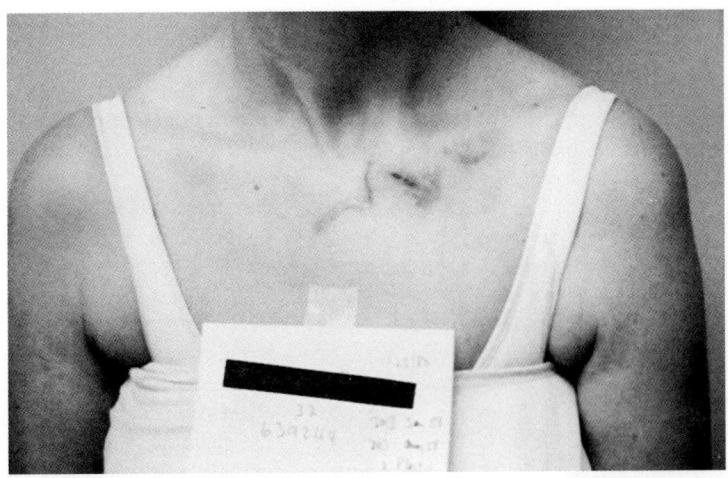
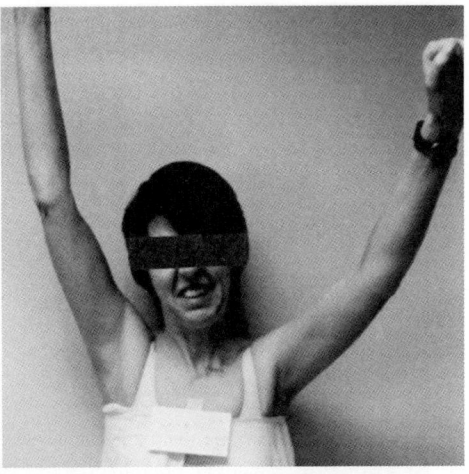

FIGURA 42.20 Os pacientes tratados com cirurgia para subluxação atraumática espontânea da articulação esternoclavicular frequentemente exibem aumento da dor, limitação das atividades, alteração do estilo de vida, instabilidade persistente da articulação e cicatriz significativa. **A:** Não só havia o problema estético da cicatriz, **(B)** mas o movimento e a dor também pioraram quando comparados com a condição anterior à reconstrução. (De: Rockwood CA, Matsen F III, eds. *The Shoulder*. Filadélfia, PA: WB Saunders, 1990, com permissão.)

Cuidados após a redução de luxações anteriores. Depois da redução, para que os ligamentos possam cicatrizar, os ombros devem ser mantidos para trás durante quatro a seis semanas com um curativo "em oito", ou com uma das faixas "em oito" comercializadas para tratamento de fraturas da clavícula. Se a redução ficou instável, o braço será apoiado por uma tipoia durante aproximadamente uma semana, depois disso o paciente poderá começar a usá-lo para atividades leves da vida diária.

Luxação anterior aguda. Ainda existe controvérsia em relação ao tratamento da luxação anterior aguda da articulação EC. Uma grande série de lesões da articulação EC foi publicada em 1988 por Fery e Sommelet.[79] Esses autores relataram sua experiência com quarenta luxações anteriores, oito luxações posteriores e uma articulação EC instável. Quinze lesões foram tratadas por procedimento fechado, dezessete pacientes foram tratados por cirurgia e dezessete não foram tratados. Esses autores obtiveram resultados bons a excelentes tanto com o tratamento fechado, como com o aberto, mas recomendaram que, inicialmente, fosse realizada a redução fechada. Em 1990, de Jong e Sukul[55] descreveram os resultados de longo prazo em dez pacientes com luxações anteriores traumáticas da articulação EC. Todos foram tratados por procedimento conservador com analgésicos e imobilização. Os resultados do tratamento foram bons em sete pacientes e razoáveis em dois; em um o resultado foi considerado ruim após um acompanhamento médio de cinco anos. Em resumo, a maioria das luxações anteriores agudas fica instável depois da redução, e já foram descritos muitos procedimentos cirúrgicos para o reparo ou reconstrução da articulação. Atualmente, os resultados variáveis desses procedimentos ainda não indicaram com clareza a necessidade de seu uso, em lugar da observação.

Lesões fisárias anteriores do aspecto medial da clavícula. Muitas das chamadas luxações da articulação EC em adolescentes e adultos jovens (≤ 25 anos) não são luxações, mas lesões fisárias. Em sua maioria, essas lesões se resolverão sem a necessidade de intervenção cirúrgica. Com o passar do tempo, o processo de remodelagem elimina qualquer deformidade ou desvio ósseo. Certamente, as lesões fisárias anteriores podem ser "deixadas sozinhas" sem maiores problemas. Se for identificada uma lesão fisária anterior, poderá ser efetuada uma redução fechada, conforme descrito anteriormente para luxações anteriores da articulação EC. Os ombros devem ser mantidos para trás em uma faixa clavicular ou em um curativo "em oito" durante três a quatro semanas, mesmo em caso de redução estável. A cura será imediata e a remodelagem ocorrerá no local da deformidade.

Luxação anterior crônica. Luxações anteriores crônicas ou não reduzidas podem ser reconstruídas, mas em geral dispensam tais procedimentos. Quase todos os pacientes que apresentam uma luxação anterior não reduzida ou permanente da articulação EC exibem poucos sintomas, preservam praticamente toda a amplitude de movimento, e podem trabalhar ou até mesmo realizar trabalho manual com poucas limitações. Em decorrência da articulação muito pequena e incongruente, e também porque os resultados após as tentativas de reconstrução são inconsistentes, recomendamos "negligenciar conscientemente" o caso.

Se o paciente exibir sintomas persistentes de artrite pós-traumática seis a doze meses depois da luxação ou de uma artroplastia prévia, e se os sintomas puderem ser completamente aliviados pela injeção de anestesia local na articulação EC, fazemos uma artroplastia excepcional dessa articulação (Fig. 42.21). Ocasionalmente, depois do tratamento conservador de uma subluxação da articulação EC, ocorre prolongamento da dor, com persistência dos sintomas de estouro e de rangido. Poderá haver necessidade de exploração da articulação, pois vários autores informaram o alívio dos sintomas após a exploração da articulação, remoção do disco intra-articular lacerado ou degenerado, juntamente com uma capsulorrafia.[6,14,64] Muitos autores já incluíram as luxações anteriores crônicas ou não reduzidas com luxações posteriores em suas séries de resultados cirúrgicos. Tal atitude dificulta o entendimento dos reais benefícios da cirurgia nesse caso. No pós-operatório, frequentemente ocorrem instabilidade recorrente,[79] limitações da atividade[8] e dor;[72] assim, as expectativas do paciente devem ser ajustadas de acordo com tais achados.

Recentemente, Panzica et al.[170] descreveram os resultados cirúrgicos de longo prazo de onze pacientes com instabilidade anterior da articulação EC que foram tratados com artroplastia resseccional (6) ou com reconstrução ligamentar (5). Em média, o tratamento ocorreu 19,1 meses após a lesão ou o diagnóstico no grupo de ressecção, e dentro de duas semanas após a lesão no grupo de reconstrução. Os resultados do tratamento

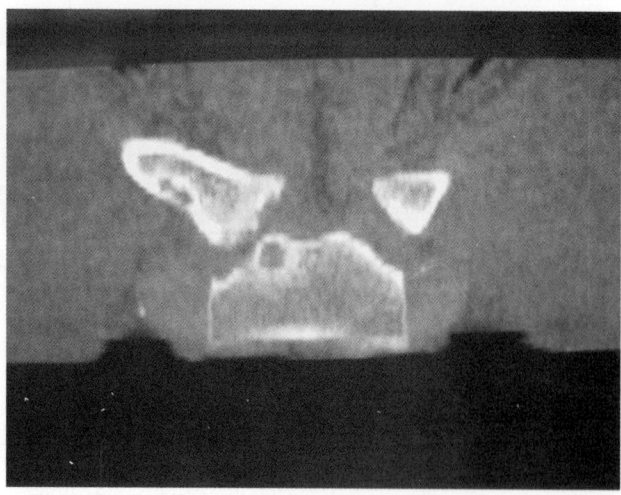 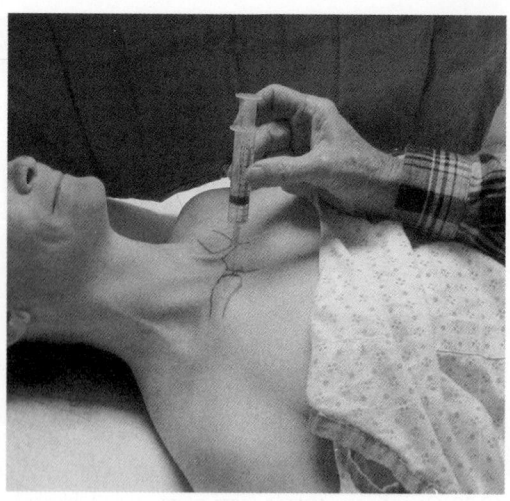

FIGURA 42.21 A: TC da articulação esternoclavicular. Esta paciente de 42 anos se apresentou com uma luxação anterior crônica da articulação esternoclavicular. Notar o estreitamento do espaço articular, osteófitos na parte medial da clavícula e cistos no manúbrio. **B:** Os sintomas foram completamente aliviados pela injeção de anestésico local na articulação esternoclavicular.

foram avaliados depois de 9,9 anos em média com o uso dos escores de resultados de ASES, IBOM, e de Constant-Murley. Os escores de avaliação de resultados e da dor pós-operatória não diferiram significativamente entre os dois grupos cirúrgicos; mas os resultados globais foram piores para o grupo de reconstrução da articulação EC, quando esta não foi realizada logo depois da lesão; e para o grupo de artroplastia ressecional, nos casos em que o ligamento costoclavicular não tinha sido preservado ou reconstruído.

Em 2012, Van Tongel et al.[227] orientaram uma pesquisa relacionada às opções terapêuticas em pacientes com luxação anterior da articulação EC sintomática, aguda e crônica, entre três grupos de cirurgiões ortopédicos (de uma sociedade ortopédica geral e de duas sociedades com especial interesse na cirurgia do ombro e cotovelo). No total, 212 cirurgiões (212 de 753, ou 28%) responderam. Em sua maioria, os cirurgiões não optariam por uma redução aberta em uma situação aguda, caso uma redução fechada tivesse fracassado ou tivesse ocorrido reluxação. Com relação ao tratamento para luxação anterior sintomática crônica da articulação EC, 60% dos que responderam optaram pelo tratamento conservador. No entanto, a maioria dos cirurgiões (34 de 48, ou 71%) da American Shoulder and Elbow Society informou que preferiria o tratamento aberto (i. e., reconstrução ligamentar ou ressecção total do terço médio da clavícula) para casos de luxação anterior sintomática crônica da articulação EC.

Lesões posteriores da articulação esternoclavicular

Instabilidade atraumática posterior da articulação esternoclavicular

A subluxação ou luxação posterior espontânea só foi diagnosticada em alguns relatos de casos isolados. Jamais tivemos a oportunidade de examinar uma subluxação ou luxação posterior espontânea da articulação EC. Martin et al.[149] descreveram um caso de luxação posterior atramáutica espontânea em uma mulher de cinquenta anos, previamente saudável, que despertou certa manhã com dor na articulação EC. Uma TC confirmou a luxação posterior. Subsequentemente, essa paciente desenvolveu disfagia e uma tentativa de redução fechada foi malsucedida. Depois de um ano sem qualquer outro tratamento, a paciente retornou à prática do golfe e estava assintomática. Mais recentemente, Martinez et al.[150] descreveram o tratamento cirúrgico de uma mulher de dezenove anos com uma subluxação posterior espontânea sintomática. A parte medial da clavícula com desvio posterior foi estabilizada com uma técnica de sutura "em oito" através de um autoenxerto de grácil. Durante o acompanhamento, a paciente estava indolor; embora uma nova TC demonstrasse subluxação posterior do aspecto medial da clavícula, com erosão da clavícula e manúbrio. Diante da recorrência da subluxação depois da reconstrução, os autores recomendaram o tratamento conservador da subluxação posterior atraumática da articulação EC.

Lesões traumáticas posteriores da articulação esternoclavicular

Entorse/subluxação posterior. Em casos de entorse leve, os ligamentos permanecem intactos e o paciente se queixa de desconforto moderado. A articulação pode estar inchada e sensível à palpação. É preciso tomar o cuidado de excluir uma luxação posterior mais significativa, que a princípio pode ter ocorrido e reduzido espontaneamente. Quando houver dúvida, a melhor prática consiste em proteger a articulação EC com uma bandagem "em oito" durante duas a seis semanas. Como ocorre com todas as lesões à articulação EC, esses casos devem ser avaliados cuidadosamente por TC.

Luxação posterior. A luxação posterior da articulação EC é considerada uma real emergência ortopédica, pois pode representar ameaça à vida do paciente. Como regra geral, sempre que houver suspeita de uma luxação posterior da articulação EC, o médico deverá fazer um exame muito cuidadoso do paciente para que possa excluir lesões às estruturas posteriores adjacentes como a traqueia, o esôfago, o plexo braquial, os grandes vasos e os pulmões. Um exame físico cuidadoso, radiografias especiais e um estudo de TC dos terços médios das duas clavículas são procedimentos pertinentes para a obtenção de um diagnóstico apropriado. Sempre que houver suspeita de lesão vascular, será preciso combinar um estudo de TC com uma arteriografia dos grandes vasos.

Com base em uma revisão da literatura mais antiga, pareceria que o tratamento de escolha para as luxações posteriores da articulação EC seria cirúrgico. Mas, desde a década de 1950, o tratamento de escolha tem sido a redução fechada,[40,49,53,77,99,103,152,153,158,173,196,212] que deve ser realizada em uma sala cirúrgica com capacidade de realização de um CABG, com instrumentos preparados para esternotomia, e com uma equipe cardiotorácica de plantão.

Para que seja obtido um controle adequado da dor, normalmente será necessário recorrer à anestesia geral para a redução de uma luxação posterior da articulação EC. Mas, em pacientes estoicos, alguns autores têm realizado a redução com o uso de medicação intravenosa como narcóticos e miorrelaxantes.

Redução fechada/tratamento fechado. Em sua maioria, as luxações posteriores da articulação EC são reduzidas com sucesso por procedimento fechado, dentro de um período de 48 horas após a lesão. A redução fechada após este período tem sido descrita apenas raramente e **já foi efetuada** até dez dias após a lesão.[97] A experiência do autor sênior em nossa instituição é de que a maioria das reduções fechadas estabiliza se for realizada prontamente.[97] A seguir, serão descritas as técnicas mais comuns para redução fechada.

Técnica de tração em abdução. Para a técnica de tração em abdução,[58,77,119,148,152,158,187] o paciente deve ficar posicionado em supino com o ombro lesionado próximo à borda da mesa. Um coxim com espessura de 7,62 a 10,16 cm deve ser aplicado entre os ombros (Fig. 42.22). Aplica-se tração lateral no braço em abdução, que, em seguida, é gradualmente reconduzido à posição de extensão. Essa manobra apenas pode ser suficiente para obter a redução. Normalmente a clavícula é reduzida com um estouro ou estalo audível, e sua redução pode ser visualizada e palpada, quase sempre com estabilidade. A extensão excessiva pode ligar a superfície anterior do

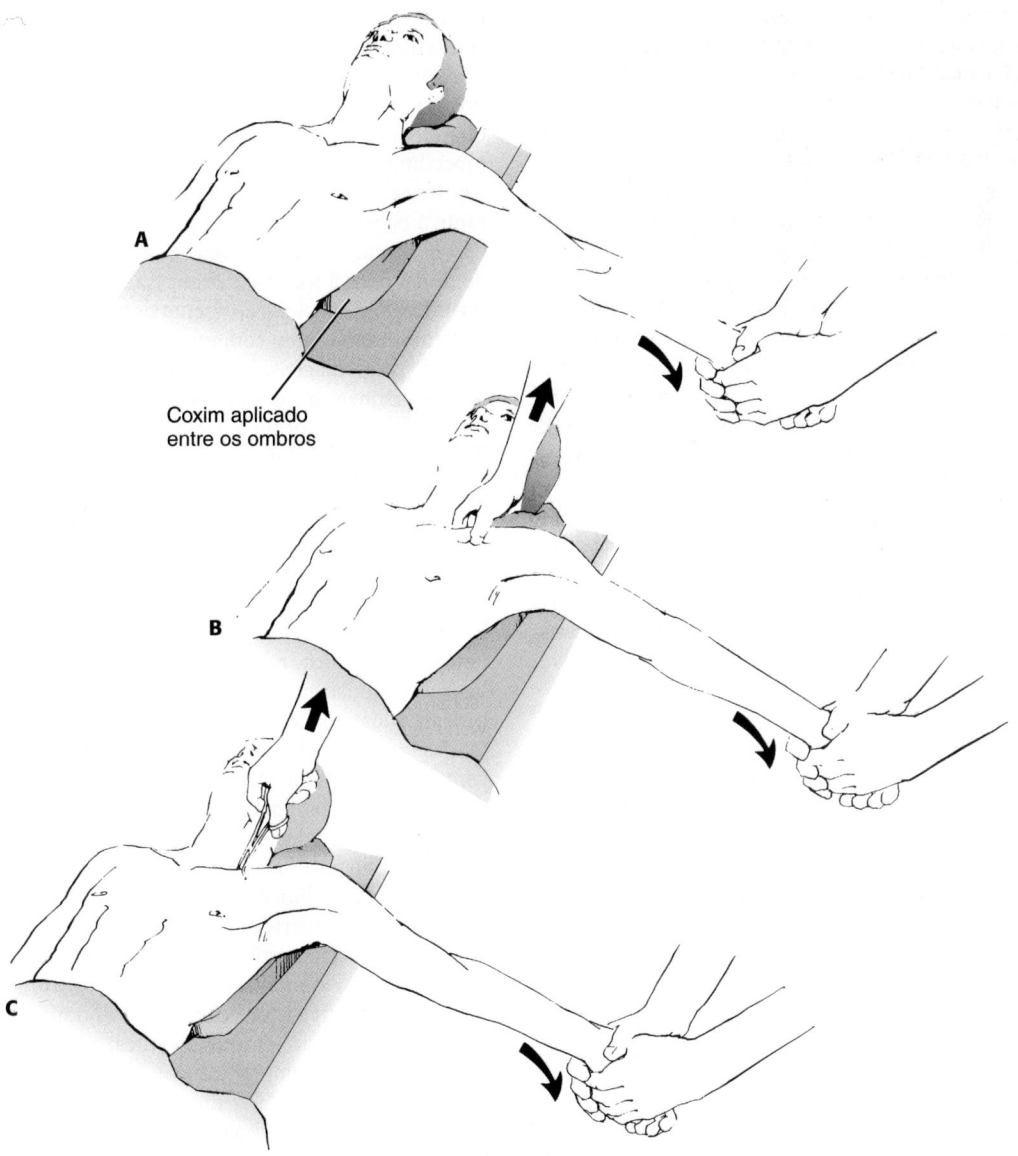

FIGURA 42.22 Técnica para redução fechada de uma luxação posterior da articulação esternoclavicular. **A:** O paciente está na posição supina, com um coxim entre os dois ombros. Aplica-se então uma tração ao braço contra a contra-tração em uma posição de abdução e ligeiramente estendida. Em casos de luxação anterior, a pressão direta sobre a extremidade medial da clavícula pode reduzir a articulação. **B:** Além da tração, pode haver necessidade de manipular a extremidade medial da clavícula com os dedos, com o objetivo de desalojá-la de sua posição atrás do manúbrio. **C:** Em luxações posteriores renitentes, pode haver necessidade de preparar (procedimento estéril) a extremidade medial da clavícula e de usar uma pinça de campo para "agarrar" o osso em torno do seu aspecto medial, para erguê-lo e fazê-lo retornar à posição.

terço médio da clavícula luxada sobre a parte de trás do manúbrio. Ocasionalmente poderá haver necessidade de agarrar o terço médio da clavícula com os dedos para desalojá-la de sua posição atrás do esterno. Se essa manobra não obtiver sucesso, a pele deverá ser preparada, e o cirurgião utilizará uma pinça de campo estéril para "agarrá-lo" através da aplicação de tração lateral e anterior.

Técnica de tração em adução (técnica de Buckerfield e Castle). Com essa técnica,[36] o paciente deve ficar em supino sobre a mesa, com um coxim de 7,62 a 10,16 cm entre os ombros. Em seguida, o cirurgião aplica tração ao braço em adução, enquanto uma pressão para baixo é exercida sobre o ombro (Fig. 42.23). A clavícula deve ser alavancada sobre a primeira costela até alcançar sua posição normal. Buckerfield e Castle[36] informaram que essa técnica foi bem-sucedida em sete pacientes nos quais a técnica de tração em abdução foi malsucedida.

Redução direta com pinça de campo. Se as técnicas de tração descritas acima não forem bem-sucedidas, um assistente deve agarrar ou empurrar para baixo a clavícula, em uma tentativa de desalojá-la detrás do esterno. Ocasionalmente, em um caso renitente e, em especial, em um paciente com um tórax muito robusto ou que exiba grande inchaço, será impossível conseguir uma "pega" firme da clavícula apenas com os dedos. Nesses casos, a pele deverá ser cirurgicamente preparada e o cirurgião empregará uma pinça de campo estéril para obter a "pega" percutânea no aspecto medial da clavícula (Fig. 42.22). A pinça de campo deve circundar a diáfise da clavícula, pois o denso osso cortical não permite que o instrumento faça "pega" no próprio osso (Fig. 42.24). A seguir, uma tração combinada através do braço, juntamente com a força de elevação anterior exercida sobre a pinça de campo, reduzirá a luxação. Feita a redução, normalmente a articulação EC ficará estável, mesmo com o braço do paciente posicionado ao lado do corpo.

Cuidados depois da redução de luxações posteriores. Sempre mantemos os ombros para trás em uma faixa clavicular em oito, bem acolchoada, durante três a quatro semanas, para possibilitar a cicatrização dos tecidos moles e das estruturas ligamentares, mesmo nos casos em que a redução se revele bastante estável na sala cirúrgica.

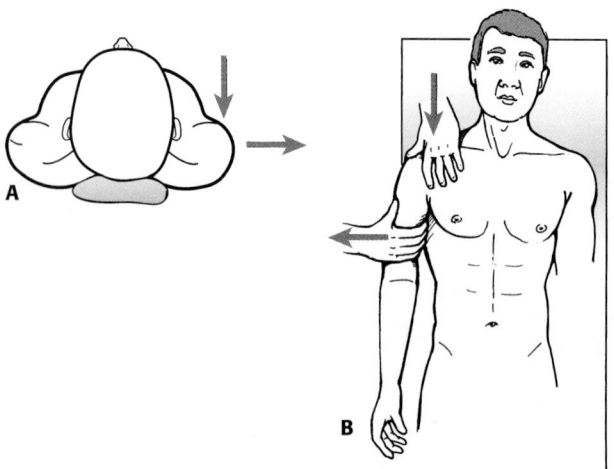

FIGURA 42.23 Técnica de Buckerfield-Castle. **A, B:** O paciente está deitado sobre a mesa com um coxim entre os ombros. Aplica-se tração ao braço em adução, enquanto uma força para baixo é aplicada ao ombro.

Lesões fisárias posteriores agudas do terço médio da clavícula

As lesões fisárias posteriores agudas, como as luxações posteriores da articulação EC, devem ser reduzidas quando o paciente se apresenta. As técnicas para redução fechada são idênticas às descritas para as luxações da articulação EC. Depois que se obtém uma redução estável, a articulação EC deve ser protegida com os ombros mantidos para trás em um curativo em oito, ou com uma bandagem. A imobilização deverá continuar por três ou quatro semanas.

Manobras de redução fechada têm sido descritas com graus variados de sucesso.[28,32,36,42,56,72,97,107,111,130,136,212,233,236,242] Novas estratégias podem ser empregadas para confirmar a redução durante a cirurgia,[213] mas em alguns casos pode ocorrer novo desvio de maneira inesperada, mesmo quando o cirurgião está confiante na estabilidade intraoperatória. Já foram relatados casos de recorrência tardia depois de uma semana.[130] Diante disso, é importante observar que, para confirmar uma redução intraoperatória, podem ser necessários mais estudos de imagem se houver suspeitas que justifiquem tais procedimentos.

A única diferença no tratamento entre as separações fisárias posteriores e as luxações posteriores da articulação EC ocorre quando uma luxação fisária posterior não pode ser reduzida por procedimento fechado e o paciente não exibe *sintomas significativos*. Nesse cenário, em teoria, o desvio pode ser observado durante a ocorrência da remodelagem.[243] Em geral, essa situação ocorre quando se faz uma tentativa de redução fechada e o estudo de TC após a redução demonstra desvio posterior residual ou quando um paciente se apresenta depois de transcorridas 48 horas sem sintomas, mas com uma fratura-separação posterior confirmada pelas imagens. Diante disso, o paciente poderá ser aconselhado sobre as opções de tratamento aberto (Fig. 42.25). Com efeito, da mesma forma que em outras lesões fisárias, a possibilidade de remodelagem é significativa e pode se prolongar até o 23º ou 25º ano de vida. O autor sênior[188] demonstrou um mecanismo similar em apoio ao tratamento conservador de lesões ou "pseudoluxações" da articulação AC em adolescentes, em que ocorreu uma laceração parcial do tubo periosteal que contém a clavícula distal. Os ligamentos coracoclaviculares permanecem fixados ao tubo periosteal. Como consequência de seu alto potencial osteogênico, no interior de seu conduto, ocorre a consolidação/remodelagem espontânea para a posição "reduzida" precedente à lesão. Deve-se enfatizar o potencial para complicações tardias (ver Lesões fisárias posteriores crônicas) e os pacientes devem ser cuidadosamente monitorados, tanto em termos clínicos como radiográficos, com intervalos regulares durante alguns anos, para que fique confirmada a adequação do espaço mediastínico.

Se o desvio posterior estiver sintomático e não for possível reduzi-lo por procedimento fechado, ele deverá ser reduzido cirurgicamente e reconstruído analogamente ao que se faz em luxações posteriores da articulação EC em adultos. Waters et al.[233] relataram uma experiência de tratamento cirúrgico bem-sucedido de treze fraturas-luxações posteriores traumáticas da articulação EC em crianças e em adolescentes; e outros autores também relataram sucesso com o tratamento aberto de lesões similares em adolescentes.[42,107,111,242,243] Em 2010, Lafosse[130] descreveu uma grande série multicêntrica de trinta pacientes com luxações posteriores e separações fisárias posteriores. O percentual de sucesso da redução fechada com luxação posterior foi de 50% (5/10) e de 0% com as separações fisárias posteriores (0/4). Esses autores recomendaram a opção de redução aberta para as separações fisárias posteriores e sugeriram que a redução fechada é prejudicada pela espícula metafisária da linha de fratura do tipo II de

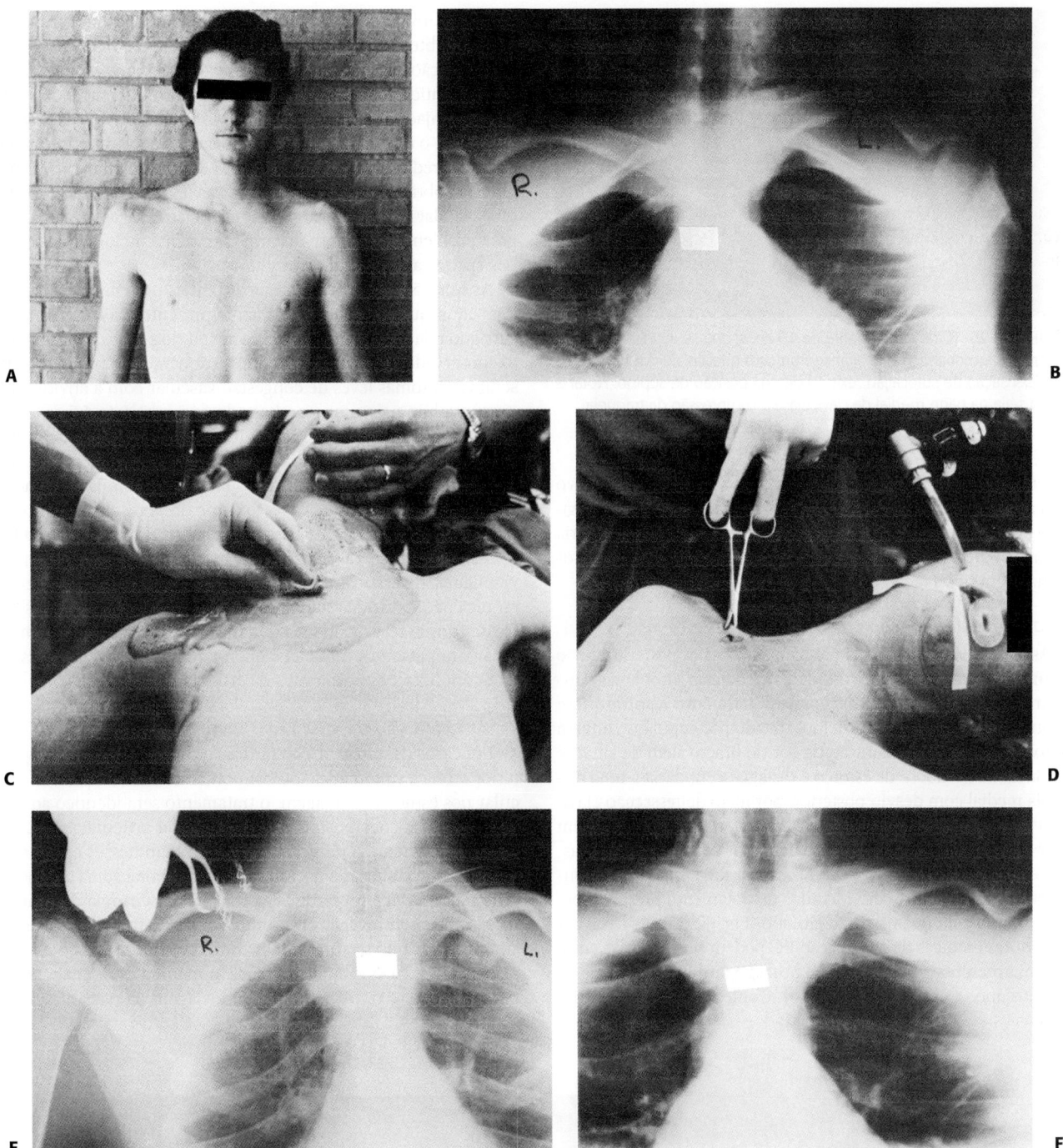

FIGURA 42.24 Luxação posterior da articulação esternoclavicular direita. **A:** Rapaz de 16 anos; sofreu luxação posterior da parte medial da clavícula direita há 48 horas, causada por um golpe direto. O paciente observou um imediato surgimento de dificuldade de engolir e alguma rouquidão. **B:** Uma radiografia com inclinação cefálica de 40° confirmou o desvio posterior da parte medial da clavícula direita, em comparação com a clavícula esquerda. Em razão da idade do paciente, considerou-se que essa era uma lesão fisária da clavícula medial direita. **C:** Considerando que a lesão já tinha ocorrido há 48 horas, fomos incapazes de reduzir a luxação com simples tração do braço. Fizemos uma limpeza cirúrgica do ombro direito, para que pudesse ser empregada uma pinça de campo. **D:** Com a pinça de campo firmemente aplicada em torno da clavícula e com uma tração lateral contínua, ocorreu uma redução visível e audível. **E:** Radiografias obtidas depois da redução demonstraram que a parte medial da clavícula tinha sido restaurada à sua posição normal. A redução estava bastante estável, e os ombros do paciente foram mantidos para trás com uma bandagem em oito. **F:** A clavícula direita permaneceu reduzida. Notar a formação de novo osso periosteal ao longo das bordas superior e inferior da clavícula direita. Esse é o resultado de uma lesão fisária, em que a epífise permanece adjacente ao manúbrio, enquanto a clavícula é desviada por uma divisão no tubo periosteal.

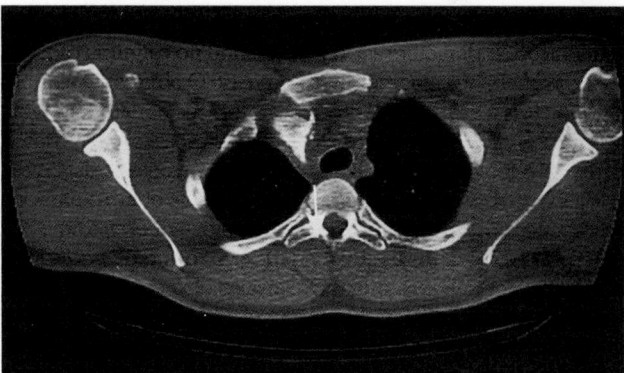

FIGURA 42.25 TC de um paciente de 19 anos, que se envolveu em um acidente automobilístico e se apresentou com queixas de dor no tórax e uma "sensação de sufocação" exacerbada na posição de supino. Notar a lesão fisária na parte medial da clavícula e a compressão da traqueia.

Salter–Harris. A ênfase em um tratamento aberto mais agressivo para as lesões fisárias posteriores enfatiza a necessidade de vigilância desses pacientes e de mais estudos que avaliem a história natural do desvio residual de pacientes assintomáticos tratados apenas com observação ao longo do tempo.

Luxação posterior crônica

As complicações que acompanham as luxações posteriores não reduzidas são: síndrome do desfiladeiro torácico, problemas vasculares tardios significativos, comprometimento respiratório e dispneia de esforço.[31,85,139,220] Temos tratado pacientes, que tinham queixas de inchaço e alteração da cor do braço, além de sinais e sintomas de trombose de esforço e disfagia secundária a uma clavícula medial com desvio posterior, por meio de ressecção clavicular medial e reconstrução. Em razão dos problemas que podem estar associados à permanência do desvio da clavícula no mediastino em pacientes adultos, deve-se realizar uma artroplastia conforme descrita na seção de "Métodos de tratamento preferido pelos autores", com reconstrução em oito (Fig. 42.26). As luxações posteriores crônicas da articulação EC podem ser divididas entre as com apresentação tardia (> 48 horas) e tardia crônica (meses ou anos após a ocorrência da lesão). Conforme já mencionado, depois de 48 horas será muito menos provável que uma redução fechada obtenha sucesso; normalmente haverá necessidade de uma redução aberta. Mais importante ainda: por volta da primeira ou segunda semana após a lesão, ocorre a aderência dos tecidos circunjacentes à clavícula posterior pela formação de tecido cicatricial, o que aumenta o risco de lesão vascular durante a manobra de redução.[147] Nesses casos, é particularmente importante que seja obtida, antes da cirurgia, uma TCA para avaliar o quadro vascular antes da cirurgia, e o cirurgião deve estar preparado para problemas vasculares e cardíacos, o que inclui ter tais equipes cirúrgicas na sala de cirurgia.

As luxações posteriores crônicas tardias podem se apresentar com consequências não inicialmente presentes na fase aguda ou subaguda da lesão. Stankler[211] descreveu dois casos de tratamento conservador de luxação posterior; enquanto um paciente apresentava sintomas leves de congestão vascular com a atividade, o outro evoluiu para uma trombose de veia subclávia 4,5 anos depois. Mehta et al.[154] apresentaram um relato de caso de uma oclusão tardia de artéria subclávia, seis meses após a lesão. Ege et al.[67] relataram um caso de luxação posterior crônica bilateral que se apresentou dois anos após a lesão e que tinha resultado em compressão vascular na TCA. Esses sintomas desapareceram com a ressecção das duas cabeças claviculares. Além das consequências vasculares, diversas outras sequelas de uma luxação retroesternal crônica não reduzida estão descritas na seção "Complicações".[154] Dessa forma, recomendamos enfaticamente o tratamento cirúrgico para pacientes esqueleticamente maduros que se apresentem com luxações posteriores da articulação EC.

Lesões fisárias posteriores crônicas da clavícula medial

Em casos de apresentação tardia ou de uma lesão fisária posterior crônica sintomática, ou com evidência de compressão vascular nos estudos de imagem, o tratamento será idêntico ao oferecido às luxações posteriores crônicas da articulação EC em adultos. Faz-se uma redução aberta; também nesses casos, será fundamental enfatizar a necessidade da colaboração da equipe de cirurgia vascular e/ou cardiotorácica antes da cirurgia. No entanto, há ainda controvérsia em adultos jovens e em adolescentes assintomáticos que se apresentam com luxações fisárias posteriores crônicas. Nessas circunstâncias, o médico poderá aguardar, para verificar se o processo de remodelagem da placa fisária re-

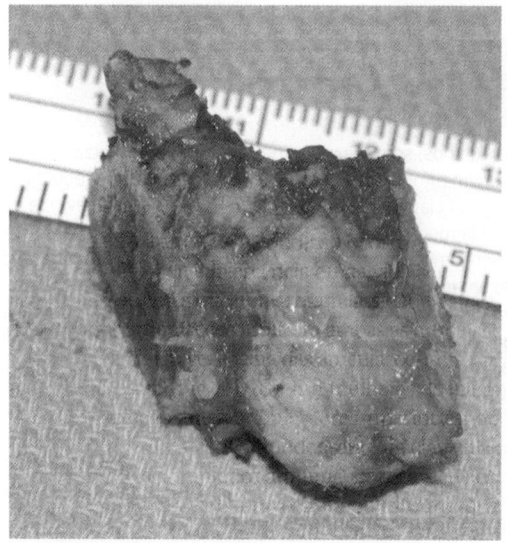
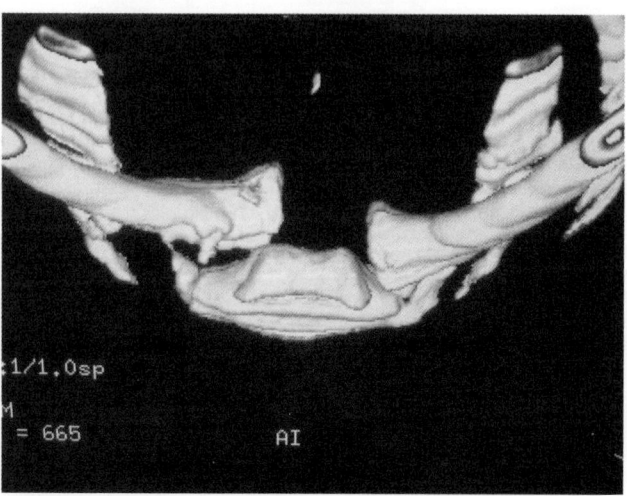

FIGURA 42.26 Luxação posterior da articulação esternoclavicular. **A:** Um osteófito que se projeta do aspecto medial da clavícula corresponde à área de lesão capsular. **B:** Reconstrução 3D que mostra o osteófito.

moverá o osso posteriormente desviado.[189] Zaslav et al.[243] descreveram sua experiência com um menino de treze anos de idade e com apresentação tardia de uma lesão fisária posterior. Seis meses após a lesão, o paciente estava assintomático e exibia completa remodelagem na TC. Por outro lado, Emms et al.[70] descreveram um caso de trombose subclávia ocorrido dois anos após a lesão inicial, que tinha sido tratada por procedimento conservador (originalmente diagnosticada como uma subluxação posterior). Dois anos depois, o paciente sofreu uma nova lesão que, três semanas depois, foi o fator precipitante para os sintomas vasculares. Na TC havia evidência de uma lesão fisária medial antiga e remodelada. Houve necessidade de ressecção da primeira costela para descompressão da veia subclávia. Carbone et al.[41] relataram caso parecido de obstrução da veia cava superior depois de remodelagem anormal de uma fratura fisária medial, e uma segunda lesão precipitou a oclusão. Diante disso, a cuidadosa observação durante os primeiros dois anos, acompanhada por estudos vasculares seriados e/ou TC seriadas, parece ser um elemento importante do tratamento conservador em pacientes esqueleticamente imaturos, pois a maioria dos relatos de complicações tardias ocorre dentro desse período.[67,70,154,212]

Técnicas cirúrgicas para as lesões da articulação esternoclavicular

Reconstruções cirúrgicas

São vários os procedimentos descritos com o objetivo de manter a extremidade medial da clavícula em sua articulação normal com o esterno (Tab. 42.1). Em geral, essas técnicas podem ser empregadas na reconstrução cirúrgica da articulação EC em cenários de instabilidade anterior ou posterior. Isso se dá porque o objetivo fundamental da cirurgia é a estabilização da extremidade medial da clavícula a uma estrutura adjacente, independente da direção inicial do desvio. De forma muito parecida com a articulação AC, a literatura recente tem se concentrado em relatos de casos de descrições técnicas e modificações de cirurgias existentes. Dada a raridade da lesão e a necessidade ainda mais rara de cirurgia, não há grande experiência em qualquer das técnicas descritas. Mas, em meio a essa atmosfera criativa, devemos nos manter fiéis a certos princípios básicos.

O procedimento cirúrgico deve ser realizado de forma a romper o menor número possível das estruturas ligamentares anteriores. Se o procedimento puder ser realizado com a preservação dos ligamentos anteriores, então a redução poderá estabilizar com os ombros mantidos para trás, em um curativo em oito. Se todos os ligamentos sofrerem ruptura, o cirurgião deverá decidir entre tentar a estabilização da articulação EC ou realizar a ressecção dos 2,54 a 3,81 cm (1 a 1,5 in) mediais da clavícula e estabilizar anatomicamente o restante do osso à primeira costela. Não é possível realizar exclusivamente a ressecção em um cenário de ligamentos rompidos, pois tal prática poderá piorar a instabilidade do terço médio da clavícula residual, o que exigirá, em tais circunstâncias, uma atenção ainda maior quanto à necessidade de reconstrução dos ligamentos.[23]

Caso esteja diante da necessidade de reconstrução, o cirurgião deverá escolher uma estratégia cirúrgica com base no arsenal terapêutico existente. Os procedimentos podem ser considerados por duas perspectivas diferentes – as vias para os tecidos e para a estabilização. As opções relacionadas aos tecidos são: (a) ligamentos locais e cápsula, (b) transferências de tendões (subclávio ou esternocleidomastoideo), ou (c) enxertos. As opções para a estabilização incluem: (a) estabilização junto à primeira costela, (b) estabilização junto ao manúbrio ou (c) estabilização junto à primeira costela e ao manúbrio. Em geral, obtém-se a fixação mediante o tensionamento dos tecidos moles e por suturas, embora já tenham sido propostos reforços com pinos, placas ou parafusos.

Spencer et al.[210] caracterizaram três filosofias técnicas abrangentes:[210] (a) transferência do ligamentar intramedular; (b) reconstrução do ligamento costoclavicular; (c) reconstrução dos ligamentos da articulação EC. Por meio de uma análise biomecânica, Spencer et al.[210] avaliaram as três diferentes técnicas de reconstrução em um modelo de cadáver. Esses autores utilizaram o ligamento intramedular,[190] a transferência do tendão do subclávio[39] e um enxerto de semitendinoso aplicado a uma conformação em oito através de orifícios perfurados na clavícula e no manúbrio para a reconstrução da articulação EC. Cada um desses três métodos de reconstrução foi submetido à translação anterior e posterior até sua ruptura, e as mudanças de rigidez comparadas ao estado intacto foram analisadas estatisticamente. A reconstrução em oito com o semitendinoso revelou propriedades mecânicas iniciais superiores, quando comparadas às outras duas técnicas. Os autores acreditavam que esse método reconstrói tanto a porção anterior como a posterior da capsula articular, e assim proporciona uma rigidez inicial que se aproxima daquela da articulação EC intacta. Atualmente, essa técnica já foi descrita com

TABELA 42.1 Técnicas cirúrgicas para reconstrução da articulação esternoclavicular

1. Excisão aberta com reparo do ligamento intramedular	Usar o ligamento do disco intra-articular como transferência para a parte medial da clavícula, com reforço por reparo com tecido local[188]
2. Enxerto de tecido mole usado para reconstrução em oito	Reconstituir os ligamentos capsulares com enxerto. Técnica descrita com uso de enxerto de tendão do semitendinoso[43,183] ou do plantar[7]
3. Tenodese do subclávio: técnica de Burrows	Usar uma tira de subclávio para reconstruir o ligamento costoclavicular. A modificação consiste no uso de enxerto (fáscia lata) para a recriação do ligamento costoclavicular[39]
4. Reconstrução do esternocleidomastóideo à primeira costela e clavícula	Usar uma tira parcial de esternocleidomastóideo através da primeira costela e clavícula, para a recriação do ligamento costoclavicular[26]
5. Esternocleidomastóideo à clavícula e ao manúbrio	Usar uma tira parcial de esternocleidomastóideo para a recriação dos ligamentos capsulares, sem exposição da primeira costela[5,34]
6. Estabilização por placa	*Placa de Balser*: inserida no manúbrio, reparo de cápsula local, há necessidade de remover a placa[81] *"Placa em prateleira"*: placa PCD/CL comum de 3,5 mm e 6 orifícios aplicada anteriormente; os dois orifícios mediais devem ficar sobre o manúbrio[104] *Placa de bloqueio:* placas de bloqueio pré-moldadas, com 2 e 3,5 mm, aplicadas em ângulo reto entre si[204]

algum sucesso em adultos jovens que apresentam instabilidade anterior e posterior refratária.[8,43,183] A literatura é rica em descrições de uma variedade de outras técnicas. Alguns estudos na literatura publicados nas décadas de 1960 e 1970 recomendavam a estabilização da articulação EC com fios de Kirschner (fios-K) ou pinos de Steinmann.[32,35,56,58,69] Atualmente, em grande parte, essas técnicas têm apenas valor histórico, em decorrência de seus elevados percentuais de complicações, conforme será discutido mais adiante. Outros autores recomendaram o uso de diversos tipos de fios de sutura na articulação,[11,38,82,100,118,166,177,182,212,214] reconstruções com uso de tendões locais,[7,12,26,144,146] ou o uso de uma placa especial.[102,104,175,193,204] Também já foram preconizadas a fixação por parafusos através da articulação, osteotomia da parte medial da clavícula e ressecção da extremidade medial da clavícula.[2,11,12,34,39,95,121,140,144,156,167,190,208]

A transferência do esternocleidomastóideo já foi revisitada de diferentes formas. Booth e Roper[26] descreveram a transferência da cabeça esternal do tendão em torno da primeira costela e através da clavícula, retornando sobre si própria. Brown[34] usou a cabeça clavicular do esternocleidomastóideo como uma tipoia anterior através da articulação EC, e aplicou pinos como reforço. Armstrong e Dias[5] modificaram o uso do esternocleidomastóideo, mediante a utilização de apenas uma tira da cabeça esternal; essa tira foi passada através de um túnel ósseo na parte medial da clavícula. O enxerto foi suturado sobre si próprio, para recriar o ligamento EC anterior, sem exposição da primeira costela.

Thomas et al.[217] descreveram uma técnica cirúrgica segura para a estabilização da articulação EC com o uso do material de sutura. Sua técnica envolvia a ligação do material de sutura nos aspectos superficiais da parte medial da clavícula e manúbrio. Isso evita a exposição da primeira costela e também a perfuração através da cortical interna da clavícula e do manúbrio. Abiddin et al.[1] descreveram uma técnica parecida com o uso de âncoras de sutura no manúbrio e orifícios perfurados na clavícula. Em 2010, Rotini et al.[193] descreveram o uso de uma técnica de fixação híbrida para uma luxação anterior traumática da articulação EC. As âncoras de sutura são aplicadas inicialmente no interior do manúbrio; em seguida, suturas transósseas são passadas através da extremidade medial da clavícula e fixadas através de orifícios de uma "miniplaca de manguito rotador" que é estabilizada sobre a parte medial da clavícula.

Embora, hoje em dia, a fixação por pinos lisos e fios metálicos seja considerada tabu, a fixação da articulação EC com outros implantes metálicos é ainda considerada uma opção válida, embora eles realmente necessitem ser removidos. Franck et al.[81] descreveram uma terapia alternativa para a instabilidade traumática da articulação EC com o uso de uma placa para estabilização. Uma placa de Balser foi moldada para se acomodar à forma da clavícula, e o gancho da placa foi utilizado para a fixação do esterno, quando aplicado em uma posição retroesternal para sete luxações anteriores e uma posição intraesternal para três luxações posteriores. Para cada paciente, a placa foi fixada à clavícula com parafusos e os ligamentos lacerados foram reparados. Todas as placas foram removidas depois de três meses. Depois do primeiro ano de acompanhamento, nove de dez pacientes exibiam resultados excelentes, sem novos desvios. Um paciente evoluiu para a formação de um seroma no pós-operatório que exigiu drenagem cirúrgica, e outro desenvolveu artrose. Com o uso de uma técnica parecida, Hecox e Wood[104] descreveram o uso de uma "placa em prateleira" para uma luxação posterior instável da articulação EC. Pode-se usar uma placa PCD/CL comum de 3,5 mm, que será moldada e fixada à parte medial da clavícula em uma posição que permita que dois orifícios da placa funcionem como uma "prateleira" sobre o manúbrio.

Recentemente, foram descritas duas outras técnicas com placa. Shuler e Pappas[204] usaram duas placas de reconstrução bloqueadas de 3,5 mm aplicadas em ângulo reto ao longo da articulação EC para um caso de luxação posterior instável. Pensey e Eglseder[175] descreveram o uso de uma combinação de fixação por âncora de sutura e uma placa longa de reconstrução pélvica moldada para se adequar à clavícula ipsilateral, manúbrio e clavícula contralateral em um caso de fratura-luxação posterior da articulação EC. Não houve aplicação de parafusos no manúbrio, e a fixação foi obtida com três parafusos na clavícula direita e outros três na clavícula esquerda.

Em 1997, Brinker et al.[31] descreveram outra técnica de fixação por implante através da articulação. Os autores utilizaram dois parafusos canulados de 75 mm para a estabilização de uma luxação posterior instável da articulação EC. Os parafusos foram removidos após três meses e, por volta do décimo mês, o paciente exibia amplitude de movimento completa e indolor, o que lhe permitiu retornar à prática do futebol americano universitário.

Nos últimos anos, também surgiram técnicas de artroplastia interposicional. Battaglia et al.[15] apresentaram três casos de uso de aloenxerto de tendão calcâneo e plugue ósseo para tratamento de instabilidade anterior em dois pacientes e para o tratamento de um caso de pseudartrose de fratura da parte medial da clavícula. O enxerto foi fixado a um duto na ressecção do aspecto medial da clavícula com parafusos introduzidos através de túneis ósseos no manúbrio e suturados sobre si mesmo. Meis et al.[155] relataram o uso de transferência intramedular do esternocleidomastoideo, como interposição para o tratamento de dor em uma articulação EC degenerativa depois da ressecção.

Desde 1982, diversos autores recomendam a redução aberta e fixação interna para as lesões *agudas* e, também, para os problemas crônicos. Em 1982, Pfister et al.[176,177] recomendaram a redução aberta e reparo dos ligamentos, em vez do tratamento conservador. Em 1988, Fery e Sommelet[79] descreveram 49 casos de luxações da articulação EC. Nos casos em que a redução fechada não obteve sucesso, os autores mudaram para a redução aberta. Em pacientes sintomáticos de luxações cronicamente não reduzidas, foi feita uma mioplastia ou uma excisão da extremidade medial da clavícula quando as superfícies articulares estavam lesionadas. Fery e Sommelet puderam acompanhar 55% dos seus pacientes durante um período médio superior a seis anos. Obtiveram 42% de resultados excelentes entre os casos cirúrgicos. Dos pacientes tratados com redução fechada, 58% ficaram satisfeitos. Ferrandez et al.[75] relataram sua experiência com dezoito subluxações e luxações da articulação EC. Sete dessas eram entorses moderadas, e onze eram luxações. Dos três pacientes com luxação posterior, todos exibiam sintomas de disfagia. Todas as subluxações foram tratadas por procedimento conservador, com excelentes resultados. Os dez pacientes restantes, com luxações, foram tratados por cirurgia (i. e., redução aberta com sutura dos ligamentos e fios de Kirschner aplicados através da clavícula e do esterno). Os fios de Kirschner foram removidos três a quatro semanas após a cirurgia. No acompanhamento de uma a quatro semanas, quase todos os casos cirúrgicos exibiam uma leve deformidade. Em dois pacientes, foi observada migração dos fios de Kirschner, mas sem significado clínico.

Eskola[72,73] exortou enfaticamente o reparo cirúrgico de luxações crônicas da articulação EC. Em 1989, ele descreveu doze pacientes tratados por dores nas articulações EC. O tempo médio transcorrido desde a lesão foi de 1,5 anos e o acompanhamento médio após a cirurgia foi de 4,7 anos. Em cinco pacientes, a articulação EC foi estabilizada com um enxerto de tendão de palmar longo ou de plantar aplicado entre a primeira costela e o manúbrio; em quatro, foi realizada a ressecção dos 2,5 cm dos mediais da clavícula, sem uso de qualquer tipo de estabilização; e nos outros três, a clavícula foi fixada à primeira costela com um enxerto de fáscia lata. Eskola obteve quatro resultados razoáveis e quatro ruins nos pacientes que foram tratados apenas com a ressecção da parte medial da clavícula. O autor pouco discutiu acerca dos sintomas pré-operatórios dos pacientes, seus hábitos de trabalho, ou amplitude de movimento, ou ainda sobre o grau de redução articular depois da cirurgia. Em 1990, Tricoire et al.[220] descreveram seis luxações retroesternais da extremidade medial da clavícula. Esses autores recomendaram a redução dessas lesões como forma de evitar as possíveis complicações decorrentes da protrusão da clavícula no mediastino. Foi efetuada uma capsulorrafia da articulação EC em dois pacientes; os quatro restantes foram tratados com tenodese do subclávio. Todas as articulações foram temporariamente estabilizadas com pinos EC durante seis semanas. Os resultados foram considerados satisfatórios em todos os casos, depois de um seguimento médio de 27 meses.

Duas revisões sistemáticas da literatura disponível, recentemente publicadas, foram realizadas em 2011 com o objetivo de determinar a técnica de reconstrução ideal para luxações anteriores crônicas, sintomáticas e não reduzíveis ou posteriores recorrentes da articulação EC.[90,218] Os únicos artigos disponíveis na literatura foram séries retrospectivas de casos de nível IV e dois estudos biomecânicos. Nos casos de insucesso com a redução fechada, a opção em favor da redução aberta está sempre disponível; e os dados demonstraram que sua eficácia não é negativamente afetada pela tentativa fracassada de redução. Se houver necessidade de redução aberta, há evidências de que o reparo da cápsula articular será tratamento cirúrgico suficiente; contudo, uma tenodese ou RAFI também são opções efetivas e tratamentos recomendados. Nos casos de instabilidade crônica (anterior e posterior), a reconstrução com tecido de tendão aplicado em um padrão "em oito" através de orifícios perfurados no manúbrio e na clavícula é mais robusta do que a reconstrução com tecido local; o tratamento com tecido de tendão foi apoiado não apenas em estudos biomecânicos, mas também clínicos. Talvez um dos fatores mais importantes que afetam o sucesso do tratamento é o tempo transcorrido depois da lesão. Os resultados funcionais para pacientes com luxações agudas são significativamente melhores do que os resultados para luxações crônicas; portanto, o ideal é que seja estabelecido um diagnóstico preciso e que o paciente seja imediatamente tratado – o mais rapidamente possível em relação ao momento da lesão.

Ressecção da extremidade medial da clavícula

McLaughlin,[153] Breitner e Wirth,[29] Pridie,[181] Bateman,[13,14] e Milch[156] recomendaram a excisão do aspecto medial da clavícula nos casos de alterações degenerativas na articulação. Se a extremidade medial da clavícula tiver de ser removida em razão de alterações degenerativas, o cirurgião deverá ser cuidadoso a fim de não lesionar o ligamento costoclavicular (Fig. 42.27).

Recentemente, com base nos resultados de um estudo anatômico de 86 cadáveres, Bisson et al.[24] recomendaram um comprimento seguro para a ressecção que resultaria em mínima ou nenhuma ruptura do ligamento costoclavicular, de 1 cm em homens e de 0,9 cm em mulheres.

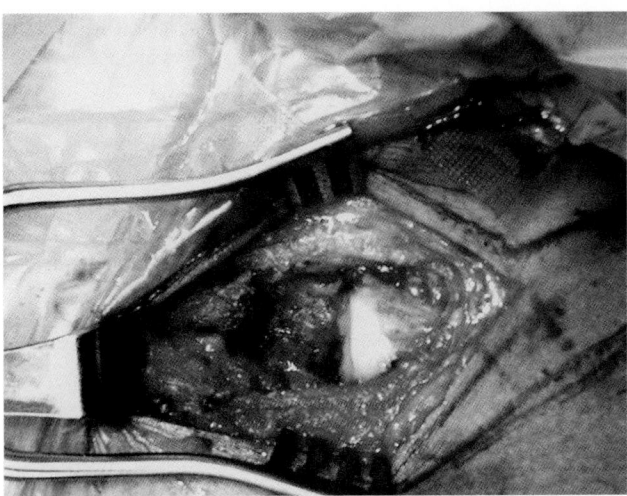

FIGURA 42.27 Ressecção da parte medial da clavícula direita, com preservação do ligamento costoclavicular. A estrutura branca na parte profunda da ferida representa a cartilagem hialina que reveste a incisura clavicular do manúbrio (a cabeça do paciente está na parte superior da imagem).

Artrodese

Outrora,[185] a artrodese era descrita no tratamento de uma luxação habitual da articulação EC. No entanto, esse procedimento *não* deve ser realizado por impedir a elevação, depressão e rotação normais da clavícula, previamente descritas. Dessa forma, o resultado final poderia ser uma restrição grave do movimento do ombro (Fig. 42.28).

Cuidados pós-operatórios

Na maioria das situações, os ombros são mantidos para trás com uma bandagem em oito durante quatro a seis semanas. Nos casos em que foi feita a opção pelo uso de fios de Kirschner ou pinos de Steinmann, o paciente deverá evitar a prática de atividades vigorosas, até que os pinos, que deverão ser cuidadosamente monitorados com radiografias, sejam removidos.

MÉTODO DE TRATAMENTO PREFERIDO PELOS AUTORES PARA LESÕES DA ARTICULAÇÃO ESTERNOCLAVICULAR

Lesões anteriores da articulação esternoclavicular

Instabilidade atraumática

Os autores recomendam enfaticamente o tratamento conservador para a subluxação espontânea da articulação EC, pois os resultados cirúrgicos não são consistentes e são frequentemente piores ou incapacitantes, quando comparados à observação.

Subluxação

Nos casos de entorse leve, recomenda-se o uso de compressas de gelo durante as primeiras 12-24 horas e uma tipoia para repousar a articulação. Normalmente, depois de cinco ou sete dias, o paciente poderá usar o braço para as atividades da vida diária.

Além das compressas de gelo, podemos usar uma bandagem em oito, macia e acolchoada, para clavícula, para que os ombros sejam mantidos suavemente para trás e permitam o repouso da articulação EC. Esse dispositivo poderá ser removido depois de aproximadamente uma semana. Em seguida, o braço deverá ser colocado em uma tipoia por mais uma semana, ou

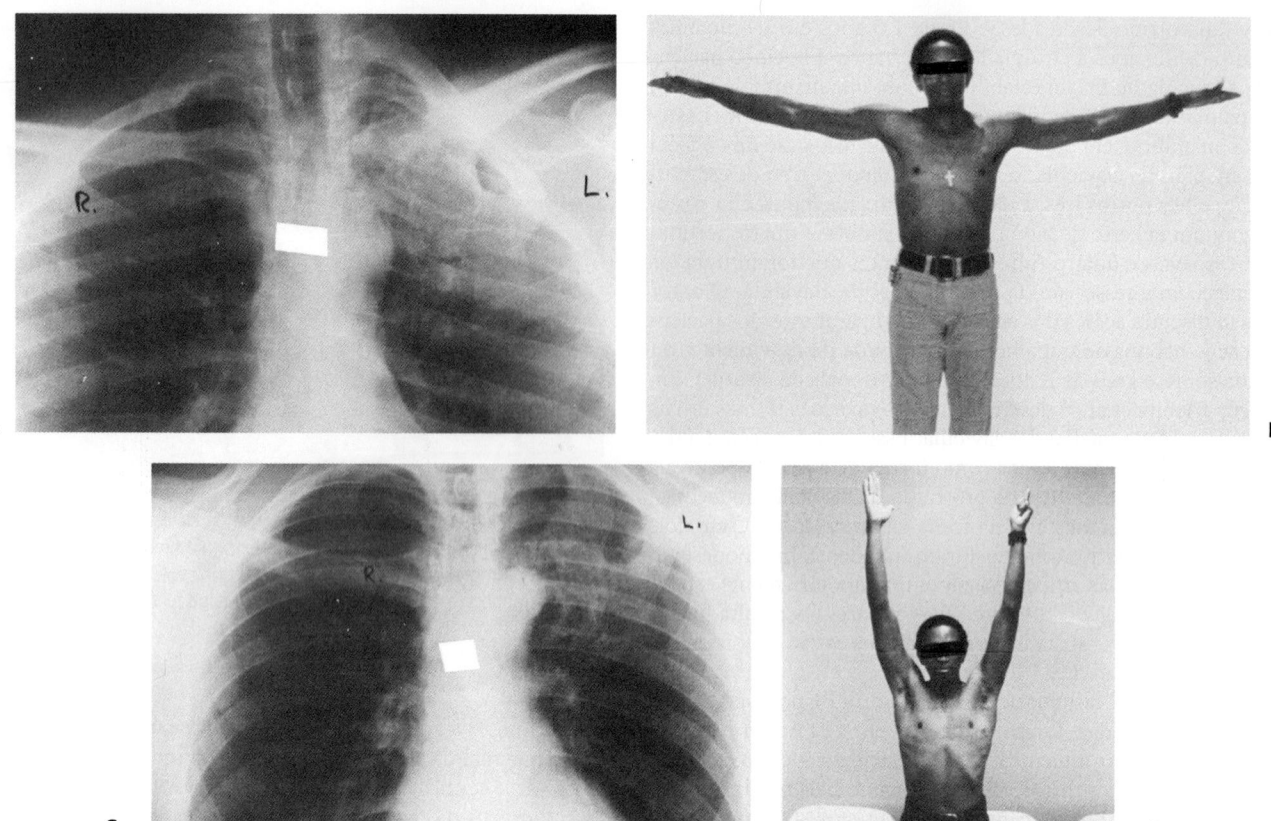

FIGURA 42.28 Efeito de uma artrodese da articulação esternoclavicular no funcionamento do ombro. **A:** Como resultado de uma ferida militar causada por arma de fogo na articulação esternoclavicular, esse paciente teve uma enorme consolidação óssea da parte medial da clavícula ao esterno e às três primeiras costelas. **B:** O movimento do ombro estava limitado a 90° de flexão e abdução. **C:** Radiografia depois da ressecção da massa óssea e liberação da parte medial da clavícula. **D:** Essencialmente, os movimentos do ombro esquerdo estavam normais após a eliminação da artrodese esternoclavicular.

o paciente terá permissão para um retorno gradual às atividades da vida diária.

Luxação

Em geral, tratamos as luxações anteriores da articulação EC em adultos por meio de uma redução fechada ou por "negligência consciente". Quase todas as luxações anteriores são instáveis, mas aceitamos a deformidade, pois acreditamos que este será o menor problema, em comparação com os possíveis problemas advindos do reparo cirúrgico e da fixação interna. Nos casos em que haja persistência dos sintomas ou não exista outro recurso além do tratamento cirúrgico, a técnica preferida é a ressecção do aspecto medial da clavícula e a reconstrução do ligamento em oito, conforme será descrito a seguir.

Lesões posteriores da articulação esternoclavicular

Subluxação

Recomendamos o tratamento com gelo durante 24 a 48 horas, e repouso em uma tipoia por uma semana. Em seguida, o paciente praticará exercícios de amplitude de movimento, conforme sua tolerância, nas quatro semanas seguintes, mas com proibição de esportes de contato durante esse período a fim de possibilitar a consolidação e evitar recorrências de uma subluxação posterior. É importante enfatizar que esses pacientes devem ser monitorados com muito cuidado, pois nesses casos um erro diagnóstico poderá ter consequências devastadoras. Se surgir qualquer dúvida quanto à estabilidade da articulação EC, justifica-se o uso liberal de TC ou RM, para confirmação da localização.

Luxação (Fig. 42.29)

Após a obtenção de um histórico apropriado e do exame físico (Tab. 42.2), devem ser solicitadas radiografias e uma TC. Se o paciente exibe distensão dos vasos cervicais, inchaço ou uma coloração azulada do braço, ou dificuldade em engolir ou respirar, então deverá ser avaliado pela TC com contraste para verificação das estruturas vasculares. Também é importante determinar se o paciente está com alguma sensação de engasgo ou rouquidão. Se qualquer desses sintomas estiver presente – indício de pressão nas estruturas do mediastino – o especialista cardiovascular ou torácico deverá ser convocado em regime de urgência. Sempre devemos obter consentimento do paciente para uma possível redução aberta, no caso de insucesso da redução fechada.

Redução fechada

Em seguida, o paciente é encaminhado para a sala cirúrgica em regime de urgência para uma redução fechada, conforme previamente descrito (Fig. 42.22). Preferimos começar com a técnica de tração em abdução. Se a redução não puder ser conseguida com o braço do paciente em abdução, usamos a técnica de adução de Buckerfield e Castle,[36] descrita anteriormente (Fig. 42.23).

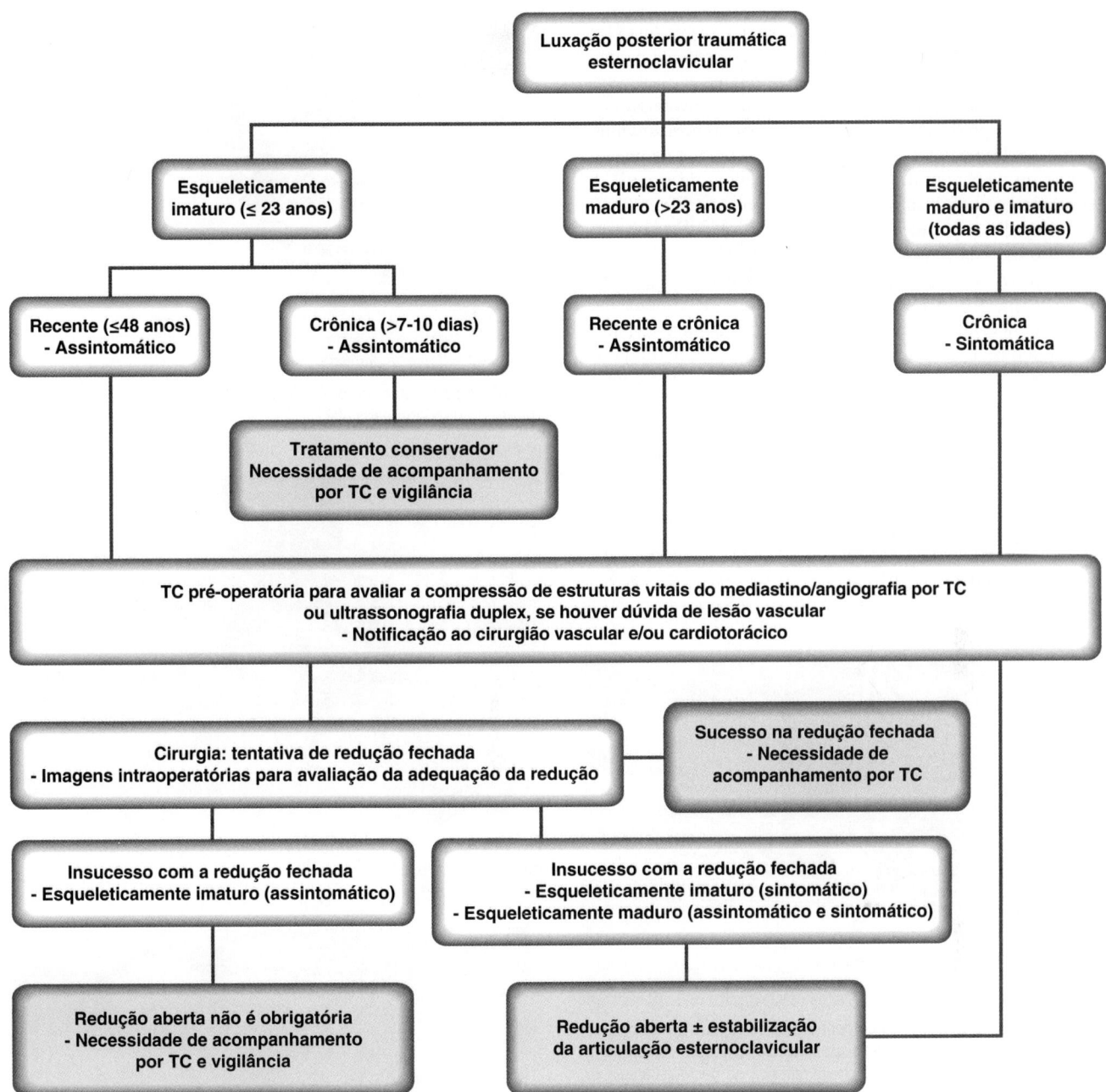

FIGURA 42.29 Algoritmo terapêutico para uma luxação posterior traumática da articulação esternoclavicular.

TABELA 42.2 Dados essenciais para o diagnóstico de luxação posterior da articulação esternoclavicular

História de lesão violenta

Articulação esternoclavicular dolorosa

Dificuldade de engolir

Dificuldade de respirar

Diminuição da amplitude de movimento do membro superior

Desnível palpável da articulação esternoclavicular

Positivo na projeção de *"serendipity"*

Desvio posterior na tomografia computadorizada

Se esses métodos não forem bem-sucedidos, utilizamos a técnica da pinça de campo em combinação com uma pressão para baixo sobre o aspecto lateral da clavícula e tração no braço.

Procedimentos cirúrgicos abertos

Reparo agudo de luxação posterior

Se todos os métodos de redução fechada fracassarem, o cirurgião deverá realizar uma redução aberta. É essencial que um cirurgião torácico e uma equipe de CABG estejam imediatamente disponíveis no momento em que o paciente for encaminhado para a sala cirúrgica, em caso de necessidade de alguma intervenção. O paciente deve ficar na posição supina sobre uma mesa cirúrgica radiolucente. O tórax e o abdome, juntamente com o membro ipsilateral envolvido, devem estar esterilmente preparados e livres para acesso. O cirurgião faz uma incisão curvilínea sobre a articulação EC, em que o ramo horizontal deve ser alinhado à clavícula e o ramo vertical avançará ao longo do manúbrio. Retalhos cutâneos devem ser elevados; em seguida, o cirurgião faz uma incisão horizontal no periósteo. Nesse ponto, é importante ter o cuidado de preservar a cápsula para futuro reparo e fechamento (Fig. 42.30). A clavícula, posteriormente desviada, deve ser reduzida com tração, elevação com pinça de campo e/ou cuidadosa alavancagem do osso na direção posteroanterior com um afastador rombo (Fig. 42.31). Isso feito, a cápsula posterior, juntamente com o ligamento do disco intra-articular, é incorporada em uma sutura contínua de fechamento com Ethibond nº 2 (Johnson & Johnson) (Fig. 42.32). A seguir, o cirurgião perfura orifícios através da clavícula na direção anteroposterior, com o cuidado de proteger as estruturas neurovasculares. Um passador de sutura de Hewson é usado para levar as suturas pela cortical posterior da clavícula (Fig. 42.33). O defeito na cápsula posterior é então reparado com suturas interrompidas permanentes (Fig. 42.34). Depois do fechamento do defeito capsular, as suturas transósseas previamente passadas devem ser fixadas ao longo da cortical anterior (Fig. 42.35). O manguito capsular remanescente deve ser ocluído com suturas absorvíveis, o que completará o reparo.

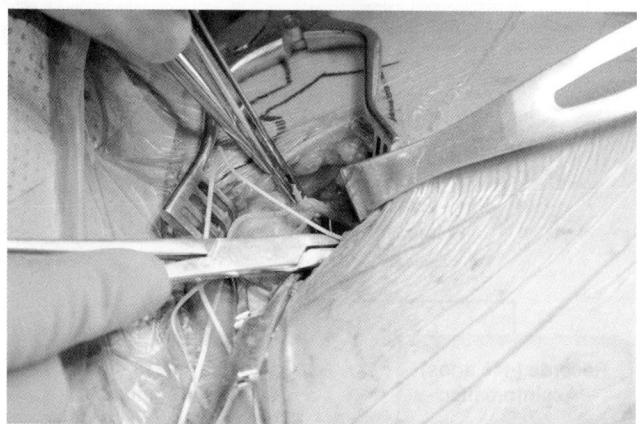

FIGURA 42.32 Sutura de preensão aplicada à cápsula posterior e ao ligamento do disco intra-articular.

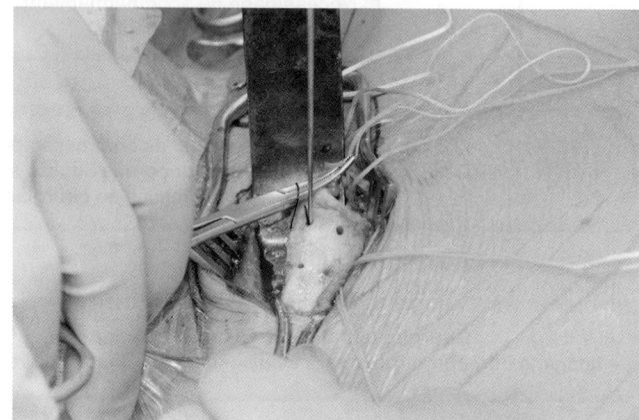

FIGURA 42.33 Orifícios perfurados através da clavícula com a finalidade de efetuar um reparo transósseo.

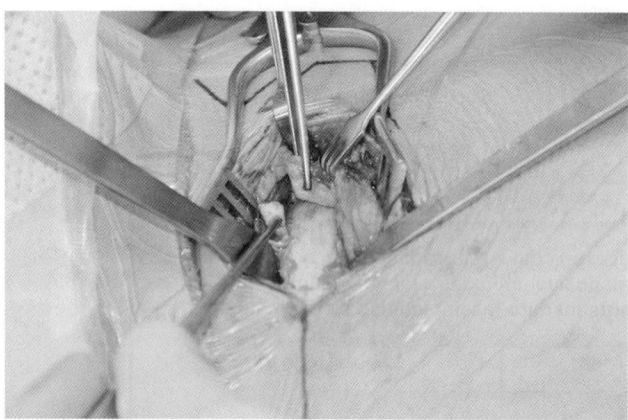

FIGURA 42.30 Elevação inicial do periósteo e da cápsula (mantidos em pinça) e exposição da parte medial da clavícula (exemplo clínico de luxação posterior da articulação EC direita; cabeça do paciente à esquerda da imagem).

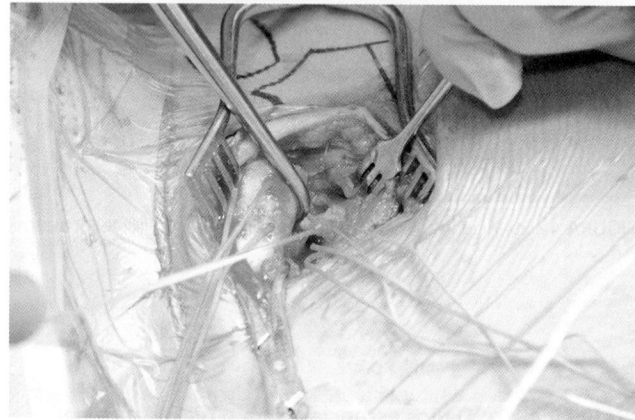

FIGURA 42.34 Reparo do defeito na cápsula posterior com suturas interrompidas.

Reparo agudo com ressecção da parte medial da clavícula (Técnica de Rockwood e Wirth)

Em certos cenários, haverá necessidade de promover a pronta ressecção do aspecto medial da clavícula, conforme descrito pelo autor sênior.[190] Os exemplos incluem as articulações mediais gravemente lesionadas, a necessidade de descompres-

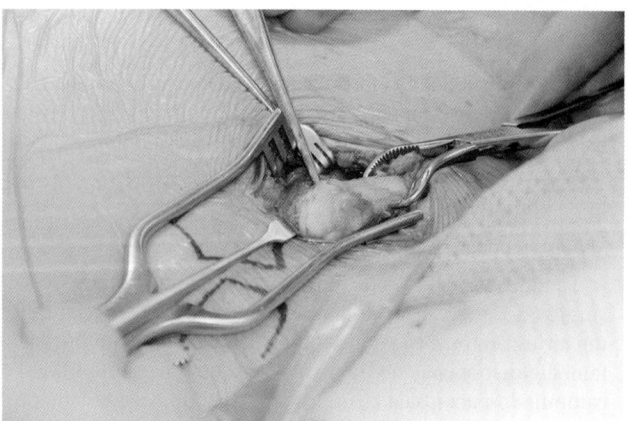

FIGURA 42.31 Elevação e redução aberta da parte medial da clavícula com pinça (articulação EC direita, visualizada superiormente; cabeça do paciente abaixo e à direita da imagem).

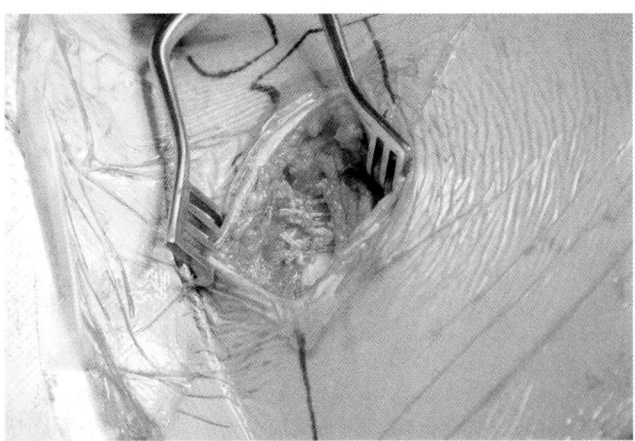

FIGURA 42.35 Reparo completo, depois da fixação das suturas transósseas.

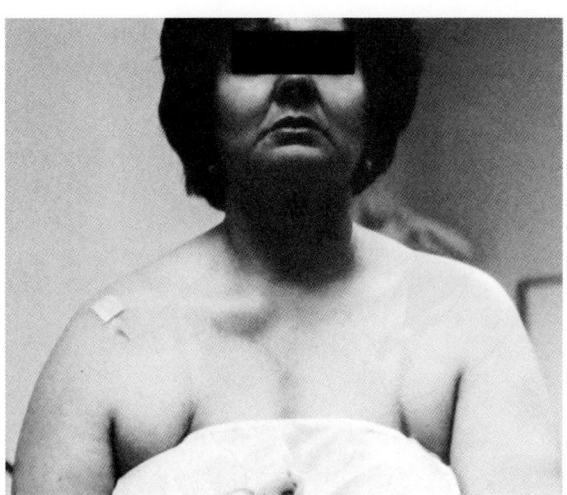

FIGURA 42.36 Essa mulher destra, na pós-menopausa, foi tratada com ressecção da parte medial da clavícula direita em razão de um diagnóstico pré-operatório de "possível tumor". O diagnóstico microscópico pós-operatório determinou artrite degenerativa da parte medial da clavícula direita. Depois da cirurgia, a paciente se queixou de dor e desconforto, uma nítida saliência e visível instabilidade da parte medial da clavícula direita.

são das estruturas posteriores e a necessidade de proporcionar melhor acesso para o cirurgião torácico ao mediastino. Nas cirurgias que envolvem a articulação EC, é preciso tomar o cuidado de avaliar a estabilidade residual da parte medial da clavícula. Aqui, vale a mesma analogia empregada na ressecção da parte distal da clavícula em um caso antigo na articulação AC. Se os ligamentos coracoclaviculares estiverem intactos, indica-se a excisão da parte distal da clavícula. Nesse caso, se os ligamentos coracoclaviculares estiverem atenuados, então, além da excisão da parte distal da clavícula, haverá necessidade de reconstruir os ligamentos coracoclaviculares. Diante de uma lesão à articulação EC, se os ligamentos costoclaviculares estiverem intactos, a parte da clavícula situada medialmente aos ligamentos deverá ser resseccionada e biselada com a criação de uma superfície lisa. Se os ligamentos estiverem rompidos, a clavícula deverá ser estabilizada junto à primeira costela. Se ocorrer excessiva ressecção da clavícula, ou se a clavícula não for estabilizada junto à primeira costela, poderá ocorrer instabilidade articular residual e o surgimento de sintomas (Fig. 42.36). O paciente deve ficar na posição supina sobre a mesa e três ou quatro toalhas, ou um coxim, deverão ser posicionados entre as escápulas. Após a aplicação dos campos cirúrgicos, o membro superior deverá ficar livre, de modo que se possa aplicar uma tração lateral durante a redução aberta. Além disso, um lençol dobrado deverá permanecer aplicado em torno do tórax do paciente, para que possa ser empregado para contra-tração, ao ser aplicada tração no membro envolvido. O cirurgião deverá fazer uma incisão anterior paralelamente à borda superior dos 7,62 ou 10,16 cm (3 ou 4") mediais da clavícula; em seguida, a incisão deverá se estender inferiormente sobre o esterno, até um ponto imediatamente medial à articulação EC envolvida (Fig. 42.37). Durante a exposição da articulação EC, será crucial que o ligamento caspular anterior permaneça intacto. Normalmente a redução pode ser obtida com tração e contra-tração, com o levantamento anterior do osso por um clampe aplicado em torno da parte medial da clavícula. Juntamente com a tração e contra-tração, talvez haja necessidade de utilizar um instrumento levantador que, depois de introduzido, empurrará a clavícula de volta à sua articulação com o manúbrio.

Depois de obtida a redução e com os ombros mantidos para trás, a redução ficará estável se a cápsula anterior permanecer intacta. Se ocorreu lesão a essa cápsula ou se a estrutura é insuficiente para evitar um desvio anterior da extremidade medial da clavícula, recomendamos a excisão dos 2,54 a 3,81 cm

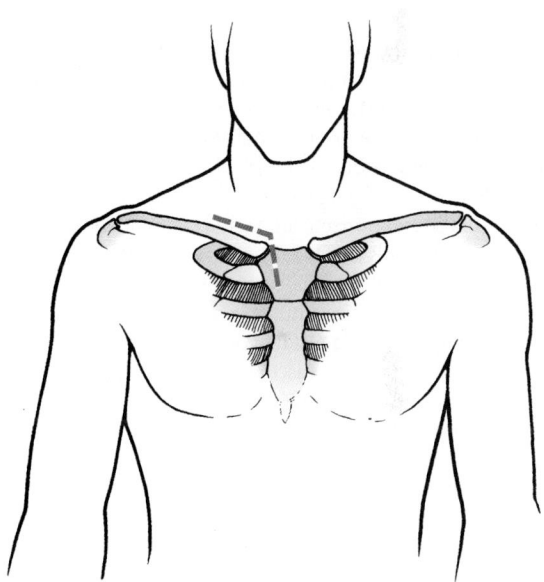

FIGURA 42.37 Incisão cutânea proposta, utilizada para redução aberta de uma luxação posterior da articulação esternoclavicular.

(1 a 1,5") mediais da clavícula e a fixação anatômica da clavícula residual à primeira costela com fita Dacron de 1 mm. A parte medial da clavícula deve ser exposta por meio de uma cuidadosa dissecção subperiosteal (Fig. 42.38). Quando possível, qualquer parte remanescente dos ligamentos capsulares ou do disco intra-articular deverá ser identificada e preservada, pois essas estruturas poderão ser empregadas para ajudar na estabilização da parte medial da clavícula. O ligamento capsular cobre os aspectos anterossuperior e posterior da articulação e representa espessamentos da cápsula articular. Primordialmente, esse ligamento está preso à epífise da parte medial da clavícula e normalmente sofrerá avulsão dessa estrutura em casos de luxação posterior da articulação EC. O ligamento do disco intra-

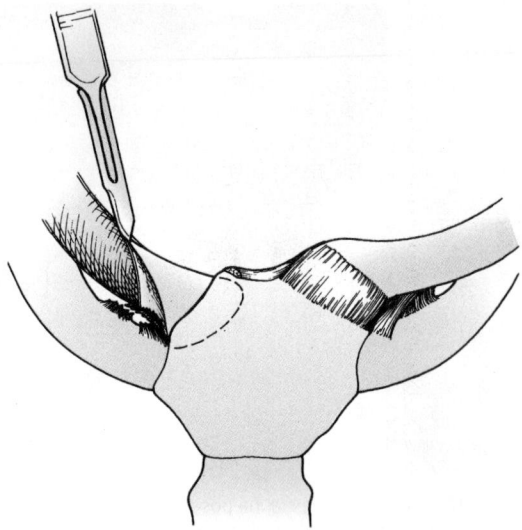

FIGURA 42.38 Exposição subperiosteal da parte medial da clavícula. Notar a extremidade medial da clavícula com desvio posterior.

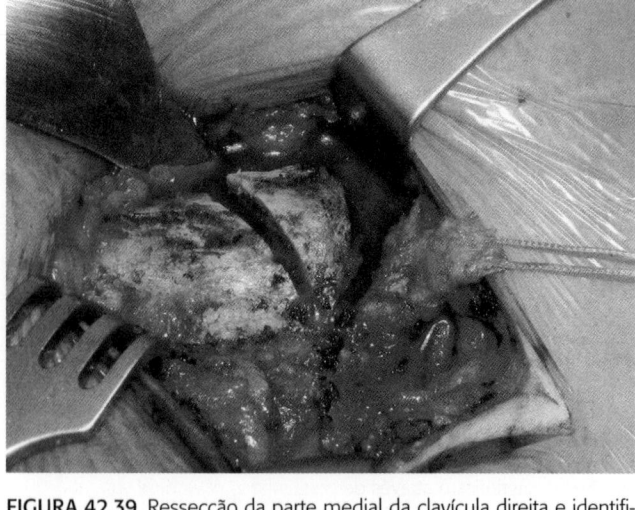

FIGURA 42.39 Ressecção da parte medial da clavícula direita e identificação do ligamento intra-articular marcado com uma sutura. (Cortesia de Charles E. Rosipal, MD e R. Michael Gross, MD.)

-articular é uma estrutura muito densa e fibrosa, que pode estar intacta. Esse ligamento tem sua origem na junção sincondral da primeira costela e do esterno e, em geral, sofre avulsão de seu local de inserção na parte medial da clavícula. Se os locais de inserção esternal dos ligamentos intra-articulares e/ou capsulares estiverem intactos, o cirurgião deverá passar uma sutura de Dacron de algodão nº 1 entrelaçada em movimento de vai e vem através do(s) ligamento(s), de tal forma que as pontas da sutura se exteriorizem através da extremidade livre do tecido que sofreu avulsão. Os 2,54 a 3,81 cm (1 a 1,5") da extremidade medial da clavícula devem ser resseccionados, com o cuidado de proteger as estruturas vasculares subjacentes e não lesionar qualquer porção residual do ligamento costoclavicular (romboide). As estruturas vasculares vitais são protegidas com a aplicação de um elevador de Crego curvo ou afastador de fita em torno do aspecto posterior da parte medial da clavícula, com o objetivo de isolar tais estruturas do campo cirúrgico durante a ressecção óssea.

A excisão da parte medial da clavícula é facilitada pela perfuração de orifícios através de ambas as corticais da clavícula no ponto onde se pretende fazer a osteotomia clavicular. Em seguida, o cirurgião usará um perfurador pneumático com uma broca de corte lateral para completar a osteotomia (Fig. 42.39). Com finalidades estéticas, os cantos anterior e superior da clavícula são homogeneamente biselados com uma broca pneumática. O canal medular da parte medial da clavícula deve ser perfurado e curetado para receber o ligamento do disco intra-articular transferido (Fig. 42.40). O cirurgião faz, então, dois pequenos orifícios na cortical superior da parte medial da clavícula, situados a aproximadamente 1 cm lateralmente ao local da ressecção (Fig. 42.41). Esses furos se comunicam com o canal medular e serão utilizados para fixar a sutura no ligamento transferido. As pontas livres da sutura são passadas por dentro do canal medular da parte medial da clavícula, exteriorizando-se através dos dois pequenos orifícios perfurados na cortical superior do osso (Fig. 42.42). Com a clavícula mantida em uma posição AP reduzida em relação à primeira costela e ao esterno, o cirurgião usa as suturas para tracionar firmemente o ligamento para o interior do canal medular clavicular

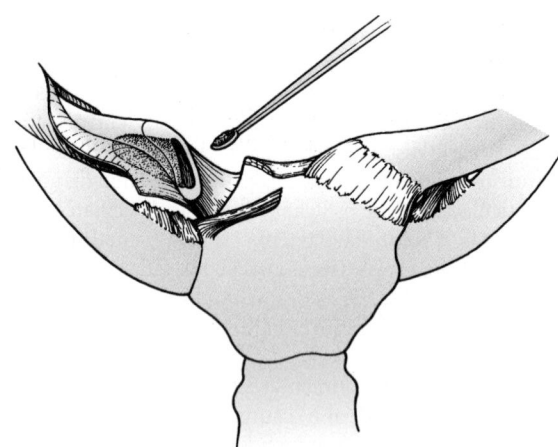

FIGURA 42.40 O canal medular da parte medial da clavícula foi curetado, em preparação para receber o ligamento intra-articular transferido.

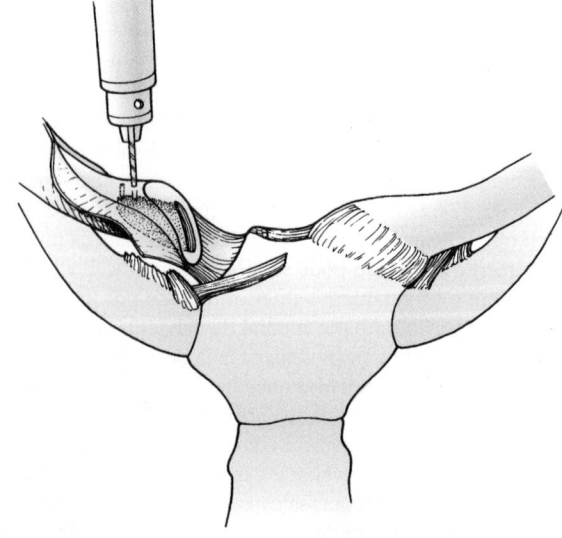

FIGURA 42.41 Orifícios são perfurados na cortical superior da clavícula, aproximadamente 1 cm lateralmente ao local da osteotomia.

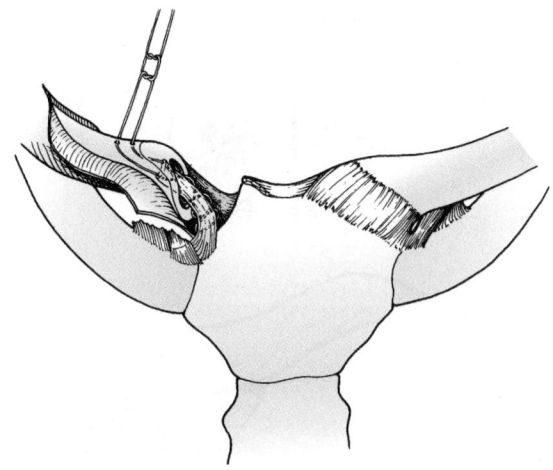

FIGURA 42.42 As pontas livres da sutura são introduzidas no canal medular e se exteriorizam através de dois orifícios na cortical superior.

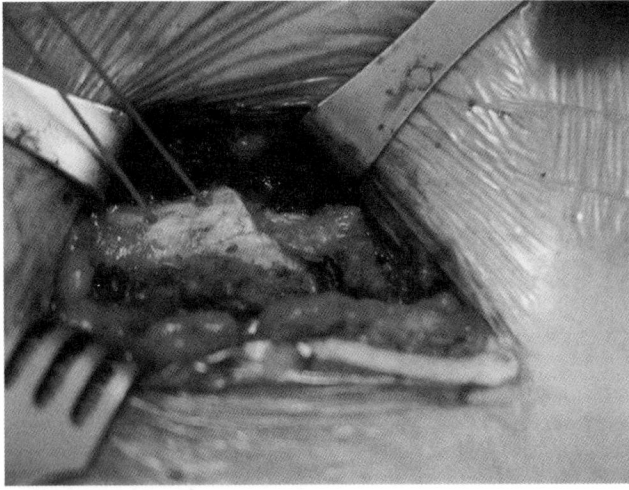

FIGURA 42.43 Passagem do ligamento do disco intra-articular pelo canal medular. (Cortesia de Charles E. Rosipal, MD e R. Michael Gross, MD.)

(Fig. 42.43). A sutura é ligada sobre a ponte de osso cortical no aspecto superior da clavícula; com isso, o ligamento transferido é fixado no interior do osso (Fig. 42.44). O procedimento de estabilização se completa pela aplicação de várias (cinco ou seis) suturas de Dacron de algodão de 1 mm em torno do tubo periosteal rebatido, da clavícula e de qualquer outro resíduo subjacente de ligamento costoclavicular e de periósteo na superfície dorsal da primeira costela (Figs. 42.45-42.47). Com o uso de suturas em torno do tubo periosteal e da clavícula e através do ligamento costoclavicular e do periósteo da primeira costela, objetiva-se a restauração anatômica do espaço normal entre a clavícula e a costela. A aplicação de suturas em torno da clavícula e primeira costela, assim como seu retesamento, diminuiria o espaço e poderia causar dor. Normalmente, separamos a cabeça da clavícula do esternocleidomastoideo, o que elimina temporariamente a tração superior do músculo sobre a parte medial da clavícula. Depois da cirurgia, os ombros devem ser mantidos para trás com um curativo em oito por quatro a seis semanas; o que possibilitará a cicatrização dos tecidos moles.

Em 1997, Rockwood et al.[190] descreveram uma série de 23 pacientes que tinham passado por uma ressecção da extremidade medial da clavícula. Os pacientes foram divididos em dois grupos: grupo I, constituído por pacientes tratados com ressecção da extremidade medial da clavícula e manutenção ou reconstrução do ligamento costoclavicular; e grupo II, formado por aqueles que tiveram uma ressecção sem manutenção ou reconstrução do ligamento costoclavicular. Em todos os sete pacientes do grupo II, exceto um, o resultado foi ruim, com persistência ou agravamento dos sintomas pré-operatórios. O único paciente neste grupo a obter um resultado bem-sucedido tinha uma separação epifisária posterior na qual o ligamento costoclavicular permaneceu aderido ao periósteo e impediu, portanto, a instabilidade. Os pacientes do grupo I que realizaram a ressecção como tratamento primário obtiveram resultados excelentes; já para aqueles que a realizaram como revisão de um procedimento prévio com reconstrução do ligamento costoclavicular, os resultados não foram tão bons, mas apenas um paciente entre sete não demonstrou satisfação com o resultado do tratamento.

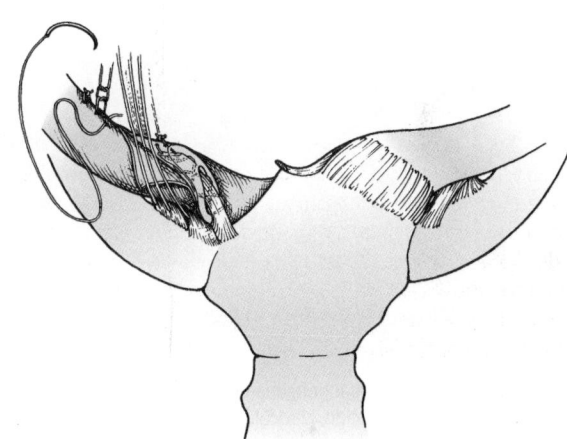

FIGURA 42.44 O ligamento transferido é fixado na parte medial da clavícula mediante a ligação das suturas que se exteriorizam pela cortical superior da clavícula.

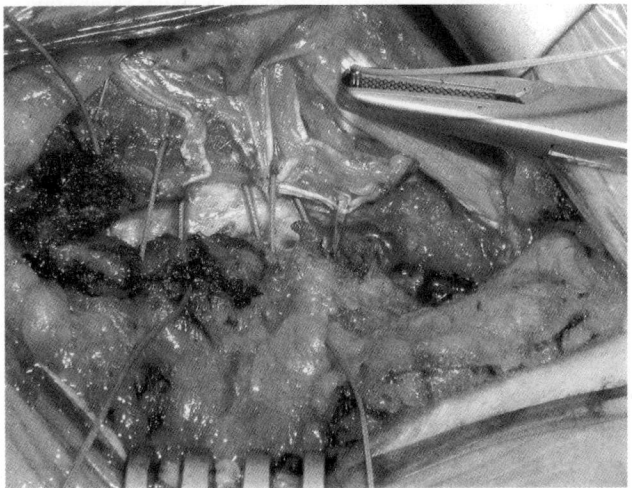

FIGURA 42.45 Passagem das suturas através da clavícula e suturas através do manguito periosteal. (Cortesia de Charles E. Rosipal, MD e R Michael Gross, MD.)

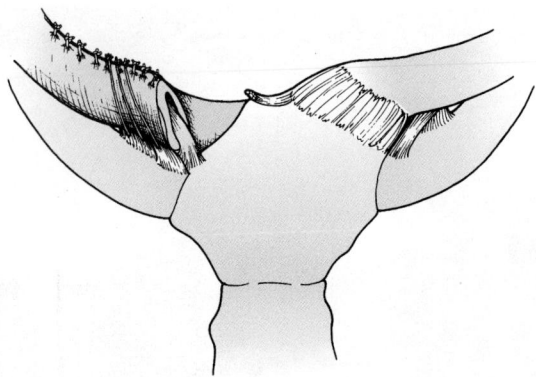

FIGURA 42.46 Fechamento do manguito periosteal em torno da parte medial da clavícula e firme fixação dessas estruturas ao ligamento costoclavicular.

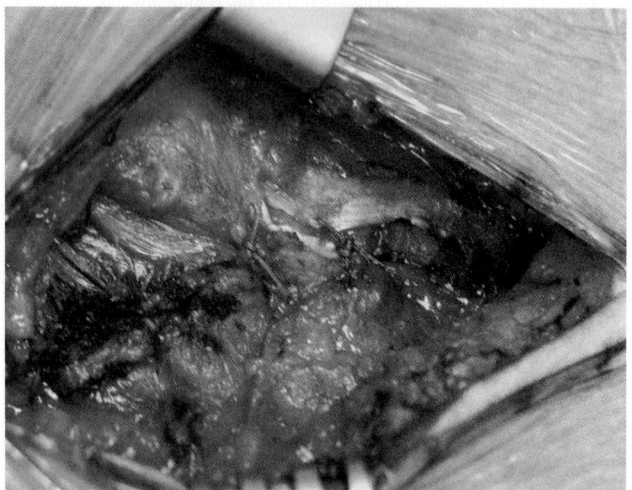

FIGURA 42.47 Fotografia intraoperatória que mostra suturas Dacron em torno do tubo periosteal rebatido, clavícula, ligamento costoclavicular subjacente (residual) e periósteo na superfície dorsal da primeira costela. (Cortesia de Charles E. Rosipal, MD e R. Michael Gross, MD.)

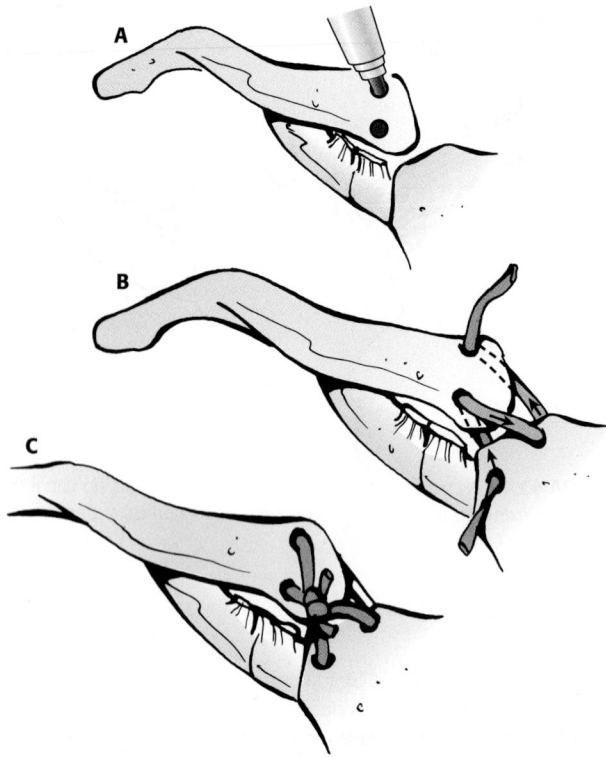

FIGURA 42.48 Reconstrução em oito com semitendinoso. **A:** Orifícios são perfurados na direção anteroposterior através da parte medial da clavícula e manúbrio. **B:** Um enxerto livre de tendão do semitendinoso deve ser passado através dos orifícios perfurados, de tal forma que as tiras do tendão fiquem paralelas entre si, posteriormente à articulação, e se cruzem anteriormente à articulação. **C:** As extremidades tendinosas são ligadas em um nó simples e fixadas com suturas. (Redesenhado de acordo com Spencer EE, Kuhn JE. Biomechanical analysis of reconstructions for sternoclavicular joint instability. *J Bone Joint Surg* 2004;86 A(1):98–105.)

Reconstrução cirúrgica aberta com enxerto (enxerto de tendão em oito)

Nos casos em que não há possibilidade de um reparo imediato por causa da apresentação ou da baixa qualidade dos tecidos, a técnica preferida dos autores para a reconstrução da articulação EC é a aplicação de um enxerto de tendão em oito, descrita por Spencer e Kuhn.[209] Nós expomos a articulação EC conforme descrito em parágrafos anteriores, com uma cuidadosa preservação do manguito periosteal para ulterior oclusão. Orifícios são feitos tanto na clavícula como no manúbrio. O enxerto de escolha é um aloenxerto ou autoenxerto de semitendinoso, que é preparado com uma sutura contínua de fechamento (permanente) para que o tendão fique reforçado e não desfie. Um passador de sutura de Hewston é utilizado para facilitar o trânsito do enxerto; em seguida, o tendão é tensionado contra si próprio e fixado com várias suturas com Ethibond nº 2 (Ethicon, Johnson & Johnson) (Figs. 42.48 e 42.49).

Cuidados após a redução de luxações posteriores

Nos casos em que haja necessidade de uma redução aberta, é aplicado um curativo em oito que será usado pelo paciente durante seis semanas; em seguida, o braço ficará apoiado em uma tipoia por mais seis semanas. Durante esse tempo, o paciente será instruído a evitar o uso do braço para qualquer atividade vigorosa que envolva os movimentos de empurrar, puxar, ou levantar. Também não deverá levantar ou abduzir o braço em mais de 60º durante doze semanas. O paciente poderá usar o braço envolvido nos cuidados pessoais, ou seja: comer, beber, vestir-se, e cuidar da higiene pessoal. Essa imobilização prolongada dará aos tecidos moles a oportunidade de consolidarem e estabilizarem a parte medial da clavícula junto à primeira costela. Depois das doze semanas, o paciente terá permissão para usar gradualmente o braço nas atividades da vida diária habituais, inclusive aquelas com movimentos acima da cabeça. *Mas não é recomendado que os pacientes, depois da ressecção da parte medial da clavícula e da reconstrução ligamentar, retornem a atividades funcionais pesadas.*

Dicas e armadilhas

Não recomendamos o uso de fios de Kirschner, pinos de Steinmann, ou de qualquer outro tipo de implante metálico para a estabilização da articulação EC. As complicações podem ser muito graves e serão discutidas na seção sobre complicações.

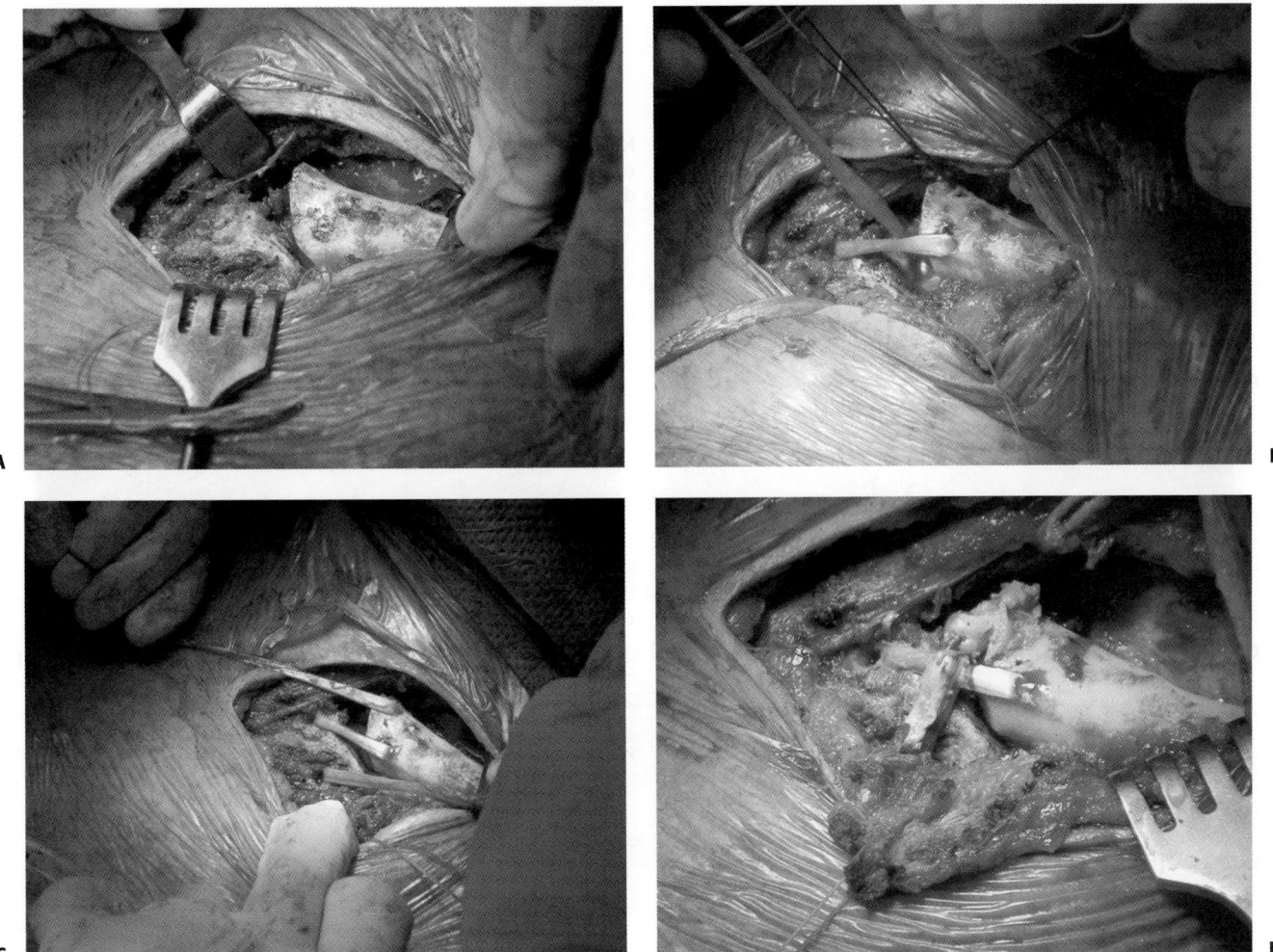

FIGURA 42.49 Reconstrução em oito de semitendinoso. **A:** Redução da articulação EC (**B**) com a passagem do enxerto de tendão através de túneis ósseos com um passador de sutura. **C:** Aplicação de estresse ao enxerto. **D:** Síntese em oito concluída. (Cortesia de Charles E. Rosipal, MD e T. Kevin O'Malley, MD.)

Lesões da fise da clavícula medial

Basicamente, o algoritmo terapêutico para as lesões fisárias posteriores da clavícula medial é idêntico ao algoritmo para as luxações posteriores. As manobras de redução fechada são executadas conforme descritas anteriormente. Se não houver sucesso, então será indicada uma redução aberta da lesão fisária. Em linhas gerais, a exposição aberta é idêntica à descrita acima para os reparos posteriores agudos da articulação EC; fazemos o reparo da cápsula posterior e do ligamento costoclavicular da mesma maneira. Se a epífise medial for suficientemente grande, será possível passar suturas desde a parte medial da clavícula até a epífise, para reforçar o reparo de tecido mole com a fixação óssea. Depois de obtida a redução, os ombros são mantidos para trás com a ajuda de uma bandagem em oito ou curativo por três ou quatro semanas.

Antes que ocorra a ossificação da epífise, por volta dos dezoito anos de idade, não se pode ter a certeza de que um desvio na área da articulação EC é uma luxação dessa articulação ou uma fratura através da placa fisária.[202,236] Apesar de existir um desvio significativo da diáfise medial em casos de fraturas fisárias do tipo I ou II, o tubo periosteal permanecerá em sua posição anatômica, e os ligamentos estarão intactos em suas inserções ao periósteo (i. e., o ligamento costoclavicular inferiormente e os ligamentos capsulares e do disco intra-articular medialmente) (Fig. 42.50).

Tratamento de lesões combinadas da articulação EC

As luxações bilaterais são tratadas com base nos critérios para tratamento individual de cada luxação. Quando um paciente se apresenta com luxações nas duas extremidades da clavícula, os autores recomendam a estabilização da articulação AC com técnicas cirúrgicas apropriadas para as separações dos tipos III, IV, V e VI. Em geral, para luxações da articulação EC, fica reservado o tratamento conservador, com exceção da luxação posterior não reduzida, que será tratada conforme as orientações delineadas anteriormente nesse capítulo. Nos casos de fratura de clavícula com uma luxação da articulação EC, a clavícula deve ser estabilizada com fixação interna para as lesões posteriores e tratada da maneira mais adequada para fraturas isoladas da clavícula quando a luxação é anterior. No raro caso de uma dissociação escapulotorácica acompanhada por luxação da articulação EC, podem ser aplicados os critérios para tratamento das luxações isoladas dessa articulação.

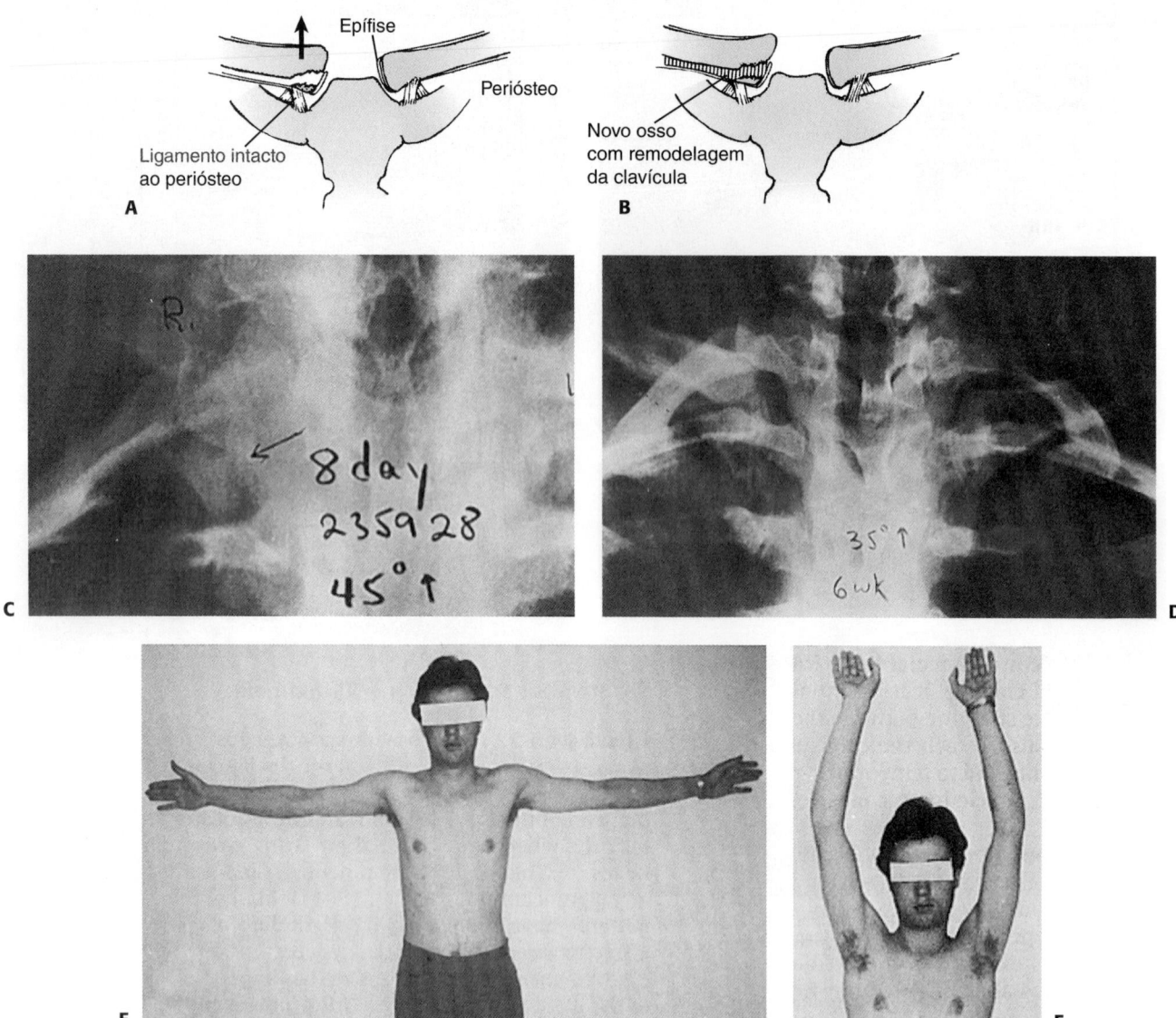

FIGURA 42.50 A: Esquema do processo de consolidação com uma lesão fisária de tipo II da parte medial da clavícula. A clavícula medial divide o tubo periosteal, restando um pequeno fragmento (sinal de Thurston-Holland). O ligamento costoclavicular fica intacto, no tubo periosteal inferior. **B:** Com a remodelagem a partir da epífise preservada e do tubo periosteal, ocorre consolidação da fratura. **C:** Uma radiografia obtida depois de transcorridos oito dias revela que a parte medial da clavícula direita está desviada superiormente em relação à clavícula esquerda. O canto medial inferior da clavícula ainda está localizado em sua posição normal, adjacente à epífise. **D:** Uma radiografia obtida após seis semanas revela formação de novo osso ao longo do aspecto inferior do tubo periosteal. Notar a delgada placa epifisária da parte medial da clavícula esquerda normal. **E, F:** Clinicamente, depois de oito semanas, a lesão fisária consolidou e o paciente exibiu amplitude de movimento completa. (De: Rockwood CA, Matsen F III, eds. *The Shoulder*. Filadélfia, PA: WB Saunders, 1990, com permissão.)

COMPLICAÇÕES NAS LESÕES DA ARTICULAÇÃO ESTERNOCLAVICULAR

Complicações não cirúrgicas em lesões da articulação esternoclavicular

Basicamente as únicas complicações que ocorrem em casos de luxação anterior da articulação EC são protuberâncias cosméticas ou alterações degenerativas tardias.[237–239] Essencialmente, as graves complicações que ocorrem por ocasião da luxação da articulação EC se limitam às lesões posteriores (Fig. 42.51). Já foram descritas muitas complicações secundárias à luxação retroesternal: laceração da artéria pulmonar direita;[240] transecção da artéria mamária interna e laceração da veia braquiocefálica;[51] pneumotórax e laceração da veia cava superior;[172] estenose traqueal e angústia respiratória;[161,220] congestão venosa no pescoço; ruptura do esôfago com abscesso e osteomielite da clavícula;[27] pressão sobre a artéria subclávia em um paciente não tratado;[110,164,211] oclusão tardia da artéria subclávia em um paciente não tratado;[211] obstrução da veia subclávia causada por uma lesão do tipo II de Salter-Harris não reduzida na fise clavicular medial;[70] compressão e trombose da veia braquiocefálica;[122] anormalidades da condução do miocárdio;[220] compressão da artéria carótida comum direita por uma fratura-luxação da articulação EC;[110] pseudoaneurisma da artéria subclávia direita; compressão do plexo braquial;[152] rouquidão, surgimento de roncos, e mudanças da voz, de normal para um *falsetto* ao movimentar o braço;[27,118,158,196,225] fístula traqueoesofágica fatal;[232] compressão do

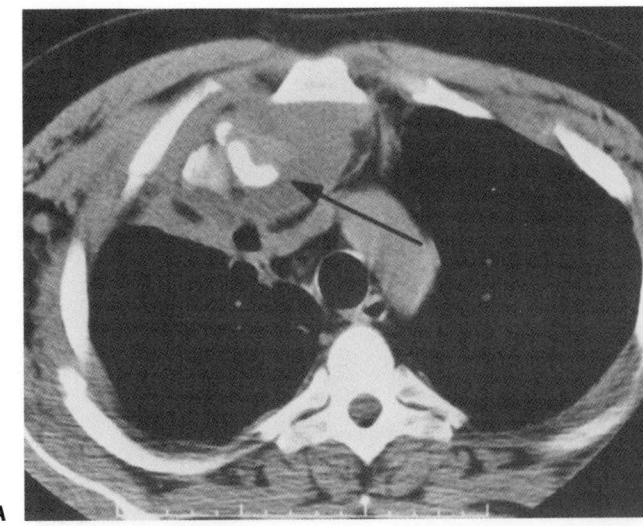
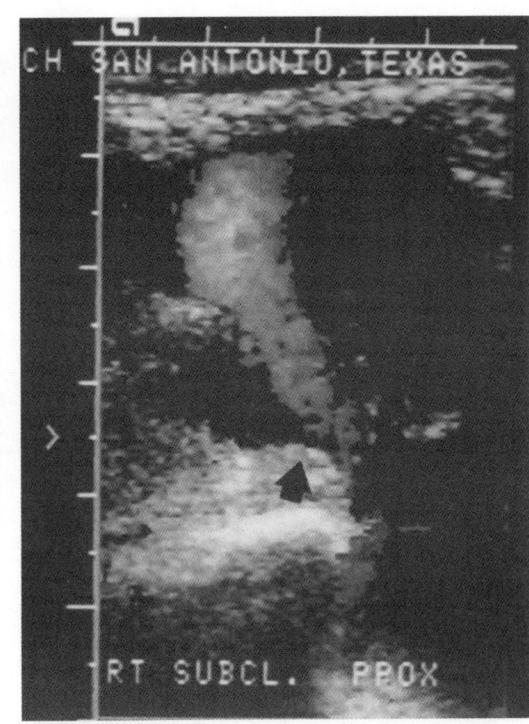

FIGURA 42.51 A: TC que revela uma fratura-luxação posterior da articulação esternoclavicular com inchaço significativo dos tecidos moles e comprometimento das estruturas hilares. **B:** Estudo de ultrassonografia duplex que revela um grande pseudoaneurisma da artéria subclávia direita. Notar o grande colo do pseudoaneurisma, que media aproximadamente 1 cm de diâmetro (*seta*).

mediastino;[115] e síndrome da saída torácica grave, acompanhada por inchaço e cianose do membro superior.[85,112]

Worman e Leagus,[240] em sua excelente revisão das complicações associadas a luxações posteriores da articulação EC, informaram que dezesseis de sessenta (26,7%) pacientes revisados da literatura tinham sofrido complicações da traqueia, esôfago ou dos grandes vasos.[96,118,178]

Complicações depois de procedimentos cirúrgicos em lesões da articulação esternoclavicular

Uso de pinos para estabilização da articulação esternoclavicular

Já foram publicados numerosos relatos de mortes e de quatro quase mortes em decorrência de migrações de fios de Kirschner ou de pinos de Steinmann intactos ou quebrados no coração, artéria pulmonar, ou aorta.[21,48,80,83,89,94,113,116,120,125,126,134,138,163,171,197,206,222] Diversos outros autores informaram complicações causadas pela migração de pinos até a artéria pulmonar,[34,134,137] aorta,[165] coração,[66,114,194,198] artéria subclávia,[203] mediastino,[75,92,128,229] mama,[91] e região endopélvica entre os vasos ilíacos e o cólon direito.[9]

Em 1990, Lyons e Rockwood[145] publicaram dados sobre a migração de pinos desde a articulação EC em 21 pacientes. Esses autores informaram que os pinos provenientes da articulação EC tinham migrado para o tórax, coração, mediastino, veia subclávia e pulmão. Recomendaram que *não fossem utilizados* pinos grandes, pequenos, lisos, rosqueados, dobrados ou retos para a fixação da articulação EC, em razão do potencial migratório até estruturas vitais, que poderia até causar morte. Recomendaram ainda que, em qualquer ocasião na qual pinos sejam empregados para o tratamento de qualquer problema na região do ombro, isto é, fraturas da clavícula ou lesões da articulação AC, os pinos sejam monitorados com extremo cuidado por meio de radiografias e que sempre sejam removidos (Fig. 42.52).

Instabilidade residual. Depois da redução de uma luxação posterior, pode ocorrer algum aumento na lassidão, um evento que deve se normalizar com o passar do tempo. Em um relato de caso de subluxação anterior, depois da redução fechada de uma luxação posterior, os autores notaram que a instabilidade anterior residual desapareceu apenas com observação.[198] Mesmo em casos de procedimentos reconstrutivos, a articulação poderá permanecer subluxada ou subjetivamente instável durante os movimentos.[170] Isso ocorre particularmente em pacientes que foram tratados por cirurgia para instabilidade atraumática. Uma excessiva ressecção da parte medial da clavícula sem sucesso na estabilização poderá gerar uma desafiadora instabilidade da clavícula medial residual, com poucas opções para tal eventualidade (Fig. 42.53). Em tais circunstâncias, a única opção poderá ser a ressecção total da clavícula.[127] Também foi sugerido o uso de um retalho de músculo hemipeitoral "em ilha" como uma forma de preenchimento de um grande defeito clavicular; em tais casos, esse procedimento poderá se revelar útil.[201]

LESÕES DA ARTICULAÇÃO ESTERNOCLAVICULAR – PASSADO, PRESENTE E FUTURO

São poucos os cirurgiões com experiência substancial no campo das lesões da articulação EC, pois tais lesões são raras. Por isso, muitas lesões passam despercebidas ou são tratadas de maneira inadequada. Apenas uma publicação ocasional cita a articulação EC e, em razão da raridade do problema, quase que podemos denominá-la de "articulação esquecida." Esta é uma das articulações mais robustas e estáveis; quando ocorre uma luxação, é difícil conseguir sua estabilização. Ajudaria muito se maior número de cirurgiões descrevessem seus modos de tratar essa rara condição, para aprimoramento da literatura pertinente disponível. Apesar dos anos de experiência com o tratamento dessa le-

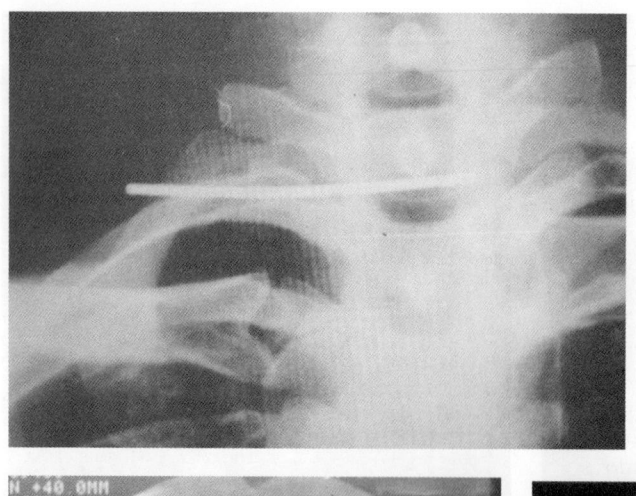
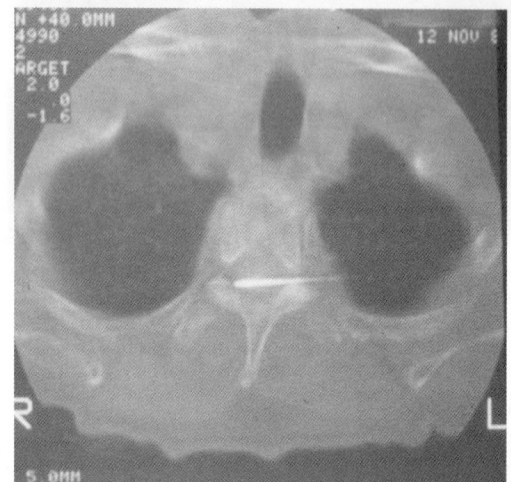
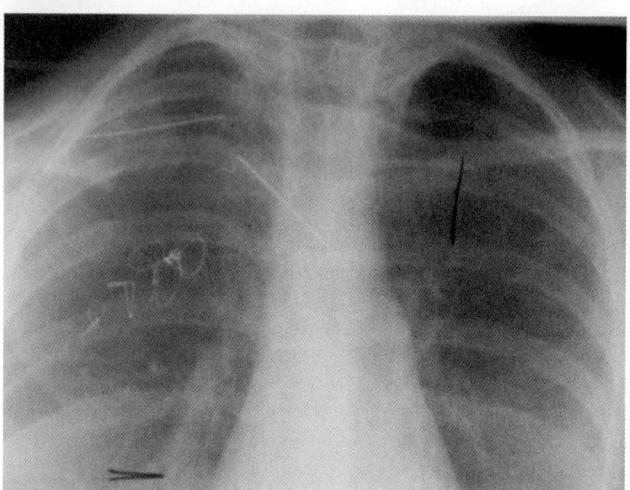

FIGURA 42.52 Migração de pinos da articulação esternoclavicular. **A, B:** Migração de pino de Steinmann para o canal vertebral. **C:** Migração de pino de Steinmann para o mediastino.

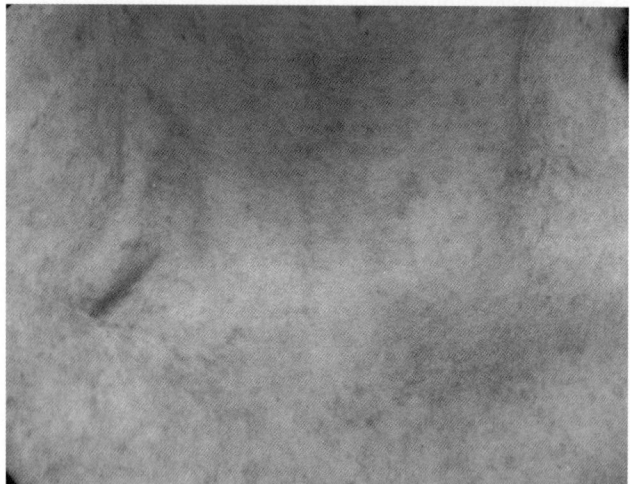

FIGURA 42.53 Ressecção excessiva do aspecto medial da clavícula direita, que resulta em instabilidade residual dessa parte do osso com o movimento de adução.

são, o procedimento definitivo de estabilização para luxações da articulação EC ainda está à espera de publicação.

Em sua maioria, os cirurgiões tratam as luxações da articulação EC por procedimento conservador, pois caracteristicamente os pacientes exibem bom funcionamento, apesar de alguma ins-

tabilidade. A pergunta a ser respondida é: por que não somos capazes de reduzir e manter reduzida a articulação EC em seu lugar, até que os ligamentos estejam cicatrizados? Atualmente, aceita-se que essas luxações não devem ser estabilizadas com fios de Kirschner, pinos de Steinmann, ou dispositivos similares. Em geral, a simples aplicação de pinos na articulação, acompanhada ou não do reparo dos ligamentos, resultará em migração do implante até o tórax, mediastino, órgãos abdominais ou mesmo canal vertebral. Muitas mortes já foram informadas em decorrência da penetração intracardíaca de pinos migratórios. Recentemente, foi descrito o uso de uma combinação de placa clavicular com um gancho intraesternal, mas ainda deverão ser publicados resultados de longo prazo antes que esse procedimento tenha aceitação geral.

O tratamento de luxações posteriores da articulação EC é problemático. Certamente, é preciso identificar o problema em adultos, porque o desvio contínuo da clavícula pode provocar erosão nos grandes vasos e no mediastino, além de causar graves complicações. Se a clavícula for removida do mediastino, o problema será decidir o próximo passo. Deveremos tentar a estabilização da articulação com uma placa ou fazer a ressecção de 2 cm mediais e estabilizar a clavícula residual à primeira costela a fim de prevenir o desvio anterior/superior e/ou um desvio posterior contínuo?

Embora as luxações sejam problemáticas, também o são os pacientes com subluxação anterior/posterior espontânea da articulação EC. Devemos estabilizar a articulação, promover a excisão da parte medial da clavícula, ou continuar a observar o paciente? Até a presente data, a literatura reflete a noção de que esse problema ocorre em indivíduos jovens, cujos sintomas desaparecerão gradualmente com o processo de envelhecimento. Também nesse caso, se houvesse um número maior de publicações sobre esse complexo problema, mais ortopedistas poderiam entendê-lo.

Então, qual pode ser a expectativa em relação ao diagnóstico e ao tratamento de condições traumáticas e atraumáticas da articulação EC? Certamente as técnicas para reparo cirúrgico continuam a proliferar. As novas técnicas de fixação e os novos implantes têm revelado eficácia na estabilização da articulação EC, com resultados funcionais aceitáveis. Os relatos de reparo cirúrgico devem ser interpretados com cautela, pois raramente tais estudos são prospectivos ou randomizados; além disso, devemos afirmar nossa preocupação com tratamentos cirúrgicos nitidamente agressivos. Uma área em que a incerteza continua é a do tratamento de lesões fisárias posteriores em adolescentes. Nesses pacientes, ainda há controvérsia em relação aos exatos critérios de escolha entre tratamento aberto ou fechado, quando os mesmos se apresentarem sem sintomas *importantes*. Existe esperança de que, no futuro, haverá maior número de publicações que instruirão os cirurgiões ortopédicos no tratamento dos problemas da articulação EC.

REFERÊNCIAS BIBLIOGRÁFICAS

1. Abiddin Z, Sinopidis C, Grocock CJ, et al. Suture anchors for treatment of sternoclavicular joint instability. *J Shoulder Elbow Surg.* 2006;15:315–318.
2. Allen AW. Living suture grafts in the repair of fractures and dislocations. *Arch Surg.* 1928;16:1007–1020.
3. Allen BF, Zielinski CJ. Posterior fracture through the sternoclavicular physis associated with a clavicle fracture: A case report and literature review. *Am J Ortho.* 1999;28(10): 598–600.
4. Arenas AJ, Pampliega T, Iglesias J. Surgical management of bipolar clavicular dislocation. *Acta Orthop Belg.* 1993;59(2):202–205.
5. Armstrong AL, Dias JJ. Reconstruction for instability of the sternoclavicular joint using the tendon of the sternocleidomastoid muscle. *J Bone Joint Surg Br.* 2008;90B:610–613.
6. Aumann U, Brüning W. Die Discopathie des sternoclaviculargelenkes. *Chirurg.* 1980;51:722–726.
7. Aure A, Hetland KR, Rokkum M. Chronic posterior sternoclavicular dislocation. *J Orthop Trauma.* 2012; 26:e33–e35.
8. Bae DS, Kocher MS, Waters PM, et al. Chronic recurrent anterior sternoclavicular joint instability: Results of surgical management. *J Pediatr Orthop.* 2006;26:71–74.
9. Ballas R, Bonnel F. Endopelvic migration of a sternoclavicular K-wire: Case report and review of the literature. *Orthop Traumatol Surg Res.* 2012; 98(1): 118–121.
10. Baker EC. Tomography of the sternoclavicular joint. *Ohio State Med J.* 1959;55:60.
11. Bankart ASB. An operation for recurrent dislocation (subluxation) of the sternoclavicular joint. *Br J Surg.* 1938;26:320–323.
12. Barth E, Hagen R. Surgical treatment of dislocations of the sternoclavicular joint. *Acta Orthop Scand.* 1983;54:746–747.
13. Bateman JE. *The Shoulder and Neck.* Philadelphia, PA: WB Saunders; 1972.
14. Bateman JE. *The Shoulder and Neck,* 2nd ed. Philadelphia, PA: WB Saunders; 1978.
15. Battaglia TC, Pannunzio ME, Abhinav CB, et al. Interposition arthroplasty with bone-tendon allograft: A technique for treatment of the unstable sternoclavicular joint. *J Orthop Trauma.* 2005;19:124–129.
16. Baumann M, Vogel T, Weise K, et al. Bilateral posterior sternoclavicular dislocation. *Orthopedics.* 2010;33(7):510.
17. Bearn JD. Direct observation on the function of the capsule of the sternoclavicular joint in clavicular support. *J Anat.* 1967;101:159–180.
18. Beckman T. A case of simultaneous luxation of both ends of the clavicle. *Acta Chir Scand.* 1923;56:156–163.
19. Benitez CL, Mintz DN, Potter HG. MR imaging of the sternoclavicular joint following trauma. *Clin Imaging.* 2004;28:59–63.
20. Bennett AN, Edwards E, Kiss Z, et al. Posterior sternoclavicular joint dislocation with brachiocephalic vein compression in an elite hockey player. *Injury Extra.* 2006;37: 422–424.
21. Bensafi H, Laffosse JM, Taam SA, et al. Tamponade following sternoclavicular dislocation surgical fixation. *Orthop Traumatol Surg Res.* 2010;96:314–318.
22. Benson LS, Donaldson JS, Carroll NC. Use of ultrasound in management of posterior sternoclavicular dislocation. *J Ultrasound Med.* 1991;10(2):115–118.
23. Bicos J, Nicholson GP. Treatment and results of sternoclavicular injuries. *Clin Sports Med.* 2003;22:359–370.
24. Bisson LJ, Dauphin N, Marzo JM. A safe zone for resection of the medial end of the clavicle. *J Shoulder Elbow Surg.* 2003;12(6):592–594.
25. Blakeley CJ, Harrison HL, Siow S, et al. The use of bedside ultrasound to diagnose posterior sterno-clavicular dislocation. *Emerg Med J.* 2011;28(6):542.
26. Booth CM, Roper BA. Chronic dislocation of the sternoclavicular joint: An operative repair. *Clin Orthop.* 1979;140:17–20.
27. Borowiecki B, Charow A, Cook W, et al. An unusual football injury (posterior dislocation of the sternoclavicular joint). *Arch Otolaryngol.* 1972;95:185–187.
28. Borrero E. Traumatic posterior displacement of the left clavicular head causing chronic extrinsic compression of the subclavian artery. *Physician Sports Med.* 1987;15:87–89.
29. Breitner S, Wirth CJ. [Resection of the acromial and sternal ends of the clavicle.] *Z Orthop.* 1987;125:363–368.
30. Brenner RA. Monarticular, noninfected subacute arthritis of the sternoclavicular joint. *J Bone Joint Surg.* 1959;41B:740–743.
31. Brinker MR, Bartz RL, Reardon PR, et al. A method for open reduction and internal fixation of the unstable posterior sternoclavicular joint dislocation. *J Orthop Trauma.* 1997;11:378–381.
32. Brooks AL, Henning GD. Injury to the proximal clavicular epiphysis. *J Bone Joint Surg.* 1972;54A:1347–1348.
33. Brossman J, Stabler A, Preidler KW, et al. Sternoclavicular joint: MR imaging—anatomic correlation. *Radiology.* 1996;198(1):193–198.
34. Brown JE. Anterior sternoclavicular dislocation: A method of repair. *Am J Orthop.* 1961;31:184–189.
35. Brown R. Backward and inward dislocation of sternal end of clavicle: Open reduction. *Surg Clin North Am.* 1927;7:1263.
36. Buckerfield C, Castle M. Acute traumatic retrosternal dislocation of the clavicle. *J Bone Joint Surg.* 1984;66A:379–385.
37. Burnstein MI, Pozniak MA. Computed tomography with stress maneuver to demonstrate sternoclavicular joint disease. *J Comput Assist Tomogr.* 1990;14(1):159–160.
38. Burri C, Neugebauer R. Carbon fiber replacement of the ligaments of the shoulder girdle and the treatment of lateral instability of the ankle joint. *Clin Orthop.* 1985; 196:112–117.
39. Burrows HF. Tenodesis of subclavius in the treatment of recurrent dislocation of the sternoclavicular joint. *J Bone Joint Surg Br.* 1951;33B:240–243.
40. Butterworth RD, Kirk AA. Fracture dislocation sternoclavicular joint: Case report. *Va Med Mon.* 1952;79:98–100.
41. Carbone P, Rose M, O'Daniel JA, et al. Posterior remodeling of medial clavicle causing superior vena cava impingement. *Am J Orthop.* 2011;40(6):297–300.
42. Carmichael KD, Longo A, Lick S, et al. Posterior sternoclavicular epiphyseal fracture-dislocation with delayed diagnosis. *Skeletal Radiol.* 2006;35:608–612.
43. Castropil W, Ramadan LB, Bitar AC, et al. Sternoclavicular dislocation-reconstruction with semitendinosus tendon autograft: A case report. *Knee Surg Sports Traumatol Arthrosc.* 2008;16:865–868.
44. Cave AJE. The nature and morphology of the costoclavicular ligament. *J Anat.* 1961; 95:170–179.
45. Cave EF. *Fractures and Other Injuries.* Chicago, IL: Year Book Medical; 1958.
46. Cave ER, Burke JF, Boyd RJ. *Trauma Management.* Chicago, IL: Year Book Medical; 1974:409–411.
47. Chotai PN, Ebraheim NA. Posterior sternoclavicular dislocation presenting with upper-extremity deep vein thrombosis. *Orthopedics.* 2012; 35(10):e1542–e1547.
48. Clark RL, Milgram JW, Yawn DH. Fatal aortic perforation and cardiac tamponade due to a Kirschner wire migrating from the right sternoclavicular joint. *South Med J.* 1974;67:316–318.
49. Collins JJ. Retrosternal dislocation of the clavicle. *J Bone Joint Surg.* 1972;54B:203.
50. Cooper AP. *The Lectures of Sir Astley Cooper on the Principles and Practices of Surgery.* Philadelphia, PA: E.L. Carey & A. Hart; 1935:559.
51. Cooper GJ, Stubbs D, Waller DA, et al. Posterior sternoclavicular dislocation: A novel method of external fixation. *Injury.* 1992;23:565–567.
52. Cope R. Dislocations of the sternoclavicular joint. *Skeletal Radiol.* 1993;22:233–238.
53. Cope R, Riddervold HO. Posterior dislocation of the sternoclavicular joint: Report on two cases, with emphasis on radiologic management and early diagnosis. *Skeletal Radiol.* 1988;17:247–250.
54. Crosby LA, Rubino LJ. Subluxation of the sternoclavicular joint secondary to pseudoarthrosis of the first and second ribs. *J Bone Joint Surg.* 2002;84A(4):623–626.
55. de Jong KP, Sukul DM. Anterior sternoclavicular dislocation: A long-term follo-up study. *J Orthop Trauma.* 1990;4:420–423.
56. Denham R Jr, Dingley AF Jr. Epiphyseal separation of the medial end of the clavicle. *J Bone Joint Surg.* 1967;49A:1179–1183.
57. DePalma AF. The role of the discs of the sternoclavicular and the acromioclavicular joints. *Clin Orthop.* 1959;13:222–233.
58. DePalma AF. *Surgery of the Shoulder.* 2nd ed. Philadelphia, PA: JB Lippincott; 1973: 328–340.
59. DePalma AF. Surgical anatomy of acromioclavicular and sternoclavicular joints. *Surg Clin North Am.* 1963;43:1541–1550.
60. Destouet JM, Gilula LA, Murphy WA, et al. Computed tomography of the sternoclavicular joint and sternum. *Radiology.* 1981;138:123–129.
61. Deutsch AL, Rexnick D, Mink JH. Computed tomography of the glenohumeral and sternoclavicular joints. *Orthop Clin North Am.* 1985;16(3):497–511.
62. Dieme C, Bousso A, Sane A, et al. Bipolar dislocation of the clavicle or floating clavicle. A report of 3cases. *Chir Main.* 2007;26:113–116.
63. Djerf K, Tropp H, Asberg B. Case report: Retrosternal clavicular dislocation in the sternoclavicular joint. *Clin Radiol.* 1998;53:75–76.
64. Duggan N. Recurrent dislocation of sternoclavicular cartilage. *J Bone Joint Surg Am.* 1931;13:365.
65. Echlin PS, Michaelson JE. Adolescent butterfly swimmer with bilateral subluxing sternoclavicular joints. *Br J Sports Med.* 2006;40:e12.
66. Durpekt R, Vojácek J, Lischke R, et al. Kirschner wire migration from the right sternoclavicular joint to the heart: A case report. *Heart Surg Forum.* 2006;9:e840–e842.
67. Ege T, Canbaz S, Pekindil G, et al. Bilateral retrosternal dislocation and hypertrophy of medial clavicular heads with compression to brachiocephalic vein. *Int Angiol.* 2003;22(3):325–327.
68. Elliott AC. Tripartite injury of the clavicle. *S Afr Med J.* 1986;70:115.
69. Elting JJ. Retrosternal dislocation of the clavicle. *Arch Surg.* 1972;104:35–37.
70. Emms NW, Morris AD, Kaye JC, et al. Subclavian vein obstruction caused by an unreduced type II Salter Harris injury of the medial clavicular physis. *J Shoulder Elbow Surg.* 2002;11(3):271–273.
71. Emura K, Arakawa T, Terashima T, et al. Macroscopic and histological observations on the human sternoclavicular joint disc. *Anat Sci Int.* 2009; 84: 182–188.
72. Eskola A. Sternoclavicular dislocation—A plea for open treatment. *Acta Orthop Scand.* 1986;57:227–228.

73. Eskola A, Vainiopaa S, Vastamaki M, et al. Operation for old sternoclavicular dislocation. *J Bone Joint Surg.* 1989;71B:63–65.
74. Fedoseev VA. Method of radiographic study of the sternoclavicular joint. *Vestn Rentgenol Radiol.* 1977;3:88–91.
75. Ferrandez L, Yubero J, Usabiaga J, et al. Sternoclavicular dislocation, treatment and complications. *Ital J Orthop Traumatol.* 1988;14:349–355.
76. Ferri M, Finlay K, Popowich T, et al. Sonographic examination of the acromioclavicular and sternoclavicular joints. *J Clin Ultrasound.* 2005;33(7):345–355.
77. Ferry AM, Rook FW, Masterson JH. Retrosternal dislocation of the clavicle. *J Bone Joint Surg.* 1957;39A:905–910.
78. Fery A, Leonard A. Transsternal sternoclavicular projection: Diagnostic value in sternoclavicular dislocations. *J Radiol.* 1981;62:167–170.
79. Fery A, Sommelet J. Dislocation of the sternoclavicular joint: A review of 49 cases. *Int Orthop.* 1988;12:187–195.
80. Fowler AW. Migration of a wire from the sternoclavicular joint to the pericardial cavity (letter). *Injury.* 1981;13:261–262.
81. Franck WM, Jannasch O, Siassi M, et al. Balser plate stabilization: An alternate therapy for traumatic sternoclavicular instability. *J Shoulder Elbow Surg.* 2003;12(3):276–281.
82. Friedl W, Fritz T. Die PDS-Kordefixation der Sternockavikularen Luxation und Para- artikularen Klavikulafrankturen. *Unfallchirurg.* 1994;97:263–265.
83. Fueter-Töndury M. Drahtwanderung nach Osteosynthese. *Schweiz Med Wochenschr.* 1976;106:1890–1896.
84. Gale DW, Dunn ID, McPherson S, et al. Retrosternal dislocation of the clavicle: The "stealth" dislocation: A case report. *Injury.* 1992;23:563–564.
85. Gangahar DM, Flogaites T. Retrosternal dislocation of the clavicle producing thoracic outlet syndrome. *J Trauma.* 1978;18:369–372.
86. Garg S, Alshameeri ZA, Wallace WA. Posterior sternoclavicular joint dislocation in a child: A case report with review of literature. *J Shoulder Elbow Surg.* 2012; 21:e11–e16.
87. Garretson RB III, Williams GR Jr. Clinical evaluation of injuries to the acromioclavicular and sternoclavicular joints. *Clin Sports Med.* 2003;22:239–254.
88. Gaudernak T, Poigenfurst J. Simulatenous dislocation-fracture of both ends of the clavicle. *Unfallchirurgie.* 1991;17:362–364.
89. Gerlach D, Wemhoner SR, Ogbuihi S. On two cases of fatal heart tamponade due to migration of fracture nails from the sternoclavicular joint. *Z Rechtsmed.* 1984;93:53–60.
90. Glass ER, Thompson JD, Cole PA, et al. Treatment of sternoclavicular joint dislocations: A systematic review of 251 dislocations in 24 case series. *J Trauma.* 2011;70(5):1294–1298.
91. Gleason BA. Bilateral, spontaneous, anterior subluxation of the sternoclavicular joint: A case report and literature review. *Mil Med.* 2006;171:790–792.
92. Grabski R. Unusual dislocation of a fragment of Kirschner wire after fixation of the sternoclavicular joint. *Wiad Lek.* 1987;40:630–632.
93. Grant JCB. *Method of Anatomy.* 7th ed. Baltimore, MD: Williams & Wilkins; 1965.
94. Grauthoff Von H, Klammer NI. Komplihationem durch Drahtvenderungen nach Kirschnerdracht-Sprakungen on der Klavikula. *Fortschr Geb Rontgenstr Nuklearmed Erganzungsband.* 1978;128:591–594.
95. Gray H. Osteology. In: Goss CM, ed. *Anatomy of the Human Body.* 28th ed. Philadelphia, PA: Lea & Febiger; 1966:324–326.
96. Greenlee DP. Posterior dislocation of the sternal end of the clavicle. *JAMA.* 1944; 125:426–428.
97. Groh GI, Wirth MA, Rockwood CA Jr. Treatment of traumatic posterior sternoclavicular dislocations. *J Shoulder Elbow Surg.* 2011;20(1):107–113.
98. Groh GI, Wirth MA. Management of traumatic sternoclavicular joint injuries. *J Am Acad Orthop Surg.* 2011;19(1):1–7.
99. Gunther WA. Posterior dislocation of the sternoclavicular joint: Report of a case. *J Bone Joint Surg.* 1949;31A:878–879.
100. Habernek H, Hertz H. [Origin, diagnosis and treatment of sternoclavicular joint dislocation.] *Aktuelle Traumatol.* 1987;17(1):23–28.
101. Hanby C, Pasque C, Sullivan JA. Medial clavicle physis fracture with posterior displacement and vascular compromise: The value of three-dimensional computed tomography and duplex ultrasound. *Orthopedics.* 2003;26:81–84.
102. Haug W. Retention Einer Seltenen Sternoclavicular Lluxationsfrktur Mittels Modifizierter Y-platte der AO. *Aktuel Traumatol.* 1986;16:39–40.
103. Heinig CF. Retrosternal dislocation of the clavicle: Early recognition, x-ray diagnosis, and management. *J Bone Joint Surg.* 1968;50A:830.
104. Hecox SE, Wood GW. Ledge plating technique for unstable posterior sternoclavicular dislocation. *J Orthop Trauma.* 2010;24:255–257.
105. Hobbs DW. Sternoclavicular joint: A new axial radiographic view. *Radiology.* 1968; 90:801–802.
106. Hoekzema N, Torchia M, Adkins M, et al. Posterior sternoclavicular joint dislocation. *Can J Surg.* 2008;51(1):e19–e20.
107. Hofwegen CV, Wolf B. Suture repair of posterior sternoclavicular physeal fractures: A report of two cases. *Iowa Orthop J.* 2008;28:49–52.
108. Hotchkiss LW. Double dislocation of the sternal end of the clavicle. *Ann Surg.* 1896;23:600.
109. Howard FM, Shafer SJ. Injuries to the clavicle with neurovascular complications: A study of fourteen cases. *J Bone Joint Surg.* 1965;47A:1335–1346.
110. Howard NJ. Acromioclavicular and sternoclavicular joint injuries. *Am J Surg.* 1939;46: 284–291.
111. Hsu HC, Wu JJ, Lo WH, et al. Epiphyseal fracture—retrosternal dislocation of the medial end of the clavicle: A case report. *Chin Med J.* 1993;52:198–202.
112. Jain S, Monbaliu D, Thompson JF. Thoracic outlet syndrome caused by chronic retrosternal dislocation of the clavicle. *J Bone Joint Surg.* 2002;84B:116–118.
113. Janssens de Varebeke B, Van Osselaer G. Migration of Kirschner's pin from the right sternoclavicular joint resulting in perforation of the pulmonary artery main trunk. *Acta Chir Belg.* 1993;93:287–291.
114. Jelesijevic V, Knoll D, Klinke F, et al. [Penetrating injuries of the heart and intrapericardial blood vessels caused by migration of a Kirschner pin after osteosynthesis.] *Acta Chir Iugosl.* 1982;29:274–276.
115. Jougon JB, Denis JL, Dromer CEH. Posterior dislocation of the sternoclavicular joint leading to mediastinal compression. *Ann Thorac Surg.* 1996;61:711–713.
116. Kahle M, Filler RL, Forster R. Luxations in the sternoclavicular joint. *Aktuelle Traumatol.* 1990;20:83–86.
117. Kattan KR. Modified view for use in roentgen examination of the sternoclavicular joints. *Radiology.* 1973;108:8.
118. Kennedy JC. Retrosternal dislocation of the clavicle. *J Bone Joint Surg.* 1949;31B:74–75.
119. Kennedy PT, Mawhinney HJD. Retrosternal dislocation of the sternoclavicular joint. *J R Coll Surg Edinb.* 1995;40:208–209.
120. Keferstein R, Frese J. Intrathoracic dislocation of a metal-piece after the use of wires in bone-surgery. *Unfallchirurgie.* 1980;6(1):56–61.
121. Key JA, Conwell HE, eds. *The Management of Fractures, Dislocations, and Sprains.* 5th ed. St. Louis, MO: CV Mosby; 1951:458–461.
122. Kiroff GK, McClure DN, Skelley JW. Delayed diagnosis of posterior sternoclavicular joint dislocation. *Med J Aust.* 1996;164(19):242–243.
123. Klein MA, Spreitzerm AM, Miro PA, et al. MR imaging of the abnormal sternoclavicular joint—a pictorial essay. *Clin Imaging.* 1997;21:138–143.
124. Kocher MS, Feagin JA Jr. Shoulder injuries during alpine skiing. *Am J Sports Med.* 1996;24:665–669.
125. Konstantinov B, Cherkes-Zade D. Case of injury to the aorta by a Kirschner pin during osteosynthesis of the sternoclavicular joint. *Ortop Travmatol Protez.* 1972;33:73–74.
126. Kremens V, Glauser F. Unusual sequela following pinning of medial clavicular fracture. *Am J Roentgenol Radium Ther Nucl Med.* 1956;76:1066–1069.
127. Krishnan SG, Schiffern SC, Pennington SD, et al. Functional outcomes after total claviculectomy as a salvage procedure. A series of six cases. *J Bone Joint Surg.* 2007; 89A:1215–1219.
128. Kumar P, Rees GM, Godbole R, et al. Intrathoracic migration of a Kirschner wire. *J R Soc Med.* 2002;95:198–199.
129. Kurzbauer R. The lateral projection in roentgenography of the sternoclavicular articulation. *AJR Am J Roentgenol.* 1946;56:104–105.
130. Laffosse JM, Espie A, Bonnevialle N, et al. Posterior dislocation of the sternoclavicular joint and epiphyseal disruption of the medial clavicle with posterior displacement in sports participants. *J Bone Joint Surg.* 2010;92B:103–109.
131. Laurencin CT, Senatus P, Patti J, et al. Dislocation of the sternoclavicular joint. Evaluation using paraxial computed tomographic reconstruction. *Orthop Rev.* 1993;22(1): 101–103.
132. Lehnert M, Maier B, Jakob H, et al. Fracture and retrosternal dislocation of the medial clavicle in a 12-year-old child: Case report, options for diagnosis, and treatment in children. *J Pediatr Surg.* 2005;40(11):e1–e3.
133. Lemire L, Rosman M. Sternoclavicular epiphyseal separation with adjacent clavicular fracture: A case report. *J Pediatr Orthop.* 1984;4:118–120.
134. Leonard JW, Gifford RW. Migration of a Kirschner wire from the clavicle into pulmonary artery. *Am J Cardiol.* 1965;16:598–600.
135. Levinsohn EM, Bunnell WP, Yuan HA. Computed tomography in the diagnosis of dislocations of the sternoclavicular joint. *Clin Orthop Relat Res.* 1979;140:12–16.
136. Lewonowski K, Bassett GS. Complete posterior sternoclavicular epiphyseal separation: A case report and review of the literature. *Clin Orthop Relat Res.* 1992;281:84–88.
137. Little NJ, Bismil Q, Chipperfield A, et al. Superior dislocation of the sternoclavicular joint. *J Shoulder Elbow Surg.* 2008;17:e22–e23.
138. Liu HP, Chang CH, Lin PJ, et al. Migration of Kirschner wire for the right sternoclavicular joint into the main pulmonary artery: A case report. *Chang Keng I Hsueh.* 1992; 15(1):49–53.
139. Louw JA, Louw JA. Posterior dislocation of the sternoclavicular joint associated with major spinal injury: A case report. *S Afr Med J.* 1987;71:791–792.
140. Lowman CL. Operative correction of old sternoclavicular dislocation. *J Bone Joint Surg Am.* 1928;10:740–741.
141. Lucas DB. Biomechanics of the shoulder joint. *Arch Surg.* 1973;107:425–432.
142. Lucet L, Le Loet X, Menard JF, et al. Computed tomography of the normal sternoclavicular joint. *Skeletal Radiol.* 1996;25:237–241.
143. Luhmann JD, Bassett GS. Posterior sternoclavicular epiphyseal separation presenting with hoarseness: A case report and discussion. *Pediatr Emerg Care.* 1998;14: 130–132.
144. Lunseth PA, Chapman KW, Frankel VH. Surgical treatment of chronic dislocation of the sternoclavicular joint. *J Bone Joint Surg.* 1975;57B:193–196.
145. Lyons F, Rockwood CA Jr. Current concepts review. Migration of pins used in operations of the shoulder. *J Bone Joint Surg.* 1990;72A:1262–1267.
146. Maguire WB. Safe and simple method of repair of recurrent dislocation of the sternoclavicular joint. *J Bone Joint Surg.* 1986;68B:332.
147. Marcus MS, Tan VJ. Cerebrovascular accident in a 19-year-old patient: A case report of posterior sternoclavicular dislocation. *Shoulder Elbow Surg.* 2011;20(7):e1–e4.
148. Marker LB, Klareskov B. Posterior sternoclavicular dislocation: An American football injury. *Br J Sports Med.* 1996;30(1):71–72.
149. Martin SD, Altchek D, Erlanger S. Atraumatic posterior dislocation of the sternoclavicular joint. *Clin Orthop.* 1993;292:159–164.
150. Martinez A, Rodriguez A, Gonzalez G, et al. Atraumatic spontaneous posterior subluxation of the sternoclavicular joint. *Arch Orthop Trauma Surg.* 1999;119:344–346.
151. McCulloch P, Henley BM, Linnau KF. Radiographic clues for high-energy trauma: Three cases of sternoclavicular dislocation. *AJR Am J Roentgenol.* 2001;176:1534.
152. McKenzie JMM. Retrosternal dislocation of the clavicle: A report of two cases. *J Bone Joint Surg.* 1963;45B:138–141.
153. McLaughlin H. *Trauma.* Philadelphia, PA: WB Saunders; 1959:291–292.
154. Mehta JC, Sachdev A, Collins JJ. Retrosternal dislocation of the clavicle. *Injury.* 1973;5:79–83.
155. Meis RC, Love RB, Keene JS, et al. Operative treatment of the painful sternoclavicular joint: A new technique using interpositional arthroplasty. *J Shoulder Elbow Surg.* 2006;15:60–66.
156. Milch H. The rhomboid ligament in surgery of the sternoclavicular joint. *J Int Coll Surg.* 1952;17:41–51.
157. Mirza AH, Alam K, Ali A. Posterior sternoclavicular dislocation in a rugby player as a cause of silent vascular compromise: A case report. *Br J Sports Med.* 2005;39(5):e28.
158. Mitchell WJ, Cobey MC. Retrosternal dislocation of the clavicle. *Med Ann Dist Columbia.* 1960;29:546–549.
159. Morag B, Shahin N. The value of tomography of the sternoclavicular region. *Clin Radiol.* 1975;26:57–62.
160. Mounasamy V, Fleming M, Birnbaum M. Ipsilateral posterior sternoclavicular dislocation and fracture of the medial third clavicle: A case report. *Eur J Orthop Surg Traumatol.* 2006;16:351–353.
161. Nakayama E, Tanaka T, Noguchi T, et al. Tracheal stenosis caused by retrosternal dislocation of the right clavicle. *Ann Thorac Surg.* 2007;83:685–687.

162. Nakazato T, Wada I, Tsuchiya D, et al. Clavicle fracture and posterior sternoclavicular dislocation in a newborn. *Ortho.* 2001;24(12):1169–1170.
163. Nettles JL, Linscheid R. Sternoclavicular dislocations. *J Trauma.* 1968;8:158–164.
164. Noda M, Shiraishi H, Mizuno K. Chronic posterior sternoclavicular dislocation causing compression of a subclavian artery. *J Shoulder Elbow Surg.* 1997;6(6):564–569.
165. Nordback I, Markkula H. Migration of Kirschner pin from clavicle into ascending aorta. *Acta Chir Scand.* 1985;151:177–179.
166. Nutz V. [Fracture dislocation of the sternoclavicular joint.] *Unfallchirurg.* 1986;89: 145–148.
167. Omer GE. Osteotomy of the clavicle in surgical reduction of anterior sternoclavicular dislocation. *J Trauma.* 1967;7:584–590.
168. Ono K, Inagawa H, Kiyota K, et al. Posterior dislocation of the sternoclavicular joint with obstruction of the innominate vein: Case report. *J Trauma.* 1998;44(2): 381–383.
169. Pang KP, Yung SW, Lee TS, et al. Bipolar clavicular injury. *Med J Malaysia.* 2003;58: 621–624.
170. Panzica M, Zeichen J, Hankemeier S, et al. Long-term outcome after joint reconstruction or medial resection arthroplasty for anterior SCJ instability. *Arch Orthop Trauma Surg.* 2010;130:657–665.
171. Pate JW, Wilhite J. Migration of a foreign body from the sternoclavicular joint to the heart: A case report. *Am Surg.* 1969;35:448–449.
172. Paterson DC. Retrosternal dislocation of the clavicle. *J Bone Joint Surg.* 1961;43B:90–92.
173. Peacock HK, Brandon JR, Jones OL. Retrosternal dislocation of the clavicle. *South Med J.* 1970;63:1324–1328.
174. Pearsall AW, Russell GV. Ipsilateral clavicle fracture, sternoclavicular joint subluxation, and long thoracic nerve injury: An unusual constellation of injuries sustained during wrestling. *Am J Sports Med.* 2000;28(6):904–908.
175. Pensy RA, Eglseder WA. Posterior sternoclavicular fracture-dislocation: A case report and novel treatment method. *J Shoulder Elbow Surg.* 2010;19:e5–e8.
176. Pfister U, Ode E. Die Luxation im sterno-clavicular-gelenk. *Unfallmed Arbeit.* 1983 (October).
177. Pfister U, Weller S. Luxation of the sternoclavicular joint. *Unfallchirurgie.* 1982;8:81–87.
178. Poland J. *Traumatic Separation of Epiphyses of the Upper Extremity.* London: Smith, Elder; 1898:135–143.
179. Pollock RC, Bankes MJK, Emery RJH. Diagnosis of retrosternal dislocation of the clavicle with ultrasound. *Injury.* 1996; 27(9):670–671.
180. Porral MA. Observation d'une double luxation de la clavicule droite. *J Univ Hebd Med Chir Prat.* 1831;2:78–82.
181. Pridie K. Dislocation of acromio-clavicular and sterno-clavicular joints. *J Bone Joint Surg.* 1959;41B:429.
182. Prime HT, Doig SG, Hooper JC. Retrosternal dislocation of the clavicle. *Am J Sports Med.* 1991;19:92–93.
183. Qureshi SA, Shah AK, Pruzansky ME. Using the semitendinosus tendon to stabilize sternoclavicular joints in a patient with Ehlers-Danlos syndrome: A case report. *Am J Orthop.* 2005;34:315–318.
184. Reis FP, de Camargo AM, Vitti M, et al. Electromyographic study of the subclavius muscle. *Acta Anat.* 1979;105:284–290.
185. Rice EE. Habitual dislocation of the sternoclavicular articulation: A case report. *J Okla State Med Assoc.* 1932;25:34–35.
186. Ritvo M, Ritvo M. Roentgen study of the sternoclavicular region. *AJR Am J Roentgenol.* 1947;53:644–650.
187. Rockwood CA Jr. Dislocation of the sternoclavicular joint. In: Rockwood CA Jr, Green DP, eds. *Fractures.* Vol 1. 1st ed. Philadelphia, PA: JB Lippincott; 1975:756–787.
188. Rockwood CA Jr. Injuries to the sternoclavicular joint. In: Rockwood CA Jr, Green DP, eds. *Fractures.* Vol 1. 2nd ed. Philadelphia, PA: JB Lippincott; 1984:910–948.
189. Rockwood CA Jr. The shoulder: Facts, confusions, and myths. *Int Orthop.* 1991;15: 401–405.
190. Rockwood CA Jr, Groh GI, Wirth MA, et al. Resection arthroplasty of the sternoclavicular joint. *J Bone Joint Surg.* 1997;79A:387–393.
191. Rockwood CA Jr, Odor JM. Spontaneous atraumatic anterior subluxation of the sternoclavicular joint. *J Bone Joint Surg.* 1989;71A:1280–1288.
192. Rodrigues H. Case of dislocation, inwards, of the internal extremity of the clavicle. *Lancet.* 1843;1:309–310.
193. Rotini R, Guerra E, Bettelli G, et al. Sternoclavicular joint dislocation: A case report of a surgical stabilization technique. *Musculoskelet Surg.* 2010; 94(suppl 1):S91-S94.
194. Rubenstein ZR, Moray B, Itzchak Y. Percutaneous removal of intravascular foreign bodies. *Cardiovasc Intervent Radiol.* 1982;5:64–68.
195. Sadr B, Swann M. Spontaneous dislocation of the sternoclavicular joint. *Acta Orthop Scand.* 1979;50:269–74.
196. Salvatore JE. Sternoclavicular joint dislocation. *Clin Orthop.* 1968;58:51–54.
197. Sanders JO, Lyons FA, Rockwood CA Jr. Management of dislocations of both ends of the clavicle. *J Bone Joint Surg.* 1990;72A:399–402.
198. Schechter DC, Gilbert L. Injuries of the heart and great vessels due to pins and needles. *Thorax.* 1969;24:246–253.
199. Schemitsch LA, Schemitsch EH, McKee MD. Bipolar clavicle injury: Posterior dislocation of the acromioclavicular joint with anterior dislocation of the sternoclavicular joint: A report of two cases. *J Shoulder Elbow Surg.* 2011;20(1):e18–e22.
200. Schmitt WGH. Articulatis Sternoclavicularis: Darstellung in Einer Zweiter Ebene. *Rontgenpraxis.* 1981;34:262–267.
201. Schulman MR, Parsons BO, Lin H, et al. Islandized hemipectoralis muscle flap for sternoclavicular defect. *J Shoulder Elbow Surg.* 2007;16:e31–e34.
202. Selesnick FH, Jablon M, Frank C, et al. Retrosternal dislocation of the clavicle: Report of four cases. *J Bone Joint Surg Am.* 1984;66(2):287–291.
203. Sethi GK, Scott SM. Subclavian artery laceration due to migration of a Hagie pin. *Surgery.* 1976;80:644–646.
204. Shuler FD, Pappas N. Treatment of posterior sternoclavicular dislocation with locking plate osteosynthesis. *Orthopedics.* 2008;31(3):1–4.
205. Siddiqui AA, Turner SM. Posterior sternoclavicular dislocation: The value of intra-operative ultrasound. *Injury.* 2003;34:448–453.
206. Smolle-Juettner FM, Hofer PH, Pinter H, et al. Intracardiac malpositioning of a sternoclavicular fixation wire. *J Orthop Trauma.* 1992;6:102–105.
207. Southworth SR, Merritt TR. Asymptomatic innominate vein tamponade with retromanubrial clavicular dislocation: A case report. *Orthop Rev.* 1988;17:789–791.
208. Speed K. *A Textbook of Fractures and Dislocations.* 4th ed. Philadelphia, PA: Lea & Febiger; 1942:282–290.
209. Spencer EE, Kuhn JE. Biomechanical analysis of reconstructions for sternoclavicular joint instability. *J Bone Joint Surg.* 2004;86A(1):98–105.
210. Spencer EE, Kuhn JE, Huston LJ, et al. Ligamentous restraints to anterior and posterior translation of the sternoclavicular joint. *J Shoulder Elbow Surg.* 2002;11(1):43–47.
211. Stankler L. Posterior dislocation of clavicle: A report of 2cases. *Br J Surg.* 1962;50: 164–168.
212. Stein AH. Retrosternal dislocation of the clavicle. *J Bone Joint Surg.* 1957;39A: 656–660.
213. Sullivan JP, Warme BA, Wolf BR. Use of an O-arm intraoperative computed tomography scanner for closed reduction of posterior sternoclavicular dislocations. *J Shoulder Elbow Surg.* 2012;21:e17–e20.
214. Tagliabue D, Riva A. Le lussazioni sterno-claveari. *Minerva Orthop.* 1985;36:876–871.
215. Tanlin Y. Ipsilateral sternoclavicular joint dislocation and clavicle fracture. *J Orthop Trauma.* 1996;10(7):506–507.
216. Thomas CB Jr, Friedman RJ. Ipsilateral sternoclavicular dislocation and clavicle fracture. *J Orthop Trauma.* 1989;3:355–357.
217. Thomas DP, Williams PR, Hoddinott HC. A 'safe' surgical technique for stabilization of the sternoclavicular joint: A cadaveric and clinical study. *Ann R Coll Surg Engl.* 2000;82:432–435.
218. Thut D, Hergan D, Dukas A, et al. Sternoclavicular joint reconstruction: A systematic review. *Bull NYU Hosp Jt Dis.* 2011;69(2):128–135.
219. Tompkins M, Bliss J, Villarreal R, et al. Posterior sternoclavicular disruption with ipsilateral clavicle fracture in a nine-year-old hockey player. *J Orthop Trauma.* 2010;24(4):e36––e39.
220. Tricoire JL, Colombier JA, Choiron P, et al. Retrosternal dislocation of the clavicle: A report of six cases. *Fr J Orthop Surg.* 1990;1:107–112.
221. Tsai DW, Swiontkowski MF, Kottra CL. A case of sternoclavicular dislocation with scapulothoracic dissociation. *AJR Am J Roentgenol.* 1996;167:332.
222. Tubbax H, Hendzel P, Sergeant P. Cardiac perforation after Kirschner wire migration. *Acta Chir Belg.* 1989;89:309–311.
223. Tubbs RS, Loukas M, Slappey JB, et al. Surgical and clinical anatomy of the interclavicular ligament. *Surg Radiol Anat.* 2007;29:357–360.
224. Tuscano D, Banerjee S, Terk MR. Variations in normal sternoclavicular joints: A retrospective study to quantify SCJ asymmetry. *Skeletal Radiol.* 2009;38:997–1001.
225. Tyler HDD, Sturrock WDS, Callow FM. Retrosternal dislocation of the clavicle. *J Bone Joint Surg.* 1963;45B:132–137.
226. van Holsbeeck M, van Melkebeke J, Dequeker J, et al. Radiographic findings of spontaneous subluxation of the sternoclavicular joint. *Clin Rheumatol.* 1992;11: 376–381.
227. Van Tongel A, McRae S, Gilhen A, et al. Management of anterior sternoclavicular dislocation: A survey of orthopaedic surgeons. *Acta Orthop Belg.* 2012;78:164–169.
228. Velutini J, Tarazona P. Fracture of the minubrium with posterior displacement of the clavicle and first rib. *Int Orthop.* 1998;22:269–271.
229. Venissac N, Alifano M, Dahan M, et al. Intrathoracic migration of Kirschner pins. *Ann Thorac Surg.* 2000;69:1953–1955.
230. Wade AM, Barrett MO, Crist BD, et al. Medial clavicular epiphyseal fracture with ipsilateral acromioclavicular dislocation: A case report of panclavicular fracture dislocation. *J Orthop Trauma.* 2007;21:418–421.
231. Waskowitz WJ. Disruption of the sternoclavicular joint: An analysis and review. *Am J Orthop.* 1961;3:176–179.
232. Wasylenko MJ, Busse EF. Posterior dislocation of the clavicle causing fatal tracheoesophageal fistula. *Can J Surg.* 1981;24:626–627.
233. Waters PM, Bae DS, Kadiyala RK. Short-term outcomes after surgical treatment of traumatic posterior sternoclavicular fracture-dislocations in children and adolescents. *J Pediatr Orthop.* 2003;23(4);464–469.
234. Webb PA, Suchey JMM. Epiphyseal union of the anterior iliac crest and medial clavicle in a modern multiracial sample of American males and females. *Am J Phys Anthropol.* 1985;68:457–466.
235. Wettstein M, Borens O, Garofalo R, et al. Anterior subluxation after reduction of a posterior traumatic sterno-clavicular dislocation: A case report and a review of the literature. *Knee Surg Sports Traumatol Arthrosc.* 2004;12:453–456.
236. Winter J, Sterner S, Maurer D, et al. Sternoclavicular epiphyseal disruption of medial clavicle: Case and review in children. *J Emerg Med.* 1989;7:9–13.
237. Wirth MA, Rockwood CA. Chronic conditions of the acromioclavicular and sternoclavicular joints. In: Chapman MW, ed. *Operative Orthopaedics, Part XI.* 2nd ed. Philadelphia, PA: JB Lippincott; 1992:1683–1693.
238. Wirth MA, Rockwood CA. Complications following repair of the sternoclavicular joint. In: Bigliani LU, ed. *Complications of the Shoulder.* Baltimore, MD: Williams & Wilkins; 1993:139–153.
239. Wirth MA, Rockwood CA. Complications of treatment of injuries to the shoulder. In: Epps CH, ed. *Complications in Orthopaedic Surgery.* 3rd ed. Philadelphia, PA: JB Lippincott; 1994:229–253.
240. Worman LW, Leagus C. Intrathoracic injury following retrosternal dislocation of the clavicle. *Trauma.* 1967;7:416–423.
241. Wynne-Davies R. Familial joint laxity. *Proc R Soc Med.* 1971;64:689–690.
242. Yang J, Al-Etani H, Letts M. Diagnosis and treatment of posterior sternoclavicular joint dislocation in children. *Am J Ortho.* 1996;25(8):565–569.
243. Zaslav KR, Ray S, Neer CS. Conservative management of a displaced medial clavicular physeal injury in an adolescent athlete. *Am J Sports Med.* 1989;17(6):833–836.

Índice remissivo

A

Abordagem de Kocher 1162
Acetábulo 1861
Acidente vascular encefálico 747
Ácido alendrônico 597
Ácido zoledrônico 597
Alinhamento do membro 843
Alodinia mecânica (ou tátil) 754
Alodinia térmica (fria ou quente) 754
American Shoulder and Elbow Surgeons Assessment Form (ASES) 1319
Amputação 359, 418, 446, 447, 449, 457, 823
    abaixo do cotovelo 450
    amputação imediata 449
    amputação osteomioplástica 452
    amputação temporizada 449
    amputação transfemoral 455
    amputação transtibial 451, 452
    avaliação 448
    desarticulação do joelho 453
    desarticulação do tornozelo 450
    membro inferior 450
    Predictive Salvage Index (PSI) 447
    reabilitação 456
    sistemas de pontuação 447
    Suporte Avançado de Vida no Trauma (ATLS) 448
    técnicas cirúrgicas 449
    transumeral 450
Amputação primária 359
Anatomia da secção transversal do rádio 1037
Anatomia do aspecto anterior do antebraço 1110
Anatomia do aspecto posterior do antebraço 1112
Anatomia do manguito rotador e do bíceps 1321
Anatomia neurovascular do braço 1261
Ângulos de orientação articular 845, 846
Antebraço 877
    secção transversal da parte intermediária do antebraço 877
Antibióticos 349
Anti-inflamatórios não esteroides 804
Aparelhos gessados e tração 363
Aplicação de fio metálico em banda de tensão 1184
aplicação de placa ao olécrano 1185
Artérias 1113
Articulação CMC do polegar 944
Articulação esternoclavicular 1563
    amplitude de movimento 1566
    anatomia aplicada 1564
    anatomia cirúrgica 1563
    epífise da terço médio da clavícula 1566
    ligamento capsular 1565
    ligamento costoclavicular 1565
    ligamento do disco intra-articular 1565
    ligamento interclavicular 1565
    ligamentos 1565
    movimentos da clavícula 1566
    músculo subclávio 1566
Articulação radiulnar proximal 1109
Articulações CMC dos dedos 944
Artrite pós-traumática 954
Artrodese 823
Artroplastia 822, 823
Artroplastia de cabeça de rádio 1165, 1166, 1168
Aspirina 746
Atrofia 762

B

Bandagem de Velpeau 1263
Bifosfonatos 597, 661
Bifosfonatos e inibidores do osteoclasto 141
Biomecânica 3
    estiramento 10
    forças básicas 4
    forças básicas 5
    vetores de força 4
    viscoelasticidade 10
Biomecânica da fratura óssea 16
Biomecânica do osso intacto e do osso em consolidação 12
Biomecânica dos implantes em fraturas 18
Braço 877
    Secção transversal do braço 877

C

CAC 558
CAC (cirurgia assistida por computador) 587
Cálcio 599
Calcitonina 599
Carpo 962
    irrigação vascular para todos os ossos do carpo 967
    ligamentos do carpo 962
    ligamentos extrínsecos 962, 963
    ligamentos intrínsecos 963, 964
Células inflamatórias 109
Células progenitoras (periósteo e endósteo) 108
Células-tronco mesenquimais 109
Centro de rotação da angulação 845
Cerâmicas de fosfato de cálcio 130
Choque cardiogênico 313
Choque hemorrágico 313
Choque neurogênico 313
Ciclo de remodelagem óssea 592
Cimentos de fosfato de cálcio 131
Cirurgia assistida por computador (CAC) 557
    acurácia 587
    base de rastreamento 587
    imagens de navegação 587
    navegação 587
    planejamento pré-operatório 558, 559, 587
    preparação para a cirurgia 571
    rastreamento 587
    registro 588
    sistema de navegação 560, 587
    sistema de rastreamento 560
    sistemas de navegação 559, 567, 568, 570, 586
    técnica convencional 570
    técnicas cirúrgicas 569
    trauma esquelético 558
    validação 588
    visualização 588
Cirurgia ortopédica 502
    desfechos 502
    ortopedia baseada em evidência (OBE) 502
Cirurgia reconstrutiva 495
Cisto ósseo aneurismático 662
Cisto ósseo unicameral 662
Classificação 2105
Classificação AO/Müller para fraturas de ossos longos 1256
Classificação de Garnavos 1257
Classificação de Gustilo 1094
classificação de Mayo 1181
Classificação de O'Driscoll das fraturas do coronoide 1170
Classificação de Tscherne e Gotzen das lesões de tecido mole em fraturas fechadas 1258
Classificação do grupo OTA/OFS para fraturas expostas 1258
Clavícula 1390
    anatomia aplicada da clavícula 1401
    anatomia ligamentar 1400
    anatomia muscular 1401
    anatomia neurovascular 1401
    anatomia óssea 1400
    forças musculares e gravitacionais 1390

função estrutural 1390
seção transversal e anatomia topográfica da clavícula 1400
COAC (cirurgia ortopédica assistida por computador) 587
COAC-TE (cirurgia ortopédica assistida por computador no trauma esquelético) 587
Cobertura das feridas 368
   fechamento primário 369
   fechamento primário da pele 368
   fechamento secundário 368
Complexo da fibrocartilagem triangular 1090
Complexo da fibrocartilagem triangular 1109
Complicações com implantes 956
Condrócitos 108
Condrossarcoma 664
Consolidação da cartilagem 118
   consequências da lesão cartilaginosa 120
   fatores que influenciam 118
   modificadores da lesão cartilaginosa 120
   resposta da cartilagem à lesão mecânica 120
   resposta de consolidação cartilaginosa a uma lesão osteocondral 118
   resposta de consolidação da cartilagem a uma lesão condral isolada 118
Consolidação da fratura 190
   consolidação direta ou primária de fratura 190
   consolidação secundária com formação de calo 190
   influência da biologia e da biomecânica 190
   lesão de partes moles e consolidação da fratura 191
   teoria do *strain* de Perren 191
Consolidação da fratura em condições instáveis e estáveis 117
Consolidação das fraturas com terapias biológicas 133
   agentes anti-inflamatórios não esteroides 139
   células-tronco e células progenitoras mesenquimatosas 133
   moduladores das prostaglandinas 138
   outras moléculas sinalizadoras de peptídeos 136
   proteínas morfogênicas ósseas 134
   proteínas Wnt 136
Consolidação óssea 107
   células e tecidos envolvidos 108
   componentes 107
   consolidação progressiva de fratura pelo calo de fratura 114
   influências mecânicas 115
   insucesso na consolidação 116
   moléculas 110
   moléculas importantes no processo 111
   reparo inicial de fratura diafisária de osso longo 114
   Scaffold 110
   superposição de estágios do reparo da fratura 115
   tipos 112
   tratamentos farmacológicos sistêmicos que influenciam a consolidação óssea 118
   vascularização 110
Consolidação óssea primária 116
Consolidação viciosa 1376, 1421, 1456
Consolidação viciosa da clavícula 1421
Consolidação viciosa de fraturas 952
Consolidação viciosa e deformidade 952
Consolidação viciosa periarticular 842

Consolidações viciosas 842, 954
   avaliação clínica 842
   avaliação dos diversos tipos de deformidade 847
   avaliação radiográfica 842
   método para medição da magnitude de deformidades translacionais 851
   tratamento 851
   tratamento por localização da deformidade 858
   tratamento por método 859
   tratamento por tipo de deformidade 855
Corrosão 10
Cotovelo flutuante 1255
Cotovelo flutuante 1253
Coxa 875
   secção transversal da coxa 875
Crista ilíaca 467
Critérios de Mirels para risco de fratura 650
Critérios de Neer 1319

D

DASH 1319
Deformidades ungueais 956
Denosumabe 598
Densidade mineral óssea 590
Desbridamento 359, 374, 472, 790
   meios auxiliares para o desbridamento 474
Desbridamento de ferimentos agudos 473
Desbridamento de ferimentos crônicos 473
Displasia fibrosa 663
Doença psiquiátrica 763
Dor 762

E

Edema 762
Eixos anatômicos de osso longo 843
Eixos mecânicos 844
Embolia pulmonar 743
Encondroma 663
Enxerto ósseo autógeno 825
Enxerto ósseo de crista ilíaca 825
Enxertos ósseos autólogos 124
Enxertos ósseos e substitutos de enxerto ósseo 123
   osso alogênico 128
      matriz óssea desmineralizada 129
   osso autólogo 124
      complicações do enxerto autólogo 126
      enxerto ósseo com osso cortical autólogo 125
      enxerto ósseo com osso esponjoso autólogo 124
      propriedades dos tipos de enxertos ósseos autólogos 124
   Substitutos de enxerto ósseo 130
Escala UCLA 1319
Escápula 1434
   arquitetura 1434
   complexo suspensório superior do ombro 1435
   músculos 1435
   vasos sanguíneos e nervos 1436
Escore de Constant-Murley 1259
Escore de fraturas expostas do Hospital Ganga 354, 355, 359
Escore de gravidade da lesão 744
Escore de gravidade de membro mutilado 353, 355
Escore de Wells 750
Espaço interósseo 1109
Estabilização óssea 363
Estatinas 141

Etidronato 597
Exames de imagem 524
   angiografia 549
   artrografia 543
   banco de imagens 552
   custo-benefício 525, 526
   fluoroscopia 529, 530
   imagem digital 553
   invasibilidade 525
   medicina nuclear 546
   radiografia 527, 528, 544
   resolução da imagem 525
   resoluções espaciais 525
   ressonância magnética 537
   risco para o paciente 526
   telerradiologia 553
   tomografia computadorizada 531, 532
   ultrassonografia 545
Excisão aberta da cabeça do rádio 1161, 1162
Excisão artroscópica de fragmento(s) de cabeça do rádio 1160, 1161
Excisão da cabeça do rádio 1161
Excisão de fragmento 1160
Excisão do olécrano 1183
Excisão do olécrano e avanço do tríceps 1182
Excisão do olécrano e avanço do tríceps 1183
Extensão da fratura até o platô tibial 2362

F

Fasciotomia 878
   tratamento das feridas de fasciotomia 880
Fasciotomia da coxa 879
Fasciotomia do antebraço 880
Fasciotomia dos compartimentos anterior e lateral da perna 879
Ferimento por arma de fogo no dorso do pé 487
Fibroma não ossificante 662
Fíbula 464
Fixação de fraturas 3, 18
   afrouxamento dos pinos de fixação externa 30
   arrancamento do parafuso 19
   deformação permanente 6
   fixação da coluna vertebral 37
   fixação do úmero 40
   fixação em torno da região metafisária do joelho 36
   fixação externa excessivamente flexível 30
   fixação no osso com osteoporose 33
   fixação no terço proximal do fêmur 34
   parafusos de bloqueio e placas bloqueadas 24
   parafusos de tração de rosca completa 22
   ponto de deformação 6
   quebra das placas de fixação da fratura 23
   quebra de fio em cerclagem 33
   quebra de haste IM e de parafuso de bloqueio 29
   quebra de parafuso por cisalhamento durante a inserção 18
   quebra do parafuso pela aplicação de carga cíclica 21
   rachadura do fêmur como resultado da inserção de haste intramedular 28
   resistência 6
   ruptura da placa através de um orifício para parafuso 27
Fixação externa 220, 224, 227, 253, 264, 365, 1288
   aplicações monolaterais 263
   biocompatibilidade 231

biomateriais dos pinos 231
complicações 292
dispositivo de Anderson 223, 224
dispositivo de Stader 223, 224
fixação com pinos calibrosos 228
fixação externa circular 225, 227
fixação externa monolateral 227
fixador axial dinâmico 224
fixador circular 226
fixador de Freeman 222
fixador de Keetley 221
fixadores circulares anelares 244
fixadores circulares de Ilizarov 227
fixadores externos pélvicos 260
fixadores "hexápodes" 227
fixadores híbridos 247
fixadores monolaterais 230, 233, 236
fixadores monotubulares 239
fixador externo circular de Bittner 226
fixador externo de Hoffman 223
fixador externo de Lambotte 222
fixador externo de Parkhill 221
fixador externo híbrido 228
fixador externo monotubular volumoso 225
fixador monotubular transarticular 275
"grilhões" de Hipócrates 221
luxação do joelho 265
mecânica 232
modelos de pinos 230
monofixador 224
origens 220
perspectiva histórica 220
pino de Schanz 229
remoção dos fixadores 287
reutilização 291
sistema tubular 224
técnica de inserção de pino 232
transporte ósseo 275
Fixação interna 189, 253
   aplicação de placa bloqueada – princípio do fixador interno 208
   combinação da técnica convencional de redução aberta e fixação interna 209
   cuidados pós-operatórios e reabilitação 195
   cuidados pré, intra e pós-operatórios 193
   placas 203
   planejamento pré-operatório 192
   princípio da banda de tensão 217
   princípio do "fixador interno" 209
   princípio do fixador interno 210
   profilaxia antibiótica e tromboembólica 194
   técnica de planejamento no papel 193
   técnicas de fixação intramedular 212
   técnicas e instrumentos 200
      parafusos 200
Fixação interna primária 366
   haste sem fresagem 368
   hastes intramedulares 366
Fixação intramedular 212
   Avaliação do alinhamento axial e da rotação na osteossíntese intramedular 216
   Fisiopatologia da osteossíntese intramedular com hastes 214
   Implantes para osteossíntese intramedular 215
   Mecânica da osteossíntese intramedular 214
   Posicionamento do paciente para a osteossíntese intramedular e para a redução 215
   Técnica de bloqueio 215

Fixadores externos 249
Fixador externo 30
Flexão das articulações MF 917
Fondaparinux 747
Força 3
   estresse 6
Forças deformantes 1109
Formulário de relato pessoal para ombro e cotovelo da organização American Shoulder and Elbow Surgeons 1259
Formulário de relato pessoal para o ombro da organização The American Shoulder and Elbow Surgeons 1258
Fosfato tricálcico 131
Fratura com pseudartrose 1291
fratura da clavícula com deslocamento e tórax instável 1391
Fratura da diáfise da fíbula 2411
   avaliação 2412
   epidemiologia 2411
   fratura de Maisonneuve 2413
   tratamento 2413
Fratura da diáfise da tíbia 723
Fratura da ulna proximal – aplicação de placa 1187
Fratura de antebraço 1114, 1116, 1137
Fratura de Colles 1033
Fratura de Hahn-Steinthal 1204
Fratura do capítulo e da crista lateral da tróclea 1229
Fratura do epicôndilo lateral 1231, 1237
Fratura do fêmur do tipo B de Vancouver 687
fratura do terço distal do rádio 1030, 1083
Fratura do terço distal do rádio 1040
Fratura do terço distal do úmero 1241
Fratura do tornozelo 2529
Fratura do trocanter maior 682
Fratura do úmero distal a uma prótese umeral 730
Fratura do úmero em torno de recapeamento de componentes de artroplastia do ombro 728
Fratura em torno de um componente tibial com boa fixação de uma ATJ 723
Fratura exposta 342, 345
   antibioticoterapia intravenosa 349
   avaliação inicial 345
   classificação de Gustilo e Anderson 352
   classificações e escores 352
   desbridamento 359, 360, 361
   exame físico 346
   fixação e fechamento primário 380
   infecção 375
   lavagem 360
   restauração funcional 343
   risco de infecção 360
   sangramentos 347
Fratura exposta grave 1288
Fratura exposta grave da tíbia 775
Fratura exposta na tíbia esquerda 136
Fratura interprotética localizada no terço distal do fêmur 704
Fratura intra-articular do terço distal do rádio 1032
Fratura intraoperatória do maléolo lateral 726
Fratura-luxação de Galeazzi 1096
Fratura-luxação de Monteggia 1101, 1102
Fratura-luxação isolada da articulação CMC 949
Fratura-luxações da articulação CMC do polegar 947
Fratura-luxações isoladas da articulação CMC 946

Fratura pélvica 326
fratura periprotética da diáfise do úmero 731
Fratura periprotética da diáfise do úmero 730
Fratura periprotética da parte proximal da tíbia 721, 722
Fratura periprotética do úmero 735
Fratura periprotética extremamente distal acima de uma ATJ 703
Fratura por estresse de alto risco 633
Fratura por estresse versus fratura de insuficiência 631
Fraturas 43, 44, 55, 58, 157
   calcâneo 97
   carpo 90
   classificação AO/OTA 46
   classificação das fraturas expostas 49
   classificação das fraturas expostas da OTA 48
   classificação de fraturas AO/OTA 46
   classificação de fraturas da AO/OTA 51
   classificação de Garden 45
   classificação de Lauge-Hansen 46
   classificação de Neer 46, 47
   classificação de Oestern e Tscherne 49
   classificação de Schatzker 45
   classificação para fraturas expostas 48
   classificação universal AO/ASIF 48
   classificações das lesões dos tecidos moles 48
   clavícula 85
   critérios de Emmet e Breck 157
   Curvas de distribuição 70, 72
   dados de Edimburgo 157
   dedos do pé 98
   de falanges dos dedos das mãos 92
   diáfise do fêmur 93
   diáfise do úmero 87
   diáfises do antebraço 89
   efeito da exclusão social na incidência de fraturas 71
   epidemiologia 58
   epidemiologia das fraturas em adolescentes 100
   epidemiologia das fraturas em homens 63
   epidemiologia das fraturas em mulheres 64
   epidemiologia das fraturas tratadas no período de 1 ano 62
   escápula 86
   estatística kappa 50
   fíbula 95
   fraturas da diáfise da tíbia 95
   fraturas vertebrais 99
   incidência 59, 60
   incidência das fraturas em adultos 61
   mecanismo de lesão 82
   mediopé 98
   metacarpo 91
   metatarso 98
   mudanças na epidemiologia 73
   patela 94
   pelve e acetábulo 99
   prevalência 60
   sistemas de classificação 43, 44, 45, 52, 53, 55
   tálus 97
   terço distal da tíbia 96
   terço distal do fêmur 94
   terço distal do rádio e da ulna 89
   terço distal do úmero 88
   terço proximal da tíbia 95
   terço proximal do antebraço 88
   terço proximal do fêmur 93
   terço proximal do úmero 87

tipos específicos 85
tornozelo 96
tratamento conservador 158
variação na epidemiologia 77
Fraturas anteromediais do processo coronoide 1175
Fraturas articulares da base dorsal por cisalhamento 897
Fraturas complexas da tíbia e fíbula distais 192
Fraturas da base dorsal — RFFI 897
Fraturas da base volar 898
Fraturas da cabeça do rádio 1157, 1169
   anatomia patológica e aplicada 1158
   avaliação 1157
   classificação 1157
   estudo de imagem para fraturas da cabeça do rádio e outros exames 1157
   lesões associadas 1157
   mecanismos de lesão 1157
   medidas de resultados 1158
   opções terapêuticas 1158
   sinais e sintomas 1157
   tratamento cirúrgico 1160
   tratamento conservador 1158
   tratamento de resultados adversos esperados e complicações inesperadas 1168
Fraturas da cabeça e do colo do rádio 1165
Fraturas da clavícula 1387
   anatomia patológica e anatomia aplicada 1400
   avaliação 1389
   classificação 1395
   classificação da AO/OTA 1399
   classificação de Robinson 1398
   controvérsias e rumos 1427
   epidemiologia 1388
   escápula alada 1426
   escores de Constant 1400
   exame físico 1392
   fratura cominuída da clavícula 1394
   fratura cominutiva do terço médio da clavícula com deslocamento 1407
   fratura do terço médio da clavícula 1411
   fraturas expostas 1394
   fratura transversal do terço médio da clavícula com deslocamento completo 1408
   imagens e outros estudos diagnósticos 1395
   lesão de "ombro flutuante" 1393
   lesão neurovascular em fraturas da clavícula 1424
   lesões associadas 1390
   mecanismos lesionais 1389
   medidas de resultado 1397
   metanálise de tratamento conservador, aplicação de haste intramedular e fixação por placa 1388
   método de fixação 1429
   momento de intervenção cirúrgica 1430
   opções terapêuticas 1402
   quebra de implante 1425
   recomendações para o tratamento ideal 1403
   refratura 1426
   saliência de implante 1425
   seleção do paciente para a intervenção cirúrgica 1427
   sinais e sintomas 1391
   tratamento 1427
   tratamento cirúrgico de fraturas da clavícula 1404
   armadilhas potenciais e medidas preventivas 1413
   fixação externa 1404
   fixação por placa ou placa-gancho de fraturas do aspecto lateral da clavícula com deslocamento 1412
   fratura do terço médio da clavícula 1416
   haste intramedular 1405
   redução aberta e fixação por placa de fraturas da clavícula 1410
   tratamento do "ombro flutuante" 1417
   tratamento conservador 1402
   tratamento de resultados adversos esperados e de complicações inesperadas 1418
Fraturas da coluna vertebral 658
Fraturas da diáfise 896
Fraturas da diáfise do úmero 1251
   anatomia patológica e aplicada 1260
   avaliação 1252
   classificação 1256
   considerações especiais 1296
   dados epidemiológicos 1251
   lesões associadas 1252
   mecanismos de lesão 1252
   medidas de resultado 1258
   opções terapêuticas 1261
   resultados adversos e complicações específicas para implantes relacionados a fraturas da diáfise do úmero 1294
   sinais e sintomas 1255
   tratamento cirúrgico 1264
   tratamento conservador 1261
   tratamento de resultados adversos esperados e de complicações inesperadas 1290
Fraturas da diáfise do úmero em torno de componentes de hastes de artroplastia do ombro 726
Fraturas da diáfise femoral 2101
   algoritmo de tratamento 2173
   biomecânica 2106
   checklist pré-operatório 2121
   classificação de Winquist e Hansen 2105, 2106
   complicações 2158, 2159, 2165
   consolidação viciosa angular 2160
   consolidação viciosa rotacional 2161
   estudos comparativos 2112
   fixação externa 2113
   fraqueza muscular 2160
   fraturas no idoso 2156
   haste intramedular anterógrada 2120
   lesões associadas 2103
   lesões nervosas iatrogênicas 2158
   mecanismos de trauma 2103
   órteses de imobilização 2112
   ossificação heterotópica 2164
   procedimento cirúrgico 2137, 2141
   pseudartrose 2167, 2168
   refratura 2165
   remoção da haste femoral 2166
   rigidez temporária 2163
   sinais e sintomas 2103
   síndrome compartimental 2166
   técnica cirúrgica 2124
   tração esquelética 2112
   tratamento 2172
   tratamento cirúrgico 2115
   tratamento fechado 2111
Fraturas da escápula 1434
   abordagens cirúrgicas 1446
   anatomia relacionada às fraturas da escápula 1434
   avaliação das lesões 1436
   classificação 1439
   classificação anatômica abrangente 1441
   complicações 1456
   complicações do tratamento cirúrgico 1456
   complicações do tratamento conservador 1456
   dissociação escapulotorácica 1455
   fratura combinada do corpo da escápula e da clavícula 1455
   fratura cominutiva do colo anatômico da escápula 1452
   fratura da borda anteroinferior da cavidade glenoide 1453
   fratura da borda superior, ou do ângulo superior, da escápula 1451
   fratura da parte inferior da cavidade glenoide 1453
   fratura do colo anatômico da escápula 1453
   fraturas combinadas 1453
   fraturas da borda posterior da cavidade glenoide 1453
   fraturas de processos 1450
   fraturas do acrômio e da parte lateral da espinha da escápula 1451
   fraturas do aspecto superior da cavidade glenoide 1452
   fraturas do colo 1452
   fraturas do colo anatômico 1452
   fraturas do colo cirúrgico 1452
   fraturas do colo da escápula 1443
   fraturas do coracoide 1451
   fraturas do corpo 1451
   fraturas do corpo da escápula 1442
   fraturas dos processos escapulares 1442
   fraturas glenoidais 1452
   fraturas glenoidais inferiores 1454
   fraturas transespinhosas do colo da escápula 1452
   imagens e outros métodos diagnósticos 1437
   lesões associadas 1436
   mecanismos de lesão 1436
   medida do deslocamento 1439
   ombro flutuante 1453
   opções de tratamento 1444
   sinais e sintomas 1437
   sistema de Zelle para classificação da gravidade da dissociação escapulotorácica 1456
   tratamento 1444
   tratamento cirúrgico 1445
   tratamento conservador 1445
   tratamento dos tipos individuais 1450
Fraturas da falange distal 894
   anatomia patológica e anatomia aplicada 895
   opções terapêuticas 896
Fraturas da falange média 902, 909
   anatomia patológica e anatomia aplicada 902
   etapas cirúrgicas – Reconstrução osteocondral de base volar de fraturas de F2 907
   fraturas condilares da cabeça 904
   fraturas da base dorsal 905
   fraturas da base volar 905, 911
   fraturas diafisárias instáveis 904
   fraturas do "pilão" 907
   fraturas parciais da base articular 905
   opções terapêuticas 904
      imobilização estática 904

imobilização por bloqueio dinâmico da extensão 904
Fraturas da falange proximal 915, 925
  anatomia patológica e aplicada 917
  armadilhas potenciais e medidas preventivas 924
  fraturas articulares completas da cabeça 916
  fraturas articulares da base 916
  fraturas articulares parciais 926
  fraturas complexas da diáfise 921
  fraturas oblíquas da diáfise 916
  fraturas oblíquas longas da diáfise com encurtamento 921
  fraturas por cisalhamento volar cominutivas na base de F1 923
  fraturas subcapitais com pinçamento do recesso da placa volar 916
  fraturas transversais da diáfise ou da base 916
  fraturas transversais de F1 925
  Fraturas triplanares da cabeça da falange proximal 923
  fraturas unicondilares da cabeça de F1 922
  opções terapêuticas 918
  tratamento cirúrgico 918
    etapas cirúrgicas – fixação por parafusos de tração de fraturas em espiral da falange proximal 920
    fraturas intra-articulares 922
    redução aberta e fixação interna 920
    redução fechada e fixação interna 918
  tratamento conservador 918
Fraturas da patela 2219
  anatomia 2225
  classificação 2224
  complicações 2248
  fraturas desviadas 2224
  fraturas sem desvio 2224
  irrigação sanguínea arterial 2225
  lesões associadas 2220
  luxações 2248
  mecanismos de lesão 2220
  patelectomia total 2235, 2236, 2237
  procedimento cirúrgico 2233
  radiografias simples 2221
  ressonância magnética 2223
  sinais e sintomas 2221
  tecidos moles 2226
  tomografia computadorizada 2222
  tratamento 2227, 2237
  tratamento cirúrgico 2228, 2230
  tratamento conservador 2227
Fraturas das articulações CMC 943
Fraturas das costelas 1437
Fraturas das diáfises da tíbia e fíbula 2361
  algoritmo para tratamento cirúrgico 2411
  amputações 2408
  anatomia patológica e aplicada 2372
  aparelho gessado 2375, 2376
  aplicação de placa 2400
  avaliação 2361
  classificação 2366
  classificação AO/OTA 2367, 2370
  classificação de Gustilo para fraturas expostas 2371
  classificação de Tscherne para fraturas fechadas 2371
  fixação externa 2402, 2404
  fraturas expostas 2379, 2394, 2402
  fraturas expostas da tíbia 2377

haste intramedular 2379
  imagens e outros estudos diagnósticos 2364
  lesões associadas 2362
  mal alinhamento vicioso aceitável em fraturas da diáfise da tíbia 2374
  mecanismos de lesão 2361
  métodos de avaliação de resultados 2366
  opções de tratamento 2374
  osteossíntese com placa 2394
  redução aberta e fixação interna 2394
  sinais e sintomas 2363
  tratamento cirúrgico 2377
    implante sintomático 2410
    indicações/contraindicações 2377
    introdução da haste intramedular 2379
  tratamento conservador 2374
    indicações e contraindicações relativas para tratamento conservador 2374
  tratamento das complicações 2409
    consolidação viciosa 2410
    dor no aspecto anterior do joelho 2409
    infecção profunda 2411
    pseudartrose 2410
    síndrome compartimental 2409
  tratamento fechado de fraturas da diáfise da tíbia 2375
  uso de placa 2397
Fraturas da tíbia em torno de componentes unicompartimentais 720
Fraturas da tíbia em torno dos componentes de artroplastia total do joelho 720
Fraturas da tuberosidade da falange distal 896
Fraturas da ulna proximal 1180
  anatomia patológica e aplicada 1181
  avaliação 1180
  classificação 1181
  estudos de imagens e outros exames 1180
  lesões associadas 1180
  mecanismos de lesão 1180
  medidas de resultados 1181
  opções terapêuticas 1182
  sinais e sintomas 1180
  tratamento cirúrgico 1182
  tratamento conservador 1182
  tratamento de resultados adversos esperados e complicações inesperadas 1190
Fraturas da ulna proximal — aplicação de placa 1187
Fraturas da ulna proximal — fraturas de Monteggia posteriores 1187, 1189, 1190
Fraturas de Bennett 945, 948
Fraturas de Galeazzi 1102
fraturas de Monteggia posteriores 1187
Fraturas de ossos longos 220
Fraturas de Rolando 948
Fraturas de tíbia 413
Fraturas diafisárias 897
Fraturas diafisárias do rádio e da ulna 1089
  anatomia patológica e anatomia aplicada 1107
  avaliação 1090
  classificação 1100
  epidemiologia 1089
  fraturas de galeazzi 1090
  fraturas de monteggia 1090
  imagem e outros exames diagnósticos 1098
  lesões associadas 1092
  mecanismo de lesão 1090
  resultados de fixação de fraturas no antebraço com placa e parafusos 1130

sinais e sintomas 1091
  tratamento 1113
  tratamento cirúrgico 1115
  tratamento conservador 1114
  tratamento dos resultados adversos esperados e de complicações inesperadas 1137
Fraturas do acetábulo 1853
  abordagem terapêutica 1937
  algoritmo proposto para facilitar a classificação das fraturas 1888
  anatomia patológica e anatomia aplicada relacionadas 1878
  avaliação 1855
  classificação 1865
  classificação de letournel 1866, 1867
  controvérsias e rumos futuros 1936
  força aplicada e posição do quadril versus padrão de fratura 1855
  fratura bicolunar 1878
  fratura bicolunar do acetábulo 1875
  fratura da coluna anterior 1870, 1871
  fratura da coluna anterior do acetábulo 1868
  fratura da coluna posterior do acetábulo 1868
  fratura da parede anterior 1869
  Fratura da parede anterior do acetábulo 1868
  fratura da parede anterior + hemitransversa posterior 1875
  fratura da parede posterior 1867
  fratura da parede posterior do acetábulo 1867
  fratura da parede posterior do acetábulo + fratura transversa 1873
  fratura de coluna posterior 1869
  fratura de parede anterior 1870
  fraturas de coluna (ou parede) anterior do acetábulo + fratura hemitransversa posterior 1873
  fraturas em T do acetábulo 1875
  fratura transversa 1872
  fratura transversa do acetábulo 1870
  fratura transversal + parede posterior (padrão transtectal) 1874
  imagens e outros estudos diagnósticos 1860
  lesões associadas 1856
  mecanismos lesionais 1855
  medidas de desfecho 1877
  Opções de tratamento 1880
  sinais e sintomas 1858
  sistema de classificação clínica de Merle d'Aubigné e Postela 1879
  tipos de fratura elementar do acetábulo 1867
  tratamento 1936
  tratamento cirúrgico 1885
    abordagem de gibson modificada 1901
    abordagem de kocher-langenbeck 1893
    abordagem de Kocher-Langenbeck 1894
    abordagem iliofemoral 1898
    abordagem iliofemoral estendida 1900
    abordagem ilioinguinal 1896
    abordagem intrapélvica de stoppa modificada 1904
    abordagens anterior e posterior combinadas 1904
    abordagens cirúrgicas alternativas 1900
    abordagens cirúrgicas de rotina 1893
    abordagens cirúrgicas de rotina para cada padrão de fratura 1890
    cuidados perioperatórios 1928

desfechos do tratamento cirúrgico 1931
indicações/contraindicações 1885
indicações para fixação de emergência de fraturas do acetábulo 1890
osteotomia trocantérica em flip 1900
Redução e fixação 1892
Resultados do tratamento cirúrgico 1932
tratamento cirúrgico de tipos associados de fraturas do acetábulo 1918
  RAFI das fraturas da coluna/parede anterior + hemitransversas posteriores 1922
  RAFI das fraturas transversas e de parede posteriores 1920
  RAFI de fraturas bicolunares via abordagem ilioinguinal 1926
  RAFI de fraturas da coluna/parede posterior 1919
  RAFI de fraturas em T 1925
  RAFI de fraturas em T via abordagem posterior 1923
  redução aberta e fixação interna de fraturas da coluna (ou parede) anterior e hemitransversas posteriores 1920
  redução aberta e fixação interna de fraturas da coluna posterior e da parede posterior 1918
  redução aberta e fixação interna de fraturas em T 1923
tratamento cirúrgico dos tipos de fraturas do acetábulo elementares 1904
  RAFI das fraturas da parede/coluna anterior 1912
  RAFI de fraturas da coluna/parede anterior 1916
  RAFI de fraturas da coluna posterior 1910
  RAFI de fraturas da parede posterior 1906
  RAFI de fraturas da parede posterior: armadilhas potenciais e medidas preventivas 1909
  RAFI de fraturas transversas 1917
  redução aberta e fixação interna de fraturas da parede posterior 1904
  redução aberta e fixação interna de fraturas do acetábulo da coluna posterior 1909
  redução aberta e fixação interna de fraturas transversas 1916
Tratamento cirúrgico percutâneo 1927
  fixação percutânea de fraturas do acetábulo 1927, 1928
  indicações/contraindicações 1927
tratamento conservador 1880, 1882
tratamento de desfechos adversos esperados e de complicações inesperadas 1934
  artrite pós-traumática e osteonecrose da cabeça do fêmur 1934
  implantes intra-articulares 1935
  infecção 1934
  lesão iatrogênica do nervo em fraturas do acetábulo 1934
  ossificação heterotópica 1935
  tromboembolia venosa 1935
Fraturas do anel pélvico 325, 1755
  algoritmo para tratamento posterior 1845
  anatomia cirúrgica 1785
  avaliação inicial 1759
  classificação das fraturas do sacro 1783
  classificação de Tile 1774

classificação de Young e Burgess 1774
classificações 1772
controvérsias e rumos futuros 1846
déficits neurológicos pós-operatórios recentemente identificados 1841
  infecções do trajeto do pino 1842
  profilaxia para trombose venosa profunda/ embolia pulmonar 1842
diagnóstico e tratamento da hemorragia pélvica 1762
diástase da sínfise 1844
exame clínico 1761
exame físico 1761
exames fluoroscópicos sob estresse 1771
fixação lombopélvica para dissociação espinopélvica 1836
fratura exposta de anel pélvico 1765
fraturas da asa do ilíaco 1845
fraturas de anel pélvico anterior antes do uso do cinturão pélvico 1765
fraturas do ramo superior 1844
fraturas do sacro 1845
"fraturas em crescente" 1845
fraturas expostas do anel pélvico e lesões gastrintestinais 1758
fraturas-luxações sacroilíacas 1845
imagens e estudos diagnósticos 1768
indicações para estabilização de fratura do sacro 1790
Indicações para estabilização do anel anterior 1789
indicações relativas para estabilização de anel posterior 1789
lesões associadas 1757
lesões do sacro 1831
lesões do trajeto geniturinário 1757
lesões pélvicas anteriores 1844
lesões pélvicas posteriores 1844
luxações da articulação sacroilíaca 1822
luxações sacroilíacas 1844
mecanismo lesional 1756
opções de tratamento 1788
princípios do tratamento 1756
procedimentos cirúrgicos do anel pélvico posterior 1810
RAFI de fraturas da asa do ilíaco 1816
RAFI de fraturas por cisalhamento vertical 1833
resultados 1784, 1843
sinais, sintomas e tratamento inicial 1759
testes motores para os membros inferiores 1762
tratamento 1844
Tratamento cirúrgico 1789
  armadilhas potenciais e medidas preventivas 1794
  atuais opções terapêuticas 1789
  fixação externa 1790
  procedimentos cirúrgicos do anel pélvico anterior 1797
  RAFI de diástase da sínfise 1800
  técnica cirúrgica de Hannover 1792
tratamento cirúrgico de fraturas do ramo 1804
  fixação por parafuso percutâneo anterógrado 1805
  fixação por parafuso percutâneo retrógrado 1808
tratamento cirúrgico de fraturas em crescente (fraturas-luxações) 1817
tratamento conservador 1788
  resultados específicos para o tratamento 1789

tratamento de resultados adversos esperados e de complicações inesperadas 1839
hemorragia intraoperatória 1840
impossibilidade de se obter uma fixação adequada 1840
infecção e deiscência da ferida no pós--operatório 1841
perda da fixação e da redução 1841
visão geral das abordagens cirúrgicas 1787
Fraturas do calcâneo 2581, 2587, 2592, 2595, 2596, 2604, 2621
algoritmo para tratamento 2627
anatomia patológica 2590
armadilhas potenciais 2615
artrose calcaneocuboide 2622
artrose subtalar 2622
avaliação 2581
avaliação dos resultados 2590
checklist pré-operatório 2606
classificação 2587, 2588, 2589
complicações 2620
dor de tornozelo 2626
dor no coxim 2626
estudos diagnósticos 2584
etapas cirúrgicas 2608
exostose no calcanhar 2626
fixação percutânea 2600, 2601
lesões associadas 2582
luxação dos tendões fibulares 2621
medidas preventivas 2604, 2615
sinais e sintomas 2582
tenossinovite e estenose fibulares 2621
tratamento cirúrgico 2599
tratamento conservador 2595, 2596, 2597
Fraturas do capítulo, tróclea e epicôndilo lateral 1236
Fraturas do carpo 961
anatomia e cinemática 962
anatomia neurovascular 965
anatomia óssea e ligamentar 962
anatomia patológica 969
avaliação clínica e diagnóstico 973
cinemática 966
Classificações da instabilidade carpal 971
Curva de distribuição 973
diagnóstico 973
diagnóstico de lesões do carpo: dicas e armadilhas 977
epidemiologia 972
exames de imagem secundários 976
fratura do escafoide 969
fratura do semilunar 970, 1000
fraturas do carpo 969, 972
fraturas do piramidal 1000
imagens 974
lesões associadas 973
lesões dos ligamentos carpais 970
luxações e fraturas-luxações perilunares 970
mecanismo de lesão 973
tratamento 1001
Fraturas do colo do fêmur 1988
algoritmo para tratamento 2015
anatomias 1997
artroplastia 2001
classificação AO/OTA 1993
classificação de Garden 1993
classificação de Pauwels 1993
complicações tromboembólicas 2018

diagnósticos 1990
epidemiologia 1988
espasticidade muscular 2015
fatores de risco 1989
fraturas de estresse 2013
fraturas desviadas em adultos jovens 2012
fraturas do colo do fêmur na artrite reumatoide 2013
fraturas do colo do fêmur na doença de Paget 2014
fraturas ipsilaterais do colo e da diáfise do fêmur 2012
fraturas metastásicas do colo do fêmur 2014
infecção 2018
lesões associadas 1990
luxação de prótese 2023
mecanismos de lesão 1989
mobilidade 2024
mortalidade 2017
necrose avascular 2020
procedimento cirúrgico 2017
pseudartrose 2019
resultados 2023
Resultados 1995
sinais e sintomas 1990
tratamento 2015
tratamento cirúrgico 2000, 2002
tratamento conservador 2000
Fraturas do coronoide 1169
Fraturas do cuboide 2642
  algoritmo de tratamento 2650
  classificação 2644
  classificação OTA 2644, 2645
  complicações 2647
  epidemiologia 2642
  estabilização 2647
  RAFI 2646
  sintomas 2644
  tratamento 2644, 2648
  tratamento cirúrgico 2645
  tratamento conservador 2645
Fraturas do cuneiforme 2649
  anatomia 2649
  classificação 2653
  classificação OTA 2653
  diagnóstico 2652
  mecanismos lesionais 2652
  tratamento 2653, 2654
Fraturas do escafoide 977
  anatomia clínica 977
  avaliação clínica e diagnóstico 979
  avaliação dos testes diagnósticos 982
  casos de suspeita de fratura do escafoide 987
  classificação 984
  classificação AO 984
  classificação de Herbert e Fisher 984
  classificação de Mayo 984
  classificação de Russe 984
  complicações 994
  complicações das fraturas do escafoide: consolidação viciosa 994
  complicações das fraturas do escafoide: necrose avascular 999
  complicações das fraturas do escafoide: pseudartrose 994
  diagnóstico de desvio e instabilidade 985
  epidemiologia e etiologia 978
  fraturas agudas do escafoide 986

fraturas do polo proximal do escafoide 987, 993
Fraturas do tubérculo do escafoide 986, 988
fraturas instáveis e/ou desviadas do escafoide 987, 991
fraturas não desviadas do escafoide 986, 988
lesões associadas 986
obtenção de imagens e diagnóstico de desvio 986
projeções radiográficas complementares usadas na avaliação das fraturas do escafoide 980
pseudartrose do escafoide 998
regras de predição clínica 983
sinais 979
sintomas 979
tratamento 987
tratamento 986
Fraturas do fêmur distal 2179
  alinhamento vicioso 2213
  anatomia 2183, 2184, 2185
  artrite pós-traumática 2214
  classificação 2182
  diagnósticos 2182
  fraturas do fêmur distal 2215
  fraturas expostas 2180
  lesões associadas 2180
  lesões ligamentares 2181
  lesões vasculares 2181
  mecanismos lesionais 2179
  medidas de resultado 2183
  métodos cirúrgicos 2212
  pseudartroses 2213
  RAFI 2190, 2192, 2204, 2206
  sinais e sintomas 2182
  táticas cirúrgicas 2215
  técnica cirúrgica 2192
  tratamento 2215
  tratamento cirúrgico 2186, 2213, 2214
  tratamento conservador 2185, 2186
Fraturas do membro inferior 656
Fraturas do membro superior 652
Fraturas do metacarpo 933, 937
  anatomia patológica e aplicada 934
  fraturas de cabeça metacarpal 939
  fraturas do colo metacarpal 936
  Fraturas extra-articulares do metacarpo do polegar 937
  opções terapêuticas 934
  tratamento cirúrgico 936
    fixação intramedular 936
    fraturas da cabeça do metacarpo 938
    redução aberta e fixação interna 936
    redução fechada e fixação interna 936
  tratamento conservador 934
Fraturas do metatarso I 2671
  algoritmo para o tratamento 2675
  classificação 2671
  imagens 2671
  opções de tratamento 2672
  RAFI 2674
  resultados adversos 2675
  sinais e sintomas 2671
  tratamento 2675
  tratamento conservador 2672
Fraturas do navicular do tarso 2632, 2635
  algoritmo para o tratamento 2643
  classificação OTA 2634
  fixação 2637

fixação interna 2639
tratamento 2635, 2640
tratamento cirúrgico 2636
tratamento conservador 2635
Fraturas do pilão tibial 2419
  anatomia cirúrgica 2426
  artrose pós-traumática 2477
  classificação de Ruedi e Allgower 2424
  complicações 2473, 2475
  diagnósticos 2423
  ferida profunda 2475
  ferida superficial 2475
  lesão de tecido mole 2424
  lesões associadas 2422
  mecanismos do trauma 2421
  medidas de desfecho 2426
  osteomielite 2476
  pseudartrose 2477
  RAFI 2436, 2449, 2450, 2451, 2452, 2472
  sistemas de classificação 2424
  tratamento 2477
  tratamento cirúrgico 2432
  tratamento conservador 2432
Fraturas do platô tibial 2253, 2254, 2256, 2288
  abordagem anteromedial 2299
  abordagem limitada 2289, 2290
  abordagem posterolateral 2299
  abordagem posteromedial 2295
  abordagens anteriores estendidas 2299
  abordagens posteriores 2300
  anatomia 2270
  avaliação 2255
  avaliação dos resultados 2268, 2270
  classificação 2261, 2262, 2265, 2268
  complicações 2305
  fixação 2282, 2283
  fixação externa 2305
  imagens 2257
  lesões associadas 2255
  planejamento pré-operatório 2289
  RAFI 2285, 2287, 2290, 2291, 2292
  ressonância nuclear magnética 2260
  tratamento 2272, 2310
  tratamento cirúrgico 2274
  tratamento conservador 2274
Fraturas dos dedos do pé 2689
Fraturas dos metatarsos centrais 2675
  algoritmo de tratamento 2679, 2686
  anatomia 2676
  classificação 2680
  complicações 2678, 2685
  mecanismos de lesão 2680
  opções de tratamento 2676, 2681
  RAFI 2685
  sinais e sintomas e imagens 2680
  tratamento 2685
  tratamento conservador 2677, 2682
Fraturas dos sesamoides 2685, 2689
  algoritmo do tratamento 2696
  anatomia 2686
  avaliação 2685
  complicações 2689
  tratamento 2686, 2689, 2694
Fraturas do terço distal do rádio e da ulna 1025
  anatomia patológica e anatomia aplicada 1037
  avaliação 1029
  classificação 1033
  classificação AO/OTA 1035

classificação de Fernandez 1035
classificação de Melone 1033, 1034
classificação de Older 1033
classificações modernas 1034
consolidação viciosa 1076
consolidação viciosa extra-articular dorsal 1077
consolidação viciosa extra-articular volar 1080
consolidação viciosa intra-articular 1080
desvio palmar do fragmento distal 1080
epidemiologia 1027
escore de Gartland e Werley 1036
escore de Green e O'Brien 1036
escore de Mayo para o punho 1036
escore Patient-related wrist evaluation (PRWE) 1037
estudos de imagem e outros estudos 1030
fatores de risco 1028
fratura articular mínima do terço distal do rádio 1046
fratura cominutiva do rádio 1047
fratura extra-articular instável do terço distal do rádio 1073
fratura extra-articular instável ou articular mínima do terço distal do rádio. 1062
fratura instável do terço distal do rádio 1059
fratura intra-articular complexa do terço distal do rádio 1064
fratura intra-articular do terço distal do rádio 1064, 1081
fratura intra-articular em três partes do terço distal do rádio 1067
fratura labial dorsal do terço distal do rádio 1072
fratura metafisária com redesvio em seguida à redução 1048
fratura por cisalhamento volar do terço distal do rádio 1071
fraturas do estiloide ulnar 1074
fraturas extra-articulares do terço distal da ulna 1073
fraturas intra-articulares do terço distal da ulna 1074
incidências informadas 1027
indicações para tratamento 1042
indicações para tratamento conservador 1042
  técnica de redução incruenta 1043
lesões associadas 1029
manobra de agee 1044
mecanismos de lesão 1029
medidas de resultado 1036
opções terapêuticas 1038
osteotomia para uma consolidação viciosa dorsal 1078
sinais e sintomas 1030
tratamento cirúrgico 1046
  aplicação de pinos percutâneos 1046
  complicações da fixação externa 1056
  fixação externa em não ponte 1053
  fixação externa em ponte ou abrangente 1049
  fraturas articulares parciais 1070
  fraturas intra-articulares com desvio 1063
  fraturas metafisárias extra-articulares ou articulares mínimas instáveis 1046
  osteossíntese por placa bloqueada volar 1057
Fraturas do terço distal do úmero 1194
  abordagens cirúrgicas 1211
  anatomia patológica e aplicada 1202
  armadilhas potenciais e medidas preventivas 1239

avaliação 1196
circunstâncias especiais e tratamento de resultados adversos esperados e de complicações inesperadas 1243
classificação 1197
classificação AO/OTA 1198
classificação de Hastings para a ossificação heterotópica 1244
classificação de Mehne e Matta 1203
complicações da artroplastia total do cotovelo em fraturas do terço distal do úmero 1245
complicações da ferida e infecção em fraturas do terço distal do úmero 1244
complicações da osteotomia de olécrano em fraturas do terço distal do úmero 1245
controvérsias/rumos futuros 1246
epidemiologia 1195
fraturas articulares completas 1195, 1196, 1206
fraturas articulares específicas 1196
fraturas articulares parciais 1196
fraturas expostas do úmero distal 1243
fraturas extra-articulares 1195, 1196, 1206
imagens e outros estudos diagnósticos 1197
incidência 1195
mecanismos de lesão e lesões associadas 1196
medidas de avaliação do resultado 1202
neuropatia ulnar em fraturas do terço distal do úmero 1245
opções de tratamento 1206
pseudartrose de fraturas do terço distal do úmero 1243
RAFI de fraturas do terço distal do úmero 1233
relação entre o mecanismo de lesão e a lesão aos tecidos moles 1196
rigidez do cotovelo e ossificação heterotópica de fraturas do terço distal do úmero 1244
sinais e sintomas 1196
tratamento 1246
tratamento cirúrgico 1208
  artroplastia total do cotovelo para fraturas do terço distal do úmero 1235
  momento da cirurgia 1208
  redução aberta e fixação interna de fraturas do terço distal do úmero 1208, 1226
  técnica cirúrgica para RAFI de fraturas articulares parciais 1226
tratamento conservador 1206
tratamento conservador de fraturas articulares parciais 1208
Fraturas do terço proximal da ulna 1182
Fraturas do terço proximal do úmero 1304, 1325
  amplitude de movimento 1318
  anatomia patológica e aplicada 1320
  avaliação radiográfica 1318
  classificação 1313
  classificação AO/OTA 1315, 1316
  classificação de Neer 1314, 1315
  complicações 1318
  dor 1318
  escalas de resultados atualmente empregadas 1319
  força 1318
  forças deformantes 1323
  fratura complexa do terço proximal do úmero 1306
  fratura do terço proximal do úmero com impactação em valgo 1310
  fraturas da tuberosidade maior 1379

fraturas do colo cirúrgico em duas partes 1380
fraturas em duas partes e fraturas-luxações da tuberosidade maior 1379
fraturas em duas partes e fraturas-luxações da tuberosidade menor 1379
fraturas em três e quatro partes 1380
fraturas em uma parte sem desvio ou minimamente desviadas 1379
imagens e outros estudos diagnósticos 1309
incidência 1304
lesões associadas 1306
mecanismos de lesão 1305
medidas de resultados 1318
opções de tratamento 1324
projeção AP de Grashey do ombro 1310
projeção axilar do ombro 1311
projeção de Neer (Y lateral) do ombro 1310
representação original de Codman das fraturas do terço proximal do úmero 1315
sinais e sintomas 1307
tratamento cirúrgico 1329
  abordagens cirúrgicas 1329
  artroplastia reversa total do ombro 1365
  fixação por banda de tensão 1342
  hemiartroplastia 1356
  implantes intramedulares 1350
  osteossíntese por placa e parafusos 1331
  redução fechada e fixação percutânea 1346
tratamento conservador 1324
tratamento de resultados adversos e de complicações 1373
Fraturas do tornozelo 2485, 2501, 2503, 2506, 2509, 2511, 2524, 2526, 2527, 2528, 2529
  abordagens cirúrgicas 2490
  algoritmo para o tratamento cirúrgico 2524
  anatomia cirúrgica 2486
  aplicação de haste intramedular 2517, 2518
  avaliação clínica 2500
  cirurgia 2514
  classificação de Lauge-Hansen 2491
  classificação de Pott 2490
  classificações de Danis-Weber e AO/OTA 2490
  complicações 2529
  diabéticos 2527
  efeitos adversos 2528
  epidemiologia 2485, 2486
  fatores de risco 2527
  fraturas do maléolo lateral 2519
  fraturas do maléolo medial 2521
  obesidade 2528
  pacientes alcoólicos 2528
  pacientes fumantes 2528
  pacientes idosos 2528
  radiografia 2503
  regras de Ottawa 2501
  técnica cirúrgica 2514, 2517
  técnicas de fixação 2513, 2519
  tratamento 2506, 2508, 2509, 2510, 2513
  tratamento perioperatório 2524
  tratamento pós-operatório 2526
Fraturas e luxações da coluna cervical 1635
  abordagens posteriores 1662
  algoritmo de tratamento 1699
  algoritmo para tratamento 1675, 1678, 1686, 1690
  anatomia 1649
  canal vertebral 1651
  coluna cervical inferior (C3-C7) 1650

coluna cervical superior 1649
complicações da cirurgia 1667
detecção da lesão 1640
epidemiologia 1637
fraturas isoladas do anel de C1 1677
halo-colete torácico 1654
instrumentação/fusão posterior 1664
luxação de faceta articular 1707
luxação occipitocervical (C0–C1) 1669
luxações das facetas 1705
medula espinal cervical 1652
órteses cervicotorácicas 1654
protocolo inicial de imagem 1639
radiografias 1642
ressonância magnética 1647
ressuscitação 1638
técnicas cirúrgicas 1659
tomografia computadorizada 1643
tratamento 1664, 1676
tratamento cirúrgico 1658, 1670
tratamento conservador 1653, 1670
Fraturas e luxações da coluna toracolombar 1717
   algoritmo do escore ECGLTL 1748
   anatomia 1729
   cirurgia minimamente invasiva 1749
   classificação 1722, 1723, 1725, 1728
   complicações 1746, 1747
   estudos diagnósticos 1721
   etapas cirúrgicas 1737
   lesões associadas 1719
   mecanismos de trauma 1718
   resultados 1728
   sinais e sintomas 1719
   tratamento 1748
   tratamento cirúrgico 1732, 1745
   tratamento conservador 1731, 1745
Fraturas e luxações da mão 887
   artrite pós-traumática 957
   avaliação 888
   classificação 893
   feridas associadas 957
   imagens e outros estudos diagnósticos 893
   implantes bioabsorvíveis 958
   lesões associadas 888
   mecanismos de lesão 888
   opções terapêuticas 894
   resultados 893
   sinais e sintomas 892
   tratamento conservador 894
   tratamento da perda de substância óssea 957
   tratamento de resultados adversos esperados e de complicações inesperadas 950
Fraturas e luxações do cotovelo 1146
Fraturas e luxações do mediopé e do antepé 2630
Fraturas e luxações do tálus 2535, 2563, 2569, 2577
   algoritmo de tratamento 2571
   anatomia aplicada 2545
   anatomia cirúrgica 2545
   artrose pós-traumática 2566
   avaliação 2536
   classificação 2541
   classificação AO/OTA 2542
   complicações 2568
   consolidação viciosa 2566
   cuidados pós-operatórios 2561
   desfechos 2568
   etapas cirúrgicas 2560
   imagens e outros estudos diagnósticos 2539
   infecção e necrose cutânea 2563
   irrigação sanguínea 2547
   lesões associadas 2537
   medidas preventivas 2563
   osteonecrose 2564
   planejamento pré-operatório 2551
   resultados adversos 2568
   sinais e sintomas 2538
   terapêutica 2548
   tratamento 2569, 2575
   tratamento cirúrgico 2549, 2560
   tratamento conservador 2548, 2549
   tratamento padrão 2550
Fraturas em pacientes idosos 602
   cuidados paliativos 626
   efeitos futuros nos serviços traumato--ortopédicos 614
   epidemiologia 604
      padrão de mudança na incidência de fraturas em idosos 609
   epidemiologia das fraturas em superidosos 608
   fraturas específicas comuns em idosos 617
   fraturas expostas em idosos e superidosos 613
      incidência das fraturas expostas 615
   fraturas pélvicas 621
   fraturas por fragilidade 604
   idosos politraumatizados 623
   incidência 602
      envelhecimento da população 602
      expectativa de vida dos superidosos 603
      tendências na incidência de fraturas 603
   olécrano 623
   região distal do rádio 618
   região proximal do fêmur 617
   região proximal do úmero 619
   relação entre exclusão social e a incidência de fraturas. 626
   tíbia 622
Fraturas em torno de artroplastia reversa do ombro 728
Fraturas endocondrais 113
   etapas do reparo 113
Fraturas específicas 151
Fraturas expostas 77, 327, 343, 350, 375, 784, 1103, 1136, 1296
   curvas de distribuição das fraturas para diferentes fraturas expostas 79
   curvas de distribuição de idade e gênero 78
   epidemiologia 80
   gravidade 81
Fratura simples em espiral da tíbia e da fíbula 191
Fraturas interprotéticas 736
Fraturas intertrocantéricas do quadril 2029, 2076
   anatomia 2033
   artroplastia 2071
   avaliação 2030
   classificação 2031
   classificação AO/OTA 2080
   classificação das placas 2039
   classificação de Evans 2033
   complicações clínicas 2072
   complicações psicossociais 2073
   complicações tromboembólicas 2073
   desfecho 2032, 2034
   desfechos 2077
   disfunção do implante 2074
   etapas da redução fechada 2045
   imagens 2031
   infecção 2076
   lesões associadas 2030
   mecanismos lesionais 2030
   opções de tratamento 2037
   planejamento pré-operatório 2042
   pseudartrose 2073
   RAFI 2042, 2049
   recuperação funcional 2078
   sinais e sintomas 2030
   tratamento 2050, 2079
   tratamento cirúrgico 2040
   tratamento conservador 2039, 2040
   variáveis na seleção do implante 2079
   variáveis preditivas de mortalidade 2077
Fraturas intra-articulares da base do metacarpo do polegar 944
Fraturas isoladas da escápula 1437
Fraturas-luxações de Galeazzi 1135
Fraturas metacarpais 941
Fraturas metastásicas 187
Fraturas múltiplas 79
Fraturas osteoporóticas 1297
Fraturas patológicas 645, 1297
   aspectos clínicos 646
   aspectos demográficos 645
   avaliação de radiografias simples 648
   avaliação do paciente 646
   complicações 660
   controvérsias e rumos futuros 661
   critérios de Mirels para risco de fratura 650
   estudos laboratoriais 646
   fatores sugestivos 646
   investigações radiográficas 648
   opções terapêuticas 651
   opções terapêuticas para pacientes com fraturas patológicas por tumores ósseos primários 662
   papel da radiação e do tratamento clínico adjuvantes 661
   problemas clínicos associados 647
   quando e como realizar uma biópsia 649
   tratamento cirúrgico 651
   tratamento conservador 651
Fraturas patológicas iminentes 650
   sistemas de classificação 650
Fraturas pélvicas 320
Fraturas pélvicas/acetabulares 654
Fraturas periprotéticas 668, 1297
   avaliação 669
   lesões associadas 669
   mecanismos de lesão 669
   modalidades imaginológicas e outros estudos diagnósticos 670
   objetivos e medidas de desfecho 670
   sinais e sintomas 669
Fraturas periprotéticas
   circunstâncias especiais, resultados adversos esperados e complicações inesperadas 735
Fraturas periprotéticas acetabulares intraoperatórias 672
Fraturas periprotéticas acetabulares pós-operatórias 672
Fraturas periprotéticas da parte proximal da tíbia 724
Fraturas periprotéticas da parte proximal da tíbia 720
   armadilhas potenciais e medidas preventivas 724
   classificação 720
   desfechos 724

incidência, fatores de risco e prevenção 720
tratamento 720
tratamento 724
tratamento de fraturas da tíbia em torno de componentes de artroplastia total do joelho 720
tratamento de fraturas da tíbia em torno de componentes unicompartimentais 724
Fraturas periprotéticas da patela 716
  armadilhas potenciais e medidas preventivas 718
  classificação 717
  classificação de ortiguera e berry 717
  desfechos 718
  fratura periprotética aguda da patela 718
  incidência, fatores de risco e prevenção 717
  tratamento 719
  tratamento 717
Fraturas periprotéticas do acetábulo 671, 672
  armadilhas potenciais e medidas preventivas 674
  classificação 672
  incidência, fatores de risco e prevenção 671
  planejamento pré-operatório para tratamento 673
  posicionamento e abordagem cirúrgica para tratamento 673
  princípios terapêuticos 672
  técnica cirúrgica para tratamento 673
  tratamento cirúrgico 673
Fraturas periprotéticas do fêmur 682
Fraturas periprotéticas do fêmur em torno de próteses para artroplastia do quadril 676
  classificação 679
  classificação das fraturas periprotéticas intraoperatórias do fêmur 679
  classificação de fraturas periprotéticas do fêmur após recapeamento do quadril 680
  classificação de fraturas periprotéticas pós--operatórias do fêmur 679
  classificação de Vancouver 679
  desfechos da fixação interna de fraturas periprotéticas do fêmur dos tipos B e C de Vancouver 695
  desfechos da revisão de artroplastia para fraturas periprotéticas do fêmur dos tipos B e C de Vancouver 698
  desfechos das fraturas periprotéticas do fêmur 695
  desfechos das fraturas periprotéticas do fêmur de tipo A de Vancouver 695
  desfechos de fraturas em torno de próteses de recapeamento do fêmur 698
  fraturas em torno de próteses de recapeamento do fêmur 678
  fraturas periprotéticas do fêmur de tipo A de Vancouver 676
  fraturas periprotéticas do fêmur de tipos B e C de Vancouver 676
  incidência, fatores de risco, prevenção e mortalidade 676
  princípios terapêuticos 680
  princípios terapêuticos para fraturas em torno de próteses de recapeamento femoral 683
  princípios terapêuticos para fraturas periprotéticas de tipo A de Vancouver 680
  princípios terapêuticos para fraturas periprotéticas do fêmur de tipo B de Vancouver 681
  Princípios terapêuticos para fraturas periprotéticas do fêmur do tipo C de Vancouver 683
  RAFI de fraturas periprotéticas do fêmur 683
    abordagem cirúrgica para RAFI de fraturas periprotéticas do fêmur 685
    armadilhas potenciais e medidas preventivas para RAFI de fraturas periprotéticas do fêmur 688
    cuidados pós-operatórios para RAFI de fraturas periprotéticas do fêmur 688
    estratégia de redução para RAFI de fraturas periprotéticas do fêmur 685
    planejamento pré-operatório para RAFI de fraturas periprotéticas do fêmur 683
    técnica de fixação para RAFI de fraturas periprotéticas do fêmur 686
  revisão de artroplastia 689
Fraturas periprotéticas do terço distal do fêmur 699
  abordagem(ns) cirúrgica(s) para RAFI de fraturas periprotéticas do terço distal do fêmur 704
  aplicação de haste intramedular em fraturas periprotéticas do terço distal do fêmur 710, 711
  classificação 701
  classificação de su 701
  incidência, fatores de risco, prevenção e mortalidade 699
  princípios para o tratamento cirúrgico 702
  RAFI de fraturas periprotéticas do terço distal do fêmur 702, 704, 705
  revisão de artroplastia total do joelho para fraturas periprotéticas do terço distal do fêmur 712
  tratamento conservador 701
  uso de hastes intramedulares em fraturas periprotéticas do terço distal do fêmur 709
Fraturas periprotéticas em torno de artroplastia do cotovelo 733
  classificação 733
  classificação de Mayo 733
  desfechos 735
  incidência, fatores de risco e prevenção 733
  RAFI para fraturas periprotéticas em torno de artroplastia do cotovelo 734
  tratamento 733
  tratamento 735
  tratamento de fraturas periprotéticas da diáfise do úmero e ulna 734
  tratamento de fraturas periprotéticas da metáfise do úmero 733
  tratamento de fraturas periprotéticas de metáfise da ulna 734
Fraturas periprotéticas em torno de artroplastia do ombro 726
  armadilhas potenciais e medidas preventivas 732
  classificação 728
  classificação das fraturas escapulares em torno de artroplastia do ombro 729
  classificação de fraturas periprotéticas do úmero em torno de artroplastia do ombro 728
  desfechos 731
  desfechos de fraturas periprotéticas da escápula em torno de artroplastia do ombro 732
  desfechos de fraturas periprotéticas do úmero em torno de artroplastia do ombro 731
  incidência, fatores de risco e prevenção 726
  tratamento 729
  tratamento de fraturas periprotéticas da cavidade glenoidal 729
  tratamento de fraturas periprotéticas da diáfise do úmero 729
  tratamento de fraturas periprotéticas do acrômio em torno de artroplastia reversa do ombro 731
  tratamento de fraturas periprotéticas intraoperatórias da tuberosidade 729
Fraturas periprotéticas em torno de artroplastia do tornozelo 725
  incidência, fatores de risco e prevenção 725
  tratamento e desfechos 726
Fraturas por estresse 186, 630
  apresentação clínica 631
  classificação/determinação do grau 633
  diagnóstico 631
  fatores de risco 631
  fisiopatologia 630
  locais anatômicos para fraturas por estresse de alto risco 633
  prevenção 643
  princípios terapêuticos gerais 631
  retorno à prática esportiva 635
  sistema de classificação de Kaeding-Miller 635
  tratamento das fraturas por estresse de alto risco 635
  tratamento das fraturas por estresse de baixo risco 636
Fraturas por estresse da diáfise da tíbia 640
Fraturas por estresse da diáfise do fêmur 639
Fraturas por estresse de alto risco versus fraturas por estresse de baixo risco 633
Fraturas por estresse de membro inferior 639
Fraturas por estresse de membro superior 636
Fraturas por estresse do joelho e da perna 639
Fraturas por estresse do metatarso 641
Fraturas por estresse do pé 641
Fraturas por estresse vertebrais, pélvicas e sacrais 638
Fraturas por fragilidade 80
  lista de fraturas que devem ser consideradas como fraturas por fragilidade 82
Fraturas subtrocantéricas do fêmur 2084, 2095
  anatomia patológica e anatomia aplicada 2088
  avaliação 2084
  classificação 2085
  classificação de Russell-Taylor 2087
  classificação OTA 2088
  consolidação viciosa de fraturas subtrocantéricas do fêmur 2097
  imagens e outros estudos diagnósticos 2085
  infecção em fraturas subtrocantéricas do fêmur 2098
  instrumentação 2084
  lesões associadas 2085
  mecanismos de lesão 2084
  medidas de desfecho 2085
  opções de tratamento 2089
  pseudartrose de fraturas subtrocantéricas do fêmur 2098
  resumo, controvérsias e futuras orientações 2099

sinais e sintomas 2085
tratamento 2099
tratamento cirúrgico 2090
   procedimento cirúrgico: aplicação de placa 2095
   procedimento cirúrgico: haste intramedular (IM) bloqueada 2090
   RAFI das fraturas subtrocantéricas do fêmur com haste IM 2094
   RAFI para fraturas subtrocantéricas do fêmur 2091
   tratamento conservador 2089
   tratamento de desfechos adversos esperados e de complicações inesperadas 2097
fratura subtrocantérica do fêmur 2089
Fratura tênsil 17
Fratura transversal 16
Fratura transversal do terço médio da diáfise do úmero 1293

G

Gastrocnêmio 479
Granuloma eosinofílico 662

H

Haste de Garnavos 1281
Haste de Marchetti-Vincenzi 1281
Haste de Russell-Taylor 1281
Haste de Seidel 1281
Haste de úmero sem fresagem 1281
Haste Fixion 1281
Hastes "bio" 1281
Hastes de artroplastia do quadril 698
Hastes "fixas" 1281
Hastes intramedulares 213
Hastes intramedulares das fraturas de diáfise do antebraço 1131
Hastes intramedulares das fraturas do antebraço 1133
Hastes intramedulares do rádio 1132
Hastes press-fit cilíndricas 678
Haste T2 1281
Haste True-Flex 1281
Hematoma intracraniano expansivo 319
Hemorragia 312
Hemorragia abdominal de exsanguinação 319
Hemorragia mediastínica e lesão à aorta torácica 318
Hemotórax 318
Heparina 747
Heparina de baixo peso molecular 747
Hidroxiapatita 131
Hiperalgesia primária 755
Hiperalgesia secundária 755
Hipercalcemia 647
   Sinais e sintomas 647
Hipersensibilidade 951
Hipótese neuromuscular 631
Hormônio do crescimento e fator de crescimento I similar à insulina 141
Hormônio paratireóideo 140
Hormônio paratireoidiano 137, 598

I

Ibandronato 598
Imagens radiográficas 349

Implantes pré-moldados 212
inchaço 762
Índice de Caprini 746
Índice de Mayo para Desempenho do Cotovelo 1259
Inércia 9, 15
Infecção 737, 951, 1137, 1292, 1418
Infecção após uma fratura 775
Infecção de tecido mole 763
Infecção em fraturas subtrocantéricas do fêmur 2098
Infecção estabelecida 785
Infecções ortopédicas 768
   avaliação diagnóstica 793
   concentrações séricas e ósseas depois da administração dos antibióticos 786
   considerações no paciente geriátrico 790
   dispositivos e técnicas para depósito de antibióticos 787
   regimes antibióticos específicos para bactérias comuns 786
   soluções de irrigação 787
   técnicas de desbridamento 789
   tratamento 793
Inserção de haste intramedular 1276
   posicionamento do paciente 1277
Instabilidade glenoumeral 1460, 1518
   abordagem anterior para capsulorrafia inferior 1516
   abordagens cirúrgicas comuns 1485
      abordagem anterior aberta para a instabilidade glenoumeral 1485
      abordagem anterior no ombro 1486
      abordagem artroscópica e posição dos portais 1487
      abordagem posterior aberta 1485
      abordagem posterior ao ombro 1487
   anatomia capsuloligamentar da articulação glenoumeral 1467
   anatomia e anatomopatologia 1465
   anatomia (secção transversa) do ombro normal 1466
   apresentação 1472
   artropatia após capsulorrafia 1519
   artroscopia diagnóstica 1484
   aumento ósseo posterior aberto, ou osteotomia glenoidal 1514, 1515
   avaliação 1470
   avulsão da bainha periosteal lábio-ligamentar anterior 1469
   avulsão umeral do ligamento glenoumeral 1469
   capsulorrafia aberta 1520
   capsulorrafia artroscópica para IMD 1517
   capsulorrafia posterior aberta e reparo labial 1510
   capsulorrafia posterior artroscópica 1511, 1513
   capsulorrafia posterior artroscópica para recidiva da instabilidade 1511
   classificação 1460
   classificação descritiva 1461
   complexo do ligamento glenoumeral inferior 1467
   complicações 1518
   complicações com os implantes 1518
   controvérsias e direções futuras 1520
   definição de lesão de Hill-Sachs 1483
   definição de perda óssea glenoidal 1483
   diagnóstico incorreto 1518

   epidemiologia 1464
   exame diagnóstico 1484
   exame físico 1472
   exames específicos para instabilidade anterior 1476
   exames específicos para instabilidade multidirecional 1477
   exames específicos para instabilidade posterior 1477
   falha do procedimento de Latarjet 1519
   imagens e outros estudos diagnósticos 1478
   infecção 1518
   instabilidade aguda 1472, 1484
   instabilidade anterior 1471, 1488, 1489, 1491, 1518, 1521
   instabilidade crônica 1484
   instabilidade multidirecional 1464, 1515, 1516, 1519, 1523
   instabilidade não aguda 1473
   instabilidade posterior 1472, 1503, 1504, 1506, 1519, 1522
   insuficiência do subescapular 1519
   lesão de bankart 1468
   lesões anteriores e posteriores do lábio superior 1469
   lesões associadas 1471
   lesões nervosas 1518
   ligamento coracoacromial 1468
   ligamento coracoumeral e intervalo rotador 1467
   ligamento glenoumeral médio 1467
   ligamento glenoumeral superior 1467
   limitadores estáticos 1465
   load and Shift Test 1475
   luxação anterior traumática 1463
   luxação posterior crônica 1508, 1509
   luxação posterior traumática aguda e crônica 1463
   luxações anteriores agudas 1488, 1491
   luxações anteriores crônicas 1488, 1491
   manguito rotador 1468
   mecanismos de lesão 1470
   mensuração dos resultados 1484
   opções de tratamento 1488
   ossos 1470
   padrões comuns de instabilidade 1463
   perda do movimento 1519
   procedimentos anteriores abertos para luxações anteriores crônicas 1493
   procedimentos anteriores abertos para luxações posteriores crônicas 1507, 1509
   procedimentos ósseos abertos para recidiva da instabilidade anterior 1499, 1502
   projeção de Grashey 1478
   projeção de Stryker Notch 1481
   projeção escapular em Y 1480
   projeção oblíqua apical 1480
   projeções axilares 1479
   recidiva da instabilidade 1518
   recidiva da instabilidade anterior 1488, 1491
   redução aberta de uma luxação anterior 1491
   redução anterior aberta de uma luxação anterior 1492
   redução anterior aberta de uma luxação posterior 1506, 1507
   redução fechada da luxação posterior 1504, 1505
   redução fechada de uma luxação anterior 1489, 1491

reparo anterior aberto dos tecidos moles 1494, 1496
reparo artroscópico de tecido mole 1498
reparo artroscópico dos tecidos moles 1496
sinais e sintomas 1472
subluxação anterior recidivante 1463
subluxação posterior recidivante 1463
subluxação posterior recidivante displásica 1463
subluxação posterior recidivante voluntária 1463
tendão do bíceps 1468
teste da gaveta 1474
teste da hiperabdução de Gagey 1476
teste do sulco 1475
testes de apreensão 1476
testes gerais para frouxidão 1474
tomografia computadorizada e imagens por ressonância magnética 1481
tratamento 1520
tratamento cirúrgico 1491
tratamento conservador 1488
tratamento da luxação anterior traumática primária 1520
tratamento da perda óssea 1520
Instabilidade hemodinâmica 320
Instabilidade residual 954
Instabilidade rotacional posteromedial (IRPM) do cotovelo 1175, 1179
  Anatomia patológica e aplicada 1177
  avaliação 1176
  classificação 1177
  estudos de imagem 1177
  lesões associadas 1176
  mecanismos de lesão 1176
  medidas de resultados 1177
  opções terapêuticas 1177
  reparo cirúrgico 1179
  sinais e sintomas 1176
  tratamento cirúrgico 1178
  tratamento conservador 1177
  tratamento de resultados adversos esperados e complicações inesperadas 1179
Instabilidade vasomotora 762

J

Joelho flutuante 2362

L

Lábio glenoidal 1465
Latíssimo do dorso 489
Lesão ao nervo supraescapular 1456
Lesão da coluna vertebral 1604, 1608
  atendimento ao paciente até a liberação da coluna vertebral 1621
  avaliação e tratamento iniciais 1610
    atendimento em campo 1610
    atendimento no serviço de emergência 1612
    intervenção farmacológica 1611
  avaliações durante o exame retal em um paciente traumatizado 1613
  categorias da escala de comprometimento 1614
  comparação dos critérios NEXUS e da Canadian C-spine Rule 1618
  comparação entre choque neurogênico e hipovolêmico 1612
  complicações 1626, 1627

considerações especiais 1628
controvérsias 1629
  administração de esteroides em lesões recentes da medula espinal 1629
  limitações das inferências advindas de estudos biomecânicos 1630
  problemas com a avaliação de estabilidade e instabilidade de lesões espinais da coluna vertebral 1629
crianças 1628
definições dos termos que descrevem uma lesão da medula espinal 1615
descrições de padrões de lesão incompleta da medula espinal 1615
estudos clínicos randomizados de tratamento farmacológico de lesões da medula espinal 1612
estudos de imagem e diagnósticos 1616
exame neurológico recomendado pela American Spinal Injury Association (ASIA) 1614
fraturas da coluna vertebral cervical 1609
fraturas torácicas e lombares 1609
idosos 1628
imagens diagnósticas 1617
lesão na medula espinal 1604
  mecânica da lesão nervosa 1604
  regeneração do tecido nervoso 1606
  resposta biológica na medula espinal lesionada 1605
  resposta fisiológica 1605
lesões associadas 1608
lesões na medula espinal 1609
lesões não diagnosticadas 1622
lesões por projétil de arma de fogo 1628
mecânica da fratura torácica, lombar e sacral 1608
mecânica das fraturas na lesão da coluna vertebral cervical 1607
mecanismos de lesão 1604
mecanismos de lesão da medula espinal 1604
objetivos do tratamento dos traumatismos da coluna vertebral 1622
opções cirúrgicas 1623
opções de tratamento 1622
  estabilização provisória 1622
  prioridades do tratamento 1622
  redução fechada 1623
pacientes inconscientes 1621
protocolo de Darthmouth para Liberação da Coluna Vertebral 1625
radiografias simples 1617
recuperação eletrofisiológica 1624
ressonância magnética 1620
resultados 1626
  dor e função 1626
  expectativa de vida 1627
  recuperação neurológica 1627
risco de fratura da coluna vertebral cervical em pacientes traumatizados 1609
sequência de estudos de imagem 1620
tomografia computadorizada 1620
tratamento 1624
tratamento definitivo 1623
vias reflexas da medula espinal e do conus medullaris 1613
Lesão de nervo 1075
Lesão destrutiva com fratura patológica no terço proximal do úmero 653
Lesão de tendão 1075

Lesão do complexo da fibrocartilagem triangular 1030
Lesão do ligamento interósseo 1029
Lesão ligamentar do joelho 2362
Lesão neurológica 737
Lesão neurológica secundária 1292
Lesões ao cíngulo do membro superior 1437
Lesões cranianas 1437
Lesões da articulação acromioclavicular 1529
  anatomia 1544
  anormalidades do plexo braquial 1532
  apresentação clínica 1538
  artroscopia 1559
  biomecânica 1545
  classificação 1537
  classificação de Tossy-Rockwood 1539
  complicações 1557
  dissociação escapulotorácica 1532
  estudos diagnósticos 1536
  exame físico 1533
  fraturas 1531
  lesões bipolares: luxações das articulações AC e EC 1532
  mecanismos de trauma 1530
  ossificação coracoclavicular 1532
  osteólise do aspecto distal da clavícula 1532
  patologia intra-articular glenoumeral 1531
  procedimentos diagnósticos 1538
  sinais e sintomas 1533
  técnicas cirúrgicas 1530
  tratamento 1551, 1559
  tratamento cirúrgico 1549
  tratamento conservador 1547
Lesões da cavidade torácica e pulmões 1437
Lesões da medula espinal 745
Lesões da tríade terrível 1170, 1171
  anatomia patológica e aplicada 1170
  avaliação 1170
  classificação 1170
  estudo de imagem 1170
  lesões associadas 1170
  mecanismos de lesão 1170
  medidas de resultado 1170
  opções terapêuticas 1171
  reparo cirúrgico 1174
  sinais e sintomas 1170
  tratamento cirúrgico 1171
  tratamento conservador 1171
  tratamento de resultados adversos esperados e complicações inesperadas 1174
Lesões de alta energia 2694
  classificação 2697
  reconstrução óssea e de tecidos moles 2698
  revestimento por retalho 2700
  tratamento 2700
Lesões de Bankart 1379
Lesões de membro inferior 418
  avaliação inicial 418
Lesões do antepé 2669
  fraturas do metatarso 2669, 2671
  fraturas do metatarso central 2675
  fraturas dos dedos do pé 2689
  fraturas dos sesamoides 2685
Lesões do mecanismo extensor 2239
  anatomia 2240
  artrite/dor pós-traumática 2250
  complicações 2249
  enfraquecimento 2249
  lesões associadas 2239

mecanismos lesionais 2239
sinais e sintomas 2240
tratamento cirúrgico 2241
tratamento conservador 2240, 2241
Lesões do mediopé 2630
Lesões dos ligamentos do carpo 1003
   artrodese do punho 1009
   avaliação clínica e diagnóstico 1004
   dissociação escafossemilunar 1003
   dissociação lunopiramidal 1010
   fraturas-luxações perilunares 1011
   instabilidade radiocarpal 1016
   lesões do arco maior 1015
   lesões do arco menor 1014
   luxações perilunares 1011
   luxações perilunares crônicas 1015
   técnica de Blatt de capsulodese dorsal 1007
   tratamento 1006, 1010
Lesões dos ligamentos do carpo: dicas e armadilhas 1017
Lesões do tipo IIIb 380
   fixação e aplicação de enxerto de pele 380
   fixação e aplicação de retalho em segundo tempo 381
   fixação e aplicação imediata do retalho 381
   fixação e fechamento em segundo tempo 380
   fixação e fechamento primário 380
   reconstruções em estágios 381
Lesões do tornozelo 2362
Lesões esqueléticas 324
   avaliação da gravidade das fraturas 327
   lesões do membro inferior 325
   lesões do membro superior 325
   lesões instáveis da coluna vertebral 326
   lesões pélvicas complexas 326
   lesões pélvicas instáveis 325
   momento oportuno para a reconstrução de defeitos de tecido mole 329
   reconstrução por tecido mole 329
   tratamento de padrões de fraturas unilaterais 324
   tratamento dos padrões de fraturas bilaterais 325
Lesões na articulação esternoclavicular 1563
   algoritmo terapêutico para uma luxação posterior traumática da articulação esternoclavicular 1587
   avaliação radiográfica 1570
   classificação anatômica 1573
   classificação e diagnóstico diferencial 1573
   classificação etiológica 1574
   classificação OTA 1573
   complicações 1594
   complicações depois de procedimentos cirúrgicos 1595
   complicações não cirúrgicas 1594
   diagnóstico e avaliação 1566
   entorses 1574
   entorse/subluxação anterior 1576
   entorse/subluxação posterior 1578
   exame físico 1569
   fratura recente da fise 1575
   histórico 1569
   incidência 1567
   instabilidade atraumática da articulação esternoclavicular anterior 1575
   instabilidade atraumática posterior da articulação esternoclavicular 1578
   lesão fisária crônica 1575
   lesões anteriores da articulação esternoclavicular 1585
   lesões associadas 1567
   lesões da articulação esternoclavicular anterior 1575
   lesões fisárias anteriores do aspecto medial da clavícula 1577
   lesões fisárias posteriores agudas do terço médio da clavícula 1580
   lesões fisárias posteriores crônicas da clavícula medial 1582
   lesões ortopédicas 1568
   lesões posteriores da articulação esternoclavicular 1578, 1586
   lesões posteriores traumáticas da articulação esternoclavicular 1578
   lesões traumáticas anteriores da articulação esternoclavicular 1576
   luxação aguda 1574
   luxação anterior 1576
   luxação anterior aguda 1577
   luxação anterior crônica 1577
   luxação crônica 1575
   luxação posterior 1573, 1578
   luxação posterior crônica 1582
   luxação posterior da articulação esternoclavicular 1582
   luxação posterior da articulação esternoclavicular direita 1581
   mecanismos de lesão 1566
   opções de tratamento 1575
   procedimentos cirúrgicos abertos 1587
   reconstrução cirúrgica aberta com enxerto (enxerto de tendão em oito) 1592
   reparo agudo com ressecção da parte medial da clavícula (técnica de Rockwood e Wirth) 1588
   reparo agudo de luxação posterior 1587
   subluxação 1574
   subluxação e luxação anterior 1573
   subluxação ou luxação espontânea 1574
   técnica de Buckerfield-Castle 1580
   técnicas cirúrgicas 1583
      artrodese 1585
      cuidados pós-operatórios 1585
      reconstruções cirúrgicas 1583
      ressecção da extremidade medial da clavícula 1585
   técnicas de estudo de imagens especiais 1571
   tratamento de lesões combinadas 1593
Lesões nos pés 413
Lesões ortopédicas em pacientes com lesões associadas 323
Lesões ósseas 361
   desbridamento 362
Lesões por arma de fogo e de guerra 385
   armas civis e militares 385
      munições explosivas 387
      tipos de arma de fogo portátil 386
      tipos de cano 387
   armas de pequeno porte 385
   baixas em equipes de veículos blindados 392
   balística dos ferimentos 395
   defeito na pele 399
   dispositivo explosivo improvisado 392
   distribuição anatômica de ferimentos por arma de fogo 394
   epidemiologia 392
   evacuação médica 394
   evacuação médica de vítimas militares 395
   ferimento perfurante simples 399
   ferimentos à bala em civis 392
   ferimentos causados por fragmentos 400
   fisiopatologia da toxicidade por chumbo 401
   fratura direta 397
   fratura indireta 398
   fraturas de antebraço 409
   fraturas de fêmur 409
   fraturas de ossos longos 408
   fraturas de úmero 408
   geração de baixas por armas 388
   granada 389
   infecção de ferimento 400
   interação entre o projétil e os tecidos 396
   lesão articular 401
   lesão causada por uma mina Claymore 391
   lesão causada por uma pequena mina terrestre estática 391
   lesões cutâneas 399
   lesões da musculatura esquelética 400
   lesões de cotovelo 403
   lesões de joelho 406
   lesões de ombro 402
   lesões de quadril 405
   lesões de tornozelo 408
   lesões ligadas à vida militar 414
   letalidade por arma 395
   mecanismos lesionais com munição explosiva 389
   minas terrestres antipessoais 390
   percentual de distribuição anatômica de ferimentos 394
   rompimento da pele 399
   tratamento de ferimentos em tecido mole 398
   visão geral das baixas em batalha 394
Lesões tarsometatarsais (articulação de Lisfranc) 2656
   algoritmo para o tratamento 2670
   anatomia 2656
   artrodese primária 2666
   classificação 2659
   exames clínicos 2657
   mecanismos lesionais 2656
   RAFI 2663
   resultados e complicações 2666
   sinais, sintomas e imagens 2657
   tratamento 2660, 2667
   tratamento cirúrgico 2660
   tratamento conservador 2660
Lesões traumáticas no membro superior 435
Linhas de orientação articular 844
Luxação da articulação tibiofibular proximal 2363
Luxação exposta do cotovelo 1154
Luxação inferior da articulação glenoumeral com bloqueio 1462
Luxação posterolateral do cotovelo 1230
Luxação simples do cotovelo 1147, 1149
   anatomia patológica e aplicada 1148
   avaliação 1148
   classificação 1148
   estudos de imagem e outros exames 1148
   lesões associadas 1148
   mecanismos de lesão 1148
   medidas de resultados 1148
   opções terapêuticas 1149
   sinais e sintomas 1148
   tratamento cirúrgico 1150
   tratamento conservador 1149

tratamento de resultados adversos 1156
Luxação subglenoidal 1462
Luxações 58, 100
   epidemiologia 100
   prevalência, incidência e características epidemiológicas 102
Luxações da articulação IFP 916
Luxações da articulação interfalângica proximal (IFP) 912
   anatomia patológica e aplicada 913
   luxações dorsais – tratamento conservador 913
   luxações volares puras – tratamento conservador 914
   luxações volares rotacionais – tratamento conservador 914
   opções terapêuticas 913
Luxações da articulação metacarpofalângica (mf) 927
   anatomia patológica e anatomia aplicada 929
   lesões de ligamento colateral 930
   luxação da articulação metacarpofalângica no polegar 928
   luxação dorsal complexa da articulação MF 927
   opções terapêuticas 929
      reconstrução de ligamento 930
      redução aberta – dedos 929
      redução aberta – polegar 930
      tratamento conservador – dedos 929
      tratamento conservador – polegar 929
Luxações da articulação MF 932
Luxações do cotovelo 102
Luxações do joelho 104, 2317
   anatomia 2327, 2328
   anatomia do LCA 2334
   anatomia posterior do joelho 2331
   anatomopatologia 2327
   avaliação vascular 2324
   classificação de Fanelli 2326
   compartimento lateral do joelho 2329
   complicações 2353
   lesões associadas 2318
   mecanismos de lesão 2318
   medidas de resultado 2326
   mortalidade 2338
   planejamento pré-operatório 2339
   radiografia de estresse 2322
   radiografias 2320
   reconstrução do LCA 2345
   reconstrução do LCL/CPL 2346
   reconstrução do LCM/CPM 2350
   reconstrução do LCP 2345
   reconstrução ligamentar 2344
   reparo do LCL/CPL 2341
   reparo do LCM/CPM 2341
   ressonância magnética 2322
   sinais e sintomas 2319
   sistema de classificação de Boyd 2326
   sistema de classificação de Schenck 2326
   tratamento 2334, 2353
   tratamento cirúrgico 2336, 2355
   tratamento conservador 2335, 2336, 2355
Luxações do ombro 101
Luxações do punho e da mão 103
Luxações do quadril 103
Luxações do quadril e fraturas da cabeça do fêmur 1941
   algoritmo para tratamento 1983
   anatomia 1950, 1952, 1953
   biomecânica 1951
   classificação de Brumback 1949, 1950
   classificação de Pipkin 1948, 1949
   cuidados pós-operatórios 1978
   diagnósticos 1945
   escores de desfecho 1948
   esquemas de classificação 1948
   etapas cirúrgicas 1975, 1977
   fraturas associadas 1943
   lesões associadas 1942
   mecanismos lesionais 1941
   planejamento pré-operatório 1975
   procedimento cirúrgico 1965
   sinais e sintomas 1943
   tratamento 1981, 1982
   tratamento cirúrgico 1961
   tratamento conservador 1954
Luxações do tornozelo e do pé 104
Luxações e fratura-luxações da articulação carpometacarpal (CMC) 942
   anatomia patológica e anatomia aplicada 944
   fraturas das articulações CMC 943
   fraturas intra-articulares da base do metacarpo do polegar 944
   luxações puras da articulação CMC do polegar 944
   opções terapêuticas 945
   tratamento cirúrgico 946
      fratura-luxações da articulação CMC do polegar 947
      luxações e fratura-luxações da articulação CMC dos demais dedos 946
      luxações puras da articulação CMC do polegar 947
   tratamento conservador 945
Luxações e fratura-luxações da articulação CMC 950
Luxações e fratura-luxações da articulação CMC dos demais dedos 946
Luxações esternoclaviculares e acromioclaviculares 102
Luxações interfalângicas distais (IFD) e interfalângicas (IF) do polegar 900
   anatomia patológica e aplicada 900
   opções terapêuticas 901
   tratamento conservador 901
Luxações puras da articulação CMC 944
Luxações puras da articulação CMC do polegar 947

M

Malha superficial (*surface mesh*) 587
Mão 878
   secção transversal da mão 878
Marcadores bioquímicos 351
Massa óssea 590
Mecanismo extensor 2226
   biomecânica 2226
Medição de saúde e funcionalidade do paciente 514
Membro esmagado 447
Membro mutilado 417, 430
   amputação 431
   avaliação 425
   avaliação do paciente 423
   avaliação vascular 420
   capacidade de sobrevivência 424
   caracterização do paciente 430
   considerações psicológicas 434
   desbridamento cirúrgico e estabilização 420
   desfechos sombrios 432
   despesas do tratamento 432
   escores para salvação 425, 428
   estabilização óssea 421
   lesões simultâneas 428
   oxigênio hiperbárico 422
   prática clínica 433
   protocolo para tomada de decisão 425, 426
   reabilitação 435
   reconstrução dos tecidos moles 423
   salvação 431
   sensibilidade plantar 425
   sistema de pontuação da gravidade 427
   sistemas de pontuação 426
   tabagismo 429
   terapia de ferimentos por pressão negativa 423
   tomada de decisão 419, 423, 424
   tratamento 419, 430
   trauma militar 435
Modelos computadorizados 558
   Planejamento pré-operatório e construção 558
Múltiplas fraturas 155
Músculos 110, 1109, 1323
Músculos anteriores 1109
Músculos posteriores 1109

N

National Trauma Data Bank 418
Nervo mediano 1112
Nervo radial 1113
Nervos 1112, 1324
Nervo ulnar 1113

O

Ortopedia baseada em evidência 519
Osso 1320
   estrutura hierárquica do osso 12
Osteoblastos 108
Osteoclastos 109
Osteomielite 768
   agentes antimicrobianos orais selecionados com excelente biodisponibilidade oral e de uso comum para o tratamento da osteomielite 786
   cintilografia óssea 777
   classificação 769
   classificação de cierny-mader 770
   classificação de cierny-mader 771
   controle e tratamento 783
   culturas e biópsia 781
   diagnóstico molecular 782
   imagens por ressonância magnética 781
   imagens radiográficas 777
   patogênese 772
      processo de colonização bacteriana 772
   principais classes de antibióticos e seu mecanismo de ação 774
   terapia antimicrobiana 784
   testes diagnósticos clínicos e laboratoriais 776
   tomografia computadorizada 781
Osteomielite crônica 776
Osteomielite fúngica 776
Osteomielite pós-traumática aguda 776
Osteonecrose 1374

Osteopenia 647
   transtornos causadores 647
Osteoporose 590, 645
   apresentação clínica 594
   avaliação clínica 594
   estrutura óssea 591
   falha no tratamento 600
   fatores de risco 593
   fisiopatologia 591
   formação óssea 592
   marcadores bioquímicos da reciclagem óssea 595
   monitoração da resposta ao tratamento 599
   mudanças na massa óssea com a idade 590
   reabsorção óssea 591
   sistemas terapêuticos 595
   terapia combinada 599
   terapia de reposição hormonal 599
   tratamento 596
   tratamento de doença subjacente 596
   tratamentos farmacológicos 597
Osteossarcoma 664
Osteossíntese com placa 1265
Osteossíntese com placa ou inserção de haste 1287
Osteossíntese minimamente invasiva com placa 1271-1275
Osteotomia 824
Osteotomia corretiva intra-articular 953
Osteotomia em cunha 853
Osteotomia em cúpula 854-855
Osteotomia olecraniana 1212
Osteotomias 852
Osteotomia simples para correção de uma deformidade angular-translacional 858
Osteotomia transversal simples 857
Oxford Shoulder Scale 1319
Oxford Shoulder Score 1259

P

Paciente politraumatizado 298
Pacientes com trauma grave 333
Pacientes idosos 602
   idosos politraumatizados 623
Parafuso 18, 19, 202
   arrancamento do parafuso 19
   comparação entre parafusos corticais e de bloqueio 20
   diversas funções 203
   parafusos de tração de rosca completa 22
   quebra de parafuso por cisalhamento durante a inserção 18
   quebra do parafuso pela aplicação de carga cíclica 21
Parafuso de posicionamento 203
Parafuso de tração 202
Parafusos de bloqueio 24
Parafusos de placas 203
Parafusos sacroilíacos 576
Paralisia nervosa 1139
Pé 876
   secção através do retropé 876
Pé mutilado 429
Pé politraumatizado 2694
Perda da mobilidade articular 762
Perna 875, 2373
   anatomia anterior e posterior 2373
   compartimentos 2373
   secção transversal da perna 875

Pino antibiótico 789
pino de Steinmann 936, 1155
Pinos de fixação externa 30
   afrouxamento dos pinos de fixação externa 30
Placa anticisalhamento (função antideslizamento) 205
Placa de bloqueio 211
Placa de bloqueio para o fêmur distal 212
Placa de compressão 205
Placa de neutralização ou de proteção para estabilidade absoluta 205
Placa de proteção ou neutralização 205
Placa em banda de tensão 206
Placa em ponte 206
Placas 203
   funções 204
   modelo 204
Plano ósseo 1107
Politraumatismo 298, 333, 335
   efeitos da legislação 299
   incidência 298
   mortalidade 298
   resultado em segundo tempo após politraumatismo 331
Ponta de um cateter de fenda 873
Ponto de deformação 7
posicionamento do paciente 2121
Pressão 6
Princípio da banda de tensão 217
Problemas psiquiátricos em pacientes ortopédicos 442
Procedimento cirúrgico 2116
Promoção física do reparo esquelético 142
   estimulação elétrica 143
   estimulação mecânica e biofísica 142
   estimulação por ultrassom 144
   osteogênese por distração 142
   osteogênese por distração, estimulação elétrica, estimulação por ultrassom 145
   terapia com ondas de choque extracorpóreas 145
Promoção sistêmica da consolidação das fraturas 140
   bifosfonatos e inibidores do osteoclasto 141
   estatinas 141
   hormônio do crescimento e fator de crescimento I similar à insulina 141
   hormônio paratireóideo 140
Propriedades mecânicas básicas de materiais biológicos e implantes comuns 8
Propriedades mecânicas do material ósseo e de ossos integrais em diferentes direções de aplicação de carga 14
Prostaglandinas 138
Pseudartrose 736, 953, 1083, 1138, 1290, 1291, 1374, 1419
Pseudartrose atrófica 116, 1421
Pseudartrose atrófica da clavícula 1419
Pseudartrose de costela 1456
Pseudartrose de fraturas subtrocantéricas do fêmur 2098
Pseudartrose do escafoide 127
pseudartrose em fratura periprotética do terço distal do fêmur 713
Pseudartrose hipertrófica 118
Pseudartroses 801, 955
   avaliação e diagnóstico 808
   avaliação radiográfica da pseudartrose 810
   classificação 806

   estudos laboratoriais para o diagnóstico de pseudartrose 812
   fatores do hospedeiro relacionados à pseudartrose 802
   fatores do tratamento relacionados à pseudartrose 804
   fatores específicos da fratura relacionados à pseudartrose 802
   fisiopatologia e etiologia 802
   histórico e exame físico relacionados à pseudartrose 809
   infecção como fator ligado à ocorrência de pseudartrose 806
   meios auxiliares para o reparo cirúrgico de pseudartroses 825
   pseudartrose atrófica 806
   pseudartrose hipertrófica 807
   pseudartrose oligotrófica 807
   pseudartrose sinovial 808
   tratamento 801, 813
      circunstâncias especiais no tratamento de pseudartroses 829
      indicações e contraindicações para o tratamento conservador e cirúrgico 814
      tratamento cirúrgico da pseudartrose 817
      tratamento conservador das pseudartroses 814
      tratamento dos tecidos moles associados à pseudartrose 814
Pseudartroses da diáfise da falange distal 955
Pseudartrose tibial 135
Pseudoartroses 1456
Punho
   compartimentos extensores do punho e seu conteúdo 1038

Q

Questionário Disability of the Arm, Shoulder, and Hand (DASH) 893
Quick-DASH 1319

R

Radiação com feixe externo 661
Rádio 1108
Radiografia 44
Radionucleotídeos sistêmicos 661
Raloxifeno 599
Ranelato de estrôncio 598
Rastreamento 560
   aspectos técnicos 562
   tecnologias de rastreamento 562
Rastreamento de instrumentos e ossos 563
Rastreamento magnético 562
Rastreamento óptico 560
Rastreamento óptico ativo 560
Rastreamento óptico híbrido 561
Rastreamento óptico passivo 561
Reconstrução de membro 380
Reconstrução de ossos e partes moles 459
   algoritmos para reconstrução de partes moles por região 477
   aplicação de enxerto cutâneo 486
   dorso do pé 483
   joelho e terço proximal da tíbia 478
   opções reconstrutivas para o membro inferior 477

opções reconstrutivas para o membro superior 486
parte superior da coxa, região inguinal e pelve 477
planta do pé 483
terço distal da tíbia/tornozelo 480
terço médio da tíbia 479
amputação versus salvação do membro 462
avanços recentes na cirurgia reconstrutiva dos membros 495
cuidados pós-operatórios e monitoração de pacientes após transferência de retalho 490
considerações de anticoagulação na cirurgia com retalhos livres 493
Doppler a laser 492
insucessos com retalhos e seu tratamento 493
métodos convencionais de monitoração de retalhos 490
monitoração da temperatura superficial 492
observação clínica 490
oximetria de pulso 492
teste da alfinetada 491
tratamento hemodinâmico 493
ultrassonografia Doppler implantável 492
ultrassonografia Doppler manual 492
história 459
lesões musculoesqueléticas complexas 460
escada reconstrutiva 461
princípios terapêuticos 460
tratamento inicial de lesões musculoesqueléticas complexas 460
momento da reconstrução de partes moles 475
novas modalidades para cobertura de partes moles 496
opções para cobertura da ferida 475
aplicação de enxerto de pele 475
retalhos 476
reconstrução de partes moles 469
cicatrização da ferida 469
classificação das lesões de parte mole 469
classificação das lesões de partes moles associadas a fraturas fechadas 472
desbridamento 472
fechamento com uso de pressão negativa 474
terapia com oxigênio hiperbárico 475
reconstrução óssea 462
enxertos estruturais vascularizados de côndilo medial do fêmur 467
enxertos ósseos não vascularizados 463
enxertos ósseos vascularizados 463
enxertos periosteais vascularizados 467
indicações para enxertos ósseos vascularizados 463
osteogênese por distração (técnica de Ilizarov) 462
perda de segmento ósseo 464
Reconstrução nervosa 494
lesões do plexo braquial 494
lesões nervosas associadas a fraturas 494
Redução da fratura 195
avaliação intraoperatória e pós-operatória 199
redução aberta 196
redução direta 195
redução fechada 196
redução indireta 195
técnicas e instrumentos 197
pinça de redução 197
tração e distração 197

Reparo de fraturas 123
Resistência 15
Retalho anterolateral da coxa 478
Retalho com vaso perfurante epigástrico inferior profundo 495
Retalho de artéria sural 480
Retalho de músculo gastrocnêmio 479
Retalho do aspecto anterolateral da coxa 489
Retalho do aspecto interósseo posterior 488
Retalho do aspecto radial do antebraço 487
Retalho escapular 489
Retalho hemissóleo medial 480
Retalho inguinal 490, 491
Retalho lateral do braço e retalho lateral do braço de fluxo reverso 489
Retalho paraescapular 489
Retalhos 476
classificação dos retalhos 476
Retalhos com vaso perfurante 495
Retalhos com vaso perfurante torácico lateral 496
Retalhos fasciocutâneos 487
Retalhos fasciocutâneos livres 488
Retalhos livres 477, 495-496
Retalhos livres para a cobertura do membro inferior 483
Retalhos musculares 489
Retalhos pediculados distantes 490
Reto do abdome 490
Rigidez 7, 951
Rigidez articular 737
Risedronato 597
Ruptura de tendão 956

S

Sarcoma de Ewing 664
Sepse 418
Serrátil anterior 490
Shoulder Pain e Disability Index (SPADI) 1320
Simple Shoulder Test (SST) 1320
Sinais de lesão vascular 348
Síndrome compartimental 2362
Síndrome compartimental aguda 867, 1140
anatomia cirúrgica e aplicada 875
causas menos comuns 869
complicações 880
diagnóstico 871
diagnóstico clínico 872
diagnóstico tardio 881
epidemiologia 868
fasciotomia 878
fatores de risco para ocorrência ou diagnóstico tardio 870
história 867
incidência 868
limite para descompressão 873
monitoração da pressão compartimental 872, 882
patogênese 870
efeitos da elevação da pressão tecidual no músculo 871
efeitos da elevação da pressão tecidual no nervo 871
efeitos da elevação da pressão tecidual no osso 871
lesão de reperfusão 871
tratamento 881
tratamento 878
tratamento das feridas de fasciotomia 880

tratamento das fraturas associadas 880
Síndrome da angústia respiratória do adulto 330
Síndrome da disfunção de múltiplos órgãos 331
Síndrome da dor regional complexa 754, 1083
achados radiográficos 758
alterações na cintilografia óssea 757
alterações ósseas 757
anormalidades do sistema nervoso simpático 759
anormalidades psicológicas 758
características clínicas 756
critérios diagnósticos originais da iasp 756
diagnóstico 760
critérios diagnósticos modificados da IASP 761
sensibilidade e especificidade diagnósticas dos critérios modificados da IASP 761
diagnóstico clínico 762
diagnóstico diferencial 763
dor anormal (neuropática) 758
etiologia 758
fase avançada 757
fase inicial 756
imobilização e impossibilidade de usar o membro afetado 759
incidência 757
inflamação anormal 759
investigações 762
taxonomia moderna e diagnóstico 755
tratamento 764
visão histórica da taxonomia 755
Síndrome do compartimento do pé 2700
compartimentos do pé 2702
complicações 2706
considerações anatômicas e fisiopatológicas 2701
diagnóstico 2703
etapas cirúrgicas 2706
tratamento 2704
tratamento cirúrgico 2704
Síndrome do membro esmagado 447
Single Assessment Numerical Evaluation (SANE) 1320
Sinostose radiulnar 1139
Sistema de classificação de Kaeding-Miller 635
Sistema de pontuação Quick-DASH 1260
Sistema de trauma pré-hospitalar 301
sistema Latitude 1241
Sistema reamer-irrigator-aspirator (RIA) (fresador, irrigador, aspirador) 128
Sistemas de classificação das fraturas 45
Sistemas de haste intramedular 213
Sistemas de pontuação do membro lesado 447
Sistemas de suporte avançado de vida por médicos 301
Sistemas de suporte avançado de vida por paramédicos 301
Sistemas de suporte básico de vida 301
Sistema Sorbie-Questor 1241
Subjective Shoulder Value (SSV) 1320
Subluxação inferior da cabeça do úmero 1462
Sulfato de cálcio 132
Suporte Avançado de Vida no Trauma (ATLS) 345

T

Taxonomia 43
Tecidos moles 375, 448
classificação de Gustilo-Anderson 448

classificação de Tscherne 448
cobertura cutânea 375
escada reconstrutiva 376
feridas abertas 448
reconstrução 375
traumas fechados 448
Técnica bifocal de Ilizarov 831
Técnica de Kapandji 1048
Técnica do fio de Kirschner perdido 1449
Técnicas de Ilizarov 861
TEPT 441, 443, 444
Terapia com oxigênio hiperbárico 475
Terapia das feridas por pressão negativa-vácuo 378
    complicações 380
Testes mecânicos 6
Testosterona 599
Tibolona 599
Torque final 14
Transporte ósseo 275
Transtorno de estresse pós-traumático (TEPT) 440
    critérios do DSM-IV 440
    intervenções 444
    pacientes pediátricos 443
Tratamento agudo da perda óssea 366
Tratamento conservador de fraturas 151, 152, 187
    coluna toracolombar 161
    epidemiologia 151, 152
    fraturas do membro inferior 180, 181
    fraturas do membro superior 173, 174
    fraturas metastásicas 187
    fraturas por estresse 186
    gessos 170
    imobilizações gessadas 161, 162
    órteses 170
    talas 172
    técnicas 151, 158
    tipoias, enfaixamentos e tiras de suporte 172
    tipos de imobilizações 164
    Tração 158
    tração esquelética 159
    Tração vertebral 160
Tratamento de fraturas 153
    cuidado especial com os idosos 153
    tratamento cirúrgico 153, 154, 156
    tratamento conservador 153, 154, 158
Trauma
    avaliação da função respiratória 311
    avaliação do estado de volume 311
    avaliação do estado neurológico 314
    avaliação e tratamento iniciais 310

escalas e sistemas de pontuação com base anatômica 307
escore de trauma revisado 309
escores com base fisiológica 308
escores combinados 309
estágios do estado fisiológico do paciente 314
estágios dos períodos de tratamento do paciente 315
fisiopatologia e resposta imune 304
genética e trauma 306
imagens 316
momento da estabilização definitiva de fraturas importantes: indicação para a fixação definitiva precoce 322
princípios do Suporte Avançado de Vida no Trauma 310
prioridades para as cirurgias de salvação da vida 318
resposta inflamatória local e sistêmica 304
sistemas de classificação para a avaliação clínica do paciente 314
sistemas de pontuação 307
sistemas de tratamento do trauma 300
situações especiais 329
trauma geriátrico 329
unidade de terapia intensiva 330
Trauma abdominal 319
Trauma cardíaco 313
Trauma craniano 331
Trauma pélvico 319
Traumas na coluna vertebral 1603
Traumas na mão 890
Traumatismo 298
Traumatismo craniano 745
    opções quimioprofiláticas 746
Traumatologia 502
    análises de subgrupo 513
    critérios de avaliação do grau de evidência 504
    estudo de caso 509
    estudo de caso-controle 508
    estudo observacional 507
    estudo prospectivo observacional 508
    estudo randomizado 505, 507, 508
    hierarquia da evidência 503
    intervalo de confiança de 95% 510
    medidas de tendência central e de dispersão 510
    metanálise 504
    modelos de estudo 503, 505
    níveis de evidência 504
    série retrospectiva de casos 509

teste da hipótese 511
teste de hipótese 510
testes estatísticos 511
valor p 510
variáveis dicotômicas 510
Trauma torácico 318
    escore de gravidade de trauma torácico 319
Tromboembolismo venoso 743
    diagnóstico 750
    dispositivos mecânicos 748
    dispositivos pneumáticos intermitentes 748
    fatores de risco associados com TEV 745
    fatores de risco não traumáticos 745
    fatores de risco tromboembólico relacionados ao trauma 744
    filtros de veia cava inferior 748
    fisiopatologia 743
    fraturas isoladas 752
    tratamento 751
    triagem 749
Trombose venosa profunda 743
Tumor de células gigantes 663
Tumores ósseos benignos 662
Tumores ósseos malignos 664

U

Ulna 1108
Úmero 1204, 1320
    anatomia óssea do terço proximal do úmero 1321
    complexo do ligamento colateral lateral 1205
    irrigação vascular da cabeça do úmero 1322
    ligamento colateral medial 1205
    nervo mediano 1206
    nervo radial 1206
    nervo ulnar 1206
    superfície articular do úmero 1204
    vascularização do terço proximal do úmero 1322
University of Pennsylvania Shoulder Score (PENN) 1320

V

Valores normais para ângulos de orientação das articulações no membro inferior 845
Vitamina D 599